CB070598

OBSTETRÍCIA
de *WILLIAMS*

Tradução
André Garcia Islabão (Capítulos 5-35 e 40-45)
Mariana Villanova Vieira (Capítulos 1-4, 36-39 e 46-65)
Tiele Patricia Machado (Índice)

Revisão técnica
José Geraldo Lopes Ramos
Médico ginecologista e obstetra. Professor titular do Departamento de Ginecologia e Obstetrícia da Famed/UFRGS. Coordenador do Grupo de Ensino do HCPA. Mestre em Medicina: Nefrologia pela UFRGS. Doutor em Medicina: Ciências Médicas pela UFRGS.

Sérgio H. Martins-Costa
Médico ginecologista e obstetra. Professor titular do Departamento de Ginecologia e Obstetrícia da Faculdade de Medicina da Universidade Federal do Rio Grande do Sul (Famed/UFRGS). Chefe do Setor de Hipertensão na Gestação do Serviço de Ginecologia e Obstetrícia do Hospital de Clínicas de Porto Alegre (HCPA). Mestre em Medicina: Nefrologia pela UFRGS. Doutor em Medicina pela UFRGS.

Edimárlei Gonsales Valério
Médica ginecologista e obstetra. Membro da Equipe de Gestação de Alto Risco do Serviço de Ginecologia e Obstetrícia do HCPA. Professora adjunta da Famed/UFRGS. Preceptora da Residência Médica de Ginecologia e Obstetrícia do HCPA. Mestre, Doutora e Pós-Doutora em Medicina: Ginecologia e Obstetrícia pela UFRGS.

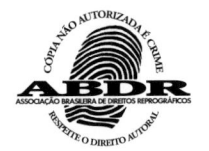

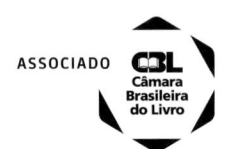

O14   Obstetrícia de Williams / F. Gary Cunningham ... [et al.]; [tradução: André Garcia Islabão, Mariana Villanova Vieira, Tiele Patricia Machado ; revisão técnica: José Geraldo Lopes Ramos, Sérgio H. Martins-Costa, Edimárlei Gonsales Valério]. – 25. ed. – Porto Alegre : AMGH, 2021. xvi, 1328 p. : il. color. ; 28 cm.

ISBN 978-65-5804-005-7

1. Medicina. 2. Obstetrícia. I. Cunningham, F. Gary.

CDU 618.2

Catalogação na publicação: Karin Lorien Menoncin – CRB 10/2147

OBSTETRÍCIA
de *WILLIAMS*
25ª Edição

F. GARY CUNNINGHAM
KENNETH J. LEVENO
STEVEN L. BLOOM
JODI S. DASHE
BARBARA L. HOFFMAN
BRIAN M. CASEY
CATHERINE Y. SPONG

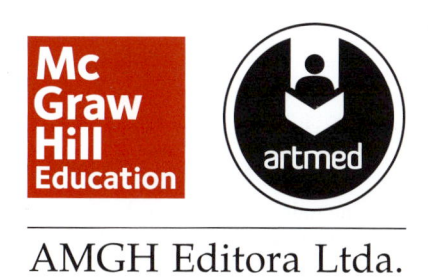

AMGH Editora Ltda.

Porto Alegre
2021

Obra originalmente publicada sob o título *Williams obstetrics*, 25th Edition
ISBN 9781259644320 / 125-9644324

Original edition copyright © 2018 by McGraw-Hill Global Education Holdings, LLC, New York, New York.
All rights reserved.
Portuguese language translation copyright © 2021 by AMGH Editora Ltda., a Grupo A Educação S.A. company.
All rights reserved.

Gerente editorial: *Letícia Bispo de Lima*

Colaboraram nesta edição:

Coordenador editorial: *Alberto Schwanke*

Preparação de originais: *Mariana Villanova Vieira, Sandra da Câmara Godoy, Taína Rana Winter de Lima e Tiele Patricia Machado*

Leitura final: *Tiele Patricia Machado*

Arte sobre capa original: *Kaéle Finalizando Ideias*

Editoração: *Clic Editoração Eletrônica Ltda.*

Tradutores de edições anteriores: *Ademar Valadares Fonseca, Carlos Henrique Cosendey, Luís Fernando Marques Dorvillé e Maria da Graça Figueiró da Silva Toledo*

Nota

A medicina é uma ciência em constante evolução. À medida que novas pesquisas e a própria experiência clínica ampliam o nosso conhecimento, são necessárias modificações na terapêutica, onde também se insere o uso de medicamentos. Os autores desta obra consultaram as fontes consideradas confiáveis, num esforço para oferecer informações completas e, geralmente, de acordo com os padrões aceitos à época da publicação. Entretanto, tendo em vista a possibilidade de falha humana ou de alterações nas ciências médicas, os leitores devem confirmar estas informações com outras fontes. Por exemplo, e em particular, os leitores são aconselhados a conferir a bula completa de qualquer medicamento que pretendam administrar, para se certificar de que a informação contida neste livro está correta e de que não houve alteração na dose recomendada nem nas precauções e contraindicações para o seu uso. Essa recomendação é particularmente importante em relação a medicamentos introduzidos recentemente no mercado farmacêutico ou raramente utilizados.

Reservados todos os direitos de publicação, em língua portuguesa, à
AMGH EDITORA LTDA., uma parceria entre GRUPO A EDUCAÇÃO S.A. e McGRAW-HILL EDUCATION
Av. Jerônimo de Ornelas, 670 – Santana
90040-340 – Porto Alegre – RS
Fone: (51) 3027-7000 Fax: (51) 3027-7070

SÃO PAULO
Rua Doutor Cesário Mota Jr., 63 – Vila Buarque
01221-020 – São Paulo – SP
Fone: (11) 3221-9033

SAC 0800 703-3444 – www.grupoa.com.br

É proibida a duplicação ou reprodução deste volume, no todo ou em parte, sob quaisquer formas ou por quaisquer meios (eletrônico, mecânico, gravação, fotocópia, distribuição na Web e outros), sem permissão expressa da Editora.

IMPRESSO NO BRASIL
PRINTED IN BRAZIL

ORGANIZADORES

F. Gary Cunningham, MD
Beatrice & Miguel Elias Distinguished Chair in Obstetrics and
 Gynecology
Professor, Department of Obstetrics and Gynecology
University of Texas Southwestern Medical Center
Parkland Health and Hospital System
Dallas, Texas

Kenneth J. Leveno, MD
Professor, Department of Obstetrics and Gynecology
University of Texas Southwestern Medical Center
Parkland Health and Hospital System
Dallas, Texas

Steven L. Bloom, MD
Jack A. Pritchard MD Chair in Obstetrics and Gynecology
Professor and Chair, Department of Obstetrics and Gynecology
University of Texas Southwestern Medical Center
Chief of Obstetrics and Gynecology
Parkland Health and Hospital System
Dallas, Texas

Jodi S. Dashe, MD
Professor, Department of Obstetrics and Gynecology
University of Texas Southwestern Medical Center
Director of Prenatal Diagnosis
Parkland Health and Hospital System
Dallas, Texas

Barbara L. Hoffman, MD
Professor, Department of Obstetrics and Gynecology
University of Texas Southwestern Medical Center
Parkland Health and Hospital System
Dallas, Texas

Brian M. Casey, MD
Professor, Department of Obstetrics and Gynecology
Director, Division of Maternal-Fetal Medicine
University of Texas Southwestern Medical Center
Chief of Obstetrics
Parkland Health and Hospital System
Dallas, Texas

Catherine Y. Spong, MD
Bethesda, Maryland

ORGANIZADORES ASSOCIADOS

Mala S. Mahendroo, PhD
Associate Professor, Department of Obstetrics and Gynecology
 and Green Center for Reproductive Biological Sciences
University of Texas Southwestern Medical Center
Dallas, Texas

Diane M. Twickler, MD, FACR
Dr. Fred Bonte Professorship in Radiology
Professor, Department of Radiology and Obstetrics and
 Gynecology
Vice Chairman for Academic Affairs, Department of Radiology
University of Texas Southwestern Medical Center
Medical Director of Obstetrics and Gynecology Ultrasonography
Parkland Health and Hospital System
Dallas, Texas

J. Seth Hawkins, MD, MBA
Assistant Professor, Department of Obstetrics and Gynecology
University of Texas Southwestern Medical Center
Parkland Health and Hospital System
Dallas, Texas

ORGANIZADORES COLABORADORES

April A. Bailey, MD
Assistant Professor, Department of Radiology and Obstetrics
 and Gynecology
University of Texas Southwestern Medical Center
Parkland Health and Hospital System
Dallas, Texas

C. Edward Wells, MD
Professor, Department of Obstetrics and Gynecology
University of Texas Southwestern Medical Center
Parkland Health and Hospital System
Dallas, Texas

David B. Nelson, MD
Dedman Family Scholar in Clinical Care
Assistant Professor, Department of Obstetrics and Gynecology
University of Texas Southwestern Medical Center
Medical Director of Prenatal Clinics
Parkland Health and Hospital System
Dallas, Texas

Donald D. McIntire, PhD
Biostatistician
Professor, Department of Obstetrics and Gynecology
University of Texas Southwestern Medical Center
Dallas, Texas

Jeanne S. Sheffield, MD
Professor, Department of Obstetrics and Gynecology
Director, Division of Maternal-Fetal Medicine
Johns Hopkins University School of Medicine
Baltimore, Maryland

Myra H. Wyckoff, MD
Professor, Department of Pediatrics
University of Texas Southwestern Medical Center
Director, Newborn Resuscitation Services
Parkland Health and Hospital System
Dallas, Texas

Weike Tao, MD
Associate Professor, Department of Anesthesiology and Pain
 Management
University of Texas Southwestern Medical Center
Parkland Health and Hospital System
Dallas, Texas

DEDICATÓRIA

Aos nossos mentores, que nos inspiram a buscar a excelência em obstetrícia,
Aos nossos colegas, que são exemplos incríveis para os obstetras e ginecologistas,
Aos nossos alunos, que nos desafiam a ser melhores professores todos os dias,
Aos nossos *fellows*, que nos instigam a pensar com mais coragem,
Aos nossos enfermeiros, que nos estimulam a colocar as necessidades dos pacientes em primeiro lugar,
À nossa equipe de apoio, que nos permite responder de forma eficiente às emergências, e
Às nossas famílias, cujo amor e apoio possibilitou a realização dos nossos projetos.

AGRADECIMENTOS

Para a produção deste livro, tivemos a sorte de contar com a ajuda e o apoio de inúmeros profissionais integrantes ou não do departamento de obstetrícia e ginecologia. Inicialmente, devemos reconhecer que um empreendimento desta magnitude não teria sido possível sem o inestimável apoio financeiro e acadêmico do Dr. Barry Schwarz, vice-presidente.

Nesta 25ª edição, ressaltamos a ausência notável de três colegas que tiveram participação importante nas edições anteriores do *Obstetrícia de Williams*. Colegas do Southwestern Medical Center da Universidade do Texas incluem o Dr. George Wendel, Jr. – organizador associado na 22ª e na 23ª edição – que assumiu o importante papel de diretor executivo no American Board of Obstetrics and Gynecology. Dra. Jeanne Sheffield, com seu conhecimento específico em infecções obstétricas e perinatais, deixou Dallas e agora é diretora de medicina materno-fetal na Johns Hopkins University School of Medicine. Da University of Alabama at Birmingham, o Dr. John Hauth, organizador da 21ª até a 23ª edição, ofereceu contribuições importantes aos capítulos sobre hipertensão crônica, trabalho de parto prematuro e indução do trabalho de parto, que permanecem nesta edição em forma atualizada.

Somos especialmente gratos às contribuições e ao retorno de nossos dois organizadores associados. Dra. Mala Mahendroo é uma talentosa cientista da área básica que realiza um excelente trabalho ao oferecer versões translacionais de alguns aspectos das ciências básicas sobre a reprodução humana. Dra. Diane Twickler – uma radiologista consumada – foi uma mentora valiosa para nossos residentes, *fellows* e corpo docente. Ela contribuiu com suas experiências fantásticas e amplo conhecimento sobre os avanços clínicos e tecnológicos relacionados a exames de imagem fetais e maternos, adicionando profundidade considerável ao livro. Dr. Seth Hawkins prestou bons serviços como organizador associado nesta edição e reforçou ainda mais as áreas de medicina materno-fetal clínica e acadêmica. Suas rigorosas análises de dados baseados em evidência sobre fisiologia materna, distúrbios de crescimento fetal, obesidade, doença hepática e indução do trabalho de parto trouxeram novas perspectivas a esses capítulos.

Para agregar mais fôlego acadêmico ao nosso empreendimento, incluímos novos organizadores colaboradores – todos do UT Southwestern Medical Center –, cada um com conhecimento em áreas importantes da medicina materna e perinatal. Da divisão de medicina materno-fetal, Dr. C. Edward Wells contribuiu com sua ampla experiência clínica e incríveis habilidades em casos de cesariana prévia e ultrassonografia obstétrica. Dra. April Bailey, com suas funções tanto no departamento de radiologia quanto no departamento de ginecologia e obstetrícia, compartilhou seu imenso conhecimento sobre exames de imagem fetais e maternos, com técnicas de ultrassonografia, radiografia, tomografia computadorizada e ressonância magnética. Dr. David Nelson contribuiu com seu conhecimento clínico consistente sobre trabalho de parto prematuro, natimortalidade, manejo de hemorragia obstétrica, transtornos psiquiátricos na gestação e gestação múltipla. Dr. Weike Tao, do departamento de anestesia, contribuiu com conhecimento acadêmico e domínio clínico da anestesia obstétrica. Da mesma forma, Dra. Erica Grant ajudou a avançar as discussões sobre o assunto de forma habilidosa e gentil. Dra. Myra Wyckoff, do departamento de pediatria, acrescentou muito aos capítulos sobre o recém-nascido prematuro e a termo. Seu conhecimento tanto no cuidado normal quanto no tratamento de neonatos mais vulneráveis fortaleceu muito o conteúdo baseado em evidências destes capítulos. No total, o esforço de cada um foi somado para que chegássemos a esse empreendimento acadêmico.

Para a formatação de tamanha compilação acadêmica foi necessário recorrer à *expertise* de muitos colegas, a fim de agregar informações vitais e contemporâneas. De fato, tivemos o privilégio de poder contar com diversos colaboradores de nossa instituição, assim como de outros centros acadêmicos médicos. Do nosso próprio departamento de ginecologia e obstetrícia, nossa anatomista pélvica nacionalmente reconhecida, Dra. Marlene Corton, preparou pequenas obras de arte gráficas para o capítulo sobre anatomia. Dra. Elysia Moschos contribuiu com diversas imagens ultrassonográficas de início da gestação e malformações uterinas. Os Drs. Claudia Werner e William Griffith contribuíram com ideias valiosas sobre o manejo da displasia cervical. Dra. Emily Adhikari foi uma fonte valiosa na construção dos capítulos sobre infecções maternas e perinatais. Finalmente, as fotografias clínicas foram contribuições de vários colegas e *fellows*, incluindo os Drs. Patricia Santiago-Muñoz, Julie Lo, Elaine Duryea, Jamie Morgan, Judith Head, David Rogers, Kimberly Spoonts, e Emily Adhikari. Do departamento de radiologia, Drs. Michael Landy, Jeffrey Pruitt, e Douglas Sims contribuíram com ideias e forneceram imagens de tomografia computadorizada e ressonância magnética. Do departamento de patologia, Dra. Kelley Carrick generosamente doou fotomicrografias de casos. Dra. Kathleen Wilson, diretora do laboratório de análises de microarranjos citogenômicos, gentilmente auxiliou na atualização da nomenclatura citogenômica.

Também somos agradecidos às contribuições feitas por nossos colegas nacionais e internacionais. Entre os especialistas em patologia placentária que compartilharam sua *expertise* e contribuíram com imagens estão os Drs. Kurt Benirschke, Ona Marie Faye-Petersen, Mandolin Ziadie, Michael Conner, Brian Levenson, Jaya George, e Erika Fong. As informações sobre distúrbios hipertensivos foram fornecidas pelos Drs. John Hauth, Marshall Lindheimer, e Gerda Zeeman; sobre parto vaginal instrumentado pelo Dr. Edward Yeomans; e imagens importantes foram fornecidas pelos Drs. Kevin Doody, Timothy Crombleholme, Michael Zaretsky, Togas Tulandi, Edward Lammer, Charles Read, Frederick Elder, April Bleich, Laura Greer, e Roxane Holt.

Além destes colaboradores, também contamos muito com nossos colegas da divisão de medicina materno-fetal. Estes profissionais, além de oferecer conteúdo especializado, gentilmente nos auxiliaram ao absorver tarefas clínicas nos momentos em que a redação e a revisão tomaram muito tempo. Citamos os Drs. Scott Roberts, Oscar Andujo, Vanessa Rogers, Charles Brown, Julie Lo, Robyn Horsager, Patricia Santiago-Muñoz, Shivani Patel, Elaine Duryea, Jamie Morgan, Morris Bryant, Shena Dillon, Denisse Holcomb, Robert Stewart, Stephan Shivvers, Ashley Zink, e Mark Peters. Também fazemos um agradecimento caloroso à nossa diretora de residência, Dra. Vanessa Rogers, e sua diretora associada, Dra. Stephanie Chang, que criaram um ambiente fértil para que nossos residentes se desenvolvessem. Da mesma forma, nosso diretor associado da divisão de medicina materno-fetal, Dr. Charles Brown, auxiliou no trabalho com sua talentosa mentoria aos nossos colegas.

Enfatizamos também que a produção do *Obstetrícia de Williams* não teria sido viável sem a ajuda de nossos colegas do serviço de medicina materno-fetal e dos residentes em ginecologia e obstetrícia. Sua curiosidade insaciável nos energizou e estimulou a buscar meios novos e efetivos de comunicar verdades antigas, novos dados e conceitos de ponta. Seus questionamentos lógicos e críticos levaram-nos a perceber falhas no texto e, assim, ajudaram-nos a aprimorar o livro. Além disso, agradecemos sinceramente seu cuidado na captura de fotografias de exemplos espetaculares de patologias obstétricas e de achados normais. Por exemplo, nesta edição foram incluídas fotografias cedidas pelos Drs. Devin Macias, Maureen Flowers, Paul Slocum, Jonathan Willms, Stacey Thomas, Kara Ehlers, Nidhi Shah, Abel Moron, Angela Walker, e Elizabeth Mosier.

Esta edição está repleta de exemplos importantes de achados ultrassonográficos. Somos gratos pela mentoria e pelo talento dos Drs. Diane Twickler e April Bailey; Mary Gibbs, RDMS; Rafael Levy, RDMS; Michael Davidson, RDMS; e os diversos ultrassonografistas talentosos do Parkland Hospital.

Graças à visão editorial da McGraw-Hill Education, esta 25ª edição contém mais de 200 ilustrações coloridas. A maioria foi feita por ilustradores habilidosos, incluindo Marie Sena, Erin Frederikson, Jordan Pietz, SangEun Cha e Jennifer Hulsey. Todos esses artistas talentosos foram formados aqui no UT Southwestern sob a tutela de Lewis Calver. Tivemos apoio artístico complementar de Jason McAlexander e Suzanne Ghuzzi, da MPS North America LLC, fornecedora de imagens coloridas e da arte usada para aprimorar esta edição. Sua equipe coordenou incansavelmente o trabalho entre autores e artistas e graciosamente acomodou nossas inúmeras alterações e ajustes.

A produção das 5.000 páginas de original não teria sido possível sem uma equipe dedicada capaz de agregar todo esse trabalho. Mais uma vez, somos profundamente agradecidos a Dawn Wilson e Melinda Epstein por seus esforços incansáveis na produção do original. Mercedes Salinas forneceu um excelente auxílio com o texto original. O apoio em tecnologia da informação ficou a cargo da sabedoria e presteza de Charles Richards e Thomas Ames. A eles e aos demais que não pudemos nomear, fica a certeza de que nosso trabalho não poderia ter sido feito sem sua *expertise*.

Novamente foi um privilégio e um prazer trabalhar com os profissionais dedicados da McGraw-Hill Education. Andrew Moyer utilizou sua reconhecida inteligência, ética profissional contagiante e criatividade nesta edição do *Obstetrícia de Williams*. Sua dedicação para a produção do melhor livro possível igualou nossos esforços: manifestamos aqui nossa admiração por seu estilo produtivo e elegante. Sua assistente, Jessica Gonzalez, forneceu auxílio de forma profissional e otimista. Richard Ruzycka atuou como supervisor da produção nesta edição do livro. Com sua competência, ele manteve o trabalho no cronograma, passando por todos os obstáculos surgidos. Finalmente, tivemos o prazer de ter Armen Ovsepyan na coordenação do trabalho de arte em muitas de nossas edições. Sua organização e eficiência são inigualáveis.

O livro tomou sua forma final sob o cuidado dos editoradores da Aptara Inc. Agradecemos a Indu Jawwad por seu talento na coordenação e supervisão do projeto gráfico. Sua atenção dedicada aos detalhes e sua organização foram vitais na finalização do livro. Também da Aptara, Mahender Singh desempenhou um papel importante no controle de qualidade. Juntamente com Surendra Mohan Gupta e Anil Varghese, ele também auxiliou na editoração das páginas para destacar nosso conteúdo de forma visual e informativa. Nesta edição, pela primeira vez, os capítulos foram publicados *online* antes da publicação do livro impresso. Somos gratos a Braj Bhushan e Ashish Kumar Sharma pela preparação deste conteúdo de forma brilhante. Um agradecimento especial a Kristin Landon. Como revisora de texto de diversas edições tanto do *Obstetrícia de Williams* quanto do *Ginecologia de Williams*, Kristin acrescentou precisão e clareza aos nossos esforços. Sua perseverança e profissionalismo em diversos capítulos desafiadores melhorou nosso texto.

Por fim – certamente não por último – agradecemos às mulheres que nos confiaram seus filhos ainda não nascidos e a si mesmas, para que pudéssemos oferecer cuidados obstétricos. A *expertise* clínica e muitas das ilustrações gráficas apresentadas nesta obra não teriam sido possíveis sem seu espírito colaborativo para nos auxiliar a evoluir no conhecimento da obstetrícia. Também manifestamos nossos profundos e sinceros agradecimentos às nossas famílias e amigos: sem sua paciência, generosidade, amor e estímulo, essa tarefa não teria sido possível.

F. Gary Cunningham
Kenneth J. Leveno
Steven L. Bloom
Jodi S. Dashe
Barbara L. Hoffman
Brian M. Casey
Catherine Y. Spong

PREFÁCIO

Celebramos a 25ª edição do *Obstetrícia de Williams* com enorme reconhecimento pela visão e experiência que os organizadores anteriores trouxeram para o livro. Como tributo ao primeiro autor, J. Whitridge Williams, iniciamos cada capítulo com um trecho complementar da 1ª edição. Durante o processo de seleção destes trechos, fomos inspirados pelos avanços conquistados pela obstetrícia moderna desde 1903. Da mesma forma, percebemos humildemente que alguns dos desafios clássicos ainda persistem. Trabalho de parto prematuro, pré-eclâmpsia e infecções são alguns exemplos. Neste contexto, muitos dos avanços foram derivados de pesquisas rigorosas e baseadas em evidências. Também reconhecemos e apoiamos a força deste ideal acadêmico no progresso da nossa especialidade nas próximas décadas.

Nesta 25ª edição, continuamos a apresentar os fundamentos da obstetrícia básica, como anatomia e fisiologia maternas, cuidado pré-concepção e pré-natal, trabalho de parto, parto e puerpério. Estes fundamentos acompanham discussões detalhadas sobre as complicações obstétricas, exemplificadas por trabalho de parto prematuro, hemorragia, hipertensão e muitas outras. Para enfatizar o "M" na medicina materno-fetal, continuamos a destacar os diversos distúrbios clínicos e cirúrgicos que podem complicar a gestação. E o nosso segundo paciente – o feto – recebe atenção especial em uma seção completa dedicada ao diagnóstico e tratamento dos distúrbios fetais. Para todos os pacientes, enfatizamos novamente os fundamentos da obstetrícia clínica, com ênfase especial nos princípios fisiológicos e bioquímicos. Assim como foi a marca das edições anteriores, esses princípios se combinam a descrições das práticas baseadas em evidências. Dicas clínicas especializadas adicionam profundidade a estas discussões e são destinadas aos médicos ativos – aqueles da linha de frente.

Para atingir esses objetivos, o livro foi atualizado com mais de 3.000 novas citações bibliográficas até 2017. Muitas das cerca de 900 figuras são novas, e quase todas as ilustrações, ultrassonografias, imagens de ressonância magnética, fotografias, fotomicrografias e gráficos de dados são apresentadas em cores vívidas. Boa parte das ilustrações originais foi realizada por nossos próprios ilustradores médicos.

Assim como nas edições anteriores, seguimos incorporando diretrizes contemporâneas originadas em organizações profissionais e acadêmicas como o American College of Obstetricians and Gynecologists, a Society for Maternal-Health Medicine, o National Institutes of Health e o National Institute for Child Health and Human Development, o Centers for Disease Control and Prevention, entre outras fontes. Muitos desses dados foram distribuídos em cerca de 100 tabelas, cujas informações são facilmente compreendidas em função do projeto gráfico acessível. Além disso, diversos algoritmos para diagnóstico e tratamento estão disponíveis com vistas a orientar o profissional rapidamente. Ao mesmo tempo em que citamos inúmeras fontes para oferecer diversas opções com base em evidências para esses esquemas de acompanhamento, incluímos também nossa própria experiência clínica, obtida no grande centro de obstetrícia Parkland Hospital. Estamos convencidos de que eles são exemplos de prática obstétrica estritamente baseada em evidências, mas reconhecemos prontamente que não representam o único método de condução dos casos.

F. Gary Cunningham
Kenneth J. Leveno
Steven L. Bloom
Jodi S. Dashe
Barbara L. Hoffman
Brian M. Casey
Catherine Y. Spong

SUMÁRIO

PARTE 1
VISÃO GERAL

1 Visão geral da obstetrícia...................... 2

PARTE 2
ANATOMIA E FISIOLOGIA MATERNA

2 Anatomia materna 14
3 Malformações geniturinárias congênitas 33
4 Fisiologia materna......................... 49

PARTE 3
PLACENTAÇÃO, EMBRIOGÊNESE E DESENVOLVIMENTO FETAL

5 Implantação e desenvolvimento placentário...... 80
6 Anormalidades placentárias.................. 111
7 Embriogênese e desenvolvimento fetal 124

PARTE 4
CUIDADO PRÉ-CONCEPCIONAL E PRÉ-NATAL

8 Cuidado pré-concepcional................. 146
9 Cuidado pré-natal........................ 157

PARTE 5
O PACIENTE FETAL

10 Exames de imagem do feto 182
11 Líquido amniótico 225
12 Teratologia, teratógenos e agentes fetotóxicos ... 234
13 Genética 253
14 Diagnóstico pré-natal 277
15 Distúrbios fetais 300
16 Tratamento fetal 315
17 Avaliação fetal 331

PARTE 6
COMPLICAÇÕES DO INÍCIO DA GESTAÇÃO

18 Abortamento 346
19 Gravidez ectópica 371
20 Doença trofoblástica gestacional 388

PARTE 7
TRABALHO DE PARTO

21 Fisiologia do trabalho de parto 400
22 Trabalho de parto normal 421
23 Trabalho de parto anormal 441
24 Avaliação intraparto 457
25 Analgesia e anestesia obstétricas 485
26 Indução e aceleração do trabalho de parto 503

PARTE 8
PARTO

27 Parto vaginal 516
28 Parto pélvico 539
29 Parto vaginal instrumentado 553
30 Cesariana e histerectomia periparto 567
31 Cesariana anterior 591

PARTE 9

O RECÉM-NASCIDO

32 Recém-nascido 606
33 Doenças e lesões do recém-nascido a termo 619
34 Recém-nascido pré-termo 636
35 Natimortos 644

PARTE 10

PUERPÉRIO

36 Puerpério 652
37 Complicações do puerpério 666
38 Contracepção 680
39 Esterilização 702

PARTE 11

COMPLICAÇÕES OBSTÉTRICAS

40 Distúrbios hipertensivos 710
41 Hemorragia obstétrica 755
42 Nascimento pré-termo 803
43 Gravidez pós-termo 835
44 Distúrbios do crescimento fetal 844
45 Gestação múltipla 863

PARTE 12

COMPLICAÇÕES CLÍNICAS E CIRÚRGICAS

46 Considerações gerais e avaliação materna 900
47 Medicina intensiva e trauma 915
48 Obesidade 936
49 Distúrbios cardiovasculares 948
50 Hipertensão arterial crônica 975
51 Doenças pulmonares 987
52 Distúrbios tromboembólicos 1004
53 Distúrbios renais e do trato urinário 1025
54 Distúrbios gastrintestinais 1042
55 Distúrbios hepáticos, pancreáticos e biliares 1058

56 Distúrbios hematológicos 1075
57 Diabetes melito 1097
58 Distúrbios endócrinos 1118
59 Distúrbios do tecido conectivo 1138
60 Doenças neurológicas 1156

61 Transtornos psiquiátricos 1173
62 Distúrbios dermatológicos 1184
63 Distúrbios neoplásicos 1190
64 Doenças infecciosas 1209
65 Infecções sexualmente transmissíveis .. 1235

APÊNDICES

I Componentes do soro e do sangue 1255
II Medidas ecocardiográficas maternas 1261

III Medidas ultrassonográficas fetais 1262

Índice 1273

PARTE 1
VISÃO GERAL

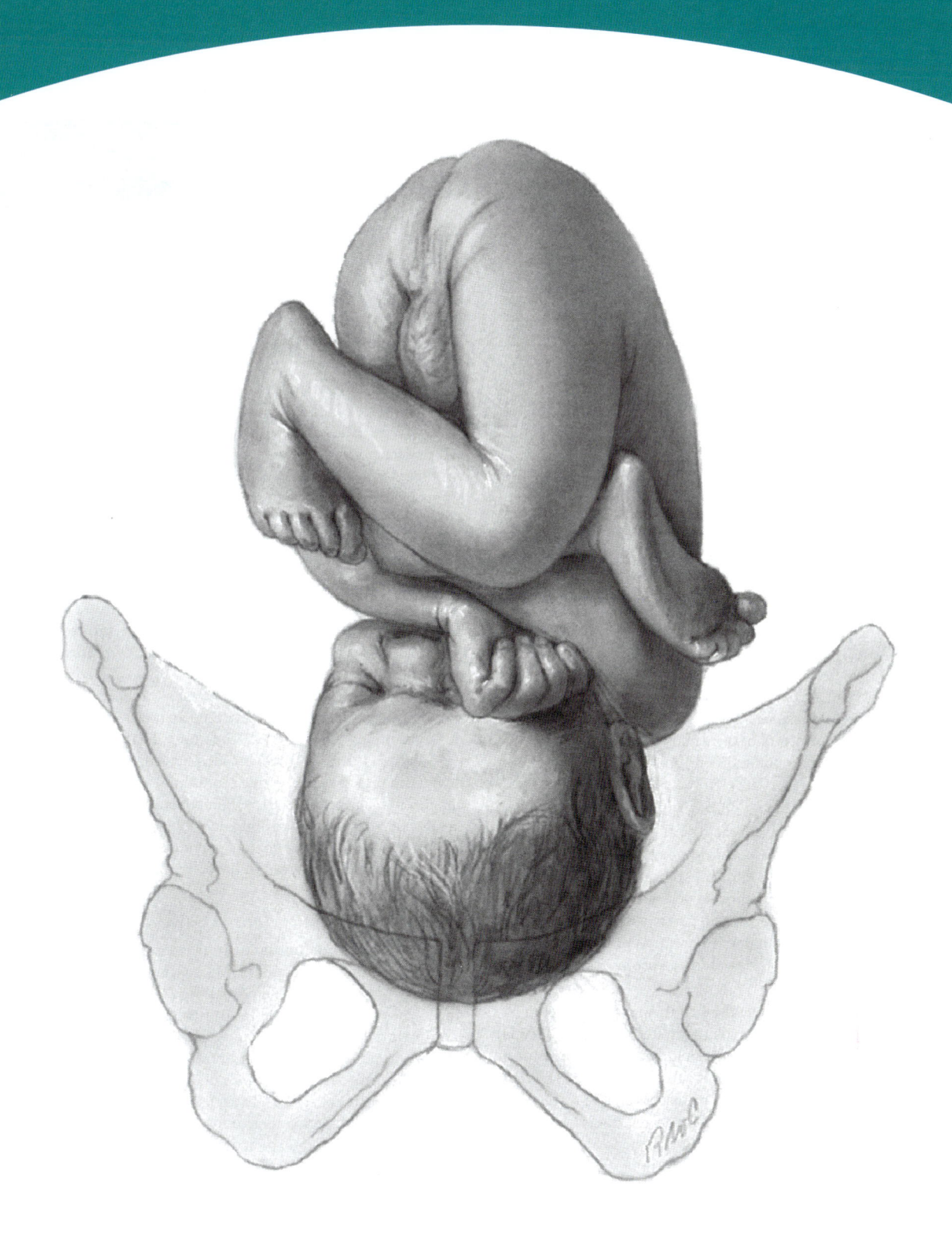

CAPÍTULO 1

Visão geral da obstetrícia

ESTATÍSTICAS VITAIS 2
TAXAS DE GESTAÇÃO NOS ESTADOS UNIDOS 4
MEDIDAS PARA AVALIAÇÃO DOS CUIDADOS OBSTÉTRICOS . 4
TEMAS ATUAIS EM OBSTETRÍCIA 6

> *Nas páginas que se seguem, tento apresentar, de maneira breve, mas sem fugir à perfeição, a base científica e a aplicação prática da arte da obstetrícia. Ao mesmo tempo, esforço-me em mostrar os aspectos mais práticos da obstetrícia de modo a servir diretamente ao obstetra no seu trabalho à beira do leito.*
>
> — J. Whitridge Williams (1903)

Assim se lê a introdução à 1ª edição de Williams deste livro, *Obstetrícia – um livro para estudantes e profissionais*. Nesta 25ª edição, nos empenhamos em seguir os princípios descritos por Williams. Por isso, cada capítulo começa com uma citação de seu livro original.

A ciência e a prática clínica da obstetrícia estão preocupadas com a reprodução humana. Por meio de atenção perinatal de qualidade, a especialidade é responsável por promover a saúde e o bem-estar da gestante e do feto. Tal atenção implica reconhecimento e tratamento apropriados de possíveis complicações, supervisão do trabalho de parto e do parto, assistência inicial ao recém-nascido e acompanhamento do puerpério. A assistência pós-parto implica promoção da saúde e acesso às opções para planejamento familiar.

A importância da obstetrícia é confirmada pelo uso de parâmetros relacionados com a evolução materna e neonatal como indicadores da qualidade de vida e saúde na sociedade. É intuitivo que a presença de indicadores de resultados obstétricos e perinatais insatisfatórios leve à suposição de que a atenção à saúde seja deficiente para toda a população. Com isso em mente, seguimos apresentando um resumo do estado atual da saúde materna e do recém-nascido nos Estados Unidos no que se refere à obstetrícia.

ESTATÍSTICAS VITAIS

O National Vital Statistics System dos Estados Unidos é o exemplo mais antigo e bem-sucedido de compartilhamento intergovernamental de dados em saúde pública. Essa agência coleta dados estatísticos por meio de sistemas de registros vitais que operam em diversas jurisdições. Esses sistemas são legalmente responsáveis pelos registros de nascimentos, mortes fetais, óbitos, casamentos e divórcios. Há autoridades legais instaladas nos 50 estados, em duas regiões (o Distrito de Colúmbia e a cidade de Nova Iorque) e em cinco territórios (Samoa Americana, Guam, Ilhas Marianas do Norte, Porto Rico e Ilhas Virgens Americanas).

A certidão de nascimento foi extensamente revisada em 1989 para incluir mais informações acerca dos fatores de risco médicos e associados ao estilo de vida, além de práticas de cuidados obstétricos. Em 2003, introduziu-se, nos Estados Unidos, uma certidão de nascimento padronizada (*Standard Certificate of Live Birth*) e extensivamente revisada. As novas categorias de dados e exemplos específicos de cada uma delas estão resumidos na Tabela 1-1. Até 2013, 35 estados haviam adotado a certidão de nascimento revisada, o que representa 76% de todos os nascimentos (MacDorman, 2015). É importante salientar que a versão de 2003 da certidão de óbito da população contém um campo para indicar a existência de uma gravidez, que deverá ser implementado por todos os estados (Joseph, 2017).

■ Definições

O uso uniforme de definições padronizadas é estimulado pela Organização Mundial da Saúde (OMS), assim como pela American Academy of Pediatrics e pelo American College of Obstetricians and Gynecologists (2017). Tal uniformização permite que sejam feitas comparações de dados não apenas entre estados ou regiões do país, mas também entre países. Ainda assim, nem todas as definições são aplicadas de forma uniforme. Por exemplo, o American College of Obstetricians and Gynecologists recomenda que sejam registrados todos os fetos e neonatos nascidos com peso mínimo de 500 g, não importando se vivos ou mortos. Contudo, nem todos os estados norte-americanos seguem essa recomendação. Especificamente, 28 estipularam que deveriam

Visão geral da obstetrícia

TABELA 1-1 Categorias gerais das novas informações adicionadas à revisão de 2003 da certidão de nascimento

Fatores de risco na gestação – Exemplos: nascimento pré-termo anterior, eclâmpsia anterior
Procedimentos obstétricos – Exemplos: tocólise, cerclagem, versão cefálica externa
Trabalho de parto – Exemplos: apresentação não cefálica, glicocorticoides para maturação pulmonar fetal, antibióticos durante o trabalho de parto
Parto – Exemplos: parto vaginal instrumentado malsucedido, tentativa de trabalho de parto com cesariana anterior
Recém-nascido – Exemplos: ventilação assistida, terapia com surfactante, anomalias congênitas

ser registradas como mortes fetais todas as ocorridas a partir de 20 semanas de gestação; oito estados registram todos os produtos da concepção como mortes fetais; e outros, ainda, utilizam valores mínimos distintos para o peso ao nascimento (350 g, 400 g ou 500 g) na definição de morte fetal. Para aumentar a confusão, os *National Vital Statistics Reports* consideram mortes fetais aquelas ocorridas a partir de 20 semanas de gestação (Centers for Disease Control and Prevention, 2016). Isso é problemático porque o percentil 50 para peso fetal com 20 semanas está situado entre 325 e 350 g – valor consideravelmente inferior à definição de 500 g. Na verdade, um peso ao nascer de 500 g corresponde aproximadamente ao percentil 50 para 22 semanas de gestação.

As definições recomendadas pelo National Center for Health Statistics (NCHS) e pelo Centers for Disease Control and Prevention (CDC) são as seguintes:

Período neonatal. Intervalo entre o nascimento de um neonato com mais de 20 semanas de gestação e 28 dias completos após o parto. Quando as taxas neonatais forem baseadas no peso ao nascimento e não na idade gestacional, recomenda-se que o período neonatal seja definido como a partir de 500 g de peso.

Nascimento. Expulsão completa ou extração de um feto após 20 semanas de gestação. Conforme descrito anteriormente, não havendo uma definição precisa de critérios, fetos pesando < 500 g geralmente não são considerados nascimentos, e, para fins estatísticos, utiliza-se o termo *aborto*.

Peso ao nascer. Peso do neonato determinado imediatamente após o parto ou assim que possível. Deve ser expresso em gramas com a máxima precisão.

Taxa de natalidade. Número de nascidos vivos para cada 1.000 habitantes.

Taxa de fecundidade. Número de nascidos vivos para cada 1.000 mulheres com idade entre 15 e 44 anos.

Nascido vivo. Termo usado para registrar um nascimento sempre que o recém-nascido, em algum momento durante ou após o nascimento, respire espontaneamente ou mostre qualquer outro sinal de vida, como batimentos cardíacos ou movimentos espontâneos dos músculos voluntários. Os batimentos cardíacos devem ser diferenciados das contrações cardíacas transitórias, e os movimentos respiratórios devem ser diferenciados dos esforços passageiros ou *gasps*.

Natimorto ou morte fetal. Ausência de sinais de vida no momento do nascimento ou após ele.

Morte neonatal precoce. Morte de nascido vivo durante os 7 primeiros dias após o parto.

Morte neonatal tardia. Morte após 7 dias e antes de 29 dias.

Taxa de natimortalidade ou taxa de morte fetal. Número de natimortos para cada 1.000 nascimentos, incluindo nascidos vivos e mortos.

Taxa de mortalidade neonatal. Número de mortes neonatais por 1.000 nascidos vivos.

Taxa de mortalidade perinatal. Número de natimortos somado a mortes neonatais por 1.000 nascimentos.

Morte infantil. Todas as mortes de nascidos vivos desde o nascimento até 12 meses de vida.

Taxa de mortalidade infantil. Número de mortes infantis para cada 1.000 nascidos vivos.

Baixo peso ao nascer. Recém-nascido com peso < 2.500 g.

Peso muito baixo ao nascer. Recém-nascido com peso < 1.500 g.

Peso extremamente baixo ao nascer. Recém-nascido com peso < 1.000 g.

Neonato a termo. Neonato nascido em qualquer momento entre 37 semanas completas e 42 semanas completas de gestação (260 a 294 dias). O American College of Obstetricians and Gynecologists (2016b) e a Society for Maternal-Fetal Medicine apoiam e estimulam designações específicas para as faixas de idade gestacional. *A termo precoce* refere-se aos neonatos nascidos com idade gestacional entre 37 semanas completas até $38^{6/7}$ semanas. *A termo pleno* indica os nascidos entre 39 semanas completas até $40^{6/7}$ semanas. Finalmente, *a termo tardio* descreve os neonatos nascidos entre 41 semanas completas até $41^{6/7}$ semanas.

Neonato pré-termo. Neonato nascido antes de completar 37 semanas de gestação (o 259º dia). Um neonato nascido antes de completar 34 semanas de gestação é considerado pré-termo precoce, enquanto um neonato nascido entre 34 e 36 semanas completas é considerado pré-termo tardio.

Neonato pós-termo. Neonato nascido em qualquer momento após 42 semanas completas de gestação, iniciando-se no 295º dia.

Aborto. Feto ou embrião removido ou expelido do útero durante a primeira metade da gestação – 20 semanas ou menos ou, na ausência de critérios de datação precisos, nascido com peso < 500 g.

Interrupção induzida da gestação. Interrupção proposital de gestação intrauterina que não tem intenção de produzir neonato vivo e que não resulta em nascido vivo. Essa definição exclui a retenção de produtos da concepção após a morte fetal.

Morte materna direta. Morte materna causada por complicações obstétricas na gestação, no parto ou no puerpério e por intervenções, omissões, tratamento incorreto ou sucessão de eventos resultante de qualquer um desses fatores. Por exemplo, a morte por exsanguinação após ruptura uterina.

Morte materna indireta. Morte materna não provocada diretamente por causa obstétrica. A morte resulta de doença anteriormente existente ou de patologia que tenha se desenvolvido durante a gestação, o parto ou o puerpério, agravada pela adaptação fisiológica à gestação. Por exemplo, a morte materna por complicações em paciente com estenose de valva mitral.

Morte não relacionada com a gestação. Morte da mãe resultante de causas acidentais ou incidentais não relacionadas com a gestação. Por exemplo, a morte em acidente automobilístico ou por câncer concomitante.

Razão de mortalidade materna. Número de mortes maternas resultantes do processo reprodutivo para cada 100.000 nascidos vivos. As expressões *taxa de mortalidade materna* ou *taxa de mortes maternas* são de uso mais comum, mas são menos precisas. O conceito de *razão* (ou relação, proporção) é mais preciso, porque inclui no numerador o número de mortes independentemente dos resultados da gestação – por exemplo, nascidos vivos, natimortos e gestações ectópicas –, e no denominador, o número de nascidos vivos.

Morte associada à gestação. A morte da mulher, por qualquer causa, enquanto grávida ou no prazo de 1 ano após o término da gestação, independentemente de qual tenha sido sua duração ou localização.

Morte relacionada com a gestação. Uma morte associada à gestação que resulte de: (1) complicações da própria gestação; (2) uma sequência de eventos iniciada em função da gestação; ou (3) doença não relacionada com a gravidez que é agravada pelos efeitos fisiológicos ou farmacológicos da gestação, causando morte subsequente.

TAXAS DE GESTAÇÃO NOS ESTADOS UNIDOS

De acordo com o CDC, a taxa de fecundidade de mulheres com idade entre 15 e 44 anos nos Estados Unidos foi de 62,5 nascidos vivos para cada 1.000 mulheres em 2015 (Martin, 2017). Essa taxa começou a cair lentamente em 1990 e agora caiu abaixo daquela para nascimentos de substituição, o que indica uma diminuição da população (Hamilton, 2012). Houve 3,98 milhões de nascimentos em 2015, que representa a menor taxa de natalidade já registrada nos Estados Unidos, ou seja, 12,3 por 1.000 habitantes. A taxa de natalidade caiu para todos os principais grupos étnicos e raciais, para adolescentes e mulheres solteiras e para a faixa etária entre 20 e 24 anos. Para mulheres com mais de 30 anos, a taxa de natalidade aumentou ligeiramente. Quase metade dos recém-nascidos nos Estados Unidos em 2010 faz parte de minorias: hispânicos – 25%; afro-americanos – 14%; asiáticos – 4% (Frey, 2011).

O número total de gestações e seus resultados em 2015 são apresentados na Tabela 1-2. De acordo com o Guttmacher Institute (2016b), 45% dos nascimentos nos Estados Unidos não são planejados no momento da concepção. É importante ressaltar que a proporção global de nascimentos não planejados diminuiu apenas ligeiramente desde 2001. Mulheres solteiras, negras e aquelas com menor nível de educação e menor renda têm maior probabilidade de gravidez não planejada.

Na Tabela 1-2, as informações sobre abortamentos induzidos advêm dos dados obtidos em questionários do CDC em 45 estados combinados com os dados do Guttmacher Institute sobre abortamentos induzidos. Esses dados começaram a ser coletados em 1976. Desde a legalização do abortamento no caso *Roe v. Wade*, mais de 46 milhões de mulheres americanas escolheram abortamentos legais. Como discutiremos adiante, esse é um argumento muito convincente em favor do acesso ao planejamento familiar.

MEDIDAS PARA AVALIAÇÃO DOS CUIDADOS OBSTÉTRICOS

■ Mortalidade perinatal

Vários índices são usados para avaliar os resultados obstétricos e perinatais como medidas da qualidade do cuidado médico. Conforme assinalado, a taxa de mortalidade perinatal inclui o número de natimortos e de mortes neonatais para cada 1.000 nascimentos. Em 2013, a taxa de mortalidade perinatal foi de 9,98 por 1.000 nascimentos (Fig. 1-1) (MacDorman, 2015). Houve 25.972 mortes fetais em idades gestacionais de 20 semanas ou mais. As mortes fetais com 28 semanas ou mais de gestação vêm declinando desde 1990, enquanto as taxas para aquelas entre 20 e 27 semanas estão estáticas (Fig. 1-2). Para comparação, houve um total de 19.041 mortes neonatais em 2006 – ou seja, quase 60% das mortes perinatais nos Estados Unidos foram fetais.

■ Mortes infantis

Em 2013, houve 6,1 mortes fetais por 1.000 nascidos vivos, comparadas com 6,8 em 2001 (MacDorman, 2015). As três principais causas de morte infantil – malformações congênitas, baixo peso ao nascer e síndrome da morte súbita do lactente – representaram quase metade das mortes (Heron, 2015). Os lactentes nascidos com as menores idades gestacionais e os menores pesos contribuíram substancialmente para essas taxas de mortalidade. Por exemplo, mais da metade das mortes infantis em 2005 ocorreram entre os 2% nascidos com menos de 32 semanas de gestação. De fato, a porcentagem de mortes infantis relacionadas a nascimentos prematuros aumentou de 34,6% em 2000 para 36,5% em 2005. Quando analisamos por peso ao nascer, dois terços das mortes infantis ocorreram em neonatos de baixo peso. É importante mencionar que, para lactentes com peso < 500 g ao nascer, atualmente é possível oferecer cuidados intensivos.

TABELA 1-2 Total de gestações e seus resultados nos Estados Unidos em 2015

Resultados	Número ou porcentagem
Nascimentos	3.988.076
Cesariana	32,2%
Nascimento pré-termo com < 37 semanas	9,5%
Baixo peso ao nascer com < 2.500 g	8,0%
Abortamentos induzidos	664.435
Total de gestações[a]	4.652.511

[a]Exclui abortamentos espontâneos e gestações ectópicas.
Dados de Martin, 2017.

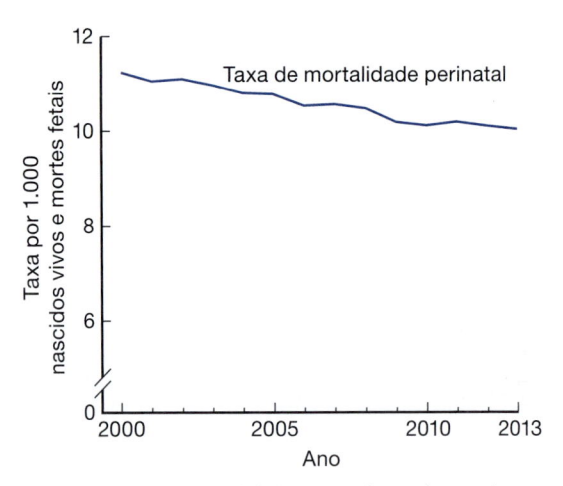

FIGURA 1-1 Taxas de mortalidade perinatal: Estados Unidos, 2000 a 2013. (Reproduzida, com permissão, de MacDorman MF, Gregory EC: Fetal and perinatal mortality: United States, 2013. Natl Vital Stat Rep. 2015 Jul 23;64(8):1–24.)

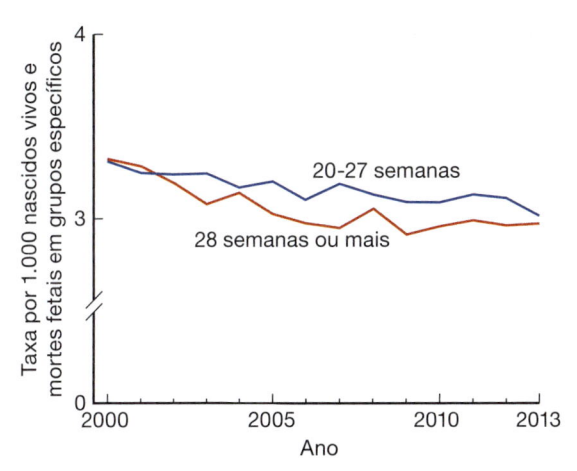

FIGURA 1-2 Mortes fetais e neonatais: Estados Unidos, 2000 a 2013. (Modificada, com permissão, de MacDorman MF, Gregory EC: Fetal and perinatal mortality: United States, 2013. Natl Vital Stat Rep. 2015 Jul 23;64(8):1–24.)

FIGURA 1-4 Seis causas comuns de morte relacionada com a gestação nos Estados Unidos, 2006 a 2010. (Dados de Creanga, 2015.)

■ Mortalidade materna

Como mostra a Figura 1-3, as taxas de mortalidade materna caíram rapidamente nos Estados Unidos durante o século XX. As mortes relacionadas com a gestação são tão raras que precisam ser medidas por 100.000 nascimentos. O CDC (2017a) mantêm os dados sobre mortes relacionadas com a gestação desde 1986 em seu Pregnancy Mortality Surveillance System. No seu último relatório, Creanga e colaboradores (2017) descreveram a ocorrência de 2.009 mortes relacionadas com a gestação durante o período entre 2011 e 2013. Cerca de 5% foram mortes no início da gestação causadas por gravidez ectópica ou por resultado de abortamento. A tríade obstétrica mortal formada por hemorragia, pré-eclâmpsia e infecção foi responsável por um terço das mortes (Fig. 1-4). Tromboembolismo, miocardiopatia e outras doenças cardiovasculares, considerados conjuntamente, foram responsáveis por outro terço. Outros contribuintes importantes foram embolia de líquido amniótico (5,3%) e acidentes vasculares cerebrais (6,2%). As mortes relacionadas com anestesia representaram apenas 0,7%. Causas semelhantes foram relatadas para coortes selecionadas para os anos de 2008 a 2009 e 2013 a 2014 (MacDorman, 2017).

Como mostrado na Figura 1-5, a razão de mortalidade relacionada com a gestação de 23,8 por 100.000 nascidos vivos em 2014 é a mais alta dos últimos 40 anos. E, de acordo com o Institute of Health Metrics, a taxa de mortalidade materna foi de 28 por 100.000 em 2013 (Tavernise, 2016). Esse aumento pode simplesmente refletir o fato de que mais mulheres estão morrendo; no entanto outros fatores explicam essa duplicação da taxa de 1990 a 2013 (Joseph, 2017). O primeiro é uma elevação artificial causada pela Classificação Internacional de Doenças, 10ª edição (CID-10), implementada em 1999. Segundo, os relatórios aprimorados contribuem definitivamente para o aumento (MacDorman, 2016b, 2017). No passado, as mortes maternas eram notoriamente subnotificadas (Koonin, 1997). Terceiro, e que tem relação com a segunda explicação, a taxa de aumento deve-se, pelo menos parcialmente, à certidão de óbito revisada e ao seu campo que indica presença de gestação descrito anteriormente (Main, 2015). Quarto, é maior o número de mulheres grávidas com condições de saúde crônicas graves, que as colocam em maior risco (Centers for Disease Control and Prevention, 2017a). Por fim, o aumento da proporção de partos de mulheres com mais de 40 anos de idade contribui para maiores taxas de mortalidade (MacDorman, 2017).

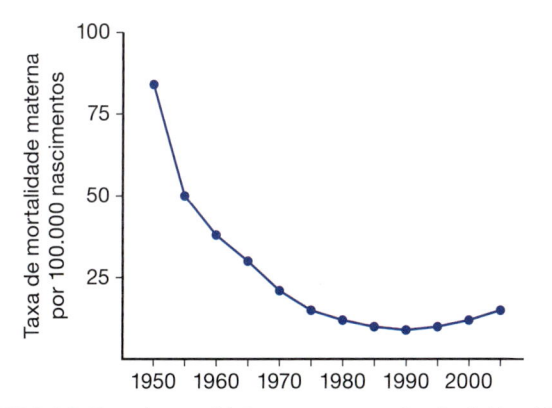

FIGURA 1-3 Taxas de mortalidade materna para os Estados Unidos, 1950 a 2003. (Dados de Berg, 2010; Hoyert, 2007.)

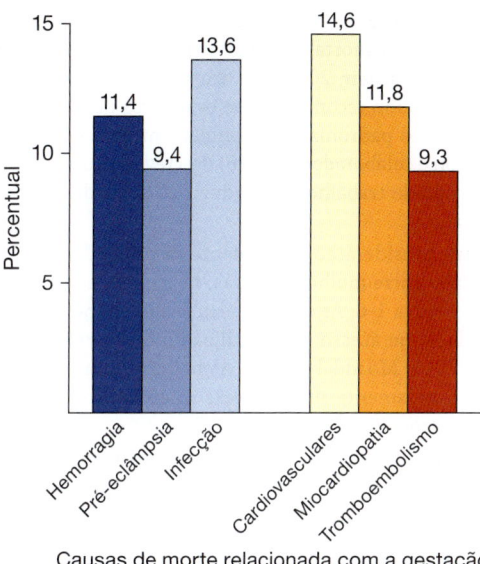

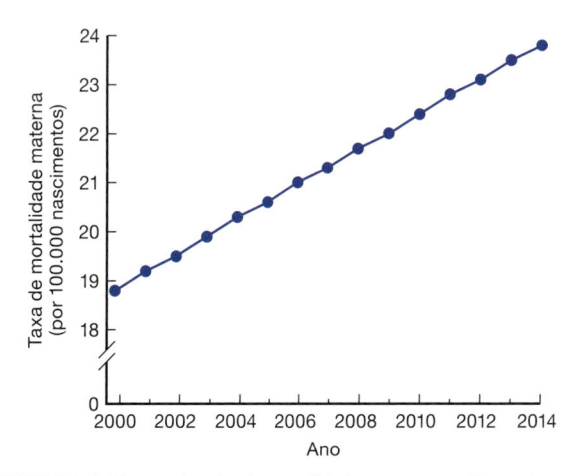

FIGURA 1-5 Taxas estimadas de mortalidade materna em 48 estados e no Distrito de Colúmbia. (Dados de MacDorman, 2016.)

Independentemente da causa, o aparente aumento acentuado das taxas de mortalidade materna mobilizou a comunidade obstétrica (Chescheir, 2015). De acordo com Barbieri (2015), a Joint Commission recomenda que os centros de parto estabeleçam protocolos padronizados e implementem ações de simulação. D'Alton e colaboradores (2016) descreveram ações conjuntas de um grupo de trabalho para reduzir as taxas de morbidade e mortalidade.

Outra consideração é a evidente disparidade das taxas de mortalidade entre mulheres negras, hispânicas e brancas, como mostra a Figura 1-6. As disparidades raciais se traduzem na disponibilidade, no acesso ou na utilização dos serviços de saúde (Howell, 2016; Moaddab, 2016). Além disso, a mortalidade materna é absurdamente alta nas áreas rurais em comparação com as áreas metropolitanas (Maron, 2017).

É importante salientar que muitas mortes maternas relatadas são consideradas evitáveis. Berg e colaboradores (2005) estimaram que esse número pode chegar a um terço das mortes relacionadas com a gestação em mulheres brancas e a 50% em negras. Em uma avaliação de uma coorte composta por mulheres que tinham seguro, 28% das 98 mortes maternas foram consideradas evitáveis (Clark, 2008). Assim, ainda que se tenha avançado bastante, esforços contínuos são imperativos para a obstetrícia no século XXI.

■ Morbidade materna grave

A morbidade materna grave serve como outra medida para orientar os esforços de prevenção. A redução das taxas de erro médico ajuda a diminuir os riscos de mortalidade materna ou morbidade materna grave. Os termos *near misses* ou *close calls* ("quase morte") foram introduzidos e definidos como eventos não planejados causados por erro que não resultam em lesão ao paciente, mas têm o potencial de fazê-lo (Institute for Safe Medication Practices, 2009). Esses episódios são muito mais comuns do que os que produzem lesão, mas, por razões óbvias, são mais difíceis de identificar e quantificar. Sistemas criados para estimar a notificação foram instalados em diversas instituições e permitem que sejam tomadas medidas direcionadas para maior segurança (Clark, 2012; Main, 2017; Shields, 2017). O American College of Obstetricians and Gynecologists e a Society for Maternal-Fetal Medicine (2016f) forneceram listas de tópicos de rastreamento sugeridos para esse fim.

Vários sistemas de dados agora medem indicadores de eventos não planejados causados por erros que podem ser prejudiciais. Essa evolução seguiu-se à percepção de inadequações na capacidade dos códigos de hospitalização de refletir a gravidade das complicações maternas. Assim, passaram a ser usados códigos indicadores ou modificadores para permitir a análise de eventos adversos graves (Clark, 2012; King, 2012). Esse sistema foi implementado pela OMS e foi validado no Brasil, refletindo de forma precisa as taxas de morte materna (Souza, 2012). Sistemas semelhantes estão sendo usados no Reino Unido, como o *UK Obstetric Surveillance System – UKOSS* (Knight, 2005, 2008). Nos Estados Unidos, um exemplo é o National Partnership for Maternal Safety (D'Alton, 2016; Main, 2015).

Para estudar a morbidade grave, o CDC analisou mais de 50 milhões de registros de maternidade a partir do Nationwide Inpatient Sample entre 1998 e 2009 (Callaghan, 2012). Eles usaram códigos CID-9-CM e relataram que 129 a cada 10.000 dessas gestantes tiveram pelo menos um indicador de morbidade grave (Tab. 1-3). Assim, para cada morte materna, cerca de 200 mulheres tiveram morbidade grave. O CDC (2017b) estima que 65 mil mulheres por ano têm tal morbidade materna. Esses números são maiores em hospitais pequenos, com < 1.000 partos anualmente (Hehir, 2017). Por fim, assim como para as taxas de mortalidade, há sérias disparidades raciais e étnicas para a morbidade materna grave, e as mulheres negras são desproporcionalmente afetadas (Creanga, 2014).

TEMAS ATUAIS EM OBSTETRÍCIA

Diversos tópicos foram predominantes nas discussões entre os profissionais de obstetrícia nos 4 anos decorridos desde a última edição desta obra. A seguir, serão discutidos alguns desses tópicos.

■ Crise do sistema de saúde dos Estados Unidos

Obamacare e Medicaid

Em uma edição de 2016 do *Journal of the American Medical Association (JAMA)*, o então presidente Barack Obama apresentou um resumo do Affordable Care Act (ACA), o chamado Obamacare. Ele descreveu os êxitos, os desafios futuros e as implicações políticas do ACA (Bauchner, 2016) e resumiu três lições das suas experiências com a lei. A primeira é que, diante do hiperpartidarismo, a mudança é especialmente difícil; a segunda diz respeito aos interesses específicos, que representam um obstáculo contínuo à mudança; e, na terceira, ele enfatizou a importância do pragmatismo – nesse caso, ele se referia ao pragmatismo necessário quando o ACA não funcionou efetivamente no primeiro dia de sua implementação.

Ao mesmo tempo, estavam sendo propostos cortes draconianos no Medicaid, e o presidente Obama encerrou o seu relato no JAMA com uma citação de John Kasich, o governador republicano de Ohio: "Por aqueles que vivem suas vidas nas sombras, aqueles que são as minorias entre nós, eu não aceitarei que os mais vulneráveis em nosso estado sejam ignorados. Nós podemos ajudá-los".

Esses efeitos potenciais no Medicaid repercutem na obstetrícia. Estima-se que, em 2010, o sistema Medicaid tenha segurado 48% dos nascimentos nos Estados Unidos (Markus, 2013).

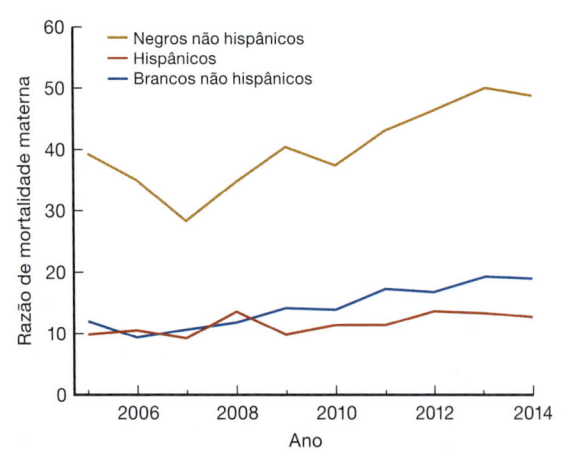

FIGURA 1-6 Tendências na razão de mortalidade materna (por 100.000 nascidos vivos) por raça: Estados Unidos, 2005 a 2014. (Dados de Moaddab, 2016.)

TABELA 1-3 Indicadores de morbidade materna grave
Infarto agudo do miocárdio
Insuficiência renal aguda
Síndrome da disfunção respiratória aguda
Embolia de líquido amniótico
Parada cardíaca/fibrilação ventricular
Coagulação intravascular disseminada
Eclâmpsia
Insuficiência cardíaca durante o procedimento
Lesões no tórax, abdome e pelve
Lesões intracranianas
Distúrbios cerebrovasculares puerperais
Edema pulmonar
Complicações graves da anestesia
Sepse
Choque
Crise falciforme
Embolia trombótica
Monitoramento cardíaco
Conversão do ritmo cardíaco
Histerectomia
Cirurgias cardíacas
Traqueostomia
Ventilação

Resumida de Centers for Disease Control and Prevention, 2017b.

É importante ressaltar que esse sistema deu cobertura a um número desproporcionalmente alto de partos complicados. Especificamente, o Medicaid segurou mais da metade de todas as internações hospitalares para lactentes prematuros e com baixo peso ao nascer e cerca de 45% das internações hospitalares de lactentes por malformações congênitas.

Revogação e substituição

Os americanos jovens e saudáveis que esperava-se que apoiassem financeiramente o ACA acabaram se inscrevendo em número insuficiente para garantir a sustentabilidade do ACA em longo prazo. Assim, as opções em longo prazo incluíram a substituição ou a revogação do ACA. Durante a sua campanha para a presidência dos Estados Unidos, Donald Trump fez da revogação do ACA um ponto central da sua candidatura. Até o momento deste escrito, tanto a Câmara dos Representantes quanto o Senado dos Estados Unidos enfrentam a discussão sobre a "revogação e substituição" por 6 meses. De acordo com o Congressional Budget Office, essa ação resultaria na perda do seguro de saúde de 23 milhões de americanos e no corte de dólares do Medicaid (Fiedler, 2017). Esse último ocorreria por meio da transferência de recursos do Medicaid do Governo Federal para os estados. Esses potenciais resultados levaram a um grande debate entre os eleitores, e a "revogação e substituição" se tornou um tópico de discussão política intensa. Atualmente, o Senado não está sendo capaz de recrutar votos suficientes dos republicanos para a aprovação do projeto nessa instância. Sugerimos que a crise dos serviços de saúde nos Estados Unidos seja reformulada e redirecionada para uma análise crítica dos custos do cuidado da saúde e da utilização dos recursos.

Custos do cuidado de saúde materno-infantil

O Centers for Medicare and Medicaid Services estimaram que os gastos com cuidado de saúde nos Estados Unidos em 2015 representaram 17,8% do produto interno bruto – PIB (Voelker, 2010).

O valor total dos gastos com o cuidado de saúde – 3,2 trilhões de dólares – equivale a um valor estimado de 10 mil dólares por pessoa. Além disso, em comparação com outros 12 países desenvolvidos, os gastos com o cuidado de saúde nos Estados Unidos como proporção do PIB foram cerca de 50% maiores do que no próximo país mais desenvolvido. No entanto, os resultados dos cuidados de saúde, que incluíram taxas de mortalidade infantil, foram piores nos Estados Unidos. E aproximadamente dois terços das mortes infantis nos Estados Unidos resultaram de complicações decorrentes de partos pré-termo (Matthews, 2015). De fato, no seu relatório global anual Premature Birth Report Card de 2010, os Estados Unidos obtiveram uma nota "D" na March of Dimes pelo seu reconhecimento e prevenção de trabalho de parto pré-termo para mais de 540 mil neonatos nascidos anualmente antes de 37 semanas de gestação.

As causas dos excessivos custos dos cuidados de saúde nos Estados Unidos são atribuídas, em parte, ao maior uso de tecnologia médica e aos altos preços (Squires, 2017). Dois estudos recentes demonstraram o efeito prejudicial da obstetrícia nos custos dos cuidados de saúde. O primeiro relato, de Nelson e colaboradores (2017), descreveu a ineficácia do caproato de 17-alfa-hidroxiprogesterona (17-OHP-C) em evitar o parto pré-termo recorrente. A metodologia desse ensaio é apresentada no **Capítulo 42** (p. 817). Muitas lições podem ser aprendidas a partir dessa investigação. Primeiro, o uso do 17-OHP-C foi legitimado nos Estados Unidos por um comitê nacional de consenso seguindo a opinião de especialistas. Essas opiniões foram promulgadas apesar das reservas da Food and Drug Administration (FDA) de que faltava evidência em muitos aspectos importantes. No entanto, uma vez aprovado, o 17-OHP-C foi vendido por uma empresa farmacêutica no preço de 1.500 dólares por uma dose única injetável de 250 mg. Notavelmente, essa mesma dose poderia ser composta e comprada por 25 dólares nas farmácias locais. Na controvérsia seguinte sobre a manipulação de preços, membros do Congresso americano intervieram para permitir o uso continuado do 17-OHP-C mais barato.

O segundo estudo é um ensaio prospectivo multicêntrico sobre a efetividade da ultrassonografia transvaginal em rastrear o encurtamento do colo do útero para prever o parto pré-termo (Esplin, 2017). Foi estudado um total de 9.410 mulheres nulíparas. A Society for Maternal-Fetal Medicine e o American College of Obstetricians and Gynecologists (2016d) legitimaram o rastreamento *universal* do comprimento do colo do útero na sua Committee Opinion conjunta (Bloom, 2017). Além disso, até 2015, uma pesquisa de 78 programas de bolsas de medicina materno-fetal mostrou que 68% estavam usando o rastreamento universal do comprimento do colo do útero para prever parto pré-termo (Khalifeh, 2017). Estimou-se que uma taxa modesta do Medicaid de 237 dólares por ultrassonografia para determinação do comprimento do colo do útero resulta em aproximadamente 350 milhões de dólares em custos adicionais de cuidados de saúde. Contudo, Esplin e colaboradores (2017) descobriram que o rastreamento de *rotina* do colo do útero curto não foi benéfico. Em outras palavras, uma intervenção amplamente usada, na verdade, não era efetiva. Esse é um claro exemplo de como uma tecnologia não comprovadamente efetiva pode ser aos poucos introduzida à prática generalizada.

Esses dois relatos destacam um problema substancial nos serviços de cuidado de saúde dos Estados Unidos, ou seja, intervenções não efetivas, porém caras, introduzidas ao uso amplo sem evidências fortes. Eles também atendem a uma demanda por evidências científicas fortes. A análise minuciosa de outros componentes no paradigma dos cuidados de saúde, como preços de hospitalização, preços de procedimentos cirúrgicos e preços cobrados pelas empresas de seguros de saúde, pode elucidar contribuições semelhantes para a crise fiscal dos serviços de cuidados de saúde.

■ Taxa de cesariana

Nas edições anteriores deste livro, o aumento da taxa de cesariana foi considerado problemático. Essa taxa foi equilibrada, mas ainda há imposições em andamento para ajudar a reduzir essa taxa. Uma fonte colateral de morbidade da cesariana é a incidência crescente de placentas morbidamente aderidas encontradas em mulheres com incisão de histerotomia anterior, discutida nos Capítulos 31 e 41.

■ Tecnologia genômica

Os avanços nos testes e diagnósticos fetais continuam surpreendendo. Até 2012, técnicas de *microarray* genético pré-natal eram usadas para o manejo clínico (Dugoff, 2012). As vantagens dessas técnicas serão descritas nos Capítulos 13 e 14. Wapner e colaboradores (2012) compararam a análise por *microarray* cromossômico do sangue materno com cariotipagem para o diagnóstico de anomalias cromossômicas. Reddy e colaboradores (2012) aplicaram essa tecnologia na avaliação de natimortos e concluíram que seria superior à cariotipagem. Outro trabalho, conduzido por Talkowski e colaboradores (2012), descreveu o sequenciamento do genoma completo de um feto utilizando sangue materno.

O rastreamento de aneuploidia fetal usando DNA livre de células (cfDNA) foi introduzido pela primeira vez em 2011. A técnica, descrita no Capítulo 14 (p. 284), é baseada no isolamento do DNA fetal livre (placentário) no sangue materno. Em um estudo de referência, Norton e colaboradores (2015) descobriram que o cfDNA tinha mais sensibilidade e especificidade quando comparado com o rastreamento pré-natal padrão para diagnosticar fetos com trissomia do 21. Ainda assim, testes invasivos são atualmente necessários para confirmar um resultado de teste de cfDNA positivo (Chitty, 2015; Snyder, 2015).

■ Hospitalista obstétrico e ginecológico

O termo "hospitalista" foi cunhado nos anos de 1990 e se referia aos médicos que tinham como foco profissional principal o cuidado generalizado de pacientes hospitalizados. Desse conceito surgiu o hospitalista obstétrico e ginecológico, cujo papel principal era cuidar de pacientes obstétricos hospitalizados e ajudar a tratar suas emergências. Esses médicos também poderiam fornecer cuidado ginecológico urgente e consultoria emergencial. Termos alternativos incluem "hospitalista obstétrico" ou "hospitalista parteiro", mas o termo padronizado preferido pelo American College of Obstetricians and Gynecologists (2016e) é "hospitalista Ob/Gin".

Embora não seja uma subespecialidade da obstetrícia e ginecologia, o movimento hospitalista obstétrico e ginecológico vem se fortalecendo. A Society of Ob-Gyn Hospitalists tinha 528 membros em 2017 (Burkard, 2017). Vários modelos de prática são descritos para se ajustar à necessidade de um amplo espectro de volumes obstétricos (McCue, 2016). Além de fornecer modificações no estilo de vida, os hospitalistas obstétricos e ginecológicos são usados por alguns hospitais para melhorar a qualidade e a segurança dos seus serviços para as mulheres e reduzir os eventos adversos. Juntamente com a possível redução da taxa de indução de trabalho de parto, são necessários estudos para demonstrar resultados comprovados obtidos com esses provedores (American College of Obstetricians and Gynecologists, 2016e; Srinivas, 2016).

■ Aspectos legais da responsabilidade médica

O American College of Obstetricians and Gynecologists periodicamente realiza pesquisas junto a seus membros acerca do efeito dos processos de responsabilização legal sobre sua prática. A pesquisa de 2015 (*Survey on Professional Liability*) é a 12ª desde 1983 (Carpentieri, 2015). A partir dessa pesquisa, parece que ainda há uma "crise de judicialização" da prática médica cuja análise é complexa. Considerando que as razões que embasam tal crise são majoritariamente monetárias e políticas, é improvável que se chegue a um consenso. Embora nesse caso haja interesses opostos, outros fatores contribuem para a complexidade do problema. Por exemplo, cada estado tem suas próprias leis e posições sobre a reformulação do sistema de indenizações civis (*tort reform*). Em alguns deles, as remunerações anuais para obstetras se aproximam de 300 mil dólares – despesa que, ao menos em parte, é suportada pelos pacientes e, certamente, por todo o sistema de saúde. Em 2011, os custos totais com processos legais nos Estados Unidos totalizaram quase 265 bilhões de dólares. Esse valor corresponde a surpreendente 1,8% do PIB, com média de custo de 838 dólares por habitante (Towers Watson, 2015).

O American College of Obstetricians and Gynecologists (2016a,c) assumiu a liderança de uma campanha visando à adoção de um sistema mais justo para litigância em questões relacionadas com a má prática médica. E, nacionalmente, há a possibilidade de ocorrer a *tort reform* federal sob a administração de Donald Trump (Lockwood, 2017; Mello, 2017).

■ Partos domiciliares

Após um leve declínio entre 1990 e 2004, o percentual de nascimentos fora do hospital, nos Estados Unidos, aumentou de 0,86 para 1,5% – um aumento de quase 75% – até 2014 (MacDorman, 2016a). Desses partos domiciliares, apenas um terço é assistido por enfermeiras parteiras certificadas pelo American Midwife Certification Board (Grünebaum, 2015; Snowden, 2015).

Os defensores dos partos domiciliares citam os êxitos de dados observacionais favoráveis da Inglaterra e dos Países Baixos (de Jonge, 2015; Van der Kooy, 2011). Contudo, os dados dos Estados Unidos são menos convincentes e indicam maior incidência de morbidade e mortalidade perinatais (Grünebaum, 2014, 2015; Snowden, 2015; Wasden, 2014; Wax, 2010). Esses últimos dados levaram Chervenak e colaboradores (2013, 2015) a questionarem a ética da participação em partos domiciliares planejados. Greene e Ecker (2015) adotam uma visão mais ampla. Considerando os dados desses estudos citados mais recentemente, eles acreditam que esses dados capacitam as mulheres a tomarem uma decisão racional em relação ao parto domiciliar. O American College of Obstetricians and Gynecologists (2017b) acredita que os hospitais e os centros de parto credenciados oferecem ambientes mais seguros, mas que cada mulher tem o direito de tomar sua decisão sobre o parto desde que devidamente orientada pelo médico.

■ Planejamento familiar

Questões políticas e religiosas determinaram diversas interferências governamentais nos direitos reprodutivos das mulheres ao longo dos anos. Tais interferências afetaram particularmente as mulheres indigentes e as adolescentes, a despeito de todos os relatos do impressionante sucesso de tais programas. Um exemplo é a exclusão de afiliados da fundação Planned Parenthood do programa de planejamento familiar com modelo de pagamento por serviço do Texas Medicaid. Em alguns grupos de mulheres atendidas, houve interrupção da contracepção e aumento da taxa de nascimentos no Medicaid (Stevenson, 2016).

De acordo com o Guttmacher Institute (2016a), 20 milhões de mulheres americanas precisam de serviços públicos de planejamento familiar. Em 2014, esses serviços evitaram quase 2 milhões de gestações não planejadas e 700 mil abortamentos nos Estados Unidos. O destino dos serviços de planejamento familiar não está completamente determinado enquanto se aguardam decisões sobre as disposições do American Health Care Act (AHCA) de 2017, ou "Trumpcare". Em sua resposta às notícias de que o AHCA pode desestruturar a cobertura contraceptiva, o presidente do American College of Obstetricians and Gynecologists, Dr. Haywood Brown (2017), considerou isso um profundo desrespeito à saúde da mulher.

■ Abuso de opioides na gravidez

De acordo com o CDC (2014), houve 259 milhões de prescrições médicas feitas em 2012 para medicamentos opioides. Em 2013, mais de um terço dos adultos americanos relataram o uso de opioides prescritos (Han, 2017). Esses fármacos com potencial de adição disponíveis gratuitamente – embora requeiram prescrição médica – estão associados a *transtornos por uso de opioides*. Ainda não se sabe se o uso de opioides é teratogênico (Lind, 2017). Apesar disso, o uso desses fármacos por gestantes causou um aumento sem precedentes de *síndrome de abstinência neonatal*, descrita nos Capítulos 12 (p. 248) e 33 (p. 625). O tratamento de abuso de opioides na gravidez e de suas sequelas resulta em $1,5 bilhão em encargos hospitalares anualmente.

Para os profissionais de obstetrícia lidarem melhor com as gestantes em abuso de opioides e seus fetos recém-nascidos, o National Institute of Child Health and Human Development *Eunice Kennedy Shriver* organizou um *workshop* em 2016 para estudar muitos aspectos desse problema (Reddy, 2017). O *workshop* foi patrocinado pelo American College of Obstetricians and Gynecologists, pela American Academy of Pediatrics, pela Society for Maternal-Fetal Medicine, pelo CDC e pelo March of Dimes. Vários tópicos foram abordados, e esperamos que a implementação dessas descobertas ajude a melhorar o tratamento materno e os resultados neonatais (American College of Obstetricians and Gynecologists, 2017a).

■ Admirável mundo novo

O novo e ousado conceito de fertilização *in vitro* (FIV) produziu o primeiro bebê por esse método na Grã-Bretanha em 1978. Isso foi logo seguido, em 1981, por um êxito americano. Após quatro décadas, a Society for Assisted Reproductive Technology (SART) relata que mais de 1 milhão de bebês nasceram nos Estados Unidos por meio de tecnologias de reprodução assistida (TRAs) oferecidas por 440 clínicas (Fox, 2017).

Após 15 anos de preparação experimental, a promessa de um transplante uterino humano bem-sucedido foi finalmente cumprida com um recém-nascido vivo concebido por FIV na Suécia (Brännström, 2015). Durante a gestação, a mãe foi tratada com tacrolimo, azatioprina e corticosteroides, e foi submetida à cesariana com 32 semanas devido a pré-eclâmpsia e teste anormal da frequência cardíaca fetal. Em seguida foram realizados programas de transplante uterino na Cleveland Clinic e no Baylor Medical Center em Dallas (Flyckt, 2016, 2017; Testa, 2017). Em 2017, a equipe sueca concluiu o ensaio com nove pacientes, no qual sete mulheres engravidaram e cinco tiveram partos bem-sucedidos (Kuehn, 2017). Além disso, em Dallas, nasceu o primeiro desses bebês nos Estados Unidos (Rice, 2017).

Enquanto isso, pesquisadores do Children's Hospital da Filadélfia perseguem uma meta de 20 anos em busca de um útero artificial (Yuko, 2017). Usando a tecnologia da incubadora, a equipe desenvolveu uma bolsa amniótica artificial. Com isso, os vasos umbilicais foram perfundidos e drenados, e o sangue retornou para os sistemas que realizavam oxigenação por membrana extracorpórea e diálise. Até o momento, fetos de cordeiro têm sido mantidos vivos por até 1 mês. Os efeitos adversos de hipotensão cerebrovascular e hipoxemia são conjecturais, mas altamente preocupantes.

Os desafios éticos e legais dessas novas tecnologias são assustadores. A maioria daqueles que surgiram da FIV está resolvida. Para os outros dois empreendimentos, há provavelmente muitos anos de marcos éticos e legais pela frente.

REFERÊNCIAS

American Academy of Pediatrics, American College of Obstetricians and Gynecologists: Guidelines for perinatal care, 8th ed. Elk Grove Village, AAP, 2017

American College of Obstetricians and Gynecologists: Coping with the stress of medical professional liability litigation. Committee Opinion No. 551, January 2013, Reaffirmed 2016a

American College of Obstetricians and Gynecologists: Definition of term pregnancy. Committee Opinion No. 579, November 2013, Reaffirmed 2016b

American College of Obstetricians and Gynecologists: Disclosure and discussion of adverse events. Committee Opinion No. 681, December 2016c

American College of Obstetricians and Gynecologists: Prediction and prevention of preterm birth. Practice Bulletin No. 130, October 2012, Reaffirmed 2016d

American College of Obstetricians and Gynecologists: The obstetric and gynecologic hospitalist. Committee Opinion No. 657, February 2016e

American College of Obstetricians and Gynecologists: Opioid use and opioid use disorder in pregnancy. Committee Opinion No. 711, August 2017a

American College of Obstetrics and Gynecologists: Planned home birth. Committee Opinion No. 697, April 2017b

American College of Obstetricians and Gynecologists; Society for Maternal-Fetal Medicine: Severe maternal morbidity: screening and review. Obstetric Care Consensus No. 5, September 2016f

Barbieri RL: Reducing maternal mortality in the United States—let's get organized! OBG Manag 27(9):8, 2015

Bauchner H: The Affordable Care Act and the future of US health care. JAMA 316(5):492, 2016

Berg CJ, Callaghan WM, Syverson C, et al: Pregnancy-related mortality in the United States, 1998 to 2005. Obstet Gynecol 116:1302, 2010

Berg CJ, Harper MA, Atkinson SM, et al: Preventability of pregnancy-related deaths. Results of a state-wide review. Obstet Gynecol 106:1228, 2005

Bloom SL, Leveno KJ: Unproven technologies in maternal-fetal medicine and the high cost of US health care. JAMA 317(10):1025, 2017

Brännström M, Johannesson L, Bokström H, et al: Livebirth after uterus transplantation. Lancet 385(9968):2352, 2015

Brown HL: We're seeing a deep disregard for women's health. ACOG Government Affairs, June 7, 2017

Burkhard J: Personal communication. May 2017

Callaghan WM, Creanga AA, Kuklina EV: Severe maternal morbidity among delivery and postpartum hospitalizations in the United States. Obstet Gynecol 120(5):1029, 2012

Carpentieri AM, Lumalcuri JJ, Shaw J, et al: Overview of the 2015 American Congress of Obstetrics and Gynecology survey on professional liability. Clinical Review 20:1, 2015

Centers for Disease Control and Prevention: National Center for Health Statistics: Fetal death. 2016. Available at: https://www.cdc.gov/nchs/nvss/fetal_death.htm. Accessed September 6, 2017

Centers for Disease Control and Prevention: Pregnancy mortality surveillance system. 2017a. Available at: https://www.cdc.gov/reproductivehealth/maternalinfanthealth/pmss.html. Accessed September 6, 2017

Centers for Disease Control and Prevention: Severe maternal morbidity in the United States. 2017b. Available at: https://www.cdc.gov/reproductivehealth/maternalinfanthealth/severematernalmorbidity.html. Accessed September 6, 2017

Centers for Disease Control and Prevention: Vital signs: opioid painkiller prescribing. 2014. Available at: https://www.cdc.gov/vitalsigns/opioid-prescribing/index.html. Accessed September 6, 2017

Chervenak FA, Grünebaum A: Home birth: the obstetrician's ethical responsé. Contemp Ob/Gyn May 8, 2015

Chervenak FA, McCullough LB, Brent RL, et al: Planned home birth: the professional responsibility response. Am J Obstet Gynecol 208(1):31, 2013

Chescheir NC: Enough already! Obstet Gynecol 125(1):2, 2015

Chitty LS: Use of cell-free DNA to screen for Down's syndrome. N Engl J Med 372(17):1666, 2015

Clark SL, Belfort MA, Dildy GA, et al: Maternal death in the 21st century: causes, prevention, and relationship to cesarean delivery. Am J Obstet Gynecol 199(1):36.e1, 2008

Clark SL, Meyers JA, Frye DR, et al: A systematic approach to the identification and classification of near-miss events on labor and delivery in a large, national health care system. Am J Obstet Gynecol 207(5):441, 2012

Creanga AA, Bateman BT, Kuklina EV, et al: Racial and ethnic disparities in severe maternal morbidity: a multistate analysis, 2008–2010. Am J Obstet Gynecol 210(5):435.e1, 2014

Creanga AA, Berg CJ, Syverson C, et al: Pregnancy-related mortality in the United States, 2006–2010. Obstet Gynecol 125:5, 2015

Creanga AA, Syverson C, Seed K et al: Pregnancy-related mortality in the United States, 2011–2013. Obstet Gynecol 130(2):366, 2017

D'Alton ME, Friedman AM, Smiley RM, et al: National partnership for maternal safety: consensus bundle on venous thromboembolism. Obstet Gynecol 128:688–98, 2016

de Jonge A, Geerts CC, van der Goes BY, et al: Perinatal mortality and morbidity up to 28 days after birth among 743,070 low-risk planned home and hospital births: a cohort study based on three merged national perinatal database. BJOG 122(5):720, 2015

Dugoff L: Application of genomic technology in prenatal diagnosis. N Engl J Med 367(23):2249, 2012

Esplin MS, Elovitz MA, Iams JD, et al: Predictive accuracy of serial transvaginal cervical lengths and quantitative vaginal fetal fibronectin levels of spontaneous preterm birth among nulliparous women. JAMA 317(10):1047, 2017

Fiedler M, Aaron HJ, Adler L, et al: Moving in the wrong direction—health care under the AHCA. N Engl J Med 376(25):2405, 2017

Flyckt R, Kotlyar A, Arian S, et al: Deceased donor uterine transplantation. Fertil Steril 107(3):e13, 2017

Flyckt RL, Farrell RM, Perni US, et al: Deceased donor uterine transplantation: innovation and adaptation. Obstet Gynecol 128(4):837, 2016

Fox M: A million babies have been born in the U.S. with fertility help. Health NBC News, April 28, 2017

Frey WH: America reaches its demographic tipping point. 2011. Available at: https://www.brookings.edu/blog/up-front/2011/08/26/america-reaches--its-demographic-tipping-point./ Accessed September 6, 2017

Greene MF, Ecker JL: Choosing benefits while balancing risks. N Engl J Med 373(27):2681, 2015

Grünebaum A, McCullough LB, Brent RL, et al: Perinatal risks of planned home births in the United States. Am J Obstet Gynecol 212(3):350, 2015

Grünebaum A, Sapra K, Chervenak F: Term neonatal deaths resulting from home births: an increasing trend. Am J Obstet Gynecol 210:S57, 2014

Guttmacher Institute: Fact sheet: publicly funded family planning services in the United States. 2016a. Available at: https://www.guttmacher.org/fact-sheet/publicly-funded-family-planning-services-united-states. Accessed September 6, 2017

Guttmacher Institute: Fact sheet: unintended pregnancy in the United States. 2016b. Available at: https://www.guttmacher.org/fact-sheet/unintended-pregnancy-united-states. Accessed September 6, 2017

Hamilton BE, Martin JA, Osterman MJ, et al: Births: final data for 2014. Natl Vital Stat Rep 54:1, 2015

Hamilton BE, Martin JA, Ventura SJ: Births: preliminary data for 2011. Natl Vital Stat Rep 61(5):1, 2012

Han B, Compton WM, Blanco C, et al: Prescription opioid use, misuse, and use disorders in U.S. adults: 2015 National Survey on Drug Use and Health. Ann Intern Med 167(5):293, 2017

Hehir MP, Ananth CV, Wright JD, et al: Severe maternal morbidity and comorbid risk in hospitals performing <1000 deliveries per year. Am J Obstet Gynecol 216(2):179.e1, 2017

Heron M: Deaths: leading causes for 2011. Natl Vital Stat Rep 64(7):1, 2015

Howell EA, Egorova NN, Balbierz A, et al: Site of delivery contribution to black-white severe maternal morbidity disparity. 215(2):143, 2016

Hoyert DL: Maternal mortality and related concepts. Vital Health Stat 3(33):1, 2007

Institute for Safe Medication Practices: ISMP survey helps define near miss and close call. Medication Safety Alert, September 24, 2009. Available at: https://www.ismp.org/newsletters/acutecare/articles/20090924.asp. Accessed September 6, 2017

Joseph KS, Lisonkova S, Muraca GM, et al: Factors underlying the temporal increase in maternal mortality in the United States. 129(1):91, 2017

Khalifeh A, Quist-Nelson J, Berghella V: Universal cervical length screening for preterm birth prevention in the United States. J Matern Fetal Neonatal Med 30:1500, 2017

King JC: Maternal mortality in the United States—why is it important and what are we doing about it? Semin Perinatol 36(1):14, 2012

Knight M, Kurinczuk JJ, Tuffnell D, et al: The UK obstetric surveillance system for rare disorders of pregnancy. BJOG 112:263, 2005

Knight M, UKOSS: Antenatal pulmonary embolism: risk factors, management and outcomes. BJOG 115:453, 2008

Koonin LM, MacKay AP, Berg CJ, et al: Pregnancy-related mortality surveillance—United States, 1987–1990. MMWR 46(4):17, 1997

Kuehn BM: US uterus transplant trials under way. JAMA 317(10):1005, 2017

Lind JN, Interrante JD, Ailes EC, et al: Maternal use of opioids during pregnancy and congenital malformations: a systematic review. Pediatrics 139(6):e20164131, 2017

Lockwood CJ: Is federal medical liability reform possible? Contemp OB/GYN July 2017

MacDorman MF, Declercq E: Trends and characteristics of United States out-of-hospital births 2004–2014: new information on risk status and access to care. Birth 43(2):116, 2016a

MacDorman MF, Declercq E, Cabral H, et al: Recent increases in the U.S. maternal mortality rate: disentangling trends from measurement issues. Obstet Gynecol 128(3):447, 2016b

MacDorman MF, Declercq E, Thoma ME: Trends in maternal mortality by sociodemographic characteristics and cause of death in 27 states and the District of Columbia. Obstet Gynecol 129(5):811, 2017

MacDorman MF, Gregory EC: Fetal and perinatal mortality: United States, 2013. Natl Vital Stat Rep 64(8):1, 2015

Main EK, Cape V, Abreo A, et al: Reduction of severe maternal morbidity from hemorrhage using a state perinatal quality collaborative. Am J Obstet Gynecol 216(3):298.e1, 2017

Main EK, Goffman D, Scavone BM, et al: National partnership for maternal safety: consensus bundle on obstetric hemorrhage. Obstet Gynecol 126(1):155, 2015

Markus AR, Andrés E, West KD, et al: Medicaid covered births, 2008 through 2010, in the context of the implementation of health reform. Womens Health Issues 23(5):e273, 2013

Maron DF: Maternal health care is disappearing in rural America. Scientific American, February 15, 2017

Martin JA, Hamilton BE, Osterman MJK, et al: Births: final data for 2015. National Vital Statistics Report 66:1, 2017

Matthews RJ, MacDorman MF, Thoma ME: Infant mortality statistics from the 2013 period linked birth/infant death data set. Natl Vital Stat Rep 64(9):1, 2015

McCue B, Fagnant R, Townsend A, et al: Definitions of obstetric and gynecologic hospitalists. Obstet Gynecol 127(2):393, 2016

Mello MM, Kachalia A, Studdert DM: Medical liability—prospects for federal reform. N Engl J Med 376(19):1806, 2017

Moaddab A, Dildy GA, Brown HL, et al: Health care disparity and state-specific pregnancy-related mortality in the United States, 2005–2014. Obstet Gynecol 128:869, 2016

Nelson DB, McIntire DD, McDonald J, et al: 17-Alpha hydroxyprogesterone caproate did not reduce the rate of recurrent preterm birth in a prospective cohort study. Am J Obstet Gynecol 216:600.e1, 2017

Norton ME, Jacobsson B, Swamy GK, et al: Cell-free DNA analysis for noninvasive examination of trisomy. N Engl J Med 373(26):2582, 2015

Reddy UM, Davis JM, Ren Z, et al: Opioid use in pregnancy, neonatal abstinence syndrome, and childhood outcomes. Obstet Gynecol 130(1):10, 2017

Reddy UM, Page GP, Saade GR, et al: Karyotype versus microarray testing for genetic abnormalities after stillbirth. N Engl J Med 367(23):2185, 2012

Rice S: Baylor doctors deliver first baby born in U.S. after uterine transplant. Dallas Morning News. December 2, 2017

Shields LE, Wiesner S, Klein C, et al: Early standardized treatment of critical blood pressure elevations is associated with a reduction in eclampsia and severe maternal morbidity. Am J Obstet Gynecol 216(4):415.e1, 2017

Snowden JM, Tilden EL, Snyder J, et al: Planned out-of-hospital birth and birth outcomes. N Engl J Med 373:2642, 2015

Snyder MW, Simmons LE, Kitzman JO, et al: Copy-number variation and false positive prenatal aneuploidy screening results. N Engl J Med 372(17):1639, 2015

Souza JP, Cecatti JG, Haddad SM, et al: The WHO maternal near-miss approach and the maternal severity index model (MSI): tools for assessing the management of severe maternal morbidity. PLoS One 7(8):e44129, 2012

Squires D, Anderson C: US health care from a global perspective, spending, use of services, prices, and health in 13 countries. Issue Brief (Commonw Fund) 15:1, 2015

Srinivas SK, Small DS, Macheras M, et al: Evaluating the impact of the laborist model of obstetric care on maternal and neonatal outcomes. Am J Obstet Gynecol 215:770.e1, 2016

Stevenson AJ, Flores-Vazquez IM, Allgeyer RL, et al: Effect of removal of Planned Parenthood from the Texas women's health program. N Engl J Med 374(9):853, 2016

Talkowski ME, Ordulu Z, Pillalamarri V, et al: Clinical diagnosis by whole-genome sequencing of a prenatal sample. N Engl J Med 367(23):2226, 2012

Tavernise S: Maternal mortality rate in U.S. rises, defying global trend, study finds. New York Times, September 21, 2016

Testa G, Koon EC, Johannesson L, et al: Living donor uterus transplantation: a single center's observations and lessons learned from early setbacks to technical success. Am J Transplant, April 22, 2017 [Epub ahead of print]

Towers Watson: Update of U.S. tort cost trends. Available at: towerswatson.com. Accessed July 30, 2017

Van der Kooy J, Poeran J, de Graaf JP, et al: Planned home compared with planned hospital births in the Netherlands. Obstet Gynecol 118(5):1037, 2011

Voelker R: US preterm births: "D" is for dismal. JAMA 303(2):116, 2010

Wapner RJ, Martin CL, Levy B, et al: Chromosomal microarray versus karyotyping for prenatal diagnosing. N Engl J Med 367(23):2175, 2012

Wasden S, Perlman J, Chasen S, et al: Home birth and risk of neonatal hypoxic ischemic encephalopathy. Am J Obstet Gynecol 210:S251, 2014

Wax JR, Lucas FJ, Lamont M, et al: Maternal and newborn outcomes in planned home birth vs planned hospital births: a metaanalysis. Am J Obstet Gynecol 203(3):243, 2010

Yuko E: Weighing the ethics of artificial wombs. New York Times, May 8, 2017

PARTE 2
ANATOMIA E FISIOLOGIA MATERNA

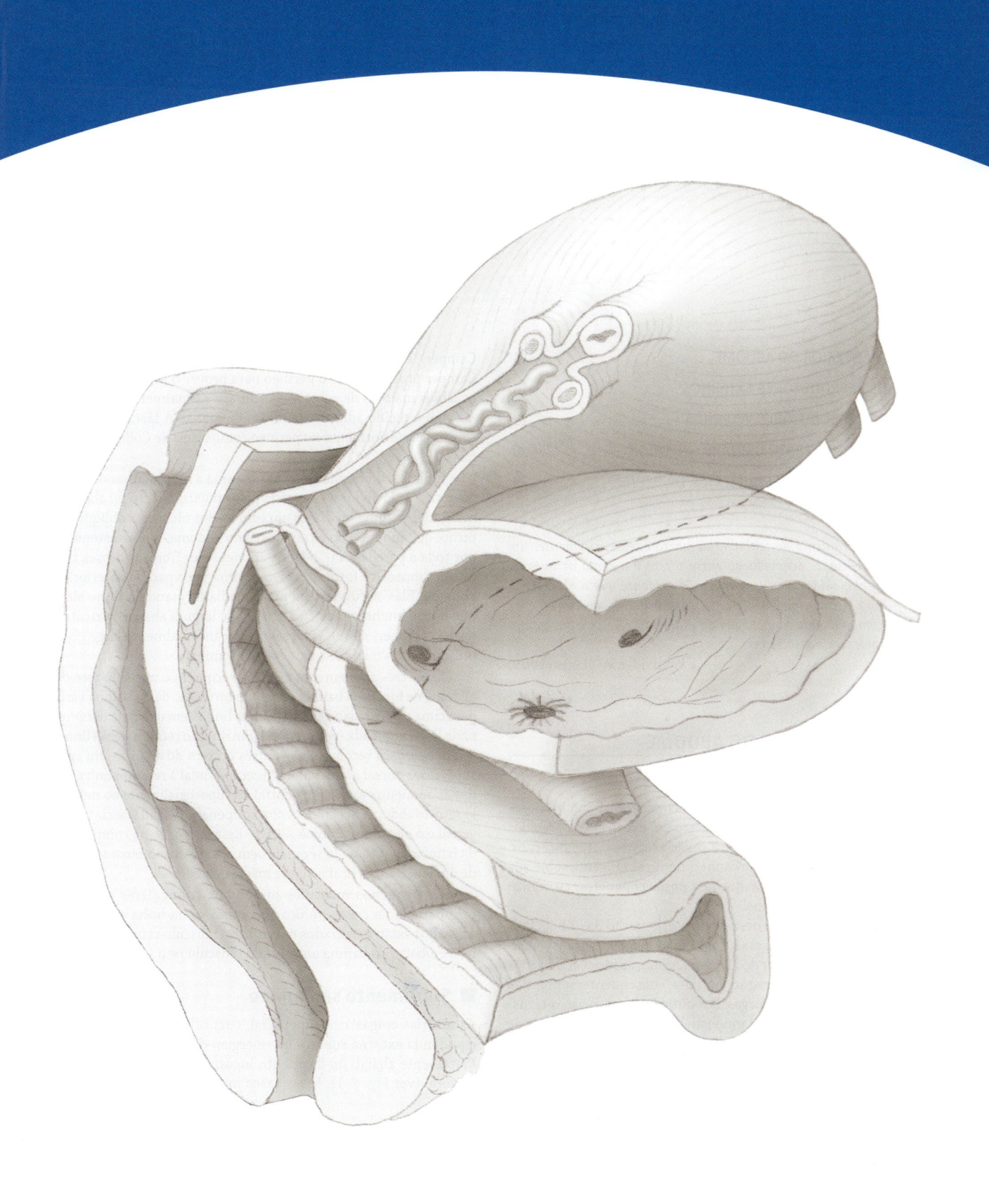

CAPÍTULO 2

Anatomia materna

PAREDE ANTERIOR DO ABDOME 14
ÓRGÃOS REPRODUTORES EXTERNOS 16
ÓRGÃOS REPRODUTORES INTERNOS 23
ESTRUTURAS DO TRATO URINÁRIO INFERIOR 28
ANATOMIA MUSCULOESQUELÉTICA DA PELVE 29

> *O mecanismo do trabalho de parto é, essencialmente, um processo de acomodação entre o feto e o canal através do qual ele deve passar; por isso, é evidente que a obstetrícia não tinha uma base científica até que fosse claramente compreendida a anatomia do esqueleto pélvico e das partes moles a ele associadas.*
>
> — J. Whitridge Williams (1903)

PAREDE ANTERIOR DO ABDOME

■ Pele, camada subcutânea e fáscia

A parede anterior do abdome contém as vísceras abdominais, sofre estiramento para acomodar o útero em expansão na gravidez e possibilita acesso cirúrgico aos órgãos reprodutores internos. Assim, há necessidade de um conhecimento abrangente sobre sua estrutura em camadas para que seja possível penetrar cirurgicamente a cavidade abdominal.

As linhas de Langer descrevem a orientação das fibras dérmicas dentro da pele. Essas linhas estão dispostas transversalmente na parede anterior do abdome. Assim, as incisões verticais sustentam uma maior tensão lateral e, consequentemente, dão origem a cicatrizes mais largas. Por outro lado, as incisões transversais baixas, como a de Pfannenstiel, acompanham as linhas de Langer, produzindo melhores resultados estéticos.

A camada subcutânea pode ser subdividida em superficial, formada predominantemente por tecido adiposo (fáscia de Camper), e profunda membranosa (fáscia de Scarpa). A fáscia de Camper prossegue até o períneo para prover o monte do púbis e os lábios maiores de substância adiposa e, finalmente, misturar-se com o tecido adiposo da fossa isquioanal. A fáscia de Scarpa continua inferiormente no períneo como fáscia de Colles, descrita na p. 19.

Embaixo da camada subcutânea está a musculatura da parede anterior do abdome, formada pelos músculos reto do abdome piramidal da linha média, assim como pelos músculos oblíquo externo, oblíquo interno e transverso do abdome, que se estendem por toda a parede (Fig. 2-1). As aponeuroses fibrosas desses três últimos músculos formam a fáscia primária da parede anterior do abdome. Elas se fundem na linha média formando a linha alba, que normalmente mede 10 a 15 mm de largura abaixo da cicatriz umbilical (Beer, 2009). Uma separação anormalmente larga pode indicar hérnia ou diástase do reto abdominal.

Essas três aponeuroses também recobrem o músculo reto do abdome na forma da bainha do reto. A formação dessa bainha varia para cima e para baixo a partir de uma linha demarcatória denominada linha arqueada (ver Fig. 2-1). Em direção cefálica a essa linha, as aponeuroses recobrem os ventres do reto do abdome em suas superfícies dorsal e ventral. Em direção caudal à referida linha, todas as aponeuroses correm ventral ou superficialmente ao músculo reto do abdome deixando embaixo apenas a delgada fáscia transversal e o peritônio (Loukas, 2008). Essa transição na composição da bainha do reto pode ser mais bem observada no terço superior de uma incisão vertical na linha média do abdome.

Os pequenos músculos piramidais triangulares pareados originam-se na crista púbica e inserem-se na linha alba. Esses músculos estão localizados em cima do músculo reto do abdome, mas embaixo da bainha anterior do músculo reto.

■ Suprimento sanguíneo

As artérias epigástrica superficial, circunflexa ilíaca superficial e pudenda externa superficial emergem da artéria femoral imediatamente abaixo do ligamento inguinal, na região do trígono femoral (ver Fig. 2-1). Esses vasos nutrem a pele, bem como as

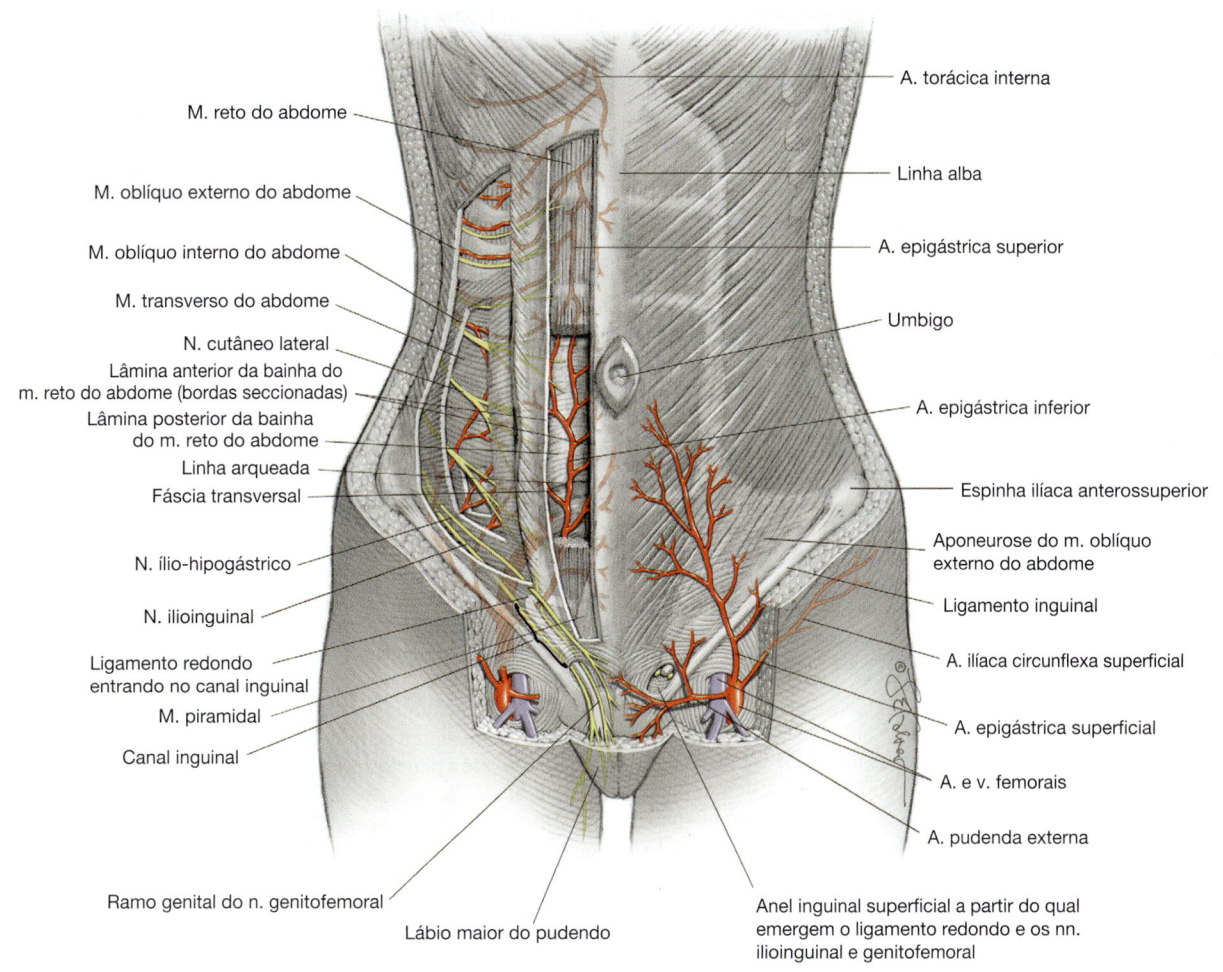

FIGURA 2-1 Anatomia da parede anterior do abdome. (Modificada, com permissão, de Corton MM: Anatomy. In Hoffman BL, Schorge JO, Bradshaw KD, et al (eds): Williams Gynecology, 3rd ed. New York, McGraw-Hill Education, 2016.)

camadas subcutâneas da parede anterior do abdome e o monte do púbis. Desses três, os vasos epigástricos superficiais são cirurgicamente importantes para o obstetra e cursam na diagonal desde a sua origem até o umbigo. Quando das incisões transversais baixas na pele, esses vasos geralmente são identificados em uma profundidade intermediária entre a pele e a fáscia do reto do abdome. Eles se encontram acima da fáscia de Scarpa e a alguns centímetros da linha média. O ideal é que esses vasos sejam identificados e ocluídos cirurgicamente.

Por outro lado, os vasos epigástricos inferiores "profundos" são ramos dos vasos ilíacos externos e nutrem os músculos e as fáscias da parede anterior do abdome. De relevância cirúrgica, os vasos epigástricos inferiores cursam em posição inicialmente lateral e, a seguir, posterior aos músculos retos do abdome por eles nutridos. Acima da linha arqueada, esses vasos seguem em posição anterior à bainha posterior do músculo reto e se localizam entre essa bainha e a superfície posterior dos músculos retos. Próximo à cicatriz umbilical, os vasos epigástricos inferiores fazem anastomose com a artéria e a veia epigástricas superiores, que são ramos dos vasos torácicos internos. Clinicamente, quando se utiliza a incisão de Maylard para cesariana, os vasos epigástricos inferiores podem sofrer laceração em posição lateral ao ventre do reto durante a transecção do músculo. De forma preventiva, é preferível fazer a identificação e a oclusão cirúrgica. Raramente, esses vasos sofrem ruptura por traumatismo abdominal e formam hematoma da bainha do reto (Tolcher, 2010; Wai, 2015).

Em ambos os lados da parede anterior do abdome inferior, o trígono de Hesselbach é a região limitada lateralmente pelos vasos epigástricos inferiores, inferiormente pelo ligamento inguinal e medialmente pela borda lateral dos músculos retos do abdome. As hérnias com protrusão através da parede do abdome na região do trígono de Hesselbach são denominadas hérnias inguinais diretas. Por outro lado, nas hérnias inguinais indiretas, a protrusão ocorre pelo anel inguinal profundo, que se localiza lateralmente ao trígono, para, então, sair pelo anel inguinal superficial.

■ **Inervação**

A parede anterior do abdome é totalmente inervada pelos nervos intercostais (T_{7-11}), pelo nervo subcostal (T_{12}) e pelos nervos ílio-hipogástrico e ilioinguinal (L_1). Desses, os nervos intercostais e subcostais são ramos anteriores dos nervos espinais torácicos e cursam ao longo da parede abdominal lateral e, a seguir,

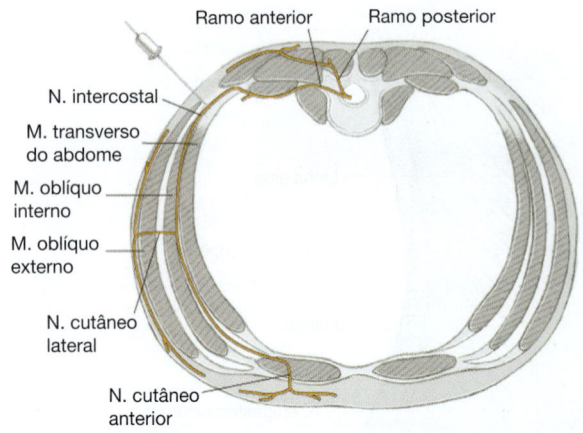

FIGURA 2-2 Os nervos intercostal e subcostal são os ramos anteriores dos nervos espinais. Nesta figura, um nervo intercostal se estende em posição anterior entre os músculos transverso do abdome e oblíquo interno. Durante esse trajeto, o nervo origina os ramos cutâneos lateral e anterior, que inervam a parede anterior do abdome. Conforme mostrado pela agulha inserida, o bloqueio do plano transverso do abdome (PTA) é favorecido por essa anatomia. (Modificada, com permissão, de Hawkins JL: Anesthesia for the pregnant woman. In Yeomans ER, Hoffman BL, Gilstrap LC III, et al: Cunningham and Gilstraps's Operative Obstetrics, 3rd ed. New York, McGraw Hill Education, 2017.)

da parede abdominal anterior entre os músculos transverso do abdome e oblíquo interno (Fig. 2-2). Esse espaço, denominado plano transverso do abdome, pode ser utilizado para o bloqueio da analgesia pós-cesariana (Cap. 25, p. 500) (Fusco, 2015; Tawfik, 2017). Outros pesquisadores relatam bloqueio da bainha do reto ou dos nervos ilioinguinal ou ílio-hipogástrico para reduzir a dor no pós-operatório (Mei, 2011; Wolfson, 2012).

Próximo das bordas laterais do reto do abdome, ramos anteriores dos nervos intercostal e subcostal perfuram a bainha posterior, o músculo reto e a bainha anterior para atingir a pele. Assim, esses ramos nervosos podem ser seccionados na criação de uma incisão de Pfannenstiel durante a etapa em que a bainha sobrejacente ao reto anterior é separada do músculo reto do abdome.

Por outro lado, os nervos ílio-hipogástrico e ilioinguinal têm origem em um ramo anterior do primeiro nervo espinal lombar. Eles emergem lateralmente ao músculo psoas e cursam no plano retroperitoneal, cruzando o quadrado lombar no sentido inferior e medial na direção da crista ilíaca. Próximo da crista ilíaca, ambos os nervos perfuram o músculo transverso do abdome e passam a cursar ventromedialmente. Em um ponto 2 a 3 cm medial à espinha ilíaca anterossuperior, os nervos penetram o músculo oblíquo interno e cursam em um plano superficial a ele até a linha média (Whiteside, 2003). O nervo ílio-hipogástrico perfura a aponeurose do oblíquo externo próximo da borda do reto lateral e é responsável pela sensibilidade da pele sobre a região suprapúbica (ver Fig. 2-1). O nervo ilioinguinal, em seu curso medial, passa pelo canal inguinal e emerge pelo anel inguinal superficial que se forma com a divisão das fibras externas da aponeurose do músculo oblíquo do abdome. Esse nervo inerva a pele do monte do púbis, dos lábios maiores e da região superior medial da coxa.

Os nervos ilioinguinal e ílio-hipogástrico podem ser seccionados durante incisão transversal baixa ou comprimidos durante seu fechamento, em especial se a incisão se estender além das bordas laterais do músculo reto do abdome (Rahn, 2010). Esses nervos carregam apenas informação sensitiva, e a lesão produz perda da sensibilidade nas regiões por eles supridas. Raramente, pode-se desenvolver dor crônica (Whiteside, 2005).

O dermátomo de T_{10} passa aproximadamente na altura da cicatriz umbilical. A analgesia neste nível é adequada para trabalho de parto e parto vaginal. A analgesia regional para cesariana ou para esterilização puerperal deve, de preferência, se estender até T_4.

ÓRGÃOS REPRODUTORES EXTERNOS

■ Vulva

Monte do púbis, lábios genitais e clitóris

O pudendo feminino – comumente denominado vulva – inclui todas as estruturas visíveis externamente desde a sínfise púbica até o corpo do períneo. Elas são o monte do púbis, lábios maiores e menores, clitóris, hímen, vestíbulo, orifício da uretra, glândulas vestibulares maiores ou de Bartholin, glândulas vestibulares menores e glândulas parauretrais (Fig. 2-3). A vulva recebe inervação e suporte vascular do nervo pudendo (p. 22).

O monte do púbis é um coxim repleto de tecido adiposo que recobre a sínfise púbica. Após a puberdade, a pele do monte do púbis é coberta por pelos crespos que formam o escudo triangular, cuja base se alinha à margem superior da sínfise púbica. Nos homens, e em algumas mulheres hirsutas, os pelos pubianos estendem-se até a parede anterior do abdome na direção da cicatriz umbilical.

Os lábios maiores geralmente apresentam comprimento de 7 a 8 cm, largura de 2 a 3 cm e espessura de 1 a 1,5 cm. Superiormente, mantêm continuidade direta com o monte do púbis, e os ligamentos redondos terminam em suas bordas superiores. O pelo cobre os lábios maiores, e as glândulas apócrinas, écrinas e sebáceas são abundantes. Abaixo da pele, uma camada de tecido conectivo denso é praticamente destituída de elementos musculares, mas é rica em fibras elásticas e tecido adiposo. Essa massa de gordura dá volume aos lábios maiores, sendo suprida por um rico plexo venoso. Durante a gravidez, essa vasculatura pode desenvolver varicosidades, em especial em multíparas, em razão do aumento na pressão venosa produzido pelo crescimento do útero. O aspecto é o de veias tortuosas e aumentadas ou em forma de aglomerados semelhantes a cachos de uva, mas normalmente são assintomáticas e não requerem tratamento.

Os lábios menores são dobras delgadas de tecido, estando localizados medialmente aos lábios maiores. Os lábios menores estendem-se superiormente, onde se dividem em duas lâminas. Em ambos os lados, as lâminas inferiores fundem-se para formar o frênulo do clitóris, e as superiores fundem-se para formar o prepúcio (ver Fig. 2-3). Os lábios menores estendem-se no sentido inferior, aproximando-se da linha média sob a forma de pregas teciduais que se fundem para constituir o frênulo dos lábios do pudendo. As dimensões dos lábios menores variam consideravelmente entre as mulheres, com comprimentos variando entre 2 e 10 cm e largura entre 1 e 5 cm (Lloyd, 2005).

Estruturalmente, os lábios menores são compostos por tecido conectivo com inúmeros vasos, fibras de elastina e raras fibras musculares lisas. São inervados por várias terminações nervosas e são extremamente sensíveis (Ginger, 2011a; Schober, 2015). O epitélio dos lábios menores difere de acordo com a localização. A superfície externa de cada lábio é coberta por epitélio escamoso

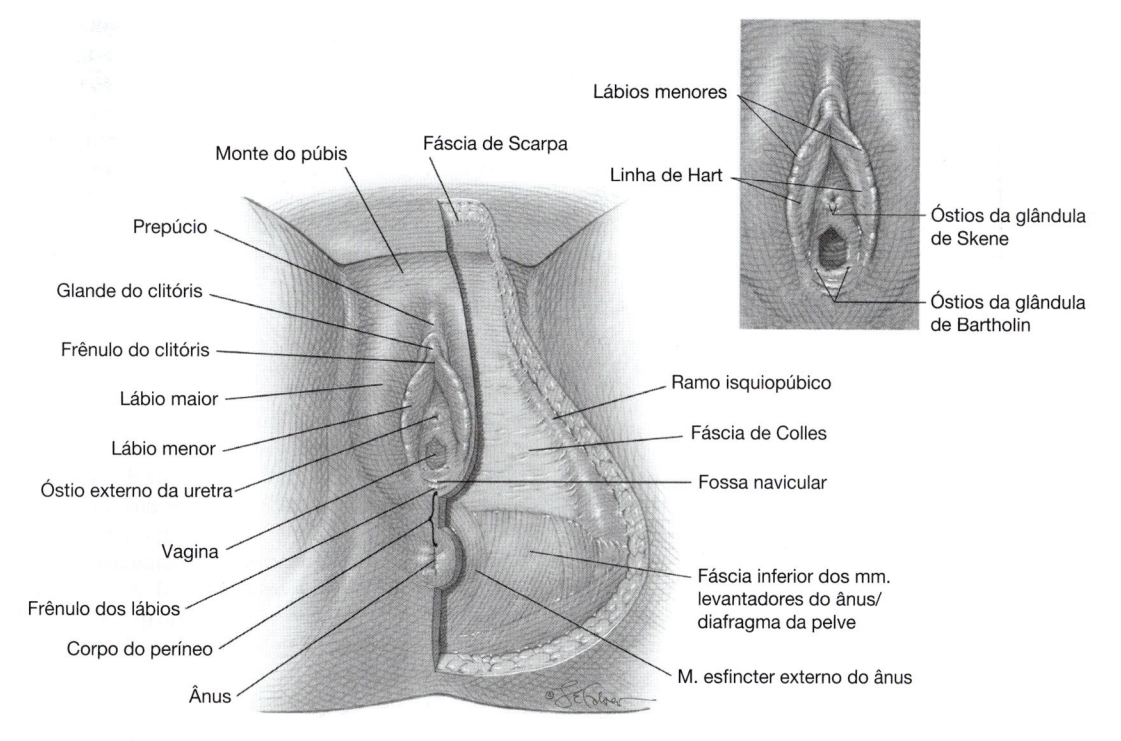

FIGURA 2-3 Estruturas da vulva e camada subcutânea do triângulo anterior do períneo. Observe a continuidade das fáscias de Colles e de Scarpa. Detalhe: Limites do vestíbulo e o introito vaginal. (Reproduzida, com permissão, de Corton MM: Anatomy. In Hoffman BL, Schorge JO, Bradshaw KD, et al (eds): Williams Gynecology, 3rd ed. New York, McGraw-Hill Education, 2016.)

estratificado levemente queratinizado. A porção lateral da superfície interna é coberta pelo mesmo epitélio até uma linha demarcatória, chamada linha de Hart. Medialmente a essa linha, os lábios menores são cobertos por epitélio escamoso não queratinizado. Os lábios menores não contêm folículos pilosos, glândulas écrinas e glândulas apócrinas. No entanto, as glândulas sebáceas são numerosas (Wilkinson, 2011).

O clitóris é o principal órgão erógeno feminino. Localiza-se abaixo do prepúcio, acima do frênulo e da uretra, e projeta-se para baixo e para dentro na direção do introito vaginal. O clitóris raramente tem mais de 2 cm de comprimento, sendo composto por uma glande, um corpo e dois ramos (crura) (Verkauf, 1992). A glande geralmente tem menos de 0,5 cm de diâmetro e é coberta por epitélio escamoso estratificado ricamente inervado. O corpo do clitóris contém dois corpos cavernosos. Estendendo-se a partir do corpo do clitóris, os corpos cavernosos divergem lateralmente para formar um ramo longo e estreito. Cada ramo acompanha a superfície inferior de seu respectivo ramo isquiopúbico e profundamente ao músculo isquiocavernoso. O suprimento sanguíneo do clitóris é feito por ramos da artéria pudenda interna. Especificamente, a artéria profunda do clitóris supre o corpo, enquanto a artéria dorsal do clitóris supre a glande e o prepúcio.

Vestíbulo

Na mulher adulta, o vestíbulo consiste em uma região em forma de amêndoa, limitada lateralmente pela linha de Hart, medialmente pela superfície externa do hímen, anteriormente pelo frênulo do clitóris e posteriormente pelo frênulo dos lábios (ver Fig. 2-3). O vestíbulo em geral contém seis orifícios: uretra, vagina, dois ductos das glândulas de Bartholin e dois ductos das glândulas parauretrais maiores – as glândulas de Skene. A porção posterior do vestíbulo entre o frênulo dos lábios e o introito vaginal é chamada de fossa navicular. Geralmente, ela é observada apenas em nulíparas.

As glândulas bilaterais de Bartholin, também denominadas glândulas vestibulares maiores, medem de 0,5 a 1 cm de diâmetro. De cada lado, elas se localizam inferiormente ao bulbo do vestíbulo em um plano profundo à extremidade inferior do músculo bulboesponjoso (anteriormente músculo bulbocavernoso). Um ducto se estende medialmente a partir de cada glândula, tendo entre 1,5 e 2 cm de comprimento, e se abre distalmente ao anel himenal – nas posições de 5 e 7 horas sobre o vestíbulo. Após traumatismo ou infecção, os ductos podem ficar edemaciados e obstruídos, formando um cisto ou, caso haja infecção, um abscesso. Por outro lado, as glândulas vestibulares menores são glândulas superficiais revestidas por epitélio simples secretor de mucina que se abrem ao longo da linha de Hart.

As glândulas parauretrais formam coletivamente uma estrutura em forma de árvore cujos múltiplos e pequenos ductos se abrem predominantemente ao longo de toda a face inferior da uretra. As duas maiores são denominadas glândulas de Skene, e seus ductos caracteristicamente estão localizados distalmente, próximo ao meato uretral. Do ponto de vista clínico, a inflamação e a obstrução dos ductos de qualquer glândula parauretral podem levar à formação de divertículos uretrais. O óstio ou meato uretral encontra-se na linha média do vestíbulo, 1 a 1,5 cm abaixo do arco púbico e um pouco acima do introito vaginal.

■ Vagina e hímen

Em mulheres adultas, o hímen é uma membrana de espessura variável que circunda o introito vaginal total ou parcialmente.

É composto principalmente por tecido conectivo elástico e colagenoso, e suas superfícies interna e externa são cobertas por epitélio escamoso estratificado não queratinizado. A abertura do hímen intacto varia, em seu diâmetro, desde uma ponta de agulha até um tamanho que admite a passagem da ponta de um ou dois dedos. Como regra, o hímen costuma sofrer rompimento em vários pontos durante o primeiro coito. Entretanto, lacerações idênticas podem se formar com outras penetrações, como por tampões usados durante a menstruação. As bordas do tecido lacerado logo sofrem reepitelização. Nas gestantes, o epitélio do hímen fica espesso e rico em glicogênio. As alterações produzidas no hímen pelo parto costumam ser facilmente identificadas. Por exemplo, com o tempo, o hímen passa a ter conformação multinodular com tamanhos diversos, sendo também denominado carúncula himenal.

Localizada próxima ao hímen, a vagina é um tubo musculomembranoso que se estende até o útero, estando interposta em toda a sua extensão entre a bexiga e o reto (Fig. 2-4). Anteriormente, a vagina é separada da bexiga e da uretra por tecido conectivo – o septo vesicovaginal. Posteriormente, entre a porção inferior da vagina e o reto, tecidos semelhantes, em seu conjunto, formam o septo retovaginal. O quarto superior da vagina é separado do reto pelo fundo de saco retouterino, também chamado de fundo de saco de Douglas.

Normalmente, as paredes vaginais anterior e posterior ficam em contato, havendo um pequeno espaço entre as bordas laterais. O comprimento da vagina varia de modo considerável, mas comumente a parede anterior mede 6 a 8 cm, enquanto a posterior mede 7 a 10 cm. A extremidade superior do arco vaginal é subdividida pelo colo uterino em anterior, posterior e dois fórnices laterais. Clinicamente, os órgãos pélvicos internos em geral podem ser palpados pelas paredes delgadas desses fórnices.

A superfície vaginal é composta por epitélio escamoso estratificado não queratinizado e pela lâmina própria subjacente. Nas mulheres pré-menopáusicas, esse revestimento é impresso por numerosas cristas transversais delgadas, denominadas pregas, encontradas ao longo das paredes anterior e posterior da vagina em toda a sua extensão. Em plano profundo, uma camada muscular é formada por musculatura lisa, colágeno e elastina. Embaixo da camada muscular, há uma camada adventícia formada por colágeno e elastina (Weber, 1997).

A vagina não tem glândulas. Em vez disso, ela é lubrificada por um transudato originado no plexo capilar subepitelial que atravessa a camada epitelial permeável (Kim, 2011). Em razão do aumento da vascularidade durante a gravidez, as secreções vaginais aumentam de maneira notável. Algumas vezes, essa secreção pode ser confundida com perda de líquido amniótico; o método para fazer a diferenciação clínica é descrito no Capítulo 22 (p. 435).

Após traumatismo relacionado com o parto, fragmentos de epitélio estratificado às vezes ficam aprisionados sob a superfície vaginal. Semelhante ao tecido original, esse epitélio aprisionado continua a liberar células deterioradas e queratina. Como consequência, é possível haver a formação de cistos de inclusão epidérmicos, contendo restos de queratina. Estes são cistos vaginais comuns.

A vagina conta com abundante suprimento vascular. O segmento proximal é nutrido pelo ramo cervical da artéria uterina e pela artéria vaginal. Esta última pode surgir da artéria uterina, da artéria vesical inferior ou diretamente da artéria ilíaca

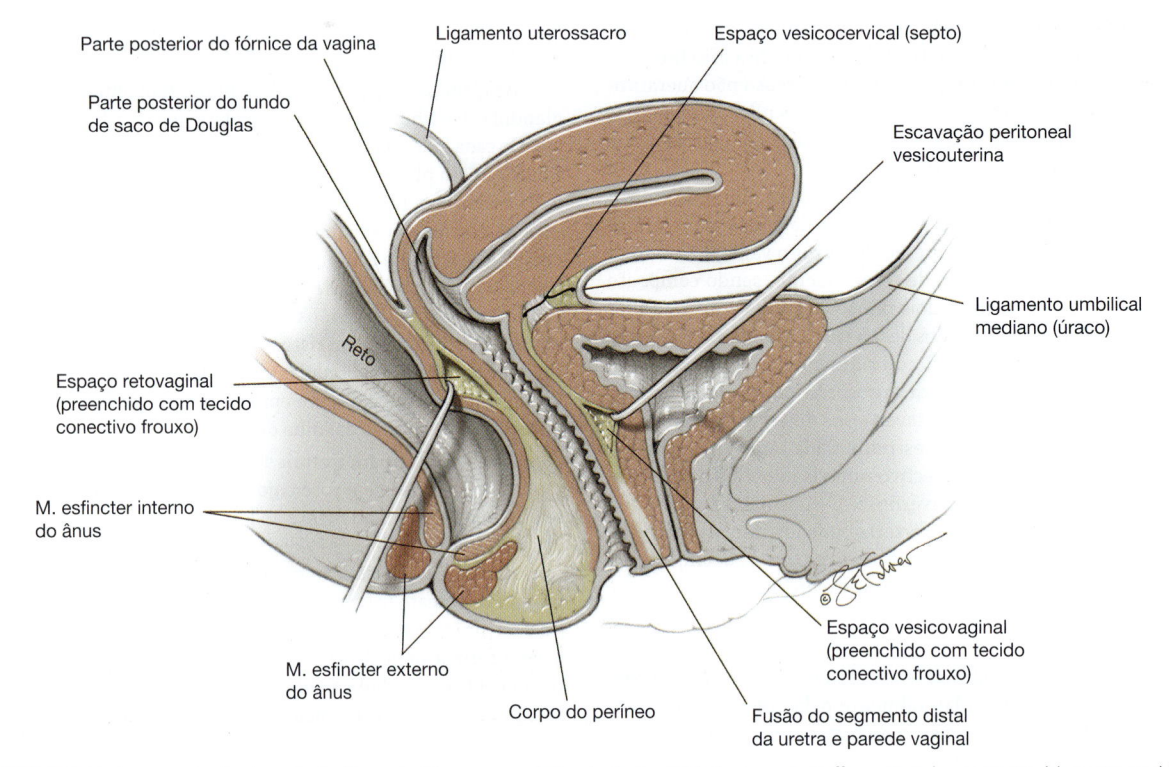

FIGURA 2-4 Vagina e anatomia circundante. (Reproduzida, com permissão, de Corton MM: Anatomy. In Hoffman BL, Schorge JO, Bradshaw KD, et al (eds): Williams Gynecology, 3rd ed. New York, McGraw-Hill Education, 2016.)

interna. A artéria retal média contribui para o suprimento da parede posterior da vagina, enquanto a parede distal recebe contribuições da artéria pudenda interna. Em cada nível, os vasos que suprem cada lado da vagina percorrem medialmente a parede vaginal anterior ou posterior e formam anastomoses na linha média.

Circundando a vagina e acompanhando o curso das artérias há um plexo venoso extenso. Os vasos linfáticos do terço inferior, com os da vulva, drenam principalmente para os linfonodos inguinais. Os linfáticos do terço médio drenam para os linfonodos ilíacos internos, e aqueles do terço superior drenam para os linfonodos ilíacos internos, externos e comuns.

■ Períneo

Essa região em forma de diamante, localizada entre as coxas, tem limites que espelham aqueles da saída óssea da pelve: anteriormente a sínfise púbica, anterolateralmente os ramos isquiopúbicos e as tuberosidades isquiáticas, posterolateralmente os ligamentos sacrotuberal, e posteriormente o cóccix. Uma linha imaginária unindo as tuberosidades do ísquio divide o períneo em um trígono anterior, também denominado trígono urogenital, e um posterior, conhecido como trígono anal.

O corpo do períneo é uma massa fibromuscular piramidal na linha média na junção entre esses trígonos anterior e posterior (Fig. 2-5). Também denominado tendão central do períneo, o corpo mede, à ultrassonografia 8 mm de altura e 14 mm de largura e espessura (Santoro, 2016). Ele serve de ligação para diversas estruturas e proporciona apoio importante para o períneo (Shafik, 2007). Superficialmente, os músculos bulboesponjoso, transverso superficial do períneo e a musculatura do esfincter externo do ânus convergem sobre o corpo do períneo. Mais profundamente, contribuem a membrana do períneo, os segmentos do músculo pubococcígeo e o esfincter interno do ânus (Larson, 2010).

O corpo do períneo sofre incisão durante a episiotomia e ruptura nas lacerações de segundo, terceiro e quarto graus.

Espaço superficial do trígono anterior

O trígono anterior é limitado superiormente pelos ramos púbicos, lateralmente pelas tuberosidades isquiáticas e posteriormente pelo músculo transverso superficial do períneo. Ele ainda é dividido pela membrana do períneo em dois espaços: superficial e profundo. A membrana do períneo é uma lâmina de tecido fibroso denso, anteriormente denominada fáscia inferior do diafragma urogenital. Ela se fixa lateralmente aos ramos isquiopúbicos, medialmente ao terço distal da uretra e vagina, posteriormente ao corpo do períneo, e anteriormente ao ligamento arqueado do púbis (ver Fig. 2-5).

O espaço superficial é limitado profundamente pela membrana do períneo e superficialmente pela fáscia de Colles. Como assinalado anteriormente, a fáscia de Colles é uma extensão da fáscia de Scarpa na direção do períneo. No períneo, a fáscia de Colles fixa-se lateralmente aos ramos púbicos e à fáscia lata na coxa, inferiormente ao músculo transverso superficial do períneo e à borda inferior da membrana do períneo, e medialmente à uretra, ao clitóris e à vagina. Assim, o espaço superficial do trígono anterior é um compartimento relativamente fechado.

Essa bolsa superficial contém várias estruturas importantes, como glândulas de Bartholin, bulbos do vestíbulo, corpo e ramos do clitóris, ramos dos vasos e nervo pudendos e músculos isquiocavernoso, bulboesponjoso e transverso superficial do períneo. Desses músculos, o isquiocavernoso fixa-se inferiormente ao aspecto medial da tuberosidade isquiática e lateralmente aos ramos isquiopúbicos. Anteriormente, o músculo fixa-se ao ramo do clitóris e pode ajudar a manter a ereção do clitóris comprimindo o ramo para obstruir a drenagem venosa. Os músculos bulboesponjosos localizam-se bilateralmente acima dos bulbos do vestíbulo e das glândulas de Bartholin. Eles se fixam anteriormente

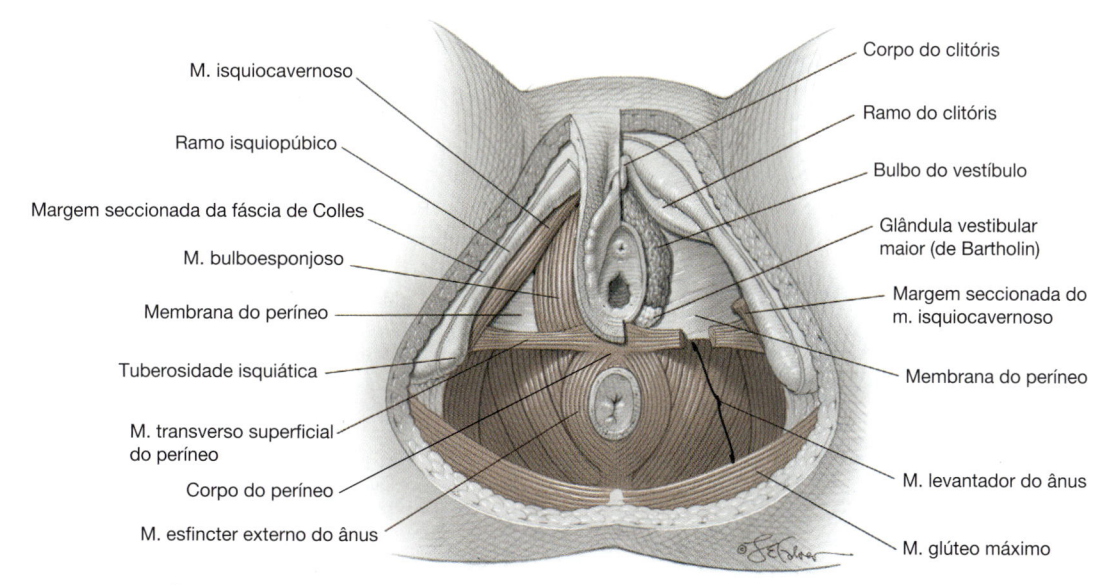

FIGURA 2-5 Espaço superficial do trígono anterior e do trígono posterior do períneo. As estruturas do lado esquerdo da imagem podem ser observadas após a remoção da fáscia de Colles. Aquelas do lado direito são identificadas após a remoção dos músculos superficiais do trígono anterior. (Modificada, com permissão, de Corton MM: Anatomy. In Hoffman BL, Schorge JO, Bradshaw KD, et al (eds): Williams Gynecology, 3rd ed. New York, McGraw-Hill Education, 2016.)

ao corpo do clitóris e posteriormente ao corpo do períneo. Os músculos produzem constrição do lúmen vaginal e ajudam a liberar as secreções das glândulas de Bartholin. Também podem contribuir para a ereção do clitóris comprimindo a veia dorsal profunda. Os músculos bulboesponjoso e isquiocavernoso também empurram o clitóris para baixo. Finalmente, os músculos transversos superficiais do períneo são tiras estreitas que se fixam lateralmente às tuberosidades isquiáticas e medialmente ao corpo do períneo. Eles podem estar reduzidos ou ausentes, mas, quando presentes, contribuem para a formação do corpo do períneo (Corton, 2016).

Os bulbos do vestíbulo são agrupamentos de veias em forma de amêndoa localizados embaixo do músculo bulboesponjoso de ambos os lados do vestíbulo. Apresentam comprimento de 3 a 4 cm, largura de 1 a 2 cm e espessura de 0,5 a 1 cm. Os bulbos terminam inferiormente quase no meio do introito vaginal e se estendem para cima na direção do clitóris. Suas extensões anteriores sofrem fusão na linha média, abaixo do corpo do clitóris. Durante o parto, é possível que veias do bulbo sejam laceradas ou sofram ruptura, criando um hematoma vulvar contido no espaço superficial do trígono anterior (Fig. 41-11, p. 765).

Espaço profundo do trígono anterior

Espaço localizado profundamente à membrana do períneo e que se estende acima e para dentro da pelve (Mirilas, 2004). Diferentemente do espaço superficial do períneo, o espaço profundo mantém continuidade com a cavidade pélvica no plano superior (Corton, 2005). Ele contém porções da uretra e da vagina, determinadas porções de ramos da artéria pudenda interna e músculos do complexo do esfincter urogenital estriado (Fig. 2-6).

Uretra. A uretra feminina mede 3 a 4 cm e se origina no trígono da bexiga (p. 28). Os dois terços distais da uretra se unem à parede anterior da vagina. O revestimento epitelial da uretra muda de epitélio de transição proximalmente para epitélio escamoso estratificado não queratinizado distalmente. As paredes da uretra consistem em duas camadas de músculo liso, uma longitudinal interna e uma circular externa. Esta é, por sua vez, rodeada por uma camada circular de músculo esquelético referida como *esfincter da uretra* ou *rabdoesfincter* (ver Fig. 2-6). Aproximadamente na junção do terço médio e inferior da uretra e logo acima ou profundamente à membrana do períneo são encontrados dois músculos esqueléticos em faixa chamados *esfincter uretrovaginal* e *compressor da uretra*. Juntamente com o esfincter da uretra, eles constituem o *complexo estriado do esfincter urogenital*. Esse complexo fornece tônus constante e fornece contração reflexa de emergência para sustentar a continência.

Distalmente ao nível da membrana do períneo, as paredes da uretra consistem em tecido fibroso, servindo como um bocal que direciona o fluxo da urina. Ali, a uretra tem uma camada submucosa proeminente que é revestida por epitélio escamoso estratificado sensível a hormônios. Dentro da camada submucosa na superfície dorsal (vaginal) da uretra, encontram-se as glândulas parauretrais, descritas anteriormente (p. 17).

A uretra recebe seu suprimento sanguíneo de ramos das artérias vesical inferior, vaginal ou pudenda interna. Embora ainda controverso, acredita-se que o nervo pudendo inerve a parte mais distal do complexo do esfincter urogenital estriado. Os ramos eferentes somáticos de S_2-S_4 que seguem ao longo do plexo hipogástrico inferior inervam variavelmente o esfincter da uretra.

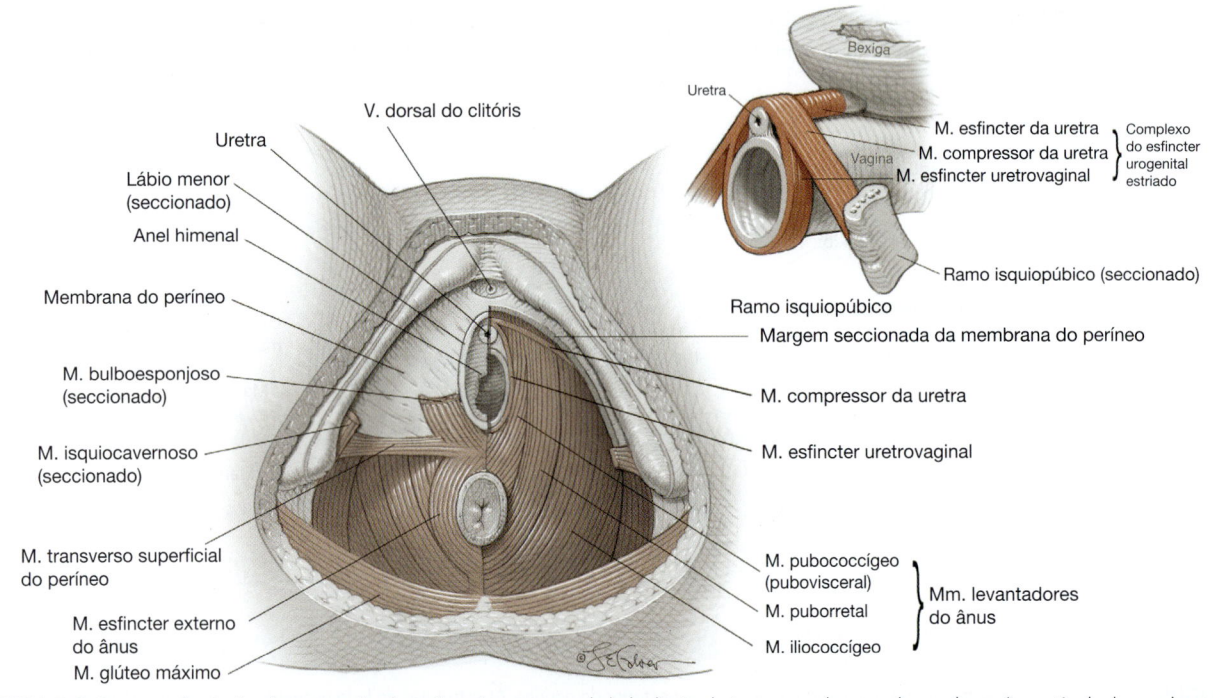

FIGURA 2-6 Espaço profundo do trígono anterior do períneo. As estruturas do lado direito da imagem podem ser observadas após a retirada da membrana do períneo. Também podem ser vistas as estruturas que se fixam ao corpo do períneo: músculos bulboesponjoso, transverso superficial do períneo, do esfincter externo do ânus e puboperineais, assim como a membrana do períneo. (Reproduzida, com permissão, de Corton MM: Anatomy. In Hoffman BL, Schorge JO, Bradshaw KD, et al (eds): Williams Gynecology, 3rd ed. New York, McGraw-Hill Education, 2016.)

Diafragma da pelve

Encontrada em plano profundo aos trígonos anterior e posterior, essa alça muscular ampla fornece apoio importante às vísceras pélvicas. O diafragma da pelve é formado pelos músculos levantador do ânus e coccígeo. O grupo levantador do ânus, por sua vez, contém os músculos pubococcígeo, puborretal e ileococcígeo. O músculo pubococcígeo também é denominado músculo pubovisceral e é subdividido com base nos pontos de inserção e na função. Aqui estão incluídos os músculos pubovaginal, puboperineal e puboanal, que se inserem, respectivamente, na vagina, no corpo do períneo e no ânus (Kearney, 2004).

O parto vaginal implica risco considerável para o músculo levantador do ânus ou para sua inervação (DeLancey, 2003; Weidner, 2006). Há evidências de que a avulsão do músculo levantador do ânus pode predispor as mulheres a um maior risco de prolapso de órgãos pélvicos (Dietz, 2008; Schwertner-Tiepelmann, 2012). Por esse motivo, as pesquisas têm se dedicado a minimizar tais lesões.

Trígono posterior

Nesse trígono, estão contidos a fossa isquioanal, o canal anal e o complexo do esfincter do ânus, formado por esfincter anal interno, esfincter anal externo e músculo puborretal. Ramos do nervo pudendo e vasos pudendos internos também são encontrados no interior desse trígono.

Fossas isquioanais. Também conhecidas como fossas isquiorretais, esses dois espaços em forma de cunha preenchidos por tecido adiposo são encontrados nos dois lados do canal anal e conferem volume ao trígono posterior (Fig. 2-7). Ambas as fossas possuem pele em sua base superficial, enquanto seu vértice profundo é formado pela junção dos músculos levantador do ânus e obturador interno. Os demais limites são: lateralmente, a fáscia do músculo obturador interno e a tuberosidade isquiática; inferomedialmente, o canal anal e o complexo do esfincter do ânus; superomedialmente, a fáscia inferior do levantador do ânus com inclinação para baixo; posteriormente, o músculo glúteo máximo e o ligamento sacrotuberal; e anteriormente, a borda inferior do trígono anterior.

A gordura encontrada no interior de cada fossa dá apoio aos órgãos circundantes e permite distensão do reto durante a evacuação e a distensão vaginal no momento do parto. Do ponto de vista clínico, as lesões de vasos no trígono posterior podem levar à formação de hematoma na fossa isquioanal, com potencial de grande acúmulo de sangue nesses espaços facilmente distensíveis. Além disso, as duas fossas comunicam-se posteriormente, atrás do canal anal. Esse fato pode ser particularmente importante, considerando-se a possibilidade de haver infecção de episiotomia ou de hematoma com extensão de uma fossa para outra.

Canal anal. Essa continuação distal do reto tem início no nível da fixação do levantador do ânus ao reto e termina na pele da borda anal. Nessa extensão de 4 a 5 cm, a mucosa consiste em epitélio colunar na porção superior. No entanto, na linha pectinada, também denominada linha denteada, o epitélio escamoso estratificado simples começa e continua até a borda anal. Na borda, a queratina e os anexos cutâneos juntam-se ao epitélio escamoso.

O canal anal apresenta várias camadas de tecido (ver Fig. 2-7). Entre as camadas mais internas estão a mucosa anal, o esfincter anal interno e o espaço entre os esfincteres, que contém a continuação da camada longitudinal de músculo liso do reto. A camada externa contém o músculo puborretal como seu componente cefálico e o esfincter anal externo em posição caudal.

Dentro do canal anal, há três plexos arteriovenosos altamente vascularizados na submucosa, denominados coxins anais, que, quando apostos, contribuem para o fechamento total do canal anal e para a continência fecal. Aumento no tamanho do útero, esforço excessivo e fezes endurecidas aumentam a pressão local, o que finalmente leva à degeneração e subsequente frouxidão da base de sustentação conjuntiva dos coxins. Esses coxins se projetam para dentro e para baixo através do canal anal. Isso leva ao ingurgitamento venoso dentro dos coxins – agora denominados hemorroidas. A estase venosa resulta em inflamação, erosão do epitélio do coxim e, consequentemente, sangramento.

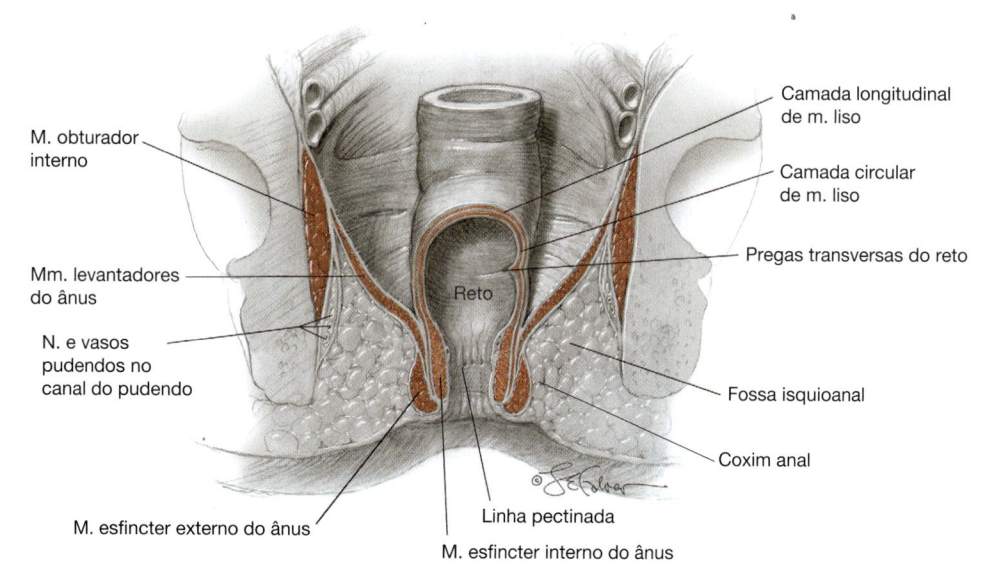

FIGURA 2-7 Canal anal e fossa isquioanal. (Reproduzida, com permissão, de Corton MM: Anatomy. In Hoffman BL, Schorge JO, Bradshaw KD, et al (eds): Williams Gynecology, 3rd ed. New York, McGraw-Hill Education, 2016.)

As hemorroidas externas são aquelas que surgem distalmente à linha pectinada. São cobertas por epitélio escamoso estratificado e recebem inervação sensitiva do nervo retal inferior. Como consequência, dor e massa palpável são queixas características. Após a resolução, é possível que se mantenha uma marca hemorroidária composta por pele redundante do ânus e tecido fibrótico. Por outro lado, as hemorroidas internas são aquelas localizadas acima da linha pectinada e cobertas por mucosa anorretal insensível. Elas podem sofrer prolapso ou sangrar, mas raramente são dolorosas, a não ser que haja trombose ou necrose.

Complexo do esfincter anal. Dois esfincteres circundam o canal anal para fornecer continência fecal – os esfincteres anais interno e externo. Ambos estão localizados próximo da vagina e podem sofrer laceração durante o parto vaginal. O esfincter anal interno (EAI) é a continuação distal da camada circular de músculo liso do reto. Recebe predominantemente fibras parassimpáticas, que passam pelos nervos esplâncnicos pélvicos. Ao longo de sua extensão, esse esfincter é nutrido pelas artérias retais superior, média e inferior. O EAI contribui para a continência fecal produzindo a maior parte da pressão sobre o canal anal em repouso, e relaxando antes da defecação. O EAI mede 3 a 4 cm de comprimento e, em sua borda distal, sobrepõe-se ao esfincter externo em 1 a 2 cm (DeLancey, 1997). Esse sítio distal onde essa sobreposição termina, denominado sulco interesfincteriano, é palpável ao toque.

Por outro lado, o esfincter anal externo (EAE) é um anel de musculatura estriada que se fixa ao corpo do períneo do plano anterior e se conecta posteriormente ao cóccix via ligamento anococcígeo. O EAE mantém contração constante em repouso para auxiliar na continência, produz pressão compressiva adicional quando a continência é ameaçada e relaxa para a evacuação.

O esfincter externo recebe suprimento sanguíneo da artéria retal inferior, ramo da artéria pudenda interna. A inervação é feita com fibras motoras somáticas originadas no ramo retal inferior do nervo pudendo. Do ponto de vista clínico, o EAI e o EAE podem ser envolvidos nas lacerações de terceiro e quarto grau durante o parto vaginal, e a reunificação desses anéis é parte integrante do reparo do defeito (Cap. 27, p. 532).

Nervo pudendo

Esse nervo é formado a partir de ramos anteriores dos nervos espinais S_{2-4}. Ele cursa entre os músculos piriforme e coccígeo e emerge através do forame isquiático maior em localização posterior ao ligamento sacroespinal, em um ponto imediatamente medial à espinha isquiática (Barber, 2002; Maldonado, 2015). Assim, quando se injeta anestésico para bloqueio do nervo pudendo, a espinha isquiática serve como referência anatômica (Cap. 25, p. 489). O nervo pudendo, a seguir, cursa abaixo do ligamento sacroespinal e acima do ligamento sacrotuberal, em sua reentrada pelo forame isquiático menor, seguindo seu curso ao longo do músculo obturador interno. Acima desse músculo, o nervo cursa no interior do canal pudendo, também conhecido como canal de Alcock, que é formado por uma divisão da fáscia que recobre o obturador interno (Shafik, 1999). Em geral, o nervo pudendo é relativamente fixo em seu curso atrás do ligamento sacroespinal e no interior do canal pudendo. Sendo assim, ele corre o risco de lesão por estiramento em razão do deslocamento para baixo do assoalho pélvico durante o trabalho de parto (Lien, 2005).

O nervo pudendo deixa esse canal para penetrar no períneo, dividindo-se em três ramos terminais (Fig. 2-8). O primeiro desses, o nervo dorsal do clitóris, corre entre o músculo isquiocavernoso e a membrana do períneo para inervar a glande do clitóris

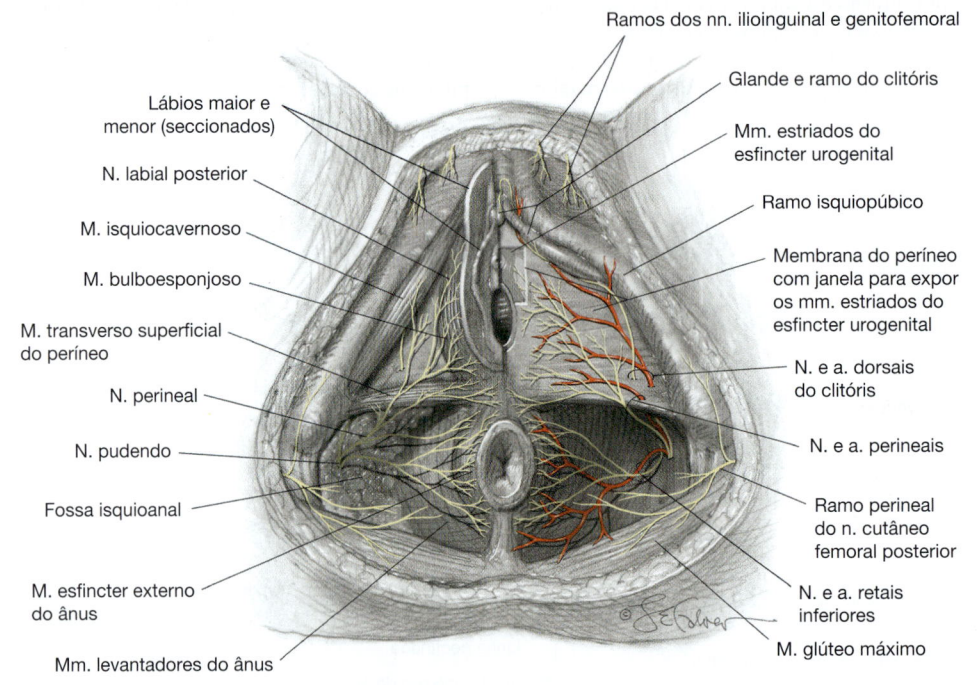

FIGURA 2-8 Nervos e vasos pudendos. (Reproduzida, com permissão, de Corton MM: Anatomy. In Hoffman BL, Schorge JO, Bradshaw KD, et al (eds): Williams Gynecology, 3rd ed. New York, McGraw-Hill Education, 2016.)

(Ginger, 2011b). O segundo, o nervo perineal, cursa superficialmente à membrana do períneo (Montoya, 2011). Ele se divide nos ramos labial posterior e muscular, para inervação, respectivamente, da pele do lábio genital e dos músculos do trígono anterior do períneo. Por último, o ramo retal inferior cruza a fossa isquioanal para inervar o EAE, a mucosa anal e a pele do períneo (Mahakkanukrauh, 2005). O suprimento sanguíneo do períneo é feito principalmente via artéria pudenda interna, e seus ramos espelham as divisões do nervo pudendo.

ÓRGÃOS REPRODUTORES INTERNOS

■ Útero

O útero não gravídico situa-se na cavidade pélvica entre a bexiga, anteriormente, e o reto, posteriormente. Quase toda a parede posterior do útero é coberta por serosa, ou seja, peritônio visceral (Fig. 2-9). A porção inferior do peritônio forma o limite anterior do fundo de saco retouterino, ou fundo de saco de Douglas. Somente a porção superior da parede anterior do útero é coberta pelo peritônio visceral. Na borda caudal dessa porção, o peritônio é rebatido para a frente na direção da cúpula vesical, criando o fundo de saco vesicouterino. Como resultado, a porção inferior da parede anterior do útero é separada da parede posterior da bexiga apenas por uma camada bem definida de tecido conectivo frouxo – o espaço vesicouterino. Durante o parto cesáreo, o peritônio do fundo de saco vesicouterino sofre incisão, com penetração do espaço vesicouterino. A dissecção desse espaço no sentido caudal separa cautelosamente a bexiga do segmento inferior do útero para histerotomia e retirada do feto (Cap. 30, p. 573).

O útero tem forma de pera e é formado por duas partes principais e desiguais. A porção superior e maior é o corpo, enquanto o colo uterino menor e mais baixo se projeta na vagina. O istmo é o local de união dessas duas partes. Ele tem um significado obstétrico especial por formar o segmento inferior do útero durante a gravidez. Em ambas as margens superolaterais do corpo encontra-se um corno uterino, do qual emerge a tuba uterina. Essa área também contém as origens dos ligamentos redondo e ovárico. O fundo uterino é o segmento convexo entre os pontos de inserção das tubas uterinas.

A parte principal do corpo uterino, mas não o colo, é composta por tecido muscular. As superfícies internas das paredes anterior e posterior estão quase em contato, e a cavidade formada por tais paredes não é mais que uma fenda. O útero das nulíparas mede 6 a 8 cm de comprimento em comparação aos 9 a 10 cm nas multíparas. Ele pesa em média 60 g e, em geral, pesa mais nas mulheres que já tiveram filhos (Langlois, 1970; Sheikhazadi, 2010).

A gravidez estimula um crescimento impressionante do útero à custa da hipertrofia das fibras musculares. O fundo uterino, anteriormente uma convexidade achatada entre as inserções tubárias, assume a forma de cúpula. Além disso, os ligamentos redondos parecem inserir-se na junção entre o terço médio e o terço superior do órgão. As tubas uterinas alongam-se, mas os ovários, macroscopicamente, não parecem sofrer alterações.

Colo do útero

Essa porção do útero é cilíndrica e apresenta pequenas aberturas em cada extremidade – os orifícios cervicais interno e externo. O canal endocervical atravessa o colo do útero e conecta esses orifícios. O colo do útero é dividido nas porções superior e inferior pela ligação da vagina à sua superfície externa. A porção superior – porção supravaginal – tem início no orifício interno, que corresponde ao nível em que o peritônio é refletido para a bexiga (Fig. 2-10). A porção inferior do colo uterino invade o canal vaginal e é denominada porção vaginal.

Antes do parto, o orifício externo do colo uterino é pequeno, regular e com abertura ovalada. Após o parto, em especial nos

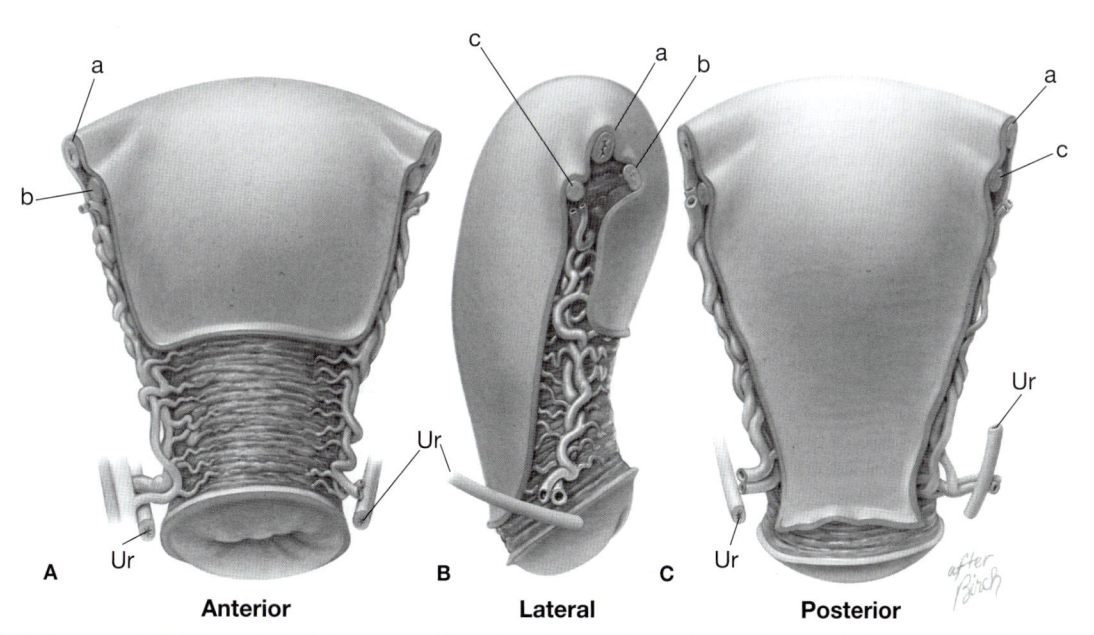

FIGURA 2-9 Vistas anterior **(A)**, lateral direita **(B)** e posterior **(C)** do útero de uma mulher adulta. a, tuba uterina; b, ligamento redondo; c, ligamento ovárico; Ur, ureter.

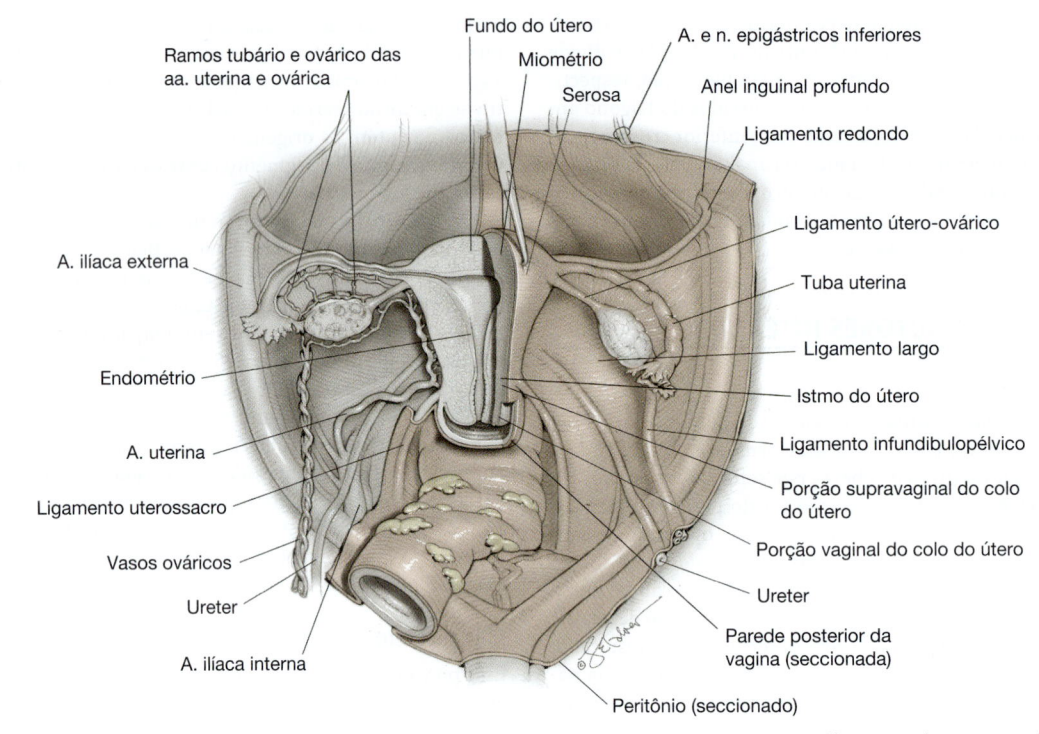

FIGURA 2-10 Útero, anexos e anatomia associada. (Reproduzida, com permissão, de Corton MM: Anatomy. In Hoffman BL, Schorge JO, Bradshaw KD, et al (eds): Williams Gynecology, 3rd ed. New York, McGraw-Hill Education, 2016.)

casos de parto vaginal, o orifício externo do colo converte-se em uma fenda transversal, dividindo o colo uterino em lábio anterior e posterior. Se houver laceração profunda durante o trabalho de parto ou o nascimento, o colo pode cicatrizar de forma a assumir um aspecto irregular, nodular ou estrelado (Fig. 36-1, p. 653).

A superfície cervical que circunda radialmente o orifício externo é chamada de ectocérvice, sendo revestida predominantemente por epitélio escamoso estratificado não queratinizado. Por outro lado, o canal endocervical é coberto por uma camada única de epitélio colunar secretor de mucina, que se organiza profundamente em circunvoluções semelhantes a colunas ou "glândulas". Durante a gestação, é comum que o epitélio endocervical se mova para fora na direção da ectocérvice, em um processo fisiológico denominado eversão (Cap. 4, p. 51).

O estroma cervical é composto principalmente por colágeno, elastina e proteoglicanas, mas muito pouco tecido muscular liso. Conforme descrito no Capítulo 21 (p. 409), alterações na quantidade, na composição e na orientação desses componentes levam ao apagamento do colo anterior ao trabalho de parto. No início da gestação, o aumento da vascularidade no estroma do colo leva à tonalidade azul característica do sinal de Chadwick. O edema de colo leva ao amolecimento chamado de sinal de Goodell, enquanto o amolecimento do istmo é denominado sinal de Hegar.

Miométrio e endométrio

A maior parte do útero é composta por miométrio, que contém feixes de musculatura lisa unidos por tecido conectivo com muitas fibras elásticas. Fibras miometriais entrelaçadas circundam os vasos do miométrio e se contraem para comprimi-los. Essa anatomia permite a hemostasia no sítio placentário durante o terceiro estágio do trabalho de parto.

A quantidade de fibras musculares do miométrio varia em razão da localização (Schwalm, 1966). Os níveis diminuem progressivamente no sentido caudal, de forma que, no colo, o tecido muscular representa apenas 10% da massa tecidual. A parede interna do corpo do útero tem relativamente mais músculo do que suas camadas externas. E, nas paredes anterior e posterior, o conteúdo muscular é maior do que nas paredes laterais. Durante a gravidez, o miométrio superior sofre acentuada hipertrofia, mas o conteúdo do músculo cervical não se altera significativamente.

A cavidade uterina é revestida por endométrio, que é composto por epitélio sobrejacente, glândulas invaginantes e estroma vascular de suporte. Como discutido no Capítulo 5 (p. 83), o endométrio varia muito ao longo do ciclo menstrual. Ele é dividido em uma camada funcional, que se desprende durante a menstruação, e uma camada basal, responsável por regenerar a camada funcional após cada menstruação. Durante a gravidez, o endométrio é denominado decídua e sofre expressivas alterações causadas por hormônios.

■ Ligamentos

Diversos ligamentos se estendem desde a superfície uterina até as paredes laterais da pelve, como os ligamentos redondo, largo, cardinal e uterossacro (Figs. 2-10 e 2-11). Apesar de sua denominação, os ligamentos redondo e largo não fornecem suporte uterino substancial, o que contrasta com os ligamentos cardinal e uterossacro.

O ligamento redondo se origina em um local pouco abaixo e anterior à origem da tuba uterina. Do ponto de vista clínico, essa distribuição pode ajudar a identificar a tuba uterina em caso de esterilização puerperal. Isso é importante nos casos em que aderências pélvicas dificultem a mobilidade tubária, prejudicando, assim, a identificação das fímbrias e a confirmação tubária antes

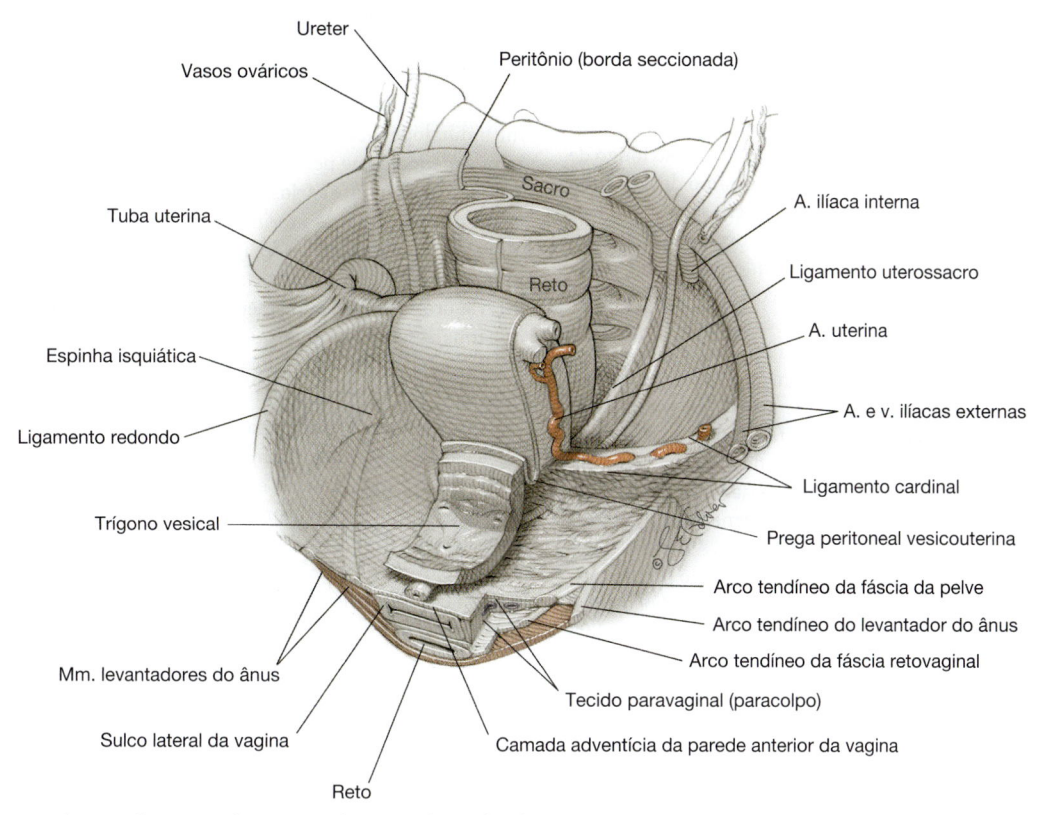

FIGURA 2-11 Vísceras pélvicas e tecido conectivo de suporte. (Reproduzida, com permissão, de Corton MM: Anatomy. In Hoffman BL, Schorge JO, Bradshaw KD, et al (eds): Williams Gynecology, 3rd ed. New York, McGraw-Hill Education, 2016.)

da ligadura. Cada ligamento redondo se estende lateral e inferiormente ao canal inguinal, por onde passa para terminar na porção superior do lábio maior ipsilateral. A artéria de Sampson, ramo da artéria uterina, corre dentro desse ligamento. Nas mulheres que não estão grávidas, seu diâmetro varia entre 3 e 5 mm, sendo composto de feixes de musculatura lisa separados por septos de tecido fibroso (Mahran, 1965). Durante a gravidez, os ligamentos redondos sofrem hipertrofia acentuada e aumentam de modo considerável tanto em comprimento quanto em diâmetro.

Os ligamentos largos são duas estruturas em forma de asa que se estendem das bordas laterais do útero até as paredes laterais da pelve. Cada ligamento largo consiste em uma cobertura de dupla camada de peritônio. As camadas anterior e posterior dessa cobertura são denominadas lâminas anterior e posterior, respectivamente. Na formação do ligamento largo, esse peritônio se dobra sobre estruturas que se estendem a partir de cada corno. O peritônio que recobre a tuba uterina é denominado mesossalpinge; o que recobre o ligamento redondo, mesométrio; e o que recobre o ligamento ovárico, mesovário. O peritônio que se estende abaixo da extremidade da tuba uterina, contendo as fímbrias, até a parede pélvica, forma o ligamento suspensor, ou ligamento infundibulopélvico do ovário. Esse ligamento contém os vasos ováricos, que, durante a gravidez, em especial o plexo venoso, aumentam de forma impressionante. Especificamente, o diâmetro do pedículo vascular ovariano aumenta de 0,9 para 2,6 cm a termo (Hodgkinson, 1953).

O ligamento cardinal – também chamado de ligamento transversal do colo ou ligamento de Mackenrodt – se ancora medialmente ao útero e à parte superior da vagina superior. O ligamento cardinal é a base espessa do ligamento largo. Assim, durante a histerectomia na cesariana, são necessárias pinças e suturas resistentes para a sua transecção e ligação.

Os ligamentos uterossacros têm origem na fixação posterolateral à porção supravaginal do colo uterino e inserem-se na fáscia sobre o sacro, com algumas variações (Ramanah, 2012; Umek, 2004). Esses ligamentos são compostos por tecido conectivo, pequenos feixes de vasos e nervos e poucos músculos lisos. Cobertos por peritônio, esses ligamentos formam os limites laterais do fundo de saco de Douglas.

O termo paramétrio é usado para descrever o tecido conectivo adjacente e lateral ao útero no interior do ligamento largo. Os tecidos paracervicais são aqueles adjacentes ao colo, enquanto o paracolpo é o tecido lateral às paredes vaginais.

■ Suprimento sanguíneo da pelve

Durante a gravidez, há hipertrofia acentuada da vasculatura uterina, cujo suprimento é feito principalmente pelas artérias uterina e ovárica (ver Fig. 2-10). A artéria uterina, um dos ramos principais da artéria ilíaca interna (anteriormente chamada artéria hipogástrica), penetra a base do ligamento largo. A artéria uterina segue medialmente à face lateral do útero. A cerca de 2 cm do colo uterino, a artéria uterina cruza sobre o ureter. Essa proximidade tem grande importância cirúrgica, uma vez que o ureter pode sofrer lesão ou ser ligado durante histerectomia, quando os vasos uterinos são pinçados e ligados.

Quando alcança a porção supravaginal do colo uterino, a artéria uterina divide-se. A artéria cervicovaginal menor nutre a parte inferior do colo e a parte superior da vagina. O principal ramo da artéria uterina gira abruptamente para cima e segue em direção cefálica ao longo da margem lateral do útero. Ao longo de seu percurso, essa artéria principal emite um ramo de tamanho considerável para o colo do útero superior e, em seguida, vários outros ramos mediais penetram em série o corpo do útero para formar as artérias arqueadas. Como indicado pelo nome, cada ramo forma um arco através do órgão percorrendo o miométrio logo abaixo da superfície serosa. Os vasos arqueados, vindos de ambos os lados, fazem anastomose na linha média do útero. Os ramos da artéria radial originam-se, em ângulos retos, das artérias arqueadas e seguem internamente através do miométrio, entram no endométrio/decídua e se ramificam para se tornarem artérias basais ou artérias espirais/espiraladas. As artérias espiraladas nutrem a camada funcional. As artérias basais, também denominadas artérias retas, estendem-se apenas até a camada basal do endométrio.

À medida que a artéria uterina segue em direção cefálica, ela dá origem à artéria de Sampson do ligamento redondo. Logo antes de chegar à tuba uterina, o ramo principal da artéria uterina divide-se em três ramos terminais. O ramo ovárico da artéria uterina sofre anastomose com o ramo terminal da artéria ovárica; o ramo tubário atravessa a mesossalpinge e nutre parte da tuba uterina; e o ramo fúndico penetra a porção superior do útero.

Além da artéria uterina, o útero recebe suprimento sanguíneo da artéria ovárica (ver Fig. 2-10). A artéria ovárica é um ramo direto da aorta e penetra o ligamento largo através do ligamento infundibulopélvico. No hilo do ovário, ela se divide em diversos ramos menores que penetram o ovário. Em seu curso pelo hilo, a artéria ovárica emite vários ramos que atravessam a mesossalpinge para nutrir as tubas uterinas. Entretanto, seu tronco principal atravessa toda a extensão do ligamento largo em direção ao corno uterino. Nesse ponto, sofre anastomose com o ramo ovárico da artéria uterina. Esse suprimento sanguíneo duplo do útero produz uma reserva vascular que previne a ocorrência de isquemia uterina em caso de ligadura da artéria uterina ou da artéria ilíaca interna com o objetivo de controlar hemorragia pós-parto.

As veias uterinas acompanham as respectivas artérias. Como tal, as veias arqueadas unem-se para formar a veia uterina, que drena para a ilíaca interna e, a seguir, para a veia ilíaca comum. Parte do sangue com origem no lado superior do útero, no ovário e no lado superior do ligamento largo é drenada por várias veias. No interior do ligamento largo, essas veias formam um grande plexo pampiniforme que termina na veia ovárica. A partir de então, a veia ovárica direita drena para a veia cava, e a veia ovárica esquerda drena para a veia renal esquerda.

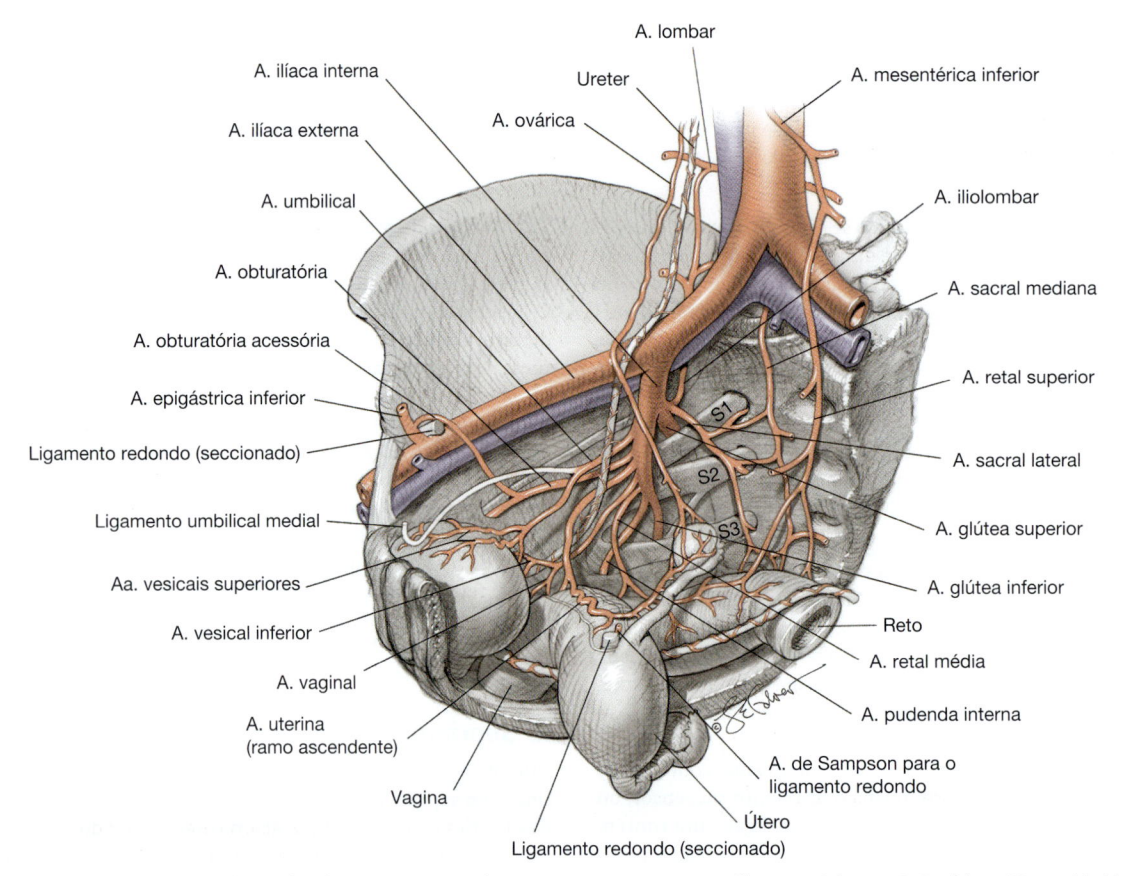

FIGURA 2-12 Artérias pélvicas. (Reproduzida, com permissão, de Corton MM: Anatomy. In Hoffman BL, Schorge JO, Bradshaw KD, et al (eds): Williams Gynecology, 3rd ed. New York, McGraw-Hill Education, 2016.)

O suprimento sanguíneo da pelve é fornecido predominantemente por ramos da artéria ilíaca interna (Fig. 2-12). Esses ramos são organizados nas divisões anterior e posterior, e as ramificações subsequentes variam muito entre as mulheres. A divisão anterior nutre os órgãos pélvicos e o períneo e nela estão incluídas as artérias glútea inferior, pudenda interna, retal média, vaginal, uterina e obturatória, assim como a artéria umbilical e sua continuação como artéria vesical superior. Os ramos da divisão posterior estendem-se à nádega e à coxa e incluem as artérias glútea superior, sacral lateral e iliolombar. Por esse motivo, quando há necessidade de ligadura da ilíaca interna, muitos defendem que a ligadura seja feita em posição distal à divisão posterior, para evitar o comprometimento do fluxo sanguíneo às regiões supridas por essa divisão (Bleich, 2007).

■ **Linfáticos pélvicos**

Os linfáticos do corpo uterino são distribuídos a dois grupos de linfonodos. Um grupo de vasos drena para os linfonodos ilíacos internos. O outro grupo, após se juntar a linfáticos originados na região ovariana, desemboca nos linfonodos para-aórticos. Os linfáticos que drenam o colo uterino terminam principalmente nos linfonodos ilíacos internos, localizados próximo à bifurcação dos vasos ilíacos comuns.

■ **Inervação pélvica**

Para uma breve revisão, o sistema nervoso periférico é dividido em uma divisão somática, que inerva os músculos esqueléticos, e uma divisão autonômica, que inerva a musculatura lisa, o músculo cardíaco e as glândulas. A inervação visceral pélvica é predominantemente autonômica, dividida em componentes simpático e parassimpático.

A inervação simpática às vísceras pélvicas inicia-se no plexo hipogástrico superior, também denominado nervo pré-sacral (Fig. 2-13). Com início abaixo da bifurcação da aorta e estendendo-se para baixo no retroperitônio, esse plexo é formado por fibras simpáticas dos nervos espinais entre T_{10} e L_2. Ao nível do promontório sacral, esse plexo hipogástrico superior se divide nos nervos hipogástricos direito e esquerdo, que correm para baixo acompanhando as paredes laterais da pelve (Ripperda, 2011).

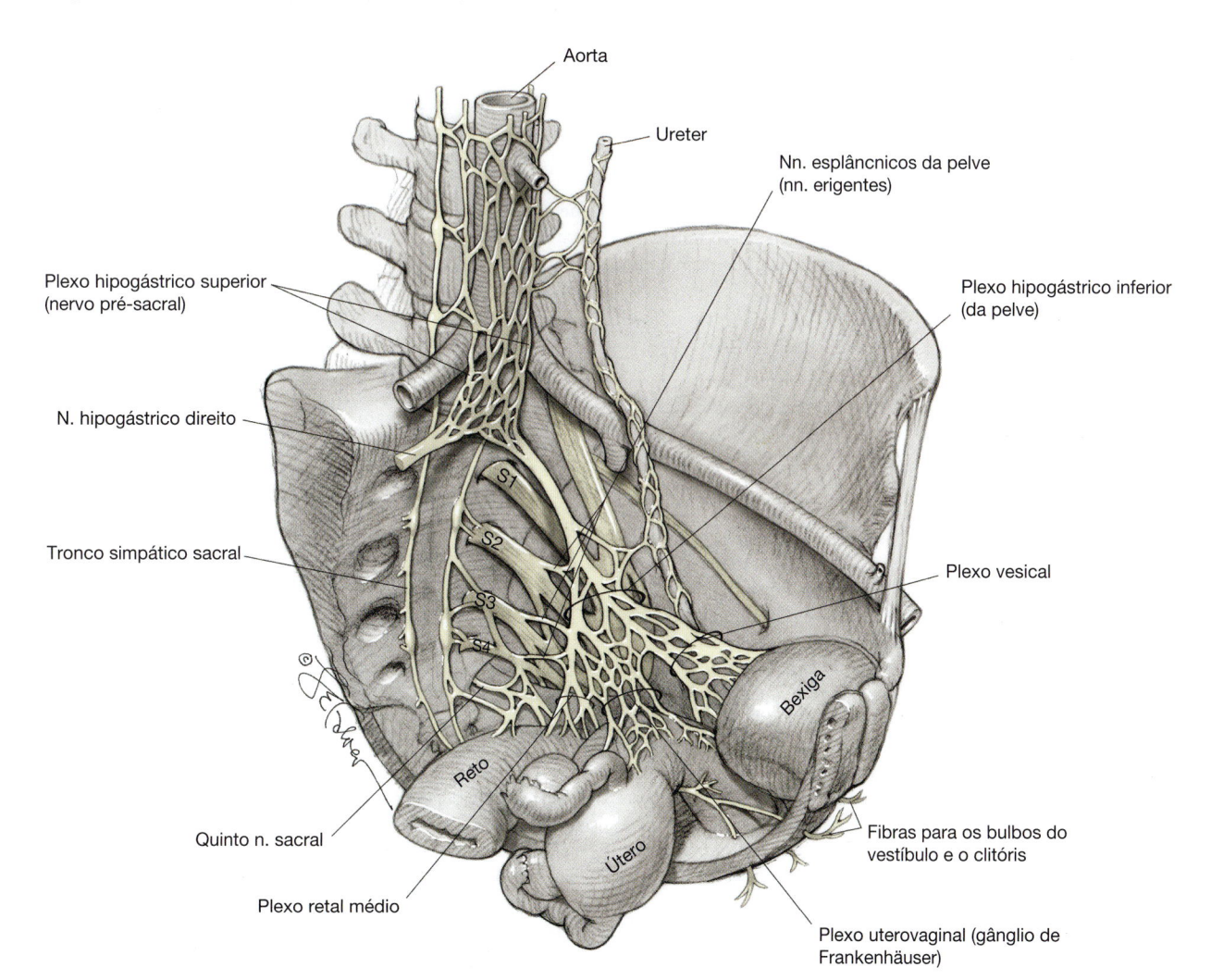

FIGURA 2-13 Inervação pélvica. (Reproduzida, com permissão, de Corton MM: Anatomy. In Hoffman BL, Schorge JO, Bradshaw KD, et al (eds): Williams Gynecology, 3rd ed. New York, McGraw-Hill Education, 2016.)

Por outro lado, a inervação parassimpática às vísceras da pelve tem origem em nervos espinais entre S_2 e S_4. Seus axônios saem como parte dos ramos anteriores dos nervos espinais nesses níveis. Eles se combinam de cada lado para formar os nervos esplâncnicos da pelve, também denominados nervos erigentes.

A junção dos dois nervos hipogástricos (simpáticos) e dos dois nervos esplâncnicos (parassimpáticos) dá origem ao plexo hipogástrico inferior, também denominado plexo pélvico. Essa placa retroperitoneal de nervos encontra-se na altura entre S_4 e S_5 (Spackman, 2007). A partir daí, as fibras desse plexo acompanham os ramos da artéria ilíaca interna até suas respectivas vísceras pélvicas. Assim, o plexo hipogástrico inferior divide-se em três plexos. O plexo vesical inerva a bexiga, e o plexo retal médio segue para o reto. O plexo uterovaginal, também denominado plexo de Frankenhäuser, chega às tubas uterinas proximais, ao útero e à vagina superior. Há extensões do plexo hipogástrico inferior que também chegam ao períneo, passando pela vagina e pela uretra para inervar o clitóris e os bulbos do vestíbulo (Montoya, 2011). Desses, o plexo uterovaginal é composto por gânglios de tamanho variável, mas particularmente de uma grande placa ganglionica situada em ambos os lados do colo uterino, na proximidade dos ligamentos uterossacro e cardinal (Ramanah, 2012).

Para o útero, a maioria das fibras sensitivas aferentes ascende pelo plexo hipogástrico inferior e entra na medula espinal pelos nervos espinais T_{10} a T_{12} e L_1. Elas transmitem os estímulos dolorosos das contrações para o sistema nervoso central. Para o colo uterino e a parte superior do canal de parto, os nervos sensitivos passam pelos nervos esplâncnicos para a segunda, a terceira e a quarta raiz sacral. Por último, os originados na porção inferior do canal de parto passam principalmente pelo nervo pudendo. Os bloqueios anestésicos utilizados durante o parto têm como alvo esses níveis de inervação.

■ Ovários

Ao longo da parede lateral pélvica, cada ovário geralmente repousa na fossa ovária de Waldeyer, que é uma leve depressão entre os vasos ilíacos externo e interno. Em idade fértil, os ovários medem variavelmente de 2,5 a 5 cm no comprimento, 1,5 a 3 cm na largura e 0,6 a 1,5 cm na espessura.

O ligamento ovárico, também chamado ligamento útero-ovárico, tem origem nas porções lateral e posterior do útero, imediatamente abaixo da inserção tubária, e estende-se até o polo uterino do ovário (ver Fig. 2-10). Com alguns centímetros de comprimento e 3 a 4 mm de diâmetro, esse ligamento é composto de músculo e tecido conectivo e é coberto por peritônio – o mesovário. O suprimento sanguíneo alcança os ovários através desse mesovário composto por camada dupla para penetrar no hilo do ovário.

O ovário é formado por um córtex externo e uma medula interna. Nas mulheres jovens, o córtex é liso, tem uma superfície branca opaca e é revestido por uma camada única de epitélio cuboide, o epitélio germinativo de Waldeyer. Esse epitélio é sustentado por uma condensação de tecido conectivo, a túnica albugínea. Sob ele, o córtex do ovário contém oócitos e folículos em desenvolvimento. A medula é composta por tecido conecivo frouxo, inúmeras artérias e veias e uma pequena quantidade de fibras musculares lisas.

Os ovários são inervados por nervos simpáticos e parassimpáticos. Os simpáticos são derivados principalmente do plexo ovárico, que acompanha os vasos ováricos e dá origem ao plexo renal. Outros derivam do plexo que circunda o ramo ovárico da artéria uterina. O estímulo parassimpático tem origem no nervo vago. Os aferentes sensitivos acompanham a artéria ovárica e penetram a medula espinal ao nível de T_{10}.

■ Tubas uterinas

Essas tubas serpiginosas se estendem lateralmente 8 a 14 cm a partir dos cornos uterinos. Na sua extensão, as suas partes são classificadas anatomicamente como porção intersticial, istmo, ampola e infundíbulo (Fig. 2-14). A porção mais proximal, a intersticial, fica incorporada à parede muscular do útero. A seguir, o istmo estreito de 2 a 3 mm de largura alarga-se gradualmente até os 5 a 8 mm da ampola. Finalmente, o infundíbulo é a extremidade distal fimbriada e em forma de funil da tuba, que se abre para a cavidade abdominal. Essas três últimas porções extrauterinas são cobertas por mesossalpinge na borda superior do ligamento largo.

Ao exame em corte transversal, a porção extrauterina da tuba contém mesossalpinge, miossalpinge e endossalpinge. A mais externa, a mesossalpinge, é uma camada mesotelial de célula única que funciona como peritônio visceral. Na miossalpinge, a musculatura lisa está organizada em uma camada interna circular e uma externa longitudinal. A musculatura da tuba sofre contrações rítmicas constantes, cuja frequência varia de acordo com as alterações hormonais do ciclo ovariano.

A mucosa tubária, ou endossalpinge, é uma camada simples de epitélio colunar, composto por células ciliadas, secretoras e intercalares apoiadas em uma lâmina própria espaçada. Clinicamente, a sua grande proximidade com a miossalpinge subjacente contribui para a fácil invasão por trofoblasto ectópico. A mucosa tubária é organizada na forma de dobras longitudinais crescentemente complexas ao se aproximar da extremidade fimbriada. Na ampola, o lúmen é quase totalmente ocupado pela mucosa arborescente. A corrente produzida pelos cílios da tuba determina que o fluxo se dirija para a cavidade uterina. Acredita-se que a peristalse tubária produzida pelos cílios seja um fator importante para o transporte do óvulo (Croxatto, 2002).

As tubas são ricas em tecido elástico, vasos sanguíneos e linfáticos. A inervação simpática é extensa, ao contrário da inervação parassimpática. Esse suprimento nervoso é derivado parcialmente do plexo ovárico e do plexo uterovaginal. As fibras sensitivas aferentes ascendem para a medula espinal ao nível de T_{10}.

ESTRUTURAS DO TRATO URINÁRIO INFERIOR

■ Bexiga

Anteriormente, a bexiga repousa contra a superfície interna dos ossos púbicos e, então, à medida que se enche, também contra a parede anterior do abdome. Posteriormente, repousa contra a vagina e o colo do útero. A bexiga é dividida em um ápice e uma base aproximadamente ao nível dos orifícios ureterais. O ápice apresenta paredes finas e é distensível, enquanto a base é mais espessa e sofre menos distensão durante o enchimento. O trígono vesical encontra-se na base da bexiga e contém tanto os orifícios ureterais quanto o meato urinário interno (ver Fig. 2-11). O lúmen da uretra começa nesse meato e, então, percorre a base da

Anatomia materna 29

em direção à base da bexiga. Nesse trajeto, corre próximo ao terço superior da parede anterior da vagina (Rahn, 2007). Finalmente, o ureter entra na bexiga e segue obliquamente por aproximadamente 1,5 cm antes de se abrir nos orifícios ureterais.

O ureter pélvico recebe suprimento sanguíneo dos vasos por onde passa: os vasos ilíacos comuns, ilíacos internos, uterinos e vesicais superiores. O curso do ureter é medial a esses vasos e, portanto, seu suprimento sanguíneo chega ao ureter de fontes laterais. Isso é importante durante o isolamento ureteral. As anastomoses vasculares na bainha do tecido conectivo que envolve o ureter formam uma rede longitudinal de vasos.

ANATOMIA MUSCULOESQUELÉTICA DA PELVE

■ Esqueleto pélvico

A pelve é formada por quatro ossos – sacro, cóccix e dois ossos inominados. Ambos os ossos inominados são formados pela fusão de três ossos – ílio, ísquio e púbis (Fig. 2-15). Esses ossos estão ligados ao sacro pela sincondrose sacroilíaca e um ao outro pela sínfise púbica.

■ Articulações pélvicas

Os ossos da pelve são unidos anteriormente pela sínfise púbica. Sua estrutura é formada por fibrocartilagem e pelos ligamentos púbicos superior e inferior. Esse último com frequência é designado ligamento arqueado do púbis. Posteriormente, os ossos da pelve unem-se ao sacro e à porção ilíaca dos ossos inominados para formar as articulações sacroilíacas.

As articulações pélvicas em geral apresentam grau limitado de mobilidade. No entanto, durante a gravidez, essas articulações relaxam notavelmente a termo. Como resultado, o deslizamento para cima da articulação sacroilíaca, que é maior na posição de litotomia dorsal, pode aumentar o diâmetro do estreito inferior da pelve em 1,5 a 2,0 cm para o parto (Borell, 1957). A mobilidade sacroilíaca provavelmente também ajuda a manobra de McRoberts a liberar um ombro obstruído nos casos de distocia de ombro (Cap. 27, p. 521). Essas alterações também podem contribuir para o sucesso da posição de cócoras modificada para acelerar o segundo período do trabalho de parto (Gardosi, 1989). A posição de cócoras talvez aumente a distância interespinosa e o diâmetro do estreito inferior da pelve (Russell, 1969, 1982).

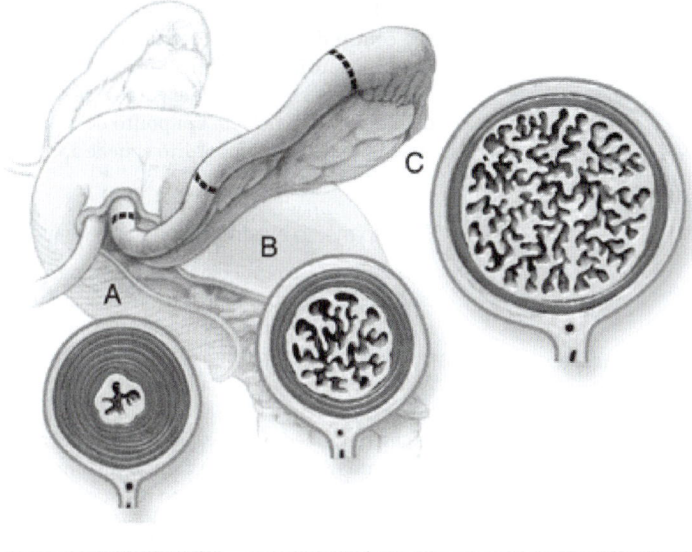

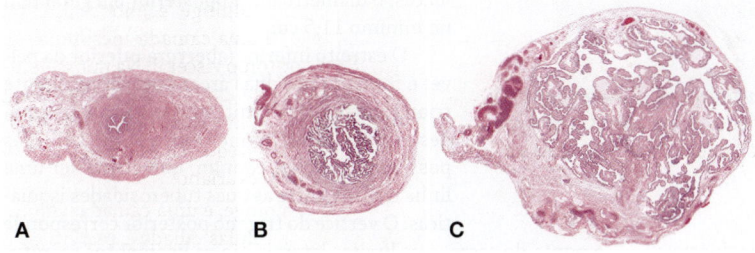

FIGURA 2-14 Tuba uterina de uma mulher adulta com ilustrações em corte transversal de sua estrutura macroscópica em diversas porções: **(A)** istmo, **(B)** ampola e **(C)** infundíbulo. Abaixo das ilustrações, são apresentadas fotografias que correspondem aos cortes histológicos. (Reproduzida com permissão de Dr. Kelley S. Carrick.)

bexiga por menos de 1 cm. Essa região onde o lúmen da uretra atravessa a base da bexiga é chamada de colo da bexiga.

A parede da bexiga consiste em feixes grosseiros de músculo liso, conhecido como músculo detrusor, que se estende até a parte proximal da uretra. Uma camada submucosa intervém entre esse músculo detrusor e a mucosa. A mucosa da bexiga consiste em epitélio de transição e lâmina própria subjacente.

O suprimento sanguíneo para a bexiga vem das artérias vesicais superiores, que são ramos da porção patente da artéria umbilical, e das artérias vesicais médias e inferiores, que, quando presentes, geralmente surgem da artéria pudenda interna ou vaginal (ver Fig. 2-12). O suprimento nervoso para a bexiga vem do plexo vesical, um componente do plexo hipogástrico inferior (ver Fig. 2-13).

■ Ureter

À medida que o ureter entra na pelve, ele atravessa a bifurcação da artéria ilíaca comum e passa imediatamente medial aos vasos ováricos (ver Fig. 2-10). À medida que o ureter segue em direção descendente à pelve, ele se posiciona medial aos ramos ilíacos internos e anterolateral aos ligamentos uterossacros. O ureter, então, atravessa o ligamento cardinal aproximadamente 1 a 2 cm lateralmente ao colo do útero. Próximo ao nível do istmo uterino, ele segue abaixo da artéria uterina e passa anteromedialmente

■ Planos e diâmetros da pelve

Na teoria, a pelve é dividida nos componentes falsos e verdadeiros. A pelve falsa encontra-se acima da linha terminal, também chamada de linha inominada, e a pelve verdadeira encontra-se abaixo desse limite (Fig. 2-16). A pelve falsa é limitada posteriormente pelas vértebras lombares e lateralmente pela fossa ilíaca. O limite frontal é formado pela porção inferior da parede abdominal anterior.

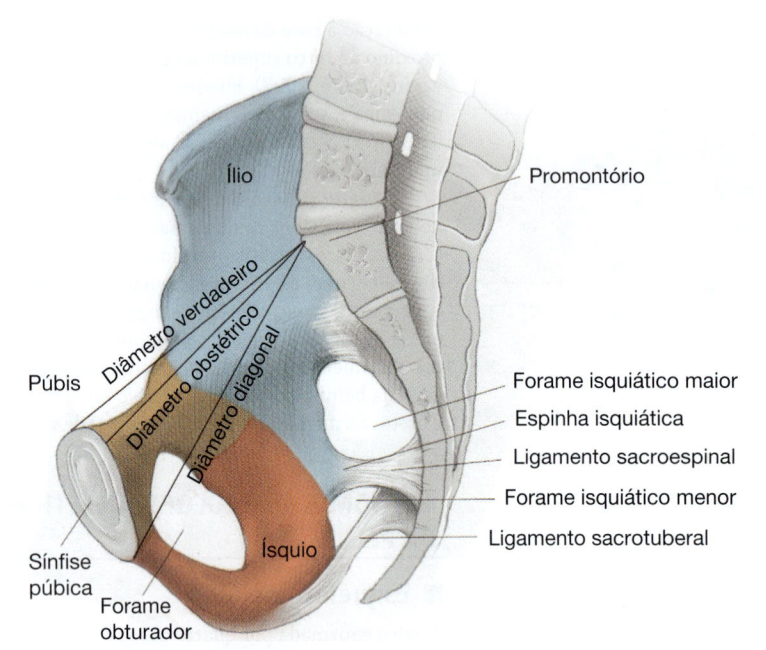

FIGURA 2-15 O osso inominado é composto por púbis (*marrom*), ísquio (*vermelho*) e ílio (*azul*). Dos três diâmetros anteroposteriores do estreito superior da pelve, apenas o diâmetro diagonal pode ser medido clinicamente. O importante diâmetro obstétrico é derivado pela subtração de 1,5 cm do diâmetro diagonal.

Descreve-se a pelve como tendo quatro planos imaginários:

1. O plano de abertura superior da pelve – o estreito superior
2. O plano de abertura inferior da pelve – o estreito inferior
3. O plano da menor dimensão da pelve – o estreito médio
4. O plano da maior dimensão da pelve – sem significado obstétrico

Estreito superior

O estreito superior (abertura superior da pelve) é o plano superior da pelve verdadeira. Ele é limitado posteriormente pelo promontório e pela asa do sacro, lateralmente pela linha terminal, e anteriormente pelos ramos horizontais do púbis e pela sínfise púbica. Durante o trabalho de parto, define-se a insinuação da cabeça fetal pela passagem do diâmetro biparietal por esse plano.

Em geral são descritos quatro diâmetros no estreito superior da pelve: um anteroposterior, um transverso e dois oblíquos. Desses, foram descritos diâmetros anteroposteriores distintos utilizando-se referências anatômicas distintas. Sendo o mais cefálico, o diâmetro anteroposterior, denominado diâmetro verdadeiro (conjugado verdadeiro), estende-se desde a margem mais alta da sínfise púbica até o promontório do sacro (ver Fig. 2-15). O diâmetro obstétrico (conjugado obstétrico) clinicamente importante é a menor distância entre o promontório do sacro e a sínfise púbica. Ele costuma medir 10 cm ou mais, mas, infelizmente, não é possível medi-lo diretamente com o exame de toque. Assim, o diâmetro obstétrico é estimado indiretamente subtraindo 1,5 a 2 cm do diâmetro diagonal. Para medir o conjugado diagonal, com a palma da mão orientada lateralmente, estende-se o dedo indicador ao promontório. O diâmetro diagonal é a distância da ponta do dedo até o ponto em que a margem mais inferior da sínfise atinge a base do mesmo dedo.

O diâmetro transverso forma ângulos retos com o diâmetro obstétrico e representa a maior distância para a linha terminal em ambos os lados (ver Fig. 2-16). Ele geralmente cruza o diâmetro obstétrico em um ponto de cerca de 5 cm em frente ao promontório e mede aproximadamente 13 cm.

Estreito médio e estreito inferior da pelve

O estreito médio é medido ao nível das espinhas isquiáticas, sendo também conhecido como plano médio ou plano da menor dimensão da pelve (ver Fig. 2-16). Durante o trabalho de parto, o grau de descida da cabeça fetal para o interior da pelve verdadeira pode ser descrito como planos, e o estreito médio e as espinhas isquiáticas servem para marcar o plano zero. A distância interespinosa, de 10 cm ou pouco mais, em geral é o menor diâmetro da pelve. Ao nível das espinhas ilíacas, o diâmetro anteroposterior em geral tem no mínimo 11,5 cm.

O estreito inferior (abertura inferior da pelve) é formado por duas áreas aproximadamente triangulares cujos limites espelham aqueles já descritos para o trígono perineal (p. 19). Elas possuem uma base comum, que vem a ser uma linha traçada entre as duas tuberosidades isquiáticas. O vértice do trígono posterior corresponde à ponta do sacro, e os limites laterais são os ligamentos sacrotuberais e as tuberosidades isquiáticas. O trígono anterior é formado pelos ramos descendentes inferiores dos ossos púbicos. Os ramos unem-se formando um ângulo de 90 a 100 graus para formar um arco arredondado, sob o qual a cabeça do feto deve passar. A não ser que haja doença óssea significativa na pelve, raramente o estreito inferior da pelve obstrui o parto vaginal.

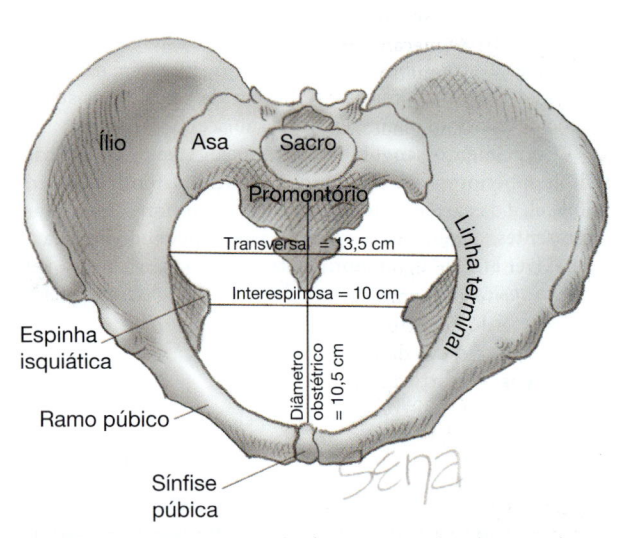

FIGURA 2-16 Vista axial da pelve feminina normal. O diâmetro obstétrico clinicamente importante e o diâmetro transversal do estreito superior da pelve estão ilustrados. A distância interespinosa do estreito médio da pelve também é marcada.

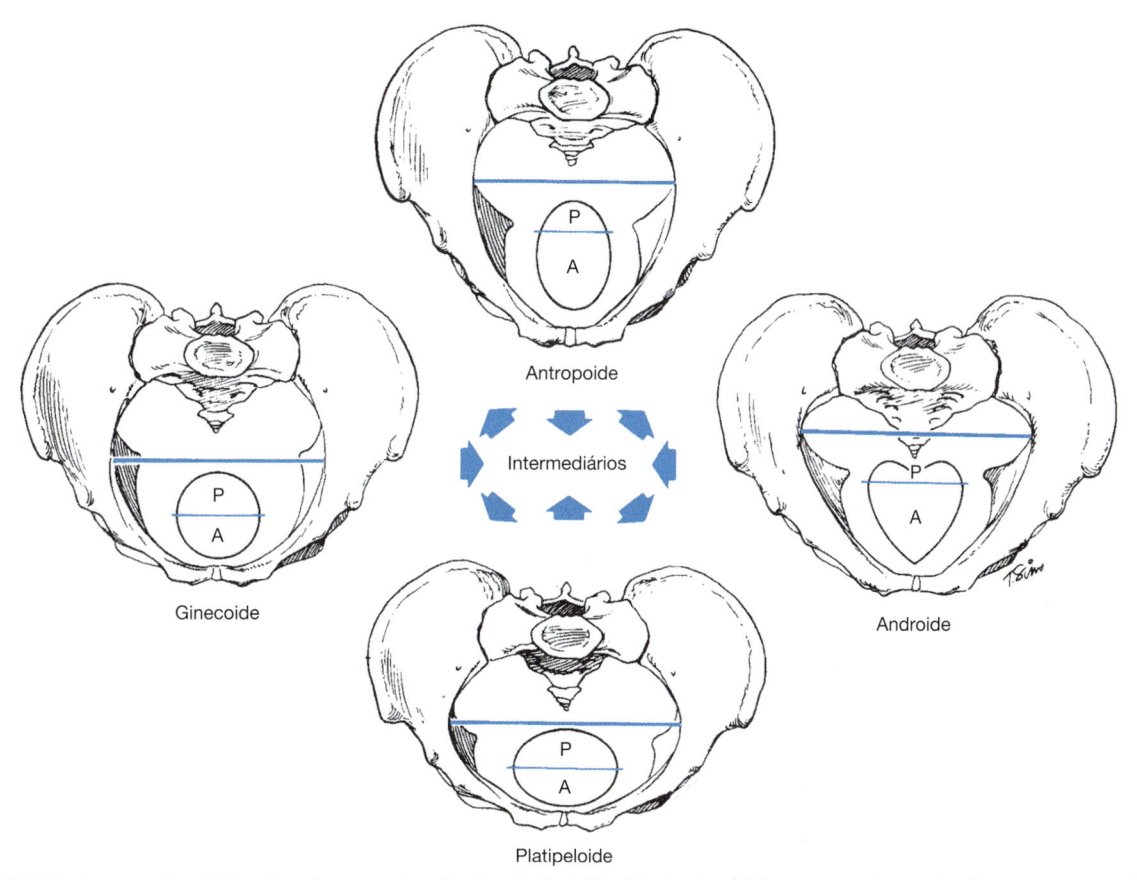

FIGURA 2-17 Os quatro tipos básicos de pelve, segundo a classificação de Caldwell-Moloy. Uma linha atravessando o maior diâmetro transverso divide a pelve nos segmentos posterior (P) e anterior (A).

■ Formas da pelve

A classificação anatômica da pelve de Caldwell-Moloy (1933, 1934) tem como base a forma da pelve, e seus conceitos ajudam a compreender os mecanismos do trabalho de parto. Especificamente, o maior diâmetro transversal do estreito superior e suas divisões nos segmentos anterior e posterior são usados para classificar a pelve como ginecoide, antropoide, androide ou platipeloide. O segmento posterior determina o tipo de pelve, enquanto o segmento anterior determina a tendência. Ambos devem ser determinados porque muitas pelves não são tipos puros, mas sim mistos. Por exemplo, a classificação como pelve ginecoide com tendência androide significa que a pelve posterior é ginecoide e a anterior tem forma androide.

À visão dos quatro tipos básicos apresentados na Figura 2-17, a configuração da pelve ginecoide intuitivamente parece adequada para o parto da maioria dos fetos. Na verdade, Caldwell e colaboradores (1939) relataram que a pelve ginecoide foi encontrada em quase metade das mulheres.

REFERÊNCIAS

Barber MD, Bremer RE, Thor KB, et al: Innervation of the female levator ani muscles. Am J Obstet Gynecol 187:64, 2002

Beer GM, Schuster A, Seifert B, et al: The normal width of the linea alba in nulliparous women. Clin Anat 22(6):706, 2009

Bleich AT, Rahn DD, Wieslander CK, et al: Posterior division of the internal iliac artery: anatomic variations and clinical applications. Am J Obstet Gynecol 197:658.e1, 2007

Borell U, Fernstrom I: Movements at the sacroiliac joints and their importance to changes in pelvic dimensions during parturition. Acta Obstet Gynecol Scand 36:42, 1957

Caldwell WE, Moloy HC: Anatomical variations in the female pelvis and their effect in labor with a suggested classification. Am J Obstet Gynecol 26:479, 1933

Caldwell WE, Moloy HC, D'Esopo DA: Further studies on the pelvic architecture. Am J Obstet Gynecol 28:482, 1934

Caldwell WE, Moloy HC, Swenson PC: The use of the roentgen ray in obstetrics, 1. Roentgen pelvimetry and cephalometry; technique of pelviroentgenography. AJR 41:305, 1939

Corton MM: Anatomy. In Hoffman BL, Schorge JO, Bradshaw KD, et al (eds): Williams Gynecology, 3rd ed. New York, McGraw-Hill Education, 2016

Corton MM: Anatomy of the pelvis: how the pelvis is built for support. Clin Obstet Gynecol 48:611, 2005

Croxatto HB: Physiology of gamete and embryo transport through the fallopian tube. Reprod Biomed Online 4(2):160, 2002

DeLancey JO, Toglia MR, Perucchini D: Internal and external anal sphincter anatomy as it relates to midline obstetric lacerations. Obstet Gynecol 90:924, 1997

DeLancey JOL, Kearney R, Chou Q, et al: The appearance of levator ani muscle abnormalities in magnetic resonance images after vaginal delivery. Obstet Gynecol 101:46, 2003

Dietz HP, Simpson JM: Levator trauma is associated with pelvic organ prolapse. BJOG 115(8):979, 2008

Fusco P, Scimia P, Paladini G, et al: Transversus abdominis plane block for analgesia after Cesarean delivery. A systematic review. Minerva Anestesiol 81(2):195, 2015

Gardosi J, Hutson N, Lynch CB: Randomised, controlled trial of squatting in the second stage of labour. Lancet 2:74, 1989

Ginger VA, Cold CJ, Yang CC: Structure and innervation of the labia minora: more than minor skin folds. Female Pelvic Med Reconstr Surg 17(4):180, 2011a

Ginger VA, Cold CJ, Yang CC: Surgical anatomy of the dorsal nerve of the clitoris. Neurourol Urodyn 30(3):412, 2011b

Hawkins JL: Anesthesia for the pregnant woman. In Yeomans ER, Hoffman BL, Gilstrap LC III, et al: Cunningham and Gilstraps's Operative Obstetrics, 3rd ed. New York, McGraw-Hill Education, 2017

Hodgkinson CP: Physiology of the ovarian veins during pregnancy. Obstet Gynecol 1(1):26, 1953

Kearney R, Sawhney R, DeLancey JO: Levator ani muscle anatomy evaluated by origin-insertion pairs. Obstet Gynecol 104:168, 2004

Kim SO, Oh KJ, Lee HS, et al: Expression of aquaporin water channels in the vagina in premenopausal women. J Sex Med 8(7):1925, 2011

Langlois PL: The size of the normal uterus. J Reprod Med 4:220, 1970

Larson KA, Yousuf A, Lewicky-Gaupp C, et al: Perineal body anatomy in living women: 3-dimensional analysis using thin-slice magnetic resonance imaging. Am J Obstet Gynecol 203(5):494.e15, 2010

Lien KC, Morgan DM, Delancey JO, et al: Pudendal nerve stretch during vaginal birth: a 3D computer simulation. Am J Obstet Gynecol 192(5):1669, 2005

Lloyd J, Crouch NS, Minto CL, et al: Female genital appearance: "normality" unfolds. BJOG 112(5):643, 2005

Loukas M, Myers C, Shah R, et al: Arcuate line of the rectus sheath: clinical approach. Anat Sci Int 83(3):140, 2008

Mahakkanukrauh P, Surin P, Vaidhayakarn P: Anatomical study of the pudendal nerve adjacent to the sacrospinous ligament. Clin Anat 18:200, 2005

Mahran M: The microscopic anatomy of the round ligament. J Obstet Gynaecol Br Commonw 72:614, 1965

Maldonado PA, Chin K, Garcia AA, et al: Anatomic variations of pudendal nerve within pelvis and pudendal canal: clinical applications. Am J Obstet Gynecol 213(5):727, 2015

Mei W, Jin C, Feng L, et al: Bilateral ultrasound-guided transversus abdominis plane block combined with ilioinguinal-iliohypogastric nerve block for cesarean delivery anesthesia. Anesth Analg 113(1):134, 2011

Mirilas P, Skandalakis JE: Urogenital diaphragm: an erroneous concept casting its shadow over the sphincter urethrae and deep perineal space. J Am Coll Surg 198:279, 2004

Montoya TI, Calver L, Carrick KS, et al: Anatomic relationships of the pudendal nerve branches. Am J Obstet Gynecol 205(5):504.e1, 2011

Rahn DD, Bleich AT, Wai CY, et al: Anatomic relationships of the distal third of the pelvic ureter, trigone, and urethra in unembalmed female cadavers. Am J Obstet Gynecol 197(6):668.e1, 2007

Rahn DD, Phelan JN, Roshanravan SM, et al: Anterior abdominal wall nerve and vessel anatomy: clinical implications for gynecologic surgery. Am J Obstet Gynecol 202(3):234.e1, 2010

Ramanah R, Berger MB, Parratte BM, et al: Anatomy and histology of apical support: a literature review concerning cardinal and uterosacral ligaments. Int Urogynecol J 23(11):1483, 2012

Ripperda CM, Jackson LA, Phelan JN, et al: Anatomic relationships of the pelvic autonomic nervous system in female cadavers: clinical applications to pelvic surgery. Oral presentation at AUGS Annual Scientific Meeting, 13–17 October, 2015

Russell JG: Moulding of the pelvic outlet. J Obstet Gynaecol Br Commonw 76:817, 1969

Russell JG: The rationale of primitive delivery positions. BJOG 89:712, 1982

Santoro GA, Shobeiri SA, Petros PP, et al: Perineal body anatomy seen by three-dimensional endovaginal ultrasound of asymptomatic nulliparae. Colorectal Dis 18(4):400, 2016

Schober J, Aardsma N, Mayoglou L, et al: Terminal innervation of female genitalia, cutaneous sensory receptors of the epithelium of the labia minora. Clin Anat 28(3):392, 2015

Schwalm H, Dubrauszky V: The structure of the musculature of the human uterus—muscles and connective tissue. Am J Obstet Gynecol 94:391, 1966

Schwertner-Tiepelmann N, Thakar R, Sultan AH, et al: Obstetric levator ani muscle injuries: current status. Ultrasound Obstet Gynecol 39(4):372, 2012

Shafik A, Doss SH: Pudendal canal: surgical anatomy and clinical implications. Am Surg 65:176, 1999

Shafik A, Sibai OE, Shafik AA, et al: A novel concept for the surgical anatomy of the perineal body. Dis Colon Rectum 50(12):2120, 2007

Sheikhazadi A, Sadr SS, Ghadyani MH, et al: Study of the normal internal organ weights in Tehran's population. J Forensic Leg Med 17(2):78, 2010

Spackman R, Wrigley B, Roberts A, et al: The inferior hypogastric plexus: a different view. J Obstet Gynaecol 27(2):130, 2007

Tawfik MM, Mohamed YM, Elbadrawi RE, et al: Transversus abdominis plane block versus wound infiltration for analgesia after cesarean delivery: a randomized controlled trial. Anesth Analg 124(4):1291, 2017

Tolcher MC, Nitsche JF, Arendt KW, et al: Spontaneous rectus sheath hematoma pregnancy: case report and review of the literature. Obstet Gynecol Surv 65(8):517, 2010

Umek WH, Morgan DM, Ashton-Miller JA, et al: Quantitative analysis of uterosacral ligament origin and insertion points by magnetic resonance imaging. Obstet Gynecol 103:447, 2004

Verkauf BS, Von Thron J, O'Brien WF: Clitoral size in normal women. Obstet Gynecol 80(1):41, 1992

Wai C, Bhatia K, Clegg I: Rectus sheath haematoma: a rare cause of abdominal pain in pregnancy. Int J Obstet Anesth 24(2):194, 2015

Weber AM, Walters MD: Anterior vaginal prolapse: review of anatomy and techniques of surgical repair. Obstet Gynecol 89:311, 1997

Weidner AC, Jamison MG, Branham V, et al: Neuropathic injury to the levator ani occurs in 1 in 4 primiparous women. Am J Obstet Gynecol 195:1851, 2006

Whiteside JL, Barber MD: Illioinguinal/iliohypogastric neurectomy for management of intractable right lower quadrant pain after cesarean section: a case report. J Reprod Med 50(11):857, 2005

Whiteside JL, Barber MD, Walters MD, et al: Anatomy of ilioinguinal and iliohypogastric nerves in relation to trocar placement and low transverse incisions. Am J Obstet Gynecol 189:1574, 2003

Wilkinson EJ, Massoll NA: Benign diseases of the vulva. In Kurman RJ, Ellenson LH, Ronnett BM (eds): Blaustein's Pathology of the Female Genital Tract, 6th ed. New York, Springer, 2011, p 3

Wolfson A, Lee AJ, Wong RP, et al: Bilateral multi-injection iliohypogastric--ilioinguinal nerve block in conjunction with neuraxial morphine is superior to neuraxial morphine alone for postcesarean analgesia. J Clin Anesth 24(4):298, 2012

CAPÍTULO 3

Malformações geniturinárias congênitas

DESENVOLVIMENTO DO TRATO GENITURINÁRIO......... 33
DIFERENCIAÇÃO SEXUAL........................... 38
DISTÚRBIOS DO DESENVOLVIMENTO SEXUAL........... 38
MALFORMAÇÕES DA BEXIGA E DO PERÍNEO........... 41
MALFORMAÇÕES MÜLLERIANAS...................... 41
FLEXÃO UTERINA................................. 46

> *Anormalidades no desenvolvimento ou fusão de um ou ambos os ductos müllerianos podem resultar em malformações, que às vezes têm relevância obstétrica. A gravidez pode estar associada a qualquer uma dessas malformações, desde que um oócito seja liberado dos ovários e nenhum obstáculo sério se oponha à passagem ascendente do espermatozoide e à sua subsequente união a ele.*
>
> — J. Whitridge Williams (1903)

DESENVOLVIMENTO DO TRATO GENITURINÁRIO

Nas mulheres, a genitália externa, as gônadas e os ductos müllerianos derivam de primórdios diferentes em associação estreita com o trato urinário e o intestino grosso. Supõe-se que a embriogênese anormal durante esse processo seja multifatorial, podendo levar a anomalias esporádicas. Várias delas podem causar infertilidade, subfertilidade, abortamento espontâneo ou parto pré-termo. Por isso, é essencial o conhecimento do desenvolvimento do sistema geniturinário.

■ Embriologia do sistema urinário

Entre 3 e 5 semanas de gestação, uma elevação do mesoderma intermediário de ambos os lados do feto – a crista urogenital – dá início ao desenvolvimento do trato urogenital. Posteriormente, a crista urogenital se divide na crista genital, que se tornará o ovário, e na crista nefrogênica (Fig. 3-1). As cristas nefrogênicas se desenvolvem nos mesonefros (rim mesonéfrico) e nos ductos mesonéfricos pareados, também chamados de ductos wolffianos, que se conectam à cloaca.

O trato urinário inicial se desenvolve a partir dos mesonefros e de seus ductos mesonéfricos (Fig. 3-2A). É importante lembrar que a evolução do sistema renal passa sequencialmente pelos estágios de pronefro e mesonefro até alcançar o sistema metanéfrico definitivo. Entre 4 e 5 semanas de gestação, cada ducto mesonéfrico dá origem a um botão uretérico, que cresce em direção cefálica para seu respectivo mesonefro (Fig. 3-2B). À medida que cada botão cresce, há indução da diferenciação do metanefro, que formará o rim definitivo (Fig. 3-2C). Os mesonefros degeneram ao final do primeiro trimestre e, sem testosterona, os ductos mesonéfricos também regridem.

A cloaca inicialmente é um orifício comum para os tratos urinário, genital e alimentar embrionários. Em torno da 7ª semana, ela é dividida pelo septo urorretal para criar o reto e o seio urogenital (Fig. 3-2D). O seio urogenital é dividido em três partes: (1) a porção cefálica ou vesicular, que forma a bexiga; (2) a porção medial ou pélvica, que forma a uretra feminina; e (3) a parte caudal ou fálica, que dará origem à vagina distal e às glândulas vestibulares maiores (de Bartholin) e parauretrais.

■ Embriologia do trato genital

As tubas uterinas, o útero e a parte superior da vagina derivam dos ductos müllerianos, também denominados ductos paramesonéfricos, que se formam adjacentes a cada mesonefro (ver Fig. 3-2B). Esses ductos estendem-se para baixo e, então, viram medialmente e fundem-se na linha média. O útero é formado com essa união dos dois ductos müllerianos aproximadamente na 10ª semana (Fig. 3-2E). A fusão para criar o útero inicia-se no segmento médio e estende-se nos sentidos caudal e cefálico. Com a proliferação celular na porção superior, uma cunha espessa

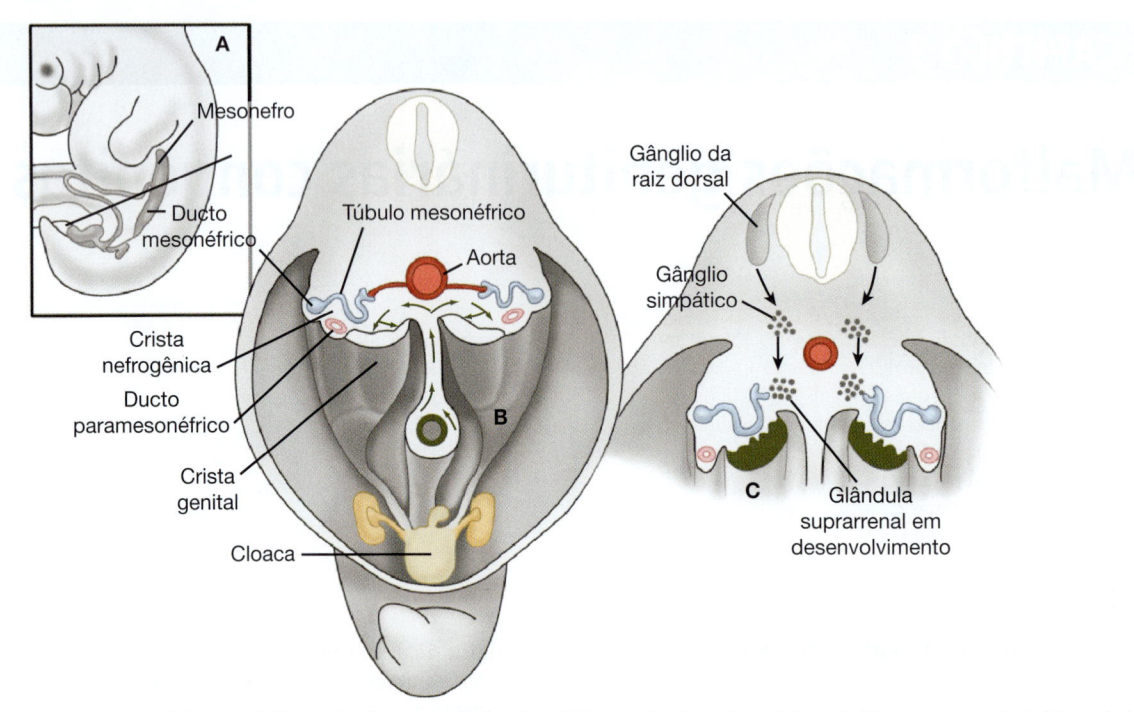

FIGURA 3-1 **A.** Corte transversal de um embrião com 4 a 6 semanas. **B.** Grandes células germinativas primordiais ameboides que migram (*setas*) da vesícula vitelina para a área do epitélio germinativo, no interior da crista genital. **C.** Migração de células do sistema simpático dos gânglios espinais para uma região acima do rim em desenvolvimento.

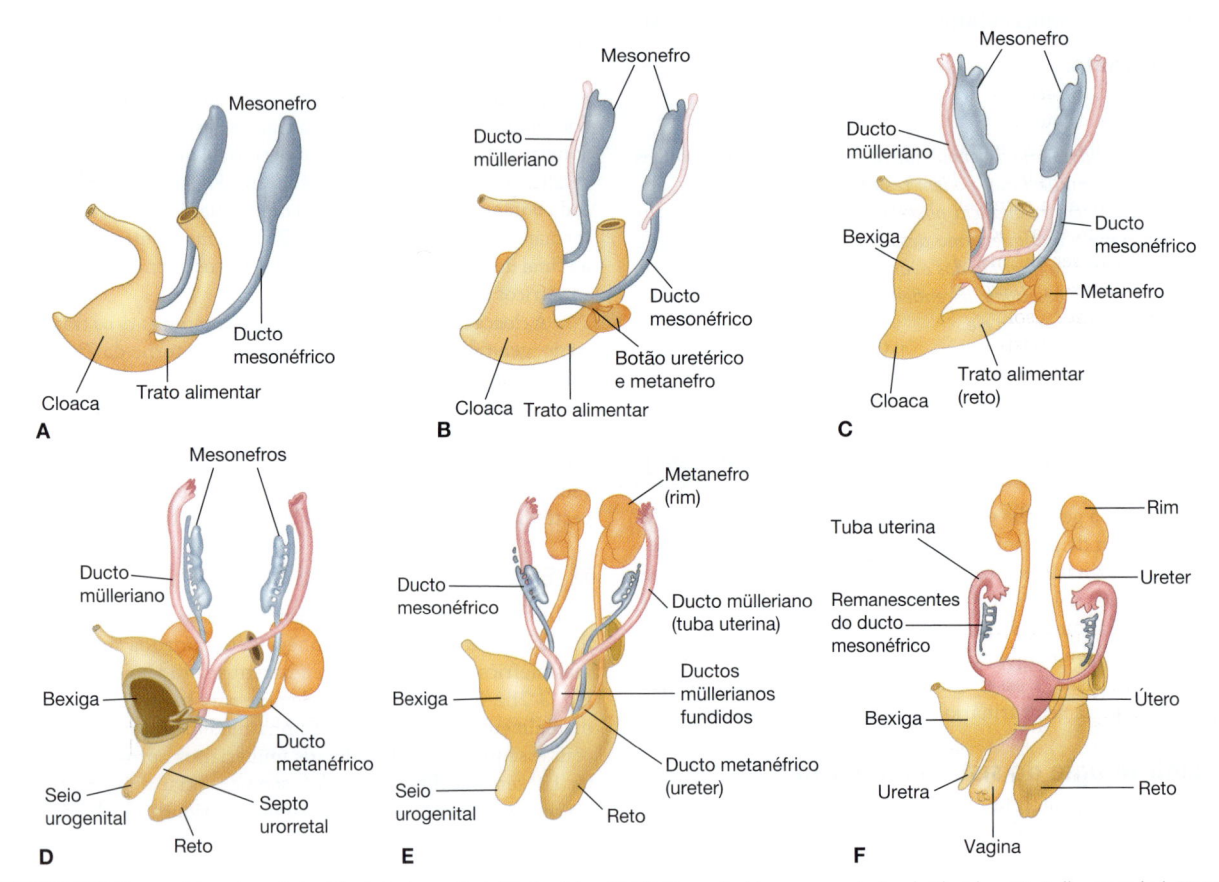

FIGURA 3-2 Desenvolvimento embrionário do trato geniturinário feminino **(A-F)**. (Reproduzida, com permissão, de Shatzkes DR, Haller JO, Velcek FT: Imaging of uterovaginal anomalies in the pediatric patient, Urol Radiol 1991;13(1):58–66.)

de tecido confere ao útero seu formato piriforme característico. Ao mesmo tempo, a dissolução de células no polo superior forma a primeira cavidade uterina (Fig. 3-2F). À medida que o septo superior em formato de cunha é lentamente reabsorvido, a cavidade uterina definitiva forma-se, em geral na 20ª semana. Se os ductos müllerianos não se fundirem, então dois cornos uterinos separados permanecem. Por outro lado, quando não há reabsorção do tecido comum entre eles, ocorrem graus variados de persistência do septo uterino.

Quando a extremidade distal dos ductos müllerianos fundidos entra em contato com o seio urogenital, ocorre a indução de crescimentos endodérmicos do seio, chamados bulbos sinovaginais. Esses bulbos proliferam e se fundem, formando a placa vaginal, que futuramente será reabsorvida para formar o lúmen da vagina. Essa canalização da vagina em geral está completa em torno da 20ª semana. Entretanto, o lúmen permanece separado do seio urogenital pela membrana himenal. Essa membrana degenera, deixando apenas o anel himenal.

A associação estreita entre os ductos mesonéfricos (wolffianos) e paramesonéfricos (müllerianos) explica as malformações simultâneas em seus órgãos-alvo. Kenney e colaboradores (1984) demonstraram que até metade das mulheres com malformação uterovaginal tem defeitos associados no trato urinário. As malformações mais associadas com defeitos renais são útero unicorno, útero didelfo e agenesias, enquanto os úteros arqueado e bicorno têm associação menos frequente (Reichman, 2010). Quando se identificam malformações müllerianas, o sistema urinário deve ser avaliado com ressonância magnética (RM), ultrassonografia ou pielografia intravenosa (Hall-Craggs, 2013). No caso de malformações müllerianas, os ovários geralmente funcionam normalmente, mas com alta incidência de falha anatômica na descida para a pelve (Allen, 2012; Dabirashrafi, 1994).

Conforme discutido, os ductos mesonéfricos em geral degeneram. Contudo, seus remanescentes podem se tornar clinicamente evidentes. É possível que vestígios mesonéfricos ou wolffianos persistam na forma de cistos do ducto de Gartner. Esses cistos costumam estar localizados na parede vaginal anterolateral, mas podem ser encontrados em outros locais do canal vaginal. Eles podem ser caracterizados ainda por exames de RM, que oferecem excelente resolução de imagem nas interfaces de tecidos moles. A maioria dos cistos é assintomática e benigna e geralmente não requer excisão cirúrgica.

Entre os possíveis remanescentes wolffianos intra-abdominais estão alguns poucos túbulos cegos no mesovário – o epoóforo –, assim como outros similares adjacentes ao útero – paraoóforo – (ver Fig. 3-2F) (Moore, 2013). O epoóforo ou o paraoóforo podem evoluir para cistos clinicamente identificáveis no adulto.

■ Embriologia das gônadas

Em aproximadamente 4 semanas, as gônadas derivam do epitélio celômico que cobre a superfície medial e ventral do cordão nefrogênico em um local entre o oitavo segmento torácico e o quarto lombar. A derivação distinta da crista gonadal e dos ductos müllerianos explica por que as mulheres com malformações müllerianas caracteristicamente apresentam funcionamento normal dos ovários e fenótipo feminino. O epitélio celômico se espessa para formar a crista genital, também conhecida como crista gonadal. Filamentos dessas células epiteliais se estendem para o mesênquima subjacente como cordões sexuais primários. Na sexta semana, as células germinativas primordiais migraram da vesícula vitelina para entrar no mesênquima da crista genital (Fig. 3-3).

As células germinativas primordiais são então incorporadas aos cordões sexuais primários.

Na sétima semana, o sexo pode ser distinguido, e os testículos são reconhecidos durante o corte microscópico por seus cordões testiculares radiantes bem definidos. Esses cordões estão separados do epitélio celômico por mesênquima que virá a formar a túnica albugínea. Os cordões testiculares desenvolvem-se em túbulos seminíferos e redes testiculares. A rede testicular estabelece conexão com pequenos tubos que saem do ducto mesonéfrico. Esses pequenos tubos tornam-se os ductos eferentes, que drenam para o epidídimo e, então, para os vasos deferentes, que são os principais derivados do ducto mesonéfrico.

No embrião feminino, os cordões sexuais primários dão origem aos cordões medulares, que persistem apenas por um curto período de tempo. O epitélio celômico novamente prolifera no mesênquima subjacente, e esses filamentos são os cordões corticais. No quarto mês, os cordões corticais começam a formar aglomerados celulares isolados chamados folículos primordiais. Esses folículos contêm oogônias, que derivam de células germinativas primordiais e são cercadas por uma única camada de células foliculares achatadas, derivadas dos cordões corticais. As células foliculares servem como células nutritivas de suporte. Em torno de 8 meses, o ovário torna-se uma estrutura lobulada, estreita e alongada, fixada à parede do corpo na altura do mesovário. O epitélio celômico é separado por uma faixa de tecido conectivo – túnica albugínea – do córtex. Nessa fase, o córtex contém folículos e é bem definido a partir da medula interna, que é composta por abundantes vasos sanguíneos, vasos linfáticos e fibras nervosas.

■ Embriologia da genitália externa

O desenvolvimento inicial da genitália externa é semelhante em ambos os sexos. Após 6 semanas de gestação, três protuberâncias externas foram desenvolvidas ao redor da membrana cloacal. Essas são as pregas cloacais esquerda e direita, que se encontram ventralmente para formar o tubérculo genital (Fig. 3-4). Com a divisão da membrana cloacal em membranas anal e urogenital, as pregas cloacais tornam-se as pregas anal e uretral, respectivamente. Lateralmente às pregas uretrais, surgem protuberâncias genitais, que se tornam as pregas labioescrotais. Entre as pregas uretrais, o seio urogenital se estende para a superfície do tubérculo genital aumentado para formar o sulco uretral. Por volta de 7 semanas, a membrana urogenital se rompe, expondo a cavidade do seio urogenital ao líquido amniótico.

O tubérculo genital se alonga para formar o falo nos machos e o clitóris nas fêmeas. Ainda assim, não é possível diferenciar visualmente a genitália externa masculina e feminina até a 12ª semana. No feto masculino, a di-hidrotestosterona (DHT) se forma localmente pela ação da enzima 5-alfarredutase sobre a testosterona. A DHT estimula o aumento da distância anogenital, o aumento do falo e a fusão das pregas labioescrotais para formar o escroto.

No feto feminino, sem DHT, a distância anogenital não aumenta, e as pregas labioescrotal e uretral não se fundem (Fig. 3-4C). O tubérculo genital se dobra caudalmente para se tornar o clitóris, e o seio urogenital forma o vestíbulo da vagina. As pregas labioescrotais criam os lábios maiores, enquanto as pregas uretrais persistem como os lábios menores. A diferenciação da genitália externa feminina é concluída em 11 semanas, enquanto a diferenciação da genitália externa masculina é concluída em 14 semanas.

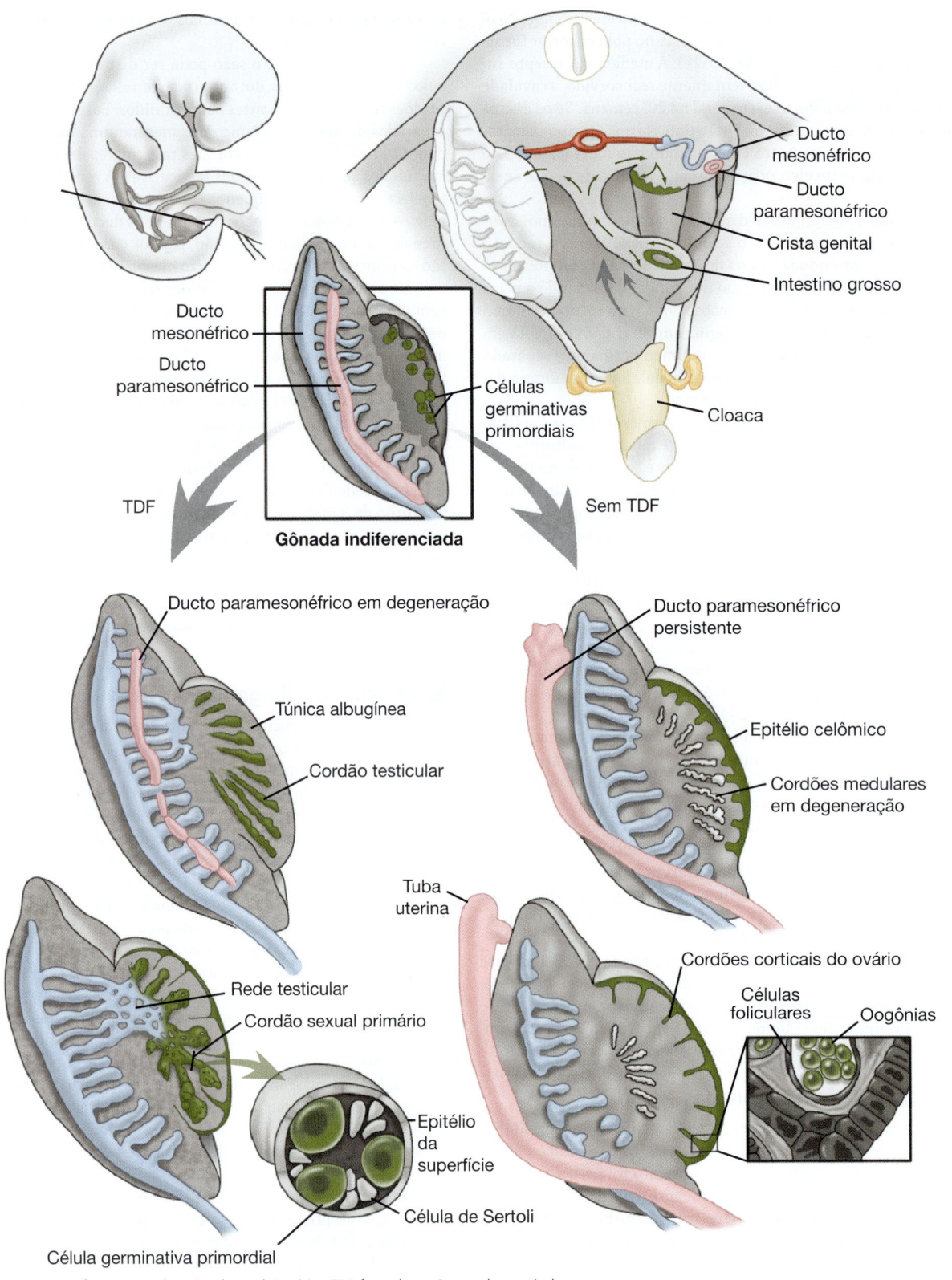

FIGURA 3-3 Diferenciação das gônadas embrionárias. TDF, fator determinante dos testículos.

Malformações geniturinárias congênitas 37

Estágios indiferenciados

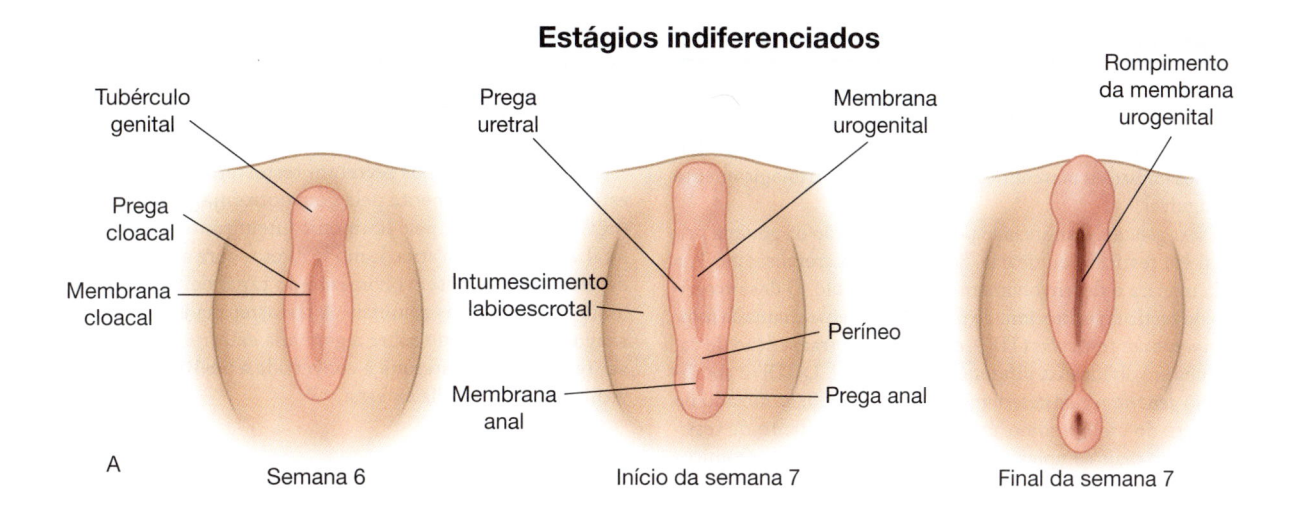

A
Semana 6 — Tubérculo genital, Prega cloacal, Membrana cloacal
Início da semana 7 — Prega uretral, Membrana urogenital, Intumescimento labioescrotal, Membrana anal, Períneo, Prega anal
Final da semana 7 — Rompimento da membrana urogenital

Diferenciação

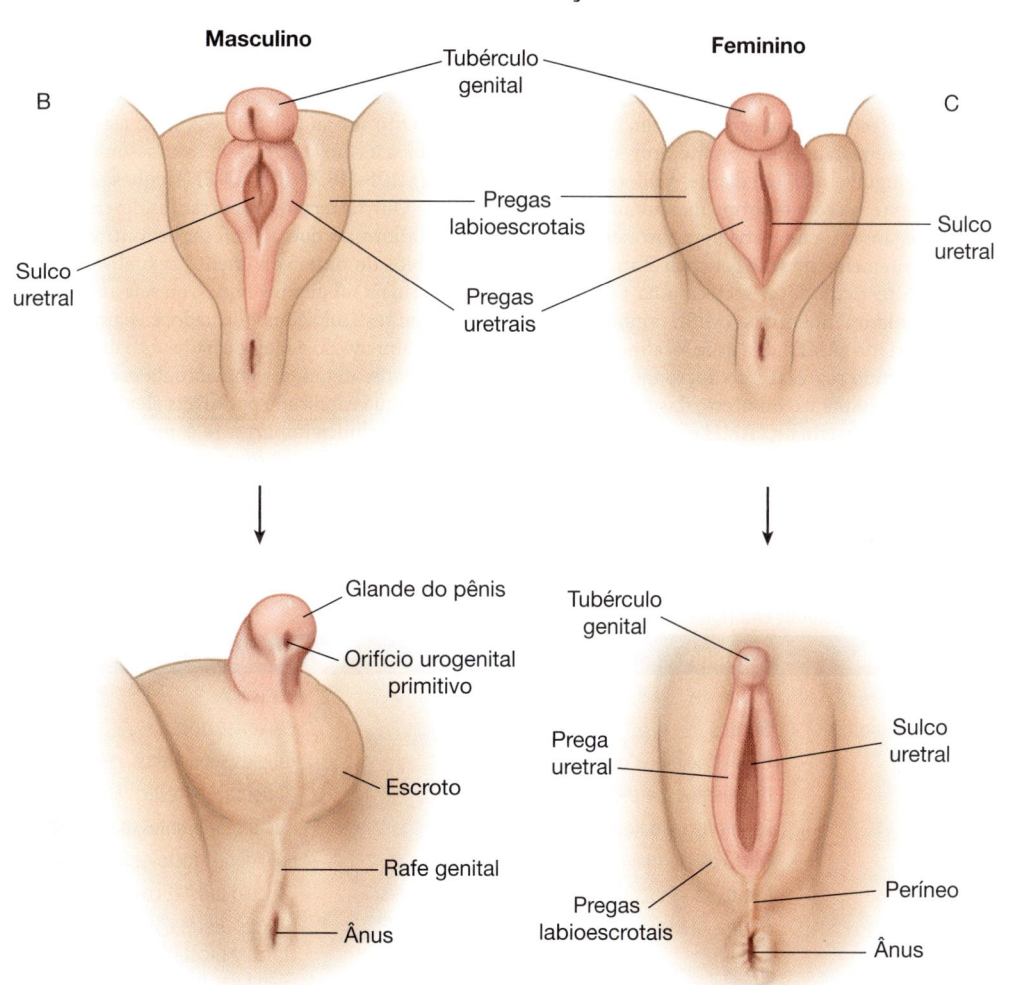

B **Masculino** — Tubérculo genital, Sulco uretral, Pregas labioescrotais, Pregas uretrais
↓
Glande do pênis, Orifício urogenital primitivo, Escroto, Rafe genital, Ânus

C **Feminino** — Tubérculo genital, Pregas labioescrotais, Sulco uretral
↓
Tubérculo genital, Prega uretral, Sulco uretral, Pregas labioescrotais, Períneo, Ânus

FIGURA 3-4 Desenvolvimento da genitália externa. **A.** Estágio indiferenciado. **B.** Virilização da genitália externa. **C.** Feminização. (Reproduzida, com permissão, de Bradshaw KD: Anatomical disorders. In Hoffman BL, Schorge JO, Bradshaw KD, et al (eds): Williams Gynecology, 3rd ed. New York, McGraw Hill Education, 2016.)

DIFERENCIAÇÃO SEXUAL

A definição de sexo incorpora o sexo genético, o sexo gonadal e o sexo fenotípico. O *sexo genético* – XX ou XY – é estabelecido na fecundação. Contudo, nas primeiras 6 semanas, o desenvolvimento dos embriões masculinos e femininos é morfologicamente indistinguível.

O *sexo gonadal* é anunciado pela diferenciação da gônada primordial em testículo ou ovário. Se houver um cromossomo Y, a gônada iniciará o desenvolvimento para testículo. O desenvolvimento do testículo é direcionado por uma proteína chamada *fator determinante dos testículos (TDF)*, que modula a transcrição de vários genes envolvidos na diferenciação gonadal. O TDF é codificado pelo *gene da região determinante do sexo (SRY)*, localizado no braço curto do cromossomo Y. Mas o desenvolvimento de testículos é muito mais complexo e requer outros genes autossômicos (Nistal, 2015a).

A importância do gene *SRY* é demonstrada em várias condições paradoxais. Primeiro, homens fenotípicos 46,XX podem resultar da translocação do fragmento do cromossomo Y que contém *SRY* para o cromossomo X durante a meiose das células germinativas masculinas (Wu, 2014). De forma semelhante, os indivíduos 46,XY podem parecer fenotipicamente femininos se forem portadores de mutação no gene *SRY* (Helszer, 2013).

Por último, o *sexo fenotípico* começa com 8 semanas de gestação. Antes disso, o desenvolvimento do trato urogenital em ambos os sexos é indistinguível. Daí em diante, a diferenciação das genitálias interna e externa com fenótipo masculino depende da função testicular. Na ausência de testículo, ocorre diferenciação feminina independentemente do sexo genético (Tab. 3-1).

Nos homens, o testículo fetal secreta uma proteína chamada substância inibidora mülleriana (MIS), também chamada hormônio antimülleriano (AMH). Ela atua localmente como fator parácrino produzindo regressão do ducto mülleriano. Com isso, impede o desenvolvimento do útero, das tubas uterinas e do segmento superior da vagina. O AMH é produzido pelas células de Sertoli dos túbulos seminíferos. É importante ressaltar que esses túbulos surgem nas gônadas fetais e secretam AMH antes da diferenciação das células de Leydig, o local celular da síntese da testosterona. O AMH é secretado em 7 semanas e a regressão do ducto mülleriano é concluída em 9 a 10 semanas. Considerando que o AMH atua localmente próximo a seu local de formação, se o testículo estiver ausente em um dos lados, o ducto mülleriano persistirá, e o útero e a tuba uterina se desenvolverão nesse lado.

Os testículos fetais secretam testosterona, aparentemente estimulados inicialmente pela gonadotrofina coriônica humana (hCG) e, mais tarde, pelo hormônio luteinizante (LH) hipofisário fetal. A testosterona atua de modo direto sobre o ducto wolffiano, determinando o desenvolvimento do canal deferente, do epidídimo e das vesículas seminais. A testosterona também entra no sangue fetal, atuando sobre a genitália externa primordial. Nesses tecidos, a testosterona é convertida a 5α-DHT para causar a virilização da genitália externa.

DISTÚRBIOS DO DESENVOLVIMENTO SEXUAL

■ Definições

Como evidenciado na discussão anterior, o desenvolvimento sexual anormal pode envolver as gônadas, o sistema do ducto interno ou a genitália externa. As taxas variam e aproximam-se de 1 em cada 1.000 a 4.500 nascimentos (Murphy, 2011; Ocal, 2011). A nomenclatura usada para descrever os distúrbios do desenvolvimento sexual (DDSs) evoluiu. A classificação atual desses distúrbios inclui: (1) DDSs de cromossomos sexuais, (2) DDSs 46,XY e (3) DDSs 46,XX (Tab. 3-2) (Hughes, 2006).

Outros termos importantes descrevem os achados fenotípicos anormais que podem ser encontrados. Primeiro, alguns distúrbios do desenvolvimento sexual estão associados a gônadas anormais subdesenvolvidas, ou seja, *disgenesia gonadal*. Com isso, se um testículo é mal formado, é chamado de *testículo disgenético* e, se um ovário é mal formado, é chamado de *gônada em fita*. Nos pacientes afetados, a gônada subdesenvolvida se torna disfuncional, o que é indicado por níveis elevados de gonadotrofina. Outra sequela clínica importante é que os pacientes portadores de um cromossomo Y apresentam alto risco de desenvolver um tumor de células germinativas na gônada disgenética.

Um segundo termo, *genitália ambígua*, descreve a genitália que não parece claramente masculina ou feminina. As anormalidades

TABELA 3-1 Estruturas urogenitais embrionárias e seus homólogos adultos

Estrutura indiferenciada	Feminino	Masculino
Crista genital	Ovário	Testículos
Células germinativas primordiais	Oócitos	Espermatozoides
Cordões sexuais	Células de granulosa	Túbulos seminíferos, células de Sertoli
Gubernáculo	Ligamentos utero-ovárico e redondo	Gubernáculo testicular
Túbulos mesonéfricos	Epoóforo, paroóforo	Dúctulos eferentes, paradídimo
Ductos mesonéfricos	Ducto de Gartner	Epidídimo, ducto deferente, ducto ejaculatório
Ductos paramesonéfricos	Útero, tubas uterinas, parte superior da vagina	Utrículo prostático, apêndice dos testículos
Seio urogenital	Bexiga, uretra Vagina Glândulas parauretrais Glândulas vestibulares maiores (de Bartholin) e menores	Bexiga, uretra Utrículo prostático Glândulas prostáticas Glândulas bulbouretrais
Tubérculo genital	Clitóris	Glande do pênis
Pregas urogenitais	Lábios menores	Assoalho da uretra peniana
Intumescimento labioescrotal	Lábios maiores	Escroto

TABELA 3-2 Classificação de distúrbios do desenvolvimento sexual (DDS)

DDS de cromossomos sexuais
Turner 45,X[a]
Klinefelter 47,XXY[a]
Disgenesias gonadais mistas 45,X/46,XY
DDS ovotesticular 46,XX/46,XY

DDS 46,XY
Desenvolvimento testicular
    Disgenesia gonadal pura
    Disgenesia gonadal parcial
    Ovotesticular
    Regressão testicular
Produção ou ação de androgênio
    Síntese de androgênio
    Receptor de androgênio
    Receptor de LH/hCG
    AMH

DDS 46,XX
Desenvolvimento ovariano
    Ovotesticular
    Testicular
    Disgenesia gonadal
Excesso de androgênio
    Fetal
    Materno
    Placentário

[a]E variantes da síndrome.
AMH, hormônio antimülleriano; hCG, gonadotrofina coriônica humana; LH, hormônio luteinizante.
Adaptada, com permissão, de Hughes IA, Houk C, Ahmed SF, et al: Consensus statement on management of intersex disorders. J Pediatr Urol 2:148, 2006.

podem incluir hipospadia, testículos não descidos, micropênis ou clitóris aumentado, fusão labial e massa labial.

Por fim, *ovotesticular* define estados caracterizados por tecido ovariano e testicular no mesmo indivíduo. Antigamente era denominado hermafroditismo verdadeiro. Nesses casos, diferentes tipos de gônadas podem ser pareados. Os tipos de gônadas que podem ser pareados incluem testículo normal, ovário normal, gônada em fita, testículo disgenético ou ovotestículo. Nesse último, os elementos ovariano e testicular são combinados na mesma gônada. Com DDSs ovotesticulares, a estrutura do sistema ductal interno depende da gônada ipsilateral e do seu grau de determinação. Especificamente, a quantidade de AMH e testosterona determina o grau em que o sistema ductal interno é masculinizado ou feminizado. Os órgãos genitais externos são geralmente ambíguos e submasculinizados em virtude da testosterona inadequada.

■ Distúrbios do desenvolvimento sexual de cromossomos sexuais

Síndromes de Turner e Klinefelter

Os DDS de cromossomos sexuais geralmente surgem de um número anormal de cromossomos sexuais. Entre eles, as síndromes de Turner e Klinefelter são as mais frequentemente encontradas (Nielsen, 1990).

A *síndrome de Turner* é causada por ausência ou anormalidade estrutural grave de um cromossomo X em uma mulher fenotípica. Os fetos mais afetados são abortados espontaneamente. No entanto, em meninas com síndrome de Turner que sobrevivem, o fenótipo varia amplamente, mas quase todos os pacientes afetados têm baixa estatura. Os problemas associados incluem anomalias cardíacas (especialmente coarctação da aorta), anomalias renais, deficiência auditiva, otite média e mastoidite e aumento da incidência de hipertensão, acloridria, diabetes melito e tireoidite de Hashimoto. É a forma mais comum de disgenesia gonadal que leva à insuficiência ovariana primária. Nesses casos, o útero e a vagina são normais e capazes de responder a hormônios exógenos (Matthews, 2017).

Outro distúrbio cromossômico sexual é a *síndrome de Klinefelter* (47,XXY). Esses indivíduos tendem a ser do sexo masculino, altos e com baixa virilização, com ginecomastia e testículos pequenos e firmes. Eles têm a fertilidade significativamente reduzida por hipogonadismo devido à insuficiência gradual das células testiculares. Esses homens têm risco aumentado de tumores de células germinativas, osteoporose, hipotireoidismo, diabetes melito, câncer de mama, anormalidades cardiovasculares e problemas cognitivos e psicossociais (Aksglaede, 2013; Calogero, 2017).

DDS cromossômico ovotesticular

Vários cariótipos podem criar um ovário e testículo coexistentes e, portanto, o DDS ovotesticular é encontrado nas três categorias de DDS (ver Tab. 3-2). No grupo dos cromossomos sexuais, o DDS ovotesticular pode surgir de um cariótipo 46,XX/46,XY. Aqui, um ovário, testículo ou ovotestítulo podem ser pareados. O fenótipo, em geral, reflete os dos distúrbios ovotesticulares, descritos anteriormente.

Para outros no grupo de DDS de cromossomo sexual, o distúrbio ovotesticular surge de um mosaico cromossômico como 45,X/46,XY. Com esse cariótipo, um quadro de *disgenesia gonadal mista* mostra uma gônada em fita de um lado e um testículo disgenético ou normal do outro. A aparência fenotípica varia de genitália masculina subvirilizada ou ambígua a estigmas de Turner.

■ Distúrbios do desenvolvimento sexual 46,XY

A exposição insuficiente a androgênios em um feto destinado ao sexo masculino leva a DDS 46,XY – anteriormente chamado pseudo-hermafroditismo masculino. O cariótipo é 46,XY, e os testículos estão frequentemente presentes. O útero geralmente está ausente como resultado da produção embrionária normal de AMH pelas células de Sertoli. Esses indivíduos geralmente são estéreis pela espermatogênese anormal e têm um falo pequeno inadequado para a função sexual. Como observado na Tabela 3-2, a etiologia do DDS 46,XY pode resultar do desenvolvimento anormal dos testículos ou da produção ou ação anormal de androgênio.

Disgenesia gonadal 46,XY

Esse espectro de subdesenvolvimento anormal da gônada inclui disgenesia gonadal 46,XY pura ou mista, parcial ou completa. Elas são definidas pela quantidade de tecido testicular normal e pelo cariótipo. Em virtude do potencial para tumores de células germinativas nos testículos disgenéticos e intra-abdominais, os pacientes afetados têm sido rotineiramente aconselhados a realizar gonadectomia (Jiang, 2016).

A *disgenesia gonadal pura* resulta de uma mutação no gene SRY ou em outros genes com efeitos determinantes dos testículos (Hutson, 2014). Ela leva a gônadas disgenéticas subdesenvolvidas que não produzem androgênio ou AMH. Anteriormente denominada síndrome de Swyer, a condição cria um fenótipo feminino pré-púbere normal e um sistema mülleriano normal devido à ausência de AMH.

A *disgenesia gonadal parcial* define aqueles com desenvolvimento da gônada intermediário entre os testículos normal e disgenético. Dependendo da porcentagem de testículo subdesenvolvido, as estruturas wolffianas e müllerianas e a ambiguidade genital são expressas de forma variável.

A *disgenesia gonadal mista* é um tipo de distúrbio ovotesticular de diferenciação sexual. Como discutido na p. 39, uma gônada é em fita e a outra é um testículo normal ou disgenético. Dos indivíduos afetados, 15% têm um cariótipo 46,XY (Nistal, 2015b). O fenótipo é amplo, como na disgenesia gonadal parcial.

Por fim, a *regressão testicular* pode seguir o desenvolvimento inicial do testículo. Um amplo espectro fenotípico é possível e depende do momento da falha do testículo.

Produção ou ação anormal de androgênio

Em alguns casos, os distúrbios 46,XY de diferenciação sexual decorrem de anormalidades em: (1) biossíntese de testosterona, (2) função do receptor de LH, (3) função de AMH ou (4) ação do receptor androgênico. Primeiro, a via de biossíntese de esteroides sexuais pode sofrer defeitos enzimáticos que bloqueiam a produção de testosterona. Dependendo do momento e do grau de bloqueio, podem resultar em sexo masculino não virilizado ou sexo feminino fenotípico. Em contraste com esses defeitos enzimáticos centrais, os defeitos periféricos podem ser causais. Especificamente, a ação enzimática anormal da 5α-redutase tipo 2 leva à conversão prejudicada da testosterona em DHT e, portanto, à subvirilização.

Segundo, anormalidades nos receptores de hCG/LH dentro dos testículos podem levar à aplasia/hipoplasia das células de Leydig e prejudicar a produção de testosterona. Por outro lado, os distúrbios de AMH e de receptores de AMH resultam em síndrome do ducto mülleriano persistente (SDMP). Os pacientes afetados parecem homens, mas têm útero e tubas uterinas persistentes devido à falha na ação do AMH.

Por fim, o receptor de androgênio pode estar defeituoso e resultar na síndrome da insensibilidade androgênica (SIA). A resistência aos androgênios pode ser incompleta e associada a graus variados de virilização e ambiguidade genital. Formas mais leves foram descritas em homens com infertilidade grave nos fatores masculinos e baixa virilização.

Mulheres com síndrome da insensibilidade androgênica completa (SIAC) parecem mulheres fenotipicamente normais ao nascimento. Elas geralmente se apresentam na puberdade com amenorreia primária. Os órgãos genitais externos parecem normais; são observados pelos pubianos e axilares escassos ou ausentes; a vagina é encurtada ou com terminação cega; e o útero e as tubas uterinas estão ausentes. No entanto, esses indivíduos desenvolvem mamas durante a maturação puberal devido à conversão abundante de androgênio em estrogênio. Os testículos podem ser palpáveis nos lábios ou na área inguinal ou podem ser encontrados intra-abdominalmente. A excisão cirúrgica dos testículos após a puberdade é recomendada para diminuir o risco associado de tumores de células germinativas, que podem chegar a 20 a 30%.

■ Distúrbios do desenvolvimento sexual 46,XX

Como observado na Tabela 3-2, a etiologia dos distúrbios 46,XX de diferenciação sexual pode resultar de desenvolvimento ovariano anormal ou exposição excessiva a androgênio.

Desenvolvimento ovariano anormal

Os distúrbios do desenvolvimento ovariano daqueles com cariótipo 46,XX incluem: (1) disgenesia gonadal, (2) DDS testicular e (3) DDS ovotesticular.

Na *disgenesia gonadal 46,XX*, semelhante à síndrome de Turner, as gônadas se desenvolvem em fita. Elas levam a hipogonadismo, genitália feminina pré-púbere normal e estruturas müllerianas normais, mas outros estigmas de Turner estão ausentes.

No *DDS 46,XX testicular*, várias possíveis mutações genéticas levam à formação de testículos dentro do ovário – gônada em fita, testículo disgenético ou ovotestítulo. Defeitos podem resultar da translocação de SRY em um cromossomo X. Em indivíduos sem translocação SRY, outros genes com efeitos determinantes nos testículos são provavelmente ativados. Independentemente disso, a produção de AMH leva à regressão do sistema mülleriano, e os androgênios promovem o desenvolvimento do sistema wolffiano e a masculinização da genitália externa. A espermatogênese, no entanto, está ausente em razão da falta de genes necessários no braço longo do cromossomo Y. Esses indivíduos geralmente não são diagnosticados até a puberdade ou durante a avaliação da infertilidade.

No *DDS 46,XX ovotesticular*, os indivíduos apresentam ovotestículo unilateral com ovário ou testículo contralateral, ou ovotestículos bilaterais. Os achados fenotípicos dependem do grau de exposição ao androgênio e refletem os de outros DDSs ovotesticulares discutidos na p. 39.

Excesso de androgênio

A discordância entre o sexo gonadal (46,XX) e a aparência fenotípica da genitália externa (masculinizada) também pode resultar da exposição excessiva ao androgênio fetal. Tal condição era anteriormente denominada pseudo-hermafroditismo feminino. Nos indivíduos afetados, estão presentes os ovários e as estruturas ductais internas femininas, como útero, colo uterino e parte superior da vagina. Assim, os pacientes são potencialmente férteis. Os órgãos genitais externos, no entanto, são virilizados em um grau variável, dependendo da quantidade e do momento da exposição ao androgênio. As três estruturas embrionárias que são comumente afetadas por níveis elevados de androgênio ou distúrbios do desenvolvimento ovariano são o clitóris, as pregas labioescrotais e o seio urogenital. Como resultado, a virilização pode variar de clitoromegalia modesta à fusão labial posterior e desenvolvimento de um falo com uma uretra peniana. Graus de virilização podem ser descritos pelo escore de Prader, que varia de 0 para uma mulher com aparência normal a 5 para um homem virilizado normal.

Fontes fetais, placentárias ou maternas podem fornecer níveis excessivos de androgênio. O excesso de androgênio de origem materna pode vir de tumores ovarianos virilizantes, como luteoma e tumor de células Sertoli-Leydig, ou de tumores suprarrenais virilizantes. Felizmente, essas neoplasias raramente causam efeitos fetais devido à capacidade enorme do sinciciotrofoblasto da placenta para converter esteroides C_{19} – androstenediona e testosterona – em estradiol via enzima aromatase (Cap. 5, p. 103). Como outra fonte, substâncias como testosterona, danazol e outros derivados do androgênio podem causar virilização fetal.

Entre as fontes fetais, a exposição pode surgir da hiperplasia suprarrenal congênita (HSRC) fetal. Esta decorre de uma deficiência de enzima fetal na via esteroidogênica que leva ao acúmulo de androgênio. O defeito mais comum é a deficiência de 21-hidroxilase. A HSRC é uma causa frequente de virilização e tem uma incidência aproximada de 1 em 10.000 a 20.000 nascidos vivos (Speiser, 2010).

Na HSRC, os fenótipos dependem da localização do defeito enzimático na via esteroidogênica e da gravidade da deficiência enzimática resultante (Miller, 2011). Com deficiência enzimática grave, os recém-nascidos afetados têm perda de sal com risco à vida e virilização. Outras mutações podem levar à virilização isoladamente (Auchus, 2015). As anormalidades mais leves se apresentam mais tarde e são descritas como HSRC "não clássica", "de início tardio" ou "de início na vida adulta". Nesses pacientes, a ativação do eixo suprarrenal na puberdade aumenta a esteroidogênese e desmascara uma deficiência enzimática leve. O excesso de androgênio fornece *feedback* negativo aos receptores do hormônio liberador de gonadotrofina (GnRH) no hipotálamo. Esses pacientes geralmente apresentam hirsutismo, acne e anovulação. Assim, a HSRC de início tardio pode imitar a síndrome do ovário policístico (McCann-Crosby, 2014). Em alguns casos, a HSRC pode ser diagnosticada antes do nascimento. A terapia precoce com dexametasona materna pode diminuir o excesso de androgênio para minimizar a virilização (Cap. 16, p. 317).

Entre as causas placentárias raras, a deficiência de aromatase placentária causada por uma mutação no gene *CYP19* fetal causa acúmulo de androgênio placentário e subprodução de estrogênio placentário (Cap. 5, p. 105) (Jones, 2007). Consequentemente, tanto a mãe quanto o feto 46,XX são virilizados.

■ Atribuição do sexo

O parto de um recém-nascido com um distúrbio de diferenciação sexual é uma emergência médica potencial e pode criar possíveis consequências psicossexuais e sociais duradouras para o indivíduo e a família. De preferência, assim que o recém-nascido afetado estiver estável, os pais devem ser incentivados a segurar a criança. O recém-nascido deve ser chamado de "seu bebê", e sugere-se usar termos que incluam "falo", "gônadas", "dobras" e "seio urogenital" para se referir às estruturas subdesenvolvidas. O obstetra deve explicar que a genitália é formada de maneira incompleta e enfatizar a gravidade da situação e a necessidade de consulta rápida e testes laboratoriais.

Como fenótipos semelhantes ou idênticos podem ter várias etiologias, a identificação de um DDS específico pode exigir várias ferramentas de diagnóstico (McCann-Crosby, 2015). O exame físico neonatal relevante avalia: (1) capacidade de palpar as gônadas nas regiões labioescrotal ou inguinal, (2) capacidade de palpar o útero durante o exame retal, (3) tamanho do falo, (4) pigmentação da genitália e (5) presença de outras características sindrômicas. A condição metabólica do recém-nascido é avaliada, pois hiperpotassemia, hiponatremia e hipoglicemia podem indicar HSRC. A mãe é examinada quanto a sinais de hiperandrogenismo. Outros testes neonatais incluem estudos genéticos, medições de hormônios, imagens e, em alguns casos, biópsia endoscópica, laparoscópica e gonadal. A ultrassonografia mostra a presença ou ausência de estruturas müllerianas/wolffianas, e pode localizar as gônadas e identificar malformações associadas, como anomalias renais.

MALFORMAÇÕES DA BEXIGA E DO PERÍNEO

Muito cedo durante a formação do embrião, encontramos uma membrana cloacal bilaminar na extremidade caudal do disco germinativo que forma a parede abdominal infraumbilical. Normalmente, o crescimento para dentro do mesoderma entre as camadas ectodérmica e endodérmica da membrana cloacal leva à formação da musculatura do abdome inferior e dos ossos da pelve. Sem reforço, é possível que a membrana cloacal sofra rompimento prematuro e, dependendo da extensão da falha infraumbilical, podem surgir extrofia cloacal, extrofia da bexiga ou epispadia.

Dessas, a *extrofia cloacal* é rara e inclui a tríade formada por onfalocele, extrofia da bexiga e ânus imperfurado.

A *extrofia da bexiga* não é comum e caracteriza-se como exposição da bexiga fora do abdome. Os achados associados geralmente incluem órgãos genitais externos anormais e uma sínfise púbica alargada. Contudo, ao mesmo tempo, o útero, as tubas uterinas e os ovários são normais, exceto por ocasionais defeitos na fusão dos ductos müllerianos. A gravidez com extrofia da bexiga está associada a maior risco de pielonefrite, retenção urinária, obstrução ureteral, prolapso de órgão pélvico, parto pré-termo e apresentação pélvica. A American Urological Association publicou diretrizes de manejo para a gravidez (Eswara, 2016). Em razão das aderências extensas causadas por reparo prévio e da anatomia alterada que costuma ser encontrada nesses casos, alguns autores recomendam indicar cesariana em um centro de atenção terciária (Deans, 2012; Dy, 2015; Greenwell, 2003).

A *epispádia* sem extrofia da bexiga é rara e se desenvolve em associação com outras anomalias, como uretra alargada e distendida; ausência ou duplicação do clitóris; ausência de fusão das pregas labiais; e achatamento do monte do púbis. Também são comuns anormalidades vertebrais e diátese da sínfise púbica.

As *anomalias do clitóris* são raras. Uma delas é a duplicação, ou clitóris bífido, que é rara e em geral está associada à extrofia da bexiga ou à epispádia. Com a uretra fálica feminina, o orifício da uretra encontra-se na ponta do clitóris. Por fim, a clitoromegalia observada ao nascimento sugere exposição fetal a androgênios excessivos (p. 40). Em outros casos, a clitoromegalia congênita em mulheres nascidas extremamente prematuras é um achado raro, mas bem reconhecido, que se acredita ser devido aos níveis transitórios de androgênio nesses neonatos (Greaves, 2008).

Como observado, o hímen marca a fronteira embriológica entre estruturas derivadas do seio mülleriano e urogenital. Entre as *malformações himenais* estão os hímens imperfurado, microperfurado, cribriforme (em forma de peneira), navicular (em forma de barco) e septado. Todos resultam de falha na canalização da extremidade inferior da placa vaginal – a membrana himenal. A incidência dessas malformações se aproxima de 1 em 1.000 ou 2.000 mulheres (American College of Obstetricians and Gynecologists, 2016). No período neonatal, quantidades significativas de muco podem ser secretadas em razão da estimulação estrogênica materna. Em caso de hímen imperfurado, essa secreção se acumula para formar uma massa volumosa, translúcida e cinza-amarelada, denominada hidrocolpo ou mucocolpo, localizada no introito vaginal. A maioria é assintomática e resolve quando o muco é reabsorvido e os níveis de estrogênio diminuem, mas raramente pode causar retenção urinária perinatal por seus efeitos de massa (Johal, 2009).

MALFORMAÇÕES MÜLLERIANAS

Há quatro deformidades principais que surgem em razão de falhas nas etapas do desenvolvimento embrionário do ducto mülleriano: (1) agenesia de ambos os ductos, tanto focal quanto ao longo de toda a sua extensão; (2) maturação unilateral de um dos ductos müllerianos, com desenvolvimento incompleto ou ausente do lado oposto; (3) fusão deficiente ou ausente dos ductos na linha média; ou (4) falha na canalização. Várias classificações foram propostas, e a Tabela 3-3 mostra a da American Fertility Society (1988). Essa classificação separa as malformações em grupos com características clínicas, prognósticos quanto à gravidez e tratamentos semelhantes. Também inclui uma categoria para as anormalidades associadas com exposição do feto ao dietilestilbestrol (DES). Vários outros sistemas de classificação foram criados, mas esse é o mais amplamente usado (Acién, 2011; Di Spiezio Sardo, 2015; Oppelt, 2005).

Pode-se suspeitar de anomalias müllerianas por sintomas ou achados físicos, como septos vaginais, vagina de terminação cega ou colo do útero duplicado. A amenorreia pode ser a queixa inicial para as pacientes com agenesia de um componente mülleriano. Nas mulheres com malformações obstrutivas, a dor pélvica por sangue oculto que se acumula e distende a vagina, o útero ou as tubas uterinas pode surgir a partir do funcionamento do endométrio. Endometriose e dismenorreia associada, dispareunia e dor crônica também são frequentes nesses casos.

■ Agenesia mülleriana

As malformações segmentares de classe I são causadas por hipoplasia ou por agenesia müllerianas, como mostra a Figura 3-5. Essas falhas no desenvolvimento podem afetar a vagina, o colo, o útero ou as tubas uterinas e podem estar isoladas ou associadas a outras malformações müllerianas.

TABELA 3-3 Classificação das malformações müllerianas

I. Hipoplasia segmentar ou agenesia mülleriana
   a. Vaginal
   b. Cervical
   c. Do fundo do útero
   d. Tubária
   e. Malformações combinadas
II. Útero unicorno
   a. Corno com comunicação rudimentar
   b. Corno não comunicante
   c. Sem cavidade endometrial
   d. Sem corno rudimentar
III. Útero didelfo
IV. Útero bicorno
   a. Total – separação até o orifício interno do colo
   b. Parcial
V. Útero septado
   a. Total – septo até o orifício interno do colo
   b. Parcial
VI. Útero arqueado
VII. Relacionada com dietilestilbestrol

Dados de American Fertility Society: The American Fertility Society classifications of adnexal adhesions, distal tubal occlusion, tubal occlusion secondary to tubal ligation, tubal pregnancies, Müllerian anomalies and intrauterine adhesions, Fertil Steril 1988 Jun;49(6):944–955.

■ Malformações vaginais

De todas as anomalias vaginais, a agenesia vaginal é a mais impactante e pode ser isolada ou associada a outras anomalias müllerianas. Um exemplo é a síndrome de Mayer-Rokitansky-Küster-Hauser (MRKH), na qual a agenesia do segmento superior da vagina está associada à hipoplasia ou à agenesia uterinas. Menos frequentemente, nessa síndrome também é possível encontrar malformações nos sistemas renal, esquelético e auditivo. Essa tríade é conhecida pelo acrônimo MURCS – aplasia do ducto *mülleria*no, aplasia *r*enal e displasia do *s*omito *c*ervicotorácico (Rall, 2015).

A importância obstétrica das malformações vaginais depende do grau de obstrução. A agenesia vaginal total, a não ser que seja corrigida cirurgicamente, impede a gravidez por relação sexual vaginal. Nas pacientes com síndrome de MRKH, é possível a criação de vagina funcional, mas a agenesia uterina impede a gravidez. Nessas mulheres, entretanto, é possível a coleta de óvulos para fertilização *in vitro* (FIV) e implante em gestante substituta ou "barriga de aluguel" (Friedler, 2016). Atualmente, o transplante de útero é experimental, mas é uma promessa futura para essas mulheres (Johannesson, 2016).

Entre outras anomalias vaginais, septos congênitos podem se formar longitudinal ou transversalmente, e cada um pode surgir de um defeito de fusão ou reabsorção. Os septos longitudinais dividem a vagina em porções direita e esquerda. Eles podem estar completos e se estender por todo o comprimento vaginal. Os septos parciais geralmente se formam na parte superior da vagina, mas podem se desenvolver em níveis mais baixos. Os septos costumam estar associados a outras malformações müllerianas (Haddad, 1997).

Durante o trabalho de parto, o septo vaginal longitudinal total geralmente não causa distocia, uma vez que o lado do canal vaginal por onde o feto desce dilata de modo satisfatório. Entretanto, o septo longitudinal incompleto ou parcialmente obstrutivo pode interferir com a descida do feto. Ocasionalmente, uma mulher com septo longitudinal distal se apresenta em trabalho de parto. Durante o trabalho de parto no segundo estágio, esse septo geralmente se torna atenuado pela pressão da cabeça do feto. Depois de garantir analgesia adequada, a fixação inferior do septo é isolada, pinçada, seccionada e ligada. Após a dequitação da placenta, a fixação superior pode ser seccionada, evitando cuidadosamente lesões na uretra.

Um septo transversal apresenta uma obstrução de espessura variável. Pode se desenvolver a qualquer profundidade dentro da vagina, mas a maioria está no terço inferior (Williams, 2014). Eles podem ou não ser perfurados e, portanto, obstrução ou infertilidade estão presentes de forma variável. No trabalho de parto, septos perfurados podem ser confundidos com a cúpula vaginal com um orifício cervical não dilatado (Kumar, 2014). Se for encontrado durante o parto e após a dilatação total do colo, a cabeça do feto colide com o septo e produz um abaulamento para baixo. Se o septo não ceder, uma ligeira pressão de alongamento sobre sua abertura em geral leva a aumento da dilatação, mas pode haver necessidade de incisões em cruz para permitir a passagem do feto (Blanton, 2003). Entretanto, se houver um septo transversal espesso, talvez haja necessidade de cesariana.

■ Malformações do colo uterino

As anormalidades no desenvolvimento do colo uterino incluem agenesia parcial ou total, duplicação e septo longitudinal. A agenesia total não corrigida é incompatível com gravidez, e a FIV em

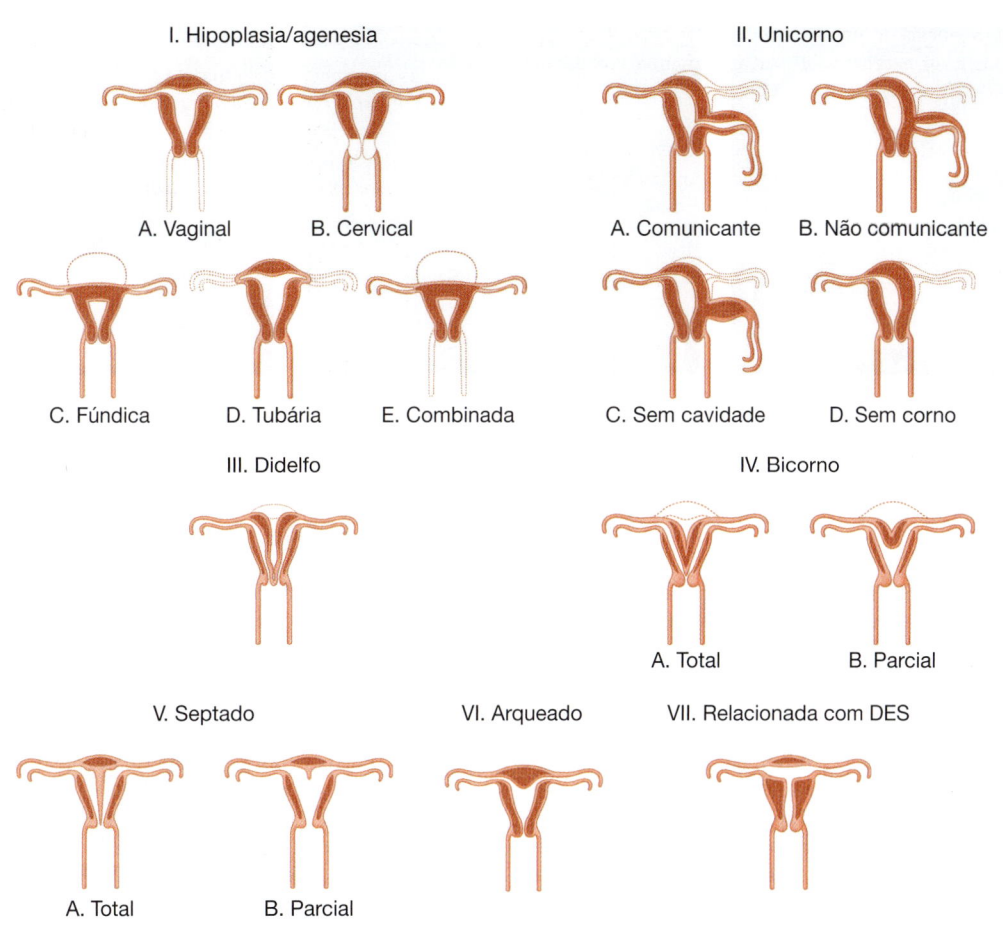

FIGURA 3-5 Classificação das malformações müllerianas. DES, dietilestilbestrol. (Modificada, com permissão, de American Fertility Society: The American Fertility Society classifications of adnexal adhesions, distal tubal occlusion, tubal occlusion secondary to tubal ligation, tubal pregnancies, Müllerian anomalies and intrauterine adhesions, Fertil Steril 1988 Jun;49(6):944–55.)

gestante substituta é uma opção. A correção cirúrgica por anastomose uterovaginal resultou em gestações bem-sucedidas (Kriplani, 2012). Complicações significativas acompanham essa cirurgia corretiva, e Rock (2010) e Roberts (2011) e seus colaboradores enfatizaram a necessidade de definição anatômica precisa antes da cirurgia. Por esse motivo, esses autores recomendam histerectomia para os casos com agenesia total do colo, reservando a cirurgia de reconstrução para pacientes com disgenesia do colo cuidadosamente selecionadas.

■ Malformações uterinas

De uma grande variedade, a Tabela 3-3 mostra algumas das malformações congênitas uterinas mais comuns. É difícil avaliar a prevalência populacional acurada, uma vez que as melhores técnicas diagnósticas são invasivas. Assim, as prevalências encontradas em exames de imagem variam de 0,4 a 10%, e as taxas em mulheres com abortamentos espontâneos recorrentes são significativamente mais altas (Byrne, 2000; Dreisler, 2014; Saravelos, 2008). Em uma população geral, o achado mais comum é o útero arqueado, seguido em ordem decrescente pelas classes septado, bicorno, didelfo e unicorno (Chan, 2011b).

As malformações müllerianas podem ser descobertas durante exame da pelve, cesariana, laparoscopia para ligadura tubária, ou na investigação de infertilidade. Dependendo da apresentação clínica, os meios diagnósticos podem incluir histerossalpingografia (HSG), ultrassonografia, ressonância magnética, laparoscopia e histeroscopia. Cada uma dessas modalidades tem limitações e elas podem ser usadas em combinação para definir completamente a anatomia. Nas mulheres sendo submetidas à investigação de infertilidade, a HSG é o exame comumente escolhido para avaliação da cavidade uterina e da patência das tubas. É contraindicada durante a gravidez. A HSG define mal o contorno uterino externo e só é capaz de delinear as cavidades patentes. Em relação à patência, deve-se lembrar que alguns unicornos rudimentares não possuem cavidade. Além disso, obstruções na saída impedirão o preenchimento de corante.

Na maioria das situações clínicas, a ultrassonografia transvaginal bidimensional (USTV 2D) é realizada inicialmente. Para essa indicação, a acurácia associada para USTV é de 90 a 92% (Pellerito, 1992). A ultrassonografia com infusão de soro fisiológico (USIS) melhora a definição do endométrio e da morfologia interna do útero, mas somente com cavidade endometrial patente. É também contraindicada durante a gravidez. A ultrassonografia tridimensional (3D) é mais precisa do que a ultrassonografia 2D, uma vez que é capaz de obter imagens uterinas praticamente de qualquer ângulo. Assim, é possível construir imagens coronais, como

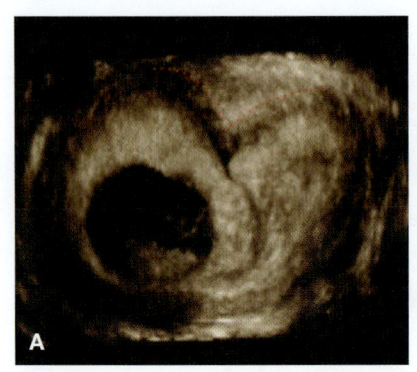

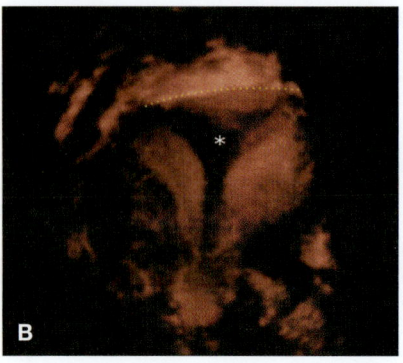

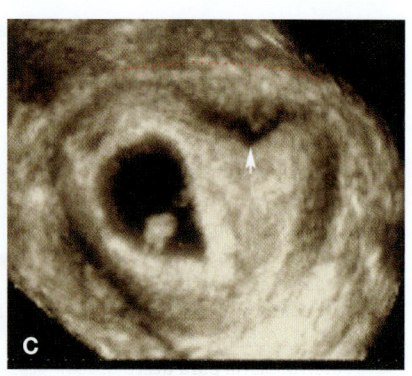

FIGURA 3-6 Imagens de ultrassonografia transvaginal 3D. **A.** Útero bicorno com 8 semanas de gestação. O contorno externo do fundo (*linha pontilhada vermelha*) mergulha centralmente abaixo da linha intercornos e as cavidades endometriais se comunicam. **B.** Útero septado com 5 semanas de gestação. O contorno externo do fundo é normal e convexo (*linha pontilhada amarela*), e o septo longo (*asterisco*) se estende caudal na linha média. **C.** Útero arqueado com gestação de 8 semanas. O contorno externo do fundo é normal e convexo (*linha pontilhada vermelha*), mas a cavidade endometrial do fundo está levemente indentada (*seta*).

mostrado na Figura 3-6, essenciais para a avaliação dos contornos uterinos tanto externos quanto internos (Grimbizis, 2016). Ambas as ultrassonografias, 3D e 2D, são compatíveis com a gravidez.

Vários estudos relataram uma concordância muito boa entre USTV 3D e RM de anomalias müllerianas (Deutch, 2008; Graupera, 2015). A RM é frequentemente preferida para anatomia complexa, especialmente nos casos em que a cirurgia corretiva está planejada. A RM delineia com efetividade a anatomia uterina tanto interna quanto externa e apresenta acurácia publicada de até 100% para avaliação de malformações müllerianas (Bermejo, 2010; Pellerito, 1992). Além disso, com esse exame é possível avaliar malformações complexas e investigar diagnósticos secundários comumente associados, como malformações renais ou esqueléticas. As precauções necessárias ao uso da RM durante a gravidez serão discutidas no Capítulo 46 (p. 910).

Em algumas mulheres que estejam sendo submetidas à avaliação de infertilidade, pode-se optar por histeroscopia e laparoscopia para investigar malformações müllerianas, realizar rastreamento para endometriose, que com frequência coexiste, e excluir a possibilidade de outras patologias tubárias ou uterinas (Puscheck, 2008; Saravelos, 2008). Na gravidez, essas abordagens raramente são usadas para diagnosticar anomalias müllerianas, e a histeroscopia é contraindicada.

Útero unicorno (Classe II)

Com essa anormalidade, o corno subdesenvolvido ou rudimentar pode estar ausente. Se presente, ele pode ou não se comunicar com o corno dominante e pode ou não conter uma cavidade revestida de endométrio (ver Fig. 3-5). As estimativas na população geral são de 1 a cada 4.000 mulheres (Reichman, 2009). A malformação pode ser detectada durante avaliação de infertilidade por HSG. Mas, como observado, os cornos rudimentares não comunicantes ou sem cavidade podem não se encher de corante. Se houver suspeita dessa anomalia, a ultrassonografia 3D aumenta a precisão do diagnóstico, mas, novamente, a RM pode ser preferida. É importante ressaltar que 40% das mulheres afetadas apresentam, também, malformação renal (Fedele, 1996).

Essa malformação mülleriana está associada a riscos obstétricos significativos, incluindo abortamento de primeiro e segundo trimestre, apresentação anômala, restrição do crescimento fetal, morte fetal, ruptura prematura das membranas e parto pré-termo (Chan, 2011a; Hua, 2011; Reichman, 2009). Postulou-se que fluxo sanguíneo uterino anormal, incompetência istmocervical e redução do tamanho da cavidade e da massa muscular do hemiútero seriam fatores subjacentes a esses riscos (Donderwinkel, 1992).

Cornos rudimentares também aumentam o risco de gravidez ectópica no remanescente, o que pode ser desastroso. Esse risco inclui rudimentos cavitários não comunicantes, para os quais a migração transperitoneal de espermatozoides permite fertilização do oócito e gravidez (Nahum, 2004). Em um relato de 70 dessas gestações, Rolen e colaboradores (1966) observaram que, na maioria dos casos, os cornos uterinos rudimentares romperam-se antes de 20 semanas. Nahum (2002) revisou a literatura entre 1900 e 1999 e identificou 588 casos de gravidez no corno rudimentar. Em metade houve ruptura uterina que, em 80% dos casos, ocorreu antes do terceiro trimestre. Do total de 588 casos, apenas 6% dos neonatos sobreviveram.

Os exames de imagem permitem diagnóstico precoce de gravidez em útero no corno rudimentar para que possa ser tratado clínica ou cirurgicamente antes de haver ruptura (Dove, 2017; Edelman, 2003; Khati, 2012; Worley, 2008). Embora não enfatizado na Figura 3-5, o local de fixação entre o corno rudimentar às vezes pode ser amplo e vascular.

Se for diagnosticado em paciente não grávida, a maioria dos autores recomenda excisão profilática dos cornos que tenham cavidade (Fedele, 2005; Rackow, 2007). Dados sobre gravidez subsequente após excisão são escassos. Em uma série de oito mulheres, todas tiveram cesariana pré-termo (Pados, 2014).

Útero didelfo (Classe III)

Essa malformação mülleriana ocorre em razão de ausência total de fusão, resultando em dois hemiúteros, dois colos e, em geral, duas vaginas totalmente separadas (ver Fig. 3-5). É comum entre os marsupiais, por exemplo, no gambá americano, *Didelphys virginiana*. A maioria das portadoras apresenta uma vagina dupla ou um septo vaginal longitudinal. Úteros didelfos podem ser isolados. Ou podem compor uma tríade com obstrução da *h*emivagina e com *a*gen*e*sia *r*enal *i*psilateral (OHVIRA), também conhecida como síndrome de Herlyn-Werner-Wunderlich (Tong, 2013).

Essas malformações são suspeitas ao exame pélvico em razão da identificação de septo vaginal longitudinal e de dois colos uterinos. Na HSG para avaliação de infertilidade, o contraste revela dois canais endocervicais independentes. Esses canais se abrem em cavidades endometriais fusiformes separadas e não comunicantes, ambas terminando em uma tuba uterina solitária. Nas mulheres sem problemas de infertilidade, a USTV 2D ou 3D é a ferramenta de imagem mais lógica para avaliação inicial, e ao exame observam-se cornos uterinos separados e divergentes com uma grande fenda fúndica entre eles. As cavidades endometriais são uniformemente separadas. A RM pode ser útil nos casos sem os sinais clássicos.

Os resultados obstétricos adversos associados ao útero didelfo são semelhantes, mas menos frequentes do que aqueles encontrados em pacientes com útero unicorno. Entre os riscos aumentados estão os de abortamento, nascimento pré-termo e apresentação fetal anômala (Chan, 2011a; Grimbizis, 2001; Hua, 2011).

A metroplastia para útero didelfo ou bicorno envolve ressecção do miométrio interveniente e recombinação fúndica (Alborzi, 2015). Essas cirurgias são raras e indicadas a pacientes altamente selecionadas com abortamentos espontâneos sem outra explicação. Além disso, não há dados baseados em evidência para confirmar a eficácia desse reparo cirúrgico.

Útero bicorno (Classe IV)

Essa anomalia de fusão resulta em dois hemiúteros. Como mostra a Figura 3-5, o miométrio central passa parcial ou completamente para o colo do útero. Um útero bicorno completo pode se estender para o orifício interno do colo do útero e ter um único colo uterino (unicolo bicorno) ou atingir o orifício externo (bicolo bicorno). Assim como no útero didelfo, não é raro haver um septo vaginal longitudinal concomitante.

A distinção radiológica entre um útero bicorno de um útero septado pode ser desafiadora. Essa distinção, no entanto, é importante porque o útero septado pode ser tratado com ressecção septal histeroscópica. A HSG ou a USTV 2D podem sugerir inicialmente uma anomalia, mas uma distinção adicional é fornecida por RM ou USTV 3D (ver Fig. 3-6). Nesses exames, um ângulo entre cornos maior que 105 graus sugere útero bicorno, enquanto um ângulo inferior a 75 graus indica útero septado. O contorno do fundo também ajuda, e uma linha reta traçada entre os óstios tubários da imagem serve como o limiar de definição. Com relação a isso, uma fenda descendente intrafúndica medindo ≥ 1 cm é indicativa de útero bicorno. Um útero septado mostra uma profundidade da fenda < 1 cm ou pode ter um contorno normal do fundo.

O útero bicorno está associado a aumento dos riscos obstétricos, incluindo abortamento espontâneo, parto pré-termo e apresentação fetal anômala. Como discutido na seção anterior, a rara correção cirúrgica por metroplastia é reservada a pacientes selecionadas com critérios rigorosos.

Útero septado (Classe V)

Nessa malformação, a falha na reabsorção leva a uma persistência total ou parcial do septo longitudinal do útero (ver Fig. 3-5). Com menos frequência, encontram-se casos de septo vaginocervicouterino completo (Ludwin, 2013). Muitos úteros septados são encontrados durante investigação de infertilidade ou de perda recorrente de gravidez. Embora seja possível identificar alguma anormalidade com HSG ou USTV 2D, em geral é necessário USTV 3D para o diagnóstico diferencial com útero bicorno (ver Fig. 3-6).

As malformações septadas estão associadas à redução da fertilidade, assim como ao maior risco de resultados adversos da gravidez, incluindo abortamento, parto pré-termo e apresentação fetal anômala (Chan, 2011a; Ghi, 2012). Demonstrou-se que a ressecção histeroscópica do septo melhora as taxas de gravidez e os resultados das gestações (Mollo, 2009; Pabuçcu, 2004). A partir de sua metanálise, Valle e colaboradores (2013) relataram taxa de gravidez de 63% e taxa de nascidos vivos de 50% após ressecção.

Útero arqueado (Classe VI)

Trata-se de malformação em que há um leve desvio em relação ao útero com desenvolvimento normal. Embora alguns estudos relatem não ter havido aumento nos resultados adversos associados, outros autores observaram aumento em perdas de segundo trimestre, partos pré-termo e apresentação fetal anômala (Chan, 2011a; Mucowski, 2010; Woelfer, 2001).

Tratamento com cerclagem

Algumas mulheres com anomalias uterinas e perdas repetidas de gestações podem ser beneficiadas com a cerclagem do colo uterino pelas vias transvaginal ou transabdominal (Golan, 1992; Groom, 2004). Outras pacientes com atresia parcial ou hipoplasia do colo uterino também são beneficiadas (Hampton, 1990; Ludmir, 1991). A indicação de cerclagem é determinada pelos mesmos critérios usados para mulheres sem tais malformações, o que será discutido no Capítulo 18 (p. 354).

■ Anomalias do trato reprodutor relacionadas com dietilestilbestrol (Classe VII)

Nos anos de 1960, um estrogênio sintético não esteroide – o dietilestilbestrol – foi usado para tratar gestantes com ameaça de abortamento, parto pré-termo, pré-eclâmpsia e diabetes melito. O tratamento foi notavelmente ineficaz. Mais tarde, também foi descoberto que as mulheres expostas como fetos tinham risco aumentado de desenvolver várias anormalidades específicas do trato reprodutor. Entre essas anomalias estavam adenocarcinoma de células claras, neoplasia intraepitelial cervical, carcinoma de pequenas células do colo uterino e adenose vaginal. As mulheres afetadas apresentaram variações estruturais identificáveis no colo uterino e na vagina, incluindo septo transversal, pregas circunferenciais e colares cervicais. Os úteros potencialmente apresentavam cavidades reduzidas, segmentos superiores do útero menores ou cavidades em forma de T e outras cavidades irregulares (ver Fig. 3-5) (Kaufman, 1984).

Essas mulheres também apresentavam redução nas taxas de concepção e aumento nas taxas de abortamento espontâneo, gravidez ectópica e parto pré-termo, em especial naquelas com anormalidades estruturais (Kaufman, 2000; Palmer, 2001). Agora, mais de 50 anos após a proibição do uso do DES, a maioria das mulheres afetadas já passou da idade fértil, mas taxas mais altas de menopausa precoce, neoplasia intraepitelial cervical e câncer de mama são relatadas em mulheres expostas (Hatch, 2006; Hoover, 2011; Troisi, 2016).

■ Malformações das tubas uterinas

As tubas uterinas desenvolvem-se a partir das extremidades distais não pareadas dos ductos müllerianos. Entre as malformações congênitas estão os óstios acessórios, a agenesia segmentar ou total da tuba e os diversos remanescentes císticos embrionários. A mais comum é um pequeno cisto benigno ligado por pedículo à extremidade distal da tuba uterina – a hidátide de Morgagni. Em outros casos, cistos paratubários benignos podem ter origem mesonéfrica ou mesotelial. Finalmente, a exposição ao DES *in utero* foi associada a diversas malformações tubárias. Entre elas, tubas curtas, tortuosas ou com fímbrias franzidas e óstios reduzidos foram associadas à infertilidade (DeCherney, 1981).

FLEXÃO UTERINA

O útero gravídico pode mostrar, com pouca frequência, flexão exagerada. A flexão leve a moderada normalmente não tem consequência clínica, mas os extremos congênitos ou adquiridos podem levar a complicações na gravidez.

A *anteflexão* descreve a angulação para frente do fundo uterino no plano sagital em relação ao colo do útero. Graus exagerados geralmente não apresentam problemas no início da gravidez. Entretanto, mais tarde, em particular quando há flacidez da parede abdominal, como ocorre nos casos de diástase dos retos ou de hérnia abdominal, o útero pode tombar para frente. Em casos extremos, o fundo passa a ficar abaixo da borda inferior da sínfise. Algumas vezes essa posição anormal do útero impede a transmissão apropriada das contrações do parto, mas essa possibilidade se resolve com o reposicionamento e a aplicação de uma cinta abdominal.

A *retroflexão* descreve a angulação posterior do fundo uterino no plano sagital. Um útero retrofletido em crescimento pode ficar encarcerado na concavidade do sacro. Os sintomas incluem desconforto abdominal, pressão pélvica e disfunção ou retenção miccional. O exame bimanual da pelve revela colo uterino anteriorizado e localizado atrás da sínfise púbica, enquanto o útero é identificado como uma massa pressionada na pelve. Ultrassonografia ou RM podem ajudar a confirmar o diagnóstico clínico (Gardner, 2013; Grossenburg, 2011; van Beekhuizen, 2003).

Com o crescimento uterino continuado, o útero encarcerado pode se resolver espontaneamente em 1 a 2 semanas. Um cateter urinário de demora ou um autocateterismo intermitente podem ser necessários nesse meio tempo para esvaziar a bexiga. Casos persistentes requerem reposicionamento manual. Nesses casos, após cateterização da bexiga, o útero em geral pode ser empurrado para fora da pelve com a paciente em posição genupeitoral. Com frequência, essa manobra é mais bem realizada com pressão digital aplicada através do reto. Sedação preservando a consciência, analgesia espinal ou anestesia geral podem ser necessárias. Após o reposicionamento, o cateter deve ser mantido até que o tônus vesical seja recuperado. A inserção de pessário macio por algumas semanas costuma impedir a recidiva do encarceramento.

Lettieri e colaboradores (1994) descreveram sete casos de encarceramento uterino que não responderam a essas manobras simples. Em duas mulheres, foi utilizada laparoscopia com 14 semanas de gestação para reposicionar o útero usando os ligamentos redondos para tração. Alternativamente, em séries de casos, o avanço de um colonoscópio ou a insuflação colonoscópica foi utilizado para desalojar um útero encarcerado (Dierickx, 2011; Newell, 2014; Seubert, 1999).

Raramente, pode-se formar uma *saculação* como uma extensa dilatação do segmento uterino inferior devido ao aprisionamento persistente do útero gravídico na pelve (Fig. 3-7). Nesses casos extremos, há necessidade de ultrassonografia e RM para definir a anatomia (Gottschalk, 2008; Lee, 2008). Há indicação de cesariana nos casos com saculação acentuada, e Spearing (1978) reiterou a importância de identificar a distorção anatômica. Uma vagina alongada passando acima do nível de uma cabeça fetal localizada profundamente na pelve sugere saculação ou gestação abdominal. O cateter de Foley com frequência é palpado acima da altura da cicatriz umbilical. Spearing (1978) recomendou a extensão da incisão abdominal acima da cicatriz umbilical e a retirada de todo o útero do abdome antes da histerotomia. Com essa manobra, restabelecem-se as relações anatômicas corretas e previne-se a incisão inadvertida de vagina e bexiga. Infelizmente, nem sempre isso será possível (Singh, 2007). Como última ressalva, um divertículo uterino verdadeiro foi confundido com saculação uterina (Rajiah, 2009).

O útero geralmente gira para o lado direito materno durante a gravidez. Raramente, essa rotação excede 180 graus e causa torção. A maioria dos casos de torção é causada por leiomioma uterino, malformações müllerianas, apresentações fetais anômalas, aderências pélvicas ou flacidez da parede abdominal ou dos ligamentos uterinos. Jensen (1992) revisou 212 casos e relatou que entre os sintomas associados estão obstrução do trabalho de parto, queixas intestinais ou urinárias, dor abdominal, hipertonia uterina, sangramento vaginal e hipotensão.

A maioria dos casos de torção uterina é encontrada durante a cesariana. Em algumas mulheres, a torção pode ser confirmada antes da cirurgia por meio de RM, a qual mostra torção da vagina, que aparece com formato em X e não com sua forma normal em H (Nicholson, 1995). Assim como no encarceramento uterino, durante a cesariana, o útero gravemente deslocado deve ser reposicionado anatomicamente antes da histerotomia. Em alguns casos, a incapacidade de reposicionar ou a falha no reconhecimento da torção pode levar a uma incisão de histerotomia posterior (Albayrak, 2011; Picone, 2006; Rood, 2014).

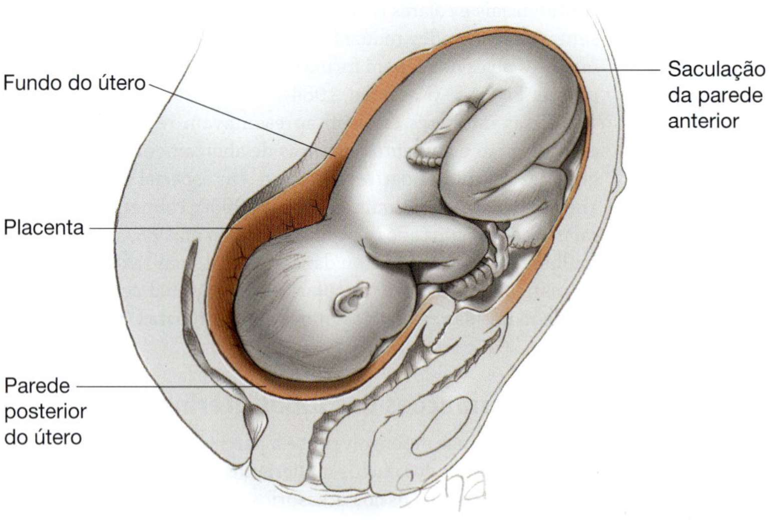

FIGURA 3-7 Saculação anterior de um útero gravídico. Observa-se a redução acentuada na espessura da parede anterior do útero e a localização atípica do fundo de útero verdadeiro.

REFERÊNCIAS

Acién P, Acién MI: The history of female genital tract malformation classifications and proposal of an updated system. Hum Reprod Update 17:693, 2011

Aksglaede L, Juul A: Testicular function and fertility in men and Klinefelter syndrome: a review. Eur J Endocrinol 168(4):R67, 2013

Albayrak M, Benian A, Ozdemir I, et al: Deliberate posterior low transverse incision at cesarean section of a gravid uterus in 180 degrees of torsion: a case report. J Reprod Med 56(3–4):181, 2011

Alborzi S, Asefjah H, Amini M, et al: Laparoscopic metroplasty in bicornuate and didelphic uteri: feasibility and outcome. Arch Gynecol Obstet 291(5):1167, 2015

Allen JW, Cardall S, Kittijarukhajorn M, et al: Incidence of ovarian maldescent in women with mullerian duct anomalies: evaluation by MRI. AJR 198(4):W381, 2012

American College of Obstetricians and Gynecologists: Müllerian agenesis: diagnosis, management, and treatment. Committee Opinion No. 562, May 2013, Reaffirmed 2016

American Fertility Society: The American Fertility Society classifications of adnexal adhesions, distal tubal occlusion, tubal occlusion secondary to tubal ligation, tubal pregnancies, Müllerian anomalies and intrauterine adhesions. Fertil Steril 49:944, 1988

Auchus RJ: Management considerations for the adult with congenital adrenal hyperplasia. Mol Cell Endocrinol 408:190, 2015

Bermejo C, Martinez, Ten P, et al: Three-dimensional ultrasound in the diagnosis of müllerian duct anomalies and concordance with magnetic resonance imaging. Ultrasound Obstet Gynecol 35: 593, 2010

Blanton EN, Rouse DJ: Trial of labor in women with transverse vaginal septa. Obstet Gynecol 101:1110, 2003

Bradshaw KD: Anatomical disorders. In Hoffman BL, Schorge JO, Bradshaw KD, et al (eds): Williams Gynecology, 3rd ed. New York, McGraw-Hill Education, 2016

Byrne J, Nussbaum-Blask A, Taylor WS, et al: Prevalence of Müllerian duct anomalies detected at ultrasound. Am J Med Genet 94(1):9, 2000

Calogero AE, Giagulli VA, Mongioì LM, et al: Klinefelter syndrome: cardiovascular abnormalities and metabolic disorders. J Endocrinol Invest 40(7):705, 2017

Chan YY, Jayaprakasan K, Tan A, et al: Reproductive outcomes in women with congenital uterine anomalies: a systematic review. Ultrasound Obstet Gynecol 38(4):371, 2011a

Chan YY, Jayaprakasan K, Zamora J, et al: The prevalence of congenital uterine anomalies in unselected and high-risk populations: a systematic review. Hum Reprod Update 17(6):761, 2011b

Dabirashrafi H, Mohammad K, Moghadami-Tabrizi N: Ovarian malposition in women with uterine anomalies. Obstet Gynecol 83:293, 1994

Deans R, Banks F, Liao LM, et al: Reproductive outcomes in women with classic bladder exstrophy: an observational cross-sectional study. Am J Obstet Gynecol 206(6):496.e1, 2012

DeCherney AH, Cholst I, Naftolin F: Structure and function of the fallopian tubes following exposure to diethylstilbestrol (DES) during gestation. Fertil Steril 36(6):741, 1981

Deutch TD, Abuhamad AZ: The role of 3-dimensional ultrasonography and magnetic resonance imaging in the diagnosis of müllerian duct anomalies: a review of the literature. J Ultrasound Med 27(3):413, 2008

Dierickx I, Van Holsbeke C, Mesens T, et al: Colonoscopy-assisted reposition of the incarcerated uterus in mid-pregnancy: a report of four cases and a literature review. Eur J Obstet Gynecol Reprod Biol 158(2):153, 2011

Di Spiezio Sardo A, Campo R, Gordts S, et al: The comprehensiveness of the ESHRE/ESGE classification of female genital tract congenital anomalies: a systematic review of cases not classified by the AFS system. Hum Reprod 30(5):104, 2015

Donderwinkel PF, Dörr JP, Willemsen WN: The unicornuate uterus: clinical implications. Eur J Obstet Gynecol Reprod Biol 47(2):135, 1992

Dove CK, Harvey SM, Spalluto LB: Sonographic findings of early pregnancy in the rudimentary horn of a unicornuate uterus: a two case report. Clin Imaging 47:25, 2017

Dreisler E, Stampe Sørensen S: Müllerian duct anomalies diagnosed by saline contrast sonohysterography: prevalence in a general population. Fertil Steril 102(2):525, 2014

Dy GW, Willihnganz-Lawson KH, Shnorhavorian M, et al: Successful pregnancy in patients with exstrophy-epispadias complex: A University of Washington experience. J Pediatr Urol 11(4):213.e1, 2015

Edelman AB, Jensen JT, Lee DM, et al: Successful medical abortion of a pregnancy within a noncommunicating rudimentary uterine horn. Am J Obstet Gynecol 189:886, 2003

Eswara JR, Kielb S, Koyle MA, et al: The recommendations of the 2015 American Urological Association Working Group on Genitourinary Congenitalism. Urology 88:1, 2016

Fedele L, Bianchi S, Agnoli B, et al: Urinary tract anomalies associated with unicornuate uterus. J Urol 155:847, 1996

Fedele L, Bianchi S, Zanconato G, et al: Laparoscopic removal of the cavitated noncommunicating rudimentary uterine horn: surgical aspects in 10 cases. Fertil Steril 83(2):432, 2005

Friedler S, Grin L, Liberti G, et al: The reproductive potential of patients with Mayer-Rokitansky-Küster-Hauser syndrome using gestational surrogacy: a systematic review. Reprod Biomed Online 32(1):54, 2016

Gardner CS, Jaffe TA, Hertzberg BS, et al: The incarcerated uterus: a review of MRI and ultrasound imaging appearances. AJR Am J Roentgenol 201(1):223, 2013

Ghi T, De Musso F, Maroni E, et al: The pregnancy outcome in women with incidental diagnosis of septate uterus at first trimester scan. Hum Reprod 27(9):267, 2012

Golan A, Langer R, Neuman M, et al: Obstetric outcome in women with congenital uterine malformations. J Reprod Med 37:233, 1992

Gottschalk EM, Siedentopf JP, Schoenborn I, et al: Prenatal sonographic and MRI findings in a pregnancy complicated by uterine sacculation: case report and review of the literature. Ultrasound Obstet Gynecol 32(4):582, 2008

Graupera B, Pascual MA, Hereter L, et al: Accuracy of three-dimensional ultrasound compared with magnetic resonance imaging in diagnosis of müllerian duct anomalies using ESHRE-ESGE consensus on the classification of congenital anomalies of the female genital tract. Ultrasound Obstet Gynecol 46(5):616, 2015

Greaves R, Hunt RW, Zacharin M: Transient anomalies in genital appearance in some extremely preterm female infants may be the result of foetal programming causing a surge in LH and the over activation of the pituitary--gonadal axis. Clin Endocrinol (Oxf) 69(5):76, 2008

Greenwell TJ, Venn SN, Creighton SM, et al: Pregnancy after lower urinary tract reconstruction for congenital abnormalities. BJU Int 92:773, 2003

Grimbizis GF, Camus M, Tarlatzis BC, et al: Clinical implications of uterine malformations and hysteroscopic treatment results. Hum Reprod Update 7(2):161, 2001

Grimbizis GF, Di Spiezio Sardo A, Saravelos SH, et al: The Thessaloniki ESHRE/ESGE consensus on diagnosis of female genital anomalies. Hum Reprod 31(1):2, 2016

Groom KM, Jones BA, Edmonds DK, et al: Preconception transabdominal cervicoisthmic cerclage. Am J Obstet Gynecol 191(1):230, 2004

Grossenburg NJ, Delaney AA, Berg TG: Treatment of a late second-trimester incarcerated uterus using ultrasound-guided manual reduction. Obstet Gynecol 118(2 Pt 2):436, 2011

Haddad B, Louis-Sylvestre C, Poitout P, et al: Longitudinal vaginal septum: a retrospective study of 202 cases. Eur J Obstet Gynecol Reprod Biol 74(2):197, 1997

Hall-Craggs MA, Kirkham A, Creighton SM: Renal and urological abnormalities occurring with müllerian anomalies. J Pediatr Urol 9(1):27, 2013

Hampton HL, Meeks GR, Bates GW, et al: Pregnancy after successful vaginoplasty and cervical stenting for partial atresia of the cervix. Obstet Gynecol 76:900, 1990

Hatch EE, Troisi R, Wise LA, et al: Age at natural menopause in women exposed to diethylstilbestrol in utero. Am J Epidemiol 164:682, 2006

Helszer Z, Dmochowska A, Szemraj J, et al: A novel mutation (c. 341A>G) in the SRY gene in a 46,XY female patient with gonadal dysgenesis. Gene 526(2):467, 2013

Hoover RN, Hyer M, Pfeiffer RM, et al: Adverse health outcomes in women exposed in utero to diethylstilbestrol. N Engl J Med 365:1304, 2011

Hua M, Odibo AO, Longman RE, et al: Congenital uterine anomalies and adverse pregnancy outcomes. Am J Obstet Gynecol 205(6):558.e1, 2011

Hughes IA, Houk C, Ahmed SF, et al: Consensus statement on management of intersex disorders. J Pediatr Urol 2:148, 2006

Hutson JM, Grover SR, O'Connell M, et al: Malformation syndromes associated with disorders of sex development. Nat Rev Endocrinol 10(8):476, 2014

Jensen JG: Uterine torsion in pregnancy. Acta Obstet Gynecol Scand 71:260, 1992

Jiang JF, Xue W, Deng Y, et al: Gonadal malignancy in 202 female patients with disorders of sex development containing Y-chromosome material. Gynecol Endocrinol 32(4):338, 2016

Johal NS, Bogris S, Mushtaq I: Neonatal imperforate hymen causing obstruction of the urinary tract. Urology 73(4):750, 2009

Johannesson L, Järvholm S: Uterus transplantation: current progress and future prospects. Int J Womens Health 8:43, 2016

Jones ME, Boon WC, McInnes K, et al: Recognizing rare disorders: aromatase deficiency. Nat Clin Pract Endocrinol Metab 3(5):414, 2007

Kaufman RH, Adam E, Hatch EE, et al: Continued follow-up of pregnancy outcomes in diethylstilbestrol-exposed offspring. Obstet Gynecol 96(4):483, 2000

Kaufman RH, Noller K, Adam E, et al: Upper genital tract abnormalities and pregnancy outcome in diethylstilbestrol exposed progeny. Am J Obstet Gynecol 148: 973, 1984

Kenney PJ, Spirt BA, Leeson MD: Genitourinary anomalies: radiologic-anatomic correlations. Radiographics 4(2):233, 1984

Khati NJ, Frazier AA, Brindle KA: The unicornuate uterus and its variants: clinical presentation, imaging findings, and associated complications. J Ultrasound Med 31(2):319, 2012

Kriplani A, Kachhawa G, Awasthi D, et al: Laparoscopic-assisted uterovaginal anastomosis in congenital atresia of uterine cervix: follow-up study. J Minim Invasive Gynecol 19(4):477, 2012

Kumar N, Tayade S: Successful pregnancy outcome in an untreated case of concomitant transverse complete vaginal septum with unicornuate uterus. J Hum Reprod Sci 7(4):27, 2014

Lee SW, Kim MY, Yang JH, et al: Sonographic findings of uterine sacculation during pregnancy. Ultrasound Obstet Gynecol 32(4):595, 2008

Lettieri L, Rodis JF, McLean DA, et al: Incarceration of the gravid uterus. Obstet Gynecol Surv 49:642, 1994

Ludmir J, Jackson GM, Samuels P: Transvaginal cerclage under ultrasound guidance in cases of severe cervical hypoplasia. Obstet Gynecol 78:1067, 1991

Ludwin A, Ludwin I, Pityński K, et al: Differentiating between a double cervix or cervical duplication and a complete septate uterus with longitudinal vaginal septum. Taiwan J Obstet Gynecol 52(2):308, 2013

Matthews D, Bath L, Högler W, et al: Hormone supplementation for pubertal induction in girls. Arch Dis Child 102(10):975, 2017

McCann-Crosby B, Chen MJ, et al: Non-classical congenital adrenal hyperplasia: targets of treatment and transition. Pediatr Endocrinol Rev 12(2):224, 2014

McCann-Crosby B, Sutton VR: Disorders of sexual development. Clin Perinatol 42(2):395, 2015

Miller WL, Auchus RJ: The molecular biology, biochemistry, and physiology of human steroidogenesis and its disorders. Endocr Rev 32(1):81, 2011

Mollo A, De Franciscis P, Colacurci N, et al: Hysteroscopic resection of the septum improves the pregnancy rate of women with unexplained infertility: a prospective controlled trial. Fertil Steril 91(6):2628, 2009

Moore KL, Persaud TV, Torchia MG: The urogenital system. In The Developing Human. Philadelphia, Saunders, 2013, p 272

Mucowski SJ, Herndon CN, Rosen MP: The arcuate uterine anomaly: a critical appraisal of its diagnostic and clinical relevance. Obstet Gynecol Surv 65(7):449, 2010

Murphy C, Allen L, Jamieson MA: Ambiguous genitalia in the newborn: an overview and teaching tool. J Pediatr Adolesc Gynecol 24:236, 2011

Nahum G, Stanislaw H, McMahon C: Preventing ectopic pregnancies: how often does transperitoneal transmigration of sperm occur in effecting human pregnancy? BJOG 111:706, 2004

Nahum GG: Rudimentary uterine horn pregnancy: the 20th-century worldwide experience of 588 cases. J Reprod Med 47:151, 2002

Newell SD, Crofts JF, Grant SR: The incarcerated gravid uterus: complications and lessons learned. Obstet Gynecol 123(2 Pt 2 Suppl (2 Pt 2 Suppl 2)): 423, 2014

Nicholson WK, Coulson CC, McCoy MC, et al: Pelvic magnetic resonance imaging in the evaluation of uterine torsion. Obstet Gynecol 85(5 Pt 2): 888, 1995

Nielsen J, Wohlert M: Sex chromosome abnormalities found among 34,910 newborn children: results from a 13-year incidence study in Arhus, Denmark. Birth Defects Orig Artic Ser 26:209, 1990

Nistal M, Paniagua R, González-Peramato P, et al: Perspectives in pediatric pathology, chapter 1. normal development of testicular structures: from the bipotential gonad to the fetal testis. Pediatr Dev Pathol 18(2):88, 2015a

Nistal M, Paniagua R, González-Peramato P, et al: Perspectives in pediatric pathology, chapter 5. gonadal dysgenesis. Pediatr Dev Pathol 18(4):259, 2015b

Ocal G: Current concepts in disorders of sexual development. J Clin Res Pediatr Endocrinol 3(3):105, 2011

Oppelt P, Renner SP, Brucker S, et al. The VCUAM (Vagina Cervix Uterus Adnex-associated Malformation) Classification: a new classification for genital malformations. Fertil Steril 84:1493, 2005

Pabuçcu R, Gomel V: Reproductive outcome after hysteroscopic metroplasty in women with septate uterus and otherwise unexplained infertility. Fertil Steril 81:1675, 2004

Pados G, Tsolakidis D, Athanatos D, et al: Reproductive and obstetric outcome after laparoscopic excision of functional, non-communicating broadly attached rudimentary horn: a case series. Eur J Obstet Gynecol Reprod Biol 182:33, 2014

Palmer JR, Hatch EE, Rao RS, et al: Infertility among women exposed prenatally to diethylstilbestrol. Am J Epidemiol 154:316, 2001

Pellerito JS, McCarthy SM, Doyle MB, et al: Diagnosis of uterine anomalies: relative accuracy of MR imaging, endovaginal sonography, and hysterosalpingography. Radiology 183:795, 1992

Picone O, Fubini A, Doumerc S, et al: Cesarean delivery by posterior hysterotomy due to torsion of the pregnant uterus. Obstet Gynecol 107(2 Pt 2):533, 2006

Puscheck EE, Cohen L: Congenital malformations of the uterus: the role of ultrasound. Semin Reprod Med 26(3):223, 2008

Rackow BW, Arici A: Reproductive performance of women with müllerian anomalies. Curr Opin Obstet Gynecol 19(3):229, 2007

Rajiah P, Eastwood KL, Gunn ML, et al: Uterine diverticulum. Obstet Gynecol 113(2 Pt 2):525, 2009

Rall K, Eisenbeis S, Henninger V: Typical and atypical associated findings in a group of 346 patients with Mayer-Rokitansky-Kuester-Hauser syndrome. J Pediatr Adolesc Gynecol 28(5):362, 2015

Reichman D, Laufer MR: Congenital uterine anomalies affecting reproduction. Best Pract Res Clin Obstet Gynaecol 24(2):193, 2010

Reichman D, Laufer MR, Robinson BK: Pregnancy outcomes in unicornuate uteri: a review. Fertil Steril 91(5): 1886, 2009

Roberts CP, Rock JA: Surgical methods in the treatment of congenital anomalies of the uterine cervix. Curr Opin Obstet Gynecol 23(4):251, 2011

Rock JA, Roberts CP, Jones HW Jr: Congenital anomalies of the uterine cervix: lessons from 30 cases managed clinically by a common protocol. Fertil Steril 94(5):1858, 2010

Rolen AC, Choquette AJ, Semmens JP: Rudimentary uterine horn: obstetric and gynecologic implications. Obstet Gynecol 27:806, 1966

Rood K, Markham KB: Torsion of a term gravid uterus: a possible cause of intrauterine growth restriction and abnormal umbilical artery Doppler findings. J Ultrasound Med 33(10):1873, 2014

Saravelos SH, Cocksedge KA, Li TC: Prevalence and diagnosis of congenital uterine anomalies in women with reproductive failure: a critical appraisal. Hum Reprod Update 14(5):415, 2008

Seubert DE, Puder KS, Goldmeier P, et al: Colonoscopic release of the incarcerated gravid uterus. Obstet Gynecol 94:792, 1999

Singh MN, Payappagoudar J, Lo J: Incarcerated retroverted uterus in the third trimester complicated by postpartum pulmonary embolism. Obstet Gynecol 109:498, 2007

Spearing GJ: Uterine sacculation. Obstet Gynecol 51:11S, 1978

Speiser PW, Azziz R, Baskin LS, et al: Congenital adrenal hyperplasia due to steroid 21-hydroxylase deficiency: an Endocrine Society clinical practice guideline. J Clin Endocrinol Metab 95(9):4133, 2010

Tong J, Zhu L, Lang J: Clinical characteristics of 70 patients with Herlyn-Werner-Wunderlich syndrome. Int J Gynaecol Obstet 121(2):173, 2013

Troisi R, Hatch EE, Palmer JR, et al: Prenatal diethylstilbestrol exposure and high-grade squamous cell neoplasia of the lower genital tract. Am J Obstet Gynecol 215(3):322.e1, 2016

Valle RF, Ekpo GE: Hysteroscopic metroplasty for the septate uterus: review and meta-analysis. J Minim Invasive Gynecol 20(1):22, 2013

Van Beekhuizen HJ, Bodewes HW, Tepe EM, et al: Role of magnetic resonance imaging in the diagnosis of incarceration of the gravid uterus. Obstet Gynecol 102:1134, 2003

Williams CE, Nakhal RS, Hall-Craggs MA, et al: Transverse vaginal septae: management and long-term outcomes. BJOG 121(13):1653, 2014

Woelfer B, Salim R, Banerjee S, et al: Reproductive outcomes in women with congenital uterine anomalies detected by three-dimensional ultrasound screening. Obstet Gynecol 98:1099, 2001

Worley KC, Hnat MD, Cunningham FG: Advanced extrauterine pregnancy: diagnostic and therapeutic challenges. Am J Obstet Gynecol 198:287.e1, 2008

Wu QY, Li N, Li WW, et al: Clinical, molecular and cytogenetic analysis of 46,XX testicular disorder of sex development with *SRY*-positive. BMC Urol 14:70, 2014

CAPÍTULO 4

Fisiologia materna

TRATO REPRODUTIVO 49
MAMAS... 53
PELE 53
ALTERAÇÕES METABÓLICAS........................... 54
ALTERAÇÕES HEMATOLÓGICAS...................... 57
SISTEMA CARDIOVASCULAR 60
TRATO RESPIRATÓRIO 64
SISTEMA URINÁRIO.. 65
TRATO GASTRINTESTINAL 68
SISTEMA ENDÓCRINO..................................... 68
SISTEMA MUSCULOESQUELÉTICO 72
SISTEMA NERVOSO CENTRAL......................... 72

O organismo materno reage, em maior ou menor extensão, às influências da gravidez, mas, naturalmente, as alterações mais características são observadas no trato reprodutivo, e especialmente no útero, cujo tamanho torna-se acentuadamente aumentado.

— J. Whitridge Williams (1903)

Na 1ª edição deste livro, Williams dedicou apenas 10 páginas à fisiologia da gravidez, e metade delas se concentrava no crescimento uterino. Logo após a fecundação, começam a ocorrer diversas alterações gestacionais, que continuam durante toda a gravidez. Igualmente impressionante é o fato de a mulher retornar quase completamente ao estado pré-gravidez após o parto e a lactação. A maioria das alterações relacionadas com a gravidez é motivada por estímulos fornecidos pelo feto e pela placenta. Praticamente todos os sistemas de órgãos sofrem alterações, as quais podem modificar sensivelmente os critérios para o diagnóstico e o tratamento de doenças. Assim, é essencial entender as adaptações da gravidez para evitar erros de interpretação. Além disso, algumas alterações fisiológicas podem desmascarar ou agravar doenças preexistentes.

TRATO REPRODUTIVO

■ Útero

Nas pessoas não grávidas, o útero pesa cerca de 70 g e é quase sólido, exceto por uma cavidade de 10 mL ou menos. Durante a gravidez, o útero transforma-se em um órgão muscular de parede fina com capacidade suficiente para acomodar feto, placenta e líquido amniótico. O volume total desses conteúdos ao final da gestação é, em média, de 5 L, podendo chegar a 20 L ou mais! Assim, no fim da gestação, o útero terá atingido uma capacidade 500 a 1.000 vezes superior à do estado não gestacional. O aumento correspondente no peso uterino é tal que, ao final da gestação, o órgão pesa cerca de 1.100 g.

Durante a gestação, o aumento uterino envolve estiramento e hipertrofia acentuada das células musculares, e a produção de miócitos é limitada. Também há acúmulo de tecido fibroso, principalmente na camada muscular externa, juntamente com um aumento considerável no conteúdo de tecido elástico. As paredes do corpo se tornam consideravelmente mais espessas e fortes durante os primeiros meses de gravidez, mas depois gradualmente se afinam. Próximo ao termo, o miométrio tem apenas 1 a 2 cm de espessura, e o feto geralmente pode ser palpado através das paredes uterinas macias e facilmente moldáveis.

A hipertrofia uterina no início da gestação provavelmente é estimulada pela ação do estrogênio e talvez da progesterona. Assim, alterações uterinas semelhantes podem ser observadas com a gravidez ectópica. Contudo, após cerca de 12 semanas de gestação, o crescimento uterino está predominantemente relacionado com a pressão exercida pela expansão dos produtos da concepção.

Dentro do útero, o aumento é maior no fundo. A extensão da hipertrofia uterina também é influenciada pela posição da placenta. Ou seja, o miométrio que circunda o local de implantação da placenta cresce mais rapidamente do que o restante do órgão.

Distribuição dos miócitos

Durante a gestação, a musculatura uterina organiza-se em três estratos. O primeiro é uma camada externa em forma de capuz, que está arqueada sobre o fundo e que se estende para dentro dos diversos ligamentos. A camada média é uma densa rede de fibras musculares perfurada em todas as direções por vasos sanguíneos. Por último, há uma camada interna, com fibras em forma de esfíncteres ao redor dos orifícios das tubas uterinas e do orifício interno do colo uterino. A maior parte da parede uterina é composta pela camada média. Aqui, cada miócito possui uma curva dupla, de maneira que o entrelaçamento de duas células quaisquer forme a figura aproximada de um 8. Esse arranjo é crucial e permite que os miócitos se contraiam após o parto e constrinjam os vasos sanguíneos penetrantes para interromper o sangramento.

Posição e forma do útero

Nas primeiras semanas, o útero mantém sua forma original piriforme. Contudo, à medida que a gravidez evolui, corpo e fundo tornam-se globulares e praticamente esféricos ao redor de 12 semanas de gestação. Subsequentemente, o órgão cresce de modo mais rápido em comprimento do que em largura e torna-se ovoide. Ao final de 12 semanas, o útero aumentado se estende para fora da pelve. Com isso, ele entra em contato com a parede anterior do abdome, desloca os intestinos lateral e superiormente, chegando, então, quase até o fígado. Com a ascensão do útero, ele geralmente gira para a direita, e essa dextrorrotação provavelmente é causada pelo retossigmoide no lado esquerdo da pelve. A subida do útero aumenta a tensão exercida sobre os ligamentos largo e redondo.

Quando a gestante está de pé, o eixo longitudinal do útero corresponde à extensão do eixo do estreito superior da pelve. A parede abdominal suporta o útero e mantém esse eixo, a menos que a parede seja relaxada. Quando a gestante encontra-se deitada, o útero desloca-se para trás e fica apoiado sobre a coluna vertebral e os grandes vasos adjacentes.

■ Contratilidade uterina

A partir do início da gravidez, o útero contrai-se irregularmente, o que pode ser percebido como contrações leves. Durante o segundo trimestre, essas contrações podem ser detectadas por meio do exame bimanual. Em 1872, J. Braxton Hicks pela primeira vez chamou a atenção para essas contrações, que agora levam o seu nome. Elas aparecem de forma imprevisível e esporádica e geralmente são arrítmicas. Sua intensidade varia entre 5 e 25 mmHg (Alvarez, 1950). Até próximo do termo, essas *contrações de Braxton Hicks* são infrequentes, mas seu número aumenta nas duas últimas semanas. Nesse período, as contrações podem ocorrer até a cada 10 a 20 minutos e assumir algum ritmo. Assim, a atividade elétrica uterina demonstra padrões descoordenados de baixa voltagem no início da gestação, mas torna-se progressivamente mais intensa e sincronizada no final da gravidez (Garfield, 2005; Rabotti, 2015). Essa sincronia se desenvolve duas vezes mais rápido em multíparas em comparação com nulíparas (Govindan, 2015). No final da gestação, essas contrações podem causar algum desconforto e constituem o chamado falso trabalho de parto.

■ Fluxo sanguíneo uteroplacentário

A distribuição da maioria das substâncias essenciais para o crescimento do feto e da placenta, o metabolismo e a remoção das excreções requerem a perfusão adequada do espaço interviloso placentário (Cap. 5, p. 94). A perfusão placentária depende do fluxo uterino total, mas a medição simultânea dos vasos uterinos, ovarianos e colaterais ainda não é possível, mesmo com o uso da angiorressonância magnética (Pates, 2010). Por meio da ultrassonografia para estudar as artérias uterinas, observou-se que o fluxo sanguíneo uteroplacentário aumenta progressivamente durante a gravidez – de aproximadamente 450 mL/min no segundo trimestre para quase 500 a 750 mL/min em 36 semanas (Flo, 2014; Wilson, 2007). Essas medidas são semelhantes às estimativas do fluxo sanguíneo da artéria uterina, determinadas indiretamente usando variações de depuração de androstenediona e xenônio-133 (Edman, 1981; Kauppila, 1980). Esses valores também refletem os mais antigos – 500 a 750 mL/min – obtidos com métodos invasivos (Assali, 1953; Browne, 1953; Metcalfe, 1955). Logicamente, esse fluxo sanguíneo uteroplacentário massivamente aumentado também requer adaptação das veias uterinas. O aumento do calibre venoso e a distensibilidade resultantes podem causar varizes da veia uterina, que, em casos raros, podem se romper (Lim, 2014).

Como observado primeiro em estudos com animais, as contrações uterinas, espontâneas ou induzidas, diminuem o fluxo sanguíneo uterino proporcionalmente à intensidade da contração (Assali, 1968). Contrações tetânicas produzem queda vertiginosa no fluxo sanguíneo uterino. Em humanos, a angiografia tridimensional com power-Doppler também demonstrou redução do fluxo sanguíneo uterino durante as contrações (Jones, 2009). Usando uma técnica semelhante, a resistência ao fluxo sanguíneo nos vasos materno e fetal foi maior durante o segundo estágio do trabalho de parto, em comparação com o primeiro (Baron, 2015). Como o fluxo sanguíneo uterino basal é diminuído em gestações complicadas pela restrição do crescimento fetal, esses fetos podem tolerar menos efetivamente o trabalho de parto espontâneo (Ferrazzi, 2011; Simeone, 2017).

Regulação do fluxo sanguíneo uteroplacentário

Os vasos que suprem o corpo uterino aumentam e alongam-se, preservando ainda a sua função contrátil (Mandala, 2012). Por outro lado, as artérias espiraladas, que nutrem diretamente a placenta, sofrem vasodilatação, mas perdem completamente a contratilidade. Presume-se que isso resulte de invasão endovascular por trofoblastos que destroem os elementos musculares intramurais (Cap. 5, p. 91). É essa vasodilatação que permite que o fluxo sanguíneo materno-placentário aumente progressivamente durante a gestação. Dado que o fluxo sanguíneo aumenta proporcionalmente à quarta potência do raio do vaso, pequenos aumentos no diâmetro do vaso resultam em um grande aumento do fluxo sanguíneo da artéria uterina. Por exemplo, em um estudo, o diâmetro da artéria uterina aumentou apenas de 3,3 mm para 3,7 mm entre 22 e 29 semanas de gestação, mas a velocidade média aumentou 50% – de 29 para 43 cm/s (Flo, 2010).

A redução da resistência vascular terminal é outro fator-chave na aceleração da velocidade do fluxo e na produção de tensão de cisalhamento nos vasos proximais. Por sua vez, a tensão de cisalhamento leva ao crescimento circunferencial dos vasos.

O óxido nítrico, um potente vasodilatador, parece desempenhar um papel central na regulação desse processo e será discutido mais adiante (p. 63). De fato, a tensão de cisalhamento endotelial e vários hormônios e fatores de crescimento aumentam a produção de óxido nítrico-sintetase endotelial (eNOS) e a produção de óxido nítrico (Grummer, 2009; Lim, 2015; Mandala, 2012; Pang, 2015). Os fatores incluem estrogênio, progesterona, ativina, fator de crescimento derivado da placenta (PlGF) e fator de crescimento do endotélio vascular (VEGF), que é um promotor da angiogênese. É importante ressaltar que a expressão de VEGF e PlGF é reduzida em resposta à secreção placentária excessiva de seu receptor solúvel – *tirosina-cinase 1 solúvel semelhante a FMS (sFlt-1)*. Um nível de sFlt-1 materno elevado inativa e diminui as concentrações circulantes de PlGF e VEGF e é importante na patogênese da pré-eclâmpsia (Cap. 40, p. 716).

A gestação normal também é caracterizada por refratariedade vascular aos efeitos pressóricos da infusão de angiotensina II, e isso aumenta o fluxo sanguíneo uteroplacentário (Rosenfeld, 1981, 2012). Outros fatores que aumentam o fluxo sanguíneo uteroplacentário incluem relaxina e certas adipocitocinas (Vodstrcil, 2012). A *quemerina* é uma adipocitocina secretada por vários tecidos, incluindo a placenta (Garces, 2013; Kasher-Meron, 2014). Sua concentração aumenta à medida que a gestação avança e serve para aumentar a atividade da eNOS umbilical humana, que medeia o maior fluxo sanguíneo (Wang, 2015). Outra adipocitocina, a *visfatina*, eleva a secreção de VEGF e a expressão do receptor 2 do VEGF em células epiteliais humanas derivadas do âmnio placentário (Astern, 2013). Outras adipocitocinas incluem *leptina*, *resistina* e *adiponectina*, que aumentam a proliferação de células endoteliais da veia umbilical humana (Połeć, 2014).

Por fim, certas espécies de micro-RNA medeiam o remodelamento vascular e o fluxo sanguíneo uterino no início da placentação (Santa, 2015). Em particular, os membros do *cluster* miR-17-92 e miR-34 são importantes no remodelamento e invasão da artéria espiralada. Foram relatadas alterações anormais da função do micro-RNA na pré-eclâmpsia, restrição do crescimento fetal e diabetes gestacional.

■ Colo do útero

Ao completar 1 mês da concepção, o colo uterino inicia um processo intenso de amolecimento e cianose. Tais efeitos resultam de aumento da vascularização e edema em todo o colo, de alterações na rede de colágeno, além de hipertrofia e hiperplasia das glândulas cervicais (Peralta, 2015; Straach, 2005). Embora o colo uterino contenha uma pequena quantidade de musculatura lisa, seu principal componente é tecido conectivo. O rearranjo desse tecido rico em colágeno ajuda o colo do útero na retenção da gravidez até o termo, na dilatação para ajudar no parto e no reparo e reconstituição pós-parto para permitir uma gravidez subsequente bem-sucedida (Myers, 2015). Como detalhado no Capítulo 21 (p. 409), o processo de amadurecimento do colo envolve remodelamento do tecido conectivo com redução nas concentrações de colágeno e proteoglicanas e aumento do conteúdo de água em comparação com o colo não gravídico.

As glândulas cervicais sofrem proliferação acentuada e, ao final da gravidez, ocupam até metade da massa do colo. Tais alterações normais induzidas pela gravidez correspondem à extensão, ou *eversão*, das glândulas endocervicais colunares em processo de proliferação (Fig. 4-1). Esse tecido parece vermelho e aveludado, sangrando aos menores traumatismos, como na coleta de amostra para exame citológico do colo uterino.

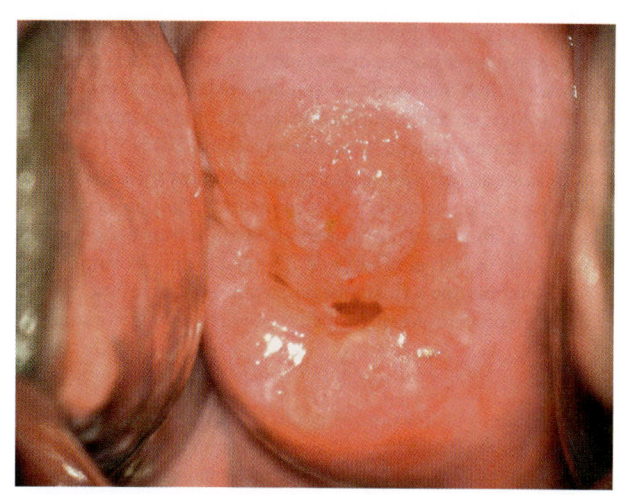

FIGURA 4-1 Eversão no colo uterino na gravidez, conforme visualização por meio de colposcópio. A eversão representa a presença de epitélio colunar sobre a ectocérvice. (Reproduzida com permissão da Dr. Claudia Werner.)

As células da mucosa endocervical produzem grandes quantidades de muco espesso que obstrui o canal cervical logo após a concepção (Bastholm, 2017). Esse muco é rico em imunoglobulinas e citocinas e pode atuar como barreira imunológica para proteger os conteúdos uterinos contra infecções (Hansen, 2014; Wang, 2014). No início do trabalho de parto, se não antes, esse *tampão mucoso* é expelido, resultando na chamada *perda do tampão*. Além disso, a consistência do muco cervical altera-se durante a gestação. Especificamente, na maioria das gestantes, como efeito da progesterona, o muco disperso e seco sobre uma lâmina de vidro apresenta baixa cristalização, ou *aspecto de contas*. Em algumas gestantes, como resultado da perda de líquido amniótico, uma *arborização* de cristais semelhantes a gelo (aspecto de samambaia) é vista microscopicamente.

Histologicamente, células basais próximas da junção escamocolunar podem ser proeminentes em tamanho, forma e qualidade de coloração na gravidez. Considera-se que tais alterações sejam induzidas pelo estrogênio. Além disso, a gravidez está associada à hiperplasia glandular endocervical e ao aspecto hipersecretor – a *reação de Arias-Stella* –, que torna a identificação de células glandulares atípicas no exame citológico do colo uterino particularmente difícil (Rosai, 2015).

■ Ovários

A ovulação cessa durante a gravidez, e a maturação de novos folículos fica suspensa. O único corpo lúteo na gestante funciona no máximo durante as primeiras 6 a 7 semanas de gestação – 4 a 5 semanas após a ovulação. Depois disso, contribui relativamente pouco para a produção de progesterona. A remoção cirúrgica do corpo lúteo antes de 7 semanas resulta em queda rápida dos níveis séricos maternos de progesterona e em abortamento espontâneo (Csapo, 1973). Após esse período, no entanto, a excisão do corpo lúteo normalmente não causa abortamento.

Na gravidez, é comum haver uma *reação decidual* extrauterina sob a superfície dos ovários, o que em geral é observado durante cesarianas. Essas placas vermelhas ou transparentes levemente elevadas sangram com facilidade e, à primeira vista, podem parecer aderências recentemente rompidas. Reações deciduais semelhantes podem ser encontradas na serosa uterina e em outros órgãos abdominais pélvicos ou extrapélvicos (Bloom, 2010). Essas áreas surgem de mesênquima subcelômico ou lesões endometrióticas que foram estimuladas pela progesterona. Elas são histologicamente semelhantes ao estroma endometrial intrauterino estimulado por progesterona (Kim, 2015).

O aumento do calibre das veias ovarianas visualizadas na cesariana é impressionante. Hodgkinson (1953) observou que o diâmetro do pedículo ovariano aumenta durante a gravidez, passando de 0,9 cm para cerca de 2,6 cm a termo. Novamente, é preciso lembrar que o fluxo que passa por uma estrutura tubular aumenta exponencialmente à medida que seu diâmetro aumenta.

Relaxina

Esse hormônio proteico é secretado por corpo lúteo, decídua e placenta em um padrão semelhante ao da gonadotrofina coriônica humana (hCG) (Cap. 5, p. 102). A relaxina também é expressa no cérebro, coração e rim. É mencionada aqui porque sua secreção pelo corpo lúteo parece auxiliar muitas adaptações fisiológicas maternas, como o remodelamento do tecido conectivo do trato reprodutivo para acomodar o trabalho de parto (Conrad, 2013; Vrachnis, 2015). A relaxina também parece ser importante para iniciar os processos de aumento da hemodinâmica renal, redução da osmolalidade sérica e aumento na complacência da artéria uterina, que estão associados à gestação normal (Conrad, 2014a). Apesar de seu nome, os níveis séricos de relaxina não estão relacionados com o aumento da flexibilidade das articulações periféricas ou dor na cintura pélvica durante a gestação (Aldabe, 2012; Marnach, 2003; Vøllestad, 2012).

Cistos tecaluteínicos

Essas lesões benignas do ovário refletem uma estimulação folicular fisiológica exagerada denominada *hiperreactio luteinalis*. Esses cistos ovarianos, geralmente bilaterais, têm volume moderado a muito aumentado. A reação está associada a níveis séricos muito elevados de hCG. Logicamente, os cistos tecaluteínicos com frequência são encontrados em pacientes com doença trofoblástica gestacional (Fig. 20-3, p. 391). Eles também podem se desenvolver com a placentomegalia que pode acompanhar diabetes, aloimunização anti-D e gestação múltipla (Malinowski, 2015). A *hiperreactio luteinalis* está associada a pré-eclâmpsia e hipertireoidismo, o que pode contribuir para riscos elevados de restrição do crescimento fetal e parto pré-termo (Cavoretto, 2014; Lynn, 2013; Malinowski, 2015). Esses cistos também são encontrados em mulheres com gestações não complicadas. Nesses casos, suspeita-se de uma resposta exagerada dos ovários aos níveis normais de hCG circulante (Sarmento Gonçalves, 2015).

Embora em geral sejam assintomáticos, a ocorrência de hemorragia no interior dos cistos pode causar dor abdominal aguda (Amoah, 2011). Em até 30% dos casos, observa-se virilização materna, embora a virilização do feto tenha sido relatada apenas raramente (Malinowski, 2015). Alterações maternas, como calvície temporal, hirsutismo e clitoromegalia, estão associadas a níveis muito elevados de androstenediona e testosterona. O diagnóstico normalmente é feito com base nos achados ultrassonográficos com aumento bilateral dos ovários contendo múltiplos cistos em cenário clínico apropriado. A doença é autolimitada, com resolução após o parto. O tratamento foi revisado por Malinowski (2015) e será discutido em detalhes no Capítulo 63 (p. 1199).

■ Tubas uterinas

A musculatura das tubas uterinas, isto é, a *miossalpinge*, sofre pouca hipertrofia durante a gravidez. O epitélio da *endossalpinge* torna-se um pouco achatado. Pode haver desenvolvimento de células da decídua no estroma da endossalpinge, mas não se forma membrana decidual contínua.

Raramente, uma tuba uterina pode torcer-se durante o aumento do útero (Macedo, 2017). Essa torção é mais comum em cistos ovarianos ou paratubários comórbidos (Lee, 2015).

■ Vagina e períneo

Durante a gestação, há aumento da vascularização e hiperemia na pele e nos músculos do períneo e da vulva, com afrouxamento do tecido conectivo abundante subjacente. Esse aumento da vascularização afeta principalmente a vagina e o colo do útero, resultando na coloração violácea característica do *sinal de Chadwick*.

Dentro da vagina, o volume consideravelmente elevado de secreções cervicais durante a gravidez forma uma secreção branca um tanto espessa. O pH é ácido, variando de 3,5 a 6. Esse pH resulta do aumento da produção de ácido láctico por *Lactobacillus acidophilus* durante o metabolismo das reservas de energia de glicogênio no epitélio vaginal. A gravidez está associada a um risco elevado de candidíase vulvovaginal, principalmente durante o segundo e o terceiro trimestre. Taxas mais altas de infecção podem resultar de alterações imunológicas e hormonais e de maiores reservas de glicogênio vaginal (Aguin, 2015).

As paredes vaginais sofrem modificações impressionantes, preparando-se para a distensão que acompanha o trabalho de parto e o período expulsivo. Essas alterações incluem considerável espessamento epitelial, afrouxamento do tecido conectivo e hipertrofia das células musculares lisas.

Prolapso de órgão pélvico

Estudos de quantificação do prolapso de órgãos pélvicos (POP-Q) e ultrassonografia tridimensional mostram que o suporte vaginal muda durante a gravidez. Em particular, o alongamento vaginal, o relaxamento hiatal e da parede vaginal posterior, o aumento da área hiatal do músculo levantador e a maior atividade da elastase vaginal no primeiro trimestre estão todos associados ao parto vaginal espontâneo sem complicações (Oliphant, 2014). A área hiatal maior persiste em mulheres que têm o parto por via vaginal em comparação com mulheres que têm cesariana antes ou no início do trabalho de parto. No entanto, todas as mulheres apresentam maior distensibilidade hiatal após o parto, o que é um fator em potencial na disfunção posterior do assoalho pélvico (van Veelen, 2015).

Em mulheres com prolapso vaginal apical, o colo e, às vezes, uma parte do corpo uterino podem sofrer protrusão de grau variável pela vulva no início da gestação. Com o crescimento subsequente, o útero costuma ser elevado acima da pelve e pode levar consigo o colo para cima. Se o útero persistir em sua posição prolapsada, é possível que surjam sintomas de encarceramento entre 10 e 14 semanas de gestação (Cap. 3, p. 46). Como medida preventiva, o útero pode ser reposicionado precocemente na gravidez e mantido em posição com um pessário.

A atenuação do suporte da parede vaginal anterior pode levar ao prolapso da bexiga, ou seja, uma cistocele. A estase urinária com cistocele predispõe à infecção. A gravidez também pode piorar a *incontinência urinária de estresse (IUE)* coexistente, provavelmente porque as pressões de fechamento da uretra não aumentam o suficiente para compensar o suporte alterado do colo da bexiga. A incontinência urinária afeta quase 20% das mulheres durante o primeiro trimestre e quase 40% no terceiro trimestre. A maioria dos casos decorre de IUE em vez de incontinência urinária de urgência (Abdullah, 2016a; Franco, 2014; Iosif, 1980). Nas primigestas, idade materna superior a 30 anos, obesidade, tabagismo, constipação e diabetes melito gestacional são fatores de risco associados ao desenvolvimento de IUE durante a gravidez (Sangsawang, 2014).

A atenuação do suporte da parede vaginal posterior pode resultar em retocele. Nos casos mais graves, o defeito pode ser preenchido por fezes, que só podem ser evacuadas digitalmente. Durante o trabalho de parto, a cistocele ou a retocele podem bloquear a descida do feto, a não ser que sejam esvaziadas e tiradas do caminho. Raramente, uma enterocele de tamanho considerável pode se projetar para a vagina. Se a massa interferir no parto, o saco herniário e o seu conteúdo abdominal são suavemente reduzidos para permitir a descida fetal.

MAMAS

No início da gravidez, é comum que as gestantes manifestem sentir suas mamas doloridas e parestésicas. Após o segundo mês, as mamas aumentam de tamanho, e veias delicadas são visíveis sob a pele. Os mamilos aumentam consideravelmente de tamanho, tornando-se mais pigmentados e eréteis. Após alguns meses, é possível fazer surgir um líquido espesso e amarelado – o *colostro* – com massagens suaves nos mamilos. Nesses mesmos meses, a aréola aumenta de tamanho e torna-se mais pigmentada. Distribuídas por cada aréola, observam-se várias pequenas elevações, as *glândulas de Montgomery*, que são glândulas sebáceas hipertrofiadas. Quando as mamas aumentam muito de tamanho, podem surgir estrias de pele semelhantes às observadas no abdome. Raramente, as mamas podem tornar-se patologicamente aumentadas, o que é denominado *gigantomastia* e pode exigir redução cirúrgica pós-parto (Fig. 4-2) (Eler Dos Reis, 2014; Rezai, 2015).

Na maioria das gestações normais, o tamanho da mama pré-gestacional e o volume final de leite materno não se correlacionam, pois vários fatores influenciam a produção de leite (Hartmann, 2007). Esses fatores e as alterações da mama na gestação são discutidos mais detalhadamente no Capítulo 36 (p. 656).

PELE

As alterações cutâneas são comuns; Fernandes e Amaral (2015) descreveram alterações dermatológicas em mais de 900 gestantes. Os autores encontraram ao menos uma alteração cutânea fisiológica em 89% das mulheres examinadas. Patologias dermatológicas durante a gravidez são encontradas no Capítulo 62.

■ Parede abdominal

Estrias avermelhadas ligeiramente deprimidas costumam se desenvolver a partir do meio da gestação na pele do abdome, bem como, algumas vezes, sobre as mamas e as coxas. Elas são chamadas *estrias gravídicas*. Nas multíparas, linhas brilhantes e prateadas que representam as cicatrizes de estrias anteriores frequentemente coexistem. Em um estudo com 800 primíparas, 70% desenvolveram estrias gravídicas no abdome; 33% nos seios; e 41% nos quadris e nas coxas (Picard, 2015). Os fatores de risco associados mais fortes incluíram idade materna mais jovem, histórico familiar e peso pré-gestacional e ganho de peso durante a gravidez. A etiologia das estrias gravídicas é desconhecida, e não há etapas preventivas ou tratamentos definitivos (Korgavkar, 2015).

Às vezes, os músculos das paredes abdominais não suportam a tensão da expansão da gestação. Como consequência, os músculos retos sofrem separação na linha média, criando a chamada *diástase dos retos*, com extensão variável. Se for intensa, uma considerável porção da parede anterior do útero ficará coberta apenas por uma camada de pele, pela fáscia enfraquecida e pelo peritônio, formando uma hérnia abdominal.

■ Hiperpigmentação

Ocorre em até 90% das mulheres e geralmente é mais acentuada naquelas com pele mais escura (Ikino, 2015). Em locais específicos, a linha de pele pigmentada na linha média da parede abdominal anterior – a *linha alba* – assume pigmentação marrom escura-preta, formando a *linha nigra*. Algumas vezes, manchas amarronzadas de tamanhos variáveis surgem na face e no pescoço, originando o *cloasma* ou *melasma gravídico* – a chamada *máscara da gravidez*. A pigmentação das aréolas e da genitália também pode estar acentuada. Após o parto, tais alterações pigmentares em geral desaparecem ou, ao menos, regridem consideravelmente. Os contraceptivos orais podem causar alterações semelhantes (Handel, 2014).

A etiologia dessas alterações pigmentares não é completamente entendida, no entanto sabe-se que fatores hormonais e genéticos desempenham um papel. Por exemplo, os níveis de hormônio estimulador de melanócitos, um polipeptídeo semelhante à corticotrofina, estão notavelmente elevados durante toda a gravidez, e também se relata que o estrogênio e a progesterona têm efeitos estimuladores de melanócitos.

■ Alterações vasculares

Angiomas, chamados *aranhas vasculares*, são particularmente comuns na face, no pescoço, na parte superior do tórax e nos braços. São pápulas minúsculas de pele vermelha com radículas que se ramificam de uma lesão central. A condição frequentemente

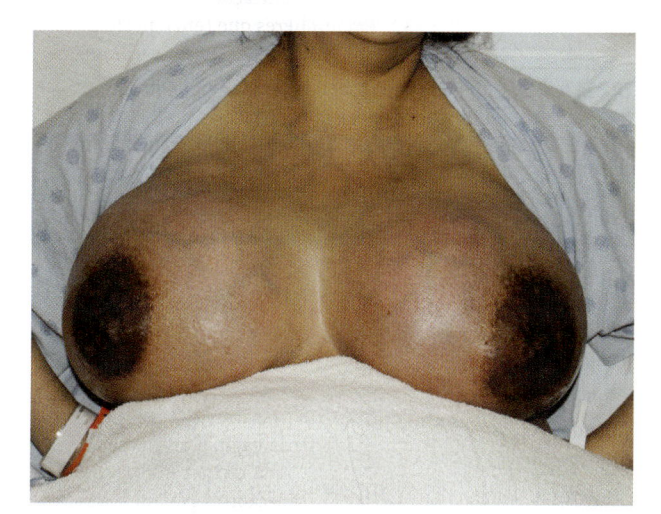

FIGURA 4-2 Gigantomastia em gestante próxima do termo. (Reproduzida com permissão da Dr. Patricia Santiago-Munoz.)

TABELA 4-1 Demandas adicionais de energia durante gravidez normal[a]

	Taxas de depósito tecidual				
	1º trimestre g/dia	2º trimestre g/dia	3º trimestre g/dia	Depósito total g/280 dias	
Ganho de peso	17	60	54	12.000	
Depósito de proteína	0	1,3	5,1	597	
Depósito de gordura	5,2	18,9	16,9	3.741	
Custo energético da gestação estimado a partir da taxa metabólica basal e da reserva de energia					
	1º trimestre kJ/dia	2º trimestre kJ/dia	3º trimestre kJ/dia	Custo energético total	
				MJ	kcal
Depósito de proteína	0	30	121	14,1	3.370
Depósito de gordura	202	732	654	144,8	34.600
Eficiência na utilização da energia[b]	20	76	77	15,9	3.800
Taxa metabólica basal	199	397	993	147,8	35.130
Custo energético total da gravidez	**421**	**1.235**	**1.845**	**322,6**	**77.100**

[a]Presumindo-se ganho ponderal médio de 12 kg durante a gravidez.
[b]Eficiência na utilização da energia alimentar para depósito estimado de proteína e gordura de 0,90.
kJ, quilojoules; MJ, megajoules.
Adaptada de World Health Organization, 2004.

é designada nevo, angioma ou telangiectasia. *Eritema palmar* é observado durante a gravidez. Nenhuma das condições tem importância clínica, desaparecendo na maioria dos casos logo após a gestação. Provavelmente, ocorrem em consequência da hiperestrogenemia. Além dessas lesões isoladas, o aumento do fluxo sanguíneo nas gestantes serve para dissipar o excesso de calor gerado pelo aumento do metabolismo.

■ Alterações capilares

Ao longo da vida, o folículo piloso humano sofre um padrão de atividade cíclica que inclui períodos de crescimento capilar (fase anágena), involução acionada por apoptose (fase catágena) e um período de repouso (fase telógena). Com base em um estudo de 116 mulheres grávidas saudáveis, a fase anágena aumenta durante a gravidez, e a taxa da telógena aumenta no pós-parto (Gizlenti, 2014). Nenhuma delas é exagerada na maioria das gestantes, mas a perda excessiva de cabelo no puerpério é denominada *eflúvio telógeno*.

ALTERAÇÕES METABÓLICAS

Em resposta às crescentes demandas da placenta e do feto em rápido crescimento, a gestante sofre diversas e intensas alterações metabólicas. Por volta do terceiro trimestre, a taxa metabólica basal materna aumenta em 20% em comparação com a do estado não gravídico (Berggren, 2015). Esse aumento é 10% maior nas gestações gemelares (Shinagawa, 2005). Por outro ponto de vista, a demanda total adicional de energia da gravidez associada à gravidez normal se aproxima de 77.000 kcal (World Health Organization, 2004). Isso é estratificado em 85, 285 e 475 kcal/dia durante o primeiro, segundo e terceiro trimestres respectivamente (Tab. 4-1). Deve-se ressaltar que Abeysekera e colaboradores (2016) relataram que as mulheres acumulam massa gorda durante a gravidez, apesar do aumento do gasto total de energia e sem alteração significativa no consumo de energia. Isso sugere um armazenamento de energia mais eficiente.

■ Ganho de peso

A maior parte do aumento no peso durante a gestação é atribuída ao útero e seus conteúdos, às mamas e ao aumento dos volumes de sangue e dos líquidos extracelular e extravascular. Uma fração menor resulta de alterações metabólicas que promovem o acúmulo de água, gordura e proteínas celulares, chamadas reservas maternas. O ganho médio de peso durante a gravidez se aproxima de 12,5 kg, e esse valor permaneceu consistente entre os estudos e ao longo do tempo (Hytten, 1991; Jebeile, 2016). O ganho de peso é considerado em mais detalhes na Tabela 4-2 e no Capítulo 9 (p. 165).

■ Metabolismo hídrico

Na gravidez, uma maior retenção de água é normal e mediada em parte por uma queda na osmolalidade plasmática de 10 mOsm/kg. Esse declínio ocorre no início da gravidez e é induzido por uma redefinição dos limiares osmóticos para a sede e a secreção de

TABELA 4-2 Ganho de peso com base em componentes relacionados com a gravidez

	Aumento cumulativo no peso (g)			
Tecidos e líquidos	10 semanas	20 semanas	30 semanas	40 semanas
Feto	5	300	1.500	3.400
Placenta	20	170	430	650
Líquido amniótico	30	350	750	800
Útero	140	320	600	970
Mamas	45	180	360	405
Sangue	100	600	1.300	1.450
Líquido extravascular	0	30	80	1.480
Reservas maternas (gordura)	310	2.050	3.480	3.345
Total	**650**	**4.000**	**8.500**	**12.500**

Modificada de Hytten, 1991.

vasopressina (Fig. 4-3) (Davison, 1981; Lindheimer, 2001). Acredita-se que a relaxina e outros hormônios desempenhem um papel nesse processo (Conrad, 2013).

No final da gestação, o volume de água do feto, da placenta e do líquido amniótico aproxima-se de 3,5 L. Outros 3 L acumulam-se em razão do aumento do volume sanguíneo e do tamanho do útero e das mamas. Assim, a quantidade mínima de água extra que uma mulher média acumula durante a gravidez normal se aproxima de 6,5 L.

Edema claramente visível dos tornozelos e pernas é encontrado na maioria das mulheres grávidas, especialmente no final do dia. Esse acúmulo de líquido, que pode chegar a algo próximo de 1 L, resulta de aumento da pressão venosa abaixo do nível do útero como consequência da obstrução parcial da veia cava. A redução na pressão osmótica coloidal intersticial, observada normalmente nas gestações, também favorece a ocorrência de edema no final da gravidez (Øian, 1985).

Estudos longitudinais sobre a composição corporal demonstram acúmulo progressivo do volume hídrico e na massa gorda durante a gravidez. Esses dois componentes, assim como o peso materno inicial e o ganho de peso durante a gravidez, estão altamente associados ao peso do neonato ao nascer (Lederman, 1999; Mardones-Santander, 1998). Mulheres "supernutridas" têm maior probabilidade de ter recém-nascidos grandes, mesmo quando tolerantes à glicose (Di Benedetto, 2012).

■ Metabolismo proteico

Os produtos da concepção, o útero e o sangue materno são relativamente mais ricos em proteína do que em gorduras ou carboidratos. Ao final da gravidez, o feto de tamanho normal e a placenta pesam conjuntamente cerca de 4 kg e contêm cerca de 500 g de proteína, ou seja, cerca de metade do aumento total da gravidez. Os 500 g restantes são acrescentados ao útero sob a forma de proteínas contráteis, às mamas, principalmente às suas glândulas, e ao sangue materno sob a forma de hemoglobina e proteínas plasmáticas.

As concentrações de aminoácidos são mais altas no compartimento fetal do que no materno e geralmente resultam do transporte facilitado através da placenta (Cleal, 2011; Panitchob, 2015). Essa concentração maior é amplamente regulada pela placenta por meio de um processo ainda não totalmente compreendido. Em particular, o transporte placentário é variável entre indivíduos e entre diferentes aminoácidos. Por exemplo, a tirosina é um aminoácido condicionalmente essencial no recém-nascido prematuro, mas não no feto (Van den Akker, 2010, 2011). A placenta concentra aminoácidos para a circulação fetal e também está envolvida na síntese proteica, bem como na oxidação e na transaminação de alguns aminoácidos não essenciais (Galan, 2009).

A ingestão materna de proteínas não parece ser um determinante crítico para o peso ao nascer entre mulheres bem nutridas (Chong, 2015). Ainda assim, dados recentes sugerem que as recomendações atuais para ingestão de proteínas podem ser muito baixas. Essas diretrizes são extrapoladas de mulheres adultas não grávidas e podem subestimar as necessidades reais. Stephens e colaboradores (2015) analisaram prospectivamente a ingestão e o metabolismo de proteínas maternas. Eles estimaram exigências médias de 1,22 g/kg/dia de proteína no início da gravidez e 1,52 g/kg/dia no final da gravidez. Esses níveis são superiores à recomendação atual de 0,88 g/kg/dia. As necessidades nutricionais diárias de proteínas durante a gravidez são discutidas no Capítulo 9 (p. 167).

■ Metabolismo de carboidratos

A gestação normal caracteriza-se por leve hipoglicemia em jejum, hiperglicemia pós-prandial e hiperinsulinemia (Fig. 4-4). Esse nível basal elevado de insulina plasmática na gestação normal está associado a várias respostas singulares à ingestão de glicose. Especificamente, após a ingestão de glicose por via oral, as mulheres

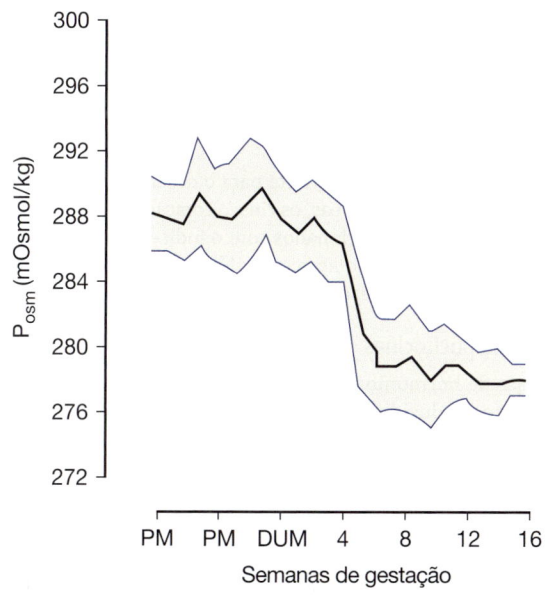

FIGURA 4-3 Valores médios (*traçado preto*) ± desvio-padrão (*traçados azuis*) para a osmolalidade plasmática (P_{osm}) medida com intervalos semanais em nove mulheres desde o período pré-gestacional até 16 semanas. PM, período menstrual; DUM, data da última menstruação. (Redesenhada, com permissão, de Davison JM, Dunlop W: Renal hemodynamics and tubular function in normal human pregnancy. Kidney Int 18:152, 1980.)

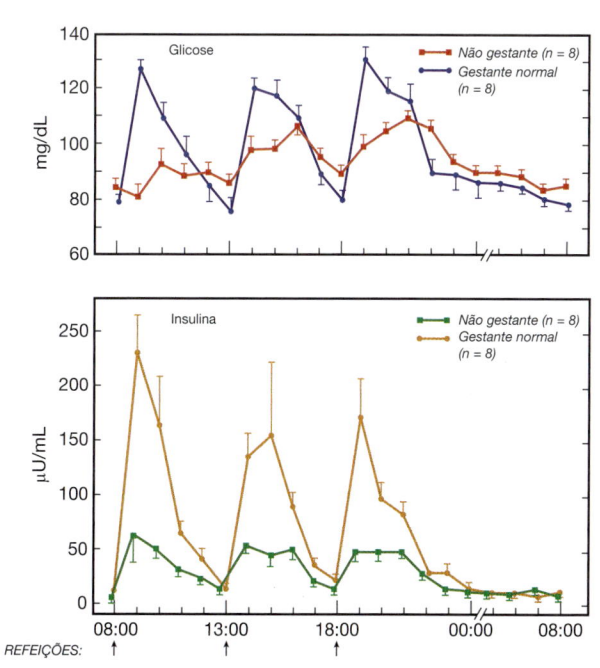

FIGURA 4-4 Alterações diurnas nos níveis plasmáticos de glicose e insulina na fase final de gestação normal. (Redesenhada de Phelps, 1981.)

grávidas apresentam hiperglicemia e hiperinsulinemia prolongadas, assim como maior supressão de glucagon (Phelps, 1981). Esse fenômeno não pode ser explicado por redução no metabolismo da insulina porque não há alteração em sua meia-vida durante a gravidez (Lind, 1977). Em vez disso, tal resposta reflete um estado de resistência periférica à insulina induzido pela gravidez, que assegura o suprimento pós-prandial de glicose ao feto. Realmente, a sensibilidade à insulina ao final de uma gravidez normal é 30 a 70% inferior à das mulheres não gestantes (Lowe, 2014).

Os mecanismos responsáveis por essa sensibilidade reduzida à insulina incluem inúmeros fatores endócrinos e inflamatórios (Angueira, 2015). Em particular, hormônios relacionados à gravidez, como progesterona, hormônio de crescimento derivado da placenta, prolactina e cortisol; citocinas, como fator de necrose tumoral; e hormônios derivados da adiposidade central, especialmente a leptina e sua interação com a prolactina, todos têm um papel na resistência à insulina da gravidez. Mesmo assim, a resistência à insulina não é o único fator a elevar os valores de glicose pós-prandial. A gliconeogênese hepática é aumentada durante as gestações diabéticas e não diabéticas, particularmente no terceiro trimestre (Angueira, 2015).

Durante a noite, a gestante varia de um estado pós-prandial, caracterizado pela manutenção de níveis elevados de glicose, para um estado de jejum, caracterizado por níveis plasmáticos reduzidos de glicose e alguns aminoácidos. As concentrações plasmáticas de ácidos graxos livres, triglicerídeos e colesterol também estão aumentadas no estado de jejum. Essa mudança induzida pela gravidez na alimentação, da glicose para os lipídeos, foi chamada de *inanição acelerada*. Certamente, quando o jejum é prolongado nas gestantes, tais alterações se intensificam, e a cetonemia ocorre rapidamente.

■ Metabolismo de gorduras

As concentrações plasmáticas de lipídeos, lipoproteínas e apolipoproteínas aumentam de maneira considerável durante a gravidez (ver Apêndice, p. 1259). O aumento da resistência à insulina e a estimulação de estrogênios durante a gravidez são responsáveis pela hiperlipidemia materna. O aumento da síntese lipídica e da ingestão de alimentos contribuem para o acúmulo materno de gordura durante os dois primeiros trimestres (Herrera, 2014). Entretanto, no terceiro trimestre, o acúmulo de gordura é reduzido ou cessa. Isso ocorre em consequência do aumento da atividade lipolítica, e a redução da atividade da lipase lipoproteica diminui a absorção dos triglicerídeos circulantes pelo tecido adiposo. Essa transição para um estado catabólico favorece o uso de lipídeos como fonte de energia e preserva glicose e aminoácidos para uso pelo feto.

A hiperlipidemia materna é uma das mudanças mais impressionantes e consistentes ocorridas no metabolismo lipídico na fase final da gravidez. Os níveis de triacilglicerol e colesterol nas lipoproteínas de densidade muito baixa (VLDLs), lipoproteínas de baixa densidade (LDLs) e lipoproteínas de alta densidade (HDLs) mostram-se maiores durante o terceiro trimestre em comparação aos encontrados nas não gestantes. Durante o terceiro trimestre, o nível médio de colesterol sérico total é de 267 ± 30 mg/dL, de C-LDL é de 136 ± 33 mg/dL, de C-HDL é de 81 ± 17 mg/dL e de triglicerídeos é de 245 ± 73 mg/dL (Lippi, 2007). Após o parto, as concentrações desses lipídeos, lipoproteínas e apolipoproteínas diminuem. A amamentação diminui os níveis de triglicerídeos maternos, mas aumenta os de C-HDL. Os efeitos da amamentação no colesterol total e nos níveis de C-LDL não são claros (Gunderson, 2014).

Em teoria, a hiperlipidemia é preocupante por estar associada à disfunção endotelial. Segundo estudos, no entanto, as respostas à vasodilatação dependentes do endotélio melhoram de fato durante a gravidez (Saarelainen, 2006). Isso pode ser explicado, em parte, pela provável inibição da oxidação da LDL causada pelo aumento na concentração de C-HDL, com consequente proteção do endotélio. Esses achados sugerem que o aumento do risco cardiovascular observado em multíparas talvez esteja relacionado com outros fatores que não a hipercolesterolemia materna.

Leptina

Esse hormônio peptídico é secretado principalmente pelo tecido adiposo em seres humanos. Tem papel importante na regulação da gordura corporal e do gasto energético e na reprodução. Por exemplo, a leptina é importante para implantação, proliferação celular e angiogênese (Vazquez, 2015). A deficiência de leptina está associada a anovulação e infertilidade, enquanto certas mutações na leptina causam obesidade extrema (Tsai, 2015).

Nas grávidas com peso normal, os níveis séricos de leptina aumentam, atingindo o máximo durante o segundo trimestre e mantendo-se estáveis até o final da gestação com valores 2 a 4 vezes maiores do que os observados nas não gestantes. Entre as mulheres obesas, os níveis de leptina se correlacionam com a adiposidade (Ozias, 2015; Tsai, 2015). Em todos os casos, os níveis de leptina caem após o parto, refletindo as quantidades significativas produzidas pela placenta (Vazquez, 2015).

A leptina participa da regulação do metabolismo energético durante a gravidez. Curiosamente, apesar do aumento nas concentrações de leptina durante a gravidez, foi descrita uma sensibilidade reduzida da leptina na ingestão de alimentos durante a gravidez (Chehab, 2014; Vazquez, 2015). Essa "resistência à leptina" pode servir para promover o armazenamento de energia durante a gravidez e para a lactação posterior.

Níveis mais altos de leptina durante a gravidez podem ser desvantajosos em certas situações, como na obesidade materna. A leptina funciona como uma citocina pró-inflamatória no tecido adiposo branco, que pode desregular a cascata inflamatória e levar à disfunção placentária em mulheres obesas (Vazquez, 2015). Além disso, níveis anormalmente elevados de leptina foram associados a pré-eclâmpsia e diabetes gestacional (Bao, 2015; Taylor, 2015).

A leptina fetal é importante para o desenvolvimento de vários órgãos, como o pâncreas, os rins, o coração e o cérebro. Os níveis fetais estão correlacionados com o índice de massa corporal (IMC) materno e o peso ao nascer. Níveis mais baixos estão ligados à restrição do crescimento fetal (Briffa, 2015; Tsai, 2015).

Outras adipocitocinas

Dezenas de hormônios com funções metabólicas e/ou inflamatórias são produzidos pelo tecido adiposo. A *adiponectina* é um peptídeo produzido principalmente na gordura materna, mas não na placenta (Haghiac, 2014). Os níveis de adiponectina se correlacionam inversamente com a adiposidade, e ela atua como um potente sensibilizador de insulina. Apesar dos níveis reduzidos de adiponectina em mulheres com diabetes gestacional, os ensaios direcionados não são úteis para prever o desenvolvimento do diabetes (Hauguel-de Mouzon, 2013).

A *grelina* é um peptídeo secretado principalmente pelo estômago em resposta à fome. Ele coopera com outros fatores neuroendócrinos, como a leptina, na modulação da homeostase de energia. A grelina também é expressa na placenta e provavelmente tem importância no crescimento fetal e na proliferação celular

(González-Domínguez, 2016). Angelidis e colaboradores (2012) revisaram as múltiplas funções da grelina na regulação da função reprodutiva.

A *visfatina* é um peptídeo que foi identificado pela primeira vez como fator de crescimento dos linfócitos B, mas é produzido principalmente no tecido adiposo. Mumtaz e colaboradores (2015) propuseram que níveis elevados de visfatina e leptina prejudicam a contratilidade uterina. Tais achados podem fornecer uma base fisiológica para a observação de que a obesidade materna aumenta o risco de trabalho de parto disfuncional.

■ Metabolismo de eletrólitos e minerais

Durante a gestação normal, cerca de 1.000 mEq de *sódio* e 300 mEq de *potássio* são retidos (Lindheimer, 1987). Embora a taxa de filtração glomerular de sódio e potássio esteja aumentada, a excreção desses eletrólitos permanece inalterada durante a gestação como resultado do aumento na reabsorção tubular (Brown, 1986, 1988). Embora os acúmulos totais de sódio e potássio sejam elevados, as concentrações séricas diminuem levemente (ver Apêndice, p. 1257). Vários mecanismos podem explicar esses níveis mais baixos (Odutayo, 2012). No caso do potássio, possivelmente envolve o volume plasmático expandido da gravidez. Em relação ao sódio, a osmorregulação é alterada e o limiar para a liberação de arginina-vasopressina é reduzido. Isso promove a retenção de água livre e a diminuição dos níveis de sódio.

A concentração sérica total de *cálcio*, que inclui as frações ionizada e não ionizada, é reduzida durante a gravidez. Essa redução acompanha a baixa nas concentrações plasmáticas de albumina com a consequente redução na quantidade de cálcio não ionizado ligado à proteína. Entretanto, os níveis séricos de cálcio iônico permanecem inalterados (Olausson, 2012).

O feto em desenvolvimento representa uma significativa demanda sobre a homeostase materna do cálcio. Por exemplo, o esqueleto fetal ao final da gravidez contém cerca de 30 g de cálcio, dos quais 80% são depositados durante o último trimestre. Essa demanda é, em grande medida, atendida pela duplicação da absorção intestinal materna de cálcio, mediada em parte pela 1,25-di-hidroxivitamina D_3. Esses níveis mais altos de vitamina D são possivelmente estimulados por um aumento duplo nos níveis de peptídeos relacionados ao PTH, produzidos por vários tecidos, incluindo a placenta (Kovacs, 2006; Olausson, 2012). Para ajudar a compensar, há necessidade de ingestão dietética de quantidades suficientes de cálcio para prevenir a excessiva depleção da gestante. Uma lista de todas as ingestões dietéticas recomendadas pode ser encontrada na Tabela 9-5 (p. 167). Esse fato é especialmente importante nas gestantes adolescentes, cujo esqueleto ainda está em desenvolvimento. Infelizmente, a falta de dados robustos impede que sejam feitas conclusões mais precisas sobre a utilidade dos suplementos de cálcio e vitamina D durante a gravidez (De-Regil, 2016).

Os níveis séricos de *magnésio* também são reduzidos durante a gravidez. Bardicef e colaboradores (1995) concluíram que a gestação é, de fato, um estado de depleção extracelular de magnésio. Comparando com mulheres não grávidas, os níveis de magnésio total e iônico estão significativamente reduzidos durante a gravidez normal (Rylander, 2014).

As concentrações séricas de *fosfato* mantêm-se dentro da variação normal para não gestantes (Larsson, 2008). Embora a calcitonina seja um importante regulador de cálcio e fosfato sérico, a importância da calcitonina no que se refere à gravidez é pouco conhecida (Olausson, 2012).

A necessidade de *iodo* aumenta durante a gestação normal por diversos motivos (Moleti, 2014; Zimmermann, 2012). Primeiro, a produção materna de tiroxina aumenta para manter o eutireoidismo materno e transferir o hormônio tireoidiano para o feto antes do funcionamento tireoidiano fetal. Segundo, a produção de hormônio tireoidiano fetal aumenta durante a segunda metade da gravidez. Isso contribui para o aumento da demanda materna por iodo, uma vez que esse elemento atravessa com facilidade a barreira placentária. Terceiro, a via primária de excreção do iodo é a renal. Com início no começo da gravidez, a taxa de filtração glomerular do iodo aumenta em 30 a 50%. Em suma, considerando o aumento da produção de hormônio tireoidiano, as necessidades fetais de iodo e o aumento na depuração renal, as necessidades dietéticas de iodo são maiores durante a gestação normal. Embora a placenta tenha a capacidade de armazenar iodo, atualmente não se sabe se esse órgão funciona para proteger o feto de iodo dietético materno inadequado (Burns, 2011). A deficiência de iodo é discutida mais adiante neste capítulo (p. 71) e no Capítulo 58 (p. 1126). No outro extremo, os suplementos maternos contendo excesso de iodo foram associados ao hipotireoidismo congênito. Isso decorre da autorregulação na glândula tireoide – conhecida como *efeito Wolff-Chaikoff* – para restringir a produção de tiroxina em resposta ao consumo excessivo de iodeto (Connelly, 2012).

No que se refere à maioria dos demais minerais, a gravidez induz poucas mudanças em seu metabolismo a não ser sua retenção em quantidades equivalentes àquelas necessárias ao crescimento. Uma exceção importante é o aumento considerável nas necessidades de *ferro*, o que será discutido a seguir.

ALTERAÇÕES HEMATOLÓGICAS

■ Volume sanguíneo

É bem conhecida a hipervolemia associada à gravidez normal e, após 32 a 34 semanas de gestação, o volume sanguíneo das gestantes é entre 40 e 45% maior que o das não gestantes (Pritchard, 1965; Zeeman, 2009). A expansão volumétrica varia de maneira considerável entre as mulheres. Em algumas, o volume acumulado aumenta apenas modestamente, enquanto em outras o volume sanguíneo quase dobra. Não é essencial que haja um feto, uma vez que se observou aumento do volume sanguíneo em alguns casos de mola hidatidiforme.

A hipervolemia induzida pela gravidez tem diversas funções. Primeiro, responder às demandas metabólicas do útero aumentado com seu sistema vascular intensamente hipertrofiado. Segundo, prover nutrientes e elementos em abundância para dar suporte ao rápido crescimento da placenta e do feto. Terceiro, o volume intravascular aumentado também protege a mãe e, consequentemente, o feto contra os efeitos deletérios das posições supina e ereta sobre o retorno venoso. Por fim, salvaguardar a gestante contra os efeitos adversos da perda sanguínea associada ao parto.

O volume sanguíneo materno começa a aumentar durante o primeiro trimestre. Em torno de 12 semanas pós-menstruação, o volume plasmático já terá se expandido cerca de 15% em comparação ao encontrado antes da gravidez (Bernstein, 2001). O volume sanguíneo materno cresce mais rapidamente durante o segundo trimestre, aumenta muito mais lentamente durante o terceiro trimestre e atinge um platô durante as últimas semanas de gravidez (Fig. 4-5). O volume sanguíneo se acumula ainda mais expressivamente em gestações gemelares. Durante a

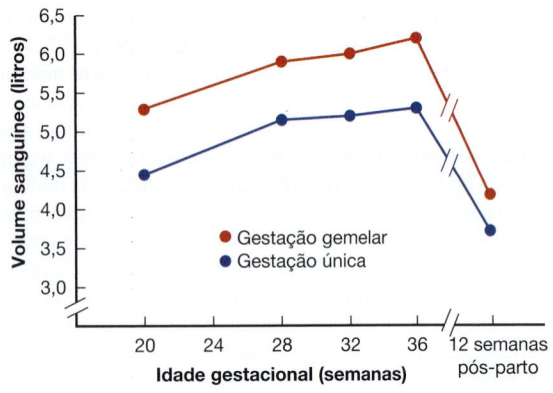

FIGURA 4-5 Expansão do volume sanguíneo durante a gravidez gemelar (n = 10) e de feto único (n = 40). Dados mostrados em medianas. (Dados de Thomsen, 1994.)

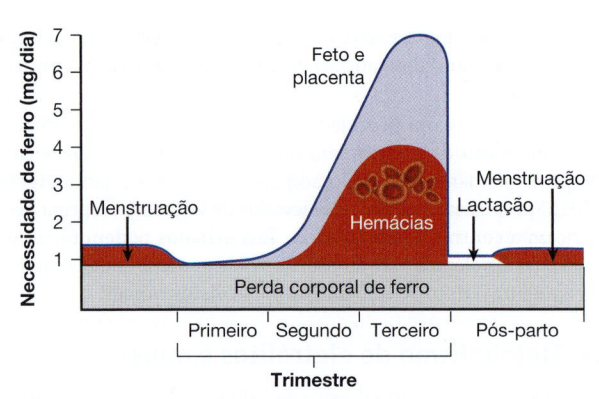

FIGURA 4-6 Estimativa das necessidades diárias de ferro durante a gravidez em uma mulher de 55 kg. (Modificada de Koenig, 2014.)

expansão do volume sanguíneo, o volume plasmático e o número de eritrócitos aumentam. Embora geralmente seja adicionado mais plasma do que eritrócitos à circulação materna, o aumento do volume de eritrócitos é considerável, atingindo a média de 450 mL (Pritchard, 1960). Observa-se hiperplasia eritroide moderada na medula óssea, e a contagem dos reticulócitos fica ligeiramente aumentada durante a gestação normal. Essas alterações estão quase certamente relacionadas ao aumento nos níveis plasmáticos maternos de eritropoietina.

Concentração de hemoglobina e hematócrito

Em razão do grande aumento no volume plasmático, a concentração de hemoglobina e o hematócrito sofrem uma discreta redução durante a gravidez (ver Apêndice, p. 1255). Como consequência, a viscosidade sanguínea é reduzida (Huisman, 1987). Ao final da gestação, a concentração de hemoglobina atinge a média de 12,5 g/dL e, em cerca de 5% das gestantes, fica abaixo de 11 g/dL. Assim, concentrações de hemoglobina abaixo de 11 g/dL são consideradas anormais, em particular no final da gestação, sendo em geral causadas por anemia ferropriva, e não pela hipervolemia da gravidez.

■ Metabolismo do ferro

O conteúdo total de ferro em mulheres adultas varia entre 2 e 2,5 g, que corresponde a cerca de metade da quantidade encontrada normalmente nos homens. A maior parte desse ferro está incorporada na hemoglobina ou mioglobina e, assim, as reservas de ferro em mulheres jovens normais são de somente cerca de 300 mg (Pritchard, 1964). Embora os níveis mais baixos de ferro nas mulheres possam se dever parcialmente à perda de sangue menstrual, outros fatores desempenham um papel, particularmente a hepcidina – um hormônio peptídico que funciona como regulador homeostático do metabolismo sistêmico do ferro. Os níveis de hepcidina aumentam com a inflamação, mas diminuem com a deficiência de ferro e vários hormônios, incluindo testosterona, estrogênio, vitamina D e, possivelmente, prolactina (Liu, 2016; Wang, 2015). Níveis mais baixos de hepcidina estão associados a uma maior absorção de ferro via ferroportina nos enterócitos (Camaschella, 2015).

Necessidades de ferro

Dos aproximadamente 1.000 mg de ferro necessários para uma gestação normal, cerca de 300 mg são ativamente transferidos ao feto e à placenta, e outros 200 mg são perdidos pelas diversas vias de excreção, principalmente pelo trato gastrintestinal. Tais perdas são obrigatórias e ocorrem mesmo quando a gestante está com deficiência de ferro. O aumento médio no volume total de eritrócitos circulantes – cerca de 450 mL – requer outros 500 mg de ferro. É preciso lembrar que 1 mL de eritrócitos contém 1,1 mg de ferro.

Conforme mostrado na Figura 4-6, como a maior parte do ferro é utilizada durante a metade final da gestação, as necessidades de ferro são maiores após o meio da gravidez e atingem a média de 6 a 7 mg/dia (Pritchard, 1970). Na maioria das gestantes, essa quantidade em geral não é suprida pelas reservas de ferro ou pela dieta. Assim, sem suplementação não haverá o aumento ideal no volume eritrocitário materno, e a hemoglobina e o hematócrito diminuirão de forma evidente à medida que o volume plasmático aumentar. Ao mesmo tempo, a produção de hemácias pelo feto não é prejudicada porque a placenta transfere ferro mesmo quando a mãe apresenta anemia ferropriva grave. Em casos extremos, documentamos valores de hemoglobina de 3 g/dL e, ao mesmo tempo, os fetos apresentavam concentração de hemoglobina de 16 g/dL. Os mecanismos de transporte e regulação do ferro placentário são complexos (Koenig, 2014; McArdle, 2014).

Se a gestante não anêmica não for tratada com suplementação de ferro, o ferro e a ferritina séricos irão decair a partir do meio da gravidez. É importante ressaltar que os níveis de hepcidina caem no início da gravidez (Hedengran, 2016; Koenig, 2014). Como observado, níveis mais baixos de hepcidina ajudam na transferência de ferro para a circulação materna via ferroportina nos enterócitos. Níveis mais baixos de hepcidina também aumentam o transporte de ferro para o feto via ferroportina no sinciciotrofoblasto.

No parto vaginal normal, geralmente são perdidos 500 a 600 mL de sangue e, portanto, nem todo o ferro materno adicionado na forma de hemoglobina é gasto (Pritchard, 1965). O excesso de ferro da hemoglobina se torna ferro armazenado.

■ Funções imunológicas

A gravidez está associada à supressão de várias funções imunológicas humorais e mediadas por células (Cap. 5, p. 95). Isso permite a acomodação do enxerto fetal semialogênico "estranho" que contém antígenos de origem materna e paterna (Redman, 2014). A tolerância que existe na interface materno-fetal permanece um grande mistério médico não resolvido. Essa tolerância é complexa e envolve certas adaptações do sistema imunológico e interferência entre o microbioma materno, a decídua uterina e o trofoblasto. Em particular, áreas do útero anteriormente consideradas estéreis são colonizadas por bactérias. Na maioria dos casos, acredita-se que esses microrganismos sejam comensais e desempenhem um papel de tolerância e proteção. De fato, organismos comensais podem inibir a proliferação de certos patógenos. Vários revisores descreveram essas relações (Mor, 2015; Racicot, 2014; Sisti, 2016).

Uma adaptação imune que promove tolerância e proteção na interface materno-fetal envolve a expressão de moléculas especiais do complexo principal de histocompatibilidade (MHC) no trofoblasto. Lembre-se de que todas as células do corpo expressam um "distintivo" que identifica o "próprio" e, portanto, uma vantagem contra ataques de respostas imunes. Na maioria das células do corpo, esse "distintivo" é conhecido como MHC classe Ia. No entanto, é incomum que dois indivíduos não relacionados compartilhem MHC classe Ia compatível. Isso cria um possível problema para a reprodução, porque metade do feto é composta por antígenos derivados do pai. Para contornar esse problema, as células trofoblásticas expressam uma forma de MHC que não varia entre os indivíduos. Esse MHC "não clássico" é conhecido como antígeno leucocitário humano classe Ib e inclui HLA-E, HLA-F e HLA-G. O reconhecimento dessas proteínas HLA de classe Ib pelas células *natural killer* residentes na decídua inibe sua atividade e promove o relaxamento imune (Djurisic, 2014).

Outra adaptação imune que promove tolerâncias decorre de mudanças importantes nas subpopulações de linfócitos T CD4 na gravidez. Primeiro, a imunidade mediada por Th1 muda para imunidade mediada por Th2. De fato, um componente anti-inflamatório importante durante a gestação envolve a supressão dos linfócitos T *helper* (Th) 1 e T citotóxico (Tc) 1, o que reduz a secreção de interleucina 2 (IL-2), alfainterferona e fator de necrose tumoral (TNF). Além disso, acredita-se que a resposta Th1 suprimida seja um requisito para a continuação da gravidez. Também pode explicar a remissão de algumas doenças autoimunes, como artrite reumatoide, esclerose múltipla e tireoidite de Hashimoto – doenças imunológicas mediadas por células estimuladas por citocinas Th1 (Kumru, 2005). Com a supressão de células Th1, observa-se regulação positiva de linfócitos Th2 com aumento da secreção de IL-4, IL-10 e IL-13 (Michimata, 2003). Essas citocinas Th2 promovem imunidade humoral ou baseada em anticorpos. Assim, doenças autoimunes mediadas principalmente por autoanticorpos, como lúpus eritematoso sistêmico, podem piorar se a doença já estiver ativa no início da gravidez. Porém, a transição para uma imunidade mediada por anticorpos é uma defesa importante durante a gravidez e o início do puerpério. No muco cervical, os níveis máximos de imunoglobulinas A e G (IgA e IgG) são significativamente maiores durante a gravidez, e o tampão de muco cervical rico em imunoglobulina cria uma barreira contra infecção ascendente (Hansen, 2014; Wang, 2014). Da mesma forma, a IgG é transferida para o feto em desenvolvimento no terceiro trimestre como uma forma de imunidade passiva, ostensivamente em antecipação ao nascimento. Além disso, as imunoglobulinas secretadas no leite materno durante a lactação aumentam as defesas neonatais contra infecção.

Outras subpopulações de linfócitos T CD4 servem à imunidade da mucosa e de barreira. Essas células CD4-positivas específicas são conhecidas como células Th17 e células Treg. As células Th17 são pró-inflamatórias e expressam a citocina IL-17 e os receptores órfãos relacionados ao receptor de ácido retinoico (RORs). As células Treg expressam o fator de transcrição *forkhead box protein-3* (FOXP3) e conferem atividade tolerante. Há uma mudança para as células Treg CD4 no primeiro trimestre, que atinge o pico durante o segundo trimestre e cai à medida que o parto se aproxima (Figueiredo, 2016). Essa mudança pode promover tolerância na interface materno-fetal (La Rocca, 2014). Em particular, a falha dessas alterações na subpopulação de linfócitos T CD4 pode estar relacionada ao desenvolvimento de pré-eclâmpsia (Vargas-Rojas, 2016).

■ Leucócitos e linfócitos

A contagem normal de leucócitos durante a gravidez pode ser maior do que os valores não gravídicos, e os valores mais altos se aproximam de 15.000/µL (ver Apêndice, p. 1255). Durante o trabalho de parto e no puerpério imediato, os valores elevam-se de modo acentuado, chegando a 25.000/µL ou mais. A causa é desconhecida, mas a mesma reação ocorre após exercício extenuante. É possível que a leucocitose represente o reaparecimento de leucócitos anteriormente desviados da circulação ativa.

A distribuição dos tipos de células linfocitárias também é alterada durante a gravidez. Especificamente, o número de linfócitos B permanece inalterado, mas o número absoluto de linfócitos T aumenta e cria um aumento relativo. Simultaneamente, a proporção de linfócitos T CD4 para CD8 não muda (Kühnert, 1998).

Marcadores inflamatórios

Muitos dos exames realizados para diagnosticar inflamação não podem ser usados durante a gravidez. Por exemplo, os níveis de *fosfatase alcalina leucocitária* – usados para investigar distúrbios mieloproliferativos – estão aumentados desde o início da gestação. A concentração de *proteína C-reativa*, um reagente sérico da fase aguda, aumenta rapidamente em resposta a traumatismo tecidual ou inflamação. Os níveis medianos de proteína C-reativa na gravidez e no parto são mais altos do que nas mulheres não grávidas (Anderson, 2013; Watts, 1991). Entre gestantes que não haviam entrado em trabalho de parto, 95% apresentaram níveis séricos iguais ou inferiores a 1,5 mg/dL, e a idade gestacional não afetou os níveis séricos. Outro marcador inflamatório, a *velocidade de hemossedimentação (VHS)*, aumenta na gravidez normal em razão da elevação nos níveis plasmáticos de globulina e fibrinogênio. Os *fatores C3 e C4 do complemento* também se encontram significativamente aumentados durante o segundo e o terceiro trimestre (Gallery, 1981; Richani, 2005). Por fim, os níveis de *procalcitonina*, um precursor normal da calcitonina, aumentam no final do terceiro trimestre e ao longo dos primeiros dias de pós-parto. Os níveis de procalcitonina encontram-se aumentados nas infecções bacterianas graves, mas permanecem baixos nas infecções virais e nas doenças inflamatórias inespecíficas. No entanto, os níveis medidos preveem mal o desenvolvimento de corioamnionite evidente ou subclínica após ruptura prematura das membranas (Thornburg, 2016).

■ Coagulação e fibrinólise

Durante a gravidez normal, tanto a coagulação quanto a fibrinólise ficam aumentadas, mas se mantêm em equilíbrio para que haja hemostasia (Kenny, 2014). Entre as evidências de ativação estão as maiores concentrações de todos os fatores da coagulação, exceto os fatores XI e XIII (Tab. 4-3).

Dos pró-coagulantes, o nível e a taxa de geração de trombina ao longo da gestação aumentam progressivamente (McLean, 2012). Em não grávidas, a dosagem do fibrinogênio plasmático (fator I) é, em média, de 300 mg/dL e varia entre 200 e 400 mg/dL. Durante uma gravidez normal, a concentração de fibrinogênio aumenta cerca de 50%. No final da gestação, atinge em média 450 mg/dL, com variações entre 300 e 600 mg/dL.

TABELA 4-3 Alterações nos valores da hemostasia durante a gestação normal

Parâmetro	Não grávidas	Gestação a termo
TTP ativada (s)	31,6 ± 4,9	31,9 ± 2,9
Fibrinogênio (mg/dL)	256 ± 58	473 ± 72[a]
Fator VII (%)	99,3 ± 19,4	181,4 ± 48,0[a]
Fator X (%)	97,7 ± 15,4	144,5 ± 20,1[a]
Plasminogênio (%)	105,5 ± 14,1	136,2 ± 19,5[a]
tPA (ng/mL)	5,7 ± 3,6	5,0 ± 1,5
Antitrombina III (%)	98,9 ± 13,2	97,5 ± 33,3
Proteína C (%)	77,2 ± 12,0	62,9 ± 20,5[a]
Proteína S total (%)	75,6 ± 14,0	49,9 ± 10,2[a]

[a] $p < 0,05$.
tPA, ativador do plasminogênio tecidual; TTP, tempo de tromboplastina parcial.
Dados mostrados como média ± desvio-padrão.
Dados de Uchikova, 2005.

Isso contribui muito para o aumento impressionante da VHS. Além disso, os níveis do fator XIII – *fator estabilizador de fibrina* – caem significativamente à medida que a gravidez normal avança (Sharief, 2014).

O produto final da cascata de coagulação é a formação de fibrina, sendo a principal função do sistema fibrinolítico remover o excesso de fibrina (Fig. 41-29, p. 784). O ativador do plasminogênio tecidual (tPA) converte o plasminogênio em plasmina, que causa fibrinólise e produz produtos de degradação da fibrina, como os D-dímeros. Embora um pouco conflitantes, a maioria das evidências sugere que a atividade fibrinolítica é reduzida na gravidez normal (Kenny, 2014). Como revisado por Cunningham e Nelson (2015), essas alterações favorecem a formação de fibrina. Embora isso seja combatido pelo aumento dos níveis de plasminogênio, o resultado final é que a gravidez é um estado pró-coagulante. Tais mudanças servem para garantir o controle hemostático durante a gravidez normal, particularmente durante o parto, quando se espera certa perda de sangue.

Proteínas reguladoras

Várias proteínas são inibidores naturais da coagulação, incluindo as proteínas C e S, além da antitrombina (Fig. 52-1, p. 1005). As deficiências hereditárias ou adquiridas destas e de outras proteínas reguladoras naturais – coletivamente denominadas *trombofilias* – são responsáveis por vários episódios tromboembólicos durante a gestação. Tais variações serão discutidas no Capítulo 52 (p. 1006).

A *proteína C ativada*, em conjunto com os cofatores proteína S e fator V, atua como um anticoagulante neutralizando os fatores pró-coagulantes Va e VIIIa. Durante a gravidez, a resistência à proteína C ativada aumenta de maneira progressiva, estando relacionada com a redução na proteína S livre e com o aumento no fator VIII, que ocorrem concomitantemente. Entre o primeiro e o terceiro trimestre, os níveis de proteína C ativada são reduzidos, passando de cerca de 2,4 para 1,9 U/mL, e a proteína S livre cai de 0,4 para 0,16 U/mL (Cunningham, 2015; Walker, 1997). Os níveis de antitrombina diminuem 13% entre a metade da gestação e o termo e caem 30% dessa linha de base até 12 horas após o parto. Cerca de 72 horas após o parto, há um retorno à linha de base (James, 2014).

Plaquetas

A gravidez normal também envolve alterações plaquetárias. Em um estudo, a contagem média de plaquetas diminuiu levemente durante a gravidez para 213.000/μL em comparação com 250.000/μL em controles não gestantes (Boehlen, 2000). A trombocitopenia foi definida como valores abaixo do percentil 2,5º, o que corresponde a contagens de 116.000/μL. A redução na concentração plaquetária em parte é causada pela hemodiluição. Além disso, o consumo de plaquetas provavelmente é aumentado e cria uma proporção maior de plaquetas mais jovens e, portanto, maiores (Han, 2014; Valera, 2010). Além disso, os níveis de vários marcadores de ativação plaquetária aumentam com a idade gestacional, mas caem no pós-parto (Robb, 2010). Considerando o aumento do baço, é possível que haja um elemento de "hiperesplenismo", no qual plaquetas são destruídas prematuramente (Kenny, 2014).

■ Baço

Ao final de uma gravidez normal, o baço aumenta em até 50% em comparação ao primeiro trimestre (Maymon, 2007). Além disso, Gayer e colaboradores (2012) observaram que o tamanho do baço era 68% maior em comparação com não grávidas usadas como controle. A causa da esplenomegalia não está esclarecida, mas talvez acompanhe o aumento do volume sanguíneo e/ou as alterações hemodinâmicas da gravidez.

SISTEMA CARDIOVASCULAR

As alterações na função cardíaca tornam-se evidentes durante as primeiras 8 semanas de gestação (Hibbard, 2014). O débito cardíaco aumenta já com 5 semanas de gestação e reflete a redução na resistência vascular periférica e o aumento da frequência cardíaca. Comparados com os valores medidos em não grávidas, a pressão sistólica braquial, a pressão diastólica e a pressão sistólica central são todas significativamente menores 6 a 7 semanas após a data da última menstruação (Mahendru, 2012). A frequência do pulso em repouso aumenta cerca de 10 batimentos/min durante a gravidez. Nelson e colaboradores (2015) descobriram que, para mulheres normais e para mulheres com sobrepeso, a frequência cardíaca aumentou significativamente entre 12 e 16 semanas e entre 32 e 36 semanas de gestação. Entre 10 e 20 semanas, inicia-se a expansão do volume plasmático com aumento da pré-carga. Essa pré-carga aumentada resulta em frações de ejeção e volumes atriais esquerdos significativamente maiores (Cong, 2015).

O desempenho ventricular durante a gravidez é influenciado pela redução na resistência vascular sistêmica e por alterações no fluxo arterial pulsátil. Múltiplos fatores contribuem para as mudanças na função hemodinâmica global, permitindo ao sistema cardiovascular ajustar-se às demandas fisiológicas do feto ao mesmo tempo em que mantém a integridade cardiovascular materna (Hibbard, 2014). Essas mudanças durante a última metade da gravidez e os efeitos da postura materna estão resumidos na Figura 4-7.

■ Coração

À medida que o diafragma é elevado progressivamente, o coração desloca-se para a esquerda e para cima e sofre alguma rotação em seu eixo longitudinal. Como consequência, o ápice é movido lateralmente de sua posição habitual, produzindo o aumento da silhueta cardíaca à radiografia do tórax. Além disso, as gestantes normalmente apresentam algum grau de derrame pericárdico

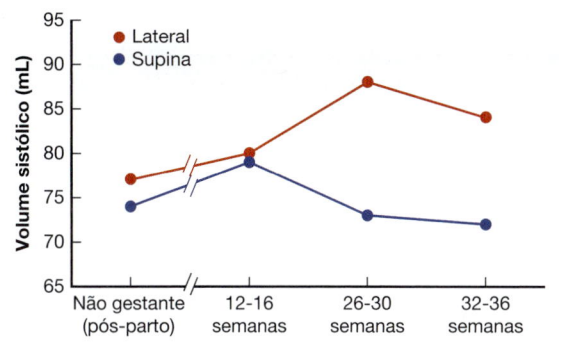

FIGURA 4-7 Volume sistólico do ventrículo esquerdo durante a gravidez em comparação com os valores de 12 semanas pós-parto (não gestantes) para mulheres com peso normal nas posições supina e lateral. (Dados de Nelson, 2015.)

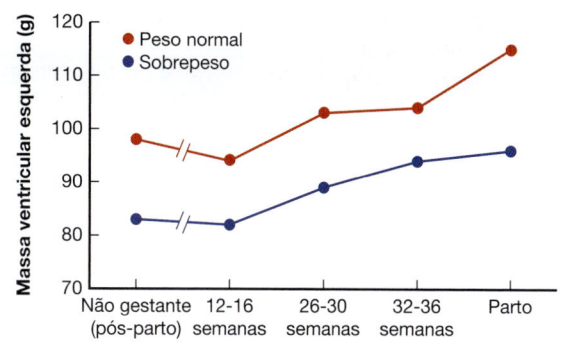

FIGURA 4-8 Massa ventricular esquerda de mulheres com peso normal e com sobrepeso durante a gravidez em comparação com os valores de 12 semanas pós-parto (não gestantes). (Dados de Stewart, 2016.)

benigno, o que possivelmente contribui para o aumento da silhueta cardíaca (Enein, 1987). Tais fatores tornam difícil a identificação precisa de graus moderados de cardiomegalia apenas com a radiografia simples do tórax.

A gestação normal induz alterações eletrocardiográficas características, sendo a mais comum um leve desvio do eixo à esquerda como resultado da mudança na posição do coração. Também podem ocorrer ondas Q nas derivações II, III e avF e ondas T planas ou invertidas nas derivações III, V1-V3 (Sunitha, 2014).

Muitas das *bulhas cardíacas* normais podem estar alteradas durante a gestação. São elas: (1) desdobramento exagerado da primeira bulha com aumento da intensidade de ambos os componentes; (2) nenhuma alteração definida nos elementos aórtico e pulmonar da segunda bulha; e (3) terceira bulha evidente e facilmente audível (Cutforth, 1966). Esses autores também identificaram sopro sistólico em 90% das gestantes, intensificado durante a inspiração em algumas e durante a expiração em outras, com desaparecimento logo após o parto. Em 20% das gestantes, foi identificado um sopro diastólico leve transitório e, em 10%, sopros contínuos com origem na vasculatura mamária (Fig. 49-1, p. 950).

Estruturalmente, o aumento do volume plasmático encontrado na gravidez normal reflete-se no aumento dos volumes cardíacos sistólico final e diastólico final. Simultaneamente, no entanto, a espessura septal ou a fração de ejeção não se altera. Isso ocorre porque as alterações volumétricas são acompanhadas por remodelamento ventricular substancial, caracterizado por expansão excêntrica da massa ventricular esquerda em 30 a 35% próximo do final da gravidez. No estado de não gravidez, o coração é capaz de remodelamentos em resposta a estímulos como hipertensão e exercícios. Tal *plasticidade* cardíaca provavelmente é um *continuum* que engloba crescimento fisiológico, como o que ocorre com o exercício, e hipertrofia patológica, como se dá com a hipertensão (Hill, 2008).

Stewart e colaboradores (2016) usaram ressonância magnética (RM) cardíaca para avaliar prospectivamente o remodelamento cardíaco durante a gravidez. Comparada com o primeiro trimestre, a massa do ventrículo esquerdo aumentou significativamente a partir de 26 a 30 semanas de gestação, e isso continuou até o parto (Fig. 4-8). Esse remodelamento é concêntrico e proporcional ao tamanho materno para mulheres normais e com sobrepeso e resolvido dentro de 3 meses após o parto.

Do ponto de vista clínico, certamente a função ventricular é normal durante a gravidez, conforme estimado pelo *gráfico de Braunwald para função ventricular* (Fig. 4-9). Para uma dada pressão de enchimento, o débito cardíaco é normal e, consequentemente, a função do miocárdio é eudinâmica durante a gravidez. Entre as alterações metabólicas que ocorrem no coração durante a gravidez, estima-se que a eficiência do trabalho cardíaco – que é o produto do débito cardíaco × pressão arterial média – aumente em aproximadamente 25%. O aumento associado no consumo de oxigênio é realizado principalmente por meio do aumento do fluxo sanguíneo coronariano em vez da extração aumentada (Liu, 2014).

■ **Débito cardíaco**

Quando medido na posição de decúbito lateral em repouso, o débito cardíaco aumenta significativamente a partir do início da gravidez. Ele continua a aumentar e se mantém elevado no restante da gravidez. Em uma mulher em posição supina, um útero grande comprime consistentemente as veias e diminui o retorno venoso da parte inferior do corpo. É possível que também comprima a aorta (Bieniarz, 1968). Em resposta, o retorno venoso pode

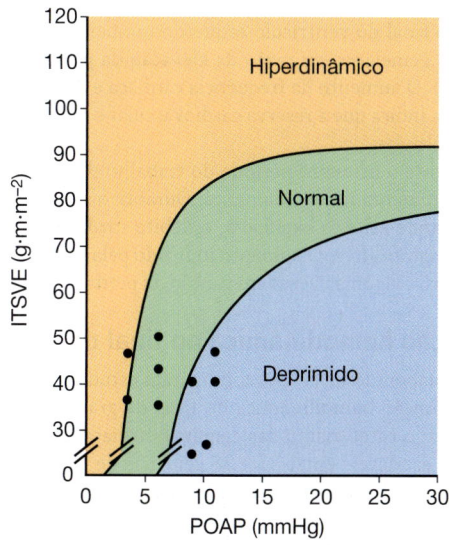

FIGURA 4-9 Relação entre índice de trabalho sistólico do ventrículo esquerdo (ITSVE), débito cardíaco e pressão de oclusão da artéria pulmonar (POAP) em 10 gestantes normais no terceiro trimestre. (Dados de Clark, 1989.)

TABELA 4-4 Alterações hemodinâmicas centrais em 10 nulíparas normais próximas ao termo e no pós-parto

	Gestação[a] (35-38 semanas)	Pós-parto (11-13 semanas)	Alteração[b]
Pressão arterial média (mmHg)	90 ± 6	86 ± 8	NAS
Pressão de oclusão da artéria pulmonar (mmHg)	8 ± 2	6 ± 2	NAS
Pressão venosa central (mmHg)	4 ± 3	4 ± 3	NAS
Frequência cardíaca (bpm)	83 ± 10	71 ± 10	+17%
Débito cardíaco (L/min)	6,2 ± 1,0	4,3 ± 0,9	+43%
Resistência vascular sistêmica (dina/s/cm^{-5})	1.210 ± 266	1.530 ± 520	−21%
Resistência vascular pulmonar (dina/s/cm^{-5})	78 ± 22	119 ± 47	−34%
Pressão osmótica coloidal sérica (mmHg)	18,0 ± 1,5	20,8 ± 1,0	−14%
Gradiente POC-POAP (mmHg)	10,5 ± 2,7	14,5 ± 2,5	−28%
Índice de trabalho sistólico do ventrículo esquerdo (g/m/m^2)	48 ± 6	41 ± 8	NAS

[a]Medições feitas com a gestante em decúbito lateral.
[b]As alterações são significativas exceto quando NAS estiver indicado.
POAP, pressão de oclusão da artéria pulmonar; POC, pressão osmótica coloidal; NAS, nenhuma alteração significativa.
Dados de Clark, 1989.

ser reduzido, assim como o débito cardíaco. Especificamente, a RM cardíaca mostra que quando uma mulher rola de costas para o lado esquerdo, o débito cardíaco entre 26 e 30 semanas de gestação aumenta em aproximadamente 20% e entre 32 e 34 semanas, em 10% (Nelson, 2015). Vale ressaltar que, segundo Simpson e James (2005), a saturação de oxigênio fetal é cerca de 10% maior quando a parturiente é colocada em decúbito lateral comparada à posição supina. Ao ficar de pé, o débito cardíaco cai na mesma proporção observada na mulher não grávida (Easterling, 1988).

Nas gestações múltiplas, em comparação com as de feto único, o débito cardíaco materno é aumentado ainda mais em quase outros 20%. Ghi e colaboradores (2015) usaram o ecocardiograma transtorácico para mostrar que o débito cardíaco no primeiro trimestre de gêmeos (média de 5,50 L/min) era mais de 20% maior que os valores pós-parto. Os valores do débito cardíaco no segundo (6,31 L/min) e no terceiro (6,29 L/min) trimestres foram aumentados em 15% adicionais em comparação com o débito cardíaco do primeiro trimestre. Os diâmetros atrial esquerdo e diastólico final do ventrículo esquerdo também aumentam nas gestações gemelares em razão da elevação da pré-carga (Kametas, 2003). O aumento da frequência cardíaca e da contratilidade inotrópica indica que a reserva cardiovascular é reduzida nas gestações múltiplas.

Durante o primeiro período do trabalho de parto, o débito cardíaco aumenta moderadamente. Durante o segundo período, com o grande esforço expulsivo, o débito cardíaco aumenta de maneira significativa. O aumento induzido pela gravidez se perde após o parto, algumas vezes em função da perda sanguínea.

■ Função hemodinâmica no final da gestação

Clark e colaboradores (1989) conduziram estudos invasivos para medir a função hemodinâmica no final da gravidez (Tab. 4-4). Foi realizado cateterismo das câmaras cardíacas direitas em 10 nulíparas saudáveis entre 35 e 38 semanas de gestação, e novamente entre 11 e 13 semanas do pós-parto. O final da gestação foi associado a aumentos esperados em frequência cardíaca, volume sistólico e débito cardíaco. A resistência vascular sistêmica e a pulmonar mostraram-se significativamente reduzidas, assim como a pressão osmótica coloidal. A pressão de oclusão da artéria pulmonar e a pressão venosa central não se modificaram de forma apreciável. Assim, embora o débito cardíaco esteja aumentado, a função ventricular esquerda medida pelo índice de trabalho sistólico permanece com valores dentro da faixa de normalidade das não gestantes (ver Fig. 4-9). Dito de outra forma, a gravidez normal não é um estado de "alto débito" contínuo.

■ Circulação e pressão arterial

As mudanças posturais afetam a pressão arterial (Fig. 4-10). A pressão na artéria braquial é mais baixa com a paciente sentada do que em decúbito lateral (Bamber, 2003). Além disso, a pressão arterial sistólica é mais baixa nas posições laterais em comparação com as posições sentada flexionada ou supina (Armstrong, 2011). A pressão arterial geralmente atinge o valor mais baixo entre 24 e 26 semanas de gestação, aumentando a partir de então. A pressão diastólica reduz mais do que a sistólica.

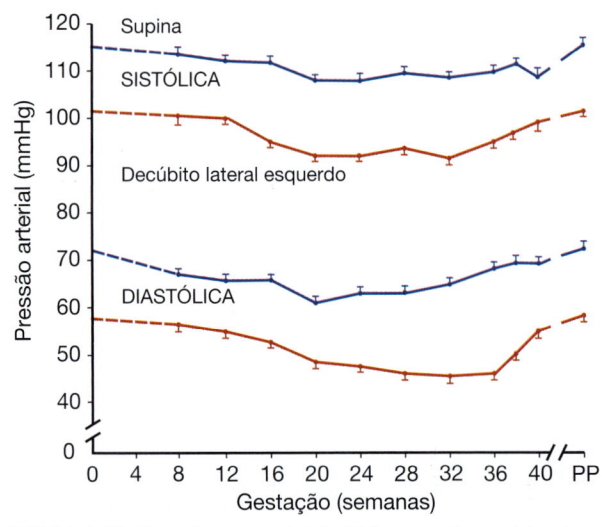

FIGURA 4-10 Alterações sequenciais (± SEM) na pressão arterial ao longo da gestação em 69 mulheres em posição supina (traçado azul) e decúbito lateral esquerdo (traçado vermelho). PP, pós-parto. (Adaptada de Wilson, 1980.)

Morris e colaboradores (2015) estudaram medidas de complacência vascular antes da gravidez, durante a gravidez e após o parto. Em comparação com controles saudáveis não gestantes, foram observadas quedas significativas na pressão arterial média e rigidez arterial, medidas usando a velocidade da onda de pulso, entre os períodos pré e pós-parto. Esses achados sugerem que a gravidez confere um efeito favorável ao remodelamento cardiovascular materno e pode ajudar a explicar por que o risco de pré-eclâmpsia é reduzido nas gestações subsequentes.

A pressão venosa antecubital permanece inalterada durante a gravidez. Entretanto, na posição supina, a pressão venosa femoral aumenta constantemente, passando de cerca de 8 mmHg no início da gestação para 24 mmHg ao termo. Há retardo no fluxo venoso sanguíneo nos membros inferiores durante a gravidez, exceto com a gestante em decúbito lateral (Wright, 1950). Essa tendência à estagnação sanguínea nos membros inferiores durante a parte final da gravidez é atribuível à obstrução das veias pélvicas e da veia cava inferior pelo útero aumentado. A pressão venosa volta ao normal quando a gestante encontra-se em decúbito lateral e imediatamente após o parto (McLennan, 1943). Essas alterações contribuem para o frequente edema e para o desenvolvimento de varizes nas pernas e na vulva, além de hemorroidas. Essas alterações também predispõem à trombose venosa profunda.

Hipotensão supina

Em cerca de 10% das mulheres, a compressão dos grandes vasos pelo útero em função da posição supina produz hipotensão arterial significativa, algumas vezes referida como *síndrome da hipotensão supina* (Kinsella, 1994). Também em posição supina, a pressão arterial uterina – e, como consequência, o fluxo sanguíneo uterino – fica significativamente mais baixa do que a pressão na artéria braquial. As evidências para apoiar se isso afeta diretamente os padrões de frequência cardíaca fetal em gestações de baixo risco sem complicações são conflitantes (Armstrong, 2011; Ibrahim, 2015; Tamás, 2007). Alterações semelhantes também podem ser observadas com hemorragia ou analgesia espinal.

■ Renina, angiotensina II e volume plasmático

O sistema renina-angiotensina-aldosterona está intimamente envolvido no controle renal da pressão arterial via equilíbrio de água e sódio. Todos os componentes desse sistema mostram níveis aumentados na gravidez normal. A renina é produzida pelo rim materno e pela placenta, e o substrato da renina (angiotensina) é produzido em maiores quantidades pelos fígados materno e fetal. A elevação nos níveis da angiotensina resulta, em parte, da maior produção de estrogênios durante a gravidez normal, sendo importante para a manutenção da pressão arterial no primeiro trimestre (Lumbers, 2014).

Gant e colaboradores (1973) relataram que nulíparas que se mantiveram normotensas tornaram-se e permaneceram refratárias aos efeitos pressores da infusão de angiotensina II. Por outro lado, as que finalmente se tornaram hipertensas desenvolveram inicialmente essa refratariedade, mas depois a perderam. A responsividade vascular diminuída à angiotensina II talvez esteja relacionada com a progesterona. Normalmente, as gestantes perdem essa refratariedade vascular adquirida à angiotensina II 15 a 30 minutos após a expulsão da placenta. Grandes quantidades de progesterona administradas por via intramuscular durante a fase tardia do parto retardam a perda da refratariedade.

■ Peptídeos natriuréticos cardíacos

Ao menos duas espécies – *peptídeo natriurético atrial (ANP)* e *peptídeo natriurético cerebral (BNP)* – são secretadas pelos cardiomiócitos em resposta ao estiramento da parede da câmara cardíaca. Esses peptídeos regulam o volume sanguíneo provocando natriurese, diurese e relaxamento da musculatura lisa vascular. Em pacientes gestantes ou não gestantes, os níveis de BNP e do fragmento aminoterminal do pró-peptídeo natriurético cerebral (Nt pró-BNP), assim como analitos mais novos, como o supressor de tumorigenicidade 2 (ST2), podem ser úteis no rastreamento de disfunção sistólica ventricular esquerda e para determinar o prognóstico dos casos com insuficiência cardíaca crônica (Ghashghaei, 2016).

Durante a gestação normal, os níveis plasmáticos de ANP e BNP são mantidos nos níveis encontrados nas não gestantes a despeito do aumento no volume plasmático (Yurteri-Kaplan, 2012). Em um estudo, a mediana dos níveis de BNP ficou < 20 pg/mL, mantendo-se estável ao longo da gravidez (Resnik, 2005). Os níveis de BNP são aumentados na pré-eclâmpsia grave, e isso pode ser causado pelo esforço cardíaco devido ao aumento da pós-carga (Afshani, 2013). Parece que as adaptações fisiológicas induzidas pelo ANP participam da expansão do volume extracelular e do aumento nas concentrações plasmáticas de aldosterona característicos da gestação normal.

■ Prostaglandinas

Acredita-se que o aumento na produção de prostaglandinas durante a gravidez tenha um papel central no controle do tônus vascular, da pressão arterial e do equilíbrio de sódio. A síntese da prostaglandina E_2 pela medula renal aumenta de maneira acentuada durante a fase final da gravidez, e presume-se que tenha papel natriurético. Os níveis de prostaciclina (PGI_2), a principal prostaglandina do endotélio, também aumentam no final da gravidez. A PGI_2 regula a pressão arterial e a função plaquetária. Ela ajuda a manter a vasodilatação durante a gravidez, e sua deficiência está associada a vasoconstrição patológica (Shah, 2015). Assim, a razão entre PGI_2 e tromboxano na urina e no sangue maternos é considerada importante na patogênese da pré-eclâmpsia (Majed, 2012).

■ Endotelina

Várias endotelinas são geradas na gravidez. A endotelina 1 é um potente vasoconstritor produzido no endotélio e nas células musculares lisas vasculares, regulando o tônus vasomotor local (George, 2011; Lankhorst, 2016). Sua produção é estimulada por angiotensina II, arginina-vasopressina e trombina. As endotelinas estimulam a secreção de ANP, aldosterona e catecolaminas. A sensibilidade vascular à endotelina 1 não se mostra alterada durante a gravidez normal. Níveis patologicamente elevados podem desempenhar um papel na pré-eclâmpsia (Saleh, 2016).

■ Óxido nítrico

Este potente vasodilatador é liberado por células endoteliais e pode modificar a resistência vascular durante a gravidez. O óxido nítrico também é um mediador importante para o desenvolvimento da placenta e de seu tônus vascular (Krause, 2011; Kulandavelu, 2013). A síntese anormal de óxido nítrico tem foi associada ao desenvolvimento de pré-eclâmpsia (Laskowska, 2015; Vignini, 2016).

TRATO RESPIRATÓRIO

Entre as alterações anatômicas, o diafragma é elevado em aproximadamente 4 cm durante a gravidez (Fig. 4-11). O ângulo subcostal alarga-se acentuadamente, e o diâmetro transversal da caixa torácica aumenta cerca de 2 cm. A circunferência torácica aumenta cerca de 6 cm, mas não o suficiente para impedir que haja redução do volume residual pulmonar em função da elevação do diafragma. Mesmo assim, a excursão diafragmática é maior nas gestantes do que nas não gestantes.

■ Função pulmonar

Quanto às alterações fisiológicas pulmonares, a *capacidade residual funcional (CRF)* é reduzida em cerca de 20 a 30%, ou 400 a 700 mL, durante a gravidez (Fig. 4-12). Essa capacidade é composta pelo *volume de reserva expiratório* – que é reduzido em 15 a 20%, ou 200 a 300 mL, – e pelo *volume residual* – que é reduzido em 20 a 25%, ou 200 a 400 mL. A CRF e o volume residual diminuem progressivamente durante a gravidez em virtude da elevação do diafragma. Reduções significativas são observadas por volta do sexto mês. A *capacidade inspiratória*, o volume máximo que pode ser inalado a partir da CRF, aumenta em 5 a 10%, ou 200 a 350 mL, durante a gravidez. A *capacidade pulmonar total* – a combinação de CRF e capacidade vital – não se altera ou é reduzida em menos de 5% ao termo da gravidez (Hegewald, 2011).

A frequência respiratória essencialmente não se altera, mas o *volume corrente* e a *ventilação-minuto em repouso* aumentam de modo significativo à medida que a gravidez evolui. Kolarzyk e colaboradores (2005) relataram aumento significativo no volume corrente médio – 0,66 para 0,8 L/min — e na ventilação-minuto em repouso – 10,7 para 14,1 L/min –, em comparação com não gestantes. O aumento na ventilação-minuto é causado por diversos fatores. Entre eles estão aumento no impulso respiratório causado principalmente pelos efeitos estimuladores da progesterona, redução do volume de reserva expiratório e alcalose respiratória compensada (Heenan, 2003). A diminuição da osmolalidade plasmática também resulta em menos depressão respiratória (Moen, 2014). Isso fornece um mecanismo adicional para o aumento da ventilação-minuto observado na gravidez e um mecanismo que não depende da progesterona.

Em relação à função pulmonar, as *taxas de pico de fluxo expiratório* aumentam progressivamente à medida que a gestação avança (Grindheim, 2012). A *complacência pulmonar* não é afetada pela gravidez. A *condutância das vias aéreas* aumenta e a *resistência pulmonar total* é reduzida, possivelmente como efeito da progesterona. A *capacidade respiratória máxima* e a *capacidade vital forçada* não se alteram de forma significativa. Não foi esclarecido se o *volume de fechamento* crítico – o volume pulmonar no qual as pequenas vias aéreas das bases pulmonares começam a se fechar durante a expiração – é maior na gravidez (Hegewald, 2011). A função pulmonar de uma gravidez de feto único não difere significativamente daquela de gêmeos (McAuliffe, 2002; Siddiqui, 2014). O aumento na demanda por oxigênio e, talvez, o aumento no volume crítico de fechamento impostos pela gravidez tendem a agravar as doenças respiratórias durante a gestação.

Demir e colaboradores (2015) estudaram a fisiologia nasal de 85 gestantes. Embora a área transversal mínima tenha diminuído entre o primeiro e o terceiro trimestres, os relatos subjetivos de congestão nasal ou resistência nasal total não diferiram significativamente entre os trimestres ou em comparação aos controles não gestantes.

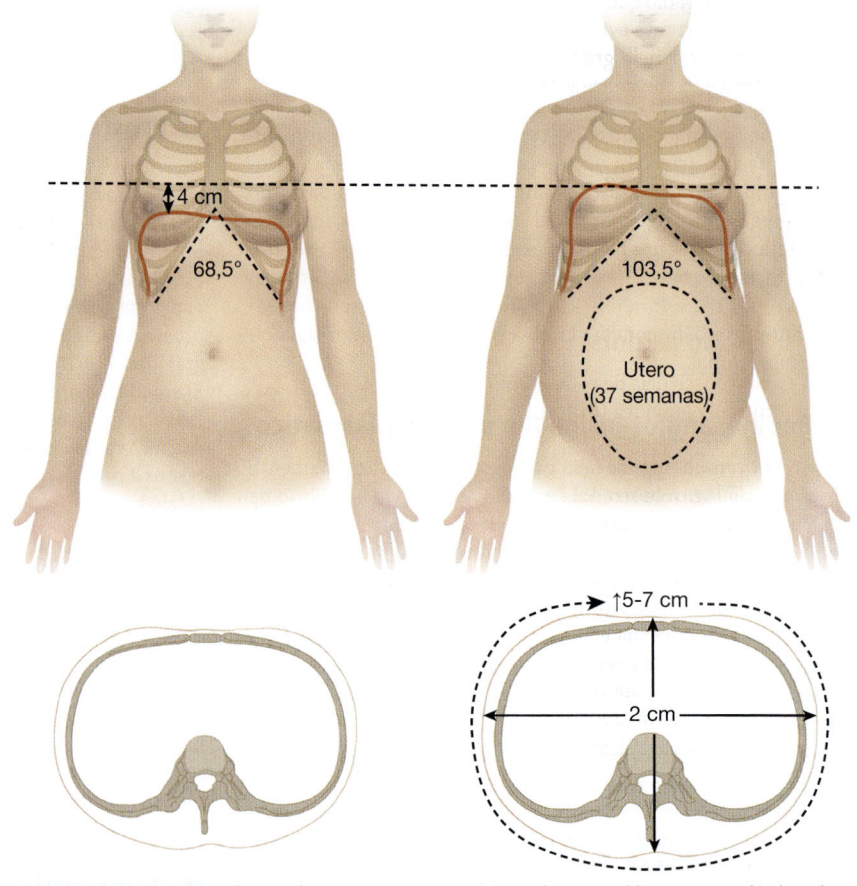

FIGURA 4-11 Medições da parede torácica em não gestantes (*à esquerda*) e gestantes (*à direita*). O ângulo subcostal aumenta, assim como os diâmetros anteroposterior e transversal da parede torácica e a circunferência da parede torácica. Essas alterações compensam a elevação de 4 cm do diafragma, de modo que a capacidade pulmonar total não seja significativamente reduzida. (Redesenhada, com permissão, de Hegewald MJ, Crapo RO: Respiratory physiology in pregnancy. Clin Chest Med 32(1):1, 2011.)

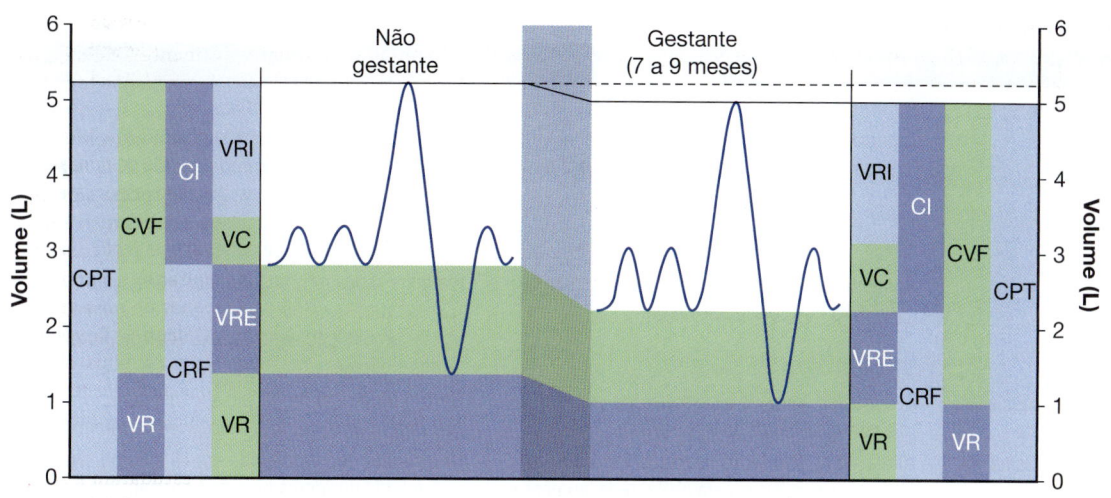

FIGURA 4-12 Alterações nos volumes pulmonares durante a gravidez. As alterações mais significativas são redução na capacidade residual funcional (CRF) e em seus componentes, volume de reserva expiratório (VRE) e volume residual (VR), assim como os aumentos na capacidade inspiratória (CI) e no volume corrente (VC). CPT, capacidade pulmonar total; CVF, capacidade vital forçada; VRI, volume de reserva inspiratório. (Redesenhada de Hegewald MJ, Crapo RO: Respiratory physiology in pregnancy. Clin Chest Med 32(1):1, 2011.)

■ Fornecimento de oxigênio

O volume de oxigênio que chega aos pulmões em razão do aumento no volume corrente evidentemente excede as necessidades de oxigênio impostas pela gravidez. Além disso, a massa total de hemoglobina e, como consequência, a capacidade de transporte de oxigênio aumentam consideravelmente durante uma gravidez normal, assim como aumenta o débito cardíaco. Desse modo, reduz-se a diferença no *oxigênio arteriovenoso materno*. O consumo de oxigênio aumenta cerca de 20% durante a gravidez e é cerca de 10% maior nas gestações múltiplas (Ajjimaporn, 2014). Durante o trabalho de parto, o consumo de oxigênio aumenta 40 a 60% (Bobrowski, 2010).

■ Equilíbrio acidobásico

Uma maior consciência da necessidade de respirar é comum mesmo no início da gravidez (Milne, 1978). A sensação pode ser interpretada como dispneia, o que pode sugerir problemas pulmonares ou cardíacos que de fato não existem. Acredita-se que essa dispneia fisiológica ocorra em função do aumento do volume corrente que reduz ligeiramente a pressão parcial arterial de dióxido de carbono (P_{CO_2}) e, paradoxalmente, causa dispneia. Durante a gravidez, o aumento do esforço respiratório e, como consequência, a redução da P_{CO_2} provavelmente são induzidos, em grande parte, pela progesterona e, em menor grau, pelos estrogênios. A progesterona atua em nível central, reduzindo o limiar e aumentando a sensibilidade da resposta quimiorreflexa ao dióxido de carbono (CO_2) (Jensen, 2005).

Para compensar a alcalose respiratória resultante, o bicarbonato plasmático normalmente é reduzido de 26 para 22 mmol/L. Embora o pH sanguíneo aumente pouco, há deslocamento para a esquerda da curva de dissociação do oxigênio. Esse deslocamento aumenta a afinidade da hemoglobina materna pelo oxigênio – o *efeito Bohr* –, reduzindo, assim, a capacidade de liberação do oxigênio do sangue materno. Trata-se de um efeito compensatório, pois o ligeiro aumento no pH também estimula a produção de 2,3-difosfoglicerato nos eritrócitos maternos. Com isso, a curva volta a se deslocar para a direita (Tsai, 1982). Assim, a redução da P_{CO_2} causada pela hiperventilação materna ajuda na transferência (eliminação) de CO_2 do feto para a mãe, ao mesmo tempo em que facilita a liberação de oxigênio para o feto.

SISTEMA URINÁRIO

■ Rins

O sistema urinário sofre várias mudanças notáveis na gravidez (Tab. 4-5). O *tamanho dos rins* aumenta cerca de 1 cm (Cietak, 1985). A *taxa de filtração glomerular* (TFG) e o *fluxo plasmático renal* aumentam precocemente na gestação. A TFG aumenta até 25% duas semanas após a fecundação, e 50% no início do segundo trimestre. Essa hiperfiltração resulta de dois fatores principais. Primeiro, a hemodiluição induzida pela hipervolemia reduz a concentração de proteínas e a pressão oncótica do plasma que entra na microcirculação glomerular. Segundo, o fluxo plasmático renal aumenta cerca de 80% antes do final do primeiro trimestre (Conrad, 2014b; Odutayo, 2012). Como mostra a Figura 4-13, o aumento da TFG persiste até o final da gravidez, mesmo

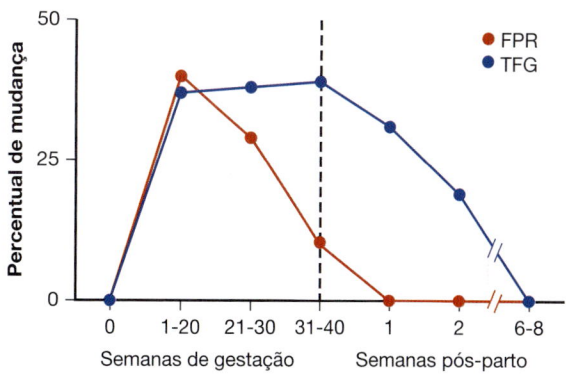

FIGURA 4-13 Aumento percentual na taxa de filtração glomerular (TFG) e no fluxo plasmático renal (FPR) durante a gestação e no puerpério. (Dados de Odutayo, 2012.)

TABELA 4-5 Alterações renais na gravidez normal

Parâmetro	Alteração	Relevância clínica
Tamanho dos rins	Aproximadamente 1 cm maior na radiografia	Volta ao normal no pós-parto
Dilatação	Aspecto semelhante ao da hidronefrose na ultrassonografia ou na PIV (mais acentuada à direita)	Possível confusão com uropatia obstrutiva; a retenção urinária leva a problemas ligados ao acúmulo de urina; as infecções renais são mais virulentas; pode ser responsável pela "síndrome de distensão"; a pielografia eletiva deve ser postergada ao menos até 12 semanas após o parto
Função renal	Aumento de ~50% na taxa de filtração glomerular e no fluxo plasmático renal	Creatinina sérica reduzida durante a gestação normal; consideram-se valores limites para a creatinina > 0,8 mg/dL (> 72 μmol/L); aumento na excreção de proteínas, aminoácidos e glicose
Equilíbrio acidobásico	Redução do limiar de bicarbonato; a progesterona estimula o centro da respiração	Redução de 4-5 mEq/L no bicarbonato sérico; P_{CO_2} reduzida em 10 mmHg; P_{CO_2} de 40 mmHg já indica retenção de CO_2
Osmolalidade plasmática	Alteração na regulação osmótica; redução dos limiares osmóticos para AVP e sede; aumento na taxa de eliminação hormonal	Osmolalidade sérica reduzida em 10 mOsm/L (Na sérico de ~5 mEq/L) durante a gestação normal; a elevação do metabolismo placentário de AVP pode causar diabetes insípido transitório durante a gravidez

AVP, vasopressina; P_{CO_2}, pressão parcial arterial de dióxido de carbono; PIV, pielografia intravenosa.
Modificada de Lindheimer, 2000.

---

considerando que o fluxo plasmático sofre redução na gestação tardia. Principalmente como consequência dessa TFG elevada, aproximadamente 60% das nulíparas durante o terceiro trimestre têm aumento da frequência urinária, e 80% têm noctúria (Frederice, 2013).

No primeiro dia de puerpério, persiste o aumento na TFG, principalmente em razão da redução na pressão oncótica nos capilares glomerulares. A reversão da hipervolemia e hemodiluição da gestação, ainda evidente no primeiro dia pós-parto, ocorre na segunda semana do puerpério (Odutayo, 2012).

Há estudos que sugerem que a relaxina, discutida anteriormente (p. 52), pode mediar o aumento na TFG e no fluxo sanguíneo renal durante a gravidez (Conrad, 2014a; Helal, 2012). A relaxina aumenta a produção de óxido nítrico renal, o que leva à vasodilatação renal e diminui a resistência arteriolar aferente e eferente renal. Isso aumenta o fluxo sanguíneo renal e a TFG (Bramham, 2016). A relaxina também pode aumentar a atividade vascular da gelatinase durante a gravidez, o que leva à vasodilatação renal, à hiperfiltração glomerular e a uma menor reatividade miogênica das pequenas artérias renais (Odutayo, 2012).

Assim como ocorre com a pressão arterial, a postura materna pode influenciar de maneira considerável diversos aspectos da função renal. No final da gravidez, a taxa de excreção de sódio na posição supina é, em média, menor que a metade na posição de decúbito lateral. Os efeitos da postura sobre a TFG e o fluxo renal plasmático variam.

Uma característica peculiar das alterações na excreção renal induzidas pela gravidez é o considerável aumento na perda de alguns nutrientes pela urina. Os aminoácidos e as vitaminas hidrossolúveis são excretados em maiores quantidades (Shibata, 2013).

Provas de função renal

Das provas de função renal, os níveis séricos de creatinina diminuem de uma média de 0,7 para 0,5 mg/dL durante a gravidez. *Valores de 0,9 mg/dL ou maiores sugerem doença renal subjacente e determinam investigação complementar.* Durante a gravidez, a depuração de creatinina aumenta cerca de 30% em relação aos 100 a 115 mL/min encontrados nas não gestantes. É um exame útil para estimar a função renal, desde que seja coletada toda a urina durante um período preciso. Se esse não for o caso, os resultados serão enganosos (Lindheimer, 2000, 2010). Durante o dia, as gestantes tendem a acumular água sob a forma de edema postural e, à noite, enquanto deitadas, mobilizam esse líquido com diurese. Essa reversão no padrão diurno de fluxo urinário característico das não gestantes causa noctúria, sendo a urina mais diluída do que nas não gestantes. A incapacidade da gestante de excretar urina concentrada após restrição hídrica por cerca de 18 horas não significa necessariamente que haja lesão renal. De fato, os rins nessas circunstâncias funcionam de forma perfeitamente normal, excretando o líquido extracelular mobilizado com osmolalidade relativamente baixa.

Exame de urina

A *glicosúria* pode não ser anormal durante a gravidez. O considerável aumento na TFG, associado à menor capacidade de reabsorção tubular da glicose filtrada, é responsável pela maioria dos casos de glicosúria. Chesley (1963) calculou que cerca de um sexto das gestantes eliminam glicose pela urina. Dito isso, embora seja comum durante a gravidez, quando se identifica glicosúria, o diabetes melito deve ser considerado.

A *hematúria* frequentemente resulta de contaminação durante a coleta. Se não, sua presença indica infecção ou doença do trato urinário. É comum haver hematúria após parto difícil em razão do traumatismo na bexiga e na uretra.

Em pacientes não gestantes, define-se *proteinúria* como excreção de proteína acima de 150 mg/dia. Em razão da mencionada hiperfiltração e possível redução da reabsorção tubular, durante a gravidez define-se a proteinúria como significativa quando alcançado o limiar de excreção de proteínas de pelo menos 300 mg/dia (Odutayo, 2012). Higby e colaboradores (1994) mediram a excreção de proteínas em 270 mulheres normais durante a gestação

Fisiologia materna 67

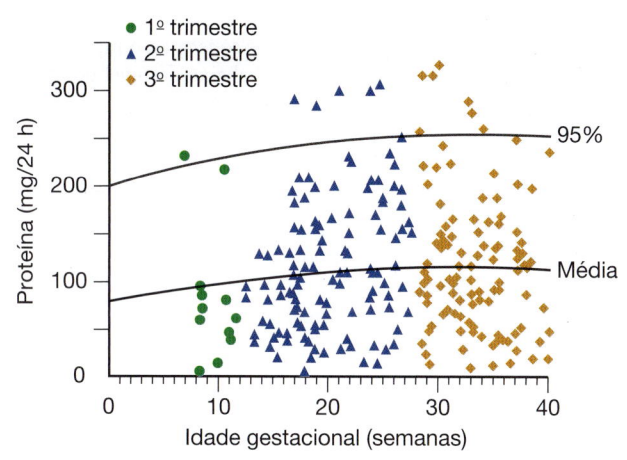

FIGURA 4-14 Gráfico de dispersão de todas as pacientes, mostrando a excreção total de proteínas em 24 horas por idade gestacional. A média e o limite de confiança de 95% estão assinalados. (Redesenhada de Higby K, Suiter CR, Phelps JY, et al: Normal values of urinary albumin and total protein excretion during pregnancy. Am J Obstet Gynecol 171:984, 1994.)

(Fig. 4-14). A excreção média em 24 horas foi de 115 mg, com limite superior de confiança de 95% de 260 mg/dia sem diferenças significativas entre os trimestres. Eles demonstraram que a excreção de albumina é mínima, variando entre 5 e 30 mg/dia. A proteinúria aumenta com a idade gestacional, o que corresponde ao pico na TFG (ver Fig. 4-13) (Odutayo, 2012).

Dosagem da proteína urinária. Os três métodos mais empregados para avaliar proteinúria são teste qualitativo com fita reagente, coleta de urina de 24 horas e relação albumina/creatinina ou proteína/creatinina em uma única amostra de urina. Os problemas de cada um desses métodos foram revisados por Conrad (2014b) e Bramham (2016) e seus colaboradores. O principal problema com a avaliação da fita medidora é que ela não explica a concentração renal ou a diluição da urina. Por exemplo, com poliúria e urina extremamente diluída, o teste pode ser negativo, apesar de haver excreção excessiva de proteínas.

O exame com coleta de urina de 24 horas é afetado por dilatação do trato, o que será discutido na próxima seção. O trato dilatado pode levar a erros relacionados tanto com retenção – centenas de mililitros de urina retidos no trato dilatado – quanto com período – a urina retida pode ter se formado horas antes do período de coleta. Para minimizar esses problemas, a paciente é inicialmente hidratada e posicionada em decúbito lateral – a posição definida como não obstrutiva – durante 45 a 60 minutos. Depois disso, solicita-se à gestante que urine, e o material é desprezado. Logo após essa micção, inicia-se o período de 24 horas de coleta. Nas horas finais de coleta, a paciente é novamente posicionada em decúbito lateral. Contudo, ao final desse período, a urina coletada é incorporada ao volume total acumulado (Lindheimer, 2010).

Por último, a relação proteína/creatinina é uma abordagem promissora, pois os dados podem ser obtidos rapidamente e evitam-se os erros com a coleta. A desvantagem está na inconstância na quantidade de proteínas excretada por unidade de creatinina ao longo das 24 horas, e os limiares para definir anormalidade variam. Foram desenvolvidos nomogramas para a microalbuminúria e para as razões de creatinina durante gestações não complicadas (Waugh, 2003).

■ Ureteres

Depois que o útero sai completamente da pelve, ele repousa sobre os ureteres. Estes são deslocados lateralmente e comprimidos na borda pélvica. Acima desse nível, há consequente elevação do tônus intraureteral, e a dilatação ureteral é impressionante (Rubi, 1968). Isso ocorre no lado direito em 86% das mulheres (Fig. 4-15) (Schulman, 1975). Essa dilatação desigual talvez seja consequência do amortecimento do ureter esquerdo proporcionado pelo cólon sigmoide e, talvez, por haver maior compressão do ureter direito como consequência da dextrorrotação do útero. O complexo venoso do ovário direito, bastante dilatado durante a gravidez, cursa obliquamente sobre o ureter direito e também contribui para a dilatação desse ureter.

A progesterona provavelmente tem algum efeito adicional. Van Wagenen e Jenkins (1939) descreveram dilatação ureteral contínua após a remoção de fetos de macaco, mas com a placenta mantida *in situ*. Entretanto, o início relativamente abrupto da dilatação a partir do meio da gestação parece mais compatível com a compressão ureteral.

O alongamento ureteral acompanha a distensão, e o ureter com frequência faz curvas de tamanhos variáveis, podendo a menor ter angulação aguda. Trata-se de curvas geralmente únicas ou duplas que, quando vistas à radiografia obtida no mesmo plano da curva, podem parecer angulações agudas. A visão a partir de outras incidências que formem ângulo reto quase sempre

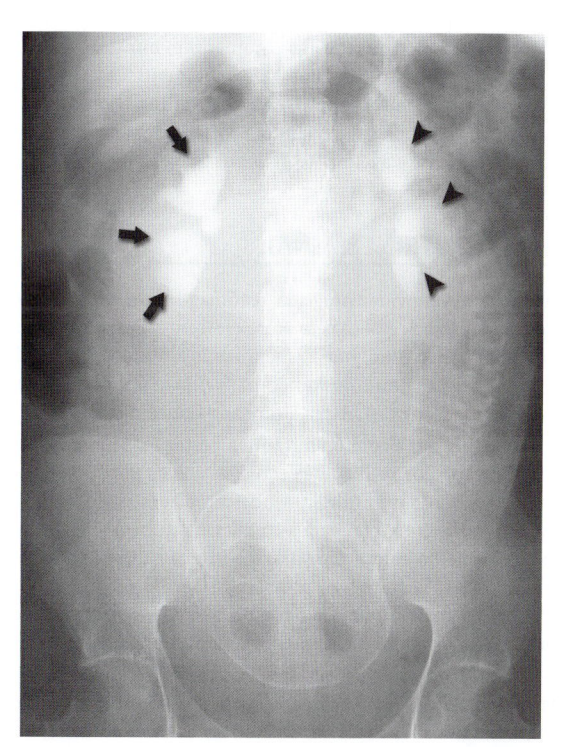

FIGURA 4-15 Hidronefrose. Radiografia simples 15 minutos após infusão de contraste para pielografia intravenosa (PIV). Hidronefrose moderada à direita (*setas*) e hidronefrose leve à esquerda (*pontas de seta*), ambas consideradas normais para 35 semanas de gestação.

evidencia curvas suaves. Apesar dessas alterações anatômicas, as taxas de complicações associadas à ureteroscopia em pacientes grávidas e não grávidas não diferem significativamente (Semins, 2014).

■ Bexiga

A bexiga mostra poucas alterações anatômicas significativas antes de 12 semanas de gestação. Contudo, posteriormente, o aumento do tamanho do útero, a hiperemia que atinge todos os órgãos pélvicos, bem como a hiperplasia do músculo da bexiga e do tecido conectivo elevam o trígono vesical e causam espessamento de sua margem intrauretérica. A persistência desse processo até o termo produz o aprofundamento e o alargamento marcantes do trígono. Não há alterações na mucosa da bexiga além do aumento no tamanho e na tortuosidade dos vasos sanguíneos.

A pressão vesical em primíparas aumenta, passando de 8 cm H_2O no início da gestação para 20 cm H_2O ao termo (Iosif, 1980). Para compensar a redução da capacidade vesical, os comprimentos uretrais absoluto e funcional aumentam 6,7 e 4,8 mm, respectivamente. Ao mesmo tempo, a pressão intrauretral máxima aumenta, passando de 70 para 93 cm H_2O, e, desse modo, mantém-se a continência. Ainda assim, pelo menos metade das gestantes apresenta algum grau de incontinência urinária no terceiro trimestre (Abdullah, 2016a). De fato, a incontinência sempre é considerada no diagnóstico diferencial de ruptura das membranas. Próximo do termo – particularmente nas nulíparas, nas quais a parte de apresentação frequentemente se insinua antes do parto – toda a base da bexiga é empurrada em direção ventral e cefálica. Isso converte a superfície normalmente convexa em uma concavidade. Como consequência, aumentam muito as dificuldades dos procedimentos diagnósticos e terapêuticos. Além disso, a pressão da apresentação fetal prejudica a drenagem de sangue e linfa da base da bexiga, deixando a região edematosa, sujeita a traumatismos e provavelmente mais suscetível a infecções.

TRATO GASTRINTESTINAL

À medida que a gravidez progride, estômago e intestinos são deslocados em direção cefálica pelo útero crescente. Como consequência, os sinais físicos de algumas doenças são alterados. O apêndice, por exemplo, em geral é deslocado para cima e um pouco lateralmente. Algumas vezes, chega a alcançar o flanco direito.

A *pirose* (*azia*) é comum durante a gestação, sendo provavelmente causada por refluxo de secreções ácidas para o segmento superior do esôfago. Embora a posição alterada do estômago provavelmente contribua para a frequência de ocorrência do sintoma, o tônus do esfincter esofágico inferior diminui também. Além disso, nas gestantes, a pressão intraesofágica é menor, e a intragástrica, maior. Ao mesmo tempo, as ondas peristálticas esofágicas são mais lentas e têm menor amplitude (Ulmsten, 1978).

O *tempo de esvaziamento gástrico* não se altera a cada trimestre da gravidez e em comparação com não gestantes (Macfie, 1991; Wong, 2002, 2007). Entretanto, durante o trabalho de parto, e especificamente após a administração de analgésicos, o tempo de esvaziamento gástrico pode se prolongar de modo considerável. Como consequência, o principal risco da anestesia geral para o parto é a regurgitação e aspiração de alimentos ou de conteúdo gástrico altamente ácido.

As *hemorroidas* são comuns durante a gravidez (Shin, 2015). Elas são em grande parte causadas por constipação intestinal e pelo aumento da pressão venosa retal abaixo do nível do útero aumentado.

■ Fígado

O tamanho do fígado não aumenta durante a gravidez humana. Contudo, os fluxos arterial hepático e venoso portal aumentam de modo substancial (Clapp, 2000).

Alguns resultados dos testes laboratoriais da função hepática são alterados na gravidez normal (Apêndice, p. 1.257). A atividade total da fosfatase alcalina quase dobra, mas boa parte desse aumento é atribuída às isoenzimas placentárias termoestáveis da fosfatase alcalina. Os níveis séricos de aspartato-aminotransferase (AST), alanina-aminotransferase (ALT), gama-glutamiltransferase (GGT) e bilirrubinas são ligeiramente menores comparados aos valores encontrados em não gestantes (Cattozzo, 2013; Ruiz-Extremera, 2005).

A concentração de albumina sérica fica reduzida durante a gestação. No final da gravidez, o nível de albumina aproxima-se de 3 g/dL comparada aos 4,3 g/dL encontrados nas não gestantes (Mendenhall, 1970). Entretanto, a albumina corporal total está de fato aumentada, o que se explica pelo aumento do volume plasmático associado à gravidez. Os níveis séricos de globulina também estão ligeiramente aumentados.

A leucina-aminopeptidase é uma enzima proteolítica hepática cujos níveis séricos podem se mostrar aumentados nas doenças do fígado. Sua atividade encontra-se muito aumentada nas gestantes. Entretanto, esse aumento é causado pelo surgimento de enzima(s) específica(s) da gravidez com particularidades no que se refere ao substrato (Song, 1968). A aminopeptidase induzida pela gravidez possui atividade de ocitocinase e de vasopressinase, o que pode causar diabetes insípido transitório.

■ Vesícula biliar

Na gravidez normal, a contratilidade da vesícula biliar é reduzida, o que leva a aumento do volume residual (Braverman, 1980). A progesterona potencialmente reduz a contração da vesícula biliar inibindo a estimulação da musculatura lisa mediada pela colecistocinina, a principal reguladora da contração vesicular. O prejuízo no esvaziamento, a estase subsequente e o aumento da saturação do colesterol biliar durante a gravidez contribuem para a maior prevalência de cálculos de colesterol nas multíparas. Em um estudo, aproximadamente 8% das mulheres tinham lama ou cálculos biliares em exames de imagem com 18 e/ou 36 semanas de gestação (Ko, 2014).

Os efeitos da gravidez sobre a concentração sérica materna dos ácidos biliares ainda não foram inteiramente caracterizados, apesar da tendência, há muito conhecida, de haver colestase intra-hepática e prurido durante a gravidez em razão da retenção de sais biliares. A colestase da gravidez é descrita no Capítulo 55 (p. 1.059).

SISTEMA ENDÓCRINO

■ Hipófise

Durante a gestação normal, a hipófise aumenta cerca de 135% (Gonzalez, 1988). Esse aumento pode comprimir suficientemente o quiasma óptico para reduzir os campos visuais. A visão prejudicada por essa compressão é rara e geralmente se deve a macroadenomas (Lee, 2014). O aumento da hipófise é causado principalmente por hiperplasia e hipertrofia de lactotrofos estimuladas por estrogênios (Feldt-Rasmussen, 2011). E, como discutido subsequentemente, os níveis séricos maternos de prolactina acompanham o aumento do tamanho. Os gonadotrofos são reduzidos em número, e os corticotrofos e tireotrofos permanecem constantes. Os somatotrofos em geral são suprimidos por *feedback* negativo em consequência da produção placentária de hormônio do crescimento.

O tamanho máximo da hipófise pode atingir 12 mm na RM nos primeiros dias após o parto. A glândula involui rapidamente e atinge o tamanho normal 6 meses após o parto (Feldt-Rasmussen, 2011). A incidência de prolactinomas da hipófise não aumenta durante a gravidez (Scheithauer, 1990). Quando esses tumores já são grandes antes da gravidez – macroadenoma ≥ 10 mm –, é mais provável que haja aumento durante a gestação (Cap. 58, p. 1132).

A hipófise materna não é essencial à manutenção da gravidez. Muitas mulheres submetidas à hipofisectomia levaram a gestação a termo, com parto espontâneo, recebendo glicocorticoides, além de hormônio tireoidiano e vasopressina.

Hormônio do crescimento

Durante o primeiro trimestre, o hormônio do crescimento é secretado predominantemente pela hipófise materna, e as concentrações séricas e no líquido amniótico ficam dentro dos valores normais encontrados nas não gestantes, 0,5 a 7,5 ng/mL (Kletzky, 1985). Já com 6 semanas de gestação, o hormônio do crescimento secretado pela placenta se torna detectável e, em aproximadamente 20 semanas, a placenta é a principal fonte de secreção do hormônio do crescimento (Pérez-Ibave, 2014). Os valores séricos maternos aumentam lentamente, passando de cerca de 3,5 ng/mL com 10 semanas para um platô de cerca de 14 ng/mL após 28 semanas. O hormônio do crescimento atinge o valor máximo no líquido amniótico com 14 a 15 semanas, declinando lentamente a partir de então, atingindo valores basais após 36 semanas.

O hormônio do crescimento placentário – que difere do hipofisário em 13 resíduos de aminoácidos – é secretado pelo sinciciotrofoblasto de forma não pulsátil (Newbern, 2011). Sua regulação e efeitos fisiológicos não são totalmente compreendidos, mas influenciam o crescimento fetal por meio da regulação positiva do fator de crescimento semelhante à insulina 1 (IGF-1). Níveis mais altos foram associados ao desenvolvimento de pré-eclâmpsia (Mittal, 2007; Pérez-Ibave, 2014). Além disso, a expressão placentária se correlaciona positivamente com o peso ao nascer, mas negativamente com a restrição do crescimento fetal (Koutsaki, 2011). Os níveis séricos maternos estão associados a alterações na resistência da artéria uterina (Schiessl, 2007). Assim, o crescimento fetal continua a acontecer mesmo na ausência total desse hormônio. Embora não seja absolutamente essencial, o hormônio pode atuar em conjunto com o lactogênio placentário para regular o crescimento fetal (Newbern, 2011).

Prolactina

Os níveis de prolactina plasmática materna aumentam acentuadamente durante a gravidez normal. As concentrações são geralmente dez vezes maiores ao termo – cerca de 150 ng/mL – em comparação com as de mulheres não grávidas. Paradoxalmente, as concentrações plasmáticas caem após o parto mesmo nas mulheres que estão amamentando. No início da lactação, há surtos de secreção de prolactina em resposta à sucção.

A principal função da prolactina materna é assegurar a lactação. No início da gravidez, a prolactina atua para iniciar a síntese de DNA e o processo de mitose das células epiteliais glandulares e das células alveolares pré-secretoras. A prolactina também aumenta o número de receptores de estrogênios de prolactina nessas células. Por último, ela promove a síntese de RNA nas células alveolares, a galactopoiese e a produção de caseína, lactalbumina, lactose e lipídeos (Andersen, 1982). Uma mulher com deficiência isolada de prolactina não conseguiu amamentar após duas gestações (Kauppila, 1987). Esse caso define a prolactina como requisito para a lactação, mas não para a gravidez. Grattan (2015) revisou os inúmeros papéis fisiológicos da prolactina para facilitar as adaptações maternas à gravidez. Propôs-se a participação de um fragmento de prolactina na gênese da miocardiopatia periparto (Cap. 49, p. 963) (Cunningham, 2012).

A prolactina está presente em altas concentrações no líquido amniótico. São encontrados níveis de até 10.000 ng/mL entre 20 e 26 semanas de gravidez. Daí em diante, os níveis diminuem, alcançando o menor valor após 34 semanas. A decídua uterina é o local de síntese da prolactina encontrada no líquido amniótico. Ainda que não se saiba a função exata da prolactina no líquido amniótico, sugere-se comprometimento da transferência de água do feto para o compartimento materno com consequente prevenção da desidratação fetal.

Ocitocina e hormônio antidiurético

Esses dois hormônios são secretados pela neuro-hipófise. Os papéis da ocitocina no parto e na lactação são discutidos nos Capítulos 21 (p. 416) e 36 (p. 657), respectivamente. Brown e colaboradores (2013) revisaram os mecanismos complexos que promovem o relaxamento dos sistemas da ocitocina durante a gestação. Os níveis do hormônio antidiurético, também denominado vasopressina, não são alterados durante a gravidez.

■ Glândula tireoide

O *hormônio liberador de tireotrofina* (TRH) é secretado pelo hipotálamo e estimula as células tireotróficas da adeno-hipófise a liberarem o *hormônio estimulante da tireoide* (TSH), também chamado *tireotrofina*. Os níveis de TRH não aumentam durante a gestação normal. Entretanto, o TRH atravessa a placenta e pode servir para estimular a hipófise fetal a secretar TSH (Thorpe-Beeston, 1991).

Os níveis séricos de TSH e hCG variam com a idade gestacional (Fig. 4-16). Conforme discutido no Capítulo 5 (p. 98), as subunidades α dessas duas glicoproteínas são idênticas, e as subunidades β, embora semelhantes, diferem na sequência de aminoácidos. Em consequência dessa similaridade estrutural, a hCG possui atividade tireotrófica intrínseca; assim, níveis séricos elevados estimulam a tireoide. De fato, os níveis de TSH no primeiro trimestre ficam reduzidos em mais de 80% das gestantes e se mantêm nos limites normais nas mulheres não grávidas.

A glândula tireoide aumenta a produção de seus hormônios em 40 a 100% para satisfazer as necessidades fetais e maternas (Moleti, 2014). Para atingir isso, a glândula tireoide tem um aumento moderado durante a gravidez causado por hiperplasia glandular e aumento na vascularização. O volume médio da tireoide aumenta de 12 mL no primeiro trimestre para 15 mL a termo (Glinoer, 1990). No entanto, a gravidez normal normalmente

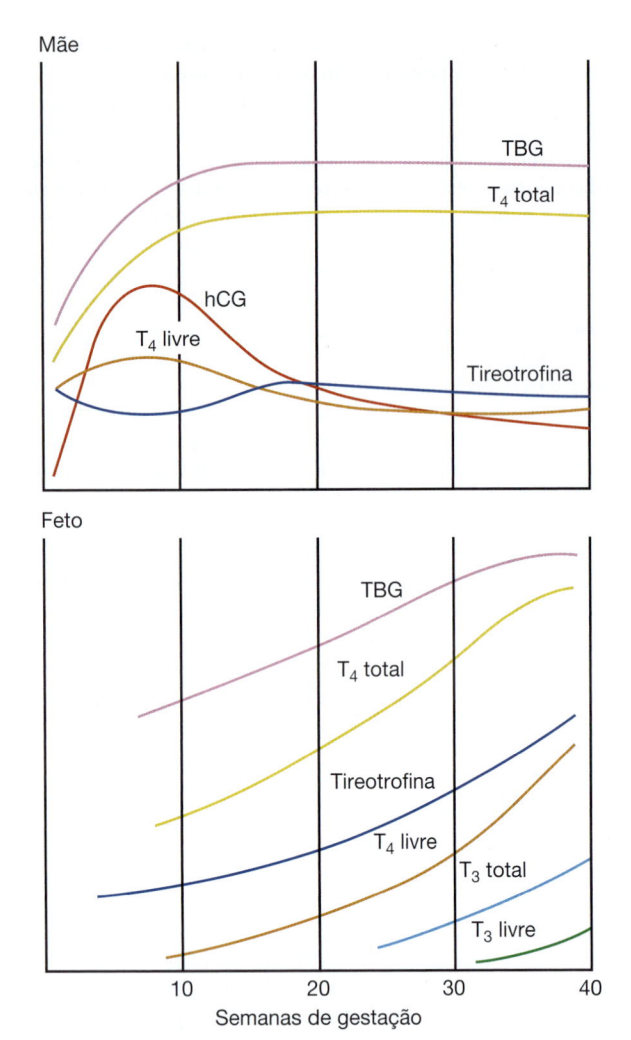

FIGURA 4-16 Mudanças relativas na função tireoidiana materna e fetal ao longo da gravidez. As mudanças maternas incluem aumento acentuado e precoce na produção hepática de globulina ligadora de tiroxina (TBG), bem como produção placentária de gonadotrofina coriônica humana (hCG). O aumento na TBG eleva as concentrações séricas de tiroxina (T_4). A hCG possui atividade semelhante à da tireotrofina e estimula a secreção de T_4 livre materna. Esse aumento transitório dos níveis séricos de T_4 induzido pela hCG inibe a secreção materna de tireotrofina. Excetuando o aumento mínimo nos níveis de T_4 livre quando a hCG atinge o valor máximo, esses níveis essencialmente mantêm-se inalterados. Os níveis fetais de todos os parâmetros tireoidianos séricos aumentam de forma crescente ao longo da gravidez. A tri-iodotironina (T_3) fetal não aumenta até a fase final da gestação. (Modificada de Burrow, 1994.)

não costuma causar tireomegalia significativa e, portanto, qualquer observação de bócio merece avaliação.

Desde o início do primeiro trimestre, os níveis da principal proteína transportadora – a *globulina ligadora da tiroxina* (*TBG*) – aumentam, atingindo o máximo em torno de 20 semanas, para então se estabilizarem, mantendo-se com valores dobrados em relação aos basais pelo resto da gravidez (ver Fig. 4-16). O aumento na concentração de TBG resulta tanto de aumento da síntese hepática – por estimulação de estrogênios – quanto de redução no metabolismo por aumento de sialização e glicosilação da TBG. Os níveis elevados de TBG aumentam as concentrações séricas totais de tiroxina (T_4) e tri-iodotironina (T_3), mas não alteram os níveis fisiologicamente importantes de T_4 *livre* e T_3 *livre*.

Especificamente, a T_4 sérica total aumenta rapidamente a partir de 6 a 9 semanas de gestação e atinge um platô com 18 semanas. Os níveis séricos de T_4 livre aumentam ligeiramente, atingindo o máximo com os níveis da hCG, para, em seguida, voltarem ao normal.

É interessante observar que a secreção de T_4 e T_3 não é igual em todas as gestantes (Glinoer, 1990). Cerca de um terço das mulheres experimenta hipotiroxinemia relativa, secreção preferencial de T_3 e maiores níveis de TSH, ainda que dentro da faixa normal. Assim, os ajustes da tireoide durante a gravidez normal podem variar consideravelmente.

O feto depende da T_4 materna, que atravessa a placenta em pequenas quantidades para manter a função da tireoide fetal normal (Cap. 58, p. 1118). É preciso lembrar que a tireoide fetal só começa a concentrar iodo com 10 a 12 semanas de gestação. A síntese e a secreção de hormônio tireoidiano pelo TSH hipofisário fetal ocorrem com cerca de 20 semanas de gestação. No nascimento, cerca de 30% da T_4 presente no sangue do cordão umbilical tem origem materna (Leung, 2012).

Provas de função da tireoide

A supressão normal do TSH durante a gravidez pode levar a dificuldade no diagnóstico de hipertireoidismo subclínico. Ainda mais preocupante é a possível dificuldade de identificar mulheres com hipotireoidismo inicial em razão da supressão relativa do TSH. Para reduzir a probabilidade de tais erros diagnósticos, Dashe e colaboradores (2005) conduziram um estudo de base populacional no Parkland Hospital para desenvolver nomogramas de TSH específicos para a idade gestacional em gestações tanto de feto único quanto gemelares (Fig. 4-17). De forma semelhante, Ashoor e colaboradores (2010) definiram os limites de normalidade para TSH, T_4 livre e T_3 livre maternos no período entre 11 e 13 semanas de gestação.

Essas alterações complexas na regulação tireoidiana não parecem alterar o estado tireoidiano materno medido por estudos metabólicos. Embora a taxa metabólica basal aumente progressivamente até 25% durante uma gestação normal, a maior parte desse aumento no consumo de oxigênio pode ser atribuída

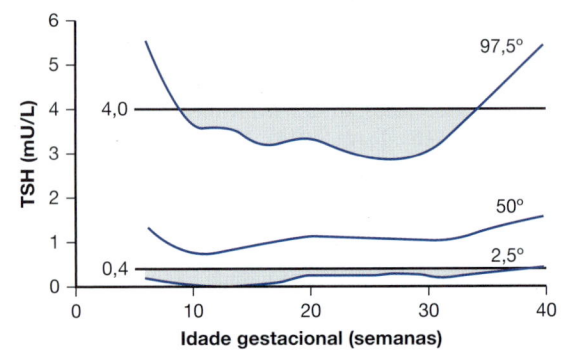

FIGURA 4-17 Nomograma do hormônio estimulante da tireoide (TSH) em função da idade gestacional derivado de 13.599 gestações de feto único. Os valores referenciais obtidos em não gestantes – 4,0 e 0,4 mU/L – estão representados por linhas contínuas na cor preta. A área sombreada superior representa 28% das gestações de feto único com valores de TSH acima do limiar do 97,5º percentil que não seriam identificadas como anormais com base no valor referencial experimental de 4,0 mU/L. A área sombreada inferior representa as gestações de feto único que teriam sido (falsamente) identificadas como tendo supressão de TSH com base nos valores referenciais do ensaio, ou seja, 0,4 mU/L. (Dados de Dashe, 2005.)

à atividade metabólica fetal. Se as superfícies corporais fetal e materna forem consideradas em conjunto, as taxas metabólicas previstas e observadas serão semelhantes às encontradas em mulheres não grávidas.

Necessidades de iodo

As necessidades de iodo aumentam durante a gravidez normal (Cap. 58, p. 1127). Nas mulheres com ingestão baixa ou limítrofe, a deficiência pode se manifestar na forma de baixa T_4 e aumento nos níveis de TSH. É importante ressaltar que mais de um terço da população mundial vive em áreas em que a ingestão de iodo é marginal. Para o feto, a exposição precoce ao hormônio tireoidiano é essencial para o sistema nervoso e, apesar dos programas de saúde pública para suplementar iodo, a grave deficiência de iodo, resultando em cretinismo, afeta mais de 2 milhões de pessoas em todo o mundo (Syed, 2015).

■ Glândulas paratireoides

Em um estudo longitudinal com 20 mulheres, todos os marcadores de renovação óssea aumentaram durante a gestação normal e não haviam retornado aos valores basais 12 meses após o parto (More, 2003). Os pesquisadores concluíram que o cálcio necessário ao crescimento fetal e à lactação é, ao menos em parte, retirado do esqueleto materno. Os fatores que influenciam a renovação óssea produzem um resultado que favorece a formação esquelética fetal à custa da mãe, de modo que a gravidez é um período vulnerável à osteoporose (Sanz-Salvador, 2015). No entanto, a prevenção é difícil em virtude da escassez de fatores de risco identificáveis.

Paratormônio

A redução aguda ou crônica no cálcio plasmático ou a redução aguda no magnésio estimulam a liberação de paratormônio (PTH). Por outro lado, níveis elevados de cálcio e magnésio suprimem o PTH. A ação desse hormônio sobre a reabsorção óssea, a absorção intestinal e a reabsorção renal é aumentar o cálcio no meio extracelular e reduzir o fosfato.

A mineralização do esqueleto fetal requer aproximadamente 30 g de cálcio, principalmente durante o terceiro trimestre (Sanz-Salvador, 2015). Embora isso represente apenas 3% do cálcio total contido no esqueleto materno, a provisão de cálcio é um desafio para a mãe. Na maioria das circunstâncias, o aumento da absorção de cálcio pela mãe fornece esse cálcio adicional. Durante a gravidez, a quantidade de cálcio absorvida aumenta de maneira gradual e alcança cerca de 400 mg/dia no terceiro trimestre. A maior absorção de cálcio parece ser mediada por concentrações maternas elevadas de 1,25-di-hidroxivitamina D. Isso ocorre apesar da redução dos níveis de PTH no início da gestação, que vem a ser o estimulador normal para a produção ativa de vitamina D nos rins. De fato, as concentrações plasmáticas de PTH diminuem durante o primeiro trimestre para, em seguida, aumentarem progressivamente ao longo do restante da gravidez (Pitkin, 1979).

O aumento na produção de vitamina D provavelmente é causado pela produção placentária de PTH ou de uma proteína relacionada com o paratormônio (PTH-rP). Fora da gravidez e da lactação, a PTH-rP só é detectada no soro de mulheres com hipercalcemia causada por câncer. Entretanto, durante a gestação, a concentração de PTH-rP aumenta de modo significativo. Essa proteína é sintetizada em tecidos fetais e nas mamas maternas.

Calcitonina

As células C secretoras de calcitonina estão localizadas predominantemente nas regiões parafoliculares da glândula tireoide. A calcitonina se opõe às ações do PTH e da vitamina D e protege o esqueleto materno durante períodos de demanda aumentada por causa do feto. A gravidez e a lactação causam profunda demanda do cálcio materno, aparentemente por causa do feto. De fato, os níveis de calcitonina fetal são pelo menos duas vezes maiores do que os níveis maternos (Ohata, 2016). Embora os níveis maternos caiam durante a gravidez, eles geralmente aumentam no pós-parto (Møller, 2013).

O cálcio e o magnésio promovem a biossíntese e a secreção de calcitonina. Diversos hormônios gástricos – gastrina, pentagastrina, glucagon e pancreozimina – e a ingestão de alimentos também aumentam os níveis plasmáticos de calcitonina.

■ Glândulas suprarrenais

Cortisol

Durante a gravidez normal, as suprarrenais maternas, diferentemente das fetais, sofrem pouca ou nenhuma alteração morfológica. A concentração sérica circulante de cortisol aumenta, mas grande parte está ligada à *transcortina*, a globulina ligadora de cortisol. A taxa de secreção de cortisol pelas suprarrenais não aumenta, e provavelmente diminui em comparação às mulheres não grávidas. Entretanto, a depuração metabólica do cortisol é menor durante a gestação, uma vez que sua meia-vida quase dobra em relação à das mulheres não grávidas (Migeon, 1957). A administração de estrogênio, incluindo a maioria dos contraceptivos orais, produz alterações nos níveis séricos do cortisol semelhantes às observadas durante a gravidez (Jung, 2011).

No início da gestação, os níveis circulantes de *hormônio adrenocorticotrófico* (*ACTH*), também conhecido como *corticotrofina*, são reduzidos drasticamente. À medida que a gravidez avança, os níveis de ACTH e do cortisol livre aumentam (Fig. 4-18). Esse aparente paradoxo ainda não foi totalmente compreendido. Foi sugerido que os níveis elevados de cortisol livre observados na

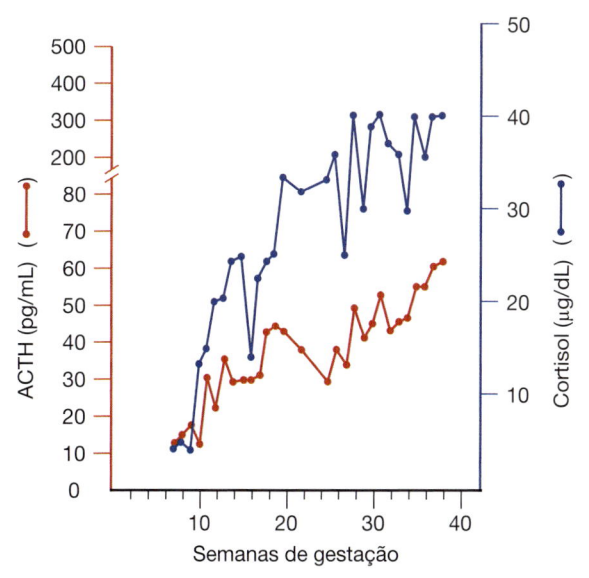

FIGURA 4-18 Aumentos seriados no cortisol sérico (*traçado azul*) e no hormônio adrenocorticotrófico (ACTH) (*traçado vermelho*) ao longo da gravidez normal. (Dados de Carr, 1981.)

gravidez resultam de uma "reconfiguração" dos mecanismos de *feedback* maternos para limiares mais altos (Nolten, 1981). Isso talvez pudesse ser explicado por *refratariedade tecidual* ao cortisol. Outros afirmam que essas incongruências decorrem de uma ação antagônica da progesterona nos mineralocorticoides (Keller-Wood, 2001). Assim, em resposta aos níveis elevados de progesterona durante a gravidez, haveria necessidade de mais cortisol livre para manter a homeostase. Outras teorias incluem possíveis papéis para o maior cortisol livre na preparação para o estresse da gravidez, parto e lactação. Esse padrão também pode influenciar o comportamento pós-parto e os papéis dos pais (Conde, 2014).

Aldosterona

Já com 15 semanas, as suprarrenais maternas secretam quantidades consideravelmente maiores de aldosterona, o principal mineralocorticoide. No terceiro trimestre, é liberado cerca de 1 mg/dia. Se houver dieta restritiva de sódio, a secreção de aldosterona aumentará ainda mais (Watanabe, 1963). Ao mesmo tempo, os níveis de renina e do substrato da angiotensina II ficam aumentados, em especial durante a metade final da gestação. Esse cenário promove um aumento nos níveis plasmáticos de angiotensina II, que, com sua ação sobre a zona glomerular das suprarrenais maternas, é responsável pela elevação acentuada na secreção de aldosterona. Sugeriu-se que o aumento na secreção de aldosterona durante a gravidez normal conferiria proteção contra o efeito natriurético da progesterona e do peptídeo natriurético atrial. Gennari-Moser e colaboradores (2011) apresentaram evidências de que a aldosterona, assim como o cortisol, tem um papel importante na modulação do crescimento de trofoblastos e do tamanho da placenta.

Desoxicorticosterona

Os níveis plasmáticos desse potente mineralocorticoide aumentam progressivamente durante a gestação. De fato, os níveis plasmáticos de desoxicorticosterona elevam-se para cerca de 1.500 pg/mL ao final da gravidez, um aumento de mais de 15 vezes (Parker, 1980). Essa elevação não tem origem em secreção suprarrenal, mas representa o aumento da produção renal causado por estimulação estrogênica. Os níveis de desoxicorticosterona e de seu sulfato no sangue fetal são consideravelmente maiores do que os verificados no sangue materno, o que sugere transferência da desoxicorticosterona fetal para o compartimento materno.

Androgênios

A atividade androgênica aumenta durante a gravidez, e os níveis plasmáticos maternos de *androstenediona* e *testosterona* aumentam. Esse fato não é inteiramente explicado por alterações em sua depuração metabólica. Ambos os androgênios são convertidos em estradiol na placenta, o que aumenta suas taxas de depuração. Por outro lado, o aumento da globulina ligadora do hormônio sexual no plasma das gestantes retarda a depuração da testosterona. Assim, as taxas de produção de testosterona e androstenediona maternas aumentam durante a gestação humana. Não se conhece a origem desse aumento na produção de esteroides C_{19}, mas é provável que seja o ovário. É interessante observar que pouca ou nenhuma testosterona plasmática materna penetra a circulação fetal na forma de testosterona. Mesmo quando são encontrados níveis massivos de testosterona na circulação da gestante, como ocorre nos casos com tumores secretores de androgênio, a testosterona continua sendo indetectável no sangue do cordão umbilical. Isso resulta da conversão trofoblástica quase completa da testosterona em 17β-estradiol.

O soro materno e os níveis urinários do sulfato de *desidroepiandrosterona* ficam reduzidos durante a gravidez normal. Isso decorre de uma maior depuração metabólica por meio de 16α-hidroxilação hepática materna extensa e conversão placentária em estrogênio (Cap. 5, p. 103).

SISTEMA MUSCULOESQUELÉTICO

A lordose progressiva é uma característica comum na gravidez normal. Compensando a projeção anterior do útero em crescimento, a lordose desloca o centro de gravidade para trás, sobre os membros inferiores. As articulações sacroilíacas, sacrococcígea e púbica ganham mobilidade durante a gravidez. Entretanto, conforme já discutido (p. 52), o aumento na flexibilidade articular e o desconforto associado durante a gestação não se correlacionam com a elevação dos níveis maternos de estradiol, progesterona ou relaxina (Aldabe, 2012; Marnach, 2003; Vøllestad, 2012). A maior parte do relaxamento ocorre na primeira metade da gestação. Isso talvez contribua para as alterações na postura materna, que, por sua vez, produzem desconforto lombar. Conforme discutido no Capítulo 36 (p. 661), embora provavelmente haja uma separação sinfisial que acompanha muitos partos, aquelas com mais de 1 cm podem causar dor significativa (Shnaekel, 2015).

Por vezes, as gestantes queixam-se de sentir dor, dormência e fraqueza nos membros superiores. Tais sintomas podem resultar de lordose acentuada associada a flexão anterior do pescoço e tombamento da cintura escapular, com tração dos nervos ulnar e mediano (Crisp, 1964). Esse último pode dar origem a sintomas confundidos com a *síndrome do túnel do carpo* (Cap. 60, p. 1167). O enrijecimento articular inicia-se imediatamente após o parto e em geral está completo em 3 a 5 meses. Os diâmetros pélvicos medidos por RM até 3 meses após o parto não são significativamente diferentes daqueles anteriores à gravidez (Huerta-Enochian, 2006).

SISTEMA NERVOSO CENTRAL

■ Memória

As alterações do sistema nervoso central são relativamente poucas e principalmente sutis. As gestantes com frequência relatam problemas com atenção, concentração e memória ao longo da gravidez e no pós-parto imediato. Entretanto, existem poucos estudos sistemáticos sobre a memória durante a gestação, e em geral os trabalhos existentes são inconsistentes. Keenan e colaboradores (1998) conduziram uma investigação longitudinal sobre memória em gestantes, utilizando um grupo comparável como controle. Eles observaram redução da memória relacionada com a gravidez, limitada ao último trimestre. Esse declínio não pode ser atribuído a depressão, ansiedade, privação de sono ou outras alterações físicas associadas à gestação. Mostrou-se transitório, com rápida resolução após o parto. Outros pesquisadores encontraram recordação verbal e velocidade de processamento menores e pior memória de reconhecimento espacial na gravidez (Farrar, 2014; Henry, 2012).

Zeeman e colaboradores (2003) utilizaram RM para medir o fluxo sanguíneo cerebral ao longo da gravidez. Eles concluíram que o fluxo sanguíneo médio pelas artérias cerebrais média e posterior se reduzia progressivamente, passando, respectivamente, de 147 e 56 mL/min antes da gravidez para 118 e 44 mL/min no final da gravidez. Os mecanismos e o significado do declínio são desconhecidos. A gravidez não afeta a autorregulação cerebrovascular (Bergersen, 2006; Cipolla, 2014).

■ Olhos

A pressão intraocular é reduzida durante a gestação, fenômeno em parte atribuído ao aumento do efluxo do humor vítreo. A sensibilidade da córnea é reduzida, e as maiores mudanças ocorrem no final da gravidez. A maioria das gestantes apresenta um aumento discreto, porém mensurável, na espessura da córnea, o que se acredita ser causado por edema. Como consequência, é possível que experimentem algum grau de dificuldade com lentes de contato anteriormente confortáveis. Opacidades vermelho-amarronzadas sobre a superfície posterior da córnea – os *fusos de Krukenberg* – são observadas com frequência superior ao esperado durante a gravidez. Postulou-se que tais sinais de hiperpigmentação seriam efeitos hormonais semelhantes aos observados na pele. Além de deficiências transitórias na capacidade de acomodação, não há relatos de disfunções visuais durante a gravidez e a lactação. Essas alterações durante a gestação, assim como alterações patológicas oculares, foram revisadas por Grant e Chung (2013).

■ Sono

A partir de 12 semanas de gestação e até os 2 primeiros meses de pós-parto, as mulheres apresentam dificuldade para dormir, despertares frequentes, redução nas horas de sono e perda de eficiência do sono (Pavlova, 2011). Abdullah e colaboradores (2016b) concluíram que a apneia do sono é mais comum na gravidez, principalmente em pacientes obesas. A maior disfunção do sono ocorre no pós-parto e talvez contribua para a ocorrência de melancolia pós-parto ou depressão franca (Juulia Paavonen, 2017).

REFERÊNCIAS

Abdullah B, Ayub SH, Mohd Zahid AZ, et al: Urinary incontinence in primigravida: the neglected pregnancy predicament. Eur J Obstet Gynecol Reprod Biol 198:110, 2016a

Abdullah HR, Nagappa M, Siddiqui N, Chung F: Diagnosis and treatment of obstructive sleep apnea during pregnancy. Curr Opin Anaesthesiol 29:317, 2016b

Abeysekera MV, Morris JA, Davis GK, et al: Alterations in energy homeostasis to favour adipose tissue gain: a longitudinal study in healthy pregnant women. Aust N Z J Obstet Gynaecol 56:42, 2016

Afshani N, Moustaqim-Barrette A, Biccard BM, et al: Utility of B-type natriuretic peptides in preeclampsia: a systematic review. Int J Obstet Anesth 22:96, 2013

Aguin TJ, Sobel JD: Vulvovaginal candidiasis in pregnancy. Curr Infect Dis Rep 17:462, 2015

Ajjimaporn A, Somprasit C, Chaunchaiyakul R: A cross-sectional study of resting cardio-respiratory and metabolic changes in pregnant women. J Phys Ther Sci 26:779, 2014

Aldabe D, Ribeiro DC, Milosavljevic S, et al: Pregnancy-related pelvic girdle pain and its relationship with relaxin levels during pregnancy: a systematic review. Eur Spine J 21:1769, 2012

Alvarez H, Caldeyro-Barcia R: Contractility of the human uterus recorded by new methods. Surg Gynecol Obstet 91:1, 1950

Amoah C, Yassin A, Cockayne E, et al: Hyperreactio luteinalis in pregnancy. Fertil Steril 95(7):2429.e1, 2011

Andersen JR: Prolactin in amniotic fluid and maternal serum during uncomplicated human pregnancy. Dan Med Bull 29:266, 1982

Anderson BL, Mendez-Figueroa H, Dahlke J, et al: Pregnancy-induced changes in immune protection of the genital tract: defining normal. Am J Obstet Gynecol 208(4):321.e1, 2013

Angelidis G, Dafopoulos K, Messini CI, et al: Ghrelin: new insights into female reproductive system-associated disorders and pregnancy. Reprod Sci 19:903, 2012

Angueira AR, Ludvik AE, Reddy TE, et al: New insights into gestational glucose metabolism: lessons learned from 21st century approaches. Diabetes 64:327, 2015

Armstrong S, Fernando R, Columb M, et al: Cardiac index in term pregnant women in the sitting, lateral, and supine positions: an observational, crossover study. Anesth Analg 113:318, 2011

Ashoor G, Kametas NA, Akolekar R, et al: Maternal thyroid function at 11–13 weeks of gestation. Fetal Diagn Ther 27(3):156, 2010

Assali NS, Dilts PV, Pentl AA, et al: Physiology of the placenta. In Assali NS (ed): Biology of Gestation, Vol I. The Maternal Organism. New York, Academic Press, 1968

Assali NS, Douglas RA, Baird WW: Measurement of uterine blood flow and uterine metabolism. IV. Results in normal pregnancy. Am J Obstet Gynecol 66(2):248, 1953

Astern JM, Collier AC, Kendal-Wright CE: Pre-B cell colony enhancing factor (PBEF/NAMPT/Visfatin) and vascular endothelial growth factor (VEGF) cooperate to increase the permeability of the human placental amnion. Placenta 34:42, 2013

Bamber JH, Dresner M: Aortocaval compression in pregnancy: the effect of changing the degree and direction of lateral tilt on maternal cardiac output. Anesth Analg 97:256, 2003

Bao W, Baecker A, Song Y, et al: Adipokine levels during the first or early second trimester of pregnancy and subsequent risk of gestational diabetes mellitus: a systematic review. Metabolism 64:756, 2015

Bardicef M, Bardicef O, Sorokin Y, et al: Extracellular and intracellular magnesium depletion in pregnancy and gestational diabetes. Am J Obstet Gynecol 172:1009, 1995

Baron J, Shwarzman P, Sheiner E, et al: Blood flow Doppler velocimetry measured during active labor. Arch Gynecol Obstet 291:837, 2015

Bastholm SK, Samson MH, Becher N, et al: Trefoil factor peptide 3 is positively correlated with the viscoelastic properties of the cervical mucus plug. Acta Obstet Gynecol Scand 96(1):47, 2017

Bergersen TK, Hartgill TW, Pirhonen J: Cerebrovascular response to normal pregnancy: a longitudinal study. Am J Physiol Heart Circ Physiol 290:1856, 2006

Berggren EK, Presley L, Amini SB, et al: Are the metabolic changes of pregnancy reversible in the first year postpartum? Diabetologia 58:1561, 2015

Bernstein IM, Ziegler W, Badger GJ: Plasma volume expansion in early pregnancy. Obstet Gynecol 97:669, 2001

Bieniarz J, Branda LA, Maqueda E, et al: Aortocaval compression by the uterus in late pregnancy, 3. Unreliability of the sphygmomanometric method in estimating uterine artery pressure. Am J Obstet Gynecol 102:1106, 1968

Bloom SL, Uppot R, Roberts DJ: Case 32–2010: a pregnant woman with abdominal pain and fluid in the peritoneal cavity. N Engl J Med 363(17):1657, 2010

Bobrowski RA: Pulmonary physiology in pregnancy. Clin Obstet Gynecol 53(2):286, 2010

Boehlen F, Hohlfeld P, Extermann P, et al: Platelet count at term pregnancy: a reappraisal of the threshold. Obstet Gynecol 95:29, 2000

Bramham K, Hladunewich MA, Jim B, et al: Pregnancy and kidney disease. NephSAP Neprology Self-Assessment Program 15(2):115, 2016

Braverman DZ, Johnson ML, Kern F Jr: Effects of pregnancy and contraceptive steroids on gallbladder function. N Engl J Med 302:362, 1980

Briffa JF, McAinch AJ, Romano T, et al: Leptin in pregnancy and development: a contributor to adulthood disease? Am J Physiol Endocrinol Metab 308:E335, 2015

Brown CH, Bains JS, Ludwig M, et al: Physiological regulation of magnocellular neurosecretory cell activity: integration of intrinsic, local and afferent mechanisms. J Neuroendocrinol 25:678, 2013

Brown MA, Gallery EDM, Ross MR, et al: Sodium excretion in normal and hypertensive pregnancy: a prospective study. Am J Obstet Gynecol 159:297, 1988

Brown MA, Sinosich MJ, Saunders DM, et al: Potassium regulation and progesterone–aldosterone interrelationships in human pregnancy: a prospective study. Am J Obstet Gynecol 155:349, 1986

Browne JC, Veall N: The maternal placental blood flow in normotensive and hypertensive women. J Obstet Gynaecol Br Emp 60(2):141, 1953

Burns R, Azizi F, Hedayati M, et al: Is placental iodine content related to dietary iodine intake? Clin Endocrinol 75(2):261, 2011

Burrow GN, Fisher DA, Larsen PR: Maternal and fetal thyroid function. N Engl J Med 331:1072, 1994

Camaschella C: Iron deficiency anemia. N Engl J Med 372:1832, 2015

Carr BR, Parker CR Jr, Madden JD, et al: Maternal plasma adrenocorticotropin and cortisol relationships throughout human pregnancy. Am J Obstet Gynecol 139:416, 1981

Cattozzo G, Calonaci A, Albeni C, et al: Reference values for alanine aminotransferase, α-amylase, aspartate aminotransferase, γ-glutamyltransferase and lactate dehydrogenase measured according to the IFCC standardization during uncomplicated pregnancy. Clin Chem Lab Med 51:e239, 2013

Cavoretto P, Giorgione V, Sigismondi C, et al: Hyperreactio luteinalis: timely diagnosis minimizes the risk of oophorectomy and alerts clinicians to the associated risk of placental insufficiency. Eur J Obstet Gynecol Reprod Biol 176:10, 2014

Chehab FF: 20 years of leptin: leptin and reproduction: past milestones, present undertakings, and future endeavors. J Endocrinol 223:T37, 2014

Chesley LC: Renal function during pregnancy. In Carey HM (ed): Modern Trends in Human Reproductive Physiology. London, Butterworth, 1963

Chong MF, Chia AR, Colega M, et al: Maternal protein intake during pregnancy is not associated with offspring birth weight in a multiethnic Asian population. J Nutr 145:1303, 2015

Cietak KA, Newton JR: Serial quantitative maternal nephrosonography in pregnancy. Br J Radiol 58:405, 1985

Cipolla MJ, Zeeman GG, Cunningham FG: Cerebrovascular (patho)physiology in preeclampsia/eclampsia. In Taylor RN, Roberts JM, Cunningham FG (eds): Chesley's Hypertensive Disorders in Pregnancy, 4th ed. Amsterdam, Academic Press, 2014

Clapp JF III, Stepanchak W, Tomaselli J, et al: Portal vein blood flow—effects of pregnancy, gravity, and exercise. Am J Obstet Gynecol 183:167, 2000

Clark SL, Cotton DB, Lee W, et al: Central hemodynamic assessment of normal term pregnancy. Am J Obstet Gynecol 161:1439, 1989

Cleal JK, Glazier JD, Ntani G et al: Facilitated transporters mediate net efflux of amino acids to the fetus across the basal membrane of the placental syncytiotrophoblast. J Physiol 589:987, 2011

Conde A, Figueiredo B: 24-h urinary free cortisol from mid-pregnancy to 3-months postpartum: gender and parity differences and effects. Psychoneuroendocrinology 50:264, 2014

Cong J, Yang X, Zhang N, et al: Quantitative analysis of left atrial volume and function during normotensive and preeclamptic pregnancy: a real-time three-dimensional echocardiography study. Int J Cardiovasc Imaging 31:805, 2015

Connelly KJ, Boston BA, Pearce EN, et al: Congenital hypothyroidism caused by excess prenatal maternal iodine ingestion. J Pediatr 161:760, 2012

Conrad KP, Baker VL: Corpus luteal contribution to maternal pregnancy physiology and outcomes in assisted reproductive technologies. Am J Physiol Regul Integr Comp Physiol 304(2):R69, 2013

Conrad KP, Davison JM: The renal circulation in normal pregnancy and preeclampsia: is there a place for relaxin? Am J Physiol Renal Physiol 306:F1121, 2014a

Conrad KP, Gaber LW, Lindheimer MD: The kidney in normal pregnancy and preeclampsia. In Taylor RN, Roberts JM, Cunningham FG (eds): Chesley's Hypertensive Disorders in Pregnancy, 4th ed. Amsterdam, Academic Press, 2014b

Crisp WE, DeFrancesco S: The hand syndrome of pregnancy. Obstet Gynecol 23:433, 1964

Csapo AI, Pulkkinen MO, Wiest WG: Effects of luteectomy and progesterone replacement therapy in early pregnant patients. Am J Obstet Gynecol 115(6):759, 1973

Cunningham FG: Peripartum cardiomyopathy: we've come a long way, but . . . Obstet Gynecol 120(5):992, 2012

Cunningham FG, Nelson DB: Disseminated intravascular coagulation syndromes in obstetrics. Obstet Gynecol 126:999, 2015

Cutforth R, MacDonald CB: Heart sounds and murmurs in pregnancy. Am Heart J 71:741, 1966

Dashe JS, Casey BM, Wells CE, et al: Thyroid-stimulating hormone in singleton and twin pregnancy: importance of gestational age-specific reference ranges. Obstet Gynecol 106:753, 2005

Davison JM, Dunlop W: Renal hemodynamics and tubular function in normal human pregnancy. Kidney Int 18:152, 1980

Davison JM, Vallotton MB, Lindheimer MD: Plasma osmolality and urinary concentration and dilution during and after pregnancy: evidence that lateral recumbency inhibits maximal urinary concentrating ability. BJOG 88:472, 1981

Demir UL, Demir BC, Oztosun E, et al: The effects of pregnancy on nasal physiology. Int Forum Allergy Rhinol 5:162, 2015

De-Regil LM, Palacios C, Lombardo LK, et al: Vitamin D supplementation for women during pregnancy. Cochrane Database Syst Rev 1:CD008873, 2016

Di Benedetto A, D'anna R, Cannata ML, et al: Effects of prepregnancy body mass index and weight gain during pregnancy on perinatal outcome in glucose-tolerant women. Diabetes Metab 38:63, 2012

Djurisic S, Hviid TV: HLA Class Ib molecules and immune cells in pregnancy and preeclampsia. Front Immunol 5:652, 2014

Easterling TR, Schmucker BC, Benedetti TJ: The hemodynamic effects of orthostatic stress during pregnancy. Obstet Gynecol 72:550, 1988

Edman CD, Toofanian A, MacDonald PC, et al: Placental clearance rate of maternal plasma androstenedione through placental estradiol formation: an indirect method of assessing uteroplacental blood flow. Am J Obstet Gynecol 141:1029, 1981

Eler Dos Reis P, Blunck Santos NQ, Barbosa Pagio FA, et al: Management and follow-up of a case of gestational gigantomastia in a Brazilian hospital. Case Rep Obstet Gynecol 2014:610363, 2014

Enein M, Zina AA, Kassem M, et al: Echocardiography of the pericardium in pregnancy. Obstet Gynecol 69:851, 1987

Farrar D, Tuffnell D, Neill J, et al: Assessment of cognitive function across pregnancy using CANTAB: a longitudinal study. Brain Cogn 84:76, 2014

Feldt-Rasmussen U, Mathiesen ER: Endocrine disorders in pregnancy: physiological and hormonal aspects of pregnancy. Best Pract Res Clin Endocrinol Metab 25(6):875, 2011

Fernandes LB, Amaral WN: Clinical study of skin changes in low and high risk pregnant women. An Bras Dermatol 90:822, 2015

Ferrazzi E, Rigano S, Padoan A, et al: Uterine artery blood flow volume in pregnant women with an abnormal pulsatility index of the uterine arteries delivering normal or intrauterine growth restricted newborns. Placenta 32:487, 2011

Figueiredo AS, Schumacher A: The Th17/Treg paradigm in pregnancy. Immunology 148:13, 2016

Flo K, Widnes C, Vårtun Å, et al: Blood flow to the scarred gravid uterus at 22–24 weeks of gestation. BJOG 121:210, 2014

Flo K, Wilsgaard T, Vårtun Å, et al: A longitudinal study of the relationship between maternal cardiac output measured by impedance cardiography and uterine artery blood flow in the second half of pregnancy. BJOG 117:837, 2010

Franco EM, Pares D, Colome NL, et al: Urinary incontinence during pregnancy: is there a difference between first and third trimester? Eur J Obstet Gynecol Reprod Biol 182:86, 2014

Frederice CP, Amaral E, Ferreira Nde O: Urinary symptoms and pelvic floor muscle function during the third trimester of pregnancy in nulliparous women. J Obstet Gynaecol Res 39:188, 2013

Galan HL, Marconi AM, Paolini CL, et al: The transplacental transport of essential amino acids in uncomplicated human pregnancies. Am J Obstet Gynecol 200(1):91.e1, 2009

Gallery ED, Raftos J, Gyory AZ, et al: A prospective study of serum complement (C3 and C4) levels in normal human pregnancy: effect of the development of pregnancy-associated hypertension. Aust N Z J Med 11:243, 1981

Gant NF, Daley GL, Chand S, et al: A study of angiotensin II pressor response throughout primigravid pregnancy. J Clin Invest 52:2682, 1973

Garces MF, Sanchez E, Ruíz-Parra AI, et al: Serum chemerin levels during normal human pregnancy. Peptides 42:138, 2013

Garfield RE, Maner WL, MacKay LB, et al: Comparing uterine electromyography activity of antepartum patients versus term labor patients. Am J Obstet Gynecol 193:23, 2005

Gayer G, Ben Ely A, Maymon R, et al: Enlargement of the spleen as an incidental finding on CT in post-partum females with fever. Br J Radiol 85 (1014):753, 2012

Gennari-Moser C, Khankin EV, Schüller S, et al: Regulation of placental growth by aldosterone and cortisol. Endocrinology 152(1):263, 2011

George EM, Granger JP: Endothelin: key mediator of hypertension in preeclampsia. Am J Hypertens 24(9):964, 2011

Ghashghaei R, Arbit B, Maisel AS: Current and novel biomarkers in heart failure: bench to bedside. Curr Opin Cardiol 31:191, 2016

Ghi T, Degli Esposti D, Montaguti E, et al: Maternal cardiac evaluation during uncomplicated twin pregnancy with emphasis on the diastolic function. Am J Obstet Gynecol 213:376.e1, 2015

Gizlenti S, Ekmekci TR: The changes in the hair cycle during gestation and the post-partum period. J Eur Acad Dermatol Venereol 28:878, 2014

Glinoer D, de Nayer P, Bourdoux P, et al: Regulation of maternal thyroid during pregnancy. J Clin Endocrinol Metab 71:276, 1990

Gonzalez JG, Elizondo G, Saldivar D, et al: Pituitary gland growth during normal pregnancy: an in vivo study using magnetic resonance imaging. Am J Med 85:217, 1988

González-Domínguez MI, Lazo-de-la-Vega-Monroy ML, Zaina S, et al: Association of cord blood des-acyl ghrelin with birth weight, and placental GHS-R1 receptor expression in SGA, AGA, and LGA newborns. Endocrine 53:182, 2016

Govindan RB, Siegel E, Mckelvey S, et al: Tracking the changes in synchrony of the electrophysiological activity as the uterus approaches labor using magnetomyographic technique. Reprod Sci 22:595, 2015

Grant AD, Chung SM: The eye in pregnancy: ophthalmologic and neuro-ophthalmologic changes. Clin Obstet Gynecol 56(2):397, 2013

Grattan DR: The hypothalamo-prolactin axis. J Endocrinol 226:7101, 2015

Grindheim G, Toska K, Estensen ME, et al: Changes in pulmonary function during pregnancy: a longitudinal cohort study. BJOG 119(1):94, 2012

Grummer MA, Sullivan JA, Magness RR, et al: Vascular endothelial growth factor acts through novel, pregnancy-enhanced receptor signaling pathways to stimulate endothelial nitric oxide synthase activity in uterine artery endothelial cells. Biochem J 417(2):501, 2009

Gunderson EP: Impact of breastfeeding on maternal metabolism: implications for women with gestational diabetes. Curr Diab Rep 14:460, 2014

Haghiac M, Basu S, Presley L, et al: Patterns of adiponectin expression in term pregnancy: impact of obesity. J Clin Endocrinol Metab 99:3427, 2014

Han L, Liu X, Li H, et al: Blood coagulation parameters and platelet indices: changes in normal and preeclamptic pregnancies and predictive values for preeclampsia. PLoS One 9:e114488, 2014

Handel AC, Lima PB, Tonolli VM, et al: Risk factors for facial melasma in women: a case-control study. Br J Dermatol 171:588, 2014

Hansen LK, Becher N, Bastholm S, et al: The cervical mucus plug inhibits, but does not block, the passage of ascending bacteria from the vagina during pregnancy. Acta Obstet Gynecol Scand 93:102, 2014

Hartmann PE: The lactating breast: an overview from down under. Breastfeed Med 2:3, 2007

Hauguel-de Mouzon S, Catalano P: Adiponectin: are measurements clinically useful in pregnancy? Diabetes Care 36:1434, 2013

Hedengran KK, Nelson D, Andersen MR, et al: Hepcidin levels are low during pregnancy and increase around delivery in women without iron deficiency—a prospective cohort study. J Matern Fetal Neonatal Med 29:1506, 2016

Heenan AP, Wolfe LA: Plasma osmolality and the strong ion difference predict respiratory adaptations in pregnant and nonpregnant women. Can J Physiol Pharmacol 81:839, 2003

Hegewald MJ, Crapo RO: Respiratory physiology in pregnancy. Clin Chest Med 32(1):1, 2011

Helal I, Fick-Brosnahan GM, Reed-Gitomer B, et al: Glomerular hyperfiltration: definitions, mechanisms and clinical implications. Nat Rev Nephrol 8(5):293, 2012

Henry JF, Sherwin BB: Hormones and cognitive functioning during late pregnancy and postpartum: a longitudinal study. Behav Neurosci 126(1):73, 2012

Herrera E, Ortega-Senovilla H: Lipid metabolism during pregnancy and its implications for fetal growth. Curr Pharm Biotechnol 15:24, 2014

Hibbard JU, Shroff SG, Cunningham FG: Cardiovascular alterations in normal and preeclamptic pregnancies. In Taylor RN, Roberts JM, Cunningham FG (eds): Chesley's Hypertensive Disorders in Pregnancy, 4th ed. Amsterdam, Academic Press, 2014

Higby K, Suiter CR, Phelps JY, et al: Normal values of urinary albumin and total protein excretion during pregnancy. Am J Obstet Gynecol 171:984, 1994

Hill JA, Olson EN: Cardiac plasticity. N Engl J Med 358:1370, 2008

Hodgkinson CP: Physiology of the ovarian veins in pregnancy. Obstet Gynecol 1:26, 1953

Huerta-Enochian GS, Katz VL, Fox LK, et al: Magnetic resonance–based serial pelvimetry: do maternal pelvic dimensions change during pregnancy? Am J Obstet Gynecol 194:1689, 2006

Huisman A, Aarnoudse JG, Heuvelmans JH, et al: Whole blood viscosity during normal pregnancy. BJOG 94:1143, 1987

Hytten FE: Weight gain in pregnancy. In Hytten FE, Chamberlain G (eds): Clinical Physiology in Obstetrics, 2nd ed. Oxford, Blackwell, 1991, p 173

Ibrahim S, Jarefors L, Nel DG, et al: Effect of maternal position and uterine activity on periodic maternal heart rate changes before elective cesarean section at term. Acta Obstet Gynecol Scand 94:1359, 2015

Ikino JK, Nunes DH, Silva VP, et al: Melasma and assessment of the quality of life in Brazilian women. An Bras Dermatol 90:196, 2015

Iosif S, Ingemarsson I, Ulmsten U: Urodynamic studies in normal pregnancy and in puerperium. Am J Obstet Gynecol 137:696, 1980

James AH, Rhee E, Thames B, et al: Characterization of antithrombin levels in pregnancy. Thromb Res 134:648, 2014

Jebeile H, Mijatovic J, Louie JC, et al: A systematic review and meta-analysis of energy intake and weight gain in pregnancy. Am J Obstet Gynecol 214:465, 2016

Jensen D, Wolfe LA, Slatkovska L, et al: Effects of human pregnancy on the ventilatory chemoreflex response to carbon dioxide. Am J Physiol Regul Integr Comp Physiol 288:R1369, 2005

Jones NW, Raine-Fenning NJ, Jayaprakasan K, et al: Changes in myometrial "perfusion" during normal labor as visualized by three-dimensional power Doppler angiography. Ultrasound Obstet Gynecol 33:307, 2009

Jung C, Ho JT, Torpy DJ, et al: A longitudinal study of plasma and urinary cortisol in pregnancy and postpartum. J Clin Endocrinol Metab 96(5):1533, 2011

Juulia Paavonen E, Saarenpää-Heikkilä O, Pölkki P, et al: Maternal and paternal sleep during pregnancy in the Child-sleepbirth cohort. Sleep Med 29:47, 2017

Kametas NA, McAuliffe F, Krampl E, et al: Maternal cardiac function in twin pregnancy. Obstet Gynecol 102:806, 2003

Kasher-Meron M, Mazaki-Tovi S, Barhod E, et al: Chemerin concentrations in maternal and fetal compartments: implications for metabolic adaptations to normal human pregnancy. J Perinat Med 42:371, 2014

Kauppila A, Chatelain P, Kirkinen P, et al: Isolated prolactin deficiency in a woman with puerperal alactogenesis. J Clin Endocrinol Metab 64:309, 1987

Kauppila A, Koskinen M, Puolakka J, et al: Decreased intervillous and unchanged myometrial blood flow in supine recumbency. Obstet Gynecol 55:203, 1980

Keenan PA, Yaldoo DT, Stress ME, et al: Explicit memory in pregnant women. Am J Obstet Gynecol 179:731, 1998

Keller-Wood M, Wood CE: Pregnancy alters cortisol feedback inhibition of stimulated ACTH: studies in adrenalectomized ewes. Am J Physiol Regul Integr Comp Physiol 280:R1790, 2001

Kenny L, McCrae K, Cunningham FG: Platelets, coagulation, and the liver. In Taylor RN, Roberts JM, Cunningham FG (eds): Chesley's Hypertensive Disorders in Pregnancy, 4th ed. Amsterdam, Academic Press, 2014

Kim HS, Yoon G, Kim BG, et al: Decidualization of intranodal endometriosis in a postmenopausal woman. Int J Clin Exp Pathol 8:1025, 2015

Kinsella SM, Lohmann G: Supine hypotensive syndrome. Obstet Gynecol 83:774, 1994

Kletzky OA, Rossman F, Bertolli SI, et al: Dynamics of human chorionic gonadotropin, prolactin, and growth hormone in serum and amniotic fluid throughout normal human pregnancy. Am J Obstet Gynecol 151:878, 1985

Ko CW, Napolitano PG, Lee SP, et al: Physical activity, maternal metabolic measures, and the incidence of gallbladder sludge or stones during pregnancy: a randomized trial. Am J Perinatol 31:39, 2014

Koenig MD, Tussing-Humphreys L, Day J, et al: Hepcidin and iron homeostasis during pregnancy. Nutrients 6:3062, 2014

Kolarzyk E, Szot WM, Lyszczarz J: Lung function and breathing regulation parameters during pregnancy. Arch Gynecol Obstet 272:53, 2005

Korgavkar K, Wang F: Stretch marks during pregnancy: a review of topical prevention. Br J Dermatol 172:606, 2015

Koutsaki M, Sifakis S, Zaravinos A, et al: Decreased placental expression of hPGH, IGF-I and IGFBP-1 in pregnancies complicated by fetal growth restriction. Growth Horm IGF Res 21:31, 2011

Kovacs CS, Fuleihan GE: Calcium and bone disorders during pregnancy and lactation. Endocrin Metab Clin North Am 35:21, 2006

Krause BJ, Hanson MA, Casanello P: Role of nitric oxide in placental vascular development and function. Placenta 32(11):797, 2011

Kühnert M, Strohmeier R, Stegmüller M: Changes in lymphocyte subsets during normal pregnancy. Eur J Obstet Gynecol Reprod Biol 76:147, 1998

Kulandavelu S, Whiteley KJ, Bainbridge SA, et al: Endothelial NO synthase augments fetoplacental blood flow, placental vascularization, and fetal growth in mice. Hypertension 61(1):259, 2013

Kumru S, Boztosun A, Godekmerdan A: Pregnancy-associated changes in peripheral blood lymphocyte subpopulations and serum cytokine concentrations in healthy women. J Reprod Med 50:246, 2005

Lankhorst S, Jan Danser AH, van den Meiracker AH: Endothelin-1 and antiangiogenesis. Am J Physiol Regul Integr Comp Physiol 310:R230, 2016

La Rocca C, Carbone F, Longobardi S, et al: The immunology of pregnancy: regulatory T cells control maternal immune tolerance toward the fetus. Immunol Lett 162:41, 2014

Larsson A, Palm M, Hansson LO, et al: Reference values for clinical chemistry tests during normal pregnancy. BJOG 115:874, 2008

Laskowska M, Laskowska K, Oleszczuk J: The relation of maternal serum eNOS, NOSTRIN and ADMA levels with aetiopathogenesis of preeclampsia and/or intrauterine fetal growth restriction. J Matern Fetal Neonatal Med 28:26, 2015

Lederman SA, Paxton A, Heymsfield SB, et al: Maternal body fat and water during pregnancy: do they raise infant birth weight? Am J Obstet Gynecol 180:235, 1999

Lee DH, Park YK: Isolated fallopian tube torsion during pregnancy: a case report. Clin Exp Obstet Gynecol 42:681, 2015

Lee HR, Song JE, Lee KY: Developed diplopia and ptosis due to a nonfunctioning pituitary macroadenoma during pregnancy. Obstet Gynecol Sci 57:66, 2014

Leung AM: Thyroid function in pregnancy. J Trace Elem Med Biol 26(2–3):137, 2012

Lim PS, Ng SP, Shafiee MN, et al: Spontaneous rupture of uterine varicose veins: a rare cause for obstetric shock. J Obstet Gynaecol Res 40:1791, 2014

Lim R, Acharya R, Delpachitra P, et al: Activin and NADPH-oxidase in preeclampsia: insights from in vitro and murine studies. Am J Obstet Gynecol 212:86.e1, 2015

Lind T, Bell S, Gilmore E, et al: Insulin disappearance rate in pregnant and non-pregnant women, and in non-pregnant women given GHRIH. Eur J Clin Invest 7:47, 1977

Lindheimer MD, Davison JM, Katz AI: The kidney and hypertension in pregnancy: twenty exciting years. Semin Nephrol 21:173, 2001

Lindheimer MD, Grünfeld JP, Davison JM: Renal disorders. In Barran WM, Lindheimer MD (eds): Medical Disorders During Pregnancy, 3rd ed. St. Louis, Mosby, 2000, p 39

Lindheimer MD, Kanter D: Interpreting abnormal proteinuria in pregnancy: the need for a more pathophysiological approach. Obstet Gynecol 115(2 Pt 1):365, 2010

Lindheimer MD, Richardson DA, Ehrlich EN, et al: Potassium homeostasis in pregnancy. J Reprod Med 32:517, 1987

Lippi G, Albiero A, Montagnana M, et al: Lipid and lipoprotein profile in physiological pregnancy. Clin Lab 53:173, 2007

Liu J, Sun B, Yin H, et al: Hepcidin: a promising therapeutic target for iron disorders: a systematic review. Medicine (Baltimore) 95:e3150, 2016

Liu LX, Arany Z: Maternal cardiac metabolism in pregnancy. Cardiovasc Res 101:545, 2014

Lowe WL, Karban J: Genetics, genomics and metabolomics: new insights into maternal metabolism during pregnancy. Diabet Med 31:254, 2014

Lumbers ER, Pringle KG: Roles of the circulating renin-angiotensin-aldosterone system in human pregnancy. Am J Physiol Regul Integr Comp Physiol 306:R91, 2014

Lynn KN, Steinkeler JA, Wilkins-Haug LE, et al: Hyperreactio luteinalis (enlarged ovaries) during the second and third trimesters of pregnancy: common clinical associations. J Ultrasound Med 32:1285, 2013

Macedo M, Kim B, Khoury R, et al: A rare case of right lower quadrant abdominal pain. Am J Emerg Med 35(4):668.e1, 2017

Macfie AG, Magides AD, Richmond MN, et al: Gastric emptying in pregnancy. Br J Anaesth 67:54, 1991

Mahendru AA, Everett TR, Wilkinson IB, et al: Maternal cardiovascular changes from pre-pregnancy to very early pregnancy. J Hypertens 30(11):2168, 2012

Majed BH, Khalil RA: Molecular mechanisms regulating the vascular prostacyclin pathways and their adaptation during pregnancy and in the newborn. Pharmacol Rev 64(3):540, 2012

Malinowski AK, Sen J, Sermer M: Hyperreactio luteinalis: maternal and fetal effects. J Obstet Gynaecol Can 37:715, 2015

Mandala M, Osol G: Physiological remodeling of the maternal uterine circulation during pregnancy. Basic Clin Pharmacol Toxicol 110:12, 2012

Mardones-Santander F, Salazar G, Rosso P, et al: Maternal body composition near term and birth weight. Obstet Gynecol 91:873, 1998

Marnach ML, Ramin KD, Ramsey PS, et al: Characterization of the relationship between joint laxity and maternal hormones in pregnancy. Obstet Gynecol 101:331, 2003

Maymon R, Zimerman AL, Strauss S, et al: Maternal spleen size throughout normal pregnancy. Semin Ultrasound CT MRI 28:64, 2007

McArdle HJ, Gambling L, Kennedy C: Iron deficiency during pregnancy: the consequences for placental function and fetal outcome. Proc Nutr Soc 73:9, 2014

McAuliffe F, Kametas N, Costello J, et al: Respiratory function in singleton and twin pregnancy. BJOG 109:765, 2002

McLean KC, Bernstein IM, Brummel-Ziedins KE: Tissue factor-dependent thrombin generation across pregnancy. Am J Obstet Gynecol 207(2):135.e1, 2012

McLennan CE: Antecubital and femoral venous pressure in normal and toxemic pregnancy. Am J Obstet Gynecol 45:568, 1943

Mendenhall HW: Serum protein concentrations in pregnancy. 1. Concentrations in maternal serum. Am J Obstet Gynecol 106:388, 1970

Metcalfe J, Romney SL, Ramsey LH, et al: Estimation of uterine blood flow in normal human pregnancy at term. J Clin Invest 34(11):1632, 1955

Michimata T, Sakai M, Miyazaki S, et al: Decrease of T-helper 2 and T-cytotoxic 2 cells at implantation sites occurs in unexplained recurrent spontaneous abortion with normal chromosomal content. Hum Reprod 18:1523, 2003

Migeon CJ, Bertrand J, Wall PE: Physiological disposition of 4–^{14}C cortisol during late pregnancy. J Clin Invest 36:1350, 1957

Milne JA, Howie AD, Pack AI: Dyspnoea during normal pregnancy. BJOG 85:260, 1978

Mittal P, Espinoza J, Hassan S, et al: Placental growth hormone is increased in the maternal and fetal serum of patients with preeclampsia. J Matern Fetal Neonatal Med 20:651, 2007

Moen V, Brudin L, Rundgren M, et al: Osmolality and respiratory regulation in humans: respiratory compensation for hyperchloremic metabolic acidosis is absent after infusion of hypertonic saline in healthy volunteers. Anesth Analg 119:956, 2014

Moleti M, Trimarchi F, Vermiglio F: Thyroid physiology in pregnancy. Endocr Pract 20:589, 2014

Møller UK, Streym S, Mosekilde L, et al: Changes in calcitropic hormones, bone markers and insulin-like growth factor I (IGF-I) during pregnancy and postpartum: a controlled cohort study. Osteoporos Int 24:1307, 2013

Mor G, Kwon JY: Trophoblast-microbiome interaction: a new paradigm on immune regulation. Am J Obstet Gynecol 213:S131, 2015

More C, Bhattoa HP, Bettembuk P, et al: The effects of pregnancy and lactation on hormonal status and biochemical markers of bone turnover. Eur J Obstet Gynecol Reprod Biol 106:209, 2003

Morris EA, Hale SA, Badger GJ, et al: Pregnancy induces persistent changes in vascular compliance in primiparous women. Am J Obstet Gynecol 212:633.e1, 2015

Mumtaz S, AlSaif S, Wray S, et al: Inhibitory effect of visfatin and leptin on human and rat myometrial contractility. Life Sci 125:57, 2015

Myers KM, Feltovich H, Mazza E, et al: The mechanical role of the cervix in pregnancy. J Biomech 48:1511, 2015

Nelson DB, Stewart RD, Matulevicius SA, et al: The effects of maternal position and habitus on maternal cardiovascular parameters as measured by cardiac magnetic resonance. Am J Perinatol 32:1318, 2015

Newbern D, Freemark M: Placental hormones and the control of maternal metabolism and fetal growth. Curr Opin Endocrinol Diabetes Obes 18:409, 2011

Nolten WE, Rueckert PA: Elevated free cortisol index in pregnancy: possible regulatory mechanisms. Am J Obstet Gynecol 139:492, 1981

Odutayo A, Hladunewich M: Obstetric nephrology: renal hemodynamic and metabolic physiology in normal pregnancy. Clin J Am Soc Nephrol 7:2073, 2012

Ohata Y, Ozono K, Michigami T: Current concepts in perinatal mineral metabolism. Clin Pediatr Endocrinol 25:9, 2016

Øian P, Maltau JM, Noddeland H, et al: Oedema-preventing mechanisms in subcutaneous tissue of normal pregnant women. BJOG 92:1113, 1985

Olausson H, Goldberg GR, Laskey MA: Calcium economy in human pregnancy and lactation. Nutr Res Rev 25:40, 2012

Oliphant SS, Nygaard IE, Zong W, et al: Maternal adaptations in preparation for parturition predict uncomplicated spontaneous delivery outcome. Am J Obstet Gynecol 211:630.e1, 2014

Ozias MK, Li SQ, Hull HR, et al: Relationship of circulating adipokines to body composition in pregnant women. Adipocyte 4:44, 2015

Pang Y, Dong J, Thomas P: Progesterone increases nitric oxide synthesis in human vascular endothelial cells through activation of membrane progesterone receptor-α. Am J Physiol Endocrinol Metab 308:E899, 2015

Panitchob N, Widdows KL, Crocker IP, et al: Computational modeling of amino acid exchange and facilitated transport in placental membrane vesicles. J Theor Biol 365:352, 2015

Parker CR Jr, Everett RB, Whalley PJ, et al: Hormone production during pregnancy in the primigravid patients. II. Plasma levels of deoxycorticosterone throughout pregnancy of normal women and women who developed pregnancy-induced hypertension. Am J Obstet Gynecol 138:626, 1980

Pates JA, Hatab MR, McIntire DD, et al: Determining uterine blood flow in pregnancy with magnetic resonance imaging. Magn Reson Imaging 28(4):507, 2010

Pavlova M, Sheikh LS: Sleep in women. Semin Neurol 31(4):397, 2011

Peralta L, Rus G, Bochud N, et al: Mechanical assessment of cervical remodeling in pregnancy: insight from a synthetic model. J Biomech 48:1557, 2015

Pérez-Ibave DC, Rodríguez-Sánchez IP, Garza-Rodríguez ML, et al: Extrapituitary growth hormone synthesis in humans. Growth Horm IGF Res 24:47, 2014

Phelps RL, Metzger BE, Freinkel N: Carbohydrate metabolism in pregnancy, 17. Diurnal profiles of plasma glucose, insulin, free fatty acids, triglycerides, cholesterol, and individual amino acids in late normal pregnancy. Am J Obstet Gynecol 140:730, 1981

Picard D, Sellier S, Houivet E, et al: Incidence and risk factors for striae gravidarum. J Am Acad Dermatol 273:699, 2015

Pitkin RM, Reynolds WA, Williams GA, et al: Calcium metabolism in normal pregnancy: a longitudinal study. Am J Obstet Gynecol 133:781, 1979

Połeć A, Fedorcsák P, Eskild A, et al: The interplay of human chorionic gonadotropin (hCG) with basic fibroblast growth factor and adipokines on angiogenesis in vitro. Placenta 35:249, 2014

Pritchard JA: Changes in the blood volume during pregnancy and delivery. Anesthesiology 26:393, 1965

Pritchard JA, Adams RH: Erythrocyte production and destruction during pregnancy. Am J Obstet Gynecol 79:750, 1960

Pritchard JA, Mason RA: Iron stores of normal adults and their replenishment with oral iron therapy. JAMA 190:897, 1964

Pritchard JA, Scott DE: Iron demands during pregnancy. In Iron Deficiency-Pathogenesis: Clinical Aspects and Therapy. London, Academic Press, 1970, p 173

Rabotti C, Mischi M: Propagation of electrical activity in uterine muscle during pregnancy: a review. Acta Physiol 213:406, 2015

Racicot K, Kwon JY, Aldo P, et al: Understanding the complexity of the immune system during pregnancy. Am J Reprod Immunol 72:107, 2014

Redman CW, Sargent IL, Taylor RN: Immunology of normal pregnancy and preeclampsia. In Taylor RN, Roberts JM, Cunningham FG (eds): Chesley's Hypertensive Disorders in Pregnancy, 4th ed. Amsterdam, Academic Press, 2014

Resnik JL, Hong C, Resnik R, et al: Evaluation of B-type natriuretic peptide (BNP) levels in normal and preeclamptic women. Am J Obstet Gynecol 193:450, 2005

Rezai S, Nakagawa JT, Tedesco J, et al: Gestational gigantomastia complicating pregnancy: a case report and review of the literature. Case Rep Obstet Gynecol 2015:892369, 2015

Richani K, Soto E, Romero R, et al: Normal pregnancy is characterized by systemic activation of the complement system. J Matern Fetal Neonat Med 17:239, 2005

Robb AO, Din JN, Mills NL, et al: The influence of the menstrual cycle, normal pregnancy and pre-eclampsia on platelet activation. Thromb Haemost 103:372, 2010

Rosai J, Young RH: Javier Arias-Stella and his famous reaction. Int J Gynecol Pathol 34:314, 2015

Rosenfeld CR, DeSpain K, Word RA, et al: Differential sensitivity to angiotensin II and norepinephrine in human uterine arteries. J Clin Endocrinol Metab 97(1):138, 2012

Rosenfeld CR, Gant NF Jr: The chronically instrumented ewe: a model for studying vascular reactivity to angiotensin II in pregnancy. J Clin Invest 67:486, 1981

Rubi RA, Sala NL: Ureteral function in pregnant women. 3. Effect of different positions and of fetal delivery upon ureteral tonus. Am J Obstet Gynecol 101:230, 1968

Ruiz-Extremera A, López-Garrido MA, Barranco E, et al: Activity of hepatic enzymes from week sixteen of pregnancy. Am J Obstet Gynecol 193:2010, 2005

Rylander R: Magnesium in pregnancy blood pressure and pre-eclampsia—a review. Pregnancy Hypertens 4:146, 2014

Saarelainen H, Laitinen T, Raitakari OT, et al: Pregnancy-related hyperlipidemia and endothelial function in healthy women. Circ J 70:768, 2006

Saleh L, Verdonk K, Visser W, et al: The emerging role of endothelin-1 in the pathogenesis of pre-eclampsia. Ther Adv Cardiovasc Dis 10(5):282, 2016

Sangsawang B: Risk factors for the development of stress urinary incontinence during pregnancy in primigravidae: a review of the literature. Eur J Obstet Gynecol Reprod Biol 178:27, 2014

Santa LM, Teshima LY, Forero JV, et al: AngiomiRs: potential biomarkers of pregnancy's vascular pathologies. J Pregnancy 2015:320386, 2015

Sanz-Salvador L, García-Pérez MÁ, Tarín JJ, et al: Bone metabolic changes during pregnancy: a period of vulnerability to osteoporosis and fracture. Eur J Endocrinol 172:R53, 2015

Sarmento Gonçalves I, Malafaia S, Belchior H, et al: Hyperreactio luteinalis encountered during caesarean delivery of an uncomplicated spontaneous singleton pregnancy. BMJ Case Rep doi:10.1136/bcr-2015–211349:1, 2015

Scheithauer BW, Sano T, Kovacs KT, et al: The pituitary gland in pregnancy: a clinicopathologic and immunohistochemical study of 69 cases. Mayo Clin Proc 65:461, 1990

Schiessl B, Strasburger CJ, Bidlingmeier M, et al: Role of placental growth hormone in the alteration of maternal arterial resistance in pregnancy. J Reprod Med 52:313, 2007

Schulman A, Herlinger H: Urinary tract dilatation in pregnancy. Br J Radiol 48:638, 1975

Semins MJ, Matlaga BR: Kidney stones during pregnancy. Nat Rev Urol 11:163, 2014

Shah DA, Khalil RA: Bioactive factors in uteroplacental and systemic circulation link placental ischemia to generalized vascular dysfunction in hypertensive pregnancy and preeclampsia. Biochem Pharmacol 95:211, 2015

Sharief LT, Lawrie AS, Mackie IJ, et al: Changes in factor XIII level during pregnancy. Hemophilia 20:e144, 2014

Shibata K, Fukuwatari T, Sasaki S, et al: Urinary excretion levels of water-soluble vitamins in pregnant and lactating women in Japan. J Nutr Sci Vitaminol 59:178, 2013

Shin GH, Toto EL, Schey R: Pregnancy and postpartum bowel changes: constipation and fecal incontinence. Am J Gastroenterol 110:521, 2015

Shinagawa S, Suzuki S, Chihara H, et al: Maternal basal metabolic rate in twin pregnancy. Gynecol Obstet Invest 60:145, 2005

Shnaekel KL, Magann EF, Ahmadi S: Pubic symphysis rupture and separation during pregnancy. Obstet Gynecol Surv 70:713, 2015

Siddiqui AH, Tauheed N, Ahmad A, et al: Pulmonary function in advanced uncomplicated singleton and twin pregnancy. J Bras Pneumol 40:244, 2014

Simeone S, Marchi L, Canarutto R, et al: Doppler velocimetry and adverse outcome in labor induction for late IUGR. J Matern Fetal Neonatal Med 30(3):323, 2017

Simpson KR, James DC: Efficacy of intrauterine resuscitation techniques in improving fetal oxygen status during labor. Obstet Gynecol 105:1362, 2005

Sisti G, Kanninen TT, Witkin SS: Maternal immunity and pregnancy outcome: focus on preconception and autophagy. Genes Immun 17:1, 2016

Song CS, Kappas A: The influence of estrogens, progestins and pregnancy on the liver. Vitam Horm 26:147, 1968

Stephens TV, Payne M, Ball RO, et al: Protein requirements of healthy pregnant women during early and late gestation are higher than current recommendations. J Nutr 145:73, 2015

Stewart RD, Nelson DB, Matulevicius SA, et al: Cardiac magnetic resonance imaging to assess the impact of maternal habitus on cardiac remodeling during pregnancy. Am J Obstet Gynecol 214:640.e1, 2016

Straach KJ, Shelton JM, Richardson JA, et al: Regulation of hyaluronan expression during cervical ripening. Glycobiology 15:55, 2005

Sunitha M, Chandrasekharappa S, Brid SV: Electrocradiographic QRS axis, Q wave and T-wave changes in 2nd and 3rd trimester of normal pregnancy. J Clin Diagn Res 8:BC17, 2014

Syed S: Iodine and the "near" eradication of cretinism. Pediatrics 135:594, 2015

Tamás P, Szilágyi A, Jeges S, et al: Effects of maternal central hemodynamics on fetal heart rate patterns. Acta Obstet Gynecol Scand 86:711, 2007

Taylor BD, Ness RB, Olsen J, et al: Serum leptin measured in early pregnancy is higher in women with preeclampsia compared with normotensive pregnant women. Hypertension 65:594, 2015

Thomsen JK, Fogh-Andersen N, Jaszczak P, et al: Atrial natriuretic peptide, blood volume, aldosterone, and sodium excretion during twin pregnancy. Acta Obstet Gynecol Scand 73(1):14, 1994

Thornburg LL, Queenan R, Brandt-Griffith B, et al: Procalcitonin for prediction of chorioamnionitis in preterm premature rupture of membranes. J Matern Fetal Neonatal Med 29:2056, 2016

Thorpe-Beeston JG, Nicolaides KH, Snijders RJM, et al: Fetal thyroid-stimulating hormone response to maternal administration of thyrotropin-releasing hormone. Am J Obstet Gynecol 164:1244, 1991

Tsai CH, de Leeuw NK: Changes in 2,3-diphosphoglycerate during pregnancy and puerperium in normal women and in β-thalassemia heterozygous women. Am J Obstet Gynecol 142:520, 1982

Tsai PJ, Davis J, Bryant-Greenwood G: Systemic and placental leptin and its receptors in pregnancies associated with obesity. Reprod Sci 22:189, 2015

Uchikova EH, Ledjev Il: Changes in haemostasis during normal pregnancy. Eur J Obstet Gynecol Reprod Biol 119:185, 2005

Ulmsten U, Sundström G: Esophageal manometry in pregnant and nonpregnant women. Am J Obstet Gynecol 132:260, 1978

Valera MC, Parant O, Vayssiere C, et al: Physiological and pathologic changes of platelets in pregnancy. Platelets 21(8):587, 2010

Van den Akker CH, Schierbeek H, et al: Amino acid metabolism in the human fetus at term: leucine, valine, and methionine kinetics. Pediatr Res 70:566, 2011

Van den Akker CH, Van Goudoever JB: Recent advances in our understanding of protein and amino acid metabolism in the human fetus. Curr Opin Clin Nutr Metab Care 13:75, 2010

van Veelen GA, Schweitzer KJ, van Hoogenhuijze NE, et al: Association between levator hiatal dimensions on ultrasound during first pregnancy and mode of delivery. Ultrasound Obstet Gynecol 45:333, 2015

Van Wagenen G, Jenkins RH: An experimental examination of factors causing ureteral dilatation of pregnancy. J Urol 42:1010, 1939

Vargas-Rojas MI, Solleiro-Villavicencio H, Soto-Vega E: Th1, Th2, Th17 and Treg levels in umbilical cord blood in preeclampsia. J Matern Fetal Neonatal Med 29:1642, 2016

Vazquez MJ, Ruiz-Romero A, Tena-Sempere M: Roles of leptin in reproduction, pregnancy and polycystic ovary syndrome: consensus knowledge and recent developments. Metabolism 64:79, 2015

Vignini A, Cecati M, Nanetti L, et al: Placental expression of endothelial and inducible nitric oxide synthase and NO metabolism in gestational hypertension: a case-control study. J Matern Fetal Neonatal Med 29:576, 2016

Vodstrcil LA, Tare M, Novak J, et al: Relaxin mediates uterine artery compliance during pregnancy and increases uterine blood flow. FASEB J 26(10):4035, 2012

Vøllestad NK, Torjesen PA, Robinson HS: Association between the serum levels of relaxin and responses to the active straight leg raise test in pregnancy. Man Ther 17:225, 2012

Vrachnis N, Grigoriadis C, Siristatidis C, et al: The Janus face of maternal serum relaxin: a facilitator of birth, might it also induce preterm birth? J Matern Fetal Neonatal Med 28:218, 2015

Walker MC, Garner PR, Keely EJ, et al: Changes in activated protein C resistance during normal pregnancy. Am J Obstet Gynecol 177:162, 1997

Wang L, Liu G, Xu Z, et al: Hepcidin levels in hyperprolactinemic women monitored by nanopore thin film based assay: correlation with pregnancy-associated hormone prolactin. Nanomedicine. 11:871, 2015

Wang L, Yang T, Ding Y, et al: Chemerin plays a protective role by regulating human umbilical vein endothelial cell-induced nitric oxide signaling in preeclampsia. Endocrine 48:299, 2015

Wang YY, Kannan A, Nunn KL, et al: IgG in cervicovaginal mucus traps HSV and prevents vaginal herpes infections. Mucosal Immunol 7:1036, 2014

Watanabe M, Meeker CI, Gray MJ, et al: Secretion rate of aldosterone in normal pregnancy. J Clin Invest 42:1619, 1963

Watts DH, Krohn MA, Wener MH, et al: C-reactive protein in normal pregnancy. Obstet Gynecol 77:176, 1991

Waugh J, Bell SC, Kilby MD, et al: Urinary microalbumin/creatinine ratios: reference range in uncomplicated pregnancy. Clin Sci 104:103, 2003

Williams JW: Williams Obstetrics, New York, D. Appleton and Co., 1903

Wilson M, Morganti AA, Zervoudakis I, et al: Blood pressure, the renin-aldosterone system and sex steroids throughout normal pregnancy. Am J Med 68:97, 1980

Wilson MJ, Lopez M, Vargas M, et al: Greater uterine artery blood flow during pregnancy in multigenerational (Andean) than shorter-term (European) high-altitude residents. Am J Physiol Regul Integr Comp Physiol 293:R1313, 2007

Wong CA, Loffredi M, Ganchiff JN, et al: Gastric emptying of water in term pregnancy. Anesthesiology 96:1395, 2002

Wong CA, McCarthy RJ, Fitzgerald PC, et al: Gastric emptying of water in obese pregnant women at term. Anesth Analg 105:751, 2007

World Health Organization: Human energy requirements. Food and nutrition technical report series 1. Rome, Food and Agriculture Organization of the United Nations, 2004, p 53

Wright HP, Osborn SB, Edmonds DG: Changes in rate of flow of venous blood in the leg during pregnancy, measured with radioactive sodium. Surg Gynecol Obstet 90:481, 1950

Yurteri-Kaplan L, Saber S, Zamudio S: Brain natriuretic peptide in term pregnancy. Reprod Sci 19(5):520, 2012

Zeeman GG, Cunningham FG, Pritchard JA: The magnitude of hemoconcentration with eclampsia. Hypertens Pregnancy 28(2):127, 2009

Zeeman GG, Hatab M, Twickler DM: Maternal cerebral blood flow changes in pregnancies. Am J Obstet Gynecol 189:968, 2003

Zimmermann MB: The effects of iodine deficiency in pregnancy and infancy. Paediatr Perinat Epidemiol 26(Supp 1):108, 2012

PARTE 3
PLACENTAÇÃO, EMBRIOGÊNESE E DESENVOLVIMENTO FETAL

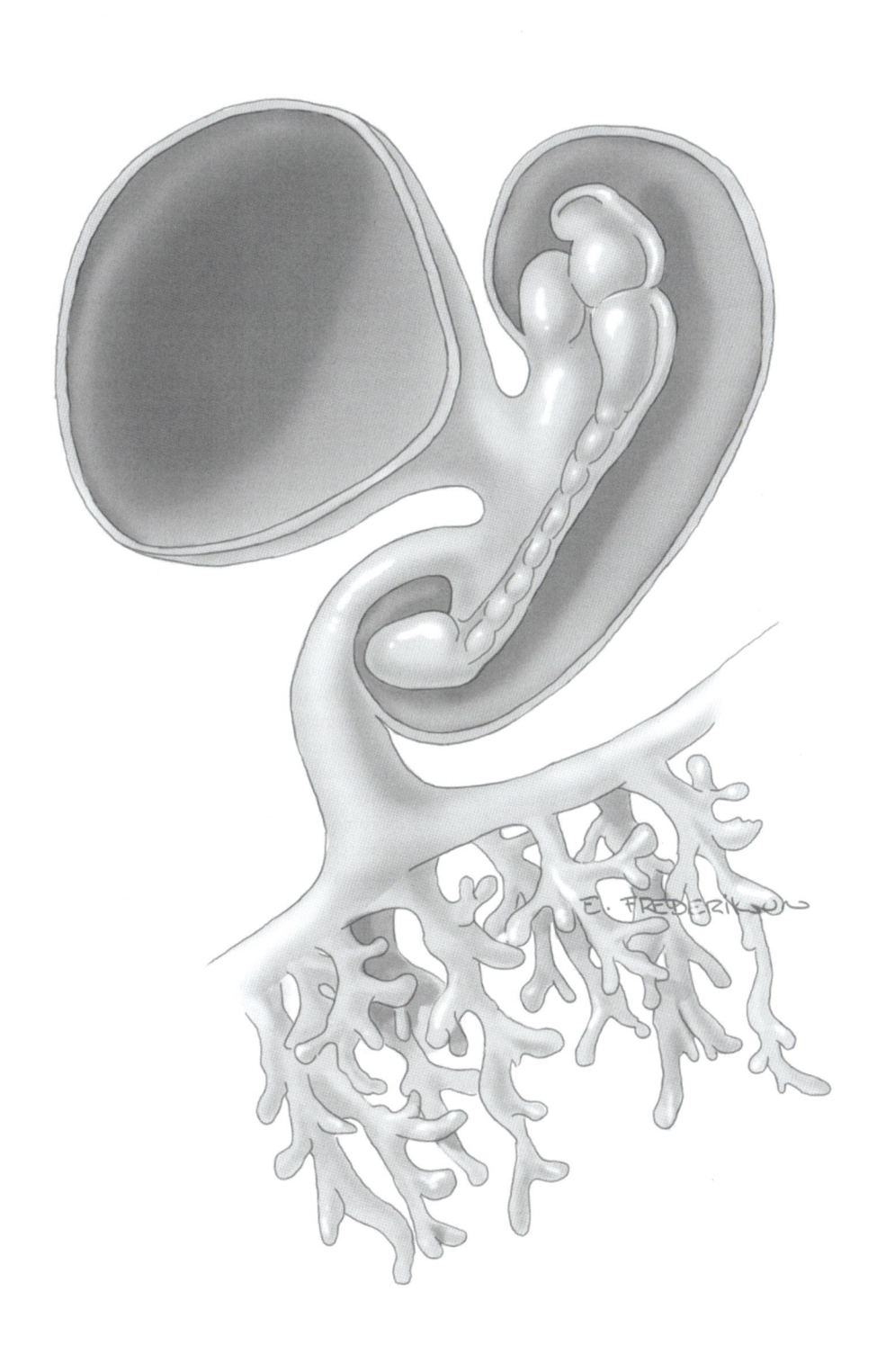

CAPÍTULO 5

Implantação e desenvolvimento placentário

CICLO OVARIANO-ENDOMETRIAL	80
DECÍDUA	85
IMPLANTAÇÃO E FORMAÇÃO INICIAL DO TROFOBLASTO	87
PLACENTA E CÓRION	90
ÂMNIO	95
CORDÃO UMBILICAL	97
HORMÔNIOS PLACENTÁRIOS	98
INTERAÇÕES ENTRE AS SUPRARRENAIS FETAIS E A PLACENTA	104

> *Quase imediatamente após a nidação do zigoto, seu trofoblasto começa a proliferar e a invadir o tecido decidual adjacente. Ao fazer isso, ele rompe as paredes dos capilares maternos, de onde o sangue escapa e forma cavidades, as quais são parcialmente limitadas pelo trofoblasto e pela decídua. Os espaços sanguíneos maternos estabelecidos dessa maneira representam os estágios mais iniciais dos espaços sanguíneos intervilosos da futura placenta.*
> — J. Whitridge Williams (1903)

Em 1903, as descrições histopatológicas e embriológicas da nidação (implantação) do zigoto e do desenvolvimento placentário foram extensivamente estudadas e descritas. Porém, as origens e as funções dos hormônios gestacionais eram, em grande medida, desconhecidas. De fato, o estrogênio e a progesterona só foram descobertos 25 a 30 anos depois disso. Nos últimos 50 anos ocorreram importantes avanços no conhecimento sobre as etapas de implantação e sobre a estrutura e a função da placenta.

Todos os obstetras devem conhecer os processos biológicos básicos necessários à gravidez. Diversas anormalidades podem afetar cada um desses processos e levar à infertilidade ou à interrupção da gestação. Na maioria das mulheres, a ovulação espontânea e cíclica ocorre durante quase 40 anos entre a menarca e a menopausa. Se não houver contracepção, estima-se que haja cerca de 400 oportunidades para a mulher engravidar nos dias de ovulação e nos dias precedentes. Essa janela estreita para a fecundação é controlada pela produção estritamente regulada de esteroides ovarianos. Além disso, esses hormônios promovem a regeneração do endométrio após a menstruação, preparando o útero para a próxima janela de nidação.

Se ocorrer a fecundação, os eventos que começam após a implantação do blastocisto persistem até o parto. Esses eventos derivam de uma interação única entre os trofoblastos fetais e o endométrio materno, o qual foi transformado em *decídua*. A capacidade que mãe e feto têm de coexistir como dois sistemas imunológicos distintos resulta de modificações endócrinas, parácrinas e imunológicas dos tecidos fetais e maternos de uma maneira não encontrada em qualquer outra situação. Além disso, a placenta atua como mediadora de um sistema singular de comunicação feto-materna, criando um ambiente hormonal que inicialmente ajuda a manter a gravidez e, por fim, inicia os eventos que levarão ao parto.

CICLO OVARIANO-ENDOMETRIAL

Os ciclos menstruais ovulatórios previsíveis, regulares, cíclicos e espontâneos são regulados por interações complexas do eixo hipotalâmico-hipofisário-ovariano. Ao mesmo tempo, as modificações cíclicas na histologia endometrial são fielmente reproduzidas (Fig. 5-1). Têm participação fundamental nesse processo o hormônio folículo-estimulante (FSH, de *follicle-stimulating hormone*) e o hormônio luteinizante (LH, de *luteinizing hormone*), que são gonadotrofinas derivadas da hipófise, além dos hormônios esteroides sexuais estrogênio e progesterona.

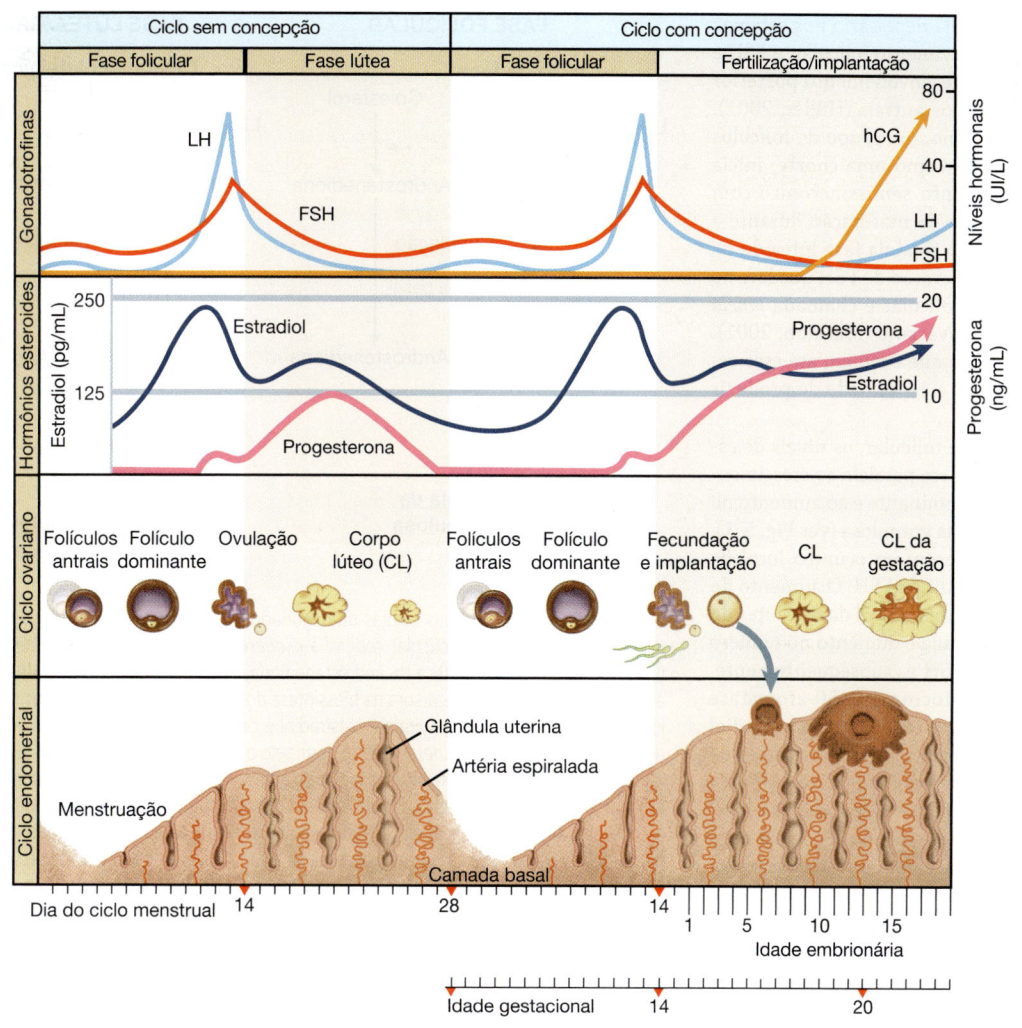

FIGURA 5-1 Controle gonadotrófico dos ciclos ovariano e endometrial. O ciclo ovariano-endometrial foi estruturado para ocorrer em 28 dias. A fase folicular (dias 1 a 14) caracteriza-se por níveis ascendentes de estrogênio, espessamento do endométrio e seleção do folículo "ovulatório" dominante. Durante a fase lútea (dias 14 a 21), o corpo lúteo (CL) produz estrogênio e progesterona, preparando o endométrio para a nidação. Se houver nidação, o blastocisto em desenvolvimento começará a produzir gonadotrofina coriônica humana (hCG, de *human chorionic gonadotropin*) com resgate do corpo lúteo, mantendo, assim, a produção de progesterona. FSH, hormônio folículo-estimulante; LH, hormônio luteinizante.

A duração média do ciclo é de cerca de 28 dias, mas varia de 25 a 32 dias, mesmo em uma mesma mulher. A fase folicular ou proliferativa mostra considerável variação em sua duração. Por outro lado, a fase lútea ou secretora pós-ovulatória do ciclo é bem constante, durando 12 a 14 dias.

■ Ciclo ovariano

Fase folicular

Ao nascimento, o ovário humano contém 2 milhões de oócitos, e, no início da puberdade, estão presentes cerca de 400.000 folículos (Baker, 1963). Os folículos restantes são depletados em uma taxa de cerca de 1.000 folículos por mês até os 35 anos, quando então essa taxa se acelera (Faddy, 1992). Normalmente, apenas 400 folículos são liberados ao longo da vida fértil de uma mulher. Por isso, mais de 99,9% dos folículos sofrem atresia por meio de um processo de morte celular denominado apoptose (Gougeon, 1996; Kaipia, 1997).

O desenvolvimento folicular consiste em vários estágios. Os folículos primordiais são recrutados de maneira independente de gonadotrofinas entre aqueles em repouso, progredindo desde folículos primários e secundários até o estágio antral. Esse fenômeno parece ser controlado por fatores de crescimento produzidos localmente. Dois membros da família dos fatores de crescimento transformador β – fator de diferenciação do crescimento 9 (GDF-9, de *growth differentiation factor 9*) e proteína morfogenética óssea 15 (BMP-15, de *bone morphogenetic protein 15*) – regulam a proliferação e a diferenciação das células da granulosa para o desenvolvimento de folículos primários em crescimento (Trombly, 2009; Yan, 2001). Eles também estabilizam e expandem o complexo cúmulo-oócito (CCO) no oviduto (Hreinsson, 2002). Esses fatores são produzidos pelos oócitos, sugerindo que as primeiras etapas do desenvolvimento folicular são, em parte, controladas pelo oócito. À medida que os folículos antrais se desenvolvem, as células do estroma circundante são recrutadas, por um mecanismo a ser definido, para se tornarem células da teca.

Embora não seja necessário nos estágios iniciais do desenvolvimento folicular, o FSH é necessário para o desenvolvimento posterior dos grandes folículos antrais (Hillier, 2001). A cada ciclo ovariano, um grupo de folículos antrais, conhecido como uma coorte, inicia a fase de crescimento semissincrônico com base em seu estado de maturação durante a elevação do FSH ao final da fase lútea do ciclo anterior. Essa elevação do FSH que leva ao desenvolvimento folicular é chamada *janela de seleção* do ciclo ovariano (Macklon, 2001). Apenas os folículos que evoluem até esse estágio desenvolvem a capacidade de produzir estrogênio.

Durante a fase folicular, os níveis de estrogênio elevam-se em paralelo ao crescimento de um folículo dominante e ao aumento no número de células da granulosa (ver Fig. 5-1). Essas células representam o único local de expressão do receptor de FSH. O aumento do FSH circulante durante o final da fase lútea do ciclo anterior estimula o aumento no número de receptores de FSH e, subsequentemente, a capacidade da citocromo P450-aromatase de converter a androstenediona em estradiol nas células da granulosa. A necessidade de células da teca, que respondem ao LH, e de células da granulosa, que respondem ao FSH, representa a hipótese das duas células-duas gonadotrofinas para a biossíntese do estrogênio (Short, 1962). Conforme mostra a Figura 5-2, o FSH induz a aromatase e a expansão do antro dos folículos em crescimento. O folículo mais responsivo ao FSH dentro da coorte provavelmente é o primeiro a produzir estradiol e iniciar a expressão dos receptores de LH.

Após o surgimento dos receptores de LH, as células da granulosa do folículo pré-ovulatório começam a secretar pequenas quantidades de progesterona. Embora limitada, acredita-se que a secreção pré-ovulatória de progesterona produza um *feedback* positivo sobre a hipófise preparada pelo estrogênio para induzir ou aumentar a liberação de LH. Além disso, durante a fase folicular tardia, o LH estimula as células tecais a produzir androgênios, em particular androstenediona, que são então transferidos aos folículos adjacentes onde são aromatizados em estradiol (ver Fig. 5-2). Durante o início da fase folicular, as células da granulosa também produzem a inibina B, que com seu efeito de *feedback* sobre a hipófise inibe a liberação de FSH (Groome, 1996). À medida que o folículo dominante cresce, a produção de estradiol e de inibinas aumenta, resultando em declínio do FSH da fase folicular. Essa queda no FSH é responsável pelo colapso dos demais folículos, que não atingem o estado pré-ovulatório – o estágio de folículo de Graaf – em qualquer ciclo. Assim, 95% do estradiol plasmático produzido nesse momento é secretado pelo folículo dominante – o destinado à ovulação. Durante tal período, o outro ovário mantém-se relativamente inativo.

Ovulação

O surgimento de uma onda de gonadotrofina, resultante do aumento da secreção de estrogênio pelos folículos pré-ovulatórios, é um preditor relativamente preciso da ovulação. Isso ocorre 34

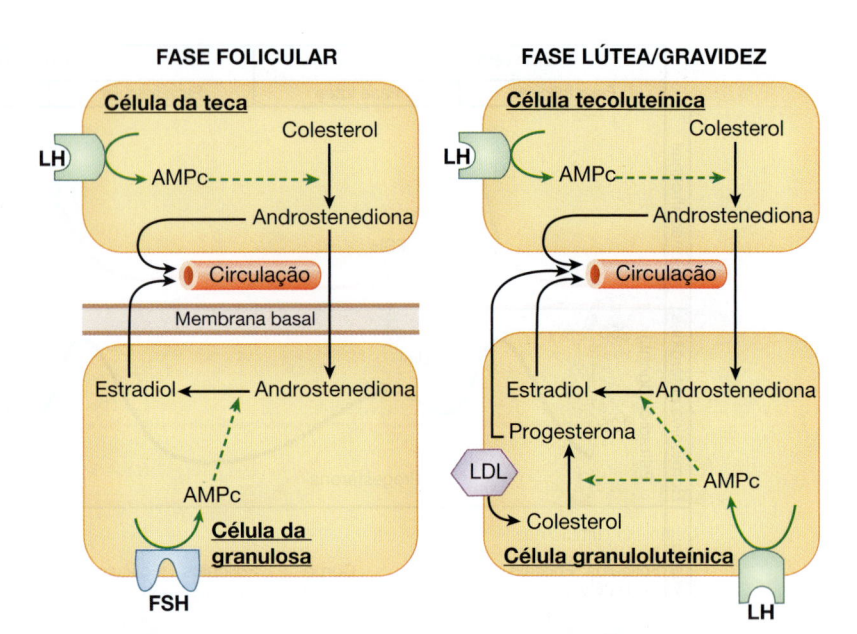

FIGURA 5-2 Princípio duas células-duas gonadotrofinas da produção do hormônio esteroide ovariano. Durante a fase folicular (*painel à esquerda*), o hormônio luteinizante (LH) controla a produção pelas células da teca de androstenediona, que se difunde para as células da granulosa adjacentes e atua como precursora na biossíntese do estradiol. A capacidade das células da granulosa de converter androstenediona em estradiol é controlada pelo hormônio folículo-estimulante (FSH). Após a ovulação (*painel à direita*), forma-se o corpo lúteo, e tanto as células tecoluteínicas quanto as células granuloluteínicas respondem ao LH. As células tecoluteínicas continuam a produzir androstenediona, e as células granuloluteínicas têm sua capacidade de produzir progesterona e converter androstenediona em estradiol muito aumentada. O LH e a gonadotrofina coriônica humana (hCG) ligam-se ao mesmo receptor de LH-hCG. Caso ocorra gravidez (*painel à direita*), a hCG resgata o corpo lúteo por meio do receptor de LH-hCG que compartilham. As lipoproteínas de baixa densidade (LDLs) são uma fonte importante de colesterol para a esteroidogênese. AMPc, monofosfato de adenosina cíclico.

a 36 horas antes da liberação do óvulo do folículo (ver Fig. 5-1). A secreção de LH atinge o pico 10 a 12 horas antes da ovulação e estimula o reinício da meiose no óvulo com a liberação do primeiro corpo polar. Estudos sugerem que, em resposta ao LH, o aumento na produção de progesterona e prostaglandina pelas células do cúmulo, assim como de GDF9 e BMP-15 pelo oócito, ativa a expressão dos genes essenciais à formação da matriz extracelular rica em ácido hialurônico pelo CCO (Richards, 2007). Conforme mostra a Figura 5-3, durante a síntese dessa matriz, as células do cúmulo perdem contato umas com as outras e se movem para longe do oócito, acompanhando o polímero do ácido hialurônico – processo denominado expansão. Isso resulta em um aumento de 20 vezes no volume do CCO e coincide com um remodelamento da matriz extracelular ovariana induzido pelo LH. Isso permite a liberação do oócito maduro e das células do cúmulo adjacentes através da superfície endotelial. A ativação das proteases provavelmente tem papel central no enfraquecimento da membrana basal folicular e na ovulação (Curry, 2006; Ny, 2002).

Fase lútea

Após a ovulação, o corpo lúteo é formado a partir de resquícios do folículo de Graaf em um processo denominado *luteinização*. A membrana basal que separa as células granuloluteínicas das células tecoluteínicas se rompe, e, no segundo dia após a ovulação, os vasos sanguíneos e capilares invadem a camada de células

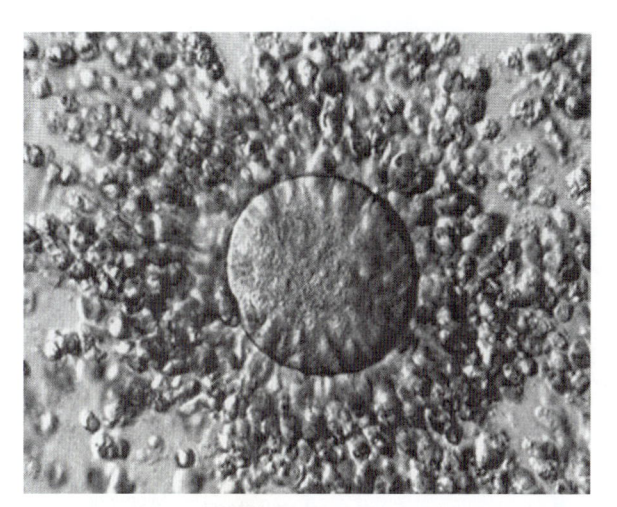

FIGURA 5-3 Complexo cúmulo-oócito ovulado. O oócito encontra-se no centro do complexo. As células do cúmulo encontram-se amplamente separadas umas das outras pela matriz extracelular rica em ácido hialurônico. (Usada com permissão de Dr. Kevin J. Doody.)

granulosas. A rápida neovascularização da granulosa, antes avascular, talvez seja induzida por fatores angiogênicos, como o fator de crescimento do endotélio vascular (VEGF, de *vascular endothelial growth factor*), entre outros produzidos pelas células tecoluteínicas e granuloluteínicas (Albrecht, 2003; Fraser, 2001). Durante a luteinização, essas células sofrem hipertrofia e aumentam sua capacidade de sintetizar hormônios.

O LH é o principal fator luteotrófico responsável pela manutenção do corpo lúteo (Vande Wiele, 1970). De fato, injeções de LH podem estender a duração do corpo lúteo por 2 semanas em mulheres normais (Segaloff, 1951).

O padrão de secreção hormonal pelo corpo lúteo é diferente daquele do folículo (ver Fig. 5-1). Conforme mostrado na Figura 5-2, o aumento da capacidade das células granuloluteínicas de produzir progesterona resulta do acesso a uma quantidade consideravelmente maior de precursores esteroidogênicos por meio do colesterol derivado da lipoproteína de baixa densidade (LDL) sanguínea (Carr, 1981a). A produção ovariana de progesterona atinge o pico de 25 a 50 mg/dia durante a porção intermediária da fase lútea. Com a gravidez, o corpo lúteo continua a produzir progesterona em resposta à gonadotrofina coriônica humana (hCG) placentária, que se liga aos mesmos receptores que o LH.

Os estrogênios seguem um padrão secretor mais complexo. Especificamente, há uma redução nos níveis de estrogênio logo após a ovulação, seguida de uma elevação secundária que alcança uma produção máxima de 0,25 mg/dia de 17β-estradiol no meio da fase lútea. Mais para o final da fase lútea, a produção de estradiol diminui novamente.

O corpo lúteo humano é um órgão endócrino transitório que, na ausência de gravidez, regride rapidamente 9 a 11 dias após a ovulação, por meio de apoptose (Vaskivuo, 2002). Os mecanismos que controlam a luteólise, isto é, a regressão do corpo lúteo, ainda não estão esclarecidos. Contudo, ela resulta em parte da redução nos níveis circulantes do LH ao final da fase lútea e do aumento da insensibilidade das células lúteas ao LH (Duncan, 1996; Filicori, 1986). O papel de outros fatores está menos estabelecido. A drástica redução dos níveis circulantes de estradiol e progesterona inicia eventos moleculares que levam à menstruação.

■ Ações do estrogênio e da progesterona

O estrogênio é o sinal hormonal essencial do qual depende a maior parte dos eventos do ciclo menstrual normal. Os estrogênios atuam em muitos tipos celulares, regulando o desenvolvimento folicular, a receptividade uterina e o fluxo sanguíneo. O estrogênio de ocorrência natural e mais potente biologicamente é o 17β-estradiol, que é secretado pelas células da granulosa do folículo dominante e pelas células da granulosa luteínicas do corpo lúteo. A ação do estradiol é complexa, parecendo envolver dois receptores nucleares hormonais clássicos designados receptor de estrogênio α (ERα, de *estrogen receptor α*) e receptor de estrogênio β (ERβ, de *estrogen receptor β*) (Katzenellenbogen, 2001). Essas isoformas são produtos de genes distintos, podendo inibir diferentes expressões teciduais. Ambos os complexos receptores de estradiol atuam como fatores transcricionais que se associam aos elementos de resposta ao estrogênio dos genes específicos. Eles são intensamente ativados pelo estradiol. Contudo, as diferenças em suas afinidades de ligação a outros estrogênios e seus padrões de expressão específicos na célula sugerem que ERα e ERβ tenham funções ao mesmo tempo distintas e sobrepostas (Saunders, 2005).

A maior parte das ações da progesterona sobre o trato reprodutor feminino é mediada pelos receptores hormonais nucleares, os receptores de progesterona tipo A (PR-A, de *progesterone receptor type A*) e tipo B (PR-B, de *progesterone receptor type B*). A progesterona penetra na célula por difusão e, nos tecidos reativos, associa-se a seus receptores (Conneely, 2002). As isoformas do receptor de progesterona surgem a partir de um único gene e regulam a transcrição de genes-alvo. Esses receptores têm ações singulares. Quando os receptores PR-A e PR-B são co-expressados, parece que o PR-A pode inibir a regulação do gene PR-B. As glândulas e o estroma do endométrio parecem ter padrões de expressão que são distintos para esses receptores e variáveis ao longo do ciclo menstrual (Mote, 1999).

A progesterona pode também desencadear respostas rápidas, como alterações nos níveis intracelulares de cálcio livre, que não podem ser explicadas por mecanismos genômicos. Foram identificados receptores de membrana acoplados à proteína G para a progesterona, mas seu papel no ciclo ovariano-endometrial ainda não foi explicado (Peluso, 2007).

■ Ciclo endometrial

Fase proliferativa

No endométrio, as células epiteliais revestem as glândulas endometriais e são sustentadas por células estromais. Essas células e os vasos sanguíneos se multiplicam de forma rápida e cíclica nas mulheres em idade fértil, sendo regenerados a cada ciclo ovariano-endometrial. O endométrio superficial, chamado de *camada funcional*, é perdido e reconstruído a partir da *camada basal* mais profunda (Fig. 5-4). Nos seres humanos, não há outro exemplo de eliminação e regeneração cíclicas de todo um tecido.

As oscilações nos níveis de estrogênio e progesterona produzem efeitos evidentes sobre o endométrio. A produção de estradiol na fase folicular é o fator mais importante na recuperação endometrial após a menstruação, sendo aí expressados tanto ERα como ERβ. Embora quase dois terços do endométrio funcional seja fragmentado e eliminado durante a menstruação, a reepitelização inicia-se antes do término do sangramento menstrual. Em torno do quinto dia do ciclo endometrial – quinto dia da menstruação –, a superfície epitelial do endométrio já está restaurada, e a revascularização encontra-se em curso.

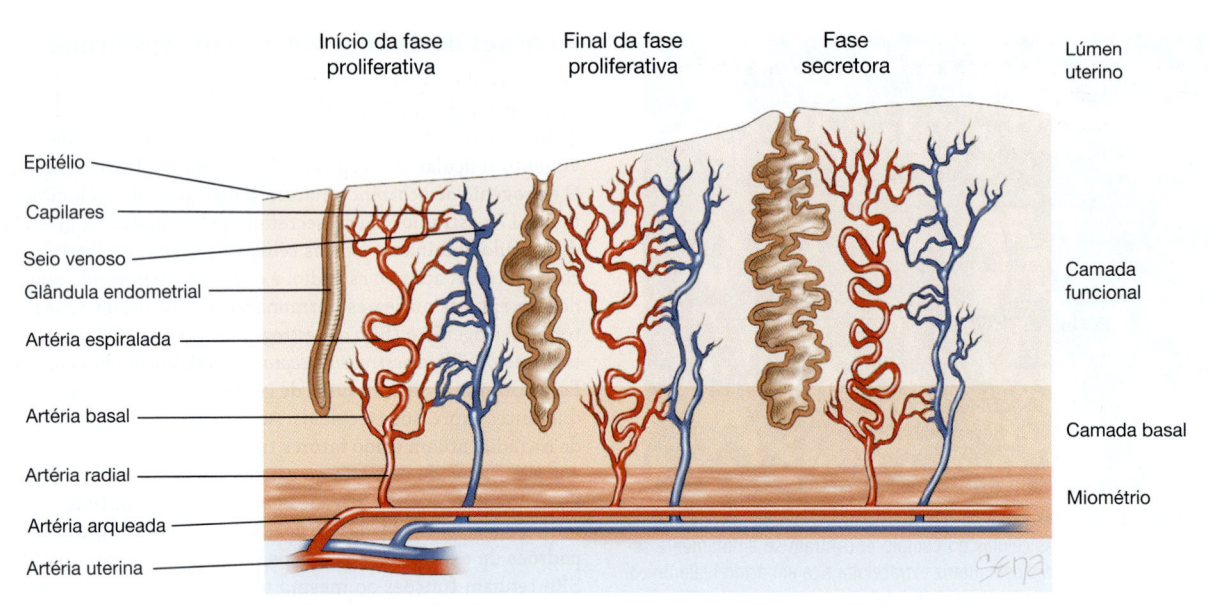

FIGURA 5-4 O endométrio é formado por duas camadas, a funcional e a basal. Essas camadas são nutridas, respectivamente, pelas artérias espiraladas e basais. Também são encontradas inúmeras glândulas nessas camadas. À medida que o ciclo menstrual evolui, observam-se maior enrolamento das artérias espiraladas e aumento das dobras nas glândulas. Próximo ao fim do ciclo menstrual (dia 27), as artérias espiraladas sofrem constrição, com redução do suprimento sanguíneo para a camada funcional, levando à necrose e ao seu descolamento.

O endométrio pré-ovulatório caracteriza-se pela proliferação de células estromais, glandulares e endoteliais vasculares. Durante o período inicial da fase proliferativa, o endométrio em geral tem espessura inferior a 2 mm. As glândulas são estruturas estreitas e tubulares que percorrem um curso quase reto e paralelo desde a camada basal até a superfície da cavidade endometrial. Em torno do quinto dia do ciclo é possível identificar figuras de mitose no epitélio glandular. A atividade mitótica persiste no epitélio e no estroma até o dia 16 ou 17, ou seja, 2 a 3 dias após a ovulação. Os vasos sanguíneos são numerosos e proeminentes.

Claramente, a reepitelização e a angiogênese são importantes para a cessação do sangramento endometrial (Chennazhi, 2009; Rogers, 2009). Ambas dependem da recuperação tecidual regulada pelo estrogênio. O crescimento celular epitelial também é regulado, em parte, pelo fator de crescimento epidérmico e pelo fator de crescimento transformador α (TGF-α, de *transforming growth factor α*). A proliferação das células do estroma aumenta em razão das ações parácrina e autócrina do estrogênio, bem como do aumento nos níveis locais do fator 9 de crescimento dos fibroblastos (Tsai, 2002). Os estrogênios também aumentam a produção local do VEGF, o que induz a angiogênese por meio do alongamento dos vasos na camada basal (Gargett, 2001; Sugino, 2002).

Ao final da fase proliferativa, o endométrio sofre espessamento a partir de hiperplasia glandular e de aumento da substância basal do estroma, formada por edema e material proteináceo. Predomina o estroma frouxo, e as glândulas na camada funcional encontram-se bastante separadas. O aspecto diferencia-se daquele da camada basal, na qual as glândulas são mais numerosas e o estroma é mais denso.

No meio do ciclo, à medida que se aproxima a ovulação, o epitélio glandular torna-se mais alto e pseudoestratificado. As células epiteliais superficiais adquirem inúmeras microvilosidades, o que aumenta a superfície epitelial, e desenvolvem cílios, auxiliando o movimento das secreções endometriais durante a fase secretora (Ferenczy, 1976).

Fase secretora

Após a ovulação, o endométrio preparado pelo estrogênio responde aos níveis elevados de progesterona de forma altamente previsível. Por volta do dia 17, há acúmulo de glicogênio na porção basal do epitélio glandular, criando vacúolos subnucleares e pseudoestratificação. É provável que isso seja resultado direto da ação da progesterona por meio de receptores expressados nas células glandulares (Mote, 2000). No dia 18, os vacúolos movem-se para a porção apical das células secretoras não ciliadas. Em torno do dia 19, essas células começam a secretar glicoproteína e mucopolissacarídeos no lúmen glandular (Hafez, 1975). A mitose das células glandulares cessa com a atividade secretora em razão do aumento nos níveis de progesterona, tendo ação antagônica aos efeitos mitóticos do estrogênio. A ação do estradiol também é reduzida em razão da expressão glandular da isoforma tipo 2 da 17β-hidroxiesteroide-desidrogenase. Essa enzima converte o estradiol em estrona, que é menos ativa (Casey, 1996). Nos dias 21 a 24, o estroma torna-se edematoso. Em seguida, nos dias 22 a 25, as células do estroma circundadas pelas arteríolas espiraladas começam a se alargar, e a mitose do estroma torna-se evidente. Os dias 23 a 28 caracterizam-se pela presença de células pré-deciduais que circundam as arteríolas espiraladas.

Entre os dias 22 e 25, o endométrio da fase secretora sofre alterações importantes associadas à transformação pré-decidual dos dois terços superiores da camada funcional. As glândulas mostram enrolamento extenso, e as secreções luminares tornam-se evidentes. Alterações no endométrio também podem evidenciar a assim chamada janela de implantação encontrada entre os dias 20 e 24. As células da superfície epitelial apresentam redução das microvilosidades e dos cílios, mas observam-se protrusões luminais sobre a superfície apical das células (Nikas, 2003). Esses pinópodes ajudam a preparar o epitélio para a implantação do blastocisto. Eles também coincidem com alterações nos glicocálices superficiais que permitem a aceitação do blastocisto (Aplin, 2003).

A fase secretora também é marcada por crescimento e desenvolvimento contínuos das artérias espiraladas. Elas emergem das artérias radiais, que são ramos miometriais dos vasos arqueados e, por fim, uterinos (ver Fig. 5-4). As propriedades morfológicas e funcionais das artérias espiraladas são singulares e essenciais para determinar as alterações no fluxo sanguíneo vistas durante a menstruação ou a implantação. Durante o crescimento endometrial, as artérias espiraladas crescem em uma velocidade muito maior do que a taxa de aumento na espessura do tecido endometrial. Essa discordância de crescimento leva a um enrolamento ainda maior. O desenvolvimento das artérias espiraladas reflete a marcante indução da angiogênese, com ramificação e extensão disseminadas dos vasos. Essa angiogênese acelerada é regulada, em parte, pela síntese do VEGF regulada por estrogênio e progesterona (Ancelin, 2002; Chennazhi, 2009).

Menstruação

A fase secretora intermediária do corpo lúteo é um ponto fundamental no desenvolvimento e na diferenciação do endométrio. Com o resgate do corpo lúteo e a contínua secreção de progesterona, o endométrio é transformado em decídua. Com a luteólise e a redução da produção lútea de progesterona, são iniciados os eventos que levam à menstruação (Critchley, 2006; Thiruchelvam, 2013).

No endométrio do fim da fase pré-menstrual, o estroma é invadido por neutrófilos para a criação de um aspecto pseudoinflamatório. A infiltração dessas células ocorre principalmente nos dois dias que precedem o início da menstruação. As células do estroma e epiteliais do endométrio produzem interleucina-8 (IL-8), um fator quimiotático ativador dos neutrófilos (Arici, 1993). De forma semelhante, a proteína 1 quimiotática dos monócitos (MCP-1, de *monocyte chemotactic protein-1*) é sintetizada pelo endométrio e promove o recrutamento de monócitos (Arici, 1995).

A infiltração dos leucócitos é considerada um fator-chave para a quebra na estrutura da matriz extracelular e para o reparo da camada funcional. A expressão "corda bamba inflamatória" refere-se à capacidade dos macrófagos de assumir fenótipos variando desde pró-inflamatório e fagocitário até imunossupressor e reparador. É provável que essa propriedade seja relevante para a menstruação, na qual ocorrem descolamento e restauração simultâneos de tecido (Evans, 2012; Maybin, 2015). Os leucócitos invasores secretam enzimas que fazem parte da família das metaloproteinases da matriz (MMPs, de *matrix metalloproteases*). Elas se juntam às proteases já produzidas pelas células do estroma endometrial e dão início efetivo à degradação da matriz. Durante a menstruação, quando termina a descamação do tecido, alterações no fenótipo dos macrófagos reguladas pelo microambiente promovem o reparo e a resolução (Evans, 2012; Thiruchelvam, 2013).

Em seu estudo clássico, Markee (1940) descreveu as alterações vasculares e teciduais ocorridas no endométrio antes da menstruação. Com a regressão do endométrio, o enrolamento das artérias espiraladas aumenta em intensidade, elevando muito a resistência ao fluxo sanguíneo e causando hipóxia no endométrio. A estase resultante é a principal causa da isquemia do endométrio e da degeneração tecidual. A intensa vasoconstrição das artérias espiraladas precede a menstruação e também serve para limitar a perda de sangue menstrual.

As prostaglandinas desempenham um papel importante nos eventos que levam à menstruação, como vasoconstrição, contração do miométrio e regulação positiva de respostas pró-inflamatórias (Abel, 2002). Há grandes quantidades de prostaglandinas no sangue menstrual. A dor na menstruação é comum e provavelmente causada por contrações do miométrio e isquemia uterina. Acredita-se que essa resposta seja mediada pela vasoconstrição das artérias espiraladas induzida pela prostaglandina $F_{2\alpha}$ ($PGF_{2\alpha}$), causando hipóxia nas camadas mais superiores do endométrio. A hipóxia é um potente indutor dos fatores de angiogênese e de permeabilidade vascular, como o VEGF.

A queda da progesterona aumenta a expressão da cicloxigenase 2 (COX-2), também denominada prostaglandina-sintase 2, que participa da síntese de prostaglandina. A queda também reduz a expressão da 15-hidroxiprostaglandina-desidrogenase (PGDH), responsável pela degradação das prostaglandinas (Casey, 1980, 1989). O resultado é o aumento na produção de prostaglandinas pelas células do estroma, com aumento na densidade de receptores de prostaglandina nos vasos sanguíneos e nas células circundantes.

O sangramento menstrual real segue-se à ruptura das arteríolas espiraladas com a consequente formação de hematoma. Com o hematoma, o endométrio superficial sofre distensão e ruptura. Subsequentemente, ocorrem fissuras na camada funcional adjacente, com eliminação de sangue e fragmentos teciduais. A hemorragia cessa com a constrição arteriolar. As alterações que acompanham a necrose parcial do tecido também ajudam a vedar as extremidades dos vasos.

A superfície endometrial é restaurada com o crescimento das flanges, ou colares, que compõem as terminações livres evertidas das glândulas do endométrio (Markee, 1940). Tais flanges aumentam em diâmetro muito rapidamente, e a continuidade epitelial é restabelecida com a fusão das bordas dessas lâminas de células migratórias.

DECÍDUA

Trata-se do endométrio especializado e altamente modificado da gestante. É essencial para a *placentação hemocorial*, ou seja, aquela em que o sangue materno faz contato com o trofoblasto. Para esse tipo de relação há necessidade de invasão do trofoblasto, e muitas pesquisas têm sido feitas sobre a interação entre as células da decídua e os trofoblastos invasores. A *decidualização*, isto é, a transformação de células endometriais estromais proliferativas em células secretoras especializadas, depende de estrogênio, progesterona, andrógenos e fatores secretados pelo blastocisto implantado (Gibson, 2016). A decídua produz fatores que regulam a receptividade endometrial e modulam as funções imunes e de células vasculares dentro do microambiente materno-fetal. A relação especial existente entre a decídua e o trofoblasto invasor aparentemente garante o sucesso do semialoenxerto da gestação, ainda que desafie as leis da imunologia do transplante.

■ Estrutura da decídua

A decídua é classificada em três partes com base na localização anatômica. A decídua imediatamente abaixo do blastocisto implantado é modificada pela invasão do trofoblasto e se torna a *decídua basal*. A *decídua capsular* cobre o blastocisto em crescimento e inicialmente o separa do restante da cavidade uterina (Fig. 5-5). Essa parte é mais evidente durante o segundo mês de

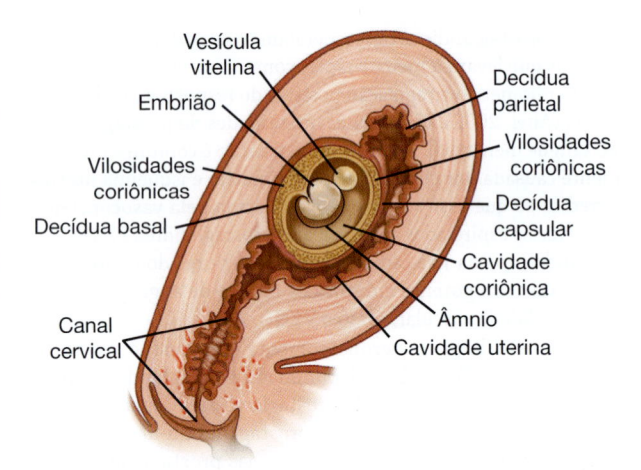

FIGURA 5-5 Estão ilustradas as três partes da decídua – basal, capsular e parietal.

gestação, sendo formada por células deciduais estromais cobertas por uma camada simples de células epiteliais planas. Internamente, ela mantém contato com a membrana fetal extraembrionária avascular – o córion. O restante do útero é revestido pela *decídua parietal*. No início da gestação, há um espaço entre as decíduas capsular e parietal porque o saco gestacional não preenche toda a cavidade uterina. O saco gestacional é o celoma extraembrionário, também chamado de cavidade coriônica. Em torno de 14 a 16 semanas de gestação, o saco gestacional já se expandiu para preencher completamente a cavidade uterina. Com a resultante aposição das decíduas capsular e parietal, cria-se a *decídua vera*, e a cavidade uterina fica funcionalmente obliterada.

No início da gestação, a decídua começa a se espessar, chegando finalmente a uma espessura de 5 a 10 mm. Ao exame microscópico, é possível detectar sulcos e inúmeras pequenas aberturas, representando os orifícios das glândulas uterinas. Mais tarde na gestação, a decídua se adelgaça, presumivelmente em razão da pressão exercida pelo conteúdo uterino em crescimento.

As decíduas parietal e basal são compostas por três camadas. Há uma zona superficial, ou compacta – a *camada compacta*; uma porção média, ou esponjosa – a *camada esponjosa* –, contendo restos glandulares e vários pequenos vasos sanguíneos; e uma zona basal – a *camada basal*. As camadas compacta e esponjosa juntas formam a *camada funcional*. A camada basal mantém-se após o parto e dá origem ao novo endométrio.

Na gestação humana, a reação decidual completa-se apenas com a implantação do blastocisto. Entretanto, as modificações pré-deciduais são iniciadas primeiro durante a fase lútea intermediária, nas células do estroma endometrial adjacentes às artérias e às arteríolas espiraladas. Daí em diante, elas se disseminam em ondas por todo o endométrio e, então, a partir do sítio de implantação. As células do estroma endometrial aumentam de tamanho para formar as células deciduais poligonais ou redondas. Os núcleos tornam-se vesiculares, e o citoplasma torna-se transparente, ligeiramente basofílico e circundado por uma membrana translúcida.

Como consequência da implantação, o suprimento sanguíneo da decídua capsular perde-se à medida que o embrião-feto cresce. O suprimento sanguíneo à decídua parietal pelas artérias espiraladas persiste. Essas artérias preservam a parede muscular lisa e o endotélio e, assim, mantêm-se reativas aos agentes vasoativos.

Por outro lado, o sistema de artérias espiraladas responsável pelo suprimento sanguíneo da decídua basal e, em última análise, do espaço placentário interviloso sofre alterações impressionantes. Essas arteríolas e artérias espiraladas são invadidas por trofoblastos e, durante esse processo, as paredes vasculares na camada basal são destruídas. Permanece apenas uma cápsula sem músculo liso ou células endoteliais. É importante ressaltar que, como consequência, os referidos vasos que conduzem sangue materno – que se tornarão os vasos uteroplacentários – não respondem aos agentes vasoativos. Por outro lado, os vasos coriônicos fetais, que transportam sangue entre a placenta e o feto, contêm músculo liso e, portanto, respondem aos agentes vasoativos.

■ **Histologia decidual**

No início da gravidez, a camada esponjosa da decídua é formada por glândulas grandes distendidas, em geral com marcante hiperplasia e separadas por estroma mínimo. Inicialmente, as glândulas são revestidas por epitélio uterino cilíndrico típico com atividade secretora abundante que contribui para a nutrição do blastocisto. Nas fases tardias da gravidez, a maioria dos elementos glandulares desaparece.

A decídua basal contribui para a formação da lâmina basal da placenta (Fig. 5-6). A camada esponjosa da decídua basal é formada principalmente de artérias e veias muito dilatadas e, ao termo da gestação, as glândulas praticamente desapareceram. Além disso, a decídua basal é invadida por um grande número de trofoblastos intersticiais e células trofoblásticas gigantes. Embora

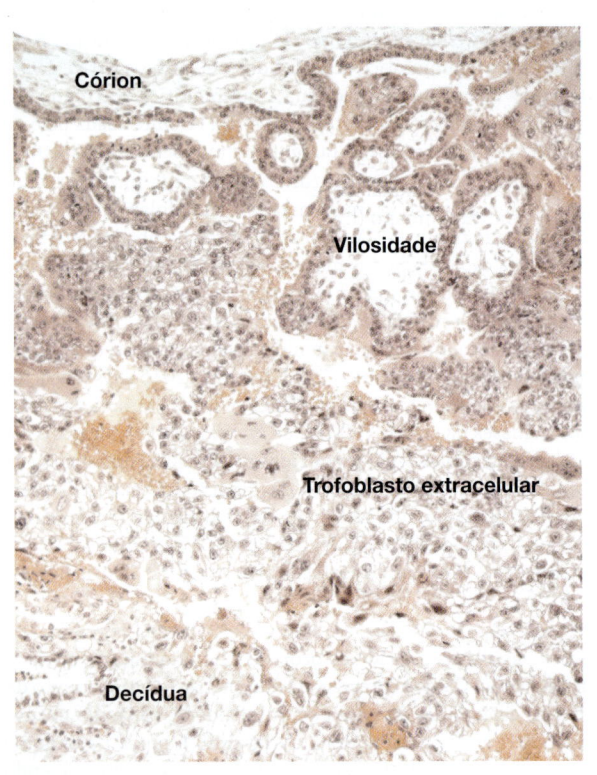

FIGURA 5-6 Corte histológico passando pela junção entre córion, vilosidades e decídua basal no início do primeiro trimestre de gestação. (Usada com permissão de Dr. Kurt Benirschke.)

sejam mais abundantes na decídua, as células gigantes costumam penetrar o miométrio superior. Seu número e invasividade podem ser tão grandes a ponto de lembrar um coriocarcinoma.

A *camada de Nitabuch* é uma zona de degeneração fibrinoide na qual trofoblastos invasores encontram a decídua basal. Se a decídua for defeituosa, como na placenta acreta, a camada de Nitabuch em geral estará ausente (Cap. 41, p. 778). Há também um depósito de fibrina mais superficial, porém inconsistente – *estrias de Rohr* –, na base do espaço interviloso, circundado pelas vilosidades de ancoragem. A necrose decidual é um fenômeno normal no primeiro trimestre de gestação, e provavelmente também no segundo (McCombs, 1964). Assim, a presença de necrose decidual no material curetado após o abortamento espontâneo ocorrido no primeiro trimestre não deve ser interpretada necessariamente como causa ou efeito da perda da gravidez.

Ambas as decíduas contêm diversos grupos celulares, e sua composição varia de acordo com o estágio da gestação (Loke, 1995). Os principais componentes celulares são as células deciduais verdadeiras, que se diferenciam das células do estroma endometrial, e diversas células derivadas da medula óssea materna. O acúmulo de linfócitos com propriedades exclusivas na interface materno-fetal é fundamental para evocar mecanismos de tolerância que evitam que a mãe rejeite imunologicamente o feto. Isso inclui as células T reguladoras, os macrófagos deciduais e as células *natural killer* deciduais. Em conjunto, essas células não apenas fornecem imunotolerância, mas também são importantes na invasão e na vasculogênese do trofoblasto (PrabhuDas, 2015).

■ Prolactina decidual

Além da formação da placenta, a decídua participa de outras funções. A decídua é fonte de prolactina, encontrada em grandes quantidades no líquido amniótico (Golander, 1978; Riddick, 1979). A prolactina decidual é um produto do mesmo gene que codifica a prolactina da adeno-hipófise, mas o exato papel fisiológico da prolactina decidual não está claro. É importante observar que a prolactina decidual não deve ser confundida com o lactogênio placentário humano (hPL, de *human placental lactogen*), produzido apenas pelo sinciciotrofoblasto.

A prolactina penetra preferencialmente no líquido amniótico e muito pouco no sangue materno. Como consequência, os níveis de prolactina no líquido amniótico são extraordinariamente altos, podendo chegar a 10.000 ng/mL entre 20 e 24 semanas de gestação (Tyson, 1972). Para comparação, os níveis séricos fetais chegam a 350 ng/mL e os maternos chegam a 150 a 200 ng/mL. Como resultado, a prolactina decidual é um exemplo clássico de função parácrina entre tecidos maternos e fetais.

IMPLANTAÇÃO E FORMAÇÃO INICIAL DO TROFOBLASTO

O feto depende da placenta para suprir suas funções pulmonares, hepáticas e renais. Tais funções são realizadas por meio de associação anatômica da placenta com a interface uterina. De maneira geral, o sangue materno jorra dos vasos uteroplacentários para o espaço interviloso placentário e banha externamente o sinciciotrofoblasto. Isso permite a troca de gases, nutrientes e outras substâncias com o sangue capilar fetal no interior do núcleo de cada vilosidade. Assim, normalmente o sangue materno e o sangue fetal não se misturam na placenta hemocorial. Um sistema parácrino também liga mãe e feto por meio de justaposição anatômica e bioquímica da decídua parietal materna com o córion extraembrionário de origem fetal. Esse sistema tem uma importância extraordinária para a comunicação entre o feto e a mãe e para a aceitação imunológica materna do concepto (Guzeloglu-Kayisli, 2009).

■ Fecundação

Na ovulação, o ovário libera o oócito secundário com células aderentes formando o CCO. Ainda que tecnicamente essa massa de células seja liberada na cavidade peritoneal, o oócito é rapidamente engolfado pelo infundíbulo da tuba uterina. O transporte pela tuba é feito por movimentos ciliares direcionados e pela peristalse da tuba. A fecundação em geral ocorre dentro do oviduto e deve acontecer no período de poucas horas e não mais que 1 dia após a ovulação. Em razão dessa janela tão estreita, os espermatozoides devem estar presentes na tuba uterina no momento da chegada do oócito. Quase todas as gestações ocorrem quando a relação sexual se dá no dia da ovulação ou nos 2 dias que a precedem.

A fecundação é altamente complexa. Há mecanismos moleculares que permitem que os espermatozoides passem entre as células foliculares e pela zona pelúcida, que é uma camada espessa de glicoproteínas circundando a membrana celular do oócito, e penetrem no citoplasma do oócito. A fusão dos dois núcleos e dos cromossomos maternos e paternos cria o *zigoto*.

Os eventos que ocorrem no desenvolvimento inicial do ser humano são descritos em função de dias ou semanas após a fecundação, ou seja, após a concepção. Por outro lado, na maioria dos capítulos deste livro, a datação da gestação é calculada com base na data do primeiro dia da última menstruação (DUM). Assim, 1 semana após a fecundação corresponde a cerca de 3 semanas desde a DUM nas mulheres com ciclos regulares de 28 dias. Como exemplo, uma gestação de 8 semanas se refere a 8 semanas completas após a DUM.

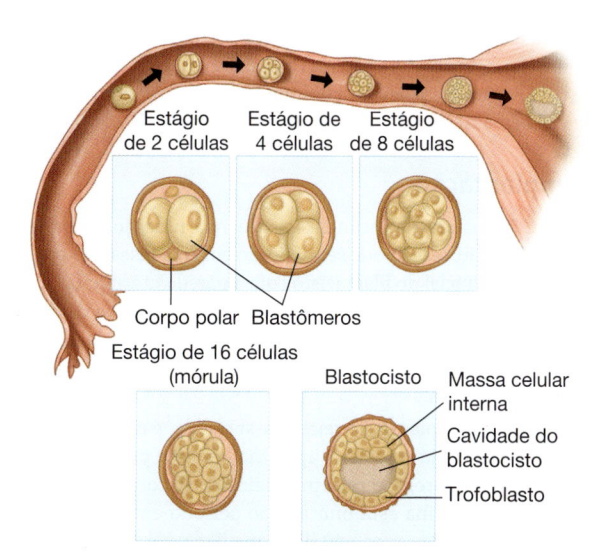

FIGURA 5-7 Clivagem do zigoto e formação do blastocisto. O período de mórula inicia-se no estágio de 12 a 16 células e termina quando se forma o blastocisto, o que ocorre quando há 50 a 60 blastômeros presentes. Os corpos polares, mostrados no estágio com 2 células, são células pequenas e não funcionais que logo sofrem degeneração.

Após a fecundação, o zigoto – uma célula diploide com 46 cromossomos – sofre clivagem, e as células produzidas por essa divisão são denominadas *blastômeros* (Fig. 5-7). No zigoto de duas células, os blastômeros e o corpo polar permanecem circundados pela zona pelúcida. O zigoto sofre lenta clivagem durante 3 dias ainda dentro da tuba uterina. Com a divisão contínua dos blastômeros, forma-se uma esfera de células semelhante a uma amora – a *mórula*. A mórula entra na cavidade uterina cerca de 3 dias após a fecundação. O acúmulo gradual de líquido entre as células da mórula resulta na formação do *blastocisto* inicial.

■ Blastocisto

Em 4 a 5 dias após a fecundação, a blástula de 58 células diferencia-se em cinco células produtoras do embrião – a *massa celular interna* (ver Fig. 5-7). As 53 células externas restantes, chamadas *trofectoderma*, se destinam a formar os *trofoblastos* (Hertig, 1962).

É interessante observar que o blastocisto de 107 células não é maior que os conjuntos nos estágios de clivagem anteriores, apesar do líquido acumulado na cavidade do blastocisto. Nesse estágio, as oito células formadoras que produzem o embrião são circundadas por 99 células trofoblásticas. E o blastocisto é liberado da zona pelúcida a partir da secreção de proteases específicas por glândulas endometriais da fase secretora (O'Sullivan, 2002).

A liberação da zona pelúcida permite que as citocinas e os hormônios produzidos pelo blastocisto atuem para influenciar diretamente a receptividade endometrial (Lindhard, 2002). O blastocisto secreta IL-1α e IL-1β, e é provável que essas citocinas influenciem diretamente o endométrio. Também foi demonstrado que os embriões secretam hCG, que pode influenciar a receptividade endometrial (Licht, 2001; Lobo, 2001). Supõe-se que o endométrio receptivo responda produzindo o fator inibidor de leucemia (LIF, de *leukemia inhibitory factor*), a folistatina e o fator 1 estimulador de colônia (CSF-1, de *colony-stimulating factor-1*). O LIF e a folistatina ativam vias de sinalização que, em conjunto, inibem a proliferação e promovem a diferenciação do estroma e do epitélio endometrial para permitir a receptividade uterina (Rosario, 2016b). Na interface materno-fetal foi proposto que o CSF-1 tenha ações imunomoduladoras e pró-angiogênicas que são necessárias para a implantação (Rahmati, 2015).

■ Implantação

Em 6 ou 7 dias após a fecundação, ocorre a nidação na parede uterina. Esse processo pode ser dividido em três fases: (1) aposição – contato inicial do blastocisto com a parede uterina; (2) adesão – aumento do contato físico entre o blastocisto e a decídua; e (3) invasão – penetração e invasão do sinciciotrofoblasto e do citotrofoblasto na decídua, no terço interno do miométrio e na vasculatura uterina.

Para que a implantação seja bem-sucedida, é necessário que o endométrio esteja receptivo, apropriadamente preparado pelo estrogênio e pela progesterona produzidos pelo corpo lúteo. Essa receptividade uterina está limitada ao período entre os dias 20 e 24 do ciclo. A adesão ao epitélio é mediada por receptores na superfície celular no local de implantação que interagem com os receptores sobre o blastocisto (Carson, 2002; Lessey, 2002; Lindhard, 2002). Se o blastocisto se aproximar do endométrio após o dia 24 do ciclo, a possibilidade de adesão é reduzida, uma vez que a síntese das glicoproteínas antiadesivas impedirá as interações com o receptor (Navot, 1991).

No momento da interação com o endométrio, o blastocisto conta com 100 a 250 células. O blastocisto adere frouxamente ao epitélio endometrial por aposição. Isso ocorre mais comumente na parede uterina superior posterior. A fixação do trofectoderma do blastocisto à superfície decidual por aposição e adesão parece ser regulada por interações parácrinas entre esses dois tecidos.

O sucesso do processo de adesão endometrial do blastocisto envolve modificações na expressão das moléculas de adesão celular (CAMs, de *cellular adhesion molecules*). As integrinas – uma das quatro famílias de CAMs – são receptores de superfície celular responsáveis por mediar a adesão de células a proteínas da matriz extracelular (Lessey, 2002). As integrinas endometriais são reguladas por hormônios, sendo que um grupo específico delas é expresso no processo de implantação (Lessey, 1995). O bloqueio das integrinas de reconhecimento local necessárias para a ligação impedirá a adesão do blastocisto (Kaneko, 2013).

■ Desenvolvimento do trofoblasto

A formação da placenta humana começa com o trofectoderma, o qual gera uma camada de células trofoblásticas que circunda o blastocisto. Desde então e até o final da gestação, o trofoblasto terá participação essencial na interface materno-fetal. Dos componentes da placenta, o trofoblasto é o que apresenta estrutura, função e padrão de desenvolvimento mais variáveis. Sua invasividade permite que haja implantação, seu papel na nutrição do concepto é indicado pelo nome que recebeu e sua função como órgão endócrino é essencial às adaptações fisiológicas maternas, bem como à manutenção da gravidez.

Por volta do oitavo dia após a fecundação, depois da implantação inicial, o trofoblasto já terá se diferenciado em um sincício multinucleado externo – o *sinciciotrofoblasto* primitivo – e em uma camada interna de células mononucleares primitivas – o *citotrofoblasto*. Este último é formado por células germinativas para o sincício. À medida que os citotrofoblastos proliferam, suas paredes celulares desaparecem, e as células se fundem para aumentar a camada externa em expansão do sinciciotrofoblasto. Cada citotrofoblasto possui um limite celular bem definido, um único núcleo e a capacidade de sintetizar DNA e realizar mitose (Arnholdt, 1991). Isso não existe no sinciciotrofoblasto, o qual fornece as funções de transporte da placenta. Sua denominação é explicada por ser formado por citoplasma amorfo sem limites celulares, ter múltiplos núcleos de tamanhos e formatos diversos, bem como revestimento sincicial contínuo. Essa estrutura auxilia o transporte.

Completada a implantação, o trofoblasto diferencia-se em duas linhas principais, dando origem aos trofoblastos viloso e extraviloso. Como mostra a Figura 5-8, ambos têm funções distintas (Loke, 1995). Os *trofoblastos vilosos* dão origem às vilosidades coriônicas, as principais responsáveis pelo transporte de oxigênio, nutrientes e outros compostos entre o feto e a mãe. Os *trofoblastos extravilosos* migram para dentro da decídua e do miométrio, bem como penetram a vasculatura materna, entrando em contato com uma variedade de tipos celulares maternos (Pijnenborg, 1994). Eles são subdivididos em *trofoblastos intersticiais* e *trofoblastos endovasculares*. O trofoblasto intersticial invade a decídua até penetrar o miométrio para formar o leito placentário de células gigantes. Esse trofoblasto também circunda as artérias espiraladas. O trofoblasto endovascular penetra o lúmen das artérias espiraladas (Pijnenborg, 1983). Ambos serão discutidos em mais detalhes em seções subsequentes.

Implantação e desenvolvimento placentário 89

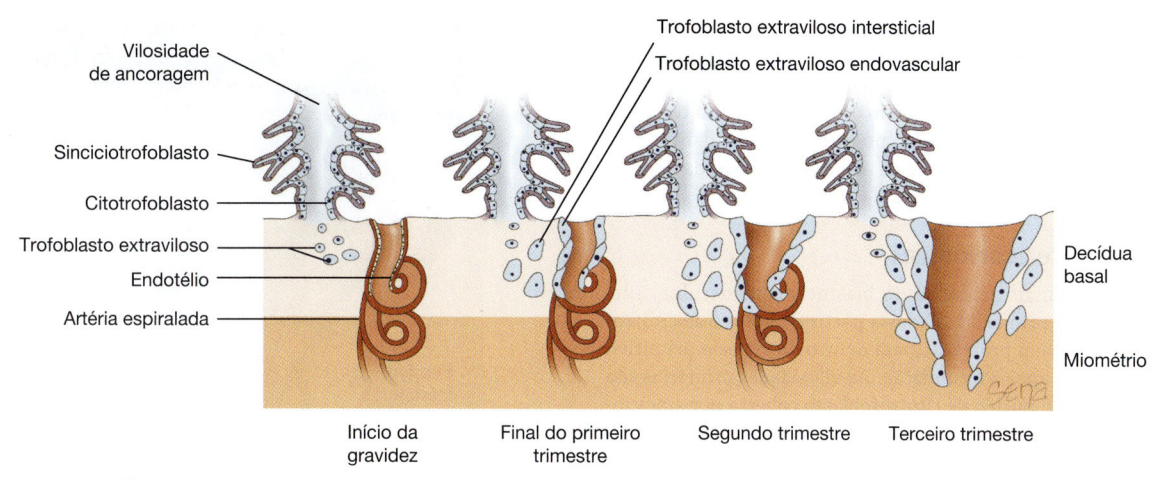

FIGURA 5-8 Trofoblastos extravilosos são encontrados fora das vilosidades, podendo ser divididos em endovasculares e intersticiais. Os endovasculares invadem as artérias espiraladas e as transformam durante a gestação para criar o fluxo sanguíneo de baixa resistência característico da placenta. Os trofoblastos intersticiais invadem a decídua e circundam as artérias espiraladas.

■ Invasão inicial

Após a erosão suave de células epiteliais da superfície do endométrio, os trofoblastos invasores penetram mais profundamente. Com 9 dias de desenvolvimento, a parede do blastocisto voltada ao lúmen uterino é uma camada única de células planas. Em torno do 10º dia, o blastocisto está totalmente coberto pelo endométrio (Fig. 5-9). A parede do blastocisto oposta ao lúmen uterino é mais espessa e formada por duas zonas – os trofoblastos e a massa celular interna formadora do embrião. Em até 7 dias e meio após a fecundação, a massa celular interna, ou disco embrionário, sofre diferenciação em uma placa espessa de ectoderma primitivo e uma camada subjacente de endoderma. Algumas células pequenas aparecem entre o disco embrionário e o trofoblasto, delimitando um espaço que virá a ser a cavidade amniótica.

O mesênquima extraembrionário aparece pela primeira vez como grupos de células isoladas dentro da cavidade do blastocisto; mais tarde, esse mesoderma reveste por completo essa cavidade. São formados espaços que se fundem dentro do mesoderma extraembrionário para a formação da cavidade coriônica (celoma extraembrionário). O *córion* é composto de trofoblastos e mesênquima. Algumas células do mesênquima por fim se condensarão para formar o pedúnculo corporal. Esse pedúnculo une o embrião ao córion nutridor e, mais tarde, irá se desenvolver para formar o cordão umbilical. O pedúnculo corporal pode ser reconhecido nos estágios iniciais na extremidade caudal do disco embrionário (Fig. 7-3, p. 126).

À medida que o embrião cresce, mais decídua basal materna é invadida por sinciciotrofoblasto. Com início cerca de 12 dias após

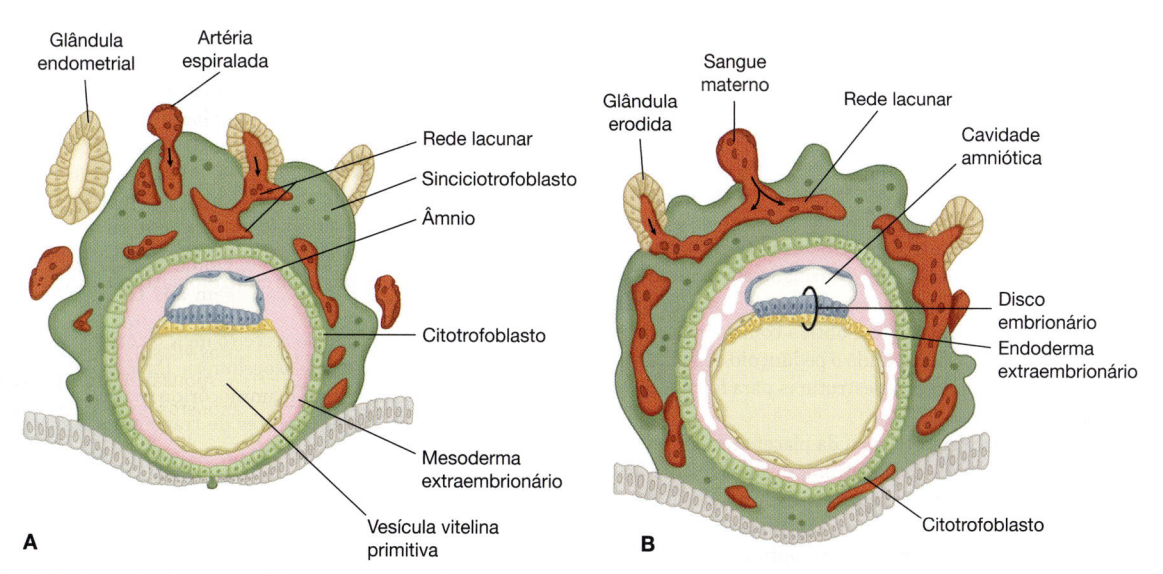

FIGURA 5-9 Ilustração de cortes em blastocistos implantados. **A.** Com 10 dias. **B.** Com 12 dias após a fecundação. Esse estágio é caracterizado pela intercomunicação das lacunas repletas de sangue materno. Observa-se em **(B)** o surgimento de grandes cavidades no mesoderma extraembrionário, formando o início do celoma extraembrionário. Pode-se observar também que as células endodérmicas extraembrionárias começaram a se formar na parte interna da vesícula vitelina primitiva. (Redesenhada a partir de Moore KL, Persaud TV, Torchia MG (eds): The Developing Human. Clinically Oriented Embryology, 9th edition, Philadelphia, Saunders, 2013.)

a concepção, o sinciciotrofoblasto é permeado por um sistema de canais intercomunicantes denominados lacunas trofoblásticas. Após a invasão das paredes dos capilares da decídua superficial, as lacunas ficam cheias de sangue materno. Ao mesmo tempo, a reação da decídua é intensificada no estroma circundante. Essa fase é caracterizada por aumento das células estromais da decídua e por armazenamento de glicogênio.

■ Vilosidades coriônicas

Com a invasão mais profunda do blastocisto na decídua, surgem vilosidades primárias sólidas a partir de botões de citotrofoblastos que fazem protrusão para dentro do sincício primitivo antes de 12 dias após a fecundação. As vilosidades primárias são compostas de um núcleo de citotrofoblasto coberto por sinciciotrofoblasto. Quando as lacunas se unem, forma-se um labirinto complexo dividido por essas colunas sólidas de citotrofoblastos. Os canais revestidos por trofoblasto formam o espaço interviloso, e as colunas celulares sólidas formam os *pedúnculos vilosos primários*.

Com início aproximadamente no 12º dia após a fecundação, os cordões mesenquimais derivados do mesoderma extraembrionário invadem as colunas sólidas de trofoblasto. Formam-se as *vilosidades secundárias*. Com o início da angiogênese no núcleo mesenquimal, formam-se as *vilosidades terciárias*. Embora os seios venosos maternos estejam instalados desde o início da implantação, o sangue arterial materno não entra no espaço interviloso até por volta de 15 dias. Até aproximadamente o 17º dia, no entanto, os vasos sanguíneos fetais estão funcionais e a circulação placentária está estabelecida. A circulação fetoplacentária estará completa quando os vasos sanguíneos embrionários estiverem conectados com os vasos coriônicos. Em algumas vilosidades, há falha na angiogênese em razão da falta de circulação. Tais falhas podem ocorrer normalmente, porém esse processo em sua forma mais exagerada é observado na mola hidatidiforme (Fig. 20-1, p. 389).

As vilosidades são cobertas pelas camadas externa do sinciciotrofoblasto e interna dos citotrofoblastos, também conhecidas como *células de Langhans*. A proliferação de citotrofoblastos na extremidade das vilosidades produz as colunas de células trofoblásticas que formam as vilosidades de ancoragem. Elas não são invadidas pelo mesênquima fetal e ancoram-se à decídua na lâmina basal. Assim, a base do espaço interviloso é voltada para o lado materno, sendo formada por citotrofoblastos das colunas celulares, pela concha de cobertura do sinciciotrofoblasto e pela decídua materna da lâmina basal. A base da placa coriônica forma a cobertura do espaço interviloso. É formada por duas camadas de trofoblasto externamente e por mesoderma fibroso internamente. A placa coriônica "definitiva" é formada em torno de 8 a 10 semanas, quando mesênquima amniótico e lâmina coriônica primária se fundem. Essa formação é obtida com a expansão da bolsa amniótica, que também circunda o pedúnculo de ligação e o divertículo alantoide, unindo essas estruturas para formar o cordão umbilical (Kaufmann, 1992).

A interpretação da ultraestrutura da placenta foi possível a partir de estudos com microscopia eletrônica realizados por Wislocki e Dempsey (1955). Observam-se microvilosidades proeminentes sobre a superfície sincicial que correspondem à chamada borda em escova, descrita com microscopia óptica. Vacúolos e vesículas pinocitóticas estão relacionados com funções absortivas e secretoras da placenta. As microvilosidades aumentam a superfície de contato direto com o sangue materno. Esse contato entre superfície trofoblástica e sangue materno é a característica que define a placenta hemocorial (Fig. 5-10).

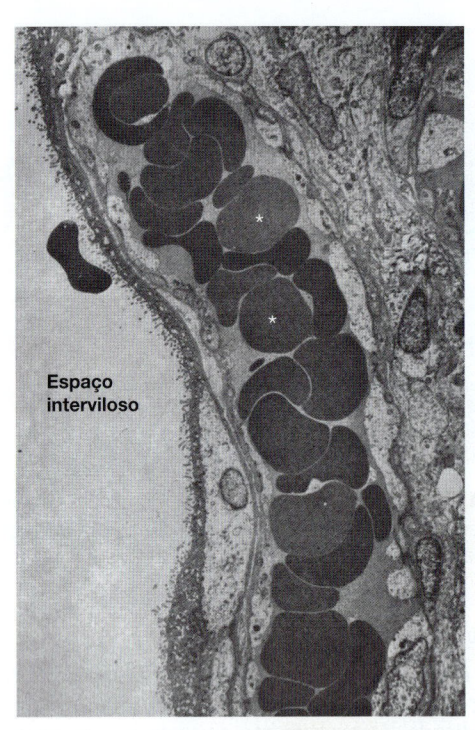

FIGURA 5-10 Microscopia eletrônica da vilosidade placentária humana ao final da gestação. Observa-se um capilar viloso repleto de hemácias fetais (*asteriscos*) próximo à borda das microvilosidades. (Reproduzida, com permissão, de Boyd JD, Hamilton WJ: The Human Placenta. Cambridge, Heffer, 1970.)

PLACENTA E CÓRION

■ Desenvolvimento do córion

No início da gestação, as vilosidades ficam distribuídas por toda a periferia da membrana coriônica (Fig. 5-11). À medida que o blastocisto e os trofoblastos circundantes crescem e se expandem decídua adentro, um dos polos estende-se para fora em direção à cavidade endometrial. O polo oposto formará a placenta. Aqui, as vilosidades coriônicas em contato com a decídua basal proliferam para formar o *córion frondoso*. Com o crescimento dos tecidos embrionários e extraembrionários, o suprimento sanguíneo do córion voltado à cavidade endometrial fica restrito. Por esse motivo, as vilosidades em contato com a decídua capsular param de crescer e se degeneram. Essa porção do córion torna-se a membrana fetal avascular contígua à decídua parietal, ou seja, o *córion liso*. Esse córion liso é composto de citotrofoblastos e de mesênquima mesodérmico fetal.

Até próximo ao final do terceiro mês, o córion liso fica separado do âmnio pela cavidade exocelômica. Daí em diante, mantém contato íntimo para formar o amniocórion avascular. Essas duas estruturas são sítios importantes de transferência molecular e atividade metabólica. Além disso, formam um importante braço parácrino no sistema de comunicação materno-fetal.

■ Reguladores da invasão trofoblástica

A implantação e a decidualização endometrial ativam uma população singular de células imunológicas maternas que infiltram o útero e têm funções fundamentais na invasão trofoblástica, na angiogênese, no remodelamento das artérias espiraladas e na tolerância materna a aloantígenos fetais. As células *natural killer*

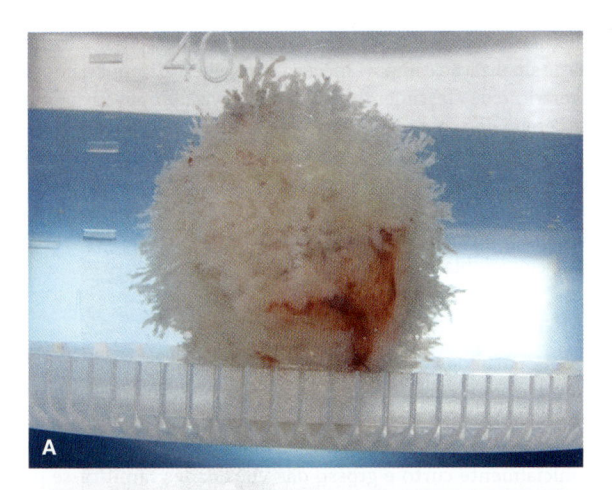

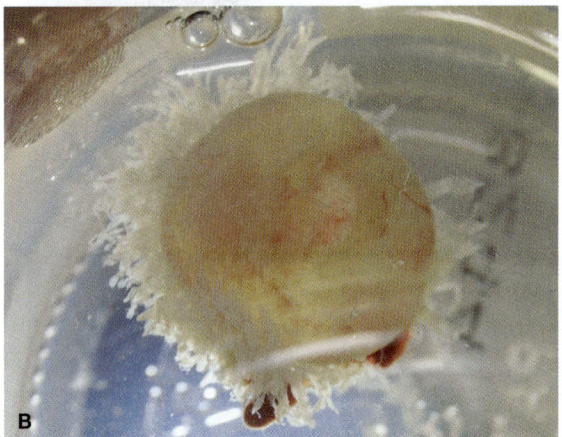

FIGURA 5-11 Amostras de abortamento completo. **A.** Inicialmente, todo o saco coriônico está coberto por vilosidades, e o embrião dentro não é visível. **B.** Com o crescimento adicional, o estiramento e a pressão levam à regressão parcial das vilosidades. As vilosidades remanescentes formam a futura placenta, enquanto a porção lisa é o córion.

da decídua (dNK) representam até 70% dos leucócitos deciduais no primeiro trimestre, estando em contato direto com os trofoblastos. Em contraste com as células *natural killer* do sangue periférico, essas células não têm funções citotóxicas. Elas produzem citocinas específicas e fatores angiogênicos para regular a invasão dos trofoblastos fetais e o remodelamento das artérias espiraladas (Hanna, 2006). Essas e outras propriedades exclusivas diferenciam as células dNK das células *natural killer* circulantes e das células *natural killer* do endométrio antes da gestação (Fu, 2013; Winger, 2013). As células dNK expressam a IL-8 e a proteína 10 induzida pela interferona, que se liga aos receptores nas células trofoblásticas invasivas para a promoção de sua invasão decidual em direção às artérias espiraladas. As células dNK também produzem fatores pró-angiogênicos, incluindo o VEGF e o fator de crescimento placentário (PlGF, de *placental growth factor*), ambos promovendo o crescimento vascular na decídua.

Além disso, os trofoblastos secretam quimiocinas específicas que atraem as células dNK à interface materno-fetal. Assim, ambos os tipos celulares atraem-se mútua e simultaneamente. Os macrófagos da decídua são responsáveis por cerca de 20% dos leucócitos no primeiro trimestre e promovem um fenótipo imunomodulador M2 (Williams, 2009). É importante recordar que os macrófagos M1 são pró-inflamatórios, enquanto os macrófagos M2 se opõem às respostas pró-inflamatórias e promovem o reparo tecidual. Além de um papel na angiogênese e no remodelamento das artérias espiraladas, as células dNK promovem a fagocitose de restos celulares (Faas, 2017). Concomitantemente com o papel fundamental das células dNK e dos macrófagos maternos, subgrupos de células T auxiliam na tolerância ao feto alogênico. As células T reguladoras (Tregs) são fundamentais na promoção da tolerância imunológica. Outros subgrupos de células T estão presentes, como Th1, Th2 e Th17, embora suas funções sejam estritamente reguladas (Ruocco, 2014).

■ **Invasão endometrial**

Os trofoblastos extravilosos da placenta do primeiro trimestre são altamente invasivos. Esse processo ocorre em condições de baixa oxigenação, e fatores reguladores induzidos em condições de hipoxia também contribuem (Soares, 2012). Os trofoblastos invasivos secretam inúmeras enzimas proteolíticas que digerem a matriz extracelular e ativam proteinases já presentes na decídua. Os trofoblastos produzem o ativador do plasminogênio tipo urocinase, que converte o plasminogênio em plasmina, uma protease de serina de ação abrangente, que, por sua vez, degrada proteínas da matriz e ativa MMPs. Um dos membros dessa família, a MMP-9, parece essencial. O período e a extensão da invasão trofoblástica são regulados por uma interação equilibrada entre fatores pró e anti-invasivos.

A diferença entre a maior capacidade de invadir tecido materno no início da gestação e a capacidade restrita no final da gravidez é controlada por fatores autócrinos e parácrinos trofoblásticos e deciduais. Os trofoblastos secretam o fator de crescimento semelhante à insulina tipo II, o qual promove a invasão da decídua. As células da decídua secretam a proteína de ligação do fator de crescimento semelhante à insulina tipo IV, que bloqueia essa alça autócrina.

Níveis baixos de estradiol no primeiro trimestre são essenciais para a invasão trofoblástica e o remodelamento das artérias espiraladas. Estudos em animais sugerem que o aumento nos níveis de estradiol no segundo trimestre suprime e limita o remodelamento dos vasos ao reduzir a expressão trofoblástica de VEGF e de receptores específicos de integrina (Bonagura, 2012). O trofoblasto extraviloso expressa receptores de integrina capazes de reconhecer proteínas do colágeno tipo IV da matriz extracelular, laminina e fibronectina. A ligação dessas proteínas da matriz aos receptores de integrina dá início à sinalização que promove a migração e a diferenciação das células trofoblásticas. Porém, à medida que a gestação avança, a elevação dos níveis de estradiol regula negativamente a expressão do receptor de integrina e do VEGF. Isso reduz e controla a extensão da transformação dos vasos uterinos.

■ **Invasão das artérias espiraladas**

Uma das características mais notáveis do desenvolvimento placentário humano é a extensa modificação promovida na vasculatura materna pelos trofoblastos, que, por definição, têm origem fetal. Esses eventos ocorrem na primeira metade da gestação e serão considerados em detalhes em decorrência de sua importância para o fluxo uteroplacentário. Também são partes integrantes de algumas condições patológicas como pré-eclâmpsia, restrição do crescimento fetal e parto pré-termo. As modificações nas artérias espiraladas são conduzidas por duas populações de trofoblastos extravilosos – os trofoblastos endovasculares, que penetram o lúmen das artérias espiraladas, e os trofoblastos intersticiais, que circundam as artérias (ver Fig. 5-8).

Os trofoblastos intersticiais constituem uma porção importante do leito placentário. Eles penetram na decídua e no miométrio adjacente e são agregados ao redor das artérias espiraladas. Embora sejam menos bem definidas, suas funções podem incluir o preparo do vaso para a invasão do trofoblasto endovascular.

Os trofoblastos endovasculares inicialmente penetram o lúmen das artérias espiraladas e formam tampões celulares. Eles então destroem o endotélio vascular via mecanismo de apoptose e invadem e modificam a camada média vascular. Assim, material fibrinoide substitui a musculatura lisa e o tecido conectivo da camada média do vaso. Mais tarde, as artérias espiraladas terão seu endotélio regenerado. O trofoblasto endovascular invasor pode estender-se por vários centímetros ao longo do lúmen do vaso e deve migrar contra o fluxo arterial. É importante observar que a invasão dos trofoblastos envolve apenas as artérias espiraladas, e não as veias da decídua.

O desenvolvimento dos vasos uteroplacentários se dá em duas ondas ou estágios (Ramsey, 1980). A primeira onda ocorre antes de 12 semanas após a fecundação, e as artérias espiraladas são invadidas e modificadas até o limite entre a decídua e o miométrio. A segunda onda ocorre entre 12 e 16 semanas, envolvendo alguma invasão dos segmentos intramiometriais das artérias espiraladas. O remodelamento nessa invasão feita em duas fases converte as artérias espiraladas, antes musculares e de lúmen estreito, em vasos uteroplacentários dilatados de baixa resistência. Os mecanismos moleculares desses eventos cruciais, sua regulação por citocinas, vias de sinalização e importância na patogênese da pré-eclâmpsia e da restrição do crescimento fetal foram revisados por vários autores (Pereira de Sousa, 2017; Xie, 2016; Zhang, 2016).

Cerca de 1 mês após a concepção, o sangue materno penetra o espaço interviloso em golfadas, que se assemelham ao jorro de uma fonte, a partir das artérias espiraladas. O sangue é propelido para fora dos vasos maternos, cobrindo e banhando diretamente o sinciciotrofoblasto.

■ Ramificação das vilosidades

Embora parte das vilosidades do córion frondoso se estenda da lâmina coriônica em direção à decídua para servir como vilosidade de ancoragem, a maior parte sofre ramificação e permanece livre no espaço interviloso. À medida que a gestação evolui, o tronco inicialmente curto e grosso das vilosidades ramifica-se para formar subdivisões cada vez mais finas e um número maior de vilosidades progressivamente menores (Fig. 5-12). Cada tronco principal das vilosidades, em conjunto com suas ramificações (ramos), constitui um lóbulo placentário ou cotilédone. Cada lóbulo é suprido por uma única artéria coriônica. E cada lóbulo é drenado por uma única veia, de forma que esses lóbulos representam as unidades funcionais da estrutura placentária.

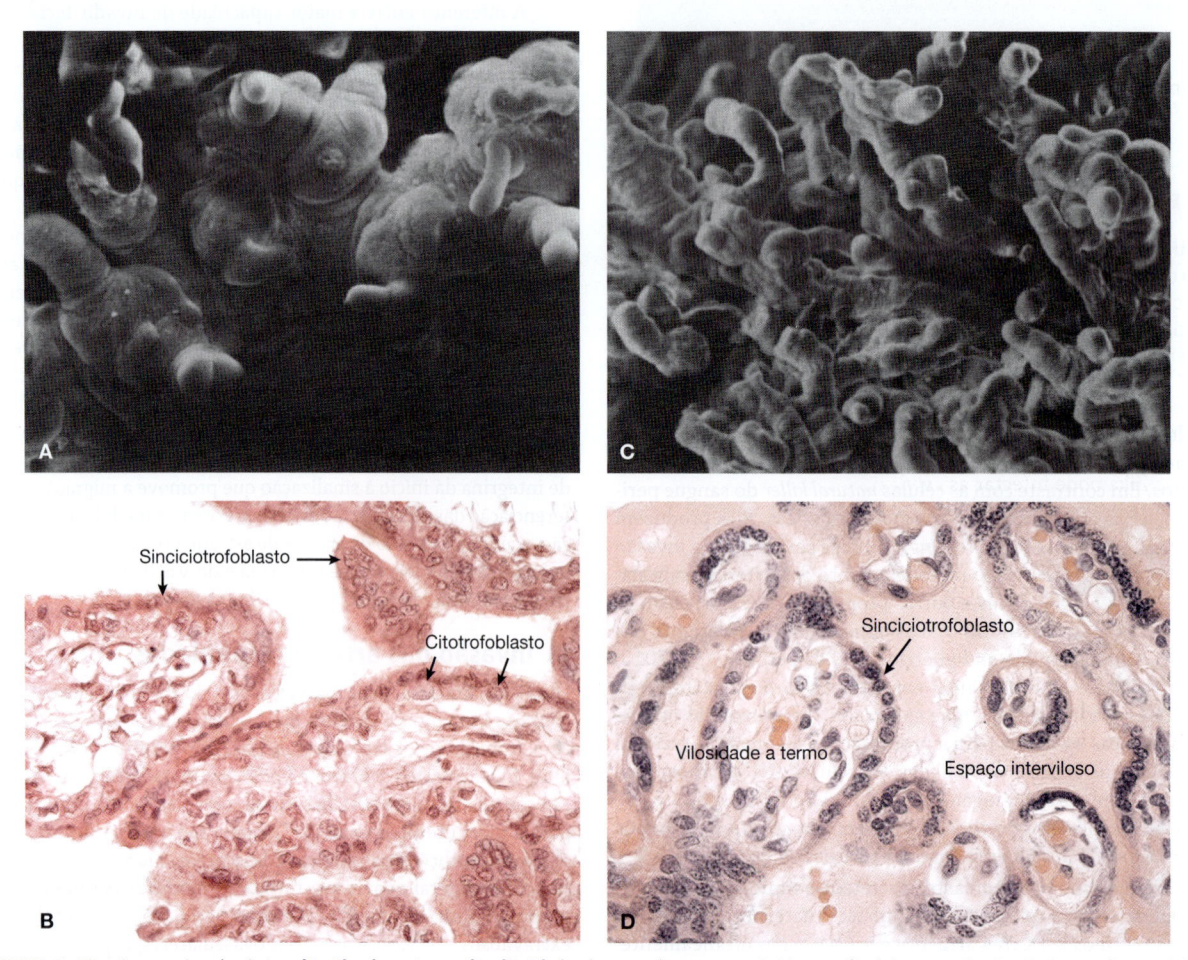

FIGURA 5-12 Microscopias eletrônicas **(A, C)** e fotomicrografias **(B, D)** de placentas humanas no início e no final da gestação. **A** e **B.** Nesta placenta inicial, observa-se a limitada ramificação das vilosidades. **C** e **D.** Com a maturação da placenta, verifica-se maior arborização das vilosidades, e os capilares vilosos correm mais próximo da superfície das vilosidades. (Fotomicrografias utilizadas com permissão de Dr. Kurt Benirschke. Micrografias eletrônicas reproduzidas com permissão de King BF, Menton DN: Scanning electron microscopy of human placental villi from early and late in gestation. Am J Obstet Gynecol 122:824, 1975.)

■ Crescimento e maturação placentários

No primeiro trimestre, o crescimento placentário é mais rápido do que o do feto. Contudo, com cerca de 17 semanas de gestação, placenta e feto apresentam aproximadamente o mesmo peso. Ao final da gravidez, a placenta pesa cerca de um sexto do peso fetal.

A placenta madura e suas diversas formas serão discutidas em detalhes no Capítulo 6 (p. 112). Em resumo, com observação a partir da superfície materna, o número de áreas convexas ligeiramente elevadas, denominadas lobos, varia entre 10 e 38. Os lobos são incompletamente separados por sulcos de profundidade variável e sobrepostos ao septo placentário, que emerge como projeções superiores na decídua. O número total de lobos placentários permanece o mesmo durante toda a gestação, e cada lobo continua a crescer – ainda que de forma menos ativa nas semanas finais (Crawford, 1959). Embora os lobos visíveis macroscopicamente costumem ser referidos como cotilédones, tal denominação não é precisa, uma vez que lóbulos ou cotilédones são as unidades funcionais supridas por cada tronco principal.

À medida que as vilosidades continuam a se ramificar e as ramificações terminais tornam-se mais numerosas e menores, o volume e a proeminência dos citotrofoblastos diminuem. À medida que o sincício se adelgaça, os vasos fetais tornam-se mais proeminentes e correm mais próximo da superfície (ver Fig. 5-10). O estroma viloso também apresenta mudanças com a evolução da gestação. No início da gravidez, as células do tecido conectivo ficam separadas por uma matriz intercelular frouxa. Mais tarde, o estroma torna-se mais denso, e as células tornam-se mais finas e próximas umas das outras.

Outra alteração no estroma é a que envolve a infiltração das *células de Hofbauer*, que são macrófagos fetais. Essas células são quase redondas, com núcleo vesicular frequentemente excêntrico e citoplasma muito granuloso ou vacuolado. Elas aumentam em número e estado de maturação ao longo da gravidez e parecem ser mediadores importantes para a proteção da interface materno-fetal (Johnson, 2012). Esses macrófagos são fagocitários, apresentam fenótipo imunossupressor, produzem diversas citocinas e são capacitados à regulagem parácrina das funções do trofoblasto (Cervar, 1999; Reyes, 2017). Conforme discutido em mais detalhes no Capítulo 64 (p. 1219), estudos recentes sugerem que o vírus Zika pode infectar as células de Hofbauer, permitindo a transmissão para o feto (Simoni, 2017).

Algumas das alterações histológicas que acompanham o crescimento e a maturação placentários melhoram o transporte e a troca a fim de corresponder às crescentes necessidades metabólicas fetais. Entre essas mudanças estão a redução na espessura do sinciciotrofoblasto, a redução significativa no número de citotrofoblastos, a diminuição do estroma e o aumento no número de capilares, além de sua aproximação à superfície do sincício. Em torno de 16 semanas de gestação, já não se percebe continuidade entre os citotrofoblastos. Ao final da gestação, as vilosidades podem estar focalmente reduzidas a uma camada fina de sincício cobrindo uma quantidade mínima de tecido conectivo viloso, dentro do qual capilares fetais de paredes finas ficam lado a lado com o trofoblasto e prevalecem sobre as vilosidades.

Há algumas alterações na arquitetura placentária que, se substanciais, podem causar perda de eficiência nas trocas placentárias. Entre essas alterações estão o espessamento da lâmina basal do trofoblasto ou dos capilares, a obstrução de determinados vasos fetais, um maior estroma viloso e o depósito de fibrina sobre a superfície das vilosidades.

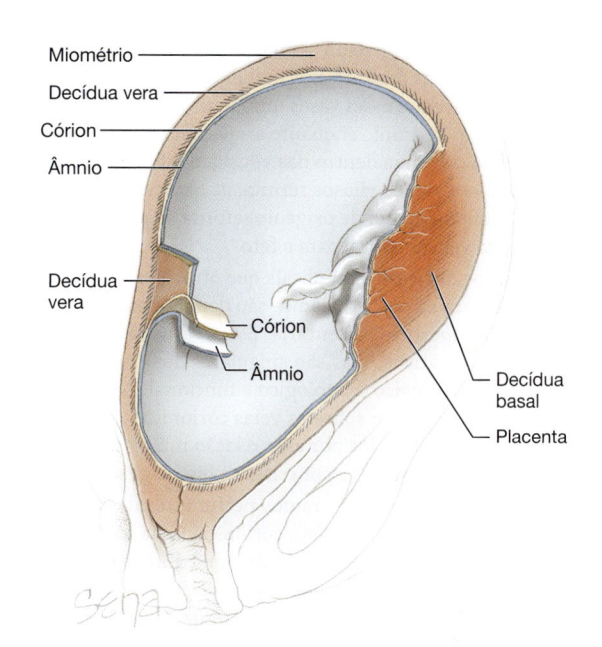

FIGURA 5-13 Útero mostrando uma placenta normal e suas membranas *in situ*.

■ Circulação placentária

Considerando que a placenta, do ponto de vista funcional, serve para aproximar leito capilar fetal e sangue materno, sua anatomia macroscópica é formada principalmente por relações vasculares. A superfície fetal é coberta por âmnio transparente, sob o qual correm vasos coriônicos. O corte transversal da placenta atravessa âmnio, córion, vilosidades coriônicas e espaço interviloso, placa decidual (basal) e miométrio (Figs. 5-13 e 5-14).

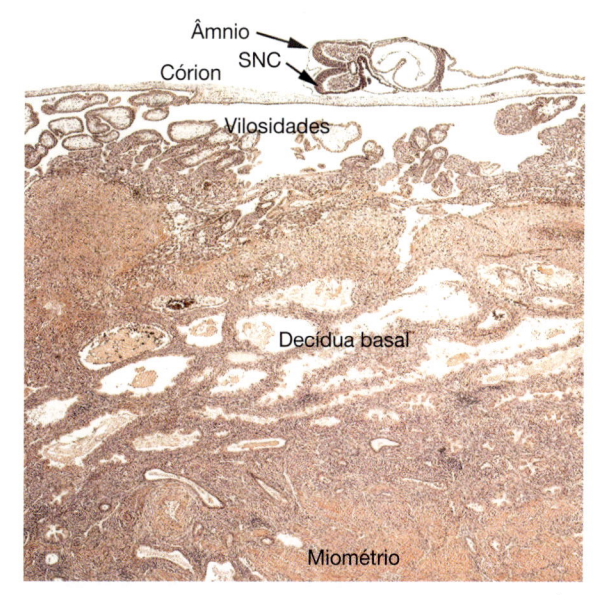

FIGURA 5-14 Fotomicrografia de um blastocisto recém-implantado. É possível identificar trofoblastos invadindo a decídua basal. SNC, sistema nervoso central. (Utilizada com permissão de Dr. Kurt Benirschke).

Circulação fetal

O sangue fetal desoxigenado semelhante ao venoso flui para a placenta através das duas artérias umbilicais. À medida que o cordão se une à placenta, esses vasos umbilicais se ramificam repetidamente abaixo do âmnio enquanto atravessam a placa coriônica. A ramificação continua dentro das vilosidades até a formação final de redes nos ramos vilosos terminais. Sangue com conteúdo significativamente maior de oxigênio retorna da placenta através de uma única veia umbilical para o feto.

Os ramos dos vasos umbilicais que atravessam a superfície fetal da placenta na placa coriônica são denominados vasos coriônicos ou da superfície placentária. Esses vasos são sensíveis às substâncias vasoativas, mas são singulares dos pontos de vista anatômico, morfológico, histológico e funcional. As artérias coriônicas sempre cruzam sobre as veias coriônicas. Os vasos são rapidamente reconhecidos por essa relação interessante, sendo, porém, difíceis de distinguir por critérios histológicos.

Os troncos arteriais são ramos perfurantes das artérias de superfície que atravessam a placa coriônica. Cada tronco arterial nutre um tronco principal e, portanto, um cotilédone. À medida que a artéria penetra na placa coriônica, sua parede perde a musculatura lisa, e seu calibre aumenta. A perda de tecido muscular continua à medida que as artérias e troncos venosos se ramificam.

Antes de 10 semanas de gestação, não se observa padrão de fluxo diastólico final dentro da artéria umbilical ao final do ciclo cardíaco fetal (Fisk, 1988; Loquet, 1988). Após 10 semanas, porém, aparece o fluxo diastólico final, que é mantido durante toda a gestação normal. Clinicamente, esses padrões de fluxo são estudados por ultrassonografia com Doppler para avaliar o bem-estar fetal (Cap. 10, p. 213).

Circulação materna

Os mecanismos do fluxo sanguíneo placentário devem permitir ao sangue deixar a circulação materna, fluir para um espaço amorfo revestido por sinciciotrofoblasto, e não por endotélio vascular, e retornar pelas veias maternas sem produzir *shunts* do tipo arteriovenoso, que impediriam que o sangue materno ficasse tempo suficiente em contato com as vilosidades para uma troca adequada. Para isso, o sangue materno entra pela lâmina basal e é dirigido para cima, na direção da placa coriônica, pela pressão arterial antes de se dispersar lateralmente (Fig. 5-15). Após banhar a superfície externa das microvilosidades das vilosidades coriônicas, o sangue materno é drenado de volta por orifícios venosos na lâmina basal e penetra as veias uterinas. Assim, o sangue materno passa pela placenta de forma aleatória sem canais pré-formados. A já descrita invasão das artérias espiraladas pelos trofoblastos cria vasos de baixa resistência capazes de acomodar aumentos massivos na perfusão uterina ao longo da gestação. De modo geral, as artérias espiraladas correm perpendicularmente à parede uterina, enquanto as veias correm em paralelo. Essa estrutura ajuda no fechamento das veias durante a contração uterina, evitando a entrada de sangue materno a partir do espaço interviloso. O número de aberturas arteriais para dentro do espaço interviloso gradualmente reduz em razão da invasão dos citotrofoblastos. Ao final da gestação, há cerca de 120 entradas de artérias espiraladas no espaço interviloso (Brosens, 1963). Essas artérias descarregam sangue em esguichos para banhar as vilosidades adjacentes (Borell, 1958). Após 30 semanas, há um plexo venoso proeminente entre a decídua basal e o miométrio ajudando a desenvolver um plano de clivagem necessário para a separação da placenta após o parto.

Influxo e efluxo são ambos abreviados durante as contrações uterinas. Bleker e colaboradores (1975) utilizaram ultrassonografias seriadas durante o trabalho de parto normal e observaram que a extensão, a espessura e a superfície placentária aumentam durante as contrações. Os autores atribuíram o fenômeno à distensão do espaço interviloso em razão do impedimento do efluxo venoso em comparação com o do influxo arterial. Portanto, durante as contrações, um volume um pouco maior de sangue está disponível para troca mesmo com redução da velocidade do fluxo. De forma semelhante, utilizando dopplervelocimetria, demonstrou-se que a velocidade do fluxo diastólico nas artérias espiraladas é menor durante as contrações uterinas. Assim, os principais fatores que regulam o fluxo sanguíneo no espaço interviloso são pressão arterial, pressão intrauterina, padrão de contrações uterinas e fatores que atuam especificamente sobre as paredes arteriais.

■ Falhas na "barreira" placentária

A placenta não é capaz de manter separação absoluta entre a circulação materna e a fetal. Há diversos exemplos de tráfego de células entre mãe e feto em ambas as direções. Essa situação é mais bem exemplificada clinicamente pela ocorrência de

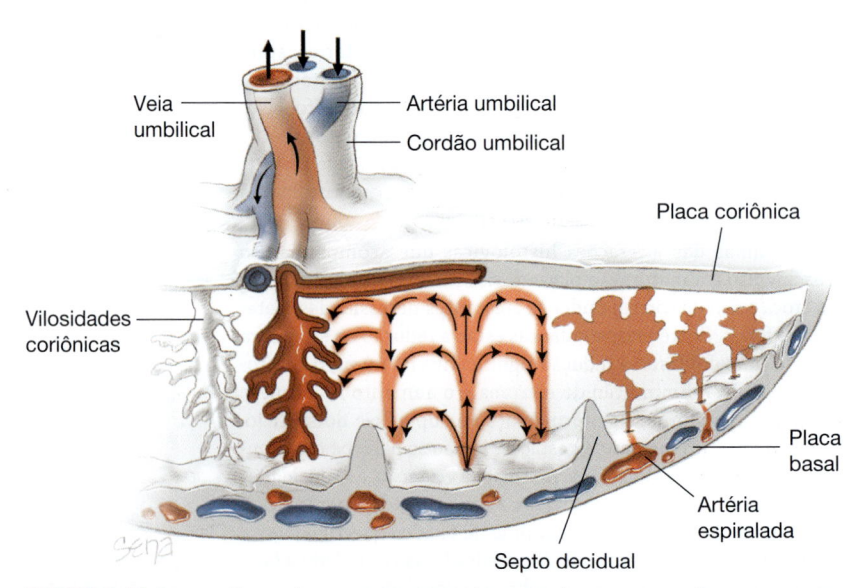

FIGURA 5-15 Esquema ilustrando um corte transversal em uma placenta a termo. O sangue materno flui para dentro dos espaços intervilosos em ramos com formato de túnel. As trocas com o sangue fetal ocorrem à medida que o sangue materno flui ao redor das vilosidades. O sangue arterial entrante empurra o sangue venoso para dentro das veias endometriais, distribuídas ao longo de toda a superfície da decídua basal. Observa-se que as artérias umbilicais transportam sangue fetal desoxigenado para a placenta e que a veia umbilical transporta sangue oxigenado para o feto. Os lobos placentários estão separados uns dos outros pelos septos placentários (deciduais).

aloimunização por antígeno D de eritrócitos (Cap. 15, p. 301). Embora a passagem de células do feto provavelmente seja pequena na maioria dos casos, raras vezes há derrame de sangue fetal na circulação materna.

As células fetais podem se enxertar na mãe durante a gestação e ser identificadas décadas mais tarde. Linfócitos fetais, células-tronco mesenquimais CD34+ e células formadoras de colônias endoteliais permanecem no sangue, na medula óssea ou na vasculatura uterina materna (Nguyen, 2006; Piper, 2007; Sipos, 2013). Nesse fenômeno, denominado *microquimerismo*, células-tronco residuais foram implicadas na discrepância encontrada na incidência de doenças autoimunes entre os sexos feminino e masculino (Greer, 2011; Stevens, 2006). Como discutido no Capítulo 59 (p. 1139), essas células estão associadas à patogênese de doenças como tireoidite linfocítica, esclerodermia e lúpus eritematoso sistêmico.

■ Interface materno-fetal

A sobrevida do enxerto fetal semialogênico exige complexas interações entre trofoblastos fetais e células imunes da decídua materna. A interface materno-fetal não é inerte do ponto de vista imunológico. Em vez disso, ela é um ativo núcleo de interações que permite a implantação e o desenvolvimento adequado da placenta, garantindo a imunotolerância do feto. Apesar disso, um sistema imunológico funcional deve ser mantido para proteger a mãe.

Imunogenicidade dos trofoblastos

Os trofoblastos são as únicas células derivadas do feto em contato direto com sangue e tecidos maternos. O sinciciotrofoblasto fetal sintetiza e secreta vários fatores que regulam as respostas imunológicas das células maternas no local da implantação e em nível sistêmico.

Os antígenos leucocitários humanos (HLAs, de *human leukocyte antigens*) são os análogos humanos do complexo principal de histocompatibilidade (MHC, de *major histocompatibility complex*) (Hunt, 1992). Há 17 genes da classe I do HLA, incluindo três genes clássicos: HLA-A, HLA-B e HLA-C, que codificam a principal classe de antígenos de histocompatibilidade (classe Ia). Três outros genes da classe I, designados HLA-E, HLA-F e HLA-G, codificam antígenos HLA da classe Ib. Os antígenos de classe I e II do MHC estão ausentes dos trofoblastos vilosos, que parecem imunologicamente inertes em todos os estágios da gestação (Weetman, 1999). Os citotrofoblastos extravilosos invasivos expressam moléculas MHC de classe I. Assim, a capacidade dessas células de superar a rejeição à implantação é o foco de muitos estudos.

Moffett-King (2002) argumentou que a implantação normal depende da invasão controlada da decídua e das artérias espiraladas maternas pelos trofoblastos. Tal invasão deve prosseguir até um ponto distante o suficiente para permitir o crescimento e o desenvolvimento fetais normais, porém com um mecanismo que regule a sua profundidade. A autora sugeriu que as células dNK combinadas à expressão singular de três genes HLA de classe I nos citotrofoblastos extravilosos atuariam em conjunto para permitir e depois limitar a invasão pelos trofoblastos.

Os antígenos de classe I nos citotrofoblastos extravilosos são responsáveis pela expressão das moléculas HLA-C clássicas e das moléculas não clássicas da classe Ib de HLA-E e HLA-G. O antígeno HLA-G é expresso apenas em seres humanos, e sua expressão é restrita aos citotrofoblastos extravilosos contíguos aos tecidos maternos. Os embriões usados para fertilização *in vitro* não são implantados caso não expressem essa isoforma solúvel do HLA-G (Fuzzi, 2002). Assim, o HLA-G talvez seja imunologicamente permissivo para a incompatibilidade antigênica materno-fetal (LeBouteiller, 1999). Foi sugerida a possibilidade do HLA-G ter papel importante na proteção dos trofoblastos extravilosos contra a rejeição imune via modulação das funções das células dNK (Apps, 2011; Rajagopalan, 2012). Por fim, Goldman-Wohl e colaboradores (2000) obtiveram evidências da expressão anormal de HLA-G em trofoblastos extravilosos de mulheres com pré-eclâmpsia.

Células imunes deciduais

As células *natural killer* são a população predominante de leucócitos presentes no endométrio do meio da fase lútea e na decídua durante o primeiro trimestre (Johnson, 1999). Ao final da gestação, há relativamente poucas células dNK na decídua. Na decídua do primeiro trimestre, as células dNK se encontram próximas dos trofoblastos extravilosos, servindo aparentemente para regular a invasão. Essas células dNK apresentam um fenótipo distintivo caracterizado por alta densidade de CD56 ou molécula de adesão da célula neural na superfície (Manaster, 2008; Moffett-King, 2002). Sua infiltração aumenta com a progesterona, com a produção de IL-15 pelas células do estroma e com a prolactina decidual (Dunn, 2002; Gubbay, 2002). Embora as células dNK possam ser citotóxicas, elas não o são em relação aos trofoblastos fetais. Seu potencial citotóxico é evitado por meio de informações moleculares enviadas por macrófagos deciduais. Além disso, a expressão de moléculas HLA específicas protege contra o ataque das células dNK. As células dNK também atuam para restringir a invasividade do trofoblasto, protegendo a mãe.

Entre os outros tipos celulares, os *macrófagos deciduais* são distintos dos macrófagos pró-inflamatórios M1 ou anti-inflamatórios M2. Os macrófagos deciduais expressam o receptor do complemento CD11c em níveis altos ou baixos: CD11cHI e CD11cLO. Essas células atuam para regular as respostas adaptativas das células T; controlam a diferenciação, a ativação e a citotoxicidade das células dNK; e produzem citocinas anti-inflamatórias como a IL-10 para garantir a tolerância fetal e a inibição de respostas imunológicas prejudiciais.

As *células dendríticas* são células que apresentam antígenos de células T. Elas desempenham um papel importante no desenvolvimento de um endométrio receptivo à implantação.

As *células T maternas*, como parte da resposta imune adaptativa, aumentam em número e função após encontrarem um antígeno específico. Essas células subsequentemente mantêm a capacidade de responder rapidamente em um novo encontro com o mesmo antígeno. Populações específicas de células Treg persistem e podem proteger contra respostas imunes anormais. Durante a gestação, há uma expansão sistêmica de populações maternas de células Treg. Essas células são do tipo FOXP3+ e têm especificidade fetal definida. Elas são imunossupressoras e desempenham um papel na tolerância fetal.

ÂMNIO

No final da gestação, o âmnio é uma membrana dura e resistente, porém flexível. Essa membrana fetal avascular mais interna é contígua ao líquido amniótico e tem papel extremamente importante na gestação humana. O âmnio fornece quase toda a resistência à tensão das membranas fetais. Assim, sua resiliência à ruptura é vital para o sucesso da gravidez. De fato, a ruptura das membranas fetais antes do termo da gestação é a principal causa de parto pré-termo (Cap. 42, p. 819).

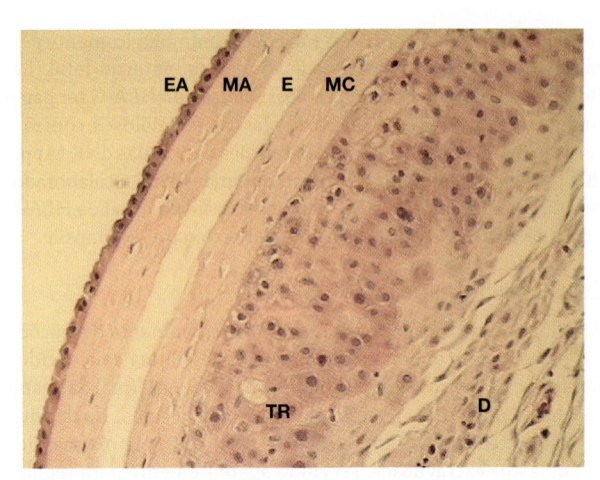

FIGURA 5-16 Fotomicrografia das membranas fetais. Da esquerda para a direita: EA, epitélio amniótico; MA, mesênquima amniótico; E, camada esponjosa; MC, mesênquima coriônico; TR, trofoblasto; D, decídua. (Usada com permissão de Dr. Judith R. Head.)

Bourne (1962) descreveu cinco camadas independentes do âmnio. A superfície interna, banhada por líquido amniótico, é uma camada única e ininterrupta de epitélio cuboide (Fig. 5-16). Esse epitélio é fixado de modo firme a uma membrana basal distinta, conectada a uma camada compacta acelular composta principalmente de colágeno intersticial. Do outro lado dessa camada compacta, há uma fileira de células mesenquimais semelhantes a fibroblastos, que encontram-se amplamente dispersas ao final da gravidez. Há também alguns poucos macrófagos fetais no âmnio. A camada mais externa do âmnio é a camada esponjosa, relativamente acelular, contígua à segunda membrana fetal, o córion liso. No âmnio humano, não há células musculares lisas, nervos, linfáticos e, principalmente, vasos sanguíneos.

■ Desenvolvimento do âmnio

No início da implantação, surge um espaço entre a massa celular embrionária e as células trofoblásticas adjacentes (ver Fig. 5-9). As pequenas células que revestem essa superfície interna dos trofoblastos foram denominadas células amniogênicas – precursoras do epitélio amniótico. O âmnio passa a ser identificável com cerca de 7 a 8 dias de desenvolvimento embrionário. Inicialmente é uma vesícula diminuta, que em seguida desenvolve-se em um pequeno saco que cobre a superfície dorsal do embrião. À medida que o âmnio aumenta, vai engolfando gradualmente o embrião em crescimento, que sofre prolapso para dentro de sua cavidade (Benirschke, 2012).

A distensão da bolsa amniótica finalmente a coloca em contato com a superfície interior do córion liso. A aposição entre córion liso e âmnio próximo ao final do primeiro trimestre produz a obliteração do celoma extraembrionário. O âmnio e o córion liso, ainda que ligeiramente aderentes, nunca estão intimamente conectados, podendo ser separados com facilidade. O âmnio placentário cobre a superfície da placenta e, por isso, mantém contato com a superfície adventícia dos vasos coriônicos. O âmnio umbilical cobre o cordão umbilical. Nas placentas diamniótico-monocoriônicas, não há tecido entre os âmnios fundidos. Na porção compartilhada das membranas das placentas diamniótico-dicoriônicas de gêmeos, os âmnios ficam separados pelo córion liso fundido.

O líquido amniótico preenche essa bolsa amniótica. Até cerca de 34 semanas de gestação, o líquido normalmente transparente aumenta progressivamente de volume à medida que a gravidez evolui. A partir de 34 semanas, o volume começa a diminuir. Ao final da gravidez, o volume médio é de cerca de 1.000 mL, ainda que possa haver grande variação em condições normais e, em especial, nas anormais. A origem, a composição, a circulação e a função do líquido amniótico são discutidas no Capítulo 11 (p. 225).

■ Histogênese das células do âmnio

As células epiteliais do âmnio são derivadas do ectoderma fetal do disco embrionário. Elas não surgem por delaminação dos trofoblastos. Essa observação é importante tanto do ponto de vista embriológico quanto do funcional. Por exemplo, a expressão do gene da classe I do HLA no âmnio está mais relacionada com as células do embrião do que com as do trofoblasto.

É provável que a camada de células mesenquimais de tipo fibroblasto previamente descritas derivem do mesoderma embrionário. No início da embriogênese humana, as células mesenquimais amnióticas localizam-se imediatamente adjacentes à superfície basal do epitélio. Nesse momento, a superfície do âmnio apresenta uma estrutura em camadas com dois tipos celulares, tendo número aproximadamente igual de células epiteliais e mesenquimais. Simultaneamente com o crescimento e o desenvolvimento, ocorre deposição de colágeno intersticial entre essas duas camadas celulares. Tal fato marca a formação da camada compacta do âmnio, que também separa as duas camadas de células do âmnio.

À medida que a bolsa amniótica se expande, há redução progressiva no grau de compactação das células mesenquimais, as quais adquirem distribuição mais esparsa. Desde o início da gestação, o epitélio amniótico sofre replicação em uma taxa muito maior do que a das células mesenquimais. Ao final da gravidez, essas células formam um contínuo sem interrupções sobre a superfície amniótica fetal. Por outro lado, as células do mesênquima ficam amplamente dispersas e, com o surgimento de longas fibrilas delgadas, mantêm-se conectadas por uma delicada rede de matriz extracelular entrelaçada.

Células epiteliais do âmnio

A superfície apical do epitélio amniótico é repleta de microvilosidades altamente desenvolvidas. Essa estrutura reflete sua função como principal sítio de transferência entre líquido amniótico e âmnio. O epitélio é metabolicamente ativo, e tais células sintetizam o inibidor tecidual da MMP-1, a prostaglandina E_2 (PGE_2) e a fibronectina fetal (fFN, de *fetal fibronectin*) (Rowe, 1997). Embora os epitélios produzam fFN, pesquisas recentes sugerem que a fibronectina atua nas células mesenquimais subjacentes. Aqui, a fFN promove a síntese de MMPs que decompõem o colágeno e, como consequência, reduzem a resistência, além de aumentarem a síntese de prostaglandina para estimular as contrações uterinas (Mogami, 2013). Essa via é suprarregulada na ruptura prematura de membranas induzida pela liberação de fFN induzida por trombina ou infecção (Chigusa, 2016; Mogami, 2014).

As células epiteliais podem responder a sinais originados no feto ou na mãe, sendo responsivas a diversos moduladores endócrinos ou parácrinos. A ocitocina e a vasopressina são exemplos, ambas aumentando a produção de PGE_2 *in vitro* (Moore, 1988). Elas também podem produzir citocinas como a IL-8 na fase de iniciação do trabalho de parto (Elliott, 2001).

O epitélio amniótico também sintetiza peptídeos vasoativos, incluindo endotelina e proteína relacionada com o paratormônio (Economos, 1992; Germain, 1992). O tecido produz peptídeo natriurético cerebral (BNP, de *brain natriuretic peptide*) e hormônio liberador de corticotrofina (CRH, de *corticotropin-releasing hormone*), que são peptídeos com propriedades relaxantes da musculatura lisa (Riley, 1991; Warren, 1995). A produção de BNP é regulada positivamente por estiramento mecânico das membranas fetais, e sugeriu-se que possa atuar no relaxamento uterino. O fator de crescimento epidérmico, um regulador negativo do BNP, encontra-se suprarregulado nas membranas a termo e leva à redução do relaxamento uterino regulado por BNP (Carvajal, 2013). Parece razoável que os peptídeos vasoativos produzidos no âmnio tenham acesso à superfície adventícia dos vasos coriônicos. Assim, o âmnio pode estar envolvido na modulação coriônica do fluxo sanguíneo e do tônus dos vasos. Os peptídeos vasoativos derivados do âmnio atuam em tecidos maternos e fetais em diversos processos fisiológicos. Após sua secreção, esses agentes bioativos penetram o líquido amniótico, ficando, por isso, disponíveis para o feto por deglutição e inalação.

Células mesenquimais do âmnio

As células mesenquimais da camada fibroblástica amniótica são responsáveis por outras funções importantes. A síntese do colágeno intersticial que compõe a camada compacta do âmnio – a principal fonte de sua resistência à tensão – ocorre nas células mesenquimais (Casey, 1996). Ao final da gestação, a geração de cortisol pela 11β-hidroxiesteroide-desidrogenase pode contribuir para a ruptura de membranas por meio da redução da abundância de colágeno (Mi, 2017). As células mesenquimais também sintetizam citocinas, incluindo a IL-6, a IL-8 e a MCP-1. A síntese de citocinas aumenta em resposta às toxinas bacterianas e à IL-1. Essa capacidade funcional das células mesenquimais do âmnio é uma consideração importante no estudo do líquido amniótico sobre o acúmulo de mediadores inflamatórios associado ao trabalho de parto (Garcia-Velasco, 1999). Por fim, as células mesenquimais talvez sejam uma fonte mais importante de PGE_2 do que as células epiteliais, especialmente em caso de ruptura prematura de membranas (Mogami, 2013; Whittle, 2000).

■ Resistência à tensão

Durante os testes de resistência à tensão – resistência contra laceração e ruptura –, a decídua e, a seguir, o córion liso rompiam-se muito antes do âmnio. De fato, as membranas são muito elásticas, podendo expandir até duas vezes seu tamanho normal durante a gestação (Benirschke, 2012). A resistência tênsil do âmnio reside quase exclusivamente na camada compacta, composta pelos colágenos intersticiais I e III entrelaçados e por quantidades menores dos colágenos V e VI.

Os colágenos são as macromoléculas primárias da maioria dos tecidos conectivos. O colágeno I é o principal colágeno intersticial nos tecidos caracterizados por grande resistência à tensão, como ossos e tendões. Em outros tecidos, acredita-se que o colágeno III tenha uma contribuição particular na integridade tecidual, aumentando sua capacidade de extensão e resistência à tensão. Por exemplo, a razão entre colágeno III e colágeno I nas paredes de diversos tecidos distensíveis – bolsa amniótica, vasos sanguíneos, bexiga, ductos biliares, intestinos e útero gravídico – é maior do que a observada nos tecidos não elásticos (Jeffrey, 1991).

A força tênsil do âmnio é regulada em parte pela estrutura fibrilar do colágeno. Esse processo estrutural é influenciado pela interação entre fibrilas e proteoglicanos como a decorina e o biglicano (Cap. 21, p. 409). Foi relatado que a redução desses proteoglicanos perturba a função da membrana fetal (Horgan, 2014; Wu, 2014). As membranas fetais sobrejacentes ao colo uterino têm um desvio regional na expressão de genes e na ativação de linfócitos, iniciando uma cascata inflamatória (Marcellin, 2017). Essa alteração talvez contribua para o remodelamento tecidual e a perda da resistência tênsil no âmnio (Moore, 2009).

■ Funções metabólicas

O âmnio é metabolicamente ativo, está envolvido no transporte de solutos e água para a homeostasia do líquido amniótico e produz um conjunto impressionante de compostos bioativos. O âmnio é responsivo, tanto aguda quanto cronicamente, ao estiramento mecânico que altera a expressão gênica amniótica (Carvajal, 2013; Nemeth, 2000). Por sua vez, isso pode desencadear respostas autócrinas e parácrinas, incluindo a produção de MMPs, IL-8 e colagenase (Bryant-Greenwood, 1998; Mogami, 2013). Esses fatores talvez modulem alterações nas propriedades da membrana durante o trabalho de parto.

CORDÃO UMBILICAL

A vesícula vitelina e a vesícula umbilical já são evidentes no início da gestação. Inicialmente, o embrião é um disco achatado interposto entre o âmnio e a vesícula vitelina (ver Fig. 5-9). Sua superfície dorsal cresce mais rapidamente que a superfície ventral, em associação com o alongamento de seu tubo neural. Assim, o embrião projeta-se para dentro da bolsa amniótica, e a parte dorsal da vesícula vitelina é incorporada ao corpo do embrião para formar o intestino primitivo. O alantoide projeta-se para a base do pedúnculo corporal a partir da parede caudal da vesícula vitelina e, mais tarde, a partir da parede anterior do intestino posterior.

À medida que a gestação evolui, a vesícula vitelina fica menor e seu pedículo fica relativamente mais longo. Em torno do meio do terceiro mês, o âmnio em expansão obstrui o celoma extraembrionário, sofre fusão com o córion liso e cobre o disco placentário destacado e a superfície lateral do pedúnculo corporal. Este último passa a ser chamado de cordão umbilical. Uma descrição mais detalhada desse cordão e de possíveis anormalidades pode ser encontrada no Capítulo 6 (p. 117).

Ao final da gestação, o cordão normalmente tem duas artérias e uma veia (Fig. 5-17). A veia umbilical direita em geral desaparece cedo no desenvolvimento fetal, deixando apenas a veia esquerda original.

O cordão umbilical estende-se desde o umbigo fetal até a superfície fetal da placenta, ou seja, a placa coriônica. O sangue flui a partir da veia umbilical em direção ao feto. O sangue toma o caminho de menor resistência em duas vias dentro do feto. Uma é o ducto venoso, que drena diretamente na veia cava inferior (Fig. 7-9, p. 130). A outra via é formada por diversas aberturas menores para a circulação hepática. O sangue do fígado flui para a veia cava inferior através da veia hepática. A resistência no ducto venoso é controlada por um esfíncter situado em sua origem no recesso umbilical, inervado por um ramo do nervo vago.

O sangue deixa o feto pelas duas artérias umbilicais. Elas são ramos anteriores da artéria ilíaca interna e ficam obliteradas após o parto, formando os ligamentos umbilicais mediais.

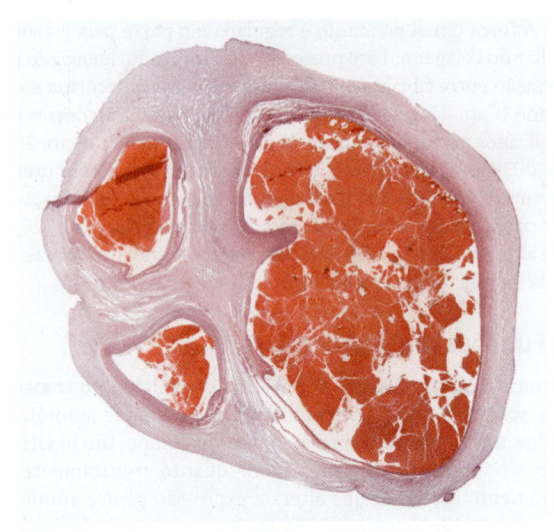

FIGURA 5-17 Corte transversal do cordão umbilical. A grande veia umbilical leva sangue oxigenado para o feto (*à direita*). À esquerda, observam-se duas artérias umbilicais de menor calibre, que trazem sangue desoxigenado do feto para a placenta. (Usada com permissão de Dr. Mandolin S. Ziadie.)

HORMÔNIOS PLACENTÁRIOS

A produção de hormônios esteroides e proteicos pelos trofoblastos humanos é maior, tanto em quantidade quanto em diversidade, do que a de qualquer tecido endócrino nos mamíferos. A Tabela 5-1 apresenta um resumo das taxas médias de produção de diversos hormônios esteroides em mulheres não grávidas e em gestantes próximas ao final da gravidez. Fica evidente como são impressionantes as alterações na produção de hormônios esteroides que acompanham a gestação humana normal. A placenta humana também sintetiza uma enorme quantidade de proteínas e peptídeos hormonais, conforme resumido na Tabela 5-2. Outra característica notável da gestação humana é a adaptação fisiológica da gestante a um meio ambiente endócrino tão particular, conforme discutido no Capítulo 4 (p. 49).

TABELA 5-1 Taxas de produção de esteroides em mulheres não grávidas e em gestantes próximas ao termo

Esteroide[a]	Taxas de produção (mg/24 h)	
	Não grávidas	Grávidas
17β-estradiol	0,1-0,6	15-20
Estriol	0,02-0,1	50-150
Progesterona	0,1-40	250-600
Aldosterona	0,05-0,1	0,250-0,600
Desoxicorticosterona	0,05-0,5	1-12
Cortisol	10-30	10-20

[a]Os estrogênios e a progesterona são produzidos pela placenta. A aldosterona é produzida pela suprarrenal materna em resposta à estimulação pela angiotensina II. A desoxicorticosterona é produzida pelos tecidos extraglandulares por meio da 21-hidroxilação da progesterona plasmática. A produção de cortisol não aumenta durante a gestação, mesmo com os níveis sanguíneos elevados em razão da redução na depuração causada pelo aumento de globulina ligadora de cortisol.

■ Gonadotrofina coriônica humana

Biossíntese

A gonadotrofina coriônica é uma glicoproteína com atividade biológica semelhante àquela do LH, e ambos agem por meio do mesmo receptor de LH-hCG. A hCG tem peso molecular de 36.000 a 40.000 Da e possui o maior conteúdo de carboidrato entre todos os hormônios humanos (30%). O conteúdo de carboidratos e, em especial, o ácido siálico terminal protegem a molécula do catabolismo. Assim, a meia-vida plasmática de 36 horas da hCG intacta é muito maior do que as 2 horas do LH. A molécula de hCG é composta por duas subunidades distintas, α e β. Tais unidades são unidas por ligação não covalente, mantidas juntas pelas forças eletrostática e hidrofóbica. As subunidades isoladas não têm capacidade de ligação com o receptor de LH-hCG; por isso, não possuem atividade biológica.

A hCG é produzida quase exclusivamente pela placenta, mas níveis baixos também são sintetizados nos rins fetais. Outros tecidos fetais produzem tanto a subunidade β quanto a molécula intacta de hCG (McGregor, 1981, 1983).

O hormônio hCG é estruturalmente relacionado a três outros hormônios glicoproteicos – LH, FSH e hormônio tireoestimulante (TSH, de *thyroid-stimulating hormone*). Essas quatro glicoproteínas compartilham uma subunidade α. Porém, cada uma de suas subunidades β, embora compartilhem algumas similaridades, é caracterizada por uma sequência distinta de aminoácidos.

A síntese das cadeias α e β da hCG é regulada separadamente. O mesmo gene, localizado no cromossomo 6, codifica as subunidades α. Sete genes no cromossomo 19 codificam a família das subunidades β-hCG e β-LH. Seis genes codificam a β-hCG e um codifica o β-LH (Miller-Lindholm, 1997). Ambas as subunidades são sintetizadas na forma de precursores maiores, que são, então, clivados por endopeptidases. Depois, a hCG intacta é acumulada e rapidamente liberada por exocitose pelos grânulos secretores (Morrish, 1987). Há múltiplas formas moleculares de hCG no plasma e na urina maternos que variam substancialmente em suas bioatividade e imunorreatividade. Algumas são produzidas por degradação enzimática e outras por modificações ocorridas durante sua síntese e seu processamento.

Antes de 5 semanas, a hCG é expressa tanto no sinciciotrofoblasto quanto no citotrofoblasto (Maruo, 1992). Mais tarde, no primeiro trimestre, quando os níveis séricos maternos atingem o valor máximo, a hCG passa a ser produzida unicamente no sinciciotrofoblasto (Beck, 1986; Kurman, 1984). Nesse momento, as concentrações de mRNA para as subunidades α e β no sinciciotrofoblasto são maiores do que no final da gestação (Hoshina, 1982). Esse fato deve ser considerado quando se utiliza a hCG como teste de rastreamento para identificar fetos anormais.

Os níveis circulantes de subunidades β livres são baixos a indetectáveis ao longo da gravidez. Em parte, isso resulta de sua síntese limitadora de taxa. As subunidades α livres que não se combinam com a subunidade β são encontradas no tecido placentário e no plasma materno. Os níveis da subunidade α aumentam gradual e constantemente, até que atingem um platô em torno de 36 semanas de gestação. Nesse momento, representam 30 a 50% do hormônio (Cole, 1997). Assim, a secreção de α-hCG corresponde, grosso modo, à massa placentária, enquanto a secreção de moléculas completas de hCG atinge o máximo entre 8 e 10 semanas.

TABELA 5-2 Hormônios proteicos produzidos pela placenta humana

Hormônios	Principais sítios não placentários de expressão	Semelhança estrutural ou funcional	Funções
Gonadotrofina coriônica humana (hCG)	–	LH, FSH, TSH	Mantém a função do corpo lúteo Regula a secreção de testosterona pelo testículo fetal Estimula a tireoide materna
Lactogênio placentário (PL)	–	GH, prolactina	Auxilia na adaptação materna às necessidades energéticas do feto
Hormônio adrenocorticotrófico (ACTH)	Hipotálamo	–	
Hormônio liberador de corticotrofina (CRH)	Hipotálamo	–	Relaxa a musculatura lisa; inicia a parturição? Estimula a produção fetal e materna de glicocorticoide
Hormônio liberador de gonadotrofina (GnRH)	Hipotálamo	–	Regula a produção de hCG pelo trofoblasto
Tireotrofina (TRH)	Hipotálamo	–	Desconhecidas
Hormônio liberador de hormônio do crescimento (GHRH)	Hipotálamo	–	Desconhecidas
Variante do hormônio do crescimento (hGH-V)	–	Variante do GH não encontrada na hipófise	Pode mediar a resistência à insulina na gestação
Neuropeptídeo Y	Cérebro		Potencial regulação da liberação de CRH pelo trofoblasto
Proteína liberadora de paratormônio (PTH-rp)	–		Regula a transferência de cálcio e outros solutos; regula a homeostasia mineral do feto
Inibina	Ovário/testículo		Pode inibir a ovulação mediada por FSH; regula a síntese de hCG
Activina	Ovário/testículo		Regula a síntese de GnRH pela placenta

GH, hormônio do crescimento, de *growth hormone*; FSH, hormônio folículo-estimulante; LH, hormônio luteinizante; TSH, hormônio tireoestimulante.

Concentrações no soro e na urina

A molécula intacta de hCG é detectável no plasma das gestantes 7 a 9 dias após o aumento do LH que precede a ovulação no meio do ciclo. Assim, é provável que a hCG entre na circulação materna no momento da implantação do blastocisto. Os níveis plasmáticos aumentam rapidamente, dobrando a cada 2 dias no primeiro trimestre (Fig. 5-18). São observadas flutuações significativas nos níveis em uma determinada paciente em um mesmo dia.

A hCG intacta circula em múltiplas isoformas altamente relacionadas, com reação cruzada variável nos diversos ensaios comercializados. Assim, os níveis séricos calculados de hCG podem variar consideravelmente entre os mais de 100 ensaios disponíveis. Isso enfatiza a necessidade de usar o mesmo tipo de ensaio ao medir clinicamente níveis seriados de hCG. A concentração plasmática materna máxima atinge cerca de 50.000 a 100.000 mUI/mL entre 60 e 80 dias após a data da última menstruação. Com 10 a 12 semanas de gestação, os níveis plasmáticos começam a cair, sendo atingido o nadir em torno de 16 semanas. A concentração plasmática é mantida nesse nível até o final da gravidez.

O padrão de surgimento da hCG no sangue fetal é semelhante ao descrito para a mãe. Todavia, os níveis plasmáticos fetais alcançam apenas cerca de 3% dos valores encontrados no plasma materno. A concentração de hCG no líquido amniótico no início da gestação é semelhante à encontrada no plasma materno. À medida que a gravidez avança, a concentração de hCG no líquido amniótico reduz, e próximo ao termo os níveis representam cerca de 20% daqueles do plasma materno.

A urina materna contém a mesma variedade de produtos da degradação da hCG do plasma materno. A principal forma urinária é o produto final da degradação da hCG: o fragmento β-*core*.

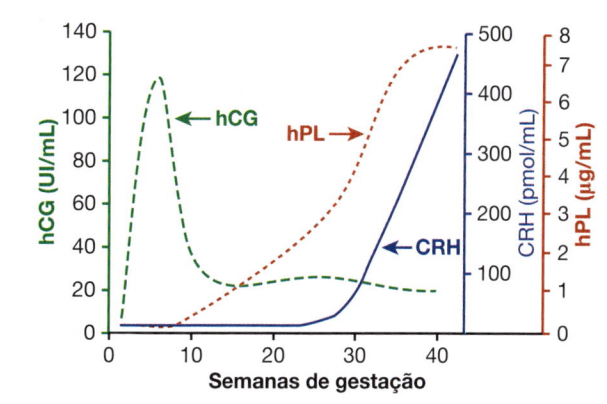

FIGURA 5-18 Perfis distintos para as concentrações de gonadotrofina coriônica humana (hCG), lactogênio placentário humano (hPL) e hormônio liberador de corticotrofina (CRH) no soro de mulheres ao longo da gestação normal.

As concentrações desse fragmento seguem o mesmo padrão geral observado no plasma materno, atingindo o valor máximo em torno de 10 semanas de gestação. É importante assinalar que o chamado anticorpo anti-subunidade β usado na maioria dos testes de gravidez reage tanto com a hCG intacta, a principal forma encontrada no plasma, quanto com os fragmentos da hCG, a principal forma encontrada na urina.

Regulação da hCG

O hormônio liberador de gonadotrofina (GnRH, de *gonadotropin-releasing hormone*) placentário provavelmente está envolvido na regulação da produção de hCG. Tanto o GnRH quanto seu receptor são expressos nos citotrofoblastos e nos sinciciotrofoblastos (Wolfahrt, 1998). A administração de GnRH aumenta os níveis circulantes de hCG, e as células de culturas de trofoblastos respondem ao tratamento com GnRH com aumento da secreção de hCG (Iwashita, 1993; Siler-Khodr, 1981). A produção de GnRH pela hipófise também é regulada pela inibina e pela activina. Em células placentárias cultivadas, a activina estimula e a inibina inibe a produção de GnRH e hCG (Petraglia, 1989; Steele, 1993).

A depuração renal da hCG responde por 30% da depuração metabólica. O restante provavelmente é depurado pelo fígado (Wehmann, 1980). As depurações das subunidades α e β são, respectivamente, 30 e 10 vezes maiores do que a da molécula intacta de hCG. Nas gestações complicadas por doença renal crônica, a depuração da hCG pode estar muito reduzida.

Funções biológicas

Ambas as subunidades da hCG são necessárias à ligação com o receptor de LH-hCG no corpo lúteo e nos testículos fetais. Os receptores de LH-hCG estão presentes em diversos outros tecidos, mas seu papel nesses locais não foi bem definido.

A função mais conhecida da hCG é de resgate e manutenção da função do corpo lúteo – ou seja, a manutenção da produção de progesterona. Essa é uma explicação apenas parcial para o papel fisiológico da hCG na gravidez. Por exemplo, as concentrações plasmáticas máximas de hCG são obtidas bem depois de ter cessado sua secreção pelo corpo lúteo. Especificamente, a síntese lútea da progesterona começa a diminuir em torno de 6 semanas de gestação a despeito da produção contínua e crescente de hCG.

Um segundo papel da hCG é a estimulação da secreção testicular fetal de testosterona. Ela é máxima próximo do pico dos níveis de hCG. Assim, em um momento fundamental para a diferenciação sexual do feto masculino, a hCG penetra o plasma fetal a partir do sinciciotrofoblasto. No feto, atua como substituto do LH para estimular a replicação das células de Leydig e a síntese da testosterona, promovendo a diferenciação sexual masculina (Cap. 3, p. 35). Antes de cerca de 110 dias, não há vascularização da adeno-hipófise fetal desde o hipotálamo. Assim, ocorre pouca secreção de LH hipofisário, e a hCG atua como o LH até esse momento. Daí em diante, os níveis de hCG caem, e o LH hipofisário mantém um nível reduzido de estimulação testicular.

A glândula tireoide materna também é estimulada por grandes quantidades de hCG. Em algumas mulheres com doença trofoblástica gestacional, algumas vezes são identificadas evidências bioquímicas e clínicas de hipertireoidismo (Cap. 20, p. 391). Esse fato já foi atribuído à formação de tireotrofinas coriônicas por trofoblastos neoplásicos. Entretanto, mostrou-se subsequentemente que algumas formas de hCG ligam-se a receptores de TSH nos tireócitos (Hershman, 1999). O tratamento de homens com hCG exógena estimula a atividade tireoidiana. A atividade estimuladora da tireoide no plasma de mulheres no primeiro trimestre da gravidez varia de maneira considerável entre as amostras. É provável que modificações nos oligossacarídeos da hCG sejam importantes para definir sua capacidade de estimular a função tireoidiana. Por exemplo, as isoformas ácidas estimulam a atividade tireoidiana, e as isoformas mais básicas estimulam a captação de iodo (Kraiem, 1994; Tsuruta, 1995; Yoshimura, 1994). Por fim, o receptor de LH-hCG é expresso nos tireócitos, o que sugere que a hCG estimula a atividade tireoidiana por meio do receptor de LH-hCG e do receptor de TSH (Tomer, 1992).

Outra função da hCG é a promoção da secreção de relaxina pelo corpo lúteo (Duffy, 1996). Os receptores de LH-hCG são encontrados no miométrio e no tecido vascular uterino. Foi sugerido que a hCG talvez tenha ação promotora de vasodilatação uterina e de relaxamento da musculatura lisa do miométrio (Kurtzman, 2001). A gonadotrofina coriônica também regula a expansão do número de células dNK nos estágios iniciais da placentação, assegurando, assim, o estabelecimento apropriado da gravidez (Kane, 2009).

Níveis anormalmente altos ou baixos

Há várias circunstâncias clínicas nas quais é possível encontrar níveis plasmáticos de hCG substancialmente altos no plasma materno. São exemplos: gestação múltipla; eritroblastose fetal associada com anemia hemolítica fetal; e doença trofoblástica gestacional. Níveis relativamente maiores de hCG podem ser encontrados em mulheres cujo feto tenha síndrome de Down. Essa observação é usada nos testes de rastreamento bioquímicos (Cap. 14, p. 281). A razão não foi explicada, mas especulou-se que o aumento seria causado pela menor maturidade placentária. Diversos tumores malignos podem produzir hCG, algumas vezes em grandes quantidades – em especial as neoplasias trofoblásticas (Cap. 9, p. 159, e Cap. 20, p. 391).

Níveis plasmáticos relativamente baixos de hCG são encontrados nas mulheres com perda precoce da gestação, incluindo a gravidez ectópica (Cap. 19, p. 373). A hCG é produzida em quantidades muito pequenas nos tecidos dos homens e das mulheres não grávidas, talvez principalmente na adeno-hipófise. De qualquer forma, a detecção de hCG no sangue ou na urina é quase sempre indicativa de gravidez (Cap. 9, p. 158).

■ Lactogênio placentário humano

Biossíntese

O hPL é formado por uma cadeia simples de polipeptídeos não glicosilados com peso molecular de 22.279 Da. As sequências do hPL e do hormônio do crescimento humano (hGH) são muito semelhantes, com 96% de homologia. O hPL também é estruturalmente semelhante à prolactina humana (hPRL, de *human prolactin*), tendo 67% de similaridade na sequência de aminoácidos. Devido a essas semelhanças, ele foi chamado de lactogênio placentário humano ou hormônio do crescimento coriônico. Atualmente, a denominação lactogênio placentário humano é a mais utilizada.

Há cinco genes no *cluster* de genes do hormônio do crescimento-lactogênio placentário ligados e localizados no cromossomo 17. O hPL está concentrado no sinciciotrofoblasto, mas, da mesma forma que a hCG, o hPL é demonstrado em citotrofoblastos antes de 6 semanas (Grumbach, 1964; Maruo, 1992). O hPL é detectável na placenta 5 a 10 dias após a concepção, podendo ser identificado no soro materno a partir de 3 semanas. Os níveis do mRNA para hPL no sinciciotrofoblasto se mantêm relativamente constantes ao longo da gravidez. Esse achado corrobora a ideia de que a taxa de secreção de hPL é proporcional à massa placentária. Os níveis aumentam de forma constante até 34 a 36 semanas de gestação. A produção de hPL no final da gestação – cerca de 1 g/dia – é muito maior do que a de todos os hormônios humanos conhecidos. A meia-vida do hPL no plasma materno é de 10 a 30 minutos (Walker, 1991). No final da gravidez, a concentração no soro materno alcança 5 a 15 μg/mL (ver Fig. 5-18).

Detectam-se quantidades muito pequenas de hPL no sangue fetal ou na urina da mãe ou do recém-nascido. Os níveis no líquido amniótico são um pouco menores do que no plasma materno. O hPL é secretado principalmente na circulação materna, com quantidades muito pequenas no sangue do cordão. Assim, acredita-se que seu papel na gestação seja mediado por ações em tecidos maternos em vez de fetais. De qualquer modo, há interesse contínuo na possibilidade de que o hPL tenha funções no crescimento fetal.

Ações metabólicas

O hPL supostamente tem ações em vários processos metabólicos importantes. Primeiro, ele promove lipólise materna com aumento dos níveis de ácidos graxos livres circulantes. Esse fato representa uma fonte de energia para o metabolismo materno e a nutrição fetal. Estudos *in vitro* sugerem que o hPL inibe a secreção de leptina por sinciciotrofoblastos no final da gestação (Coya, 2005). Períodos de jejum prolongados na primeira metade da gestação produzem aumento na concentração plasmática de hPL.

Segundo, o hPL talvez tenha participação na adaptação materna às necessidades energéticas do feto. Por exemplo, o aumento da resistência à insulina na gestante assegura maior fluxo de nutrientes ao feto. Também favorece a síntese proteica e proporciona uma fonte imediata de aminoácidos para o feto. Para se contrapor ao aumento da resistência à insulina e evitar hiperglicemia na gestante, os níveis maternos de insulina aumentam. Tanto o hPL quanto a prolactina sinalizam por meio do receptor de prolactina para que haja aumento na proliferação de células beta maternas para aumentar a secreção de insulina (Georgia, 2010). Em animais, prolactina e hPL suprarregulam a síntese de serotonina, o que aumenta a proliferação de células beta (Kim, 2010). Contudo, alterações em curto prazo na glicemia e na insulinemia produzem relativamente pouco efeito sobre os níveis plasmáticos do hPL. Estudos sobre o sinciciotrofoblasto *in vitro* sugerem que a síntese do hPL seja estimulada pela insulina e pelo fator de crescimento semelhante à insulina I, sendo inibida pela PGE_2 e pela $PGF_{2\alpha}$ (Bhaumick, 1987; Genbacev, 1977).

Por último, o hPL é um potente hormônio angiogênico. Ele pode ter uma função importante na formação da vasculatura fetal (Corbacho, 2002).

■ Outros hormônios proteicos placentários

A placenta tem uma capacidade impressionante de sintetizar vários peptídeos hormonais, incluindo alguns que são análogos ou relacionados com hormônios hipotalâmicos ou hipofisários. Diferentemente de suas contrapartes, alguns hormônios placentários peptídicos/proteicos não estão sujeitos à inibição por *feedback*.

Hormônios liberadores do tipo hipotalâmico

Os hormônios hipotalâmicos liberadores ou inibidores de hormônios são o GnRH, o CRH, o hormônio liberador de tireotrofina (TRH, de *thyrotropin-releasing hormone*), o hormônio liberador do hormônio do crescimento (GHRH, de *growth hormone-releasing hormone*) e a somatostatina. Para cada um deles, há um hormônio análogo produzido na placenta humana (Petraglia, 1992; Siler-Khodr, 1988).

O *GnRH* na placenta mostra sua máxima expressão no primeiro trimestre (Siler-Khodr, 1978, 1988). É interessante que esse hormônio seja encontrado no citotrofoblasto, mas não no sinciciotrofoblasto. O GnRH derivado da placenta funciona regulando a produção de hCG pelo trofoblasto e a invasão de trofoblastos extravilosos via regulação de MMP-2 e MMP-9 (Peng, 2016). O GnRH derivado da placenta também é a provável causa da elevação nos níveis de GnRH maternos durante a gestação (Siler-Khodr, 1984).

O *CRH* é membro de uma família maior de peptídeos relacionados com o CRH que inclui, além do CRH, as urocortinas (Dautzenberg, 2002). Os níveis séricos maternos de CRH aumentam de 5 a 10 pmol/L nas mulheres não grávidas para cerca de 100 pmol/L no início do terceiro trimestre, chegando abruptamente a quase 500 pmol/L nas últimas 5 a 6 semanas de gestação (ver Fig. 5-18). A urocortina também é produzida pela placenta e secretada na circulação materna, mas em níveis muito inferiores aos do CRH (Florio, 2002). Após o início do trabalho de parto, os níveis plasmáticos maternos de CRH aumentam ainda mais (Petraglia, 1989, 1990).

A função biológica do CRH sintetizado na placenta, nas membranas e na decídua foi de certa forma explicada. Há receptores de CRH em muitos tecidos, incluindo na placenta. O trofoblasto, o amniocórion e a decídua expressam os receptores CRH-R1 e CRH-R2, assim como diversos receptores variantes (Florio, 2000). O CRH e a urocortina aumentam a secreção de hormônio adrenocorticotrófico (ACTH) pelo trofoblasto, o que corrobora uma ação autócrina-parácrina (Petraglia, 1999). Grandes quantidades de CRH trofoblástico penetram o sangue materno.

Foram propostos outros papéis biológicos, como o relaxamento da musculatura lisa nos vasos e no miométrio, além de imunossupressão. Entretanto, propôs-se uma ação inversa, a indução de contrações do miométrio, para os níveis elevados de CRH observados no final da gestação. Uma hipótese é que o CRH poderia estar envolvido com o início do trabalho de parto (Wadhwa, 1998). Algumas evidências sugerem que a expressão de urocortina 2 é induzida a termo, induzindo a expressão de marcadores pró-inflamatórios e a expressão do receptor de prostaglandina F na placenta e no miométrio (Voltolini, 2015). O tratamento com CRH aumenta a formação de prostaglandina na placenta, no âmnio, no córion liso e na decídua (Jones, 1989b). Essa observação corrobora um possível papel no desencadeamento da parturição.

Os glicocorticoides atuam no hipotálamo inibindo a liberação de CRH; contudo, no trofoblasto, estimulam a expressão gênica do CRH (Jones, 1989a; Robinson, 1988). Assim, pode haver uma nova alça de *feedback* positivo na placenta por meio da qual o CRH placentário estimula o ACTH placentário a estimular a produção de glicocorticoides das suprarrenais materna e fetal com subsequente estimulação da expressão de CRH na placenta (Nicholson, 2001; Riley, 1991).

O papel do *GHRH* não é conhecido (Berry, 1992). A grelina é outro regulador da secreção de hGH que é produzido pelo tecido placentário (Horvath, 2001). A expressão de grelina nos trofoblastos atinge um pico na metade da gestação, sendo um regulador parácrino de diferenciação ou um potencial regulador da produção da variante do hormônio de crescimento humano, descrita adiante (Fuglsang, 2005; Gualillo, 2001).

Hormônios do tipo hipofisário

O ACTH, a lipotrofina e a β-endorfina – todos sendo produtos proteolíticos da pró-opiomelanocortina – são encontrados em extratos placentários (Genazzani, 1975; Odagiri, 1979). O papel fisiológico do ACTH placentário não foi explicado. Conforme já discutido, o CRH placentário estimula a síntese e a liberação do ACTH coriônico.

A placenta expressa uma *variante do hormônio do crescimento humano* (*hGH-V*) não expressada na hipófise. O gene que codifica a hGH-V está localizado no *cluster* gênico hGH-hPL no cromossomo 17. Algumas vezes denominada hormônio do crescimento placentário, a hGH-V é uma proteína com 191 aminoácidos cujo sequenciamento difere na posição de 15 aminoácidos em comparação com o hGH. Embora mantenha capacidade de promover o crescimento e funções antilipogênicas semelhantes às do hGH, a hGH-V apresenta atividades diabetogênica e lactogênica reduzidas em comparação com o hGH (Vickers, 2009). Presume-se que a hGH-V placentária seja sintetizada no sinciciotrofoblasto. Acredita-se que a hGH-V esteja presente no plasma materno em torno de 21 a 26 semanas e que suas concentrações sejam crescentes até cerca de 36 semanas, mantendo-se relativamente constantes daí em diante. Observou-se correlação positiva entre os níveis de hGH-V no plasma materno e os de fator de crescimento semelhante à insulina I. Além disso, a secreção de hGH-V por trofoblastos *in vitro* é inibida pela glicose de forma dose-dependente (Patel, 1995). A superexpressão de hGH-V em camundongos produz resistência grave à insulina, por isso tal hormônio é um provável candidato a mediador da resistência à insulina durante a gestação (Liao, 2016).

Relaxina

Demonstrou-se a expressão de relaxina no corpo lúteo, na decídua e na placenta dos seres humanos (Bogic, 1995). Esse peptídeo é sintetizado como uma molécula simples contendo 105 aminoácidos, denominada pré-pró-relaxina, clivada em moléculas A e B. A relaxina é estruturalmente semelhante à insulina e ao fator de crescimento semelhante à insulina. Dois dos três genes da relaxina – *H2* e *H3* – são transcritos no corpo lúteo (Bathgate, 2002; Hudson, 1983, 1984). Decídua, placenta e membranas expressam *H1* e *H2* (Hansell, 1991).

A elevação nos níveis circulantes maternos de relaxina observada no início da gestação é atribuída à secreção pelo corpo lúteo, e seus níveis são comparáveis aos observados para a hCG. Propôs-se que a relaxina, em conjunto com os níveis elevados de progesterona, atuaria sobre o miométrio para promover o relaxamento e a quiescência observados no início da gestação (Cap. 21, p. 407). Além disso, acredita-se que a produção de relaxina e de fatores semelhantes à relaxina dentro da placenta e das membranas fetais tenha um papel autócrino-parácrino na regulação do remodelamento da matriz extracelular no pós-parto (Qin, 1997a,b). Uma função importante da relaxina é aumentar a taxa de filtração glomerular (Cap. 4, p. 66).

Proteína relacionada ao paratormônio

Os níveis circulantes da proteína relacionada ao paratormônio (PTH-rP) mostram-se significativamente aumentados na circulação materna, mas não na fetal, durante a gestação (Bertelloni, 1994; Saxe, 1997). Foram propostas várias possíveis funções para esse hormônio. A síntese da PTH-rP é encontrada em muitos tecidos de adultos, em especial nos órgãos reprodutivos, como miométrio, endométrio, corpo lúteo e tecido mamário de lactação. A PTH-rP não é produzida nas glândulas paratireoides de adultos normais. A PTH-rP derivada da placenta talvez tenha uma função importante na regulação dos genes envolvidos na transferência de cálcio e de outros solutos. Ela também contribui para a homeostasia mineral nos ossos, no líquido amniótico e na circulação fetal (Simmonds, 2010).

Leptina

Esse hormônio normalmente é secretado pelos adipócitos. Funciona como um hormônio antiobesidade que reduz a absorção de alimentos por meio de seu receptor hipotalâmico. Também regula o crescimento ósseo e a função imunológica (Cock, 2003; La Cava, 2004). Na placenta, a leptina é sintetizada pelos citotrofoblastos e pelos sinciciotrofoblastos (Henson, 2002). As contribuições relativas da leptina do tecido adiposo materno *versus* da placenta não estão bem definidas, embora evidências recentes destaquem um importante papel de regulação da leptina placentária no transporte placentário de aminoácidos e no crescimento fetal (Rosario, 2016a). Os níveis séricos maternos são significativamente mais altos do que os observados nas mulheres não grávidas. Os níveis fetais de leptina estão diretamente relacionados com o peso ao nascer, sendo provável que tenham papel no desenvolvimento e no crescimento do feto. Estudos sugerem que reduções na disponibilidade da leptina contribuem para a programação metabólica fetal adversa na progênie com restrição de crescimento intrauterino (Nusken, 2016).

Neuropeptídeo Y

Esse peptídeo de 36 aminoácidos é amplamente distribuído no cérebro. Também é encontrado em neurônios do sistema nervoso simpático que inervam os sistemas cardiovascular, respiratório, gastrintestinal e geniturinário. O neuropeptídeo Y foi isolado da placenta e localizado nos citotrofoblastos (Petraglia, 1989). Há receptores de neuropeptídeo Y nos trofoblastos, e o tratamento das células placentárias com o neuropeptídeo Y causa liberação de CRH (Robidoux, 2000).

Inibina e activina

Esses hormônios glicoproteicos são expressos nos tecidos reprodutivos de homens e mulheres, pertencendo à família do fator transformador do crescimento β (Jones, 2006). A inibina é um heterodímero formado por uma subunidade α e por uma entre duas subunidades β distintas, βA e βB. Elas geram, respectivamente, inibina A ou inibina B. A activina é formada pela combinação das duas subunidades β. Activina, inibina e seus respectivos receptores são expressos na placenta. Tanto a activina como a inibina A tem supostas funções durante a fusão do citotrofoblasto no sinciciotrofoblasto (Debiève, 2000; Jones, 2006). A activina também estimula a produção de hormônios placentários como hCG, hPL, progesterona e estrogênio (Luo, 2002; Morrish, 1991; Petraglia, 1989; Song, 1996). A inibina A se opõe à ação da activina na placenta inibindo a produção de hCG e a esteroidogênese (Petraglia, 1989). Níveis anormais de inibina ou activina se correlacionam com patologias placentárias. Por exemplo, a elevação nos níveis de inibina A no segundo trimestre indica síndrome de Down no feto. Além disso, níveis baixos de inibina no início da gestação podem indicar falha gestacional (Prakash, 2005; Wallace, 1996). Elevações nos níveis circulantes de inibina e activina são relatadas em mulheres com pré-eclâmpsia (Bersinger, 2003).

■ Produção placentária de progesterona

Após 6 a 7 semanas de gestação, a produção ovariana de progesterona é pequena (Diczfalusy, 1961). A remoção cirúrgica do corpo lúteo ou mesmo a ooforectomia bilateral durante o período entre 7

Implantação e desenvolvimento placentário **103**

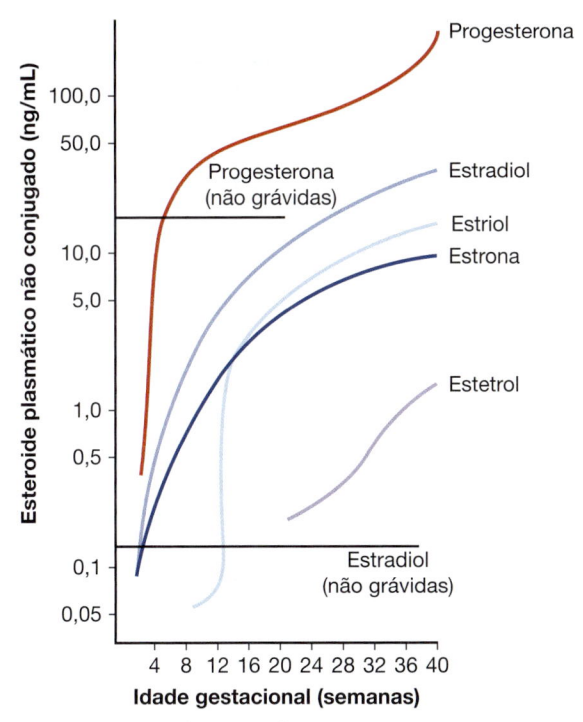

FIGURA 5-19 Níveis plasmáticos de progesterona, estradiol, estrona, estetrol e estriol em mulheres ao longo da gestação. (Modificada e redesenhada, com permissão, de Mesiano S: The endocrinology of human pregnancy and fetoplacental neuroendocrine development. In Strauss JF, Barbieri RL (eds) Yen and Jaffe's Reproductive Endocrinology: Physiology, Pathophysiology, and Clinical Management, 6th ed. Philadephia, Saunders, 2009.)

e 10 semanas não causam redução na excreção urinária de pregnanediol, o principal metabólito urinário da progesterona. Entretanto, antes desse período a remoção do corpo lúteo resulta em abortamento, a não ser que seja administrada progesterona exógena (Cap. 63, p. 1.198). Após cerca de 8 semanas, a placenta assume a secreção de progesterona, resultando em elevação gradual nos níveis séricos maternos ao longo da gestação (Fig. 5-19). Ao final da gestação, esses níveis são 10 a 5.000 vezes maiores do que os encontrados nas mulheres não grávidas, dependendo da fase do ciclo ovariano.

A taxa de produção diária de progesterona no final de gestações normais de feto único é de cerca de 250 mg. Nas gestações de fetos múltiplos, a produção diária pode exceder 600 mg. A progesterona é sintetizada a partir do colesterol em uma reação enzimática de duas etapas. Primeiro, o colesterol é convertido em pregnenolona dentro das mitocôndrias, em uma reação catalisada pela enzima de clivagem da cadeia lateral do colesterol do citocromo P450. A pregnenolona deixa as mitocôndrias, sendo convertida em progesterona no retículo endoplasmático pela 3β-hidroxiesteroide-desidrogenase. A progesterona é imediatamente liberada por meio de processo de difusão.

Embora a placenta produza uma quantidade abundante de progesterona, a capacidade de biossíntese do colesterol pelos sinciciotrofoblastos é limitada. O acetato marcado com rádio é incorporado lentamente ao colesterol pelo tecido placentário. A enzima limitadora de taxa na biossíntese do colesterol é a 3-hidróxi-3-metilglutarilcoenzima A (HMG-CoA)-redutase. Por esse motivo, a placenta necessita de colesterol exógeno, ou seja, materno, para a produção de progesterona. O trofoblasto utiliza preferencialmente o colesterol LDL para a biossíntese da progesterona (Simpson, 1979, 1980). Esse mecanismo difere daquele usado para a produção placentária de estrogênios, que tem como base principalmente precursores suprarrenais fetais.

Embora haja uma relação entre bem-estar fetal e produção placentária de estrogênio, isso não ocorre com a progesterona placentária. Assim, a função endócrina placentária, incluindo a formação de hormônios proteicos, como a hCG, e a biossíntese da progesterona, talvez persista por semanas após a morte fetal.

A taxa de depuração metabólica da progesterona em gestantes é semelhante àquela encontrada nos homens e nas mulheres não grávidas. Durante a gestação, a concentração plasmática de 5α-di-hidroprogesterona aumenta de maneira desproporcional em razão da síntese no sinciciotrofoblasto a partir da progesterona produzida na placenta e do precursor com origem fetal (Dombroski, 1997). Assim, a razão entre as concentrações desse metabólito da progesterona e da própria progesterona é maior durante a gestação. Os mecanismos envolvidos não foram completamente definidos. Nas gestantes e nos fetos, a progesterona também é convertida no potente mineralocorticoide desoxicorticosterona. A concentração de desoxicorticosterona é consideravelmente maior em ambos os compartimentos, materno e fetal (ver Tab. 5-1). A produção extrassuprarrenal de desoxicorticosterona a partir da progesterona circulante responde pela maior parte da produção na gestação (Casey, 1982a,b).

■ **Produção placentária de estrogênio**

Durante as primeiras 2 a 4 semanas de gestação, os níveis crescentes de hCG mantêm a produção de estradiol pelo corpo lúteo materno. A produção de progesterona e estrogênios nos ovários maternos é significativamente reduzida em torno da sétima semana de gestação. Nesse momento, ocorre a transição lúteo-placentária. Em torno de 7 semanas, mais da metade do estrogênio que entra na circulação materna é produzida pela placenta (MacDonald, 1965a; Siiteri, 1963, 1966). Depois disso, a placenta produz uma quantidade continuamente crescente de estrogênio. Próximo ao seu final, a gestação humana normal é um estado hiperestrogênico, e o sinciciotrofoblasto está produzindo estrogênio em quantidades equivalentes àquelas produzidas em 1 dia por ovários de não menos do que 1.000 mulheres que ovulam. Esse estado hiperestrogênico termina bruscamente após a dequitação placentária.

Biossíntese

No trofoblasto humano, nem o colesterol nem, por sua vez, a progesterona serve como precursor à biossíntese do estrogênio. Isso ocorre porque a *esteroide 17α-hidroxilase/17,20-liase (CYP17A1)* não é expressa na placenta humana. Essa enzima fundamental converte a 17-OH progesterona (um esteroide C_{21}) em androstenediona, que é um esteroide C_{19} e um precursor estrogênico. Consequentemente, a conversão de esteroides C_{21} em esteroides C_{19} não é possível.

Porém, a desidroepiandrosterona (DHEA) e seu sulfato (DHEA-S) também são esteroides C_{19} e são produzidos pelas glândulas suprarrenais maternas e fetais. Esses dois esteroides podem servir como precursores estrogênicos (Fig. 5-20). Ryan (1959a) observou que a placenta tinha uma capacidade excepcionalmente alta de converter esteroides C_{19} em estrona e estradiol. A conversão de DHEA-S em estradiol requer a expressão placentária de quatro enzimas-chave localizadas principalmente no sinciciotrofoblasto (Bonenfant, 2000; Salido, 1990). Primeiro, a placenta expressa níveis elevados de esteroide-sulfatase

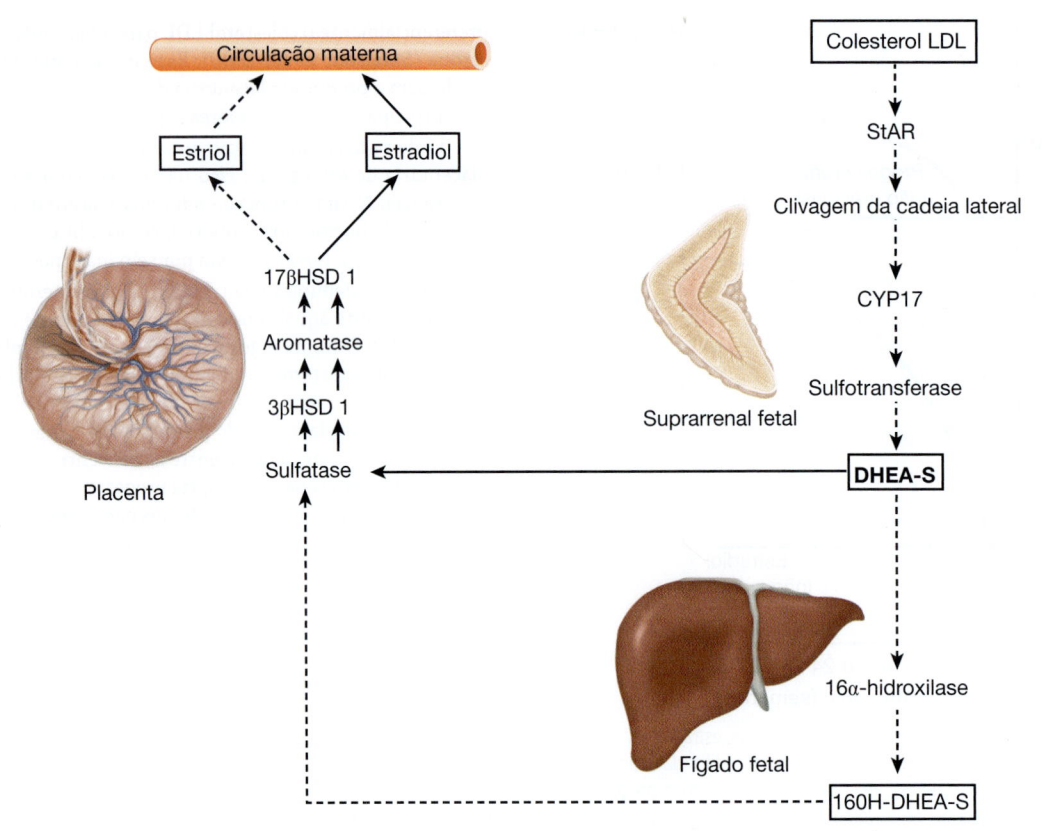

FIGURA 5-20 Representação esquemática da biossíntese dos estrogênios na placenta humana. O sulfato de desidroepiandrosterona (DHEA-S), secretado em quantidades abundantes pelas suprarrenais fetais, é convertido em sulfato de 16α-hidroxidesidroepiandrosterona (16αOHDHEA-S) no fígado fetal. Esses esteroides, DHEA-S e 16αOHDHEA-S, são convertidos na placenta em estrogênios, ou seja, 17β-estradiol (E_2) e estriol (E_3). Próximo ao fim da gestação, metade do E_2 é derivada do DHEA-S da suprarrenal fetal, e metade do DHEA-S materno. Por outro lado, 90% do E_3 na placenta se origina do 16αOHDHEA-S fetal, e apenas 10% de todas as outras fontes.

(STS), enzima que converte o DHEA-S conjugado em DHEA. A DHEA reage então com a 3β-hidroxiesteroide-desidrogenase tipo 1 (3βHSD) para produzir androstenediona. A aromatase do citocromo P450 (CYP19) converte androstenediona em estrona, que, por sua vez, é convertida em estradiol pela 17β-hidroxiesteroide-desidrogenase tipo 1 (17βHSD1).

O DHEA-S é o principal precursor dos estrogênios durante a gestação (Baulieu, 1963; Siiteri, 1963). Contudo, a quantidade de DHEA-S produzida pelas suprarrenais maternas é apenas uma fração da quantidade total de estrogênio produzida pela placenta. As suprarrenais fetais são quantitativamente a fonte mais importante de precursores para a produção de estrogênio pela placenta durante a gestação humana. Assim, a produção de estrogênio durante a gestação reflete interações particulares entre a suprarrenal fetal, o fígado fetal e as suprarrenais maternas.

Secreção direcional

Mais de 90% do estradiol e do estriol produzidos no sinciciotrofoblasto entram no plasma materno (Gurpide, 1966). Além disso, 85% ou mais da progesterona placentária entra no plasma materno, sendo que uma pequena quantidade da progesterona materna atravessa a placenta para o feto (Gurpide, 1972).

Esse movimento direcional de esteroides recém-formados para a circulação materna decorre de características básicas da placentação hemocorioendotelial. Em tal sistema, os esteroides secretados a partir do sinciciotrofoblasto podem entrar diretamente no sangue materno. Os esteroides que deixam o sincício não entram diretamente no sangue fetal. Primeiro eles devem atravessar a camada de sinciciotrofoblasto, depois passar pelo estroma das vilosidades coriônicas para, em seguida, chegar aos capilares fetais. A partir de qualquer um desses espaços, os esteroides podem reentrar no sincício. O resultado dessa estrutura hemocorial é a entrada substancialmente maior de esteroides na circulação materna em comparação com a entrada no sangue fetal.

INTERAÇÕES ENTRE AS SUPRARRENAIS FETAIS E A PLACENTA

Morfológica, funcional e fisiologicamente, as suprarrenais fetais são órgãos notáveis. Ao final da gravidez, as suprarrenais fetais têm o mesmo peso que nos adultos. Mais de 85% da glândula fetal é composta por uma única zona fetal, com grande capacidade de biossíntese de esteroides. No final da gravidez, a produção diária de esteroides pelas suprarrenais fetais chega a 100 a 200 mg/dia. Para comparação, a secreção de esteroides em adultos em repouso é de 30 a 40 mg/dia.

A zona fetal desaparece no primeiro ano de vida e não existe nos adultos. Além do ACTH, o crescimento das suprarrenais fetais é influenciado por fatores secretados pela placenta. Isso é demonstrado pelo crescimento contínuo das glândulas fetais ao longo da gestação, com involução rápida imediatamente após o nascimento e a expulsão da placenta.

■ Síntese placentária de estriol

O estradiol é o principal produto secretado pela placenta ao final da gestação. Além disso, encontram-se níveis significativos de *estriol* e *estetrol* na circulação materna, e tais níveis também aumentam, particularmente na parte final da gravidez (ver Fig. 5-19). Essas formas hidroxiladas de estrogênio são produzidas pela placenta utilizando substratos formados pelos esforços combinados da suprarrenal e do fígado fetais. Para isso, níveis elevados de 16α-hidroxilase agem sobre os esteroides derivados da suprarrenal. Ryan (1959b), bem como MacDonald e Siiteri (1965b), observaram que os esteroides C_{19} 16α-hidroxilados, em particular a 16α-hidroxidesidroepiandrosterona (16α-OHDHEA), eram convertidos em estriol pelo tecido placentário. Assim, o aumento desproporcional na formação de estriol durante a gravidez é explicado pela síntese placentária de estriol, principalmente a partir do sulfato de 16α-OHDHEA plasmático. Próximo do final da gravidez, o feto é a fonte de 90% do precursor placentário de estriol e estetrol nas gestações humanas normais.

O estriol e o estetrol maternos são produzidos quase exclusivamente por precursores esteroides fetais. Assim, no passado, os níveis desses esteroides eram usados como indicadores de bem-estar fetal. Contudo, as baixas sensibilidade e especificidade dos referidos exames levaram a seu abandono.

■ Precursor esteroide na suprarrenal fetal

O precursor para a esteroidogênese fetal é o colesterol. A taxa de biossíntese dos esteroides na glândula fetal é tão alta que sua esteroidogênese isoladamente representa 25% do *turnover* diário de colesterol LDL nos adultos. As suprarrenais fetais sintetizam colesterol a partir do acetato. Todas as enzimas envolvidas na biossíntese do colesterol estão aumentadas em comparação com as da suprarrenal de adultos (Rainey, 2001). Desse modo, a taxa de síntese *de novo* do colesterol pelo tecido suprarrenal fetal é extremamente alta. Mesmo assim, é insuficiente para dar conta da produção de esteroides pelas glândulas suprarrenais fetais. Dessa forma, o colesterol deve ser assimilado da circulação fetal e principalmente a partir do LDL (Carr, 1980, 1981b, 1982; Simpson, 1979).

A maior parte do colesterol plasmático do feto tem origem na síntese *de novo* no fígado fetal (Carr, 1984). O nível baixo de colesterol LDL no plasma fetal não é consequência de deficiência na síntese fetal, mas sim de sua rápida utilização pelas suprarrenais para a esteroidogênese (Parker, 1980, 1983).

■ Condições fetais que afetam a produção de estrogênio

Diversos distúrbios podem alterar a disponibilidade do substrato para a síntese placentária dos esteroides e, como consequência, ressaltam a interdependência entre desenvolvimento fetal e funcionamento placentário.

A *morte fetal* é seguida por redução acentuada nos níveis urinários de estrogênio. De forma semelhante, após a ligadura do cordão umbilical do feto e placenta mantida *in situ*, a produção placentária de estrogênios declina acentuadamente (Cassmer, 1959). Porém, conforme discutido anteriormente, a produção placentária de progesterona é mantida. Em resumo, com a morte fetal, elimina-se uma fonte importante de precursores da biossíntese placentários de estrogênios – mas não da progesterona.

Os *fetos anencéfalos* têm glândulas suprarrenais marcadamente atróficas. Isso deriva da ausência de função hipotalâmico-hipofisária, o que impede a estimulação pelo ACTH. Na falta da zona fetal do córtex suprarrenal, a formação de estrogênios placentários, em particular do estriol, é extremamente limitada em razão da redução na disponibilidade dos precursores de esteroides C_{19}. De fato, os níveis urinários de estrogênios nas gestantes com feto anencéfalo representam apenas cerca de 10% dos valores encontrados nas gestações normais (Frandsen, 1961). No caso de fetos anencéfalos, quase todos os estrogênios produzidos se originam do uso placentário do DHEA-S plasmático materno.

A *hipoplasia do córtex suprarrenal fetal* ocorre em 1 a cada 12.500 nascimentos (McCabe, 2001). Nessas gestações, a produção de estrogênios é limitada, o que sugere ausência dos precursores de C_{19}.

A *deficiência de sulfatase feto-placentária* está associada a níveis muito baixos de estrogênio em gestações normais nos demais aspectos (France, 1969). A deficiência de sulfatase impede que haja hidrólise de sulfatos nos esteroides C_{19}, a primeira etapa enzimática para a utilização desses pré-hormônios circulantes para a biossíntese dos estrogênios pela placenta. Tal deficiência é ligada ao cromossomo X, assim, todos os fetos acometidos são do sexo masculino. A frequência foi estimada em 1 a cada 2.000 a 5.000 nascimentos, e o quadro está associado a atraso no início do trabalho de parto. Também está associado ao desenvolvimento de ictiose mais tarde nos indivíduos masculinos afetados (Bradshaw, 1986).

A *deficiência de aromatase fetoplacentária* é um raro distúrbio autossômico recessivo em que os indivíduos não conseguem sintetizar estrogênios endógenos (Grumbach, 2011; Simpson, 2000). Então, o DHEA-S da suprarrenal fetal é convertido em androstenediona na placenta; contudo, nos casos com deficiência placentária de aromatase, a androstenediona não pode ser convertida em estradiol. Em vez disso, metabólitos androgênicos da DHEA produzidos na placenta, incluindo androstenediona e testosterona, são secretados na circulação materna ou fetal (ou em ambas). Isso pode causar virilização da mãe e do feto feminino (Belgorosky, 2009; Harada, 1992; Shozu, 1991).

O rastreamento de *trissomia do 21 (síndrome de Down)* pesquisa níveis anormais de hCG, alfafetoproteína e outros analitos (Cap. 14, p. 281). Descobriu-se que os níveis séricos de estriol não conjugado eram baixos nas mulheres com fetos portadores da síndrome de Down (Benn, 2002). O provável motivo para isso é formação inadequada de esteroides C_{19} nas suprarrenais desses fetos trissômicos.

A *eritroblastose fetal* em alguns casos de aloimunização fetal grave pelo antígeno D pode levar a níveis elevados de estrogênios no plasma materno. A provável causa é o aumento da massa placentária por hipertrofia, fato observado nesses casos de anemia hemolítica fetal (Cap. 15, p. 300).

■ Condições maternas que afetam a produção de estrogênio

O *tratamento com glicocorticoides* pode causar importante redução na produção placentária de estrogênios. Os glicocorticoides inibem a secreção de ACTH das hipófises materna e fetal. Isso reduz a secreção suprarrenal materna e fetal do precursor dos estrogênios placentários DHEA-S.

Na *doença de Addison*, as gestantes apresentam níveis menores de estrogênio, principalmente de estrona e estradiol (Baulieu, 1956). A contribuição das suprarrenais fetais para a síntese de estriol, em particular na parte final da gravidez, é quantitativamente mais relevante.

Os *tumores produtores de androgênios* na gestante podem induzir níveis androgênicos elevados na placenta. Felizmente, a placenta tem eficiência extraordinária na aromatização de esteroides C_{19}. Por exemplo, Edman e colaboradores (1981) observaram que praticamente toda a androstenediona que entra no espaço interviloso é absorvida pelo sinciciotrofoblasto e convertida em estradiol. Nenhuma quantidade desses esteroides C_{19} entra no feto. Além disso, é relativamente raro que um feto do sexo feminino sofra virilização nos casos em que a gestante apresente um tumor secretor de androgênio. A placenta é eficiente na conversão dos esteroides C_{19} aromatizáveis, como a testosterona, em estrogênios, evitando, assim, a passagem transplacentária. De fato, é possível que a virilização de fetos femininos de gestantes com tumor produtor de androgênio ocorra nos casos em que o tumor produza um androgênio esteroide C_{19} não aromatizável – por exemplo, a 5α-di-hidrotestosterona. Outra explicação poderia ser a produção de testosterona muito precocemente na gestação em quantidades que excedam a capacidade das aromatases placentárias naquele período.

A *mola hidatidiforme completa* e as *neoplasias trofoblásticas gestacionais*, que não apresentam feto nem uma fonte suprarrenal fetal de precursores esteroides C_{19} para a biossíntese estrogênica nos trofoblastos, limitam a produção de estrogênios pela placenta à utilização dos esteroides C_{19} com origem no plasma materno e, portanto, o estrogênio produzido é principalmente o estradiol (MacDonald, 1964, 1966).

REFERÊNCIAS

Abel MH: Prostanoids and menstruation. In Baird DT, Michie EA (eds): Mechanisms of Menstrual Bleeding. New York, Raven, 2002

Albrecht ED, Pepe GJ: Steroid hormone regulation of angiogenesis in the primate endometrium. Front Biosci 8:D416, 2003

Ancelin M, Buteau-Lozano H, Meduri G, et al: A dynamic shift of VEGF isoforms with a transient and selective progesterone-induced expression of VEGF189 regulates angiogenesis and vascular permeability in human uterus. Proc Natl Acad Sci USA 99:6023, 2002

Aplin JD: MUC-1 glycosylation in endometrium: possible roles of the apical glycocalyx at implantation. Hum Reprod 2:17, 2003

Apps R, Sharkey A, Gardner L, et al: Ex vivo functional responses to HLA-G differ between blood and decidual NK cells. Mol Hum Reprod 17(9):577, 2011

Arici A, Head JR, MacDonald PC, et al: Regulation of interleukin-8 gene expression in human endometrial cells in culture. Mol Cell Endocrinol 94:195, 1993

Arici A, MacDonald PC, Casey ML: Regulation of monocyte chemotactic protein-1 gene expression in human endometrial cells in cultures. Mol Cell Endocrinol 107:189, 1995

Arnholdt H, Meisel F, Fandrey K, et al: Proliferation of villous trophoblast of the human placenta in normal and abnormal pregnancies. Virchows Arch B Cell Pathol Incl Mol Pathol 60:365, 1991

Baker T: A quantitative and cytological study of germ cells in human ovaries. Proc R Soc Lond B Biol Sci 158:417, 1963

Bathgate RA, Samuel CS, Burazin TC, et al: Human relaxin gene 3 (H3) and the equivalent mouse relaxin (M3) gene. Novel members of the relaxin peptide family. J Biol Chem 277:1148, 2002

Baulieu EE, Bricaire H, Jayle MF: Lack of secretion of 17-hydroxycorticosteroids in a pregnant woman with Addison's disease. J Clin Endocrinol 16:690, 1956

Baulieu EE, Dray F: Conversion of 3H-dehydroepiandrosterone (3Beta-hydroxy-delta5-androsten-17-one) sulfate to 3H-estrogens in normal pregnant women. J Clin Endocrinol 23:1298, 1963

Beck T, Schweikhart G, Stolz E: Immunohistochemical location of HPL, SP1 and beta-HCG in normal placentas of varying gestational age. Arch Gynecol 239:63, 1986

Belgorosky A, Guercio G, Pepe C, et al: Genetic and clinical spectrum of aromatase deficiency in infancy, childhood and adolescence. Horm Res 72(6):321, 2009

Benirschke K, Burton GJ, Baergen RN: Pathology of the Human Placenta, 6th ed. Heidelberg, Springer, 2012

Benn PA: Advances in prenatal screening for Down syndrome: I. General principles and second trimester testing. Clin Chim Acta 323:1, 2002

Berry SA, Srivastava CH, Rubin LR, et al: Growth hormone-releasing hormone-like messenger ribonucleic acid and immunoreactive peptide are present in human testis and placenta. J Clin Endocrinol Metab 75:281, 1992

Bersinger NA, Smarason AK, Muttukrishna S, et al: Women with preeclampsia have increased serum levels of pregnancy-associated plasma protein A (PAPP-A), inhibin A, activin A and soluble E-selectin. Hypertens Pregnancy 22(1):45, 2003

Bertelloni S, Baroncelli GI, Pelletti A, et al: Parathyroid hormone-related protein in healthy pregnant women. Calcif Tissue Int 54:195, 1994

Bhaumick B, Dawson EP, Bala RM: The effects of insulin-like growth factor-I and insulin on placental lactogen production by human term placental explants. Biochem Biophys Res Commun 144:674, 1987

Bleker O, Kloostermans G, Mieras D, et al: Intervillous space during uterine contractions in human subjects: an ultrasonic study. Am J Obstet Gynecol 123:697, 1975

Bogic LV, Mandel M, Bryant-Greenwood GD: Relaxin gene expression in human reproductive tissues by in situ hybridization. J Clin Endocrinol Metab 80:130, 1995

Bonagura TW, Babischkin JS, Aberdeen GC, et al: Prematurely elevating estradiol in early baboon pregnancy suppresses uterine artery remodeling and expression of extravillous placental vascular endothelial growth factor and a1b1 integrins. Endocrinology 153(6):2897, 2012

Bonenfant M, Provost PR, Drolet R, et al: Localization of type 1 17beta-hydroxysteroid dehydrogenase mRNA and protein in syncytiotrophoblasts and invasive cytotrophoblasts in the human term villi. J Endocrinol 165:217, 2000

Borell U, Fernstrom I, Westman A: An arteriographic study of the placental circulation. Geburtshilfe Frauenheilkd 18:1, 1958

Bourne GL: The Human Amnion and Chorion. Chicago, Year Book, 1962

Boyd JD, Hamilton WJ: The Human Placenta. Cambridge, England, Heffer, 1970

Bradshaw KD, Carr BR: Placental sulfatase deficiency: maternal and fetal expression of steroid sulfatase deficiency and X-linked ichthyosis. Obstet Gynecol Surv 41:401, 1986

Brosens I, Dixon H: The anatomy of the maternal side of the placenta. Eur J Endocrinol 73:357, 1963

Bryant-Greenwood GD: The extracellular matrix of the human fetal membranes: structure and function. Placenta 19:1, 1998

Carr BR, Ohashi M, Simpson ER: Low density lipoprotein binding and de novo synthesis of cholesterol in the neocortex and fetal zones of the human fetal adrenal gland. Endocrinology 110:1994, 1982

Carr BR, Porter JC, MacDonald PC, et al: Metabolism of low density lipoprotein by human fetal adrenal tissue. Endocrinology 107:1034, 1980

Carr BR, Sadler RK, Rochelle DB, et al: Plasma lipoprotein regulation of progesterone biosynthesis by human corpus luteum tissue in organ culture. J Clin Endocrinol Metab 52:875, 1981a

Carr BR, Simpson ER: Cholesterol synthesis by human fetal hepatocytes: effect of lipoproteins. Am J Obstet Gynecol 150:551, 1984

Carr BR, Simpson ER: Lipoprotein utilization and cholesterol synthesis by the human fetal adrenal gland. Endocr Rev 2:306, 1981b

Carson DD: The glycobiology of implantation. Front Biosci 7:d1535, 2002

Carvajal JA, Delpiano AM, Cuello MA, et al: Mechanical stretch increases brain natriuretic peptide production and secretion in the human fetal membranes. Reprod Sci 20(5):597, 2013

Casey ML, Delgadillo M, Cox KA, et al: Inactivation of prostaglandins in human decidua vera (parietalis) tissue: substrate specificity of prostaglandin dehydrogenase. Am J Obstet Gynecol 160:3, 1989

Casey ML, Hemsell DL, MacDonald PC, et al: NAD$^+$-dependent 15-hydroxyprostaglandin dehydrogenase activity in human endometrium. Prostaglandins 19:115, 1980

Casey ML, MacDonald PC: Extraadrenal formation of a mineralocorticosteroid: deoxycorticosterone and deoxycorticosterone sulfate biosynthesis and metabolism. Endocr Rev 3:396, 1982a

Casey ML, MacDonald PC: Metabolism of deoxycorticosterone and deoxycorticosterone sulfate in men and women. J Clin Invest 70:312, 1982b

Casey ML, MacDonald PC: The endothelin-parathyroid hormone-related protein vasoactive peptide system in human endometrium: modulation by transforming growth factor-beta. Hum Reprod 11(Suppl 2):62, 1996

Cassmer O: Hormone production of the isolated human placenta. Studies on the role of the foetus in the endocrine functions of the placenta. Acta Endocrinol Suppl 32(Suppl 45):1, 1959

Cervar M, Blaschitz A, Dohr G, et al: Paracrine regulation of distinct trophoblast functions in vitro by placental macrophages. Cell Tissue Res 295:297, 1999

Chennazhi, Nayak NR: Regulation of angiogenesis in the primate endometrium: vascular endothelial growth factor. Semin Reprod Med 27(1):80, 2009

Chigusa Y, Kishore AH, Mogami H, et al: Nrf2 activation inhibits effects of thrombin in human amnion cells and thrombin-induced preterm birth in mice. J Clin Endocrinol Metab 101(6):2612, 2016

Cock TA, Auwerx J: Leptin: cutting the fat off the bone. Lancet 362:1572, 2003

Cole LA: Immunoassay of human chorionic gonadotropin, its free subunits, and metabolites. Clin Chem 43:2233, 1997

Conneely OM, Mulac-Jericevic B, DeMayo F, et al: Reproductive functions of progesterone receptors. Recent Prog Horm Res 57:339, 2002

Corbacho AM, Martinez DL, Clapp C: Roles of prolactin and related members of the prolactin/growth hormone/placental lactogen family in angiogenesis. J Endocrinol 173:219, 2002

Coya R, Martul P, Algorta J, et al: Progesterone and human placental lactogen inhibit leptin secretion on cultured trophoblast cells from human placentas at term. Gynecol Endocrinol 21:27, 2005

Crawford J: A study of human placental growth with observations on the placenta in erythroblastosis foetalis. BJOG 66:855, 1959

Critchley HO, Kelly RW, Baird DT, et al: Regulation of human endometrial function: mechanisms relevant to uterine bleeding. Reprod Biol Endocrinol 4 Suppl 1:S5, 2006

Curry TE Jr, Smith MF: Impact of extracellular matrix remodeling on ovulation and the folliculo-luteal transition. Semin Reprod Med 24(4):228, 2006

Dautzenberg FM, Hauger RL: The CRF peptide family and their receptors: yet more partners discovered. Trends Pharmacol Sci 23:71, 2002

Debiève F, Pampfer S, Thomas K: Inhibin and activin production and subunit expression in human placental cells cultured *in vitro*. Mol Human Reprod 6(8):743, 2000

Diczfalusy E, Troen P: Endocrine functions of the human placenta. Vitam Horm 19:229, 1961

Dombroski RA, Casey ML, MacDonald PC: 5-Alpha-dihydroprogesterone formation in human placenta from 5alpha-pregnan-3beta/alpha-ol-20-ones and 5-pregnan-3beta-yl-20-one sulfate. J Steroid Biochem Mol Biol 63:155, 1997

Duffy DM, Hutchison JS, Stewart DR, et al: Stimulation of primate luteal function by recombinant human chorionic gonadotropin and modulation of steroid, but not relaxin, production by an inhibitor of 3 beta-hydroxysteroid dehydrogenase during simulated early pregnancy. J Clin Endocrinol Metab 81:2307, 1996

Duncan WC, McNeilly AS, Fraser HM, et al: Luteinizing hormone receptor in the human corpus luteum: lack of down-regulation during maternal recognition of pregnancy. Hum Reprod 11:2291, 1996

Dunn CL, Critchley HO, Kelly RW: IL-15 regulation in human endometrial stromal cells. J Clin Endocrinol Metab 87:1898, 2002

Economos K, MacDonald PC, Casey ML: Endothelin-1 gene expression and protein biosynthesis in human endometrium: potential modulator of endometrial blood flow. J Clin Endocrinol Metab 74:14, 1992

Edman CD, Toofanian A, MacDonald PC, et al: Placental clearance rate of maternal plasma androstenedione through placental estradiol formation: an indirect method of assessing uteroplacental blood flow. Am J Obstet Gynecol 141:1029, 1981

Elliott CL, Allport VC, Loudon JA, et al: Nuclear factor-kappa B is essential for up-regulation of interleukin-8 expression in human amnion and cervical epithelial cells. Mol Hum Reprod 7:787, 2001

Evans J, Salamonsen LA: Inflammation, leukocytes and menstruation. Rev Endocr Metab Disord 13(4):277, 2012

Faas MM, de Vos P: Uterine NK cells and macrophages in pregnancy. Placenta 56:44, 2017

Faddy MJ, Gosden RG, Gougeon A, et al: Accelerated disappearance of ovarian follicles in mid-life: implications for forecasting menopause. Hum Reprod 7:1342, 1992

Ferenczy A: Studies on the cytodynamics of human endometrial regeneration. I. Scanning electron microscopy. Am J Obstet Gynecol 124:64, 1976

Filicori M, Santoro N, Merriam GR, et al: Characterization of the physiological pattern of episodic gonadotropin secretion throughout the human menstrual cycle. J Clin Endocrinol Metab 62:1136, 1986

Fisk NM, MacLachlan N, Ellis C, et al: Absent end-diastolic flow in first trimester umbilical artery. Lancet 2:1256, 1988

Florio P, Franchini A, Reis FM, et al: Human placenta, chorion, amnion and decidua express different variants of corticotropin-releasing factor receptor messenger RNA. Placenta 21:32, 2000

Florio P, Mezzesimi A, Turchetti V, et al: High levels of human chromogranin A in umbilical cord plasma and amniotic fluid at parturition. J Soc Gynecol Investig 9:32, 2002

France JT, Liggins GC: Placental sulfatase deficiency. J Clin Endocrinol Metab 29:138, 1969

Frandsen VA, Stakemann G: The site of production of oestrogenic hormones in human pregnancy: hormone excretion in pregnancy with anencephalic foetus. Acta Endocrinol 38:383, 1961

Fraser HM, Wulff C: Angiogenesis in the primate ovary. Reprod Fertil Dev 13:557, 2001

Fu B, Li X, Sun R, et al: Natural killer cells promote immune tolerance by regulating inflammatory TH17 cells at the human maternal-fetal interface. Proc Natl Acad Sci USA 110(3):E231, 2013

Fuglsang J, Skjaerbaek C, Espelund U, et al: Ghrelin and its relationship to growth hormones during normal pregnancy. Clin Endocrinol (Oxf) 62(5):554, 2005

Fuzzi B, Rizzo R, Criscuoli L, et al: HLA-G expression in early embryos is a fundamental prerequisite for the obtainment of pregnancy. Eur J Immunol 32:311, 2002

Garcia-Velasco JA, Arici A: Chemokines and human reproduction. Fertil Steril 71:983, 1999

Gargett CE, Rogers PA: Human endometrial angiogenesis. Reproduction 121:181, 2001

Genazzani AR, Fraioli F, Hurlimann J, et al: Immunoreactive ACTH and cortisol plasma levels during pregnancy. Detection and partial purification of corticotrophin-like placental hormone: the human chorionic corticotrophin (HCC). Clin Endocrinol (Oxf) 4:1, 1975

Genbacev O, Ratkovic M, Kraincanic M, et al: Effect of prostaglandin PGE2alpha on the synthesis of placental proteins and human placental lactogen (HPL). Prostaglandins 13:723, 1977

Georgia S, Bhushan A: Pregnancy hormones boost beta cells via serotonin. Nat Med 16(7):756, 2010

Germain A, Attaroglu H, MacDonald PC, et al: Parathyroid hormone-related protein mRNA in avascular human amnion. J Clin Endocrinol Metab 75:1173, 1992

Gibson DA, Simitsidelis I, Cousins FL, et al: Intracrine androgens enhance decidualization and modulate expression of human endometrial receptivity genes. Sci Rep 286, 2016

Golander A, Hurley T, Barrett J, et al: Prolactin synthesis by human chorion-decidual tissue: a possible source of prolactin in the amniotic fluid. Science 202:311, 1978

Goldman-Wohl DS, Ariel I, Greenfield C, et al: HLA-G expression in extravillous trophoblasts is an intrinsic property of cell differentiation: a lesson learned from ectopic pregnancies. Mol Hum Reprod 6:535, 2000

Gougeon A: Regulation of ovarian follicular development in primates: facts and hypotheses. Endocr Rev 17:121, 1996

Greer LG, Casey BM, Halvorson LM, et al: Antithyroid antibodies and parity: further evidence for microchimerism in autoimmune thyroid disease. Am J Obstet Gynecol 205(5):471.e1, 2011

Groome NP, Illingworth PJ, O'Brien M, et al: Measurement of dimeric inhibin B throughout the human menstrual cycle. J Clin Endocrinol Metab 81:1401, 1996

Grumbach MM: Aromatase deficiency and its consequences. Adv Exp Med Biol 707:19, 2011

Grumbach MM, Kaplan SL: On placental origin and purification of chorionic growth hormone prolactin and its immunoassay in pregnancy. Trans N Y Acad Sci 27:167, 1964

Gualillo O, Caminos J, Blanco M, et al: Ghrelin, a novel placental-derived hormone. Endocrinology 142:788, 2001

Gubbay O, Critchley HO, Bowen JM, et al: Prolactin induces ERK phosphorylation in epithelial and CD56(+) natural killer cells of the human endometrium. J Clin Endocrinol Metab 87:2329, 2002

Gurpide E, Schwers J, Welch MT, et al: Fetal and maternal metabolism of estradiol during pregnancy. J Clin Endocrinol Metab 26:1355, 1966

Gurpide E, Tseng J, Escarcena L, et al: Fetomaternal production and transfer of progesterone and uridine in sheep. Am J Obstet Gynecol 113:21, 1972

Guzeloglu-Kayisli O, Kayisli UA, Taylor HS: The role of growth factors and cytokines during implantation: endocrine and paracrine interactions. Semin Reprod Med 27(1):62, 2009

Hafez ES, Ludwig H, Metzger H: Human endometrial fluid kinetics as observed by scanning electron microscopy. Am J Obstet Gynecol 122:929, 1975

Hanna J, Goldman-Wohl D, Hamani Y, et al: Decidual NK cells regulate key developmental processes at the human fetal-maternal interface. Nat Med 12:1065, 2006

Hansell DJ, Bryant-Greenwood GD, Greenwood FC: Expression of the human relaxin H1 gene in the decidua, trophoblast, and prostate. J Clin Endocrinol Metab 72:899, 1991

Harada N, Ogawa H, Shozu M, et al: Biochemical and molecular genetic analyses on placental aromatase (P-450AROM) deficiency. J Biol Chem 267:4781, 1992

Henson MC, Castracane VD: Leptin: roles and regulation in primate pregnancy. Semin Reprod Med 20:113, 2002

Hershman JM: Human chorionic gonadotropin and the thyroid: Hyperemesis gravidarum and trophoblastic tumors. Thyroid 9:653, 1999

Hertig AT: The placenta: some new knowledge about an old organ. Obstet Gynecol 20:859, 1962

Hillier SG: Gonadotropic control of ovarian follicular growth and development. Mol Cell Endocrinol 179:39, 2001

Horgan CE, Roumimper H, Tucker R, et al: Altered decorin and Smad expression in human fetal membranes in PPROM. Biol Reprod 91(5):105, 2014

Horvath TL, Diano S, Sotonyi P, et al: Minireview: ghrelin and the regulation of energy balance—a hypothalamic perspective. Endocrinology 142:4163, 2001

Hoshina M, Boothby M, Boime I: Cytological localization of chorionic gonadotropin alpha and placental lactogen mRNAs during development of the human placenta. J Cell Biol 93:190, 1982

Hreinsson JG, Scott JE, Rasmussen C, et al: Growth differentiation factor-9 promotes the growth, development, and survival of human ovarian follicles in organ culture. J Clin Endocrinol Metab 87:316, 2002

Hudson P, Haley J, John M, et al: Structure of a genomic clone encoding biologically active human relaxin. Nature 301:628, 1983

Hudson P, John M, Crawford R, et al: Relaxin gene expression in human ovaries and the predicted structure of a human preprorelaxin by analysis of cDNA clones. EMBO J 3:2333, 1984

Hunt JS, Orr HT: HLA and maternal-fetal recognition. FASEB J 6:2344, 1992

Iwashita M, Kudo Y, Shinozaki Y, et al: Gonadotropin-releasing hormone increases serum human chorionic gonadotropin in pregnant women. Endocr J 40:539, 1993

Jeffrey J: Collagen and collagenase: pregnancy and parturition. Semin Perinatol 15:118, 1991

Johnson EL, Chakraborty R: Placental Hofbauer cells limit HIV-1 replication and potentially offset mother to child transmission (MTCT) by induction of immunoregulatory cytokines. Retrovirology 9:101, 2012

Johnson PM, Christmas SE, Vince GS: Immunological aspects of implantation and implantation failure. Hum Reprod 14(suppl 2):26, 1999

Jones RL, Stoikos C, Findlay JK, et al: TGF-β superfamily expression and actions in the endometrium and placenta. Reproduction 132:217, 2006

Jones SA, Brooks AN, Challis JR: Steroids modulate corticotropin-releasing hormone production in human fetal membranes and placenta. J Clin Endocrinol Metab 68:825, 1989a

Jones SA, Challis JR: Local stimulation of prostaglandin production by corticotropin-releasing hormone in human fetal membranes and placenta. Biochem Biophys Res Commun 159:192, 1989b

Kaipia A, Hsueh AJ: Regulation of ovarian follicle atresia. Annu Rev Physiol 59:349, 1997

Kane N, Kelly R, Saunders PTK, et al: Proliferation of uterine natural killer cells is induced by hCG and mediated via the mannose receptor. Endocrinology 150(6):2882, 2009

Kaneko Y, Murphy CR, Day ML: Extracellular matrix proteins secreted from both the endometrium and the embryo are required for attachment: a study using a co-culture model of rat blastocysts and Ishikawa cells. J Morphol 2741(1):63, 2013

Katzenellenbogen BS, Sun J, Harrington WR, et al: Structure-function relationships in estrogen receptors and the characterization of novel selective estrogen receptor modulators with unique pharmacological profiles. Ann NY Acad Sci 949:6, 2001

Kaufmann P, Scheffen I: Placental development. In Polin R, Fox W (eds): Fetal and Neonatal Physiology. Philadelphia, Saunders, 1992

Kim H, Toyofuku Y, Lynn FC; et al: Serotonin regulates pancreatic beta cell mass during pregnancy. Nat Med 16(7):804, 2010

King BF, Menton DN: Scanning electron microscopy of human placental villi from early and late in gestation. Am J Obstet Gynecol 122:824, 1975

Kraiem Z, Sadeh O, Blithe DL, et al: Human chorionic gonadotropin stimulates thyroid hormone secretion, iodide uptake, organification, and adenosine 3′,5′-monophosphate formation in cultured human thyrocytes. J Clin Endocrinol Metab 79:595, 1994

Kurman RJ, Young RH, Norris HJ, et al: Immunocytochemical localization of placental lactogen and chorionic gonadotropin in the normal placenta and trophoblastic tumors, with emphasis on intermediate trophoblast and the placental site trophoblastic tumor. Int J Gynecol Pathol 3:101, 1984

Kurtzman JT, Wilson H, Rao CV: A proposed role for hCG in clinical obstetrics. Semin Reprod Med 19:63, 2001

La Cava A, Alviggi C, Matarese G: Unraveling the multiple roles of leptin in inflammation and autoimmunity. J Mol Med 82:4, 2004

LeBouteiller P, Solier C, Proll J, et al: Placental HLA-G protein expression in vivo: where and what for? Hum Reprod Update 5:223, 1999

Lessey BA, Castelbaum AJ: Integrins and implantation in the human. Rev Endocr Metab Disord 3:107, 2002

Lessey BA, Castelbaum AJ, Sawin SW, et al: Integrins as markers of uterine receptivity in women with primary unexplained infertility. Fertil Steril 63:535, 1995

Liao S, Vickers MH, Taylor RS, et al: Human placental growth hormone is increased in maternal serum at 20 weeks of gestation in pregnancies with large-for-gestation-age babies. Growth Factors 34(5–6):203, 2016

Licht P, Russu V, Wildt L: On the role of human chorionic gonadotropin (hCG) in the embryo-endometrial microenvironment: implications for differentiation and implantation. Semin Reprod Med 19:37, 2001

Lindhard A, Bentin-Ley U, Ravn V, et al: Biochemical evaluation of endometrial function at the time of implantation. Fertil Steril 78:221, 2002

Lobo SC, Srisuparp S, Peng X, et al: Uterine receptivity in the baboon: modulation by chorionic gonadotropin. Semin Reprod Med 19:69, 2001

Loke YM, King A: Human Implantation. Cell Biology and Immunology. Cambridge, Cambridge University Press, 1995

Loquet P, Broughton-Pipkin F, Symonds E, et al: Blood velocity waveforms and placental vascular formation. Lancet 2:1252, 1988

Luo S, Yu H, Wu D, et al: Transforming growth factor β1 inhibits steroidogenesis in human trophoblast cells. Molecular Human Reproduction 8(3):318, 2002

MacDonald PC: Placental steroidogenesis. In Wynn RM (ed): Fetal Homeostasis, Vol. I. New York, New York Academy of Sciences, 1965a

MacDonald PC, Siiteri PK: Origin of estrogen in women pregnant with an anencephalic fetus. J Clin Invest 44:465, 1965b

MacDonald PC, Siiteri PK: Study of estrogen production in women with hydatidiform mole. J Clin Endocrinol Metab 24:685, 1964

MacDonald PC, Siiteri PK: The in vivo mechanisms of origin of estrogen in subjects with trophoblastic tumors. Steroids 8:589, 1966

Macklon NS, Fauser BC: Follicle-stimulating hormone and advanced follicle development in the human. Arch Med Res 32:595, 2001

Manaster I, Mizrahi S, Goldman-Wohl D, et al: Endometrial NK cells are special immature cells that await pregnancy. J Immunol 181:1869, 2008

Marcellin L, Schmitz T, Messaoudene M, et al: Immune modifications in fetal membranes overlying the cervix precede parturition in humans. J Immunol 198(3):1345, 2017

Markee J: Menstruation in intraocular endometrial transplants in the rhesus monkey. Contrib Embryol 28:219, 1940

Maruo T, Ladines-Llave CA, Matsuo H, et al: A novel change in cytologic localization of human chorionic gonadotropin and human placental lactogen in first-trimester placenta in the course of gestation. Am J Obstet Gynecol 167:217, 1992

Maybin JA, Critchley HO: Menstrual physiology: implications for endometrial pathology and beyond. Hum Reprod Update 21(6):748, 2015

McCabe ER: Adrenal hypoplasias and aplasias. In Scriver CR, Beaudet AL, Sly WE, et al (eds): The Metabolic and Molecular Bases of Inherited Disease. New York, McGraw-Hill, 2001

McCombs H, Craig M: Decidual necrosis in normal pregnancy. Obstet Gynecol 24:436, 1964

McGregor WG, Kuhn RW, Jaffe RB: Biologically active chorionic gonadotropin: synthesis by the human fetus. Science 220:306, 1983

McGregor WG, Raymoure WJ, Kuhn RW, et al: Fetal tissue can synthesize a placental hormone. Evidence for chorionic gonadotropin beta-subunit synthesis by human fetal kidney. J Clin Invest 68:306, 1981

Mesiano S: The endocrinology of human pregnancy and fetoplacental neuroendocrine development. In Strauss JF, Barbieri RL (eds): Yen and Jaffe's Reproductive Endocrinology: Physiology, Pathophysiology, and Clinical Management, 6th ed. Philadelphia, Saunders, 2009

Mi Y, Wang W, Zhang C, et al: Autophagic degradation of collagen 1A1 by cortisol in human amnion fibroblasts. Endocrinology 158(4):1005, 2017

Miller-Lindholm AK, LaBenz CJ, Ramey J, et al: Human chorionic gonadotropin-beta gene expression in first trimester placenta. Endocrinology 138:5459, 1997

Moffett-King A: Natural killer cells and pregnancy. Nat Rev Immunol 2:656, 2002

Mogami H, Keller PW, Shi H, et al: Effect of thrombin on human amnion mesenchymal cells, mouse fetal membranes, and preterm birth. J Biol Chem 289(19):13295, 2014

Mogami H, Kishore AH, Shi H, et al: Fetal fibronectin signaling induces matrix metalloproteases and cyclooxygenase-2 (COX-2) in amnion cells and preterm birth in mice. J Biol Chem 288(3):1953, 2013

Moore JJ, Dubyak GR, Moore RM, et al: Oxytocin activates the inositol-phospholipid-protein kinase-C system and stimulates prostaglandin production in human amnion cells. Endocrinology 123:1771, 1988

Moore KL, Persaud TV, Torchia MG (eds): The Developing Human. Clinically Oriented Embryology, 9th ed. Philadelphia, Saunders, 2013

Moore RM, Redline RW, Kumar D, et al: Differential expression of fibulin family proteins in the para-cervical weak zone and other areas of human fetal membranes. Placenta 30(4):335, 2009

Morrish DW, Bhardwaj D, Paras MT: Transforming growth factor beta 1 inhibits placental differentiation and human chorionic gonadotropin and human placental lactogen secretion. Endocrinology 129(1):22, 1991

Morrish DW, Marusyk H, Siy O: Demonstration of specific secretory granules for human chorionic gonadotropin in placenta. J Histochem Cytochem 35:93, 1987

Mote PA, Balleine RL, McGowan EM, et al: Colocalization of progesterone receptors A and B by dual immunofluorescent histochemistry in human endometrium during the menstrual cycle. J Clin Endocrinol Metab 84:2963, 1999

Mote PA, Balleine RL, McGowan EM, et al: Heterogeneity of progesterone receptors A and B expression in human endometrial glands and stroma. Hum Reprod 15(suppl 3):48, 2000

Navot D, Bergh P: Preparation of the human endometrium for implantation. Ann N Y Acad Sci 622:212, 1991

Nemeth E, Tashima LS, Yu Z, et al: Fetal membrane distention: I. Differentially expressed genes regulated by acute distention in amniotic epithelial (WISH) cells. Am J Obstet Gynecol 182:50, 2000

Nguyen H, Dubernard G, Aractingi S, et al: Feto-maternal cell trafficking: a transfer of pregnancy associated progenitor cells. Stem Cell Rev 2:111, 2006

Nicholson RC, King BR: Regulation of CRH gene expression in the placenta. Front Horm Res 27:246, 2001

Nikas G: Cell-surface morphological events relevant to human implantation. Hum Reprod 2:37, 2003

Nusken E, Wohlfarth M, Lippach G, et al: Reduced perinatal leptin availability may contribute to adverse metabolic programming in a rat model of uteroplacental insufficiency. Endocrinology 157(5):1813, 2016

Ny T, Wahlberg P, Brandstrom IJ: Matrix remodeling in the ovary: regulation and functional role of the plasminogen activator and matrix metalloproteinase systems. Mol Cell Endocrinol 187:29, 2002

O'Sullivan CM, Liu SY, Karpinka JB, et al: Embryonic hatching enzyme strypsin/ISP1 is expressed with ISP2 in endometrial glands during implantation. Mol Reprod Dev 62:328, 2002

Odagiri E, Sherrell BJ, Mount CD, et al: Human placental immunoreactive corticotropin, lipotropin, and beta-endorphin: evidence for a common precursor. Proc Natl Acad Sci USA 76:2027, 1979

Parker CR Jr, Carr BR, Simpson ER, et al: Decline in the concentration of low-density lipoprotein-cholesterol in human fetal plasma near term. Metabolism 32:919, 1983

Parker CR Jr, Simpson ER, Bilheimer DW, et al: Inverse relation between low-density lipoprotein-cholesterol and dehydroisoandrosterone sulfate in human fetal plasma. Science 208:512, 1980

Patel N, Alsat E, Igout A, et al: Glucose inhibits human placental GH secretion, in vitro. J Clin Endocrinol Metab 80:1743, 1995

Peluso JJ: Non-genomic actions of progesterone in the normal and neoplastic mammalian ovary. Semin Reprod Med 25:198, 2007

Peng B, Zhu H, Klausen C, et al: GnRH regulates trophoblast invasion via RUNX2-mediated MMP2/9 expression. Mol Hum Reprod 22(2):119, 2016

Pereira de Sousa FL, Chaiwangyen W, Morales-Prieto DM, et al: Involvement of STAT1 in proliferation and invasiveness of trophoblastic cells. Reprod Biol 17(3):218, 2017

Petraglia F, Florio P, Benedetto C, et al: Urocortin stimulates placental adrenocorticotropin and prostaglandin release and myometrial contractility in vitro. J Clin Endocrinol Metab 84:1420, 1999

Petraglia F, Giardino L, Coukos G, et al: Corticotropin-releasing factor and parturition: plasma and amniotic fluid levels and placental binding sites. Obstet Gynecol 75:784, 1990

Petraglia F, Vaughan J, Vale W: Inhibin and activin modulate the release of gonadotropin-releasing hormone, human chorionic gonadotropin, and progesterone from cultured human placental cells. Proc Natl Acad Sci USA 86:5114, 1989

Petraglia F, Woodruff TK, Botticelli G, et al: Gonadotropin-releasing hormone, inhibin, and activin in human placenta: evidence for a common cellular localization. J Clin Endocrinol Metab 74:1184, 1992

Pijnenborg R: Trophoblast invasion. Reprod Med Rev 3:53, 1994

Pijnenborg R, Bland JM, Robertson WB, et al: Uteroplacental arterial changes related to interstitial trophoblast migration in early human pregnancy. Placenta 4:397, 1983

Piper KP, McLarnon A, Arrazi J, et al: Functional HY-specific CD8+ T cells are found in a high proportion of women following pregnancy with a male fetus. Biol Reprod 76:96, 2007

PrabhuDas M, Bonney E, Caron K, et al: Immune mechanisms at the maternal-fetal interface: perspective and challenges. Nat Immunol 16(4):328, 2015

Prakash A, Laird S, Tuckerman E, et al: Inhibin A and activin A may be used to predict pregnancy outcome in women with recurrent miscarriage. Fertil Steril 83(6):1758, 2005

Qin X, Chua PK, Ohira RH, et al: An autocrine/paracrine role of human decidual relaxin. II. Stromelysin-1 (MMP-3) and tissue inhibitor of matrix metalloproteinase-1 (TIMP-1). Biol Reprod 56:812, 1997a

Qin X, Garibay-Tupas J, Chua PK, et al: An autocrine/paracrine role of human decidual relaxin. I. Interstitial collagenase (matrix metalloproteinase-1) and tissue plasminogen activator. Biol Reprod 56:800, 1997b

Rahmati M, Petitbarat M, Dubanchet S, et al: Colony stimulating factors 1, 2, 3 and early pregnancy steps: from bench to bedside. J Reprod Immunol 109:1, 2015

Rainey WE, Carr BR, Wang ZN, et al: Gene profiling of human fetal and adult adrenals. J Endocrinol 171:209, 2001

Rajagopalan S, Long EO: Cellular senescence induced by CD158d reprograms natural killer cells to promote vascular remodeling. Proc Natl Acad Sci USA 109(50):20596, 2012

Ramsey EM, Donner MW: Placental Vasculature and Circulation. Philadelphia, Saunders, 1980

Reyes L, Wolfe B, Golos T: Hofbauer cells: placental macrophages of fetal origin. Results Probl Cell Differ 62:45, 2017

Richards JS: Genetics of ovulation. Semin Reprod Med 25(4):235, 2007

Riddick DH, Luciano AA, Kusmik WF, et al: Evidence for a nonpituitary source of amniotic fluid prolactin. Fertil Steril 31:35, 1979

Riley S, Walton J, Herlick J, et al: The localization and distribution of corticotropin-releasing hormone in the human placenta and fetal membranes throughout gestation. J Clin Endocrinol Metab 72:1001, 1991

Robidoux J, Simoneau L, St Pierre S, et al: Characterization of neuropeptide Y-mediated corticotropin-releasing factor synthesis and release from human placental trophoblasts. Endocrinology 141:2795, 2000

Robinson BG, Emanuel RL, Frim DM, et al: Glucocorticoid stimulates expression of corticotropin-releasing hormone gene in human placenta. Proc Natl Acad Sci USA 85:5244, 1988

Rogers PA, Donoghue JF, Walter LM, et al: Endometrial angiogenesis, vascular maturation, and lymphangiogenesis. Reprod Sci 16(2):147, 2009

Rosario FJ, Powell TL, Jansson T: Activation of placental insulin and mTOR signaling in a mouse model of maternal obesity associated with fetal overgrowth. Am J Physiol Regul Integr Comp Physiol 310(1):R87, 2016a

Rosario GX, Stewart CL: The multifaceted actions of leukaemia inhibitory factor in mediating uterine receptivity and embryo implantation. Am J Reprod Immunol 75(3):246, 2016b

Rowe T, King L, MacDonald PC, et al: Tissue inhibitor of metalloproteinase-1 and tissue inhibitor of metalloproteinase-2 expression in human amnion mesenchymal and epithelial cells. Am J Obstet Gynecol 176:915, 1997

Ruocco MG, Chaouat G, Florez L, et al: Regulatory T-cells in pregnancy: historical perspective, state of the art, and burning questions. Front Immunol 5:389, 2014

Ryan KJ: Biological aromatization of steroids. J Biol Chem 234:268, 1959a

Ryan KJ: Metabolism of C-16-oxygenated steroids by human placenta: the formation of estriol. J Biol Chem 234:2006, 1959b

Salido EC, Yen PH, Barajas L, et al: Steroid sulfatase expression in human placenta: immunocytochemistry and in situ hybridization study. J Clin Endocrinol Metab 70:1564, 1990

Saunders PT: Does estrogen receptor beta play a significant role in human reproduction? Trends Endocrinol Metab 16:222, 2005

Saxe A, Dean S, Gibson G, et al: Parathyroid hormone and parathyroid hormone-related peptide in venous umbilical cord blood of healthy neonates. J Perinat Med 25:288, 1997

Segaloff A, Sternberg W, Gaskill C: Effects of luteotrophic doses of chorionic gonadotropin in women. J Clin Endocrinol Metab 11:936, 1951

Short R: Steroids in the follicular fluid and the corpus luteum of the mare. A "two cell type" theory of ovarian steroid synthesis. J Endocrinol 24:59, 1962

Shozu M, Akasofu K, Harada T, et al: A new cause of female pseudohermaphroditism: placental aromatase deficiency. J Clin Endocrinol Metab 72:560, 1991

Siiteri PK, MacDonald PC: Placental estrogen biosynthesis during human pregnancy. J Clin Endocrinol Metab 26:751, 1966

Siiteri PK, MacDonald PC: The utilization of circulating dehydroisoandrosterone sulfate for estrogen synthesis during human pregnancy. Steroids 2:713, 1963

Siler-Khodr TM: Chorionic peptides. In McNellis D, Challis JRG, MacDonald PC, et al (eds): The Onset of Labor: Cellular and Integrative Mechanisms. Ithaca, Perinatology Press, 1988

Siler-Khodr TM, Khodr GS: Content of luteinizing hormone-releasing factor in the human placenta. Am J Obstet Gynecol 130:216, 1978

Siler-Khodr TM, Khodr GS: Dose response analysis of GnRH stimulation of hCG release from human term placenta. Biol Reprod 25:353, 1981

Siler-Khodr TM, Khodr GS, Valenzuela G: Immunoreactive gonadotropin-releasing hormone level in maternal circulation throughout pregnancy. Am J Obstet Gynecol 150:376, 1984

Simmonds CS, Karsenty G, Karaplis AD, et al: Parathyroid hormone regulates fetal-placental mineral homeostasis. J Bone Miner Res 25(3):594, 2010

Simoni MK, Jurado KA, Abrahams VM, et al: Zika virus infection of Hofbauer cells. Am J Reprod Immunol 77(2):1, 2017

Simpson ER: Genetic mutations resulting in loss of aromatase activity in humans and mice. J Soc Gynecol Investig 7:S18, 2000

Simpson ER, Burkhart MF: Acyl CoA:cholesterol acyl transferase activity in human placental microsomes: inhibition by progesterone. Arch Biochem Biophys 200:79, 1980

Simpson ER, Carr BR, Parker CR Jr, et al: The role of serum lipoproteins in steroidogenesis by the human fetal adrenal cortex. J Clin Endocrinol Metab 49:146, 1979

Sipos Pl, Rens W, Schlecht H, et al: Uterine vasculature remodeling in human pregnancy involves functional macrochimerism by endothelial colony forming cells of fetal origin. Stem Cells 31:1363, 2013

Soares MJ, Chakraborty D, Renaud SJ, et al: Regulatory pathways controlling the endovascular invasive trophoblast cell linear. J Reprod Dev 58(3):283, 2012

Song Y, Keelan J, France JT: Activin-A stimulates, while transforming growth factor beta 1 inhibits, chorionic gonadotropin production and aromatase activity in cultures human placental trophoblasts. Placenta 17(8):603, 1996

Steele GL, Currie WD, Yuen BH, et al: Acute stimulation of human chorionic gonadotropin secretion by recombinant human activin-A in first trimester human trophoblast. Endocrinology 133:297, 1993

Stevens AM: Microchimeric cells in systemic lupus erythematosus: targets or innocent bystanders? Lupus 15:820, 2006

Sugino N, Kashida S, Karube-Harada A, et al: Expression of vascular endothelial growth factor (VEGF) and its receptors in human endometrium throughout the menstrual cycle and in early pregnancy. Reproduction 123:379, 2002

Thiruchelvam U, Dransfield I, Saunders PTK, et al: The importance of the macrophage within the human endometrium. J Leukoc Biol 93(2):217, 2013

Tomer Y, Huber GK, Davies TF: Human chorionic gonadotropin (hCG) interacts directly with recombinant human TSH receptors. J Clin Endocrinol Metab 74:1477, 1992

Trombly DJ, Woodruff TK, Mayo KE: Roles for transforming growth factor beta superfamily proteins in early folliculogenesis. Semin Reprod Med 27(1):14, 2009

Tsai SJ, Wu MH, Chen HM, et al: Fibroblast growth factor-9 is an endometrial stromal growth factor. Endocrinology 143:2715, 2002

Tsuruta E, Tada H, Tamaki H, et al: Pathogenic role of asialo human chorionic gonadotropin in gestational thyrotoxicosis. J Clin Endocrinol Metab 80:350, 1995

Tyson JE, Hwang P, Guyda H, et al: Studies of prolactin secretion in human pregnancy. Am J Obstet Gynecol 113:14, 1972

Vande Wiele RL, Bogumil J, Dyrenfurth I, et al: Mechanisms regulating the menstrual cycle in women. Recent Prog Horm Res 26:63, 1970

Vaskivuo TE, Ottander U, Oduwole O, et al: Role of apoptosis, apoptosis-related factors and 17 beta-hydroxysteroid dehydrogenases in human corpus luteum regression. Mol Cell Endocrinol 194(1–2):191, 2002

Vickers MH, Gilmour S, Gertler A, et al: 20-kDa placental hGH-V has diminished diabetogenic and lactogenic activities compared with 22-kDa hGH-N while retaining antilipogenic activity. Am J Physiol Endocrinol Metab 297(3):E629, 2009

Voltolini C, Battersby S, Novembri R, et al: Urocortin 2 role in placental and myometrial inflammatory mechanisms at parturition. Endocrinology 156(2):670, 2015

Wadhwa PD, Porto M, Garite TJ, et al: Maternal corticotropin-releasing hormone levels in the early third trimester predict length of gestation in human pregnancy. Am J Obstet Gynecol 179:1079, 1998

Walker WH, Fitzpatrick SL, Barrera-Saldana HA, et al: The human placental lactogen genes: structure, function, evolution and transcriptional regulation. Endocr Rev 12:316, 1991

Wallace EM, Swanston IA, McNeilly AS, et al: Second trimester screening for Down's syndrome using maternal serum dimeric inhibin A. Clin Endocrinol (Oxf) 44(1):17, 1996

Warren W, Silverman A: Cellular localization of corticotrophin releasing hormone in the human placenta, fetal membranes and decidua. Placenta 16:147, 1995

Weetman AP: The immunology of pregnancy. Thyroid 9:643, 1999

Wehmann RE, Nisula BC: Renal clearance rates of the subunits of human chorionic gonadotropin in man. J Clin Endocrinol Metab 50:674, 1980

Whittle WL, Gibb W, Challis JR: The characterization of human amnion epithelial and mesenchymal cells: the cellular expression, activity and glucocorticoid regulation of prostaglandin output. Placenta 21:394, 2000

Williams PJ, Searle RF, Robson SC, et al: Decidual leucocyte populations in early to late gestation normal human pregnancy. J Reprod Immunol 82(1):24, 2009

Winger EE, Reed JL: The multiple faces of the decidual natural killer cell. Am J Reprod Immunol 70:1, 2013

Wislocki GB, Dempsey EW: Electron microscopy of the human placenta. Anat Rec 123:133, 1955

Wolfahrt S, Kleine B, Rossmanith WG: Detection of gonadotrophin releasing hormone and its receptor mRNA in human placental trophoblasts using in situ reverse transcription-polymerase chain reaction. Mol Hum Reprod 4:999, 1998

Wu Z, Horgan CE, Carr O, et al: Biglycan and decorin differentially regulate signaling in the fetal membranes. Matrix Biol 34:266, 2014

Xie L, Sadovsky Y: The function of miR-519d in cell migration, invasion, and proliferation suggests a role in early placentation. Placenta 48:34, 2016

Yan C, Wang P, DeMayo J, et al: Synergistic roles of bone morphogenetic Protein 15 and growth differentiation Factor 9 in ovarian function. Mol Endocrinol 15:854, 2001

Yoshimura M, Pekary AE, Pang XP, et al: Thyrotropic activity of basic isoelectric forms of human chorionic gonadotropin extracted from hydatidiform mole tissues. J Clin Endocrinol Metab 78:862, 1994

Zhang M, Muralimanoharan S, Wortman AC, et al: Primate-specific miR-515 family members inhibit key genes in human trophoblast differentiation and are upregulated in preeclampsia. Proc Natl Acad Sci U S A 113(45):E7069, 2016

CAPÍTULO 6

Anormalidades placentárias

PLACENTA NORMAL 111
VARIANTES DE TAMANHO E FORMA 111
PLACENTAÇÃO EXTRACORIAL 113
DISTÚRBIOS CIRCULATÓRIOS...................... 113
CALCIFICAÇÃO PLACENTÁRIA 115
TUMORES PLACENTÁRIOS 115
AMNIOCÓRION 116
CORDÃO UMBILICAL............................. 117

A placenta, como regra, apresenta bordas mais ou menos arredondadas, mas pode adquirir um aspecto de ferradura quando se encontra na vizinhança do orifício interno, com seus dois ramos parcialmente correndo ao redor do orifício.
— J. Whitridge Williams (1903)

A placenta é um órgão fantástico por si só. Conforme discutido no Capítulo 5 (p. 88), ela fornece a interface indispensável entre a mãe e o feto. De fato, a anatomia, a fisiologia e a estrutura molecular da placenta permanecem como um dos assuntos mais intrigantes e pouco estudados na obstetrícia.

Embora seja recomendado um exame da placenta feito pelo obstetra, é consenso que o exame patológico de rotina não é mandatório. De fato, as condições específicas que merecem ser submetidas a uma inspeção detalhada ainda são motivo de debate. Por exemplo, o College of American Pathologists recomenda que o exame de rotina da placenta seja feito em uma lista extensa de indicações (Langston, 1997). Entretanto, os dados são insuficientes para corroborar todas essas indicações. No mínimo, a placenta e o cordão umbilical devem ser examinados na sala de parto. A decisão de solicitar um exame patológico deve se basear nos achados clínicos e placentários (Redline, 2008; Roberts, 2008). A Tabela 6-1 lista algumas das indicações no Parkland Hospital para o exame anatômico e histopatológico da placenta.

PLACENTA NORMAL

Ao final da gravidez, a placenta "normal" pesa 470 g, é redonda ou oval com um diâmetro de 22 cm e tem espessura central de 2,5 cm (Benirschke, 2012). Ela é composta por disco placentário, membranas extraplacentárias e cordão umbilical com três vasos. A superfície do disco que fica contra a parede uterina é a *placa basal*, a qual se divide por sulcos em porções denominadas cotilédones. A superfície fetal é a *placa coriônica*, na qual se insere o cordão umbilical, normalmente no centro. Os grandes vasos fetais que se originam dos vasos do cordão se espalham e ramificam, cruzando a placa coriônica antes de penetrarem nas vilosidades do parênquima placentário. Em seu trajeto, as artérias fetais quase invariavelmente cruzam sobre veias. A placa coriônica e seus vasos são cobertos pelo âmnio delgado, facilmente destacado da peça após o nascimento.

Conforme recomendado pelo American Institute of Ultrasound in Medicine (2013), a localização da placenta e suas relações com o orifício cervical interno são registradas durante os exames ultrassonográficos neonatais. Conforme visualizado na ultrassonografia, a placenta normal é homogênea, tem espessura entre 2 e 4 cm, encontra-se apoiada no miométrio e apresenta indentação para o interior da bolsa amniótica. O espaço retroplacentário é uma área hipoecoica que separa o miométrio da placa basal e mede menos de 1 a 2 cm. O cordão umbilical também é visto nas imagens, seus locais de inserção no feto e na placenta são examinados e seus vasos são contados.

Muitas lesões placentárias podem ser identificadas a olho nu ou por exame ultrassonográfico, mas outras também requerem exame histopatológico para esclarecimento. Uma descrição detalhada de tais lesões foge ao escopo deste capítulo, e os leitores

Placentação, embriogênese e desenvolvimento fetal

TABELA 6-1 Algumas indicações para exame histopatológico da placenta[a]

Indicações maternas

Aloimunização anti-CDE
Cesariana com histerectomia
Complicações inexplicadas ou recorrentes na gestação
Descolamento prematuro de placenta
Distúrbios sistêmicos com efeitos conhecidos
Febre ou infecção periparto
Infecção anteparto com risco para o feto
Mecônio espesso ou viscoso
Oligoidrâmnio ou polidrâmnio
Parto pós-termo
Parto pré-termo
Sangramento inexplicado no final da gestação
Suspeita de lesão placentária
Trauma grave

Indicações fetais e neonatais

Admissão em berçário de cuidados intensivos
Anemia fetal
Anomalias importantes ou cariótipo anormal
Comprometimento fetal ou neonatal
Convulsões neonatais
Gêmeo evanescente depois do primeiro trimestre
Gestação múltipla
Hidropsia fetal
Infecção ou sepse
Natimorto ou morte neonatal
Peso ≤ 10° ou ≥ 95° percentil

Indicações placentárias

Cordão a termo < 32 cm ou > 100 cm
Formato ou tamanho acentuadamente anormal da placenta
Inserção marginal ou velamentosa do cordão
Lesões do cordão umbilical
Lesões macroscópicas
Placenta acentuadamente aderida

[a]As indicações estão dispostas em ordem alfabética.

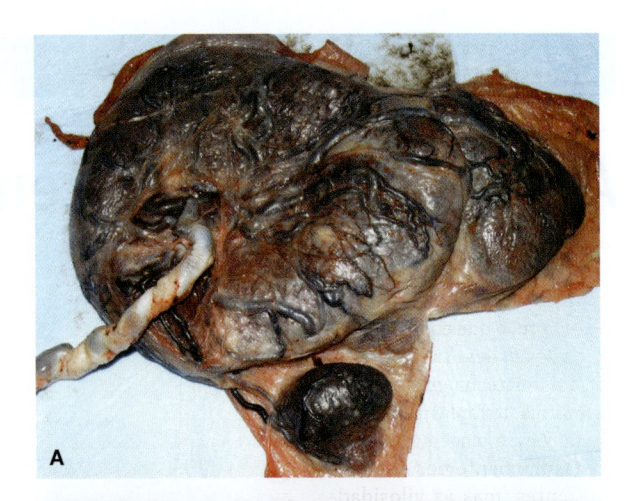

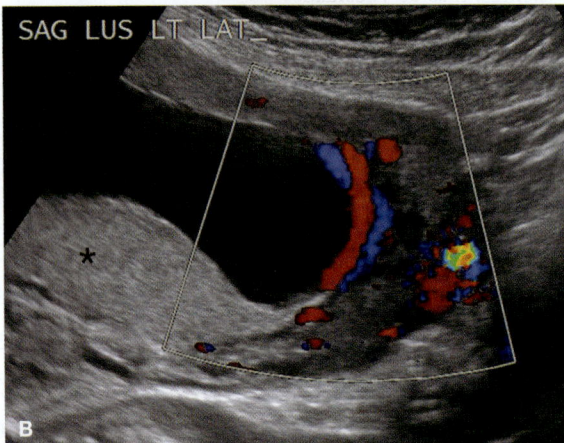

FIGURA 6-1 Lobo sucenturiado. **A.** Os vasos estendem-se desde o disco placentário principal para suprir o pequeno lobo redondo sucenturiado localizado abaixo dele. (Usada com permissão de Dr. Jaya George). **B.** Ultrassonografia com Doppler colorido mostrando o disco placentário principal implantado em posição posterior (*asterisco*). O lobo sucenturiado está localizado sobre a parede anterior do útero cruzando a cavidade amniótica. Os vasos são identificados como as estruturas tubulares longas azul e vermelha cursando no interior das membranas e ligando essas duas porções da placenta.

interessados são encorajados a consultar os livros-texto de Benirschke (2012), Fox (2007), Faye-Petersen (2006) e colaboradores. Além disso, a síndrome da placenta acreta e a doença trofoblástica gestacional são apresentadas com detalhes nos **Capítulos 20 e 41**, respectivamente.

VARIANTES DE TAMANHO E FORMA

Entre as variantes, as placentas podem raras vezes ser formadas como discos distintos de tamanho quase igual. Essa *placenta bilobada* também pode ser conhecida como placenta bipartida ou dupla. Nessas placentas, o cordão insere-se entre os dois lobos placentários – no interior de uma ponte coriônica de ligação ou das membranas intervenientes. A placenta contendo três ou mais lobos é rara e denominada *multilobada*. Diferentemente dessa distribuição por igual, um ou mais lobos acessórios desproporcionalmente menores – ou *sucenturiados* – podem ocorrer nas membranas mantendo alguma distância da placenta principal (Fig. 6-1). Esses lobos possuem vasos que cursam atravessando as membranas. De importância clínica, se esses vasos se encontrarem sobre o colo, criando uma vasa prévia, a laceração desses vasos pode desencadear hemorragias fetais perigosas (p. 118). Um lobo acessório também pode ficar retido no útero após o nascimento e causar atonia uterina com hemorragia pós-parto ou endometrite tardia.

Raramente, a área de superfície placentária varia em relação ao normal. No caso da placenta membranácea, as vilosidades cobrirão toda ou quase toda a cavidade uterina. Isso pode causar hemorragia grave em razão de associação com placenta prévia ou acreta (Greenberg, 1991; Pereira, 2013). A placenta em forma de anel pode ser uma variação da placenta membranácea. Essa placenta é anelar e observa-se um anel total ou parcial de tecido placentário. Tais anormalidades parecem estar associadas a maior probabilidade de sangramento anteparto e pós-parto, além de restrição do crescimento fetal (Faye-Petersen, 2006; Steemers, 1995). Na placenta fenestrada, a porção central do disco placentário está ausente. Em alguns casos há, de fato, um orifício na placenta, mas na maioria das vezes o defeito envolve apenas o tecido viloso, e a placa coriônica mantém-se intacta. Clinicamente, sua ocorrência pode levar à busca infrutífera de um cotilédone placentário que se imagina estar retido.

Durante a gravidez, a placenta normal aumenta de espessura a uma velocidade de cerca de 1 mm por semana. Embora sua medição não faça parte da rotina do exame ultrassonográfico, essa espessura normalmente não excede 40 mm (Hoddick, 1985). Define-se que há *placentomegalia* quando a espessura está acima de 40 mm, o que em geral ocorre em razão de aumento acentuado das vilosidades. Tal aumento pode ser secundário a diabetes ou anemia materna grave, ou a hidropsia, anemia ou infecção fetal por sífilis, toxoplasmose, parvovírus ou citomegalovírus. Nessas condições, a placenta está espessada de forma homogênea. Menos comumente nos casos de placentomegalia, há partes fetais presentes, mas as vilosidades estão edemaciadas e aparecem como pequenos cistos placentários, como em casos de mola parcial (Cap. 20, p. 391). Também é possível encontrar vesículas císticas na *displasia do mesênquima placentário*. Nesse quadro raro, as vesículas correspondem a vilosidades tronco aumentadas; contudo, diferentemente da gravidez molar, não há proliferação excessiva de trofoblastos (Woo, 2011).

Em vez de aumento das vilosidades, a placentomegalia muitas vezes pode resultar de coleções de sangue ou fibrina, o que dá um aspecto heterogêneo à placenta. Exemplos disso são discutidos a seguir (p. 114), incluindo depósito massivo de fibrina no espaço periviloso, tromboses intervilosas ou subcoriônicas e grandes hematomas retroplacentários.

PLACENTAÇÃO EXTRACORIAL

A placa coriônica normalmente estende-se até a periferia da placenta e possui um diâmetro semelhante ao da placa basal. Entretanto, com a placentação extracorial, a placa coriônica deixa de se estender à periferia, o que a torna menor do que a placa basal (Fig. 6-2). As placentas circum-marginada e circunvalada são os dois tipos. Na *placenta circum-marginada*, há fibrina e sangue hemorrágico antigo entre a placenta e o amniocório sobrejacente. Por outro lado, com a *placenta circunvalada*, o córion periférico é uma crista espessa, opaca, branco-acinzentada e circular composta por uma dobra dupla de córion e âmnio. Na ultrassonografia, essa dobra dupla pode ser identificada como uma banda espessa e linear de ecos que se estende entre as duas bordas placentárias. No corte transversal, porém, ela aparece como duas "prateleiras", com cada uma delas situada acima de uma margem placentária oposta (ver Fig. 6-2). Essa anatomia pode ajudar a diferenciar essa prateleira das bandas e lâminas amnióticas, descritas adiante (p. 116).

Em estudos observacionais relativamente pequenos sobre placentas circunvaladas diagnosticadas pós-parto, houve associação com risco aumentado de sangramento anteparto, descolamento prematuro de placenta, perda fetal e parto pré-termo (Lademacher, 1981; Suzuki, 2008; Taniguchi, 2014). Em uma investigação ultrassonográfica prospectiva de 17 casos, porém, Shen e colaboradores (2007a) concluíram que a maioria das placentas circunvaladas era transitória. Os casos persistentes eram benignos. Em geral, a maioria das gestações com qualquer um dos tipos de placentação extracorial não complicadas sob outros aspectos tem desfecho normal, geralmente não havendo necessidade de vigilância aumentada.

DISTÚRBIOS CIRCULATÓRIOS

Do ponto de vista funcional, os distúrbios da perfusão placentária podem ser assim agrupados: (1) aqueles nos quais há prejuízo do fluxo de sangue materno para o espaço interviloso ou em seu interior; e (2) aqueles nos quais o fluxo de sangue fetal para as vilosidades é afetado. Essas lesões com frequência são identificadas na placenta normal e madura. Embora elas possam reduzir o limite máximo de fluxo sanguíneo placentário, a reserva funcional da placenta evita que haja dano na maioria dos casos. De fato, alguns autores estimam que até 30% das vilosidades placentárias podem ser perdidas sem efeitos nocivos ao feto (Fox, 2007). Entretanto, se forem extensas, essas lesões podem limitar gravemente o crescimento fetal.

As lesões causadoras de problemas de perfusão com frequência são identificadas a olho nu ou no exame ultrassonográfico, enquanto as lesões menores são identificadas apenas com exame histológico. À ultrassonografia, muitas dessas lesões, como depósito subcoriônico de fibrina, depósito periviloso de fibrina e trombose intervilosa, podem aparecer como sonolucência focal no interior da placenta. É importante ressaltar que, na ausência

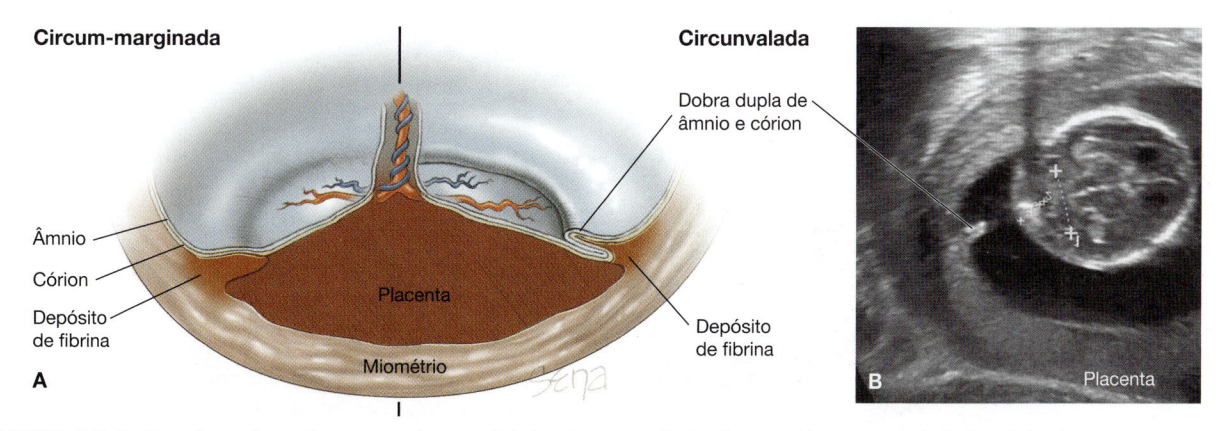

FIGURA 6-2 A. Nesta ilustração, estão apresentadas as variedades circum-marginada (*à esquerda*) e circunvalada (*à direita*) de placentação extracorial. A placenta circum-marginada é coberta por uma camada simples de âmnio e córion. **B.** Esta imagem de ultrassonografia transabdominal com escala em cinza mostra uma placenta circunvalada. A dobra dupla de âmnio e córion cria uma imagem ampla, branca e opaca em forma de anel e sulco sobre a superfície fetal.

de complicações maternas ou fetais, a descoberta de sonolucências placentárias isoladas é considerada um achado incidental.

■ Interrupção do fluxo sanguíneo materno

Depósito subcoriônico de fibrina

Esses depósitos são causados por atraso no fluxo sanguíneo materno pelo espaço interviloso. Na porção desse espaço que fica próximo da placa coriônica, a estase de sangue é notável e leva a um subsequente depósito de fibrina. Ao observar a superfície fetal placentária, as lesões subcoriônicas são comumente vistas como placas arredondadas, elevadas e firmes de coloração branca ou amarela logo abaixo da placa coriônica.

Depósito periviloso de fibrina

A estase do fluxo de sangue materno ao redor de uma vilosidade específica também resulta em depósito de fibrina, que pode levar à redução da oxigenação da vilosidade e à necrose do sinciciotrofoblasto (Fig. 6-3). Esses pequenos nódulos placentários amarelo-esbranquiçados são grosseiramente visíveis dentro do parênquima de uma placenta seccionada. Dentro de alguns limites, eles refletem o envelhecimento placentário normal.

Infarto do assoalho materno. Essa variante extrema de depósito de fibrina periviloso é uma camada densa no interior da placa basal placentária, erroneamente denominada infarto. O *infarto do assoalho materno* possui uma superfície espessa, amarela ou branca, firme e ondulada que impede o fluxo sanguíneo materno normal no espaço interviloso. Em casos específicos que se estendem além da placa basal até alcançar as vilosidades e obliterar o espaço interviloso, usa-se o termo *depósito periviloso massivo de fibrina*. A etiopatogênese não está clara, mas a auto ou aloimunidade materna parece contribuir para o problema (Faye-Petersen, 2017; Romero, 2013). A síndrome antifosfolipídeo e os fatores angiogênicos envolvidos na pré-eclâmpsia também foram implicados (Sebire, 2002, 2003; Whitten, 2013).

Essas lesões não produzem imagens confiáveis na ultrassonografia pré-natal, mas é possível que criem uma placa basal mais espessa. As gestações acometidas estão associadas a restrição do crescimento fetal, abortamento, parto pré-termo e natimortalidade (Andres, 1990; Mandsager, 1994). É importante salientar que esses eventos adversos por vezes recorrem em gestações subsequentes.

Trombo interviloso

Trata-se de coleção de sangue materno coagulado, em geral encontrada no espaço interviloso, misturado com sangue fetal em razão de ruptura em uma vilosidade. Macroscopicamente, essas coleções redondas ou ovais têm tamanho variado, podendo chegar a vários centímetros. Quando recentes são vermelhas, enquanto as mais antigas são branco-amareladas, e podem ocorrer em qualquer profundidade placentária. Os trombos intervilosos são comuns e normalmente não estão associados a sequelas fetais. Como é possível haver comunicação entre as circulações materna e fetal, as lesões grandes podem causar elevação nos níveis séricos maternos de alfafetoproteína (Salafia, 1988).

Infarto

As vilosidades coriônicas recebem oxigênio unicamente da circulação materna, com suprimento feito pelo espaço interviloso. Qualquer doença uteroplacentária que reduza ou obstrua esse suprimento pode resultar em infarto de vilosidades específicas. Trata-se de lesões comuns na placenta madura que são benignas quando ocorrem em pequeno número. Porém, se forem numerosas, é possível haver insuficiência placentária. Quando os infartos são amplos, com localização central e distribuição aleatória, podem estar associados à pré-eclâmpsia ou ao anticoagulante lúpico.

Hematoma

Conforme mostrado na **Figura 6-3**, a unidade materna-placentária-fetal pode desenvolver vários tipos de hematomas. São eles: (1) hematoma retroplacentário – entre a placenta e sua decídua adjacente; (2) hematoma marginal – entre o córion e a decídua na periferia da placenta –, conhecido clinicamente como hemorragia subcoriônica; (3) hematoma subamniótico – se origina em

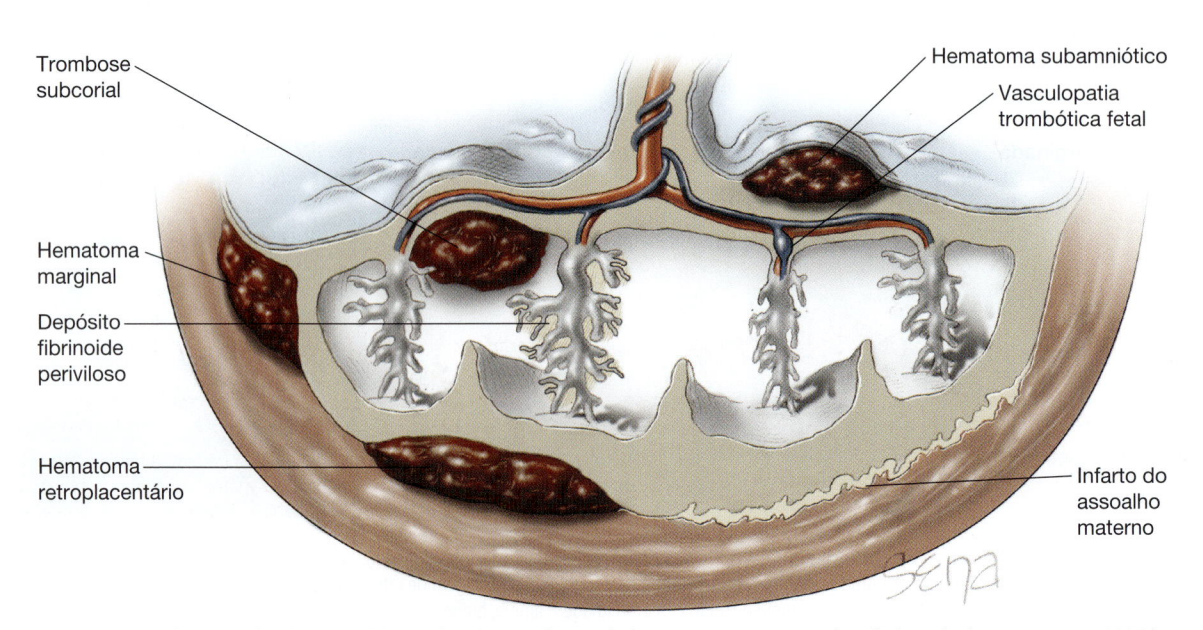

FIGURA 6-3 Possíveis locais de distúrbios circulatórios placentários relacionados com a gestante e com o feto. (Adaptada de Faye-Petersen, 2006.)

vasos fetais, sendo encontrado abaixo do âmnio, mas acima da placa coriônica; e (4) trombo subcorial ao longo do teto do espaço interviloso e abaixo da placa coriônica. Nesse último, os *hematomas subcoriônicos massivos* são também conhecidos como *mola de Breus*.

À ultrassonografia, esses hematomas evoluem com o tempo e têm aspecto hiperecoico a isoecoico na primeira semana após a hemorragia, hipoecoico em 1 a 2 semanas e, por fim, anecoico após 2 semanas. A maioria dos hematomas subcoriais visíveis à ultrassonografia são bem pequenos e não têm importância clínica. Porém, as coleções extensas retroplacentárias, marginais e subcoriais foram associadas a taxas maiores de abortamento, natimortalidade, descolamento prematuro da placenta e parto pré-termo (Ball, 1996; Fung, 2010; Madu, 2006; Tuuli, 2011). Em essência, o descolamento prematuro da placenta é um grande hematoma retroplacentário com importância clínica significativa.

■ Interrupção do fluxo sanguíneo fetal

Vasculopatia trombótica fetal

As lesões placentárias que surgem a partir de distúrbios na circulação fetal também estão representadas na Figura 6-3. O sangue fetal desoxigenado flui das duas artérias umbilicais para as artérias localizadas no interior da placa coriônica, que se dividem enviando ramos que cruzam a superfície placentária. Tais artérias por fim chegam a vilosidades específicas, e sua trombose causará obstrução do fluxo sanguíneo fetal. Distalmente à obstrução, as porções afetadas das vilosidades infartam e deixam de ser funcionais. Trombos em um número limitado costumam ser encontrados em placentas maduras. Se muitas vilosidades forem acometidas, o que pode ocorrer na pré-eclâmpsia, o feto pode sofrer restrição de crescimento, ser um natimorto ou ter padrões de frequência cardíaca fetal não tranquilizadores (Chisholm, 2015; Lepais, 2014; Saleemuddin, 2010).

Lesões vasculares vilosas

Há um espectro de lesões capilares vilosas. O termo *corangiose* descreve um número aumentado de capilares dentro de vilosidades terminais. A sua definição exige ≥ 10 capilares presentes em ≥ 10 vilosidades em ≥ 10 campos visualizados através de lente microscópica de amplificação de 10× (Altshuler, 1984). Clinicamente, acredita-se que a hipoperfusão ou hipoxia de longa duração seja a causa (Stanek, 2016). Costuma estar associado com diabetes melito materno (Ogino, 2000). O termo *corangiomatose* descreve o aumento do número de capilares em vilosidades troncos vilosos, com preservação das vilosidades terminais. Esse achado foi ligado à restrição de crescimento fetal e a anomalias fetais (Bagby, 2011). Apesar dessas associações, a importância clínica de ambas essas condições vasculares não está clara. Os *corioangiomas* são descritos subsequentemente.

Hematoma subamniótico

Como indicado anteriormente, esses hematomas localizam-se entre a placa coriônica e o âmnio. Na maioria das vezes, ocorrem como episódios agudos durante o terceiro período do trabalho de parto quando a tração do cordão produz rompimento de um vaso próximo à sua inserção.

Lesões crônicas grandes anteparto podem causar hemorragia materno-fetal ou restrição do crescimento fetal (Deans, 1998). Elas também podem ser confundidas com outras massas placentárias, como os corioangiomas. Na maioria dos casos, a investigação com Doppler mostrará ausência de fluxo sanguíneo interno dentro de um hematoma, permitindo a diferenciação (Sepulveda, 2000).

CALCIFICAÇÃO PLACENTÁRIA

É possível haver depósito de sais de cálcio ao longo de toda a placenta, mais comumente sobre a placa basal. A calcificação aumenta com o avanço da gestação, e graus maiores estão associados a tabagismo e aumento dos níveis séricos maternos de cálcio (Bedir Findik, 2015; Klesges, 1998; McKenna, 2005). Esses depósitos hiperecoicos são facilmente visualizados na ultrassonografia, tendo sido criada uma escala de 0 a 3 que reflete a calcificação crescente em função da elevação no valor numérico (Grannum, 1979). Seguindo esse esquema, uma placenta de grau 0 é homogênea, não apresenta calcificação e mostra uma placa coriônica lisa e plana. Uma placenta de grau 1 tem ecogenicidades esparsas e irregularidades discretas na placa coriônica. O grau 2 mostra pontilhado ecogênico na placa basal. Grandes estruturas ecogênicas em forma de vírgula se originam de uma placa coriônica indentada, mas sua curvatura não alcança a placa basal. Por fim, uma placenta de grau 3 tem indentações ecogênicas que se estendem a partir da placa coriônica até a placa basal, criando componentes distintos que lembram cotilédones. Também há um aumento na densidade da placa basal.

Essa escala de graduação não é útil como preditor de desfecho neonatal próximo do termo (Hill, 1983; McKenna, 2005; Montan, 1986). Porém, os dados de dois estudos pequenos ligaram a placenta de grau 3 antes de 32 semanas a natimortos e outros desfechos gestacionais adversos (Chen, 2011, 2015).

TUMORES PLACENTÁRIOS

■ Corioangioma

Esses tumores benignos têm componentes semelhantes aos de vasos sanguíneos e estroma das vilosidades coriônicas. Também denominados corangiomas, esses tumores placentários têm incidência de cerca de 1% (Guschmann, 2003). Em alguns casos, a hemorragia do feto para a mãe em capilares do tumor leva a níveis elevados de alfafetoproteína sérica materna (AFPSM), indicando uma avaliação ultrassonográfica. Seu aspecto ultrassonográfico característico é o de uma lesão com limites bem definidos, arredondada, predominantemente hipoecoica, localizada próximo à placa coriônica com protrusão para dentro da cavidade amniótica (Fig. 6-4). A comprovação de aumento do fluxo sanguíneo com Doppler colorido ajuda a diferenciar essas lesões de outras massas placentárias, como hematoma, mola hidatidiforme parcial, teratoma, metástase e leiomioma (Prapas, 2000). Embora sejam raros, os tumores do tipo *corangiocarcinoma* são clinicamente parecidos com os corioangiomas (Huang, 2015).

Os corioangiomas pequenos costumam ser assintomáticos. Os tumores grandes, em geral medindo > 4 cm, podem criar *shunt* arteriovenoso significativo dentro da placenta, causando insuficiência cardíaca de alto débito, hidropsia e morte fetal (Al Wattar, 2014). A compressão de eritrócitos fetais dentro dos vasos tumorais pode levar a hemólise e anemia microangiopática (Bauer, 1978). Outras sequelas são polidrâmnio, parto pré-termo e restrição do crescimento fetal. Casos raros incluem ruptura de vasos tumorais, hemorragia e morte fetal (Batukan, 2001). No outro

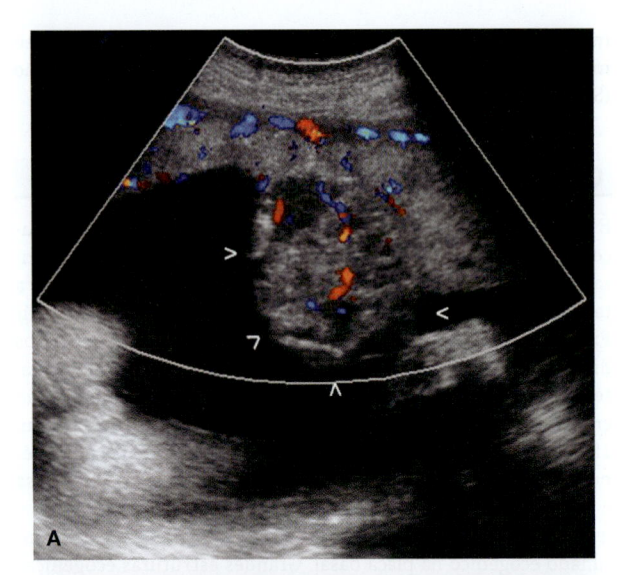

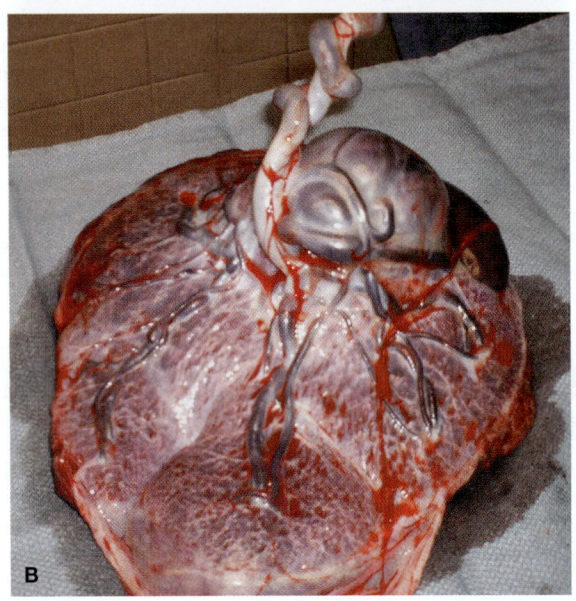

FIGURA 6-4 Corioangioma placentário. **A.** Imagem com Doppler colorido mostrando a presença de fluxo sanguíneo atravessando um grande corioangioma, cujos limites estão indicados por setas brancas. **B.** Macroscopicamente, o corioangioma é uma massa redonda com limites bem definidos que emerge da superfície fetal da placenta.

extremo, o raro infarto tumoral pode levar à reversão dos sintomas (Zalel, 2002).

A avaliação da placenta e do volume de líquido amniótico com Doppler colorido e em escala de cinza pode identificar esses tumores. As ferramentas diagnósticas que podem confirmar a hemorragia feto-materna incluem o nível de AFPSM e a coloração de Kleihauer-Betke. Em relação ao feto, a ecocardiografia avalia a função cardíaca, enquanto a investigação da artéria cerebral média é usada para identificar anemia fetal.

Diversas terapias fetais interferem com o suprimento vascular para o tumor, revertendo a insuficiência cardíaca fetal. Em centros especializados em cuidados perinatais, a ablação endoscópica a *laser* dos vasos que alimentam o tumor é mais frequentemente usada e está associada a desfechos fetais favoráveis (Hosseinzadeh, 2015). Em relação a outras terapias, a transfusão fetal pode tratar as anemias graves, a amniorredução pode melhorar temporariamente o polidrâmnio e a terapia com digoxina pode ajudar na insuficiência cardíaca fetal.

■ Tumores metastáticos

Tumores malignos maternos raramente formam metástases na placenta. Entre aqueles que o fazem, melanomas, leucemias, linfomas e câncer de mama são os mais comuns (Al-Adnani, 2007). As células tumorais em geral ficam restritas ao espaço interviloso. Como consequência, é incomum que haja metástase para o feto, sendo mais observada nos casos de melanoma (Alexander, 2003).

Da mesma forma, os casos em que os tumores malignos fetais formam metástases na placenta são raros (Reif, 2014). Esses costumam ser predominantemente tumores neuroectodérmicos e há apenas um caso na literatura descrevendo o transplante do tumor para o útero materno (Nath, 1995).

AMNIOCÓRION

■ Corioamnionite

A microbiota normal do trato genital pode colonizar e infectar as membranas, o cordão umbilical e, por fim, o feto. As bactérias ascendem mais comumente após um tempo prolongado decorrido desde a ruptura das membranas e durante o trabalho de parto, causando infecção. Os microrganismos inicialmente infectam o córion e a decídua adjacente na área sobrejacente ao orifício interno do colo uterino. Depois, a evolução leva ao envolvimento de toda a espessura das membranas – a corioamnionite. Os microrganismos em geral disseminam-se ao longo da superfície corioamniótica para colonizar e se reproduzir no líquido amniótico. Pode ocorrer inflamação da placa coriônica e do cordão umbilical (*funisite*) (Kim, 2015; Redline, 2012).

Na maioria dos casos, ocorre corioamnionite microscópica ou oculta, causada por uma ampla variedade de microrganismos. Essa possibilidade com frequência é citada como uma explicação razoável para muitos casos de ruptura de membranas de causa indeterminada, parto pré-termo, ou ambos, conforme discutido no Capítulo 42 (p. 810). Em alguns casos, a infecção é caracterizada por embaçamento da membrana, que algumas vezes é acompanhado por odor fétido, dependendo da espécie bacteriana.

■ Outras anormalidades das membranas

O *âmnio nodoso* é caracterizado por inúmeros nódulos pequenos, de cor clara, localizados sobre o âmnio sobreposto à placa coriônica. Esses nódulos podem ser raspados na superfície fetal e contêm depósito de escamas fetais e fibrina que reflete oligoidrâmnio prolongado e grave (Adeniran, 2007).

Duas notáveis estruturas do tipo faixa podem ser formadas pelas membranas fetais. Entre elas, a *sequência de banda amniótica* é uma sequência de ruptura anatômica em que faixas de âmnio se prendem, causam constrição ou amputam partes fetais. As bandas amnióticas comumente causam defeitos de redução de membros, fendas faciais ou encefalocele (Barzilay, 2015; Guzmán-Huerta, 2013). O comprometimento do cordão umbilical é outra sequela (Barros, 2014; Heifetz, 1984b). Defeitos graves da coluna ou da parede ventral acompanhando as bandas amnióticas sugerem um *complexo membro-parede corporal*, descrito no Capítulo 10 (p. 206).

Clinicamente, a ultrassonografia costuma identificar primeiro as sequelas dessa sequência em vez das bandas propriamente ditas. Como ocorre com qualquer anomalia fetal, está indicada a ultrassonografia direcionada. A identificação de um defeito com redução dos membros, de uma encefalocele em localização atípica ou de uma extremidade com edema ou deformidade de posição deve levar a uma cuidadosa investigação de bandas amnióticas.

O manejo depende do grau de deformidade anatômica. A interrupção fetoscópica da banda com *laser* pode ser adequada em casos altamente selecionados anteparto (Javadian, 2013; Mathis, 2015).

Por outro lado, uma *lâmina amniótica* pode ser formada por amniocórion normal drapejado sobre sinéquias uterinas preexistentes. Em geral, essas lâminas representam pouco risco ao feto, embora recentemente tenham sido descritas taxas ligeiramente mais altas de ruptura prematura das membranas e de descolamento prematuro de placenta (Korbin, 1998; Nelson, 2010; Tuuli, 2012).

CORDÃO UMBILICAL

■ Comprimento

A maioria dos cordões no parto tem 40 a 70 cm de comprimento, e poucos medem < 30 cm ou > 100 cm. O comprimento do cordão é positivamente influenciado pelo volume do líquido amniótico e pela mobilidade fetal (Miller, 1982). Em estudos retrospectivos, os cordões curtos foram associados a malformações congênitas e sofrimento intraparto (Baergen, 2001; Krakowiak, 2004; Yamamoto, 2016). Os cordões excessivamente longos estão associados a prolapso ou entrelaçamento e, além disso, a anomalias fetais (Olaya-C, 2015; Rayburn, 1981).

Como a determinação antenatal do comprimento do cordão é tecnicamente limitada, o diâmetro do cordão tem sido avaliado como marcador preditivo da evolução fetal. Alguns autores associaram cordões finos com crescimento fetal insuficiente e diâmetros maiores com macrossomia (Proctor, 2013). Entretanto, a utilidade clínica desse parâmetro ainda é desconhecida (Barbieri, 2008; Cromi, 2007; Raio, 1999b, 2003).

■ Espiralamento

Embora tenham sido descritas características do espiralamento do cordão, elas atualmente não fazem parte da avaliação ultrassonográfica padrão. Em geral, os vasos umbilicais giram pelo cordão para o lado esquerdo (Fletcher, 1993; Lacro, 1987). O número de espirais completas por centímetro de cordão foi denominado *índice de espiralamento umbilical (IEC)* (Strong, 1994). Um IEC ecograficamente normal anteparto é de 0,4, contrastando com um valor normal pós-parto fisicamente medido de 0,2 (Sebire, 2007). Os IECs < 10° percentil são considerados *hipoespiralamento*, enquanto aqueles > 90° percentil representam *hiperespiralamento*. Clinicamente, a importância dos extremos de espiralamento é controversa. Alguns estudos avaliando grandes coortes não selecionadas não encontraram associação entre valores de IEC e desfechos neonatais ruins (Jessop, 2014; Pathak, 2010). Em outros, os extremos foram associados a vários desfechos adversos, mas de maneira mais consistente com anormalidades da frequência cardíaca fetal intraparto, trabalho de parto pré-termo ou restrição do crescimento fetal (Chitra, 2012; de Laat, 2006; Predanic, 2005; Rana, 1995).

■ Número de vasos

A contagem do número de vasos no cordão é um componente padrão da avaliação anatômica durante o exame ultrassonográfico fetal e imediatamente após o parto (Fig. 6-5). Os embriões inicialmente têm duas veias umbilicais. No primeiro trimestre, a veia direita costuma sofrer atrofia, o que resulta em uma grande veia que acompanha as duas artérias umbilicais de parede espessada. Os cordões de quatro vasos são raros e costumam estar associados a anomalias congênitas (Puvabanditsin, 2011). Porém, se for um achado isolado, o prognóstico pode ser bom (Avnet, 2011).

A alteração mais comum é a presença de uma artéria umbilical única (AUU), com incidências publicadas de 0,63% em neonatos nascidos vivos, de 1,92% entre as mortes perinatais e de 3% nos gemelares (Heifetz, 1984a). Os fetos com malformações maiores com frequência apresentam AUU. Assim, a identificação de AUU determina que se considere a indicação de ultrassonografia direcionada e, possivelmente, de ecocardiografia fetal. As anomalias mais frequentes são as cardiovasculares e as geniturinárias (Hua, 2010; Murphy-Kaulbeck, 2010). Em um feto com anomalia, uma artéria única aumenta muito o risco de aneuploidia, sendo recomendada a amniocentese (Dagklis, 2010; Lubusky, 2007).

Se a ultrassonografia direcionada encontrar uma anatomia normal sob outros aspectos, uma artéria única isoladamente em uma gestação de baixo risco não aumenta de forma significativa o risco de aneuploidia fetal. Porém, como achado isolado, ela foi associada à restrição do crescimento fetal e à morte perinatal em alguns estudos (Chetty-John, 2010; Gutvirtz, 2016; Hua, 2010; Murphy-Kaulbeck, 2010; Voskamp, 2013). Assim, embora o monitoramento clínico do crescimento seja razoável, o valor da vigilância ultrassonográfica não está claro.

Uma anomalia rara é a fusão das artérias umbilicais com lúmen compartilhado. Isso ocorre por falha na divisão da artéria em duas durante o desenvolvimento embrionário. O lúmen comum pode se estender por todo o cordão, mas, se for parcial, em geral é encontrado próximo do local de inserção na placenta (Yamada, 2005). Em um relato, a anomalia foi associada a maior incidência de inserção marginal ou velamentosa do cordão, mas não a anomalias fetais congênitas (Fujikura, 2003).

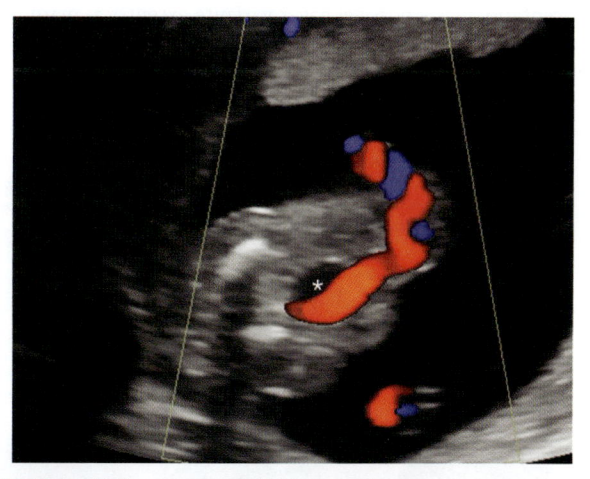

FIGURA 6-5 Na ultrassonografia do segundo trimestre, comprova-se a presença de duas artérias umbilicais. Elas circundam a bexiga fetal (*asterisco*) como extensões das artérias vesicais superiores. Nesta imagem com Doppler colorido, uma única artéria umbilical, apresentada em vermelho, corre ao longo da parede vesical antes de se unir à veia umbilical (azul) no cordão. Mais abaixo, os dois vasos do cordão, vistos como um círculo maior vermelho e um menor azul, também são observados flutuando em corte transversal de um segmento do cordão.

Encontrada na maioria das placentas, a *anastomose de Hyrtl* é uma conexão entre as duas artérias umbilicais, e se localiza perto da inserção do cordão na placenta. Essa anastomose age como um sistema equalizador de pressão entre as artérias (Gordon, 2007). Como resultado, a redistribuição dos gradientes de pressão e do fluxo sanguíneo melhora a perfusão placentária, especialmente durante as contrações uterinas ou durante a compressão de uma artéria umbilical. Os fetos com uma AUU não têm essa válvula de segurança (Raio, 1999a, 2001).

■ Remanescentes e cistos

Várias estruturas são abrigadas no cordão umbilical durante o desenvolvimento fetal, e seus remanescentes podem ser identificados quando o cordão maduro é visualizado transversalmente. De fato, Jauniaux e colaboradores (1989) seccionaram 1.000 cordões, e em um quarto das amostras encontraram remanescentes de ducto vitelino, alantoide e vasos embrionários. Esses achados não foram associados a malformações congênitas ou a complicações perinatais.

Por vezes, encontram-se cistos ao longo do trajeto do cordão. Esses cistos são designados de acordo com sua origem. Os *cistos verdadeiros* são restos de alantoide ou do ducto vitelino, revestidos de epitélio, que tendem a se localizar mais próximos do local de inserção fetal. Por outro lado, os *pseudocistos* mais comuns formam-se por degeneração local da geleia de Wharton e ocorrem em qualquer local ao longo do cordão. Ambos apresentam aspecto ultrassonográfico semelhante. Os cistos umbilicais únicos encontrados no primeiro trimestre tendem a uma resolução completa, enquanto os cistos múltiplos indicam a possibilidade de abortamento ou aneuploidia (Ghezzi, 2003; Hannaford, 2013). Os cistos que persistem além desse período estão associados a risco de defeitos estruturais e de anomalias cromossômicas (Bonilla, 2010; Zangen, 2010).

■ Inserção

O cordão normalmente insere-se em posição central no disco placentário, mas é possível haver variante excêntrica, marginal ou velamentosa. Entre essas inserções, as excêntricas não costumam conferir risco fetal identificável. A inserção marginal é uma variante comum – algumas vezes denominada *placenta em raquete* – na qual o cordão se insere na borda da placenta. Em um estudo populacional, a frequência foi de 6% em gestações únicas e de 11% em gestações gemelares (Ebbing, 2013). Essa variante de inserção comum raramente causa problemas, mas, assim como a inserção velamentosa, às vezes resulta em rompimento do cordão durante a retirada da placenta (Ebbing, 2015; Luo, 2013). Em gêmeos monocoriônicos, essa inserção pode estar associada com discordância de peso (Kent, 2011).

No caso da inserção velamentosa, os vasos umbilicais caracteristicamente percorrem seu trajeto dentro de membranas antes de alcançarem a margem placentária (Fig. 6-6). A incidência de inserção velamentosa se aproxima de 1%, mas é de 6% nos gêmeos (Ebbing, 2013). Ela é mais comumente vista em casos de placenta prévia (Papinniemi, 2007; Räisänen, 2012). É possível fazer o diagnóstico antenatal por ultrassonografia e, no caso da inserção velamentosa, os vasos do cordão são vistos passando ao longo da parede uterina antes de penetrar no disco placentário. Clinicamente, os vasos são vulneráveis à compressão, a qual pode levar a hipoperfusão e acidemia no feto. Foram observadas taxas mais altas de índice de Apgar baixo, natimortalidade, parto pré-termo e feto pequeno para a idade gestacional (Ebbing, 2017; Esakoff, 2015; Heinonen, 1996; Vahanian, 2015). Assim, o monitoramento clínico e ultrassonográfico do crescimento fetal é razoável (Vintzileos, 2015).

Por fim, no caso muito incomum da inserção furcada, os vasos umbilicais perdem a sua geleia de Wharton protetora um pouco antes de sua inserção. Como consequência, ficam cobertos apenas pela bainha amniótica e suscetíveis a compressão, torção e trombose.

Vasa prévia

Nessa condição, os vasos passam por dentro das membranas por cima do orifício cervical interno. Nesse local, eles podem sofrer laceração em caso de dilatação cervical ou ruptura de membranas, e a laceração pode causar rápida exsanguinação fetal. Sobre o colo uterino, os vasos também podem ser comprimidos pela parte de apresentação fetal. Felizmente, a vasa prévia é incomum e tem uma incidência de 2 a 6 em cada 10.000 gestações (Ruiter, 2016; Sullivan, 2017). A vasa prévia é classificada como tipo 1, em que

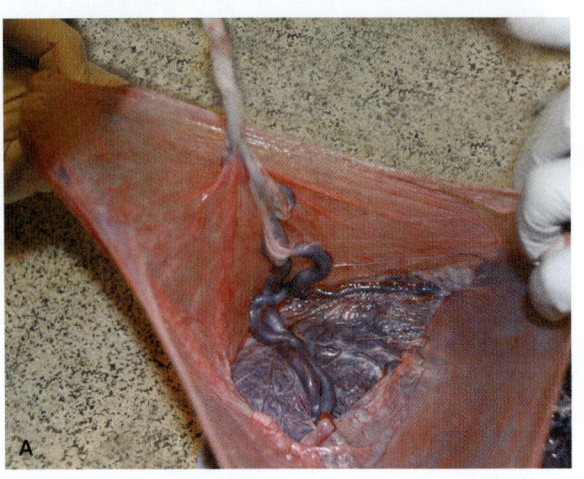

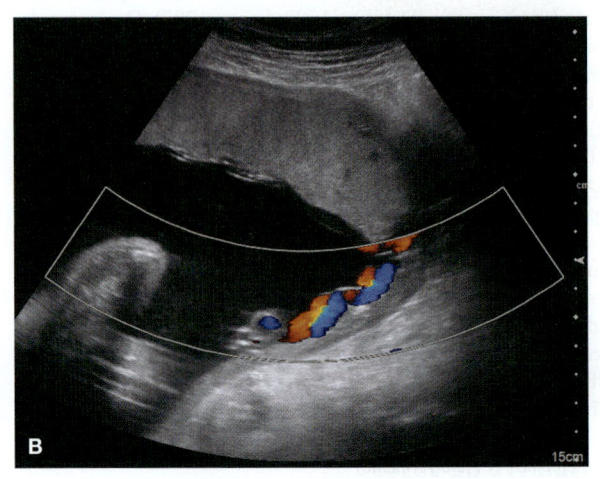

FIGURA 6-6 Inserção velamentosa do cordão. **A.** O cordão umbilical insere-se nas membranas. A partir daí, os vasos do cordão se ramificam e são sustentados apenas pela membrana até alcançarem o disco placentário. **B.** Visualizados na ultrassonografia e utilizando Doppler colorido, os vasos do cordão parecem estar apoiados sobre o miométrio enquanto cursam para sua inserção marginal no disco placentário, encontrado no alto da imagem.

os vasos são parte de uma inserção velamentosa do cordão, e tipo 2, em que os vasos envolvidos se espalham entre porções de uma placenta bilobada ou sucenturiada (Catanzarite, 2001). Dois outros fatores de risco são a concepção com fertilização *in vitro* e a placenta prévia no segundo trimestre, com ou sem migração posterior (Baulies, 2007; Schachter, 2003).

Em comparação com o diagnóstico intraparto, o diagnóstico anteparto melhora muito a taxa de sobrevida perinatal, a qual varia entre 97 e 100% (Oyelese, 2004; Rebarber, 2014; Swank, 2016). Assim, a vasa prévia é preferencialmente identificada mais cedo, embora isso nem sempre seja possível. Do ponto de vista clínico, às vezes o examinador será capaz de palpar ou visualizar diretamente o vaso tubular fetal nas membranas sobrejacentes à parte de apresentação. O rastreamento efetivo da vasa prévia começa durante o exame ultrassonográfico programado para o segundo trimestre. Em casos suspeitos, a ultrassonografia transvaginal é acrescentada e mostra os vasos do cordão inserindo-se nas membranas – e não diretamente na placenta – e os vasos cursando acima do orifício cervical interno (Fig. 6-7). O exame de rotina com Doppler colorido do sítio de inserção do cordão na placenta, em particular em caso de placenta prévia ou placenta com implantação baixa, pode ajudar na detecção. Nesse caso, o formato de onda do vaso reflete a frequência cardíaca fetal. Em uma revisão sistemática, a taxa média de detecção pré-natal foi de 93% (Ruiter, 2015).

Após a identificação da vasa prévia, é razoável a realização de exames de imagem subsequentes, visto que 6 a 17% dos casos apresentam resolução (Rebarber, 2015; Swank, 2016). O repouso no leito não apresenta vantagens. Corticosteroides podem ser administrados conforme a indicação ou de maneira profilática com 28 a 32 semanas de gestação para a cobertura de um possível parto pré-termo de urgência. Pode ser considerada a hospitalização pré-natal com 30 a 34 semanas para permitir a vigilância e o encaminhamento rápido em caso de trabalho de parto, sangramento ou ruptura de membranas. Os dados que apoiam isso são limitados, e a internação pode ser melhor em caso de mulheres com fatores de risco para parto pré-termo (Society for Maternal-Fetal Medicine, 2015). Foram descritos alguns casos de cirurgia fetoscópica anteparto com ablação do vaso por *laser* (Hosseinzadeh, 2015; Johnston, 2014). Porém, a prática atual é o parto cesáreo precoce programado. Robinson e Grobman (2011) realizaram uma análise de decisão e recomendaram cesariana eletiva com 34 a 35 semanas de gestação após ponderar os riscos de exsanguinação perinatal contra a morbidade do nascimento pré-termo. A Society for Maternal-Fetal Medicine (2015) considera razoável o parto cesáreo programado com 34 a 37 semanas de gestação.

Na hora do nascimento, o feto deve ser rapidamente removido após a histerotomia caso haja laceração do vaso durante a penetração no útero. Não é recomendado o clampeamento tardio do cordão.

Em todas as gestações, o sangramento vaginal anteparto ou intraparto não explicado deve levar à consideração de vasa prévia e de laceração de vasos fetais. Em muitos casos, o sangramento é rapidamente fatal e é impossível salvar o bebê. Nos casos com hemorragia menos intensa, talvez seja possível distinguir entre sangramento fetal e materno. Diversos testes podem ser usados, e todos se baseiam no aumento da resistência da hemoglobina fetal à desnaturação por reagentes alcalinos ou ácidos (Odunsi, 1996; Oyelese, 1999).

■ Nós, estenoses e circulares

Diversas anormalidades mecânicas no cordão podem impedir o fluxo sanguíneo e, algumas vezes, causar prejuízo ao feto. Entre elas, os *nós verdadeiros* são encontrados em cerca de 1% dos nascimentos. Eles são formados pela movimentação do feto, e os riscos associados incluem polidrâmnio e diabetes (Hershkovitz, 2001; Räisänen, 2013). Os nós são particularmente comuns e perigosos nos gêmeos monoamnióticos, que são discutidos no Capítulo 45 (p. 874). Quando ocorre nó verdadeiro em feto único, o risco de natimortalidade aumenta entre 4 e 10 vezes (Airas, 2002; Sørnes, 2000).

Os nós podem ser encontrados incidentalmente durante a ultrassonografia anteparto, sendo sugestivo o sinal de "laço pendurado" (Ramon y Cajal, 2006). Os exames tridimensional e com Doppler colorido aumentam a acurácia do diagnóstico (Hasbun, 2007). No caso desses nós, a vigilância fetal ideal não está clara, mas pode incluir a dopplervelocimetria da artéria umbilical, o teste sem estresse ou o monitoramento subjetivo da movimentação fetal (Rodriguez, 2012; Scioscia, 2011). O parto vaginal é possível, mas é mais comum que sejam encontrados traçados anormais no monitoramento intraparto da frequência cardíaca fetal. Dito isso, não há aumento da taxa de cesariana, e os valores acidobásicos no sangue do cordão em geral são normais (Airas, 2002; Maher, 1996).

Por outro lado, os *nós falsos* são formados por redundância local e dobradura de um vaso do cordão umbilical. Eles não costumam ter importância clínica.

A *estenose do cordão* é um estreitamento focal de seu diâmetro que, em geral, se desenvolve próximo da inserção do cordão no feto (Peng, 2006). A ausência da geleia de Wharton e a estenose ou obstrução dos vasos do cordão no segmento estreitado são achados patológicos característicos (Sun, 1995). Na maioria dos casos, o feto é natimorto (French, 2005). Ainda mais rara é a estenose do cordão causada por banda amniótica.

A *circular de cordão* é encontrada frequentemente, sendo causada por enrolamento do cordão em diversas partes do feto durante seu movimento. O cordão ao redor do pescoço – *circular cervical* – é comum, e o parto vaginal é possível. Há relato de uma circular em 20 a 34% dos partos; duas circulares em 2,5 a 5%; e três circulares em 0,2 a 0,5% (Kan, 1957; Sørnes, 1995; Spellacy, 1966). Durante o trabalho de parto, até 20% dos fetos com circular cervical apresentam desacelerações variando de moderadas

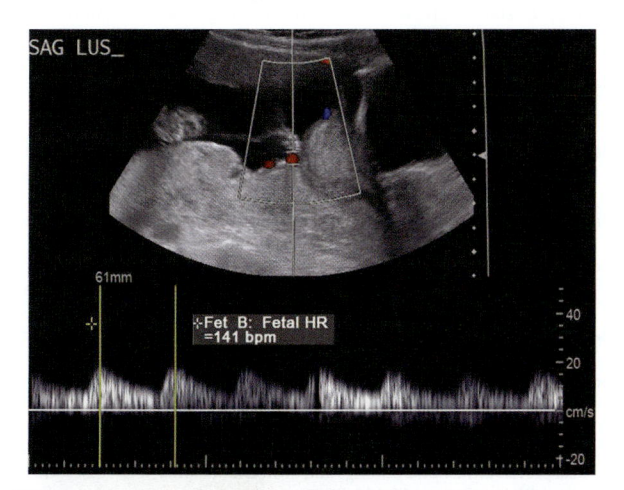

FIGURA 6-7 Vasa prévia. Utilizando Doppler colorido, visualiza-se um vaso umbilical (*círculo vermelho*) sobrejacente ao orifício interno. Na parte de baixo da imagem, o formato de onda encontrado com essa vasa prévia tem aspecto típico da artéria umbilical, com frequência de pulso de 141 batimentos por minuto.

a graves na frequência cardíaca, que estão associadas à redução do pH na artéria umbilical (Hankins, 1987). Os cordões enrolados ao redor do corpo podem ter efeitos semelhantes (Kobayashi, 2015). Apesar de sua frequência, as circulares cervicais não estão associadas com maiores taxas de resultados perinatais adversos (Henry, 2013; Sheiner, 2006).

Por fim, a *apresentação funicular* ocorre quando o cordão umbilical é a parte de apresentação no trabalho de parto. Trata-se de apresentação incomum, na maioria das vezes associada a má apresentação fetal (Kinugasa, 2007). Algumas vezes, a apresentação funicular é identificada na ultrassonografia com Doppler colorido da placenta (Ezra, 2003). O prolapso visível ou oculto do cordão pode complicar o trabalho de parto. Assim, ao ser identificado a termo, o parto cesáreo é geralmente recomendado.

■ Vascular

Os *hematomas de cordão* são raros e costumam ocorrer após a ruptura de um vaso umbilical, geralmente da veia, com sangramento para dentro da geleia de Wharton. Os hematomas de cordão foram associados a comprimento anormal do cordão, aneurisma de vaso umbilical, trauma, entrelaçamento, venopunção umbilical e funisite (Gualandri, 2008). A maioria é identificada após o parto, mas os hematomas são reconhecidos ecograficamente como massas hipoecoicas sem fluxo de sangue (Chou, 2003). As sequelas incluem natimortos ou padrão anormal de frequência cardíaca fetal intraparto (Abraham, 2015; Barbati, 2009; Sepulveda, 2005; Towers, 2009).

As *tromboses de vasos do cordão umbilical* são raras in utero e raramente são diagnosticadas antes do parto. Cerca de 70% das tromboses têm origem venosa, 20% são venosas e arteriais e 10% são apenas arteriais (Heifetz, 1988). Todas elas têm altas taxas associadas de natimortalidade, restrição de crescimento fetal e sofrimento fetal intraparto (Minakami, 2001; Sato, 2006; Shilling, 2014). Se forem identificadas antes do parto como massas hipoecoicas sem fluxo sanguíneo, os dados de relatos de casos sustentam que se considere o parto imediato se a idade fetal for viável (Kanenishi, 2013).

Uma *variz de veia umbilical* pode complicar a porção intra-abdominal fetal ou intra-amniótica da veia umbilical. Ao exame de ultrassonografia e com a complementação por Doppler, raras varizes intra-amnióticas mostram dilatação cística da veia umbilical que é contígua a uma porção de calibre normal. Entre as complicações, uma variz intra-amniótica pode comprimir uma artéria umbilical adjacente ou sofrer ruptura ou trombose. Nos casos em que isso não ocorre, White e colaboradores (1994) recomendam a vigilância fetal e o parto assim que for confirmada a maturidade fetal. Porém, os dados são limitados e derivam de relatos de casos.

O raro *aneurisma da artéria umbilical* é causado por adelgaçamento congênito da parede do vaso com redução do suporte fornecido pela geleia de Wharton. De fato, a maioria se forma sobre a inserção do cordão na placenta ou próximo a ela, local onde esse suporte está ausente. O aneurisma está associado a AUU, trissomia do 18, extremos de volume de líquido amniótico, restrição do crescimento fetal e natimortalidade (Hill, 2010; Vyas, 2016). Ao menos em teoria, esses aneurismas podem comprometer o feto e causar sua morte por compressão da veia umbilical. Eles podem aparecer no exame ultrassonográfico na forma de cisto com um halo hiperecoico. No interior do aneurisma, a análise do fluxo com Doppler colorido e espectral revela baixa velocidade de fluxo ou fluxo turbulento e não pulsátil (Olog, 2011; Sepulveda, 2003; Shen, 2007b). Embora não esteja bem definido, o manejo pode incluir cariotipagem fetal, vigilância fetal antenatal e parto precoce para evitar a natimortalidade (Doehrman, 2014).

REFERÊNCIAS

Abraham A, Rathore S, Gupta M, et al: Umbilical cord haematoma causing still birth—a case report. J Clin Diagn Res 9(12):QD01, 2015

Adeniran AJ, Stanek J: Amnion nodosum revisited: clinicopathologic and placental correlations. Arch Pathol Lab Med 131:1829, 2007

Airas U, Heinonen S: Clinical significance of true umbilical knots: a population-based analysis. Am J Perinatol 19:127, 2002

Al-Adnani M, Kiho L, Scheimberg I: Maternal pancreatic carcinoma metastatic to the placenta: a case report and literature review. Pediatr Dev Pathol 10:61, 2007

Alexander A, Samlowski WE, Grossman D, et al: Metastatic melanoma in pregnancy: risk of transplacental metastases in the infant. J Clin Oncol 21:2179, 2003

Altshuler G. Chorangiosis: An important placental sign of neonatal morbidity and mortality. Arch Pathol Lab Med 108(1):71, 1984

Al Wattar BH, Hillman SC, Marton T, et al: Placenta chorioangioma: a rare case and systematic review of literature. J Matern Fetal Neonatal Med 27(10):1055, 2014

American Institute of Ultrasound in Medicine: AIUM practice guideline for the performance of obstetric ultrasound examinations. J Ultrasound Med 32(6):1083, 2013

Andres RL, Kuyper W, Resnik R, et al: The association of maternal floor infarction of the placenta with adverse perinatal outcome. Am J Obstet Gynecol 163:935, 1990

Avnet H, Shen O, Mazaki E, et al: Four-vessel umbilical cord. Ultrasound Obstet Gynecol 38:604, 2011

Baergen RN, Malicki D, Behling C, et al: Morbidity, mortality, and placental pathology in excessively long umbilical cords: retrospective study. Pediatr Dev Pathol 4(2):144, 2001

Bagby C, Redline RW: Multifocal chorangiomatosis. Pediatr Dev Pathol 14(1):38, 2011

Ball RH, Ade CM, Schoenborn JA, et al: The clinical significance of ultrasonographically detected subchorionic hemorrhages. Am J Obstet Gynecol 174:996, 1996

Barbati A, Cacace MG, Fratini D, et al: Umbilical cord haematoma with altered fetal heart rate. J Obstet Gynaecol 29(2):150, 2009

Barbieri C, Cecatti JG, Krupa F, et al: Validation study of the capacity of the reference curves of ultrasonographic measurements of the umbilical cord to identify deviations in estimated fetal weight. Acta Obstet Gynecol Scand 87:286, 2008

Barros M, Gorgal G, Machado AP, et al: Revisiting amniotic band sequence: a wide spectrum of manifestations. Fetal Diagn Ther 35(1):51, 2014

Barzilay E, Harel Y, Haas J, et al: Prenatal diagnosis of amniotic band syndrome—risk factors and ultrasonic signs. J Matern Fetal Neonatal Med 28(3):281, 2015

Batukan C, Holzgreve W, Danzer E, et al: Large placental chorioangioma as a cause of sudden intrauterine fetal death. A case report. Fetal Diagn Ther 16:394, 2001

Bauer CR, Fojaco RM, Bancalari E, et al: Microangiopathic hemolytic anemia and thrombocytopenia in a neonate associated with a large placental chorioangioma. Pediatrics 62(4):574, 1978

Baulies S, Maiz N, Muñoz A, et al: Prenatal ultrasound diagnosis of vasa praevia and analysis of risk factors. Prenat Diagn 27:595, 2007

Bedir Findik R, Ersoy AO, Fidanci V, et al: Vitamin D deficiency and placental calcification in low-risk obstetric population: are they related? J Matern Fetal Neonatal Med 29(19):3189, 2015

Benirschke K, Burton GJ, Baergen R: Pathology of the Human Placenta, 6th ed. New York, Springer, 2012, p 908

Bonilla F Jr, Raga F, Villalaiz E, et al: Umbilical cord cysts: evaluation with different 3-dimensional sonographic modes. J Ultrasound Med 29(2):281, 2010

Catanzarite V, Maida C, Thomas W, et al: Prenatal sonographic diagnosis of vasa previa: ultrasound findings and obstetric outcome in ten cases. Ultrasound Obstet Gynecol 18:109, 2001

Chen KH, Chen LR, Lee YH: Exploring the relationship between preterm placental calcification and adverse maternal and fetal outcome. Ultrasound Obstet Gynecol 37(3):328, 2011

Chen KH, Seow KM, Chen LR: The role of preterm placental calcification on assessing risks of stillbirth. Placenta 36(9):1039, 2015

Chetty-John S, Zhang J, Chen Z, et al: Long-term physical and neurologic development in newborn infants with isolated single umbilical artery. Am J Obstet Gynecol 203(4):368.e1, 2010

Chisholm KM, Heerema-McKenney A: Fetal thrombotic vasculopathy: significance in live born children using proposed society for pediatric pathology diagnostic criteria. Am J Surg Pathol 39(2):274, 2015

Chitra T, Sushanth YS, Raghavan S: Umbilical coiling index as a marker of perinatal outcome: an analytical study. Obstet Gynecol Int 2012:213689, 2012

Chou SY, Chen YR, Wu CF, et al: Spontaneous umbilical cord hematoma diagnosed antenatally with ultrasonography. Acta Obstet Gynecol Scand 82(11):1056, 2003

Cromi A, Ghezzi F, Di Naro E, et al: Large cross-sectional area of the umbilical cord as a predictor of fetal macrosomia. Ultrasound Obstet Gynecol 30:804, 2007

Dagklis T, Defigueiredo D, Staboulidou I, et al: Isolated single umbilical artery and fetal karyotype. Ultrasound Obstet Gynecol 36(3):291, 2010

Deans A, Jauniaux E: Prenatal diagnosis and outcome of subamniotic hematomas. Ultrasound Obstet Gynecol 11:319, 1998

de Laat MW, Franx A, Bots ML, et al: Umbilical coiling index in normal and complicated pregnancies. Obstet Gynecol 107:1049, 2006

Doehrman P, Derksen BJ, Perlow JH, et al: Umbilical artery aneurysm: a case report, literature review, and management recommendations. Obstet Gynecol Surv 69(3):159, 2014

Ebbing C, Johnsen SL, Albrechtsen S, et al: Velamentous or marginal cord insertion and the risk of spontaneous preterm birth, prelabor rupture of the membranes, and anomalous cord length, a population-based study. Acta Obstet Gynecol Scand 96(1):78, 2017

Ebbing C, Kiserud T, Johnsen SL, et al: Prevalence, risk factors and outcomes of velamentous and marginal cord insertions: a population-based study of 634,741 pregnancies. PLoS One 8(7):e70380, 2013

Ebbing C, Kiserud T, Johnsen SL, et al: Third stage of labor risks in velamentous and marginal cord insertion: a population-based study. Acta Obstet Gynecol Scand 94(8):878, 2015

Esakoff TF, Cheng YW, Snowden JM, et al: Velamentous cord insertion: is it associated with adverse perinatal outcomes? J Matern Fetal Neonatal Med 28(4):409, 2015

Ezra Y, Strasberg SR, Farine D: Does cord presentation on ultrasound predict cord prolapse? Gynecol Obstet Invest 56:6, 2003

Faye-Petersen O, Sauder A, Estrella Y, et al: Dichorionic twins discordant for massive perivillous fibrinoid deposition: report of a case and review of the literature. Int J Surg Pathol July 1, 2017 [Epub ahead of print]

Faye-Petersen OM, Heller DS, Joshi VV: Handbook of Placental Pathology, 2nd ed. London, Taylor & Francis, 2006, pp 27, 83

Fletcher S: Chirality in the umbilical cord. BJOG 100(3):234, 1993

Fox H, Sebire NJ: Pathology of the Placenta, 3rd ed. Philadelphia, Saunders, 2007, pp 99, 133, 484

French AE, Gregg VH, Newberry Y, et al: Umbilical cord stricture: a cause of recurrent fetal death. Obstet Gynecol 105:1235, 2005

Fujikura T: Fused umbilical arteries near placental cord insertion. Am J Obstet Gynecol 188:765, 2003

Fung TY, To KF, Sahota DS, et al: Massive subchorionic thrombohematoma: a series of 10 cases. Acta Obstet Gynecol Scand 89(10):1357, 2010

Ghezzi F, Raio L, Di Naro E, et al: Single and multiple umbilical cord cysts in early gestation: two different entities. Ultrasound Obstet Gynecol 21:213, 2003

Gordon Z, Eytan O, Jaffa AJ, et al: Hemodynamic analysis of Hyrtl anastomosis in human placenta. Am J Physiol Regul Integra Comp Physiol 292:R977, 2007

Grannum PA, Berkowitz RL, Hobbins JC: The ultrasonic changes in the maturing placenta and their relation to fetal pulmonic maturity. Am J Obstet Gynecol 133:915, 1979

Greenberg JA, Sorem KA, Shifren JL, et al: Placenta membranacea with placenta increta: a case report and literature review. Obstet Gynecol 78:512, 1991

Gualandri G, Rivasi F, Santunione AL, et al: Spontaneous umbilical cord hematoma: an unusual cause of fetal mortality: a report of 3 cases and review of the literature. Am J Forensic Med Pathol 29(2):185, 2008

Guschmann M, Henrich W, Entezami M, et al: Chorioangioma—new insights into a well-known problem. I. Results of a clinical and morphological study of 136 cases. J Perinat Med 31:163, 2003

Gutvirtz G, Walfisch A, Beharier O, et al: Isolated single umbilical artery is an independent risk factor for perinatal mortality and adverse outcomes in term neonates. Arch Gynecol Obstet 294(5):931, 2016

Guzmán-Huerta ME, Muro-Barragán SA, Acevedo-Gallegos S, et al: Amniotic band sequence: prenatal diagnosis, phenotype descriptions, and a proposal of a new classification based on morphologic findings. Rev Invest Clin 65(4):300, 2013

Hankins GD, Snyder RR, Hauth JC, et al: Nuchal cords and neonatal outcome. Obstet Gynecol 70:687, 1987

Hannaford K, Reeves S, Wegner E: Umbilical cord cysts in the first trimester: are they associated with pregnancy complications? J Ultrasound Med 32(5):801, 2013

Hasbun J, Alcalde JL, Sepulveda W: Three-dimensional power Doppler sonography in the prenatal diagnosis of a true knot of the umbilical cord: value and limitations. J Ultrasound Med 26(9):1215, 2007

Heifetz SA: Single umbilical artery: a statistical analysis of 237 autopsy cases and a review of the literature. Perspect Pediatr Pathol 8:345, 1984a

Heifetz SA: Strangulation of the umbilical cord by amniotic bands: report of 6 cases and literature review. Pediatr Pathol 2:285, 1984b

Heifetz SA: Thrombosis of the umbilical cord: analysis of 52 cases and literature review. Pediatr Pathol 8:37, 1988

Heinonen S, Ryynänen M, Kirkinen P, et al: Perinatal diagnostic evaluation of velamentous umbilical cord insertion: clinical, Doppler, and ultrasonic findings. Obstet Gynecol 87(1):112, 1996

Henry E, Andres RL, Christensen RD: Neonatal outcomes following a tight nuchal cord. J Perinatol 33(3):231, 2013

Hershkovitz R, Silberstein T, Sheiner E, et al: Risk factors associated with true knots of the umbilical cord. Eur J Obstet Gynecol Reprod Biol 98(1):36, 2001

Hill AJ, Strong TH Jr, Elliott JP, et al: Umbilical artery aneurysm. Obstet Gynecol 116(Suppl 2):559, 2010

Hill LM, Breckle R, Ragozzino MW, et al: Grade 3 placentation: incidence and neonatal outcome. Obstet Gynecol 61:728, 1983

Hoddick WK, Mahony BS, Callen PW, et al: Placental thickness. J Ultrasound Med 4(9):479, 1985

Hosseinzadeh P, Shamshirsaz AA, Cass DL, et al: Fetoscopic laser ablation of vasa previa for a fetus with a giant cervical lymphatic malformation. Ultrasound Obstet Gynecol 46(4):507, 2015

Hua M, Odibo AO, Macones GA, et al: Single umbilical artery and its associated findings. Obstet Gynecol 115(5):930, 2010

Huang B, Zhang YP, Yuan DF, et al: Chorangiocarcinoma: a case report and clinical review. Int J Clin Exp Med 8(9):16798, 2015

Jauniaux E, De Munter C, Vanesse M, et al: Embryonic remnants of the umbilical cord: morphologic and clinical aspects. Hum Pathol 20(5):458, 1989

Javadian P, Shamshirsaz AA, Haeri S, et al: Perinatal outcome after fetoscopic release of amniotic bands: a single-center experience and review of the literature. Ultrasound Obstet Gynecol 42(4):449, 2013

Jessop FA, Lees CC, Pathak S, et al: Umbilical cord coiling: clinical outcomes in an unselected population and systematic review. Virchows Arch 464(1):105, 2014

Johnston R, Shrivastava VK, Chmait RH: Term vaginal delivery following fetoscopic laser photocoagulation of type II vasa previa. Fetal Diagn Ther 35(1):62, 2014

Kan PS, Eastman NJ: Coiling of the umbilical cord around the foetal neck. BJOG 64:227, 1957

Kanenishi K, Nitta E, Mashima M, et al: HDlive imaging of intra-amniotic umbilical vein varix with thrombosis. Placenta 34(11):1110, 2013

Kent EM, Breathnach FM, Gillan JE, et al: Placental cord insertion and birthweight discordance in twin pregnancies: results of the national prospective ESPRiT Study. Am J Obstet Gynecol 205(4):376.e1, 2011

Kim CJ, Romero R, Chaemsaithong P, et al: Acute chorioamnionitis and funisitis: definition, pathologic features, and clinical significance. Am J Obstet Gynecol 213(4 Suppl):S29, 2015

Kinugasa M, Sato T, Tamura M, et al: Antepartum detection of cord presentation by transvaginal ultrasonography for term breech presentation: potential prediction and prevention of cord prolapse. J Obstet Gynaecol Res 33(5):612, 2007

Klesges LM, Murray DM, Brown JE, et al: Relations of cigarette smoking and dietary antioxidants with placental calcification. Am J Epidemiol 147(2):127, 1998

Kobayashi N, Aoki S, Oba MS, et al: Effect of umbilical cord entanglement and position on pregnancy outcomes. Obstet Gynecol Int 2015:342065, 2015

Korbin CD, Benson CB, Doubilet PM: Placental implantation on the amniotic sheet: effect on pregnancy outcome. Radiology 206(3):773, 1998

Krakowiak P, Smith EN, de Bruyn G, et al: Risk factors and outcomes associated with a short umbilical cord. Obstet Gynecol 103:119, 2004

Lacro RV, Jones KL, Benirschke K: The umbilical cord twist: origin, direction, and relevance. Am J Obstet Gynecol 157(4 Pt 1):833, 1987

Lademacher DS, Vermeulen RC, Harten JJ, et al: Circumvallate placenta and congenital malformation. Lancet 1:732, 1981

Langston C, Kaplan C, Macpherson T, et al: Practice guideline for examination of the placenta. Arch Pathol Lab Med 121:449, 1997

Lepais L, Gaillot-Durand L, Boutitie F, et al: Fetal thrombotic vasculopathy is associated with thromboembolic events and adverse perinatal outcome but not with neurologic complications: a retrospective cohort study of 54 cases with a 3-year follow-up of children. Placenta 35(8):611, 2014

Lubusky M, Dhaifalah I, Prochazka M, et al: Single umbilical artery and its siding in the second trimester of pregnancy: relation to chromosomal defects. Prenat Diagn 27:327, 2007

Luo G, Redline RW: Peripheral insertion of umbilical cord. Pediatr Dev Pathol 16(6):399, 2013

Madu AE: Breus' mole in pregnancy. J Obstet Gynaecol 26:815, 2006

Maher JT, Conti JA: A comparison of umbilical cord blood gas values between newborns with and without true knots. Obstet Gynecol 88:863, 1996

Mandsager NT, Bendon R, Mostello D, et al: Maternal floor infarction of the placenta: prenatal diagnosis and clinical significance. Obstet Gynecol 83:750, 1994

Mathis J, Raio L, Baud D: Fetal laser therapy: applications in the management of fetal pathologies. Prenat Diagn 35(7):623, 2015

McKenna D, Tharmaratnam S, Mahsud S, et al: Ultrasonic evidence of placental calcification at 36 weeks' gestation: maternal and fetal outcomes. Acta Obstet Gynecol Scand 84:7, 2005

Miller ME, Jones MC, Smith DW: Tension: the basis of umbilical cord growth. J Pediatr 101(5):844, 1982

Minakami H, Akahori A, Sakurai S, et al: Umbilical vein thrombosis as a possible cause of perinatal morbidity or mortality: report of two cases. J Obstet Gynaecol Res 27(2):97; 2001

Montan S, Jörgensen C, Svalenius E, et al: Placental grading with ultrasound in hypertensive and normotensive pregnancies: a prospective, consecutive study. Acta Obstet Gynecol Scand 65:477, 1986

Murphy-Kaulbeck L, Dodds L, Joseph KS, et al: Single umbilical artery risk factors and pregnancy outcomes. Obstet Gynecol 116(4):843, 2010

Nath ME, Kanbour A, Hu J, et al: Transplantation of congenital primitive neuroectodermal tumor of fetus to the uterus of mother: application of biotin-labeled chromosome-specific probes. Int J Gynecol Cancer 5(6):459, 1995

Nelson LD, Grobman WA: Obstetric morbidity associated with amniotic sheets. Ultrasound Obstet Gynecol 36(3):324, 2010

Odunsi K, Bullough CH, Henzel J, et al: Evaluation of chemical tests for fetal bleeding from vasa previa. Int J Gynaecol Obstet 55(3):207, 1996

Ogino S, Redline RW: Villous capillary lesions of the placenta: distinctions between chorangioma, chorangiomatosis, and chorangiosis. Hum Pathol 31:945, 2000

Olaya-C M, Bernal JE: Clinical associations to abnormal umbilical cord length in Latin American newborns. J Neonatal Perinatal Med 8(3):251, 2015

Olog A, Thomas JT, Petersen S, et al: Large umbilical artery aneurysm with a live healthy baby delivered at 31 weeks. Fetal Diagn Ther 29(4):331, 2011

Oyelese KO, Turner M, Lees C, et al: Vasa previa: an avoidable obstetric tragedy. Obstet Gynecol Surv 54:138, 1999

Oyelese Y, Catanzarite V, Prefumo F, et al: Vasa previa: the impact of prenatal diagnosis on outcomes. Obstet Gynecol 103:937, 2004

Papinniemi M, Keski-Nisula L, Heinonen S: Placental ratio and risk of velamentous umbilical cord insertion are increased in women with placenta previa. Am J Perinatol 24:353, 2007

Pathak S, Hook E, Hackett G, et al: Cord coiling, umbilical cord insertion and placental shape in an unselected cohort delivering at term: relationship with common obstetric outcomes. Placenta 31(11):963, 2010

Peng HQ, Levitin-Smith M, Rochelson B, et al: Umbilical cord stricture and over coiling are common causes of fetal demise. Pediatr Dev Pathol 9:14, 2006

Pereira N, Yao R, Guilfoil DS, et al: Placenta membranacea with placenta accreta: radiologic diagnosis and clinical implications. Prenat Diagn 33(13):1293, 2013

Prapas N, Liang RI, Hunter D, et al: Color Doppler imaging of placental masses: differential diagnosis and fetal outcome. Ultrasound Obstet Gynecol 16:559, 2000

Predanic M, Perni SC, Chasen ST, et al: Ultrasound evaluation of abnormal umbilical cord coiling in second trimester of gestation in association with adverse pregnancy outcome. Am J Obstet Gynecol 193:387, 2005

Proctor LK, Fitzgerald B, Whittle WL, et al: Umbilical cord diameter percentile curves and their correlation to birth weight and placental pathology. Placenta 34(1):62, 2013

Puvabanditsin S, Garrow E, Bhatt M, et al: Four-vessel umbilical cord associated with multiple congenital anomalies: a case report and literature review. Fetal Pediatr Pathol 30(2):98, 2011

Raio L, Ghezzi F, Di Naro E, et al: In-utero characterization of the blood flow in the Hyrtl anastomosis. Placenta 22:597, 2001

Raio L, Ghezzi F, Di Naro E, et al: Prenatal assessment of the Hyrtl anastomosis and evaluation of its function: case report. Hum Reprod 14:1890, 1999a

Raio L, Ghezzi F, Di Naro E, et al: Sonographic measurement of the umbilical cord and fetal anthropometric parameters. Eur J Obstet Gynecol Reprod Biol 83:131, 1999b

Raio L, Ghezzi F, Di Naro E, et al: Umbilical cord morphologic characteristics and umbilical artery Doppler parameters in intrauterine growth-restricted fetuses. J Ultrasound Med 22:1341, 2003

Räisänen S, Georgiadis L, Harju M, et al: Risk factors and adverse pregnancy outcomes among births affected by velamentous umbilical cord insertion: a retrospective population-based register study. Eur J Obstet Gynecol Reprod Biol 165(2):231, 2012

Räisänen S, Georgiadis L, Harju M, et al: True umbilical cord knot and obstetric outcome. Int J Gynaecol Obstet 122(1):18, 2013

Ramon y Cajal CL, Martinez RO: Four-dimensional ultrasonography of a true knot of the umbilical cord. Am J Obstet Gynecol 195:896, 2006

Rana J, Ebert GA, Kappy KA: Adverse perinatal outcome in patients with an abnormal umbilical coiling index. Obstet Gynecol 85(4):573, 1995

Rayburn WF, Beynen A, Brinkman DL: Umbilical cord length and intrapartum complications. Obstet Gynecol 57(4):450, 1981

Rebarber A, Dolin C, Fox NS, et al: Natural history of vasa previa across gestation using a screening protocol. J Ultrasound Med 33(1):141, 2014

Redline RW: Inflammatory response in acute chorioamnionitis. Semin Fetal Neonatal Med 17(1):20, 2012

Redline RW: Placental pathology: a systematic approach with clinical correlations. Placenta 29(Suppl A):S86, 2008

Reif P, Hofer N, Kolovetsiou-Kreiner V, et al: Metastasis of an undifferentiated fetal soft tissue sarcoma to the maternal compartment of the placenta: maternal aspects, pathology findings and review of the literature on fetal malignancies with placenta metastases. Histopathology 65(6):933, 2014

Roberts DJ: Placental pathology, a survival guide. Arch Pathol Lab Med 132(4):641, 2008

Robinson BK, Grobman WA: Effectiveness of timing strategies for delivery of individuals with vasa previa. Obstet Gynecol 117(3):542, 2011

Rodriguez N, Angarita AM, Casasbuenas A, et al: Three-dimensional high-definition flow imaging in prenatal diagnosis of a true umbilical cord knot. Ultrasound Obstet Gynecol 39(2):245, 2012

Romero R, Whitten A, Korzeniewski SJ, et al: Maternal floor infarction/massive perivillous fibrin deposition: a manifestation of maternal antifetal rejection? Am J Reprod Immunol 70(4):285, 2013

Ruiter L, Kok N, Limpens J, et al: Incidence of and risk indicators for vasa praevia: a systematic review. BJOG 123(8):1278, 2016

Ruiter L, Kok N, Limpens J, et al: Systematic review of accuracy of ultrasound in the diagnosis of vasa previa. Ultrasound Obstet Gynecol 45(5):516, 2015

Salafia CM, Silberman L, Herrera NE, et al: Placental pathology at term associated with elevated midtrimester maternal serum alpha-fetoprotein concentration. Am J Obstet Gynecol 158(5):1064, 1988

Saleemuddin A, Tantbirojn P, Sirois K, et al: Obstetric and perinatal complications in placentas with fetal thrombotic vasculopathy. Pediatr Dev Pathol 13(6):459, 2010

Sato Y, Benirschke K: Umbilical arterial thrombosis with vascular wall necrosis: clinicopathologic findings of 11 cases. Placenta 27:715, 2006

Schachter M, Tovbin Y, Arieli S, et al: In vitro fertilization is a risk factor for vasa previa. Fertil Steril 78(3):642, 2003

Scioscia M, Fornalè M, Bruni F, et al: Four-dimensional and Doppler sonography in the diagnosis and surveillance of a true cord knot. J Clin Ultrasound 39(3):157, 2011

Sebire NJ: Pathophysiological significance of abnormal umbilical cord coiling index. Ultrasound Obstet Gynecol 30(6):804, 2007

Sebire NJ, Backos M, El Gaddal S, et al: Placental pathology, antiphospholipid antibodies, and pregnancy outcome in recurrent miscarriage patients. Obstet Gynecol 101:258, 2003

Sebire NJ, Backos M, Goldin RD, et al: Placental massive perivillous fibrin deposition associated with antiphospholipid antibody syndrome. BJOG 109:570, 2002

Sepulveda W, Aviles G, Carstens E, et al: Prenatal diagnosis of solid placental masses: the value of color flow imaging. Ultrasound Obstet Gynecol 16:554, 2000

Sepulveda W, Corral E, Kottmann C, et al: Umbilical artery aneurysm: prenatal identification in three fetuses with trisomy 18. Ultrasound Obstet Gynecol 21:213, 2003

Sepulveda W, Wong AE, Gonzalez R, et al: Fetal death due to umbilical cord hematoma: a rare complication of umbilical cord cyst. J Matern-Fetal Neonatal Med 18(6):387, 2005

Sheiner E, Abramowicz JS, Levy A, et al: Nuchal cord is not associated with adverse perinatal outcome. Arch Gynecol Obstet 274:81, 2006

Shen O, Golomb E, Lavie O, et al: Placental shelf—a common, typically transient and benign finding on early second-trimester sonography. Ultrasound Obstet Gynecol 29:192, 2007a

Shen O, Reinus C, Baranov A, et al: Prenatal diagnosis of umbilical artery aneurysm: a potentially lethal anomaly. J Ultrasound Med 26(2):251, 2007b

Shilling C, Walsh C, Downey P, et al: Umbilical artery thrombosis is a rare but clinically important finding: a series of 7 cases with clinical outcomes. Pediatr Dev Pathol 17(2):89, 2014

Society for Maternal-Fetal (SMFM) Publications Committee, Sinkey RG, Odibo AO, et al: Diagnosis and management of vasa previa. Am J Obstet Gynecol 213(5):615, 2015

Sørnes T: Umbilical cord encirclements and fetal growth restriction. Obstet Gynecol 86:725, 1995

Sørnes T: Umbilical cord knots. Acta Obstet Gynecol Scand 79:157, 2000

Spellacy WN, Gravem H, Fisch RO: The umbilical cord complications of true knots, nuchal coils and cords around the body. Report from the collaborative study of cerebral palsy. Am J Obstet Gynecol 94:1136, 1966

Stanek J: Chorangiosis of chorionic villi: what does it really mean? Arch Pathol Lab Med 140(6):58, 2016

Steemers NY, De Rop C, Van Assche A: Zonary placenta. Int J Gynaecol Obstet 51(3):251, 1995

Strong TH Jr, Jarles DL, Vega JS, et al: The umbilical coiling index. Am J Obstet Gynecol 170(1 Pt 1):29, 1994

Sullivan EA, Javid N, Duncombe G, et al: Vasa previa diagnosis, clinical practice, and outcomes in Australia. Obstet Gynecol 130(3):591, 2017

Sun Y, Arbuckle S, Hocking G, et al: Umbilical cord stricture and intrauterine fetal death. Pediatr Pathol Lab Med 15:723, 1995

Suzuki S: Clinical significance of pregnancies with circumvallate placenta. J Obstet Gynaecol Res 34(1):51, 2008

Swank ML, Garite TJ, Maurel K, et al: Vasa previa: diagnosis and management. Obstetrix Collaborative Research Network. Am J Obstet Gynecol 215(2):223.e1, 2016

Taniguchi H, Aoki S, Sakamaki K, et al: Circumvallate placenta: associated clinical manifestations and complications—a retrospective study. Obstet Gynecol Int 2014:986230, 2014

Towers CV, Juratsch CE, Garite TJ: The fetal heart monitor tracing in pregnancies complicated by a spontaneous umbilical cord haematoma. J Perinatol 29:517, 2009

Tuuli MG, Norman SM, Odibo AO, et al: Perinatal outcomes in women with subchorionic hematoma: a systematic review and meta-analysis. Obstet Gynecol 117(5):1205, 2011

Tuuli MG, Shanks A, Bernhard L, et al: Uterine synechiae and pregnancy complications. Obstet Gynecol 119(4):810, 2012

Vahanian SA, Lavery JA, Ananth CV, et al: Placental implantation abnormalities and risk of preterm delivery: a systematic review and metaanalysis. Am J Obstet Gynecol 213(4 Suppl):S78, 2015

Vintzileos AM, Ananth CV, Smulian JC: Using ultrasound in the clinical management of placental implantation abnormalities. Am J Obstet Gynecol 213(4 Suppl):S70, 2015

Voskamp BJ, Fleurke-Rozema H, Oude-Rengerink K, et al: Relationship of isolated single umbilical artery to fetal growth, aneuploidy and perinatal mortality: systematic review and meta-analysis. Ultrasound Obstet Gynecol 42(6):622, 2013

Vyas NM, Manjeera L, Rai S, et al: Prenatal diagnosis of umbilical artery aneurysm with good fetal outcome and review of literature. J Clin Diagn Res 10(1):QD01, 2016

White SP, Kofinas A: Prenatal diagnosis and management of umbilical vein varix of the intra-amniotic portion of the umbilical vein. J Ultrasound Med 13(12):992, 1994

Whitten AE, Romero R, Korzeniewski SJ, et al: Evidence of an imbalance of angiogenic/antiangiogenic factors in massive perivillous fibrin deposition (maternal floor infarction): a placental lesion associated with recurrent miscarriage and fetal death. Am J Obstet Gynecol 208(4):310.e1, 2013

Woo GW, Rocha FG, Gaspar-Oishi M, et al: Placental mesenchymal dysplasia. Am J Obstet Gynecol 205(6):e3, 2011

Yamada S, Hamanishi J, Tanada S, et al: Embryogenesis of fused umbilical arteries in human embryos. Am J Obstet Gynecol 193:1709, 2005

Yamamoto Y, Aoki S, Oba MS, et al: Relationship between short umbilical cord length and adverse pregnancy outcomes. Fetal Pediatr Pathol 35(2):81, 2016

Zalel Y, Weisz B, Gamzu R, et al: Chorioangiomas of the placenta: sonographic and Doppler flow characteristics. Ultrasound Med 21:909, 2002

Zangen R, Boldes R, Yaffe H, et al: Umbilical cord cysts in the second and third trimesters: significance and prenatal approach. Ultrasound Obstet Gynecol 36(3):296, 2010

CAPÍTULO 7

Embriogênese e desenvolvimento fetal

IDADE GESTACIONAL 124
DESENVOLVIMENTO EMBRIONÁRIO 125
DESENVOLVIMENTO E FISIOLOGIA FETAL............ 128
ENERGIA E NUTRIÇÃO............................. 137
PAPEL DA PLACENTA NO DESENVOLVIMENTO
EMBRIOFETAL 139

Nosso conhecimento sobre a fisiologia do feto foi muito enriquecido nos últimos anos; contudo, em comparação com o adulto, há muitos pontos sobre os quais ainda estamos pouco informados ou profundamente ignorantes.
— J. Whitridge Williams (1903)

Desde que essas palavras foram escritas por Williams em 1903, houve grandes avanços na compreensão da organogênese e da fisiologia fetal. A pesquisa obstétrica contemporânea incorpora a fisiologia e a fisiopatologia do feto, o seu desenvolvimento e o ambiente que o circunda. Um resultado relevante é a elevação do feto à condição de paciente a quem se pode proporcionar, em grande medida, o mesmo cuidado meticuloso que os obstetras garantem às gestantes. Em nossa 25ª edição, toda a Parte 5 é dedicada ao paciente fetal, assim como que alguns capítulos individuais em outras seções. De fato, praticamente todos os aspectos da obstetrícia podem afetar o feto em desenvolvimento.

IDADE GESTACIONAL

Diversos termos definem a duração da gestação e, consequentemente, a idade fetal (Fig. 7-1). A *idade gestacional*, ou *idade menstrual*, é definida como o tempo decorrido desde o primeiro dia da última menstruação (DUM), momento que, na verdade, precede a concepção. Tradicionalmente, utiliza-se esse ponto de referência – em geral cerca de 2 semanas antes da ovulação e fecundação e quase 3 semanas antes da implantação do blastocisto –, considerando que a maioria das mulheres sabe a data aproximada da última menstruação. Os embriologistas descrevem o desenvolvimento fetal em termos de *idade ovulacional*, que é o período, em dias ou semanas, decorrido desde a ovulação. Outra forma de medição do tempo é a *idade pós-concepcional*, a qual é quase idêntica à idade ovulacional.

Até recentemente, os médicos costumavam calcular a idade gestacional de modo que a gestação a termo se dava com cerca de 280 dias ou 40 semanas entre a DUM e o nascimento. Isso corresponde a 9 meses e um terço no calendário. Porém, a variabilidade da duração do ciclo menstrual nas mulheres faz com que muitos desses cálculos não tenham acurácia. Isso, combinado com o uso frequente da ultrassonografia no primeiro trimestre, levou a determinações mais acuradas da idade gestacional (Duryea, 2015). Grande parte dessa mudança depende da acurácia da medida ultrassonográfica precoce. Assim, o American College of Obstetricians and Gynecologists, o American Institute of Ultrasound in Medicine e a Society for Maternal-Fetal Medicine (Reddy, 2014) juntos recomendam o seguinte:

1. A ultrassonografia no primeiro trimestre é o método mais acurado para estabelecer ou confirmar a idade gestacional.
2. Nas concepções obtidas por meio de técnica de reprodução assistida, essa idade gestacional é usada.

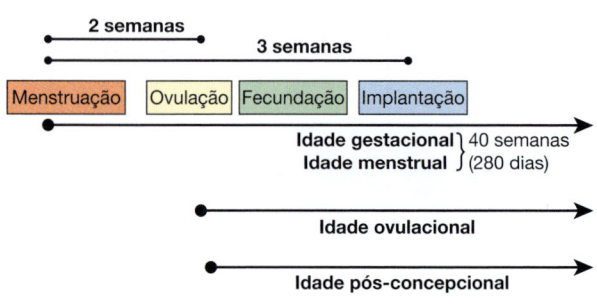

FIGURA 7-1 Terminologia usada para descrever a duração da gestação.

3. Quando disponíveis, as idades gestacionais calculadas a partir da DUM e da ultrassonografia do primeiro trimestre são comparadas e a data provável do parto (DPP) é registrada e discutida com a paciente.
4. A melhor estimativa obstétrica de idade gestacional no parto é registrada na certidão de nascimento.

O comprimento cabeça-nádega embriofetal no primeiro trimestre é acurado ± 5 a 7 dias. Assim, se a avaliação ultrassonográfica da idade gestacional for diferente em mais do que 5 dias antes de 9 semanas de gestação ou em mais do que 7 dias mais adiante no primeiro trimestre, a DPP é modificada.

■ Regra de Naegele

Uma DPP baseada na DUM pode ser rapidamente estimada da seguinte maneira: acrescenta-se 7 dias ao primeiro dia da DUM e subtrai-se 3 meses. Por exemplo, se a DUM foi 5 de outubro, a data provável para o parto será 5 de outubro menos 3 meses mais 7 dias = 12 de julho do ano seguinte. Esse cálculo é chamado *regra de Naegele*. O período de gestação também pode ser dividido em três unidades formadas por cerca de 14 semanas cada uma. Esses três *trimestres* são marcos obstétricos importantes.

Além da estimativa da DPP com a regra de Naegele ou com "discos" de gestação, as calculadoras presentes em prontuários eletrônicos e em aplicativos de *smartphones* podem fornecer um cálculo da DPP e da idade gestacional. Por exemplo, o American College of Obstetricians and Gynecologists (2016) desenvolveu um aplicativo de calculadora que incorpora critérios ultrassonográficos e a DUM ou a data de transferência do embrião. Isso é discutido com mais detalhes no Capítulo 10 (p. 183).

DESENVOLVIMENTO EMBRIONÁRIO

A complexidade do desenvolvimento embriofetal quase ultrapassa o limite de nossa capacidade de compreensão. A Figura 7-2 mostra uma sequência de desenvolvimento de vários sistemas orgânicos. Novas informações acerca do desenvolvimento dos órgãos continuam a ser agregadas. Por exemplo, técnicas de exames de imagem ajudam a avaliar a contribuição da regulação gênica e da interação tecidual na morfologia tridimensional do órgão (Anderson, 2016; Mohun, 2011). Outros autores descreveram a sequência de ativação de genes por trás do desenvolvimento cardíaco.

■ Desenvolvimento do zigoto e do blastocisto

Durante as primeiras 2 semanas após a ovulação e a fecundação, o zigoto – ou pré-embrião – evolui até o estágio de blastocisto. O blastocisto se implanta 6 ou 7 dias após a fecundação. O blastocisto de 58 células diferencia-se em cinco células que irão produzir o embrião – a *massa celular interna* –, enquanto as demais 53 células formam o trofoblasto placentário. Os detalhes sobre a implantação e os estágios iniciais do desenvolvimento do blastocisto e da placenta são descritos no Capítulo 5 (p. 87).

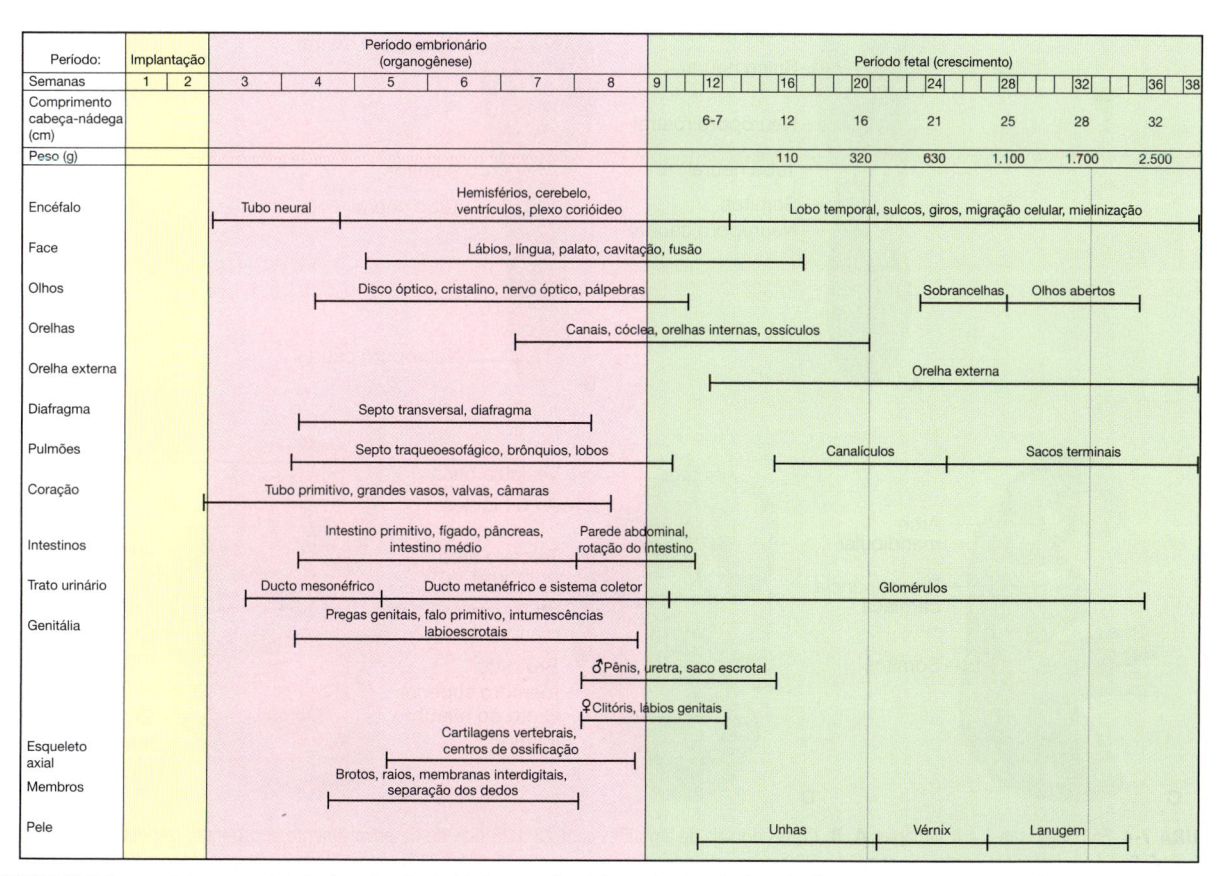

FIGURA 7-2 Desenvolvimento embriofetal em função da idade gestacional determinada pela data da última menstruação. Os períodos são aproximados.

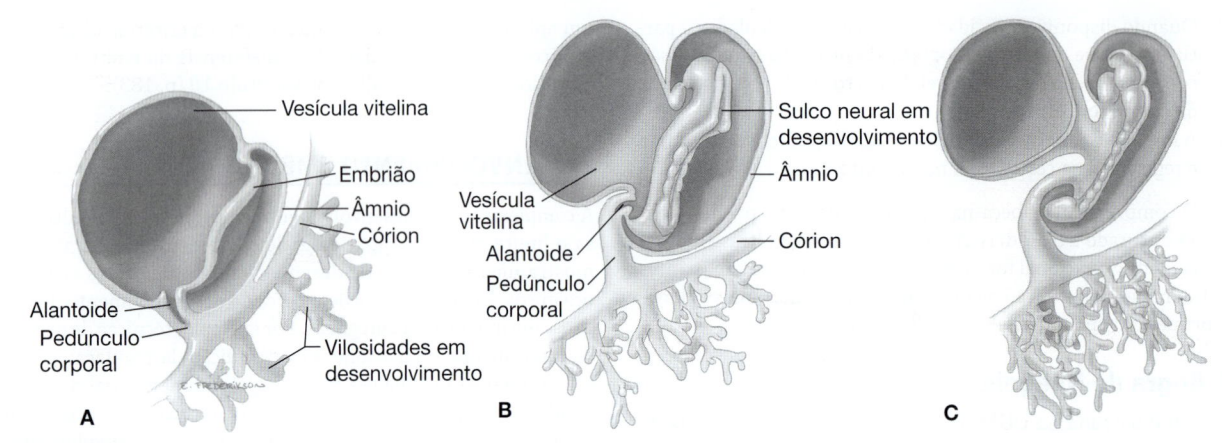

126 Placentação, embriogênese e desenvolvimento fetal

FIGURA 7-3 Embriões humanos em estágios iniciais. Idades ovulacionais: **A.** 19 dias (pré-somito). **B.** 21 dias (7 somitos). **C.** 22 dias (17 somitos). (Com base em desenhos e modelos do Carnegie Institute.)

■ Período embrionário

O concepto é denominado embrião no início da terceira semana após a ovulação e a fecundação. Formam-se as vilosidades coriônicas primitivas, coincidindo com a data esperada para a menstruação. O período embrionário, durante o qual ocorre a organogênese, dura 6 semanas. Ele vai da terceira semana depois da DUM até a oitava semana. O disco embrionário está bem definido, e a maioria dos testes de gravidez que medem a gonadotrofina coriônica humana (hCG) se tornam positivos nessa época. Conforme mostrado na Figura 7-3, o pedúnculo corporal nesse momento está diferenciado. Há um espaço interviloso verdadeiro que contém sangue materno e vilosidades coriônicas nas quais é possível identificar o mesoderma coriônico angioblástico.

Durante a terceira semana, surgem os vasos sanguíneos fetais nas vilosidades coriônicas. Na quarta semana, já existe um sistema cardiovascular formado (Fig. 7-4). A partir de então,

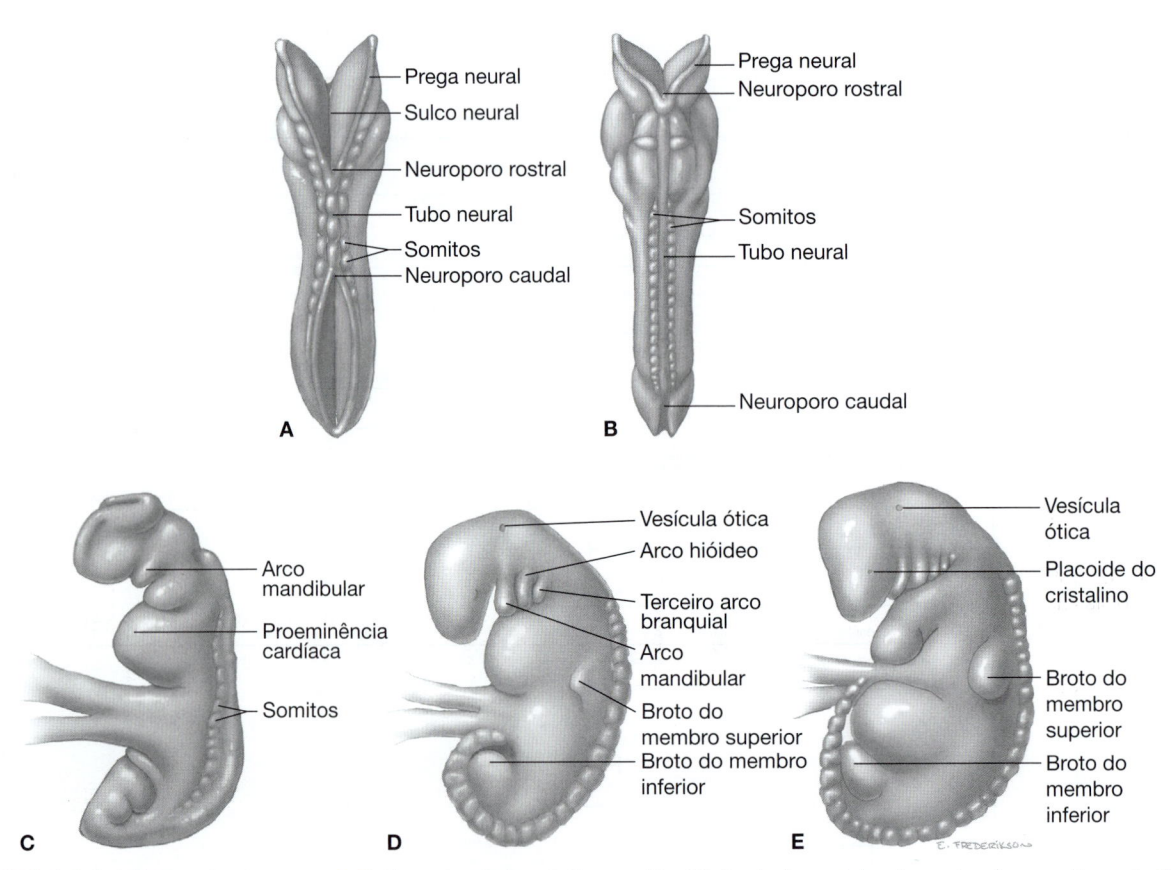

FIGURA 7-4 Embriões com 3 a 4 semanas. **A, B.** Cortes dorsais de embriões com 22 a 23 dias de desenvolvimento, mostrando, respectivamente, 8 e 12 somitos. **C-E.** Cortes laterais de embriões com 24 a 28 dias, mostrando, respectivamente, 16, 27 e 33 somitos. (Redesenhada de Moore KL: The Developing Human: Clinically Oriented Embryology, 4th ed. Philadelphia, Saunders, 1988.)

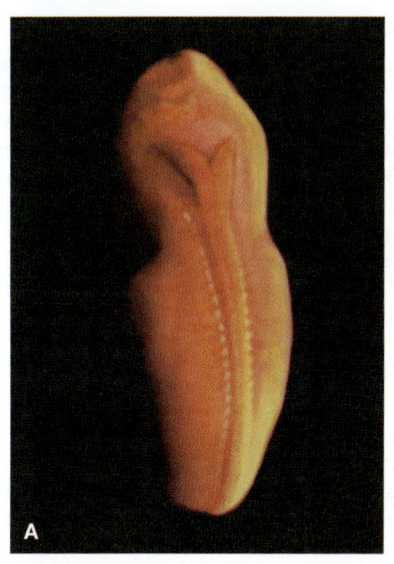

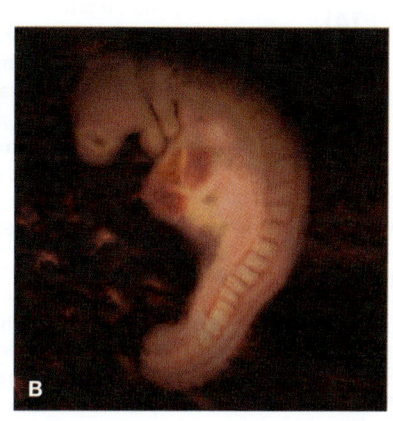

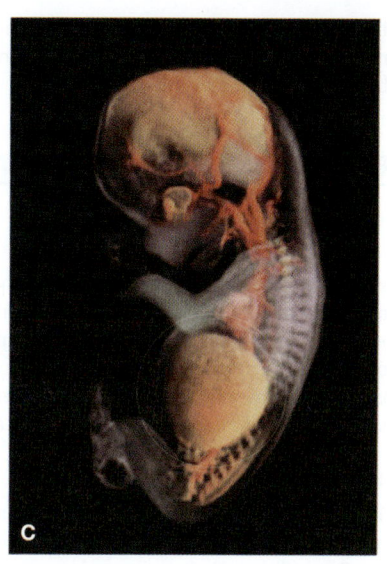

FIGURA 7-5 Fotografias de embriões. **A.** Visão dorsal de um embrião com 24 a 26 dias, correspondendo à **Figura 7-4C**. **B.** Visão lateral de um embrião com 28 dias, correspondendo à **Figura 7-4D**. **C.** Visão lateral de um embrião-feto com 56 dias, que marca o fim do período embrionário e início do período fetal. O fígado encontra-se dentro do halo circular branco. (De Werth B, Tsiaras A: From Conception to Birth: A Life Unfolds. New York, Doubleday, 2002.)

estabelece-se uma verdadeira circulação no interior do embrião e entre o embrião e as vilosidades coriônicas. Começa a divisão do coração primitivo. Também na quarta semana, há a formação da placa neural, a qual se dobra subsequentemente para formar o tubo neural. No final da quinta semana menstrual, o saco coriônico mede cerca de 1 cm de diâmetro. O embrião tem comprimento de 3 mm e pode ser medido por ultrassonografia. Já se distinguem os brotos de membros superiores e inferiores, e o âmnio está começando a embainhar o pedúnculo corporal, que, a partir de então, se tornará o cordão umbilical. Ao final da sexta semana, o embrião tem cerca de 9 mm de comprimento, e o tubo neural está fechado (Fig. 7-5). A movimentação cardíaca é quase sempre discernível por ultrassonografia (Fig. 7-6). A extremidade craniana do tubo neural fecha em 38 dias a partir da DUM, e a extremidade caudal fecha em 40 dias. Assim, o tubo neural já está fechado no final da sexta semana. No final da oitava semana, o comprimento cabeça-nádega é de cerca de 22 mm. Os dedos e artelhos estão presentes, e os braços já dobram na altura dos cotovelos. O lábio superior está formado, e as orelhas externas apresentam-se como elevações bem definidas nas laterais da cabeça. Imagens

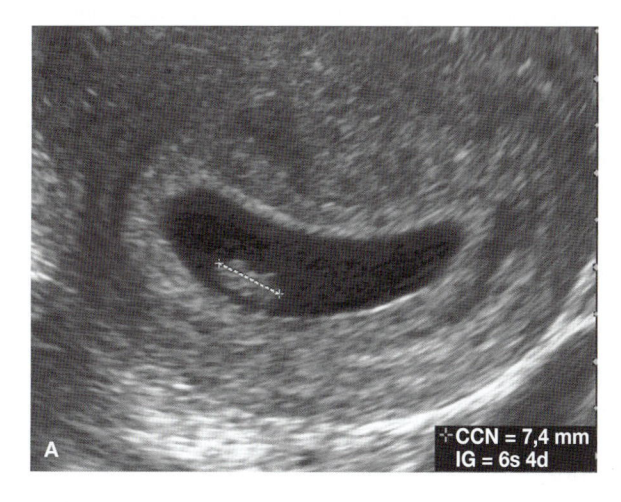

FIGURA 7-6 A. Esta imagem de um embrião de 6 semanas e 4 dias demonstra a medida do comprimento cabeça-nádega (CCN), que é de 7,4 mm nessa idade gestacional (IG). **B.** Apesar da idade gestacional precoce, a imagem em modo M demonstra a atividade cardíaca embrionária. A frequência cardíaca (FC) nessa imagem é de 124 batimentos por minuto (bpm).

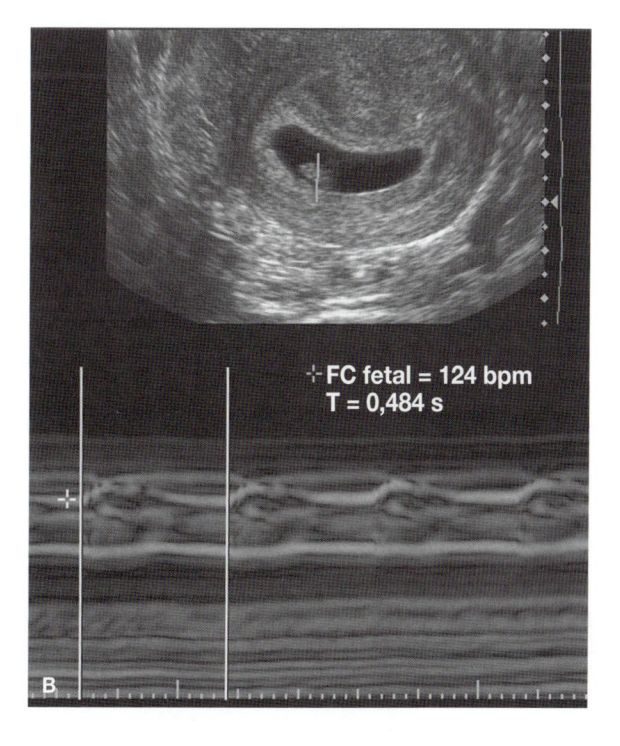

tridimensionais e vídeos de embriões humanos do projeto Multi-Dimensional Human Embryo podem ser encontrados em: http://embryo.soad.umich.edu/index.html.

DESENVOLVIMENTO E FISIOLOGIA FETAL

■ Épocas do período fetal

A transição do período embrionário para o período fetal ocorre com 7 semanas após a fecundação, correspondendo a 9 semanas após o início da última menstruação. Nesse momento, o feto tem comprimento de cerca de 24 mm, a maioria dos sistemas de órgãos já está desenvolvida e o feto entra no período de crescimento e maturação. Essas três fases estão representadas na Figura 7-2.

12 semanas de gestação

O útero costuma estar palpável logo acima da sínfise púbica. O crescimento fetal é rápido, e o comprimento cabeça-nádega é de 5 a 6 cm (Fig. 7-7). Os centros de ossificação já aparecem na maioria dos ossos fetais, e os dedos e os artelhos já estão diferenciados. A pele e as unhas estão desenvolvidas e começam a surgir rudimentos esparsos de pelos. A genitália externa começa a se diferenciar em sexo masculino ou feminino. O feto começa a fazer movimentos espontâneos.

16 semanas de gestação

O crescimento fetal fica mais lento nesse momento. O comprimento cabeça-nádega é de 12 cm, e o peso fetal é de cerca de 150 g (Hadlock, 1991). Em termos práticos, o comprimento cabeça-nádega pela ultrassonografia não é medido depois de 13 semanas, o que corresponde a cerca de 8,4 cm. Em vez disso, são medidos o diâmetro biparietal, a circunferência da cabeça e o comprimento do fêmur. O peso fetal no segundo e terceiro trimestres é estimado a partir de uma combinação dessas medidas (Cap. 10, p. 184).

Os movimentos oculares iniciam-se com 16 a 18 semanas, coincidindo com a maturação do mesencéfalo. Com 18 semanas no feto feminino, o útero é formado e começa a canalização vaginal. Com 20 semanas no feto masculino, os testículos iniciam a sua descida.

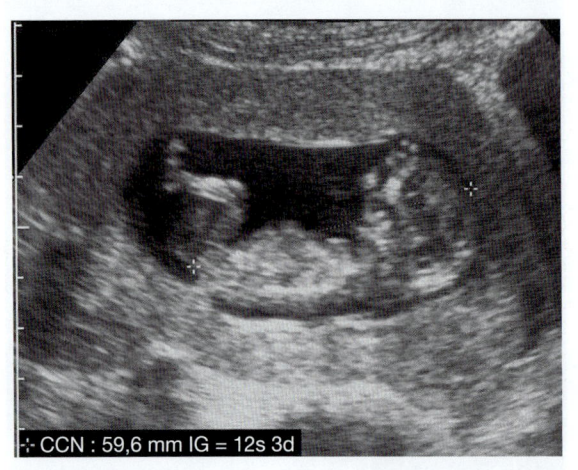

FIGURA 7-7 Esta imagem de um embrião com 12 semanas e 3 dias de idade gestacional (IG) mostra a medida do comprimento cabeça-nádega (CCN). O perfil fetal, o crânio, a mão e o pé também são visíveis nessa imagem.

20 semanas de gestação

Trata-se do meio da gestação quando se está estimando a idade gestacional a partir da DUM. O feto pesa um pouco mais de 300 g e começa a ganhar bastante peso de forma linear. A partir desse ponto, o feto move-se aproximadamente a cada minuto, permanecendo ativo 10 a 30% do tempo (DiPietro, 2005). Há formação de gordura marrom, e a pele fetal fica menos transparente. Uma lanugem aveludada recobre seu corpo inteiro e pode ser vista alguma quantidade de pelos no couro cabeludo. A função coclear desenvolve-se entre 22 e 25 semanas, e sua maturação continua até 6 meses após o nascimento.

24 semanas de gestação

O feto agora pesa quase 700 g (Duryea, 2014). A pele é caracteristicamente enrugada e começa a deposição de gordura. A cabeça ainda é relativamente grande, e em geral já é possível identificar sobrancelhas e cílios. Com 24 semanas, os pneumócitos secretores tipo II já iniciaram a secreção de surfactante (Cap. 32, p. 607). O período canalicular do desenvolvimento dos pulmões, durante o qual brônquios e bronquíolos crescem e ductos alveolares se desenvolvem, está quase completo. Apesar disso, um feto nascido nesse período tentará respirar, mas muitos morrerão porque os sacos terminais, necessários à troca de gases, ainda não se formaram. A taxa de sobrevida global com 24 semanas dificilmente passa de 50%, e apenas cerca de 30% sobrevivem sem morbidade grave (Rysavy, 2015). Com 26 semanas, os olhos se abrem. Os nociceptores estão presentes em todo o corpo, e o sistema neural de dor está desenvolvido (Kadic, 2012). O fígado e baço fetais são importantes locais de hematopoiese.

28 semanas de gestação

O comprimento cabeça-nádega é de cerca de 25 cm, e o feto pesa cerca de 1.100 g. A pele é fina, avermelhada e coberta por vérnix caseoso. A membrana pupilar acabou de desaparecer dos olhos. O piscar de olhos isolado atinge o pico na semana 28. A medula óssea se torna o principal local de hematopoiese. O neonato normal que nascer neste período terá 90% de chance de sobreviver sem sequelas físicas ou neurológicas.

32 e 36 semanas de gestação

Com 32 semanas, o feto atingiu comprimento cabeça-nádega de cerca de 28 cm e peso aproximado de 1.800 g. A superfície da pele ainda é avermelhada e enrugada. Em contraste, com 36 semanas, o comprimento cabeça-nádega fetal médio é de cerca de 32 cm e o peso é de aproximadamente 2.800 g (Duryea, 2014). Devido à deposição subcutânea de gordura, o corpo se torna mais arredondado, e a fácies antes enrugada se torna agora mais cheia. O feto normal tem taxa de sobrevida de quase 100%.

40 semanas de gestação

Considera-se como a termo, e o feto está agora totalmente desenvolvido. O comprimento cabeça-nádega médio é de cerca de 36 cm, e o peso médio é de cerca de 3.500 g.

■ Desenvolvimento do sistema nervoso central

Desenvolvimento do encéfalo

A extremidade craniana do tubo neural fecha aos 38 dias a partir da DUM, e a extremidade caudal fecha aos 40 dias. Assim, a suplementação de ácido fólico para a prevenção de defeitos do tubo neural deve ser instituída antes disso para que seja eficaz (Cap. 9, p. 169). As paredes do tubo neural formam o encéfalo e a medula espinal. O lúmen se torna o sistema ventricular e o canal central da medula espinal. Durante a sexta semana, a extremidade craniana do tubo neural forma três vesículas primárias. Na sétima semana, há o desenvolvimento de cinco vesículas secundárias: o telencéfalo – futuros hemisférios cerebrais; o diencéfalo – tálamos; o mesencéfalo; o metencéfalo – ponte e cerebelo; e o mielencéfalo – bulbo. Enquanto isso, há o desenvolvimento de flexuras que dobram o encéfalo em sua típica configuração. O final do período embrionário significa o término do processo de neuralização primária e secundária.

Com 3 a 4 meses de gestação, se atinge o pico de *proliferação neuronal*. Como esperado, os distúrbios nessa fase de desenvolvimento cerebral pioram profundamente a função (Volpe, 2008). A *migração neuronal* ocorre quase simultaneamente e atinge um pico em 3 a 5 meses. Esse processo se caracteriza pela movimentação de milhões de células neuronais a partir de suas zonas ventriculares e subventriculares até partes do encéfalo onde permanecerão por toda a vida (Fig. 7-8). Já foi descrita a suprarregulação da expressão gênica para a migração neuronal (Iruretagoyena, 2014). Também foram relatados métodos não invasivos para estudar o neurodesenvolvimento fetal (Goetzl, 2016).

À medida que a gestação avança, o aspecto do encéfalo fetal muda constantemente. Assim, é possível identificar a idade fetal a partir de seu aspecto externo (Volpe, 2008). A proliferação e a migração neuronais ocorrem em conjunto com o crescimento e a maturação dos giros (ver Fig. 7-8). Os estudos de Manganaro (2007) e Dubois (2014) e seus colaboradores sobre a maturação sequencial caracterizaram as imagens do encéfalo fetal em desenvolvimento usando a ressonância magnética (RM). Outras investigações recentes nas quais também foram usadas imagens por RM quantificaram o desenvolvimento das estruturas encefálicas subcorticais entre 12 e 22 semanas de gestação (Meng, 2012).

A mielinização das raízes ventrais dos nervos cerebrospinais e do tronco encefálico inicia-se aproximadamente aos 6 meses de gestação, mas a maior parte da mielinização progride após o nascimento. A falta de mielina e a ossificação incompleta do crânio permitem que se observe a estrutura do cérebro fetal com ultrassonografia ao longo da gestação.

Medula espinal

Enquanto os dois terços superiores do tubo neural dão origem ao encéfalo, o terço inferior forma a medula espinal. No embrião, a medula espinal se estende ao longo de toda a extensão da coluna vertebral, mas, após essa fase, o crescimento vertebral supera o da medula. A ossificação de todo o sacro é visível por ultrassonografia com cerca de 21 semanas (Cap. 10, p. 191). Em torno de 24 semanas, a medula espinal estende-se até S_1; no nascimento, até L_3; e nos adultos, até L_1. A mielinização da medula espinal inicia-se no meio da gestação e prossegue ao longo do primeiro ano de vida. Com 8 semanas, a função sináptica está suficientemente desenvolvida para demonstrar a flexão do pescoço e do tronco (Temiras, 1968). Durante o terceiro trimestre, a integração das funções nervosa e muscular ocorre rapidamente.

■ Sistema cardiovascular

A embriologia do coração é complexa. Em seus estágios mais iniciais de formação, o coração fetal passa por uma programação molecular, e mais de uma centena de genes e fatores moleculares fazem parte de sua morfogênese. Em resumo, o tubo cardíaco reto está formado com 23 dias durante uma intrincada sequência morfogenética, durante a qual cada *segmento* surge em um momento singular. O tubo passa então por um processo de *curvatura* (*looping*), e as câmaras se fundem e formam os septos (Manner, 2009). As válvulas são desenvolvidas, e o arco aórtico é formado por vasculogênese. Para uma descrição completa, ver o Capítulo 9 em *Hurst's The Heart* (Keller, 2013).

Circulação fetal

Esta circulação singular é substancialmente diferente daquela do adulto e funciona assim até o momento do nascimento, quando há necessidade de uma mudança drástica. Por exemplo, considerando que o sangue fetal não precisa entrar na vasculatura pulmonar para ser oxigenado, a maior parte do débito do ventrículo direito não passa pelos pulmões. Além disso, as câmaras cardíacas trabalham em paralelo, e não em série, e, com isso, efetivamente suprem o cérebro e o coração com sangue mais oxigenado do que o resto do corpo.

O oxigênio e os nutrientes necessários para o crescimento e a maturação fetais são fornecidos pela placenta pela veia umbilical única (Fig. 7-9). A veia divide-se em ducto venoso e seio portal. O ducto venoso é o principal ramo da veia umbilical e atravessa o fígado para entrar diretamente na veia cava inferior. Como não supre oxigênio aos tecidos intervenientes, transporta sangue bem oxigenado diretamente ao coração. Por outro lado, o seio portal transporta sangue às veias hepáticas, principalmente do lado esquerdo do fígado, onde o oxigênio é extraído. O sangue relativamente desoxigenado, originado no fígado, retorna à veia cava inferior, que também recebe sangue mais desoxigenado, retornando da parte inferior do corpo. Portanto, o sangue fluindo para o coração fetal a partir da veia cava inferior é formado por uma mistura de sangue de tipo arterial, que passa diretamente através do ducto venoso, e de sangue menos oxigenado, que retorna da maioria das veias abaixo do diafragma. Assim, o conteúdo de oxigênio do sangue transportado ao coração com origem na veia cava inferior é menor do que o do sangue que deixa a placenta.

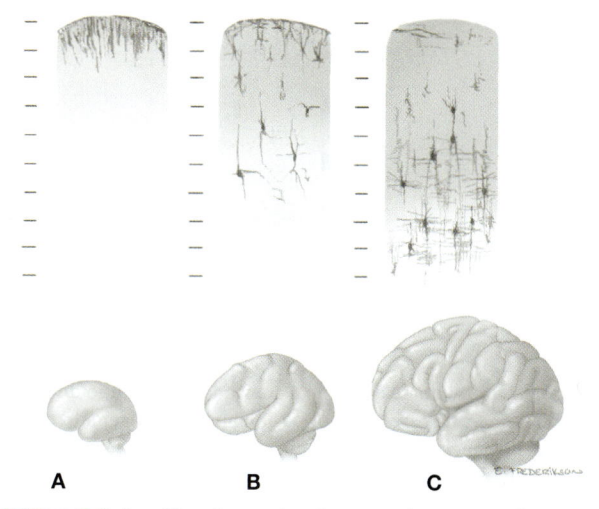

FIGURA 7-8 A proliferação e a migração neuronais estão completas entre 20 e 24 semanas. Durante a segunda metade da gestação, ocorrem eventos organizacionais com a formação e a proliferação de giros, além da diferenciação e da migração de elementos celulares. As idades gestacionais aproximadas são mostradas. **A.** 20 semanas. **B.** 35 semanas. **C.** 40 semanas.

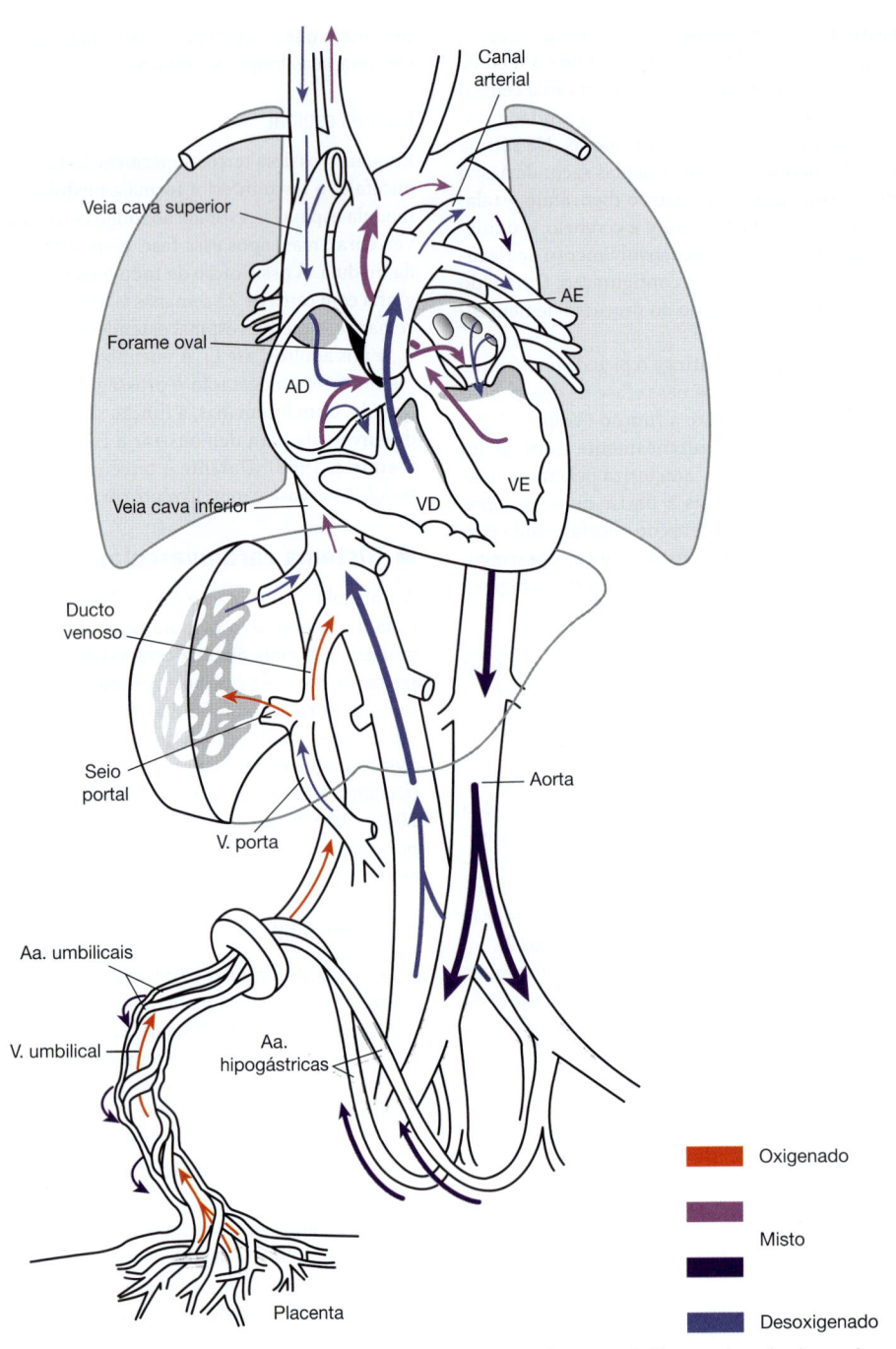

FIGURA 7-9 A natureza intrincada da circulação fetal é evidente. O grau de oxigenação do sangue é diferente daquele observado após o nascimento nos diversos vasos. Aa., artérias; AE, átrio esquerdo; VE, ventrículo esquerdo; AD, átrio direito; VD, ventrículo direito; V., veia.

Conforme discutido, os ventrículos do coração fetal trabalham em paralelo, e não em série. O sangue bem oxigenado entra no ventrículo esquerdo, nutrindo o coração e o cérebro, e o sangue menos oxigenado entra no ventrículo direito para nutrir o resto do corpo. As duas circulações são mantidas pela estrutura do átrio direito, que efetivamente direciona o sangue que nele penetra para o átrio esquerdo ou para o ventrículo direito, dependendo do conteúdo de oxigênio. Essa separação do sangue em função do conteúdo de oxigênio é auxiliada pelo padrão do fluxo sanguíneo na veia cava inferior. O sangue bem oxigenado tende a cursar no aspecto medial da veia cava inferior, e o sangue menos oxigenado flui ao longo da parede lateral do vaso. Isso ajuda em seu desvio para os lados opostos do coração. Uma vez que o sangue penetra o átrio direito, a configuração do septo interatrial superior – a *crista dividens* – direciona o sangue bem oxigenado, oriundo da parte medial da veia cava inferior e do ducto venoso através do forame oval, para o coração esquerdo e daí ao coração e ao cérebro (Dawes, 1962). Depois que esses tecidos extraem o oxigênio necessário, o sangue menos oxigenado retorna ao átrio direito pela veia cava superior.

O sangue menos oxigenado que corre ao longo da parede lateral da veia cava inferior entra no átrio direito, sendo direcionado através da valva atrioventricular direita (valva tricúspide) para o ventrículo direito. A veia cava superior dirige-se inferior e anteriormente quando entra no átrio direito, assegurando que o sangue menos oxigenado, retornando do cérebro e da parte superior do corpo, também seja desviado diretamente ao ventrículo direito. De forma semelhante, o óstio do seio coronário localiza-se em posição imediatamente superior à valva atrioventricular direita, de modo que o sangue menos oxigenado vindo do coração também retorne ao ventrículo direito. Como resultado desse padrão de fluxo sanguíneo, o sangue no ventrículo direito é 15 a 20% menos saturado do que o sangue no ventrículo esquerdo.

Quase 90% do sangue que deixa o ventrículo direito é desviado pelo canal arterial para a aorta descendente. A resistência vascular elevada do pulmão e a resistência comparativamente menor do canal arterial e da vasculatura umbilical-placentária asseguram que apenas 8% do débito ventricular direito dirija-se aos pulmões (Fineman, 2014). Assim, um terço do sangue que passa pelo canal arterial dirige-se ao corpo. O restante do débito ventricular direito retorna à placenta por meio das duas artérias hipogástricas. Essas duas artérias fazem seu trajeto a partir do nível da bexiga, ao longo da parede abdominal, até o anel umbilical e para dentro do cordão como artérias umbilicais. Na placenta, esse sangue recebe oxigênio e outros nutrientes para entrar novamente na circulação fetal por meio da veia umbilical.

Alterações circulatórias ao nascimento

Após o nascimento, vasos umbilicais, canal arterial, forame oval e ducto venoso normalmente sofrem constrição ou colapsam. Com o fechamento funcional do canal arterial e a expansão dos pulmões, o sangue que deixa o ventrículo direito entra preferencialmente na vasculatura pulmonar para ser oxigenado antes de retornar ao coração esquerdo (Hillman, 2012). De forma praticamente instantânea, os ventrículos, que ao longo da vida fetal trabalharam em paralelo, passam a trabalhar em série. As porções mais distais das artérias hipogástricas sofrem atrofia e obliteração dentro de 3 a 4 dias após o nascimento. Elas se tornam os ligamentos umbilicais, e os remanescentes intra-abdominais da veia umbilical formam o ligamento redondo do fígado. O ducto venoso sofre constrição 10 a 96 horas após o nascimento, ficando anatomicamente fechado em torno de 2 a 3 semanas. Ele acaba formando o ligamento venoso (Fineman, 2014).

Volume sanguíneo fetoplacentário

Embora não haja medições precisas do volume sanguíneo fetoplacentário humano, Usher e colaboradores (1963) relataram volumes médios de 78 mL/kg em neonatos normais nascidos a termo quando se procede ao clampeamento imediato do cordão umbilical. Gruenwald (1967) observou que o volume de sangue fetal contido na placenta após o clampeamento imediato do cordão seria em média 45 mL/kg do peso fetal. Assim, o volume sanguíneo fetoplacentário ao final da gravidez é de cerca de 125 mL/kg do peso fetal. Isso é importante ao avaliar a magnitude da hemorragia feto-materna, conforme discutido no **Capítulo 15** (p. 307).

■ Hematopoiese

Cedo no desenvolvimento embrionário é possível demonstrar hematopoiese, primeiro na vesícula vitelina, depois no fígado e, por fim, no baço e na medula óssea. As células mieloides e eritroides são continuamente produzidas por progenitores originados de células-tronco hematopoiéticas (Golub, 2013; Heinig, 2015). Os primeiros eritrócitos liberados na circulação fetal são nucleados e macrocíticos. No embrião, o volume celular médio é de no mínimo 180 fL, caindo para 105 a 115 fL ao final da gestação. Os eritrócitos de fetos aneuploides em geral não sofrem essa maturação e se mantêm com maior volume – em média 130 fL (Sipes, 1991). À medida que o desenvolvimento fetal progride, o número de eritrócitos circulantes anucleados de tamanho menor aumenta. Conforme o feto cresce, tanto o volume sanguíneo na circulação comum fetoplacentária quanto a concentração de hemoglobina aumentam. Conforme mostrado na **Figura 7-10**, as concentrações fetais de hemoglobina aumentam ao longo da gestação. A Society for Maternal-Fetal Medicine (2015) recomenda um ponto de corte para o hematócrito de 30% para a definição de anemia.

Em razão de seu maior tamanho, os eritrócitos fetais têm menor expectativa de vida, a qual progressivamente aumenta para cerca de 90 dias ao final da gravidez (Pearson, 1966). Como consequência, a produção de glóbulos vermelhos aumenta. Os reticulócitos inicialmente estão presentes em grande número, mas seu percentual cai para 4 a 5% do total no final da gestação. Os eritrócitos fetais são estrutural e metabolicamente diferentes dos encontrados nos adultos (Baron, 2012). Eles são mais maleáveis, o que serve para compensar sua maior viscosidade. Também contêm várias enzimas com atividades substancialmente diferentes.

A eritropoiese é controlada principalmente pela eritropoietina fetal, pois a materna não atravessa a placenta. A produção de eritropoietina fetal é influenciada por testosterona, estrogênio, prostaglandinas, hormônio tireoidiano e lipoproteínas (Stockman, 1992). Os níveis séricos de eritropoietina aumentam com a maturidade fetal. O local exato da produção de eritropoietina é objeto de discussão, mas parece que o fígado fetal é uma fonte importante até que se inicie a produção renal. Há correlação estreita entre a concentração de eritropoietina no líquido amniótico e a encontrada no sangue venoso umbilical por cordocentese. Após o nascimento, é normal que a eritropoietina se mantenha indetectável por até 3 meses.

Por outro lado, a produção de plaquetas alcança níveis estáveis no meio da gestação, embora seja possível haver alguma variação ao longo da gravidez (**Fig. 7-11**). O número de plaquetas no feto e no neonato está sujeito a vários agentes, como discutido no **Capítulo 15** (p. 307).

Hemoglobina fetal

Essa proteína tetramérica é composta por duas cópias de duas cadeias distintas de peptídeos, o que determina o tipo de hemoglobina produzida. A hemoglobina A dos adultos normais é composta pelas cadeias α e β. Durante a vida embrionária e fetal, são produzidos diversos precursores das cadeias α e β. Com isso, há produção serial de diversos tipos diferentes de hemoglobina embrionária. Os genes para as cadeias tipo β estão no cromossomo 11, e os genes para as cadeias tipo α estão no cromossomo 16. Cada um desses genes é ligado e desligado durante a vida fetal, até que os genes α e β, que determinam a produção da hemoglobina A adulta, sejam permanentemente ativados.

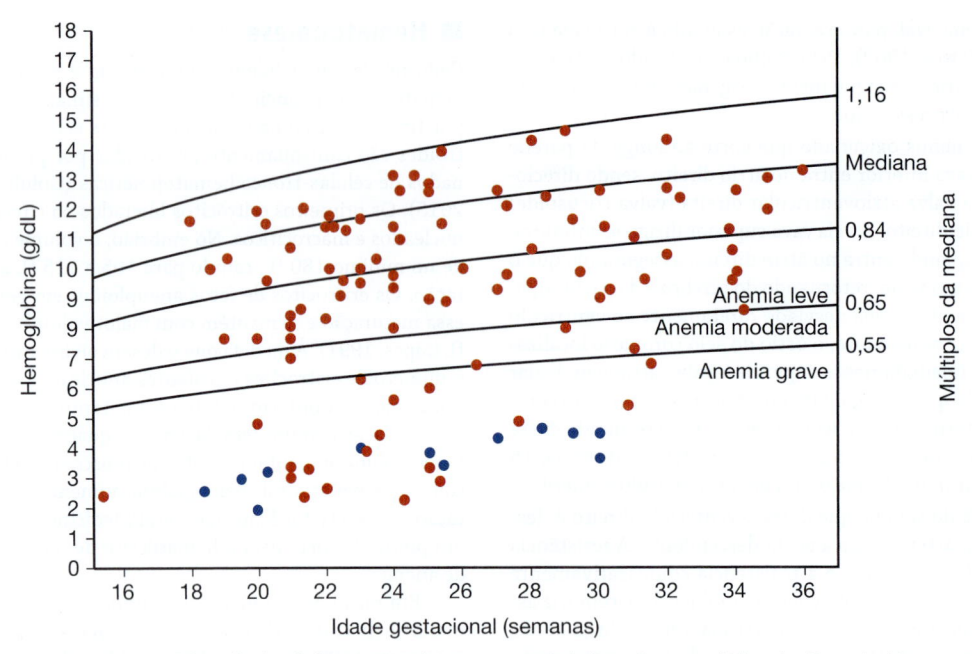

FIGURA 7-10 Relações entre hemoglobina fetal e idade gestacional. Os pontos azuis indicam fetos com hidropsia. (Reproduzida, com permissão, de Mari G, Deter RL, Carpenter RL, et al: Noninvasive diagnosis by Doppler ultrasonography of fetal anemia due to maternal red-cell alloimmunization. Collaborative Group for Doppler Assessment of the Blood Velocity in Anemic Fetuses (Level II-I), N Engl J Med 2000 Jan 6;342(1):9–14.)

O período de produção de cada uma dessas versões iniciais de hemoglobina corresponde às alterações no local de produção de hemoglobina. O sangue fetal é produzido inicialmente na vesícula vitelina, onde são sintetizadas as hemoglobinas Gower 1, Gower 2 e Portland. A eritropoiese passa a ser feita no fígado, onde é produzida a hemoglobina F fetal. Quando a hematopoiese finalmente se move para a medula óssea, a hemoglobina A do adulto aparece nos glóbulos vermelhos fetais e se apresenta em quantidades progressivamente maiores à medida que o feto amadurece (Pataryas, 1972).

A versão adulta final da cadeia α é produzida exclusivamente até 6 semanas. Depois disso, não há versões funcionais alternativas. Se houver mutação ou deleção no gene α, não haverá cadeia de tipo α alternativa que possa ser usada para formar hemoglobina funcional. Por outro lado, pelo menos duas versões da cadeia β – δ e γ – são mantidas em produção ao longo da vida fetal e depois disso. No caso de haver mutação ou deleção no gene β, essas duas outras versões da cadeia β frequentemente continuam a ser produzidas, resultando na hemoglobina A_2 ou na hemoglobina F, que substituem a hemoglobina anormal ou ausente.

Os genes são desativados por metilação da região de controle, a qual é discutida no Capítulo 13 (p. 267). Em algumas situações, a metilação não ocorre. Por exemplo, em neonatos de mães diabéticas, a hemoglobina F pode persistir em razão de hipometilação do gene γ (Perrine, 1988). Nos casos de anemia falciforme, o gene γ não sofre metilação, e grandes quantidades de hemoglobina fetal continuam sendo produzidas. Conforme discutido no Capítulo 56 (p. 1081), os níveis elevados de hemoglobina F estão associados a menos sintomas de doença falciforme, e uma das abordagens terapêuticas é a modificação farmacológica desses níveis com o uso de medicamentos indutores da produção de hemoglobina F.

Conforme discutido na p. 140, há uma diferença funcional entre as hemoglobinas A e F. Dada qualquer pressão de oxigênio e sendo idêntico o pH, os eritrócitos fetais que contêm principalmente hemoglobina F fixam mais oxigênio do que os que contêm quase somente hemoglobina A (Fig. 47-2, p. 920). Isso ocorre porque a hemoglobina A se liga mais avidamente ao 2,3-difosfoglicerato (2,3-DPG) do que a hemoglobina F, reduzindo, assim, sua afinidade por oxigênio. Durante a gestação, os níveis maternos de 2,3-DPG aumentam; considerando que os eritrócitos fetais têm concentrações menores de 2,3-DPG, sua afinidade por oxigênio é maior.

A quantidade de hemoglobina F nos eritrócitos fetais começa a diminuir nas últimas semanas de gestação. No final da gravidez, cerca de três quartos de toda a hemoglobina são do tipo F. Nos primeiros 6 a 12 meses de vida, a proporção de

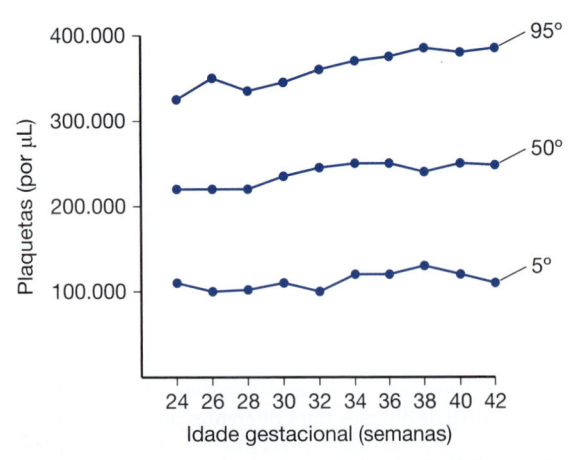

FIGURA 7-11 Contagens de plaquetas em função da idade gestacional obtidas no primeiro dia de vida. São apresentados os valores médios e para o 5º e o 95º percentil. (Dados de Christensen RD, Henry E, Antonio DV: Thrombocytosis and thrombocytopenia in the NICU: incidence, mechanisms and treatments, J Matern Fetal Neonatal Med 2012 Oct;25 Suppl 4:15–17).

hemoglobina F continua a cair, até que finalmente alcança os menores níveis nos eritrócitos de adultos.

Fatores da coagulação

Com exceção do fibrinogênio, não há formas embrionárias para as diversas proteínas hemostáticas. O feto inicia a produção de proteínas pró-coagulantes, fibrinolíticas e anticoagulantes normais, do tipo encontrado nos adultos, ao redor de 12 semanas. Considerando que não atravessam a placenta, suas concentrações no momento do nascimento são muito mais baixas do que as observadas com algumas semanas de vida (Corrigan, 1992). Em neonatos normais, os níveis dos fatores II, VII, IX, X e XI, bem como de proteína S, proteína C, antitrombina e plasminogênio, representam cerca de 50% dos níveis encontrados em adultos. Por outro lado, os níveis dos fatores V, VIII, XIII e do fibrinogênio são mais próximos dos valores dos adultos (Saracco, 2009). Sem tratamento profilático, os níveis dos fatores de coagulação dependentes da vitamina K geralmente diminuem ainda mais nos primeiros dias de vida extrauterina. Esse declínio é amplificado nas crianças em aleitamento materno, podendo levar a hemorragia no neonato (Cap. 33, p. 626).

O fibrinogênio fetal, que surge com 5 semanas de gestação, apresenta a mesma composição de aminoácidos daquele encontrado nos adultos, mas com propriedades distintas (Klagsbrun, 1988). O coágulo que ele forma é menos compressível, e seu monômero de fibrina apresenta menor grau de agregação (Heimark, 1988). Embora os níveis plasmáticos de fibrinogênio ao nascimento sejam inferiores aos de adultas não grávidas, a proteína é funcionalmente mais ativa do que o fibrinogênio dos adultos (Ignjatovic, 2011).

Os níveis do fator XIII fetal – fator estabilizador de fibrina – são significativamente menores em comparação com os dos adultos (Henriksson, 1974). Nielsen (1969) observou níveis baixos de plasminogênio e atividade fibrinolítica aumentada no plasma do cordão quando comparados aos do plasma materno. As contagens de plaquetas no sangue do cordão situam-se na faixa normal para adultas não grávidas (ver Fig. 7-11).

A despeito dessa redução relativa nos pró-coagulantes, parece haver alguma forma de proteção contra hemorragia, e o sangramento fetal é um evento raro. Mesmo após procedimentos fetais invasivos, como a cordocentese, o sangramento excessivo é incomum. Ney e colaboradores (1989) demonstraram que tromboplastinas do líquido amniótico e fatores encontrados na geleia de Wharton se combinam para auxiliar no processo de coagulação no local de punção no cordão umbilical.

Diversas *trombofilias* podem causar trombose e complicações na gravidez em adultos (Cap. 52, p. 1008). Se o feto herda uma dessas mutações, é possível haver trombose ou infarto na placenta ou em órgãos fetais. Essas complicações em geral são observadas em caso de herança homozigótica. Um exemplo é a mutação homozigótica da proteína C, a qual causa *púrpura fulminante*.

Proteínas plasmáticas

Enzimas hepáticas e outras proteínas plasmáticas são produzidas pelo feto, e esses níveis não estão correlacionados com os maternos (Weiner, 1992). As concentrações de proteínas plasmáticas, incluindo albumina, lactato-desidrogenase, aspartato-aminotransferase, γ-glutamil-transpeptidase e alanina-aminotransferase, estão todas aumentadas. De modo inverso, os níveis de pré-albumina diminuem conforme aumenta a idade gestacional (Fryer, 1993). No momento do nascimento, as concentrações médias das proteínas totais e da albumina no sangue fetal são semelhantes àquelas no sangue materno. Isso é importante porque a albumina se liga à bilirrubina não conjugada para evitar o *kernicterus* no recém-nascido (Cap. 33, p. 626).

■ Sistema respiratório

A maturação pulmonar e os indicadores bioquímicos da maturidade da função pulmonar são preditores importantes dos desfechos neonatais iniciais. As imaturidades morfológica e funcional ao nascimento levam ao desenvolvimento da *síndrome de disfunção respiratória* (Cap. 34, p. 636). A presença de quantidade suficiente de materiais ativos de superfície – coletivamente conhecidos como *surfactantes* – no líquido amniótico é uma evidência de maturidade pulmonar fetal. Entretanto, como enfatizado por Liggins (1994), as maturações estrutural e morfológica do pulmão fetal também são extremamente importantes para seu funcionamento apropriado.

Maturação anatômica

Os limites para a viabilidade do feto parecem ser determinados pelo processo usual de crescimento pulmonar. Semelhante à ramificação de uma árvore, o desenvolvimento pulmonar se processa de acordo com um calendário estabelecido que aparentemente não pode ser acelerado por terapias antes ou depois do nascimento. Há quatro estágios essenciais no desenvolvimento dos pulmões, conforme descrito por Moore (2000). O primeiro é o estágio pseudoglandular, no qual ocorre crescimento da árvore brônquica intrassegmentar entre 5 e 17 semanas. Durante esse período, a aparência microscópica dos pulmões assemelha-se à de uma glândula. Segundo, durante o estágio canalicular entre 16 e 25 semanas, as placas cartilaginosas brônquicas estendem-se à periferia. Cada bronquíolo terminal dá origem a diversos bronquíolos respiratórios, e cada um destes se divide em múltiplos ductos saculares. A seguir, inicia-se o estágio dos sacos terminais após 25 semanas. Nesse estágio, os alvéolos dão origem aos alvéolos pulmonares primitivos – os sacos terminais. Ao mesmo tempo, a matriz extracelular se desenvolve a partir dos segmentos proximais pulmonares em direção aos segmentos distais até o final da gravidez. Por fim, o estágio alveolar começa durante o período fetal tardio e continua até a infância. Constrói-se uma extensa rede capilar, forma-se o sistema linfático, e os pneumócitos tipo II iniciam a produção de surfactante. Ao nascimento, estão presentes apenas cerca de 15% dos alvéolos da vida adulta. Assim, os pulmões continuam a crescer, acrescentando mais alvéolos até os 8 anos de idade.

Várias agressões podem atrapalhar esse processo, e o momento em que ocorrem determina as sequelas. Um exemplo é a agenesia renal fetal, na qual o líquido amniótico está ausente no início do crescimento pulmonar, ocorrendo importantes defeitos em todos os quatro estágios de desenvolvimento. Em outra situação, o feto com ruptura de membrana e subsequente oligoidrâmnio antes de 20 semanas em geral apresenta ramificação brônquica e desenvolvimento cartilaginoso próximos do normal, mas seus alvéolos são imaturos. Por outro lado, a ruptura de membrana após 24 semanas possivelmente produz efeitos mínimos em longo prazo sobre a estrutura pulmonar. Em outro exemplo, vários fatores de crescimento são expressos de maneira anormal no feto com hérnia diafragmática (Candilira, 2015). Por fim, acredita-se que a vitamina D seja importante em diversos aspectos do desenvolvimento pulmonar (Hart, 2015; Lykkedegn, 2015).

Surfactante pulmonar

Após a primeira respiração, os sacos terminais devem ser mantidos expandidos a despeito da pressão exercida pela interface tecido-ar ambiente, e é o surfactante que impede seu colapso. O surfactante é produzido nos pneumócitos tipo II que revestem os alvéolos. Essas células caracterizam-se pela presença de corpúsculos multivesiculares que produzem os corpos lamelares onde o surfactante é montado. No final da vida fetal, período em que o alvéolo é caracterizado pela interface água-tecido, corpos lamelares intactos são secretados pelos pulmões e entram no líquido amniótico durante os movimentos respiratórios denominados respiração fetal. Ao nascimento, com a primeira respiração, é estabelecida a interface tecido-ar nos alvéolos pulmonares. O surfactante deixa os corpos lamelares e se espalha para revestir os alvéolos, prevenindo seu colapso durante a expiração. Assim, a capacidade pulmonar fetal para a produção de surfactante estabelece a maturidade pulmonar.

Composição do surfactante. Gluck (1972) e Hallman (1976) e seus colaboradores estimaram que 90% do peso seco dos surfactantes representa lipídeos, especificamente os glicerofosfolipídeos. As proteínas respondem pelos 10% restantes. Quase 80% dos glicerofosfolipídeos são fosfatidilcolinas (lecitinas). O principal componente ativo que constitui metade dos surfactantes é uma lecitina específica, a dipalmitoilfosfatidilcolina (DPPC ou PC). O fosfatidilglicerol (PG) responde por outros 8 a 15%. Seu papel exato não foi esclarecido porque recém-nascidos sem PG em geral evoluem bem. O outro constituinte principal é o fosfatidilinositol (PI). As contribuições relativas de cada componente são apresentadas na Figura 7-12.

Síntese do surfactante. A biossíntese ocorre nos pneumócitos tipo II. As apoproteínas são produzidas no retículo endoplasmático, e os glicerofosfolipídeos são sintetizados por interações cooperativas entre diversas organelas celulares. O fosfolipídeo é o principal componente redutor de tensão do surfactante, e as apoproteínas ajudam a formar e reformar a película de superfície.

A principal apoproteína é o surfactante A (SP-A), uma glicoproteína com peso molecular entre 28.000 e 35.000 Da (Whitsett, 1992). A molécula é sintetizada nas células tipo II, e sua presença no líquido amniótico aumenta com a idade gestacional e com a maturidade pulmonar. Com 29 semanas, é possível demonstrar a expressão do gene do SP-A (Mendelson, 2005). Especificamente, SP-A1 e SP-A2 são dois genes distintos no cromossomo 10, mas a sua regulação é separada e diferente (McCormick, 1994).

Há diversas outras apoproteínas menores, como SP-B e SP-C, provavelmente importantes para aperfeiçoar a ação do surfactante. Por exemplo, deleções no gene *SP-B* são incompatíveis com a sobrevida a despeito da produção de grandes quantidades de surfactante (Hallman, 2013).

Corticosteroides e maturação pulmonar fetal. Desde que Liggins (1969) observou maturação pulmonar acelerada em fetos de ovelhas tratados com glicocorticoides antes de parto pré-termo, muitos autores sugeriram que o cortisol fetal estimularia a maturação pulmonar fetal e a síntese do surfactante. É improvável que os corticosteroides sejam o único estímulo para aumentar a formação de surfactantes. Porém, quando eles são administrados em determinados momentos críticos, podem melhorar a maturação pulmonar fetal pré-termo. Como terapia pulmonar fetal, o uso antenatal de betametasona e dexametasona e a terapia de reposição neonatal de surfactantes são discutidos no Capítulo 34 (p. 637).

Respiração

Os músculos respiratórios fetais desenvolvem-se precocemente e, à ultrassonografia, é possível detectar movimentos respiratórios da parede torácica com 11 semanas de gestação (Koos, 2014). A partir do início do quarto mês, o feto é capaz de produzir movimentos respiratórios suficientemente intensos para movimentar líquido amniótico para dentro e para fora do trato respiratório. Alguns eventos extrauterinos têm efeitos sobre a respiração fetal; os exercícios maternos, por exemplo, a estimulam (Sussman, 2016).

■ Sistema digestivo

Após a sua formação embriogênica a partir da vesícula vitelina como intestino primordial, o sistema digestivo forma os intestinos e diversos apêndices. O intestino anterior dá origem à faringe, ao sistema respiratório inferior, ao esôfago, ao estômago, ao duodeno proximal, ao fígado, ao pâncreas e à árvore biliar. O intestino médio dá origem ao duodeno distal, ao jejuno, ao íleo, ao ceco, ao apêndice e ao cólon direito. O intestino posterior se transforma no cólon esquerdo, no reto e na porção superior do canal anal. Várias malformações ocorrem nessas estruturas a partir de problemas de rotação, fixação e divisão.

A deglutição inicia-se entre 10 e 12 semanas, coincidindo com a peristalse do intestino delgado e sua capacidade de transportar glicose ativamente (Koldovsky, 1965). Assim, os neonatos prematuros podem ter dificuldades de deglutição devido à imaturidade da motilidade intestinal (Singendonk, 2014). A maior parte da água contida no líquido deglutido é absorvida, e a matéria não absorvida é propelida ao cólon. Gitlin (1974) mostrou que no final da gestação cerca de 800 mg de proteína solúvel são ingeridos diariamente pelo feto. Não está claro o que estimula a deglutição, mas possíveis fatores são a sensação neural fetal análoga à sede, o esvaziamento gástrico e as alterações na composição do líquido amniótico (Boyle, 1992). É possível que as papilas gustativas fetais tenham um papel, uma vez que uma injeção de sacarina no líquido amniótico estimula a deglutição, e a injeção de substâncias químicas nocivas a inibe (Liley, 1972).

Parece que a deglutição fetal produz pouco efeito sobre o volume do líquido amniótico no início da gestação, porque o volume deglutido é pequeno em comparação com o total. Porém, os fetos a termo deglutem entre 200 e 760 mL por dia – volume comparável ao consumido pelo neonato a termo (Pritchard, 1966). Assim,

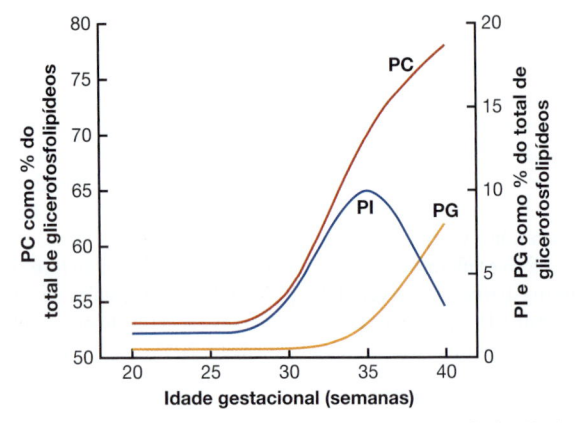

FIGURA 7-12 Relação entre níveis de lecitina – dipalmitoilfosfatidilcolina (PC), fosfatidilinositol (PI) e fosfatidilglicerol (PG) no líquido amniótico.

ao final da gestação, a regulação do volume de líquido amniótico pode ser substancialmente alterada pela deglutição fetal. Por exemplo, conforme discutido no Capítulo 11 (p. 227), se a deglutição for inibida, é comum haver polidrâmnio.

O ácido clorídrico e algumas enzimas digestivas estão presentes no estômago e no intestino delgado em quantidades mínimas no início do período fetal. O fator intrínseco é detectável em torno de 11 semanas, e o pepsinogênio é detectável com 16 semanas. O neonato prematuro, dependendo da idade gestacional, pode apresentar deficiências transitórias dessas enzimas (Lebenthal, 1983).

Parece que o esvaziamento gástrico é estimulado principalmente por volume. O movimento do líquido amniótico pelo sistema gastrintestinal talvez estimule o crescimento e o desenvolvimento do canal alimentar. Dito isso, é provável que outros fatores reguladores estejam envolvidos. Por exemplo, os fetos anencéfalos, nos quais a deglutição é limitada, com frequência apresentam volumes normais de líquido amniótico e trato gastrintestinal de aparência normal.

Mecônio

O conteúdo intestinal do feto é formado por diversos produtos de secreção, como glicerofosfolipídeos dos pulmões, células descamativas fetais, lanugem, cabelo e vérnix. Também contém restos não digeridos do líquido amniótico deglutido. A cor escura preto-esverdeada é causada por pigmentos biliares, em especial a biliverdina. O mecônio é eliminado por peristalse intestinal normal no feto maduro ou por estimulação vagal. Também é eliminado quando a hipoxia estimula a liberação de arginina-vasopressina (AVP) pela hipófise fetal. A AVP estimula a contração da musculatura lisa colônica, resultando em defecação intra-amniótica (deVane, 1982; Rosenfeld, 1985). O mecônio é tóxico ao sistema respiratório, e sua inalação pode resultar na *síndrome da aspiração de mecônio* (Cap. 33, p. 620).

Fígado

O divertículo hepático é um crescimento externo do revestimento endodérmico do intestino anterior. Os cordões epiteliais hepáticos e as células primordiais se diferenciam para formar o parênquima hepático. Os níveis séricos das enzimas hepáticas aumentam com a idade gestacional. Ainda assim, o fígado fetal tem capacidade diminuída, relacionada com a idade gestacional, de converter bilirrubina não conjugada livre em bilirrubina conjugada (Morioka, 2015). Devido à imaturidade hepática, o recém-nascido prematuro tem risco especial de hiperbilirrubinemia (Cap. 33, p. 626). Considerando que a expectativa de vida dos eritrócitos macrocíticos fetais normais é menor que a dos adultos, a produção de bilirrubina não conjugada é relativamente maior. Como observado há pouco, o fígado fetal é capaz de conjugar apenas uma pequena fração da bilirrubina, que é excretada no intestino e finalmente oxidada em biliverdina. A maior parte da bilirrubina não conjugada é excretada no líquido amniótico após 12 semanas e, em seguida, transportada através da placenta (Bashore, 1969).

É importante ressaltar que a transferência placentária de bilirrubina é bidirecional. Assim, uma gestante com hemólise intensa por qualquer causa apresenta excesso de bilirrubina não conjugada que é rapidamente passada ao feto e, a seguir, ao líquido amniótico. Por outro lado, não há troca significativa de bilirrubina conjugada entre mãe e feto.

A maior parte do colesterol fetal é sintetizada no fígado, o que satisfaz as grandes demandas por lipoproteína de baixa densidade (LDL) das suprarrenais fetais. O glicogênio hepático está presente em baixas concentrações durante o segundo trimestre; contudo, próximo ao fim da gestação, há um aumento rápido e intenso em seus níveis, os quais chegam a ser o dobro ou o triplo dos encontrados no fígado dos adultos. Após o nascimento, a concentração de glicogênio cai rapidamente.

Pâncreas

Este órgão surge a partir de brotos pancreáticos dorsais e ventrais a partir do endoderma do intestino anterior. A regulação gênica de seu desenvolvimento foi recentemente revisada (Jennings, 2015). Grânulos contendo insulina podem ser identificados com 9 a 10 semanas, sendo possível detectar insulina no plasma fetal com 12 semanas (Adam, 1969). O pâncreas responde à hiperglicemia secretando insulina (Obenshain, 1970). Identificou-se glucagon no pâncreas fetal com 8 semanas. Embora a hipoglicemia não cause aumento dos níveis fetais de glucagon, estímulos semelhantes o fazem 12 horas após o nascimento (Chez, 1975). Ao mesmo tempo, entretanto, as células pancreáticas fetais α respondem à infusão de L-dopa (Epstein, 1977). Portanto, a não resposta à hipoglicemia provavelmente é consequência da falha na liberação de glucagon, e não da produção inadequada. Esse fato é compatível com dados sobre a evolução na expressão de genes pancreáticos no feto (Mally, 1994).

A maioria das enzimas pancreáticas está presente com 16 semanas. Tripsina, quimiotripsina, fosfolipase A e lipase são encontradas nos fetos com 14 semanas, e suas concentrações aumentam com a idade gestacional (Werlin, 1992). A amilase foi identificada no líquido amniótico com 14 semanas (Davis, 1986). A função exócrina do pâncreas fetal é limitada. Secreções fisiologicamente importantes ocorrem apenas após a estimulação de um secretagogo, como a acetilcolina, que é liberada localmente após estímulo vagal (Werlin, 1992). A colecistocinina normalmente apenas é liberada após a ingestão de proteínas, por isso não é encontrada no feto.

■ Sistema urinário

O desenvolvimento renal envolve a interação entre células-tronco pluripotentes, células mesenquimais indiferenciadas e componentes epiteliais (Fanos, 2015). Dois sistemas urinários primitivos – o pronefro e o mesonefro – precedem o desenvolvimento do metanefro, que forma o rim definitivo (Cap. 3, p. 33). O pronefro é detectado com 2 semanas, e o mesonefro já produz urina com 5 semanas, sofrendo degeneração em torno de 11 a 12 semanas. Quando essas duas estruturas não se formam ou não regridem, ocorre desenvolvimento anômalo do sistema urinário definitivo. Entre 9 e 12 semanas, o broto ureteral e o blastema nefrogênico interagem para produzir o metanefro. O rim e o ureter desenvolvem-se a partir do mesoderma intermediário. A bexiga e a uretra desenvolvem-se do seio urogenital. A bexiga em parte também se desenvolve do alantoide.

Em torno de 14 semanas, a alça de Henle é funcional, e já ocorre reabsorção (Smith, 1992). Novos néfrons continuam a ser formados até 36 semanas. Nos neonatos prematuros, sua formação continua após o nascimento. Embora os rins fetais produzam urina, sua capacidade de concentrar e modificar o pH é limitada mesmo no feto maduro. A urina fetal é hipotônica em relação ao plasma fetal e possui baixa concentração de eletrólitos.

A resistência vascular renal é alta, e a fração de filtração é baixa quando comparada aos valores de adultos (Smith, 1992). O fluxo sanguíneo renal e, como consequência, a produção de urina são controlados ou influenciados pelo sistema renina-angiotensina, pelo sistema nervoso simpático, pelas prostaglandinas, pela calicreína e pelo peptídeo natriurético atrial. A taxa de filtração glomerular aumenta com a idade gestacional, passando de menos de 0,1 mL/min com 12 semanas para 0,3 mL/min com 20 semanas. Mais tarde na gestação, a taxa mantém-se constante quando corrigida para o peso fetal (Smith, 1992). Hemorragia ou hipoxia em geral resultam em redução do fluxo sanguíneo renal, da taxa de filtração glomerular e do débito urinário.

Geralmente encontra-se urina na bexiga mesmo em fetos pequenos. Os rins fetais começam a produzir urina com 12 semanas. Em torno de 18 semanas, estão produzindo 7 a 14 mL/dia, e, ao final da gestação, esse valor aumenta para 650 mL/dia (Wladimiroff, 1974). A administração de furosemida à mãe aumenta a formação de urina pelo feto, enquanto a insuficiência uteroplacentária, a restrição do crescimento fetal e outros distúrbios fetais podem diminuí-la. A obstrução da uretra, da bexiga, dos ureteres ou da pelve renal pode produzir danos ao parênquima renal e distorcer a anatomia fetal (Müller Brochut, 2014). Os rins não são essenciais à sobrevivência na vida intrauterina, mas influenciam o controle da composição e do volume do líquido amniótico. Além disso, anomalias que causam anúria fetal crônica em geral são acompanhadas de oligoidrâmnio e hipoplasia pulmonar. As correlações patológicas e o tratamento pré-natal de obstruções no trato urinário serão discutidos no Capítulo 16 (p. 325).

■ Desenvolvimento das glândulas endócrinas

Hipófise

O sistema endócrino fetal já se encontra funcionando algum tempo antes do sistema nervoso central atingir a maturidade (Mulchahey, 1987). A adeno-hipófise desenvolve-se a partir do ectoderma oral – bolsa de Rathke –, enquanto a neuro-hipófise deriva do neuroectoderma. Como em outros sistemas de órgãos, o desenvolvimento embrionário envolve uma rede complexa e altamente regulada sob ponto de vista de espaço e tempo de moléculas de sinalização e fatores de transcrição (Bancalari, 2012; de Moraes, 2012).

Lobos anterior e médio. A adeno-hipófise, ou hipófise anterior, diferencia-se em cinco tipos de células que secretam seis hormônios. Entre esses tipos, os lactotrofos produzem prolactina (PRL), os somatotrofos produzem hormônio do crescimento (GH), os corticotrofos produzem hormônio adrenocorticotrófico (ACTH), os tireotrofos produzem hormônio estimulante da tireoide (TSH), e os gonadotrofos produzem hormônio luteinizante (LH) e hormônio folículo-estimulante (FSH).

O ACTH é detectado na hipófise fetal a partir de 7 semanas, e o GH e o LH foram identificados com 13 semanas. Ao final de 17 semanas, a hipófise fetal é capaz de sintetizar e armazenar todos os hormônios hipofisários. Além disso, ela responde a hormônios tróficos, sendo capaz de secretar seus produtos precocemente na gestação (Grumbach, 1974). A hipófise fetal secreta β-endorfina, e os níveis de β-endorfina e de β-lipotrofina aumentam com a P_{CO_2} fetal (Browning, 1983).

O lobo médio na hipófise fetal é bem desenvolvido. As células dessa estrutura começam a desaparecer antes do final da gestação e estão ausentes na hipófise adulta. Os principais produtos secretados pelas células do lobo médio são o hormônio estimulador de α-melanócito (α-MSH, de α-melanocyte-stimulating hormone) e a β-endorfina.

Neuro-hipófise. A neuro-hipófise, ou hipófise posterior, encontra-se bem desenvolvida em torno de 10 a 12 semanas de gestação, sendo possível detectar ocitocina e AVP. Ambos os hormônios provavelmente atuam no feto para conservar água, com ação predominantemente nos pulmões e na placenta, e não nos rins. Os níveis plasmáticos de vasopressina no sangue do cordão umbilical são muito maiores do que no sangue materno (Chard, 1971).

Tireoide

Esta glândula se origina do endoderma da segunda bolsa faríngea. A tireoide migra até sua posição final e o ducto tireoglosso obliterado se conecta ao forame cego da língua. O sistema hipófise-tireoide é funcional no final do primeiro trimestre. A tireoide é capaz de sintetizar hormônios a partir de 10 a 12 semanas, tendo sido detectados tireotrofina, tiroxina e globulina ligadora de tiroxina (TBG) no soro fetal a partir de 11 semanas (Bernal, 2007). A placenta concentra ativamente iodo no lado fetal, e, a partir de 12 semanas e ao longo de toda a gestação, a tireoide fetal concentra iodo mais avidamente do que a tireoide materna. Por isso, a administração de iodo radioativo ou de quantidades apreciáveis de iodo comum é deletéria a partir desse período (Cap. 58, p. 1121). Os níveis fetais de tiroxina (T_4) livre, de tri-iodotironina (T_3) livre e de globulina ligadora de tiroxina aumentam constantemente ao longo da gestação (Ballabio, 1989). Em comparação aos níveis encontrados em adultos, em torno de 36 semanas de gestação as concentrações séricas fetais de TSH são maiores, as de T_3 total e livre são mais baixas, e as de T_4 são semelhantes. Esse fato sugere que a hipófise fetal talvez não seja sensível ao feedback até o final da gestação (Thorpe-Beeston, 1991).

O hormônio tireoidiano fetal tem papel relevante no desenvolvimento normal de praticamente todos os tecidos fetais, em especial do cérebro (Forhead, 2014; Rovet, 2014). Sua influência pode ser ilustrada com os casos de hipertireoidismo congênito que ocorrem quando anticorpos estimulantes da tireoide maternos atravessam a placenta e estimulam a tireoide fetal a secretar tiroxina (Donnelley, 2015). Esses fetos desenvolvem grandes bócios conforme mostrado na Figura 58-3 (p. 1121). Eles também desenvolvem taquicardia, hepatoesplenomegalia, anormalidades hematológicas, craniossinostose e restrição do crescimento. Quando crianças, apresentam dificuldades motoras, hiperatividade e redução do crescimento (Wenstrom, 1990). As doenças tireoidianas fetais e o seu tratamento são discutidos no Capítulo 16 (p. 318). Os efeitos neonatais da deficiência tireoidiana fetal são discutidos no Capítulo 58 (p. 1126).

A placenta impede a passagem substancial de hormônios tireoidianos maternos para o feto com desiodinação rápida da T_4 e da T_3 maternas para formar a T_3 reversa, um hormônio tireoidiano relativamente inativo (Vulsma, 1989). Diversos anticorpos antitireoidianos atravessam a placenta quando presentes em altas concentrações (Pelag, 2002). Entre eles, encontram-se os estimuladores tireoidianos de ação prolongada (LATS, de long-acting thyroid stimulators), o protetor LATS (LATS-P, de LATS-protector) e a imunoglobulina estimulante da tireoide (TSI). Antigamente acreditava-se que o crescimento e o desenvolvimento fetais, que ocorrem a despeito do hipotireoidismo fetal, seriam evidência de que a T_4 não seria essencial para o crescimento fetal. Sabe-se, agora, que o crescimento ocorre normalmente porque uma pequena quantidade da T_4 materna evita que haja cretinismo intrauterino nos fetos com agenesia da tireoide (Forhead, 2014; Vulsma, 1989). O feto com hipotireoidismo congênito caracteristicamente não desenvolve os estigmas do cretinismo até após o nascimento

(Abduljabbar, 2012). Considerando que a administração de hormônio tireoidiano previne a doença, a lei americana determina que todos os recém-nascidos sejam testados para detectar níveis séricos elevados de TSH (Cap. 32, p. 614).

Imediatamente após o nascimento, a função tireoidiana e o metabolismo passam por grandes mudanças. O resfriamento da sala produz aumento súbito e acentuado na secreção de TSH. Isso, por sua vez, produz aumento progressivo nos níveis séricos de T_4, que chegam ao máximo 24 a 36 horas após o nascimento. Há aumento quase simultâneo nos níveis séricos de T_3.

Suprarrenais

Essas glândulas se desenvolvem a partir de dois tecidos distintos. A medula deriva do ectoderma da crista neural, enquanto o córtex fetal e adulto se originam do mesoderma intermediário. A glândula cresce rapidamente por meio de proliferação celular e angiogênese, migração celular, hipertrofia e apoptose (Ishimoto, 2011). As glândulas fetais são muito maiores do que as dos adultos quando se compara seu tamanho ao do corpo. A maior parte é formada pela zona fetal ou interna do córtex suprarrenal, que involui rapidamente após o nascimento. Essa zona é pouco desenvolvida ou está ausente nos raros casos em que a hipófise fetal está congenitamente ausente. A função da suprarrenal fetal é discutida em detalhes no Capítulo 5 (p. 104).

■ Sistema imunológico

As infecções intrauterinas nos deram a oportunidade de investigar alguns dos mecanismos da resposta imune fetal. Há relatos de competência imunológica a partir de 13 semanas (Kohler, 1973; Stabile, 1988). No sangue do cordão, no termo ou próximo dele, o nível médio da maioria dos componentes do sangue é cerca de metade dos valores encontrados nos adultos (Adinolfi, 1977).

As células B se diferenciam a partir de células-tronco hematopoiéticas pluripotentes que migram até o fígado (Melchers, 2015; Muzzio, 2013). Apesar disso, na ausência de estímulo antigênico direto, como uma infecção, as imunoglobulinas encontradas no plasma fetal são, em sua quase totalidade, imunoglobulinas G (IgG) maternas. Assim, os anticorpos no neonato costumam refletir as experiências imunológicas maternas (American College of Obstetricians and Gynecologists, 2017). A interação entre as células T maternas e fetais está descrita com detalhes no Capítulo 5 (p. 95).

Imunoglobulina G

O transporte de IgG materna para o feto inicia-se em torno de 16 semanas, aumentando daí em diante. A maior parte das IgGs é adquirida durante as últimas 4 semanas de gestação (Gitlin, 1971). Como consequência, os neonatos prematuros têm relativamente pouca proteção de anticorpos maternos. Os recém-nascidos começam a produzir lentamente as IgGs, e seus valores não atingem os dos adultos antes de 3 anos de vida. Em algumas situações, a transferência de anticorpos IgG da mãe para o feto pode ser danosa em vez de protetora. O exemplo clássico é a doença hemolítica do feto e do recém-nascido causada por aloimunização pelo antígeno Rh (Cap. 15, p. 301).

Imunoglobulinas M e A

Nos adultos, a produção de imunoglobulina M (IgM) em resposta a um estímulo antigênico é seguida em cerca de 1 semana pela produção predominante de IgG. Em contraste, muito pouca IgM é produzida por fetos normais. Quando há infecção, a resposta dominante nos fetos é a produção de IgM, permanecendo assim por semanas ou meses no recém-nascido. Considerando que a IgM não é transportada da mãe para o feto, qualquer IgM encontrada no feto, ou no recém-nascido, é produzida por ele. Assim, níveis específicos de IgM no sangue do cordão umbilical podem ser úteis no diagnóstico de infecção fetal. Conforme o American College of Obstetricians and Gynecologists (2017), níveis elevados de IgM costumam ser encontrados em recém-nascidos com infecções congênitas como rubéola, citomegalovírus ou toxoplasmose. Normalmente, a criança atinge os níveis de IgM dos adultos ao redor do nono mês de vida.

A imunoglobulina A (IgA) ingerida com o colostro garante proteção na mucosa contra infecções entéricas. Isso pode explicar a pequena quantidade de IgA secretora fetal encontrada no líquido amniótico (Quan, 1999).

Linfócitos e monócitos

O sistema imune se desenvolve precocemente, e os linfócitos B surgem no fígado fetal em torno de 9 semanas e no sangue e no baço com 12 semanas. Os linfócitos T começam a deixar o timo em torno de 14 semanas. Apesar disso, o recém-nascido responde mal à imunização, sendo sua resposta especialmente deficiente contra polissacarídeos capsulares bacterianos. Essa imaturidade na reação imune pode ser causada por resposta deficiente das células B do recém-nascido aos ativadores policlonais ou por falta de proliferação de células T em resposta a estímulos específicos (Hayward, 1983). No recém-nascido, os monócitos são capazes de processar e apresentar antígenos quando testados com células T maternas antígeno-específicas. Os padrões de metilação do DNA são regulados durante o desenvolvimento da diferenciação de monócitos-macrófagos e contribuem para o fenótipo anti-inflamatório nos macrófagos (Kim, 2012).

■ Sistema musculoesquelético

A origem da maior parte dos músculos e dos ossos é mesodérmica. O esqueleto se origina do mesênquima condensado – tecido conectivo embrionário –, o qual acaba formando modelos de cartilagem hialina para os ossos. Ao final do período embrionário, os centros de ossificação estão desenvolvidos, e os ossos ficam mais duros devido à ossificação endocondral. Os brotos dos membros aparecem na quarta semana. A maior parte dos músculos esqueléticos deriva de células precursoras miogênicas nos somitos.

ENERGIA E NUTRIÇÃO

Em razão da pequena quantidade de vitelo no óvulo humano, o embrião/feto depende de nutrientes maternos para se desenvolver nos primeiros 2 meses. Nos primeiros dias após a implantação, a nutrição do blastocisto provém do líquido intersticial do endométrio e dos tecidos maternos circundantes.

As adaptações maternas para acumular e transferir nutrientes ao feto foram discutidas no Capítulo 4 e serão resumidas aqui. Três importantes locais de armazenamento materno são o fígado, os músculos e o tecido adiposo. Esses depósitos maternos e o hormônio insulina estão intimamente envolvidos com o metabolismo dos nutrientes absorvidos a partir do intestino. A secreção materna de insulina é estimulada pelo aumento nos níveis séricos de glicose e aminoácidos. O efeito final é o armazenamento materno de glicose sob a forma de glicogênio, principalmente no fígado e nos músculos, a retenção de alguns aminoácidos na forma de proteínas e o armazenamento do excesso na forma de gordura. O armazenamento materno de gordura atinge o máximo no segundo trimestre para, em seguida, diminuir à medida que aumentam as necessidades fetais no final da gravidez (Pipe, 1979). É interessante observar que a placenta parece atuar como um sensor nutricional, alterando o transporte em função do suprimento materno e de estímulos ambientais (Fowden, 2006; Jansson, 2006b).

Nos períodos de jejum, a glicose é liberada a partir das reservas de glicogênio, porém tais reservas maternas não são suficientes para produzir quantidades adequadas de glicose capazes de suprir as necessidades energéticas da mãe e o crescimento do feto. Observa-se, então, a clivagem de triacilgliceróis, armazenados no tecido adiposo, que resulta em ácidos graxos livres e ativação da lipólise.

■ Glicose e crescimento fetal

Embora dependa da mãe, o feto também participa ativamente de sua própria nutrição. Na metade da gestação, a concentração de glicose fetal independe dos níveis maternos, podendo excedê-los (Bozzetti, 1988). A glicose é o principal nutriente e fonte energética para o crescimento fetal. É lógico que existem mecanismos durante a gravidez para reduzir a utilização de glicose pela mãe para que o suprimento limitado esteja disponível ao feto. O lactogênio placentário humano (hPL), um hormônio normalmente abundante na mãe, mas não no feto, tem um efeito antagonista à insulina. Ele bloqueia a captação periférica e o uso da glicose, ao mesmo tempo que promove a mobilização e o uso de ácidos graxos livres pelos tecidos maternos (Cap. 5, p. 100). Esse hormônio também é diabetogênico, conforme discutido no Capítulo 57 (p. 1107).

Transporte de glicose

A transferência de D-glicose através das membranas celulares é feita por meio do processo conhecido como difusão facilitada, mediado por transportador, estereoespecífico e não concentrador. Há 14 proteínas transportadoras de glicose (GLUTs, de *glucose transport proteins*) codificadas pela família do gene *SLC2A* e caracterizadas por distribuição tecido-específica (Leonce, 2006). A GLUT-1 e a GLUT-3 facilitam principalmente a captação de glicose pela placenta e estão localizadas na membrana plasmática das microvilosidades do sinciciotrofoblasto (Acosta, 2015). A metilação do DNA regula a expressão dos genes *GLUT* placentários, com modificação epigenética ao longo da gestação (Novakovic, 2013). Ela aumenta com a evolução da gestação, sendo induzida por quase todos os fatores de crescimento (Frolova, 2011). A expressão de GLUT-3 é suprarregulada pela restrição de crescimento fetal (Janzen, 2013).

O lactato é um produto do metabolismo da glicose que também é transportado através da placenta por difusão facilitada. Por meio de cotransporte com íons hidrogênio, o lactato provavelmente é transportado sob a forma de ácido láctico.

Macrossomia fetal

Os eventos biomoleculares da fisiopatologia da macrossomia fetal não foram definidos com precisão. Ainda assim, a hiperinsulinemia fetal é claramente um dos estímulos (Luo, 2012). Como discutido no Capítulo 44 (p. 845), o fator de crescimento semelhante à insulina, o fator de crescimento de fibroblasto e o hormônio liberador de corticotrofina (CRH) são reguladores importantes do desenvolvimento e da função placentária (Gao, 2012; Giudice, 1995). A obesidade materna produz macrossomia fetal (Cap. 44, p. 857). Além disso, foi levantada a hipótese de que a obesidade materna afete o crescimento de cardiomiócitos fetais, podendo resultar em miocardiopatia fetal ou mesmo cardiopatia congênita (Roberts, 2015).

■ Leptina

Este polipeptídeo hormonal foi originalmente identificado como um produto de adipócitos e regulador da homeostasia energética ao reduzir o apetite. Ele também contribui para angiogênese, hematopoiese, osteogênese e maturação pulmonar, além de participar das funções neuroendócrina, imune e reprodutiva (Briffa, 2015; Maymó, 2009). A leptina é produzida pela mãe, pelo feto e pela placenta. É expressa no sinciciotrofoblasto e nas células do endotélio vascular fetal. Da produção placentária, 5% entram na circulação fetal, enquanto 95% são transferidos para a mãe (Hauguel-de Mouzon, 2006). As concentrações de leptina atingem um pico no líquido amniótico na metade da gestação (Scott-Finley, 2015).

Os níveis fetais começam a aumentar com aproximadamente 34 semanas e estão correlacionados com o ganho de peso fetal. Esse hormônio está envolvido no desenvolvimento e na maturação do coração, do cérebro, dos rins e do pâncreas, e seus níveis estão diminuídos na restrição de crescimento fetal (Briffa, 2015). Níveis anormais foram associados a distúrbios do crescimento fetal, diabetes gestacional e pré-eclâmpsia (Fasshauer, 2014). Após o parto, os níveis de leptina caem tanto no recém-nascido quanto na mãe. A leptina perinatal está associada ao desenvolvimento de síndromes metabólicas mais tarde na vida (Briffa, 2015; Granado, 2012).

■ Ácidos graxos livres e triglicerídeos

O neonato apresenta uma grande proporção de gordura, a qual representa em média 15% do peso corporal (Kimura, 1991). Assim, no final da gestação, uma parte substancial do substrato transferido ao feto é armazenada na forma de gordura. Embora a obesidade materna aumente a captação placentária de ácidos graxos e o depósito fetal de gordura, ela não parece afetar o crescimento dos órgãos fetais (Dubé, 2012). Gorduras neutras, na forma de triglicerídeos, não atravessam a placenta, mas o glicerol sim. Apesar disso, há evidências que sustentam que concentrações maternas anormais de triglicerídeos – tanto níveis baixos quanto altos – estão associadas com importantes anomalias congênitas (Nederlof, 2015).

Os ácidos graxos poli-insaturados de cadeia longa são transferidos preferencialmente da placenta para o feto (Gil-Sanchez, 2012). A lipoproteína-lipase está presente no lado materno da placenta, mas não no lado fetal. Essa organização favorece a hidrólise de triacilgliceróis no espaço interviloso materno, ao mesmo tempo em que preserva os lipídeos neutros no sangue fetal. Os ácidos graxos transferidos ao feto podem ser convertidos em triglicerídeos no fígado fetal.

A captação e a utilização de LDLs pela placenta é um mecanismo alternativo para a assimilação de ácidos graxos e aminoácidos essenciais pelo feto (Cap. 5, p. 103). A LDL liga-se a receptores específicos na extremidade revestida das microvilosidades do sinciciotrofoblasto. A partícula grande de LDL, medindo cerca de 250.000 Da, é captada por um processo de endocitose mediada por receptor. A apoproteína e os ésteres de colesterol LDL são hidrolisados por enzimas lisossômicas no sincício para dar origem a: (1) colesterol para síntese de progesterona; (2) aminoácidos livres, incluindo aminoácidos essenciais; e (3) ácidos graxos essenciais, principalmente o ácido linoleico.

■ Aminoácidos

A placenta concentra muitos aminoácidos no sinciciotrofoblasto, os quais são depois transferidos para o lado fetal por difusão. Com base em dados obtidos de amostras sanguíneas por cordocentese, a concentração plasmática de aminoácidos no cordão umbilical é maior do que no sangue venoso ou arterial materno (Morriss, 1994). A atividade do sistema de transporte é influenciada pela idade gestacional e por fatores ambientais. Entre eles estão estresse por calor, hipoxia, subnutrição e sobrenutrição, bem como glicocorticoides, hormônio do crescimento e leptina (Briffa, 2015; Fowden, 2006). O complexo 1 do alvo da rapamicina em mamíferos (mTORC1, de *mammalian target of rapamycin complex 1*) no trofoblasto regula os transportadores placentários de aminoácidos e modula a transferência pela placenta (Jansson, 2012). Pesquisas recentes realizadas *in vivo* sugerem a suprarregulação no transporte de alguns aminoácidos e o aumento da taxa de oferta para o feto em mulheres com diabetes gestacional associado a crescimento excessivo do feto (Jansson, 2006a).

■ Proteínas

A transferência placentária de proteínas maiores é limitada, mas há exceções. A IgG atravessa a placenta em grande quantidade via endocitose e receptores Fc no trofoblasto. A transferência de IgG depende dos níveis maternos de IgG total, da idade gestacional, da integridade da placenta, da subclasse da IgG e do potencial antigênico (Palmeira, 2012). De modo inverso, as imunoglobulinas maiores – IgA e IgM – de origem materna são efetivamente excluídas do feto.

■ Íons e oligoelementos

Cálcio e fósforo também são ativamente transportados da mãe para o feto. O cálcio é transferido para mineralização do esqueleto fetal (Olausson, 2012). Há produção de uma proteína ligadora de cálcio na placenta. A proteína relacionada com o paratormônio (PTH-rP), como o nome indica, atua como substituta do PTH em muitos sistemas (Cap. 5, p. 102). O PTH não é encontrado no plasma fetal, mas a PTH-rP está presente, o que sugere que essa proteína seja o PTH fetal. A expressão da PTH-rP nos citotrofoblastos é modulada pela concentração extracelular de Ca^{2+} (Hellman, 1992). Assim, parece possível que a PTH-rP, sintetizada na decídua, na placenta e em outros tecidos fetais, seja importante para a transferência e a homeostasia do Ca^{2+}.

O transporte de iodeto é atribuído a um processo ativo mediado por transportador e dependente de energia. De fato, a placenta concentra iodeto. A concentração de zinco no plasma fetal também é maior do que no plasma materno. Por outro lado, os níveis de cobre no plasma fetal são inferiores aos encontrados no plasma materno. Esse fato é particularmente relevante porque as enzimas que necessitam de cobre são importantes para o desenvolvimento fetal.

Sequestro placentário de metais pesados

A proteína ligadora de metais pesados metalotioneína 1 é expressa no sinciciotrofoblasto humano. Ela se liga a diversos metais pesados, como zinco, cobre, chumbo e cádmio, promovendo seu sequestro. Apesar disso, a exposição fetal é variável (Caserta, 2013). Por exemplo, o chumbo entra no ambiente fetal a um nível de 90% das concentrações maternas. Em contraste, a transferência placentária de cádmio é limitada (Kopp, 2012). A fonte ambiental mais comum de cádmio é a fumaça de cigarro.

A metalotioneína também se liga ao cobre (Cu^{2+}) e promove seu sequestro no tecido placentário. Isso explica os baixos níveis de Cu^{2+} no sangue do cordão (Iyengar, 2001). É possível que o cádmio estimule a síntese de metalotioneína no âmnio. Isso pode levar ao sequestro do Cu^{2+}, uma pseudo-deficiência de cobre, e, por sua vez, a uma redução da resistência tênsil do âmnio.

■ Vitaminas

A vitamina A (retinol) tem maior concentração no plasma fetal do que no materno, sendo encontrada ligada à proteína ligadora de retinol e à pré-albumina. A proteína ligadora de retinol é transferida do compartimento materno através do sinciciotrofoblasto. O transporte de vitamina C (ácido ascórbico) da mãe para o feto é realizado por meio de um processo mediado por transportador e dependente de energia. Os níveis dos principais metabólitos da vitamina D, como o 1,25-di-hidroxicolecalciferol, são maiores no plasma materno do que no fetal. Sabe-se que a 1β-hidroxilação da 25-hidroxivitamina D_3 ocorre na placenta e na decídua.

PAPEL DA PLACENTA NO DESENVOLVIMENTO EMBRIOFETAL

A placenta é o órgão de transferência entre mãe e feto. Dentro dessa interface materno-fetal ocorre a transferência de oxigênio e nutrientes da mãe para o feto e de dióxido de carbono (CO_2) e excretas metabólicas do feto para a mãe. O sangue fetal, contido nos capilares fetais das vilosidades coriônicas, não tem contato direto com o sangue materno, o qual se mantém no espaço interviloso. Em vez disso, a transferência bidirecional depende de processos que permitem ou auxiliam o transporte pelo sinciciotrofoblasto que reveste as vilosidades coriônicas.

Nos últimos anos, ficou aparente que rupturas nas vilosidades coriônicas permitem o escape de células fetais e outros materiais transportados pelo sangue para a circulação materna. Esse vazamento é o mecanismo por meio do qual algumas mulheres D-negativo são sensibilizadas por eritrócitos de seus fetos D-positivo (Cap. 15, p. 301). De fato, após 10 semanas, 10 a 15% do DNA livre de células (cfDNA, de *cell-free DNA*) no plasma materno tem origem placentária, isto é, trata-se de DNA trofoblástico (Norton, 2012). O escape de células fetais também pode causar microquimerismo fetal pela entrada de células fetais alogênicas, incluindo trofoblastos, no sangue e em outros órgãos maternos (Rijnik, 2015). Estima-se que os volumes variem de 1 a 6 células/mL na metade da gestação. Algumas células fetais se tornam "imortais" pelo fato de persistirem na circulação e em outros órgãos maternos após a gestação. Conforme discutido no Capítulo 59 (p. 1139), o corolário clínico é de que algumas doenças autoimunes maternas podem ser provocadas por esses microquimerismos.

■ Espaço interviloso

O sangue materno no espaço interviloso é a fonte primária de transferência materno-fetal. O sangue vindo pelas artérias espiraladas maternas banha diretamente a camada de trofoblastos que circunda as vilosidades. As substâncias transferidas da mãe para o feto entram primeiro no espaço interviloso para, em seguida, serem transportadas ao sinciciotrofoblasto. Assim, as vilosidades coriônicas e o espaço interviloso funcionam em conjunto como o pulmão, o trato gastrintestinal e os rins do feto.

A circulação dentro do espaço interviloso é descrita no Capítulo 5 (p. 94). O fluxo sanguíneo interviloso e uteroplacentário aumenta durante o primeiro trimestre das gestações normais (Mercé, 2009). Ao final da gestação, o volume residual do espaço interviloso é de aproximadamente 140 mL. Além disso, estima-se que o fluxo sanguíneo uteroplacentário próximo ao termo seja de 700 a 900 mL/min, com a maior parte do sangue aparentemente se dirigindo ao espaço interviloso (Pates, 2010).

As contrações ativas do trabalho de parto reduzem o fluxo de sangue no espaço interviloso proporcionalmente à intensidade das contrações. A pressão sanguínea dentro do espaço interviloso é significativamente menor que a pressão arterial uterina, mas um pouco maior que a pressão venosa. Esta última varia em função de diversos fatores, incluindo a posição da mãe (Nelson, 2015). Quando em posição supina, por exemplo, a pressão na região caudal da veia cava inferior é elevada e, consequentemente, a pressão nas veias uterinas e ováricas, bem como no espaço interviloso, também é aumentada.

■ Transferência placentária

As substâncias que passam do sangue materno para a circulação fetal devem primeiro atravessar o sinciciotrofoblasto, a camada atenuada de citotrofoblasto, o estroma do espaço viloso e, por fim, a parede dos capilares fetais. Embora essa barreira histológica separe as circulações materna e fetal, não se trata de uma simples barreira física. Primeiro, ao longo da gestação, o sinciciotrofoblasto permite, facilita e regula, ativa ou passivamente, a quantidade e a velocidade de transferência de substâncias para o feto. A face voltada para o lado materno do sinciciotrofoblasto caracteriza-se por uma estrutura complexa formada por microvilosidades. A membrana basal celular voltada para o feto é o local de transferência para o espaço intraviloso. Por fim, os capilares vilosos representam um local adicional para o transporte entre o espaço intraviloso e a circulação fetal, ou vice-versa. Para determinar a efetividade da placenta humana como órgão de transferência, muitas variáveis são importantes, como mostrado na Tabela 7-1. Zhao e colaboradores (2014) revisaram a farmacologia dessas interações.

Mecanismos de transferência

A maior parte das substâncias com massa molecular < 500 Da atravessa rapidamente o tecido placentário por difusão simples. Essas substâncias incluem o oxigênio, o CO_2, a água, a maioria dos eletrólitos e os gases anestésicos (Carter, 2009). Alguns compostos de baixo peso molecular têm sua transferência facilitada pelo sinciciotrofoblasto. Em geral são aqueles cujas concentrações no plasma materno são baixas, mas que são essenciais ao desenvolvimento normal do feto.

Insulina, hormônios esteroides e tireoidianos atravessam a placenta, mas com taxas muito baixas. Os hormônios sintetizados *in situ* no sinciciotrofoblasto entram nas circulações materna e fetal, mas não igualmente (Cap. 5, p. 98). São exemplos as concentrações de hCG e hPL, muito menores no plasma fetal do que no materno. As substâncias de alto peso molecular em geral não atravessam a placenta, mas há exceções importantes. Uma delas é a imunoglobulina G – peso molecular de 160.000 Da –, que é transferida por meio de um mecanismo mediado por receptor específico no trofoblasto (Stach, 2014).

Transferência de oxigênio e dióxido de carbono

A transferência de oxigênio pela placenta é limitada pelo fluxo de sangue. Utilizando o valor estimado do fluxo sanguíneo uteroplacentário, Longo (1991) calculou que o transporte de oxigênio seria de cerca de 8 mL O_2/min/kg do peso fetal. Os valores normais para oxigênio, CO_2 e pH do sangue fetal estão representados na Figura 7-13. Em razão da passagem contínua de oxigênio do sangue materno para o feto no espaço interviloso, a saturação de oxigênio é semelhante àquela nos capilares maternos. Estima-se que a saturação média de oxigênio no sangue interviloso esteja entre 65 e 75%, com pressão parcial (Po_2) de 30 a 35 mmHg. A saturação de oxigênio na veia umbilical é semelhante, mas com pressão parcial de oxigênio um pouco menor. A hemoglobina fetal possui maior afinidade por oxigênio do que a hemoglobina adulta. Isso é

TABELA 7-1 Variáveis na transferência materno-fetal de substâncias

Concentração plasmática materna e ligação da substância à proteína transportadora
Taxa de fluxo sanguíneo materno pelo espaço interviloso
Área de superfície do trofoblasto disponível para troca
Propriedades físicas do trofoblasto para permitir difusão simples
Mecanismo bioquímico do trofoblasto para transporte ativo
Metabolismo da substância pela placenta durante a transferência
Área de superfície dos capilares intervilosos fetais para a troca
Concentração da substância no sangue fetal
Presença de proteínas transportadoras ou ligadoras específicas na circulação fetal ou materna
Taxa de fluxo sanguíneo nos capilares vilosos

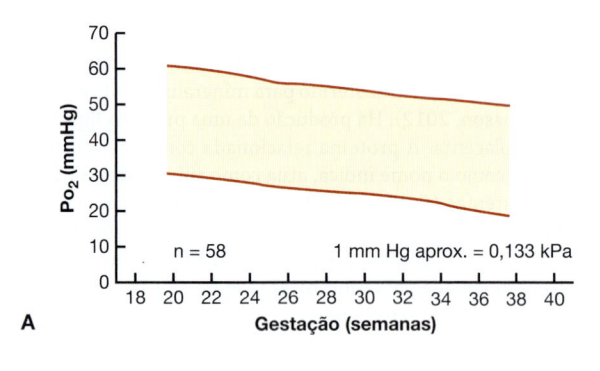

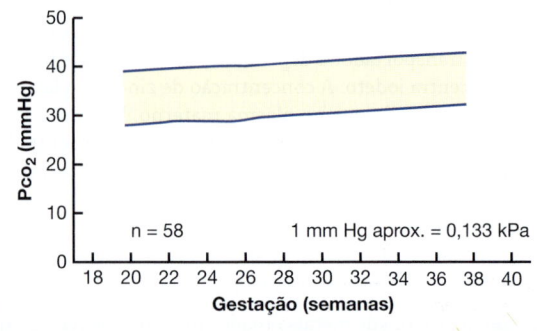

FIGURA 7-13 Amostras de cordocentese venosa umbilical obtidas em fetos sendo avaliados para possíveis infecções intrauterinas ou hemólise, mas que estavam saudáveis. **A.** Pressão de oxigênio (Po_2). **B.** Pressão de dióxido de carbono (Pco_2). As áreas sombreadas representam os percentis 5 e 95. (Modificada de Ramsay, MM: Normal Values in Pregnancy. Ramsay MM, James DK, Steer PJ, et al (eds). London, Elsevier, 1996, p 106.)

ilustrado pela curva de dissociação da oxi-hemoglobina, a qual é descrita no Capítulo 47 (p. 920).

A placenta é altamente permeável ao CO_2, que atravessa as vilosidades coriônicas mais rapidamente do que o oxigênio. Próximo ao final da gravidez, a pressão parcial do dióxido de carbono (P_{CO_2}) nas artérias umbilicais gira em torno de 50 mmHg, ou cerca de 5 mmHg mais alta do que no sangue interviloso materno. O sangue fetal tem menor afinidade pelo CO_2 do que o sangue materno, favorecendo, assim, a transferência de CO_2 do feto para a gestante. Além disso, uma pequena hiperventilação materna resulta em queda nos níveis da P_{CO_2}, o que favorece a transferência de CO_2 do compartimento fetal para o sangue materno.

Transferência seletiva e difusão facilitada

Embora a difusão simples seja um método importante de transferência placentária, o trofoblasto e as vilosidades coriônicas demonstram enorme seletividade nas transferências. Com isso, observam-se diferentes concentrações de metabólitos nos dois lados das vilosidades. É importante observar que as concentrações de muitas substâncias não sintetizadas pelo feto são muito superiores no sangue fetal em comparação com o sangue materno. O ácido ascórbico é um exemplo. Espera-se que essa substância de peso molecular relativamente baixo atravesse a placenta por difusão simples. Entretanto, a concentração de ácido ascórbico é 2 a 4 vezes maior no plasma fetal do que no materno (Morriss, 1994). Outro exemplo é a transferência unidirecional de ferro. A concentração plasmática materna de ferro é caracteristicamente muito menor do que a do feto. Mesmo quando a mãe apresenta anemia ferropriva grave, a massa de hemoglobina fetal é normal.

REFERÊNCIAS

Abduljabbar MS, Afifi AM: Congenital hypothyroidism. J Pediatr Endocrinol Metab 25(102)13, 2012

Acosta O, Ramirez VI, Lager S, et al: Increased glucose and placental GLUT-1 in large infants of obese nondiabetic mothers. Am J Obstet Gynecol 212(2):227.e1, 2015

Adam PA, Teramo K, Raiha N, et al: Human fetal insulin metabolism early in gestation: response to acute elevation of the fetal glucose concentration and placental transfer of human insulin-I-131. Diabetes 18:409, 1969

Adinolfi M: Human complement: onset and site of synthesis during fetal life. Am J Dis Child 131:1015, 1977

American College of Obstetricians and Gynecologists: Cytomegalovirus, parvovirus B19, varicella zoster, and toxoplasmosis in pregnancy. Practice Bulletin No. 151, June 2015, Reaffirmed 2017

American College of Obstetricians and Gynecologists: ACOG reinvents the pregnancy wheel. 2016. Available at: http://www.acog.org/About-ACOG/News-Room/News-Releases/2016/ACOG-Reinvents-the-Pregnancy-Wheel. Accessed April 8, 2016

Anderson RH, Brown NA, Mohun TJ: Insights regarding the normal and abnormal formation of the atrial and ventricular septal structures. Clin Anat 29(3):290, 2016

Ballabio M, Nicolini U, Jowett T, et al: Maturation of thyroid function in normal human foetuses. Clin Endocrinol 31:565, 1989

Bancalari RE, Gregory LC, McCabe MJ, et al: Pituitary gland development: an update. Endocr Dev 23:1, 2012

Baron MH, Isern J, Fraser ST: The embryonic origins of erythropoiesis in mammals. Blood 119(21):4828, 2012

Bashore RA, Smith F, Schenker S: Placental transfer and disposition of bilirubin in the pregnant monkey. Am J Obstet Gynecol 103:950, 1969

Bernal J: Thyroid hormone receptors in brain development and function. Nat Clin Pract Endocrinol Metab 3:249, 2007

Boyle JT: Motility of the upper gastrointestinal tract in the fetus and neonate. In Polin RA, Fox WW (eds): Fetal and Neonatal Physiology. Philadelphia, Saunders, 1992, p 1028

Bozzetti P, Ferrari MM, Marconi AM, et al: The relationship of maternal and fetal glucose concentrations in the human from midgestation until term. Metabolism 37:358, 1988

Briffa JF, McAinch AG, Romano T, et al: Leptin in pregnancy and development: a contributor to adulthood disease? Am J Physiol Endocrinol Metab 308:E335, 2015

Browning AJF, Butt WR, Lynch SS, et al: Maternal plasma concentrations of β-lipotropin, β-endorphin and α-lipotropin throughout pregnancy. BJOG 90:1147, 1983

Candilira V, Bouchè C, Schleef K, et al: Lung growth factors in the amniotic fluid of normal pregnancies and with congenital diaphragmatic hernia. J Matern Fetal Neonatal Med 3:1, 2015

Carter AM: Evolution of factors affecting placental oxygen transfer. Placenta 30(Suppl A):19, 2009

Caserta D, Graziano A, Lo Monte G, et al: Heavy metals and placental fetal-maternal barrier: a mini-review on the major concerns. Eur Rev Med Pharmacol Sci 17(16):198, 2013

Chard T, Hudson CN, Edwards CR, et al: Release of oxytocin and vasopressin by the human foetus during labour. Nature 234:352, 1971

Chez RA, Mintz DH, Reynolds WA, et al: Maternal-fetal plasma glucose relationships in late monkey pregnancy. Am J Obstet Gynecol 121:938, 1975

Christensen RD, Henry E, Antonio DV: Thrombocytosis and thrombocytopenia in the NICU: incidence, mechanisms and treatments. J Matern Fetal Neonat Med 25(54):15, 2012

Corrigan JJ Jr: Normal hemostasis in the fetus and newborn: Coagulation. In Polin RA, Fox WW (eds): Fetal and Neonatal Physiology. Philadelphia, Saunders, 1992, p 1368

Davis MM, Hodes ME, Munsick RA, et al: Pancreatic amylase expression in human pancreatic development. Hybridoma 5:137, 1986

Dawes GS: The umbilical circulation. Am J Obstet Gynecol 84:1634, 1962

de Moraes DC, Vaisman M, Conceicão FL, et al: Pituitary development: a complex, temporal regulated process dependent on specific transcriptional factors. J Endocrinol 215(2):239, 2012

deVane GW, Naden RP, Porter JC, et al: Mechanism of arginine vasopressin release in the sheep fetus. Pediatr Res 16:504, 1982

DiPietro JA: Neurobehavioral assessment before birth. MRDD Res Rev 11:4, 2005

Donnelley MA, Wood C, Casey B, et al: Early severe fetal Graves disease in a mother after thyroid ablation and thyroidectomy. Obstet Gynecol 125(5):1059, 2015

Dubé E, Gravel A, Martin C, et al: Modulation of fatty acid transport and metabolism by maternal obesity in the human full-term placenta. Biol Reprod 87(1):14, 2012

Dubois J, Dehaene-Lambertz G, Kulilova S, et al: The early development of brain white matter: a review of imaging studies in fetuses, newborns and infants. Neuroscience 12:276, 2014

Duryea EL, Hawkins JS, McIntire DD, et al: A revised birth weight reference for the United States. Obstet Gynecol 124(1):16, 2014

Duryea EL, McIntire DD, Leveno KJ: The rate of preterm birth in the United States is affected by the method of gestational age assignment. Am J Obstet Gynecol 213:331.e1, 2015

Epstein M, Chez RA, Oakes GK, et al: Fetal pancreatic glucagon responses in glucose-intolerant nonhuman primate pregnancy. Am J Obstet Gynecol 127:268, 1977

Fanos V, Loddo C, Puddu M, et al: From ureteric bud to the first glomeruli: genes, mediators, kidney alterations. Int Urol Nephrol 47(1):109, 2015

Fasshauer M, Blüher M, Stumvoll M: Adipolines in gestational diabetes. Lancet Diabetes Endocrinol 2(6):488, 2014

Fineman JR, Clyman R: Fetal cardiovascular physiology. In Resnik R, Creasy RK, Iams JD, et al (eds): Creasy and Resnik's Maternal-Fetal Medicine: Principles and Practice, 7th ed. Philadelphia, Saunders, 2014, p 147

Forhead AJ, Fowden AL: Thyroid hormones in fetal growth and prepartum maturation. J Endocrinol 221(3):R87, 2014

Fowden AL, Ward JW, Wooding FP, et al: Programming placental nutrient transport capacity. J Physiol 572(1):5, 2006

Frolova AI, Moley KH: Quantitative analysis of glucose transporter mRNAs in endometrial stromal cells reveals critical role of GLUT1 in uterine receptivity. Endocrinology 152(5):2123, 2011

Fryer AA, Jones P, Strange R, et al: Plasma protein levels in normal human fetuses: 13–41 weeks' gestation. BJOG 100:850, 1993

Gao L, Lv C, Xu C, et al: Differential regulation of glucose transporters mediated by CRH receptor type 1 and type 2 in human placental trophoblasts. Endocrinology 153:1464, 2012

Gil-Sanchez A, Koletzko B, Larque E: Current understanding of placental fatty acid transport. Curr Opin Clin Nutr Metab Care 15(3):265, 2012

Gitlin D: Development and metabolism of the immune globulins. In Kaga BM, Stiehm ER (eds): Immunologic Incompetence. Chicago, Year Book, 1971

Gitlin D: Protein transport across the placenta and protein turnover between amnionic fluid, maternal and fetal circulation. In Moghissi KS, Hafez ESE (eds): The Placenta. Springfield, Thomas, 1974

Giudice LC, de-Zegher F, Gargosky SE, et al: Insulin-like growth factors and their binding proteins in the term and preterm human fetus and neonate with normal and extremes of intrauterine growth. J Clin Endocrinol Metab 80:1548, 1995

Gluck L, Kulovich MV, Eidelman AI, et al: Biochemical development of surface activity in mammalian lung. 4. Pulmonary lecithin synthesis in the human fetus and newborn and etiology of the respiratory distress syndrome. Pediatr Res 6:81, 1972

Goetzl L, Darbinian N, Goetzl EJ: Probing early human neural development through fetal exosomes in maternal blood. Abstract No. 111. Am J Obstet Gynecol 214:S77, 2016

Golub R, Cumano A: Embryonic hematopoiesis. Blood Cells Mol Dis 51(4):226, 2013

Granado M, Fuente-Martín E, García-Cáceres C, et al: Leptin in early life: a key factor for the development of the adult metabolic profile. Obes Facts 5(1):138, 2012

Gruenwald P: Growth of the human foetus. In McLaren A (ed): Advances in Reproductive Physiology. New York, Academic Press, 1967

Grumbach MM, Kaplan SL: Fetal pituitary hormones and the maturation of central nervous system regulation of anterior pituitary function. In Gluck L (ed): Modern Perinatal Medicine. Chicago, Year Book, 1974

Hadlock FP, Harrist RB, Martinez-Poyer J: In utero analysis of fetal growth: a sonographic weight standard. Radiology 181(1):129, 1991

Hallman M: The surfactant system protects both fetus and newborn. Neonatology 103(4):320, 2013

Hallman M, Kulovich MV, Kirkpatrick E, et al: Phosphatidylinositol and phosphatidylglycerol in amniotic fluid: indices of lung maturity. Am J Obstet Gynecol 125:613, 1976

Hart PH, Lucas RM, Walsh JP, et al: Vitamin D in fetal development: findings from a birth cohort study. Pediatrics 135(1):e167, 2015

Hauguel-de Mouzon S, Lepercq J, Catalano P: The known and unknown of leptin in pregnancy. Am J Obstet Gynecol 193(6):1537, 2006

Hayward AR: The human fetus and newborn: development of the immune response. Birth Defects 19:289, 1983

Heimark R, Schwartz S: Cellular organization of blood vessels in development and disease. In Ryan U (ed): Endothelial Cells, Vol II. Boca Raton, CRC Press, 1988, p 103

Heinig K, Sage F, Robin C, et al: Development and trafficking function of haematopoietic stem cells and myeloid cells during fetal ontogeny. Cardiovasc Res 107(3):352, 2015

Hellman P, Ridefelt P, Juhlin C, et al: Parathyroid-like regulation of parathyroid hormone related protein release and cytoplasmic calcium in cytotrophoblast cells of human placenta. Arch Biochem Biophys 293:174, 1992

Henriksson P, Hedner V, Nilsson IM, et al: Fibrin-stabilization factor XIII in the fetus and the newborn infant. Pediatr Res 8:789, 1974

Hillman NH, Kallapur SG, Jobe AH: Physiology of transition from intrauterine to extrauterine life. Clin Perinatol 39(4):769, 2012

Ignjatovic V, Ilhan A, Monagle P: Evidence for age-related differences in human fibrinogen. Blood Coagul Fibrinolysis 22(2):110, 2011

Iruretagoyena JL, Davis W, Bird C, et al: Differential changes in gene expression in human brain during late first trimester and early second trimester of pregnancy. Prenat Diagn 34(5):431, 2014

Ishimoto H, Jaffe RB: Development and function of the human fetal adrenal cortex: a key component in the feto-placental unit. Endocr Rev 32(3):317, 2011

Iyengar GV, Rapp A: Human placenta as a "dual" biomarker for monitoring fetal and maternal environment with special reference to potentially toxic trace elements. Part 3: Toxic trace elements in placenta and placenta as a biomarker for these elements. Sci Total Environ 280:221, 2001

Jansson T, Aye IL, Goberdhan DC: The emerging role of mTORC1 signaling in placental nutrient-sensing. Placenta 33(Suppl 2):e23, 2012

Jansson T, Cetin I, Powell TL, et al: Placental transport and metabolism in fetal overgrowth—a workshop report. Placenta 27:109, 2006a

Jansson T, Powell TL: Human placental transport in altered fetal growth: does the placenta function as a nutrient sensor? A review. Placenta 27:S91, 2006b

Janzen C, Lei MY, Cho J, et al: Placental glucose transporter 3 (GLUT3) is up-regulated in human pregnancies complicated by late-onset intrauterine growth restriction. Placenta 34(11):1072, 2013

Jennings RE, Berry AA, Strutt JP, et al: Human pancreas development 142(18):3126, 2015

Kadic AS, Predojevic M: Fetal neurophysiology according to gestational age. Semin Fetal Neonatal Med 17(5):256, 2012

Keller BB, Hoying JB, Markwald RR: Molecular development of the heart. In Fuster V, Walsh RA, Harrington RA, et al (eds): Hurst's The Heart, 13th ed. New York, McGraw-Hill, 2013, p 172

Kim ST, Romero R, Tarca AL: Methylome of fetal and maternal monocytes and macrophages at the feto-maternal interface. Am J Reprod Immunol 68(1):8, 2012

Kimura RE: Lipid metabolism in the fetal-placental unit. In Cowett RM (ed): Principles of Perinatal-Neonatal Metabolism. New York, Springer, 1991, p 291

Klagsbrun M: Angiogenesis factors. In Ryan U (ed): Endothelial Cells, Vol II. Boca Raton, CRC Press, 1988, p 37

Kohler PF: Maturation of the human complement system. J Clin Invest 52:671, 1973

Koldovsky O, Heringova A, Jirsova U, et al: Transport of glucose against a concentration gradient in everted sacs of jejunum and ileum of human fetuses. Gastroenterology 48:185, 1965

Koos BJ, Rajaee A: Fetal breathing movements and changes at birth. Adv Exp Med Biol 814:89, 2014

Kopp RS, Kumbartski M, Harth V, et al: Partition of metals in the maternal/fetal unit and lead-associated decreases of fetal iron and manganese: an observational biomonitoring approach. Arch Toxicol 86(10):1571, 2012

Lebenthal E, Lee PC: Interactions of determinants of the ontogeny of the gastrointestinal tract: a unified concept. Pediatr Res 1:19, 1983

Leonce J, Brockton N, Robinson S, et al: Glucose production in the human placenta. Placenta 27:S103, 2006

Liggins GC: Fetal lung maturation. Aust N Z J Obstet Gynaecol 34:247, 1994

Liggins GC: Premature delivery of fetal lambs infused with glucocorticoids. J Endocrinol 45:515, 1969

Liley AW: Disorders of amniotic fluid. In Assali NS (ed): Pathophysiology of Gestation. New York, Academic Press, 1972

Longo LD: Respiration in the fetal-placental unit. In Cowett RM (ed): Principles of Perinatal-Neonatal Metabolism. New York, Springer, 1991, p 304

Luo ZC, Nuyt AM, Delvin E, et al: Maternal and fetal IGF-I and IGF-II levels, fetal growth, and gestational diabetes. J Clin Endocrinol Metab 97(5):1720, 2012

Lykkedegn S, Sorensen GL, Beck-Nielsen SS, et al: The impact of vitamin D on fetal and neonatal lung maturation. A systematic review. Am J Physiol Lung Cell Mol Physiol 308(7):L587, 2015

Mally MI, Otonkoski T, Lopez AD, et al: Developmental gene expression in the human fetal pancreas. Pediatr Res 36:537, 1994

Manganaro L, Perrone A, Savelli S, et al: Evaluation of normal brain development by prenatal MR imaging. Radiol Med 112:444, 2007

Manner J: The anatomy of cardiac looping: a step towards the understanding of the morphogenesis of several forms of congenital cardiac malformations. Clin Anat 22(1):21, 2009

Mari G, Deter RL, Carpenter RL, et al: Noninvasive diagnosis by Doppler ultrasonography of fetal anemia due to maternal red-cell alloimmunization. Collaborative Group for Doppler Assessment of the Blood Velocity in Anemic Fetuses (Level II-I). N Engl J Med 342:9, 2000

Maymó JL, Pérez Pérez A, Sánchez-Margalet V, et al: Up-regulation of placental leptin by human chorionic gonadotropin. Endocrinology 150(1):304, 2009

McCormick SM, Mendelson CR: Human SP-A1 and SP-A2 genes are differentially regulated during development and by cAMP and glucocorticoids. Am J Physiol 266:367, 1994

Melchers F: Checkpoints that control B cell development. J Clin Invest 125(6):2203, 2015

Mendelson CR, Condon JC: New insights into the molecular endocrinology of parturition. J Steroid Biochem Mol Biol 93:113, 2005

Meng H, Zhang Z, Geng H, et al: Development of the subcortical brain structures in the second trimester: assessment with 7.0-T MRI. Neuroradiology 54(10):1153, 2012

Mercé LT, Barco MJ, Alcázar JL, et al: Intervillous and uteroplacental circulation in normal early pregnancy and early pregnancy loss assessed by 3-dimensional power Doppler angiography. Am J Obstet Gynecol 200(3):315.e1, 2009

Mohun TJ, Weninger WJ: Imaging heart development using high resolution episcopic microscopy. Curr Opin Genet Dev 21(5):573, 2011

Moore KL: The Developing Human: Clinically Oriented Embryology, 4th ed. Philadelphia, Saunders, 1988

Moore KL, Persaud TVN, Shiota K: Color Atlas of Clinical Embryology, 2nd ed. Philadelphia, Saunders, 2000, p 150

Morioka I, Iwatani S, Koda T, et al: Disorders of bilirubin binding to albumin and bilirubin-induced neurologic dysfunction. Semin Fetal Neonatal Med 20(1):31, 2015

Morriss FH Jr, Boyd RD, Manhendren D: Placental transport. In Knobil E, Neill J (eds): The Physiology of Reproduction, Vol II. New York, Raven, 1994, p 813

Mulchahey JJ, DiBlasio AM, Martin MC, et al: Hormone production and peptide regulation of the human fetal pituitary gland. Endocr Rev 8:406, 1987

Müller Brochut AC, Thomann D, Kluwe W, et al: Fetal megacystis: experience of a single tertiary center in Switzerland over 20 years. Fetal Diagn Ther 36(3):215, 2014

Muzzio D, Zenclussen AC, Jensen F: The role of B cells in pregnancy: the good and the bad. Am J Reprod Immunol 69(4):408, 2013

Nederlof M, de Walle HE, van Poppel MN, et al: Deviant early pregnancy maternal triglyceride levels and increased risk of congenital anomalies: a prospective community-based cohort study. BJOG 122:1176, 2015

Nelson DB, Stewart RD, Matulevicius SA, et al: The effects of maternal position and habitus on maternal cardiovascular parameters as measured by cardiac magnetic resonance. Am J Perinatol 32(14):1318, 2015

Ney JA, Fee SC, Dooley SL, et al: Factors influencing hemostasis after umbilical vein puncture in vitro. Am J Obstet Gynecol 160:424, 1989

Nielsen NC: Coagulation and fibrinolysin in normal women immediately postpartum and in newborn infants. Acta Obstet Gynecol Scand 48:371, 1969

Norton ME, Jacobsson B, Swamy GK, et al: Cell-free DNA analysis for noninvasive examination of trisomy. N Engl J Med 372(17):1589, 2015

Novakovic B, Gordon L, Robinson WP, et al: Glucose as a fetal nutrient: dynamic regulation of several glucose transporter genes by DNA methylation in the human placenta across gestation. J Nutr Biochem 24(1):282, 2013

Obenshain SS, Adam PAJ, King KC, et al: Human fetal insulin response to sustained maternal hyperglycemia. N Engl J Med 283:566, 1970

Olausson H, Goldberg GR, Laskey A, et al: Calcium economy in human pregnancy and lactation. Nutr Res Rev 25(1):40, 2012

Palmeira P, Quinello C, Silveira-Lessa AL, et al: IgG placental transfer in health and pathological pregnancies. Clin Dev Immunol 2012:985646, 2012

Pataryas HA, Stamatoyannopoulos G: Hemoglobins in human fetuses: evidence for adult hemoglobin production after the 11th gestational week. Blood 39:688, 1972

Pates JA, Hatab MR, McIntire DD, et al: Determining uterine blood flow in pregnancy with magnetic resonance imaging. Magn Reson Imaging 28(4):507, 2010

Pearson HA: Recent advances in hematology. J Pediatr 69:466, 1966

Pelag D, Cada S, Peleg A, et al: The relationship between maternal serum thyroid-stimulating immunoglobulin and fetal and neonatal thyrotoxicosis. Obstet Gynecol 99:1040, 2002

Perrine SP, Greene MF, Cohen RA, et al: A physiological delay in human fetal hemoglobin switching is associated with specific globin DNA hypomethylation. FEBS Lett 228:139, 1988

Pipe NGJ, Smith T, Halliday D, et al: Changes in fat, fat-free mass and body water in human normal pregnancy. BJOG 86:929, 1979

Pritchard JA: Fetal swallowing and amniotic fluid volume. Obstet Gynecol 28:606, 1966

Quan CP, Forestier F, Bouvet JP: Immunoglobulins of the human amniotic fluid. Am J Reprod Immunol 42:219, 1999

Ramsay MM, James DK, Steer PJ, et al (eds): Normal Values in Pregnancy. London, Elsevier, 1996, p 106

Reddy UM, Abuhamad AZ, Levine D, et al: Fetal imaging: executive summary of a joint Eunice Kennedy Shriver National Institute of Child Health and Human Development, Society for Maternal-Fetal Medicine, American Institute of Ultrasound in Medicine, American College of Obstetricians and Gynecologists, American College of Radiology, Society for Pediatric Radiology, and Society of Radiologists in Ultrasound Fetal Imaging workshop. Obstet Gynecol 123(5):1070, 2014

Rijnink EC, Penning ME, Wolterbeek R, et al: Tissue microchimerism is increased during pregnancy: a human autopsy study. Mol Hum Reprod Aug 24, 2015

Roberts VHJ, Frias AE, Grove KL: Impact of maternal obesity on fetal programming of cardiovascular disease. Physiology 30:224, 2015

Rosenfeld CR, Porter JC: Arginine vasopressin in the developing fetus. In Albrecht ED, Pepe GJ (eds): Research in Perinatal Medicine, Vol 4. Perinatal Endocrinology. Ithaca, Perinatology Press, 1985, p 91

Rovet JF: The role of thyroid hormones for brain development and cognitive function. Endocr Dev 26:26, 2014

Rysavy MA, Li L, Bell EF, et al: Between-hospital variation in treatment and outcomes in extremely preterm infants. N Engl J Med 372(19):1801, 2015

Saracco P, Parodi E, Fabris C, et al: Management and investigation of neonatal thromboembolic events: genetic and acquired risk factors. Thromb Res 123(6):805, 2009

Scott-Finley M, Woo JG, Habli M, et al: Standardization of amniotic fluid leptin levels and utility in maternal overweight and fetal undergrowth. J Perinatol 35(8):547, 2015

Singendonk MM, Rommel N, Omari TI, et al: Upper gastrointestinal motility: prenatal development and problems in infancy. Nat Rev Gastroenterol Hepatol 11(9):545, 2014

Sipes SL, Weiner CP, Wenstrom KD, et al: The association between fetal karyotype and mean corpuscular volume. Am J Obstet Gynecol 165:1371, 1991

Smith FG, Nakamura KT, Segar JL, et al: In Polin RA, Fox WW (eds): Fetal and Neonatal Physiology, Vol 2, Chap 114. Philadelphia, Saunders, 1992, p 1187

Society for Maternal-Fetal Medicine, Mari G, Norton ME, et al: Society for Maternal-Fetal Medicine (SMFM) Clinical Guidelines #8: the fetus at risk for anemia—diagnosis and management. Am J Obstet Gynecol 212(6):697, 2015

Stabile I, Nicolaides KH, Bach A, et al: Complement factors in fetal and maternal blood and amniotic fluid during the second trimester of normal pregnancy. BJOG 95:281, 1988

Stach SC, Brizot Mde L, Liao AW, et al: Transplacental total IgG transfer in twin pregnancies. Am J Reprod Immunol 72(6):555, 2014

Stockman JA III, deAlarcon PA: Hematopoiesis and granulopoiesis. In Polin RA, Fox WW (eds): Fetal and Neonatal Physiology. Philadelphia, Saunders, 1992, p 1327

Sussman D, Lye SJ, Wells GD: Impact of maternal physical activity on fetal breathing and body movement—a review. Early Hum Dev 94:53, 2016

Temiras PS, Vernadakis A, Sherwood NM: Development and plasticity of the nervous system. In Assali NS (ed): Biology of Gestation, Vol VII. The Fetus and Neonate. New York, Academic Press, 1968

Thorpe-Beeston JG, Nicolaides KH, Felton CV, et al: Maturation of the secretion of thyroid hormone and thyroid-stimulating hormone in the fetus. N Engl J Med 324:532, 1991

Usher R, Shephard M, Lind J: The blood volume of the newborn infant and placental transfusion. Acta Paediatr 52:497, 1963

Volpe JJ: Neurology of the Newborn, 5th ed. Saunders, Philadelphia, 2008, p 85

Vulsma T, Gons MH, De Vijlder JJ: Maternal-fetal transfer of thyroxine in congenital hypothyroidism due to a total organification defect or thyroid agenesis. N Engl J Med 321:13, 1989

Weiner CP, Sipes SL, Wenstrom K: The effect of fetal age upon normal fetal laboratory values and venous pressure. Obstet Gynecol 79:713, 1992

Wenstrom KD, Weiner CP, Williamson RA, et al: Prenatal diagnosis of fetal hyperthyroidism using funipuncture. Obstet Gynecol 76:513, 1990

Werlin SL: Exocrine pancreas. In Polin RA, Fox WW (eds): Fetal and Neonatal Physiology. Philadelphia, Saunders, 1992, p 1047

Werth B, Tsiaras A: From Conception to Birth: A Life Unfolds. New York, Doubleday, 2002

Whitsett JA: Composition of pulmonary surfactant lipids and proteins. In Polin RA, Fox WW (eds): Fetal and Neonatal Physiology. Philadelphia, Saunders, 1992, p 941

Wladimiroff JW, Campbell S: Fetal urine-production rates in normal and complicated pregnancy. Lancet 1:151, 1974

Zhao Y, Hebert MF, Venkataramanan R: Basic obstetric pharmacology. Semin Perinatol 38(8):475, 2014

PARTE 4
CUIDADO PRÉ-CONCEPCIONAL E PRÉ-NATAL

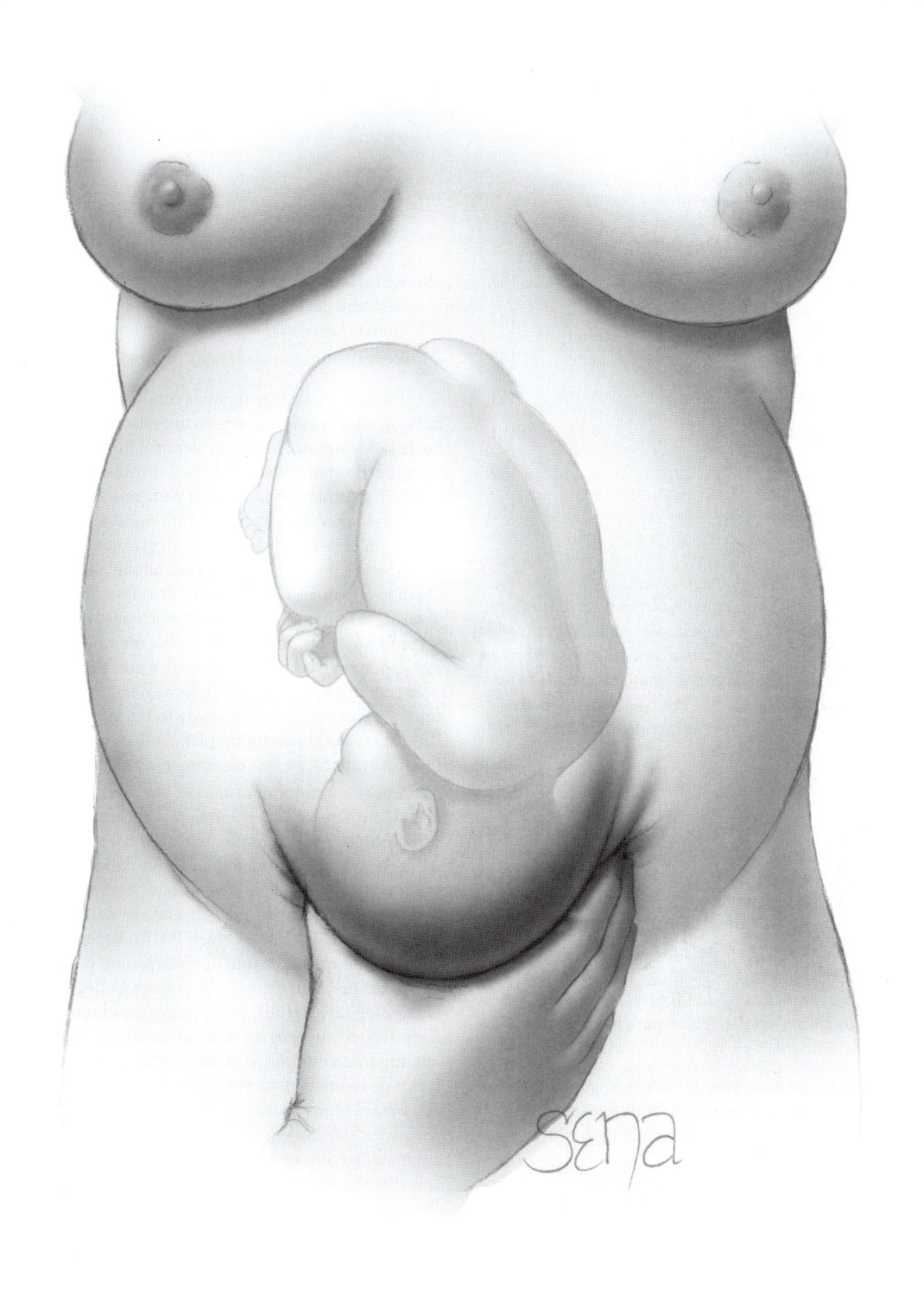

CAPÍTULO 8

Cuidado pré-concepcional

ACONSELHAMENTO. 147
HISTÓRIA CLÍNICA 147
DOENÇAS GENÉTICAS. 149
HISTÓRIA REPRODUTIVA. 151
IDADE MATERNA/PATERNA 151
HISTÓRIA SOCIAL. 152
TESTES DE RASTREAMENTO. 153

> *A gestação pode estar associada a determinadas doenças que existiam antes do começo da gestação. Como regra, todas as doenças que submetem o organismo a uma sobrecarga considerável são muito mais graves quando ocorrem em uma mulher gestante.*
>
> — J. Whitridge Williams (1903)

O Centers for Disease Control and Prevention (CDC) (2015) define o cuidado pré-concepcional como "um conjunto de intervenções que visam identificar e modificar riscos biomédicos, comportamentais e sociais para a saúde ou o resultado da gestação por meio de intervenções profiláticas e terapêuticas". Para alcançar esse objetivo, o CDC desenvolveu um plano de ação para cuidados de saúde pré-concepcionais nos Estados Unidos (Johnson, 2006). O American College of Obstetricians and Gynecologists (2017e) e a Society for Maternal-Fetal Medicine (2014) também reafirmaram a importância dos cuidados pré-concepcionais, e os seguintes objetivos foram estabelecidos para avançar nessa direção:

1. Melhorar o conhecimento, as atitudes e os comportamentos de homens e mulheres com relação à saúde pré-concepcional.
2. Garantir que todas as mulheres em idade reprodutiva recebam serviços de cuidado pré-concepcional – como rastreamento de risco baseado em evidências, promoção da saúde e intervenções – que lhes possibilitem entrar na gravidez com saúde ideal.
3. Reduzir os riscos indicados por uma gravidez pregressa com desfecho desfavorável por meio de intervenções interconcepcionais para evitar ou minimizar a repetição desses resultados.
4. Reduzir as disparidades nos resultados gestacionais adversos.

De forma a ilustrar algumas condições potencialmente modificáveis, alguns autores revisaram os dados que descrevem o estado de saúde das mulheres que deram à luz neonatos vivos nos Estados Unidos em 2004. A Tabela 8-1 mostra a alta prevalência de muitas condições que podem ser passíveis de intervenção durante os períodos pré-concepcional e intergestacional. Contudo, para que sejam bem-sucedidas, as estratégias que atenuam esses riscos gestacionais potenciais devem ser adotadas antes da concepção. Quando a maioria das mulheres descobre que está grávida – em geral 1 a 2 semanas depois da menstruação ausente –, o embrião já começou a se formar. Desse modo, muitas estratégias profiláticas – por exemplo, ácido fólico para evitar defeitos do tubo neural – serão ineficazes quando iniciadas nessa ocasião. É importante salientar que cerca de metade de todas as gestações nos Estados Unidos em 2008 não foram planejadas, conforme o Guttmacher Institute (2015), e essas costumam ser as de maior risco.

Ensaios randomizados que avaliaram a eficácia do aconselhamento pré-concepcional são escassos, em parte porque seria antiética a suspensão de tal aconselhamento. Além disso, os desfechos da gravidez dependem da interação de vários fatores maternos, fetais e ambientais. Assim, é difícil definir que um determinado desfecho adequado se deva a uma intervenção específica (Moos, 2004; Temel, 2014). Porém, estudos observacionais e de caso-controle demonstram o sucesso do aconselhamento pré-concepcional (American College of Obstetrics and Gynecologists, 2016b). Moos e colaboradores (1996) avaliaram a eficácia de um programa de aconselhamento pré-concepcional administrado durante as consultas de saúde rotineiras com o objetivo de reduzir gestações não planejadas. As 456 mulheres que receberam aconselhamento tiveram chances 50% maiores de ter gestações subsequentes que elas consideraram "planejadas" em comparação com as 309 gestantes que não receberam esse aconselhamento. Além disso, em comparação com outro grupo de mulheres que não receberam cuidados de saúde antes da gestação, o grupo aconselhado apresentou uma taxa 65% maior de gestação

TABELA 8-1 Prevalência de comportamentos, experiências e condições de saúde maternos pré-concepcionais e desfechos desfavoráveis de partos pregressos[a]

Fator	Prevalência (%)
Tabagismo	23
Uso de álcool	50
Uso de polivitamínicos	35
Nenhum método anticoncepcional[b]	53
Consulta odontológica	78
Aconselhamento de saúde	30
Abuso físico	4
Estresse	19
Subpeso	13
Sobrepeso	13
Obesidade	22
Diabetes	2
Asma	7
Hipertensão	2
Doença cardíaca	1
Anemia	10
Feto com baixo peso ao nascer em gestação anterior	12
Feto prematuro em gestação anterior	12

[a]Nos Estados Unidos em 2004.
[b]Entre mulheres que não estavam tentando engravidar.
Dados de D'Angelo D, Williams L, Morrow B, et al: Preconception and interconception health status of women who recently gave birth to a live-born infant—Pregnancy Risk Assessment Monitoring System (PRAMS), United States, 26 reporting areas, 2004. MMWR 56(10):1, 2007.

planejada. Van der Zee e colaboradores (2013) revisaram alguns aspectos éticos quanto à modificação do estilo de vida *paterno*.

ACONSELHAMENTO

Ginecologistas, internistas, médicos de família e comunidade e pediatras têm a melhor oportunidade de prestar aconselhamento preventivo durante os exames periódicos de manutenção da saúde. A ocasião de um teste de gravidez negativo também constitui um excelente momento para o aconselhamento. Jack e colaboradores (1995) administraram um questionário abrangente sobre risco pré-concepcional a 136 dessas mulheres, e quase 95% relataram ao menos um problema que poderia afetar uma gestação futura, incluindo: problemas clínicos ou reprodutivos (52%); história familiar de doença genética (50%); risco mais alto de adquirir infecção pelo vírus da imunodeficiência humana (30%); risco alto de adquirir hepatite B e usar drogas ilícitas (25%); uso de álcool (17%); e riscos nutricionais (54%). Os profissionais encarregados do aconselhamento devem estar instruídos a respeito de doenças clínicas relevantes, procedimentos cirúrgicos anteriores, distúrbios da reprodução ou anomalias genéticas e ser capazes de interpretar os dados e as recomendações fornecidas por outros especialistas (Simpson, 2014). Quando o profissional não se sente confortável em fornecer o aconselhamento, a mulher ou o casal deve ser referenciado a um profissional apropriado.

As mulheres que se apresentam especificamente para avaliação pré-concepcional devem ser avisadas de que a coleta de informações pode ser demorada, dependendo do número e da complexidade dos fatores que devem ser avaliados. A avaliação da ingestão nutricional inclui uma revisão detalhada das histórias clínica, obstétrica, social e familiar. A possibilidade de conseguir informações úteis é maior quando se propõem perguntas específicas acerca de cada um desses elementos da história e a cada membro da família, em vez de simplesmente fazer perguntas gerais e abertas. Algumas informações importantes podem ser obtidas por questionários que abordem esses tópicos. As respostas devem ser revisadas com o casal para garantir o acompanhamento apropriado, incluindo a obtenção de registros médicos relevantes.

HISTÓRIA CLÍNICA

Em distúrbios clínicos específicos, questões gerais incluem como a gestação afetará a saúde materna e como uma condição de alto risco poderia afetar o feto. Em seguida, deve-se fornecer aconselhamento visando a melhora do resultado. Algumas condições crônicas que podem afetar os desfechos da gravidez incluem câncer tratado ou ativo, miocardiopatia periparto prévia e lúpus eritematoso sistêmico (Amant, 2015; Buyon, 2015; McNamara, 2015). É importante observar que a saúde psicológica também deve ser observada (Lassi, 2014). Nas seções a seguir, o leitor encontrará informações pré-concepcionais detalhadas acerca de alguns distúrbios, assim como em outros capítulos do livro dedicados aos temas específicos.

■ Diabetes melito

Como a patologia materno-fetal associada à hiperglicemia é bem conhecida, o diabetes é o protótipo das doenças para as quais o aconselhamento pré-concepcional é benéfico. Os riscos para a mãe e o feto associados ao diabetes estão descritos em detalhes no **Capítulo 57** (p. 1099). Muitas dessas complicações podem ser evitadas quando o controle da glicose é melhorado antes da concepção. Outro aspecto importante do aconselhamento diz respeito ao uso frequente de inibidores da enzima conversora de angiotensina, que são teratogênicos, nessa população (Podymow, 2015).

O American College of Obstetricians and Gynecologists (2016a) concluiu que o aconselhamento pré-concepcional das mulheres com diabetes pré-gestacional é benéfico e tem relação de custo-eficácia favorável, razão pela qual deve ser incentivado. A American Diabetes Association publicou recomendações consensuais quanto ao cuidado pré-concepcional para mulheres diabéticas (Kitzmiller, 2008). Essas diretrizes recomendam que seja realizado um inventário detalhado sobre a duração da doença e as complicações relacionadas e que sejam realizados exames clínicos e laboratoriais voltados para a detecção de lesões dos órgãos-alvo. Talvez o aspecto mais fundamental seja que essas recomendações reforçam a meta pré-concepcional do nível mais baixo possível de hemoglobina A_{1c} sem acarretar risco indevido de hipoglicemia materna. Além de avaliar o controle do diabetes durante as últimas 6 semanas, o nível de hemoglobina A_{1c} também pode ser utilizado para estimar os riscos de anomalias importantes, conforme mostrado na **Figura 8-1**. Embora esses dados sejam originados de mulheres com diabetes grave, a incidência de anomalias fetais nas mulheres que tiveram diabetes gestacional e hiperglicemia em jejum é quatro vezes maior em comparação com mulheres normais (Sheffield, 2002).

Estudos demonstraram que esse tipo de aconselhamento é eficaz em mulheres diabéticas. Leguizamón e colaboradores (2007) encontraram 12 estudos incluindo mais de 3.200 gestações de mulheres com diabetes insulino-dependente. Das 1.618 mulheres que não receberam aconselhamento pré-concepcional, 8,3% tiveram

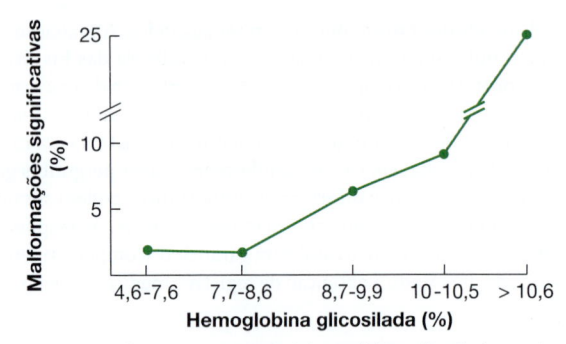

FIGURA 8-1 Relação entre os níveis de hemoglobina glicosilada no primeiro trimestre de gravidez e o risco de malformações congênitas significativas em 320 mulheres com diabetes insulino-dependente. (Dados de Kitzmiller JL, Gavin LA, Gin GD, et al: Preconception care of diabetics. JAMA 265:731, 1991.)

conceptos com uma anomalia congênita significativa, em comparação com a incidência de 2,7% entre as 1.599 gestantes que receberam aconselhamento. Tripathi e colaboradores (2010) compararam os desfechos gestacionais de 588 mulheres com diabetes pré-gestacional, das quais cerca de metade receberam aconselhamento pré-concepcional. Aquelas mulheres que receberam aconselhamento apresentaram melhor controle glicêmico antes da gestação e no primeiro trimestre. Esse grupo também teve maiores taxas de ingesta de folato antes da concepção, tendo apresentado menores taxas de desfechos adversos – definidos como morte perinatal ou anomalia congênita significativa. Esses benefícios citados acompanharam-se de reduções dos gastos com assistência à saúde das mulheres diabéticas. Com base em sua revisão, Reece e Homko (2007) demonstraram que a cada dólar gasto em um programa de cuidados pré-concepcionais foram economizados entre 1,86 e 5,19 dólares em gastos médicos evitados. Apesar desses benefícios, a proporção de mulheres diabéticas que recebem cuidado pré-concepcional ainda está abaixo do ideal. Em um estudo com cerca de 300 mulheres diabéticas incluídas em um plano de cuidados gerenciados (*managed-care plan*), Kim e colaboradores (2005) mostraram que apenas cerca de metade delas receberam aconselhamento pré-concepcional. Sem dúvida, os índices de aconselhamento são muito menores entre as mulheres pobres e que não dispõem de seguro de saúde.

■ Epilepsia

Em comparação com as mulheres não acometidas, aquelas com um distúrbio convulsivo têm risco indiscutivelmente aumentado de gerar neonatos com anomalias estruturais (Cap. 12, p. 240). Alguns estudos iniciais sugeriram que a epilepsia confere um risco intrinsecamente maior de malformações congênitas que não dependia dos efeitos do tratamento anticonvulsivante. Embora a maioria dos estudos mais recentes não tenha conseguido confirmar esse risco aumentado entre as mulheres que não eram tratadas, é difícil refutar em definitivo essa hipótese, porque as mulheres utilizadas como controle (sem tratamento farmacológico) em geral têm doença mais leve (Cassina, 2013; Vajda, 2015). Fried e colaboradores (2004) realizaram uma metanálise dos estudos que compararam mulheres epilépticas (tratadas ou não) com controles. Nesse estudo, os índices mais altos de malformações congênitas puderam ser demonstrados apenas entre os filhos das pacientes expostas ao tratamento anticonvulsivante. Veiby e colaboradores (2009) usaram o Medical Birth Registry da Noruega e identificaram um risco aumentado de malformações apenas nas mulheres expostas ao ácido valproico (5,6%) ou com politerapia (6,1%). As gestantes que não eram tratadas tiveram índices de anomalias semelhantes aos dos controles sem epilepsia. O risco de abortamento e natimortos nas mulheres epilépticas expostas não parece ser elevado (Aghajanian, 2015; Bech, 2014).

Sempre que for possível, o controle da atividade epiléptica deve ser melhorado antes de engravidar. Por exemplo, Vajda e colaboradores (2008) analisaram os dados do Australian Register of Antiepileptic Drugs in Pregnancy. A conclusão foi de que o risco de convulsões durante a gestação era 50 a 70% menor nas mulheres sem convulsões no ano que precedia a gestação em comparação com um grupo que apresentava convulsões no ano precedente. Quando o período sem atividade convulsiva foi maior que 1 ano, não houve vantagens adicionais.

O tratamento visa controlar a epilepsia com monoterapia e com fármacos menos teratogênicos (Aguglia, 2009; Tomson, 2009). Como descrito em detalhes no Capítulo 60 (p. 1159) e demonstrado na Tabela 8-2, alguns esquemas com um único fármaco são mais teratogênicos que outros. Se for possível, o ácido valproico deve ser especialmente evitado, pois esse fármaco foi associado repetidamente a um risco maior de malformações congênitas significativas quando comparado aos outros antiepilépticos (Jentink, 2010; Vajda, 2015). A trimetadiona está contraindicada (Aghajanian, 2015). A American Academy of Neurology recomenda que seja considerada a interrupção dos anticonvulsivantes antes da gestação em alguns grupos adequados de pacientes (Jeha, 2005), incluindo as mulheres que satisfazem os seguintes critérios: (1) ausência de atividade epiléptica nos últimos 2 a 5 anos, (2) portadoras de apenas um tipo de epilepsia, (3) exame neurológico e inteligência normais e (4) eletrencefalograma com resultados normalizados pelo tratamento.

As mulheres epilépticas também devem ser aconselhadas a usar diariamente ácido fólico suplementar na dose de 4 mg. Entretanto, ainda não está totalmente claro se a suplementação de ácido fólico reduz o risco de malformações fetais das gestantes tratadas com anticonvulsivantes. Em um estudo de caso-controle, Kjær e colaboradores (2008) demonstraram que o risco de anomalia congênita entre os fetos expostos a carbamazepina, fenobarbital, fenitoína e primidona foi reduzido pela suplementação materna de folato. Por outro lado, com base no United Kingdom

TABELA 8-2 Tratamento antiepiléptico com um único fármaco durante o primeiro trimestre e risco associado de malformações congênitas significativas

Antiepiléptico (n)	Malformações (%)	Risco relativo (IC 95%)[a]
Controles não tratados (442)	1,1	Referência
Lamotrigina (1.562)	2,0	1,8 (0,7-4,6)
Carbamazepina (1.033)	3,0	2,7 (1,0-7,0)
Fenitoína (416)	2,9	2,6 (0,9-7,4)
Levetiracetam (450)	2,4	2,2 (0,8-6,4)
Topiramato (359)	4,2	3,8 (1,4-10,6)
Valproato (323)	9,3	9,0 (3,4-23,3)
Fenobarbital (199)	5,5	5,1 (1,8-14,9)
Oxcarbazepina (182)	2,2	2,0 (0,5-7,4)
Gabapentina (145)	0,7	0,6 (0,07-5,2)
Clonazepam (64)	3,1	2,8 (0,5-14,8)

[a]Risco comparado com o da população de referência de mulheres não epilépticas que não foram expostas a esses fármacos.
n, número de fetos expostos.
Dados de Hernández-Díaz S, Smith CR, Shen A, et al: Comparative safety of antiepileptic drugs during pregnancy. Neurology 78:1692, 2012.

Epilepsy and Pregnancy Register, Morrow e colaboradores (2009) compararam as condições de saúde dos filhos das mulheres que usaram ácido fólico no período pré-concepcional com as dos filhos daquelas que não receberam esse fármaco antes de um estágio avançado da gravidez ou não fizeram qualquer tipo de suplementação. Nesse estudo, os autores observaram um *aumento paradoxal* do número de malformações congênitas significativas no grupo que usou folato no período pré-concepcional. Esses pesquisadores concluíram que o metabolismo do folato pode ser apenas uma parte do mecanismo pelo qual as malformações são induzidas nas gestantes que utilizam esses fármacos.

■ Imunizações

O aconselhamento pré-concepcional inclui a avaliação da imunidade aos agentes patogênicos comuns. Além disso, dependendo do estado de saúde, dos planos de viajar e da estação do ano, outras imunizações podem estar indicadas, conforme discutido no Capítulo 9 (Tab. 9-7, p. 172). As vacinas que contêm toxoides, como a do tétano, são adequadas antes ou durante a gestação. Além disso, as vacinas que contêm bactérias ou vírus inativados (p. ex., vacinas contra influenza, pneumococos, vírus da hepatite B, meningococos e vírus da raiva) não foram associadas a consequências fetais adversas e não estão contraindicadas antes de engravidar ou durante a gestação. De modo inverso, as vacinas com vírus vivos não estão recomendadas durante a gestação. Exemplos disso são as vacinas contra varicela-zóster, sarampo, caxumba, rubéola, poliomielite, catapora e febre amarela. Além disso, em condições ideais, deve-se esperar 1 mês ou mais entre a vacinação e as tentativas de engravidar. Apesar disso, a administração inadvertida das vacinas contra sarampo, caxumba e rubéola (MMR, de *measles, mumps, rubella*) ou varicela durante a gestação em geral não deve ser considerada indicação para interromper a gravidez. A maioria dos estudos sugere que o risco fetal é apenas teórico. A imunização contra varíola, antraz e outras doenças causadas por bioterrorismo deve ser considerada no contexto clínico apropriado (Cap. 64, p. 1228).

Para algumas infecções não há vacinas disponíveis. Um exemplo recente é o vírus Zika (Brasil, 2016). Para esse vírus, o CDC publicou orientações de viagem para gestantes (Petersen, 2016; Schuler-Faccini, 2016).

DOENÇAS GENÉTICAS

O CDC (2016) estima que 3% dos nascidos a cada ano nos Estados Unidos tenham no mínimo uma anomalia congênita. É importante ressaltar que essas anomalias são as causas principais de mortalidade infantil, contribuindo com 20% das mortes. Os benefícios do aconselhamento pré-gestacional costumam ser medidos comparando a incidência de novos casos antes e depois do início de um programa de aconselhamento. Alguns exemplos de distúrbios congênitos que são visivelmente atenuados por aconselhamento são defeitos do tubo neural, fenilcetonúria, talassemias e outras doenças genéticas mais comuns nos indivíduos com descendência judaica do Leste Europeu.

■ História familiar

A elaboração de genealogias utilizando os símbolos demonstrados na Figura 8-2 é o método mais completo para obter a história familiar como parte do rastreamento genético. O estado de saúde e a função reprodutiva de cada "parente de sangue" devem ser revisados individualmente quanto à ocorrência de doenças clínicas, deficiência intelectual, anomalias congênitas, infertilidade e abortamento. Algumas constituições raciais, étnicas ou religiosas podem indicar maior risco de distúrbios recessivos específicos.

Embora a maioria das mulheres possa fornecer alguma informação acerca de sua história, sua compreensão pode ser limitada. Por exemplo, diversos estudos mostraram que as mulheres grávidas com frequência deixam de relatar uma anomalia congênita na família, ou a descrevem de maneira incorreta. Por essa razão, qualquer malformação ou doença genética referida deve ser confirmada por uma revisão dos registros médicos pertinentes ou pelo contato com os parentes afetados, de modo a obter informações adicionais.

■ Defeitos do tubo neural

A incidência dos defeitos do tubo neural (DTN) é de 0,9 por 1.000 nascidos vivos e é superada apenas pelas malformações cardíacas como anomalia fetal estrutural mais comum (Cap. 13, p. 270). Como também ocorre com as cardiopatias congênitas, alguns DTNs estão associados a mutações específicas. Um exemplo é a substituição 677C→T no gene que codifica a metilenotetraidrofolato-redutase. Para essa e outras anomalias genéticas semelhantes, o estudo realizado pelo Medical Research Council Vitamin Study Research Group (1991) demonstrou que a reposição pré-concepcional de ácido fólico reduziu de modo significativo (72%) o risco de ter DTN recorrente. O mais importante é que, como mais de 90% dos neonatos com DTNs nascem de gestantes de baixo risco, Czeizel e Dudas (1992) demonstraram que a suplementação reduziu o risco primário de ter uma anomalia desse tipo na primeira gestação. Por essa razão, hoje se recomenda que todas as mulheres que pretendem engravidar usem 400 a 800 µg de ácido fólico oral por dia antes de conceber e durante o primeiro trimestre da gestação (U.S. Preventive Services Task Force, 2009). O enriquecimento dos grãos de cereais com folato tornou-se obrigatório nos Estados Unidos a partir de 1998, e essa prática também reduziu a incidência de DTNs (Williams, 2015). Apesar dos efeitos benéficos comprovados da suplementação de folato, apenas metade das mulheres fizeram suplementação com ácido fólico no período periconcepcional (de Jong-van den Berg, 2005; Goldberg, 2006). O previsor mais confiável do uso desse suplemento é a consulta com um médico antes de conceber.

■ Fenilcetonúria

Mais de 600 mutações foram identificadas no gene da fenilalanina-hidroxilase. O defeito hereditário do metabolismo da fenilalanina é um exemplo de doença na qual o feto pode não estar em risco de herdar o problema, mas pode ser lesado pela doença materna. Em termos mais específicos, as mães portadoras de fenilcetonúria (PKU, de *phenylketonuria*) que ingerem dietas sem restrições têm níveis sanguíneos anormalmente altos de fenilalanina. Esse aminoácido atravessa facilmente a placenta e pode lesionar os órgãos fetais em desenvolvimento, em especial os tecidos neurais e cardíacos (Tab. 8-3).

TABELA 8-3 Frequência de complicações na prole de mulheres com fenilcetonúria não tratada

Complicação	Frequência (%)
Abortamento espontâneo	24
Atrasos no desenvolvimento	92
Microcefalia	73
Cardiopatia congênita	12
Restrição de crescimento fetal	40

Dados de American Academy of Pediatrics: Maternal phenylketonuria, Pediatrics 2008 Aug;122(2):445–449.

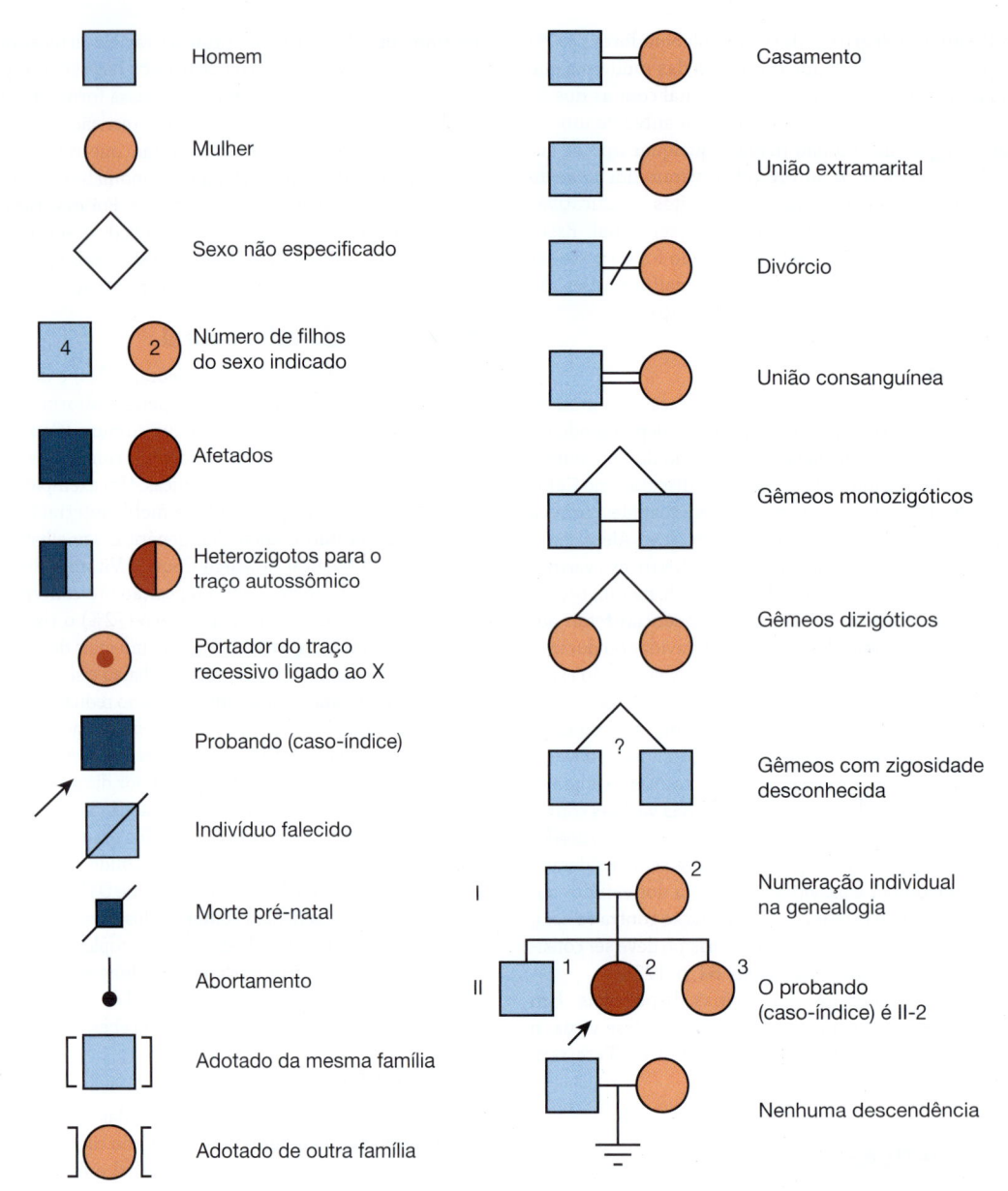

FIGURA 8-2 Símbolos usados na elaboração da árvore genealógica. (Modificada, com permissão, de Thompson MW, McInnes RR, Huntington FW (eds): Genetics in Medicine, 5th ed. Philadelphia, Saunders, 1991.)

Com o aconselhamento pré-concepcional apropriado e a adesão à dieta restrita em fenilalanina antes de engravidar, a incidência de malformações fetais é drasticamente reduzida (Camp, 2014; Vockley, 2014). Por essa razão, recomenda-se que preferencialmente a concentração de fenilalanina seja normalizada 3 meses antes de engravidar, e que esses níveis sejam mantidos durante toda a gestação (American College of Obstetricians and Gynecologists, 2017b). O alvo da concentração sanguínea da fenilalanina no sangue é de 120 a 360 μmol/L (Camp, 2014).

■ Talassemias

Esses distúrbios da síntese da cadeia de globina são as doenças de gene único mais comuns em todo o mundo (Forget, 2013; Vichinsky, 2013). Cerca 200 milhões de pessoas são portadoras de um gene para uma destas hemoglobinopatias, e existem centenas de mutações que reconhecidamente causam síndromes talassêmicas (Cap. 56, p. 1084). Nas regiões endêmicas (p. ex., países do Mediterrâneo e do sudeste da Ásia), aconselhamento e outras medidas profiláticas reduziram a incidência de casos novos em até 80% (Cao, 2013).

O American College of Obstetricians and Gynecologists (2015a) recomenda que os indivíduos com essa ancestralidade de alto risco tenham opção de fazer rastreamento do estado de portador, de forma que possam tomar uma decisão instruída quanto à reprodução e ao diagnóstico pré-natal. Um método de diagnóstico pré-natal precoce é o *diagnóstico genético pré-implantação (DGPI)*, o qual é combinado com as tecnologias de reprodução assistida. Descrito no Capítulo 14 (p. 295), o DGPI está disponível para pacientes com risco para determinadas síndromes talassêmicas (Kuliev, 2011).

■ Descendentes de judeus do Leste Europeu

A maioria dos judeus que vivem nos Estados Unidos descende das comunidades judaicas asquenazes e tem risco mais alto de ter filhos com um entre vários distúrbios autossômicos recessivos, incluindo: doença de Tay-Sachs, doença de Gaucher, fibrose cística, doença de Canavan, disautonomia familiar, mucolipidose IV, doença de Niemann-Pick tipo A, anemia de Fanconi grupo C e síndrome de Bloom. O American College of Obstetricians and Gynecologists (2016c, 2017a) recomenda aconselhamento e rastreamento pré-concepcionais para os indivíduos dessa população. A frequência de portadores e os achados clínicos dessas condições são discutidos no Capítulo 14 (p. 290).

HISTÓRIA REPRODUTIVA

Durante o rastreamento pré-concepcional, o médico obtém informações sobre infertilidade; desfechos gestacionais anormais, inclusive abortamento, gestação ectópica e perdas gestacionais repetidas; e complicações obstétricas como parto cesáreo, pré-eclâmpsia, descolamento prematuro da placenta e nascimento pré-termo (Stubblefield, 2008). Como descrito no Capítulo 35 (p. 646), os detalhes relacionados com a natimortalidade em uma gestação anterior são especialmente importantes. Por exemplo, Korteweg e colaboradores (2008) detectaram anomalias cromossômicas em 13% dos natimortos que foram submetidos a cariotipagem. Reddy e colaboradores (2012) confirmaram que a análise cromossômica por *microarray* (ACM) possibilitou a detecção mais confiável de anomalias genéticas do que a cariotipagem tradicional, principalmente porque é possível usar tecidos inviáveis nesse exame. A ACM é descrita e ilustrada no Capítulo 13 (p. 271). A detecção de uma anomalia genética nos natimortos pode ajudar a determinar o risco e facilitar a abordagem pré-concepcional ou pré-natal nas gestações subsequentes.

IDADE MATERNA/PATERNA

■ Idade materna

As mulheres com idades nos dois extremos do espectro da faixa reprodutiva têm resultados gestacionais singulares que devem ser considerados. Primeiro, de acordo com o CDC, 3,4% dos nascimentos que ocorreram nos Estados Unidos em 2010 tinham mães com idades entre 15 e 19 anos (Martin, 2012). Essas adolescentes têm risco mais alto de anemia, parto pré-termo e pré-eclâmpsia quando comparadas com as mulheres de 20 a 35 anos (Usta, 2008). A incidência de infecções sexualmente transmissíveis – comuns em adolescentes – é ainda mais alta durante a gravidez (Niccolai, 2003). Infelizmente, como a maioria de suas gestações não é planejada, as adolescentes raramente buscam aconselhamento pré-concepcional.

As gestações que ocorrem depois dos 35 anos representam cerca de 15% do total nos Estados Unidos (Martin, 2012). Em contraste, essas mulheres de mais idade têm mais chances de solicitar aconselhamento pré-concepcional, seja porque elas postergaram a gestação e agora desejam assegurar um prognóstico favorável, ou porque elas planejam fazer tratamento para infertilidade. Alguns estudos – incluindo dados do Parkland Hospital apresentados na Figura 8-3 – indicam que após a idade de 35 anos, os riscos de complicações obstétricas e morbimortalidade perinatal aumentam (Cunningham, 1995; Waldenström, 2015). A mulher de mais idade portadora de alguma doença crônica ou que se encontra em

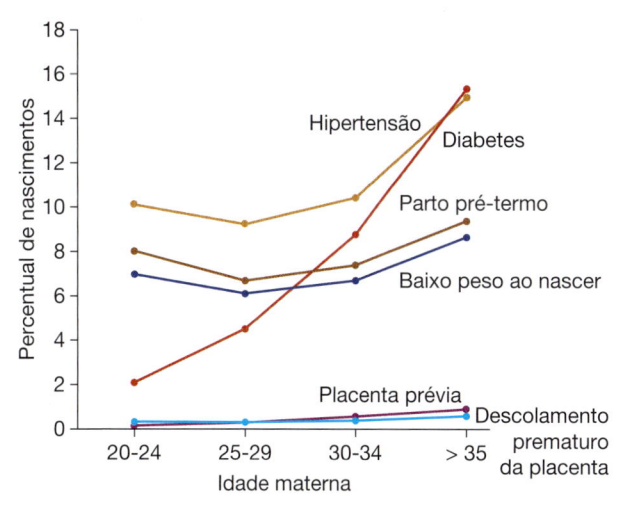

FIGURA 8-3 Incidência de complicações gestacionais selecionadas em relação à idade materna em 295.667 mulheres que deram à luz no Parkland Hospital.

condição física precária em geral tem riscos aparentes. No entanto, na mulher com aptidão física e sem problemas clínicos, os riscos são muitos menores que os citados anteriormente.

Em termos gerais, a taxa de mortalidade materna é mais alta entre as mulheres de 35 anos ou mais. Em comparação com as mulheres na faixa dos 20 anos, as gestantes de 35 a 39 anos e as gestantes de 40 anos ou mais têm, respectivamente, chances 2,5 vezes e 5,3 vezes maiores de morte relacionada com a gravidez (Geller, 2006). Creanga e colaboradores (2015) analisaram as mortes relacionadas com a gravidez nos Estados Unidos de 2006 a 2010. Embora as mulheres com mais de 35 anos contribuíssem com menos de 15% de todos os nascidos vivos, elas constituíam 27% das mortes maternas. Quanto ao feto, os riscos relacionados com a idade materna estão associados principalmente aos seguintes fatores: (1) parto pré-termo indicado por complicações maternas como hipertensão e diabetes; (2) parto pré-termo espontâneo; (3) distúrbios do crescimento fetal relacionados com doença materna crônica ou gestação múltipla; (4) aneuploidia fetal; e (5) gestações resultantes de técnica de reprodução assistida.

Tecnologias de reprodução assistida

É importante lembrar que as mulheres de mais idade têm problemas de baixa fertilidade. Embora a incidência de gemelaridade dizigótica aumente com a idade materna, a causa mais importante da gestação múltipla nas mulheres com mais idade é o uso da técnica de reprodução assistida (TRA) e da indução da ovulação. Na verdade, de acordo com o CDC, 30 a 40% de todas as gestações múltiplas ocorridas nos Estados Unidos em 2012 foram iniciadas com o uso da TRA (Sunderan, 2015). A morbidade e a mortalidade das gestações múltiplas deriva do parto pré-termo. Outras morbidades obstétricas, como placenta prévia, descolamento prematuro da placenta e pré-eclâmpsia, também são riscos associados a essas concepções (Lukes, 2017; Qin, 2016).

Por fim, acumularam-se evidências relacionando a TRA com o aumento das taxas de malformações congênitas significativas. Davies e colaboradores (2012) demonstraram que, entre 308.974 nascimentos ocorridos no sul da Austrália, 8,3% dos neonatos concebidos por TRA tinham anomalias congênitas significativas. Nessa análise, depois dos ajustes da idade materna e de outros fatores de risco, a injeção intracitoplasmática continuava associada a um aumento significativo do risco de malformações congênitas, o que não se aplicava à fertilização *in vitro*.

■ Idade paterna

O histórico e as experiências dos pais – pai e mãe – podem ter efeitos por meio de informações epigenômicas não contidas na sequência de DNA. Os exemplos incluem variações na metilação da citosina nos espermatozoides e oócitos, além de outros mecanismos (Cedars, 2015; Lane, 2014). Talvez um exemplo seja a possível associação entre o aumento da idade do pai e condições neuropsiquiátricas complexas (Malaspina, 2015). Por fim, a incidência de doenças genéticas na prole causadas por novas mutações autossômicas dominantes está aumentada em homens mais velhos. Ainda assim, a incidência é baixa (Cap. 13, p. 265). Por essa razão, existe controvérsia quanto à realização de ultrassonografia morfológica unicamente por idade materna ou paterna avançada.

HISTÓRIA SOCIAL

■ Tabagismo e drogas recreativas

Os riscos fetais associados ao uso de álcool, maconha, cocaína, anfetaminas e heroína estão descritos no Capítulo 12 (p. 239). A primeira etapa na prevenção do risco fetal relacionado às drogas é uma avaliação honesta sobre o uso delas pelas pacientes (American College of Obstetricians and Gynecologists, 2017c). Para isso, as questões não devem vir acompanhadas de julgamentos. O rastreamento de problemas relacionados à ingesta de álcool pode ser feito com o uso de diversas ferramentas validadas. Uma delas é o questionário TACE (American College of Obstetricians and Gynecologists, 2013). Ele consiste em uma série de quatro perguntas relacionadas com t̲olerância ao álcool, a̲borrecimento com comentários sobre o consumo de bebidas, tentativas de "c̲ortar" a ingestão e relato de ingerir álcool nas primeiras horas da manhã – para "abrir" os olhos (*eye opener*).

Em um estudo canadense com mais de 1.000 pacientes puérperas, Tough e colaboradores (2006) demonstraram que uma porcentagem alta das mulheres relatou uso de álcool enquanto tentava engravidar. Em termos mais específicos, quase metade das mulheres que planejaram engravidar relataram ingerir em média 2,2 doses diárias durante a fase inicial da gestação, antes que soubessem estar grávidas. Vale ressaltar que Bailey e colaboradores (2008) mostraram que as taxas de ingestão de grandes quantidades de bebida e o uso de maconha pelos homens não foram afetados pela gestação de suas companheiras. A frequência e o padrão desses comportamentos visivelmente corroboram a importância do aconselhamento pré-concepcional.

Atualmente, 20 milhões de mulheres nos Estados Unidos são tabagistas (Centers for Disease Control and Prevention, 2014). O tabagismo na gestação foi consistentemente associado a vários desfechos perinatais adversos, listados no Capítulo 12 (p. 249). Esses riscos são atenuados em grande parte quando as mulheres param de fumar antes de engravidar, ressaltando a importância do rastreamento de tabagismo no período pré-concepcional e durante o pré-natal, conforme descrito no Capítulo 9 (p. 161).

■ Exposições ambientais

O contato com contaminantes ambientais é inevitável. Felizmente, apenas poucos agentes tóxicos foram reconhecidamente associados a desfechos gestacionais desfavoráveis (Windham, 2008). As exposições às doenças infecciosas causam inúmeros efeitos deletérios, os quais estão detalhados nos Capítulos 64 e 65.

Do mesmo modo, o contato com algumas substâncias químicas pode acarretar riscos materno-fetais significativos. Conforme descrito nos Capítulos 9 e 12 (p. 170 e 244), a exposição excessiva ao mercúrio metílico ou ao chumbo está associada a distúrbios do desenvolvimento neurológico.

No passado, pesquisadores relataram preocupações quanto à exposição cotidiana a *campos eletromagnéticos*, como os que emanam de linhas de transmissão de alta voltagem, cobertores elétricos, fornos de micro-ondas e telefones celulares. Felizmente, não há evidências em animais ou seres humanos da associação desses campos com desfechos fetais adversos (Robert, 1999). As consequências do *choque elétrico* estão descritas no Capítulo 47 (p. 930).

■ Dieta

A *picamalácia* é um desejo intenso de consumir gelo, goma de passar roupa, terra, sujeira ou outros itens não comestíveis. Esse comportamento deve ser evitado em razão da substituição inevitável dos alimentos saudáveis por produtos "vazios" do ponto de vista nutricional (Cap. 9, p. 174). Em alguns casos, isso pode ser uma resposta fisiológica incomum à deficiência de ferro. Algumas *dietas vegetarianas* são deficientes em proteínas, mas isso pode ser corrigido pela ingestão de quantidades maiores de ovos e queijos. A *anorexia* e a *bulimia* aumentam os riscos maternos de deficiências nutricionais, distúrbios eletrolíticos, arritmias cardíacas e doença gastrintestinal (Becker, 1999). Conforme discutido no Capítulo 61 (p. 1180), as complicações desses distúrbios em associação com a gestação incluem maiores riscos de baixo peso ao nascer, menor circunferência da cabeça, microcefalia e recém-nascidos pequenos para a idade gestacional (Kouba, 2005).

Em contraste com essas morbidades perinatais, a *obesidade* está relacionada com várias complicações maternas. Conforme descrito no Capítulo 48 (p. 939), elas incluem pré-eclâmpsia, diabetes gestacional, anormalidades do trabalho de parto, cesariana e complicações cirúrgicas (American College of Obstetricians and Gynecologists, 2015b). A obesidade também parece estar associada a diversas anomalias fetais estruturais (Stothard, 2009).

■ Exercício

Em geral, as gestantes fisicamente bem condicionadas podem continuar a praticar exercícios durante toda a gestação (American College of Obstetricians and Gynecologists, 2017d). Conforme descrito no Capítulo 9 (p. 170), não existem dados sugerindo que o exercício seja prejudicial durante a gravidez. Uma advertência é que, à medida que a gravidez progride, os problemas de equilíbrio e relaxamento articular podem predispor à lesão ortopédica. As gestantes devem ser instruídas a não se exercitarem até a exaustão e a facilitarem a dissipação de calor e aumentarem a reposição de líquidos. Outras situações que devem ser evitadas são posições supinas por tempo prolongado, atividades que exijam bom equilíbrio e condições climáticas extremas.

■ Violência doméstica

A gravidez pode exacerbar problemas interpessoais e é um período de maior risco em decorrência de um parceiro abusivo. De acordo com o American College of Obstetricians and Gynecologists (2012), cerca de 324.000 gestantes sofrem abuso anualmente. Conforme descrito no Capítulo 47 (p. 925), a violência doméstica foi associada a um risco mais elevado de várias complicações gestacionais, incluindo hipertensão, sangramento vaginal, hiperêmese, parto pré-termo e neonatos de baixo peso ao nascer

(Silverman, 2006). Como a violência doméstica pode se agravar na gravidez, mesmo a ponto de chegar ao homicídio, o período pré-concepcional oferece a melhor oportunidade de realizar o rastreamento desse problema e a intervenção, se houver necessidade (Cheng, 2010). Conforme detalhado no Capítulo 9 (p. 162), o American College of Obstetricians and Gynecologists (2012) propôs recomendações e recursos para rastreamento da violência doméstica envolvendo mulheres grávidas ou não.

TESTES DE RASTREAMENTO

Determinados exames de laboratório podem ajudar a avaliar o risco e prevenir algumas complicações da gestação. Estão inclusos exames básicos, que em geral são realizados durante o pré-natal, discutidos no Capítulo 9. Exames mais específicos podem ajudar a avaliar pacientes com algumas doenças clínicas crônicas. A Tabela 8-4 fornece alguns exemplos de doenças crônicas que poderiam ser avaliadas preferencialmente antes de engravidar. Com várias delas, a melhora das condições maternas antes da concepção assegura evolução gestacional mais favorável. Cox e colaboradores (1992) revisaram os desfechos gestacionais de 1.075 mulheres de alto risco que foram submetidas a esse tipo de avaliação. Os autores relataram que 240 gestantes com hipertensão, asma ou doença renal, tireóidea ou cardíaca tiveram desfechos mais favoráveis em comparação com suas gestações anteriores.

TABELA 8-4 Tópicos selecionados do aconselhamento pré-concepcional

Condição	Capítulo de referência	Recomendações do aconselhamento pré-concepcional
Exposição ambiental	Cap. 9, p. 170 Cap. 12, p. 244	*Mercúrio metílico:* evitar peixes como tubarão, espadarte, cavala e peixes da família *Malacanthidae*. Comer no máximo 340 g ou duas porções de atum enlatado e no máximo 170 g de albacora por semana. *Chumbo:* fazer dosagem sanguínea do chumbo se houver algum fator de risco; tratar se houver necessidade, de acordo com as recomendações.
Peso anormal	Cap. 48, p. 936 Cap. 61, p. 1180	Calcular o IMC anualmente com base na Figura 48-1, p. 937. $IMC \geq 25\ kg/m^2$: aconselhamento dietético. Realizar testes para diabetes e síndrome metabólica, se houver indicação. Considerar redução do peso antes de engravidar. $IMC \leq 18,5\ kg/m^2$: avaliar transtorno alimentar.
Doença cardiovascular	Cap. 49, p. 951 Cap. 12, p. 241 e 247	Aconselhar sobre os riscos cardíacos durante a gestação; conversar sobre situações em que a gestação está contraindicada. Otimizar a função cardíaca. Conversar sobre os efeitos teratogênicos dos fármacos (varfarina, inibidor da ECA, BRA) e, se possível, substituir por compostos menos perigosos quando a mulher planeja engravidar. Oferecer aconselhamento genético para as mulheres com anomalias cardíacas congênitas (Tab. 49-4, p. 953).
Hipertensão crônica	Cap. 50, p. 976	Orientar quanto aos riscos específicos durante a gravidez. Avaliar as pacientes com hipertensão de longa duração quanto à existência de hipertrofia ventricular, retinopatia e doença renal. Otimizar o controle da pressão arterial. Se houver necessidade de usar fármacos, escolher ou substituir por um agente apropriado à gestação.
Asma	Cap. 51, p. 988	Orientar quanto aos riscos da asma durante a gravidez. Otimizar a função pulmonar antes de engravidar. Tratar as mulheres com a terapia farmacológica escalonada para asma crônica.
Trombofilia	Cap. 52, p. 1006	Perguntar se há história pessoal ou familiar de eventos trombóticos ou desfechos gestacionais desfavoráveis repetidos. Se houver suspeita ou confirmação de trombofilia, aconselhar e oferecer o esquema anticoagulante apropriado.
Doença renal	Cap. 53, p. 1025 Cap. 12, p. 241	Orientar quanto aos riscos específicos durante a gravidez. Melhorar o controle da pressão arterial antes de engravidar. Aconselhar as pacientes que usam inibidores da ECA e BRA quanto aos efeitos teratogênicos desses fármacos e quanto à necessidade de substituí-los por outros antes de engravidar.
Doença gastrintestinal	Cap. 54, p. 1050 Cap. 12, p. 242 e 244	*Doença inflamatória intestinal:* aconselhar as pacientes afetadas quanto aos riscos de baixa fertilidade e de desfechos gestacionais desfavoráveis. Conversar sobre a teratogenicidade do metotrexato e de outros imunomoduladores. Oferecer um método anticoncepcional eficaz durante o uso desses fármacos e, se possível, substituí-los por outros antes de engravidar.
Doença hepatobiliar	Cap. 55, p. 1064	*Hepatite B:* vacinar todas as mulheres de alto risco antes de engravidar (Tab. 9-7, p. 172). Orientar as portadoras crônicas quanto à prevenção da transmissão aos parceiros e ao feto. Tratar quando houver indicação. *Hepatite C:* realizar rastreamento nas mulheres de alto risco. Orientar as mulheres infectadas quanto aos riscos da doença e à sua transmissão. Se houver indicação para tratamento, conversar sobre as consequências e a conveniência da gravidez.

(continua)

TABELA 8-4 Tópicos selecionados do aconselhamento pré-concepcional *(Continuação)*

Condição	Capítulo de referência	Recomendações do aconselhamento pré-concepcional
Doença hematológica	Cap. 56, p. 1075	*Anemia ferropriva:* suplementação de ferro. *Anemia falciforme:* realizar rastreamento em todas as mulheres negras. Aconselhar as mulheres com traço ou doença falciforme. Testar o parceiro, se isso for desejado. *Talassemias:* realizar rastreamento em todas as mulheres descendentes do Mediterrâneo e do sudeste asiático.
Diabetes	Cap. 57, p. 1104	Otimizar o controle glicêmico para atenuar os efeitos teratogênicos da hiperglicemia. Avaliar lesão dos órgãos-alvo, incluindo retinopatia, nefropatia, hipertensão e outras. Suspender o uso de inibidores da ECA.
Doença da tireoide	Cap. 58, p. 1118	Realizar rastreamento quando houver sintomas de doença da tireoide. Garantir uma dieta suficiente em iodo. Tratar hipotireoidismo ou hipertireoidismo clinicamente evidente. Orientar quanto aos riscos para o desfecho gestacional.
Doença do tecido conectivo	Cap. 59, p. 1138 Cap. 12, p. 241	*Artrite reumatoide:* orientar quanto ao risco de reativação depois da gravidez. Conversar sobre os efeitos teratogênicos do metotrexato e da leflunomida, bem como sobre os efeitos potenciais de outros imuno-moduladores. Substituir esses fármacos antes de engravidar. Suspender o uso de AINEs em torno de 27 semanas de gestação. *Lúpus eritematoso sistêmico:* orientar quanto aos riscos durante a gravidez. Otimizar o controle da doença antes de engravidar. Conversar sobre os efeitos teratogênicos do micofenolato de mofetila e da ciclofosfamida, bem como sobre os efeitos potenciais dos imunomoduladores mais novos. Substituir esses fármacos antes de engravidar.
Transtornos psiquiátricos	Cap. 61, p. 1175	*Depressão:* realizar rastreamento de sintomas de depressão. Orientar quanto aos riscos do tratamento e do não tratamento, assim como quanto ao risco alto de exacerbação durante a gravidez e o puerpério.
Distúrbios neurológicos	Cap. 60, p. 1159	*Distúrbios convulsivos:* otimizar o controle da atividade convulsiva utilizando monoterapia, se for possível.
Doença dermatológica	Cap. 12, p. 245	Conversar sobre os efeitos teratogênicos da isotretinoína e do etretinato e sobre os métodos anticoncepcionais eficazes durante seu uso; substituir esses fármacos antes de engravidar.
Câncer	Cap. 63, p. 1192	Orientar quanto às opções de conservação da fertilidade antes do tratamento do câncer e quanto à redução da fertilidade depois do uso de alguns agentes. Conversar sobre a conveniência de engravidar em contraposição à necessidade de manter o tratamento do câncer e o prognóstico da doença.
Doenças infecciosas	Cap. 64, p. 1209	*Influenza:* vacinar todas as mulheres que estarão gestando durante a estação da influenza. Vacinar as gestantes de alto risco antes da estação da influenza. *Malária:* orientar quanto à importância de evitar viagens para áreas endêmicas durante a gravidez. Se não for possível, oferecer método anticoncepcional eficaz durante a viagem ou fornecer fármacos quimioprofiláticos para as mulheres que planejam engravidar. *Vírus Zika:* ver as restrições de viagem sugeridas pelo CDC. *Rubéola:* realizar rastreamento de rubéola de forma a determinar o grau de imunidade. Se a mulher não estiver imune, vacinar e orientar quanto à necessidade de usar um método contraceptivo eficaz durante o mês seguinte. *DTPa: tétano, difteria, pertússis:* atualizar a vacinação de todas as mulheres em idade reprodutiva. *Varicela:* perguntar com relação à imunidade. Se não estiver imune, vacinar.
ISTs	Cap. 65, p. 1235	*Gonorreia, sífilis, infecção por clamídias:* realizar rastreamento das mulheres de alto risco e tratar conforme a indicação. *HIV:* realizar rastreamento das mulheres de alto risco. Orientar as mulheres infectadas quanto aos riscos durante a gravidez e à transmissão perinatal. Conversar sobre a conveniência de iniciar o tratamento antes de engravidar para diminuir o risco de transmissão. Oferecer contracepção efetiva para as mulheres que não desejam engravidar. *HPV:* realizar rastreamento por esfregaço de Papanicolau conforme as diretrizes (Cap. 63, p. 1193). Vacinar as mulheres quando indicado. *HSV:* realizar rastreamento sorológico das mulheres assintomáticas com parceiros infectados. Orientar as mulheres afetadas quanto aos riscos de transmissão perinatal e às medidas profiláticas recomendadas no terceiro trimestre e durante o trabalho de parto.

ECA, enzima conversora de angiotensina; BRA, bloqueador do receptor de angiotensina; IMC, índice de massa corporal; HIV, vírus da imunodeficiência humana; HPV, papilomavírus humano; HSV, vírus herpes simples; AINE, anti-inflamatórios não esteroides; ISTs, infecções sexualmente transmissíveis.

Dados de Jack BW, Atrash H, Coonrod DV, et al: The clinical content of preconception care: an overview and preparation of this supplement, Am J Obstet Gynecol. 2008 Dec;199(6 Suppl 2):S266–S279.

REFERÊNCIAS

Aghajanian P, Gupta M: Helping your epileptic patient. *Contemp OB/GYN* 60:10, 2015

Aguglia U, Barboni G, Battino D, et al: Italian consensus conference on epilepsy and pregnancy, labor and puerperium. *Epilepsia* 50:7, 2009

Amant F, Vandenbroucke T, Verheecke M, et al: Pediatric outcome after maternal cancer diagnosed during pregnancy. *N Engl J Med* 373(19):1824, 2015

American Academy of Pediatrics: Maternal phenylketonuria. *Pediatrics* 122:445, 2008

American College of Obstetricians and Gynecologists: Intimate partner violence. Committee Opinion No. 518, 2012

American College of Obstetricians and Gynecologists: At-risk drinking and alcohol dependence: obstetric and gynecologic implications. Committee Opinion No. 496, August 2011, Reaffirmed 2013

American College of Obstetricians and Gynecologists: Hemoglobinopathies in pregnancy. Practice Bulletin No. 78, January 2007, Reaffirmed 2015a

American College of Obstetricians and Gynecologists: Obesity in pregnancy. Committee Opinion No. 549, January 2013, Reaffirmed 2015b

American College of Obstetricians and Gynecologists: Pregestational diabetes mellitus. Practice Bulletin No. 60, March 2005, Reaffirmed 2016a

American College of Obstetricians and Gynecologists: Reproductive life planning to reduce unintended pregnancy. Committee Opinion No. 654, February 2016b

American College of Obstetricians and Gynecologists: Screening for fetal aneuploidy. Practice Bulletin No. 163, March 2016c

American College of Obstetricians and Gynecologists: Carrier screening for genetic conditions. Committee Opinion No. 691, March 2017a

American College of Obstetricians and Gynecologists: Management of women with phenylketonuria. Committee Opinion No. 636, June 2015, Reaffirmed 2017b

American College of Obstetricians and Gynecologists: Marijuana use during pregnancy and lactation. Committee Opinion No. 722, July 2015, Reaffirmed 2017c

American College of Obstetricians and Gynecologists: Physical activity and exercise during pregnancy and postpartum period. Committee Opinion No. 650, December 2015, Reaffirmed 2017d

American College of Obstetricians and Gynecologists: The importance of preconception care in the continuum of women's health care. Committee Opinion No. 313, September 2005, Reaffirmed 2017e

Bailey JA, Hill KG, Hawkins JD, et al: Men's and women's patterns of substance use around pregnancy. *Birth* 35:1, 2008

Bech BH, Kjaersgaard MI, Pedersen HS, et al: Use of antiepileptic drugs during pregnancy and risk of spontaneous abortion and stillbirth: population based cohort study. *BMJ* 349:g5159, 2014

Becker AE, Grinspoon SK, Klibanski A, et al: Eating disorders. *N Engl J Med* 340:14, 1999

Brasil P, Pereira JP, Gabaglia CR, et al: Zika virus infection in pregnant women in Rio de Janeiro—preliminary report. *N Engl J Med* 375(24): 2321, 2016

Buyon JP, Kim MY, Guerra MM, et al: Predictors of pregnancy outcomes in patients with lupus: a cohort study. *Ann Intern Med* 163(3):153, 2015

Camp KM, Paris MA, Acosta PB, et al: Phenylketonuria scientific review conference: state of the science and future research needs. *Mol Genet Metab* 112(2):87, 2014

Cao A, Kan YW: The prevention of thalassemia. *Cold Spring Harb Perspect Med* 3(2):a011775, 2013

Cassina M, Dilaghi A, Di Gianantonio E, et al: Pregnancy outcome in women exposed to antiepileptic drugs: teratogenic role of maternal epilepsy and its pharmacologic treatment. *Reprod Toxicol* 39:50, 2013

Cedars MI: Introduction: childhood implications of parental aging. *Fertil Steril* 103(6):1379, 2015

Centers for Disease Control and Prevention: Women and smoking. 2014. Available at: http://www.cdc.gov/tobacco/data_statistics/sgr/50th-anniversary/pdfs/fs_women_smoking_508.pdf. Accessed April 5, 2016

Centers for Disease Control and Prevention: Preconception health and health care. 2015. Available at: http://www.cdc.gov/preconception/index.html. Accessed April 5, 2016

Centers for Disease Control and Prevention: Birth defects. 2016. Available at: http://www.cdc.gov/ncbddd/birthdefects/data.html. Accessed April 5, 2016

Cheng D, Horon IL: Intimate-partner homicide among pregnant and postpartum women. *Obstet Gynecol* 115(6):1181, 2010

Cox M, Whittle MJ, Byrne A, et al: Prepregnancy counselling: experience from 1075 cases. *BJOG* 99:873, 1992

Creanga AA, Berg CJ, Syverson C, et al: Pregnancy-related mortality in the United States, 2006–2010. *Obstet Gynecol* 125:5, 2015

Cunningham FG, Leveno KJ: Childbearing among older women—the message is cautiously optimistic. *N Engl J Med* 333:953, 1995

Czeizel AE, Dudas I: Prevention of the first occurrence of neural-tube defects by periconceptional vitamin supplementation. *N Engl J Med* 327:1832, 1992

D'Angelo D, Williams L, Morrow B, et al: Preconception and interconception health status of women who recently gave birth to a live-born infant—Pregnancy Risk Assessment Monitoring System (PRAMS), United States, 26 reporting areas, 2004. *MMWR* 56(10):1, 2007

Davies MJ, Moore VM, Willson KJ, et al: Reproductive technologies and the risk of birth defects. *N Engl J Med* 366(19):1803, 2012

de Jong-van den Berg LT, Hernandez-Diaz S, Werler MM, et al: Trends and predictors of folic acid awareness and periconceptional use in pregnant women. *Am J Obstet Gynecol* 192:121, 2005

Forget BG, Bunn HF: Classification of the disorders of hemoglobin. *Cold Spring Harb Perspect Med* 3(2):a011684, 2013

Fried S, Kozer E, Nulman I, et al: Malformation rates in children of women with untreated epilepsy: a meta-analysis. *Drug Saf* 27(3):197, 2004

Geller SE, Cox SM, Callaghan WM, et al: Morbidity and mortality in pregnancy: laying the groundwork for safe motherhood. *Womens Health Issues* 16:176, 2006

Goldberg BB, Alvarado S, Chavez C, et al: Prevalence of periconceptional folic acid use and perceived barriers to the postgestation continuance of supplemental folic acid: survey results from a Teratogen Information Service. *Birth Defects Res Part A Clin Mol Teratol* 76:193, 2006

Guttmacher Institute: State facts about unintended pregnancies. 2015. Available at: https://www.guttmacher.org/fact-sheet/state-facts-about-unintended-pregnancy. Accessed April 5, 2016

Hernández-Díaz S, Smith CR, Shen A, et al: Comparative safety of antiepileptic drugs during pregnancy. *Neurology* 78:1692, 2012

Jack BW, Atrash H, Coonrod DV, et al: The clinical content of preconception care: an overview and preparation of this supplement. *Am J Obstet Gynecol* 199(6 Suppl 2):S266, 2008

Jack BW, Campanile C, McQuade W, et al: The negative pregnancy test. An opportunity for preconception care. *Arch Fam Med* 4:340, 1995

Jeha LE, Morris HH: Optimizing outcomes in pregnant women with epilepsy. *Cleve Clin J Med* 72:928, 2005

Jentink J, Loane MA, Dolk H, et al: Valproic acid monotherapy in pregnancy and major congenital malformations. *N Engl J Med* 362(23):2185, 2010

Johnson K, Posner SF, Biermann J, et al: Recommendations to improve preconception health and health care—United States. A report of the CDC/ATSDR Preconception Care Work Group and the Select Panel on Preconception Care. *MMWR* 55(6):1, 2006

Kim C, Ferrara A, McEwen LN, et al: Preconception care in managed care: the translating research into action for diabetes study. *Am J Obstet Gynecol* 192:227, 2005

Kitzmiller JL, Block JM, Brown FH, et al: Managing preexisting diabetes for pregnancy: summary of evidence and consensus recommendations for care. *Diabetes Care* 31(5):1060, 2008

Kitzmiller JL, Gavin LA, Gin GD, et al: Preconception care of diabetics. *JAMA* 265:731, 1991

Kjær D, Horvath-Puhó E, Christensen J, et al: Antiepileptic drug use, folic acid supplementation, and congenital abnormalities: a population-based case-control study. 115(1):98, 2008

Korteweg FJ, Bouman K, Erwich JJ, et al: Cytogenetic analysis after evaluation of 750 fetal deaths: proposal for diagnostic workup. *Obstet Gynecol* 111(4):865, 2008

Kouba S, Hällström T, Lindholm C, et al: Pregnancy and neonatal outcomes in women with eating disorders. *Obstet Gynecol* 105:255, 2005

Kuliev A, Pakhalchuk T, Verlinsky O, et al: Preimplantation genetic diagnosis for hemoglobinopathies. *Hemoglobin* 35(5–6):547, 2011

Lane M, Robker RL, Robertson SA: Parenting from before conception. *Science* 345(6198):756, 2014

Lassi ZS, Imam AM, Dean SV, et al: Preconception care: screening and management of chronic disease and promoting psychological health. *Reprod Health* 26:11, 2014

Leguizamón G, Igarzabal ML, Reece EA: Periconceptional care of women with diabetes mellitus. *Obstet Gynecol Clin North Am* 34:225, 2007

Luke B: Pregnancy and birth outcomes in couples with infertility and with and without assisted reproductive technology: with an emphasis on US population-based studies. *Am J Obstet Gynecol* 217:270, 2017

Maillot F, Cook P, Lilburn M, et al: A practical approach to maternal phenylketonuria management. *J Inherit Metab Dis* 30:198, 2007

Malaspina D, Gilman C, Kranz TM: Paternal age and mental health of offspring. *Fertil Steril* 103(6):1392, 2015

Martin JA, Hamilton BE, Ventura SJ, et al: Births: final data for 2010. *Natl Vital Stat Rep* 61(1):1, 2012

McNamara DM, Elkayam U, Alharethi R, et al: Clinical outcomes for peripartum cardiomyopathy in North America: results of the IPAC study (investigations of pregnancy-associated cardiomyopathy). *J Am Coll Cardiol* 66(8):905, 2015

Medical Research Council Vitamin Study Research Group: Prevention of neural tube defects: results of the Medical Research Council vitamin study. *Lancet* 338:131, 1991

Moos MK: Preconceptional health promotion: progress in changing a prevention paradigm. *J Perinat Neonatal Nurs* 18:2, 2004

Moos MK, Bangdiwala SI, Meibohm AR, et al: The impact of a preconceptional health promotion program on intendedness of pregnancy. *Am J Perinatol* 13:103, 1996

Morrow JI, Hunt SJ, Russell AJ, et al: Folic acid use and major congenital malformations in offspring of women with epilepsy: a prospective study from the UK Epilepsy and Pregnancy Register. *J Neurol Neurosurg Psychiatry* 80(5):506, 2009

Niccolai LM, Ethier KA, Kershaw TS, et al: Pregnant adolescents at risk: sexual behaviors and sexually transmitted disease prevalence. *Am J Obstet Gynecol* 188:63, 2003

Petersen EE, Staples JE, Meaney-Delman D, et al: Interim guidelines for pregnant women during a Zika virus outbreak—United States, 2016. *MMWR* 65(2):30, 2016

Podymow T, Joseph G: Preconception and pregnancy management of women with diabetic nephropathy on angiotensin converting enzyme inhibitors. *Clin Nephrol* 83(2):73, 2015

Qin J, Liu X, Sheng X, et al: Assisted reproductive technology and the risk of pregnancy-related complications and adverse pregnancy outcomes in singleton pregnancies: a meta-analysis of cohort studies. *Fertil Steril* 105(1):73, 2016

Reddy UM, Page GP, Saade GR, et al: Karyotype versus microarray testing for genetic abnormalities after stillbirth. *N Engl J Med* 367(23):2185, 2012

Reece EA, Homko CJ: Prepregnancy care and the prevention of fetal malformations in the pregnancy complicated by diabetes. *Clin Obstet Gynecol* 50:990, 2007

Robert E: Intrauterine effects of electromagnetic fields (low frequency, mid-frequency RF, and microwave): review of epidemiologic studies. *Teratology* 59:292, 1999

Schuler-Faccini L, Ribeiro EM, Feitosa IM, et al: Possible association between Zika virus infection and microcephaly—Brazil, 2015. *MMWR* 65(3):59, 2016

Sheffield JS, Butler-Koster EL, Casey BM, et al: Maternal diabetes mellitus and infant malformations. *Obstet Gynecol* 100:925, 2002

Silverman JG, Decker MR, Reed E, et al: Intimate partner violence victimization prior to and during pregnancy among women residing in 26 U.S. States: associations with maternal and neonatal health. *Am J Obstet Gynecol* 195:140, 2006

Simpson LL: Preconception considerations. *Semin Perinatol* 38(5):236, 2014

Society for Maternal-Fetal Medicine (SMFM), Sciscione A, Berghella V, et al: Society for Maternal-Fetal Medicine (SMFM) special report: the maternal-fetal medicine subspecialists' role within a health care system. *Am J Obstet Gynecol* 211(6):607, 2014

Stothard KJ, Tennant PW, Bell R, et al: Maternal overweight and obesity and the risk of congenital anomalies: a systematic review and meta-analysis. *JAMA* 301:636, 2009

Stubblefield PG, Coonrod DV, Reddy UM, et al: The clinical content of preconception care: reproductive history. *Am J Obstet Gynecol* 199(6 Suppl 2):S373, 2008

Sunderan S, Kissin DM, Crawford SB, et al: Assisted reproduction technology surveillance—United States, 2012. *MMWR* 64:1, 2015

Temel S, Van Voorst SF, Jack BW, et al: Evidence-based preconceptional lifestyle interventions. *Epidemiol Rev* 36:19, 2014

Thompson MW, McInnes RR, Huntington FW (eds): *Genetics in Medicine*, 5th ed. Philadelphia, Saunders, 1991

Tomson T, Battino D: Pregnancy and epilepsy: what should we tell our patients? *J Neurol* 256(6):856, 2009

Tough S, Tofflemire K, Clarke M, et al: Do women change their drinking behaviors while trying to conceive? An opportunity for preconception counseling. *Clin Med Res* 4:97, 2006

Tripathi A, Rankin J, Aarvold J, et al: Preconception counseling in women with diabetes: a population-based study in the North of England. *Diabetes Care* 33(3):586, 2010

U.S. Preventive Services Task Force: Final update summary: folic acid to prevent neural tube defects. 2009. Available at: http://www.uspreventiveservicestaskforce.org/Page/Document/UpdateSummaryFinal/folic-acid-to-prevent-neural-tube-defects-preventive-medication. Accessed April 5, 2016

Usta IM, Zoorob D, Abu-Musa A, et al: Obstetric outcome of teenage pregnancies compared with adult pregnancies. *Acta Obstet Gynecol* 87:178, 2008

Vajda FJ, Hitchcock A, Graham J, et al: Seizure control in antiepileptic drug-treated pregnancy. *Epilepsia* 49:172, 2008

Vajda FJ, O'Brien TJ, Graham J, et al: The outcomes of pregnancy in women with untreated epilepsy. *Seizure* 24:77, 2015

Van der Zee B, de Wert G, Steegers EA, et al: Ethical aspects of paternal preconception lifestyle modification. *Am J Obstet Gynecol* 209(1):11, 2013

Veiby G, Daltveit AK, Engelsen BA, et al: Pregnancy, delivery, and outcome for the child in maternal epilepsy. *Epilepsia* 50(9):2130, 2009

Vichinsky EP: Clinical manifestations of α-thalassemia. *Cold Spring Harb Perspect Med* 3(5):a011742, 2013

Vockley J, Andersson HC, Antshel KM, et al: Phenylalanine hydroxylase deficiency: diagnosis and management guideline. American College of Medical Genetics and Genomics Therapeutics Committee 16:356, 2014

Waldenström U, Cnattingius S, Norman M, et al: Advanced maternal age and stillbirth risk in nulliparous and parous women. *Obstet Gynecol* 126(2):355, 2015

Williams J, Mai CT, Mulinare J, et al: Updated estimates of neural tube defects prevention by mandatory folic acid fortification—United States, 1995–2011. *MMWR* 64(1):1, 2015

Windham G, Fenster L: Environmental contaminants and pregnancy outcomes. *Fertil Steril* 89:e111, 2008

CAPÍTULO 9

Cuidado pré-natal

DIAGNÓSTICO DE GRAVIDEZ 158
AVALIAÇÃO PRÉ-NATAL INICIAL...................... 159
CONSULTAS SUBSEQUENTES DO PRÉ-NATAL 164
ORIENTAÇÃO NUTRICIONAL......................... 165
PREOCUPAÇÕES COMUNS 170

> *A fronteira entre saúde e doença é mais tênue durante a gestação e, assim, torna-se necessário manter as gestantes sob supervisão estrita e ficar constantemente em alerta para o aparecimento de sintomas indesejáveis.*
> — J. Whitridge Williams (1903)

Conforme enfatizado acima por Williams, o cuidado pré-natal é importante. Conforme a American Academy of Pediatrics e o American College of Obstetricians and Gynecologists (2017), um programa anteparto abrangente é definido como: "uma abordagem coordenada para cuidados médicos, avaliação contínua do risco e apoio psicológico que preferencialmente inicia antes da concepção e se estende até o período pós-parto e o período intergestacional".

CUIDADO PRÉ-NATAL NOS ESTADOS UNIDOS

Quase um século após sua introdução, o cuidado pré-natal tornou-se um dos serviços de saúde mais usados nos Estados Unidos. Em 2001, foram realizadas cerca de 50 milhões de consultas de pré-natal. A média foi de 12,3 consultas por gestação, e muitas gestantes tiveram 17 ou mais consultas. Ainda assim, conforme visto na Figura 9-1, 6 a 7% das mulheres desse país recebem cuidado pré-natal tardiamente ou não o recebem. Em 2014, as porcentagens de mulheres brancas não hispânicas, hispânicas e negras que receberam cuidado pré-natal inadequado ou não o receberam foram, respectivamente, de 4,3, 7,5 e 9,7 (Child Trends, 2015).

O Centers for Disease Control and Prevention (CDC) (2000) analisou dados obtidos de certidões de nascimento e concluiu que 50% das mulheres que iniciaram as consultas de pré-natal tardiamente ou não foram acompanhadas desejariam ter iniciado o cuidado mais cedo. Os obstáculos ao cuidado variaram em função de grupo social e étnico, faixa etária e método de pagamento. A razão mais citada foi a identificação tardia da gravidez pela paciente. O segundo obstáculo mais citado foi a dificuldade financeira ou a ausência de seguro de saúde. A terceira causa foi a impossibilidade de conseguir uma consulta.

■ Efetividade do cuidado pré-natal

O cuidado pré-natal foi concebido no início do século XX com o objetivo de reduzir a taxa de mortalidade materna extremamente alta. O cuidado pré-natal sem dúvida contribuiu para a expressiva redução nessa taxa de mortalidade, que passou de 690 a cada 100.000 nascimentos em 1920 para 50 a cada 100.000

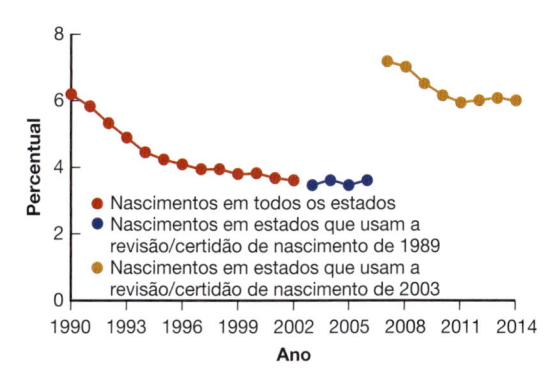

FIGURA 9-1 Porcentagem de partos de mulheres que receberam cuidado pré-natal tardio ou ausente – Estados Unidos, 1990-2014. (Dados de Child Trends, 2015.)

nascimentos em 1955 (Loudon, 1992). A atual taxa de mortalidade materna relativamente baixa, de cerca de 10 a 15 a cada 100.000, provavelmente está associada à alta utilização da atenção pré-natal (Xu, 2010). De fato, dados do Pregnancy Mortality Surveillance System do período entre 1998 e 2005 identificaram um aumento de cinco vezes no risco de morte materna em mulheres que não receberam cuidado pré-natal (Berg, 2010).

Outros estudos também atestam a eficácia do cuidado pré-natal. Em um estudo de quase 29 milhões de nascimentos, o risco de parto pré-termo, natimorto, morte neonatal precoce ou tardia e mortalidade infantil aumentou de forma linear conforme a redução do cuidado pré-natal (Partridge, 2012). Da mesma forma, Leveno e colaboradores (2009) constataram uma redução significativa de partos pré-termo no Parkland Hospital intimamente relacionada ao maior uso do cuidado pré-natal por mulheres sem recursos de cuidados médicos. Além disso, os dados do National Center for Health Statistics revelaram que as mulheres com cuidado pré-natal tiveram taxa global de natimortalidade de 2,7 a cada 1.000, comparada com a de 14,1 a cada 1.000 entre aquelas sem cuidado pré-natal (Vintzileos, 2002).

Para avaliar a forma dos cuidados, Ickovics e colaboradores (2016) compararam cuidado pré-natal individual e cuidado pré-natal em grupo. Nesse último tipo foi proporcionada vigilância tradicional da gravidez em ambiente de grupo com atenção especial em apoio, educação e participação ativa do profissional de saúde. As mulheres arroladas para cuidado pré-natal em grupo apresentaram desfechos gestacionais significativamente melhores. Carter e colaboradores (2016) citaram resultados semelhantes. Também foi relatado que aulas sobre educação para o parto resultavam em melhores desfechos gestacionais (Afshar, 2017). As gestações em adolescentes são especialmente de risco, e não há diretrizes desenvolvidas com foco nesse subgrupo (Fleming, 2015). Há poucos dados disponíveis para a recomendação da prática de oferecer incentivos tangíveis para a melhora da taxa de participação no cuidado pré-natal (Till, 2015).

DIAGNÓSTICO DE GRAVIDEZ

A gravidez em geral é identificada quando uma mulher apresenta os sintomas e, algumas vezes, com teste urinário de gravidez positivo realizado em casa. Normalmente, a gravidez é confirmada com exame de urina ou de sangue para gonadotrofina coriônica humana (hCG). Além disso, podem ser encontrados sinais indicativos ou achados diagnósticos de gestação durante o exame. A ultrassonografia é utilizada com frequência, especialmente se houver preocupação com abortamento espontâneo ou gravidez ectópica.

■ Sinais e sintomas

A amenorreia em mulheres saudáveis em idade fértil que antes apresentavam menstruações espontâneas, cíclicas e previsíveis é altamente sugestiva de gravidez. Os ciclos menstruais variam muito em sua duração entre as mulheres e mesmo na mesma mulher (Cap. 5, p. 81). Assim, o atraso menstrual de menos de 10 dias não é um indicador confiável de gravidez. Algumas vezes é observado um sangramento uterino após a concepção que simula a menstruação. Durante o primeiro mês de gravidez, esses episódios provavelmente são consequência da implantação do blastocisto. Ainda assim, qualquer sangramento de primeiro trimestre deve determinar avaliação imediata para alguma anormalidade na gestação.

Entre outros sintomas, a percepção materna dos movimentos fetais depende de fatores como número de gestações e compleição física. De modo geral, após uma primeira gestação bem-sucedida, a mulher é capaz de começar a perceber movimentos fetais entre 16 e 18 semanas. A primigrávida talvez não identifique movimentos fetais até cerca de 2 semanas mais tarde. Conforme a compleição física da gestante, o examinador pode começar a detectar movimentos fetais com cerca de 20 semanas.

Entre os sinais de gestação, as alterações no trato reprodutivo inferior, no útero e nas mamas são precoces. Elas são descritas em detalhes no Capítulo 4 (p. 49).

■ Testes de gravidez

A detecção da hCG no sangue ou na urina maternos é a base dos testes endócrinos para o diagnóstico de gravidez. O sinciciotrofoblasto produz hCG em quantidades exponencialmente crescentes no primeiro trimestre após a implantação. Uma importante função da hCG é evitar a involução do corpo lúteo, o principal local de síntese da progesterona nas primeiras 6 semanas de gestação.

Com exames sensíveis, o hormônio pode ser detectado no soro ou na urina maternos 8 ou 9 dias após a ovulação. O período para dobrar a concentração sérica de hCG é de 1,4 a 2 dias. Conforme mostrado na Figura 9-2, os níveis séricos variam muito e aumentam a partir do dia da implantação. Os níveis alcançam um pico em 60 a 70 dias. Daí em diante, a concentração diminui lentamente até atingir um platô em torno de 16 semanas de gestação.

Dosagem da hCG

Esse hormônio é uma glicoproteína com alto conteúdo de carboidratos. A estrutura geral da hCG é a de heterodímero composto por duas subunidades distintas, designadas α e β, com ligação não covalente. A subunidade α é idêntica àquelas do hormônio luteinizante (LH), do hormônio folículo-estimulante (FSH) e do hormônio estimulante da tireoide (TSH), mas as subunidades β são estruturalmente distintas entre esses hormônios. Assim, foram desenvolvidos anticorpos com alta especificidade para a subunidade β da hCG. Essa especificidade é a base para sua detecção, estando disponíveis diversos imunoensaios para

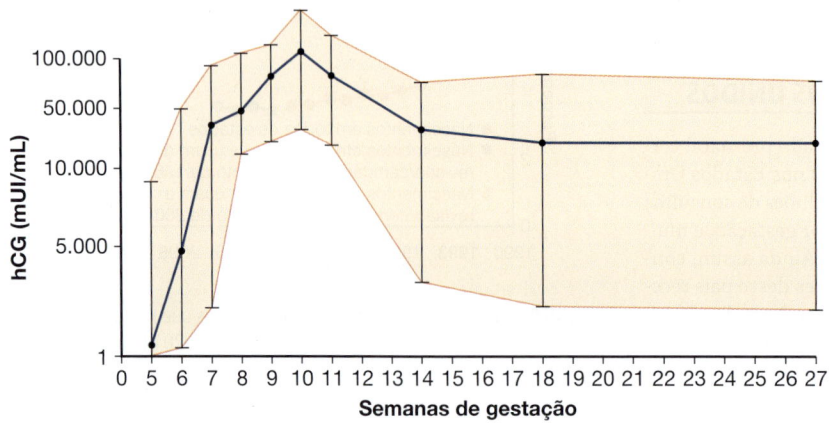

FIGURA 9-2 Concentração média (IC 95%) de hCG no soro de mulheres durante a evolução de uma gestação normal. hCG, gonadotrofina coriônica humana.

a dosagem dos níveis de hCG no soro e na urina. Ainda que cada imunoensaio detecte uma mistura ligeiramente diferente de variantes do hormônio, suas unidades livres ou seus metabólitos são apropriados para diagnosticar gravidez (Braunstein, 2014). Dependendo do ensaio usado, a sensibilidade para o limite de detecção laboratorial da hCG no soro é de 1,0 mUI/mL ou até menos (Wilcox, 2001).

Nos testes de hCG, resultados falso-positivos são raros (Braunstein, 2002). Algumas mulheres têm fatores séricos circulantes capazes de se ligar erroneamente com o anticorpo do teste anti-hCG em um dado ensaio. Os fatores mais comuns são anticorpos heterofílicos. Esses anticorpos são produzidos pelo indivíduo e se ligam aos anticorpos do teste utilizados no ensaio, que são derivados de animais. Assim, mulheres que tenham trabalhado com animais têm maior probabilidade de desenvolver tais anticorpos, e, para esses casos, há técnicas laboratoriais alternativas (American College of Obstetricians and Gynecologists, 2017a). Níveis elevados de hCG também podem ocorrer em caso de gravidez molar e cânceres associados a ela (Cap. 20, p. 391). Outras causas raras de exame positivo sem gravidez são: (1) injeção exógena de hCG usada para perda de peso; (2) insuficiência renal com prejuízo na depuração da hCG; (3) hCG hipofisária fisiológica; e (4) tumores produtores de hCG que, na maioria dos casos, originam-se de sítios gastrintestinais, ovários, bexiga ou pulmão (Montagnana, 2011).

Testes de gravidez domiciliares

Os testes de gravidez vendidos sem prescrição médica estão disponíveis desde o início da década de 1970, e milhões deles são vendidos anualmente nos Estados Unidos. Há mais de 60 desses testes disponíveis nos Estados Unidos (Grenache, 2015). Infelizmente, muitos deles não têm a acurácia anunciada (Johnson, 2015). Por exemplo, Cole e colaboradores (2011) concluíram que haveria necessidade de um limite de 12,5 mUI/mL para que fossem diagnosticados 95% das gestações no momento do atraso menstrual, mas eles relataram que apenas uma das marcas tinha esse grau de sensibilidade. Duas outras marcas apresentaram resultados falso-positivos ou inválidos. De fato, resultados claramente positivos foram dados apenas por 44% das marcas, com concentrações de hCG de 100 mUI/mL. Dessa forma, apenas cerca de 15% das gestações seriam diagnosticados no momento do atraso menstrual. Alguns fabricantes de testes de urina mais recentes proclamam acurácia > 99% para os testes feitos no dia esperado para a menstruação – e alguns até 4 dias antes. Mais uma vez, uma análise cuidadosa sugere que tais ensaios com frequência não são tão sensíveis como anunciado (Johnson, 2015).

■ Reconhecimento ultrassonográfico da gravidez

A ultrassonografia transvaginal revolucionou a imagem do início da gestação e costuma ser usada para definir com precisão a idade gestacional e confirmar a localização da gravidez. O *saco gestacional* – uma pequena coleção líquida anecoica no interior da cavidade endometrial – é a primeira evidência ultrassonográfica da gravidez. Ele pode ser visualizado na ultrassonografia transvaginal com 4 a 5 semanas de gestação. No entanto, em casos de gravidez ectópica, também é possível visualizar uma coleção líquida no interior da cavidade endometrial denominada *pseudossaco gestacional* ou *pseudossaco* (Fig. 19-4, p. 375). Assim, há necessidade de investigação complementar caso esse seja o único achado ultrassonográfico, em particular em mulheres com dor ou sangramento. O saco gestacional normal implanta-se excentricamente no endométrio, enquanto o pseudossaco é visualizado na linha média da cavidade endometrial. Outros possíveis indicadores de gestação intrauterina inicial são um centro anecoico circundado por anel ecogênico único – o *sinal intradecidual* – ou dois anéis ecogênicos concêntricos circundando o saco gestacional – o *sinal de dupla decídua* (Fig. 9-3). Se os achados da ultrassonografia forem duvidosos, aplica-se o termo *gestação de localização desconhecida (GLD)*. Nesses casos, os níveis séricos seriados de hCG e as ultrassonografias transvaginais podem ajudar a diferenciar uma gestação intrauterina normal de uma gestação extrauterina ou de um abortamento espontâneo inicial (Cap. 19, p. 373).

Se a *vesícula vitelina* – um anel ecogênico brilhante com um centro anecoico – for vista dentro do saco gestacional, confirma-se a localização intrauterina da gestação. A vesícula vitelina normalmente pode ser vista em meados da quinta semana. Como mostra a Figura 9-3, após 6 semanas o embrião pode ser visualizado como uma estrutura linear imediatamente adjacente à vesícula vitelina. Os movimentos cardíacos costumam ser observados nessa época. Até 12 semanas, o comprimento cabeça-nádega é preditivo da idade gestacional, com margem de erro de 4 dias (Cap. 10, p. 183).

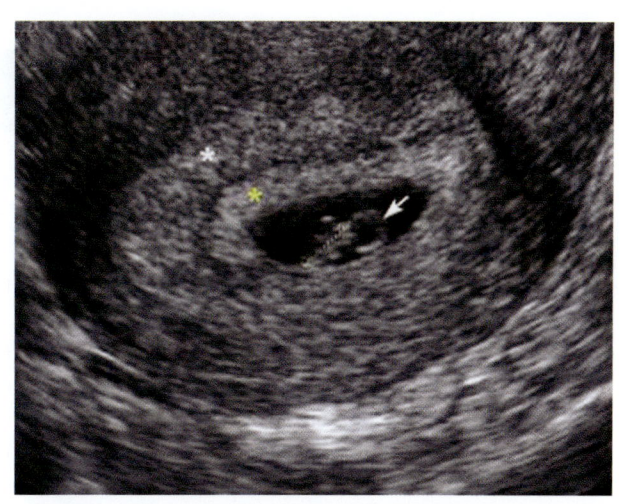

FIGURA 9-3 Ultrassonografia transvaginal de gravidez intrauterina no primeiro trimestre. O sinal de dupla decídua é observado ao redor do saco gestacional, sendo definido pela decídua parietal (*asterisco branco*) e pela decídua capsular (*asterisco amarelo*). A seta aponta para a vesícula vitelina, e o comprimento cabeça-nádega do embrião está assinalado com marcadores. (Usada com permissão de Dr. Elysia Moschos.)

AVALIAÇÃO PRÉ-NATAL INICIAL

De preferência, o cuidado pré-natal é iniciado precocemente. Os principais objetivos são: (1) definir o estado de saúde da mãe e do feto; (2) estimar a idade gestacional; e (3) iniciar o plano de cuidado obstétrico continuado. Os componentes típicos da consulta inicial estão resumidos na Tabela 9-1. Os cuidados subsequentes podem variar desde consultas relativamente infrequentes até hospitalização imediata em razão de problemas maternos ou fetais graves.

■ Registro do pré-natal

O uso de registro padronizado em um sistema de atenção à saúde perinatal auxilia muito o manejo ante e intraparto.

TABELA 9-1 Componentes mais comuns da consulta pré-natal rotineira

	Referência no livro	Primeira consulta	Semanas 15-20	Semanas 24-28	Semanas 29-41
Anamnese					
Completa	Cap. 9, p. 161	•			
Atualizada			•	•	•
Exame físico					
Completo	Cap. 9, p. 163	•			
Pressão arterial	Cap. 40, p. 711	•	•	•	•
Peso da mãe	Cap. 9, p. 165	•	•	•	•
Exame da pelve/colo	Cap. 9, p. 163	•			
Altura do fundo do útero	Cap. 9, p. 164	•	•	•	•
Frequência cardíaca fetal/posição do feto	Cap. 9, p. 165	•	•	•	•
Exames laboratoriais					
Hematócrito ou hemoglobina	Cap. 56, p. 1075	•		•	
Tipo sanguíneo e fator Rh	Cap. 15, p. 301	•			
Rastreamento de anticorpos	Cap. 15, p. 301	•		A	
Rastreamento com histopatológico cervicovaginal	Cap. 63, p. 1193	•			
Teste de tolerância à glicose	Cap. 57, p. 1108			•	
Rastreamento de aneuploidia fetal	Cap. 14, p. 278	B[a] e/ou	B		
Rastreamento de defeito no tubo neural	Cap. 14, p. 283		B		
Rastreamento de fibrose cística	Cap. 14, p. 289	B ou	B		
Detecção de proteína na urina	Cap. 4, p. 66	•			
Cultura de urina	Cap. 53, p. 1026	•			
Sorologia para rubéola	Cap. 64, p. 1215	•			
Sorologia para sífilis	Cap. 65, p. 1237	•			C
Rastreamento de gonococos	Cap. 65, p. 1239	D			D
Rastreamento de clamídia	Cap. 65, p. 1240	•			C
Sorologia para hepatite B	Cap. 55, p. 1064	•			D
Sorologia para HIV	Cap. 65, p. 1247	B			D
Cultura para estreptococos do grupo B	Cap. 64, p. 1220				E
Rastreamento de tuberculose	Cap. 51, p. 996				

[a]O rastreamento de aneuploidia no primeiro trimestre pode ser feito entre 11 e 14 semanas.
A – realizado com 28 semanas, se houver indicação.
B – o exame deve ser oferecido.
C – as mulheres consideradas de alto risco devem ter o exame novamente realizado no início do terceiro trimestre.
D – as mulheres consideradas de alto risco devem ter o exame realizado na primeira consulta de pré-natal e novamente no terceiro trimestre.
E – a cultura retovaginal deve ser feita entre 35 e 37 semanas.
HIV, vírus da imunodeficiência humana.

A padronização dos registros permite que haja comunicação e continuidade nos cuidados proporcionados, além de avaliações objetivas da qualidade da atenção ao longo do tempo e comparação entre diferentes instituições (Gregory, 2006). A American Academy of Pediatrics e o American College of Obstetricians and Gynecologists (2017) apresentaram um modelo na 8ª edição das *Guidelines for Perinatal Care*.

Definições

Há várias definições pertinentes para que haja precisão nos registros pré-natais.

1. *Nuligrávida*: mulher que não esteja nem jamais tenha estado grávida.
2. *Grávida*: mulher que esteja grávida ou que tenha estado no passado, independentemente da evolução da gestação. Quando se trata da primeira gestação, a gestante recebe a denominação de *primigrávida*, e com as sucessivas gestações, *multigrávida*.
3. *Nulípara*: mulher que nunca tenha tido mais de 20 semanas de gestação. Ela pode não ter estado grávida, ter sofrido abortamentos espontâneos ou induzidos, ou ter passado por gravidez ectópica.
4. *Primípara*: mulher que tenha parido uma única vez feto(s) nascido(s) vivo(s) ou morto(s) com idade gestacional estimada de 20 semanas ou mais. No passado, utilizava-se como limite para a definição de nascimento o peso de 500 g para o feto. Esse limite atualmente é controverso uma vez que

muitos estados nos Estados Unidos ainda usam o peso para diferenciar um feto natimorto de um aborto (Cap. 1, p. 3). Entretanto, a sobrevida de neonatos com peso ao nascer < 500 g já não é incomum.

5. *Multípara*: mulher que tenha completado duas ou mais gestações com 20 semanas ou mais. A paridade é determinada pelo número de gestações que tenham atingido 20 semanas. O número não é acrescido caso a gravidez produza fetos múltiplos. Além disso, a ocorrência de um natimorto não reduz esse número. Em alguns locais, a história obstétrica é resumida por uma sequência de dígitos conectados por travessões. Esses dígitos se referem ao número de fetos a termo, pré-termo, abortos com menos de 20 semanas e crianças ainda vivas. Por exemplo, uma mulher dita para 2–1–0–3 teve dois partos a termo, um pré-termo, nenhum aborto e possui três filhos vivos. Contudo, considerando que tal representação não está convencionada, é aconselhável especificar o resultado de qualquer gravidez que não tenha terminado normalmente.

Duração normal da gravidez

A duração normal da gestação, calculada desde o primeiro dia do último período menstrual normal, aproxima-se muito de 280 dias ou 40 semanas. Em um estudo com 427.581 gestações de feto único registradas no Swedish Birth Registry, Bergsjø e colaboradores (1990) observaram que a duração média das gestações foi de 281 dias, com desvio-padrão de 13 dias. Porém, a duração do ciclo menstrual varia entre as mulheres e faz com que esses cálculos não sejam acurados. Isso, em combinação com o uso frequente de ultrassonografia no primeiro trimestre, mudou o método de determinação da idade gestacional acurada (Duryea, 2015).

O American College of Obstetricians and Gynecologists (2017e), o American Institute of Ultrasound in Medicine e a Society for Maternal-Fetal Medicine concluíram que a ultrassonografia no primeiro trimestre é o método mais acurado para estabelecer ou confirmar a idade gestacional. Para as gestações concebidas por tecnologias de reprodução assistida, a idade do embrião ou a data de transferência são usadas para definir a idade gestacional. Quando disponíveis, as idades gestacionais calculadas a partir do último período menstrual e a partir da ultrassonografia do primeiro trimestre são comparadas, e essa data estimada de parto é registrada. Isso é discutido com mais detalhes no Capítulo 7 (p. 124) e na Tabela 10-1 (p. 183).

Uma estimativa rápida da provável data do parto pode ser feita somando-se 7 dias ao dia da última menstruação e subtraindo-se 3 meses. Por exemplo, se a data da última menstruação foi 5 de outubro, a data provável para o parto será 5 de outubro menos 3 meses mais 7 dias = 12 de julho do ano seguinte. Esse cálculo é a *regra de Naegele* (American College of Obstetricians and Gynecologists, 2017e).

Trimestres

É costume dividir a gestação em três trimestres ou períodos de cerca de 3 meses do calendário. Tradicionalmente, o primeiro trimestre estende-se até o final de 14 semanas, o segundo, até 28 semanas, e o terceiro começa com 29 semanas e vai até 42 semanas de gestação. Assim, cada um é formado por 14 semanas. Determinados problemas obstétricos tendem a se concentrar em cada um desses períodos. Por exemplo, a maioria dos abortamentos espontâneos ocorre durante o primeiro trimestre, e a maior parte das mulheres com distúrbio hipertensivo causado pela gravidez é diagnosticada durante o terceiro trimestre.

Na obstetrícia moderna, o uso dos trimestres na prática clínica para descrever uma gravidez é impreciso. Por exemplo, nos casos de hemorragia uterina, não é apropriado classificar o problema em termos temporais, como "sangramento do terceiro trimestre". O manejo do caso para a mãe e o feto varia muito dependendo se o sangramento começa no início ou no final do terceiro trimestre (Cap. 41, p. 757). Como o conhecimento exato da idade fetal é importantíssimo para o manejo obstétrico ideal, a unidade clinicamente adequada é a de *semanas de gestação completas*. Mais recentemente, os médicos definem a idade gestacional usando as semanas completas e os dias, por exemplo, $33^{4/7}$ semanas ou 33 + 4 para 33 semanas completas e 4 dias.

Estado de saúde atual e pregresso

Como em qualquer parte da medicina, a coleta da anamnese inicia com perguntas sobre problemas clínicos ou cirúrgicos. Além disso, é fundamental obter informações detalhadas sobre as gestações anteriores, considerando que muitas complicações obstétricas tendem a recorrer em uma gravidez subsequente. As anamneses *menstrual* e *contraceptiva* também são importantes. A idade gestacional, ou idade menstrual, é calculada pelo número de semanas desde o início do último período menstrual nas mulheres com ciclos de duração de 28 a 30 dias. Para aquelas com ciclos irregulares, a ultrassonografia no início da gestação irá definir a idade gestacional. Por fim, alguns métodos contraceptivos favorecem a implantação ectópica após a falha do método (Cap. 38, p. 683 e 689).

Rastreamento psicossocial. A American Academy of Pediatrics e o American College of Obstetricians and Gynecologists (2017) definem as questões psicossociais como fatores não biomédicos que afetam o bem-estar mental e físico. As mulheres devem ser rastreadas independentemente de condição social, nível educacional ou raça e etnia. Nessa avaliação, deve-se procurar e investigar obstáculos aos cuidados; barreiras de comunicação; estado nutricional; instabilidade domiciliar; se a gravidez foi desejada; preocupações sobre segurança, que incluem violência doméstica, depressão, estresse; e uso de substâncias como tabaco, álcool e drogas ilícitas. O rastreamento é realizado regularmente, pelo menos uma vez por trimestre, a fim de identificar problemas importantes e reduzir o risco de resultados adversos da gravidez. Coker e colaboradores (2012) compararam os resultados das gestações em mulheres antes e depois da implementação de um programa de rastreamento psicossocial universal e concluíram que as gestantes submetidas a essa avaliação tiveram menor probabilidade de apresentar parto pré-termo ou recém-nascidos de baixo peso, além de outros desfechos adversos. O rastreamento específico para a depressão é apresentado no Capítulo 61 (p. 1174).

Tabagismo. Os dados sobre essa prática foram adicionados à certidão de nascimento a partir de 1989 nos Estados Unidos. O número de gestantes fumantes continua a diminuir. Entre 2000 e 2010, as prevalências variaram entre 12 e 13% (Tong, 2013). Com base no Pregnancy Risk Assessment Monitoring System, essas mulheres tiveram maior probabilidade de ser mais jovens, ter menor escolaridade e ser nativas do Alasca ou indígenas norte-americanas (Centers for Disease Control and Prevention, 2013a).

TABELA 9-2 Os 5 As da cessação do tabagismo

PERGUNTE (ASK) sobre tabagismo na primeira consulta pré-natal, assim como nas demais.
ACONSELHE com declarações claras e incisivas que expliquem os riscos relacionados com a manutenção do hábito de fumar para a gestante, para o feto e para o recém-nascido.
AVALIE a força de vontade da paciente em tentar parar de fumar.
AUXILIE com material de autoajuda específico para parar de fumar durante a gravidez. Ofereça encaminhamento direto ao serviço telefônico* para orientações e apoio permanentes.
ACOMPANHE o progresso da abstinência do cigarro nas consultas subsequentes.

*Serviço somente disponível nos Estados Unidos.
Adaptada de Fiore (2008).

Vários desfechos adversos foram associados ao tabagismo durante a gestação (U.S. Department of Health and Human Services, 2000). Os possíveis efeitos teratogênicos serão revisados no Capítulo 12 (p. 249). Destacam-se as elevadas taxas de abortamento, natimortos, baixo peso ao nascer e parto pré-termo (Man, 2006; Tong, 2013). Também há risco duas vezes maior de placenta prévia, descolamento prematuro da placenta e ruptura prematura de membranas em comparação com as não fumantes. A U.S. Preventive Services Task Force recomenda que os médicos orientem e ofereçam intervenções efetivas às gestantes tabagistas na primeira consulta e em todas as demais do pré-natal (Siu, 2015). Embora os benefícios sejam máximos se a paciente deixar de fumar precocemente na gravidez ou, preferencialmente, antes de engravidar, a cessação do hábito em qualquer etapa da gestação pode melhorar os resultados perinatais (Fiore, 2008).

Intervenções psicossociais interpessoais são significativamente mais bem-sucedidas na obtenção de cessação do hábito de fumar do que a simples advertência sobre os malefícios (Fiore, 2008). Um exemplo é a sessão breve de orientação cobrindo os "5 As" da cessação do tabagismo (Tab. 9-2). Essa abordagem leva 15 minutos ou menos e é efetiva quando iniciada por profissionais de saúde (American College of Obstetricians and Gynecologists, 2017i).

As intervenções comportamentais e os produtos para reposição de nicotina são bem-sucedidos na redução das taxas de tabagismo (Patnode, 2015). Dito isso, a reposição de nicotina não foi suficientemente avaliada para que se possa determinar sua efetividade e segurança durante a gravidez. Os estudos que avaliaram essa terapia chegaram a resultados conflitantes (Coleman, 2015; Pollak, 2007; Spindel, 2016). Dois ensaios randomizados recentes também produziram resultados não conclusivos. No estudo Smoking and Nicotine in Pregnancy (SNAP), Cooper e colaboradores (2014) relataram uma cessação temporária do tabagismo que pode ter sido associada a melhor desenvolvimento fetal. No Study of Nicotine Patch in Pregnancy (SNIPP), Berlin e colaboradores (2014) não encontraram diferenças nas taxas de cessação do tabagismo nem no peso ao nascer.

Em razão de poucas evidências disponíveis para dar suporte à farmacoterapia para cessação do tabagismo durante a gravidez, o American College of Obstetricians and Gynecologists (2017i) recomendou que, se for usada terapia substitutiva de nicotina, deve haver supervisão próxima, com avaliação criteriosa dos riscos do tabagismo contra aqueles da reposição de nicotina.

Álcool. *O álcool etílico, ou etanol, é um teratógeno potente que causa uma síndrome fetal caracterizada por restrição do crescimento, anormalidades faciais e disfunção do sistema nervoso central.* Conforme discutido no Capítulo 12 (p. 239), as mulheres grávidas ou que pretendem engravidar devem se abster de qualquer bebida alcoólica. O CDC analisou os dados do Behavioral Risk Factor Surveillance System de 2011 a 2013 e estimou que 10% das gestantes usavam álcool. Foi estimado que 3,3 milhões de mulheres estão sob risco dessa exposição (Green, 2016). O American College of Obstetricians and Gynecologists (2016b) em colaboração com o CDC desenvolveu o *Fetal Alcohol Spectrum Disorders (FASD) Prevention Program*, que oferece recursos para os profissionais e está disponível em: http://www.acog.org/alcohol.

Drogas ilícitas. Estima-se que 10% dos fetos são expostos a uma ou mais drogas ilícitas. Os agentes podem incluir heroína e outros opioides, cocaína, anfetaminas, barbitúricos e maconha (American Academy of Pediatrics, 2017; American College of Obstetricians and Gynecologists, 2015a, 2017d). Conforme discutido no Capítulo 12 (p. 247), o uso crônico da maioria dessas drogas em grandes quantidades é prejudicial ao feto (Metz, 2015). As sequelas bem documentadas são restrição de crescimento fetal, baixo peso ao nascer e síndrome de abstinência logo após o nascimento. Os efeitos adversos da maconha são menos convincentes. As mulheres que usam essas drogas com frequência não buscam cuidados pré-natais, o que, por si só, está associado a riscos de recém-nascidos pré-termo e de baixo peso (El-Mohandes, 2003; Eriksen, 2016).

Para as mulheres que consomem heroína, pode-se iniciar manutenção com metadona em um programa registrado para reduzir as complicações do uso ilícito de opioide e a síndrome de abstinência de narcótico, para estimular o cuidado pré-natal e para evitar os riscos relacionados com a cultura das drogas (American College of Obstetricians and Gynecologists, 2017f). Os programas disponíveis podem ser encontrados por meio da Substance Abuse and Mental Health Services Administration em www.samhsa.gov. As doses usuais iniciais de metadona variam de 10 a 30 mg diariamente, a serem ajustadas de acordo com a necessidade. Em algumas mulheres, a redução gradual cuidadosa da metadona pode ser uma opção adequada (Stewart, 2013). Embora menos empregada, a buprenorfina, isoladamente ou em associação com a naloxona, também pode ser oferecida, com administração acompanhada por médicos com credenciais específicas.

Violência doméstica. Esta denominação refere-se a um padrão de comportamento violento e coercivo que pode incluir lesão física, abuso psicológico, violência sexual, isolamento progressivo, perseguição obsessiva, privação, intimidação e coerção reprodutiva (American College of Obstetricians and Gynecologists, 2012). Esse tipo de violência foi reconhecido como um grande problema de saúde pública. Infelizmente, a maioria das mulheres que sofre abuso continua a ser vitimada durante a gravidez. Com a possível exceção da pré-eclâmpsia, a violência doméstica é mais prevalente do que qualquer outra condição médica detectável nos rastreamentos rotineiros feitos nas consultas de pré-natal (American Academy of Pediatrics e American College of Obstetricians and Gynecologists, 2017). Estima-se que a prevalência durante a gravidez esteja entre 4 e 8%. A violência doméstica está associada a um aumento no risco de diversos eventos adversos perinatais, como parto pré-termo, restrição do crescimento fetal e morte perinatal (Cap. 47, p. 925).

O American College of Obstetricians and Gynecologists (2012) desenvolveu métodos para rastreamento de violência doméstica, recomendando sua utilização na primeira consulta de pré-natal; a seguir, pelo menos uma vez a cada trimestre; e novamente na consulta de pós-parto. Esse rastreamento deve ser realizado de forma privada, sem a presença de familiares ou amigos. Os rastreamentos realizados por questionários autoadministrados ou por meios eletrônicos parecem ser tão efetivos quanto as entrevistas conduzidas por médicos (Ahmad, 2009; Chen, 2007). Os médicos devem estar familiarizados com as leis estaduais que podem determinar a notificação de violência doméstica às autoridades. Nesses casos, o trabalho deve ser coordenado com os serviços sociais. Nos Estados Unidos, a linha exclusiva National Domestic Violence Hotline é um serviço sem fins lucrativos que fornece informações individualizadas sobre abrigos em cada localidade, orientações sobre como proceder e acompanhamento legal.*

■ Avaliação clínica

Na primeira consulta de pré-natal, deve-se proceder a um exame físico completo. O exame da pelve faz parte da avaliação física. O colo uterino pode ser visualizado empregando um espéculo lubrificado com água morna ou gel lubrificante à base de água. A presença de hiperemia passiva vermelho-azulada é característica, sem, no entanto, ser diagnóstica de gravidez. Os *cistos de Naboth* – glândulas obstruídas do colo uterino, protuberantes sob a mucosa ectocervical – podem estar proeminentes. Normalmente o colo uterino não se mostra dilatado, exceto em seu orifício externo. Para identificar anormalidades citológicas, procede-se ao esfregaço de Papanicolau, de acordo com as diretrizes atuais descritas no Capítulo 63 (p. 1193). Amostras para identificação de *Chlamydia trachomatis* e *Neisseria gonorrhoeae* também devem ser colhidas, quando houver indicação.

O exame bimanual é realizado por palpação, com atenção especial à consistência, ao comprimento e à dilatação do colo; às dimensões do útero e dos anexos; à arquitetura óssea da pelve; e a quaisquer anomalias vaginais ou perineais. Mais adiante na gestação, também será possível avaliar a apresentação fetal. Lesões no colo, na vagina ou na vulva são complementarmente avaliadas por colposcopia, biópsia, cultura ou exame de campo escuro, de acordo com a indicação. A região perianal é visualizada, e deve-se proceder ao toque retal quando houver queixa de dor, sangramento ou massa no reto.

Avaliação da idade gestacional

A determinação precisa da idade gestacional é importante porque podem ocorrer diversas complicações para as quais o tratamento ideal depende da idade fetal. Conforme discutido anteriormente e no Capítulo 7 (p. 124), a avaliação ultrassonográfica no primeiro trimestre deve ser correlacionada com a história menstrual. Dito isso, a idade gestacional pode também ser estimada com precisão considerável por meio de exame clínico cuidadoso do útero associado ao conhecimento sobre a data da última menstruação. O útero com tamanho aproximado de uma laranja pequena está correlacionado com gestação de 6 semanas; de uma laranja grande, com gestação de 8 semanas; e de uma toranja, com gestação de 12 semanas (Margulies, 2001).

■ Exames laboratoriais

Os testes recomendados como rotina para a primeira consulta de pré-natal estão listados na Tabela 9-1. Entre os exames de sangue iniciais estão hemograma completo, determinação do tipo sanguíneo e do fator Rh, além de painel de anticorpos. O Institute of Medicine recomenda a inclusão do exame para o vírus da imunodeficiência humana (HIV), com notificação à paciente e direito a recusa, na rotina de pré-natal. O CDC (Branson, 2006), assim como a American Academy of Pediatrics e o American College of Obstetricians and Gynecologists (2016f, 2017), continuam a apoiar essa prática. Se uma gestante se recusa a fazer o exame, tal fato deve ser registrado no prontuário do pré-natal. Todas as gestantes devem ser rastreadas para infecção por vírus da hepatite B e sífilis, assim como ter sua imunidade para rubéola avaliada na consulta inicial. Com base em investigação prospectiva realizada em 1.000 mulheres, Murray e colaboradores (2002) concluíram que, na ausência de hipertensão arterial, não há necessidade de exame de urina após a primeira consulta de pré-natal. Há indicação para cultura de urina na maioria dos casos, uma vez que o tratamento de bacteriúria assintomática reduz de modo significativo a probabilidade de evolução com infecção urinária sintomática ao longo da gestação (Cap. 53, p. 1026).

Infecções do colo uterino

A *Chlamydia trachomatis* é isolada no colo uterino de 2 a 13% das gestantes. A American Academy of Pediatrics e o American College of Obstetricians and Gynecologists (2017) recomendam que todas as mulheres sejam rastreadas para a presença de clamídia na primeira consulta de pré-natal, com exame adicional no terceiro trimestre para aquelas consideradas sob maior risco. Entre os fatores de risco estão mulheres não casadas, mudança recente de parceiro sexual ou parceiros múltiplos concomitantes, idade inferior a 25 anos, moradia em regiões pobres da cidade, história prévia ou atual de outra infecção sexualmente transmissível e cuidados pré-natais ausentes ou insuficientes. No caso de resultados positivos, o tratamento descrito no Capítulo 65 (p. 1240) é seguido por um segundo teste – *teste de cura* – 3 a 4 semanas após o término do tratamento.

A *Neisseria gonorrhoeae* tipicamente causa infecção do trato genital inferior na gestação. Ela também pode causar artrite séptica (Bleich, 2012). Os fatores de risco para gonorreia são semelhantes aos descritos para a infecção por clamídia. A American Academy of Pediatrics e o American College of Obstetricians and Gynecologists (2017) recomendam que as gestantes com fatores de risco ou aquelas que vivem em regiões de alta prevalência sejam testadas para *N. gonorrhoeae* nas primeiras consultas do pré-natal e novamente no terceiro trimestre. O tratamento é administrado para gonorreia e simultaneamente para possível infecção concomitante por clamídia (Cap. 65, p. 1240). Também se recomenda teste de cura após o tratamento.

■ Avaliação do risco da gravidez

Muitos fatores podem afetar adversamente o bem-estar materno e/ou fetal. Alguns são evidentes no momento da concepção, mas muitos aparecem no curso da gestação. A designação "gravidez de alto risco" é muito vaga para uma mulher individual e provavelmente deve ser evitada quando se chega a um diagnóstico mais

---

* N. de T. No Brasil, a Central de Atendimento à Mulher em Situação de Violência disponibiliza o número 180 para receber denúncias e também aconselhar mulheres sobre seus direitos e sobre a legislação vigente.

TABELA 9-3 Condições para as quais a consulta com especialista em medicina materno-fetal pode ser benéfica

História e doenças clínicas

Doença cardíaca – distúrbios moderados a graves
Diabetes melito com evidências de lesão em órgãos-alvo ou de hiperglicemia não controlada
História familiar ou pessoal de anormalidades genéticas
Hemoglobinopatia
Hipertensão crônica se não controlada ou associada com doença renal ou cardíaca
Insuficiência renal se associada com proteinúria significativa ($\geq$ 500 mg/24 horas), creatinina sérica $\geq$ 1,5 mg/dL ou hipertensão
Doença pulmonar se houver restrição ou obstrução grave, incluindo asma grave
Infecção pelo vírus da imunodeficiência humana
Episódio prévio de embolia pulmonar ou trombose venosa profunda
Doença sistêmica grave, incluindo condições autoimunes
Cirurgia bariátrica
Epilepsia sem controle adequado ou que exija mais de um anticonvulsivante
Câncer, especialmente se o tratamento estiver indicado durante a gestação

História e doenças obstétricas

Aloimunização CDE (Rh) ou de outros grupos sanguíneos (excluindo ABO, Lewis)
Anormalidade fetal estrutural ou cromossômica atual ou prévia
Desejo ou necessidade de diagnóstico ou de terapia fetal pré-natal
Exposição a teratógenos conhecidos na época da concepção
Infecção ou exposição a microrganismos que causam infecção congênita
Gestação múltipla de ordem elevada
Distúrbios graves do volume de líquido amniótico

---

específico. Alguns fatores de risco comuns a serem avaliados de acordo com a recomendação da American Academy of Pediatrics e do American College of Obstetricians and Gynecologists (2017) são apresentados na Tabela 9-3. Algumas condições talvez requeiram o envolvimento de especialista em medicina materno-fetal, geneticista, pediatra, anestesiologista e outros médicos especialistas para avaliar, orientar e cuidar da gestante e de seu feto.

CONSULTAS SUBSEQUENTES DO PRÉ-NATAL

Tradicionalmente, as consultas do pré-natal são agendadas com intervalos de 4 semanas até as 28 semanas de gestação; em seguida, a cada 2 semanas até que se completem 36 semanas; para, por fim, tornarem-se semanais. As mulheres com gestações complicadas – por exemplo, com gêmeos ou diabetes – costumam necessitar de consultas a intervalos de 1 a 2 semanas (Luke, 2003; Power, 2013). Em 1986, o Department of Health and Human Services organizou um painel de especialistas para a revisão do conteúdo da atenção ao pré-natal. O relatório resultante foi subsequentemente reavaliado e revisado em 2005 (Gregory, 2006). O painel recomendou, entre outras medidas, a avaliação precoce e permanente de riscos específicos de cada paciente. Também confirmou as indicações de flexibilidade no intervalo entre as consultas; medidas de promoção à saúde e educacionais, incluindo cuidados anteriores à concepção; intervenções médicas e psicossociais; documentação padronizada; e expansão dos objetivos do pré-natal – incluindo saúde da família por até 1 ano após o nascimento.

A Organização Mundial da Saúde (OMS) conduziu um ensaio multicêntrico randomizado com quase 25.000 mulheres comparando o cuidado pré-natal rotineiro com um modelo experimental desenvolvido para reduzir as consultas (Villar, 2001). No novo modelo, as gestantes foram atendidas uma vez no primeiro trimestre, quando foram rastreadas para determinados fatores de risco. Aquelas para as quais não se anteciparam complicações – 80% das mulheres avaliadas – foram atendidas novamente com 26, 32 e 38 semanas. Comparando com o pré-natal rotineiro, que requer em média oito consultas, o novo modelo exigiu uma média de cinco consultas. Não foram encontradas desvantagens atribuídas ao menor número de consultas, e tais achados foram compatíveis com os de outros ensaios randomizados (Clement, 1999; McDuffie, 1996).

■ Vigilância pré-natal

A cada consulta de retorno, deve-se seguir uma rotina em etapas para determinar o estado de saúde da mãe e do feto (ver Tab. 9-1). Avalia-se a frequência cardíaca, o crescimento e a atividade do feto, além do volume de líquido amniótico. A pressão arterial e o peso da gestante, assim como sua variação, devem ser examinados. Deve-se inquirir sobre sintomas como cefaleia, alterações visuais, dor abdominal, náuseas e vômitos, sangramento, perda de líquido pelo canal vaginal e disúria. No exame do útero após 20 semanas, deve-se medir a distância entre o fundo e a sínfise púbica. No final da gestação, o toque vaginal fornece informações valiosas, incluindo a confirmação da parte de apresentação fetal e seu plano, a estimativa clínica da capacidade da pelve e sua configuração, a adequação do volume do líquido amniótico, além de consistência, grau de apagamento e dilatação do colo (Cap. 22, p. 435).

Altura do fundo do útero

Entre 20 e 34 semanas de gestação, a altura do fundo do útero em centímetros correlaciona-se com a idade gestacional em semanas (Jimenez, 1983). Essa medida é usada para monitorar o crescimento do feto e o volume do líquido amniótico. A altura do fundo do útero deve ser medida como a distância entre a parte superior da sínfise púbica e o fundo do útero ao longo da parede abdominal. É importante ressaltar que a bexiga deve estar vazia no momento da medição (Worthen, 1980). A obesidade ou a presença de massa uterina, como leiomiomas, também limitam a acurácia da altura do fundo do útero. Além disso, quando se utiliza apenas a altura do fundo do útero, é possível não perceber restrição do crescimento fetal em até um terço dos casos (American College of Obstetricians and Gynecologists, 2015b; Haragan, 2015).

Batimentos cardíacos fetais

Instrumentos que incorporam a ultrassonografia com Doppler são usados com frequência para facilitar a detecção dos batimentos cardíacos fetais, e, na ausência de obesidade materna, tais batimentos quase sempre são detectáveis com esses instrumentos em torno de 10 semanas de gestação (Cap. 10, p. 213). A frequência cardíaca fetal varia de 110 a 160 batimentos por minuto e normalmente é escutada como um som duplo. Utilizando um estetoscópio padrão não amplificado, o coração do feto está audível com 20 semanas em 80% das gestantes e espera-se ouvi-lo em todas elas com 22 semanas (Herbert, 1987). Considerando que o feto se movimenta livremente no líquido amniótico, o local do abdome materno no qual os batimentos são mais bem audíveis varia.

Além disso, com a ausculta por ultrassom, o *sopro funicular* tem uma sonoridade aguda em assovio que é sincrônica com o pulso fetal. Ele é produzido pela passagem de sangue pelas artérias umbilicais e nem sempre é auscultado. Por outro lado, o *sopro uterino* tem uma sonoridade mais discreta em assovio que é sincrônica com o pulso materno. Ele é produzido pela passagem de sangue pelos vasos uterinos dilatados, sendo audível especialmente próximo do segmento inferior do útero.

Ultrassonografia

A ultrassonografia fornece informações inestimáveis acerca de anatomia, crescimento e bem-estar fetais, e a maioria das gestantes nos Estados Unidos realiza ao menos um exame ultrassonográfico pré-natal durante a gravidez (American College of Obstetricians and Gynecologists, 2016h). Estudos continuados revelam a tendência ao aumento do número desses exames realizados durante a gravidez. Siddique e colaboradores (2009) relataram que o número médio de exames aumentou de 1,5 entre 1995 e 1997 para 2,7 quase 10 anos depois. Essa tendência foi observada em gestações tanto de alto quanto de baixo risco. A utilidade clínica real do aumento no uso de exame ultrassonográfico na gestação não foi demonstrada, e não está claro se a relação custo-benefício é compensadora (Washington State Health Care Authority, 2010). O American College of Obstetricians and Gynecologists (2016h) concluiu que o exame ultrassonográfico deve ser solicitado apenas quando há indicação médica válida e sob exposição mínima possível ao ultrassom. O College concluiu também que o médico não está obrigado a realizar exame ultrassonográfico nas pacientes de baixo risco quando não há uma indicação específica, mas, caso o exame seja demandado pela paciente, é razoável respeitar essa demanda.

■ Exames laboratoriais subsequentes

Se os resultados iniciais forem normais, não há necessidade de repetir a maioria dos testes. A determinação do hematócrito ou a dosagem de hemoglobina, assim como a sorologia para sífilis, caso prevalente na população, são repetidas entre 28 e 32 semanas (Hollier, 2003; Kiss, 2004). Para as mulheres com risco aumentado de contaminação por HIV durante a gravidez, recomenda-se repetir o teste no terceiro trimestre, de preferência antes de 36 semanas de gestação (American College of Obstetricians and Gynecologists, 2016f). Da mesma forma, as mulheres que apresentam comportamentos que as colocam em alto risco para a infecção pelo vírus da hepatite B são novamente testadas no momento da hospitalização para o parto. As mulheres que são D (Rh)-negativo e não tenham sido sensibilizadas devem repetir o exame de rastreamento para anticorpos com 28 ou 29 semanas, sendo administrada imunoglobulina anti-D caso tenham se mantido não sensibilizadas (Cap. 15, p. 305).

Infecção por estreptococos do grupo B

O CDC (2010b) recomenda que sejam feitas culturas vaginais e retais para estreptococos do grupo B (EGB) em todas as gestantes entre 35 e 37 semanas, e o American College of Obstetricians and Gynecologists (2016g) endossou essa recomendação. Para as mulheres com culturas positivas, recomenda-se profilaxia intraparto com antibiótico. Às gestantes com bacteriúria por EGB ou que tenham tido outro filho com doença invasiva, é administrada profilaxia intraparto empírica. Há estudos em andamento para testar uma vacina (Donders, 2016; Schrag, 2016). Essas infecções são descritas com mais detalhes no Capítulo 64 (p. 1220).

Diabetes gestacional

Todas as gestantes são rastreadas para diabetes melito por meio de anamnese, fatores clínicos ou exames laboratoriais de rotina. Embora o exame laboratorial entre 24 e 28 semanas seja a abordagem mais sensível, é possível haver gestantes de baixo risco com menor probabilidade de serem beneficiadas pelo exame (American College of Obstetricians and Gynecologists, 2017c). O diabetes gestacional é discutido no Capítulo 57 (p. 1107).

Rastreamento genético e para defeitos do tubo neural

O rastreamento sérico para malformação do tubo neural pode ser feita com 15 a 20 semanas. O rastreamento para aneuploidia fetal pode ser realizado entre 11 e 14 semanas e/ou com 15 a 20 semanas de gestação, dependendo do protocolo escolhido (Rink, 2016). Além disso, o rastreamento de determinadas anormalidades genéticas deve ser oferecido a mulheres com risco elevado, tendo como base a história familiar, os antecedentes étnicos ou raciais e a idade (American College of Obstetricians and Gynecologists, 2017h). Ele é discutido com mais detalhes no Capítulo 14 (p. 277). São exemplos os testes para a doença de Tay-Sachs para indivíduos descendentes de judeus do Leste Europeu ou franco-canadenses; β-talassemia para aqueles com ascendência do Mediterrâneo, do Sudeste Asiático, da Índia, do Paquistão ou da África; α-talassemia para indivíduos com origens do Sudeste Asiático ou da África; anemia falciforme para indivíduos com descendência africana, mediterrânea, do Oriente Médio, caribenha, latino-americana ou indiana; e trissomia do 21 para as gestantes com idade avançada.

ORIENTAÇÃO NUTRICIONAL

■ Recomendações sobre ganho de peso

Em 2009, o Institute of Medicine and National Research Council revisou suas diretrizes para ganho ponderal na gestação e continuou a estratificar a sugestão de ganho de peso com base no índice de massa corporal (IMC) pré-gestação (Tab. 9-4). Pode-se observar que diretrizes recentes incorporaram um espectro relativamente estreito de ganho de peso para gestantes obesas. Além disso, as mesmas recomendações aplicam-se às adolescentes, às

TABELA 9-4 Recomendações para ganho de peso total e taxa de ganho ponderal durante a gravidez

Categoria (IMC)	Limites no ganho de peso total (kg)[a]	Ganho de peso no segundo e no terceiro trimestre em kg/semana (limites)
Subpeso (< 18,5)	12-18	0,45 (0,45-0,58)
Peso normal (18,5-24,9)	11-16	0,45 (0,36-0,45)
Sobrepeso (25,0-29,9)	7-11	0,27 (0,22-0,31)
Obesidade (≥ 30,0)	5-9	0,22 (0,18-0,27)

[a]As recomendações empíricas para ganho de peso em gestação gemelar são: IMC normal, 17-24,5 kg; sobrepeso, 14-22,5 kg; e obesidade, 11,3-19 kg.
IMC, índice de massa corporal.
Modificada do Institute of Medicine and National Research Council, 2009.

mulheres de baixa estatura e a mulheres de todos os grupos raciais e étnicos. O American College of Obstetricians and Gynecologists (2016i) endossou essas diretrizes.

Quando as diretrizes do Institute of Medicine foram formuladas, a preocupação era com os recém-nascidos de baixo peso. Porém, a ênfase atual é dirigida à epidemia de obesidade (Catalano, 2007). Isso explica o interesse renovado na *redução* do ganho de peso durante a gravidez. A obesidade está associada a riscos significativamente maiores de hipertensão gestacional, pré-eclâmpsia, diabetes gestacional, macrossomia, parto cesáreo e outras complicações (Cap. 48, p. 939). O risco parece ser "dose-relacionado" com o ganho de peso durante o pré-natal. Em uma coorte de base populacional com mais de 120.000 gestantes obesas, aquelas que aumentaram < *6,8 kg* tiveram as menores taxas de pré-eclâmpsia, de fetos grandes para a idade gestacional e de partos cesáreos (Kiel, 2007). Entre as 100.000 mulheres com IMC pré-gestacional normal, DeVader e colaboradores (2007) observaram que aquelas que ganharam < 11,33 kg durante a gravidez tiveram menor risco de pré-eclâmpsia, fracasso na indução, desproporção cefalopélvica, cesariana e neonatos grandes para a idade gestacional. Contudo, essa coorte apresentou maior risco de fetos pequenos para a idade gestacional. As intervenções sobre o estilo de vida durante a gestação podem resultar em menos ganho de peso (Sagedal, 2017).

Há evidências irrefutáveis de que o ganho de peso materno durante a gravidez influencia o peso ao nascer. Martin e colaboradores (2009) estudaram essa questão utilizando dados de certidões de nascimento de 2006. Cerca de 60% das mulheres ganharam 11,8 kg ou mais durante a gestação, e o peso materno estava positivamente correlacionado com o peso ao nascer. Além disso, as mulheres com o risco mais alto (14%) de darem à luz neonatos com < 2.500 g foram aquelas com ganho ponderal < 7,25 kg. Quase 20% dos nascidos de mães com ganho de peso baixo foram pré-termo.

■ Subnutrição grave

Há grande dificuldade no desenvolvimento de estudos sobre nutrição durante a gestação humana, uma vez que não é ético produzir deficiências nutricionais experimentais. Nas situações em que deficiências nutricionais graves foram induzidas por desastres sociais, econômicos ou políticos, eventos coincidentes criaram muitas variáveis cujos efeitos não puderam ser quantificados. Contudo, algumas experiências vividas no passado sugerem que, em mulheres saudáveis em outros aspectos, há necessidade de um estado próximo da inanição para que sejam observadas diferenças na evolução da gravidez.

Durante o rigoroso inverno europeu de 1944 a 1945, houve privação nutricional de intensidade conhecida em uma região bem delimitada dos Países Baixos ocupada pelos militares alemães (Kyle, 2006). No pior momento daquele que foi chamado o Inverno de Fome Holandês, as porções chegaram a 450 kcal/dia, com desnutrição generalizada e não seletiva. Smith (1947) analisou as evoluções das gestações em curso naqueles 6 meses. O peso médio ao nascer foi reduzido em cerca de 250 g e voltou a aumentar quando os alimentos ficaram disponíveis. Isso indica que o peso no nascimento pode ser afetado significativamente por inanição durante a fase final da gravidez. A taxa de mortalidade perinatal, porém, não foi alterada. Além disso, a incidência de malformações fetais ou pré-eclâmpsia não aumentou de maneira significativa. A perda de peso em mulheres obesas também está associada a risco aumentado de neonatos com baixo peso ao nascer (Cox Bauer, 2016).

Foram obtidas evidências de retardo no desenvolvimento cerebral nos fetos de alguns animais cujas mães foram submetidas a privação dietética intensa. O desenvolvimento intelectual subsequente foi estudado por Stein e colaboradores (1972) em adultos jovens do sexo masculino cujas mães sofreram privação nutricional durante a gravidez no recém-citado Inverno de Fome. O estudo abrangente foi possível porque todos os jovens de 19 anos foram submetidos compulsoriamente a exames para o serviço militar. Concluiu-se que a privação dietética intensa durante a gravidez não produziu efeitos detectáveis no desempenho mental subsequente.

Foram realizados diversos estudos sobre as consequências de longo prazo para essa coorte de crianças nascidas de mães com privação nutricional, tendo sido tais estudos revisados recentemente por Kyle e Pichard (2006). Os descendentes expostos entre a metade e o final da gestação mostraram-se mais leves, baixos e magros ao nascimento, bem como apresentaram maior incidência subsequente de hipertensão arterial, doença reativa das vias aéreas, dislipidemia, tolerância reduzida à glicose e doença arterial coronariana. A privação no início da gravidez esteve associada a aumento da obesidade nas mulheres adultas, mas não nos homens. A inanição precoce também se mostrou associada a maiores taxas de anomalias do sistema nervoso central, esquizofrenia e transtornos de personalidade do espectro esquizofrênico.

Essas observações, assim como outras, levaram ao conceito de *programação fetal*, segundo o qual a morbidade e a mortalidade dos adultos estão relacionadas com a saúde fetal. Conhecido amplamente como *hipótese de Barker*, uma vez que foi formulado por Barker e colaboradores (1989), esse conceito é discutido no Capítulo 44 (p. 848).

■ Retenção de peso após a gravidez

Nem todo o peso ganho durante a gravidez é perdido durante e imediatamente após o parto. Schauberger e colaboradores (1992) estudaram os pesos pré-natal e pós-parto de 795 mulheres. Seu ganho ponderal médio foi de 12,9 kg. Como mostra a Figura 9-4, a maior parte da perda de peso materno ocorreu com o parto – cerca de 5,4 kg – e nas 2 semanas seguintes – cerca de 4 kg. Outros 2,5 kg foram perdidos entre 2 semanas e 6 meses após o parto. Assim, a média de peso retido da gestação foi de 1 kg. O ganho ponderal excessivo se manifesta por acúmulo de gordura e pode ser parcialmente retido como gordura de longo prazo (Berggren, 2016; Widen, 2015). Em geral, quanto maior foi o ganho durante a gravidez, maior foi a perda pós-parto. É interessante observar

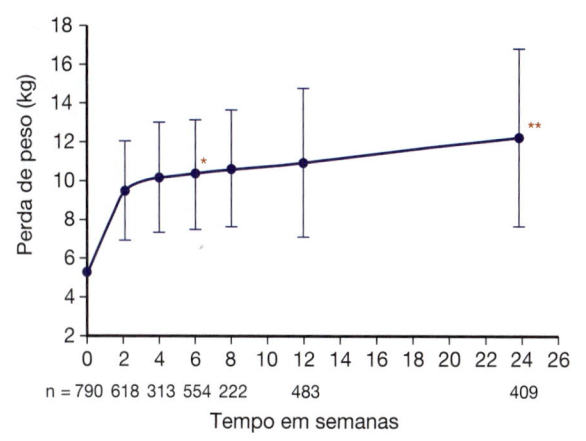

FIGURA 9-4 Perda cumulativa de peso desde a última consulta antes do parto até 6 meses após o nascimento. *Diferença estatisticamente significativa para a perda de peso em 2 semanas. **Diferença estatisticamente significativa para a perda de peso em 6 semanas. (Redesenhada de Schauberger CW, Rooney BL, Brimer LM: Factors that influence weight loss in the puerperium. Obstet Gynecol 79:424, 1992.)

TABELA 9-5 Ingestão dietética diária recomendada para mulheres grávidas e lactantes

	Grávidas	Lactantes
Vitaminas lipossolúveis		
Vitamina A	770 µg	1.300 µg
Vitamina D[a]	15 µg	15 µg
Vitamina E	15 mg	19 mg
Vitamina K[a]	90 µg	90 µg
Vitaminas hidrossolúveis		
Vitamina C	85 mg	120 mg
Tiamina	1,4 mg	1,4 mg
Riboflavina	1,4 mg	1,6 mg
Niacina	18 mg	17 mg
Vitamina B_6	1,9 mg	2 mg
Folato	600 µg	500 µg
Vitamina B_{12}	2,6 µg	2,8 µg
Minerais		
Cálcio[a]	1.000 mg	1.000 mg
Sódio[a]	1,5 g	1,5 g
Potássio[a]	4,7 g	5,1 g
Ferro	27 mg	9 mg
Zinco	11 mg	12 mg
Iodo	220 µg	290 µg
Selênio	60 µg	70 µg
Outros		
Proteínas	71 g	71 g
Carboidratos	175 g	210 g
Fibras[a]	28 g	29 g

[a]Recomendações medidas como ingestão adequada.
De Institute of Medicine, 2006, 2011.

que não há relação entre o IMC antes da gestação ou o ganho de peso pré-natal e a retenção de peso.

■ Ingesta dietética de referência – ingestão dietética recomendada

Periodicamente, o Institute of Medicine (2006, 2011) publica recomendações dietéticas, incluindo aquelas para gestantes e lactantes. As recomendações mais recentes estão resumidas na Tabela 9-5. Determinados suplementos de vitaminas e minerais para uso no pré-natal podem levar a excesso de consumo em relação aos valores recomendados. Além disso, a utilização excessiva de suplementos, com frequência consumidos sem prescrição médica, gera preocupação quanto à possibilidade de toxicidade durante a gravidez. *Aqueles com efeitos potencialmente tóxicos incluem ferro, zinco, selênio e vitaminas A, B_6, C e D.*

■ Calorias

Como mostra a Figura 9-5, a gravidez exige 80.000 kcal adicionais, principalmente nas últimas 20 semanas. Para fazer frente a essa demanda, recomenda-se aumentar a ingestão diária em 100 a 300 kcal durante a gestação (American Academy of Pediatrics e American College of Obstetricians and Gynecologists, 2017). Esse aumento no consumo, contudo, não deve ser dividido igualmente no curso da gestação. O Institute of Medicine (2006) recomenda adicionar 0, 340 e 452 kcal/dia às necessidades energéticas estimadas para a mulher não gestante, respectivamente, no primeiro, no segundo e no terceiro trimestre. A adição de 1.000 kcal/dia ou mais resulta em acúmulo de gordura (Jebeile, 2015).

As calorias são necessárias para a produção de energia. Sempre que a ingestão calórica for inadequada, proteínas serão metabolizadas em vez de serem preservadas para cumprir seu papel vital no crescimento e no desenvolvimento fetais. As necessidades fisiológicas durante a gravidez não são necessariamente a soma das necessidades normais das não gestantes com as necessidades específicas da gravidez. Por exemplo, a energia adicional necessária à gravidez pode ser compensada, no todo ou em parte, pela redução da atividade física (Hytten, 1991).

■ Proteínas

A necessidade de proteínas aumenta para suprir a demanda para o crescimento e remodelamento do feto, da placenta, do útero e das mamas, bem como para o aumento do volume sanguíneo materno (Cap. 4, p. 55). Durante a segunda metade da gestação, cerca de 1.000 g de proteínas são incorporados, atingindo 5 a 6 g/dia (Hytten, 1971). Para chegar a isso, recomenda-se a

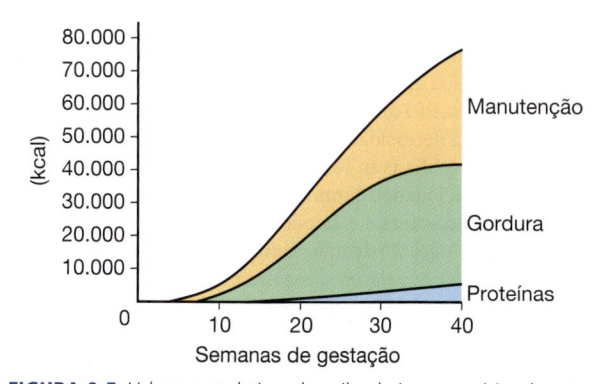

FIGURA 9-5 Valores cumulativos de quilocalorias necessárias durante a gravidez. (Redesenhada de Chamberlain G, Broughton-Pipkin F (eds): Clinical Physiology in Obstetrics, 3rd ed. Oxford, Blackwell Science, 1998.)

ingesta de cerca de 1 g/kg/dia (ver Tab. 9-5). Os dados sugerem que isso deve ser duplicado ao final da gestação (Stephens, 2015). As concentrações da maioria dos aminoácidos no plasma materno diminuem acentuadamente, como as de ornitina, glicina, taurina e prolina (Hytten, 1991). As exceções durante a gravidez são o ácido glutâmico e a alanina, cujas concentrações aumentam.

Preferencialmente, as proteínas são supridas de fontes animais, como carne, leite, ovos, queijos, frango e peixe. Esses alimentos fornecem aminoácidos em combinações ideais. O leite e seus derivados são considerados fontes ideais de nutrientes, em especial de proteínas e cálcio, para gestantes ou lactantes. A ingestão de peixes específicos e a toxicidade potencial pelo metilmercúrio são discutidas na p. 170.

■ Minerais

As ingestões recomendadas pelo Institute of Medicine (2006) para os diversos minerais são apresentadas na Tabela 9-5. Com exceção do ferro e do iodo, praticamente qualquer dieta com calorias suficientes para o ganho de peso apropriado conterá minerais suficientes para prevenir deficiências.

As necessidades de *ferro* estão muito aumentadas durante a gestação, e as razões para isso são discutidas no Capítulo 4 (p. 58). Dos cerca de 300 mg de ferro transferidos ao feto e à placenta, bem como dos 500 mg incorporados à massa de hemoglobina materna em expansão, quase tudo terá sido utilizado após a metade da gravidez. Durante esse período, as necessidades de ferro impostas pela gravidez e pela excreção materna são de cerca de 7 mg/dia (Pritchard, 1970). Poucas mulheres têm reservas ou ingestão de ferro suficientes para suprir tal quantidade. Por isso, a American Academy of Pediatrics e o American College of Obstetricians and Gynecologists (2017) endossaram as recomendações feitas pela National Academy of Sciences de que sejam administrados pelo menos 27 mg de ferro suplementar diariamente a todas as gestantes. Essa quantidade existe na maioria dos suplementos vitamínicos usados no pré-natal.

Scott e colaboradores (1970) definiram que até mesmo 30 mg de ferro elementar, administrados diariamente sob a forma de gliconato, sulfato ou fumarato férrico ao longo da metade final da gravidez, seriam suficientes para suprir as necessidades da gravidez e proteger as reservas preexistentes de ferro. Essa quantidade também é suficiente para suprir as necessidades de ferro para a lactação. A gestante poderá ser beneficiada com 60 a 100 mg de ferro por dia caso tenha grandes dimensões, esteja com gestação múltipla, tenha iniciado a suplementação tardiamente, tome ferro regularmente ou apresente nível de hemoglobina um tanto reduzido. As mulheres com anemia ferropriva franca respondem bem à suplementação com sais de ferro. Em resposta a ela, os níveis séricos de ferritina aumentam mais do que a concentração de hemoglobina (Daru, 2016).

Também há necessidade de *iodo*, e a ingesta recomendada de iodo é de 220 μg/dia (ver Tab. 9-5). Recomenda-se o consumo de farinhas e sal iodados durante a gravidez para fazer frente às maiores demandas fetais e às perdas renais maternas de iodo. Apesar disso, a ingestão de iodo diminuiu substancialmente nos últimos 15 anos e em algumas regiões provavelmente se tornou insuficiente (Casey, 2017). A deficiência grave de iodo na gestante predispõe as crianças ao cretinismo endêmico, caracterizado por distúrbios neurológicos múltiplos e graves. Em regiões da China e da África onde esse problema é endêmico, a suplementação de iodo precocemente na gravidez previne alguns casos de cretinismo (Cao, 1994). Para a prevenção, muitos suplementos para uso no pré-natal atualmente contêm quantidades variadas de iodo.

O *cálcio* é retido pela gestante durante a gestação, chegando perto de 30 g. A maior parte é depositada no feto ao final da gestação (Pitkin, 1985). Essa quantidade representa apenas cerca de 2,5% do cálcio materno total, a maior parte estando contida nos ossos e podendo ser rapidamente mobilizada para o crescimento fetal. Como outro uso em potencial, a suplementação rotineira de cálcio para evitar a pré-eclâmpsia não se mostrou efetiva (Cap. 40, p. 727).

A deficiência grave de *zinco* pode levar a perda de apetite, crescimento menor que o ideal e deficiência na cicatrização de feridas. Durante a gravidez, a ingestão diária recomendada é de cerca de 12 mg. Contudo, o nível de segurança para a suplementação de zinco em gestantes não foi claramente estabelecido. As vegetarianas têm menor ingesta de zinco (Foster, 2015). A maior parte dos estudos sustenta a suplementação de zinco apenas em mulheres com deficiência de zinco nos países com poucos recursos (Nossier, 2015; Ota, 2015).

Não foi reconhecida uma deficiência de *magnésio* causada por gravidez. Sem dúvidas, durante doenças prolongadas sem ingestão de magnésio, o nível plasmático pode se tornar criticamente baixo, assim como ocorreria em mulheres que não estivessem grávidas. Observamos deficiência de magnésio durante a gestação em algumas mulheres que haviam sido submetidas a cirurgia de *bypass* intestinal. Como agente preventivo, Sibai e colaboradores (1989) distribuíram aleatoriamente 400 primigrávidas normotensas para receberem suplementação com 365 mg de magnésio elementar ou placebo entre 13 e 24 semanas de gestação. A suplementação não melhorou qualquer índice de avaliação dos desfechos da gravidez.

Oligoelementos como cobre, selênio, cromo e manganês têm papéis importantes em determinadas funções enzimáticas. De modo geral, a maioria deles é provida em uma dieta normal. A deficiência de selênio manifesta-se por uma cardiopatia frequentemente fatal em crianças pequenas e mulheres em idade fértil. Por outro lado, também há descrição de toxicidade por selênio causada por suplementação excessiva. Não há necessidade de suplementação de selênio nas mulheres norte-americanas.

A concentração de *potássio* no plasma materno é reduzida em cerca de 0,5 mEq/L no meio da gravidez (Brown, 1986). A deficiência de potássio ocorre nas mesmas circunstâncias observadas em não grávidas – um exemplo comum é a hiperêmese gravídica.

O metabolismo do *flúor* não está muito alterado durante a gestação (Maheshwari, 1983). Horowitz e Heifetz (1967) concluíram que não há benefícios adicionais com o consumo de água fluoretada pela gestante se o neonato ingerir essa água ao nascimento. Sa Roriz Fonteles e colaboradores (2005) estudaram biópsias de dentes de leite coletadas com microbroca e concluíram que a administração antenatal de flúor não resulta em maior captação desse elemento quando se compara com a administração apenas após o nascimento. Por fim, a administração suplementar de flúor à lactante não aumenta sua concentração no leite materno (Ekstrand, 1981).

■ Vitaminas

A necessidade aumentada da maioria das vitaminas durante a gravidez, apresentada na Tabela 9-5, em geral é suprida por qualquer dieta que contenha calorias e proteínas em quantidades apropriadas. A exceção é o ácido fólico nos casos com necessidades incomuns, como as gestações complicadas por vômitos incoercíveis, anemia hemolítica ou fetos múltiplos. Dito isso, nos países em desenvolvimento, a suplementação rotineira com polivitamínicos reduziu a incidência dos fetos de baixo peso e com restrição do crescimento, mas não foi capaz de alterar a taxa de partos pré-termo ou a mortalidade perinatal (Fawzi, 2007).

A suplementação de *ácido fólico* no início da gestação pode reduzir o risco de defeitos do tubo neural (Cap. 13, p. 270). O CDC (2004) estimou que o número de gestações afetadas por defeitos no tubo neural foi reduzido de 4.000 por ano para cerca de 3.000 por ano desde a obrigatoriedade da fortificação de cereais com ácido fólico colocada em prática em 1998.** Talvez metade dos defeitos no tubo neural possa ser prevenida com a ingestão diária de 400 µg de ácido fólico ao longo do período periconcepcional. As evidências também sugerem que a insuficiência de folato tem efeito global sobre o desenvolvimento cerebral (Ars, 2016). O acréscimo de 140 µg de ácido fólico em cada 100 g de grãos pode aumentar em 100 µg/dia a ingestão de ácido fólico da mulher norte-americana média em idade fértil. Entretanto, considerando que as fontes nutricionais ainda são insuficientes, recomenda-se suplementação de ácido fólico (American College of Obstetricians and Gynecologists, 2016e). De forma semelhante, a U.S. Preventive Services Task Force (2009) recomenda que todas as mulheres que estejam planejando ou sejam capazes de engravidar tomem suplemento diário contendo 400 a 800 µg de ácido fólico.

Uma mulher que tenha tido um filho com defeito no tubo neural pode reduzir em mais de 70% o risco de recorrência de 2 a 5% com suplementação diária de 4 mg de ácido fólico 1 mês antes da concepção, com manutenção durante o primeiro trimestre da gravidez. Conforme enfatizado pela American Academy of Pediatrics e pelo American College of Obstetricians and Gynecologists (2017), essa dose deve ser ingerida como um suplemento em separado e não nas preparações de polivitamínicos. Essa prática evita o consumo excessivo de vitaminas lipossolúveis.

Embora essencial, a *vitamina A* foi associada a malformações congênitas quando tomada em doses altas (> 10.000 UI/dia) durante a gravidez. Essas malformações são semelhantes àquelas produzidas pelo derivado da vitamina A isotretinoína, o qual é um potente teratógeno (Cap. 12, p. 245). Não há evidências de que o betacaroteno, o precursor da vitamina A encontrado em frutas e vegetais, produza a toxicidade relacionada com a vitamina A. A maioria dos polivitamínicos prescritos no pré-natal contém vitamina A em doses consideravelmente abaixo do limiar teratogênico. O consumo dessa vitamina na dieta norte-americana parece adequado, e não se recomenda suplementação rotineira. Por outro lado, a deficiência de vitamina A é um problema nutricional endêmico nos países em desenvolvimento (McCauley, 2015). A deficiência de vitamina A, franca ou subclínica, foi associada a cegueira noturna e ao aumento do risco de anemia materna e parto pré-termo espontâneo (West, 2003).

Os níveis plasmáticos da *vitamina B_{12}* estão reduzidos na gestação normal, principalmente como resultado da redução dos níveis plasmáticos das proteínas transportadoras – *transcobalaminas*. A vitamina B_{12} ocorre naturalmente apenas nos alimentos de origem animal, e as vegetarianas estritas podem dar à luz lactentes com reservas baixas de B_{12}. De modo semelhante, considerando que o leite materno de mães vegetarianas contém pouca vitamina B_{12}, a deficiência pode se agravar nas crianças amamentadas no peito (Higginbottom, 1978). A ingestão excessiva de vitamina C também pode causar deficiência funcional de vitamina B_{12}. Embora seu papel ainda seja controverso, a deficiência de vitamina B_{12} no período pré-concepcional, semelhante ao que ocorre com o ácido fólico, pode aumentar o risco de defeitos no tubo neural (Molloy, 2009).

A *vitamina B_6*, que é a piridoxina, não necessita de suplementação na maioria das gestantes (Salam, 2015). Nas mulheres de alto risco para nutrição inadequada, recomenda-se a suplementação diária de 2 mg. Conforme discutido adiante (p. 174), a vitamina B_6, quando combinada com o anti-histamínico *doxilamina*, produz efeitos benéficos em muitos casos de náuseas e vômitos da gestação.

Recomenda-se ingestão de 80 a 85 mg/dia de *vitamina C* durante a gravidez – um acréscimo de cerca de 20% em comparação com as não gestantes (ver Tab. 9-5). Uma dieta razoável deve facilmente oferecer essa quantidade, e a suplementação não é necessária (Rumbold, 2015). O nível plasmático materno diminui durante a gravidez, enquanto o nível encontrado no sangue do cordão é mais alto, fenômeno observado com quase todas as vitaminas hidrossolúveis.

A *vitamina D* é uma vitamina lipossolúvel. Após ser metabolizada na sua forma ativa, potencializa a eficiência da absorção intestinal de cálcio e estimula a mineralização óssea e o crescimento. De modo diferente da maioria das vitaminas obtidas exclusivamente com a dieta, a vitamina D também é sintetizada no interior do organismo a partir da exposição à luz solar. A deficiência de vitamina D é comum durante a gestação. Isso é especialmente verdadeiro em grupos de alto risco, como o das mulheres com pouca exposição ao sol, vegetarianas e de minorias étnicas (em particular aquelas com pele mais escura) (Bodnar, 2007). A deficiência na gestante pode causar distúrbios na homeostasia esquelética, raquitismo congênito e fraturas no recém-nascido (American College of Obstetricians and Gynecologists, 2017k). A suplementação de vitamina D em mulheres com asma pode diminuir a probabilidade de asma na infância de seus fetos (Litonjua, 2016). A comissão para alimentos e nutrição (Food and Nutrition Board) do Institute of Medicine (2011) estabeleceu que a ingestão adequada de vitamina D durante a gestação e a lactação seria de 15 µg por dia (600 UI/dia). Nos casos em que houver suspeita de deficiência de vitamina D, podem-se dosar os níveis séricos da 25-hidroxivitamina D. Ainda assim, os níveis ideais na gestação não foram estabelecidos (De-Regil, 2016).

▪ Vigilância nutricional pragmática

Embora os pesquisadores continuem estudando o regime nutricional ideal para as gestantes e seus fetos, os princípios básicos para o clínico são os seguintes:

1. Aconselhar a gestante a ingerir os tipos de alimentos que ela quiser em quantidades razoáveis e salgadas a gosto.
2. Assegurar alimentação ampla às mulheres em desvantagem socioeconômica.
3. Monitorar a variação do peso, tendo como meta um aumento entre 11 e 16 kg para as mulheres com IMC normal.
4. Periodicamente, investigar os alimentos ingeridos por meio de registro alimentar para descobrir eventuais desconformidades dietéticas.
5. Administrar comprimidos contendo sais de ferro que forneçam no mínimo 27 mg diários de ferro elementar. Administrar suplementação de ácido fólico antes da gestação e nas suas semanas iniciais. Fornecer suplementação de iodo nas regiões com notória insuficiência dietética.
6. Reavaliar o hematócrito ou a concentração de hemoglobina entre 28 e 32 semanas de gestação para detectar anemia significativa.

**N. de R.T. No Brasil, o Ministério da Saúde e a Agência Nacional de Vigilância Sanitária (Anvisa) publicaram em 2002 a resolução – RDC nº 344, na qual obrigaram que as farinhas de trigo e de milho fossem enriquecidas com ferro e ácido fólico a partir de junho de 2004. Cada 100 g de farinha deve conter 4,2 mg de ferro e 150 µg de ácido fólico.

TABELA 9-6 Algumas contraindicações aos exercícios durante a gravidez

Doença significativa cardiovascular ou pulmonar

Risco significativo de trabalho de parto pré-termo: cerclagem, gestação múltipla, sangramento significativo, ameaça de trabalho de parto pré-termo, ruptura prematura de membranas

Complicações obstétricas: pré-eclâmpsia, placenta prévia, anemia, diabetes ou epilepsia mal controlados, obesidade mórbida, restrição de crescimento fetal

Compilada de American College of Obstetricians and Gynecologists, 2017g.

PREOCUPAÇÕES COMUNS

■ Emprego

Nos Estados Unidos, mais de metade das crianças nascem de mães empregadas. Uma lei federal proíbe que empregadores discriminem mulheres por estarem grávidas ou pela possibilidade de virem a engravidar. O Family and Medical Leave Act de 1993 determina que os empregadores concedam licença não remunerada de 12 semanas para o parto e os cuidados iniciais ao recém-nascido (Jackson, 2015). Se não houver complicações, a maioria das mulheres poderá continuar trabalhando até o trabalho de parto (American Academy of Pediatrics e American College of Obstetricians and Gynecologists, 2017).

Contudo, alguns tipos de trabalho podem aumentar os riscos de complicação na gravidez. Mozurkewich e colaboradores (2000) revisaram 29 estudos envolvendo mais de 160.000 gestações. Com trabalhos que implicassem esforço físico, as mulheres apresentaram riscos 20 a 60% maiores de parto pré-termo, restrição do crescimento fetal ou hipertensão gestacional. Em um estudo prospectivo com mais de 900 nulíparas saudáveis, as mulheres que trabalhavam tiveram risco cinco vezes maior de pré-eclâmpsia (Higgins, 2002). Newman e colaboradores (2001) relataram os desfechos em mais de 2.900 mulheres com gestações de feto único. A fadiga ocupacional – estimada a partir do número de horas trabalhadas de pé, da intensidade das demandas físicas e mentais, assim como dos estressores ambientais – foi associada a aumento do risco de ruptura prematura das membranas. Nas mulheres que relataram os maiores graus de fadiga, o risco foi de 7,4%.

Assim, qualquer ocupação que submeta a gestante a esforço físico intenso deve ser evitada. Idealmente, nenhum trabalho ou atividade deve ser mantido a ponto de levar à fadiga. Devem-se garantir períodos adequados de repouso. É prudente aconselhar as mulheres que tenham tido complicações em gestações anteriores com risco de recorrência a reduzir o trabalho físico.

■ Exercício

De modo geral, as gestantes não precisam limitar os exercícios, desde que não sejam excessivamente desgastantes e não impliquem risco de lesão (Davenport, 2016). Clapp e colaboradores (2000) relataram que o tamanho da placenta e o peso ao nascer eram significativamente maiores nas mulheres que praticavam exercícios. Duncombe e colaboradores (2006) publicaram resultados semelhantes observados em 148 mulheres. Por outro lado, Magann e colaboradores (2002) analisaram prospectivamente os hábitos de exercício de 750 mulheres saudáveis e concluíram que as que haviam trabalhado e se exercitado tiveram lactentes menores e partos mais disfuncionais.

O American College of Obstetricians and Gynecologists (2017g) recomenda que seja feita uma avaliação clínica completa antes de indicar um programa de exercícios. Não havendo as contraindicações listadas na Tabela 9-6, as gestantes devem ser estimuladas a realizar atividade física regular, de intensidade moderada, por pelo menos 150 minutos por semana. As atividades devem ser revisadas individualmente quanto aos possíveis riscos implicados. Exemplos de atividades seguras são caminhada, corrida, natação, bicicleta ergométrica e exercícios aeróbicos de baixo impacto. Porém, as gestantes devem evitar atividades com alto risco de queda ou trauma abdominal. De modo semelhante, deve-se evitar mergulho autônomo (*scuba diving*), uma vez que o feto tem maior risco de doença descompressiva.

Nos casos com determinadas complicações da gravidez, é prudente abster-se de exercícios e limitar a atividade física. Por exemplo, algumas mulheres com distúrbio hipertensivo associado à gravidez, trabalho de parto pré-termo, placenta prévia ou doença cardíaca ou pulmonar grave são beneficiadas pelo sedentarismo. Além disso, aquelas com fetos múltiplos ou sob suspeita de feto com restrição do crescimento provavelmente evoluirão melhor com repouso.

■ Consumo de frutos do mar

Os peixes são uma excelente fonte de proteínas, têm baixo teor de gorduras saturadas e contêm ácidos graxos ômega 3. O estudo Avon Longitudinal Study of Parents and Children concluiu que as mulheres que consumiram 340 g ou mais de frutos do mar por semana tiveram benefícios na evolução da gestação (Hibbeln, 2007). Considerando que todos os peixes e crustáceos contêm traços de mercúrio, as gestantes e as lactantes devem ser aconselhadas a evitar determinados tipos de peixe com níveis potencialmente elevados de metilmercúrio. Eles incluem tubarão, peixe-espada, cavala e peixes de águas profundas. Recomenda-se, ainda, que as gestantes ingiram no máximo 230 a 340 g de peixe por semana e no máximo 170 g de albacora ou atum "branco" (U.S. Environmental Protection Agency, 2014). Se não se conhecer o conteúdo de mercúrio de um peixe apanhado localmente, o consumo total de peixes deve ser limitado a 170 g por semana (American Academy of Pediatrics e American College of Obstetricians and Gynecologists, 2017).

■ Rastreamento para chumbo

A exposição da gestante ao chumbo foi associada a diversos efeitos adversos na mãe e no feto ao longo do espectro de níveis sanguíneos maternos (Taylor, 2015). Entre esses efeitos estão hipertensão gestacional, abortamento, baixo peso ao nascer e problemas no desenvolvimento do sistema nervoso das gestações expostas (American College of Obstetricians and Gynecologists, 2016c). Os níveis de exposição em que esses riscos aumentam não foram definidos. Contudo, reconhecendo que tal exposição continua sendo um problema de saúde significativo para as mulheres em idade fértil, o CDC (2010a) publicou diretrizes para o rastreamento e o tratamento das gestantes e das lactantes expostas. Essas diretrizes, endossadas pelo American College of Obstetricians and

Gynecologists (2016c), recomendam exame de sangue apenas se for identificado um fator de risco. Se os níveis estiverem > 5 μg/dL, a avaliação termina e a fonte de chumbo deve ser buscada e removida. Os níveis sanguíneos são dosados subsequentemente. Níveis sanguíneos > 45 μg/dL são consistentes com intoxicação por chumbo, e as mulheres nesse grupo têm indicação para terapia de quelação. As gestações afetadas devem ser acompanhadas em conjunto com especialista no tratamento de intoxicação por chumbo. Os recursos nacional e estaduais norte-americanos estão disponíveis na página do CDC: www.cdc.gov/nceh/lead/.

■ Viagens automobilísticas ou aéreas

As gestantes são estimuladas a usar adequadamente cintos de segurança de três pontos como proteção contra lesões causadas por acidentes automobilísticos (Cap. 47, p. 927). A porção do colo do cinto de segurança deve ficar sob o abdome, apoiado sobre a parte superior das coxas. O cinto deve estar confortavelmente ajustado. A parte do ombro deve estar firmemente posicionada entre as mamas. Os *airbags* não devem ser desativados para gestantes.

Em geral, as viagens em aeronaves apropriadamente pressurizadas não produzem qualquer efeito prejudicial nas gestantes saudáveis (Aerospace Medical Association, 2003). Assim, não havendo qualquer complicação clínica ou obstétrica, a American Academy of Pediatrics e o American College of Obstetricians and Gynecologists (2016a, 2017) concluíram que as grávidas podem viajar com segurança até 36 semanas de gestação. Recomenda-se que as gestantes observem as mesmas precauções preconizadas à população geral. Os cintos de segurança são usados enquanto a gestante estiver sentada. A movimentação periódica das extremidades e a caminhada pelo menos a cada hora ajudam a reduzir a ameaça de tromboembolismo venoso. Entre os riscos significativos para viajantes internacionais estão doenças infecciosas e evolução com complicações em locais distantes sem recursos adequados (Ryan, 2002).

■ Relações sexuais

Nas gestantes saudáveis, o ato sexual geralmente não é prejudicial. Contudo, havendo ameaça de abortamento, placenta prévia ou parto pré-termo, recomenda-se evitar o coito. Quase 10.000 mulheres incluídas em um estudo prospectivo do Vaginal Infection and Prematurity Study Group foram entrevistadas acerca de sua atividade sexual (Read, 1993). Os autores relataram diminuição da frequência de relações sexuais com a evolução da gravidez. Com 36 semanas, 72% tinham relações sexuais menos de uma vez por semana. A redução é atribuída a uma redução do desejo e ao medo de prejudicar a gestação (Bartellas, 2000; Staruch, 2016).

Especificamente, a relação sexual ao final da gestação não é prejudicial. Grudzinskas e colaboradores (1979) não encontraram associação entre idade gestacional no parto e frequência de relações sexuais nas últimas 4 semanas de gestação. Sayle e colaboradores (2001) não observaram aumento – de fato, verificaram diminuição – do risco de parto nas 2 semanas seguintes à relação sexual. Tan e colaboradores (2007) estudaram mulheres agendadas para indução não urgente do trabalho de parto e observaram que o trabalho de parto espontâneo ocorreu com taxas iguais nos grupos com e sem atividade sexual.

O sexo oral-vaginal pode ser prejudicial. Aronson e Nelson (1967) descreveram um caso de embolia gasosa fatal no final da gestação como resultado do ar soprado dentro da vagina durante cunilíngua. Outros casos quase fatais foram descritos (Bernhardt, 1988).

■ Cuidados dentários

O exame dos dentes é incluído no acompanhamento pré-natal, sendo estimulada uma boa higiene dental. De fato, a doença periodontal foi associada a parto pré-termo. Infelizmente, embora seu tratamento melhore a saúde dentária, não foi capaz de prevenir partos pré-termo (Michalowicz, 2006). As cáries dentárias não são agravadas pela gestação. É importante ressaltar que a gravidez não contraindica tratamento dentário, incluindo as radiografias dos dentes (Giglio, 2009).

■ Imunização

As recomendações atuais para imunização durante a gravidez estão resumidas na Tabela 9-7. Preocupações amplamente divulgadas sobre uma possível relação causal entre exposição na infância ao conservante timerosal utilizado em algumas vacinas e transtornos neuropsicológicos levaram alguns pais a se oporem a vacinas. Embora ainda haja controvérsias, tais associações se mostraram sem base de sustentação (Sugarman, 2007; Thompson, 2007; Tozzi, 2009). Assim, muitas vacinas podem ser aplicadas durante a gravidez. O American College of Obstetricians and Gynecologists (2016b) reitera a importância da incorporação de uma estratégia de imunização efetiva aos cuidados das pacientes das clínicas obstétrica e ginecológica. Essa instituição enfatiza, ainda, que as informações sobre a segurança das vacinas aplicadas durante a gestação estão sujeitas a modificações e que as recomendações podem ser acessadas na página do CDC em: www.cdc.gov/vaccines.

A frequência da pertússis aumentou de modo substancial nos Estados Unidos. Os lactentes estão sob maior risco de morte por coqueluche e são inteiramente dependentes da imunização passiva por anticorpos maternos até que seja iniciada sua vacinação aos 2 meses de idade. Por essa razão, uma vacina com três agentes, sendo o toxoide tetânico, o toxoide diftérico reduzido e a pertússis acelular (DTPa) é recomendada e é segura para gestantes (Centers for Disease Control and Prevention, 2013b, 2016; Morgan, 2015). Porém, conforme demonstrado por Healy e colaboradores (2013), os anticorpos antipertússis maternos têm vida relativamente curta, e a administração da DTPa antes da gravidez – ou mesmo na primeira metade da gravidez em curso – provavelmente não confere nível alto de proteção ao recém-nascido. Assim, para maximizar a transferência passiva de anticorpos para o feto, uma dose de DTPa deve idealmente ser administrada para as gestantes entre 27 e 36 semanas de gestação (American College of Obstetricians and Gynecologists, 2017j; Centers for Disease Control and Prevention, 2013b, 2016).

Todas as mulheres que estarão grávidas durante a estação de influenza devem ser vacinadas, independentemente da idade gestacional. Aquelas com problemas médicos subjacentes que aumentem o risco de complicações de influenza recebem a vacina antes de começar a temporada de influenza. Além da proteção materna contra a infecção, a vacinação materna pré-natal em um estudo reduziu em 63% a incidência de influenza nos lactentes nos primeiros 6 meses de vida (Zaman, 2008). Além disso, houve redução de 33% nas doenças respiratórias febris em tais crianças.

As gestantes suscetíveis à rubéola devem ser vacinadas contra sarampo, caxumba e rubéola (MMR, de *measles, mumps, rubella*) no pós-parto. Embora essa vacina não seja recomendável durante a gravidez, não há relato de casos de rubéola congênita por seu uso inadvertido. A amamentação é compatível com a vacinação MMR (Centers for Disease Control and Prevention, 2011).

TABELA 9-7 Recomendações para imunização durante a gravidez

Agente imunobiológico	Indicações para imunização durante a gravidez	Esquema de doses	Comentários
Vacinas com vírus vivos atenuados			
Sarampo	Contraindicada – ver imunoglobulinas	Dose SC única, preferencialmente como MMR[a]	Vacinar as mulheres suscetíveis após o parto. A amamentação não é contraindicação.
Caxumba	Contraindicada	Dose SC única, preferencialmente como MMR	Vacinar as mulheres suscetíveis após o parto.
Rubéola	Contraindicada, mas não há relato de síndrome da rubéola congênita após vacinação	Dose SC única, preferencialmente como MMR	A teratogenicidade da vacina é teórica e até o momento não foi confirmada. Vacinar as mulheres suscetíveis após o parto.
Poliomielite oral, vírus vivo atenuado; injetável, vírus inativado de potência elevada	Não é recomendada rotineiramente nos EUA, exceto para as mulheres com maior risco de exposição[b]	Primária: duas doses SC do vírus inativado de potência aumentada com intervalo de 4-8 semanas; e uma terceira dose 6-12 meses após a segunda dose Proteção imediata: uma dose oral de vacina antipólio (em cenário de surto)	Indicada para as mulheres suscetíveis que estejam viajando por regiões endêmicas ou em outras situações de alto risco.
Febre amarela	Viagem a regiões de alto risco	Dose única SC	Risco teórico sobrepujado pelo risco de febre amarela.
Varicela	Contraindicada, mas não há relatos de efeitos adversos na gravidez	Necessárias duas doses: a segunda dose 4-8 semanas após a primeira	A teratogenicidade da vacina é teórica. Deve-se considerar vacinar as mulheres suscetíveis no pós-parto.
Varíola (vaccínia)	Contraindicada nas gestantes e em seus contatos domiciliares	Uma dose SC com múltiplas picadas com lanceta	Única vacina que sabidamente causa danos ao feto.
Outras			
Influenza	Todas as gestantes, independentemente do trimestre em que estejam, durante a temporada de gripe	Uma dose IM todos os anos	Vacina com vírus inativado
Raiva	As indicações para profilaxia não se alteram durante a gravidez; considerar caso a caso	As autoridades de saúde pública devem ser consultadas sobre indicações, dosagem e via de administração	Vacina com vírus mortos
Papilomavírus humano	Não recomendada	Série de três doses IM nos meses 0, 1 e 6	Vacinas polivalentes estão disponíveis contendo vírus inativado. Não há teratogenicidade observada.
Hepatite B	Pré-exposição e pós-exposição para mulheres com risco de infecção, p. ex., doença crônica hepática ou renal	Série de três doses IM nos meses 0, 1 e 6	Para algumas exposições, utiliza-se imunoglobulina anti-hepatite B. Neonatos expostos necessitam de dose ao nascer e imunoglobulina assim que possível. Todos os lactentes devem receber dose ao nascer.
Hepatite A	Pré-exposição e pós-exposição para mulheres sob risco (viagem internacional); doença hepática crônica	Esquema com duas doses IM, com intervalo de 6 meses	Vírus inativado

(continua)

TABELA 9-7 Recomendações para imunização durante a gravidez *(Continuação)*

Agente imunobiológico	Indicações para imunização durante a gravidez	Esquema de doses	Comentários
Vacinas com bactérias inativadas			
Pneumococo	As indicações não se alteram com a gravidez. Recomendada para mulheres com asplenia; doenças metabólica, renal, cardíaca ou pulmonar; imunossuprimidas; ou tabagistas	Em adultos, uma única dose; considerar a possibilidade de repetir a dose em 6 anos para as mulheres sob alto risco	Vacina polissacarídica polivalente; a segurança no primeiro trimestre não foi avaliada.
Meningococo	As indicações não se alteram com a gravidez; recomendada nos surtos incomuns	Uma dose; vacina tetravalente; duas doses em caso de asplenia	Profilaxia com antibiótico caso a exposição seja significativa
Tifoide	Não recomendada rotineiramente, exceto nos casos de exposição próxima e continuada ou viagem para região endêmica	Com bactéria morta Primária: duas injeções IM com intervalo de 4 semanas Reforço: uma dose; esquema ainda não definido	Vacina injetável com bactéria morta ou vacina oral com bactéria viva atenuada. Preferencialmente vacina oral
Antraz	Cap. 64 (p. 1228)	Vacinação primária com seis doses, seguida de reforço anual	Preparação a partir de filtrado de *B. anthracis* livre de células. Não há bactérias mortas ou vivas. A vacina teoricamente é teratogênica.
Toxoides			
Difteria, tétano e pertússis acelular (DTPa)	Recomendada em toda gravidez, preferencialmente entre 27 e 36 semanas para maximizar a transferência passiva de anticorpos	Primária: duas doses IM com intervalo de 1-2 meses e terceira dose 6-12 meses após a segunda Reforço: dose única IM a cada 10 anos; como parte dos cuidados às feridas se ≥ 5 anos desde a última dose; ou uma vez a cada gestação	Preferência para a combinação de toxoides diftérico e tetânico com pertússis acelular (DTPa). A atualização do estado imunológico deve fazer parte do cuidado pré-natal.
Imunoglobulinas específicas			
Hepatite B	Profilaxia pós-exposição	Depende da exposição (Cap. 55, p. 1064)	Geralmente administrada com vacina contra a hepatite B; os neonatos expostos devem receber profilaxia imediata.
Raiva	Profilaxia pós-exposição	Meia dose no local da lesão, meia dose aplicada no deltoide	Usada em conjunto com a vacina contra a raiva com vírus mortos.
Tétano	Profilaxia pós-exposição	Uma dose IM	Usada em conjunto com o toxoide tetânico.
Varicela	Deve ser considerada para as gestantes expostas, visando à proteção contra infecções maternas e não congênitas	Uma dose IM até 96 horas após a exposição	Também indicada para recém-nascidos ou mulheres que desenvolvam varicela nos 4 dias que antecedem o parto ou nos 2 dias que se seguem a ele.
Imunoglobulinas padrão			
Hepatite A: a vacina contra a hepatite A deve ser usada junto com a imunoglobulina anti-hepatite A	Profilaxia pós-exposição e naquelas com alto risco	0,02 mL/kg IM em dose única	A imunoglobulina deve ser administrada assim que possível no prazo de 2 semanas da exposição; lactentes nascidos de mulheres com vírus em incubação ou agudamente enfermas quando do nascimento devem receber uma dose de 0,5 mL assim que possível após o parto.

[a]São necessárias duas doses para os estudantes que estejam iniciando o ensino superior, para o profissional da área de saúde recém-contratado e para os viajantes ao exterior.
[b]Recomenda-se a vacina antipólio com vírus inativado para as adultas sob maior risco que não tenham sido imunizadas.
IM, intramuscular; MMR, sarampo, caxumba e rubéola; SC, subcutânea.
De Centers for Disease Control and Prevention, 2011; Kim, 2016.

Cafeína

Há controvérsia quanto à possibilidade do consumo de cafeína estar relacionado com desfechos adversos. Como discutido no Capítulo 18 (p. 348), o consumo intenso de café todos os dias – cerca de cinco xícaras ou 500 mg de cafeína – aumenta discretamente o risco de abortamento espontâneo. Nos estudos sobre consumo "moderado" – menos de 200 mg/dia – não se observou aumento do risco.

Não está claro se o consumo de cafeína está associado a parto pré-termo ou restrição do crescimento fetal. Clausson e colaboradores (2002) não observaram associação entre consumo moderado de cafeína inferior a 500 mg/dia e baixo peso ao nascer, restrição do crescimento fetal ou parto pré-termo. Bech e colaboradores (2007) distribuíram randomicamente mais de 1.200 gestantes que tomavam no mínimo três xícaras por dia para comparar o consumo de café cafeinado *versus* descafeinado. Os autores não observaram qualquer diferença entre os dois grupos no peso ao nascer ou na idade gestacional no parto. Entretanto, o CARE Study Group (2008) avaliou 2.635 gestações de baixo risco e concluiu ter havido risco 1,4 vezes maior de restrição do crescimento fetal entre aquelas cujo consumo diário de cafeína tenha sido > 200 mg em comparação com as que consumiram < 100 mg/dia. O American College of Obstetricians and Gynecologists (2016d) concluiu que o consumo moderado de cafeína – menos de 200 mg/dia – não parece estar associado a abortamento espontâneo ou a parto pré-termo, mas a relação entre consumo de cafeína e restrição do crescimento fetal não está estabelecida. A American Dietetic Association (2008) recomenda que o consumo de cafeína durante a gravidez seja limitado a menos de 300 mg diários, o que corresponde a cerca de três xícaras de 150 mL de café filtrado.

Náuseas e pirose

Náuseas e vômitos são queixas comuns na primeira metade da gravidez. Sendo de intensidade variável, eles geralmente se iniciam entre o primeiro e o segundo ciclo sem menstruação e prosseguem até 14 a 16 semanas de gestação. Ainda que tendam a ser mais intensos pela manhã – daí a denominação errônea de *enjoo matinal* –, com frequência se mantêm por todo o dia. Lacroix e colaboradores (2000) observaram que náuseas e vômitos foram relatados por três quartos das gestantes e duraram em média 35 dias. Metade já apresenta melhora por volta de 14 semanas, e 90% em torno de 22 semanas. Em 80% das gestantes, as náuseas duraram o dia todo.

O tratamento de náusea e vômitos associados à gravidez raramente obtém alívio total, mas os sintomas podem ser minimizados. Ingerir refeições pequenas a intervalos frequentes é uma medida útil. Uma busca sistemática na literatura relatou que o remédio natural de gengibre era provavelmente efetivo (Borrelli, 2005). Os quadros mais leves em geral respondem à vitamina B_6 administrada em conjunto com doxilamina, mas algumas gestantes precisam ser tratadas com fenotiazina ou antieméticos bloqueadores do receptor H_1 (American College of Obstetricians and Gynecologists, 2015c). Em alguns casos de *hiperêmese gravídica*, os vômitos são tão intensos que desidratação, distúrbios hidreletrolíticos e acidobásicos e cetose por inanição tornam-se problemas sérios.

A pirose é outra queixa comum entre as gestantes, sendo causada por refluxo do conteúdo gástrico ao esôfago inferior. A maior frequência da regurgitação durante a gravidez provavelmente é causada pelo deslocamento para cima e pela compressão do estômago pelo útero, combinados com o relaxamento do esfíncter esofágico inferior. O sintoma pode ser prevenido ao se evitar a inclinação do tronco e o hábito de deitar com a cabeceira baixa. Na maioria dos casos, os sintomas são leves e aliviados por um esquema de refeições menores e mais frequentes. Os antiácidos proporcionam considerável alívio (Phupong, 2015). Especificamente, hidróxido de alumínio, trissilicato de magnésio ou hidróxido de magnésio são administrados sozinhos ou em combinação. O tratamento dos casos de pirose ou náuseas que não respondam a essas medidas simples é discutido no Capítulo 54 (p. 1045).

Picamalácia e ptialismo

Denomina-se picamalácia o desejo das gestantes por alimentos estranhos. No mundo todo, a sua prevalência estimada é de 30% (Fawcett, 2016). Algumas vezes, predomina o desejo por substâncias não alimentares, como gelo (pagofagia), amido (amilofagia) ou barro (geofagia). Alguns autores consideram que esses desejos sejam desencadeados por intensa deficiência de ferro. Embora esses desejos em geral desapareçam com a correção da deficiência, nem todas as gestantes com picamalácia têm deficiência de ferro. De fato, se os "alimentos" estranhos dominarem a dieta, uma eventual deficiência de ferro será agravada ou produzida.

Patel e colaboradores (2004) realizaram um inventário prospectivo da dieta em mais de 3.000 gestantes no segundo trimestre. A prevalência de picamalácia foi de 4%. Os itens não alimentares mais ingeridos foram amido por 64% das gestantes, terra por 14%, fermento por 9% e gelo por 5%. A prevalência da anemia entre as gestantes com picamalácia foi de 15% contra 6% naquelas sem o sintoma. É interessante observar que a taxa de parto pré-termo espontâneo com menos de 35 semanas de gestação foi dobrada nas gestantes portadoras de picamalácia.

As gestantes ocasionalmente queixam-se de salivação profusa – ou *ptialismo*. Embora em geral seja inexplicável, o ptialismo algumas vezes parece se seguir à estimulação das glândulas salivares pela ingestão de amido.

Cefaleia ou dor nas costas

Estima-se que pelo menos 5% das gestações sejam complicadas por cefaleia de início recente ou de um novo tipo (Spierings, 2016). As cefaleias comuns são praticamente universais. O paracetamol é adequado na maioria desses casos, e uma discussão mais aprofundada é encontrada no Capítulo 60 (p. 1057).

Algum grau de dor lombar é relatado por quase 70% das gestantes (Liddle, 2015; Wang, 2004). Episódios leves seguem-se a esforços ou a atividades como abaixar-se, carregar peso ou caminhar em excesso. O sintoma pode ser minimizado orientando a gestante a se agachar, em vez de dobrar a coluna, para pegar algo no chão, usar o apoio de uma almofada nas costas enquanto estiver sentada e evitar o uso de sapato de salto alto. A lombalgia aumenta com a evolução da gravidez e é mais prevalente em mulheres obesas e naquelas com antecedente de dor na região lombar. Em alguns casos, uma dor incômoda persiste por vários anos após a gestação (Norén, 2002).

Uma lombalgia intensa não deve ser atribuída simplesmente à gravidez sem que se tenha realizado um exame ortopédico completo. A dor intensa tem outras causas incomuns, como osteoporose associada à gravidez, discopatia, osteoartrite vertebral ou artrite séptica (Smith, 2008). O mais comum é que o espasmo muscular e a dor à palpação sejam clinicamente classificados como distensão aguda ou fibrosite. Embora os dados de ensaios clínicos para orientação do tratamento sejam limitados, essas lombalgias em geral respondem bem ao uso de analgésicos, calor local e repouso. O paracetamol pode ser usado cronicamente de acordo com a necessidade. Medicamentos anti-inflamatórios não esteroides também podem ser benéficos, mas devem ser usados por períodos curtos a fim de evitar efeitos sobre o feto (Cap. 12, p. 241). Quando necessário, é possível adicionar relaxantes musculares, incluindo ciclobenzaprina ou baclofeno. Uma vez que se tenha obtido alívio da dor aguda, a realização de exercícios de estabilização e fortalecimento sob a supervisão de fisioterapeuta melhora a estabilidade da coluna e do quadril, o que é essencial para suportar o aumento de carga relacionado com a gravidez. Em alguns casos, uma cinta de suporte que estabilize a articulação sacroilíaca pode ser benéfica (Gutke, 2015).

■ Varicosidades e hemorroidas

As varicosidades de membros inferiores têm predisposição congênita e aumentam com a idade. Elas podem ser agravadas por fatores que causem aumento da pressão venosa nos membros inferiores, como a expansão do útero. As pressões venosas femorais na gestante em posição supina aumentam de 8 mmHg no início da gestação para 24 mmHg a termo. Assim, as varicosidades de membro inferior caracteristicamente pioram à medida que a gravidez evolui, em especial quando a gestante fica muito tempo de pé. Os sintomas produzidos pelas varicosidades variam desde insatisfação estética e leve desconforto ao final do dia até intenso desconforto, que requer repouso prolongado com os pés elevados. O tratamento geralmente limita-se a repouso periódico com elevação dos membros inferiores, uso de meia-calça elástica ou ambos. Em geral, não se indica correção cirúrgica durante a gestação, ainda que ocasionalmente os sintomas se tornem tão intensos que o tratamento com injeções, ligaduras ou mesmo a retirada da veia passe a ser necessário.

Varicosidades vulvares com frequência coexistem com as de membros inferiores, mas podem surgir sem outras patologias venosas. Raramente, tornam-se massivas e quase incapacitantes. Se essas grandes varicosidades romperem, a perda sanguínea pode ser grave. O tratamento é feito com meia-calça elástica, que também serve para minimizar as varicosidades de membros inferiores. Para os casos de varicosidades vulvares particularmente incômodas, pode-se indicar o uso de uma almofada de espuma revestida com borracha suspensa transversalmente pela vulva por um cinto para exercer pressão sobre as veias dilatadas.

As hemorroidas são varicosidades de veias retais que podem surgir pela primeira vez durante a gravidez à medida que aumenta a pressão venosa pélvica. O mais comum é haver recorrência de hemorroidas já existentes. Até 40% das gestantes desenvolvem hemorroidas (Poskus, 2014). A dor e o edema em geral são aliviados por anestésicos tópicos, banho de assento e agentes emolientes fecais. Em caso de trombose de hemorroida externa, é possível haver dor considerável. Essa dor pode ser aliviada com incisão e remoção dos coágulos sob anestesia local.

■ Sono e fadiga

Muitas gestantes manifestam fadiga e maior necessidade de sono desde o início da gravidez. Isso provavelmente se deve ao efeito soporífico da progesterona, mas também pode ser causado no primeiro trimestre por náuseas e vômitos. Nos estágios mais tardios também pode haver desconfortos gerais, aumento da frequência urinária e dispneia. A duração do sono pode estar relacionada à obesidade e ao ganho de peso gestacional (Facco, 2016; Lockhart, 2015). Além disso, parece que a eficiência do sono é progressivamente menor à medida que a gravidez progride. Wilson e colaboradores (2011) realizaram polissonografia noturna e observaram que as gestantes no terceiro trimestre tiveram menor eficiência do sono, despertaram mais vezes e tiveram menos tempo de sono no estágio 4 (profundo) e de sono REM (de *rapid-eye movement*). As gestantes no primeiro trimestre também foram afetadas, mas em menor extensão. Cochilos diurnos e sedativos leves à noite, como difenidramina, podem ser úteis.

■ Banco de sangue de cordão umbilical

Desde o primeiro transplante de sangue de cordão umbilical bem-sucedido em 1988, mais de 25.000 desses procedimentos foram realizados para o tratamento de cânceres hematopoiéticos e de diversos quadros genéticos (Butler, 2011). Há dois tipos de banco de sangue de cordão. Os bancos públicos promovem doações alogênicas para serem usadas em receptores aparentados ou não, semelhante ao que ocorre com os hemoderivados (Armson, 2015). Os bancos privados foram criados para estocagem de células-tronco visando à utilização futura em transplantes autólogos e cobram taxas para processamento inicial e armazenamento anual. O American College of Obstetricians and Gynecologists (2015d) recomendou que as gestantes que requisitarem informações sobre o banco de sangue de cordão umbilical recebam informações acerca das vantagens e das desvantagens dos bancos públicos em comparação com os privados. Alguns estados nos Estados Unidos aprovaram leis que obrigam os médicos a informar as pacientes acerca das opções existentes de bancos de sangue de cordão umbilical. É importante ressaltar que foram realizados poucos transplantes com sangue de cordão armazenado na ausência de uma indicação conhecida no receptor (Screnci, 2016). A probabilidade de que o sangue do cordão seja usado pela criança ou por um familiar do casal doador é considerada remota, sendo recomendado que se considere a doação dirigida quando um familiar imediato tem o diagnóstico de uma condição específica sabidamente tratável por transplante hematopoiético (Cap. 56, p. 1075).

REFERÊNCIAS

Aerospace Medical Association, Medical Guidelines Task Force: Medical guidelines for airline travel, 2nd ed. Aviat Space Environ Med 74:5, 2003

Afshar Y, Wang ET, Mei J, et al: Childbirth education class and birth plans are associated with a vaginal delivery. Birth 44(1):29, 2017

Ahmad F, Hogg-Johnson S, Stewart D, et al: Computer-assisted screening for intimate partner violence and control. Ann Intern Med 151(2):94, 2009

American Academy of Pediatrics, American College of Obstetricians and Gynecologists: Guidelines for perinatal care, 8th ed. Elk Grove Village, AAP, 2017

American College of Obstetricians and Gynecologists: Intimate partner violence. Committee Opinion No. 518, February 2012

American College of Obstetricians and Gynecologists: Alcohol abuse and other substance use disorders: ethical issues in obstetric and gynecologic practice. Committee Opinion No. 633, June 2015a

American College of Obstetricians and Gynecologists: Fetal growth restriction. Practice Bulletin No. 134, May 2013, Reaffirmed 2015b

American College of Obstetricians and Gynecologists: Nausea and vomiting of pregnancy. Practice Bulletin No. 153, September 2015c

American College of Obstetricians and Gynecologists: Umbilical cord blood banking. Committee Opinion No. 648, December 2015d

American College of Obstetricians and Gynecologists: Air travel during pregnancy. Committee Opinion No. 443, October 2009, Reaffirmed 2016a

American College of Obstetricians and Gynecologists: Integrating immunization into practice. Committee Opinion No. 661, April 2016b

American College of Obstetricians and Gynecologists: Lead screening during pregnancy and lactation. Committee Opinion No. 533, August 2012, Reaffirmed 2016c

American College of Obstetricians and Gynecologists: Moderate caffeine consumption during pregnancy. Committee Opinion No. 462, August 2010, Reaffirmed 2016d

American College of Obstetricians and Gynecologists: Neural tube defects. Practice Bulletin No. 44, July 2003, Reaffirmed 2016e

American College of Obstetricians and Gynecologists: Prenatal and perinatal human immunodeficiency virus testing: expanded recommendations. Committee Opinion No. 635, June 2015, Reaffirmed 2016f

American College of Obstetricians and Gynecologists: Prevention of early onset group B streptococcal disease in newborns. Committee Opinion No. 485, April 2011, Reaffirmed 2016g

American College of Obstetricians and Gynecologists: Ultrasound in pregnancy. Practice Bulletin No. 175, December 2016h

American College of Obstetricians and Gynecologists: Weight gain during pregnancy. Committee Opinion No. 548, January 2013, Reaffirmed 2016i

American College of Obstetricians and Gynecologists: Avoiding inappropriate clinical decisions based on false-positive human chorionic gonadotropin test results. Committee Opinion No. 278, November 2002, Reaffirmed 2017a

American College of Obstetricians and Gynecologists: Fetal alcohol spectrum disorders (FASD) prevention program. 2017b. Available at: http://www.acog.org/alcohol. Accessed October 23, 2017

American College of Obstetricians and Gynecologists: Gestational diabetes mellitus. Practice Bulletin No. 180, July 2017c

American College of Obstetricians and Gynecologists: Marijuana use during pregnancy and lactation. Committee Opinion No. 722, October 2017d

American College of Obstetricians and Gynecologists: Method for estimating the due date. Committee Opinion No. 700, May 2017e

American College of Obstetricians and Gynecologists: Opioid use and opioid use disorder in pregnancy. Committee Opinion No. 711, August 2017f

American College of Obstetricians and Gynecologists: Physical activity and exercise during pregnancy and the postpartum period. Committee Opinion No. 650, December 2015, Reaffirmed 2017g

American College of Obstetricians and Gynecologists: Carrier screening for genetic conditions. Committee Opinion No. 691, March 2017h

American College of Obstetricians and Gynecologists: Smoking cessation during pregnancy. Committee Opinion No. 721, October 2017i

American College of Obstetricians and Gynecologists: Update on immunization and pregnancy: tetanus, diphtheria, and pertussis vaccination. Committee Opinion No. 718, September 2017j

American College of Obstetricians and Gynecologists: Vitamin D: screening and supplementation during pregnancy. Committee Opinion No. 495, July 2011, Reaffirmed 2017k

American Dietetic Association: Position of the American Dietetic Association: nutrition and lifestyle for a healthy pregnancy outcome. J Am Diet Assoc 108:553, 2008

Armson BA, Allan DS, Casper RF, et al: Umbilical cord blood: counseling, collection, and banking. J Obstet Gynaecol Can 37:832, 2015

Aronson ME, Nelson PK: Fatal air embolism in pregnancy resulting from an unusual sex act. Obstet Gynecol 30:127, 1967

Ars CL, Nijs IM, Marroun HE, et al: Prenatal folate, homocysteine and vitamin B_{12} levels and child brain volumes, cognitive development and psychological functioning: the Generation R Study. Br J Nutr 22:1, 2016

Barker DJ, Osmond C, Law CM: The intrauterine and early postnatal origins of cardiovascular disease and chronic bronchitis. J Epidemiol Community Health 43:237, 1989

Bartellas E, Crane JM, Daley M, et al: Sexuality and sexual activity in pregnancy. BJOG 107:964, 2000

Bech BH, Obel C, Henriksen TB, et al: Effect of reducing caffeine intake on birth weight and length of gestation: randomized controlled trial. BMJ 335:409, 2007

Berg CJ, Callaghan WM, Syverson C, et al: Pregnancy-related mortality in the United States, 1998 to 2005. Obstet Gynecol 116(6):1302, 2010

Berggren EK, Groh-Wargo S, Presley L, et al: Maternal fat, but not lean, mass is increased among overweight/obese women with excess gestational weight gain. Am J Obstet Gynecol 214(6):745.e1, 2016

Bergsjø P, Denman DW III, Hoffman HJ, et al: Duration of human singleton pregnancy. A population-based study. Acta Obstet Gynecol Scand 69:197, 1990

Berlin I, Grangé G, Jacob N, et al: Nicotine patches in pregnant smokers: randomized, placebo controlled, multicentre trial of efficacy. BMJ 348:g1622, 2014

Bernhardt TL, Goldmann RW, Thombs PA, et al: Hyperbaric oxygen treatment of cerebral air embolism from orogenital sex during pregnancy. Crit Care Med 16:729, 1988

Bleich AT, Sheffield JS, Wendel GD Jr, et al: Disseminated gonococcal infection in women. Obstet Gynecol 119(3):597, 2012

Bodnar LM, Simhan HN, Powers RW, et al: High prevalence of vitamin D insufficiency in black and white pregnant women residing in the northern United States and their neonates. J Nutr 137(2):447, 2007

Borrelli F, Capasso R, Aviello G, et al: Effectiveness and safety of ginger in the treatment of pregnancy-induced nausea and vomiting. Obstet Gynecol 105:849, 2005

Branson BM, Handsfield HH, Lampe MA, et al: Revised recommendations for HIV testing of adults, adolescents, and pregnant women in health-care settings. MMWR 55(RR-14):1, 2006

Braunstein GD: False-positive serum human chorionic gonadotropin results: causes, characteristics, and recognition. Am J Obstet Gynecol 187:217, 2002

Braunstein GD: The long gestation of the modern home pregnancy test. Clin Chem 60(1):18, 2014

Brown MA, Sinosich MJ, Saunders DM, et al: Potassium regulation and progesterone-aldosterone interrelationships in human pregnancy: a prospective study. Am J Obstet Gynecol 155:349, 1986

Butler MG, Menitove JE: Umbilical cord blood banking: an update. J Assist Reprod Genet 28:669, 2011

Cao XY, Jiang XM, Dou ZH, et al: Timing of vulnerability of the brain to iodine deficiency in endemic cretinism. N Engl J Med 331:1739, 1994

CARE Study Group: Maternal caffeine intake during pregnancy and risk of fetal growth restriction: a large prospective observational study. BMJ 337:a2332, 2008

Carter EB, Temming LA, Akin J, et al: Group prenatal care compared with traditional prenatal care: a systematic review and meta-analysis. Obstet Gynecol 128(3):551, 2016

Casey BM, Thom EA, Peaceman AM, et al: Treatment of subclinical hypothyroidism or hypothyroxinemia in pregnancy. N Engl J Med 376(9):815, 2017

Catalano PM: Increasing maternal obesity and weight gain during pregnancy: the obstetric problems of plentitude. Obstet Gynecol 110:743, 2007

Centers for Disease Control and Prevention: Entry into prenatal care—United States, 1989–1997. MMWR 49:393, 2000

Centers for Disease Control and Prevention: Spina bifida and anencephaly before and after folic acid mandate—United States, 1995–1996 and 1999–2000. MMWR 53(17):362, 2004

Centers for Disease Control and Prevention: Guidelines for the identification and management of lead exposure in pregnant and lactating women. November 2010a. Available at: http://www.cdc.gov/nceh/lead/publications/leadandpregnancy2010.pdf. Accessed September 19, 2016

Centers for Disease Control and Prevention: Prevention of perinatal group B streptococcal disease: revised guidelines from CDC, 2010. MMWR 59(10):1, 2010b

Centers for Disease Control and Prevention: General recommendations on immunization—recommendations of the Advisory Committee on Immunization Practices (ACIP). MMWR 60(2):1, 2011

Centers for Disease Control and Prevention: PRAMS and smoking. 2013a. Available at: http://www.cdc.gov/prams/TobaccoandPrams.htm. Accessed September 18, 2016

Centers for Disease Control and Prevention: Updated recommendations for use of tetanus toxoid, reduced diphtheria toxoid, and acellular pertussis vaccine (Tdap) in pregnant women—Advisory Committee on Immunization Practices (ACIP), 2012. MMWR 62(7):131, 2013b

Centers for Disease Control and Prevention: Guidelines for vaccinating pregnant women. 2016. Available at: http://www.cdc.gov/vaccines/pubs/downloads/b_preg_guide.pdf. Accessed September 18, 2016

Chamberlain G, Broughton-Pipkin F (eds): Clinical Physiology in Obstetrics, 3rd ed. Oxford, Blackwell Science, 1998

Chen PH, Rovi S, Washington J, et al: Randomized comparison of 3 methods to screen for domestic violence in family practice. Ann Fam Med 5(5):430, 2007

Child Trends: Databank: late or no prenatal care. 2015. Available at: http://www.childtrends.org/?indicators=late-or-no-prenatal-care. Accessed September 19, 2016

Clapp JF III, Kim H, Burciu B, et al: Beginning regular exercise in early pregnancy: effect on fetoplacental growth. Am J Obstet Gynecol 183:1484, 2000

Clausson B, Granath F, Ekbom A, et al: Effect of caffeine exposure during pregnancy on birth weight and gestational age. Am J Epidemiol 155:429, 2002

Clement S, Candy B, Sikorski J, et al: Does reducing the frequency of routine antenatal visits have long term effects? Follow up of participants in a randomised controlled trial. BJOG 106:367, 1999

Coker AL, Garcia LS, Williams CM, et al: Universal psychosocial screening and adverse pregnancy outcomes in an academic obstetric clinic. Obstet Gynecol 119(6):1180, 2012

Cole LA: The utility of six over-the-counter (home) pregnancy tests. Clin Chem Lab Med 49(8): 1317, 2011

Coleman T, Chamberlain C, Davey MA, et al: Pharmacological interventions for promoting smoking cessation during pregnancy. Cochrane Database Syst Rev 12:CD010078, 2015

Cooper S, Taggar J, Lewis S, et al: Effect of nicotine patches in pregnancy on infant and maternal outcomes at 2 years: follow-up from the randomized, double-blind, placebo-controlled SNAP trial. Lancet Respir Med 2(9):728, 2014

Cox Bauer CM, Bernhard KA, Greer DM, et al: Maternal and neonatal outcomes in obese women who lose weight during pregnancy. J Perinatol 36(4):278, 2016

Daru K, Cooper NA, Khan KS: Systematic review of randomized trials of the effect of iron supplementation on iron stores and oxygen carrying capacity in pregnancy. Acta Obstet Gynecol Scand 95(3):270, 2016

Davenport MH, Skow RJ, Steinback CD: Maternal responses to aerobic exercise in pregnancy. Clin Obstet Gynecol 59(3):541, 2016

De-Regil LM, Palacios C, Lombardo LK, et al: Vitamin D supplementation for women during pregnancy. Cochrane Database Syst Rev 1:CD008873, 2016

DeVader SR, Neeley HL, Myles TD, et al: Evaluation of gestational weight gain guidelines for women with normal prepregnancy body mass index. Obstet Gynecol 110:745, 2007

Donders GG, Halperin SA, Devlieger R, et al: Maternal immunization with an investigational trivalent Group B streptococcal vaccine. Obstet Gynecol 127(2):213, 2016

Duncombe D, Skouteris H, Wertheim EH, et al: Vigorous exercise and birth outcomes in a sample of recreational exercisers: a prospective study across pregnancy. Aust N Z J Obstet Gynaecol 46:288, 2006

Duryea EL, McIntire DD, Leveno KJ: The rate of preterm birth in the United States is affected by the method of gestational age assignment. Am J Obstet Gynecol 213:331, e1, 2015

Ekstrand J, Boreus LO, de Chateau P: No evidence of transfer of fluoride from plasma to breast milk. BMJ (Clin Res Ed) 283:761, 1981

El-Mohandes A, Herman AA, Kl-Khorazaty MN, et al: Prenatal care reduces the impact of illicit drug use on perinatal outcomes. J Perinatol 23:354, 2003

Eriksen JLK, Pilliod RA, Caughey AB: Impact of late initiation of prenatal care on pregnancy outcomes among women who use drugs. Abstract No. 732. Am J Obstet Gynecol 214:S384, 2016

Facco F, Reid K, Grobman W, et al: Short and long sleep duration are associated with extremes of gestational weight gain. Abstract No. 33. Am J Obstet Gynecol 214:S24, 2016

Fawcett EJ, Fawcett JM, Mazmanian D: A meta-analysis of the worldwide prevalence of pica during pregnancy and the postpartum period. Int J Gynaecol Obstet 133(3):277, 2016

Fawzi WW, Msamanga GI, Urassa W, et al: Vitamins and perinatal outcomes among HIV-negative women in Tanzania. N Engl J Med 356:14, 2007

Fiore MC, Jaen CR, Baker TB, et al: Treating tobacco use and dependence: 2008 update. Clinical practice guideline. 2008. Available at: http://www.ncbi.nlm.nih.gov/books/NBK63952/. Accessed September 19, 2016

Fleming N, O'Driscoll T, Becker G, et al: Adolescent pregnancy guidelines. J Obstet Gynaecol Can 37(8):740, 2015

Foster M, Herulah UNPrasad A, et al: Zinc status of vegetarians during pregnancy: a systematic review of observational studies and meta-analysis of zinc intake. Nutrients 7(6):4512, 2015

Giglio JA, Lanni SM, Laskin DM, et al: Oral health care for the pregnant patient. J Can Dent Assoc 75(1):43, 2009

Green PP, McKnight-Eily LR, Tan CH, et al: Vital signs: alcohol-exposed pregnancies—United States, 2011-2013. MMWR 65(4):91, 2016

Gregory KD, Johnson CT, Johnson TR, et al: The content of prenatal care. Women's Health Issues 16:198, 2006

Grenache DG: Variable accuracy of home pregnancy tests: truth in advertising? Clin Chem Lab Med 53(3):339, 2015

Grudzinskas JG, Watson C, Chard T: Does sexual intercourse cause fetal distress? Lancet 2:692, 1979

Gutke A, Betten C, Degerskär K, et al: Treatments for pregnancy-related lumbopelvic pain: a systematic review of physiotherapy modalities. Acta Obstet Gynecol Scand 94(11):1156, 2015

Haragan AF, Hulsey TC, Hawk AF, et al: Diagnostic accuracy of fundal height and handheld ultrasound-measured abdominal circumference to screen for fetal growth abnormalities. Am J Obstet Gynecol 212(6):820. e1, 2015

Healy CM, Rench MA, Baker CJ: Importance of timing of maternal combined tetanus, diphtheria, and acellular pertussis (Tdap) immunization and protection of young infants. Clin Infect Dis 56(4):539, 2013

Herbert WNP, Bruninghaus HM, Barefoot AB, et al: Clinical aspects of fetal heart auscultation. Obstet Gynecol 69:574, 1987

Hibbeln JR, Davis JM, Steer C, et al: Maternal seafood consumption in pregnancy and neurodevelopmental outcomes in childhood (ALSPAC study): an observation cohort study. Lancet 369:578, 2007

Higginbottom MC, Sweetman L, Nyhan WL: A syndrome of methylmalonic aciduria, homocystinuria, megaloblastic anemia and neurologic abnormalities in a vitamin B12-deficient breast-fed infant of a strict vegetarian. N Engl J Med 299:317, 1978

Higgins JR, Walshe JJ, Conroy RM, et al: The relation between maternal work, ambulatory blood pressure, and pregnancy hypertension. J Epidemiol Community Health 56:389, 2002

Hollier LM, Hill J, Sheffield JS, et al: State laws regarding prenatal syphilis screening in the United States. Am J Obstet Gynecol 189:1178, 2003

Horowitz HS, Heifetz SB: Effects of prenatal exposure to fluoridation on dental caries. Public Health Rep 82:297, 1967

Hytten FE, Chamberlain G (eds): Clinical Physiology in Obstetrics, 2nd ed. Oxford, Blackwell, 1991

Hytten FE, Leitch I: The Physiology of Human Pregnancy, 2nd ed. Oxford, Blackwell, 1971

Ickovics JR, Earnshaw V, Lewis JB, et al: Cluster randomized controlled trial of group prenatal care: perinatal outcomes among adolescents in New York City health centers. Am J Public Health 106(2):359, 2016

Institute of Medicine: Dietary Reference Intakes: The Essential Guide to Nutrient Requirements. Washington, The National Academies Press, 2006

Institute of Medicine: DRI Dietary Reference Intakes for Calcium and Vitamin D. Washington, The National Academies Press, 2011

Institute of Medicine and National Research Council: Weight Gain During Pregnancy: Reexamining the Guidelines. Washington, The National Academic Press, 2009

Jackson RA, Gardner S, Torres LN, et al: My obstetrician got me fired: how work notes can harm pregnant patients and what to do about it. Obstet Gynecol 126(2):250, 2015

Jebeile H, Mijatovic J, Louie JC, et al: A systematic review and meta-analysis of energy intake and weight gain in pregnancy. Am J Obstet Gynecol 214(4): 465, 2015

Jimenez JM, Tyson JE, Reisch JS: Clinical measures of gestational age in normal pregnancies. Obstet Gynecol 61:438, 1983

Johnson S, Cushion M, Bond S, et al: Comparison of analytical sensitivity and women's interpretation of home pregnancy tests. Clin Chem Lab Med 53(3):391, 2015

Kiel DW, Dodson EA, Artal R, et al: Gestational weight gain and pregnancy outcomes in obese women: how much is enough. Obstet Gynecol 110:752, 2007

Kim DK, Bridges CB, Harriman KH, et al: Advisory Committee on Immunization Practices recommended immunization schedule for adults aged 19 years or older—United States, 2016. MMWR 65(4):88, 2016

Kiss H, Widham A, Geusau A, et al: Universal antenatal screening for syphilis: is it still justified economically? A 10-year retrospective analysis. Eur J Obstet Gynecol Reprod Biol 112:24, 2004

Kyle UG, Pichard C: The Dutch Famine of 1944–1945: a pathophysiological model of long-term consequences of wasting disease. Curr Opin Clin Nutr Metab Care 9:388, 2006

Lacroix R, Eason E, Melzack R: Nausea and vomiting during pregnancy: a prospective study of its frequency, intensity, and patterns of change. Am J Obstet Gynecol 182:931, 2000

Leveno KJ, McIntire DD, Bloom SL, et al: Decreased preterm births in an inner-city public hospital. Obstet Gynecol 113(3):578, 2009

Liddle SD, Pennick V: Interventions for preventing and treating low-back and pelvic pain during pregnancy. Cochrane Database Syst Rev 9:CD001139, 2015

Litonjua AA, Carey VJ, Laranjo N, et al: Effect of prenatal supplementation with vitamin D on asthma or recurrent wheezing in offspring by age 3 years: the VDAART randomized clinical trial. JAMA 315(4):362, 2016

Lockhart EM, Ben Abdallah AM, Tuuli MG, et al: Obstructive sleep apnea in pregnancy: assessment of current screening tools. Obstet Gynecol 126(1): 93, 2015

Loudon I: Death in Childbirth. New York, Oxford University Press, 1992

Luke B, Brown MB, Misiunas R, et al: Specialized prenatal care and maternal and infant outcomes in twin pregnancy. Am J Obstet Gynecol 934, 2003

Magann EF, Evans SF, Weitz B, et al: Antepartum, intrapartum, and neonatal significance of exercise on healthy low-risk pregnant working women. Obstet Gynecol 99:466, 2002

Maheshwari UR, King JC, Leybin L, et al: Fluoride balances during early and late pregnancy. J Occup Med 25:587, 1983

Man LX, Chang B: Maternal cigarette smoking during pregnancy increases the risk of having a child with a congenital digital anomaly. Plast Reconstr Surg 117:301, 2006

Margulies R, Miller L: Fruit size as a model for teaching first trimester uterine sizing in bimanual examination. Obstet Gynecol 98(2):341, 2001

Martin JA, Hamilton BE, Sutton PD, et al: Births: final data for 2006. Natl Vital Stat Rep 57(7):1, 2009

McCauley ME, van den Broek N, Dou L, et al: Vitamin A supplementation during pregnancy for maternal and newborn outcomes. Cochrane Database Syst Rev 10:CD008666, 2015

McDuffie RS Jr, Beck A, Bischoff K, et al: Effect of frequency of prenatal care visits on perinatal outcome among low-risk women. A randomized controlled trial. JAMA 275:847, 1996

Metz TD, Stickrath EH: Marijuana use in pregnancy and lactation: a review of the evidence. Am J Obstet Gynecol 213(6):761, 2015

Michalowicz BS, Hodges JS, DiAngelis AJ, et al: Treatment of periodontal disease and the risk of preterm birth. N Engl J Med 355:1885, 2006

Molloy AM, Kirke PN, Troendle JF, et al: Maternal vitamin B_{12} status and risk of neural tube defects in a population with high neural tube defect prevalence and no folic acid fortification. Pediatrics 123(3):917, 2009

Montagnana M, Trenti T, Aloe R, et al: Human chorionic gonadotropin in pregnancy diagnostics. Clin Chim Acta 412(17–18):1515, 2011

Morgan JL, Baggari SR, McIntire DD, et al: Pregnancy outcomes after antepartum tetanus, diphtheria, and acellular pertussis vaccine. Obstet Gynecol 125(6):1433, 2015

Mozurkewich EL, Luke B, Avni M, et al: Working conditions and adverse pregnancy outcome: a meta-analysis. Obstet Gynecol 95:623, 2000

Murray N, Homer CS, Davis GK, et al: The clinical utility of routine urinalysis in pregnancy: a prospective study. Med J Aust 177:477, 2002

Newman RB, Goldenberg RL, Moawad AH, et al: Occupational fatigue and preterm premature rupture of membranes. Am J Obstet Gynecol 184:438, 2001

Norén L, Östgaard S, Johansson G, et al: Lumbar back and posterior pelvic pain during pregnancy: a 3-year follow-up. Eur Spine J 11:267, 2002

Nossier SA, Naeim NE, El-Sayed NA, et al: The effect of zinc supplementation on pregnancy outcomes: a double-blind, randomized controlled trial, Egypt. Br J Nutr 114(2):274, 2015

Ota E, Mori R, Middleton P, et al: Zinc supplementation for improving pregnancy and infant outcome. Cochrane Database Syst Rev 2:CD000230, 2015

Patel MV, Nuthalapaty FS, Ramsey PS, et al: Pica: a neglected risk factor for preterm birth. Obstet Gynecol 103:68S, 2004

Patnode CD, Henderson JT, Thompson JH, et al: Behavioral counseling and pharmacotherapy interventions for tobacco cessation in adults, including pregnant women: a review of reviews for the U.S. Preventive Services Task Force. Ann Intern Med 163(8):608, 2015

Partridge S, Balayla J, Holcroft CA, et al: Inadequate prenatal care utilization and risks of infant mortality and poor birth outcome: a retrospective analysis of 28,729,765 U.S. deliveries over 8 years. Am J Perinatol 29(10):787, 2012

Phupong V, Hanprasertpong T: Interventions for heartburn in pregnancy. Cochrane Database Syst Rev 9:CD011379, 2015

Pitkin RM: Calcium metabolism in pregnancy and the perinatal period: a review. Am J Obstet Gynecol 151:99, 1985

Pollak KI, Oncken CA, Lipkus IM, et al: Nicotine replacement and behavioral therapy for smoking cessation in pregnancy. Am J Prev Med 33(4):297, 2007

Poskus T, Buzinskiene D, Drasutiene G, et al: Haemorrhoids and anal fissures during pregnancy and after childbirth: a prospective cohort study. BJOG 121(13):1666, 2014

Power ML, Wilson EK, Hogan SO, et al: Patterns of preconception, prenatal and postnatal care for diabetic women by obstetrician-gynecologists. J Reprod Med 58(1–2):7, 2013

Pritchard JA, Scott DE: Iron demands during pregnancy. In Hallberg L, Harwerth HG, Vannotti A (eds): Iron Deficiency: Pathogenesis, Clinical Aspects, Therapy. New York, Academic Press, 1970

Read JS, Klebanoff MA: Sexual intercourse during pregnancy and preterm delivery: effects of vaginal microorganisms. Am J Obstet Gynecol 168:514, 1993

Rink BD, Norton ME: Screening for fetal aneuploidy. Semin Perinatol 40(1):35, 2016

Rumbold A, Ota E, Nagata C, et al: Vitamin C supplementation in pregnancy. Cochrane Database Syst Rev 9:CD004072, 2015

Ryan ET, Wilson ME, Kain KC: Illness after international travel. N Engl J Med 347:505, 2002

Sa Roriz Fonteles C, Zero DT, Moss ME, et al: Fluoride concentrations in enamel and dentin of primary teeth after pre- and postnatal fluoride exposure. Caries Res 39:505, 2005

Sagedal LR, Overby NC, Bere E, et al: Lifestyle intervention to limit gestational weight gain: the Norwegian Fit for Delivery randomized controlled trial. BJOG 124(1):97, 2017

Salam RA, Zuberi NF, Bhutta ZA: Pyridoxine (vitamin B_6) supplementation during pregnancy or labour for maternal and neonatal outcomes. Cochrane Database Syst Rev 6:CD000179, 2015

Sayle AE, Savitz DA, Thorp JM Jr, et al: Sexual activity during late pregnancy and risk of preterm delivery. Obstet Gynecol 97:283, 2001

Schauberger CW, Rooney BL, Brimer LM: Factors that influence weight loss in the puerperium. Obstet Gynecol 79:424, 1992

Schrag SJ: Maternal immunization to prevent neonatal group B streptococcal disease. Obstet Gynecol 127(2):199, 2016

Scott DE, Pritchard JA, Satin AS, et al: Iron deficiency during pregnancy. In Hallberg L, Harwerth HG, Vannotti A (eds): Iron Deficiency: Pathogenesis, Clinical Aspects, Therapy. New York, Academic Press, 1970

Screnci M, Murgi E, Valle V, et al: Sibling cord blood donor program for hematopoietic cell transplantation: the 20-year experience in the Rome Cord Blood Bank. Blood Cells Mol Dis 57:71, 2016

Sibai BM, Villar MA, Bray E: Magnesium supplementation during pregnancy: a double-blind randomized controlled clinical trial. Am J Obstet Gynecol 161:115, 1989

Siddique J, Lauderdale DS, VanderWeele TJ, et al: Trends in prenatal ultrasound use in the United States. Med Care 47:1129, 2009

Siu AL, U.S. Preventive Services Task Force: Behavioral and pharmacotherapy interventions for tobacco smoking cessation in adults, including pregnant women: U.S. Preventive Services Task Force Recommendation Statement. Ann Intern Med 163(8):622, 2015

Smith CA: Effects of maternal under nutrition upon the newborn infant in Holland (1944–1945). Am J Obstet Gynecol 30:229, 1947

Smith MW, Marcus PS, Wurtz LD: Orthopedic issues in pregnancy. Obstet Gynecol Surv 63:103, 2008

Spierings EL, Sabin TD: De novo headache during pregnancy and puerperium. Neurologist 21(1):1, 2016

Spindel ER, McEvoy CT: The role of nicotine in the effects of maternal smoking during pregnancy on lung development and childhood respiratory disease: implications for dangers of E-cigarettes. Am J Respir Crit Care Med 193(5):486, 2016

Staruch M, Kucharcyzk A, Zawadzka K, et al: Sexual activity during pregnancy. Neuro Endocrinol Lett 37(1):53, 2016

Stein Z, Susser M, Saenger G, et al: Nutrition and mental performance. Science 178:708, 1972

Stephens TV, Payne M, Ball Ro, et al: Protein requirements of healthy pregnancy women during early and late gestation are higher than current recommendations. J Nutr 145(1):73, 2015

Stewart RD, Nelson DB, Adhikari EH, et al: The obstetrical and neonatal impact of maternal opioid detoxification in pregnancy. Am J Obstet Gynecol 209:267.e1, 2013

Sugarman SD: Cases in vaccine court—legal battles over vaccines and autism. N Engl J Med 257:1275, 2007

Tan PC, Yow CM, Omar SZ: Effect of coital activity on onset of labor in women scheduled for labor induction. Obstet Gynecol 110:820, 2007

Taylor CM, Golding J, Emond AM: Adverse effects of maternal lead levels on birth outcomes in the ALSPAC study: a prospective birth cohort study. BJOG 122(3):322, 2015

Thompson WW, Price C, Goodson B, et al: Early thimerosal exposure and neuropsychological outcomes at 7 to 10 years. N Engl J Med 257:1281, 2007

Till SR, Everetts D, Haas DM: Incentives for increasing prenatal care use by women in order to improve maternal and neonatal outcomes. Cochrane Database Syst Rev 12:CD009916, 2015

Tong VT, Dietz PM, Morrow B, et al: Trends in smoking before, during, and after pregnancy—pregnancy risk assessment monitoring system, United States, 40 sites, 2000–2010. MMWR 62(6):1, 2013

Tozzi AE, Bisiacchi P, Tarantino V, et al: Neuropsychological performance 10 years after immunization in infancy with thimerosal-containing vaccines. Pediatrics 123(2):475, 2009

U.S. Department of Health and Human Services: Reducing tobacco use: a report of the Surgeon General. Atlanta, U.S. Department of Health and Human Services, Centers for Disease Control and Prevention, National

Center for Chronic Disease Prevention and Health Promotion, Office on Smoking and Health, 2000

U.S. Environmental Protection Agency: Fish: what pregnant women and parents need to know. 2014. Available at: http://www.fda.gov/Food/FoodborneIllnessContaminants/Metals/ucm393070.htm. Accessed September 19, 2016

U.S. Preventive Services Task Force: Recommendation statement: clinical guidelines: folic acid for the prevention of neural tube defects. Ann Intern Med 150:626, 2009

Villar J, Báaqeel H, Piaggio G, et al: WHO antenatal care randomised trial for the evaluation of a new model of routine antenatal care. Lancet 357:1551, 2001

Vintzileos AM, Ananth CV, Smulian JC, et al: Prenatal care and black-white fetal death disparity in the United States: heterogeneity by high-risk conditions. Obstet Gynecol 99:483, 2002

Wang SM, Dezinno P, Maranets I, et al: Low back pain during pregnancy: prevalence, risk factors, and outcomes. Obstet Gynecol 104:65, 2004

Washington State Health Care Authority: Ultrasonography (ultrasound) in pregnancy: a health technology assessment. 2010. Available at: http://www.hta.hca.wa.gov/documents/final_report_ultrasound.pdf. Accessed September 19, 2016

West KP: Vitamin A deficiency disorders in children and women. Food Nutr Bull 24:S78, 2003

Widen EM, Whyatt RM, Hoepner LA, et al: Excessive gestational weight gain is associated with long-term body fat and weight retention at 7 y postpartum in African American and Dominican mothers with underweight, normal, and overweight prepregnancy BMI. Am J Clin Nutr 102(6):1460, 2015

Wilcox AJ, Baird DD, Dunson D, et al: Natural limits of pregnancy testing in relation to the expected menstrual period. JAMA 286:1759, 2001

Wilson DL, Barnes M, Ellett L, et al: Decreased sleep efficiency, increased wake after sleep onset and increased cortical arousals in late pregnancy. Aust N Z J Obstet Gynaecol 51(1):38, 2011

Worthen N, Bustillo M: Effect of urinary bladder fullness on fundal height measurements. Am J Obstet Gynecol 138:759, 1980

Xu J, Kochanek KD, Murphy SL: Deaths: final data for 2007. Nat Stat Vit Rep 58(19):1, 2010

Zaman K, Roy E, Arifeen SE, et al: Effectiveness of maternal influenza immunization in mothers and infants. N Engl J Med 359(15):1555, 2008

PARTE 5
O PACIENTE FETAL

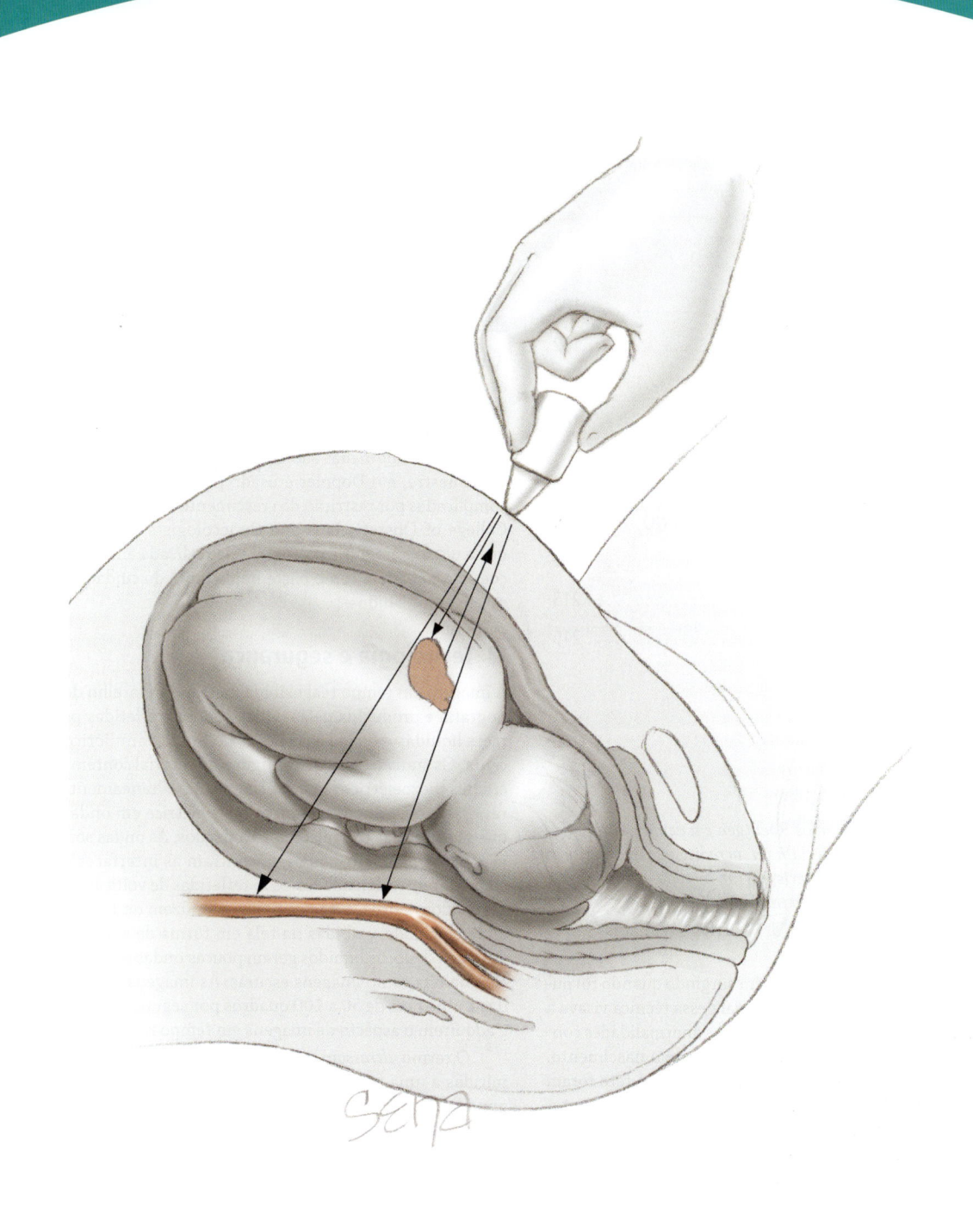

CAPÍTULO 10

Exames de imagem do feto

ULTRASSONOGRAFIA OBSTÉTRICA 182
TECNOLOGIA E SEGURANÇA 182
AVALIAÇÃO DA IDADE GESTACIONAL 183
ULTRASSONOGRAFIA DO PRIMEIRO TRIMESTRE 185
ULTRASSONOGRAFIA DO SEGUNDO E
TERCEIRO TRIMESTRE 186
AVALIAÇÃO DO COMPRIMENTO DO COLO UTERINO 189
ANATOMIA FETAL NORMAL E ANORMAL 191
DOPPLER 213
RESSONÂNCIA MAGNÉTICA 215

Após a descoberta dos raios Roentgen e a demonstração dos vários usos que eles poderiam ter, acreditou-se que também seria possível que eles conferissem um método valioso para a investigação do formato e do tamanho da pelve.
— J. Whitridge Williams (1903)

As técnicas de radiografia estavam recém surgindo quando foi publicada a 1ª edição deste livro. O uso inicial dessa técnica visava a pelve materna, sem atenção ao feto. Assim, as anormalidades congênitas rotineiramente não eram descobertas até o nascimento. Os esforços radiográficos subsequentes para avaliar o feto foram mais tarde substituídos pela ultrassonografia e, mais recentemente, pela ressonância magnética (RM), técnicas que ficaram cada vez mais sofisticadas. A subespecialidade de medicina fetal surgiu devido a esses avanços, e o especialista atual não consegue imaginar o cuidado obstétrico sem eles.

ULTRASSONOGRAFIA OBSTÉTRICA

A ultrassonografia pré-natal pode ser usada para avaliar de forma acurada a idade gestacional, o número de fetos, a sua viabilidade e a localização placentária, além de ajudar no diagnóstico de muitas anormalidades fetais. Com a melhora de resolução e exibição das imagens, as anomalias são cada vez mais detectadas no primeiro trimestre, e o Doppler é usado para o manejo das gestações complicadas por restrição do crescimento ou anemia. O American College of Obstetricians and Gynecologists (2016) recomenda que a ultrassonografia pré-natal seja realizada em todas as gestações e a considera como parte importante do cuidado obstétrico nos Estados Unidos.

■ Tecnologia e segurança

A imagem em tempo real exibida na tela do aparelho de ultrassonografia é produzida pelas ondas sonoras refletidas pelas interfaces líquidas e teciduais do feto, do líquido amniótico e da placenta. Os transdutores de configuração setorial contêm grupos de cristais piezoelétricos que funcionam simultaneamente em fileiras. Esses cristais convertem energia elétrica em ondas sonoras, que são emitidas em pulsos sincronizados. As ondas sonoras atravessam os planos teciduais, encontram as interfaces de tecidos com diferentes densidades e são refletidas de volta ao transdutor. Os tecidos densos, como os ossos, produzem ondas refletidas de alta velocidade, exibidas na tela em forma de sinais brilhantes. Por outro lado, os líquidos geram poucas ondas refletidas e aparecem na tela como imagens escuras. As imagens digitais produzidas a uma taxa de 50 a 100 quadros por segundo são processadas e adquirem o aspecto de imagens em tempo real.

O termo *ultrassom* refere-se às ondas sonoras que são transmitidas a uma frequência acima de 20.000 hertz (ciclos por segundo). Os transdutores de frequências mais altas oferecem imagens com melhor resolução, enquanto as frequências mais baixas penetram melhor nos tecidos. Os transdutores usam tecnologia de banda larga para trabalhar em uma faixa de frequências. No início da gestação, um transdutor vaginal de 5 a 10 megahertz

(MHz) geralmente consegue resolução excelente, pois o feto está mais próximo do transdutor. E durante o primeiro e o segundo trimestres de gestação, um transdutor transabdominal de 4 a 6 MHz é, de forma semelhante, aplicado próximo o suficiente do feto para gerar imagens precisas. Contudo, no terceiro trimestre pode ser necessário utilizar um transdutor de frequência mais baixa (2-5 MHz) para conseguir penetração – particularmente em pacientes obesas –, embora à custa de perda de resolução.

Segurança do feto

A ultrassonografia deve ser realizada apenas quando há uma indicação médica válida, usando a configuração de exposição mais baixa possível para se obter a informação necessária – princípio *ALARA*, tão baixo quanto razoavelmente exequível (de *as low as reasonably achievable*). Os exames são realizados apenas por profissionais treinados para o reconhecimento de anormalidades fetais e artefatos que simulam patologias, usando técnicas para evitar a exposição ao ultrassom além do que é considerado seguro para o feto (American College of Obstetricians and Gynecologists, 2016; American Institute of Ultrasound in Medicine, 2013b). Não foi demonstrada relação entre a ultrassonografia diagnóstica e qualquer efeito adverso reconhecido na gestação humana. A International Society of Ultrasound in Obstetrics and Gynecology (2016) concluiu também que não existe associação cientificamente comprovada entre a exposição ao ultrassom no primeiro ou segundo trimestres e os transtornos do espectro do autismo ou a sua intensidade.

Todos os aparelhos de ultrassonografia estão obrigados a demonstrar dois índices: o *índice térmico* e o *índice mecânico*. O índice térmico é uma medida da probabilidade relativa de que o exame possa elevar a temperatura, possivelmente a ponto de causar danos aos tecidos. Dito isso, o dano fetal resultante dos equipamentos de ultrassonografia comercialmente disponíveis na prática de rotina é extremamente improvável. A possibilidade de ocorrer elevação da temperatura é maior quando o exame é mais demorado, sendo maior nas proximidades dos ossos do que nos tecidos moles. Os riscos teóricos são maiores durante a organogênese do que nos últimos meses de gestação. O índice térmico para tecidos moles (*Tis*, de *thermal index for soft tissues*) é usado antes de 10 semanas de gestação, e o índice para ossos (*Tib*, de *thermal index for bones*) é usado a partir de 10 semanas de gestação (American Institute of Ultrasound in Medicine, 2013b). O índice térmico é maior quando se utiliza Doppler pulsado do que durante um exame rotineiro em modo B (p. 213). Durante o primeiro trimestre, caso seja necessário usar Doppler pulsado, o índice térmico deve ser ≤ 0,7, e a exposição deve ser a mais breve possível (American Institute of Ultrasound in Medicine, 2016). Para documentar a frequência cardíaca embrionária ou fetal, o exame com modo de movimento (modo M) é usado em vez da imagem com Doppler pulsado.

O índice mecânico é uma medida da probabilidade de ocorrerem efeitos adversos relacionados com a pressão rarefacional – por exemplo, cavitação –, que é relevante apenas nos tecidos que contêm ar. Por essa razão, não são utilizados contrastes ultrassonográficos com microbolhas durante a gestação. Em tecidos de mamíferos que não contêm corpos gasosos, não há relatos de efeitos adversos ao longo da gama de exposições relevantes para diagnóstico. Como os fetos não podem conter corpos gasosos, eles não são considerados em risco.

O uso da ultrassonografia para quaisquer finalidades não médicas, inclusive "obter uma imagem de lembrança do feto", é considerado *contrário à prática médica responsável* e não é aceito pela Food and Drug Administration (FDA) (2014), pelo American Institute of Ultrasound in Medicine (2012, 2013b) ou pelo American College of Obstetricians and Gynecologists (2016).

Segurança do examinador

A prevalência relatada de desconforto ou lesão musculoesquelética ocupacionais entre os ultrassonografistas pode chegar a 70% (Janga, 2012; Roll, 2012). Os principais fatores de risco de lesão durante um exame de ultrassonografia transabdominal são postura desajeitada, forças estáticas sustentadas e vários tipos de pegada com pressão enquanto se manuseia o transdutor (Centers for Disease Control and Prevention, 2006). O biotipo materno pode contribuir, já que mais força costuma ser usada na realização de exames em pacientes obesas.

As recomendações a seguir podem ajudar a evitar lesão:

1. Posicione a paciente próximo de você na mesa de exame. Como resultado, seu cotovelo fica próximo do corpo, a abdução do ombro é de menos que 30 graus e seu polegar está virado para cima.
2. Ajuste a altura da mesa ou da cadeira de forma que seu antebraço fique paralelo ao piso.
3. Se estiver sentado, use uma cadeira com apoio para o dorso, apoie seus pés e mantenha os tornozelos em posição neutra. Não se incline para frente na direção da paciente ou do monitor.
4. Fique diretamente à frente do monitor e coloque-o de forma que possa ser observado a um ângulo neutro, por exemplo, 15 graus para baixo.
5. Evite estender, inclinar ou torcer o corpo durante o exame.
6. Pausas frequentes podem evitar distensão muscular. Exercícios de fortalecimento e alongamento podem ser úteis.

■ Avaliação da idade gestacional

Quanto mais cedo o exame ultrassonográfico é realizado, maior é a acurácia na avaliação da idade gestacional. Critérios específicos para "recalcular" uma gestação, isto é, redefinir a idade gestacional e estimar a data do parto usando os achados da ultrassonografia inicial, são mostrados na Tabela 10-1. A única exceção para a revisão da idade gestacional com base na ultrassonografia inicial é quando a gestação tenha resultado de reprodução assistida, caso em que a acurácia da idade gestacional é presumida.

TABELA 10-1 Avaliação ultrassonográfica da idade gestacional

Idade gestacional	Parâmetros	Ponto de corte para revisão[a]
< 9 semanas	CCN	> 5 dias
9 a < 14 semanas	CCN	> 7 dias
14 a < 16 semanas	DBP, CC, CA, CF	> 7 dias
16 a < 22 semanas	DBP, CC, CA, CF	> 10 dias
22 a < 28 semanas	DBP, CC, CA, CF	> 14 dias
≥ 28 semanas	DBP, CC, CA, CF	> 21 dias

[a]A idade gestacional ultrassonográfica deve ser usada quando a idade gestacional derivada da DUM difere daquela obtida por ultrassonografia por valor acima do ponto de corte.
CA, circunferência abdominal; DBP, diâmetro biparietal; CCN, comprimento cabeça-nádega; CF, comprimento do fêmur; CC, circunferência da cabeça; DUM, data da última menstruação.
Modificada de American College of Obstetricians and Gynecologists, 2017b.

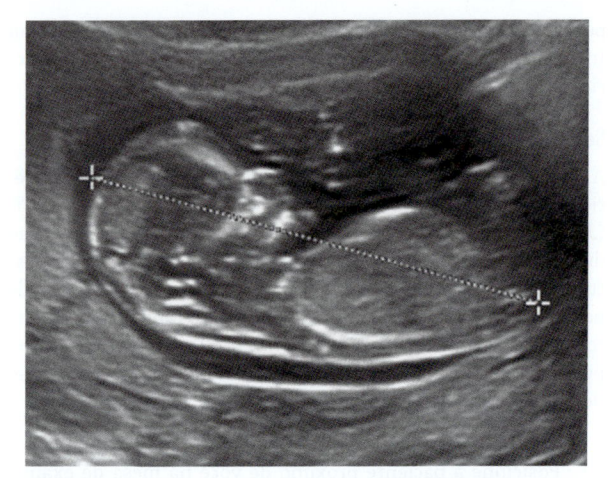

FIGURA 10-1 O comprimento cabeça-nádega neste feto de 12 semanas e 3 dias é de cerca de 6 cm.

resolução. O CCN é medido no plano sagital médio com o embrião ou feto em posição neutra e não fletida, de forma que seu comprimento possa ser medido em linha reta (Fig. 10-1). A medida não deve incluir a vesícula vitelina nem um botão de um membro. Utiliza-se a média de três medidas distintas. Até $13^{6/7}$ semanas de gestação, o CCN é acurado com uma variação de 5 a 7 dias (American College of Obstetricians and Gynecologists, 2017b).

A partir de $14^{0/7}$ semanas, o *software* do equipamento usa fórmulas para calcular a idade gestacional e o peso fetal estimados com base nas medidas do diâmetro biparietal, do comprimento do fêmur e das circunferências da cabeça e do abdome (Fig. 10-2). As estimativas são mais acuradas quando se usa vários parâmetros, mas podem errar o peso fetal em até 20% (American College of Obstetricians and Gynecologists, 2016). Vários nomogramas para estruturas fetais, incluindo diâmetro do cerebelo, comprimento das orelhas, distâncias oculares, circunferência torácica e comprimento dos rins, dos ossos longos e dos pés, podem ser usados para investigar determinados aspectos relativos a síndromes fetais ou anormalidades dos sistemas de órgãos (ver Apêndice, p. 1266).

O diâmetro biparietal (DBP) reflete com mais exatidão a idade gestacional, com variação de 7 a 10 dias no segundo trimestre. O DBP é medido perpendicularmente à foice da linha média na *incidência transtalâmica*, ao nível dos tálamos e do *cavum* do septo

A medida ultrassonográfica do comprimento cabeça-nádega (CCN) constitui o índice biométrico mais preciso para estimar a idade gestacional (ver Apêndice, p. 1263). Conforme observado, o exame transvaginal geralmente fornece imagens com melhor

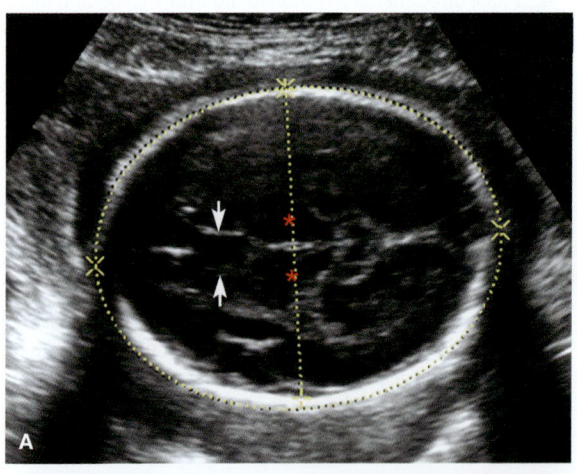

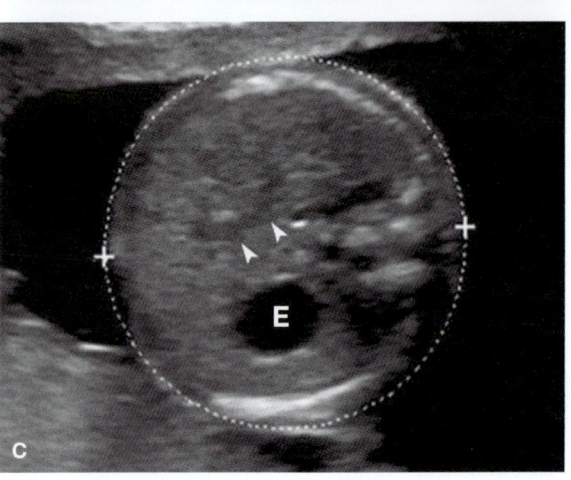

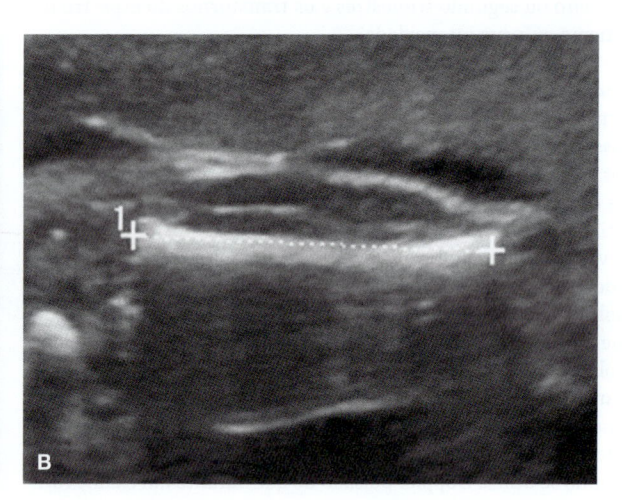

FIGURA 10-2 Biometria fetal. **A.** Incidência transtalâmica. A imagem transversal (axial) do crânio é obtida no nível do *cavum* do septo pelúcido (*setas*) e dos tálamos (*asteriscos*). O diâmetro biparietal é medido no plano perpendicular à linha média sagital, entre a borda externa do crânio no campo proximal e o rebordo interno do crânio no campo distal. Por convenção, o campo proximal é o que está mais próximo do transdutor de ultrassom. A circunferência da cabeça é medida circunferencialmente ao redor da borda externa do crânio. **B.** Comprimento do fêmur. O fêmur é medido perpendicularmente à diáfise femoral, de uma ponta à outra, excluindo a epífise. **C.** Circunferência abdominal. Essa é uma medida transversal efetuada no nível do estômago (*E*). A estrutura em forma de J (*pontas de seta*) indica a confluência da veia umbilical com a veia porta direita. Em condições ideais, apenas uma costela fica visível a cada lado do abdome, indicando que a imagem não foi obtida em ângulo oblíquo.

pelúcido (CSP) (ver Fig. 10-2A). Cursores (*calipers*) são colocados desde o limite externo do crânio no campo proximal até a borda interna do crânio no campo distal. A circunferência da cabeça (CC) também é medida na incidência transtalâmica. É colocada uma elipse ao redor da margem externa do crânio ou a circunferência é calculada usando-se os valores do DBP e do diâmetro occipitofrontal (DOF). O *índice cefálico*, que corresponde ao DBP dividido pelo DOF, normalmente é de cerca de 70 a 86%.

Quando o formato do crânio é achatado (*dolicocefalia*) ou arredondado (*braquicefalia*), a CC é mais confiável que o DBP. Essas variantes do formato da cabeça podem ser normais ou secundárias à posição fetal ou a oligoidrâmnios. Contudo, a dolicocefalia pode ocorrer nos defeitos do tubo neural, e a braquicefalia pode ser vista em fetos com a síndrome de Down. Além disso, no caso de formato anormal do crânio, deve-se considerar a possibilidade de *craniossinostose* e outras anormalidades craniofaciais.

O comprimento do fêmur (CF) correlaciona-se diretamente com o DBP e a idade gestacional. Essa medida é obtida com o feixe perpendicular ao eixo longitudinal da diáfise. O cursor (*caliper*) é colocado em ambas as extremidades da diáfise calcificada, excluindo-se as epífises. Para estimar a idade gestacional, essa medida apresenta variação de 7 a 11 dias no segundo trimestre (ver Fig. 10-2B). Uma medida do fêmur que seja < percentil 2,5 para a idade gestacional ou que seja encurtada para ≤ 90% daquela esperada com base no DBP medido é um marcador menor da síndrome de Down (Cap. 14, p. 287). A faixa normal da razão entre CF e circunferência abdominal (CA) é de 20 a 24%. Um CF drasticamente encurtado ou uma razão entre CF e CA abaixo de 18% deve levar a uma avaliação para displasia do esqueleto (p. 210).

Entre os parâmetros biométricos, a CA é mais afetada pelo crescimento fetal. Assim, para a estimativa da idade gestacional, a CA tem a maior variação, a qual pode chegar a 2 a 3 semanas no segundo trimestre. Para medir a CA, é traçado um círculo por fora da pele fetal em uma imagem transversal que contenha o estômago e a confluência da veia umbilical com o seio portal (ver Fig. 10-2C). A imagem deve aparecer o mais arredondada possível, de preferência contendo não mais do que uma costela de cada lado do abdome. Os rins não devem estar visíveis na imagem.

A variabilidade da estimativa ultrassonográfica da idade gestacional aumenta com a progressão da gestação. Assim, as gestações não submetidas a exames de imagem antes de 22 semanas para confirmar ou revisar a idade gestacional devem ser consideradas como *datadas de maneira subótima* (American College of Obstetricians and Gynecologists, 2017a). Embora as estimativas sejam melhoradas pelo cálculo das médias de vários parâmetros, quando um parâmetro difere significativamente do outro, deve-se considerar sua exclusão do cálculo. O valor discrepante pode resultar da dificuldade de visualização, mas também pode indicar anomalia ou distúrbio do crescimento fetal. Tabelas de referência, como a que é apresentada no Apêndice (p. 1264), podem ser usadas para estimar os percentis do peso fetal.

■ Ultrassonografia do primeiro trimestre

A Tabela 10-2 relaciona as indicações da ultrassonografia antes de 14 semanas de gestação. A gravidez em estágios iniciais pode ser avaliada por ultrassonografia transabdominal, transvaginal, ou ambas. Os componentes descritos na Tabela 10-3 devem ser avaliados. A ultrassonografia do primeiro trimestre pode diagnosticar de maneira confiável gestação anembrionária, morte embrionária, gestação ectópica e doença trofoblástica gestacional. O primeiro trimestre também é a ocasião ideal para avaliar

TABELA 10-2 Algumas indicações para exame ultrassonográfico no primeiro trimestre

Confirmar uma gestação intrauterina
Avaliar uma suspeita de gravidez ectópica
Definir a causa de sangramento vaginal
Avaliar a dor pélvica
Estimar a idade gestacional
Diagnosticar ou avaliar gestações múltiplas
Confirmar a atividade cardíaca
Auxiliar a coleta de vilosidade coriônica, a transferência de embriões e a localização e remoção de um dispositivo intrauterino
Investigar a existência de determinadas anomalias fetais, como anencefalia, em pacientes de alto risco
Avaliar massas pélvicas e/ou anormalidades uterinas maternas
Medir a translucência nucal quando fizer parte de um programa de rastreamento de aneuploidia fetal
Avaliar a suspeita de doença trofoblástica gestacional

Modificada de American Institute of Ultrasound in Medicine, 2013a.

TABELA 10-3 Componentes dos exames ultrassonográficos convencionais por trimestre

Primeiro trimestre	Segundo e terceiro trimestres
Tamanho, localização e número de sacos gestacionais	Número de fetos, incluindo a amnionicidade e a corionicidade de gestações múltiplas
Identificação do embrião e/ou vesícula vitelina	Atividade cardíaca fetal
Comprimento cabeça-nádega	Apresentação fetal
Número de fetos, incluindo amnionicidade e corionicidade de gestações múltiplas	Localização, aparência e relações da placenta com o orifício cervical interno, documentando o local de inserção do cordão placentário quando for tecnicamente possível
Atividade cardíaca embrionária/fetal	Volume de líquido amniótico
Avaliação de anatomia embrionária/fetal apropriada para o primeiro trimestre	Avaliação da idade gestacional
Avaliação de útero, anexos e fundo de saco maternos	Estimativa do peso fetal
Avaliação da região nucal fetal, com a consideração de avaliação da translucência nucal fetal	Avaliação anatômica fetal, incluindo a documentação de limitações técnicas
	Avaliação de útero, anexos e colo uterino maternos, quando apropriado

Modificada de American Institute of Ultrasound in Medicine, 2013a.

o útero, os anexos e o fundo de saco. A determinação da corionicidade em uma gestação múltipla é mais acurada no primeiro trimestre (Cap. 45, p. 868).

O saco gestacional intrauterino é demonstrado de maneira confiável por ultrassonografia transvaginal em torno de 5 semanas, e o embrião com atividade cardíaca, em torno de 6 semanas de gestação (Fig. 10-3). O embrião deve estar visível ao exame transvaginal quando o diâmetro médio do saco gestacional tiver alcançado 25 mm – quando isso não é possível, a gestação é *anembrionária*. A movimentação cardíaca costuma ser visível ao exame transvaginal quando o comprimento do embrião atinge 5 mm. Nos embriões < 7 mm sem atividade cardíaca, pode haver necessidade de exames subsequentes para determinar a viabilidade fetal (American College of Obstetricians and Gynecologists, 2016). No Parkland Hospital, a morte fetal no primeiro trimestre é diagnosticada quando o embrião alcançou 10 mm e não apresenta movimentação cardíaca. Outros critérios para esse diagnóstico são encontrados no Capítulo 18 (Tab. 18-3, p. 350).

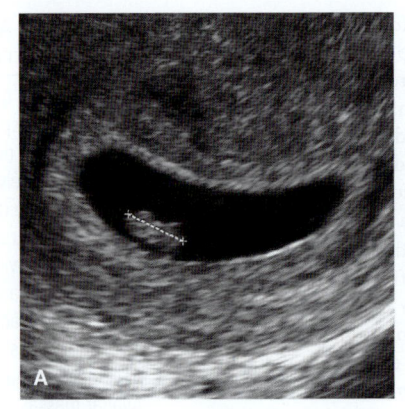

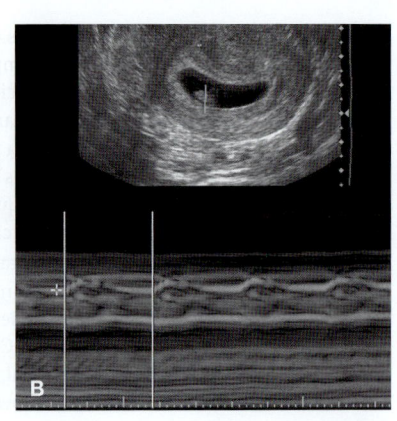

FIGURA 10-3 A. A medida do comprimento cabeça-nádega é de cerca de 7 mm neste embrião de 6 semanas. **B.** O modo M demonstra a atividade cardíaca fetal e uma frequência cardíaca de 124 batimentos por minuto.

Translucência nucal

A avaliação da translucência nucal (TN) é um componente do rastreamento de aneuploidia no primeiro trimestre, discutido no Capítulo 14 (p. 281). Ela representa a espessura máxima da área de translucência subcutânea entre a pele e os tecidos moles que recobrem a coluna vertebral do feto na região posterior do pescoço. A TN é medida no plano sagital entre 11 e 14 semanas com base em critérios precisos (Tab. 10-4). Quando a TN está aumentada, o risco de aneuploidia fetal e de várias anomalias estruturais – especialmente defeitos cardíacos – aumenta de modo significativo.

Detecção de anomalias fetais

Outra indicação para ultrassonografia do primeiro trimestre é investigar a existência de determinadas anomalias fetais nas gestantes de risco (ver Tab. 10-2). Os estudos realizados nessa área enfatizaram a anatomia detectável entre 11 e 14 semanas de gestação, de forma a coincidir com a ultrassonografia realizada como parte do rastreamento de aneuploidia. *Com a tecnologia atual, não é razoável esperar que todas as principais anomalias detectáveis no segundo trimestre possam ser demonstradas no primeiro trimestre.* Assim, o exame no primeiro trimestre não deve substituir a avaliação anatômica do segundo trimestre (American College of Obstetricians and Gynecologists, 2016).

Como exemplo, em um estudo com mais de 40.000 gestações submetidas ao rastreamento ultrassonográfico de aneuploidia entre 11 e 14 semanas de gestação, a avaliação anatômica básica obteve uma taxa de detecção de cerca de 40% para as anormalidades estruturais (Syngelaki, 2011). Bromley e colaboradores (2014) também concluíram que a ultrassonografia no final do primeiro trimestre identificava as principais anormalidades em 0,5% das gestações, representando cerca de 40% das gestações com anomalias detectadas no pré-natal. As taxas de detecção relatadas são muito altas para anencefalia, holoprosencefalia alobar e defeitos da parede abdominal. Porém, em uma análise de mais de 60.000 gestações com esses exames iniciais, apenas um terço das principais anomalias cardíacas foram identificadas, e *nenhum* caso de microcefalia, agenesia do corpo caloso, anormalidades cerebelares, malformações pulmonares congênitas da via aérea ou obstrução intestinal foi identificado (Syngelaki, 2011). Em outro estudo de gestações de baixo risco ou não selecionadas, 32% das anomalias foram detectadas, enquanto, nas gestações descritas como de alto risco, a taxa de detecção de anomalias foi de mais de 60% (Karim, 2017).

■ Ultrassonografia do segundo e terceiro trimestre

Recomenda-se que a ultrassonografia seja rotineiramente oferecida a todas as gestantes entre 18 e 22 semanas de gestação

TABELA 10-4 Recomendações para medição da translucência nucal (TN)

As margens da TN devem estar suficientemente visíveis para a colocação do cursor (*caliper*)
O feto deve estar no plano sagital médio
A imagem deve ser ampliada de modo que seja preenchida pela cabeça, pelo pescoço e pela parte superior do tórax fetal
O pescoço do feto deve estar em posição neutra, sem flexão e sem hiperextensão
O âmnio deve ser visto como distinto da linha de TN
A medição deve ser feita com o uso de cursores eletrônicos
O cursor + deve ser posicionado nas margens internas do espaço nucal sem que nenhuma das barras horizontais faça protrusão para dentro do espaço
O cursor deve ser colocado perpendicularmente ao eixo longo do feto
A medida deve ser obtida no espaço mais largo de TN

De American Institute of Ultrasound in Medicine, 2013a, com permissão.

TABELA 10-5 Algumas indicações para exame ultrassonográfico no segundo ou terceiro trimestre
Indicações maternas
Sangramento vaginal
Dor abdominal/pélvica
Massa pélvica
Suspeita de anormalidade uterina
Suspeita de gravidez ectópica
Suspeita de gestação molar
Suspeita de placenta prévia e vigilância subsequente
Suspeita de descolamento prematuro de placenta
Ruptura prematura de membranas pré-termo e/ou trabalho de parto pré-termo
Insuficiência cervical
Adjuvante de cerclagem cervical
Adjuvante de amniocentese ou outros procedimentos
Adjuvante de versão cefálica externa
Indicações fetais
Estimativa da idade gestacional
Avaliação do crescimento fetal
Discrepância significativa entre tamanho uterino e dados clínicos de idade gestacional
Suspeita de gestação múltipla
Avaliação da anatomia fetal
Rastreamento de anomalias fetais
Avaliação de achados que aumentam o risco de aneuploidia
Anormalidade de marcadores bioquímicos
Determinação da apresentação fetal
Suspeita de polidrâmnio ou oligoidrâmnio
Avaliação do bem-estar fetal
Avaliação de acompanhamento de uma anomalia fetal
História de anomalia congênita em gestação prévia
Suspeita de morte fetal
Avaliação da condição fetal em gestantes que iniciam os cuidados pré-natais tardiamente

Adaptada de American Institute of Ultrasound in Medicine, 2013a.

(American College of Obstetricians and Gynecologists, 2016). Esse intervalo de tempo permite a avaliação acurada da idade gestacional, da anatomia fetal, da localização da placenta e do comprimento cervical. Com o reconhecimento de que a idade gestacional na qual as anormalidades são identificadas pode afetar as opções de manejo da gestação, os profissionais podem optar pela realização do exame antes de 20 semanas. A Tabela 10-5 descreve as diversas indicações adicionais dos exames ultrassonográficos realizados no segundo e no terceiro trimestre. Os três tipos de exame são *padrão*, *especializado* – que inclui a ultrassonografia direcionada – e *simplificado*.

A ultrassonografia *padrão* inclui a avaliação do número de fetos e da sua apresentação, da atividade cardíaca, do volume de líquido amniótico, da posição da placenta, da biometria fetal e da anatomia fetal (American Institute of Ultrasound in Medicine, 2013b). Quando for tecnicamente possível, o colo uterino e os anexos maternos são examinados conforme a indicação. Os componentes são encontrados na Tabela 10-3, e as estruturas anatômicas fetais que devem ser avaliadas são listadas na Tabela 10-6. No exame de gêmeos ou de outras gestações múltiplas, a documentação também inclui o número de córions e de âmnios, a comparação das dimensões fetais, a estimativa do volume de líquido amniótico em cada saco gestacional e a determinação do sexo dos fetos (Cap. 45, p. 868).

A ultrassonografia *direcionada* é um tipo de exame *especializado*. Ela é realizada quando o risco de uma anormalidade fetal anatômica ou genética é elevado devido a histórico, resultados de testes de rastreamento ou achados anormais durante o exame padrão (Tab. 10-7). A ultrassonografia direcionada inclui uma avaliação anatômica detalhada, cujos componentes são mostrados na Tabela 10-6. Como ela tem o código CPT 76811, essa ultrassonografia é coloquialmente chamada de "exame 76811". Ela deve ser feita apenas no caso de haver indicação e não deve ser repetida na ausência de uma circunstância adequada. Os médicos que realizam ou interpretam ultrassonografias direcionadas devem ser especializados em exames de imagem fetal, com treinamento e experiência continuados (Wax, 2014). O médico determina caso a caso a necessidade da avaliação de muitos dos componentes do exame direcionado (American College of Obstetricians and Gynecologists, 2016). Outros tipos de exames especializados incluem ecocardiografia fetal, avaliação com Doppler e perfil biofísico, descrito no Capítulo 17 (p. 337).

A ultrassonografia *simplificada* é realizada para solucionar uma questão clínica específica. Os exemplos incluem a avaliação da apresentação fetal, a viabilidade, o volume de líquido amniótico ou a localização placentária. Na ausência de uma emergência, um exame simplificado só é realizado quando uma ultrassonografia padrão já tiver sido feita. Caso contrário, desde que a idade gestacional seja de pelo menos 18 semanas, recomenda-se uma ultrassonografia padrão.

Detecção de anomalias fetais

Com os avanços atuais nas tecnologias de imagem, cerca de 50% das principais anormalidades fetais são detectadas com a ultrassonografia padrão (Rydberg, 2017). A sensibilidade da ultrassonografia para detectar anomalias fetais varia de acordo com diversos fatores, como idade gestacional, biotipo materno, posição do feto, equipamento, tipo de exame, habilidade do ultrassonografista e anormalidade em questão. Por exemplo, a obesidade materna foi associada à redução de 20% na taxa de detecção de anomalias (Dashe, 2009).

Além disso, a detecção varia expressivamente de acordo com a anomalia. Por exemplo, os dados populacionais de 18 registros abrangem a rede EUROCAT. Entre 2011 e 2015, as taxas de detecção pré-natal de algumas anomalias diagnosticadas pelo EUROCAT (2017), excluindo as condições genéticas, foram os seguintes: anencefalia, 99%; espinha bífida, 89%; hidrocefalia, 78%; fenda labial/palatina, 68%; hipoplasia do coração esquerdo, 87%; transposição das grandes artérias, 64%; hérnia diafragmática, 74%; gastrosquise, 94%; onfalocele, 92%; agenesia renal bilateral, 94%; válvulas uretrais posteriores, 79%; anomalias com redução do membro, 57%; e pé torto congênito, 57%.

Entretanto, é importante ressaltar que a taxa global de detecção de anomalias (exceto aneuploidia) ficou *abaixo de 40%*. Isso reflete a inclusão de anomalias com detecção mínima ou nula por ultrassonografia no segundo trimestre, como microcefalia, atresia coanal, fenda palatina, doença de Hirschsprung, atresia anal e anomalias congênitas da pele. Essas malformações são mencionadas porque os médicos tendem a enfatizar as anomalias que podem ser detectadas pela ultrassonografia, mas aquelas não prontamente detectáveis podem ser igualmente devastadoras para as famílias. *Assim, todos os exames ultrassonográficos devem incluir uma conversa franca sobre as limitações da técnica.*

A maioria dos neonatos com anomalias nasce de mulheres cujas gestações são consideradas de baixo risco, isto é, sem indicação para a ultrassonografia direcionada. Assim, nos exames

TABELA 10-6 Componentes da avaliação anatômica fetal padrão e direcionada

Ultrassonografia padrão	Componentes adicionais da ultrassonografia direcionada (detalhada)
Cabeça, face e pescoço Ventrículos cerebrais laterais Plexo corióideo Foice na linha média *Cavum* do septo pelúcido Cerebelo Cisterna magna Lábio superior Consideração da medida da prega cutânea nucal com 15-20 semanas	**Cabeça, face e pescoço** Integridade e formato do crânio Terceiro ventrículo[a] Quarto ventrículo[a] Corpo caloso[a] Verme e lobos cerebelares Parênquima cerebral Perfil Cristalino, lábios e nariz em plano coronal[a] Palato[a], maxila, mandíbula e língua[a] Posição e tamanho das orelhas[a] Órbitas[a] Pescoço
Tórax Atividade cardíaca Incidência das quatro câmaras do coração Via de saída do ventrículo esquerdo Via de saída do ventrículo direito	**Tórax** Arco aórtico Veia cava superior e inferior Incidência de 3 vasos Incidência de 3 vasos e traqueia Pulmões Integridade do diafragma Costelas[a]
Abdome Estômago: presença, tamanho e posição Rins Bexiga Inserção do cordão umbilical no abdome fetal Número de vasos no cordão umbilical	**Abdome** Intestino delgado e grosso[a] Glândulas suprarrenais[a] Vesícula biliar[a] Fígado Artérias renais[a] Baço[a] Integridade da parede abdominal
Coluna Coluna cervical, torácica, lombar e sacra	**Coluna** Forma e curvatura Integridade da coluna e dos tecidos moles sobrejacentes
Extremidades Pernas e braços	**Extremidades** Arquitetura, posição, número Mãos Pés Dedos[a]: número, posição
Sexo fetal Nas gestações múltiplas e quando clinicamente indicado	

[a]Quando clinicamente indicado (determinado caso a caso).
Modificada de American Institute of Ultrasound in Medicine, 2013a; Wax, 2014.

ultrassonográficos padrão, é fundamental documentar de forma acurada e garantir a qualidade a fim de otimizar as taxas de detecção. Sem dúvida alguma, as diretrizes práticas e os padrões estabelecidos por organizações como o American Institute of Ultrasound in Medicine (2013b) e a International Society of Ultrasound in Obstetrics and Gynecology (Salomon, 2011) aumentaram as taxas de detecção das anomalias fetais. A acreditação das práticas de ultrassom é um processo oferecido pelo American Institute of Ultrasound in Medicine e pelo American College of Radiology desenvolvido para melhorar a qualidade dos exames de imagem e a adesão às diretrizes. Isso inclui a revisão das imagens e do seu armazenamento, do equipamento de ultrassonografia, da geração dos laudos e das qualificações de médicos e ultrassonografistas. A Society for Maternal-Fetal Medicine (2013) recomenda que, sempre que possível, as ultrassonografias obstétricas realizadas por subespecialistas em medicina materno-fetal sejam feitas conforme as práticas acreditadas.

Volume de líquido amniótico

A avaliação do volume de líquido amniótico é um componente de todas as ultrassonografias de segundo e terceiro trimestres, e os volumes variam conforme a idade gestacional. O termo

TABELA 10-7 Indicações para ultrassonografia anatômica fetal direcionada

Feto ou neonato anterior com anormalidade estrutural ou genética/cromossômica

Gestação atual com suspeita ou confirmação de anormalidade fetal ou com confirmação de anormalidade do crescimento

Risco aumentado de anomalia estrutural fetal na gestação atual
 Diabetes materno diagnosticado antes de 24 semanas de gestação
 Tecnologias de reprodução assistida para obter a concepção
 Índice de massa corporal pré-gestacional materno > 30 kg/m^2
 Gestação múltipla (Cap. 45, p. 864)
 Níveis séricos anormais de alfafetoproteína ou estriol
 Exposição a teratógenos
 Medida da translucência nucal ≥ 3,0 mm

Risco aumentado de anormalidade fetal genética/cromossômica na gestação atual
 Pais portadores de anormalidade genética/cromossômica
 Idade materna ≥ 35 no parto
 Resultado anormal em teste de rastreamento de aneuploidia
 Marcador menor para aneuploidia (na ultrassonografia padrão)
 Medida da translucência nucal ≥ 3,0 mm

Outras condições que afetam o feto
 Infecção congênita (Caps. 64 e 65)
 Dependência de drogas
 Aloimunização (Cap. 15, p. 301)
 Anormalidades do líquido amniótico (Cap. 11, p. 227)

Modificada de Wax, 2014, 2015.

oligoidrâmnio indica que o volume de líquido amniótico está abaixo da faixa normal e, nesses casos, comumente observa-se compactação subjetiva do feto. *Polidrâmnio* se refere a um volume acima de um determinado limiar normal. O volume de líquido amniótico costuma ser avaliado de maneira semiquantitativa. As medidas incluem o maior bolsão vertical do líquido amniótico ou o somatório dos bolsões verticais mais profundos em cada um dos quatro quadrantes uterinos – o *índice de líquido amniótico (ILA)* (Phelan, 1987). Faixas de referência foram estabelecidas para as medições realizadas a partir de 16 semanas de gestação. Normalmente, o maior bolsão vertical mede 2 a 8 cm, enquanto o ILA costuma variar entre 8 e 24 cm. No Capítulo 11 (p. 227) há uma discussão adicional e outras imagens.

Avaliação do comprimento do colo uterino

A avaliação da relação entre a placenta e o orifício cervical interno é um componente fundamental da ultrassonografia padrão. As anormalidades da placenta e do cordão umbilical são revisadas no Capítulo 6 (p. 111). Embora o colo uterino possa ser visto em imagens por via transabdominal (Fig. 10-4), isso costuma ser dificultado por fatores técnicos que incluem o biotipo materno, a posição do colo uterino ou a presença de sombras causadas pela

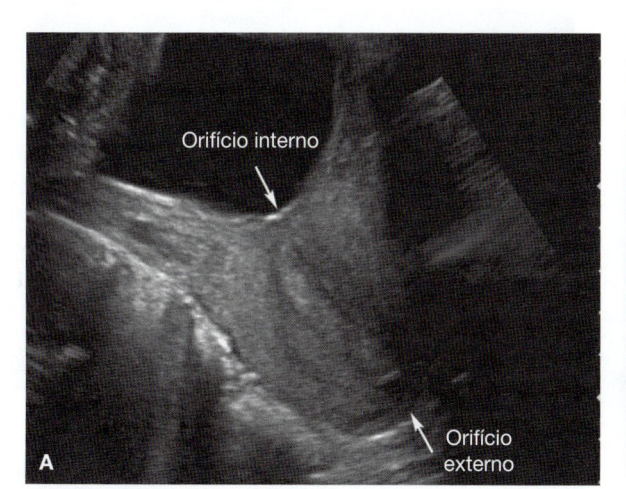

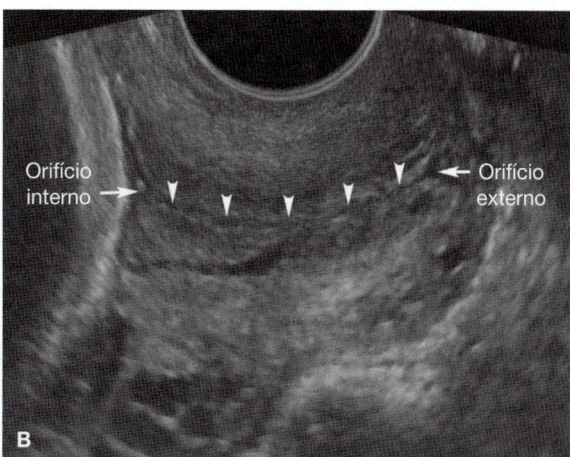

FIGURA 10-4 A. Imagem transabdominal do colo uterino mostrando o orifício interno e o orifício externo. **B.** A imagem transvaginal oferece uma avaliação mais precisa do colo uterino e deve ser usada na tomada de decisões médicas. Nesta imagem, as pontas de seta marcam o canal endocervical. (Reproduzida com permissão de Dr. Emily Adhikari.)

TABELA 10-8 Critérios para a avaliação transvaginal do colo uterino

Imagem do colo uterino
A bexiga materna deve estar vazia.
O transdutor é inserido sob observação em tempo real, identificando-se o plano sagital médio, o orifício interno e, então, o orifício externo, enquanto se mantém a visualização do orifício interno.
Deve ser possível a visualização do orifício interno, do orifício externo e de todo o canal endocervical. O orifício interno pode aparecer como uma pequena indentação triangular na junção da cavidade amniótica e do canal endocervical.
A imagem é ampliada de modo que o colo uterino preencha cerca de 75% da tela.
A largura anterior e posterior do colo uterino deve ser aproximadamente a mesma.
O transdutor é puxado um pouco para trás até que a imagem comece a ficar borrada, garantindo que não seja colocada compressão sobre o colo uterino, sendo depois inserido apenas o suficiente para restaurar uma imagem clara.
As imagens devem ser obtidas com e sem a compressão fúndica ou suprapúbica para avaliar alterações dinâmicas – ou encurtamento nas imagens em tempo real.

Medida do colo uterino
O cursor (*caliper*) é colocado no ponto de encontro entre as paredes anterior e posterior do colo uterino.
O canal endocervical aparece como uma tênue ecodensidade linear.
Se o canal tiver um contorno curvo, uma linha reta entre os orifícios interno e externo se desviará do caminho do canal endocervical.
Se o ponto médio da linha entre os canais interno e externo se desviar ≥ 3 mm do canal endocervical, mede-se o comprimento cervical em dois segmentos lineares.
É possível observar a presença de afunilamento, *sludge* (lama ou debris) ou alterações dinâmicas.
Pelo menos três imagens distintas são medidas durante um período de ao menos 3 minutos para permitir que haja alteração dinâmica.
A visualização de encurtamento cervical na imagem em tempo real, com ou sem compressão fúndica ou suprapúbica, aumenta o risco de parto pré-termo.
Deve-se usar o menor comprimento cervical que satisfaça todos os critérios.

Modificada de Iams, 2013.

parte de apresentação fetal. Além disso, a bexiga materna ou a compressão causada pelo transdutor podem artificialmente alongar o aspecto do colo uterino. Assim, os valores da medida transabdominal ou transvaginal do colo uterino diferem de maneira significativa.

Se o colo uterino parecer encurtado ou se ele não puder ser adequadamente visualizado durante a avaliação transabdominal, considera-se a avaliação transvaginal (American Institute of Ultrasound in Medicine, 2013b). Apenas as medidas do comprimento cervical obtidas por via transvaginal com 16 semanas de gestação ou mais são consideradas suficientemente precisas para a tomada de decisão clínica (ver Fig. 10-4). Um colo uterino encurtado está associado a risco elevado de parto pré-termo, particularmente em casos de parto pré-termo prévio, e o grau de risco aumenta proporcionalmente ao grau de encurtamento cervical (Cap. 42, p. 815).

Para medir o colo uterino por via transvaginal, são observados os critérios de imagem mostrados na Tabela 10-8. O canal endocervical deve estar visível por completo, e as imagens preferencialmente são obtidas ao longo de vários minutos para permitir alterações dinâmicas. Durante o exame, busca-se por debris ou afunilamentos visíveis. O afunilamento é uma protrusão de membranas amnióticas para dentro de uma porção do canal endocervical dilatado (Fig. 10-5). O afunilamento não é um preditor independente de parto pré-termo, porém está associado a encurtamento cervical, e a avaliação transvaginal é recomendada se houver suspeita de afunilamento por via transabdominal. O comprimento cervical é medido distalmente ao funil, pois a base do funil se torna o orifício interno funcional. Se o colo uterino estiver dilatado, como na insuficiência cervical, pode haver prolapso das membranas pelo canal endocervical e para a vagina, produzindo um aspecto de ampulheta. *Sludge* ou debris representam um conjunto de matéria particulada dentro da bolsa amniótica perto do orifício interno. Nas gestações com risco de parto pré-termo, o *sludge* está associado com risco ainda maior.

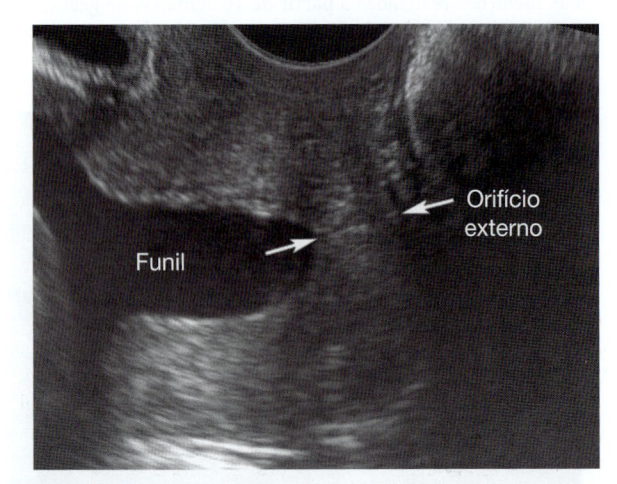

FIGURA 10-5 Imagem transvaginal mostrando um colo uterino encurtado com afunilamento. O afunilamento é uma protrusão das membranas amnióticas para uma parte do canal endocervical dilatado. A margem distal da protrusão do funil se torna o orifício interno funcional (*seta à esquerda*). Assim, o comprimento cervical medido, que se encontra entre as setas, não deve incluir o funil. (Reproduzida com permissão de Dr. Emily Adhikari.)

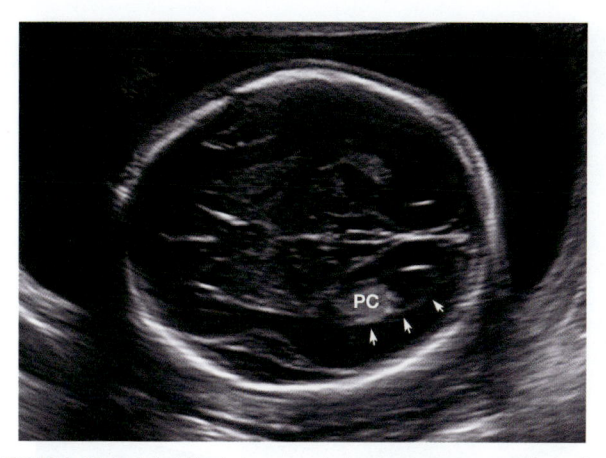

FIGURA 10-6 A incidência transventricular demonstra os ventrículos laterais, que contêm o plexo corióideo (*PC*) ecogênico. O ventrículo lateral é medido no *átrio* (*setas*), que corresponde à confluência dos cornos temporal e occipital. As medidas normais variam de 5 a 10 mm ao longo de todo o segundo e o terceiro trimestre. Neste feto de 21 semanas, os átrios mediam 6 mm.

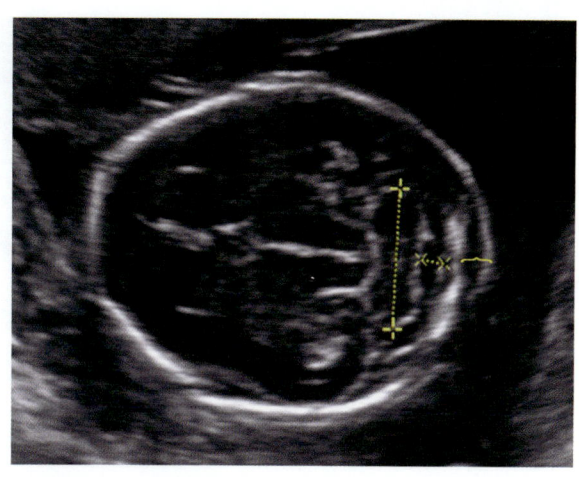

FIGURA 10-7 Incidência transcerebelar da fossa posterior, demonstrando as medidas do cerebelo (+), da cisterna magna (×) e da espessura da prega nucal (*chave*). É importante ter o cuidado de não angular obliquamente o transdutor para baixo na direção da coluna vertebral, pois isso pode aumentar artificialmente a medida da prega nucal.

ANATOMIA FETAL NORMAL E ANORMAL

Muitas anomalias e síndromes fetais podem ser caracterizadas pela ultrassonografia direcionada, e algumas anormalidades são discutidas a seguir. Essa relação não pretende ser completa, mas engloba as anormalidades relativamente comuns detectáveis pela ultrassonografia convencional, assim como as que podem ser revertidas por uma intervenção terapêutica fetal. Os componentes da ultrassonografia dos fetos com anomalias cromossômicas são revisados nos Capítulos 13 e 14, enquanto as intervenções terapêuticas fetais são descritas no Capítulo 16.

■ Encéfalo e coluna vertebral

O exame ultrassonográfico morfológico do encéfalo fetal inclui três incidências transversais (axiais). A *incidência transtalâmica* é usada para medir o DBP e a CC e inclui a foice da linha média, o *cavum* do septo pelúcido (CSP) e os tálamos (ver Fig. 10-1A). O CSP é o espaço entre as duas lâminas que separam os cornos frontais dos ventrículos laterais. A impossibilidade de detectar o CSP normal indica uma anormalidade da linha média encefálica, incluindo agenesia do corpo caloso, holoprosencefalia lobar ou displasia septo-óptica (síndrome de De Morsier). A *incidência transventricular* inclui os ventrículos laterais, que contêm o plexo corióideo ecogênico (Fig. 10-6). Os ventrículos são medidos em seus átrios, que correspondem à confluência dos cornos temporal e occipital. A *incidência transcerebelar* é obtida com a angulação do transdutor na direção da fossa posterior (Fig. 10-7). Nessa incidência, é possível medir o cerebelo e a cisterna magna e, com cerca de 15 a 20 semanas, também a espessura da prega cutânea nucal. Entre 15 e 22 semanas de gestação, o diâmetro cerebelar (em milímetros) é praticamente equivalente à idade gestacional em semanas (Goldstein, 1987). Normalmente, a cisterna magna mede entre 2 e 10 mm. Como está descrito a seguir (p. 193), o apagamento da cisterna magna está associado à *malformação de Chiari tipo II*.

O exame ultrassonográfico da coluna vertebral inclui a avaliação das regiões cervical, torácica, lombar e sacra (Fig. 10-8). As imagens espinais representativas para registro costumam ser obtidas no plano sagital ou coronal, mas as imagens em tempo real de cada segmento espinal no plano transversal são mais sensíveis para a detecção de anomalias. As imagens transversais demonstram três centros de ossificação. O centro de ossificação anterior é o corpo vertebral, enquanto os centros de ossificação pareados posteriores representam a junção entre as lâminas e os

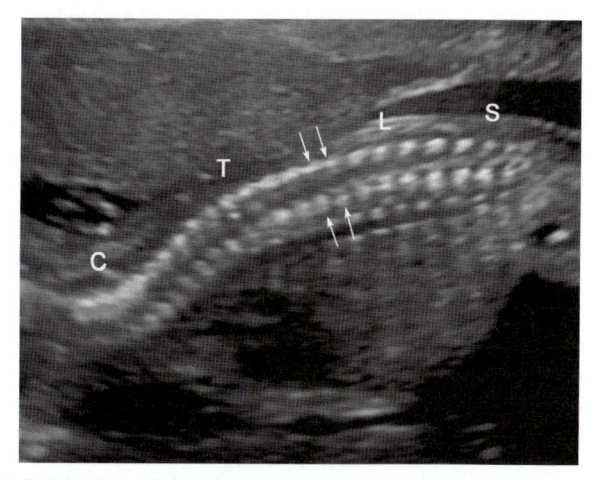

FIGURA 10-8 Coluna vertebral fetal normal. Nesta imagem sagital de um feto de 21 semanas, os segmentos cervical (*C*), torácico (*T*), lombar (*L*) e sacral (*S*) estão evidentes. As setas assinalam as fileiras paralelas dos centros de ossificação posteriores pareados — que representam as junções das lâminas e dos pedículos vertebrais.

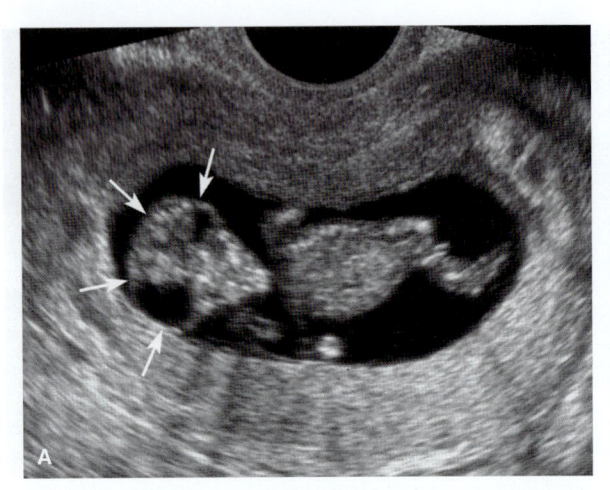

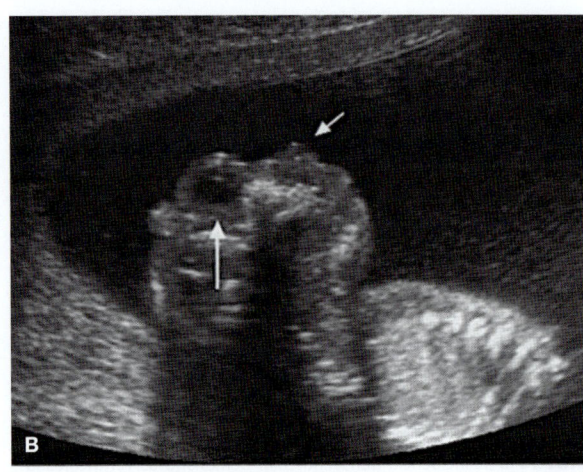

FIGURA 10-9 Anencefalia/acrania. **A.** Acrania. Este feto de 11 semanas não tem crânio e possui uma massa desorganizada de tecidos cerebrais sofrendo protrusão, assemelhando-se a uma "touca de banho" (*setas*), e um aspecto facial triangular típico. **B.** Anencefalia. Esta imagem sagital demonstra a ausência do prosencéfalo e do crânio acima da base craniana e da órbita. A seta branca longa assinala a órbita fetal, e a seta branca curta indica o nariz.

pedículos vertebrais. A ossificação da coluna ocorre em sentido craniocaudal, de modo que a ossificação da parte superior do sacro (S_1-S_2) não costuma ser visível pela ultrassonografia até 16 semanas de gestação, e a ossificação de todo o sacro pode não ser visível até 21 semanas (De Biasio, 2003). Desse modo, a detecção de algumas anomalias da coluna vertebral pode ser difícil no início do segundo trimestre.

Quando o exame identifica uma anormalidade do encéfalo ou da coluna vertebral, a ultrassonografia direcionada deve ser realizada. A International Society of Ultrasound in Obstetrics and Gynecology (2007) publicou diretrizes para a "neurossonografia fetal". A RM fetal também pode ser útil (p. 217).

Defeitos do tubo neural

Os defeitos incluem anencefalia, mielomeningocele (também chamada espinha bífida), cefalocele e outras anormalidades raras de fusão vertebral. Eles resultam do fechamento incompleto do tubo neural em torno da idade embrionária de 26 a 28 dias. Sua prevalência ao nascer é de 0,9 por 1.000 nos Estados Unidos e na maior parte da Europa e de 1,3 por 1.000 no Reino Unido (Cragan, 2009; Dolk, 2010). Muitos defeitos do tubo neural podem ser evitados com a suplementação de ácido fólico. Quando ocorre isoladamente, o padrão hereditário do defeito do tubo neural é multifatorial, e o risco de recidiva sem suplementação periconcepcional de ácido fólico é de 3 a 5% (Cap. 13, p. 270).

O rastreamento de defeitos do tubo neural com alfafetoproteína sérica materna (AFPSM) tem sido rotineiramente oferecido como parte do cuidado pré-natal desde a década de 1980 (Cap. 14, p. 283). As mulheres têm atualmente a opção de rastreamento de defeito no tubo neural com AFPSM, ultrassonografia ou ambas (American College of Obstetricians and Gynecologists, 2016). O rastreamento sérico costuma ser realizado entre 15 e 20 semanas de gestação. Além disso, se for usado um limiar mais alto de 2,5 múltiplos da mediana (MoM, de *multiples of median*), a taxa de detecção prevista é de pelo menos 90% para anencefalia fetal e de 80% para mielomeningocele. A ultrassonografia direcionada é o teste diagnóstico preferido e, além de caracterizar o defeito do tubo neural, pode identificar outras anormalidades ou condições que também resultam em elevação da AFPSM (Tab. 14-6, p. 283).

A *anencefalia* se caracteriza pela ausência do crânio e das estruturas telencefálicas acima do nível da base do crânio e das órbitas (Fig. 10-9). *Acrania* é o termo usado para descrever a ausência do crânio com protrusão de tecido cerebral desorganizado. Ambas são uniformemente letais e geralmente são consideradas em conjunto, com a anencefalia como estágio final da acrania (Bronshtein, 1991). Essas anomalias costumam ser diagnosticadas no final do primeiro trimestre e, com avaliação detalhada, quase todos os casos podem ser diagnosticados no segundo trimestre. A incapacidade de visualizar o DBP aumenta a suspeita. A face costuma parecer triangular e as imagens sagitais prontamente demonstram a ausência do crânio ossificado. É comum haver polidrâmnio secundário ao distúrbio da deglutição fetal no terceiro trimestre.

Cefalocele é a herniação das meninges por uma falha do crânio, em geral estando localizada na linha média da região occipital (Fig. 10-10). Quando os tecidos cerebrais sofrem herniação através da falha craniana, a anomalia é conhecida como *encefalocele*.

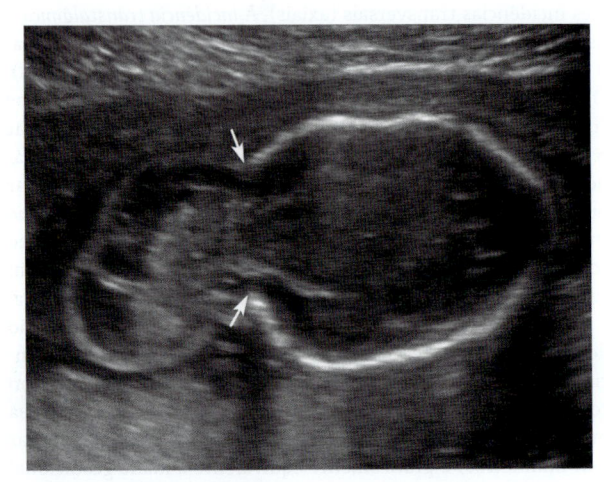

FIGURA 10-10 Encefalocele. Esta imagem transversal demonstra uma falha ampla na região occipital do crânio (*setas*), através da qual as meninges e os tecidos cerebrais sofreram herniação.

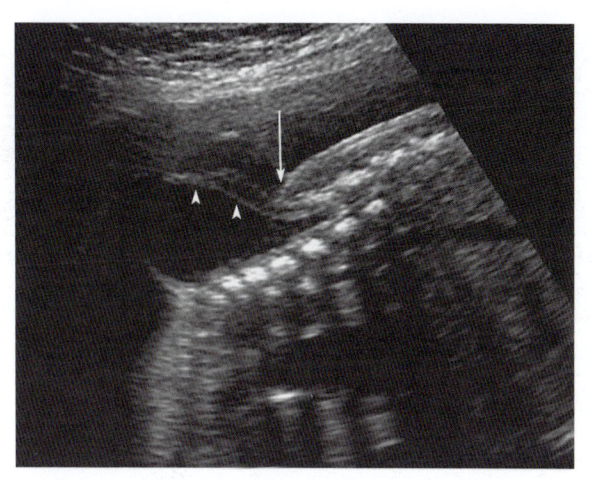

FIGURA 10-11 Mielomeningocele. Nesta imagem sagital de uma mielomeningocele lombossacra, as pontas de seta indicam raízes nervosas dentro do saco herniado anecoico. A pele sobrejacente está visível acima do nível da falha vertebral, mas é interrompida abruptamente no nível da falha (*seta*).

meníngeo possa ser percebido mais facilmente nas imagens no plano sagital, as imagens transversais demonstram mais facilmente a separação ou o afastamento dos processos laterais.

A detecção de espinha bífida é auxiliada por dois achados cranianos característicos (Nicolaides, 1986). A sobreposição dos ossos frontais é chamada de *sinal do limão*, e a curvatura anterior do cerebelo com apagamento da cisterna magna é o *sinal da banana* (Fig. 10-12). Esses achados são manifestações da malformação de Chiari do tipo II, também chamada de *malformação de Arnold-Chiari*. Isso ocorre quando o deslocamento inferior da medula espinal puxa uma porção do cerebelo através do forame magno e para dentro do canal cervical superior. *Ventriculomegalia* é outro achado ultrassonográfico frequentemente associado, particularmente após a metade da gestação. Mais de 80% dos lactentes com espinha bífida aberta necessitam da colocação de *shunt* ventriculoperitoneal. Em muitos casos, o DBP também é pequeno. As crianças com espinha bífida requerem cuidados multidisciplinares para tratar dos problemas relacionados com a malformação, com a derivação terapêutica e com os déficits na deglutição, na deambulação e nas funções intestinal e vesical. Os procedimentos cirúrgicos fetais para mielomeningocele estão descritos no Capítulo 16 (p. 319).

A herniação do cerebelo e de outras estruturas da fossa posterior constitui a *malformação de Chiari tipo III*. É comum ocorrer uma combinação de hidrocefalia e microcefalia, e os sobreviventes têm alta incidência de déficits neurológicos e de deficiência intelectual. A cefalocele é um componente importante da *síndrome de Meckel-Gruber* (autossômica recessiva), que inclui displasia renal cística e polidactilia. As cefaloceles que não se localizam na linha média da região occipital devem sugerir a possibilidade de *sequência de banda amniótica* (Cap. 6, p. 116).

Espinha bífida é uma anomalia vertebral, geralmente do arco dorsal, com exposição das meninges e da medula espinal. A prevalência é de cerca de 1 em cada 2.000 nascimentos (Cragan, 2009; Dolk, 2010). A maioria dos casos consiste em *espinha bífida aberta* – a anomalia inclui a pele e os tecidos moles. A herniação de um saco meníngeo contendo elementos neurais é conhecida como *mielomeningocele* (Fig. 10-11). Quando há apenas um saco meníngeo, a anomalia é descrita como *meningocele*. Embora o saco

Ventriculomegalia

Caracterizada pela distensão dos ventrículos cerebrais por líquido cerebrospinal (LCS), este achado é um marcador inespecífico de desenvolvimento cerebral anormal (Pilu, 2011). Em geral, o átrio mede de 5 a 10 mm a partir de 15 semanas até o final da gestação (ver Fig. 10-6). A ventriculomegalia leve é diagnosticada quando a largura do átrio mede entre 10 e 15 mm (Fig. 10-13), e a ventriculomegalia franca ou grave, quando essa medida excede a 15 mm. Quanto maior for o átrio, maior é a probabilidade de um desfecho anormal (Gaglioti, 2009; Joó, 2008). O LCS é produzido dentro dos ventrículos pelo *plexo corióideo*, o qual é composto por tecido conectivo frouxo circundando um núcleo de capilares recobertos por epitélio. O plexo corióideo com frequência parece *balançar* dentro do ventrículo quando há ventriculomegalia grave.

A ventriculomegalia pode ser causada por diversas agressões genéticas e ambientais. Ela pode ser causada por outras anormalidades do sistema nervoso central (SNC) (como malformação de

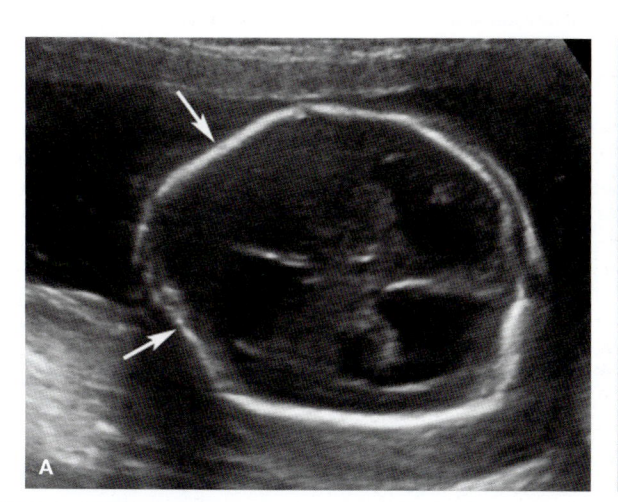

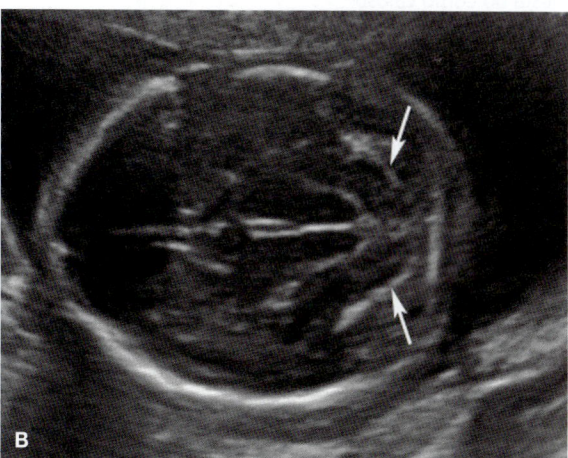

FIGURA 10-12 Achados cranianos na mielomeningocele. **A.** Imagem da cabeça de um feto ao nível dos ventrículos laterais demonstrando abaulamento interno ou sobreposição dos ossos frontais (*setas*) – sinal do limão. **B.** Imagem da cabeça de um feto ao nível da fossa posterior demonstrando encurvamento anterior do cerebelo (*setas*) e apagamento da cisterna magna – sinal da banana.

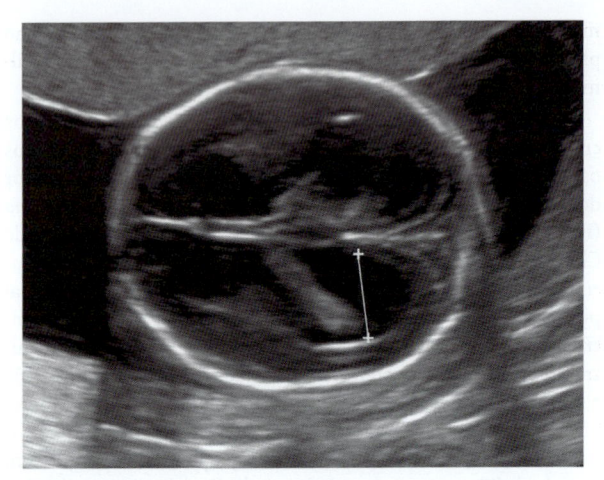

FIGURA 10-13 Ventriculomegalia. Nesta imagem transversal do crânio, a linha branca representa a medida do átrio do ventrículo lateral (nesse caso, 12 mm), compatível com ventriculomegalia leve.

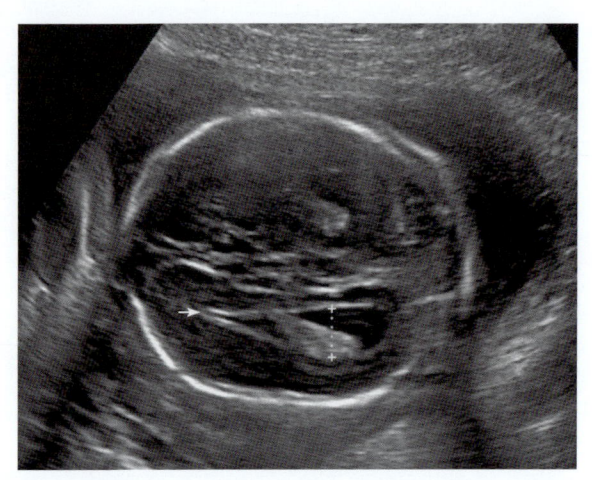

FIGURA 10-14 Agenesia do corpo caloso. A imagem demonstra um ventrículo com formato de "gota" em consequência de ventriculomegalia leve (*linha pontilhada*) e deslocamento lateral dos cornos frontais (*seta*). O *cavum* do septo pelúcido normal não pode ser evidenciado.

Dandy-Walker ou holoprosencefalia), por algum processo obstrutivo (como estenose do aqueduto) ou ser secundária a um processo destrutivo (como porencefalia ou teratoma intracraniano). A avaliação inicial inclui exame dirigido da anatomia fetal; testes para infecções congênitas, como citomegalovírus e toxoplasmose; e análise cromossômica por *microarray*, a qual é descrita no Capítulo 13 (p. 271). A RM fetal deve ser considerada para a avaliação de anormalidades associadas que podem não ser detectáveis à ultrassonografia.

O prognóstico é geralmente determinado pela etiologia, gravidade e taxa de progressão. Porém, mesmo na ventriculomegalia isolada e de aspecto leve, o prognóstico pode variar muito. Em uma revisão sistemática de quase 1.500 casos leves a moderados, 1 a 2% estavam associados a infecções congênitas, 5% a aneuploidia e 12% a anormalidades neurológicas (Devaseelan, 2010). Uma anormalidade neurológica era significativamente mais comum se a ventriculomegalia progredisse com o avançar da gestação.

Agenesia do corpo caloso

O corpo caloso constitui o principal feixe de fibras que conectam regiões recíprocas dos hemisférios cerebrais. Quando há agenesia total do corpo caloso, não é possível demonstrar o CSP normal ao exame ultrassonográfico. Além disso, há deslocamento lateral dos cornos frontais, e os átrios demonstram leve aumento posterior – de forma que o ventrículo adquire uma configuração típica em "gota" (Fig. 10-14). A disgenesia do corpo caloso envolve apenas as porções caudais – o corpo e o esplênio – e, consequentemente, pode ser mais difícil de detectar no pré-natal.

Nos estudos populacionais, a agenesia do corpo caloso tem prevalência de 1 em 5.000 nascimentos (Glass, 2008; Szabo, 2011). Em uma revisão de casos aparentemente isolados dessa malformação, a RM fetal demonstrou outras anormalidades encefálicas em mais de 20% dos casos (Sotiriadis, 2012). Quando a anomalia ainda era classificada como isolada depois da RM, estudos demonstraram que 75% dos fetos tiveram desenvolvimento normal, enquanto 12% apresentaram incapacidade grave. A agenesia do corpo caloso está associada a outras anomalias, aneuploidia e mais de 200 síndromes genéticas. Assim, o aconselhamento genético pode ser difícil.

Holoprosencefalia

Durante os estágios iniciais do desenvolvimento normal do encéfalo, o prosencéfalo, ou cérebro anterior, divide-se em telencéfalo e diencéfalo. Com a holoprosencefalia, o prosencéfalo não consegue se dividir por completo em dois hemisférios cerebrais e não forma as estruturas diencefálicas associadas. Os tipos principais de holoprosencefalia constituem um contínuo que inclui, em ordem decrescente de gravidade, os subtipos *alobar*, *semilobar* e *lobar*. Na forma mais grave – *holoprosencefalia alobar* –, o monoventrículo único, com ou sem córtex sobrejacente, circunda os tálamos centrais fundidos (Fig. 10-15). Com a *holoprosencefalia semilobar*, há separação parcial dos hemisférios. A *holoprosencefalia lobar* se caracteriza por um grau variável de fusão das estruturas frontais, devendo ser considerada quando um CSP normal não pode ser visto.

A diferenciação dos dois hemisférios cerebrais é induzida pelo mesênquima pré-cordal, também responsável pela diferenciação da linha média da face. Por essa razão, a holoprosencefalia pode estar associada a algumas anomalias das órbitas e dos olhos (hipotelorismo, ciclopia ou microftalmia), dos lábios (fenda mediana) ou do nariz (etmocefalia, cebocefalia ou arrinia com probóscide) (ver Fig. 10-15).

A prevalência da holoprosencefalia é de apenas 1 em 10.000 a 15.000 nascimentos. Entretanto, essa anomalia foi demonstrada em cerca de 1 entre 250 abortos precoces, confirmando a letalidade intrauterina extremamente alta (Orioli, 2010; Yamada, 2004). A holoprosencefalia alobar representa 40 a 75% dos casos, e 30 a 40% têm alguma anormalidade cromossômica numérica, principalmente trissomia do 13 (Orioli, 2010; Solomon, 2010). Por outro lado, estudos demonstraram que dois terços dos casos dessa trissomia tinham holoprosencefalia. A realização do cariótipo fetal ou da análise cromossômica por *microarray* deve ser oferecida à família quando essa anormalidade é detectada.

Malformação de Dandy-Walker – agenesia do verme cerebelar

Essa anomalia da fossa posterior caracteriza-se por agenesia do verme cerebelar, dilatação da fossa posterior e elevação do tentório. Ao exame ultrassonográfico, o líquido localizado na cisterna magna dilatada comunica-se claramente com o quarto ventrículo

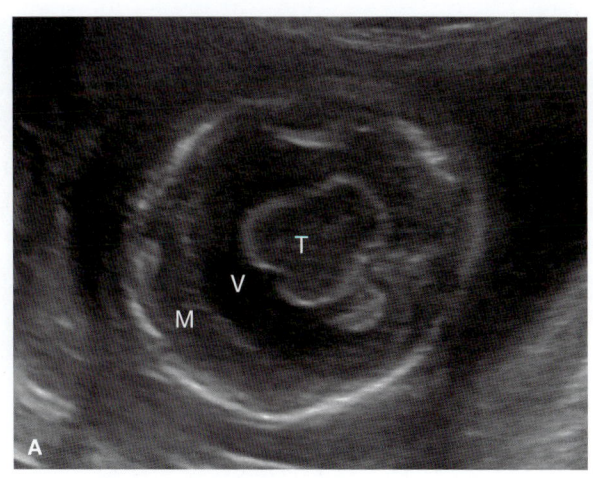

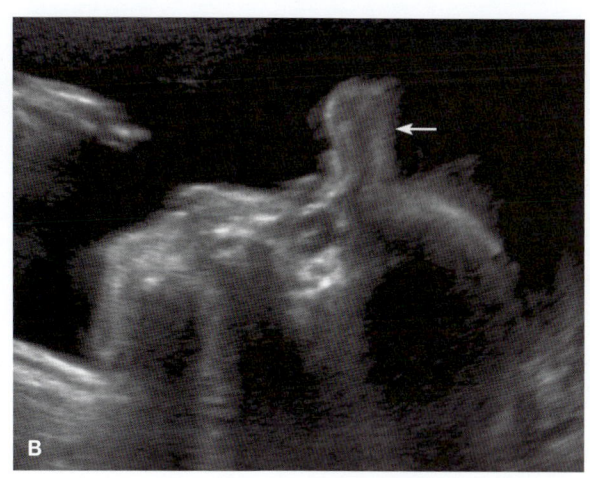

FIGURA 10-15 Holoprosencefalia alobar. **A.** Imagem transversal do crânio de um feto com holoprosencefalia alobar, demonstrando os tálamos (*T*) fundidos e circundados por um monoventrículo (*V*) recoberto por um manto (*M*) de córtex. A foice da linha média não existe. (Reproduzida, com permissão, de Rafael Levy, RDMS.) **B.** Nesta imagem em perfil da face e da cabeça, uma massa de tecidos moles – probóscide (*seta*) – emerge da região frontal.

por meio da malformação do verme cerebelar, e os hemisférios cerebelares mostram-se nitidamente distintos (Fig. 10-16). A prevalência é de cerca de 1 em 12.000 nascimentos (Long, 2006). É comum ocorrer em associação com anomalias e aneuploidia. Isso inclui ventriculomegalia em 30 a 40%, outras anomalias em cerca de 50% e aneuploidia em 40% dos casos (Ecker, 2000; Long, 2006). A malformação de Dandy-Walker também está associada a diversas síndromes genéticas e esporádicas, infecções virais congênitas e exposição a teratógenos; todas essas condições afetam significativamente o prognóstico. Desse modo, a avaliação inicial é a mesma recomendada para os pacientes com ventriculomegalia (p. 193).

Agenesia vermiana inferior, também conhecida como *variante de Dandy-Walker,* é o termo usado quando apenas a parte inferior do verme está ausente. Mesmo quando a agenesia do verme cerebelar parece ser parcial e relativamente sutil, a prevalência de anomalias associadas e de aneuploidia ainda é alta e o prognóstico costuma ser ruim (Ecker, 2000; Long, 2006).

Esquizencefalia e porencefalia

A esquizencefalia é uma rara anormalidade cerebral caracterizada por fendas em um ou ambos hemisférios cerebrais, tipicamente envolvendo a fissura de Sylvius. A fenda é revestida por substância cinzenta heterotópica e se comunica com o ventrículo, estendendo-se através do córtex até a superfície da pia-máter (Fig. 10-17). Acredita-se que a esquizencefalia seja uma anormalidade da migração neuronal, o que explica o típico atraso em seu reconhecimento até a segunda metade da gestação (Howe, 2012). Ela está associada com ausência do *cavum* do septo pelúcido, resultando na comunicação do corno frontal mostrada na Figura 10-17.

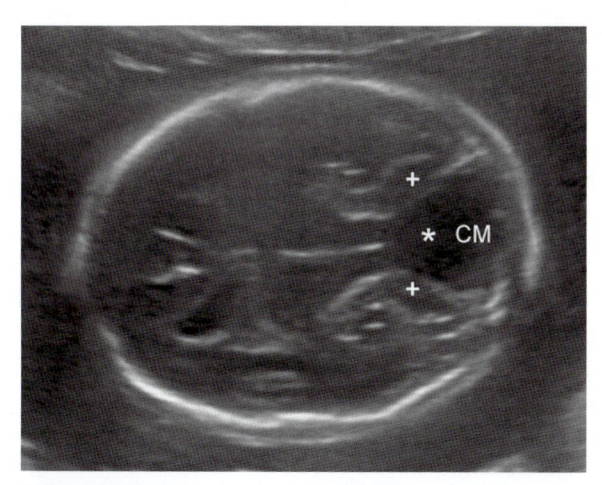

FIGURA 10-16 Malformação de Dandy-Walker. Esta imagem transcerebelar demonstra agenesia do verme cerebelar. Os hemisférios cerebelares (+) estão amplamente separados por uma coleção de líquido que conecta o quarto ventrículo (*asterisco*) com a cisterna magna (*CM*) dilatada.

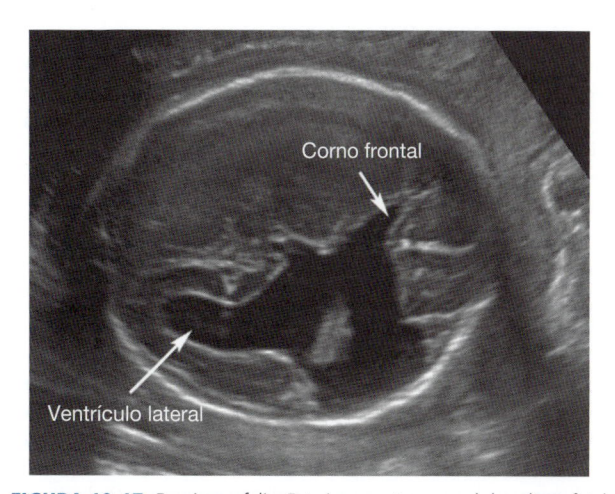

FIGURA 10-17 Esquizencefalia. Esta imagem transversal da cabeça fetal mostra uma grande fenda que se estende do ventrículo lateral direito através do córtex. Como as margens da fenda estão separadas, o defeito é denominado *lábios abertos*. (Reproduzida com permissão de Michael Davidson, RDMS.)

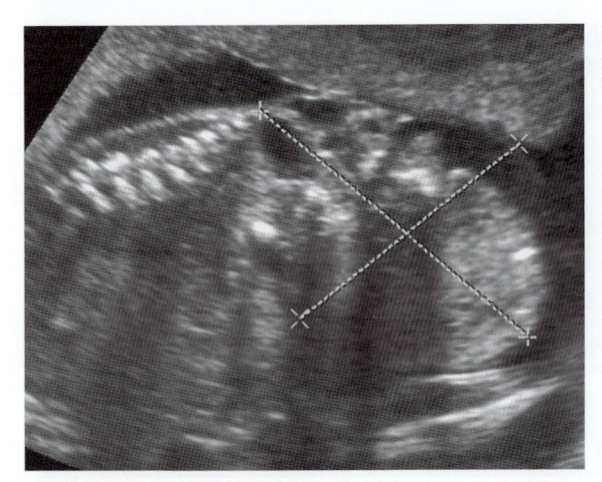

FIGURA 10-18 Teratoma sacrococcígeo. Ao exame ultrassonográfico, este tumor evidencia-se por uma massa sólida e/ou cística que se origina do sacro anterior e tende a se estender inferior e externamente à medida que cresce. Nesta imagem, há uma massa sólida heterogênea medindo 7 × 6 cm localizada abaixo do sacro aparentemente normal. Esse tumor também tinha um componente interno.

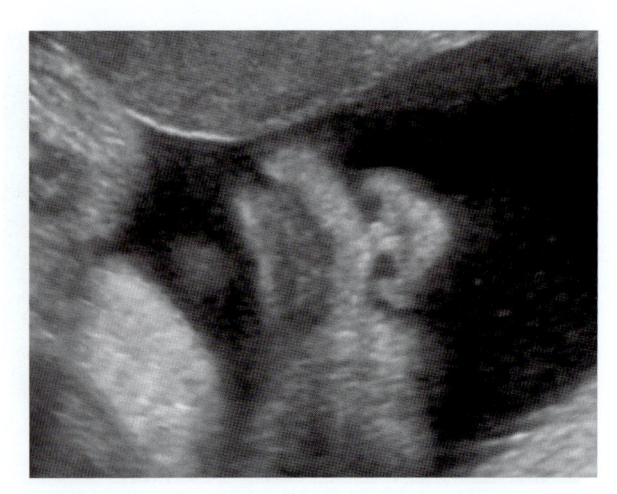

FIGURA 10-19 Linha média da face. Esta incidência demonstra a integridade do lábio superior.

Em contraste, a porencefalia é um espaço cístico dentro do cérebro que é revestido por substância branca e pode ou não se comunicar com o sistema ventricular. Ela é geralmente considerada uma lesão destrutiva e pode ocorrer após hemorragia intracraniana em casos de trombocitopenia aloimune neonatal ou após a morte de um cogêmeo monocoriônico (Fig. 45-20, p. 878). A RM fetal deve ser considerada quando for identificada qualquer uma dessas anomalias do SNC.

Teratoma sacrococcígeo

Esse tumor de células da linhagem germinativa é uma das neoplasias mais comuns dos recém-nascidos, com prevalência de cerca de 1 em 28.000 nascimentos (Derikx, 2006; Swamy, 2008). Acredita-se que se origine das células pluripotentes localizadas ao longo do nodo de Hensen, que se localiza à frente do cóccix. A classificação de teratoma sacrococcígeo (TSC) inclui quatro tipos (Altman, 1974). O tipo 1 é predominantemente externo com um componente pré-sacral mínimo; o tipo 2 é predominantemente externo, mas com um componente intrapélvico significativo; o tipo 3 é predominantemente interno, mas com uma extensão abdominal; e o tipo 4 é totalmente interno sem componente externo. O tipo histológico do tumor pode ser de células maduras, imaturas ou malignas.

Ao exame ultrassonográfico, o TSC evidencia-se por uma massa sólida e/ou cística que se origina do sacro anterior e em geral se estende inferior e externamente à medida que cresce (Fig. 10-18). Os componentes sólidos em geral têm ecogenicidade variável, parecem desorganizados e podem crescer rapidamente à medida que a gestação progride. Os componentes pélvicos internos podem ser mais difíceis de detectar, e a RM fetal deve ser considerada. Polidrâmnio é comum, e os fetos podem desenvolver hidropsia secundária à insuficiência cardíaca de alto débito, seja como consequência da hipervascularização do tumor ou de um sangramento dentro do tumor com anemia secundária. Apesar de ser citada ao longo deste capítulo, a hidropsia é mais completamente descrita no Capítulo 15 (p. 309). Os fetos com tumores > 5 cm em geral devem nascer por cesariana, e pode ser necessário realizar histerotomia clássica (Gucciardo, 2011). Conforme mostrado na Figura 16-3 (p. 320), a cirurgia fetal é adequada em alguns casos de TSC.

Sequência de regressão caudal – agenesia do sacro

Esta anomalia rara caracteriza-se pela ausência da coluna vertebral sacral e comumente de algumas partes da coluna lombar. A agenesia sacral é cerca de 25 vezes mais comum nas gestantes com diabetes (Garne, 2012). As anormalidades evidenciadas à ultrassonografia incluem coluna vertebral anormalmente curta, ausência da curvatura lombossacra normal e terminação abrupta acima do nível das asas ilíacas. Como o sacro não está situado entre as asas do ilíaco, essas estruturas ficam anormalmente próximas e podem assemelhar-se a um "escudo". Os membros inferiores também podem estar posicionados anormalmente, com os tecidos moles locais parcialmente desenvolvidos. A regressão caudal deve ser diferenciada da *sirenomielia*, que é uma anomalia rara evidenciada por um único membro inferior fundido na linha média.

■ Face e pescoço

A Figura 10-19 ilustra os lábios e o nariz fetais normais. O perfil fetal não é um componente necessário do exame convencional, mas pode ajudar a identificar os casos de *micrognatismo* – mandíbula anormalmente pequena (Fig. 10-20). O micrognatismo deve ser considerado na avaliação de polidrâmnio (Cap. 11, p. 227). A realização de procedimento de tratamento intraparto *ex utero* (*EXIT*, de *ex-utero intrapartum treatment*) para micrognatismo está descrita no Capítulo 16 (p. 327).

Fendas faciais

Existem três tipos principais de fendas faciais. O primeiro – *fendas labial e palatina* – sempre acomete o lábio, também pode envolver o palato duro, pode ser unilateral ou bilateral e tem prevalência aproximada de 1 em 1.000 nascimentos (Cragan, 2009; Dolk, 2010). Quando a anomalia é isolada, o padrão hereditário é multifatorial – com risco de recorrência de 3 a 5% quando a mãe teve um filho afetado. Quando a fenda é visível no lábio superior, uma imagem transversal obtida no nível da crista alveolar pode demonstrar que a anomalia também afeta o palato primário (Fig. 10-21).

Em uma revisão sistemática recente de gestações de baixo risco, fendas labiais foram detectadas por ultrassonografia em

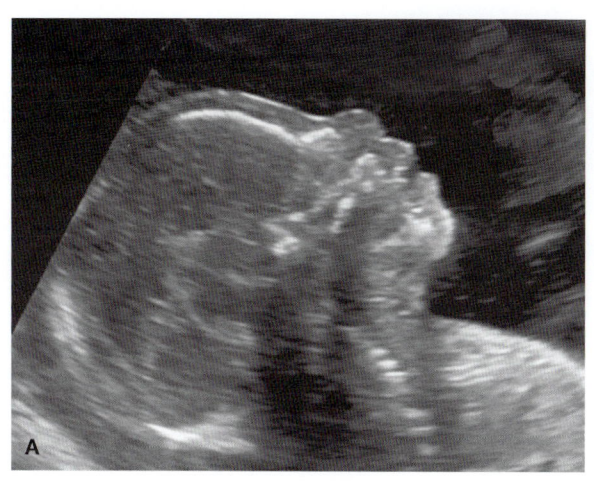

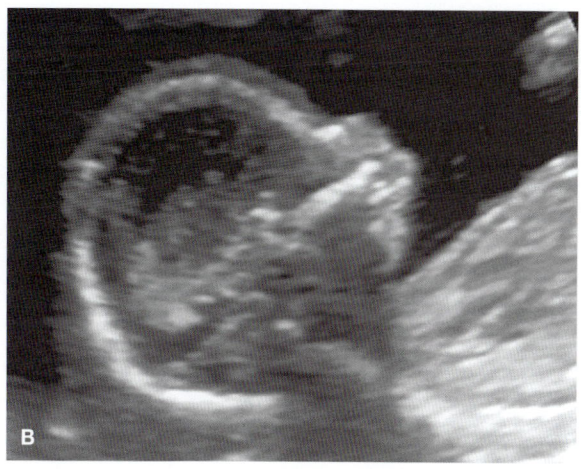

FIGURA 10-20 Perfil fetal. **A.** Esta imagem demonstra o perfil fetal normal. **B.** Este feto tem micrognatismo grave, que resulta em um queixo acentuadamente retrocedido.

apenas cerca de metade dos casos (Maarse, 2010). Cerca de 40% dos casos detectados nessa série pré-natal estavam associados a outras anomalias ou síndromes, e aneuploidia também é comum (Maarse, 2011; Offerdal, 2008). A taxa de anomalias é mais alta nos casos de anomalias associadas bilaterais que afetam o palato. Com base nos dados da Utah Birth Defect Network, Walker e colaboradores (2001) identificaram aneuploidia em 1% dos casos de fenda labial isolada, em 5% dos fetos com fendas labiopalatinas unilateral e em 13% dos casos de fendas labiopalatinas bilaterais. Quando se estabelece o diagnóstico de uma fenda facial, é razoável oferecer a possibilidade de fazer uma análise cromossômica por *microarray* fetal.

O segundo tipo de fenda facial é a *fenda palatina isolada*. A falha começa na úvula, pode afetar o palato mole e, ocasionalmente, também se estende ao palato duro – mas não afeta o lábio. A prevalência é de cerca de 1 em cada 2.000 nascimentos (Dolk, 2010). Alguns autores descreveram a detecção de fendas palatinas isoladas por meio da ultrassonografia especializada 2D e 3D (Ramos, 2010; Wilhelm, 2010). Entretanto, não se espera que essa anomalia seja detectada durante uma ultrassonografia de rotina (Maarse, 2011; Offerdal, 2008).

O terceiro tipo de fenda facial é a *fenda labial mediana*, que está associada a diversas malformações, incluindo agenesia do palato primário, hipotelorismo e holoprosencefalia. As fendas medianas também podem estar associadas ao hipertelorismo e à hiperplasia frontonasal, antes conhecida como *síndrome da fenda facial mediana*.

Higroma cístico

Essa lesão é uma malformação venolinfática na qual bolsas repletas de líquido projetam-se da região posterior do pescoço (Fig. 10-22). Os higromas císticos podem ser diagnosticados a partir do início do primeiro trimestre e têm dimensões amplamente variadas. Acredita-se que essas lesões se desenvolvam quando a linfa proveniente da cabeça não consegue drenar para a veia jugular e se acumula na forma de sacos linfáticos jugulares. A prevalência ao nascer é de cerca de 1 em 5.000 casos. Contudo, refletindo a grande letalidade intrauterina dessa condição, a incidência no primeiro trimestre é de mais de 1 em 300 (Malone, 2005).

Até 70% dos pacientes com higromas císticos têm aneuploidia associada. Quando os higromas císticos são diagnosticados no primeiro trimestre, a trissomia do 21 é a aneuploidia mais comum, seguida em ordem decrescente por 45,X e pela trissomia do 18 (Kharrat, 2006; Malone, 2005). Os fetos com higromas císticos detectados no primeiro trimestre tinham chances cinco vezes maiores de apresentar aneuploidia do que os fetos com espessamento da translucência nucal. Quando os higromas císticos são diagnosticados no segundo trimestre, cerca de 75% dos casos de aneuploidia são 45,X – *síndrome de Turner* (Johnson, 1993; Shulman, 1992).

Mesmo quando não há aneuploidia, os higromas císticos aumentam expressivamente o risco de haver outras anomalias, em especial malformações cardíacas relacionadas com o fluxo, incluindo hipoplasia do coração esquerdo e coarctação da aorta. Os higromas císticos também podem fazer parte de uma síndrome genética. Uma delas é a *síndrome de Noonan*, que é um distúrbio autossômico dominante com várias anormalidades em comum com a síndrome de Turner, inclusive estatura baixa, linfedema, arcada palatina alta e, em geral, estenose da valva pulmonar.

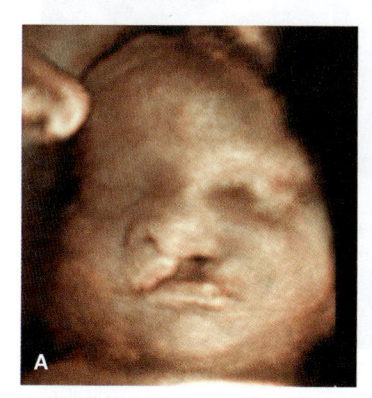

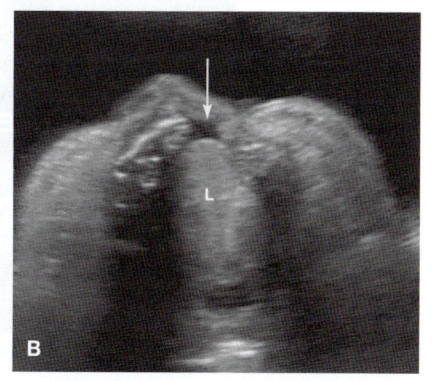

FIGURA 10-21 Fenda labiopalatina. **A.** Este feto tem fenda labial unilateral (lado esquerdo) proeminente. **B.** A incidência transversal do palato do mesmo feto demonstrou uma falha na crista alveolar (*seta*). A língua (*L*) também estava evidente.

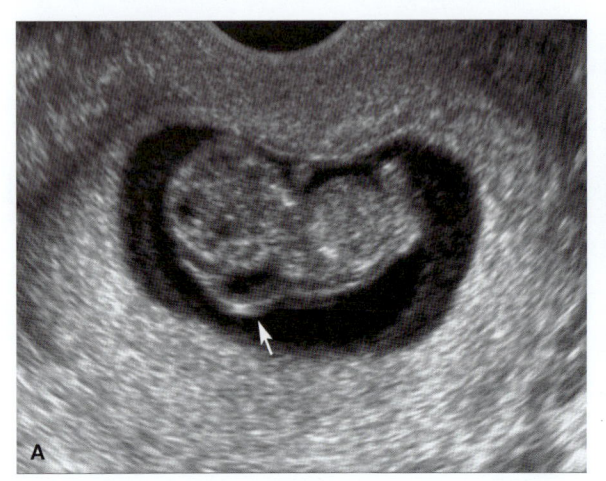

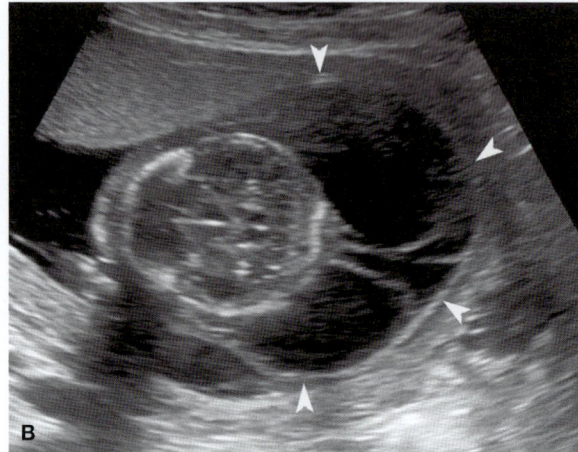

FIGURA 10-22 Higromas císticos. **A.** Este feto de 9 semanas com um higroma cístico (*seta*) teve o diagnóstico de síndrome de Noonan estabelecido mais tarde. **B.** Higromas multisseptados volumosos (*pontas de seta*) em presença de hidropsia fetal com 15 semanas de gestação.

Os higromas císticos volumosos em geral são associados com hidropsia fetal, raramente regridem e têm prognóstico desfavorável. Os higromas pequenos podem sofrer regressão espontânea e, contanto que o cariótipo fetal e os resultados da ecocardiografia sejam normais, o prognóstico *pode* ser bom. A chance de que um feto nasça sem malformações e tenha cariótipo normal depois da detecção de um higroma cístico no primeiro trimestre é de cerca de 1 em 6 (Kharrat, 2006; Malone, 2005).

Tórax

Os pulmões parecem homogêneos e circundam o coração. Na incidência cardíaca das quatro câmaras, eles ocupam cerca de dois terços da área, com o coração ocupando o terço restante. A circunferência torácica é medida na linha da pele em um plano transversal no nível da incidência das quatro câmaras. Nos casos suspeitos de hipoplasia pulmonar secundária a um tórax pequeno (p. ex., displasia esquelética grave), a comparação com uma tabela de referência pode ser útil (Apêndice, p. 1.266). Várias anormalidades podem aparecer na ultrassonografia como lesões expansivas císticas ou sólidas ou como um acúmulo de líquido ao redor do coração ou dos pulmões. O tratamento dessas lesões fetais torácicas está descrito no Capítulo 16 (p. 324).

Hérnia diafragmática congênita

Com essa falha do diafragma, os órgãos abdominais sofrem herniação para dentro do tórax. As hérnias diafragmáticas estão localizadas à esquerda em cerca de 75% dos casos, à direita em 20%, mas são bilaterais em 5% dos casos (Gallot, 2007). A prevalência da hérnia diafragmática congênita (HDC) é de 1 em 3.000 a 4.000 nascimentos (Cragan, 2009; Dolk, 2010). Anomalias associadas e aneuploidia ocorrem em 40% dos casos (Gallot, 2007; Stege, 2003). Na suspeita de HDC, a ultrassonografia direcionada e a ecocardiografia fetal devem ser realizadas, com opção de fazer uma análise cromossômica por *microarray* do feto. Em um estudo populacional, a existência de uma anormalidade associada reduziu a taxa de sobrevida global dos recém-nascidos com HDC de cerca de 50% para em torno de 20% (Colvin, 2005; Gallot, 2007). Quando não há anormalidades associadas, as causas principais de morte neonatal são hipoplasia pulmonar e hipertensão pulmonar.

À ultrassonografia, a HDC esquerda tipicamente mostra a dextroposição do coração desviado para o lado direito do tórax e com o eixo cardíaco apontando em direção à linha média (Fig. 10-23). As anormalidades associadas incluem bolha gástrica ou peristalse intestinal no tórax e uma massa cuneiforme (o fígado) localizada anteriormente no hemitórax esquerdo. A herniação do fígado complica no mínimo 50% dos casos e está associada à redução de 30% na taxa de sobrevida (Mullassery, 2010). Quando as lesões são volumosas, a deglutição anormal e o desvio do mediastino podem causar polidrâmnio e hidropsia, respectivamente.

As tentativas de reduzir as taxas de mortalidade neonatal e a necessidade de oxigenação por membrana extracorpórea (ECMO, de *extracorporeal membrane oxygenation*) têm se concentrado em indicadores como razão cabeça-pulmão à ultrassonografia, medições do volume pulmonar por RM e determinação do grau de herniação do fígado (Jani, 2012; Oluyomi-Obi, 2016; Worley, 2009). Esses indicadores e as modalidades de tratamento fetal da HDC são revisados no Capítulo 16 (p. 323).

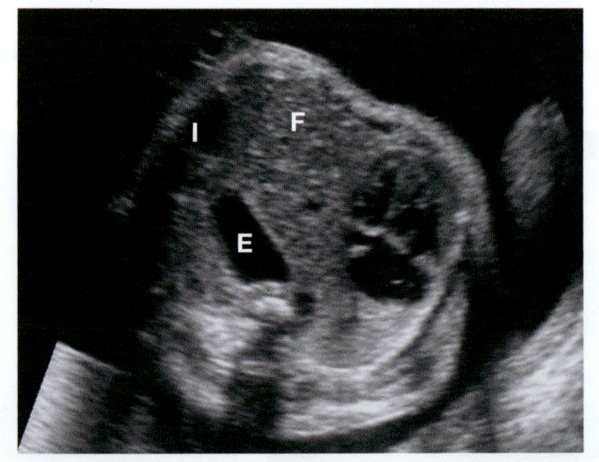

FIGURA 10-23 Hérnia diafragmática congênita. Nesta imagem transversal do tórax, o coração está desviado para o lado direito por uma hérnia diafragmática esquerda contendo estômago (*E*), fígado (*F*) e intestino (*I*).

Malformação adenomatoide cística congênita

Essa anormalidade é causada pela proliferação hamartomatosa excessiva dos bronquíolos terminais que se comunicam com a árvore traqueobrônquica. Também é conhecida como *malformação congênita das vias aéreas pulmonares* (*MCVAP*), com base no entendimento de que nem todos os tipos histopatológicos são *císticos* ou *adenomatoides* (Azizkhan, 2008; Stocker, 1977, 2002). A prevalência é estimada em 1 em 6.000 a 8.000 nascimentos, e essa prevalência parece estar aumentando com os avanços da detecção ultrassonográfica dos casos mais leves (Burge, 2010; Duncombe, 2002).

Ao exame ultrassonográfico, a malformação adenomatoide cística congênita (MACC) caracteriza-se por uma massa torácica bem delimitada, que pode parecer sólida e ecogênica ou ter um ou vários cistos com dimensões variadas (Fig. 10-24). Em geral, a anomalia afeta um lobo, e sua irrigação sanguínea provém da artéria pulmonar, com drenagem para as veias pulmonares. As lesões com cistos ≥ 5 mm geralmente são descritas como *macrocísticas*, enquanto as lesões com cistos < 5 mm são *microcísticas* (Adzick, 1985).

Em uma revisão de 645 casos de MACC, a taxa de sobrevida global ficou acima de 95%, e 30% dos pacientes tiveram regressão pré-natal aparente. Os outros 5% dos casos – tipicamente lesões muito grandes associadas a desvio do mediastino – foram complicados por hidropsia e o prognóstico foi ruim (Cavoretto, 2008). As MACCs costumam ser menos conspícuas com o avançar da gestação. Porém, um subgrupo de casos de MACC pode mostrar crescimento rápido entre 18 e 26 semanas de gestação. Os corticoides têm sido usados para interromper o crescimento de lesões microcísticas grandes e possivelmente atenuar a hidropsia (Curran, 2010; Peranteau, 2016). Quando há um cisto volumoso único, a colocação de *shunt* (derivação) toracoamniótico pode resultar em regressão da hidropsia. O tratamento da MACC está descrito no Capítulo 16 (p. 324).

Sequestro pulmonar

Também conhecida como *sequestro broncopulmonar*, essa anormalidade consiste em um botão pulmonar acessório "sequestrado" da árvore traqueobrônquica, que forma uma massa de tecidos pulmonares não funcionantes. A maioria dos casos diagnosticados antes do nascimento é do tipo *extralobar*, ou seja, as lesões estão circundadas por sua pleura própria. Contudo, em termos gerais, a maioria dos sequestros é diagnosticada nos pacientes adultos e é *intralobar* – dentro da pleura de outro lobo. Os sequestros extralobares pulmonares são considerados significativamente menos comuns que a MACC, e não existem dados precisos quanto à sua prevalência. As lesões predominam no lobo esquerdo e, na maioria dos casos, afetam o lobo inferior esquerdo. Cerca de 10 a 20% dos casos localizam-se abaixo do diafragma, e anomalias associadas foram descritas em cerca de 10% dos pacientes (Yildirim, 2008).

Ao exame ultrassonográfico, o sequestro pulmonar é evidenciado por uma massa torácica ecogênica homogênea (Fig. 10-25A). Desse modo, a lesão pode assemelhar-se a uma MACC microcística. Contudo, a irrigação sanguínea provém da circulação sistêmica – da aorta, em vez da artéria pulmonar (ver Fig. 10-25B). Em 5 a 10% dos casos de sequestro pulmonar, há um derrame pleural ipsilateral volumoso, que pode causar hipoplasia pulmonar ou hidropsia se não for tratado (ver Fig. 10-25C-D). O *shunt* toracoamniótico terapêutico para os derrames é discutida no Capítulo 16 (p. 324). A hidropsia também pode ser causada pelo desvio do mediastino ou pela insuficiência cardíaca de alto débito em consequência da massa volumosa. Quando não há derrame pleural, a taxa de sobrevida relatada fica acima de 95%, e 40% dos casos têm regressão pré-natal aparente (Cavoretto, 2008).

Sequência de obstrução congênita das vias aéreas superiores

Em geral, essa anomalia rara é causada por atresia da laringe ou da traqueia. A drenagem normal do líquido pulmonar é impedida, e a árvore traqueobrônquica e os pulmões tornam-se progressivamente distendidos. À ultrassonografia, os pulmões aparecem com brilho ecogênico, os brônquios estão dilatados, o diafragma está plano ou em eversão e o coração está comprimido (Fig. 10-26). O retorno venoso é dificultado, e o paciente desenvolve ascite, em geral seguida de hidropsia. Em uma revisão de 118 casos, foram identificadas anomalias associadas em mais de 50% dos casos (Sanford, 2012). A sequência de obstrução congênita das vias aéreas superiores (CHAOS, de *congenital high airway obstruction*

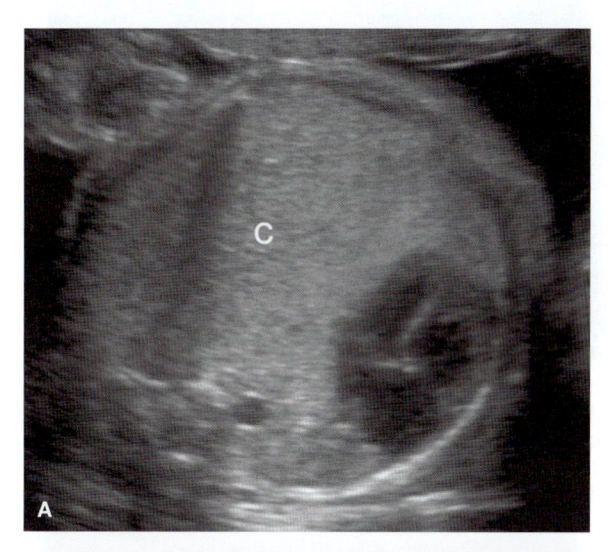

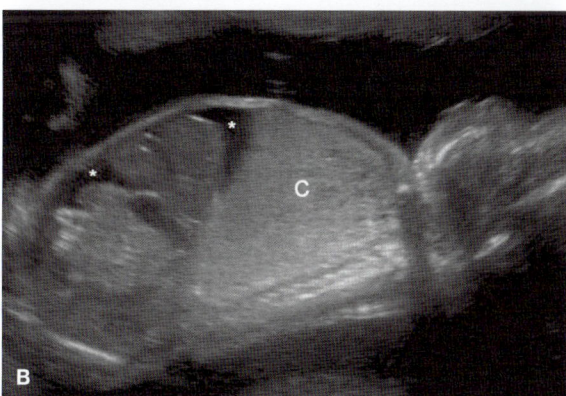

FIGURA 10-24 Imagens transversal **(A)** e sagital **(B)** de um feto de 26 semanas com malformação adenomatoide cística congênita (MACC) microcística volumosa à esquerda. A massa (*C*) ocupa todo o tórax, desviando o coração para o lado direito extremo do tórax, com desenvolvimento de ascite (*asteriscos*). Felizmente, a massa não continuou a crescer, a ascite regrediu, e o neonato nasceu a termo e evolui favoravelmente depois da ressecção da lesão.

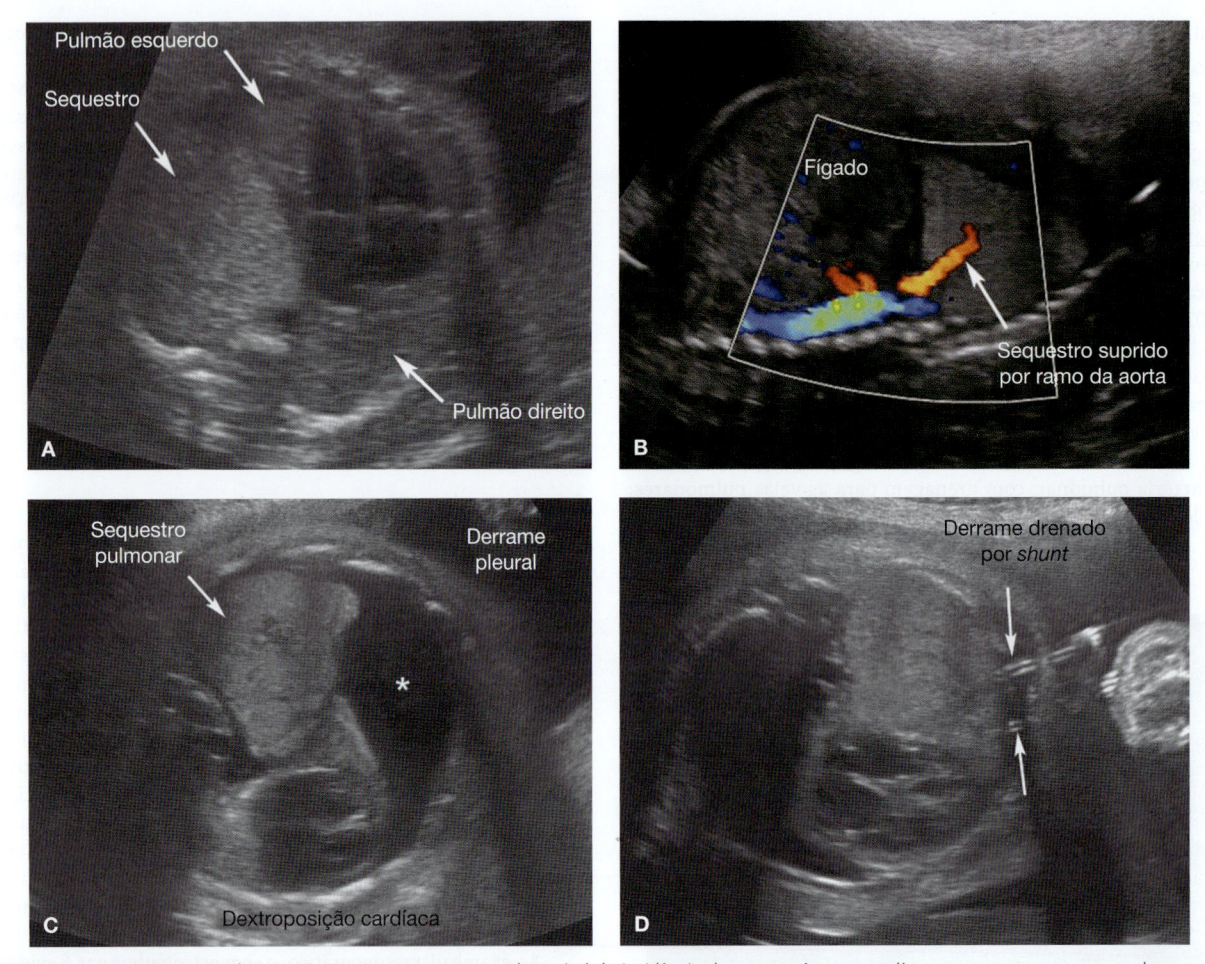

FIGURA 10-25 Sequestro pulmonar. **A.** Esta imagem transversal ao nível da incidência de quatro câmaras cardíacas mostra um sequestro pulmonar envolvendo o lobo inferior esquerdo em um feto de 25 semanas. O efeito expansivo leva a uma dextroposição para o lado direito do tórax. **B.** Imagem sagital mostrando o sequestro pulmonar suprido por um ramo da aorta abdominal. **C.** Ao longo das próximas 3 semanas, há o desenvolvimento de um grande derrame pleural ipsilateral (*asterisco*), resultando em desvio do mediastino e dextroposição cardíaca para o extremo direito do tórax. **D.** Após a colocação de uma derivação (*shunt*) com cateter *pigtail* duplo através da parede torácica e dentro do derrame, houve drenagem do líquido e reexpansão significativa do pulmão. As setas apontam para a derivação *pigtail*. (Reproduzida com permissão de Dr. Elaine Duryea.)

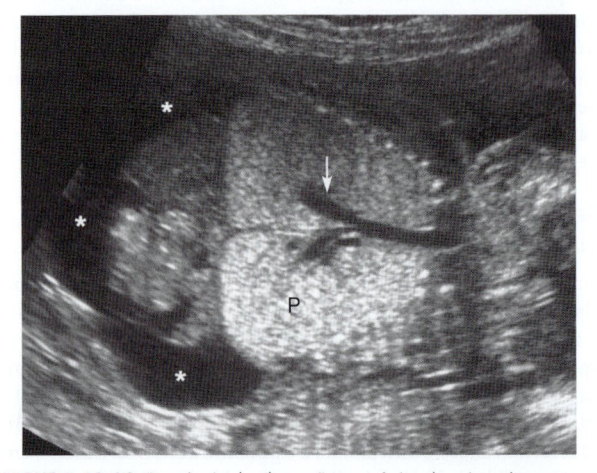

FIGURA 10-26 Sequência de obstrução congênita das vias aéreas superiores (CHAOS). Os pulmões tinham sinais ecogênicos brilhantes, e um deles está marcado pela letra "P". Os brônquios, dos quais um está assinalado por uma seta, estavam dilatados por líquidos. Achatamento e eversão do diafragma são comuns, assim como ascite (*asteriscos*).

sequence) é um achado da *síndrome de Fraser* autossômica recessiva e foi associada à síndrome de deleção 22q11.2. Em alguns casos, a via aérea obstruída sofre perfuração espontânea, o que pode conferir um prognóstico melhor. O procedimento EXIT tem melhorado de forma significativa os desfechos em casos selecionados (Cap. 16, p. 327).

Coração

As malformações cardíacas constituem o grupo mais comum de anomalias congênitas, com prevalência global estimada em 8 por 1.000 nascimentos (Cragan, 2009). Cerca de 90% das anomalias cardíacas são multifatoriais ou poligênicas; 1 a 2% resultam de distúrbios de um único gene ou síndromes de deleção gênica; e 1 a 2% são causados pela exposição a um agente teratogênico (p. ex., isotretinoína, hidantoína) ou ao diabetes materno. Com base nos dados de registros populacionais, cerca de 1 em cada 8 nascidos vivos e natimortos com cardiopatias congênitas tem alguma anormalidade cromossômica (Dolk, 2010; Hartman, 2011). Entre as anormalidades cromossômicas associadas a anomalias cardíacas, a trissomia do 21 é responsável por mais de 50% dos casos. As outras são a trissomia do

18, a deleção 22q11.2, a trissomia do 13 e a monossomia do X (Hartman, 2011). Entre esses fetos com aneuploidia, 50 a 70% também têm anomalias extracardíacas. A análise cromossômica por *microarray* deve ser oferecida ao serem encontrados defeitos cardíacos.

Tradicionalmente, a detecção das anomalias cardíacas congênitas é mais difícil do que o diagnóstico das malformações de outros sistemas do corpo. A ultrassonografia rotineira do segundo trimestre detecta cerca de 40% dos casos de anomalias cardíacas significativas antes de 22 semanas, enquanto a ultrassonografia especializada demonstra 80% dos casos (Romosan, 2009; Trivedi, 2012). Em anomalias selecionadas, a detecção pré-natal pode melhorar a sobrevida neonatal. Isso pode ser especialmente válido nos casos de anomalias *dependentes do canal arterial* – as que necessitam de infusão de prostaglandina depois do nascimento para manter o canal arterial aberto (Franklin, 2002; Mahle, 2001; Tworetzky, 2001).

Exame cardíaco básico

A avaliação cardíaca padronizada inclui uma incidência das quatro câmaras, a determinação da frequência e do ritmo cardíacos e o exame das vias de saída dos ventrículos direito e esquerdo (Figs. 10-27 e 10-28A-C). O exame das vias de saída do coração pode ajudar a detectar anormalidades que podem não ter sido percebidas inicialmente na incidência das quatro câmaras, incluindo tetralogia de Fallot, transposição das grandes artérias ou tronco arterial comum (*truncus arteriosus*).

A *incidência das quatro câmaras* é uma imagem transversal do tórax fetal no nível situado imediatamente acima do diafragma. Permite avaliar as dimensões do coração, sua posição no tórax, o eixo cardíaco, os átrios, os ventrículos, o forame oval, o septo atrial *primum*, o septo interventricular e as valvas atrioventriculares (ver Fig. 10-27). Os átrios e os ventrículos devem ter dimensões semelhantes, e o ápice do coração deve estabelecer um ângulo de 45 graus com a parede torácica anterior esquerda. Anormalidades do eixo cardíaco são comuns nos pacientes com anomalias cardíacas estruturais e ocorrem em mais de um terço desses casos (Shipp, 1995).

A *incidência da via de saída do ventrículo esquerdo* é uma imagem transversal logo acima do diafragma e demonstra que a aorta ascendente se origina inteiramente do ventrículo esquerdo. O septo interventricular é mostrado em continuidade com a parede anterior da aorta, e a valva mitral em continuidade com a parede posterior da aorta (ver Fig. 10-28B). Os defeitos do septo ventricular (comunicação interventricular) e as anormalidades da via de saída costumam ser visíveis nessa incidência (Fig. 10-29).

A *incidência da via de saída do ventrículo direito* mostra o ventrículo direito dando origem à artéria pulmonar (ver Fig. 10-28C). Juntas, as incidências das vias de saída esquerda e direita demonstram a orientação perpendicular normal da aorta e da artéria pulmonar, além da comparação entre os tamanhos dessas grandes artérias. As estruturas visíveis na incidência da via de saída do ventrículo direito incluem o ventrículo direito e a artéria pulmonar principal, a qual posteriormente se ramifica nas artérias pulmonares direita e esquerda. Essas estruturas também são visíveis na incidência do eixo transversal mostrada na Figura 10-28E.

Ecocardiografia fetal

A ecocardiografia fetal é um exame especializado da estrutura e da função do coração fetal, que tem como objetivos detectar e caracterizar anomalias. As diretrizes para a realização desse exame foram elaboradas conjuntamente pelo American Institute of Ultrasound in Medicine, pelo American College of Obstetricians and Gynecologists, pela Society for Maternal-Fetal Medicine, pela American Society of Echocardiography e pelo American College of Radiology. As indicações da ecocardiografia fetal são suspeita de anomalia cardíaca fetal, malformações extracardíacas ou anormalidades cromossômicas; arritmia fetal; hidropsia; espessamento da translucência nucal; gestação gemelar monocoriônica; parente de primeiro grau do feto com malformação cardíaca congênita; fertilização *in vitro*; anticorpos maternos anti-Ro ou anti-La; exposição a um fármaco associado a defeitos cardíacos; e doença metabólica materna associada a anomalias cardíacas – incluindo diabetes pré-gestacional e fenilcetonúria (American

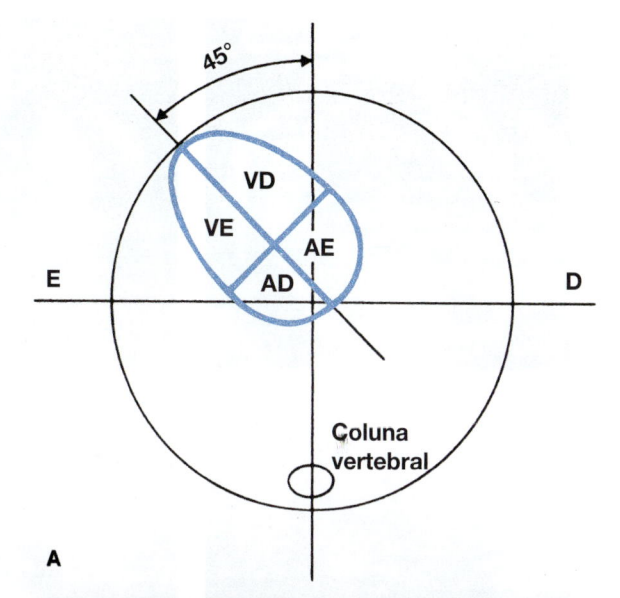

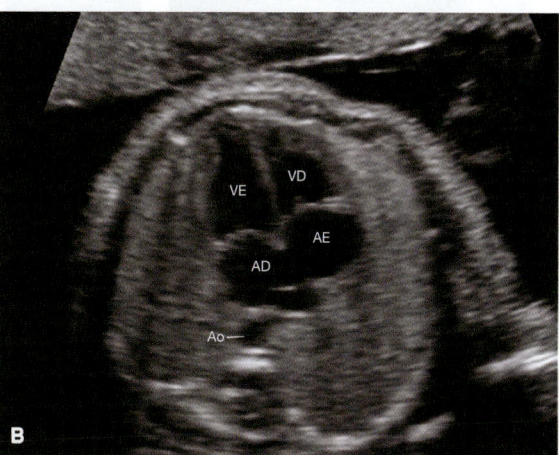

FIGURA 10-27 Incidência das quatro câmaras. **A.** Diagrama demonstrando a determinação do eixo cardíaco com base na incidência das quatro câmaras do coração fetal. **B.** Ultrassonografia na incidência das quatro câmaras de um feto de 22 semanas de gestação demonstrando simetria normal dos átrios e dos ventrículos; posição normal das valvas mitral e tricúspide; veias pulmonares entrando no átrio esquerdo; e segmento descendente da aorta (Ao). E, esquerda; AE, átrio esquerdo; VE, ventrículo esquerdo; D, direita; AD, átrio direito; VD, ventrículo direito.

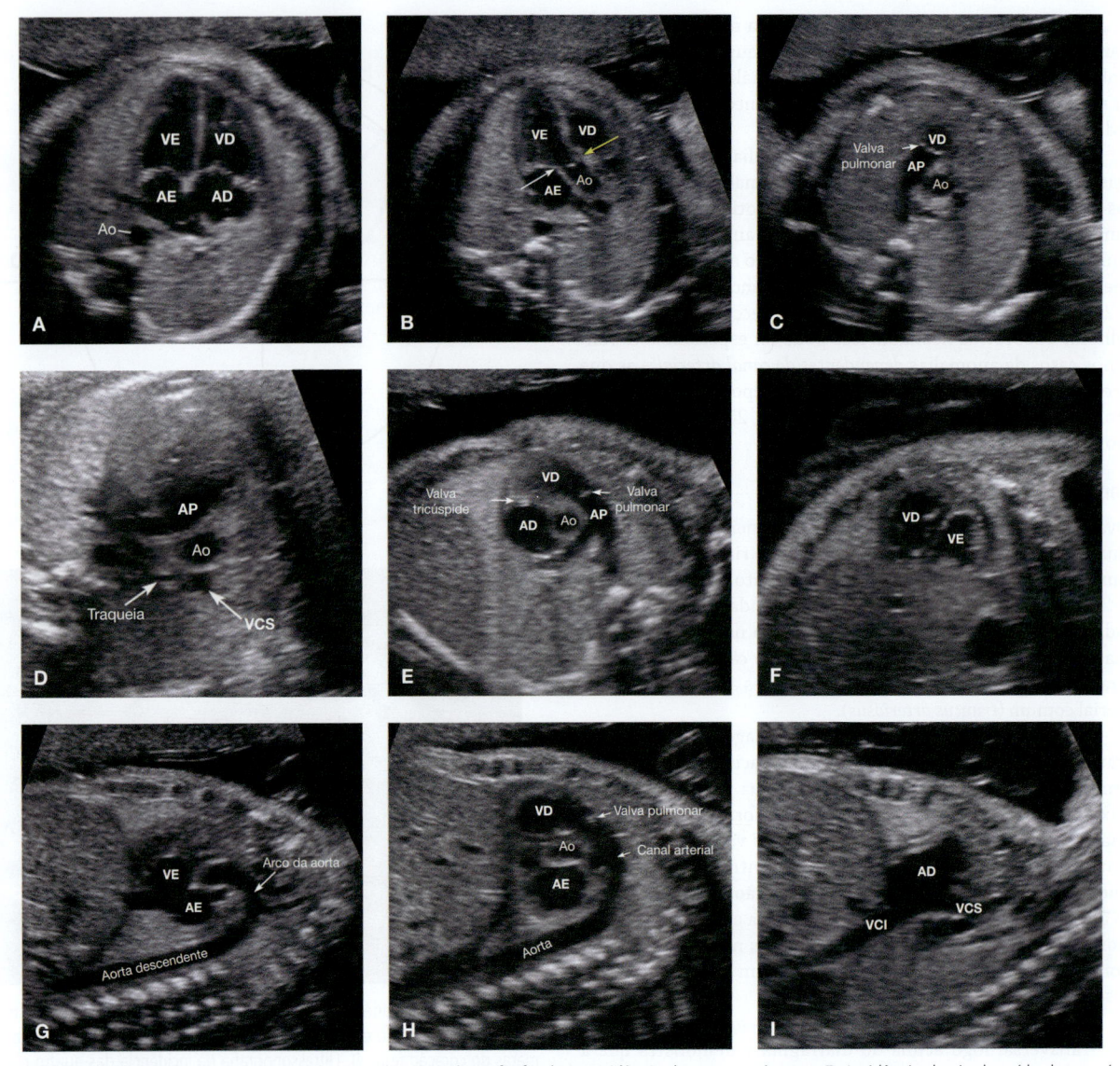

FIGURA 10-28 Planos de imagem em escala cinza da ecocardiografia fetal. **A.** Incidência das quatro câmaras. **B.** Incidência da via de saída do ventrículo esquerdo. A seta branca assinala a valva mitral, que se transforma na parede da aorta. A seta com asterisco marca o septo interventricular, que se transforma na parede da aorta oposta. **C.** Incidência da via de saída do ventrículo direito. **D.** Incidência dos três vasos e da traqueia. **E.** Incidência do eixo transversal alto (vias de saída). **F.** Incidência do eixo transversal baixo (ventrículos). **G.** Incidência do arco aórtico. **H.** Incidência do arco ductal. **I.** Incidências das veias cavas superior e inferior. Ao, aorta; VCI, veia cava inferior; AE, átrio esquerdo; VE, ventrículo esquerdo; AP, artéria pulmonar; AD, átrio direito; VD, ventrículo direito; VCS, veia cava superior.

FIGURA 10-29 Comunicação interventricular. **A.** Nesta imagem na incidência das quatro câmaras de um feto de 22 semanas observou-se uma falha (*seta*) na parte superior (membranosa) do septo interventricular. **B.** Incidência da via de saída do ventrículo esquerdo do mesmo feto demonstrando perda de continuidade (*seta*) entre o septo interventricular e a parede anterior da aorta.

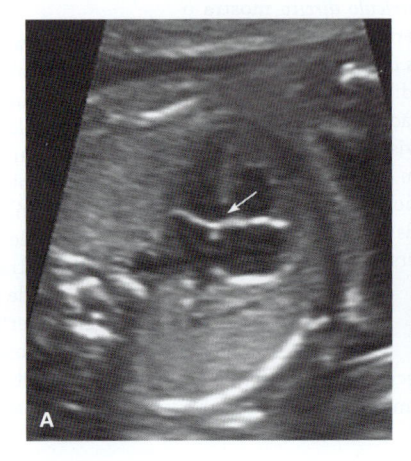

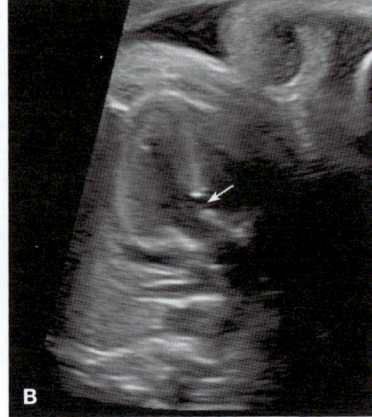

TABELA 10-9 Componentes da ecocardiografia fetal

Parâmetros de imagem básicos
- Avaliação dos átrios
- Avaliação dos ventrículos
- Avaliação dos grandes vasos
- *Situs* do coração e das vísceras
- Junções atrioventriculares
- Junções ventriculoarteriais

Planos de imagem em escala de cinza
- Incidência das quatro câmaras
- Via de saída do ventrículo esquerdo
- Via de saída do ventrículo direito
- Incidência de três vasos e traqueia
- Incidência do eixo transversal baixo (ventrículos)
- Incidência do eixo transversal alto (vias de saída)
- Arco aórtico
- Arco ductal
- Veias cavas superior e inferior

Avaliação com Doppler colorido
- Veias sistêmicas (veias cavas e ducto venoso)[a]
- Veias pulmonares
- Forame oval
- Valvas atrioventriculares[a]
- Septos atriais e ventriculares
- Valvas aórtica e pulmonar[a]
- Canal arterial
- Arco aórtico
- Artéria e veia umbilicais (opcional)[a]

Determinação da frequência e do ritmo cardíacos

[a] O ecodoppler de ondas pulsadas deve ser usado como complemento da avaliação dessas estruturas.
A biometria cardíaca e a avaliação da função cardíaca são opcionais, mas devem ser consideradas quando há suspeita de anomalias estruturais ou funcionais.
Adaptada de American Institute of Ultrasound in Medicine, 2013b.

Institute of Ultrasound in Medicine, 2013a). A Tabela 10-9 lista os componentes do exame, enquanto a Figura 10-28 demonstra exemplos das nove incidências exigidas à imagem em escala cinza. A seguir, há uma revisão de algumas anomalias cardíacas selecionadas.

Comunicação interventricular. Essas são as malformações cardíacas congênitas isoladas mais comuns, sendo encontradas em cerca de 1 em 300 nascimentos (Cragan, 2009; Dolk, 2010). Mesmo com um exame adequado, a taxa de detecção pré-natal da comunicação interventricular (CIV) é baixa. O exame na incidência das quatro câmaras pode demonstrar uma falha na parte membranosa ou muscular do septo interventricular, e o Doppler colorido evidencia fluxo através dessa falha. O exame da via de saída do ventrículo esquerdo pode demonstrar descontinuidade do septo interventricular à medida que se transforma na parede da aorta (ver Fig. 10-29). A CIV fetal está associada a outras anormalidades e a aneuploidia, devendo-se oferecer a análise cromossômica por *microarray*. Dito isso, o prognóstico para um defeito isolado é bom. Mais de um terço das CIVs diagnosticadas durante o período pré-natal fecham *in utero*, e outro terço fecha no primeiro ano de vida (Axt-Fliedner, 2006; Paladini, 2002).

Anomalia do coxim endocárdico. Essa lesão, também conhecida como *defeito do septo atrioventricular (AV)*, ocorre em 1 a cada 2.500 nascimentos e está associada à trissomia do 21 em mais de metade dos casos (Christensen, 2013; Cragan, 2009; Dolk, 2010). Os coxins endocárdicos formam a cruz do coração, e suas anomalias afetam simultaneamente o septo atrial *primum*, o septo interventricular e as cúspides mediais das valvas mitral e tricúspide (Fig. 10-30). Cerca de 6% dos casos ocorrem nas síndromes de heterotaxia, isto é, aquelas em que o coração e/ou os órgãos abdominais estão posicionados do lado incorreto. Os defeitos dos coxins endocárdicos associados com heterotaxia podem ter comorbidades no sistema de condução que resultam em bloqueio AV de terceiro grau, o que confere um prognóstico ruim (Cap. 16, p. 316).

Síndrome do coração esquerdo hipoplásico. Essa anomalia ocorre em cerca de 1 em 4.000 nascimentos (Cragan, 2009; Dolk, 2010). À ultrassonografia, o lado esquerdo do coração pode parecer "cheio" ou o ventrículo esquerdo pode ser tão pequeno que é difícil visualizar uma câmara ventricular (Fig. 10-31). Pode não haver fluxo visível de entrada ou saída no ventrículo esquerdo, e a reversão do fluxo pode ser documentada no arco aórtico.

Embora essa anomalia já tenha sido considerada letal, atualmente 70% dos lactentes afetados podem sobreviver até a idade adulta (Feinstein, 2012). O tratamento pós-natal consiste na reparação paliativa em três etapas ou no transplante cardíaco. Ainda assim, a morbidade permanece elevada, sendo comum haver atraso no desenvolvimento (Lloyd, 2017; Paladini, 2017). Essa é uma lesão dependente de ductos, para a qual a administração da terapia com prostaglandinas é fundamental. O tratamento dessas lesões fetais é descrito no Capítulo 16 (p. 326).

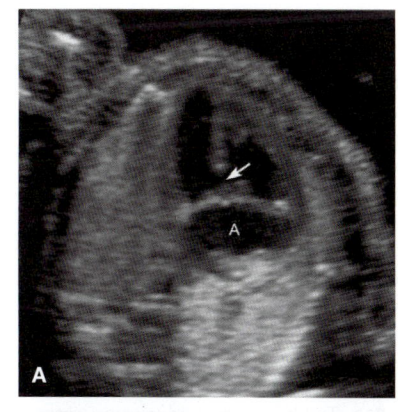

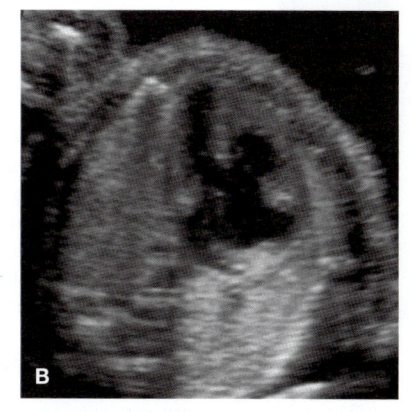

FIGURA 10-30 Anomalia do coxim endocárdico. **A.** Durante a sístole ventricular, as cúspides laterais das valvas mitral e tricúspide entram em contato na linha média. Contudo, o plano da valva atrioventricular não é normal, há um átrio único (*A*) e uma falha é visível (*seta*) no septo interventricular. **B.** Durante o enchimento diastólico, a abertura das valvas atrioventriculares demonstra de forma mais evidente a ausência de suas cúspides mediais.

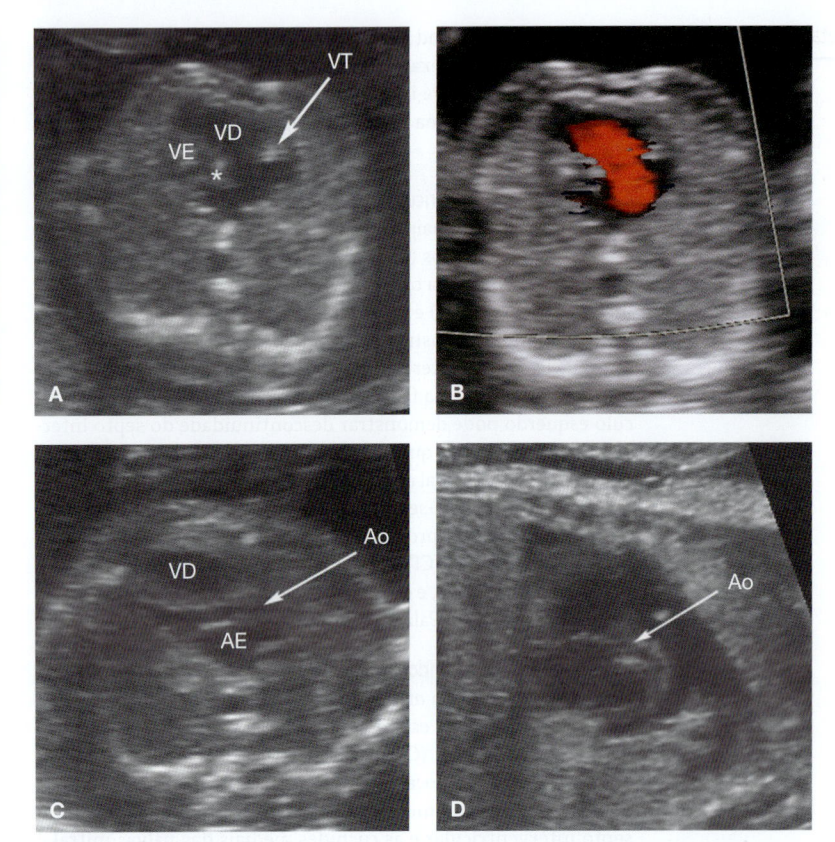

FIGURA 10-31 Síndrome do coração esquerdo hipoplásico. **A.** Nesta incidência das quatro câmaras com 16 semanas, o ventrículo esquerdo (*VE*) parece "cheio" e é significativamente menor que o ventrículo direito (*VD*). A valva tricúspide (*VT*) está aberta, enquanto a valva mitral aparece fechada (*asterisco*). **B.** O Doppler colorido mostra o fluxo do átrio direito para o ventrículo direito apenas, não sendo visível o enchimento do ventrículo esquerdo. **C.** A incidência da via de saída do ventrículo esquerdo demonstra estreitamento acentuado da aorta (*Ao*). AE, átrio esquerdo. **D.** O discreto círculo (*seta*) nesta incidência transversal de eixo curto é a raiz aórtica hipoplásica. (Reproduzida com permissão de Rafael Levy, RDMS.)

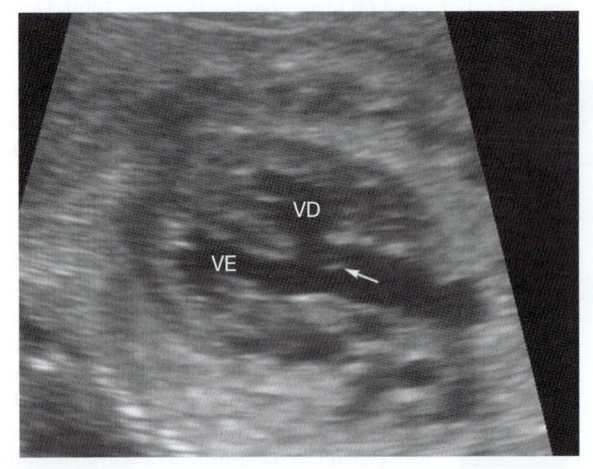

FIGURA 10-32 Tetralogia de Fallot. Esta imagem mostra uma comunicação interventricular com aorta sobreposta em um feto com tetralogia de Fallot. A seta aponta para a valva aórtica. São indicados o ventrículo esquerdo (*VE*) e o ventrículo direito (*VD*).

Tetralogia de Fallot. Essa anomalia ocorre em cerca de 1 em 3.000 nascimentos (Cragan, 2009; Dolk, 2010; Nelson, 2016). Ela inclui uma CIV; uma aorta sobreposta; uma anormalidade da válvula pulmonar, tipicamente estenose; e hipertrofia ventricular direita (Fig. 10-32). Essa última anormalidade não é evidenciada antes do nascimento. Em razão da localização da CIV, a incidência das quatro câmaras pode ser aparentemente normal.

Depois do reparo pós-natal, a taxa de sobrevida em 20 anos fica acima de 95% (Knott-Craig, 1998). Entretanto, os casos com *atresia pulmonar* têm evolução mais complicada. Também existe uma variante na qual a valva pulmonar está *ausente*. Os fetos afetados estão mais sujeitos a desenvolver hidropsia e traqueomalácia devido à compressão da traqueia pela artéria pulmonar dilatada.

Rabdomioma cardíaco. Este é o tumor cardíaco mais comum. Cerca de 50% dos casos estão associados a esclerose tuberosa, uma doença autossômica dominante com manifestações em vários sistemas de órgãos. A esclerose tuberosa é causada por mutações nos genes da hamartina (*TSC1*) e da tuberina (*TSC2*).

Os rabdomiomas cardíacos formam massas ecogênicas bem delimitadas, em geral dentro dos ventrículos ou das vias de saída. Eles podem ser únicos ou múltiplos; crescer durante a gestação; e, algumas vezes, causar obstrução do fluxo de entrada ou saída. Nos casos sem obstrução nem tumores grandes, o prognóstico é relativamente bom sob o ponto de vista cardíaco, pois os tumores tendem a regredir após o período neonatal. Como os achados extracardíacos da esclerose tuberosa podem não ser aparentes na ultrassonografia pré-natal, pode-se considerar a RM para avaliar a anatomia do SNC fetal (p. 217).

Modo M

A ultrassonografia em modo M (ou modo de movimento) é uma representação linear dos componentes do ciclo cardíaco, com o tempo no eixo x e o movimento no eixo y. Essa modalidade é usada comumente para determinar a frequência cardíaca embrionária ou fetal (Fig. 10-33). Quando há uma anormalidade da frequência ou do ritmo cardíaco, a imagem em modo M permite separar a avaliação dos traçados atrial e ventricular. Desse modo, essa técnica é especialmente útil para caracterizar arritmias e sua resposta ao tratamento (Cap. 16, p. 316). O modo M também pode ser usado para avaliar a função ventricular e os volumes sanguíneos ejetados pelos átrios e pelos ventrículos.

Contrações atriais prematuras. Também conhecidas como extrassístoles atriais, essas contrações constituem a arritmia fetal mais comum e são anormalidades frequentes. Essa arritmia reflete a imaturidade do sistema de condução cardíaco e, nos casos

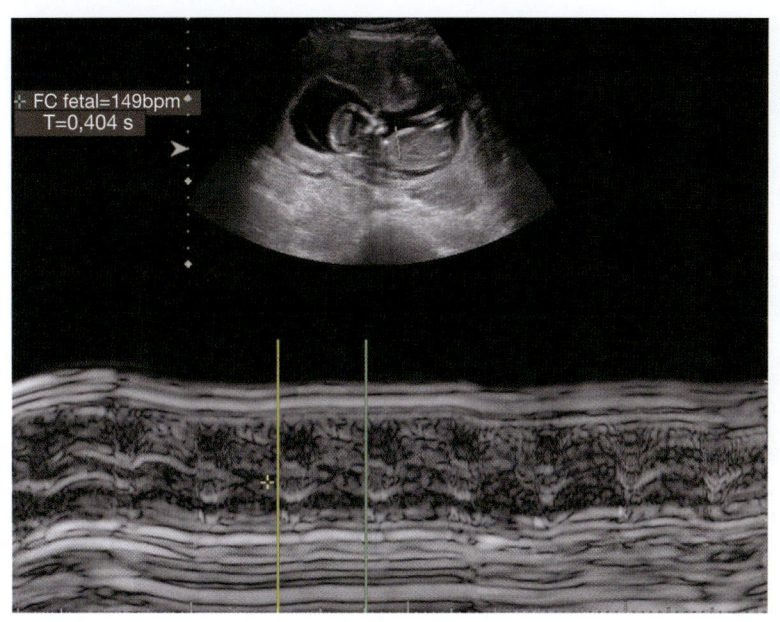

FIGURA 10-33 A ultrassonografia em modo M (ou modo de movimento) é uma representação linear dos componentes do ciclo cardíaco, com o tempo no eixo x e o movimento no eixo y. O modo M é usado comumente para determinar a frequência cardíaca fetal, como neste feto de 12 semanas.

observar na Figura 10-34, o batimento suprimido pode ser demonstrado ao exame em modo M pela pausa compensatória que se segue à contração prematura.

As CAPs algumas vezes ocorrem com um aneurisma do septo atrial, mas não estão associadas com anormalidades importantes da estrutura cardíaca. Nos relatos de casos mais antigos, essa arritmia foi associada à ingestão materna de cafeína e à hidralazina (Lodeiro, 1989; Oei, 1989). Em cerca de 2% dos casos, os fetos afetados desenvolvem mais tarde *taquicardia supraventricular* (*TSV*), que requer tratamento de urgência (Copel, 2000). Assim, as gestações com CAPs fetais em geral são monitoradas por avaliação da frequência cardíaca fetal a cada 1 a 2 semanas, até que haja regressão da arritmia. O tratamento da TSV fetal e de outras arritmias é discutido no Capítulo 16 (p. 316).

■ Parede abdominal

A integridade da parede abdominal no nível da inserção do cordão umbilical é avaliada durante o exame padrão (Fig. 10-35). Os defeitos da parede ventral incluem gastrosquise, onfalocele e anomalia de *body stalk*.

típicos, regride nas fases avançadas da gestação ou no período neonatal. As contrações atriais prematuras (CAPs) podem ser conduzidas e, portanto, soam como um batimento extra. Contudo, na maioria dos casos, as CAPs são bloqueadas e, com o sonar Doppler, soam como um batimento suprimido. Como se pode

A *gastrosquise* é uma falha envolvendo todas as camadas da parede abdominal, que em geral se localiza à direita da inserção do cordão umbilical. O intestino sofre herniação através da falha para dentro da cavidade amniótica (Fig. 10-36). A prevalência é de cerca de 1 em cada 2.000 nascimentos (Jones, 2016; Nelson, 2015). A gastrosquise é uma das anomalias maiores mais comuns dos fetos de mães jovens, e a média de idade materna é de 20 anos (Santiago-Muñoz, 2007). A coexistência de anormalidades intestinais como a *atresia jejunal* é encontrada em cerca de 15% dos casos (Nelson, 2015; Overcash, 2014). A gastrosquise não está associada a aneuploidia, e a taxa de sobrevida é de cerca de 90 a 95% (Kitchanan, 2000; Nelson, 2015; Nembhard, 2001).

Em 15 a 40% dos casos de gastrosquise, há restrição do crescimento fetal (Overcash, 2014; Santiago-Muñoz, 2007). A restrição do crescimento não parece estar associada a desfechos adversos como hospitalizações mais longas ou maiores taxas de mortalidade (Nelson, 2015; Overcash, 2014). Porém, uma idade gestacional menor ao nascer impõe um risco de desfechos adversos na gastrosquise, e o parto planejado com 36 a 37 semanas não confere benefício neonatal (Al-Kaff, 2016; Overcash, 2014; South, 2013).

A *onfalocele* complica cerca de 1 em 3.000 a 5.000 gestações (Canfield, 2006; Dolk, 2010). Ela é formada quando as pregas ectomesodérmicas laterais não se encontram na linha média. Isso deixa o conteúdo abdominal coberto apenas por um saco de duas camadas (âmnio e peritônio),

FIGURA 10-34 Modo M. Nesta imagem, há concordância normal entre as contrações atriais (*A*) e ventriculares (*V*). O movimento da valva tricúspide (*T*) também está evidente. Também há uma contração atrial prematura (*seta*) e uma contração ventricular prematura subsequente, seguidas de uma pausa compensatória.

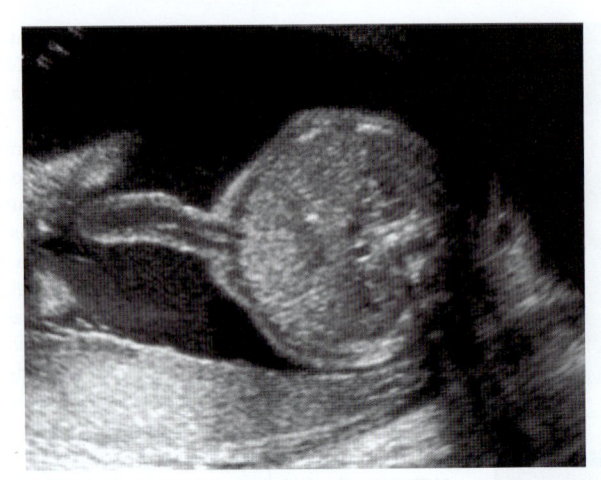

FIGURA 10-35 Parede ventral normal. Incidência transversal do abdome de um feto no segundo trimestre com parede abdominal anterior intacta e inserção normal do cordão umbilical.

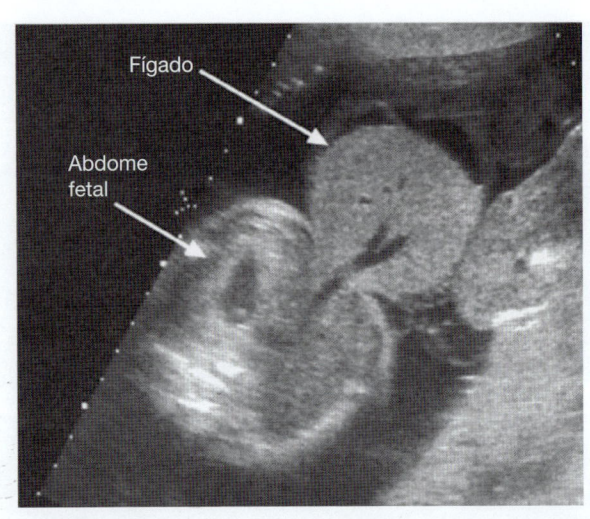

FIGURA 10-37 Onfalocele. Imagem transversal do abdome demonstrando onfalocele evidenciada por uma falha ampla da parede abdominal com fígado exteriorizado e coberto por uma membrana fina.

no qual se insere o cordão umbilical (Fig. 10-37). Em mais de 50% dos casos, a onfalocele está associada a outras anomalias significativas ou à aneuploidia. A onfalocele também é um dos componentes de síndromes como a de Beckwith-Wiedemann, a *extrofia cloacal* e a *pentalogia de Cantrell*. As falhas menores conferem risco maior de aneuploidia (De Veciana, 1994). A análise cromossômica por *microarray* deve ser oferecida em todos os casos de onfalocele.

A anomalia de *body stalk*, também conhecida como *complexo membro-corpo-parede* ou *cilossoma*, é uma anomalia letal rara que se caracteriza pela formação anormal da parede do corpo. Nos casos típicos, não há parede abdominal visível, e os órgãos abdominais fazem extrusão para dentro do celoma extra-amniótico. Há aproximação direta ou fusão do corpo com a placenta, e o cordão umbilical é extremamente curto. Outra característica clínica é escoliose de ângulo agudo. Bandas amnióticas são frequentemente detectadas.

■ Trato gastrintestinal

O estômago é visível em quase todos os fetos depois de 14 semanas de gestação. Quando o estômago não é identificado na avaliação inicial, o exame é repetido, devendo-se considerar a realização de uma ultrassonografia direcionada. A não visualização do estômago pode ser causada por prejuízo da deglutição em casos de oligoidrâmnio ou por causas subjacentes como atresia esofágica, anomalia craniofacial ou anormalidades musculoesqueléticas ou do SNC. Os fetos com hidropsia também podem ter problemas de deglutição.

O intestino, o fígado, a vesícula biliar e o baço podem ser detectados em muitos fetos no segundo e no terceiro trimestre. O aspecto do intestino altera-se à medida que o feto se desenvolve. Em alguns casos, o intestino pode parecer brilhante ou ecogênico, o que pode indicar que houve deglutição de volumes pequenos de sangue intra-amniótico, principalmente quando também há elevação de AFPSM. O intestino com sinais ecogênicos brilhantes semelhantes ao do osso fetal confere risco ligeiramente maior de malformações gastrintestinais associadas, fibrose cística, trissomia do 21 e infecção congênita como o citomegalovírus (Fig. 14-3, p. 287).

Atresia gastrintestinal

A atresia intestinal caracteriza-se por obstrução e dilatação dos segmentos intestinais proximais. Em geral, quanto mais proximal é a obstrução, maiores são as chances de se desenvolver polidrâmnio. Algumas vezes o polidrâmnio causado por obstrução proximal do intestino delgado pode ser tão grave a ponto de resultar em comprometimento respiratório materno ou trabalho de parto prematuro, podendo haver necessidade de amniorredução (Cap. 11, p. 230).

A *atresia de esôfago* ocorre em cerca de 1 em 4.000 nascimentos (Cragan, 2009; Pedersen, 2012). Ela deve ser considerada quando o estômago não pode ser visualizado e a gestante tem polidrâmnio. Contudo, em até 90% dos casos, uma *fístula traqueoesofágica* coexistente permite que o líquido entre no estômago, razão pela qual o diagnóstico pré-natal é difícil. Mais de metade dos fetos têm outras anomalias ou síndromes genéticas. Há múltiplas malformações em 30% dos casos e aneuploidias como a trissomia

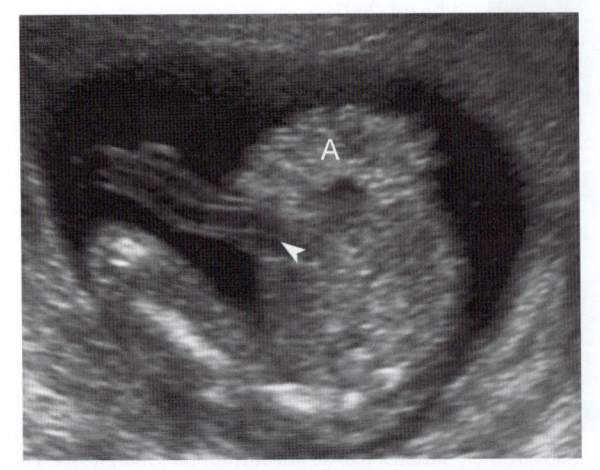

FIGURA 10-36 Gastrosquise. Este feto de 18 semanas tem uma falha envolvendo todas as camadas da parede abdominal e localizada à direita da inserção do cordão umbilical (*ponta de seta*); várias alças intestinais (*A*) finas sofreram herniação através dessa falha para dentro da cavidade amniótica.

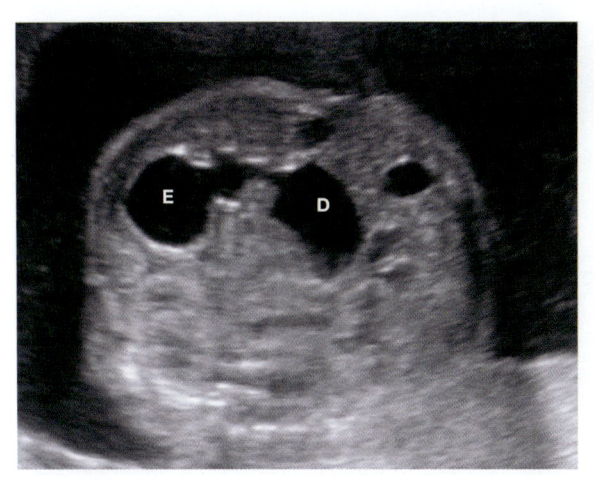

FIGURA 10-38 Atresia duodenal. O *sinal da dupla bolha* representa a distensão do estômago (*E*) e da primeira parte do duodeno (*D*), como se pode observar na imagem axial do abdome. A demonstração de continuidade entre o estômago e o duodeno proximal confirma que a segunda "bolha" é o duodeno proximal.

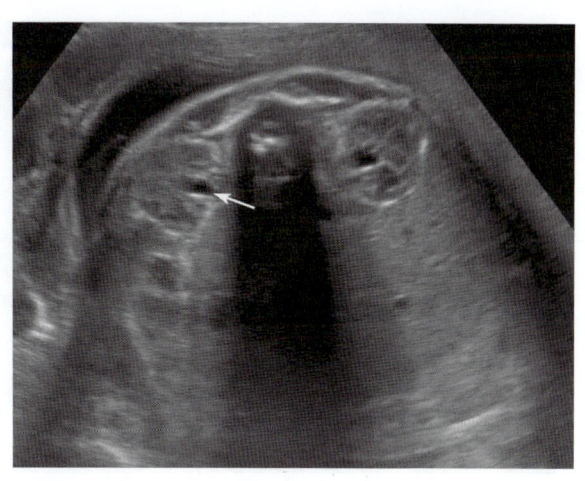

FIGURA 10-39 Rins fetais normais. Os rins são evidentes nas proximidades da coluna vertebral deste feto de 29 semanas. Com a progressão da gestação, um halo de gordura perinéfrica facilita a demonstração das bordas dos rins. Neste exame, havia um volume fisiológico de urina nas pelves renais, que está assinalado em um dos rins por uma seta.

do 18 ou do 21 em 10% (Pedersen, 2012). As anormalidades mais frequentemente associadas afetam o coração, o trato urinário e o trato gastrintestinal. Cerca de 10% dos casos de atresia de esôfago ocorrem como parte da associação VACTERL, que consiste em defeitos vertebrais, atresia anal, defeitos cardíacos, fístula traqueoesofágica, anomalias renais e anormalidades de membros (limb) (Pedersen, 2012).

A *atresia duodenal* ocorre em cerca de 1 em 10.000 nascimentos (Best, 2012; Dolk, 2010) e caracteriza-se pelo *sinal da dupla bolha* à ultrassonografia, que representa a distensão do estômago e da primeira parte do duodeno (Fig. 10-38). O achado não costuma estar presente antes de 22 a 24 semanas de gestação. A demonstração de continuidade entre o estômago e o duodeno proximal confirma que a segunda "bolha" é o duodeno proximal. Cerca de 30% dos fetos afetados têm alguma anomalia cromossômica ou síndrome genética, principalmente trissomia do 21. Quando não há anormalidade genética associada, um terço dos casos tem outras anomalias coexistentes, mais comumente malformações cardíacas e outras anormalidades do trato gastrintestinal (Best, 2012). As obstruções dos segmentos mais distais do intestino delgado em geral resultam na formação de várias alças dilatadas, que podem apresentar peristalse aumentada.

As obstruções do intestino grosso e a atresia anal são menos facilmente diagnosticadas à ultrassonografia porque o polidrâmnio não é uma anormalidade típica e o intestino não está significativamente dilatado. A incidência transversal da pelve pode demonstrar um reto dilatado como uma estrutura anecoica entre a bexiga e o sacro.

■ Rins e trato urinário

Os rins fetais estão visíveis nas proximidades da coluna vertebral, em geral no primeiro trimestre e rotineiramente em torno de 18 semanas de gestação (Fig. 10-39). O rim mede cerca de 20 mm de comprimento com 20 semanas, e suas dimensões aumentam em cerca de 1,1 mm por semana a partir de então (Chitty, 2003). Com a progressão da gestação, os rins tornam-se relativamente menos ecogênicos, e um halo de gordura perinéfrica facilita a definição de suas bordas.

A bexiga fetal é facilmente visível no segundo trimestre como uma estrutura redonda e anecoica na linha média anterior da pelve. Com a aplicação do Doppler, a bexiga é salientada pelas duas artérias vesicais superiores à medida que se transformam nas artérias umbilicais do cordão umbilical (Fig. 10-40 e Cap. 6, p. 117). Os ureteres e a uretra do feto não são visíveis à ultrassonografia a menos que estejam anormalmente dilatados.

No início da gestação, a placenta e as membranas são as principais fontes de líquido amniótico. Contudo, depois de 18 semanas de gravidez, a maior parte desse líquido é produzida pelos rins (Cap. 11, p. 225). O débito urinário fetal aumenta de 5 mL/h com 20 semanas para cerca de 50 mL/h na gestação a termo (Rabinowitz, 1989). Um volume normal de líquido amniótico na segunda metade da gestação indica que o trato urinário está patente e que no mínimo um rim está funcionando. Contudo, o oligoidrâmnio sem explicação sugere um defeito no trato urinário ou uma anormalidade na perfusão placentária.

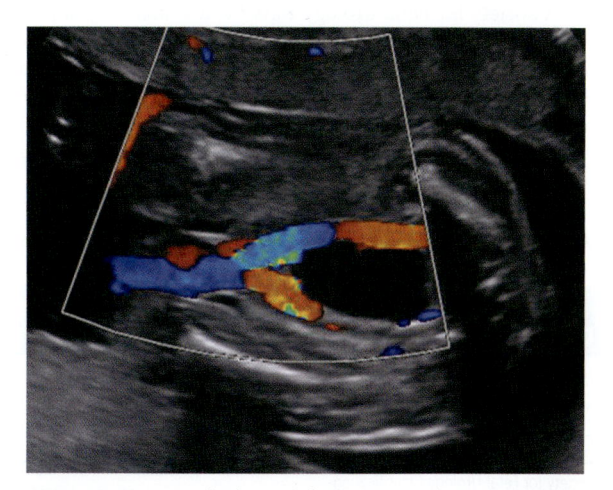

FIGURA 10-40 Bexiga fetal normal, facilmente visível como uma estrutura redonda e cheia de líquido na pelve anterior, salientada pelas duas artérias vesicais superiores à medida que se transformam nas artérias umbilicais do cordão umbilical.

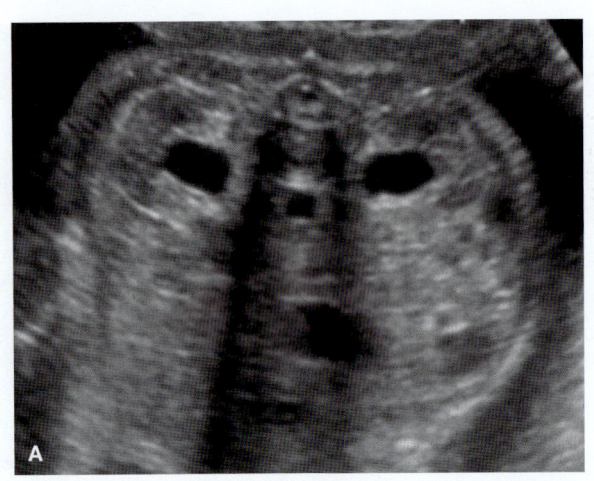

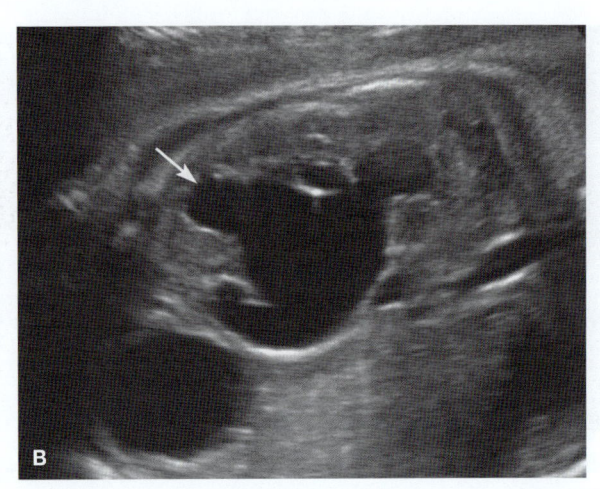

FIGURA 10-41 Dilatação da pelve renal. Este achado comum é encontrado em 1 a 5% das gestações. **A.** Neste feto de 34 semanas com dilatação leve da pelve renal, o diâmetro anteroposterior da pelve media 7 mm no plano transversal. **B.** Imagem sagital do rim de um feto de 32 semanas com dilatação grave da pelve renal em consequência de obstrução da junção ureteropélvica. A seta aponta para um dos cálices arredondados.

Dilatação da pelve renal

Este achado está presente em 1 a 5% dos fetos, sendo chamado também de dilatação do trato urinário ou hidronefrose. Em 40 a 90% dos casos, essa alteração é transitória ou fisiológica e não representa uma anormalidade subjacente (Ismaili, 2003; Nguyen, 2010). Em cerca de um terço dos casos, é possível confirmar alguma anomalia do trato urinário no período neonatal. Entre essas, as mais frequentes são a *obstrução da junção ureteropélvica (JUP)* e o *refluxo vesicoureteral (RVU)*.

A pelve renal fetal é medida anteroposteriormente em um plano transversal, sendo o cursor (*caliper*) colocado na borda interna da coleção líquida (Fig. 10-41). Embora pesquisadores tenham definido vários limiares, a pelve em geral é considerada dilatada quando mede mais de 4 mm no segundo trimestre ou 7 mm com cerca de 32 semanas de gestação (Reddy, 2014). Tipicamente, o limiar do segundo trimestre é usado para identificar as gestantes que devem realizar exames subsequentes no terceiro trimestre.

A Society for Fetal Urology classificou a dilatação da pelve renal com base em uma metanálise de mais de 100.000 gestações rastreadas (Tab. 10-10) (Lee, 2006; Nguyen, 2010). O grau de dilatação correlaciona-se com a probabilidade de existirem anormalidades associadas. Outros achados que sugerem a existência de lesão são dilatação dos cálices, adelgaçamento do córtex ou dilatação em qualquer ponto ao longo do trato urinário. A pielectasia leve no segundo trimestre está associada a risco um pouco aumentado de síndrome de Down, sendo considerada um marcador fraco para isso (Fig. 14-3, p. 287).

Obstrução da junção ureteropélvica. Esta é a anormalidade mais comumente associada à dilatação da pelve renal. A prevalência é de 1 por 1.000 a 2.000 nascimentos, e os fetos do sexo masculino são afetados com frequência três vezes maior que os do sexo feminino (Williams, 2007; Woodward, 2002). Em geral, a obstrução é funcional em vez de anatômica, sendo bilateral em até um quarto dos casos. As chances de haver uma obstrução da JUP aumentam de 5% quando há dilatação pélvica leve para mais de 50% nos casos de dilatação grave (Lee, 2006).

Sistema coletor renal duplicado. Nesta anomalia anatômica, os polos superior e inferior do rim – descritos como metades – são drenados por um ureter independente (Fig. 10-42). A duplicação é encontrada em cerca de 1 em cada 4.000 gestações, é mais comum no sexo feminino e é bilateral em 15 a 20% dos casos (James, 1998; Vergani, 1998; Whitten, 2001). Ao exame ultrassonográfico, uma faixa de tecido intercalada separa as duas pelves bem definidas. O desenvolvimento de hidronefrose e/ou dilatação dos ureteres pode ocorrer por implantação anormal de um ou dos dois ureteres dentro da bexiga – uma relação descrita como regra de *Weigert-Meyer*. O ureter do polo superior costuma apresentar obstrução por uma ureterocele existente dentro da bexiga, enquanto o ureter do polo inferior tem um segmento intravesical encurtado, o que predispõe ao RVU (ver Fig. 10-42B). Por essa razão, as duas metades do rim podem estar dilatadas por causas diferentes, e ambas estão sujeitas à perda de função.

Agenesia renal

A prevalência da agenesia renal bilateral é de cerca de 1 em 8.000 nascimentos, enquanto a da agenesia unilateral é de 1 em 1.000 nascimentos (Cragan, 2009; Dolk, 2010; Sheih, 1989; Wiesel,

TABELA 10-10 Risco de anormalidade urinária pós-natal com base no grau de dilatação da pelve renal[a]

Dilatação	Segundo trimestre	Terceiro trimestre	Anormalidade pós-natal
Leve	4 a < 7 mm	7 a < 9 mm	12%
Moderada	7 a ≤ 10 mm	9 a ≤ 15 mm	45%
Grave	> 10 mm	> 15 mm	88%

[a]Society for Fetal Urology Classification.
Modificada de Lee, 2006; Nguyen, 2010.

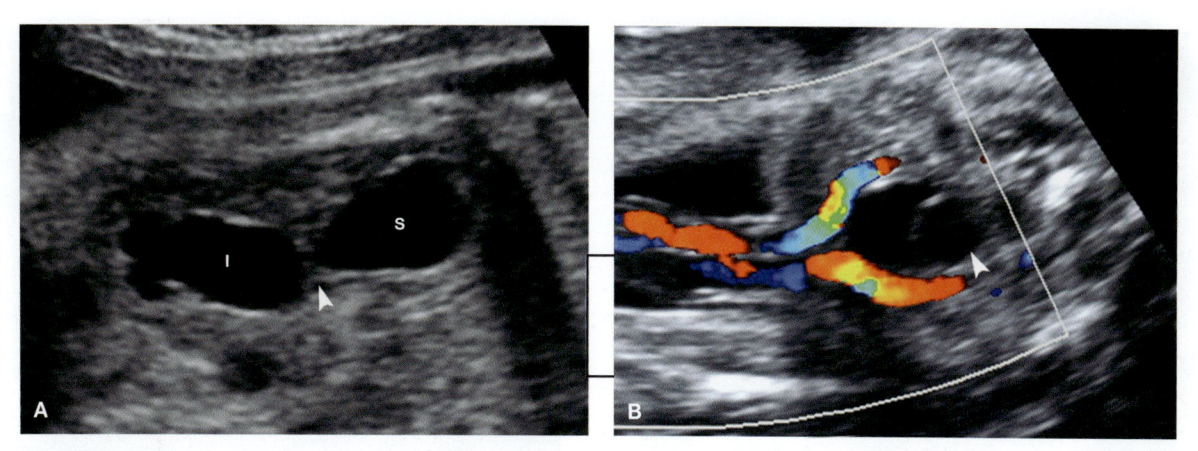

FIGURA 10-42 Sistema coletor renal duplicado. As metades superior e inferior do rim são drenadas por ureteres independentes. **A.** A dilatação da pelve renal é evidente nos polos superior (*S*) e inferior (*I*), que estão separados por uma faixa interveniente de tecidos renais (*ponta de seta*). **B.** A bexiga, circundada pelas artérias umbilicais realçadas, contém uma ureterocele (*ponta de seta*).

2005). Quando um rim está ausente, o exame com Doppler da aorta descendente demonstra a ausência da artéria renal ipsilateral (Fig. 10-43). Além disso, a glândula suprarrenal ipsilateral geralmente cresce para preencher a fossa renal, e essa alteração é conhecida como *sinal da suprarrenal descida* (Hoffman, 1992). Como ocorre em outras anomalias, deve ser considerada a amniocentese para análise cromossômica por *microarray*.

Se a agenesia renal for bilateral, não há produção de urina, e a resultante ausência de líquido amniótico leva a hipoplasia pulmonar, contraturas de membros e uma característica face comprimida. Quando essa combinação resulta de agenesia renal, recebe a denominação de *síndrome de Potter*, em homenagem à Dra. Edith Potter, que a descreveu em 1946. Quando essas anormalidades são resultantes da redução grave do volume de líquido amniótico por qualquer outra causa (inclusive rins displásicos policísticos bilaterais ou doença renal policística autossômica recessiva), a condição é conhecida como *sequência de Potter*. O prognóstico para essas anormalidades é muito ruim.

Displasia renal policística

Esta forma grave de displasia renal resulta na perda da função do rim. Os néfrons e os ductos coletores não se formam normalmente e, por essa razão, os ductos primitivos estão circundados por tecido fibromuscular e o ureter é atrésico (Hains, 2009). Ao exame ultrassonográfico, o rim apresenta inúmeros cistos de paredes lisas com dimensões variadas que não se comunicam com a pelve renal e estão circundados por córtex ecogênico (Fig. 10-44).

O rim displásico policístico (RDPC) unilateral tem prevalência de 1 em 4.000 nascimentos. Anormalidades renais contralaterais estão presentes em 30 a 40% dos casos – mais comumente RVU ou obstrução da JUP (Schreuder, 2009). Anomalias extrarrenais foram detectadas em 25% dos casos, e a displasia cística pode

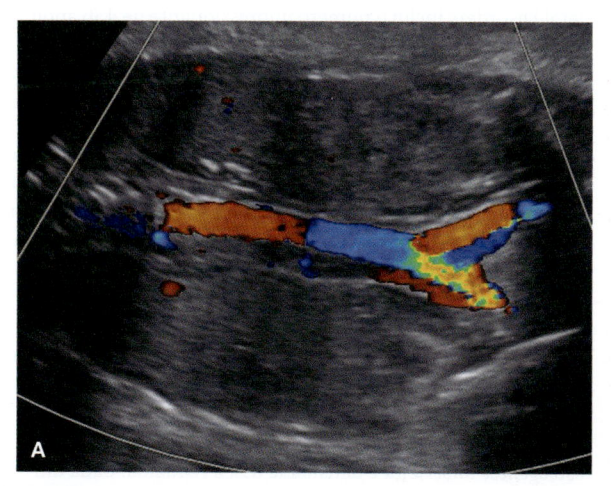

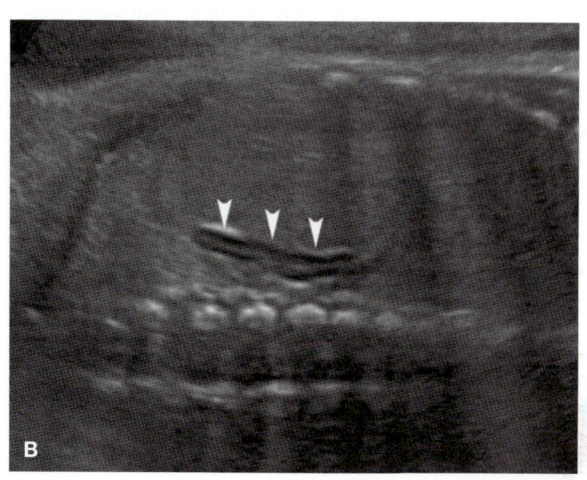

FIGURA 10-43 Agenesia renal **A.** Nesta imagem coronal do abdome fetal, o Doppler colorido mostra o trajeto da aorta abdominal. O feixe do ultrassom está perpendicular à aorta, demonstrando a ausência das artérias renais bilateralmente. **B.** Esta imagem coronal de um feto com agenesia renal unilateral mostra a glândula suprarrenal (*pontas de seta*) preenchendo a fossa ilíaca, o chamado sinal da suprarrenal "descida". A glândula suprarrenal apresenta córtex hipoecoico e medula hiperecoica.

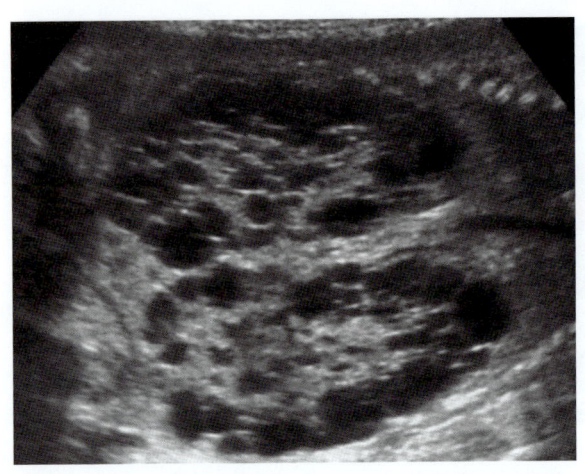

FIGURA 10-44 Rins displásicos policísticos. A incidência coronal do abdome fetal demonstra rins acentuadamente dilatados, contendo muitos cistos com dimensões variadas, que não se comunicam com a pelve renal.

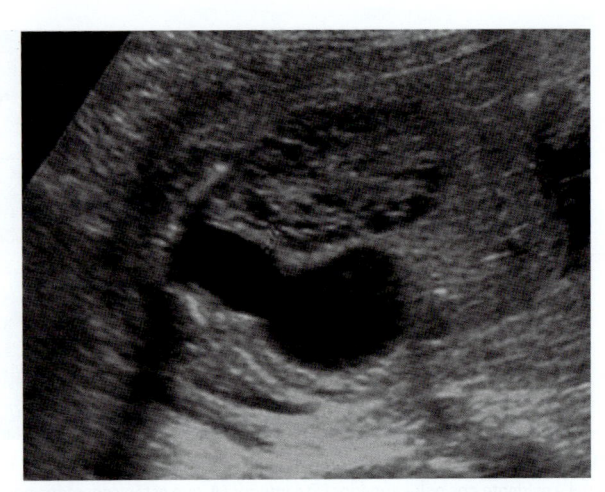

FIGURA 10-45 Válvula da uretra posterior. Neste feto de 19 semanas com obstrução grave da via de saída da bexiga, o órgão está dilatado e tem paredes espessadas com dilatação da uretra proximal, resultando no sinal do "buraco de fechadura". Nas proximidades da bexiga está o rim dilatado com evidência de displasia cística, que confere prognóstico desfavorável.

fazer parte de algumas síndromes genéticas (Lazebnik, 1999; Schreuder, 2009). Quando o RDPC é uma malformação isolada e unilateral, o prognóstico geralmente é bom.

O RDPC bilateral é encontrado em cerca de 1 em 12.000 nascimentos e está associado à redução grave do volume de líquido amniótico desde o início da gestação. Isso resulta na sequência de Potter, cujo prognóstico é desfavorável (Lazebnik, 1999).

Doença renal policística

Entre as doenças policísticas hereditárias, apenas a forma infantil da *doença renal policística autossômica recessiva* (*DRPAR*) pode ser diagnosticada de maneira segura antes do nascimento. A DRPAR é uma doença crônica progressiva dos rins e do fígado que resulta em dilatação cística dos ductos coletores renais e em fibrose hepática congênita (Turkbey, 2009). A frequência do estado de portador de uma mutação patogênica do gene *PKHD1* é de cerca de 1 em 70, enquanto a prevalência da doença é de 1 em 20.000 (Zerres, 1998). A variabilidade fenotípica da DRPAR varia desde hipoplasia pulmonar fatal ao nascimento até manifestações clínicas no final da infância, ou mesmo na vida adulta, quando predominam as anormalidades hepáticas. À ultrassonografia, a DRPAR infantil caracteriza-se por rins anormalmente grandes que preenchem e distendem o abdome fetal e apresentam textura sólida em vidro fosco. A coexistência de oligoidrâmnio grave confere prognóstico desfavorável.

A *doença renal policística autossômica dominante* (*DRPAD*), que é muito mais comum, em geral não se evidencia antes da idade adulta (Cap. 53, p. 1031). Mesmo quando isso não ocorre, alguns fetos com DRPAD têm aumento de volume renal discreto e ecogenicidade renal aumentada com volume normal de líquido amniótico. O diagnóstico diferencial desses casos inclui várias síndromes genéticas, aneuploidia ou uma variação normal.

Obstrução da via de saída da bexiga

Esta obstrução distal do trato urinário é mais frequente nos fetos do sexo masculino, e a causa mais comum é uma *válvula de uretra posterior*. Nos casos típicos, há dilatação da bexiga e da uretra proximal, condição descrita como sinal do "buraco de fechadura"; além disso, a parede da bexiga está espessada (Fig. 10-45). O oligoidrâmnio, particularmente antes do meio da gestação, acarreta prognóstico desfavorável porque causa hipoplasia pulmonar. Infelizmente, o prognóstico pode ser desfavorável mesmo quando o volume de líquido amniótico é normal. A avaliação diagnóstica inclui uma investigação cuidadosa de anomalias associadas, que podem estar presentes em 40% dos casos, bem como de aneuploidia, relatada em 5 a 8% dos pacientes (Hayden, 1988; Hobbins, 1984; Mann, 2010). Quando nenhuma dessas alterações está presente, os fetos do sexo masculino acometidos com oligoidrâmnio grave e níveis de eletrólitos fetais sugestivos de prognóstico potencialmente favorável podem ser candidatos a uma intervenção terapêutica fetal. A avaliação e o tratamento da obstrução da via de saída vesical do feto estão descritos no Capítulo 16 (p. 325).

■ Anomalias esqueléticas

A revisão de 2015 da Nosology and Classification of Genetic Skeletal Disorders inclui o número impressionante de 436 anomalias esqueléticas classificadas em 42 grupos, que são definidos por anormalidades genéticas, achados fenotípicos ou critérios radiográficos (Bonafe, 2015). Os dois tipos de displasias esqueléticas são *osteocondrodisplasias* (desenvolvimento anormal generalizado dos ossos e/ou das cartilagens) e *disostoses* (anormalidades de ossos específicos, p. ex., *polidactilia*). Além dessas *malformações*, as anormalidades esqueléticas incluem *deformações* (p. ex., alguns casos de pé torto congênito) e *reduções* (p. ex., anomalias com redução do comprimento do membro).

Displasias esqueléticas

A prevalência das displasias esqueléticas é de cerca de 3 em 10.000 nascimentos. Dois grupos constituem mais de metade dos casos: o grupo da *condrodisplasia associada ao fator 3 de crescimento dos fibroblastos* (*FGFR3*, de *fibroblast growth factor 3*) e o grupo com *osteogênese imperfeita* e densidade óssea reduzida. Cada um deles ocorre em 0,8 a cada 10.000 nascimentos (Stevenson, 2012).

A avaliação de uma gestação suspeita de displasia esquelética inclui um exame de todos os ossos longos e das mãos e dos pés, além da determinação das dimensões e do formato do crânio, das clavículas, das escápulas, do tórax e da coluna vertebral. Tabelas de referência são utilizadas para determinar quais ossos longos estão afetados e definir o grau de encurtamento (ver Apêndice, p. 1267). O acometimento de todos os ossos longos é descrito pelo termo *micromelia*, enquanto o envolvimento predominante apenas dos segmentos proximais, intermediários ou distais dos ossos longos é conhecido como *rizomelia*, *mesomelia* e *acromelia*, respectivamente. Também é necessário avaliar o grau de ossificação e a coexistência de fraturas. Cada um desses parâmetros pode fornecer indícios que ajudam a reduzir o diagnóstico diferencial e, em alguns casos, sugerem uma displasia esquelética específica. Algumas ou a maioria das displasias esqueléticas têm um componente genético, e o conhecimento acerca de mutações específicas tem aumentado de forma excepcional (Bonafe, 2015).

Embora a caracterização exata nem sempre seja possível antes do nascimento, em geral é possível determinar se uma displasia esquelética é fatal. As displasias letais mostram profundo encurtamento de ossos longos, com medidas abaixo do percentil 5, e mostram relações entre o comprimento do fêmur e a circunferência abdominal abaixo de 16% (Nelson, 2014; Rahemtullah, 1997; Ramus, 1998). Em geral, há evidências de outras anormalidades ultrassonográficas. A hipoplasia pulmonar é sugerida por uma circunferência torácica < 80% do valor da circunferência abdominal, por uma circunferência torácica abaixo do percentil 2,5 e por uma circunferência cardíaca > 50% do valor da circunferência torácica (Apêndice, p. 1266). As gestações afetadas também podem desenvolver polidrâmnio e/ou hidropsia (Nelson, 2014).

As condrodisplasias associadas ao FGFR3 incluem *acondroplasia* e *displasia tanatofórica*. A acondroplasia, também conhecida como *acondroplasia heterozigótica*, é a displasia esquelética não fatal mais comum. A maioria dos casos (98%) é causada por uma mutação em ponto específico do gene *FGFR3*. Ela é transmitida como traço autossômico dominante, e 80% dos casos resultam de uma mutação recém-adquirida. A acondroplasia caracteriza-se por encurtamento predominantemente *rizomélico* dos ossos longos, crânio aumentado com formação de bossa frontal, depressão da ponte nasal, lordose lombar exagerada e mãos em formato de tridente. A inteligência costuma ser normal. Ao exame ultrassonográfico, as medidas do fêmur e do úmero podem não estar abaixo do percentil 5 até o início do terceiro trimestre. Desse modo, essa anomalia em geral não é diagnosticada até o final da gravidez. Nos pacientes homozigóticos, que representam 25% dos fetos de pais heterozigóticos, a doença caracteriza-se por maior encurtamento dos ossos longos e é fatal.

O outro grupo principal de displasias associadas ao FGFR3, a *displasia tanatofórica*, é a anomalia esquelética fatal mais comum. Esse tipo de displasia caracteriza-se por micromelia grave, e os fetos acometidos – principalmente com o tipo II – podem desenvolver uma deformidade craniana típica em "folha de trevo" (*Kleeblattschädel*) devido à craniossinostose. Mais de 99% dos casos podem ser confirmados por testes genéticos.

A *osteogênese imperfeita* constitui um grupo de displasias esqueléticas que se caracterizam por hipomineralização. Existem vários tipos, e mais de 90% dos casos são causados por uma mutação do gene *COL1A1* ou *COL1A2*. O tipo IIa, também conhecido como forma perinatal, é fatal e demonstra ossificação craniana praticamente inexistente, de forma que a compressão suave do abdome materno pelo transdutor de ultrassom causa deformidade visível no crânio (Fig. 10-46). Outras manifestações da doença são fraturas

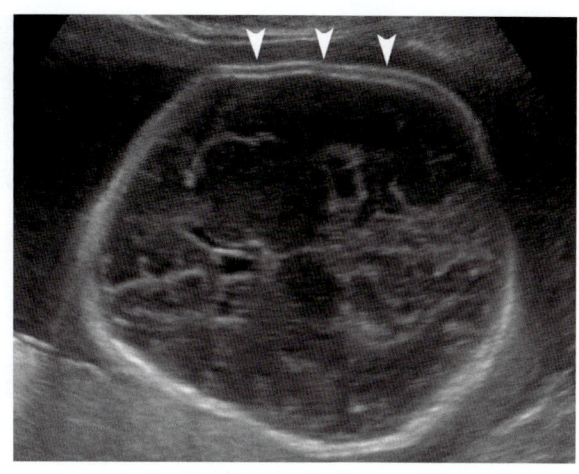

FIGURA 10-46 Osteogênese imperfeita. O tipo IIa, que é fatal, caracteriza-se por ossificação craniana praticamente inexistente, de forma que a compressão suave do abdome materno com o transdutor de ultrassonografia provoca uma deformação visível (achatamento) do crânio (*pontas de seta*).

intrauterinas múltiplas e costelas com aspecto "brocado". O padrão hereditário é autossômico dominante e, por essa razão, todos os casos resultam de mutações recém-adquiridas ou de mosaicismo gonadal (Cap. 13, p. 264). Outra displasia esquelética que causa hipomineralização grave é a *hipofosfatasia*, que é transmitida como traço autossômico recessivo.

Pé torto congênito – talipe equinovaro

Este distúrbio caracteriza-se por deformação do talo e encurtamento do tendão do calcâneo. O pé afetado é anormalmente fixo e posicionado em configuração *equina* (apontado para baixo), *varo* (rotação interna) e com adução da parte anterior. A maioria dos casos é classificada como malformação congênita, com um componente genético multifatorial. Entretanto, uma associação com fatores ambientais e com amniocentese no início da gravidez também sugere que a deformação possa desempenhar um papel importante (Tredwell, 2001). Ao exame ultrassonográfico, a planta do pé é detectada no mesmo plano da tíbia e da fíbula (Fig. 10-47).

A prevalência do pé torto congênito é de cerca de 1 em 1.000 nascimentos, com razão masculino:feminino de 2:1 (Carey, 2003; Pavone, 2012). A malformação é bilateral em cerca de 50% dos casos e está associada a outras anomalias em no mínimo 50% dos casos (Mammen, 2004; Sharma, 2011). As malformações associadas costumam ser defeitos do tubo neural, artrogripose

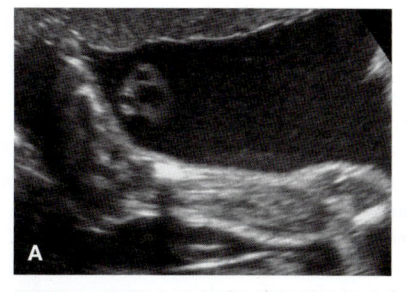

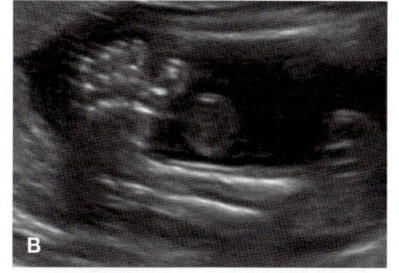

FIGURA 10-47 Posição do pé. **A.** Membro inferior fetal normal, demonstrando a posição normal do pé. **B.** Nos casos de talipe equinovaro, a "planta" do pé aparece no mesmo plano da tíbia e da fíbula.

e distrofia miotônica e outras síndromes genéticas. Em casos com anomalias associadas, a aneuploidia é encontrada em cerca de 30%. Em contraste, a taxa é < 4% quando o pé torto aparece isoladamente (Lauson, 2010; Sharma, 2011). Por essa razão, é recomendável buscar outras anomalias estruturais associadas, e pode-se considerar a análise cromossômica por *microarray*.

Anomalias com redução dos membros

A avaliação dos braços e das pernas é um dos componentes do exame ultrassonográfico padrão. A ausência ou hipoplasia de todas extremidades ou de parte de uma ou mais extremidades é um *defeito de redução dos membros*. A prevalência ao nascer é de 4 a 8 em 10.000 (Kucik, 2012; Stoll, 2010; Vasluian, 2013). Cerca de metade dos casos são defeitos isolados, até um terço deles ocorre como parte de uma síndrome conhecida e os outros casos têm anomalias coexistentes (Stoll, 2010; Vasluian, 2013). As extremidades superiores são afetadas com maior frequência que as inferiores. Entre os tipos, um *defeito de membro transversal* terminal não apresenta uma parte ou todo um membro distal, criando um coto (Fig. 10-48). Ele é mais comum que um *defeito longitudinal*, o qual é a ausência completa ou parcial dos ossos longos em apenas um lado de uma determinada extremidade.

A ausência de um membro por inteiro é definida como *amelia*. A *focomelia* (associada à exposição à talidomida) consiste na ausência de um ou mais ossos longos das mãos, com as mãos ou os pés ligados ao tronco (Cap. 12, p. 246). As anomalias com redução dos membros estão associadas a várias síndromes genéticas, inclusive a *síndrome de Roberts*, uma doença autossômica recessiva evidenciada por *tetrafocomelia*. A *deformidade da mão em garra*, em geral causada pela agenesia do rádio, está associada à trissomia do 18 e também é um dos componentes da *síndrome de trombocitopenia-agenesia do rádio* (Fig. 13-5B, p. 258). As anomalias com redução dos membros podem ocorrer nos casos de alguma anormalidade, inclusive sequência da banda amniótica (Cap. 6, p. 116). Essas malformações também foram associadas a biópsias de vilosidade coriônica antes de 10 semanas de gestação (Fig. 14-6, p. 294).

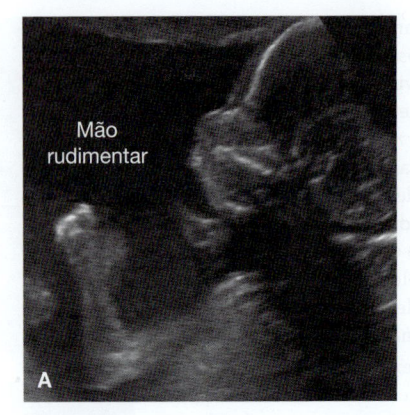

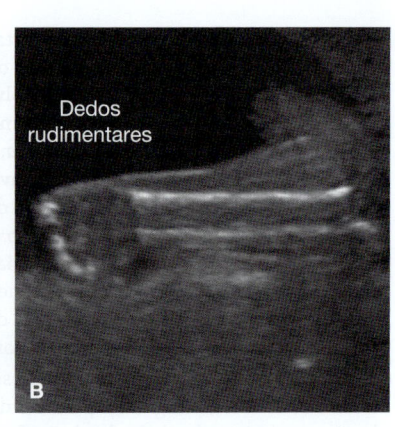

FIGURA 10-48 Anomalias com redução dos membros transversais. **A.** Com 18 semanas de gestação, apenas uma mão rudimentar é visível. **B.** Com 24 semanas, o rádio e a ulna têm aspecto normal em tamanho e aparência, sendo evidentes pequenos dedos rudimentares.

ULTRASSONOGRAFIAS TRIDIMENSIONAL (3D) E QUADRIDIMENSIONAL (4D)

Durante as últimas duas décadas, a ultrassonografia tridimensional (3D) passou de uma novidade para um dos componentes padronizados da maioria dos equipamentos modernos de ultrassonografia (Fig. 10-49). A ultrassonografia 3D não é usada *rotineiramente* durante o exame convencional, nem é considerada uma modalidade obrigatória. Contudo, pode ser um dos componentes de exames especializados.

A maioria dos equipamentos 3D utiliza um transdutor especial desenvolvido com essa finalidade. Depois de se identificar uma região de interesse, um volume 3D é obtido e pode ser transformado em imagens exibidas em qualquer plano no monitor – axial, sagital, coronal ou até mesmo oblíquo. Desse modo, podem ser obtidos "cortes" sequenciais semelhantes aos oferecidos pela tomografia computadorizada (TC) ou pela RM. Ao contrário do exame bidimensional (2D), que parece estar em "tempo real", o imageamento 3D é estático e pode ser obtido pelo processamento de um volume de imagens armazenadas. Na *ultrassonografia quadridimensional (4D)*, também chamada de ultrassonografia 3D em tempo real, a reconstrução rápida das imagens dá a impressão de que são feitas em tempo real.

Nas imagens em 4D, um aplicativo conhecido como *correlação de imagem espaço-temporal* (*STIC*, de *spatiotemporal image correlation*) melhora a visualização da anatomia cardíaca. Durante a varredura do coração, o aplicativo STIC adquire um volume que inclui milhares de imagens 2D capturadas a uma taxa de até 150 quadros por segundo (Devore, 2003). Essas imagens individuais são obtidas em diferentes locais no coração, mas no mesmo momento específico. Essas incidências são subsequentemente arranjadas conforme seus domínios espacial e temporal. Isso permite mostrar uma sequência ordenada de volumes em uma alça de vídeo contínua (ou videoclipe) do ciclo cardíaco (Yeo, 2016). Por exemplo, após a obtenção de uma varredura de volume sobre o ápice cardíaco, um aplicativo como o Fetal Intelligent Navigation Echocardiography (FINE) pode ser aplicado para mostrar vídeos de cada uma das diferentes incidências cardíacas mostradas na

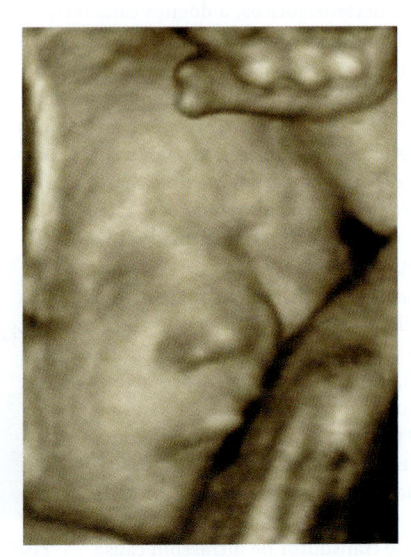

FIGURA 10-49 Face fetal. Imagem tridimensional superficial convertida da face e da mão de um feto de 32 semanas.

Figura 10-28 (Garcia, 2016). Espera-se que essa tecnologia possa melhorar a detecção de anomalias cardíacas fetais.

Para anomalias selecionadas, como aquelas da face e do esqueleto, para tumores e para alguns casos de defeitos do tubo neural, a ultrassonografia em 3D pode acrescentar informações úteis (American College of Obstetricians and Gynecologists, 2016; Gonçalves, 2005). Dito isso, as comparações da ultrassonografia nas modalidades 3D e 2D convencional no diagnóstico da maioria das anomalias congênitas não evidenciaram melhores taxas globais de detecção (Gonçalves, 2006; Reddy, 2008). O American College of Obstetricians and Gynecologists (2016) concluiu que, em geral, não há comprovação de vantagem clínica no uso da ultrassonografia 3D no diagnóstico pré-natal.

DOPPLER

Quando as ondas sonoras incidem em um alvo em movimento, a frequência das ondas sonoras refletidas é desviada proporcionalmente à velocidade e à direção do objeto em movimento – um fenômeno conhecido como *efeito Doppler*. Como a magnitude e a direção do desvio de frequências dependem do movimento relativo do alvo móvel, o Doppler pode ajudar a determinar o fluxo dentro dos vasos sanguíneos. A equação Doppler está ilustrada na Figura 10-50.

Um componente importante da equação é o ângulo de insonação, abreviado como teta (θ). Esse é o ângulo entre as ondas sonoras do transdutor e o fluxo dentro do vaso. O erro de cálculo torna-se maior quando o ângulo θ não está próximo de zero; em outras palavras, quando o fluxo sanguíneo não avança *diretamente* na direção do transdutor ou se afasta dele. Por esse motivo, utilizam-se razões para comparar os diferentes componentes do traçado, permitindo que o cosseno de θ cancele a equação. A Figura 10-51 é uma ilustração esquemática do traçado Doppler e descreve as três razões comumente utilizadas. A mais simples é a *razão sístole-diástole* (*razão S/D*), que compara o fluxo sistólico máximo (ou fluxo de pico) com o fluxo diastólico final e, desse modo, avalia a impedância distal ao fluxo. Atualmente, há dois tipos de modalidades de Doppler disponíveis para uso clínico.

O equipamento de *Doppler de ondas contínuas* contém dois tipos diferentes de cristal – um transmite as ondas sonoras de alta frequência e o outro recebe continuamente os sinais capturados.

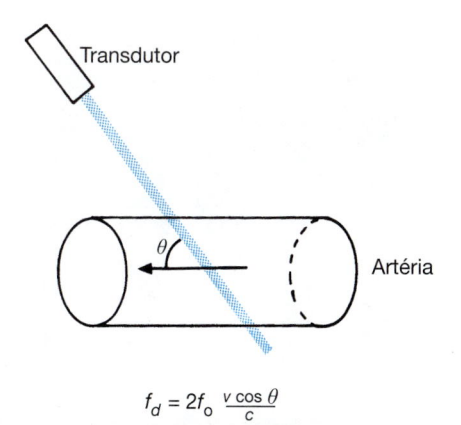

$$f_d = 2f_o \frac{v \cos \theta}{c}$$

FIGURA 10-50 Equação Doppler. O ultrassom que provém do transdutor com frequência inicial f_o incide no sangue em movimento a uma velocidade v. A frequência refletida f_d depende do ângulo θ entre o feixe de ultrassom e o vaso estudado.

$\dfrac{S}{D}$ = Razão S/D

$\dfrac{S-D}{S}$ = Índice de resistência

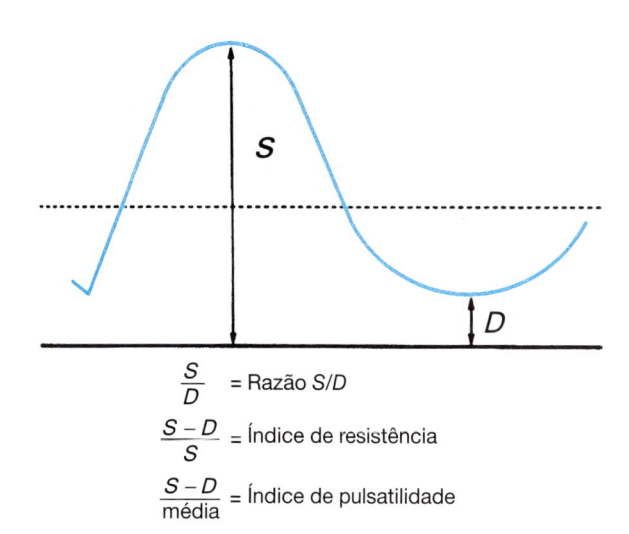

$\dfrac{S-D}{\text{média}}$ = Índice de pulsatilidade

FIGURA 10-51 Índices sistólicos-diastólicos do traçado Doppler de velocidade do fluxo sanguíneo. *S* representa o fluxo (ou velocidade) sistólico de pico, enquanto *D* indica o fluxo (ou velocidade) diastólico final. A média, que representa a velocidade média na média de tempo, é calculada com base nos traçados digitais computadorizados.

Com a imagem em modo M, o Doppler de ondas contínuas é utilizado para estudar o movimento ao longo do tempo; contudo, não proporciona imagens de vasos individuais.

O *Doppler de ondas pulsadas* utiliza apenas um cristal, que transmite o sinal e espera até que o sinal refletido seja recebido antes de transmitir outro sinal. Isso permite o direcionamento preciso e a visualização clara do vaso em questão. O Doppler de ondas pulsadas pode ser configurado para permitir o mapeamento do fluxo colorido – de modo que o fluxo que avança na direção do transdutor é exibido em vermelho, enquanto o fluxo que se afasta do transdutor aparece em azul. Hoje, existem disponíveis no comércio várias combinações de ultrassonografia com Doppler de ondas pulsadas, Doppler de fluxo colorido e imagem em tempo real.

■ Artéria umbilical

O Doppler da artéria umbilical foi estudado mais rigorosamente que qualquer outro exame usado anteriormente para avaliar a saúde fetal. A artéria umbilical difere dos outros vasos porque costuma ter fluxo anterógrado durante todo o ciclo cardíaco. Além disso, o volume do fluxo durante a diástole aumenta à medida que a gestação progride – refletindo a impedância placentária decrescente. *Assim, a razão S/D normalmente diminui de cerca de 4,0 com 20 semanas de gestação para geralmente menos de 3,0 após 30 semanas e chegando a 2,0 no final da gestação.* Devido à impedância distal ao fluxo, há *mais* fluxo diastólico final observado no local de inserção da placenta do que na parede ventral fetal. Desse modo, anormalidades como a ausência ou inversão do fluxo diastólico final aparecem primeiro no local de inserção do cordão fetal. A International Society of Ultrasound in Obstetrics and Gynecology recomenda que as medições da artéria umbilical por Doppler sejam realizadas em uma alça livre do cordão umbilical (Bhide, 2013). Porém, a avaliação próximo da inserção na parede ventral pode otimizar a reprodutibilidade da medida quando o fluxo estiver diminuído (Berkley, 2012).

O traçado é considerado anormal quando a razão S/D é maior que o percentil 95 para a idade gestacional. Nos casos extremos de restrição do crescimento, o fluxo diastólico final pode estar ausente ou até mesmo invertido (Fig. 44-8, p. 854). Essa inversão do fluxo diastólico final foi associada à obstrução de mais de 70% das artérias musculares finas das vilosidades tronco terciárias da placenta (Kingdom, 1997; Morrow, 1989).

Conforme descrito no Capítulo 44 (p. 854), o Doppler da artéria umbilical ajuda no manejo da restrição de crescimento fetal e foi associado a melhores desfechos nesses casos (American College of Obstetricians and Gynecologists, 2015). Essa modalidade de exame não é recomendada para monitorar outras complicações além da restrição do crescimento fetal. Da mesma forma, não é recomendado o seu uso para rastrear a restrição de crescimento (Berkley, 2012). Resultados anormais ao Doppler da artéria umbilical devem levar a uma avaliação fetal completa (caso ainda não tenha sido realizada), pois medidas anormais estão associadas a anomalias fetais significativas e à aneuploidia (Wenstrom, 1991).

■ Canal arterial

O exame Doppler do canal arterial tem sido utilizado principalmente para monitorar os fetos expostos à indometacina e a outros anti-inflamatórios não esteroides (AINEs). A indometacina, utilizada por alguns médicos como agente tocolítico, pode causar constrição ou obstrução do canal arterial, principalmente quando administrada no terceiro trimestre (Huhta, 1987). O aumento resultante do fluxo sanguíneo pulmonar pode causar hipertrofia reativa das arteríolas pulmonares e, por fim, levar ao desenvolvimento de hipertensão pulmonar. Em uma revisão de 12 ensaios controlados randomizados envolvendo mais de 200 gestações expostas, Koren e colaboradores (2006) concluíram que os AINEs aumentaram em 15 vezes as chances de desenvolver constrição do canal arterial. Quando esses agentes estiverem indicados, sua duração é tipicamente limitada a menos de 72 horas. Além disso, as mulheres que recebem AINEs são cuidadosamente monitoradas de modo que eles possam ser suspensos se for identificada a constrição. Por sorte, a constrição do canal arterial geralmente é reversível depois da interrupção do uso do AINE.

■ Artéria uterina

Algumas estimativas sugeriram que o fluxo sanguíneo da artéria uterina aumenta de 50 mL/min no início da gestação para 500 a 750 mL/min na gravidez a termo. O traçado Doppler da artéria uterina caracteriza-se por velocidades de fluxo diastólico altas e por fluxo extremamente turbulento. O aumento da resistência ao fluxo e o desenvolvimento de uma *incisura diastólica* estão associados ao desenvolvimento subsequente de hipertensão gestacional, pré-eclâmpsia e restrição do crescimento fetal. Zeeman e colaboradores (2003) também demonstraram que as mulheres com hipertensão crônica que apresentaram aumento da impedância da artéria uterina entre 16 e 20 semanas de gestação tinham risco mais alto de desenvolver pré-eclâmpsia sobreposta. Porém, ainda não há padronização em relação à técnica, ao melhor intervalo entre os testes e aos critérios de definição para essa indicação. Como o valor preditivo do exame Doppler da artéria uterina é considerado baixo, seu uso para rastreamento ou tomada de decisão clínica não é recomendado para gestações de baixo ou alto risco (Sciscione, 2009).

■ Artéria cerebral média

O exame Doppler da artéria cerebral média (ACM) foi estudado e aplicado clinicamente para detectar anemia fetal e avaliar restrição do crescimento fetal. Do ponto de vista anatômico, o trajeto da ACM é tal que seu fluxo geralmente tem alinhamento direto com o transdutor, permitindo a determinação exata da velocidade do fluxo (Fig. 10-52). A ACM é examinada na incidência axial da base do crânio, de preferência a menos de 2 mm da origem da artéria carótida interna. A determinação da velocidade é mais precisa quando o ângulo de insonação está próximo de zero, e, por essa razão, não se devem utilizar ângulos de correção maiores que 30 graus. Em geral, a determinação da velocidade não é realizada em outros vasos fetais, pois são necessários ângulos de insonação maiores, que acrescentam erros significativos de aferição.

Quando o feto tem anemia, a *velocidade sistólica de pico* aumenta em razão da ampliação do débito cardíaco e da diminuição da viscosidade sanguínea (Segata, 2004). Isso permite a detecção não invasiva confiável de anemia fetal nos casos de aloimunização aos grupos sanguíneos. Mari e colaboradores (2000) demonstraram que o limiar de velocidade sistólica de pico da ACM de 1,50 múltiplos da média (MoM, de *multiple of the median*) conseguia identificar de modo confiável os fetos com anemia moderada ou grave. Conforme discutido no Capítulo 15 (p. 303), a velocidade sistólica de pico da ACM substituiu os exames invasivos com

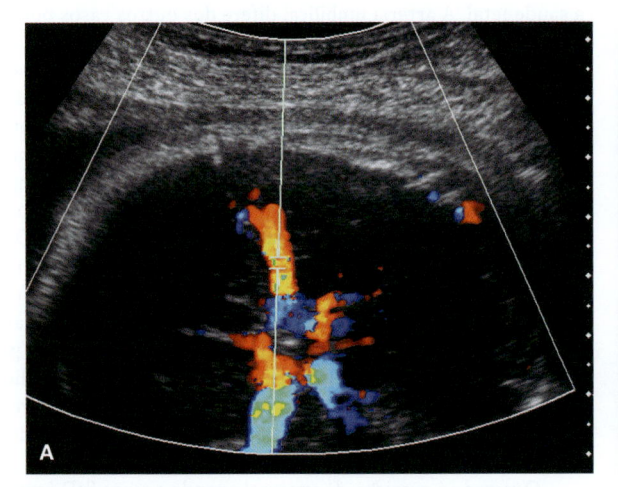

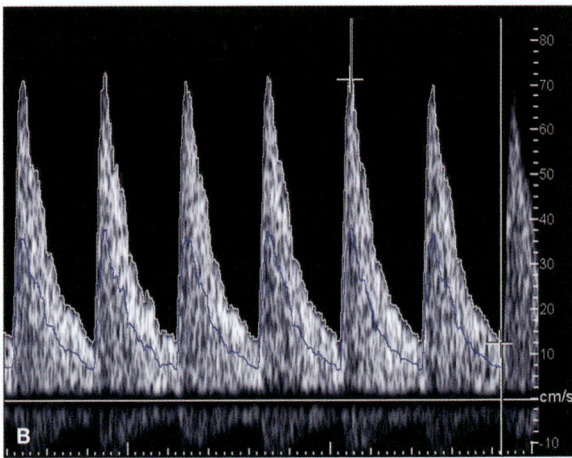

FIGURA 10-52 Doppler da artéria cerebral média (ACM). **A.** Doppler colorido do polígono de Willis, demonstrando a posição certa para a amostra da ACM. **B.** O traçado demonstrou velocidade sistólica de pico acima de 70 cm/s neste feto de 32 semanas com anemia fetal grave secundária à aloimunização Rh.

amniocentese como método preferencial para detecção de anemia fetal (Society for Maternal-Fetal Medicine, 2015).

O Doppler da ACM também foi estudado como exame complementar na avaliação da restrição do crescimento fetal. A hipoxemia fetal parece aumentar os fluxos sanguíneos do cérebro, do coração e das glândulas suprarrenais, resultando no aumento do fluxo diastólico final da ACM. Na verdade, o termo usado para descrever esse fenômeno ("proteção cerebral") é incorreto, pois não confere proteção ao feto, estando até associado a aumentos da morbidade e da mortalidade perinatais (Bahado-Singh, 1999; Cruz-Martinez, 2011). A utilidade do Doppler da ACM para determinar o momento do parto não está definida. Essa técnica *não* foi avaliada por ensaios randomizados, nem foi adotada como prática padronizada durante a monitoração da restrição do crescimento fetal (American College of Obstetricians and Gynecologists, 2015; Berkley, 2012).

■ Ducto venoso

O ducto venoso é examinado na região em que se ramifica da veia umbilical, praticamente no nível do diafragma. A posição fetal traz mais dificuldades à obtenção de imagem do ducto venoso do que da artéria umbilical ou da ACM. O traçado é bifásico e normalmente tem fluxo anterógrado durante todo o ciclo cardíaco. O primeiro pico reflete a sístole ventricular, enquanto o segundo representa o enchimento diastólico ventricular. Esses dois picos são seguidos de um nadir que reflete a contração atrial – conhecido como *onda A*.

Acredita-se que os achados no Doppler em fetos pré-termo com restrição de crescimento mostrem uma progressão em que as anormalidades no Doppler da artéria umbilical são seguidas por alterações na ACM e, depois, no ducto venoso. Porém, as manifestações dessas anormalidades variam muito (Berkley, 2012). Quando há restrição grave do crescimento fetal, a disfunção cardíaca pode tornar o fluxo da onda A reduzido, ausente e, por fim, invertido, além de causar fluxo pulsátil na veia umbilical (Fig. 10-53).

As anormalidades do ducto venoso podem identificar os fetos pré-termo com restrição do crescimento que se encontram sob maior risco de desfecho adverso (Baschat, 2003, 2004; Bilardo, 2004; Figueras, 2009). Entretanto, como foi ressaltado pela Society for Maternal-Fetal Medicine, essas alterações não foram avaliadas o suficiente por ensaios randomizados (Berkley, 2012). Em resumo, não foi demonstrado que a avaliação com Doppler de outros vasos que não a artéria umbilical melhore os desfechos perinatais e, assim, seu papel na prática clínica ainda não está claro (American College of Obstetricians and Gynecologists, 2015).

RESSONÂNCIA MAGNÉTICA

A resolução da RM costuma ser melhor que a da ultrassonografia porque tem pouquíssima influência das interfaces ósseas, da obesidade materna, do oligoidrâmnio ou da cabeça fetal insinuada. Assim, elas podem servir como adjunto da ultrassonografia na avaliação da suspeita de anormalidades fetais. Os exemplos incluem anormalidades complexas do SNC, do tórax e dos sistemas gastrintestinal, geniturinário e musculoesquelético do feto. A RM também tem sido usada na avaliação de massas pélvicas maternas e de invasão placentária. Contudo, a RM não é portátil, é um exame demorado, e sua utilização em geral limita-se aos centros de referência com experiência em imagem fetal.

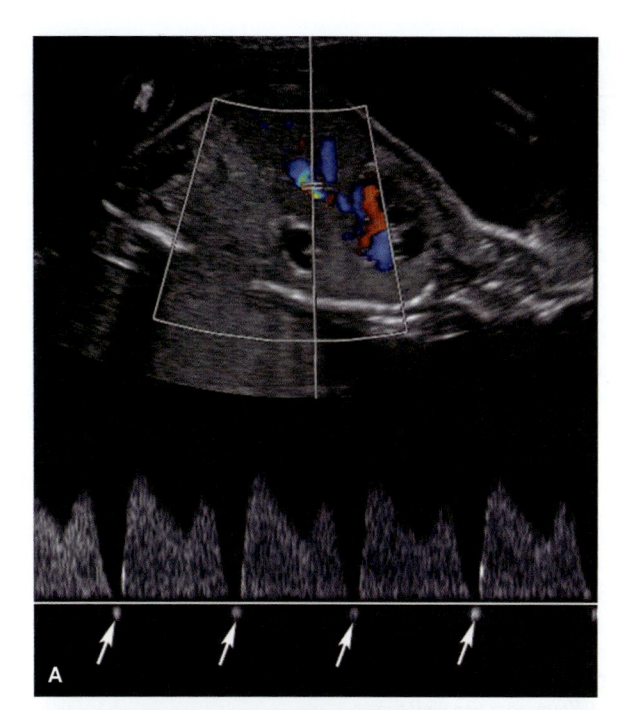

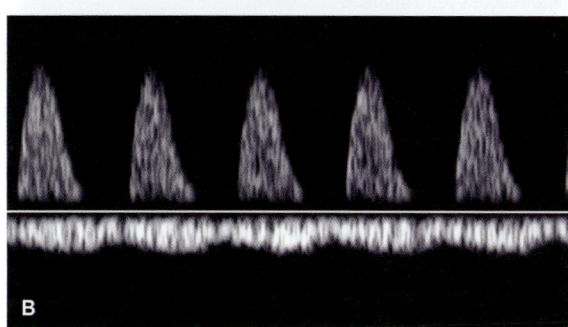

FIGURA 10-53 Anormalidades no Doppler venoso. **A.** Reversão do fluxo da onda A no ducto venoso. As setas mostram a onda A abaixo da linha de base. Esse achado pode ser identificado na disfunção cardíaca em casos de restrição grave do crescimento fetal. **B.** Fluxo pulsátil na veia umbilical. O traçado ondulante na veia umbilical abaixo da linha de base indica insuficiência tricúspide. Acima da linha de base está o traçado da artéria umbilical, no qual não há fluxo diastólico final visível. Como o traçado venoso está abaixo da linha de base nesta imagem, não é possível determinar se o fluxo diastólico final na artéria umbilical está invertido.

Para orientar o uso clínico, o American College of Radiology e a Society for Pediatric Radiology (2015) desenvolveram diretrizes práticas para orientar a imagem fetal por RM. Esse documento reconhece a primazia da ultrassonografia como modalidade preferencial para rastreamento. Além disso, recomendam que a RM fetal seja utilizada para resolver problemas e, em condições ideais, contribuir para o diagnóstico, o aconselhamento, o tratamento e o planejamento do parto no período pré-natal. A Tabela 10-11 relaciona as indicações específicas da RM fetal, que estão descritas a seguir.

■ Segurança

A RM não utiliza radiação ionizante, mas as preocupações teóricas incluem os efeitos dos campos eletromagnéticos oscilantes e os níveis altos de exposição sonora. A força do campo magnético

TABELA 10-11 Distúrbios fetais para os quais a ressonância magnética pode estar indicada[a]

Encéfalo e coluna vertebral
Ventriculomegalia
Agenesia do corpo caloso
Anormalidades do *cavum* do septo pelúcido
Holoprosencefalia
Anormalidades da fossa posterior
Anormalidades da migração ou malformação cortical cerebral
Cefalocele
Massas sólidas ou císticas
Malformações vasculares
Hidranencefalia
Infartos
Hemorragia
Complicações de gestação gemelar monocoriônica
Defeitos do tubo neural
Teratoma sacrococcígeo
Agenesia sacral (regressão caudal)
Sirenomelia
Anomalias vertebrais
Histórico familiar conferindo risco de anomalia cerebral

Crânio, face e pescoço
Malformações venolinfáticas
Hemangiomas
Bócio
Teratomas
Fendas faciais
Outras anormalidades com potencial para obstrução das vias aéreas

Tórax
Malformação adenomatoide cística congênita
Sequestro pulmonar extralobar
Cisto broncogênico ou hiperinsuflação lobar congênita
Hérnia diafragmática
Derrames
Massas mediastinais
Avaliação para atresia esofágica
Avaliação de hipoplasia pulmonar secundária a hérnia diafragmática, oligoidrâmnio, massa torácica ou displasia esquelética

Abdome, pelve e retroperitônio
Avaliação de massa cística abdominopélvica
Avaliação de tumor (teratoma sacrococcígeo, neuroblastoma, hemangioma, massas suprarrenais ou renais)
Anomalias geniturinárias complexas (síndromes de obstrução da via de saída vesical, extrofia vesical, extrofia cloacal)
Avaliação de anomalias renais com oligoidrâmnios
Diagnóstico de anomalias intestinais (malformações anorretais, obstruções complexas)

Complicações de gêmeos monocoriônicos
Determinar a anatomia vascular antes de tratamento com *laser*
Avaliar a morbidade após a morte de um cogêmeo monocoriônico
Avaliar gêmeos acolados

Avaliação de cirurgia fetal
Anatomia cerebral fetal antes e depois de intervenção cirúrgica
Anomalias para as quais há plano de cirurgia fetal

[a]Em alguns casos, a ressonância magnética está indicada apenas se houver suspeita de anomalia e ela não puder ser adequadamente caracterizada por ultrassonografia, o que é avaliado caso a caso.
Dados de American College of Radiology, 2015.

é medida em *tesla* (T), e a maioria dos exames de imagem durante a gestação é realizada com o uso de 1,5 T. Alguns estudos preliminares defendem o uso de 3 T para exames de imagem fetal para potencialmente melhorar a relação entre sinal e ruído e, assim, a clareza da imagem (Victoria, 2016). Por segurança, todos os exames clínicos devem aderir à taxa de absorção específica, regulada pela FDA, e o princípio ALARA deve ser seguido. Assim, para os exames de rotina, recomenda-se o campo magnético mais fraco de 1,5 T (Prayer, 2017).

Estudos realizados com seres humanos e tecidos confirmaram a segurança da RM fetal. A exposição repetitiva dos fibroblastos do pulmão humano a um campo magnético estático de 1,5 T não demonstrou efeitos sobre a proliferação celular (Wiskirchen, 1999). Os padrões de frequência cardíaca fetal foram avaliados antes e depois do exame de RM, mas não foram observadas diferenças significativas (Vadeyar, 2000). As crianças expostas à RM no período fetal não tiveram incidência mais alta de doença ou incapacidade quando foram avaliadas com a idade de 9 meses ou 3 anos (Baker, 1994; Clements, 2000).

Glover e colaboradores (1995) tentaram simular o nível de exposição sonora experimentado pelo ouvido fetal pedindo a um voluntário adulto para engolir um microfone enquanto seu estômago era preenchido com 1 L de líquido para reproduzir a bolsa amniótica. Houve atenuação de intensidade de no mínimo 30 dB a partir da superfície corporal até o estômago cheio de líquido, reduzindo a pressão sonora de 120 dB para menos de 90 dB. Esse nível é consideravelmente menor que o valor de 135 dB experimentado com a estimulação vibroacústica usada nas avaliações do bem-estar anteparto (Cap. 17, p. 337). Os testes da função coclear em lactentes expostos a RM com 1,5 T enquanto fetos não demonstraram comprometimento da audição (Reeves, 2010).

O American College of Radiology (2013) concluiu que, com base nas evidências disponíveis, não há efeitos deletérios comprovados da exposição do feto em desenvolvimento à RM. Por essa razão, a RM pode ser realizada na gravidez caso sejam necessários dados que facilitem o cuidado do feto ou da mãe. As profissionais de saúde que engravidam podem trabalhar no setor de RM e ao seu redor, mas não é recomendável que permaneçam na sala do *scanner* de RM – conhecida como Zona IV – enquanto o exame é realizado.

Os agentes de contraste de RM à base de gadolínio são quelantes do gadolínio (Gd^{3+}). Esses agentes de contraste entram prontamente na circulação fetal e são excretados via diurese fetal para o líquido amniótico, onde podem permanecer por um período indeterminado antes de serem ingeridos e reabsorvidos. Quanto mais tempo a molécula de gadolínio quelado permanecer em um espaço protegido, como a bolsa amniótica, maiores são as chances de dissociação do íon de Gd^{3+} tóxico. Assim, o contraste de gadolínio deve ser evitado durante a gestação devido ao seu potencial para dissociação. O uso rotineiro de gadolínio não é recomendado a menos que os benefícios possam ser muito superiores aos riscos (American College of Radiology, 2013). Nos adultos com doença renal, esse contraste foi associado ao desenvolvimento de fibrose sistêmica nefrogênica, que é uma complicação potencialmente grave.

■ **Técnica**

Antes do exame de RM, todas as mulheres preenchem um questionário de segurança por escrito que inclui informações sobre implantes metálicos, marca-passos ou outros dispositivos contendo ferro ou outros metais que possam alterar o exame

(American College of Radiology, 2013). A suplementação de ferro pode causar artefatos no cólon, mas em geral não afeta a resolução fetal. Em mais de 4.000 exames de RM realizados em gestantes no Parkland Hospital durante os últimos 15 anos, a ansiedade materna secundária à claustrofobia e/ou ao medo do equipamento de RM foi detectada em menos de 1% das pacientes. De modo a atenuar a ansiedade materna desse pequeno grupo, pode-se administrar uma única dose oral de diazepam (5 a 10 mg) ou lorazepam (1 a 2 mg).

Para iniciar a RM, as mulheres são colocadas na posição supina ou de decúbito lateral esquerdo. Uma bobina de torso é usada na maioria das circunstâncias para enviar e receber os pulsos de radiofrequência, mas uma bobina de corpo pode ser usada isoladamente para acomodar mulheres de biotipo maior. Uma série de localizadores tridimensionais, ou incidências exploradoras (*scout views*), é obtida com relação aos planos coronal, sagital e axial da mãe. O útero gravídico é examinado no plano axial materno (cortes de 7 mm, intervalo 0) por aquisição rápida ponderada em T2. Tipicamente, essas imagens iniciais podem ser obtidas por sequência *single-shot fast spin echo* (SSFSE), *half-Fourier acquisition single-shot turbo spin echo* (HASTE) ou aquisição rápida com acentuação do relaxamento (RARE, de *rapid acquisition with relaxation enhancement*), dependendo da marca do equipamento. Em seguida, é realizada uma aquisição rápida ponderada em T1, por exemplo, *spoiled gradient echo* (SPGR) (espessura de 7 mm, intervalo 0). Essas aquisições de grande campo de visão através do abdome e da pelve maternos são particularmente boas para a identificação da anatomia fetal e materna.

Em seguida, são obtidas imagens ortogonais das estruturas maternas ou fetais que se deseja estudar. Nesses casos, as aquisições em T2 com espessuras de corte entre 3 e 5 mm e intervalo 0 são obtidas nos planos coronal, sagital e axial. Dependendo da anatomia e da anormalidade suspeita subjacente, as imagens em T1 podem ser usadas para avaliar hemorragia subaguda, gordura ou localização das estruturas normais que parecem brilhantes nessas sequências, inclusive fígado e mecônio no cólon (Brugger, 2006; Zaretsky, 2003b).

As imagens de *recuperação da inversão T1 curta* (STIR, de *short T1 inversion recovery*) e as imagens com frequência seletiva e saturação de gordura ponderadas em T2 podem facilitar a diferenciação dos casos em que o teor de água da anomalia é semelhante ao de uma estrutura normal. Um exemplo é uma massa torácica comparada com o pulmão normal. As imagens ponderadas por difusão podem ser usadas para avaliar difusão restrita, o que pode ser visto em isquemia, tumores celulares ou sangue coagulado (Brugger, 2006; Zaretsky, 2003b). Nossas séries também incluem uma sequência axial do cérebro em T2 com cortes de 3 a 5 mm, de modo a realizar a biometria da cabeça para estimativa da idade gestacional usando o diâmetro biparietal e a circunferência da cabeça (Reichel, 2003).

■ Avaliação da anatomia fetal

Quando se identifica uma anomalia fetal, as alterações do órgão afetado e também de todos os outros sistemas do corpo são cuidadosamente caracterizadas. Por essa razão, a avaliação da anatomia fetal costuma ser concluída durante cada exame de RM. Em um estudo prospectivo recente, cerca de 95% dos componentes anatômicos recomendados pela International Society of Ultrasound in Obstetrics and Gynecology estavam visíveis com 30 semanas de gestação (Millischer, 2013). A aorta e a artéria pulmonar eram as estruturas mais difíceis de avaliar. Do mesmo modo, Zaretsky e colaboradores (2003a) demonstraram que, com exceção das estruturas cardíacas, a avaliação da anatomia fetal foi possível em 99% dos casos.

Sistema nervoso central

Para as anomalias intracranianas, as imagens em T2 com sequência muito rápida produzem contraste tecidual excelente, e as estruturas que contêm LCS parecem hiperintensas ou brilhantes. Isso permite detalhes excelentes da fossa posterior, das estruturas da linha média e do córtex cerebral. As imagens ponderadas em T1 são usadas para a identificação de hemorragia.

Estudos demonstraram que a biometria do SNC realizada com base na RM é comparável à obtida por ultrassonografia (Twickler, 2002). Existem nomogramas publicados para várias estruturas intracranianas, inclusive medidas do corpo caloso e do verme cerebelar (Garel, 2004; Tilea, 2009).

A RM fornece informações adicionais valiosas em casos de anormalidades cerebrais suspeitadas pela ultrassonografia (Benacerraf, 2007; Li, 2012). Em estudos iniciais, a RM alterou o diagnóstico em 40 a 50% dos casos e afetou o manejo em 15 a 50% (Levine, 1999b; Simon, 2000; Twickler, 2003). A obtenção de informações adicionais é mais provável quando o exame for realizado depois de 24 semanas de gestação. Mais recentemente, Griffiths e colaboradores (2017) relataram que a avaliação por RM da suspeita de anomalias cerebrais fetais identificou achados adicionais em quase 50% dos casos, mudando o prognóstico em 20%.

Os fetos com anomalias cerebrais podem ter atraso significativo do desenvolvimento cortical. Levine e colaboradores (1999a) revelaram que a RM demonstra claramente os padrões dos giros e dos sulcos cerebrais (Fig. 10-54). A ultrassonografia permite uma avaliação limitada de anormalidades sutis da migração, enquanto a RM oferece mais precisão, principalmente nos estágios mais avançados da gravidez.

No caso de ventriculomegalia, a RM fetal é selecionada para ajudar a identificar a dismorfologia no SNC subjacente associada (p. 193). Nos casos de displasia septo-óptica, a RM pode confirmar a ausência do septo pelúcido e demonstrar a hipoplasia dos

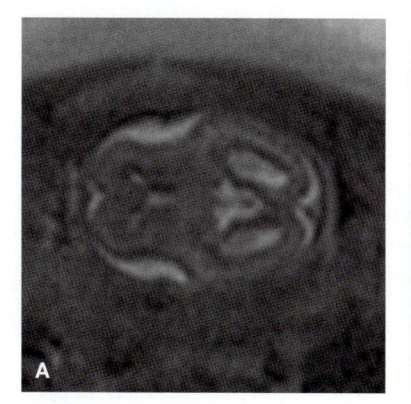

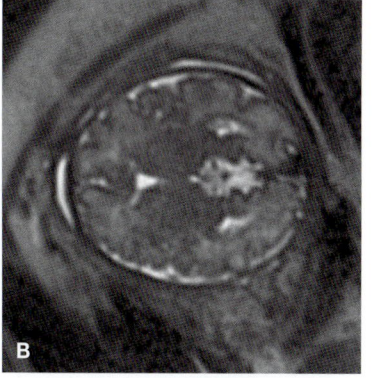

FIGURA 10-54 Imagens axiais do cérebro fetal com 23 semanas **(A)** e 33 semanas de gestação **(B)** demonstram o aumento normal dos giros e dos sulcos que ocorre durante o desenvolvimento fetal. Essas imagens foram obtidas utilizando a sequência *Half Fourier Acquisition Single Shot Turbo Spin Echo* (HASTE) por ela ser relativamente insensível aos movimentos.

tratos ópticos (Fig. 10-55). Em outros fetos, a RM também pode ajudar na identificação de agenesia ou disgenesia do corpo caloso e na caracterização de anormalidades da migração (Benacerraf, 2007; Li, 2012; Twickler, 2003).

Outra indicação para RM fetal é a avaliação da suspeita de hemorragia intraventricular. Os fatores de risco para hemorragia intraventricular fetal podem incluir ventriculomegalia atípica, trombocitopenia aloimune neonatal e gravidez múltipla monocoriônica complicada pela morte de um dos fetos ou pela síndrome de transfusão feto-fetal grave (Hu, 2006). Quando se identifica hemorragia, os resultados da RM podem indicar quais estruturas estão afetadas e há quanto tempo aproximadamente ocorreu o sangramento. Em casos de infecções congênitas fetais, a RM pode delinear os graus variáveis de anormalidades parenquimatosas neurais e os problemas subsequentes do desenvolvimento (Soares de Oliveira-Szejnfeld, 2016).

Além da estrutura cerebral, a suspeita de disrafismo espinal, incluindo os defeitos do tubo neural, também pode ser mais bem caracterizada para o planejamento cirúrgico. A Figura 10-56 demonstra um complexo disrafismo coberto com pele associado a pinçamento da medula espinal. Essa mielocistocele terminal se beneficiará com a intervenção precoce após o parto.

Tórax

Muitas anormalidades torácicas são facilmente visualizadas pela ultrassonografia direcionada. Contudo, a RM pode ajudar a determinar a localização e as dimensões de lesões torácicas expansivas e quantificar os volumes dos tecidos pulmonares restantes. A RM pode ajudar a caracterizar o tipo de MACC e avaliar a irrigação sanguínea do sequestro pulmonar extralobar (p. 200). Nos casos de hérnia diafragmática congênita, a RM pode ajudar a verificar e quantificar os órgãos abdominais presentes no tórax. Isso inclui o volume do fígado herniado e os volumes dos tecidos pulmonares comprimidos (Fig. 10-57) (Debus, 2013; Lee, 2011; Mehollin-Ray, 2012). Além disso, nos fetos com hérnia diafragmática a RM pode ajudar na identificação de anormalidades em outros órgãos, o que pode afetar muito o prognóstico fetal (Kul, 2012). A RM também é usada para avaliar o tórax na displasia esquelética e medir os volumes pulmonares em gestações com oligoidrâmnio prolongado secundário a doença renal ou ruptura de membranas (Messerschmidt, 2011; Zaretsky, 2005).

Abdome

Quando o exame ultrassonográfico de anormalidades abdominais fetais é dificultado pelo oligoidrâmnio ou pela obesidade materna, a RM pode ser útil (Caire, 2003). Hawkins e colaboradores (2008) demonstraram que a ausência de sinais na bexiga fetal contraída nas sequências em T2 estava associada a anomalias renais fatais (Fig. 10-58). As diferenças das características de sinais entre o mecônio no cólon fetal e a urina da bexiga fetal podem permitir a definição de anomalias abdominais císticas (Farhataziz, 2005). Considerando o padrão previsível do acúmulo de mecônio dentro do trato gastrintestinal e a elevada intensidade do sinal nas sequências ponderadas em T1, a RM é uma ferramenta complementar no diagnóstico de anormalidades gastrintestinais e de malformações cloacais complexas (Furey, 2016). As calcificações peritoneais relacionadas com peritonite por mecônio são

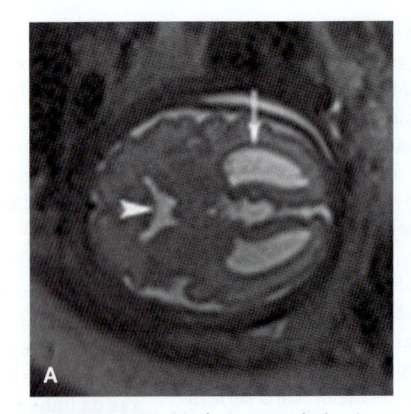

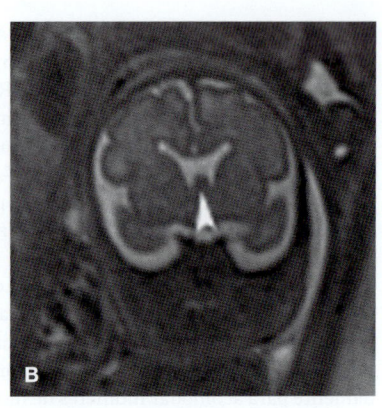

FIGURA 10-55 Displasia septo-óptica. Imagens axiais **(A)** e coronais **(B)** com 30 semanas de gestação confirmam a ausência do *cavum* do septo pelúcido (*ponta de seta*). Também há leve ventriculomegalia associada (*seta*).

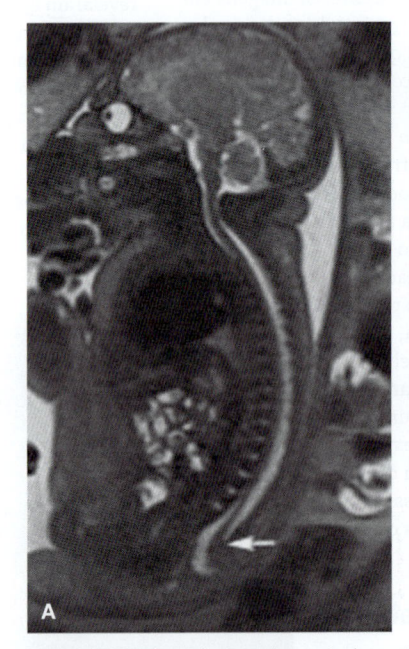

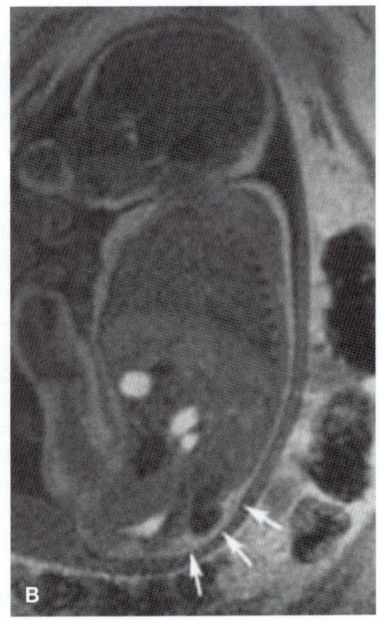

FIGURA 10-56 Mielocistocele terminal com 36 semanas de gestação. **A.** Nesta imagem sagital ponderada em T2, há pinçamento da medula espinal com expansão para dentro do cisto terminal (*seta*). **B.** Nesta imagem ponderada em T1, a meningocele e o cisto terminal estão cobertos por gordura subcutânea (*setas*) e pele.

Exames de imagem do feto 219

mais facilmente visualizadas na ultrassonografia, enquanto os pseudocistos e as anormalidades resultantes da migração de mecônio são mais bem delineados com a RM.

■ Adjuvante na terapia fetal

Como as indicações para terapia fetal aumentaram, a RM é usada no pré-operatório para caracterizar as anormalidades. Em alguns centros, antes da ablação a *laser* de anastomoses placentárias para tratar síndrome de transfusão feto-fetal, a RM é realizada para avaliar o cérebro quanto à existência de hemorragia intraventricular ou leucomalácia periventricular (Cap. 45, p. 878) (Hu, 2006; Kline-Fath, 2007). Devido à sua precisão na demonstração de anormalidades do cérebro e da coluna vertebral dos pacientes com mielomeningocele, a RM é usada com frequência antes de cirurgias. Para teratomas sacrococcígeos, se for considerada a cirurgia fetal, a RM pode demonstrar a extensão do tumor para dentro da pelve fetal (Avni, 2002; Neubert, 2004; Perrone, 2017). Quando há uma massa cervical fetal para a qual se considera um procedimento EXIT, a RM pode ajudar a delinear a extensão da lesão e o seu efeito na cavidade oral, na hipofaringe e na traqueia (Hirose, 2003; Lazar, 2012; Ogamo, 2005; Shiraishi, 2000). Por fim, a RM também pode calcular um índice mandibular quando houver a possibilidade de um procedimento EXIT para tratar micrognatismo grave (MacArthur, 2012; Morris, 2009). O tratamento fetal é discutido no Capítulo 16 (p. 327).

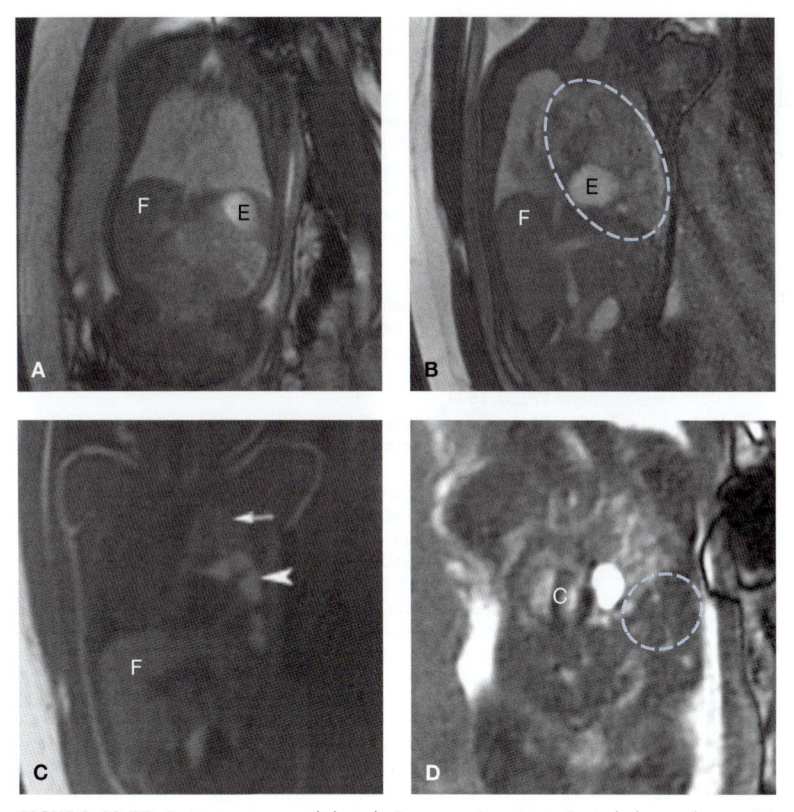

FIGURA 10-57 A. Imagem coronal de pulmões normais em sequência balanceada com 29 semanas de gestação. O fígado (*F*) e o estômago (*E*) estão abaixo do diafragma. **B.** Hérnia diafragmática congênita (HDC) esquerda (*elipse tracejada*) vista em sequência balanceada com 33 semanas. **C.** A sequência ponderada em T1 confirma a posição subdiafragmática do fígado e permite melhor delineamento do intestino delgado (*seta*) e do cólon contendo mecônio (*ponta de seta*) herniado para dentro do tórax. **D.** Outra imagem de uma HDC esquerda com 22 semanas demonstrando a ausência de pulmão normal, com o coração (*C*) deslocado para o lado direito do tórax e o fígado (*elipse tracejada*) elevado.

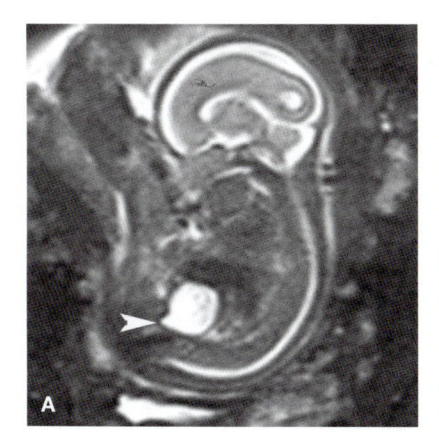

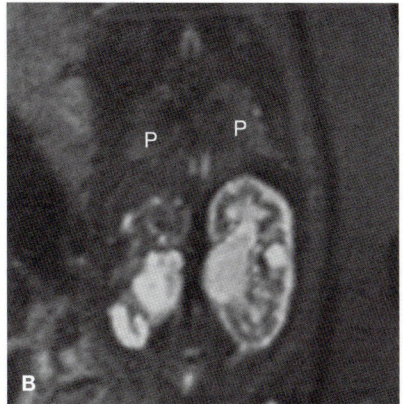

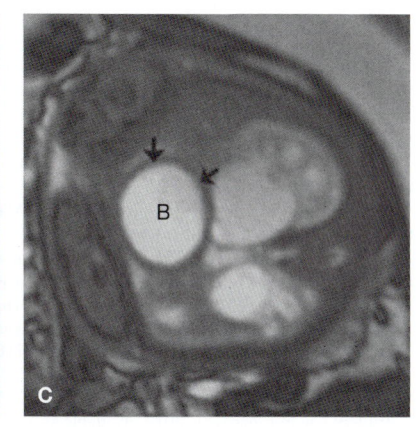

FIGURA 10-58 A. Imagem sagital em *short T1 inversion recovery* (STIR) de um feto com válvula uretral posterior com 23 semanas de gestação. Observe a dilatação característica da uretra posterior (*ponta de seta*). **B.** Com 31 semanas, uma imagem coronal mostra progressão de hidronefrose grave, alterações císticas parenquimatosas, hidroureter e ausência de líquido amniótico. Os pulmões (*P*) mostram redução de sinal e são pequenos. **C.** Uma sequência axial balanceada mostra uma bexiga (*B*) distendida com paredes espessadas (*setas*).

■ Placenta

A importância clínica de identificar as mulheres com placenta acreta é descrita no Capítulo 41 (p. 777). Em geral, a ultrassonografia é usada para demonstrar invasão placentária do miométrio, mas a RM é usada como complemento para definir casos indeterminados. As alterações sugestivas de invasão incluem faixas intraplacentárias escuras nas imagens em T2, abaulamento focal e heterogeneidade placentária (Leyendecker, 2012). Quando for utilizada como exame complementar, a sensibilidade da RM para detectar invasão placentária é alta, embora seja difícil prever a profundidade da invasão. Os fatores de risco clínico e as alterações ultrassonográficas devem ser levados em consideração ao interpretar as imagens placentárias obtidas por RM.

■ Conceitos emergentes

Entre esses, as imagens de RM com tensor de difusão e a tractografia podem permitir a compreensão adicional do desenvolvimento neural e a definição mais precisa de anormalidades e patologias (Kasprian, 2008; Mitter, 2015). A extração automática e semiautomática de dados quantitativos das aquisições volumétricas por RM do cérebro fetal e da placenta pode permitir subanálises de conjuntos massivos de dados que não era anteriormente possível devido à segmentação manual trabalhosa (Tourbier, 2017; Wang, 2016). O uso de RM multiparamétrica da placenta *in vivo* aumentará nossa compreensão sobre a função e a patologia sem riscos para mãe e feto. Por fim, embora a ecocardiografia continue sempre sendo fundamental na avaliação do coração fetal, a RM pode contribuir para a análise volumétrica cardíaca e a avaliação adicional da aorta, cujo exame completo costuma ser difícil por ultrassonografia (Lloyd, 2017).

REFERÊNCIAS

Adzick NS, Harrison MR, Glick PL, et al: Fetal cystic adenomatoid malformation: prenatal diagnosis and natural history. J Pediatr Surg 20:483, 1985

Al-Kaff A, MacDonald SC, Kent N, et al: Delivery planning for pregnancies with gastroschisis: findings from a prospective national registry. Am J Obstet Gynecol 213(4):557.e1, 2015

Altman RP, Randolph JG, Lilly JR: Sacrococcygeal teratoma: American Academy of Pediatrics Surgical Section survey—1973. J Pediatr Surg 9:389, 1974

American College of Obstetricians and Gynecologists: Fetal growth restriction. Practice Bulletin No. 134, May 2013, Reaffirmed 2015

American College of Obstetricians and Gynecologists: Ultrasound in pregnancy. Practice Bulletin No. 175, December 2016

American College of Obstetricians and Gynecologists: Management of suboptimally dated pregnancies. Committee Opinion No. 688, March 2017a

American College of Obstetricians and Gynecologists: Methods for estimating the due date. Committee Opinion No. 700, May 2017b

American College of Radiology: Expert Panel on MR Safety: ACR guidance document on MR safe practices. J Magn Reson Imaging 37:501, 2013

American College of Radiology and Society for Pediatric Radiology: ACR-SPR practice guideline for the safe and optimal performance of fetal magnetic resonance imaging. Resolution No. 11, 2015. Available at: https://www.acr.org/~/media/CB384A65345F402083639E6756CE513F.pdf. Accessed July 10, 2017

American Institute of Ultrasound in Medicine (AIUM): Official statements. Prudent use in pregnancy. 2012. Available at: http://www.aium.org/officalStatements/33. Accessed July 10, 2017

American Institute of Ultrasound in Medicine (AIUM): Official statements. Statement on the safe use of Doppler ultrasound during 11–14 weeks scans (or earlier in pregnancy). 2016. Available at: http://www.aium.org/officialStatements/42. Accessed September 16, 2017

American Institute of Ultrasound in Medicine (AIUM): Practice guideline for the performance of fetal echocardiography. J Ultrasound Med 32(6):1067, 2013a

American Institute of Ultrasound in Medicine (AIUM): Practice guideline for the performance of obstetric ultrasound examinations. J Ultrasound Med 32(6):1083, 2013b

Avni FE, Guibaus L, Robert Y, et al: MR imaging of fetal sacrococcygeal teratoma: diagnosis and assessment. AJR Am J Roentgenol 178(1):179, 2002

Axt-Fliedner R, Schwarze A, Smrcek J, et al: Isolated ventricular septal defects dated by color Doppler imaging: evolution during fetal and first year of postnatal life. Ultrasound Obstet Gynecol 27:266, 2006

Azizkhan RG, Crombleholme TM: Congenital cystic lung disease: contemporary antenatal and postnatal management. Pediatric Surg Int 24:643, 2008

Bahado-Singh RO, Kovanci E, Jeffres A, et al: The Doppler cerebroplacental ratio and perinatal outcome in intrauterine growth restriction. Am J Obstet Gynecol 180(3):750, 1999

Baker PN, Johnson IR, Harvey PR, et al: A three-year follow-up of children imaged in utero with echo-planar magnetic resonance. Am J Obstet Gynecol 170:32, 1994

Baschat AA: Doppler application in the delivery timing of the preterm growth-restricted fetus: another step in the right direction. Ultrasound Obstet Gynecol 23:111, 2004

Baschat AA: Relationship between placental blood flow resistance and precordial venous Doppler indices. Ultrasound Obstet Gynecol 22:561, 2003

Benacerraf BR, Shipp TD, Bromley B, et al: What does magnetic resonance imaging add to the prenatal sonographic diagnosis of ventriculomegaly? J Ultrasound Med 26:1513, 2007

Berkley E, Chauhan SP, Abuhamad A: Society for Maternal-Fetal Medicine Clinical Guideline: Doppler assessment of the fetus with intrauterine growth restriction. Am J Obstet Gynecol 206(4):300, 2012

Best KE, Tennant PWG, Addor M, et al: Epidemiology of small intestinal atresia in Europe: a register-based study. Arch Dis Child Fetal Neonatal Ed 97(5):F353, 2012

Bhide A, Acharya G, Bilardo CM, et al: ISUOG Practice Guidelines: use of Doppler ultrasonography in obstetrics. Ultrasound Obstet Gynecol 41(2):233, 2013

Bilardo CM, Wolf H, Stigter RH, et al: Relationship between monitoring parameters and perinatal outcome in severe, early intrauterine growth restriction. Ultrasound Obstet Gynecol 23:119, 2004

Bonafe L, Cormier-Daire V, Hall C, et al: Nosology and classification of genetic skeletal disorders: 2015 revision. Am J Med Genet 167A(12):2869, 2015

Bromley B, Shipp TD, Lyons J, et al: Detection of fetal structural anomalies in a basic first-trimester screening program for aneuploidy. J Ultrasound Med 33(10):1737, 2014

Bronshtein M, Ornoy A: Acrania: anencephaly resulting from secondary degeneration of a closed neural tube: two cases in the same family. J Clin Ultrasound 19(4):230, 1991

Brugger PC, Stuhr F, Lindner C, et al: Methods of fetal MR: beyond T2-weighted imaging. Euro J Radiol 57(2):172, 2006

Burge D, Wheeler R: Increasing incidence of detection of congenital lung lesions. Pediatr Pulmonol 45(1):103, 2010

Caire JT, Ramus RM, Magee KP, et al: MRI of fetal genitourinary anomalies. AJR Am J Roentgenol 181:1381, 2003

Canfield MA, Honein MA, Yuskiv N, et al: National estimates and race/ethnic-specific variation of selected birth defects in the United States, 1999–2001. Birth Defects Res A Clin Mol Teratol 76(11):747, 2006

Carey M, Bower C, Mylvaganam A, et al: Talipes equinovarus in Western Australia. Paediatr Perinat Epidemiol 17:187, 2003

Cavoretto P, Molina F, Poggi S, et al: Prenatal diagnosis and outcome of echogenic fetal lung lesions. Ultrasound Obstet Gynecol 32:769, 2008

Centers for Disease Control and Prevention: Workplace solutions. Preventing work-related musculoskeletal disorders in sonography. DHHS (NIOSH) Publication No. 2006–148, 2006

Chitty LS, Altman DG: Charts of fetal size: kidney and renal pelvis measurements. Prenat Diagn 23:891, 2003

Christensen N, Andersen H, Garne E, et al: Atrioventricular septal defects among infants in Europe: a population-based study of prevalence, associated anomalies, and survival. Cardiol Young 23(4):560, 2013

Clements H, Duncan KR, Fielding K, et al: Infants exposed to MRI in utero have a normal paediatric assessment at 9 months of age. B J Radiol 73(866):190, 2000

Colvin J, Bower C, Dickinson JE, et al: Outcomes of congenital diaphragmatic hernia: a population-based study in Western Australia. Pediatr 116:e356, 2005

Copel JA, Liang R, Demasio K, et al: The clinical significance of the irregular fetal heart rhythm. Am J Obstet Gynecol 182:813, 2000

Cragan JD, Gilboa SM: Including prenatal diagnoses in birth defects monitoring: experience of the Metropolitan Atlanta Congenital Defects Program. Birth Defects Res A Clin Mol Teratol 85:20, 2009

Cruz-Martinez R, Figueras F, Hernandez-Andrade E, et al: Fetal brain Doppler to predict cesarean delivery for nonreassuring fetal status in term small-for-gestational-age fetuses. Obstet Gynecol 117:618, 2011

Curran PF, Jelin EB, Rand L, et al: Prenatal steroids for microcystic congenital adenomatoid malformations. J Pediatr Surg 45:145, 2010

Dashe JS, McIntire DD, Twickler DM: Effect of maternal obesity on the ultrasound detection of anomalous fetuses. Obstet Gynecol 113(5):1001, 2009

De Biasio P, Ginocchio G, Aicardi G, et al: Ossification timing of sacral vertebrae by ultrasound in the mid-second trimester of pregnancy. Prenat Diagn 23:1056, 2003

Debus A, Hagelstein C, Kilian A, et al: Fetal lung volume in congenital diaphragmatic hernia: association of prenatal MR imaging findings with postnatal chronic lung disease. Radiology 266(3):887, 2013

Derikx JP, De Backer A, Van De Schoot L, et al: Factors associated with recurrence and metastasis in sacrococcygeal teratoma. Br J Surg 93:1543, 2006

Devaseelan P, Cardwell C, Bell B, et al: Prognosis of isolated mild to moderate fetal cerebral ventriculomegaly: a systematic review. J Perinat Med 38:401, 2010

De Veciana M, Major CA, Porto M: Prediction of an abnormal karyotype in fetuses with omphalocele. Prenat Diagn 14:487, 1994

DeVore GR, Falkensammer P, Sklansky MS, et al: Spatio-temporal image correlation (STIC): new technology for evaluation of the fetal heart. Ultrasound Obstet Gynecol 22:380, 2003

Dolk H, Loane M, Garne E: The prevalence of congenital anomalies in Europe. Adv Exp Med Biol 686:349, 2010

Duncombe GJ, Dickinson JE, Kikiros CS: Prenatal diagnosis and management of congenital cystic adenomatoid malformation of the lung. Am J Obstet Gynecol 187(4): 950, 2002

Ecker JL, Shipp TD, Bromley B, et al: The sonographic diagnosis of Dandy-Walker and Dandy-Walker variant: associated findings and outcomes. Prenat Diagn 20:328, 2000

EUROCAT: Prenatal Detection Rates. Available at: http://www.eurocat-network.eu/prenatalscreeninganddiagnosis/prenataldetection(pd)rates. Accessed July 10, 2017

Farhataziz N, Engels JE, Ramus RM, et al: Fetal MRI of urine and meconium by gestational age for the diagnosis of genitourinary and gastrointestinal abnormalities. AJR Am J Roentgenol 184:1891, 2005

Feinstein JA, Benson DW, Dubin AM, et al: Hypoplastic left heart syndrome: current considerations and expectations. J Am Coll Cardiol 59(1 Suppl):S1, 2012

Figueras F, Benavides A, Del Rio M, et al: Monitoring of fetuses with intrauterine growth restriction: longitudinal changes in ductus venosus and aortic isthmus flow. Ultrasound Obstet Gynecol 33(1):39, 2009

Food and Drug Administration: Avoid fetal "keepsake" images, heartbeat monitors. 2014. Available at: https://www.fda.gov/ForConsumers/ConsumerUpdates/ucm095508.htm. Accessed July 10, 2017

Franklin O, Burch M, Manning N, et al: Prenatal diagnosis of coarctation of the aorta improves survival and reduces morbidity. Heart 87:67, 2002

Furey EA, Bailey AA, Twickler DM: Fetal MR imaging of gastrointestinal abnormalities. Radiographics 36(3):904, 2016

Gaglioti P, Oberto M, Todros T: The significance of fetal ventriculomegaly: etiology, short-and long-term outcomes. Prenat Diagn 29(4):381, 2009

Gallot D, Boda C, Ughetto S, et al: Prenatal detection and outcome of congenital diaphragmatic hernia: a French registry-based study. Ultrasound Obstet Gynecol 29:276, 2007

Garcia M, Yeo L, Romero R, et al: Prospective evaluation of the fetal heart using Fetal Intelligent Navigation Echocardiography (FINE). Ultrasound Obstet Gynecol 47(4):450, 2016

Garel C (ed): Development of the fetal brain. In MRI of the Fetal Brain: Normal Development and Cerebral Pathologies. New York, Springer, 2004

Garne E, Loane M, Dolk H, et al: Spectrum of congenital anomalies in pregnancies with pregestational diabetes. Birth Defects Res A Clin Mol Teratol 94(3):134, 2012

Glass HC, Shaw GM, Ma C, et al: Agenesis of the corpus callosum in California 1983–2003: a population-based study. Am J Med Genet A 146A:2495, 2008

Glover P, Hykin J, Gowland P, et al: An assessment of the intrauterine sound intensity level during obstetric echo-planar magnetic resonance imaging. Br J Radiol 68:1090, 1995

Goldstein I, Reece EA, Pilu G, et al: Cerebellar measurements with ultrasonography in the evaluation of fetal growth and development. Am J Obstet Gynecol 156:1065, 1987

Goncalves LF, Lee W, Espinoza J, et al: Three- and 4-dimensional ultrasound in obstetric practice: does it help? J Ultrasound Med 24:1599, 2005

Goncalves LF, Nien JK, Espinoza J, et al: What does 2-dimensional imaging add to 3- and 4-dimensional obstetric ultrasonography? J Ultrasound Med 25:691, 2006

Griffiths PD, Bradburn M, Campbell MJ, et al: Use of MRI in the diagnosis of fetal brain abnormalities in utero (MERIDIAN): a multicenter, prospective cohort study. Lancet 389(10068):538, 2017

Gucciardo L, Uyttebroek A, de Wever I, et al: Prenatal assessment and management of sacrococcygeal teratoma. Prenat Diagn 31:678, 2011

Hains DS, Bates CM, Ingraham S, et al: Management and etiology of the unilateral multicystic dysplastic kidney: a review. Pediatr Nephrol 24:233, 2009

Hartman RJ, Rasmussen SJ, Botto LD, et al: The contribution of chromosomal abnormalities to congenital heart defects: a population-based study. Pediatr Cardiol 32:1147, 2011

Hawkins JS, Dashe JS, Twickler DM: Magnetic resonance imaging diagnosis of severe fetal renal anomalies. Am J Obstet Gynecol 198:328.e1, 2008

Hayden SA, Russ PD, Pretorius DH, et al: Posterior urethral obstruction. Prenatal sonographic findings and clinical outcome in fourteen cases. J Ultrasound Med 7:371, 1988

Hirose S, Sydorak RM, Tsao K, et al: Spectrum of intrapartum management strategies for giant fetal cervical teratoma. J Pediatr Surg 38(3):446, 2003

Hobbins JC, Robero R, Grannum P, et al: Antenatal diagnosis of renal anomalies with ultrasound: I. Obstructive uropathy. Am J Obstet Gynecol 148:868, 1984

Hoffman CK, Filly RA, Callen PW: The "lying down" adrenal sign: a sonographic indicator of renal agenesis or ectopia in fetuses and neonates. J Ultrasound Med 11:533, 1992

Howe DT, Rankin J, Draper ES: Schizencephaly prevalence, prenatal diagnosis and clues to etiology: a register-based study. Ultrasound Obstet Gynecol 39(1):75, 2012

Hu LS, Caire J, Twickler DM: MR findings of complicated multifetal gestations. Obstet Gynecol 36(1): 76, 2006

Huhta JC, Moise KJ, Fisher DJ, et al: Detection and quantitation of construction of the fetal ductus arteriosus by Doppler echocardiography. Circulation 75:406, 1987

Iams JD, Grobman WA, Lozitska A, et al: Adherence to criteria for transvaginal ultrasound imaging and measurement of cervical length. Am J Obstet Gynecol 209(4):365.e1, 2013

International Society of Ultrasound in Obstetrics and Gynecology: Sonographic examination of the fetal central nervous system: guidelines for performing the "basic examination" and the "fetal neurosonogram." Ultrasound Obstet Gynecol 29:109, 2007

International Society of Ultrasound in Obstetrics and Gynecology: ISUOG statement on ultrasound exposure in the first trimester and autism spectrum disorders. 2016. Available at: http://www.isuog.org/NR/rdonlyres/57A3E1B7–5022–4D7F-BE0E-93E1D239F29D/0/ISUOG_statement_on_ultrasound_exposure_in_the_first_trimester_and_autism_spectrum_disorders.pdf. Accessed July 28, 2017

Ismaili K, Hall M, Donner C, et al: Results of systematic screening for minor degrees of fetal renal pelvis dilatation in an unselected population. Am J Obstet Gynecol 188:242, 2003

James CA, Watson AR, Twining P, et al: Antenatally detected urinary tract abnormalities: changing incidence and management. Eur J Pediatr 157:508, 1998

Janga D, Akinfenwa O: Work-related repetitive strain injuries amongst practitioners of obstetric and gynecologic ultrasound worldwide. Arch Gynecol Obstet 286(2):353, 2012

Jani JC, Peralta CFA, Nicolaides KH: Lung-to-head ratio: a need to unify the technique. Ultrasound Obstet Gynecol 39:2, 2012

Johnson MP, Johnson A, Holzgreve W, et al: First-trimester simple hygroma: cause and outcome. Am J Obstet Gynecol 168:156, 1993

Jones AM, Isenburg J, Salemi JL, et al: Increasing prevalence of gastroschisis—14 states, 1995–2012. MMWR 65(2):23, 2016

Joó JG, Tóth Z, Beke A, et al: Etiology, prenatal diagnoses and outcome of ventriculomegaly in 230 cases. Fetal Diagn Ther 24(3):254, 2008

Karim JN, Roberts NW, Salomon LJ, et al: Systematic review of first trimester ultrasound screening in detecting fetal structural anomalies and factors affecting screening performance. Ultrasound Obstet Gynecol 50(4):429, 2017

Kasprian G, Brugger PC, Weber M, et al: In utero tractography of fetal white matter development. Neuroimage 43:213, 2008

Kharrat R, Yamamoto M, Roume J, et al: Karyotype and outcome of fetuses diagnosed with cystic hygroma in the first trimester in relation to nuchal translucency thickness. Prenat Diagn 26:369, 2006

Kingdom JC, Burrell SJ, Kaufmann P: Pathology and clinical implications of abnormal umbilical artery Doppler waveforms. Ultrasound Obstet Gynecol 9:271, 1997

Kitchanan S, Patole SK, Muller R, et al: Neonatal outcome of gastroschisis and exomphalos: a 10-year review. J Paediatr Child Health 36:428, 2000

Kline-Fath BM, Calvo-Garcia MA, O'Hara SM, et al: Twin-twin transfusion syndrome: cerebral ischemia is not the only fetal MR imaging finding. Pediatr Radiol 37(1):47, 2007

Knott-Craig CJ, Elkins RC, Lane MM, et al: A 26-year experience with surgical management of tetralogy of Fallot: risk analysis for mortality or late reintervention. Ann Thorac Surg 66:506, 1998

Koren G, Florescu A, Costei AM, et al: Nonsteroidal antiinflammatory drugs during third trimester and the risk of premature closure of the ductus arteriosus: a meta-analysis. Ann Pharmacother 40(5):824, 2006

Kucik JE, Alverson CJ, Gliboa SM, et al: Racial/ethnic variations in the prevalence of selected major birth defects, Metropolitan Atlanta, 1994–2005. Public Health Reports 127(1):52, 2012

Kul S, Korkmaz HA, Cansu A, et al: Contribution of MRI to ultrasound in the diagnosis of fetal anomalies. J Magn Reson Imaging 35:882, 2012

Lauson S, Alvarez C, Patel MS, et al: Outcome of prenatally diagnosed isolated clubfoot. Ultrasound Obstet Gynecol 35:708, 2010

Lazar DA, Cassady CI, Olutoye OO, et al: Tracheoesophageal displacement index on predictors of airway obstruction for fetuses with neck masses. J Pediatr Surg 47:46, 2012

Lazebnik N, Bellinger MF, Ferguson JE, et al: Insights into the pathogenesis and natural history of fetuses with multicystic dysplastic kidney disease. Prenat Diagn 19:418, 1999

Lee RS, Cendron M, Kinnamon DD, et al: Antenatal hydronephrosis as a predictor of postnatal outcome: a meta-analysis. Pediatrics 118:586, 2006

Lee TC, Lim FY, Keswani SG, et al: Late gestation fetal magnetic resonance imaging-derived total lung volume predicts postnatal survival and need for extracorporeal membrane oxygenation support in isolated congenital diaphragmatic hernia. J Pediatr Surg 46(6):1165, 2011

Levine D, Barnes PD: Cortical maturation in normal and abnormal fetuses as assessed with prenatal MR imaging. Radiology 210:751, 1999a

Levine D, Barnes PD, Madsen JR, et al: Central nervous system abnormalities assessed with prenatal magnetic resonance imaging. Obstet Gynecol 94:1011, 1999b

Leyendecker JR, DuBose M, Hosseinzadeh K, et al: MRI of pregnancy-related issues: abnormal placentation. AJR Am J Roentgenol 198(2):311, 2012

Li Y, Estroff JA, Khwaja O, et al: Callosal dysgenesis in fetuses with ventriculomegaly: levels of agreement between imaging modalities and postnatal outcome. Ultra Obstet Gynecol 40(5): 522, 2012

Lloyd DF, Rutherford MA, Simpson JM, et al: The neurodevelopmental implications of hypoplastic left heart syndrome in the fetus. Cardiol Young 27(2):217, 2017

Lodeiro JG, Feinstein SJ, Lodeiro SB: Fetal premature atrial contractions associated with hydralazine. Am J Obstet Gynecol 160:105, 1989

Long A, Moran P, Robson S: Outcome of fetal cerebral posterior fossa anomalies. Prenat Diagn 26:707, 2006

Maarse W, Berge SJ, Pistorius L, et al: Diagnostic accuracy of transabdominal ultrasound in detecting prenatal cleft lip and palate: a systematic review. Ultrasound Obstet Gynecol 35:495, 2010

Maarse W, Pistorius LR, Van Eeten WK, et al: Prenatal ultrasound screening for orofacial clefts. Ultrasound Obstet Gynecol 38:434, 2011

MacArthur CJ: Prenatal diagnosis of fetal cervicofacial anomalies. Curr Opin Otolaryngol Head Neck Surg 20(6):482, 2012

Mahle WT, Clancy RR, McGaurn SP, et al: Impact of prenatal diagnosis on survival and early neurologic morbidity in neonates with the hypoplastic left heart syndrome. Pediatrics 107:1277, 2001

Malone FD, Ball RH, Nyberg DA, et al: First-trimester septated cystic hygroma: prevalence, natural history, and pediatric outcome. Obstet Gynecol 106:288, 2005

Mammen L, Benson CB: Outcome of fetuses with clubfeet diagnosed by prenatal sonography. J Ultrasound Med 23:497, 2004

Mann S, Johnson MP, Wilson RD: Fetal thoracic and bladder shunts. Semin Fetal Neonatal Med 15:28, 2010

Mari G, Deter RL, Carpenter RL, et al: Noninvasive diagnosis by Doppler ultrasonography of fetal anemia due to maternal red-cell alloimmunization. Collaborative group for Doppler assessment of the blood velocity in anemic fetuses. N Engl J Med 342:9, 2000

Mehollin-Ray AR, Cassady CI, Cass DL, et al: Fetal MR imaging of congenital diaphragmatic hernia. Radiographics 32(4):1067, 2012

Messerschmidt A, Pataraia A, Helber H, et al: Fetal MRI for prediction of neonatal mortality following preterm premature rupture of the fetal membranes. Pediatr Radiol 41:1416, 2011

Millischer AE, Sonigo P, Ville Y, et al: Standardized anatomical examination of the fetus at MRI. A feasibility study. Ultrasound Obstet Gynecol 42(5):553, 2013

Mitter C, Jakab A, Brugger PC, et al: Validation of in utero tractography of human fetal commissural and internal capsule fibers with histological structure tensor analysis. Front Neuroanat 24:164, 2015

Morris LM, Lim F-Y, Elluru RG, et al: Severe micrognathia: indications for EXIT-to-Airway. Fetal Diagn Ther 26(30):162, 2009

Morrow RJ, Abramson SL, Bull SB, et al: Effect of placental embolization of the umbilical artery velocity waveform in fetal sheep. Am J Obstet Gynecol 151:1055, 1989

Mullassery D, Ba'ath ME, Jesudason EC, et al: Value of liver herniation in prediction of outcome in fetal congenital diaphragmatic hernia: a systematic review and meta-analysis. Ultrasound Obstet Gynecol 35:609, 2010

Nelson DB, Dashe JS, McIntire DD, et al: Fetal skeletal dysplasias: sonographic indices associated with adverse outcomes. J Ultrasound Med 33(6):1085, 2014

Nelson DB, Martin R, Twickler DM, et al: Sonographic detection and clinical importance of growth restriction in pregnancies with gastroschisis. J Ultrasound Med 34(12):2217, 2015

Nelson JS, Stebbins RC, Strassle PD, et al: Geographic distribution of live births with tetralogy of Fallot in North Carolina 2003 to 2012. Birth Defect Res A Clin Mol Teratol 106(11):881, 2016

Nembhard WN, Waller DK, Sever LE, et al: Patterns of first-year survival among infants with selected congenital anomalies in Texas, 1995–1997. Teratology 64:267, 2001

Neubert S, Trautmann K, Tanner B, et al: Sonographic prognostic factors in prenatal diagnosis of SCT. Fetal Diagn Ther 19(4): 319, 2004

Nguyen HT, Herndon CDA, Cooper C, et al: The Society for Fetal Urology consensus statement on the evaluation and management of antenatal hydronephrosis. J Pediatr Urol 6:212, 2010

Nicolaides KH, Campbell S, Gabbe SG, et al: Ultrasound screening for spina bifida: cranial and cerebellar signs. Lancet 2:72, 1986

Oei SG, Vosters RP, van der Hagen NL: Fetal arrhythmia caused by excessive intake of caffeine by pregnant women. BMJ 298:568, 1989

Offerdal K, Jebens N, Swertsen T, et al: Prenatal ultrasound detection of facial cleft: a prospective study of 49,314 deliveries in a non-selected population in Norway. Ultrasound Obstet Gynecol 31:639, 2008

Ogamo M, Sugiyama T, Maeda T, et al: The ex utero intrapartum treatment (EXIT) procedure in giant fetal neck masses. Fetal Diagn Ther 20(3):214, 2005

Oluyomi-Obi T, Kuret V, Puligandla P, et al: Antenatal predictors of outcome in prenatally diagnosed congenital diaphragmatic hernia (CDH). J Pediatr Surg 52(5):881, 2017

Orioli IM, Catilla EE: Epidemiology of holoprosencephaly: prevalence and risk factors. Am J Med Genet Part C Semin Med Genet 154C:13, 2010

Overcash RT, DeUgarte DA, Stephenson ML, et al: Factors associated with gastroschisis outcomes. Obstet Gynecol 124(3):551, 2014

Paladini D, Alfirevic Z, Carvalho JS, et al: ISUOG consensus statement on current understanding of the association of neurodevelopmental delay and congenital heart disease: impact on prenatal counseling. Ultrasound Obstet Gynecol 49(2):287, 2017

Paladini D, Russo M, Teodoro A, et al: Prenatal diagnosis of congenital heart disease in the Naples area during the years 1994–1999—the experience of a joint fetal-pediatric cardiology unit. Prenatal Diagn 22(7):545, 2002

Pavone V, Bianca S, Grosso G, et al: Congenital talipes equinovarus: an epidemiological study in Sicily. Acta Orthop 83(3):294, 2012

Pedersen RN, Calzolari E, Husby S, et al: Oesophageal atresia: prevalence, prenatal diagnosis and associated anomalies in 23 European regions. Arch Dis Child 97:227, 2012

Peranteau WH, Boelig MM, Khalek N, et al: Effect of single and multiple courses of maternal betamethasone on prenatal congenital lung lesion growth and fetal survival. J Pediatr Surg 51(1):28, 2016

Perrone EE, Jarboe MD, Maher CO, et al: Early delivery of sacrococcygeal teratoma with intraspinal extension. Fetal Diagn Ther May 3, 2017 [Epub ahead of print]

Phelan JP, Ahn MO, Smith CV, et al: Amnionic fluid index measurements during pregnancy. J Reprod Med 32:601, 1987

Pilu G: Prenatal diagnosis of cerebrospinal anomalies. In: Fleischer AC, Toy EC, Lee W, et al (eds): Sonography in Obstetrics and Gynecology: Principles and Practice, 7th ed. New York, McGraw-Hill, 2011

Prayer D, Malinger G, Brugger PC, et al: ISUOG Practice Guidelines: performance of fetal magnetic resonance imaging. Ultrasound Obstet Gynecol 49(5):671, 2017

Rabinowitz R, Peters MT, Vyas S, et al: Measurement of fetal urine production in normal pregnancy by real-time ultrasonography. Am J Obstet Gynecol 161:1264, 1989

Rahemtullah A, McGillivray B, Wilson RD: Suspected skeletal dysplasias: femur length to abdominal circumference ratio can be used in ultrasonographic prediction of fetal outcome. Am J Obstet Gynecol 177:864, 1997

Ramos GA, Romine LE, Gindes L, et al: Evaluation of the fetal secondary palate by 3-dimensional sonography. J Ultrasound Med 29:357, 2010

Ramus RM, Martin LB, Twickler DM: Ultrasonographic prediction of fetal outcome in suspected skeletal dysplasias with use of the femur length-to--abdominal circumference ratio. Am J Obstet Gynecol 179(5):1348, 1998

Reddy UM, Abuhamad AZ, Levine D, et al: Fetal imaging: executive summary of a joint Eunice Kennedy Shriver National Institute of Child Health and Human Development, Society for Maternal-Fetal Medicine, American Institute of Ultrasound in Medicine, American College of Obstetricians and Gynecologists, American College of Radiology, Society for Pediatric Radiology, and Society of Radiologists in Ultrasound Fetal Imaging workshop. Obstet Gynecol 123(5):1070, 2014

Reddy UM, Filly RA, Copel JA: Prenatal imaging: ultrasonography and magnetic resonance imaging. Obstet Gynecol 112:145, 2008

Reeves MJ, Brandreth M, Whitby EH, et al: Neonatal cochlear function: measurement after exposure to acoustic noise during in utero MR imaging. Radiology 257(3):802, 2010

Reichel TF, Ramus RM, Caire JT, et al: Fetal central nervous system biometry on MR imaging. Am J Roentgenol 180(4): 1155, 2003

Roll SC, Evans KD, Hutmire CD, et al: An analysis of occupational factors related to shoulder discomfort in diagnostic medical sonographers and vascular technologists. Work 42(3):355, 2012

Romosan G, Henriksson E, Rylander A, et al: Diagnostic performance of routine ultrasound screening for fetal malformations in an unselected Swedish population 2000–2005. Ultrasound Obstet Gynecol 34:526, 2009

Rydberg C, Tunon K: Detection of fetal abnormalities by second-trimester ultrasound screening in a non-selected population. Acta Obstet Gynecol Scand 96(2):176, 2017

Salomon LJ, Alfirevic Z, Berghella V, et al: Practice guidelines for performance of the routine mid-trimester fetal ultrasound scan. Ultrasound Obstet Gynecol 37(1):116, 2011

Sanford A, Saadai P, Lee H, et al: Congenital high airway obstruction sequence (CHAOS): a new case and a review of phenotypic features. Am J Med Genet 158A(12):3126, 2012

Santiago-Munoz PC, McIntire DD, Barber RG, et al: Outcomes of pregnancies with fetal gastroschisis. Obstet Gynecol 110:663, 2007

Schreuder MF, Westland R, van Wijk JA: Unilateral multicystic dysplastic kidney: a meta-analysis of observational studies on the incidence, associated urinary tract malformations and the contralateral kidney. Nephrol Dial Transplant 24:1810, 2009

Sciscione AC, Hayes EJ, Society for Maternal-Fetal Medicine: Uterine artery Doppler flow studies in obstetric practice. Am J Obstet Gynecol 201(2):121, 2009

Segata M, Mari G: Fetal anemia: new technologies. Curr Opin Obstet Gynecol 16:153, 2004

Sharma R, Stone S, Alzouebi A, et al: Perinatal outcome of prenatally diagnosed congenital talipes equinovarus. Prenat Diagn 31:142, 2011

Sheih CP, Liu MB, Hung CS, et al: Renal abnormalities in schoolchildren. Pediatrics 84:1086, 1989

Shipp TD, Bromley B, Hornberger LK, et al: Levorotation of the fetal cardiac axis: a clue for the presence of congenital heart disease. Obstet Gynecol 85:97, 1995

Shiraishi H, Nakamura M, Ichihashi K, et al: Prenatal MRI in a fetus with a giant neck hemangioma: a case report. Prenat Diagn 20(12):1004, 2000

Shulman LP, Emerson DS, Felker RE, et al: High frequency of cytogenetic abnormalities in fetuses with cystic hygroma diagnosed in the first trimester. Obstet Gynecol 80:80, 1992

Simon EM, Goldstein RB, Coakley FV, et al: Fast MR imaging of fetal CNS anomalies in utero. Am J Neuroradiol 21:1688, 2000

Soares de Oliveira-Szejnfeld P, Levine D, Melo AS, et al: Congenital brain abnormalities and Zika virus: what the radiologist can expect to see prenatally and postnatally. Radiology 281:203, 2016

Society for Maternal-Fetal Medicine, Mari G, Norton ME, et al: SMFM Clinical Guideline No. 8: The fetus at risk for anemia—diagnosis and management. Am J Obstet Gynecol 212(6):697, 2015

Society for Maternal-Fetal Medicine: SMFM resolution on ultrasound practice accreditation. 2013. Available at: https://www.smfm.org/publications/150-smfm-resolution-on-ultrasound-practice-accreditation. Accessed July 28, 2017

Solomon BD, Rosenbaum KN, Meck JM, et al: Holoprosencephaly due to numeric chromosome abnormalities. Am J Med Genet Part C Semin Med Genet 154C:146, 2010

Sotiriadis A, Makrydimas G: Neurodevelopment after prenatal diagnosis of isolated agenesis of the corpus callosum: an integrative review. Am J Obstet Gynecol 206(4):337.e1, 2012

South AP, Stutey KM, Meinzen-Derr J, et al: Metaanalysis of the prevalence of intrauterine fetal death in gastroschisis. Am J Obstet Gynecol 209(2):114.e.1, 2013

Stege G, Fenton A, Jaffray B: Nihilism in the 1990s: the true mortality of congenital diaphragmatic hernia. Pediatr 112:532, 2003

Stevenson DA, Carey JC, Byrne JL, et al: Analysis of skeletal dysplasias in the Utah population. Am J Med Genet 158A:1046, 2012

Stocker JT: Congenital pulmonary airway malformation: a new name and expanded classification of congenital cystic adenomatoid malformation of the lung. Histopathology 41(Suppl):424, 2002

Stocker JT, Madewell JE, Drake RM: Congenital cystic adenomatoid malformation of the lung: classification and morphologic spectrum. Hum Pathol 8:155, 1977

Stoll C, Alembik Y, Dott B, et al: Associated malformations in patients with limb reduction deficiencies. Eur J Med Genet 53(5):286, 2010

Swamy R, Embleton N, Hale J, et al: Sacrococcygeal teratoma over two decades: birth prevalence, prenatal diagnosis and clinical outcomes. Prenat Diagn 28:1048, 2008

Syngelaki A, Chelemen T, Dagklis T, et al: Challenges in the diagnosis of fetal non-chromosomal abnormalities at 11–13 weeks. Prenat Diagn 31:90, 2011

Szabo N, Gergev G, Kobor J, et al: Corpus callosum abnormalities: birth prevalence and clinical spectrum in Hungary. Pediatr Neurol 44:420, 2011

Tilea B, Alberti C, Adamsbaum C, et al: Cerebral biometry in fetal magnetic resonance imaging: new reference data. Ultrasound Obstet Gynecol 33(2):173, 2009

Tourbier S, Velasco-Annis C, Taimouri V, et al: Automated template-based brain localization and extraction for fetal brain MRI reconstruction. Neuroimage 155:460, 2017

Tredwell SJ, Wilson D, Wilmink MA, et al: Review of the effect of early amniocentesis on foot deformity in the neonate. J Pediatr Orthop 21:636, 2001

Trivedi N, Levy D, Tarsa M, et al: Congenital cardiac anomalies: prenatal readings versus neonatal outcomes. J Ultrasound Med 31:389, 2012

Turkbey B, Ocak I, Daryanani K, et al: Autosomal recessive polycystic kidney disease and congenital hepatic fibrosis. Pediatr Radiol 39:100, 2009

Twickler DM, Magee KP, Caire J, et al: Second-opinion magnetic resonance imaging for suspected fetal central nervous system abnormalities. Am J Obstet Gynecol 188:492, 2003

Twickler DM, Reichel T, McIntire DD, et al: Fetal central nervous system ventricle and cisterna magna measurements by magnetic resonance imaging. Am J Obstet Gynecol 187:927, 2002

Tworetzky W, McElhinney DB, Reddy VM, et al: Improved surgical outcome after fetal diagnosis of hypoplastic left heart syndrome. Circulation 103:1269, 2001

Vadeyar SH, Moore RJ, Strachan BK, et al: Effect of fetal magnetic resonance imaging on fetal heart rate patterns. Am J Obstet Gynecol 182:666, 2000

Vasluian E, van der Sluis CK, van Essen AJ, et al: Birth prevalence for congenital limb defects in the northern Netherlands: a 30-year population-based study. BMC Musculoskel Disord 14:323, 2013

Vergani P, Ceruti P, Locatelli A, et al: Accuracy of prenatal ultrasonographic diagnosis of duplex renal system. J Ultrasound Med 18:463, 1998

Victoria T, Johnson AM, Edgar JC, et al: Comparison between 1.5-T and 3-T MRI for fetal imaging: is there an advantage to imaging with a higher field strength? AJR Am J Roentgenol 206:195, 2016

Walker SJ, Ball RH, Babcook CJ, et al: Prevalence of aneuploidy and additional anatomic abnormalities in fetuses and neonates with cleft lip with or without cleft palate. A population-based study in Utah. J Ultrasound Med 20(11):1175, 2001

Wang G, Zuluaga MA, Pratt R, et al: Slic-Seg: a minimally interactive segmentation of the placenta from sparse and motion-corrupted fetal MRI in multiple views. Med Image Anal 24:137, 2016

Wax JR, Benacerraf BR, Copel J, et al: Consensus report on the 76811 scan: modification. J Ultrasound Med 34(10):1915

Wax J, Minkoff H, Johnson A, et al: Consensus report on the detailed fetal anatomic ultrasound examination: indications, components, and qualifications. J Ultrasound Med 33(2):189, 2014

Wenstrom KD, Weiner CP, Williamson RA: Diverse maternal and fetal pathology associated with absent diastolic flow in the umbilical artery of high--risk fetuses. Obstet Gynecol 77:374, 1991

Whitten SM, Wilcox DT: Duplex systems. Prenat Diagn 21:952, 2001

Wiesel A, Queisser-Luft A, Clementi M, et al: Prenatal detection of congenital renal malformations by fetal ultrasonographic examination: an analysis of 709,030 births in 12 European countries. Euro J Med Genet 48:131, 2005

Wilhelm L, Borgers H: The "equals sign": a novel marker in the diagnosis of fetal isolated soft palate. Ultrasound Obstet Gynecol 36:439, 2010

Williams B, Tareen B, Resnick M: Pathophysiology and treatment of ureteropelvic junction obstruction. Curr Urol Rep 8:111, 2007

Wiskirchen J, Groenewaeller EF, Kehlbach R, et al: Long-term effects of repetitive exposure to a static magnetic field 1.5 T on proliferation of human fetal lung fibroblasts. Magn Reson Med 41:464, 1999

Woodward M, Frank D: Postnatal management of antenatal hydronephrosis. BJU Int 89:149, 2002

Worley KC, Dashe JS, Barber RG, et al: Fetal magnetic resonance imaging in isolated diaphragmatic hernia: volume of herniated liver and neonatal outcome. Am J Obstet Gynecol 200(3):318.e1, 2009

Yamada S, Uwabe C, Fujii S, et al: Phenotypic variability in human embryonic holoprosencephaly in the Kyoto collection. Birth Defects Res Part A Clin Mol Teratol 70:495, 2004

Yeo L, Romero R: How to acquire cardiac volumes for sonographic examination of the fetal heart, part I. J Ultrasound Med 35(5):1021, 2016

Yildirim G, Gungorduk K, Aslan H, et al: Prenatal diagnosis of extralobar pulmonary sequestration. Arch Gynecol Obstet 278:181, 2008

Zaretsky M, Ramus R, McIntire D, et al: MRI calculation of lung volumes to predict outcome in fetuses with genitourinary abnormalities. AJR Am J Roentgenol 185:1328, 2005

Zaretsky MV, McIntire DD, Twickler DM: Feasibility of the fetal anatomic and maternal pelvic survey by magnetic resonance imaging at term. Am J Obstet Gynecol 189:997, 2003a

Zaretsky MV, Twickler DM: Magnetic imaging in obstetrics. Clin Obstet Gynecol 46:868, 2003b

Zeeman GG, McIntire DD, Twickler DM: Maternal and fetal artery Doppler findings in women with chronic hypertension who subsequently develop superimposed pre-eclampsia. J Matern Fetal Neonatal Med 14:318, 2003

Zerres K, Mucher G, Becker J, et al: Prenatal diagnosis of autosomal recessive polycystic kidney disease: molecular genetics, clinical experience, and fetal morphology. Am J Med Genet 6:137, 1998

CAPÍTULO 11

Líquido amniótico

VOLUME NORMAL DE LÍQUIDO AMNIÓTICO 225
FISIOLOGIA 225
AVALIAÇÃO ULTRASSONOGRÁFICA 226
POLIDRÂMNIO 227
OLIGOIDRÂMNIO 230
OLIGOIDRÂMNIO "LIMÍTROFE" 232

É geralmente aceito que o líquido amniótico representa em grande parte uma transudação dos vasos maternos, mas muitos especialistas consideram que uma porção dele deriva da secreção urinária do feto.

— J. Whitridge Williams (1903)

Na época em que Williams escreveu isso, acreditava-se que os rins do feto não eram funcionais. Desde então, porém, muito se aprendeu sobre o complexo e multifuncional *liquor amnii*. O líquido amniótico tem diversas funções na gravidez. A respiração fetal de líquido amniótico é fundamental para o crescimento pulmonar normal, e a deglutição fetal permite o desenvolvimento do trato gastrintestinal (GI). O líquido amniótico também cria um espaço físico para os movimentos fetais, que é necessário para a maturação musculoesquelética normal. Isso evita que haja compressão do cordão umbilical e protege o feto contra traumatismos. O líquido amniótico ainda tem propriedades bacteriostáticas. As anormalidades do volume de líquido amniótico podem ser resultado de patologia fetal ou placentária – indicando um problema na produção do líquido ou em sua circulação. Esses extremos no volume podem estar associados a maior risco de resultados adversos da gravidez.

VOLUME NORMAL DE LÍQUIDO AMNIÓTICO

O volume de líquido amniótico aumenta de cerca de 30 mL com 10 semanas para 200 mL com 16 semanas, até alcançar 800 mL no meio do terceiro trimestre (Brace, 1989; Magann, 1997). Esse líquido é composto por cerca de 98% de água. Um feto a termo contém aproximadamente 2.800 mL de água, e a placenta contém outros 400 mL, de forma que o útero a termo contém quase 4 L de água (Modena, 2004). O volume anormalmente reduzido é denominado *oligoidrâmnio*, enquanto o volume aumentado do líquido é denominado *hidrâmnio* ou *polidrâmnio*.

■ Fisiologia

No início da gestação, a cavidade amniótica é preenchida com um líquido muito semelhante em composição ao líquido extracelular. Durante a primeira metade da gestação, ocorre transferência de água e de outras pequenas moléculas pelo âmnio (*fluxo transmembranoso*), pelos vasos fetais na superfície placentária (*fluxo intramembranoso*) e pela pele fetal (*fluxo transcutâneo*). A produção fetal de urina começa entre 8 e 11 semanas de gestação, mas ela não se torna um componente importante do líquido amniótico até o segundo trimestre, o que explica o motivo do feto com anormalidades renais letais poder não manifestar oligoidrâmnio grave até depois de 18 semanas de gestação. O transporte de água pela pele fetal continua até que haja queratinização com 22 a 25 semanas. Isso explica por que neonatos muito prematuros podem apresentar perda significativa de líquidos pela pele.

Com a evolução da gestação, quatro vias têm participação importante na regulação do volume do líquido amniótico (Tab. 11-1). A primeira é a urina fetal, que é a principal fonte de líquido amniótico na segunda metade da gravidez. Ao termo, a produção de urina pelo feto pode exceder 1 L por dia – e, assim, o volume de líquido amniótico é recirculado diariamente. A osmolalidade da urina fetal é semelhante àquela do líquido amniótico e significativamente hipotônica em relação aos plasmas materno e fetal. Especificamente, a osmolalidade dos plasmas materno e fetal é

TABELA 11-1 Regulação do volume do líquido amniótico no final da gestação

Via	Efeito sobre o volume	Volume diário aproximado (mL)
Urina fetal	Produção	1.000
Deglutição fetal	Reabsorção	750
Secreção pulmonar fetal de líquido	Produção	350
Fluxo intramembranoso para os vasos fetais sobre a superfície placentária	Reabsorção	400
Fluxo transmembranoso através da membrana amniótica	Reabsorção	Mínima

Dados de Magann, 2011; Modena, 2004; Moore, 2010.

de cerca de 280 mOsm/mL, enquanto a do líquido amniótico é de cerca de 260 mOsm/mL. A hipotonicidade do líquido amniótico é responsável pela transferência *intramembranosa* significativa de líquido através e para dentro dos vasos fetais na superfície placentária. Essa transferência atinge 400 mL por dia e é o segundo regulador do volume do líquido (Mann, 1996). Em um quadro de desidratação da gestante, o aumento na osmolalidade materna favorece a transferência de líquido do feto para a mãe e, posteriormente, do compartimento do líquido amniótico para o feto (Moore, 2010).

Uma terceira fonte importante para a regulação do líquido amniótico é o trato respiratório. Cerca de 350 mL de líquido pulmonar são produzidos por dia no final da gestação, e metade desse volume é imediatamente deglutida. Por fim, a deglutição fetal é o principal mecanismo de reabsorção do líquido amniótico e corresponde à média de 500 a 1.000 mL por dia (Mann, 1996). O impedimento à deglutição, causado por anormalidade no sistema nervoso central ou por obstrução do trato GI, pode resultar em um grau impressionante de polidrâmnio. As outras vias são o fluxo transmembranoso e o fluxo transcutâneo, os quais respondem por uma proporção bem menor do transporte de líquido na segunda metade da gestação.

■ Medição

Do ponto de vista prático, o volume real de líquido amniótico raramente é mensurado fora do ambiente de pesquisa. Isto posto, a medição direta e os métodos de diluição de corante para quantificação de líquido contribuíram para a compreensão da fisiologia normal. Essas medições foram usadas para validar as técnicas ultrassonográficas de avaliação do líquido. A diluição de corantes envolve a injeção de uma pequena quantidade de um corante como o amino-hipurato na cavidade amniótica sob orientação ultrassonográfica, coletando depois amostras de líquido amniótico para determinar a concentração do corante e calcular o volume.

Brace e Wolf (1989) revisaram 12 trabalhos realizados nos anos de 1960 em que o volume do líquido amniótico foi avaliado usando essas técnicas de medição. Embora o volume do líquido tenha aumentado durante a gestação, os autores observaram que o valor médio não se alterou de modo significativo entre as semanas 22 e 39 – ficou em cerca de 750 mL. Houve variação considerável em cada semana de gestação, especialmente na metade do terceiro trimestre, quando o percentil 5 foi de 300 mL e o percentil 95 foi de quase 2.000 mL. Por outro lado, Magann e colaboradores (1997) utilizaram medição com diluição de corante e concluíram que o volume do líquido amniótico aumentava com a evolução da gestação. Especificamente, o volume médio de líquido amniótico foi de cerca de 400 mL entre 22 e 30 semanas, dobrando daí em diante para a média de 800 mL. O volume permaneceu nesse nível até 40 semanas, para, a partir de então, declinar cerca de 8% por semana. Os dois trabalhos diferiram na metodologia de regressão utilizada, e, a despeito das conclusões distintas, ambos identificaram uma grande variação de volumes normais para cada semana, em particular no terceiro trimestre. Essa variação normal também é observada por ultrassonografia.

■ Avaliação ultrassonográfica

A avaliação do volume de líquido amniótico é parte de qualquer ultrassonografia padrão realizada no segundo ou no terceiro trimestre (Cap. 10, p. 188). Ele pode ser medido com o uso de uma das duas técnicas semiquantitativas: um bolsão único vertical de líquido e o índice de líquido amniótico (ILA), o qual é descrito por Phelan e colaboradores (1987). Ambas as medidas são reprodutíveis e, em casos de anormalidades do líquido, podem ser acompanhadas de forma seriada para avaliar as tendências e para ajudar na comunicação entre os profissionais. Por essas razões, a avaliação semiquantitativa de líquido amniótico é preferida em relação à estimativa qualitativa ou subjetiva (American College of Obstetricians and Gynecologists, 2016). Com o uso dessas técnicas, um bolsão de líquido deve ter pelo menos 1 cm de largura para ser considerado adequado. Partes fetais ou alças de cordão umbilical podem ser visíveis no bolsão, mas elas não são incluídas na medida. O Doppler colorido em geral é usado para confirmar que nenhuma parte do cordão umbilical tenha sido incluída na medição.

Maior bolsão vertical

Também chamado de *bolsão vertical máximo (BVM)* de líquido amniótico. O transdutor do ultrassom é mantido perpendicular ao solo e paralelo ao eixo longitudinal da gestante. Assim, ao examinar o plano sagital, o maior bolsão vertical de líquido é identificado e medido. *A medida do BVM é considerada normal quando estiver acima de 2 cm e abaixo de 8 cm, com valores abaixo e acima dessa faixa indicando, respectivamente, oligoidrâmnio e polidrâmnio.* Esses limiares foram determinados com base nos dados de Chamberlain e colaboradores (1984) e correspondem aos percentis 3 e 97. Ao avaliar gestações gemelares e outras gestações múltiplas, mede-se um BVM em cada saco gestacional, novamente usando > 2 cm e < 8 cm como variação normal (Hernandez, 2012; Society for Maternal-Fetal Medicine, 2013). O perfil biofísico fetal também utiliza um BVM com valor de mais de 2 cm para indicar um volume normal de líquido amniótico. Isso é discutido em mais detalhes no Capítulo 17 (p. 337).

Índice de líquido amniótico

Assim como a medição do BVM, o transdutor do ultrassom é mantido perpendicular ao solo e paralelo ao eixo longitudinal da gestante. O útero é dividido em quatro quadrantes iguais – os quadrantes superiores e inferiores direito e esquerdo. O ILA é a soma dos BVMs de todos os quadrantes. A variabilidade intraobservador do ILA é de cerca de 1 cm, e a variabilidade interobservadores é de cerca de 2 cm. Há grandes variações quando o volume do líquido amniótico está acima do limite normal (Moore, 1990; Rutherford, 1987). Uma diretriz útil é que o ILA é cerca de três vezes o BVM encontrado (Hill, 2003).

A determinação da normalidade do ILA pode ser baseada em um ponto de corte numérico estatístico ou na variação do percentil específica para a idade gestacional. O ILA é geralmente considerado normal quando é maior que 5 cm e menor que 24 ou 25 cm. Os valores fora dessa faixa indicam, respectivamente, oligoidrâmnio e polidrâmnio. O valor superior de 24 cm é usado em documentos de consenso (American College of Obstetricians and Gynecologists, 2016; Reddy, 2014). O valor de 25 cm costuma ser aplicado nas pesquisas (Khan, 2017; Luo, 2017; Pri-Paz, 2012). Moore e Cayle (1990) forneceram curvas normais para os valores do ILA com base na avaliação transversal de quase 800 gestações não complicadas. O ILA médio foi definido entre 12 e 15 cm entre 16 e 40 semanas de gestação. Outros pesquisadores publicaram nomogramas com valores médios semelhantes (Hinh, 2005; Machado, 2007). A Figura 11-1 mostra esse nomograma para valores de referência do ILA em relação aos valores comumente usados para polidrâmnio e oligoidrâmnio.

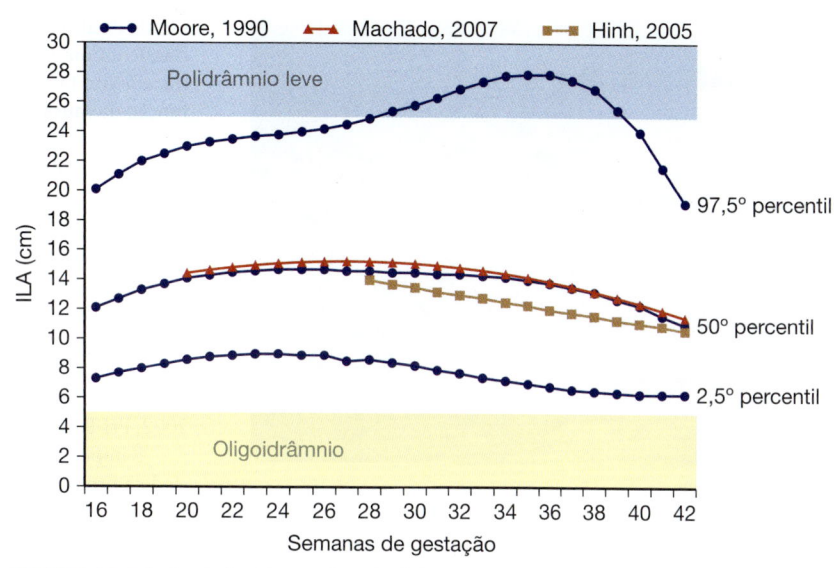

FIGURA 11-1 Índice de líquido amniótico (ILA) de acordo com valores específicos para a idade gestacional. O traçado azul representa os valores dos percentis 2,5, 50 e 97,5 do ILA, com base no nomograma de Moore (1990). As curvas vermelha e marrom representam os valores do percentil 50 do ILA segundo Machado (2007) e Hinh e Ladinsky (2005), respectivamente. As barras sombreadas azul-claro e amarela indicam valores limiares usados para definir, respectivamente, polidrâmnio e oligoidrâmnio.

POLIDRÂMNIO

Trata-se do volume anormalmente aumentado do líquido amniótico que complica 1 a 2% das gestações (Dashe, 2002; Khan, 2017; Pri-Paz, 2012). É mais frequentemente observado nas gestações múltiplas (Hernandez, 2012). O polidrâmnio pode ser suspeito quando o tamanho do útero excede o esperado para a idade gestacional. O útero pode parecer tenso, e a palpação de pequenas partes fetais e a ausculta dos batimentos cardíacos fetais podem ser mais difíceis. Um exemplo extremo é mostrado na Figura 11-2.

O polidrâmnio pode ainda ser classificado de acordo com o grau. Essa classificação tem sido usada em pesquisas para estratificação de risco. Vários grupos definem o polidrâmnio como *leve* quando o ILA está entre 25 e 29,9 cm; *moderado* quando está entre 30 e 34,9 cm; e *grave* quando é igual ou superior a 35 cm (Lazebnik, 1999; Luo, 2016; Odibo, 2016; Pri-Paz, 2012). O polidrâmnio leve é o mais comum, abrangendo cerca de dois terços dos casos; o polidrâmnio moderado é responsável por cerca de 20%; e o polidrâmnio grave por cerca de 15%. Com o uso do BVM

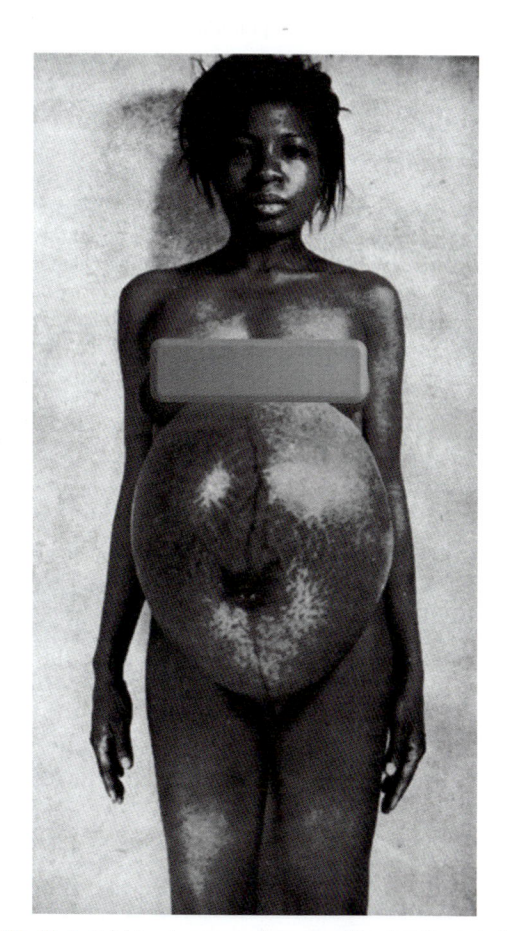

FIGURA 11-2 Polidrâmnio grave – foram medidos 5.500 mL de líquido amniótico no momento do parto.

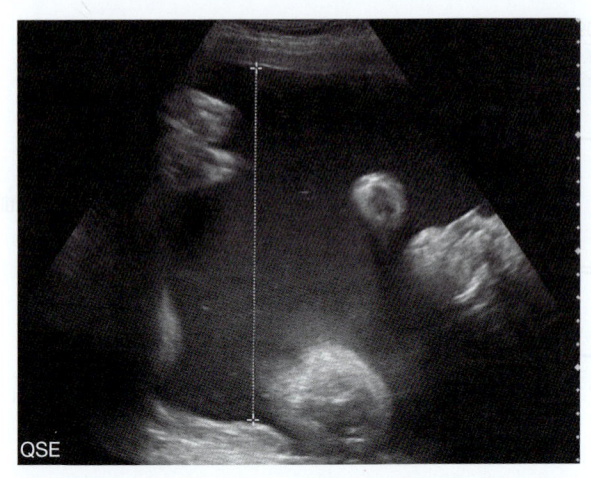

FIGURA 11-3 Ultrassonografia de polidrâmnio grave com 35 semanas de gestação complicada por estenose do aqueduto fetal. Esse bolsão de líquido amniótico mede > 15 cm, e o índice do líquido amniótico mede próximo de 50 cm. QSE, quadrante superior esquerdo.

de líquido amniótico, o polidrâmnio leve é definido como 8 a 9,9 cm, moderado, como 10 a 11,9 cm e grave, como 12 cm ou mais (Fig. 11-3). Em geral, o polidrâmnio grave tem maior probabilidade de ter etiologia subjacente e de produzir consequências para a gravidez em comparação com o polidrâmnio leve – que frequentemente é idiopático e benigno.

■ Etiologia

As causas subjacentes de polidrâmnio incluem as anomalias fetais – anormalidades estruturais ou síndromes genéticas – em cerca de 15% dos casos e diabetes melito em 15 a 20% (Tab. 11-2). Infecção congênita, aloimunização eritrocitária e corioangioma placentário são causas menos frequentes. As infecções que podem se apresentar com polidrâmnio são aquelas causadas por citomegalovírus, toxoplasmose, sífilis e parvovírus. O polidrâmnio com frequência faz parte da hidropsia fetal, e muitas das causas citadas – algumas anomalias, infecções e aloimunização – podem resultar em feto e placenta hidrópicos. A fisiopatologia subjacente nesses casos é complexa, mas costuma estar relacionada com um estado de alto débito cardíaco. A anemia fetal grave é um exemplo clássico. Como as etiologias do polidrâmnio são tão variadas, o tratamento também varia e, na maioria dos casos, é definido em função da causa subjacente.

Anomalias congênitas

Algumas anomalias e o provável mecanismo pelo qual elas causam polidrâmnio são mostradas na Tabela 11-3. Muitas dessas anormalidades são mostradas e discutidas no Capítulo 10. Devido a essa associação, a ultrassonografia direcionada está indicada sempre que houver suspeita de polidrâmnio. Se for encontrada uma anormalidade fetal concomitante com polidrâmnio, deve-se considerar a indicação de análise cromossômica por *microarray*, pois o risco de aneuploidia é significativamente maior (Dashe, 2002; Pri-Paz, 2012).

É importante observar que o grau do polidrâmnio está associado à probabilidade de criança com anomalia (Lazebnik, 1999; Pri-Paz, 2012). No Parkland Hospital, a prevalência de neonato com anomalia foi de cerca de 8% com polidrâmnio leve, 12% com polidrâmnio moderado e acima de 30% com polidrâmnio grave (Dashe, 2002). Mesmo se não foi detectada qualquer anormalidade com a ultrassonografia, a probabilidade de anomalia maior identificada ao nascimento era de 1 a 2% quando o polidrâmnio era leve ou moderado, mas era acima de 10% se o polidrâmnio fosse grave. O risco global relatado de que uma anomalia subjacente será descoberta após o parto variou de 9% no período neonatal até 28% entre as crianças acompanhadas até 1 anos de idade (Abele, 2012; Dorleijn, 2009). O risco de anomalia é particularmente alto quando há polidrâmnio associado à restrição do crescimento fetal (Lazebnik, 1999).

Embora as anormalidades no volume do líquido amniótico estejam associadas a malformações fetais, o inverso em geral não é verdadeiro. No Spanish Collaborative Study of Congenital Malformations, no qual foram incluídos mais de 27.000 crianças com anomalias, apenas 4% das gestações foram complicadas por polidrâmnio, e outras 3% por oligoidrâmnio (Martinez-Frias, 1999).

Diabetes melito

A concentração de glicose no líquido amniótico é mais alta na gestante com diabetes em comparação com a não diabética, e o

TABELA 11-2 Polidrâmnio: prevalência e etiologias associadas – valores em percentual

	Golan (1993) (n = 149)	Many (1995) (n = 275)	Biggio (1999) (n = 370)	Dashe (2002) (n = 672)	Pri-Paz (2012) (n = 655)
Prevalência	1	1	1	1	2
Índice de líquido amniótico					
Leve 25-29,9 cm	–	72	–	66	64
Moderado 30-34,9 cm		20		22	21
Grave > 35 cm		8		12	15
Etiologia					
Idiopática	65	69	72	82	52
Anomalia fetal[a]	19	15[a]	8	11[a]	38[a]
Diabetes	15	18	20	7	18

[a]Identificou-se correlação significativa entre gravidade do polidrâmnio e probabilidade de lactentes anômalos.

TABELA 11-3 Anomalias selecionadas e mecanismos para o polidrâmnio

Mecanismo	Exemplos de anomalias
Problemas de deglutição (SNC)	Anencefalia
	Hidranencefalia
	Holoprosencefalia
Problemas de deglutição (craniofaciais)	Fenda labial/palatina
	Micrognatismo
Compressão ou obstrução traqueal	Anormalidade venolinfática cervical
	CHAOS[a]
Etiologia torácica (desvio mediastinal)	Hérnia diafragmática[a]
	Malformação adenomatoide cística[a]
	Sequestro pulmonar[a]
Estado cardíaco de alto débito	Anomalia de Ebstein[a]
	Tetralogia de Fallot com ausência da valva pulmonar[a]
	Tireotoxicose[a]
Etiologia cardíaca funcional	Miocardiopatia, miocardite[a]
Arritmia cardíaca	Taquiarritmia[a]: *flutter* atrial, fibrilação atrial, taquicardia supraventricular
	Bradiarritmia[a]: bloqueio cardíaco
Obstrução GI	Atresia esofágica
	Atresia duodenal
Renal-urinário	Obstrução da junção ureteropélvica ("polidrâmnio paradoxal")
	Síndrome de Baarter
Etiologia neurológica ou muscular	Artrogripose, sequência de acinesia
	Distrofia miotônica
Etiologia neoplásica	Teratoma sacrococcígeo[a]
	Nefroma mesoblástico[a]
	Corioangioma placentário[a]

[a]Impõe risco de hidropsia.
CHAOS, sequência de obstrução congênita das vias aéreas superiores; GI, gastrintestinal; SNC, sistema nervoso central.

ILA pode estar correlacionado com a concentração de glicose no líquido amniótico (Dashe, 2000; Spellacy, 1973; Weiss, 1985). Tais achados apoiam a hipótese de que a hiperglicemia materna causa hiperglicemia fetal, resultando em diurese osmótica fetal no compartimento do líquido amniótico. Contudo, repetir o rastreamento de diabetes gestacional em gestações com polidrâmnio não parece ser benéfico se o teste de tolerância à glicose no segundo trimestre for normal (Frank Wolf, 2017).

Gestação múltipla

Os polidrâmnios em geral são definidos nas gestações múltiplas como um BVM de líquido amniótico medindo 8 cm ou mais. Ele ainda pode ser caracterizado como moderado se o BVM tiver pelo menos 10 cm e grave se esse bolsão tiver pelo menos 12 cm. Em uma revisão de quase 2.000 gestações gemelares, Hernandez e colaboradores (2012) identificaram polidrâmnio em 18% das gestações monocoriônicas e dicoriônicas. Assim como nos fetos únicos, o polidrâmnio grave esteve mais fortemente associado a anomalias fetais. Nas gestações monocoriônicas, o polidrâmnio de um bolsão com o oligoidrâmnio do outro é critério diagnóstico para a síndrome de transfusão feto-fetal (STFF), discutida no Capítulo 45 (p. 878). O polidrâmnio isolado de um bolsão pode preceder o desenvolvimento dessa síndrome (Chon, 2014). Na ausência da STFF, o polidrâmnio não costuma aumentar os riscos da gestação em gêmeos não anômalos (Hernandez, 2012).

Polidrâmnio idiopático

É responsável por até 70% dos casos de polidrâmnio e, assim, é identificado em até 1% das gestações (Panting-Kemp, 1999; Pri-Paz, 2012; Wiegand, 2016). O polidrâmnio idiopático raramente é identificado durante a ultrassonografia do segundo trimestre, sendo geralmente um achado incidental na gestação mais tardia. A idade gestacional quando da detecção ultrassonográfica é de 32 a 35 semanas (Abele, 2012; Odibo, 2016; Wiegand, 2016). Embora seja um diagnóstico de exclusão, uma anormalidade fetal subjacente pode depois ficar aparente com o avançar da gestação, em especial se o grau de polidrâmnio for grave. Na ausência de uma etiologia, o polidrâmnio idiopático é leve em cerca de 80% dos casos, e sua resolução é relatada em mais de um terço das gestações afetadas (Odibo, 2016; Wiegand, 2016). O polidrâmnio leve e idiopático é um achado benigno, e a evolução da gestação geralmente é favorável.

■ Complicações

A não ser que o polidrâmnio seja grave ou se desenvolva rapidamente, é raro haver sintomas maternos. Com o polidrâmnio crônico, o acúmulo de líquido ocorre de forma gradual, podendo a gestante tolerar a excessiva distensão abdominal com desconforto relativamente pequeno. Já o polidrâmnio agudo tende a ocorrer mais cedo na gestação. Ele pode resultar em trabalho de parto pré-termo antes de 28 semanas ou em sintomas que se tornam tão debilitantes que determinam intervenção.

Os sintomas podem surgir pela pressão exercida no interior do útero excessivamente distendido e sobre os órgãos adjacentes. Quando a distensão é excessiva, como mostrado na Figura 11-2, a gestante pode apresentar dispneia e ortopneia em tal grau que só pode respirar confortavelmente quando em posição ereta. Também é possível haver edema como consequência de compressão do sistema venoso pelo útero aumentado, e esse edema tende a ser mais evidente nos membros inferiores, na vulva e na parede abdominal. Raramente, ocorre oligúria em razão de obstrução ureteral pelo útero aumentado (Cap. 53, p. 1037). Complicações como essas na gestante são caracteristicamente associadas a polidrâmnio grave com etiologia subjacente.

Entre as complicações maternas associadas ao polidrâmnio estão descolamento prematuro de placenta, disfunção uterina durante o trabalho de parto e hemorragia pós-parto. O descolamento prematuro da placenta não é frequente, podendo resultar da descompressão rápida de um útero excessivamente distendido que se segue à ruptura das membranas fetais ou à amniorredução terapêutica. Nos casos com ruptura prematura das membranas, o descolamento da placenta às vezes ocorre dias ou semanas após a amniorrexe. A disfunção uterina consequente à hiperdistensão pode levar à atonia e, como consequência, à hemorragia pós-parto.

■ Desfechos gestacionais

Alguns desfechos mais comuns em casos de polidrâmnio incluem peso > 4.000 g ao nascer, parto cesáreo e, sobretudo, mortalidade perinatal. As gestações com polidrâmnio idiopático estão associadas com pesos ao nascer acima de 4.000 g em quase 25% dos casos, e a probabilidade parece ser maior se o polidrâmnio for moderado ou grave (Luo, 2016; Odibo, 2016; Wiegand, 2016). A justificativa para essa associação é que fetos maiores têm maior débito urinário, em razão de seu maior volume de distribuição, e a urina fetal é o principal contribuinte para o volume do líquido amniótico. As taxas de parto cesáreo também são maiores em gestações com polidrâmnio idiopático, com taxas relatadas de 35 a 55% (Dorleijn, 2009; Khan, 2017; Odibo, 2016).

Uma questão ainda em aberto é se o polidrâmnio isoladamente aumenta o risco de mortalidade perinatal. Alguns estudos não encontraram aumento nas taxas de natimortos ou de morte neonatal em casos de polidrâmnio idiopático, enquanto outros mostram um risco aumentado (Khan, 2017; Pilliod, 2015; Wiegand, 2016). Com o uso de dados de certidões de nascimento do estado da Califórnia, Pilliod e colaboradores (2015) identificaram polidrâmnios em 0,4% das gestações de fetos únicos e sem anomalias, e as gestações acometidas tinham taxas significativamente maiores de natimortos. Com 37 semanas de gestação, o risco de natimorto era sete vezes maior nas gestações com polidrâmnio. Com 40 semanas de gestação, o risco era mais de 10 vezes maior: 66 por 10.000 nascimentos em comparação com 6 por 10.000 nascimentos sem polidrâmnio.

O risco parece aumentar quando se identifica feto com restrição do crescimento e polidrâmnio (Erez, 2005). A combinação também foi associada à trissomia do 18. Quando é identificada uma causa subjacente, o grau de polidrâmnio está associado com a probabilidade de parto pré-termo, recém-nascido pequeno para a idade gestacional e mortalidade perinatal (Pri-Paz, 2012). Porém, o polidrâmnio *idiopático* em geral não está associado com parto pré-termo (Magann, 2010; Many, 1995; Panting-Kemp, 1999).

■ Manejo

Conforme observado anteriormente, o tratamento é direcionado à causa subjacente. Por vezes, o polidrâmnio grave resulta em trabalho de parto pré-termo ou em comprometimento da função respiratória materna. Nesses casos, pode ser necessária a amniocentese de grandes volumes – denominada *amniorredução*. A técnica é semelhante àquela da amniocentese genética, descrita no Capítulo 14 (p. 292). Uma diferença é que ela costuma ser feita com uma agulha mais grossa de calibre 18 ou 20, além de utilizar uma garrafa de drenagem ou uma seringa maior. Retiram-se lentamente cerca de 1.000 a 2.000 mL de líquido em 20 a 30 minutos, dependendo do volume do polidrâmnio e da idade gestacional. O objetivo é restaurar o volume do líquido amniótico até o limite superior da normalidade. O polidrâmnio grave o suficiente para necessitar de amniorredução quase invariavelmente apresenta uma causa subjacente, e é possível que haja novos procedimentos de amniorredução com periodicidade semanal ou com mais frequência.

Em uma revisão de 138 gestações de fetos únicos que necessitaram de amniorredução por polidrâmnio, uma malformação GI fetal foi identificada em 20% dos casos, uma anormalidade cromossômica ou condição genética em quase 30%, e uma anormalidade neurológica em 8% (Dickinson, 2014). Em apenas 20% dos casos o polidrâmnio era idiopático. O procedimento inicial de amniorredução nessa série foi realizado com 31 semanas de gestação, e a idade gestacional média no parto era de 36 semanas. As complicações dentro de 48 horas da amniorredução incluíam parto em 4% dos casos e ruptura de membranas em 1%. Não houve casos de corioamnionite, descolamento prematuro de placenta ou bradicardia necessitando de parto (Dickinson, 2014).

OLIGOIDRÂMNIO

Trata-se de redução anormal no volume do líquido amniótico. O oligoidrâmnio complica cerca de 1 a 2% das gestações (Casey, 2000; Petrozella, 2011). Quando não se identifica qualquer bolsão de líquido amniótico mensurável, utiliza-se o termo *anidrâmnio*. Diferentemente do polidrâmnio, que com frequência é leve e tem prognóstico benigno na ausência de etiologia subjacente, o oligoidrâmnio sempre causa preocupações, conforme discutido adiante.

O diagnóstico ultrassonográfico de oligoidrâmnio em geral tem como base um ILA < 5 cm ou um BVM de líquido amniótico < 2 cm (American College of Obstetricians and Gynecologists, 2016). Com o uso do nomograma de Moore, o limite de 5 cm para o ILA está abaixo do percentil 2,5 no segundo e no terceiro trimestre (ver Fig. 11-1). Ambos os critérios são considerados aceitáveis. Entretanto, com o uso do ILA, em vez do BVM, serão identificadas mais gestações como portadoras de oligoidrâmnio sem evidência de melhora nos resultados da gravidez (Kehl, 2016; Nabhan, 2010). Quando se está avaliando a gestação múltipla para STFF, a detecção de BVM < 2 cm é usada para definir oligoidrâmnio (Society for Maternal-Fetal Medicine, 2013).

■ Etiologia

As gestações com oligoidrâmnio incluem aquelas em que o volume do líquido amniótico esteve intensamente reduzido desde o início do segundo trimestre e aquelas em que o volume esteve normal até próximo do termo ou, mesmo, até o termo completo.

O prognóstico depende muito da causa subjacente e, assim, é variável. Sempre que se diagnostica oligoidrâmnio, ele passa a ser uma consideração importante no manejo clínico.

Oligoidrâmnio de início precoce

Quando o volume do líquido amniótico está anormalmente reduzido desde o início do segundo trimestre, esse fato pode refletir alguma anormalidade fetal que impeça a diurese normal ou representar alguma anormalidade placentária grave o suficiente para prejudicar a perfusão. Em qualquer dessas circunstâncias, o prognóstico é ruim. Deve-se excluir a presença de ruptura de membranas, e a ultrassonografia direcionada é realizada para avaliar anormalidades fetais e placentárias.

Oligoidrâmnio após a metade da gestação

Quando o volume do líquido amniótico fica anormalmente reduzido no final do segundo ou no terceiro trimestre, ele está muito provavelmente associado a restrição do crescimento fetal, anormalidade placentária ou complicações maternas como pré-eclâmpsia ou doença vascular (Tab. 11-4). Nesses casos, a causa subjacente frequentemente é a insuficiência uteroplacentária, capaz de restringir o crescimento fetal e reduzir o débito urinário fetal. A exposição a alguns medicamentos também foi associada a oligoidrâmnio, como será discutido adiante. A investigação de oligoidrâmnio do terceiro trimestre deve geralmente incluir avaliação de ruptura de membranas e ultrassonografia para avaliação do crescimento fetal. Podem ser indicados estudos com Doppler da artéria umbilical se houver restrição do crescimento (Cap. 10, p. 213). O oligoidrâmnio é comumente encontrado em final de gestações e naquelas *pós-termo* (Cap. 43, p. 837). Magann e colaboradores (1997) observaram que o volume do líquido amniótico reduz cerca de 8% por semana após 40 semanas.

Anomalias congênitas

Com cerca de 18 semanas de gestação, os rins fetais são os principais contribuintes para o volume do líquido amniótico. Entre as anormalidades renais que levam à ausência de produção de urina pelo feto estão a *agenesia renal* bilateral, os *rins displásicos policísticos* bilaterais, a agenesia renal unilateral com rim displásico policístico contralateral e a forma infantil da *doença renal policística autossômica recessiva*. As anormalidades urinárias também podem resultar em oligoidrâmnio em razão de *obstrução da via de saída da bexiga*. Como exemplos temos *válvula de uretra posterior*, *atresia* ou *estenose da uretra* e *síndrome de hipoperistaltismo intestinal com microcólon e megabexiga*. Anormalidades geniturinárias fetais complexas, como *cloaca persistente* e *sirenomelia*, também podem resultar em carência de líquido amniótico. Muitas dessas anormalidades renais e urinárias são discutidas e mostradas no Capítulo 10 (p. 208). Quando não há líquido amniótico visível além do meio do segundo trimestre com etiologia geniturinária, o prognóstico é extremamente ruim, a não ser que haja possibilidade de terapia fetal. Os fetos com obstrução da via de saída da bexiga são candidatos à instalação de *shunt* vesicoamniótico (Cap. 16, p. 325).

Medicamentos

A ocorrência de oligoidrâmnio foi associada à exposição a medicamentos que bloqueiam o sistema renina-angiotensina. Aqui estão incluídos os inibidores da enzima conversora de angiotensina (ECA), os bloqueadores do receptor de angiotensina e os anti-inflamatórios não esteroides (AINEs). Quando administrados no segundo ou no terceiro trimestre, os inibidores da ECA e os bloqueadores do receptor da angiotensina podem produzir hipotensão fetal, hipoperfusão renal e isquemia renal, com subsequente insuficiência renal anúrica (Bullo, 2012; Guron, 2000). Hipoplasia dos ossos cranianos fetais e contraturas de membros também foram descritas (Schaefer, 2003). Os AINEs foram associados com constrição do canal arterial fetal e redução da produção de urina fetal. Em neonatos, seu uso pode resultar em insuficiência renal aguda ou crônica (Fanos, 2011). Esses agentes são discutidos no Capítulo 12 (p. 241).

■ Desfechos gestacionais

O oligoidrâmnio está associado a resultados adversos da gravidez. Casey e colaboradores (2000) observaram que um ILA ≤ 5 cm complicou 2% das gestações submetidas a ultrassonografia no

TABELA 11-4 Resultados das gestações em mulheres diagnosticadas com oligoidrâmnio entre 24 e 34 semanas de gestação

Fator	ILA ≤ 5 cm (n = 166)	ILA 8 a 24 cm (n = 28.185)	Valor *p*
Malformação maior	42 (25)	634 (2)	< 0,001
Natimortos	8 (5)	133 (< 1)	< 0,001
Idade gestacional ao nascimento[a]	35,1 ± 3,3	39,2 ± 2,0	< 0,001
Parto pré-termo espontâneo[a]	49 (42)	1.698 (6)	< 0,001
Parto pré-termo indicado[a]	23 (20)	405 (2)	< 0,001
Cesariana indicada por estado fetal não tranquilizador[a]	10 (9)	1.083 (4)	< 0,001
Peso ao nascer < 10° percentil[a]	61 (53)	3.388 (12)	< 0,001
< 3° percentil[a]	43 (37)	1.130 (4)	< 0,001
Mortes neonatais[a]	1 (1)	24 (< 1)	< 0,001[b]

Dados expressos como número (%) e média ± desvio-padrão.
[a]Crianças com anomalia excluídas..
[b]Esta diferença deixou de ser significativa após ajuste para a idade gestacional ao nascimento.
ILA, índice do líquido amniótico.
Dados de Petrozella, 2011.

Parkland Hospital após 34 semanas de gestação. As taxas de malformações fetais foram elevadas nos casos de oligoidrâmnio. Mesmo na sua ausência, as taxas de natimortalidade, restrição do crescimento, padrão de frequência cardíaca fetal não tranquilizador e síndrome da aspiração de mecônio foram maiores do que nas gestações não acometidas. Petrozella e colaboradores (2011) também relataram que, com ILAs ≤ 5 cm identificados entre 24 e 34 semanas de gestação, houve maior risco de natimortalidade, parto pré-termo espontâneo ou indicado, anormalidades no padrão de frequência cardíaca e restrição do crescimento (ver Tab. 11-4). Em uma metanálise de mais de 10.000 gestações, as gestantes com oligoidrâmnio tiveram risco duas vezes maior de cesariana indicada por sofrimento fetal e risco cinco vezes maior de índice de Apgar < 7 em 5 minutos comparado com as gestações com ILA normal (Chauhan, 1999).

Conforme já observado, há evidências de que, se o oligoidrâmnio é definido por ILA ≤ 5 cm em vez de BVM ≤ 2 cm, mais gestações serão classificadas como portadoras de oligoidrâmnio. Uma revisão abrangendo mais de 3.200 gestações de baixo risco e de alto risco comparou os desfechos conforme a definição usada (Nabhan, 2008). As taxas de parto cesáreo, admissão em unidade de terapia intensiva neonatal, pH de artéria umbilical < 7,1 ou índice de Apgar < 7 aos 5 minutos não foram diferentes entre os grupos. Porém, com o uso do critério do ILA, foram diagnosticadas duas vezes mais gestações como oligoidrâmnio. Nesse grupo, a taxa de indução do trabalho de parto foi duas vezes maior e houve aumento de 50% na taxa de parto cesáreo por sofrimento fetal. Kehl e colaboradores (2016) realizaram um ensaio clínico prospectivo com mais de 1.000 gestações a termo em que as mulheres com oligoidrâmnio, definido como um ILA < 5 cm ou um BVM < 2 cm, foram randomizadas para indução do trabalho de parto ou cuidado expectante. Significativamente mais mulheres foram diagnosticadas com oligoidrâmnio usando-se o critério do ILA – 10% em comparação com apenas 2% – do que com o uso do critério do BVM. Isso levou a uma taxa maior de indução do trabalho de parto no grupo do ILA, mas sem diferença nos desfechos neonatais.

Hipoplasia pulmonar

Quando a redução no volume do líquido amniótico é identificada antes do segundo trimestre, em particular antes de 20 a 22 semanas, a hipoplasia pulmonar passa a ser uma preocupação significativa. A etiologia subjacente é o principal fator prognóstico para essas gestações. O oligoidrâmnio grave causado por anormalidade renal tem prognóstico letal. Se um hematoma placentário ou o descolamento crônico da placenta forem graves o suficiente para resultar em oligoidrâmnio – a chamada *sequência de descolamento crônico-oligoidrâmnio* (CAOS) – é comum haver restrição do crescimento (Cap. 41, p. 768). O prognóstico para esse conjunto também é sombrio. O oligoidrâmnio causado por ruptura das membranas no segundo trimestre é revisado no Capítulo 42 (p. 821).

■ Manejo

A princípio, é essencial avaliar a presença de anomalias e o crescimento fetal. Em gestação complicada por oligoidrâmnio e com restrição do crescimento fetal, é importante manter vigilância rigorosa sobre o feto em razão da morbidade e da mortalidade associadas (Cap. 44, p. 855). O oligoidrâmnio detectado antes de 36 semanas e com anatomia e crescimento fetais normais geralmente pode ser manejado de maneira expectante, em conjunto com maior vigilância fetal. Porém, a evidência de comprometimento fetal ou materno irá se sobrepor às complicações potenciais decorrentes do parto pré-termo. O manejo anteparto do oligoidrâmnio pode incluir a hidratação materna. Em uma revisão recente de 16 estudos de gestações com oligoidrâmnio aparentemente isolado, a hidratação oral ou intravenosa foi associada a melhora significativa no ILA. Porém, não ficou claro se isso se traduzia em melhores desfechos gestacionais (Gizzo, 2015).

A amnioinfusão, discutida no Capítulo 24 (p. 475), pode ser usada intraparto para ajudar a resolver desacelerações irregulares na frequência cardíaca fetal. O procedimento não é considerado tratamento do oligoidrâmnio propriamente dito, ainda que se presuma que as desacelerações sejam secundárias à compressão do cordão umbilical resultante da falta de líquido amniótico. A amnioinfusão não é considerada padrão de cuidado para outras etiologias de oligoidrâmnio e em geral não é recomendada.

■ Oligoidrâmnio "limítrofe"

A denominação *ILA limítrofe* ou *oligoidrâmnio limítrofe* é motivo de controvérsia. Em geral, refere-se aos ILAs entre 5 e 8 cm (Magann, 2011; Petrozella, 2011). Em torno do início do terceiro trimestre, um ILA de 8 cm está abaixo do 5º percentil no nomograma de Moore (ver Fig. 11-1). Petrozella e colaboradores (2011) concluíram que as gestações entre 24 e 34 semanas com ILA entre 5 e 8 cm não tinham probabilidade maior do que aquelas com ILA acima de 8 cm de serem complicadas com hipertensão materna, natimortalidade ou morte neonatal. Dito isso, foram observadas taxas mais altas de parto pré-termo, cesariana indicada por frequência cardíaca fetal não tranquilizadora e restrição do crescimento fetal. Wood e colaboradores (2014) também relataram maiores taxas de restrição de crescimento fetal em gestações com ILA limítrofe. Assim, os estudos realizados avaliando os resultados das gestações com ILA limítrofe tiveram resultados mistos. Magann e colaboradores (2011) concluíram que as evidências são insuficientes para corroborar a indicação de testes de avaliação fetal ou de indução do parto nesse cenário.

REFERÊNCIAS

Abele H, Starz S, Hoopmann M, et al: Idiopathic polyhydramnios and postnatal abnormalities. Fetal Diagn Ther 32(4):251, 2012

American College of Obstetricians and Gynecologists: Ultrasound in pregnancy. Practice Bulletin No. 175, December 2016

Biggio JR Jr, Wenstrom KD, Dubard MB, et al: Hydramnios prediction of adverse perinatal outcome. Obstet Gynecol 94:773, 1999

Brace RA, Wolf EJ: Normal amniotic fluid volume changes throughout pregnancy. Am J Obstet Gynecol 161(2):382, 1989

Bullo M, Tschumi S, Bucher BS: Pregnancy outcome following exposure to angiotensin-converting enzyme inhibitors or angiotensin receptor antagonists: a systematic review. Hypertension 60:444, 2012

Casey BM, McIntire DD, Bloom SL, et al: Pregnancy outcomes after antepartum diagnosis of oligohydramnios at or beyond 34 weeks' gestation. Am J Obstet Gynecol 182:909, 2000

Chamberlain PF, Manning FA, Morrison I, et al: Ultrasound evaluation of amniotic fluid. The relationship of marginal and decreased amniotic fluid volumes to perinatal outcome. Am J Obstet Gynecol 150:245, 1984

Chauhan SP, Sanderson M, Hendrix NW, et al: Perinatal outcome and amniotic fluid index in the antepartum and intrapartum periods: a meta-analysis. Am J Obstet Gynecol 181:1473, 1999

Chon AH, Korst LM, Llanes A, et al: Midtrimester isolated polyhydramnios in monochorionic diamniotic multiple gestations. Am J Obstet Gynecol 211(3):303.e1, 2014

Dashe JS, McIntire DD, Ramus RM, et al: Hydramnios: anomaly prevalence and sonographic detection. Obstet Gynecol 100(1):134, 2002

Dashe JS, Nathan L, McIntire DD, et al: Correlation between amniotic fluid glucose concentration and amniotic fluid volume in pregnancy complicated by diabetes. Am J Obstet Gynecol 182(4):901, 2000

Dickinson JE, Tjioe YY, Jude E, et al: Amnioreduction in the management of polyhydramnios complicating singleton pregnancies. Am J Obstet Gynecol 211:434.e.1, 2014

Dorleijn DM, Cohen-Overbeek TE, Groenendaal F, et al: Idiopathic polyhydramnios and postnatal findings. J Matern Fetal Neonatal Med 22(4):315, 2009

Erez O, Shoham-Vardi I, Sheiner E, et al: Hydramnios and small for gestational age are independent risk factors for neonatal mortality and maternal morbidity. Arch Gynecol Obstet 271(4):296, 2005

Fanos V, Marcialis MA, Bassareo PP, et al: Renal safety of Non Steroidal Anti Inflammatory Drugs (NSAIDs) in the pharmacologic treatment of patent ductus arteriosus. J Matern Fetal Neonatal Med 24(S1):50, 2011

Frank Wolf M, Peleg D, Stahl-Rosenzweig T, et al: Isolated polyhydramnios in the third trimester: is a gestational diabetes evaluation of value? Gynecol Endocrinol 33(11):849, 2017

Gizzo S, Noventa M, Vitagliano A, et al: An update on maternal hydration strategies for amniotic fluid improvement in isolated oligohydramnios and normohydramnios: evidence from a systematic review of literature and meta-analysis. PLoS One 10(12):e0144334, 2015

Golan A, Wolman I, Saller Y, et al: Hydramnios in singleton pregnancy: sonographic prevalence and etiology. Gynecol Obstet Invest 35:91, 1993

Guron G, Friberg P: An intact renin-angiotensin system is a prerequisite for normal renal development. J Hypertens 18(2):123, 2000

Hernandez JS, Twickler DM, McIntire DM, et al: Hydramnios in twin gestations. Obstet Gynecol 120(4):759, 2012

Hill LM, Sohaey R, Nyberg DA: Abnormalities of amniotic fluid. In Nyberg DA, McGahan JP, Pretorius DH, et al (eds): Diagnostic Imaging of Fetal Anomalies. Philadelphia, Lippincott Williams & Wilkins, 2003

Hinh ND, Ladinsky JL: Amniotic fluid index measurements in normal pregnancy after 28 gestational weeks. Int J Gynaecol Obstet 91:132, 2005

Kehl S, Schelkle A, Thomas A, et al: Single deepest vertical pocket or amniotic fluid index as evaluation test for predicting adverse pregnancy outcome (SAFE trial): a multicenter open-label, randomized controlled trial. Ultrasound Obstet Gynecol 47:674, 2016

Khan S, Donnelly J: Outcome of pregnancy in women diagnosed with idiopathic polyhydramnios. Aust N Z J Obstet Gynaecol 57(1):57, 2017

Lazebnik N, Many A: The severity of polyhydramnios, estimated fetal weight and preterm delivery are independent risk factors for the presence of congenital anomalies. Gynecol Obstet Invest 48:28, 1999

Luo QQ, Zou L, Gao H, et al: Idiopathic polyhydramnios at term and pregnancy outcomes: a multicenter observational study. J Matern Fetal Neonatal Med 30(14):1755, 2017

Machado MR, Cecatti JG, Krupa F, et al: Curve of amniotic fluid index measurements in low risk pregnancy. Acta Obstet Gynecol Scand 86:37, 2007

Magann EF, Bass JD, Chauhan SP, et al: Amniotic fluid volume in normal singleton pregnancies. Obstet Gynecol 90(4):524, 1997

Magann EF, Chauhan CP, Hitt WC, et al: Borderline or marginal amniotic fluid index and peripartum outcomes: a review of the literature. J Ultrasound Med 30(4):523, 2011

Magann EF, Doherty D, Lutegendorf MA, et al: Peripartum outcomes of high-risk pregnancies complicated by oligo- and polyhydramnios: a prospective longitudinal study. J Obstet Gynaecol Res 36(2):268, 2010

Mann SE, Nijland MJ, Ross MG: Mathematic modeling of human amniotic fluid dynamics. Am J Obstet Gynecol 175(4):937, 1996

Many A, Hill LM, Lazebnik N, et al: The association between polyhydramnios and preterm delivery. Obstet Gynecol 86(3):389, 1995

Martinez-Frias ML, Bermejo E, Rodriguez-Pinilla E, et al: Maternal and fetal factors related to abnormal amniotic fluid. J Perinatol 19:514, 1999

Modena AB, Fieni S: Amniotic fluid dynamics. Acta Bio Medica Ateneo Parmanese 75(Suppl 1):11, 2004

Moore TR: Amniotic fluid dynamics reflect fetal and maternal health and disease. Obstet Gynecol 116(3):759, 2010

Moore TR, Cayle JE: The amniotic fluid index in normal human pregnancy. Am J Obstet Gynecol 162(5):1168, 1990

Nabhan AF, Abdelmoula YA: Amniotic fluid index versus single deepest vertical pocket as a screening test for preventing adverse pregnancy outcome. Cochrane Database Syst Rev 3:CD006953, 2008

Odibo RA, Newville TM, Ounpraseuth ST, et al: Idiopathic polyhydramnios: persistence across gestation and impact on pregnancy outcomes. Eur J Obstet Gynecol Reprod Biol 199:175, 2016

Panting-Kemp A, Nguyen T, Chang E, et al: Idiopathic polyhydramnios and perinatal outcome. Am J Obstet Gynecol 181(5):1079, 1999

Petrozella LN, Dashe JS, McIntire DD, et al: Clinical significance of borderline amniotic fluid index and oligohydramnios in preterm pregnancy. Obstet Gynecol 117(2 pt 1):338, 2011

Phelan JP, Smith CV, Broussard P, et al: Amniotic fluid volume assessment with the four-quadrant technique at 36–42 weeks' gestation. J Reprod Med 32:540, 1987

Pilliod RA, Page JM, Burwick RM, et al: The risk of fetal death in nonanomalous pregnancies affected by polyhydramnios. Am J Obstet Gynecol 213:410.e.1, 2015

Pri-Paz S, Khalek N, Fuchs KM, et al: Maximal amniotic fluid index as a prognostic factor in pregnancies complicated by polyhydramnios. Ultrasound Obstet Gynecol 39(6):648, 2012

Reddy UM, Abuhamad AZ, Levin D, et al: Fetal imaging: executive summary of a joint Eunice Kennedy Shriver National Institute of Child Health and Human Development, Society for Maternal-Fetal Medicine, American Institute of Ultrasound in Medicine, American College of Obstetricians and Gynecologists, American College of Radiology, Society for Pediatric Radiology, and Society of Radiologists in Ultrasound Fetal Imaging Workshop. Obstet Gynecol 123(5):1070, 2014

Rutherford SE, Smith CV, Phelan JP, et al: Four-quadrant assessment of amniotic fluid volume. Interobserver and intraobserver variation. J Reprod Med 32(8):587, 1987

Schaefer C: Angiotensin II-receptor-antagonists: further evidence of fetotoxicity but not teratogenicity. Birth Defects Res A Clin Mol Teratol 67(8):591, 2003

Society for Maternal-Fetal Medicine, Simpson LL: Twin-twin transfusion syndrome. Am J Obstet Gynecol 208(1):3, 2013

Spellacy WN, Buhi WC, Bradley B, et al: Maternal, fetal, amniotic fluid levels of glucose, insulin, and growth hormone. Obstet Gynecol 41:323, 1973

Weiss PA, Hofmann H, Winter R, et al: Amniotic fluid glucose values in normal and abnormal pregnancies. Obstet Gynecol 65:333, 1985

Wiegand SL, Beamon CJ, Chescheir NC, et al: Idiopathic polyhydramnios: severity and perinatal morbidity. Am J Perinatol 33(7):658, 2016

Wood SL, Newton JM, Wang L, et al: Borderline amniotic fluid index and its relation to fetal intolerance of labor: a 2-center retrospective cohort study. J Ultrasound Med 33(4):705, 2014

CAPÍTULO 12

Teratologia, teratógenos e agentes fetotóxicos

TERATOLOGIA 235
CRITÉRIOS PARA DETERMINAR A TERATOGENICIDADE.... 235
ESTUDOS COM GESTANTES 236
ACONSELHAMENTO PARA EXPOSIÇÃO
A MEDICAMENTOS 238
TERATÓGENOS CONHECIDOS E SUSPEITOS 239

Todas as doenças infecciosas têm uma tendência a causar a morte da criança e a sua subsequente expulsão do útero. O resultado fatal costuma ser causado pela transmissão de toxinas e, algumas vezes, de microrganismos específicos da mãe para a criança. A intoxicação por fósforo, chumbo, gás iluminante e outras substâncias pode ter resultados semelhantes.

— J. Whitridge Williams (1903)

Apesar de mencionar deformidades fetais que podiam impedir o parto vaginal, a 1ª edição deste livro descreveu muito pouco sobre teratógenos e malformações fetais. Porém, as anomalias congênitas são comuns, e 2 a 3% de todos os recém-nascidos têm alguma malformação congênita significativa detectável ao nascer (Cragan, 2009; Dolk, 2010). Sem dúvida, há medicamentos que impõem riscos para o embrião ou feto em desenvolvimento (Tab. 12-1). Porém, 80% dos defeitos congênitos não têm etiologia evidente e, entre aqueles com causa identificada, quase 95% dos casos têm origem cromossômica ou genética (Feldkamp, 2017). A Food and Drug Administration (FDA) (2005) estima que menos de 1% de todas as anomalias congênitas sejam causadas por fármacos. Sua contribuição tão pequena para as anormalidades congênitas é mostrada na Figura 12-1.

Dito isso, há uma preocupação significativa com relação ao uso de medicamentos na gestação. Isso porque muitas gestantes recebem prescrição de medicamentos e faltam dados sobre a sua segurança. Pesquisadores do National Birth Defects Prevention Study demonstraram que as mulheres usam, em média, 2 a 3 fármacos em cada gravidez, e que 70% utilizam fármacos no primeiro trimestre (Mitchell, 2011). Além disso, em uma revisão dos fármacos aprovados pela FDA entre 2000 e 2010, um simpósio de especialistas do Teratogen Information System (TERIS) considerou o risco gestacional "indeterminado" para mais de 95% dos fármacos analisados (Adam, 2011).

TABELA 12-1 Teratógenos e agentes fetotóxicos selecionados

Ácido valproico	Isotretinoína
Acitretina	Lamotrigina
Álcool	Leflunomida
Ambrisentana	Lenalidomida
Androgênios	Lítio
Bexaroteno	Macitentana
Bloqueadores do receptor de angiotensina	Mercúrio
	Metimazol
Bosentana	Metotrexato
Carbamazepina	Micofenolato
Chumbo	Misoprostol
Ciclofosfamida	Paroxetina
Cloranfenicol	Ribavirina
Cocaína	Tabaco
Corticosteroides	Talidomida
Danazol	Tamoxifeno
Dietilestilbestrol (DES)	Tetraciclina
Efavirenz	Tolueno
Fenitoína	Topiramato
Fenobarbital	Trastuzumabe
Fluconazol	Tretinoína
Inibidores da enzima conversora de angiotensina	Varfarina
Iodo radioativo	

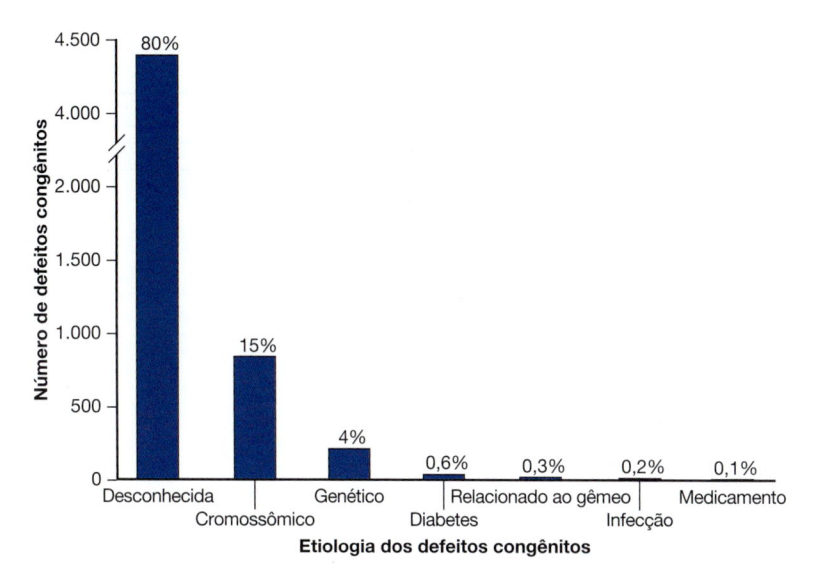

FIGURA 12-1 Etiologia dos defeitos congênitos. Causas conhecidas e desconhecidas de 5.504 defeitos congênitos a partir de uma revisão populacional de 270.878 nascimentos.

modo, um teratógeno pode ser um fármaco ou outra substância química, um fator físico ou ambiental (p. ex., calor ou radiação), um metabólito materno (p. ex., como ocorre no diabetes ou na fenilcetonúria) ou uma infecção (p. ex., citomegalovírus). Mesmo a obesidade é considerada um teratógeno (Stothard, 2009; Waller, 2007).

De maneira estritamente definida, um teratógeno causa apenas anormalidades estruturais. Um *hadégeno* (termo relacionado ao deus Hades) é um agente que interfere na maturação e função dos órgãos, enquanto um *trofógeno* altera o crescimento. As substâncias incluídas nesses dois últimos grupos em geral afetam o desenvolvimento no período fetal ou depois do nascimento, quando as exposições costumam ser mais difíceis de comprovar. Na maioria dos casos, o termo teratógeno é usado com referência a todos os três tipos de agentes citados.

TERATOLOGIA

O estudo dos defeitos congênitos e de sua etiologia é chamado de teratologia, derivado do grego *teratos*, que significa monstro. Um *teratógeno* pode ser definido como qualquer agente que atua durante o desenvolvimento embrionário ou fetal de maneira a causar uma alteração irreversível da forma ou da função. Desse

■ Critérios para determinar a teratogenicidade

As diretrizes ilustradas na Tabela 12-2, que foram propostas por Shepard (1994) como estrutura básica para discussão, têm sido úteis há mais de 25 anos. Embora não sejam necessários todos os critérios para estabelecer a teratogenicidade, as seguintes considerações devem ser feitas (Shepard, 2002a):

- A anomalia foi caracterizada por completo. Isso é realizado preferencialmente por um geneticista ou dismorfologista, pois diversos fatores genéticos e ambientais podem causar anomalias semelhantes. É mais fácil provar a causalidade quando uma exposição rara produz uma anomalia rara, quando são identificados pelo menos três casos com a mesma exposição e quando a anomalia é grave.
- O agente deve atravessar a placenta. Embora quase todos os fármacos atravessem a placenta, o transporte deve ocorrer em quantidades suficientes para afetar diretamente o desenvolvimento embrionário ou fetal, ou alterar o metabolismo materno ou placentário a ponto de produzir algum efeito indireto. A transferência placentária depende do metabolismo materno, das características específicas do fármaco (como ligação às proteínas e armazenamento, peso molecular, carga elétrica e lipossolubilidade) e do metabolismo placentário, inclusive os sistemas enzimáticos do citocromo P_{450}. No início da gravidez, a placenta também possui uma membrana relativamente espessa, que retarda a difusão.
- A exposição deve acontecer durante um período crítico do desenvolvimento:
  - O *período pré-implantação* dura 2 semanas desde a fecundação até a implantação, sendo chamado de período do "tudo ou nada". À medida que o zigoto passa por clivagens, algum dano que lese um número expressivo de células em geral causa morte do embrião. No entanto, quando apenas algumas células são lesadas, a compensação normalmente é possível permitindo um desenvolvimento normal (Clayton-Smith, 1996). Com base em estudos com animais, as agressões que reduzem consideravelmente o número de células da massa celular interna podem causar

TABELA 12-2 Critérios para determinar a teratogenicidade

Critérios essenciais:
1. Descrição cuidadosa dos casos clínicos, principalmente quando há uma anomalia ou síndrome específica.
2. Prova de que houve exposição em um estágio crítico do desenvolvimento (ver **Fig. 12-2**).
3. Achados consistentes com base em no mínimo dois estudos epidemiológicos com:
   a. exclusão de viés;
   b. ajuste das variáveis de confusão;
   c. tamanho suficiente da amostra (poder estatístico);
   d. confirmação prospectiva, se possível; e
   e. risco relativo (RR) de 3,0 ou mais; alguns recomendam RR de 6,0 ou mais.

ou

Quando se tratar de uma exposição ambiental rara associada a alguma anomalia rara, no mínimo três casos publicados. Isso é mais fácil quando a anomalia é grave.

Critérios complementares:
4. A associação é biologicamente plausível.
5. A teratogenicidade nos animais de laboratório é importante, mas não essencial.
6. O agente atua do mesmo modo em um modelo experimental.

Dados de Shepard 1994, 2002a.

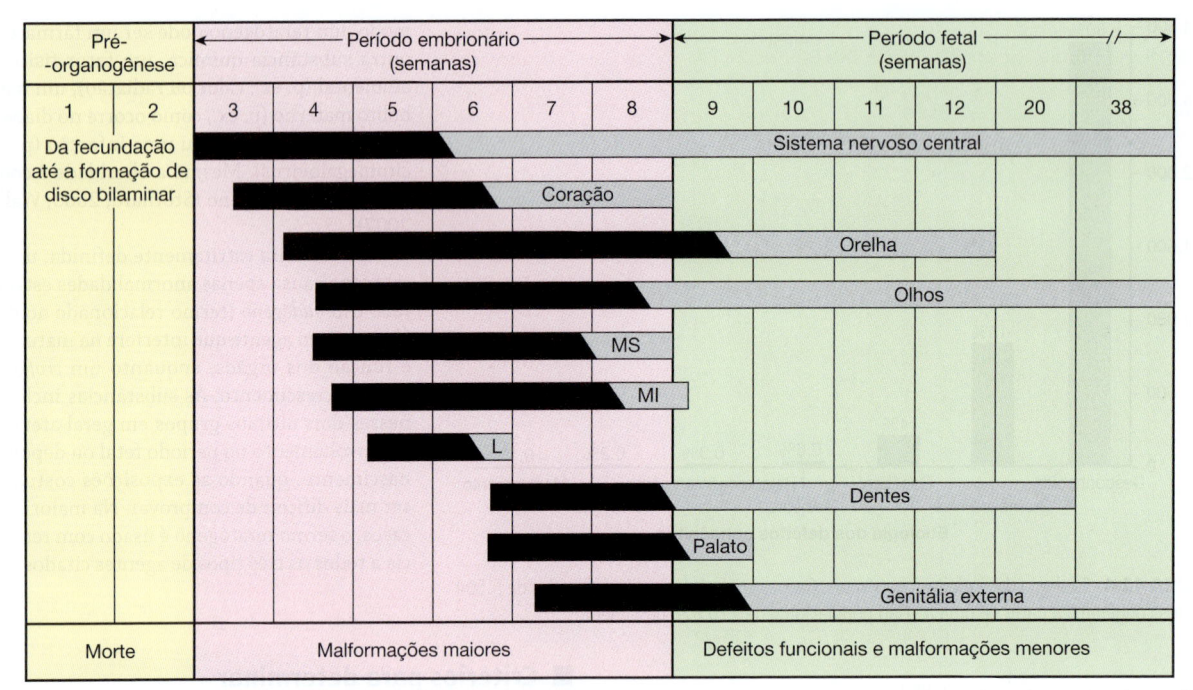

FIGURA 12-2 Fases da organogênese durante o período embrionário. (Reproduzida, com permissão, de Salder TW: Langman's Medical Embryology, 6th ed. Baltimore, Williams & Wilkins; 1990.). MS, membros superiores; MI, membros inferiores; L, lábio.

diminuição dose-dependente do comprimento ou do tamanho do corpo (Iahnaccone, 1987).
- O *período embrionário* estende-se da segunda à oitava semana pós-concepção. Ele inclui a fase de organogênese e, por essa razão, é o período mais crucial no que se refere às malformações estruturais. Os períodos críticos do desenvolvimento de cada sistema do corpo estão ilustrados na Figura 12-2.
- O *período fetal*, que começa com 8 semanas pós-concepção, se caracteriza por maturação e desenvolvimento funcional contínuos. Durante esse período, determinados órgãos permanecem vulneráveis.
• A existência de uma associação biologicamente plausível reforça a hipótese inicial. Como as anomalias congênitas e as exposições aos fármacos são comuns, elas podem estar relacionadas temporalmente, embora não etiologicamente.
• Os resultados epidemiológicos devem ser consistentes. Como a avaliação inicial da exposição ao teratógeno em geral é retrospectiva, ela pode ser dificultada por problemas de memória (viés de recordação), relato inadequado e avaliação incompleta da população exposta. Entre os fatores que podem causar confusão estão variações da dose, tratamento simultâneo com outros fármacos e comorbidades maternas. As variáveis familiares e ambientais também podem influenciar o desenvolvimento das anomalias congênitas. Desse modo, um critério importante para provar a teratogenicidade é que dois ou mais estudos epidemiológicos de alta qualidade relatem resultados similares. Por fim, em geral se considera necessário um risco relativo de *3,0 ou mais* para reforçar a hipótese, enquanto riscos menores são interpretados com cautela (Khoury, 1992).
• O teratógeno suspeito causa anomalia nos estudos com animais. Esse critério não é obrigatório. De fato, a Teratology Society (2005) afirma que o estabelecimento de causalidade em processos que envolvam teratologia exige dados em seres humanos.

A falha em considerar esses requisitos e critérios pode contribuir para conclusões equivocadas acerca da segurança de alguns fármacos amplamente utilizados. O caso clássico desse fiasco médico-legal refere-se ao fármaco registrado com o nome de Bendectin®. Esse antiemético era uma combinação de doxilamina e piridoxina, com ou sem diciclomina, e era utilizado com segurança e eficácia para tratar náuseas e vômitos comuns no início da gravidez. Mais de 30 milhões de mulheres usaram esse fármaco em todo o mundo, e a taxa de anomalias congênitas de 3% entre os fetos expostos não era diferente do registrado na população geral (McKeigue, 1994). Apesar da evidência considerável de que essa combinação de um anti-histamínico e uma vitamina B não era teratogênica, esse fármaco foi alvo de inúmeros processos legais, e o ônus financeiro causado por sua defesa resultou em sua retirada do mercado. Por essa razão, as internações hospitalares por hiperêmese duplicaram (Koren, 1998). Ironicamente, a combinação de doxilamina com piridoxina foi reintroduzida posteriormente no mercado com o nome comercial de Diclegis® e foi aprovada pela FDA em 2013.

■ **Estudos com gestantes**

O estudo da segurança dos fármacos – ou teratogenicidade – nas gestantes tem muitas complicações. Em primeiro lugar, os estudos com animais são considerados necessários, mas não suficientes. Por exemplo, a talidomida é inofensiva em várias espécies de animais, mas resultou em focomelia em milhares de crianças nascidas na Europa entre o final da década de 1950 e o início de 1960. Em segundo lugar, é raro que algum medicamento seja aprovado pela FDA para uma indicação relacionada à gestação. Em vez disso, as gestantes são consideradas como uma população especial e sumariamente excluídas dos estudos com medicamentos. Por fim, a concentração do fármaco e, assim, a exposição do embrião-feto, são afetadas pela fisiologia da gestação. Isso inclui alterações no volume de distribuição, débito cardíaco, absorção gastrintestinal, metabolismo hepático e eliminação renal. Na ausência de pesquisas, o aconselhamento se baseia em relatos ou séries de casos, estudos de caso-controle, estudos de coorte e dados de registros gestacionais.

■ Relatos de casos e séries de casos

Muitos dos principais teratógenos, talvez a maioria deles, foram primeiro descritos por médicos que observaram um raro defeito congênito após uma exposição rara. Tal situação é denominada "modelo do médico astuto" (Carey, 2009). A síndrome da rubéola congênita foi reconhecida dessa forma por Gregg (1941), um oftalmologista australiano cujas observações colocaram em dúvida o conceito de que o ambiente uterino era impermeável aos agentes nocivos. Outros teratógenos identificados por meio de séries de casos publicados são a talidomida e o álcool (Jones, 1973; Lenz, 1962). Shepard (2002a) recomendou que o estabelecimento de teratogenicidade dessa forma exige a exposição comprovada em um período crítico do desenvolvimento e provavelmente pelo menos três casos semelhantes, todos cuidadosamente descritos. Infelizmente, os teratógenos têm menos chances de serem identificados quando a exposição não é comum, quando os efeitos são relativamente inespecíficos ou quando ocorrem anormalidades apenas em uma porcentagem pequena dos fetos expostos. Uma limitação importante das séries de casos é que elas não incluem um grupo-controle.

■ Estudos de caso-controle

Esses estudos começam com grupos de lactentes afetados (casos) e de controles não afetados, sendo estruturados de modo a permitir a avaliação retrospectiva da exposição pré-natal a determinadas substâncias. Os estudos de caso-controle são uma maneira eficiente de estudar desfechos raros (Alwan, 2015). Eles permitem que os investigadores avaliem associações e gerem hipóteses úteis. Porém, os estudos de caso-controle têm o potencial inerente para *viés de recordação*. Isso ocorre porque os pais de uma criança afetada têm mais chances de recordar a exposição do que os pais de uma criança que não está doente. A confusão causada pela indicação é outra preocupação, ou seja, a indicação para o medicamento pode ser a causa do defeito congênito. Além disso, é importante lembrar que os registros de defeitos congênitos têm poder estatístico para a detecção de pequenas diferenças que podem não ser clinicamente significativas. Grimes e Schulz (2012) alertaram que, a menos que as razões de chance (*odds ratios*) dos estudos de caso-controle sejam 3 a 4 vezes maiores, as associações observadas podem não estar corretas.

National Birth Defects Prevention Study

Um excelente exemplo de um estudo de caso-controle populacional é o National Birth Defects Prevention Study (NBDPS). Financiado pelo Congresso dos Estados Unidos e coordenado pelo National Center on Birth Defects and Developmental Disabilities, o NBDPS foi realizado entre 1997 e 2013 em dez estados dos Estados Unidos com programas ativos de vigilância de defeitos congênitos. Geneticistas clínicos revisaram cada caso em potencial, e entrevistas telefônicas padronizadas foram realizadas com as mães cujas gestações foram afetadas ou não para a obtenção de informações acerca de exposição a fármacos e fatores de risco clínico (Mitchell, 2011; Reefhuis, 2015). Nascidos vivos, natimortos e gestações interrompidas foram incluídos, totalizando cerca de 32.000 casos e quase 12.000 controles.

O NBDPS deu origem a mais de 200 artigos científicos e identificou novas – embora geralmente pequenas – associações entre defeitos congênitos individuais e as seguintes classes de medicamentos: antibióticos, antidepressivos, antieméticos, anti-hipertensivos, medicamentos para asma, anti-inflamatórios não esteroides (AINEs) e opioides (Ailes, 2016; Broussard, 2011; Fisher, 2017; Hernandez, 2012; Lin, 2012; Munsie, 2011). O NBDPS também encontrou associações entre defeitos congênitos e exposições como tabagismo passivo, pesticidas e óxido de nitrogênio, que é um marcador de poluição do ar relacionada ao trânsito (Hoyt, 2016; Rocheleau, 2015; Stingone, 2017).

O NBDPS tinha limitações relacionadas ao delineamento do estudo. Em primeiro lugar, as entrevistas foram conduzidas 6 semanas a 2 anos após o parto, o que aumentou a probabilidade de viés de recordação. Por exemplo, 25% das mulheres não se lembravam de qual antibiótico tinham tomado (Ailes, 2016). Outro problema foi que apenas dois terços das mulheres concordaram em participar, e houve diferenças quanto a etnia e a condição socioeconômica entre casos e controles. Esses fatores possivelmente levaram a um viés de seleção (Reefhuis, 2015). Além disso, os prontuários não foram revisados para a verificação da dosagem, e isso impediu a avaliação de relações dose-dependentes. Outra grande limitação foi que, como o NBDPS incluiu apenas um pequeno número de casos de cada defeito congênito e os analisou quanto a múltiplas exposições maternas, não foi possível fazer ajustes para múltiplas comparações. Assim, algumas associações observadas provavelmente se devem ao acaso (Alwan, 2015). Por exemplo, o estudo sobre antibióticos e defeitos congênitos incluiu 43 comparações e identificou quatro associações significativas, mas o acaso isoladamente foi preditor de que duas associações seriam identificadas (Ailes, 2016). Por fim, o baixo risco absoluto de uma anormalidade complica o aconselhamento e o manejo pré-natal. Em muitas situações, o risco identificado pelo NBDPS foi de apenas 1 caso por 1.000 gestações expostas.

■ Estudos de coorte

Esses estudos começam com coortes de gestantes que são expostas ou não a determinados medicamentos. A porcentagem de lactentes ou crianças afetadas com defeitos congênitos é examinada em cada coorte. Como os defeitos congênitos individuais são raros, os estudos de coorte exigem um tamanho de amostra *muito* grande. Os conjuntos de dados do Medicaid e dos seguros de saúde privados são comumente usados em estudos de coorte sobre teratogenicidade nos Estados Unidos (Ehrenstein, 2010). A incapacidade de fazer ajustes para variáveis confundidoras – como a indicação para o medicamento – pode ser uma importante limitação desse delineamento de estudo.

■ Registros gestacionais

Agentes potencialmente perigosos podem ser monitorados por médicos que incluem de modo prospectivo gestantes expostas em um registro de dados. A FDA (2017b) mantém uma lista ativa em seu *site* denominada *Pregnancy Registries*. Em 2017 esse registro incluía 100 medicamentos individuais e grupos de fármacos usados para tratar asma, doenças autoimunes, câncer, epilepsia, infecção pelo vírus da imunodeficiência humana (HIV) e rejeição de transplantes. Como também ocorre com as séries de casos publicados, os registros pós-exposição são limitados pela inexistência de um grupo-controle. A prevalência de uma anormalidade identificada por meio de um registro exige o conhecimento da prevalência basal daquela anomalia na população. Os pesquisadores costumam utilizar um registro de defeitos congênitos para avaliar a prevalência na população. Um exemplo é o Metropolitan Atlanta

Congenital Defects Program, que é um programa de vigilância ativa estabelecido em 1967 para incluir fetos e recém-nascidos com anomalias congênitas.

ACONSELHAMENTO PARA EXPOSIÇÃO A MEDICAMENTOS

As questões relativas ao uso de fármacos e drogas ilícitas devem fazer parte dos cuidados pré-concepcional e pré-natal rotineiros. É comum haver desinformações. As pessoas tendem a subestimar o risco basal de anomalias congênitas na população geral e exagerar os riscos potenciais associados à exposição aos fármacos. Em um recente estudo populacional de mais de 270.000 nascimentos no estado de Utah nos Estados Unidos incluindo 5.500 fetos com defeitos congênitos importantes, apenas 4 casos foram atribuídos à exposição a medicamentos (ver Fig. 12-1) (Feldkamp, 2017). Além disso, Koren e colaboradores (1989) demonstraram que um quarto das mulheres expostas a fármacos não teratogênicos acreditavam que seu risco de ter anomalias fetais era de 25%. A desinformação pode ser ampliada por reportagens inexatas veiculadas na imprensa leiga. O aconselhamento sensato pode atenuar expressivamente a ansiedade e até mesmo evitar a interrupção da gestação.

Há várias fontes disponíveis para ajudar os profissionais com informações acuradas e atualizadas sobre os riscos. O PubMed é uma ferramenta gratuita do National Center for Biomedical Information que auxilia uma busca rápida nas pesquisas publicadas. Os bancos de dados *online*, como Reprotox, TERIS e Shepard's Online Catalog of Teratogenic Agents, oferecem revisões sobre os riscos dos medicamentos. Eles resumem estudos em seres humanos e animais sobre teratogenicidade e fetotoxicidade, abordam a qualidade das evidências disponíveis e fornecem a magnitude do risco. O Lactmed, um banco de dados da National Library of Medicine, lida especificamente com o uso de medicamentos em mulheres lactantes. Suas entradas sobre medicamentos específicos descrevem os níveis no leite materno e os efeitos potenciais sobre o lactente. Por fim, com as recentes alterações nas exigências de rotulagem da FDA, discutidas adiante, as informações sobre a prescrição fornecidas pelos fabricantes têm se tornado cada vez mais úteis.

■ Food and Drug Administration: letras e rótulos

Em 1979, a FDA desenvolveu um sistema de classificação por letras para tentar oferecer orientação para a prescrição de medicamentos na gestação. Cinco categorias – A, B, C, D e X – visavam resumir as evidências de estudos em seres humanos ou animais sobre o risco embrionário-fetal. Essas letras também transmitiam os benefícios de um determinado medicamento em relação a seus potenciais riscos. O sistema, mostrado na Tabela 12-3, visava simplificar os dados relativos a riscos e benefícios.

Infelizmente, as informações relacionadas aos riscos dos medicamentos costumam ser incompletas e levam a uma dependência exagerada da categoria de letras isoladamente. Porém, uma letra de grau mais avançado não acarreta necessariamente mais risco, e mesmo alguns fármacos da mesma categoria podem acarretar riscos muito diferentes. Poucos medicamentos – menos de 1% – tiveram a sua segurança demonstrada na gestação humana (categoria A) e a maioria não tem dados de segurança em estudos com seres humanos ou animais (categoria C). Outra dificuldade era que o sistema de classificação não abordava a exposição inadvertida, uma razão comum para o aconselhamento. Por fim, é responsabilidade do médico interpretar as informações da categoria de letras no contexto da dose e via de administração do medicamento, do momento da exposição durante a gestação, de outros medicamentos usados e de problemas clínicos subjacentes.

Para abordar essas deficiências, foram criados novos sistemas de rotulagem, que entraram em vigor em 2015. As atualizações referentes a medicamentos mais antigos serão reintroduzidas ao longo do tempo (Food and Drug Administration, 2014). Com as novas exigências, as categorias de letras da FDA foram (ou serão) removidas das rotulagens de todos os medicamentos e produtos biológicos. O formato para o fornecimento das informações inclui um resumo dos riscos, as considerações clínicas e os dados disponíveis. A subseção de gestação tem informações de registro, quando disponíveis, além de informações sobre trabalho de parto e parto. Para cada medicamento está incluída uma subseção de lactação (anteriormente chamada de "mães que amamentam"). Também há uma seção para abordar os riscos potenciais em mulheres e homens com potencial reprodutivo.

TABELA 12-3 Categorias de letras para fármacos com base no sistema da Food and Drug Administration (1979-2015)[a]

Categoria A:	Estudos com gestantes não demonstraram risco aumentado de anormalidades fetais quando foi administrado no primeiro (segundo, terceiro ou todos) trimestre de gravidez, e a possibilidade de lesão fetal parece remota.
Categoria B:	Estudos de reprodução em animais foram realizados e não revelaram evidência de redução da fertilidade ou risco ao feto.
	ou
	Estudos em animais mostraram um efeito adverso, mas estudos adequados e bem-controlados com gestantes não conseguiram demonstrar risco para o feto durante o primeiro trimestre de gravidez; também não há indícios de risco nos trimestres subsequentes.
Categoria C:	Estudos de reprodução em animais demonstraram que o fármaco é teratogênico (ou embriocida, ou causa outro efeito adverso), mas não há estudos adequados e bem-controlados com gestantes.
	ou
	Não existem estudos de reprodução em animais e nenhum estudo adequado e bem-controlado em seres humanos.
Categoria D:	Esses fármacos podem causar danos fetais quando são administrados às gestantes. Quando são utilizados na gravidez ou a paciente engravida enquanto os utiliza, ela deve ser alertada quanto aos riscos potenciais ao feto.
Categoria X:	Esses fármacos estão contraindicados às gestantes ou às mulheres que possam engravidar. Eles podem causar danos fetais.

[a] Os medicamentos aprovados após junho de 2015 não receberam uma categoria de letras, e os medicamentos mais antigos terão as categorias de letras eliminadas após essa data.

Apresentação das informações relativas ao risco

Além dos riscos embrionários e fetais potenciais da exposição aos fármacos, o aconselhamento deve discutir os riscos e/ou as implicações genéticas da doença subjacente para a qual os fármacos foram prescritos. Os riscos associados ao não tratamento do problema também são descritos. Até mesmo a forma como a informação é apresentada afeta a compreensão. Por exemplo, as mulheres que receberam informações negativas – como uma possibilidade de 2% de ter um recém-nascido malformado – tinham mais chances de perceber um risco exagerado do que as mulheres que receberam informações positivas – como uma possibilidade de 98% de ter um filho sem malformação (Jasper, 2001). Em vez de se referir a uma razão de chance aumentada, pode ser útil falar em *risco absoluto* de ter determinada anomalia, ou em *risco atribuível*, que é a diferença entre prevalência nos indivíduos expostos e não expostos (Conover, 2011). A associação entre corticosteroides orais e fenda labial parece ser muito mais preocupante quando é apresentada na forma de risco triplicado (ou aumento de 200%) do que quando é descrita como um aumento de 1 em 1.000 para 3 em 1.000, ou uma probabilidade de 99,7% de não desenvolver fenda depois da exposição.

Com algumas notáveis exceções, os fármacos prescritos com mais frequência podem ser usados com relativa segurança durante a gravidez. Muitos dos fármacos descritos neste capítulo são *teratógenos de baixo risco*, ou seja, fármacos que produzem anomalias em menos de 10 por 1.000 exposições maternas (Shepard, 2002a). Como os riscos acarretados pelos teratógenos de baixo risco ficam muito próximos dos riscos basais daquela população, eles podem não ser um fator importante para a decisão de interromper o tratamento de uma doença importante (Shepard, 2002b). *Lembre-se que todas as mulheres têm uma chance de cerca de 3% de ter um recém-nascido com um defeito congênito.* Embora a exposição a um teratógeno confirmado possa elevar esse risco, a magnitude do aumento costuma ser de apenas 1 ou 2% ou, no máximo, ele é duplicado ou triplicado. Em geral, o conceito de risco *versus* benefício é fundamental no aconselhamento. Algumas doenças não tratadas acarretam riscos mais graves à mãe e ao feto do que os riscos associados à exposição a medicamentos.

TERATÓGENOS CONHECIDOS E SUSPEITOS

Considerando-se os milhares de compostos disponíveis, relativamente poucos medicamentos e outras substâncias são considerados teratógenos humanos importantes. As condições mais comuns estão descritas na Tabela 12-1. Com poucas exceções, em todas as situações clínicas que exigem tratamento com um teratógeno conhecido, podem ser administrados fármacos alternativos com segurança relativa. Devido às limitações nas evidências disponíveis, as gestantes devem ser aconselhadas a tomar medicamentos apenas quando forem claramente necessários. Em geral, a ultrassonografia direcionada está indicada se tiver havido exposição a qualquer teratógeno importante durante o período embrionário.

■ Álcool

O álcool etílico é um teratógeno potente e prevalente. Ele é considerado a principal causa de incapacidades do desenvolvimento preveníveis no mundo todo (Hoyme, 2016). Nos Estados Unidos, 8% de todas as gestantes relatam ingerir álcool, e entre 1 e 2% admitem beber de forma compulsiva (Centers for Disease Control and Prevention, 2012).

Os efeitos fetais do abuso de álcool são reconhecidos desde o século XIX. Lemoine (1968) e Jones (1973) e colaboradores receberam o crédito por descreverem o espectro das anomalias fetais associadas ao álcool, que são conhecidas como *síndrome alcoólica fetal* (Tab. 12-4). Para cada criança com a síndrome, muitas mais nascem com déficits neurocomportamentais causados pela exposição ao álcool (American College of Obstetricians and Gynecologists, 2013). O *transtorno do espectro alcoólico fetal* é um termo abrangente que inclui cinco condições atribuídas ao dano pré-natal causado pelo álcool: (1) síndrome alcoólica fetal, (2) síndrome alcoólica fetal parcial, (3) defeitos congênitos relacionados ao álcool, (4) transtorno do neurodesenvolvimento relacionado com o álcool e (5) transtorno neurocomportamental associado à exposição pré-natal ao álcool (Williams, 2015). A prevalência da síndrome alcoólica fetal ao nascer é estimada em até 1% dos nascimentos nos Estados Unidos (Centers for Disease Control, 2012; Guerri, 2009). Contudo, os estudos realizados

TABELA 12-4 Critérios para exposição pré-natal ao álcool, síndrome alcoólica fetal e defeitos congênitos relacionados ao álcool

Exposição pré-natal ao álcool documentada – um ou mais necessários

1. ≥ 6 doses por semana por ≥ 2 semanas
2. ≥ 3 doses por ocasião por ≥ 2 ocasiões
3. Risco identificado com um questionário de rastreamento validado
4. Exames de laboratório indicando intoxicação alcoólica ou com biomarcador positivo para exposição ao álcool
5. Documentação de problema jurídico ou social relacionado ao álcool

Critérios diagnósticos da síndrome alcoólica fetal – todos são necessários

1. Aspectos faciais dismórficos (≥ 2 são necessários)
   a. Fendas palpebrais curtas
   b. Borda fina no vermelho do lábio superior
   c. Filtro nasolabial aplainado
2. Comprometimento do crescimento pré e/ou pós-natal, ≤ percentil 10
3. Anormalidade no crescimento, na morfogênese ou na fisiologia cerebrais (≥ 1 é necessário)
   a. Circunferência da cabeça ≤ percentil 10
   b. Anormalidades estruturais do cérebro
   c. Convulsões não febris recorrentes
4. Comprometimento neurocomportamental (definido como > 1,5 DP abaixo da média)
   a. Criança < 3 anos: atraso no desenvolvimento
   b. Criança ≥ 3 anos: comprometimento cognitivo global ou déficit cognitivo em pelo menos 1 domínio neurocomportamental, ou déficit comportamental em pelo menos 1 domínio

Defeitos congênitos relacionados ao álcool

Cardíacos: comunicação interatrial ou interventricular, anomalia dos grandes vasos, defeitos cardíacos conotruncais
Esqueléticos: sinostose radioulnar, defeitos da segmentação vertebral, contraturas articulares, escoliose
Renais: aplasia ou hipoplasia renal, displasia renal, rins em ferradura, duplicação ureteral
Oculares: estrabismo, ptose, anormalidades vasculares retinianas, hipoplasia de nervo óptico
Auditivos: perda auditiva de condução ou neurossensorial

DP, desvio-padrão. Dados de Hoyme, 2016.

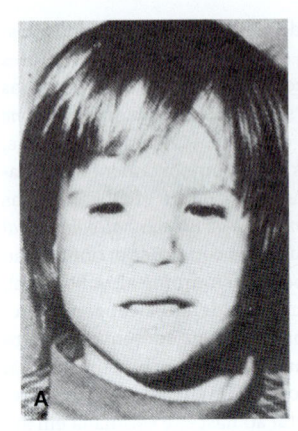

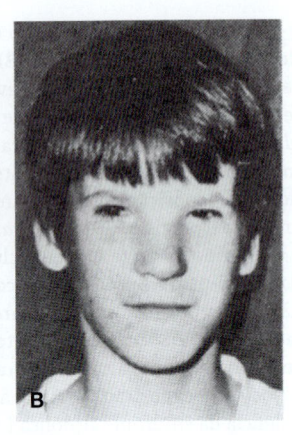

FIGURA 12-3 Síndrome alcoólica fetal. **A.** Criança com 2 anos e meio. **B.** Mesma criança com 12 anos. Observe a persistência de fendas palpebrais curtas, pregas epicantais, face medial plana, filtro nasolabial hipoplásico e borda fina no vermelho do lábio superior. (Reproduzida, com permissão, de Streissguth AP, Clarren SK, Jones KL. Natural history of fetal alcohol syndrome: a 10-year follow-up of eleven patients, Lancet. 1985 Jul 13;2(8446):85–91.)

com crianças em idade escolar identificaram o transtorno do espectro alcoólico fetal em 2 a 5% (May, 2009, 2014).

Critérios e características

A síndrome alcoólica fetal tem critérios específicos (ver Tab. 12-4). Eles incluem anormalidades do sistema nervoso central (SNC), comprometimento do crescimento pré ou pós-natal e padrão característico de anormalidades faciais menores (Fig. 12-3). Critérios semelhantes foram estabelecidos para as outras condições que compõem o transtorno do espectro alcoólico fetal (Hoyme, 2016). Os critérios para exposição pré-natal ao álcool também estão disponíveis para ajudar na avaliação.

Os defeitos congênitos maiores e menores relacionados com o álcool incluem anomalias cardíacas e renais, problemas ortopédicos e anormalidades dos olhos e das orelhas (ver Tab. 12-4). Também foi descrita uma associação entre ingestão alcoólica periconcepcional e onfalocele e gastrosquise (Richardson, 2011). Não há critérios ultrassonográficos estabelecidos para o diagnóstico pré-natal da síndrome alcoólica fetal. Dito isso, em alguns casos, anormalidades maiores e restrição de crescimento podem sugerir o diagnóstico (Paintner, 2012).

Efeito da dose

A vulnerabilidade fetal ao álcool é modificada por componentes genéticos, estado nutricional, fatores ambientais, doença coexistente e idade materna (Abel, 1995). O Centers for Disease Control and Prevention (CDC) e a American Academy of Pediatrics salientaram que *nenhuma* quantidade de álcool pode ser considerada segura na gestação (Williams, 2015). Entretanto, a ingestão de grandes quantidades parece acarretar risco especialmente alto de anomalias congênitas associadas ao álcool e também foi relacionada com o aumento do risco de natimortos (Centers for Disease Control, 2012; Maier, 2001; Strandberg-Larsen, 2008).

■ Fármacos antiepilépticos

Tradicionalmente, as mulheres com epilepsia necessitando de tratamento medicamentoso eram informadas de que seu risco para malformações fetais era aumentado. Dados mais recentes sugerem que esse risco pode não ser tão alto quanto se pensava, principalmente quando se utilizam fármacos mais novos. As anomalias mais descritas são fendas orofaciais, malformações cardíacas e defeitos do tubo neural.

Entre os fármacos que são utilizados hoje, o ácido valproico acarreta maior risco (Vajda, 2014). O North American Antiepileptic Drug (NAAED) Pregnancy Registry relatou que as malformações maiores ocorriam em 9% dos fetos com exposição ao valproato no primeiro trimestre. Isso inclui um risco de 4% de defeitos do tubo neural (Hernandez-Dias, 2012). As crianças em idade escolar com exposição intrauterina ao ácido valproico têm desenvolvimento cognitivo pior – incluindo escores significativamente menores para o quociente de inteligência (QI) – em comparação com as crianças expostas a outros fármacos antiepilépticos (Bromley, 2014; Meador, 2009).

Em relação a outros anticonvulsivantes específicos, uma metanálise recente identificou maiores taxas de malformações entre as crianças expostas em comparação com as taxas das crianças nascidas de mulheres com epilepsia não tratada. As taxas eram duas vezes maiores entre as crianças expostas a carbamazepina ou fenitoína, três vezes maiores naquelas expostas ao fenobarbital e quatro vezes maiores entre aquelas expostas ao topiramato como monoterapia (Weston, 2016). O risco de malformações fetais é quase duplicado se houver necessidade de vários agentes (Vajda, 2016). Vários anticonvulsivantes mais antigos também causam um conjunto de malformações semelhantes à síndrome da hidantoína fetal, descrita na Figura 12-4.

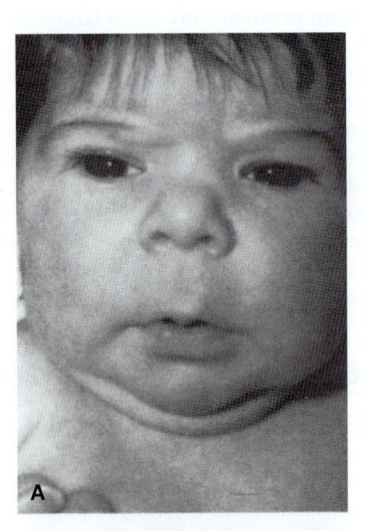

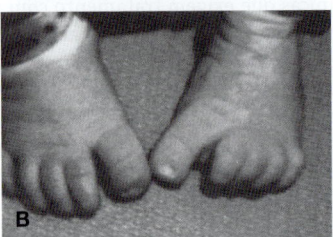

FIGURA 12-4 Síndrome da hidantoína fetal. **A.** As anormalidades faciais incluem nariz desviado para cima, hipoplasia leve da região facial central e lábio superior longo com borda fina no vermelho do lábio superior. **B.** Hipoplasia distal dos dedos. (Reproduzida, com permissão, de Buehler BA1, Delimont D, van Waes M, et al: Prenatal prediction of risk of the fetal hydantoin syndrome, N Engl J Med. 1990 May 31;322(22):1567–1572.)

Esses riscos não parecem ocorrer com os novos agentes levetiracetam e lamotrigina, embora o número de gestações relatadas até o momento seja menor (Mølgaard-Nielsen, 2011; Weston, 2016). O Motherisk Program revisou oito estudos com levetiracetam e concluiu que a monoterapia estava associada a uma taxa de 2% de malformações maiores, o que não difere daquela da população geral (Chaudhry, 2014).

Os médicos são estimulados a inscrever as gestantes tratadas com antiepilépticos no NAAED Pregnancy Registry. O tratamento da epilepsia na gestação é discutido no Capítulo 60 (p. 1159).

■ Inibidores da enzima conversora de angiotensina e bloqueadores do receptor de angiotensina

Esses medicamentos podem resultar na *fetopatia do inibidor da enzima conversora de angiotensina* (*ECA*). O desenvolvimento renal normal depende do sistema renina-angiotensina fetal. Os inibidores da ECA podem causar hipotensão e hipoperfusão dos rins fetais, com isquemia e anúria subsequentes (Guron, 2000; Pryde, 1993). A perfusão reduzida pode resultar em restrição do crescimento fetal e anomalia do desenvolvimento craniano, enquanto o oligoidrâmnio pode causar hipoplasia pulmonar e contraturas dos membros (Barr, 1991). Como os bloqueadores do receptor de angiotensina (BRA) têm mecanismo de ação semelhante, as preocupações quanto à fetotoxicidade têm sido generalizadas, de modo a incluir todo esse grupo de fármacos.

Preocupações também surgiram com relação à toxicidade embrionária dos inibidores da ECA, embora elas não tenham sido bem comprovadas. Em 2006, uma revisão de 29.000 lactentes do banco de dados do Tennessee Medicaid identificou um risco 2 a 3 vezes maior para anormalidades neonatais cardíacas e do SNC entre os 209 casos expostos a inibidores da ECA no pré-natal (Cooper, 2006). Grandes estudos subsequentes não corroboraram essas observações. Primeiro, em um estudo de coorte prospectivo com mais de 460.000 gestações, os riscos de defeitos congênitos não foram maiores com os inibidores da ECA do que com outros medicamentos anti-hipertensivos (Li, 2011). De forma semelhante, Bateman e colaboradores (2017) revisaram 1,3 milhões de gestações do Medicaid Analytic eXtract e não encontraram risco aumentado para qualquer malformação com a exposição aos inibidores da ECA após o ajuste para fatores de confusão, como o diabetes. Assim, as mulheres com exposição inadvertida a esses medicamentos no primeiro trimestre podem ser tranquilizadas. Porém, tendo em vista as diversas opções de tratamento da hipertensão durante a gravidez (descritas no Cap. 50, p. 980), recomenda-se que os inibidores da ECA e os BRA sejam evitados na gestação.

■ Antifúngicos

Nessa classe de fármacos, o fluconazol foi associado a um padrão de malformações congênitas que se assemelha à *síndrome de Antley-Bixler* autossômica recessiva. As anormalidades incluem fendas orais, fácies anormal e anomalias cardíacas, cranianas e dos ossos longos e das articulações. Essas anormalidades foram relatadas apenas depois do tratamento crônico com doses altas (400 a 800 mg/dia) no primeiro trimestre.

Com relação ao tratamento com dose baixa da candidíase vulvovaginal, o Motherisk Program recentemente conduziu uma revisão sistemática das gestações com exposição a 150 ou 300 mg totais de fluconazol no primeiro trimestre (Alsaad, 2015). O risco global de defeitos congênitos não foi maior, embora não se pudesse excluir um pequeno aumento nas taxas de malformações cardíacas. Um estudo de coorte populacional da Dinamarca identificou um risco três vezes maior de tetralogia de Fallot após a exposição a doses baixas de fluconazol (Mølgaard-Nielsen, 2013). A prevalência de tetralogia de Fallot ao nascer aumentou de 3 para 10 casos por 10.000. Esse é um risco tão baixo que não recomendaríamos a ultrassonografia especializada para essa indicação. É importante observar que os investigadores não identificaram riscos aumentados para 14 outros defeitos congênitos anteriormente associados com a exposição a doses altas de agentes antifúngicos imidazólicos (Mølgaard-Nielsen, 2013).

■ Agentes anti-inflamatórios

Anti-inflamatórios não esteroides

Essa classe farmacológica inclui o ácido acetilsalicílico e os AINEs tradicionais, incluindo ibuprofeno e indometacina. Esses fármacos produzem seus efeitos por inibição da síntese das prostaglandinas. Em um relato do NBDPS, pelo menos 20% das gestantes lembravam ter usado AINEs no primeiro trimestre, particularmente ibuprofeno e ácido acetilsalicílico, e essa exposição não é um fator de risco importante para defeitos congênitos (Hernandez, 2012).

Porém, quando usada no final da gestação, a indometacina pode causar a constrição do canal arterial fetal e a subsequente hipertensão pulmonar. A estenose do canal arterial do feto é mais provável quando esse fármaco é utilizado no terceiro trimestre por mais de 72 horas. O risco é 15 vezes maior entre as gestações expostas à indometacina (Koren, 2006). O fármaco também pode diminuir a produção fetal de urina e o volume de líquido amniótico (Rasanen, 1995; van der Heijden, 1994; Walker, 1994). Em uma revisão sistemática, a tocólise com indometacina estava associada a morbidade neonatal (Hammers, 2015a,b). Especificamente, o risco de displasia broncopulmonar, hemorragia intraventricular grave e enterocolite necrosante estava aumentado em cerca de 50% (razão de chances, 1,5).

Em doses baixas (100 mg/dia ou menos), o ácido acetilsalicílico *não* aumenta o risco de fechamento do canal arterial ou de outros desfechos neonatais adversos (Di Sessa, 1994; Grab, 2000). Entretanto, como ocorre com outros AINEs, ele deve ser evitado em doses altas, principalmente no terceiro trimestre.

Leflunomida

A leflunomida é um inibidor da síntese da pirimidina usado no tratamento da artrite reumatoide, mas está contraindicado na gestação. Em várias espécies animais, ela resulta em hidrocefalia fetal, anomalias oculares, anormalidades esqueléticas e morte embrionária quando administrada em doses equivalentes ou menores do que as usadas em seres humanos (Sanofi-Aventis, 2016). O metabólito ativo, a teriflunomida, é detectável no plasma por até 2 anos após a interrupção de seu uso. Recomenda-se que as mulheres que engravidam durante o uso de leflunomida, e mesmo aquelas com possibilidade de engravidar que suspenderam o seu uso, sejam submetidas a um procedimento de eliminação acelerada do fármaco com colestiramina ou carvão ativado (Sanofi-Aventis, 2016). Felizmente, em uma coorte de 60 mulheres com exposição à leflunomida no primeiro trimestre que completaram o programa de eliminação com colestiramina, a taxa de defeitos congênitos não foi aumentada (Chambers, 2010).

■ Antimicrobianos

Os fármacos usados para tratar infecções estão entre os compostos administrados com mais frequência durante a gravidez. Ao longo dos anos, têm-se acumulado evidências acerca de sua segurança em geral. Com poucas exceções, citadas adiante, a maioria dos antimicrobianos de uso frequente é considerada segura para o embrião/feto.

Aminoglicosídeos

Alguns neonatos pré-termo tratados com gentamicina ou estreptomicina desenvolvem nefrotoxicidade e ototoxicidade. Apesar da preocupação teórica quanto à possível toxicidade fetal, não existem efeitos adversos demonstrados nem anomalias congênitas resultantes da exposição pré-natal.

Cloranfenicol

Esse antibiótico não é considerado teratogênico e também não é mais utilizado rotineiramente nos Estados Unidos. Há mais de 50 anos, alguns autores descreveram um conjunto de sinais e sintomas (*síndrome do bebê cinzento*) dos recém-nascidos tratados com cloranfenicol. Os recém-nascidos pré-termo não conseguiam conjugar e excretar esse fármaco e apresentavam distensão abdominal, anormalidades respiratórias, coloração cinzenta e colapso vascular (Weiss, 1960). Em seguida, o cloranfenicol começou a ser evitado no final da gestação em razão de preocupações teóricas.

Nitrofurantoína

Com base nos resultados no NBDPS, a exposição à nitrofurantoína no primeiro trimestre está associada a um aumento de duas vezes no risco de fenda labial (Ailes, 2016; Crider, 2009). Considerando-se que a prevalência ao nascer de fendas é de cerca de 1 caso por 1.000, a probabilidade de que um feto exposto à nitrofurantoína *não* tenha uma fenda seria de 998 por 1.000. Para outros defeitos congênitos, as associações iniciais com esse antibiótico não persistiram na coorte final do NBDPS (Ailes, 2016).

Em uma revisão sistemática de exposição à nitrofurantoína na gestação, os resultados de estudos de coorte e de caso-controle foram diferentes (Goldberg, 2015). Cinco estudos de coorte incluíram 9.275 gestações expostas e quase 1,5 milhões de gestações não expostas, e a revisão não encontrou aumento no risco de qualquer malformação. Porém, entre três estudos de caso-controle que tinham quase 40.000 casos comparados com 130.000 controles, a taxa de síndrome do coração esquerdo hipoplásico foi três vezes maior (Goldberg, 2015). Para se ter uma ideia, esse aumento no risco resultaria em uma prevalência ao nascer de menos de 1 caso para cada 1.000 crianças expostas. O American College of Obstetricians and Gynecologists (2017e) concluiu que o uso desse antibiótico no primeiro trimestre é apropriado, contanto que não existam alternativas adequadas disponíveis.

Sulfonamidas

Em geral, esses fármacos são combinados com trimetoprima e usados para tratar infecções durante a gravidez. Uma indicação é o tratamento da infecção por *Staphylococcus aureus* resistente à meticilina (MRSA). O NBDPS, o qual incluiu 107 gestações com exposição periconcepcional a sulfametoxazol-trimetoprima e defeitos congênitos, identificou um aumento de cinco vezes no risco de gerar filhos com atresia esofágica ou hérnia diafragmática (Ailes, 2016). De maneira semelhante aos achados da exposição à nitrofurantoína, esse grau de aumento conferiria um risco de cerca de 1 caso para cada 1.000 lactentes expostos para esses defeitos congênitos selecionados. Porém, esses achados não foram corroborados por outros estudos. Uma revisão do Medication Exposure in Pregnancy Risk Evaluation Program incluiu mais de 7.500 lactentes com exposição a sulfametoxazol-trimetoprima no primeiro trimestre (Hansen, 2016). Em comparação com crianças não expostas ou com aquelas expostas a penicilinas ou cefalosporinas, não foi identificado qualquer aumento no risco de nenhuma anormalidade congênita. O American College of Obstetricians and Gynecologists (2017e) entende que o uso das sulfonamidas é apropriado no primeiro trimestre, desde que não existam alternativas viáveis.

As sulfonamidas deslocam a bilirrubina de seu sítio de ligação às proteínas. Assim, se elas forem administradas próximo ao parto pré-termo, esses agentes teoricamente podem piorar a hiperbilirrubinemia neonatal. Contudo, uma revisão populacional com mais de 800.000 nascimentos ocorridos na Dinamarca não detectou qualquer associação entre o uso de sulfametoxazol no final da gestação e a icterícia neonatal (Klarskov, 2013).

Tetraciclinas

Os fármacos desse grupo não são mais utilizados comumente nas gestantes. Eles estão associados a uma coloração amarelo-amarronzada nos dentes de leite quando usados após 25 semanas de gestação. O risco de cáries dentais subsequentes não parece aumentado (Billings, 2004; Kutscher, 1966). Em contraste, uma revisão sistemática recente de doxiciclina na gestação não identificou taxas aumentadas de defeitos congênitos nem de coloração dos dentes de leite (Cross, 2016).

■ Antineoplásicos

O tratamento do câncer durante a gravidez inclui alguns quimioterápicos em geral considerados, no mínimo, potencialmente tóxicos para embriões, fetos ou ambos. Quanto aos diversos anticorpos policlonais mais novos indicados como antineoplásicos, existem poucos dados relativos à sua segurança. Alguns riscos desses e de outros agentes antineoplásicos são discutidos no Capítulo 63 (p. 1191). A seguir, são considerados alguns fármacos mais comuns, com os quais existe alguma experiência acumulada quanto ao uso na gravidez.

Ciclofosfamida

Esse agente alquilante causa uma lesão química nos tecidos fetais em desenvolvimento, resultando em morte celular e alterações geneticamente transmissíveis do DNA das células sobreviventes. A taxa de morte fetal é maior, e as malformações relatadas são anomalias esqueléticas, malformações dos membros, fenda palatina e anomalias oculares (Enns, 1999; Kirshon, 1988). Os fetos que sobrevivem podem ter anormalidades do crescimento e atrasos do desenvolvimento. A exposição ambiental dos profissionais de saúde está associada ao aumento do risco de abortamento espontâneo (Cap. 18, p. 348).

Metotrexato

Esse antagonista do ácido fólico é um teratógeno potente. O metotrexato é usado na quimioterapia do câncer, como imunossupressor para doenças autoimunes e psoríase, no tratamento não cirúrgico da gestação ectópica e como abortivo. Seu mecanismo de ação é semelhante ao da aminopterina, que não é mais utilizada na prática clínica, e pode causar anomalias conhecidas coletivamente como *síndrome fetal do metotrexato-aminopterina*. Ela inclui craniossinostose com crânio em forma de "folha de trevo", ponte nasal larga, implantação baixa das orelhas, micrognatismo e malformações dos membros (Del Campo, 1999). Acredita-se que o embrião seja mais vulnerável com 8 a 10 semanas após a concepção e com doses de pelo menos 10 mg/semana. Porém, isso não é universalmente aceito (Feldkamp, 1993).

A dose convencional de 50 mg/m^2 administrada para tratar gravidez ectópica ou induzir abortamento eletivo fica acima dessa dose limítrofe. Alguns relatos sugeriram uma associação com anomalias cardíacas, particularmente os defeitos conotruncais, nas gestações intrauterinas inadvertidamente tratadas com metotrexato por suspeita de gravidez ectópica (Dawson, 2014; Hyoun, 2012). Por essa razão, a continuação das gestações depois do tratamento com metotrexato – em especial quando é usado em combinação com misoprostol – suscita preocupações graves quanto à ocorrência de malformações fetais (Nurmohamed, 2011).

Tamoxifeno

Esse modulador seletivo do receptor de estrogênio (SERM, de *selective estrogen-receptor modulator*) não esteroide é usado como adjuvante ao tratamento do câncer de mama. Não há um padrão de defeitos congênitos descrito nos limitados relatos e séries de casos (Braems, 2011). Porém, o tamoxifeno foi associado a malformações semelhantes àquelas causadas pela exposição ao dietilestilbestrol (DES) em roedores, incluindo a adenose vaginal. Desse modo, as mulheres que engravidam durante o tratamento, ou nos primeiros 2 meses depois de sua interrupção, devem ser avaliadas quanto aos riscos potenciais de desenvolver uma síndrome semelhante à causada pelo DES em longo prazo.

Trastuzumabe

Esse anticorpo monoclonal recombinante é dirigido contra a proteína do receptor 2 do fator de crescimento epidérmico humano (HER2). Usado no tratamento dos cânceres de mama que expressam a proteína HER2, esse fármaco não foi associado a malformações fetais. Porém, foram relatados casos de sequência de oligoidrâmnio resultando em hipoplasia pulmonar, insuficiência renal, anomalias esqueléticas e mortes neonatais (Genentech, 2017). A vigilância para essas complicações é recomendada para as gestações expostas e para aquelas mulheres que engravidam em até 7 meses após o tratamento. Um registro de exposição na gestação e um programa de farmacovigilância para o trastuzumabe foram estabelecidos para monitorar os desfechos da gravidez. Esses alertas também se aplicam às mulheres tratadas com ado-trastuzumabe entansina.

■ Antivirais

O número de fármacos usados para tratar infecções virais tem aumentado rapidamente ao longo dos últimos 20 anos. Em sua maioria, há pouca experiência com o uso na gravidez.

Ribavirina

Esse análogo nucleosídeo é um dos componentes do tratamento recomendado para hepatite C, conforme descrito no Capítulo 55 (p. 1065). A ribavirina causa anomalias congênitas em várias espécies animais em doses significativamente menores que as recomendadas para uso humano. Entre as malformações descritas estão anomalias de crânio, palato, olhos, esqueleto e trato gastrintestinal. A ribavirina tem meia-vida de 12 dias e persiste nos compartimentos extravasculares depois da interrupção do tratamento. As mulheres tratadas devem utilizar duas formas de contracepção e realizar testes de gravidez mensais durante o tratamento e por 6 meses após suspender o uso do medicamento (Genentech, 2015). O uso da ribavirina também está contraindicado em homens parceiros de gestantes.

Efavirenz

Esse inibidor não nucleosídeo da transcriptase reversa é usado para tratar infecção por HIV (Cap. 65, p. 1249). Foram relatadas anormalidades oculares e do SNC em macacos cinomolgos tratados com doses comparáveis àquelas usadas em seres humanos. Vários relatos de casos também descrevem defeitos do tubo neural após a exposição de seres humanos ao efavirenz. Felizmente, o Antiretroviral Pregnancy Registry não identificou aumento nas taxas de defeitos congênitos em mais de 800 gestações com exposição no primeiro trimestre (Bristol-Meyers Squibb, 2017b).

■ Antagonistas do receptor de endotelina

Bosentana, ambrisentana e macitentana são três antagonistas do receptor de endotelina usados no tratamento da hipertensão arterial pulmonar (Cap. 49, p. 962). A via de sinalização do receptor de endotelina é importante para o desenvolvimento da crista neural. Os camundongos deficientes em receptores de endotelina desenvolvem defeitos celulares da crista neural que incluem anormalidades craniofaciais e da via de saída cardíaca (de Raaf, 2015). Foi concluído que cada um desses três agentes causa defeitos congênitos semelhantes em múltiplas espécies de animais (Actelion, 2017). Não há dados disponíveis em seres humanos. Os antagonistas do receptor de endotelina podem ser obtidos apenas em programas com acesso restrito, cada um deles tendo exigências estritas que incluem contracepção e testes de gravidez mensais (Actelion, 2016, 2017; Gilead, 2015).

■ Hormônios sexuais

No Capítulo 3 (p. 38), há descrições de algumas funções e efeitos dos hormônios masculinos e femininos no feto em desenvolvimento. É lógico que a exposição dos fetos do sexo feminino aos hormônios sexuais masculinos em excesso – e vice-versa – pode causar efeitos deletérios.

Testosterona e esteroides anabólicos

A exposição das mulheres em idade reprodutiva aos androgênios é causada pelo uso de esteroides anabolizantes para aumentar a massa corporal magra e a força muscular. A exposição de um feto do sexo feminino pode causar graus variáveis de virilização e pode formar genitália ambígua semelhante à encontrada nos casos de hiperplasia suprarrenal congênita. As anormalidades podem incluir fusão labioescrotal depois de exposição no primeiro trimestre e crescimento fálico depois de exposição fetal mais tardia (Grumbach, 1960; Schardein, 1980).

Danazol

Esse derivado etinílico da testosterona tem atividade androgênica fraca. O danazol é usado para tratar endometriose, púrpura trombocitopênica imune, enxaquecas, síndrome pré-menstrual e doença fibrocística da mama. Em uma revisão da exposição acidental durante a fase inicial da gravidez, Brunskill (1992) relatou que 40% dos fetos femininos expostos foram virilizados. O padrão de clitoromegalia, fusão labial e malformação do seio urogenital era dose-dependente.

Dietilestilbestrol

Esse medicamento está incluído devido ao contexto histórico. Entre 1940 e 1971, cerca de 2 a 10 milhões de gestantes usaram esse estrogênio sintético por indicações duvidosas. Ele foi removido do mercado quando Herbst e colaboradores (1971) relataram uma série de oito mulheres expostas ao DES durante a vida intrauterina que desenvolveram uma neoplasia, até então rara, conhecida como adenocarcinoma vaginal de células claras. Sem que haja relação com a dose do fármaco, o risco absoluto de câncer é de cerca de 1 caso por 1.000 fetos expostos ao DES. Também foi descrito um aumento de duas vezes nas taxas de neoplasia intraepitelial cervical e vaginal (Vessey, 1989).

A exposição ao DES também foi associada a anormalidades do trato genital dos fetos expostos de ambos os sexos. As mulheres podem ter cavidade uterina hipoplásica em forma de "T"; colares, cristas, septos e barretes cervicais; e tubas uterinas "estioladas" (Goldberg, 1999; Salle, 1996). Alguns desses exemplos são ilustrados no Capítulo 3 (p. 45). Nas fases subsequentes, as mulheres expostas *in utero* têm índices ligeiramente maiores de menopausa precoce e câncer de mama (Hoover, 2011). Os homens podem ter cistos epididimais, microfalo, hipospádia, criptorquidia e hipoplasia testicular (Klip, 2002; Stillman, 1982).

■ Imunossupressores

Algumas das funções imunológicas necessárias à manutenção da gravidez estão descritas no Capítulo 5 (p. 95). Considerando essas interações importantes, os fármacos imunossupressores logicamente podem afetar a gestação.

Corticosteroides

Esse grupo farmacológico inclui os glicocorticoides e os mineralocorticoides, que têm ações anti-inflamatórias e imunossupressoras. Esses fármacos são usados frequentemente para tratar distúrbios graves como asma e doença autoimune. Os corticosteroides foram associados a fendas orais nos estudos com animais. Em uma metanálise dos estudos de caso-controle realizada pelo Motherisk Program, a exposição aos corticosteroides sistêmicos foi associada a um risco três vezes maior de fendas orais. Isso significa um risco absoluto de 3 casos por 1.000 fetos expostos (Park-Wyllie, 2000). Entretanto, um estudo de coorte prospectivo de 10 anos realizado pelo mesmo grupo não detectou aumento dos riscos de desenvolver malformações significativas. Com base nesses resultados, os corticosteroides não parecem representar um risco teratogênico significativo.

Ao contrário dos outros corticosteroides, o metabólito ativo da prednisona (prednisolona) é inativado pela enzima placentária 11-β-hidroxiesteroide-desidrogenase 2. Assim, ele não alcança o feto de maneira efetiva.

Micofenolato de mofetila

Esse inibidor da inosina monofosfato desidrogenase e um agente relacionado, o ácido micofenólico, são imunossupressores. Eles são usados para evitar rejeições em receptores de transplantes de órgãos e para tratar doenças autoimunes (Cap. 59, p. 1142). O micofenolato é um teratógeno potente. Com base nos dados do National Transplantation Pregnancy Registry, entre as gestações em que o micofenolato não foi suspenso até depois do primeiro trimestre, os defeitos congênitos ocorreram em 30%, e outros 30% sofreram abortamento espontâneo (King, 2017). Uma revisão prospectiva da European Network of Teratology Information Services também identificou uma taxa de perda gestacional espontânea de quase 30% nas gestações expostas. Mais de 20% dos nascidos vivos tinham anomalias importantes (Hoeltzenbein, 2012).

Muitas crianças afetadas têm um padrão de defeitos chamado de *embriopatia por micofenolato*. Ela inclui microtia, atresia do canal auditivo, fendas, coloboma e outras anomalias oculares, dedos curtos com unhas hipoplásicas e defeitos cardíacos (Anderka, 2009; Merlob, 2009). Foi desenvolvida uma Risk Evaluation and Mitigation Strategy (REMS) para os profissionais que prescrevem o micofenolato e que tratam de mulheres com potencial reprodutivo. REMS são estratégias de segurança exigidas pela FDA para ajudar a manejar os riscos associados conhecidos de um medicamento ao mesmo tempo em que provê acesso aos benefícios de um determinado medicamento.

■ Iodo radioativo

O iodo-131 radioativo é usado para tratar câncer de tireoide e tireotoxicose e na cintilografia diagnóstica da tireoide. Além disso, o iodo radioativo é um dos componentes do tratamento com tositumomabe iodo-131, que é usado para tratar um tipo de linfoma não Hodgkin. O iodo radioativo está contraindicado durante a gravidez porque atravessa facilmente a placenta e, em seguida, concentra-se na glândula tireoide do feto em torno de 12 semanas de gestação. Ele pode causar hipotireoidismo fetal e neonatal grave e irreversível, o que pode causar redução da capacidade mental e retardo da maturação esquelética (Jubilant DraxImage, 2016). Deve ser realizado um teste de gravidez antes da administração do iodo-131 radioativo.

■ Chumbo

A exposição pré-natal ao chumbo está associada a anormalidades do crescimento fetal, bem como a atraso do desenvolvimento e anormalidades comportamentais infantis. De acordo com o CDC (2010), não existe um nível de exposição ao chumbo que possa ser considerado seguro na gravidez. No Capítulo 9 (p. 170), há uma descrição sobre cuidados e exames recomendados às gestantes em risco.

■ Mercúrio

Os derramamentos ambientais de metilmercúrio na Baía de Minamata (Japão) e na área rural do Iraque demonstraram que o sistema nervoso em desenvolvimento é especialmente suscetível a esse metal pesado. A exposição pré-natal causa distúrbios na divisão e migração das células neuronais. Isso causa vários defeitos, desde atrasos de desenvolvimento até microcefalia e dano cerebral grave (Choi, 1978).

A preocupação principal quanto à exposição pré-natal ao mercúrio é a ingestão de algumas espécies de peixes grandes (Cap. 9, p. 170). A FDA (2017a) aconselha que as gestantes e as lactantes evitem consumir os peixes cavala, marlim, peixe-relógio, tubarão, peixe-espada, peixe-batata e atum-de-olhos-grandes.

■ Fármacos psiquiátricos

No Capítulo 61 (p. 1173), descreve-se o tratamento dos transtornos psiquiátricos durante a gravidez, inclusive com uma descrição dos riscos e dos benefícios dos vários fármacos psiquiátricos. Algumas malformações congênitas e efeitos adversos associados a fármacos específicos estão descritos a seguir.

Lítio

Esse medicamento foi associado à anomalia de Ebstein, uma rara anormalidade cardíaca que de outro modo complica apenas 1 em cada 20.000 nascimentos. Em geral, a anomalia de Ebstein é caracterizada por deslocamento apical da valva tricúspide, causando insuficiência tricúspide grave e dilatação acentuada do átrio direito, o que acarreta morbidade significativa. Um relato do Lithium Baby Registry inicialmente sugeriu que o risco de anomalia de Ebstein era de até 3%. Porém, séries subsequentes identificaram um risco atribuível para a anomalia de Ebstein e a ocorrência concomitante de anomalias cardíacas do lado direito de apenas 1 a 4 por 1.000 gestações expostas (Patorno, 2017; Yacobi, 2008). Em uma revisão de quatro estudos de caso-controle que incluíram mais de 200 crianças com anomalia de Ebstein, nenhum caso foi atribuído à exposição ao lítio (Cohen, 1994).

A *toxicidade neonatal por lítio* se origina da exposição próxima ao parto. O fabricante recomenda que, se possível, a dose seja reduzida ou o fármaco suspenso 2 a 3 dias antes do parto para reduzir esse risco (West-Ward, 2016). Nos casos típicos, as anormalidades persistem por 1 a 2 semanas e podem incluir hipotireoidismo neonatal, diabetes insípido, cardiomegalia, bradicardia, anormalidades eletrocardiográficas, cianose e hipotonia (American College of Obstetricians and Gynecologists, 2016).

Inibidores seletivos da recaptação de serotonina e norepinefrina

Como classe farmacológica, esses fármacos não são considerados teratógenos significativos (American College of Obstetricians and Gynecologists, 2016). A única exceção é a paroxetina, que foi associada ao aumento do risco de anomalias cardíacas, principalmente malformações dos septos atrial e ventricular. Três grandes bases de dados – um registro nacional sueco, um banco de dados de ações contra empresas de seguros americanas e o Motherisk Program – detectaram aumentos comparáveis entre 1,5 a 2,0 vezes no risco de malformações cardíacas depois da exposição à paroxetina no primeiro trimestre (Bar-Oz, 2007; Sebela, 2017). Por essas razões, o American College of Obstetricians and Gynecologists (2016) recomenda que a paroxetina seja evitada em mulheres que planejam engravidar. A ecocardiografia fetal deve ser considerada nos casos de exposição no primeiro trimestre.

Efeitos neonatais foram associados à exposição pré-natal aos inibidores seletivos da recaptação de serotonina (ISRSs) e aos inibidores seletivos da recaptação de norepinefrina (ISRNs). Cerca de 25% dos neonatos expostos aos ISRSs no final da gestação tinham uma ou mais anormalidades inespecíficas consideradas representativas de adaptação neonatal precária (Chambers, 2006; Costei, 2002; Jordan, 2008). Conhecidas coletivamente como *síndrome comportamental neonatal*, as anormalidades podem incluir abalos, irritabilidade, hipertonia ou hipotonia, distúrbios alimentares, vômitos, hipoglicemia, instabilidade da termorregulação e distúrbios respiratórios. Felizmente, esses comportamentos neonatais em geral são leves e autolimitados e duram apenas cerca de 2 dias. Jordan e colaboradores (2008) relataram que os neonatos afetados não tinham maior probabilidade de necessitar de um nível maior de cuidados, de anormalidades respiratórias ou de hospitalizações prolongadas. Raramente, os neonatos expostos aos ISRSs no final da gestação demonstravam anormalidades mais graves da adaptação (Ornoy, 2017).

Outra preocupação com a exposição no final da gestação é a associação possível entre os ISRSs e a *hipertensão pulmonar neonatal persistente* (HPNP). A incidência basal é de cerca de 2 casos por 1.000 neonatos a termo. A HPNP se caracteriza por elevação da resistência vascular pulmonar com *shunt* direita-esquerda e hipoxemia resultante. Dois recentes estudos de coorte populacionais – em conjunto envolvendo mais de 5 milhões de gestações – identificaram um risco atribuível de apenas 1 a 2 casos por 1.000 nascimentos (Huybrechts, 2015; Kieler, 2012). Não apenas o risco para essa condição é muito baixo, como os casos associados aos ISRSs não foram graves (Ornoy, 2017).

Antipsicóticos

Nenhum medicamento antipsicótico é considerado teratogênico. Os recém-nascidos expostos podem apresentar movimentos musculares extrapiramidais anormais e sintomas de abstinência, incluindo agitação, tônus muscular anormalmente aumentado ou reduzido, tremor, sonolência, distúrbios alimentares e anormalidades respiratórias. Essas alterações são inespecíficas e transitórias, semelhantes à síndrome comportamental neonatal descrita pela exposição aos ISRSs. Um alerta da FDA (2011) citou todos os fármacos dessa classe, incluindo os fármacos mais antigos como haloperidol e clorpromazina, bem como os mais novos como aripiprazol, olanzapina, quetiapina e risperidona.

■ Retinoides

Esses derivados da vitamina A estão entre os teratógenos humanos mais potentes. Os três retinoides disponíveis nos Estados Unidos são altamente teratogênicos quando usados por via oral – isotretinoína, acitretina e bexaroteno. Visto que inibem a migração das células da crista neural durante a embriogênese, esses fármacos criam um padrão de anomalias cranianas da crista neural – conhecido como *embriopatia do ácido retinoico* – que afetam o SNC, a face, o coração e o timo (Fig. 12-5). As anomalias específicas podem incluir ventriculomegalia, falha do desenvolvimento dos ossos faciais ou cranianos, microtia ou anotia, micrognatismo, fenda palatina, malformações cardíacas conotruncais e hipoplasia ou aplasia do timo.

Isotretinoína

O ácido 13-*cis*-retinoico é um isômero da vitamina A que estimula a diferenciação das células epiteliais e é utilizado para tratar doenças dermatológicas, principalmente acne nodular cística. A exposição no primeiro trimestre está associada a incidência alta de morte fetal, e até um terço dos fetos tem malformações (Lammer, 1985). O programa iPLEDGE é uma REMS exigida pela FDA para a isotretinoína e está disponível na página www.ipledgeprogram.com. Esse programa de distribuição restrita com base na internet exige a participação de todos os pacientes, médicos e farmácias no sentido de ajudar a eliminar a exposição de embriões ou fetos. Embora outros países além dos Estados Unidos tenham adotado programas semelhantes, a exposição acidental ainda é uma preocupação mundial (Crijns, 2011).

Acitretina

Esse retinoide é usado para tratar a psoríase grave e foi introduzido para substituir o etretinato. O etretinato é um retinoide lipofílico com meia-vida tão longa (120 dias) que as anomalias congênitas ocorriam mais de 2 anos depois da interrupção do tratamento. Embora a acitretina tenha meia-vida curta, ela é metabolizada em etretinato e, desse modo, permanece no organismo por períodos prolongados (Stiefel Laboratories, 2015). Para reduzir a exposição, o fabricante de acitretina desenvolveu um programa de manejo do risco na gestação. Chamado de "Do Your P.A.R.T.", de *Pregnancy prevention Actively Required during and after Treatment*, esse programa promove um atraso na concepção de pelo menos 3 anos após a suspensão do tratamento.

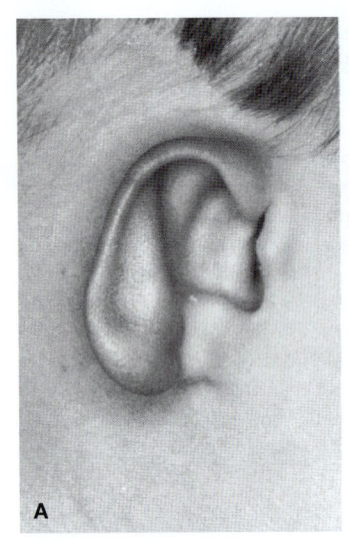

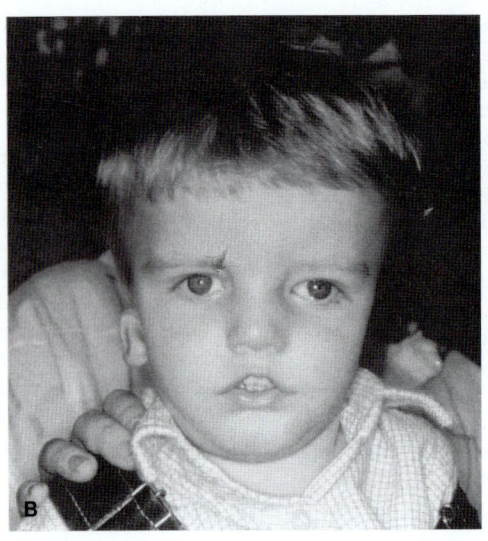

FIGURA 12-5 Embriopatia da isotretinoína. **A.** Microtia ou anotia bilateral com estenose do canal auditivo externo. **B.** Ponte nasal plana e deprimida e hipertelorismo ocular. (Usada com permissão de Dr. Edward Lammer.)

É importante observar que o fabricante do tazaroteno adverte que a aplicação sobre uma área de superfície corporal suficiente pode ser comparável ao tratamento oral. Assim, o seu uso na gestação não é recomendado (Allergan, 2017).

Vitamina A

Existem duas formas naturais de vitamina A. O betacaroteno, um precursor da provitamina A, é encontrado nas frutas e nos vegetais e nunca foi demonstrado que causasse anomalias congênitas (Oakley, 1995). O retinol é a vitamina A pré-formada, e foi associado a anomalias do crânio e da crista neural quando foram ingeridas mais de 10.000 UI por dia no primeiro trimestre (Rothman, 1995). Parece razoável evitar doses das preparações pré-formadas que excedam a ingesta recomendada de 3.000 UI por dia (American Academy of Pediatrics, 2017).

Bexaroteno

Esse retinoide é usado para tratar linfoma de células T cutâneo. Quando foi administrado a ratos em doses comparáveis àquelas de seres humanos, os fetos desenvolviam anormalidades oculares e auditivas, fenda palatina e ossificação incompleta. Para as mulheres que recebem esse medicamento, o fabricante exige duas formas de contracepção iniciadas 1 mês antes do tratamento e continuadas até 1 mês depois da suspensão do bexaroteno. A contracepção é combinada com exames de gravidez mensais durante o tratamento (Valeant Pharmaceuticals, 2015). Os pacientes do sexo masculino que têm parceiras que podem engravidar são aconselhados a usar preservativos durante as relações sexuais enquanto usarem bexaroteno e por 1 mês depois da interrupção do tratamento.

Retinoides tópicos

Esses fármacos eram usados inicialmente para tratar acne e tornaram-se tão populares como tratamento das lesões provocadas pela exposição solar que passaram a ser conhecidos como *cosmecêuticos* (Panchaud, 2012). Os agentes tópicos mais comumente usados são tretinoína, isotretinoína e adapaleno. A absorção sistêmica é pequena, e isso é um argumento contra sua teratogenicidade potencial.

Relatos de casos isolados descreveram malformações após o uso tópico de tretinoína, e não se sabe se isso é causado por variabilidade na absorção ou, talvez, por suscetibilidade individual em potencial (Kaplan, 2015). Um estudo prospectivo da European Network of Teratology Information Services não encontrou maiores taxas de defeitos congênitos ou de perdas espontâneas, além de nenhum caso de embriopatia por retinoide (Panchaud, 2012). Uma revisão sistemática do Motherisk Program incluiu 635 gestações com exposição aos retinoides tópicos. Os pesquisadores também não identificaram risco maior de malformações congênitas, abortamento espontâneo, natimortos, baixo peso ao nascer ou parto pré-termo (Kaplan, 2015). Esses resultados podem ser tranquilizadores para as gestantes com exposição inadvertida.

■ Talidomida e lenalidomida

Possivelmente o teratógeno humano mais famoso, a talidomida causa malformações em 20% dos fetos expostos entre 34 a 50 dias depois da última menstruação. A malformação característica é a *focomelia* – ausência de um ou mais ossos longos. Como resultado, as mãos ou pés estão ligados ao tronco, algumas vezes por um pequeno osso rudimentar. Malformações cardíacas, anormalidades gastrintestinais, malformações da orelha externa, anomalias oculares e outras anomalias com redução dos membros também são comuns depois da exposição à talidomida. O fabricante relata que até 40% dos neonatos afetados não sobrevivem ao período neonatal (Celgene, 2017a).

A talidomida foi comercializada fora dos Estados Unidos entre 1956 e 1960, antes que sua teratogenicidade fosse conhecida. O desastre subsequente – milhares de crianças afetadas – foi instrutivo quanto a alguns princípios teratológicos importantes. Primeiro, a placenta não é uma barreira totalmente eficaz contra a transferência de substâncias tóxicas da mãe ao embrião (Dally, 1998). Segundo, diferentes espécies mostram ampla variabilidade de suscetibilidade aos fármacos e às substâncias químicas. Ou seja, a talidomida não produziu defeitos em múltiplas espécies de roedores, sendo presumido que era segura para os seres humanos. Por fim, o momento da exposição e o tipo de defeito costumam estar intimamente relacionados (Vargesson, 2015). Por exemplo, a amelia de membros superiores pode ocorrer com a exposição à talidomida durante os dias 24 a 30 após a concepção; a focomelia de membros superiores, com a exposição durante os dias 24 a 33; e a focomelia de membros inferiores, com a exposição durante os dias 27 a 33.

A talidomida foi aprovada pela primeira vez nos Estados Unidos em 1999 e, hoje, é usada para tratar o eritema nodoso da hanseníase e o mieloma múltiplo (Celgene, 2017a). A FDA exigiu um programa de distribuição restrita baseado na internet para a talidomida, chamado THALOMID REMS, o qual é necessário antes que pacientes, médicos e farmácias tenham acesso ao medicamento.

A lenalidomida é um análogo da talidomida e é usada para tratar alguns tipos de síndrome mielodisplásica e mieloma múltiplo. Ela atravessa a placenta em múltiplas espécies de animais e causa anormalidades nos membros como as da talidomida em macacos (Celgene, 2017b). Devido às evidentes preocupações com teratogenicidade, um programa de distribuição restrita semelhante àquele usado para a talidomida foi desenvolvido.

■ Varfarina

Esse anticoagulante é um antagonista da vitamina K com meia-vida longa. Como o peso molecular da varfarina é pequeno, ela atravessa facilmente a placenta, podendo causar efeitos embriotóxicos e fetotóxicos. Os análogos da varfarina são considerados contraindicados na gestação. Uma exceção, conforme discutido no Capítulo 49 (p. 954), é o tratamento de mulheres com valvas cardíacas mecânicas com risco alto para tromboembolismo (Bristol-Myers Squibb, 2017a).

A *embriopatia por varfarina* se caracteriza por epífises pontilhadas e hipoplasia nasal (Fig. 12-6). Em uma revisão de 63 casos atribuídos à exposição a varfarina, 80% mostravam achados característicos, incluindo ponte nasal deprimida com hipoplasia nasal e atresia de coanas, junto com epífises pontilhadas em fêmur, úmero, calcâneos e falanges distais (van Driel, 2002). Ela pode resultar de exposição entre 6 e 9 semanas de gestação (Hall, 1980). A prevalência da embriopatia por varfarina após exposição durante esse período crítico é estimada em 6% (van Driel, 2002). Uma metanálise de casos em que a dose de varfarina era ≤ 5 mg/dia identificou a embriopatia em 1% dos fetos expostos. Isso sugere que o risco pode ser dose-dependente (Hassouna, 2014).

Se for utilizada depois do primeiro trimestre, a varfarina pode causar hemorragias dentro das estruturas fetais, que podem acarretar crescimento anormal e deformidades secundárias à fibrose (Warkany, 1976). Quase 50% dos casos relatados de embriopatia também têm anomalias no SNC (van Driel, 2002). As anormalidades podem incluir agenesia do corpo caloso; agenesia do verme cerebelar, também conhecida como malformação de Dandy-Walker; microftalmia e atrofia do nervo óptico (Hall, 1980). As crianças afetadas também estão sujeitas a ter cegueira, surdez e atrasos do desenvolvimento.

■ Fitoterápicos

Para vários fitoterápicos, os riscos associados são mais difíceis de estimar porque os estudos são poucos e porque esses compostos não são regulados pela FDA. O European Committee of Herbal Medicinal Products fornece avaliações e monografias sobre algumas substâncias e preparações fitoterápicas, mas os dados sobre segurança costumam ser limitados (Wiesner, 2017). Como não foram realizados estudos com animais, o conhecimento sobre as complicações costuma derivar de relatos sobre efeitos tóxicos agudos (Hepner, 2002; Sheehan, 1998). Além disso, a composição, a quantidade e a pureza de cada ingrediente geralmente são desconhecidas. Em vista dessas incertezas, parece ser prudente recomendar que as gestantes evitem essas substâncias. Na Tabela 12-5, há uma lista de alguns fitoterápicos e seus efeitos potenciais.

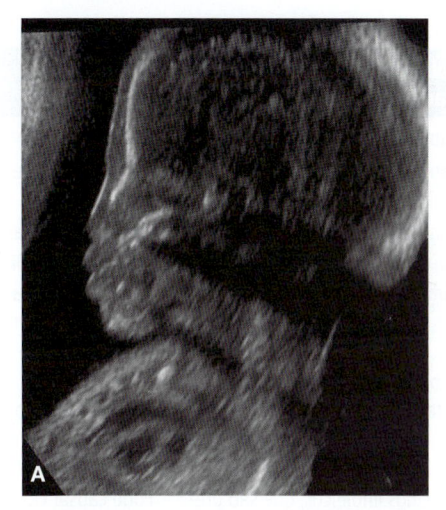

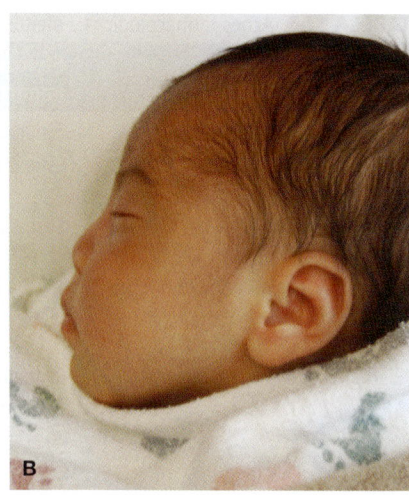

FIGURA 12-6 Embriopatia por varfarina, ou síndrome fetal da varfarina: hipoplasia nasal e depressão da ponte nasal em uma imagem de ultrassonografia **(A)** e no mesmo recém-nascido **(B)**.

■ Drogas ilícitas

Não raramente, os fetos são expostos a uma ou mais drogas ilícitas. A avaliação das consequências atribuíveis a essas drogas pode ser dificultada por fatores como saúde materna precária, desnutrição, doenças infecciosas e abuso simultâneo de várias drogas. Além disso, muitas substâncias ilegais contêm contaminantes como chumbo, cianeto, herbicidas e pesticidas. As impurezas acrescentadas como diluentes podem causar efeitos perinatais adversos intrínsecos graves. Conforme já observado, o álcool é um teratógeno significativo. Como ele é obtido de forma legal e é onipresente, seu uso também confunde o estudo da teratogenicidade de drogas ilícitas.

Anfetaminas

Essas aminas simpaticomiméticas não são consideradas teratógenos importantes. A metanfetamina aumenta a liberação de dopamina e bloqueia a sua recaptação. Ela é prescrita para tratar o transtorno de déficit de atenção/hiperatividade e a narcolepsia. O abuso de metanfetamina tem aumentado nos Estados Unidos desde o final da década de 1980 (American College of Obstetricians and Gynecologists, 2017b). A exposição intrauterina foi consistentemente associada a maiores taxas de neonatos pequenos para a idade gestacional (Gorman, 2014; Smith, 2006). Complicações hipertensivas, descolamento prematuro da placenta, parto pré-termo e natimortos são outras complicações associadas (Gorman, 2014). Anormalidades comportamentais foram descritas em lactentes e crianças em idade escolar (Eze, 2016).

Cocaína

No caso desse estimulante do SNC, a maioria dos desfechos adversos resulta de seus efeitos vasoconstritores e hipertensivos.

TABELA 12-5 Ações farmacológicas e efeitos adversos de alguns fitoterápicos

Nome comum	Efeitos farmacológicos importantes	Preocupações
Aloe (ingestão oral)	Estimulante da musculatura lisa	Pode causar contrações uterinas
Erva-de-são-cristóvão (*Actaea racemosa*)	Estimulante da musculatura lisa	Causa contrações uterinas; também contém um composto estrogênico
Acteia azul (*Caulophillum thalictroides*)	Estimulante da musculatura lisa	Causa contrações uterinas; contém compostos teratogênicos para várias espécies animais
Equinácea (*Echinacea augustifolia*): raiz de flor de cone púrpura	Ativa a imunidade celular	Reações alérgicas; reduz a eficácia dos imunossupressores; pode causar imunossupressão se for usada por períodos longos
Efedra (*Ephedra sinica*): ma huang	Simpaticomimético com ações diretas e indiretas; taquicardia e hipertensão	Hipertensão, arritmias, isquemia miocárdica, acidente vascular cerebral; esgota as reservas de catecolaminas endógenas; interage de modo potencialmente fatal com inibidores de monoaminoxidase
Óleo de prímula (*Primula poliantha*)	Contém ácidos linoleicos, que são precursores das prostaglandinas	Pode causar complicações se for usado para induzir o trabalho de parto
Alho (*Allium sativum*)	Inibe a agregação plaquetária; aumenta a fibrinólise; possui atividade anti-hipertensiva	Risco de sangramento, principalmente quando é combinado com outros inibidores da agregação plaquetária
Gengibre (*Zingiber officinalis*)	Inibidor da ciclogixenase, inibidor da tromboxano-sintetase	Aumenta o risco de sangramento
Nogueira-do-japão (*Ginkgo biloba*)	Anticoagulante	Risco de sangramento; interfere com os inibidores de monoaminoxidase
Ginseng (*Panax ginseng*)	Reduz a glicose sanguínea; inibe a agregação plaquetária	Hipoglicemia; hipertensão; risco de sangramento
Kava-kava (*Piper methysticum G.*): awa, pimenta intoxicante, kawa	Sedação e efeito ansiolítico	Sedação; tolerância e síndrome de abstinência
Valeriana (*Valeriana officinalis*): heliótropo de jardim	Sedação	Sedação; hepatotoxicidade; síndrome de abstinência aguda semelhante à dos benzodiazepínicos
Ioimbina (*Pausinystalia johimbe*)		Hipertensão, arritmias

Dados de Ang-Lee, 2001; Briggs, 2015; Hall, 2012; Wiesner, 2017.

Complicações maternas potencialmente graves são hemorragia cerebrovascular, dano miocárdico e descolamento prematuro da placenta. Estudos sobre anomalias congênitas e exposição à cocaína chegaram a resultados conflitantes, mas existem relatos de associações com fenda palatina, distúrbios cardiovasculares e anomalias do trato urinário (Chasnoff, 1988; Lipshultz, 1991; van Gelder, 2009). O uso de cocaína também foi associado à restrição do crescimento fetal e ao parto pré-termo. As crianças expostas durante o período fetal estão mais sujeitas a ter anormalidades comportamentais e déficits cognitivos (Bada, 2011; Gouin, 2011).

Opioides-narcóticos

O drástico aumento no uso de narcóticos entre gestantes e não gestantes foi apropriadamente chamado de epidemia. Os opioides não são considerados teratógenos importantes. O NBDPS identificou um risco discretamente aumentado de espinha bífida, gastrosquise e anormalidades cardíacas com a exposição periconcepcional a opioides (Broussard, 2011). O American College of Obstetricians and Gynecologists (2017c) reforça que esse pequeno aumento potencial nos defeitos congênitos com a terapia de manutenção deve ser ponderado contra os riscos associados ao abuso não controlado de opioides. A adição a heroína está associada a desfechos adversos da gravidez pelos efeitos de abstinências repetidas de narcóticos sobre o feto e a placenta (American College of Obstetricians and Gynecologists, 2017c). Eles incluem parto pré-termo, descolamento prematuro da placenta, restrição de crescimento fetal e morte fetal.

A abstinência neonatal aos narcóticos, conhecida como *síndrome de abstinência neonatal*, pode se manifestar em 40 a 90% dos neonatos expostos (Blinick, 1973; Creanga, 2012; Dashe, 2002; Zelson, 1973). Conforme discutido no Capítulo 33 (p. 625), a irritabilidade do SNC pode progredir para convulsões se não for tratada e pode ser acompanhada por taquipneia, episódios de apneia, alimentação ruim e dificuldade de ganhar peso. Os recém-nascidos em risco são monitorados cuidadosamente por um sistema de graduação, enquanto os neonatos gravemente afetados são tratados com opioides (Finnegan, 1975). A proporção de neonatos expostos que desenvolvem a síndrome de abstinência neonatal aumentou de forma significativa nos últimos anos (Creanga, 2012; Lind, 2015).

O American College of Obstetricians and Gynecologists (2017c) recomenda que as gestantes que usam opioides sejam mantidas em terapia com agonistas de opioides para reduzir os riscos associados com o abuso de opioides ilícitos e os comportamentos associados. O tratamento inclui metadona, geralmente por meio de um programa licenciado de tratamento ambulatorial com opioides, ou buprenorfina, que pode ser administrada ambulatorialmente por um profissional prescritor de buprenorfina licenciado. Um programa de tratamento multidisciplinar é recomendado para reduzir a probabilidade de abuso adicional de opioides durante a terapia de manutenção. O American College of Obstetricians and Gynecologists (2017c) não recomenda a abstinência de metadona durante a gravidez, pois as taxas de recaída são altas. No Parkland Hospital, as gestantes usuárias de opioides que não querem receber a terapia de manutenção têm a opção de internação hospitalar para redução progressiva e controlada da dose de metadona com o objetivo de reduzir as chances de ocorrer síndrome de abstinência neonatal (Dashe, 2002; Stewart, 2013).

Maconha

Essa é a droga ilícita mais comumente usada na gestação (American College of Obstetricians and Gynecologists, 2017a). Com base nos dados da National Survey on Drug Use and Health, a prevalência do uso de maconha na gestação era de quase 4% em 2014 (Brown, 2017). Os canabinoides não são considerados teratógenos importantes, mas há preocupações porque os canabinoides endógenos têm papel importante no desenvolvimento do cérebro humano. Em uma metanálise de quase 8.000 gestações expostas, desfechos adversos como parto pré-termo e baixo peso ao nascer aumentaram apenas na presença de tabagismo concomitante (Conner, 2016).

Outras drogas

A *fenciclidina* (PCP, ou pó de anjo) não está associada a anomalias congênitas. Entretanto, mais de metade dos recém-nascidos expostos têm sintomas de abstinência evidenciada por tremores, inquietude e irritabilidade. O *tolueno* é um solvente usado comumente em tintas e colas. Relatos indicam que a exposição ocupacional cause riscos significativos ao feto (Wilkins-Haug, 1997). Quando é usada de forma abusiva por gestantes no início da gravidez, essa droga está associada à *embriopatia do tolueno*, cujo fenótipo é semelhante ao da síndrome alcoólica fetal. As anormalidades incluem deficiência de crescimento pré e pós-natal, microcefalia, hipoplasia da porção média da face, fissuras palpebrais curtas e ponte nasal larga (Pearson, 1994). Até 40% das crianças expostas têm retardos do desenvolvimento (Arnold, 1994).

■ Tabaco

O cigarro contém uma mistura complexa de substâncias como nicotina, cotinina, cianeto, tiocianato, monóxido de carbono, cádmio, chumbo e vários hidrocarbonetos (Stillerman, 2008). Além de serem fetotóxicas, muitas dessas substâncias têm efeitos vasoativos ou diminuem os níveis de oxigênio. O tabaco não é considerado um teratógeno significativo, embora tenham sido relatadas algumas anomalias congênitas com frequência aumentada entre os neonatos de mães tabagistas. É possível que as propriedades vasoativas da fumaça do tabaco produzam anomalias congênitas relacionadas com distúrbios vasculares. Por exemplo, a prevalência da sequência de Poland, que é causada por uma interrupção da irrigação sanguínea de um lado do tórax e do braço ipsilateral do feto, é duas vezes mais comum em tabagistas (Martinez-Frias, 1999). Alguns autores também relataram risco um pouco aumentado de anomalias cardíacas, que pode ser dose-dependente (Alverson, 2011; Malik, 2008; Sullivan, 2015). Um estudo que analisou mais de 6 milhões de nascidos vivos encontrou uma associação entre tabagismo materno e hidrocefalia, microcefalia, onfalocele, gastrosquise, fendas labiopalatinas e anormalidades da mão (Honein, 2001). Os sistemas eletrônicos de liberação de nicotina não são considerados seguros, pois a nicotina pode ter efeitos adversos sobre os desenvolvimentos cerebral e pulmonar fetais (American College of Obstetricians and Gynecologists, 2017d).

A consequência reprodutiva adversa mais bem documentada e relacionada com o tabagismo é a redução dose-dependente do crescimento fetal. Os recém-nascidos de mães fumantes pesam em média 200 g a menos que os bebês das mulheres que não fumam (D'Souza, 1981). O tabagismo duplica o risco de baixo peso ao nascer e aumenta em 2 a 3 vezes o risco de restrição do crescimento fetal (Werler, 1997). Mesmo o tabagismo passivo aumenta o risco de baixo peso ao nascer (Hegaard, 2006). As gestantes que param de fumar no início da gravidez podem ter fetos com pesos normais ao nascer (Cliver, 1995). Outros desfechos adversos associados ao tabagismo incluem parto pré-termo, placenta prévia, descolamento prematuro de placenta, abortamento espontâneo e síndrome da morte súbita do lactente (American College of Obstetricians and Gynecologists, 2017d). Os riscos de obesidade e asma infantil também estão aumentados.

REFERÊNCIAS

Abel EL, Hannigan JH: Maternal risk factors in fetal alcohol syndrome: provocative and permissive influences. Neurotoxicol Teratol 17(4):445, 1995

Actelion Pharmaceuticals: Opsumit (Macitentan) prescribing information, 2017. Available at: http://www.opsumit.com/opsumit-prescribing-information.pdf. Accessed September 24, 2017

Actelion Pharmaceuticals: Tracleer (Bosentan) prescribing information, 2016. Available at: www.tracleer.com/assets/PDRs/Tracleer_Full_Prescribing_Information.pdf. Accessed September 24, 2017

Adam MP, Polifka JE, Friedman JM: Evolving knowledge of the teratogenicity of medications in human pregnancy. Am J Med Genet C Semin Med Genet 157(3):175, 2011

Ailes EC, Gilboa SM, Gill SK, et al: Association between antibiotic use among pregnant women and urinary tract infections in the first trimester and birth defects, National Birth Defects Prevention Study 1997 to 2011. Birth Defects Res A Clin Mol Teratol 106(11):940, 2016

Allergan: Tazorac (Tazarotene) prescribing information, 2017. Available at: https://www.allergan.com/assets/pdf/tazorac_cream_pi.pdf. Accessed September 24, 2017

Alsaad AM, Kaplan YC, Koren G: Exposure to fluconazole and risk of congenital malformations in the offspring: a systematic review and meta-analysis. Reprod Toxicol 52:78, 2015

Alverson CJ, Strickland MJ, Gilboa SM, et al: Maternal smoking and congenital heart defects in the Baltimore-Washington Infant Study. Pediatrics 127(3):e647, 2011

Alwan S, Chambers CD: Findings from the National Birth Defects Prevention Study: interpretation and translation for the clinician. Birth Defects Res A Clin Mol Teratol 103(8):721, 2015

American Academy of Pediatrics and American College of Obstetricians and Gynecologists: Guidelines for Perinatal Care, 8th ed. Elk Grove Village, AAP, 2017

American College of Obstetricians and Gynecologists: At-risk drinking and alcohol dependence: obstetric and gynecologic implications. Committee Opinion No. 496, August 2013

American College of Obstetricians and Gynecologists: Use of psychiatric medications during pregnancy and lactation. Practice Bulletin No. 92, April 2008, Reaffirmed 2016

American College of Obstetricians and Gynecologists: Marijuana use during pregnancy and lactation. Committee Opinion No. 722, October 2017a

American College of Obstetricians and Gynecologists: Methamphetamine abuse in women of reproductive age. Committee Opinion No. 479, March 2011, Reaffirmed 2017b

American College of Obstetricians and Gynecologists: Opioid use and opioid use disorder in pregnancy. Committee Opinion No. 711, August 2017c

American College of Obstetricians and Gynecologists: Smoking cessation during pregnancy. Committee Opinion No. 721, October 2017d

American College of Obstetricians and Gynecologists: Sulfonamides, nitrofurantoin, and risk of birth defects. Committee Opinion No. 717, September 2017e

Anderka MT, Lin AE, Abuelo DN, et al: Reviewing the evidence for mycophenolate mofetil as a new teratogen: case report and review of the literature. Am J Med Genet A 149A(6):1241, 2009

Ang-Lee MK, Moss J, Yuan CS: Herbal medicines and perioperative care. JAMA 286(2):208, 2001

Arnold GL, Kirby RS, Langendoerfer S, et al: Toluene embryopathy: clinical delineation and developmental follow-up. Pediatrics 93(2):216, 1994

Bada HS, Bann CM, Bauer CR, et al: Preadolescent behavior problems after prenatal cocaine exposure: relationship between teacher and caretaker ratings (Maternal Lifestyle Study). Neurotoxicol Teratol 33(1):78, 2011

Bar-Oz B, Einarson T, Einarson A, et al: Paroxetine and congenital malformations: meta-analysis and consideration of potential confounding factors. Clin Ther 29(5):918, 2007

Barr M, Cohen MM: ACE inhibitor fetopathy and hypocalvaria: the kidney-skull connection. Teratology 44(5):485, 1991

Bateman BT, Patorno E, Desai RJ, et al: Angiotensin-converting enzyme inhibitors and the risk of congenital malformations. Obstet Gynecol 129(1):174, 2017

Billings RJ, Berkowitz RJ, Watson G: Teeth. Pediatrics 113(4Suppl):1120, 2004

Blinick G, Jerez E, Wallach RC: Methadone maintenance, pregnancy, and progeny. JAMA 225(5):477, 1973

Braems G, Denys H, De Wever O, et al: Use of tamoxifen before and during pregnancy. Oncologist 16(11):1547, 2011

Briggs GG, Freeman RK: Drugs in Pregnancy and Lactation, 10th ed. Philadelphia, Lippincott Williams & Wilkins, 2015

Bristol-Meyers Squibb Pharmaceuticals: Coumadin (Warfarin) prescribing information, 2017a. Available at: https://packageinserts.bms.com/pi/pi_coumadin.pdf. Accessed September 24, 2017

Bristol-Meyers Squibb Pharmaceuticals: Sustiva (Efavirenz) prescribing information, 2017b. Available at: https://packageinserts.bms.com/pi/pi_sustiva.pdf. Accessed September 24, 2017

Bromley R, Weston J, Adab N, et al: Treatment for epilepsy in pregnancy: neurodevelopmental outcomes in the child. Cochrane Database Syst Rev 10:CD010236, 2014

Broussard CS, Rasmussen SA, Reefhuis J, et al: Maternal treatment with opioid analgesics and risk for birth defects. Am J Obstet Gynecol 204(4):314.e1, 2011

Brown QL, Sarvet AL, Shmulewitz D, et al: Trends in marijuana use among pregnant and nonpregnant reproductive-aged women, 2002–2014. JAMA 317(2):207, 2017

Brunskill PJ: The effects of fetal exposure to danazol. BJOG 99(3):212, 1992

Buehler BA, Delimont D, van Waes M, et al: Prenatal prediction of risk of the fetal hydantoin syndrome. N Engl J Med 322:1567, 1990

Carey JC, Martinez L, Balken E, et al: Determination of human teratogenicity by the astute clinician method: review of illustrative agents and a proposal of guidelines. Birth Defects Res A Clin Mol Teratol 85(1):63, 2009

Celgene Corporation: Thalomid (Thalidomide) prescribing information, 2017a. Available at: http://www.celgene.com/content/uploads/thalomid-pi.pdf. Accessed September 24, 2017

Celgene Corporation: Revlimid (Lenalinomide) prescribing information, 2017b. Available at: http://www.celgene.com/content/uploads/revlimid-pi.pdf. Accessed September 24, 2017

Centers for Disease Control and Prevention: Alcohol use and binge drinking among women of childbearing age—United States, 2006–2010. MMWR 61(28):534, 2012

Centers for Disease Control and Prevention: Guidelines for the Identification and Management of Lead Exposure in Pregnant and Lactating Women. 2010. Available at: http://www.cdc.gov/nceh/lead/publications/leadandpregnancy2010.pdf. Accessed September 24, 2017

Chambers CD, Hernandez-Diaz S, Van Marter LJ, et al: Selective serotonin-reuptake inhibitors and risk of persistent pulmonary hypertension of the newborn. N Engl J Med 354(6):579, 2006

Chambers CD, Johnson DL, Robinson LK, et al: Birth outcomes in women who have taken leflunomide during pregnancy. Arthritis Rheum 62(5):1494, 2010

Chasnoff IJ, Chisum GM, Kaplan WE: Maternal cocaine use and genitourinary tract malformations. Teratology 37(3):201, 1988

Chaudhry SA, Jong G, Koren G: The fetal safety of levetiracetam: a systematic review. Reprod Toxicol 46(1):40, 2014

Choi BH, Lapham LW, Amin-Zaki L, et al: Abnormal neuronal migration, deranged cerebellar cortical organization, and diffuse white matter astrocytosis of human fetal brain. A major effect of methyl mercury poisoning in utero. J Neuropathol Neurol 37(6):719, 1978

Clayton-Smith J, Donnai D: Human malformations. In Rimoin DL, Connor JM, Pyeritz RE (eds): Emery and Rimoin's Principles and Practice of Medical Genetics, 3rd ed. New York, Churchill Livingstone, 1996

Cliver SP, Goldenberg RL, Cutter GR, et al: The effect of cigarette smoking on neonatal anthropometric measurements. Obstet Gynecol 85(4):625, 1995

Cohen LS, Friedman JM, Jefferson JW, et al: A reevaluation of risk of in utero exposure to lithium. JAMA 271(2):146, 1994

Conner SN, Bedell V, Lipsey K, et al: Maternal marijuana use and adverse neonatal outcomes. Obstet Gynecol 128(4):713, 2016

Conover EA, Polifka JE: The art and science of teratogen risk communication. Am J Med Genet C Semin Med Genet 157(3):227, 2011

Cooper WO, Hernandez-Diaz S, Arbogast PG, et al: Major congenital malformation after first-trimester exposure to ACE inhibitors. N Engl J Med 354(23):2443, 2006

Costei AM, Kozer E, Ho T, et al: Perinatal outcome following third trimester exposure to paroxetine. Arch Pediatr Adolesc Med 156(11):1129, 2002

Cragan JD, Giboa SM: Including prenatal diagnoses in birth defects monitoring: experience of the Metropolitan Atlanta Congenital Birth Defects Program. Birth Defects Res A Clin Mol Teratol 85(1)20, 2009

Creanga AA, Sabel JC, Ko JY, et al: Maternal drug use and its effect on neonates: a population-based study in Washington state. Obstet Gynecol 119(5):924, 2012

Crider KS, Cleves MA, Reefhuis J, et al: Antibacterial medication use during pregnancy and risk of birth defects, National Birth Defects Prevention Study. Arch Pediatr Adolesc Med 163:978, 2009

Crijns HJ, Straus SM, Gispen-de Wied C, et al: Compliance with pregnancy prevention programmes of isotretinoin in Europe: a systematic review. Br J Dermatol 164(2):238, 2011

Cross R, Ling C, Day NP, et al: Revisiting doxycycline in pregnancy and early childhood—time to rebuild its reputation? Expert Opinion Drug Saf 15(3):367, 2016

Dally A: Thalidomide: was the tragedy preventable? Lancet 351:1197, 1998

Dashe JS, Sheffield JS, Olscher DA, et al: Relationship between maternal methadone dosage and neonatal withdrawal. Obstet Gynecol 100(6):1244, 2002

Dawson AL, Riehle-Colarusso T, Reefhuis J, et al: Maternal exposure to methotrexate and birth defects: a population-based study. Am J Med Genet 164A(9):2212, 2014

De Raaf MA, Beekhuijzen M, Guignabert C, et al: Endothelin-1 receptor antagonists in fetal development and pulmonary arterial hypertension. Reprod Toxicol 56:45, 2015

Del Campo M, Kosaki K, Bennett FC, et al: Developmental delay in fetal aminopterin/methotrexate syndrome. Teratology 60(1):10, 1999

Di Sessa TG, Moretti ML, Khoury A, et al: Cardiac function in fetuses and newborns exposed to low-dose aspirin during pregnancy. Am J Obstet Gynecol 171(4):892, 1994

Dolk H, Loane M, Garne E: The prevalence of congenital anomalies in Europe. Adv Exp Med Biol 686:349, 2010

D'Souza SW, Black P, Richards B: Smoking in pregnancy: associations with skinfold thickness, maternal weight gain, and fetal size at birth. BMJ 282(6227):1661, 1981

Ehrenstein V, Sorensen HT, Bakketeig LS, et al: Medical databases in studies of drug teratogenicity: methodological issues. Clin Epidemiol 2(1):37, 2010

Enns GM, Roeder E, Chan RT, et al: Apparent cyclophosphamide (Cytoxan) embryopathy: a distinct phenotype? Am J Med Genet 86(3):237, 1999

Eze N, Smith LM, LaGasse LL, et al: School-aged outcomes following prenatal methamphetamine exposure: 7.5-year follow-up from the infant development, environment, and lifestyle study. J Pediatr 170:34.e1, 2016

Feldkamp M, Carey JC: Clinical teratology counseling and consultation case report: low dose methotrexate exposure in the early weeks of pregnancy. Teratology 47(6):533, 1993

Feldkamp ML, Carey JC, Byrne JL, et al: Etiology and clinical presentation of birth defects: population based study. BMJ 357:j2249, 2017

Finnegan LP, Connaughton JF, Kron RE et al: Neonatal abstinence syndrome: assessment and management. Addict Dis 2(1–2):141, 1975

Fisher SC, Van Zutphen AR, Werler MM, et al: Maternal antihypertensive medication use and congenital heart defects: updated results from the National Birth Defects Prevention Study. Hypertension 69(5):798, 2017

Food and Drug Administration: Advice about eating fish, from the Environmental Protection Agency and Food and Drug Administration; revised fish advice; availability. Federal Register 82(12):6571, 2017a

Food and Drug Administration: Antipsychotic drug labels updated on use during pregnancy and risk of abnormal muscle movements and withdrawal symptoms in newborns. 2011. Available at: http://www.fda.gov/Drugs/DrugSafety/ucm243903.htm. Accessed September 24, 2017

Food and Drug Administration: Content and format of labeling for human prescription drug and biological products; requirements for pregnancy and lactation labeling. Final rule. Fed Regist 79(233):72036, 2014

Food and Drug Administration: Pregnancy registry information for health professionals. 2017b. Available at: https://www.fda.gov/ScienceResearch/SpecialTopics/WomensHealthResearch/ucm256789.htm. Accessed September 24, 2017

Food and Drug Administration: Reviewer guidance: evaluating the risks of drug exposure in human pregnancies. 2005. Available at: https://www.fda.gov/downloads/Drugs/.../Guidances/ucm071645.pdf. Accessed September 24, 2017

Genentech: Copegus (Ribavirin) prescribing information, 2015. Available at: https://www.gene.com/download/pdf/copegus_prescribing.pdf. Accessed September 24, 2017

Genentech: Herceptin (Trastuzumab) prescribing information, 2017. Available at: https://www.gene.com/download/pdf/herceptin_prescribing.pdf. Accessed September 24, 2017

Gilead Sciences: Letairis (Ambrisentan) prescribing information, 2015. Available at: www.gilead.com/~/media/files/pdfs/medicines/cardiovascular/letairis/letairis_pi.pdf. Accessed September 24, 2017

Goldberg JM, Falcone T: Effect of diethylstilbestrol on reproductive functions. Fertil Steril 72(1):1, 1999

Goldberg O, Moretti M, Levy A, et al: Exposure to nitrofurantoin during early pregnancy and congenital malformations: a systematic review and meta-analysis. J Obstet Gynaecol Can 37(2):150, 2015

Gorman MC, Orme KS, Nguyen NT, et al: Outcomes in pregnancies complicated by methamphetamine use. Am J Obstet Gynecol 211(4):429.e1, 2014

Gouin K, Murphy K, Shah PS, et al: Effects of cocaine use during pregnancy on low birthweight and preterm birth: systematic review and meta-analyses. Am J Obstet Gynecol 204(4):340.e1, 2011

Grab D, Paulus WE, Erdmann M, et al: Effects of low-dose aspirin on uterine and fetal blood flow during pregnancy: results of a randomized, placebo-controlled, double-blind trial. Ultrasound Obstet Gynecol 15(1):19, 2000

Gregg NM: Congenital cataract following German measles in the mother. Trans Ophthalmol Soc 3:35, 1941

Grimes DA, Schulz KF: False alarms and pseudo-epidemics: the limitations of observational epidemiology. Obstet Gynecol 120(4):920, 2012

Grumbach MM, Ducharme JR: The effects of androgens on fetal sexual development. Androgen-induced female pseudohermaphrodism. Fertil Steril 11:157, 1960

Guerri C, Bazinet A, Riley EP: Foetal alcohol spectrum disorders and alterations in brain and behaviour. Alcohol 44(2):108, 2009

Guron G, Friberg P: An intact renin-angiotensin system is a prerequisite for normal renal development. J Hypertension 18(2):123, 2000

Hall JG, Pauli RM, Wilson K: Maternal and fetal sequelae of anticoagulation during pregnancy. Am J Med 68(1):122, 1980

Hall HG, McKenna LG, Griffiths DL: Complementary and alternative medicine for induction of labor. Women Birth 25(3):142, 2012

Hammers AL, Sanchez-Ramos L, Kaunitz AM: Antenatal exposure to indomethacin increases the risk of severe intraventricular hemorrhage, necrotizing enterocolitis, and periventricular leukomalacia: a systematic review with metaanalysis. Am J Obstet Gynecol 212(4):505.e1, 2015a

Hammers AL, Sanchez-Ramos L, Kaunitz AM: Indomethacin as a tocolytic harmful to preterm infant. Author reply. Am J Obstet Gynecol 213(6):879, 2015b

Hansen C, Andrade SE, Freiman H, et al: Trimethoprim-sulfonamide use during the first trimester of pregnancy and the risk of congenital anomalies. Pharmacoepidemiol Drug Saf 25(2):170, 2016

Hassouna A, Allam H: Limited dose warfarin throughout pregnancy in patients with mechanical heart valve prosthesis: a meta-analysis. Interact Cardiovasc Thorac Surg 18(6):797, 2014

Hegaard HK, Kjaergaard H, Moller LF, et al: The effect of environmental tobacco smoke during pregnancy on birth weight. Acta Obstet Gynecol Scand 85(6):675, 2006

Hepner DL, Harnett M, Segal S, et al: Herbal medicine use in parturients. Anesth Analg 94(3):690, 2002

Herbst AL, Ulfelder H, Poskanzer DC: Adenocarcinoma of the vagina. Association of maternal stilbestrol therapy. N Engl J Med 284(15):878, 1971

Hernandez RK, Werler MM, Romitti P, et al: Nonsteroidal antiinflammatory drug use among women and the risk of birth defects. Am J Obstet Gynecol 206(3):228.e1, 2012

Hernandez-Diaz S, Smith CR, Shen A, et al: Comparative safety of antiepileptic drugs during pregnancy. Neurology 78(21):1692, 2012

Hoeltzenbein M, Elefant E, Vial T, et al: Teratogenicity of mycophenolate confirmed in a prospective study of the European Network of Teratology Information Services. Am J Med Genet A 158A(3):588, 2012

Honein MA, Paulozzi LJ, Watkins ML: Maternal smoking and birth defects: validity of birth certificate data for effect estimation. Public Health Rep 116(4):327, 2001

Hoover RN, Hyer M, Pfeiffer RM, et al: Adverse health outcomes in women exposed in utero to diethylstilbestrol. N Engl J Med 365(14):1304, 2011

Hoyme HE, Kalberg WO, Elliott AJ, et al: Updated clinical guidelines for diagnosing fetal alcohol spectrum disorders. Pediatrics 138(2) e20154256, 2016

Hoyt AT, Canfield MA, Romitti PA, et al: Associations between maternal periconceptional exposure to secondhand tobacco smoke and major birth defects. Am J Obstet Gynecol 215(5):613, 2016

Huybrechts KF, Bateman BT, Palmsten K, et al: Antidepressant use late in pregnancy and risk of persistent pulmonary hypertension of the newborn. JAMA 313(21):2142, 2015

Hyoun SC, Obican SG, Scialli AR: Teratogen update: methotrexate. Birth Defects Res A Clin Mol Teratol 94(4):187, 2012

Iahnaccone PM, Bossert NL, Connelly CS: Disruption of embryonic and fetal development due to preimplantation chemical insults: a critical review. Am J Obstet Gynecol 157(2):476, 1987

Jasper JD, Goel R, Einarson A, et al: Effects of framing on teratogenic risk perception in pregnant women. Lancet 358(9289):1237, 2001

Jones KL, Smith DW, Ulleland CN, et al: Pattern of malformation in offspring of chronic alcoholic mothers. Lancet 1(7815):1267, 1973

Jordan AE, Jackson GL, Deardorff D, et al: Serotonin reuptake inhibitor use in pregnancy and the neonatal behavioral syndrome. J Matern Fetal Neonatal Med 21(10):745, 2008

Jubilant DraxImage: HICON (Sodium Iodine 131) prescribing information, 2016. Available at: http://www.draximage.com/wp-content/uploads/2016/11/HICON-prod-ins-US.pdf. Accessed September 24, 2017

Kaplan YC, Ozsarfati J, Etwel F, et al: Pregnancy outcomes following first-trimester exposure to topical retinoids: a systematic review and meta-analysis. Br J Dermatol 173(5):1117, 2015

Khoury MJ, James LM, Flanders WD, et al: Interpretation of recurring weak association obtained from epidemiologic studies of suspected human teratogens. Teratology 46(1):69, 1992

Kieler H, Artama M, Engeland A, et al: Selective serotonin reuptake inhibitors during pregnancy and risk of persistent pulmonary hypertension in the newborn: population based cohort study from the five Nordic countries. BMJ 344:d8012, 2012

King RW, Baca MJ, Armenti VT, et al: Pregnancy outcomes related to mycophenolate exposure in female kidney transplant recipients. Am J Transplant 17(1):151, 2017

Kirshon B, Wasserstrum N, Willis R, et al: Teratogenic effects of first trimester cyclophosphamide therapy. Obstet Gynecol 72(3Pt2):462, 1988

Klarskov P, Andersen JT, Jimenez-Solem E, et al: Short-acting sulfonamides near term and neonatal jaundice. Obstet Gynecol 122(1):105, 2013

Klip H, Verloop J, van Gool JD, et al: Hypospadias in sons of women exposed to diethylstilbestrol in utero: a cohort study. Lancet 359(9312):1102, 2002

Koren G, Bologa M, Long D, et al: Perception of teratogenic risk by pregnant women exposed to drugs and chemicals during the first trimester. Am J Obstet Gynecol 160(5Pt1):1190, 1989

Koren G, Florescu A, Costei AM, et al: Nonsteroidal anti-inflammatory drugs during third trimester and the risk of premature closure of the ductus arteriosus: a meta-analysis. Ann Pharmacother 40(5):824, 2006

Koren G, Pastuszak A, Ito S: Drugs in pregnancy. N Engl J Med 338(16):1128, 1998

Kutscher AH, Zegarelli EV, Tovell HM, et al: Discoloration of deciduous teeth induced by administration of tetracycline antepartum. Am J Obstet Gynecol 96(2):291, 1966

Lammer EJ, Chen DT, Hoar RM, et al: Retinoic acid embryopathy. N Engl J Med 313(14):837, 1985

Lemoine P, Harouusseau H, Borteyru JP, et al: Les enfants de parents alcooliques: anomalies observées, a propos de 127 cas. Ouest Med 21:476, 1968

Lenz W, Knapp K: Thalidomide embryopathy. Arch Environ Health 5:100, 1962

Li DK, Yang C, Andrade S, et al: Maternal exposure to angiotensin converting enzyme inhibitors in the first trimester and risk of malformations in offspring: a retrospective cohort study. BMJ 343:d5931, 2011

Lin S, Munsie JP, Herdt-Losavio ML, et al: Maternal asthma medication use and the risk of selected birth defects. Pediatrics 129(2):317, 2012

Lind JN, Petersen EE, Lederer PA, et al: Infant and maternal characteristics in neonatal abstinence syndrome—selected hospitals in Florida, 2010–2011. MMWR 64(8):213, 2015

Lipshultz SE, Frassica JJ, Orav EJ: Cardiovascular abnormalities in infants prenatally exposed to cocaine. J Pediatr 118(1):44, 1991

Maier SE, West JR: Drinking patterns and alcohol-related birth defects. Alcohol Res Health 25(3):168, 2001

Malik S, Cleves MA, Honein MA, et al: Maternal smoking and congenital heart defects. Pediatrics 121(4):e810, 2008

Martinez-Frias ML, Czeizel AE, Rodriguez-Pinilla E, et al: Smoking during pregnancy and Poland sequence: results of a population-based registry and a case-control registry. Teratology 59(1):35, 1999

May PA, Baete A, Russo J, et al: Prevalence and characteristics of fetal alcohol spectrum disorders. Pediatrics 134(5):855, 2014

May PA, Gossage JP, Kalberg WO, et al: Prevalence and epidemiologic characteristics of FASD from various research methods with an emphasis on recent in-school studies. Dev Disabil Res Rev 15(3):176, 2009

McKeigue PM, Lamm SH, Linn S, et al: Bendectin and birth defects: I. A meta-analysis of the epidemiologic studies. Teratology 50(1):27, 1994

Meador KJ, Baker GA, Browning N, et al: Cognitive function at 3 years of age after fetal exposure to antiepileptic drugs. N Engl J Med 360(16):1597, 2009

Merlob P, Stahl B, Klinger G: Tetrada of the possible mycophenolate mofetil embryopathy: a review. Reprod Toxicol 28(1):105, 2009

Mitchell AA, Gilboa SM, Werler MM, et al: Medication use during pregnancy, with particular focus on prescription drugs: 1976–2008. Am J Obstet Gynecol 205(1):51,e1, 2011

Mølgaard-Nielsen D, Hviid A: Newer-generation antiepileptic drugs and the risk of major birth defects. JAMA 305(19):1996, 2011

Mølgaard-Nielsen D, Pasternak B, Hviid A: Use of oral fluconazole during pregnancy and the risk of birth defects. N Engl J Med 369(9):830, 2013

Munsie JW, Lin S, Browne ML, et al: Maternal bronchodilator use and the risk of oral clefts. Hum Reprod 26(11):3147, 2011

Nurmohamed L, Moretti ME, Schechter T, et al: Outcome following high-dose methotrexate in pregnancies misdiagnosed as ectopic. Am J Obstet Gynecol 205(6):533.e1, 2011

Oakley GP, Erickson JD: Vitamin A and birth defects. N Engl J Med 333(21):1414, 1995

Ornoy A, Koren G: Selective serotonin reuptake inhibitors during pregnancy: do we have now more definite answers related to prenatal exposure? Birth Defects Res 109(12):898:2017

Paintner A, Williams AD, Burd L: Fetal alcohol spectrum disorders—implications for child neurology, Part 2: diagnosis and management. J Child Neurol 27(3):355, 2012

Panchaud A, Csajka C, Merlob P, et al: Pregnancy outcome following exposure to topical retinoids: a multicenter prospective study. J Clin Pharmacol 52(12):1844, 2012

Park-Wyllie L, Mazzota P, Pastuszak A, et al: Birth defects after maternal exposure to corticosteroids: prospective cohort study and meta-analysis of epidemiological studies. Teratology 62(6):385, 2000

Patorno E, Huybrechts KF, Bateman BT, et al: Lithium use in pregnancy and the risk of cardiac malformations. N Engl J Med 376(23):2245, 2017

Pearson MA, Hoyme HE, Seaver LH, et al: Toluene embryopathy: delineation of the phenotype and comparison with fetal alcohol syndrome. Pediatrics 93(2):211, 1994

Pryde PG, Sedman AB, Nugent CE, et al: Angiotensin converting enzyme inhibitor fetopathy. J Am Soc Nephrol 3(9):1575, 1993

Rasanen J, Jouppila P: Fetal cardiac function and ductus arteriosus during indomethacin and sulindac therapy for threatened preterm labor: a randomized study. Am J Obstet Gynecol 173(1):20, 1995

Reefhuis J, Gilboa SM, Anderka M, et al: The National Birth Defects Prevention Study: a review of the methods. Birth Defects Res A Clin Mol Teratol 103(8):656, 2015

Richardson S, Browne ML, Rasmussen SA, et al: Associations between periconceptional alcohol consumption and craniosynostosis, omphalocele, and gastroschisis. Birth Defects Res A Clin Mol Teratol 91(7):623, 2011

Rocheleau CM, Bertke SJ, Lawson CC, et al: Maternal occupational pesticide exposure and risk of congenital heart defects in the National Birth Defects Prevention Study. Birth Defects Res A Clin Mol Teratol 103(10):823, 2015

Rothman KJ, Moore LL, Singer MR, et al: Teratogenicity of high vitamin A intake. N Engl J Med 333(21):1369, 1995

Sadler TW (ed): Langman's Medical Embryology, 6th ed. Baltimore, Williams & Wilkins, 1990, p 130

Salle B, Sergeant P, Awada A, et al: Transvaginal ultrasound studies of vascular and morphological changes in uteri exposed to diethylstilbestrol in utero. Hum Reprod 11(11):2531, 1996

Sanofi-Aventis: Arava (Leflunomide) prescribing information, 2016. Available at: http://products.sanofi.us/arava/arava.html/. Accessed September 24, 2017

Schardein JL: Congenital abnormalities and hormones during pregnancy: a clinical review. Teratology 22(3):251, 1980

Sebela Pharmaceuticals: Pexeva (Paroxetine) prescribing information, 2017. Available at: www.pexeva.com/pdf/Pexeva_20140728_ver7.pdf. Accessed September 24, 2017

Sheehan DM: Herbal medicines, phytoestrogens and toxicity: risk:benefit considerations. Proc Soc Exp Biol Med 217(3):379, 1998

Shepard TH: Annual commentary on human teratogens. Teratology 66(6):275, 2002a

Shepard TH: Letters: "proof" of human teratogenicity. Teratology 50(2):97, 1994

Shepard TH, Brent RL, Friedman JM, et al: Update on new developments in the study of human teratogens. Teratology 65(4):153, 2002b

Smith LM, LaGasse LL, Derauf C, et al: The infant development, environment, and lifestyle study: effects of prenatal methamphetamine exposure, polydrug exposure, and poverty on intrauterine growth. Pediatrics 118(3):1149, 2006

Stewart RD, Nelson DB, Adhikari EH, et al: The obstetrical and neonatal impact of maternal opioid detoxification in pregnancy. Am J Obstet Gynecol 209(3):267, 2013

Stiefel Laboratories Soriatane (acitretin) prescribing information. 2015. Available at: https://www.gsksource.com/pharma/content/dam/GlaxoSmithKline/US/en/Prescribing_Information/Soriatane/pdf/SORIATANE-PI-MG.PDF. Accessed September 24, 2017

Stillerman KP, Mattison DR, Giudice LC, et al: Environmental exposures and adverse pregnancy outcomes: a review of the science. Reprod Sci 15(7):631, 2008

Stillman RJ: In utero exposure to diethylstilbestrol: adverse effects on the reproductive tract and reproductive performance in male and female offspring. Am J Obstet Gynecol 142(7):905, 1982

Stingone JA, Luben TJ, Carmichael SL, et al: Maternal exposure to nitrogen dioxide, intake of methyl nutrients and congenital heart defects in offspring. Am J Epidemiol 186(6):719, 2017

Stothard KJ, Tennant PWG, Bell R, et al: Maternal overweight and obesity and the risk of congenital anomalies: a systematic review and meta-analysis. JAMA 301(6):636, 2009

Strandberg-Larsen K, Nielsen NR, Grønbaek M, et al: Binge drinking in pregnancy and risk of fetal death. Obstet Gynecol 111(3):602, 2008

Streissguth AP, Clarren SK, Jones KL: Natural history of fetal alcohol syndrome: a 10-year follow-up of eleven patients. Lancet 2:85, 1985

Sullivan PM, Dervan LA, Reiger S, et al: Risk of congenital heart defects in the offspring of smoking mothers: a population-based study. J Pediatr 166(4):978, 2015

Teratology Society Public Affairs Committee: Causation in teratology-related litigation. Birth Def Res A Clin Mol Teratol 73(6):421, 2005

Vajda FJ, O'Brien TJ, Lander CM, et al: Antiepileptic drug combinations not involving valproate and the risk of fetal malformations. Epilepsia 57(7):1048, 2016

Valeant Pharmaceuticals: Tagretin (Bexarotene) prescribing information, 2015. Available at: http://www.valeant.com/Portals/25/PDF/TargretinCapsules-PI.pdf?ver=2016-05-11-044521-020. Accessed September 24, 2017

van der Heijden BJ, Carlus C, Narcy F, et al: Persistent anuria, neonatal death, and renal microcystic lesions after prenatal exposure to indomethacin. Am J Obstet Gynecol 171(3):617, 1994

Van Driel D, Wesseling J, Sauer PJ, et al: Teratogen update: fetal effects after in utero exposure to coumarins overview of cases, follow-up findings, and pathogenesis. Teratology 66(3):127, 2002

Van Gelder MM, Reefhuis J, Caton AR, et al: Maternal periconceptional illicit drug use and the risk of congenital malformations. Epidemiology 20:60, 2009

Vargesson N: Thalidomide-induced teratogenesis: history and mechanisms. Birth Defects Res C Embryo Today 105(2):140, 2015

Vessey MP: Epidemiological studies of the effects of diethylstilbestrol. IARC Sci Publ 335, 1989

Walker MP, Moore TR, Brace RA: Indomethacin and arginine vasopressin interaction in the fetal kidney. A mechanism of oliguria. Am J Obstet Gynecol 171(5):1234, 1994

Waller DK, Shaw GM, Rasmussen SA, et al: Prepregnancy obesity as risk factor for structural birth defects. Arch Pediatr Adolesc Med 161(8):745, 2007

Warkany J: Warfarin embryopathy. Teratology 14(2):205, 1976

Weiss CF, Glazko AJ, Weston JK: Chloramphenicol in the newborn infant: a physiologic explanation of its toxicity when given in excessive doses. N Engl J Med 262:787, 1960

Werler MM: Teratogen update: smoking and reproductive outcomes. Teratology 55(6):382, 1997

Weston J, Bromley R, Jackson CF, et al: Monotherapy treatment of epilepsy in pregnancy: congenital malformation outcomes in the child. Cochrane Database Syst Rev 11:CD010224, 2016

West-Ward Pharmaceuticals: Lithium prescribing information, 2016. Available at: https://dailymed.nlm.nih.gov/dailymed/fda/fdaDrugXsl.cfm?setid=a226a88d-eb57-4c96-afda-939801bca0a9&type=display. Accessed September 24, 2017

Wiesner J, Knoss W: Herbal medicinal products in pregnancy—which data are available? Reprod Toxicol 72:142, 2017

Wilkins-Haug L: Teratogen update: toluene. Teratology 55(2):145, 1997

Williams JF, Smith VC, American Academy of Pediatrics Committee on Substance Abuse: Fetal alcohol spectrum disorders. Pediatrics 136(5):e1395, 2015

Yacobi S, Ornoy A: Is lithium a real teratogen? What can we conclude from the prospective versus retrospective studies? A review. Isr J Psychiatry Relat Sci 45(2):95, 2008

Zelson C, Lee SJ, Casalino M: Neonatal narcotic addiction: comparative effects of maternal intake of heroin and methadone. N Engl J Med 289(23):1216, 1973

CAPÍTULO 13

Genética

GENÔMICA EM OBSTETRÍCIA........................ 253
ANORMALIDADES NO NÚMERO DE CROMOSSOMOS..... 254
ANORMALIDADES NA ESTRUTURA DOS CROMOSSOMOS . 260
MOSAICISMO CROMOSSÔMICO....................... 263
MODOS DE HERANÇA............................... 264
ANÁLISE CITOGENÉTICA............................ 270
ANÁLISE CROMOSSÔMICA POR *MICROARRAY* 271
SEQUENCIAMENTO DO GENOMA COMPLETO
E DO EXOMA COMPLETO 272
DNA FETAL NA CIRCULAÇÃO MATERNA 273

A morte fetal pode ser causada por anormalidades no próprio óvulo ou por alguma doença por parte da mãe e, algumas vezes, do pai. A morte do feto é frequentemente causada por anormalidades no desenvolvimento do embrião e que são inconsistentes com a vida fetal.

— J. Whitridge Williams (1903)

Na 1ª edição do livro *Obstetrícia,* de Williams, ele raramente se referia a condições hereditárias que Gregor Mendel tinha descrito 50 anos antes. Passamos então a 2017, quando a ciência da genética é uma importante disciplina em obstetrícia.

A genética estuda os genes, a hereditariedade e a variação nas características herdadas. A genética médica lida com a etiologia e a patogênese das doenças humanas que tenham origem pelo menos parcial na genética, mais sua previsão e prevenção. Assim, está intimamente relacionada com a *genômica,* que é o estudo sobre como os genes funcionam e interagem. Além das condições cromossômicas genéticas mendelianas e não mendelianas revisadas neste capítulo, a genética médica inclui o diagnóstico genético pré-implantação e pré-natal, além do rastreamento genético de neonatos, que serão discutidos, respectivamente, nos Capítulos 14 e 32.

A doença genética é comum. Entre 2 e 3% dos neonatos apresentam um defeito estrutural identificado. Em torno dos 5 anos de idade, outros 3% são diagnosticados com alguma malformação, e, ao redor dos 18 anos, outros 8 a 10% das pessoas são descobertas como portadoras de uma ou mais anormalidades funcionais ou de desenvolvimento. Os avanços na genômica são usados cada vez mais para proporcionar informações acerca da suscetibilidade às doenças genéticas, e há muitas indicações de que esse campo irá remodelar o diagnóstico pré-natal.

GENÔMICA EM OBSTETRÍCIA

Concluído em 2003, o Projeto Genoma Humano identificou mais de 25.000 genes humanos, levando à rápida expansão da pesquisa genômica para compreender melhor a biologia das doenças (McKusick, 2003). Mais de 99% de nosso DNA é idêntico. Porém, o código genético varia a cada 200 a 500 pares de bases, geralmente como um polimorfismo de um único nucleotídeo. O genoma humano contém mais de 80 milhões dessas variantes genéticas, e a compreensão de seu papel potencial nas doenças exige não apenas a interpretação sofisticada, mas também a integração de recursos (Rehm, 2015).

O National Center for Biotechnology Information (NCBI) mantém bancos de dados genéticos e genômicos com acesso livre a médicos e pesquisadores. Vários desses bancos de dados são particularmente úteis em obstetrícia e na prática da medicina materno-fetal. O banco de dados *GeneReviews* oferece informações clínicas aprofundadas sobre quase 700 condições genéticas, incluindo critérios diagnósticos, manejo e considerações sobre o aconselhamento genético (National Center for Biotechnology Information, 2017a). O banco de dados *Genetic Testing Registry (GTR)* contém informações sobre os benefícios e limitações dos exames disponíveis para um determinado distúrbio. Ele lista mais de 48.000 testes genéticos e fornece instruções sobre a coleta e transporte de amostras para laboratórios individuais por todo o mundo (National Center for Biotechnology Information, 2017b). Outro banco de dados, *Online Mendelian Inheritance in Man* (OMIM), é um catálogo abrangente dos genes e fenótipos humanos que permite que os médicos pesquisem síndromes com base em traços ou anormalidades particulares. Até o início de 2017, o OMIM incluía mais de 15.000 genes e quase 5.000 condições mendelianas e mitocondriais com base molecular conhecida (Johns Hopkins University, 2017). A National Library of Medicine (2017) também estabeleceu um banco de dados de informações genéticas visando os pacientes – um que pessoas em treinamento possam achar especialmente útil –, o *Genetics Home Reference (GHR)*. Esse banco de dados contém mais de 2.400 condições genéticas e genes, incluindo recursos para famílias.

ANORMALIDADES CROMOSSÔMICAS

As anormalidades cromossômicas destacam-se nas doenças genéticas. A aneuploidia é responsável por mais de 50% dos abortamentos espontâneos no primeiro trimestre, cerca de 20% das perdas no segundo trimestre e 6 a 8% dos natimortos e mortes neonatais (Reddy, 2012; Stevenson, 2004; Wou, 2016). Na rede de registros de base populacional denominada European Surveillance of Congenital Anomalies (EUROCAT), foram identificadas anormalidades cromossômicas em 0,4% dos nascimentos (Wellesley, 2012). Entre as gestações reconhecidas com aneuploidia, a trissomia do 21 compunha um pouco mais da metade de todos os casos. A trissomia do 18 era responsável por quase 15%, e a trissomia do 13 por 5% (Fig. 13-1).

■ Nomenclatura padronizada

Os cariótipos são descritos usando o International System for Human Cytogenomic Nomenclature (McGowan-Jordan, 2016).

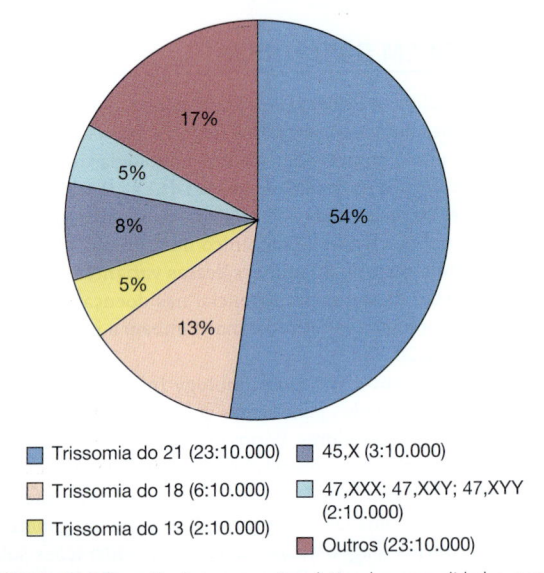

FIGURA 13-1 Prevalência e proporção relativa de anormalidades cromossômicas selecionadas dos registros populacionais do EUROCAT (European Surveillance of Congenital Anomalies) incluindo > 10.000 nascidos vivos com aneuploidia, mortes fetais e interrupções de gestação, 2000-2006. (Dados de Wellesley, 2012.)

- Trissomia do 21 (23:10.000)
- Trissomia do 18 (6:10.000)
- Trissomia do 13 (2:10.000)
- 45,X (3:10.000)
- 47,XXX; 47,XXY; 47,XYY (2:10.000)
- Outros (23:10.000)

As anormalidades são classificadas em duas grandes categorias – aquelas com alteração no *número de cromossomos*, como as trissomias, e aquelas com alterações na *estrutura dos cromossomos*, como as deleções ou translocações. Cada cromossomo possui um braço curto (o "p", de *petit*) e um braço longo (o "q", assim denominado em função de ser essa a letra seguinte ao "p" no alfabeto). Os dois braços são separados pelo centrômero.

Ao descrever um cariótipo, o número total de cromossomos é designado em primeiro lugar e corresponde ao número de centrômeros presentes. A isto se segue a informação sobre os cromossomos sexuais – XX ou XY –, seguida pela descrição de qualquer variação estrutural. As anormalidades específicas são indicadas por abreviaturas padronizadas, como del (deleção) e inv (inversão). As regiões ou as bandas dos braços p ou q afetadas são, então, designadas, de forma que o leitor saiba a localização exata da anormalidade e o seu tipo. Os exemplos são apresentados na Tabela 13-1.

A terminologia é semelhante para a hibridização por fluorescência *in situ*. Descrita na p. 270, essa técnica é usada para identificar rapidamente uma anormalidade cromossômica específica e confirmar a suspeita de síndromes de microdeleção ou microduplicação. O relato começa com a designação *ish* para a hibridização *in situ* realizada nas células em metáfase e *nuc ish* para a hibridização realizada em núcleos na interfase. Se nenhuma anormalidade for identificada, isso é seguido pela região cromossômica específica da sonda, como a 22q11.2, e depois o nome da sonda e o número de sinais visualizados – por exemplo, HIRAx2. Se for identificada uma deleção, *del* é incluído antes da região cromossômica, e o nome da sonda é seguido por um sinal de menos (HIRA –), conforme mostrado na Tabela 13-1. A síndrome da microdeleção 22q11.2 é discutida na p. 260.

Um acréscimo recente à nomenclatura padronizada é a terminologia para representar as variantes do número de cópias identificadas pela *análise cromossômica por microarray*, a qual é discutida na p. 271. *Variante do número de cópias* é outro termo para uma microdeleção ou microduplicação de DNA pequena demais para ser visualizada com o cariótipo padrão. A designação do *array* começa com a abreviatura *arr* e a versão do *genoma build* ao qual as designações de nucleotídeos estão alinhadas, como GRCh38 para Genome Reference Consortium human build 38. Isso é seguido pelo número do cromossomo em que a anormalidade é identificada, pelo braço p ou q, e pelas bandas específicas em questão. Depois disso, os relatos de *array* incluem as coordenadas do par de bases afetado, indicando, dessa forma, o tamanho e localização exatos dentro do genoma para cada anormalidade identificada – incluindo as variantes do número de cópias de significância indeterminada.

■ Anormalidades no número de cromossomos

As anormalidades cromossômicas mais facilmente reconhecidas são as numéricas. Denomina-se *aneuploidia* a herança de um cromossomo extra (trissomia), ou a perda de um cromossomo (*monossomia*). Diferencia-se da *poliploidia*, que é a situação em que há número anormal de conjuntos haploides de cromossomos, como a triploidia. A incidência estimada das diversas anormalidades do número de cromossomos é apresentada na Figura 13-1.

Trissomias autossômicas

As trissomias representam cerca de metade das anormalidades cromossômicas. Na maioria dos casos, elas resultam de não disjunções, que são a falha na ocorrência do pareamento e da

TABELA 13-1 Exemplos de designação de cariótipos usando a International System for Human Cytogenetic Nomenclature (2016)	
Cariótipo	Descrição
46,XX	Constituição cromossômica feminina normal
47,XY,+21	Masculino com trissomia do 21
47,XX,+21/46,XX	Feminino que é um mosaico de células com trissomia do 21 e células com constituição normal
46,XY,del(4)(p14)	Masculino com deleção (del) terminal do braço curto do cromossomo 4 na banda p14
46,XX,dup(5)(p14p15.3)	Feminino com duplicação (dup) do braço curto do cromossomo 5 entre a banda p14 e a banda p15.3
45,XY,der(13;14)(q10;q10)	Masculino com translocação robertsoniana "balanceada" (der) dos braços longos dos cromossomos 13 e 14 – o cariótipo atualmente tem um 13 normal, um 14 normal e a translocação cromossômica, o que reduz o complemento normal de 46 para 45 cromossomos
46,XX,t(11;22)(q23;q11.2)	Feminino com translocação recíproca balanceada (t) entre os cromossomos 11 e 22 – os pontos de quebra estão em 11q23 e 22q11.2
46,XY,inv(3)(p21q13)	Masculino com inversão (inv) do cromossomo 3 que se estende de p21 até q13 – uma inversão pericêntrica, pois inclui o centrômero
46,X,r(X)(p22.1q27)	Feminino com um X normal e um cromossomo X em anel (r), com as regiões distais a p22.1 e q27 deletadas do anel
46,X,i(X)(q10)	Feminino com um cromossomo X normal e um isocromossomo (i) do braço longo do outro cromossomo X
ish 22q11.2(HIRAx2)	FISH de células em metáfase utilizando uma sonda para o *locus* HIRA da região 22q11.2, com 2 sinais identificados (sem evidências de microdeleção)
ish del(22)(q11.2q11.2) (HIRA-)	FISH de células em metáfase utilizando uma sonda para o *locus* HIRA da região 22q11.2, com apenas um sinal identificado, consistente com a microdeleção
arr[GRCh38] 18p11.32q23 (102328_79093443)x3	Análise *microarray* (arr), genoma *build* GRCh38, mostrando ganho de cópia única no cromossomo 18 da banda p11.32 até a banda q23 (essencialmente todo o cromossomo), consistente com trissomia do 18
arr[GRCh38] 4q32.2q35.1 (163146681_183022312)x1	Análise *microarray* (arr), genoma *build* GRCh38, mostrando perda de cópia no braço longo do cromossomo 4 nas bandas q32.2 até q35.1 (19.9 Mb)
arr[GRCh38] 15q11.2q26 (23123715_101888908)x2 hmz	Análise *microarray* de SNP (arr), genoma *build* GRCh38, mostrando homozigosidade para todo o braço longo do cromossomo 15

FISH, hibridização por fluorescência *in situ* (*fluorescence in situ hybridization*); GRCh38, Genome Reference Consortium human build 38; HIRA, regulador do ciclo celular de histona (*histone cell cycle regulator*); SNP, polimorfismo de nucleotídeo único (*single nucleotide pleomorphism*).
Reproduzida com permissão de Dr. Kathleen S. Wilson.

separação normais dos cromossomos durante a meiose. A não disjunção pode ocorrer se os cromossomos: (1) não pareiam, (2) pareiam de maneira apropriada, mas se separam prematuramente, ou (3) não se separam.

O risco de qualquer trissomia autossômica aumenta de modo acentuado com a idade materna, em particular após 35 anos (Fig. 13-2). Os oócitos são mantidos em repouso no meio da prófase 1 da meiose desde o nascimento até a ovulação – em alguns casos, por 50 anos. Com a finalização da meiose na ovulação, a não disjunção resulta em um gameta com duas cópias do cromossomo afetado, levando à trissomia se houver fecundação. O outro gameta, não recebendo a cópia do cromossomo afetado, será monossômico se fecundado. Estima-se que entre 10 e 20% dos oócitos sejam aneuploides em consequência de erros na meiose, comparados aos 3 a 4% dos espermatozoides. Embora a probabilidade de cada par cromossômico sofrer um erro de segregação seja a mesma, é raro que outras trissomias além daquelas dos cromossomos 21, 18 ou 13 resultem em gestações a termo, e a maioria dos fetos com trissomias do 18 e do 13 morrem antes do termo.

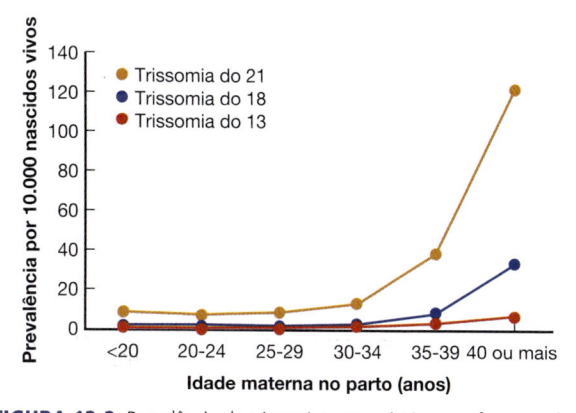

FIGURA 13-2 Prevalência de trissomias autossômicas conforme a idade materna em programas populacionais de vigilância para defeitos congênitos nos Estados Unidos, 2006-2010, incluindo nascidos vivos, natimortos e interrupções de gestações. (Dados de Mai, 2013. Redesenhada, com permissão, de Dashe JS: Aneuploidy screening. Obstet Gynecol 128(1):181, 2016.)

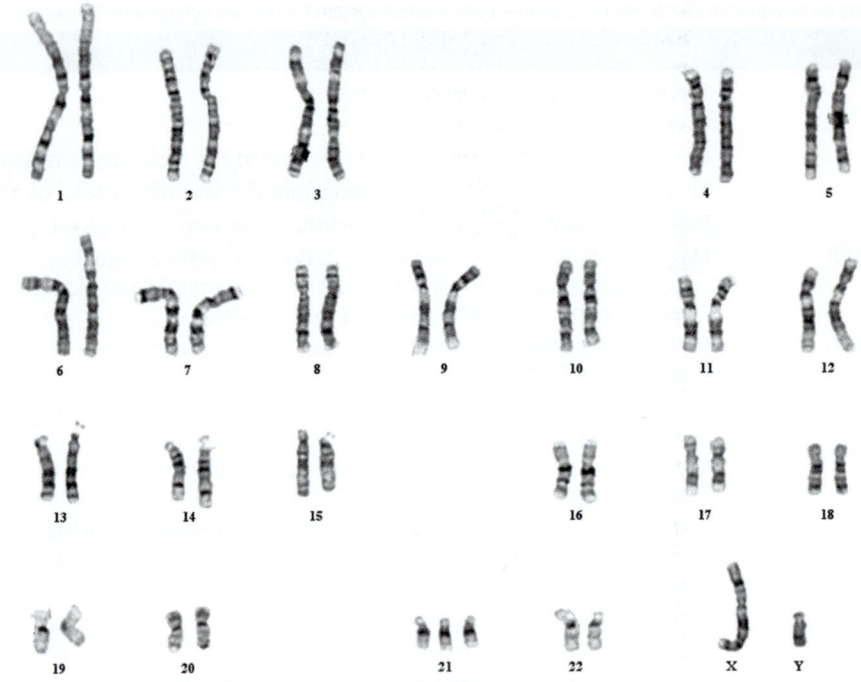

FIGURA 13-3 Cariótipo masculino anormal com trissomia do 21, compatível com síndrome de Down (47,XY,+21). (Reproduzida com permissão de Dr. Frederick Elder.)

Após uma gestação com trissomia autossômica, o risco de qualquer trissomia em gestação futura é de cerca de 1% até que o risco relacionado com a idade da gestante supere esse valor. Assim, o diagnóstico pré-natal com coleta de vilosidades coriônicas ou amniocentese é oferecido nessas gestações subsequentes (Cap. 14, p. 292). Os estudos cromossômicos dos pais não são indicados a menos que a gestação afetada tenha sido causada por uma translocação não balanceada ou por outro rearranjo estrutural.

Trissomia do 21 – síndrome de Down. Em 1866, J. L. H. Down descreveu um grupo de crianças portadoras de deficiência intelectual com características físicas distintivas. Quase 100 anos depois, Lejeune (1959) demonstrou que a síndrome de Down é causada por uma trissomia autossômica (Fig. 13-3). A trissomia do 21 é a causa de 95% dos casos de síndrome de Down, enquanto 3 a 4% são causados por translocação robertsoniana, descrita adiante (p. 262). Os restantes 1 a 2% resultam de um isocromossomo ou de mosaicismo. A não disjunção que gera a trissomia do 21 ocorre durante a meiose I em cerca de 75% dos casos, e os eventos remanescentes ocorrem durante a meiose II.

A síndrome de Down é a trissomia não letal mais comum. Sua prevalência é de cerca de 1 em 500 gestações reconhecidas. Porém, as perdas fetais e as interrupções de gestações geram uma prevalência estimada de 13,5 em 10.000 nascimentos nos Estados Unidos – 1 para 740 (Mai, 2013; Parker, 2010). A taxa de morte fetal além de 20 semanas de gestação é de cerca de 5% (Loane, 2013). Coincidindo com a distribuição de maior idade materna durante as últimas quatro décadas, a prevalência da síndrome de Down aumentou cerca de 33% (Loane, 2013; Parker, 2010; Shin, 2009).

É importante observar que os indivíduos do sexo feminino portadores da síndrome de Down são férteis, e cerca de um terço de seus descendentes será portador da síndrome (Scharrer, 1975). Os indivíduos do sexo masculino com síndrome de Down quase sempre são estéreis em razão da redução acentuada da espermatogênese.

Cerca de 30% dos fetos no segundo trimestre com síndrome de Down têm malformações significativas detectáveis à ultrassonografia (Hussamy, 2017; Vintzileos, 1995). Conforme discutido no Capítulo 14 (p. 286), quando se considera anomalias maiores e marcadores de aneuploidias menores, estima-se que 50 a 60% das gestações com síndrome de Down possam ser detectadas por ultrassonografia (American College of Obstetricians and Gynecologists, 2016d). Cerca da metade dos nascidos vivos com síndrome de Down apresentam malformação cardíaca, em particular comunicação interventricular e defeitos no coxim endocárdico (Figs. 10-29 e 10-30, p. 202) (Bergstrom, 2016; Freeman, 2008). São identificadas anormalidades gastrintestinais em 12% dos casos, incluindo atresia esofágica, doença de Hirschsprung e atresia duodenal (Fig. 10-38, p. 207) (Bull, 2011).

Os sinais característicos da síndrome de Down são apresentados na Figura 13-4. Os sinais característicos são braquicefalia; epicanto e fendas palpebrais oblíquas voltadas para cima; manchas de Brushfield, que são manchas acinzentadas na periferia da íris; ponte nasal achatada e hipotonia. As crianças frequentemente apresentam frouxidão da pele na nuca, dedos das mãos curtos, prega palmar única, hipoplasia da falange média do quinto dedo e espaço evidentemente maior entre o primeiro e o segundo artelhos. Alguns desses sinais são marcadores ultrassonográficos pré-natais da síndrome de Down, revisados no Capítulo 14 (p. 286).

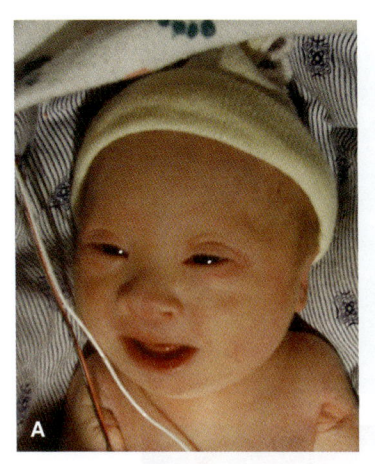

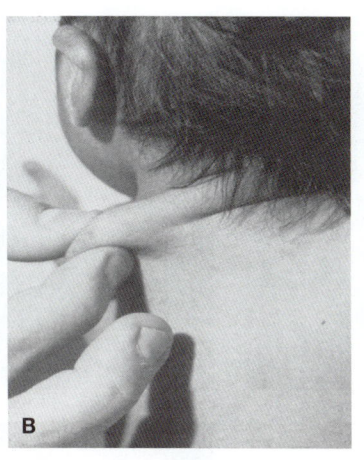

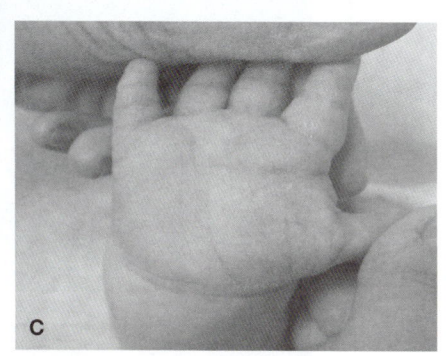

FIGURA 13-4 Trissomia do 21 – síndrome de Down. **A.** Aspecto facial característico. **B.** Tecido redundante na nuca. **C.** Prega palmar única. (Reproduzida com permissão de Dr. Charles P. Read e Dr. Lewis Waber.)

Os problemas de saúde comuns em crianças com síndrome de Down incluem perda auditiva em 75%, erros graves de refração óptica em 50%, catarata em 15%, apneia obstrutiva do sono em 60%, doença tireoidiana em 15%, e aumento na incidência de leucemia (Bull, 2011). O grau de incapacidade intelectual geralmente é leve a moderado, com quociente de inteligência (QI) médio entre 35 e 70. As habilidades sociais das crianças afetadas com frequência são maiores do que seria previsível com base no QI.

Os dados recentes sugerem que cerca de 95% dos nascidos vivos com síndrome de Down sobrevivem ao primeiro ano. A taxa geral de sobrevida em 10 anos é de no mínimo 90%, chegando a 99% quando não há malformações maiores (Rankin, 2012; Vendola, 2010). Diversas organizações oferecem educação e apoio aos pais que se deparam com o diagnóstico de síndrome de Down em seu filho nos Estados Unidos. Entre outras estão March of Dimes, National Down Syndrome Congress (www.ndsccenter.org) e National Down Syndrome Society (www.ndss.org).

Trissomia do 18 – síndrome de Edwards. A associação entre esse conjunto de anormalidades e uma trissomia autossômica foi descrita pela primeira vez por Edwards (1960). Nas séries de base populacional, a prevalência da trissomia do 18 é de cerca de 1 a cada 2.000 gestações identificadas, incluindo abortos, natimortos e nascidos vivos, e de cerca de 1 a cada 6.600 nascidos vivos (Loane, 2013; Parker, 2010). A diferença na prevalência é explicada pela elevada letalidade intrauterina da condição e pela interrupção de muitas gestações afetadas. Não é surpresa que a sobrevida dos nascidos vivos também seja baixa. Mais de 50% morrem na primeira semana, e a taxa de sobrevida em 1 ano é apenas de cerca de 2% (Tennant, 2010; Vendola, 2010). A síndrome é 3 a 4 vezes mais comum no sexo feminino (Lin, 2006; Rosa, 2011). Diferentemente do que ocorre nas síndromes de Down e de Patau, que envolvem cromossomos acrocêntricos e, assim, podem ter origem em translocações robertsonianas, é raro que a síndrome de Edwards resulte de rearranjo cromossômico.

Praticamente todos os sistemas orgânicos podem ser afetados pela trissomia do 18. As anomalias maiores mais comuns são malformações cardíacas em mais de 90% dos casos – em particular comunicação interventricular, assim como agenesia do verme cerebelar, mielomeningocele, hérnia diafragmática, onfalocele, ânus imperfurado e anomalias renais como rim em ferradura (Lin, 2006; Rosa, 2011; Yeo, 2003). As imagens ultrassonográficas de diversas dessas anormalidades são apresentadas no Capítulo 10.

Anormalidades cranianas e de membros também são frequentes e incluem proeminência occipital, orelhas malformadas e giradas posteriormente, micrognatismo, mãos cerradas com sobreposição dos dedos, aplasia radial com hiperflexão dos punhos e pé torto ou plano congênito (Fig. 13-5). Um crânio em forma de morango é observado em cerca de 40% dos casos, *cavum* do septo pelúcido anormalmente largo em mais de 90% e cistos do plexo corióideo em até 50% (Abele, 2013; Yeo, 2003). É importante observar que os cistos do plexo corióideo isoladamente não estão associados à trissomia do 18. Esses cistos apenas aumentam o risco de trissomia do 18 se também houver anormalidades estruturais ou teste anormal no rastreamento de aneuploidia (Reddy, 2014).

As gestações com trissomia do 18 que alcançam o terceiro trimestre com frequência evoluem com restrição do crescimento fetal, e o peso médio ao nascer é < 2.500 g (Lin, 2006; Rosa, 2011). Devido aos traçados anormais da frequência cardíaca fetal comuns durante o trabalho de parto, o modo do parto e o manejo das anormalidades da frequência cardíaca devem ser discutidos antecipadamente. Nos relatos antigos, mais de metade dos fetos não diagnosticados nascia com cesariana indicada por "sofrimento fetal" (Schneider, 1981).

Trissomia do 13 – síndrome de Patau. Esse conjunto de anormalidades fetais e sua associação com uma trissomia autossômica foram descritas pela primeira vez por Patau e colaboradores (1960). A prevalência da trissomia do 13 é de cerca de 1 a cada 12.000 nascidos vivos e de 1 a cada 5.000 gestações identificadas, incluindo abortos e natimortos (Loane, 2013; Parker, 2010). Assim como é observado com a trissomia do 18, a trissomia do 13 é altamente letal, e a maioria dos fetos acometidos morre ou a gestação é interrompida.

Cerca de 80% das gestações com síndrome de Patau resultam da trissomia do 13. Os casos restantes são causados por uma translocação robertsoniana envolvendo o cromossomo 13. O rearranjo estrutural cromossômico mais comum é a translocação entre os cromossomos 13 e 14, der(13;14)(q10;q10). Esta translocação é portada por cerca de 1 em cada 1.300 indivíduos,

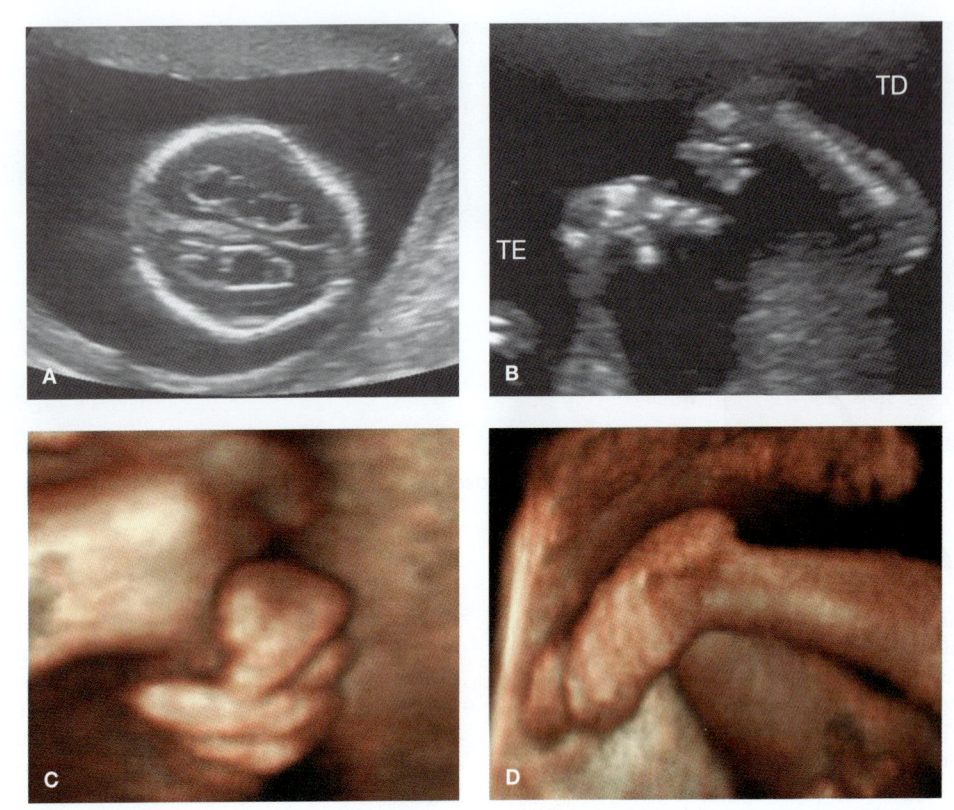

FIGURA 13-5 Trissomia do 18 – síndrome de Edwards. **A.** Esta incidência ultrassonográfica transventricular revela a presença de cistos do plexo corióideo fetal e crânio angulado em "forma de morango". **B.** A displasia radial se manifesta como um osso único no antebraço (rádio) e com as mãos em posição fixa em hiperflexão em ângulo reto com relação ao antebraço. **C.** Ultrassonografia tridimensional (3D) revelando a posição característica da mão, fechada com os dedos sobrepostos. **D.** Ultrassonografia 3D mostrando pé plano congênito.

embora o risco de um nascido vivo afetado seja inferior a 2% (Nussbaum, 2007).

A trissomia do 13 está associada a anormalidades em quase todos os sistemas de órgãos. Um achado característico é a holoprosencefalia (Fig. 10-15, p. 195). Ela ocorre em cerca de dois terços dos casos e pode ser acompanhada por microcefalia, hipotelorismo e anormalidades nasais que variam desde narina única até probóscide. Malformações cardíacas são encontradas em até 90% dos fetos com trissomia do 13 (Shipp, 2002). Outras anormalidades sugestivas dessa trissomia são defeitos no tubo neural – em particular cefalocele, microftalmia, fenda labiopalatina, onfalocele, displasia cística renal, polidactilia, pé plano e áreas com aplasia cutânea (Lin, 2007). Para o feto ou o neonato com cefalocele, rins císticos e polidactilia, o diagnóstico diferencial inclui a trissomia do 13 e a síndrome autossômica recessiva de Meckel-Gruber. As imagens ultrassonográficas de diversas dessas anormalidades são apresentadas no Capítulo 10 (p. 192).

Poucos fetos com a trissomia do 13 sobrevivem até o nascimento. Entre esses, a sobrevida em 1 semana aproxima-se de 40%, sendo de apenas 3% em 1 ano (Tennant, 2010; Vendola, 2010). O aconselhamento acerca do diagnóstico e das opções de manejo é semelhante àquele descrito para a trissomia do 18.

Diferentemente de outras aneuploidias, a trissomia do 13 no feto confere risco para a gestante. Hiperplacentose e pré-eclâmpsia desenvolvem-se em até metade das gestações de fetos portadores dessa trissomia que passam do segundo trimestre (Tuohy, 1992). O cromossomo 13 contém o gene para a tirosina-cinase 1 solúvel semelhante a FMS, conhecida como sFlt-1 (de *soluble FMS-like tyrosine kinase 1*), que é uma proteína antiangiogênica associada à pré-eclâmpsia (Cap. 40, p. 716). Pesquisadores comprovaram superexpressão da proteína sFlt-1 em placentas trissômicas do 13 e no soro de gestantes com pré-eclâmpsia (Bdolah, 2006; Silasi, 2011).

Outras trissomias. Na ausência de mosaicismo, discutido adiante (p. 263), outras trissomias autossômicas raramente geram um nascido vivo. Há relatos de caso de nascidos vivos com trissomia do 9 e com trissomia do 22 (Kannan, 2009; Tinkle, 2003). A trissomia do 16 é a mais comumente encontrada nos abortamentos espontâneos de primeiro trimestre, onde representam 16% desses casos. Porém, ela não é identificada mais adiante na gestação. Não há relatos de trissomia do 1.

Monossomia

A não disjunção cria igual número de gametas nulissômicos e dissômicos. Como regra, perder material cromossômico é mais devastador do que ter material cromossômico extra, e quase todos os conceptos monossômicos morrem antes da implantação. A única exceção é a monossomia para o cromossomo X (45,X), a síndrome de Turner, discutida adiante. Apesar da forte associação entre idade materna e trissomia, não há associação entre idade materna e monossomia.

Poliploidia

Define-se poliploidia como um número anormal de conjuntos cromossômicos haploides completos. As poliploidias respondem por cerca de 20% dos abortamento espontâneos, mas raramente são encontradas em gestações mais avançadas.

As gestações triploides apresentam três conjuntos haploides ou 69 cromossomos. Um dos pais deve contribuir com dois conjuntos, e a apresentação fenotípica varia de acordo com a origem paterna. Na *triploidia diândrica*, também conhecida como triploidia tipo I, o conjunto extra tem origem paterna, resultando da fecundação de um óvulo por dois espermatozoides ou por um espermatozoide diploide – e, portanto, anormal. A triploidia diândrica produz uma gravidez molar parcial, discutida no Capítulo 20 (p. 389). Ela responde pela maioria das concepções triploides, mas a taxa de gestações perdidas no primeiro trimestre é extremamente alta. Como resultado, dois terços das gestações triploides identificadas além do primeiro trimestre são causadas por *triploidia digínica* (Jauniaux, 1999). Na triploidia digínica, também conhecida como triploidia tipo II, o conjunto extra de cromossomos tem origem materna, e o óvulo não realiza a primeira ou a segunda divisão meiótica antes da fecundação. As placentas triploides digínicas não desenvolvem alterações molares. Contudo, o feto costuma apresentar restrição assimétrica do crescimento.

A prevalência de gestações triploides identificadas é de cerca de 1 em 5.000 gestações (Zalel, 2016). A triploidia é uma aneuploidia letal, e mais de 90% dos fetos com qualquer das formas, diândrica ou digínica, apresentam múltiplas anomalias estruturais. Elas incluem defeitos no sistema nervoso central – particularmente envolvendo a fossa posterior – bem como anomalias cardíacas, renais e de extremidades (Jauniaux, 1999; Zalel, 2016). O aconselhamento, o diagnóstico pré-natal e as opções de parto são semelhantes àqueles para as trissomias do 18 e do 13. O risco de recorrência para uma gestante cujo feto triploide tenha sobrevivido ao primeiro trimestre é de 1 a 1,5% e, como consequência, há indicação para diagnóstico pré-natal em gestações futuras (Gardner, 1996).

As gestações tetraploides têm quatro conjuntos de cromossomos e resultam em 92,XXXX ou 92,XXYY. Isso sugere falha pós-zigótica de completar a divisão de clivagem precoce. O concepto invariavelmente morre, e o risco de recorrência é mínimo.

Anormalidades nos cromossomos sexuais

45,X – síndrome de Turner.
Descrita pela primeira vez por Turner (1938), a causa desta síndrome foi depois descoberta como a monossomia do X (Ford, 1959). A prevalência da síndrome de Turner é de cerca de 1 a cada 2.500 nascidos vivos em meninas (Cragan, 2009; Dolk, 2010). O cromossomo X faltante tem origem paterna em 80% dos casos (Cockwell, 1991; Hassold, 1990). O rastreamento de síndrome de Turner com DNA livre de células é discutido no Capítulo 14 (p. 284).

A síndrome de Turner é a única monossomia compatível com a vida, mas também é a aneuploidia mais comum nos abortamentos de primeiro trimestre, sendo responsável por 20% dos casos. Isso é explicado pela ampla variação no fenótipo. Cerca de 98% dos conceptos são tão anormais que sofrem abortamento precocemente no primeiro trimestre. Entre os restantes, muitos manifestam grandes higromas císticos septados no final do primeiro ou início do segundo trimestre (Fig. 10-22, p. 198). Quando os higromas císticos são acompanhados por hidropsia fetal, os fetos quase sempre morrem *in utero* (Cap. 15, p. 309). Menos de 1% das gestações com síndrome de Turner dão origem a um nascido vivo. Além disso, apenas metade dos casos de fato têm monossomia do X. Cerca de um quarto deles têm mosaicismos, como 45,X/46,XX ou 45,X/46,XY, e outros 15% têm o isocromossomo X, ou seja, 46,X,i(Xq) (Milunsky, 2004; Nussbaum, 2007).

Entre as anormalidades associadas à síndrome de Turner estão malformações cardíacas esquerdas – como coarctação da aorta, síndrome do coração esquerdo hipoplásico ou valva aórtica bicúspide – em 30 a 50%; anomalias renais, em particular rim em ferradura; e hipotireoidismo. Outros achados são estatura baixa, tórax largo com mamilos amplamente espaçados, linfedema congênito – inchaço em dorso de mãos e pés e pescoço alado resultante de higromas císticos. Os escores de inteligência em geral ficam dentro do espectro normal, mas os indivíduos afetados costumam manifestar déficits na organização visuoespacial e dificuldade na resolução de problemas não verbais e na interpretação de normas sociais sutis (Jones, 2006). O hormônio do crescimento normalmente é administrado na infância para minorar a baixa estatura (Kappelgaard, 2011). Mais de 90% apresentam disgenesia ovariana e necessitam de reposição de estrogênios, com início imediatamente antes da adolescência. Uma exceção é o mosaicismo envolvendo o cromossomo Y, pois isso confere risco de neoplasia de células germinativas – independentemente de a criança ter fenótipo masculino ou feminino. Assim, algumas vezes é indicada a gonadectomia bilateral profilática (Cools, 2011; Schorge, 2016).

47,XXX.
Cerca de 1 em cada 1.000 neonatos do sexo feminino apresenta um cromossomo X adicional – 47,XXX. O X extra tem origem materna em mais de 90% dos casos (Milunsky, 2004). As crianças afetadas não têm uma aparência característica e, no passado, a maioria não era avaliada até a idade escolar. Porém, a incidência de 47,XXX está fracamente associada à idade materna, e o rastreamento com DNA livre de células resultou em aumento dos diagnósticos (Tab. 14-5, p. 281). As características frequentes incluem estatura elevada, hipertelorismo, pregas epicânticas, cifoescoliose, clinodactilia e hipotonia (Tartaglia, 2010; Wigby, 2016). Mais de um terço dos casos são diagnosticados com uma dificuldade de aprendizado, metade deles tem transtorno do déficit de atenção e os escores cognitivos globais estão na faixa normal-baixa. Não foi descrito nenhum padrão específico de malformações, mas problemas geniturinários e distúrbios convulsivos são mais comuns (Wigby, 2016). O desenvolvimento puberal não é afetado. Foi relatada insuficiência ovariana primária (Holland, 2001). Devido à apresentação variável e aos achados anormais sutis, estima-se que este diagnóstico é definido clinicamente em apenas 10% das crianças afetadas.

As meninas com dois ou mais cromossomos X extras – 48,XXXX ou 49,XXXXX – provavelmente apresentam anormalidades físicas evidentes ao nascimento. Esses X complementares anormais estão associados a deficiência intelectual. Tanto para meninos como para meninas, o escore de QI é reduzido a cada cromossomo X adicional.

47,XXY – síndrome de Klinefelter.
Essa é a anormalidade mais comum em cromossomos sexuais, sendo encontrada em cerca de 1 de cada 600 meninos. O cromossomo X adicional tem origem materna ou paterna em iguais proporções (Jacobs, 1995; Lowe, 2001). A associação com idade materna ou paterna avançada é fraca (Milunsky, 2004).

Como os recém-nascidos 47,XXX, aqueles 47,XXY parecem fenotipicamente normais e em geral não apresentam maior incidência de anomalias. Na infância, os meninos geralmente são mais altos que a média e têm desenvolvimento pré-puberal normal. Entretanto, apresentam disgenesia gonadal e não evoluem com virilização normal, necessitando da administração de testosterona suplementar com início na adolescência. É possível haver ginecomastia. Os escores de QI costumam estar na faixa normal-baixa, e muitos apresentam atrasos no desenvolvimento da linguagem e na leitura (Boada, 2009; Girardin, 2011).

47,XYY. Essa aneuploidia ocorre em cerca de 1 em cada 1.000 recém-nascidos do sexo masculino. Como nos casos de 47,XXX e XXY, os meninos afetados tendem a ser altos. Um terço deles têm macrocefalia, quase dois terços demonstram hipotonia e os tremores também são comuns (Bardsley, 2013). As taxas de anomalias importantes não são elevadas, embora hipertelorismo e clinodactilia possam ser identificados em mais da metade dos casos. O desenvolvimento puberal é normal, e a fertilidade não está prejudicada. As crianças afetadas têm risco de comprometimento da linguagem oral e escrita, o transtorno do déficit de atenção é diagnosticado em mais da metade dos casos e a taxa de transtorno do espectro autista também está aumentada (Bardsley, 2013; Ross, 2009). Os escores de inteligência costumam estar na faixa normal.

No sexo masculino, aqueles com mais de dois cromossomos Y – 48,XYYY – ou com cromossomos adicionais X e Y – 48,XXYY ou 49,XXXYY – têm mais chances de apresentar anormalidades congênitas, problemas clínicos e deficiência intelectual (Tartaglia, 2011).

■ Anormalidades na estrutura dos cromossomos

As anormalidades cromossômicas estruturais incluem deleções, duplicações, translocações, isocromossomos, inversões, anéis cromossômicos e mosaicismo (ver Tab. 13-1). A prevalência global no nascimento é de cerca de 0,3% (Nussbaum, 2007). A identificação da anormalidade na estrutura do cromossomo levanta duas questões primárias. Primeira: quais anormalidades fenotípicas ou anormalidades no desenvolvimento tardio estão associadas a esse achado? Segunda: há indicação para a cariotipagem dos pais – especificamente, os pais apresentam maior risco de serem portadores dessa anormalidade? Se assim for, qual é o risco de haver descendentes futuros afetados?

Deleções e duplicações

Uma deleção cromossômica indica que está faltando um segmento de um cromossomo, enquanto uma duplicação significa que um segmento foi incluído duas vezes. A maioria das deleções e duplicações ocorre durante a meiose e resulta de mau alinhamento ou desencontro durante o pareamento de cromossomos homólogos. O segmento com alinhamento errado pode, então, ser deletado, ou, se o desencontro se mantiver quando os dois cromossomos se recombinarem, o resultado poderá ser uma deleção em um cromossomo e uma duplicação no outro (Fig. 13-6). Quando é identificada uma deleção ou duplicação em um feto ou neonato, deve ser oferecida aos pais a cariotipagem, pois se um deles for portador de uma translocação balanceada, o risco de recorrência em gestações subsequentes é significativamente aumentado. Deleções envolvendo segmentos de DNA longos o suficiente para

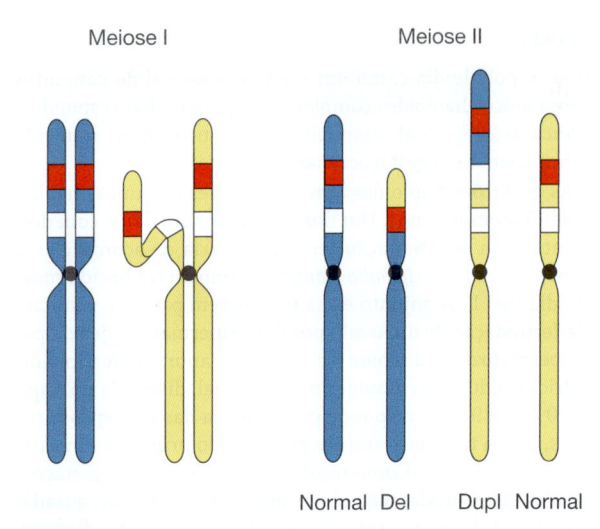

FIGURA 13-6 O erro no emparelhamento durante o pareamento de cromossomos homólogos pode levar à deleção em um cromossomo e à duplicação no outro. Del, deleção; Dupl, duplicação.

serem vistos com a cariotipagem citogenética convencional são identificadas em cerca de 1 a cada 7.000 nascimentos (Nussbaum, 2007). As deleções comuns podem ser designadas por epônimos – por exemplo, del 5p é denominada *síndrome cri du chat*.

Microdeleções e microduplicações. Essas deleções ou duplicações cromossômicas – menores que 3 a 5 milhões de pares de bases – são muito pequenas para serem detectadas com a cariotipagem convencional. Entretanto, a análise cromossômica por *microarray* (ACM), descrita mais adiante (p. 271), permite a identificação de síndrome associadas a essas microdeleções ou duplicações. Quando é usada a ACM, a região do DNA faltante ou duplicada é chamada de *variante do número de cópias genômicas*. A despeito de seu tamanho relativamente pequeno, a microdeleção ou duplicação pode envolver um segmento de DNA que contenha múltiplos genes – causando uma *síndrome de genes contíguos*, que pode incluir anormalidades fenotípicas graves, mas não relacionadas (Schmickel, 1986). Em alguns casos, uma microduplicação pode envolver a região exata do DNA que causa uma síndrome de microdeleção identificada (Tab. 13-2). Quando há suspeita clínica de uma síndrome específica de microdeleção, ela é confirmada com o uso da ACM ou da hibridização por fluorescência *in situ*.

Síndrome da microdeleção 22q11.2. Também conhecida como síndrome de DiGeorge, síndrome de Shprintzen e síndrome velocardiofacial. É a microdeleção mais comum, com uma prevalência de 1 em cada 3.000 a 6.000 nascimentos. Embora seja transmitida de modo autossômico dominante, mais de 90% dos casos ocorrem com mutações *de novo*. A deleção plena inclui 3 milhões de pares de bases, abrange 40 genes e pode incluir 180 características distintas – o que impõe alguns desafios ao aconselhamento (Shprintzen, 2008). As características podem variar muito, mesmo entre os familiares afetados. Já se supôs que grupos de características diferentes definiam os fenótipo DiGeorge e Shprintzen, mas atualmente se entende que representem a mesma microdeleção (McDonald-McGinn, 2015).

Em cerca de 75% dos indivíduos afetados, as anormalidades associadas incluem anomalias cardíacas conotruncais, como

TABELA 13-2 Síndromes de microdeleção selecionadas

Síndrome	Prevalência	Localização	Características
Alagille	1:70.000	20p12.2	Colestase (paucidade de ductos biliares intra-hepáticos), doença cardíaca, doença esquelética, anormalidades oculares, dismorfismo facial
Angelman	1:12.000 a 1:20.000	15q11.2-q13 (genes maternos)	Fácies dismórfica – aspecto de "boneca feliz", deficiência intelectual, ataxia, hipotonia e convulsões
Cri du chat (miado do gato)	1:20.000 a 1:50.000	5p15.2-15.3	Desenvolvimento anormal da laringe com choro lembrando o "miado do gato", hipotonia e deficiência intelectual
Kallmann	1:10.000 a 1:86.000	Xp22.3	Hipogonadismo hipogonadotrófico, anosmia
Langer-Giedion	Rara	8q23.3	Síndrome tricorrinofalângica, fácies dismórfica, rarefação capilar, pele redundante, deficiência intelectual
Miller-Dieker	Rara	17p13.3	Anormalidades na migração neuronal com lisencefalia, microcefalia e fácies dismórfica
Prader-Willi	1:10.000 a 1:30.000	15q11.2-q13 (genes paternos)	Obesidade, hipotonia, deficiência intelectual, hipogonadismo hipogonadotrópico, mãos e pés pequenos
Retinoblastoma	1:280.000	13q14.2	Retinoblastoma, retinoma (neoplasia benigna), tumores não retinianos (primários secundários)
Rubenstein-Taybi	1:100.000 a 1:125.000	16p13.3	Fácies dismórfica, polegares e artelhos largos, deficiência intelectual, risco aumentado de tumores
Smith-Magenis	1:15.000 a 1:25.000	17p11.2	Fácies dismórfica, retardo na fala, perda auditiva, distúrbios do sono e comportamento autodestrutivo
Velocardiofacial/ DiGeorge/Shprintzen	1:4.000	22q11.2	Malformações cardíacas conotruncais, fenda palatina, incompetência velofaríngea, anormalidades de timo e paratireoide, atraso de desenvolvimento
WAGR	1:500.000	11p13	Tumor de Wilms, aniridia, anomalias geniturinárias (incluindo genitália ambígua), deficiência intelectual (*mental retardation*)
Williams-Beuren	1:7.500 a 1:10.000	7q11.23	Fácies dismórfica, malformação dentária, deficiência intelectual, estenose aórtica e de artéria pulmonar periférica
Wolf-Hirschhorn	1:20.000 a 1:50.000	4p16.3	Fácies dismórfica, atraso de crescimento e desenvolvimento, fenda labiopalatina, coloboma, defeitos septais cardíacos
Ictiose ligada ao X	1:6.000	Xp22.3	Deficiência da esteroide-sulfatase, opacidades corneanas

A prevalência reflete os nascidos vivos.
Dados de National Library of Medicine, 2017; Johns Hopkins University, 2017.

---

tetralogia de Fallot, anomalia do canal arterial, interrupção do arco aórtico e comunicação interventricular (McDonald-McGinn, 2015). Em cerca de 75% dos casos ocorre deficiência imune, como linfopenia de células T. Mais de 70% dos casos apresentam insuficiência velofaríngea ou fenda palatina. Dificuldades de aprendizado, transtorno do espectro autista e deficiência intelectual também são comuns. Outras manifestações são hipocalcemia, anomalias renais, dismotilidade esofágica, perda auditiva, transtornos comportamentais e doença psiquiátrica – particularmente a esquizofrenia. Fenda palpebral curta, ponta do nariz em forma de bulbo, micrognatismo, filtro curto e orelhas pequenas ou com rotação posterior são traços faciais característicos.

Translocações cromossômicas

Trata-se de rearranjos de DNA nos quais um segmento do DNA sofre quebra e se liga a outro cromossomo. Os cromossomos rearranjados são denominados derivativos (der). Há dois tipos – translocações recíprocas e robertsonianas.

Translocações recíprocas. Uma translocação de duplo segmento ou recíproca começa quando a quebra ocorre em dois cromossomos diferentes. Os fragmentos quebrados são então trocados, de modo que cada cromossomo afetado contenha um fragmento do outro. Se nesse processo não houver perda ou ganho de material cromossômico, estaremos diante de uma translocação balanceada. A prevalência de translocações recíprocas é de cerca de 1 a cada 600 nascimentos (Nussbaum, 2007). Embora o portador da translocação balanceada seja geralmente normal fenotipicamente, o reposicionamento de genes específicos dentro de segmentos cromossômicos pode causar anormalidades. O risco de anormalidade maior na estrutura ou no desenvolvimento em um portador de translocação aparentemente balanceada é de cerca de 6%. É interessante observar que, com o uso da tecnologia de ACM, até 20% das pessoas que parecem ter uma translocação balanceada têm, na verdade, segmentos faltantes ou redundantes de DNA (Manning, 2010).

Os portadores de translocação balanceada estão sob risco de produzir gametas não balanceados que resultam em prole

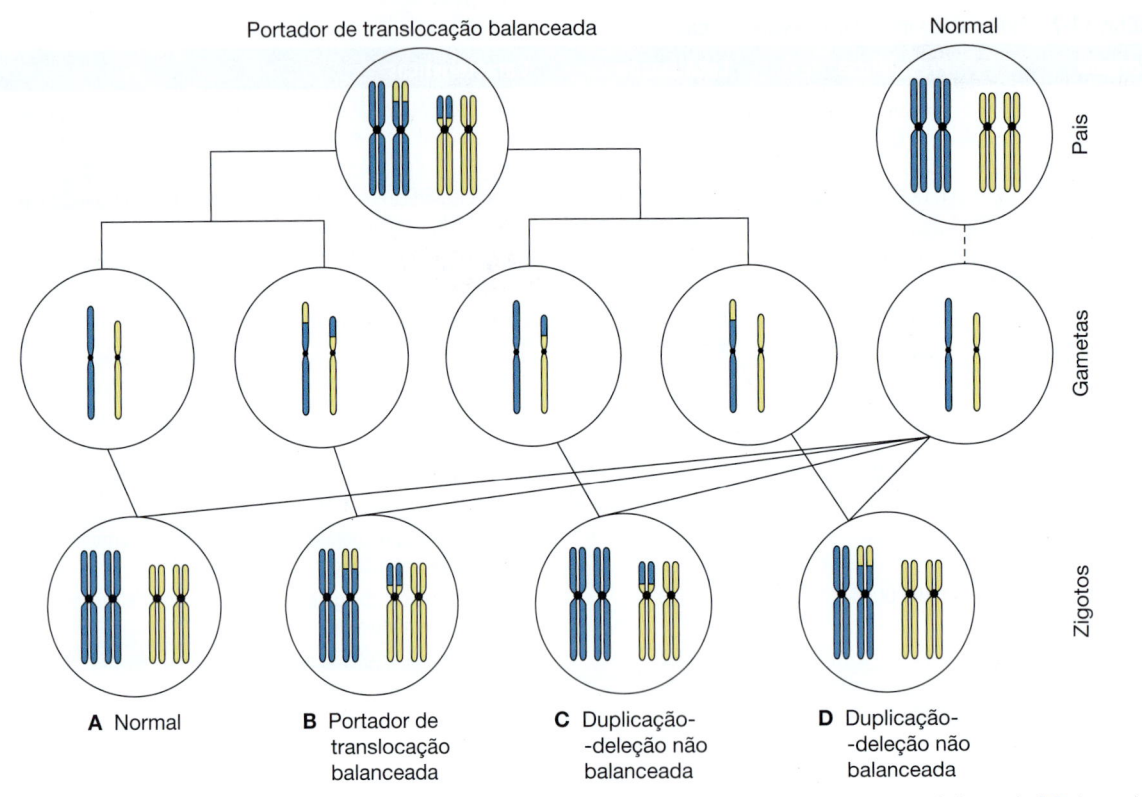

FIGURA 13-7 Um portador de uma translocação balanceada pode produzir descendentes também portadores do rearranjo balanceado **(B)**, descendentes com translocação não balanceada **(C, D)**, ou descendentes com complementos cromossômicos normais **(A)**.

anormal. Como mostra a Figura 13-7, se um oócito ou um espermatozoide contiver translocação em um cromossomo, a fecundação resultará em translocação não balanceada – monossomia de parte de um cromossomo afetado e trissomia de parte do outro. O risco de translocações específicas pode ser estimado no aconselhamento genético. De forma geral, os portadores de translocação identificados após o nascimento de uma criança anormal apresentam risco entre 5 e 30% de produzir descendentes nascidos vivos com translocações não balanceadas. Os portadores identificados por outras razões, por exemplo, durante investigação de infertilidade, têm risco de apenas 5%. Isso provavelmente ocorre porque os gametas são tão anormais que os conceptos são inviáveis.

Translocações robertsonianas. Essas translocações envolvem apenas cromossomos *acrocêntricos*, que são os cromossomos 13, 14, 15, 21 e 22. Os cromossomos acrocêntricos têm braços p extremamente curtos. Na translocação robertsoniana, os braços q de dois cromossomos acrocêntricos sofrem fusão em um centrômero para formar um cromossomo derivativo. O outro centrômero e ambos os conjuntos de braços p são perdidos. Considerando que o número de centrômeros determina a contagem de cromossomos, o portador de translocação robertsoniana apresentará apenas 45 cromossomos. Felizmente, os braços p dos cromossomos acrocêntricos – as regiões satélite – contêm cópias redundantes de genes que codificam o RNA ribossômico. Como esses estão presentes em múltiplas cópias em outros cromossomos acrocêntricos, a sua perda não afeta o portador da translocação, que costuma ser fenotipicamente normal. Porém, quando o cromossomo derivativo

é pareado durante a fecundação com um cromossomo haploide do parceiro, os descendentes resultantes serão trissômicos para aquele cromossomo.

Translocações robertsonianas são encontradas em cerca de 1 a cada 1.000 indivíduos. A incidência de descendentes anormais é de cerca de 15% caso a translocação robertsoniana esteja na mãe, e de 2% se o portador for o pai. As translocações robertsonianas não são uma causa importante de abortamentos espontâneos e são encontradas em menos de 5% dos casais com perdas recorrentes de gestação. Quando se descobre um feto ou um neonato portador de trissomia por translocação, há indicação de submeter os pais a uma análise de cariótipo. Se nenhum deles for portador, o risco de recorrência é extremamente baixo.

Os portadores de translocações robertsonianas balanceadas têm dificuldades reprodutivas por diversas razões. Se os cromossomos fusionados forem homólogos, ou seja, originados no mesmo par cromossômico, o portador produzirá apenas gametas não balanceados. Cada óvulo ou espermatozoide contém ambas as cópias do cromossomo que sofreu translocação, o que, em caso de fecundação, resultaria em trissomia, ou nenhuma cópia, o que originaria monossomia. Se os cromossomos fusionados não forem homólogos, 4 de 6 gametas seriam anormais. A translocação robertsoniana mais comum é der(13;14) (q10;q10), que é responsável por 20% dos casos da síndrome de Patau (p. 257).

Isocromossomos

Esses cromossomos anormais são formados pela fusão de dois braços q ou dois braços p de um cromossomo. Acredita-se que os isocromossomos surjam quando o centrômero se quebra transversalmente em vez de longitudinalmente durante a meiose II ou a mitose. Também podem resultar de um erro na meiose em um cromossomo com uma translocação robertsoniana. Um isocromossomo contendo os braços q de um cromossomo acrocêntrico se comporta como uma translocação robertsoniana homóloga, e esse portador só é capaz de produzir gametas anormais não balanceados. Quando um isocromossomo envolve cromossomos não acrocêntricos, com braços p contendo material genético importante, a fusão e a quebra do centrômero anormal resultam em dois isocromossomos. Um deles é composto de ambos os braços p, enquanto o outro é composto de ambos os braços q. É provável que um desses isocromossomos se perca durante a divisão celular, resultando em deleção de todos os genes localizados no braço perdido. Assim, o portador costuma ser fenotipicamente anormal e produz gametas anormais. O isocromossomo mais comum envolve o braço longo do cromossomo X, i(Xq), que é a etiologia de 15% dos casos de síndrome de Turner.

Inversões cromossômicas

Ocorrem quando há duas quebras em um mesmo cromossomo, e o material genético interveniente é invertido antes que as quebras sejam reparadas. Embora nenhum material genético seja perdido ou duplicado, o rearranjo pode alterar a função genética. Há dois tipos de inversão – pericêntrica e paracêntrica.

Inversão pericêntrica. Resulta de quebras nos braços p e q de um cromossomo, de forma que o material invertido inclua o centrômero (Fig. 13-8). Uma inversão pericêntrica causa problemas no alinhamento cromossômico durante a meiose e implica risco significativo para o portador de produzir gametas anormais e descendentes anormais. Em geral, o risco observado de descendentes anormais para o portador de inversão pericêntrica é de 5 a 10% se a averiguação tiver sido feita após o nascimento de uma criança anormal. Contudo, o risco diminui para apenas 1 a 3% se a investigação tiver sido motivada por outra indicação. Uma exceção importante é uma inversão pericêntrica no cromossomo 9. Trata-se de inv(9)(p11q12), que é uma variante normal presente em cerca de 1% da população.

Inversão paracêntrica. Se houver duas quebras em um mesmo braço do cromossomo – p ou q – o material invertido não inclui o centrômero, e a inversão é dita paracêntrica (ver Fig. 13-8). O portador produz gametas balanceados normais ou com anormalidades tão graves que impedem que haja fecundação. Assim, embora a infertilidade possa ser um problema, o risco de ocorrerem descendentes anormais é extremamente baixo.

Cromossomos em anel

Se houver deleções em ambas as extremidades do mesmo cromossomo, essas extremidades podem se juntar para formar um cromossomo em anel. As regiões do telômero, que são as extremidades de um cromossomo, contêm complexos de nucleoproteínas especializadas que estabilizam o cromossomo. Se apenas os telômeros se perderem, todo o material genético importante será preservado, e o portador se manterá essencialmente balanceado. Se as deleções estenderem-se mais no sentido proximal, ultrapassando os telômeros, é provável que o portador seja fenotipicamente anormal. Um exemplo disso é o cromossomo X em anel, que pode causar síndrome de Turner.

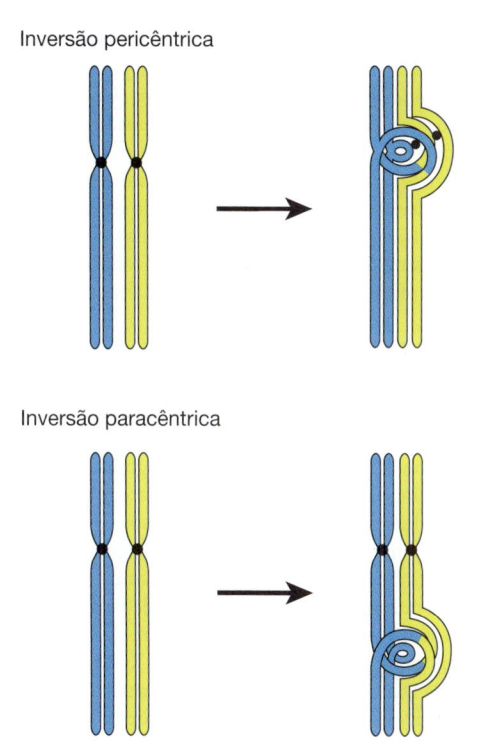

FIGURA 13-8 Mecanismo da meiose nas situações de inversão pericêntrica (envolvendo o centrômero) ou paracêntrica (sem envolvimento do centrômero). Os indivíduos com inversões pericêntricas têm maior risco de produzir descendentes com duplicação/deleção. Aqueles com inversões paracêntricas possuem maior risco de perda gestacional precoce.

■ Mosaicismo cromossômico

Um indivíduo com mosaicismo possui duas ou mais linhagens celulares citogeneticamente distintas, derivadas de um único zigoto. A expressão fenotípica do mosaicismo depende de vários fatores, incluindo se as células citogeneticamente anormais envolvem o feto, parte do feto, apenas a placenta ou alguma combinação. Nas culturas de líquido amniótico o mosaicismo é encontrado em cerca de 0,3%, mas isso pode não refletir o complemento cromossômico fetal (Carey, 2014). Quando as células anormais estão presentes em um único frasco de líquido amniótico, é provável que estejamos diante de pseudomosaicismo, causado por artefato na cultura celular (Bui, 1984; Hsu, 1984). Entretanto, quando as células anormais ocorrem em diversas culturas, é mais provável que estejamos diante de mosaicismo verdadeiro, e há indicação de novos exames. Uma segunda linhagem celular é confirmada em 60 a 70% desses fetos (Hsu, 1984; Worton, 1984).

Mosaicismo confinado à placenta

Com as coletas de vilosidades coriônicas, os estudos demonstram que até 2% das placentas são mosaicos, com o mosaicismo confinado à placenta na maioria desses casos (Baffero, 2012; Henderson, 1996). Deve ser oferecida a amniocentese. Em uma série com mais de 1.000 gestações com mosaicismo encontrado em coleta de vilosidade coriônica, a amniocentese subsequente identificou mosaicismo fetal verdadeiro em 13% dos casos. A dissomia uniparental, discutida adiante (p. 268), foi encontrada em 2%, com o restante resultando de mosaicismo confinado à placenta (Malvestiti, 2015). Se o mosaicismo for detectado para um cromossomo que sabedoria contém genes marcados – como os cromossomos 6, 7, 11, 14 ou 15 – deve-se considerar o teste para dissomia uniparental, pois pode haver consequências fetais (Grati, 2014a).

Embora os desfechos no caso de mosaicismo confinado à placenta sejam geralmente bons, é comum haver restrição de crescimento fetal e o risco de natimorto também é maior (Reddy, 2009). A restrição de crescimento fetal pode ser causada por comprometimento do funcionamento das células placentárias aneuploides (Baffero, 2012). O mosaicismo placentário para a trissomia do 16 confere um prognóstico particularmente ruim.

Mosaicismo gonadal

O mosaicismo confinado às gônadas provavelmente tem origem em um erro na mitose de células destinadas à formação das gônadas, resultando em uma população de células germinativas anormais. Considerando que as espermatogônias e as oogônias se dividem ao longo da vida fetal, e as espermatogônias continuam a se dividir ao longo da vida adulta, esse mosaicismo também pode ser causado por um erro meiótico ocorrido em células germinativas anteriormente normais. O mosaicismo gonadal pode ser responsável por doenças *de novo* na prole de pais normais. Exemplos autossômicos dominantes são acondroplasia e osteogênese imperfeita, enquanto aquelas ligadas ao X incluem a distrofia muscular de Duchenne. O mosaicismo gonadal também explica o risco de recorrência de 6% após o nascimento de uma criança com doença causada por uma "nova" mutação.

MODOS DE HERANÇA

Um distúrbio monogênico ou *mendeliano* é causado por mutação ou alteração em um único *locus* ou gene em um dos membros de um par de genes, ou em ambos. Os modos tradicionais de herança mendeliana são a autossômica dominante, a autossômica recessiva, a ligada ao X e a ligada ao Y. Outros padrões de herança monogênica, descritos subsequentemente, incluem a herança mitocondrial, a dissomia uniparental, o *imprinting* e a expansão da repetição de trinucleotídeos, também denominada antecipação. Em torno dos 25 anos, cerca de 0,4% da população apresenta uma anormalidade atribuída a um distúrbio monogênico, e 2% apresentarão ao menos um desses distúrbios ao longo da vida (Tab. 13-3).

■ Relação entre fenótipo e genótipo

Quando se considera a herança, é o fenótipo que é dominante ou recessivo, e não o genótipo. Com uma doença dominante, o gene normal pode determinar a produção da proteína normal, mas o fenótipo é anormal porque é determinado pela proteína produzida pelo gene anormal. Com uma doença recessiva, o portador heterozigoto pode produzir níveis detectáveis de um produto do gene anormal, mas não apresenta característica da doença porque o fenótipo é determinado pelo produto do cogene normal. Por exemplo, os eritrócitos de portadores de traço falcêmico contêm cerca de 30% de hemoglobina S; contudo, como os 70% restantes da hemoglobina são do tipo A, essas células geralmente não sofrem falcização *in vitro*.

Heterogeneidade

A *heterogeneidade genética* explica como os diferentes mecanismos genéticos podem resultar no mesmo fenótipo. A *heterogeneidade de locus* indica que uma doença específica pode ser causada por

TABELA 13-3 Distúrbios monogênicos (mendelianos) selecionados

Autossômicos dominantes
Acondroplasia
Câncer de mama e/ou ovário BRCA1 e BRCA2
Deficiência de antitrombina III
Distrofia miotônica
Doença de Huntington
Doença de von Willebrand
Doença renal policística do adulto
Esclerose tuberosa
Esferocitose hereditária
Hipercolesterolemia familiar
Miocardiopatia hipertrófica obstrutiva
Neurofibromatose tipo 1 e 2
Polipose adenomatosa familiar
Porfiria intermitente aguda
Síndrome de Ehlers-Danlos
Síndrome de Marfan
Síndrome do QT longo
Telangiectasia hemorrágica hereditária

Autossômicos recessivos
Anemia falciforme
Deficiência de α_1-antitripsina
Doença de Gaucher
Doença de Wilson
Doença de Tay-Sachs
Fenilcetonúria
Fibrose cística
Hemocromatose
Hiperplasia suprarrenal congênita
Homocistinúria
Síndromes talassêmicas

Ligados ao X
Albinismo ocular tipos 1 e 2
Cegueira para cores (acromatopsia)
Deficiência de glicose-6-fosfato
Distrofia muscular – Duchenne e Becker
Doença de Fabry
Doença granulomatosa crônica
Hemofilia A e B
Raquitismo hipofosfatêmico
Síndrome de insensibilidade androgênica
Síndrome do X frágil

mutações em diferentes *loci* genéticos. Também explica por que algumas doenças parecem seguir mais de um tipo de herança. Um exemplo é a retinite pigmentosa, que pode desenvolver mutações no mínimo em 35 genes ou *loci* diferentes e pode resultar nas formas autossômica dominante, autossômica recessiva ou ligada ao X.

A *heterogeneidade alélica* descreve como mutações diferentes do mesmo gene podem afetar a apresentação de determinada doença. Por exemplo, embora apenas um gene tenha sido associado à fibrose cística – o gene *regulador da condutância transmembrana na fibrose cística* –, foram descritas mais de 2.000 mutações nesse gene, as quais resultam em diversos graus de intensidade da doença (Caps. 14 e 51, p. 289 e 997).

A *heterogeneidade fenotípica* explica como diferentes estados de doença podem surgir de mutações distintas no mesmo gene. Por exemplo, mutações no gene do *receptor do fator 3 de crescimento de fibroblasto (FGFR3, de fibroblast growth factor receptor 3)* podem resultar em diversos distúrbios esqueléticos diferentes, incluindo acondroplasia e displasia tanatofórica, ambas discutidas no Capítulo 10 (p. 210).

■ Herança autossômica dominante

Se apenas uma cópia de um par de genes determina o fenótipo, esse gene é considerado o dominante. Os portadores têm probabilidade de 50% de transmitir o gene afetado a cada concepção. Um gene com mutação dominante costuma determinar o fenótipo em detrimento do gene normal. Isso posto, nem todos os indivíduos necessariamente irão manifestar da mesma forma um problema autossômico dominante. Entre os fatores que influenciam o fenótipo de uma condição autossômica dominante estão a penetrância, a expressividade e, ocasionalmente, a presença de genes codominantes.

Penetrância

Esta característica descreve a proporção em que um gene dominante se expressa. Um gene com expressão fenotípica reconhecível em todas as pessoas é 100% penetrante, enquanto a penetrância é incompleta se alguns portadores expressarem o gene, mas outros não o fizerem. Isso pode ser expresso de maneira quantitativa – por exemplo, um gene que se expressa de alguma forma em 80% dos indivíduos portadores apresenta penetrância de 80%. É importante observar que a penetrância incompleta pode explicar por que algumas doenças autossômicas dominantes parecem "pular" gerações.

Expressividade

Indivíduos com o mesmo traço autossômico dominante podem manifestar a condição de maneira diferente, mesmo dentro da mesma família. Os genes com expressividade variável podem produzir manifestações de doença que variam desde leves até graves. Como exemplos, temos neurofibromatose, esclerose tuberosa e doença renal policística do adulto.

Genes codominantes

Se dois alelos diferentes em um par de genes são ambos expressos em um fenótipo, eles são considerados codominantes. O tipo sanguíneo, por exemplo, é determinado pela expressão dos antígenos de glóbulos vermelhos A e B dominantes que podem ser expressos simultaneamente. Outro exemplo de codominância é o grupo de genes responsáveis pela produção de hemoglobina. Um indivíduo com um gene determinando a produção de hemoglobina S e outro determinando a produção de hemoglobina C produz ambas as hemoglobinas, S e C (Cap. 56, p. 1082).

Idade paterna avançada

A idade paterna acima de 40 anos está associada a aumento do risco de mutações genéticas espontâneas, em particular substituições de uma única base. Isso pode resultar em descendentes com novos distúrbios autossômicos dominantes ou estados de portador ligados ao X. Em especial, a idade paterna avançada foi associada a mutações do gene do *receptor do fator 2 de crescimento de fibroblasto (FGFR2)*, que podem causar síndromes de craniossinostose como as de Apert, Crouzon e Pfeiffer; mutações no gene *FGFR3*, que podem resultar em acondroplasia e displasia tanatofórica; e mutações no *proto-oncogene RET*, que podem causar síndromes de neoplasia endócrina múltipla (Jung, 2003; Toriello, 2008). Com o uso do sequenciamento do genoma completo, descrito adiante (p. 272), Kong e associados (2012) também demonstraram que a idade paterna contribui para um aumento da taxa de polimorfismos de nucleotídeo único entre os descendentes. Essa taxa é de cerca de duas mutações para cada ano de idade paterna. Como os distúrbios autossômicos dominantes individuais são incomuns, o risco real de cada condição específica é baixo, não sendo recomendado nenhum tipo de rastreamento ou teste específico.

A idade paterna avançada também foi associada a risco ligeiramente aumentado de síndrome de Down fetal e de anormalidades estruturais isoladas (Grewal, 2012; Toriello, 2008; Yang, 2007). Em geral, não se acredita que indique aumento do risco de outras aneuploidias, provavelmente porque o espermatozoide aneuploide é incapaz de fecundar o óvulo.

■ Herança autossômica recessiva

As doenças recessivas desenvolvem-se apenas quando ambas as cópias do gene são anormais. Muitas doenças com deficiência enzimática têm herança autossômica recessiva, e a atividade enzimática no portador é aproximadamente metade da normal. A não ser que sejam rastreados para uma doença específica, como fibrose cística, os portadores em geral não são identificados até o nascimento de uma criança afetada ou até que tenha sido feito o diagnóstico em algum membro de sua família (Cap. 14, p. 289). Se um casal tem um filho com uma doença autossômica recessiva, o risco de recorrência será de 25% para cada gravidez subsequente. Assim, 25% dos descendentes serão homozigotos normais, 50% serão portadores heterozigotos, e 25% serão homozigotos anormais. Em outras palavras, 3 em 4 crianças serão fenotipicamente normais, e dois terços dos irmãos fenotipicamente normais serão portadores.

Um portador heterozigoto de uma doença recessiva só apresenta risco de ter um filho afetado se seu par for heterozigoto ou homozigoto para aquela doença. Os genes de doenças autossômicas recessivas raras têm baixa prevalência na população. Assim, a probabilidade de que o parceiro seja portador do gene é baixa – exceto em caso de consanguinidade ou de o parceiro ser membro de um grupo de risco. Os portadores heterozigotos em geral não são detectáveis clinicamente, mas podem apresentar anormalidades nos testes bioquímicos, as quais podem ser usadas no rastreamento de portadores. Outras doenças recessivas só podem ser identificadas por testes genéticos moleculares (Cap. 14, p. 288).

Erros inatos do metabolismo

A maioria dessas doenças autossômicas recessivas resulta da ausência de uma enzima essencial, que leva ao metabolismo incompleto de proteínas, lipídeos ou carboidratos. Os intermediários metabólicos acumulados são tóxicos para vários tecidos, resultando em deficiência intelectual ou outras anormalidades.

Fenilcetonúria. Também conhecida como deficiência de fenilalanina-hidroxilase (PAH, de *phenylalanine hydroxylase*), esta doença autossômica recessiva é causada por mutações no gene *PAH*. A PAH metaboliza a fenilalanina em tirosina, e os indivíduos homozigotos apresentam redução ou ausência da atividade enzimática. Isso leva a níveis anormalmente altos de fenilalanina, que resultam em déficit intelectual progressivo, autismo, crises convulsivas, déficits motores e anormalidades neuropsicológicas

(Blau, 2010). Como a fenilalanina atua competitivamente inibindo a tirosina-hidroxilase, que é essencial para a produção de melanina, os indivíduos afetados também apresentam hipopigmentação de pelos, olhos e pele. Mais de 500 mutações no gene *PAH* já foram caracterizadas, e a frequência de portadores é de 1 em 60, de modo que a doença afeta cerca de 1 em cada 15.000 neonatos (American College of Obstetricians and Gynecologists, 2017c). O diagnóstico imediato e a restrição dietética de fenilalanina começando no início da infância são fundamentais para prevenir o dano neurológico, e todos os estados nos Estados Unidos exigem que os neonatos sejam rastreados para fenilcetonúria (PKU, *phenylketonuria*).

A restrição de fenilalanina isoladamente resultaria em consumo inadequado de proteínas, havendo necessidade de suplementação com aminoácidos sem fenilalanina. Além disso, em 2007, uma forma sintética do cofator da PAH tetra-hidrobiopterina (sapropterina) foi aprovada para o tratamento da PKU. Cerca de 25 a 50% dos indivíduos afetados respondem à sapropteina e podem experimentar um declínio significativo nos níveis de fenilalanina, além de melhora nos sintomas neuropsiquiátricos (Vockley, 2014). A manutenção por toda a vida de concentrações de fenilalanina na faixa de 2 a 6 mg/dL (120 a 360 μmol/L) é necessária para evitar o agravamento dos problemas neurocognitivos e psiquiátricos (American College of Obstetricians and Gynecologists, 2017c). Felizmente, mesmo aqueles que já suspenderam a terapia podem experimentar melhora da função neuropsicológica com o tratamento.

Durante a gestação, as mulheres com PKU cujos níveis de fenilalanina permanecerem acima da faixa recomendada estão em risco de gestar um bebê em outros aspectos normal (heterozigoto) que sofre lesão *in utero* por estar exposto a concentrações tóxicas de fenilalanina. A fenilalanina é ativamente transportada para o feto. A hiperfenilalaninemia aumenta o risco de abortamento espontâneo e de embriopatia por PKU, caracterizada por deficiência intelectual, microcefalia, convulsões, comprometimento do crescimento e anomalias cardíacas. Entre as mulheres com dieta sem restrição, o risco de ter um filho com deficiência intelectual excede 90%, a microcefalia ocorre em mais de 70% dos casos e até 1 em cada 6 crianças apresentam malformação cardíaca (Lenke, 1980). No ensaio Maternal Phenylketonuria Collaborative Study, no qual foram incluídas 572 gestações acompanhadas por mais de 18 anos, foi relatado que a manutenção de níveis séricos de fenilalanina entre 2 a 6 mg/dL reduziu de maneira significativa o risco de anormalidade fetal e resultou em escores de QI na faixa normal durante a infância (Koch, 2003; Platt, 2000). É recomendado o aconselhamento pré-concepcional e a consultoria com profissionais de centros especializados em PKU.

Consanguinidade

Dois indivíduos são considerados consanguíneos quando possuem ao menos um ancestral recente comum. Embora isso seja incomum nos países ocidentais, estima-se que mais de 1 bilhão de pessoas vivam em países em que 20 a 50% dos casamentos são consanguíneos (Romeo, 2014). Na genética médica, uma união é consanguínea quando ocorre entre primos de segundo grau ou parentes mais próximos. Os parentes de primeiro grau compartilham metade dos genes, os de segundo grau compartilham um quarto, e os de terceiro grau (primos de primeiro grau) compartilham um oitavo. Em razão da possibilidade de compartilhamento de genes deletérios, a consanguinidade implica aumento do risco de ter descendentes com doenças autossômicas recessivas ou distúrbios multifatoriais raros. Em séries populacionais foi relatado que os primos de primeiro grau têm risco duas vezes maior de anomalias congênitas (Sheridan, 2013; Stoltenberg, 1997).

A consanguinidade também está associada a uma taxa maior de natimortos (Kapurubandara, 2016). Como a ACM realizada com o uso de plataforma para polimorfismo de nucleotídeo único pode identificar a consanguinidade, é importante que o aconselhamento prévio ao procedimento inclua essa possibilidade.

Define-se como incesto a relação sexual entre parentes de primeiro grau, como pais e filhos ou irmão e irmã, sendo algo universalmente ilegal. A progênie dessas uniões é a que apresenta o risco mais elevado de resultados anormais, e estudos mais antigos relataram que até 40% dos descendentes são anormais em razão de doenças recessivas e multifatoriais (Baird, 1982; Freire-Maia, 1984).

■ Herança ligada ao X e ligada ao Y

A maioria das doenças ligadas ao X é recessiva. São exemplos comuns acromatopsia (cegueira para cores), hemofilias A e B e distrofias musculares de Duchenne e de Becker. Os indivíduos do sexo masculino portadores de um gene recessivo ligado ao X em geral manifestam a doença, uma vez que lhes falta o segundo cromossomo X para expressar o gene dominante normal. O indivíduo masculino com uma doença ligada ao X não pode produzir descendentes masculinos afetados, já que eles não receberiam seu cromossomo X. Quando uma mulher é portadora de um gene causador de doença recessiva ligada ao cromossomo X, seus filhos apresentam risco de 50% de serem afetados, e suas filhas têm chance de 50% de serem portadoras.

As mulheres com um gene recessivo ligado ao X geralmente não são afetadas pela doença em questão. Em alguns casos, entretanto, a inativação randômica de um cromossomo X em cada célula – a chamada lionização – é desviada, e as portadoras do sexo feminino podem apresentar características da doença. Por exemplo, cerca de 10% das portadoras femininas de hemofilia A apresentam níveis de fator VIII inferiores a 30% do valor normal, e uma proporção semelhante de mulheres portadoras de hemofilia B apresenta níveis de fator IX abaixo de 30% do valor normal. Níveis abaixo desses limites conferem maior risco para sangramentos anormais quando as mulheres afetadas dão à luz (Plug, 2006). De fato, mesmo com níveis maiores, está relatado que as portadoras têm risco aumentado de complicações hemorrágicas (Olsson, 2014). De forma semelhante, as portadoras femininas da distrofia de Duchenne ou de Becker têm risco aumentado de miocardiopatia, sendo recomendada a avaliação periódica para disfunção cardíaca e distúrbios neuromusculares (American Academy of Pediatrics, 2008).

As doenças dominantes ligadas ao X afetam principalmente as mulheres, uma vez que tendem a ser letais nos homens. Dois exemplos são raquitismo resistente à vitamina D e incontinência pigmentar. Uma exceção é a síndrome do X frágil, que é discutida adiante.

A prevalência de distúrbios cromossômicos ligados ao Y é baixa. O cromossomo Y carreia genes importantes para a determinação do sexo e para diversas funções celulares relacionadas à espermatogênese e ao desenvolvimento ósseo. A deleção de genes sobre o braço longo do Y resulta em problemas graves na espermatogênese, e os genes na extremidade do braço curto são essenciais ao pareamento dos cromossomos durante a meiose e para a fertilidade.

■ Herança mitocondrial

As células humanas contêm centenas de mitocôndrias, cada qual com seu genoma próprio e sistema de replicação associado.

Os oócitos contêm cerca de 100.000 mitocôndrias. Os espermatozoides têm apenas cerca de 100 mitocôndrias, e elas são destruídas após a fecundação. Cada mitocôndria possui múltiplas cópias de uma molécula de DNA circular de 16,5 kb que contém 37 genes. O DNA mitocondrial codifica os peptídeos necessários à fosforilação oxidativa, assim como RNAs ribossômicos e de transferência.

As mitocôndrias são herdadas exclusivamente da mãe. Assim, embora indivíduos masculinos e femininos possam ser afetados por distúrbios mitocondriais, a transmissão se dá apenas pela mãe. Quando uma célula se divide, o DNA mitocondrial distribui-se aleatoriamente a cada uma das células filhas, em um processo denominado segregação replicativa. Uma consequência da segregação replicativa é que qualquer mutação mitocondrial será transmitida aleatoriamente para as células filhas. Como cada célula tem múltiplas cópias de DNA mitocondrial, as mitocôndrias podem conter apenas DNA normal ou apenas DNA anormal, a chamada *homoplasmia*. De modo alternativo, elas podem conter DNA com mutação e normal, a chamada *heteroplasmia*. Se um oócito heteroplásmico for fecundado, a proporção relativa de DNA com mutação pode influenciar na manifestação individual de determinada doença mitocondrial. Não é possível predizer o grau de heteroplasmia entre os descendentes, o que representa um desafio para o aconselhamento genético.

Até 2016, haviam sido descritas 33 doenças ou distúrbios mitocondriais com base molecular conhecida na Online Mendelian Inheritance in Man (Johns Hopkins University, 2017). São exemplos epilepsia mioclônica com fibras vermelhas irregulares (MERRF, de *myoclonic epilepsy with ragged red fibers*), atrofia óptica de Leber, síndrome de Kearns-Sayre, síndrome de Leigh, diversas formas de miopatia e miocardiopatia mitocondriais e suscetibilidade à toxicidade por cloranfenicol.

■ Expansão de uma repetição de trincas de DNA – antecipação

Segundo a primeira lei de Mendel, os genes são transmitidos inalterados dos pais à descendência, e, exceto para novas mutações, essa lei aplica-se a muitos genes ou traços. Entretanto, alguns genes são instáveis, e seu tamanho e, como consequência, suas funções podem ser alterados na transmissão de pais para filhos. Clinicamente, isso se manifesta como antecipação – um fenômeno no qual os sintomas da doença parecem mais graves e aparecem mais precocemente a cada geração sucessiva. A Tabela 13-4 apresenta exemplos de outras doenças por repetição de trincas (trinucleotídeos) de DNA.

Síndrome do X frágil

Esta é a forma mais comum de deficiência intelectual hereditária, afetando cerca de 1 em cada 3.600 indivíduos masculinos e 1 em cada 4.000 a 6.000 femininos (American College of Obstetricians and Gynecologists, 2017a). A síndrome do X frágil é causada por expansão da repetição de um segmento de trinucleotídeos do DNA – citosina-guanina-guanina (CGG) – no cromossomo Xq27.3. Quando o número de repetições CGG atinge um valor crítico – a mutação completa – o gene do *retardo mental do X frágil* (FMR1, *fragile X mental retardation 1*) é metilado. A metilação inativa o gene, o que interrompe a expressão da proteína FMR1. Essa proteína á mais abundante nas células nervosas, sendo fundamental para o desenvolvimento cognitivo normal.

Embora a transmissão da síndrome esteja ligada ao X, tanto o sexo do indivíduo afetado quanto o número de repetições CGG determinam o grau em que os descendentes serão normais ou afetados. A incapacidade intelectual geralmente é mais grave no sexo masculino, em que o QI médio fica entre 35 e 45 (Nelson, 1995). Os indivíduos afetados podem apresentar problemas de fala e de linguagem e transtorno de déficit de atenção/hiperatividade. A síndrome do X frágil também é a causa conhecida mais comum de autismo e de comportamento do "tipo autista". As anormalidades fenotípicas tornam-se mais evidentes com a idade e incluem face estreita com mandíbula larga, orelhas proeminentes, anormalidades do tecido conectivo e macro-orquidia em indivíduos masculinos após a puberdade. Clinicamente, foram descritos quatro grupos (American College of Obstetricians and Gynecologists, 2017a):

- Mutação completa – mais de 200 repetições
- Pré-mutação – 55 a 200 repetições
- Intermediário – 45 a 54 repetições
- Não afetado – menos de 45 repetições

As mutações completas são expressas (penetrantes) em todos os indivíduos masculinos e em muitos do sexo feminino. Nos casos com mutação completa, os indivíduos masculinos em geral apresentam anormalidades cognitivas e comportamentais, além de características fenotípicas. Entretanto, no sexo feminino, a inativação aleatória do X resulta em expressão variável, e a incapacidade pode ser muito menos grave. Com raras exceções, o genitor de origem da expansão da repetição que leva a uma mutação completa é a mulher (Monaghan, 2013).

Nos indivíduos com pré-mutação, a avaliação e o aconselhamento são mais complexos. Uma paciente com pré-mutação de X frágil apresenta risco de descendentes com mutação completa, dependendo do número de repetições. O risco de mutação completa em um descendente é de 5% ou menos se o número de repetições CGG for < 70, mas supera 95% nos casos com 100 a 200 repetições CGG (Nolin, 2003). A expansão é extremamente improvável em um portador masculino de pré-mutação, mas todas as suas filhas serão portadoras da pré-mutação. Entre as mulheres sem qualquer fator de risco, cerca de 1 em cada 250 é portadora de pré-mutação de X frágil, com risco de cerca de 1 em 90 naquelas com história familiar de deficiência intelectual (Cronister, 2008). Os portadores de pré-mutação podem apresentar consequências significativas para a saúde. Os homens com a pré-mutação têm risco aumentado para síndrome de ataxia/tremor do X frágil (FXTAS, de *fragile X tremor ataxia syndrome*). Essa síndrome se caracteriza por perda de memória, déficits nas funções executivas, ansiedade e demência (Monaghan, 2013). As mulheres também têm risco de FXTAS, embora em menor grau. Elas também têm um risco de 20% para a insuficiência ovariana primária associada ao X frágil.

TABELA 13-4 Alguns distúrbios causados por expansão de uma repetição de trincas de DNA

Atrofia dentatorrubropalidoluisiana
Síndrome do X frágil
Ataxia de Friedreich
Doença de Huntington
Atrofia muscular espinal e bulbar
Distrofias miotônicas
Ataxias espinocerebelares

O American College of Obstetricians and Gynecologists (2016c, 2017a) recomenda testar para portadoras as mulheres com história familiar de síndrome do X frágil, indivíduos com deficiência intelectual inexplicável, atraso no desenvolvimento, ou autismo, e mulheres com insuficiência ovariana prematura. O diagnóstico pré-natal pode ser feito por amniocentese ou por coleta de vilosidade coriônica. As amostras obtidas de ambas as formas podem determinar com precisão o número de repetições CGG, embora com a biópsia de vilosidade coriônica não seja possível determinar de modo acurado o estado de metilação do gene *FMR1*.

■ *Imprinting*

Este termo descreve alguns genes que são herdados mas não expressos, dependendo se forem herdados da mãe ou do pai. Assim, o fenótipo resultante varia de acordo com a origem materna ou paterna. O *imprinting* afeta a expressão do gene por controle epigenético, o qual modifica a estrutura genética usando métodos outros que não a alteração da sequência de nucleotídeos subjacente. Por exemplo, a adição de grupamento metila pode alterar a expressão do gene e, assim, afetar o fenótipo sem modificar o genótipo. É importante observar que o efeito pode ser revertido em uma geração subsequente, pois um indivíduo feminino que herde um gene com *imprinting* de seu pai o transmitirá a seus oócitos com *imprinting* materno – e não paterno – e vice-versa.

A Tabela 13-5 mostra algumas doenças que podem estar envolvidas com *imprinting*. Um exemplo útil inclui duas doenças muito diferentes que afetam a mesma região do DNA. A primeira, a *síndrome de Prader-Willi*, caracteriza-se por obesidade e hiperfagia; baixa estatura; mãos, pés e genitália externa pequenos; e deficiência intelectual leve. Em mais de 70% dos casos, a síndrome de Prader-Willi é causada por microdeleção ou ruptura na região 15q11.2-q13 paterna. Os demais casos se devem à dissomia uniparental materna, ou ao *imprinting* de gene materno com inativação do gene paterno.

Por outro lado, na *síndrome de Angelman*, observam-se deficiência intelectual grave; estatura e peso normais; fala ausente; transtorno convulsivo; ataxia e movimentos espasmódicos do braço; e paroxismos de riso em situações impróprias. Em cerca de 70% dos casos, a síndrome é causada por microdeleção na região 15q11.2-q13 materna. Em 2%, a síndrome é causada por dissomia uniparental paterna, e, em outros 2 a 3%, por *imprinting* do gene paterno com inativação dos genes maternos.

Há outros exemplos de *imprinting* importantes na obstetrícia. A mola hidatidiforme completa, com complemento cromossômico diploide de origem paterna, caracteriza-se por crescimento placentário abundante sem qualquer estrutura fetal (Cap. 20, p. 389). Por outro lado, o teratoma ovariano, que possui complemento cromossômico diploide de origem materna, é caracterizado pelo crescimento de diversos tecidos fetais sem qualquer estrutura placentária (Porter, 1993).

■ Dissomia uniparental

Ocorre quando ambos os membros de um par de cromossomos são herdados do mesmo progenitor. Com frequência, a dissomia uniparental não tem consequências clínicas. Embora ambas as cópias sejam herdadas de um dos pais, elas não são idênticas. Entretanto, se os cromossomos 6, 7, 11, 14 ou 15 estiverem envolvidos, os descendentes terão risco aumentado de anormalidades em razão das diferenças na expressão gênica do progenitor de origem (Shaffer, 2001). Diversos mecanismos genéticos podem causar dissomia uniparental, o mais comum sendo o resgate trissômico, representado na Figura 13-9. Depois que um episódio de não disjunção produz um concepto trissômico, um dos três homólogos pode se perder. Isso resulta em dissomia uniparental para aquele cromossomo em cerca de um terço dos casos.

A isodissomia é uma situação particular em que um indivíduo recebe duas cópias *idênticas* de um cromossomo em um par vindo de um dos progenitores. Tal mecanismo explica alguns casos de fibrose cística, em que apenas um dos pais é portador, mas o feto herda duas cópias do mesmo cromossomo anormal desse genitor (Spence, 1988; Spotila, 1992). O fenômeno também foi implicado com crescimento anormal relacionado com mosaicismo placentário.

■ Herança multifatorial

Considera-se que traços ou doenças tenham herança multifatorial quando são determinados pela combinação de múltiplos genes e fatores ambientais (Tab. 13-6). Traços poligênicos são determinados pelos efeitos combinados de mais de um gene. A maioria das doenças congênitas e adquiridas, assim como os traços, apresenta herança multifatorial. Exemplos incluem malformações como fendas e defeitos no tubo neural, doenças como diabetes melito e cardiopatias, e caracteres ou traços como tamanho da cabeça ou estatura. As anormalidades com herança multifatorial tendem a recorrer nas famílias, mas sem respeitar o padrão mendeliano. Se um casal tiver tido uma criança com malformação congênita

TABELA 13-5 Alguns distúrbios que podem envolver *imprinting*

Distúrbio	Região cromossômica	Origem parental
Angelman	15q11.2-q13	Materna
Beckwith-Wiedemann	11p15.5	Paterna
Distonia mioclônica	7q21	Materna
Prader-Willi	15q11.2-q13	Paterna
Pseudo-hipoparatireoidismo	20q13.2	Variável
Síndrome de Russell-Silver	7p11.2	Materna

Dados de Online Mendelian Inheritance in Man (Johns Hopkins University, 2017).

TABELA 13-6 Características das doenças multifatoriais

Há contribuição genética:
  Sem padrão de herança mendeliano
  Sem evidência de distúrbio em gene único

Também há fatores não genéticos envolvidos na gênese da doença:
  Falta de penetrância apesar de genótipo predisponente
  Gêmeos monozigóticos podem ser discordantes

Pode haver agregação familiar:
  Os parentes têm maior chance de apresentar alelos predisponentes à doença

Expressão mais comum entre parentes próximos:
  Torna-se menos comum em parentes mais distantes – menos alelos predisponentes
  Maior concordância em gêmeos monozigóticos que dizigóticos

Adaptada de Nussbaum, 2007.

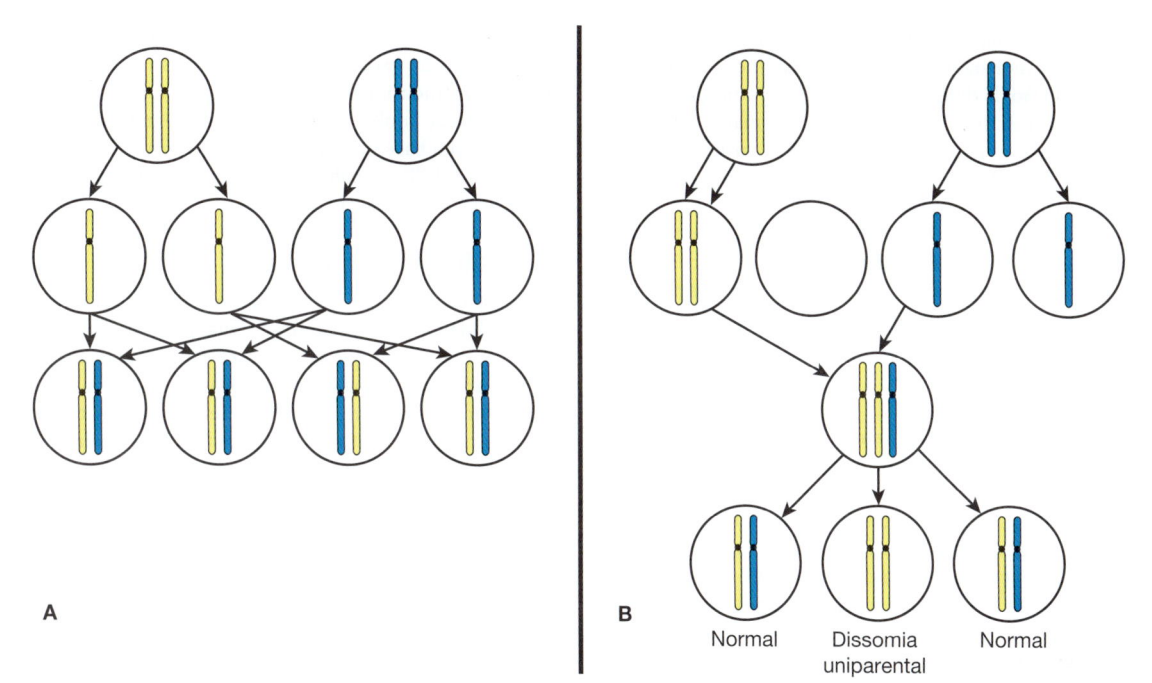

FIGURA 13-9 Mecanismo da dissomia uniparental a partir do "resgate" trissômico. **A.** Na meiose normal, um membro de cada par de cromossomos homólogos é herdado de cada progenitor. **B.** Se a não disjunção resulta em concepto trissômico, um homólogo algumas vezes se perde. Em um terço dos casos, a perda de um homólogo leva à dissomia uniparental.

multifatorial, o risco empírico de outro filho ser afetado é de 3 a 5%. Esse risco diminui de modo exponencial com relações sucessivamente mais distantes.

Traços multifatoriais que tenham distribuição normal na população são denominados continuamente variáveis. Uma medida que esteja mais de dois desvios-padrão acima ou abaixo da média populacional é considerada anormal. Os traços continuamente variáveis tendem a ser menos extremos nos descendentes de indivíduos afetados, em razão do princípio estatístico da regressão para a média.

Traços limítrofes

Alguns traços multifatoriais não se manifestam até que determinado limite seja excedido. Os fatores genéticos e ambientais que produzem tendência ou propensão ao traço normalmente são distribuídos, e apenas os indivíduos nos extremos dessa distribuição superam o limite e manifestam o traço ou a malformação. Assim, a anormalidade fenotípica é um fenômeno de tudo ou nada. São exemplos a fenda labiopalatina e a estenose pilórica.

Determinados traços limítrofes apresentam evidente predominância masculina ou feminina. Se um indivíduo do sexo com menor propensão apresentar a característica ou o defeito, o risco de recorrência será maior em sua descendência (Fig. 13-10). Um exemplo é a estenose pilórica, que é cerca de quatro vezes mais comum no sexo masculino (Krogh, 2012). Uma mulher com estenose pilórica provavelmente terá herdado mais fatores genéticos predisponentes do que os necessários para produzir o defeito em um indivíduo do sexo masculino, e o risco de recorrência em seus filhos ou irmãos é, portanto, mais alto do que os 3 a 5% esperados. Seus irmãos ou descendentes do sexo masculino serão os com maior propensão, uma vez que não apenas herdarão um número maior que o esperado de genes predisponentes como também fazem parte do sexo mais suscetível.

O risco de recorrência de traços limítrofes também é maior se a malformação for grave. Por exemplo, o risco de recorrência após o nascimento de uma criança com fenda labiopalatina bilateral é de cerca de 8%, mas é de apenas 4% após o nascimento de uma criança com fenda labial unilateral.

Malformações cardíacas

As anomalias estruturais cardíacas são as malformações congênitas mais comuns, com prevalência ao nascimento de 8 em 1.000.

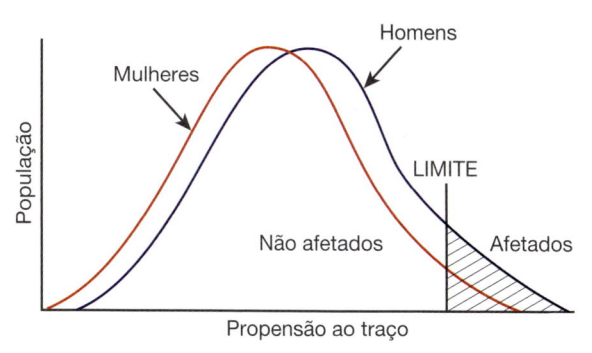

FIGURA 13-10 Exemplo esquemático de traço limítrofe, como a estenose pilórica, com predileção pelo sexo masculino. A curva de distribuição por sexo é normal – porém, para o mesmo limite, mais indivíduos do sexo masculino desenvolvem o problema.

Foram identificados mais de 100 genes que se acredita que estejam envolvidos na morfogênese cardiovascular, incluindo aqueles dirigidos à produção de diversas proteínas, receptores de proteínas e fatores de transcrição (Olson, 2006; Weissmann, 2007).

O risco de gerar uma criança com anomalia cardíaca é de cerca de 5 a 6% se a mãe tiver o defeito, e de 2 a 3% se o pai tiver o defeito (Burn, 1998). As lesões específicas do lado esquerdo, incluindo síndrome do coração esquerdo hipoplásico, coarctação da aorta, e valva aórtica bicúspide, podem ter risco de recorrência 4 a 6 vezes maior (Lin, 1988; Lupton, 2002; Nora, 1988). Os riscos de recorrência observados para malformações cardíacas específicas estão listados na Tabela 49-4 (p. 953).

Defeitos do tubo neural

Esses distúrbios também são exemplos clássicos de herança multifatorial. O desenvolvimento de defeitos do tubo neural (DTNs) pode ser influenciado por hipertermia, hiperglicemia, exposição a teratógenos, etnia, história familiar, sexo fetal e diversos genes. Alguns fatores de risco estão mais fortemente associados à localização específica do defeito. A hipertermia foi associada ao risco de anencefalia; o diabetes pré-gestacional foi associado a defeitos cranianos e cervicais-torácicos; e a exposição ao ácido valproico foi associada a defeitos lombossacrais (Becerra, 1990; Hunter, 1984; Lindhout, 1992). As características ultrassonográficas de DTNs são descritas no Capítulo 10 (p. 192), sua prevenção com ácido fólico é discutida no Capítulo 9 (p. 169) e a terapia fetal para a mielomeningocele é revisada no Capítulo 16 (p. 319).

Há mais de 50 anos, Hibbard e Smithells (1965) postularam que o metabolismo anormal do folato seria responsável por muitos DTNs. Para uma mulher com um filho anterior afetado, o risco de recorrência de 3 a 5% é reduzido no mínimo em 70% – e potencialmente até em 85 a 90% – com suplementação periconcepcional oral de ácido fólico na dose de 4 mg/dia (Grosse, 2007; MRC Vitamin Study Research Group, 1991). Contudo, a maioria dos casos de DTN não ocorre em cenário de deficiência materna de ácido fólico, e já está claro que as interações entre gene e nutriente subjacentes aos DTNs responsivos ao folato são complexas. O risco de DTN pode ser afetado por variações genéticas no transporte ou no acúmulo de folato, na utilização do folato via deficiências secundárias, como de vitamina B_{12} ou de colina, e por variações genéticas na atividade das enzimas metabólicas folato-dependentes (Beaudin, 2009).

TESTES GENÉTICOS

Todas as gestantes devem ter a opção de realizar o *rastreamento* pré-natal para aneuploidia e o *diagnóstico* genético pré-natal (American College of Obstetricians and Gynecologists, 2016b). O rastreamento de aneuploidia pode ser realizado com teste sérico baseado em marcadores ou com teste baseado em DNA, ou seja, DNA livre de células fetais encontrado na circulação materna. O rastreamento genético pré-natal nos pais também ajuda na determinação do estado de portador nos indivíduos de risco (Cap. 14, p. 288).

Para o diagnóstico genético pré-natal, os testes mais comumente usados são a análise citogenética (cariotipagem), a hibridização por fluorescência *in situ* (FISH) e a análise cromossômica por *microarray*. A testagem pode ser realizada no líquido amniótico ou em vilosidades coriônicas. Em circunstâncias selecionadas, pode-se considerar a realização de sequenciamento do genoma completo ou do exoma completo, mas isso não é recomendado para uso rotineiro. Para o diagnóstico de uma doença específica para a qual se conheça a base genética, em geral são utilizados os testes com base no DNA, normalmente a reação em cadeia da polimerase (PCR, de *polymerase chain reaction*) para amplificação rápida das sequências de DNA.

■ Análise citogenética

A análise do cariótipo é comumente realizada na testagem para anormalidades cromossômicas. Qualquer tecido contendo células em divisão ou que possam ser estimuladas a se dividirem é adequado para a análise citogenética. A cariotipagem detecta anormalidades numéricas, isto é, aneuploidia. Ela também identifica rearranjos estruturais balanceados ou não balanceados com tamanho de pelo menos 5 a 10 megabases. A cariotipagem tem acurácia diagnóstica acima de 99%.

A divisão celular é interrompida na metáfase, e os cromossomos são corados para revelar bandas claras e escuras. A técnica mais utilizada é a coloração por Giemsa, que produz as bandas G mostradas na Figura 13-3. Cada cromossomo possui um padrão singular de bandas que permite sua identificação e a detecção de segmentos deletados, duplicados ou rearranjados. A precisão da análise citogenética aumenta de acordo com o número de bandas produzidas. A bandagem de alta resolução em metáfase rotineiramente gera 450 a 550 bandas visíveis por conjunto de cromossomos haploides. A bandagem de cromossomos em prófase em geral gera 850 bandas.

Considerando que apenas as células em divisão podem ser avaliadas, a rapidez com que os resultados são obtidos se correlaciona com a rapidez do crescimento das células em cultura. O líquido amniótico, que contém células epiteliais, células da mucosa gastrintestinal e amniócitos, em geral permite resultados em 7 a 10 dias. As células sanguíneas fetais podem fornecer resultados em 36 a 48 horas, mas raramente são necessárias (Cap. 14, p. 294). Se fibroblastos cutâneos fetais forem examinados *post mortem*, a estimulação do crescimento celular poderá ser mais difícil, e a análise citogenética poderá levar 2 a 3 semanas (Cap. 35, p. 647).

■ Hibridização por fluorescência *in situ*

Esta técnica pode ser usada para a identificação rápida de uma anormalidade cromossômica específica e para a verificação da suspeita de síndromes de microdeleção ou duplicação, como a microdeleção 22q11.2 descrita anteriormente (p. 260). Devido ao seu tempo de execução de 1 a 2 dias, a FISH costuma ser selecionada para casos em que os achados podem alterar o manejo da gestação. Para realizar a FISH, células são fixadas em lâmina de vidro, e sondas gênicas com marcação fluorescente são hibridizadas aos cromossomos fixados (Figs. 13-11 e 13-12). Cada sonda é uma sequência de DNA complementar a uma região do cromossomo ou gene sendo investigado. Se a sequência de DNA estiver presente, a hibridização será detectada sob a forma de um sinal brilhante, visível ao microscópio. O número de sinais indica o número de cromossomos ou genes daquele tipo na célula sob análise. Os achados são específicos para a sonda. Assim, a FISH não fornece informações sobre todo o complemento cromossômico, mas sim sobre a região cromossômica ou a região dos genes de interesse.

As aplicações pré-natais mais comuns para a FISH incluem teste de cromossomos em interfase com sequências de DNA

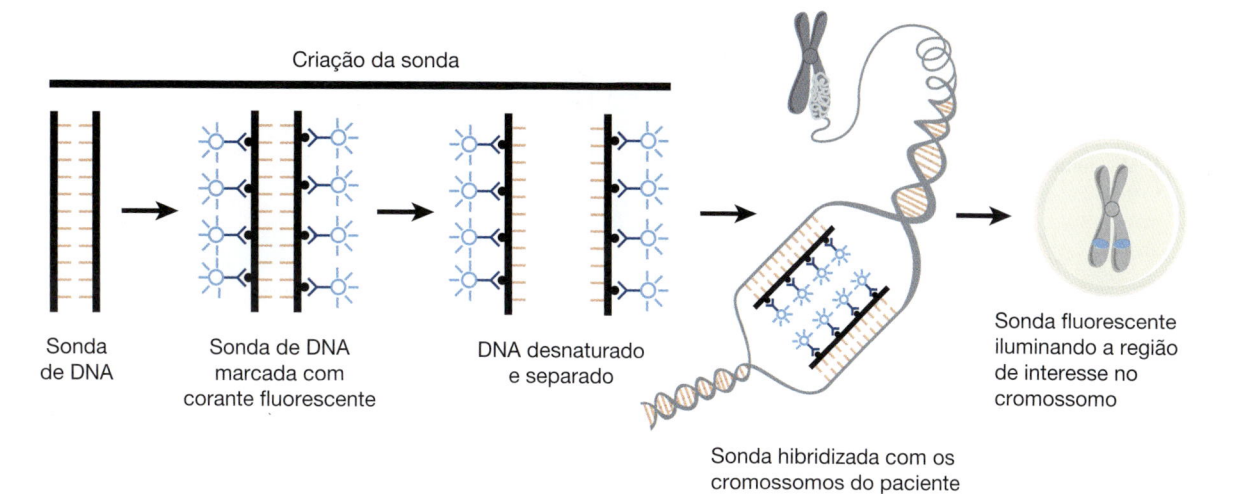

FIGURA 13-11 Etapas da hibridização por fluorescência *in situ* (FISH).

específicas para os cromossomos 21, 18, 13, X e Y. A Figura 13-12 mostra um exemplo de FISH de interfase usando sondas α-satélites para os cromossomos 18, X e Y para confirmar trissomia do 18. Em uma revisão de mais de 45.000 amostras, a concordância entre análise de FISH e cariotipagem citogenética convencional foi de 99,8% (Tepperberg, 2001). O American College of Obstetricians and Gynecologists (2016b) recomenda que a tomada de decisão clínica baseada na FISH incorpore informações clínicas consistentes com a suspeita diagnóstica, como um teste de rastreamento de aneuploidia ou achados ultrassonográficos anormais, ou incorpore um teste diagnóstico confirmatório como a cariotipagem ou a ACM.

■ Análise cromossômica por *microarray*

Esse teste é 100 vezes mais sensível que a cariotipagem convencional e detecta pequenas microduplicações e microdeleções de 50 a 100 quilobases. A ACM direta pode gerar resultados em 3 a 5 dias, mas, se houver necessidade de células cultivadas, os resultados podem demorar 10 a 14 dias (American College of Obstetricians and Gynecologists, 2016b). Os *microarrays* utilizam uma plataforma de hibridização genômica comparativa (CGH, de *comparative genomic hybridization*), uma plataforma de polimorfismo de nucleotídeo único (SNP) ou uma combinação das duas. A plataforma de *microarray* CGH compara amostras de DNA com uma amostra de controle normal. A Figura 13-13 mostra a plataforma CGH com fragmentos de DNA de referência com sequência conhecida – oligonucleotídeos. O DNA fetal obtido por amniocentese ou amostragem de vilosidades coriônicas é marcado com corante fluorescente e, então, hibridizado aos fragmentos de DNA fixados sobre a placa. O DNA de controle normal é marcado com uma sonda diferente e também hibridizado na placa. Então, a intensidade dos sinais fluorescentes das duas amostras é comparada. Com um *microarray* por SNP, a placa contém variantes de sequências de DNA conhecidas – polimorfismos de nucleotídeos únicos. Quando o DNA fetal é marcado e hibridizado na placa, a intensidade do sinal fluorescente indica a variação do número de cópias.

Ambos os tipos de plataformas detectam aneuploidia, translocações não balanceadas, além de microdeleções e microduplicações. Nenhum dos tipos atuais de plataformas detecta rearranjos cromossômicos balanceados. Por essa razão, deve-se oferecer aos casais com perda gestacional recorrente a cariotipagem como teste de primeira linha (Society for Maternal-Fetal Medicine, 2016). Além disso, a plataforma com SNP é capaz de identificar triploidia e de detectar *ausência de heterozigosidade*. Esta última pode ocorrer na dissomia uniparental quando ambas as cópias de um cromossomo são herdadas de um dos pais. A ausência de heterozigosidade também pode ocorrer quando há consanguinidade, e o aconselhamento antes da realização de análise de SNP deve incluir essa possibilidade.

Os arranjos podem ser de genoma amplo ou com alvo em síndromes genéticas conhecidas. Os estudos genômicos amplos são tipicamente usados em pesquisa, por exemplo, para identificação de novas síndromes de microdeleção em indivíduos com deficiência intelectual (Slavotinek, 2008). Análises direcionadas costumam ser preferidas no pré-natal, pois a probabilidade de detecção de *variante do número de cópias de significado clínico incerto*

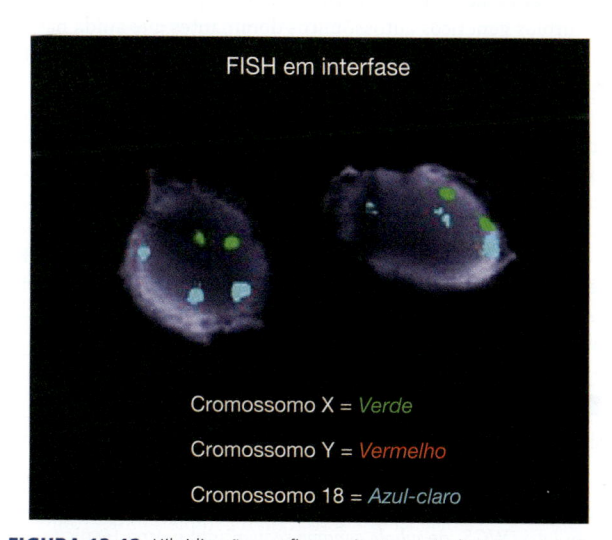

FIGURA 13-12 Hibridização por fluorescência *in situ* (FISH) em interfase usando sondas α-satélites para os cromossomos 18, X e Y. Nesse caso, os três sinais de cor azul-claro, os dois sinais de cor verde e a ausência de sinais vermelhos indicam que se trata de feto feminino com trissomia do 18. (Reproduzida com permissão de Dr. Frederick Elder.)

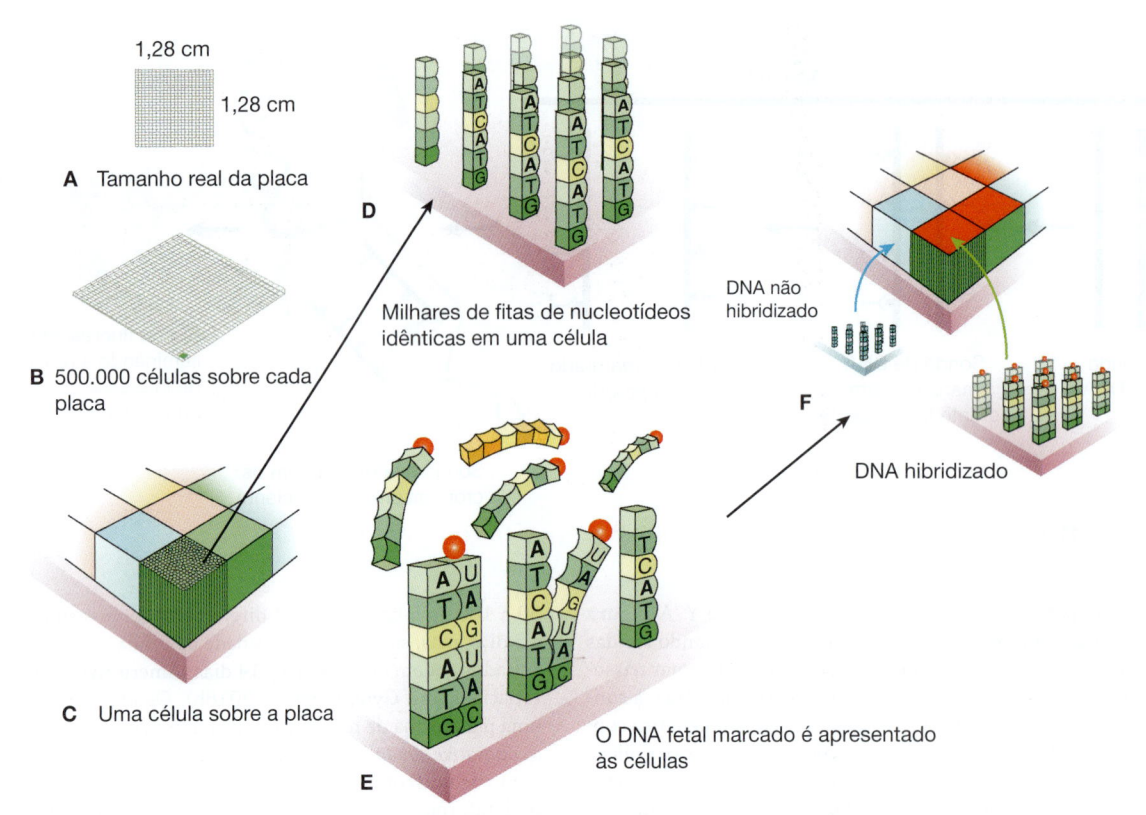

FIGURA 13-13 Análise cromossômica por *microarray*. **A.** Tamanho real da placa de *microarray*. **B.** Cada placa contém milhares de células (quadrados). **C** e **D.** Cada célula contém milhares de oligonucleotídeos idênticos sobre sua superfície, e cada célula é única em seu conteúdo de nucleotídeos. **E.** Na análise genética, é apresentada uma mistura contendo o DNA fetal marcado à placa. As sequências de DNA que forem complementares sofrerão ligação. **F.** Quando se aplica um *laser* à placa, as sequências de DNA ligadas irão brilhar. Com isso, identificam-se as sequências compatíveis. (Modificada, com permissão, de Doody KJ: Treatment of the infertile couple. In Hoffman BL, Schorge JO, Schaffer JI, et al (eds): Williams Gynecology, 2nd ed. New York, McGraw-Hill, 2012.)

é menor. Em uma revisão sistemática, Hillman e colaboradores (2013) identificaram variantes do número de cópia de de significado incerto em 1 a 2% das amostras de pré-natal. É evidente que isso pode ser uma fonte de sofrimento para as famílias, mesmo com o aconselhamento pré-teste abrangente.

Aplicações clínicas

Nas gestações com risco aumentado de trissomia autossômica com base no rastreamento de aneuploidia, deve ser oferecida a cariotipagem ou a FISH mais cariotipagem, e a ACM deve estar disponível (American College of Obstetricians and Gynecologists, 2016b). Quando o cariótipo é normal, a ACM identifica variantes do número de cópias relevantes em cerca de 6,5% das gestações com anormalidades fetais e em 1 a 2% daquelas sem anormalidade fetal evidente (Callaway, 2013). O American College of Obstetricians and Gynecologists (2016b) e a Society for Maternal-Fetal Medicine (2016) recomendam que a ACM seja oferecida como primeiro teste quando forem identificadas anormalidades estruturais fetais, substituindo a cariotipagem fetal nesses casos. Se uma determinada anomalia que sugira fortemente uma aneuploidia específica for identificada, como no caso de um defeito do coxim endocárdico (trissomia do 21) ou de uma holoprosencefalia alobar (trissomia do 13), pode-se oferecer a cariotipagem ou a FISH como teste inicial. Recomenda-se que o aconselhamento genético inclua informações sobre os benefícios e limitações da ACM e da cariotipagem, e que ambas sejam disponibilizadas para as mulheres que optam pelo diagnóstico pré-natal (Society for Maternal-Fetal Medicine, 2016). A ACM pode identificar casos de distúrbios genéticos autossômicos dominantes que ainda não se manifestaram no progenitor afetado, podendo também identificar situações de não paternidade.

Na investigação de natimortalidade, é mais provável obter um diagnóstico genético com a ACM do que com a cariotipagem convencional, em parte porque ela não tem necessidade de células em divisão. A Stillbirth Collaborative Research Network observou que, entre os casos em que a cariotipagem não agregou informações, 6% tiveram aneuploidia ou variação patogênica no número de cópias identificados com a ACM (Reddy, 2012). Em geral, com a ACM, obtêm-se resultados com frequência quase 25% maior do que com a cariotipagem convencional realizada isoladamente.

■ Sequenciamento do genoma completo e do exoma completo

A maioria dos fetos com anormalidades estruturais tem cariótipo normal e resultado normal na ACM. O sequenciamento do genoma completo (WGS, de *whole genome sequencing*) é uma técnica para a análise de todo o genoma. O sequenciamento do exoma completo (WES, de *whole exome sequencing*) analisa apenas as regiões de codificação do DNA, o que representa cerca de 1% do genoma. Essas ferramentas de sequenciamento de última geração são cada vez mais usadas no cenário pós-natal para avaliar a suspeita de síndromes genéticas e a deficiência intelectual. O American College of Medical Genetics Board of Directors (2012) afirma que WGS e WES podem ser considerados para a avaliação do feto com um provável distúrbio genético quando a ACM não conseguiu chegar a um diagnóstico. O American College of Obstetricians and Gynecologists (2016a) sugere que isso ocorra apenas em circunstâncias selecionadas, por exemplo, no caso de anomalias recorrentes ou letais em que outras abordagens não tenham sido informativas. É importante observar que o WGS e WES têm limitações significativas em seu formato atual, incluindo os tempos de execução do exame, os quais podem ser proibitivamente longos, e a alta taxa de variantes de significado incerto (American College of Medical Genetics, 2012; Atwal, 2014). Como resultado, a utilidade clínica dessa tecnologia promissora para casos de pré-natal ainda é limitada.

■ DNA fetal na circulação materna

Há células fetais presentes em concentração muito baixa no sangue materno – apenas 2 a 6 células por mililitro (Bianchi, 2006). Algumas vezes, células podem se manter intactas na circulação materna por décadas após o parto. Células fetais persistentes podem enxertar na mãe e resultar em *microquimerismo*, o qual foi implicado na gênese de doenças autoimunes maternas, como esclerodermia, lúpus eritematoso sistêmico e tireoidite de Hashimoto. Para diagnóstico pré-natal, o uso de células fetais intactas do sangue materno é limitado em razão de sua baixa concentração, persistência em gestações sucessivas e dificuldades para fazer a distinção entre células fetais e maternas. Nesses casos, porém, o DNA fetal livre supera essas limitações.

DNA fetal livre

Esses fragmentos de DNA são derivados de células maternas e da apoptose de células trofoblásticas placentárias – embora o DNA dessas últimas costume ser chamado de "fetal". O DNA livre pode ser confiavelmente detectado no sangue materno após 9 a 10 semanas de gestação (American College of Obstetricians and Gynecologists, 2017b). A proporção de DNA fetal livre de origem placentária é chamada de fração fetal, compondo cerca de 10% do DNA fetal livre circulante total no plasma materno. Diferentemente do que acontece com as células fetais intactas, o DNA fetal livre de células é depurado do sangue materno em minutos. No ambiente de pesquisa, o DNA livre tem sido usado para detectar diversos distúrbios de gene único transmitidos por alelos de herança paterna. Entre esses distúrbios estão distrofia miotônica, acondroplasia, doença de Huntington, hiperplasia suprarrenal congênita, fibrose cística e α-talassemia (Wright, 2009). As aplicações clínicas do DNA livre são rastreamento de aneuploidia, determinação do sexo fetal e genotipagem RhD (Fig. 13-14).

Rastreamento de aneuploidia.
Vários tipos diferentes de ensaios são usados no rastreamento de trissomias autossômicas fetais e de aneuploidias de cromossomos sexuais, incluindo: o sequenciamento do genoma completo, que também é chamado de sequenciamento paralelo massivo ou de espingarda; o sequenciamento cromossômico seletivo ou direcionado; e a análise de SNPs (American College of Obstetricians and Gynecologists, 2016a,b). Com o sequenciamento simultâneo de milhões de fragmentos de DNA, os pesquisadores são capazes de identificar se a proporção ou razão de fragmentos de um cromossomo é maior do que a esperada. As sequências de DNA fetal são específicas dos cromossomos individuais. Assim, amostras de mulheres com um feto com síndrome de Down têm uma maior proporção de sequências de DNA do cromossomo 21.

O desempenho do rastreamento com DNA livre é excelente. Em uma metanálise de 37 estudos em grande parte de gestações de alto risco, a sensibilidade agrupada para a detecção da síndrome de Down foi de 99%, e para a identificação das trissomias do 18 e do 13, de 96 e 91% respectivamente. Em todos os casos a especificidade foi de 99,9% (Gil, 2015). A taxa de falso-positivos é cumulativa para cada aneuploidia em cada rastreamento realizado, mas ela costuma estar abaixo de 1%. Como resultado, o rastreamento com DNA livre é recomendado como opção nos casos de maior risco de trissomias autossômicas fetais (American College of Obstetricians and Gynecologists, 2017b; Society for Maternal-Fetal Medicine, 2015).

Infelizmente, o rastreamento com DNA livre não gera resultados em 4 a 8% dos casos. Isso pode ser causado por falha do ensaio, alta variação do teste ou baixa fração fetal (Norton, 2012; Pergament, 2014; Quezada, 2015). Essas gestações têm maior risco de aneuploidia fetal. Além disso, os resultados podem não

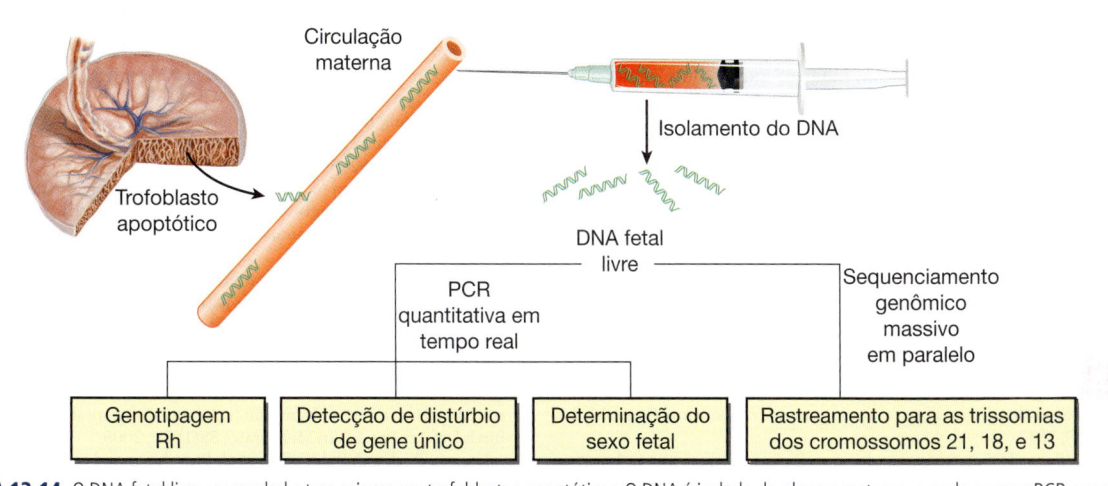

FIGURA 13-14 O DNA fetal livre, na verdade, tem origem em trofoblastos apoptóticos. O DNA é isolado do plasma materno, e pode-se usar PCR quantitativa em tempo real para atingir regiões ou sequências específicas. É possível o uso para genotipagem RhD, identificação de distúrbios de gene único de herança paterna ou determinação do sexo genético. O rastreamento de trissomias autossômicas e aneuploidias de cromossomos sexuais é realizado com o sequenciamento do genoma completo, sequenciamento cromossômico seletivo ou direcionado e análise de polimorfismos de nucleotídeo único.

refletir o complemento de DNA fetal, mas, em vez disso, podem indicar mosaicismo confinado à placenta, morte precoce de um cogêmeo aneuploide, mosaicismo materno ou, raramente, doença maligna materna oculta (Bianchi, 2015; Curnow, 2015; Grati, 2014b; Wang, 2014). As recomendações para o aconselhamento são discutidas no Capítulo 14 (p. 285).

Determinação do sexo fetal. Sob o ponto de vista das doenças genéticas, a determinação do sexo fetal pode ser clinicamente útil se o feto estiver em risco para um distúrbio ligado ao X. Também pode ser útil se o feto estiver em risco de hiperplasia suprarrenal congênita, pois a terapia com corticosteroide aplicada à gestante pode ser evitada se o feto for geneticamente masculino (Cap. 16, p. 317). Hiperplasia suprarrenal congênita Em uma metanálise com mais de 6.000 gestações realizada por Devaney e colaboradores (2011), a sensibilidade do teste de DNA fetal livre para determinação do sexo foi de cerca de 95% entre 7 e 12 semanas de gestação, aumentando para 99% após 20 semanas. A especificidade do teste foi de 99% em ambos os períodos, sugerindo que o DNA fetal livre é uma alternativa justificável aos testes invasivos em casos selecionados.

Avaliação do genótipo RhD. Em uma população predominantemente branca, quase 40% dos fetos de mulheres RhD-negativas são, eles próprios, RhD-negativos. A avaliação do genótipo RhD fetal no sangue materno pode eliminar a administração de imunoglobulina anti-D nessas gestações, reduzindo os custos e o potencial risco. No caso de aloimunização RhD, a identificação precoce de um feto RhD-negativo pode evitar a avaliação desnecessária com Doppler da artéria cerebral média ou a amniocentese. A avaliação usando DNA fetal livre é realizada usando PCR em tempo real com alvo em múltiplos éxons do gene *RHD*. Estes são, tipicamente, os éxons 4, 5 e 7.

A genotipagem RhD é rotineiramente realizada com DNA livre na Dinamarca e nos Países Baixos (Clausen, 2012; de Haas, 2016). Em um estudo populacional de mais de 25.000 mulheres RhD-negativas rastreadas com 27 semanas, a taxa de falso-negativos – nas quais não foi percebido o estado de RhD-negativo – foi de apenas 0,03%. A taxa de falso-positivos – nas quais a imunoglobulina Rh seria administrada sem necessidade – foi de menos de 1% (de Haas, 2016). Resultados semelhantes foram relatados no Reino Unido, embora a taxa de falso-negativos fosse mais alta no primeiro trimestre (Chitty, 2014). Os investigadores concluíram que resultados falso-negativos no rastreamento podem aumentar o risco de aloimunização, mas em menos que 1 caso por milhão de nascimentos (Chitty, 2014). A aloimunização RhD é discutida no Capítulo 15 (p. 301).

REFERÊNCIAS

Abele H, Babiy-Pachomow O, Sonek J, et al: The cavum septum pellucidi in euploid and aneuploidy fetuses. Ultrasound Obstet Gynecol 2013; 42(2):156, 2013

American Academy of Pediatrics: Clinical report: cardiovascular health supervision for individuals affected by Duchenne or Becker muscular dystrophy. Pediatrics 116(6):1569, 2005, Reaffirmed December 2008

American College of Medical Genetics (ACMG) Board of Directors: Points to consider in the clinical application of genomic sequencing. Genet Med 14(8):759, 2012

American College of Obstetricians and Gynecologists: Microarrays and next-generation sequencing technology: the use of advanced genetic diagnostic tools in obstetrics and gynecology. Committee Opinion No. 682, December 2016a

American College of Obstetricians and Gynecologists: Prenatal diagnostic testing for genetic disorders. Practice Bulletin No. 162, May 2016b

American College of Obstetricians and Gynecologists: Primary ovarian insufficiency. Committee Opinion No. 605, July 2014, Reaffirmed 2016c

American College of Obstetricians and Gynecologists: Screening for fetal aneuploidy. Practice Bulletin No. 163, May 2016d

American College of Obstetricians and Gynecologists: Carrier screening for genetic conditions. Committee Opinion No. 691, March 2017a American College of Obstetricians and Gynecologists: Cell free DNA screening for fetal aneuploidy. Committee Opinion No. 640, September 2015, Reaffirmed 2017b

American College of Obstetricians and Gynecologists: Management of women with phenylketonuria. Committee Opinion No. 636, June 2015, Reaffirmed 2017c

Atwal PS, Brennan ML, Cox R, et al: Clinical whole-exome sequencing: are we there yet? Genet Med 16(9):717, 2014

Baffero GM, Somigliana E, Crovetto F, et al: Confined placental mosaicism at chorionic villus sampling: risk factors and pregnancy outcome. Prenat Diagn 32(11):1102, 2012

Baird PA, McGillivray B: Children of incest. J Pediatr 101(5): 854, 1982

Bardsley MZ, Kowal K, Levy C, et al: 47,XYY syndrome: clinical phenotype and timing of ascertainment. J Pediatr 163(4):1085, 2013

Bdolah Y, Palomaki GE, Yaron Y, et al: Circulating angiogenic proteins in trisomy 13. Am J Obstet Gynecol 194(1):239, 2006

Beaudin AE, Stover PJ: Insights into metabolic mechanisms underlying folate-responsive neural tube defects: a minireview. Birth Defects Res A Clin Mol Teratol 85(4):274, 2009

Becerra JE, Khoury MJ, Cordero JF, et al: Diabetes mellitus during pregnancy and the risks for specific birth defects: a population-based case-control study. Pediatrics 85(1):1, 1990

Bergstrom S, Carr H, Petersson G, et al: Trends in congenital heart defects in infants with Down syndrome. Pediatrics 138(1):e210160123, 2016

Bianchi DW, Chudova D, Sehnert AJ, et al: Noninvasive prenatal testing and incidental detection of occult malignancies. JAMA 314(2):162, 2015

Bianchi DW, Hanson J: Sharpening the tools: a summary of a National Institutes of Health workshop on new technologies for detection of fetal cells in maternal blood for early prenatal diagnosis. J Matern Fetal Neonatal Med 19(4):199, 2006

Blau N, van Spronsen FJ, Levy HL: Phenylketonuria. Lancet 376(9750):1417, 2010

Boada R, Janusz J, Hutaff-Lee C, et al: The cognitive phenotype in Klinefelter syndrome: a review of the literature including genetic and hormonal factors. Dev Disabil Res Rev 15(4):284, 2009

Bui TH, Iselius L, Lindsten J: European collaborative study on prenatal diagnosis: mosaicism, pseudomosaicism and single abnormal cells in amniotic fluid cultures. Prenat Diagn 4(7):145, 1984

Bull MJ, American Academy of Pediatrics Committee on Genetics: Health supervision for children with Down syndrome. Pediatrics 128(2):393, 2011

Burn J, Brennan P, Little J, et al: Recurrence risks in offspring of adults with major heart defects: results from first cohort of British collaborative study. Lancet 351(9099):311, 1998

Callaway JL, Shaffer LG, Chitty LS, et al: The clinical utility of microarray technologies applied to prenatal cytogenetics in the presence of a normal conventional karyotype: a review of the literature. Prenat Diagn 33(12):1119, 2013

Carey L, Scott F, Murphy K, et al: Prenatal diagnosis of chromosomal mosaicism in over 1600 cases using array comparative genomic hybridization as a first line test. Prenat Diagn 34(5):478, 2014

Chitty LS, Finning K, Wade A: Diagnostic accuracy of routine antenatal determination of fetal RHD status across gestation: population based cohort study. BMJ 349:g5243, 2014

Clausen FB, Christiansen M, Steffensen R, et al: Report of the first nationally implemented clinical routine screening for fetal RHD in D– pregnant women to ascertain the requirement for antenatal RHD prophylaxis. Transfusion 52(4):752, 2012

Cockwell A, MacKenzie M, Youings S, et al: A cytogenetic and molecular study of a series of 45,X fetuses and their parents. J Med Genet 28(3):151, 1991

Cools M, Pleskacova J, Stoop H, et al: Gonadal pathology and tumor risk in relation to clinical characteristics in patients with 45,X/46,XY mosaicism. J Clin Endocrinol Metab 96(7):E1171, 2011

Cragan JD, Gilboa SM: Including prenatal diagnoses in birth defects monitoring: experience of the Metropolitan Atlanta Congenital Defects Program. Birth Defects Res A Clin Mol Teratol 85(1):20, 2009

Cronister A, Teicher J, Rohlfs EM, et al: Prevalence and instability of fragile X alleles: implications for offering fragile X premutation diagnosis. Obstet Gynecol 111(3):596, 2008

Curnow KJ, Wilkins-Haug L, Ryan A, et al: Detection of triploid, molar, and vanishing twin pregnancies by single-nucleotide polymorphism-based noninvasive prenatal test. Am J Obstet Gynecol 212(1):79.e1, 2015

Dashe JS: Aneuploidy screening in pregnancy. Obstet Gynecol 128(1):181, 2016

de Haas M, Thurik FF, van der Ploeg CP, et al: Sensitivity of fetal RHD screening for safe guidance of targeted anti-D immunoglobulin prophylaxis: a prospective cohort study of a nationwide programme in the Netherlands. BMJ 355:i5789, 2016

Devaney SA, Palomaki GE, Scott JA, et al: Noninvasive fetal sex determination using cell-free fetal DNA: a systematic review and meta-analysis. JAMA 306(6):627, 2011

Dolk H, Loane M, Garne E: The prevalence of congenital anomalies in Europe. Adv Exp Med Biol 686:349, 2010

Doody KJ: Treatment of the infertile couple. In Hoffman BL, Schorge JO, Schaffer JI, et al (eds): Williams Gynecology, 2nd ed. New York, McGraw-Hill, 2012

Edwards JH, Harnden DG, Cameron AH, et al: A new trisomic syndrome. Lancet 1(7128):787, 1960

Ford CE, Jones KW, Polani PE, et al: A sex-chromosome anomaly in a case of gonadal dysgenesis (Turner's syndrome). Lancet 1(7075):711, 1959

Freeman SB, Bean LH, Allen EG, et al: Ethnicity, sex, and the incidence of congenital heart defects: a report from the National Down Syndrome Project. Genet Med 10(3):173, 2008

Freire-Maia N: Effects of consanguineous marriages on morbidity and precocious mortality: genetic counseling. Am J Med Genet 18(3):401, 1984

Gardner RJ, Sutherland GR: Chromosome Abnormalities and Genetic Counseling, 2nd ed. Oxford Monographs on Medical Genetics No. 29. Oxford, Oxford University Press, 1996

Gil MM, Quezada MS, Revello R, et al: Analysis of cell-free DNA in maternal blood in screening for fetal aneuploidies: updated meta-analysis. Ultrasound Obstet Gynecol 45(3):249, 2015

Girardin CM, Vliet GV: Counselling of a couple faced with a prenatal diagnosis of Klinefelter syndrome. Acta Pediatr 100(6):917, 2011

Grati FR: Chromosomal mosaicism in human feto-placental development: implications for prenatal diagnosis. J Clin Med 3(3):809, 2014a

Grati FR, Malvestiti F, Ferreira JC, et al: Fetoplacental mosaicism: potential implications for false-positive and false negative non-invasive prenatal screening results. Genet Med 16(8):620, 2014b

Grewal J, Carmichael SL, Yang W, et al: Paternal age and congenital malformations in offspring in California, 1989–2002. Matern Child Health J 16(2):385, 2012

Grosse SD, Collins JS: Folic acid supplementation and neural tube defect recurrence prevention. Birth Defects Res A Clin Mol Teratol 79(11):737, 2007

Hassold T, Arnovitz K, Jacobs PA, et al: The parental origin of the missing or additional chromosome in 45,X and 47,XXX females. Birth Defects Orig Artic Ser 26(4):297, 1990

Henderson KG, Shaw TE, Barrett IJ, et al: Distribution of mosaicism in human placentae. Hum Genet 97(5):650, 1996

Hibbard ED, Smithells RW: Folic acid metabolism and human embryopathy. Lancet 1:1254, 1965

Hillman SC, McMullan DJ, Hall G, et al: Use of prenatal chromosomal microarray: prospective cohort study and systematic review and meta-analysis. Ultrasound Obstet Gynecol 41(6):610, 2013

Holland CM: 47,XXX in an adolescent with premature ovarian failure and autoimmune disease. J Pediatr Adolesc Gynecol 14(2):77, 2001

Hussamy DJ, Herrera CL, Twickler DM, et al: How many risk factors do Down syndrome pregnancies have? Am J Obstet Gynecol 216(1):S127, 2017

Hsu LY, Perlis TE: United States survey on chromosome mosaicism and pseudomosaicism in prenatal diagnosis. Prenat Diagn 4(7):97, 1984

Hunter AG: Neural tube defects in Eastern Ontario and Western Quebec: demography and family data. Am J Med Genet 19(1):45, 1984

Jacobs PA, Hassold TJ: The origin of numerical chromosomal abnormalities. Adv Genet 33:101, 1995

Jauniaux E: Partial moles: from postnatal to prenatal diagnosis. Placenta 20(5–6):379, 1999

Johns Hopkins University: Online Mendelian Inheritance in Man (OMIM). 2017. Available at: http://omim.org/. Accessed February 4, 2017

Jones KL: Smith's Recognizable Patterns of Human Malformation, 6th ed. Philadelphia, Saunders, 2006

Jung A, Schuppe HC, Schill WB: Are children of older fathers at risk for genetic disorders? Andrologia 35(4):191, 2003

Kannan TP, Hemlatha S, Ankathil R, et al: Clinical manifestations in trisomy 9. Indian J Pediatr 76(7):745, 2009

Kappelgaard A, Laursen T: The benefits of growth hormone therapy in patients with Turner syndrome, Noonan syndrome, and children born small for gestational age. Growth Horm IGF Res 21(6):305, 2011

Kapurubandara S, Melov S, Shalou E, et al: Consanguinity and associated perinatal outcomes, including stillbirth. Aust N Z J Obstet Gynecol 56(6), 599, 2016

Koch R, Hanley W, Levy H, et al: The Maternal Phenylketonuria International Study: 1984–2002. Pediatrics 112(6 Pt 2):1523, 2003

Kong A, Frigge ML, Masson G, et al: Rate of de novo mutations, father's age, and disease risk. Nature 488(7412):471, 2012

Krogh C, Gortz S, Wohlfahrt J, et al: Pre- and perinatal risk factors for pyloric stenosis and their influence on the male predominance. Am J Epidemiol 176(1):24, 2012

Lejeune J, Turpin R, Gautier M: Chromosomic diagnosis of mongolism. Arch Fr Pediatr 16:962, 1959

Lenke RR, Levy HL: Maternal phenylketonuria and hyperphenylalaninemia. An international survey of the outcome of untreated and treated pregnancies. N Engl J Med 303(21):1202, 1980

Lin AE, Garver KL: Genetic counseling for congenital heart defects. J Pediatr 113(6):1105, 1988

Lin HY, Chen YJ, Hung HY, et al: Clinical characteristics and survival of trisomy 18 in a medical center in Taipei, 1988–2004. Am J Med Genet 140(9):945, 2006

Lin HY, Lin SP, Chen YJ, et al: Clinical characteristics and survival of trisomy 13 in a medical center in Taiwan, 1985–2004. Pediatr Int 49(3):380, 2007

Lindhout D, Omtzigt JG, Cornel MC: Spectrum of neural tube defects in 34 infants prenatally exposed to antiepileptic drugs. Neurology 42(suppl 5):111, 1992

Loane M, Morris JK, Addor M, et al: Twenty-year trends in the prevalence of Down syndrome and other trisomies in Europe: impact of maternal age and prenatal screening. Eur J Hum Genet 21(1):27, 2013

Lowe X, Eskenazi B, Nelson DO, et al: Frequency of XY sperm increases with age in fathers of boys with Klinefelter syndrome. Am J Hum Genet 69(5):1046, 2001

Lupton M, Oteng-Ntim E, Ayida G, et al: Cardiac disease in pregnancy. Curr Opin Obstet Gynecol 14(2):137, 2002

Mai CT, Kucik JE, Isenburg J, et al: Selected birth defects data from population-based birth defects surveillance programs in the United States, 2006 to 2010: featuring trisomy conditions. Birth Defects Res A Clin Mol Teratol 97(11):709, 2013

Malvestiti F, Agrati C, Grimi B, et al: Interpreting mosaicism in chorionic villi: results of a monocentric series of 1001 mosaics in chorionic villi with follow-up amniocentesis. Prenat Diagn 35(11):1117, 2015

Manning M, Hudgins L: Professional Practice and Guidelines Committee: array-based technology and recommendations for utilization in medical genetics practice for detection of chromosomal abnormalities. Genet Med 12(11):742, 2010

McDonald-McGinn DM, Sullivan KE, Marino B, et al: 22q11.2 deletion syndrome. Nat Rev Dis Primers 1:15071, 2015

McGowan-Jordan J, Simmons A, Schmid M (eds): ISCN 2016: An International System for Human Cytogenomic Nomenclature. Basel, Karger, 2016

McKusick VA, Ruddle FH: A new discipline, a new name, a new journal. Genomics 1:1, 2003

Milunsky A, Milunsky JM: Genetic counseling: preconception, prenatal, and perinatal. In Milunsky A (ed): Genetic Disorders of the Fetus: Diagnosis, Prevention, and Treatment, 5th ed. Baltimore, Johns Hopkins University Press, 2004

Monaghan KG, Lyon E, Spector EB, et al: ACMG Standards and Guidelines for fragile X testing: a revision to the disease-specific supplements to the Standards and Guidelines for Clinical Genetics Laboratories of the American College of Medical Genetics and Genomics. Genet Med 15(7):575, 2013

MRC Vitamin Study Research Group: Prevention of neural tube defects: results of the Medical Research Council Vitamin Study. Lancet 338(8760):131, 1991

National Center for Biotechnology Information: GeneReviews. 2017a. Available at: https://www.ncbi.nlm.gov/books/NBK1116/. Accessed February 4, 2017

National Center for Biotechnology Information: GTR: Genetic Testing Registry. 2017b. Available at: https://www.ncbi.nlm.nih.gov/gtr/. Accessed February 4, 2017

National Library of Medicine: Genetics Home Reference. 2017. Available at: https://ghr.nlm.nih.gov. Accessed February 4, 2017

Nelson DL: The fragile X syndromes. Semin Cell Biol 6(1):5, 1995

Nolin SL, Brown WT, Glickspan A, et al: Expansion of the fragile X CGG repeat in females with premutation or intermediate alleles. Am J Hum Genet 72(2):454, 2003

Nora JJ, Nora AH: Updates on counseling the family with a first-degree relative with a congenital heart defect. Am J Med Genet 29(1):137, 1988

Norton ME, Brar H, Weiss J, et al: Non-Invasive Chromosomal Evaluation (NICE) study: results of a multicenter prospective cohort study for detection of fetal trisomy 21 and trisomy 18. Am J Obstet Gynecol 207(2):137.e1, 2012

Nussbaum RL, McInnes RR, Willard HF (eds): Clinical cytogenetics: disorders of the autosomes and sex chromosomes. In Thompson & Thompson Genetics in Medicine, 7th ed. Philadelphia, Saunders, 2007

Olsson A, Hellgren M, Berntorp E, et al: Clotting factor level is not a good predictor of bleeding in carriers of haemophilia A and B. Blood Coagul Fibrinolysis 25(5):471, 2014

Olson EN: Gene regulatory networks in the evolution and development of the heart. Science 313(5795):1922, 2006

Parker SE, Mai CT, Canfield MA, et al: Updated national birth prevalence estimates for selected birth defects in the United States, 2004–2006. Birth Defects Res A Clin Mol Teratol 88(12):1008, 2010

Patau K, Smith DW, Therman E, et al: Multiple congenital anomaly caused by an extra autosome. Lancet 1(7128):790, 1960

Pergament E, Cuckle H, Zimmermann B, et al: Single-nucleotide polymorphism-based noninvasive prenatal screening in a high-risk and low-risk cohort. Obstet Gynecol 124(2pt1):210, 2014

Platt LD, Koch R, Hanley WB, et al: The international study of pregnancy outcome in women with maternal phenylketonuria: report of a 12-year study. Am J Obstet Gynecol 182(2):326, 2000

Plug I, Mauser-Bunschoten EP, Brocker-Vriends AH, et al: Bleeding in carriers of hemophilia. Blood 108(1):52, 2006

Porter S, Gilks CB: Genomic imprinting: a proposed explanation for the different behaviors of testicular and ovarian germ cell tumors. Med Hypotheses 41(1):37, 1993

Quezada MS, Gil MM, Francisco C, et al: Screening for trisomies 21, 18, and 13 by cell-free DNA analysis of maternal blood at 10–11 weeks. Ultrasound Obstet Gynecol 45(1):36, 2015

Rankin J, Tennant PWG, Bythell M, et al: Predictors of survival in children born with Down syndrome: a registry-based study. Pediatrics 129(6):e1373, 2012

Reddy UM, Abuhamad AZ, Levine D, et al: Fetal Imaging. Executive summary of a joint Eunice Kennedy Shriver National Institute of Child Health and Human Development, Society for Maternal-Fetal Medicine, American Institute of Ultrasound in Medicine, American College of Obstetricians and Gynecologists, American College of Radiology, Society for Pediatric Radiology, and Society of Radiologists in Ultrasound Fetal Imaging Workshop. Obstet Gynecol 123(5):1070, 2014

Reddy UM, Goldenberg R, Silver R, et al: Stillbirth classification—developing an international consensus for research: executive summary of a National Institute of Child Health and Human Development workshop. Obstet Gynecol 114(4):901, 2009

Reddy UM, Grier PP, Saade GR, et al: Karyotype versus microarray testing for genetic abnormalities after stillbirth. N Engl J Med 367(23):2185, 2012

Rehm HL, Berg JS, Brooks LD, et al: ClinGen–The Clinical Genome Resource. N Engl J Med 372(23):2235, 2015

Romeo G, Bittles AH: Consanguinity in the contemporary world. Hum Hered 77(1):6, 2014

Rosa RF, Rosa RC, Lorenzen MB, et al: Trisomy 18: experience of a reference hospital from the south of Brazil. Am J Med Genet A 155A(7):1529, 2011

Ross JL, Zeger MP, Kushner H, et al: An extra X or Y chromosome: contrasting the cognitive and motor phenotypes in childhood in boys with 47,XYY syndrome or 47,XXY Klinefelter syndrome. Dev Disabil Res Rev 15(4):309, 2009

Scharrer S, Stengel-Rutkowski S, Rodewald-Rudescu A, et al: Reproduction in a female patient with Down's syndrome. Case report of a 46,XY child showing slight phenotypical anomalies born to a 47,XX, +21 mother. Humangenetik 26(3):207, 1975

Schmickel RD: Contiguous gene syndromes: a component of recognizable syndromes. J Pediatr 109(2):231, 1986

Schneider AS, Mennuti MT, Zackai EH: High cesarean section rate in trisomy 18 births: a potential indication for late prenatal diagnosis. Am J Obstet Gynecol 140(4):367, 1981

Schorge JO: Ovarian germ cell and sex cord-stromal tumors. In Hoffman BL, Schorge JO, Bradshaw KD, et al (eds): Williams Gynecology, 3rd ed. New York, McGraw-Hill Education, 2016

Shaffer LG, Agan N, Goldberg JD, et al: American College of Medical Genetics Statement on diagnostic testing for uniparental disomy. Genet Med 3(3):206, 2001

Sheridan E, Wright J, Small N, et al: Risk factors for congenital anomaly in a multiethnic birth cohort: an analysis of the Born in Branford study. Lancet 382(9901):1350, 2013

Shin M, Besser LM, Kucik JE, et al: Prevalence of Down syndrome in children and adolescents in 10 regions of the United States. Pediatrics 124(6):1565, 2009

Shipp TD, Benacerraf BR: Second trimester ultrasound screening for chromosomal abnormalities. Prenat Diagn 22(4):296, 2002

Shprintzen RJ: Velo-cardio-facial syndrome: 30 years of study. Dev Disabil Res Rev 14(1):3, 2008

Silasi M, Rana S, Powe C, et al: Placental expression of angiogenic factors in trisomy 13. Am J Obstet Gynecol 204(6):546.e1, 2011

Slavotinek AM: Novel microdeletion syndromes detected by chromosomal microarrays. Hum Genet 124(1):1, 2008

Society for Maternal-Fetal Medicine: Prenatal aneuploidy screening using cell-free DNA. SMFM Consult Series No. 36. June 2015

Society for Maternal-Fetal Medicine: The use of chromosomal microarray for prenatal diagnosis. SMFM Consult Series No. 41. October 2016

Spence JE, Perciaccante RG, Greig FM, et al: Uniparental disomy as a mechanism for human genetic disease. Am J Hum Genet 42(2):217, 1988

Spotila LD, Sereda L, Prockop DJ: Partial isodisomy for maternal chromosome 7 and short stature in an individual with a mutation at the COLIA2 locus. Am J Hum Genet 51(6):1396, 1992

Stevenson DA, Carey JC: Contribution of malformations and genetic disorders to mortality in a children's hospital. Am J Med Genet 126A(4):393, 2004

Stoltenberg C, Magnus P, Lie RT, et al: Birth defects and parental consanguinity in Norway. Am J Epidemiol 145(5):439, 1997

Tartaglia N, Ayari N, Howell S, et al: 48,XXYY, 48,XXXY, and 49,XXXXY syndromes: not just variants of Klinefelter syndrome. Acta Paediatrica 100(6):851, 2011

Tartaglia NR, Howell S, Sutherland A, et al: A review of trisomy X (47,XXX). Orphanet J Rare Dis 5:8, 2010

Tennant PW, Pearce MS, Bythell M, et al: 20-year survival of children born with congenital anomalies: a population-based study. Lancet 375(9715):649, 2010

Tepperberg J, Pettenati MJ, Rao PN, et al: Prenatal diagnosis using interphase fluorescence in situ hybridization (FISH): 2-year multi-center retrospective study and review of the literature. Prenat Diagn 21(4):293, 2001

Tinkle BT, Walker ME, Blough-Pfau RI, et al: Unexpected survival in a case of prenatally diagnosed non-mosaic trisomy 22: clinical report and review of the natural history. Am J Med Genet A 118A(1):90, 2003

Toriello HV, Meck JM, Professional Practice and Guidelines Committee: Statement on guidance for genetic counseling in advanced paternal age. Genet Med 10(6):457, 2008

Tuohy JF, James DK: Pre-eclampsia and trisomy 13. BJOG 99(11):891, 1992

Turner HH: A syndrome of infantilism, congenital webbed neck and cubitus valgus. Endocrinol 23:566, 1938

Vendola C, Canfield M, Daiger SP, et al: Survival of Texas infants born with trisomies 21, 18, and 13. Am J Med Genet A 152A(2):360, 2010

Vintzileos AM, Egan JF: Adjusting the risk for trisomy 21 on the basis of second-trimester ultrasonography. Am J Obstet Gynecol 172(3):837, 1995

Vockley J, Andersson HC, Antshel KM, et al: ACMG Practice Guidelines: phenylalanine hydroxylase deficiency: diagnosis and management guideline. Genet Med 16(2):188, 2014

Wang Y, Chen Y, Tian F, et al: Maternal mosaicism is a significant contributor to discordant sex chromosomal aneuploidies associated with non-invasive prenatal testing. Clin Chem 60(1):251, 2014

Weismann CG, Gelb BD: The genetics of congenital heart disease: a review of recent developments. Curr Opin Cardiol 22(3):200, 2007

Wellesley D, Dolk H, Boyd PA, et al: Rare chromosome abnormalities, prevalence, and prenatal diagnosis rates from population-based congenital anomaly registers in Europe. Eur J Human Genet 20(5):521, 2012

Wigby K, D'Epagnier C, Howell S, et al: Expanding the phenotype of triple X syndrome: a comparison of prenatal versus postnatal diagnosis. Am J Med Genet Part A 170(11):2870, 2016

Worton RG, Stern R: A Canadian collaborative study of mosaicism in amniotic fluid cell cultures. Prenat Diagn 4(7):131, 1984

Wou K, Hyun Y, Chitayat D, et al: Analysis of tissue from products of conception and perinatal losses using QF-PCR and microarray: a three-year retrospective study resulting in an efficient protocol. Eur J Med Genet 59(8):417, 2016

Wright CF, Burton H: The use of cell-free fetal nucleic acids in maternal blood for non-invasive prenatal diagnosis. Hum Reprod Update 15(1):139, 2009

Yang Q, Wen SW, Leader A, et al: Paternal age and birth defects: how strong is the association? Human Reprod 22(3):696, 2007

Yeo L, Guzman ER, Day-Salvatore D, et al: Prenatal detection of fetal trisomy 18 through abnormal sonographic features. J Ultrasound Med 22(6):581, 2003

Zalel Y, Shapiro I, Weissmann-Brenner A, et al: Prenatal sonographic features of triploidy at 12–16 weeks. Prenat Diagn 36(7)650, 2016

CAPÍTULO 14

Diagnóstico pré-natal

PERSPECTIVA HISTÓRICA 277

RASTREAMENTO DE ANEUPLOIDIA NO PRIMEIRO
TRIMESTRE... 281

RASTREAMENTO DE ANEUPLOIDIA NO SEGUNDO
TRIMESTRE... 282

RASTREAMENTO INTEGRADO E SEQUENCIAL............ 284

RASTREAMENTO DE DNA FETAL LIVRE................. 284

RASTREAMENTO ULTRASSONOGRÁFICO................ 286

RASTREAMENTO DE PORTADORES DE DISTÚRBIOS
GENÉTICOS 288

AMNIOCENTESE 291

COLETA DE AMOSTRA DE VILOSIDADES CORIÔNICAS 293

TESTES GENÉTICOS PRÉ-IMPLANTAÇÃO 295

O exame cuidadoso deve geralmente levar a um diagnóstico correto de hidrocefalia nas últimas semanas de gestação. Em muitos casos, a deformidade pode ser detectada por palpação externa.

— J. Whitridge Williams (1903)

Na 1ª edição do *Obstetrícia* de Williams, bem poucos distúrbios fetais podiam ser identificados antes do parto. Atualmente, mais de 100 anos depois, o diagnóstico pré-natal se transformou em um campo específico do conhecimento. Especificamente, o diagnóstico pré-natal é a ciência especializada em detectar malformações congênitas, aneuploidias e outras síndromes genéticas do feto. Isso abrange o diagnóstico de malformações estruturais com ultrassonografia especializada; testes de triagem de rotina para aneuploidia e defeitos do tubo neural; testes diagnósticos, como a cariotipagem e a análise cromossômica por *microarray* realizados em amostras de vilosidades coriônicas e de amniocentese; e exames adicionais de triagem e diagnóstico oferecidos para os casos de gestações com risco para distúrbios genéticos específicos. O objetivo do diagnóstico pré-natal é fornecer informações precisas quanto ao prognóstico de curto e longo prazo, ao risco de recorrência e ao potencial terapêutico e, desse modo, melhorar o aconselhamento e otimizar os desfechos gestacionais.

O manejo de uma gestação afetada, incluindo a possibilidade de a mulher optar pela interrupção da gestação, pode ser incorporado na discussão das opções de rastreamento e testagem. Porém, o aconselhamento não direcionado é fundamental no diagnóstico pré-natal. Essa prática oferece à paciente o conhecimento livre de vieses em relação a um diagnóstico e preserva a autonomia da gestante (Flessel, 2011). Os exames de imagem fetais para anomalias congênitas são discutidos no Capítulo 10, e a interrupção da gestação é discutida no Capítulo 18.

PERSPECTIVA HISTÓRICA

Há mais de 40 anos, Brock (1972, 1973) observou que as gestações complicadas por defeitos do tubo neural (DTNs) tinham níveis mais altos de α-fetoproteína (AFP) no soro materno e no líquido amniótico. Essa foi a base do primeiro teste de rastreamento materno para uma anomalia fetal. O início do rastreamento sérico disseminado se deu em 1977, após um ensaio clínico colaborativo do Reino Unido ter estabelecido a associação entre níveis séricos elevados de AFP no soro materno (AFPSM) e DTNs abertos no feto (Wald, 1977). Quando o rastreamento era realizado entre 16 e 18 semanas de gestação, a detecção se aproximava de 90% para gestações com anencefalia fetal e de 80% para aquelas com mielomeningocele (espinha bífida). Essas sensibilidades são comparáveis com os testes atuais (American College of Obstetricians and Gynecologists, 2016a).

Os termos ultrassonografia de *nível I* e *nível II* foram cunhados nesse contexto. No California MSAFP Screening Program da década de 1980 e início de 1990, as mulheres passavam pelo rastreamento sérico antes da ultrassonografia, e aquelas com nível elevado de AFP eram submetidas à ultrassonografia de nível I para identificar uma idade gestacional incorreta, gestação múltipla ou morte fetal (Filly, 1993). Um terço das gestações com nível elevado de AFPSM tinha uma dessas três etiologias. Embora os defeitos congênitos fossem ocasionalmente detectados durante a ultrassonografia de nível I, isso não era esperado. Se a ultrassonografia de nível I não identificasse uma etiologia para a elevação do nível de AFPSM, seria oferecida a amniocentese. Então, apenas se a concentração de AFP no líquido amniótico fosse elevada a mulher seria submetida à ultrassonografia de nível II. Essa avaliação mais detalhada e abrangente da anatomia fetal era realizada para detectar e caracterizar a anormalidade fetal.

Se o nível de AFP no líquido amniótico estivesse elevado, era realizado de maneira concomitante um exame para dosagem de acetilcolinesterase no líquido amniótico, aproveitando a tendência da acetilcolinesterase de extravasar diretamente dos tecidos neurais expostos para o líquido amniótico. A presença de ambos os marcadores no líquido amniótico era considerada diagnóstica de DTNs (American College of Obstetricians and Gynecologists, 2016a).

A sensibilidade geral da amniocentese é de cerca de 98% para DTNs abertos, com taxa de falso-positivos de 0,4% (Milunsky, 2004). É importante observar que outras anormalidades fetais estão associadas a níveis elevados de AFP no líquido amniótico e a exames positivos para a acetilcolinesterase, incluindo defeitos da parede ventral, atresia esofágica, teratoma fetal, extrofia cloacal e anormalidades cutâneas como a epidermólise bolhosa. Assim, pelos padrões atuais, esses marcadores no líquido amniótico seriam considerados testes de rastreamento auxiliares, compreendendo que um resultado positivo levaria a outros exames de imagem fetal.

Com a tecnologia de imagem atual, a maioria dos DTNs é detectada com a ultrassonografia, e a ultrassonografia direcionada é o teste diagnóstico de escolha (Dashe, 2006). As gestantes têm agora a opção de rastreamento de DTN com AFPSM ou ultrassonografia (American College of Obstetricians and Gynecologists, 2016c). Embora o nível II seja usado como sinônimo de *ultrassonografia direcionada*, a primeira deveria ser removida de nosso vocabulário, pois a ultrassonografia direcionada atual inclui uma avaliação muito mais abrangente da anatomia fetal (Cap. 10, p. 187).

Quando o rastreamento com AFPSM estava sendo adotado, a designação "idade materna avançada" (AMA, de *advanced maternal age*) se popularizou. Uma Consensus Development Conference do National Institutes of Health de 1979 recomendou que se aconselhassem as gestantes com 35 anos ou mais sobre a possibilidade de amniocentese para cariotipagem fetal. Esse limiar se baseava no maior risco de algumas anormalidades cromossômicas fetais com o aumento da idade materna, presumindo que, nesse ponto, a taxa de perdas gestacionais atribuíveis à amniocentese seria equivalente ao risco de síndrome de Down fetal com a idade materna de 35 anos. *É importante observar que esse não é mais o caso, conforme discutido adiante* (p. 293).

O rastreamento sérico de aneuploidia logo ficou disponível para mulheres que teriam menos de 35 anos no parto. Em 1984, Merkatz e colaboradores relataram que os níveis de AFPSM eram *menores* nas gestações com trissomias do 21 e do 18 com 15 a 21 semanas de gestação. A idade materna foi incorporada no cálculo, de modo que um risco específico pudesse ser atribuído (DiMaio, 1987; New England Regional Genetics Group, 1989). O rastreamento com AFPSM detectava cerca de 25% dos casos de trissomia do 21 fetal quando o limiar de relação para um

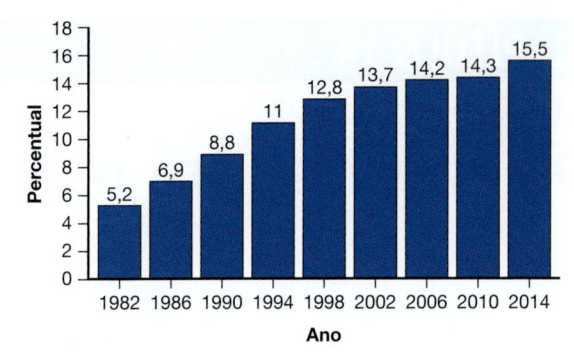

FIGURA 14-1 Tendências na porcentagem de nascimentos para mulheres com idade de 35 a 44 anos. (Dados de Centers for Disease Control and Prevention, 2015.)

resultado positivo foi estabelecido em 1:270. Essa relação reflete o risco aproximado de síndrome de Down no segundo trimestre com idade materna de 35. Esse risco de trissomia do 21 e a taxa associada de 5% de falso-positivos se tornou o padrão que permanece em uso em alguns laboratórios até hoje.

Por mais de uma década após a sua introdução, o rastreamento sérico de aneuploidia visava as mulheres com menos de 35 anos, pois simplesmente não tinha sensibilidade suficiente para ser oferecido a mulheres com risco maior *a priori*. Esse também não é mais o caso. Além disso, como a prevalência de aneuploidia fetal aumenta rapidamente conforme o aumento da idade materna, o valor preditivo positivo de todos os testes de rastreamento de aneuploidias – sejam baseados em marcadores ou testes com DNA livre – é maior nas mulheres com 35 anos ou mais. As mulheres com 35 anos ou mais atualmente representam mais de 15% dos partos nos Estados Unidos (Fig. 14-1). No Parkland Hospital, essa faixa etária representa metade dos nascimentos com síndrome de Down (Hussamy, 2017).

RASTREAMENTO DE ANEUPLOIDIA

Denomina-se aneuploidia a presença de um ou mais cromossomos extras, geralmente resultando em trissomia, ou a perda de um cromossomo (monossomia). Os dados de registros populacionais que incluem nascimentos, mortes fetais e interrupções de gestação indicam uma prevalência geral de 4 dessas anormalidades para cada 1.000 nascimentos (Wellesley, 2012). A aneuploidia é responsável por mais de 50% dos abortamentos no primeiro trimestre, cerca de 20% das perdas no segundo trimestre e 6 a 8% dos natimortos e mortes no início da infância (Reddy, 2012; Stevenson, 2004; Wou, 2016). Entre as gestações identificadas com anormalidades cromossômicas, a trissomia do 21 representa cerca de metade dos casos; a trissomia do 18 representa 15%; a trissomia do 13, 5%; e as anormalidades dos cromossomos sexuais – 45,X, 47,XXX, 47,XXY e 47,XYY –, cerca de 12% (Wellesley, 2012).

O risco de trissomia fetal aumenta com a idade materna, em particular após 35 anos (Fig. 13-2, p. 255). Ao fazer o aconselhamento, o profissional deve incluir o risco de aneuploidia específico para a idade materna (Tabs. 14-1 e 14-2). Outros importantes fatores de risco para aneuploidia fetal incluem anormalidade no número de cromossomos ou rearranjo cromossômico estrutural na mãe ou no parceiro – como uma translocação balanceada – ou uma gestação prévia com triploidia ou trissomia autossômica.

TABELA 14-1 Riscos relacionados com a idade materna para síndrome de Down e qualquer aneuploidia no segundo trimestre e a termo em gestação de feto único

Idade	Síndrome de Down		Qualquer aneuploidia	
	Segundo trimestre	A termo	Segundo trimestre	A termo
35	1/250	1/385	1/132	1/204
36	1/192	1/303	1/105	1/167
37	1/149	1/227	1/83	1/130
38	1/115	1/175	1/65	1/103
39	1/89	1/137	1/53	1/81
40	1/69	1/106	1/40	1/63
41	1/53	1/81	1/31	1/50
42	1/41	1/64	1/25	1/39
43	1/31	1/50	1/19	1/30
44	1/25	1/38	1/15	1/24
45	1/19	1/30	1/12	1/19

Dados de Hook EB, Cross PK, Schreinemachers DM: Chromosomal abnormality rates at amniocentesis and in live-born infants, JAMA. 1983 Apr 15; 249(15):2034–2038.

De modo geral, há dois tipos de testes de rastreamento de aneuploidias: aqueles que são tradicionais ou baseados em marcadores bioquímicos e aqueles baseados no DNA livre. Devem ser oferecidos a todas as gestantes os testes diagnósticos ou de rastreamento para aneuploidia no início da gestação (American College of Obstetricians and Gynecologists, 2016c). As considerações prévias ao rastreamento são as seguintes:

1. *A paciente optou pelo rastreamento?* Pelo menos 20% das mulheres optam por não realizar o rastreamento de aneuploidia, mesmo quando as barreiras financeiras são removidas. Menos de 40% das mulheres com resultado positivo no rastreamento opta pelo diagnóstico pré-natal (Dar, 2014; Kuppermann, 2014).
2. *A paciente preferiria o diagnóstico pré-natal?* Os testes diagnósticos são seguros e efetivos, e a análise cromossômica por

TABELA 14-2 Riscos relacionados com a idade materna para síndrome de Down e qualquer aneuploidia no segundo trimestre e a termo em gestação gemelar dizigótica[a]

Idade	Síndrome de Down		Qualquer aneuploidia	
	Segundo trimestre	A termo	Segundo trimestre	A termo
32	1/256	1/409	1/149	1/171
33	1/206	1/319	1/116	1/151
34	1/160	1/257	1/91	1/126
35	1/125	1/199	1/71	1/101
36	1/98	1/153	1/56	1/82
37	1/77	1/118	1/44	1/67
38	1/60	1/92	1/35	1/54
39	1/47	1/72	1/27	1/44
40	1/37	1/56	1/21	1/35
41	1/29	1/44	1/17	1/28
42	1/23	1/33	1/13	1/22

[a]O risco se aplica a um ou aos dois fetos.
Dados de Meyers C, Adam R, Dungan J, et al: Aneuploidy in twin gestations: when is maternal age advanced? Obstet Gynecol. 1997 Feb;89(2):248–251.

microarray oferece informações sobre condições genéticas que os testes de rastreamento e a cariotipagem isoladamente não conseguiriam obter (American College of Obstetricians and Gynecologists, 2016b). Isso é discutido adiante na p. 291 e no Capítulo 13 (p. 271).
3. *Trata-se de gestação múltipla?* Todos os testes de rastreamento tradicionais (baseados em marcadores bioquímicos) para aneuploidia são significativamente menos efetivos nas gestações múltiplas, e o rastreamento com DNA livre não é atualmente recomendado nas gestações múltiplas.
4. *Que método será usado para rastreamento dos DTNs?* Sempre que uma paciente optar por um teste de rastreamento de aneuploidia que não inclua marcadores bioquímicos séricos no segundo trimestre, o rastreamento de DTNs deve ser realizado em separado, com avaliação da AFPSM ou com ultrassonografia (American College of Obstetricians and Gynecologists, 2016c).
5. *O feto apresenta alguma anomalia importante?* Se for esse o caso, os testes diagnósticos estão recomendados em lugar do rastreamento.

O American College of Obstetricians and Gynecologists (2016c) afirmou que o rastreamento de aneuploidia deve ser uma escolha informada feita pela paciente, com uma base subjacente de tomada de decisão compartilhada que considere suas circunstâncias clínicas, valores, interesses e objetivos. Os elementos do aconselhamento anterior ao rastreamento para aneuploidia são listados na Tabela 14-3.

■ Considerações estatísticas

O rastreamento de aneuploidia pode ser difícil porque as características de cada opção de teste podem variar conforme a idade materna e se o teste é baseado em marcadores bioquímicos ou em DNA livre. A sensibilidade do teste é a sua taxa de detecção – isto é, a proporção de fetos aneuploides identificados pelo teste de rastreamento. O seu inverso, a taxa de falso-negativos, é a porcentagem de casos que o teste deixa de detectar. Espera-se que um teste de rastreamento no primeiro trimestre com sensibilidade de 80% deixe de detectar 1 a cada 5 casos. A sensibilidade dos testes de rastreamento para a síndrome de Down aumentou continuamente durante os últimos 30 anos, desde apenas 25% com a AFP sérica isoladamente até mais de 90% com o rastreamento integrado ou sequencial.

Outra característica importante é a taxa de falso-positivos, a porcentagem de gestações não afetadas que terão resultado positivo "falso" no teste. Ela corresponde a cerca de 5% no rastreamento do primeiro trimestre, no rastreamento com marcador quádruplo ou nas opções de rastreamento integrado (Baer, 2015; Kazerouni, 2011; Malone, 2005b; Norton, 2015). O inverso da taxa de falso-positivos é a sua especificidade – os rastreamentos baseados em marcadores bioquímicos serão tranquilizadores em cerca de 95% das gestações não afetadas. Embora a sensibilidade do teste tenha aumentado, a taxa de falso-positivos se manteve constante para muitos testes de rastreamento de aneuploidias diferentes (Tab. 14-4). Ambas as estatísticas são relevantes para o aconselhamento. Uma consideração adicional é que no caso de testes de rastreamento baseados em marcadores bioquímicos, as mulheres com 35 anos ou mais têm maiores taxas de resultados positivos (Kazerouni, 2011; Malone, 2005b).

É importante observar que nem a sensibilidade nem a taxa de falso-positivos representam o risco individual. A estatística que pacientes e profissionais geralmente consideram como o resultado do teste é o valor preditivo positivo, que é a proporção

TABELA 14-3 Elementos do aconselhamento para rastreamento de aneuploidias

1. **Todas as gestantes têm 3 opções: rastreamento testes diagnósticos e a não realização de nenhum deles.**
   O propósito de um teste de rastreamento é fornecer informações, e não ditar um curso de ação.
   Os testes diagnósticos são seguros e oferecem informações que o rastreamento não consegue obter.
2. **A diferença entre um teste de rastreamento e um teste diagnóstico.**
   O rastreamento avalia se a gestação tem risco aumentado e estima o grau de risco.
   As taxas de detecção, falso-negativos e falso-positivos são fornecidas.
   O rastreamento com DNA livre nem sempre oferece um resultado.
   As decisões de manejo irreversíveis não devem se basear nos resultados dos testes de rastreamento.
   No caso de um teste de rastreamento positivo, recomenda-se um teste diagnóstico se a paciente desejar saber se o feto está afetado.
3. **São fornecidas informações básicas sobre cada condição coberta pelo teste de rastreamento (prevalência, anormalidades associadas, prognóstico), além das limitações dos testes de rastreamento.**
   Um dos benefícios do diagnóstico é a identificação precoce de anormalidades associadas.
   No caso de trissomia do 18 ou do 13, o diagnóstico pode afetar o manejo da gravidez se surgirem complicações, como restrição de crescimento ou frequência cardíaca fetal não tranquilizadora.
   No caso de aneuploidias dos hormônios sexuais, a expressão fenotípica varia muito. Várias delas são tão leves que não seriam reconhecidas de outra maneira.
4. **O risco *a priori* da paciente para aneuploidia fetal pode afetar as opções ou escolhas dos testes de rastreamento.**
   As informações sobre riscos relacionados à idade podem ser encontradas nas tabelas de referência.
   Se uma paciente tiver apresentado antes um feto com trissomia autossômica, translocação robertsoniana ou outra anormalidade cromossômica, sugere-se a realização de avaliação e aconselhamento adicionais.

Modificada, com permissão, de Dashe JS: Aneuploidy screening in pregnancy, Obstet Gynecol. 2016 Jul;128(1):181–194.

dos casos com resultado positivo no rastreamento que de fato apresentam feto com aneuploidia. Ela pode ser expressa como uma razão 1:X ou como uma porcentagem. O valor preditivo positivo é diretamente afetado pela prevalência da doença, de modo que ele é muito maior para mulheres com 35 anos ou mais do que para mulheres mais jovens (Tab. 14-5). Os valores preditivos positivos também podem ser relatados para coortes de gestações. Por exemplo, o valor preditivo positivo relatado em um estudo é a proporção de mulheres com resultados positivos no rastreamento e que têm fetos acometidos (ver Tab. 14-4). O valor preditivo negativo é a proporção daquelas com resultado negativo no teste de rastreamento e que têm fetos não acometidos (euploides). Como a prevalência de aneuploidia é muito baixa, o valor preditivo negativo de todos os testes de rastreamento de aneuploidia geralmente excedem 99% (Gil, 2015; Norton, 2015).

TABELA 14-4 Características dos testes de rastreamento de trissomia do 21 em gestações de feto único

Testes de rastreamento	Taxa de detecção	Taxa de falso-positivos	Valor preditivo positivo[a]
Rastreamento quádruplo:			
AFP, hCG, estriol, inibina	80-82%	5%	3%
Rastreamento do primeiro trimestre:			
TN, hCG, PAPP-A	80-84%	5%	3-4%
TN isoladamente no primeiro trimestre	64-70%	5%	
Rastreamento integrado	94-96%	5%	5%
Rastreamento sequencial:			
Em etapas	92%	5,1%	5%
Contingencial	91%	4,5%	5%
Rastreamento com DNA fetal livre:			
Resultado positivo	99%	0,1%	Tab. 14-5
Fração fetal baixa ou ausência de resultado	–	4-8%	4%

[a] O valor preditivo positivo representa a população geral estudada e não pode ser aplicado para uma paciente individual.
AFP, α-fetoproteína; hCG, gonadotrofina coriônica humana; TN, translucência nucal; PAPP-A, proteína A plasmática associada à gestação (de *pregnancy-associated plasma protein A*).
Dados de Baer, 2015; Gil, 2015; Malone, 2005b; Norton, 2015; Pergament, 2014; Quezada, 2015; Dashe, 2016.

TABELA 14-5 Valor preditivo positivo do rastreamento com DNA livre para trissomias autossômicas e determinadas anormalidades dos cromossomos sexuais conforme a idade materna

Idade materna	Trissomia do 21	Trissomia do 18	Trissomia do 13	45,X	47,XXY
20	48%	14%	6%	41%	29%
25	51%	15%	7%	41%	29%
30	61%	21%	10%	41%	29%
35	79%	39%	21%	41%	30%
40	93%	69%	50%	41%	52%
45	98%	90%	ND	41%	77%

ND, não disponível; NIPT, teste pré-natal não invasivo (de *non-invasive prenatal test*).
Os valores preditivos positivos foram obtidos com o uso da calculadora NIPT/Cell Free DNA Screening Predictive Value Calculator da Perinatal Quality Foundation, 2017.
Os cálculos se baseiam na prevalência com 16 semanas de gestação usando as sensibilidades e especificidades de Gil, 2015.

■ Testes tradicionais para o rastreamento de aneuploidia

Esses testes de rastreamento têm múltiplos marcadores ou indicadores bioquímicos e são também chamados de convencionais ou tradicionais para diferenciá-los do rastreamento baseado no DNA livre. Há três categorias: rastreamento do primeiro trimestre, rastreamento do segundo trimestre e combinações de rastreamento do primeiro e segundo trimestres. Se o teste tiver um componente do primeiro trimestre, isso quase sempre inclui uma medida ultrassonográfica da translucência nucal, que é discutida na próxima seção.

Cada marcador sérico materno é medido como uma concentração – por exemplo, nanogramas por mililitro de AFP. A concentração é convertida em um múltiplo da mediana (MoM, de *multiple of median*) ajustando-se para a idade materna, peso materno e idade gestacional. A medida da translucência nucal (TN) aumenta conforme o comprimento cabeça-nádega (CCN) e, assim, seu valor é ajustado para o CCN e também relatado como um MoM. O marcador AFP ainda é ajustado para a raça e etnia materna e para a presença de diabetes, todos eles afetando o cálculo do risco de DTN em vez do risco de aneuploidia (Greene, 1988; Huttly, 2004). O relato desses resultados como MoM da população não afetada normaliza a distribuição dos níveis do marcador e permite comparar os resultados fornecidos por diversos laboratórios e obtidos em diferentes populações.

O resultado do rastreamento de aneuploidia baseado em marcadores se baseia em uma razão de probabilidade composta, e o risco relacionado à idade materna é multiplicado por essa razão. Esse princípio também se aplica à modificação do risco de síndrome de Down por marcadores ultrassonográficos selecionados, os quais são discutidos adiante na p. 286. Cada mulher recebe um risco específico para a trissomia do 21 e para a trissomia do 18 – ou, no primeiro trimestre, para a trissomia do 18 ou do 13 em alguns casos. O resultado é expresso como uma razão que representa o valor preditivo positivo.

É importante observar que cada exame de rastreamento também tem um valor predeterminado, a partir do qual é considerado "positivo" ou anormal. Com os testes realizados no segundo trimestre, esse limiar foi estabelecido tradicionalmente no risco de síndrome de Down fetal para uma mulher de 35 anos – cerca de 1 em 270 gestações no segundo trimestre (ver Tab. 14-1). O limiar selecionado para rastreamento positivo reflete as exigências laboratoriais, mas é um pouco problemático, pois pode não guardar relação com as preferências da paciente. Porém, um resultado positivo no rastreamento pode afetar a consideração da paciente como de "alto risco", se ela receberá aconselhamento genético formal e se será oferecida a testagem diagnóstica com coleta de vilosidade coriônica ou amniocentese. Assim, convém ao profissional discutir as preferências da paciente antes do rastreamento.

Rastreamento de aneuploidia do primeiro trimestre

Também chamado de rastreamento combinado do primeiro trimestre, esse teste combina dois marcadores séricos maternos – a gonadotrofina coriônica humana (hCG) e a proteína A plasmática associada à gestação (PAPP-A) – com a medida ultrassonográfica da TN. Esse rastreamento é realizado entre 11 e 14 semanas de gestação. No caso da síndrome de Down, o nível sérico de β-hCG livre no primeiro trimestre é mais alto, e o nível de PAPP-A é menor. No caso da trissomia do 18 e trissomia do 13, os níveis dos dois marcadores são mais baixos (Cuckle, 2000; Malone, 2005b).

Translucência nucal. Essa medida representa a espessura máxima da área de translucência subcutânea entre a pele e os tecidos moles que recobrem a coluna vertebral do feto na região posterior do pescoço (Fig. 14-2). O aumento da espessura da TN não é uma anormalidade fetal, mas um marcador que confere risco aumentado. Ela é medida no plano sagital, sendo válida quando o CCN está entre 38-45 mm e 84 mm, com o limite inferior variando conforme o laboratório. Os critérios específicos para a mensuração da TN são listados na Tabela 10-4 (p. 186). Sempre que possível, é útil diferenciar a TN aumentada do higroma cístico, que é uma malformação venolinfática que aparece como um espaço hipoecoico septado atrás do pescoço, estendendo-se ao longo do comprimento do dorso (Fig. 10-22, p. 198). O higroma cístico confere um aumento de cinco vezes no risco de aneuploidia quando identificado no primeiro trimestre (Malone, 2005a).

Além de aneuploidias, o aumento da espessura da TN também está associado a outras síndromes genéticas e várias anomalias congênitas, especialmente malformações cardíacas fetais (Simpson, 2007). Além disso, se a medida da TN alcançar 3 mm ou mais, é improvável que o risco de aneuploidia normalize com

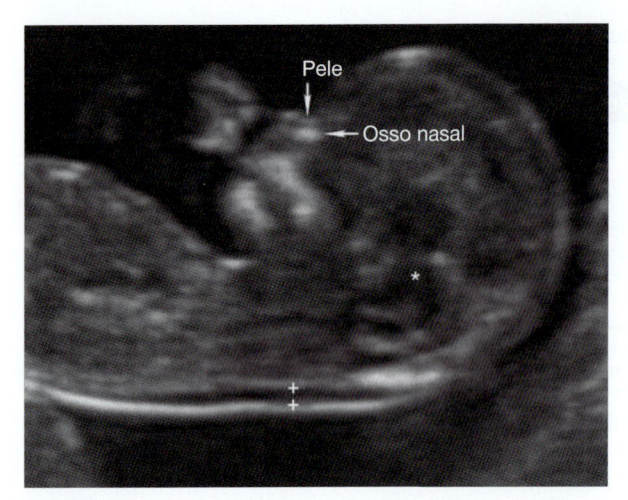

FIGURA 14-2 Imagem sagital de um feto normal com 12 semanas, demonstrando a posição correta do cursor (*caliper*) medidor (+) para medir a translucência nucal. O osso nasal fetal e a pele sobrejacente estão assinalados. A imagem também demonstra a ponta do nariz e o 3º e o 4º ventrículo (*asterisco*), que são outras marcas que devem estar visíveis na imagem dos ossos nasais. (Reproduzida com permissão de Dr. Michael Zaretsky.)

o uso da avaliação de marcadores séricos (Comstock, 2006). Por causa disso, se a medida da TN for de pelo menos 3 mm ou exceder o percentil 99, a paciente deve receber aconselhamento e deve ser oferecida a ultrassonografia direcionada com ecocardiografia fetal. Também deve ser oferecido o rastreamento pré-natal com DNA livre fetal e o diagnóstico pré-natal (American College of Obstetricians and Gynecologists, 2016c).

A TN deve ser avaliada e medida com alto grau de precisão, de forma que o índice de detecção de aneuploidia seja exato. Tal fato impulsionou a criação de programas padronizados de treinamento, certificação e controle de qualidade. Nos Estados Unidos, o treinamento, credenciamento e monitoramento estão disponíveis por meio do programa Nuchal Translucency Quality Review da Perinatal Quality Foundation e da Fetal Medicine Foundation.

Eficácia do rastreamento do primeiro trimestre. Antes que o rastreamento do primeiro trimestre fosse amplamente adotado, foram conduzidos quatro grandes estudos prospectivos, que, juntos, incluíram mais de 100.000 gestações (Reddy, 2006). Quando a taxa de falso-positivos era estabelecida em 5%, a taxa global de detecção de trissomia do 21 era de 84%, comparável ao rastreamento com marcador quádruplo (ver Tab. 14-4). A taxa de detecção é cerca de 5% maior se ela for realizada com 11 semanas em comparação com 13 semanas de gestação, sendo um pouco menor – 80 a 82% – quando os casos de higroma cístico são analisados em separado (Malone, 2005a). Em um recente ensaio clínico multicêntrico, o rastreamento do primeiro trimestre detectou cerca de 80% dos fetos com trissomia do 21, 80% com trissomia do 18, e 50% com trissomia do 13 (Norton, 2015).

Como um marcador isolado, a TN detecta cerca de dois terços dos fetos com síndrome de Down, com uma taxa de falso-positivos de 5% (Malone, 2005b). Desse modo, a TN costuma ser usada como marcador único apenas no rastreamento das gestações múltiplas, nas quais o rastreamento sérico é menos preciso ou pode não estar disponível. A distribuição da TN é semelhante em gêmeos e nas gestações de feto único (Cleary-Goldman, 2005). Com as gestações gemelares, os níveis séricos de β-hCG livre e PAPP-A são praticamente duplicados em comparação com os valores nas gestações de feto único (Vink, 2012). Mesmo com curvas específicas, um gêmeo dicoriônico normal tende a normalizar os resultados do rastreamento e, por essa razão, a taxa de detecção de aneuploidias é no mínimo 15% menor (Bush, 2005).

A idade materna afeta o desempenho dos testes de rastreamento de aneuploidia no primeiro trimestre. Ensaios prospectivos demonstraram taxas de detecção da síndrome de Down entre 67 e 75% das mulheres com menos de 35 anos por ocasião do nascimento, ou seja, um índice 10% menor que as taxas de detecção global desses estudos (Malone, 2005b; Wapner, 2003). Entre as mulheres com mais de 35 anos por ocasião do parto, as taxas de detecção da síndrome de Down oscilaram entre 90 e 95%, embora a taxa de resultados falso-positivos fosse maior (15 a 22%).

Anormalidades inexplicáveis dos marcadores no primeiro trimestre. Há uma associação significativa entre os níveis séricos da PAPP-A abaixo do percentil 5 e nascimento pré-termo, restrição do crescimento fetal, pré-eclâmpsia e morte fetal (Cignini, 2016; Dugoff, 2004; Jelliffe-Pawlowski, 2015). Do mesmo modo, níveis baixos de β-hCG livre foram associados à morte fetal (Goetzl, 2004). A sensibilidade e os valores preditivos positivos desses marcadores isoladamente são considerados muito baixos para serem utilizados clinicamente como testes de rastreamento.

Tem havido um interesse renovado no ácido acetilsalicílico em doses baixas para a prevenção da pré-eclâmpsia inicial em mulheres identificadas como de risco com base na pressão arterial média, em valores do Doppler de artéria uterina e nos níveis de PAPP-A. Porém, essas observações ainda são preliminares (Park, 2015).

Rastreamento de aneuploidia do segundo trimestre

Atualmente, o único teste de múltiplos marcadores amplamente usado no segundo trimestre nos Estados Unidos é o teste com marcadores quádruplos ou teste "quad". Ele é realizado entre 15 e 21 semanas de gestação, sendo que a faixa de idade gestacional varia conforme o laboratório individual. As gestações com síndrome de Down se caracterizam por AFPSM mais baixa, hCG mais alta, estriol não conjugado mais baixo e níveis de inibina dimérica mais altos. Quando o rastreamento quad foi inicialmente descrito, a taxa de detecção da síndrome de Down era de cerca de 70%. Contudo, na década de 2000, a taxa de detecção relatada em dois grandes estudos prospectivos melhorou para 81 a 83%, com uma taxa de rastreamento positivo de 5% (Malone, 2005b; Wald, 1996, 2003). A melhor taxa de detecção é atribuível, pelo menos em parte, à avaliação acurada da idade gestacional por ultrassonografia. Em uma revisão de mais de 500.000 gestações que receberam o rastreamento com marcador quádruplo em um programa de nível estadual chamado California Prenatal Screening Program, a detecção da trissomia do 21 foi de 78% com a avaliação da idade gestacional ultrassonográfica, mas de apenas 67% quando o rastreamento foi calculado com base apenas na data da última menstruação (Kazerouni, 2011). Como também ocorre com o rastreamento do primeiro trimestre, as taxas de detecção das aneuploidias são um pouco menores em mulheres mais jovens e mais altas em mulheres com mais de 35 anos de idade no momento do parto. Se o rastreamento sérico do segundo trimestre for utilizado em gestações gemelares, as taxas de detecção das aneuploidias são significativamente menores (Vink, 2012). No caso da trissomia do 18, os níveis dos três primeiros marcadores estão todos diminuídos, e a inibina não entra no cálculo. A detecção da trissomia do 18 é semelhante àquela da síndrome de Down, com uma taxa de falso-positivos de apenas 0,5% (Benn, 1999).

Embora o teste com marcador quádruplo seja usado no rastreamento da síndrome de Down e na trissomia do 18, as gestações com *outras* anormalidades cromossômicas também podem ser identificadas. O California Prenatal Screening Program concluiu que o rastreamento com marcador quádruplo era anormal em 96% dos casos de triploidia, em 75% com síndrome de Turner (45,X), em 44% com trissomia do 13 e em mais de 40% daqueles com outras anormalidades cromossômicas importantes (Kazerouni, 2011). Embora um risco específico para essas aneuploidias não possa ser determinado com base no resultado do teste, a informação pode ser relevante para as mulheres que consideram a amniocentese.

O teste com marcador quádruplo não oferece benefício em relação ao rastreamento do primeiro trimestre sob o ponto de vista de detecção da trissomia do 21 ou da trissomia do 18. Como teste isolado, ele costuma ser usado quando as gestantes não iniciam o pré-natal antes do segundo trimestre ou quando o rastreamento do primeiro trimestre não está disponível. Em 2011, as mulheres que iniciavam o cuidado pré-natal depois do primeiro trimestre representavam até quase 25% das gestações nos Estados Unidos. Conforme discutido adiante, a combinação dos rastreamentos do primeiro e do segundo trimestre aumenta ainda mais as taxas de detecção de aneuploidias.

Elevação da AFPSM: rastreamento de defeito do tubo neural. Deve ser oferecido a todas as gestantes o rastreamento de DTNs abertos no segundo trimestre, seja por AFPSM ou por ultrassonografia (American College of Obstetricians and Gynecologists, 2016c). A medida da concentração de AFPSM entre 15 e 20 semanas de gestação é oferecida como cuidado pré-natal de rotina há mais de 30 anos. Como a AFP é a principal proteína no soro fetal, de maneira análoga à albumina em uma criança ou adulto, o gradiente de concentração normal entre o plasma fetal e o soro materno está na ordem de 50.000:1. As anomalias do tegumento fetal, inclusive malformações do tubo neural e da parede ventral, permitem que a AFP extravase para o líquido amniótico, resultando em aumentos acentuados dos níveis dessa proteína no soro materno. O valor da AFP aumenta em cerca de 15% por semana durante a janela de rastreamento (Knight, 1992). O valor do MoM é geralmente calculado se o CCN no primeiro trimestre ou o diâmetro biparietal no segundo trimestre diferem da idade gestacional declarada em mais de 1 semana.

Considerando o limite superior da normalidade da AFPSM de 2,5 MoM, a taxa de detecção de DTNs é de no mínimo 90% para anencefalia e 80% para espinha bífida, com taxa de rastreamento positivo de 3 a 5% (American College of Obstetricians and Gynecologists, 2016a; Milunsky, 2004). Nas gestações gemelares, os valores limítrofes do rastreamento são mais altos (Cuckle, 1990).

Quase todos os casos de anencefalia e muitos casos de espinha bífida podem ser detectados ou suspeitados por um exame de ultrassonografia obstétrica convencional realizado no segundo trimestre (Dashe, 2006). A maioria dos centros atualmente utiliza a ultrassonografia direcionada como método primário para avaliar elevações na AFPSM e como teste diagnóstico pré-natal de escolha para DTNs (Cap. 10, p. 192). Se a ultrassonografia direcionada não estiver disponível e uma mielomeningocele não puder ser excluída, pode-se considerar a amniocentese para medir os níveis de AFP e acetilcolinesterase no líquido amniótico.

TABELA 14-6 Condições associadas a elevação da concentração de AFPSM

Idade gestacional subestimada
Gestação múltipla
Morte fetal
Defeitos do tubo neural
Gastrosquise
Onfalocele
Higroma cístico
Obstrução esofágica ou intestinal
Necrose hepática
Anomalias renais – rins policísticos, agenesia renal, nefrose congênita, obstrução do trato urinário
Extrofia cloacal
Osteogênese imperfeita
Teratoma sacrococcígeo
Anormalidade cutânea congênita
Cisto pilonidal
Corioangioma da placenta
Trombose intervilosa placentária
Descolamento prematuro da placenta
Oligoidrâmnio
Pré-eclâmpsia
Restrição de crescimento fetal
Hepatoma ou teratoma materno

AFPSM, α-fetoproteína no soro materno.

Dito isso, recomendamos exames de imagem adicionais antes de se estabelecer o diagnóstico, sabendo que outras anormalidades ou condições podem resultar em elevação desses marcadores no líquido amniótico (Tab. 14-6). As características ultrassonográficas dos DTNs são revisadas no Capítulo 10 (p. 192). Os procedimentos cirúrgicos fetais para mielomeningocele estão descritos no Capítulo 16 (p. 319).

Anormalidades inexplicáveis dos marcadores do segundo trimestre. O valor preditivo positivo de uma elevação da AFPSM é de apenas 2%. Cerca de 98% das gestações com nível de AFPSM acima de 2,5 MoM têm outra etiologia que não os DTNs. Assim, o aconselhamento está indicado não apenas para informar a paciente sobre os benefícios e limitações da ultrassonografia direcionada para o diagnóstico de DTNs, mas também para revisar as várias outras condições. Algumas dessas incluem anomalias fetais, anormalidades placentárias e desfechos adversos associados à elevação do nível de AFPSM (ver Tab. 14-6). A probabilidade de haver uma dessas anormalidades ou de ocorrer um desfecho gestacional adverso sem qualquer anormalidade detectada aumenta de maneira proporcional à elevação do nível de AFP. Os desfechos adversos incluem restrição de crescimento fetal, pré-eclâmpsia, parto pré-termo, morte fetal e natimortalidade. Mais de 40% das gestações podem ser anormais quando o nível da AFP é superior a 7 MoM (Reichler, 1994).

A elevação dos níveis de hCG ou de inibina-alfa dimérica no segundo trimestre também mostra associação significativa com desfechos gestacionais adversos. Os desfechos relatados são semelhantes àqueles associados a elevações do nível de AFPSM. Além disso, a probabilidade de ocorrer um desfecho adverso aumenta quando os níveis de vários marcadores estão elevados (Dugoff, 2005).

Muitas dessas complicações supostamente resultam de lesões ou disfunção da placenta. Entretanto, a sensibilidade e o valor preditivo positivo desses marcadores são considerados muito baixos para que sejam úteis ao rastreamento ou às decisões terapêuticas. Nenhum programa específico de vigilância materna ou fetal mostrou afetar favoravelmente os resultados da gravidez (Dugoff, 2010). No Parkland Hospital, o cuidado pré-natal dessas mulheres não é alterado, a menos que surja uma complicação específica. Apesar da extensa lista de possíveis resultados adversos, muitas mulheres com elevação inexplicável desses marcadores têm desfechos gestacionais normais.

Níveis baixos de estriol no soro materno. Os níveis séricos maternos de estriol menores que 0,25 MoM foram associados a duas condições incomuns, ainda que importantes. A primeira, a *síndrome de Smith-Lemli-Opitz*, é uma doença autossômica recessiva resultante da mutações do gene da 7-desidrocolesterol-redutase. Ela se caracteriza por anomalias do sistema nervoso central, do coração, dos rins e dos membros; genitália ambígua; e restrição do crescimento fetal. Por essa razão, a Society for Maternal-Fetal Medicine recomendou que seja realizado exame ultrassonográfico quando o nível de estriol não conjugado for < 0,25 MoM (Dugoff, 2010). Quando são detectadas anormalidades, um nível alto de 7-desidroxicolesterol no líquido amniótico pode confirmar o diagnóstico.

A segunda condição é a *deficiência de sulfatase dos esteroides*, também conhecida como ictiose ligada ao X. Ela costuma ser uma condição isolada, mas também pode ocorrer em casos de uma síndrome de deleção de genes contíguos (Cap. 13, p. 260). Nesses casos, a ictiose ligada ao X pode estar associada à síndrome de Kallmann, condrodisplasia puntiforme e/ou deficiência intelectual (Langlois, 2009). Quando o nível de estriol é < 0,25 MoM e o feto parece ser masculino, pode-se considerar a realização de análise cromossômica por *microarray* ou hibridização por fluorescência *in situ* para avaliar o *locus* da sulfatase dos esteroides no cromossomo X.

Rastreamento integrado e sequencial

Conforme mostrado na Tabela 14-4, se o rastreamento do primeiro trimestre for combinado com o rastreamento do segundo trimestre, a detecção de aneuploidia melhora muito. As opções de rastreamento combinado exigem a coordenação entre o profissional e o laboratório. Especificamente, se houver necessidade de uma segunda amostra, ela é obtida durante a janela adequada de idade gestacional, enviada para o mesmo laboratório e associada aos resultados do primeiro trimestre. Os componentes do primeiro e do segundo trimestres não podem ser realizados de forma independente, pois, se algum componente gerar resultados positivos, será difícil fornecer uma avaliação acurada do risco.

Existem disponíveis três tipos de estratégias de rastreamento:

1. O *rastreamento integrado* combina os resultados dos testes de rastreamento do primeiro e do segundo trimestre. Isso inclui uma avaliação combinada da TN fetal e dos níveis dos marcadores entre 11 e 14 semanas de gestação, acrescidos do teste quádruplo realizado com cerca de 15 a 21 semanas. Em seguida, calcula-se o risco de aneuploidia com base nesses sete parâmetros. Como seria esperado, o rastreamento integrado oferece a taxa de detecção mais alta para síndrome de Down – 94 a 96%, com taxa de falso-positivos de 5% (ver Tab. 14-4). Quando não é possível determinar a espessura da TN, o *rastreamento sérico integrado* inclui todos os seis marcadores séricos no cálculo do risco. Porém, esse rastreamento é menos efetivo, e as taxas de detecção da síndrome de Down são de 85 a 88% (Malone, 2005b).
2. O *rastreamento sequencial* envolve a realização da rastreamento do primeiro trimestre, informando-se a paciente sobre os resultados. Ele é combinado com a compreensão de que se o risco calculado estiver acima de um limite determinado, a paciente receberá aconselhamento e será oferecido o teste diagnóstico. Nessa categoria, existem duas estratégias de testagem:
    - Com o *rastreamento sequencial em etapas*, as mulheres cujos resultados do rastreamento do primeiro trimestre conferem risco de síndrome de Down acima de um limite específico têm a opção de realizar um exame invasivo, enquanto as demais gestantes são submetidas ao rastreamento do segundo trimestre. Usando os dados do estudo *First- and Second-Trimester Evaluation Risk* (FaSTER), quando o limiar do primeiro trimestre é ajustado em cerca de 1:30 e o limiar geral é ajustado em 1:270, o rastreamento sequencial em etapas resultou em taxa de detecção de 92% para as gestações com síndrome de Down, com uma taxa de falso-positivos de 5% (ver Tab. 14-4) (Cuckle, 2008).
    - Com o *rastreamento sequencial contingencial*, as gestantes são divididas em grupos de risco alto, moderado e baixo. Aquelas com o maior risco para síndrome de Down – por exemplo, risco > 1:30 – são aconselhadas e é oferecida a testagem invasiva. As mulheres com risco moderado, entre 1:30 e 1:1.500, são submetidas ao rastreamento do segundo trimestre, enquanto aquelas com o menor risco, < 1:1.500, recebem os resultados do rastreamento negativo e não realizam mais testes (Cuckle, 2008). Com o uso dessa estratégia, mais de 75% das mulheres que passam pelo rastreamento recebem resultados tranquilizadores quase imediatamente, apesar de ainda manterem uma alta taxa de detecção de cerca de 91%, com uma taxa de falso-positivos de 5% (ver Tab. 14-4). Essa opção também tem relação de custo-benefício mais favorável, porque o rastreamento do segundo trimestre é evitado na maioria dos casos.

Em uma revisão populacional de 450.000 gestações do California Prenatal Screening Program, o rastreamento integrado detectou 94% dos fetos com trissomia do 21 e 93% daqueles com trissomia do 18 (Baer, 2015). Além disso, o resultado do rastreamento foi anormal em 93% dos casos de trissomia do 13, em 91% daqueles com triploidia e em 80% dos casos de síndrome de Turner. As mulheres que consideram as opções de rastreamento integrado e de rastreamento com DNA fetal livre podem achar úteis essas informações.

■ Rastreamento com DNA fetal livre

Ele foi introduzido em 2011 e mudou completamente o paradigma do rastreamento pré-natal. O teste funciona identificando fragmentos de DNA derivados primariamente da apoptose de trofoblastos, que são células placentárias submetidas à morte celular programada. Assim, o termo DNA *fetal* livre é um pouco enganoso. O rastreamento não depende da idade gestacional e pode ser realizado a qualquer momento após 9 a 10 semanas de gestação. Os resultados ficam disponíveis em 7 a 10 dias (American College of Obstetricians and Gynecologists, 2017c). Há três tipos de ensaios atualmente disponíveis: sequenciamento do genoma completo, que também é chamado de sequenciamento massivamente paralelo ou de espingarda; sequenciamento cromossômico seletivo ou direcionado; e análise de polimorfismos de nucleotídeos únicos.

O desempenho do rastreamento com DNA fetal livre é excelente. Em uma metanálise de 37 estudos principalmente com gestações de alto risco, a sensibilidade agrupada para detecção de síndrome de Down foi de 99%, e para trissomias do 18 e do 13 foi, respectivamente, de 96% e 91%. Para cada uma dessas trissomias autossômicas, a especificidade foi de 99,9%. Assim, a maioria das gestações não afetadas recebeu um resultado normal no rastreamento. A técnica com DNA livre também detecta 90% dos casos com síndrome de Turner (45,X) e 93% com outras aneuploidias sexuais que não 45,X (Gil, 2015). A taxa de falso-positivos é cumulativa para cada aneuploidia em que o rastreamento é realizado, mas costuma ser de apenas 0,5 a 1%. Como resultado, o rastreamento com DNA livre é recomendado nos casos com risco aumentado para trissomia autossômica fetal (American College of Obstetricians and Gynecologists, 2017c; Society for Maternal-Fetal Medicine, 2015). Tais casos incluem as seguintes categorias:

1. Mulheres de 35 anos ou mais na ocasião do parto.
2. Teste de rastreamento baseado em marcadores positivo no primeiro ou segundo trimestre.
3. Ultrassonografia com um marcador menor para aneuploidia.
4. Gestação prévia com trissomia autossômica.
5. Portador conhecido (paciente ou parceiro) de uma translocação robertsoniana balanceada envolvendo o cromossomo 21 ou 13.

DNA livre para rastreamento secundário

Se o rastreamento de DNA livre for realizado como *rastreamento secundário* após um resultado positivo em testes baseados em marcadores no primeiro ou segundo trimestre, um resultado normal não é tão tranquilizador. O risco residual de anormalidades cromossômicas é estimado em 2% (Norton, 2014). Em comparação com a amniocentese, estima-se que o uso do rastreamento com DNA livre após um resultado anormal em teste baseado em marcadores resulte em uma redução de 20% nos diagnósticos de aneuploidia. Isso considera os diagnósticos falso-negativos e as aneuploidias não detectáveis com o rastreamento com DNA livre (Davis, 2014; Norton, 2014). Além disso, o diagnóstico definitivo pode ser retardado, podendo afetar o manejo. O rastreamento concomitante ou paralelo não é recomendado, e se um teste de rastreamento para aneuploidias de qualquer tipo gerar um resultado negativo, não há indicação para rastreamento adicional (American College of Obstetricians and Gynecologists, 2016b, 2017c).

A associação entre valores elevados de TN e anormalidades fetais estruturais e genéticas levantou a questão sobre o papel da medida da TN após o rastreamento com DNA livre. O College (2016b) afirmou que a medida da TN não é necessária no momento do rastreamento com DNA livre, mas que a ultrassonografia pode ajudar a confirmar o número e viabilidade dos fetos, além de definir a idade gestacional. A Society for Maternal-Fetal Medicine (2015) afirma que, após um resultado negativo em um teste de rastreamento com DNA livre, a utilidade clínica adicional da medida da TN para a detecção de outras anormalidades cromossômicas ou estruturais é desconhecida, mas parece ser limitada.

Rastreamento com DNA livre em gestações de baixo risco

A maioria dos estudos com DNA livre foi conduzida em gestações de alto risco. De forma pragmática, as anormalidades cromossômicas são individualmente tão raras que mesmo os estudos grandes de gestações de baixo risco contêm poucos casos afetados. Os dados disponíveis sugerem que a alta sensibilidade e especificidade para a detecção de síndrome de Down é preservada nas gestações de baixo risco (Norton, 2015; Pergament, 2014; Zhang, 2015). É importante observar que o valor preditivo positivo do rastreamento com DNA livre ainda depende muito da idade materna e da aneuploidia específica em questão (ver Tab. 14-5). Para uma mulher com 20 e poucos anos, o valor preditivo positivo é de cerca de 50% para a trissomia do 21 fetal, de 15% para a trissomia do 18 e < 10% para a trissomia do 13. Assim, as decisões sobre intervenções médicas irreversíveis não devem se basear apenas nos resultados deste e de outros testes de rastreamento.

Limitações do rastreamento com DNA livre

Há importantes problemas a serem considerados na seleção do rastreamento de aneuploidia por DNA livre. Como o DNA livre que é analisado é materno e placentário, os resultados podem não refletir o complemento de DNA fetal, mas sim indicar mosaicismo confinado à placenta, morte precoce de um cogêmeo aneuploide, mosaicismo materno ou, até mesmo, neoplasia maligna materna oculta (Bianchi, 2015; Curnow, 2015; Grati, 2014; Wang, 2014). Além disso, se uma gestação gemelar for identificada por ultrassonografia, o rastreamento por DNA livre não é atualmente recomendado devido às evidências limitadas sobre sua eficácia.

Outra limitação é que a testagem do DNA livre não gera resultados em cerca de 4 a 8% das gestações submetidas ao rastreamento devido à falha do ensaio, alta variação do ensaio ou baixa fração fetal (Norton, 2012; Pergament, 2014; Quezada, 2015). A maior parte do DNA livre é materno. A fração fetal é a proporção derivada da placenta e geralmente é de cerca de 10% do total. Uma baixa fração fetal costuma ser definida como < 4% do total e confere risco significativamente maior de aneuploidia fetal (Ashoor, 2013; Norton, 2015; Pergament, 2014). As mulheres com baixa fração fetal ou com resultados "nulos" têm taxas de aneuploidia fetal de até 4%, uma porcentagem comparável ao valor preditivo médio conferido por um resultado positivo no rastreamento do primeiro trimestre (ver Tab. 14-4). A fração fetal não está relacionada com a idade materna nem com os resultados do rastreamento baseado em marcadores. Porém, ela é menor no início da gestação e parece estar reduzida nas mulheres com maior peso (Ashoor, 2013).

Devido ao risco aumentado de aneuploidia fetal nos casos em que o rastreamento com DNA não gera resultados (nulos), o aconselhamento genético está indicado, e a amniocentese deve ser oferecida. Se a paciente optar por repetir o rastreamento, o risco de falha no rastreamento pode exceder 40% (Dar, 2014; Quezada, 2015). A ultrassonografia direcionada está recomendada, mas não substitui a amniocentese, pois não está claro qual seria o risco residual em caso de ultrassonografia normal (American College of Obstetricians and Gynecologists, 2016b, 2017c). O aconselhamento pré-teste deve incluir a possibilidade de uma baixa fração fetal ou um resultado nulo, além de sua significância clínica.

Comparação com o rastreamento baseado em marcadores

O rastreamento baseado em DNA livre tem vantagens evidentes, mas ele não é simplesmente um exame "melhor" – pois nenhum teste de rastreamento é superior em qualquer das características (American College of Obstetricians and Gynecologists, 2016c). Em comparação com os testes baseados em marcadores, os benefícios do rastreamento com DNA livre nas mulheres com 35 anos ou mais incluem a menor probabilidade de um resultado falso-positivo, seu maior valor preditivo positivo e o fato de que marcadores menores de aneuploidia isolados geralmente não são uma preocupação importante (p. 286).

Contudo, os testes baseados em marcadores são frequentemente positivos com uma ampla gama de anormalidades

TABELA 14-7 Risco de aneuploidia associado a algumas anomalias fetais maiores

Anormalidade	Prevalência ao nascer	Risco de aneuploidia (%)	Aneuploidias comuns[a]
Higroma cístico	1/5.000	50-70	45,X; 21; 18; 13; triploidia
Hidropsia não imune	1/1.500-4.000	10-20	21, 18, 13, 45X, triploidia
Ventriculomegalia	1/1.000-2.000	5-25	13, 18, 21, triploidia
Holoprosencefalia	1/10.000-15.000	30-40	13, 18, 22, triploidia
Malformação de Dandy-Walker	1/12.000	40	18, 13, 21, triploidia
Fenda labial/palatina	1/1.000	5-15	18, 13
Malformações cardíacas	5-8/1.000	10-30	21; 18; 13; 45,X; microdeleção 22q11.2
Hérnia diafragmática	1/3.000-4.000	5-15	18, 13, 21
Atresia esofágica	1/4.000	10	18, 21
Atresia duodenal	1/10.000	30	21
Gastrosquise	1/2.000-4.000	Nenhum aumento	
Onfalocele	1/4.000	30-50	18, 13, 21, triploidia
Pé torto	1/1.000	5-30	18, 13

[a]Os números indicam trissomias autossômicas exceto quando indicado. Por exemplo, 45,X indica síndrome de Turner.
Dados de Best, 2012; Canfield, 2006; Colvin, 2005; Cragan, 2009; Dolk, 2010; Ecker, 2000; Gallot, 2007; Long, 2006; Orioli, 2010; Pedersen, 2012; Sharma, 2011; Solomon, 2010; Walker, 2001.

cromossômicas, enquanto os rastreamentos com DNA livre são específicos para as aneuploidias individuais (Baer, 2015; Kazerouni, 2011). As mulheres com menos de 35 anos têm menor risco de trissomias autossômicas específicas para as quais o rastreamento com DNA livre costuma ser realizado. Assim, se o objetivo for selecionar um teste de rastreamento que irá identificar a maior proporção de fetos com qualquer anormalidade cromossômica, o rendimento pode ser comparável ou até um pouco maior com o rastreamento integrado ou sequencial em comparação com o rastreamento atual por DNA livre (Baer, 2015; Norton, 2014).

■ Rastreamento ultrassonográfico

A ultrassonografia pode melhorar o rastreamento das aneuploidias ao fornecer uma avaliação acurada da idade gestacional, detectar gestação múltipla e identificar anormalidades estruturais importantes e marcadores ultrassonográficos menores. Conforme mostrado na Tabela 14-7, com raras exceções, o risco de aneuploidia associado a qualquer anormalidade maior é suficientemente alto para que se ofereça o diagnóstico pré-natal. Em geral, a análise cromossômica por *microarray* é recomendada como teste de primeira linha. É importante salientar que um feto com uma dessas anormalidades pode ter outros problemas, que têm menos chances de ser detectados por ultrassonografia, mas que afetam expressivamente o prognóstico fetal. O rastreamento de aneuploidias – incluindo aquele com DNA livre – não está recomendado se tiver sido identificada uma anormalidade maior. O risco fetal não pode ser normalizado com um resultado de rastreamento normal, não somente porque os resultados do rastreamento podem ser falsamente negativos, mas também porque as anomalias maiores conferem um risco para síndromes genéticas não identificadas pelos testes de rastreamento.

Quando o exame identifica uma anormalidade significativa, a ultrassonografia direcionada deve ser realizada. A ultrassonografia não é uma alternativa ao diagnóstico pré-natal, mas o risco de aneuploidia aumenta ainda mais se outros achados forem identificados. Um estudo anterior relatou que apenas 25 a 30% dos fetos no segundo trimestre com síndrome de Down tinham malformação maior que poderia ser identificada na ultrassonografia (Vintzileos, 1995). Quando se considera tanto as anomalias maiores quanto os marcadores menores para aneuploidia, estima-se que 50 a 60% das gestações com síndrome de Down possam ser detectadas por ultrassonografia (American College of Obstetricians and Gynecologists, 2016c). Felizmente, a maioria dos fetos com aneuploidias que tendem a ser fatais durante a vida intrauterina – por exemplo, trissomia do 18 e do 13 e triploidia – costuma ter anormalidades ultrassonográficas que podem ser detectadas no segundo trimestre.

Marcadores do segundo trimestre – "sinais leves"

Há três décadas, pesquisadores reconheceram que a detecção ultrassonográfica das aneuploidias, principalmente síndrome de Down, pode ser aumentada pelo acréscimo de marcadores ultrassonográficos de menor importância, coletivamente referidos como "sinais leves". Esses marcadores são variações normais, em vez de anormalidades fetais, e, nos casos em que não há aneuploidia ou uma malformação associada, não afetam de maneira significativa o prognóstico. Eles estão presentes em pelo menos 10% das gestações não afetadas (Bromley, 2002; Nyberg, 2003). A Tabela 14-8 e a Figura 14-3 mostram alguns exemplos dessas alterações ultrassonográficas. Em geral, esses marcadores são úteis apenas entre 15 e 20 ou 22 semanas de gestação. Seis desses marcadores foram enfatizados em estudos de ultrassonografia nos quais foram derivadas razões de verossimilhança que permitem calcular um risco numérico para aneuploidia (Tab. 14-9). O risco aumenta nitidamente com o número de marcadores detectados. De modo alternativo, a ausência de um marcador menor tem sido usada para reduzir o risco calculado (Agathokleous, 2013). Isso deve ser feito de maneira sistemática, seguindo um protocolo que especifique os marcadores incluídos em um modelo, a definição do que constitui um achado e as razões de verossimilhança positivas e negativas (Reddy, 2014).

A *prega nucal* é medida na incidência transcerebelar da cabeça fetal, entre a borda externa do crânio e a borda externa da pele (ver Fig. 14-3A). As medidas ≥ 6 mm em geral são consideradas anormais (Benacerraf, 1985). Essa alteração está presente em cerca de 1 entre 200 gestações e aumenta o risco de síndrome de Down em mais de 10 vezes (Bromley, 2002; Nyberg, 2001; Smith-Bindman, 2001).

Diagnóstico pré-natal   287

TABELA 14-8 Marcadores ultrassonográficos do segundo trimestre ou "sinais leves" associados aos fetos com trissomia do 21[a]

- Ângulo ilíaco alargado
- Artéria subclávia direita aberrante
- Artéria umbilical única
- Aumento do espaço entre primeiro e segundo artelhos (espaço da sandália)
- Ausência ou hipoplasia de osso nasal
- Braquicefalia ou lobo frontal encurtado
- Clinodactilia (hipoplasia da falange média do quinto dedo)
- Dilatação da pelve renal (leve)
- Espessamento da prega nucal
- Fácies plana
- Fêmur curto
- Foco ecogênico intracardíaco
- Intestino ecogênico
- Orelha encurtada
- Prega palmar transversa única
- Úmero curto

[a] Listados em ordem alfabética.

TABELA 14-9 Razões de verossimilhança e taxas de falso-positivos dos marcadores do segundo trimestre usados isoladamente nos protocolos de rastreamento da síndrome de Down

Marcador ultrassonográfico	Razão de verossimilhança	Prevalência nos fetos normais (%)
Espessamento da prega nucal	11-17	0,5
Dilatação da pelve renal	1,5-1,9	2,0-2,2
Foco ecogênico intracardíaco	1,4-2,8	3,8-3,9[a]
Intestino ecogênico	6,1-6,7	0,5-0,7
Fêmur curto	1,2-2,7	3,7-3,9
Úmero curto	5,1-7,5	0,4
Qualquer outro marcador	1,9-2,0	10,0-11,3
Dois marcadores	6,2-9,7	1,6-2,0
Três ou mais	80-115	0,1-0,3

[a] Maior nos indivíduos asiáticos.
Dados de Bromley, 2002; Nyberg, 2001; Smith-Bindman, 2001.

O *foco ecogênico intracardíaco* é uma calcificação focal dos músculos papilares que não representa uma anormalidade cardíaca estrutural ou funcional. Em geral, o foco está localizado no lado esquerdo (ver Fig. 14-3B). Essa alteração está presente em cerca de 4% dos fetos, mas pode ser detectada em até 30% dos indivíduos asiáticos (Shipp, 2000). Como alteração isolada, ele praticamente duplica o risco de síndrome de Down fetal (ver Tab. 14-9). Focos ecogênicos bilaterais estão associados à trissomia do 13 (Nyberg, 2001).

A leve *dilatação da pelve renal* costuma ser transitória ou fisiológica e não representa uma anormalidade subjacente (Cap. 10, p. 208). As pelves renais são medidas no plano transversal dos rins em incidência anteroposterior, com o cursor (*caliper*) aplicado nas bordas internas da coleção de líquidos (ver Fig. 14-3C). Medidas ≥ 4 mm são detectadas em cerca de 2% dos fetos e quase duplicam o risco de síndrome de Down. A dilatação pélvica em mais de 4 mm correlaciona-se com a probabilidade de haver alguma anomalia renal subjacente e, em geral, devem ser realizados outros exames em torno de 32 semanas de gestação.

O *intestino fetal ecogênico* é definido como aquele que aparece tão brilhante como os ossos fetais (ver Fig. 14-3D). Ele é identificado em cerca de 0,5% das gestações e geralmente representa

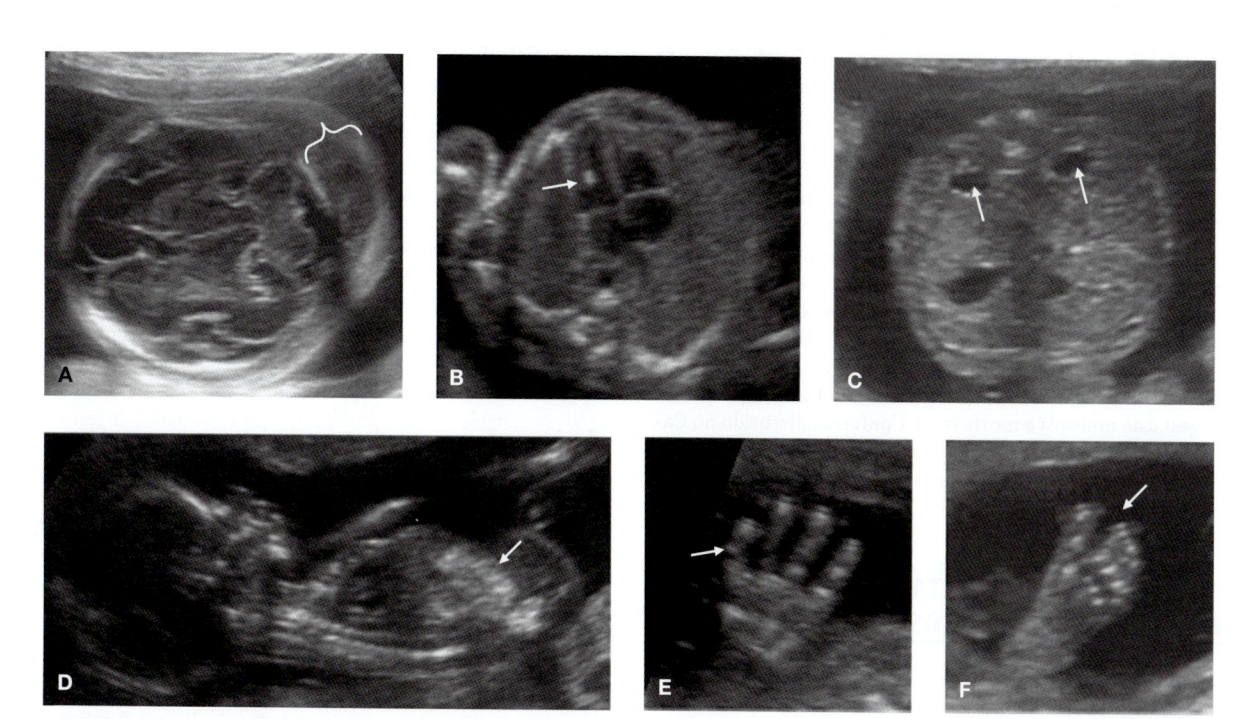

FIGURA 14-3 Marcadores ultrassonográficos menores que foram associados ao risco aumentado de síndrome de Down fetal. **A.** Espessamento da prega nucal (*chave*). **B.** Foco ecogênico intracardíaco (*seta*). **C.** Dilatação leve da pelve renal (pielectasia) (*setas*). **D.** Intestino ecogênico (*seta*). **E.** Clinodactilia – hipoplasia da falange média do quinto dedo, formando uma curvatura voltada para dentro (*seta*). **F.** "Espaço da sandália" (*seta*).

pequenas quantidades de sangue deglutido, frequentemente em casos de elevação da AFPSM. Embora geralmente esteja associada a um prognóstico normal, essa alteração aumenta o risco de síndrome de Down em cerca de seis vezes. O intestino ecogênico também foi associado à infecção por citomegalovírus e à fibrose cística – representando espessamento meconial nessa última doença.

O fêmur e o úmero são um pouco mais curtos nos fetos com síndrome de Down. O fêmur é considerado "curto" no rastreamento da síndrome de Down se medir menos que o percentil 2,5 ou se estiver encurtado para ≤ 90% do esperado com base no diâmetro biparietal mensurado (American College of Obstetricians and Gynecologists, 2016c; Benacerraf, 1987). Como alteração isolada de uma gestante de baixo risco sob outros aspectos, essa alteração geralmente não é considerada indicativa de aumento suficiente do risco para justificar uma modificação do aconselhamento. Do mesmo modo, o encurtamento do úmero em ≤ 89% do esperado com base no diâmetro biparietal medido também foi associado ao aumento do risco de síndrome de Down.

Se um marcador menor isoladamente for identificado em uma mulher que ainda não recebeu o rastreamento de aneuploidia, ele deve ser oferecido, e um marcador menor é considerado como indicação para rastreamento com DNA livre (American College of Obstetricians and Gynecologists, 2016c). Se o rastreamento com DNA livre já tiver sido realizado, a associação entre marcadores menores isolados e risco de aneuploidia não é mais considerada relevante (Reddy, 2014). Além disso, se o resultado do rastreamento com DNA livre for negativo, o risco de aneuploidia fetal não é modificado pelo marcador. De modo inverso, se o resultado de um rastreamento por DNA livre for positivo, a ausência de marcadores menores não é considerada tranquilizadora.

Achados ultrassonográficos do primeiro trimestre

Ao contrário dos sinais leves do segundo trimestre, que podem ser prontamente detectados por meio de um exame ultrassonográfico convencional, as anormalidades do primeiro trimestre associadas às aneuploidias requerem treinamento especializado. A medida da TN fetal ganhou ampla aceitação para o rastreamento de aneuploidia. Outros achados ultrassonográficos do primeiro trimestre não são rotineiramente usados nos Estados Unidos, mas podem estar disponíveis em centros especializados. O Nuchal Translucency Quality Review Program da Perinatal Quality Foundation oferece um programa educacional baseado na avaliação do osso nasal no primeiro trimestre (ver Fig. 14-2). A Fetal Medicine Foundation também oferece instrução *online* e certificação em avaliação do osso nasal, fluxo do ducto venoso e fluxo tricúspide.

Outros benefícios da ultrassonografia do primeiro trimestre em mulheres que optam pelo rastreamento de aneuploidia incluem a avaliação acurada da idade gestacional e a detecção precoce de gestação múltipla e morte fetal. Conforme discutido no Capítulo 10 (p. 186), a ultrassonografia do primeiro trimestre pode identificar algumas anomalias maiores associadas a aneuploidia, como o higroma cístico.

RASTREAMENTO DE PORTADORES DE DISTÚRBIOS GENÉTICOS

Três tipos de rastreamento de portadores podem ser oferecidos: rastreamento baseado na etnia, rastreamento pan-étnico (realizado independente da etnia) e rastreamento de portador expandido – que é um tipo de rastreamento pan-étnico realizado para um número maior de condições, possivelmente 100 ou mais.

O objetivo do rastreamento é fornecer aos indivíduos informações úteis para orientar o planejamento da gestação conforme seus valores (American College of Obstetricians and Gynecologists, 2017a). Cada tipo de rastreamento tem benefícios, riscos e limitações. Por exemplo, há tantos distúrbios incluídos no rastreamento de portador expandido que mais de 50% dos casos que passam por rastreamento podem ser identificados como portadores de pelo menos uma condição. Isso pode causar ansiedade nas famílias e trazer dificuldades quando os recursos para aconselhamento genético são limitados. Reconhecendo que qualquer tipo de rastreamento é uma estratégia aceitável, recomenda-se que os profissionais de obstetrícia desenvolvam uma abordagem padronizada para oferecer um desses três tipos de rastreamento de portadores para gestantes e casais que considerem a gestação (American College of Obstetricians and Gynecologists, 2017a). Todos os rastreamentos de portadores são opcionais e devem ser uma escolha informada.

Os casais com história pessoal ou familiar de algum distúrbio genético hereditário devem ter a opção de fazer aconselhamento genético. Eles devem conhecer o risco estimado de que tenham um recém-nascido afetado e devem receber informações acerca dos benefícios e das limitações dos testes pré-natais disponíveis. O diagnóstico pré-natal pode estar disponível quando uma ou mais mutações que causam a doença são conhecidas. O *site* de financiamento público Genetic Testing Registry contém informações detalhadas sobre mais de 10.000 condições genéticas e 48.000 testes genéticos (www.ncbi.nlm.nih.gov/gtr/). Dito isso, muitos distúrbios genéticos são caracterizados por um alto grau de penetrância, mas com expressividade variável. Assim, a previsão do fenótipo pode não ser possível, mesmo quando os familiares são afetados. Exemplos comuns são neurofibromatose, esclerose tuberosa e síndrome de Marfan. Também existem distúrbios nos quais o risco pode ser definido com mais precisão por detecção de anormalidades ultrassonográficas associadas, ou por determinação do sexo quando a anomalia está ligada ao cromossomo X.

O *rastreamento de portador com base na etnia* é oferecido para alguns distúrbios autossômicos recessivos encontrados com frequência mais alta em determinados grupos raciais ou étnicos (Tab. 14-10). O *efeito do fundador* ocorre quando um gene considerado raro é encontrado com maior frequência em determinada população e pode ser rastreado até um único familiar ou um pequeno grupo de ancestrais. Esse fenômeno pode ocorrer quando gerações de indivíduos procriam apenas dentro de seus próprios grupos em razão de proibições religiosas ou étnicas, ou de isolamento geográfico. Como está ficando cada vez mais difícil definir uma etnia única, outra opção é um painel de rastreamento pan-étnico.

O American College of Obstetricians and Gynecologists (2017a) desenvolveu os seguintes critérios para os painéis de rastreamento do estado de portador:

1. As condições incluídas no painel devem ter uma frequência de portador de pelo menos 1:100, o que se correlaciona com uma frequência na população de, no mínimo, 1:40.000.
2. As condições devem ter um fenótipo bem definido, efeito prejudicial sobre a qualidade de vida, comprometimento cognitivo ou físico, início precoce ou necessidade de intervenção cirúrgica ou clínica.
3. As condições principalmente associadas a doença de início na idade adulta não são recomendadas para inclusão.
4. Se um indivíduo apresentar risco aumentado para uma condição específica, como a doença de Tay-Sachs ou a β-talassemia, o profissional deve considerar que o teste incluído no painel pode não ser o mais sensível para aquela condição.

TABELA 14-10 Distúrbios autossômicos recessivos detectados com frequência mais alta em determinados grupos étnicos

Doença	Ancestralidade dos grupos de alto risco
Hemoglobinopatias falciformes	África, Mediterrâneo, Oriente Médio, Índia
α-talassemia	África, Mediterrâneo, Oriente Médio, Oeste da Índia, Sudeste Asiático
β-talassemia	África, Mediterrâneo, Oriente Médio, Índia, Sudeste Asiático
Erros inatos do metabolismo:	Judeus asquenazi
Doença de Tay-Sachs	A doença de Tay-Sachs também é mais comum entre os descendentes de origem franco-canadense e da cultura Cajun
Doença de Canavan	
Disautonomia familiar	
Síndrome de Bloom	
Hiperinsulinismo familiar	
Anemia de Fanconi	
Doença de Gaucher	
Doença do depósito de glicogênio tipo I	
Síndrome de Joubert	
Doença da urina do xarope de bordo	
Mucolipidose tipo IV	
Doença de Niemann-Pick	
Síndrome de Usher	

■ Fibrose cística

Essa doença é causada por uma mutação do gene *regulador da condutância transmembrana da fibrose cística* (*CFTR*, de *cystic fibrosis conductance transmembrane regulator*), que está localizado no braço longo do cromossomo 7 e codifica uma proteína do canal de cloreto. Embora a mutação do gene *CFTR* associada mais frequentemente à fibrose cística (FC) clássica seja conhecida como mutação $\Delta F508$, há mais de 2.000 mutações descritas (Cystic Fibrosis Mutation Database, 2016). A FC pode ser causada por mutações *homozigóticas* ou *heterozigóticas compostas* do gene *CFTR*. Em outras palavras, uma mutação deve estar presente em cada cópia do gene, mas não necessariamente a mesma mutação. Como seria esperado, isso acarreta variação extrema de gravidade da doença clínica. A sobrevida média é de cerca de 37 anos, mas em torno de 15% têm uma forma mais leve da doença e podem sobreviver por mais décadas. No Capítulo 51 (p. 998), há uma descrição dos cuidados recomendados para as gestantes com FC.

O American College of Obstetricians and Gynecologists (2017a,b) recomenda que para todas as pacientes que estejam considerando a gestação ou que já estejam grávidas seja oferecido o rastreamento de portador para a FC, independentemente da etnia. O painel de rastreamento atualmente recomendado contém 23 mutações pan-étnicas do gene da FC, que foram selecionadas porque estão presentes no mínimo em 0,1% dos pacientes com a forma clássica da doença (American College of Obstetricians and Gynecologists, 2017b). As frequências aproximadas do estado de portador são de 1 em 25 norte-americanos brancos não hispânicos e judeus de descendência asquenazi originados da Europa Oriental. Desse modo, a incidência de FC em uma criança nascida de um casal branco não hispânico é de cerca de $1/4 \times 1/25 \times 1/25$, ou 1:2.500. Como se pode observar na Tabela 14-11, a incidência e a sensibilidade do teste de rastreamento são mais baixas nos outros grupos étnicos.

Embora um teste de rastreamento negativo não exclua a possibilidade de que o indivíduo seja portador de uma mutação menos comum, isso reduz substantivamente o risco em comparação com o índice basal. Quando os dois genitores são portadores, a biópsia da vilosidade coriônica ou amniocentese podem determinar se ele herdou uma ou duas mutações dos pais. O aconselhamento depois da detecção de duas mutações causadoras de doença é difícil, pois a previsão do fenótipo é razoavelmente precisa apenas quanto à doença pancreática e, nesses casos, apenas quando as mutações estão bem caracterizadas. O prognóstico é mais afetado pela gravidade da doença pulmonar, que varia de maneira considerável, mesmo entre os indivíduos com o genótipo associado geralmente à doença clássica, isto é, nos pacientes homozigóticos para a mutação $\Delta F508$. Isso provavelmente reflete o efeito dos modificadores genéticos na função das proteínas, que pode variar ainda mais, dependendo da mutação do *CFTR* e da exposição e da suscetibilidade aos fatores ambientais (Cutting, 2005; Drumm, 2005).

■ Atrofia muscular espinal

Esse distúrbio autossômico recessivo resulta em degeneração do neurônio motor da medula espinal levando a atrofia muscular esquelética e atrofia generalizada. Atualmente, não há tratamento efetivo. A prevalência da atrofia muscular espinal (AME) é de 1 em 6.000 a 10.000 nascidos vivos. Os tipos I, II, III e IV são causados por mutações no gene da *sobrevida do neurônio motor* (*SMN1*,

TABELA 14-11 Detecção da fibrose cística e taxas do estado de portador antes e depois da realização do teste de rastreamento

Grupo racial ou étnico	Detecção (%)	Risco de ser portador antes do teste	Risco de ser portador depois de teste negativo
Judeus asquenazi	94,0	1/24	1 em 384
Brancos	88,3	1/25	1 em 206
Hispano-americanos	71,7	1/58	1 em 203
Afro-americanos	64,5	1/61	1 em 171
Asiáticos-americanos	48,9	1/94	1 em 183

Dados de American College of Medical Genetics, 2006.

de *survival motor neuron*), que está localizado no braço longo do cromossomo 5 (5q13.2) e codifica a proteína SMN. Os tipos I e II são responsáveis por 80% dos casos e ambos são letais (American College of Obstetricians and Gynecologists, 2017b). A AME tipo I, conhecida como Werdnig-Hoffmann, é a mais grave. O início da doença é dentro dos primeiros 6 meses, e as crianças acometidas morrem de insuficiência respiratória até os 2 anos de idade. O tipo II geralmente começa antes dos 2 anos de idade, e a idade de morte pode variar desde 2 anos até a terceira década de vida. O tipo III também se apresenta antes de 2 anos de idade, com a intensidade da doença sendo mais leve e mais variável. O tipo IV não se apresenta até a idade adulta.

O American College of Obstetricians and Gynecologists (2017b) recomenda que o rastreamento de portador para a AME seja oferecido a todas as mulheres que estejam considerando a gestação ou que já estejam grávidas. A frequência de portador de AME se aproxima de 1:35 nas pessoas de etnia branca não hispânica (caucasianos), 1:41 em judeus asquenazi, 1:53 em asiáticos, 1:66 em afro-americanos e 1:117 em brancos hispânicos (Hendrickson, 2009). As taxas de detecção do estado de portador variam de 90 a 95% para cada raça/etnia, com exceção dos afro-americanos, nos quais elas são pouco mais de 70%. Cerca de 2% dos indivíduos com mutações *SMN1* não são identificados com o rastreamento para portadores. Além disso, embora haja apenas uma cópia do gene *SMN1* em cada cromossomo, cerca de 3 a 4% das pessoas têm duas cópias desse gene em um dos cromossomos e nenhuma cópia no outro. Essas pessoas são portadores da doença. Os afro-americanos têm mais chances de apresentar essa variação genética, o que explica a menor sensibilidade do rastreamento nesse grupo. O American College of Obstetricians and Gynecologists (2017b) recomenda que, antes do rastreamento para AME, os profissionais aconselhem sobre seu potencial espectro de gravidade, frequência de portadores e taxa de detecção. O aconselhamento pós-teste deve incluir o risco residual após um resultado negativo no rastreamento, o que difere conforme a etnia da paciente e também de acordo com o número de cópias *SMN1* detectadas. A maioria dos indivíduos afetados tem duas cópias, mas uma pequena porcentagem tem três cópias e está sob risco ainda menor. Se a paciente ou seu parceiro tiverem história familiar de AME, ou se o rastreamento para portador for positivo, recomenda-se aconselhamento genético.

■ Hemoglobinopatias falciformes

Esse grupo inclui anemia falciforme, doença da hemoglobina C falciforme e β-talassemia falciforme. Sua fisiopatologia e herança são discutidas com detalhes no Capítulo 56 (p. 1081).

Os pacientes africanos e afro-americanos estão mais sujeitos a serem portadores de hemoglobina S e de outras hemoglobinopatias, e a esses grupos deve-se oferecer rastreamento pré-concepcional ou pré-natal. Um em cada 12 afro-americanos tem traço falciforme, 1 em 40 é portador de hemoglobina C, e 1 em 40 é portador do traço para β-talassemia. A hemoglobina S também é mais comum entre os grupos descendentes do Mediterrâneo, do Oriente Médio e da Índia (Davies, 2000). O American College of Obstetricians and Gynecologists (2015) recomenda que a todos os indivíduos de descendência africana seja oferecida eletroforese da hemoglobina. Quando o casal está sujeito a ter um filho com hemoglobinopatia falciforme, também deve ser oferecido aconselhamento genético. O diagnóstico pré-natal pode ser confirmado por biópsia da vilosidade coriônica ou amniocentese.

■ Talassemias

Essas síndromes são as doenças genéticas unigênicas mais comuns em todo o mundo, e até 200 milhões de pessoas são portadoras de um gene dessas hemoglobinopatias (Cap. 56, p. 1084). Alguns pacientes com talassemia têm anemia microcítica causada pela síntese reduzida das cadeias α ou β da hemoglobina. Em geral, as *deleções* das cadeias α da globina causam α-talassemia, enquanto as *mutações* das cadeias β da globina causam β-talassemia. Em casos menos comuns, mutações das cadeias α da globina também causam α-talassemia.

α-talassemia

O número de genes da cadeia α da globina que estão deletados pode variar de 1 a 4. Quando dois genes da cadeia α estão deletados, ambos podem ser deletados do mesmo cromossomo – configuração *cis* (αα/−−), ou um pode ter sido deletado de cada cromossomo – configuração *trans* (α−/α−). O traço da α-talassemia é comum nos indivíduos descendentes da África, do Mediterrâneo, do Oriente Médio, do Oeste da Índia e do Sudeste Asiático, e causa anemia leve. A configuração *cis* é mais comum entre os indivíduos originados do Sudeste Asiático, enquanto os grupos descendentes de africanos têm mais chances de herdar a configuração *trans*. Clinicamente, quando ambos os pais carregam deleções *cis*, a prole está em risco para a ausência de α-hemoglobina, chamada de doença da hemoglobina Barts. Isso costuma levar a hidropsia e perda fetal, conforme discutido no Capítulo 15 (p. 309).

A detecção da α-talassemia ou do traço da α-talassemia baseia-se em testes de genética molecular e não pode ser realizada com base na eletroforese da hemoglobina. Por essa razão, o rastreamento do estado de portador não é oferecido. Quando há anemia microcítica sem deficiência de ferro e a eletroforese da hemoglobina é normal, pode-se considerar o teste para α-talassemia, principalmente para os descendentes do Sudeste Asiático (American College of Obstetricians and Gynecologists, 2015).

β-talassemia

As mutações dos genes das cadeias β da globina podem reduzir ou suprimir completamente a síntese dessas cadeias da hemoglobina. Quando a mutação afeta um gene, o resultado é β-talassemia menor. Quando as duas cópias são afetadas, o paciente tem β-talassemia maior (também conhecida como anemia de Cooley) ou β-talassemia intermediária. Em razão da produção reduzida de hemoglobina A entre os portadores, a eletroforese demonstra aumentos das hemoglobinas que não contêm cadeias β. Isso inclui as hemoglobinas F e A_2.

A β-talassemia menor é mais comum nas populações de descendentes da África, do Mediterrâneo e do Sudeste Asiático. O American College of Obstetricians and Gynecologists (2015) recomenda que lhes seja oferecido rastreamento do estado de portador com eletroforese de hemoglobina, principalmente quando têm anemia microcítica sem deficiência de ferro. Níveis de hemoglobina A_2 acima de 3,5% confirmam o diagnóstico. Outras etnias com risco mais alto são os descendentes do Oriente Médio, do Oeste da Índia e hispânicos.

■ Doença de Tay-Sachs

Essa doença autossômica recessiva do armazenamento lisossômico se caracteriza pela ausência da enzima hexosaminidase A. Isso resulta em acúmulo dos gangliosídeos GM2 no sistema nervoso central, neurodegeneração progressiva e morte nos primeiros anos da infância. Os indivíduos afetados praticamente não têm níveis detectáveis dessa enzima, enquanto os portadores são assintomáticos, mas têm atividade de hexosaminidase A menor que 55%. A frequência do estado de portador da doença de Tay-Sachs entre os judeus originados do leste europeu (asquenazi) é de cerca de 1 em 30, mas é muito menor (apenas cerca de 1 em 300) na população em geral. Outros grupos mais sujeitos a desenvolver essa doença são franco-canadenses e descendentes Cajun. Na década de 1970, iniciou-se uma campanha internacional de rastreamento do estado de portador da doença de Tay-Sachs, que alcançou sucesso sem precedentes entre a população de judeus asquenazi. Algum tempo depois, a incidência da doença de Tay-Sachs diminuiu em mais de 90% (Kaback, 1993). Hoje, a maioria dos casos da doença ocorre nas populações de não judeus.

O American College of Obstetricians and Gynecologists (2017b) propôs as seguintes recomendações quanto ao rastreamento da doença de Tay-Sachs:

1. O rastreamento deve ser oferecido antes de engravidar quando os dois membros do casal são judeus asquenazi, franco-canadenses ou de descendência Cajun, ou quando há história familiar de doença de Tay-Sachs.
2. Quando apenas um membro do casal é de uma das etnias citadas acima, o parceiro de alto risco pode fazer o rastreamento primeiro e, se for confirmado o estado de portador, o outro parceiro também deve ter a opção de realizar o rastreamento. Se houver história familiar de doença de Tay-Sachs, um painel de rastreamento de portador estendido pode não ser a melhor abordagem a menos que a mutação familiar seja incluída no painel.
3. A testagem molecular (análise de mutações baseada em DNA) é altamente efetiva em judeus asquenazi e em outros grupos de alto risco, mas a taxa de detecção em grupos de baixo risco é mais limitada.
4. A análise bioquímica realizada para determinar o nível sérico da hexosaminidase A tem sensibilidade de 98% e é o teste recomendado para indivíduos descendentes de grupos étnicos de baixo risco. Os *testes leucocitários* devem ser realizados quando a mulher já está grávida ou utiliza um anticoncepcional oral.
5. Quando os dois genitores são portadores da doença de Tay-Sachs, deve ser oferecido aconselhamento genético e diagnóstico pré-natal. A atividade de hexosaminidase pode ser determinada com amostras obtidas por biópsia da vilosidade coriônica ou amniocentese.

■ Outras doenças recessivas dos judeus asquenazi

Nos judeus descendentes do leste europeu (asquenazi), as taxas de portadores são as seguintes: cerca de 1 em 30 para doença de Tay-Sachs, 1 em 40 para doença de Canavan, e 1 em 32 para disautonomia familiar. Felizmente, as taxas de detecção dos exames de rastreamento ficam acima de 98% para cada uma dessas doenças na população judia referida. Em razão de sua prevalência relativamente alta e do fenótipo consistentemente grave e previsível, o American College of Obstetricians and Gynecologists (2017b) recomenda que o rastreamento do estado de portador para essas três doenças seja oferecido aos judeus asquenazi antes de engravidar ou no início da gravidez. Ele é acrescentado ao rastreamento de portador para fibrose cística e AME, o qual é oferecido a todas as mulheres que consideram a gestação ou que já estão grávidas. Além disso, há várias outras condições autossômicas recessivas para as quais o College recomenda que o rastreamento seja considerado (American College of Obstetricians and Gynecologists, 2017b). Em 2017, elas incluíam a síndrome de Bloom, o hiperinsulinismo familiar, a anemia de Fanconi, a doença de Gaucher, a doença do depósito de glicogênio tipo I (doença de von Gierke), a síndrome de Joubert, a doença da urina de xarope de bordo, a mucolipidose tipo IV, a doença de Niemann-Pick e a síndrome de Usher. A doença de Gaucher difere das demais doenças citadas porque apresenta variação fenotípica ampla – desde doença infantil até casos assintomáticos durante toda a vida. Além disso, há tratamento efetivo na forma de terapia com enzimas.

PROCEDIMENTOS DIAGNÓSTICOS PRÉ-NATAIS E TESTAGEM PRÉ-IMPLANTAÇÃO

Os procedimentos diagnósticos usados no diagnóstico pré-natal incluem amniocentese, coleta de amostra das vilosidades coriônicas (CAVC) e, raramente, amostragem sanguínea fetal. Eles permitem a caracterização de um número crescente de anormalidades genéticas antes do nascimento. A análise do cariótipo tem acurácia diagnóstica de mais de 99% para aneuploidia e anormalidades cromossômicas maiores que 5 a 10 megabases. Em casos de anormalidade estrutural fetal, a análise cromossômica por *microarray* (ACM) é recomendada como teste genético de primeira linha, pois pode detectar anormalidades cromossômicas clinicamente significativas em cerca de 6% dos fetos com cariotipagem convencional normal (Callaway, 2013; de Wit, 2014). Uma exceção seria se a anormalidade estrutural sugerisse fortemente um cariótipo em particular, como o defeito do coxim endocárdico na trissomia do 21 ou a holoprosencefalia na trissomia do 13. Em tais casos, a cariotipagem com ou sem hibridização por fluorescência *in situ* (FISH) pode ser oferecida como teste inicial (American College of Obstetricians and Gynecologists, 2016b). Entre os casos sem evidência de anormalidade estrutural fetal e com cariótipo normal, a ACM detecta anormalidades cromossômicas adicionais (variantes do número de cópias patogênicas) em cerca de 1%. Assim, ela é disponibilizada sempre que for realizado um procedimento diagnóstico pré-natal (American College of Obstetricians and Gynecologists, 2016b; Callaway, 2013). Os tipos de plataformas de ACM e seus benefícios e limitações são revisados no Capítulo 13 (p. 271).

Ironicamente, as melhorias nos testes de rastreamento de aneuploidias, em particular o uso disseminado do rastreamento com DNA livre, resultou em queda drástica no número de procedimentos diagnósticos pré-natais. Larion e colaboradores (2014) relataram queda de 70% nos procedimentos de CAVC e de quase 50% nos procedimentos de amniocentese após a introdução do rastreamento com DNA livre em 2012. Ele ainda diminuiu os procedimentos de amniocentese que começaram após a adoção do rastreamento do primeiro trimestre (Warsof, 2015). Além disso, como muitos distúrbios diferentes podem ser diagnosticados a partir de amostras de líquido amniótico, a amostragem sanguínea fetal é atualmente pouco ou nunca indicada para diagnósticos genéticos.

■ Amniocentese

Esse é o procedimento diagnóstico pré-natal mais comum. A retirada transabdominal de líquido amniótico costuma ser feita entre 15 e 20 semanas, mas pode ser realizada a qualquer momento posterior na gestação. As indicações incluem o diagnóstico de distúrbios genéticos fetais, infecções congênitas e aloimunização, além da avaliação da maturidade pulmonar fetal. Os tipos mais comuns de testes diagnósticos pré-natais são a ACM para avaliar ganhos ou perdas no número de cópias, a análise do cariótipo para a testagem de aneuploidias e a FISH para identificar ganho ou perda de cromossomos específicos ou de regiões cromossômicas (Cap. 13, p. 270). Como os amniócitos precisam ser cultivados antes que se possa analisar o cariótipo fetal, o tempo necessário à obtenção do cariótipo é de 7 a 10 dias. Em contraste, os exames de FISH costumam estar prontos dentro de 24 a 48 horas. A ACM pode geralmente ser realizada diretamente em amniócitos não cultivados com um tempo de execução de apenas 3 a 5 dias, e, se houver necessidade de cultura de amniócitos, o tempo de execução é de 10 a 14 dias (American College of Obstetricians and Gynecologists, 2016b).

Técnica

A amniocentese é realizada com o uso de técnica asséptica, com agulha espinal calibre 20 ou 22 e orientação por ultrassonografia (Fig. 14-4). As agulhas espinais tradicionais têm 9 cm de comprimento e, dependendo da constituição física da gestante, pode ser necessário usar uma agulha mais longa. A medida da distância ultrassonográfica da pele até o bolsão de líquido amniótico pode ajudar na seleção da agulha. A ultrassonografia é usada para identificar um bolsão de líquido amniótico que esteja próximo da linha média, considerando o tamanho e formato do útero. A agulha é inserida perpendicularmente à pele e guiada até a porção mais profunda do bolsão de líquido, evitando as partes fetais e o cordão umbilical. Também devem ser envidados esforços para puncionar o corioâmnio em vez de "afastá-lo" da parede uterina. O âmnio geralmente se funde com o córion adjacente com 16 semanas de gestação, e o procedimento costuma ser postergado até que ocorra a fusão entre eles. O desconforto causado pelo procedimento é considerado leve e não se considera benéfico o uso de anestésico local (Mujezinovic, 2011).

Após o procedimento, a cor e a limpidez do líquido amniótico devem ser documentadas. O líquido amniótico deve ser límpido e incolor, ou de coloração amarelo-palha. Líquido tinto de sangue é mais comum quando a agulha atravessa a placenta; porém ele costuma clarear com a aspiração continuada. A placenta se implanta ao longo da parede uterina anterior em cerca de metade das gestações. Nesses casos, a placenta será atravessada pela agulha cerca de 60% das vezes (Bombard, 1995). A passagem da agulha através da placenta é evitada sempre que possível, embora, felizmente, isso não tenha sido associado a maior frequência de perda gestacional (Marthin, 1997). Líquido esverdeado ou marrom-escuro pode ser causado por um episódio pregresso de sangramento intra-amniótico.

A Tabela 14-12 descreve os volumes de líquido que em geral são necessários para as análises realizadas comumente. Como os primeiros 1 a 2 mL de líquido aspirado podem estar contaminados com células maternas, esse volume inicial costuma ser descartado. Em seguida, são recolhidos cerca de 20 a 30 mL de líquido para ACM fetal ou cariotipagem antes de se retirar a agulha. A ultrassonografia é usada para observar o local da punção uterina quanto a sangramentos, e os movimentos cardíacos fetais são documentados ao final do procedimento. Quando a gestante é RhD-negativo e não está sensibilizada, a imunoglobulina anti-D é administrada depois do procedimento (Cap. 15, p. 305).

Gravidez múltipla. Ao realizar o procedimento em uma gestação gemelar diamniótica, deve-se cuidar a localização de cada saco e da membrana divisória. Até recentemente, uma pequena quantidade de corante índigo-carmim diluído costumava ser injetada

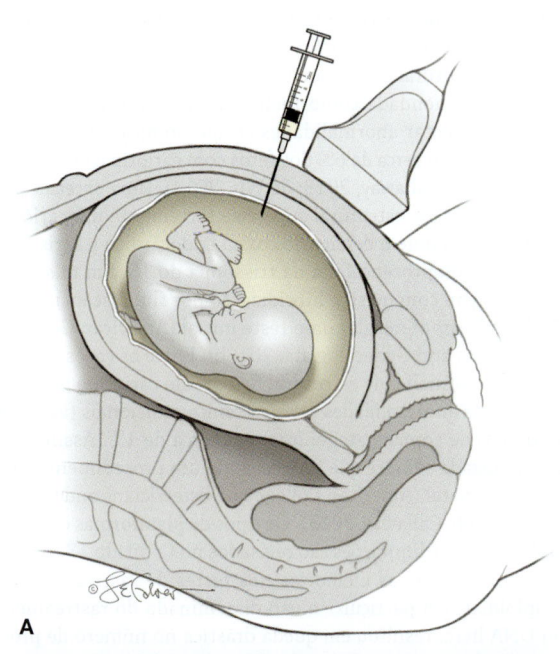

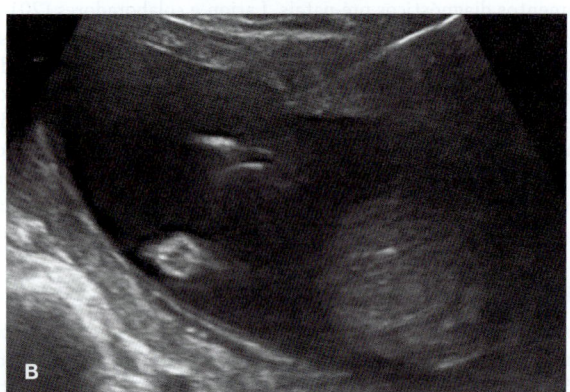

FIGURA 14-4 A. Amniocentese. **B.** A agulha de amniocentese é vista na porção superior direita desta ultrassonografia. (Reproduzida, com permissão, de Mastrobattista JM, Espinoza J: Invasive prenatal diagnostic procedures. In Yeomans ER, Hoffman BL, Gilstrap LC III, et al (eds): Cunningham and Gilstrap's Operative Obstetrics, 3rd ed. New York, McGraw-Hill Education, 2017.)

TABELA 14-12 Alguns exames realizados com líquido amniótico e volumes geralmente necessários

Teste	Volume (mL)[a]
Cariótipo fetal	20
Análise cromossômica por *microarray*	20
FISH[b]	10
α-fetoproteína	2
Testes de PCR para citomegalovírus, toxoplasmose ou parvovírus	1-2 para cada teste
Cultura para citomegalovírus	2-3
Delta OD 450 (análise da bilirrubina)	2-3
Estudos do genótipo (aloimunização)	20
Testes da maturidade pulmonar fetal	10

[a]O volume de líquido necessário para cada exame pode variar de acordo com as especificações de cada laboratório.
[b]A hibridização por fluorescência *in situ* (FISH) é tipicamente realizada para os cromossomos 21, 18, 13, X e Y.
PCR, reação em cadeia da polimerase.

antes da remoção da agulha do primeiro saco, com o retorno de líquido amniótico claro previsto após a colocação da agulha no segundo saco. Devido à escassez disseminada de corante índigo-carmim, a maioria dos profissionais experientes oferece a amniocentese em gestações múltiplas, quando indicada, sem a injeção de contraste. O corante azul de metileno está contraindicado porque foi associado à atresia jejunal e à metemoglobinemia neonatal (Cowett, 1976; van der Pol, 1992).

Complicações

A taxa de perdas fetais relacionadas ao procedimento após amniocentese no segundo trimestre diminuiu com as melhorias nas tecnologias de imagem. Com base em dados de estudos de centros únicos e de metanálises, a taxa de perda fetal relacionada ao procedimento de amniocentese se aproxima de 0,1 a 0,3% quando realizado por profissional experiente – cerca de 1 em 500 procedimentos (Akolekar, 2015; American College of Obstetricians and Gynecologists, 2016b; Odibo, 2008). Essa taxa pode duplicar nas mulheres com obesidade grau 3 – ou seja, índice de massa corporal (IMC) > 40 kg/m^2 (Harper, 2012). Nas gestações gemelares, Cahill e colaboradores (2009) relataram taxa de perda fetal de 1,8% atribuível à amniocentese.

A indicação da amniocentese pode influenciar as taxas de perda fetal, as quais podem ser maiores com algumas anormalidades fetais, aneuploidias e condições como a hidropsia. Além disso, algumas perdas fetais se devem à implantação anormal da placenta ou ao descolamento prematuro de placenta, a anormalidades uterinas ou a infecções. Wenstrom e colaboradores (1990) analisaram 66 mortes fetais depois de quase 12.000 amniocenteses e demonstraram que 12% foram causadas por infecção intrauterina preexistente.

Outras complicações da amniocentese incluem vazamento de líquido amniótico ou sangramento vaginal transitório em 1 a 2% dos casos. Depois do extravasamento de líquido amniótico, que costuma ocorrer nas primeiras 48 horas depois do procedimento, a taxa de sobrevida fetal é maior que 90% (Borgida, 2000). As lesões do feto pela agulha são raras. A cultura de líquido amniótico é bem-sucedida em mais de 99% dos casos, embora as células tenham menos chances de crescer quando o feto tem alguma anormalidade (Persutte, 1995).

Amniocentese precoce

Essa amniocentese é realizada entre 11 e 14 semanas de gestação. A técnica é idêntica à da amniocentese tradicional, embora a punção do saco possa ser mais difícil em virtude da falta de fusão da membrana à parede uterina. Além disso, o volume de líquido retirado costuma ser menor – cerca de 1 mL para cada semana de gestação (Shulman, 1994; Sundberg, 1997).

A amniocentese precoce está associada a taxas expressivamente maiores de complicações relacionadas com o procedimento do que os demais procedimentos fetais. As complicações incluem o desenvolvimento de pé torto, vazamento de líquido amniótico e perda fetal (Canadian Early and Mid-Trimester Amniocentesis Trial, 1998; Philip, 2004). Considerando esses riscos, o American College of Obstetricians and Gynecologists (2016b) recomenda que a amniocentese precoce não seja realizada.

■ Coleta de vilosidade coriônica

A CAVC costuma ser realizada com 10 a 13 semanas de gestação. Como no caso da amniocentese, a amostra costuma ser enviada para cariotipagem ou ACM. A vantagem principal da CAVC é que os resultados ficam disponíveis mais rapidamente, possibilitando mais tempo para a tomada de decisão e a interrupção mais segura da gestação, caso seja desejado. Pouquíssimas análises requerem especificamente líquido amniótico ou tecido placentário.

Técnica

As vilosidades coriônicas podem ser obtidas por aspiração transcervical ou transabdominal utilizando técnica asséptica. Essas duas abordagens são consideradas igualmente seguras e eficazes (American College of Obstetricians and Gynecologists, 2016b). A CAVC transcervical é realizada com o uso de um cateter especificamente projetado feito de polietileno flexível e que contém um estilete maleável com ponta romba. A biópsia transabdominal é realizada utilizando-se uma agulha de punção espinal calibre 18 ou 20. Com as duas técnicas, a ultrassonografia transabdominal é usada para dirigir o cateter ou a agulha para dentro da placenta em formação – *córion frondoso* – e, em seguida, a aspiração das vilosidades para dentro de uma seringa contendo meio de cultura de tecidos (Fig. 14-5).

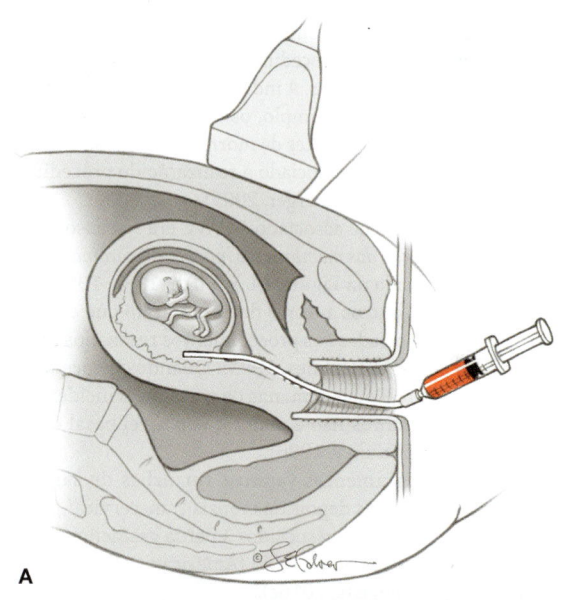

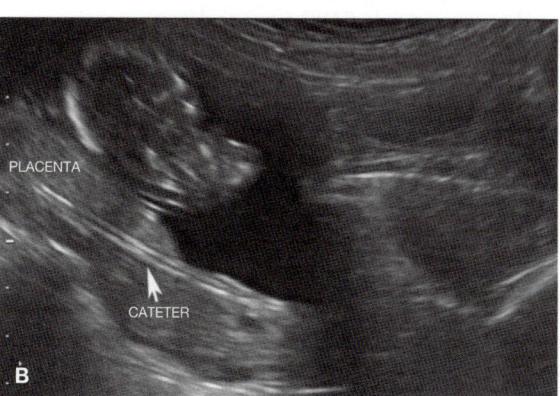

FIGURA 14-5 A. Coleta de amostra das vilosidades coriônicas (CAVC) transcervical. **B.** O cateter entrando na placenta está marcado e rotulado. (Reproduzida, com permissão, de Mastrobattista JM, Espinoza J: Invasive prenatal diagnostic procedures. In Yeomans ER, Hoffman BL, Gilstrap LC III, et al (eds): Cunningham and Gilstrap's Operative Obstetrics, 3rd ed. New York, McGraw-Hill Education, 2017.)

As contraindicações relativas são sangramentos vaginais ou manchas de sangue no absorvente, infecção genital ativa, anteroflexão ou retroflexão uterina extrema, ou conformação corporal que impeça a visualização adequada. Quando a gestante é RhD-negativo e não está sensibilizada, a imunoglobulina anti-D é administrada depois do procedimento.

Complicações

A taxa *global* de perda fetal após CAVC é maior que aquela após amniocentese no segundo trimestre. Isso ocorre em razão dos abortamentos espontâneos precedentes, ou seja, os que teriam ocorrido entre o primeiro e o segundo semestre se o procedimento fetal não fosse realizado. A taxa de perda fetal relacionada ao procedimento é comparável àquela da amniocentese. Caughey e colaboradores (2006) demonstraram que a taxa global de perdas fetais depois da CAVC era de cerca de 2%, em comparação com menos de 1% depois da amniocentese. Entretanto, a taxa ajustada de perdas fetais relacionadas com o procedimento foi de cerca de 1 em 400 com esses dois procedimentos. A indicação da CAVC também afeta a taxa de perda fetal. Por exemplo, os fetos com aumento da espessura da TN têm mais chances de morrer. Por fim, há o efeito da "curva de aprendizagem" associado à realização do procedimento de CAVC (Silver, 1990; Wijnberger, 2003).

Um problema inicial associado à CAVC era sua associação às *anomalias com redução dos membros* e à *hipogenesia oromandibular e dos membros* mostrada na Figura 14-6 (Firth, 1991, 1994; Hsieh, 1995). Mais tarde, outros autores demonstraram que essas anomalias estavam associadas aos procedimentos realizados antes de 7 semanas de gestação (Holmes, 1993). Quando o procedimento é realizado com 10 ou mais semanas de gestação, a incidência das anomalias dos membros não é maior que o nível basal de 1 por 1.000 (Evans, 2005; Kuliev, 1996).

Pequenos sangramentos vaginais (manchas de sangue no absorvente) são comuns depois da biópsia transcervical, mas são autolimitados e não estão associados à perda gestacional. A incidência de infecção é inferior a 0,5% (American College of Obstetricians and Gynecologists, 2016c).

Uma limitação da CAVC é que se detecta mosaicismo cromossômico em até 2% das amostras analisadas (Malvestiti, 2015). Na maioria dos casos, o mosaicismo reflete essa alteração confinada à placenta, em vez de uma segunda linhagem celular real correspondente ao feto. Esse tópico é discutido no Capítulo 13 (p. 263). A amniocentese deve ser oferecida e, quando o resultado é normal, pode-se supor que o mosaicismo esteja limitado à placenta. O mosaicismo confinado à placenta foi associado a recém-nascidos com restrição de crescimento (Baffero, 2012).

■ Amostragem sanguínea fetal

Esse procedimento também é conhecido como cordocentese ou coleta percutânea de amostra de sangue umbilical (CPASU). O procedimento foi descrito inicialmente para transfusão fetal de hemácias nos casos de anemia causada por aloimunização, e a avaliação da anemia fetal ainda é sua indicação mais frequente (Cap. 16, p. 304). A amostragem sanguínea fetal também é realizada para avaliar e tratar aloimunização plaquetária e determinar o cariótipo fetal, principalmente nos casos de mosaicismo

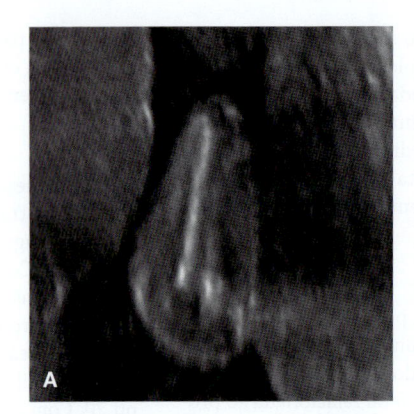

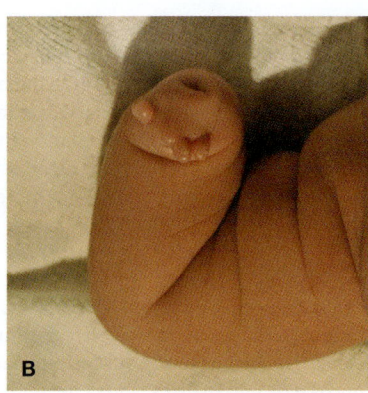

FIGURA 14-6 Hipogenesia oromandibular e de membros caracterizada por deficiência transversa de membros e ausência ou hipoplasia da língua ou mandíbula. Presume-se que resulte da ruptura vascular com subsequente perda de tecidos. **A.** Ultrassonografia obtida com 25 semanas de gestação demonstrando um defeito de redução de membro no feto envolvendo a mão direita. **B.** Fotografia da extremidade direita do mesmo recém-nascido. A coleta de vilosidade coriônica não foi realizada nesta gestação. (Reproduzida com permissão de Dr. Jamie Morgan.)

demonstrado depois de amniocentese ou CAVC. A análise do cariótipo fetal pode ser realizada dentro de 24 a 48 horas. Desse modo, o procedimento é significativamente mais rápido que o tempo necessário com a amniocentese ou a CAVC (7 a 10 dias). Embora o sangue fetal *possa* ser analisado por praticamente qualquer teste realizado com o sangue de um recém-nascido, os avanços ocorridos com os testes disponíveis por amniocentese e CAVC eliminaram a necessidade de realizar uma punção venosa fetal na maioria dos casos (Society for Maternal-Fetal Medicine, 2013).

Técnica

Com a orientação direta por imagens ultrassonográficas e utilizando técnica asséptica, o operador introduz uma agulha espinal calibre 22 ou 23 na veia umbilical, e o sangue é aspirado lentamente para dentro de uma agulha heparinizada (Fig. 14-7). A visualização adequada da agulha é essencial. Como também ocorre com a amniocentese, pode ser necessário usar uma agulha mais longa, dependendo da conformação física da paciente. Em geral, a amostragem sanguínea fetal é realizada nas proximidades do sítio de implantação do cordão na placenta, onde pode ser mais fácil penetrar no cordão quando a placenta está em posição anterior. De modo alternativo, uma alça livre do cordão pode ser acessada. Como a amostragem sanguínea fetal requer mais tempo que os outros procedimentos fetais, pode-se administrar um anestésico local. Antibióticos profiláticos são administrados em alguns centros, embora não existam estudos confirmando essa abordagem. A punção arterial deve ser evitada porque pode resultar em vasospasmo e bradicardia fetal. Depois de se remover a agulha, os batimentos cardíacos fetais devem ser documentados, e o local da punção deve ser examinado para detectar sangramento.

Complicações

A taxa de perdas fetais após o procedimento de amostragem sanguínea fetal é de cerca de 1,4% (Ghidini, 1993; Tongsong, 2001). A taxa real de perdas fetais varia de acordo com a indicação do procedimento e as condições do feto. Outras complicações podem ser sangramentos dos vasos do cordão umbilical em 20 a 30% dos casos; sangramento feto-materno em cerca de 40% dos casos nos quais a placenta é atravessada, e bradicardia fetal em 5 a 10% (Boupaijit, 2012; Society for Maternal-Fetal Medicine, 2013).

pouco menor quando o cordão era acessado no sítio de implantação placentária, em vez de em uma alça livre – 5 versus 7 minutos. Contudo, a amostragem do sítio de inserção teve maior taxa de contaminação do sangue materno (Tangshewinsirikul, 2011).

■ Testes genéticos pré-implantação

Para os casais que realizam fertilização *in vitro* (FIV), os testes genéticos realizados com oócitos ou embriões antes da implantação podem fornecer informações valiosas quanto ao complemento cromossômico e às doenças associadas a um único gene. Existem dois grupos diferentes de testes – *diagnóstico genético pré-implantação (DGPI)* e *rastreamento genético pré-implantação (RGPI)* –, cada qual com indicações diversas. O aconselhamento genético abrangente é necessário antes que esses procedimentos sejam considerados. Existem três técnicas usadas com os dois grupos:

1. A *análise do corpo polar* é uma técnica utilizada para inferir se o oócito em desenvolvimento está afetado por algum distúrbio genético herdado da mãe. O primeiro e o segundo corpos polares normalmente são expulsos do oócito em desenvolvimento depois das meioses I e II, e sua retirada não deve afetar o desenvolvimento fetal. Porém, dois procedimentos distintos de micromanipulação são necessários, e as anormalidades genéticas de origem paterna não são detectadas. Essa técnica tem sido usada para o diagnóstico de 146 distúrbios mendelianos, e a acurácia relatada é de mais de 99% (Kuliev, 2011).

2. A *biópsia de blastômero* é realizada no estágio de 6 a 8 células (clivagem), quando o embrião tem 3 dias de vida. Ela permite que os genomas materno e paterno sejam avaliados. Em geral, uma célula é retirada por um orifício produzido na zona pelúcida (Fig. 14-8). Uma limitação com o uso dessa técnica para avaliação de aneuploidia é que, devido à não disjunção mitótica, o mosaicismo dos blastômeros pode não refletir o complemento cromossômico do embrião em desenvolvimento (American Society for Reproductive Medicine, 2008). Além disso, a taxa de implantação de embriões normais é um pouco menor após essa técnica.

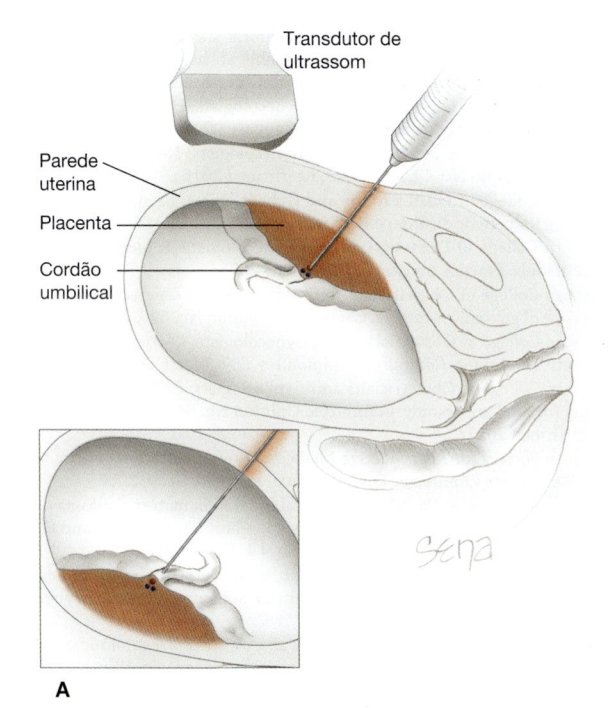

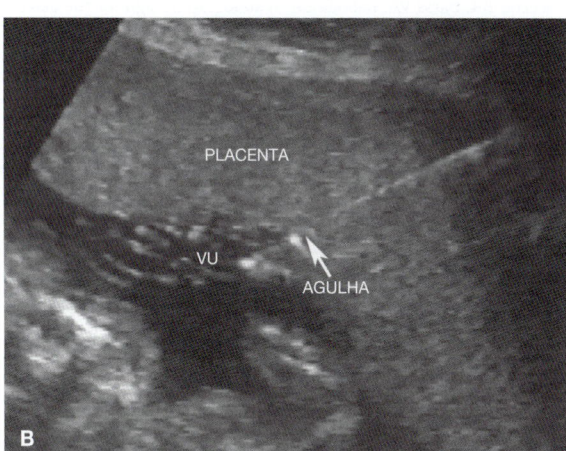

FIGURA 14-7 Amostragem sanguínea fetal. **A.** O acesso à veia umbilical varia conforme a localização da placenta e a posição do cordão umbilical. Com a placenta em posição anterior, a agulha pode atravessá-la. Detalhe: com a placentação posterior, a agulha atravessa o líquido amniótico antes de penetrar na veia umbilical (VU). De modo alternativo, uma alça livre do cordão pode ser acessada. **B.** A ultrassonografia mostra uma placenta anterior com passagem transplacentária da agulha até a veia umbilical (VU). (Reproduzida, com permissão, de Mastrobattista JM, Espinoza J: Invasive prenatal diagnostic procedures. In Yeomans ER, Hoffman BL, Gilstrap LC III, et al (eds): Cunningham and Gilstrap's Operative Obstetrics, 3rd ed. New York, McGraw-Hill Education, 2017.)

A maioria das complicações são transitórias, com recuperação fetal completa, mas algumas resultam em morte fetal.

Em uma série com mais de 2.000 procedimentos, que comparou a amostragem sanguínea fetal realizada nas proximidades do sítio de inserção do cordão na placenta com a punção de uma alça livre, não houve diferenças nas taxas de sucesso do procedimento, abortamento, sangramento visível do cordão ou bradicardia fetal. O tempo necessário para concluir o procedimento era um

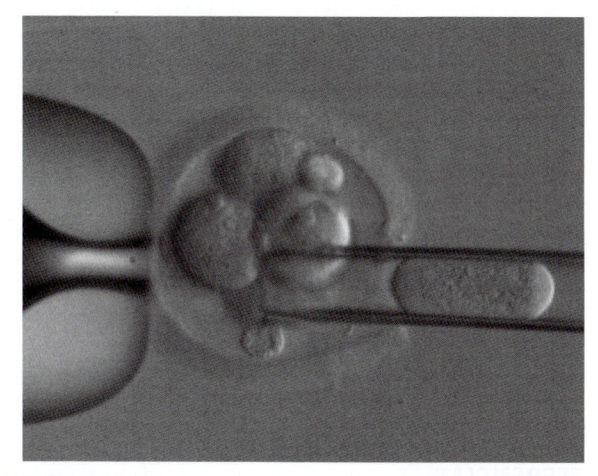

FIGURA 14-8 Biópsia de blastômero. Após a seleção de um blastômero, ele é retirado para dentro da pipeta. (Reproduzida, com permissão, de Doody KJ: Treatment of the infertile couple. Hoffman BL, Schorge JO, Bradshaw KD, et al (eds): Williams Gynecology, 3rd ed. New York, McGraw-Hill Education, 2016.)

3. A *biópsia de trofectoderma* consiste em retirar 5 a 7 células de um blastocisto com 5 a 6 dias. Uma vantagem é que, como as células do trofectoderma originam o trofoblasto (placenta), nenhuma célula é retirada do embrião em desenvolvimento. Contudo, também existe desvantagem, pois, como o procedimento é realizado em um estágio mais avançado do desenvolvimento, se a análise genética não puder ser realizada rapidamente, podem ser necessárias criopreservação e transferência do embrião durante um ciclo subsequente de FIV.

Diagnóstico genético pré-implantação

Uma anomalia genética – em vez de infertilidade – pode ser a razão pela qual um casal faz a opção por FIV. No caso de portador(es) de uma doença genética específica ou rearranjo cromossômico balanceado, o DGPI pode ser realizado para determinar se um oócito ou embrião tem o defeito. Apenas os embriões normais seriam, então, implantados.

Esse procedimento tem várias aplicações. Ele é usado para diagnosticar doenças genéticas causadas por um único gene, incluindo fibrose cística, β-talassemia e hemofilia; determinar o sexo do bebê quando há doenças relacionadas com o cromossomo X; detectar mutações (p. ex., *BRCA-1*) que não causam doença, mas conferem risco significativamente maior de câncer; e compatibilizar os antígenos leucocitários humanos para transplante de células-tronco do cordão umbilical para um irmão (de Wert, 2007; Fragouli, 2007; Grewal, 2004; Rund, 2005; Xu, 2004).

Como em geral apenas 1 ou 2 células estão disponíveis para análise e a conclusão rápida da análise é essencial, esse procedimento é tecnicamente difícil. Os riscos incluem falha em amplificar a região gênica de interesse, seleção de uma célula que não contém núcleo e contaminação por células maternas. Em casos incomuns, embriões afetados aparentemente normais são implantados, enquanto embriões normais avaliados de maneira errônea como anormais são descartados. Por essa razão, a American Society for Reproductive Medicine (2008) recomenda realizar outro teste diagnóstico pré-natal – CAVC ou amniocentese – para confirmar os resultados do DGPI.

Rastreamento genético pré-implantação

Esse termo é usado para descrever o rastreamento de aneuploidia, que é realizado com oócitos ou embriões antes da transferência por FIV. Esse rastreamento é utilizado nos casais que não sabem se têm uma anomalia genética ou se são portadores. Embora o RGPI tenha vantagens teóricas inequívocas, na prática existem muitos desafios.

O mosaicismo é comum em blastômeros de embriões em estágio de clivagem. Porém, isso pode não ser clinicamente significativo, pois não costuma refletir o real complemento cromossômico do embrião. Além disso, entre as mulheres de 35 anos ou mais, as taxas de concepção depois do RGPI com FISH são significativamente menores que as alcançadas depois da FIV sem RGPI (Mastenbroek, 2007, 2011). Como o número de pares de cromossomos por núcleo celular que pode ser avaliado por meio da FISH é pequeno, mais esforços têm sido focados na utilização do rastreamento cromossômico abrangente com ACM (Dahdouh, 2015).

REFERÊNCIAS

Agathokleous M, Chaveeva P, Poon LC, et al: Meta-analysis of second-trimester markers for trisomy 21. Ultrasound Obstet Gynecol 41(3):247, 2013

Akolekar R, Beta J, Picciarelli G, et al: Procedure-related risk of miscarriage following amniocentesis and chorionic villus sampling: a systematic review and meta-analysis. Ultrasound Obstet Gynecol 45(1):16, 2015

American College of Medical Genetics: Technical standards and guidelines for CFTR mutation testing, 2006. Available at: https://www.acmg.net/Pages/ACMG_Activities/stds-2002/cf.htm. Accessed December 30, 2016

American College of Obstetricians and Gynecologists: Hemoglobinopathies in pregnancy. Practice Bulletin No. 78, January 2007, Reaffirmed 2015

American College of Obstetricians and Gynecologists: Neural tube defects. Practice Bulletin No. 44, July 2003, Reaffirmed 2016a

American College of Obstetricians and Gynecologists: Prenatal diagnostic testing for genetic disorders. Practice Bulletin No. 162, May 2016b

American College of Obstetricians and Gynecologists: Screening for fetal aneuploidy. Practice Bulletin No. 163, May 2016c

American College of Obstetricians and Gynecologists: Carrier screening in the age of genomic medicine. Committee Opinion No. 690, March 2017a

American College of Obstetricians and Gynecologists: Carrier screening for genetic conditions. Committee Opinion No. 691, March 2017b

American College of Obstetricians and Gynecologists: Cell-free DNA screening for fetal aneuploidy. Committee Opinion No. 640, September 2015, Reaffirmed 2017c

American Society for Reproductive Medicine: Preimplantation genetic testing: a Practice Committee Opinion. Fertil Steril 90: S136, 2008

Ashoor G, Syngelaki A, Poon LC, et al: Fetal fraction in maternal plasma cell-free fetal DNA at 11–13 weeks' gestation: relation to maternal and fetal characteristics. Ultrasound Obstet Gynecol 41(1):26, 2013

Baer RJ, Flessel MC, Jelliffe-Pawlowski LL, et al: Detection rates for aneuploidy by first-trimester and sequential screening. Obstet Gynecol 126(4):753, 2015

Baffero GM, Somigliana E, Crovetto F, et al: Confined placental mosaicism at chorionic villus sampling: risk factors and pregnancy outcome. Prenat Diagn 32(11):1102, 2012

Benacerraf BR, Barss VA, Laboda LA: A sonographic sign for the detection in the second trimester of the fetus with Down syndrome. Am J Obstet Gynecol 151(8):1078, 1985

Benacerraf BR, Gelman R, Frigoletto FD: Sonographic identification of second-trimester fetuses with Down's syndrome. N Engl J Med 317(22):1371, 1987

Benn PA, Leo MV, Rodis JF, et al: Maternal serum screening for fetal trisomy 18: a comparison of fixed cutoff and patient-specific risk protocols. Obstet Gynecol 93 (5 Pt 1):707, 1999

Best KE, Tennant PW, Addor MC, et al: Epidemiology of small intestinal atresia in Europe: a register-based study. Arch Dis Child Fetal Neonatal Ed 97(5):F353, 2012

Bianchi DW, Chudova D, Sehnert AJ, et al: Noninvasive prenatal testing and incidental detection of occult malignancies. JAMA 314(2):162, 2015

Bombard AT, Powers JF, Carter S, et al: Procedure-related fetal losses in transplacental versus nontransplacental genetic amniocentesis. Am J Obstet Gynecol 172(3):868, 1995

Borgida AF, Mills AA, Feldman DM, et al: Outcome of pregnancies complicated by ruptured membranes after genetic amniocentesis. Am J Obstet Gynecol 183(4):937, 2000

Boupaijit K, Wanapirak C, Piyamongkol W, et al: Effect of placental penetration during cordocentesis at mid-pregnancy on fetal outcomes. Prenat Diagn 32(1):83, 2012

Brock DJ, Bolton AE, Monaghan JM: Prenatal diagnosis of anencephaly through maternal serum-alpha-fetoprotein measurement. Lancet 2(7835):923, 1973

Brock DJ, Sutcliffe RG: Alpha-fetoprotein in the antenatal diagnosis of anencephaly and spina bifida. Lancet 2(7770):197, 1972

Bromley B, Lieberman E, Shipp TD, et al: The genetic sonogram, a method for risk assessment for Down syndrome in the mid trimester. J Ultrasound Med 21(10):1087, 2002

Bush MC, Malone FD: Down syndrome screening in twins. Clin Perinatol 32(2):373, 2005

Cahill AG, Macones GA, Stamilio DM, et al: Pregnancy loss rate after mid-trimester amniocentesis in twin pregnancies. Am J Obstet Gynecol 200(3):257.e1, 2009

Callaway JL, Shaffer LG, Chitty LS, et al: The clinical utility of microarray technologies applied to prenatal cytogenetics in the presence of a normal conventional karyotype: a review of the literature. Prenat Diagn 33(12):1119, 2013

Canadian Early and Mid-Trimester Amniocentesis Trial (CEMAT) Group: Randomised trial to assess safety and fetal outcome of early and midtrimester amniocentesis. Lancet 351(9098):242, 1998

Canfield MA, Honein MA, Yuskiv N, et al: National estimates and race/ethnic-specific variation of selected birth defects in the United States, 1999–2001. Birth Defects Res A Clin Mol Teratol 76(11):747, 2006

Caughey AB, Hopkins LM, Norton ME: Chorionic villus sampling compared with amniocentesis and the difference in the rate of pregnancy loss. Obstet Gynecol 108(3):612, 2006

Centers for Disease Control and Prevention: Natality trends in the United States, 1909–2013. 2015. Available at: https://blogs.cdc.gov/nchs-data-visualization/us-natality-trends./ Accessed December 15, 2016

Cignini P, Maggio Savasta L, Gulino FA, et al: Predictive value of pregnancy-associated plasma protein-A (PAPP-A) and free beta-hCG on fetal growth restriction: results of a prospective study. Arch Gynecol Obstet 293(6):1227, 2016

Cleary-Goldman J, D'Alton ME, Berkowitz RL: Prenatal diagnosis and multiple pregnancy. Semin Perinatol 29(5):312, 2005

Colvin J, Bower C, Dickinson JE, et al: Outcomes of congenital diaphragmatic hernia: a population-based study in Western Australia. Pediatrics 116(3):e356, 2005

Comstock CH, Malone FD, Robert H, et al: Is there a nuchal translucency millimeter measurement above which there is no added benefit from first trimester screening? Am J Obstet Gynecol 195(3):843, 2006

Cowett MR, Hakanson DO, Kocon RW, et al: Untoward neonatal effect of intraamniotic administration of methylene blue. Obstet Gynecol 48(1 Suppl):74S, 1976

Cragan JD, Gilboa SM: Including prenatal diagnoses in birth defects monitoring: experience of the Metropolitan Atlanta Congenital Defects Program. Birth Defects Res A Clin Mol Teratol 85(1):20, 2009

Cuckle H: Biochemical screening for Down syndrome. Eur J Obstet Gynecol Reprod Biol 92(1):97, 2000

Cuckle H, Wald N, Stevenson JD, et al: Maternal serum alpha-fetoprotein screening for open neural tube defects in twin pregnancies. Prenat Diagn 10(2):71, 1990

Cuckle HS, Malone FD, Wright D, et al: Contingent screening for Down syndrome—results from the FaSTER trial. Prenat Diagn 28(2):89, 2008

Curnow KJ, Wilkins-Haug L, Ryan A, et al: Detection of triploid, molar, and vanishing twin pregnancies by single-nucleotide polymorphism-based noninvasive prenatal test. Am J Obstet Gynecol 212(1):79.e1, 2015

Cutting GR: Modifier genetics: cystic fibrosis. Annu Rev Genomics Hum Genet 6:237, 2005

Cystic Fibrosis Mutation Database: CFMDB statistics. Available at: http://www.genet.sickkids.on.ca/StatisticsPage.html. Accessed November 28, 2016

Dahdouh EM, Balayla J, Audibert F, et al: Technical update: preimplantation genetic diagnosis and screening. J Obstet Gynaecol Can 37(5):451, 2015

Dar P, Curnow KJ, Gross SJ, et al: Clinical experience and follow-up with large scale single nucleotide polymorphism-based noninvasive prenatal aneuploidy testing. Am J Obstet Gynecol 211(5):527.e1, 2014

Dashe JS: Aneuploidy screening in pregnancy. Obstet Gynecol 128(1):181, 2016

Dashe JS, Twickler DM, Santos-Ramos R, et al: Alpha-fetoprotein detection of neural tube defects and the impact of standard ultrasound. Am J Obstet Gynecol 195(6):1623, 2006

Davies SC, Cronin E, Gill M, et al: Screening for sickle cell disease and thalassemia: a systematic review with supplementary research. Heath Technol Assess 4(3):1, 2000

Davis C, Cuckle H, Yaron Y: Screening for Down syndrome–incidental diagnosis of other aneuploidies. Prenat Diagn 34(11):1044, 2014

de Wert G, Liebaers I, Van De Velde H: The future (r)evolution of preimplantation genetic diagnosis/human leukocyte antigen testing: ethical reflections. Stem Cells 25(9):2167, 2007

de Wit MC, Srebniak MI, Govaerts LC, et al: Additional value of prenatal genomic array testing in fetuses with isolated structural ultrasound abnormalities and a normal karyotype: a systematic review of the literature. Ultrasound Obstet Gynecol 43(2):139, 2014

DiMaio MS, Baumgarten A, Greenstein RM, et al: Screening for fetal Down's syndrome in pregnancy by measuring maternal serum alpha-fetoprotein levels. N Engl J Med 317(6):342, 1987

Dolk H, Loane M, Garne E: The prevalence of congenital anomalies in Europe. Adv Exp Med Biol 686:349, 2010

Doody KJ: Treatment of the infertile couple. Hoffman BL, Schorge JO, Bradshaw KD, et al (eds): Williams Gynecology, 3rd ed. New York, McGraw-Hill Education, 2016

Drumm ML, Konstan MW, Schluchter MD, et al: Genetic modifiers of lung disease in cystic fibrosis. N Engl J Med 353(14):1443, 2005

Dugoff L, Hobbins JC, Malone FD, et al: First-trimester maternal serum PAPP-A and free-beta subunit human chorionic gonadotropic concentrations and nuchal translucency are associated with obstetric complications: a population-based screening study (The FaSTER Trial). Am J Obstet Gynecol 191(6):1446, 2004

Dugoff L, Hobbins JC, Malone FD, et al: Quad screen as a predictor of adverse pregnancy outcome. Obstet Gynecol 106(2):260, 2005

Dugoff L, Society for Maternal-Fetal Medicine: First- and second-trimester maternal serum markers for aneuploidy and adverse pregnancy outcomes. Obstet Gynecol 115(5):1052, 2010

Ecker JL, Shipp TD, Bromley B, et al: The sonographic diagnosis of Dandy-Walker and Dandy-Walker variant: associated findings and outcomes. Prenat Diagn 20(3):328, 2000

Evans MI, Wapner RJ: Invasive prenatal diagnostic procedures. Semin Perinatol 29(4):215, 2005

Filly RA, Callen PW, Goldstein RB: Alpha-fetoprotein screening programs: what every obstetric sonologist should know. Radiology 188(1):1, 1993

Firth HV, Boyd PA, Chamberlain PF, et al: Analysis of limb reduction defects in babies exposed to chorionic villus sampling. Lancet 343(8905):1069, 1994

Firth HV, Boyd PA, Chamberlain P, et al: Severe limb abnormalities after chorion villus sampling at 56–66 days' gestation. Lancet 337(8744):762, 1991

Flessel MC, Lorey FW: The California Prenatal Screening Program: "options and choices" not "coercion and eugenics." Genet Med 13(8):711, 2011

Fragouli E: Preimplantation genetic diagnosis: present and future. J Assist Reprod Genet 24(6):201, 2007

Gallot D, Boda C, Ughetto S, et al: Prenatal detection and outcome of congenital diaphragmatic hernia: a French registry-based study. Ultrasound Obstet Gynecol 29(3):276, 2007

Ghidini A, Sepulveda W, Lockwood CJ, et al: Complications of fetal blood sampling. Am J Obstet Gynecol 168(5):1339, 1993

Gil MM, Quezada MS, Revello R, et al: Analysis of cell-free DNA in maternal blood in screening for fetal aneuploidies: updated meta-analysis. Ultrasound Obstet Gynecol 45(3):249, 2015

Goetzl L, Krantz D, Simpson JL, et al: Pregnancy-associated plasma protein A, free beta-hCG, nuchal translucency, and risk of pregnancy loss. Obstet Gynecol 104(1):30, 2004

Grati FR, Malvestiti F, Ferreira JC, et al: Fetoplacental mosaicism: potential implications for false-positive and false-negative noninvasive prenatal screening results. Genet Med 16(8):620, 2014

Greene MF, Haddow JE, Palomaki GE, et al: Maternal serum alpha-fetoprotein levels in diabetic pregnancies. Lancet 2(8606):345, 1988

Grewal SS, Kahn JP, MacMillan ML, et al: Successful hematopoietic stem cell transplantation for Fanconi anemia from an unaffected HLA-genotype-identical sibling selected using preimplantation genetic diagnosis. Blood 103(3):1147, 2004

Harper LM, Cahill AG, Smith K, et al: Effect of maternal obesity on the risk of fetal loss after amniocentesis and chorionic villus sampling. Obstet Gynecol 119(4):745, 2012

Hendrickson BC, Donohoe C, Akmaev VR, et al: Differences in SMN1 allele frequencies among ethnic groups within North America. J Med Genet 46(9):641, 2009

Holmes LB: Report of National Institute of Child Health and Human Development Workshop on Chorionic Villus Sampling and Limb and Other Defects, October 20, 1992. Teratology 48(4):7, 1993

Hook EB, Cross PK, Schreinemachers DM: Chromosomal abnormality rates at amniocentesis and in live-born infants. JAMA 249(15):2034, 1983

Hsieh FJ, Shyu MK, Sheu BC, et al: Limb defects after chorionic villus sampling. Obstet Gynecol 85(1):84, 1995

Hussamy DJ, Herrera CL, Twickler DM, et al: How many risk factors do Down syndrome pregnancies have? Am J Obstet Gynecol 216(1):S127, 2017

Huttly W, Rudnicka A, Wald NJ: Second-trimester prenatal screening markers for Down syndrome in women with insulin-dependent diabetes mellitus. Prenat Diagn 24(10):804, 2004

Jelliffe-Pawlowski LL, Baer R, Blumenfeld YJ, et al: Maternal characteristics and mid-pregnancy serum biomarkers as risk factors for subtypes of preterm birth. BJOG 122(11):1484, 2015

Kaback M, Lim-Steele J, Dabholkar D, et al: Tay Sachs disease: carrier screening, prenatal diagnosis, and the molecular era. JAMA 270:2307, 1993

Kazerouni NN, Currier RJ, Flessel M, et al: Detection rate of quadruple-marker screening determined by clinical follow-up and registry data in the statewide California program, July 2007 to February 2009. Prenat Diagn 31(9):901, 2011

Knight GK, Palomaki GE: Maternal serum alpha-fetoprotein and the detection of open neural tube defects. In Elias S, Simpson JL (eds): Maternal Serum Screening. New York, Churchill Livingstone, 1992

Kuliev A, Jackson L, Froster U, et al: Chorionic villus sampling safety. Report of World Health Organization/EURO meeting in association with the Seventh International Conference on Early Prenatal Diagnosis of Genetic Diseases, Tel Aviv, Israel, May 21, 1994. Am J Obstet Gynecol 174(3):807, 1996

Kuliev A, Rechitsky S: Polar body-based preimplantation genetic diagnosis for Mendelian disorders. Mol Hum Reprod 17(5):275, 2011

Kuppermann M, Pena S, Bishop JT, et al: Effect of enhanced information, values clarification, and removal of financial barriers on use of prenatal genetic testing: a randomized clinical trial. JAMA 312(12):1210, 2014

Langlois S, Armstrong L, Gall K, et al: Steroid sulfatase deficiency and contiguous gene deletion syndrome amongst pregnant patients with low serum unconjugated estriols. Prenat Diagn 29(10):966, 2009

Larion S, Warsof SL, Romary L, et al: Association of combined first-trimester screen and noninvasive prenatal testing on diagnostic procedures. Obstet Gynecol 123(6):1303, 2014

Long A, Moran P, Robson S: Outcome of fetal cerebral posterior fossa anomalies. Prenat Diagn 26(8):707, 2006

Malone FD, Ball RH, Nyberg DA, et al: First-trimester septated cystic hygroma: prevalence, natural history, and pediatric outcome. Obstet Gynecol 106(2)288, 2005a

Malone FD, Canick JA, Ball RH, et al: First-trimester or second-trimester screening, or both, for Down's syndrome. N Engl J Med 353(19):2005b

Malvestiti F, Agrati C, Grimi B, et al: Interpreting mosaicism in chorionic villi: results of a monocentric series of 1001 mosaics in chorionic villi with follow-up amniocentesis. Prenat Diagn 35(11):1117, 2015

Marthin T, Liedgren S, Hammar M: Transplacental needle passage and other risk-factors associated with second trimester amniocentesis. Acta Obstet Gynecol Scand 76(8):728, 1997

Mastenbroek S, Twisk M, van der Veen F, et al: Preimplantation genetic screening: a systematic review and meta-analysis of RCTs. Hum Reprod Update 17(4):454, 2011

Mastenbroek S, Twisk M, van Echten-Arends J, et al: In vitro fertilization with preimplantation genetic screening. N Engl J Med 357(1):9, 2007

Mastrobattista JM, Espinoza J: Invasive prenatal diagnostic procedures. In Yeomans ER, Hoffman BL, Gilstrap LC III, et al (eds): Cunningham and Gilstrap's Operative Obstetrics, 3rd ed. New York, McGraw-Hill Education, 2017

Merkatz IR, Nitowsky HM, Macri JN, et al: An association between low maternal serum α-fetoprotein and fetal chromosomal abnormalities. Am J Obstet Gynecol 148(7):886, 1984

Meyers C, Adam R, Dungan J, et al: Aneuploidy in twin gestations: when is maternal age advanced? Obstet Gynecol 89(2):248, 1997

Milunsky A, Canick JA: Maternal serum screening for neural tube and other defects. In Milunsky A (ed): Genetic Disorders and the Fetus. Diagnosis, Prevention, and Treatment, 5th ed. Baltimore, Johns Hopkins University Press, 2004

Mujezinovic F, Alfirevic Z: Analgesia for amniocentesis or chorionic villus sampling. Cochrane Database Syst Rev 11:CD008580, 2011

New England Regional Genetics Group Perinatal Collaborative Study of Down Syndrome Screening: Combining maternal serum alpha-fetoprotein measurements and age to screen for Down syndrome in pregnant women under age 35. Am J Obstet Gynecol 160(3):575, 1989

Norton ME, Brar H, Weiss J, et al: Non-Invasive Chromosomal Evaluation (NICE) study: results of a multicenter prospective cohort study for detection of fetal trisomy 21 and trisomy 18. Am J Obstet Gynecol 207(2):137.e1, 2012

Norton ME, Jacobsson B, Swamy GK, et al: Cell-free DNA analysis for noninvasive examination of trisomy. N Engl J Med 372(17):1589, 2015

Norton ME, Jelliffe-Pawlowski LL, Currier RJ: Chromosomal abnormalities detected by current prenatal screening and noninvasive prenatal testing. Obstet Gynecol 124(5):979, 2014

Nyberg DA, Souter VL: Use of genetic sonography for adjusting the risk for fetal Down syndrome. Semin Perinatol 27(2):130, 2003

Nyberg DA, Souter VL, El-Bastawissi A, et al: Isolated sonographic markers for detection of fetal Down syndrome in the second trimester of pregnancy. J Ultrasound Med 20(10):1053, 2001

Odibo AO, Gray DL, Dicke JM, et al: Revisiting the fetal loss rate after second-trimester genetic amniocentesis: a single center's 16-year experience. Obstet Gynecol 111(3):589, 2008

Orioli IM, Catilla EE: Epidemiology of holoprosencephaly: prevalence and risk factors. Am J Med Genet Part C Semin Med Genet 154C:13, 2010

Park F, Russo K, Williams P, et al: Prediction and prevention of early-onset pre-eclampsia: impact of aspirin after first-trimester screening. Ultrasound Obstet Gynecol 46(4):419, 2015

Pedersen RN, Calzolari E, Husby S, et al: Oesophageal atresia: prevalence, prenatal diagnosis, and associated anomalies in 23 European regions. Arch Dis Child 97(3):227, 2012

Pergament E, Cuckle H, Zimmermann B, et al: Single-nucleotide polymorphism-based noninvasive prenatal screening in a high-risk and low-risk cohort. Obstet Gynecol 124(2 Pt 1):210, 2014

Perinatal Quality Foundation: NIPT/cell free DNA screening predictive value calculator. 2016. Available at: http://perinatalquality.org/. Accessed December 15, 2016

Persutte WH, Lenke RR: Failure of amniotic-fluid-cell growth: is it related to fetal aneuploidy? Lancet 345(8942):96, 1995

Philip J, Silver RK, Wilson RD, et al: Late first-trimester invasive prenatal diagnosis: results of an international randomized trial. Obstet Gynecol 103(6):1164, 2004

Quezada MS, Gil MM, Francisco C, et al: Screening for trisomies 21, 18, and 13 by cell-free DNA analysis of maternal blood at 10–11 weeks. Ultrasound Obstet Gynecol 45(1):36, 2015

Reddy UM, Abuhamad AZ, Levine D, et al: Fetal imaging: Executive summary of a joint Eunice Kennedy Shriver National Institute for Child Health and Human Development, Society for Maternal-Fetal Medicine, American Institute for Ultrasound in Medicine, American College of Obstetricians and Gynecologists, American College of Radiology, Society for Pediatric Radiology, and Society of Radiologists in Ultrasound Fetal Imaging Workshop. Obstet Gynecol 123(5):1070, 2014

Reddy UM, Mennuti MT: Incorporating first-trimester Down syndrome studies into prenatal screening: executive summary of the National Institute of Child Health and Human Development workshop. Obstet Gynecol 107(1):167, 2006

Reddy UM, Page GP, Saade GR, et al: Karyotype versus microarray testing for genetic abnormalities after stillbirth. N Engl J Med 367(23):2185, 2012

Reichler A, Hume RF Jr, Drugan A, et al: Risk of anomalies as a function of level of elevated maternal serum α-fetoprotein. Am J Obstet Gynecol 171(4):1052, 1994

Rund D, Rachmilewitz E: Beta-thalassemia. N Engl J Med 353(11):1135, 2005

Sharma R, Stone S, Alzouebi A, et al: Perinatal outcome of prenatally diagnosed congenital talipes equinovarus. Prenat Diagn 31(2):142, 2011

Shulman LP, Elias S, Phillips OP, et al: Amniocentesis performed at 14 weeks' gestation or earlier: comparison with first-trimester transabdominal chorionic villus sampling. Obstet Gynecol 83(4):543, 1994

Silver RK, MacGregor SN, Sholl JS, et al: An evaluation of the chorionic villus sampling learning curve. Am J Obstet Gynecol 163(3):917, 1990

Simpson LL, Malone FD, Bianchi DW, et al: Nuchal translucency and the risk of congenital heart disease. Obstet Gynecol 109(2 Pt 1):376, 2007

Smith-Bindman R, Hosmer W, Feldstein VA, et al: Second-trimester ultrasound to detect fetuses with Down syndrome. A meta-analysis. JAMA 285(8):1044, 2001

Society for Maternal-Fetal Medicine: Prenatal aneuploidy screening using cell-free DNA. SMFM Consult No. 36. Am J Obstet Gynecol 212(6):711, 2015

Society for Maternal-Fetal Medicine, Berry SM, Stone J, et al: Fetal blood sampling. Am J Obstet Gynecol 209(3):170, 2013

Solomon BD, Rosenbaum KN, Meck JM, et al: Holoprosencephaly due to numeric chromosome abnormalities. Am J Med Genet C Semin Med Genet 154C(1):146, 2010

Stevenson DA, Carey JC: Contribution of malformations and genetic disorders to mortality in a children's hospital. Am J Med Genet (Part A) 126(4):393, 2004

Sundberg K, Bang J, Smidt-Jensen S, et al: Randomised study of risk of fetal loss related to early amniocentesis versus chorionic villus sampling. Lancet 350(9079):697, 1997

Tangshewinsirikul C, Wanapirak C, Piyamongkol W, et al: Effect of cord puncture site on cordocentesis at mid-pregnancy on pregnancy outcome. Prenat Diagn 31(9):861, 2011

Tongsong T, Wanapirak C, Kunavikatikul C, et al: Fetal loss rate associated with cordocentesis at midgestation. Am J Obstet Gynecol 184(4):719, 2001

van der Pol JG, Wolf H, Boer K, et al: Jejunal atresia related to the use of methylene blue in genetic amniocentesis in twins. BJOG 99(2):141, 1992

Vink J, Wapner R, D'Alton ME: Prenatal diagnosis in twin gestations. Semin Perinatol 36(3):169, 2012

Vintzileos AJ, Egan JF: Adjusting the risk for trisomy 21 on the basis of second-trimester ultrasonography. Am J Obstet Gynecol 172(3):837, 1995

Wald NJ, Cuckle H, Brock JH, et al: Maternal serum-alpha-fetoprotein measurement in antenatal screening for anencephaly and spina bifida in early pregnancy. Report of UK Collaborative Study on alpha-fetoprotein in relation to neural-tube defects. Lancet 1(8026):1323, 1977

Wald NJ, Densem JW, George L, et al: Prenatal screening for Down's syndrome using inhibin-A as a serum marker. Prenat Diagn 16(2):143, 1996

Wald NJ, Rodeck C, Hackshaw AK, et al: First and second trimester antenatal screening for Down's syndrome: the results of the Serum, Urine and Ultrasound Screening Study (SURUSS). Health Technol Assess 7(11):1, 2003

Walker SJ, Ball RH, Babcook CJ, et al: Prevalence of aneuploidy and additional anatomic abnormalities in fetuses and neonates with cleft lip with or without cleft palate. A population-based study in Utah. J Ultrasound Med 20(11):1175, 2001

Wang Y, Chen Y, Tian F, et al: Maternal mosaicism is a significant contributor to discordant sex chromosomal aneuploidies associated with non-invasive prenatal testing. Clin Chem 60(1):251, 2014

Wapner R, Thom E, Simpson JL, et al: First-trimester screening for trisomies 21 and 18. N Engl J Med 349(15):1471, 2003

Warsof SL, Larion S, Abuhamad AZ: Overview of the impact of noninvasive prenatal testing on diagnostic procedures. Prenat Diagn 35(10):972, 2015

Wellesley D, Dolk H, Boyd PA, et al: Rare chromosome abnormalities, prevalence and prenatal diagnosis rates from population-based congenital anomaly registers in Europe. Eur J Hum Genet 20(5):521, 2012

Wenstrom KD, Weiner CP, Williamson RA, et al: Prenatal diagnosis of fetal hyperthyroidism using funipuncture. Obstet Gynecol 76(3 Pt 2):513, 1990

Wijnberger LD, van der Schouw YT, Christiaens GC: Learning in medicine: chorionic villus sampling. Prenat Diagn 20(3):241, 2003

Wou K, Hyun Y, Chitayat D, et al: Analysis of tissue from products of conception and perinatal losses using QF-PCR and microarray: a three-year retrospective study resulting in an efficient protocol. Eur J Med Genet 59(8):417, 2016

Xu K, Rosenwaks Z, Beaverson K, et al: Preimplantation genetic diagnosis for retinoblastoma: the first reported liveborn. Am J Ophthalmol 137(1):18, 2004

Zhang H, Gao Y, Jiang F, et al: Non-invasive prenatal testing for trisomies 21, 18, and 13: clinical experience from 146,958 pregnancies. Ultrasound Obstet Gynecol 45(5):530, 2015

CAPÍTULO 15

Distúrbios fetais

ANEMIA FETAL 300
ALOIMUNIZAÇÃO ERITROCITÁRIA 301
HEMORRAGIA FETO-MATERNA 306
TROMBOCITOPENIA FETAL 307
HIDROPSIA FETAL 309
SÍNDROME DO ESPELHO 312

A dropsia geral do feto é uma condição rara em que o feto e a placenta estão marcadamente edemaciados. Como resultado da infiltração com soro, o primeiro pode ganhar proporções imensas, e o segundo pode aumentar até três a quatro vezes seu tamanho normal. Embora muito se tenha escrito sobre o assunto, ainda não se chegou a uma explicação satisfatória sobre a anomalia.

— J. Whitridge Williams (1903)

Pouco se escreveu sobre os distúrbios fetais na 1ª edição deste livro. A dropsia geral descrita acima é atualmente conhecida como *hidropsia fetal* (p. 309). A hidropsia talvez seja a quintessência dos distúrbios fetais, já que pode ser uma manifestação de doença grave de diversas etiologias. Os distúrbios fetais podem ser adquiridos (como na aloimunização), genéticos (hiperplasia suprarrenal congênita ou α4-talassemia), ou podem ser anormalidades esporádicas durante o desenvolvimento, como muitas malformações estruturais. Neste capítulo, serão revisadas a anemia e a trombocitopenia fetal, além da hidropsia fetal imune e não imune. As malformações estruturais fetais são revisadas no Capítulo 10, as anormalidades genéticas são revisadas nos Capítulos 13 e 14, e outros quadros passíveis de tratamento fetal clínico e cirúrgico são revisados no Capítulo 16. Visto que as infecções congênitas surgem como resultado de infecção ou de colonização materna, elas serão consideradas nos Capítulos 64 e 65.

ANEMIA FETAL

Das muitas causas de anemia fetal, uma das mais frequentes é a aloimunização eritrocitária, que resulta da passagem de anticorpos maternos pela placenta, os quais destroem hemácias fetais. A aloimunização leva à superprodução de eritrócitos imaturos no feto e no neonato – a *eritroblastose fetal* –, atualmente denominada *doença hemolítica do feto e do neonato (DHFN)*.

Além disso, várias infecções congênitas também estão associadas à anemia fetal, em particular o parvovírus B19, discutido no Capítulo 64 (p. 1216). Nas populações do Sudeste Asiático, a α4-talassemia é uma causa comum de anemia grave e hidropsia não imune. A hemorragia feto-materna pode causar anemia fetal grave e é discutida na p. 306. Entre as causas raras de anemia estão distúrbios na produção das hemácias (como a anemia de Blackfan-Diamond e a anemia de Fanconi), enzimopatias de eritrócitos (deficiência de glicose-6-fosfato-desidrogenase e deficiência de piruvato-cinase), anormalidades na estrutura dos eritrócitos (esferocitose hereditária e eliptocitose) e distúrbios mieloproliferativos (leucemias). A anemia pode ser identificada por exame de amostra de sangue fetal, como descrito no Capítulo 14 (p. 294), ou por avaliação com Doppler da velocidade sistólica máxima na artéria cerebral média (ACM) fetal, como descrito na p. 303.

Quando progressiva, a anemia fetal por qualquer causa pode levar a insuficiência cardíaca, hidropsia fetal e, por fim, morte. Felizmente, a prevalência e a evolução desse distúrbio mudou muito com a prevenção e o tratamento. A prevenção da aloimunização D é feita com *imunoglobulina anti-D*. A identificação e o tratamento da anemia fetal são feitos, respectivamente, com Doppler da ACM e transfusões intrauterinas. Os fetos com anemia grave transfundidos *in utero* apresentam sobrevida acima de 90%, e, mesmo nos casos que evoluem com hidropsia fetal, as taxas de sobrevida aproximam-se de 80% (Lindenberg, 2013; Zwiers, 2017).

■ Aloimunização eritrocitária

Atualmente, há 33 sistemas de grupos sanguíneos diferentes e 339 antígenos de eritrócitos reconhecidos pela International Society of Blood Transfusion (Storry, 2014). Embora alguns sejam imunológica e geneticamente importantes, muitos são tão raros que têm pouca relevância clínica. Qualquer indivíduo que não possua determinado antígeno eritrocitário poderá produzir anticorpos quando exposto a esse antígeno. Tais anticorpos podem ser prejudiciais àquela pessoa se ela receber uma transfusão sanguínea incompatível. Como consequência, os bancos de sangue rotineiramente procedem à triagem dos antígenos eritrocitários. Esses anticorpos também podem causar danos ao feto durante a gravidez. Como observamos anteriormente, anticorpos maternos formados contra antígenos eritrocitários fetais podem atravessar a placenta e produzir lise de glóbulos vermelhos e anemia.

Caracteristicamente, o feto herda pelo menos um antígeno eritrocitário do pai que não existe na mãe. Assim, a mãe pode ser sensibilizada se um número suficiente de eritrócitos entrar em sua circulação e desencadear uma resposta imune. Mesmo assim, a aloimunização é rara pelas seguintes razões: (1) baixa prevalência de antígenos eritrocitários incompatíveis; (2) passagem insuficiente de antígenos fetais ou anticorpos maternos pela placenta; (3) incompatibilidade ABO materno-fetal, levando à rápida eliminação dos eritrócitos fetais antes que possam desencadear uma resposta imune; (4) antigenicidade variável; e (5) resposta imune materna variável ao antígeno.

Nos estudos de rastreamento de base populacional, a prevalência de aloimunização eritrocitária no curso da gravidez é de cerca de 1% (Bollason, 2017; Koelewijn, 2008). Em sua maioria, os casos de anemia fetal grave que necessitam de transfusão antenatal são atribuíveis à aloimunização anti-D, anti-Kell, anti-c ou anti-E (de Haas, 2015).

Detecção de aloimunização

Na primeira consulta pré-natal, avaliam-se rotineiramente a tipagem sanguínea e o rastreamento de anticorpos, e os anticorpos livres no soro materno são detectados pelo *teste de Coombs indireto* (Cap. 9, p. 160). Se o resultado for positivo, procede-se à identificação dos anticorpos específicos, determina-se o subtipo de imunoglobulina (Ig), se IgG ou IgM, e quantifica-se seu título. Apenas os anticorpos IgG são preocupantes, já que os IgM não atravessam a placenta. Os anticorpos específicos e seu potencial para causar anemia hemolítica fetal estão listados na Tabela 15-1. O chamado título crítico é o nível no qual é possível produzir anemia fetal significativa. Esse valor pode ser diferente para cada anticorpo, é determinado individualmente em cada laboratório e, em geral, varia entre 1:8 e 1:32. Se o título crítico para anti-D for 1:16, títulos ≥ 1:16 indicam a possibilidade de haver doença hemolítica grave. Uma exceção importante é a sensibilização para Kell, que é discutida na p. 302.

Incompatibilidade dos grupos sanguíneos do sistema CDE (Rh)

O sistema CDE inclui cinco proteínas ou antígenos eritrocitários: C, c, D, E e e. Não há antígeno "d", e define-se que o

TABELA 15-1 Alguns antígenos de eritrócitos e sua relação com doença hemolítica fetal

Sistemas de grupos sanguíneos	Antígenos	Potencial para hemólise fetal
CDE (Rh)	D, c	Risco de doença grave
	E, Be^a, Ce, Cw, Cx, ce, Dw, Evans, e, G, Goa7, Hr, Hro, JAL, HOFM, LOCR, Riv, Rh29, Rh32, Rh42, Rh46, STEM, Tar	Doença grave infrequente, risco de doença leve
Kell	K	Risco de doença grave
	k, Kp^a, Kp^b, K11, K22, Ku, Js^a, Js^b, Ula	Doença grave infrequente, risco de doença leve
Duffy	Fy^a	Doença grave infrequente, risco de doença leve
	Fy^b	Não associado a doença hemolítica fetal
Kidd	Jk^a	Doença grave infrequente, risco de doença leve
	Jk^b, Jk^3	Possibilidade de doença leve
MNS	M, N, S, s, U, Mt^a, Ena, Far, Hil, Hut, Mi^a, Mit, Mut, Mur, Mv, sD, Vw	Doença grave infrequente, risco de doença leve
Colton	Co^a, Co^3	Doença grave infrequente, risco de doença leve
Diego	Di^a, Di^b, Wr^a, Wr^b	Doença grave infrequente, risco de doença leve
Dombrock	Do^a, Gy^a, Hy, Jo^a	Possibilidade de doença leve
Gerbich	Ge^2, Ge^3, Ge^4, Ls^a	Possibilidade de doença leve
Scianna	Sc2	Possibilidade de doença leve
I	I, i	Não associado a doença hemolítica fetal
Lewis	Le^a, Le^b	Não associado a doença hemolítica fetal

De de Haas, 2015; Moise, 2008; Weinstein, 1982.

indivíduo é RhD-negativo pela ausência do antígeno D. Embora a maioria das pessoas seja D-positivo ou negativo, há mais de 200 variantes do antígeno D (Daniels, 2013). O Rh era chamado *rhesus* devido a um conceito errôneo de que as hemácias de macacos rhesus expressavam antígenos de grupos sanguíneos humanos. Na medicina transfusional, o "rhesus" não é mais usado (Sandler, 2017).

Os antígenos CDE são clinicamente importantes. Os indivíduos RhD-negativo podem ser sensibilizados após uma única exposição a até 0,1 mL de eritrócitos fetais (Bowman, 1988). Os dois genes responsáveis – *RHD* e *RHCE* – estão localizados no braço curto do cromossomo 1 e são herdados em conjunto, independentemente dos outros genes para grupo sanguíneo. A incidência da positividade ao antígeno varia de acordo com a origem racial e étnica. Quase 85% de norte-americanos brancos não hispânicos são D-positivo. A incidência se aproxima de 90% para os americanos nativos, 93% para afro-americanos e hispano-americanos, e pelo menos 99% para indivíduos asiáticos (Garratty, 2004).

A prevalência de aloimunização D complicando gestações varia entre 0,5 e 0,9% (Koelewijn, 2008; Martin, 2005). Sem a profilaxia com imunoglobulina anti-D, uma paciente D-negativo dando à luz um bebê D-positivo *ABO-compatível* tem probabilidade de 16% de desenvolver aloimunização. Cerca de 2% serão sensibilizadas no momento do nascimento, 7% em até 6 meses de pós-parto, e as demais 7% ficarão "sensibilizadas", produzindo anticorpos apenas em gestação subsequente (Bowman, 1985). Se houver *incompatibilidade ABO*, o risco de aloimunização D é de cerca de 2% sem profilaxia (Bowman, 2006). A razão para a diferença nas taxas relativas ao tipo de sangue ABO está na destruição de eritrócitos com incompatibilidade ABO, o que limita as oportunidades para a sensibilização. A sensibilização D também pode ocorrer com complicações no primeiro trimestre da gravidez, procedimentos diagnósticos pré-natais e traumatismo materno (Tab. 15-2).

Os antígenos C, c, E e apresentam imunogenicidade mais baixa do que o antígeno D, mas também podem causar doença hemolítica. A sensibilização aos antígenos E, c e C complica cerca de 0,3% das gestações nos estudos de rastreamento e são responsáveis por cerca de 30% dos casos de aloimunização eritrocitária (Howard, 1998; Koelewijn, 2008). A aloimunização anti-E é mais comum, mas a necessidade de transfusões em fetos ou em neonatos é maior com a aloimunização anti-c do que com a anti-E ou a anti-C (de Haas, 2015; Hackney, 2004; Koelewijn, 2008).

O efeito avó. Em praticamente todas as gestações, pequenas quantidades de sangue materno penetram na circulação fetal. Foi utilizada reação em cadeia da polimerase (PCR, de *polymerase chain reaction*) em tempo real para identificar DNA materno D-positivo no sangue periférico de prematuros e neonatos a termo D-negativo (Lazar, 2006). Assim, é possível que um feto feminino D-negativo tenha sido exposto a eritrócitos maternos D-positivo suficientes para que haja sensibilização. Nesses casos, ao atingir a vida adulta, ela poderá produzir anticorpos anti-D antes ou no início de sua primeira gestação. Esse mecanismo é denominado *efeito ou teoria da avó*, pois o feto é ameaçado por anticorpos maternos cuja produção foi inicialmente provocada por eritrócitos de sua *avó*.

TABELA 15-2 Causas de hemorragia feto-materna associada à aloimunização por antígeno eritrocitário[a]

Perda gestacional
  Gravidez ectópica
  Abortamento espontâneo
  Abortamento eletivo
  Morte fetal (qualquer trimestre)

Procedimentos
  Coleta de amostra de vilosidade coriônica
  Amniocentese
  Amostragem sanguínea fetal
  Evacuação de gestação molar

Outras
  Parto
  Trauma abdominal
  Descolamento prematuro da placenta
  Sangramento vaginal inexplicado durante a gestação
  Remoção manual da placenta
  Versão cefálica externa

[a]Em todos esses casos, recomenda-se administrar imunoglobulina anti-D.
Expandida de American Academy of Pediatrics and American College of Obstetricians and Gynecologists, 2017; American College of Obstetricians and Gynecologists, 2017.

Aloimunização por antígenos menores

Como a administração rotineira de imunoglobulina anti-D previne a aloimunização anti-D, proporcionalmente mais casos de doença hemolítica são ocasionados por outros antígenos de eritrócitos além do D (American College of Obstetricians and Gynecologists, 2016; Koelewijn, 2008). Estes são também conhecidos como antígenos menores. Os antígenos Kell estão entre os mais frequentes. Outros antígenos com potencial para causar aloimunização grave incluem o grupo Duffy A – Fy[a], MNS e Kidd – Jk[a] (de Hass, 2015; Moise, 2008). A maioria dos casos de sensibilização a antígenos menores resulta de transfusões sanguíneas incompatíveis. No entanto, se for detectado anticorpo IgG para eritrócito e houver qualquer dúvida sobre sua relevância, o médico deve pecar por excesso, e a gestação deve ser investigada para doença hemolítica.

Há poucos antígenos de grupo sanguíneo que *não* representam qualquer risco fetal. Os anticorpos Lewis, Le[a] e Le[b], assim como os anticorpos I, são aglutininas frias. Eles são predominantemente IgM e não são expressos em hemácias fetais (American College of Obstetricians and Gynecologists, 2016). Outro anticorpo que não causa hemólise fetal é do grupo Duffy B – Fy[b].

Aloimunização Kell. Cerca de 90% dos norte-americanos brancos não hispânicos e até 98% dos afro-americanos são Kell-negativo. O tipo Kell não é rotineiramente determinado. O histórico de transfusão é importante, pois cerca de 90% dos casos de sensibilização Kell ocorrem por transfusão com sangue Kell-positivo.

A sensibilização Kell pode ser mais rápida e mais grave do que com RhD ou outro grupo sanguíneo. Isso ocorre porque os anticorpos Kell se ligam a precursores eritrocitários na medula óssea fetal, prejudicando a resposta hematopoiética normal à anemia. Com menos eritrócitos produzidos, há menos hemólise, e a anemia grave não pode ser prevista pelos títulos maternos de anticorpos Kell. Uma opção é utilizar um limite de título mais baixo – 1:8 – para definir sensibilização Kell (Moise, 2012). O American College of Obstetricians and Gynecologists (2016) recomendou que os títulos de anticorpos não fossem usados para monitorar as gestações para sensibilização Kell.

Incompatibilidade do grupo sanguíneo ABO

A incompatibilidade com os principais grupos de antígenos sanguíneos, A e B, é a causa mais comum de doença hemolítica em recém-nascidos, mas não gera hemólise relevante em fetos. Cerca de 20% dos recém-nascidos apresentam incompatibilidade do grupo sanguíneo ABO; no entanto, apenas 5% são clinicamente afetados. Em tais casos, a anemia resultante costuma ser leve.

O quadro difere daquele da incompatibilidade CDE de diversas maneiras. Primeiro, a incompatibilidade ABO costuma ser encontrada no primeiro filho, enquanto na sensibilização aos outros grupos sanguíneos isso não ocorre. Isso porque a maioria das mulheres do grupo O desenvolve isoaglutininas anti-A e anti-B antes da gravidez, em razão de exposição a bactérias com antígenos semelhantes. Segundo, a aloimunização ABO raramente se torna mais grave nas gestações sucessivas. Por fim, a incompatibilidade ABO é considerada uma doença pediátrica, sendo raramente uma preocupação obstétrica. Isso ocorre porque a maior parte dos anticorpos anti-A e anti-B é formada por IgM, que não atravessam a placenta. Além disso, os eritrócitos fetais apresentam menos locais antigênicos A e B do que os dos adultos e, portanto, são menos imunogênicos.

Consequentemente, a vigilância fetal e o parto precoce não estão indicados nas gestações com incompatibilidade ABO prévia. No entanto, é fundamental a observação neonatal cuidadosa, pois a hiperbilirrubinemia pode implicar tratamento com fototerapia e, ocasionalmente, transfusão (Cap. 33, p. 626).

■ Manejo da gravidez com aloimunização

Estima-se que 25 a 30% dos fetos de gestações D-aloimunizadas terão anemia hemolítica leve a moderada. Sem tratamento, até 25% dos casos desenvolverão hidropsia (Tannirandorn, 1990). Se for detectada aloimunização e o título estiver abaixo do valor crítico, a dosagem deve ser repetida a cada 4 semanas durante toda a gravidez (American College of Obstetricians and Gynecologists, 2016). É importante observar que, se uma gestação prévia tiver sido complicada por aloimunização, não está indicada a avaliação dos títulos séricos, e a gestação é considerada como de risco independentemente do título. O manejo de tais gestações é discutido subsequentemente. Em qualquer gestação em que o título de anticorpos tenha atingido um valor crítico, não há benefício em repetir a dosagem. A gravidez estará em risco mesmo se o título diminuir, e a avaliação complementar continuará sendo necessária.

Determinação do risco fetal

Até 40% das gestantes D-negativo têm um feto D-negativo. A presença de anticorpos anti-D reflete sua sensibilização, mas não significa que o feto seja Rh D-positivo. Se a gestante tiver sido sensibilizada anteriormente, seus títulos de anticorpo podem se elevar a níveis muito altos na gestação atual mesmo se o feto atual for Rh D-negativo devido a uma *resposta amnésica*. Em um casal branco não hispânico em que a mulher é D-negativo, há 85% de chances de que o homem seja D-positivo. Contudo, em 60% desses casos, ele será heterozigoto no *locus* D. Se ele for heterozigoto, apenas metade dos seus filhos correrá risco de doença hemolítica. O histórico transfusional é relevante. A aloimunização a outro antígeno eritrocitário além do D pode ter ocorrido após transfusão sanguínea passada, e, se esse antígeno não estiver presente nos eritrócitos paternos, a gestação pode estar em risco.

A avaliação da aloimunização inicia-se com a determinação do estado de antígenos eritrocitários paternos. *Considerando-se que a paternidade é certa,* se o pai for negativo para o antígeno eritrocitário ao qual a mãe está sensibilizada, a gravidez não corre risco. Em gestante com aloimunização D em que o pai seja D-positivo, é útil determinar a zigosidade paterna para o antígeno D com análise do DNA. Se o pai for heterozigoto ou se a paternidade estiver em questão, deve-se propor à paciente a avaliação do genótipo fetal. Tradicionalmente, isso era feito com amniocentese e teste de PCR de amniócitos não cultivados, o que tem valor preditivo positivo de 100% e valor preditivo negativo de cerca de 97% (American College of Obstetricians and Gynecologists, 2016; van den Veyver, 1996). A testagem fetal para outros antígenos – como E/e, C/c, Duffy, Kell, Kidd e M/N – também está disponível com esse método. A coleta de amostra de vilosidade coriônica não é recomendada por estar associada a aumento no risco de hemorragia feto-materna e possibilidade de agravar a aloimunização.

A genotipagem D fetal não invasiva tem sido realizada com o uso de DNA fetal livre do plasma materno (Cap. 13, p. 273). A sensibilidade relatada excede 99%, a especificidade excede 95% e os valores preditivos positivo ou negativo são também muito altos (de Haas, 2016; Johnson, 2017; Moise, 2016; Vivanti, 2016). A genotipagem D fetal com DNA livre é rotineiramente usada em regiões da Europa. Há duas potenciais indicações nas mulheres D-negativo: (1) nas mulheres *com* aloimunização D, o teste pode identificar os fetos que também são D-negativo e, portanto, não requerem vigilância para anemia; e (2) nas mulheres *sem* aloimunização D, a administração de imunoglobulina anti-D pode ser evitada se o feto for D-negativo. Nesse último caso, o American College of Obstetricians and Gynecologists (2017) não recomenda o rastreamento rotineiro com DNA livre nas gestações D-negativo até que isso se torne custo-efetivo.

O manejo da gestante com aloimunização deve ser individualizado, incluindo vigilância sobre os títulos de anticorpos maternos, monitoramento ultrassonográfico da velocidade sistólica máxima na ACM do feto, dosagem da bilirrubina no líquido amniótico ou amostras de sangue fetal. A determinação acurada da idade gestacional é fundamental. A idade gestacional em que tenha ocorrido anemia fetal na gravidez anterior é importante, uma vez que a anemia tende a ocorrer mais cedo e a ser mais intensa nas gestações subsequentes.

Dopplervelocimetria da artéria cerebral média. A medida seriada da velocidade sistólica de pico da ACM é o teste recomendado para detecção de anemia fetal (Society for Maternal-Fetal Medicine, 2015a). O feto anêmico desvia sangue preferencialmente para o cérebro com o objetivo de manter oxigenação adequada. A velocidade aumenta em razão do maior débito cardíaco e da menor viscosidade sanguínea. A técnica é discutida no Capítulo 10 (p. 214) e exige treinamento e experiência (American College of Obstetricians and Gynecologists, 2016).

Em um estudo de referência, Mari e colaboradores (2000) mediram a velocidade sistólica máxima na ACM fetal em 111

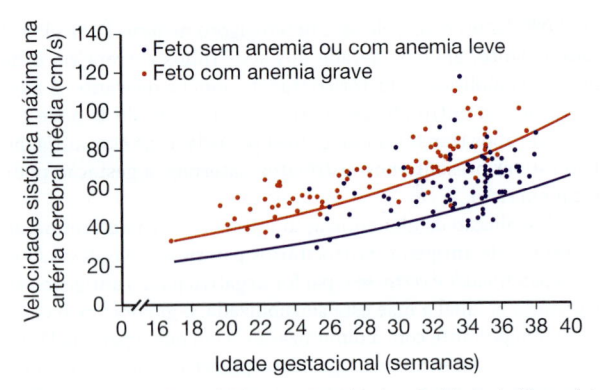

FIGURA 15-1 Medidas obtidas com Doppler da velocidade sistólica máxima na artéria cerebral média (ACM) em 165 fetos com risco de anemia grave. As linhas azuis indicam a mediana para as velocidades sistólicas máximas nas gestações normais, e a linha vermelha representa 1,5 vez a mediana. (Reproduzida, com permissão, de Oepkes D, Seaward PG, Vandenbussche et al: Doppler ultrasonography versus amniocentesis to predict fetal anemia, N Engl J Med. 2006 Jul 13;355(2):156–164.)

fetos com risco de anemia e em 265 fetos normais usados como controle. Valores maiores que 1,5 vez o múltiplo da mediana (MoM, de *multiple of the median*) para uma dada idade gestacional foram capazes de identificar corretamente todos os fetos com anemia moderada a grave. Portanto, a sensibilidade do exame foi de 100%, com taxa de falso-positivos de 12%.

A velocidade sistólica máxima na ACM é acompanhada com exames seriados, e os valores são plotados em uma curva, como a apresentada na Figura 15-1. Se a velocidade estiver entre 1,0 e 1,5 vez o valor do MoM e a curva for ascendente – de forma que o valor esteja se aproximando do limiar de 1,5 vez o MoM –, a vigilância deve ser aumentada para avaliação semanal com Doppler. Se a velocidade sistólica de pico na ACM for maior que 1,5 MoM e a idade gestacional for menor que 34 ou 35 semanas, deve-se considerar a amostragem sanguínea fetal seguida por transfusão fetal, quando necessário (Society for Maternal-Fetal Medicina, 2015a). A taxa de falso-positivos da velocidade sistólica de pico na ACM aumenta de modo significativo depois de 34 semanas, em razão do aumento normal no débito cardíaco que ocorre a partir dessa idade gestacional (Moise, 2008; Zimmerman, 2002).

Análise espectral do líquido amniótico. Este teste é incluído devido ao interesse histórico. Há mais de 50 anos, Liley (1961) demonstrou a utilidade da análise espectral do líquido amniótico para medir a concentração de bilirrubina e para a estimativa da intensidade da hemólise. A concentração de bilirrubina no líquido amniótico era medida por espectofotometria como uma alteração na absorbância da densidade óptica a 450 nm – ΔOD_{450}. A probabilidade de haver anemia fetal é determinada plotando-se o valor de ΔOD_{450} em um gráfico dividido em várias faixas. Essas zonas se correlacionam grosseiramente com a concentração fetal de hemoglobina e, assim, com a intensidade da anemia. O gráfico de Liley original era válido para 27 a 42 semanas de gestação e foi subsequentemente modificado por Queenan (1993) para incluir mesmo as idades gestacionais de apenas 14 semanas. Porém, o nível de bilirrubina no líquido amniótico é normalmente alto no segundo trimestre, limitando a confiabilidade dessa técnica.

A velocimetria da artéria cerebral média é mais acurada que a avaliação da ΔOD_{450} e não confere os riscos de aumento de aloimunização associados à amniocentese. Ela substituiu a avaliação por ΔOD_{450} para esse propósito.

Transfusões de sangue para o feto

Se houver evidência de anemia fetal grave, seja em razão de aumento da velocidade sistólica máxima na ACM, seja por hidropsia fetal, a conduta é muito influenciada pela idade gestacional. A amostragem sanguínea fetal e a transfusão intrauterina costumam ser realizadas antes de 34 a 35 semanas de gestação (Society for Maternal-Fetal Medicina, 2015a). A transfusão intravascular na veia umbilical sob orientação ultrassonográfica é o método preferencial para transfusão fetal. A transfusão na cavidade peritoneal fetal pode ser necessária em caso de doença hemolítica grave de instalação precoce no início do segundo trimestre, um período em que a veia umbilical é estreita demais para permitir a entrada de uma agulha. Nos casos com hidropsia, embora a absorção peritoneal esteja prejudicada, alguns autores preferem transfundir simultaneamente a cavidade peritoneal fetal e a veia umbilical.

A transfusão costuma ser recomendada apenas se o hematócrito fetal for < 30% (Society for Maternal-Fetal Medicina, 2015a). Uma vez que se tenha identificado hidropsia, o hematócrito em geral está em 15% ou mais baixo. Os eritrócitos transfundidos são do tipo O, D-negativo, citomegalovírus-negativo, em concentrado de hematócrito ao redor de 80% a fim de evitar sobrecarga de volume, irradiado para prevenção de reação do enxerto contra hospedeiro e pobre em leucócitos. O volume feto-placentário permite infusão rápida de uma quantidade de sangue relativamente grande. Antes da infusão sanguínea, um agente paralisante, como o vecurônio, pode ser administrado ao feto para minimizar os movimentos. Em um feto sem hidropsia, o hematócrito-alvo em geral é de 40 a 50%. O volume transfundido pode ser estimado multiplicando-se o peso fetal estimado em gramas por 0,02 para cada 10% de aumento necessário no hematócrito (Giannina, 1998). No feto gravemente anêmico com 18 a 24 semanas de gestação, transfunde-se menos sangue no início, e uma nova transfusão é planejada para 2 dias depois. Em geral, as transfusões subsequentes acontecem a cada 2 a 4 semanas, dependendo do hematócrito.

O limiar do pico de velocidade sistólica máxima na ACM é maior após a transfusão inicial – 1,7 MoM em vez de 1,5 MoM (Society for Maternal-Fetal Medicina, 2015a). Acredita-se que a mudança no limiar compense a contribuição das células do doador na transfusão inicial, pois as células do doador (adulto) têm um menor volume corpuscular médio. De modo alternativo, o momento das transfusões subsequentes se baseia na gravidade da anemia e no hematócrito pós-transfusão. Após a transfusão, o hematócrito fetal costuma diminuir cerca de 1% ao dia. Um declínio inicial mais rápido pode ser encontrado em casos de hidropsia fetal.

Desfechos. As complicações relacionadas ao procedimento diminuíram de forma significativa em centros com experiência nos últimos anos, com taxas de sobrevida global acima de 95% (Zwiers, 2017). As complicações incluem morte fetal em cerca de 2%, necessidade de cesariana de emergência em 1%, além de infecção e ruptura prematura de membranas em 0,3% cada. A taxa de natimortos é de mais de 15% se houver necessidade de transfusão antes de 20 semanas de gestação (Lindenberg, 2013; Zwiers,

2017). Considerando que a transfusão fetal pode salvar a vida de fetos gravemente comprometidos, os riscos não devem impedir o tratamento.

Van Kamp (2001) relatou que, nos casos com hidropsia, a taxa de sobrevida aproxima-se de 75 a 80%. Entretanto, dos quase dois terços com resolução da hidropsia após a transfusão, mais de 95% sobrevivem. A taxa de sobrevida ficou abaixo de 40% quando a hidropsia persistiu.

Lindenberg (2012) revisou os resultados em longo prazo após transfusão intrauterina em uma coorte com mais de 450 gestações com aloimunização. A aloimunização havia sido causada por incompatibilidade D em 80% dos casos, por incompatibilidade Kell em 12%, e por c em 5%. Cerca de um quarto dos fetos acometidos evoluíram com hidropsia, e mais de metade tiveram que ser tratados com transfusão no período neonatal. Entre quase 300 crianças com idade entre 2 e 17 anos que participaram de testes de neurodesenvolvimento, menos de 5% tiveram comprometimentos graves, incluindo atraso grave no desenvolvimento em 3%, paralisia cerebral em 2% e surdez em 1%.

■ Prevenção de aloimunização anti-D

A imunoglobulina anti-D é uma das histórias de sucesso da obstetrícia moderna. Ela é usada há quase cinco décadas para a prevenção de aloimunização D. Nos países sem acesso à imunoglobulina anti-D, até 10% das gestações com D-negativo são complicadas por DHFN (Zipursky, 2015). Contudo, com a imunoprofilaxia, o risco de aloimunização é reduzido a < 0,2%. A despeito do uso disseminado e de longa data, seu mecanismo de ação não está totalmente esclarecido.

Quase 90% dos casos de aloimunização ocorrem por hemorragia feto-materna no momento do nascimento. A administração rotineira pós-parto de imunoglobulina anti-D às gestantes em risco no prazo de 72 horas do parto reduz a taxa de aloimunização em 90% (Bowman, 1985). Além disso, a administração de imunoglobulina anti-D com 28 semanas de gestação reduz a taxa de aloimunização no terceiro trimestre de cerca de 2 para 0,1% (Bowman, 1988). *Quando houver dúvida quanto à administração de imunoglobulina anti-D, a sugestão é administrar.* Se ela for desnecessária, não causará qualquer dano; contudo, se não for administrada em casos nos quais há necessidade, as consequências podem ser graves.

As preparações atuais de imunoglobulina anti-D derivam de plasma humano de pessoas com altos títulos de anticorpos do tipo imunoglobulina anti-D. As formulações preparadas por fracionamento por etanol frio e ultrafiltração devem ser administradas por via intramuscular, uma vez que contêm proteínas plasmáticas que poderiam causar anafilaxia caso administradas por via intravenosa. Entretanto, as novas formulações, preparadas usando cromatografia por troca iônica, podem ser administradas por via intramuscular ou intravenosa. Isso é importante em caso de tratamento de hemorragia feto-materna grave, a ser discutida a seguir. Ambos os métodos de preparação removem efetivamente partículas virais, incluindo as dos vírus da hepatite e da imunodeficiência humana. Dependendo da preparação, a meia-vida da imunoglobulina anti-D varia entre 16 e 24 dias, sendo essa a justificativa para sua aplicação no terceiro trimestre e logo após o parto. A dose intramuscular padrão de imunoglobulina anti-D – 300 μg ou 1.500 UI – protegerá a gestante de compleição média em caso de hemorragia fetal de até 30 mL de sangue total ou 15 mL de eritrócitos.

Nos Estados Unidos, administra-se profilaticamente uma dose de imunoglobulina anti-D a todas as mulheres D-negativo não sensibilizadas com cerca de 28 semanas de gestação, e uma segunda dose é administrada após o parto de feto D-positivo (American College of Obstetricians and Gynecologists, 2017). Antes da dose de imunoglobulina anti-D com 28 semanas, recomenda-se repetir o exame de anticorpo a fim de identificar aquelas pacientes que tenham sofrido aloimunização (American Academy of Pediatrics, 2017). Após o parto, a imunoglobulina anti-D deve ser administrada em no máximo 72 horas. Reconhecendo que 40% dos neonatos nascidos de mulheres D-negativo também são D-negativo, a administração de imunoglobulina é recomendada apenas após o neonato ser confirmado como D-positivo (American College of Obstetricians and Gynecologists, 2017). Caso não haja a administração nesse prazo, deve-se proceder à aplicação assim que a omissão tiver sido identificada, uma vez que é possível que haja alguma proteção até 28 dias após o parto (Bowman, 2006). A imunoglobulina anti-D também deve ser administrada após eventos relacionados com a gravidez que possam resultar em hemorragia feto-materna (ver Tab. 15-2).

A imunoglobulina anti-D pode produzir um título fracamente positivo – 1:1 a 1:4 – no teste de Coombs indireto na mãe. Não há perigo, e esse fato não deve ser confundido com aloimunização. Ademais, à medida que o índice de massa corporal supera 27 a 40 kg/m^2, os níveis de anticorpos diminuem em 30 a 60% e podem se tornar menos protetores (MacKenzie, 2006; Woelfer, 2004). As mulheres D-negativo que recebem outros hemoderivados – incluindo transfusão de plaquetas e plasmaférese – também correm risco de serem sensibilizadas, o que pode ser prevenido com a administração de imunoglobulina anti-D. Raramente, uma pequena quantidade de anticorpos atravessa a placenta e resulta em teste de Coomb direto fracamente positivo no sangue do cordão e do lactente. Apesar disso, a imunização passiva não causa hemólise fetal ou neonatal significativa.

Estima-se que em 2 a 3 por 1.000 gestações o volume de hemorragia feto-materna exceda 30 mL de sangue total (American College of Obstetricians and Gynecologists, 2017). Uma única dose de imunoglobulina anti-D seria insuficiente nessas situações. Se a imunoglubulina anti-D for considerada apenas para mulheres com fatores de risco como aqueles mostrados na Tabela 15-2, *metade* daquelas que necessitam de imunoglobulina adicional deixarão de recebê-la. Por essa razão, todas as mulheres D-negativo devem ser rastreadas no parto, tipicamente com um teste de roseta, seguido por teste quantitativo, quando indicado (American College of Obstetricians and Gynecologists, 2017).

O teste da roseta é usado para identificar se células fetais D-positivo estão presentes na circulação de uma mulher D-negativo. Uma amostra de sangue materno é misturada com anticorpos anti-D que, então, cobrem quaisquer células D-positivo presentes na amostra. A seguir, são adicionadas hemácias indicadoras com antígeno-D, e formam-se rosetas ao redor das células fetais à medida que as células indicadoras ligam-se a elas pelos anticorpos. Assim, se rosetas forem visualizadas, há células fetais D-positivo na amostra. Em casos de incompatibilidade D, ou sempre que houver suspeita de uma grande hemorragia feto-materna independentemente do estado dos antígenos, utiliza-se o teste de Kleihauer-Betke ou a citometria de fluxo. Esses testes são discutidos na p. 307.

A dose de imunoglobulina anti-D é calculada a partir do volume estimado da hemorragia do feto para a mãe, conforme descrito na p. 307. Uma ampola contendo 300 μg é administrada para cada 15 mL de eritrócitos fetais ou 30 mL de sangue total fetal a serem neutralizados. Quando se estiver utilizando uma preparação de uso intramuscular de imunoglobulina anti-D, não se pode administrar mais de cinco doses em 24 horas. Quando se usa uma preparação intravenosa, duas ampolas – totalizando 600 μg – podem ser administradas a cada 8 horas. Para determinar se a dose administrada foi adequada, pode-se realizar o teste de Coombs indireto. Um resultado positivo indica excesso de imunoglobulina anti-D no soro materno e, como consequência, demonstra que a dose foi suficiente. Como alternativa, pode-se realizar o teste da roseta a fim de avaliar se há células fetais circulando.

Fenótipos sorológicos D fracos

Anteriormente chamados de D^u, são as variantes antigênicas D mais comuns nos Estados Unidos e na Europa. Os fenótipos sorológicos D fracos foram refinados em duas categorias gerais usando a análise molecular – genotipagem RHD. Os fenótipos moleculares D fracos têm números reduzidos de antígenos D intactos na superfície das hemácias. Os casos designados como tipos D parciais têm deleções de proteínas associadas a antígenos D anormais com epítopos ausentes (Sandler, 2017). Quando essa distinção é conhecida, isso pode ter consequências clínicas em termos do risco de sensibilização e da necessidade de imunoglobulina anti-D.

Tradicionalmente, os indivíduos com sorologia D fraca têm sido considerados como D-positivo ou negativo dependendo da situação clínica. Para o propósito da doação de sangue, eles são classificados como D-positivo, enquanto os receptores de transfusão com D fraco são considerados D-negativo. Na gestação, o D fraco também tem sido considerado como D-negativo, de modo que os indivíduos recebem imunoglobulina e evitam a possibilidade de sensibilização (American College of Obstetricians and Gynecologists, 2017; Sandler, 2015).

Muitos dos norte-americanos brancos não hispânicos com teste positivo para D fraco têm fenótipos D fraco 1, 2 ou 3. Os indivíduos com esses fenótipos podem ser manejados como se fossem D-positivo. Como não estão em risco para aloimunização, não há necessidade de imunoglobulina anti-D (Sandler, 2015, 2017). Em contraste, os indivíduos com antígeno D parcial podem estar em risco para sensibilização D e necessitam de imunoglobulina. A genotipagem molecular RHD tem sido sugerida para gestantes com fenótipo D fraco, mas a análise do custo-benefício dessa estratégia ainda não existe (American College of Obstetricians and Gynecologists, 2017). *Se a testagem genética molecular não tiver sido realizada nos casos de fenótipo sorológico D fraco, a imunoprofilaxia D deve ser administrada para aqueles com fenótipo D fraco.*

HEMORRAGIA FETO-MATERNA

Uma pequena quantidade de sangramento feto-materno provavelmente ocorre em todas as gestações e, em dois terços dos casos, isso pode ser suficiente para provocar uma reação antígeno-anticorpo. Como mostra a Figura 15-2, a incidência aumenta com a idade gestacional e com o volume de sangue fetal na circulação materna. Felizmente, é raro haver uma grande perda sanguínea – hemorragia feto-materna verdadeira. Em uma série de mais de 30.000 gestações, a hemorragia feto-materna ≥ 150 mL ocorreu em 1 de cada 2.800 nascimentos (de Almeida, 1994). A prevalência de hemorragia feto-materna de pelo menos 30 mL – o volume de sangue fetal coberto por uma dose-padrão de 300 μg de imunoglobulina anti-D – é estimada em 3 por 1.000 gestações (Wylie, 2010).

Algumas causas de hemorragia feto-materna são apresentadas na Tabela 15-2. Isso também pode ocorrer em casos de placenta prévia, corioangioma placentário ou *vasa previa* (Giacoia, 1997; Rubod, 2007). Porém, em cada uma dessas circunstâncias, a hemorragia feto-materna é extremamente incomum, quando não rara. Além disso, em mais de 80% dos casos, nenhuma causa é identificada. Quando há hemorragia significativa, a queixa de apresentação mais comum é redução dos movimentos fetais (Bellussi, 2017; Wylie, 2010). Um padrão de frequência cardíaca fetal sinusoidal é frequentemente visto, exigindo avaliação imediata (Cap. 24, p. 464). A ultrassonografia pode demonstrar elevação da velocidade sistólica de pico na ACM e, de fato, isso é relatado como o preditor mais acurado (Bellussi, 2017; Wylie, 2010). A hidropsia é um sinal de prognóstico muito ruim. Se houver suspeita de hemorragia feto-materna, uma elevação na velocidade sistólica de pico na ACM ou evidência ultrassonográfica de hidropsia devem levar à consideração de transfusão fetal ou parto com urgência.

Uma limitação dos testes quantitativos para células fetais na circulação materna é que eles não fornecem informações acerca do momento de ocorrência ou da cronicidade da hemorragia (Wylie, 2010). De modo geral, a anemia que se instala gradual ou cronicamente, como ocorre na aloimunização, é mais bem tolerada pelo feto do que aquela que se instala agudamente. A anemia crônica pode não causar anormalidades na frequência cardíaca até que o feto esteja moribundo. Por outro lado, uma hemorragia aguda significativa é mal tolerada pelo feto e frequentemente causa incapacidade neurológica fetal profunda, em razão de hipoperfusão, isquemia e infarto cerebral. Em alguns casos, a hemorragia feto-materna é identificada na investigação da causa de natimortalidade (Cap. 35, p. 646).

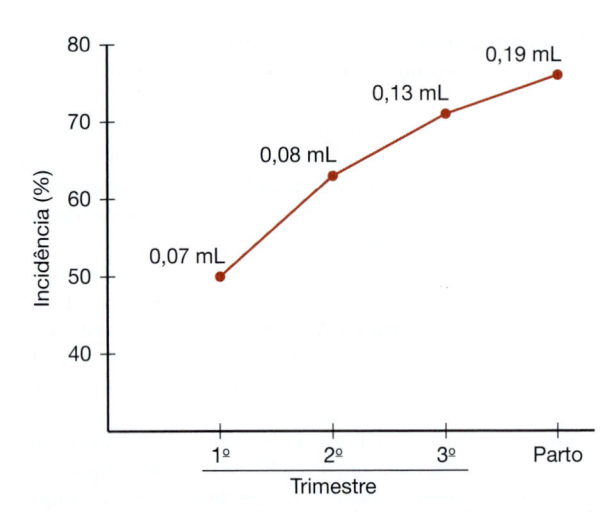

FIGURA 15-2 Incidência de hemorragia feto-materna durante a gravidez. Os números a cada ponto da curva representam o volume total de sangue fetal que se estima que tenha sido transferido para a circulação materna. (Dados de Choavaratana, 1997.)

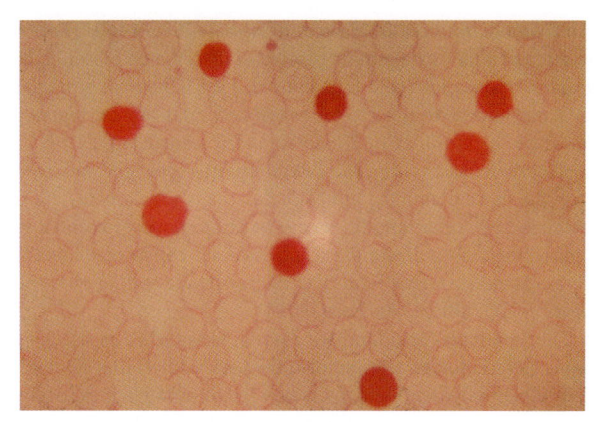

FIGURA 15-3 Teste de Kleihauer-Betke demonstrando hemorragia feto-materna massiva. Após o tratamento por eluição ácida, as hemácias fetais ricas em hemoglobina F são coradas em tom escuro, enquanto as hemácias maternas com pequena quantidade de hemoglobina F são coradas em tom claro.

■ Exames laboratoriais

Uma vez identificada a hemorragia feto-materna, o volume de perda sanguínea fetal deve ser estimado. O volume é fundamental para determinar a dose apropriada de imunoglobulina anti-D quando a gestante for D-negativo, podendo influenciar no manejo obstétrico.

O teste quantitativo mais usado para a detecção de eritrócitos fetais na circulação materna é a eluição ácida ou *teste de Kleihauer-Betke (KB)* (Kleihauer, 1957). Os eritrócitos fetais contêm hemoglobina F, que é mais resistente à eluição ácida do que a hemoglobina A. Após a exposição ao ácido, permanece apenas hemoglobina fetal, de modo que, após coloração, os eritrócitos fetais aparecem na cor vermelha e as células adultas aparecem como "fantasmas" (Fig. 15-3). As células fetais são, então, contadas e expressas como porcentagem de células adultas. O teste de KB é trabalhoso. É importante observar que há dois cenários em que ele pode não ser acurado: (1) hemoglobinopatias maternas, como a β-talassemia, na qual o nível fetal de hemoglobina está elevado; e (2) gestações a termo ou próximas dele, quando o feto já começou a produzir hemoglobina A.

■ Quantificação da hemorragia

O volume de hemorragia feto-materna é calculado a partir do teste de KB usando a seguinte fórmula:

$$\text{Volume sanguíneo fetal} = \frac{\text{VSM} \times \text{Ht materno} \times \% \text{ células fetais no teste KB}}{\text{Ht fetal}}$$

Um método é estimar o volume sanguíneo materno (VSM) como 5.000 mL para gestante a termo de tamanho normal e normotensa. Assim, para um resultado de 1,7% de células positivas no teste usando coloração com a técnica KB, em uma mulher de tamanho médio com um hematócrito de 35% e cujo feto tem hematócrito de 50%:

$$\text{Volume sanguíneo fetal} = \frac{5.000 \times 0{,}35 \times 0{,}017}{0{,}5} = 60 \text{ mL}$$

O volume sanguíneo feto-placentário ao termo da gestação aproxima-se de 125 mL/kg. Para esse feto de 3.000 g, isso representaria 375 mL. Assim, esse feto teria perdido cerca de 15% (60 ÷ 375 mL) do volume feto-placentário. Como o hematócrito é de 50% em um feto a termo, esses 60 mL de sangue total representam 30 mL de eritrócitos perdidos para a circulação materna. Essa perda seria hemodinamicamente bem tolerada, mas implicaria na administração de 300 μg de imunoglobulina anti-D para prevenir a ocorrência de aloimunização. Um método mais preciso para estimar o VSM inclui o cálculo feito com base na estatura e no peso da gestante e no real volume de sangue materno fisiologicamente previsto (Tab. 41-1, p. 756).

A hemorragia feto-materna também pode ser quantificada com o uso de citometria de fluxo, a qual utiliza anticorpos monoclonais para a hemoglobina F ou para o antígeno D, seguida por quantificação da fluorescência (Chambers, 2012; Welsh, 2016). A citometria de fluxo é um teste automatizado que pode analisar um número maior de células que o teste de KB. Além disso, ela não é afetada pelos níveis maternos de hemoglobina fetal ou pelos níveis fetais de hemoglobina A. Foi relatado que a citometria de fluxo é mais sensível e acurada que o teste de KB. Porém, ela utiliza tecnologia especializada que não está rotineiramente disponível em muitos hospitais (Chambers, 2012; Corcoran, 2014; Fernandes, 2007).

TROMBOCITOPENIA FETAL

■ Trombocitopenia aloimune

Essa condição também é denominada *trombocitopenia aloimune neonatal (TAIN)* ou *trombocitopenia aloimune fetal e neonatal (TAIFN)*. A trombocitopenia aloimune (TAI) é a causa mais comum de trombocitopenia grave entre neonatos a termo, com frequência de 1 a 2 por 1.000 nascimentos (Kamphuis, 2010; Pacheco, 2013; Risson, 2012). A TAIFN é causada por aloimunização materna a antígenos plaquetários herdados do pai. Os anticorpos antiplaquetários maternos resultantes atravessam a placenta de forma similar à aloimunização eritrocitária (p. 301). Diferentemente da *trombocitopenia imune*, a contagem de plaquetas maternas é normal na TAIFN. Além disso, diferentemente da aloimunização D, sequelas graves podem afetar a *primeira* gravidez de risco.

A aloimunização plaquetária materna na maioria dos casos é contra o antígeno plaquetário 1a humano (HPA-1a, de *human platelet antigen-1a*). Ela responde por 80 a 90% dos casos e está associada a maior gravidade (Bussel, 1997; Knight, 2011; Tiller, 2013). Ela é seguida, em ordem de frequência, por HPA-5b, HPA-1b e HPA-3a. A aloimunização a outros antígenos é responsável por apenas 1% dos casos relatados.

Cerca de 85% dos indivíduos brancos não hispânicos são HPA-1a-positivo. Aproximadamente 2% são homozigotos para HPA-1b e, portanto, correm risco de aloimunização. É importante observar que apenas 10% das gestantes homozigotas para HPA-1b gestam feto HPA-1a e produzirão anticorpos antiplaquetários. Cerca de um terço dos fetos ou neonatos afetados desenvolverão trombocitopenia grave, e 10 a 20% daqueles com trombocitopenia grave evoluem com hemorragia intracraniana (HIC) (Kamphuis, 2010). Como consequência, os estudos de base populacional identificaram HIC associada a TAIFN em 1 a cada 25.000 a 60.000 gestações (Kamphuis, 2010; Knight, 2011).

A TAIFN pode se apresentar de várias maneiras. Em alguns casos, a trombocitopenia neonatal é descoberta de forma incidental ou quando o neonato se apresenta com petéquias. No outro extremo, o feto ou o neonato podem desenvolver HIC devastadora – geralmente antes do nascimento. Das 600 gestações com TAIFN identificadas em um grande registro internacional, a HIC fetal ou neonatal complicou 7% dos casos (Tiller, 2013). Em 60% dos casos houve hemorragia no primeiro filho, ocorrendo antes de 28 semanas de gestação em metade deles. Um terço das crianças afetadas morreram logo após o nascimento, e 50% dos sobreviventes evoluíram com déficits neurológicos graves. Bussel e colaboradores (1997) avaliaram a contagem de plaquetas antes da terapia em 107 fetos com TAIFN. A gravidade da trombocitopenia foi prevista pela ocorrência prévia de HIC perinatal em irmão, e 98% dos casos foram assim identificados. A contagem inicial das plaquetas foi < 20.000/µL em 50% dos casos. Naqueles em que a contagem inicial foi > 80.000/µL, os autores observaram queda na ordem de mais de 10.000/µL a cada semana sem tratamento.

Diagnóstico e manejo

A trombocitopenia aloimune é tipicamente diagnosticada após o parto de um neonato com trombocitopenia grave e inexplicada em uma mulher cuja contagem de plaquetas é normal. Raramente, o diagnóstico é firmado após a identificação de HIC fetal. A condição recorre em 70 a 90% das gestações subsequentes, costuma ser grave e, em geral, instala-se mais cedo em cada gravidez sucessiva. Tradicionalmente, coletavam-se amostras de sangue fetal para detectar a trombocitopenia fetal e ajustar o tratamento; se a contagem de plaquetas estivesse < 50.000/µL, procedia-se à transfusão de plaquetas. Devido a complicações relacionadas com o procedimento, porém, os especialistas recomendam o abandono da rotina de coleta de amostra fetal em favor do tratamento empírico com imunoglobulina intravenosa (IgIV) e prednisona (Berkowitz, 2006; Pacheco, 2011).

O tratamento é estratificado em função de ter havido ou não gestação prévia complicada por HIC perinatal, e, se tiver havido, com que idade gestacional (Tab. 15-3). Em seus trabalhos pioneiros, Bussel (1996), Berkowitz (2006) e colaboradores demonstraram a eficácia desse tratamento. Em uma série de 50 gestações com trombocitopenia fetal secundária a TAIFN, a IgIV resultou em aumento na contagem de plaquetas de cerca de 50.000/µL, e nenhum feto evoluiu com HIC (Bussel, 1996). Entre as gestações, particularmente de alto risco – assim definidas por contagem de plaquetas < 20.000/µL ou irmão com HIC associada a TAIFN –, a associação de corticosteroide ao tratamento com IgIV aumentou a contagem de plaquetas em 80% dos casos (Berkowitz, 2006). Recomenda-se cesariana no termo ou em período próximo a ele. O parto vaginal *não instrumentado* pode ser considerado apenas se a amostra de sangue fetal tiver demonstrado contagem de plaquetas > 100.000/µL (Pacheco, 2011).

Entre outras considerações a serem feitas estão os riscos e os custos associados ao tratamento. Os possíveis efeitos colaterais da IgIV são febre, cefaleia, náusea/vômito, mialgia e exantema. Também foi descrita hemólise materna (Rink, 2013). O custo da IgIV pode ser de mais de 70 dólares por grama ou quase 10.000 dólares para cada infusão semanal de 2 g/kg em gestante de peso médio (Pacheco, 2011).

■ Trombocitopenia imune

Também conhecida como púrpura trombocitopênica imune ou idiopática (PTI), esse distúrbio autoimune se caracteriza por anticorpos IgG antiplaquetários que atacam as glicoproteínas plaquetárias. Na gestação, esses anticorpos podem atravessar a placenta e causar trombocitopenia fetal. A PTI materna é descrita no Capítulo 56 (p. 1086). A trombocitopenia fetal geralmente é leve. Contudo, a contagem de plaquetas neonatal pode cair rapidamente após o nascimento, chegando a seu nível mais baixo com 48 a 72 horas de vida. Nem a contagem de plaquetas da gestante, nem a identificação de anticorpos antiplaquetários ou o tratamento com corticosteroide são preditores efetivos da contagem fetal ou neonatal de plaquetas (Hachisuga, 2014). É importante ressaltar que a contagem de plaquetas no feto em geral é adequada para permitir parto por via vaginal sem aumento no risco de HIC. Em uma recente revisão de mais de 400 gestações com PTI, não houve casos de HIC fetal ou neonatal e nem lactentes com

TABELA 15-3 Recomendações para o tratamento de trombocitopenia aloimune fetal e neonatal (TAIFN)

Grupo de risco	Critérios	Manejo sugerido
1	Feto ou neonato anterior com HIC, mas sem identificação de anticorpos anti-HPA na gestante	Rastreamento de anticorpo anti-HPA na gestante e reação cruzada com plaquetas paternas em 12, 24 e 32 semanas de gestação; nenhum tratamento quando os resultados forem negativos
2	Feto ou neonato anterior com trombocitopenia e anticorpo anti-HPA materno positivo, mas sem HIC	Início com 20 semanas: IgIV 1 g/kg/semana e prednisona 0,5 mg/kg/dia **ou** IgIV 2 g/kg/semana Início com 32 semanas: IgIV 2 g/kg/semana e prednisona 0,5 mg/kg/dia. Continuar até o nascimento
3	Feto anterior com HIC no terceiro trimestre ou neonato anterior com HIC, e anticorpo anti-HPA materno positivo	Início com 12 semanas: IgIV 1 g/kg/semana Início com 20 semanas: aumentar a IgIV para 2 g/kg/semana **ou** acrescentar prednisona 0,5 mg/kg/dia Início com 28 semanas: IgIV 2 g/kg/semana **e** prednisona 0,5 mg/kg/dia. Continuar até o nascimento
4	Feto anterior com HIC antes do terceiro trimestre e anticorpo anti-HPA materno positivo	Início com 12 semanas: IgIV 2 g/kg/semana Início com 20 semanas: acrescentar prednisona 1 mg/kg/dia Continuar ambas até o nascimento

HIC, hemorragia intracraniana; HPA, antígeno plaquetário humano; IgIV, imunoglobulina G intravenosa.
Dados de Pacheco, 2011.

qualquer anormalidade do sistema nervoso central (Wyszynski, 2016). Complicações hemorrágicas fetais são consideradas raras, e não se recomenda colher amostra de sangue fetal (Neunert, 2011). O tipo de parto é determinado pelas indicações obstétricas convencionais.

HIDROPSIA FETAL

Esse termo se refere ao acúmulo excessivo de líquido seroso. Estritamente definido, *hidropsia fetal* significa edema do feto. Tradicionalmente, o diagnóstico era feito após o parto com a identificação de neonato massivamente edemaciado, com frequência natimorto (Fig. 15-4). Com a ultrassonografia, a hidropsia passou a ser um diagnóstico pré-natal. O diagnóstico é definido por dois ou mais derrames – pleural, pericárdico ou ascite – ou por um derrame mais anasarca. Com a evolução da hidropsia, o edema é um componente invariável, com frequência acompanhado por placentomegalia e polidrâmnio. O edema clinicamente significativo é definido pela ultrassonografia como um espessamento de pele > 5 mm, e a placentomegalia quando a espessura placentária é de pelo menos 4 cm no segundo trimestre ou 6 cm no terceiro trimestre (Bellini, 2009; Society for Maternal-Fetal Medicine, 2015b). A hidropsia pode ser causada por uma gama de condições com fisiopatologia variável, todas com potencial para levar o feto a um quadro muito grave. A hidropsia fetal é dividida em duas categorias. Quando associada à aloimunização eritrocitária é denominada *imune*, caso contrário, é *não imune*.

■ Hidropsia imune

A incidência de hidropsia imune foi bastante reduzida com o advento da imunoglobulina anti-D, do exame com Doppler da ACM para detecção de anemia grave e da transfusão fetal imediata em caso de necessidade (p. 304). Porém, estima-se que menos de 10% dos casos de hidropsia sejam causados por aloimunização eritrocitária (Bellini, 2009; Santolaya, 1992).

A fisiopatologia da hidropsia permanece desconhecida. Postula-se que a hidropsia imune compartilhe diversas anormalidades fisiológicas com a hidropsia não imune. Como mostra a Figura 15-5, essas anormalidades incluem redução da pressão coloidosmótica, aumento da pressão hidrostática (ou venosa central) e aumento da permeabilidade vascular. A hidropsia imune resulta da passagem através da placenta de anticorpos maternos que destroem eritrócitos fetais. A anemia resultante estimula a hiperplasia eritroide da medula óssea e a hematopoiese extramedular no baço e no fígado. Essa última provavelmente causa hipertensão portal e prejudica a síntese hepática de proteínas, o que reduz a pressão oncótica do plasma (Nicolaides, 1985). A anemia fetal também aumenta a pressão venosa central (Weiner, 1989). Por fim, a hipoxia tecidual causada pela anemia pode aumentar a permeabilidade capilar, de modo a facilitar a coleção de líquido nas cavidades torácica e abdominal e/ou no tecido subcutâneo do feto.

Caracteristicamente, o grau da anemia na hidropsia imune é grave. Em uma série com 70 gestações com anemia fetal causada por aloimunização eritrocitária, Mari e colaboradores (2000) observaram que os fetos com hidropsia imune tiveram valores de hemoglobina < 5 *g/dL*. Conforme discutido na p. 304, a hidropsia imune é tratada com transfusões de sangue para o feto.

■ Hidropsia não imune

Pelo menos 90% dos casos de hidropsia são do tipo não imune (Bellini, 2012; Santolaya, 1992). A prevalência estimada é de 1 a cada 1.500 gestações de segundo trimestre (Heinonen, 2000). O número de distúrbios específicos que podem causar hidropsia não imune é extenso. A Tabela 15-4 apresenta um resumo das etiologias e a proporção de nascimentos dentro de cada categoria de hidropsia segundo uma revisão feita com mais de 6.700 gestações afetadas. Identifica-se uma causa no pré-natal no mínimo em 60% dos casos e em mais de 80% após o nascimento (Bellini, 2009; Santo, 2011). Atualmente, cerca de 20% dos casos são idiopáticos (Bellini, 2015). Como mostra a Figura 15-5, diversos processos fisiopatológicos distintos foram propostos como responsáveis pela via final comum da hidropsia fetal.

É importante ressaltar que a etiologia da hidropsia não imune varia de acordo com o período da gestação em que é identificada. Entre os casos diagnosticados antes do nascimento, a aneuploidia é responsável por cerca de 20%, as anormalidades cardiovasculares por 15%, e as infecções por 14% – sendo a mais comum a infecção pelo parvovírus B19 (Santo, 2011). Ao todo, apenas 40% das gestações com hidropsia autoimune resultam em um nascido vivo e, entre esses, a taxa de sobrevida neonatal é de apenas cerca de 50%. Sohan e colaboradores (2001) revisaram 87 gestações com hidropsia e observaram que 45% daquelas diagnosticadas antes de 24 semanas apresentavam anormalidade cromossômica. A aneuploidia mais comum foi 45,X – *síndrome de Turner* – e, nesses casos, a taxa de sobrevida foi < 5% (Cap. 13, p. 259). Se a hidropsia é detectada no primeiro trimestre, o risco de aneuploidia aproxima-se de 50%, e a maioria apresenta higromas císticos (Fig. 10-22, p. 198).

Embora o prognóstico da hidropsia não imune seja reservado, ele depende muito da etiologia. Nas grandes séries estudadas na Tailândia e no sudeste da China, a α4-talassemia foi a causa predominante de hidropsia não imune, tendo sido responsável por 30 a 50% dos casos com prognóstico extremamente sombrio (Liao, 2007; Ratanasiri, 2009; Suwanrath-Kengpol, 2005). Em contraste, as etiologias tratáveis, como parvovírus, quilotórax e taquiarritmias, cada uma abrangendo cerca de 10%

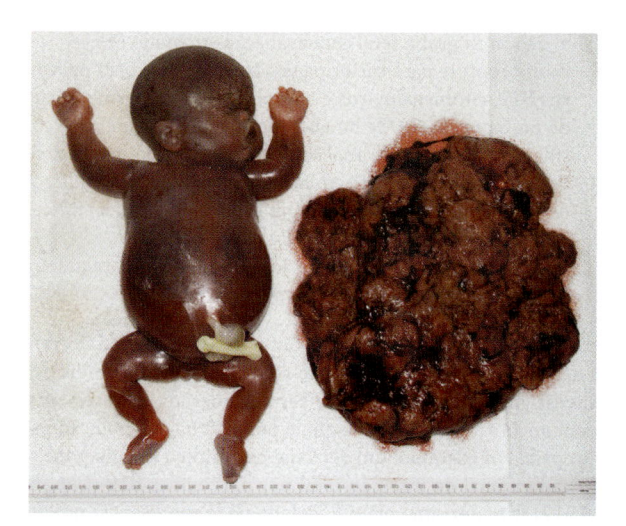

FIGURA 15-4 Feto natimorto hidrópico e macerado com a placenta caracteristicamente aumentada de tamanho. A etiologia foi infecção por parvovírus B19. (Reproduzida com permissão de Dr. April Bleich.)

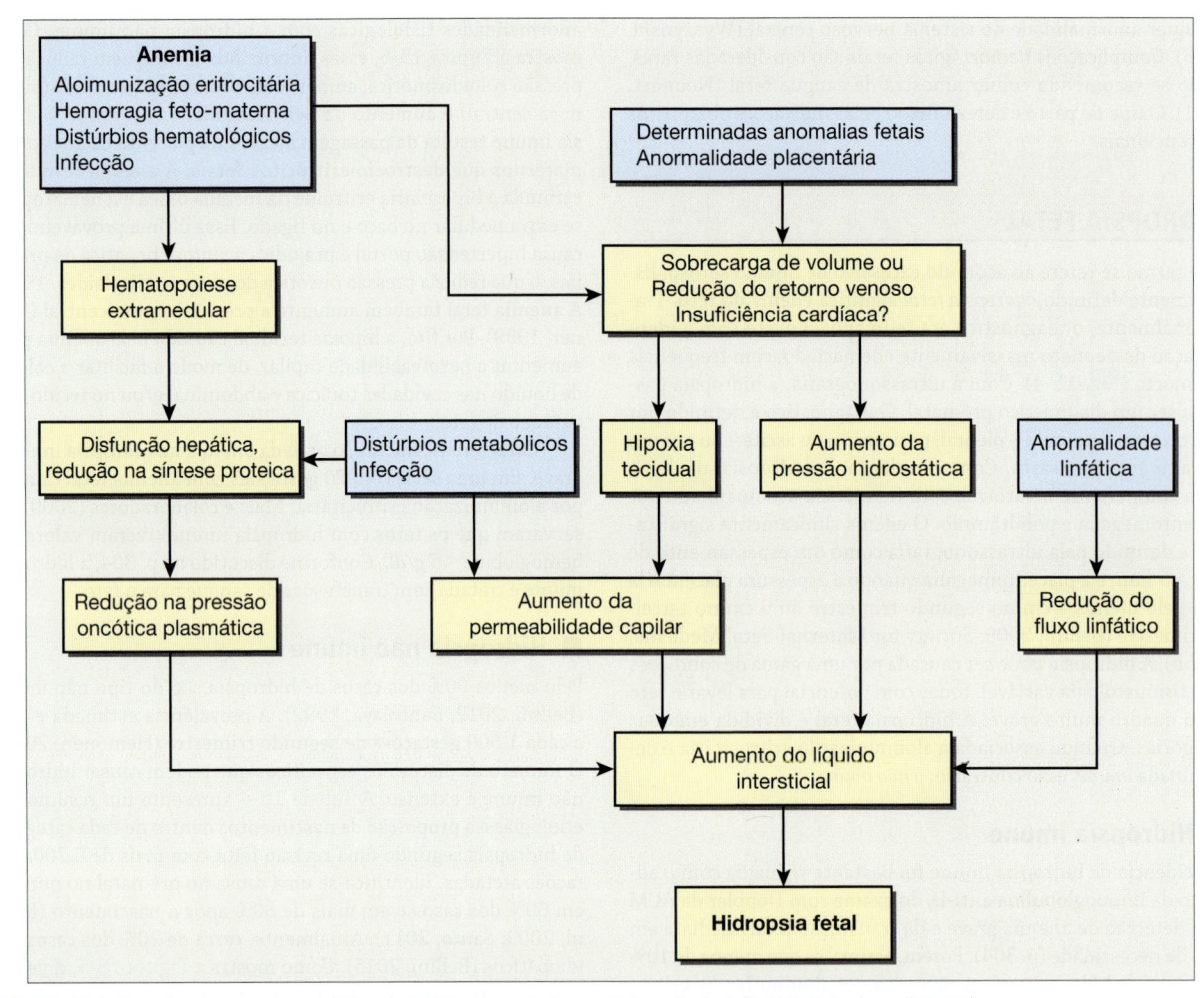

FIGURA 15-5 Patogênese proposta para hidropsia fetal imune e não imune. (Adaptada de Bellini, 2009; Lockwood, 2009.)

dos casos, podem resultar em sobrevida de dois terços dos casos com a terapia fetal (Sohan, 2001).

Avaliação diagnóstica

A hidropsia é facilmente detectada no exame ultrassonográfico. Como assinalado anteriormente, dois derrames ou um derrame acompanhado por anasarca são necessários para o diagnóstico. O edema pode ser particularmente evidente ao redor do couro cabeludo, ou igualmente evidente ao redor do tronco e nos membros. Os derrames são identificados como coleções líquidas contornando os pulmões, o coração ou as vísceras abdominais (Fig. 15-6).

Em muitos casos, a ultrassonografia e a avaliação laboratorial identificarão a causa subjacente da hidropsia fetal. Aqui estão incluídos os casos decorrentes de anemia, arritmia, anormalidade estrutural e aneuploidia fetais, anormalidade placentária ou complicações de gemelaridade monocoriônica. Dependendo dessas circunstâncias, a investigação inicial deve incluir os seguintes exames:

1. Teste de Coombs indireto para aloimunização
2. Ultrassonografia fetal direcionada e exame da placenta, incluindo:
   - Avaliação anatômica detalhada para avaliar se há alguma das anormalidades estruturais listadas na Tabela 15-4
   - Velocidade sistólica de pico na ACM com Doppler para avaliar se há anemia fetal
   - Ecocardiografia fetal com avaliação em modo M
3. Amniocentese para cariotipagem fetal e testes para parvovírus B19, citomegalovírus e toxoplasmose, conforme discutido no Capítulo 64. Se houver anomalias fetais, deve-se considerar a indicação de análise cromossômica por *microarray*
4. Se houver suspeita de anemia, deve-se considerar a indicação de teste de KB para hemorragia feto-materna, dependendo dos achados e dos resultados dos demais testes
5. Deve-se considerar a solicitação de testes para α-talassemia e/ou erros inatos do metabolismo

Derrame ou edema isolados. Embora a detecção de um derrame ou de anasarca isoladamente não seja diagnóstica de hidropsia, a investigação já descrita deve ser considerada se esses sinais forem encontrados, uma vez que é possível haver evolução para hidropsia. Por exemplo, um derrame pericárdico isolado pode ser o achado inicial de infecção fetal por parvovírus B19 (Cap. 64, p. 1217). Um derrame pleural isolado pode representar quilotórax, que pode ser diagnosticado antes do nascimento e para o qual a terapia fetal pode ser salvadora caso haja evolução com hidropsia (Cap. 16, p. 324). A ascite isolada também pode ser o achado inicial de infecção fetal por parvovírus B19, ou pode ser

TABELA 15-4 Categorias e etiologias de hidropsia fetal não imune

Categoria	Porcentagem[a]
Cardiovasculares Defeitos estruturais: anomalia de Ebstein, tetralogia de Fallot com ausência de valva pulmonar, hipoplasia de coração esquerdo ou direito, fechamento prematuro do canal arterial, malformação arteriovenosa (aneurisma da veia de Galeno) Miocardiopatias Taquiarritmias Bradicardia, como pode ocorrer na síndrome de heterotaxia com defeito do coxim endocárdico ou com anticorpos anti-Ro/La	21
Cromossômicas Síndrome de Turner (45,X), triploidia, trissomias do 21, 18 e 13	13
Hematológicas Hemoglobinopatias, como α4-talassemia Distúrbios enzimáticos e da membrana eritrocitária Aplasia eritrocitária/diseritropoiese Redução da produção de eritrócitos (distúrbios mieloproliferativos) Hemorragia feto-materna	10
Anormalidades linfáticas Higroma cístico, linfangiectasia sistêmica, linfangiectasia pulmonar	8
Infecciosas Parvovírus B19, sífilis, citomegalovírus, toxoplasmose, rubéola, enterovírus, varicela, herpes simples, coxsackievírus, listeriose, leptospirose, doença de Chagas, doença de Lyme	7
Sindrômicas Artrogripose múltipla congênita, pterígio múltiplo letal, linfedema congênito, distrofia miotônica tipo I, síndrome de Neu-Laxova, Noonan e Pena-Shokeir	5
Anormalidades torácicas Malformação adenomatoide cística Sequestro pulmonar Hérnia diafragmática Hidro/quilotórax Sequência de obstrução congênita das vias aéreas superiores (CHAOS) Tumores mediastinais Displasia esquelética com tórax muito pequeno	5
Gastrintestinais Peritonite meconial, obstrução do trato gastrintestinal	1
Renais e do trato urinário Malformações renais Obstrução da via de saída da bexiga Nefrose congênita (finlandesa), síndrome de Bartter, nefroma mesoblástico	2
Anormalidades placentárias, gemelares e do cordão Corioangioma placentário, síndrome da transfusão feto-fetal, sequência de perfusão arterial reversa gemelar, sequência de policitemia-anemia em gêmeos e trombose de vaso do cordão umbilical	5
Outras doenças raras Erros inatos do metabolismo: doença de Gaucher, galactossialidose, gangliosidose GM_1, sialidose, mucopolissacaridoses, mucolipidoses Tumores: teratoma sacrococcígeo, hemangioendotelioma com síndrome de Kassabach-Merritt	5
Idiopáticas	18

[a] Os percentuais refletem a proporção dentro de cada categoria a partir de uma revisão sistemática de 6.775 gestações com hidropsia não imune.
Modificada de Bellini, 2015.

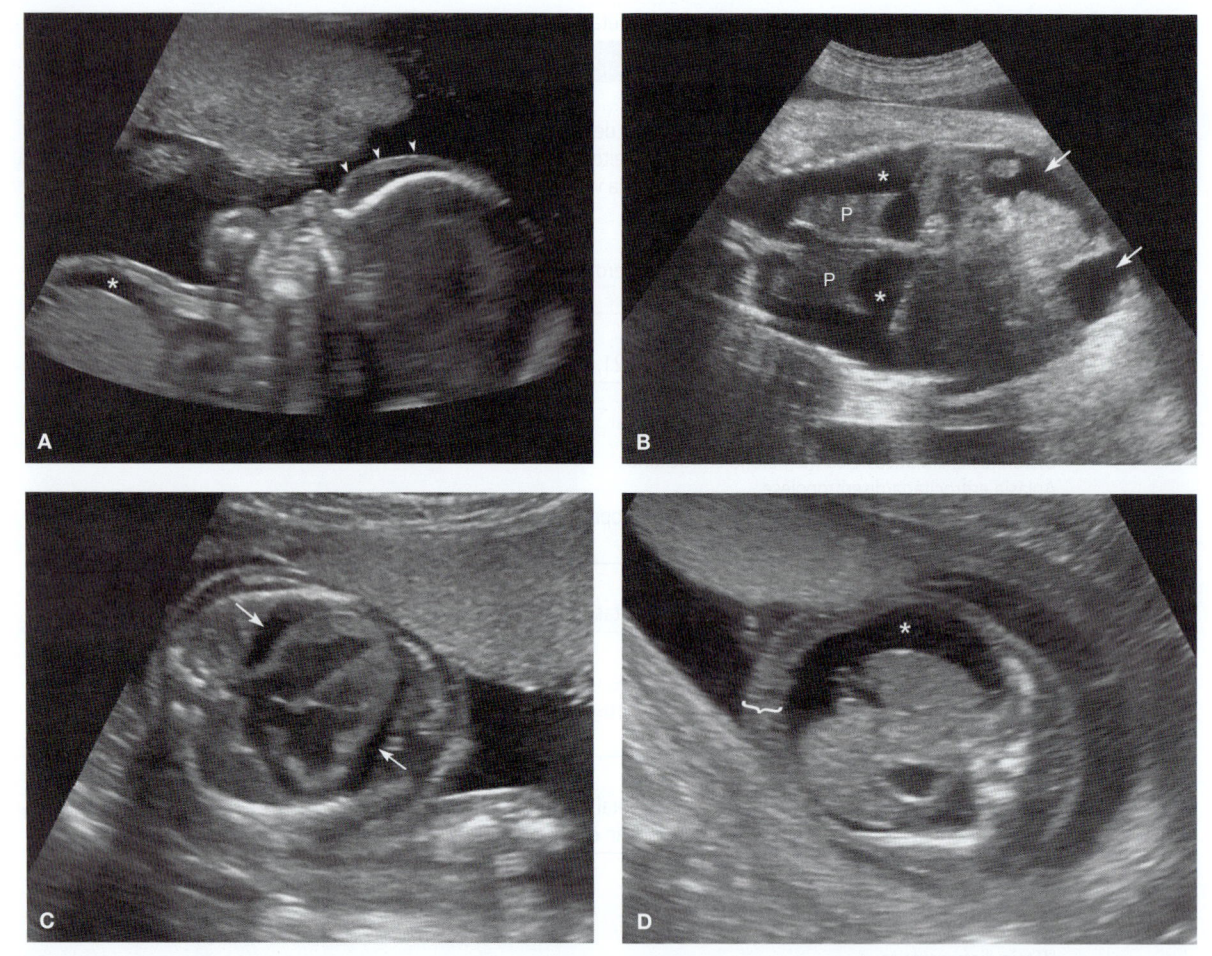

FIGURA 15-6 Características da hidropsia. **A.** Esta imagem de um feto com 23 semanas de gestação com hidropsia não imune secundária a infecção por parvovírus B19 revela edema de couro cabeludo (*pontas de seta*) e ascite (*). **B.** Este feto com 34 semanas tinha hidropsia secundária a uma malformação arteriovenosa no cérebro, conhecida como aneurisma da veia de Galeno. Nessa imagem em corte coronal, observa-se derrame pleural evidente (*) circundando os pulmões (P). Também se observa ascite fetal (*setas*), assim como anasarca. **C.** Esta imagem axial (transversal) revela derrame pericárdico (*setas*) em um feto de 23 semanas com hidropsia causada por infecção por parvovírus B19. O grau de cardiomegalia é impressionante, e a hipertrofia ventricular levanta suspeita de miocardite que pode acompanhar a infecção por parvovírus. **D.** Esta imagem axial (transversal) revela ascite (*) em um feto de 15 semanas com hidropsia secundária a grandes higromas císticos. Também é possível identificar anasarca (*chaves*).

consequência de uma anormalidade gastrintestinal, como peritonite meconial. Por fim, a presença isolada de edema, em particular envolvendo o torso superior ou o dorso das mãos e dos pés, pode ser encontrada nas síndromes de Turner ou de Noonan ou pode indicar síndrome de linfedema congênito (Cap. 13, p. 259).

■ Síndrome do espelho

A associação de hidropsia fetal e edema materno em que o feto parece *espelhar* a mãe é atribuída a Ballantyne. Esse autor deu ao quadro o nome de *edema triplo*, porque mãe, feto e placenta estão edemaciados. A etiologia da hidropsia não está relacionada com o desenvolvimento da síndrome do espelho. Ela foi associada a hidropsia por aloimunização D, síndrome da transfusão feto-fetal, corioangioma placentário e higroma cístico fetal, anomalia de Ebstein, teratoma sacrococcígeo, quilotórax, obstrução da via de saída vesical, taquicardia supraventricular, aneurisma da veia de Galeno e diversas infecções congênitas (Braun, 2010).

Em uma revisão de mais de 50 casos de síndrome do espelho, Braun (2010) observou que cerca de 90% das mulheres apresentavam edema; 60%, hipertensão arterial; 40%, proteinúria; 20%, elevação das enzimas hepáticas; e quase 15% delas apresentaram cefaleia e distúrbios da visão. Com base nesses achados, é razoável considerar que a síndrome do espelho seja uma forma grave de pré-eclâmpsia (Espinoza, 2006; Midgley, 2000). No entanto, outros autores sugeriram que seja um processo de doença independente, com hemodiluição e não hemoconcentração (Carbillon, 1997; Livingston, 2007).

Alguns relatos descrevem o mesmo desequilíbrio de fatores angiogênicos e antiangiogênicos observado na pré-eclâmpsia, o que fortalece a possibilidade de uma fisiopatologia comum

(Espinoza, 2006; Goa, 2013; Llurba, 2012). Esses achados, incluindo aumento na concentração da tirosina-cinase 1 solúvel semelhante a FMS (sFlt-1, de *soluble FMS-like tyrosine kinase 1*), redução no fator de crescimento derivado da placenta (PlGF, de *placental growth factor*) e elevação no receptor 1 do fator de crescimento solúvel do endotélio vascular (sVEGFR-1, de *soluble vascular endothelial growth factor receptor-1*), são discutidos no Capítulo 40 (p. 716).

Na maioria dos casos com síndrome do espelho, há indicação de parto imediato, que é seguido por resolução do edema materno e de outros achados (Braun, 2010). Contudo, há casos isolados de anemia fetal, taquicardia supraventricular, hidrotórax e obstrução da via de saída vesical para os quais o tratamento fetal bem-sucedido resultou em resolução tanto da hidropsia quanto da síndrome do espelho materna (Goa, 2013; Livingston, 2007; Llurba, 2012; Midgley, 2000). A normalização do desequilíbrio angiogênico também foi descrita após transfusão fetal na infecção por parvovírus B19. O tratamento do feto para esses quadros é revisado no Capítulo 16. Dado o paralelo com pré-eclâmpsia grave, a possibilidade de atrasar o parto para proceder à terapia fetal deve ser considerada com cautela. Se o quadro materno sofrer deterioração, recomenda-se antecipar o nascimento.

REFERÊNCIAS

American Academy of Pediatrics, American College of Obstetricians and Gynecologists: Guidelines for Perinatal Care. 8th ed. Elk Grove Village, AAP, 2017

American College of Obstetricians and Gynecologists: Management of alloimmunization during pregnancy. Practice Bulletin No. 75, August 2006, Reaffirmed 2016

American College of Obstetricians and Gynecologists: Prevention of Rh D alloimmunization. Practice Bulletin No. 181, August 2017

Bellini C, Hennekam RC: Non-immune hydrops fetalis: a short review of etiology and pathophysiology. Am J Med Genet 158A(3):597, 2012

Bellini C, Hennekam RC, Fulcheri E, et al: Etiology of nonimmune hydrops fetalis: a systematic review. Am J Med Genet A 149A(5):844, 2009

Bellini C, Donarini G, Paladini D, et al: Etiology of non-immune hydrops fetalis: an update. Am J Med Genet 167A:1082, 2015

Bellussi F, Perolo A, Ghi T, et al: Diagnosis of severe fetomaternal hemorrhage with fetal cerebral Doppler: case series and systematic review. Fetal Diagn Ther 41(1):1, 2017

Berkowitz RL, Kolb EA, McFarland JG, et al: Parallel randomized trials of risk-based therapy for fetal alloimmune thrombocytopenia. Obstet Gynecol 107(1):91, 2006

Bollason G, Hjartardottir H, Jonsson T, et al: Red blood cell alloimmunization in pregnancy during the years 1996–2015 in Iceland: a nation-wide population study. Transfusion 57(11):2578, 2017

Bowman J: Rh-immunoglobulin: Rh prophylaxis. Best Pract Res Clin Haematol 19(1):27, 2006

Bowman JM: Controversies in Rh prophylaxis: who needs Rh immune globulin and when should it be given? Am J Obstet Gynecol 151:289, 1985

Bowman JM: The prevention of Rh immunization. Transfus Med Rev 2:129, 1988

Braun T, Brauer M, Fuchs I, et al: Mirror syndrome: a systematic review of fetal associated conditions, maternal presentation, and perinatal outcome. Fetal Diagn Ther 27(4):191, 2010

Bussel JB, Berkowitz RL, Lynch L, et al: Antenatal management of alloimmune thrombocytopenia with intravenous gamma-globulin: a randomized trial of the addition of low-dose steroid to intravenous gamma-globulin. Am J Obstet Gynecol 174(5):1414, 1996

Bussel JB, Zabusky MR, Berkowitz RL, et al: Fetal alloimmune thrombocytopenia. N Engl J Med 337:22, 1997

Carbillon L, Oury JF, Guerin JM, et al: Clinical biological features of Ballantyne syndrome and the role of placental hydrops. Obstet Gynecol Surv 52(5):310, 1997

Chambers E, Davies L, Evans S, et al: Comparison of haemoglobin F detection by the acid elution test, flow cytometry and high-performance liquid chromatography in maternal blood samples analysed for fetomaternal haemorrhage. Transfus Med 22(3):199, 2012

Choavaratana R, Uer-Areewong S, Makanantakocol S: Fetomaternal transfusion in normal pregnancy and during delivery. J Med Assoc Thai 80:96, 1997

Corcoran D, Murphy D, Donnelly J, et al: The prevalence of maternal F cells in a pregnant population and potential overestimation of foeto-maternal haemorrhage as a consequence. Blood Transfus 12:570, 2014

Daniels G: Variants of RhD—current testing and clinical consequences. Br J Haematol 161(4):461, 2013

de Almeida V, Bowman JM: Massive fetomaternal hemorrhage: Manitoba experience. Obstet Gynecol 83:323, 1994

de Haas M, Thurik FF, Koelewijn JM et al: Haemolytic disease of the fetus and newborn. Vox Sang 109(2):99, 2015

de Haas M, Thurik FF, van der Ploeg CP, et al: Sensitivity of fetal RHD screening for safe guidance of targeted anti-D immunoglobulin prophylaxis: prospective cohort study of a nationwide programme in the Netherlands. BMJ 355:i5789, 2016

Espinoza J, Romero R, Nien JK, et al: A role of the anti-angiogenic factor sVEGFR-1 in the "mirror syndrome" (Ballantyne's syndrome). J Matern Fetal Neonatal Med 19(10):607, 2006

Fernandes BJ, von Dadelszen P, Fazal I, et al: Flow cytometric assessment of feto-maternal hemorrhage; a comparison with Betke-Kleihauer. Prenat Diagn 27(7):641, 2007

Garratty G, Glynn SA, McEntire R, et al: ABO and Rh(D) phenotype frequencies of different racial/ethnic groups in the United States. Transfusion 44(5):703, 2004

Giacoia GP. Severe fetomaternal hemorrhage: a review. Obstet Gynecol Surv 52:372, 1997

Giannina G, Moise KJ Jr, Dorman K: A simple method to estimate the volume for fetal intravascular transfusion. Fetal Diagn Ther 13:94, 1998

Goa S, Mimura K, Kakigano A, et al: Normalisation of angiogenic imbalance after intra-uterine transfusion for mirror syndrome caused by parvovirus B19. Fetal Diagn Ther 34(3):176, 2013

Hachisuga K, Hidaka N, Fujita Y, et al: Can we predict neonatal thrombocytopenia in offspring of women with idiopathic thrombocytopenic purpura? Blood 49(4):259, 2014

Hackney DN, Knudtson EJ, Rossi KQ, et al: Management of pregnancies complicated by anti-c isoimmunization. Obstet Gynecol 103:24, 2004

Heinonen S, Ruynamen M, Kirkinen P: Etiology and outcome of second trimester nonimmunological fetal hydrops. Scand J Obstet Gynecol 79:15, 2000

Howard H, Martlew V, McFadyen I, et al: Consequences for fetus and neonate of maternal red cell allo-immunization. Arch Dis Child Fetal Neonat Ed 78:F62, 1998

Johnson JA, MacDonald K, Clarke G, et al: No. 343—Routine non-invasive prenatal prediction of fetal RHD genotype in Canada: the time is here. J Obstet Gynaecol Can 39(5):366, 2017

Kamphuis MM, Paridaans N, Porcelijn L, et al: Screening in pregnancy for fetal or neonatal alloimmune thrombocytopenia: systematic review. BJOG 117(11):1335, 2010

Kleihauer B, Braun H, Betke K: Demonstration of fetal hemoglobin in erythrocytes of a blood smear. Klin Wochenschr 35(12):637, 1957

Knight M, Pierce M, Allen D, et al: The incidence and outcomes of fetomaternal alloimmune thrombocytopenia: a UK national study using three data sources. Br J Haematol 152(4):460, 2011

Koelewijn JM, Vrijkotte TG, van der Schoot CE, et al: Effect of screening for red cell antibodies, other than anti-D, to detect hemolytic disease of the fetus and newborn: a population study in the Netherlands. Transfusion 48:941, 2008

Lazar L, Harmath AG, Ban Z, et al: Detection of maternal deoxyribonucleic acid in peripheral blood of premature and mature newborn infants. Prenat Diagn 26(2):168, 2006

Liao C, Wei J, Li Q, et al: Nonimmune hydrops fetalis diagnosed during the second half of pregnancy in Southern China. Fetal Diagn Ther 22(4):302, 2007

Liley AW: Liquor amnii analysis in management of pregnancy complicated by rhesus sensitization. Am J Obstet Gynecol 82:1359, 1961

Lindenburg I, van Kamp I, van Zwet E, et al: Increased perinatal loss after intrauterine transfusion for alloimmune anaemia before 20 weeks of gestation. BJOG 120:847, 2013

Lindenburg IT, Smits-Wintjens VE, van Klink JM, et al: Long-term neurodevelopmental outcome after intrauterine transfusion for hemolytic disease of the fetus/newborn: the LOTUS study. Am J Obstet Gynecol 206:141.e1, 2012

Livingston JC, Malik KM, Crombleholme TM, et al: Mirror syndrome: a novel approach to therapy with fetal peritoneal-amniotic shunt. Obstet Gynecol 110(2 Pt 2):540, 2007

Llurba E, Marsal G, Sanchez O, et al: Angiogenic and antiangiogenic factors before and after resolution of maternal mirror syndrome. Ultrasound Obstet Gynecol 40(3):367, 2012

Lockwood CJ, Nadel AS, King ME, et al: A 32-year old pregnant woman with an abnormal fetal ultrasound study. Case 16–2009. N Engl J Med 360(21):2225, 2009

MacKenzie IZ, Roseman F, Findlay J, et al: The kinetics of routine antenatal prophylactic intramuscular injections of polyclonal anti-D immunoglobulin. BJOG 113:97, 2006

Mari G, Deter RL, Carpenter RL, et al: Noninvasive diagnosis by Doppler ultrasonography of fetal anemia due to maternal red-cell alloimmunization. N Engl J Med 342:9, 2000

Martin JA, Hamilton BE, Sutton PD, et al: Births: final data for 2003. Natl Vital Stat Rep 54(2):1, 2005

Midgley DY, Hardrug K: The mirror syndrome. Eur J Obstet Gynecol Reprod Biol 8:201, 2000

Moise KJ: Fetal anemia due to non-Rhesus-D red-cell alloimmunization. Semin Fetal Neonatal Med 13(4):207, 2008

Moise KJ, Argoti PS: Management and prevention of red cell alloimmunization in pregnancy. A systematic review. Obstet Gynecol 120(5):1132, 2012

Moise KJ, Gandhi M, Boring NH, et al: Circulating cell-free DNA to determine the fetal RHD status in all three trimesters of pregnancy. Obstet Gynecol 128(6):1340, 2016

Neunert C, Lim W, Crowther M, et al: The American Society of Hematology 2011 evidence-based practice guideline for immune thrombocytopenia. Blood 117(16):4190, 2011

Nicolaides KH, Warenski JC, Rodeck CH: The relationship of fetal plasma protein concentration and hemoglobin level to the development of hydrops in rhesus isoimmunization. Am J Obstet Gynecol 152:341, 1985

Oepkes D, Seaward PG, Vandenbussche FP, et al: Doppler ultrasonography versus amniocentesis to predict fetal anemia. N Engl J Med 355:156, 2006

Pacheco LD, Berkowitz RL, Moise KJ, et al: Fetal and neonatal alloimmune thrombocytopenia. A management algorithm based on risk stratification. Obstet Gynecol 118(5):1157, 2011

Queenan JT, Thomas PT, Tomai TP, et al: Deviation in amniotic fluid optical density at a wavelength of 450 nm in Rh isoimmunized pregnancies from 14 to 40 weeks' gestation: a proposal for clinical management. Am J Obstet Gynecol 168:1370, 1993

Ratanasiri T, Komwilaisak R, Sittivech A, et al: Incidence, causes, and pregnancy outcomes of hydrops fetalis at Srinagarind Hospital, 1996–2005: a 10-year review. J Med Assoc Thai 92(5):594, 2009

Rink BD, Gonik B, Chmait RH, et al: Maternal hemolysis after intravenous immunoglobulin treatment in fetal and neonatal alloimmune thrombocytopenia. Obstet Gynecol 121(2):471, 2013

Risson DC, Davies MW, Williams BA: Review of neonatal alloimmune thrombocytopenia. J Pediatr Child Health 48(9):816, 2012

Rubod C, Deruelle P, Le Goueff F, et al: Long-term prognosis for infants after massive fetomaternal hemorrhage. Obstet Gynecol 110(2 pt 1), 2007

Sandler SG, Flegel WA, Westhoff CM, et al: It's time to phase-in RHD genotyping for patients with a serological weak D phenotype. Transfusion 55(3):680, 2015

Sandler SG, Queenan JT: A guide to terminology for Rh immunoprophylaxis. Obstet Gynecol 130(3):633, 2017

Santo S, Mansour S, Thilaganathan B, et al: Prenatal diagnosis of non-immune hydrops fetalis: what do we tell the parents? Prenat Diagn 31:186, 2011

Santolaya J, Alley D, Jaffe R, et al: Antenatal classification of hydrops fetalis. Obstet Gynecol 79:256, 1992

Society for Maternal-Fetal Medicine, Mari G, Norton ME, et al: Society for Maternal-Fetal Medicine (SMFM) Clinical Guideline #8: The fetus at risk for anemia—diagnosis and management. Am J Obstet Gynecol 212(6):697, 2015a

Society for Maternal-Fetal Medicine, Norton ME, Chauhan SP, et al: Society for Maternal-Fetal Medicine Clinical Guideline #7: Nonimmune hydrops fetalis. Am J Obstet Gynecol 212(2):127, 2015b

Sohan K, Carroll SG, De La Fuente S, et al: Analysis of outcome in hydrops fetalis in relation to gestational age at diagnosis, cause, and treatment. Acta Obstet Gynecol Scand 80(8):726, 2001

Storry JR, Castilho L, Daniels G, et al: International Society of Blood Transfusion Working Party on red cell immunogenetics and blood group terminology: Cancun report (2012). Vox Sang 107(1): 90, 2014

Suwanrath-Kengpol C, Kor-anantakul O, Suntharasaj T, et al: Etiology and outcome of non-immune hydrops fetalis in southern Thailand. Gynecol Obstet Invest 59(3):134, 2005

Tannirandorn Y, Rodeck CH: New approaches in the treatment of haemolytic disease of the fetus. Ballieres Clin Haematol 3(2):289, 1990

Tiller H, Kamphuis MM, Flodmark O, et al: Fetal intracranial hemorrhages caused by fetal and neonatal alloimmune thrombocytopenia: an observational cohort study of 43 cases from an international multicentre registry. BMJ 3:e002490, 2013

Van den Veyver IB, Moise KJ: Fetal RhD typing by polymerase chain reaction in pregnancies complicated by rhesus alloimmunization. Obstet Gynecol 88:1061, 1996

Van Kamp IL, Klumper FJ, Bakkum RS, et al: The severity of immune fetal hydrops is predictive of fetal outcome after intrauterine treatment. Am J Obstet Gynecol 185:668, 2001

Vivanti A, Benachi A, Huchet FX, et al: Diagnostic accuracy of fetal rhesus D genotyping using cell-free fetal DNA during the first trimester of pregnancy. Am J Obstet Gynecol 215:606.e1, 2016

Weiner CP, Pelzer GD, Heilskov J, et al: The effect of intravascular transfusion on umbilical venous pressure in anemic fetuses with and without hydrops. Am J Obstet Gynecol 161:1498, 1989

Weinstein L: Irregular antibodies causing hemolytic disease of the newborn: a continuing problem. Clin Obstet Gynecol 25(2):321, 1982

Welsh KJ, Bai Y, Education Committee of the Academy of Clinical Laboratory Physicians and Scientists: Pathology consultation on patients with a large Rh immune globulin dose requirement. Am J Clin Pathol 145:744, 2016

Woelfer B, Schuchter K, Janisiw M, et al: Postdelivery levels of anti-D IgG prophylaxis in mothers depend on maternal body weight. Transfusion 44:512, 2004

Wylie BJ, D'Alton ME: Fetomaternal hemorrhage. Obstet Gynecol 115(5):1039, 2010

Wyszynski DF, Carmen WJ, Cantor AB, et al: Pregnancy and birth outcomes among women with idiopathic thrombocytopenic purpura. J Pregnancy 2016:8297407, 2016

Zimmerman R, Carpenter RJ Jr, Durig P, et al: Longitudinal measurement of peak systolic velocity in the fetal middle cerebral artery for monitoring pregnancies complicated by red cell alloimmunization: a prospective multicenter trial with intention-to-treat. BJOG 109(7):746, 2002

Zipursky A, Bhutani VK: Impact of Rhesus disease on the global problem of bilirubin-induced neurologic dysfunction. Semin Fetal Neonatal Med 20(1):2, 2015

Zwiers C, Lindenburg IT, Klumper FJ, et al: Complications of intrauterine intravascular blood transfusion: lessons learned ater 1678 procedures. Ultrasound Obstet Gynecol 50(2):180, 2017

CAPÍTULO 16

Tratamento fetal

TRATAMENTO CLÍNICO 315
TRATAMENTO CIRÚRGICO 318
PROCEDIMENTOS CIRÚRGICOS FETAIS ABERTOS 319
PROCEDIMENTOS CIRÚRGICOS POR FETOSCOPIA 321
PROCEDIMENTOS PERCUTÂNEOS 324
TRATAMENTO INTRAPARTO *EX UTERO* 327

Os graus menores de polidrâmnio raramente precisam de tratamento ativo. Por outro lado, quando o abdome está imensamente distendido e a respiração gravemente prejudicada, a interrupção da gestação está indicada com urgência. Em tais casos, os sintomas podem ser imediatamente aliviados pela perfuração das membranas através do colo uterino, após a qual há a drenagem de líquido amniótico e o início do trabalho de parto.

— J. Whitridge Williams (1903)

O conceito de terapia fetal – mesmo a amniocentese – não foi considerado na 1ª edição deste livro por Williams. Com exceção de alguns procedimentos agressivos para auxiliar o parto vaginal, nenhum tipo de tratamento fetal é citado, nem mesmo como possibilidade remota. Mais uma vez, voltamos para esta 25ª edição, quando intervenções desenvolvidas durante as últimas três décadas alteraram drasticamente a evolução de algumas anomalias e doenças fetais. Neste capítulo, são revisados os distúrbios fetais que podem ser tratados por fármacos utilizados pela mãe ou por procedimentos cirúrgicos. O manejo da anemia e da trombocitopenia fetais está descrito no Capítulo 15, enquanto o tratamento de algumas infecções fetais está detalhado nos Capítulos 64 e 65.

TRATAMENTO CLÍNICO

A farmacoterapia fetal utiliza medicamentos administrados à mãe e que são depois transportados através da placenta até o feto. Conforme descrito, ela pode ser usada para tratar uma variedade de condições graves.

■ Arritmias

Os distúrbios do ritmo cardíaco fetal podem ser classificados em termos gerais como *taquiarritmias*, ou frequências cardíacas > 180 batimentos por minuto (bpm); *bradiarritmias*, ou frequências cardíacas < 110 bpm, e atividade cardíaca ectópica, geralmente contrações atriais prematuras. Se um desses distúrbios for identificado, a ultrassonografia em modo M é realizada para medir as frequências atrial e ventricular e para esclarecer a relação entre batimentos atriais e ventriculares, diagnosticando, assim, o distúrbio do ritmo.

Contrações atriais prematuras

Essa é de longe a arritmia mais comum, sendo identificada em 1 a 2% das gestações (Hahurji, 2011; Strasburger, 2010). Em geral, sendo um achado benigno, as contrações atriais prematuras (também chamadas extrassístoles atriais) representam a imaturidade do sistema de condução cardíaco, e elas tipicamente melhoram espontaneamente mais tarde na gestação ou no período neonatal. Se a contração atrial prematura for percebida, ela soa como um batimento extra quando auscultada com Doppler manual ou fetoscópio. Entretanto, as contrações atriais prematuras são mais comumente bloqueadas e soam como batimentos saltados.

Em geral, as contrações atriais prematuras não estão associadas a anomalias cardíacas estruturais significativas, embora, em alguns casos, ocorram em pacientes com aneurisma do septo atrial. Como se pode observar na Figura 10-34 (p. 205), o exame em modo M demonstra que o batimento "saltado" é uma pausa compensatória depois da contração atrial prematura. Essas contrações podem ocorrer em uma frequência a cada dois batimentos, condição conhecida como *bigeminismo atrial bloqueado*. Essa condição resulta em uma frequência ventricular fetal de apenas 60 a 80 bpm à ausculta cardíaca. Ao contrário das outras causas de bradicardia, o bigeminismo atrial é benigno e não precisa ser tratado (Strasburger, 2010).

Cerca de 2% dos fetos com contrações atriais prematuras mais tarde apresentam *taquicardia supraventricular* (Copel, 2000; Srinivasan, 2008). Em vista da importância de se diagnosticarem e tratarem as taquiarritmias supraventriculares, os fetos com contrações atriais prematuras costumam ser monitorados por determinação da frequência cardíaca a cada 1 a 2 semanas, até que a atividade cardíaca ectópica desapareça. Isso não exige ultrassonografia nem ecocardiografia fetal, pois a frequência e o ritmo podem ser facilmente definidos com o Doppler manual.

Taquiarritmias

As duas arritmias mais comuns desse grupo são a *taquicardia supraventricular (TSV)* e o *flutter atrial*. A TSV caracteriza-se por aumento súbito da frequência cardíaca fetal para 180 a 300 bpm, com concordância atrioventricular de 1:1. A variação típica é de 200 a 240 bpm. A TSV pode ser secundária a um foco ectópico ou a uma via atrioventricular acessória, resultando em taquicardia de reentrada. O *flutter* atrial se caracteriza por frequência cardíaca muito mais alta, geralmente em 300 a 500 bpm, com graus variados de bloqueio atrioventricular. Assim, a frequência cardíaca em um feto com *flutter* atrial pode variar desde abaixo do normal até cerca de 250 bpm (Fig. 16-1). Por outro lado, a *taquicardia sinusal* fetal costuma se evidenciar por elevação progressiva da frequência cardíaca até um nível ligeiramente acima do normal. Em geral, há uma causa detectável, incluindo febre ou hipertireoidismo maternos ou, raramente, anemia ou infecção fetal.

Quando se detecta uma taquiarritmia fetal, é importante determinar se ela é *sustentada* – por definição, presente no mínimo em 50% do tempo. Pode ser necessário monitorar a frequência cardíaca fetal por 12 a 24 horas depois da detecção inicial e, em seguida, a intervalos periódicos para reavaliar a arritmia (Srinivasan, 2008). Em geral, as taquiarritmias não sustentadas (ou intermitentes) não precisam ser tratadas, contanto que os parâmetros de monitoração fetal sejam tranquilizadores.

A taquiarritmia fetal sustentada com frequências ventriculares maiores que 200 bpm limita o enchimento ventricular a tal ponto que o risco de desenvolver hidropsia é significativo. Em casos de *flutter* atrial, a ausência de contrações atrioventriculares coordenadas pode aumentar esse risco ainda mais. A administração materna de antiarrítmicos que atravessem a placenta pode converter o ritmo ao normal ou reduzir a frequência cardíaca basal e evitar o desenvolvimento de insuficiência cardíaca. O tratamento pode exigir doses no limite superior da faixa terapêutica do adulto. Assim, é obtido um eletrocardiograma materno antes e durante a terapia.

Os fármacos antiarrítmicos mais comumente usados incluem digoxina, sotalol, flecainida e procainamida. A escolha depende do tipo de taquiarritmia e também da familiaridade e experiência do médico com cada fármaco. Tradicionalmente, a digoxina é o tratamento preferencial inicial, embora a sua transferência para o feto seja pouca após o desenvolvimento de hidropsia. Muitos centros atualmente usam a flecainida ou o sotalol como terapia de primeira linha (Jaeggi, 2011; Shah, 2012). Em muitos casos, há necessidade de outros agentes, particularmente se houver hidropsia. A TSV costuma ter mais chance de conversão ao ritmo normal que o *flutter* atrial. Porém, com ambas as arritmias, a taxa global de sobrevida neonatal é atualmente de mais de 90% (Ekman-Joelsson, 2015; Jaeggi, 2011; van der Heijden, 2013).

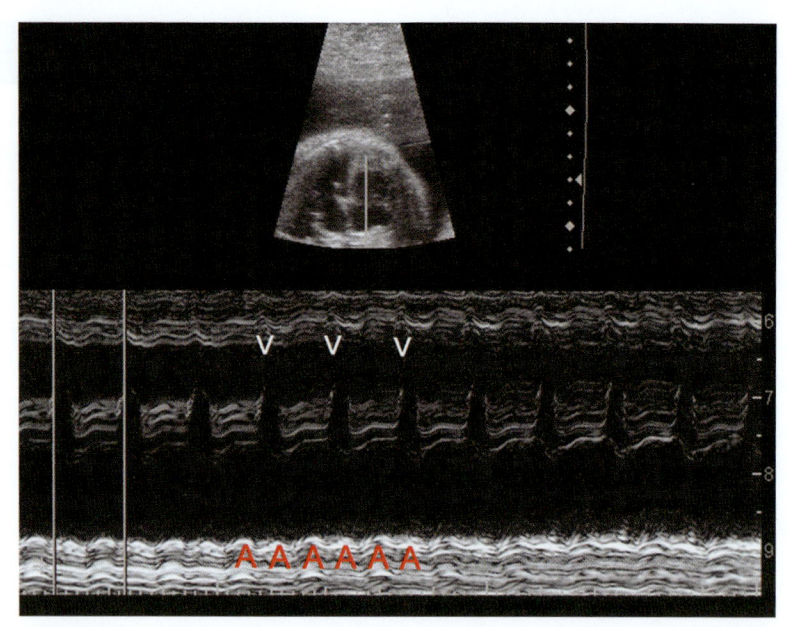

FIGURA 16-1 *Flutter* atrial. Nessa imagem em modo M de um feto de 28 semanas de gestação, os calipers (cursores) marcam a frequência ventricular, que é de cerca de 225 bpm. Há dois batimentos atriais (*A*) para cada batimento ventricular (*V*) e, desse modo, a frequência atrial é de cerca de 450 bpm, com bloqueio atrioventricular 2:1.

Bradiarritmia

A causa mais comum de bradicardia fetal grave é *bloqueio cardíaco congênito*. Cerca de 50% dos casos ocorrem nos fetos com alguma anomalia cardíaca estrutural envolvendo o sistema de condução. Possíveis anomalias incluem *heterotaxia*, principalmente *isomerismo atrial esquerdo*; *anomalia do coxim endocárdico*; e, menos comumente, *transposição corrigida das grandes artérias* (Srinivasan, 2008). O prognóstico do bloqueio cardíaco secundário a uma anomalia cardíaca estrutural é extremamente desfavorável, e as taxas de morte fetal são maiores que 80% (Glatz, 2008; Strasburger, 2010).

Quando o coração é estruturalmente normal, 85% dos casos de bloqueio atrioventricular são secundários à transferência placentária de anticorpos maternos anti-SSA/Ro ou anti-SSB/La (Buyon, 2009). Algumas dessas mulheres têm ou desenvolvem mais tarde lúpus eritematoso sistêmico ou outra doença do tecido conectivo (Cap. 59, p. 1142). O risco de bloqueio cardíaco de terceiro grau com esses anticorpos é pequeno – apenas cerca de 2%. Ainda assim, o risco pode chegar a 20% se um lactente tiver sido afetado previamente. O bloqueio cardíaco congênito imune acarreta um coeficiente de mortalidade de 20 a 30%, requer implantação de marca-passo permanente em dois terços das crianças que sobrevivem e também é um fator de risco para miocardiopatia (Buyon, 2009). Quando também há derrames, bradiarritmias ou fibroelastose endocárdica, as condições neonatais podem se agravar progressivamente depois do nascimento (Cuneo, 2007).

Os estudos iniciais nesse campo têm focado no tratamento corticosteroide materno para reverter ou evitar bloqueio cardíaco fetal. Friedman e colaboradores (2008, 2009) realizaram um ensaio multicêntrico prospectivo com gestantes portadoras de anticorpos anti-SSA/Ro – estudo conhecido como PRIDE (*PR Interval and Dexamethasone*). A ultrassonografia de controle era realizada semanalmente, e o bloqueio cardíaco foi tratado com dexametasona por via oral para a mãe com dose de 4 mg/dia. Infelizmente, a progressão para bloqueio de segundo ou terceiro grau não foi evitada com a terapia materna com dexametasona, e o bloqueio atrioventricular de terceiro grau foi *irreversível*. Em casos raros, houve efeitos benéficos potenciais na reversão do bloqueio atrioventricular de primeiro grau. Porém, o bloqueio de primeiro grau geralmente não progride mesmo sem tratamento. Em uma revisão subsequente de 156 gestações com bloqueio cardíaco fetal isolado de segundo ou terceiro graus, a terapia com dexametasona também não afetou a progressão da doença, a necessidade de marca-passo no período neonatal ou as taxas de sobrevida global (Izmirly, 2016). Assim, a dexametasona não pode ser recomendada para essa situação.

Estudos mais recentes têm se concentrado no potencial terapêutico da hidroxicloroquina, uma das bases do tratamento do lúpus eritematoso sistêmico (Cap. 59, p. 1142). Em uma revisão multicêntrica de mais de 250 gestações em mulheres cujas gestações anteriores tinham sido complicadas por lúpus neonatal, a recorrência de bloqueio cardíaco congênito foi significativamente menor quando a mulher era tratada com hidroxicloroquina durante a gestação (Izmirly, 2012). A pesquisa nessa área está em andamento.

A terbutalina também foi administrada às gestantes para aumentar a frequência cardíaca dos fetos com bradicardia sustentada por qualquer causa com frequência cardíaca fetal < 55 bpm. Foi relatada reversão da hidropsia com essa terapia (Cuneo, 2007, 2010).

■ Hiperplasia suprarrenal congênita

Várias deficiências enzimáticas autossômicas recessivas diminuem a síntese fetal de cortisol a partir do colesterol pelo córtex suprarrenal. Isso resulta em hiperplasia suprarrenal congênita (HSRC). A HSRC é a etiologia mais comum de excesso de androgênios em mulheres com distúrbios do desenvolvimento sexual 46,XX, anteriormente chamados de pseudo-hermafroditismo feminino (Cap. 3, p. 41). A falta do cortisol estimula a secreção de hormônio adrenocorticotrófico (ACTH) pela adeno-hipófise, e a produção excessiva resultante de androstenediona e testosterona causa virilização dos fetos do sexo feminino. As sequelas podem incluir formação de pregas labioescrotais, persistência de um seio urogenital ou até mesmo formação da uretra peniana com bolsa escrotal.

Mais de 90% dos casos de HSRC são causados pela deficiência de 21-hidroxilase, que é demonstrada nas formas clássica e não clássica. A incidência da HSRC clássica é de cerca de 1:15.000 nascimentos na população geral, mas é mais alta em determinadas populações. Por exemplo, essa síndrome ocorre em cerca de 1:300 esquimós Yupik (Nimkarn, 2010). Entre as crianças com HSRC clássica, 75% têm risco de desenvolver *crises suprarrenais com perdas de sal* e precisam ser tratadas com mineralocorticoides e glicocorticoides depois do nascimento para evitar hiponatremia, desidratação, hipotensão e colapso cardiovascular. O grupo restante (25%) dos fetos com HSRC clássica tem o *tipo virilizante simples* e requer suplementos de glicocorticoide. Conforme descrito no Capítulo 32 (p. 614), todos os estados dos Estados Unidos exigem o rastreamento neonatal para HSRC.

A eficácia do tratamento materno com dexametasona para suprimir a produção excessiva de androgênios fetais e evitar ou atenuar a virilização dos fetos do sexo feminino foi reconhecida há mais de 30 anos (David, 1984; New, 2012). O tratamento pré-natal com corticoides é considerado eficaz em 80 a 85% dos casos (Miller, 2013; Speiser, 2010). Uma outra alternativa é a genitoplastia pós-natal, um procedimento cirúrgico complexo e, até certo ponto, controverso (Braga, 2009).

O esquema preventivo habitual é a dexametasona oral administrada à gestante na dose de 20 µg/kg/dia – até 1,5 mg/dia, dividido em três doses. O período crítico para o desenvolvimento da genitália externa é de 7 a 12 semanas de gestação, e o tratamento para evitar a virilização deve ser iniciado com 9 semanas – *antes de saber que o feto está sob risco*. Como essa doença é autossômica recessiva, fetos femininos afetados representam apenas 1 em 8 conceptos em risco.

Nos casos típicos, os pais portadores são identificados depois do nascimento de uma criança afetada. Os testes de genética molecular estão disponíveis clinicamente, inicialmente utilizando a análise da sequência do gene *CYP21A2*, que codifica a enzima 21-hidroxilase (Nimkarn, 2016). Se isso não for informativo, a análise de deleção/duplicação com gene-alvo é realizada, podendo-se considerar exames adicionais como o sequenciamento do exoma completo (Cap. 13, p. 272).

O objetivo do diagnóstico pré-natal é limitar a exposição à dexametasona dos fetos do sexo masculino e dos não afetados do sexo feminino. O diagnóstico pré-natal por testes de genética molecular pode ser realizado a partir das vilosidades coriônicas – com 10 a 12 semanas de gestação – ou de amniócitos depois de 15 semanas. O teste de DNA fetal livre a partir do soro materno traz a possibilidade de substituir os testes invasivos, incluindo coleta da vilosidade coriônica e amniocentese, no diagnóstico da HSRC (Cap. 13, p. 273). A determinação do sexo fetal utilizando DNA fetal livre teve sensibilidade de 95% no mínimo quando realizada com 7 semanas de gestação ou nas semanas subsequentes (Devaney, 2011). Em cenários de pesquisa, o teste com DNA livre usando sondas de hibridização visando o gene *CYP21A2* pode ser efetivo mesmo a partir de $5^{6/7}$ semanas de gestação (New, 2014).

O tratamento materno com dexametasona se tornou um tema de controvérsia significativa. A Endocrine Society recomendou que o tratamento fosse administrado apenas no contexto de protocolos experimentais (Miller, 2013; Speiser, 2010). Deve-se observar que, quando o tratamento é iniciado pouco antes de 9 semanas, a dose de dexametasona não causa efeitos teratogênicos potenciais significativos, pois a organogênese dos principais órgãos já ocorreu (McCullough, 2010). Contudo, existem preocupações persistentes quanto aos efeitos potenciais do excesso de androgênios *endógenos* ou do excesso de dexametasona *exógena* no cérebro em desenvolvimento. Embora a dexametasona materna seja utilizada há muitos anos para evitar virilização dos fetos do sexo feminino com HSRC, há relativamente poucos dados acerca de sua segurança em longo prazo.

■ Malformação adenomatoide cística congênita

Ao exame ultrassonográfico, essa malformação caracteriza-se por uma massa torácica bem delimitada, que pode parecer sólida e ecogênica, ou pode ter um ou vários cistos com dimensões variadas (Fig. 10-24, p. 199). As lesões que abrigam cistos ≥ 5 mm são descritas como macrocísticas, enquanto as lesões microcísticas contêm cistos menores ou são aparentemente sólidas (Adzick, 1985). Também conhecida como malformação congênita das vias pulmonares (MCVP), trata-se de uma proliferação hamartomatosa descontrolada dos bronquíolos terminais. A terapia para a malformação adenomatoide cística congênita (MACC) é discutida adiante (p. 324).

Algumas vezes, uma MACC microcística pode mostrar crescimento rápido entre 18 e 26 semanas de gestação. A massa pode tornar-se tão grande a ponto de causar desvio do mediastino, podendo comprometer o débito cardíaco e o retorno venoso, resultando em hidropsia (Cavoretto, 2008). A razão MACC-volume (RMV) é usada para quantificar o tamanho e o risco de desenvolver hidropsia nesses casos graves (Crombleholme, 2002). A RMV é uma estimativa do volume (comprimento × largura × altura × 0,52) dividido pela circunferência da cabeça. Em uma série de 40 gestações com MACC microcística, a média de RMV foi de 0,5 com 20 semanas de gestação, atingindo um máximo de 1,0 com 26 semanas, seguido por uma queda pronunciada após o parto (Macardle, 2016). Um terço dos fetos não apresenta aumento no tamanho da massa. Na ausência de um cisto dominante, uma RMV acima de 1,6 está associada a um risco de hidropsia de até 60%. Porém, o crescimento da MACC resultando em hidropsia ocorre em menos de 2% dos casos se a RMV inicial estiver abaixo de 1,6 (Ehrenberg-Buchner, 2013; Peranteau, 2016). É importante observar que uma RMV na faixa de 1,6 indica que a massa essencialmente preenche o tórax e, assim, não é inesperado que possa haver ascite ou hidropsia.

Quando a RMV é maior que 1,6 ou o feto tem sinais de hidropsia, alguns autores recomendam tratamento com corticosteroide para melhorar o prognóstico. Os esquemas sugeridos incluem dexametasona (6,25 mg a cada 12 horas em 4 doses) ou betametasona (12,5 mg via intramuscular a cada 24 horas em 2 doses). Após um único curso de corticosteroides, a hidropsia melhorou em cerca de 80% dos casos, e 90% dos fetos tratados sobreviveram (Loh, 2012; Peranteau, 2016). Recentemente, tem-se defendido o uso de múltiplos cursos de esteroides – geralmente dois – para fetos com lesões grandes de MACC e com hidropsia ou ascite persistentes ou crescentes apesar de um único curso do medicamento (Derderian, 2015; Peranteau, 2016).

■ Doença da tireoide

A detecção da doença da tireoide fetal é rara e geralmente é suscitada pela demonstração de bócio fetal ao exame ultrassonográfico. Se for encontrado um bócio, a determinação de hiper ou hipotireoidismo fetal é fundamental, e os níveis de hormônio da tireoide podem ser medidos no líquido amniótico ou no sangue fetal. Tradicionalmente, a amostragem sanguínea fetal, descrita no Capítulo 14 (p. 294), é preferida em relação à amniocentese para orientar o tratamento, embora os dados sejam limitados (Abuhamad, 1995; Ribault, 2009). Os objetivos do tratamento são a correção da anormalidade fisiológica e a redução do tamanho do bócio. O bócio pode comprimir a traqueia e o esôfago de tal maneira que pode haver polidrâmnio grave ou comprometimento neonatal da via aérea. A hiperextensão do pescoço do feto por um bócio pode causar distocia no trabalho de parto.

Tireotoxicose fetal

A tireotoxicose fetal não tratada pode se evidenciar por bócio, taquicardia, restrição do crescimento, polidrâmnio, maturação óssea acelerada e, até mesmo, insuficiência cardíaca com hidropsia (Huel, 2009; Peleg, 2002). Em geral, a causa é a doença de Graves com transferência placentária de imunoglobulinas IgG estimuladoras da tireoide. A amostragem sanguínea fetal pode confirmar o diagnóstico (Duncombe, 2001; Heckel, 1997; Srisupundit, 2008). A confirmação da tireotoxicose fetal é seguida pelo tratamento antitireoidiano da mãe. Durante essa fase, se a mãe desenvolver hipotireoidismo, ela recebe levotiroxina suplementar (Hui, 2011).

Hipotireoidismo fetal

Em uma mulher que recebe tratamento medicamentoso para doença de Graves, a passagem transplacentária de metimazol ou propiltiouracila pode causar *hipotireoidismo fetal* (Bliddal, 2011a). Outras causas possíveis de hipotireoidismo fetal com bócio resultante são transferência placentária de anticorpos antitireoperoxidase, disormonogênese tireóidea fetal e consumo materno excessivo de suplementos de iodo (Agrawal, 2002; Overcash, 2016).

O hipotireoidismo com bócio pode causar polidrâmnio, hiperextensão do pescoço e atraso da maturação óssea. Quando a gestante usa um fármaco antitireoidiano, a interrupção do tratamento costuma ser recomendada, assim como a injeção intra-amniótica de levotiroxina. Vários relatos de caso descrevem o tratamento intra-amniótico com levotiroxina. Contudo, a dose e a frequência ideais ainda não estão definidas, e as doses relatadas variam de 50 a 800 µg a cada 1 a 4 semanas (Abuhamad, 1995; Bliddal, 2011b; Ribault, 2009).

TRATAMENTO CIRÚRGICO

Também conhecidos como *cirurgia materno-fetal*, os procedimentos cirúrgicos fetais são oferecidos para algumas anomalias congênitas nas quais as chances de deterioração fetal são tão grandes que a postergação do tratamento até o nascimento poderia causar morte fetal ou acarretar morbidade pós-natal expressiva. Os procedimentos cirúrgicos fetais abertos são intervenções altamente especializadas realizadas em poucos centros norte-americanos e apenas para algumas doenças fetais. A Tabela 16-1 descreve os critérios que permitem considerar um procedimento cirúrgico fetal. Em alguns casos, os dados sobre a segurança e a eficácia desses procedimentos são limitados. A Agency for Healthcare Research and Quality ressalta que, quando se considera um procedimento cirúrgico fetal, a preocupação primordial deve ser a segurança da mãe e de seu concepto. A obtenção de resultados fetais com o procedimento é secundária (Walsh, 2011).

TABELA 16-1 Princípios norteadores dos procedimentos cirúrgicos fetais

Há diagnóstico pré-natal acurado para o defeito, com estadiamento quando aplicável.
O defeito parece isolado, sem evidências de outra anormalidade ou síndrome subjacente que pioraria de maneira significativa a sobrevida ou a qualidade de vida.
O defeito resulta em alta probabilidade de morte ou destruição irreversível de órgão, e a terapia pós-natal é inadequada.
O procedimento é tecnicamente factível e uma equipe multidisciplinar está de acordo em relação ao plano terapêutico.
Os riscos maternos com o procedimento são bem documentados e são considerados aceitáveis.
Existe um aconselhamento abrangente para os pais.
Recomenda-se que haja um modelo animal para o defeito e o procedimento.

Dados de Deprest, 2010; Harrison, 1982; Vrecenak, 2013; Walsh, 2011.

A Tabela 16-2 descreve algumas anormalidades passíveis de tratamento cirúrgico fetal (antes ou durante o nascimento). Uma visão geral desses procedimentos, suas indicações e suas complicações são apresentadas a seguir de forma a ajudar na avaliação e aconselhamento da paciente. Informações adicionais são encontradas em *Cirurgia obstétrica de Cunningham e Gilstrap*, 3ª edição.

■ Procedimentos cirúrgicos fetais abertos

Esses procedimentos exigem extenso aconselhamento pré-operatório e cuidado multidisciplinar. A mãe deve ser submetida à anestesia endotraqueal geral para suprimir as contrações uterinas e as respostas fetais. Usando as imagens ultrassonográficas intraoperatórias para evitar a borda da placenta, é feita uma incisão de histerotomia transversa inferior com um grampeador que sela as bordas para permitir a hemostasia. Para repor as perdas de líquido amniótico, líquido aquecido é continuamente infundido no útero por meio de um dispositivo de infusão rápida. O feto é manipulado com cuidado para permitir a monitoração da oximetria de pulso e estabelecer o acesso venoso, caso líquidos ou sangue sejam necessários em caráter de emergência. Em seguida, o procedimento cirúrgico é realizado. Depois da conclusão do procedimento, a histerotomia é fechada e o tratamento tocolítico é iniciado. Nos casos típicos, a tocólise inclui sulfato de magnésio intravenoso por 24 horas, indometacina oral por 48 horas e, em alguns centros, nifedipino oral até o nascimento (Wu, 2009). Antibióticos profiláticos também são administrados e mantidos nas primeiras 24 horas depois do procedimento. A cesariana é necessária mais tarde na gestação atual e em todas as gestações subsequentes.

Riscos

As morbidades associadas aos procedimentos cirúrgicos fetais estão bem caracterizadas. Em uma revisão de 87 procedimentos cirúrgicos abertos, Golombeck e colaboradores (2006) descreveram as seguintes morbidades: edema pulmonar (28%), descolamento prematuro da placenta (9%), transfusão de sangue (13%), ruptura prematura das membranas (52%) e nascimento pré-termo (33%). Wilson e colaboradores (2010) revisaram os desfechos das gestações subsequentes aos procedimentos cirúrgicos fetais abertos e relataram que 14% das mulheres tiveram ruptura uterina e 14% desenvolveram deiscência uterina. A Tabela 16-3 descreve as morbidades detectadas no estudo recente *MOMS (Management of Myelomeningocele Study)* (Adzick, 2011). Outros riscos possíveis são sepse materna e morte fetal durante ou depois do procedimento, particularmente se houver hidropsia.

Tratamento cirúrgico da mielomeningocele

Apesar do reparo pós-natal, as crianças com mielomeningocele podem ter graus variáveis de paralisia, disfunção vesical e intestinal, atrasos do desenvolvimento e disfunção do tronco encefálico em consequência da malformação de Arnold-Chiari tipo II (Cap. 10, p. 193). Acredita-se que o dano resulte de neurulação embrionária anormal e de exposição continuada de elementos neurais ao líquido amniótico (Adzick, 2010; Meuli, 1995, 1997). A mielomeningocele fetal preenche os critérios listados na Tabela 16-1 e é o primeiro defeito congênito não letal para o qual foi oferecida a cirurgia fetal (Fig. 16-2).

Em relatos preliminares, os lactentes que passaram por reparo anteparto de defeitos tinham mais chances de apresentar reversão da malformação de Arnold-Chiari II e menos chance de necessitar da colocação de *shunt* ventriculoperitoneal (Bruner, 1999; Sutton, 1999). Pensando nisso, foi conduzido o ensaio multicêntrico e randomizado MOMS (Adzick, 2011). Os critérios para participação no estudo incluíam: (1) feto único com 19,0 a 25,9 semanas de gestação; (2) limite superior da mielomeningocele entre T1 e S1, conforme demonstrado pela ressonância magnética (RM) fetal; (3) evidência de herniação do rombencéfalo; e (4) cariótipo normal e nenhuma evidência de anomalia fetal não relacionada com a mielomeningocele. As gestantes em risco de parto pré-termo ou descolamento prematuro da placenta, as pacientes que tinham contraindicação ao procedimento cirúrgico fetal e as mulheres com índice de massa corporal > 35 kg/m² foram excluídas.

Os achados do MOMS demonstraram melhora do prognóstico nos primeiros anos da infância no grupo submetido ao procedimento cirúrgico pré-natal (ver Tab. 16-3). As crianças submetidas ao procedimento cirúrgico pré-natal tiveram probabilidades duas vezes maiores de andar sem ajuda com 30 meses de vida. Além disso, esses fetos tiveram significativamente menos herniação do rombencéfalo e apenas metade foram submetidos a um procedimento para colocar *shunt* ventriculoperitoneal com 1 ano de vida. O desfecho primário era um escore composto derivado do *Bayley Mental Development Index* e da diferença entre os níveis anatômico e funcional da lesão com 30 meses. Esse desfecho

TABELA 16-2 Algumas anomalias fetais passíveis de correção por procedimentos cirúrgicos fetais

Procedimentos cirúrgicos fetais abertos
Mielomeningocele
Malformação adenomatoide cística congênita (MACC)
Sequestro pulmonar extralobar
Teratoma sacrococcígeo

Procedimentos cirúrgicos por fetoscopia
Transfusão entre gêmeos: coagulação das anastomoses placentárias a *laser*
Hérnia diafragmática: oclusão traqueal endoscópica fetal (FETO)
Válvulas da uretra posterior: tratamento a *laser* por cistoscopia
Obstrução congênita das vias aéreas altas: tratamento das pregas vocais a *laser*
Liberação de banda amniótica

Procedimentos percutâneos
Terapia de derivação
Válvulas da uretra posterior/obstrução da via de saída da bexiga
Derrame pleural: quilotórax ou sequestro
Cisto dominante com MACC
Ablação por radiofrequência
Sequência de perfusão arterial gemelar reversa (TRAP)
Gêmeos monocoriônicos com anomalia grave em um deles
Corioangioma
Procedimentos por cateter intracardíacos fetais
Valvoplastia de estenoses da valva aórtica ou pulmonar
Septostomia atrial para coração esquerdo hipoplásico com septo atrial restritivo

Procedimentos de tratamento intraparto *ex utero* (EXIT)
Hérnia diafragmática congênita depois da FETO
Sequência de obstrução congênita das vias aéreas superiores (CHAOS)
Micrognatismo grave
Tumores do pescoço ou das vias aéreas
EXIT para ressecção: ressecção de massas mediastinais ou torácicas fetais
EXIT para oxigenação por membrana extracorpórea (ECMO): hérnia diafragmática congênita

TABELA 16-3 Benefícios e riscos da cirurgia de mielomeningocele fetal em comparação com o reparo pós-natal

	Cirurgia fetal (n = 78)	Cirurgia pós-natal (n = 80)	Valor p
Benefícios (desfechos primários)			
Morte perinatal ou *shunt* com 12 meses[a]	68%	98%	< 0,001
Colocação de *shunt* com 12 meses	40%	82%	< 0,001
Escore de desenvolvimento composto[a,b]	149 ± 58	123 ± 57	0,007
Herniação do rombencéfalo (qualquer tipo)	64%	96%	< 0,001
Torção do tronco encefálico (qualquer tipo)	20%	48%	< 0,001
Caminhada sem ajuda (30 meses)	42%	21%	0,01
Riscos			
Edema pulmonar materno	6%	0	0,03
Descolamento prematuro da placenta	6%	0	0,03
Transfusão materna no parto	9%	1%	0,03
Oligoidrâmnio	21%	4%	0,001
Idade gestacional ao nascer	34 ± 3	37 ± 1	< 0,001
Parto pré-termo			
< 37 semanas	79%	15%	< 0,001
< 35 semanas	46%	5%	
< 30 semanas	13%	0	

[a]Cada desfecho primário teve dois componentes. Os componentes de morte perinatal dos desfechos primários e o *Bayley Mental Development Index* com 30 meses não diferiu nas duas coortes estudadas.
[b]Escore derivado do *Bayley Mental Development Index* e diferença entre os níveis anatômico e funcional da lesão (30 meses).
Dados de Adzick, 2011.

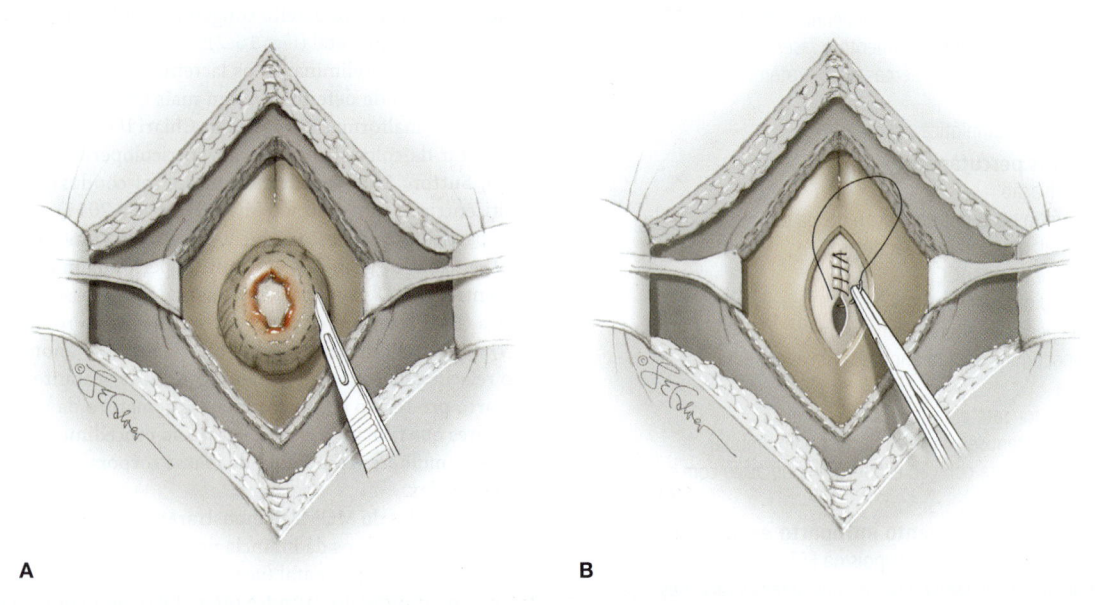

FIGURA 16-2 Cirurgia para mielomeningocele fetal. **A.** Com a retração das bordas da laparotomia e da incisão de histerotomia, a pele ao redor do defeito é incisada. Subsequentemente, o placode neural é dissecado da membrana aracnoide-máter. **B.** A membrana da dura-máter é refletida para a linha média para cobrir o placode neural, sendo reaproximada com suturas. Em alguns casos, há necessidade de um retalho (não mostrado). A incisão cutânea fetal é subsequentemente suturada. Por fim, a histerotomia e a laparotomia são fechadas. (Reproduzida, com permissão, de Shamshirsaz AA, Ramin, SM, Belfort MA: Fetal therapy. In Yeomans ER, Hoffman BL, Gilstrap LC III, et al: Cunningham and Gilstrap's Operative Obstetrics, 3rd ed. New York, McGraw-Hill Education, 2017.)

primário foi significativamente melhor no grupo submetido ao reparo cirúrgico pré-natal.

No entanto, ao se realizar o aconselhamento prospectivo às famílias, os resultados são colocados em perspectiva. Por exemplo, apesar do aumento da porcentagem de crianças que andam sem ajuda, *a maioria* das crianças submetidas ao procedimento cirúrgico pré-natal não conseguia andar independentemente, e quase 30% não conseguiam andar de qualquer forma. A operação pré-natal não reduziu as taxas de mortalidade fetal ou neonatal, nem melhorou o escore do *Bayley Mental Development Index* com 30 meses. Como se pode observar na Tabela 16-3, o procedimento cirúrgico foi associado a riscos pequenos, ainda que significativos, de descolamento prematuro da placenta e edema pulmonar materno. Além disso, a metade dos fetos nasceu com idade gestacional < 34 semanas, e isso aumentou de maneira significativa o risco de desenvolver síndrome da disfunção respiratória (Adzick, 2011). Os dados de vigilância de longo prazo apenas recentemente foram disponibilizados para crianças submetidas a reparo de mielomeningocele fetal antes do ensaio MOMS. Com um acompanhamento médio de 10 anos, essas crianças tinham taxas maiores de problemas comportamentais e de funcionamento executivo adverso em comparação com a norma da população (Danzer, 2016).

Desde a publicação dos achados do MOMS, aumentaram as taxas de cirurgia fetal para mielomeningocele. A expansão dos centros que oferecem esse procedimento acentuou a preocupação quanto à importância de treinamento e experiência continuada, adesão aos critérios de pesquisa do MOMS e necessidade de criar um registro para assegurar que os casos futuros alcancem taxas de sucesso semelhantes (Cohen, 2014; Vrecenak, 2013).

Massas torácicas

No passado, quando um feto com sequestro pulmonar volumoso ou malformação adenomatoide cística sem cisto dominante desenvolvia hidropsia, o procedimento cirúrgico fetal aberto de lobectomia era a única opção terapêutica disponível, além da antecipação do nascimento. A maioria das massas torácicas é pequena e tem prognóstico benigno, com as massas maiores sendo geralmente tratadas com corticosteroides (p. 318). A cirurgia fetal é geralmente reservada para os casos com menos de 32 semanas em que há desenvolvimento de hidropsia e, em casos selecionados, a taxa de sobrevida após a lobectomia aberta se aproxima de 60% (Vrecenak, 2013). A realização do procedimento terapêutico intraparto *ex utero* para tratar massas pulmonares fetais está descrita adiante na p. 327.

Teratoma sacrococcígeo

Esse tumor de células germinativas tem prevalência de cerca de 1 em 28.000 nascimentos (Derikx, 2006; Swamy, 2008). Ao exame ultrassonográfico, o teratoma sacrococcígeo (TSC) é uma massa sólida e/ou cística que se origina da região anterior do sacro (Fig. 16-3). A RM fetal pode ajudar na avaliação da extensão do componente tumoral interno. A massa pode crescer rapidamente, em geral estendendo-se inferior e externamente (Fig. 10-18, p. 196). Polidrâmnio é comum, e alguns fetos podem desenvolver hidropsia em consequência do débito cardíaco muito aumentado, seja em consequência da vascularidade do tumor ou do sangramento dentro da lesão com anemia secundária. A *síndrome do espelho* – pré-eclâmpsia materna com hidropsia fetal simultânea – pode ocorrer nesse contexto (Cap. 15, p. 312).

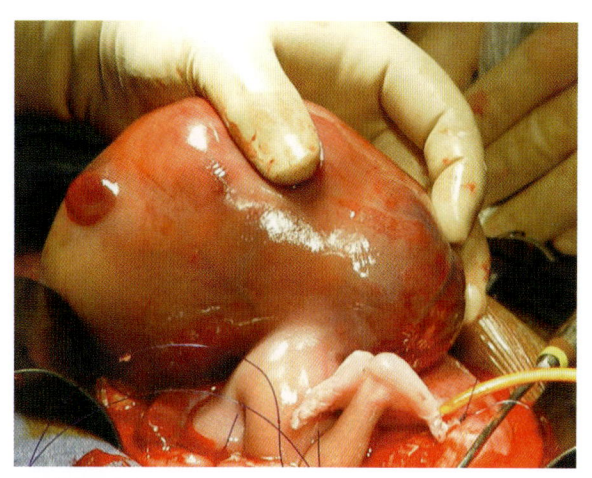

FIGURA 16-3 Cirurgia fetal para ressecção de teratoma sacrococcígeo. Após a laparotomia e a histerotomia, a parte caudal do feto foi retirada e colocada no campo cirúrgico. A mão do cirurgião segura o tumor. (Reproduzida com permissão de Dr. Timothy M. Crombleholme.)

A taxa de mortalidade perinatal para casos de TSCs diagnosticados no pré-natal é de cerca de 40% (Hedrick, 2004; Shue, 2013). Os fatores de prognóstico ruim incluem um componente sólido comprometendo mais de 50% da massa tumoral e uma razão entre volume tumoral e peso fetal (volume tumoral dividido pelo peso fetal estimado) acima de 12% antes de 24 semanas de gestação (Akinkuotu, 2015). A taxa de perda fetal é de quase 100% quando há hidropsia ou placentomegalia (Vrecenak, 2013). O grupo do Children's Hospital of Philadelphia recomenda que se considere um procedimento cirúrgico fetal aberto para TSC apenas quando o tumor for inteiramente externo (Tipo I) e quando o débito cardíaco aumentado causar hidropsia precoce no segundo trimestre (Vrecenak, 2013). Para a excisão, a histerotomia é realizada e o componente externo é retirado. O cóccix e a parte profunda do tumor são mantidos para ressecção pós-natal. Como a redução do volume tumoral interrompe o desvio sanguíneo patológico, a fisiologia fetal normal pode ser recuperada.

■ Procedimentos cirúrgicos por fetoscopia

Como nas cirurgias fetais abertas, esses procedimentos são realizados em centros altamente especializados, com alguns deles sendo considerados investigacionais. Esses procedimentos usam endoscópios de fibra óptica com apenas 1 a 2 mm de diâmetro para atravessar a parede abdominal materna, a parede do útero e as membranas. Instrumentos como bisturis a *laser* são introduzidos por cânulas de 3 a 5 mm, que circundam o endoscópio. Em geral, as morbidades são menores que as associadas aos procedimentos cirúrgicos fetais abertos, mas ainda podem ser expressivas, principalmente quando é necessário realizar laparotomia materna para ter acesso ao feto (Golombeck, 2006). A Tabela 16-2 descreve exemplos de algumas lesões tratadas por fetoscopia.

Síndrome de transfusão feto-fetal

Indicações e técnica. Como descrito no Capítulo 45 (p. 879), a ablação de anastomoses placentárias a *laser* por abordagem fetoscópica é o procedimento terapêutico preferido para casos da

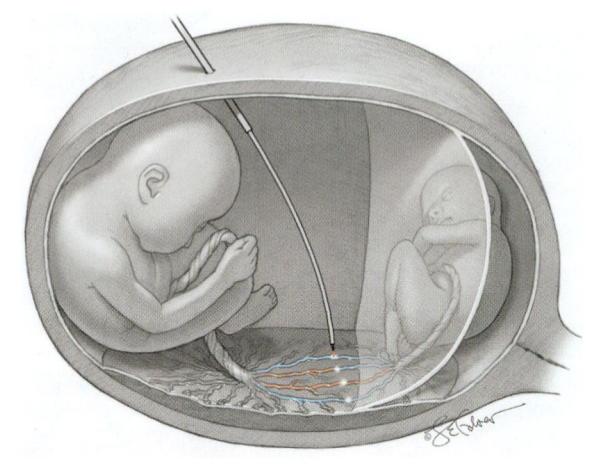

FIGURA 16-4 Fotocoagulação seletiva a *laser* para a síndrome de transfusão feto-fetal. O fetoscópio é inserido no saco do gêmeo receptor e posicionado sobre o equador vascular, o qual se encontra entre os locais de inserção placentária dos dois cordões. As anastomoses arteriovenosas ao longo da superfície placentária são individualmente fotocoaguladas com o uso do *laser*. (Reproduzida, com permissão, de Shamshirsaz AA, Ramin, SM, Belfort MA: Fetal therapy. In Yeomans ER, Hoffman BL, Gilstrap LC III, et al: Cunningham and Gilstrap's Operative Obstetrics, 3rd ed. New York, McGraw-Hill Education, 2017.)

síndrome de transfusão feto-fetal (STFF). Em geral, o procedimento é realizado entre 16 e 26 semanas de gestação, quando os gêmeos são monocoriônicos-diamnióticos e têm STFF dos estágios II a IV. Essa classificação do Sistema de estadiamento de Quintero está descrita no Capítulo 45 (p. 879) (Quintero, 1999; Society for Maternal-Fetal Medicine, 2013).

Para o procedimento, é usado um fetoscópio para a visualização do equador vascular que separa os cotilédones placentários suprindo cada gêmeo (Fig. 16-4). As anastomoses arteriovenosas ao longo da superfície placentária do equador vascular são fotocoaguladas com o uso de um *laser* de diodo de 600 μm ou um *laser* de neodímio:ítrio-alumínio-granada de 400 μm (Nd:YAG)

(Fig. 16-5). Nos casos típicos, o procedimento é realizado com analgesia peridural ou local. No final, a amniorredução é realizada para reduzir o maior bolsão vertical de líquido amniótico a menos de 5 cm, e, por fim, são injetados antibióticos na cavidade amniótica.

Com a *fotocoagulação seletiva a laser*, as anastomoses que passam entre os gêmeos ao longo do equador vascular são individualmente coaguladas (Ville, 1995). Infelizmente, permanecem anastomoses residuais em até um terço dos casos, podendo levar à recorrência da STFF ou ao desenvolvimento da sequência de anemia-policitemia em gêmeos (TAPS, de *twin anemia-polycytemia sequence*). Essa última é uma transfusão feto-fetal caracterizada por grandes diferenças nas concentrações de hemoglobina entre um par de gêmeos monocoriônicos. Para abordar essas complicações, foi desenvolvida a *técnica Solomon*. Nela, após a fotocoagulação seletiva, o *laser* é usado para coagular todo o equador vascular, de uma margem placentária a outra (Slaghekke, 2014a). A técnica Solomon reduziu a proporção de gestações com STFF e TAPS em vários ensaios. Além disso, estudos com injeção de contraste na placenta confirmam a redução no número de anastomoses residuais (Ruano, 2013; Slaghekke, 2014b).

Complicações. Os familiares devem ter expectativas razoáveis quanto ao sucesso do procedimento e às complicações potenciais. Sem tratamento, a taxa de mortalidade perinatal da STFF grave varia de 70 a 100%. Depois do tratamento a *laser*, a taxa de mortalidade perinatal esperada oscila entre 30 e 50%, com riscos de 5 a 20% de desenvolver déficits neurológicos de longa duração (Society for Maternal – Fetal Medicine, 2013). Leucomalácia periventricular cística e hemorragia interventricular grau III a IV são detectadas no período neonatal de até 10% dos fetos tratados a *laser* (Lopriore, 2006).

As complicações associadas ao procedimento incluem rupturas prematuras das membranas em até 25%, descolamento prematuro da placenta em 8%, lacerações vasculares em 3%, síndrome da banda amniótica resultante da laceração das membranas pelo *laser* em 3% e TAPS em 16% com a fotocoagulação e em 3% com a modificação de Solomon (Habli, 2009; Robyr, 2006;

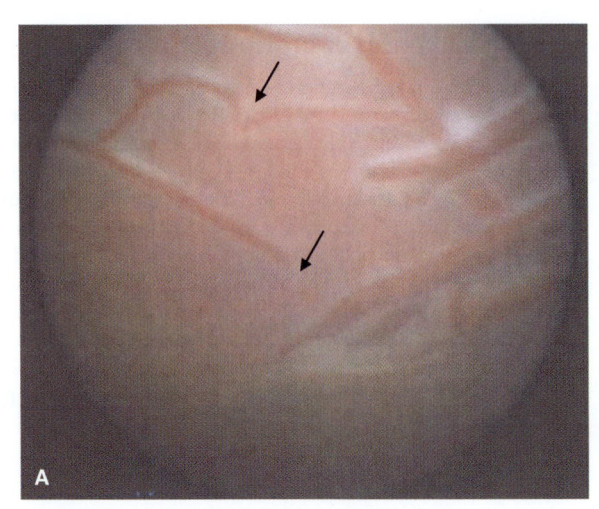

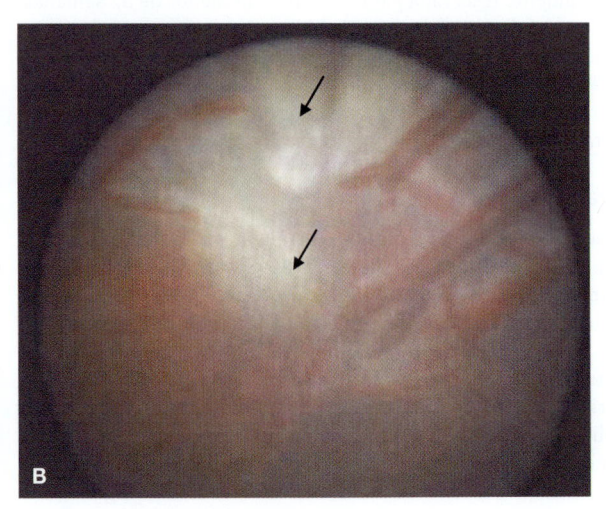

FIGURA 16-5 Fotografia fetoscópica de fotocoagulação a *laser* para a síndrome de transfusão feto-fetal. **A.** As anastomoses vasculares (*setas*) são demonstradas antes da fotocoagulação. **B.** Os pontos de ablação estão assinalados como áreas amarelo-claras pálidas (*setas*). (Reproduzida com permissão de Dr. Timothy M. Crombleholme.)

Slaghekke, 2014b). Por fim, a maioria das gestações com STFF tratadas com *laser* chega ao parto antes de 34 semanas.

Hérnia diafragmática congênita

A prevalência da hérnia diafragmática congênita (HDC) é de cerca de 1 em 3.000 a 4.000 nascimentos, e a taxa de sobrevida global é de 50 a 60%. Anomalias associadas ocorrem em 40% dos casos e reduzem expressivamente a taxa de sobrevida. As principais causas de mortalidade entre os casos de HDC isolada são hipoplasia pulmonar e hipertensão pulmonar. Além disso, o fator de risco principal é herniação do fígado, que complica no mínimo metade dos casos e está associada à redução da taxa de sobrevida em 30% (Mullassery, 2010; Oluyomi-Obi, 2017).

Em razão dos riscos maternos e fetais associados à intervenção cirúrgica fetal, os esforços têm sido focados na identificação dos fetos com menos probabilidade de sobreviver apenas com tratamento pós-natal. Os fetos com anomalias associadas costumam ser excluídos, assim como aqueles que não têm herniação hepática. A identificação prévia também é dificultada pelos avanços do cuidado neonatal para HDC, incluindo hipercapnia permissiva, "ventilação suave" para evitar barotrauma e postergação do procedimento cirúrgico.

Razão pulmão-cabeça. Essa relação calculada por ultrassonografia foi desenvolvida para facilitar a previsão da sobrevida dos fetos com HDC esquerda isolada diagnosticada antes de 25 semanas de gestação (Metkus, 1996). A razão pulmão-cabeça (RPC) é uma medida da área do pulmão direito aferida no nível da incidência das quatro câmaras cardíacas dividida pela circunferência da cabeça (Fig. 10-23, p. 198). Pesquisadores demonstraram que a taxa de sobrevida era de 100% quando a RPC era > 1,35, e que nenhum feto sobreviveria se o valor fosse < 0,6. Quase três quartos das gestantes tinham valores entre 0,6 e 1,35, e a previsão foi difícil nesse grupo, pois a taxa de sobrevida global era de cerca de 60% (Metkus, 1996).

Em 2017, os estudos em andamento selecionaram um limiar < 1,0 para a RPC ou uma relação entre RPC observada e esperada < 25% para a inclusão nos estudos. Uma RPC observada é obtida por ultrassonografia do feto acometido, enquanto a RPC esperada é um valor de referência estabelecido a partir de fetos normais (Peralta, 2005). Em uma recente metanálise, a razão de chances para sobrevida com RPC < 1,0 foi de apenas 0,14 (Oluyomi-Obi, 2017). Da mesma forma, com uma relação entre RPC observada e esperada < 25%, as taxas de sobrevida variaram de 13 a 30%. Em contraste, uma relação entre RPC observada e esperada > 35% estava associada a taxas de sobrevida variando entre 65 e 88%.

Ressonância magnética. Essa modalidade de exame é usada para estimar os volumes totais dos pulmões ipsilateral e contralateral à hérnia diafragmática, que, então, podem ser comparados com uma referência pareada por idade gestacional. Mayer e colaboradores (2011) realizaram uma metanálise de 19 estudos, envolvendo mais de 600 gestações nas quais a HDC isolada foi avaliada por RM fetal. Os fatores associados significativamente à sobrevida neonatal foram lado da anomalia, volume pulmonar fetal total, volume pulmonar observado-detectado e posição do fígado fetal.

A RM fetal também tem sido usada para quantificar o volume do fígado herniado (Fig. 10-57, p. 219). Duas razões embasam a avaliação do volume hepático. A primeira é que a herniação do fígado talvez seja o previsor mais seguro do prognóstico dos fetos com HDC isolada. Em segundo lugar, o volume hepático poderia ser um indicador mais confiável, pois os pulmões são intrinsecamente mais compressíveis que o fígado. De fato, esses parâmetros da RM – volumes pulmonares e grau de herniação hepática – se correlacionam bem com as taxas de sobrevida pós-natal e podem ser mais úteis como preditores que os parâmetros ultrassonográficos (Bebbington, 2014, Ruano, 2014; Worley, 2009).

Oclusão traqueal. As tentativas iniciais de tratar as hérnias diafragmáticas graves usavam cirurgia fetal aberta para reposicionar o fígado dentro do abdome, o que infelizmente dobrava a veia umbilical e levava à morte fetal (Harrison, 1993). A demonstração de que os pulmões produzem normalmente líquidos e que os fetos com obstrução das vias aéreas superiores desenvolvem hiperplasia pulmonar foi a base do procedimento de oclusão traqueal. A ideia era "tampar o pulmão até ele crescer" (Hedrick, 1994). Os esforços iniciais se concentravam na oclusão da traqueia com um clipe externo (Harrison, 1993). Subsequentemente, um balão de silicone destacável era colocado dentro da traqueia por endoscopia (Fig. 16-6).

A técnica do balão – chamada de *oclusão traqueal endoscópica fetal (FETO)* – utiliza uma bainha operatória de 3 mm e fetoscópios de apenas 1 mm (Deprest, 2011; Ruano, 2012). O procedimento costuma ser realizado entre 27 e 30 semanas de gestação, com o objetivo de remover o balão com cerca de 34 semanas, seja por meio de um segundo procedimento fetoscópico, seja por punção orientada por ultrassonografia (Jiménez, 2017). Se isso não obtiver sucesso, o balão é removido durante um procedimento terapêutico intraparto *ex utero* no nascimento (p. 327).

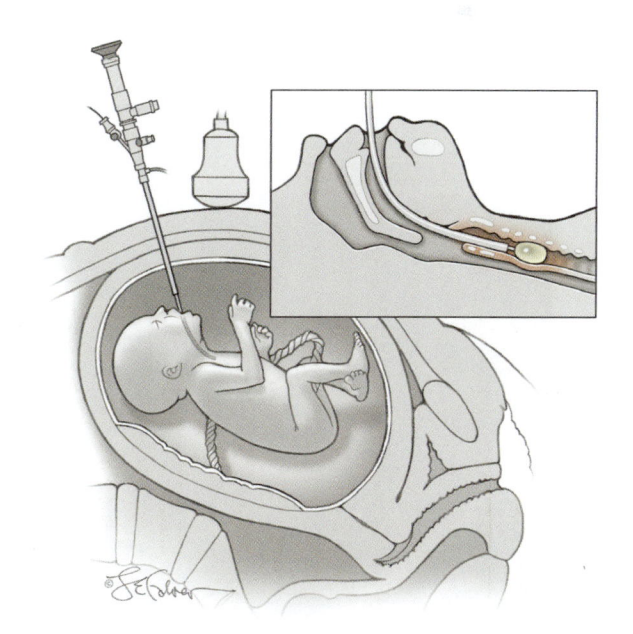

FIGURA 16-6 Oclusão traqueal fetoscópica (FETO). O endoscópio entra na orofaringe fetal e avança até a traqueia. Detalhe: O balão é insuflado para ocluir a traqueia e, então, o endoscópio é removido. (Reproduzida, com permissão, de Shamshirsaz AA, Ramin, SM, Belfort MA: Fetal therapy. In Yeomans ER, Hoffman BL, Gilstrap LC III, et al: Cunningham and Gilstrap's Operative Obstetrics, 3rd ed. New York, McGraw-Hill Education, 2017.)

Em 2003, um ensaio clínico randomizado sobre o procedimento FETO em gestações com HDC isolada, herniação hepática e RPC < 1,4 não identificou benefício com a terapia fetal (Harrison, 2003). As taxas de sobrevida dentro de 90 dias depois do nascimento foram inesperadamente altas nos dois grupos e ficaram em torno de 75%. Depois desse estudo, porém, o entusiasmo em torno dessa técnica persistiu, em especial fora dos Estados Unidos. Com o uso de um limiar de RPC mais baixo de 1,0, além de herniação hepática, como pré-requisitos para a inclusão, foram relatadas taxas de sobrevida pós-natal significativamente maiores. As taxas aumentaram de < 25% com tratamento pós-natal para cerca de 50% com a FETO (Jani, 2009; Ruano, 2012). Em uma metanálise recente de cinco ensaios que incluíram 211 gestações, aquelas tratadas com FETO tiveram 13 vezes mais chances de sobrevida (Al-Maary, 2016). No momento, a FETO está disponível nos Estados Unidos apenas em pesquisas clínicas.

Reparo endoscópico de mielomeningocele

Após a publicação dos achados do MOMS, as pesquisas se concentraram em saber se a morbidade materna associada ao reparo aberto de mielomeningocele fetal poderia ser reduzida se o procedimento fosse realizado endoscopicamente. Araujo Junior e colaboradores (2016) conduziram uma revisão sistemática que incluiu 456 casos abertos e 84 cirurgias endoscópicas. Os procedimentos endoscópicos foram geralmente realizados com a inserção de instrumentos através da parede abdominal materna e depois através da parede uterina com insuflação parcial do útero com dióxido de carbono. A taxa de deiscência ou atenuação miometrial materna foi de apenas 1% após a endoscopia em comparação com 26% após os procedimentos abertos. Porém, a endoscopia foi associada a taxas significativamente maiores de parto pré-termo antes de 34 semanas – 80 versus 45%, além de mortalidade perinatal – 14 versus 5%.

Belfort e colaboradores (2017) recentemente descreveram seus resultados em 22 gestações com mielomeningocele fetal usando uma técnica em que o abdome materno era aberto, o útero era exteriorizado e o procedimento era realizado endoscopicamente com o uso de insuflação com dióxido de carbono aquecido. Em contraste com os relatos endoscópicos anteriores, a maioria das gestações tratadas chegou ao termo, sem perdas fetais. Além disso, a proporção de lactentes necessitando de tratamento para hidrocefalia antes de 1 ano de idade – cerca de 40% – foi semelhante àquela com a cirurgia fetal aberta no ensaio MOMS (Adzick, 2011; Belfort, 2017). As pesquisas nessa área sem dúvida continuarão.

■ Procedimentos percutâneos

As imagens ultrassonográficas podem ser usadas para possibilitar tratamento com *shunt*, agulha de ablação por radiofrequência ou cateter de angioplastia. Com esses procedimentos, os instrumentos necessários atravessam a parede abdominal materna, a parede do útero e as membranas para chegar à cavidade amniótica e ao feto. Os riscos incluem infecção materna, parto pré-termo ou ruptura prematura das membranas e lesão ou morte fetal.

Shunts torácicos

Um *shunt* introduzido a partir da cavidade pleural fetal na cavidade amniótica pode ser usado para drenar líquido pleural (Fig. 16-7). Os derrames pleurais volumosos podem causar desvio significativo do mediastino e hipoplasia pulmonar ou insuficiência cardíaca e hidropsia. A causa mais comum de derrame pleural é o *quilotórax* – causado por obstrução linfática. Os derrames pleurais também podem ser causados por infecções virais congênitas ou aneuploidia, ou podem estar associados a alguma malformação, inclusive *sequestro pulmonar*. Yinon e colaboradores (2010) detectaram aneuploidias em cerca de 5% dos casos e anomalias associadas em 10%.

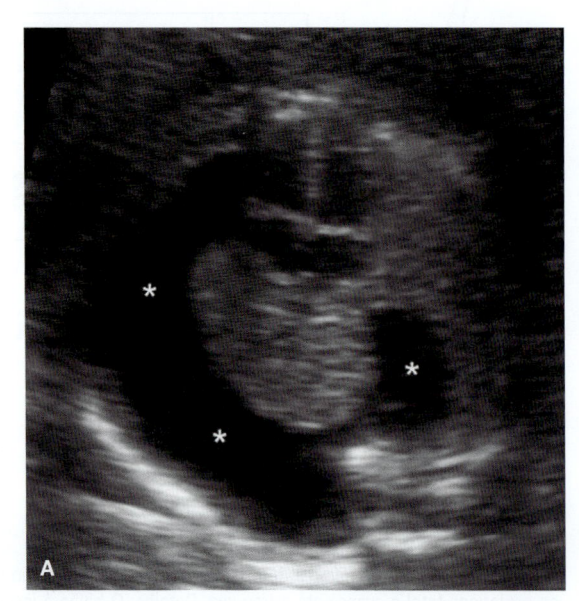

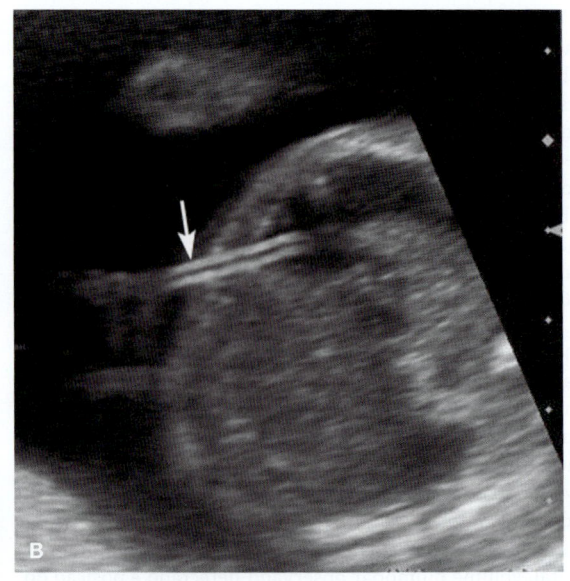

FIGURA 16-7 Colocação de *shunt* toracoamniótico. **A.** Derrame pleural volumoso à direita (*asteriscos*) e ascite foram detectados nesse feto com 18 semanas de gestação. O derrame foi drenado, mas voltou a se acumular rapidamente. O líquido xantocrômico continha 95% de linfócitos, e isso era compatível com quilotórax. **B.** Um *shunt pigtail* duplo (*seta*) foi introduzido com orientação ultrassonográfica. Depois da implantação do *shunt*, o derrame e a ascite regrediram.

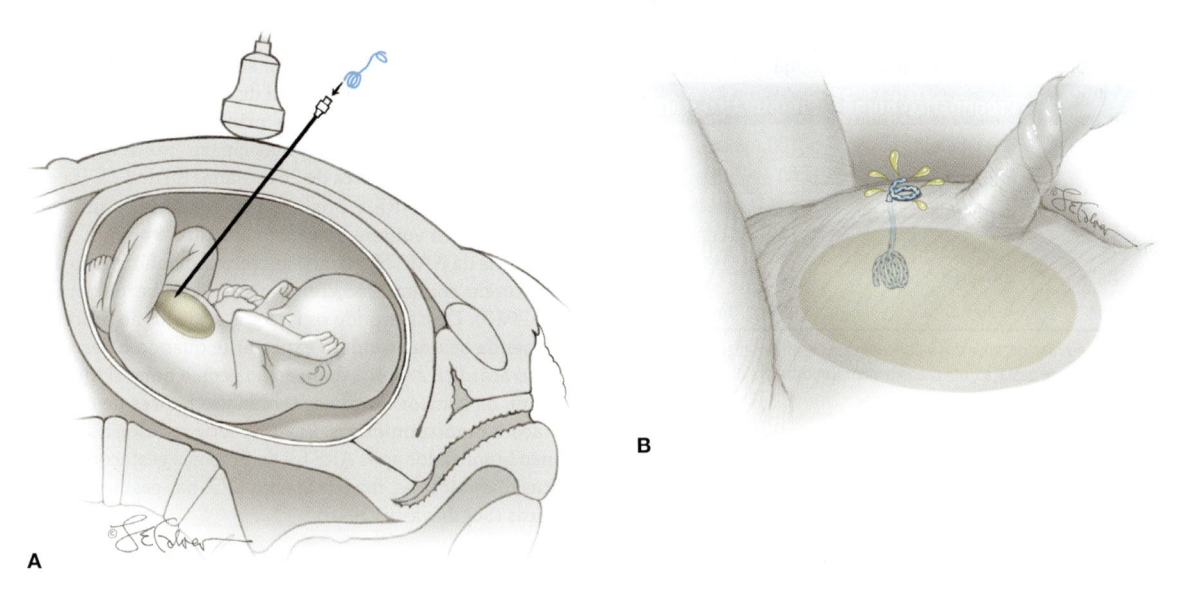

FIGURA 16-8 Colocação de *shunt* vesicoamniótico. **A.** Após a realização da amnioinfusão, um trocarte é inserido na bexiga fetal distendida sob orientação ultrassonográfica. O cateter *pigtail* é inserido dentro do trocarte. **B.** O *shunt pigtail* duplo é colocado através do trocarte, e o trocarte é removido. A extremidade distal do *shunt* é inserida na bexiga fetal, e a extremidade proximal está drenando para a cavidade amniótica. (Reproduzida, com permissão, de Shamshirsaz AA, Ramin, SM, Belfort MA: Fetal therapy. In Yeomans ER, Hoffman BL, Gilstrap LC III, et al: Cunningham and Gilstrap's Operative Obstetrics, 3rd ed. New York, McGraw-Hill Education, 2017.)

Nos casos típicos, o derrame é drenado primeiro por uma agulha calibre 22 introduzida por orientação ultrassonográfica. Testes para aneuploidia e infecção são realizados, além da contagem de células. Uma contagem de células no líquido pleural com mais de 80% de linfócitos, quando não há infecção, confirma o diagnóstico de quilotórax. Quando há reacúmulo de líquido, pode-se colocar um trocarte ou uma cânula pela parede torácica do feto, e um *shunt pigtail* duplo pode ser colocado para drenar o derrame. Quando o derrame está localizado à direita, os *shunts* são colocados no terço inferior do tórax para permitir expansão máxima do pulmão. Quando está no lado esquerdo, o *shunt* é colocado ao longo da linha axilar superior para permitir que o coração volte à sua posição normal (Mann, 2010). A taxa de sobrevida global é de 70%, enquanto ela é cerca de 50% nos fetos desenvolvem hidropsia (Mann, 2010; Yinon, 2010). A colocação de um *shunt* dentro da cavidade amniótica não é incomum. Quando o *shunt* permanece no local, ele deve ser clampeado logo depois do nascimento para evitar pneumotórax.

Shunts também têm sido usados para drenar cistos dominantes dos fetos com MACC macrocística. Porém, é raro os cistos serem grandes o suficiente para colocarem o feto em risco de hidropsia ou hipoplasia pulmonar. A colocação do *shunt* pode melhorar a sobrevida para 90% na ausência de hidropsia e para mais de 75% nos casos com hidropsia (Litwinska, 2017).

Shunts urinários

Os *shunts* vesicoamnióticos são usados em fetos selecionados com obstrução grave da via de saída da bexiga nos quais a redução na quantidade de líquido amniótico determina um prognóstico ruim (Fig. 16-8). A obstrução distal do trato urinário ocorre geralmente em fetos do sexo masculino. A causa mais comum são *válvulas da uretra posterior*, seguidas de *atresia uretral* e *síndrome do prune belly* (ventre de ameixa), também conhecida como *síndrome de Eagle-Barrett*. As alterações demonstradas à ultrassonografia são dilatação da bexiga e da uretra proximal, condição conhecida como sinal do "buraco de fechadura", além de espessamento da parede vesical (Fig. 10-45, p. 210). O oligoidrâmnio associado antes do segundo trimestre causa hipoplasia pulmonar. Infelizmente, a função renal pós-natal pode ser ruim, mesmo quando o volume de líquido amniótico é normal.

A avaliação inclui uma busca detalhada por outras anomalias, que podem coexistir em 40% dos casos, bem como por aneuploidias, presentes em 5 a 8% dos pacientes (Hayden, 1988; Hobbins, 1984; Mann, 2010). A urina fetal coletada na vesicocentese pode ser usada para realizar estudos genéticos. Como em outras anormalidades estruturais, recomenda-se a análise cromossômica por *microarray*. Como a visualização pode estar prejudicada devido à falta de líquido amniótico, o aconselhamento deve incluir a probabilidade aumentada de que anomalias associadas possam não ter sido detectadas na ultrassonografia.

Os candidatos potenciais são fetos sem outras anomalias graves ou síndromes genéticas e que não tenham anormalidades ultrassonográficas que acarretem prognóstico desfavorável – por exemplo, cistos corticais renais. Em geral, o tratamento é oferecido apenas quando o feto é do sexo masculino, pois, nos do sexo feminino, a anomalia subjacente tende a ser ainda mais grave. A drenagem vesical – vesicocentese – seriada realizada sob orientação ultrassonográfica a intervalos de cerca de 48 horas é usada para avaliar o conteúdo de eletrólitos e proteínas na urina fetal. A urina fetal é normalmente hipotônica devido à reabsorção tubular de sódio e cloreto, e a urina isotônica em casos de obstrução sugere dano tubular renal. A avaliação seriada permite a classificação do prognóstico renal como bom ou ruim e ajuda a orientar a seleção de candidatos (Tab. 16-4).

TABELA 16-4 Valores da análise da urina fetal nos casos de obstrução da via de saída da bexiga

Marcador	Prognóstico bom	Prognóstico ruim
Sódio	< 90 mmol/L	> 100 mmol/L
Cloreto	< 80 mmol/L	> 90 mmol/L
Cálcio	< 7 mg/dL	> 8 mg/dL
Osmolalidade	< 180 mmol/L	> 200 mmol/L
β_2-microglobulina	< 6 mg/L	> 10 mg/L
Proteínas totais	< 20 mg/dL	> 40 mg/dL

O prognóstico bom ou ruim depende dos valores da vesicocentese seriada realizada entre 18 e 22 semanas de gestação, utilizando a última amostra obtida.
Dados de Mann, 2010.

A colocação do *shunt* permite que a urina drene da bexiga para a cavidade amniótica. Quando se obtém sucesso, isso costuma evitar a hipoplasia pulmonar; porém a função renal não é preservada de maneira confiável. Antes da realização do *shunt*, é geralmente realizada a amnioinfusão de solução aquecida de Ringer lactato para auxiliar a colocação do cateter. A amnioinfusão também auxilia a avaliação ultrassonográfica da anatomia fetal. Em seguida, um trocarte e uma cânula pequenos são introduzidos na bexiga do feto com orientação ultrassonográfica. O *shunt* é colocado na posição mais baixa possível dentro da bexiga para evitar que se desprenda depois da descompressão vesical. Utiliza-se um cateter tipo *pigtail* duplo. A extremidade distal se localiza dentro da bexiga fetal, e a extremidade proximal drena para a cavidade amniótica.

As complicações incluem deslocamento do *shunt* para fora da bexiga fetal em até 40% dos casos, ascite urinária em cerca de 20%, e desenvolvimento de gastrosquise em 10% (Freedman, 2000; Mann, 2010). O parto pré-termo é comum, e as taxas de sobrevida neonatal oscilam entre 50 e 90% (Biard, 2005; Walsh, 2011). Um terço das crianças que sobrevivem necessita de diálise ou transplante renal, e quase metade têm problemas respiratórios (Biard, 2005). Em um ensaio clínico randomizado, a colocação de *shunt* vesicoamniótico foi comparada com o manejo conservador em 31 casos (Morris, 2013). Aquelas que receberam *shunts* apresentaram maiores taxas de sobrevida. Porém, apenas duas crianças tinham função renal normal aos 2 anos de idade.

Ablação por radiofrequência

Com esse procedimento, uma corrente alternada de alta frequência é usada para coagular e dissecar tecidos. A ablação por radiofrequência (ARF) tornou-se a modalidade preferida para tratar a *sequência de perfusão arterial gemelar reversa (TRAP)*, também conhecida como *gêmeo acárdico* (Cap. 45, p. 880). Sem tratamento, a taxa de mortalidade do gêmeo normal ou bombeador da sequência TRAP é maior que 50%. Esse procedimento também é usado para interrupção seletiva da gravidez quando há outras complicações da gestação monocoriônica (Bebbington, 2012).

Com orientação ultrassonográfica, uma agulha de ARF calibre 17 ou 19 é direcionada para a base do cordão umbilical do gêmeo acárdico e inserida dentro de seu abdome. Depois de produzir uma área de coagulação de 2 cm, o ecodoppler colorido é usado para confirmar a inexistência de fluxo nesse feto. Em vários centros, as taxas de sobrevida para o gêmeo normal após ARF melhoraram de maneira significativa (Lee, 2007; Livingston, 2007). De acordo com a North American Fetal Therapy Network (NAFTNet), a ARF foi realizada com cerca de 20 semanas de gestação em 98% das gestações com sequência TRAP. A idade gestacional média no nascimento foi de 37 semanas, e a taxa de sobrevida neonatal foi de 80%. As principais complicações foram ruptura prematura de membranas e parto pré-termo. A taxa de partos ocorridos com cerca de 26 semanas foi de 12% (Lee, 2013).

Em geral, a ARF é oferecida às gestantes com sequência TRAP quando o volume do gêmeo acárdico é grande. De acordo com a série da NAFTNet citada antes, o tamanho médio do gêmeo acárdico em comparação com o gêmeo bombeador era de 90% (Lee, 2013). Considerando os riscos associados ao procedimento, recomenda-se uma conduta expectante quando o peso estimado do feto acárdico é < 50% daquele do gêmeo normal (Jelin, 2010). Por fim, os gêmeos acárdicos têm mais chances de complicar as gestações monoamnióticas. Em uma série recente, a sobrevida do gêmeo bombeador após ARF foi de 88% nas gestações monocoriônicas diamnióticas, mas de apenas 67% nas gestações monoamnióticas (Sugibayashi, 2016).

Procedimentos por cateter intracardíaco fetal

Algumas lesões cardíacas fetais podem se agravar durante a gestação e causar complicações adicionais, ou até impedir as opções de reparo pós-natal. O estreitamento grave da via de saída do coração pode causar lesão miocárdica progressiva durante a vida intrauterina, e um objetivo da intervenção fetal é permitir o crescimento muscular e preservar a função ventricular (Walsh, 2011). Esses procedimentos inovadores incluem *valvoplastia aórtica* para estenose aórtica crítica; *septostomia atrial* para síndrome do coração esquerdo hipoplásico com septo interatrial intacto; e *valvoplastia pulmonar* para atresia pulmonar com septo interventricular intacto.

A valvoplastia aórtica fetal é o procedimento cardíaco mais comumente realizado, representando 75% dos casos relatados pelo International Fetal Cardiac Intervention Registry (Moon-Grady, 2015). Essa opção é oferecida aos casos selecionados de estenose aórtica crítica nos quais o ventrículo esquerdo tem dimensões normais ou está dilatado. O objetivo é evitar a progressão para coração esquerdo hipoplásico e permitir um reparo biventricular pós-natal (McElhinney, 2009). Sob orientação ultrassonográfica, uma cânula calibre 18 é inserida através do útero e da parede torácica fetal até entrar no ventrículo esquerdo. Embora o procedimento seja preferencialmente realizado por via percutânea – através da parede abdominal materna –, pode haver necessidade de laparotomia se a posição fetal for desfavorável. A ponta da cânula é posicionada à frente da valva aórtica estenótica, e um cateter balão de 2,5 a 4,5 mm é guiado até o ânulo aórtico e insuflado. A bradicardia fetal exigindo tratamento complica um terço dos casos, e o hemopericárdio necessitando de drenagem afeta cerca de 20% dos casos (Moon-Grady, 2015).

Entre os 100 primeiros casos do Boston Children's Hospital, 85 crianças sobreviveram, 38 delas alcançando a circulação biventricular (Freud, 2014). Apesar desses sucessos, a taxa de mortalidade e o risco de comprometimento do neurodesenvolvimento na infância parecem ser semelhantes aos casos tratados com reparo pós-natal (Laraja, 2017; Moon-Grady, 2015).

A septostomia atrial fetal, que também utiliza um cateter com balão percutâneo, é oferecida aos casos selecionados de coração esquerdo hipoplásico com septo interatrial intacto ou altamente restritivo. Essa condição está associada a uma taxa de mortalidade pós-natal em torno de 80% (Glantz, 2007). Para tentar garantir a patência, a colocação de *stent* septal atrial também foi

Tratamento fetal 327

TABELA 16-5 Componentes do tratamento intraparto *ex utero* (EXIT)

Avaliação pré-operatória abrangente: ultrassonografia especializada, ecocardiografia fetal, ressonância magnética, cariótipo fetal quando possível.
Relaxamento uterino com anestesia geral profunda e tocólise.
Ultrassonografia intraoperatória para confirmar a margem placentária e a posição fetal, além de visualizar os vasos na entrada do útero.
Colocação de suturas de ancoragem seguida pelo uso de dispositivo de grampeamento uterino para reduzir o sangramento na entrada uterina.
Manutenção do volume uterino durante o procedimento por meio de amnioinfusão contínua de soro fisiológico aquecido para ajudar a prevenir a separação placentária.
Parto da cabeça, pescoço e parte superior do torso fetal para permitir o acesso necessário.
Injeção fetal intramuscular de vecurônio, fentanila e atropina.
Acesso intravenoso periférico fetal, oximetria de pulso e ultrassonografia cardíaca.
Após o procedimento, acessos umbilicais colocados antes do clampeamento do cordão.
Agentes uterotônicos administrados conforme a necessidade.

Dados de Moldenhauer, 2013.

realizada. Entre 37 casos de septostomia atrial, a sobrevida até a alta hospitalar foi de quase 50% (Moon-Grady, 2015).

A valvoplastia pulmonar fetal tem sido oferecida aos casos de atresia pulmonar com septo interventricular intacto na tentativa de evitar o desenvolvimento da síndrome do coração esquerdo hipoplásico. Embora se alcance sucesso em cerca de dois terços dos casos, ainda não está comprovado se o prognóstico é melhorado em comparação com o reparo pós-natal convencional (Artz, 2011; McElhinney, 2010).

■ Tratamento intraparto *ex utero*

Esse procedimento permite que o feto continue a ser perfundido pela placenta depois de ser parcialmente retirado do útero, de modo que o tratamento salvador da vida possa ser realizado antes do nascimento completo. Essa técnica foi desenvolvida inicialmente para assegurar uma via aérea aos fetos com tumores da orofaringe e do pescoço (Catalano, 1992; Kelly, 1990; Langer, 1992). O procedimento de tratamento intraparto *ex utero* (EXIT) é realizado por uma equipe multidisciplinar, que pode incluir obstetra, especialista em medicina materno-fetal, um ou mais cirurgiões pediátricos, otorrinolaringologista pediátrico, cardiologista pediátrico, anestesiologistas para a mãe e o feto e neonatologistas, além da equipe de enfermagem especialmente treinada. A Tabela 16-5 descreve alguns componentes do procedimento.

As indicações selecionadas estão listadas na Tabela 16-2. O EXIT é o procedimento preferido para o manejo intraparto de grandes malformações venolinfáticas cervicais, como aquela mostrada na Figura 16-9. No Children's Hospital of Philadelphia, os critérios para o EXIT em casos de malformação venolinfática cervical incluem compressão, desvio ou obstrução da via aérea pela massa, e também o envolvimento do assoalho da boca (Laje, 2015). Em uma revisão de 112 gestações com malformações venolinfáticas cervicais, apenas cerca de 10% preenchiam esses critérios. Outras indicações para EXIT incluem *micrognatismo grave* e *sequência de obstrução congênita das vias aéreas superiores (CHAOS)*, os quais são discutidos no Capítulo 10 (Figs. 10-20 e 10-26, p. 197). Os critérios para um procedimento de EXIT para micrognatismo incluem uma medida da mandíbula fetal abaixo do percentil 5 junto com evidência indireta de obstrução, como polidrâmnio, ausência de bolha gástrica ou glossoptose (Morris, 2009b). A seleção dos casos para procedimentos EXIT costuma se basear nos achados da RM (Cap. 10, p. 219).

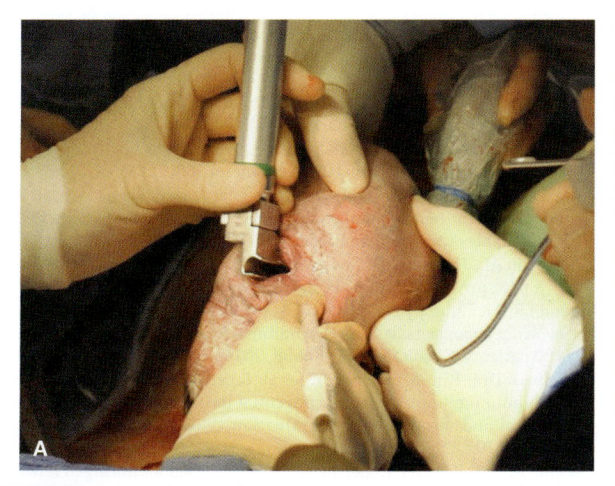

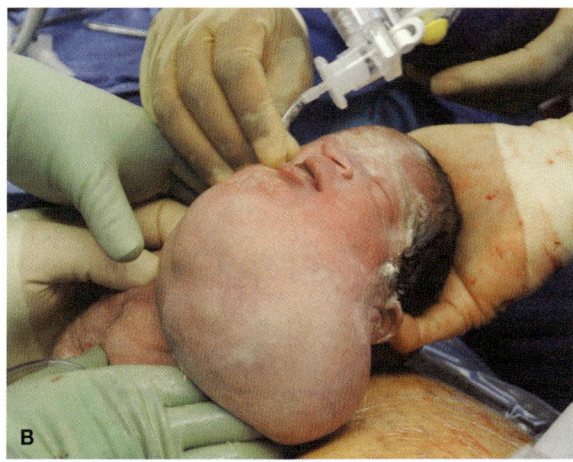

FIGURA 16-9 Procedimento de tratamento intraparto *ex utero* (EXIT) para uma malformação venolinfática. **A.** Depois da saída da cabeça, a circulação placentária foi mantida e uma via aérea artificial foi estabelecida durante 20 minutos por uma equipe de subespecialistas pediátricos, incluindo cirurgião, anestesiologista e otorrinolaringologista. **B.** Depois da intubação controlada, o feto estava pronto para nascer e ser transferido para a unidade de tratamento intensivo neonatal. (Reproduzida com permissão de Drs. Stacey Thomas e Patricia Santiago-Muñoz.)

Em alguns casos, um procedimento EXIT tem sido usado como ponte para outros procedimentos. Por exemplo, a ressecção de massas torácicas volumosas pode ser realizada por toracotomia fetal realizada com circulação placentária intacta. Em uma série com 16 fetos portadores de MACC com RPC > 1,6 ou hidropsia, todos com compressão do mediastino, Cass e colaboradores (2013) relataram que nove fetos submetidos a *EXIT para ressecção* sobreviveram. Por outro lado, não houve sobreviventes entre o grupo que fez apenas procedimento cirúrgico pós-natal de urgência. Do mesmo modo, Moldenhauer (2013) relatou que 20 entre 22 neonatos tratados por EXIT para ressecção de massas pulmonares sobreviveram. O procedimento de EXIT também tem sido realizado como medida temporária para oxigenação por membrana extracorpórea – *EXIT para ECMO* – das gestações com HDC grave. Entretanto, nenhum estudo demonstrou que esse procedimento comprovadamente aumenta a taxa de sobrevida desses fetos (Morris, 2009a; Shieh, 2017; Stoffan, 2012).

O aconselhamento antes do procedimento de EXIT deve incluir os riscos associados ao procedimento, inclusive hemorragia por descolamento prematuro da placenta ou atonia uterina; necessidade de realizar cesariana nas gestações futuras; risco aumentado de ruptura ou deiscência uterina subsequente; necessidade possível de histerectomia; e morte fetal ou incapacidade neonatal irreversível. Em comparação com o parto cesáreo, o procedimento EXIT está associado a maior perda sanguínea, maior incidência de complicações da ferida operatória e maior tempo operatório – cerca de 40 minutos maior, dependendo do procedimento (Noah, 2002).

REFERÊNCIAS

Abuhamad AZ, Fisher DA, Warsof SL, et al: Antenatal diagnosis and treatment of fetal goitrous hypothyroidism: case report and review of the literature. Ultrasound Obstet Gynecol 6:368, 1995
Adzick NS: Fetal myelomeningocele: natural history, pathophysiology, and in utero intervention. Semin Fetal Neonatal Med 15(1):9, 2010
Adzick NS, Harrison MR, Glick PL, et al: Fetal cystic adenomatoid malformation: prenatal diagnosis and natural history. J Pediatr Surg 20:483, 1985
Adzick NS, Thom EA, Spong CY, et al: A randomized trial of prenatal versus postnatal repair of myelomeningocele. N Engl J Med 364(11):993, 2011
Agrawal P, Ogilvy-Stuart A, Lees C: Intrauterine diagnosis and management of congenital goitrous hypothyroidism. Ultrasound Obstet Gynecol 19:501, 2002
Akinkuotu AC, Coleman A, Shue E, et al: Predictors of poor prognosis in prenatally diagnosed sacrococcygeal teratoma: a multiinstitutional review. J Pediatr Surg 50(5):771, 2015
Al-Maary J, Eastwood MP, Russo FM, et al: Fetal tracheal occlusion for severe pulmonary hypoplasia in isolated congenital diaphragmatic hernia. A systematic review and meta-analysis of survival. Ann Surg 264(6):929, 2016
Araujo Junior EA, Eggink AJ, van den Dobbelsteen J, et al: Procedure-related complications of open vs endoscopic fetal surgery for treatment of spina bifida in an era of intrauterine myelomeningocele repair: systematic review and meta-analysis. Ultrasound Obstet Gynecol 48(2):151, 2016
Arzt W, Tulzer G: Fetal surgery for cardiac lesions. Prenat Diagn 31(7):695, 2011
Bebbington M, Victoria T, Danzer E, et al: Comparison of ultrasound and magnetic resonance imaging parameters in predicting survival in isolated left-sided congenital diaphragmatic hernia. Ultrasound Obstet Gynecol 43(6):670, 2014
Bebbington MW, Danzer E, Moldenhauer J, et al: Radiofrequency ablation vs bipolar umbilical cord coagulation in the management of complicated monochorionic pregnancies. Ultrasound Obstet Gynecol 40(3):319, 2012
Belfort MA, Whitehead WE, Shamshirsaz AA, et al: Fetoscopic open neural tube defect repair. Development and refinement of a two-port carbon dioxide insufflation technique. Obstet Gynecol 129(4):734, 2017
Biard JM, Johnson MP, Carr MC, et al: Long-term outcomes in children treated by prenatal vesicoamniotic shunting for lower urinary tract obstruction. Obstet Gynecol 106:503, 2005
Bliddal S, Rasmussen AK, Sundberg K, et al: Antithyroid drug-induced fetal goitrous hypothyroidism. Nat Rev Endocrinol 7:396, 2011a
Bliddal S, Rasmussen AK, Sundberg K, et al: Graves' disease in two pregnancies complicated by fetal goitrous hypothyroidism: successful in utero treatment with levothyroxine. Thyroid 21(1):75, 2011b
Braga LH, Pippi Salle JL: Congenital adrenal hyperplasia: a critical reappraisal of the evolution of feminizing genitoplasty and the controversies surrounding gender reassignment. Eur J Pediatr Surg 19:203, 2009
Bruner JP, Tulipan N, Paschall RL, et al: Fetal surgery for myelomeningocele and the incidence of shunt-dependent hydrocephalus. JAMA 282(19):1819, 1999
Buyon JP, Clancy RM, Friedman DM: Autoimmune associated congenital heart block: integration of clinical and research clues in the management of the maternal/fetal dyad at risk. J Intern Med 265(6):653, 2009
Cass DL, Olutoye OO, Cassady CI, et al: EXIT-to-resection for fetuses with large lung masses and persistent mediastinal compression near birth. J Pediatr Surg 48(1):138, 2013
Catalano PJ, Urken ML, Alvarez M, et al: New approach to the management of airway obstruction in "high risk" neonates. Arch Otolaryngol Head Neck Surg 118:306, 1992
Cavoretto P, Molina F, Poggi S, et al: Prenatal diagnosis and outcome of echogenic fetal lung lesions. Ultrasound Obstet Gynecol 32:769, 2008
Cohen AR, Couto J, Cummings JJ: Position statement on fetal myelomeningocele repair. Am J Obstet Gynecol 210(2):107, 2014
Copel JA, Liang RI, Demasio K, et al: The clinical significance of the irregular fetal heart rhythm. Am J Obstet Gynecol 182:813, 2000
Crombleholme TM, Coleman B, Hedrick H, et al: Cystic adenomatoid volume ratio predicts outcome in prenatally diagnosed cystic adenomatoid malformation of the lung. J Pediatr Surg 37(3):331, 2002
Cuneo BF, Lee M, Roberson D, et al: A management strategy for fetal immune-mediated atrioventricular block. J Matern Fetal Neonatal Med 23(12):1400, 2010
Cuneo BF, Zhao H, Strasburger JF, et al: Atrial and ventricular rate response and patterns of heart rate acceleration during maternal-fetal terbutaline treatment of fetal complete heart block. Am J Cardiol 100(4):661, 2007
Danzer E, Thomas NH, Thomas A, et al: Long-term neurofunctional outcome, executive functioning, and behavioral adaptive skills following fetal myelomeningocele surgery. Am J Obstet Gynecol 214(2):269.e.1, 2014
David M, Forest MG: Prenatal treatment of congenital adrenal hyperplasia resulting from 21-hydroxylase deficiency. J Pediatr 105(5):799, 1984
Deprest J, Nicolaides K, Done E, et al: Technical aspects of fetal endoscopic tracheal occlusion for congenital diaphragmatic hernia. J Pediatr Surg 46(1): 22, 2011
Deprest JA, Flake AW, Gratacos E, et al: The making of fetal surgery. Prenat Diagn 30(7):653, 2010
Derderian SC, Coleman AM, Jeanty C, et al: Favorable outcomes in high-risk congenital pulmonary airway malformations treated with multiple courses of maternal betamethasone. J Pediatr Surg 50(4):515, 2015
Derikx JP, De Backer A, Van De Schoot L, et al: Factors associated with recurrence and metastasis in sacrococcygeal teratoma. Br J Surg 93:1543, 2006
Devaney SA, Palomaki GE, Scott JA, et al: Noninvasive fetal sex determination using cell-free fetal DNA: a systematic review and meta-analysis. JAMA 306(6):627, 2011
Duncombe GJ, Dickinson JE: Fetal thyrotoxicosis after maternal thyroidectomy. Aust N Z J Obstet Gynaecol 41(2):224, 2001
Ehrenberg-Buchner S, Stapf AM, Berman DR, et al: Fetal lung lesions: can we start to breathe easier? Am J Obstet Gynecol 208(2):151.e1, 2013
Ekman-Joelsson B-M, Mellander M, Lagnefeldt L, et al: Foetal tachyarrhythmia treatment remains challenging even if the vast majority of cases have a favourable outcome. Acta Paediatr 104(11):1090, 2015
Freedman AL, Johnson MP, Gonzalez R: Fetal therapy for obstructive uropathy: past, present. .. future? Pediatr Nephrol 14:167, 2000
Freud LR, McElhinney DB, Marshall AC, et al: Fetal aortic valvuloplasty for evolving hypoplastic left heart syndrome. Postnatal outcomes of the first 100 patients. Circulation 130(8):638, 2014
Friedman DM, Kim MY, Copel JA, et al: Prospective evaluation of fetuses with autoimmune associated congenital heart block followed in the PR interval and dexamethasone evaluation (PRIDE) study. Am J Cardiol 103(8):1102, 2009
Friedman DM, Kim MY, Copel JA: Utility of cardiac monitoring in fetuses at risk for congenital heart block: the PR Interval and Dexamethasone (PRIDE) Prospective Study. Circulation 117:485, 2008
Glantz JA, Tabbutt S, Gaynor JW, et al: Hypoplastic left heart syndrome with atrial level restriction in the era of prenatal diagnosis. Ann Thorac Surg 84:1633, 2007

Glatz AC, Gaynor JW, Rhodes LA, et al: Outcome of high-risk neonates with congenital complete heart block paced in the first 24 hours after birth. J Thorac Cardiovasc Surg 136(3):767, 2008

Golombeck K, Ball RH, Lee H, et al: Maternal morbidity after maternal-fetal surgery. Am J Obstet Gynecol 194:834, 2006

Habli M, Bombrys A, Lewis D, et al: Incidence of complications in twin-twin transfusion syndrome after selective fetoscopic laser photocoagulation: a single-center experience. Am J Obstet Gynecol 201(4):417.e1, 2009

Hahurij ND, Blom NA, Lopriore E, et al: Perinatal management and long-term cardiac outcome in fetal arrhythmia. Early Hum Dev 87:83, 2011

Harrison MR, Filly RA, Golbus MS, et al: Fetal treatment. N Engl J Med 307:1651, 1982

Harrison MR, Keller RL, Hawgood SB, et al: A randomized trial of fetal endoscopic tracheal occlusion for severe fetal congenital diaphragmatic hernia. N Engl J Med 349:1916, 2003

Harrison MR, Sydorak MR, Farrell JA, et al: Fetoscopic temporary tracheal occlusion for congenital diaphragmatic hernia: prelude to a randomized controlled trial. J Pediatr Surg 38:1012, 1993

Hayden SA, Russ PD, Pretorius DH, et al: Posterior urethral obstruction. Prenatal sonographic findings and clinical outcome in fourteen cases. J Ultrasound Med 7(7):371, 1988

Heckel S, Favre R, Schlienger JL, et al: Diagnosis and successful in utero treatment of a fetal goitrous hyperthyroidism caused by maternal Graves disease. A case report. Fetal Diagn Ther 12(1):54, 1997

Hedrick HL, Flake AW, Crombleholme TM, et al: Sacrococcygeal teratoma: prenatal assessment, fetal intervention, and outcome. J Pediatr Surg 39(3):430, 2004

Hedrick MH, Estes JM, Sullivan KM, et al: Plug the lung until it grows (PLUG): a new method to treat congenital diaphragmatic hernia in utero. J Pediatr Surg 29(5):612, 1994

Hobbins JC, Robero R, Grannum P, et al: Antenatal diagnosis of renal anomalies with ultrasound: I. Obstructive uropathy. Am J Obstet Gynecol 148:868, 1984

Huel C, Guibourdenche J, Vuillard E, et al: Use of ultrasound to distinguish between fetal hyperthyroidism and hypothyroidism on discovery of a goiter. Ultrasound Obstet Gynecol 33:412, 2009

Hui L, Bianchi DW: Prenatal pharmacotherapy for fetal anomalies: a 2011 update. Prenat Diagn 31:735, 2011

Izmirly PM, Costedoat-Chalumeau N, Pisoni C, et al: Maternal use of hydroxychloroquine is associated with a reduced risk of recurrent anti-ssa/ro associated cardiac manifestations of neonatal lupus. Circulation 126(1):76, 2012

Izmirly PM, Saxena A, Sahl SK, et al: Assessment of fluorinated steroids to avert progression and mortality in anti-SSA/Ro-associated cardiac injury limited to the fetal conduction system. Ann Rheum Dis 75(6):1161, 2016

Jaeggi E, Carvalho JS, de Groot E, et al: Comparison of transplacental treatment of fetal supraventricular tachyarrhythmias with digoxin, flecainide, and sotalol. Results of a nonrandomized multicenter study. Circulation 124(16):1747, 2011

Jani JC, Nicolaides KH, Gratacos E, et al: Severe diaphragmatic hernia treated by fetal endoscopic tracheal occlusion. Ultrasound Obstet Gynecol 34:304, 2009

Jelin E, Hirose S, Rand L, et al: Perinatal outcome of conservative management versus fetal intervention for twin reversed arterial perfusion sequence with a small acardiac twin. Fetal Diagn Ther 27:138, 2010

Jiménez JA, Eixarch E, DeKoninck P, et al: Balloon removal after fetoscopic endoluminal tracheal occlusion for congenital diaphragmatic hernia. Am J Obstet Gynecol 217(1):78.e1, 2017

Kelly MF, Berenholz L, Rizzo KA, et al: Approach for oxygenation of the newborn with airway obstruction due to a cervical mass. Ann Otol Rhinol Laryngol 99(3 pt 1):179, 1990

Laje P, Peranteau WH, Hedrick HL, et al: Ex utero intrapartum treatment (EXIT) in the management of cervical lymphatic teratoma. J Pediatr Surg 50(2):311, 2015

Langer JC, Tabb T, Thompson P, et al: Management of prenatally diagnosed tracheal obstruction: access to the airway in utero prior to delivery. Fetal Diagn Ther 7(1):12, 1992

Laraja K, Sadhwani A, Tworetzky W, et al: Neurodevelopmental outcome in children after fetal cardiac intervention for aortic stenosis with evolving hypoplastic left heart syndrome. J Pediatr 184:130, 2017

Lee H, Bebbington M, Crombleholme TM, et al: The North American Fetal Therapy Network Registry data on outcomes of radiofrequency ablation for twin-reversed arterial perfusion sequence. Fetal Diagn Ther 33(4):224, 2013

Lee H, Wagner AJ, Sy E, et al: Efficacy of radiofrequency ablation for twin-reversed arterial perfusion sequence. Am J Obstet Gynecol 196:459, 2007

Litwinska M, Litwinska E, Janiak K, et al: Thoracoamniotic shunts in macrocystic lung lesions: case series and review of the literature. Fetal Diagn Ther 41(3):179, 2017

Livingston JC, Lim FY, Polzin W, et al: Intrafetal radiofrequency ablation for twin reversed arterial perfusion (TRAP): a single-center experience. Am J Obstet Gynecol 197:399, 2007

Loh K, Jelin E, Hirose S, et al: Microcystic congenital pulmonary airway malformation with hydrops fetalis: steroids vs. open fetal resection. J Pediatr Surg 47(1):36, 2012

Lopriore E, van Wezel-Meijler G, Middlethorp JM, et al: Incidence, origin, and character of cerebral injury in twin-to-twin transfusion syndrome treated with fetoscopic laser surgery. Am J Obstet Gynecol 194(5):1215, 2006

Macardle CA, Ehrenberg-Buchner S, Smith EA. Surveillance of fetal lung lesions using the congenital pulmonary airway malformation volume ratio: natural history and outcomes. Prenat Diagn 36(3):282, 2016

Mann S, Johnson MP, Wilson RD: Fetal thoracic and bladder shunts. Semin Fetal Neonatal Med 15:28, 2010

Mayer S, Klaritsch P, Petersen S, et al: The correlation between lung volume and liver herniation measurements by fetal MRI in isolated congenital diaphragmatic hernia: a systematic review and meta-analysis of observational studies. Prenat Diagn 31(11):1086, 2011

McCullough LB, Chervenak FA, Brent RL, et al: A case study in unethical transgressive bioethics: "Letter of Concern from Bioethicists" about the prenatal administration of dexamethasone. Am J Bioeth 10(9):35, 2010

McElhinney DB, Marshall A, Wilkins-Haug LE, et al: Predictors of technical success and postnatal biventricular outcome after in utero aortic valvuloplasty for aortic stenosis with evolving hypoplastic left heart syndrome. Circulation 120(15):1482, 2009

McElhinney DB, Tworetsky W, Lock JE: Current status of fetal cardiac intervention. Circulation 122(10):1256, 2010

Metkus AP, Filly RA, Stringer MD, et al: Sonographic predictors of survival in fetal diaphragmatic hernia. J Pediatr Surg 31(1):148, 1996

Meuli M, Meuli-Simmen C, Hutchins GM, et al: In utero surgery rescues neurological function at birth in sheep with spina bifida. Nat Med 1(4):342, 1995

Meuli M, Meuli-Simmen C, Hutchins GM, et al: The spinal cord lesion in human fetuses with myelomeningocele: implications for fetal surgery. J Pediatr Surg 32(3):448, 1997

Miller WL, Witchel SF: Prenatal treatment of congenital adrenal hyperplasia: risks outweigh benefits. Am J Obstet Gynecol 208(5):354, 2013

Moldenhauer JS: Ex utero intrapartum therapy. Semin Pediatr Surg 22(1):44, 2013

Moon-Grady AJ, Morris SA, Belfort M, et al: International Fetal Cardiac Intervention Registry. A worldwide collaborative description and preliminary outcomes. J Am Coll Cardiol 66(4):388, 2015

Morris LM, Lim FY, Crombleholme TM: Ex utero intrapartum treatment procedure: a peripartum management strategy in particularly challenging cases. J Pediatr 154(1):126, 2009a

Morris LM, Lim FY, Elluru RG, et al: Severe micrognathia: indications for EXIT-to-Airway. Fetal Diagn Ther 26:162, 2009b

Morris RK, Malin GL, Quinlan-Jones E, et al: Percutaneous vesicoamniotic shunting versus conservative management in fetal lower urinary tract obstruction (PLUTO): a randomized trial. Lancet 382(9903):1496, 2013

Mullassery D, Ba'ath ME, Jesudason EC, et al: Value of liver herniation in prediction of outcome in fetal congenital diaphragmatic hernia: a systematic review and meta-analysis. Ultrasound Obstet Gynecol 35(5):609, 2010

New MI, Abraham M, Yuen T, et al: An update on prenatal diagnosis and treatment of congenital adrenal hyperplasia. Semin Reprod Med 30(5):396, 2012

New MI, Tong YK, Yuen T, et al: Noninvasive prenatal diagnosis of congenital adrenal hyperplasia using cell-free DNA in maternal plasma. J Clin Endocrinol Metab 99(6):E1022, 2014

Nimkarn S, Gangishetti PK, Yau M, et al: 21-Hydroxylase deficient congenital adrenal hyperplasia. In Pagon RA, Adam MP, Ardinger HH, et al (eds): GeneReviews. Seattle, University of Washington, 2016

Noah MM, Norton ME, Sandberg P, et al: Short-term maternal outcomes that are associated with the EXIT procedure, as compared with cesarean delivery. Am J Obstet Gynecol 186(4):773, 2002

Overcash RT, Marc-Aurele KL, Hull AD, et al: Maternal iodine exposure: a case of fetal goiter and neonatal hearing loss. Pediatrics 137(4):e1, 2016

Oluyomi-Obi T, Kuret V, Puligandla P, et al: Antenatal predictors of outcome in prenatally diagnosed congenital diaphragmatic hernia (CDH). J Pediatr Surg 52(5):881, 2017

Peleg D, Cada S, Peleg A, et al: The relationship between maternal serum thyroid-stimulating immunoglobulin and neonatal thyrotoxicosis. Obstet Gynecol 99(6):1040, 2002

Peralta CF, Cavoretto P, Csapo B, et al: Assessment of lung area in normal fetuses at 12–32 weeks. Ultrasound Obstet Gynecol 26(7):718, 2005

Peranteau WH, Boelig MM, Khalek N, et al: Effect of single and multiple courses of maternal betamethasone on prenatal congenital lung lesion growth and fetal survival. J Pediatr Surg 51(1):28, 2016

Quintero RA, Morales WJ, Allen MH, et al: Staging of twin-twin transfusion syndrome. J Perinatol 19:550, 1999

Ribault V, Castanet M, Bertrand AM, et al: Experience with intraamniotic thyroxine treatment in nonimmune fetal goitrous hypothyroidism in 12 cases. J Clin Endocrinol Metab 94:3731, 2009

Robyr R, Lewi L, Salomon LJ, et al: Prevalence and management of late fetal complications following successful selective laser coagulation of chorionic plate anastomoses in twin-to-twin transfusion syndrome. Am J Obstet Gynecol 194(3):796, 2006

Ruano R, Lazar DA, Cass DL, et al: Fetal lung volume and quantification of liver herniation by magnetic resonance imaging in isolated congenital diaphragmatic hernia. Ultrasound Obstet Gynecol 43(6):662, 2014

Ruano R, Rodo C, Peiro JL, et al: Fetoscopic laser ablation of placental anastomoses in twin-twin transfusion syndrome using "Solomon technique." Ultrasound Obstet Gynecol 42(4):434, 2013

Ruano R, Yoshisaki CT, da Silva MM, et al: A randomized controlled trial of fetal endoscopic tracheal occlusion versus postnatal management of severe isolated congenital diaphragmatic hernia. Ultrasound Obstet Gynecol 39(1):20, 2012

Shah A, Moon-Grady A, Bhogal N, et al: Effectiveness of sotalol as first-line therapy for fetal supraventricular tachyarrhythmias. Am J Cardiol 190(11):1614, 2012

Shamshirsaz AA, Ramin, SM, Belfort MA: Fetal therapy. In Yeomans ER, Hoffman BL, Gilstrap LC III, et al: Cunningham and Gilstrap's Operative Obstetrics, 3rd ed. New York, McGraw-Hill Education, 2017

Shieh HF, Wilson JM, Sheils CA, et al: Does the ex utero intrapartum treatment to extracorporeal membrane oxygenation procedure change morbidity outcomes for high-risk congenital diaphragmatic hernia survivors? J Pediatr Surg 52(1):22, 2017

Shue E, Bolouri M, Jelin EB, et al: Tumor metrics and morphology predict poor prognosis in prenatally diagnosed sacrococcygeal teratoma: a 25-year experience at a single institution. J Pediatr Surg 48(6):1225, 2013

Slaghekke F, Lewi L, Middeldorp JM, et al: Residual anastomoses in twin-twin transfusion syndrome after laser: the Solomon randomized trial. Am J Obstet Gynecol 211(3):285.e1, 2014a

Slaghekke F, Lopriore E, Lewi L, et al: Fetoscopic laser coagulation of the vascular equator versus selective coagulation for twin-to-twin transfusion syndrome: an open-label randomized controlled trial. Lancet 383(9935):2144, 2014b

Society for Maternal-Fetal Medicine, Simpson LL: Twin-twin transfusion syndrome. Am J Obstet Gynecol 208(1):3, 2013

Speiser PW, Azziz, Baskin LS, et al: Congenital adrenal hyperplasia due to steroid 21-hydroxylase deficiency: an Endocrine Society Clinical Practice Guideline. J Clin Endocrinol Metab 95(9):4133, 2010

Srinivasan S, Strasburger J: Overview of fetal arrhythmias. Curr Opin Pediatr 20:522, 2008

Srisupundit K, Sirichotiyakul S, Tongprasent F, et al: Fetal therapy in fetal thyrotoxicosis: a case report. Fetal Diagn Ther 23(2):114, 2008

Stoffan AP, Wilson JM, Jennings RW, et al: Does the ex utero intrapartum treatment to extracorporeal membrane oxygenation procedure change outcomes for high-risk patients with congenital diaphragmatic hernia? J Pediatr Surg 47(6):1053, 2012

Strasburger JF, Wakai RT: Fetal cardiac arrhythmia detection and in utero therapy. Nat Rev Cardiol 7(5):277, 2010

Sugibayashi R, Ozawa K, Sumie M, et al: Forty cases of twin reversed arterial perfusion sequence treated with radio frequency ablation using the multistep coagulation method: a single-center experience. Prenat Diagn 36(5):437, 2016

Sutton LN, Adzick NS, Bilaniuk LT, et al: Improvement in hindbrain herniation demonstrated by serial fetal magnetic resonance imaging following fetal surgery for myelomeningocele. JAMA 282(19):1826, 1999

Swamy R, Embleton N, Hale J, et al: Sacrococcygeal teratoma over two decades: birth prevalence, prenatal diagnosis and clinical outcomes. Prenat Diagn 28:1048, 2008

Van der Heijden LB, Oudijk MA, Manten GTR, et al: Sotalol as first-line treatment for fetal tachycardia and neonatal follow-up. Ultrasound Obstet Gynecol 42(3):285, 2013

Ville Y, Hyett J, Hecher K, et al: Preliminary experience with endoscopic laser surgery for severe twin-twin transfusion syndrome. N Engl J Med 332(4):224, 1995

Vrecenak JD, Flake AW: Fetal surgical intervention: progress and perspectives. Pediatr Surg Int 29(5):407, 2013

Walsh WF, Chescheir NC, Gillam-Krakauer M, et al: Maternal-fetal surgical procedures. Technical Brief No. 5. AHRQ Publication No. 10(11)-EHC059-EF, Rockville, Agency for Healthcare Research and Quality, 2011

Wilson RD, Lemerand K, Johnson MP, et al: Reproductive outcomes in subsequent pregnancies after a pregnancy complicated by open maternal-fetal surgery (1996–2007). Am J Obstet Gynecol 203(3):209.e1, 2010

Worley KC, Dashe JS, Barber RG, et al: Fetal magnetic resonance imaging in isolated diaphragmatic hernia: volume of herniated liver and neonatal outcome. Am J Obstet Gynecol 200:318.e1, 2009

Wu D, Ball RH: The maternal side of maternal-fetal surgery. Clin Perinatol 36(2):247, 2009

Yinon Y, Grisaru-Granovsky S, Chaddha V, et al: Perinatal outcome following fetal chest shunt insertion for pleural effusion. Ultrasound Obstet Gynecol 36:58, 2010

CAPÍTULO 17

Avaliação fetal

MOVIMENTOS FETAIS 331
RESPIRAÇÃO FETAL 333
TESTE COM ESTRESSE (DE ESTÍMULO COM OCITOCINA) ... 334
TESTES SEM ESTRESSE (CARDIOTOCOGRAFIA BASAL) 334
TESTES DE ESTIMULAÇÃO ACÚSTICA 337
PERFIL BIOFÍSICO 337
VOLUME DE LÍQUIDO AMNIÓTICO 339
DOPPLERVELOCIMETRIA 339
RESUMO DOS TESTES PRÉ-NATAIS 340

A frequência do coração fetal está sujeita a consideráveis variações, o que nos oferece um meio bastante confiável para avaliar o bem-estar da criança. Como regra, sua vida deve ser considerada como em perigo quando os batimentos cardíacos caem abaixo de 100 ou excedem a 160.
— J. Whitridge Williams (1903)

Há mais de 100 anos, a abordagem à avaliação fetal era muito primitiva. Desde aquele tempo, e especialmente desde a década de 1970, a tecnologia para avaliar a saúde do feto avançou bastante. As técnicas utilizadas atualmente para prever o bem-estar fetal enfatizam as características biofísicas do feto, incluindo frequência cardíaca, movimento, respiração e produção de líquido amniótico. Esses achados auxiliam na vigilância fetal anteparto para evitar a morte fetal e as intervenções desnecessárias, que são os objetivos declarados do American College of Obstetricians and Gynecologists e da American Academy of Pediatrics (2017).

A maioria dos fetos será saudável, e um resultado de teste anteparto negativo, ou seja, normal, é altamente tranquilizador, porque as mortes fetais dentro da primeira semana depois de um teste normal são raras. Na realidade, os valores preditivos negativos – teste negativo verdadeiro – para a maioria dos testes descritos são de 99,8% ou mais. Por outro lado, as estimativas dos valores preditivos positivos – um teste positivo verdadeiro – para os resultados de teste anormais são baixas, variando entre 10 e 40%. É importante observar que a vigilância fetal se baseia principalmente em evidências circunstanciais. Por razões éticas evidentes, não há ensaio clínico randomizado definitivo conduzido (American College of Obstetricians and Gynecologists, 2016).

MOVIMENTOS FETAIS

■ Fisiologia

A atividade fetal não estimulada passiva começa a partir de 7 semanas de gestação e se torna mais sofisticada e coordenada em torno do final da gravidez (Sajapala, 2017; Vindla, 1995). Na realidade, depois de 8 semanas da última menstruação, os movimentos corporais fetais nunca ficam ausentes por períodos maiores que 13 minutos (DeVries, 1985). Entre 20 e 30 semanas de gestação, os movimentos corporais gerais tornam-se organizados, e o feto começa a mostrar ciclos de repouso-atividade (Sorokin, 1982). A maturação do movimento fetal continua até cerca de 36 semanas, quando os estados comportamentais estão estabelecidos na maioria dos fetos normais. Nijhuis e colaboradores (1982) descreveram quatro estados comportamentais do feto:

- O estado 1F é um estado relaxante – sono tranquilo – com uma amplitude de faixa de oscilação estreita da frequência cardíaca fetal.
- O estado 2F inclui movimentos corporais grosseiros frequentes, movimentos oculares contínuos e oscilação mais ampla da frequência cardíaca fetal. Esse estado é semelhante

à fase de movimentos oculares rápidos (REM, de *rapid eye movement*) ou de sono ativo do recém-nascido.
- O estado 3F inclui movimentos oculares contínuos sem movimentos corporais e sem aceleração da frequência cardíaca. A existência desse estado é questionada (Pillai, 1990a).
- O estado 4F consiste em movimentos corporais vigorosos, com movimentos oculares contínuos e acelerações da frequência cardíaca. Corresponde ao estado acordado dos recém-nascidos.

Os fetos passam a maior parte do tempo nos estados 1F e 2F. Por exemplo, com 38 semanas, 75% do tempo é gasto nesses dois estados. Esses estados comportamentais – principalmente 1F e 2F, que correspondem ao sono tranquilo e ao sono ativo – serviram para adquirir uma compreensão cada vez mais elaborada do comportamento fetal. Em um estudo da formação de urina fetal, os volumes vesicais aumentavam durante o estado de sono tranquilo 1F (Fig. 17-1). Durante o estado 2F, a amplitude basal da frequência cardíaca fetal aumentava de maneira considerável, e o volume vesical diminuía significativamente devido à redução na produção de urina e à micção fetal infrequente. Esses fenômenos foram interpretados como representativos da redução do fluxo sanguíneo renal durante o estado de sono ativo.

Um importante determinante da atividade fetal parece ser os ciclos de sono-vigília, que são independentes do estado de sono-vigília materno. A alternância dos ciclos do sono fetal varia de cerca de 20 minutos até 75 minutos. Em um estudo, a duração média do estado quieto ou inativo para fetos a termo foi de 23 minutos (Timor-Tritsch, 1978). Patrick e colaboradores (1982) mediram os movimentos corporais fetais grosseiros com ultrassonografia em tempo real por períodos de 24 horas em 31 gestações normais; o período mais longo de inatividade encontrado foi de 75 minutos. O *volume de líquido amniótico* é outro determinante importante da atividade fetal. Sherer e colaboradores (1996) avaliaram o número de movimentos fetais em 465 gestações durante exames do perfil biofísico em relação ao volume de líquido amniótico. Eles observaram menor atividade fetal com reduzido volume de líquido amniótico, sugerindo que um espaço uterino restrito poderia limitar fisicamente os movimentos fetais.

Sadovsky e colaboradores (1979b) classificaram os movimentos fetais em três categorias de acordo com as percepções maternas e os registros independentes usando sensores piezoelétricos. Movimentos fracos, fortes e de rolagem foram descritos, tendo sido quantificadas as suas contribuições relativas para os movimentos semanais totais durante a última metade da gestação. À medida que a gestação avança, a frequência de movimentos fetais fracos diminui, os movimentos mais vigorosos aumentam por várias semanas e, então, a frequência desses últimos diminui a termo. Presumivelmente, o líquido amniótico e o espaço decrescentes contribuem para diminuir a atividade dos fetos termo. A Figura 17-2 mostra os movimentos fetais durante a última metade da gravidez em 127 gestações com desfechos normais. O número médio de movimentos semanais, calculados a partir de períodos de registros de 12 horas diárias, aumentou de cerca de 200 com 20 semanas de gestação até o máximo de 575 com 32 semanas. Em seguida, os movimentos fetais diminuíram até uma média de 282 com 40 semanas. As contagens maternas semanais normais de movimentos fetais variaram entre 50 a 950. As contagens mostraram grandes variações diárias, incluindo até contagens de apenas 4 a 10 por período de 12 horas em gestações normais.

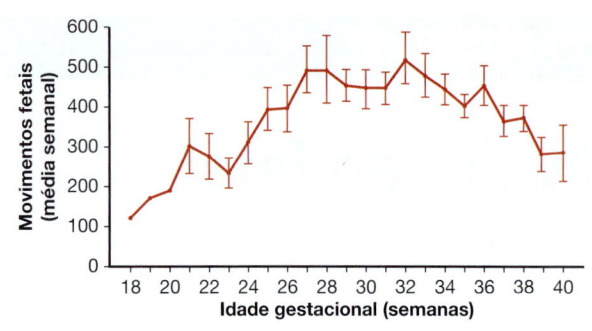

FIGURA 17-2 O gráfico mostra as médias dos movimentos fetais contados durante períodos de 12 horas (média ± EPM [erro-padrão da média]). (Dados de Sadovsky, 1979a.)

■ Aplicação clínica

Atividade fetal reduzida pode ser um prenúncio de morte fetal iminente (Sadovsky, 1973). Para quantificar os movimentos fetais, os métodos clínicos incluem o uso de um tocodinamômetro de contrações uterinas, a visualização por ultrassonografias e as percepções subjetivas maternas.

A maioria dos pesquisadores relata excelente correlação entre o movimento fetal percebido pela mãe e os movimentos documentados por instrumentação. Por exemplo, Rayburn (1980) descobriu que 80% dos movimentos observados durante a monitoração ultrassonográfica foram percebidos pela mãe. Por outro lado, Johnson e colaboradores (1992) relataram que, depois de 36 semanas, as mães perceberam apenas 16% dos movimentos corporais fetais. Movimentos fetais com duração maior que 20 segundos foram identificados com maior precisão do que os episódios mais curtos. Embora vários protocolos de contagem dos movimentos fetais tenham sido usados, nem o número ideal de movimentos, nem a duração ideal de sua contagem foram definidos. Por exemplo, em um método, a percepção de 10 movimentos fetais em até 2 horas é considerada normal (Moore, 1989). Em geral, as mulheres podem apresentar-se no terceiro trimestre

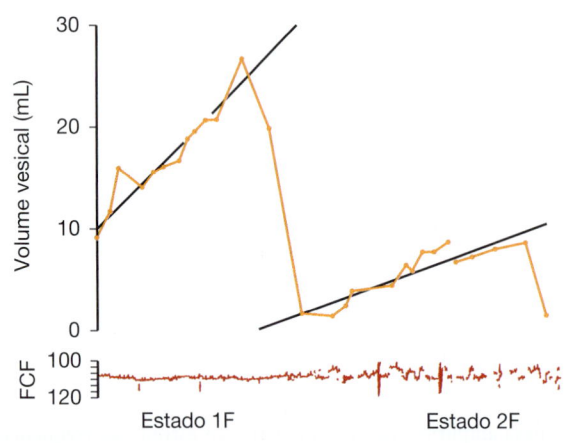

FIGURA 17-1 Medições do volume da bexiga fetal em conjunto com o registro da variação da frequência cardíaca fetal (FCF) em relação aos estados comportamentais 1F ou 2F. A FCF do estado 1F tem variação estreita compatível com sono tranquilo. A FCF do estado 2F mostra ampla oscilação da linha de base compatível com sono ativo. (Modificada, com permissão, de Oosterhof H, vd Stege JG, Lander M, et al: Urine production rate is related to behavioural states in the near term human fetus, Br J Obstet Gynaecol. 1993 Oct;100(10):920–922.)

queixando-se de redução subjetiva dos movimentos fetais. Harrington e colaboradores (1998) relataram que 7% de quase 6.800 mulheres apresentaram queixa de redução dos movimentos fetais. Os testes de monitoração da frequência cardíaca fetal foram empregados quando os exames ultrassonográficos do crescimento fetal ou a dopplervelocimetria se mostravam anormais. Os desfechos gestacionais das mulheres que se queixaram de redução dos movimentos fetais não foram muito diferentes daqueles das mulheres sem essa queixa. Scala e colaboradores (2015) declararam que 6% das mulheres a termo relataram redução dos movimentos fetais com 36 semanas ou mais. As mulheres com dois ou mais episódios de redução dos movimentos fetais tinham maior risco de neonatos com restrição do crescimento e de estudos do fluxo da artéria uterina com Doppler anormais. As taxas de natimortos, no entanto, não foram aumentadas. A medida do índice de desempenho miocárdico não melhorou a acurácia (Ho, 2017).

Grant e colaboradores (1989) realizaram uma investigação ímpar sobre movimentos fetais percebidos pela mãe e desfecho gestacional. Mais de 68.000 gestações foram separadas randomicamente entre 28 e 32 semanas de gestação. As mulheres incluídas no grupo dos movimentos fetais do estudo foram instruídas por parteiras especialmente admitidas a fim de registrar o tempo necessário para perceber 10 movimentos a cada dia. Em média, isso exigiu 2,7 horas por dia. As mulheres do grupo-controle foram indagadas informalmente sobre os movimentos fetais durante as consultas de pré-natal. Os relatos de redução dos movimentos fetais foram avaliados por testes do bem-estar fetal. As taxas de mortalidade pré-natal dos fetos únicos normais sob outros aspectos foram semelhantes nos dois grupos estudados. Apesar da prática de contar os movimentos fetais, a maioria dos fetos natimortos estava morta quando as mães procuraram atendimento médico. É importante salientar que, em vez de concluir que as percepções maternas da atividade fetal são inúteis, esses pesquisadores concluíram que as percepções maternas informais foram tão valiosas quanto o registro objetivo dos movimentos fetais.

Saastad e colaboradores (2011) relataram um total de 1.076 gestantes designadas randomicamente para contagem tradicional dos movimentos fetais a partir de 28 semanas de gestação, ou para o grupo que não faria qualquer contagem. Os fetos com restrição do crescimento foram identificados antes de nascer com frequência significativamente maior quando a contagem dos movimentos fetais foi realizada. A taxa de índices de Apgar ≤ 3 em 1 minuto foi significativamente reduzida (0,4 vs. 2,3%) quando a contagem era usada. Além disso, Warrander e colaboradores (2012) descreveram patologia placentária nas gestações complicadas por redução dos movimentos fetais. Essa alteração foi associada a várias anormalidades placentárias, incluindo infarto.

RESPIRAÇÃO FETAL

Depois de décadas de incerteza sobre se o feto respira normalmente, Dawes e colaboradores (1972) mostraram pequenos influxos e efluxos de líquido traqueal nos fetos de carneiro, indicando movimentos torácicos. Esses movimentos da parede torácica eram diferentes dos que ocorriam depois do nascimento pelo fato de serem descontínuos. Outro aspecto interessante da respiração fetal eram os *movimentos paradoxais da parede torácica* (Fig. 17-3). No recém-nascido ou no adulto, ocorre o contrário. Uma interpretação do movimento respiratório paradoxal poderia ser tosse para eliminar os resíduos de líquido amniótico. Embora a base fisiológica do reflexo da respiração não seja totalmente compreendida, essa troca

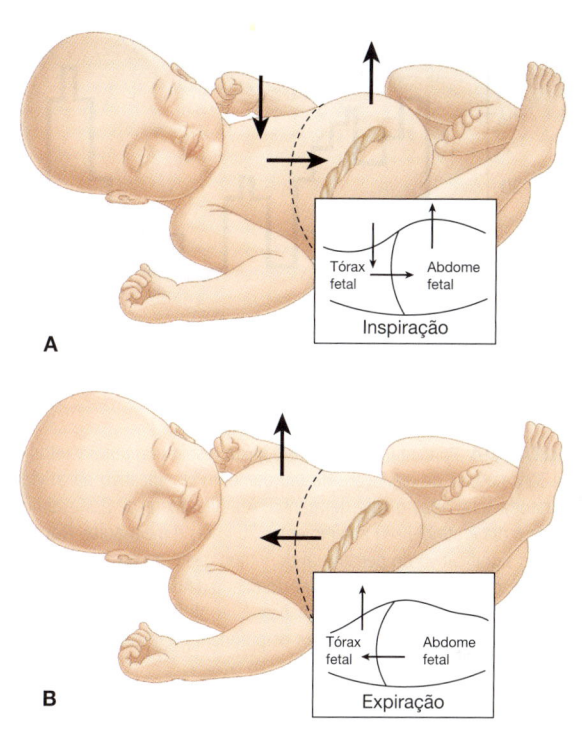

FIGURA 17-3 Movimento torácico paradoxal com respiração fetal. Durante a inspiração **(A)**, a parede torácica paradoxalmente sofre *colapso* e o abdome torna-se saliente, enquanto, durante a expiração **(B)**, a parede torácica *expande*. (Adaptada de Johnson, 1988.)

de líquido amniótico parece ser essencial para o desenvolvimento do pulmão normal (Cap. 7, p. 133). Dawes (1974) identificou dois tipos de movimento respiratório. O primeiro era o de *arquejos* ou *suspiros*, que ocorriam a uma frequência de 1 a 4 por minuto. O segundo era o de *episódios irregulares de respiração*, que aconteciam a uma frequência de até 240 ciclos por minuto. Esses últimos movimentos respiratórios rápidos foram associados aos movimentos do sono REM. Badalian e colaboradores (1993) estudaram a maturação da respiração fetal normal usando Doppler colorido e análise espectral Doppler do fluxo de líquido nasal como indicador da função pulmonar. Os autores sugeriram que a frequência respiratória fetal diminuía com o aumento do volume respiratório entre 33 e 36 semanas, coincidindo com a maturação dos pulmões.

Muitos pesquisadores examinaram os movimentos respiratórios fetais usando ultrassonografia para determinar se a monitoração dos movimentos da parede torácica poderia refletir a saúde fetal. Descobriu-se que diversas variáveis além da hipoxia afetam os movimentos respiratórios fetais. Elas incluem hipoglicemia, estímulos sonoros, tabagismo, amniocentese, trabalho de parto iminente, idade gestacional, frequência cardíaca fetal e trabalho de parto – durante o qual é normal que as respirações cessem.

Como os movimentos respiratórios fetais são episódicos, a interpretação da saúde fetal quando as respirações estão ausentes pode ser difícil. Patrick e colaboradores (1980) realizaram períodos de observação contínuos de 24 horas, por meio de ultrassonografia, em um esforço para caracterizar os padrões respiratórios fetais durante as últimas 10 semanas de gravidez. Foi coletado um total de 1.224 horas de observação fetal em 51 gestações, e a Figura 17-4 mostra as porcentagens de tempo gastas respirando próximo ao termo da gestação. Logicamente, há variação diurna porque a respiração diminui substancialmente durante a noite.

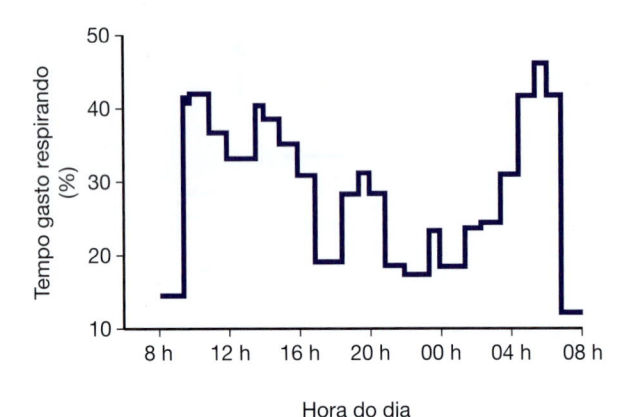

FIGURA 17-4 Porcentagem de tempo gasto respirando por 11 fetos com 38 a 39 semanas de gestação. Há um aumento significativo na atividade respiratória fetal após o café da manhã. A atividade respiratória diminuiu durante o dia e atingiu seu mínimo entre 20 horas e meia-noite. Houve um aumento significativo do percentual do tempo gasto na respiração entre 4 e 7 horas, quando as mães estavam dormindo. (Adaptada, com autorização, de Patrick J, Campbell K, Carmichael L, et al: Patterns of human fetal breathing during the last 10 weeks of pregnancy, Obstet Gynecol. 1980 Jul;56(1):24–30.)

Além disso, a atividade respiratória aumenta um pouco depois das refeições maternas. A ausência total de respiração foi percebida em alguns desses fetos normais por até 122 minutos, indicando que a avaliação fetal para diagnosticar a ausência de movimento respiratório pode requerer períodos longos de observação.

A possibilidade de que a atividade respiratória seja um marcador importante da saúde fetal ainda não se confirmou, em vista dos inúmeros fatores que normalmente afetam a respiração. A maioria das aplicações clínicas tem incluído avaliações de outros indicadores biofísicos fetais, incluindo a frequência cardíaca. Como discutido adiante, a respiração fetal passou a ser utilizada como um dos componentes do *perfil biofísico*.

TESTE COM ESTRESSE (DE ESTÍMULO COM OCITOCINA)

À medida que a pressão do líquido amniótico aumenta com as contrações uterinas, a pressão miometrial ultrapassa a pressão de colapso dos vasos que atravessam a musculatura uterina. Por fim, isso reduz o fluxo sanguíneo que chega ao espaço interviloso. Ocorrem períodos breves de troca reduzida de oxigênio e, quando há alguma patologia uteroplacentária, isso provoca desacelerações tardias da frequência cardíaca fetal (Cap. 24, p. 466). As contrações também podem produzir um padrão de desacelerações variáveis em consequência da compressão do cordão, sugerindo oligoidrâmnio, que costuma estar associado à insuficiência placentária.

Ray e colaboradores (1972) utilizaram esse conceito em 66 gestações complicadas e elaboraram o *teste de estímulo com ocitocina*, que depois passou a ser conhecido como *teste com estresse*. A ocitocina intravenosa é usada para estimular as contrações, e o critério de um resultado positivo (i.e., um resultado anormal) é a presença de desacelerações tardias repetitivas e uniformes da frequência cardíaca fetal. Elas refletiam o traçado das contrações uterinas e começavam no início ou depois do pico da contração. Essas desacelerações tardias poderiam ser causadas por insuficiência uteroplacentária. Em seu estudo, os testes em geral foram repetidos semanalmente, e os pesquisadores concluíram que os testes com estresse negativos (i.e., resultados normais) indicavam saúde fetal. Uma desvantagem importante é que o teste com estresse precisa, em média, de 90 minutos para ser realizado.

De forma a realizar esse teste, a frequência cardíaca fetal e as contrações uterinas são registradas simultaneamente com um monitor externo. Quando no mínimo três contrações espontâneas de 40 segundos ou mais estão presentes em 10 minutos, não há necessidade de estimulação uterina adicional (American College of Obstetricians and Gynecologists, 2016). As contrações podem ser induzidas com ocitocina ou por estimulação mamilar quando ocorrem menos de três contrações em 10 minutos. Optando-se pela ocitocina, deve-se iniciar uma infusão intravenosa diluída a uma taxa de 0,5 mU/min, duplicada a cada 20 minutos até que se estabeleça um padrão de contração satisfatório (Freeman, 1975). Os resultados do teste com estresse devem ser interpretados de acordo com os critérios demonstrados na Tabela 17-1.

A estimulação mamilar para induzir contrações uterinas costuma ser bem-sucedida para o teste com estresse (Huddleston, 1984). Uma técnica consiste em a gestante esfregar o mamilo com uma toalha por 2 minutos ou até que comece uma contração. Em condições ideais, essa estimulação mamilar por 2 minutos desencadeia um padrão de três contrações em 10 minutos. Se isso não ocorrer, depois de um intervalo de 5 minutos, a gestante recebe instruções para tentar novamente a estimulação mamilar até conseguir o padrão desejado. Se isso também for inútil, então uma infusão de ocitocina diluída pode ser realizada. As vantagens são custo reduzido e abreviação do tempo necessário à conclusão do teste. Alguns autores relataram hiperestimulação uterina imprevisível e sofrimento fetal, enquanto outros não consideraram que a atividade excessiva fosse perigosa (Frager, 1987; Schellpfeffer, 1985).

TESTES SEM ESTRESSE (CARDIOTOCOGRAFIA BASAL)

Freeman (1975) e Lee e colaboradores (1975) introduziram o *teste sem estresse* (cardiotocografia [CTG] basal) para descrever a aceleração da frequência cardíaca fetal em resposta aos movimentos do feto como indicador de saúde fetal. Esse teste envolvia o uso da aceleração da frequência cardíaca fetal detectada por Doppler coincidindo com os movimentos fetais percebidos pela mãe. No final da década de 1970, o teste sem estresse tornou-se

TABELA 17-1 Critérios de interpretação do teste com estresse

Negativo: ausência de desacelerações tardias ou variáveis significativas
Positivo: desacelerações tardias após 50% ou mais de contrações (mesmo se a frequência da contração for menor que 3 em 10 min)
Duvidoso-suspeito: desacelerações tardias intermitentes ou desacelerações variáveis significativas
Duvidoso-hiperestimulatório: desacelerações da frequência cardíaca fetal que ocorrem na presença de contrações mais frequentes do que a cada 2 min ou com duração maior que 90 s
Insatisfatório: menos que 3 contrações em 10 min ou um traçado impossível de interpretar

o método principal usado para avaliar a saúde fetal. Esse teste era mais fácil de realizar, e os resultados normais eram usados para discriminar os resultados falso-positivos do teste com estresse. Em termos bem simples, o teste sem estresse é basicamente um teste da *condição fetal* e difere do teste com estresse, que avalia a *função uteroplacentária*. Atualmente, o teste sem estresse é o método de testagem primária mais amplamente usado para avaliar o bem-estar fetal. Ele também foi incorporado no sistema do teste de perfil biofísico fetal, discutido adiante.

■ Aceleração da frequência cardíaca fetal

Influências autonômicas são mediadas por estímulos simpáticos ou parassimpáticos originados dos centros do tronco encefálico para normalmente aumentar ou reduzir a frequência cardíaca fetal. A *variabilidade batida a batida* (ou *entre batimentos*) também está sob o controle do sistema nervoso autônomo (Matsuura, 1996). Por conseguinte, a supressão patológica da aceleração da frequência cardíaca fetal pode ser observada em conjunto com redução significativa da variabilidade batida a batida (Cap. 24, p. 462). Entretanto, essa perda de reatividade está associada geralmente aos ciclos de sono. Ela também pode ser causada por depressão central por fármacos ou tabagismo (Jansson, 2005).

A CTG basal fundamenta-se na hipótese de que a frequência cardíaca de um feto não acidêmico em consequência de hipoxia ou depressão neurológica acelera temporariamente em resposta aos movimentos fetais. Os movimentos fetais durante o teste são identificados pela percepção materna e registrados. Quando há hipoxia, essas acelerações da frequência cardíaca fetal diminuem (Smith, 1988).

A idade gestacional influencia a aceleração ou a reatividade da frequência cardíaca fetal. Pillai e James (1990b) estudaram o desenvolvimento dos padrões de aceleração da frequência cardíaca fetal durante a gravidez normal. A porcentagem de movimentos fetais acompanhados por acelerações e a amplitude dessas acelerações aumentam com a idade gestacional (Fig. 17-5). Guinn e colaboradores (1998) estudaram os resultados da CTG basal entre 25 e 28 semanas de gestação em 188 fetos normais. Apenas 70% desses fetos normais apresentaram os 15 batimentos por minuto (bpm) ou mais necessários à aceleração da frequência cardíaca. Graus menores de aceleração (i.e., 10 bpm) ocorreram em 90% dos fetos.

O National Institute of Child Health and Human Development Fetal Monitoring Workshop definiu aceleração normal com base na idade gestacional (Macones, 2008). Nos fetos de 32 semanas de gestação ou mais, o pico de aceleração é de 15 bpm ou mais, acima da frequência basal, e a aceleração dura 15 segundos ou mais, mas menos que 2 minutos. Antes de 32 semanas de gestação, as acelerações normais são definidas por seu pico a 10 bpm ou mais, acima da frequência basal, durante 10 segundos ou mais. Cousins e colaboradores (2012) compararam os critérios recomendados pelo Workshop para acelerações com menos de 32 semanas (i.e., 10 bpm/10 s) com os critérios convencionais (15 bpm/15 s) em um ensaio randomizado com 143 gestantes. Os autores não detectaram diferenças quanto aos desfechos perinatais.

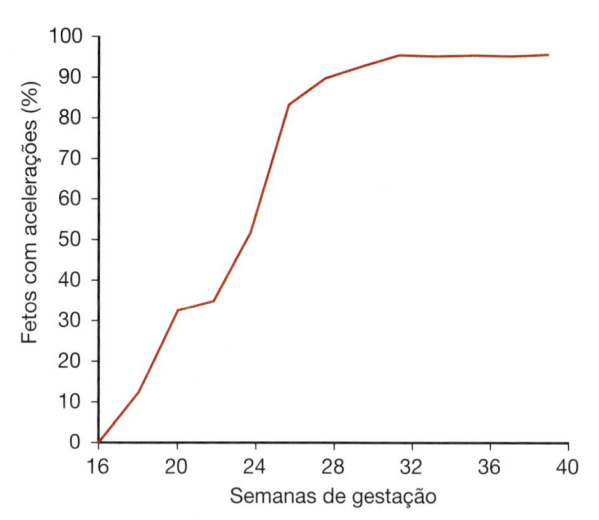

FIGURA 17-5 Porcentagem de fetos com no mínimo uma aceleração de 15 bpm, sustentada por 15 segundos e coincidente com movimentos fetais. (Redesenhada de Pillai M, James D: The development of fetal heart rate patterns during normal pregnancy, Obstet Gynecol. 1990 Nov;76(5 Pt 1):812–816.)

■ Resultados normais do teste sem estresse

Os critérios para definição de um teste normal de CTG basal diferem. Eles variam quanto ao número, à amplitude e à duração da aceleração, assim como quanto à duração do teste. A definição recomendada pelo American College of Obstetricians and Gynecologists (2016) exige duas ou mais acelerações que atingem o máximo em 15 bpm ou mais, acima da frequência basal, cada uma durando 15 segundos ou mais, e todas acontecendo no período de 20 minutos a partir do início do teste (Fig. 17-6). Também se recomenda que as acelerações com ou sem movimentos fetais sejam aceitas, e que um traçado de 40 minutos ou mais – para considerar os ciclos de sono fetal – seja realizado antes de se concluir que houve reatividade fetal insuficiente. Miller e colaboradores

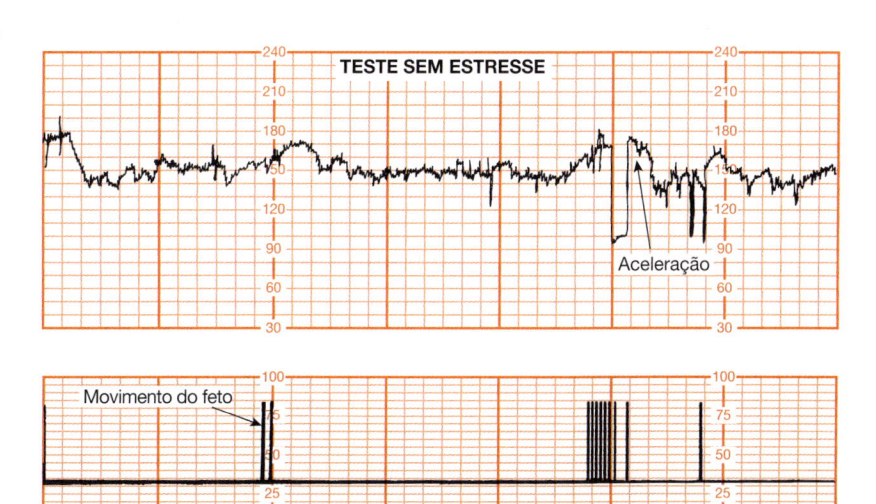

FIGURA 17-6 Cardiotocografia basal reativa. No painel superior, observe o aumento da frequência cardíaca fetal em mais de 15 bpm por mais de 15 segundos depois do movimento fetal, indicado pelas marcas verticais (*painel inferior*).

(1996b) revisaram os defechos dos fetos com CTG basal considerados não reativos porque havia apenas uma aceleração. Os autores concluíram que uma aceleração era tão confiável quanto duas para prever as condições de saúde do feto.

Embora número e amplitude normais de acelerações pareçam refletir bem-estar fetal, sua ausência nem sempre prediz sofrimento fetal. Na realidade, alguns pesquisadores relataram taxas de resultados falso-positivos de 90% ou mais (Devoe, 1986). Como os fetos saudáveis podem ficar sem movimentos por intervalos de até 75 minutos, alguns autores consideraram que o prolongamento da duração da CTG basal poderia aumentar o valor preditivo positivo de um teste anormal, isto é, não reativo (Brown, 1981). Nesse esquema, o teste tornou-se reativo durante um período de até 80 minutos, ou continuava não reativo por 120 minutos, indicando que o feto estava muito doente.

Não apenas as definições de resultados normais para o teste sem estresse diferem, mas a reprodução das interpretações é problemática (Hage, 1985). Assim, embora CTG basal seja popular, a confiabilidade de sua interpretação precisa ser aperfeiçoada.

■ Resultados anormais do teste sem estresse

Com base no que foi descrito, um teste sem estresse com resultado anormal nem sempre é sinal de prognóstico ruim, podendo ocorrer em um feto adormecido. Além disso, um resultado anormal pode normalizar à medida que as condições do feto se alteram, como se pode observar no exemplo ilustrado na Figura 17-7. É importante ressaltar que um resultado normal na CTG basal pode se tornar anormal quando as condições fetais pioram.

Existem padrões anormais que preveem de maneira confiável risco fetal grave (Fig. 17-8). Devoe e colaboradores (1985) concluíram que uma CTG basal não reativa por 90 minutos quase sempre estava associada (93%) a alguma patologia perinatal significativa. Hammacher e colaboradores (1968) descreveram traçados com aquilo que eles denominaram *padrão oscilatório silencioso*, que foi considerado perigoso pelos autores. Esse padrão consistia em frequência cardíaca fetal basal com oscilações menores que 5 bpm e, presumivelmente, indicava inexistência de aceleração e variabilidade entre batimentos.

Visser e colaboradores (1980) descreveram um *cardiotocograma terminal*, que incluía: (1) oscilação da frequência basal em menos de 5 bpm; (2) acelerações ausentes; e (3) desacelerações tardias com contrações uterinas espontâneas. Esses resultados eram similares aos das experiências do Parkland Hospital, nas quais a ausência de acelerações durante um período de registro de 80 minutos em 27 fetos foi associada consistentemente à evidência de patologia uteroplacentária (Leveno, 1983), incluindo restrição do crescimento fetal (75%), oligoidrâmnio (80%), acidemia fetal (40%), mecônio (30%) e infarto placentário (93%).

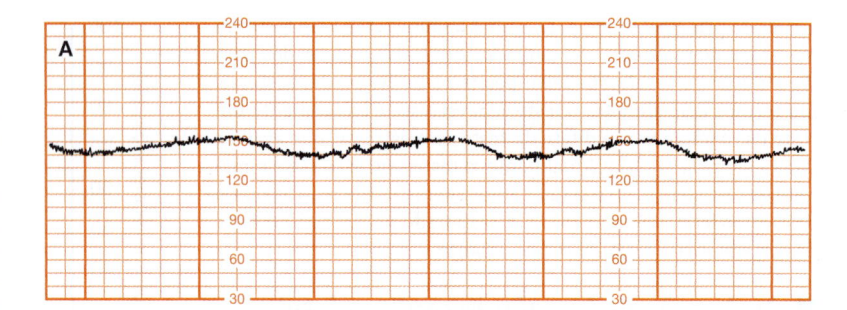

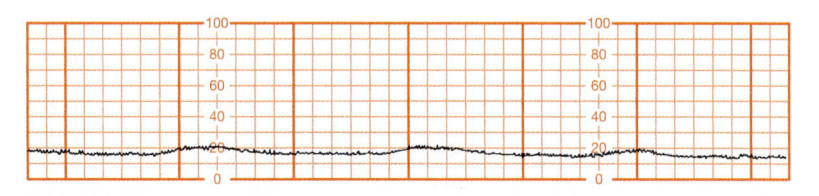

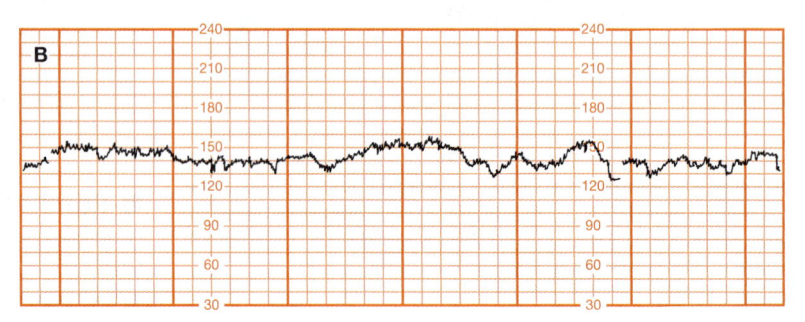

FIGURA 17-7 Dois traçados da frequência cardíaca fetal (FCF) pré-natal de uma gestante de 28 semanas com cetoacidose diabética. **A.** Traçado da FCF (*painel superior*) e traçado das contrações simultâneas (*painel inferior*). O traçado obtido no período de acidemia materna e fetal demonstrou inexistência de acelerações, variabilidade reduzida e desacelerações tardias com contrações espontâneas fracas. **B.** O traçado da FCF demonstrou recuperação das acelerações e da variabilidade normais da FCF depois da correção da acidemia materna.

■ Intervalo entre os testes

O intervalo entre os testes – originalmente estabelecido arbitrariamente como 7 dias – parece ter sido encurtado à medida que aumentou a experiência com a CTG. De acordo com o American College of Obstetricians and Gynecologists (2016), a testagem mais frequente é defendida por alguns pesquisadores para as mulheres com gestação pós-termo, gestação múltipla, diabetes pré-gestacional, restrição do crescimento fetal ou hipertensão gestacional. Nessas circunstâncias, alguns pesquisadores realizam testes duas vezes por semana, com testes adicionais realizados quando há piora materna ou fetal, independentemente do tempo transcorrido desde o último teste. Outros realizam testes sem estresse diariamente, ou mesmo com maior frequência – por exemplo, nos casos de pré-eclâmpsia grave em gestações longe do termo.

■ Desacelerações durante o teste sem estresse

Os movimentos fetais comumente produzem desacelerações da frequência cardíaca. Timor-Tritsch e colaboradores (1978) relataram essa alteração durante a CTG basal em metade a dois terços dos traçados, dependendo do vigor do movimento fetal. Essa incidência alta de desacelerações torna inevitavelmente problemática a interpretação de seu significado. Na realidade, Meis e colaboradores (1986) relataram que as desacelerações variáveis da

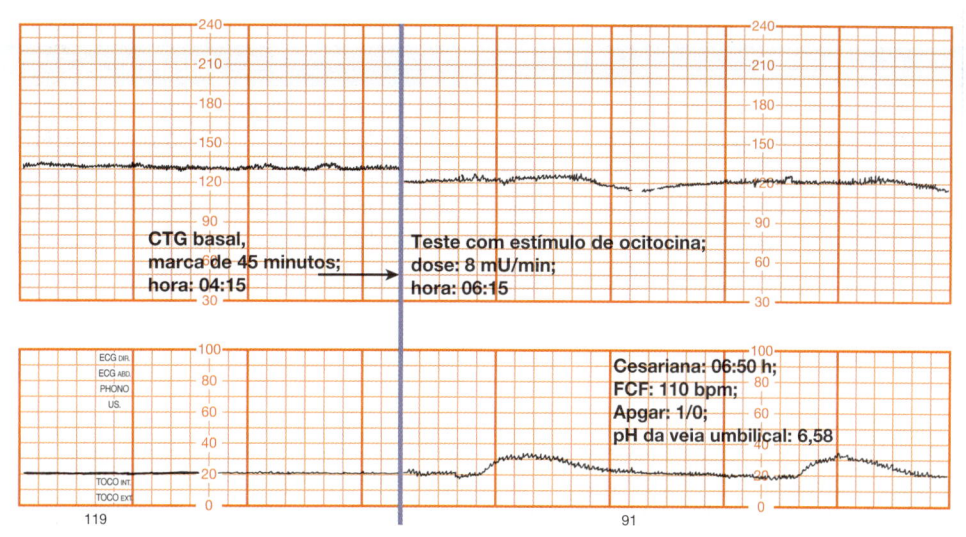

FIGURA 17-8 Cardiotocografia (CTG) basal não reativa (*lado esquerdo do traçado*) seguida de um teste com estresse demonstrando desacelerações tardias leves (*lado direito do traçado*). A cesariana foi realizada, e não foi possível reanimar o feto em acidemia grave.

frequência cardíaca fetal durante a CTG basal não constituíam um sinal de sofrimento fetal. O American College of Obstetricians and Gynecologists (2016) concluiu que as desacelerações variáveis, quando não são repetitivas e são breves – menos de 30 segundos –, não indicam sofrimento fetal ou necessidade de intervenção obstétrica. Por outro lado, as desacelerações variáveis repetitivas – pelo menos três em 20 minutos –, ainda que leves, foram associadas a maior risco de cesariana por sofrimento fetal. As desacelerações que duram 1 minuto ou mais foram relacionadas com prognóstico ainda pior (Bourgeois, 1984; Druzin, 1981; Pazos, 1982).

Hoskins e colaboradores (1991) tentaram refinar a interpretação dos testes que mostram desacelerações variáveis adicionando a estimativa ultrassonográfica do volume de líquido amniótico. A incidência de cesariana por sofrimento fetal intraparto aumentou de maneira progressiva e simultânea com a gravidade das desacelerações variáveis e com a diminuição do volume de líquido amniótico. As desacelerações variáveis graves durante um teste sem estresse, combinadas com um índice de líquido amniótico ≤ 5 cm, resultaram em uma taxa de cesariana de 75%. Contudo, o sofrimento fetal durante o trabalho de parto ocorreu frequentemente também nas gestantes com desacelerações variáveis, mas com quantidades normais de líquido amniótico. Resultados similares foram relatados por Grubb e Paul (1992).

■ Resultados falso-normais do teste sem estresse

Smith e colaboradores (1987) realizaram uma análise detalhada das causas de morte fetal dentro de 7 dias depois de CTG basal normal. A indicação mais comum desse teste foi gravidez pós-termo. O intervalo médio entre o teste e a morte foi de 4 dias, com variação de 1 a 7 dias. O achado de necrópsia mais comum foi aspiração de mecônio, frequentemente associada a algum tipo de anormalidade do cordão umbilical. Os autores concluíram que um período de asfixia aguda provocou a hipoxia fetal. Além disso, concluíram que CTG basal não era suficiente para prever esse episódio de asfixia aguda e que outras características biofísicas poderiam ser benéficas. É importante salientar que a avaliação do volume de líquido amniótico foi considerada útil. Outras causas de morte fetal frequentes atribuídas foram infecção intrauterina, posição anormal do cordão, malformações e descolamento prematuro da placenta.

TESTES DE ESTIMULAÇÃO ACÚSTICA

Os sons externos altos foram utilizados para gerar tremor no feto e, assim, provocar aceleração da frequência cardíaca – *CTG com estimulação acústica*. Um estimulador acústico disponível no comércio é colocado no abdome materno e aplica-se um estímulo de 1 a 2 segundos (Eller, 1995). Essa estimulação pode ser repetida até três vezes por até 3 segundos (American College of Obstetricians and Gynecologists, 2016). Uma resposta positiva é definida como o rápido aparecimento de aceleração qualificadora após a estimulação (Devoe, 2008). Em um ensaio randomizado com 113 gestantes submetidas à CTG, a estimulação vibroacústica abreviou o tempo médio do teste de 24 para 15 minutos (Perez-Delboy, 2002). Resultados similares foram relatados por Turitz e colaboradores (2012). Laventhal e colaboradores (2003) relataram que a taquicardia fetal poderia ser provocada pela estimulação vibroacústica.

PERFIL BIOFÍSICO

Manning e colaboradores (1980) propuseram o uso combinado de cinco variáveis biofísicas fetais como meio mais exato de avaliar a saúde fetal que um único elemento. Nos casos típicos, o teste requer 30 a 60 minutos do tempo do examinador. A Tabela 17-2 descreve os cinco componentes biofísicos fetais avaliados: (1) aceleração da frequência cardíaca; (2) respiração; (3) movimentos; (4) tônus muscular; e (5) volume de líquido amniótico. O escore de 2 pontos é atribuído a cada variável normal, enquanto as variáveis anormais recebem o escore de 0. Desse modo, o maior escore possível de um feto normal é 10. Fármacos administrados à mãe, incluindo narcóticos e sedativos, podem reduzir de maneira significativa esse escore (Kopecky, 2000). Ozkaya e colaboradores (2012) observaram que os escores do teste biofísico eram mais altos quando o teste foi realizado à noite (entre 8 e 10 horas da noite), em comparação com o período da manhã (entre 8 e 10 horas da manhã).

TABELA 17-2 Componentes e escores do perfil biofísico

Componente	Escore 2	Escore 0
CTG basal[a]	≥ 2 acelerações de ≥ 15 bpm/min, durante ≥ 15 segundos, dentro de 20-40 min	0 ou 1 aceleração dentro de 20-40 min
Respiração fetal	≥ 1 episódio de respiração rítmica com duração ≥ 30 s, dentro de 30 min	< 30 s de respiração dentro de 30 min
Movimento fetal	≥ 3 movimentos suaves do corpo ou dos membros dentro de 30 min	< 3 movimentos suaves
Tônus muscular fetal	≥ 1 episódio de extensão de um membro, seguida de retorno à posição de flexão	Nenhum episódio de extensão/flexão
Volume de líquido amniótico[b]	Um bolsão de líquido amniótico medindo no mínimo 2 cm em dois planos perpendiculares entre si (bolsa de 2 × 2 cm)	Maior bolsão vertical único medindo ≤ 2 cm

[a]Pode ser omitida quando os quatro componentes ultrassonográficos estão normais.
[b]Deve ser realizada avaliação adicional, independentemente do escore biofísico composto, quando o maior bolsão vertical de líquido amniótico medir ≤ 2 cm.
CTG, cardiotocografia.

Manning e colaboradores (1987) testaram mais de 19.000 gestantes utilizando a interpretação do perfil biofísico e a conduta preconizada na Tabela 17-3. Mais de 97% das gestantes testadas tiveram resultados normais. Os autores relataram taxa de resultados falso-normais – definidos por morte pré-natal de um feto estruturalmente normal – de cerca de 1 por 1.000. As causas detectáveis mais comuns de morte fetal depois de um teste normal de perfil biofísico eram hemorragia feto-materna, acidentes com o cordão umbilical e descolamento prematuro da placenta (Dayal, 1999).

Manning e colaboradores (1993) publicaram uma descrição notável de 493 fetos, nos quais os escores biofísicos foram determinados imediatamente antes da determinação dos valores do pH do sangue venoso umbilical obtido por cordocentese anteparto. Cerca de 20% dos fetos testados exibiam restrição do crescimento, tendo o restante anemia hemolítica aloimune. Conforme mostrado na Figura 17-9, um escore biofísico de 0 foi invariavelmente associado a acidemia fetal significativa, enquanto um escore normal de 8 a 10 indicou pH normal. Um resultado de teste duvidoso – um escore de 6 – foi um previsor ruim de desfecho adverso. À medida que o escore anormal diminuía de 2 ou 4 para 0, isso era um previsor mais preciso de evolução fetal anormal.

Assim, em geral, esses escores oferecem baixa sensibilidade para prever o pH no sangue do cordão.

Estudos semelhantes substanciaram esses achados. Salvesen e colaboradores (1993) concluíram que o perfil biofísico tinha valor limitado na previsão do pH fetal. Weiner e colaboradores (1996) avaliaram 135 fetos com restrição evidente do crescimento fetal e chegaram a uma conclusão semelhante. Kaur e colaboradores (2008) realizaram perfis biofísicos diários para determinar o momento ideal do parto de 48 fetos pré-termo com restrição do crescimento que pesavam menos de 1.000 g. Apesar dos escores de 8 em 27 fetos e 6 em 13 fetos, ocorreram 6 mortes, e 21 fetos nasceram com acidemia. Lalor e colaboradores (2008) realizaram uma revisão de Cochrane e concluíram que não havia evidência suficiente para apoiar o uso do perfil biofísico como teste do bem-estar fetal em gestações de alto risco.

■ Perfil biofísico modificado

Como o perfil biofísico é trabalhoso e requer um profissional treinado em ultrassonografia, Clark e colaboradores (1989) utilizaram um perfil biofísico resumido como teste de rastreamento inicial de 2.628 gestações de feto único. Em termos mais específicos, os autores aplicaram CTG basal (estimulação vibroacústica) duas

TABELA 17-3 Interpretação do escore do perfil biofísico

Escore do perfil biofísico	Interpretação	Conduta recomendada
10	Normal, feto sem asfixia	Nenhuma intervenção fetal indicada; repetir o teste semanalmente, exceto nas gestantes diabéticas e nas gestações pós-termo (2 vezes por semana)
8/10 (VLA normal)	Normal, feto sem asfixia	Nenhuma intervenção fetal indicada; repetir o teste de acordo com o protocolo do serviço
8/8 (teste sem estresse não realizado)		
8/10 (VLA reduzido)	Suspeita de asfixia fetal crônica	Realizar o parto
6	Asfixia fetal possível	Realizar o parto se o VLA for anormal
		Se o VLA for normal com > 36 semanas e o colo estiver maduro, realizar o parto
		Se o resultado do teste repetido for ≤ 6, realizar o parto
		Se o resultado do teste repetido for > 6, observar e repetir de acordo com o protocolo
4	Asfixia fetal provável	Repetir o teste no mesmo dia; se o escore do perfil biofísico for ≤ 6, realizar o parto
0 a 2	Asfixia fetal quase certa	Realizar o parto

VLA, volume de líquido amniótico.
Reproduzida, com permissão, de Manning FA, Morrison I, Harman CR, et al: Fetal assessment based on fetal biophysical profile scoring: experience in 19,221 referred high-risk pregnancies. II. An analysis of false-negative fetal deaths, Am J Obstet Gynecol. 1987 Oct;157(4 Pt 1):880–884.

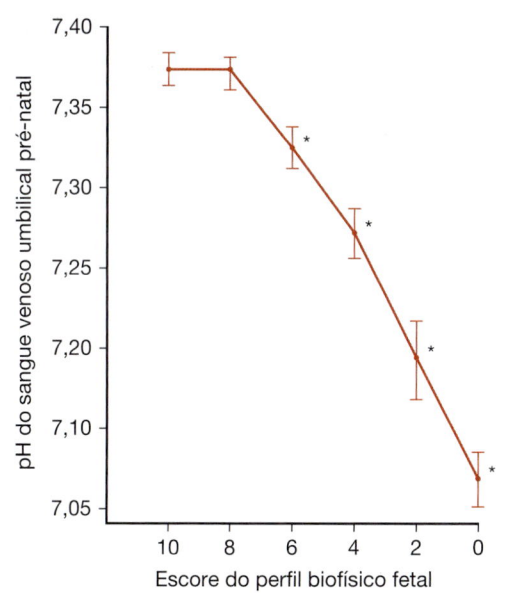

FIGURA 17-9 pH médio da veia umbilical (± 2 desvios-padrão) obtido por cordocentese relacionado com a categoria do escore do perfil biofísico fetal. (Dados de Manning, 1993.)

vezes por semana e combinaram o resultado com a quantificação do índice de líquido amniótico, no qual valores ≤ 5 cm eram considerados anormais (Cap. 11, p. 230). Esse perfil biofísico abreviado exigia cerca de 10 minutos para ser realizado, e os autores concluíram que era um excelente método de monitoração pré-natal, porque não houve mortes fetais inesperadas.

Nageotte e colaboradores (1994) também combinaram CTG basal quinzenais com o índice de líquido amniótico, considerando medidas ≤ 5 cm como anormais. Esses autores realizaram 17.429 perfis biofísicos modificados em 2.774 mulheres, concluindo que esses testes eram um excelente método de monitoração fetal. Miller e colaboradores (1996a) relataram os resultados obtidos em mais de 54.000 perfis biofísicos modificados realizados em 15.400 gestações de alto risco. Os autores calcularam taxas de resultados falso-negativos de 0,8 por 1.000 e falso-positivos de 1,5%.

O American College of Obstetricians and Gynecologists (2016) concluiu que o teste do perfil biofísico modificado é tão preditivo do bem-estar fetal quanto as outras abordagens de monitoração fetal biofísica.

VOLUME DE LÍQUIDO AMNIÓTICO

A importância da estimativa do volume de líquido amniótico é indicada por sua inclusão em quase todos os esquemas de avaliação da saúde fetal (Frøen, 2008). Isso explica por que a redução da perfusão uteroplacentária pode causar redução do fluxo sanguíneo renal, diminuição da produção de urina e, por fim, oligoidrâmnio fetal (Cap. 11, p. 231). O American College of Obstetricians and Gynecologists (2016) conclui que os dados disponíveis a partir de ensaios randomizados indicam que o uso da medida do maior bolsão vertical de líquido, em oposição ao índice de líquido amniótico, para o diagnóstico de oligoidrâmnio está associado com uma redução de intervenções desnecessárias sem aumento em desfechos adversos perinatais (Nabhan, 2008; Reddy, 2014).

DOPPLERVELOCIMETRIA

A velocidade do fluxo sanguíneo medida por ultrassonografia com Doppler (ecodoppler) reflete a impedância ao fluxo distal (Cap. 10, p. 213). No caso de fetos com restrição de crescimento, foram avaliados vários circuitos vasculares fetais, incluindo a artéria umbilical, a artéria cerebral média e o ducto venoso, como ferramentas diagnósticas para o bem-estar fetal (Cap. 44, p. 854). A dopplervelocimetria da artéria uterina materna também foi avaliada para prever disfunção placentária com o objetivo de equilibrar os riscos de morte fetal e de nascimento prematuro (Ghidini, 2007). Até os efeitos da sildenafila em ovelhas gestantes foram avaliados com o uso de dopplervelocimetria (Alanne, 2017). A base teórica é de que a sildenafila melhore o fluxo sanguíneo placentário na presença de insuficiência placentária. Isso não se mostrou verdadeiro, pois a sildenafila foi associada com efeitos prejudiciais sobre a dinâmica cardiovascular fetal.

■ Velocidade do fluxo sanguíneo por Doppler

Os traçados do Doppler foram estudados pela primeira vez nas artérias umbilicais das gestantes no final da gravidez, e os traçados anormais correlacionaram-se com hipovascularidade das vilosidades placentárias. Entre os vasos arteriais placentários diminutos, 60 a 70% precisam ser fechados antes que surjam alterações perceptíveis no traçado do Doppler da artéria umbilical. Essa patologia vascular placentária extensa causa efeitos significativos na circulação fetal. De acordo com Trudinger (2007), como mais de 40% do débito ventricular fetal combinado é dirigido à placenta, a obstrução dos vasos sanguíneos placentários aumenta a pós-carga e causa hipoxemia fetal. Por sua vez, isso causa dilatação ventricular e redistribuição do fluxo sanguíneo da artéria cerebral média. Por fim, a pressão aumenta no ducto venoso em consequência da pós-carga imposta ao lado direito do coração fetal (Baschat, 2004). Clinicamente, os traçados anormais ao Doppler no ducto venoso são alterações tardias na progressão da deterioração fetal decorrente da hipoxemia crônica.

■ Velocimetria da artéria umbilical

A razão sístole-diástole (S/D) da artéria umbilical é considerada anormal quando está acima do 95º percentil para a idade gestacional, ou quando o fluxo diastólico está ausente ou invertido (Cap. 10, p. 213). Fluxo diastólico final indetectável ou invertido significa impedância elevada ao fluxo sanguíneo da artéria umbilical (Fig. 44-8, p. 854). De acordo com alguns autores, isso resulta das vilosidades placentárias mal vascularizadas e ocorre nos casos extremos de restrição do crescimento fetal (Todros, 1999). Segundo Zelop e colaboradores (1996), a taxa de mortalidade perinatal associada ao fluxo diastólico final ausente era de cerca de 10%, mas aumentou para cerca de 33% quando o fluxo diastólico final estava reverso.

Spinillo e colaboradores (2005) estudaram o resultado do desenvolvimento neurológico com 2 anos de idade em 266 fetos com restrição do crescimento que nasceram com 24 a 35 semanas de gestação. Entre os fetos que tinham demonstrado fluxo ausente ou reverso na artéria umbilical, 8% tinham evidência de paralisia cerebral em comparação com 1% daqueles em que o fluxo pelo Doppler era normal.

O ecodoppler da artéria umbilical foi submetido a uma avaliação mais extensa por meio de ensaios controlados randomizados, em comparação com qualquer outro teste anterior da saúde fetal. Williams e colaboradores (2003) distribuíram randomicamente

1.360 gestantes de alto risco para fazer testes sem estresse ou dopplervelocimetria. Os autores detectaram aumento significativo da incidência de cesarianas por sofrimento fetal no grupo submetido à CTG basal, em comparação com o grupo avaliado por dopplervelocimetria – 8,7 *versus* 4,6%, respectivamente. Uma interpretação desse achado é que a CTG basal identificou, com maior frequência, os fetos em risco. Em contrapartida, Gonzalez e colaboradores (2007) mostraram que os achados de Doppler anormais na artéria umbilical, em uma coorte de fetos com restrição do crescimento, foram os melhores previsores dos resultados perinatais.

A utilidade da dopplervelocimetria da artéria umbilical foi revisada pelo American College of Obstetricians and Gynecologists (2016). A conclusão foi que nenhum benefício foi demonstrado, exceto nas gestações suspeitas de restrição do crescimento fetal. Do mesmo modo, a velocimetria não mostrou ser útil como teste de rastreamento para detectar sofrimento fetal na população obstétrica geral.

Vários outros índices do Doppler feto-materno foram estudados, incluindo a artéria cerebral média e o ducto venoso no feto e as artérias uterinas na gestante. O American College of Obstetricians and Gynecologists (2016) concluiu que as investigações com Doppler de outros vasos sanguíneos que não a artéria umbilical não demonstraram melhora nos desfechos perinatais.

■ Artéria cerebral média

Conforme discutido, neste momento, a avaliação com dopplervelocimetria da artéria cerebral média (ACM) para detectar comprometimento fetal não é recomendada. Ainda assim, a tecnologia tem recebido atenção especial em razão das observações de que o feto em hipoxia tenta *preservar o cérebro* reduzindo a impedância vascular cerebral e, desse modo, aumentando o fluxo sanguíneo. Essa preservação cerebral foi documentada nos fetos com restrição do crescimento até sua reversão (Konje, 2001). Pesquisadores demonstraram que 8 entre 17 fetos com essa reversão da compensação morreram. Ott e colaboradores (1998) randomizaram 665 mulheres submetidas ao perfil biofísico modificado em dois grupos: perfil biofísico isolado ou combinado com dopplervelocimetria da artéria cerebral média e umbilical. Os desfechos gestacionais entre os dois grupos do estudo não diferiram de maneira significativa.

A dopplervelocimetria da artéria cerebral média se mostrou útil para detectar anemia fetal grave em 165 fetos com aloimunização ao antígeno D. Oepkes e colaboradores (2006) compararam prospectivamente as amniocenteses sequenciais realizadas para determinar os níveis de bilirrubina com a avaliação da velocidade sistólica de pico da ACM por Doppler. Esses pesquisadores concluíram que o Doppler poderia substituir seguramente a amniocentese no tratamento das gestações aloimunizadas. Conforme descrito no Capítulo 15 (p. 303), essa técnica se mostrou útil para detectar e orientar o tratamento da anemia fetal de qualquer etiologia (Moise, 2008).

■ Ducto venoso

A ultrassonografia com Doppler também tem sido usada para avaliar a circulação no ducto venoso. Bilardo e colaboradores (2004) estudaram, de forma prospectiva, os resultados da dopplervelocimetria da artéria umbilical e do ducto venoso de 70 fetos com restrição do crescimento entre 26 a 33 semanas de gestação. Os autores concluíram que o ecodoppler do ducto venoso era o melhor previsor do prognóstico perinatal. É importante salientar que fluxo negativo ou reverso no ducto venoso era um achado tardio, pois esses fetos já tinham sofrido lesão irreversível de múltiplos órgãos em consequência da hipoxemia. Além disso, a idade gestacional por ocasião do nascimento era um determinante importante do prognóstico perinatal, independentemente do fluxo do ducto venoso. Em termos mais específicos, 36% dos fetos com restrição do crescimento que nasceram entre 26 e 29 de gestação semanas morreram, em comparação com apenas 5% dos que nasceram entre 30 e 33 semanas.

Baschat e colaboradores (2007) estudaram 604 fetos com restrição do crescimento utilizando dopplervelocimetria da artéria umbilical, da ACM e do ducto venoso e chegaram a conclusões semelhantes. De modo específico, o fluxo ausente ou reverso no ducto venoso foi associado a um profundo colapso metabólico fetal generalizado. Esses autores também relataram que a idade gestacional era um cofator poderoso no resultado perinatal para os fetos com restrição do crescimento nascidos antes de 30 semanas. Dito de outra forma, no momento em que se observa o fluxo gravemente anormal no ducto venoso, é muito tarde, pois o feto já está próximo da morte. Por outro lado, o parto mais precoce coloca o feto em risco de morte devido ao nascimento pré-termo. Ghidini (2007) concluiu que esses relatos não apoiam o uso rotineiro do Doppler do ducto venoso para monitorar fetos com restrição do crescimento e recomendou estudos adicionais.

■ Artéria uterina

A resistência vascular na circulação uterina normalmente diminui na primeira metade da gravidez devido à invasão dos vasos uterinos maternos pelo tecido trofoblástico (Cap. 5, p. 92). Esse processo pode ser detectado por dopplervelocimetria, e o Doppler da artéria uterina pode ser muito útil para avaliar gestantes com risco alto de insuficiência uteroplacentária (Abramowicz, 2008). A persistência ou o desenvolvimento de padrões de alta resistência foram relacionados com diversas complicações da gravidez (Lees, 2001; Yu, 2005). Em um estudo com 30.519 mulheres inglesas não selecionadas, Smith e colaboradores (2007) avaliaram a dopplervelocimetria com 22 a 24 semanas de gestação. O risco de morte fetal antes de 32 semanas, quando associado ao descolamento prematuro da placenta, à pré-eclâmpsia ou à restrição do crescimento fetal, estava significativamente associado à resistência alta ao fluxo. Isso resultou nas recomendações de estudos continuados com dopplervelocimetria como método de rastreamento para detectar gestações em risco de morte fetal (Reddy, 2008). Sciscione e Hayes (2009) revisaram o uso dos exames de dopplervelocimetria na prática obstétrica. Como os padrões da técnica de exame e os critérios para a realização de um exame adicional não estão definidos, os autores afirmaram que a dopplervelocimetria da artéria uterina não deve ser considerada como prática padronizada nas populações de baixo e alto risco.

RESUMO DOS TESTES PRÉ-NATAIS

A avaliação pré-natal da saúde fetal tem sido um foco de intenso interesse e várias questões surgiram. Primeiro, apesar da evolução continuada das opções de testes, a precisão ou eficácia de qualquer método individual é limitada. Segundo, a ampla variação biológica normal do feto dificulta a interpretação dos resultados dos exames. Por fim, apesar do desenvolvimento de técnicas de testagem cada vez mais complexas, os resultados anormais raramente são confiáveis; isso leva alguns médicos a usar os testes pré-natais para prever o *bem-estar fetal*, em vez de *comprometimento fetal*.

Platt e colaboradores (1987) revisaram a eficácia dos testes pré-natais entre 1971 e 1985 no Los Angeles County Hospital. Durante esse período de 15 anos, mais de 200.000 gestantes foram atendidas, e quase 17.000 dessas mulheres fizeram testes pré-natais de diversos tipos. A monitoração fetal aumentou de < 1% das gestações no início da década de 1970 para 15% na metade da década de 1980. Esses autores concluíram que esses testes eram claramente benéficos, porque a taxa de mortalidade fetal foi significativamente menor nas gestações de alto risco testadas em comparação com a taxa das gestantes que não foram testadas. Entretanto, esse estudo não considerou outras inovações incorporadas à prática obstétrica nesses 15 anos. Os resultados preliminares obtidos em Gana sugeriram que a CTG basal possa ser benéfica nos países com poucos recursos (Lawrence, 2016). Em um estudo de observação de 316 gestações complicadas por hipertensão gestacional, as mulheres que fizeram CTG basal tiveram redução não significativa do risco de morte fetal em comparação com as gestantes que não foram testadas – 3,6 versus 9,2%, respectivamente.

De acordo com Thacker e Berkelman (1986), os benefícios dos testes fetais pré-natais não foram avaliados o suficiente por ensaios controlados randomizados. Isso foi concluído após a revisão de 600 relatos, os quais incluíam apenas quatro ensaios clínicos randomizados que não tinham poder estatístico para a detecção de benefícios importantes. A partir dessa revisão, Enkin e colaboradores (2000) concluíram que, "apesar de seu uso disseminado, a maioria dos testes de bem-estar fetal deve ser considerado de valor experimental apenas em vez de serem ferramentas clínicas validadas".

Outra questão importante e ainda não respondida é se a monitoração fetal pré-natal detecta asfixia fetal em um estágio suficientemente precoce para evitar lesão cerebral. Manning e colaboradores (1998) estudaram a incidência de paralisia cerebral em 26.290 gestações de alto risco controladas com teste do perfil biofísico sequencial. Eles compararam esses resultados com os de 58.657 gestações de baixo risco nas quais o teste pré-natal não foi realizado. A incidência de paralisia cerebral foi de 1,3 por 1.000 gestações testadas, em comparação com 4,7 por 1.000 nas mulheres não testadas. Todd e colaboradores (1992) tentaram correlacionar o desenvolvimento cognitivo dos lactentes até 2 anos depois da dopplervelocimetria da artéria umbilical anormal ou dos resultados anormais de CTG basal. Apenas CTGs basais anormais foram associados a resultados cognitivos piores. Esses pesquisadores concluíram que, no momento em que o sofrimento fetal é diagnosticado pelo teste pré-natal, a lesão cerebral já foi infligida. Low e colaboradores (2003) chegaram a conclusões semelhantes.

De acordo com o American College of Obstetricians and Gynecologists (2016), um teste pré-natal fetal *normal* é altamente tranquilizador em relação a não ocorrer morte fetal dentro de 1 semana. Essa conclusão foi feita após uma análise de relatos de taxas de natimortos em associação com os vários testes pré-natais da frequência cardíaca fetal (Tab. 17-4). Observe que esses resultados são corrigidos com remoção de anomalias letais e catástrofes imprevisíveis, como descolamento prematuro da placenta ou acidentes com o cordão umbilical. A consideração mais importante ao decidir quando começar os testes pré-natais é o prognóstico de sobrevida neonatal.

A gravidade da doença materna é outra consideração importante. Em geral, na maioria das gestações de risco os testes começam com 32 a 34 semanas de gestação. As gestantes com complicações graves podem necessitar de testes a partir de 26 a 28 semanas. A frequência da repetição dos testes foi arbitrariamente estabelecida em 7 dias, porém testes mais frequentes costumam ser realizados.

REFERÊNCIAS

Abramowicz JS, Sheiner E: Ultrasound of the placenta: a systemic approach. Part II: function assessment (Doppler). Placenta 29(11):921, 2008

Alanne L, Hoffren J, Haapsamo M, et al: Effect of sildenafil citrate on fetal central hemodynamics and placental volume blood flow during hypoxemia in a chronic sheep model. Abstract No. 25. Presented at the 37th Annual Meeting of the Society for Maternal-Fetal Medicine. January 23–28, 2017

American Academy of Pediatrics and American College of Obstetricians and Gynecologists: Guidelines for perinatal care, 8th ed. Elk Grove Village, AAP, 2017

American College of Obstetricians and Gynecologists: Antepartum fetal surveillance. Practice Bulletin No. 145, July 2014, Reaffirmed 2016

Badalian SS, Chao CR, Fox HE, et al: Fetal breathing-related nasal fluid flow velocity in uncomplicated pregnancies. Am J Obstet Gynecol 169:563, 1993

Baschat AA: Opinion and review: Doppler application in the delivery timing in the preterm growth-restricted fetus: another step in the right direction. Ultrasound Obstet Gynecol 23:118, 2004

Baschat AA, Cosmi E, Bilardo C, et al: Predictors of neonatal outcome in early-onset placental dysfunction. Obstet Gynecol 109:253, 2007

Bilardo CM, Wolf H, Stigter RH, et al: Relationship between monitoring parameters and perinatal outcome in severe, early intrauterine growth restriction. Ultrasound Obstet Gynecol 23:199, 2004

Bourgeois FJ, Thiagarajah S, Harbert GM Jr: The significance of fetal heart rate decelerations during nonstress testing. Am J Obstet Gynecol 150:213, 1984

Brown R, Patrick J: The nonstress test: how long is enough? Am J Obstet Gynecol 141:646, 1981

Clark SL, Sabey P, Jolley K: Nonstress testing with acoustic stimulation and amnionic fluid volume assessment: 5973 tests without unexpected fetal death. Am J Obstet Gynecol 160:694, 1989

Cousins LM, Poeltler DM, Faron S, et al: Nonstress testing at ≤32.0 weeks' gestation: a randomized trial comparing different assessment criteria. Am J Obstet Gynecol 207(4):311.e1, 2012

Dawes GS: Breathing before birth in animals and man. An essay in medicine. Physiol Med 290:557, 1974

Dawes GS, Fox HE, Leduc BM, et al: Respiratory movements and rapid eye movement sleep in the foetal lamb. J Physiol 220:119, 1972

Dayal AK, Manning FA, Berck DJ, et al: Fetal death after normal biophysical profile score: an eighteen year experience. Am J Obstet Gynecol 181:1231, 1999

Devoe LD: Antenatal fetal assessment: contraction stress test, nonstress test, vibroacoustic stimulation, amniotic fluid volume, biophysical profile, and modified biophysical profile—an overview. Semin Perinatol 32(4):247, 2008

Devoe LD, Castillo RA, Sherline DM: The nonstress test as a diagnostic test: a critical reappraisal. Am J Obstet Gynecol 152:1047, 1986

Devoe LD, McKenzie J, Searle NS, et al: Clinical sequelae of the extended nonstress test. Am J Obstet Gynecol 151:1074, 1985

DeVries JI, Visser GH, Prechtl NF: The emergence of fetal behavior. II. Quantitative aspects. Early Hum Dev 12:99, 1985

Druzin ML, Gratacos J, Keegan KA, et al: Antepartum fetal heart rate testing, 7. The significance of fetal bradycardia. Am J Obstet Gynecol 139:194, 1981

Eller DP, Scardo JA, Dillon AE, et al: Distance from an intrauterine hydrophone as a factor affecting intrauterine sound pressure levels produced by the vibroacoustic stimulation test. Am J Obstet Gynecol 173:523, 1995

TABELA 17-4 Taxas de natimortos dentro de 1 semana de um teste de vigilância fetal pré-natal normal

Teste fetal pré-natal	Natimortos[a] Taxa/1.000	Número
Teste sem estresse (cardiotocografia basal)	1,9	5.861
Teste com estresse	0,3	12.656
Perfil biofísico	0,8	44.828
Perfil biofísico modificado	0,8	54.617

[a]Corrigido para anomalias-fetais e causas imprevisíveis de morte fetal, como descolamento prematuro de placenta ou acidentes com o cordão umbilical.

Enkin M, Keirse MJ, Renfrew M, et al: A Guide to Effective Care in Pregnancy and Childbirth, 3rd ed. New York, Oxford University Press, 2000

Frager NB, Miyazaki FS: Intrauterine monitoring of contractions during breast stimulation. Obstet Gynecol 69:767, 1987

Freeman RK: The use of the oxytocin challenge test for antepartum clinical evaluation of uteroplacental respiratory function. Am J Obstet Gynecol 121:481, 1975

Frøen JF, Tviet JV, Saastad E, et al: Management of decreased fetal movements. Semin Perinatol 32(4):307, 2008

Ghidini A: Doppler of the ductus venosus in severe preterm fetal growth restriction. A test in search of a purpose? Obstet Gynecol 109:250, 2007

Gonzalez JM, Stamilio DM, Ural S, et al: Relationship between abnormal fetal testing and adverse perinatal outcomes in intrauterine growth restriction. Am J Obstet Gynecol 196:e48, 2007

Grant A, Elbourne D, Valentin L, et al: Routine formal fetal movement counting and risk of antepartum late death in normally formed singletons. Lancet 2:345, 1989

Grubb DK, Paul RH: Amnionic fluid index and prolonged antepartum fetal heart rate decelerations. Obstet Gynecol 79:558, 1992

Guinn DA, Kimberlin KF, Wigton TR, et al: Fetal heart rate characteristics at 25 to 28 weeks gestation. Am J Perinatol 15:507, 1998

Hage ML: Interpretation of nonstress tests. Am J Obstet Gynecol 153:490, 1985

Hammacher K, Hüter KA, Bokelmann J, et al: Foetal heart frequency and perinatal condition of the foetus and newborn. Gynaecologia 166:349, 1968

Harrington K, Thompson O, Jorden L, et al: Obstetric outcomes in women who present with a reduction in fetal movements in the third trimester of pregnancy. J Perinat Med 26:77, 1998

Ho D, Wang J, Homann Y, et al: Use of the myocardial performance index in decreased fetal movement assessment: a case-control study. Fetal Diagn Ther June 15, 2017 [Epub ahead of print]

Hoskins IA, Frieden FJ, Young BK: Variable decelerations in reactive nonstress tests with decreased amnionic fluid index predict fetal compromise. Am J Obstet Gynecol 165:1094, 1991

Huddleston JF, Sutliff JG, Robinson D: Contraction stress test by intermittent nipple stimulation. Obstet Gynecol 63:669, 1984

Jansson LM, DiPietro J, Elko A: Fetal response to maternal methadone administration. Am J Obstet Gynecol 193:611, 2005

Johnson MJ, Paine LL, Mulder HH, et al: Population differences of fetal biophysical and behavioral characteristics. Am J Obstet Gynecol 166:138, 1992

Kaur S, Picconi JL, Chadha R, et al: Biophysical profile in the treatment of intrauterine growth-restricted fetuses who weigh <1000 g. Am J Obstet Gynecol 199:264.e1, 2008

Konje JC, Bell SC, Taylor DT: Abnormal Doppler velocimetry and blood flow volume in the middle cerebral artery in very severe intrauterine growth restriction: is the occurrence of reversal of compensatory flow too late? BJOG 108:973, 2001

Kopecky EA, Ryan ML, Barrett JFR, et al: Fetal response to maternally administered morphine. Am J Obstet Gynecol 183:424, 2000

Lalor JG, Fawole B, Alfirevic Z, et al: Biophysical profile for fetal assessment in high risk pregnancies. Cochrane Database Syst Rev 1:CD000038, 2008

Laventhal NT, Dildy GA III, Belfort MA: Fetal tachyarrhythmia associated with vibroacoustic stimulation. Obstet Gynecol 101:116, 2003

Lawrence ER, Quarshie EL, Lewis KF, et al: Introduction of cardiotocograph monitoring improves birth outcomes in women with preeclampsia in Ghana. Int J Gynaecol Obstet 132(1):103, 2016

Lee CY, DiLoreto PC, O'Lane JM: A study of fetal heart rate acceleration patterns. Obstet Gynecol 45:142, 1975

Lees C, Parra M, Missfelder-Lobos H, et al: Individualized risk assessment for adverse pregnancy outcome by uterine artery Doppler at 23 weeks. Obstet Gynecol 98:369, 2001

Leveno KJ, Williams ML, DePalma RT, et al: Perinatal outcome in the absence of antepartum fetal heart rate acceleration. Obstet Gynecol 61:347, 1983

Low JA, Killen H, Derrick EJ: Antepartum fetal asphyxia in the preterm pregnancy. Am J Obstet Gynecol 188:461, 2003

Macones GA, Hankins GD, Spong CY, et al: The 2008 National Institute of Child Health and Human Development workshop report on electronic fetal monitoring: update on definitions, interpretation, and research guidelines. Obstet Gynecol 112:661, 2008

Manning FA, Bondagji N, Harman CR, et al: Fetal assessment based on fetal biophysical profile scoring VIII: the incidence of cerebral palsy in tested and untested perinates. Am J Obstet Gynecol 178:696, 1998

Manning FA, Morrison I, Harman CR, et al: Fetal assessment based on fetal biophysical profile scoring: experience in 19,221 referred high-risk pregnancies, 2. An analysis of false-negative fetal deaths. Am J Obstet Gynecol 157:880, 1987

Manning FA, Platt LD, Sipos L: Antepartum fetal evaluation: development of a fetal biophysical profile. Am J Obstet Gynecol 136:787, 1980

Manning FA, Snijders R, Harman CR, et al: Fetal biophysical profile score, VI. Correlation with antepartum umbilical venous fetal pH. Am J Obstet Gynecol 169:755, 1993

Matsuura M, Murata Y, Hirano T, et al: The effects of developing autonomous nervous system on FHR variabilities determined by the power spectral analysis. Am J Obstet Gynecol 174:380, 1996

Meis PJ, Ureda JR, Swain M, et al: Variable decelerations during nonstress tests are not a sign of fetal compromise. Am J Obstet Gynecol 154:586, 1986

Miller DA, Rabello YA, Paul RH: The modified biophysical profile: antepartum testing in the 1990s. Am J Obstet Gynecol 174:812, 1996a

Miller F, Miller D, Paul R, et al: Is one fetal heart rate acceleration during a nonstress test as reliable as two in predicting fetal status? Am J Obstet Gynecol 174:337, 1996b

Moise KJ Jr: The usefulness of middle cerebral artery Doppler assessment in the treatment of the fetus at risk for anemia. Am J Obstet Gynecol 198:161.e1, 2008

Moore TR, Piaquadio K: A prospective evaluation of fetal movement screening to reduce the incidence of antepartum fetal death. Am J Obstet Gynecol 160:1075, 1989

Nabhan AF, Abdelmoula YA: Amniotic fluid index versus single deepest vertical pocket as a screening test for preventing adverse pregnancy outcome. Cochran Database Syst Rev 3:CD006593, 2008

Nageotte MP, Towers CV, Asrat T, et al: Perinatal outcome with the modified biophysical profile. Am J Obstet Gynecol 170:1672, 1994

Nijhuis JG, Prechtl HF, Martin CB Jr, et al: Are there behavioural states in the human fetus? Early Hum Dev 6:177, 1982

Oepkes D, Seaward PG, Vandenbussche FP, et al: Doppler ultrasonography versus amniocentesis to predict fetal anemia. N Engl J Med 355:156, 2006

Oosterhof H, vd Stege JG, Lander M, et al: Urine production rate is related to behavioural states in the near term human fetus. BJOG 100:920, 1993

Ott WJ, Mora G, Arias F, et al: Comparison of the modified biophysical profile to a "new" biophysical profile incorporating the middle cerebral artery to umbilical artery velocity flow systolic/diastolic ratio. Am J Obstet Gynecol 178:1346, 1998

Ozkaya E, Baser E, Cinar M, et al: Does diurnal rhythm have an impact on fetal biophysical profile? J Matern Fetal Neonatal Med 25(4):335, 2012

Patrick J, Campbell K, Carmichael L, et al: Patterns of gross fetal body movements over 24-hour observation intervals during the last 10 weeks of pregnancy. Am J Obstet Gynecol 142:363, 1982

Patrick J, Campbell K, Carmichael L, et al: Patterns of human fetal breathing during the last 10 weeks of pregnancy. Obstet Gynecol 56:24, 1980

Pazos R, Vuolo K, Aladjem S, et al: Association of spontaneous fetal heart rate decelerations during antepartum nonstress testing and intrauterine growth retardation. Am J Obstet Gynecol 144:574, 1982

Perez-Delboy A, Weiss J, Michels A, et al: A randomized trial of vibroacoustic stimulation for antenatal fetal testing. Am J Obstet Gynecol 187:S146, 2002

Pillai M, James D: Behavioural states in normal mature human fetuses. Arch Dis Child 65:39, 1990a

Pillai M, James D: The development of fetal heart rate patterns during normal pregnancy. Obstet Gynecol 76:812, 1990b

Platt LD, Paul RH, Phelan J, et al: Fifteen years of experience with antepartum fetal testing. Am J Obstet Gynecol 156:1509, 1987

Ray M, Freeman R, Pine S, et al: Clinical experience with the oxytocin challenge test. Am J Obstet Gynecol 114:1, 1972

Rayburn WF: Clinical significance of perceptible fetal motion. Am J Obstet Gynecol 138:210, 1980

Reddy UM, Abuhamad AZ, Levine D, et al: Fetal imaging: executive summary of a joint Eunice Kennedy Shriver National Institute of Child Health and Human Development, Society for Maternal-Fetal Medicine, American Institute of Ultrasound in Medicine, American College of Obstetricians and Gynecologists, American College of Radiology, Society for Pediatric Radiology, and Society of Radiologists in Ultrasound Fetal Imaging Workshop. Obstet Gynecol 123(5):1070, 2014

Reddy UM, Filly RA, Copel JA, et al: Prenatal imaging: ultrasonography and magnetic resonance imaging. Obstet Gynecol 112(1):145, 2008

Saastad E, Winje BA, Stray Penderson B, et al: Fetal movement counting improved identification of fetal growth restriction and perinatal outcomes—a multi-centre, randomized, controlled trial. PLoS One 6(12):e28482, 2011

Sadovsky E, Evron S, Weinstein D: Daily fetal movement recording in normal pregnancy. Riv Obstet Ginecol Practica Med Perinatal 59:395, 1979a

Sadovsky E, Laufer N, Allen JW: The incidence of different types of fetal movement during pregnancy. BJOG 86:10, 1979b

Sadovsky E, Yaffe H: Daily fetal movement recording and fetal prognosis. Obstet Gynecol 41:845, 1973

Sajapala S, AboEllail MA, Kanenshi K, et al: 4D ultrasound study of fetal movement early in the second trimester of pregnancy. J Perinat Med 45(6):737, 2017

Salvesen DR, Freeman J, Brudenell JM, et al: Prediction of fetal acidemia in pregnancies complicated by maternal diabetes by biophysical scoring and fetal heart rate monitoring. BJOG 100:227, 1993

Scala C, Bhide A, Familiari A, et al: Number of episodes of reduced fetal movement at term: association with adverse perinatal outcome. Am J Obstet Gynecol 213(5):678.e1, 2015

Schellpfeffer MA, Hoyle D, Johnson JWC: Antepartum uterine hypercontractility secondary to nipple stimulation. Obstet Gynecol 65:588, 1985

Sciscione AC, Hayes EJ: Uterine artery Doppler flow studies in obstetric practice. Am J Obstet Gynecol 201(2):121, 2009

Sherer DM, Spong CY, Ghidini A, et al: In preterm fetuses decreased amniotic fluid volume is associated with decreased fetal movements. Am J Obstet Gynecol 174:344, 1996

Smith CV, Nguyen HN, Kovacs B, et al: Fetal death following antepartum fetal heart rate testing: a review of 65 cases. Obstet Gynecol 70:18, 1987

Smith GC, Yu CK, Papageorghiou AT, et al: Maternal uterine artery Doppler flow velocimetry and the risk of stillbirth. Obstet Gynecol 109:144, 2007

Smith JH, Anand KJ, Cotes PM, et al: Antenatal fetal heart rate variation in relation to the respiratory and metabolic status of the compromised human fetus. BJOG 95:980, 1988

Sorokin Y, Bottoms SF, Dierker CJ, et al: The clustering of fetal heart rate changes and fetal movements in pregnancies between 20 and 30 weeks gestation. Am J Obstet Gynecol 143:952, 1982

Spinillo A, Montanari L, Bergante C, et al: Prognostic value of umbilical artery Doppler studies in unselected preterm deliveries. Obstet Gynecol 105:613, 2005

Thacker SB, Berkelman RL: Assessing the diagnostic accuracy and efficacy of selected antepartum fetal surveillance techniques. Obstet Gynecol Surv 41:121, 1986

Timor-Tritsch IE, Dierker LJ, Hertz RH, et al: Studies of antepartum behavioral state in the human fetus at term. Am J Obstet Gynecol 132:524, 1978

Todd AL, Tridinger BJ, Cole MJ, et al: Antenatal tests of fetal welfare and development at age 2 years. Am J Obstet Gynecol 167:66, 1992

Todros T, Sciarrone A, Piccoli E, et al: Umbilical Doppler waveforms and placental villous angiogenesis in pregnancies complicated by fetal growth restriction. Obstet Gynecol 93:499, 1999

Trudinger B: Doppler: more or less? Ultrasound Obstet Gynecol 29 (3):243, 2007

Turitz AL, Bastek JA, Sammel MD, et al: Can vibroacoustic stimulation improve the efficiency of a tertiary care antenatal testing unit? J Matern Fetal Neonatal Med 25(12):2645, 2012

Vindla S, James D: Fetal behavior as a test of fetal well-being. BJOG 102:597, 1995

Visser GHA, Redman CWG, Huisjes HJ, et al: Nonstressed antepartum heart rate monitoring: implications of decelerations after spontaneous contractions. Am J Obstet Gynecol 138:429, 1980

Warrander LK, Batra G, Bernatavicius G, et al: Maternal perception of reduced fetal movements is associated with altered placental structure and function. PLoS One 7(4):e34851, 2012

Weiner Z, Divon MY, Katz N, et al: Multi-variant analysis of antepartum fetal test in predicting neonatal outcome of growth retarded fetuses. Am J Obstet Gynecol 174:338, 1996

Williams KP, Farquharson DF, Bebbington M, et al: Screening for fetal well-being in a high-risk pregnant population comparing the nonstress test with umbilical artery Doppler velocimetry: a randomized controlled clinical trial. Am J Obstet Gynecol 188:1366, 2003

Yu CK, Smith GC, Papageorghiou AT, et al: An integrated model for the prediction of preeclampsia using maternal factors and uterine artery Doppler velocimetry in unselected low-risk women. Am J Obstet Gynecol 193:429, 2005

Zelop CM, Richardson DK, Heffner LJ: Outcomes of severely abnormal umbilical artery Doppler velocimetry in structurally normal singleton fetuses. Obstet Gynecol 87:434, 1996

PARTE 6
COMPLICAÇÕES DO INÍCIO DA GESTAÇÃO

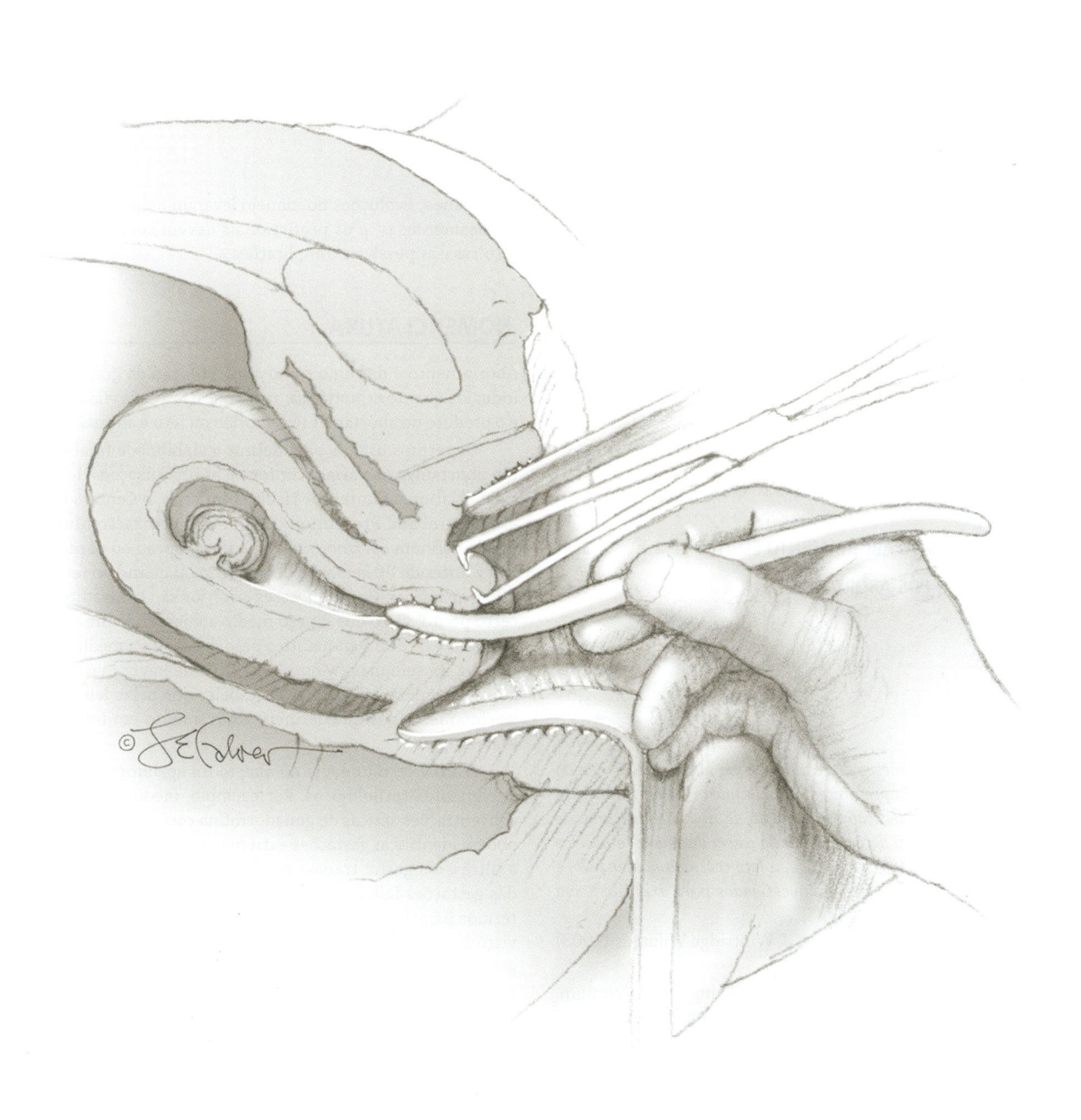

CAPÍTULO 18

Abortamento

NOMENCLATURA 346
**ABORTAMENTO ESPONTÂNEO NO
PRIMEIRO TRIMESTRE** 347
ABORTAMENTO DE REPETIÇÃO 352
ABORTAMENTO NO SEGUNDO TRIMESTRE 353
ABORTAMENTO INDUZIDO 357
**MÉTODOS DE ABORTAMENTO NO
PRIMEIRO TRIMESTRE** 358
**MÉTODOS DE ABORTAMENTO NO
SEGUNDO TRIMESTRE** 362
CONSEQUÊNCIAS DO ABORTAMENTO ELETIVO .. 364
CONTRACEPÇÃO PÓS-ABORTAMENTO 364

> *Nos primeiros meses da gestação, a expulsão espontânea do ovo é quase sempre precedida pela morte do feto. Por essa razão, a consideração da etiologia do aborto praticamente se resolve com a determinação da causa da morte fetal. Nos últimos meses, por outro lado, o feto costuma nascer vivo, e outros fatores devem ser investigados para explicar a sua expulsão.*
>
> — J. Whitridge Williams (1903)

No início da gestação, o abortamento é um evento comum. A maioria das perdas precoces se origina de anormalidades genéticas ou de razões ainda não identificadas. Assim, a possibilidade de prevenção é atualmente pequena. As mulheres com aborto mais tardio ou com abortos recorrentes têm mais chance de apresentar uma causa repetitiva que pode ser modificada. Além dessas perdas espontâneas, pode-se optar pela interrupção da gestação. Tanto no caso de abortamento induzido como no de abortamento espontâneo, evoluções no manejo levaram a opções cirúrgicas e medicamentosas, e os profissionais devem compreender essas técnicas e as possíveis complicações.

NOMENCLATURA

Abortamento é definido como a interrupção da gravidez, tanto induzida quanto espontânea, antes que o feto seja viável, e aborto é o produto do abortamento (embrião ou feto e anexos).

Os termos usados para definir a viabilidade fetal e, assim, um abortamento, variam conforme as organizações de referência. O National Center for Health Statistics, o Centers for Disease Control and Prevention (CDC) e a Organização Mundial da Saúde definem *abortamento* como interrupção ou perda da gravidez antes de 20 semanas de gestação ou quando o feto pesa < 500 g ao nascer. Contudo, esses critérios são contraditórios até certo ponto, visto que o peso médio ao nascer de um feto de 20 semanas é de 320 g enquanto o peso de 500 g é a média dos fetos de 22 a 23 semanas (Moore, 1977). Pode haver mais confusão ao se considerar os critérios estabelecidos pelas leis estaduais norte-americanas que definem abortamento em termos ainda mais amplos.

A atual terminologia do aborto foi aprimorada por desenvolvimentos tecnológicos. Por exemplo, medições precisas das concentrações séricas de gonadotrofina coriônica humana (hCG) podem identificar gestações extremamente precoces. Além disso, a ultrassonografia transvaginal permite uma melhor inspeção das gestações falhas, mas as recomendações variam quanto aos termos para: (1) concepções precoces em que nenhum produto é visto à ultrassonografia, (2) gestações que apresentam um saco gestacional, mas sem o embrião, e (3) aquelas em que é visto um embrião morto (Kolte, 2015; Silver, 2011). Ademais, também não há concordância em relação ao termo *perda gestacional precoce*. Atualmente, o American College of Obstetricians and Gynecologists (2017c) define a perda gestacional precoce como uma gestação intrauterina (GIU) não viável com um saco gestacional vazio ou com um saco gestacional contendo um embrião ou feto sem atividade cardíaca dentro das primeiras $12^{6/7}$ semanas de gestação. Entre os outros termos clínicos, *abortamento espontâneo* inclui ameaça de abortamento e abortamento inevitável, incompleto, completo e retido. O termo abortamento séptico é usado para classificar com mais detalhes qualquer uma dessas condições que sejam complicadas também por uma infecção. A *perda gestacional recorrente* é definida de forma variável, mas visa identificar as mulheres com abortos repetitivos.

Outras definições ajudam a diferenciar entre gestações intrauterinas e ectópicas. O termo *gestação de localização incerta (GLI)* descreve uma gestação identificada por teste de hCG, mas sem localização ultrassonográfica confirmada. Nesse contexto, cinco categorias são propostas para as gestações iniciais: gestação ectópica definida, ectópica provável, GLI, GIU provável e GIU definida (Barnhart, 2011). As opções de diagnóstico e manejo da gestação ectópica estão descritas no Capítulo 19 (p. 373).

ABORTAMENTO ESPONTÂNEO NO PRIMEIRO TRIMESTRE

■ Patogênese

Mais de 80% dos abortamentos espontâneos ocorrem nas primeiras 12 semanas de gestação. Nas perdas gestacionais do primeiro trimestre, a morte do embrião ou do feto quase sempre ocorre antes da expulsão espontânea. Em geral, a morte é acompanhada de hemorragia dentro da decídua basal, seguido pela necrose dos tecidos adjacentes, que estimula as contrações uterinas e a expulsão. Um saco gestacional intacto costuma estar cheio de fluido. Um *abortamento anembrionado* não contém elementos embrionários identificáveis. Embora não seja tão preciso, pode-se utilizar o termo ovo cego (Silver, 2011). Os casos restantes são *abortamentos embrionados*, que em geral apresentam alguma anormalidade do desenvolvimento do embrião, do feto, da vesícula vitelina ou, às vezes, da placenta. Em contrapartida, nas perdas gestacionais mais tardias, o feto geralmente não morre antes da expulsão e, assim, outras razões para o abortamento devem ser investigadas.

■ Incidência

As taxas de abortamento espontâneo variam conforme a população estudada. Nas gestações com 5 a 20 semanas, a incidência varia de 11 a 22%, sendo maior nas gestações mais iniciais (Ammon Avalos, 2012). Para avaliar as taxas iniciando na concepção, Wilcox e colaboradores (1988) estudaram 221 mulheres saudáveis que estavam tentando conceber ao longo de 707 ciclos menstruais e encontraram uma taxa de abortamento espontâneo de 31%. O estudo concluiu que dois terços dessas perdas são precoces e *clinicamente silenciosas*. Atualmente, sabe-se que alguns fatores influenciam os abortamentos espontâneos *clinicamente aparentes*. Porém, não se sabe se esses mesmos fatores também afetam a perda gestacional clinicamente silenciosa.

■ Fatores fetais

Entre todos os abortos espontâneos, cerca de metade são *abortamentos euploides*, isto é, que contêm um complemento cromossômico normal. A outra metade tem anormalidade cromossômica. Inicialmente determinada por cariotipagem tecidual, essa porcentagem parece persistir com a implementação de novas técnicas citogenéticas (Jenderny, 2014). É importante observar que o American College of Obstetricians and Gynecologists (2016d) não recomenda o uso rotineiro da análise cromossômica por *microarray* dos tecidos fetais no primeiro trimestre. Porém, essa organização e a American Society for Reproductive Medicine (2012), reconhecem o seu valor se a análise citogenética alterar os cuidados futuros.

As taxas de abortamento e de anomalias cromossômicas diminuem conforme aumenta a idade gestacional (Ammon Avalos, 2012; Eiben, 1990). Kajii e colaboradores (1980) observaram que 75% dos abortamentos com cromossomos anormais ocorreram até 8 semanas de gestação. Entre essas anormalidades cromossômicas, 95% foram causadas por erros da gametogênese materna e 5% por erros paternos (Jacobs, 1980). As anormalidades mais comuns são trissomia, encontrada em 50 a 60%; monossomia do X, em 9 a 13%; e triploidia, em 11 a 12% (Eiben, 1980; Jenderny, 2014).

As trissomias geralmente resultam de não disjunção isolada, cujas taxas aumentam conforme a idade materna (Boué, 1975). As trissomias dos cromossomos 13, 16, 18, 21 e 22 são as mais comuns. Em contrapartida, os rearranjos cromossômicos estruturais balanceados podem se originar de qualquer um dos pais e são encontrados em 2 a 4% dos casais com perda gestacional recorrente.

A *monossomia do X (45,X)* é a anormalidade cromossômica específica isolada mais frequente. Ela é chamada *síndrome de Turner*, a qual em geral resulta em abortamento, embora existam casos descritos de fetos vivos do sexo feminino, conforme descrito no Capítulo 13 (p. 259). Por outro lado, a *monossomia autossômica* é rara e incompatível com a vida.

A *triploidia* costuma estar associada à degeneração hidrópica ou molar da placenta (Cap. 20, p. 389). O feto localizado dentro de uma mola hidatiforme parcial costuma ser abortado nos estágios iniciais, e os poucos fetos que sobrevivem por mais tempo têm deformações grosseiras. A idade materna e paterna avançada não aumenta a incidência de triploidia. Na maioria dos casos, os fetos *tetraploides* são abortados nos primeiros estágios da gestação e raramente chegam a nascer vivos.

■ Fatores maternos

Nas perdas gestacionais cromossomicamente normais, as influências maternas são importantes. As causas dos abortamentos euploides são pouco compreendidas, embora vários distúrbios clínicos, condições ambientais e anormalidades do desenvolvimento tenham sido implicados.

Os abortos de gestações euploides são mais tardios que as aneuploides. Ou seja, a taxa de abortamento euploides atinge um pico em torno de 13 semanas (Kajii, 1980). Além disso, a incidência de abortamento euploides aumenta acentuadamente depois da idade materna de 35 anos (Stein, 1980).

Infecções

Alguns vírus, bactérias e parasitas comuns que invadem o ser humano normal podem infectar a unidade fetoplacentária por transmissão pelo sangue. Outros podem causar infecções localizadas depois de colonização ou infecção geniturinária. Entretanto, apesar das diversas infecções adquiridas na gravidez e discutidas nos Capítulos 64 e 65, esta não é uma causa comum de abortamento precoce.

Doenças clínicas

Alguns distúrbios estão possivelmente ligados a maiores taxas de perda gestacional precoce e são discutidos em seus capítulos respectivos. Há riscos importantes associados com diabetes melito mal controlado, obesidade, doença da tireoide e lúpus eritematoso sistêmico. Nestes e em outros casos, os mediadores inflamatórios podem ser um problema subjacente (Kalagiri, 2016; Sjaarda, 2017). Embora as trombofilias tenham sido associadas inicialmente a vários desfechos gestacionais, a maioria das supostas associações foi refutada (American College of Obstetricians and Gynecologists, 2017e).

Câncer

Doses terapêuticas de radiação sem dúvida causam abortos. As doses exatas que causam aborto não são conhecidas, mas os parâmetros sugeridos são encontrados no Capítulo 46 (p. 906). Da mesma forma, os efeitos da exposição à quimioterapia na etiologia do abortamento não estão bem definidos (Cap. 12, p. 242). São particularmente preocupantes os casos de gestações em andamento após exposição inicial ao metotrexato, descrito adiante (p. 361). Entre as sobreviventes do câncer, as tratadas com radioterapia abdominopélvica ou quimioterapia podem ter maior risco de abortos mais tarde, conforme discutido no Capítulo 63 (p. 1192).

Procedimentos cirúrgicos

O risco de abortamento espontâneo causado por intervenções cirúrgicas não foi bem estudado. Contudo, conforme discutido no Capítulo 46 (p. 901), é pouco provável que os procedimentos cirúrgicos *não complicados* realizados durante o início da gestação aumentem o risco de aborto (Mazze, 1989). Entre as indicações, os tumores ovarianos podem geralmente ser ressecados sem induzir abortamento espontâneo. Uma exceção importante é a remoção precoce do corpo lúteo ou do ovário no qual ele está localizado. Se realizada antes de 10 semanas de gestação, deve-se administrar progesterona suplementar, e a suplementação é discutida no Capítulo 63 (p. 1198).

Traumatismos raramente causam abortamentos espontâneos no primeiro trimestre e, embora o Parkland Hospital seja um centro de traumatologia movimentado, essa não é uma associação comum. Os traumatismos graves – principalmente abdominais – podem causar perda fetal, mas isso é mais provável nos estágios mais avançados da gravidez (Cap. 47, p. 925).

Nutrição

A deficiência isolada de um nutriente ou a deficiência moderada de todos eles não parece aumentar o risco de abortamento. Mesmo nos casos extremos – por exemplo, hiperêmese gravídica – os abortamentos são raros. A qualidade da dieta pode ser importante, pois o risco de abortamento pode ser reduzido em mulheres que consomem uma dieta rica em frutas, vegetais, grãos integrais, óleos vegetais e peixe (Gaskins, 2015). Em relação ao peso materno, o peso abaixo do ideal não foi associado a um maior risco de abortamento espontâneo (Balsells, 2016). Porém, conforme observado no Capítulo 48 (p. 938), a obesidade aumenta as taxas de perda gestacional.

Fatores sociais e comportamentais

As escolhas de estilo de vida supostamente associadas ao aumento dos riscos de abortamento espontâneo costumam estar mais relacionadas ao uso crônico e principalmente ao uso em grande quantidade de substâncias *legalizadas*. A droga mais utilizada é o álcool, que produz efeitos teratogênicos graves, conforme descrito no Capítulo 12 (p. 239). Ainda assim, observa-se risco aumentado de abortamento espontâneo apenas com o uso regular ou em grandes quantidades (Avalos, 2014; Feodor Nilsson, 2014).

Cerca de 10% das gestantes admitem ser tabagistas (Centers for Disease Control and Prevention, 2016). Parece intuitivo que o tabagismo possa causar perda gestacional precoce (Pineles, 2014). Os efeitos adversos das drogas ilícitas estão descritos no Capítulo 12 (p. 249).

O consumo excessivo de cafeína – ainda não bem definido – foi associado a aumento do risco de abortamento. Alguns relatos associaram a ingestão de cerca de cinco xícaras de café por dia – cerca de 500 mg de cafeína – a um ligeiro aumento no risco de abortamento (Cnattingius, 2000; Klebanoff, 1999). Os estudos sobre ingestão "moderada" – menos de 200 mg por dia – não demonstraram aumento do risco (Savitz, 2008; Weng, 2008). Em contrapartida, em uma coorte prospectiva de mais de 5.100 gestantes, a cafeína foi associada a abortamento espontâneo, mas não de forma dose-dependente (Hahn, 2015). Atualmente, o American College of Obstetricians and Gynecologists (2016e) concluiu que a ingestão moderada provavelmente não é um fator de risco significativo para abortamento e que qualquer risco associado à ingestão mais significativa não foi confirmado.

Fatores ocupacionais e ambientais

Foi sugerido que algumas toxinas ambientais tenham uma possível associação com abortos espontâneos, incluindo bisfenol A, ftalatos, bifenilas policloradas e diclorodifeniltricloroetano (DDT) (Krieg, 2016). Alguns poucos estudos implicam as exposições ocupacionais. Em um estudo de acompanhamento do Nurses Health Study II, Lawson e colaboradores (2012) relataram riscos ligeiramente maiores de abortamento espontâneo entre as enfermeiras expostas a agentes esterilizantes, raios X e fármacos antineoplásicos. Além disso, foi demonstrado aumento do risco de abortamento espontâneo entre as auxiliares de dentistas expostas a óxido nitroso por mais de 3 horas diariamente, quando não era utilizado um equipamento de eliminação do gás (Boivin, 1997).

■ Fatores paternos

O aumento da idade paterna está significativamente associado a maior risco de aborto (de La Rochebrochard, 2003). No Jerusalem Perinatal Study, esse risco foi menor antes dos 25 anos de idade, mas depois aumentava progressivamente a intervalos de 5 anos (Kleinhaus, 2006). A etiologia dessa associação não foi bem estudada, mas pode estar relacionada com anormalidades cromossômicas nos espermatozoides (Sartorius, 2010).

■ Classificação clínica do abortamento espontâneo

Ameaça de abortamento

Este diagnóstico é considerado quando há secreção vaginal sanguinolenta ou sangramento pelo orifício cervical fechado durante as primeiras 20 semanas de gestação. O sangramento que ocorre no início da gravidez deve ser diferenciado do sangramento da implantação, que algumas mulheres têm na ocasião em que deveriam menstruar. Além disso, quase um quarto das mulheres desenvolvem sangramento durante o início da gestação, o qual pode persistir por dias ou semanas. Ele pode estar acompanhado por desconforto suprapúbico, cólicas leves, pressão pélvica ou lombalgia persistente. Entre os sintomas, o sangramento certamente é o fator de risco mais preditivo de perda gestacional.

Como mostrado na Tabela 18-1, mesmo quando não ocorre abortamento espontâneo após ameaça de abortamento, as taxas de desfechos gestacionais adversos subsequentes são maiores. Entre eles, o maior risco é de parto prematuro. Weiss e colaboradores (2004) observaram maiores riscos de desfechos adversos na gestação mais avançada se o sangramento inicial era intenso em vez de leve. Em comparação com os casos sem sangramento, as mulheres com sangramento no primeiro trimestre em uma primeira gestação têm maior risco de recorrência na segunda (Lykke, 2010).

TABELA 18-1 Desfechos adversos mais frequentes nas mulheres com ameaça de abortamento

Maternos	Perinatais
Placenta prévia	Ruptura prematura das membranas
Descolamento prematuro da placenta	Parto pré-termo
Remoção manual da placenta	Neonato de baixo peso ao nascer
Parto cesáreo	Restrição de crescimento fetal
	Morte fetal e neonatal

De Lykke, 2010; Saraswat, 2010; Weiss, 2004; Wijesiriwardana, 2006.

Todas as mulheres no início da gestação com sangramento vaginal e dor devem ser avaliadas. O objetivo primário é o diagnóstico imediato de gestação ectópica, e a avaliação seriada dos níveis séricos de β-hCG e a ultrassonografia transvaginal são ferramentas fundamentais para isso. Como a sua acurácia não é de 100% para a confirmação de morte embrionária precoce ou a localização, geralmente são necessárias avaliações repetidas. Com uma gestação intrauterina bem documentada, os níveis séricos de β-hCG devem aumentar no mínimo em 53 a 66% a cada 48 horas (Barnhart, 2004c; Kadar, 1982). Embora seja um marcador menos usado, as concentrações séricas de progesterona < 5 ng/mL sugerem perda gestacional. Valores > 20 ng/mL sustentam o diagnóstico de gestação saudável (Daily, 1994).

A ultrassonografia transvaginal é usada para localizar a gestação e determinar sua viabilidade. Se isso não for possível, então é diagnosticada uma *GLI*, sendo implementada a vigilância seriada nas mulheres clinicamente estáveis. O saco gestacional – uma coleção de líquido anecoico que representa a cavidade exocelômica – pode ser detectado com 4,5 semanas (Fig. 9-3, p. 159). Nessa ocasião, os níveis de β-hCG em geral estão entre 1.500 e 2.000 mUI/mL (Barnhart, 1994; Timor-Tritsch, 1988). Connolly e colaboradores (2013) observaram que este valor poderia diminuir até 390 mUI/mL. Porém, eles também observaram que um ponto de corte de até 3.500 mUI/mL pode ser necessário para identificar o saco gestacional em alguns casos que acabam mostrando uma GIU de feto único viável.

Outra dificuldade é que um saco gestacional pode parecer semelhante a outros acúmulos de fluidos dentro da cavidade uterina – o chamado pseudossaco gestacional (Fig. 19-4, p. 375). Esse pseudossaco pode ser derivado do sangue de uma gravidez ectópica hemorrágica e é mais fácil de excluir quando se detecta uma vesícula vitelina. Nos casos típicos, a vesícula vitelina é visível em torno de 5,5 semanas, com um saco gestacional com diâmetro médio de 10 mm. Assim, o diagnóstico de GIU deve ser feito com cautela se a vesícula vitelina ainda não for visualizada (American College of Obstetricians and Gynecologists, 2016h).

No manejo da ameaça de abortamento, observação é a regra. A analgesia com paracetamol ajuda a atenuar o desconforto causado pelas cólicas. O repouso é geralmente recomendado, mas não garante um desfecho melhor. O hematócrito e a tipagem sanguínea são determinados. Se houver anemia ou hipovolemia significativas, a evacuação da gestação é geralmente indicada. Nos casos em que o feto está vivo, alguns preferem transfusão sanguínea e observação por um período mais longo.

Abortamento incompleto

Durante o abortamento, ocorre sangramento depois do desprendimento parcial ou total da placenta e da dilatação do orifício cervical. Antes de 10 semanas de gestação, o feto e a placenta em geral são expelidos juntos, mas, depois disso, eles saem separadamente. Assim, pode haver a permanência de tecido totalmente dentro do útero ou com extrusão parcial através do colo uterino. Tecidos que se desprendem simplesmente dentro do canal cervical podem ser extraídos facilmente com pinças em anel. Em contrapartida, no caso de expulsão incompleta, há três opções de manejo, que incluem curetagem, manejo expectante ou misoprostol, que é a prostaglandina E_1 (PGE_1) (Kim, 2017). As últimas duas opções são evitadas nas mulheres clinicamente instáveis ou naquelas com infecção uterina.

Cada opção tem seus próprios riscos e benefícios. Em todas as três, é incomum haver infecção ou necessidade de transfusão. Porém, misoprostol e manejo expectante estão associados a sangramento imprevisível, e algumas mulheres serão submetidas a curetagens não planejadas. O manejo expectante do abortamento espontâneo incompleto tem taxas de falha de cerca de 25% nos ensaios clínicos randomizados (Nadarajah, 2014; Nielsen, 1999; Trinder, 2006). Alguns estudos observacionais mostraram taxas de falha de 10 a 15% (Blohm, 2003; Casikar, 2012; Luise, 2002). O tratamento medicamentoso tem taxas de falha de 5 a 30% (Dao, 2007; Shochet, 2012; Trinder, 2006). Em muitos estudos, o misoprostol foi usado na dose de 600 μg por via oral (American College of Obstetricians and Gynecologists, 2009). Outras alternativas adequadas incluem uma dose vaginal de 800 μg ou uma dose oral ou sublingual de 400 μg. Por fim, a curetagem geralmente consegue resolução rápida com sucesso de 95 a 100%. Porém, esse procedimento é invasivo e não é necessário em todos os casos.

Abortamento completo

Às vezes, pode ocorrer a expulsão completa de toda a gestação, e o orifício cervical fecha subsequentemente. O relato de sangramento profuso, cólicas e eliminação de tecidos é comum. As pacientes devem ser instruídas a trazer os tecidos eliminados, onde pode haver uma gestação completa que deve ser diferenciada de coágulos de sangue ou um molde de decídua. Este último material é uma camada de endométrio com o formato da cavidade uterina que, quando se desprende, pode parecer um saco colapsado (Fig. 19-2, p. 373).

Quando não é possível identificar um saco gestacional completo, a ultrassonografia transvaginal deve ser realizada para diferenciar entre abortamento completo e ameaça de abortamento ou gestação ectópica. Achados típicos de um abortamento completo incluem endométrio minimamente espessado sem um saco gestacional. Entretanto, isso não garante que não havia uma gestação uterina recente. Condous e colaboradores (2005) descreveram 152 mulheres com sangramento profuso, útero vazio com espessura endometrial < 15 mm e diagnóstico de abortamento espontâneo completo. Depois, constatou-se que 6% dessas mulheres tinham gestações ectópicas. Assim, um abortamento completo não pode ser diagnosticado com certeza a menos que: (1) os produtos da concepção sejam vistos macroscopicamente ou (2) a ultrassonografia demonstre de maneira confiável uma gestação intrauterina inicialmente e, depois, uma cavidade vazia. Nos casos duvidosos, dosagens sequenciais da hCG sérica facilitam o diagnóstico. Nos casos de abortamento completo, os níveis caem rapidamente (Tab. 18-2).

Abortamento retido

Descreve os produtos mortos da concepção que foram retidos por dias ou semanas no útero com orifício cervical fechado. O diagnóstico é imperativo antes da intervenção e evita a interrupção de uma GIU potencialmente viva. A ultrassonografia transvaginal é a ferramenta primária.

TABELA 18-2 Porcentagem de queda nos níveis sérico iniciais de β-hCG após abortamento espontâneo completo

hCG inicial (mUI/mL)	Porcentagem de queda[a]		
	Dia 2 % esperada (% mínima)	Dia 4 % esperada (% mínima)	Dia 7 % esperada (% mínima)
50	68 (12)	78 (26)	88 (34)
100	68 (16)	80 (35)	90 (47)
300	70 (22)	83 (45)	93 (62)
500	71 (24)	84 (50)	94 (68)
1.000	72 (28)	86 (55)	95 (74)
2.000	74 (31)	88 (60)	96 (79)
3.000	74 (33)	88 (63)	96 (81)
4.000	75 (34)	89 (64)	97 (83)
5.000	75 (35)	89 (66)	97 (84)

[a]A queda na porcentagem é dada como queda esperada. A queda mínima esperada entre parênteses é o valor do percentil 95. Quedas menores que o mínimo podem refletir trofoblasto intrauterino ou extrauterino retido. β-hCG, subunidade β da gonadotrofina coriônica humana. Dados de Barnhart, 2004a; Chung, 2006.

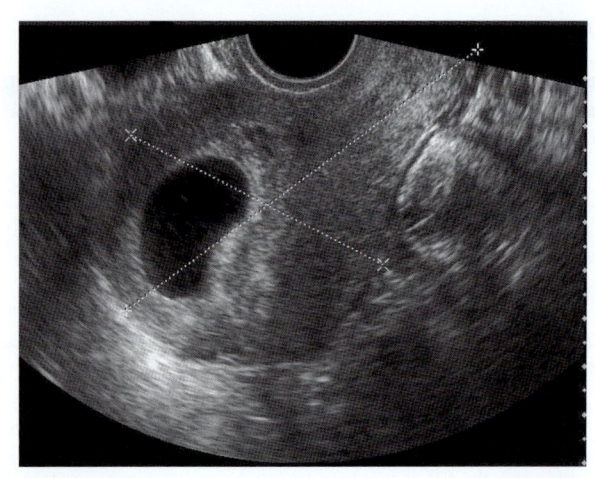

FIGURA 18-1 Ultrassonografia transvaginal demonstrando um saco anecoico volumoso compatível com gestação anembrionária. O cursor (*caliper*) mede o comprimento do útero e a espessura anteroposterior no plano sagital.

Com 5 a 6 semanas de gestação, pode-se visualizar um embrião de 1 a 2 mm adjacente à vesícula vitelina (Daya, 1993). Conforme listado na Tabela 18-3, a ausência de um embrião em um saco com um diâmetro médio do saco (DMS) ≥ 25 mm indica um feto morto (Fig. 18-1). A atividade cardíaca fetal pode normalmente ser detectada com 6 a 6,5 semanas com comprimento cabeça-nádega (CCN) de 1 a 5 mm e um DMS de 13 a 18 mm (Goldstein, 1992; Levi, 1990). Um ponto de corte de CCN ≥ 7 mm com atividade cardíaca ausente também é usado para diagnosticar a não viabilidade (Doubilet, 2013). Preisler e colaboradores (2015) implementaram as diretrizes na Tabela 18-3 e confirmaram esses pontos de corte de CCN e DMS. Porém, para os casos em que um saco gestacional não tem embrião nem vesícula vitelina e mede < 12 mm, eles recomendam que, para o diagnóstico de não viabilidade após 2 semanas, além da ausência de embrião com batimento cardíaco, o DMS não deve ter dobrado.

TABELA 18-3 Diretrizes para o diagnóstico de perda gestacional precoce[a]

Achados na ultrassonografia
CCN ≥ 7 mm e ausência de batimentos cardíacos
DMS ≥ 25 mm e ausência de embrião
Ultrassonografia inicial mostrando saco gestacional com vesícula vitelina e, após ≥ 11 dias, ausência de visualização de embrião com batimento cardíaco
Ultrassonografia adicional mostrando saco gestacional sem vesícula vitelina e, após ≥ 2 semanas, ausência de visualização de embrião com batimento cardíaco

Modalidades
Ultrassonografia transvaginal preferível à transabdominal
Uso de imagem em modo M para documentar e medir os batimentos cardíacos
Ultrassonografia com Doppler não usada para avaliar um embrião inicial normal

[a]De Society of Radiologists in Ultrasound; American College of Radiology.
CCN, comprimento cabeça-nádega; DMS, diâmetro médio do saco.
De Doubilet, 2013; Lane, 2013.

Durante o exame, por causa da elevação teórica da temperatura dos tecidos expostos ao feixe Doppler pulsado, essa modalidade é aplicada apenas quando for necessária para propósitos diagnósticos adicionais. O modo M deve ser usado para documentar a atividade cardíaca e medir a frequência (Lane, 2013). O achado de uma GIU e atividade cardíaca reduz as taxas de abortamento espontâneo subsequente (Siddiqi, 1988).

Além dos parâmetros diagnósticos da Tabela 18-3, outros marcadores ultrassonográficos mais sutis podem indicar falha gestacional precoce. Foram estabelecidos valores para o diâmetro da vesícula vitelina (medida do anel entre membranas internas) para cada semana de gestação em gestações normais. Diâmetros de vesícula vitelina ≥ 6 mm em gestações < 10 semanas são suspeitos para falha gestacional (Berdahl, 2010; Lindsay, 1992). A frequência cardíaca fetal no primeiro trimestre aumenta de 110 a 130 batimentos por minuto (bpm) com 6 semanas para 160 a 170 bpm com 8 semanas (Achiron, 1991; Rauch, 2009). Uma frequência cardíaca menor é desfavorável, especialmente aquelas < 85 bpm (Laboda, 1989; Stefos, 1998). Mesmo com atividade cardíaca, os fetos com DMS pequeno podem indicar perda embrionária. Especificamente, uma diferença < 5 mm entre os valores de DMS e CCN é preocupante (Bromley, 1991; Dickey, 1992). Por fim, um hematoma subcoriônico, isto é, sangue coletado entre o córion e a parede uterina, costuma acompanhar a ameaça de abortamento espontâneo. Os estudos são contraditórios em relação à sua associação com perda gestacional efetiva (Pedersen, 1990; Stabile, 1989; Tuuli, 2011). Bennett e colaboradores (1996) observaram que o risco de abortamento teve correlação com hematomas maiores, idade materna mais avançada e sangramento com idade gestacional ≤ 8 semanas.

Com a rápida confirmação de morte embrionária ou fetal, a evacuação cirúrgica ou medicamentosa ou a observação expectante são opções. Como no abortamento induzido, embora as opções não cirúrgicas sejam não invasivas, elas resultam em maior sangramento associado ao procedimento, tempos de execução mais longos e menores taxas de sucesso. Entre as opções, o manejo expectante tem piores resultados que as opções medicamentosas ou cirúrgicas, e as taxas de falha variam de 15 a 50% (Luise, 2002; Trinder, 2006; Zhang, 2005). Além disso, após o diagnóstico de falha gestacional, pode demorar semanas até o real abortamento espontâneo.

Como alternativa, pode ser administrado misoprostol para acelerar a evacuação uterina. Uma única dose vaginal de 800 μg é um padrão comum (American College of Obstetricians and Gynecologists, 2016c). Ela pode ser repetida em 1 a 2 dias, e um grande estudo relatou que 22% das mulheres necessitaram de uma segunda dose (Zhang, 2005). Em geral, as taxas de falha variam de 15 a 40% (Petersen, 2014; Trinder, 2006). Diferentemente do abortamento induzido, a adição de mifepristona não traz benefícios ao procedimento (Stockheim, 2006). As contraindicações são as mesmas listadas na seção que descreve o abortamento induzido (p. 361).

A confirmação de aborto completo pode incluir uma história de sangramento intenso, cólicas e eliminação de tecidos seguido por fluxo intenso; espessura endometrial fina à ultrassonografia; e queda rápida dos níveis séricos de hCG. Não há consenso sobre um ponto de corte de espessura endometrial que demande intervenção adicional.

Abortamento inevitável

A ruptura prematura de membranas (RPM) pré-termo em uma idade gestacional anterior à viabilidade complica 0,5% das gestações (Hunter, 2012). A ruptura pode ser espontânea ou ocorrer após um procedimento invasivo, como amniocentese ou cirurgia fetal. Os riscos de ruptura espontânea em uma gestação ainda não viável são RPM pré-termo prévia, parto anterior no segundo trimestre e tabagismo (Kilpatrick, 2006).

A visualização de um jato de líquido vaginal acumulando-se durante um exame com espéculo estéril confirma o diagnóstico. Nos casos suspeitos, o líquido amniótico irá adquirir um aspecto de samambaia em uma lâmina de microscópio ou terá pH > 7, ou será visto um oligoidrâmnio à ultrassonografia (Sugibayashi, 2013). Além disso, pode-se dosar no líquido amniótico as proteínas placentárias α1-microglobulina e proteína 1 de ligação ao fator de crescimento semelhante à insulina, descrito no Capítulo 22 (p. 235) (Doret, 2013).

Nos casos iatrogênicos, os defeitos costumam ser mais altos no útero e tendem a selar sozinhos. Também pode ser criado um plugue oclusivo – chamado de retalho amniótico – por instilação intra-amniótica de plaquetas autólogas e crioprecipitado. Sendo ainda considerado investigacional, ele é usado para selar alguns vazamentos cirúrgicos (Richter, 2013).

A ruptura espontânea no primeiro trimestre é quase sempre seguida por infecção ou contrações uterinas, sendo típico o término da gestação. Em alguns casos no segundo trimestre nos quais não há dor, febre ou sangramento associado, fluidos podem ter acumulado previamente entre o âmnio e o córion. Se isso for demonstrado, uma conduta razoável é a limitação da atividade da gestante com observação clínica. Depois de 48 horas, se não houver eliminação adicional de líquido amniótico, sangramento, cólica ou febre, a gestante poderá retomar a deambulação e evitar o coito.

Porém, mais frequentemente na RPM pré-termo espontânea no segundo trimestre em idade pré-viável, 40 a 50% das mulheres entrarão em trabalho de parto na primeira semana e 70 a 80% o farão após 2 a 5 semanas (American College of Obstetricians and Gynecologists, 2016f). A latência média é de 2 semanas (Hunter, 2012; Kibel, 2016). Complicações maternas significativas ocorrem em casos de RPM pré-termo pré-viável, incluindo corioamnionite, endometrite, sepse, descolamento prematuro da placenta e placenta retida (Waters, 2009). Quando há sangramento, cólica ou febre, o abortamento é considerado inevitável, e o útero é evacuado.

Sem essas complicações, o manejo expectante é uma opção na paciente bem aconselhada (American College of Obstetricians and Gynecologists, 2017f). Muitas irão optar pela interrupção da gestação devido aos riscos maternos recém-descritos, além dos desfechos neonatais ruins. Em coortes contemporâneas com RPM pré-termo com < 24 semanas de gestação, apenas cerca de 20% dos fetos sobrevivem até a alta hospitalar (Esteves, 2016; Everest, 2008; Muris, 2007). Entre os lactentes que sobrevivem, 50 a 80% têm sequelas de longo prazo (Miyazaki, 2012; Pristauz, 2008). A estratificação adicional dos desfechos conforme a idade gestacional é descrita no Capítulo 42 (p. 806). Em geral, o prognóstico melhora se a RPM pré-termo tiver ocorrido em gestação mais avançada, com latência mais longa e na ausência de oligoidrâmnio. A mortalidade neonatal deriva predominantemente da disfunção pulmonar, a qual tem taxas maiores quando há persistência do oligoidrâmnio (Winn, 2000). Também pode haver deformidades fetais por escassez de líquido amniótico. A amnioinfusão já foi estudada, mas ainda é considerada investigacional (Roberts, 2014).

Se for optado pelo cuidado expectante, o manejo é descrito no Capítulo 42 (p. 807). Os antibióticos são considerados e administrados por 7 dias para prolongar a latência. Outros tópicos incluem corticosteroides para maturação pulmonar, neuroprofilaxia com sulfato de magnésio, profilaxia antibiótica para estreptococos do grupo B, tocolíticos e esforços de reanimação neonatal. Após a hospitalização inicial, a paciente deve ser encaminhada para casa com instruções de vigilância cuidadosa para complicações, quando então a reinternação é habitual (American College of Obstetricians and Gynecologists, 2016f). Nas gestações subsequentes, o risco de parto prematuro recorrente é grande e, em um estudo de coorte, a taxa se aproximou de 50% (Monson, 2016).

Abortamento séptico

Com a legalização do aborto, as terríveis infecções e mortes maternas antes associadas a abortos sépticos criminosos agora são raras. Ainda assim, tanto no abortamento espontâneo como no induzido, microrganismos podem invadir os tecidos miometriais, causando parametrite, peritonite e septicemia. A maioria das bactérias que causam aborto séptico são parte da flora vaginal normal. São especialmente preocupantes as infecções necrosantes graves e a síndrome do choque tóxico causada por estreptococos do grupo A – *S. pyogenes* (Daif, 2009).

As infecções raras, mas graves, por microrganismos em geral de baixa virulência podem complicar os abortamentos induzidos por medicamentos ou os espontâneos. Existem relatos de mortes associadas à síndrome do choque tóxico causada por *Clostridium perfringens* (Centers for Disease Control and Prevention, 2005). Infecções semelhantes são causadas por *Clostridium sordellii*, cujas manifestações clínicas começam alguns dias depois do abortamento. As pacientes podem não ter febre quando são examinadas inicialmente, embora tenham disfunção endotelial grave, extravasamento capilar, hemoconcentração, hipotensão e leucocitose profunda. A taxa de óbitos maternos causados por essas espécies de *Clostridium* é de cerca de 0,58 por 100.000 abortamentos induzidos por medicamentos (Meites, 2010).

O tratamento da infecção clínica inclui a administração imediata de antibióticos de amplo espectro, conforme descrito no Capítulo 37 (p. 668). Quando há produtos retidos, a curetagem por aspiração também é realizada. A maioria das pacientes respondem a esse tratamento em 1 a 2 dias e recebem alta quando não têm febre. A continuidade do tratamento com antibiótico oral provavelmente não é necessária (Savaris, 2011). Em algumas poucas mulheres, ocorre síndrome séptica grave, sendo fundamental o suporte de cuidados intensivos. Embora seja raro, deve-se vigiar a possibilidade de piora clínica da paciente e de peritonite disseminada apesar da curetagem. Exames de imagem mostrando ar livre ou ar dentro da parede uterina geralmente levam a uma laparotomia (Eschenbach, 2015). Se houver necrose uterina, está indicada a histerectomia.

Imunoglobulina anti-D

Quando há abortamento espontâneo, 2% das gestantes Rh D-negativo se tornarão aloimunizadas se não receberem isoimunização passiva. Nos casos de abortamento induzido, essa taxa pode chegar a 5%. O American College of Obstetricians and Gynecologists (2017g) recomenda que a dose de 300 µg de imunoglobulina anti-Rho (D) seja administrada por via intramuscular (IM) em todas as idades gestacionais. As doses também podem ser graduadas, com 50 µg por via IM para gestações ≤ 12 semanas e 300 µg para gestações ≥ 13 semanas. A administração é feita imediatamente após a evacuação cirúrgica. No caso de manejo expectante ou medicamentoso planejado, a injeção é administrada dentro de 72 horas do diagnóstico de falha da gestação.

Para ameaças de abortamento, a profilaxia com imunoglobulina é controversa devido à escassez de dados baseados em evidências (Hannafin, 2006). Dito isso, é razoável administrar imunoglobulina anti-D para uma ameaça de abortamento e um feto vivo, sendo esta a nossa prática.

ABORTAMENTO DE REPETIÇÃO

Afetando cerca de 1% dos casais férteis, a perda gestacional recorrente (PGR) é classicamente definida como três ou mais perdas gestacionais consecutivas < 20 semanas de gestação ou com peso fetal < 500 g. Considerando esse limite, os dados de dois grandes estudos mostraram que o risco de aborto espontâneo subsequente era semelhante independentemente de ocorrer após duas ou três perdas gestacionais prévias (Bhattacharya, 2010; Brigham, 1999). Além disso, a American Society for Reproductive Medicine (2013) atualmente define a PGR como duas ou mais gestações clínicas fracassadas confirmadas por ultrassonografia ou exame histopatológico. *PGR primária* se refere a múltiplas perdas em uma mulher que nunca tenha dado à luz um nascido vivo, e *PGR secundária* se refere a múltiplas perdas gestacionais em uma paciente com um nascido vivo prévio. Vale salientar que as chances de uma gestação bem-sucedida são > 50% mesmo depois de cinco perdas (Tab. 18-4).

TABELA 18-4 Taxa de sucesso previsto para gravidez subsequente conforme a idade e número de abortos espontâneos prévios

Número de abortos espontâneos prévios com a idade (anos)	2	3	4	5
	Sucesso previsto da gestação subsequente (%)			
20	92	90	88	85
25	89	86	82	79
30	84	80	76	71
35	77	73	68	62
40+	69	64	58	52

Dados de Brigham, 1999.

A avaliação da PGR abrange as principais etiologias, descritas adiante (American Society for Reproductive Medicine, 2012). As considerações terapêuticas estão além do escopo deste livro, e os leitores interessados são referenciados ao Capítulo 6 em *Williams Gynecology, 3rd edition* (Halvorson, 2016).

■ Etiologia

Três causas amplamente aceitas de PGR são anormalidades cromossômicas dos genitores, síndrome do anticorpo antifosfolipídeo e anormalidades estruturais do útero. As perdas em PGR no primeiro trimestre têm uma incidência significativamente menor de anomalias genéticas do que os abortamentos esporádicos (Stephenson, 2002; Sullivan, 2004).

O momento em que os abortamentos repetidos ocorrem pode fornecer indícios e, em algumas mulheres, todas as perdas gestacionais podem ocorrer próximo da mesma idade gestacional (Heuser, 2010). Em geral, fatores genéticos causam perdas embrionárias precoces, enquanto doenças autoimunes ou anormalidades anatômicas uterinas mais provavelmente causam perdas no segundo trimestre (Schust, 2002). Cerca de 40 a 50% das mulheres têm PGR idiopática (Li, 2002; Stephenson, 1996).

■ Anormalidades cromossômicas dos genitores

Embora estes representem apenas 2 a 4% dos casos de PGR, a avaliação do cariótipo dos pais ainda é considerada por muitos uma parte essencial da avaliação. Entre as anormalidades, as translocações recíprocas são as mais comuns, seguido pelas translocações robertsonianas (Fan, 2016). Sua gênese e sequelas reprodutivas são discutidas no Capítulo 13 (p. 261).

Após aconselhamento genético detalhado, pode-se oferecer aos casais com cariótipo anormal a fertilização *in vitro* (FIV) seguida por diagnóstico genético pré-implantacional (DGP) (American Society for Reproductive Medicine, 2012; Society for Assisted Reproductive Technology, 2008). Essa técnica é descrita no Capítulo 14 (p. 295). Porém, em casais com PGR que sejam *cromossomicamente normais*, o DGP não é atualmente recomendado.

■ Fatores anatômicos

Várias anormalidades do trato genital foram implicadas nos casos de PGR e em outros desfechos gestacionais adversos (Reichman, 2010). De acordo com Devi Wold e colaboradores (2006), 15% das mulheres com três ou mais abortamentos espontâneos consecutivos serão diagnosticadas com alguma malformação uterina congênita ou adquirida.

Entre as anormalidades adquiridas, as sinéquias uterinas – *síndrome de Asherman* – em geral são causadas por destruição de áreas extensas do endométrio. Isso pode ocorrer após curetagem uterina, cirurgias histeroscópicas ou suturas uterinas compressivas (Conforti, 2013; Rathat, 2011). Com a histerossalpingografia ou a ultrassonografia depois da infusão de soro fisiológico, é possível encontrar várias falhas de enchimento características. O tratamento é a adesiólise histeroscópica. Em muitos casos, isso reduz as taxas de aborto espontâneo e melhora as taxas de nascidos vivos (Yu, 2008).

Os *leiomiomas uterinos* são comuns e podem causar abortamento espontâneo, em especial quando localizados próximo ao sítio de implantação da placenta. Apesar disso, os dados sugestivos de que os leiomiomas sejam uma causa significativa de PGR não são convincentes (Saravelos, 2011). Aparentemente, a

TABELA 18-5 Critérios clínicos e laboratoriais para o diagnóstico da síndrome antifosfolipídeo[a]

Critérios clínicos
Obstétricos:
 Uma ou mais mortes inexplicadas de feto morfologicamente normal com 10 semanas ou mais
 ou
 Pré-eclâmpsia grave ou insuficiência placentária necessitando de parto antes de 34 semanas
 ou
 Três ou mais abortos espontâneos consecutivos inexplicados antes de 10 semanas
Vascular: Um ou mais episódios de trombose arterial, venosa ou de pequenos vasos em qualquer tecido ou órgão

Critérios laboratoriais[b]
Presença de anticoagulante lúpico conforme as diretrizes da International Society on Thrombosis and Hemostasis
ou
Níveis séricos médios ou altos de anticorpos anticardiolipina IgG ou IgM
ou
Anticorpo anti-β2 glicoproteína-I IgG ou IgM

[a]Pelo menos um critério clínico e um laboratorial devem estar presentes para o diagnóstico.
[b]Esses testes devem ser positivos em duas ou mais ocasiões com intervalo de pelo menos 12 semanas.
IgG, imunoglobulina G; IgM, imunoglobulina M.
Modificado de Branch, 2010; Erkan, 2011; Miyakis, 2006.

distorção da cavidade uterina não é um requisito para desfechos adversos (Sunkara, 2010). Contudo, nas mulheres submetidas à FIV, os desfechos gestacionais são afetados negativamente pelos leiomiomas submucosos, mas não pelos subserosos ou intramurais (Jun, 2001; Ramzy, 1998). Conforme discutido no Capítulo 63 (p. 1197), a maioria dos autores concorda que a excisão de leiomiomas submucosos em mulheres com PGR pode ser considerada.

As *anomalias congênitas do trato genital* comumente são causadas por malformação do ducto mülleriano. A incidência global dessas anomalias é de cerca de 1 em 200 mulheres (Nahum, 1998). Dependendo de sua anatomia, algumas podem aumentar o risco de abortamento espontâneo precoce, enquanto outras podem causar abortamento no segundo trimestre ou parto prematuro. Os úteros unicornos, bicornos e septados estão associados a todos os três tipos de abortamento (Reichman, 2010). Uma discussão mais completa dessas malformações anatômicas e de seus efeitos reprodutivos é encontrada no Capítulo 3 (p. 41).

■ Fatores imunológicos

Os abortos espontâneos são mais comuns em mulheres com lúpus eritematoso sistêmico (Clowse, 2008). Muitas dessas mulheres, bem como algumas sem lúpus, têm *anticorpos antifosfolipídeos*, uma família de autoanticorpos que se ligam às proteínas plasmáticas de ligação ao fosfolipídeo (Erkan, 2011). As mulheres com PGR têm maior frequência desses anticorpos em comparação com os controles normais (Branch, 2010). Conforme mostrado na Tabela 18-5, a *síndrome antifosfolipídeo (SAF)* é definida por anticorpos antifosfolipídeos em combinação com várias formas de perda reprodutiva e riscos expressivamente mais altos de tromboembolismo venoso (American College of Obstetricians and Gynecologists, 2017b,i). Os mecanismos que resultam em perda gestacional e também seus tratamentos estão descritos no Capítulo 59 (p. 1144).

Com relação à aloimunidade, uma teoria intrigante sugere que a gestação normal requer a formação de fatores bloqueadores que impediriam a rejeição materna dos antígenos fetais estranhos originados do pai (Cap. 5, p. 95). Fatores que impedem essa tolerância podem estar na origem da PGR (Berger, 2010). Porém, os tratamentos propostos que utilizam imunoglobulina intravenosa (IgIV) ou imunização leucocitária paterna ou de uma terceira pessoa não tiveram efeitos benéficos comprovados nas mulheres com PGR idiopática (Christiansen, 2015; Stephenson, 2010).

■ Fatores endócrinos

De acordo com Arredondo e Noble (2006), 8 a 12% dos abortamentos espontâneos de repetição são causados por fatores endócrinos. Estudos que avaliaram essa relação foram inconsistentes e, em geral, não tiveram força estatística suficiente. Dois exemplos, ambos controversos, são a deficiência de progesterona causada por *defeito da fase lútea* e a *síndrome do ovário policístico* (Bukulmez, 2004; Cocksedge, 2008).

Por outro lado, os efeitos abortivos bem conhecidos do diabetes melito mal controlado estão detalhados no Capítulo 57 (p. 1099). O controle glicêmico rigoroso no período periconcepcional evitará grande parte dessas perdas gestacionais.

Da mesma forma, os efeitos do hipotireoidismo franco e da deficiência grave de iodo sobre a falha gestacional precoce são bem conhecidos e discutidos no Capítulo 58 (p. 1124). A correção com suplementos reverte esses efeitos. Além disso, a influência do hipotireoidismo subclínico e dos anticorpos antitireoidianos é esporádica e, desse modo, existem dúvidas quanto à existência de algum efeito nas taxas de abortamentos repetidos (Garber, 2012). Apesar disso, duas metanálises demonstraram de maneira convincente associações positivas entre esses anticorpos e o risco aumentado de abortamentos esporádicos e repetidos (Chen, 2011; Thangaratinam, 2011). Um ensaio clínico randomizado em andamento sobre os potenciais benefícios do tratamento ajudará a guiar o manejo no futuro (Vissenberg, 2015).

ABORTAMENTO NO SEGUNDO TRIMESTRE

■ Incidência e etiologia

O intervalo que define uma perda fetal no segundo trimestre se estende do final do primeiro trimestre enquanto o feto pese <500 g ou até que alcance 20 semanas. Menos que no primeiro trimestre, a taxa de perdas espontâneas no segundo trimestre varia de

TABELA 18-6 Algumas causas de perdas gestacionais espontâneas no segundo trimestre

Anomalias fetais
  Cromossômicas
  Estruturais
Defeitos uterinos
  Congênitos
  Leiomiomas
  Incompetência cervical
Causas placentárias
  Descolamento prematuro de membranas, placenta prévia
  Defeito na transformação da artéria espiralada
  Corioamnionite
Distúrbios maternos
  Autoimunes
  Infecções
  Metabólicos

1,5 a 3% e, após 16 semanas, é de apenas 1% (Simpson, 2007; Wyatt, 2005). Diferentemente dos abortos espontâneos mais precoces que são frequentemente causados por aneuploidias cromossômicas, essas perdas fetais mais tardias se devem a várias causas (Tab. 18-6). Um fator frequentemente desconsiderado é que muitos abortamentos de segundo trimestre são medicamente induzidos devido a anormalidades fetais detectadas por programas de rastreamento pré-natais para aneuploidias cromossômicas e defeitos estruturais.

■ Manejo

Os abortamentos no segundo trimestre são classificados de maneira semelhante aos abortamentos espontâneos no primeiro trimestre (p. 348). Em muitos aspectos, o manejo é semelhante àquele usado para o aborto induzido no segundo trimestre, descrito adiante (p. 362). Uma exceção é a cerclagem cervical, a qual pode ser usada para insuficiência cervical.

■ Insuficiência cervical

Também conhecida como incompetência istmocervical, a insuficiência cervical é uma condição obstétrica bem definida que se caracteriza nos casos clássicos por dilatação cervical indolor no segundo trimestre. A dilatação pode ser seguida por prolapso e abaulamento das membranas para dentro da vagina e, por fim, expulsão de um feto imaturo. Essa sequência costuma se repetir nas gestações futuras.

Embora a causa de insuficiência seja obscura, o trauma cervical prévio já foi implicado. Um estudo de coorte norueguês envolvendo mais de 15.000 mulheres submetidas à conização cervical no passado detectou risco quatro vezes maior de abortamento antes de 24 semanas de gestação (Albrechtsen, 2008). Porém, a cerclagem não é benéfica para mulheres apenas com esse risco e sem história de parto prematuro (Zeisler, 1997). Entre outras cirurgias, a dilatação e evacuação traz risco de 5% de lesão cervical, mas nem ela nem a dilatação e extração aumentam a probabilidade de insuficiência cervical (Chasen, 2005). Em outros casos, o desenvolvimento cervical anormal, inclusive o que ocorre depois de exposição intrauterina ao dietilestilbestrol (DES), pode estar envolvido (Hoover, 2011). Por fim, alterações no amadurecimento cervical, como alteração nos conteúdos de ácido hialurônico ou colágeno, discutida no Capítulo 21 (p. 409), podem ser fatores contribuintes (Eglinton, 2011; Sundtoft, 2017).

Indicações cirúrgicas

Nas mulheres com história comprovada de eliminação indolor no segundo trimestre, a colocação de cerclagem profilática é uma opção e reforça um colo uterino fraco com uma sutura circundante. Porém, algumas dessas pacientes têm história e manifestações clínicas que dificultam confirmar a incompetência cervical *clássica*. Em um ensaio randomizado com cerca de 1.300 mulheres com histórias atípicas, a cerclagem foi apenas ligeiramente benéfica – 13 vs. 17% – no sentido de prolongar a gestação para além de 33 semanas (MacNaughton, 1993). Parece provável que muitas dessas mulheres apresentaram, em vez disso, trabalho de parto pré-termo.

Além da história, o achado físico de dilatação precoce do orifício cervical interno pode ser um indicador de insuficiência. Em uma revisão sistemática, as cerclagens realizadas com base nesse achado alcançaram desfechos perinatais mais favoráveis em comparação com a conduta expectante (Ehsanipoor, 2015).

A ultrassonografia transvaginal é ainda outra ferramenta de avaliação, e pode-se avaliar o comprimento cervical e a presença de *afunilamento*. Este último é o abaulamento das membranas para dentro de um orifício interno dilatado, mas com orifício externo fechado. Nas pacientes com esses achados, ensaios randomizados iniciais foram inconclusivos e não conseguiram comprovar o benefício clínico da cerclagem na prevenção de um parto pré-termo (Rust, 2001; To, 2004). Um ensaio randomizado multicêntrico com 302 gestantes de alto risco e comprimento cervical < 25 mm demonstrou que a cerclagem evitou nascimento prematuro antes de uma idade viável, mas não nascimentos antes de 34 semanas (Owen, 2009). Entretanto, mais tarde, Berghella e colaboradores (2011) incluíram cinco ensaios em uma metanálise e demonstraram que a cerclagem nessas mulheres de alto risco reduziu de maneira significativa o número de nascimentos pré-termo antes de 24, 28, 32, 35 e 37 semanas.

A avaliação do comprimento cervical é atualmente recomendada pelo American College of Obstetricians and Gynecologists (2016b) e pela Society for Maternal-Fetal Medicine (2015) para mulheres com parto prematuro anterior. Entre 16 e 24 semanas de gestação, a medida cervical por ultrassonografia é feita a cada 2 semanas. Se o comprimento cervical inicial ou subsequente estiver entre 25 a 29 mm, então é considerado um intervalo semanal. Se o comprimento cervical medir < 25 mm, a cerclagem é oferecida a esse grupo de mulheres. É importante observar que, para as mulheres *sem* história de parto prematuro mas com um colo uterino curto incidentalmente identificado por ultrassonografia, a terapia com progesterona é oferecida em lugar da cerclagem.

No caso de gestação gemelar, uma análise retrospectiva não encontrou melhores desfechos nas mulheres com um comprimento cervical < 25 mm (Stoval, 2013). O College (2016b) não recomenda o uso de cerclagem em gestações gemelares.

Preparação pré-operatória

As contraindicações à cerclagem costumam incluir sangramento, contrações ou ruptura de membranas, o que substancialmente aumenta a chance de falha. Desse modo, a cerclagem profilática antes da dilatação é preferível. A cirurgia entre 12 e 14 semanas de gestação permite a intervenção precoce e, ao mesmo tempo, evita a cirurgia em mulheres com gestação no primeiro trimestre destinada à perda espontânea.

No pré-operatório, é realizado o rastreamento de aneuploidia e malformações visíveis. As secreções cervicais são testadas para gonorreia e infecção por clamídias. Estas e outras infecções cervicais óbvias devem ser tratadas.

Algumas vezes, o colo uterino está dilatado ou apagado (ou ambos), e é realizada uma *cerclagem de resgate* emergencial. Porém, o momento de realização desse procedimento vem sendo discutido, pois, na verdade, quanto mais avançada a gravidez, maior o risco de que a intervenção cirúrgica estimule o trabalho de parto ou a ruptura das membranas pré-termo. No Parkland Hospital, os procedimentos de cerclagem geralmente não são feitos após se alcançar a suposta viabilidade fetal com 23 a 24 semanas. Contudo, outros recomendam sua realização mesmo depois disso (Caruso, 2000; Terkildsen, 2003).

Para se avaliar os resultados da cerclagem, o ideal é que sejam comparadas pacientes com quadros clínicos semelhantes. Por exemplo, no estudo sobre cerclagem eletiva publicado por Owen e colaboradores (2009), cerca de um terço das mulheres deram à luz antes de 35 semanas, e houve poucas complicações. Por outro lado, em uma revisão de 10 anos com 75 pacientes submetidas a procedimentos de cerclagem de resgate, Chasen e Silverman (1998) demonstraram que apenas metade dos fetos nasceram após 36 semanas. É importante ressaltar que apenas 44% das mulheres com membranas abauladas no momento da cerclagem atingiram 28 semanas. Terkildsen e colaboradores (2003) tiveram experiências semelhantes. Caruso e colaboradores (2000) descreveram a cerclagem de resgate realizada em 23 mulheres com colo dilatado e membranas abauladas com 17 a 27 semanas de gestação. Houve 11 nascidos vivos, e os pesquisadores concluíram que o sucesso era imprevisível. Nossas experiências no Parkland Hospital são de que as cerclagens de resgate estão associadas a uma taxa elevada de falha, e as gestantes são aconselhadas tendo-se isso em mente.

Se a indicação clínica para cerclagem for questionável, pode-se optar pela simples observação. A maioria das pacientes passa por exame cervical semanalmente ou a cada 2 semanas para avaliar o apagamento e a dilatação. Infelizmente, apesar dessas precauções, pode haver rápido desenvolvimento de apagamento e dilatação do colo uterino (Witter, 1984).

Cerclagem cervical vaginal

Existem duas operações de cerclagem vaginal, mas a maioria utiliza o procedimento mais simples desenvolvido por McDonald (1963), que está ilustrado na Figura 18-2. A operação mais complicada é uma modificação do procedimento descrito por Shirodkar (1955), que está ilustrado na Figura 18-3. Quando qualquer uma dessas técnicas é utilizada profilaticamente, as mulheres com história clássica de incompetência istmocervical têm desfechos excelentes (Caspi, 1990; Kuhn, 1977). Com a cerclagem cervical vaginal ou abdominal, não há evidências suficientes para recomendar a profilaxia antibiótica perioperatória (American College of Obstetricians and Gynecologists, 2016b,i). Thomason e colaboradores (1982) concluíram que os tocolíticos perioperatórios não conseguiram interromper a maioria dos trabalhos de parto. A analgesia regional é adequada e preferida. Após isso, a mulher é colocada em posição de litotomia dorsal padrão. A vagina e períneo são cirurgicamente preparados, e a bexiga é drenada. Alguns cirurgiões não usam soluções antissépticas possivelmente irritantes sobre as membranas amnióticas expostas e, em vez disso, usam solução salina aquecida (Pelosi, 1990). Embora as etapas estejam descritas subsequentemente, uma revisão abrangente e ilustrada da técnica de cerclagem é fornecida por Hawkins (2017).

Para as suturas, as opções incluem fio monofilamentar de nylon ou polipropileno nº 1 ou 2 ou fita Mersilene de 5 mm. Durante a colocação, o fio é passado o mais alto possível dentro do estroma cervical denso. Dois fios de cerclagem não parecem ser mais efetivos do que apenas um (Giraldo-Isaza, 2013).

A cerclagem de resgate com um colo dilatado e afilado é mais difícil e tem risco de laceração tecidual e de punção de

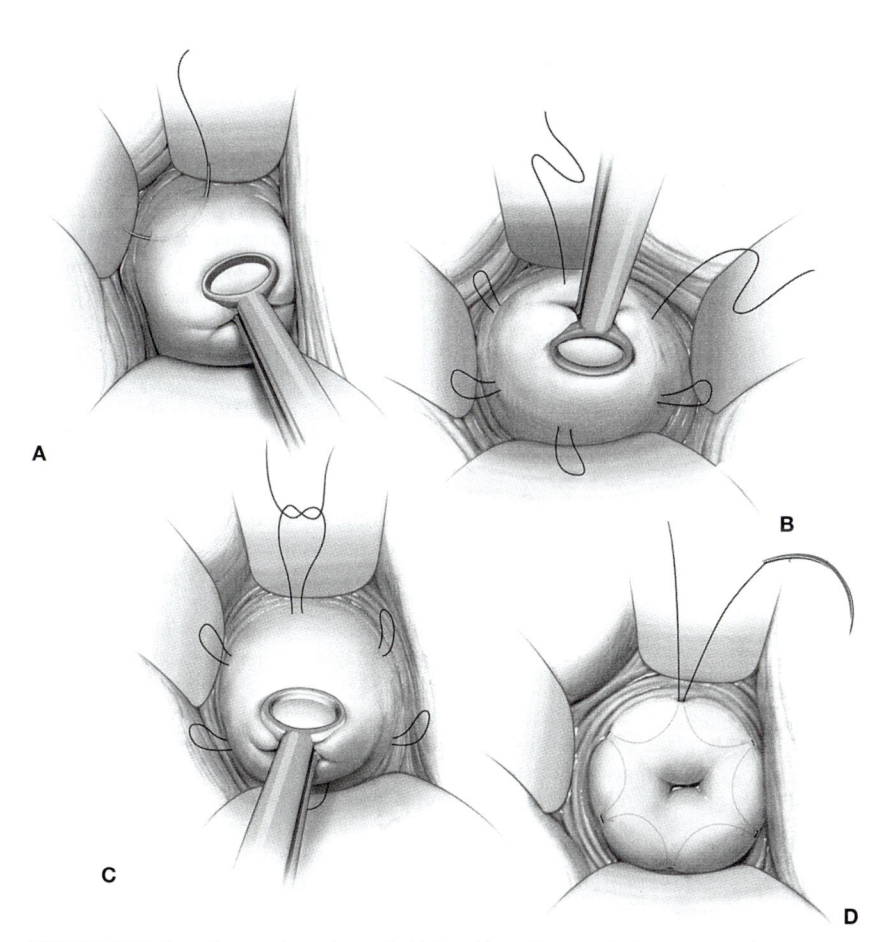

FIGURA 18-2 Procedimento de cerclagem de McDonald para incompetência istmocervical. **A.** O procedimento é iniciado com a aplicação de uma sutura monofilamentar nº 2 no corpo do colo uterino próximo ao nível do orifício interno. **B.** Continuação da aplicação da sutura no corpo cervical, circundando o orifício. **C.** Circundação finalizada. **D.** A sutura é apertada em torno do canal cervical com força suficiente para reduzir o diâmetro do canal para 5 a 10 mm; em seguida, a sutura é amarrada. O efeito da aplicação da sutura no canal cervical é evidente. Uma segunda sutura aplicada em local um pouco mais alto pode ser útil quando a primeira não for aplicada bem próximo do orifício interno.

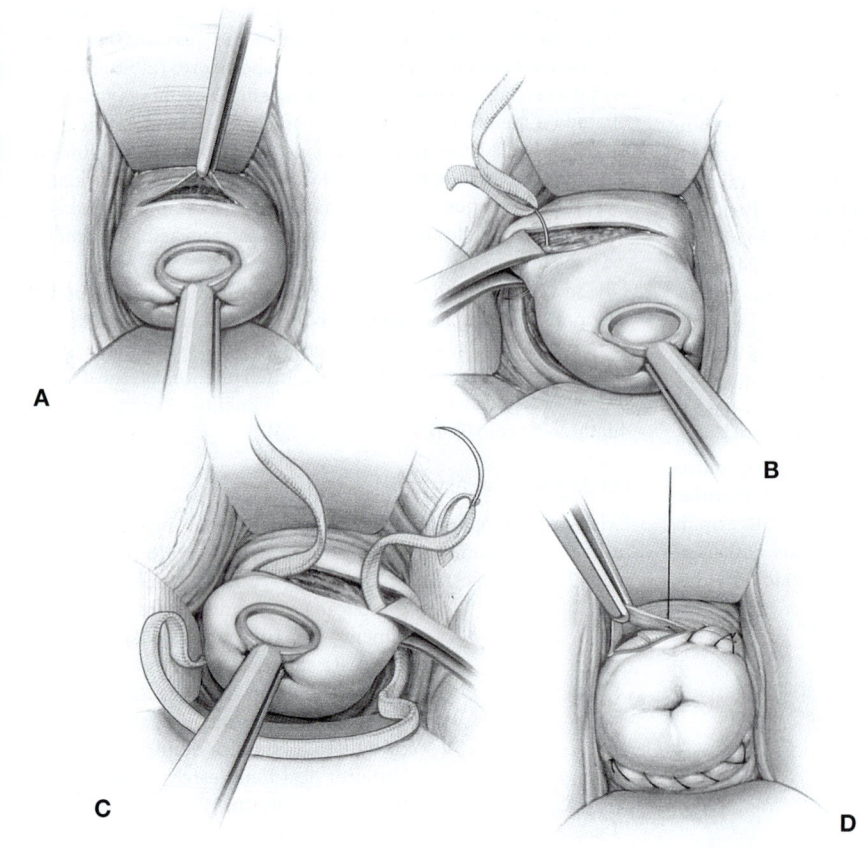

FIGURA 18-3 Cerclagem de Shirodkar modificada para incompetência istmocervical. **A.** Uma incisão transversal é realizada na mucosa que recobre o colo anteriormente, e a bexiga é empurrada em direção cefálica. **B.** Uma fita Mersilene de 5 mm passada sobre uma pinça Mayo ou agulha atraumática é passada em sentido anterior para posterior. **C.** Em seguida, a fita é dirigida em sentido posterior para anterior no lado oposto do colo. Pinças Allis são colocadas de modo a formar pregas no tecido cervical. Isso diminui a distância que a agulha precisa percorrer sob a mucosa e facilita a colocação da fita. **D.** A fita é amarrada de forma firme anteriormente, depois de se confirmar que qualquer folga tenha sido eliminada. Por fim, a mucosa cervical é fechada com pontos contínuos de sutura cromada.

membranas. A colocação da bolsa amniótica prolapsada de volta ao interior do útero em geral ajuda na realização da sutura (Locatelli, 1999). As opções incluem posição de Trendelenburg profunda ou preenchimento da bexiga com 600 mL de solução salina por meio de cateter de Foley de demora. Porém, essas etapas podem empurrar o colo uterino em direção cefálica e afastá-lo do campo cirúrgico. A redução das membranas também pode ser obtida por meio de compressão com *swab* largo umedecido ou com a colocação de um cateter de Foley através do colo inflando o balão de 30 mL para desviar a bolsa amniótica em direção cefálica. A seguir, o balão é esvaziado gradualmente à medida que a sutura da cerclagem é apertada ao redor do tubo do cateter, o qual é removido. A tração externa simultânea criada por pinça em anel colocada nas margens cervicais pode ser útil. Em algumas pacientes com membranas abauladas, a aspiração transabdominal de líquido amniótico para descomprimir o saco pode ser considerada. Caso esse procedimento seja realizado, devem ser obtidas culturas bacterianas do líquido.

No caso de gestações não complicadas e sem trabalho de parto, a cerclagem costuma ser cortada e removida com 37 semanas de gestação. Isso equilibra o risco de parto prematuro com aquele de laceração cervical causada pelas contrações do trabalho de parto com a cerclagem no local. As cerclagens colocadas por via transvaginal são tipicamente removidas mesmo em casos de parto cesáreo para evitar complicações raras de longo prazo por corpo estranho (Hawkins, 2014). No caso de parto cesáreo programado, a cerclagem pode ser removida com 37 semanas ou postergada até o momento da analgesia regional e parto. Novamente, o risco de iniciar o trabalho de parto antes do parto deve ser considerado. Durante a extração, particularmente com a cerclagem de Shirodkar ou a cerclagem usando fita Mersilene, a analgesia ajuda a garantir o conforto da paciente e a visualização adequada.

Cerclagem cervical transabdominal

Algumas vezes, pode ser usada uma sutura colocada no istmo uterino, mantida até o final da gestação. Devido ao risco significativamente maior de sangramento e de complicações durante a colocação, essa abordagem é reservada para situações selecionadas de defeitos anatômicos cervicais graves ou de falha prévia de cerclagem transvaginal.

A colocação de uma cerclagem istmocervical foi originalmente descrita usando laparotomia, mas há vários relatos de colocação por via laparoscópica ou assistida por robô. As etapas estão resumidas na Figura 18-4. Tulandi e colaboradores (2014) avaliaram 16 estudos envolvendo 678 gestações. A colocação antes da gestação e durante a gestação foi semelhante, independentemente de ser realizada por laparoscopia ou laparotomia.

Zaveri e colaboradores (2002) revisaram 14 estudos observacionais nos quais uma cerclagem transvaginal anterior não tinha conseguido evitar nascimento prematuro. O risco de morte perinatal ou nascimento antes de 24 semanas de gestação foi apenas ligeiramente menor após cerclagem transabdominal em comparação ao risco após cerclagem transvaginal repetida – 6 vs. 13%, respectivamente. Também é importante ressaltar que 3% das mulheres submetidas à cerclagem transabdominal tiveram complicações cirúrgicas graves, enquanto não houve complicações no grupo submetido à cerclagem transvaginal. Whittle e colaboradores (2009) descreveram 31 pacientes nas quais a cerclagem istmocervical transabdominal foi realizada por via laparoscópica entre 10 e 16 semanas. O procedimento foi convertido em laparotomia em 25% dos casos, e houve quatro falhas atribuídas à corioamnionite. Em geral, a taxa de sobrevida fetal foi de cerca de 80%.

Complicações

As complicações principais da cerclagem são ruptura das membranas, trabalho de parto prematuro, hemorragia, infecção ou uma combinação destas. Todas são incomuns com a cerclagem profilática. No estudo multicêntrico publicado por Owen e colaboradores (2009), em 138 procedimentos, houve 1 caso de ruptura das

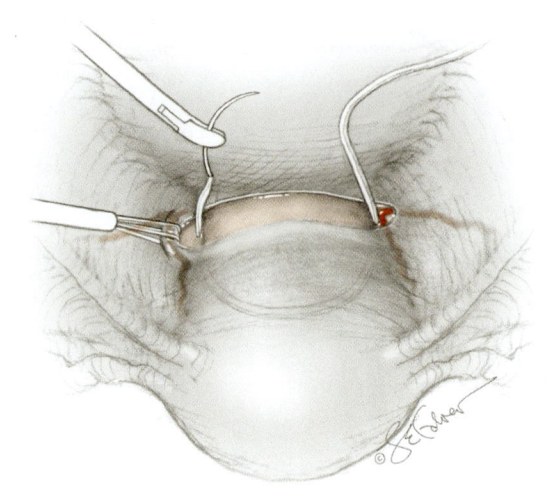

FIGURA 18-4 Cerclagem istmocervical transabdominal. Após a incisão e dissecção do espaço vesicouterino, a bexiga é mobilizada caudalmente. No nível do orifício interno, é feita uma janela no espaço livre medialmente aos vasos uterinos. Isso evita a compressão dos vasos pela cerclagem apertada. Também se deve ter cuidado para evitar o ureter, o qual se localiza lateral e posteriormente. A sutura é passada da direção anterior para a posterior ou vice-versa. Nesse caso, o nó é atado anteriormente, e o peritônio vesicouterino é fechado com fio absorvível em uma sutura contínua. (Reproduzida, com permissão, de Hawkins JS: Lower genital tract procedures. In Yeomans ER, Hoffman BL, Gilstrap LC III, et al: Cunningham and Gilstrap's Operative Obstetrics, 3rd ed. New York, McGraw-Hill Education, 2017.)

membranas e 1 de sangramento. No estudo publicado por MacNaughton e colaboradores (1993), a ruptura de membranas foi uma complicação de 1 procedimento entre mais de 600 realizados antes de 19 semanas. Em nossa opinião, a infecção clínica requer remoção imediata das suturas com indução ou aceleração do trabalho de parto. Do mesmo modo, quando há ameaça de abortamento ou parto prematuro, a sutura deve ser retirada imediatamente, pois as contrações uterinas podem lacerar o útero ou o colo uterino.

Após a cerclagem, se for detectado apagamento do colo subsequentemente na avaliação ultrassonográfica, alguns autores consideram a possibilidade de reforçar a cerclagem. Porém, em um estudo retrospectivo, as suturas de reforço da cerclagem aplicadas mais tarde não prolongaram significativamente a gestação (Contag, 2016).

A ruptura das membranas durante a aplicação da sutura ou nas primeiras 48 horas depois do procedimento é, na opinião de alguns autores, uma indicação para remoção da cerclagem em razão da possibilidade de infecção materna ou fetal grave (Kuhn, 1977). Porém, há diversas opções terapêuticas, incluindo observação, remoção da cerclagem e observação ou remoção da cerclagem e indução do trabalho de parto (O'Connor, 1999).

ABORTAMENTO INDUZIDO

O termo *abortamento induzido* é definido como interrupção medicamentosa ou cirúrgica da gestação antes que o feto seja viável. As definições usadas em avaliações estatísticas incluem: (1) *razão de abortamento* – número de abortamentos por 1.000 nascidos vivos e (2) *taxa de abortamento* – número de abortamentos por 1.000 mulheres com idades entre 15 e 44 anos. Em geral, os abortamentos são provavelmente subrrelatados nos Estados Unidos, pois os abortamentos induzidos por medicamentos são listados de forma inconsistente pelas clínicas. Por exemplo, o Guttmacher Institute demonstrou que foram realizados 926.000 procedimentos em 2014 (Jones, 2017). Contudo, em 2013, apenas cerca de 664.400 abortamentos eletivos foram notificados ao Centers for Disease Control and Prevention (Jatlaoui, 2016). Entre estes, 66% eram gestações com ≤ 8 semanas, e 92% dos abortos foram completados com ≤ 13 semanas. A razão de abortamento foi de 200 por 1.000 nascidos vivos, enquanto a taxa de abortamento foi de 12,5 por 1.000 mulheres.

■ Classificação

O *abortamento terapêutico* se refere à interrupção da gestação por indicações médicas. Os distúrbios clínicos e cirúrgicos incluídos são variados e discutidos ao longo do texto. Nos casos de estupro ou incesto, muitos consideram a interrupção da gravidez. Atualmente, a indicação mais frequente é impedir o nascimento de um feto com deficiência anatômica, metabólica ou mental significativa.

O termo *abortamento eletivo* ou *abortamento voluntário* descreve a interrupção da gestação antes da viabilidade fetal solicitada pela mulher, mas não por razões médicas. A maioria dos abortamentos realizados hoje são eletivos e, como consequência, este é um dos procedimentos clínicos realizados mais frequentemente nos Estados Unidos.

■ Aborto nos Estados Unidos

Influência legal

A legalidade do abortamento eletivo foi estabelecida pela Supreme Court dos Estados Unidos no caso de *Roe v. Wade*. Foi definido até que ponto os estados poderiam regulamentar o abortamento e determinou-se que os procedimentos no primeiro trimestre devem ser reservados ao julgamento clínico do médico. Depois disso, o estado poderia regulamentar os procedimentos de abortamento de formas razoavelmente relacionadas com a saúde materna. Por fim, depois que o feto é viável, o estado poderia defender seu interesse no potencial da vida humana e regulamentar ou até mesmo proibir o abortamento, exceto com a finalidade de preservar a vida e a saúde da mãe.

Pouco depois, foram promulgadas outras leis. A Hyde Amendment, de 1976, proíbe o uso de recursos federais para fornecer serviços de abortamento, exceto nos casos de estupro, incesto ou condições que ameacem a vida da gestante. Em 1992, a Supreme Court revisou o caso *Planned Parenthood v. Casey* e manteve o direito fundamental ao abortamento, mas estabeleceu que as regulamentações antes da viabilidade são constitucionais contanto que não imponham um "ônus desnecessário" à paciente. Mais tarde, muitos estados introduziram a obrigatoriedade de aconselhamento, períodos de espera, consentimento dos pais no caso de menores de idade, condições dos serviços e restrições de financiamento. Esses limites costumam ser chamados de leis para regulação direcionada de profissionais de aborto (TRAP, de *targeted regulation of abortion providers*). Uma decisão cerceadora importante foi a decisão da Supreme Court em 2007 que revisou o caso *Gonzales v. Carhart* e confirmou o Partial Birth-Abortion Ban Act de 2003. Isso foi problemático porque não existe definição aprovada na medicina para abortamento-nascimento parcial de acordo com o American College of Obstetricians and Gynecologists (2014a). Em 2016, algumas leis TRAP votaram a ser discutidas na Supreme Court no caso *Whole Woman's health v. Hellerstedt*. Com isso, a justiça observou que as leis de aborto devem conferir benefícios de segurança à saúde que superem as dificuldades de acesso.

Disponibilidade de profissionais

O American College of Obstetricians and Gynecologists (2014a, 2017d) apoia o direito legal das mulheres de obter um abortamento antes da viabilidade fetal, defendendo o aumento do acesso. O College (2017a) também apoia o treinamento nas técnicas de abortamento, enquanto o Accreditation Council for Graduate Medical Education exige que o programa de residência em obstetrícia e ginecologia inclua acesso à experiência com abortamento induzido. O Kenneth J. Ryan Residency Training Program foi criado em 1999 para trabalhar com os programas de residência no sentido de melhorar o treinamento nas técnicas de abortamento e contracepção. Além disso, o treinamento pós-residência nessas técnicas está disponível nos Estados Unidos em *fellowships* de 2 anos sobre planejamento familiar.

Outros programas de residência são menos sistematizados, mas ensinam aos residentes aspectos técnicos por meio de seu envolvimento nos casos de abortamentos espontâneos precoces, assim como de interrupção da gestação por morte fetal, anomalias fetais graves e distúrbios clínicos ou cirúrgicos potencialmente fatais.

O College (2016g) respeita a necessidade e a responsabilidade dos profissionais de saúde de determinarem suas posições pessoais quanto ao abortamento induzido. Além disso, o órgão defende o aconselhamento e o encaminhamento oportuno se os profissionais tiverem crenças individuais que impeçam a interrupção de uma gestação. Existem três opções básicas disponíveis para as mulheres que consideram fazer um abortamento: (1) manter a gestação com seus riscos e suas responsabilidades parentais; (2) manter a gravidez e planejar uma adoção; ou (3) interromper a gravidez com seus riscos. O aconselhamento informado e humanizado deve descrever objetivamente e fornecer informações em relação a essas opções para permitir a tomada de decisão informada (Templeton, 2011).

MÉTODOS DE ABORTAMENTO NO PRIMEIRO TRIMESTRE

A interrupção da gestação pode ser realizada por diversos métodos medicamentosos e cirúrgicos. Na ausência de doença clínica materna grave, os procedimentos de abortamento não requerem hospitalização (Guiahi, 2012). Porém, instalações cirúrgicas ambulatoriais devem poder fornecer reanimação de emergência e transferência imediata para um hospital (American College of Obstetricians and Gynecologists, 2014b).

■ Abortamento cirúrgico

Preparo pré-operatório

A evacuação cirúrgica é realizada por via transvaginal através de um colo uterino adequadamente dilatado. Para isso, o amadurecimento cervical pré-operatório é preferido por muitos profissionais e é geralmente associado a menor necessidade de dilatação cervical manual intraoperatória, além de ser um um procedimento tecnicamente mais fácil, com menos dor e menor tempo cirúrgico (Kapp, 2010; Webber, 2015). Por outro lado, a preparação cervical atrasa a cirurgia e tem efeitos colaterais potenciais. Em uma abordagem seletiva, alguns autores recomendam a preparação cervical para a curetagem por aspiração no primeiro trimestre apenas nos casos com maior risco de complicações da dilatação cervical intraoperatória, como em mulheres com estenose cervical e em adolescentes (Allen, 2016). É importante observar que as etapas cirúrgicas apresentadas aqui se aplicam tanto ao abortamento induzido como aos abortos espontâneos, discutido anteriormente (p. 347).

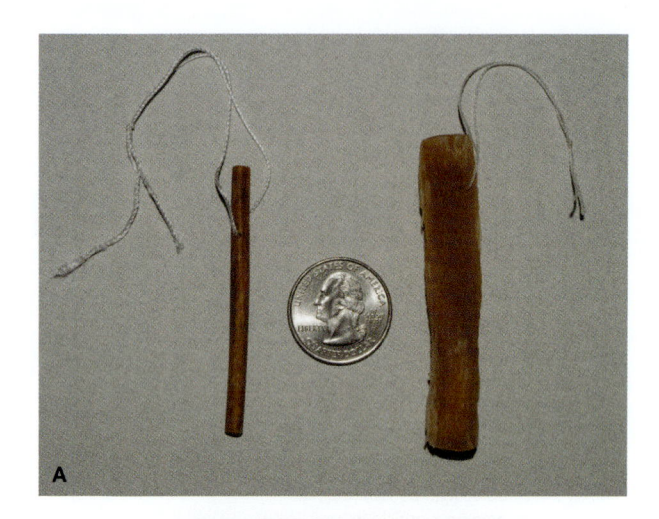

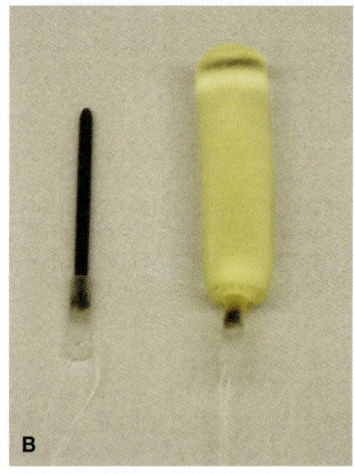

FIGURA 18-5 Dilatadores higroscópicos. Com ambos os tipos, a unidade seca (*à esquerda*) se expande exponencialmente quando exposta à água (*à direita*), como ocorre no canal endocervical. **A.** Laminária. **B.** Dilapan-S.

Para o amadurecimento, os dilatadores higroscópicos, também chamados dilatadores osmóticos, são dispositivos que absorvem a água dos tecidos circundantes e se expandem para dilatar gradualmente o canal endocervical. Um tipo é derivado de várias espécies de algas *Laminaria*, que são retiradas do assoalho oceânico (Fig. 18-5). Ele está disponível em diferentes diâmetros, o que permite que a quantidade de dispositivos inseridos, também chamados laminárias, seja customizada para um determinado colo uterino. Outro tipo é o *Dilapan-S*, que é formado por um gel à base de acrílico. Cada tipo expande até um diâmetro final de 3 a 4 vezes o seu estado seco. Porém, o Dilapan-S alcança esse objetivo em 4 a 6 horas, o que é mais rápido do que as 12 a 24 horas necessárias para as laminárias (Fox, 2014).

No caso de dilatadores higroscópicos, a inserção pouco profunda gera dilatação insuficiente do orifício interno ou expulsão do dilatador, mas a colocação profunda demais causa risco de deslocamento para dentro da cavidade uterina (Fig. 18-6). Assim, a quantidade de esponjas e dilatadores inseridos deve ser cuidadosamente contabilizada e registrada no prontuário do paciente. Após a inserção dos dilatadores, a colocação de várias esponjas de

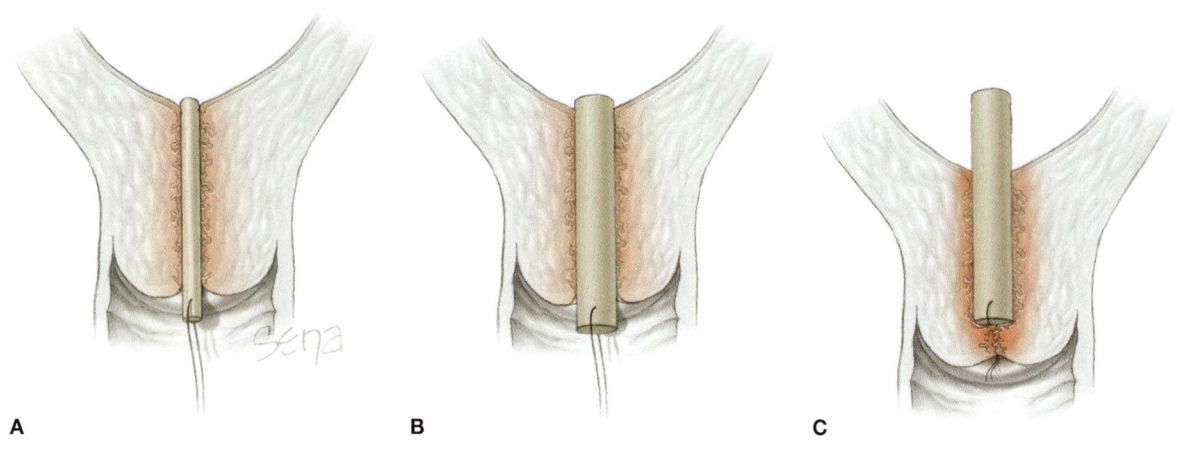

FIGURA 18-6 Colocação de laminária antes da dilatação e curetagem. **A.** Laminária logo depois de ser colocada adequadamente com sua extremidade adentrando ligeiramente o orifício interno. **B.** Várias horas depois, a laminária agora está inchada, e o colo uterino está dilatado e amolecido. **C.** A introdução excessiva da laminária através do orifício interno pode romper as membranas.

gaze no orifício externo ajuda a evitar a expulsão dos dilatadores. As pacientes podem deambular, urinar ou evacuar sem limitação.

Schneider e colaboradores (1991) descreveram 21 casos nos quais as mulheres usaram dilatadores higroscópicos e mudaram de opinião. Das 17 mulheres que optaram por continuar a gravidez, houve 14 nascimentos a termo, dois nascimentos pré-termo e um abortamento espontâneo 2 semanas depois. Nenhuma paciente teve morbidades relacionadas com infecção, inclusive três mulheres que não foram tratadascom culturas cervicais positivas para *Chlamydia trachomatis*. Em circunstâncias semelhantes em quatro casos de interrupção de gestação no segundo trimestre, Siedhoff e Cremer (2009) descreveram dois partos pré-termo e dois partos a termo.

Em vez dos dilatadores higroscópicos, o misoprostol costuma ser usado para o amadurecimento cervical. A dose típica é de 400 µg administrados por via sublingual, bucal ou colocados no fórnice vaginal posterior 3 a 4 horas antes da cirurgia. Por outro lado, a administração oral é menos efetiva e pode demorar mais para agir (Allen, 2016). Outro agente efetivo para o amadurecimento cervical é o antiprogestágeno mifepristona, 200 mg administrados por via oral 24 a 48 horas antes da cirurgia (Ashok, 2000). Porém, o seu custo e o maior atraso até o procedimento em geral favorecem o uso de misoprostol em seu lugar.

Na comparação entre dilatadores higroscópicos e misoprostol para amadurecimento, estudos randomizados mostram dilatação igual ou discretamente maior com os dilatadores higroscópicos. Outros parâmetros cirúrgicos não variam de forma significativa (Bartz, 2013; Burnett, 2005; MacIsaac, 1999). Os dilatadores higroscópicos aumentam a duração do procedimento e podem ser desconfortáveis, ao passo que o misoprostol introduz os efeitos colaterais de febre, sangramento e condições gastrintestinais.

Se isso não tiver sido feito como parte do cuidado pré-natal inicial, deve-se avaliar o nível de hemoglobina e o estado Rh. É realizado também rastreamento para gonorreia, sífilis e infecções por vírus da imunodeficiência humana, vírus da hepatite B e clamídias. A infecção cervical evidente é tratada e resolvida antes de procedimentos eletivos. Para evitar a infecção pós-abortamento após uma evacuação cirúrgica no primeiro ou segundo trimestres, administra-se profilaticamente doxiciclina 100 mg por via oral 1 hora antes, e depois 200 mg por via oral 2 horas depois do procedimento (Achilles, 2011; American College of Obstetricians and Gynecologists, 2016a). A profilaxia específica para endocardite infecciosa nas mulheres com cardiopatia valvar não é necessária na ausência de infecção ativa (Nishimura, 2017). Não há recomendação específica para profilaxia do tromboembolismo venoso (TEV) antes de curetagem por aspiração nas gestantes de baixo risco. Em nosso hospital, estimulamos a deambulação precoce das pacientes.

Aspiração a vácuo

Também chamada *dilatação e curetagem por aspiração* ou *curetagem por aspiração*, a aspiração a vácuo é uma abordagem transcervical ao abortamento cirúrgico. O colo uterino é inicialmente dilatado e, depois, os produtos da concepção são evacuados. Para isso, uma cânula rígida é acoplada a uma fonte elétrica de vácuo ou a uma seringa manual de 60 mL como fonte de vácuo. Esses procedimentos são, respectivamente, a *aspiração a vácuo elétrica (AVE)* e a *aspiração manual intra-uterina (AMIU)*. A *dilatação e curetagem (D&C)*, na qual o conteúdo é mecanicamente raspado *somente* com uma cureta cortante, não é atualmente recomendada para a evacuação da gestação devido à maior perda sanguínea, dor e duração do procedimento (National Abortion Federation, 2016; World Health Organization, 2012). É importante observar que essa prática difere da curetagem rápida após aspiração manual. Em uma pesquisa, contatou-se que essa combinação é usada por quase 50% dos profissionais que realizam abortos (O'Connell, 2009).

Depois do exame bimanual para determinar o tamanho e a orientação do útero, insere-se um espéculo e aplica-se iodopovidona ou uma solução equivalente com um *swab* no colo uterino. O lábio cervical anterior é tracionado com uma pinça com dentes. O colo uterino, a vagina e o útero são profusamente inervados por nervos do plexo de Frankenhäuser, situado no interior do tecido conectivo lateral aos ligamentos uterossacros e cardinais. Assim, a aspiração a vácuo no mínimo exige a administração intravenosa ou oral de sedativos ou analgésicos, e alguns acrescentam um bloqueio paracervical ou intracervical com lidocaína (Allen, 2009; Renner, 2012). Para bloqueios locais, 5 mL de lidocaína a 1 ou 2% é mais eficaz quandos aplicado imediatamente ao lado da inserção dos ligamentos uterossacros no útero em posição de 4 e 8 horas. Um bloqueio intracervical com alíquotas de 5 mL de lidocaína a 1% injetadas nas posições de 12, 3, 6 e 9 horas foi considerado igualmente eficaz (Mankowski, 2009). Outras opções são a anestesia geral ou regional.

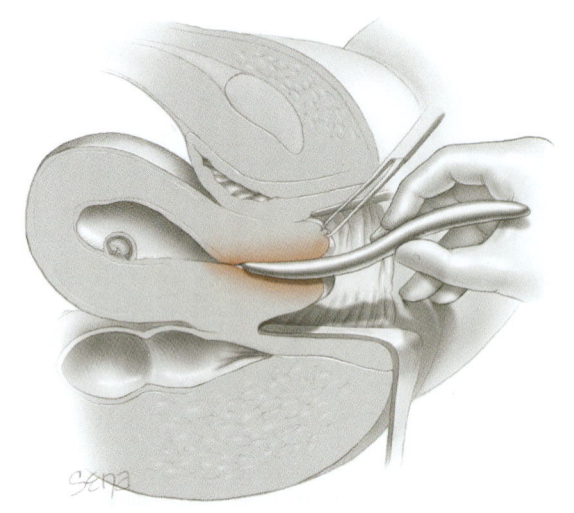

FIGURA 18-7 Dilatação do colo do útero com um dilatador Hegar. Observe que o quarto e o quinto dedos apoiam-se sobre o períneo e as nádegas em posição lateral à vagina. Essa manobra é uma medida de segurança importante, pois, se o colo do útero relaxa abruptamente, esses dedos impedem um movimento súbito e não controlado do dilatador, uma causa comum de perfuração uterina.

A sondagem uterina mede a profundidade e a inclinação da cavidade uterina (histerometria) antes da inserção de outro instrumento. Se necessário, pode-se aumentar a dilatação do colo uterino com dilatadores Hegar, Hank ou Pratt até que uma cânula de aspiração de diâmetro apropriado possa ser inserida. O grau de dilatação cervical necessária se aproxima da idade gestacional. Os tamanhos dos dilatadores Hegar refletem seu diâmetro em milímetros. Os dilatadores Pratt e Hank são graduados em unidades French, as quais podem ser convertidas para milímetros dividindo-se o número French por 3.

Com a dilatação, o quarto e o quinto dedos da mão que introduz o dilatador devem permanecer sobre o períneo e as nádegas enquanto o instrumento é introduzido por meio do orifício interno (Fig. 18-7). Essa técnica minimiza a expansão forçada e oferece proteção contra perfuração uterina.

Após a dilatação, na maioria dos procedimentos de aspiração no primeiro trimestre é apropriada uma cânula de Karman de 8 a 12 mm. Cânulas pequenas acarretam o risco de deixar tecidos intrauterinos retidos depois do procedimento, enquanto cânulas grandes estão associadas ao risco de lesão cervical, além de causarem mais desconforto. Para começar, a cânula é lentamente movida em direção ao fundo uterino até que se encontre resistência. Então, a aspiração é ativada. A cânula é gradualmente puxada de volta em direção ao orifício, sendo girada lenta e circunferencialmente e para cobrir toda a superfície da cavidade uterina (Fig. 18-8). O movimento é repetido até que não haja mais aspiração de tecidos. Uma curetagem delicada pode ser feita em seguida para remover quaisquer fragmentos de tecido remanescentes (Fig. 18-9). Há evidências fortes e consistentes sustentando altos índices de eficácia, segurança e aceitabilidade pela paciente para a AMIU e AVE (Lichtenberg, 2013).

Em abortos realizados com ≤ 6 semanas de gestação, um problema importante é que a gestação pode ser pequena e passar despercebida pela cureta. Para identificar a placenta, o conteúdo aspirado é enxaguado em um coador para remover o sangue e, a seguir, colocado em um recipiente plástico transparente com solução salina para ser examinado com iluminação de fundo (MacIsaac, 2000). Ao exame macroscópico, o tecido placentário apresenta-se mole, macio e com aspecto de plumagem (*feathering*). Lupa, colposcópio ou microscópio podem melhorar a visualização. No caso de gestações ≤ 7 semanas, a taxa de abortamento falho é de cerca de 2% (Kaunitz, 1985; Paul, 2002). Assim, se os produtos não forem claramente identificados, os níveis séricos seriados de hCG podem ser informativos (Dean, 2015).

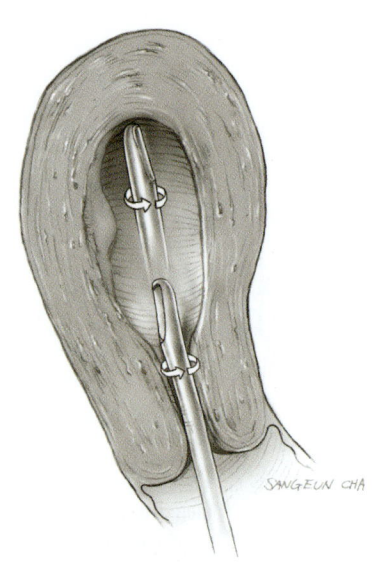

FIGURA 18-8 A cânula de aspiração foi introduzida pelo colo até a cavidade uterina. A figura ilustra o movimento rotatório realizado para aspirar o conteúdo. (Reproduzida, com permissão, de: Hoffman BL, Corton MM: Surgeries for benign gynecologic disorders. In Hoffman BL, Schorge JO, Bradshaw KD, et al (eds): Williams Gynecology, 3rd ed. New York, McGraw-Hill Education, 2016.)

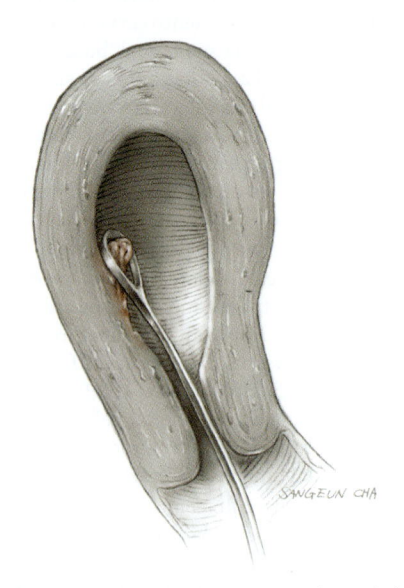

FIGURA 18-9 Uma cureta é inserida no interior da cavidade uterina enquanto o instrumento é segurado com os dedos polegar e indicador, como mostrado na Figura 18-7. Na movimentação da cureta, apenas a força desses dois dedos deve ser usada. (Reproduzida, com permissão, de: Hoffman BL, Corton MM: Surgeries for benign gynecologic disorders. In Hoffman BL, Schorge JO, Bradshaw KD, et al (eds): Williams Gynecology, 3rd ed. New York, McGraw-Hill Education, 2016.)

Complicações do abortamento

Em mulheres submetidas ao abortamento, as taxas de complicações aumentam conforme a idade gestacional. Entre elas, a perfuração uterina e a laceração do trato genital inferior são incomuns, mas potencialmente graves. Em uma revisão sistemática de abortos no primeiro trimestre, a taxa de perfuração uterina foi ≤ 1%, assim como a taxa de laceração cervical ou vaginal (White, 2015). A perfuração costuma ser detectada quando o instrumento penetra profundamente na pelve sem resistência. Os fatores de risco incluem inexperiência do operador, anomalia ou cirurgia cervical prévia, adolescência, multiparidade e idade gestacional avançada (Allen, 2016; Grimes, 1984). Se a perfuração uterina for pequena e fúndica, como ocorre naquelas causadas por sonda ou dilatador uterino estreito, a observação dos sinais vitais e de sangramento uterino costuma ser suficiente.

Se uma cânula de aspiração ou cureta penetrar até a cavidade peritoneal, pode haver dano intra-abdominal considerável. Nesses casos, a laparotomia ou laparoscopia para examinar o conteúdo abdominal em mais detalhes geralmente é o curso de ação mais seguro. A perfuração uterina não é uma contraindicação para completar a curetagem sob orientação direta durante laparoscopia ou laparotomia (Owen, 2017).

Após a curetagem, pode haver a formação de sinéquias uterinas, e o risco de sinéquias aumenta conforme o número de procedimentos. A maioria dos casos é leve e de significância reprodutiva incerta (Hooker, 2014). Porém, entre casos de síndrome de Asherman, uma série concluiu que dois terços estavam ligados a curetagens no primeiro trimestre (Schenker, 1982).

Outras complicações de aborto no primeiro trimestre são hemorragia, remoção incompleta dos produtos e infecções pós-operatórias, e estas são relevantes para as técnicas cirúrgicas e medicamentosas de aborto. A hemorragia relacionada ao aborto é definida de forma variável. Uma definição defendida pela Society for Family Planning é um sangramento que desencadeia uma resposta clínica ou um sangramento além de 500 mL (Kerns, 2013). No caso de abortamento cirúrgico no primeiro trimestre, a hemorragia complica ≤ 1% dos casos (White, 2015). Atonia, placentação anormal e coagulopatia são fontes frequentes, enquanto o trauma cirúrgico é uma causa rara. No caso de abortamento medicamentoso, o sangramento é mais comum. Em um estudo com mais de 42.000 mulheres finlandesas submetidas à interrupção de gestações com menos de 63 dias, a hemorragia complicou 15% dos abortamentos medicamentosos, mas apenas 2% dos casos cirúrgicos (Niinimäki, 2009).

Outro risco são as infecções. Uma revisão de abortamentos cirúrgicos encontrou uma taxa cumulativa de 0,5% nos casos que receberam profilaxia em comparação com 2,6% para os casos que receberam placebo (Achilles, 2011). Em outra revisão de quase 46.000 abortamentos no primeiro trimestre, a taxa de infecção pós-operatória foi < 0,3% tanto para métodos cirúrgicos como para os medicamentosos (Upadhyay, 2015).

No caso de abortamento incompleto, pode ser necessária nova evacuação. No caso de abortamento medicamentoso, isso representou quase 5% em uma revisão sistemática (Raymond, 2013). As taxas de repetição da aspiração após abortamento cirúrgico são geralmente < 2% (Ireland, 2015; Niinimäki, 2009).

Em resumo, o abortamento cirúrgico no primeiro trimestre oferece maiores taxas de eficácia (96 a 100%) em relação ao abortamento medicamentoso (83 a 98%). O abortamento medicamentoso também tem maior risco cumulativo de complicações, embora as diferenças sejam pequenas (Lichtenberg, 2013). Esses números devem ser ponderados com a maior privacidade do abortamento medicamentoso e as etapas mais invasivas da curetagem.

■ Abortamento medicamentoso

Agentes usados

Em mulheres selecionadas, o abortamento medicamentoso ambulatorial é uma opção aceitável para gestações com idade menstrual < 63 dias (American College of Obstetricians and Gynecologists, 2016c). Embora seja adequado para idades gestacionais maiores, as taxas de sucesso são menores.

Entre os abortamentos induzidos legalmente nos Estados Unidos com ≤ 8 semanas de gestação, um terço são feitos com medicamentos (Jatlaoui, 2016). Três medicamentos são usados isoladamente ou em combinação: mifepristona, metotrexato e misoprostol. Entre estes, a mifepristona aumenta a contratilidade uterina ao reverter o relaxamento miometrial induzido pela progesterona, enquanto o misoprostol estimula diretamente o miométrio. Ambos também amadurecem o colo uterino (Mahajan, 1997; Tang, 2007). O metotrexato age no trofoblasto e impede a sua implantação, mas é usado com menos frequência devido à atual disponibilidade da mifepristona, um fármaco mais eficiente.

As contraindicações ao abortamento medicamentoso evoluíram a partir de critérios de exclusão usados em ensaios clínicos iniciais. As precauções incluem dispositivo intrauterino atual; anemia grave, coagulopatia ou uso de anticoagulantes; terapia de longo prazo com corticosteroides sistêmicos; insuficiência suprarrenal crônica; porfiria hereditária; doença grave hepática, renal, pulmonar ou cardiovascular; ou hipertensão não controlada (Guiahi, 2012). É importante observar que o misoprostol é adequado para a falha gestacional precoce nos casos de cirurgia uterina prévia (Chen, 2008).

O metotrexato e o misoprostol são teratogênicos. Assim, deve haver o comprometimento com a finalização completa do aborto ao se administrar esses fármacos (Auffret, 2016; Hyoun, 2012; Kozma, 2011). No caso da mifepristona para mulheres que optam por continuar sua gestação após a exposição, a taxa de continuação da gestação varia de 10 a 46% (Grossman, 2015). A taxa de malformações graves associadas foi de 5% em uma série de 46 gestações expostas (Bernard, 2013).

Administração

Há vários esquemas de dose efetivos, e alguns são mostrados na Tabela 18-7. Devido à sua maior eficácia, as combinações de mifepristona/misoprostol são preferidas. Atualmente, para gestações de até 63 dias, o esquema mais amplamente aceito é mifepristona, 200 mg administrados por via oral no dia 0, seguidos em 24 a 48 horas por misoprostol, 800 µg administrados por via vaginal, bucal ou sublingual (American College of Obstetricians and Gynecologists, 2016c). Outro esquema anterior usava uma dose oral de 600 mg de mifepristona seguida em 48 horas por uma dose oral de 400 µg de misoprostol (Spitz, 1998). Se desejado, mifepristona e misoprostol podem ser autoadministrados em casa (Chong, 2015). Nas clínicas de planejamento familiar, as pacientes que são submetidas a abortamento medicamentoso no primeiro trimestre recebem 100 mg/dia de doxiciclina por via oral por 7 dias, iniciando no dia em que é administrado o agente abortivo (Fjerstad, 2009). A mulher, então, pode voltar para casa e agendar uma consulta de retorno em 1 a 2 semanas.

É comum o aparecimento de sintomas dentro de 3 horas da administração de misoprostol, incluindo vômito, diarreia, febre e calafrios. Sangramento e cólicas pela interrupção da gravidez por medicamentos podem ser significativamente piores do que sangramento e cólicas menstruais. Desse modo, deve-se administrar analgesia adequada, em geral com um narcótico. Quando há

TABELA 18-7 Esquemas de doses para interrupção medicamentosa da gravidez

Primeiro trimestre

Mifepristona/misoprostol
[a]Mifepristona, 200-600 mg por via oral, seguida em 24-48 horas por:
[b]Misoprostol, 200-600 μg por via oral *ou* 400-800 μg por via vaginal, bucal ou sublingual

Misoprostol isoladamente
[c]800 μg por via vaginal ou sublingual a cada 3 horas por 3 doses

Metotrexato/misoprostol
[d]Metotrexato, 50 mg/m^2 de ASC por via intramuscular ou oral, seguido em 3-7 dias por:
[e]Misoprostol, 800 μg por via vaginal. Repetir se necessário 1 semana depois da administração inicial do metotrexato

Segundo trimestre

Mifepristona/misoprostol
Mifepristona, 200 mg por via oral, seguida em 24-48 horas por:
Misoprostol, 400 μg por via vaginal ou bucal a cada 3 horas por até 5 doses

Misoprostol isoladamente
Misoprostol, 600-800 μg por via vaginal, seguido por 400 μg por via vaginal ou bucal a cada 3 horas por até 5 doses

Dinoprostona
20 mg como supositório vaginal a cada 4 horas

Ocitocina concentrada
50 unidades de ocitocina em 500 mL de solução salina normal infundida durante 3 horas; após, diurese de 1 hora (sem ocitocina); então, escalonar sequencialmente de maneira semelhante com 150, 200, 250 e, por fim, 300 unidades de ocitocina cada em 500 mL de solução salina normal

[a]As doses de 200 ou 600 mg são similarmente eficazes.
[b]A via oral pode ser menos eficaz e está associada a mais náusea e diarreia. A via sublingual causa mais efeitos colaterais que a vaginal.
[c]Intervalos de 3-12 horas se administrado por via vaginal; 3-4 horas se administrado por via sublingual.
[d]Eficácia semelhante com todas as vias de administração.
[e]Eficácia semelhante administrado no terceiro ou no quinto dia.
ASC, área de superfície corporal.
Pymar, 2001; Raghavan, 2009; Schaff, 2000; Shannon, 2006; von Hertzen, 2003, 2007, 2009, 2010; Winikoff, 2008.

sangue suficiente para empapar dois ou mais absorventes por hora por no mínimo 2 horas, a paciente é instruída a entrar em contato com seu médico para avaliar a necessidade de ser examinada.

Na consulta de seguimento, o exame ultrassonográfico de rotina pós-abortamento não costuma ser necessário (Clark, 2010). Em vez disso, recomenda-se a avaliação da evolução clínica e o exame pélvico bimanual. Se a ultrassonografia estiver indicada devido a preocupações com falha do aborto ou a sangramento, podem-se evitar cirurgias desnecessárias se os exames forem interpretados de maneira adequada. Ou seja, quando não é possível identificar um saco gestacional e não há sangramento profuso, a intervenção é desnecessária. Isso é verdade mesmo quando o útero contém resíduos detectados à ultrassonografia, o que ocorre comumente (Paul, 2000). Medidas < 15 mm e < 30 mm têm sido usadas como limiares para sinalizar o sucesso da evacuação (Nielsen, 1999; Zhang, 2005). Outro estudo relatou que um padrão ultrassonográfico com várias camadas indicava abortamento bem-sucedido (Tzeng, 2013). Por fim, os valores de hCG podem ser informativos. Em comparação com os níveis pré-procedimento, Barnhart e colaboradores (2004b) encontraram reduções de 88% no dia 3 e de 82% no dia 8 após administração de misoprostol correlacionadas com uma taxa de 95% de sucesso para abortamento completo.

MÉTODOS DE ABORTAMENTO NO SEGUNDO TRIMESTRE

No segundo trimestre, morte ou anomalia fetal, complicações da saúde materna, abortamento inevitável ou interrupção desejada da gravidez podem ser indicações para a evacuação uterina. Como no primeiro trimestre, as opções disponíveis são abortamento medicamentoso ou cirúrgico. Porém, no segundo trimestre, recomenda-se a *dilatação e evacuação (D&E)* em vez de D&C com aspiração devido ao tamanho do feto e às estruturas ósseas.

Entre as opções, a D&E é uma forma comum de aborto induzido no segundo trimestre nos Estados Unidos. Entre os abortamentos realizados legalmente em 2013, 9% foram realizados por D&E com idades gestacionais > 13 semanas (Jatlaoui, 2016). Muitas das etapas cirúrgicas e medicamentosas do abortamento no segundo trimestre são iguais às do primeiro trimestre, e as diferenças são enfatizadas aqui.

■ Dilatação e evacuação

Preparação

Na a D&E, a ampla dilatação cervical mecânica precede a evacuação das partes fetais. O grau necessário aumenta conforme a idade gestacional, e a dilatação inadequada carrega risco de trauma cervical, perfuração uterina ou retenção de tecidos (Peterson, 1983). Assim, aconselha-se a preparação cervical pré-cirúrgica, e as principais opções incluem dilatadores higroscópicos ou misoprostol.

No caso das laminárias, a preparação na noite anterior oferece a dilatação cervical ideal (Fox, 2014). De maneira incomum, as laminárias podem falhar na dilatação adequada do colo uterino, e a inserção seriada de laminárias com quantidade crescente de dilatadores ao longo de vários dias é uma opção (Stubblefield, 1982). Outra opção é suplementar as laminárias com misoprostol ou mifepristona (Ben-Ami, 2015).

O Dilapan-S é também adequado para a preparação cervical. Ele pode ser preferível para procedimentos no mesmo dia, pois alcança seu efeito máximo em 4 a 6 horas (Newmann, 2014).

O misoprostol pode ser usado no lugar de dilatadores higroscópicos para a preparação cervical. A dose típica é de 400 µg administrados por via vaginal ou bucal 3 a 4 horas antes da D&E. Os ensaios randomizados variam quanto à capacidade do misoprostol de obter resultados iguais aos dos dilatadores higroscópicos (Bartz, 2013; Goldberg, 2005; Sagiv, 2015). O misoprostol *em conjunto* com as laminárias oferece pequenos aumentos na dilatação, mas também acarreta maiores efeitos colaterais (Edelman, 2006).

Poucos estudos avaliaram a mifepristona para amadurecimento cervical. Em um deles, a mifepristona isoladamente forneceu menos dilatação que os dilatadores higroscópicos (Borgatta, 2012). Em outro ensaio, a mifepristona acrescentada 48 horas antes do misoprostol criou maior dilatação cervical em comparação com o misoprostol isoladamente (Carbonell, 2007). Por fim, Goldberg e colaboradores (2015) compararam a dilatação higroscópica com ou sem a adição de mifepristona. Eles não encontraram diferenças para gestações < 19 semanas, mas a combinação foi útil nos procedimentos realizados com idades gestacionais maiores.

Em resumo, os dilatadores higroscópicos são consistentemente efetivos para a preparação cervical antes da D&E. Para as mulheres que desejam procedimentos no mesmo dia, o Dilapan-S isoladamente ou o misoprostol isoladamente podem ser vantajosos. Agentes adicionais podem ser mais úteis para gestações mais avançadas ou quando há resposta inicial inadequada com os dilatadores higroscópicos isoladamente. Ainda assim, agentes adicionais aumentam os custos e os possíveis efeitos colaterais (Shaw, 2016).

No caso de aborto eletivo, alguns profissionais preferem induzir a morte fetal antes da D&E para evitar um nascido vivo ou para evitar a violação do Partial Birth Abortion Ban Act, citado anteriormente (Diedrich, 2010). Para isso, uma injeção intracardíaca de cloreto de potássio ou uma injeção intra-amniótica ou intrafetal de 1 mg de digoxina são frequentemente usadas antes do amadurecimento cervical (Sfakianaki, 2014; White, 2016).

Técnica

Durante a D&E, a ultrassonografia pode ser usada como adjunto em todos os casos ou de forma seletiva naqueles mais difíceis. A profilaxia perioperatória com antibióticos é igual à usada nos procedimentos do primeiro trimestre. Para reduzir o sangramento pós-procedimento, pode-se injetar intracervicalmente vasopressina, 2 a 4 unidades em 20 mL de solução salina ou anestésico, ou como parte de um bloqueio paracervical (Kerns, 2013; Schulz, 1985). Após se obter a dilatação cervical adequada, a etapa cirúrgica inicial faz a drenagem do líquido amniótico com uma cânula de aspiração de 11 a 16 mm ou com amniotomia e gravidade. Isso reduz o risco de embolia por líquido amniótico e traz o feto para o segmento inferior do útero para sua remoção (Owen, 2017; Prager, 2009).

Nas gestações com mais de 16 semanas, o feto é extraído (geralmente em partes) utilizando-se pinças Sopher ou outros instrumentos destrutivos. Com a remoção completa do feto, uma cureta a vácuo de grande calibre é usada para remover a placenta e o tecido restante.

Complicações graves são infrequentes com a D&E, e as taxas variam de 0,2 a 2% nas séries grandes (Cates, 1982; Lederle, 2015; Peterson, 1983). Estas incluem perfuração uterina, laceração cervical, sangramento uterino e infecção pós-abortamento.

As complicações raras incluem coagulopatia intravascular disseminada ou embolia por líquido amniótico (Ray, 2004; York, 2012).

Implantação anormal da placenta

A placenta prévia ou as síndromes de placenta acreta podem aumentar os riscos da D&E. Após o diagnóstico, a *placenta acreta* geralmente leva à histerectomia (Matsuzaki, 2015). No caso da *placenta prévia*, a D&E é preferida para evacuar rapidamente a placenta, mas deve haver a capacidade de transfusão de produtos sanguíneos e de realização de uma possível histerectomia (American College of Obstetricians and Gynecologists, 2017h; Perriera, 2017). Pode-se optar pela indução medicamentosa, mas o risco de necessidade de transfusão é maior do que com a D&E (Nakayama, 2007; Ruano, 2004). Há poucos dados, mas a embolização da artéria uterina antes do esvaziamento uterino pode reduzir os riscos de sangramento (Pei, 2017).

O *parto cesáreo* prévio não é uma contraindicação para a D&E, e pode ser preferido em relação às prostaglandinas nos casos de múltiplas histerotomias prévias (Ben-Ami, 2009; Schneider, 1994). Durante o abortamento medicamentoso, a taxa de ruptura uterina é de 0,4% com um parto cesáreo prévio (Berghella, 2009). Com menos dados, a taxa pode chegar a 2,5% com dois ou mais partos cesáreos prévios (Andrikopoulou, 2016). Se for optado por um medicamento nos casos de histerotomia cesariana prévia, o misoprostol é uma opção. A prostaglandina E_2 (PGE_2) parece ter riscos semelhantes (le Roux, 2001; Reichman, 2007).

■ Outras opções cirúrgicas

Entre essas opções, a *dilatação e extração (D&X)* é semelhante à D&E, exceto que se utiliza uma cânula de aspiração para evacuar o conteúdo intracraniano depois da saída do corpo fetal pelo colo dilatado. Isso facilita a extração e atenua a lesão uterina ou cervical causada por grandes instrumentos ou ossos fetais. A D&X também é chamada *D&E intacta*. Em termos políticos e jurídicos, esse procedimento também é chamado *abortamento com nascimento parcial*.

Em algumas pacientes com gestações no segundo trimestre que desejam esterilização, a histerotomia com ligadura tubária é uma opção razoável. Quando há doença uterina significativa, a histerectomia pode ser o tratamento ideal. Em alguns casos de indução medicamentosa ineficaz no segundo trimestre, pode-se considerar um desses dois procedimentos.

■ Abortamento medicamentoso

O principal método não invasivo é um esquema de mifepristona mais misoprostol ou misoprostol isoladamente (ver Tab. 18-7). Entre essas duas opções, o esquema combinado consegue terminar a gestação mais rapidamente (Kapp, 2007; Ngoc, 2011). Os dilatadores higroscópicos podem acelerar o esvaziamento com esse esquema combinado (Mazouni, 2009; Vincienne, 2017). Ao selecionar a via para o misoprostol, a administração oral leva a um prazo maior até o abortamento em comparação com as vias vaginal ou sublingual (Dickinson, 2014). Não costumam-se administrar antibióticos profiláticos, mas mantém-se vigilância para infecções durante o trabalho de parto (Achilles, 2011).

Outro agente de indução, a PGE_2, mostra eficácia e efeitos colaterais semelhantes em comparação com o misoprostol (Jain, 1994; Jansen, 2008). A administração simultânea de um antiemético, como a metoclopramida, um antipirético, como o paracetamol, e um antidiarreico, como o difenoxilato/atropina, ajuda a evitar ou tratar os sintomas. A dinoprostona é uma PGE_2 disponível nos Estados Unidos. Porém, seu maior custo e estabilidade farmacológica ruim em temperatura ambiente pode torná-la menos atrativa que o misoprostol.

Entre os outros agentes, a ocitocina em dose alta intravenosa em solução salina resultará em abortamento no segundo trimestre em 80 a 90% dos casos (ver Tab. 18-7). Porém, em comparação, o misoprostol leva a maiores taxas de sucesso na indução e a menores durações de parto (Alavi, 2013).

Raramente usada, a etacridina lactato é um antisséptico orgânico que ativa a liberação de prostaglandinas pelos mastócitos miometriais (Olund, 1980). Colocada extraovularmente, ou seja, extra-amnioticamente, ela está associada a tempos mais longos até o abortamento e a maiores taxas de complicação em comparação com o misoprostol (Boza, 2008).

■ Avaliação do feto e da placenta

Para as gestações no segundo trimestre, a D&E ou a indução medicamentosa são adequadas clínica e psicologicamente. Assim, as impressões da paciente e as indicações clínicas orientam a seleção (Burgoine, 2005; Kerns, 2012). Após o parto, a paciente pode ou não querer ver e segurar o feto (Sloan, 2008).

A avaliação do feto natimorto é descrita no Capítulo 35 (p. 646). Um dos componentes é a necrópsia, a qual pode ser útil nas perdas ou interrupções gestacionais no segundo trimestre devido a anomalias. Por exemplo, em um estudo com 486 mulheres de todas as idades com abortamentos espontâneos no segundo trimestre, malformações fetais foram detectadas em 13% (Joo, 2009). Em outro estudo, um terço dos fetos normais sob outros aspectos apresentaram corioamnionite associada, que os autores consideraram precedente ao parto (Allanson, 2010). De fato, de acordo com Srinivas e colaboradores (2008), 95% das placentas de abortamentos espontâneos do segundo trimestre são anormais. Outras anormalidades são tromboses e infartos vasculares.

Tanto no abortamento cirúrgico como no medicamentoso, a necrópsia subsequente pode ser informativa, mas os espécimes fragmentados da D&E podem fornecer menos informações do que os fetos intactos (Gawron, 2013; Lal, 2014). A cariotipagem pode ser realizada em amostras de ambos os métodos (Bernick, 1998).

CONSEQUÊNCIAS DO ABORTAMENTO ELETIVO

O aborto legalmente induzido nos Estados Unidos tem uma baixa taxa de mortalidade associada e, entre 2008 e 2012, a taxa foi de < 1 morte por 100.000 procedimentos (Jatlaoui, 2016). Os abortamentos mais precoces são mais seguros. Por exemplo, Zane e colaboradores (2015) encontraram uma taxa de mortalidade de 0,3 morte por 100.000 procedimentos com ≤ 8 semanas de gestação; uma taxa de 2,5 com 14 a 17 semanas; e 6,7 com ≥ 18 semanas. Como enfatizado por Raymond e Grimes (2012), as taxas de mortalidade são 14 vezes maiores que nos casos em que as gestações continuam.

Há poucos dados sobre os efeitos do abortamento na saúde materna em geral e nos desfechos das gestações subsequentes. Com base em estudos, não há evidência de transtornos mentais em excesso (Biggs, 2017; Munk-Olsen, 2011). Existem poucas informações quanto à saúde reprodutiva subsequente, embora as taxas de infertilidade ou gestação ectópica não aumentem. Pode haver exceções nos casos de infecção pós-abortamento, especialmente nas causadas por *C. trachomatis*. Em relação a desfechos gestacionais adversos subsequentes, vários estudos observaram uma incidência 1,5 vez maior de parto prematuro após evacuação cirúrgica (Lemmers, 2016; Makhlouf, 2014; Saccone, 2016). O risco aumenta conforme o número de interrupções de gravidez (Hardy, 2013; Klemetti, 2012). Os desfechos gestacionais subsequentes são semelhantes, não importando se um abortamento foi induzido previamente por métodos medicamentosos ou cirúrgicos (Männistö, 2013; Virk, 2007).

CONTRACEPÇÃO PÓS-ABORTO

Após o manejo medicamentoso ou cirúrgico de uma perda ou interrupção precoce de gravidez, a ovulação pode retornar em apenas 8 dias, mas o tempo médio é de 3 semanas (Lahteenmaki, 1978; Stoddard, 2011). Assim, a menos que uma nova gestação seja iminentemente desejada, a contracepção efetiva é iniciada para ajudar a reduzir a taxa de gestações indesejadas, a qual era de 45% em 2011 nos Estados Unidos (Finer, 2016). Em candidatas adequadas, descritas no Capítulo 38 (p. 685), um dispositivo intrauterino pode ser inserido após finalizado o procedimento ou aborto medicamentoso (Bednarek, 2011; Korjamo, 2017). Como alternativa, pode-se iniciar qualquer tipo de contracepção hormonal nessa ocasião (Curtis, 2016).

Para as mulheres que desejam outra gestação, a concepção não precisa ser postergada. Wong e colaboradores (2015) encontraram taxas semelhantes de nascidos vivos em grupos que conceberam dentro de 3 meses da perda gestacional no primeiro trimestre em comparação com grupos com concepção mais tardia. Outros autores encontraram resultados igualmente tranquilizadores usando um limiar de intervalo até a concepção de 6 meses (Kangatharan, 2017; Love, 2010).

REFERÊNCIAS

Achilles SL, Reeves MF, Society of Family Planning: Prevention of infection after induced abortion: release date October 2010: SFP guideline 20102. Contraception 83(4):295, 2011

Achiron R, Tadmor O, Mashiach S: Heart rate as a predictor of first-trimester spontaneous abortion after ultrasound-proven viability. Obstet Gynecol 78(3 Pt 1):330

Alavi A, Rajaei M, Amirian M, et al: Misoprostol versus high dose oxytocin and laminaria in termination of pregnancy in second-trimester pregnancies. Electron Physician 5(4):713, 2013

Albrechtsen S, Rasmussen S, Thoresen S, et al: Pregnancy outcome in women before and after cervical conization: population based cohort study. BMJ 18:337, 2008

Allanson B, Jennings B, Jacques A, et al: Infection and fetal loss in the mid-second trimester of pregnancy. Aust N Z J Obstet Gynaecol 50(3):221, 2010

Allen RH, Fitzmaurice G, Lifford KL, et al: Oral compared with intravenous sedation for first-trimester surgical abortion: a randomized controlled trial. Obstet Gynecol 113(2 Pt 1):276, 2009

Allen RH, Goldberg AB: Cervical dilation before first-trimester surgical abortion (<14 weeks' gestation). Contraception 93(4):277, 2016

American College of Obstetricians and Gynecologists: Misoprostol for postabortion care. Committee Opinion No. 427, February 2009

American College of Obstetricians and Gynecologists: Abortion policy. College Statement of Policy. January 1993, Reaffirmed 2014a

American College of Obstetricians and Gynecologists: Induced abortion. In Guidelines for Women's Health Care, 4th ed. Washington, 2014b

American College of Obstetricians and Gynecologists: Antibiotic prophylaxis for gynecologic procedures. Practice Bulletin No. 104, May 2009, Reaffirmed 2016a

American College of Obstetricians and Gynecologists: Cerclage for management of cervical insufficiency. Practice Bulletin No. 142, February 2014, Reaffirmed 2016b

American College of Obstetricians and Gynecologists: Medical management of first-trimester abortion. Practice Bulletin No.143, March 2014, Reaffirmed 2016c

American College of Obstetricians and Gynecologists: Microarray and next generation sequencing technology: the use of advanced genetic diagnostic tools in obstetrics and gynecology. Committee Opinion No. 682, December 2016d

American College of Obstetricians and Gynecologists: Moderate caffeine consumption during pregnancy. Committee Opinion No. 462, August 2010, Reaffirmed 2016e

American College of Obstetricians and Gynecologists: Premature rupture of membranes. Practice Bulletin No. 172, October 2016f

American College of Obstetricians and Gynecologists: The limits of conscientious refusal in reproductive medicine. Committee Opinion No. 385, November 2007, Reaffirmed 2016g

American College of Obstetricians and Gynecologists: Ultrasound in pregnancy. Practice Bulletin No. 175, December 2016h

American College of Obstetricians and Gynecologists: Use of prophylactic antibiotics in labor and delivery. Practice Bulletin No. 120, June 2011, Reaffirmed 2016i

American College of Obstetricians and Gynecologists: Abortion training and education. Committee Opinion No. 612, November 2014, Reaffirmed 2017a

American College of Obstetricians and Gynecologists: Antiphospholipid syndrome. Practice Bulletin No. 132, December 2012, Reaffirmed 2017b

American College of Obstetricians and Gynecologists: Early pregnancy loss. Practice Bulletin No. 150, May 2015, Reaffirmed 2017c

American College of Obstetricians and Gynecologists: Increasing access to abortion. Committee Opinion No. 613, November 2014, Reaffirmed 2017d

American College of Obstetricians and Gynecologists: Inherited thrombophilias in pregnancy. Practice Bulletin No. 138, September 2013, Reaffirmed 2017e

American College of Obstetricians and Gynecologists: Periviable birth. Obstetric Care Consensus No. 6, October 2017f

American College of Obstetricians and Gynecologists: Prevention of Rh D alloimmunization. Practice Bulletin No. 181, August 2017g

American College of Obstetricians and Gynecologists: Second-trimester abortion. Practice Bulletin No. 135, June 2013, Reaffirmed 2017h

American College of Obstetricians and Gynecologists: Thromboembolism in pregnancy. Practice Bulletin No. 123, September 2011, Reaffirmed 2017i

American Society for Reproductive Medicine: Definitions of infertility and recurrent pregnancy loss. Fertil Steril 99:63, 2013

American Society for Reproductive Medicine. Evaluation and treatment of recurrent pregnancy loss: a committee opinion. Fertil Steril 98:1103, 2012

Ammon Avalos L, Galindo C, Li DK: A systematic review to calculate background miscarriage rates using life table analysis. Birth Defects Res A Clin Mol Teratol 94(6):417, 2012

Andrikopoulou M, Lavery JA, Ananth CV, et al: Cervical ripening agents in the second trimester of pregnancy in women with a scarred uterus: a systematic review and metaanalysis of observational studies. Am J Obstet Gynecol 215(2):177, 2016

Arredondo F, Noble LS: Endocrinology of recurrent pregnancy loss. Semin Reprod Med 1:33, 2006

Ashok PW, Flett GM, Templeton A: Mifepristone versus vaginally administered misoprostol for cervical priming before first-trimester termination of pregnancy: a randomized, controlled study. Am J Obstet Gynecol 183(4):998, 2000

Auffret M, Bernard-Phalippon N, Dekemp J, et al: Misoprostol exposure during the first trimester of pregnancy: is the malformation risk varying depending on the indication? Eur J Obstet Gynecol Reprod Biol 207:188, 2016

Avalos LA, Roberts SC, Kaskutas LA, et al: Volume and type of alcohol during early pregnancy and the risk of miscarriage. Subst Use Misuse 49:1437, 2014

Balsells M, García-Patterson A, Corcoy R: Systematic review and meta-analysis on the association of prepregnancy underweight and miscarriage. Eur J Obstet Gynecol Reprod Biol 207:73, 2016

Barnhart K, Mennuti MT, Benjamin I, et al: Prompt diagnosis of ectopic pregnancy in an emergency department setting. Obstet Gynecol 84(6):1010, 1994

Barnhart K, Sammel MD, Chung K, et al: Decline of serum human chorionic gonadotropin and spontaneous complete abortion: defining the normal curve. Obstet Gynecol 104:975, 2004a

Barnhart K, van Mello NM, Bourne T, et al: Pregnancy of unknown location: a consensus statement of nomenclature, definitions, and outcome. Fertil Steril 95(3):857, 2011

Barnhart KT, Bader T, Huang X, et al: Hormone pattern after misoprostol administration for a nonviable first-trimester gestation. Fertil Steril 81(4):1099, 2004b

Barnhart KT, Sammel MD, Rinaudo PF: Symptomatic patients with an early viable intrauterine pregnancy: hCG curves redefined. Obstet Gynecol 104:50, 2004c

Bartz D, Maurer R, Allen RH, et al: Buccal misoprostol compared with synthetic osmotic cervical dilator before surgical abortion: a randomized controlled trial. Obstet Gynecol 122(1):57, 2013

Bednarek PH, Creinin MD, Reeves MF, et al: Immediate versus delayed IUD insertion after uterine aspiration. N Engl J Med 364(21):2208, 2011

Ben-Ami I, Schneider D, Svirsky R, et al: Safety of late second-trimester pregnancy termination by laminaria dilatation and evacuation in patients with previous multiple cesarean sections. Am J Obstet Gynecol 201(2):154.e1, 2009

Ben-Ami I, Stern S, Vaknin Z, et al: Prevalence and risk factors of inadequate cervical dilation following laminaria insertion in second-trimester abortion—case control study. Contraception 91(4):308, 2015

Bennett GL, Bromley B, Lieberman E, et al: Subchorionic hemorrhage in first-trimester pregnancies: prediction of pregnancy outcome with sonography. Radiology 200(3):803, 1996

Berdahl DM, Blaine J, Van Voorhis B, et al: Detection of enlarged yolk sac on early ultrasound is associated with ad-verse pregnancy outcomes. Fertil Steril 94(4):1535, 2010

Berger DS, Hogge WA, Barmada MM, et al: Comprehensive analysis of HLA-G: implications for recurrent spontaneous abortion. Reprod Sci 17(4):331, 2010

Berghella V, Airoldi J, O'Neill AM, et al: Misoprostol for second trimester pregnancy termination in women with prior caesarean: a systematic review. BJOG 116(9):1151, 2009

Berghella V, Mackeen D: Cervical length screening with ultrasound-indicated cerclage compared with history-indicated cerclage for prevention of preterm birth: a meta-analysis. Obstet Gynecol 118(1):148, 2011

Bernard N, Elefant E, Carlier P, et al: Continuation of pregnancy after first-trimester exposure to mifepristone: an observational prospective study. BJOG 120(5):568, 2013

Bernick BA, Ufberg DD, Nemiroff R, et al: Success rate of cytogenetic analysis at the time of second-trimester dilation and evacuation. Am J Obstet Gynecol 179(4):957, 1998

Bhattacharya S, Townend J, Bhattacharya S: Recurrent miscarriage: are three miscarriages one too many? Analysis of a Scottish population-based database of 151,021 pregnancies. Eur J Obstet Gynecol Reprod Biol 150:24, 2010

Biggs MA, Upadhyay UD, McCulloch CE, et al: Women's mental health and well-being 5 years after receiving or being denied an abortion: a prospective, longitudinal cohort study. JAMA Psychiatry 74(2):169, 2017

Blohm F, Fridén B, Platz-Christensen JJ, et al: Expectant management of first-trimester miscarriage in clinical practice. Acta Obstet Gynecol Scand 82(7):654, 2003

Boivin JF: Risk of spontaneous abortion in women occupationally exposed to anaesthetic gases: a meta-analysis. Occup Environ Med 54:541, 1997

Borgatta L, Roncari D, Sonalkar S, et al: Mifepristone vs. osmotic dilator insertion for cervical preparation prior to surgical abortion at 14–16 weeks: a randomized trial. Contraception 86(5):567, 2012

Boué J, Bou A, Lazar P: Retrospective and prospective epidemiological studies of 1500 karyotyped spontaneous human abortions. Teratology 12(1):11, 1975

Boza AV, de León RG, Castillo LS, et al: Misoprostol preferable to ethacridine lactate for abortions at 13–20 weeks of pregnancy: Cuban experience. Reprod Health Matters 16(31 Suppl):189, 2008

Branch DW, Gibson M, Silver RM: Recurrent miscarriage. N Engl J Med 363:18, 2010

Brigham SA, Conlon C, Farquhason RG: A longitudinal study of pregnancy outcome following idiopathic recurrent miscarriage. Hum Reprod 14(11):2868, 1999

Bromley B, Harlow BL, Laboda LA, et al: Small sac size in the first trimester: a predictor of poor fetal outcome. Radiology 178(2):375, 1991

Bukulmez O, Arici A: Luteal phase defect: myth or reality. Obstet Gynecol Clin North Am 31:727, 2004

Burgoine GA, Van Kirk SD, Romm J, et al: Comparison of perinatal grief after dilation and evacuation or labor induction in second trimester terminations for fetal anomalies. Am J Obstet Gynecol 192(6):1928, 2005

Burnett MA, Corbett CA, Gertenstein RJ: A randomized trial of laminaria tents versus vaginal misoprostol for cervical ripening in first trimester surgical abortion. J Obstet Gynaecol Can 27(1):38, 2005

Carbonell JL, Gallego FG, Llorente MP, et al: Vaginal vs. sublingual misoprostol with mifepristone for cervical priming in second-trimester abortion by dilation and evacuation: a randomized clinical trial. Contraception 75(3):230, 2007

Caruso A, Trivellini C, De Carolis S, et al: Emergency cerclage in the presence of protruding membranes: is pregnancy outcome predictable? Acta Obstet Gynecol Scand 79:265, 2000

Casikar I, Lu C, Oates J, et al: The use of power Doppler colour scoring to predict successful expectant management in women with an incomplete miscarriage. Hum Reprod 27(3):669, 2012

Caspi E, Schneider DF, Mor Z, et al: Cervical internal os cerclage: description of a new technique and comparison with Shirodkar operation. Am J Perinatol 7:347, 1990

Cates W Jr, Schulz KF, Grimes DA, et al: Dilatation and evacuation procedures and second-trimester abortions. The role of physician skill and hospital setting. JAMA 248(5):559, 1982

Centers for Disease Control and Prevention: *Clostridium sordellii* toxic shock syndrome after medical abortion with mifepristone and intravaginal misoprostol—United States and Canada, 2001–2005. MMWR 54(29):724, 2005

Centers for Disease Control and Prevention: Tobacco use and pregnancy. 2016. Available at: https://www.cdc.gov/reproductivehealth/maternalinfanthealth/tobaccousepregnancy./ Accessed May 2, 2016

Chasen ST, Kalish RB, Gupta M, et al: Obstetric outcomes after surgical abortion at > or = 20 weeks' gestation. Am J Obstet Gynecol 193:1161, 2005

Chasen ST, Silverman NS: Mid-trimester emergent cerclage: a ten year single institution review. J Perinatol 18:338, 1998

Chen BA, Reeves MF, Creinin MD, et al: Misoprostol for treatment of early pregnancy failure in women with previous uterine surgery. Am J Obstet Gynecol 198:626.e1, 2008

Chen L, Hu R: Thyroid autoimmunity and miscarriage: a meta-analysis. Clin Endocrinol 74:513, 2011

Chong E, Frye LJ, Castle J, et al: A prospective, nonrandomized study of home-use of mifepristone for medical abortion in the U.S. Contraception 92:215, 2015

Christiansen OB, Larsen EC, Egerup P, et al: Intravenous immunoglobulin treatment for secondary recurrent miscarriage: a randomised, double--blind, placebo-controlled trial. BJOG 122(4):500, 2015

Chung K, Sammel M, Zhou L, et al: Defining the curve when initial levels of human chorionic gonadotropin in patients with spontaneous abortions are low. Fertil Steril 85(2): 508, 2006

Clark W, Bracken H, Tanenhaus J, et al: Alternatives to a routine follow-up visit for early medical abortion. Obstet Gynecol 115(2 Pt 1):264, 2010

Clowse ME, Jamison M, Myers E, et al: A national study of the complications of lupus in pregnancy. Am J Obstet Gynecol 199:127.e1, 2008

Cnattingius S, Signorello LB, Anneren G, et al: Caffeine intake and the risk of first-trimester spontaneous abortion. N Engl J Med 343:1839, 2000

Cocksedge KA, Li TC, Saravelos SH, et al: A reappraisal of the role of polycystic ovary syndrome in recurrent miscarriage. Reprod Biomed Online 17:151, 2008

Condous G, Okaro E, Khalid A, et al: Do we need to follow up complete miscarriages with serum human chorionic gonadotrophin levels? BJOG 112:827, 2005

Conforti A, Alviggi C, Mollo A, et al: The management of Asherman syndrome: a review of literature. Reprod Biol Endocrinol 11:118, 2013

Connolly A, Ryan DH, Stuebe AM, et al: Reevaluation of discriminatory and threshold levels for serum β-hCG in early pregnancy. Obstet Gynecol 121(1):65, 2013

Contag SA, Woo J, Schwartz DB, et al: Reinforcing cerclage for a short cervix at follow-up after the primary cerclage procedure. J Matern Fetal Neonatal Med 29(15):2423, 2016

Curtis KM, Tepper NK, Jatlaoui TC, et al: U.S. medical eligibility criteria for contraceptive use, 2016. MMWR 65(3):1, 2016

Daif JL, Levie M, Chudnoff S, et al: Group A streptococcus causing necrotizing fasciitis and toxic shock syndrome after medical termination of pregnancy. Obstet Gynecol 113(2 Pt 2):504, 2009

Daily CA, Laurent SL, Nunley WC Jr: The prognostic value of serum progesterone and quantitative beta-human chorionic gonadotropin in early human pregnancy. Am J Obstet Gynecol 171(2):380, 1994

Dao B, Blum J, Thieba B, et al: Is misoprostol a safe, effective and acceptable alternative to manual vacuum aspiration for postabortion care? Results from a randomized trial in Burkina Faso, West Africa. BJOG 114(11):1368, 2007

Daya S: Accuracy of gestational age estimation by means of fetal crown-rump length measurement. Am J Obstet Gynecol 168(3 Pt 1):903, 1993

Dean G, Colarossi L, Porsch L, et al: Manual compared with electric vacuum aspiration for abortion at less than 6 weeks of gestation: a randomized controlled trial. Obstet Gynecol 125(5):1121, 2015

de La Rochebrochard E, Thonneau P: Paternal age >or = 40 years: an important risk factor for infertility. Am J Obstet Gynecol 189(4):901, 2003

Devi Wold AS, Pham N, Arici A: Anatomic factors in recurrent pregnancy loss. Semin Reprod Med 1:25, 2006

Dickey RP, Olar TT, Taylor SN, et al: Relationship of small gestational sac-crown-rump length differences to abortion and abortus karyotypes. Obstet Gynecol 79(4):554, 1992

Dickinson JE, Jennings BG, Doherty DA: Mifepristone and oral, vaginal, or sublingual misoprostol for second-trimester abortion: a randomized controlled trial. Obstet Gynecol 123(6):1162, 2014

Diedrich J, Drey E, Society of Family Planning: Induction of fetal demise before abortion. Contraception 81(6):462, 2010

Doret M, Cartier R, Miribel J, et al: Premature preterm rupture of the membrane diagnosis in early pregnancy: PAMG-1 and IGFBP-1 detection in amniotic fluid with biochemical tests. Clin Biochem 46(18):1816, 2013

Doubilet PM, Benson CB, Bourne T, et al: Diagnostic criteria for nonviable pregnancy early in the first trimester. N Engl J Med 369:1443, 2013

Edelman AB, Buckmaster JG, Goetsch MF, et al: Cervical preparation using laminaria with adjunctive buccal misoprostol before second-trimester dilation and evacuation procedures: a randomized clinical trial. Am J Obstet Gynecol 194(2):425, 2006

Eglinton GS, Herway C, Skupski DW, et al: Endocervical hyaluronan and ultrasound-indicated cerclage. Ultrasound Obstet Gynecol 37(2):214, 2011

Ehsanipoor RM, Seligman NS, Saccone G, et al: Physical examination-indicated cerclage: a systematic review and meta-analysis. Obstet Gynecol 126(1):125, 2015

Eiben B, Bartels I, Bahr-Prosch S, et al: Cytogenetic analysis of 750 spontaneous abortions with the direct-preparation method of chorionic villi and its implications for studying genetic causes of pregnancy wastage. Am J Hum Genet 47:656, 1990

Erkan D, Kozora E, Lockshin MD: Cognitive dysfunction and white matter abnormalities in antiphospholipid syndrome. Pathophysiology 18(1):93, 2011

Eschenbach DA: Treating spontaneous and induced septic abortions. Obstet Gynecol 125(5):1042, 2015

Esteves JS, de Sá RA, de Carvalho PR, et al: Neonatal outcome in women with preterm premature rupture of membranes (PPROM) between 18 and 26 weeks. J Matern Fetal Neonatal Med 29(7):1108, 2016

Everest NJ, Jacobs SE, Davis PG, et al: Outcomes following prolonged preterm premature rupture of the membranes. Arch Dis Child Fetal Neonatal Ed 93(3):F207, 2008

Fan HT, Zhang M, Zhan P, et al: Structural chromosomal abnormalities in couples in cases of recurrent spontaneous abortions in Jilin Province, China. Genet Mol Res 15(1):1, 2016

Feodor Nilsson S, Andersen PK, Strandberg-Larsen K, et al: Risk factors for miscarriage from a prevention perspective: a nationwide follow-up study. BJOG 121:1375, 2014

Finer LB, Zolna MR: Declines in unintended pregnancy in the United States, 2008–2011. N Engl J Med 374(9):843, 2016

Fjerstad M, Trussell J, Sivin I, et al: Rates of serious infection after changes in regimens for medical abortion. N Engl J Med 361:145, 2009

Fox MC, Krajewski CM: Cervical preparation for second-trimester surgical abortion prior to 20 weeks' gestation: SFP Guideline #2013–4. Contraception 89(2):75, 2014

Garber J, Cobin R, Gharib H, et al: Clinical practice guidelines for hypothyroidism in adults: cosponsored by the American Association of Clinical Endocrinologists and the American Thyroid Association. Thyroid 22(12):1200, 2012

Gaskins AJ, Toth TL, Chavarro JE: Prepregnancy nutrition and early pregnancy outcomes. Curr Nutr Rep 4(3):265, 2015

Gawron LM, Hammond C, Ernst LM: Perinatal pathologic examination of nonintact, second-trimester fetal demise specimens: the value of standardization. Arch Pathol Lab Med 137(8):1083, 2013

Giraldo-Isaza MA, Fried GP, Hegarty SE, et al: Comparison of 2 stitches vs 1 stitch for transvaginal cervical cerclage for preterm birth prevention. Am J Obstet Gynecol 208:209.e1, 2013

Goldberg AB, Drey EA, Whitaker AK: Misoprostol compared with laminaria before early second-trimester surgical abortion: a randomized trial. Obstet Gynecol 106:234, 2005

Goldberg AB, Fortin JA, Drey EA, et al: Cervical preparation before dilation and evacuation using adjunctive misoprostol or mifepristone compared with overnight osmotic dilators alone: a randomized controlled trial. Obstet Gynecol 126(3):599, 2015

Goldstein SR: Significance of cardiac activity on endovaginal ultrasound in very early embryos. Obstet Gynecol 80(4):670, 1992

Grimes DA, Schulz KF, Cates WJ Jr: Prevention of uterine perforation during curettage abortion. JAMA 251(16):2108, 1984

Grossman D, White K, Harris L, et al: Continuing pregnancy after mifepristone and "reversal" of first-trimester medical abortion: a systematic review. Contraception 92(3):206, 2015

Guiahi M, Davis A, Society of Family Planning: First-trimester abortion in women with medical conditions: release date October 2012 SFP guideline #20122. Contraception 86(6):622, 2012

Hahn KA, Wise LA, Rothman KJ, et al: Caffeine and caffeinated beverage consumption and risk of spontaneous abortion. Hum Reprod 30(5):1246, 2015

Halvorson LM: First-trimester abortion. In Hoffman BL, Schorge JO, Bradshaw KD, et al (eds): Williams Gynecology, 3rd ed. McGraw-Hill Education, New York, 2016

Hannafin B, Lovecchio F, Blackburn P: Do Rh-negative women with first trimester spontaneous abortions need Rh immune globulin? Am J Obstet Gynecol 24:487, 2006

Hardy G, Benjamin A, Abenhaim HA: Effect of induced abortions on early preterm births and adverse perinatal outcomes. J Obstet Gynaecol Can 35(2):138, 2013

Hawkins E, Nimaroff M: Vaginal erosion of an abdominal cerclage 7 years after laparoscopic placement. Obstet Gynecol 123(2 Pt 2 Suppl 2):420, 2014

Hawkins JS: Lower genital tract procedures. In Yeomans ER, Hoffman BL, Gilstrap LC III, et al (eds): Cunningham and Gilstrap's Operative Obstetrics, 3rd ed. New York, McGraw-Hill Education, 2017

Heuser C, Dalton J, Macpherson C, et al: Idiopathic recurrent pregnancy loss recurs at similar gestational ages. Am J Obstet Gynecol 203(4):343.e1, 2010

Hoffman BL, Corton MM: Surgeries for benign gynecologic disorders. In Hoffman BL, Schorge JO, Bradshaw KD, et al (eds): Williams Gynecology, 3rd ed. New York, McGraw-Hill Education, 2016

Hooker AB, Lemmers M, Thurkow AL, et al: Systematic review and meta-analysis of intrauterine adhesions after miscarriage: prevalence, risk factors and long-term reproductive outcome. Hum Reprod Update 20(2):262, 2014

Hoover RN, Hyer M, Pheiffer RM, et al: Adverse health outcomes in women exposed in utero to diethylstilbestrol. N Engl J Med 365(14):1304, 2011

Hunter TJ, Byrnes MJ, Nathan E, et al: Factors influencing survival in previable preterm premature rupture of membranes. J Matern Fetal Neonatal Med 25(9):1755, 2012

Hyoun SC, Običan SG, Scialli AR: Teratogen update: methotrexate. Birth Defects Res A Clin Mol Teratol 94(4):187, 2012

Ireland LD, Gatter M, Chen AY: Medical compared with surgical abortion for effective pregnancy termination in the first trimester. Obstet Gynecol 126(1):22, 2015

Jacobs PA, Hassold TJ: The origin of chromosomal abnormalities in spontaneous abortion. In Porter IH, Hook EB (eds): Human Embryonic and Fetal Death. New York, Academic Press, 1980, p 289

Jain JK, Mishell DR: Comparison of intravaginal misoprostol with prostaglandin-E_2 for termination of 2nd-trimester pregnancy. N Engl J Med 331:290, 1994

Jansen NE, Pasker-De Jong PC, Zondervan HA: Mifepristone and misoprostol versus Dilapan and sulprostone for second trimester termination of pregnancy. J Matern Fetal Neonatal 21(11):847, 2008

Jatlaoui TC, Ewing A, Mandel MG, et al: Abortion surveillance-United States, 2013. MMWR 65(12):1, 2016

Jenderny J: Chromosome aberrations in a large series of spontaneous miscarriages in the German population and review of the literature. Mol Cytogenet 7:38, 2014

Jones RK, Jerman J: Abortion incidence and service availability in the United States, 2014. Perspect Sex Reprod Health 49(1):17, 2017

Joo JG, Beke A, Berkes E, et al: Fetal pathology in second-trimester miscarriages. Fetal Diagn Ther 25(2):186, 2009

Jun SH, Ginsburg ES, Racowsky C, et al: Uterine leiomyomas and their effect on in vitro fertilization outcome: a retrospective study. J Assist Reprod Genet 18:139, 2001

Kadar N, DeCherney AH, Romero R: Receiver operating characteristic (ROC) curve analysis of the relative efficacy of single and serial chorionic gonadotropin determinations in the early diagnosis of ectopic pregnancy. Fertil Steril 37:542, 1982

Kajii T, Ferrier A, Niikawa N, et al: Anatomic and chromosomal anomalies in 639 spontaneous abortions. Hum Genet 55:87, 1980

Kalagiri RR, Carder T, Choudhury S, et al: Inflammation in complicated pregnancy and its outcome. Am J Perinatol 33(14):1337, 2016

Kangatharan C, Labram S, Bhattacharya S: Interpregnancy interval following miscarriage and adverse pregnancy outcomes: systematic review and meta-analysis. Hum Reprod Update 23(2):221, 2017

Kapp N, Borgatta L, Stubblefield PG, et al: Mifepristone in midtrimester medical abortion: a randomized controlled trial. Obstet Gynecol 110:1304, 2007

Kapp N, Lohr PA, Ngo TD, et al: Cervical preparation for first trimester surgical abortion. Cochrane Database Syst Rev 2:CD007207, 2010

Kaunitz AM, Rovira EZ, Grimes DA, et al: Abortions that fail. Obstet Gynecol 66(4):533, 1985

Kerns J, Steinauer J: Management of postabortion hemorrhage: release date November 2012 SFP Guideline #20131. Contraception 87(3):331, 2013

Kerns J, Vanjani R, Freedman L, et al: Women's decision making regarding choice of second trimester termination method for pregnancy complications. Int J Gynaecol Obstet 116(3):244, 2012

Kibel M, Asztalos E, Barrett J, et al: Outcomes of pregnancies complicated by preterm premature rupture of membranes between 20 and 24 weeks of gestation. Obstet Gynecol 128(2):313, 2016

Kilpatrick SJ, Patil R, Connell J, et al: Risk factors for previable premature rupture of membranes or advanced cervical dilation: a case control study. Am J Obstet Gynecol 194(4):1168, 2006

Kim C, Barnard S, Neilson JP, et al: Medical treatments for incomplete miscarriage. Cochrane Database Syst Rev 1:CD007223, 2017

Klebanoff MA, Levine RJ, DerSimonian R, et al: Maternal serum paraxanthine, a caffeine metabolite, and the risk of spontaneous abortion. N Engl J Med 341:1639, 1999

Kleinhaus K, Perrin M, Friedlander Y, et al: Paternal age and spontaneous abortion. Obstet Gynecol 108:369, 2006

Klemetti R, Gissler M, Niinimäki M, et al: Birth outcomes after induced abortion: a nationwide register-based study of first births in Finland. Hum Reprod 27(11):3315, 2012

Kolte AM, Bernardi LA, Christiansen OB, et al: Terminology for pregnancy loss prior to viability: a consensus statement from the ESHRE early pregnancy special interest group. Hum Reprod 30(5):495, 2015

Korjamo R, Mentula M, Heikinheimo O: Immediate versus delayed initiation of the levonorgestrel-releasing intrauterine system following medical termination of pregnancy—1 year continuation rates: a randomised controlled trial. BJOG June 26, 2017 [Epub ahead of print]

Kozma C, Ramasethu J: Methotrexate and misoprostol teratogenicity: further expansion of the clinical manifestations. Am J Med Genet A 155A(7):1723, 2011

Krieg SA, Shahine LK, Lathi RB: Environmental exposure to endocrine-disrupting chemicals and miscarriage. Fertil Steril 106(4):941, 2016

Kuhn RPJ, Pepperell RJ: Cervical ligation: a review of 242 pregnancies. Aust N Z J Obstet Gynaecol 17:79, 1977

Laboda LA, Estroff JA, Benacerraf BR: First trimester bradycardia. A sign of impending fetal loss. J Ultrasound Med 8(10):561, 1989

Lahteenmaki P, Luukkainen T: Return of ovarian function after abortion. Clin Endocrinol 2:123, 1978

Lal AK, Kominiarek MA, Sprawka NM: Induction of labor compared to dilation and evacuation for postmortem analysis. Prenat Diagn 34(6):547, 2014

Lane BF, Wong-You-Cheong JJ, Javitt MC, et al: ACR Appropriateness Criteria first trimester bleeding. Ultrasound Q 29(2):91, 2013

Lawson CC, Rocheleau CM, Whelan EA, et al: Occupational exposures among nurses and risk of spontaneous abortion. Am J Obstet Gynecol 206:327.e1, 2012

Lederle L, Steinauer JE, Montgomery A, et al: Obesity as a risk factor for complications after second-trimester abortion by dilation and evacuation. Obstet Gynecol 126(3):585, 2015

Lemmers M, Verschoor MA, Hooker AB, et al: Dilatation and curettage increases the risk of subsequent preterm birth: a systematic review and meta-analysis. Hum Reprod 31(1):34, 2016

le Roux PA, Pahal GS, Hoffman L, et al: Second trimester termination of pregnancy for fetal anomaly or death: comparing mifepristone/misoprostol to gemeprost. Eur J Obstet Gynecol Reprod Biol 95(1):52, 2001

Levi CS, Lyons EA, Zheng XH, et al: Endovaginal US: demonstration of cardiac activity in embryos of less than 5.0 mm in crown-rump length. Radiology 176(1):71, 1990

Li TC, Iqbal T, Anstie B, et al: An analysis of the pattern of pregnancy loss in women with recurrent miscarriage. Fertil Steril 78(5):1100, 2002

Lichtenberg ES, Paul M, Society of Family Planning: Surgical abortion prior to 7 weeks of gestation. Contraception 88(1):7, 2013

Lindsay DJ, Lovett IS, Lyons EA, et al: Yolk sac diameter and shape at endovaginal US: predictors of pregnancy outcome in the first trimester. Radiology 183(1):115, 1992

Locatelli A, Vergani P, Bellini P, et al: Amnioreduction in emergency cerclage with prolapsed membranes: comparison of two methods for reducing the membranes. Am J Perinatol 16:73, 1999

Love ER, Bhattacharya S, Smith NC, et al: Effect of interpregnancy interval on outcomes of pregnancy after miscarriage: retrospective analysis of hospital episode statistics in Scotland. BMJ 341:c3967, 2010

Luise C, Jermy K, May C, et al: Outcome of expectant management of spontaneous first trimester miscarriage: observational study. BMJ 324:873, 2002

Lykke JA, Dideriksen KL, Lidegaard Ø, et al: First-trimester vaginal bleeding and complications later in pregnancy. Obstet Gynecol 115:935, 2010

MacIsaac L, Darney P: Early surgical abortion: an alternative to and backup for medical abortion. Am J Obstet Gynecol 183:S76, 2000

MacIsaac L, Grossman D, Balistreri E, et al: A randomized controlled trial of laminaria, oral misoprostol, and vaginal misoprostol before abortion. Obstet Gynecol 93(5 Pt 1):766, 1999

MacNaughton MC, Chalmers IG, Dubowitz V, et al: Final report of the Medical Research Council/Royal College of Obstetricians and Gynaecologists Multicentre Randomized Trial of Cervical Cerclage. BJOG 100:516, 1993

Mahajan DK, London SN: Mifepristone (RU486): a review. Fertil Steril 68(6):967, 1997

Makhlouf MA, Clifton RG, Roberts JM, et al: Adverse pregnancy outcomes among women with prior spontaneous or induced abortions. Am J Perinatol 31(9):765, 2014

Mankowski JL, Kingston J, Moran T, et al: Paracervical compared with intracervical lidocaine for suction curettage: a randomized controlled trial. Obstet Gynecol 113:1052, 2009

Männistö J, Mentula M, Bloigu A, et al: Medical versus surgical termination of pregnancy in primigravid women—is the next delivery differently at risk? A population-based register study. BJOG 120(3):331, 2013

Matsuzaki S, Matsuzaki S, Ueda Y, et al: A case report and literature review of midtrimester termination of pregnancy complicated by placenta previa and placenta accreta. AJP Rep 5(1):e6, 2015

Mazouni C, Vejux N, Menard JP, et al: Cervical preparation with laminaria tents improves induction-to-delivery interval in second- and third-trimester medical termination of pregnancy. Contraception 80(1):101, 2009

Mazze RI, Källén B: Reproductive outcome after anesthesia and operation during pregnancy: a registry study of 5405 cases. Am J Obstet Gynecol 161:1178, 1989

McDonald IA: Incompetent cervix as a cause of recurrent abortion. J Obstet Gynaecol Br Commonw 70:105, 1963

Meites E, Zane S, Gould C: Fatal *Clostridium sordellii* infections after medical abortions. N Engl J Med 363(14):1382, 2010

Monson MA, Gibbons KJ, Esplin MS, et al: Pregnancy outcomes in women with a history of previable, preterm prelabor rupture of membranes. Obstet Gynecol 128(5):976, 2016

Moore KL: The Developing Human: Clinically Oriented Embryology. 2nd ed. Philadelphia, WB Saunders, 1977

Munk-Olsen T, Laursen T, Pedersen C, et al: Induced first-trimester abortion and risk of mental disorder. N Engl J Med 364(4):332, 2011

Muris C, Girard B, Creveuil C, et al: Management of premature rupture of membranes before 25 weeks. Eur J Obstet Gynecol Reprod Biol 131(2):163, 2007

Miyakis S, Lockshin MD, Atsumi T, et al: International consensus statement on an update of the classification criteria for definite antiphospholipid syndrome (APS). J Thromb Haemost 4(2):295, 2006

Miyazaki K, Furuhashi M, Yoshida K, et al: Aggressive intervention of previable preterm premature rupture of membranes. Acta Obstet Gynecol Scand 91(8):923, 2012

Nadarajah R, Quek YS, Kuppannan K, et al: A randomised controlled trial of expectant management versus surgical evacuation of early pregnancy loss. Eur J Obstet Gynecol Reprod Biol 178:35, 2014

Nahum GG: Uterine anomalies. How common are they, and what is their distribution among subtypes? J Reprod Med 43(10):877, 1998

Nakayama D, Masuzaki H, Miura K, et al: Effect of placenta previa on blood loss in second-trimester abortion by labor induction using gemeprost. Contraception 75(3):238, 2007

National Abortion Federation: 2016 Clinical policy guidelines. 2016. Available at: https://prochoice.org/wp-content/uploads/2016-CPGs-web.pdf. Accessed April 23, 2017

Newmann SJ, Sokoloff A, Tharyil M, et al: Same-day synthetic osmotic dilators compared with overnight laminaria before abortion at 14–18 weeks of gestation: a randomized controlled trial. Obstet Gynecol 123:271, 2014

Ngoc NT, Shochet T, Raghavan S, et al: Mifepristone and misoprostol compared with misoprostol alone for second-trimester abortion. Obstet Gynecol 118(3):601, 2011

Nielsen S, Hahlin M, Platz-Christensen J: Randomised trial comparing expectant with medical management for first trimester miscarriages. BJOG 106(8):804, 1999

Niinimäki M, Pouta A, Bloigu A, et al: Immediate complications after medical compared with surgical termination of pregnancy. Obstet Gynecol 114:795, 2009

Nishimura RA, Otto CM, Bonow RO, et al: 2017 AHA/ACC Focused Update of the 2014 AHA/ACC guideline for the management of patients with valvular heart disease: a report of the American College of Cardiology/American Heart Association Task Force on Clinical Practice Guidelines. Circulation 135(25):e1159, 2017

O'Connell K, Jones HE, Simon M, et al: First-trimester surgical abortion practices: a survey of National Abortion Federation members. Contraception 79(5):385, 2009

O'Connor S, Kuller JA, McMahon MJ: Management of cervical cerclage after preterm premature rupture of membranes. Obstet Gynecol Surv 54:391, 1999

Olund A, Kindahl H, Oliw E, et al: Prostaglandins and thromboxanes in amniotic fluid during rivanol-induced abortion and labour. Prostaglandins 19(5):791, 1980

Owen J: First- and second-trimester pregnancy termination. In Yeomans ER, Hoffman BL, Gilstrap LC III, et al (eds): Cunningham and Gilstrap's Operative Obstetrics, 3rd ed. New York, McGraw-Hill Education, 2017

Owen J, Hankins G, Iams J, et al: Multicenter randomized trial of cerclage for preterm birth prevention in high-risk women with shortened midtrimester cervical length. Am J Obstet Gynecol 201(4):375, 2009

Paul M, Schaff E, Nichols M: The roles of clinical assessment, human chorionic gonadotropin assays, and ultrasonography in medical abortion practice. Am J Obstet Gynecol 183(2 Suppl):S34, 2000

Paul ME, Mitchell CM, Rogers AJ, et al: Early surgical abortion: efficacy and safety. Am J Obstet Gynecol 187:407, 2002

Pedersen JF, Mantoni M: Prevalence and significance of subchorionic hemorrhage in threatened abortion: a sonographic study. AJR Am J Roentgenol 154(3):535, 1990

Pei R, Wang G, Wang H, et al: Efficacy and safety of prophylactic uterine artery embolization in pregnancy termination with placenta previa. Cardiovasc Intervent Radiol 40(3):375, 2017

Pelosi MA: A new technique for reduction of prolapsed fetal membranes for emergency cervical cerclage. Obstet Gynecol 75(1):143, 1990

Perriera LK, Arslan AA, Masch R: Placenta praevia and the risk of adverse outcomes during second trimester abortion: a retrospective cohort study. Aust N Z J Obstet Gynaecol 57(1):99, 2017

Petersen SG, Perkins A, Gibbons K, et al: Can we use a lower intravaginal dose of misoprostol in the medical management of miscarriage? A randomised controlled study. Aust N Z J Obstet Gynaecol 53(1):64, 2013

Peterson WF, Berry FN, Grace MR, et al: Second-trimester abortion by dilatation and evacuation: an analysis of 11,747 cases. Obstet Gynecol 62(2):185, 1983

Pineles BL, Park E, Samet JM: Systematic review and meta-analysis of miscarriage and maternal exposure to tobacco smoke during pregnancy. Am J Epidemiol 179(7):807, 2014

Prager SW, Oyer DJ: Second-trimester surgical abortion. Clin Obstet Gynecol 52(2):179, 2009

Preisler J, Kopeika J, Ismail L, et al: Defining safe criteria to diagnose miscarriage: prospective observational multicentre study. BMJ 351:h4579, 2015

Pristauz G, Bauer M, Maurer-Fellbaum U, et al: Neonatal outcome and two-year follow-up after expectant management of second trimester rupture of membranes. Int J Gynaecol Obstet 101(3):264, 2008

Pymar HC, Creinin MD, Schwartz JL: Mifepristone followed on the same day by vaginal misoprostol for early abortion. Contraception 64:87, 2001

Raghavan S, Comendant R, Digol I, et al: Two-pill regimens of misoprostol after mifepristone medical abortion through 63 days' gestational age: a randomized controlled trial of sublingual and oral misoprostol. Contraception 79(2):84, 2009

Ramzy AM, Sattar M, Amin Y, et al: Uterine myomata and outcome of assisted reproduction. Hum Reprod 13:198, 1998

Rauch ER, Schattman GL, Christos PJ, et al: Embryonic heart rate as a predictor of first-trimester pregnancy loss in infertility patients after in vitro fertilization. Fertil Steril 91(6):2451, 2009

Rathat G, Do Trinh P, Mercier G, et al: Synechia after uterine compression sutures. Fertil Steril 95(1):405, 2011

Ray BK, Vallejo MC, Creinin MD, et al: Amniotic fluid embolism with second trimester pregnancy termination: a case report. Can J Anaesth 51(2):139, 2004

Raymond E, Grimes D: The comparative safety of legal induced abortion and childbirth in the United States. Obstet Gynecol 119(2, Part 1):215, 2012

Raymond EG, Shannon C, Weaver MA, et al: First-trimester medical abortion with mifepristone 200 mg and misoprostol: a systematic review. Contraception 87:26, 2013

Reichman DE, Laufer MR: Congenital uterine anomalies affecting reproduction. Best Pract Res Clin Obstet Gynecol 24(2):193, 2010

Reichman O, Cohen M, Beller U: Prostaglandin E2 mid-trimester evacuation of the uterus for women with a previous cesarean section. Int J Gynaecol Obstet 96(1):32, 2007

Renner RM, Nichols MD, Jensen JT, et al: Paracervical block for pain control in first-trimester surgical abortion. Obstet Gynecol 119:1030, 2012

Richter J, Henry A, Ryan G, et al: Amniopatch procedure after previable iatrogenic rupture of the membranes: a two-center review. Prenat Diagn 33(4):391, 2013

Roberts D, Vause S, Martin W, et al: Amnioinfusion in very early preterm prelabor rupture of membranes (AMIPROM): pregnancy, neonatal and maternal outcomes in a randomized controlled pilot study. Ultrasound Obstet Gynecol 43(5):490, 2014

Ruano R, Dumez Y, Cabrol D, et al: Second- and third-trimester therapeutic terminations of pregnancy in cases with complete placenta previa—does feticide decrease postdelivery maternal hemorrhage? Fetal Diagn Ther 19(6):475, 2004

Rust OA, Atlas RO, Reed J, et al: Revisiting the short cervix detected by transvaginal ultrasound in the second trimester: why cerclage may not help. Am J Obstet Gynecol 185:1098, 2001

Saccone G, Perriera L, Berghella V: Prior uterine evacuation of pregnancy as independent risk factor for preterm birth: a systematic review and metaanalysis. Am J Obstet Gynecol 214(5):572, 2016

Sagiv R, Mizrachi Y, Glickman H, et al: Laminaria vs. vaginal misoprostol for cervical preparation before second-trimester surgical abortion: a randomized clinical trial. Contraception 91(5):406, 2015

Saraswat L, Bhattacharya S, Maheshwari A, et al: Maternal and perinatal outcome in women with threatened miscarriage in the first trimester: a systematic review. BJOG 117:245, 2010

Saravelos SH, Yan J, Rehmani H, et al: The prevalence and impact of fibroids and their treatment on the outcome of pregnancy in women with recurrent miscarriage. Hum Reprod 26:3274, 2011

Sartorius GA, Nieschlag E: Paternal age and reproduction. Hum Reprod Update 16(1):65, 2010

Savaris RF, Silva de Moraes G, Cristovam RA, et al: Are antibiotics necessary after 48 hours of improvement in infected/septic abortions? A randomized controlled trial followed by a cohort study. Am J Obstet Gynecol 204:301.e1, 2011

Savitz DA, Chan RL, Herring AH, et al: Caffeine and miscarriage risk. Epidemiology 19:55, 2008

Schaff EA, Fielding SL, Westhoff C, et al: Vaginal misoprostol administered 1, 2, or 3 days after mifepristone for early medical abortion. A randomized trial. JAMA 284:1948, 2000

Schenker JG, Margalioth EJ: Intrauterine adhesions: an updated appraisal. Fertil Steril 37(5):593, 1982

Schneider D, Bukovsky I, Caspi E: Safety of midtrimester pregnancy termination by laminaria and evacuation in patients with previous cesarean section. Am J Obstet Gynecol 171(2):554, 1994

Schneider D, Golan A, Langer R, et al: Outcome of continued pregnancies after first and second trimester cervical dilatation by laminaria tents. Obstet Gynecol 78:1121, 1991

Schulz KF, Grimes DA, Christensen DD: Vasopressin reduces blood loss from second-trimester dilatation and evacuation abortion. Lancet 2:353, 1985

Schust D, Hill J: Recurrent pregnancy loss. In Berek J (ed): Novak's Gynecology, 13th ed. Philadelphia, Lippincott Williams & Wilkins, 2002

Sfakianaki AK, Davis KJ, Copel JA, et al: Potassium chloride-induced fetal demise: a retrospective cohort study of efficacy and safety. J Ultrasound Med 33(2):337, 2014

Shannon C, Wiebe E, Jacot F: Regimens of misoprostol with mifepristone for early medical abortion: a randomized trial. BJOG 113:621, 2006

Shaw KA, Lerma K: Update on second-trimester surgical abortion. Curr Opin Obstet Gynecol 28(6):510, 2016

Shirodkar VN: A new method of operative treatment for habitual abortions in the second trimester of pregnancy. Antiseptic 52:299, 1955

Shochet T, Diop A, Gaye A, et al: Sublingual misoprostol versus standard surgical care for treatment of incomplete abortion in five sub-Saharan African countries. BMC Pregnancy Childbirth 12:127, 2012

Siddiqi TA, Caligaris JT, Miodovnik M, et al: Rate of spontaneous abortion after first trimester sonographic demonstration of fetal cardiac activity. Am J Perinatol 5(1):1, 1988

Siedhoff M, Cremer ML: Pregnancy outcomes after laminaria placement and second-trimester removal. Obstet Gynecol 114(2 Pt 2):456, 2009

Silver RM, Branch DW, Goldenberg R, et al: Nomenclature for pregnancy outcomes. Obstet Gynecol 118(6):1402, 2011

Simpson JL: Causes of fetal wastage. Clin Obstet Gynecol 50(1):10, 2007

Sloan EP, Kirsh S, et al: Viewing the fetus following termination of pregnancy for fetal anomaly. J Obstet Gynecol Neonatal Nurs 37(4):395, 2008

Society for Assisted Reproductive Technology: Preimplantation genetic testing: a Practice Committee opinion. Fertil Steril 90(5 Suppl):S136, 2008

Society for Maternal-Fetal Medicine: Cervical cerclage for the woman with prior adverse pregnancy outcome. Reaffirmed 2015. Available at: https://www.smfm.org/publications/98-cervical-cerclage-for-the-woman-with-prior-adverse-pregnancy-outcome. Accessed May 12, 2017

Spitz IM, Bardin CW, Benton L, et al: Early pregnancy termination with mifepristone and misoprostol in the United States. N Engl J Med 338(18):1241, 1998

Srinivas SK, Ernst LM, Edlow AG, et al: Can placental pathology explain second-trimester pregnancy loss and subsequent pregnancy outcomes? Am J Obstet Gynecol 199:402.e1, 2008

Stabile I, Campbell S, Grudzinskas JG: Threatened miscarriage and intrauterine hematomas. Sonographic and biochemical studies. J Ultrasound Med 8(6):289, 1989

Stefos TI, Lolis DE, Sotiriadis AJ, et al: Embryonic heart rate in early pregnancy. J Clin Ultrasound 26(1):33, 1998

Stein Z, Kline J, Susser E, et al: Maternal age and spontaneous abortion. In Porter IH, Hook EB (eds): Human Embryonic and Fetal Death. New York, Academic Press, 1980, p 107

Stephenson MD: Frequency of factors associated with habitual abortion in 197 couples. Fertil Steril 66(1):24, 1996

Stephenson MD, Awartani KA, Robinson WP: Cytogenetic analysis of miscarriages from couples with recurrent miscarriage: a case-control study. Hum Reprod 17(2):446, 2002

Stephenson MD, Kutteh WH, Purkiss S, et al: Intravenous immunoglobulin and idiopathic secondary recurrent miscarriage: a multicentered randomized placebo-controlled trial. Hum Reprod 25(9):2203, 2010

Stockheim D, Machtinger R, Wiser A, et al: A randomized prospective study of misoprostol or mifepristone followed by misoprostol when needed for the treatment of women with early pregnancy failure. Fertil Steril 86:956, 2006

Stoddard A, Eisenberg DL: Controversies in family planning: timing of ovulation after abortion and the conundrum of postabortion intrauterine device insertion. Contraception 84(2):119, 2011

Stoval N, Sibai B, Habli M: Is there a role for cerclage in twin gestation with short cervical length (CL)? Single center experience. Abstract No. 143, Am J Obstet Gynecol 208(1 Suppl):S73, 2013

Stubblefield PG, Altman AM, Goldstein SP: Randomized trial of one versus two days of laminaria treatment prior to late midtrimester abortion by uterine evacuation: a pilot study. Am J Obstet Gynecol 143(4):481, 1982

Sugibayashi S, Aeby T, Kim D, et al: Amniotic fluid arborization in the diagnosis of previable preterm premature rupture of membranes. J Reprod Med 57(3–4):136, 2012

Sullivan AE, Silver RM, LaCoursiere DY, et al: Recurrent fetal aneuploidy and recurrent miscarriage. Obstet Gynecol 104:784, 2004

Sundtoft I, Langhoff-Roos J, Sandager P, et al: Cervical collagen is reduced in non-pregnant women with a history of cervical insufficiency and a short cervix. Acta Obstet Gynecol Scand 96(8):984, 2017

Sunkara SK, Khairy M, El-Toukhy T, et al: The effect of intramural fibroids without uterine cavity involvement on the outcome of IVF treatment: a systematic review and meta-analysis. Hum Reprod 25(2):418, 2010

Tang OS, Gemzell-Danielsson K, Ho PC: Misoprostol: pharmacokinetic profiles, effects on the uterus and side-effects. Int J Gynaecol Obstet 99 Suppl 2:S160, 2007

Templeton A, Grimes D: A request for abortion. N Engl J Med 365(23):2198, 2011

Terkildsen MFC, Parilla BV, Kumar P, et al: Factors associated with success of emergent second-trimester cerclage. Obstet Gynecol 101:565, 2003

Thangaratinam S, Tan A, Knox E, et al: Association between thyroid autoantibodies and miscarriage and preterm birth: meta-analysis of evidence. BMJ 342:d2616, 2011

Thomason JL, Sampson MB, Beckman CR, et al: The incompetent cervix: a 1982 update. J Reprod Med 27:187, 1982

Timor-Tritsch IE, Farine D, Rosen MG: A close look at early embryonic development with the high-frequency transvaginal transducer. Am J Obstet Gynecol 159(3):676, 1988

To MS, Alfirevic Z, Heath VCF, et al: Cervical cerclage for prevention of preterm delivery in women with short cervix: randomised controlled trial. Lancet 363:1849, 2004

Trinder J, Brocklehurst P, Porter R, et al: Management of miscarriage: expectant, medical, or surgical? Results of randomized controlled trial (miscarriage treatment (MIST) trial). BMJ 332(7552):1235, 2006

Tulandi T, Alghanaim N, Hakeem G, et al: Pre and post-conceptional abdominal cerclage by laparoscopy or laparotomy. J Minim Invasive Gynecol 21(6):987, 2014

Tuuli MG, Norman SM, Odibo AO, et al: Perinatal outcomes in women with subchorionic hematoma: a systematic review and meta-analysis. Obstet Gynecol 117(5):1205, 2011

Tzeng CR, Hwang JL, Au HK, et al: Sonographic patterns of the endometrium in assessment of medical abortion outcomes. Contraception 88(1):153, 2013

Upadhyay UD, Desai S, Zlidar V, et al: Incidence of emergency department visits and complications after abortion. Obstet Gynecol 125(1):175, 2015

Vincienne M, Anselem O, Cordier AG, et al: Comparison of the induction-to-delivery interval in terminations of pregnancy with or without Dilapan-S. Fetal Diagn Ther March 29, 2017 [Epub ahead of print]

Virk J, Zhang J, Olsen J: Medical abortion and the risk of subsequent adverse pregnancy outcomes. N Engl J Med 357:648, 2007

Vissenberg R, van Dijk MM, Fliers E, et al: Effect of levothyroxine on live birth rate in euthyroid women with recurrent miscarriage and TPO antibodies (T4-LIFE study). Contemp Clin Trials 44:134, 2015

von Hertzen H, Honkanen H, Piaggio G, et al: WHO multinational study of three misoprostol regimens after mifepristone for early medical abortion. I: Efficacy. BJOG 110:808, 2003

von Hertzen H, Huong NTM, Piaggio G, et al: Misoprostol dose and route after mifepristone for early medical abortion: a randomized controlled noninferiority trial. BJOG 117(10):1186, 2010

von Hertzen H, Piaggio G, Huong NT, et al: Efficacy of two intervals and two routes of administration of misoprostol for termination of early pregnancy: a randomized controlled equivalence trial. Lancet 369:1938, 2007

von Hertzen H, Piaggio G, Wojdyla D, et al: Two mifepristone doses and two intervals of misoprostol administration for termination of early pregnancy: a randomized factorial controlled equivalence trial. BJOG 116(3):381, 2009

Waters TP, Mercer BM: The management of preterm premature rupture of the membranes near the limit of fetal viability. Am J Obstet Gynecol 201(3):230, 2009

Webber K, Grivell RM: Cervical ripening before first trimester surgical evacuation for non-viable pregnancy. Cochrane Database Syst Rev 11:CD009954, 2015

Weiss JL, Malone FD, Vidaver J, et al: Threatened abortion: a risk factor for poor pregnancy outcome, a population-based screening study. Am J Obstet Gynecol 190(3):745, 2004

Weng X, Odouki R, Li DK: Maternal caffeine consumption during pregnancy and the risk of miscarriage: a prospective cohort study. Am J Obstet Gynecol 198:279.e1, 2008

White K, Carroll E, Grossman D: Complications from first-trimester aspiration abortion: a systematic review of the literature. Contraception 92(5):422, 2015

White KO, Nucatola DL, Westhoff C: Intra-fetal compared with intra-amniotic digoxin before dilation and evacuation: a randomized controlled trial. Obstet Gynecol 128(5):1071, 2016

Whittle WL, Singh SS, Allen L, et al: Laparoscopic cervico-isthmic cerclage: surgical technique and obstetric outcomes. Am J Obstet Gynecol 201:364.e1, 2009

Wijesiriwardana A, Bhattacharya S, Shetty A, et al: Obstetric outcome in women with threatened miscarriage in the first trimester. Obstet Gynecol 107:557, 2006

Wilcox AF, Weinberg CR, O'Connor JF, et al: Incidence of early loss of pregnancy. N Engl J Med 319:189, 1988

Winikoff B, Dzuba IG, Creinin MD, et al: Two distinct oral routes of misoprostol in mifepristone medical abortion: a randomized controlled trial. Obstet Gynecol 112(6):1303, 2008

Winn HN, Chen M, Amon E, et al: Neonatal pulmonary hypoplasia and perinatal mortality in patients with midtrimester rupture of amniotic membranes—a critical analysis. Am J Obstet Gynecol 182:1638, 2000

Witter FR: Negative sonographic findings followed by rapid cervical dilatation due to cervical incompetence. Obstet Gynecol 64:136, 1984

Wong LF, Schliep KC, Silver RM, et al: The effect of a very short interpregnancy interval and pregnancy outcomes following a previous pregnancy loss. Am J Obstet Gynecol 212(3):375.e1, 2015

World Health Organization: Safe Abortion: Technical and Policy Guidance for Health Systems, 2nd ed. Geneva, WHO, 2012

Wyatt PR, Owolabi T, Meier C, et al: Age-specific risk of fetal loss observed in a second trimester serum screening population. Am J Obstet Gynecol 192:240, 2005

York S, Lichtenberg ES: Characteristics of presumptive idiopathic disseminated intravascular coagulation during second-trimester induced abortion. Contraception 85(5):489, 2012

Yu D, Wong YM, Cheong Y, et al: Asherman syndrome—one century later. Fertil Steril 89(4):759, 2008

Zane S, Creanga AA, Berg CJ, et al: Abortion-related mortality in the United States: 1998–2010. Obstet Gynecol 126(2):258, 2015

Zaveri V, Aghajafari F, Amankwah K, et al: Abdominal versus vaginal cerclage after a failed transvaginal cerclage: a systematic review. Am J Obstet Gynecol 187:868, 2002

Zeisler H, Joura EA, Bancher-Todesca D, et al: Prophylactic cerclage in pregnancy. Effect in women with a history of conization. J Reprod Med 42(7):390, 1997

Zhang J, Gilles JM, Barnhart K, et al: A comparison of medical management with misoprostol and surgical management for early pregnancy failure. N Engl J Med 353:761, 2005

CAPÍTULO 19

Gravidez ectópica

GRAVIDEZ TUBÁRIA	371
MANIFESTAÇÕES CLÍNICAS	372
DIAGNÓSTICO MULTIMODAL	373
TRATAMENTO MEDICAMENTOSO	377
TRATAMENTO CIRÚRGICO	378
GRAVIDEZ INTERSTICIAL	380
GRAVIDEZ EM CICATRIZ DE CESARIANA	381
GRAVIDEZ CERVICAL	382
GRAVIDEZ ABDOMINAL	383
GRAVIDEZ OVARIANA	384

Assim que uma gravidez extrauterina não rompida for positivamente diagnosticada, a sua remoção imediata é indicada com urgência, pois a ruptura pode ocorrer a qualquer momento e a paciente pode morrer por hemorragia antes de obter ajuda cirúrgica.

— J. Whitridge Williams (1903)

Depois da fecundação e do trânsito pela tuba uterina, o blastocisto normalmente implanta-se no revestimento endotelial da cavidade uterina. A implantação em qualquer outro local é considerada ectópica e, nos Estados Unido, corresponde a 0,5 a 1,5% de todas as gestações no primeiro trimestre (Hoover, 2011; Stulberg, 2014). Porém, essa pequena porcentagem é responsável por 3% de todas as mortes relacionadas com a gestação (Creanga, 2017). Felizmente, os exames urinários e séricos para subunidade β da gonadotrofina coriônica humana (β-hCG, de *β-human chorionic gonadotropin*) e a ultrassonografia transvaginal tornaram possível o diagnóstico mais precoce. Por essa razão, as taxas de sobrevida materna e de preservação da função reprodutiva aumentaram.

GRAVIDEZ TUBÁRIA

■ Classificação

Quase 95% das gestações ectópicas são implantadas nos vários segmentos da tuba uterina. Esses segmentos são mostrados no Capítulo 2 (Fig. 2-14, p. 29). A ampola é o local mais frequente (70%), seguido pelo istmo (12%), fímbrias (11%) e interstício tubário (2%) (Bouyer, 2002). Os 5% restantes dos casos de gestações ectópicas não tubárias ocorrem no ovário, na cavidade peritoneal, no colo uterino ou em uma cicatriz de cesariana prévia. Em alguns casos, uma gestação múltipla contém um concepto com implantação uterina normal e outro implantado em posição ectópica. A incidência natural dessas *gestações heterotópicas* se aproxima de 1 a cada 30.000 gestações (Reece, 1983). Porém, com as técnicas de reprodução assistida (TRA), sua incidência é de 9 a cada 10.000 gestações (Perkins, 2015). Existem casos raros descritos de gestação tubária gemelar com ambos os embriões na mesma tuba ou um em cada tuba (Eze, 2012; Goswami, 2015).

Independentemente da localização, as mulheres D-negativo com gravidez ectópica que não foram sensibilizadas ao antígeno D recebem imunoglobulina G anti-D (American College of Obstetricians and Gynecologists, 2017). Nas gestações no primeiro trimestre, a dose adequada é de 50 ou 300 μg, enquanto a dose padronizada de 300 μg é administrada nas gestantes em estágios mais avançados (Cap. 15, p. 305).

■ Riscos

A anatomia anormal da tuba uterina é responsável por muitos casos de gestação ectópica tubária. Procedimentos cirúrgicos realizados para tratar uma gestação tubária prévia, recuperar a fertilidade ou esterilização acarretam o maior risco. Depois de uma gravidez ectópica anterior, a chance de ocorrer outra aumenta em cinco vezes (Bhattacharya, 2012). Outro fator de risco comum é história pregressa de infecção sexualmente transmissível ou de outra infecção tubária, a qual pode distorcer a anatomia tubária normal. Em termos mais específicos, um episódio de salpingite pode ser seguido por gestação ectópica em até 9% das mulheres (Westrom, 1992). As aderências peritubárias subsequentes a salpingite, apendicite ou endometriose também podem aumentar as chances de gravidez ectópica. O risco também aumenta nas pacientes com *salpingite ístmica nodosa*, um distúrbio no qual os divertículos revestidos por epitélio se estendem para dentro da camada muscular hipertrofiada (Bolaji, 2015). Por fim, as anomalias congênitas da tuba uterina, especialmente aquelas secundárias à exposição intrauterina ao dietilestilbestrol, também podem predispor à gravidez ectópica (Hoover, 2011).

A infertilidade, assim como o uso de TRA para tentar superá-la, está associada a riscos substancialmente maiores de gravidez ectópica (Clayton, 2006). Com TRA, a taxa de gravidez ectópica nos Estados Unidos entre 2001 e 2011 foi de 1,6% (Perkins, 2015). Além disso, as implantações "atípicas" – gravidez cornual, abdominal, cervical, ovariana e heterotópica – são mais frequentes. O tabagismo também tem associação conhecida, embora o mecanismo subjacente não esteja claro (Hyland, 2015). Por fim, com qualquer forma de contracepção, o número absoluto de gestações ectópicas é reduzido, pois a gravidez ocorre com menor frequência. Contudo, com a falha de alguns métodos contraceptivos, o número relativo de gestações ectópicas aumenta. Exemplos incluem esterilização tubária, dispositivos intrauterinos (DIUs) de cobre ou liberadores de progesterona e anticoncepcionais com apenas progesterona (Cap. 38, p. 680).

■ Evolução e desfechos possíveis

Nos casos de gestação tubária, como a tuba uterina não tem uma camada submucosa, o ovo fecundado perfura imediatamente o epitélio. O zigoto fica localizado nas proximidades ou dentro da camada muscular, a qual é invadida pelo trofoblasto em proliferação rápida. O embrião ou feto de uma gravidez ectópica em geral está ausente ou atrofiado.

Os desfechos das gestações ectópicas incluem ruptura tubária, abortamento tubário ou falha da gravidez com resolução. Quando há ruptura, o concepto em expansão invasivo e a hemorragia associada podem lacerar as estruturas da tuba uterina (Fig. 19-1). Em geral, as gestações ectópicas tubárias rompem de maneira espontânea, mas em alguns casos a ruptura ocorre depois do coito ou de exame de toque bimanual.

A gestação também pode passar para fora da tuba distal. A frequência de abortos tubários depende, em parte, do local inicial da implantação, sendo mais comuns as implantações distais. Subsequentemente, a hemorragia pode cessar e os sintomas podem desaparecer. Porém, o sangramento pode persistir enquanto os produtos permanecem na tuba uterina. O sangue escoa lentamente das fímbrias tubárias para o interior da cavidade peritoneal e geralmente se acumula no fundo de saco retrouterino. Quando a extremidade fimbriada está obstruída, a tuba uterina poderá ser distendida gradualmente pelo sangue, formando uma hematossalpinge. Raras vezes, um feto abortado irá se implantar na superfície peritoneal e se transformar em uma gestação abdominal, o que é discutido na p. 383.

Por fim, um número indeterminado de gestações ectópicas falha de maneira espontânea, sendo reabsorvidas. Hoje, isso pode ser documentado com mais frequência com a utilização dos exames de β-hCG.

Pode-se diferenciar entre a gravidez ectópica "aguda" recém-descrita e a gravidez ectópica "crônica". As gestações ectópicas agudas mais comuns são as com níveis séricos altos de β-hCG e crescimento rápido, resultando em seu diagnóstico oportuno. Essas gestações acarretam um risco mais alto de ruptura tubária (Barnhart, 2003c). Na gravidez ectópica crônica, o trofoblasto anormal morre precocemente e, desse modo, os níveis séricos de β-hCG são indetectáveis ou baixos e estáveis (Brennan, 2000). Nos casos típicos, as gestações ectópicas crônicas rompem tardiamente, quando rompem, mas em geral formam uma massa pélvica complexa, que costuma ser a razão para se realizar um procedimento cirúrgico diagnóstico (Cole, 1982; Uğur, 1996).

■ Manifestações clínicas

Em geral, a apresentação precoce das pacientes e as técnicas diagnósticas mais precisas permitem detectar gestações ectópicas antes de seu rompimento. Nesses casos, os sinais e sintomas de gravidez ectópica com frequência são sutis ou estão ausentes. Não se suspeita uma gravidez ectópica e se supõe que tenha uma gravidez normal em fase inicial ou que esteja passando por um abortamento espontâneo.

Quando o diagnóstico é mais tardio, a tríade clássica é atraso menstrual, dor e sangramento vaginal ou manchas de sangue. No caso de ruptura tubária, a dor abdominal baixa e pélvica costuma ser intensa e frequentemente descrita como aguda, em pontada ou dilacerante. A palpação abdominal causa dor. O exame de toque bimanual, principalmente com a mobilização do colo uterino, provoca dor extrema. O fórnice vaginal posterior pode ficar abaulado em virtude do sangue no fundo de saco retrouterino, ou ser percebida massa sensível e tumefeita lateralmente ao útero. O útero também pode aumentar levemente de volume por causa da estimulação hormonal. Os sintomas de irritação diafragmática, caracterizados por dor no pescoço ou no ombro, em especial durante a inspiração, ocorrem talvez em metade das mulheres com hemoperitônio significativo.

Cerca de 60 a 80% das mulheres com gravidez tubária relatam manchas de sangue ou sangramento vaginal em algum grau. Embora o sangramento vaginal profuso seja sugestivo de abortamento incompleto, hemorragias desse tipo às vezes ocorrem nas gestações tubárias. Além disso, a gravidez tubária pode causar hemorragia intra-abdominal significativa. As reações físicas a uma hemorragia moderada incluem ausência de alterações nos sinais vitais, elevação discreta da pressão arterial ou uma resposta vasovagal evidenciada por bradicardia e hipotensão. A pressão arterial diminui e o pulso aumenta quando o sangramento continua e a hipovolemia se torna significativa. A paciente apresenta distúrbios vasomotores, os quais variam de vertigem a síncope.

Mesmo depois de uma hemorragia substancial, inicialmente os valores da hemoglobina ou do hematócrito podem mostrar

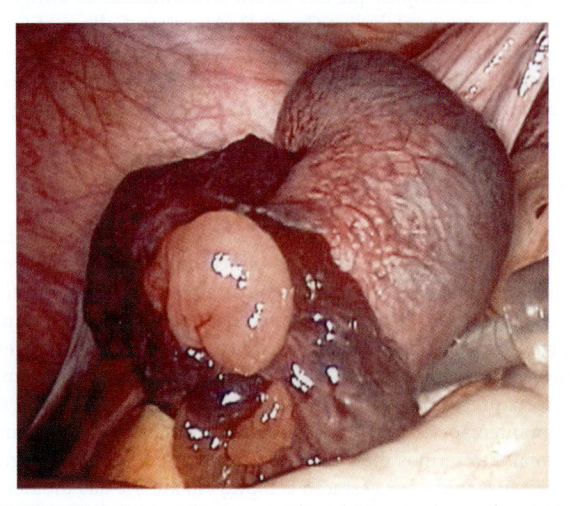

FIGURA 19-1 Ruptura de uma gravidez tubária ampular em fase inicial. (Usada com permissão de Dr. Togas Tulandi.)

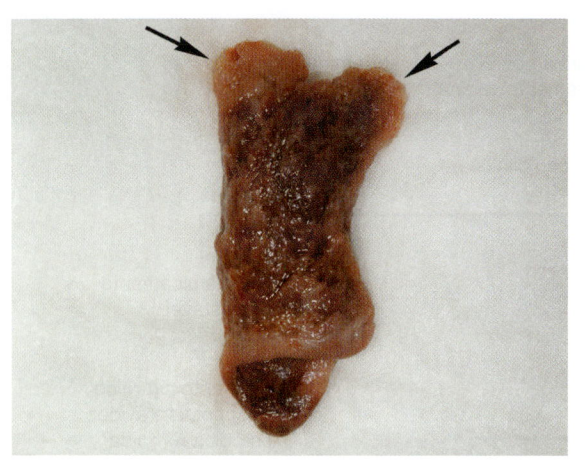

FIGURA 19-2 Este molde decidual foi eliminado por uma paciente com gravidez ectópica tubária. O molde imita o formato da cavidade endometrial, e as duas setas assinalam as partes da decídua que preenchiam os cornos uterinos.

apenas ligeira redução. Assim, depois de uma hemorragia aguda, uma tendência de redução da hemoglobina ou do nível do hematócrito ao longo de várias horas é um indicador mais útil de perda sanguínea do que no período inicial. Em cerca de metade das mulheres com gravidez ectópica rompida, podem ser documentados níveis variáveis de leucocitose de até 30.000/μL.

A decídua é o endométrio hormonalmente preparado para a gravidez, e o grau em que o endométrio é convertido durante uma gestação ectópica é variável. Assim, além do sangramento, as mulheres com gravidez ectópica tubária podem eliminar *moldes deciduais* ou *decíduas membranosas*, ou seja, endométrio inteiro descamado que toma a forma da cavidade endometrial (Fig. 19-2). É importante salientar que o desprendimento da decídua também pode ocorrer com abortamento uterino. Desse modo, os tecidos devem ser examinados visualmente com cuidado pelo profissional e, depois, passar por uma análise histológica para detectar evidências de um feto. Quando um saco gestacional não for percebido ao exame visual ou não forem detectadas vilosidades dentro do molde ao exame histológico, a possibilidade de gravidez ectópica ainda deve ser considerada.

■ Diagnóstico multimodal

O diagnóstico diferencial de dor abdominal com gestação em andamento é bastante amplo. A dor pode ser causada por distúrbios uterinos como abortamento espontâneo, infecção, leiomiomas em crescimento ou degeneração e dor associada ao ligamento redondo. Entre as doenças anexiais estão gravidez ectópica, massas ovarianas hemorrágicas, rompidas ou torcidas, salpingite ou abscesso tubo-ovariano. Por fim, apendicite, cistite, cálculo renal e gastrenterite são causas não ginecológicas comuns de dor abdominal baixa no início da gravidez.

Vários algoritmos foram sugeridos para diagnosticar a gestação ectópica. A maioria inclui os seguintes elementos essenciais: achados físicos, ultrassonografia transvaginal (USTV), determinação do nível sérico de β-hCG – tanto o padrão inicial de elevação ou declínio quanto o padrão tardio – e procedimentos cirúrgicos diagnósticos, incluindo dilatação e curetagem (D&C), laparoscopia e, ocasionalmente, laparotomia (Fig. 19-3). Os algoritmos são usados apenas nas gestantes hemodinamicamente estáveis, pois as pacientes com suposta ruptura devem ser operadas imediatamente. Quando há suspeita de gravidez ectópica não rompida, todas as abordagens diagnósticas devem ser discutidas. As estratégias que ampliam a detecção das gestações ectópicas podem resultar na interrupção de uma gravidez intrauterina (GIU) normal. Por outro lado, as medidas que reduzem o potencial de interrupção de uma gestação normal atrasam o diagnóstico das gestações ectópicas. Os desejos da paciente de conservar a gestação atual também são considerados e podem influenciar a decisão quanto aos procedimentos diagnósticos.

Gonadotrofina coriônica humana β

A confirmação rápida e precisa da gestação é essencial ao diagnóstico de gravidez ectópica. Os testes de gravidez atuais utilizam ensaios imunoabsorventes ligados à enzima (ELISA, de *enzyme-linked immunosorbent assays*) para a subunidade beta da hCG. Nesses ensaios, os limites inferiores de detecção são de 20 a 25 mUI/mL para a urina e ≤ 5 mUI/mL para o soro (Greene, 2015).

Quando há sangramento ou dor e o resultado do teste de gravidez é positivo, uma USTV inicial geralmente é realizada para determinar a localização da gestação. Quando é possível identificar uma vesícula vitelina, um embrião ou um feto dentro do útero ou dos anexos, o diagnóstico é confirmado. Contudo, em muitos casos, a USTV não é conclusiva, e a possibilidade de uma gravidez tubária não pode ser descartada. Nesses casos em que não é possível detectar gestação intra ou extrauterina, utiliza-se o termo *gestação de localização incerta (GLI)* até que informações clínicas adicionais permitam definir o local da gestação.

Níveis acima da zona discriminatória. Vários pesquisadores descreveram os níveis discriminatórios de β-hCG acima dos quais a incapacidade de visualizar uma gestação uterina indica que o concepto não está vivo ou tem localização ectópica (Barnhart, 1994). Algumas instituições definem seu limiar discriminatório em ≥ 1.500 mUI/mL, enquanto outras usam ≥ 2.000 mUI/mL. Connolly e colaboradores (2013) sugeriram um limiar ainda mais alto. Esses autores observaram que, em gestações uterinas viáveis, um saco gestacional foi detectado em 99% dos casos com um nível discriminatório > 3.510 mUI/mL.

Se os níveis iniciais de β-hCG excederem o nível discriminatório estabelecido e não houver evidência de GIU na USTV, a gravidez ectópica ainda é uma preocupação. O diagnóstico é limitado, na maioria dos casos, a falha de GIU, aborto completo recente ou gravidez ectópica. Gravidez múltipla em fase inicial também é uma possibilidade. Quando não houver evidências claras de gravidez ectópica, é razoável fazer a avaliação seriada dos níveis de β-hCG, sendo verificado o nível 48 horas depois. Isso evita a administração desnecessária de metotrexato e, consequentemente, impede o comprometimento de uma gestação múltipla normal inicial. Quando houver maior preocupação quanto a uma gravidez ectópica, a D&C é uma opção para diferenciar entre gestação ectópica e falha de GIU. É importante observar que os fatores da paciente influenciam muito essas decisões.

Níveis abaixo da zona discriminatória. Se o nível inicial de β-hCG estiver abaixo do valor discriminatório estabelecido, a localização da gestação em geral não é tecnicamente diferenciável com base na USTV. Nessas GLIs, ensaios seriados do nível de β-hCG são realizados para definir padrões que indiquem uma GIU em progressão ou involução. Níveis que aumentam ou diminuem fora desses parâmetros esperados acentuam a preocupação quanto a uma gestação ectópica. Assim, as mulheres devidamente selecionadas com suspeita de gravidez ectópica, porém cujo nível inicial de β-hCG está abaixo do limiar discriminatório, devem ser examinadas 2 dias depois para avaliação adicional. As tendências dos níveis auxiliam no diagnóstico.

Complicações do início da gestação

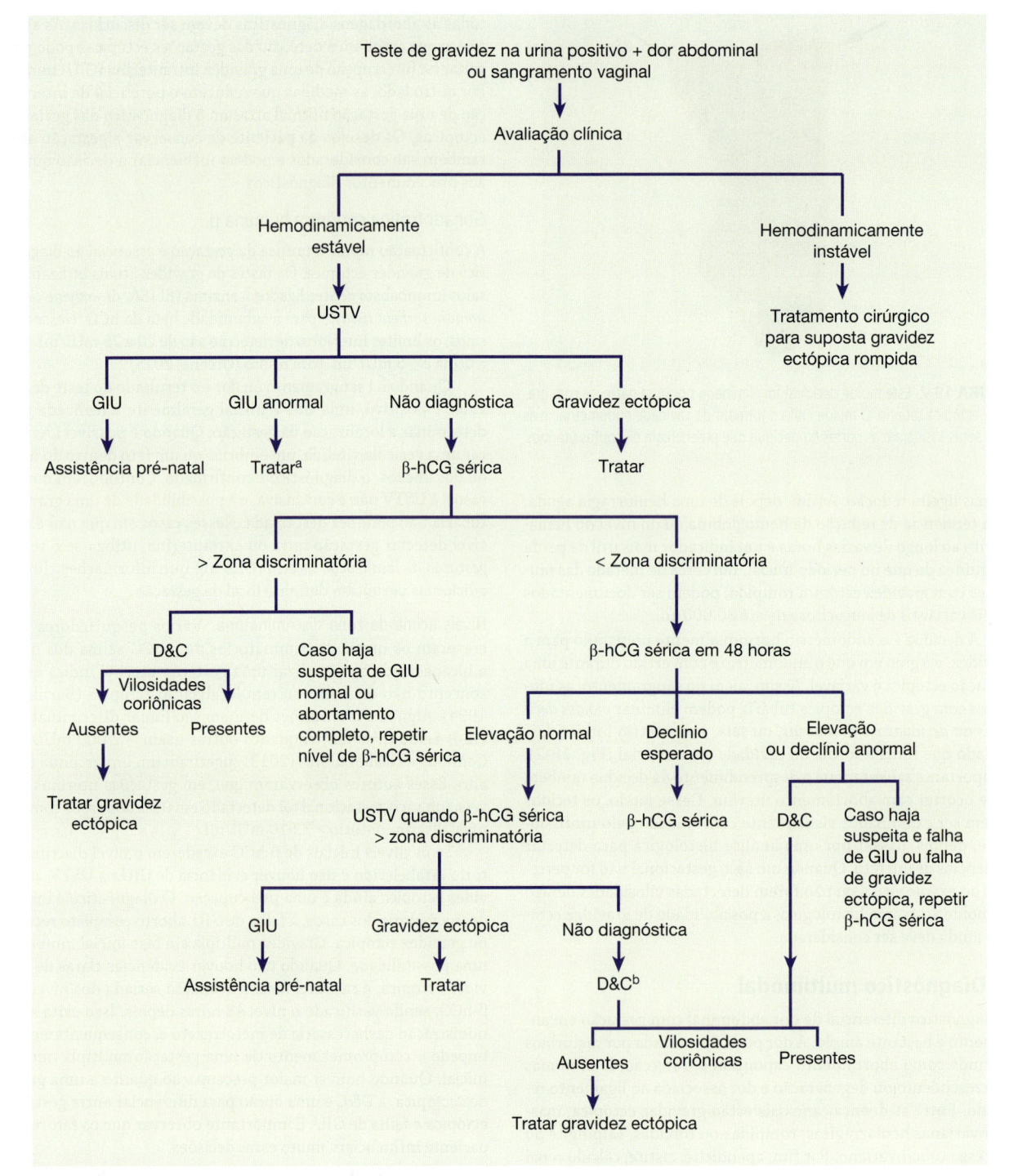

```
Teste de gravidez na urina positivo + dor abdominal
          ou sangramento vaginal
                    │
                    ▼
            Avaliação clínica
           ┌────────┴────────┐
           ▼                 ▼
   Hemodinamicamente   Hemodinamicamente
        estável              instável
           │                   │
           ▼                   ▼
          USTV          Tratamento cirúrgico
                        para suposta gravidez
                          ectópica rompida
    ┌──────┬────────┬─────────┬──────────┐
    ▼      ▼        ▼         ▼
   GIU  GIU anormal Não    Gravidez
                   diagnóstica ectópica
    │      │        │         │
    ▼      ▼        ▼         ▼
 Assistência Trataraᵃ β-hCG  Tratar
  pré-natal          sérica
                ┌─────┴─────┐
                ▼           ▼
          > Zona        < Zona
       discriminatória  discriminatória
            │               │
            │               ▼
            │         β-hCG sérica em 48 horas
       ┌────┴────┐    ┌─────┼─────┐
       ▼         ▼    ▼     ▼     ▼
      D&C   Caso haja Elevação Declínio Elevação
            suspeita de normal esperado ou declínio
            GIU normal                  anormal
            ou abortamento
            completo, repetir
            nível de β-hCG
            sérica
   Vilosidades
   coriônicas
  ┌────┴────┐       USTV quando β-hCG   β-hCG    D&C   Caso haja
  ▼         ▼       sérica > zona       sérica          suspeita e falha
Ausentes Presentes  discriminatória                     de GIU ou falha
  │                                                     de gravidez
  ▼                                                     ectópica, repetir
 Tratar gravidez                                        β-hCG sérica
   ectópica
               ┌────────┬──────────┐
               ▼        ▼          ▼
              GIU    Gravidez   Não
                    ectópica  diagnóstica
               │        │          │
               ▼        ▼          ▼
          Assistência Tratar     D&Cᵇ
           pré-natal
                               Vilosidades
                               coriônicas
                            ┌──────┴──────┐
                            ▼             ▼
                         Ausentes     Presentes
                            │
                            ▼
                       Tratar gravidez ectópica
```

FIGURA 19-3 Algoritmo sugerido para avaliar pacientes com suspeita de gravidez ectópica.
ᵃConduta expectante, D&C ou intervenções medicamentosas são opções adequadas.
ᵇPode-se considerar a repetição do nível de β-hCG na suspeita de GIU normal.
β-hCG, gonadotrofina coriônica humana β; D&C, dilatação e curetagem; GIU, gestação intrauterina; USTV, ultrassonografia transvaginal.

No caso de GIU inicial com progressão normal, Barnhart e colaboradores (2004b) relataram elevação mínima de 53% em 48 horas, com elevação mínima de 24% em 24 horas. Seeber e colaboradores (2006) encontraram uma elevação mínima ainda mais conservadora – 35% em 48 horas para GIUs normais. No caso de gestação múltipla, espera-se essa mesma taxa de elevação prevista (Chung, 2006). Apesar dessas diretrizes, Silva e colaboradores (2006) alertaram que um terço das mulheres com gravidez ectópica têm elevações de 53% em 48 horas. Esses autores também demonstraram que nenhum padrão singular caracteriza gravidez ectópica e que cerca de metade das gestações ectópicas apresenta níveis decrescentes de β-hCG, enquanto a outra metade tem concentrações crescentes. Além disso, apesar de um nível decrescente da β-hCG, pode haver ruptura de uma gravidez ectópica em resolução.

Nos casos de GIU interrompida, também podem ser esperadas taxas padronizadas de declínio dos níveis de β-hCG. Após o abortamento espontâneo, as taxas caem em 21 a 35% em 48 horas e em 68 a 84% em 7 dias. É importante observar que essas variações refletem que as porcentagens de β-hCG caem mais rapidamente se o nível inicial de β-hCG for mais alto (Barnhart, 2004a). No caso de GLIs em resolução, Butts e colaboradores (2013) encontraram maiores taxas de queda que variaram de 35 a 50% em 48 horas e de 66 a 87% em 7 dias para valores iniciais de hCG entre 250 e 5.000 mUI/mL.

Com as gestações que não apresentam essas elevações ou reduções esperadas dos níveis de β-hCG, a diferenciação entre GIU inviável e gestação ectópica pode ser facilitada pelas dosagens repetidas de β-hCG (Zee, 2014). Novamente, o atraso é ponderado contra o risco de ruptura. A D&C é uma opção e fornece um diagnóstico mais rápido, mas deve ser ponderado contra a interrupção de uma gravidez normal. Antes da curetagem, um segundo exame de USTV pode ser indicado e pode demonstrar novos achados informativos.

Progesterona sérica

Uma única medição de progesterona sérica pode esclarecer o diagnóstico em alguns casos (Stovall, 1989, 1992). Níveis acima de 25 ng/mL excluem gravidez ectópica com sensibilidade de 92% (Lipscomb, 1999a; Pisarska, 1998). Por outro lado, valores < 5 ng/mL são encontrados em apenas 0,3% das GIUs de progressão normal (Mol, 1998; Verhaegen, 2012). Desse modo, níveis < 5 ng/mL sugerem GIU inviável ou gestação ectópica. Como na maioria das gestações ectópicas os níveis de progesterona variam na faixa de 10 a 25 ng/mL, a utilidade clínica é limitada. Uma advertência é que a gravidez após uso de TRA pode estar associada a níveis de progesterona mais altos que os habituais (Perkins, 2000).

Ultrassonografia transvaginal

Achados endometriais. Em uma mulher na qual se suspeita de gravidez ectópica, a USTV é realizada para detectar achados sugestivos de gestação uterina ou ectópica. Durante o exame da cavidade endometrial, o saco gestacional intrauterino geralmente é visível com 4,5 a 5 semanas. A vesícula vitelina aparece entre 5 e 6 semanas, enquanto o polo fetal com atividade cardíaca é detectado inicialmente com 5,5 a 6 semanas (Fig. 9-3, p. 159). Com a ultrassonografia transabdominal, essas estruturas são visualizadas um pouco mais tarde.

Em contrapartida, quando há gestação ectópica, um padrão endometrial trilaminar pode ser diagnóstico (Fig. 19-4). A especificidade desse achado é de 94%, mas a sensibilidade é de apenas 38% (Hammoud, 2005). Além disso, Moschos e Twickler (2008b) demonstraram que, nas mulheres com GLI por ocasião da apresentação, nenhuma GIU normal tinha espessura < 8 mm.

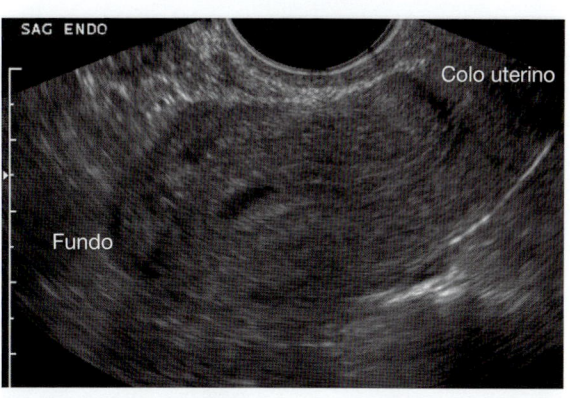

FIGURA 19-4 Ultrassonografia transvaginal de um pseudossaco gestacional dentro da cavidade endometrial. Seu formato conformado à cavidade e sua localização central são típicos desses acúmulos de líquido anecoico. Em posição distal ao líquido, a faixa endometrial tem um padrão trilaminar, que é comum nos casos de gravidez ectópica. (Reproduzida, com permissão, de Gala RB: Ectopic pregnancy. In Hoffman BL, Schorge JO, Bradshaw KD, et al: Williams Gynecology, 3rd ed. New York, McGraw-Hill Education; 2016. Fotografia de: Dr. Elysia Moschos.)

Acúmulos de líquido anecoico, que normalmente poderiam sugerir um saco gestacional intrauterino em fase inicial, também podem ser observados com uma gravidez ectópica, incluindo pseudossaco gestacional e cisto decidual. Primeiro, o pseudossaco é uma coleção de líquido localizada entre as camadas endometriais e se adapta ao formato da cavidade (ver Fig. 19-4). Quando se detecta um pseudossaco, o risco de gestação ectópica aumenta (Hill, 1990; Nyberg, 1987). Segundo, um cisto decidual é evidenciado por uma área anecoica localizada dentro do endométrio, mas distante do canal e geralmente na faixa de transição entre endométrio e miométrio. Ackerman e colaboradores (1993b) sugeriram que esse achado representa um desprendimento inicial da decídua e precede a formação do molde decidual.

Esses dois achados contrastam com o sinal intradecidual detectado nas gestações uterinas. Esse sinal é um saco gestacional em fase inicial, sendo visto como um saco anecoico localizado excentricamente dentro das faixas laminares de endométrio (Dashefsky, 1988). O American College of Obstetricians and Gynecologists (2016) aconselha cautela ao diagnosticar uma GIU na ausência de uma vesícula vitelina ou embrião bem definido.

Achados anexiais. O diagnóstico ultrassonográfico da gravidez ectópica baseia-se na demonstração de uma massa anexial separada do ovário (Fig. 19-5). Quando as tubas uterinas e os ovários são visualizados e é possível identificar a vesícula vitelina, o embrião ou o feto extrauterino, o diagnóstico de gravidez ectópica é estabelecido em definitivo. Em outros casos, pode-se observar um halo hiperecoico ou anel tubário circundando um saco anecoico (Nadim, 2017). Além disso, uma massa anexial não homogênea pode ser causada por hemorragia dentro de um saco ectópico. Em geral, cerca de 60% das gestações ectópicas são evidenciadas na forma de uma massa não homogênea adjacente ao ovário; 20% evidenciam-se por um anel hiperecoico; e 13% têm um saco gestacional evidente com polo fetal (Condous, 2005). É importante salientar que nem todas as massas anexiais representam gestações ectópicas e, por essa razão, é necessário contrapor os resultados da ultrassonografia com outras informações clínicas.

O fluxo sanguíneo placentário na periferia da massa anexial complexa – *anel de fogo* – pode ser detectado na imagem com Doppler colorido. Embora possa facilitar o diagnóstico, esse achado também ocorre com um cisto de corpo lúteo, e sua diferenciação pode ser difícil.

Hemoperitônio. Nas mulheres acometidas, o sangue na cavidade peritoneal costuma ser identificado na ultrassonografia, mas a avaliação também pode ser feita por culdocentese (Fig. 19-6). À ultrassonografia, o líquido anecoico ou hipoecoico inicialmente se acumula no fundo de saco retrouterino dependente, mas depois também circunda o útero à medida que preenche a pelve. Volumes de até 50 mL de sangue podem ser detectados no fundo de saco pela USTV, enquanto as imagens transabdominais são usadas para avaliar o volume do hemoperitônio. Contudo, é importante salientar que volumes pequenos de líquido peritoneal são fisiologicamente normais. Quando há hemorragia intra-abdominal significativa, o sangue estende-se para cima pelos sulcos pericólicos e preenche a bolsa de Morison próximo ao fígado. Nos casos típicos, o líquido livre nessa bolsa não é detectável antes que se acumulem 400 a 700 mL (Branney, 1995; Rodgerson, 2001; Rose, 2004). Na investigação diagnóstica, o líquido peritoneal com uma massa anexial é altamente sugestivo de gravidez ectópica (Nyberg, 1991). A ascite causada por câncer de ovário ou de outros tipos pode simular esse quadro.

A culdocentese é uma técnica simples usada comumente no passado. O colo uterino é puxado para frente e para cima na direção da sínfise com um tenáculo, e uma agulha longa calibre 18 é introduzida pelo fórnice vaginal posterior até o fundo de saco retrouterino. Quando há líquido, ele pode ser aspirado. Contudo, a impossibilidade de aspirar qualquer líquido é interpretada apenas como entrada insatisfatória no fundo de saco. Líquido contendo fragmentos de coágulos antigos ou líquido sanguinolento que não coagula sugere hemoperitônio. Por outro lado, quando a amostra de sangue coagula, ela pode ter sido retirada de um vaso sanguíneo adjacente ou de uma gravidez ectópica com sangramento volumoso. Vários estudos questionaram sua utilidade, e a culdocentese foi praticamente substituída pela USTV (Glezerman, 1992; Vermesh, 1990).

Amostragem endometrial

Várias alterações endometriais acompanham a gravidez ectópica, e nenhuma delas tem um trofoblasto coexistente. A reação decidual é encontrada em 42% das amostras, o endométrio secretor, em 22%, e o endométrio proliferativo, em 12% (Lopez, 1994). Alguns autores recomendam que a ausência de tecido trofoblástico seja confirmada por D&C antes do tratamento com metotrexato (Chung, 2011; Shaunik, 2011). Os pesquisadores concluíram que o diagnóstico presuntivo de gravidez ectópica não tem acurácia em quase 40% dos casos sem exclusão histológica de uma perda gestacional espontânea. Contudo, os riscos da D&C devem ser ponderados em relação aos riscos maternos limitados do metotrexato.

A biópsia endometrial com um cateter Pipelle foi estudada como alternativa à D&C e foi considerada inferior (Barnhart, 2003b; Ries, 2000). Em comparação, a análise de uma amostra congelada de fragmentos de curetagem para a identificação de produtos da concepção tem acurácia em mais de 90% dos casos (Barak, 2005; Li, 2014b).

Laparoscopia

A visualização direta das tubas uterinas e da pelve por laparoscopia permite estabelecer um diagnóstico confiável na maioria dos

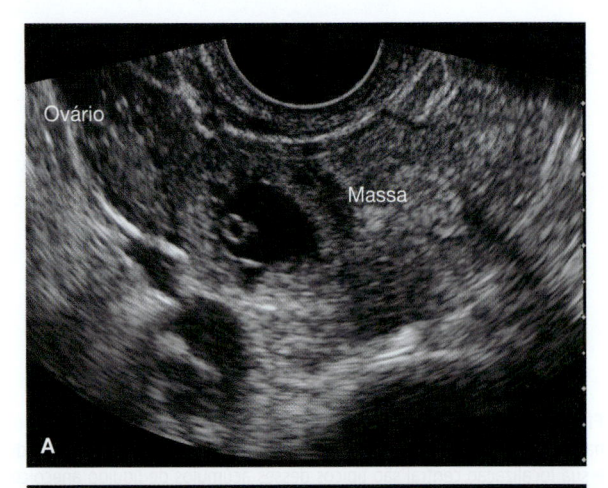

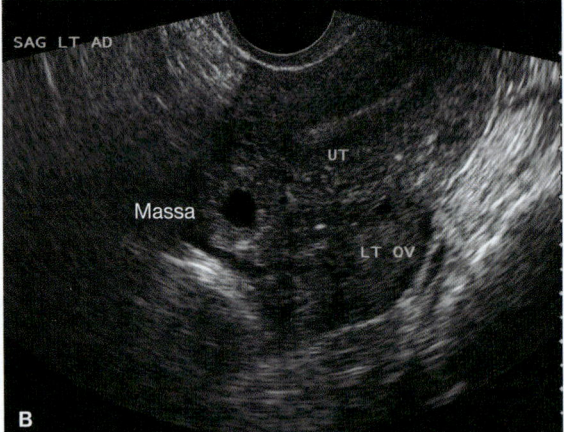

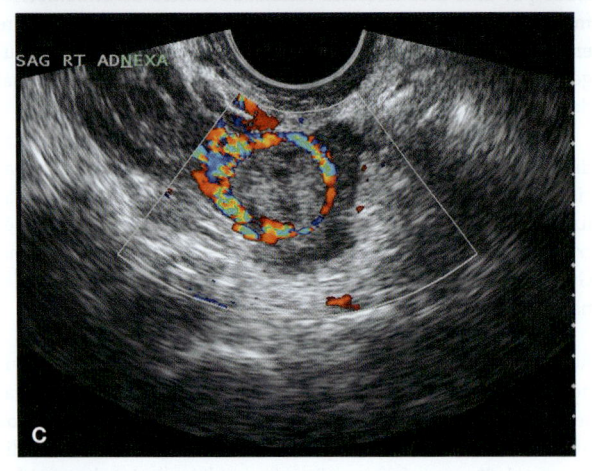

FIGURA 19-5 Vários achados detectados por ultrassonografia transvaginal em gestações ectópicas tubárias. Para estabelecer o diagnóstico por ultrassonografia, a massa ectópica deve ser detectada nos anexos distantes do ovário e pode ser vista como: **(A)** uma vesícula vitelina (mostrada na figura) e/ou polo fetal com ou sem atividade cardíaca dentro de um saco extrauterino; **(B)** um saco extrauterino vazio com anel hiperecoico; ou **(C)** uma massa anexial não homogênea. Nesta última imagem, o Doppler colorido demonstra um "anel de fogo" clássico, que reflete a hipervascularização típica das gestações ectópicas. LT OV, ovário esquerdo; SAG LT AD, anexial esquerdo sagital; UT, útero.

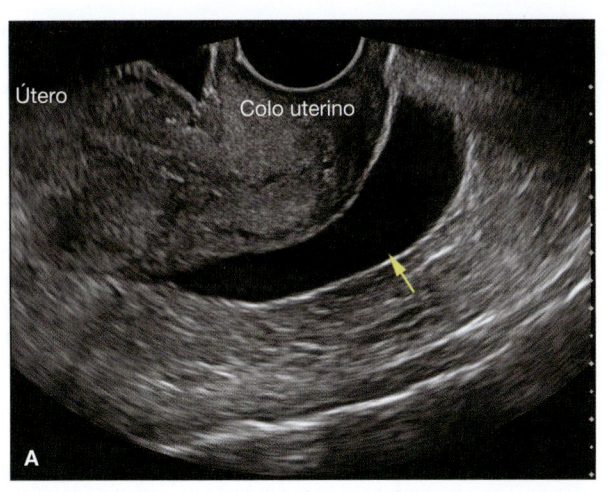

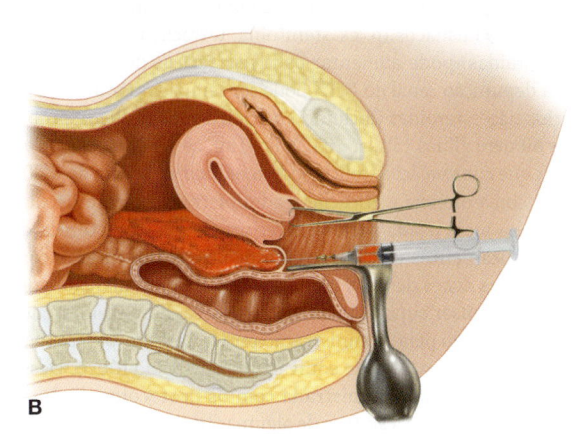

FIGURA 19-6 Técnicas para detectar um hemoperitônio. **A.** Ultrassonografia transvaginal de uma coleção de líquido anecoica (*seta*) no fundo de saco retrouterino. **B.** Culdocentese: com uma agulha raquidiana calibre 16 a 18 conectada a uma seringa, o fundo de saco é penetrado pelo fórnice vaginal posterior à medida que o colo uterino é tracionado para cima por um tenáculo. (B, reproduzida, com permissão, de Gala RB: Ectopic pregnancy. In Hoffman BL, Schorge JO, Bradshaw KD, et al: Williams Gynecology, 3rd ed. New York, McGraw-Hill Education, 2016.)

casos suspeitos de gravidez ectópica, além de permitir fazer uma transição rápida para o tratamento cirúrgico definitivo, discutido na p. 378.

■ Tratamento medicamentoso

Opções de esquemas

Tradicionalmente, o tratamento medicamentoso consiste em usar o metotrexato (MTX), um antimetabólito. Este fármaco é um antagonista do ácido fólico que se liga fortemente à di-hidrofolato-redutase, bloqueando a redução do di-hidrofolato em tetra-hidrofolato, que é a forma ativa do ácido fólico. Como consequência, a síntese *de novo* de bases de purina e pirimidina é bloqueada, o que acarreta na supressão das sínteses de DNA, RNA e proteínas. Assim, o MTX é altamente efetivo contra tecidos em proliferação rápida, como o trofoblasto. Em geral, as taxas de resolução da gravidez ectópica tubária se aproximam de 90% com o seu uso. Entretanto, uma desvantagem é que a medula óssea, a mucosa gastrintestinal e o epitélio respiratório também podem ser danificados. O MTX causa efeitos tóxicos diretos nos hepatócitos e é excretado por via renal. O MTX é um teratógeno potente, e a embriopatia associada é evidenciada por malformações craniofaciais e esqueléticas, além de restrição do crescimento fetal (Nurmohamed, 2011). Além disso, o MTX é excretado no leite materno e pode se acumular nos tecidos do recém-nascido e interferir com o metabolismo celular neonatal (American Academy of Pediatrics, 2001; Briggs, 2015). Tendo em vista todas esses achados, a Tabela 19-1 apresenta uma lista de contraindicações e exames laboratoriais exigidos antes de iniciar o tratamento.

TABELA 19-1 Protocolos de tratamento medicamentoso para gravidez ectópica

	Dose única	Doses múltiplas
Posologia	Uma dose; repetir se necessário	Até quatro doses de ambos os fármacos até que o nível sérico de β-hCG diminua em 15%
Dose do medicamento		
MTX	50 mg/m² ASC (dia 1)	1 mg/kg, dias 1, 3, 5 e 7
Leucovorina	NA	0,1 mg/kg dias 2, 4, 6 e 8
Nível sérico de β-hCG	Dias 1 (linha de base), 4 e 7	Dias 1 (linha de base), 3, 5 e 7
Indicação para administrar doses adicionais	Quando o nível sérico de β-hCG não diminuir em 15% entre os dias 4 e 7 Declínio de menos de 15% durante a semana de vigilância	Quando o nível sérico de β-hCG diminuir em < 15%, administrar uma dose adicional; repetir a dosagem de β-hCG sérica em 48 horas e comparar com o valor anterior; máximo de 4 doses
Vigilância	Após se atingir uma queda de 15%, níveis séricos semanais de β-hCG até que esteja indetectável	
Contraindicações do MTX		
Sensibilidade ao MTX Ruptura tubária Amamentação	Gravidez intrauterina Doença ulcerosa péptica Doença pulmonar ativa	Imunodeficiência Disfunção hematológica, renal ou hepática

ASC, área de superfície corporal; β-hCG, subunidade β da gonadotrofina coriônica humana; MTX, metotrexato; NA, não aplicável.
Dados da American Society for Reproductive Medicine, 2013.

Há algumas precauções com relação ao uso do MTX. Primeiro, o MTX liga-se predominantemente à albumina, e seu deslocamento por outros fármacos (p. ex., fenitoína, tetraciclinas, salicilatos e sulfonamidas) pode aumentar os níveis séricos de MTX. Além disso, a depuração renal do MTX pode ser reduzida por anti-inflamatórios não esteroides (incluindo o ácido acetilsalicílico), probenecida ou penicilinas (Stika, 2012). Por fim, as preparações de vitaminas que contêm ácido fólico podem reduzir a eficácia do MTX.

Por conveniência e eficácia, a administração intramuscular do MTX é a mais usada para resolver uma gravidez ectópica de forma medicamentosa, e existem protocolos de tratamento com uma ou várias doses de MTX (ver Tab. 19-1). Como mencionado, o MTX pode causar supressão da medula óssea. Esse efeito tóxico pode ser atenuado pela administração prévia de *ácido folínico* (leucovorina), que tem atividade equivalente à do ácido fólico. Desse modo, a leucovorina administrada com os protocolos de doses múltiplas permite que a síntese de algumas bases de purina e pirimidina atenue os efeitos colaterais.

Quando esses dois protocolos são comparados, existem algumas considerações possíveis. Por exemplo, o tratamento com uma única dose oferece simplicidade, custo menor e menos necessidade de monitoração intensiva pós-tratamento, além de não requerer o resgate com leucovorina. Contudo, alguns estudos relataram taxa de sucesso mais alta com o esquema de doses múltiplas (Alleyassin, 2006; Barnhart, 2003a; Lipscomb, 2005). Em nossa instituição, utilizamos o esquema de dose única de MTX.

Seleção da paciente

As melhores candidatas ao tratamento medicamentoso são mulheres assintomáticas, motivadas e dispostas a seguir o esquema terapêutico. Alguns previsores clássicos de sucesso do tratamento medicamentoso incluem nível sérico inicial baixo de β-hCG, dimensões pequenas da gravidez ectópica e inexistência de atividade cardíaca fetal. Entre esses indicadores, o nível sérico de β-hCG é o melhor indicador prognóstico isolado de tratamento bem-sucedido com MTX em dose única. Mais especificamente, as taxas de insucesso relatadas foram de 1,5% quando a concentração sérica inicial de β-hCG era < 1.000 mUI/mL; 5,6% na faixa de 1.000 a 2.000 mUI/mL; 3,8% na faixa de 2.000 a 5.000 mUI/mL; e 14,3% na faixa de 5.000 a 10.000 mUI/mL (Menon, 2007). Curiosamente, o nível sérico inicial de β-hCG não é um indicador válido do número de doses necessárias para a resolução definitiva (Nowak-Markwitz, 2009).

Alguns ensaios iniciais utilizaram "dimensões grandes" como critério de exclusão, embora esses dados sejam menos exatos. Lipscomb e colaboradores (1998) relataram taxa de sucesso de 93% com uma única dose de MTX quando a massa ectópica media < 3,5 cm, em contraste com as taxas de sucesso entre 87 e 90% quando a massa era > 3,5 cm. Por fim, as taxas de falha aumentam se for detectada atividade cardíaca, com taxa de 87% de sucesso em tais casos.

Efeitos colaterais do tratamento

Esses esquemas estão associados a poucas alterações laboratoriais e sintomas, embora os efeitos tóxicos possam ser graves em alguns casos. Kooi e Kock (1992) revisaram 16 estudos e relataram que os efeitos adversos regrediam dentro de 3 a 4 dias depois da interrupção do MTX. Os efeitos mais comuns foram disfunção hepática (12%), estomatite (6%) e gastrenterite (1%). Uma paciente desenvolveu depressão da medula óssea. Felizmente, o tratamento com MTX não diminui a reserva ovariana (Boots, 2016; Uyar, 2013). Além disso, as concepções dentro de 6 meses após tratamento com MTX para essa indicação não estão associadas com taxas elevadas de aborto espontâneo ou de restrição de crescimento e malformações fetais (Svirsky, 2009).

Uma observação importante é que 65 a 75% das mulheres que recebem MTX inicialmente têm aumento importante da dor vários dias depois do tratamento. Essa "dor da cisão", que se acredita refletir a cisão entre a gravidez ectópica e a parede tubária, geralmente é leve e aliviada com analgésicos. Em uma série de 258 mulheres tratadas com MTX por Lipscomb e colaboradores (1999b), 20% tiveram dor suficientemente intensa a ponto de tornar necessária a avaliação na clínica ou no setor de emergência. Por fim, 10 dessas 53 mulheres foram submetidas à exploração cirúrgica. Dito de outra forma, 20% das mulheres tratadas com dose única de MTX têm dor significativa, e cerca de 20% delas necessitam de laparoscopia.

Monitoração da eficácia do tratamento

Como observado na Tabela 19-1, a monitoração do tratamento com dose única requer dosagens da β-hCG sérica nos dias 4 e 7 depois da injeção inicial no dia 1. Após uma dose única de MTX, os níveis séricos médios de β-hCG podem aumentar ou diminuir durante os primeiros 4 dias e depois cair gradualmente. Quando o nível não diminuir em mais de 15% entre os dias 4 e 7, então uma segunda dose de MTX é requerida. Isso é necessário em 15 a 20% das mulheres que usam o esquema de dose única (Cohen, 2014a; Kirk, 2007).

Com o esquema de doses múltiplas de MTX, os níveis são determinados a intervalos de 48 horas até que diminuam em mais de 15%. Até quatro doses podem ser administradas para uma paciente, se necessário (Stovall, 1991).

Assim que as quedas apropriadas sejam atingidas em qualquer um desses esquemas, os níveis séricos de β-hCG são dosados semanalmente até que se tornem indetectáveis. É preferido o monitoramento ambulatorial, mas se a segurança ou adesão da paciente estiver em dúvida, ela é hospitalizada durante a vigilância inicial. Lipscomb e colaboradores (1998) utilizaram uma única dose de MTX para tratar com sucesso 287 mulheres, relatando que o tempo médio até a resolução – definido como um nível sérico de β-hCG < 15 mUI/mL – foi de 34 dias. É importante observar que o tempo mais longo foi de 109 dias.

A falha do tratamento é implicada quando o nível de β-hCG estabiliza ou aumenta, ou quando há ruptura tubária. É importante salientar que a ruptura tubária pode ocorrer apesar de níveis decrescentes de β-hCG. Lipscomb e colaboradores (1998) descreveram intervalo médio de 14 dias até a ocorrência da ruptura, porém uma mulher teve ruptura tubária 32 dias depois do tratamento com dose única de MTX.

Em uma metanálise, a taxa de sucesso global para o tratamento com MTX foi de 89%. O sucesso com o esquema de múltiplas doses foi de 92,7%, enquanto com o de dose única foi de 88,1% (Barnhart, 2003a). Apesar dessa diferença, a dose única é mais frequentemente usada por sua simplicidade e conveniência.

■ Tratamento cirúrgico

Estudos compararam a laparotomia com cirurgia laparoscópica para a gravidez ectópica (Lundorff, 1991; Murphy, 1992; Vermesh, 1989). Em geral, a patência tubária e o número e gestações uterinas subsequentes não diferem entre os dois tipos de cirurgia. Assim, a laparoscopia é o tratamento cirúrgico de escolha para gravidez ectópica, a menos que a mulher esteja hemodinamicamente instável. Sabe-se, pela experiência acumulada, que os casos antes tratados por laparotomia – por exemplo, gestações tubárias rotas com hemoperitônio – podem ser tratados com segurança por laparoscopia por pessoas adequadamente treinadas (Cohen, 2013; Sagiv, 2001). Dito isso, a redução do retorno venoso e do débito cardíaco associada com o pneumoperitôneo da laparoscopia deve ser considerada ao se decidir pela cirurgia minimamente invasiva para mulheres hipovolêmicas.

Antes da cirurgia, são discutidos os desejos de fertilidade para o futuro. Nas mulheres que desejam esterilização permanente, a tuba uterina não afetada pode ser ligada ou removida simultaneamente com a salpingectomia da tuba afetada.

Há duas opções de procedimentos – salpingostomia ou salpingectomia. Dois ensaios controlados e randomizados multicêntricos compararam os desfechos laparoscópicos entre os dois procedimentos em mulheres com uma tuba uterina contralateral normal. O estudo European Surgery in Ectopic Pregnancy (ESEP) randomizou 231 mulheres para salpingectomia e 215 para salpingostomia. Após a cirurgia, as taxas subsequentes de gestações por concepção natural não diferiram de forma significativa entre os grupos: 56 *versus* 61%, respectivamente (Mol, 2014). Novamente, no ensaio DEMETER, a taxa de gestações uterinas nos 2 anos subsequentes não foi diferente entre os grupos – 64 *versus* 70%, respectivamente (Fernandez, 2013). Nas mulheres com uma tuba contralateral de aparência normal, a salpingostomia é uma opção conservadora para a preservação da fertilidade.

Salpingostomia

Este procedimento é tipicamente usado para a remoção de uma pequena gestação não rota. Uma incisão linear de 10 a 15 mm é realizada na borda antimesentérica da tuba uterina sobre a área de implantação da gestação. Em geral, os produtos da concepção saem pela incisão e podem ser cuidadosamente retirados ou removidos por irrigação de alta pressão, que retira de modo mais completo os tecidos trofoblásticos (Al-Sunaidi, 2007). Os pequenos locais de sangramento podem ser controlados por meio de eletrocoagulação com a ponta do cautério, e a incisão é deixada sem sutura para cicatrizar por segunda intenção. Os níveis séricos de β-hCG são usados para monitorar a resposta aos tratamentos medicamentoso e cirúrgico. Depois da salpingostomia linear, os níveis séricos de β-hCG caem rapidamente no transcorrer de alguns dias e, a seguir, mais gradualmente, com um tempo médio de resolução de cerca de 20 dias.

Realizada apenas raramente hoje, a salpingotomia é essencialmente o mesmo procedimento, exceto que a incisão é fechada com fio de sutura de absorção tardia. Conforme Tulandi e Guralnick (1991), o prognóstico não difere com ou sem a sutura, mas sutura laparoscópica aumenta a duração da cirurgia.

Salpingectomia

A ressecção tubária pode ser realizada nas gestações ectópicas com ou sem ruptura. De forma a reduzir as recidivas raras de gestação no coto tubário, recomenda-se a excisão completa da tuba uterina. Com uma técnica laparoscópica, a tuba uterina afetada é levantada e segurada por pinças de preensão atraumáticas (Thompson, 2016). Um dos vários dispositivos de preensão bipolar disponíveis é aplicado sobre a tuba uterina na junção uterotubária. Depois de ser dissecada, a tuba uterina é cortada. Em seguida, o dispositivo bipolar é avançado ao longo do segmento mais proximal da mesossalpinge. Do mesmo modo, a corrente é aplicada, e o tecido dissecado é cortado. Esse processo avança de forma seriada da mesossalpinge proximal em direção distal até chegar à superfície sob a ampola tubária. Como alternativa, uma alça de sutura endoscópica pode ser usada para circundar e ligar a junção da tuba uterina envolvida e sua irrigação vascular subjacente dentro da mesossalpinge. Duas alças de sutura consecutivas são aplicadas, e a tuba uterina distal a essas ligaduras é cortada com tesoura. A salpingectomia durante a laparotomia é mostrada no Capítulo 39 (p. 704).

A maioria das gestações ectópicas tubárias são pequenas e flexíveis. Por essa razão, elas podem ser seguradas firmemente com pinças de preensão e puxadas para dentro de uma das cânulas acessórias locais. As gestações tubárias ectópicas mais volumosas podem ser colocadas em um saco endoscópico para evitar fragmentação enquanto são removidas pelo portal de acesso laparoscópico. Para retirar todos os tecidos trofoblásticos, é importante que a pelve e o abdome sejam irrigados e aspirados caso haja sangue e restos de tecidos. A movimentação lenta e controlada da paciente da posição de Trendelenburg para uma posição de Trendelenburg reversa durante a irrigação também pode ajudar a deslocar resíduos de tecidos e líquidos. Esse material deve ser aspirado e retirado da cavidade peritoneal.

Trofoblasto persistente

Após a cirurgia, os níveis de β-hCG costumam diminuir rapidamente e se aproximam de 10% dos valores pré-operatórios por volta do 12º dia (Hajenius, 1995; Vermesh, 1988). O trofoblasto persistente é raro após salpingectomia, mas complica 5 a 15% das salpingostomias (Kayatas, 2014; Pouly, 1986; Seifer, 1993). As taxas são menores para a laparotomia *versus* procedimentos laparoscópicos (Hajenius, 1995). Outros fatores de risco são ainda debatidos, mas podem incluir maiores níveis séricos de β-hCG e menor tamanho da gestação ectópica (Rabischong, 2010; Seifer, 1997). O sangramento causado por trofoblasto retido é a complicação mais grave.

A remoção incompleta do trofoblasto pode ser identificada por níveis de β-hCG estáveis ou em elevação. As abordagens de monitoramento não estão padronizadas. Um dos esquemas mede os níveis séricos de β-hCG no dia 1 de pós-operatório, e valores que diminuem < 50% em relação ao valor pré-operatório refletem risco de trofoblasto persistente (Spandorfer, 1997). Outro esquema mede os níveis semanalmente (Mol, 2008). Quando os níveis de β-hCG estão estáveis ou aumentam, torna-se necessário outro tratamento medicamentoso ou cirúrgico. Quando não há evidência de ruptura tubária, o tratamento padronizado para esses casos é MTX em dose única (50 mg/m^2 da área de superfície corporal [ASC]). A ruptura e o sangramento exigem intervenção cirúrgica.

■ Tratamento medicamentoso *versus* cirúrgico

Vários ensaios randomizados compararam o tratamento com MTX e a cirurgia laparoscópica. Um ensaio multicêntrico comparou o protocolo de doses múltiplas de MTX com a salpingostomia laparoscópica e não detectou diferenças quanto à preservação tubária e ao sucesso do tratamento primário (Hajenius, 1997). Nesse mesmo grupo de estudo, porém, os fatores de qualidade de vida relacionados com a saúde, como dor, depressão pós-tratamento e percepção de redução do estado de saúde, estavam significativamente comprometidos depois do tratamento com MTX sistêmico em comparação com a salpingostomia laparoscópica (Nieuwkerk, 1998). Em seu ensaio controlado randomizado, Fernandez e colaboradores (2013) compararam o tratamento com medicamento em doses múltiplas com a salpingostomia e demonstraram que o tratamento medicamentoso ou a cirurgia conservadora alcançavam índices semelhantes de gestação uterina em 2 anos.

As evidências são conflitantes quando o MTX em dose única é comparado com a intervenção cirúrgica. Em dois estudos independentes, o MTX em dose única em geral não foi tão bem-sucedido quanto a salpingostomia laparoscópica na regressão da gestação, embora a patência tubária e as taxas de gestação uterina subsequente tenham sido semelhantes nos dois grupos (Fernandez, 1998; Sowter, 2001). As mulheres tratadas com MTX tiveram função física significativamente melhor logo depois do tratamento, mas não houve diferenças quanto à função psicológica. Krag Moeller e colaboradores (2009) publicaram os resultados de seu ensaio randomizado, que incluiu um período mediano de monitoração de 8,6 anos durante o qual os autores avaliaram as taxas de gestação futura. As taxas de sucesso na regressão das gestações ectópicas não foram significativamente diferentes entre as mulheres tratadas cirurgicamente e aquelas que usaram MTX. Além disso, as taxas cumulativas de gestação uterina espontânea não foram diferentes nos grupos do MTX (73%) e do tratamento cirúrgico (62%).

Com base nesses estudos, concluímos que as mulheres hemodinamicamente estáveis e nas quais a tuba uterina tem diâmetro pequeno, não há atividade cardíaca fetal e as concentrações séricas de β-hCG são < 5.000 mUI/mL têm prognósticos semelhantes com o tratamento por medicamento ou cirurgia. Apesar das taxas mais baixas de sucesso do tratamento medicamentoso nas mulheres com tubas uterinas maiores, níveis mais altos de β-hCG sérica e atividade cardíaca fetal detectável, o tratamento com medicamento pode ser oferecido às gestantes que estão motivadas e que entendem os riscos envolvidos.

■ Manejo expectante

Em casos selecionados, é razoável observar as gestações tubárias em fase muito inicial que estejam associadas a níveis séricos de β-hCG estáveis ou decrescentes. Mavrelos e colaboradores (2013) observaram que quase um terço de 333 gestações ectópicas tubárias medindo < 3 cm e com níveis de β-hCG < 1.500 mUI/mL regrediram sem intervenção. Cohen e colaboradores (2014b) também acompanharam 674 mulheres com níveis decrescentes de β-hCG até a resolução bem-sucedida. Esses achados foram apoiados por ensaios randomizados menores (Jurkovic, 2017; van Mello, 2013).

Com o manejo expectante, as taxas subsequentes de patência tubária e gravidez intrauterina são comparáveis às alcançadas com o tratamento medicamentoso ou cirúrgico. Dito isso, em comparação com a segurança estabelecida do tratamento medicamentoso e cirúrgico, a vigilância prolongada e os riscos de ruptura tubária sustentam a prática da terapia expectante apenas em mulheres adequadamente selecionadas e aconselhadas.

GRAVIDEZ INTERSTICIAL

■ Diagnóstico

Uma gravidez intersticial é aquela que se implanta dentro do segmento tubário proximal localizado dentro da parede muscular do útero (Fig. 19-7). Embora não seja correto, esse tipo de implantação pode ser descrito como gestação cornual, mas esse termo descreve uma concepção que se desenvolve no corno rudimentar de um útero com malformação mülleriana (Moawad, 2010). Os fatores de risco são semelhantes aos outros descritos para gestação ectópica tubária, mas a salpingectomia ipsilateral pregressa é um fator de risco específico para gravidez intersticial (Lau, 1999). Em geral, as gestações intersticiais não diagnosticadas rompem depois de 8 a 16 semanas de amenorreia, ou seja, mais tarde do que as gestações mais distais. Isso se deve à maior capacidade de distensão do miométrio que recobre o segmento intersticial da tuba uterina. Em razão da proximidade entre essas gestações e as artérias uterina e ovariana, a hemorragia pode ser grave e estar associada a taxas de mortalidade de até 2,5% (Tulandi, 2004).

Com a USTV e as dosagens de β-hCG sérica, hoje as gestações intersticiais podem ser diagnosticadas precocemente em muitos casos, mas o diagnóstico pode ser difícil. Ao exame ultrassonográfico, essas gestações podem ser semelhantes a uma gestação uterina implantada em posição excêntrica, em especial em um útero com malformação mülleriana. Alguns critérios podem facilitar essa diferenciação, entre eles: um útero vazio, um saco gestacional separado do endométrio e com > 1 cm de distância da borda mais lateral da cavidade uterina e uma camada fina de miométrio (< 5 mm) ao redor do saco (Timor-Tritsch, 1992). Além disso, uma linha ecogênica (conhecida como "sinal da linha intersticial") estendendo-se do saco gestacional até a cavidade endometrial provavelmente representa o segmento intersticial da tuba uterina e é um sinal altamente sensível e específico (Ackerman, 1993a). Nos casos inconclusivos, a ultrassonografia tridimensional (3D), a ressonância magnética (RM) ou a laparoscopia

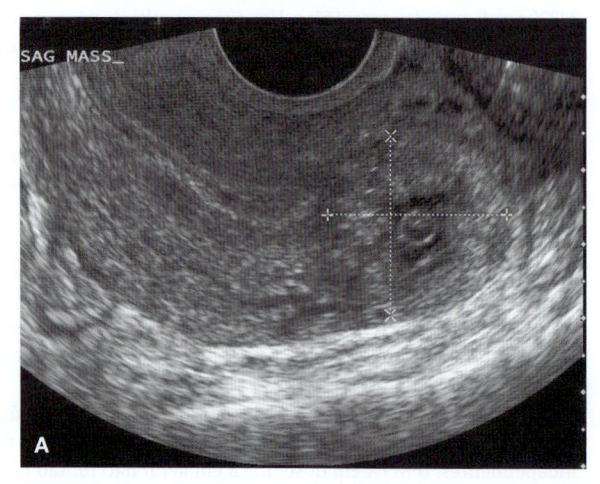

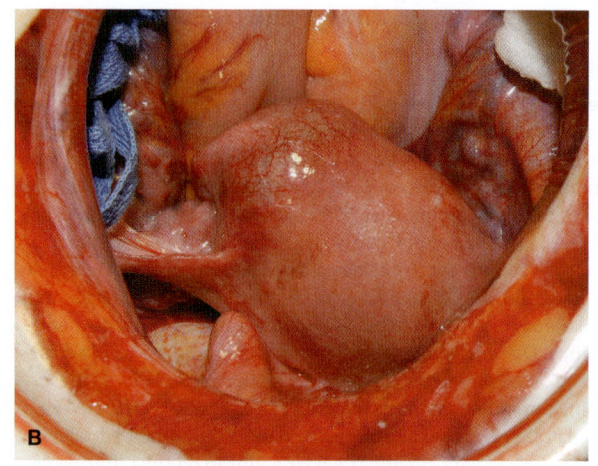

FIGURA 19-7 Gestação ectópica intersticial. **A.** Esta incidência parassagital de ultrassonografia transvaginal demonstra uma cavidade uterina vazia e uma massa em posição cefálica e lateral ao fundo uterino cursor [*caliper*]. **B.** Fotografia intraoperatória durante a laparotomia e antes da ressecção cornual da mesma gestação ectópica. Nesta incidência frontal, a gestação ectópica intersticial abaulada à direita está em posição lateral à inserção do ligamento redondo e medial ao segmento ístmico da tuba uterina. (Usada com permissão de Drs. David Rogers e Elaine Duryea.)

diagnóstica podem ajudar a esclarecer a anatomia (Parker, 2012; Tanaka, 2014). Ao exame laparoscópico, observa-se uma protuberância acentuada por fora do ligamento redondo, coexistindo com uma tuba uterina distal e ovário normais.

■ Manejo

O tratamento cirúrgico com ressecção cornual ou cornuostomia pode ser realizado por laparotomia ou laparoscopia, dependendo da estabilidade hemodinâmica da paciente e da experiência do cirurgião (Hoffman, 2016; Zuo, 2012). Com qualquer uma dessas abordagens, a injeção intramiometrial de vasopressina durante o procedimento cirúrgico pode limitar o sangramento, e os níveis de β-hCG devem ser monitorados depois do procedimento para descartar a presença de resíduos de trofoblasto. A ressecção cornual remove o saco gestacional e o miométrio cornual circundante por meio de uma excisão cuneiforme (Fig. 19-8). De modo alternativo, a cornuostomia consiste na incisão dos cornos e na aspiração ou extração da gravidez por instrumentos. Ambas as situações exigem o fechamento do miométrio.

Com o diagnóstico precoce, pode-se considerar tratamento com fármacos. Entretanto, em razão da incidência baixa, não existe consenso quanto ao esquema de MTX. Em uma série pequena, Jermy e colaboradores (2004) relataram sucesso de 94% com MTX sistêmico utilizando uma dose de 50 mg/m^2 × ASC. Outros autores descreveram a injeção direta de MTX no saco gestacional (Framarino-dei-Malatesta, 2014). É importante salientar que, como essas mulheres geralmente têm níveis iniciais mais altos de β-hCG sérica, a monitoração mais longa costuma ser necessária.

O risco de ruptura uterina nas gestações subsequentes depois do tratamento farmacológico ou cirúrgico não está claro. Desse modo, recomenda-se acompanhamento cuidadoso dessas mulheres durante a gestação, além da consideração de uma cesariana eletiva.

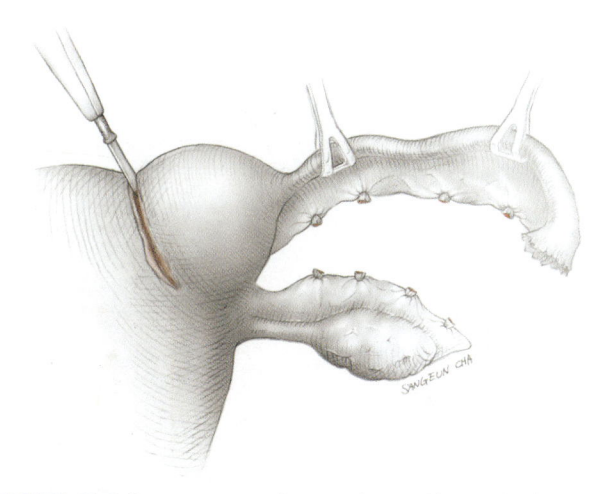

FIGURA 19-8 Durante a ressecção cornual, a gravidez, o miométrio circundante e a tuba uterina ipsilateral são retirados em bloco. A incisão é angulada para dentro à medida que é aprofundada. Isso cria um formato cuneiforme no miométrio, que depois é fechado em camadas por suturas de absorção tardia. A serosa é fechada com suturas do tipo subcuticular. (Reproduzida, com permissão, de Hoffman BL, Corton MM: Surgeries for benign gynecologic conditions. In Hoffman BL, Schorge JO, Bradshaw KD, et al: Williams Gynecology, 3rd ed. New York, McGraw-Hill Education, 2016.)

Diferentemente da gestação intersticial, o termo *gravidez angular* descreve a implantação dentro da cavidade endometrial, mas em um corno e em posição medial à junção uterotubária e ao ligamento redondo. Uma gestação angular desloca o ligamento redondo para cima e para fora, enquanto uma gravidez tubária intersticial não o desvia (Arleo, 2014). Essa diferenciação é importante porque algumas gestações angulares podem ser levadas a termo, mas com risco elevado de placentação anormal e suas consequências (Jansen, 1981).

GRAVIDEZ EM CICATRIZ DE CESARIANA

■ Diagnóstico

Este termo descreve a implantação do concepto dentro do miométrio de uma cicatriz de cesariana prévia. A incidência aproximada é de 1 em 2.000 gestações normais e tem aumentado junto com o aumento da taxa de cesarianas (Ash, 2007; Rotas, 2006). A patogênese da gravidez em cicatriz de cesariana (GCC) foi comparada à da placenta acreta e causa riscos semelhantes de hemorragia profusa (Timor-Tritsch, 2014a,b). Ainda não está evidente se a incidência aumenta com múltiplos partos cesáreos ou se é afetada pelo fechamento uterino em plano único ou em dois planos durante o procedimento.

Em geral, as mulheres com GCC apresentam-se precocemente, e dor e sangramento são comuns. Mesmo assim, até 40% das pacientes são assintomáticas, e o diagnóstico é feito durante uma ultrassonografia de rotina (Rotas, 2006). À ultrassonografia, a diferenciação entre gestação intrauterina istmocervical e GCC pode ser difícil (Moschos, 2008a; Timor-Tritsch, 2016). De acordo com Godin (1997), quatro critérios ultrassonográficos devem ser atendidos para estabelecer o diagnóstico, e estes estão descritos na Figura 19-9. Embora a USTV seja o exame de imagem preferido geralmente, a RM é útil quando a ultrassonografia é inconclusiva (Huang, 2014; Osborn, 2012).

■ Manejo

Não há tratamento-padrão estabelecido, mas existem várias opções disponíveis. O manejo expectante é uma opção, e as taxas de nascidos vivos foram de 57% em uma revisão (Maheux-Lacroix, 2017). Porém, os riscos incluem hemorragia, placenta acreta e ruptura uterina. Assim, a histerectomia é uma opção inicial aceitável para as mulheres que desejam esterilização. Em alguns casos, essa é uma opção necessária quando há sangramento profuso incontrolável. As opções que preservam a fertilidade incluem MTX sistêmico ou por injeção local, isoladamente ou em combinação com cirurgia conservadora (Birch Petersen, 2016; Cheung, 2015). Os procedimentos cirúrgicos incluem curetagem por aspiração guiada visualmente, remoção histeroscópica ou excisão ístmica feita por via abdominal ou vaginal. Eles são feitos de forma isolada ou com MTX adjunto (Jurkovic, 2016; Li, 2014a; Wang, 2014; Yang, 2009). Em geral, a embolização da artéria uterina (EAU) é realizada antes do procedimento para reduzir o risco de hemorragia (Zhang, 2012; Zhuang, 2009). A colocação de um cateter balão de Foley pode ser outra opção para o sangramento associado ao procedimento (Timor-Tritsch, 2015a).

Após o tratamento conservador, as gestações subsequentes têm bons resultados, mas há o risco de placenta acreta e de GCC recorrente (Gao, 2016; Wang, 2015). As malformações arteriovenosas uterinas são uma complicação possível no longo prazo (Timor-Tritsch, 2015b).

GRAVIDEZ CERVICAL

■ Diagnóstico

Esta rara gestação ectópica é definida pela presença de glândulas cervicais detectáveis ao exame histológico em oposição ao sítio de implantação placentária e pela demonstração de parte ou de toda a placenta localizada abaixo da entrada dos vasos uterinos ou abaixo da reflexão peritoneal na superfície uterina anterior. Em um caso típico, a endocérvice é invadida pelo trofoblasto, e o desenvolvimento da gravidez prossegue na parede cervical fibrosa. Os riscos predisponentes incluem TRA e curetagem uterina prévia (Ginsburg, 1994; Jeng, 2007).

Sangramento vaginal indolor é relatado em 90% das mulheres com gravidez cervical – um terço delas sofrem hemorragia profusa (Ushakov, 1997). À medida que a gravidez progride, pode tornar-se evidente um colo distendido de paredes finas com um orifício externo parcialmente dilatado. Acima da massa cervical, pode ser palpado o fundo uterino ligeiramente aumentado. O diagnóstico de gravidez cervical baseia-se no exame especular, na palpação e na USTV. O exame ultrassonográfico demonstra achados típicos de uma gestação cervical, os quais estão ilustrados na Figura 19-10. A RM e a ultrassonografia 3D também são usadas para confirmar o diagnóstico (Jung, 2001; Sherer, 2008).

■ Manejo

A gravidez cervical pode ser tratada por intervenções farmacológicas ou cirúrgicas. O manejo conservador visa minimizar a hemorragia, resolver a gestação e preservar a fertilidade. Em muitos centros, inclusive o nosso, o MTX tornou-se a primeira opção de tratamento para gestantes estáveis, e os protocolos de tratamento são os mesmos descritos na Tabela 19-1 (Verma, 2011; Zakaria, 2011). O fármaco também foi injetado diretamente no saco gestacional, como abordagem única ou com administração de doses sistêmicas (Jeng, 2007; Murji, 2015). Outros autores descreveram a infusão de MTX em combinação com EAU – "quimioembolização" (Xiaolin, 2010).

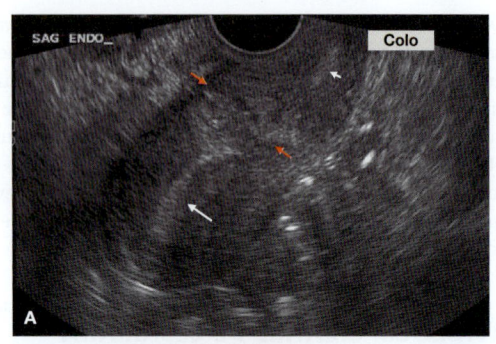

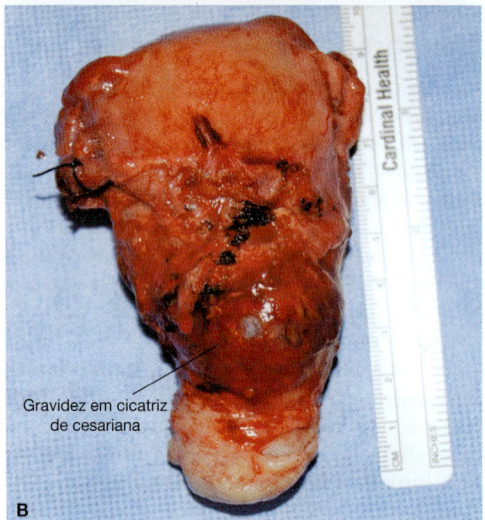

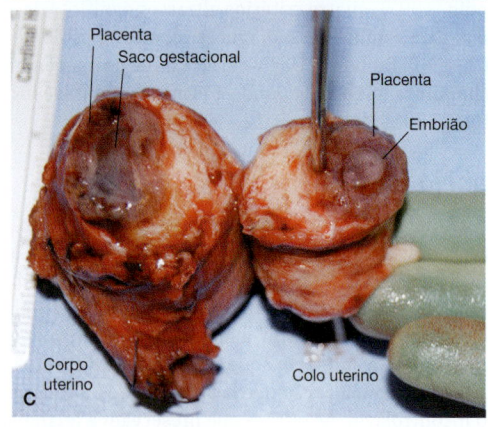

FIGURA 19-9 Gravidez em cicatriz de cesariana. **A.** Ultrassonografia transvaginal de um útero com gravidez em cicatriz de cesariana no plano sagital. A cavidade uterina vazia é demonstrada por uma faixa endometrial hiperecoica brilhante (*seta branca longa*). O canal cervical vazio também está demonstrado (*seta branca curta*). Por fim, uma massa intrauterina é vista na parte anterior do istmo uterino (*setas vermelhas*). O miométrio entre a bexiga e o saco gestacional está ausente ou mais fino (1 a 3 mm). Fotografia de Dr. Elysia Moschos. **B.** Espécime de histerectomia contendo uma gestação em cicatriz de cesariana. **C.** Esse mesmo espécime de histerectomia foi cortado transversalmente no nível do istmo uterino e através do saco gestacional. O corpo uterino localizava-se à esquerda, e o colo uterino, à direita. Uma sonda metálica foi colocada através do canal endocervical para mostrar o desenvolvimento excêntrico dessa gestação. Apenas uma fina camada de miométrio recobria a gravidez, que empurrava a parede uterina para frente. (Reproduzida, com permissão, de Gala RB: Ectopic pregnancy. In Hoffman BL, Schorge JO, Bradshaw KD, et al: Williams Gynecology, 3rd ed. New York, McGraw-Hill Education; 2016. Fotografia de Drs. Sunil Balgobin, Manisha Sharma e Rebecca Stone.)

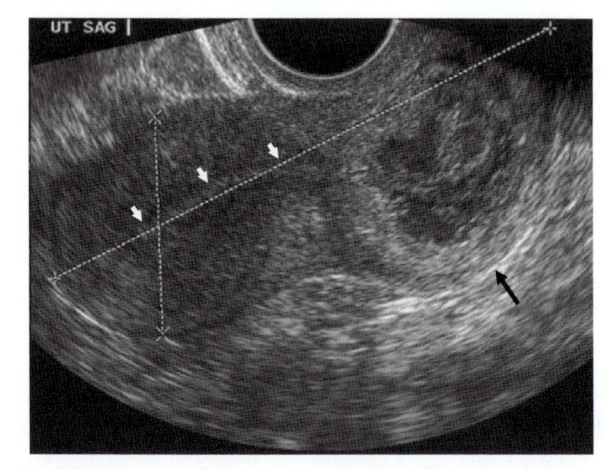

FIGURA 19-10 Gravidez cervical. Os achados à ultrassonografia transvaginal podem incluir: (1) útero em formato de ampulheta e canal cervical abaulado; (2) tecidos gestacionais no nível do colo uterino (*seta preta*); (3) tecidos gestacionais inexistentes dentro do útero (*setas brancas*); e (4) uma parte do canal endocervical aparecendo interposta entre a gravidez e o canal endometrial. (Usada com permissão de Dr. Elysia Moschos.)

Com os esquemas de MTX, a regressão e a preservação do útero são alcançadas com gestações < 12 semanas em 91% dos casos (Kung, 1997). Quanto à seleção de candidatas apropriadas, Hung e colaboradores (1996) observaram riscos mais altos de falha do tratamento com MTX sistêmico nas mulheres com idade gestacional > 9 semanas, níveis de β-hCG > 10.000 mUI/mL, comprimento cabeça-nádega > 10 mm e atividade cardíaca fetal detectável. Por essa razão, muitos induzem a morte fetal por injeção intracardíaca ou intratorácica de cloreto de potássio. Com o protocolo de MTX intramuscular em dose única, em geral, se utilizam doses entre 50 e 75 mg/m^2 × ASC. Para resolver a atividade cardíaca fetal detectável, pode-se acrescentar uma injeção intracardíaca fetal orientada por ultrassonografia de 2 mL (2 mEq/mL) de solução de cloreto de potássio (Verma, 2009). Song e colaboradores (2009) descreveram o tratamento de 50 casos e observaram que a regressão ultrassonográfica ocorria muito depois da regressão da β-hCG sérica.

Como medida adjuvante ao tratamento medicamentoso ou cirúrgico, a EAU foi descrita como intervenção quando há sangramento ou como medida preventiva pré-procedimento (Hirakawa, 2009; Zakaria, 2011). Também nos casos de hemorragia, pode-se introduzir por via intracervical um cateter de Foley 26F com balão de 30 mL, que depois é inflado para alcançar hemostasia por tamponamento vascular e para monitorar a drenagem uterina. O balão permanece inflado por 24 a 48 horas e é descomprimido gradativamente ao longo de alguns dias (Ushakov, 1997).

Embora o tratamento conservador seja possível em muitas mulheres com gravidez cervical, a curetagem por aspiração ou a histerectomia podem ser escolhidas. Além disso, a histerectomia pode ser necessária nos casos de sangramento não controlado pelos métodos conservadores. Em razão da proximidade entre os ureteres e o colo uterino abaulado, as taxas de lesão do trato urinário são preocupantes durante a histerectomia.

Quando a curetagem cervical é planejada, o sangramento intraoperatório pode ser atenuado pela EAU pré-operatória, por injeção intracervical de vasopressina ou ainda por cerclagem realizada no orifício cervical interno para comprimir os vasos nutrientes (Chen, 2015; Fylstra, 2014; Wang, 2011). Além disso, os ramos cervicais da artéria uterina podem ser ligados com sucesso por aplicação vaginal de suturas cervicais hemostáticas nas superfícies laterais do colo uterino nas posições de 3 e 9 horas (Bianchi, 2011). Após a curetagem, um cateter de Foley com balão pode ser colocado para tamponar o sangramento, e seu manuseio foi descrito anteriormente. A curetagem por aspiração pode ser especialmente favorecida nos casos raros de gestação heterotópica composta de uma implantação cervical e uma gestação uterina desejada (Tsakos, 2015).

GRAVIDEZ ABDOMINAL

■ Diagnóstico

Esta rara gestação ectópica é definida como uma implantação na cavidade peritoneal excluindo as implantações tubárias, ovarianas ou intraligamentares. Embora um zigoto possa atravessar a tuba uterina e implantar-se primariamente na cavidade peritoneal, a maioria das gestações abdominais parece ocorrer depois de ruptura tubária precoce ou de um abortamento com reimplantação. Nos casos de gravidez extrauterina avançada, não é raro que a placenta ainda permaneça ao menos parcialmente aderida ao útero ou aos anexos.

O diagnóstico pode ser difícil. Primeiro, a paciente pode ser assintomática ou ter sintomas vagos. Nos casos típicos, os exames laboratoriais não são informativos, embora os níveis maternos de α-fetoproteína possam estar elevados. Clinicamente, as localizações fetais anormais podem ser palpadas ou o colo uterino está deslocado (Zeck, 2007). À ultrassonografia, o diagnóstico costuma passar despercebido (Costa, 1991). Oligoidrâmnio é comum, embora inespecífico. Outros indícios incluem feto separado do útero ou em posição excêntrica dentro da pelve; inexistência de miométrio entre o feto e a parede abdominal anterior ou a bexiga materna; tecidos placentários extrauterinos; ou alças intestinais circundando o saco gestacional (Allibone, 1981; Chukus, 2015). Se for necessário mais informações, a RM pode ajudar a confirmar o diagnóstico e fornecer o máximo de informações sobre a implantação placentária (Bertrand, 2009; Mittal, 2012).

■ Manejo

O tratamento de uma gravidez abdominal depende da idade gestacional ao diagnóstico. O tratamento conservador acarreta riscos maternos de hemorragia súbita e perigosa. Além disso, Stevens (1993) relatou malformações e deformações fetais em 20% dos casos. Assim, acreditamos que a interrupção da gravidez em geral está indicada quando o diagnóstico é estabelecido. Certamente, antes de 24 semanas o tratamento conservador raramente se justifica. Apesar disso, alguns autores recomendaram aguardar até que o feto seja viável, com monitoração cuidadosa (Kim, 2013; Marcellin, 2014).

Após a avaliação da implantação placentária, as várias opções para controle da hemorragia intraoperatória são as mesmas usadas para a síndrome da placenta acreta (Cap. 41, p. 792). Os principais objetivos cirúrgicos são a retirada do feto e a avaliação minuciosa da implantação placentária sem provocar hemorragia. A exploração desnecessária deve ser evitada, pois a anatomia em geral está distorcida e as áreas circundantes são extremamente vascularizadas. É importante salientar que a remoção da placenta pode provocar hemorragia torrencial, pois o mecanismo hemostático normal de contração miometrial para contrair os vasos sanguíneos hipertrofiados está ausente. Se for óbvio que a placenta pode ser removida com segurança ou se já estiver ocorrendo hemorragia no local de implantação, a remoção deverá começar imediatamente. Quando possível, os vasos sanguíneos que irrigam a placenta devem ser ligados em primeiro lugar.

Alguns autores aconselham deixar a placenta no local como o menor de dois males. Essa conduta reduz a probabilidade de hemorragia potencialmente fatal imediata, porém com sequelas de longo prazo. Quando é deixada na cavidade abdominal, em geral a placenta é infectada, com formação subsequente de abscessos, aderências, obstrução intestinal ou ureteral e deiscência da parede (Bergstrom, 1998; Martin, 1988). Em muitos desses casos, a remoção cirúrgica torna-se inevitável. Se a placenta é deixada no local, a sua involução pode ser monitorada por ultrassonografia e níveis séricos de β-hCG (France, 1980; Martin, 1990). A ultrassonografia com Doppler colorido pode ser usada para determinar as alterações do fluxo sanguíneo. Em alguns casos, e dependendo de seu tamanho, a função placentária diminui rapidamente e a placenta é reabsorvida. Contudo, a reabsorção da placenta pode demorar anos (Roberts, 2005; Valenzano, 2003).

Quando a placenta é deixada no local, o uso pós-operatório de MTX é controverso. Esse fármaco foi recomendado para acelerar a involução, mas alguns estudos relataram que ele acarreta destruição placentária acelerada com acúmulo de tecido necrótico e infecção com formação de abscesso (Rahman,

1982). É difícil imaginar um papel protetor para um antimetabólito atuando em um órgão senescente (Worley, 2008).

GRAVIDEZ OVARIANA

A implantação ectópica do ovo fecundado no ovário é rara, e seu diagnóstico é firmado quando quatro critérios clínicos são preenchidos. Esses critérios foram delineados por Spiegelberg (1878): (1) a tuba uterina ipsilateral está intacta e separada do ovário; (2) a gestação ectópica ocupa o ovário; (3) a gestação ectópica está conectada ao útero pelo ligamento útero-ovárico; e (4) os tecidos ovarianos podem ser demonstrados ao exame histológico cercados por tecidos placentários. Os fatores de risco são semelhantes aos das gestações tubárias, mas a falha da TRA ou do DIU parece estar desproporcionalmente associada (Zhu, 2014). As queixas e os sinais iniciais refletem uma gestação ectópica tubária. Embora o ovário possa acomodar mais facilmente a gravidez em expansão que a tuba uterina, a ruptura em um estágio mais precoce é a consequência habitual (Melcer, 2016).

A utilização da USTV possibilita um diagnóstico mais frequente de gestações ovarianas não rompidas. Ao exame ultrassonográfico, uma área anecoica interna está circundada por um halo ecogênico largo que, por sua vez, está circundado pelo córtex ovariano (Comstock, 2005). Em sua revisão de 49 casos, Choi e colaboradores (2011) observaram que o diagnóstico pode não ser estabelecido antes da intervenção cirúrgica, pois muitos casos são tratados como gestação ectópica tubária. Além disso, durante a cirurgia, pode-se considerar que uma gestação ovariana em fase inicial é um corpo lúteo hemorrágico.

As condutas com base em evidências estão fundamentadas principalmente em relatos de casos (Hassan, 2012; Scutiero, 2012). O manejo clássico para as gestações ovarianas é cirúrgico. Lesões pequenas podem ser tratadas com ressecção cuneiforme do ovário ou cistectomia, enquanto as lesões maiores requerem ooforectomia (Elwell, 2015; Melcer, 2015). Com tratamento cirúrgico conservador, os níveis de β-hCG devem ser monitorados para excluir persistência do trofoblasto.

OUTROS LOCAIS ECTÓPICOS

A gestação implantada em direção à mesossalpinge pode romper e ser expelida para dentro do espaço formado entre as pregas do ligamento largo e, a seguir, torna-se uma gravidez intraligamentar ou do ligamento largo. Fendas em cicatrizes de cesariana prévia podem servir como outro conduto (Rudra, 2013). Elas são raras, e as informações disponíveis provêm de relatos de casos. Os achados clínicos e o tratamento são semelhantes aos da gestação abdominal. Embora seja necessária laparotomia na maioria das vezes, alguns casos publicados relataram excisão laparoscópica de gestações pequenas em fase inicial (Apantaku, 2006; Cormio, 2006).

As implantações placentárias ectópicas em locais menos esperados foram descritas em relatos de casos e incluem omento, fígado e retroperitônio, entre outros (Brouard, 2015; Liang, 2014; Watrowski, 2015). Além disso, as implantações uterinas intramurais em outros locais além de cicatrizes de cesarianas foram demonstradas em mulheres que tinham sido submetidas a cirurgias uterinas prévias ou TRA, ou que tinham adenomiose (Memtsa, 2013; Wu, 2013). Embora a laparotomia seja preferida por alguns profissionais para tratar essas gestações ectópicas, a excisão laparoscópica por cirurgiões com as habilidades necessárias tem conquistado mais aceitação.

REFERÊNCIAS

Ackerman TE, Levi CS, Dashefsky SM, et al: Interstitial line: sonographic finding in interstitial (cornual) ectopic pregnancy. Radiology 189(1):83, 1993a

Ackerman TE, Levi CS, Lyons EA, et al: Decidual cyst: endovaginal sonographic sign of ectopic pregnancy. Radiology 189(3):727, 1993b

Alleyassin A, Khademi A, Aghahosseini M, et al: Comparison of success rates in the medical management of ectopic pregnancy with single-dose and multiple-dose administration of methotrexate: a prospective, randomized clinical trial. Fertil Steril 85(6):1661, 2006

Allibone GW, Fagan CJ, Porter SC: The sonographic features of intra-abdominal pregnancy. J Clin Ultrasound 9(7):383, 1981

Al-Sunaidi M, Tulandi T: Surgical treatment of ectopic pregnancy. Semin Reprod Med 25(2):117, 2007

American Academy of Pediatrics Committee on Drugs: Transfer of drugs and other chemicals into human milk. Pediatrics 108(3):776, 2001

American College of Obstetricians and Gynecologists: Prevention of Rh D alloimmunization. Practice Bulletin No. 181, August 2017

American College of Obstetricians and Gynecologists, American Institute of Ultrasound in Medicine: Ultrasoound in pregnancy. Practice Bulletin No. 175, December 2016

American Society for Reproductive Medicine: Medical treatment of ectopic pregnancy: a committee opinion. Fertil Steril 100(3):638, 2013

Apantaku O, Rana P, Inglis T: Broad ligament ectopic pregnancy following in-vitro fertilization in a patient with previous bilateral salpingectomy. J Obstet Gynaecol 26(5):474, 2006

Arleo EK, DeFilippis EM: Cornual, interstitial, and angular pregnancies: clarifying the terms and a review of the literature. Clin Imaging 38(6):763, 2014

Ash A, Smith A, Maxwell D: Caesarean scar pregnancy. BJOG 114:253, 2007

Barak S, Oettinger M, Perri A, et al: Frozen section examination of endometrial curettings in the diagnosis of ectopic pregnancy. Acta Obstet Gynecol Scand 84(1):43, 2005

Barnhart K, Mennuti MT, Benjamin I, et al: Prompt diagnosis of ectopic pregnancy in an emergency department setting. Obstet Gynecol 84:1010, 1994

Barnhart KT, Gosman G, Ashby R, et al: The medical management of ectopic pregnancy: a meta-analysis comparing "single dose" and "multidose" regimens. Obstet Gynecol 101:778, 2003a

Barnhart KT, Gracia CR, Reindl B, et al: Usefulness of Pipelle endometrial biopsy in the diagnosis of women at risk for ectopic pregnancy. Am J Obstet Gynecol 188:906, 2003b

Barnhart KT, Rinaudo P, Hummel A, et al: Acute and chronic presentation of ectopic pregnancy may be two clinical entities. Fertil Steril 80:1345, 2003c

Barnhart KT, Sammel MD, Chung K, et al: Decline of serum hCG and spontaneous complete abortion: defining the normal curve. Obstet Gynecol 104:975, 2004a

Barnhart KT, Sammel MD, Rinaudo PF, et al: Symptomatic patients with an early viable intrauterine pregnancy: hCG curves redefined. Obstet Gynecol 104:50, 2004b

Bergstrom R, Mueller G, Yankowitz J: A case illustrating the continued dilemmas in treating abdominal pregnancy and a potential explanation for the high rate of postsurgical febrile morbidity. Gynecol Obstet Invest 46:268, 1998

Bertrand G, Le Ray C, Simard-Émond L, et al: Imaging in the management of abdominal pregnancy: a case report and review of the literature. J Obstet Gynaecol Can 31(1):57, 2009

Bhattacharya S, McLernon DJ, Lee AJ, et al: Reproductive outcomes following ectopic pregnancy: register-based retrospective cohort study. PLoS Med 9(6):e1001243, 2012

Bianchi P, Salvatori MM, Torcia F, et al: Cervical pregnancy. Fertil Steril 95(6):2123.e3, 2011

Birch Petersen K, Hoffmann E, Rifbjerg Larsen C, et al: Cesarean scar pregnancy: a systematic review of treatment studies. Fertil Steril 105(4):958, 2016

Bolaji II, Oktaba M, Mohee K, et al: An odyssey through salpingitis isthmica nodosa. Eur J Obstet Gynecol Reprod Biol 184:73, 2015

Boots CE, Hill MJ, Feinberg EC, et al: Methotrexate does not affect ovarian reserve or subsequent assisted reproductive technology outcomes. J Assist Reprod Genet 33(5):647, 2016

Bouyer J, Coste J, Fernandez H, et al: Sites of ectopic pregnancy: a 10 year population-based study of 1800 cases. Hum Reprod 17(12):3224, 2002

Branney SW, Wolfe RE, Moore EE, et al: Quantitative sensitivity of ultrasound in detecting free intraperitoneal fluid. J Trauma 40(6):1052, 1995

Brennan DF, Kwatra S, Kelly M, et al: Chronic ectopic pregnancy—two cases of acute rupture despite negative beta hCG. J Emerg Med 19(3):249, 2000

Briggs GG, Freeman RK (eds): Drugs in Pregnancy and Lactation. Philadelphia, Wolters Kluwer, 2015

Brouard KJ, Howard BR, Dyer RA: Hepatic pregnancy suspected at term and successful delivery of a live neonate with placental attachment to the right lobe of the liver. Obstet Gynecol 126(1):207, 2015

Butts SF, Guo W, Cary MS, et al: Predicting the decline in human chorionic gonadotropin in a resolving pregnancy of unknown location. Obstet Gynecol 122(2 Pt 1):33, 2013

Chen H, Yang S, Fu J, et al: Outcomes of bilateral uterine artery chemoembolization in combination with surgical evacuation or systemic methotrexate for cervical pregnancy. J Minim Invasive Gynecol 22(6):1029, 2015

Cheung VY: Local methotrexate injection as the first-line treatment for cesarean scar pregnancy: review of the literature. J Minim Invasive Gynecol 22(5):753, 2015

Choi HJ, Im KS, Jung HJ, et al: Clinical analysis of ovarian pregnancy: a report of 49 cases. Eur J Obstet Gynecol Reprod Biol 158(1):87, 2011

Chukus A, Tirada N, Restrepo R, et al: Uncommon implantation sites of ectopic pregnancy: thinking beyond the complex adnexal mass. Radiographics 35(3):946, 2015

Chung K, Chandavarkar U, Opper N, et al: Reevaluating the role of dilation and curettage in the diagnosis of pregnancy of unknown location. Fertil Steril 96(3):659, 2011

Chung K, Sammel MD, Coutifaris C, et al: Defining the rise of serum HCG in viable pregnancies achieved through use of IVF. Hum Reprod 21(3):823, 2006

Clayton HB, Schieve LA, Peterson HB, et al: Ectopic pregnancy risk with assisted reproductive technology procedures. Obstet Gynecol 107(3):595, 2006

Cohen A, Almog B, Satel A, et al: Laparoscopy versus laparotomy in the management of ectopic pregnancy with massive hemoperitoneum. Int J Gynaecol Obstet 123(2):139, 2013

Cohen A, Bibi G, Almog B, et al: Second-dose methotrexate in ectopic pregnancies: the role of beta human chorionic gonadotropin. Fertil Steril 102(6):1646, 2014a

Cohen A, Zakar L, Gil Y, et al: Methotrexate success rates in progressing ectopic pregnancies: a reappraisal. Am J Obstet Gynecol 211(2):128.e1, 2014b

Cole T, Corlett RC Jr: Chronic ectopic pregnancy. Obstet Gynecol 59(1):63, 1982

Comstock C, Huston K, Lee W: The ultra-sonographic appearance of ovarian ectopic pregnancies. Obstet Gynecol 105:42, 2005

Condous G, Okaro E, Khalid A, et al: The accuracy of transvaginal ultrasonography for the diagnosis of ectopic pregnancy prior to surgery. Hum Reprod 20(5):1404, 2005

Connolly A, Ryan DH, Stuebe AM, et al: Reevaluation of discriminatory and threshold levels for serum β-hCG in early pregnancy. Obstet Gynecol 121(1):65, 2013

Cormio G, Ceci O, Loverro G, et al: Spontaneous left broad ligament pregnancy after ipsilateral salpingo-oophorectomy. J Minim Invasive Gynecol 13(2):84, 2006

Costa SD, Presley J, Bastert G: Advanced abdominal pregnancy. Obstet Gynecol Surv 46:515, 1991

Creanga AA, Syverson C, Seed K et al: Pregnancy-related mortality in the United States, 2011–2013. Obstet Gynecol 130(2):366, 2017

Dashefsky SM, Lyons EA, Levi CS, et al: Suspected ectopic pregnancy: endovaginal and transvesical US. Radiology 169:181, 1988

Elwell KE, Sailors JL, Denson PK, et al: Unruptured second-trimester ovarian pregnancy. J Obstet Gynaecol Res 41(9):1483, 2015

Eze JN, Obuna JA, Ejikeme BN: Bilateral tubal ectopic pregnancies: a report of two cases. Ann Afr Med 11(2):112, 2012

Fernandez H, Capmas P, Lucot JP, et al: Fertility after ectopic pregnancy: the DEMETER randomized trial. Hum Reprod 28(5):1247, 2013

Fernandez H, Yves Vincent SCA, Pauthier S, et al: Randomized trial of conservative laparoscopic treatment and methotrexate administration in ectopic pregnancy and subsequent fertility. Hum Reprod 13:3239, 1998

Framarino-dei-Malatesta M, Piccioni MG, Derme M, et al: Transabdominal ultrasound-guided injection of methotrexate in the treatment of ectopic interstitial pregnancies. J Clin Ultrasound 42(9):522, 2014

France JT, Jackson P: Maternal plasma and urinary hormone levels during and after a successful abdominal pregnancy. BJOG 87:356, 1980

Fylstra DL: Cervical pregnancy: 13 cases treated with suction curettage and balloon tamponade. Am J Obstet Gynecol 210(6):581.e1, 2014

Gala RB: Ectopic pregnancy. In Hoffman BL, Schorge JO, Bradshaw KD, et al: Williams Gynecology, 3rd ed. New York, McGraw-Hill Education, 2016

Gao L, Huang Z, Zhang X, et al: Reproductive outcomes following cesarean scar pregnancy—a case series and review of the literature. Eur J Obstet Gynecol Reprod Biol 200:102, 2016

Ginsburg ES, Frates MC, Rein MS, et al: Early diagnosis and treatment of cervical pregnancy in an in vitro fertilization program. Fertil Steril 61:966, 1994

Glezerman M, Press F, Carpman M: Culdocentesis is an obsolete diagnostic tool in suspected ectopic pregnancy. Arch Gynecol Obstet 252:5, 1992

Godin PA, Bassil S, Donnez J: An ectopic pregnancy developing in a previous caesarian section scar. Fertil Steril 67:398, 1997

Goswami D, Agrawal N, Arora V: Twin tubal pregnancy: a large unruptured ectopic pregnancy. J Obstet Gynaecol Res 41(11):182, 2015

Greene DN, Grenache DG, Education Committee of the Academy of Clinical Laboratory Physicians and Scientist: Pathology consultation on human chorionic gonadotropin testing for pregnancy assessment. Am J Clin Pathol 144(6):830, 2015

Hajenius PJ, Engelsbel S, Mol BW, et al: Randomized trial of systemic methotrexate versus laparoscopic salpingostomy in tubal pregnancy. Lancet 350:774, 1997

Hajenius PJ, Mol BWJ, Ankum WM, et al: Clearance curves of serum human chorionic gonadotropin for the diagnosis of persistent trophoblast. Hum Reprod 10:683, 1995

Hammoud AO, Hammoud I, Bujold E, et al: The role of sonographic endometrial patterns and endometrial thickness in the differential diagnosis of ectopic pregnancy. Am J Obstet Gynecol 192:1370, 2005

Hassan S, Arora R, Bhatia K: Primary ovarian pregnancy: case report and review of literature. BMJ Case Rep Nov 21, 2012

Hill LM, Kislak S, Martin JG: Transvaginal sonographic detection of the pseudogestational sac associated with ectopic pregnancy. Obstet Gynecol 75(6):986, 1990

Hirakawa M, Tajima T, Yoshimitsu K, et al: Uterine artery embolization along with the administration of methotrexate for cervical ectopic pregnancy: technical and clinical outcomes. AJR Am J Roentgenol 192(6):1601, 2009

Hoffman BL, Corton MM: Surgeries for benign gynecologic conditions. In Hoffman BL, Schorge JO, Bradshaw KD, et al (eds): Williams Gynecology, 3rd ed. New York, McGraw-Hill Education, 2016

Hoover RN, Hyer M, Pfeiffer RM, et al: Adverse health outcomes in women exposed in utero to diethylstilbestrol. N Engl J Med 365(14):1304, 2011

Huang Q, Zhang M, Zhai RY: The use of contrast-enhanced magnetic resonance imaging to diagnose cesarean scar pregnancies. Int J Gynaecol Obstet 127(2):144, 2014

Hung TH, Jeng CJ, Yang YC, et al: Treatment of cervical pregnancy with methotrexate. Int J Gynaecol Obstet 53:243, 1996

Hyland A, Piazza KM, Hovey KM, et al: Associations of lifetime active and passive smoking with spontaneous abortion, stillbirth and tubal ectopic pregnancy: a cross-sectional analysis of historical data from the Women's Health Initiative. Tob Control 24(4):328, 2015

Jansen RP, Elliott PM: Angular intrauterine pregnancy. Obstet Gynecol 58(2):167, 1981

Jeng CJ, Ko ML, Shen J: Transvaginal ultrasound-guided treatment of cervical pregnancy. Obstet Gynecol 109:1076, 2007

Jermy K, Thomas J, Doo A, et al: The conservative management of interstitial pregnancy. BJOG 111:1283, 2004

Jung SE, Byun JY, Lee JM, et al: Characteristic MR findings of cervical pregnancy. J Magn Reson Imaging 13(6):918, 2001

Jurkovic D, Knez J, Appiah A, et al: Surgical treatment of Cesarean scar ectopic pregnancy: efficacy and safety of ultrasound-guided suction curettage. Ultrasound Obstet Gynecol 47(4):51, 2016

Kayatas S, Demirci O, Kumru P, et al: Predictive factors for failure of salpingostomy in ectopic pregnancy. J Obstet Gynaecol Res 40(2):453, 2014

Kim MJ, Bae JY, Seong WJ, et al: Sonographic diagnosis of a viable abdominal pregnancy with planned delivery after fetal lung maturation. J Clin Ultrasound 41(9):563, 2013

Kirk E, Condous G, Van Calster B, et al: A validation of the most commonly used protocol to predict the success of single-dose methotrexate in the treatment of ectopic pregnancy. Hum Reprod 22(3):858, 2007

Kooi S, Kock HC: A review of the literature on nonsurgical treatment in tubal pregnancy. Obstet Gynecol Surv 47:739, 1992

Krag Moeller LB, Moeller C, Thomsen SG, et al: Success and spontaneous pregnancy rates following systemic methotrexate versus laparoscopic surgery for tubal pregnancies: a randomized trial. Acta Obstet Gynecol Scand 88(12):1331, 2009

Kung FT, Chang SY, Tsai YC, et al: Subsequent reproduction and obstetric outcome after methotrexate treatment of cervical pregnancy: a review of original literature and international collaborative follow-up. Hum Reprod 12:591, 1997

Lau S, Tulandi T: Conservative medical and surgical management of interstitial ectopic pregnancy. Fertil Steril 72:207, 1999

Li JB, Kong LZ, Fan L, et al: Transvaginal surgical management of cesarean scar pregnancy: analysis of 49 cases from one tertiary care center. Eur J Obstet Gynecol Reprod Biol 182:102, 2014a

Li Y, Yang Y, He QZ, et al: Frozen section of uterine curetting in excluding the possibility of ectopic pregnancy—a clinicopathologic study of 715 cases. Clin Exp Obstet Gynecol 41(4):419, 2014b

Liang C, Li X, Zhao B, et al: Demonstration of the route of embryo migration in retroperitoneal ectopic pregnancy using contrast-enhanced computed tomography. J Obstet Gynaecol Res 40(3):849, 2014

Lipscomb GH, Bran D, McCord ML, et al: Analysis of three hundred fifteen ectopic pregnancies treated with single-dose methotrexate. Am J Obstet Gynecol 178:1354, 1998

Lipscomb GH, Givens VM, Meyer NL, et al: Comparison of multidose and single-dose methotrexate protocols for the treatment of ectopic pregnancy. Am J Obstet Gynecol 192:1844, 2005

Lipscomb GH, McCord ML, Stovall TG, et al: Predictors of success of methotrexate treatment in women with tubal ectopic pregnancies. N Engl J Med 341:1974, 1999a

Lipscomb GH, Puckett KJ, Bran D, et al: Management of separation pain after single-dose methotrexate therapy for ectopic pregnancy. Obstet Gynecol 93:590, 1999b

Lopez HB, Micheelsen U, Berendtsen H, et al: Ectopic pregnancy and its associated endometrial changes. Gynecol Obstet Invest 38(2):104, 1994

Lundorff P, Thorburn J, Hahlin M, et al: Laparoscopic surgery in ectopic pregnancy. A randomized trial versus laparotomy. Acta Obstet Gynecol Scand 70(4–5):343, 1991

Maheux-Lacroix S, Li F, Bujold E, et al: Cesarean scar pregnancies: a systematic review of treatment options. J Minim Invasive Gynecol 24(6):915, 2017

Marcellin L, Ménard S, Lamau MC, et al: Conservative management of an advanced abdominal pregnancy at 22 weeks. AJP Rep 4(1):55, 2014

Martin JN Jr, McCaul JF IV: Emergent management of abdominal pregnancy. Clin Obstet Gynecol 33:438, 1990

Martin JN Jr, Sessums JK, Martin RW, et al: Abdominal pregnancy: current concepts of management. Obstet Gynecol 71:549, 1988

Mavrelos D, Nicks H, Jamil A, et al: Efficacy and safety of a clinical protocol for expectant management of selected women diagnosed with a tubal ectopic pregnancy. Ultrasound Obstet Gynecol 42(1):102, 2013

Melcer Y, Maymon R, Vaknin Z, et al: Primary ovarian ectopic pregnancy: still a medical challenge. J Reprod Med 61(1–2):58, 2016

Melcer Y, Smorgick N, Vaknin Z, et al: Primary ovarian pregnancy: 43 years experience in a single institute and still a medical challenge. Isr Med Assoc J 17(11):687, 2015

Memtsa M, Jamil A, Sebire N, et al: Rarity revisited: diagnosis and management of intramural ectopic pregnancy. Ultrasound Obstet Gynecol 42(3):359, 2013

Menon S, Colins J, Barnhart KT: Establishing a human chorionic gonadotropin cutoff to guide methotrexate treatment of ectopic pregnancy: a systematic review. Fertil Steril 87(3):481, 2007

Mittal SK, Singh N, Verma AK, et al: Fetal MRI in the pre-operative diagnosis and assessment of secondary abdominal pregnancy: a rare sequela of a previous caesarean section. Diagn Interv Radiol 18(5):496, 2012

Moawad NS, Mahajan ST, Moniz MH, et al: Current diagnosis and treatment of interstitial pregnancy. Am J Obstet Gynecol 202(1):15, 2010

Mol BWJ, Lijmer JG, Ankum WM, et al: The accuracy of single serum progesterone measurement in the diagnosis of ectopic pregnancy: a meta-analysis. Hum Reprod 13:3220, 1998

Mol F, Strandell A, Jurkovic D, et al: The ESEP study: salpingostomy versus salpingectomy for tubal ectopic pregnancy; the impact on future fertility: a randomized controlled trial. BMC Womens Health 8:11, 2008

Mol F, van Mello NM, Strandell A, et al: Salpingotomy versus salpingectomy in women with tubal pregnancy (ESEP study): an open-label, multicentre, randomized controlled trial. Lancet 383(9927):1483, 2014

Moschos E, Sreenarasimhaiah S, Twickler DM: First-trimester diagnosis of cesarean scar ectopic pregnancy. J Clin Ultrasound 36(8):504, 2008a

Moschos E, Twickler DM: Endometrial thickness predicts intrauterine pregnancy in patients with pregnancy of unknown location. Ultrasound Obstet Gynecol 32(7):929, 2008b

Murji A, Garbedian K, Thomas J, et al: Conservative management of cervical ectopic pregnancy. J Obstet Gynaecol Can 37(11):1016, 2015

Murphy AA, Nager CW, Wujek JJ, et al: Operative laparoscopy versus laparotomy for the management of ectopic pregnancy: a prospective trial. Fertil Steril 57(6):1180, 1992

Nadim B, Infante F, Lu C, et al: The morphological ultrasound types known as 'blob' and 'bagel' signs should be reclassified from probable to definite ectopic pregnancy. Ultrasound Obstet Gynecol February 13, 2017 [Epub ahead of print]

Nieuwkerk PT, Hajenius PJ, Ankum WM, et al: Systemic methotrexate therapy versus laparoscopic salpingostomy in patients with tubal pregnancy. Part I. Impact on patients' health-related quality of life. Fertil Steril 70:511, 1998

Nowak-Markwitz E, Michalak M, Olejnik M, et al: Cutoff value of human chorionic gonadotropin in relation to the number of methotrexate cycles in the successful treatment of ectopic pregnancy. Fertil Steril 92(4):1203, 2009

Nurmohamed L, Moretti ME, Schechter T, et al: Outcome following high-dose methotrexate in pregnancies misdiagnosed as ectopic. Am J Obstet Gynecol 205(6):533.e1, 2011

Nyberg DA, Hughes MP, Mack LA, et al: Extrauterine findings of ectopic pregnancy of transvaginal US: importance of echogenic fluid. Radiology 178:823, 1991

Nyberg DA, Mack LA, Laing FC, et al: Distinguishing normal from abnormal gestational sac growth in early pregnancy. J Ultrasound Med 6(1):23, 1987

Osborn DA, Williams TR, Craig BM: Cesarean scar pregnancy: sonographic and magnetic resonance imaging findings, complications, and treatment. J Ultrasound Med 31(9):1449, 2012

Parker RA 3rd, Yano M, Tai AW, et al: MR imaging findings of ectopic pregnancy: a pictorial review. Radiographics 32(5):1445, 2012

Perkins KM, Boulet SL, Kissin DM, et al: Risk of ectopic pregnancy associated with assisted reproductive technology in the United States, 2001–2011. Obstet Gynecol 125(1):7, 2015

Perkins SL, Al-Ramahi M, Claman P: Comparison of serum progesterone as an indicator of pregnancy nonviability in spontaneously pregnant emergency room and infertility clinic patient populations. Fertil Steril 73:499, 2000

Pisarska MD, Carson SA, Buster JE: Ectopic pregnancy. Lancet 351:1115, 1998

Pouly JL, Mahnes H, Mage G, et al: Conservative laparoscopic treatment of 321 ectopic pregnancies. Fertil Steril 46:1093, 1986

Rabischong B, Larraín D, Pouly JL, et al: Predicting success of laparoscopic salpingostomy for ectopic pregnancy. Obstet Gynecol 116(3):701, 2010

Rahman MS, Al-Suleiman SA, Rahman J, et al: Advanced abdominal pregnancy—observations in 10 cases. Obstet Gynecol 59:366, 1982

Reece EA, Petrie RH, Sirmans MF, et al: Combined intrauterine and extra uterine gestations: a review. Am J Obstet Gynecol 146(3):32, 1983

Ries A, Singson P, Bidus M, et al: Use of the endometrial Pipelle in the diagnosis of early abnormal gestations. Fertil Steril 74(3):593, 2000

Roberts RV, Dickinson JE, Leung Y, et al: Advanced abdominal pregnancy: still an occurrence in modern medicine. Aust N Z J Obstet Gynaecol 45(6):518, 2005

Rodgerson JD, Heegaard WG, Plummer D, et al: Emergency department right upper quadrant ultrasound is associated with a reduced time to diagnosis and treatment of ruptured ectopic pregnancies. Acad Emerg Med 8(4):331, 2001

Rose JS: Ultrasound in abdominal trauma. Emerg Med Clin North Am 22(3):581, 2004

Rotas MA, Haberman S, Levgur M: Cesarean scar ectopic pregnancies. Obstet Gynecol 107:1373, 2006

Rudra S, Gupta S, Taneja BK, et al: Full term broad ligament pregnancy through a Cesarean scar. Obstet Gynecol Sci 56(6):404, 2013

Sagiv R, Debby A, Sadan O, et al: Laparoscopic surgery for extrauterine pregnancy in hemodynamically unstable patients. J Am Assoc Gynecol Laparosc 8(4):529, 2001

Scutiero G, Di Gioia P, Spada A, et al: Primary ovarian pregnancy and its management. JSLS 16(3):492, 2012

Seeber BE, Sammel MD, Guo W, et al: Application of redefined human chorionic gonadotropin curves for the diagnosis of women at risk for ectopic pregnancy. Fertil Steril 86(2):454, 2006

Seifer DB: Persistent ectopic pregnancy: an argument for heightened vigilance and patient compliance. Fertil Steril 68:402, 1997

Seifer DB, Gutmann JN, Grant WD, et al: Comparison of persistent ectopic pregnancy after laparoscopic salpingostomy versus salpingostomy at laparotomy for ectopic pregnancy. Obstet Gynecol 81(3):378, 1993

Shaunik A, Kulp J, Appleby DH, et al: Utility of dilation and curettage in the diagnosis of pregnancy of unknown location. Am J Obstet Gynecol 204(2):130.e131, 2011

Sherer DM, Gorelick C, Dalloul M, et al: Three-dimensional sonographic findings of a cervical pregnancy. J Ultrasound Med 27(1):155, 2008

Silva C, Sammel MD, Zhou L, et al: Human chorionic gonadotropin profile for women with ectopic pregnancy. Obstet Gynecol 107:605, 2006

Song MJ, Moon MH, Kim JA, et al: Serial transvaginal sonographic findings of cervical ectopic pregnancy treated with high-dose methotrexate. J Ultrasound Med 28:55, 2009

Sowter MC, Farquhar CM, Petrie KJ, et al: A randomized trial comparing single dose systemic methotrexate and laparoscopic surgery for the treatment of unruptured tubal pregnancy. BJOG 108(2):192, 2001

Spandorfer SD, Sawin SW, Benjamin I, et al: Postoperative day 1 serum human chorionic gonadotropin level as a predictor of persistent ectopic pregnancy after conservative surgical management. Fertil Steril 68:430, 1997

Spiegelberg O: Zur Casuistic der Ovarialschwangerschaft. Arch Gynaekol 13:73, 1878

Stevens CA: Malformations and deformations in abdominal pregnancy. Am J Med Genet 47:1189, 1993

Stika CS: Methotrexate: the pharmacology behind medical treatment for ectopic pregnancy. Clin Obstet Gynecol 55(2):433, 2012

Stovall TG, Ling FW, Carson SA, et al: Serum progesterone and uterine curettage in differential diagnosis of ectopic pregnancy. Fertil Steril 57:456, 1992

Stovall TG, Ling FW, Cope BJ, et al: Preventing ruptured ectopic pregnancy with a single serum progesterone. Am J Obstet Gynecol 160:1425, 1989

Stovall TG, Ling FW, Gray LA, et al: Methotrexate treatment of unruptured ectopic pregnancy: a report of 100 cases. Obstet Gynecol 77(5):749, 1991

Stulberg DB, Cain LR, Dahlquist I, et al: Ectopic pregnancy rates and racial disparities in the Medicaid population, 2004–2008. Fertil Steril 102(6):1671, 2014

Svirsky R, Rozovski U, Vaknin Z, et al: The safety of conception occurring shortly after methotrexate treatment of an ectopic pregnancy. Reprod Toxicol 27(1):85, 2009

Tanaka Y, Mimura K, Kanagawa T, et al: Three-dimensional sonography in the differential diagnosis of interstitial, angular, and intrauterine pregnancies in a septate uterus. J Ultrasound Med 33(11):2031, 2014

Thompson M, Kho K: Minimally invasive surgery. In Hoffman BL, Schorge JO, Bradshaw KD, et al (eds): Williams Gynecology, 3rd ed. New York, McGraw-Hill Education, 2016

Timor-Tritsch IE, Cali G, Monteagudo A, et al: Foley balloon catheter to prevent or manage bleeding during treatment for cervical and cesarean scar pregnancy. Ultrasound Obstet Gynecol 46(1):118, 2015a

Timor-Tritsch IE, Khatib N, Monteagudo A, et al: Cesarean scar pregnancies: experience of 60 cases. J Ultrasound Med 34(4):601, 2015b

Timor-Tritsch IE, Monteagudo A, Cali G, et al: Cesarean scar pregnancy and early placenta accreta share common histology. Ultrasound Obstet Gynecol 43(4):383, 2014a

Timor-Tritsch IE, Monteagudo A, Cali G, et al: Cesarean scar pregnancy is a precursor of morbidly adherent placenta. Ultrasound Obstet Gynecol 44(3):346, 2014b

Timor-Tritsch IE, Monteagudo A, Cali G, et al: Easy sonographic differential diagnosis between intrauterine pregnancy and cesarean delivery scar pregnancy in the early first trimester. Am J Obstet Gynecol 215(2):225.e1, 2016

Timor-Tritsch IE, Monteagudo A, Matera C, et al: Sonographic evolution of cornual pregnancies treated without surgery. Obstet Gynecol 79(6):1044, 1992

Tsakos E, Tsagias N, Dafopoulos K: Suggested method for the management of heterotopic cervical pregnancy leading to term delivery of the intrauterine pregnancy: case report and literature review. J Minim Invasive Gynecol 22(5):896, 2015

Tulandi T, Al-Jaroudi D: Interstitial pregnancy: results generated from the Society of Reproductive Surgeons. Obstet Gynecol 103:47, 2004

Tulandi T, Guralnick M: Treatment of tubal ectopic pregnancy by salpingotomy with or without tubal suturing and salpingectomy. Fertil Steril 55:53, 1991

Uğur M, Turan C, Vicdan K, et al: Chronic ectopic pregnancy: a clinical analysis of 62 cases. Aust N Z J Obstet Gynaecol 36(2):186, 1996

Ushakov FB, Elchalal U, Aceman PJ, et al: Cervical pregnancy: past and future. Obstet Gynecol Surv 52:45, 1997

Uyar I, Yucel OU, Gezer C, et al: Effect of single-dose methotrexate on ovarian reserve in women with ectopic pregnancy. Fertil Steril 100(5):1310, 2013

Valenzano M, Nicoletti L, Odicino F, et al: Five-year follow-up of placental involution after abdominal pregnancy. J Clin Ultrasound 31(1):39, 2003

van Mello NM, Mol F, Verhoeve HR, et al: Methotrexate or expectant management in women with an ectopic pregnancy or pregnancy of unknown location and low serum hCG concentrations? A randomized comparison. Hum Reprod 28(1):60, 2013

Verhaegen J, Gallos ID, van Mello NM, et al: Accuracy of single progesterone test to predict early pregnancy outcome in women with pain or bleeding: meta-analysis of cohort studies. BMJ 345:e6077, 2012

Verma U, English D, Brookfield K: Conservative management of nontubal ectopic pregnancies. Fertil Steril 96(6):1391, 2011

Verma U, Goharkhay N: Conservative management of cervical ectopic pregnancy. Fertil Steril 91(3):671, 2009

Vermesh M, Graczykowski JW, Sauer MV: Reevaluation of the role of culdocentesis in the management of ectopic pregnancy. Am J Obstet Gynecol 162:411, 1990

Vermesh M, Silva PD, Rosen GF, et al: Management of unruptured ectopic gestation by linear salpingostomy: a prospective, randomized clinical trial of laparoscopy versus laparotomy. Obstet Gynecol 73(3 Pt 1):400, 1989

Vermesh M, Silva PD, Sauer MV, et al: Persistent tubal ectopic gestation: patterns of circulating beta-human chorionic gonadotropin and progesterone and management options. Fertil Steril 50:584, 1988

Wang G, Liu X, Bi F, et al: Evaluation of the efficacy of laparoscopic resection for the management of exogenous cesarean scar pregnancy. Fertil Steril 101(5):1501, 2014

Wang Q, Peng HL, He L, et al: Reproductive outcomes after previous cesarean scar pregnancy: Follow up of 189 women. Taiwan J Obstet Gynecol 54(5):551, 2015

Wang Y, Xu B, Dai S, et al: An efficient conservative treatment modality for cervical pregnancy: angiographic uterine artery embolization followed by immediate curettage. Am J Obstet Gynecol 204(1):31.e1, 2011

Watrowski R, Lange A, Möckel J: Primary omental pregnancy with secondary implantation into posterior cul-de-sac: laparoscopic treatment using hemostatic matrix. J Minim Invasive Gynecol 22(3):501, 2015

Westrom L, Joesoef R, Reynolds G, et al: Pelvic inflammatory disease and fertility: a cohort study of 1,844 women with laparoscopically verified disease and 657 control women with normal laparoscopic results. Sex Transm Dis 19(4):185, 1992

Worley KC, Hnat MD, Cunningham FG: Advanced extrauterine pregnancy: diagnostic and therapeutic challenges. Am J Obstet Gynecol 198:297e1, 2008

Wu PJ, Han CM, Wang CJ, et al: Early detection and minimally invasive management of intramural pregnancy. J Minim Invasive Gynecol 20(1):123, 2013

Xiaolin Z, Ling L, Chengxin Y, et al: Transcatheter intraarterial methotrexate infusion combined with selective uterine artery embolization as a treatment option for cervical pregnancy. J Vasc Interv Radiol 21(6):836, 2010

Yang Q, Piao S, Wang G, et al: Hysteroscopic surgery of ectopic pregnancy in the cesarean section scar. J Minim Invasive Gynecol 16(4):432, 2009

Zakaria MA, Abdallah ME, Shavell VI, et al: Conservative management of cervical ectopic pregnancy: utility of uterine artery embolization. Fertil Steril 95(3):872, 2011

Zeck W, Kelters I, Winter R, et al: Lessons learned from four advanced abdominal pregnancies at an East African Health Center. J Perinat Med 35(4):278, 2007

Zee J, Sammel MD, Chung K, et al: Ectopic pregnancy prediction in women with a pregnancy of unknown location: data beyond 48 h are necessary. Hum Reprod 29(3):441, 2014

Zhang B, Jiang ZB, Huang MS, et al: Uterine artery embolization combined with methotrexate in the treatment of cesarean scar pregnancy: results of a case series and review of the literature. J Vasc Interv Radiol 23(12):1582, 2012

Zhu Q, Li C, Zhao WH, et al: Risk factors and clinical features of ovarian pregnancy: a case-control study. BMJ Open 4(12):e006447, 2014

Zhuang Y, Huang L: Uterine artery embolization compared with methotrexate for the management of pregnancy implanted within a cesarean scar. Am J Obstet Gynecol 201(2):152.e1, 2009

Zuo X, Shen A, Chen M: Successful management of unruptured interstitial pregnancy in 17 consecutive cases by using laparoscopic surgery. Aust N Z J Obstet Gynaecol 52(4):387, 2012

CAPÍTULO 20

Doença trofoblástica gestacional

MOLA HIDATIDIFORME 388
PATOGÊNESE 389
DIAGNÓSTICO 391
MANEJO 392
NEOPLASIA TROFOBLÁSTICA GESTACIONAL 393
DIAGNÓSTICO, ESTADIAMENTO E
ESCORE PROGNÓSTICO 394
CLASSIFICAÇÃO HISTOLÓGICA 394
TRATAMENTO 395
GRAVIDEZ SUBSEQUENTE 396

...as extremidades terminais das vilosidades coriônicas são convertidas em vesículas transparentes com conteúdo translúcido e viscoso. Tal conteúdo varia em tamanho, desde corpos minúsculos com diâmetro de poucos milímetros até estruturas císticas do tamanho de avelãs, pendendo em aglomerados a partir das hastes vilosas, as quais estão conectadas por finos pedículos, dando à superfície externa do córion um aspecto de cacho de uvas.

— J. Whitridge Williams (1903)

Doença trofoblástica gestacional (DTG) é o termo usado para descrever um grupo de tumores que se caracterizam por proliferação trofoblástica anormal. O trofoblasto produz gonadotrofina coriônica humana (hCG, de *human chorionic gonadotropin*) e, desse modo, a determinação dos níveis desse hormônio peptídico no soro é essencial para o diagnóstico, tratamento e monitoração da DTG. Histologicamente, a DTG é dividida em *molas hidatidiformes*, que se caracterizam pela presença de vilosidades, e neoplasias malignas trofoblásticas não molares, que não contêm vilosidades.

As molas hidatidiformes são placentas imaturas excessivamente edemaciadas (Benirschke, 2012) e incluem a *mola hidatidiforme completa* e a *mola hidatidiforme parcial* benignas e a *mola invasiva* maligna. Esta última doença é considerada maligna porque causa penetração acentuada e destruição do miométrio, além de ter capacidade de produzir metástases.

As neoplasias trofoblásticas não molares incluem coriocarcinoma, tumor trofoblástico do sítio placentário e tumor trofoblástico epitelioide. Essas três apresentações são diferenciadas pelo tipo de trofoblasto que contêm.

As formas malignas da DTG são chamadas *neoplasia trofoblástica gestacional (NTG)* e incluem mola invasiva, coriocarcinoma, tumor trofoblástico do sítio placentário e tumor trofoblástico epitelioide. Outros termos usados para descrever NTG são *doença trofoblástica gestacional maligna* e *doença trofoblástica gestacional persistente*. Essas neoplasias malignas desenvolvem-se ao longo de semanas ou anos depois de qualquer tipo de gravidez, mas frequentemente ocorrem depois de uma mola hidatidiforme.

Cada um dos tipos malignos de NTG pode ser diferenciado histologicamente e varia quanto à sua tendência de invadir e produzir metástases. Contudo, a confirmação histológica geralmente não é possível. Assim, a determinação dos níveis séricos de hCG juntamente com os achados clínicos – em vez do exame histológico – são usados para diagnosticar e tratar essas neoplasias. Por essa razão, a NTG em geral é diagnosticada e tratada de maneira eficaz como um grupo de doenças.

No passado, esses tumores metastáticos estavam associados a taxas de mortalidade extremamente altas. Porém, com a quimioterapia, a maioria dos tumores atualmente tem altas taxas de cura. Nos casos típicos, a NTG em estágio inicial é curada por quimioterapia com um único fármaco, enquanto a doença em estágios mais avançados em geral responde à poliquimioterapia (Ngan, 2015).

MOLA HIDATIDIFORME

Os achados histológicos clássicos da gestação molar incluem proliferação trofoblástica e edema do estroma viloso (Fig. 20-1). O grau das alterações histológicas, as diferenças de cariótipo e a

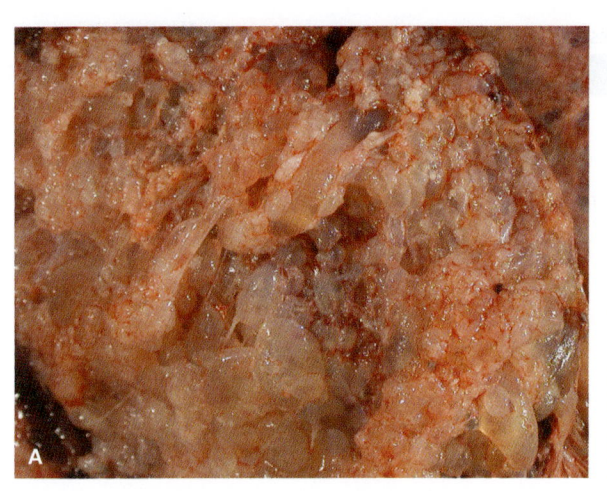

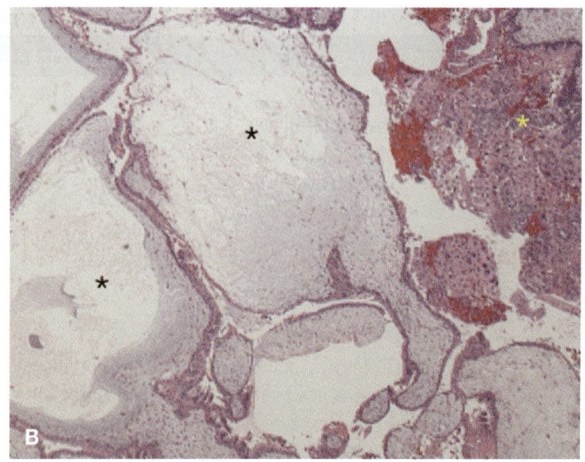

FIGURA 20-1 Mola hidatidiforme completa. **A.** Espécime macroscópico com vesículas típicas em tamanhos variados. (Usada com permissão de Dr. Brian Levenson.) **B.** Fotomicrografia de pouca ampliação demonstrando edema generalizado e formação de cisternas (*asteriscos pretos*) dentro das vilosidades avasculares. A hiperplasia trofoblástica esparsa está assinalada por um asterisco amarelo à direita. (Usada com permissão de Dr. Erika Fong.)

presença ou ausência de elementos embrionários são usados para classificar as lesões como *molas parciais* ou *completas*. Essas duas formas também variam quanto aos riscos associados de desenvolvimento de comorbidades clínicas e NTG pós-evacuação. Entre essas duas, a NTG costuma ocorrer depois da extração de uma mola hidatidiforme completa.

Uma mola completa tem vilosidades coriônicas anormais que, ao exame macroscópico, parecem uma massa de vesículas translúcidas. As vesículas variam quanto às dimensões e, em geral, pendem em cachos a partir de pedículos finos. Por outro lado, uma gravidez molar parcial tem alterações hidatidiformes focais e menos avançadas e contém algum tecido fetal. Esses dois tipos de mola em geral preenchem a cavidade uterina, mas raramente causam gestação ectópica tubária ou de outros tipos (Hassadia, 2012; Sebire, 2005).

■ Epidemiologia e fatores de risco

Existe predisposição étnica associada às molas hidatidiformes, que são mais prevalentes nas populações asiáticas, hispânicas e nativo-americanas (Drake, 2006; Lee, 2011; Smith, 2006). Nos Estados Unidos e na Europa, a incidência tem se mantido relativamente estável em 1 a 2 por 1.000 nascimentos (Eysbouts, 2016; Lee, 2011).

Os fatores de risco mais fortes são idade e história pregressa de mola hidatidiforme. Mulheres nos dois extremos faixa etária reprodutiva são mais suscetíveis. Em termos mais específicos, as adolescentes e as mulheres de 36 a 40 anos apresentam risco duas vezes maior, enquanto as mulheres com mais de 40 anos têm risco quase 10 vezes maior (Altman, 2008; Sebire, 2002a). No caso de mola completa prévia, o risco de outra mola é de 0,9%, e no caso de mola parcial prévia, a taxa é de 0,3%. Após duas molas completas prévias, cerca de 20% das mulheres têm uma terceira mola (Eagles, 2015).

■ Patogênese

As gestações molares tipicamente surgem de fecundações cromossomicamente anormais (Fig. 20-2). Na maioria dos casos, as molas completas têm composição cromossômica diploide (Tab. 20-1). Em geral, as células são 46,XX e resultam de *androgênese*, ou seja, os dois conjuntos de cromossomos provêm do pai. Os cromossomos do ovo estão ausentes ou inativados. O ovo é fecundado por um espermatozoide haploide, que depois duplica seus próprios cromossomos após a meiose. Em casos menos comuns, o padrão cromossômico pode ser 46,XY ou 46,XX e resulta da fecundação por dois espermatozoides, isto é, *fecundação dispérmica* ou *dispermia* (Lawler, 1991; Lipata, 2010).

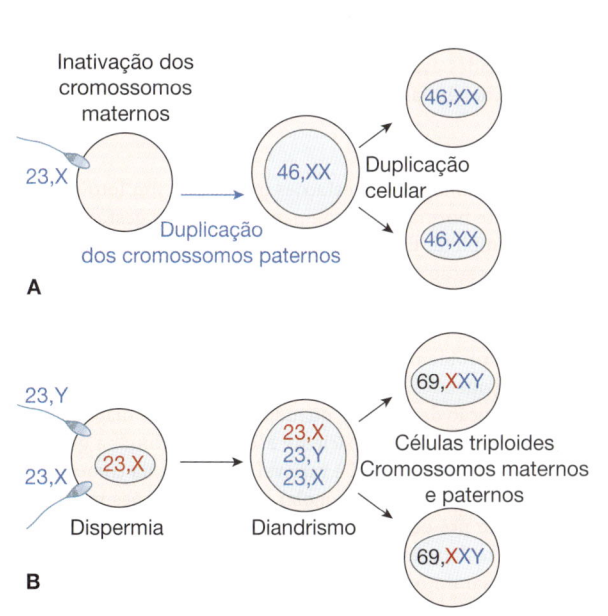

FIGURA 20-2 Patogênese típica das molas parciais e completas. **A.** Uma mola completa 46,XX pode formar-se quando um espermatozoide haploide 23,X penetra um ovo haploide 23,X cujos genes estão "inativados". Nesse caso, os cromossomos paternos duplicam-se para formar um complemento diploide 46,XX de origem unicamente paterna. **B.** Uma mola parcial pode formar-se quando dois espermatozoides – seja 23,X ou 23,Y – fecundam (dispermia) um ovo haploide 23,X cujos genes não foram inativados. O ovo fecundado resultante é triploide, com dois conjuntos cromossômicos doados pelo pai. Essa contribuição paterna é chamada diandrismo.

TABELA 20-1 Características das molas hidatidiformes parcial e completa

Característica	Mola parcial	Mola completa
Cariótipo[a]	69,XXX ou 69,XXY	46,XX
Apresentação clínica		
Diagnóstico preliminar	Aborto retido	Gestação molar
Tamanho uterino	Menor do que esperado	Maior do que esperado
Cistos tecaluteínicos	Raros	25-30% dos casos
Níveis iniciais de hCG	< 100.000 mUI/mL	> 100.000 mUI/mL
Complicações clínicas[b]	Raras	Incomuns
Taxa de NTG subsequente	1-5% dos casos	15-20% dos casos
Patologia		
Embrião-feto	Frequentemente presente	Ausente
Âmnio, eritrócitos fetais	Frequentemente presente	Ausente
Edema das vilosidades	Focal	Generalizado
Proliferação trofoblástica	Focal, leve a moderada	Leve a intensa
Atipia trofoblástica	Leve	Acentuada
Imuno-histoquímica p57^{KIP2}	Positiva	Negativa

[a] Cariótipos típicos.
[b] Estas incluem anemia, hipertireoidismo, hiperêmese gravídica, pré-eclâmpsia e infecção.
hCG, gonadotrofina coriônica humana; NTG, neoplasia trofoblástica gestacional.

Em geral, as molas parciais têm cariótipo triploide – 69,XXX ou 69,XXY – ou, menos frequentemente, 69,XYY. Estes são compostos por dois conjuntos haploides paternos de cromossomos fornecidos por dispermia e um conjunto haploide materno (ver Fig. 20-2B). Em casos menos frequentes, um ovo haploide semelhante pode ser fecundado por um espermatozoide 46,XY diploide não reduzido. Esses zigotos triploides permitem algum desenvolvimento embrionário, mas, por fim, esta é uma condição letal ao feto (Joergensen, 2014; Lakovschek, 2011). Os fetos que alcançam idades avançadas têm restrição grave do crescimento, anomalias congênitas múltiplas ou ambas.

Gestação gemelar

Raramente, em algumas gestações gemelares, um feto cromossomicamente normal está acompanhado de uma gestação molar diploide completa. É importante que esses casos sejam diferenciados da gestação molar parcial única com um feto anormal associado. A amniocentese e a cariotipagem fetal auxiliam na confirmação.

Vários problemas exclusivos da gestação complicam essas gestações gemelares. Além disso, muitas mulheres podem optar pela interrupção da gravidez quando o problema é diagnosticado precocemente. Quando a paciente escolhe continuar a gravidez, a sobrevida do feto normal é variável e depende da comorbidade associada pelo componente molar. As complicações mais preocupantes são pré-eclâmpsia e hemorragia, que frequentemente obrigam a realização de um parto prematuro. Wee e Jauniaux (2005) revisaram os desfechos de 174 mulheres, das quais 82 preferiram interromper a gravidez. Entre as 92 gestações restantes, 42% tiveram aborto espontâneo ou morte perinatal; cerca de 60% deram à luz bebês prematuros; e apenas 40% tiveram bebês a termo.

Outra preocupação relativa às pacientes que preferem manter a gestação é o risco de desenvolver NTG subsequente. Porém, a maioria dos dados não indica diferença significa entre as mulheres que continuaram ou terminaram sua gestação (Massardier, 2009; Sebire, 2002b). Depois do parto, a monitoração recomendada é igual a de qualquer tipo de gestação molar (p. 393).

■ Achados clínicos

A apresentação das mulheres com gravidez molar teve mudanças expressivas ao longo das últimas décadas, pois a assistência pré-natal é iniciada mais precocemente e a ultrassonografia é um exame disponível praticamente em qualquer serviço. Tipicamente, 1 a 2 meses de amenorreia precedem o diagnóstico. Por exemplo, em 194 mulheres com uma mola completa, a evacuação foi completada com uma idade gestacional média de 9 semanas, sendo de 12 semanas para 172 pacientes com uma mola parcial (Sun, 2015b). Por essa razão, em sua maioria, as gestações molares são detectadas antes que ocorram complicações (Kerkmeijer, 2009; Mangili, 2008).

Com o avanço da gestação, os sintomas tendem a se tornarem mais pronunciados nas gestações molares completas em comparação com as parciais (Niemann, 2007). As gestações molares não tratadas quase sempre causam sangramentos uterinos, que variam de manchas de sangue até hemorragia profusa. O sangramento pode prenunciar um abortamento molar espontâneo, mas, na maioria dos casos, tem evolução intermitente ao longo de semanas ou meses. Nos casos de molas mais avançadas com hemorragia uterina oculta significativa, há desenvolvimento de anemia ferropriva moderada. Náusea e vômitos podem ser queixas significativas. Entre os achados físicos, muitas mulheres têm crescimento uterino mais rápido que o esperado, e o útero aumentado é comparativamente mais macio. Os movimentos cardíacos fetais estão ausentes nas molas completas. Os ovários podem estar mais cheios e císticos devido a múltiplos cistos tecaluteínicos (Fig. 20-3), o que é mais comum na mola completa e provavelmente resulta de hiperestimulação ovariana por níveis excessivos de hCG. Como os cistos tecaluteínicos regridem depois da evacuação da gravidez, a conduta expectante é preferida. Algumas vezes, os cistos maiores podem sofrer torção, infarto e hemorragia. Entretanto, a ooforectomia

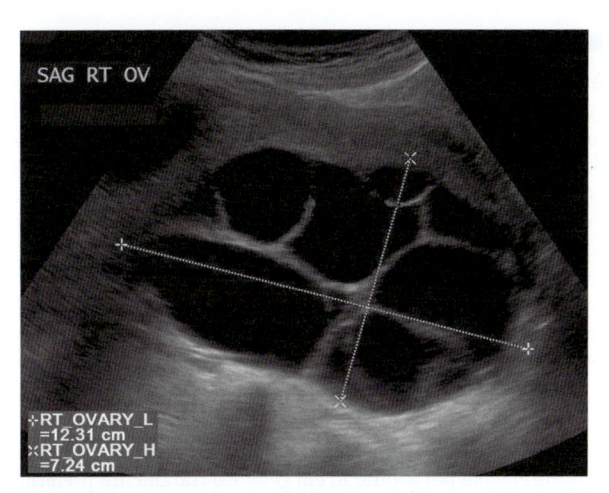

FIGURA 20-3 Imagem ultrassonográfica de um ovário com cistos tecaluteínicos em uma paciente com mola hidatidiforme.

■ Diagnóstico

Medições de β-hCG sérica

Inicialmente, a maioria das pacientes tem sangramento irregular, que quase sempre indica a realização de um teste de gravidez e ultrassonografia. Algumas mulheres apresentam-se com eliminação espontânea de tecido molar.

Com uma gestação molar completa, os níveis séricos de β-hCG em geral estão elevados acima do valor esperado para a idade gestacional. Com as molas mais avançadas, níveis na faixa dos milhões não são incomuns. É importante observar que esses valores altos podem levar a testes de gravidez *urinários* falso-negativos. Chamado de "efeito gancho", os níveis excessivos do hormônio β-hCG saturam em excesso o anticorpo-alvo do ensaio e criam leituras falsamente baixas (Cormano, 2016). Nesses casos, as medições dos níveis *séricos* de β-hCG com ou sem diluição da amostra esclarecem o dilema. Com uma mola parcial, os níveis de β-hCG também podem estar significativamente elevados, mas na maioria dos casos as concentrações estão nas faixas esperadas para a idade gestacional.

não é realizada a não ser que haja infarto extenso que persista depois da reversão da torção.

Os efeitos tireotróficos da hCG frequentemente aumentam os níveis séricos de tiroxina livre (T_4 livre) e reduzem as concentrações do hormônio tireoestimulante (TSH). Apesar disso, não é comum encontrar tireotoxicose clínica e, em nossa experiência, ela pode ser simulada por sangramento e sepse pelos produtos infectados. Além disso, os níveis séricos de T_4 livre normalizam rapidamente depois da evacuação uterina. Apesar disso, existem casos relatados de suposta "tempestade tireoidiana" (Kofinas, 2015).

Eclâmpsia e pré-eclâmpsia grave são relativamente comuns com as gestações molares avançadas. Entretanto, elas raramente são observadas hoje devido ao diagnóstico e tratamento precoces. Conforme descrito anteriormente, uma exceção é o caso de um feto normal acompanhado de uma mola completa. Na continuação das gestações gemelares, a pré-eclâmpsia grave frequentemente demanda parto pré-termo.

Ultrassonografia

Embora seja a base do diagnóstico da doença trofoblástica, nem todos os casos são confirmados no início. À ultrassonografia, uma mola completa aparece como uma massa uterina ecogênica com inúmeros espaços císticos anecoicos, mas sem um feto ou bolsa amniótica. O aspecto em geral é descrito como "tempestade de neve" (Fig. 20-4). Uma mola parcial tem elementos que incluem uma placenta policística espessa com um feto ou, no mínimo, algum tecido fetal. Porém, no início da gestação, essas alterações ultrassonográficas são detectadas em menos de 50% das pacientes com molas hidatidiformes. Na maior série de casos com mais de 1.000 pacientes com gestação molar, a sensibilidade e especificidade relatadas para a ultrassonografia foram de 44 e 74%, respectivamente (Fowler, 2006). O erro diagnóstico mais comum é de abortamento incompleto ou retido. Por vezes, a gravidez molar pode ser confundida com gestação múltipla ou leiomioma uterino com degeneração cística.

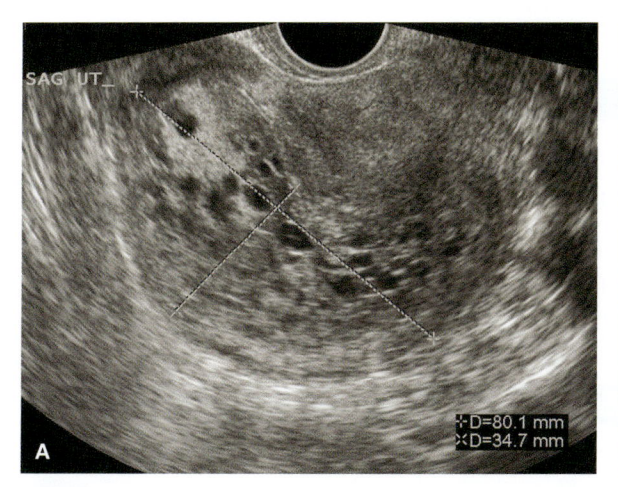

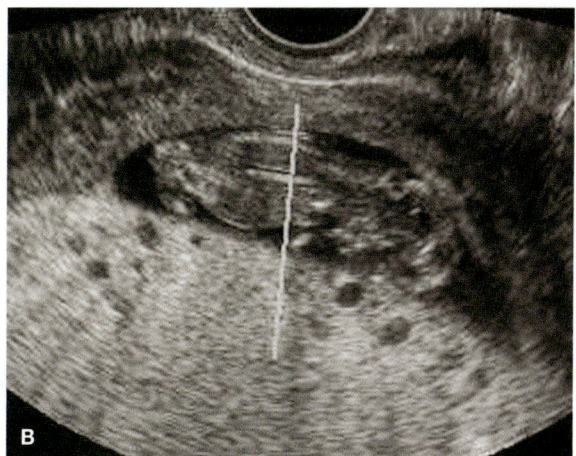

FIGURA 20-4 Ultrassonografia das molas hidatidiforme. **A.** Imagem sagital de um útero com mola hidatidiforme completa. O aspecto típico de "tempestade de neve" se deve a uma massa uterina ecogênica, marcada com o cursor (*caliper*), contendo vários espaços císticos anecoicos. É importante notar que o feto e a bolsa amniótica estão ausentes. **B.** Nesta imagem de uma mola hidatidiforme parcial, o feto é observado acima de uma placenta policística. (Usada com permissão de Dr. Elysia Moschos.)

Patologia

Após uma gestação molar, a monitoração para detectar neoplasia subsequente é crucial. Por essa razão, as molas devem ser diferenciadas de outros tipos de perda gestacional com degeneração placentária hidrópica, que podem simular as alterações vilosas das molas. A Tabela 20-1 descreve algumas características histológicas que permitem diferenciá-las.

Nas gestações com menos de 10 semanas, as alterações molares clássicas podem não ser evidentes porque as vilosidades nem sempre estão dilatadas e o estroma molar pode ainda não estar edemaciado e avascular. A avaliação histopatológica pode ser melhorada com a coloração imuno-histoquímica para a expressão de p57 e pela genotipagem molecular (Banet, 2014). A p57^{KIP2} é uma proteína nuclear cujo gene tem *imprinting* paterno e é expresso maternalmente, ou seja, o produto do gene é produzido apenas em tecidos que contêm um alelo materno. Como as molas completas contêm apenas genes paternos, a proteína p57^{KIP2} está ausente nas molas completas, e os tecidos não captam essa coloração (Merchant, 2005). Em contrapartida, essa proteína nuclear é fortemente expressada em placentas normais, em perdas gestacionais espontâneas com degeneração hidrópica e em molas hidatidiformes parciais (Castrillon, 2001). Assim, a imunocoloração para p57^{KIP2} é um meio efetivo de isolar a mola completa na lista de diagnósticos. Para a diferenciação entre mola parcial e aborto hidrópico não molar, ambos expressando p57, pode-se usar a genotipagem molecular, que determina a fonte parental dos alelos. Dessa forma, ela pode diferenciar entre um genoma diândrico diploide (mola completa), um genoma diândrico-monogínico triploide (mola parcial) ou diploidia biparental (aborto não molar).

■ Manejo

As mortes maternas causadas por gestações molares são raras em razão do diagnóstico precoce, da evacuação oportuna e da monitoração cuidadosa pós-evacuação para detectar NTG. A avaliação pré-operatória procura identificar complicações potenciais conhecidas, incluindo pré-eclâmpsia, hipertireoidismo, anemia, deficiências de eletrólitos associadas à hiperêmese e doença metastática (Tab. 20-2) (Lurain, 2010). A maioria recomenda radiografias do tórax e a tomografia computadorizada (TC) e a ressonância magnética (RM) não são realizadas rotineiramente, a menos que as radiografias torácicas demonstrem lesões pulmonares ou que haja indícios de outra doença extrauterina.

Interrupção da gestação molar

Independentemente do tamanho do útero, a evacuação molar com curetagem por aspiração em geral é o tratamento preferido. A dilatação cervical pré-operatória com um dilatador osmótico é recomendável quando o colo uterino está minimamente dilatado. O sangramento intraoperatório pode ser maior na gestação molar do que nas gestações com úteros de dimensões comparáveis contendo produtos não molares. Por essa razão, com as molas grandes, anestesia adequada, acesso intravenoso suficiente e suporte do banco de sangue são primordiais. O colo uterino é dilatado mecanicamente para permitir a introdução de uma cureta de aspiração maior, de preferência. Dependendo do tamanho uterino, é comum o uso de um diâmetro de 10 a 14 mm. À medida que a evacuação é iniciada, a ocitocina é infundida para reduzir o sangramento. A ultrassonografia intraoperatória é geralmente recomendada para ajudar a assegurar o esvaziamento completo da cavidade uterina. Depois da contração do miométrio, realiza-se uma curetagem completa e cuidadosa com uma cureta em alça

TABELA 20-2 Algumas considerações no manejo da mola hidatidiforme

Pré-operatório
Exames laboratoriais
Hemograma; níveis séricos de β-hCG, creatinina, eletrólitos e aminotransferases hepáticas
Níveis de TSH, T$_4$ livre
Tipagem sanguíneo e fator Rh; grupo e rastreamento, ou prova cruzada
Radiografias do tórax
Considerar dilatadores cervicais osmóticos
Intraoperatório
Cateter(es) intravenoso(s) de grande calibre
Anestesia regional ou geral
Ocitocina: 20 unidades em 1.000 mL de Ringer lactato para infusão contínua
Conforme a necessidade, pode-se acrescentar um ou mais dos outros agentes uterotônicos:
Metilergonovina: 0,2 mg = 1 mL = 1 ampola IM a cada 2 horas, conforme necessidade
Trometamina carboprosta (PGF$_{2α}$): 250 µg = 1 mL = 1 ampola IM a cada 15-90 minutos, conforme necessidade
Misoprostol (PGE$_1$): comprimidos de 200 mg para administração retal, 800-1.000 mg em dose única
Cânula de Karman – tamanho 10 ou 14 mm
Considerar equipamento de ultrassonografia
Pós-evacuação
Imunoglobulina anti-D se for Rh D-negativo
Iniciar método anticoncepcional eficaz[a]
Revisar o laudo da patologia
Níveis séricos de hCG: nas primeiras 48 horas depois da evacuação, depois semanalmente até que sejam indetectáveis e, por fim, mensalmente por 6 meses

[a]Os dispositivos intrauterinos não são apropriados durante a monitoração.
β-hCG, subunidade β da gonadotrofina coriônica humana; IM, intramuscular; PG, prostaglandina; T$_4$, tiroxina; TSH, hormônio tireoestimulante.

grande cortante (cureta de Sims). Quando o sangramento persiste apesar da evacuação uterina e da infusão de ocitocina, são administrados outros agentes uterotônicos (ver Tab. 20-2). Em casos raros, pode ser necessária a embolização das artérias pélvicas ou histerectomia (Tse, 2007). O Capítulo 41 (p. 755) descreve as hemorragias profusas e as técnicas cirúrgicas que podem ser úteis para o seu controle.

Algum volume de trofoblasto é transferido para o sistema venoso pélvico durante a evacuação molar (Hankins, 1987). Com as molas grandes, a quantidade de tecidos pode ser suficiente para causar insuficiência respiratória clinicamente detectável, edema pulmonar ou até mesmo embolia. Em nossas experiências iniciais com molas substanciais, essas apresentações e suas manifestações radiográficas desaparecem rapidamente sem tratamento específico. Contudo, casos fatais também foram descritos (Delmis, 2000). Em razão dessa transferência, existe preocupação de que os tecidos trofoblásticos se desenvolvam no parênquima pulmonar e causem doença persistente ou uma neoplasia maligna evidente. Felizmente, não há evidências de que esse problema seja significativo.

Depois da curetagem, a imunoglobulina anti-D deve ser administrada às mulheres Rh D-negativo, pois os tecidos fetais de uma mola parcial podem incluir hemácias com antígeno D (Cap. 15, p. 305). As pacientes com suposta mola completa são tratadas da mesma forma, pois o diagnóstico definitivo de mola parcial ou completa pode não ser confirmado antes do exame histológico dos produtos removidos.

Depois da evacuação, o prognóstico de longo prazo das mulheres com mola hidatiforme não melhora com quimioterapia profilática. Além disso, os efeitos tóxicos da quimioterapia – incluindo morte – podem ser significativos e, desse modo, essa abordagem não é recomendada como rotina (Gueye, 2014; Wang, 2017).

Além da curetagem por aspiração, outros métodos podem ser considerados em casos selecionados. A histerectomia com preservação dos ovários pode ser preferível para mulheres com molas completas que não pretendem ter filhos. Entre as mulheres de 40 a 49 anos, 30 a 50% desenvolvem NTG mais tarde, e a histerectomia reduz expressivamente esse risco (Bandy, 1984; Elias, 2010, 2012). Os cistos tecaluteínicos detectados à histerectomia não precisam ser removidos, pois regridem de modo espontâneo depois da interrupção da gravidez molar. A indução do trabalho de parto ou a histerectomia raramente são usadas para a evacuação de gestações molares nos Estados Unidos. É provável que ambas aumentem a perda sanguínea e, teoricamente, podem aumentar a incidência da doença trofoblástica persistente (American College of Obstetricians and Gynecologists, 2016; Tidy, 2000).

Monitoração pós-evacuação

A monitoração bioquímica cuidadosa para detectar neoplasia gestacional persistente deve ser realizada depois da evacuação de todas as molas hidatiformes. A monitoração é realizada com medições repetidas do nível sérico de β-hCG para detectar proliferação trofoblástica persistente ou recidivante. Sendo uma glicoproteína, a hCG mostra heterogeneidade estrutural e existe em diferentes isoformas. Assim, para o monitoramento, deve ser usado um ensaio de hCG que possa detectar todas as formas de hCG (Harvey, 2010; Ngan, 2015). Este é diferente daqueles testes usados como exame de detecção de gravidez de rotina (de Medeiros, 2009). O nível inicial de β-hCG é determinado dentro de 48 horas depois da evacuação. Esse nível serve como valor basal, que é comparado com as dosagens de β-hCG realizadas posteriormente a cada 1 a 2 semanas até que os níveis declinem progressivamente ou se tornem indetectáveis.

O tempo mediano para a regressão é de 7 semanas nos casos de mola parcial e de 9 semanas com as molas completas. Quando a β-hCG se tornar indetectável, esse estado deve ser confirmado por dosagens mensais por mais 6 meses (Lurain, 2010; Sebire, 2007). Ao mesmo tempo, um método contraceptivo confiável é obrigatório para evitar a confusão causada pela elevação dos níveis de β-hCG em consequência de uma nova gestação. Em geral, recomenda-se a contracepção hormonal combinada, o acetato de medroxiprogesterona em injeção de depósito ou o implante de progesterona (Dantas, 2017). Os dois últimos são particularmente úteis nas pacientes com baixa adesão ao tratamento. Os dispositivos intrauterinos não são usados até que os níveis de β-hCG estejam indetectáveis, em vista do risco de perfuração do útero se houver uma mola invasiva. Embora isso não seja recomendado, se uma mulher conceber durante o período de vigilância, as taxas de nascidos vivos e o risco de anomalias congênitas parecem ser iguais aos da população geral (Tuncer, 1999a,b). Após esses 6 meses, a monitoração é interrompida e a paciente pode engravidar novamente.

É importante salientar que, durante o período no qual os níveis de β-hCG são monitorados, concentrações crescentes ou estáveis exigem uma investigação diagnóstica para neoplasia trofoblástica. Se a paciente não estiver grávida, esses níveis indicam proliferação trofoblástica crescente, quase certamente maligna. Vários fatores predispõem uma paciente à neoplasia trofoblástica após a evacuação molar. O mais importante é que as molas completas têm incidência de 15 a 20% de sequelas malignas, em comparação com 1 a 5% depois das molas parciais. Surpreendentemente, com o diagnóstico e a evacuação muito mais precoces das gestações molares, o risco de neoplasia não diminuiu (Schorge, 2000; Sun, 2015a). Outros fatores de risco são idade materna avançada, níveis de β-hCG > 100.000 mUI/mL, dimensões uterinas maiores que o previsto para a idade gestacional, cistos tecaluteínicos > 6 cm e declínio lento dos níveis de β-hCG (Berkowitz, 2009; Kang, 2012; Wolfberg, 2005).

NEOPLASIA TROFOBLÁSTICA GESTACIONAL

Este grupo inclui mola invasiva, coriocarcinoma, tumor trofoblástico do sítio placentário e tumor trofoblástico epitelioide. Esses tumores quase sempre se desenvolvem com algum tipo de gravidez diagnosticada ou após ela. Metade dos casos ocorre depois de molas hidatiformes, um quarto após abortamento espontâneo ou gravidez tubária e o outro quarto após gestação pré-termo ou a termo (Goldstein, 2012). Embora esses quatro tipos de tumor sejam histologicamente diferentes, eles em geral são diagnosticados apenas com base nas elevações persistentes dos níveis séricos de β-hCG, pois comumente não se dispõe de tecidos para exame. Os critérios para o diagnóstico de NTG pós-molar são mostrados na Tabela 20-3.

■ Achados clínicos

Esses tumores placentários caracterizam-se clinicamente por sua invasão agressiva para dentro do miométrio e sua propensão a produzir metástases. O achado associado mais comumente às NTGs é sangramento irregular com subinvolução do útero. O sangramento pode ser contínuo ou intermitente, com hemorragia súbita e, em alguns casos, profusa. A perfuração do miométrio pelo crescimento trofoblástico pode causar hemorragia intraperitoneal. Em algumas pacientes, metástases do trato genital inferior são evidentes, enquanto em outras há apenas metástases a distância, sem qualquer traço de tumor uterino.

TABELA 20-3 Critérios para o diagnóstico de neoplasia trofoblástica gestacional

1. Nível sérico de β-hCG em platô (± 10%) em quatro medições durante um período de 3 semanas ou mais – dias 1, 7, 14 e 21
2. Elevação do nível sérico de β-hCG > 10% em três medições semanais consecutivas ou mais, no decorrer de um período de 2 semanas ou mais – dias 1, 7 e 14
3. Nível sérico de β-hCG permanece detectável por 6 meses ou mais.
4. Critérios histológicos de coriocarcinoma

β-hCG, subunidade β da gonadotrofina coriônica humana.

■ Diagnóstico, estadiamento e escore prognóstico

A consideração da possibilidade de NTG é o fator mais importante para seu diagnóstico. Sangramento persistente incomum depois de qualquer tipo de gestação deve levar à determinação imediata dos níveis séricos de β-hCG e à consideração da curetagem diagnóstica se os níveis estiverem elevados. O tamanho do útero é avaliado durante exame cuidadoso para detectar metástases do trato genital inferior, as quais em geral se evidenciam por massas vascularizadas azuladas (Cagayan, 2010). O diagnóstico tecidual não é necessário e, por essa razão, a biópsia é evitada e pode causar sangramento significativo.

Quando o diagnóstico estiver confirmado, além da dosagem do nível sérico basal de β-hCG e de um hemograma, a investigação de doença local e metástases inclui provas das funções hepática e renal, ultrassonografia transvaginal, TC ou radiografias do tórax e TC ou RM do cérebro e de abdome e pelve. Em casos menos frequentes, a tomografia por emissão de pósitrons (PET, de *positron emission tomography*) e a dosagem do nível de β-hCG no líquido cerebrospinal são usadas para detectar metástases (Lurain, 2011).

A NTG é estadiada clinicamente com base no sistema proposto pela Federação Internacional de Ginecologia e Obstetrícia (FIGO) (2009). O sistema inclui uma modificação do escore prognóstico da Organização Mundial da Saúde (OMS) (WHO, 1983), no qual escores de 0 a 4 são atribuídos a cada uma das categorias descritas na Tabela 20-4. As mulheres com escores da OMS de 0 a 6 são consideradas portadoras de doença de baixo risco, enquanto as pacientes com escores ≥ 7 são classificadas no grupo de alto risco.

■ Classificação histológica

Novamente, salientamos que o diagnóstico das neoplasias trofoblásticas em geral é determinado pelas elevações persistentes dos níveis séricos de β-hCG sem confirmação por exame tecidual. O estadiamento clínico é realizado sem levar em consideração as alterações histológicas, ainda que estejam disponíveis. Apesar disso, existem tipos histológicos distintos, que estão descritos a seguir.

Mola invasiva

Essas são as neoplasias trofoblásticas mais comuns após casos de molas hidatidiformes, e quase todas as molas invasivas originam-se de molas parciais ou completas. Antes conhecida como *corioadenoma destruens*, a mola invasiva caracteriza-se por invasão extensa dos tecidos pelo trofoblasto e por vilosidades inteiras. Ocorre uma profunda penetração no miométrio, por vezes com o envolvimento do peritônio, do paramétrio adjacente ou da cúpula vaginal. Embora sejam localmente agressivas, as molas invasivas têm menos tendência a produzir metástases.

TABELA 20-4 Sistema de estadiamento e escore diagnóstico da Federação Internacional de Ginecologia e Obstetrícia (FIGO) para neoplasia trofoblástica gestacional

Estadiamento anatômico	
Estágio I	Doença limitada ao útero
Estágio II	A NTG estende-se para fora do útero, mas está limitada às estruturas genitais (anexos, vagina, ligamento largo)
Estágio III	A NTG estende-se aos pulmões, com ou sem acometimento do trato genital
Estágio IV	Todos os outros sítios metastáticos

Sistema de escore prognóstico modificado da Organização Mundial da Saúde (OMS)[a]

Escores[b]	0	1	2	4
Idade (anos)	< 40	≥ 40	–	–
Gestação anterior	Mola	Aborto	A termo	–
Intervalo após a gestação índice (meses)	< 4	4-6	7-12	> 12
β-hCG sérica pré-tratamento (mUI/mL)	$< 10^3$	10^3 a 10^4	10^4 a 10^5	$\geq 10^5$
Maior tamanho tumoral (incluindo o útero)	< 3 cm	3-4 cm	≥ 5 cm	–
Local de metástases	–	Baço, rins	GI	Fígado, cérebro
Número de metástases	–	1-4	5-8	> 8
Fármacos quimioterápicos com falha anterior	–	–	1	≥ 2

[a]Adaptada pela FIGO.
[b]Risco baixo = escore da OMS de 0 a 6; risco alto = escore da OMS ≥ 7.
β-hCG, subunidade β da gonadotrofina coriônica humana; GI, gastrintestinal; NTG, neoplasia trofoblástica gestacional.
Adaptada, com permissão, de FIGO Committee on Gynecologic Oncology: Current FIGO staging for cancer of the vagina, fallopian tube, ovary, and gestational trophoblastic neoplasia, Int J Gynaecol Obstet 2009 Apr;105(1):3–4.

Coriocarcinoma gestacional

Este é o tipo de neoplasia trofoblástica mais comum depois de uma gestação a termo ou de um abortamento espontâneo, e apenas um terço dos casos desenvolve-se depois de uma gestação molar (Soper, 2006). O coriocarcinoma é formado por células reminiscentes do citotrofoblasto e do sinciciotrofoblasto primitivos, mas não contém vilosidades. Esse tumor de crescimento rápido invade o miométrio e os vasos sanguíneos de forma a causar hemorragia e necrose. O tumor miometrial pode espalhar-se externamente e tornar-se visível na superfície do útero como nódulos escuros e irregulares. As metástases em geral são precoces e disseminadas pela corrente sanguínea (Fig. 20-5). Os locais mais comuns das metástases são pulmões e vagina, mas o tumor pode chegar na vulva, nos rins, no cérebro, nos ovários e no intestino. O sangramento pode complicar essas metástases (Fatema, 2016; Wei, 2016; Zhang, 2017). Os coriocarcinomas em geral acompanham cistos tecaluteínicos no ovário.

Tumor trofoblástico do sítio placentário

Este raro tumor surge a partir de *trofoblastos intermediários* no sítio placentário. Esses tumores têm níveis séricos associados de β-hCG que podem ser apenas modestamente elevados. Porém, ele produzem formas variantes de hCG, e a identificação de uma proporção elevada de β-hCG livre é considerada diagnóstica.

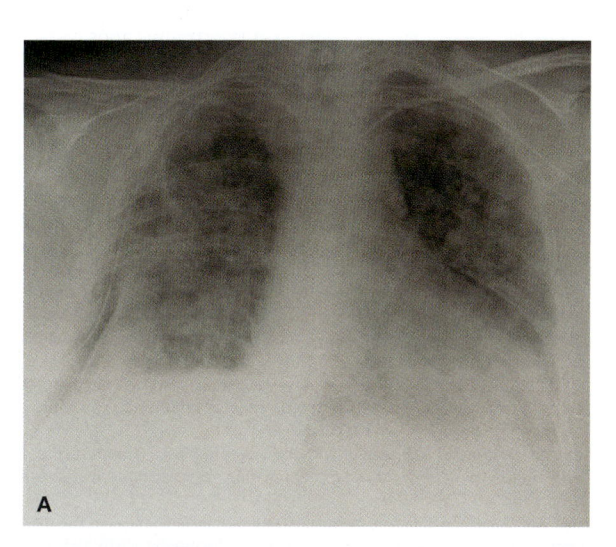

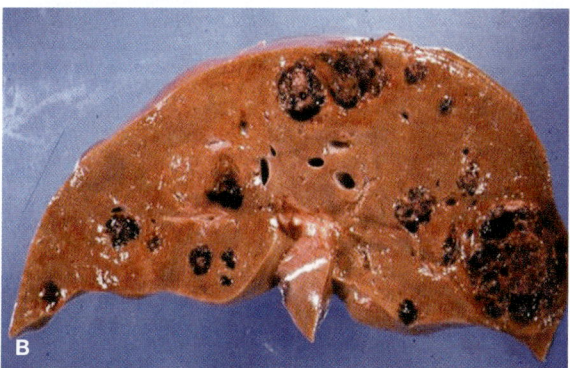

FIGURA 20-5 Coriocarcinoma metastático. **A.** A radiografia do tórax demonstrou lesões metastáticas generalizadas. **B.** Espécime de necrópsia com várias metástases hemorrágicas no fígado. (Usada com permissão de Dr. Michael Conner.)

O tratamento do tumor trofoblástico do sítio placentário por histerectomia é preferido, pois esses tumores localmente invasivos em geral são resistentes à quimioterapia (Baergen, 2006). Para as pacientes de alto risco no estágio I e para as mulheres em estágios mais avançados, também se administra poliquimioterapia adjuvante (Schmid, 2009).

Tumor trofoblástico epitelioide

Este tumor raro desenvolve-se a partir do trofoblasto intermediário do tipo coriônico. O útero é o principal local de envolvimento, e os achados típicos são sangramento e níveis baixos de hCG (Scott, 2012). O tratamento primário é a histerectomia, pois esse tumor é relativamente resistente à quimioterapia. A doença metastática é comum, e a quimioterapia combinada é utilizada (Davis, 2015).

■ Tratamento

As mulheres com NTG são tratadas preferencialmente por oncologistas, e há algumas evidências que sustentam o tratamento em centros especializados em NTG (Kohorn, 2014). O prognóstico é excelente com raras exceções, e as pacientes são rotineiramente curadas mesmo na presença de doença disseminada. A quimioterapia isolada costuma ser o tratamento primário. Embora exista controvérsia, alguns também consideram que uma segunda evacuação uterina seja uma opção terapêutica adjuvante para alguns casos de NTG na tentativa de evitar ou reduzir a quimioterapia (Pezeshki, 2004; van Trommel, 2005). Em outros casos, a curetagem por aspiração pode infrequentemente ser necessária para controlar sangramentos ou para a remoção de quantidades consideráveis de tecidos molares retidos. Em casos específicos, a histerectomia pode ser o tratamento primário ou adjuvante (Clark, 2010).

Em geral, os protocolos de quimioterapia com um único fármaco são suficientes para tratar neoplasias não metastáticas ou metastáticas de baixo risco (Lawrie, 2016). Em sua revisão de 108 pacientes com doença de baixo risco, Abrão e colaboradores (2008) relataram que os protocolos de monoterapia com metotrexato ou actinomicina D foram igualmente eficazes em comparação com um esquema contendo os dois fármacos. Em geral, o metotrexato é menos tóxico que a actinomicina D (Chan, 2006; Seckl, 2010). Os ciclos são repetidos até que os níveis séricos de β-hCG sejam indetectáveis.

A poliquimioterapia é administrada às pacientes com doença de alto risco, e as taxas de cura relatadas ficam em torno de 90% (Lurain, 2010). Vários esquemas são usados com sucesso. Um deles é o EMA-CO, que inclui etoposídeo, metotrexato, actinomicina D, ciclofosfamida e vincristina (Oncovin). Em casos selecionados, o tratamento cirúrgico ou a radioterapia adjuvantes também podem ser usados (Hanna, 2010). As causas frequentes de morte incluem hemorragia em sítios metastáticos, insuficiência respiratória, sepse e falência de múltiplos órgãos devido a doença disseminada e resistente à quimioterapia (Lybol, 2012; Neubauer, 2015).

Nos casos de doença de baixo ou alto risco, a partir de quando os níveis séricos de β-hCG se tornarem indetectáveis, a monitoração sérica deve ser mantida por 1 ano. Durante esse período, um método contraceptivo eficaz é fundamental para evitar quaisquer efeitos teratogênicos da quimioterapia, bem como atenuar a confusão gerada por níveis crescentes de β-hCG em consequência de uma gravidez intercorrente (Seckl, 2010; Williams, 2014). Se mesmo assim houver concepção dentro do ano de vigilância pós-tratamento, a gestação pode continuar, pois a maioria dos casos terá desfecho favorável (Tse, 2012; Woolas, 1998).

É importante observar que esse grupo de mulheres é aconselhado sobre o risco baixo, porém importante, de diagnóstico tardio se o tumor recorrer durante uma gestação (Blagden, 2002; Tuncer, 1999b).

Durante o período de monitoração, um número pequeno de pacientes apresenta níveis muito baixos e estáveis de β-hCG, embora não tenham evidência de metástases. Esse fenômeno é conhecido como *hCG relaxante* e provavelmente é causado por trofoblasto dormente. A observação cuidadosa sem tratamento é a conduta recomendada, mas 20% dos casos, por fim, têm neoplasia trofoblástica ativa e progressiva recorrente (Ngu, 2014).

GRAVIDEZ SUBSEQUENTE

As mulheres com mola hidatidiforme prévia geralmente não têm prejuízo da fertilidade, e seus desfechos gestacionais costumam ser normais (Joneborg, 2014; Matsui, 2011; Sebire, 2003). Uma preocupação é o risco de 2% para o desenvolvimento de doença trofoblástica em gestação subsequente, o qual foi descrito anteriormente. O exame ultrassonográfico é recomendado no início da gravidez e a intervalos regulares, se houver indicação.

As mulheres que completaram anteriormente com sucesso a quimioterapia para NTG são aconselhadas a postergar a gestação por 12 meses. A fertilidade e os desfechos da gravidez são tipicamente normais, e as taxas de anomalias congênitas não estão aumentadas (Berkowitz, 2000; Tse, 2012). Uma exceção é uma taxa mais alta e inexplicada de 1,5% de natimortos em comparação com uma taxa basal de 0,8% (Vargas, 2014).

Após o tratamento para mola hidatidiforme ou NTG, na gestação subsequente, a placenta ou os produtos da concepção são enviados para avaliação patológica após o parto. Um nível sérico de β-hCG é medido 6 semanas após o parto (Lurain, 2010).

REFERÊNCIAS

Abrão RA, de Andrade JM, Tiezzi DG, et al: Treatment for low-risk gestational trophoblastic disease: comparison of single-agent methotrexate, dactinomycin and combination regimens. Gynecol Oncol 108:149, 2008

Altman AD, Bently B, Murray S, et al: Maternal age-related rate of gestational trophoblastic disease. Obstet Gynecol 112:244, 2008

American College of Obstetricians and Gynecologists: Diagnosis and treatment of gestational trophoblastic disease. Practice Bulletin No. 53, June 2004, Reaffirmed 2016

Baergen RN, Rutgers JL, Young RH, et al: Placental site trophoblastic tumor: a study of 55 cases and review of the literature emphasizing factors of prognostic significance. Gynecol Oncol 100:511, 2006

Bandy LC, Clarke-Pearson DL, Hammond CB: Malignant potential of gestational trophoblastic disease at the extreme ages of reproductive life. Obstet Gynecol 64(3):395, 1984

Banet N, DeScipio C, Murphy KM, et al: Characteristics of hydatidiform moles: analysis of a prospective series with p57 immunohistochemistry and molecular genotyping. Mod Pathol 27(2):238, 2014

Benirschke K, Burton GJ, Baergen RN (eds): Molar pregnancies. In Pathology of the Human Placenta, 6th ed. New York, Springer, 2012, p 687

Berkowitz RS, Goldstein DP: Current management of gestational trophoblastic diseases. Gynecol Oncol 112(3):654, 2009

Berkowitz RS, Tuncer ZS, Bernstein MR: Management of gestational trophoblastic diseases: subsequent pregnancy experience. Semin Oncol 27(6):678, 2000

Blagden SP, Foskett MA, Fisher RA, et al: The effect of early pregnancy following chemotherapy on disease relapse and foetal outcome in women treated for gestational trophoblastic tumours. Br J Cancer 86(1):26, 2002

Cagayan MS: Vaginal metastases complicating gestational trophoblastic neoplasia. J Reprod Med 55(5–6):229, 2010

Castrillon DH, Sun D, Weremowicz S, et al: Discrimination of complete hydatidiform mole from its mimics by immunohistochemistry of the paternally imprinted gene product p57KIP2. Am J Surg Pathol 25(10):1225, 2001

Chan KK, Huang Y, Tam KF, et al: Single-dose methotrexate regimen in the treatment of low-risk gestational trophoblastic neoplasia. Am J Obstet Gynecol 195:1282, 2006

Clark RM, Nevadunsky NS, Ghosh S, et al: The evolving role of hysterectomy in gestational trophoblastic neoplasia at the New England Trophoblastic Disease Center. J Reprod Med 55(5–6):194, 2010

Cormano J, Mackay G, Holschneider C: Gestational trophoblastic disease diagnosis delayed by the hook effect. Obstet Gynecol 126(4):811, 2015

Dantas PRS, Maestá I, Filho JR, et al: Does hormonal contraception during molar pregnancy follow-up influence the risk and clinical aggressiveness of gestational trophoblastic neoplasia after controlling for risk factors? Gynecol Oncol September 16, 2017 [Epub ahead of print]

Davis MR, Howitt BE, Quade BJ, et al: Epithelioid trophoblastic tumor: a single institution case series at the New England Trophoblastic Disease Center. Gynecol Oncol 137(3):456, 2015

Delmis J, Pfeifer D, Ivanisevic M, et al: Sudden death from trophoblastic embolism in pregnancy. Eur J Obstet Gynecol Reprod Biol 92:225, 2000

de Medeiros SF, Norman RJ: Human chorionic gonadotrophin protein core and sugar branches heterogeneity: basic and clinical insights. Hum Reprod Update 15(1):69, 2009

Drake RD, Rao GG, McIntire DD, et al: Gestational trophoblastic disease among Hispanic women: a 21-year hospital-based study. Gynecol Oncol 103:81, 2006

Eagles N, Sebire NJ, Short D, et al: Risk of recurrent molar pregnancies following complete and partial hydatidiform moles. Hum Reprod 30(9):2055, 2015

Elias KM, Goldstein DP, Berkowitz RS: Complete hydatidiform mole in women older than age 50. J Reprod Med 55(5–6):208, 2010

Elias KM, Shoni M, Bernstein M, et al: Complete hydatidiform mole in women aged 40 to 49 years. J Reprod Med 57(5–6):254, 2012

Eysbouts YK, Bulten J, Ottevanger PB, et al: Trends in incidence for gestational trophoblastic disease over the last 20 years in a population-based study. Gynecol Oncol 140(1):70, 2016

Fatema N, Arora NV, Al Abri FM, et al: Pancreatic and hepatic metastasis of an undiagnosed choriocarcinoma: an exceptional cause of haemoperitoneum in young women—report of a rare case. Case Rep Oncol 9(3):633, 2016

FIGO Committee on Gynecologic Oncology: Current FIGO staging for cancer of the vagina, fallopian tube, ovary, and gestational trophoblastic neoplasia. Int J Gynaecol Obstet 105:3, 2009

Fowler DJ, Lindsay I, Seckl MJ, et al: Routine pre-evacuation ultrasound diagnosis of hydatidiform mole: experience of more than 1000 cases from a regional referral center. Ultrasound Obstet Gynecol 27(1):56, 2006

Goldstein DP, Berkowitz RS: Current management of gestational trophoblastic neoplasia. Hematol Oncol Clin North Am 26(1):111, 2012

Gueye M, Kane-Gueye SM, Ndiaye-Gueye MD, et al: Gestational trophoblastic neoplasia after achieving a nondetectable serum human chorionic gonadotrophin level. BJOG 121(11):1415, 2014

Hankins GD, Wendel GD, Snyder RR, et al: Trophoblastic embolization during molar evacuation: central hemodynamic observations. Obstet Gynecol 63:368, 1987

Hanna RK, Soper JT: The role of surgery and radiation therapy in the management of gestational trophoblastic disease. Oncologist 15(6):593, 2010

Harvey RA, Mitchell HD, Stenman UH, et al: Differences in total human chorionic gonadotropin immunoassay analytical specificity and ability to measure human chorionic gonadotropin in gestational trophoblastic disease and germ cell tumors. J Reprod Med 55(7–8):28, 2010

Hassadia A, Kew FM, Tidy JA, et al: Ectopic gestational trophoblastic disease: a case series review. J Reprod Med 57(7–8):297, 2012

Joergensen MW, Niemann I, Rasmussen AA, et al: Triploid pregnancies: genetic and clinical features of 158 cases. Am J Obstet Gynecol 211(4):370.e1, 2014

Joneborg U, Eloranta S, Johansson AL, et al: Hydatidiform mole and subsequent pregnancy outcome: a population-based cohort study. Am J Obstet Gynecol 211(6):681.e1, 2014

Kang WD, Choi HS, Kim SM: Prediction of persistent gestational trophoblastic neoplasia: the role of hCG level and ratio in 2 weeks after evacuation of complete mole. Gynecol Oncol 124(2):250, 2012

Kerkmeijer LG, Massuger LF, Ten Kate-Booij MJ, et al: Earlier diagnosis and serum human chorionic gonadotropin regression in complete hydatidiform moles. Obstet Gynecol 113:326, 2009

Kofinas JD, Kruczek A, Sample J, et al: Thyroid storm-induced multi-organ failure in the setting of gestational trophoblastic disease. J Emerg Med 48(1):35, 2015

Kohorn EI: Worldwide survey of the results of treating gestational trophoblastic disease. J Reprod Med 59(3–4):145, 2014

Lakovschek IC, Streubel B, Ulm B: Natural outcome of trisomy 13, trisomy 18, and triploidy after prenatal diagnosis. Am J Med Genet A 155A(11):262, 2011

Lawler SD, Fisher RA, Dent J: A prospective genetic study of complete and partial hydatidiform moles. Am J Obstet Gynecol 164:1270, 1991

Lawrie TA, Alazzam M, Tidy J, et al: First-line chemotherapy in low-risk gestational trophoblastic neoplasia. Cochrane Database Syst Rev 6:CD007102, 2016

Lee C, Smith HO, Kim SJ: Epidemiology. In Hancock BW, Seckl MJ, Berkowitz RS, et al (eds): Gestational trophoblastic disease, 3rd ed. London, International Society for the Study of Trophoblastic Disease, 2011, p 57. Available at: http://www.isstd.org/index.html. Accessed April 23, 2016

Lipata F, Parkash V, Talmor M, et al: Precise DNA genotyping diagnosis of hydatidiform mole. Obstet Gynecol 115(4):784, 2010

Lurain JR: Gestational trophoblastic disease I: epidemiology, pathology, clinical presentation and diagnosis of gestational trophoblastic disease, and management of hydatidiform mole. Am J Obstet Gynecol 203(6):531, 2010

Lurain JR: Gestational trophoblastic disease II: classification and management of gestational trophoblastic neoplasia. Am J Obstet Gynecol 204(1):11, 2011

Lybol C, Centen DW, Thomas CM, et al: Fatal cases of gestational trophoblastic neoplasia over four decades in the Netherlands: a retrospective cohort study. BJOG 119(12):1465, 2012

Mangili G, Garavaglia E, Cavoretto P, et al: Clinical presentation of hydatidiform mole in northern Italy: has it changed in the last 20 years? Am J Obstet Gynecol 198(3):302.e1, 2008

Massardier J, Golfner F, Journet D, et al: Twin pregnancy with complete hydatidiform mole and coexistent fetus obstetrical and oncological outcomes in a series of 14 cases. Eur J Obstet Gynecol Reprod Biol 143:84, 2009

Matsui H, Iitsuka Y, Suzuka K, et al: Subsequent pregnancy outcome in patients with spontaneous resolution of HCG after evacuation of hydatidiform mole: comparison between complete and partial mole. Hum Reprod 16(6):1274, 2011

Merchant SH, Amin MB, Viswanatha DS, et al: p57KIP2 immunohistochemistry in early molar pregnancies: emphasis on its complementary role in the differential diagnosis of hydropic abortuses. Hum Pathol 36:180, 2005

Neubauer NL, Strohl AE, Schink JC, et al: Fatal gestational trophoblastic neoplasia: an analysis of treatment failures at the Brewer Trophoblastic Disease Center from 1979–2012 compared to 1962–1978. Gynecol Oncol 138(2):339, 2015

Ngan HY, Seckl MJ, Berkowitz RS, et al: Update on the diagnosis and management of gestational trophoblastic disease. Int J Gynaecol Obstet 131 Suppl 2:S123, 2015

Ngu SF, Chan KK: Management of chemoresistant and quiescent gestational trophoblastic disease. Curr Obstet Gynecol Rep 3:84, 2014

Niemann I, Petersen LK, Hansen ES, et al: Differences in current clinical features of diploid and triploid hydatidiform mole. BJOG 114:1273, 2007

Pezeshki M, Hancock BW, Silcocks P: The role of repeat uterine evacuation in the management of persistent gestational trophoblastic disease. Gynecol Oncol 95(5):423, 2004

Schmid P, Nagai Y, Agarwal R: Prognostic markers and long-term outcome of placental-site trophoblastic tumours: a retrospective observational study. Lancet 374(9683):48, 2009

Schorge JO, Goldstein DP, Bernstein MR, et al: Recent advances in gestational trophoblastic disease. J Reprod Med 45:692, 2000

Scott EM, Smith AL, Desouki MM, et al: Epithelioid trophoblastic tumor: a case report and review of the literature. Case Rep Obstet Gynecol 2012: 862472, 2012

Sebire NJ, Fisher RA, Foskett M, et al: Risk of recurrent hydatidiform mole and subsequent pregnancy outcome following complete or partial hydatidiform molar pregnancy. BJOG 110(1):22, 2003

Sebire NJ, Foskett M, Fisher RA, et al: Risk of partial and complete hydatidiform molar pregnancy in relation to maternal age. BJOG 109:99, 2002a

Sebire NJ, Foskett M, Parainas FJ, et al: Outcome of twin pregnancies with complete hydatidiform mole and healthy co-twin. Lancet 359:2165, 2002b

Sebire NJ, Foskett M, Short D, et al: Shortened duration of human chorionic gonadotrophin surveillance following complete or partial hydatidiform mole: evidence for revised protocol of a UK regional trophoblastic disease unit. BJOG 114(6):760, 2007

Sebire NJ, Lindsay I, Fisher RA: Overdiagnosis of complete and partial hydatidiform mole in tubal ectopic pregnancies. Int J Gynecol Pathol 24(3):260, 2005

Seckl MJ, Sebire NJ, Berkowitz RS: Gestational trophoblastic disease. Lancet 376(9742):717, 2010

Smith HO, Wiggins C, Verschraegen CF, et al: Changing trends in gestational trophoblastic disease. J Reprod Med 51:777, 2006

Soper JT: Gestational trophoblastic disease. Obstet Gynecol 108:176, 2006

Sun SY, Melamed A, Goldstein DP, et al: Changing presentation of complete hydatidiform mole at the New England Trophoblastic Disease Center over the past three decades: does early diagnosis alter risk for gestational trophoblastic neoplasia? Gynecol Oncol 138(1):46, 2015

Tidy JA, Gillespie AM, Bright N, et al: Gestational trophoblastic disease: a study of mode of evacuation and subsequent need for treatment with chemotherapy. Gynecol Oncol 78 pp. 309, 2000

Tse KY, Chan KK, Tam KF: 20-year experience of managing profuse bleeding in gestational trophoblastic disease. J Reprod Med (5):397, 2007

Tse KY, Ngan HY: Gestational trophoblastic disease. Best Pract Res Clin Obstet Gynaecol 26(3):357, 2012

Tuncer ZS, Bernstein MR, Goldstein DP, et al: Outcome of pregnancies occurring before completion of human chorionic gonadotropin follow-up in patients with persistent gestational trophoblastic tumor. Gynecol Oncol 73(3):345, 1999a

Tuncer ZS, Bernstein MR, Goldstein DP, et al: Outcome of pregnancies occurring within 1 year of hydatidiform mole. Obstet Gynecol 94(4):588, 1999b

van Trommel NE, Massuger LF, Verheijen RH, et al: The curative effect of a second curettage in persistent trophoblastic disease: a retrospective cohort survey. Gynecol Oncol 99:6, 2005

Vargas R, Barroilhet LM, Esselen K, et al: Subsequent pregnancy outcomes after complete and partial molar pregnancy, recurrent molar pregnancy, and gestational trophoblastic neoplasia: an update from the New England Trophoblastic Disease Center. J Reprod Med 59(5–6):188, 2014

Wang Q, Fu J, Hu L, et al: Prophylactic chemotherapy for hydatidiform moleto prevent gestational trophoblastic neoplasia. Cochrane Database Syst Rev 9:CD007289, 2017

Wee L, Jauniaux E: Prenatal diagnosis and management of twin pregnancies complicated by a co-existing molar pregnancy. Prenat Diagn 25(9):772, 2005

Wei H, Zhang T, Liu B, et al: Choriocarcinoma of unknown origin with multiple organ metastasis and cerebral hemorrhage: a case report and literature review. Oncol Lett 11(6):3749, 2016

Williams J, Short D, Dayal L, et al: Effect of early pregnancy following chemotherapy on disease relapse and fetal outcome in women treated for gestational trophoblastic neoplasia. J Reprod Med 59(5–6):248–54, 2014

Wolfberg AJ, Berkowitz RS, Goldstein DP: Postevacuation hCG levels and risk of gestational trophoblastic neoplasia in women with complete molar pregnancy. Obstet Gynecol 106(3):548, 2005

Woolas RP, Bower M, Newlands ES, et al: Influence of chemotherapy for gestational trophoblastic disease on subsequent pregnancy outcome. BJOG 105: 1032, 1998

World Health Organization Scientific Group: Gestational trophoblastic disease. WHO Tech Rep Ser 692:1, 1983

Zhang W, Liu B, Wu J, et al: Hemoptysis as primary manifestation in three women with choriocarcinoma with pulmonary metastasis: a case series. J Med Case Rep 11(1):110, 2017

PARTE 7
TRABALHO DE PARTO

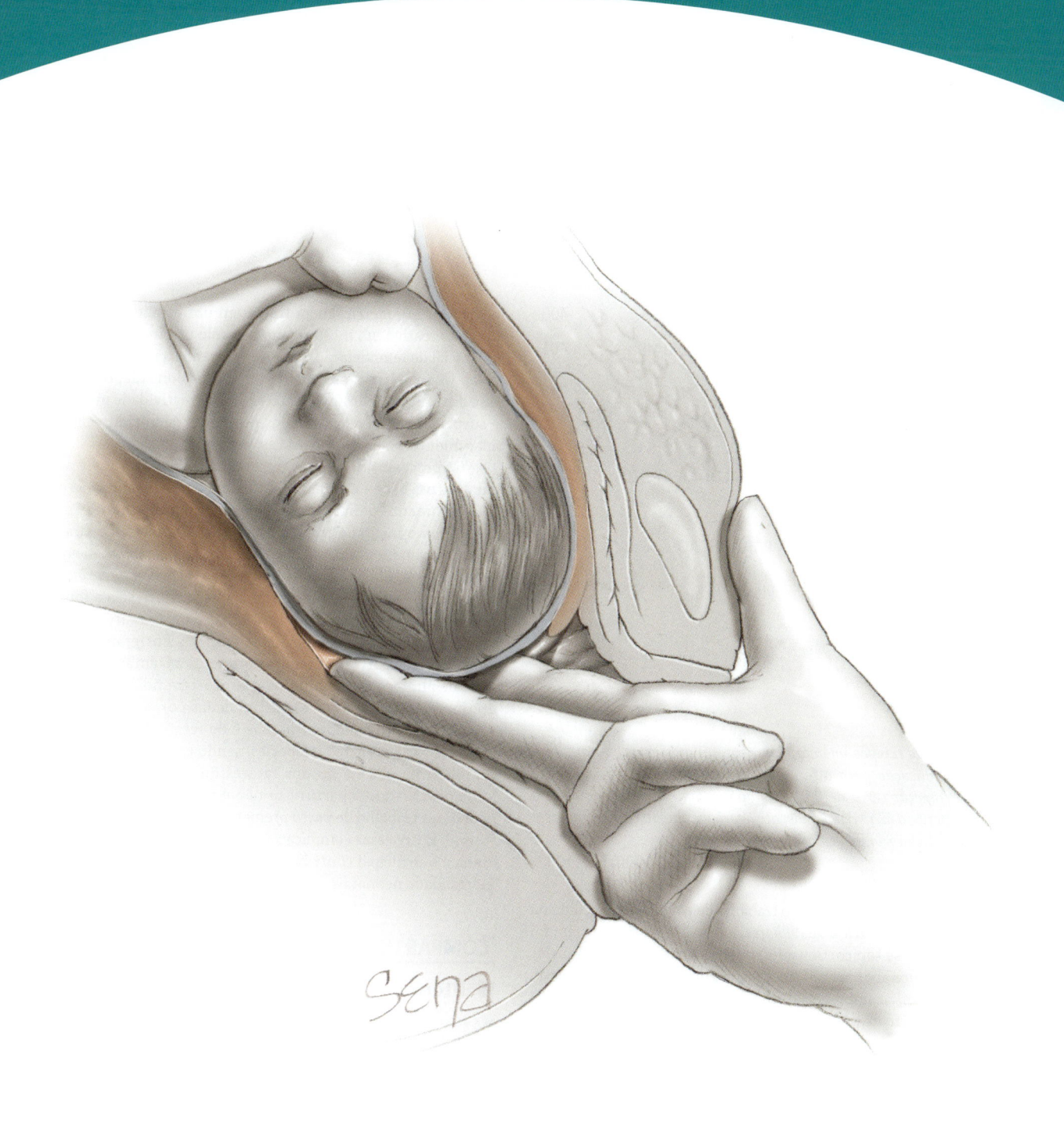

CAPÍTULO 21

Fisiologia do trabalho de parto

COMPARTIMENTOS MATERNOS E FETAIS 400
FUNÇÃO DOS HORMÔNIOS ESTEROIDES SEXUAIS 401
FUNÇÃO DAS PROSTAGLANDINAS 402
FASE 1: RELAXAMENTO UTERINO E
AMOLECIMENTO CERVICAL 403
FASE 2: PREPARAÇÃO PARA O TRABALHO DE PARTO 408
FASE 3: TRABALHO DE PARTO. 411
UTEROTÔNICOS NA FASE 3 DA PARTURIÇÃO 416
FASE 4: PUERPÉRIO 417

Desde tempos imemoriais, mentes inquisitivas buscam uma explicação para o fato de o trabalho de parto geralmente começar cerca de 280 dias após o aparecimento do último período menstrual, mas, até agora, nenhuma causa universal satisfatória foi descoberta.

— J. Whitridge Williams (1903)

A importância da fisiologia do trabalho de parto foi salientada na 1ª edição do *Obstetrícia de Williams*, na qual uma seção inteira foi dedicada a esse tópico. Considerando a ciência da época, aqueles nove capítulos abordavam o mecanismo do trabalho de parto e do parto. Porém, a compreensão atual do trabalho de parto inclui um amplo espectro de preparações mesmo antes da primeira contração regular.

O trabalho de parto representa as últimas horas da gestação humana, caracterizado por contrações uterinas fortes e dolorosas que efetuam a dilatação cervical e fazem o feto descer através do canal de parto. Várias preparações ocorrem no útero e no colo uterino. No decorrer das primeiras 36 a 38 semanas de gestação normal, o miométrio encontra-se em um estado preparatório, mas não reativo. Ao mesmo tempo, o colo uterino inicia um estágio inicial de remodelação, embora mantenha a integridade estrutural. Depois dessa inatividade uterina prolongada, ocorre uma fase de transição, durante a qual a falta de reatividade miometrial é suspensa e o colo passa pelos processos de amadurecimento, apagamento e perda da coesão estrutural.

Os processos fisiológicos que regulam a *parturição* – o ato de dar à luz um bebê – e o início do trabalho de parto ainda não estão completamente definidos. Três teorias contemporâneas gerais descrevem o início do trabalho de parto. Visto de maneira simplista, a primeira é a *perda funcional dos fatores de manutenção da gestação*. A segunda se concentra na *síntese de fatores que induzem a parturição*. A terceira sugere que o feto maduro seja a fonte do *sinal inicial para o início da parturição*. As pesquisas atuais sustentam um modelo que abrange os três temas. Entretanto, o início do trabalho de parto claramente representa a culminância de uma série de alterações bioquímicas que ocorrem no útero e no colo uterino. Essas alterações são estimuladas por sinais endócrinos e parácrinos provenientes da mãe e do feto. Suas contribuições relativas variam entre as espécies, sendo essas as diferenças que complicam a elucidação dos fatores que regulam a parturição humana. Quando a parturição não é normal, as consequências podem ser trabalho de parto prematuro, distocia ou gravidez pós-termo. Entre essas complicações, o trabalho de parto prematuro ainda é o principal contribuinte para os índices de morbidade e mortalidade neonatais.

COMPARTIMENTOS MATERNOS E FETAIS

■ Útero

A camada miometrial do útero é composta de feixes de células musculares lisas circundadas por tecido conectivo. Diferentemente dos músculos esquelético ou cardíaco, a célula muscular lisa não é terminalmente diferenciada e, assim, é prontamente adaptável a mudanças ambientais. Vários estímulos, como estiramento mecânico, inflamação e sinais endócrinos e parácrinos, podem modular a transição da célula muscular lisa entre

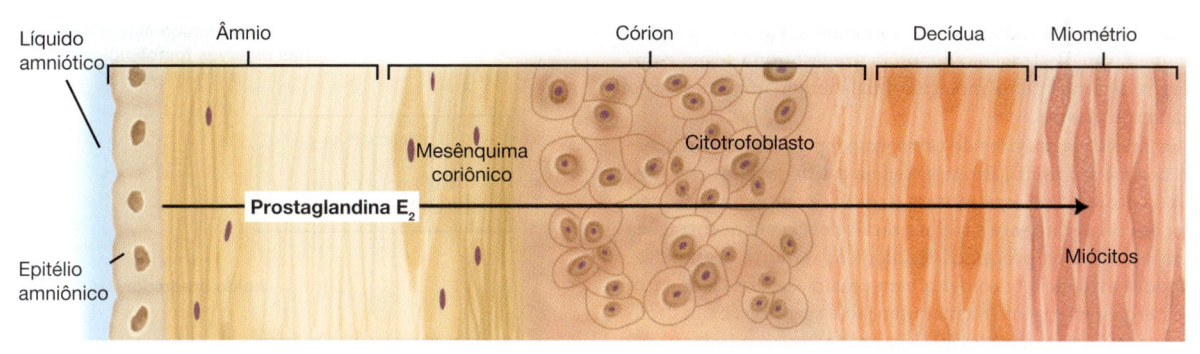

FIGURA 21-1 O âmnio sintetiza prostaglandinas e, mais adiante na gestação, essa síntese é intensificada pelo aumento das atividades da fosfolipase A_2 e da prostaglandina H-sintase tipo 2 (PGHS-2). Durante a gestação, o transporte das prostaglandinas do âmnio até os tecidos maternos é limitado pela expressão das enzimas inativadoras –prostaglandina-desidrogenase (PGDH) – no córion. Durante o trabalho de parto, os níveis de PGDH diminuem, e as prostaglandinas derivadas do âmnio podem influenciar a ruptura da membrana e a contratilidade uterina. O papel da ativação decidual na parturição é incerto, porém pode envolver o metabolismo local da progesterona e as concentrações aumentadas do receptor de prostaglandina, aumentando, assim, as ações uterinas das prostaglandinas e a produção de citocinas. (Redesenhada de Smith R: Parturition. N Engl J Med. 2007 Jan 18;356(3):271–283.)

os fenótipos que fornecem crescimento, proliferação, secreção e contratilidade celular.

Além de sua plasticidade fenotípica, várias qualidades do músculo liso conferem vantagens para a eficiência da contração uterina e a saída do feto. Em primeiro lugar, o grau de encurtamento das células musculares lisas com as contrações pode ser uma ordem de magnitude maior do que aquele das células do músculo estriado. Em segundo lugar, podem ser exercidas forças nas células musculares lisas em múltiplas direções, o que difere da força de contração gerada pelo músculo esquelético, que sempre é alinhada com o eixo das fibras musculares. Em terceiro lugar, o músculo liso não é organizado da mesma maneira que o músculo esquelético. No miométrio, os filamentos espessos e finos são encontrados em feixes longos aleatórios por todas as células. Essa disposição plexiforme ajuda a aumentar o encurtamento e confere maior capacidade de geração de força. Por último, a maior produção de força multidirecional no fundo do útero, em comparação com a do segmento uterino inferior, permite versatilidade na direção da força de expulsão.

Revestindo as espessas paredes musculares uterinas, o endométrio é transformado pelos hormônios gestacionais, passando a ser chamado de *decídua*. Composta de células estromais e células imunes maternas, a decídua serve para manter a gestação por meio de funções imunorreguladoras únicas que suprimem os sinais inflamatórios durante a gestação. Porém, ao final da gestação, ocorre a ativação da decídua. Com isso, ela passa a induzir sinais inflamatórios e suspende a imunossupressão ativa, o que contribui para iniciar a parturição.

Durante a gestação, o colo uterino tem múltiplas funções, incluindo: (1) manter a função de barreira de forma a proteger o trato reprodutivo contra infecções; (2) manter a competência cervical, apesar das forças gravitacionais crescentes à medida que o feto aumenta de tamanho; e (3) coordenar as alterações da matriz extracelular que permitem aumentos progressivos da complacência dos tecidos.

Nas mulheres que não estão grávidas, o colo uterino apresenta-se fechado e firme, sendo sua consistência similar à da cartilagem nasal. Ao final da gravidez, o colo é facilmente distensível, assemelhando-se à consistência dos lábios da cavidade oral. As observações feitas por ultrassonografia tridimensional e ressonância magnética (RM) mostram aumentos na área transversal do canal cervical e no estroma cervical desde o início até o final da gestação (House, 2009; Lang, 2010). Junto com a expansão do estroma, o epitélio cervical prolifera e exerce uma imunoproteção específica da gestação.

■ Placenta

Além de fornecer a troca de nutrientes e resíduos entre a mãe e o feto, a placenta é uma fonte importante de hormônios esteroides, fatores de crescimento e outros mediadores que mantêm a gestação e potencialmente auxiliam a transição para a parturição. As membranas fetais – âmnio, córion e decídua adjacente – formam um envoltório importante de tecidos ao redor do feto, que serve como proteção fisiológica, imunológica e metabólica contra a iniciação inoportuna da parturição.

O âmnio fornece praticamente toda a força tênsil das membranas fetais para resistir a lacerações e rupturas (Cap. 5, p. 95). Esse tecido avascular é altamente resistente à penetração por leucócitos, microrganismos e células neoplásicas (Fig. 21-1). Além disso, ele forma um filtro seletivo que impede que partículas de secreções originadas do pulmão e da pele alcancem o compartimento materno. Dessa maneira, os tecidos maternos são protegidos contra os constituintes do líquido amniótico, que poderiam acelerar prematuramente a ativação da decídua ou do miométrio ou poderiam gerar efeitos adversos, como a embolia por líquido amniótico.

O córion é uma camada de tecido principalmente protetora e oferece aceitação imunológica. Ele é também enriquecido com enzimas que inativam *uterotônicos*, que são agentes que estimulam as contrações. As enzimas inativadoras incluem prostaglandina-desidrogenase, ocitocinase e encefalinases (Cheung, 1990; Germain, 1994).

FUNÇÃO DOS HORMÔNIOS ESTEROIDES SEXUAIS

Em muitas espécies, o papel dos hormônios esteroides sexuais é claro – o estrogênio promove os eventos que levam à parturição e a progesterona os inibe. Também, a remoção da progesterona, isto é, *abstinência de progesterona*, antecede diretamente a progressão da parturição. Além disso, fornecer progesterona para algumas espécies atrasa a parturição pela diminuição da atividade do miométrio e da manutenção contínua da competência cervical

(Challis, 1994). Contudo, nos seres humanos, parece mais provável que tanto o estrogênio quanto a progesterona sejam componentes de um sistema molecular mais amplo que mantém o relaxamento uterino.

Os níveis plasmáticos de estrogênio e progesterona na gestação normal são muito altos e excedem a afinidade estável para seus receptores. Por esse motivo, é difícil compreender como alterações relativamente sutis na razão de suas concentrações podem modular os processos fisiológicos durante a gravidez. Contudo, a evidência teleológica para uma razão mais alta entre progesterona/estrogênio na manutenção da gravidez e um declínio nessa razão para a parturição é avassaladora. Em todas as espécies estudadas, inclusive seres humanos, a administração dos antagonistas do receptor de progesterona *mifepristona (RU-486)* ou *onapristona* causa algumas ou todas as manifestações da parturição, incluindo amadurecimento do colo uterino, aumento da distensibilidade do colo uterino e acentuação da sensibilidade uterina aos uterotônicos (Bygdeman, 1994; Chwalisz, 1994b; Wolf, 1993).

A função exata do estrogênio na regulação do relaxamento uterino e da competência cervical humanas não está bem estabelecida. Apesar disso, o estrogênio pode provocar a reatividade à progesterona e, desse modo, promover o relaxamento uterino. No final da gestação, o estrogênio ajuda nos processos que medeiam a ativação uterina e o amadurecimento cervical.

A progesterona e o estrogênio se ligam a receptores nucleares que regulam a transcrição de genes em um padrão específico para cada célula e contexto. Dois receptores nucleares para o estrogênio são o receptor de estrogênio α (ERα) e o receptor de estrogênio β (ERβ). As isoformas dos receptores nucleares do receptor de progesterona (PR-A e PR-B) são codificadas por transcrições diferentes de um único gene (Patel, 2015).

■ FUNÇÃO DAS PROSTAGLANDINAS

As prostaglandinas são moléculas lipídicas com diversas ações do tipo hormonais. Na parturição, elas são importantes na contratilidade, relaxamento e inflamação miometriais. As prostaglandinas interagem com uma família de oito diferentes receptores acoplados à proteína G (p. 406), vários dos quais estão expressos no miométrio e no colo uterino (Konopka, 2015; Myatt, 2004).

A Figura 21-2 ilustra as principais vias sintéticas envolvidas na biossíntese das prostaglandinas. As prostaglandinas são produzidas a partir do ácido araquidônico derivado da membrana plasmática, que geralmente é liberado por ação das fosfolipases A_2 ou C. Em seguida, o ácido araquidônico pode atuar como substrato para a prostaglandina H-sintase dos tipos 1 e 2 (PGHS-1 e 2), que também são conhecidas como cicloxigenases 1 e 2 (COX-1 e 2). Ambas as isoformas de PGHS convertem o ácido araquidônico em prostaglandina G_2 instável e, em seguida, em prostaglandina H_2. Essas enzimas são os alvos de muitos agentes anti-inflamatórios não esteroides (AINEs). De fato, as ações tocolíticas de alguns AINEs específicos, conforme descrito no Capítulo 42 (p. 826), foram consideradas promissoras até foi demonstrado que causam efeitos adversos fetais (Loudon, 2003; Olson, 2003, 2007).

Por meio de isomerases de prostaglandinas, a prostaglandina H_2 é convertida em prostaglandinas ativas, incluindo as prostaglandinas E_2 (PGE$_2$), $F_{2\alpha}$ (PGF$_{2\alpha}$) e I_2 (PGI$_2$). A expressão da isomerase é específica do tecido e, desse modo, controla a produção relativa de várias prostaglandinas. Outro ponto de controle importante para a atividade da prostaglandina é o seu metabolismo, que mais frequentemente se faz pela ação da 15-hidroxiprostaglandina-desidrogenase (PGDH). A expressão dessa enzima é suprarregulada durante a gestação no útero e no colo uterino, o que fornece a importante capacidade de rapidamente inativar as prostaglandinas (Giannoulias, 2002; Kishore, 2014). Assim, as respostas miometriais às prostaglandinas derivam de um equilíbrio entre a síntese e o metabolismo de prostaglandinas, da expressão relativa de vários receptores de prostaglandinas ou de uma mudança nas vias de sinalização de receptores (Kandola, 2014; Lyall, 2002; Olson, 2007; Smith, 2001). É completamente possível que os prostanoides contribuam para o relaxamento do miométrio em um estágio da gravidez e para as contrações miometriais depois do início da parturição (Myatt, 2004).

Além do miométrio, o âmnio sintetiza várias prostaglandinas e peptídeos bioativos que causam relaxamento ou contração miometrial (ver Fig. 21-1). Nas fases mais adiantadas da gestação, a biossíntese amniótica das prostaglandinas aumenta, e a fosfolipase A_2 e a PGHS-2 têm atividade aumentada (Johnson, 2002). Dessa maneira, alguns autores formularam a hipótese de que as prostaglandinas regulam os eventos que levam à parturição. É provável que o âmnio seja a principal fonte das prostaglandinas do líquido amniótico, e seu papel na ativação das cascatas que promovem a ruptura da membrana está claro. A influência das prostaglandinas derivadas do âmnio na inatividade e na ativação uterinas, contudo, não está tão definida. Isso porque o transporte das prostaglandinas do âmnio através do córion para se ter acesso aos tecidos maternos é limitado pela expressão da PGDH.

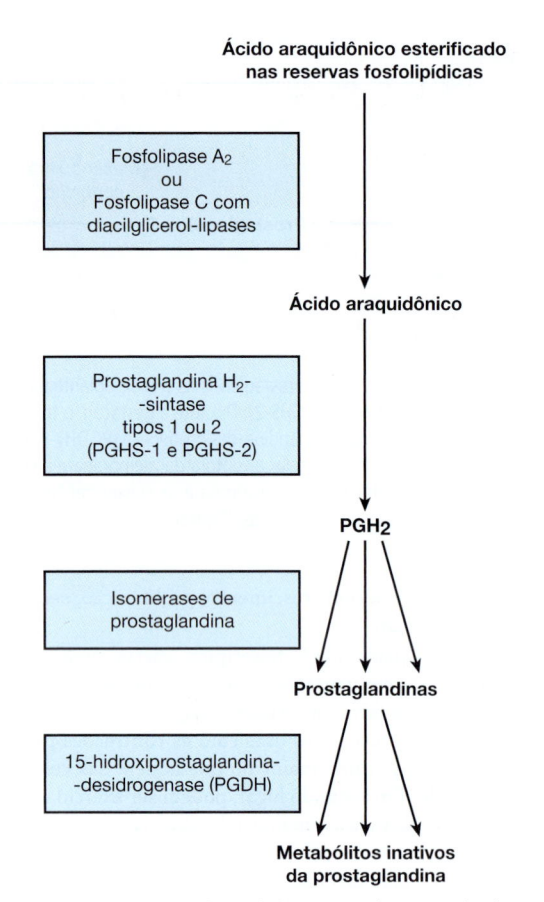

FIGURA 21-2 Visão geral da via de biossíntese das prostaglandinas.

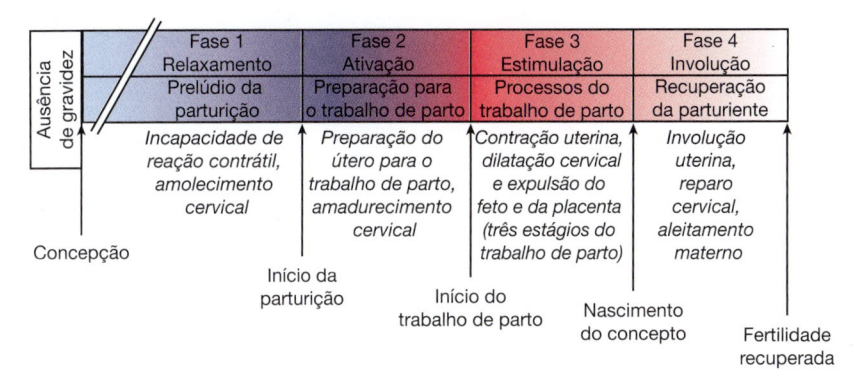

FIGURA 21-3 As fases da parturição.

FASE 1: RELAXAMENTO UTERINO E AMOLECIMENTO CERVICAL

Conforme mostrado na Figura 21-3, a parturição pode ser arbitrariamente dividida em quatro fases sobrepostas que correspondem às principais transições fisiológicas do miométrio e do colo uterino durante a gravidez (Casey, 1993, 1997; Challis, 2000; Word, 2007). As fases da parturição são: (1) prelúdio, (2) preparação, (3) processo do parto e (4) recuperação. É importante salientar que as *fases da parturição* não devem ser confundidas com os *estágios clínicos do trabalho de parto*, isto é, primeiro, segundo e terceiro estágios – que constituem a terceira fase da parturição (Fig. 21-4).

Começando mesmo antes da implantação, há um período obrigatório notavelmente eficaz de relaxamento miometrial. Esta fase 1 em geral compreende 95% da gestação e caracteriza-se por inatividade da musculatura lisa uterina com manutenção da integridade estrutural cervical (Fig. 21-5). Todos os tipos de sistema molecular – neural, endócrino, parácrino e autócrino – são provavelmente chamados para implementar e coordenar um estado de não reatividade relativa do útero. Além disso, um sistema complementar de "segurança contra falhas", que protege o útero contra agentes que possam perturbar a tranquilidade da fase 1, também deve ser implementado.

Durante a fase 1, as células miometriais passam por uma modificação fenotípica para um estado não contrátil, e a musculatura uterina fica não responsiva aos estímulos naturais. Ao mesmo tempo, o útero deve iniciar profundas alterações em seu tamanho e vascularização para acomodar o crescimento fetal e preparar-se para as contrações uterinas. A falta de reatividade miometrial da fase 1 continua até próximo ao fim da gestação. No entanto, algumas contrações miometriais de baixa intensidade são percebidas durante a fase de relaxamento, mas em geral não causam dilatação cervical. Essas contrações tornam-se mais comuns à medida que se aproxima o fim da gestação, em especial nas multíparas, e são conhecidas como *contrações de Braxton Hicks* ou *falso trabalho de parto* (Cap. 4, p. 50).

O relaxamento da fase 1 provavelmente deriva de: (1) ações do estrogênio e da progesterona por meio de seus receptores intracelulares; (2) aumentos de monofosfato de adenosina cíclico (AMPc) mediados por receptores da membrana plasmática da célula miometrial; (3) produção de monofosfato de guanosina cíclico (GMPc); e (4) outros sistemas, incluindo modificação dos canais iônicos das células miometriais.

■ Relaxamento e contração miometriais

O balanço entre relaxamento e contração do miométrio é controlado pela regulação transcricional de hormônios esteroides e peptídicos sobre genes importantes e seus produtos proteicos. O relaxamento é alcançado em parte por: (1) redução da comunicação intracelular e diminuição dos níveis intracelulares de Ca^{2+} ($[Ca^{2+}]_i$); (2) regulação por canais iônicos do potencial da membrana celular; (3) ativação da resposta a proteínas desdobradas por estresse do retículo endoplasmático uterino; e

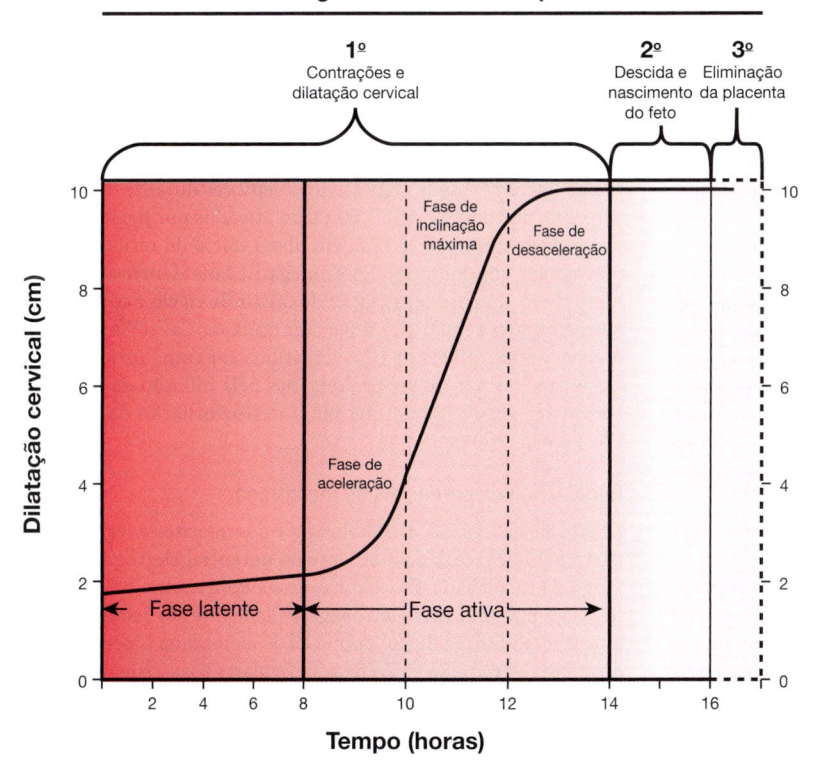

FIGURA 21-4 Diagrama da curva de dilatação média do colo uterino no trabalho de parto em mulheres nulíparas. A curva baseia-se na análise dos dados derivados de uma série grande e quase consecutiva de mulheres. O primeiro estágio é dividido em uma fase latente relativamente plana e uma fase ativa rapidamente progressiva. Na fase ativa, há três partes detectáveis: uma fase de aceleração, uma fase linear de inclinação máxima e uma fase de desaceleração. (Redesenhada de Friedman EA: Labor: Clinical Evaluation and Management, 2nd ed. New York, Appleton-Century-Crofts, 1978.)

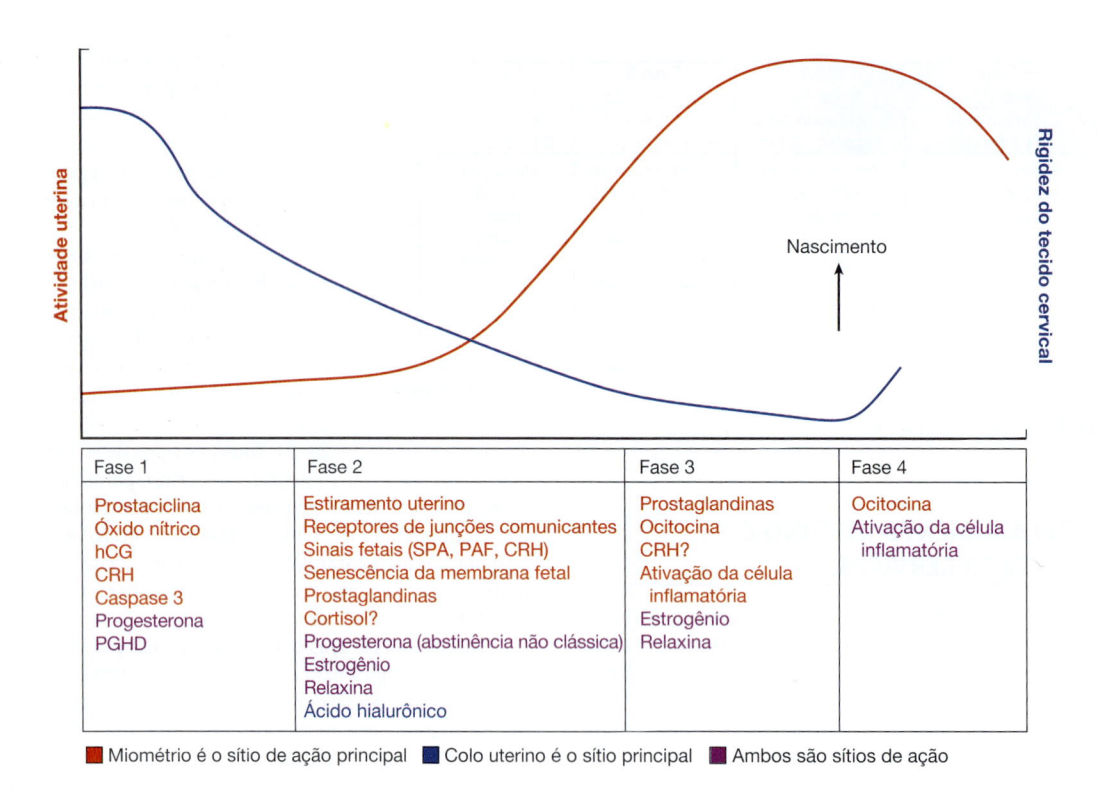

Fase 1	Fase 2	Fase 3	Fase 4
Prostaciclina Óxido nítrico hCG CRH Caspase 3 Progesterona PGHD	Estiramento uterino Receptores de junções comunicantes Sinais fetais (SPA, PAF, CRH) Senescência da membrana fetal Prostaglandinas Cortisol? Progesterona (abstinência não clássica) Estrogênio Relaxina Ácido hialurônico	Prostaglandinas Ocitocina CRH? Ativação da célula inflamatória Estrogênio Relaxina	Ocitocina Ativação da célula inflamatória

■ Miométrio é o sítio de ação principal   ■ Colo uterino é o sítio principal   ■ Ambos são sítios de ação

FIGURA 21-5 Principais fatores que parecem regular as fases da parturição humana. CRH, hormônio liberador de corticotrofina; hCG, gonadotrofina coriônica humana; PAF, fator ativador plaquetário; PGDH, prostaglandina-desidrogenase; SPA, proteína A surfactante.

(4) degradação de uterotônicos. Por outro lado, a contratilidade resulta de: (1) aumento das interações entre as proteínas actina e miosina; (2) excitabilidade aumentada de células miometriais individuais; e (3) promoção da comunicação intracelular que permite o desenvolvimento de contrações sincronizadas.

Interações actina-miosina

As proteínas actina e miosina são fundamentais para a contração muscular. Para isso, a actina deve ser convertida de uma forma globular para uma filamentosa. De fato, um possível mecanismo para a manutenção do relaxamento é a promoção da actina para uma forma globular em vez de para fibrilas, as quais são necessárias para a contração (Fig. 21-6). Além disso, a actina deve estar acoplada ao citoesqueleto em pontos focais na membrana celular para permitir o desenvolvimento da tensão.

A actina deve se combinar com a miosina, que é composta de múltiplas cadeias leves e pesadas. O acoplamento entre a actina e a miosina ativa a adenosina- trifosfatase (ATPase, de *adenosine triphosphatase*), hidrolisa o trifosfato de adenosina e produz força. Essa interação é efetuada por fosforilação enzimática da cadeia leve de 20 kDa de miosina (Stull, 1998). Essa reação é catalisada pela enzima *cinase de cadeia leve da miosina*, que é ativada pelo cálcio. O cálcio liga-se à *calmodulina*, uma proteína reguladora da ligação do cálcio, que, por sua vez, liga-se e ativa a cinase de cadeia leve da miosina.

Assim, é lógico que o relaxamento urinário seja ordinariamente promovido por condições que reduzem as concentrações de $(Ca^{2+})_i$. Por outro lado, os agentes que causam contração agem sobre as células miometriais para aumentar os níveis de $(Ca^{2+})_i$. Elas também podem permitir a entrada do cálcio extracelular através de canais de cálcio regulados por ligantes ou por voltagem (ver Fig. 21-6). Os canais iônicos regulados por voltagem abrem, íons cálcio adicionais movem-se para dentro da célula e ocorre despolarização celular. Por exemplo, a prostaglandina $F_{2\alpha}$ e a ocitocina ligam-se a seus respectivos receptores durante o trabalho de parto, abrindo os canais de cálcio ativados por ligante. A ativação desses receptores também libera cálcio do retículo sarcoplasmático, diminuindo a eletronegatividade dentro da célula. Além disso, a maior localização de canais de cálcio não seletivos na membrana celular promove a entrada de Ca^{2+} (Ying, 2015). A elevação dos níveis de $(Ca^{2+})_i$ costuma ser transitória. Porém, as contrações podem ser prolongadas pela inibição da miosina-fosfatase, uma enzima que faz a desfosforilação da miosina (Woodcock, 2004).

Regulação dos potenciais de membrana

Conforme observado, a excitabilidade dos miócitos é regulada em parte por alterações do gradiente do potencial eletroquímico ao longo da membrana plasmática. Antes do trabalho de parto, os miócitos mantêm uma eletronegatividade interior relativamente alta. A manutenção de um potencial de membrana hiperpolarizado atenua a excitação das células musculares lisas e é regulada por canais iônicos.

Consistentemente com a importância do relaxamento miometrial, vários canais de potássio controlam o potencial de membrana. Um regulador importante é o canal de K de grande condutância ativado por voltagem e Ca^{2+} (BK_{Ca}) (Pérez, 1993). Na fisiologia normal, o canal BK_{Ca} miometrial tem função dupla e contrária para manter um equilíbrio entre o relaxamento e a contratilidade do útero. O canal BK_{Ca} é expresso de forma abundante no miométrio. Na maior parte da gestação, a abertura dos canais BK_{Ca} permite que o potássio deixe a célula para manter a

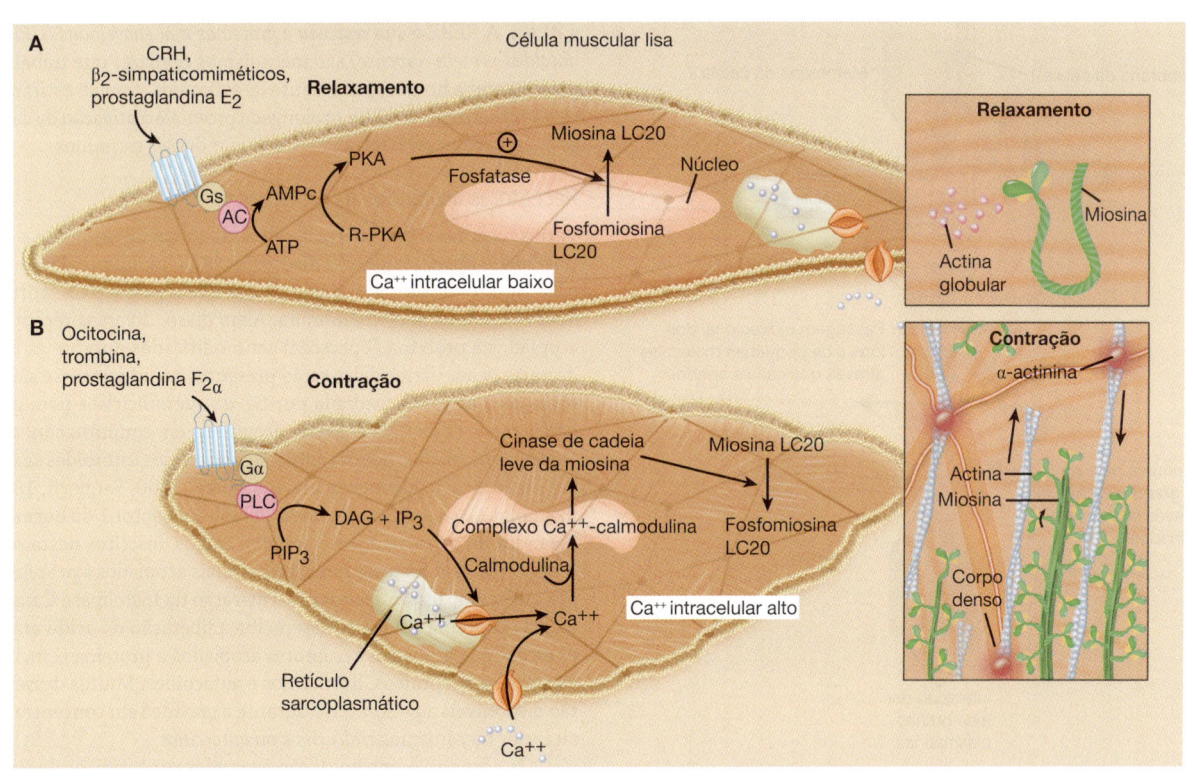

FIGURA 21-6 Relaxamento e contração do miócito uterino. **A.** O relaxamento uterino é mantido pelos fatores que aumentam o nível do AMPc no miócito. Isso ativa a proteína-cinase A (PKA), o que estimula a atividade de fosfodiesterase com desfosforilação da cinase de cadeia leve da miosina (MLCK). Outros processos servem para manter a actina em sua forma globular e, desse modo, impedir a formação das fibrilas necessárias às contrações. **B.** As contrações uterinas resultam da reversão dessas sequências. Agora, a actina assume uma forma fibrilar, e o cálcio entra na célula para combinar-se com a calmodulina e formar complexos. Esses complexos ativam a MLCK a causar fosforilação das cadeias leves da miosina. Isso produz atividade de ATPase para provocar o deslizamento da miosina sobre as fibrilas de actina, que é uma contração uterina. AC, adenililciclase; AMPc, monofosfato de adenosina cíclico; Ca^{2+}, cálcio; DAG, diacilglicerol; Gs e Gα, proteínas receptoras G; IP_3, trifosfato de inositol; LC20, cadeia leve 20; PIP_3, fosfatidilinositol 3,4,5-trifosfato; PLC, fosfolipase C; R-PKA, proteína-cinase inativa. (Redesenhada de Smith R: Parturition. N Engl J Med. 2007 Jan 18;356(3):271–283.)

eletronegatividade interior, evitando o influxo de Ca^{2+} controlado por voltagem e, dessa forma, a contração. A potencialização da abertura dos canais BK_{Ca} resulta em relaxamento do miométrio, enquanto a inibição dos canais BK_{Ca} aumenta a contratilidade do miométrio. A capacidade dos canais BK_{Ca} de regular a dinâmica do cálcio e, por fim, a contratilidade uterina do início ao final da gestação pode resultar de alterações temporais na expressão dos canais BK_{Ca} e/ou de outros fatores que interagem com os canais BK_{Ca} (Wakle-Prabagaran, 2016).

Junções comunicantes miometriais

Os sinais celulares que controlam a contração e o relaxamento do miométrio podem ser transferidos de maneira eficaz entre as células por meio de canais de junção intercelulares. A comunicação é estabelecida entre os miócitos através de junções comunicantes, que facilitam a passagem das correntes de acoplamento elétricas ou iônicas, bem como o acoplamento de metabólitos. Os canais transmembrana que constituem as junções comunicantes consistem em dois "hemicanais" proteicos (Saez, 2005). Cada um desses *conéxons* é formado por seis subunidades de proteína *conexina* (Fig. 21-7). Entre essas, a conexina-43 é expressa no miométrio, e as concentrações aumentam perto do início do trabalho de parto. Os pares de conéxons estabelecem um conduto entre as células acopladas para a troca de pequenas moléculas, que podem ser nutrientes, produtos residuais, metabólitos, segundos mensageiros ou íons. A quantidade e os tipos ideais de junções comunicantes parecem ser importantes para o sincronismo elétrico do miométrio.

A progesterona mantém o relaxamento uterino em parte por mecanismos que reduzem a expressão de várias proteínas importantes necessárias à contratilidade. Essas *proteínas associadas à contração (PACs)* consistem no receptor de ocitocina, no receptor de prostaglandina F e na conexina-43. Ao final da gestação, o aumento do estiramento junto com a maior dominância do estrogênio aumentam os níveis de PAC. A integração de diversas vias regulatórias culmina na liberação da inibição da conexina-43 e dos níveis do receptor de ocitocina para promover a maior contratilidade uterina (Nadeem, 2016; Renthal, 2010; Williams, 2012b).

Resposta de estresse do retículo endoplasmático

Como outro possível mecanismo, a progesterona mantém o relaxamento uterino por meio de suporte da *caspase 3* miometrial, a qual é um agente anticontrátil (Jeyasuria, 2009). Tal proteína degrada a actina e a proteína específica da junção comunicante, a conexina-43 (Kyathanahalli, 2015).

Em camundongos, a ativação da caspase 3 miometrial é regulada por uma *resposta de estresse do retículo endoplasmático (RERE)* induzida pela gestação. Além disso, o retículo endoplasmático auxilia no enovelamento e transporte de proteínas. Irregularidades funcionais levam ao acúmulo de proteínas mal enoveladas e desencadeiam

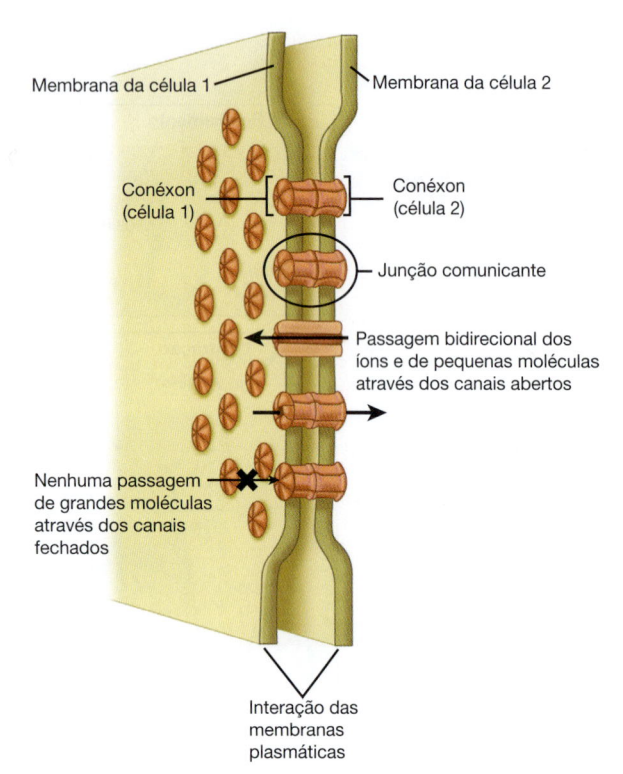

FIGURA 21-7 As subunidades proteicas dos canais da junção comunicante são conhecidas como conexinas. Seis conexinas formam um hemicanal (conéxon), e dois conéxons (um de cada célula) formam um canal de junção comunicante. Os conéxons e os canais da junção comunicante podem ser formados por uma ou mais proteínas conexinas. A composição do canal da junção comunicante é importante para sua seletividade em relação à passagem de moléculas e à comunicação entre as células.

a RERE. A RERE e sua *resposta a proteínas mal enoveladas* (UPR, de *unfolded-protein response*) são mecanismos celulares que trabalham para manter a homeostasia diante de estímulos, como o estiramento e a inflamação. A RERE prolongada promove a ativação da caspase 3 para preservar o relaxamento apesar desses estímulos.

Receptores acoplados às proteínas G

Vários receptores da superfície celular regulam diretamente a contratilidade dos miócitos. As discussões até o momento descrevem os receptores ligados aos canais iônicos que regulam o Ca^{2+} intracelular e o potencial de membrana. Além disso, diversos receptores acoplados à proteína G parecem ser modificados durante as fases da parturição. Vários deles estão presentes no miométrio e são associados à ativação mediada por $G_{\alpha s}$ da adenililciclase para gerar níveis maiores de AMPc. Esses receptores, em conjunto com os ligantes apropriados, podem agir com hormônios esteroides sexuais para manter o relaxamento uterino (Price, 2000; Sanborn, 1998). Exemplos disso são os receptores de LH e o receptor 1 do hormônio liberador de corticotrofina (CRHR1), ambos descritos nesta seção (Fig. 21-8). Outros receptores miometriais acoplados à proteína G, por outro lado, estão associados à ativação da fosfolipase C mediada pela proteína G, que se assemelha à liberação do ácido araquidônico. Os ligantes dos receptores acoplados à proteína G incluem vários neuropeptídeos, hormônios e autacoides. Muitos desses estão disponíveis ao miométrio durante a gravidez em concentrações altas por mecanismos *endócrinos* ou *autócrinos*.

Os adrenorreceptores β são exemplos prototípicos de sinalização de AMPc causando relaxamento do miométrio. Os receptores β-adrenérgicos medeiam aumentos na adenililciclase estimulados pela $G_{\alpha s}$, além de níveis elevados de AMPc e relaxamento de células miometriais. O fator limitante da atividade do sistema provavelmente é a quantidade de receptores expressos e o nível de expressão da adenililciclase. Os agentes que se ligam a esses

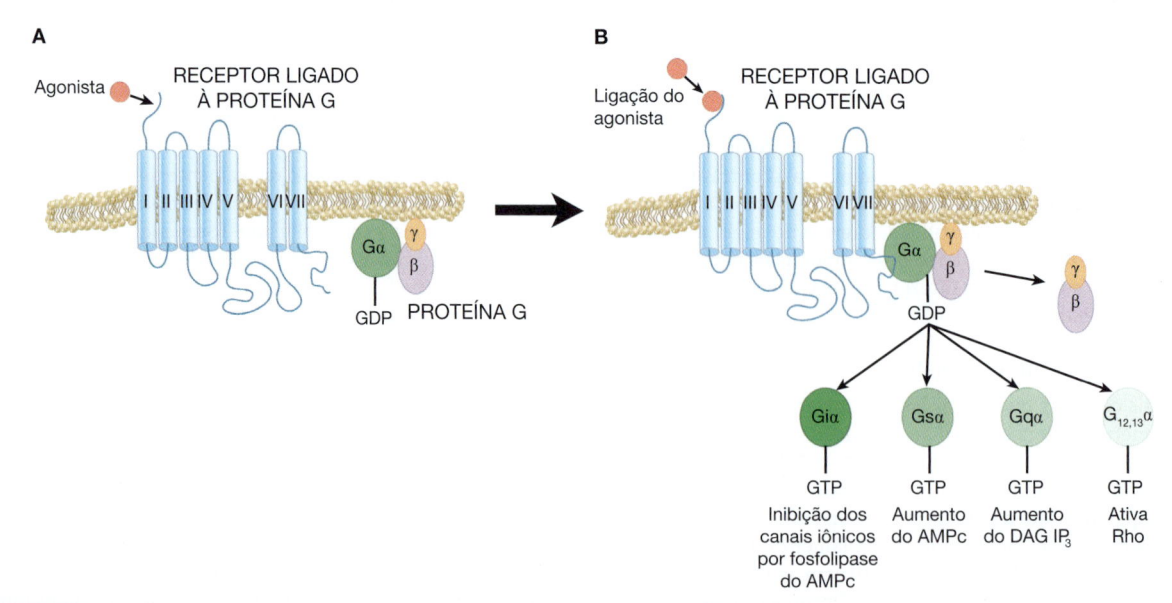

FIGURA 21-8 Vias de transdução de sinal do receptor acoplado à proteína G. **A.** Os receptores acoplados às proteínas de ligação heterotriméricas do trifosfato de guanosina (GTP) (proteínas G) são proteínas transmembrana integrais que transduzem os sinais extracelulares para o interior da célula. Os receptores acoplados à proteína G contêm um motivo estrutural comum formado por sete regiões que atravessam a membrana. **B.** A ocupação do receptor facilita a interação entre o receptor e a proteína G na superfície interna da membrana, o que estimula a troca de difosfato de guanosina (GDP) por GTP na subunidade α da proteína G e a dissociação dessa subunidade do heterodímero βγ. Dependendo de sua isoforma, o complexo GTP-subunidade α medeia a sinalização intracelular, quer indiretamente por agir sobre as moléculas efetoras como a adenililciclase (AC) ou a fosfolipase C (PLC), quer diretamente por regular a função da cinase ou do canal iônico. AMPc, monofosfato de adenosina cíclico; DAG, diacilglicerol; IP_3, trifosfato de inositol.

receptores têm sido usados para a tocólise do trabalho de parto pré-termo e incluem a ritodrina e a terbutalina (Cap. 42, p. 826).

Os hormônios LH e hCG compartilham o mesmo receptor, e esse receptor acoplado às proteínas G foi demonstrado na musculatura lisa do miométrio e nos vasos sanguíneos (Ziecik, 1992). Os níveis de receptores de LH-hCG no miométrio durante a gravidez são maiores antes do que durante o trabalho de parto. A hCG atua no sentido de ativar a adenililciclase por meio de um sistema ligado ao receptor de membrana plasmática $G_{\alpha s}$. Isso reduz a frequência e a força das contrações, e diminui o número de junções comunicantes de células miometriais tecido-específicas (Ambrus, 1994; Eta, 1994). Dessa maneira, os níveis circulantes altos de hCG podem ser um mecanismo de relaxamento uterino. Em camundongos, variações na densidade do receptor de FSH também regulam a atividade contrátil do miométrio (Stilley, 2016).

A prostaglandina E_2 medeia seus diversos efeitos celulares através de quatro receptores acoplados à proteína G. Especificamente, os receptores 1 a 4 da prostaglandina E (EP_1-EP_4) são expressos no miométrio durante a gestação e no início do trabalho de parto (Astle, 2005; Leonhardt, 2003). EP_2 e EP_4 agem através da $G_{\alpha}s$ para aumentar os níveis de AMPc e manter o relaxamento das células miometriais, mas mudam para uma via de ativação do cálcio $G_{\alpha}q/11$ durante o trabalho de parto (Kandola, 2014). Os receptores EP_1 e EP_3 atuam através de $G_{\alpha}q$ e $G_{\alpha}i$ para aumentar o Ca^{2+} intracelular e a contratilidade.

O hormônio peptídico relaxina se liga ao receptor acoplado à proteína G chamado *receptor 1 do peptídeo da família da relaxina* (RXFP1, de *relaxin family peptide receptor 1*). A ligação ativa a adenililciclase nas células musculares lisas uterinas. A adenililciclase, por sua vez, impede o aumento do Ca^{2+} intracelular e, assim, promove o relaxamento uterino (Downing, 1993; Meera, 1995). Existem dois genes humanos de relaxina distintos, designados *H1* e *H2*. Desses, o gene *H1* é expresso principalmente na decídua, no trofoblasto e na próstata, enquanto o gene *H2* é expresso principalmente no corpo lúteo. A relaxina presente no plasma das gestantes parece originar-se exclusivamente da secreção do corpo lúteo. Os níveis plasmáticos alcançam níveis máximos em torno de 1 ng/mL entre 8 e 12 semanas de gestação. A partir daí, os níveis diminuem a patamares mais baixos, o que persiste até o fim da gestação.

O hormônio liberador de corticotrofina (CRH) é sintetizado na placenta e no hipotálamo. Conforme discutido na p. 410, os níveis plasmáticos de CRH aumentam de modo significativo durante as 6 a 8 últimas semanas da gestação normal e estão implicados nos mecanismos que controlam a regulação temporal da parturição humana (Smith, 2007; Wadhwa, 1998). O CRH parece promover o relaxamento miometrial durante a maior parte da gravidez, mas auxilia as contrações miometriais com o início da parturição. Estudos sugeriram que essas ações contrárias sejam conseguidas por efeitos diferenciados do hormônio por meio de seu receptor CRHR1. No miométrio inativo a termo, a interação do CRH com seu receptor CRHR1 resulta na ativação da via de sinalização Gs-adenilatociclase-AMPc, causando inibição da síntese do trifosfato de inositol (IP_3) e estabilização dos níveis de $(Ca^{2+})_i$ (You, 2012). Porém, no miométrio da gestante em trabalho de parto a termo, a $(Ca^{2+})_i$ aumenta por ativação das proteínas G (Gq e Gi) pelo CRH e resulta na estimulação da síntese de IP_3 e na acentuação da contratilidade.

Monofosfato de guanosina cíclico

Conforme descrito, o AMPc é um importante mediador do relaxamento miometrial. Porém, a ativação da guanililciclase aumenta os níveis intracelulares de monofosfato de guanosina cíclico (GMPc), o que também promove o relaxamento da musculatura lisa (Word, 1993). Os níveis intracelulares de GMPc aumentam no miométrio gravídico e podem ser estimulados pelo peptídeo natriurético atrial (ANP), pelos receptores de peptídeo natriurético cerebral (BNP) e pelo óxido nítrico (Telfer, 2001). Todos esses fatores e seus receptores estão expressos no útero gravídico.

Degradação acelerada dos uterotônicos

Além dos compostos induzidos pela gravidez que promovem a refratariedade das células miometriais, a atividade das enzimas que degradam ou inativam os uterotônicos de produção endógena aumenta muito na fase 1. Algumas dessas enzimas de degradação e seus respectivos alvos incluem a PGDH e as prostaglandinas; a encefalinase e as endotelinas; a ocitocinase e a ocitocina; a diamino-oxidase e a histamina; a catecol-*O*-metiltransferase e as catecolaminas; as angiotensinases e a angiotensina II, e o fator ativador plaquetário (PAF, de *platelet-activating factor*) e a PAF acetil-hidrolase. Os níveis de várias dessas enzimas diminuem no final da gestação (Germain, 1994).

■ Decídua

Para garantir o relaxamento uterino, a síntese de prostaglandinas na decídua, em especial de $PGF_{2\alpha}$, é marcadamente suprimida. A supressão da produção de prostaglandinas persiste ao longo da maior parte da gestação, e a retirada da supressão é um pré-requisito para a parturição (Norwitz, 2015).

A fase 1 da parturição também promove um ambiente de tolerância imunológica para proteger o feto. Ou seja, as células estromais da decídua garantem de forma proativa que os antígenos fetais não desencadeiem uma resposta imunológica materna. Isso deriva de uma capacidade reduzida de atrair as células T. Esta capacidade limitada deriva em parte do silenciamento epigenético de genes de quimiocinas inflamatórias atratoras de células T (Erlebacher, 2013; Nancy, 2012; PrabhuDas, 2015).

■ Amolecimento cervical

O estágio inicial do remodelamento cervical – chamado *amolecimento* – começa na fase 1 da parturição. Ele se caracteriza por maior complacência tecidual, ainda que o colo uterino permaneça firme e inflexível. Hegar (1895) descreveu pela primeira vez o amolecimento palpável do segmento uterino inferior com 4 a 6 semanas de gestação e, no passado, este era o sinal utilizado para diagnosticar uma gravidez. Clinicamente, a manutenção da integridade anatômica e estrutural do colo uterino é essencial para o prosseguimento da gestação até o termo. A dilatação prematura do colo uterino ou a insuficiência estrutural, ou ambas, podem provocar nascimento pré-termo.

O amolecimento cervical resulta do aumento da vascularização, da hipertrofia e hiperplasia celular e de alterações progressivas e lentas da composição ou da estrutura da matriz extracelular (Mahendroo, 2012; Myers, 2015; Word, 2007). O colágeno, que é fundamental para as alterações da matriz e a proteína estrutural principal do colo uterino, passa por alterações de conformação que alteram a resistência e a flexibilidade dos tecidos (Zhang, 2012). Em termos mais específicos, o processamento do colágeno e o número ou o tipo de ligações cruzadas covalentes estáveis entre as hélices tríplices do colágeno são alterados. As ligações cruzadas maduras entre os monômeros de colágeno recém-sintetizados são diminuídas devido a reduções da expressão e da atividade das enzimas que estabelecem essas ligações cruzadas no início da gravidez

(Akins, 2011; Drewes, 2007; Yoshida, 2014). Essas enzimas são a lisil-hidroxilase e a lisil-oxidase. Juntas, essas alterações do início da gestação contribuem para uma maior complacência tecidual.

As evidências clínicas sobre a importância das alterações da matriz para o amolecimento cervical são sustentadas pela avaliação mecânica *in vivo* do colo uterino (Badir, 2013; Parra-Saavedra, 2011). A prevalência de insuficiência cervical também é maior nos casos de defeitos hereditários na síntese ou montagem de fibras elásticas ou de colágeno (Anum, 2009; Hermanns-Le, 2005; Rahman, 2003; Wang, 2006). Exemplos são as síndromes de Ehlers-Danlos e de Marfan, que estão descritas no Capítulo 59 (p. 1151). Junto com o remodelamento da matriz no período de amolecimento, os genes envolvidos na dilatação cervical e na parturição são ativamente reprimidos (Hari Kishore, 2012).

FASE 2: PREPARAÇÃO PARA O TRABALHO DE PARTO

De forma a preparar-se para o trabalho de parto, a inatividade miometrial da fase 1 da parturição precisa ser interrompida – o chamado *despertar* ou *ativação uterina*. Esta fase 2 da parturição é uma progressão das alterações uterinas que ocorrem durante as últimas semanas de gestação. É importante salientar que os eventos de transição associados à fase 2 podem causar trabalho de parto pré-termo ou tardio.

■ Abstinência de progesterona

A Figura 21-5 ilustra os fatores principais envolvidos na ativação uterina. Nas espécies que exibem abstinência de progesterona, a progressão da parturição ao trabalho de parto pode ser bloqueada ao se administrar progesterona à mãe. Ainda não foi investigado se a administração de progesterona na ausência de abstinência de progesterona clássica pode retardar o início oportuno da parturição ou evitar o trabalho de parto pré-termo. A possibilidade de que as injeções ou os supositórios vaginais contendo progesterona possam evitar o trabalho de parto pré-termo foi estudada em vários ensaios randomizados realizados nos últimos 15 anos. Eles são discutidos no Capítulo 42 (p. 816), e o seu uso na prevenção do parto pré-termo recorrente ainda é debatido (Norman, 2016).

A abstinência de progesterona clássica que resulta de secreção reduzida não ocorre na parturição humana. Porém, um mecanismo de inativação da progesterona, no qual o miométrio e o colo uterino ficam refratários às ações inibitórias da progesterona, foi sustentado por estudos que usaram antagonistas do receptor de progesterona. A mifepristona é um antagonista esteroide clássico, atuando no nível do receptor de progesterona. Embora seja menos eficaz na indução de aborto ou trabalho de parto nas mulheres em uma fase mais tardia na gravidez, a mifepristona parece ter algum efeito sobre o amadurecimento cervical e sobre a crescente sensibilidade do miométrio aos uterotônicos (Berkane, 2005; Chwalisz, 1994a).

Os diversos mecanismos pelos quais a abstinência funcional de progesterona ou o seu antagonismo são obtidos é uma área ativa de pesquisa. Estes incluem: (1) alterações na expressão relativa das isoformas do receptor nuclear de progesterona: PR-A, PR-B e PR-C; (2) interação diferencial de PR-A e PR-B com potencializadores e inibidores da expressão gênica; (3) alterações na atividade dos receptores de progesterona por mudanças na expressão de coativadores ou correpressores que afetam diretamente a função do receptor; (4) inativação local da progesterona por enzimas que metabolizam esteroides ou síntese de um antagonista natural; e (5) regulação por micro-RNA das enzimas que metabolizam progesterona e fatores de transcrição que modulam o relaxamento uterino (Condon, 2003; Mahendroo, 1999; Mesiano, 2002; Nadeem, 2016; Renthal, 2010; Williams, 2012a). Em conjunto, essas observações sustentam o conceito de que há múltiplas vias para uma abstinência funcional de progesterona.

■ Alterações miometriais

As alterações miometriais da fase 2 preparam o miométrio para as contrações do trabalho de parto, como resultado de um desvio da expressão de proteínas importantes que controlam o relaxamento uterino para uma expressão de proteínas associadas à contração (PACs), descritas anteriormente (p. 405) (Renthal, 2015). Entre essas PACs, os receptores de ocitocina miometriais e as proteínas de junções comunicantes, como a conexina-43, aumentam muito em quantidade. Essas PACs aumentam a irritabilidade uterina e a reatividade aos *uterotônicos*.

Outra alteração crucial da fase 2 é a formação do segmento uterino inferior a partir do istmo. Com esse desenvolvimento, a cabeça do feto geralmente desce até a entrada pélvica ou até mesmo a níveis mais baixos – processo conhecido como *insinuação*. Em geral, o abdome sofre uma mudança de formato, por vezes descrita pela paciente como "o bebê desceu". Também é provável que o miométrio do segmento inferior seja diferente daquele do segmento uterino superior, resultando em funções diferentes para cada tipo próximo ao termo e ao longo do trabalho de parto. Tal conceito é sustentado por estudos em humanos que demonstram a expressão diferencial de receptores de prostaglandina e PACs dentro das regiões miometriais de segmentos superiores e inferiores (Astle, 2005; Blanks, 2003; Sparey, 1999). Próximo ao termo, a expressão elevada do gene *HoxA13* no segmento miometrial inferior em comparação com o segmento superior também induz a expressão de PAC e a contratilidade regionalizada do segmento inferior (Li, 2016).

Receptores de ocitocina

Em razão de sua aplicação na indução do trabalho de parto há muitos anos, pareceria lógico que a ocitocina devesse desempenhar um papel central no trabalho de parto espontâneo dos seres humanos. De fato, os níveis miometriais dos receptores de ocitocina aumentam durante a fase 2 da parturição, e o nível de mRNA do receptor de ocitocina no miométrio humano a termo é maior que o encontrado no miométrio pré-termo (Wathes, 1999). Porém, ainda não está claro se a ocitocina desempenha um papel nas fases iniciais da ativação uterina ou se sua única função é na fase de expulsão durante o trabalho de parto. A maioria dos estudos sobre regulação da síntese dos receptores de ocitocina no miométrio foi realizada com roedores. No camundongo, a inativação do gene do receptor de ocitocina não afeta a parturição. Isso sugere que, pelo menos nessa espécie, vários sistemas provavelmente asseguram que ocorra a parturição.

A progesterona e o estradiol parecem ser os reguladores principais da expressão do receptor de ocitocina. O tratamento com estradiol *in vivo* ou nos explantes de miométrio aumenta as concentrações de receptores de ocitocina no miométrio. Contudo, essa ação pode ser evitada pelo tratamento simultâneo com progesterona (Fuchs, 1983). A progesterona também pode atuar dentro da célula do miométrio para aumentar a degradação do receptor de ocitocina e inibir a ativação de seu receptor pela ocitocina na superfície da célula (Bogacki, 2002). Esses dados indicam que um dos mecanismos pelos quais a progesterona mantém o relaxamento uterino seja pela inibição da resposta do miométrio à ocitocina.

Amadurecimento do colo uterino

Antes de iniciarem as contrações, o colo uterino precisa passar por uma remodelação extensa. Isso acaba levando à flexibilização e dilatação do colo uterino pelas fortes contrações uterinas. As modificações cervicais durante a fase 2 envolvem principalmente alterações do tecido conectivo – processo conhecido como *amadurecimento cervical*. A transição da fase de amolecimento para a fase de amadurecimento começa semanas ou dias antes do trabalho de parto. Durante essa transformação, a matriz cervical altera sua quantidade total de *glicosaminoglicanos*, que são grandes polissacarídeos lineares, e de *proteoglicanos*, que são proteínas ligadas a esses glicosaminoglicanos.

Muitos dos processos que facilitam a remodelação cervical são controlados pelos mesmos hormônios que regulam a função uterina. Apesar disso, as reações moleculares de cada processo são variadas em razão das diferenças de composição celular e demandas fisiológicas. Por exemplo, o hormônio relaxina regula o relaxamento miometrial. Ele também regula o amadurecimento cervical, mas por meio de proliferação celular e modulação dos componentes da matriz extracelular (Park, 2005; Soh, 2012). O corpo uterino é predominantemente músculo liso. Em contrapartida, o colo uterino tem alta proporção de fibroblastos em relação a células musculares lisas, e a matriz extracelular contribui de maneira significativa para a massa tecidual global. Estudos recentes no colo uterino humano não gestante relatam um gradiente espacial de células musculares lisas. Especificamente, as células musculares lisas representam cerca de 50% das células estromais no orifício interno, mas apenas 10% no orifício externo (Vink, 2016).

Tecido conectivo cervical

Colágeno. O colo uterino é um tecido rico em matriz extracelular. Os componentes da matriz são os colágenos dos tipos I, III e IV, as proteínas da matriz celular, os glicosaminoglicanos, os proteoglicanos e as fibras elásticas. Entre esses, o colágeno é o principal responsável pela conformação estrutural do colo do útero. Durante a montagem do colágeno, várias moléculas helicoidais tríplices de colágeno fazem ligação cruzada umas com as outras por ações da lisil-oxidase para formar fibrilas. Além disso, o tamanho, o acondicionamento e a organização das fibrilas determinam a força e as propriedades mecânicas do colo uterino. Essas propriedades são reguladas em parte por proteoglicanos ligadores de colágeno, como a decorina ou o biglicano, além de proteínas da matriz celular, como a trombospondina 2 (Fig. 21-9).

É provável que a maior renovação do colágeno durante a gestação permita a gradual substituição de fibrilas de colágeno de ligações cruzadas maduras por fibrilas com poucas ligações cruzadas, levando a uma maior desorganização do colágeno. Essa renovação aumentada, em vez da perda de colágeno para alcançar o remodelamento cervical, é sustentada por estudos em camundongos e em humanos que não documentaram alterações no conteúdo de colágeno entre estados não gestacionais e a gestação a termo (Akins, 2011; Myers, 2008; Read, 2007; Yoshida, 2014). Outra evidência nesse sentido é que os polimorfismos ou as mutações dos genes necessários à montagem do colágeno estão associados ao aumento da incidência de insuficiência cervical (Anum, 2009; Rahman, 2003; Warren, 2007).

Glicosaminoglicanos e proteoglicanos. O ácido hialurônico é um polissacarídeo de alto peso molecular que funciona isoladamente, enquanto a maioria dos outros glicosaminoglicanos (GAGs) formam complexos com proteínas para a formação de proteoglicanos. O ácido hialurônico é uma molécula hidrofílica que ocupa espaço e, assim, acredita-se que a maior produção de ácido hialurônico durante o amadurecimento cervical aumente a viscoelasticidade, a hidratação e a desorganização da matriz. A síntese de ácido hialurônico é realizada por isoenzimas da hialuronano-sintase, e a expressão dessas enzimas é elevada no colo durante o amadurecimento (Akgul, 2012; Straach, 2005).

Embora não estejam bem definidas, alterações na composição dos proteoglicanos parecem também ocorrer durante o amadurecimento cervical. No mínimo três proteoglicanos pequenos ricos em leucina estão expressos no colo uterino – decorina, biglicano e fibromodulina (Westergren-Thorsson, 1998). Em outros tecidos conectivos, a decorina interage com o colágeno para regular o acondicionamento, a ordem e a força das fibrilas de colágeno (ver Fig. 21-9) (Ameye, 2002). Além do colo uterino, esses proteoglicanos são expressos nas membranas fetais e no útero.

Alterações inflamatórias. Na fase 2, células imunológicas residentes estão localizadas no estroma cervical, embora um papel funcional para essas células nessa fase de remodelamento ainda seja discutido. Estudos de *microarray* compararam os padrões de expressão gênica a termo, antes e depois do amadurecimento cervical, demonstrando pouco aumento da expressão dos genes proinflamatórios. Em contrapartida, a expressão de genes proinflamatórios e imunossupressivos no colo uterino após o parto aumenta acentuadamente em comparação com aquele durante o amadurecimento cervical (Bollapragada,

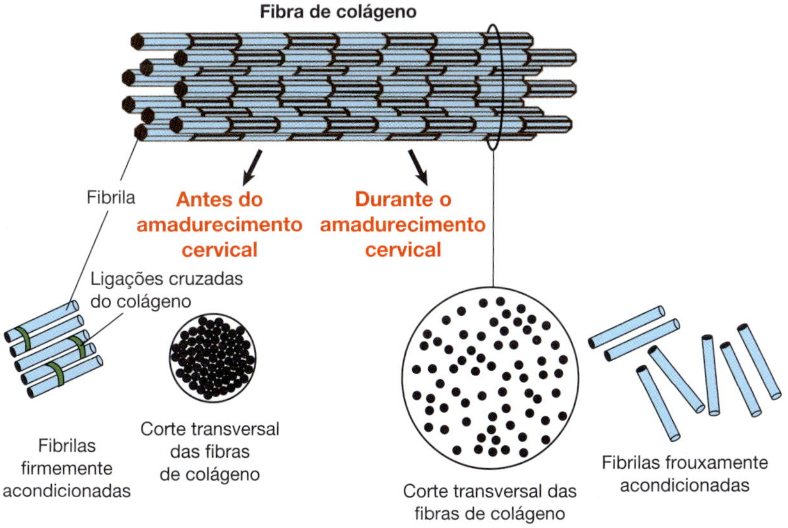

FIGURA 21-9 A arquitetura da fibra de colágeno é reorganizada nas fases 1 e 2 da parturição para permitir um aumento gradual da complacência mecânica do colo uterino. Uma fibra de colágeno é formada por muitas fibrilas. O tamanho e o acondicionamento das fibrilas são regulados em parte por pequenos proteoglicanos, como a decorina, e pela densidade das ligações cruzadas do colágeno. Na fase 1, o tamanho das fibrilas é uniforme e as fibrilas são bem organizadas, embora uma redução na densidade das ligações cruzadas auxilie no amolecimento. Durante o amadurecimento do colo na fase 2, o tamanho das fibrilas é menos uniforme e o espaçamento entre as fibrilas e as fibras do colágeno é ampliado e desorganizado.

2009; Hassan, 2006, 2009). Além disso, estudos detalhados em camundongos fornecem evidências de que a migração de leucócitos, mas não a sua ativação, ocorre antes do trabalho de parto. Após o início do trabalho de parto, aumenta a ativação de neutrófilos, macrófagos proinflamatórios M1 e macrófagos de reparo tecidual M2 no colo uterino. Isso sugere a participação das células inflamatórias na remodelação e no reparo do colo depois do parto (Mahendroo, 2012).

Indução do amadurecimento cervical

Não há tratamentos para evitar o amadurecimento prematuro do colo uterino, mas os tratamentos usados para estimular o amadurecimento cervical e induzir o trabalho de parto incluem a aplicação direta das prostaglandinas PGE_2 e PGF_{2a}. As prostaglandinas provavelmente modificam a estrutura da matriz extracelular de modo a facilitar o amadurecimento. Embora o papel das prostaglandinas na fisiologia normal do amadurecimento cervical ainda não esteja definido, essa propriedade é útil na prática clínica para facilitar a indução do trabalho de parto (Cap. 26, p. 505).

Em algumas espécies não humanas, as cascatas de eventos que permitem o amadurecimento do colo são induzidas pela diminuição das concentrações séricas de progesterona. Além disso, nos seres humanos, a administração de antagonistas da progesterona provoca o amadurecimento cervical.

Epitélios endocervicais

Além das alterações da matriz, durante a gestação, as células epiteliais da endocérvice proliferam, de forma que as glândulas endocervicais representam uma porcentagem significativa da massa cervical. O canal endocervical é revestido por epitélios colunar e escamoso estratificado secretores de muco. Essas células formam uma barreira mucosa e uma barreira de junções comunicantes que protege contra a invasão microbiana (Akgul, 2014; Blaskewicz, 2011; Timmons, 2007). O epitélio da mucosa reconhece e detém a invasão de patógenos por meio da expressão de receptores do tipo Toll que identificam patógenos e por peptídeos antimicrobianos e inibidores da protease. Além disso, esses epitélios expressam sinais para as células imunes subjacentes quando uma agressão patogênica é maior que sua capacidade de proteção (Wira, 2005).

■ Contribuições fetais à parturição

É intrigante supor que o feto humano maduro fornece o sinal para o início da parturição, e as evidências para a sinalização fetal estão se acumulando (Mendelson, 2017). O feto pode enviar sinais por meio de agentes transmitidos pelo sangue que atuam na placenta ou pela secreção no líquido amniótico.

Estiramento uterino

O crescimento fetal é um importante componente da ativação uterina na fase 2 da parturição. Com a ativação uterina, o estiramento é necessário para a indução de PACs específicas. A saber, o estiramento aumenta a expressão de conexina-43 e de receptores de ocitocina. Os níveis do peptídeo de liberação da gastrina, um agonista estimulador do músculo liso, também aumentam com o estiramento do miométrio (Tattersall, 2012).

Os indícios clínicos para um papel do estiramento advêm da observação de que gestações multifetais estão em risco muito maior de trabalho de parto pré-termo do que as gestações de feto único. Além disso, o trabalho de parto pré-termo é significativamente mais comum nas gestações complicadas por polidrâmnios. Embora os mecanismos que desencadeiam o trabalho de parto pré-termo nesses dois exemplos sejam discutíveis, deve ser considerado um papel para o estiramento uterino.

Os sistemas de sinalização celular que são influenciados pelo estiramento para regular a célula miometrial ainda precisam ser definidos. Esse processo – *mecanotransdução* – pode incluir a ativação dos receptores de superfície celular ou dos canais iônicos, a transmissão de sinais através da matriz extracelular ou a liberação de moléculas autócrinas que agem diretamente sobre o miométrio (Shynlova, 2007; Young, 2011).

Cascatas endócrinas fetais

A capacidade de o feto emitir sinais endócrinos que iniciam a parturição foi demonstrada em diversas espécies. Porém, as evidências sugerem que isso não é regulado da mesma maneira nos seres humanos. O eixo hipotalâmico-hipofisário-suprarrenal-placentário fetal humano é considerado um componente fundamental da parturição normal. Além disso, considera-se que a ativação prematura desse eixo seja responsável por muitos casos de trabalho de parto prematuro (Challis, 2000, 2001). Da mesma forma que nas ovelhas, acredita-se que os produtos esteroides da glândula suprarrenal humana tenham efeitos na placenta e nas membranas que, por fim, transformam o miométrio do estado relaxante para o estado contrátil. Um componente primordial no ser humano pode ser a capacidade singular da placenta de produzir grandes quantidades de CRH (Fig. 21-10).

Um hormônio CRH idêntico ao CRH hipotalâmico materno e fetal é sintetizado pela placenta em quantidades relativamente grandes (Grino, 1987; Saijonmaa, 1988). Porém, diferentemente do CRH hipotalâmico, controlado por *feedback* negativo pelos glicocorticoides, o cortisol *estimula* a síntese do CRH placentário. Essa capacidade torna possível criar uma cascata endócrina por *feedback* anterógrado, que não termina até que ocorra o nascimento.

Os níveis de CRH plasmáticos maternos são baixos no primeiro trimestre e se elevam a partir da metade da gestação até o termo. Nas últimas 12 semanas, os níveis plasmáticos de CRH aumentam exponencialmente, atingindo o pico durante o trabalho de parto e, em seguida, caindo de forma acentuada depois do parto (Frim, 1988; Sasaki, 1987). As concentrações de CRH no líquido amniótico aumentam de maneira similar no final da

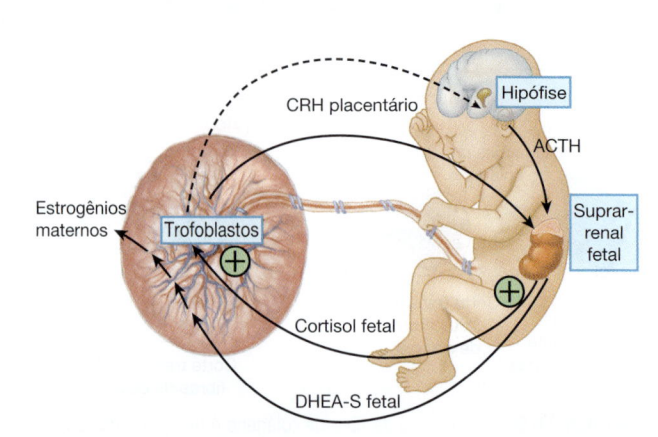

FIGURA 21-10 Cascata endócrina suprarrenal fetoplacentária. No final da gestação, o hormônio liberador de corticotrofina (CRH) placentário estimula a produção suprarrenal fetal de sulfato de desidroepiandrosterona (DHEA-S) e cortisol. Este último hormônio estimula a produção do CRH placentário, o que leva a uma cascata de *feedback* anterógrado que aumenta a produção do hormônio esteroide suprarrenal. ACTH, hormônio adrenocorticotrófico.

gestação. O CRH é o único fator de liberação hormonal trófico a ter uma proteína de ligação sérica específica. Durante a maior parte da gravidez, a proteína de ligação do CRH (CRH-BP, de *CRH-binding protein*) liga-se à maior parte do CRH materno circulante, e isso o inativa (Lowry, 1993). Contudo, no final da gestação, os níveis de CRH-BP no plasma materno e no líquido amniótico diminuem, resultando no aumento expressivo do CRH biodisponível (Perkins, 1995; Petraglia, 1997).

Nas gestações em que o feto pode ser considerado "sob estresse" por diversas complicações, as concentrações de CRH no plasma fetal, no líquido amniótico e no plasma materno são maiores em comparação com os níveis detectados na gestação normal (Berkowitz, 1996; McGrath, 2002). A placenta é a provável fonte dessa concentração elevada de CRH. Por exemplo, o teor de CRH placentário é quatro vezes maior nas placentas das mulheres com pré-eclâmpsia do que nas gestantes normais (Perkins, 1995).

Acredita-se que o CRH placentário desempenhe várias funções na regulação da parturição. Ele pode aumentar a produção de cortisol placentário para fornecer *feedback* positivo, de forma que a placenta produza mais CRH. Nos estágios mais adiantados da gestação – fase 2 ou 3 da parturição –, a modificação nos receptores de CRH favorece uma alteração da síntese de AMPc para um aumento dos níveis de cálcio nas células miometriais por meio da ativação da proteína-cinase C (You, 2012). A ocitocina atua no sentido de atenuar a acumulação de AMPc no tecido miometrial que é estimulada pelo CRH. O CRH atua no sentido de aumentar a força contrátil do miométrio em resposta à $PGF_{2\alpha}$ (Benedetto, 1994). Por fim, o CRH estimula a síntese dos C_{19}-esteroides suprarrenais fetais, aumentando, assim, o substrato para a aromatização placentária.

Alguns autores sugeriram que o nível crescente de CRH no final da gestação reflita um *relógio fetoplacentário* (McLean, 1995). As concentrações de CRH variam muito entre as mulheres, e a taxa de aumento dos níveis de CRH materno é um previsor mais exato do desfecho da gestação do que uma única medição (Leung, 2001; McGrath, 2002). Nesse sentido, a placenta e o feto, por meio de eventos endócrinos, influenciam o início da parturição no final da gestação normal.

Surfactante pulmonar fetal e fator ativador plaquetário

A proteína surfactante A (SP-A) produzida pelo pulmão fetal é necessária para a maturação pulmonar. A SP-A é expressa pelo âmnio e pela decídua dos seres humanos, está presente no líquido amniótico e estimula as vias de sinalização das células do miométrio humano (Garcia-Verdugo, 2008; Lee, 2010; Snegovskikh, 2011). Contudo, os mecanismos exatos pelos quais a SP-A ativa a contratilidade miometrial das mulheres ainda não estão esclarecidos. Uma maneira pode ser o seu efeito sobre as prostaglandinas. A saber, a SP-A inibe seletivamente a prostaglandina $F_{2\alpha}$ na decídua a termo, mas os níveis de SP-A no líquido amniótico diminuem na gestação a termo (Chaiworapongsa, 2008). Além da SP-A, o pulmão fetal produz o agente uterotônico fator ativador plaquetário (Frenkel, 1996; Toyoshima, 1995). Este fator e a SP-A são importantes na sinalização materno-fetal para a parturição (Gao, 2015).

Senescência das membranas fetais

No final da gravidez, as membranas fetais passam por um envelhecimento fisiológico chamado senescência celular (Menon, 2016). Nas membranas fetais humanas e em modelos animais, o estiramento e o estresse oxidativo induzem as membranas fetais senescentes a manifestarem uma forma de inflamação estéril denominada fenótipo secretor associado à senescência (SASP, de *senescent-associated secretory phenotype*). Isso, por sua vez, propaga os sinais inflamatórios que enfraquecem ainda mais as membranas fetais e ativam sinais na decídua e miométrio para iniciar a parturição. Assim, como a necessidade funcional das membranas fetais diminui no final da gestação, elas conseguem promover sinais que contribuem para o início da parturição.

Anomalias fetais e retardo da parturição

Algumas evidências mostram que as gestações com produção de estrogênio acentuadamente reduzida podem estar associadas à gestação prolongada. Esses "experimentos naturais" incluem mulheres com deficiência placentária hereditária de sulfatase e anencefalia fetal com hipoplasia suprarrenal. Porém, a variação ampla da duração gestacional observada com essas patologias coloca em dúvida a função exata do estrogênio na iniciação da parturição humana.

Outras anormalidades fetais que impedem ou reduzem drasticamente a entrada da urina fetal ou de secreções pulmonares no líquido amniótico não prolongam a gestação humana. Os exemplos são agenesia renal e hipoplasia pulmonar, respectivamente. Dessa maneira, um sinal fetal através do ramo parácrino do sistema de comunicação materno-fetal não parece ser obrigatório para a iniciação da parturição.

Algumas anomalias cerebrais de fetos de bezerro, cordeiro e, por vezes, de fetos humanos, atrasam a iniciação da parturição normal. Há mais de um século, Rea (1898) observou uma associação entre anencefalia fetal e gestação humana prolongada. Malpas (1933) ampliou essas observações e descreveu uma gestação com feto anencéfalo que se prolongou por 374 dias – 53 semanas. O autor concluiu que a associação entre anencefalia e gestação prolongada era atribuível à disfunção do eixo encefálico-hipofisário-suprarrenal do feto. De fato, as glândulas suprarrenais do feto anencéfalo são muito pequenas e, a termo, podem ter apenas 5 a 10% do tamanho das glândulas de um feto normal. Isso é causado por uma falha de desenvolvimento da zona fetal, que normalmente representa a maior parte da massa suprarrenal fetal e é responsável pela síntese dos hormônios C_{19}-esteroides (Cap. 5, p. 104). Essas gestações estão associadas ao trabalho de parto pós-termo e sugerem que as glândulas suprarrenais fetais são importantes para a iniciação oportuna da parturição.

FASE 3: TRABALHO DE PARTO

Esta fase é sinônimo de trabalho de parto ativo, que em geral é dividido em três estágios. Esses estágios compõem o gráfico geralmente utilizado para descrever o trabalho de parto, conforme ilustrado na Figura 21-4. O primeiro estágio começa quando contrações uterinas espaçadas com frequência, intensidade e duração suficientes causam adelgaçamento ou *apagamento* do colo. Vários uterotônicos podem ser importantes para o sucesso dessa fase de parto ativo (ver Fig. 21-5). Eles mostraram estimular a contração da musculatura lisa por acoplamento com a proteína G. Esse estágio do trabalho de parto termina quando o colo uterino está totalmente dilatado (cerca de 10 cm) para permitir a passagem da cabeça do feto a termo. Por conseguinte, o primeiro estágio do trabalho de parto é o *estágio do apagamento e da dilatação cervicais*. O segundo estágio começa quando a dilatação cervical estiver completa e termina com o nascimento. Dessa maneira, o segundo estágio do trabalho de parto é o *estágio da expulsão fetal*. Por fim, o terceiro estágio começa imediatamente depois do nascimento do feto e termina com a evacuação da placenta. Assim, o terceiro estágio do trabalho de parto é o *estágio da separação e expulsão da placenta*.

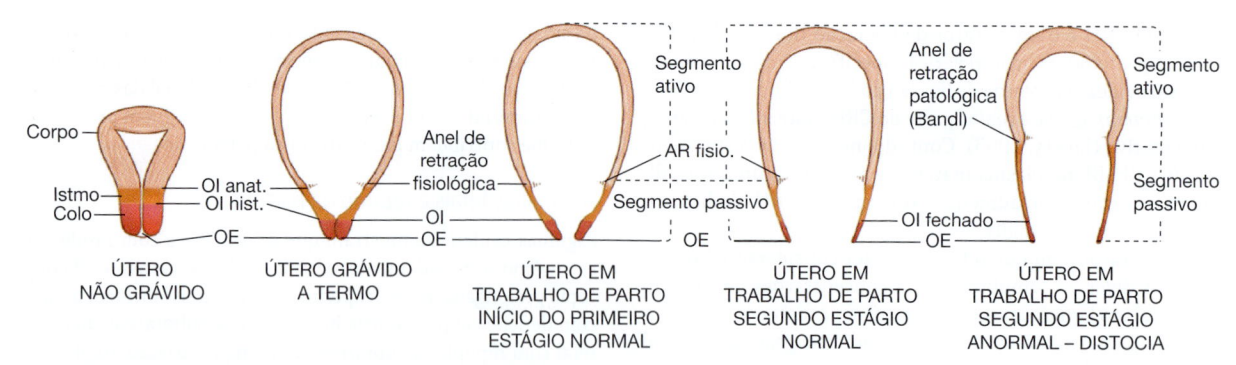

FIGURA 21-11 Sequência do desenvolvimento dos segmentos e anéis no útero a termo e em trabalho de parto. Observe a comparação entre o útero de uma mulher não grávida, o útero a termo e o útero durante o trabalho de parto. O segmento uterino inferior passivo deriva do istmo, e o anel de retração fisiológica desenvolve-se na junção dos segmentos uterinos superior e inferior. O anel de retração patológica desenvolve-se a partir do anel fisiológico. OI anat., orifício interno anatômico; OE, orifício externo; OI hist., orifício interno histológico; ARF, anel de retração fisiológica.

■ Primeiro estágio: sinais clínicos iniciais do trabalho de parto

Contrações uterinas do trabalho de parto

Em algumas mulheres, as contrações uterinas vigorosas que resultam no parto começam repentinamente. Em outras, o início do trabalho de parto é anunciado pela liberação vaginal espontânea de uma pequena quantidade de muco tingido de sangue. Essa eliminação do tampão mucoso que preenchia anteriormente o canal cervical durante a gravidez é referida como "sinal" ou "sinal sanguinolento". A sua eliminação indica que o trabalho de parto já está em andamento ou provavelmente começará em horas ou dias.

Singulares entre as contrações musculares fisiológicas, as contrações do músculo liso uterino durante o trabalho de parto são dolorosas. Várias possíveis causas foram sugeridas: (1) hipóxia do miométrio contraído – algo semelhante ao que ocorre na angina de peito; (2) compressão dos gânglios nervosos do colo uterino e do segmento uterino inferior pelos feixes musculares entrelaçados e contraídos; (3) estiramento do colo durante a dilatação; e (4) estiramento do peritônio que recobre o fundo uterino.

Entre esses mecanismos, a compressão dos gânglios nervosos do colo uterino e do segmento uterino inferior pelo miométrio em contração é uma hipótese particularmente atraente. A infiltração paracervical de um anestésico local costuma oferecer alívio considerável da dor provocada pelas contrações (Cap. 25, p. 490). As contrações uterinas são involuntárias e, em sua maior parte, independentes do controle extrauterino. O bloqueio neural por analgesia peridural não diminui sua frequência ou intensidade. Em outros exemplos, as contrações miometriais em mulheres paraplégicas e em mulheres submetidas à simpatectomia lombar bilateral são normais, porém indolores.

O estiramento mecânico do colo uterino aumenta a atividade uterina em várias espécies, inclusive nos seres humanos. Esse fenômeno é o *reflexo de Ferguson* (Ferguson, 1941). Seu mecanismo exato não está claro, embora a secreção de ocitocina tenha sido sugerida, ainda que não confirmada. A manipulação do colo e o descolamento das membranas fetais estão associados ao aumento dos níveis dos metabólitos da prostaglandina $F_{2\alpha}$ no sangue.

O intervalo entre as contrações diminui gradualmente, de cerca de 10 minutos no início do primeiro estágio do trabalho de parto até apenas 1 minuto ou menos no segundo estágio. No entanto, os períodos de relaxamento entre as contrações são essenciais para o bem-estar fetal. As contrações incessantes comprometem tanto o fluxo sanguíneo uteroplacentário que podem provocar hipoxemia fetal. Na fase ativa do trabalho de parto, a duração de cada contração varia de 30 a 90 segundos, com média de cerca de 1 minuto. A intensidade das contrações varia muito durante o trabalho de parto normal. Em termos mais específicos, as pressões do líquido amniótico geradas pelas contrações durante o trabalho de parto espontâneo oscilam em torno de 40 mmHg, mas podem variar de 20 a 60 mmHg (Cap. 24, p. 479).

Diferenças entre os segmentos uterinos superior e inferior. Durante o trabalho de parto ativo, as divisões anatômicas do útero que foram iniciadas na fase 2 da parturição tornam-se progressivamente mais evidentes (Figs. 21-11 e 21-12). Por meio da palpação abdominal, mesmo antes da ruptura das membranas, os dois segmentos podem ser diferenciados em alguns casos. O segmento superior é firme durante as contrações, e o segmento inferior é mais macio, distendido e passivo. Esse mecanismo é primordial porque se todo o miométrio, inclusive o segmento uterino inferior e o colo, contraísse ao mesmo tempo e com intensidade igual, a força expulsiva final seria acentuadamente menor. Dessa maneira, o segmento superior contrai, retrai e expulsa o feto.

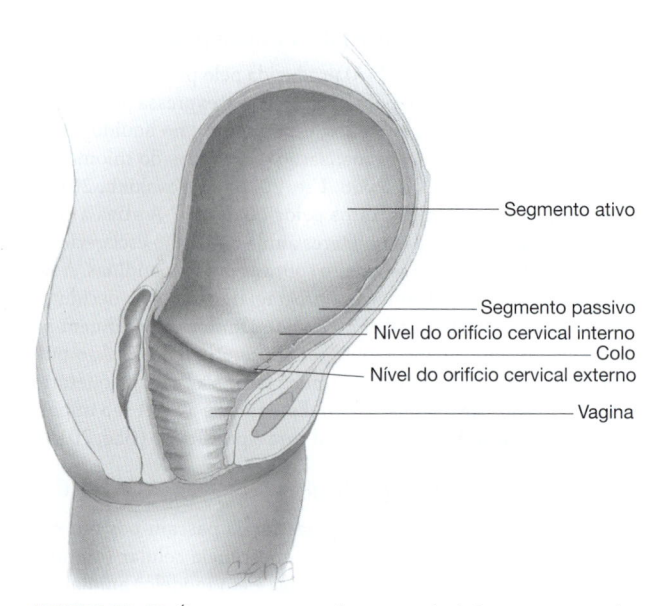

FIGURA 21-12 Útero no momento do parto vaginal. O segmento superior ativo retrai em torno da parte de apresentação à medida que o feto desce através do canal de parto. No segmento inferior passivo, o tônus miometrial é consideravelmente menor.

Em resposta a essas contrações, o segmento uterino inferior mole e o colo uterino dilatam e, assim, formam um tubo adelgaçado, muito expandido, através do qual o feto pode passar.

O miométrio do segmento superior não relaxa até seu comprimento original depois das contrações. Em vez disso, ele se torna relativamente fixo em um comprimento mais curto. O segmento uterino superior ativo contrai sobre seu conteúdo decrescente, mas a tensão do miométrio permanece constante. O efeito final consiste em manter a tensão e, desse modo, conservar a vantagem obtida na expulsão do feto. Ao mesmo tempo, a musculatura uterina é mantida em firme contato com o conteúdo uterino. Como consequência da retração, cada contração sucessiva começa onde sua predecessora terminou. Assim, a parte superior da cavidade uterina fica ligeiramente menor a cada contração. Em razão do encurtamento sucessivo das fibras musculares, o segmento superior ativo torna-se progressivamente espessado ao longo de todo o primeiro e o segundo estágio do trabalho de parto (ver Fig. 21-11). Esse processo continua e resulta no espessamento extremo do segmento uterino superior logo depois do nascimento.

Clinicamente, é importante compreender que o fenômeno de retração do segmento superior depende da diminuição do volume de seu conteúdo. Para que isso aconteça, principalmente no início do trabalho de parto, quando todo o útero é praticamente um saco fechado com dilatação cervical mínima, a musculatura do segmento inferior precisa distender-se. Isso permite que uma parte maior do conteúdo uterino ocupe o segmento inferior. O segmento superior retrai apenas na extensão em que o segmento inferior se distende e que o colo dilata.

O relaxamento do segmento uterino inferior espelha a mesma progressão gradual da retração. É importante lembrar que, depois de cada contração do segmento superior, os músculos não voltam ao comprimento anterior, mas a tensão permanece essencialmente a mesma. Por comparação, no segmento inferior, o alongamento sucessivo das fibras com o trabalho de parto é acompanhado por adelgaçamento, normalmente até apenas alguns milímetros na parte mais fina. Em consequência do adelgaçamento do segmento inferior e do espessamento simultâneo do segmento superior, o limite entre os dois é marcado por uma saliência na superfície uterina interna – o *anel de retração fisiológica*. Quando o adelgaçamento do segmento uterino inferior é extremo, como ocorre no trabalho de parto obstruído, o anel fica proeminente, formando um *anel de retração patológica*. Essa condição anormal, também conhecida como *anel de Bandl*, é discutida com mais detalhes no Capítulo 23 (p. 455).

Alterações no formato uterino. Cada contração gradualmente alonga o formato ovoide do útero e, assim, estreita o diâmetro horizontal. Essa alteração de formato tem efeitos importantes sobre o processo do trabalho de parto. Em primeiro lugar, há aumento da *pressão axial fetal*, isto é, a redução do diâmetro horizontal ajuda a alinhar a coluna vertebral do feto. Isso pressiona o polo superior do feto firmemente contra o fundo do útero, enquanto o polo inferior é empurrado ainda mais para baixo. O alongamento do formato ovoide foi estimado em 5 a 10 cm. Em segundo lugar, com o alongamento do útero, as fibras musculares longitudinais são retraídas. Em consequência, o segmento inferior e o colo são as únicas partes flexíveis do útero, e elas são puxadas para cima e ao redor do polo inferior do feto.

Forças auxiliares

Depois que o colo estiver totalmente dilatado, a força mais importante para a expulsão fetal é produzida pela pressão intra-abdominal materna. A contração dos músculos abdominais, simultaneamente com os esforços respiratórios forçados com a glote fechada, é referida como *puxos*. Essa força é similar à da defecação, mas a intensidade costuma ser muito maior. A importância da pressão intra-abdominal é demonstrada pela descida prolongada durante o trabalho de parto das mulheres paraplégicas e das pacientes com bloqueio peridural denso. Além disso, embora a pressão intra-abdominal seja necessária à finalização do segundo estágio do trabalho de parto, os esforços de empurrar para baixo têm pouco efeito no primeiro estágio. Eles esgotam a mãe, e as pressões intrauterinas altas associadas podem ser prejudiciais ao feto.

Alterações do colo uterino

Em consequência das forças de contração, duas alterações fundamentais – apagamento e dilatação – acontecem no colo já amadurecido. Para que uma cabeça fetal de dimensões medianas possa passar pelo colo uterino, seu canal precisa dilatar-se até um diâmetro aproximado de 10 cm. Nesse momento, diz-se que o colo está completa ou plenamente dilatado. Embora possa não haver descida fetal durante o apagamento cervical, em geral a parte de apresentação fetal desce um pouco à medida que o colo dilata.

O *apagamento cervical* é a "obliteração" ou "subida" do colo. Ele se evidencia clinicamente pelo encurtamento do canal cervical, que começa com comprimento aproximado de 3 cm e termina simplesmente com um orifício circular com bordas praticamente da espessura de uma folha de papel. As fibras musculares no nível do orifício cervical interno são puxadas para cima, ou "levantadas", para dentro do segmento uterino inferior. A condição do orifício externo permanece temporariamente inalterada (Fig. 21-13).

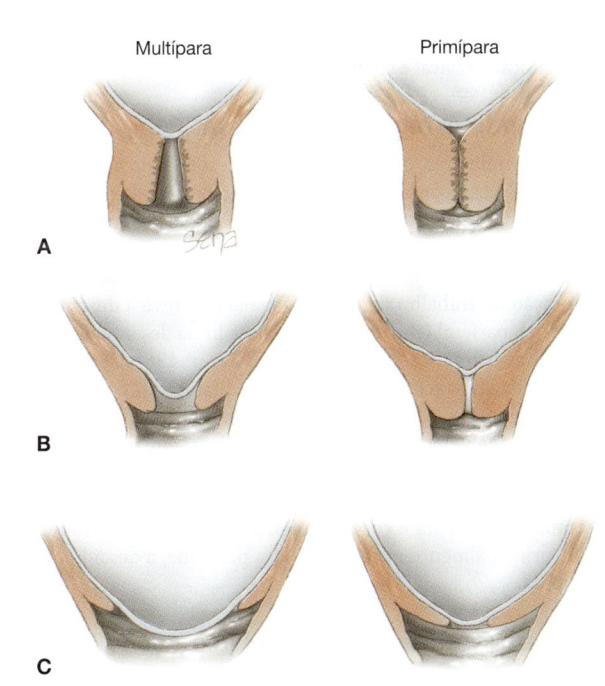

FIGURA 21-13 Ilustração esquemática mostrando o apagamento e a dilatação. **A.** Antes do trabalho de parto, o colo da primípara é longo e não está dilatado, em contraste com o colo uterino da multípara, que apresenta dilatação dos orifícios interno e externo. **B.** À medida que começa o apagamento, o colo da multípara apresenta dilatação e afunilamento do orifício interno. Isso é menos evidente no colo uterino da primípara. **C.** À medida que se alcança apagamento completo do colo da primípara, a dilatação é mínima. O inverso ocorre na multípara.

O apagamento pode ser comparado a um processo de afunilamento em que o comprimento total de um cilindro estreito é convertido em um funil muito obtuso, radiante, com pequena abertura circular distal. Por causa da maior atividade miometrial durante a preparação uterina para o trabalho de parto, o apagamento apreciável de um colo amolecido por vezes é alcançado antes que o trabalho de parto ativo inicie. O apagamento provoca a expulsão do tampão mucoso quando o canal cervical é encurtado.

Como o segmento inferior e o colo têm menos resistência durante a contração, uma força centrífuga é exercida sobre o colo, levando à *dilatação cervical* (Fig. 21-14). Como as contrações uterinas provocam pressão sobre as membranas, a ação hidrostática da bolsa amniótica dilata o canal cervical como uma cunha. O processo de apagamento e dilatação do colo é responsável pela formação de uma *bolsa anterior* de líquido amniótico. Essa bolsa corresponde à parte principal do saco de líquido amniótico situado na frente da parte de apresentação fetal. Na ausência de membranas intactas, a pressão da parte de apresentação contra o colo e o segmento uterino inferior tem eficácia similar. A ruptura precoce das membranas não retarda a dilatação cervical desde que a parte de apresentação fetal esteja posicionada de forma a exercer pressão contra o colo e o segmento inferior.

Voltando à Figura 21-4, lembre-se que a dilatação cervical é dividida nas fases latente e ativa. A fase ativa também é subdividida em fase de aceleração, fase de inclinação máxima e fase de desaceleração (Friedman, 1978). A duração da fase latente é mais variável e sensível a fatores externos. Por exemplo, a sedação pode prolongar a fase latente, enquanto a estimulação do miométrio abrevia essa fase. A duração da fase latente tem pouco impacto sobre a evolução subsequente do trabalho de parto, enquanto as características da fase de aceleração em geral são preditivas do desfecho do trabalho de parto. O primeiro estágio termina quando a dilatação cervical é completa.

■ Segundo estágio: descida fetal

Em muitas nulíparas, o encaixe da cabeça é concluído antes que o trabalho de parto comece. Apesar disso, a cabeça pode não descer mais até o final do trabalho de parto. No padrão de descida do trabalho de parto normal, uma curva hiperbólica típica é formada quando a estação da cabeça fetal é plotada como uma função da duração do trabalho de parto. O *plano* descreve a descida do diâmetro biparietal fetal em relação a uma linha desenhada entre as espinhas isquiáticas maternas (Cap. 22, p. 436). Comumente, a descida ativa acontece depois que a dilatação progrediu por algum tempo (Fig. 21-15). Durante o segundo estágio do trabalho de parto, a velocidade da descida também é máxima, sendo mantida até que a parte de apresentação alcance o assoalho do períneo (Friedman, 1978). Em nulíparas, a parte de apresentação costuma descer lenta e continuamente. No entanto, nas multíparas, principalmente naquelas de alta paridade, a descida pode ser rápida.

■ Alterações do assoalho pélvico

O canal do parto é sustentado e funcionalmente fechado pelo assoalho pélvico (Cap. 2, p. 21). Os mais importantes componentes do assoalho pélvico são o músculo levantador do ânus e o tecido conectivo fibromuscular que reveste suas superfícies superior e inferior. As propriedades biomecânicas dessas estruturas e da

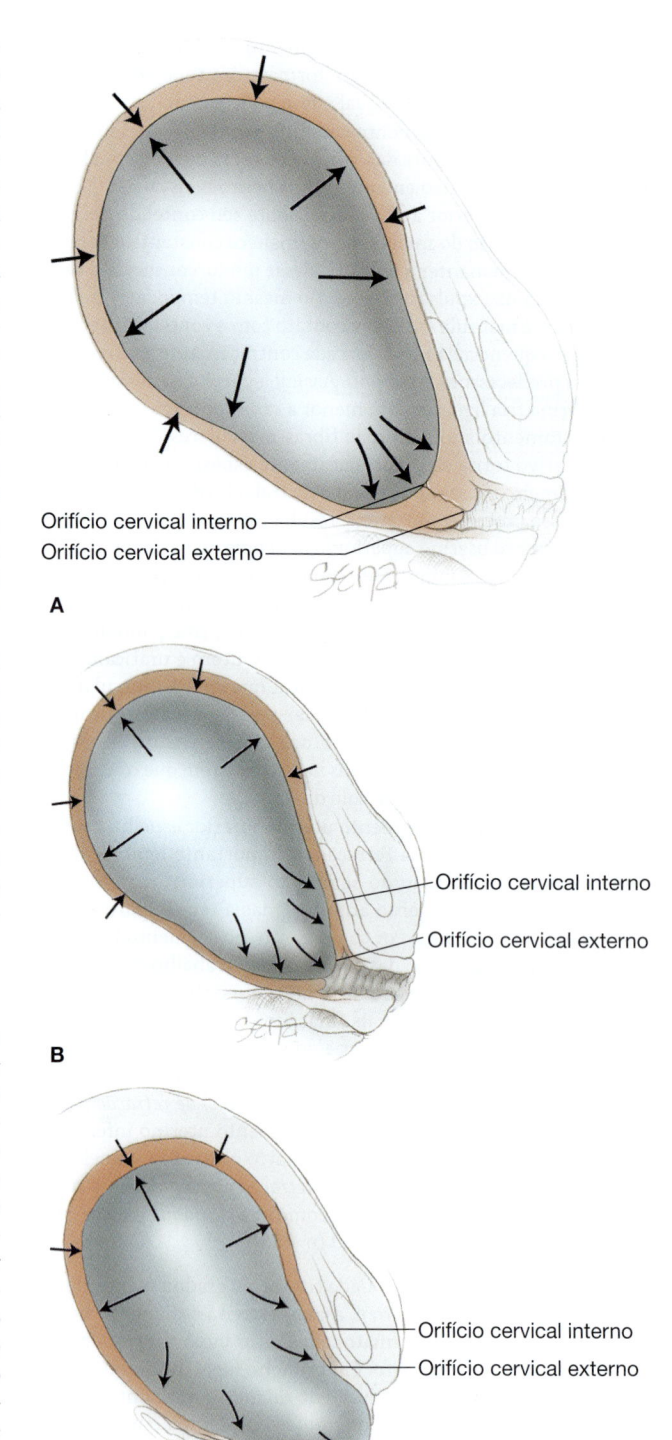

FIGURA 21-14 Ação hidrostática das membranas no apagamento e dilatação cervicais. Com a progressão do trabalho de parto, observe a mudança nas relações dos orifícios interno e externo em **(A)**, **(B)** e **(C)**. Embora não seja mostrado nesse diagrama, com a ruptura das membranas, a parte de apresentação aplicada contra o colo e o segmento uterino inferior em formação atua de maneira similar.

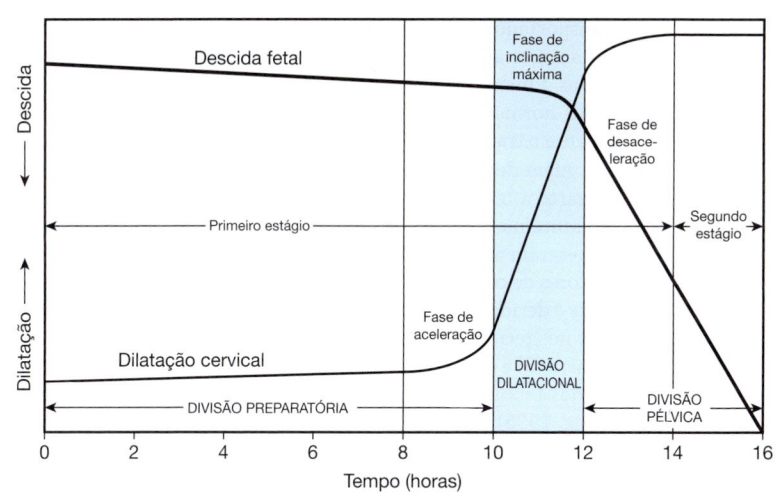

FIGURA 21-15 Evolução do trabalho de parto dividida com base na evolução esperada das curvas de dilatação e descida nas três divisões funcionais. A divisão preparatória consiste nas fases latente e de aceleração. A divisão dilatacional é a fase de inclinação máxima da dilatação. A divisão pélvica engloba tanto a fase de desaceleração quanto o segundo estágio, que é concomitante com a fase de inclinação máxima da descida fetal. (Redesenhada de Friedman EA: Labor: Clinical Evaluation and Management, 2nd ed. New York, Appleton-Century-Crofts, 1978.)

parede vaginal mudam muito durante a parturição, o que é resultado de alterações da estrutura ou da composição da matriz extracelular (Alperin, 2015; Rahn, 2008; Lowder, 2007).

O músculo levantador do ânus fecha a extremidade inferior da cavidade pélvica como um diafragma. Desse modo, uma superfície superior côncava e uma superfície inferior convexa são formadas. As partes posterior e lateral do assoalho pélvico, que não são alcançadas pelo músculo levantador do ânus, são ocupadas bilateralmente pelos músculos piriforme e coccígeo.

O músculo levantador do ânus varia em espessura de 3 a 5 mm, embora suas margens que circundam o reto e a vagina sejam um pouco mais espessas. Durante a gravidez, o levantador do ânus costuma sofrer hipertrofia, formando uma faixa espessa que se estende para trás a partir do púbis e circunda a vagina cerca de 2 cm acima do plano do hímen. Durante a contração, o levantador do ânus puxa tanto o reto quanto a vagina para frente e para cima, na direção da sínfise púbica, e, desse modo, atua no sentido de fechar a vagina.

No primeiro estágio do trabalho de parto, as membranas (quando estão intactas) e a parte de apresentação fetal servem para dilatar a parte superior da vagina. A alteração mais marcante é o estiramento das fibras do músculo levantador do ânus. Ele é acompanhado pelo adelgaçamento da porção central do períneo, que se transforma de uma massa de tecidos com formato cuneiforme de 5 cm de espessura em uma estrutura membranosa fina e quase transparente com espessura menor que 1 cm. Quando o períneo é distendido ao máximo, o ânus fica acentuadamente dilatado, apresentando uma abertura que varia de 2 a 3 cm de diâmetro, pela qual ocorre abaulamento da parede anterior do reto.

■ Terceiro estágio: expulsão da placenta e das membranas

Este estágio começa logo depois do nascimento do feto e envolve a separação e a expulsão da placenta e das membranas. À medida que o feto nasce, o útero contrai de maneira espontânea ao redor de seu conteúdo cada vez menor. Normalmente, no momento em que o feto é totalmente expulso, a cavidade uterina é quase obliterada. O órgão consiste em uma massa quase sólida de músculo, com vários centímetros de espessura, acima do segmento inferior mais delgado. O fundo do útero agora se localiza exatamente abaixo do nível umbilical.

Essa diminuição súbita do tamanho uterino é inevitavelmente acompanhada por diminuição da área do sítio de implantação da placenta (Fig. 21-16). Para que a placenta se acomode a essa área reduzida, ela aumenta sua espessura; contudo, em virtude da elasticidade placentária limitada, ela é forçada a curvar-se. A tensão resultante empurra a camada mais fraca – a decídua esponjosa – para fora desse local. Assim, a separação da placenta segue a desproporção criada entre o tamanho placentário relativamente inalterado e o tamanho reduzido do sítio de implantação.

A clivagem da placenta é auxiliada largamente pela estrutura frouxa da decídua esponjosa. À medida que o descolamento avança, forma-se um hematoma entre a placenta em separação e a decídua adjacente, a qual permanece fixada ao miométrio. O hematoma costuma ser o resultado da separação, e não a sua causa, pois, em alguns casos, o sangramento é insignificante.

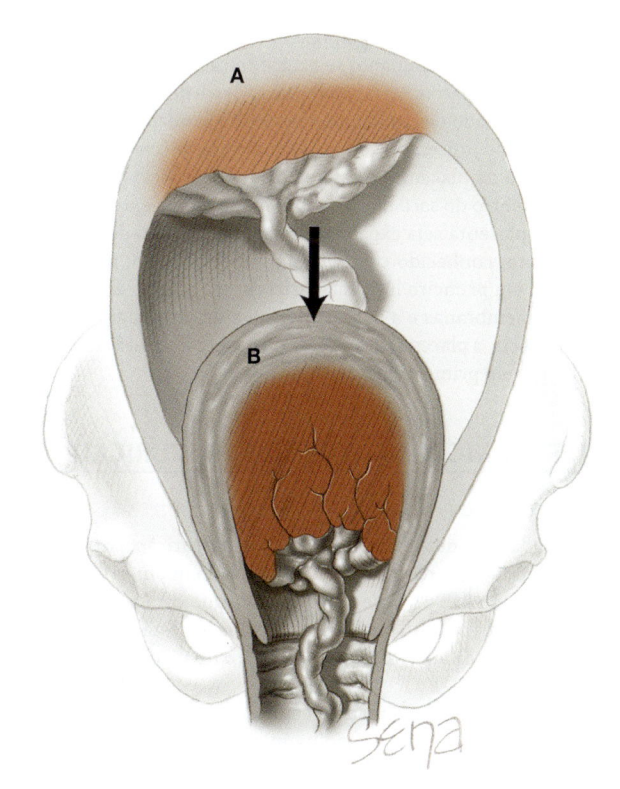

FIGURA 21-16 Diminuição da área do sítio de implantação placentária depois do nascimento do bebê. **A.** Relações espaciais antes do nascimento. **B.** Relações espaciais depois do nascimento.

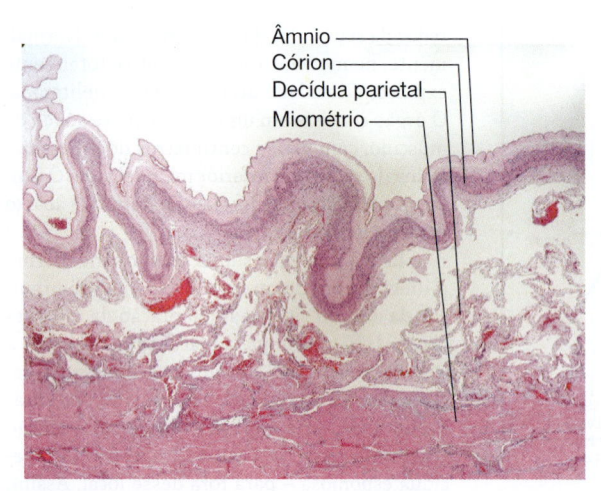

FIGURA 21-17 Depois do parto, as membranas são comprimidas em pregas à medida que o tamanho da cavidade uterina diminui. (Usada com permissão de Dr. Kelley S. Carrick.)

A grande diminuição da superfície da cavidade uterina comprime simultaneamente as membranas fetais – o amniocórion e a decídua parietal – formando inúmeras pregas (Fig. 21-17). Em geral, as membranas permanecem *in situ* até que a separação da placenta esteja praticamente concluída. Em seguida, elas se desprendem da parede uterina, em parte pela contração adicional do miométrio e em parte pela tração exercida pela placenta desprendida à medida que ela desce durante a expulsão.

Depois da separação da placenta, ela pode ser expelida pela pressão abdominal aumentada. A conclusão do terceiro estágio também é alcançada pela compressão e pela elevação alternadas do fundo do útero, enquanto se exerce tração mínima no cordão umbilical. O hematoma retroplacentário desce depois da placenta ou está localizado dentro do saco invertido formado pelas membranas. Nesse processo, conhecido como *mecanismo de Schultze* de expulsão da placenta, o sangue oriundo do sítio placentário derrama dentro do saco membranoso e não escapa externamente até que a placenta seja expelida. Com outro método de expulsão da placenta, conhecido como *mecanismo de Duncan*, a placenta separa-se em primeiro lugar na periferia, e o sangue acumula-se entre as membranas e a parede uterina e sai pela vagina. Nessa circunstância, a placenta desce lateralmente, e a superfície materna aparece em primeiro lugar.

UTEROTÔNICOS NA FASE 3 DA PARTURIÇÃO

■ Ocitocina

No final da gravidez, durante a fase 2 da parturição, cresce muito a quantidade de receptores de ocitocina do miométrio (Fuchs, 1982; Kimura, 1996). Esse aumento coincide com a acentuação da reatividade contrátil do útero à ocitocina. A gestação prolongada está associada a um atraso no aumento do nível desses receptores (Fuchs, 1984).

A ocitocina – literalmente, *nascimento rápido* – foi o primeiro uterotônico a ser implicado na iniciação da parturição. Esse nanopeptídeo é sintetizado nos neurônios magnocelulares dos neurônios supraópticos e paraventriculares. O pró-hormônio é transportado com sua proteína carreadora, *neurofisina*, ao longo dos axônios até o lobo neural da neuro-hipófise em vesículas acopladas à membrana para armazenamento e liberação posterior. O pró-hormônio é convertido por ação enzimática em ocitocina durante o transporte (Gainer, 1988; Leake, 1990).

Além de sua eficácia na indução farmacológica do trabalho de parto a termo, a ocitocina é um potente uterotônico e ocorre naturalmente nos seres humanos. Observações subsequentes forneceram apoio adicional a essa teoria: (1) a quantidade de receptores de ocitocina aumenta notavelmente nos tecidos miometriais e deciduais pouco antes do final da gestação; (2) a ocitocina atua nos tecidos deciduais estimulando a secreção de prostaglandinas; e (3) a ocitocina é sintetizada diretamente na decídua e nos tecidos fetais extraembrionários e na placenta (Chibbar, 1993; Zingg, 1995).

Embora exista pouca evidência sugerindo um papel para a ocitocina na fase 2 da parturição, dados abundantes sustentam seu importante papel durante o segundo estágio do trabalho de parto e no puerpério – fase 4 da parturição. Especificamente, os níveis séricos maternos de ocitocina estão elevados: (1) durante o segundo estágio do trabalho de parto, que corresponde ao final da fase 3 da parturição; (2) no início do puerpério; e (3) durante a amamentação (Nissen, 1995). Imediatamente após o nascimento do feto e a expulsão da placenta e membranas, o que completa a fase 3 da parturição, as contrações firmes e persistentes do útero são fundamentais para evitar a hemorragia pós-parto. A ocitocina provavelmente causa contrações persistentes.

■ Prostaglandinas

Embora seu papel na fase 2 da parturição das gestações não complicadas não esteja bem definido, é evidente um papel importante das prostaglandinas na fase 3 da parturição (MacDonald, 1993). Em primeiro lugar, os níveis das prostaglandinas – ou de seus metabólitos – no líquido amniótico, no plasma materno e na urina materna aumentam durante o trabalho de parto. Em segundo lugar, os receptores de PGE_2 e $PGF_{2\alpha}$ são expressos no útero e no colo uterino. Assim, esses tecidos responderão se forem expostos a prostaglandinas. Em terceiro lugar, o tratamento das gestantes com prostaglandinas, por qualquer uma das diversas vias de administração, causa abortamento ou trabalho de parto em qualquer idade gestacional. Além disso, a administração dos inibidores de prostaglandina H-sintase tipo 2 (PGHS-2) às mulheres grávidas atrasa o início do trabalho de parto espontâneo e, às vezes, paralisa o trabalho de parto prematuro (Loudon, 2003). Por fim, o tratamento do tecido miometrial com prostaglandina *in vitro* às vezes provoca contração, dependendo do prostanoide testado e do estado fisiológico do tecido tratado.

Durante o trabalho de parto, a produção das prostaglandinas dentro do miométrio e da decídua é um mecanismo eficiente de ativação das contrações. Por exemplo, a síntese de prostaglandinas é alta e não se altera na decídua durante as fases 2 e 3 da parturição. Além disso, o nível de receptor de $PGF_{2\alpha}$ está elevado na decídua a termo, sendo esse aumento provavelmente uma etapa regulatória da ação das prostaglandinas no útero.

As membranas fetais e a placenta também produzem prostaglandinas. Principalmente PGE_2, mas também $PGF_{2\alpha}$, são detectadas no líquido amniótico em todas as idades gestacionais. À medida que o feto cresce, os níveis de prostaglandinas no líquido amniótico aumentam gradualmente. No entanto, os principais

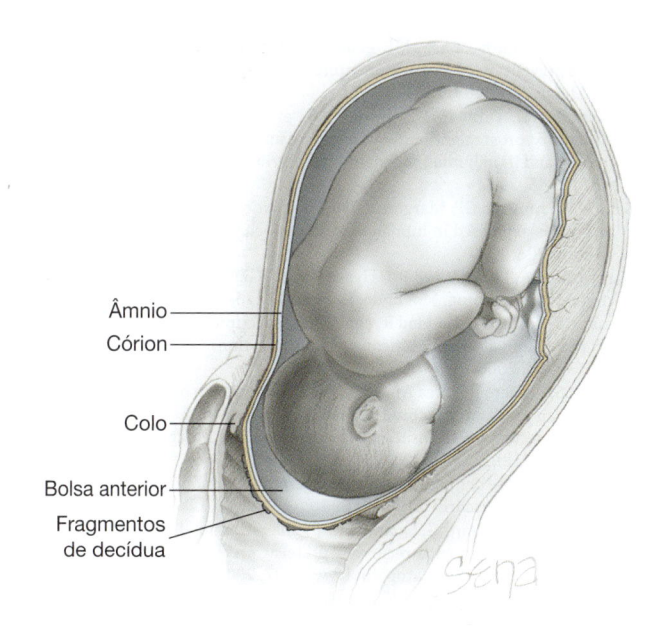

Âmnio
Córion
Colo
Bolsa anterior
Fragmentos de decídua

FIGURA 21-18 Vista sagital da bolsa anterior exposta e fragmentos deciduais ligados depois da dilatação cervical durante o trabalho de parto. (Redesenhada de MacDonald PC, Casey ML: Preterm birth. Sci Am 3:42, 1996.)

aumentos da concentração no líquido amniótico são demonstráveis depois que começa o trabalho de parto. Esses níveis mais altos provavelmente ocorrem à medida que o colo dilata e expõe os tecidos da decídua (Fig. 21-18). Esses níveis aumentados na bolsa anterior, em comparação com os níveis do compartimento superior, parecem seguir uma reação inflamatória que sinaliza os eventos que resultam no trabalho de parto ativo. Em conjunto, os aumentos de concentração das citocinas e das prostaglandinas degradam ainda mais a matriz extracelular e, desse modo, enfraquecem as membranas fetais.

■ Endotelina 1

As endotelinas constituem uma família de peptídeos com 21 aminoácidos que induzem contração vigorosa do miométrio (Word, 1990). O receptor de endotelina A está expresso preferencialmente na musculatura lisa e, quando ativado, provoca aumento no cálcio intracelular. A endotelina 1 é produzida no miométrio das gestantes a termo e pode induzir a síntese de outros mediadores contráteis, inclusive prostaglandinas e mediadores inflamatórios (Momohara, 2004; Sutcliffe, 2009). A necessidade da endotelina 1 na fisiologia da parturição normal ainda não foi confirmada.

■ Angiotensina II

Existem dois receptores de angiotensina II ligados à proteína G expressos no útero – AT1 e AT2. Nas mulheres que não estão grávidas, o receptor AT2 é predominante, mas o receptor AT1 está expresso preferencialmente nas mulheres grávidas (Cox, 1993). A ligação da angiotensina II ao receptor da membrana plasmática provoca contração. Durante a gestação, o músculo liso vascular que expressa o receptor AT2 é refratário aos efeitos pressores da angiotensina II infundida (Cap. 4, p. 63).

FASE 4: PUERPÉRIO

Imediatamente e por cerca de 1 hora após o parto, o miométrio permanece persistentemente contraído. Isso comprime diretamente os vasos uterinos de grande calibre e provoca trombose de seu interior de forma a evitar hemorragia. Essa ação é tipicamente potencializada por agentes uterotônicos endógenos e farmacológicos (Cap. 27, p. 526).

A involução uterina e o reparo cervical são processos de remodelação que recuperam esses órgãos de volta ao estado pré-concepcional. Eles protegem o trato reprodutor contra a invasão de microrganismos comensais e recuperam a reatividade do endométrio às oscilações hormonais cíclicas normais.

Durante a fase inicial do puerpério, começa a ocorrer a lactogênese e a saída de leite nas glândulas mamárias (Cap. 36, p. 656). O reinício da ovulação assinala a preparação para uma gestação subsequente. A ovulação geralmente ocorre dentro de 4 a 6 semanas após o parto. Porém, ela depende da duração da amamentação e da anovulação e amenorreia mediadas pela prolactina e induzidas pela lactação.

REFERÊNCIAS

Akgul Y, Holt R, Mummert M, et al: Dynamic changes in cervical glycosaminoglycan composition during normal pregnancy and preterm birth. Endocrinology 153(7):3493, 2012

Akgul Y, Word RA, Ensign LM, et al: Hyaluronan in cervical epithelia protects against infection-mediated preterm birth. J Clin Invest 124(12):5481, 2014

Akins ML, Luby-Phelps K, Bank RA, et al: Cervical softening during pregnancy: regulated changes in collagen cross-linking and composition of matricellular proteins in the mouse. Biol Reprod 84(5):1053, 2011

Alperin M, Lawley DM, Esparza MC, et al: Pregnancy-induced adaptations in the intrinsic structure of rat pelvic floor muscles. Am J Obstet Gynecol 213(2):191 e191, 2015

Ambrus G, Rao CV: Novel regulation of pregnant human myometrial smooth muscle cell gap junctions by human chorionic gonadotropin. Endocrinology 135(6):2772, 1994

Ameye L, Young MF: Mice deficient in small leucine-rich proteoglycans: novel in vivo models for osteoporosis, osteoarthritis, Ehlers-Danlos syndrome, muscular dystrophy, and corneal diseases. Glycobiology 12(9):107R, 2002

Anum EA, Hill LD, Pandya A, et al: Connective tissue and related disorders and preterm birth: clues to genes contributing to prematurity. Placenta 30(3):207, 2009

Astle S, Thornton S, Slater DM: Identification and localization of prostaglandin E2 receptors in upper and lower segment human myometrium during pregnancy. Mol Hum Reprod 11(4):279, 2005

Badir S, Bajka M, Mazza E: A novel procedure for the mechanical characterization of the uterine cervix during pregnancy. J Mech Behav Biomed Mater 27:143, 2013

Benedetto C, Petraglia F, Marozio L, et al: Corticotropin-releasing hormone increases prostaglandin F2 alpha activity on human myometrium in vitro. Am J Obstet Gynecol 171(1):126, 1994

Berkane N, Verstraete L, Uzan S, et al: Use of mifepristone to ripen the cervix and induce labor in term pregnancies. Am J Obstet Gynecol 192:114, 2005

Berkowitz GS, Lapinski RH, Lockwood CJ, et al: Corticotropin-releasing factor and its binding protein: maternal serum levels in term and preterm deliveries. Am J Obstet Gynecol 174(5):1477, 1996

Blanks AM, Vatish M, Allen MJ, et al: Paracrine oxytocin and estradiol demonstrate a spatial increase in human intrauterine tissues with labor. J Clin Endocrinol Metab 88(7):3392, 2003

Blaskewicz CD, Pudney J, Anderson DJ: Structure and function of intercellular junctions in human cervical and vaginal mucosal epithelia. Biol Reprod 85(1):97, 2011

Bogacki M, Silvia WJ, Rekawiecki R, et al: Direct inhibitory effect of progesterone on oxytocin-induced secretion of prostaglandin F(2alpha) from bovine endometrial tissue. Biol Reprod 67(1):184, 2002

Bollapragada S, Youssef R, Jordan F, et al: Term labor is associated with a core inflammatory response in human fetal membranes, myometrium, and cervix. Am J Obstet Gynecol 200(1):104.e1, 2009

Bygdeman M, Swahn ML, Gemzell-Danielsson K, et al: The use of progesterone antagonists in combination with prostaglandin for termination of pregnancy. Hum Reprod 9 Suppl 1):121, 1994

Casey ML, MacDonald PC: Human parturition: Distinction between the initiation of parturition and the onset of labor. In Ducsay CA (ed): Seminars in Reproductive Endocrinology. New York, Thieme, 1993

Casey ML, MacDonald PC: The endocrinology of human parturition. Ann N Y Acad Sci 828:273, 1997

Chaiworapongsa T, Hong JS, Hull WM, et al: The concentration of surfactant protein-A in amniotic fluid decreases in spontaneous human parturition at term. J Matern Fetal Neonatal Med 21(9):652, 2008

Challis JR, Lye SJ: Parturition. In Knobil E, Neill JD (eds): The Physiology of Reproduction, 2nd ed, Vol II. New York, Raven, 1994

Challis JR, Matthews SG, Gibb W, et al: Endocrine and paracrine regulation of birth at term and preterm. Endocr Rev 21(5):514, 2000

Challis JR, Smith SK: Fetal endocrine signals and preterm labor. Biol Neonate 79(3–4):163, 2001

Cheung PY, Walton JC, Tai HH, et al: Immunocytochemical distribution and localization of 15-hydroxyprostaglandin dehydrogenase in human fetal membranes, decidua, and placenta. Am J Obstet Gynecol 163:1445, 1990

Chibbar R, Miller FD, Mitchell BF: Synthesis of oxytocin in amnion, chorion, and decidua may influence the timing of human parturition. J Clin Invest 91(1):185, 1993

Chwalisz K: The use of progesterone antagonists for cervical ripening and as an adjunct to labour and delivery. Hum Reprod 9 Suppl 1):131, 1994a

Chwalisz K, Garfield RE: Antiprogestins in the induction of labor. Ann N Y Acad Sci 734:387, 1994b

Condon JC, Jeyasuria P, Faust JM, et al: A decline in the levels of progesterone receptor coactivators in the pregnant uterus at term may antagonize progesterone receptor function and contribute to the initiation of parturition. Proc Natl Acad Sci U S A 100(16):9518, 2003

Cox BE, Ipson MA, Shaul PW, et al: Myometrial angiotensin II receptor subtypes change during ovine pregnancy. J Clin Invest 92(5):2240, 1993

Downing SJ, Hollingsworth M: Action of relaxin on uterine contractions–a review. J Reprod Fertil 99(2):275, 1993

Drewes PG, Yanagisawa H, Starcher B, et al: Pelvic organ prolapse in fibulin-5 knockout mice: pregnancy-induced changes in elastic fiber homeostasis in mouse vagina. Am J Pathol 170:578, 2007

Erlebacher A: Mechanisms of T cell tolerance towards the allogeneic fetus. Nat Rev Immunol 13(1):23, 2013

Eta E, Ambrus G, Rao CV: Direct regulation of human myometrial contractions by human chorionic gonadotropin. J Clin Endocrinol Metab 79(6):1582, 1994

Ferguson JK: A study of the motility of the intact uterus at term. Surg Gynecol Obstet 73, 1941

Frenkel RA, Muguruma K, Johnston JM: The biochemical role of platelet-activating factor in reproduction. Prog Lipid Res 35(2):155, 1996

Friedman EA: Labor: Clinical Evaluation and Management, 2nd ed. New York, Appleton-Century-Crofts, 1978

Frim DM, Emanuel RL, Robinson BG, et al: Characterization and gestational regulation of corticotropin-releasing hormone messenger RNA in human placenta. J Clin Invest 82(1):287, 1988

Fuchs AR, Fuchs F, Husslein P, et al: Oxytocin receptors and human parturition: a dual role for oxytocin in the initiation of labor. Science 215(4538):1396, 1982

Fuchs AR, Fuchs F, Husslein P, et al: Oxytocin receptors in the human uterus during pregnancy and parturition. Am J Obstet Gynecol 150(6):734, 1984

Fuchs AR, Periyasamy S, Alexandrova M, et al: Correlation between oxytocin receptor concentration and responsiveness to oxytocin in pregnant rat myometrium: effects of ovarian steroids. Endocrinology 113(2):742, 1983

Gainer H, Alstein M, Whitnall MH, et al: The biosynthesis and secretion of oxytocin and vasopressin. In Knobil E, Neill J (eds): The Physiology of Reproduction, Vol II. New York, Raven, 1988

Garcia-Verdugo I, Tanfin Z, Dallot E, et al: Surfactant protein A signaling pathways in human uterine smooth muscle cells. Biol Reprod 79(2):348, 2008

Gao L, Rabbitt EH, Condon JC, et al: Steroid receptor coactivators 1 and 2 mediate fetal-to-maternal signaling that initiates parturition. J Clin Invest 125(7):2808, 2015

Germain AM, Smith J, Casey ML, et al: Human fetal membrane contribution to the prevention of parturition: uterotonin degradation. J Clin Endocrinol Metab 78(2):463, 1994

Giannoulias D, Patel FA, Holloway AC, et al: Differential changes in 15-hydroxyprostaglandin dehydrogenase and prostaglandin H synthase (types I and II) in human pregnant myometrium. J Clin Endocrinol Metab 87(3):1345, 2002

Grino M, Chrousos GP, Margioris AN: The corticotropin releasing hormone gene is expressed in human placenta. Biochem Biophys Res Commun 148(3):1208, 1987

Hari Kishore A, Li XH, Word RA: Hypoxia and PGE(2) regulate MiTF-CX during cervical ripening. Mol Endocrinol 26(12):2031, 2012

Hassan SS, Romero R, Haddad R, et al: The transcriptome of the uterine cervix before and after spontaneous term parturition. Am J Obstet Gynecol 195(3):778, 2006

Hassan SS, Romero R, Tarca AL, et al: The transcriptome of cervical ripening in human pregnancy before the onset of labor at term: identification of novel molecular functions involved in this process. J Matern Fetal Neonatal Med 33(12):1183, 2009

Hegar A: Diagnose der frühesten Schwangerschaftsperiode. Deutsche Medizinische Wochenschrift 21:565, 1895

Hermanns-Le T, Pierard G, Quatresooz P: Ehlers-Danlos-like dermal abnormalities in women with recurrent preterm premature rupture of fetal membranes. Am J Dermatopathol 27(5):407, 2005

House M, Bhadelia RA, Myers K, et al: Magnetic resonance imaging of three-dimensional cervical anatomy in the second and third trimester. Eur J Obstet Gynecol Reprod Biol 144 Suppl 1:S65, 2009

Jeyasuria P, Wetzel J, Bradley M, et al: Progesterone-regulated caspase 3 action in the mouse may play a role in uterine quiescence during pregnancy through fragmentation of uterine myocyte contractile proteins. Biol Reprod 80(5):928, 2009

Johnson RF, Mitchell CM, Giles WB, et al: The in vivo control of prostaglandin H synthase-2 messenger ribonucleic acid expression in the human amnion at parturition. J Clin Endocrinol Metab 87(6):2816, 2002

Kandola MK, Sykes L, Lee YS, et al: EP2 receptor activates dual G protein signaling pathways that mediate contrasting proinflammatory and relaxatory responses in term pregnant human myometrium. Endocrinology 155(2):605, 2014

Kimura T, Takemura M, Nomura S, et al: Expression of oxytocin receptor in human pregnant myometrium. Endocrinology 137(2):780, 1996

Kishore AH, Owens D, Word RA: Prostaglandin E2 regulates its own inactivating enzyme, 15-PGDH, by EP2 receptor-mediated cervical cell-specific mechanisms. J Clin Endocrinol Metab 99(3):1006, 2014

Konopka CK, Glanzner WG, Rigo ML, et al: Responsivity to PGE2 labor induction involves concomitant differential prostaglandin E receptor gene expression in cervix and myometrium. Genet Mol Res 14(3):10877, 2015

Kyathanahalli C, Organ K, Moreci RS, et al: Uterine endoplasmic reticulum stress-unfolded protein response regulation of gestational length is caspase-3 and -7-dependent. Proc Natl Acad Sci U S A 112(45):14090, 2015

Lang CT, Iams JD, Tangchitnob E, et al: A method to visualize 3-dimensional anatomic changes in the cervix during pregnancy: a preliminary observational study. J Ultrasound Med 29(2):255, 2010

Leake RD: Oxytocin in the initiation of labor. In Carsten ME, Miller JD (eds): Uterine Function. Molecular and Cellular Aspects. New York, Plenum, 1990

Lee DC, Romero R, Kim CJ, et al: Surfactant protein-A as an anti-inflammatory component in the amnion: implications for human pregnancy. J Immunol 184(11):6479, 2010

Leonhardt A, Glaser A, Wegmann M, et al: Expression of prostanoid receptors in human lower segment pregnant myometrium. Prostaglandins Leukot Essent Fatty Acids 69(5):307, 2003

Leung TN, Chung TK, Madsen G, et al: Rate of rise in maternal plasma corticotropin-releasing hormone and its relation to gestational length. BJOG 108(5):527, 2001

Li H, Yu Y, Shi Y, et al: HoxA13 stimulates myometrial cells to secrete IL-1beta and enhance the expression of contraction-associated proteins. Endocrinology 157(5):2129, 2016

Loudon JA, Groom KM, Bennett PR: Prostaglandin inhibitors in preterm labour. Best Pract Res Clin Obstet Gynaecol 17(5):731, 2003

Lowder JL, Debes KM, Moon DK, et al: Biomechanical adaptations of the rat vagina and supportive tissues in pregnancy to accommodate delivery. Obstet Gynecol 109(1):136, 2007

Lowry PJ: Corticotropin-releasing factor and its binding protein in human plasma. Ciba Found Symp 172:108, 1993

Lyall F, Lye S, Teoh T, et al: Expression of Gsalpha, connexin-43, connexin-26, and EP1, 3, and 4 receptors in myometrium of prelabor singleton versus multiple gestations and the effects of mechanical stretch and steroids on Gsalpha. J Soc Gynecol Investig 9(5):299, 2002

MacDonald PC, Casey ML: Preterm birth. Sci Am 3:42, 1996

MacDonald PC, Casey ML: The accumulation of prostaglandins (PG) in amniotic fluid is an aftereffect of labor and not indicative of a role for PGE2 or PGF2 alpha in the initiation of human parturition. J Clin Endocrinol Metab 76(5):1332, 1993

Mahendroo M: Cervical remodeling in term and preterm birth: insights from an animal model. Reproduction 143(4):429, 2012

Mahendroo MS, Porter A, Russell DW, et al: The parturition defect in steroid 5alpha-reductase type 1 knockout mice is due to impaired cervical ripening. Mol Endocrinol 13(6):981, 1999

Malpas P: Postmaturity and malformations of the foetus. BJOG 40(6):1046, 1933

McGrath S, McLean M, Smith D, et al: Maternal plasma corticotropin-releasing hormone trajectories vary depending on the cause of preterm delivery. Am J Obstet Gynecol 186(2):257, 2002

McLean M, Bisits A, Davies J, et al: A placental clock controlling the length of human pregnancy. Nat Med 1(5): 460, 1995

Meera P, Anwer K, Monga M, et al: Relaxin stimulates myometrial calcium-activated potassium channel activity via protein kinase A. Am J Physiol 269(2 Pt 1):C312, 1995

Mendelson CR, Montalbano AP, Gao L: Fetal-to-maternal signaling in the timing of birth. J Steroid Biochem Mol Biol 170:19, 2017

Menon R, Bonney EA, Condon J, et al: Novel concepts on pregnancy clocks and alarms: redundancy and synergy in human parturition. Hum Reprod Update 22(5):535, 2016

Mesiano S, Chan EC, Fitter JT, et al: Progesterone withdrawal and estrogen activation in human parturition are coordinated by progesterone receptor A expression in the myometrium. J Clin Endocrinol Metab 87(6):2924, 2002

Momohara Y, Sakamoto S, Obayashi S, et al: Roles of endogenous nitric oxide synthase inhibitors and endothelin-1 for regulating myometrial contractions during gestation in the rat. Mol Hum Reprod 10(7):505, 2004

Myatt L, Lye SJ: Expression, localization and function of prostaglandin receptors in myometrium. Prostaglandins Leukot Essent Fatty Acids 70(2):137, 2004

Myers KM, Feltovich H, Mazza E, et al: The mechanical role of the cervix in pregnancy. J Biomech 48(9):1511, 2015

Myers KM, Paskaleva AP, House M, et al: Mechanical and biochemical properties of human cervical tissue. Acta Biomater 4(1):104, 2008

Nadeem L, Shynlova O, Matysiak-Zablocki E, et al: Molecular evidence of functional progesterone withdrawal in human myometrium. Nat Commun 7:11565, 2016

Nancy P, Tagliani E, Tay CS, et al: Chemokine gene silencing in decidual stromal cells limits T cell access to the maternal-fetal interface. Science 336(6086):1317, 2012

Nissen E, Lilja G, Widstrom AM, et al: Elevation of oxytocin levels early post partum in women. Acta Obstet Gynecol Scand 74(7):530, 1995

Norman JE, Marlow N, Messow CM, et al: Vaginal progesterone prophylaxis for preterm birth (the OPPTIMUM study): a multicentre, randomised, double-blind trial. The Lancet 387(10033):2106, 2016

Norwitz ER, Bonney EA, Snegovskikh VV, et al: Molecular regulation of parturition: the role of the decidual clock. Cold Spring Harb Perspect Med 5(11):1, 2015

Olson DM, Ammann C: Role of the prostaglandins in labour and prostaglandin receptor inhibitors in the prevention of preterm labour. Front Biosci 12:1329, 2007

Olson DM, Zaragoza DB, Shallow MC, et al: Myometrial activation and preterm labour: evidence supporting a role for the prostaglandin F receptor–a review. Placenta 24 Suppl A:S47, 2003

Park JI, Chang CL, Hsu SY: New Insights into biological roles of relaxin and relaxin-related peptides. Rev Endocr Metab Disord 6(4):291, 2005

Parra-Saavedra M, Gomez L, Barrero A, et al: Prediction of preterm birth using the cervical consistency index. Ultrasound Obstet Gynecol 38(1):44, 2011

Patel B, Elguero S, Thakore S, et al: Role of nuclear progesterone receptor isoforms in uterine pathophysiology. Hum Reprod Update 21(2):155, 2015

Pérez GJ, Toro L, Erulkar SD, et al: Characterization of large-conductance, calcium-activated potassium channels from human myometrium. Am J Obstet Gynecol 168(2):652, 1993

Perkins AV, Wolfe CD, Eben F, et al: Corticotrophin-releasing hormone-binding protein in human fetal plasma. J Endocrinol 146(3):395, 1995

Petraglia F, Florio P, Simoncini T, et al: Cord plasma corticotropin-releasing factor-binding protein (CRF-BP) in term and preterm labour. Placenta 18(2–3):115, 1997

PrabhuDas M, Bonney E, Caron K, et al: Immune mechanisms at the maternal-fetal interface: perspectives and challenges. Nat Immunol 16(4):328, 2015

Price SA, Pochun I, Phaneuf S, et al: Adenylyl cyclase isoforms in pregnant and non-pregnant human myometrium. J Endocrinol 164(1):21, 2000

Rahman J, Rahman FZ, Rahman W, et al: Obstetric and gynecologic complications in women with Marfan syndrome. J Reprod Med 48(9):723, 2003

Rahn DD, Ruff MD, Brown SA, et al: Biomechanical properties of the vaginal wall: effect of pregnancy, elastic fiber deficiency, and pelvic organ prolapse. Am J Obstet Gynecol 198(5):590 e591, 2008

Rea C: Prolonged gestation, acrania monstrosity and apparent placenta previa in one obstetrical case. JAMA 30(20):1166, 1898

Read CP, Word RA, Ruscheinsky MA, et al: Cervical remodeling during pregnancy and parturition: molecular characterization of the softening phase in mice. Reproduction 134(2):327, 2007

Renthal NE, Chen CC, Williams KC, et al: miR-200 family and targets, ZEB1 and ZEB2, modulate uterine quiescence and contractility during pregnancy and labor. Proc Natl Acad Sci U S A 107(48):20828, 2010

Renthal NE, Williams KC, Montalbano AP, et al: Molecular regulation of parturition: a myometrial perspective. Cold Spring Harb Perspect Med 5(11):1, 2015

Saez JC, Retamal MA, Basilio D, et al: Connexin-based gap junction hemichannels: gating mechanisms. Biochim Biophys Acta 1711(2):215, 2005

Saijonmaa O, Laatikainen T, Wahlstrom T: Corticotrophin-releasing factor in human placenta: localization, concentration and release in vitro. Placenta 9(4):373, 1988

Sanborn BM, Yue C, Wang W, et al: G protein signalling pathways in myometrium: affecting the balance between contraction and relaxation. Rev Reprod 3(3):196, 1998

Sasaki A, Shinkawa O, Margioris AN, et al: Immunoreactive corticotropin-releasing hormone in human plasma during pregnancy, labor, and delivery. J Clin Endocrinol Metab 64(2):224, 1987

Shynlova O, Williams SJ, Draper H, et al: Uterine stretch regulates temporal and spatial expression of fibronectin protein and its alpha 5 integrin receptor in myometrium of unilaterally pregnant rats. Biol Reprod 77(5):880, 2007

Smith GC, Wu WX, Nathanielsz PW: Effects of gestational age and labor on expression of prostanoid receptor genes in baboon uterus. Biol Reprod 64(4):1131, 2001

Smith R: Parturition. N Engl J Med 356(3):271, 2007

Snegovskikh VV, Bhandari V, Wright JR, et al: Surfactant protein-A (SP-A) selectively inhibits prostaglandin F2alpha (PGF2alpha) production in term decidua: implications for the onset of labor. J Clin Endocrinol Metab 96(4):E624, 2011

Soh YM, Tiwari A, Mahendroo M, et al: Relaxin regulates hyaluronan synthesis and aquaporins in the cervix of late pregnant mice. Endocrinology 153(12):6054, 2012

Sparey C, Robson SC, Bailey J, et al: The differential expression of myometrial connexin-43, cyclooxygenase-1 and -2, and Gs alpha proteins in the upper and lower segments of the human uterus during pregnancy and labor. J Clin Endocrinol Metab 84(5):1705, 1999

Stilley JA, Guan R, Santillan DA, et al: Differential regulation of human and mouse myometrial contractile activity by FSH as a function of FSH receptor density. Biol Reprod 95(2):36, 2016

Straach KJ, Shelton JM, Richardson JA, et al: Regulation of hyaluronan expression during cervical ripening. Glycobiology 15(1):55, 2005

Stull JT, Lin PJ, Krueger JK, et al: J. Myosin light chain kinase: functional domains and structural motifs. Acta Physiol Scand 164(4):471, 1998

Sutcliffe AM, Clarke DL, Bradbury DA, et al: Transcriptional regulation of monocyte chemotactic protein-1 release by endothelin-1 in human airway smooth muscle cells involves NF-kappaB and AP-1. Br J Pharmacol 157(3):436, 2009

Tattersall M, Cordeaux Y, Charnock-Jones DS, et al: Expression of gastrin-releasing peptide is increased by prolonged stretch of human myometrium, and antagonists of its receptor inhibit contractility. J Physiol 590(9):2081, 2012

Telfer JF, Itoh H, Thomson AJ, et al: Activity and expression of soluble and particulate guanylate cyclases in myometrium from nonpregnant and pregnant women: down-regulation of soluble guanylate cyclase at term. J Clin Endocrinol Metab 86(12):5934, 2001

Timmons BC, Mahendroo M: Processes regulating cervical ripening differ from cervical dilation and postpartum repair: insights from gene expression studies. Reprod Sci 14(8 Suppl):53, 2007

Toyoshima K, Narahara H, Furukawa M, et al: Platelet-activating factor. Role in fetal lung development and relationship to normal and premature labor. Clin Perinatol 22(2):263, 1995

Vink JY, Qin S, Brock CO, et al: A new paradigm for the role of smooth muscle cells in the human cervix. Am J Obstet Gynecol 215(4):478.e1, 2016

Wadhwa PD, Porto M, Garite TJ, et al: Maternal corticotropin-releasing hormone levels in the early third trimester predict length of gestation in human pregnancy. Am J Obstet Gynecol 179(4):1079, 1998

Wakle-Prabagaran M, Lorca RA, Ma X, et al: BKCa channel regulates calcium oscillations induced by alpha-2-macroglobulin in human myometrial smooth muscle cells. Proc Natl Acad Sci U S A 113(16):E2335, 2016

Wang H, Parry S, Macones G, et al: A functional SNP in the promoter of the SERPINH1 gene increases risk of preterm premature rupture of membranes in African Americans. Proc Natl Acad Sci U S A 103(36):13463, 2006

Warren JE, Silver RM, Dalton J, et al: Collagen 1Alpha1 and transforming growth factor-beta polymorphisms in women with cervical insufficiency. Obstet Gynecol 110(3):619, 2007

Wathes DC, Borwick SC, Timmons PM, et al: Oxytocin receptor expression in human term and preterm gestational tissues prior to and following the onset of labour. J Endocrinol 161(1):143, 1999

Westergren-Thorsson G, Norman M, Bjornsson S, et al: Differential expressions of mRNA for proteoglycans, collagens and transforming growth factor-beta in the human cervix during pregnancy and involution. Biochim Biophys Acta 1406(2):203, 1998

Williams KC, Renthal NE, Condon JC, et al: MicroRNA-200a serves a key role in the decline of progesterone receptor function leading to term and preterm labor. Proc Natl Acad Sci U S A 109(19):7529, 2012a

Williams KC, Renthal NE, Gerard RD, et al: The microRNA (miR)-199a/214 cluster mediates opposing effects of progesterone and estrogen on uterine contractility during pregnancy and labor. Mol Endocrinol 26(11):1857, 2012b

Wira CR, Grant-Tschudy KS, Crane-Godreau MA: Epithelial cells in the female reproductive tract: a central role as sentinels of immune protection. Am J Reprod Immunol 53(2):65, 2005

Wolf JP, Simon J, Itskovitz J, et al: Progesterone antagonist RU 486 accommodates but does not induce labour and delivery in primates. Hum Reprod 8:759, 1993

Woodcock NA, Taylor CW, Thornton S: Effect of an oxytocin receptor antagonist and rho kinase inhibitor on the $[Ca^{++}]_i$ sensitivity of human myometrium. Am J Obstet Gynecol 190:222, 2004

Word RA, Kamm KE, Stull JT, et al: Endothelin increases cytoplasmic calcium and myosin phosphorylation in human myometrium. Am J Obstet Gynecol 162(4):1103, 1990

Word RA, Li XH, Hnat M, et al: Dynamics of cervical remodeling during pregnancy and parturition: mechanisms and current concepts. Semin Reprod Med 25(1):69, 2007

Word RA, Stull JT, Casey ML, et al: Contractile elements and myosin light chain phosphorylation in myometrial tissue from nonpregnant and pregnant women. J Clin Invest 92(1):29, 1993

Ying L, Becard M, Lyell D, et al: The transient receptor potential vanilloid 4 channel modulates uterine tone during pregnancy. Sci Transl Med 7(319):319ra204, 2015

Yoshida K, Jiang H, Kim M, et al: Quantitative evaluation of collagen crosslinks and corresponding tensile mechanical properties in mouse cervical tissue during normal pregnancy. PLoS One 9(11):e112391, 2014

You X, Gao L, Liu J, et al: CRH activation of different signaling pathways results in differential calcium signaling in human pregnant myometrium before and during labor. J Clin Endocrinol Metab 97(10):E1851, 2012

Young RC, Goloman G: Mechanotransduction in rat myometrium: coordination of contractions of electrically and chemically isolated tissues. Reprod Sci 18(1):64, 2011

Zhang Y, Akins ML, Murari K, et al: A compact fiber-optic SHG scanning endomicroscope and its application to visualize cervical remodeling during pregnancy. Proc Natl Acad Sci U S A 109(32):12878, 2012

Ziecik AJ, Derecka-Reszka K, Rzucidlo SJ: Extragonadal gonadotropin receptors, their distribution and function. J Physiol Pharmacol 43(4 Suppl 1):33, 1992

Zingg HH, Rozen F, Chu K, et al: Oxytocin and oxytocin receptor gene expression in the uterus. Recent Prog Horm Res 50:255, 1995

CAPÍTULO 22

Trabalho de parto normal

MECANISMO DO TRABALHO DE PARTO 421
POSIÇÃO FETAL 423
APRESENTAÇÃO OCCIPITOPÚBICA (OCCIPÍCIO ANTERIOR) . . . 427
CARACTERÍSTICAS DO TRABALHO DE PARTO NORMAL 431
PRIMEIRO PERÍODO DO TRABALHO DE PARTO 432
SEGUNDO PERÍODO DO TRABALHO DE PARTO 434
MANEJO DO TRABALHO DE PARTO NORMAL 434
MANEJO DO PRIMEIRO PERÍODO DO TRABALHO
DE PARTO 436
MANEJO DO SEGUNDO PERÍODO DO TRABALHO
DE PARTO 438
PROTOCOLOS DE MANEJO DO TRABALHO DE PARTO 438

Ocorre que é necessário algum processo de adaptação ou acomodação de porções adequadas para que a cabeça ou os vários planos pélvicos garantam o nascimento completo da criança. Para isso, são completados determinados movimentos da parte de apresentação, o que pertence ao que é chamado de mecanismo do trabalho de parto.

— J. Whitridge Williams (1903)

O trabalho de parto é o processo que resulta no nascimento do neonato. Ele começa com o início das contrações uterinas regulares e termina com o nascimento da criança e a expulsão da placenta. A gravidez e o nascimento são processos fisiológicos e, desse modo, o trabalho de parto e o nascimento devem ser considerados normais na maioria das mulheres.

MECANISMO DO TRABALHO DE PARTO

■ Alterações do assoalho pélvico

Muitas alterações adaptativas são necessárias para a gestação e para o trabalho de parto e o parto. De acordo com Nygaard (2015), o parto vaginal é um evento traumático. Para avaliar isso especificamente, Staer-Jensen e colaboradores (2015) obtiveram medidas ultrassonográficas transperineais da musculatura do assoalho pélvico com 21 semanas e com 37 semanas de gestação, repetindo o processo com 6 semanas, 6 meses e 12 meses após o parto. Em 300 nulíparas, eles mediram a mobilidade do colo vesical e a área dentro do hiato urogenital durante a manobra de Valsalva. Esse hiato é a abertura em forma de U na musculatura do assoalho pélvico pela qual passam a uretra, a vagina e o reto (Cap. 2, p. 19). Nesse estudo, a área do levantador no hiato era significativamente maior com 37 semanas de gestação e com 6 semanas de pós-parto em comparação com o início da gestação. Então, com 6 meses pós-parto, o hiato tinha melhorado e tornado a estreitar até uma área comparável com aquela de 21 semanas de gestação. Porém, nenhuma melhora adicional foi observada com 12 meses de pós-parto. É importante observar que o aumento da área hiatal só foi visto nas mulheres que tiveram parto vaginal.

Esses achados demonstram que alterações anteparto na estrutura do assoalho pélvico podem refletir as adaptações necessárias para permitir o parto vaginal (Nygaard, 2015). Outras alterações do assoalho pélvico são discutidas no Capítulo 4 (p. 52), e as contribuições da gestação e do parto para a incontinência e o posterior prolapso dos órgãos pélvicos são descritas no Capítulo 30 (p. 568).

■ Situação fetal

No início do trabalho de parto, a posição do feto em relação ao canal de parto é crucial para se determinar a via de parto e, portanto, deve ser verificada logo de início. As relações importantes são situação, apresentação, atitude e posição do feto.

TABELA 22-1 Apresentações fetais de 68.097 gestações de feto único atendidas no Parkland Hospital

Apresentação	Porcentagem	Incidência
Cefálica	96,8	–
Pélvica	2,7	1:36
Situação transversa	0,3	1:335
Composta	0,1	1:1.000
Face	0,05	1:2.000
Fronte	0,01	1:10.000

A situação fetal descreve a relação do eixo longo do feto com o da mãe. Em mais de 99% dos trabalhos de parto a termo, a situação fetal é *longitudinal*. Uma *situação transversa* é menos frequente, e os fatores predisponentes incluem multiparidade, placenta prévia, polidrâmnios e anomalias uterinas (Cap. 23, p. 452). Em alguns casos, os eixos fetal e materno podem se cruzar em um ângulo de 45 graus, constituindo uma *situação oblíqua*. Essa situação é instável e, durante o trabalho de parto, torna-se longitudinal ou transversal.

■ Apresentação fetal

A *parte de apresentação* é o segmento do corpo fetal que está na posição mais anterior dentro do canal do parto ou mais próxima ao canal de parto. Nos casos típicos, a apresentação pode ser sentida pelo colo do útero durante o exame vaginal. Assim, na situação longitudinal, a parte de apresentação é a cabeça ou a pelve do feto, criando as *apresentações cefálica* e *pélvica*, respectivamente. Quando o feto está com seu eixo longitudinal em situação transversa, a parte de apresentação é o *ombro*. A Tabela 22-1 descreve as incidências das diversas apresentações fetais.

Apresentação cefálica

Essas apresentações são classificadas de acordo com a relação entre a cabeça e o corpo do feto (Fig. 22-1). Em geral, a cabeça mostra-se acentuadamente flexionada, de modo que o queixo tenha contato com o tórax. A fontanela do crânio é a parte de apresentação, e esta apresentação fetal é referida como *apresentação fletida*, *de occipício* ou *de vértice*. Com frequência muito menor, o pescoço fetal pode estar acentuadamente estendido, de maneira que o occipício e o dorso entrem em contato, e a face está posicionada mais anteriormente no canal de parto – *apresentação de face*. A cabeça fetal pode assumir uma posição entre esses extremos. Quando o pescoço está apenas parcialmente fletido, a fontanela anterior (grande) pode ser a apresentação – *apresentação de bregma* ou *bregmática*. Quando o pescoço tem extensão apenas parcial, a fronte pode emergir – *apresentação de fronte*. Essas duas últimas apresentações em geral são transitórias. À medida que o trabalho de parto progride, as apresentações de bregma e de fronte quase sempre se convertem em apresentações fletida ou de face por flexão ou extensão do pescoço, respectivamente. Se isso não ocorrer, pode haver distocia, discutida no Capítulo 23 (p. 452).

O feto a termo em geral apresenta-se com o vértice, principalmente porque o útero é piriforme, ou seja, tem formato de pera. Embora a cabeça do feto a termo seja ligeiramente maior do que a sua pelve, o *polo podálico* inteiro do feto – i.e., a pelve e os membros – é mais volumoso e mais móvel do que o polo cefálico. O *polo cefálico* é formado apenas pela cabeça fetal. Até cerca de 32 semanas, a cavidade amniótica é grande em comparação com a massa fetal, e o feto não é comprimido pelas paredes uterinas. Entretanto, mais tarde, a razão de volume do líquido amniótico diminui em comparação com o crescimento progressivo da massa fetal. Por essa razão, as paredes uterinas ficam em contato mais direto com as partes fetais. O feto muda a sua polaridade a fim de aproveitar melhor o maior espaço do fundo para acomodar o seu polo podálico, mais volumoso e mais móvel. A alta incidência de apresentação pélvica nos fetos hidrocéfalos está de acordo com essa teoria, pois o polo cefálico maior do feto requer mais espaço que seu polo podálico.

Apresentação pélvica

A incidência de apresentação pélvica diminui com a idade gestacional e é de cerca de 3% a termo. Quando o feto está em apresentação pélvica, as três configurações gerais são as *apresentações franca*, *completa* e *podálica*, descritas no Capítulo 28 (p. 539). A apresentação pélvica pode ser causada por condições que impeçam a ocorrência da versão normal. Um exemplo é um septo saliente na cavidade uterina (Cap. 3, p. 45). Variações na atitude fetal, principalmente a extensão da coluna vertebral observada nas apresentações pélvicas francas, também podem impedir que o feto vire. Quando a placenta está implantada no segmento uterino inferior, ela pode distorcer a anatomia intrauterina normal e resultar em apresentação pélvica.

■ Atitude fetal

Nos últimos meses da gravidez, o feto assume uma postura característica descrita como atitude ou hábito (ver Fig. 22-1). Como regra geral, o feto forma uma massa ovoide que corresponde grosseiramente ao formato da cavidade uterina. O feto se dobra sobre si mesmo, criando um dorso convexo. A cabeça tem flexão aguda; o queixo está quase em contato com o tórax; as coxas estão fletidas sobre o abdome; e as pernas estão dobradas ao nível dos joelhos. Em todas as apresentações cefálicas, os braços mostram-se comumente cruzados sobre o tórax ou ficam em paralelo com

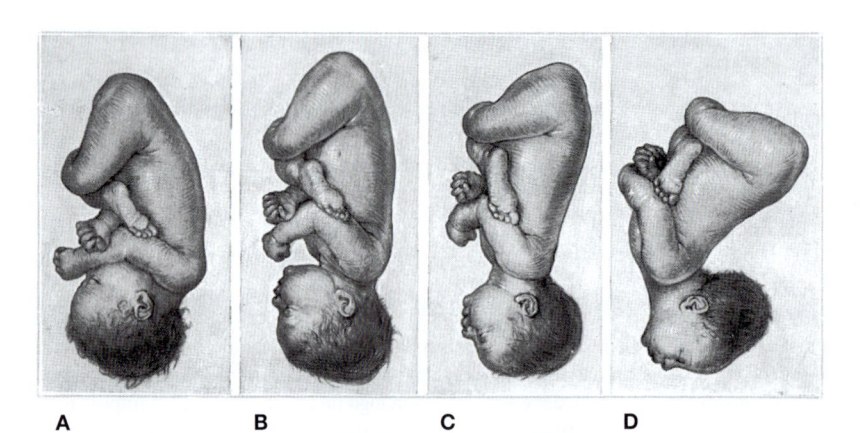

FIGURA 22-1 Situação longitudinal. Apresentação cefálica. Diferenças na atitude do corpo fetal nas apresentações **(A)** fletida, **(B)** de bregma, **(C)** de fronte e **(D)** de face. Observe as alterações na atitude fetal em relação ao vértice fetal à medida que a cabeça do feto se torna menos flexionada.

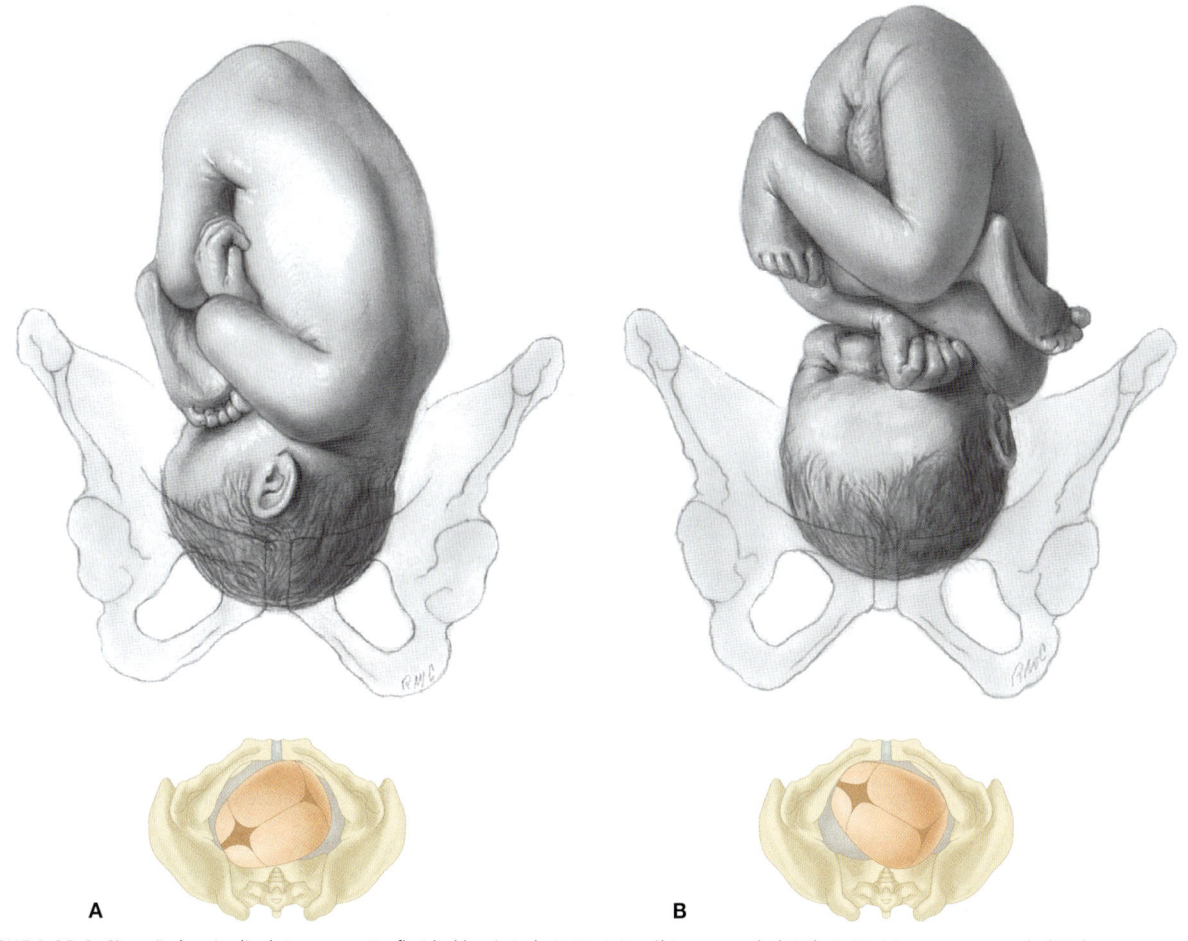

FIGURA 22-2 Situação longitudinal. Apresentação fletida (de vértice). **A.** Occipitopúbica esquerda (OPE). **B.** Occipitossacra esquerda (OSE).

as laterais do corpo. O cordão umbilical preenche o espaço entre as extremidades. Essa postura característica resulta do modo de crescimento fetal e de sua acomodação à cavidade uterina.

Exceções anormais a essa atitude ocorrem quando a cabeça do feto se torna progressivamente mais estendida, da apresentação de vértice para a de face. Isso resulta em alteração progressiva da atitude fetal, em que a coluna vertebral deixa de ter um contorno convexo (flexionada) e adquire um contorno côncavo (estendida).

■ Posição fetal

A posição refere-se à relação entre uma porção da parte de apresentação do feto escolhida arbitrariamente e o lado direito ou esquerdo do canal de parto. Dessa maneira, com cada apresentação pode haver duas posições – direita ou esquerda. O occipício, o queixo (mento) e o sacro do feto são os pontos usados para determinar as apresentações fletida (vértice), de face e pélvica, respectivamente (Figs. 22-2 a 22-6). Como a parte de apresentação pode estar à direita ou à esquerda, as apresentações podem ter as designações occipito esquerda e direita (OE e OD), mento esquerda e direita (ME e MD) e sacro esquerda e direita (SE e SD).

Além disso, considera-se a relação de determinada parte de apresentação com a parte anterior ou púbica (P), transversa (T) ou posterior ou sacra (S) da pelve materna. Conforme mostrado nas Figuras 22-2 a 22-6, há seis variedades para cada uma das três apresentações. Desse modo, em uma apresentação do occipício, a apresentação, a posição e a variedade podem ser abreviadas da seguinte forma em sentido horário:

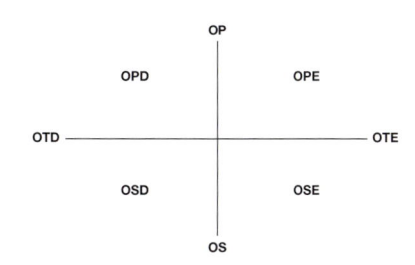

```
            OP
   OPD            OPE

OTD ——————————————— OTE

   OSD            OSE
            OS
```

Cerca de dois terços das apresentações fletidas estão na posição occipito esquerda e um terço está em occipito direita.

Nas apresentações córmicas (de ombro), o acrômio (escápula) é a porção fetal arbitrariamente escolhida para definir a orientação com relação à pelve materna. Um exemplo da terminologia utilizada algumas vezes com essa finalidade está ilustrado na Figura 22-7. O acrômio ou o dorso do feto pode estar direcionado posterior ou anteriormente e superior ou inferiormente. Como é impossível diferenciar com exatidão as diversas variedades da apresentação de ombro por meio do exame clínico e como essa diferenciação específica não tem finalidade prática, é comum referir-se a todas as situações transversais apenas como *apresentações córmicas ou de ombro*. Outro termo usado é *situação*

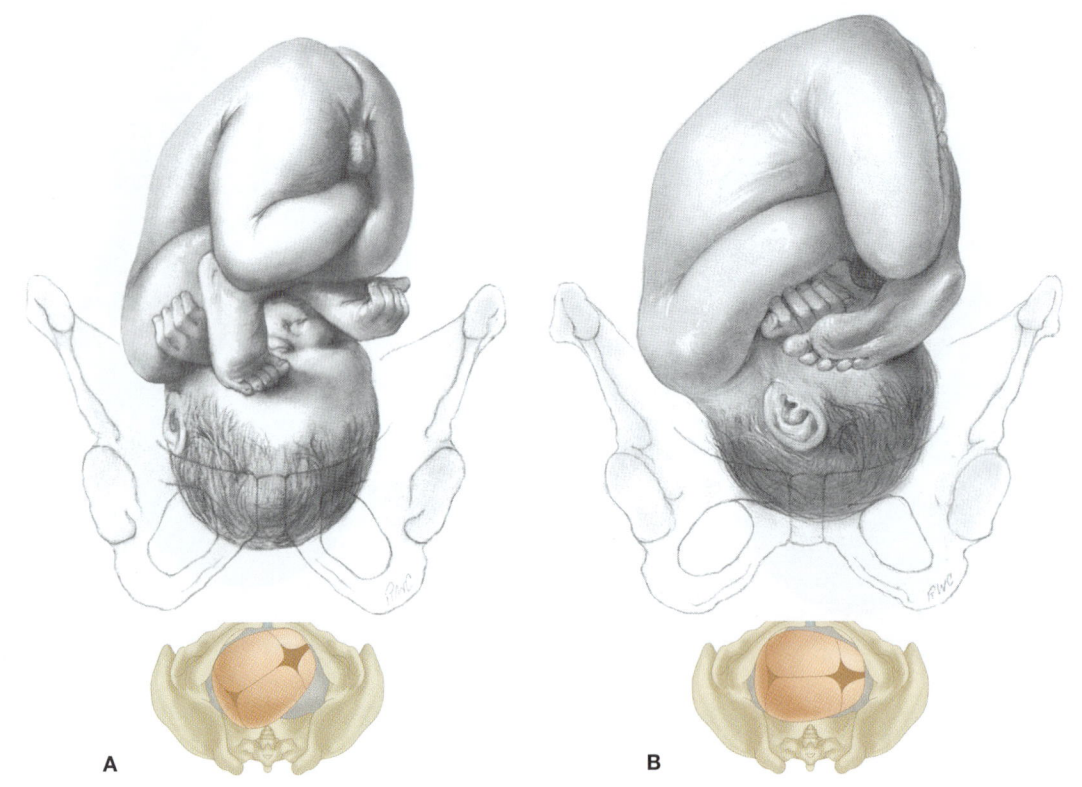

FIGURA 22-3 Situação longitudinal. Apresentação fletida (de vértice). **A.** Occipitossacra direita (OSD). **B.** Occipitotransversa direita (OTD).

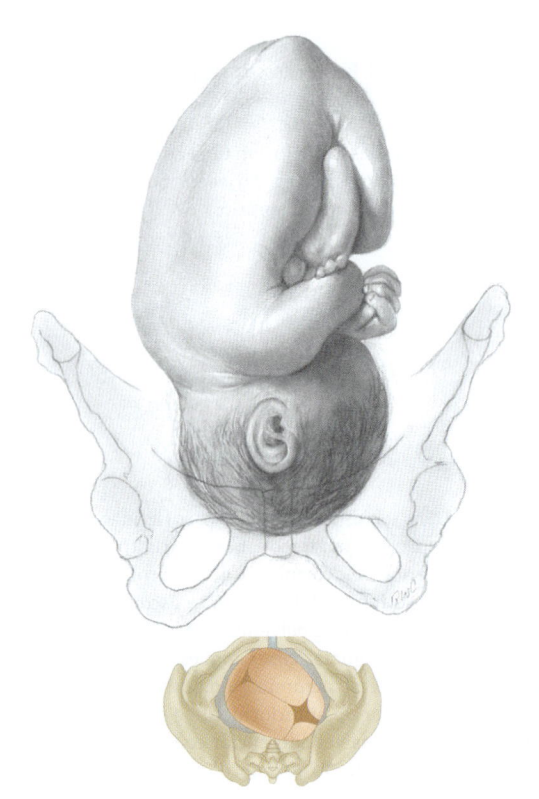

FIGURA 22-4 Situação longitudinal. Apresentação fletida (de vértice). Occipitopúbica direita (OPD).

transversa, com *dorso para cima* ou *dorso para baixo*, pois isso é clinicamente importante para decidir o tipo de incisão da cesariana (Cap. 23, p. 453).

■ Diagnóstico

Manobras de Leopold

Vários métodos podem ser usados para diagnosticar a apresentação e a posição do feto. O exame abdominal pode ser conduzido sistematicamente realizando as quatro manobras descritas por Leopold, em 1894, que estão apresentadas na Figura 22-8. A mãe é colocada em posição supina e posicionada confortavelmente com o abdome desnudo. Essas manobras podem ser difíceis de realizar e interpretar, se não impossíveis, caso a paciente seja obesa, caso haja líquido amniótico excessivo ou a caso placenta tenha implantação anterior.

A primeira manobra avalia o fundo uterino. Ela permite identificar a situação fetal e determinar qual polo fetal (cefálico ou podálico) ocupa o fundo. A pelve do feto produz a sensação de uma grande massa nodular, enquanto a cabeça parece dura e arredondada e é mais móvel.

A segunda manobra é conduzida com as palmas das mãos do examinador colocadas em ambos os lados do abdome materno. O examinador exerce pressão suave, porém profunda. Em um lado, é possível sentir uma estrutura dura e resistente – o dorso. No outro, podem ser percebidas várias partes pequenas, irregulares e móveis – os membros fetais. Depois de verificar se o dorso está direcionado anterior, transversa ou posteriormente, a orientação do feto pode ser determinada.

Trabalho de parto normal   **425**

Mentopúbica esquerda   Mentopúbica direita   Mentossacra direita

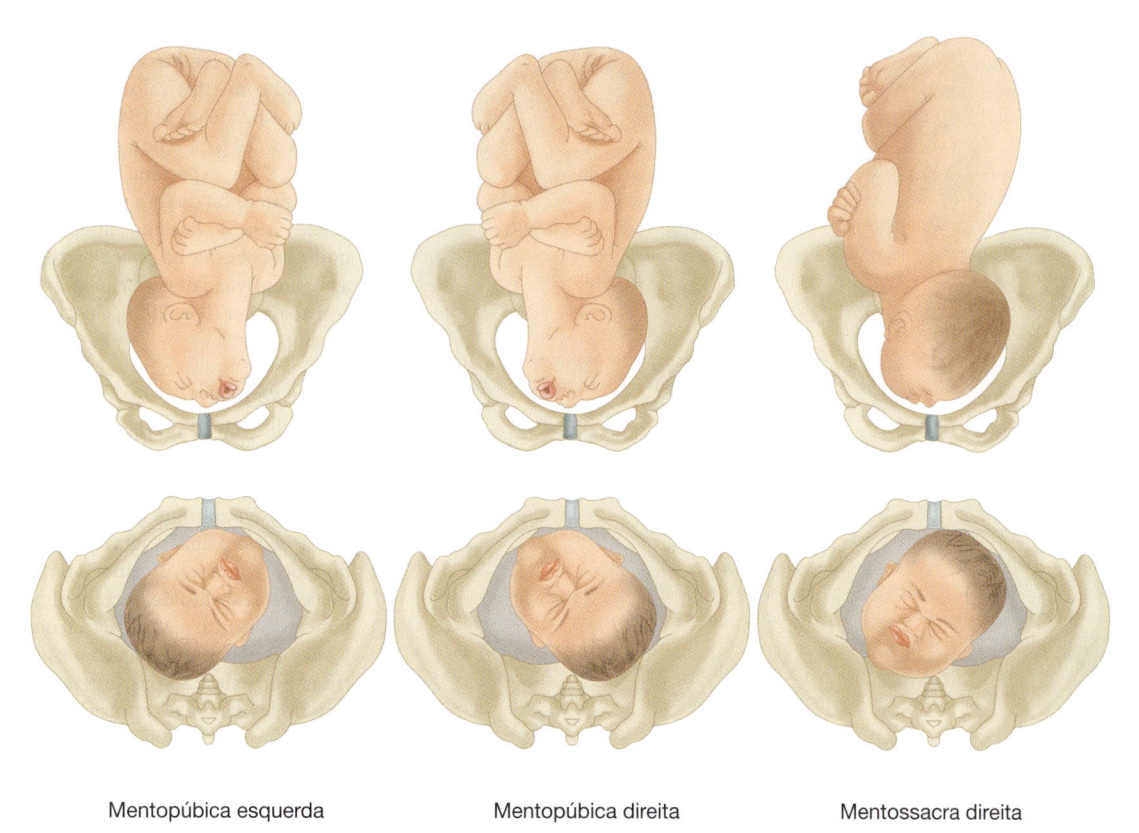

FIGURA 22-5 Situação longitudinal. Apresentação de face. Posições mentopúbica direita e esquerda e mentossacra direita.

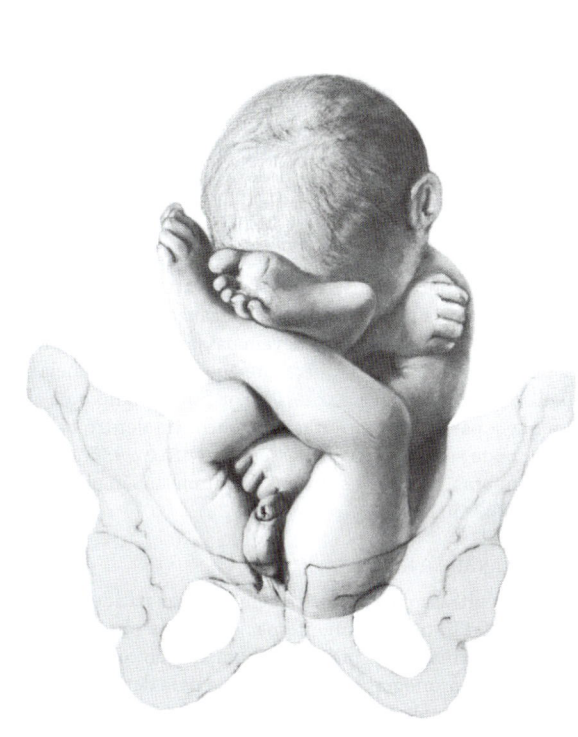

FIGURA 22-6 Situação longitudinal. Apresentação pélvica. Sacro posterior esquerda (SPE).

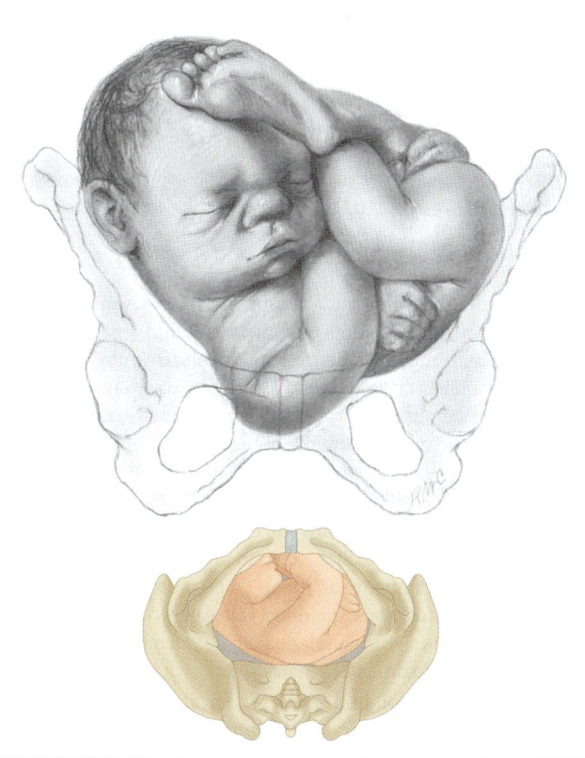

FIGURA 22-7 Situação transversa. Acromiodorsoposterior direita (ADPD). O ombro do feto está à direita da mãe, e o dorso está em localização posterior.

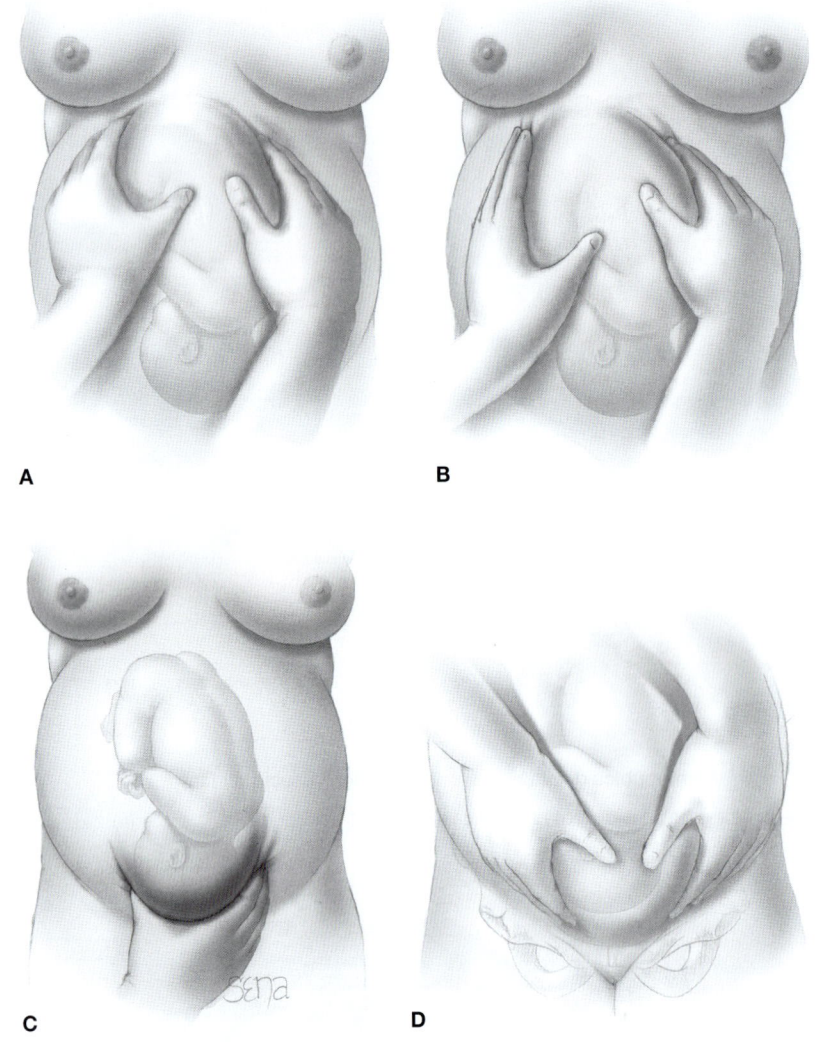

FIGURA 22-8 Manobras de Leopold **(A-D)** realizadas em um feto em situação longitudinal e posição occipitopúbica esquerda (OPE).

A terceira manobra ajuda a confirmar a apresentação fetal. O polegar e os dedos de uma das mãos seguram a parte inferior do abdome materno exatamente acima da sínfise púbica. Quando a parte de apresentação não estiver insinuada, percebe-se uma massa móvel, geralmente a cabeça. A diferenciação entre a cabeça e a pelve é feita como na primeira manobra.

A quarta manobra ajuda a determinar o grau de descida. O examinador se posiciona olhando para os pés da mãe, e as pontas dos dedos de ambas as mãos são colocadas em ambos os lados da parte de apresentação. Elas exercem pressão para dentro e, então, deslizam caudalmente ao longo do eixo do estreito superior da pelve. Em muitos casos, quando a cabeça desceu para a pelve, o ombro anterior ou o espaço criado pelo pescoço pode ser prontamente diferenciado da cabeça mais dura.

A palpação abdominal pode ser feita durante os últimos meses da gestação, bem como durante e entre as contrações do trabalho de parto. Pelo menos no passado, de acordo com Lydon-Rochelle e colaboradores (1993), os médicos experientes identificavam com exatidão problemas de apresentação fetal usando as manobras de Leopold com altos valores de sensibilidade (88%), especificidade (94%), valor preditivo positivo (74%) e valor preditivo negativo (97%). Com experiência, é possível estimar o tamanho do feto por essas manobras (Field, 1995). Porém, especialmente em mulheres obesas, há pouca correlação entre as estimativas feitas por palpação e o peso real ao nascer (Fox, 2009; Goetzinger, 2014; Noumi, 2005).

Exame vaginal

Antes do trabalho de parto, o diagnóstico da apresentação e da posição do feto por meio do exame vaginal é, com frequência, inconclusivo, porque a parte de apresentação deve ser palpada através do colo fechado e do segmento uterino inferior. Com o início do trabalho de parto e depois da dilatação cervical, as apresentações fletidas e suas variedades de posição são reconhecidas por palpação das diversas suturas e fontanelas fetais. As apresentações de face e pélvica podem ser identificadas pela palpação das partes faciais e do sacro e períneo fetais, respectivamente. Durante o exame vaginal, é aconselhável seguir uma rotina definida, compreendendo quatro movimentos. Primeiro, o examinador insere dois dedos na vagina e encontra a parte de apresentação e, então, a diferenciação entre as apresentações fletida, de face e pélvica é feita facilmente. Segundo, em caso de apresentação fletida, os dedos são direcionados posteriormente e depois escorregados para frente sobre a cabeça fetal na direção da sínfise materna (Fig. 22-9). Durante esse movimento, os dedos cruzam necessariamente a sutura sagital, e seu trajeto é delineado. Depois disso, são definidas as posições das duas fontanelas, encontradas em ambas extremidades da sutura sagital. Para isso, os dedos são deslizados até a parte mais anterior da sutura sagital, e a fontanela localizada é examinada e identificada. A seguir, os dedos devem passar ao longo da sutura até a outra extremidade da cabeça, até que a outra fontanela seja palpada e diferenciada (Fig. 22-10). Por fim, o plano ou a altura em que a parte de apresentação se encontra dentro da pelve também pode ser estabelecido nesse momento (p. 436). Usando essas manobras, as diversas suturas e fontanelas são determinadas (Fig. 29-1, p. 554).

Ultrassonografia e radiografia

As técnicas ultrassonográficas podem auxiliar na identificação da posição fetal, principalmente nas mulheres obesas ou com paredes abdominais musculosas. Em comparação com os exames digitais, a ultrassonografia é mais acurada para determinação da posição da cabeça fetal durante o segundo estágio do trabalho de parto (Ramphul, 2014; Wiafe, 2016).

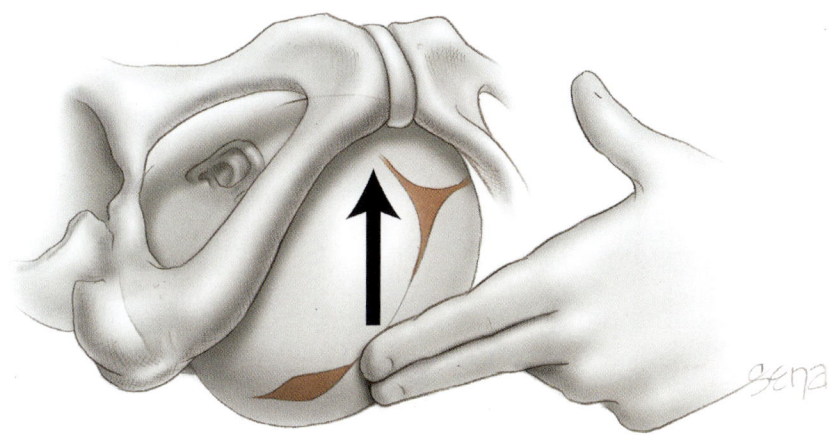

FIGURA 22-9 Localização da sutura sagital por exame vaginal.

■ Apresentação occipitopúbica (occipício anterior)

Na maioria dos casos, o polo cefálico entra na pelve com a sutura sagital posicionada no diâmetro pélvico transversal. O feto entra na pelve na posição *occipitotransversa esquerda (OTE)* mais comumente que na posição *occipitotransversa direita (OTD)* (Caldwell, 1934). Nas *posições occipitopúbicas – OPE ou OPD –*, a cabeça entra na pele com o occipício girado em 45° anteriormente a partir da posição transversal, ou essa rotação ocorre mais tarde. O mecanismo do trabalho de parto em todas essas apresentações geralmente é similar.

As alterações de posição da parte de apresentação necessárias para progredir no canal pélvico constituem os *mecanismos do trabalho de parto*. Os *movimentos cardinais do trabalho de parto* são insinuação, descida, flexão, rotação interna, extensão, rotação externa e expulsão (Fig. 22-11). Durante o trabalho de parto, esses movimentos não apenas são sequenciais como também têm grande sobreposição temporal. Por exemplo, como parte da insinuação, há flexão e descida da cabeça. É impossível que os movimentos sejam completados a menos que a parte de apresentação desça ao mesmo tempo. Ao mesmo tempo, as contrações uterinas efetuam importantes modificações na atitude ou no hábito fetal, em especial depois que a cabeça desceu para dentro da pelve. Essas alterações consistem principalmente na retificação fetal com perda da convexidade dorsal e aplicação mais próxima dos membros em relação ao corpo. Como resultado, o ovoide fetal transforma-se em um cilindro, com a menor parte transversal possível comumente atravessando o canal de parto.

Insinuação

O mecanismo pelo qual o diâmetro biparietal – o maior diâmetro transverso em uma apresentação de occipício – atravessa o estreito superior da pelve é designado *insinuação*. A cabeça do feto pode insinuar-se durante as últimas semanas de gestação ou apenas depois do início do trabalho de parto. Em muitas mulheres multíparas, e em algumas nulíparas, a cabeça fetal move-se livremente acima do estreito superior da pelve no início do trabalho de parto. Nessa circunstância, a cabeça é por vezes referida como "flutuante". Em geral, uma cabeça com tamanho normal não se insinua com sua sutura sagital direcionada no sentido anteroposterior. Em vez disso, conforme discutido, a cabeça do feto comumente entra pelo estreito superior da pelve de forma transversa ou oblíqua. Segel e colaboradores (2012) estudaram os trabalhos de parto de 5.341 mulheres nulíparas e descobriram que a insinuação da cabeça fetal antes do início do trabalho de parto não afetou as taxas de partos vaginais, sejam espontâneos ou induzidos.

A cabeça do feto tende a acomodar-se ao eixo transversal da abertura pélvica superior, enquanto a sutura sagital, embora permaneça paralela a esse eixo, pode não se localizar exatamente à meia distância entre a sínfise e o promontório sacral. Com frequência, a sutura sagital é defletida tanto posteriormente no sentido do promontório quanto anteriormente no sentido da sínfise (Fig. 22-12). Essa deflexão lateral para uma posição mais anterior ou posterior na pelve é chamada *assinclitismo*. Quando a sutura sagital se aproxima do promontório sacral, uma parte maior da região anterior do osso parietal apresenta-se aos dedos do examinador, e essa condição é conhecida como *assinclitismo anterior*. No entanto, quando a sutura sagital se situa próximo à sínfise, a maior parte da região posterior do osso parietal apresenta-se ao examinador, e essa condição é denominada *assinclitismo posterior*. Com o assinclitismo posterior extremo, a orelha posterior pode ser facilmente palpada.

Graus moderados de assinclitismo são a regra no trabalho de parto normal. No entanto, quando é grave, essa condição é uma razão comum de desproporção cefalopélvica, mesmo que a pelve tenha outras dimensões normais. O desvio sucessivo da cabeça fetal do assinclitismo posterior para o anterior auxilia na descida.

Descida

Este movimento é o primeiro requisito para o nascimento do bebê. Nas nulíparas, a insinuação pode acontecer antes do início do trabalho de parto, e a descida adicional não acontece até depois do início do segundo estágio. Em multíparas, a descida costuma iniciar na insinuação. A descida é promovida por uma ou mais das seguintes quatro forças: (1) pressão do líquido amniótico; (2) pressão direta do fundo sobre a pelve durante as contrações; (3) esforços maternos de empurrar para baixo com os músculos abdominais; e (4) extensão e retificação do corpo fetal.

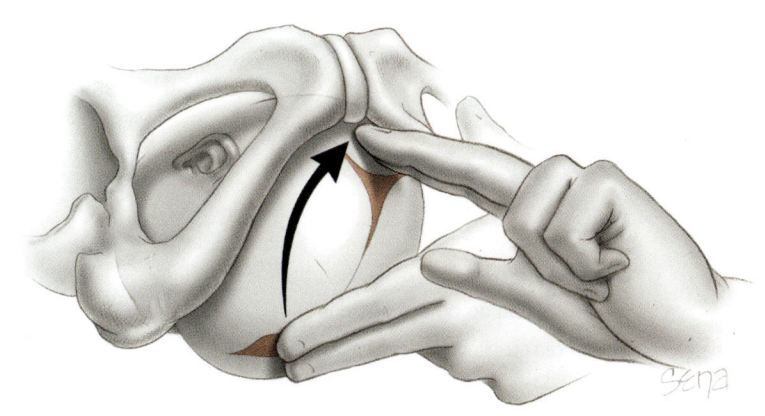

FIGURA 22-10 Diferenciação das fontanelas por exame vaginal.

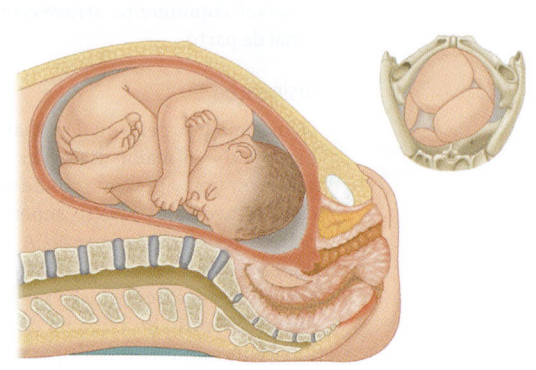

1. Cabeça flutuando, antes da insinuação

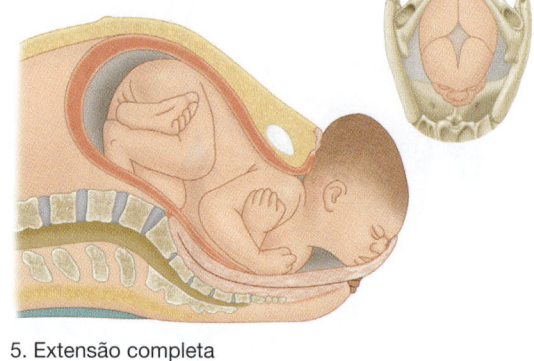

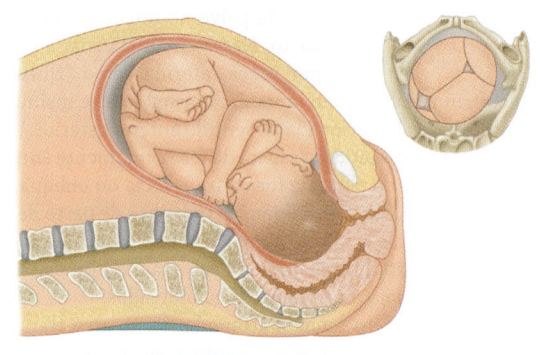

2. Insinuação, descida e flexão

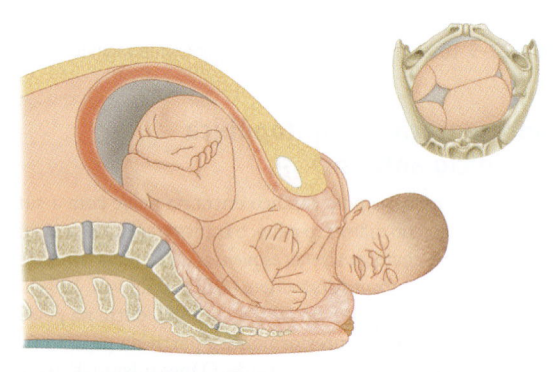

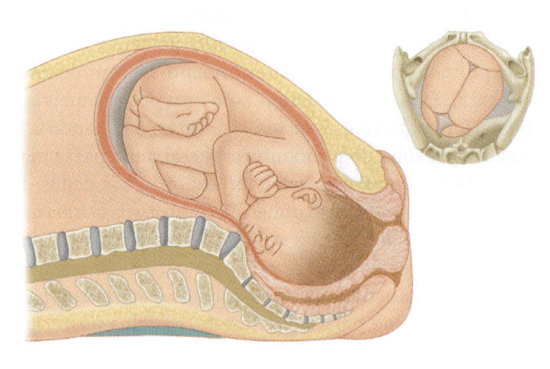

3. Descida adicional, rotação interna

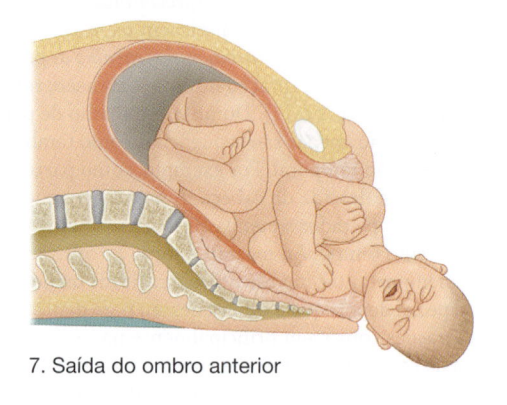

4. Rotação completa, início da extensão

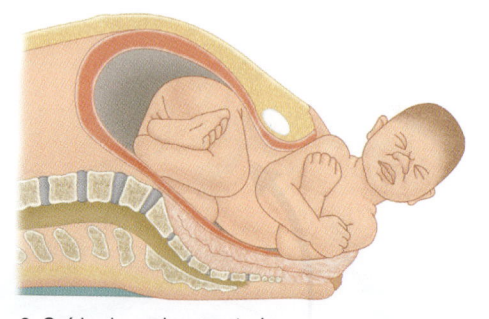

5. Extensão completa

6. Restituição (rotação externa)

7. Saída do ombro anterior

8. Saída do ombro posterior

FIGURA 22-11 Movimentos cardinais do trabalho de parto e do nascimento em posição occipitopúbica esquerda.

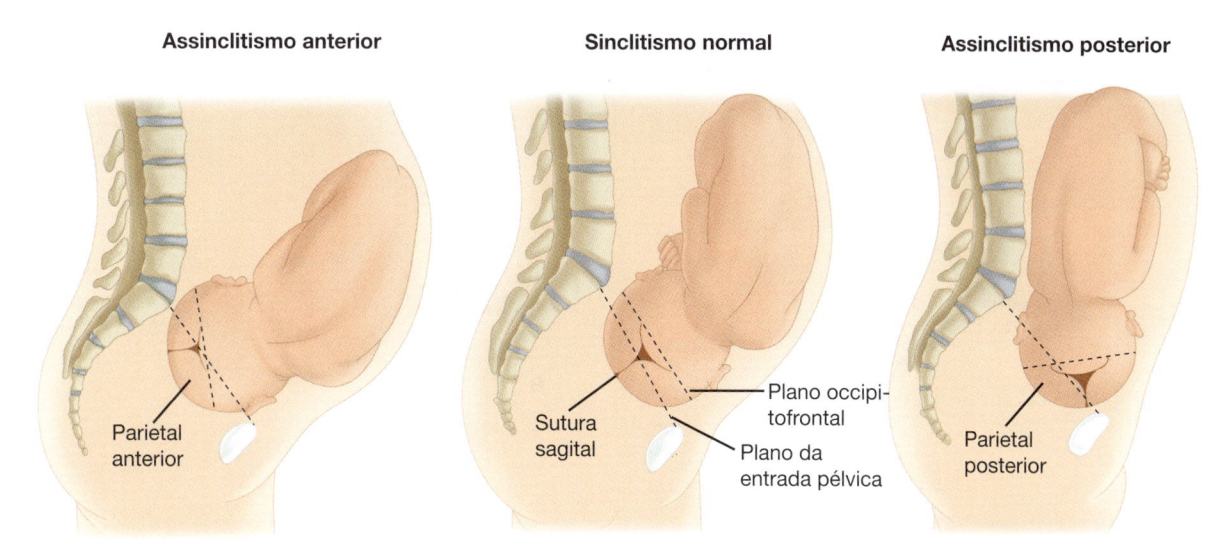

FIGURA 22-12 Sinclitismo e assinclitismo.

Flexão

Logo que a cabeça em movimento de descida encontra resistência, seja do colo uterino, das paredes pélvicas ou do assoalho pélvico, ela normalmente flexiona. Nesse movimento, o queixo é colocado em contato mais direto com o tórax fetal, e o diâmetro suboccipitobregmático apreciavelmente mais curto substitui o diâmetro occipitofrontal mais longo (Fig. 22-13).

Rotação interna

Este movimento gira o occipício gradualmente para longe do eixo transversal. O occipício costuma girar anteriormente em direção à sínfise púbica, mas, menos comumente, ele pode girar posteriormente em direção à parte oca do sacro (Figs. 22-14 e 22-15).

A rotação interna é essencial ao término do trabalho de parto, exceto quando o feto é incomumente pequeno.

Calkins (1939) estudou mais de 5.000 mulheres em trabalho de parto para definir com precisão o momento da rotação interna. O autor concluiu que, em cerca de dois terços dos casos, a rotação interna estava concluída no momento em que a cabeça chegava ao assoalho pélvico; em cerca de um quarto dos casos, a rotação interna era concluída pouco depois de a cabeça chegar ao assoalho pélvico; por fim, nos 5% restantes, a rotação não ocorreu. Quando a cabeça não consegue girar até chegar ao assoalho pélvico, ela comumente gira durante 1 ou 2 contrações subsequentes nas multíparas. Nas nulíparas, a rotação costuma acontecer durante 3 a 5 contrações subsequentes.

Extensão

Depois da rotação interna, a cabeça agudamente flexionada alcança a vulva e sofre extensão. Quando a cabeça agudamente flexionada, ao chegar ao assoalho pélvico, não se estendeu, porém foi direcionada ainda mais para baixo, ela pode impingir sobre a parte posterior do períneo e, mais adiante, ser forçada através dos tecidos do períneo. Entretanto, quando a cabeça pressiona o assoalho pélvico, duas forças entram em ação. A primeira é exercida pelo útero e atua em direção mais posterior, enquanto a segunda, produzida pelo assoalho pélvico e pela sínfise resistentes, atua em sentido mais anterior. O vetor resultante é direcionado para a abertura da vulva e, desse modo, provoca extensão da cabeça. Isso coloca a base do occipício em contato direto com a borda inferior da sínfise púbica (ver Fig. 22-14).

Com a distensão progressiva do períneo e do orifício vaginal, uma parte cada vez maior do occipício aparece de forma gradual. A cabeça emerge quando o occipício, o bregma, a fronte, o nariz, a boca e, por fim, o queixo passam sucessivamente sobre a borda anterior do períneo. Imediatamente depois de sair, a cabeça cai na direção do períneo, de modo que o queixo se apoia no ânus materno.

Rotação externa

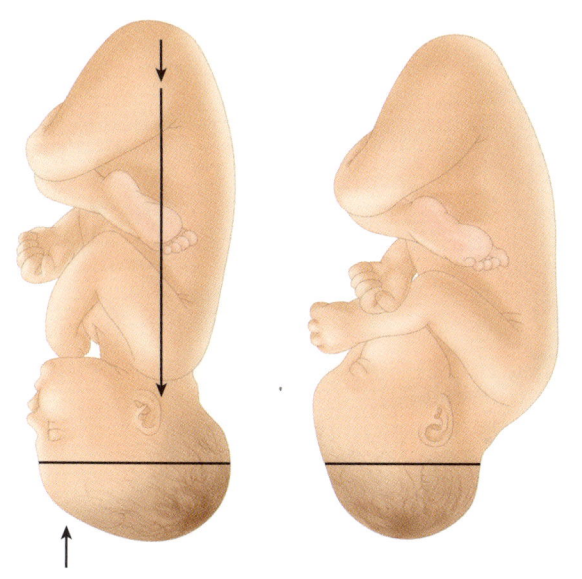

FIGURA 22-13 A ação de alavanca produz flexão da cabeça. A conversão do diâmetro occipitofrontal (à esquerda) ao suboccipitobregmático (à direita) reduz o diâmetro anteroposterior de quase 12 para 9,5 cm.

Em seguida, a cabeça expulsa faz a *restituição* (ver Fig. 22-11). Se o occipício estava originalmente voltado para o lado esquerdo,

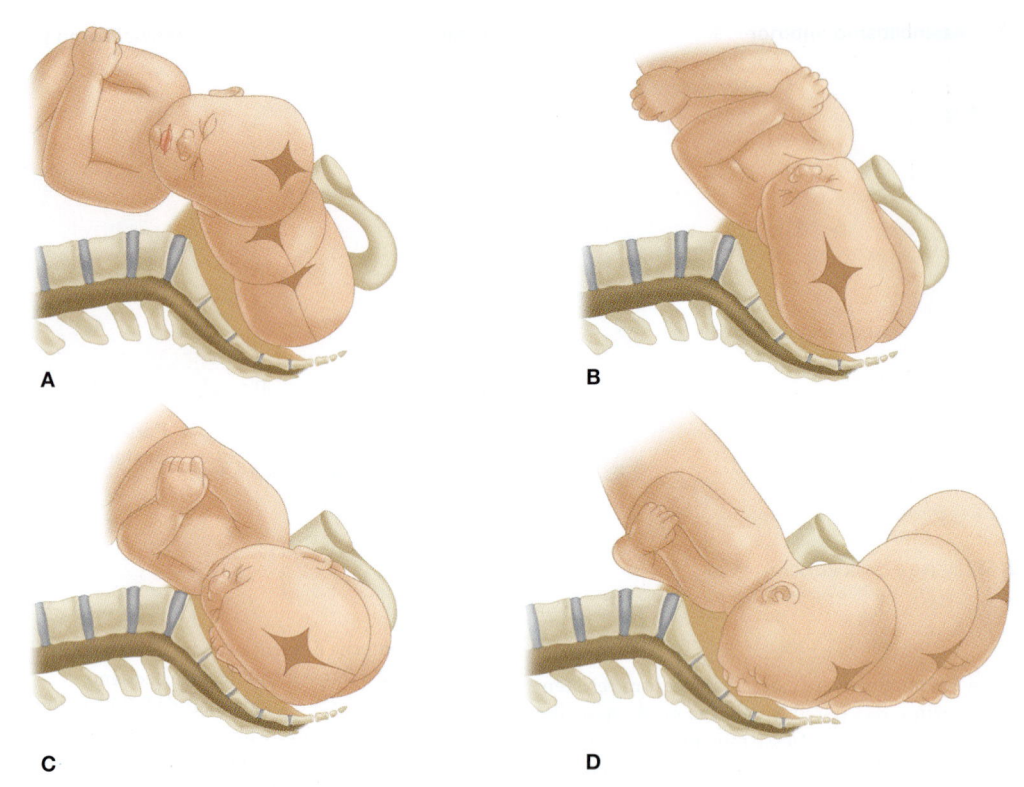

FIGURA 22-14 Mecanismo do trabalho de parto em posição occipitotransversa esquerda, visão lateral. **A.** Insinuação com assinclitismo posterior na borda pélvica. Durante a descida, a sutura sagital é defletida em direção ao sacro. **B.** Isso leva ao assinclitismo anterior. **C.** Rotação interna e descida. **D.** Rotação interna adicional e descida com extensão do pescoço.

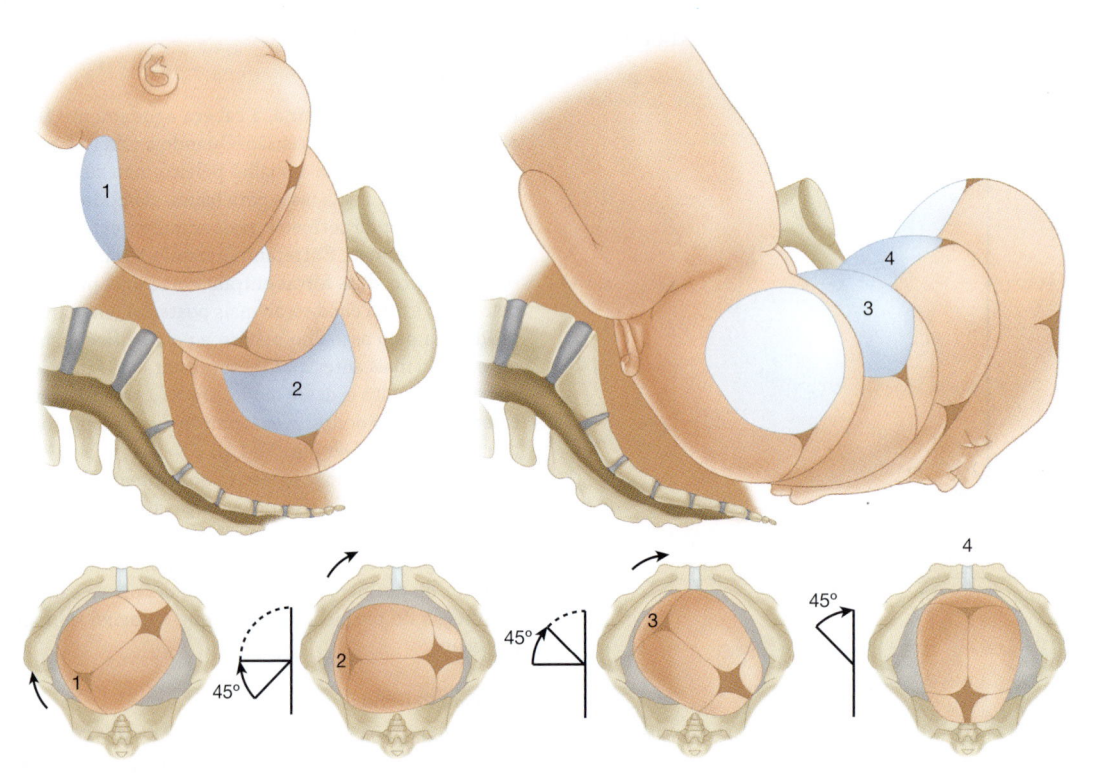

FIGURA 22-15 Mecanismo do trabalho de parto em posição occipitossacra direita demonstrando a rotação anterior.

ele gira na direção da tuberosidade isquiática esquerda. Se estava orientado originalmente para a direita, o occipício roda para a direita. A restituição da cabeça à posição oblíqua é seguida de finalização da rotação externa até alcançar outra vez a posição transversa. Esse movimento corresponde à rotação do corpo fetal e serve para trazer seu diâmetro biacromial em relação ao diâmetro anteroposterior do estreito inferior da pelve. Desse modo, um ombro é anterior – atrás da sínfise –, e o outro é posterior. Esse movimento parece ser gerado pelos mesmos fatores pélvicos que produziram a rotação interna da cabeça.

Expulsão

Quase imediatamente depois da rotação externa, o ombro anterior aparece sob a sínfise púbica, e o períneo logo é distendido pelo ombro posterior. Depois da saída dos ombros, o restante do corpo passa rapidamente. Quando o ombro anterior está entalado abaixo da sínfise púbica, é diagnosticada a *distocia de ombro*, a qual é descrita no Capítulo 27 (p. 520).

■ Apresentação occipitossacra (occipício posterior)

Em cerca de 20% dos trabalhos de parto, o feto entra na pelve na *posição occipitossacra (OS)* (Caldwell, 1934). A *occipitossacra direita (OSD)* é um pouco mais comum que a *occipitossacra esquerda (OSE)*. Com base em imagens radiográficas, parece provável que as posições posteriores estejam associadas mais comumente às pelves anteriores estreitas. Essas posições também são mais comuns quando a placenta tem implantação anterior (Gardberg, 1994a).

Com a maioria das apresentações occipitossacras, o mecanismo do trabalho de parto é idêntico ao observado nas variedades transversa e púbica, exceto pelo fato de o occipício precisar girar internamente até a sínfise púbica em 135° em vez de 90 e 45°, respectivamente (ver Fig. 22-15).

Com contrações efetivas, flexão adequada da cabeça e um feto de tamanho médio, a maioria dos occipícios posicionados posteriormente gira de imediato logo que alcançam o assoalho pélvico, não se alongando o trabalho de parto de maneira apreciável. No entanto, em cerca 5 a 10% dos casos, a rotação pode ser incompleta ou nem mesmo acontecer, principalmente quando o feto é grande (Gardberg, 1994b). Contrações fracas, flexão incompleta da cabeça ou analgesia peridural – que diminui a força da musculatura abdominal e relaxa os músculos do assoalho pélvico – podem predispor à rotação incompleta. Quando a rotação é incompleta, o resultado pode ser uma *parada em posição transversa*. Quando não acontece qualquer rotação no sentido da sínfise, o occipício pode permanecer na posição occipitossacra, condição conhecida como *occipitossacra persistente*. Ambos os casos podem levar a distocia e parto cesáreo. As técnicas para rotação manual da posição OS para OP são ilustradas no Capítulo 29 (p. 560).

■ Alterações do formato da cabeça fetal

Com as apresentações fletidas, as forças do trabalho de parto alteram o formato da cabeça fetal. Nos trabalhos de parto prolongados, antes que haja dilatação cervical completa, a parte do couro cabeludo fetal situada exatamente acima do orifício cervical torna-se edemaciada. Esse edema é conhecido como bossa serossanguínea ou *caput succedaneum* (Fig. 22-16). Em geral, o edema tem espessura de apenas alguns milímetros; contudo, nos trabalhos de parto prolongados, pode ser grande o suficiente a ponto de impedir a diferenciação das diversas suturas e fontículos. Com mais frequência, a bossa é formada quando a cabeça está na parte inferior do canal de parto e, comumente, apenas depois que é encontrada resistência de uma saída vaginal rígida. Como essa bossa se desenvolve sobre a área mais pendente da cabeça, pode-se deduzir a posição original da cabeça fetal ao notar a localização da bossa serossanguínea.

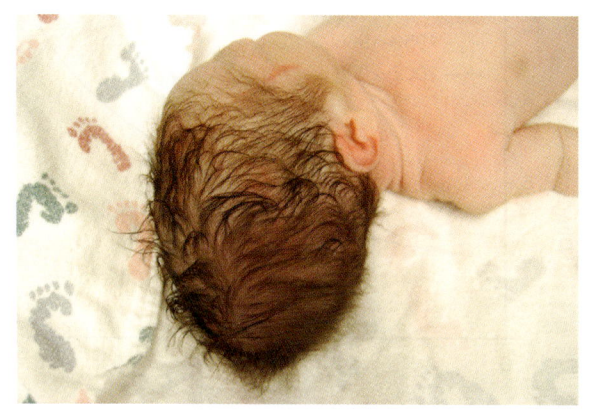

FIGURA 22-16 Modelagem considerável da cabeça e formação da bossa serossanguínea em recém-nascido logo depois do parto.

A *modelagem* se refere a alterações no formato ósseo da cabeça fetal como resultado de forças compressivas externas (ver Fig. 22-16). Possivelmente relacionada com as contrações de Braxton Hicks, um pouco da modelagem desenvolve-se antes do trabalho de parto. A maioria dos estudos indicaram que raramente existe sobreposição dos ossos parietais. Na verdade, um mecanismo de "trava" nas suturas coronal e lambdóidea impede essa sobreposição (Carlan, 1991). A modelagem resulta na redução do diâmetro suboccipitobregmático e no aumento do diâmetro mentovertical. Essas alterações são muito importantes para as mulheres com pelves estreitas ou apresentações assinclíticas. Nessas circunstâncias, o grau em que a cabeça é capaz de ser modelada pode fazer a diferença entre parto vaginal espontâneo e parto instrumentadoUma literatura mais antiga citava a modelagem craniana grave como causa de possível traumatismo cerebral. Em virtude da variedade de fatores associados – por exemplo, trabalho de parto prolongado com sepse fetal e acidose –, é impossível ligar a modelagem a qualquer suposta sequela neurológica fetal ou neonatal. Em sua maioria, os casos de modelagem regridem 1 semana depois do parto, embora tenham sido descritos casos persistentes (Graham, 2006). A diferenciação entre modelagem, bossa serossanguínea e *cefaloematoma* é discutida no Capítulo 33 (p. 628).

CARACTERÍSTICAS DO TRABALHO DE PARTO NORMAL

O maior impedimento ao entendimento do trabalho de parto normal consiste em reconhecer seu início. A definição estrita do trabalho de parto é: *contrações uterinas que causam apagamento e dilatação demonstráveis do colo uterino*. Isso não facilita muito para o médico determinar quando o trabalho de parto realmente começou, pois este diagnóstico é confirmado apenas retrospectivamente. Vários métodos podem ser usados para definir o início do trabalho de parto. Um primeiro método define o início como o horário em que as contrações dolorosas se tornaram regulares. Infelizmente, a atividade uterina que provoca desconforto, mas que não representa trabalho de parto verdadeiro, pode desenvolver-se

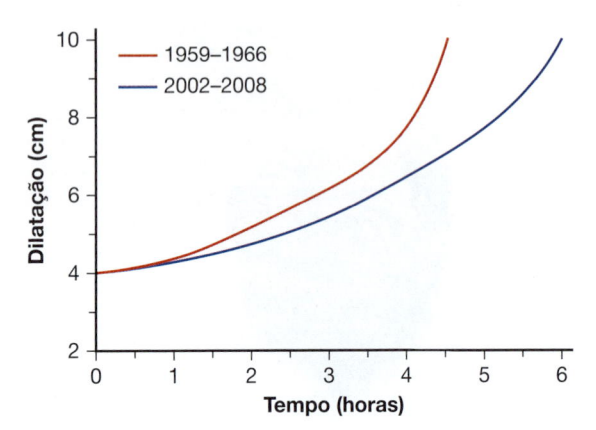

FIGURA 22-17 Curvas médias de duração dos trabalhos de parto das mulheres nulíparas com gestações de feto único que se apresentaram em trabalho de parto espontâneo e tiveram partos normais em 1959-1966 e em 2002-2008. (Redesenhada de Laughon SK, Branch W, Beaver J, et al: Changes in labor patterns over 50 years. Am J Obstet Gynecol 206:419.e1.9, 2012.)

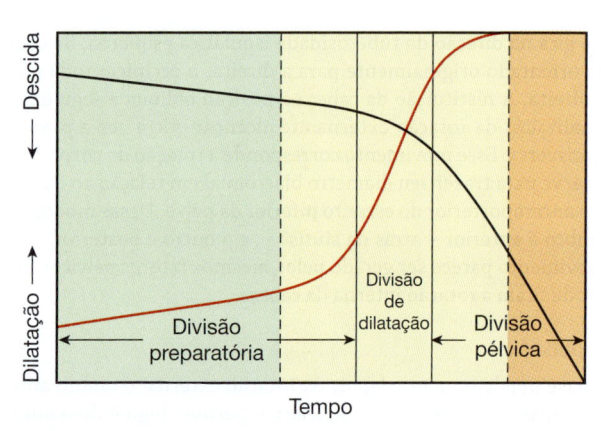

FIGURA 22-18 Evolução do trabalho de parto dividida funcionalmente com base nas curvas de dilatação e descida em: (1) divisão preparatória, que inclui as fases latente e de aceleração; (2) divisão de dilatação, que ocupa a fase de inclinação máxima; e (3) divisão pélvica, que inclui a fase de desaceleração e o segundo estágio simultâneo com a fase de inclinação máxima da descida. (Redesenhada de Friedman EA: Labor: Clinical Evaluation and Management, 2nd ed. New York, Appleton-Century-Crofts, 1978.)

em qualquer momento durante a gravidez. Com frequência, o falso trabalho de parto para espontaneamente ou pode prosseguir rapidamente para contrações efetivas.

Um segundo método define o início do trabalho de parto começando no momento da admissão na unidade de trabalho de parto. Nos Estados Unidos, a admissão para trabalho de parto costuma ter como base o grau de dilatação acompanhado por contrações dolorosas. Quando uma mulher chega com membranas intactas, presume-se que a dilatação cervical de 3 a 4 cm ou mais seja um limiar razoavelmente confiável para o diagnóstico do trabalho de parto. Nesse caso, o início do trabalho de parto ocorre no momento da admissão. Esse método presuntivo elimina muitas das incertezas para diagnosticar trabalho de parto durante os estágios mais precoces de dilatação cervical. Laughon e colaboradores (2012) compararam a duração dos trabalhos de parto espontâneos de nulíparas que deram à luz nos Estados Unidos entre 1959 e 1966 com a duração dos partos das gestantes que deram à luz entre 2002 e 2008. Conforme mostrado na Figura 22-17, durante esses 50 anos, a duração do trabalho de parto aumentou em cerca de 2 horas.

■ Primeiro período do trabalho de parto

Para o trabalho de parto, Friedman (1954) descreveu um padrão sigmoide característico colocando em um gráfico a dilatação cervical contra o tempo. Essa abordagem gráfica, com base em observações estatísticas, mudou o manejo do trabalho de parto. Friedman elaborou o conceito de três divisões funcionais do trabalho de parto para descrever os objetivos fisiológicos de cada divisão (Fig. 22-18). Primeiro, durante a *divisão preparatória*, embora o colo dilate pouco, seus componentes de tecido conectivo alteram-se consideravelmente (Cap. 21, p. 413). A sedação e a analgesia por condução podem interromper essa divisão do trabalho de parto. A *divisão de dilatação*, durante a qual a dilatação prossegue em sua velocidade mais rápida, não é afetada pela sedação. Por fim, a *divisão pélvica* começa com a fase de desaceleração da dilatação cervical. Os mecanismos clássicos do trabalho de parto, que incluem os movimentos cardinais do feto em apresentação cefálica, ocorrem principalmente durante essa divisão pélvica. Contudo, na prática real, o início da divisão pélvica raramente é identificável de maneira nítida.

Como ilustrado na Figura 22-18, o padrão da dilatação cervical durante as divisões preparatória e de dilatação do trabalho de parto normal é uma curva sigmoide. Duas fases da dilatação cervical são definidas. A *fase latente* corresponde à divisão preparatória, enquanto a *fase ativa* está ligada à divisão de dilatação. Friedman ainda subdividiu a fase ativa em *fase de aceleração*, *fase de inclinação máxima* e *fase de desaceleração* (Fig. 22-19).

Fase latente

O início da fase latente do trabalho de parto, conforme foi definido por Friedman (1972), é o momento em que a mãe percebe contrações regulares. Na maioria das gestantes, a fase latente termina quando se alcança dilatação de 3 a 5 cm. Esse limiar pode ser clinicamente útil, pois define os limites de dilatação depois dos quais se pode esperar trabalho de parto ativo. Mais recentemente, um Consensus Committee do American College of Obstetricians and Gynecologists e da Society for Maternal-Fetal Medicine

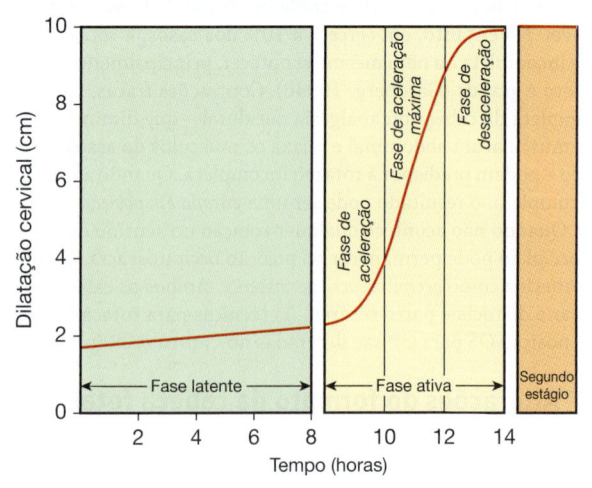

FIGURA 22-19 Composição da curva de dilatação média do trabalho de parto em nulíparas. O primeiro período é dividido em uma fase latente relativamente plana e uma fase ativa rapidamente progressiva. Na fase ativa, existem três partes componentes identificáveis, que consistem em uma fase de aceleração, uma fase de inclinação máxima e uma fase de desaceleração. (Redesenhada de Friedman EA: Labor: Clinical Evaluation and Management, 2nd ed. New York, Appleton-Century-Crofts, 1978.)

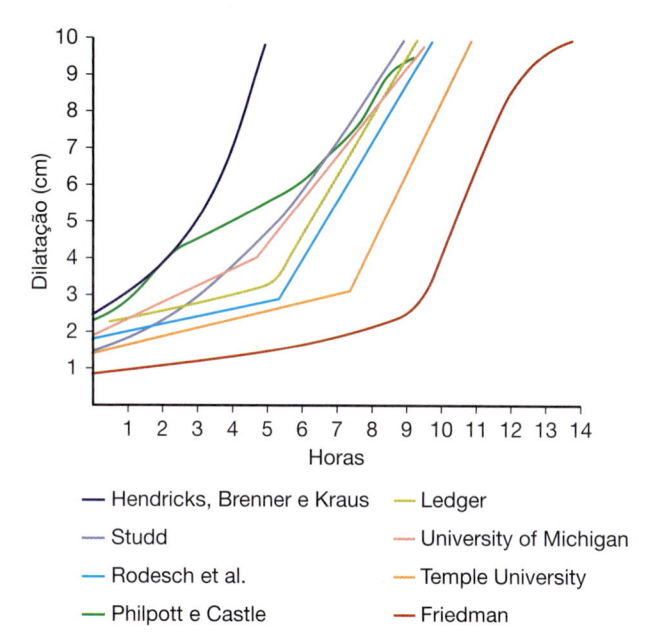

FIGURA 22-20 Evolução do trabalho de parto em primíparas desde o momento da admissão. Quando o ponto de partida na abscissa começa com a admissão no hospital, não se observa uma fase latente.

Legenda do gráfico:
- Hendricks, Brenner e Kraus
- Studd
- Rodesch et al.
- Philpott e Castle
- Ledger
- University of Michigan
- Temple University
- Friedman

(2016c) redefiniu o trabalho de parto ativo como começando em 6 cm. Uma discussão mais completa sobre essas alterações do trabalho de parto é encontrada no Capítulo 23 (p. 445).

Esse conceito de fase latente tem grande importância para a compreensão do trabalho de parto humano normal, pois o trabalho de parto é consideravelmente mais longo quando se inclui uma fase latente. Para ilustrar melhor isso, a Figura 22-20 mostra oito curvas de trabalho de parto de nulíparas em que o trabalho de parto foi diagnosticado começando em sua admissão, em lugar de no início das contrações regulares. Quando o trabalho de parto é definido da mesma maneira, as curvas individuais do trabalho de parto são bastante comparáveis.

Uma *fase latente prolongada* foi definida por Friedman e Sachtleben (1963) como aquela que excede 20 horas nas nulíparas e 14 horas nas multíparas. Esses intervalos correspondem ao percentil 95. Os fatores que afetavam a duração da fase latente são sedação excessiva ou analgesia peridural; condição cervical desfavorável, isto é, grosso, não apagado e não dilatado; e falso trabalho de parto. Nas mulheres que receberam sedação profunda, 85% por fim entraram em trabalho de parto ativo. Em outros 10%, as contrações uterinas cessaram, sugerindo que elas tivessem falso trabalho de parto. Os 5% restantes experimentaram persistência da fase latente anormal e precisaram de estimulação com ocitocina. A amniotomia não foi indicada por causa da incidência de 10% de falso trabalho de parto. Sokol e colaboradores (1977) relataram que a incidência da fase latente prolongada, independentemente da paridade, foi de 3 a 4%. Friedman (1972) demonstrou que o prolongamento da fase latente não afetou negativamente as taxas de morbimortalidade materna ou fetal. Entretanto, Chelmow e colaboradores (1993) questionaram a crença tradicional de que o prolongamento da fase latente seja benigno.

Fase ativa

A progressão do trabalho de parto das nulíparas tem importância especial, pois essas curvas demonstram uma alteração rápida na inclinação das taxas de dilatação cervical entre 3 e 5 cm (ver Fig. 22-20). *Dessa maneira, a dilatação cervical de 3 a 6 cm ou mais, em presença de contrações uterinas, pode ser considerada como representando, de maneira confiável, o limiar do trabalho de parto ativo.* Do mesmo modo, essas curvas fornecem indicadores úteis à condução do trabalho de parto.

Voltando a Friedman (1955), a duração média do trabalho de parto em fase ativa nas nulíparas foi de 4,9 horas. Contudo, o desvio-padrão de 3,4 horas é grande e, por conseguinte, relatou-se que a fase ativa tem um máximo estatístico de 11,7 horas. As taxas de dilatação cervical variaram de um mínimo de 1,2 até 6,8 cm/h. Friedman (1972) também demonstrou que as multíparas progridem um pouco mais rapidamente na fase ativa do trabalho de parto, com velocidade normal *mínima* de 1,5 cm/h. Sua análise da fase ativa do trabalho de parto descreve concomitantemente as velocidades de descida fetal e dilatação cervical (ver Fig. 22-18). A descida começa no estágio mais avançado de dilatação ativa, iniciando com 7 a 8 cm nas nulíparas e tornando-se mais rápida depois de 8 cm.

Hendricks e colaboradores (1970) contestaram as conclusões de Friedman quanto à evolução do trabalho de parto humano normal. Suas principais diferenças foram: (1) ausência da fase latente, (2) nenhuma fase de desaceleração, (3) brevidade do trabalho de parto e (4) dilatação em velocidades similares para as nulíparas e multíparas depois de 4 cm. Os autores contestaram o conceito de uma fase latente porque observaram que o colo dilatou e apagou lentamente durante as 4 semanas anteriores ao parto. Eles afirmaram que, na verdade, a *fase latente* progrediu ao longo de várias semanas. Eles também relataram que o trabalho de parto foi relativamente rápido. Em termos mais específicos, o tempo médio desde a admissão até a dilatação completa foi de 4,8 horas para as nulíparas e 3,2 horas para as multíparas.

Outros autores reavaliaram as curvas de Friedman para o trabalho de parto. Zhang e colaboradores (2010) estudaram os registros eletrônicos de 62.415 parturientes a termo em trabalho de parto vaginal espontâneo. No caso de nulíparas, o tempo médio de progressão de 4 para 5 cm foi de 1,3 hora, de 5 para 6 cm, de 0,8 hora e, depois disso, os centímetros adicionais foram ganhos a cerca de 0,5 cm/h. Os autores observaram que o trabalho de parto normal demorou mais de 6 horas para progredir de 4 para 5 cm e mais de 3 horas para progredir da dilatação de 5 para 6 cm. As taxas para multíparas foram semelhantes de 4 para 6 cm. Então, o trabalho de parto acelerou muito mais rapidamente nas multíparas. Os dados desse estudo formaram a base para as novas diretrizes relacionadas às indicações de parto cesáreo em caso de parada do trabalho de parto instituídas pelo documento Obstetrics Care Consensus do American College of Obstetrics and Gynecology e da Society for Maternal-Fetal Medicine (2016c), descrito no Capítulo 23 (p. 444).

Em um estudo realizado no Parkland Hospital, observou-se que a analgesia peridural prolongava a fase ativa da curva de trabalho de parto de Friedman em 1 hora (Alexander, 2002). Esse aumento era o resultado de uma redução discreta, ainda que significativa, da taxa de dilatação cervical – 1,4 cm/h nas mulheres que receberam analgesia peridural em comparação com 1,6 cm/h nas gestantes que não usaram analgesia. Vários outros relatos também observaram que a obesidade materna prolonga o primeiro estágio do trabalho de parto em 30 a 60 minutos (Chin, 2012; Kominiarek, 2011). Por fim, Adams e colaboradores (2012) demonstraram que o medo materno prolongava o trabalho de parto em cerca de 45 minutos.

Há relatos de *anormalidades da fase ativa* ocorrendo em 25% das nulíparas e 15% das multíparas em trabalho de parto (Sokol,

1977). Friedman (1972) subdividiu os problemas da fase ativa em *distúrbios de prolongamento e parada*. O Capítulo 23 (p. 442) resume os padrões, os critérios diagnósticos e os métodos de tratamento do trabalho de parto anormal.

■ Segundo período do trabalho de parto

Este período começa quando a dilatação cervical está completa e termina com o nascimento do feto. A duração mediana é de cerca de 50 minutos para as nulíparas e 20 minutos para as multíparas, embora seja altamente variável (Kilpatrick, 1989). Nas mulheres multíparas com vagina e períneo anteriormente dilatados, 2 ou 3 esforços expulsivos depois da dilatação cervical podem ser suficientes para completar o parto. Em contrapartida, nas mulheres com a pelve contraída, com feto grande ou com esforços expulsivos comprometidos pela analgesia por condução ou sedação, o segundo estágio pode ser mais longo. Um maior índice de massa corporal materno não interfere na duração do segundo estágio do trabalho de parto (Carlhäll, 2013; Robinson, 2011). O Capítulo 23 (p. 446) descreve as anormalidades desse período do trabalho de parto.

■ Duração do trabalho de parto

A duração normal do trabalho de parto pode ser complicada por muitas variáveis clínicas que afetam o manejo do trabalho de parto nas unidades obstétricas modernas. Kilpatrick e Laros (1989) relataram que a duração média do primeiro e do segundo estágio do trabalho de parto foi de cerca de 9 horas em mulheres nulíparas sem analgesia regional, e que o limite superior do percentil 95 foi de 18,5 horas. Os tempos correspondentes para mulheres multíparas foram de uma média de 6 horas, com um máximo do percentil 95 de 13,5 horas. Os autores citados definiram o início do trabalho de parto como o momento em que a mulher sentia contrações regulares e dolorosas a cada 3 a 5 minutos e que levaram a uma modificação cervical.

O trabalho de parto espontâneo foi analisado em quase 25.000 mulheres que deram à luz a termo no Parkland Hospital no início da década de 1990. Quase 80% das mulheres foram admitidas com dilatação cervical de 5 cm ou menos. A paridade – nulípara vs. multípara – e a dilatação cervical na admissão foram determinantes significativos da duração do trabalho de parto espontâneo. O intervalo mediano desde a admissão até o parto espontâneo para todas as parturientes foi de 3,5 horas, e 95% das mulheres deram à luz em 10,1 horas. Esses resultados sugerem que o trabalho de parto humano normal seja relativamente curto.

■ Resumo do trabalho de parto normal

O trabalho de parto caracteriza-se por brevidade e considerável variação biológica. O trabalho de parto ativo pode ser diagnosticado de modo confiável quando a dilatação cervical é ≥ 3 cm na presença de contrações uterinas. Quando esse limiar de dilatação cervical é alcançado, a progressão normal até o nascimento pode ser esperada, dependendo da paridade, nas 4 a 6 horas seguintes. A progressão antecipada durante um segundo estágio de 1 a 3 horas deve ser monitorada para garantir a segurança fetal. Por fim, muitas mulheres em trabalho de parto espontâneo, independentemente da paridade, quando permanecem sem assistência, dão à luz em cerca de 10 horas depois da admissão para trabalho de parto espontâneo. Atividade uterina insuficiente é uma causa comum e corrigível da progressão anormal do trabalho de parto. *Por essa razão, quando a duração do trabalho de parto normal sob outros aspectos excede a norma esperada, devem ser consideradas, em primeiro lugar, outras intervenções além do parto cesáreo – por exemplo, administração de ocitocina.*

MANEJO DO TRABALHO DE PARTO NORMAL

O manejo ideal do trabalho de parto e do nascimento requer dois pontos de vista potencialmente opostos por parte dos médicos. Em primeiro lugar, o nascimento deve ser reconhecido como um processo fisiológico normal, o qual a maioria das mulheres experimenta sem complicações. Em segundo lugar, as complicações intraparto, que frequentemente surgem rápida e inesperadamente, devem ser previstas. Dessa maneira, os médicos devem fazer todas as mulheres e seus acompanhantes sentirem-se confortáveis ao mesmo tempo em que garantem a segurança da mãe e do neonato caso ocorram complicações repentinas. A American Academy of Pediatrics e o American College of Obstetricians and Gynecologists (2017) colaboraram na elaboração das *Guidelines for Perinatal Care*. Essas recomendações fornecem informações detalhadas quanto aos componentes apropriados da assistência intraparto, incluindo requisitos dos profissionais e das instalações do serviço (Tab. 22-2).

O parto fora do hospital é escolhido por algumas parturientes. Essa opção e seus riscos e benefícios são discutidos no Capítulo 27 (p. 524).

■ Emergency Medical Treatment and Labor Act – EMTALA

O Congresso dos Estados Unidos promulgou a EMTALA em 1986 para garantir o acesso público aos serviços de emergência independentemente da capacidade de pagamento. Todos os hospitais com serviços de emergência participantes do Medicare devem fornecer um exame de rastreamento apropriado para qualquer mulher grávida que experimente contrações ao se dirigir à unidade de emergência para avaliação.

A definição de uma condição de emergência faz referência específica à mulher grávida que apresenta contrações. O trabalho de parto é definido como "processo de iniciação do parto com uma fase latente do trabalho de parto que continua até a liberação da placenta. Uma mulher experimentando contrações está em trabalho de parto verdadeiro, a menos que um médico se certifique de que, depois de um tempo de observação razoável, a mulher está em falso trabalho de parto". A mulher em trabalho de parto verdadeiro é considerada "instável" para fins de transferência entre hospitais até que o feto e a placenta sejam liberados. Contudo, uma mulher instável pode ser transferida pela vontade da paciente ou por um médico que se certifique de que os benefícios do tratamento em outra instituição superam os riscos da transferência. Os médicos e os hospitais que violarem essas determinações federais estão sujeitos a penalidades civis e ao cancelamento da inscrição no programa Medicare.

TABELA 22-2 Razões de enfermeiro/paciente recomendadas para trabalho de parto e nascimento

Razão	Contexto clínico
2:1	Nascimento
1:2	Pacientes em trabalho de parto sem complicações
1:1	Pacientes no segundo período do trabalho de parto
1:1	Pacientes com complicações clínicas/obstétricas
1:1	Indução/estimulação com ocitocina
1:1	Durante a iniciação da analgesia peridural
1:1	Circulantes para cesariana

■ Identificação do trabalho de parto

As mulheres grávidas são estimuladas a relatar imediatamente que entraram em trabalho de parto em vez de esperar até que o nascimento seja iminente por temerem que possam estar experimentando um falso trabalho de parto. A admissão precoce é especialmente importante se o cuidado pré-natal da mulher, do feto ou de ambos evidenciarem fatores de risco para complicações intraparto.

Embora a diferenciação entre os trabalhos de parto falso e verdadeiro seja, por vezes, difícil, o diagnóstico comumente pode ser evidenciado pela frequência e intensidade das contrações, bem como pela dilatação cervical. Pates e colaboradores (2007) estudaram uma recomendação frequentemente usada e apresentada às gestantes. Tal orientação indica que, na ausência de ruptura de membranas ou sangramento, contrações uterinas com intervalo de 5 minutos por 1 hora – ou seja, ≥ 12 contrações em 1 hora – podem significar início do trabalho de parto. Entre 768 mulheres neste estudo do Parkland Hospital, o trabalho de parto ativo definido como dilatação cervical ≥ 4 cm foi diagnosticado dentro 24 horas em 75% das mulheres com ≥ 12 contrações por hora. Bailit e colaboradores (2005) compararam os resultados do trabalho de parto de 6.121 mulheres que se apresentaram em trabalho de parto ativo definido como contrações uterinas associadas a dilatação cervical ≥ 4 cm com os de 2.697 mulheres que se apresentaram na fase latente. As mulheres admitidas durante a fase latente do trabalho de parto tiveram mais interrupções da fase ativa, necessidade mais frequente de estimulação do trabalho de parto com ocitocina e taxas mais altas de corioamnionite. Os autores concluíram que as intervenções dos médicos frente às mulheres que se apresentaram na fase latente podem ser a causa de subsequentes anormalidades do trabalho de parto.

Nos casos em que o diagnóstico de trabalho de parto não pode ser estabelecido com certeza, a observação por um período mais longo com frequência é prudente. As mulheres que chegam ao Parkland Hospital com sintomas de trabalho de parto e $24^{0/7}$ semanas de gestação ou mais, são rotineiramente avaliadas em uma unidade de triagem de trabalho de parto contígua à nossa unidade de trabalho de parto e parto. Todas as mulheres na área de triagem são avaliadas por enfermeiros e parteiras certificadas com o uso de protocolos definidos. As mulheres com gestações não complicadas e membranas intactas e com dilatação < 4 cm recebem monitoração fetal externa contínua por até 2 horas. As mulheres diagnosticadas com trabalho de parto devido a alterações cervicais ou contrações uterinas persistentes são admitidas. Após a revisão feita por um médico, as mulheres sem alteração cervical ou com redução das contrações voltam para casa com diagnóstico de falso trabalho de parto. Em um estudo recente, um total de 3.949 mulheres com gestações não complicadas entre $37^{0/7}$ e $41^{6/7}$ semanas de gestação foram diagnosticadas com falso trabalho de parto. O intervalo médio desde a liberação do hospital até o seu retorno foi de 4,9 dias (Nelson, 2017). Nesse protocolo, a liberação hospitalar com falso trabalho de parto a termo não foi associado a maiores taxas de desfechos neonatais adversos ou de parto cesáreo. O American College of Obstetricians and Gynecologists (2016a) endossou a existência de unidades de triagem obstétrica em hospitais.

■ Avaliação inicial

Os parâmetros registrados são pressão arterial, temperatura, pulso e frequência respiratória da mãe. A frequência cardíaca fetal é avaliada com o uso de um dispositivo portátil de Doppler, ultrassonografia ou fetoscópio. O prontuário da gravidez deve ser prontamente revisto para identificar complicações. Os problemas identificados ou antecipados durante a assistência pré-natal devem ser apresentados de forma proeminente no prontuário de gravidez. Com maior frequência, *a menos que tenha havido sangramento além do muco cervical sanguinolento*, deve-se realizar um exame cervical. Os dedos indicador e médio enluvados devem ser introduzidos na vagina, evitando-se a região anal.

Ruptura de membranas

Durante a assistência pré-natal, a mulher é instruída sobre o extravasamento de líquido pela vagina, devendo relatar de imediato esse evento. A ruptura das membranas é significativa por três motivos. Primeiro, quando a parte de apresentação não está fixado na pelve, o cordão umbilical pode sofrer prolapso e ser comprimido. Segundo, é provável que o trabalho de parto comece em breve quando a gravidez está a termo ou em período próximo a ele. Terceiro, quando o parto é atrasado depois da ruptura das membranas, a infecção intrauterina e neonatal é mais provável à medida que o intervalo aumenta (Herbst, 2007).

Ao exame com espéculo estéril, as membranas rompidas são diagnosticadas quando se observa o represamento do líquido amniótico no fundo de saco posterior ou que um líquido transparente escorra do canal cervical. Embora vários exames diagnósticos para detectar ruptura das membranas tenham sido recomendados, nenhum é totalmente confiável. Quando o diagnóstico ainda é duvidoso, outro método consiste em determinar o pH do líquido vaginal. Normalmente, o pH das secreções vaginais varia de 4,5 a 5,5, enquanto o pH do líquido amniótico em geral é > 7,0. O uso do papel de *nitrazina* para identificar ruptura de membranas é um método simples e razoavelmente confiável. As fitas de papel do teste são impregnadas com o corante, e a coloração da reação entre essas fitas de papel e os líquidos vaginais é interpretada por comparação a uma tabela de cores padronizada. Um pH superior a 6,5 é compatível com ruptura de membranas. Resultados falso-positivos podem ocorrer quando também houver sangue, sêmen ou vaginose bacteriana, enquanto os resultados falso-negativos podem ser atribuídos à escassez de líquido.

Outros testes para a identificação de líquido amniótico incluem o líquido vaginal arborizado ou em samambaia, o que sugere líquido amniótico em vez de secreção cervical. O líquido amniótico cristaliza-se e forma um padrão de folha de samambaia devido às suas concentrações relativas de cloreto de sódio, proteínas e carboidratos. A detecção da α-fetoproteína na cúpula vaginal também foi empregada para identificar líquido amniótico (Yamada, 1998). Embora raramente necessária, a identificação também pode ser feita por injeção de índigo carmim na bolsa amniótica por meio de amniocentese abdominal. Por fim, proteínas específicas do líquido amniótico podem ser pesquisadas com exames rápidos, incluindo o AmniSure, que se liga à α1-microglobulina placentária, e o ROM Plus, o qual detecta a proteína 1 de ligação do fator de crescimento semelhante à insulina mais a α-fetoproteína (Doret, 2013; Igbinosa, 2017).

Avaliação do colo uterino

O grau de *apagamento cervical* é expresso em termos de comprimento do canal cervical em comparação com o de um colo não apagado. Quando o comprimento do colo se encontra reduzido à metade, está apagado em 50%. Quando o colo se torna tão fino quanto o segmento uterino inferior adjacente, encontra-se totalmente, ou 100%, apagado.

A *dilatação cervical* é determinada estimando-se o diâmetro médio da abertura cervical ao deslizar o dedo examinador desde a margem da abertura cervical em um lado até a margem do lado oposto. O diâmetro transversal é estimado em centímetros.

Diz-se que o colo está totalmente dilatado quando o diâmetro mede 10 cm, pois a parte de apresentação de um feto a termo em geral pode atravessar um colo amplamente dilatado.

A *posição* do colo uterino é determinada pela relação entre o orifício cervical e a cabeça fetal, sendo categorizada como posterior, média ou anterior. Em conjunto com a posição, a *consistência* do colo é determinada como macia, firme ou intermediária entre as duas.

O *plano fetal*, isto é, o nível da parte de apresentação fetal no canal do parto, é descrito em relação às espinhas isquiáticas. Essas espinhas ficam no meio do caminho entre o estreito superior da pelve e o inferior. Quando a porção mais inferior da parte de apresentação fetal está no nível das espinhas, diz-se que está no plano zero (0).

No passado, o eixo longitudinal do canal de parto acima e abaixo das espinhas isquiáticas, era arbitrariamente dividido em terços por alguns grupos e em quintos (cerca de 1 cm) por outros. Em 1989, o American College of Obstetricians and Gynecologists adotou a classificação do plano que divide a pelve acima e abaixo das espinhas em quintos. Cada quinto representa 1 cm acima ou abaixo das espinhas. Dessa maneira, à medida que a parte de apresentação fetal desce do estreito superior da pelve *na direção* das espinhas isquiáticas, a designação é plano –5, –4, –3, –2, –1 e, em seguida, 0. Abaixo das espinhas, à medida que a parte de apresentação fetal desce, ela passa pelos planos +1, +2, +3, +4 e +5 até o nascimento. O plano +5 corresponde à cabeça fetal visualizada no introito vaginal.

Quando a parte principal da cabeça fetal está no plano 0 ou abaixo dele, a maior parte da cabeça do feto frequentemente já se insinuou – dessa maneira, o plano biparietal atravessou o estreito superior da pelve. *Quando a cabeça estiver incomumente modelada ou houver formação de bossa serossanguínea extensa ou ambas, a insinuação pode não ter acontecido, embora a cabeça pareça estar no plano 0.*

Em um estudo realizado em cinco centros de ensino em Denver, os residentes, os enfermeiros e a instituição foram interrogados para indicar quais definições estavam sendo empregadas visando descrever o plano fetal (Carollo, 2004). Quatro definições distintas estavam em uso. De maneira perturbadora, esses pesquisadores descobriram que poucos profissionais estavam cientes de que outros empregavam definições diferentes dos planos. Dupuis e colaboradores (2005) testaram a confiabilidade das estimativas clínicas do plano usando a posição da parte de apresentação em centímetros acima ou abaixo das espinhas isquiáticas. Empregou-se um simulador de parto, no qual o plano podia ser avaliado com exatidão e comparado com o exame vaginal feito pelos médicos. Os autores demonstraram que os médicos examinadores estavam errados em um terço das vezes.

Essas cinco características – dilatação, apagamento e consistência do colo uterino e posição e plano do feto – são avaliadas quando se calcula o escore de Bishop. Esse escore é utilizado frequentemente para prever o resultado da indução do trabalho de parto e está descrito no Capítulo 26 (p. 505). Juntos, esses fatores sugerem a "favorabilidade" subjetiva do colo para o sucesso da indução.

Exames laboratoriais

Quando uma mulher é admitida em trabalho de parto, o hematócrito ou a concentração de hemoglobina devem ser determinados. O hematócrito pode ser medido com facilidade e rapidez. No Parkland Hospital, o sangue é coletado em um tubo de coleta comum com anticoagulante. Com essa amostra, o tubo capilar heparinizado é preenchido para rodar em uma centrífuga de micro-hematócrito disponível na unidade de parto e nascimento. Isso fornece um valor de hematócrito em até 3 minutos. O tubo de coleta inicial também é enviado ao laboratório de hematologia para avaliação se o hematócrito no teste rápido for < 30% do volume. Em outro tubo de sangue rotulado, deixa-se o sangue coagular; esse tubo é enviado ao banco de sangue para a tipagem sanguínea e rastreamento de anticorpos, quando necessário. Uma última amostra é coletada para sorologia de sífilis e vírus da imunodeficiência humana (HIV). Em algumas unidades de trabalho de parto, uma amostra de urina estéril é examinada em todas as mulheres para proteína e glicose. Porém, no Parkland Hospital, nós obtemos uma amostra de urina para determinação de proteínas apenas nas mulheres hipertensas (Tab. 40-1, p. 712).

As mulheres sem cuidado pré-natal são consideradas como de risco para sífilis, hepatite B e HIV, sendo realizados exames de rastreamento, tipagem sanguínea e perfil de anticorpos (American Academy of Pediatrics e American College of Obstetricians and Gynecologists, 2017). Alguns estados dos Estados Unidos – como o Texas – exigem testes rotineiros para sífilis, hepatite B e HIV em todas as mulheres admitidas em unidades de trabalho de parto e nascimento, mesmo quando esses testes foram realizados durante o cuidado pré-natal.

■ Manejo do primeiro período do trabalho de parto

Depois da admissão, logo que possível, efetua-se a complementação do exame geral. Para determinar se uma gestação é normal, todos os exames (inclusive o prontuário e os resultados dos exames laboratoriais) devem ter sido concluídos. Pode ser estabelecido um plano para monitorar o trabalho de parto com base nas necessidades do feto e da mãe. Como a duração do trabalho de parto varia muito entre as pessoas, não é aconselhado fazer previsões exatas sobre a duração do trabalho de parto.

Em geral, o alívio da dor depende das necessidades e dos desejos da gestante. O American College of Obstetricians and Gynecologists (2017) especificou metas ideais para os cuidados anestésicos em obstetrícia. Esse tema é discutido em detalhes no Capítulo 25. Em algumas unidades, as mulheres podem escolher passar parte do primeiro estágio do trabalho de parto em uma banheira grande. Os riscos e benefícios estão descritos no Capítulo 27 (p. 524).

Monitoração fetal intraparto

Este tema é discutido em detalhes no Capítulo 24. Resumidamente, a American Academy of Pediatrics e o American College of Obstetricians and Gynecologists (2017) recomendam que, durante o primeiro estágio do trabalho de parto, na ausência de quaisquer anormalidades, a frequência cardíaca fetal seja verificada imediatamente depois de uma contração, no mínimo a cada 30 minutos e, em seguida, a cada 15 minutos durante o segundo estágio. Quando se emprega a monitoração eletrônica contínua, o traçado deve ser avaliado pelo menos a cada 30 minutos durante o primeiro estágio e ao menos a cada 15 minutos durante o segundo estágio do trabalho de parto. Para as mulheres com gestação em risco, a ausculta cardíaca fetal deve ser realizada pelo menos a cada 15 minutos durante o primeiro estágio e a cada 5 minutos durante o segundo estágio. A monitoração eletrônica contínua pode ser utilizada com a avaliação do traçado a cada 15 minutos durante o primeiro estágio e a cada 5 minutos durante o segundo estágio.

Monitoramento materno

Temperatura, pulso e pressão arterial são avaliados no mínimo a cada 4 horas. Quando as membranas romperam muitas horas antes do início do trabalho de parto, ou quando houver elevação limítrofe da temperatura, esta deve ser verificada a cada hora.

Embora as contrações uterinas sejam geralmente avaliadas com monitoração eletrônica, elas podem ser quantitativa e qualitativamente avaliadas de forma manual (Cap. 24, p. 478). Com a palma da mão apoiada levemente no útero, pode-se determinar o momento de início de uma contração. A intensidade é determinada com base no grau de firmeza que o útero alcança. No ápice das contrações efetivas, o dedo ou polegar não podem fazer uma endentação imediata no útero durante uma contração "forte". O tempo decorrido até o desaparecimento da contração deve ser determinado em seguida. Essa sequência é repetida para avaliar a frequência, a duração e a intensidade das contrações uterinas.

Durante o primeiro estágio do trabalho de parto, a necessidade de exames vaginais subsequentes para monitorar as alterações do colo e da posição da parte de apresentação varia de modo considerável. Quando as membranas rompem, deve ser efetuado rapidamente um exame se a cabeça fetal não se insinuou definitivamente no exame vaginal anterior, o que exclui um prolapso de cordão umbilical. A frequência cardíaca fetal também deve ser verificada imediatamente e durante a próxima contração uterina para ajudar a detectar uma compressão do cordão umbilical oculta. No Parkland Hospital, os exames pélvicos periódicos costumam ser realizados com intervalos de 2 a 3 horas para avaliar a progressão do trabalho de parto. As evidências que implicam a quantidade de exames vaginais na morbidade relacionada a infecções são conflitantes (Cahill, 2012; Soper, 1989).

Ingestão oral

Alimentos e líquidos com matéria particulada devem ser evitados durante o trabalho de parto ativo e o nascimento. O tempo de esvaziamento gástrico é acentuadamente prolongado quando o trabalho de parto é estabelecido e os analgésicos são administrados. Em consequência, o alimento ingerido e a maioria dos fármacos permanecem no estômago e não são absorvidos. Em vez disso, podem ser vomitados e aspirados (Cap. 25, p. 499). De acordo com a American Academy of Pediatrics e o American College of Obstetricians and Gynecologists (2017), a ingesta oral de quantidades moderadas de líquidos transparentes é razoável para mulheres com trabalho de parto não complicado. Quantidades modestas de líquidos translúcidos, como água, chá, café preto, bebidas gaseificadas e sucos de frutas sem polpa, são permitidas para parturientes que não apresentem complicações. Nas mulheres com riscos apreciáveis de aspiração ou naquelas com risco significativo de parto cesáreo, podem-se instituir restrições adicionais. Por exemplo, nos casos de parto cesáreo planejado, os líquidos são suspensos 2 horas antes e os sólidos, 6 a 8 horas antes da cirurgia (American College of Obstetricians and Gynecologists, 2016b).

Fluidos intravenosos

Embora um sistema de infusão intravenosa (IV) seja rotineiramente estabelecido no início do trabalho de parto, a necessidade real na gestante normal é limitada, pelo menos até a administração da analgesia. Porém, um acesso venoso é vantajoso durante o puerpério imediato para a administração profilática e, por vezes, terapêutica de ocitocina, caso haja persistência de atonia uterina. Além disso, com trabalhos de parto mais prolongados, a administração de glicose, sódio e água para a mulher em jejum, em uma velocidade de 60 a 120 mL/h, evita desidratação e acidose. Shrivastava e colaboradores (2009) observaram trabalhos de parto mais curtos nas nulíparas que tiveram parto vaginal que receberam solução salina normal intravenosa com solução de dextrose em comparação com as que receberam apenas solução salina. Em outro estudo, 195 mulheres em trabalho de parto receberam Ringer lactato ou solução isotônica de cloreto de sódio a uma taxa de 125 ou 250 mL/h. O volume médio de líquido IV total foi de 2.008 mL no grupo de 125 mL/h e 2.487 mL no de 250 mL/h (Garite, 2000). O trabalho de parto durou mais de 12 horas em um número significativamente maior das mulheres que receberam uma infusão a 125 mL/h em comparação com as que receberam 250 mL/h (26 vs. 13%, respectivamente). Em outro estudo, 311 nulíparas com gestações não complicadas em trabalho de parto espontâneo a termo receberam uma de três infusões IV (Edwards, 2014). O Grupo 1 recebeu 125 mL/h de solução de Ringer lactato com dextrose a 5% (D5LR), o Grupo 2 recebeu 250 mL/h da mesma solução (D5LR), e o Grupo 3 recebeu 25 mL/h de D5LR. Os Grupos 1 e 2 podiam ingerir gelo picado, picolés e balas duras, enquanto o Grupo 3 também recebeu bebidas isotônicas. A ingesta oral era limitada nos Grupos 1 e 2, mas liberada conforme a vontade no Grupo 3. Os autores concluíram que todos os regimes estudados eram seguros, mas nenhum deles foi superior quanto ao desempenho do trabalho de parto.

Posição materna

No leito, a mulher em trabalho de parto pode assumir a posição que ela achar mais confortável, que deve ser o decúbito lateral. Deitar em posição supina deve ser evitado para impedir a compressão aortocava e seu potencial para reduzir a perfusão uterina (Cap. 4, p. 62). Porém, a mulher em trabalho de parto normal não precisa ficar confinada no leito em uma fase inicial do trabalho de parto. Uma cadeira confortável pode ser psicológica e, talvez, fisiologicamente benéfica. Outros autores estimulam a deambulação.

Os que defendem a deambulação afirmam que tal atitude pode diminuir a duração do trabalho de parto, reduzir as taxas de administração de ocitocina e diminuir a necessidade de analgesia e a frequência de parto vaginal instrumentado (Flynn, 1978; Read, 1981). Em sua revisão Cochrane, Lawrence e colaboradores (2013) concluíram que o primeiro estágio do trabalho de parto era cerca de 1 hora mais curto em mulheres que deambulavam ou ficavam em posições eretas, também havendo redução nas taxas de parto cesáreo e analgesia peridural. Entretanto, Lupe e Gross (1986) apontaram que não há evidências conclusivas de que a postura ereta ou a deambulação da parturiente melhorem o trabalho de parto. Eles relataram que as gestantes preferiram deitar de lado ou sentar no leito. Poucas optaram por andar, menos ainda por se agachar, e nenhuma optou pela posição genupeitoral. As parturientes tenderam a assumir posição fetal no final do trabalho de parto. A maioria das mulheres que quiseram deambular voltaram ao leito no início da fase ativa do trabalho de parto (Carlson, 1986; Williams, 1980).

Bloom e colaboradores (1998) conduziram um ensaio randomizado para estudar os efeitos da deambulação durante o primeiro período do trabalho de parto. Nas 1.067 mulheres com gestação a termo não complicada que deram à luz no Parkland Hospital, a deambulação não afetou a duração do trabalho de parto. A deambulação não reduziu a necessidade de analgesia, nem causou danos ao recém-nascido. Em razão dessas observações, nossa conduta é dar à parturiente sem complicações a opção de escolher entre se manter deitada ou deambular supervisionada durante o trabalho de parto.

Ruptura de membranas

Quando as membranas estão intactas, mesmo durante o trabalho de parto normal, pode-se desejar realizar uma amniotomia. Os supostos benefícios são trabalho de parto mais rápido, detecção mais precoce do líquido amniótico tinto de mecônio e oportunidade de aplicar um eletrodo no feto ou inserir um cateter de pressão na cavidade uterina para monitoração. As vantagens e as desvantagens da amniotomia estão descritas no Capítulo 26 (p. 511). É importante observar que a cabeça fetal deve estar bem acolada no colo e não ser deslocada da pelve durante o procedimento para evitar o prolapso do cordão umbilical.

Em casos de ruptura prolongada das membranas, definida como mais de 18 horas, recomenda-se administrar um antibiótico para evitar infecções por estreptococos do grupo B. Esse tópico é discutido no Capítulo 64 (p. 1221). Essa prática também reduz as taxas de corioamnionite e endometrite (Saccone, 2015).

Função vesical

A distensão vesical pode prejudicar a descida da parte de apresentação fetal, bem como levar à subsequente hipotonia da bexiga e infecção. Periodicamente durante o trabalho de parto, a região suprapúbica deve ser inspecionada e palpada para detectar distensão. Quando a bexiga pode ser observada ou palpada facilmente acima da sínfise, a gestante deve ser instruída a urinar. Algumas vezes, as mulheres que não conseguem urinar na comadre podem andar com ajuda até o banheiro e urinar adequadamente. Se a bexiga estiver distendida e a mulher não conseguir urinar, é indicado o uso de sonda. Carley e colaboradores (2002) mostraram que 51 de 11.332 partos vaginais (1 em 200) foram complicados por retenção urinária pós-parto. Muitas mulheres voltaram a urinar normalmente antes da alta do hospital. Musselwhite e colaboradores (2007) relataram retenção em 4,7% das mulheres que receberam analgesia peridural no trabalho de parto. Os fatores de risco para retenção foram primiparidade, parto induzido ou estimulado por ocitocina, lacerações do períneo, parto vaginal instrumentado, uso de sonda vesical durante o trabalho de parto e duração do trabalho de parto > 10 horas.

■ Manejo do segundo período do trabalho de parto

Com a dilatação cervical total, que marca o início do segundo período, a mulher geralmente começa a fazer força para baixo. Com a descida da parte de apresentação, ela sente desejo forte de defecar. As contrações uterinas e as forças expulsivas acompanhantes podem, agora, durar 1 minuto e reincidir em um intervalo de até 90 segundos. Conforme discutido anteriormente, a duração mediana do segundo estágio é de 50 minutos nas nulíparas e de 20 minutos nas multíparas, embora o intervalo possa variar. Os intervalos de monitoração da frequência cardíaca fetal foram discutidos na p. 436, e a interpretação dos padrões de registro eletrônico de frequência cardíaca fetal no segundo estágio está descrita no Capítulo 24 (p. 469).

Na maioria dos casos, fazer força para baixo é um ato reflexo espontâneo durante o segundo estágio do trabalho de parto. Às vezes, uma mulher pode não empregar suas forças expulsivas de maneira proveitosa, sendo desejável que ela seja ensinada. Suas pernas devem ser flexionadas pela metade, de modo que ela possa empurrá-las contra o colchão. Quando começar a próxima contração uterina, ela deve ser instruída a fazer força para baixo como se estivesse defecando. A mulher não deve ser incentivada a fazer força depois do término de cada contração. Em lugar disso, deve-se permitir que ela e seu feto descansem e se recuperem. Durante esse período de força ativa para baixo, é provável que a frequência cardíaca fetal auscultada durante a contração seja lenta, mas ela deve voltar para a faixa normal antes do próximo esforço expulsivo. Os desfechos fetal e obstétrico parecem não ser afetados quando o esforço é orientado ou não durante o segundo estágio do trabalho de parto (Bloom, 2006; Tuuli, 2012). Bloom e colaboradores (2006) estudaram os efeitos da orientação externa do esforço expulsivo em mulheres sem analgesia peridural. Eles relataram que, ainda que o segundo período tenha sido ligeiramente reduzido nas parturientes que receberam essa orientação, não houve outras vantagens maternas.

Diversas posições durante o segundo período foram recomendadas para aumentar os esforços de expulsão. Eason e colaboradores (2000) revisaram várias posições e seus efeitos na incidência de traumatismo perineal. Eles demonstraram que a posição recomendada ereta não tinha vantagens sobre a posição de decúbito. As posições eretas consistem em sentar, ajoelhar, agachar ou descansar com as costas em uma elevação de 30°. Nas mulheres com analgesia regional, um ensaio randomizado recente encontrou maiores taxas de parto vaginal naquelas em posição de decúbito em comparação com as posições eretas (41 vs. 35%) (The Epidural and Position Trial Collaborative Group, 2017). Nas mulheres sem analgesia peridural, Gupta (2017) comparou em sua revisão as posições eretas com as posições supina ou de litotomia e seus efeitos sobre o trabalho de parto. As posições eretas ofereceram um intervalo discretamente mais curto até o parto, além de menos episiotomias e partos vaginais instrumentados. Porém, as taxas de perda sanguínea > 500 mL e, talvez, de lacerações de segundo grau, foram aumentadas. Berghella e colaboradores (2008) propuseram a hipótese de que paridade, redução da compressão aortacava, melhora do alinhamento fetal e aumento dos diâmetros do estreito inferior da pelve poderiam explicar esses achados. Em um estudo anterior, foi observado um aumento de 20 a 30% na área do estreito inferior da pelve com a posição agachada quando comparada à posição supina (Russell, 1969). Por fim, Babayer e colaboradores (1998) alertaram que a permanência em posição sentada ou agachada por tempo prolongado durante o segundo estágio do trabalho de parto pode causar neuropatia do nervo fibular (anteriormente chamado peroneal).

À medida que a cabeça desce através da pelve, o períneo começa a abaular e a pele sobrejacente torna-se estirada. Nesse momento, o couro cabeludo do feto pode estar visível na abertura vulvar. Então, a gestante e o feto estão preparados para o nascimento, que está descrito no Capítulo 27 (p. 516).

PROTOCOLOS DE MANEJO DO TRABALHO DE PARTO

Uma abordagem ordenada e sistemática ao manejo do trabalho de parto resulta em desfechos maternos e perinatais benéficos reprodutíveis (Althabe, 2008). Vários protocolos de manejo do trabalho de parto são apresentados a seguir, incluindo os protocolos do National Maternity Hospital em Dublin, o protocolo da Organização Mundial da Saúde (OMS) e o protocolo do Parkland Hospital.

Há mais de 30 anos, em Dublin, O'Driscoll e colaboradores (1984) elaboraram o conceito pioneiro de que um protocolo de manejo do trabalho de parto padronizado e disciplinado reduziria o número de cesarianas por distocia. A taxa global de cesariana era de 5% nas décadas de 1970 e 1980 com essa abordagem. Hoje, essa conduta é referida como *manejo ativo do trabalho de parto*. Dois de seus componentes – amniotomia e ocitocina – são amplamente utilizados, em especial nos países de língua inglesa que não os Estados Unidos. Com esse protocolo, o trabalho de parto é diagnosticado quando as contrações dolorosas são acompanhadas por apagamento cervical completo, "sinal" sanguinolento ou ruptura das membranas. O parto das mulheres com essas alterações deve ocorrer dentro de 12 horas. O exame pélvico deve ser realizado a cada hora durante as 3 horas seguintes e, depois disso, em intervalos de 2 horas. Quando a dilatação não aumenta pelo menos 1 cm/h, realiza-se a amniotomia. A evolução deve ser avaliada novamente em 2 horas e, caso a dilatação mínima de 1 cm/hora não seja registrada, inicia-se a infusão de ocitocina em dose alta, descrita no Capítulo 26 (p. 509). Constantemente, as mulheres são atendidas por parteiras (*midwives*). Quando as membranas rompem antes da admissão, a ocitocina deve ser iniciada se não houver progressão no intervalo de 1 hora.

López-Zeno e colaboradores (1992) compararam prospectivamente esse manejo ativo com sua abordagem "tradicional" à condução do trabalho de parto no Northwestern Memorial Hospital em Chicago. Os autores distribuíram randomicamente 705 nulíparas com gestações sem complicações em trabalho de parto espontâneo a termo. A taxa de cesariana foi significativamente menor com o manejo ativo *versus* o tradicional – 10,5 vs. 14,1%, respectivamente. Contudo, estudos subsequentes não confirmaram isso. Wei e colaboradores (2013), em uma revisão da base de dados Cochrane, encontraram modesta redução das taxas de cesariana quando a abordagem ativa ao trabalho de parto foi comparada com o cuidado padrão. Frigoletto e colaboradores (1995) publicaram outro estudo randomizado com 1.934 mulheres nulíparas atendidas no Brigham and Women's Hospital em Boston. Embora os autores tenham considerado que essa abordagem abreviou de alguma forma o trabalho de parto, ela não alterou a taxa de cesariana. Desde então, essas observações foram relatadas por outros pesquisadores (Brown, 2013).

Um *partograma* foi elaborado pela OMS para uso nos países em desenvolvimento (Dujardin, 1992). De acordo com Orji (2008), o partograma é similar para as nulíparas e multíparas. O trabalho de parto é dividido em uma fase latente, que deve durar não mais que 8 horas, e uma fase ativa. A fase ativa começa com a dilatação de 3 cm, devendo a evolução ocorrer a pelo menos 1 cm/hora. Uma espera de 4 horas é recomendada antes da intervenção quando a fase ativa é lenta. O trabalho de parto é colocado em um gráfico, e a análise inclui o uso de linhas de alerta e de ação. Lavender e colaboradores (2006) randomizaram 3.000 nulíparas para intervenções de trabalho de parto em 2 *versus* 4 horas conforme recomendado pela OMS. A taxa de cesariana não foi afetada, e eles concluíram que intervenções como a amniotomia e a ocitocina aumentaram desnecessariamente com o uso do intervalo de 2 horas. A partir de sua revisão da base de dados Cochrane, Lavender e colaboradores (2013) não recomendam a utilização do partograma para o manejo padrão do trabalho de parto.

No Parkland Hospital, as mulheres são admitidas se o trabalho de parto ativo for diagnosticado ou se houver confirmação da ruptura de membranas. O trabalho de parto é definido como dilatação cervical de 3 a 4 cm ou mais na presença de contrações uterinas. As orientações de manejo estipulam que um exame pélvico seja realizado aproximadamente a cada 2 horas. O trabalho de parto ineficaz é suspeitado quando o colo não dilata em cerca de 2 horas da admissão. Em seguida, realiza-se a amniotomia, sendo a evolução do trabalho de parto determinada na próxima avaliação em 2 horas. Nas mulheres com trabalhos de parto sem evolução, aplica-se um cateter de pressão intrauterina para avaliar a pressão uterina. Contrações hipotônicas e nenhuma dilatação cervical depois de mais 2 a 3 horas resultam na estimulação do trabalho de parto, usando o esquema de ocitocina em dose alta descrito no Capítulo 26 (p. 509). A meta é atividade uterina de 200 a 250 unidades Montevidéu por 2 a 4 horas, antes que possa ser diagnosticada a distocia. Se houver forte suspeita de contrações hipotônicas, monitores internos podem ser colocados com amniotomia, sendo novamente avaliado o padrão de contrações e as alterações cervicais em 2 horas. A confirmação de unidades Montevidéu deficientes nesse momento pode levar ao uso de estimulação com ocitocina por indicações maternas ou fetais.

Taxas de dilatação entre 1 e 2 cm/h são aceitáveis como evidência de progressão depois que se alcança atividade uterina satisfatória com ocitocina. Isso pode levar até 8 horas ou mais, antes que um parto cesáreo seja realizado por distocia. O tempo cumulativo exigido para adotar essa conduta gradual permite que muitas mulheres estabeleçam um trabalho de parto efetivo. Esse protocolo foi avaliado em mais de 20.000 mulheres com gestações sem complicação. É importante salientar que essas intervenções no trabalho de parto e o uso relativamente incomum de cesariana não colocaram em risco o feto ou o neonato.

REFERÊNCIAS

Adams SS, Eberhard-Gran M, Eskild A: Fear of childbirth and duration of labour: a study of 2206 women with intended vaginal delivery. BJOG 119(10):1238, 2012

Alexander JM, Sharma SK, McIntire DD, et al: Epidural analgesia lengthens the Friedman active phase of labor. Obstet Gynecol 100:46, 2002

Althabe F, Buekens P, Bergel E, et al: A behavioral intervention to improve obstetrical care. N Engl J Med 358:1929, 2008

American Academy of Pediatrics and the American College of Obstetricians and Gynecologists: Guidelines for Perinatal Care, 8th ed. Elk Grove Village, AAP, 2017

American College of Obstetricians and Gynecologists: Obstetric forceps. Committee Opinion 71, August 1989

American College of Obstetricians and Gynecologists: Hospital-based triage of obstetric patients. Committee Opinion No. 667, July 2016a

American College of Obstetricians and Gynecologists: Oral intake during labor. Committee Opinion No. 441, September 2009, Reaffirmed 2016b

American College of Obstetricians and Gynecologists: Obstetric analgesia and anesthesia. Committee Opinion No. 177, April 2017

American College of Obstetricians and Gynecologists, Society for Maternal-Fetal Medicine: Safe prevention of the primary cesarean delivery. Obstetric Care Consensus No. 1, March 2014, Reaffirmed 2016c

Babayer M, Bodack MP, Creatura C: Common peroneal neuropathy secondary to squatting during childbirth. Obstet Gynecol 91:830, 1998

Bailit JL, Dierker L, Blanchard MH, et al: Outcomes of women presenting in active versus latent phase of spontaneous labor. Obstet Gynecol 105:77, 2005

Berghella V, Baxter JK, Chauhan SP: Evidence-based labor and delivery management. Am J Obstet Gynecol 199:445, 2008

Bloom SL, Casey BM, Schaffer JI, et al: A randomized trial of coached versus uncoached maternal pushing during the second stage of labor. Am J Obstet Gynecol 194:10, 2006

Bloom SL, McIntire DD, Kelly MA, et al: Lack of effect of walking on labor and delivery. N Engl J Med 339:76, 1998

Brown HC, Paranjothy S, Dowswell T, et al: Package of care for active management in labour for reducing caesarean section rates in low-risk women. Cochrane Database Syst Rev 9:CD004907, 2013

Cahill AG, Duffy CR, Odibo AO, et al: Number of cervical examinations and risk of intrapartum maternal fever. Obstet Gynecol 119(6):1096, 2012

Caldwell WE, Moloy HC, D'Esopo DA: A roentgenologic study of the mechanism of engagement of the fetal head. Am J Obstet Gynecol 28:824, 1934

Calkins LA: The etiology of occiput presentations. Am J Obstet Gynecol 37:618, 1939

Carlan SJ, Wyble L, Lense J, et al: Fetal head molding: diagnosis by ultrasound and a review of the literature. J Perinatol 11:105, 1991

Carley ME, Carley JM, Vasdev G, et al: Factors that are associated with clinically overt postpartum urinary retention after vaginal delivery. Am J Obstet Gynecol 187:430, 2002

Carlhäll S, Källén K, Blomberg M: Maternal body mass index and duration of labor. Eur J Obstet Gynecol Reprod Biol 171(1):49, 2013

Carlson JM, Diehl JA, Murray MS, et al: Maternal position during parturition in normal labor. Obstet Gynecol 68:443, 1986

Carollo TC, Reuter JM, Galan HL, et al: Defining fetal station. Am J Obstet Gynecol 191:1793, 2004

Chelmow D, Kilpatrick SJ, Laros RK Jr: Maternal and neonatal outcomes after prolonged latent phase. Obstet Gynecol 81:486, 1993

Chin JR, Henry E, Holmgren CM, et al: Maternal obesity and contraction strength in the first stage of labor. Am J Obstet Gynecol 207:129.e1, 2012

Doret M, Cartier R, Miribel J, et al: Premature preterm rupture of the membrane diagnosis in early pregnancy: PAMG-1 and IGFBP-1 detection in amniotic fluid with biochemical tests. Clin Biochem 46(18):1816, 2013

Dujardin B, De Schampheleire I, Sene H, et al: Value of the alert and action lines on the partogram. Lancet 339:1336, 1992

Dupuis O, Silveira R, Zentner A, et al: Birth simulator: Reliability of transvaginal assessment of fetal head station as defined by the American College of Obstetricians and Gynecologists classification. Am J Obstet Gynecol 192:868, 2005

Eason E, Labrecque M, Wells G, et al: Preventing perineal trauma during childbirth: a systematic review. Obstet Gynecol 95:464, 2000

Edwards RK, Reed CA, Villano KS, et al: Effect of hydration on spontaneous labor outcomes in nulliparous pregnant women: a multicenter randomized controlled trial comparing three methods. Am J Perinatol 31(6):455, 2014

Field NT, Piper JM, Langer O: The effect of maternal obesity on the accuracy of fetal weight estimation. Obstet Gynecol 86(1):102, 1995

Flynn AM, Kelly J, Hollins G, et al: Ambulation in labour. BMJ 2:591, 1978

Fox NS, Bhavsar V, Saltzman DH, et al: Influence of maternal body mass index on the clinical estimation of fetal weight in term pregnancies. Obstet Gynecol 113(3):641, 2009

Friedman E: The graphic analysis of labor. Am J Obstet Gynecol 68:1568, 1954

Friedman EA: An objective approach to the diagnosis and management of abnormal labor. Bull N Y Acad Med 48:842, 1972

Friedman EA: Labor: Clinical Evaluation and Management, 2nd ed. New York, Appleton-Century-Crofts, 1978

Friedman EA: Primigravid labor: a graphicostatistical analysis. Obstet Gynecol 6:567, 1955

Friedman EA, Sachtleben MR: Amniotomy and the course of labor. Obstet Gynecol 22:755, 1963

Frigoletto FD Jr, Lieberman E, Lang JM, et al: A clinical trial of active management of labor. N Engl J Med 333:745, 1995

Gardberg M, Tuppurainen M: Anterior placental location predisposes for occiput posterior presentation near term. Acta Obstet Gynecol Scand 73:151, 1994a

Gardberg M, Tuppurainen M: Persistent occiput posterior presentation—a clinical problem. Acta Obstet Gynecol Scand 73:45, 1994b

Garite TJ, Weeks J, Peters-Phair K, et al: A randomized controlled trial of the effect of increased intravenous hydration on the course of labor in nulliparous women. Am J Obstet Gynecol 183:1544, 2000

Goetzinger KR, Odibo AO, Shanks AL, et al: Clinical accuracy of estimated fetal weight in term pregnancies in a teaching hospital. J Matern Fetal Neonatal Med 27(1):89, 2014

Graham JM Jr, Kumar A: Diagnosis and management of extensive vertex birth molding. Clin Pediatr (Phila) 45(7):672, 2006

Gupta JK, Sood A, Hofmeyr GJ, et al: Position in the second stage of labour for women without epidural anaesthesia. Cochrane Database Syst Rev 5:CD002006, 2017

Hendricks CH, Brenner WE: Cardiovascular effects of oxytocic drugs used postpartum. Am J Obstet Gynecol 108:751, 1970

Herbst A, Källén K: Time between membrane rupture and delivery and septicemia in term neonates. Obstet Gynecol 110:612, 2007

Igbinosa I, Moore FA 3rd, Johnson C, et al: Comparison of rapid immunoassays for rupture of fetal membranes. BMC Pregnancy Childbirth 17(1):128, 2017

Kilpatrick SJ, Laros RK Jr: Characteristics of normal labor. Obstet Gynecol 74:85, 1989

Kominiarek MA, Zhang J, VanVeldhuisen P, et al: Contemporary labor patterns: the impact of maternal body mass index. Am J Obstet Gynecol 205:244.e1, 2011

Laughon SK, Branch W, Beaver J, et al: Changes in labor patterns over 50 years. Am J Obstet Gynecol 206:419.e1.9, 2012

Lavender T, Alfirevic A, Walkinshaw S: Effect of different partogram action lines on birth outcomes. Obstet Gynecol 108:295, 2006

Lavender T, Hart A, Smyth RM: Effect of partogram use on outcomes for women in spontaneous labour at term. Cochrane Database Syst Rev 7:CD005461, 2013

Lawrence A, Lewis L, Hofmeyr GJ, et al: Maternal positions and mobility during first stage labour. Cochrane Database Syst Rev 10:CD003934, 2013

Leopold J: Conduct of normal births through external examination alone. Arch Gynaekol 45:337, 1894

López-Zeno JA, Peaceman AM, Adashek JA, et al: A controlled trial of a program for the active management of labor. N Engl J Med 326:450, 1992

Lupe PJ, Gross TL: Maternal upright posture and mobility in labor: a review. Obstet Gynecol 67:727, 1986

Lydon-Rochelle M, Albers L, Gorwoda J, et al: Accuracy of Leopold maneuvers in screening for malpresentation: a prospective study. Birth 20:132, 1993

Musselwhite KL, Faris P, Moore K, et al: Use of epidural anesthesia and the risk of acute postpartum urinary retention. Am J Obstet Gynecol 196:472, 2007

Nelson DB, McIntire DD, Leveno KJ: False labor at term in singleton pregnancies: Discharge after a standardized assessment and perinatal outcomes. Obstet Gynecol 130(1):139, 2017

Noumi G, Collado-Khoury F, Bombard A, et al: Clinical and sonographic estimation of fetal weight performed in labor by residents. Am J Obstet Gynecol 192:1407, 2005

Nygaard I: Pelvic floor recovery after childbirth. Obstet Gynecol 125(3):529, 2015

O'Driscoll K, Foley M, MacDonald D: Active management of labor as an alternative to cesarean section for dystocia. Obstet Gynecol 63:485, 1984

Orji E: Evaluating progress of labor in nulliparas and multiparas using the modified WHO partograph. Int J Gynaecol Obstet 102:249, 2008

Pates JA, McIntire DD, Leveno KJ: Uterine contractions preceding labor. Obstet Gynecol 110:566, 2007

Ramphul M, Ooi PV, Burke G, et al: Instrumental delivery and ultrasound: a multicentre randomised controlled trial of ultrasound assessment of the fetal head position versus standard care as an approach to prevent morbidity at instrumental delivery. BJOG 121(8):1029, 2014

Read JA, Miller FC, Paul RH: Randomized trial of ambulation versus oxytocin for labor enhancement: a preliminary report. Am J Obstet Gynecol 139(6):669, 1981

Robinson BK, Mapp DC, Bloom SL, et al: Increasing maternal body mass index and characteristics of the second stage of labor. Obstet Gynecol 118:1309, 2011

Russell JG: Moulding of the pelvic outlet. J Obstet Gynaecol Br Commonw 76:817, 1969

Saccone G, Berghella V: Antibiotic prophylaxis for term or near-term premature rupture of membranes: metaanalysis of randomized trials. Am J Obstet Gynecol. 2015 May;212(5):627.e1

Segel SY, Carreño CA, Weiner MS, et al: Relationship between fetal station and successful vaginal delivery in nulliparous women. Am J Perinatol 29:723, 2012

Shrivastava VK, Garite TJ, Jenkins SM, et al: A randomized, double-blinded, controlled trial comparing parenteral normal saline with and without dextrose on the course of labor in nulliparas. Am J Obstet Gynecol 200(4):379.e1, 2009

Sokol RJ, Stojkov J, Chik L, et al: Normal and abnormal labor progress: I. A quantitative assessment and survey of the literature. J Reprod Med 18:47, 1977

Soper DE, Mayhall CG, Dalton HP: Risk factors for intraamniotic infection: a prospective epidemiologic study. Am J Obstet Gynecol 161(3):562, 1989

Staer-Jensen J, Siafarikas F, Hilde G, et al: Postpartum recovery of levator hiatus and bladder neck mobility in relation to pregnancy. Obstet Gynecol 125(3):531, 2015

Tuuli MG, Frey HA, Odibo AO, et al: Immediate compared with delayed pushing in the second stage of labor. Obstet Gynecol 120:660, 2012

Wei S, Wo BL, Qi HP, et al: Early amniotomy and early oxytocin for prevention of, or therapy for, delay in first stage spontaneous labour compared with routine care. Cochrane Database Syst Rev 8:CD006794, 2013

Wiafe YA, Whitehead B, Venables H, et al: The effectiveness of intrapartum ultrasonography in assessing cervical dilatation, head station and position: a systematic review and meta-analysis. Ultrasound 24(4):222, 2016

Williams RM, Thom MH, Studd JW: A study of the benefits and acceptability of ambulation in spontaneous labor. BJOG 87:122, 1980

Yamada H, Kishida T, Negishi H, et al: Silent premature rupture of membranes, detected and monitored serially by an AFP kit. J Obstet Gynaecol Res 24:103, 1998

Zhang J, Landy HJ, Branch DW, et al: Contemporary patterns of spontaneous labor with normal neonatal outcomes. Obstet Gynecol 116:1281, 2010

CAPÍTULO 23

Trabalho de parto anormal

DISTOCIA 441
ANORMALIDADES DAS FORÇAS EXPULSIVAS 442
RUPTURA PREMATURA DE MEMBRANAS
A TERMO.. 447
TRABALHO DE PARTO E PARTO PRECIPITADOS......... 448
DESPROPORÇÃO FETOPÉLVICA 448
CAPACIDADE PÉLVICA............................... 448
APRESENTAÇÃO DE FACE 450
APRESENTAÇÃO DE FRONTE 452
SITUAÇÃO TRANSVERSA............................. 452
APRESENTAÇÃO COMPOSTA 454
COMPLICAÇÕES COM A DISTOCIA..................... 454

...a dor se torna menos frequente e menos intensa, embora dê origem a um sofrimento tão intenso quanto ou até maior que o anterior. Ao mesmo tempo, o colo uterino, que estava se tornando obliterado e dilatado de maneira satisfatória, deixa de progredir, e o trabalho de parto parece entrar em suspensão.

— J. Whitridge Williams (1903)

O termo *distocia* conforme descrito por Williams na 1ª edição desta obra ainda se aplica nos dias atuais. Literalmente, distocia significa *trabalho de parto difícil*, sendo caracterizada por trabalho de parto que evolui de forma anormalmente lenta. Da mesma forma que os fatores descritos por Williams, a distocia surge de três categorias de anormalidade distintas. Primeiro, as contrações uterinas podem apresentar força insuficiente ou ter coordenação inadequado, de modo que não ocorram o apagamento e a dilatação do colo – *disfunção uterina*. Além disso, o esforço muscular voluntário materno pode ser inadequado durante o segundo estágio do trabalho de parto. Segundo, as anormalidades na apresentação, na posição ou na anatomia fetais podem atrasar o trabalho de parto. Por fim, alterações estruturais podem causar contração da pelve óssea materna. Ou ainda, anormalidades nos tecidos moles do trato reprodutor podem ser um obstáculo à descida do feto. Para simplificar, essas alterações podem, de forma mecanicista, ser classificadas em três categorias: anormalidades relacionadas com as *forças* – contratilidade uterina e esforço expulsivo materno; com o *passageiro* – o feto; e com a *passagem* – a pelve e o trato reprodutor inferior.

DISTOCIA

■ Descritores

Em geral, as anormalidades apresentadas na Tabela 23-1 agem sozinhas ou em combinação para produzir o trabalho de parto disfuncional. Atualmente, expressões como *desproporção cefalopélvica* e *parada de progressão do parto* costumam ser usadas para descrever o trabalho de parto ineficaz. Dessas, a expressão

TABELA 23-1 Achados clínicos comuns em mulheres com trabalho de parto ineficaz

Dilatação do colo e descida do feto inadequadas:
Trabalho de parto prolongado – progressão lenta
Trabalho de parto interrompido – nenhum progresso
Esforço expulsivo inadequado – força de expulsão ineficaz

Desproporção fetopélvica:
Feto muito grande
Capacidade pélvica inadequada
Apresentação ou posição inadequada do feto
Anatomia fetal anormal

Ruptura das membranas não acompanhada por trabalho de parto

desproporção cefalopélvica passou a ser usada ainda antes do século XX para descrever o trabalho de parto obstruído por disparidade entre o tamanho da cabeça fetal e a pelve materna. Contudo, esse termo teve origem em uma época na qual a principal indicação para cesariana era o estreitamento franco da pelve causado por raquitismo (Olah, 1994). Hoje, essa desproporção absoluta é rara e, na maioria das vezes, as causas são posição inadequada da cabeça fetal dentro da pelve (assinclitismo) ou contrações uterinas ineficazes. A desproporção verdadeira é um diagnóstico frágil, já que muitas mulheres que são submetidas à cesariana com essa justificativa dão à luz crianças maiores por via vaginal em gestações subsequentes. Uma segunda expressão, *parada de progressão* do parto, tanto espontâneo quanto induzido, tem sido cada vez mais usada para descrever o trabalho de parto ineficaz. A expressão indica ausência de evolução na dilatação do colo ou de descida do feto. Nenhuma dessas expressões é específica.

■ Mecanismos da distocia

No término da gestação, a cabeça fetal depara-se com o segmento inferior do útero relativamente espesso e com o colo não dilatado. Com o início do trabalho de parto, os fatores que influenciam o progresso são as contrações uterinas, a resistência cervical e a pressão para frente exercida pela parte fetal mais avançada.

Após a dilatação total do colo, a relação mecânica entre a posição e o tamanho da cabeça fetal e a capacidade da pelve, ou seja, a *proporção fetopélvica*, torna-se mais clara à medida que ocorre a descida do feto. Como consequência, eventuais anormalidades nessa proporção ficam mais evidentes uma vez que se inicie o segundo estágio.

A disfunção da musculatura uterina pode resultar de distensão excessiva do órgão, obstrução do parto ou ambos. *Assim, o trabalho de parto ineficaz geralmente é aceito como um possível indício de desproporção fetopélvica.* Embora a divisão artificial das anormalidades do trabalho de parto em *disfunção uterina* pura e *desproporção fetopélvica* simplifique a classificação, ela é uma caracterização incompleta porque essas duas anormalidades estão intimamente inter-relacionadas. De fato, a pelve óssea raramente limita o parto vaginal. Na falta de meios objetivos para distinguir com precisão entre essas duas causas de parada do trabalho de parto, os médicos devem se basear na *prova de trabalho de parto* para determinar se há possibilidade de haver nascimento por via vaginal.

ANORMALIDADES DAS FORÇAS EXPULSIVAS

A dilatação cervical e a propulsão e expulsão do feto são alcançadas pelas contrações uterinas. Durante o segundo estágio do trabalho de parto, essas contrações são reforçadas pela ação muscular voluntária ou involuntária da parede abdominal – a força de "empurrar". O diagnóstico de disfunção uterina na fase latente é difícil, sendo algumas vezes feito apenas retrospectivamente. Gestantes que ainda não se encontram em trabalho de parto ativo costumam ser erroneamente tratadas para essa disfunção.

Desde os anos de 1960, pelo menos três avanços significativos auxiliaram no tratamento da disfunção uterina. O primeiro foi a compreensão de que o prolongamento indevido do trabalho de parto pode contribuir para aumentar as taxas de morbidade e mortalidade materna e perinatal. Segundo, a infusão intravenosa de ocitocina diluída é administrada no tratamento de alguns tipos de disfunção uterina. Por último, quando a ocitocina falha ou seu uso é inapropriado, o parto cesáreo é selecionado em vez do parto difícil a fórceps médio.

■ Tipos de disfunção uterina

Reynolds e colaboradores (1948) enfatizaram que as contrações uterinas do parto normal são caracterizadas por um gradiente de atividade miometrial. Essas forças são maiores e mais duradouras no fundo – a chamada *dominância fúndica* – e diminuem na direção do colo. Caldeyro-Barcia e colaboradores (1950), de Montevidéu, Uruguai, inseriram pequenos balões no miométrio em diversos níveis (Cap. 24, p. 478). Eles relataram que, além de um gradiente de atividade, havia uma diferença no momento de início das contrações no fundo, na zona intermediária e nos segmentos inferiores do útero. Larks (1960) descreveu que os estímulos se iniciam em um dos cornos e, então, vários milissegundos depois, no outro. As ondas excitatórias, então, juntam-se e estendem-se pelo fundo às regiões inferiores do útero. As contrações espontâneas normais frequentemente exercem pressão de cerca de 60 mmHg (Hendricks, 1959). Ainda assim, o grupo de Montevidéu estabeleceu que o limite inferior da pressão de contração necessária para dilatar o colo seria de 15 mmHg.

A partir dessas observações, foram definidos dois tipos fisiológicos de disfunção uterina. Na mais comum, *hipotonia uterina*, não ocorre aumento do tônus basal, e as contrações uterinas apresentam um padrão de gradiente normal (sincrônico). Porém, a pressão durante uma contração é insuficiente para dilatar o colo uterino.

No segundo tipo, *hipertonia uterina* ou *incoordenação uterina*, o tônus basal encontra-se muito elevado ou o gradiente de pressão mostra-se distorcido. A distorção do gradiente pode ser causada por contrações do segmento médio do útero com maior intensidade do que as produzidas pelo fundo, por assincronia total dos impulsos originados em cada corno uterino ou, ainda, pela combinação das duas.

■ Distúrbios do trabalho de parto

Prolongamento da fase latente

Esses tipos de disfunção uterina recém-descritos podem, por sua vez, levar a anormalidades do trabalho de parto (Tab. 23-2). Primeiro, a fase latente pode ser prolongada, o que é definido como mais de 20 horas em nulíparas e mais de 14 horas em multíparas. Em alguns casos, as contrações uterinas cessam, sugerindo um falso trabalho de parto. Nos casos restantes, há persistência de uma fase latente anormalmente longa, a qual costuma ser tratada com a estimulação por ocitocina.

Distúrbios da fase ativa

No trabalho de parto ativo, os distúrbios são divididos em progressão mais lenta que o normal – *distúrbio de progressão lenta* – e interrupção total da progressão – *distúrbio de parada*. Os termos apresentados na Tabela 23-2 e seus critérios diagnósticos descrevem de forma mais precisa o trabalho de parto com evolução anormal. Para ser diagnosticada com algum desses distúrbios, a mulher deve estar na fase ativa do trabalho de parto, o que é definido pela mudança cervical.

Esses critérios e o manejo do trabalho de parto anormal passaram por importantes mudanças recentes. Em 2014, o American College of Obstetricians and Gynecologists e a Society for Maternal-Fetal Medicine publicaram sua primeira diretriz de consenso sobre cuidados obstétricos entitulada *Safe Prevention of the Primary Cesarean Delivery* (prevenção segura do parto cesáreo primário). Ela foi reafirmada em 2016 e serviu como uma resposta a preocupações de que o parto cesáreo estava sendo excessivamente utilizado nos Estados Unidos. Mais especificamente, cerca de 1 a cada 3 mulheres que davam à luz anualmente é submetida

TABELA 23-2 Trabalho de parto anormal: padrões, critérios diagnósticos e métodos de tratamento

Padrão do trabalho de parto	Critérios diagnósticos		Tratamento preferencial	Tratamento excepcional
	Nulíparas	Multíparas		
Distúrbio de prolongamento				
Fase latente prolongada	> 20 h	> 14 h	Repouso no leito	Ocitocina ou cesariana em caso de problemas urgentes
Distúrbios de progressão lenta				
Dilatação lenta da fase ativa	< 1,2 cm/h	1,5 cm/h	Expectante com medidas de suporte	Cesariana em caso de DCP
Descida lenta	< 1 cm/h	< 2 cm/h		
Distúrbios de parada				
Fase de desaceleração prolongada	> 3 h	> 1 h		
Parada secundária da dilatação	> 2 h	> 2 h	Avaliar se há DCP:	Repouso em caso de exaustão
Parada da descida	> 1 h	> 1 h	Com DCP: cesariana	Cesariana
Falha da descida	Nenhuma descida na fase de desaceleração ou no segundo estágio		Sem DCP: ocitocina	

DCP, desproporção cefalopélvica.
Modificada de Cohen, 1983.

a essa cirurgia (Fig. 31-1, p. 592). As novas recomendações do Consensus Committee são baseadas em "dados mais recentes usados para revisar a definição de progressão normal do trabalho de parto contemporânea", refletindo uma revisão significativa da compreensão preexistente do trabalho de parto anormal.

Progressão lenta da fase ativa. Entre os distúrbios da fase ativa, os distúrbios de progressão lenta não são tão bem descritos, não tendo sido definido o tempo necessário para que se possa diagnosticar progresso lento do trabalho de parto. A Organização Mundial de Saúde (WHO, 1994) propôs um *partograma* para acompanhamento do parto no qual se define que há progressão lenta quando se observa dilatação do colo < 1 cm/h por um período mínimo de 4 horas. Tais critérios foram adaptados a partir daqueles propostos por Cohen e Friedman (1983) e estão apresentados na Tabela 23-2.

Para esse distúrbio, a observação da progressão adicional é o tratamento apropriado. Se forem observadas unidades Montevidéu insuficientes, inicia-se o estímulo com ocitocina. Conforme o Consensus Committee (2016), o primeiro estágio do trabalho de parto lento, mas progressivo, não deve ser indicação para o parto cesáreo.

Parada da fase ativa. Handa e Laros (1993) diagnosticaram parada da fase ativa, definida pela ausência de dilatação por 2 horas ou mais, em 5% das nulíparas a termo. Essa incidência não se alterou desde a década de 1950 (Friedman, 1978). Em 80% das mulheres com parada de progressão da fase ativa, foram diagnosticadas contrações uterinas insuficientes, ou seja, com menos de 180 unidades Montevidéu, calculadas como mostra a Figura 23-1. Hauth e colaboradores (1986, 1991) observaram que, quando o parto é efetivamente induzido ou estimulado com ocitocina, 90% das mu-

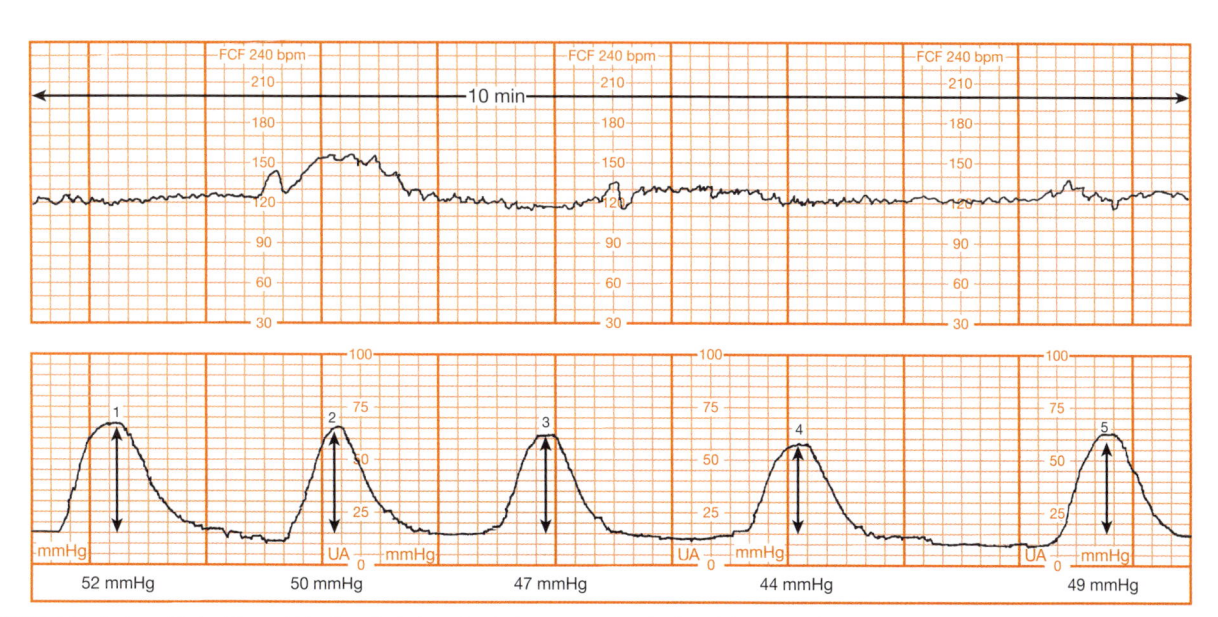

FIGURA 23-1 As unidades Montevidéu são calculadas subtraindo a pressão uterina basal da pressão de contração de pico a cada contração em uma janela de 10 minutos para, a seguir, somar as pressões geradas por cada contração durante o período analisado. No exemplo apresentado, houve cinco contrações, que produziram alterações de pressão de 52, 50, 47, 44 e 49 mmHg, respectivamente. Com a soma dessas cinco contrações, chega-se ao valor de 242 unidades Montevidéu.

lheres atingem 200 a 225 unidades Montevidéu, e 40% atingem no mínimo 300 unidades Montevidéu. Esses resultados sugerem que há determinados valores mínimos de atividade uterina que deveriam ser atingidos antes de indicar cesariana por distocia.

Outros critérios também precisam ser satisfeitos. Primeiro, a fase latente deve estar completada, e o colo uterino deve ter pelo menos 4 cm de dilatação. Além disso, deve-se observar um padrão de contrações uterinas com 200 ou mais unidades Montevidéu medidas em janela de 10 minutos durante pelo menos 2 horas sem qualquer alteração no colo uterino. Rouse e colaboradores (1999) contestaram a "regra das 2 horas" alegando que é necessário um período maior, ou seja, no mínimo 4 horas, antes que se possa concluir que a fase ativa do trabalho de parto não foi bem-sucedida. Nós concordamos com eles. O Consensus Committee (2016) expandiu os critérios, conforme descrito adiante.

Obstetric Care Consensus Committee. Há quatro recomendações do Consensus Committee (2016) aplicáveis ao manejo do primeiro estágio do trabalho de parto. A primeira reprova o parto cesáreo na fase latente do trabalho de parto. Especificamente, uma fase latente prolongada não é indicação para parto cesáreo. Essa diretriz não é nova e pode ser encontrada no trabalho de Friedman (1954), de onde se baseiam os princípios tradicionais.

A segunda diretiva também é uma prática convencional. Ela desaconselha o parto cesáreo se o trabalho de parto for progressivo, mas lento – *distúrbio de progressão lenta*. Essa situação costuma ser manejada com observação, avaliação da atividade uterina e estimulação das contrações conforme a necessidade.

Uma terceira orientação aborda o limiar de dilatação cervical que serve como prenúncio do trabalho de parto ativo. Isto é, uma dilatação de 6 cm – e não de 4 cm – é atualmente o limiar recomendado. Assim, antes deste limiar não se devem aplicar os padrões de progresso da fase ativa.

Uma quarta estipulação observa que o parto cesáreo para a parada da fase ativa "deve ser reservado para mulheres com 6 cm ou mais de dilatação com ruptura de membranas e que não progridem apesar de 4 horas de atividade uterina adequada, ou pelo menos 6 horas de administração de ocitocina com contrações inadequadas e sem alteração cervical".

De acordo com o Consensus Committee (2016), a "regra dos 6 cm" deriva de dados sobre trabalho de parto do estudo Consortium on Safe Labor (Zhang, 2010). Esse estudo deriva seus números de um banco de dados observacionais retrospectivos construído a partir de informações sobre parto e trabalho de parto de 19 hospitais dos Estados Unidos. Vários métodos estatísticos e manipulação massiva desses números foram usados (Cohen, 2015b). Conforme mostrado na Figura 23-2, foi analisado um total de 62.415 mulheres após a exclusão de todas as mulheres com parto cesáreo ou recém-nascidos asfixiados. O Consensus Committee (2016) foi explícito em afirmar que "os dados do Consortium on Safe Labor, em vez dos padrões propostos por Friedman, devem informar o manejo baseado em evidências do trabalho de parto". Descritos no Capítulo 21 (p. 432), estes últimos se referem a curvas de trabalho de parto usadas desde que foram primeiramente propostas por Friedman (1955).

Críticos das recomendações do Consensus Committee (2016) observam que os dados do Consortium on Safe Labor foram derivados de ambientes clínicos com uma taxa final de cesariana de 30%. Assim, a adesão às novas recomendações pode não conseguir obter as reduções desejadas nas taxas de cesariana. Além disso, o estudo não se concentrou na segurança neonatal, pois todos os neonatos asfixiados foram excluídos. Os defensores observam que o estudo de trabalhos de parto com primeiro estágio prolongado

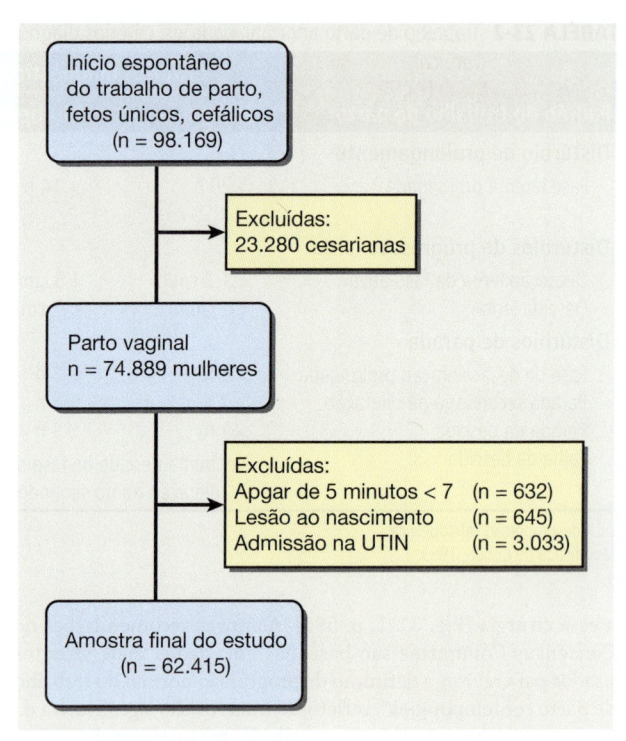

FIGURA 23-2 Estudo de coorte para análise de trabalho de parto espontâneo no estudo Consortium on Safe Labor. UTIN, unidade de terapia intensiva neonatal. (Dados de Zhang, 2010.)

de Cheng e colaboradores (2010) encontrou maiores taxas de cesariana e corioamnionite, mas não maiores taxas de morbidade neonatal. Porém, Harper e colaboradores (2014) analisaram os desfechos adversos maternos e fetais relacionados com a duração do primeiro estágio do trabalho de parto. Em 5.030 mulheres, a duração do primeiro estágio do trabalho de parto foi dividida entre aquelas abaixo do percentil 90 e aquelas situadas a partir do percentil 90, com aumentos adicionais depois disso. Esses autores concluíram que um primeiro estágio de trabalho de parto mais longo estava associado a complicações maternas e neonatais, e que tais complicações devem ser ponderadas contra os riscos do parto cesáreo. Essa preocupação com efeitos adversos fetais e maternos resultantes das novas diretrizes do Consensus committee também foi citada por Cohen e Friedman (2015a,b).

Outro problema é que a eficácia dessas recomendações para obter seu objetivo primário é limitada. Em suporte a elas, um estudo de coorte retrospectivo com 200 mulheres submetidas a indução ou estimulação antes das mudanças de diretrizes, e 200 depois

TABELA 23-3 Comparação de populações de estudo analisadas para definir as curvas normais para o trabalho de parto

	Friedman (n = 500)	Zhang[a] (n = 1.162)
Ano da coleta de dados	Início da década de 1950	1992-1996
Analgesia caudal/peridural (%)	8	48
Estimulação com ocitocina (%)	9	50

[a]Tripler Army Hospital.
Dados de Friedman, 1955; Zhang, 2002.

TABELA 23-4 Taxa de alteração em cada estágio da dilatação cervical

Dilatação cervical (cm)	Taxa de dilatação cervical (cm/h)[a]
2	0,3 (0,1; 1,8)
3	0,4 (0,1; 1,8)
4	0,6 (0,2; 1,8)
5	1,2 (0,3; 5,0)
6	1,7 (0,5; 6,3)
7	2,2 (0,7; 7,1)
8	2,4 (0,8; 7,7)
9	2,4 (0,7; 8,3)

[a]Mediana (percentis 5 e 95).
Dados de Zhang, 2002.

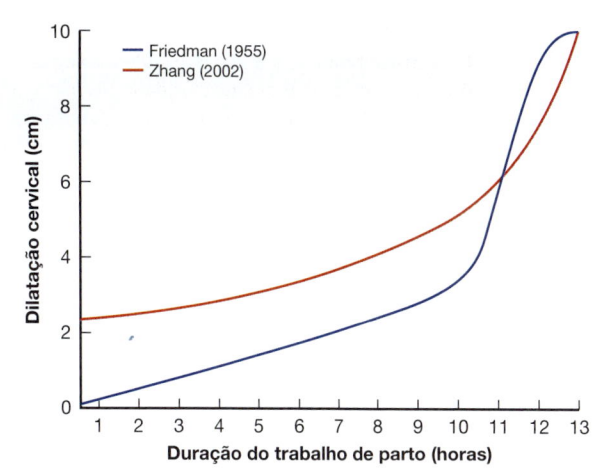

FIGURA 23-3 Curvas de dilatação cervical. De Friedman (1955) e Zhang (2002).

das mudanças, encontrou uma queda de 35 para 25% nas taxas de parto cesáreo (Wilson-Leedy, 2016). Porém, embora o estudo não tenha poder suficiente para avaliar os desfechos adversos neonatais, foram observadas taxas não significativas, mas maiores, de gasometrias umbilicais com pH < 7 e com déficit de base > 12 mmol/L no grupo posterior às diretrizes (Marte, 2016). Em outra avaliação de desfechos antes e depois da implementação das diretrizes, as taxas de parto cesáreo não mudaram. Em geral, não houve associação entre a duração da parada e a morbidade materna ou neonatal, mas as taxas de morbidade respiratória neonatal aumentaram nos recém-nascidos de mulheres com períodos mais longos de parada da dilatação (Rosenbloom, 2017). Assim, há necessidade de mais estudos para definir os riscos e benefícios das novas diretrizes.

Fundamentos para a regra dos 6 cm. A revisão de publicações selecionadas ajuda a explicar a evolução do Consensus Committee (2016) até uma regra de 6 cm. Primeiro, Zhang e colaboradores (2002) compararam as populações estudadas em um dos artigos de Friedman (1955) com uma outra de 1992 a 1996 do Tripler Army Hospital, Havaí (Tab. 23-3). As curvas de trabalho de parto de Friedman refletem mulheres em trabalho de parto espontâneo com uso infrequente de analgesia neuraxial para o trabalho de parto ou de estimulação com ocitocina. Em contrapartida, na coorte de Tripler, cerca de 50% das mulheres receberam analgesia neuraxial ou estimulação com ocitocina. A taxa de alteração cervical para a hora subsequente em cada dilatação cervical entre 2 e 9 cm no grupo de Tripler é mostrada na Tabela 23-4. O progresso é lento entre 4 e 6 cm, mas acelera depois disso, o que poderia razoavelmente ser interpretado como a fase ativa começando em 6 cm. As curvas de trabalho de parto de Friedman (1955) são comparadas com a coorte de Tripler na Figura 23-3. Elas diferem por um achatamento na fase ativa começando com 3 a 4 cm no grupo de Tripler. Tal fato é consistente com os resultados para o trabalho de parto obtidos no estudo Safe Labor Consortium (Zhang, 2010). Ou seja, a regra de 6 cm para o trabalho de parto ativo deriva de um alentecimento da taxa ou de um achatamento na inclinação da curva de alteração cervical no primeiro estágio do trabalho de parto.

A analgesia neuraxial atrasa a fase ativa do trabalho de parto espontâneo e achata a curva. Por exemplo, Gambling e colaboradores (1998) compararam a analgesia do trabalho de parto espinal-peridural combinada (EPC) com *bolus* intravenoso (IV) intermitente de 50 mg de meperidina em 1.223 nulíparas em trabalho de parto espontâneo a termo. A fase ativa do trabalho de parto foi diagnosticada quando a dilatação cervical era de 4 cm na presença de contrações uterinas regulares. Conforme mostrado na Tabela 23-5, a dilatação cervical média no primeiro alívio da dor era de 5 cm em ambos os grupos estudados. As taxas de estimulação com ocitocina foram significativamente maiores no grupo de EPC. Além disso, o primeiro intervalo da analgesia ao parto foi prolongado (5 vs. 4 horas). Porém, as taxas de parto cesáreo não diferiram de forma significativa.

É importante observar que o efeito da analgesia neuraxial de alentecer a fase ativa do trabalho de parto não deve afetar negativamente o uso da analgesia neuraxial para alívio da dor. Conforme descrito no Capítulo 25 (p. 495), pesquisadores do Parkland

TABELA 23-5 Analgesia espinal-peridural combinada (EPC) comparada com meperidina para nulíparas em trabalho de parto espontâneo a termo

Progressão do trabalho de parto	EPC (n = 616)	Meperidina[a] (n = 607)	Valor de p
Dilatação cervical na primeira analgesia[b]	5	5	NS
Estimulação com ocitocina pós-analgesia[c]	132 (22%)	97 (16%)	0,01
Primeira analgesia até o nascimento (h)[d]	5,0 ± 3,3	4,0 ± 3,1	0,0001
Cesariana[c]	39 (6%)	34 (6%)	NS

[a]Administrada como *bolus* intravenoso intermitente.
[b]Valor da mediana.
[c]Apresentada como número (%).
[d]Apresentada como média ± desvio-padrão.
NS, não significativo.
Dados de Gambling, 1998.

TABELA 23-6 9.000 mulheres submetidas à cesariana primária por distocia

Características do trabalho de parto	Porcentagem de mulheres com a característica observada	Mediana (1º e 3º quartis)
Nulíparas	83%	–
Ruptura de membranas	99%	–
Estimulação com ocitocina	99%	–
Cateter de pressão intrauterina	85%	–
≥ 200 unidades Montevidéu	62%	–
Fase ativa do trabalho de parto (dilatação > 4 cm)	92%	–
Dilatação cervical	–	6 cm (5, 8)
Tempo entre estimulação e parto	–	9,3 h (6, 13)

Dados de Alexander, 2003.

Hospital completaram cinco ensaios randomizados envolvendo um total de 2.703 nulíparas em trabalho de parto espontâneo a termo (Sharma, 2004). Várias técnicas neuraxiais foram comparadas com a meperidina para alívio da dor. O primeiro estágio do trabalho de parto foi significativamente prolongado com a analgesia neuraxial (8,1 vs. 6,6 horas), mas as taxas de cesariana por distocia não foram afetadas (9,1 vs. 8,1%).

Em resumo, a analgesia neuraxial alentece a fase ativa do primeiro estágio do trabalho de parto. Atualmente, esse atraso é empiricamente corrigido com a estimulação das contrações uterinas. Assim, as recomendações do Consensus Committee em relação aos distúrbios de progressão lenta estão corretas. Segundo, o Consensus Committee (2016) sugere que os partos cesáreos por distocia estão sendo feitos com menos de 6 cm de dilatação cervical. Porém, há boas razões para acreditar que todas as recomendações do Committee para o primeiro estágio já estão sendo usadas de forma empírica, embora com uma taxa global de cesarianas de mais de 30%. Por exemplo, a Tabela 23-6 lista as características do trabalho de parto em 9.000 mulheres com cesarianas primárias por distocia em 13 hospitais universitários entre 1999 e 2000 (Alexander, 2003). É importante observar que a mediana da dilatação cervical no momento da cesariana por distocia era de 6 cm. Além disso, a Figura 23-4 mostra as taxas de cesarianas primárias por distocia no Parkland Hospital entre 1988 e 2017. A taxa não mudou significativamente em 28 anos. Assim, as diretrizes do Consensus Committee (2016) podem não evitar cesarianas adicionais por distocia. Mais uma vez, há necessidade de estudos adicionais.

Distúrbios da descida no segundo período

Grande parte da descida fetal se segue à dilatação total do colo. Além disso, o segundo estágio incorpora muitos dos principais movimentos necessários para que o feto realize sua passagem pelo canal de parto (Cap. 22, p. 428). Como consequência, a desproporção entre feto e pelve costuma se evidenciar durante o segundo período do trabalho de parto.

Da mesma forma que no primeiro período do trabalho de parto, limites de tempo têm sido defendidos a fim de limitar a duração do segundo estágio do trabalho de parto, minimizando os desfechos adversos maternos e fetais. Nas nulíparas, o segundo período é limitado a 2 horas, com extensão para 3 horas nos casos em que é usada analgesia regional. Para as multíparas, o limite é de 1 hora, com extensão até 2 horas nos casos com analgesia regional.

Cohen (1977) investigou os efeitos da duração do segundo período sobre o feto no Beth Israel Hospital. Ele incluiu 4.403 nulíparas a termo que tiveram a frequência cardíaca fetal monitorada. A taxa de mortalidade neonatal não aumentou nas mulheres cujo segundo período excedeu 2 horas. A analgesia peridural foi usada com frequência, tendo sido provavelmente a causa do grande número de gestantes com prolongamento do segundo período. Esses dados influenciaram a decisão de permitir 1 hora adicional para o segundo período quando se utiliza analgesia regional.

Menticoglou e colaboradores (1995a,b) questionaram os dados prevalentes sobre a duração do segundo período. Sua preocupação surgiu em função das graves lesões neonatais associadas a rotações feitas com fórceps para abreviar o segundo período do trabalho de parto. Como consequência, eles permitiram maior duração do segundo período para reduzir a taxa de partos vaginais instrumentados. Entre 1988 e 1992, o segundo período excedeu 2 horas em um quarto de 6.041 nulíparas a termo. Foi utilizada analgesia peridural para o parto em 55% dos casos. A duração do segundo período, mesmo aquelas acima de 6 horas, não esteve relacionada com o desfecho neonatal. Tais resultados foram atribuídos ao cuidadoso monitoramento eletrônico e às medições do pH do sangue do couro cabeludo fetal. Os pesquisadores concluíram que não há motivos convincentes para intervir com manobra potencialmente difícil utilizando fórceps ou extração a vácuo apenas porque se ultrapassou um número predeterminado de

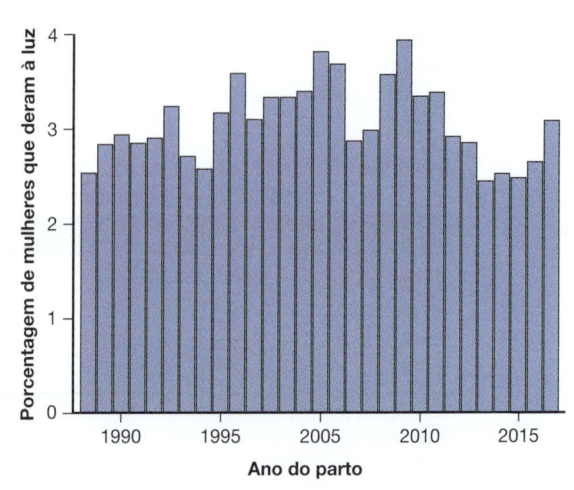

FIGURA 23-4 Taxas de cesariana primária para distocia em mulheres de baixo risco a termo no Parkland Hospital entre 1988 e 2017.

horas. Entretanto, eles observaram que, após 3 horas do segundo período, os partos cesáreos ou por outros métodos operatórios aumentam progressivamente. Com 5 horas, a expectativa de parto espontâneo na hora subsequente era de apenas 10 a 15%.

Diretrizes novas foram promovidas pelo Consensus Committee (2016) para o segundo período do trabalho de parto. Elas recomendam permitir que as nulíparas façam força por pelo menos 3 horas e as multíparas por pelo menos 2 horas antes de se diagnosticar a parada do segundo período do trabalho de parto. Porém, para se seguir essa orientação, a condição materna e fetal deve ser tranquilizadora. Esses autores fornecem opções com relação a esses tempos antes que seja realizada a cesariana. Isto é, durações mais longas podem ser adequadas desde que seja documentada a progressão. Além disso, ainda não foi identificada uma duração máxima específica para o segundo período do trabalho de parto além da qual todas as mulheres devem ser submetidas ao parto operatório.

De forma intuitiva, a meta de reduzir as taxas de cesarianas é mais bem balanceada pela garantia da segurança neonatal. Também é problemático que não haja dados robustos sobre desfechos neonatais que corroborem a segurança de permitir um segundo período do trabalho de parto mais prolongado. Os dados de muitas avaliações revelam que ocorrem consequências graves para os recém-nascidos no caso de segundo período do trabalho de parto com mais de 3 horas de duração (Allen, 2009; Bleich, 2012; Laughon, 2014; Leveno, 2016; Rosenbloom, 2017). Outros dados, quando ajustados para variáveis do trabalho de parto, não mostram diferenças nas complicações neonatais no caso desses segundos períodos mais longos (Cheng, 2004; Le Ray, 2009; Rouse, 2009). Grobman e colaboradores (2016) argumentaram que o número absoluto desses desfechos adversos é pequeno e que "os desfechos globais permanecem bons". Porém, algumas das complicações são graves. Assim, para determinar com mais confiança os efeitos específicos dessas diretrizes sobre as taxas de morbidade, há necessidade de ensaio clínicos controlados randomizados.

É possível que o prolongamento do primeiro período do trabalho de parto seja um presságio do prolongamento do segundo. Nelson e colaboradores (2013) estudaram a relação entre as durações desses períodos em 12.523 nulíparas a termo no Parkland Hospital. O segundo período foi significativamente mais longo de forma concomitante ao aumento na duração do primeiro período. O percentil 95 foi de 15,6 e 2,9 horas, respectivamente, para o primeiro e o segundo período. As mulheres com primeiros períodos durando mais de 15,6 horas (> percentil 95) tinham uma taxa de 16% de segundo período do trabalho de parto com duração de 3 horas (percentil 95). Isso se compara a uma taxa de 4,5% de segundos períodos prolongados em mulheres com primeiros períodos do trabalho de parto com durações < percentil 95.

■ Esforços de expulsão maternos

Com a dilatação total do colo uterino, a maioria das parturientes não resiste ao desejo de "fazer força" ou "empurrar" a cada contração uterina (Cap. 22, p. 438). A pressão exercida pela combinação das contrações uterinas com as da musculatura abdominal empurra o feto para baixo. Algumas vezes, a força da musculatura abdominal fica comprometida a ponto de retardar ou mesmo impedir o parto vaginal espontâneo. A sedação intensa ou a analgesia regional podem reduzir o reflexo que leva a mãe a fazer força, reduzindo a capacidade de contrair os músculos do abdome de maneira efetiva. Em outras situações, a o reflexo de fazer força pode ser sobrepujado pela intensa dor causada pela pressão para baixo. Duas abordagens para orientar a força auxiliar exercida pela parturiente tratada com analgesia peridural levaram a resultados contraditórios. A primeira defende que a mãe faça força em conjunto com as contrações após a dilatação total do colo, independentemente do desejo de fazê-lo. Na segunda, interrompe-se a infusão da analgesia, e o esforço voluntário recomeça apenas quando a parturiente recupera a sensação de urgência de empurrar. Fraser e colaboradores (2000) observaram que o atraso na força voluntária reduziu o número de partos instrumentados difíceis, enquanto Manyonda e colaboradores (1990) concluíram o oposto. Hansen e colaboradores (2002) distribuíram randomicamente 252 mulheres submetidas à analgesia peridural para uma das duas abordagens. Não foram observados resultados adversos maternos ou neonatais relacionados com o retardo da força voluntária para pressionar, a despeito de ter havido prolongamento significativo do segundo período do trabalho de parto. Plunkett e colaboradores (2003), em um trabalho semelhante, confirmaram esses achados.

■ Plano fetal no início do trabalho de parto

Diz-se que o feto está insinuado quando sua apresentação atinge a altura das espinhas isquiáticas (nível 0). Um plano mais alto no início do trabalho de parto está significativamente associado a distocia subsequente (Friedman, 1965, 1976; Handa, 1993). Roshanfekr e colaboradores (1999) analisaram o nível do plano fetal em 803 nulíparas a termo em trabalho de parto ativo. Na admissão, o terço com cabeça no nível 0 ou abaixo dele tiveram taxa de cesariana de 5%. Essa porcentagem é contrastada com os 14% de partos cesáreos nos casos com nível mais alto. Entretanto, o prognóstico da distocia não foi diretamente relacionado com níveis crescentemente mais altos da apresentação acima do plano médio da pelve (nível 0). É importante ressaltar que 86% das nulíparas cujos fetos não estavam insinuados no momento do diagnóstico de trabalho de parto ativo tiveram parto vaginal. Tais observações se aplicam especialmente às mulheres que já tenham parido, uma vez que, nesses casos, a descida da cabeça do feto ocorre mais tarde no trabalho de parto.

■ Riscos de disfunção uterina

Diversos fatores ligados ao trabalho de parto foram implicados como causas de disfunção uterina. Conforme descrito, a analgesia neuraxial pode alentecer o trabalho de parto e foi associada a prolongamento do primeiro e segundo estágios do trabalho de parto, além de reduzir a progressão da descida fetal.

A *corioamnionite* está associada a trabalho de parto prolongado, e alguns médicos sugeriram que essa infecção materna intraparto contribui para a atividade uterina anormal. Satin e colaboradores (1992) estudaram os efeitos da corioamnionite sobre a estimulação com ocitocina em 266 gestantes. Foi concluído que a infecção diagnosticada mais tarde durante o trabalho de parto era um marcador de parto cesáreo realizado por distocia. Em termos específicos, 40% das mulheres que desenvolveram corioamnionite após haverem receberem ocitocina para trabalho de parto disfuncional evoluíram para cesariana por distocia. Porém, isso não foi um marcador nas mulheres diagnosticadas com corioamnionite no início do trabalho de parto. É provável que, nesse cenário clínico, a infecção uterina seja uma consequência do trabalho de parto prolongado e disfuncional, e não uma causa da distocia.

RUPTURA PREMATURA DE MEMBRANAS A TERMO

A ruptura das membranas em gestações a termo não acompanhada por contrações uterinas espontâneas é um fator complicador em

8% das gestações. No passado, a estimulação do trabalho de parto era iniciada se as contrações não começassem após 6 a 12 horas. Pesquisas que mudaram essa prática clínica incluem as de Hannah (1996) e Peleg (1999) e colaboradores, que estudaram randomicamente um total de 5.042 gestantes com ruptura de membranas. Esses autores mediram os efeitos da indução *versus* conduta expectante, bem como compararam as induções com ocitocina intravenosa e gel de prostaglandina E_2. Havia cerca de 1.200 gestantes em cada um dos quatro grupos estudados. Os autores concluíram que a indução do parto com ocitocina intravenosa era a conduta preferencial, com base no número significativamente menor de infecções intra e pós-parto nas mulheres cujo parto foi induzido. Não foram observadas diferenças significativas nas taxas de cesariana. Uma análise subsequente feita por Hannah e colaboradores (2000) indicou aumento de desfechos adversos quando a conduta expectante em casa foi comparada com a observação em ambiente hospitalar. Mozurkewich e colaboradores (2009) relataram taxas menores de corioamnionite, metrite e de admissões em unidades de terapia intensiva neonatal para os casos de gestantes a termo com ruptura de membranas cujos partos tenham sido induzidos em comparação com as tratadas com conduta expectante. No Parkland Hospital, a conduta é iniciar indução do parto logo após a admissão quando se confirma a ruptura de membranas em gestações a termo. Nos casos de contrações hipotônicas ou de dilatação cervical avançada, a ocitocina é selecionada para reduzir o risco potencial de hiperestimulação. Nos casos com colo desfavorável e com pouca ou nenhuma contração, a prostaglandina E_2 (misoprostol) é escolhida para promover o amadurecimento cervical e as contrações. O benefício da antibioticoterapia profilática em gestantes a termo com ruptura prematura de membranas não está definido (Passos, 2012). Porém, nos casos de ruptura de membranas com mais de 18 horas, os antibióticos são instituídos para a profilaxia de infecção por estreptococos do grupo B (Cap. 64, p. 1221).

TRABALHO DE PARTO E PARTO PRECIPITADOS

O trabalho de parto não apenas pode ser muito lento como também excessivamente rápido. Denomina-se *trabalho de parto e parto precipitados* quando a evolução do parto e o nascimento são excessivamente rápidos. Isso pode ocorrer como resultado de resistência muito baixa dos tecidos moles do canal do parto, contrações uterinas e abdominais anormalmente intensas ou, raramente, pela falta de sensações dolorosas e, consequentemente, inconsciência do trabalho de parto.

O trabalho de parto precipitado acaba com a expulsão do feto em menos de 3 horas. Usando essa definição, 25.260 nascimentos de conceptos vivos – 3% – foram complicados por parto precipitado nos Estados Unidos em 2013 (Martin, 2015). Apesar dessa incidência, há poucas informações publicadas sobre os desfechos maternos e perinatais.

Para a mãe, o trabalho de parto e parto precipitados raramente é acompanhado por complicações graves, desde que o colo tenha sofrido apagamento apreciável e seja complacente, a vagina tenha sido previamente estirada e o períneo esteja relaxado. Por outro lado, contrações uterinas vigorosas combinadas a um colo longo e rígido, bem como a um canal de parto não complacente, podem levar à ruptura ou a lacerações extensas de colo, vagina, vulva ou períneo (Sheiner, 2004). Nessas últimas circunstâncias, é provável ocorrer o quadro denominado *embolia por líquido amniótico* com mais frequência (Cap. 41, p. 785). O trabalho de parto precipitado com frequência é seguido por atonia uterina. *O útero que se contrai com vigor incomum antes do nascimento provavelmente será hipotônico após o parto.* Em um relato de 99 gestações a termo, os trabalhos de parto curtos foram mais comuns em multíparas que tipicamente tinham contrações a intervalos de menos de 2 minutos. Os trabalhos de parto precipitados foram ligados a uso abusivo de cocaína e estão associados a descolamento prematuro da placenta, mecônio, hemorragia pós-parto e baixos índices de Apgar (Mahon, 1994).

Para o neonato, o trabalho de parto precipitado pode causar aumento significativo nos resultados perinatais adversos por várias razões. As contrações uterinas desorganizadas, em geral com intervalos de relaxamento insignificantes, impedem que haja fluxo sanguíneo uterino e oxigenação fetal apropriados. A resistência do canal de parto pode causar, em casos raros, traumatismo intracraniano. Acker e colaboradores (1988) relataram que a paralisia braquial de Erb ou de Duchenne está associada a tais partos em um terço dos casos. Por fim, nos casos de parto sem acompanhamento, o recém-nascido pode sofrer queda com possíveis lesões, ou pode haver necessidade de reanimação que não se encontra imediatamente disponível.

Como tratamento, é improvável que a analgesia modifique em grau significativo essas contrações de força incomum. A utilidade dos agentes tocolíticos, como o sulfato de magnésio e a terbutalina, não foi comprovada nessas circunstâncias. O uso de anestesia geral com agentes que reduzem a contratilidade uterina, como o isoflurano, é uma medida excessivamente heroica. Certamente, deve-se suspender de imediato a eventual administração de ocitocina.

DESPROPORÇÃO FETOPÉLVICA

■ Capacidade pélvica

A desproporção fetopélvica ocorre por capacidade pélvica reduzida, tamanho ou apresentação anormais do feto ou, mais comumente, pela combinação de ambos. O estreito superior da pelve, o estreito médio e o estreito inferior da pelve podem estar contraídos de forma isolada ou em combinação. Qualquer contração dos diâmetros pélvicos que reduza sua capacidade pode criar distocia durante o trabalho de parto. As dimensões pélvicas normais também são discutidas e ilustradas no Capítulo 2 (p. 30).

Contração do estreito superior da pelve

Utilizando pelvimetria clínica, é importante identificar o menor diâmetro anteroposterior através do qual a cabeça do feto terá que passar. Antes do trabalho de parto, a média do diâmetro biparietal fetal passa de 9,5 cm para até 9,8 cm. Assim, pode ser difícil ou impossível que alguns fetos passem pelo estreito superior da pelve com diâmetro anteroposterior < 10 cm. Mengert (1948) e Kaltreider (1952), usando pelvimetria radiográfica, demonstraram que a incidência de parto difícil aumenta quando o diâmetro anteroposterior do estreito superior da pelve é < 10 cm ou quando o diâmetro transverso é < 12 cm. Como esperado, quando ambos os diâmetros são diminuídos, as taxas de distocia são muito maiores do que quando apenas um deles é reduzido. Qualquer uma das medidas pode ser usada para se determinar uma pelve contraída.

O diâmetro anteroposterior do estreito superior da pelve, que é o diâmetro obstétrico, é comumente avaliado pela medição manual do diâmetro diagonal, que é cerca de 1,5 cm maior. A definição dessas medidas é descrita no Capítulo 2 (p. 30). Portanto, diz-se que há contração do estreito superior da pelve quando o diâmetro diagonal é < 11,5 cm.

É provável que uma mulher pequena tenha uma pelve pequena, mas também é provável que seu filho seja pequeno. Thoms (1937) estudou 362 nulíparas, observando que o peso médio ao nascer dos descendentes era significativamente menor – 280 g – nas mulheres com pelve pequena do que naquelas com pelve média ou grande.

Normalmente, a dilatação do colo é auxiliada pela ação hidrostática das membranas íntegras ou, após sua ruptura, pela aposição direta da parte de apresentação contra o colo uterino. No entanto, nas pelves contraídas, considerando que a cabeça fica presa no estreito superior da pelve, toda a força exercida pelo útero atua diretamente sobre a porção das membranas em contato com o colo em dilatação. Como consequência, há maior probabilidade de rompimento precoce espontâneo das membranas.

Após a ruptura das membranas, a falta de pressão da cabeça contra o colo e contra o segmento uterino inferior predispõe à ocorrência de contrações menos efetivas. Assim, a dilatação pode ocorrer muito lentamente ou ser interrompida. Cibils e Hendricks (1965) relataram que a adaptação mecânica do passageiro fetal à passagem óssea tem importante papel na determinação da eficiência das contrações. Quanto melhor for a adaptação, mais eficientes serão as contrações. Assim, a resposta do colo ao trabalho de parto fornece uma visão prognóstica da evolução do parto nas mulheres com contração do estreito superior da pelve.

Um estreito superior da pelve contraído também tem papel importante na produção de apresentações fetais anormais. Nas nulíparas com capacidade pélvica normal, a parte de apresentação a termo normalmente desce para a cavidade pélvica antes do início do trabalho de parto. Entretanto, quando há contração considerável do estreito superior da pelve ou assinclitismo acentuado, a descida da não costuma ocorrer até o início do trabalho de parto e, às vezes, nem mesmo depois do início. As apresentações cefálicas ainda predominam, mas a cabeça flutua livremente sobre o estreito superior da pelve ou se apoia mais lateralmente em uma das fossas ilíacas. Como consequência, pequenos fatores podem contribuir para que o feto assuma outra apresentação. Nas mulheres com pelves contraídas, as apresentações de face e de ombro são encontradas com frequência três vezes maior, e o prolapso de cordão com frequência 4 a 6 vezes maior.

Contração do estreito médio da pelve

Este achado é mais comum do que a contração do estreito superior da pelve. Com frequência, causa parada transversal da cabeça fetal, o que pode levar a parto cesáreo ou parto difícil a fórceps.

O plano obstétrico do estreito médio da pelve estende-se desde a margem inferior da sínfise púbica, passando pelas espinhas isquiáticas, até atingir o sacro próximo à junção com a quarta e a quinta vértebras. Uma linha transversal que conecta teoricamente as espinhas isquiáticas divide a pelve média nas porções anterior e posterior (Fig. 2-16, p. 30). A primeira é limitada anteriormente pela borda inferior da sínfise púbica e lateralmente pelos ramos isquiopúbicos. A porção posterior é limitada dorsalmente pelo sacro e lateralmente pelos ligamentos sacroespinais, formando os limites inferiores da incisura sacroisquiática.

As dimensões médias do estreito médio são as seguintes: *transversa*, ou entre as espinhas isquiáticas, 10,5 cm; *anteroposterior*, da borda inferior da sínfise púbica até a junção entre S_4 e S_5, 11,5 cm; e *sagital posterior*, desde o ponto médio entre a linha interespinal e o mesmo ponto sobre o sacro, 5 cm. A definição de contração do estreito médio não foi estabelecida com a mesma precisão adotada para o estreito superior. Ainda assim, é provável que o estreito médio esteja diminuído quando a soma dos diâmetros interespinal e sagital posterior – normalmente 10,5 cm mais 5 cm, ou 15,5 cm – for igual ou inferior a 13,5 cm. Esse conceito foi enfatizado por Chen e Huang (1982) na avaliação de possíveis reduções do estreito médio da pelve. Deve-se suspeitar de contração do estreito médio sempre que o diâmetro interespinal for < 10 cm. Quando esse diâmetro medir < 8 cm, o estreito médio está reduzido.

Embora não haja qualquer método manual preciso para medir os diâmetros da pelve média, algumas vezes é possível inferir que há redução quando as espinhas são proeminentes, as paredes laterais da pelve são convergentes ou a incisura sacroisquiática é estreita. Além disso, Eller e Mengert (1947) observaram que a relação entre os diâmetros intertuberoso e interespinal do ísquio é suficientemente constante, sendo possível, portanto, antecipar que há estreitamento do diâmetro interespinal quando o diâmetro intertuberoso estiver reduzido. Entretanto, a presença de diâmetro intertuberoso normal não exclui a possibilidade de estreitamento do diâmetro interespinal.

Contração do estreito inferior da pelve

Este achado geralmente é definido como um diâmetro entre as tuberosidades isquiáticas igual ou inferior a 8 cm. O estreito inferior da pelve pode ser grosseiramente comparado a dois triângulos cuja base comum seria o diâmetro entre as tuberosidades isquiáticas. As laterais do triângulo anterior seriam os ramos do púbis, e seu vértice, a superfície posteroinferior da sínfise púbica. O triângulo posterior não tem laterais ósseas e seu vértice é a ponta da última vértebra sacra – e não a extremidade do cóccix. A redução do diâmetro intertuberoso, com consequente redução do triângulo anterior, inevitavelmente força o deslocamento da cabeça fetal no sentido posterior. Floberg e colaboradores (1987) relataram ter encontrado contração do estreito inferior da pelve em quase 1% de mais de 1.400 nulíparas a termo não selecionadas. A redução do estreito inferior pode causar distocia, não tanto por si só, mas por sua frequente associação à contração do estreito médio. *É raro haver contração do estreito inferior não acompanhada por contração do estreito médio.*

Embora a desproporção entre a cabeça fetal e o estreito inferior da pelve não seja suficiente para causar distocia grave, ela pode ter papel importante na produção de lacerações no períneo. Com o crescente estreitamento do arco púbico, o occipício não pode emergir diretamente abaixo da sínfise púbica, sendo forçado a descer na direção dos ramos isquiopúbicos. Como consequência, o períneo é distendido e exposto a maior risco de laceração.

■ Fraturas pélvicas

Vallier (2012) revisou os relatos de experiências com fraturas pélvicas e gravidez. O traumatismo produzido por acidentes automobilísticos foi a causa mais comum das fraturas da pelve. Além disso, o autor observou que o padrão de fratura, desalinhamentos menores e aparelhagem mantida não são indicações absolutas para cesariana. Para determinar a possibilidade de parto vaginal, a cicatrização da fratura exige 8 a 12 semanas e, assim, as fraturas recentes têm indicação de parto cesáreo (Amorosa, 2013). A história de fratura da pelve determina que seja feita uma revisão cuidadosa das radiografias anteriores e, possivelmente, de pelvimetria no final da gestação.

■ Estimativa da capacidade pélvica

As técnicas para avaliação clínica utilizando exame digital do esqueleto pélvico durante o trabalho de parto foram descritas em detalhes no Capítulo 2 (p. 30). O valor das imagens radiológicas na avaliação da capacidade pélvica também foi estudado. Primeiro, não é possível prognosticar sucesso do parto vaginal em nenhuma gravidez com apresentação cefálica baseando-se apenas na pelvimetria radiográfica (Mengert, 1948). Da mesma forma, uma revisão sistemática encontrou evidências insuficientes para sustentar o uso de pelvimetria radiográfica nas apresentações cefálicas (Pattinson, 2017).

As vantagens da pelvimetria por tomografia computadorizada (TC) em comparação com a pelvimetria radiográfica convencional são maior precisão e maior facilidade de realização. Os custos são comparáveis, e a exposição a raios X é pequena (Cap. 46, p. 906). Dependendo do equipamento e da técnica empregados, as doses de radiação absorvidas pelo feto na pelvimetria por TC podem variar de 250 a 1.500 mrad (Moore, 1989).

As vantagens da pelvimetria por ressonância magnética (RM) são ausência de radiação ionizante, medições acuradas, imagem total do feto e possibilidade de avaliar a existência de distocia causada por tecidos moles (McCarthy, 1986; Stark, 1985). Zaretsky e colaboradores (2005) utilizaram a RM para medir os volumes da pelve e a cabeça fetal na tentativa de identificar quais mulheres teriam maior risco de parto cesáreo por distocia. Foram encontradas associações significativas entre algumas medidas e o parto cesáreo por distocia. Porém, os pesquisadores não conseguiram prever com acurácia quais mulheres individualmente precisariam de parto cesáreo. Outros autores relataram achados semelhantes (Sporri, 1997).

■ **Tamanho do corpo e cabeça fetais**

O tamanho do feto raramente é uma explicação aceitável para falha do trabalho de parto. Mesmo com a tecnologia atual, não há um limiar determinado para o tamanho do feto capaz de predizer a ocorrência de desproporção fetopélvica. Na maioria dos casos, a desproporção ocorre com fetos cujo peso está dentro da variação normal na população obstétrica geral. Como mostra a Figura 23-5, dois terços dos neonatos que necessitaram de cesariana para nascer após falha de parto a fórceps pesavam < 3.700 g. Assim, outros fatores – como posicionamento inadequado da cabeça – impedem a passagem do feto pelo canal do parto. Entre esses fatores estão assinclitismo, posição occipitossacra e apresentações de face e de fronte.

Para estimar o tamanho da cabeça fetal, os métodos clínicos e radiográficos para a previsão de desproporção fetopélvica se mostraram desapontadores. Mueller (1885) e Hillis (1930) descreveram uma manobra clínica para prever essa desproporção. A fronte e a região suboccipital do feto são seguradas pelos dedos do examinador através da parede abdominal, aplicando pressão firme direcionada para baixo pelo eixo do estreito superior. Se não houver desproporção, a cabeça entrará imediatamente na pelve, sendo possível prever a evolução com parto vaginal. Thorp e colaboradores (1993) realizaram uma avaliação prospectiva dessa *manobra de Mueller-Hillis*. Eles não encontraram relação entre a falha na descida durante a manobra e a subsequente distocia no trabalho de parto.

Não se fazem medições dos diâmetros da cabeça fetal usando radiografias simples em razão das distorções de paralaxe. O diâmetro biparietal e a circunferência da cabeça podem ser medidos com ultrassonografia (US), tendo havido tentativas de utilizar essas informações no manejo de distocia. Thurnau e colaboradores (1991) usaram o *índice fetopélvico* para identificar complicações do parto. Infelizmente, a sensibilidade de tais medições para predizer a desproporção cefalopélvica se mostrou insuficiente (Ferguson, 1998; Korhonen, 2015). Acreditamos que nenhum método de medição atual prevê satisfatoriamente a desproporção fetopélvica com base no tamanho da cabeça.

■ **Apresentação de face**

Com essa apresentação, o pescoço fica hiperestendido, de modo que occipício está em contato com as costas do feto e o queixo (mento) é a parte de apresentação (Fig. 23-6). A face do feto pode se apresentar com o mento anterior ou posterior em relação à sínfise púbica materna (Cap. 22, p. 425). Embora algumas persistam, muitas apresentações de mento posterior convertem-se

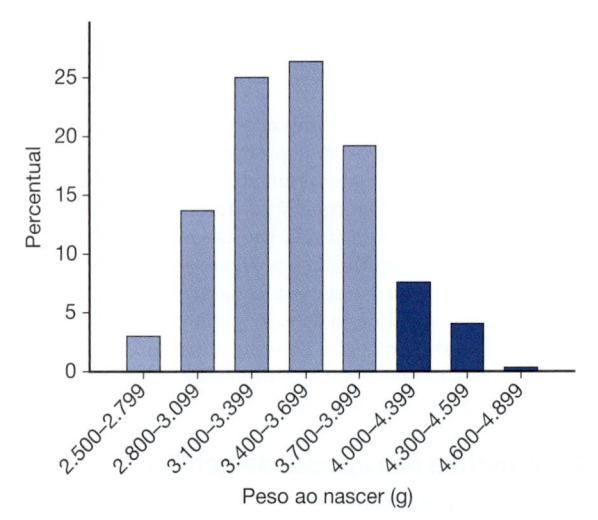

FIGURA 23-5 Distribuição do peso ao nascer de 362 neonatos por parto cesáreo após falha na tentativa de uso do fórceps no Parkland Hospital em 1989-1999. Apenas 12% (n = 44) dos neonatos pesavam > 4.000 g (*barras escuras*).

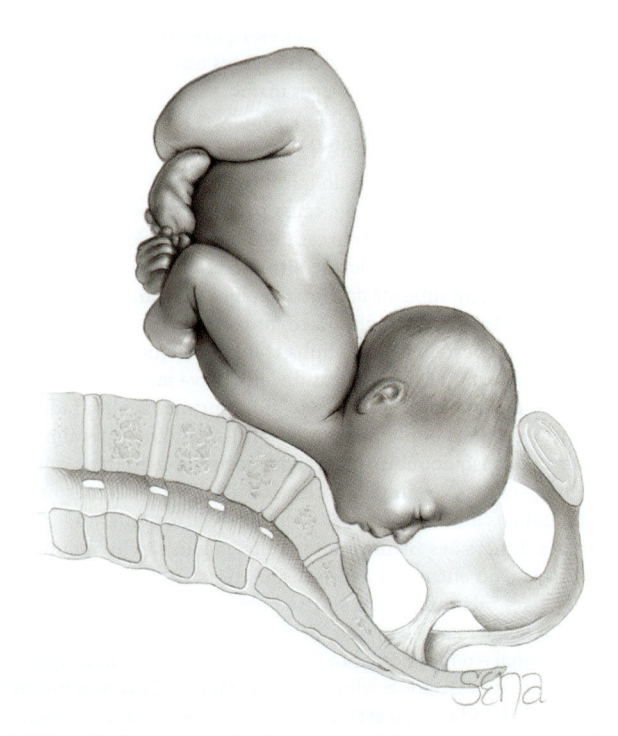

FIGURA 23-6 Apresentação de face. O occipício representa a extremidade mais longa da alavanca da cabeça. O mento é direcionado posteriormente. O parto vaginal é impossível, a não ser que o mento sofra rotação anterior.

espontaneamente em anterior, mesmo na fase tardia do trabalho de parto (Duff, 1981). Caso contrário, a fronte fetal (bregma) será pressionada contra a sínfise púbica materna. Essa posição impede que haja flexão suficiente para realizar a passagem pelo canal do parto. Como consequência, a apresentação de mento posterior impede a passagem, exceto em caso de feto muito prematuro.

A apresentação de face é diagnosticada por toque vaginal com a palpação de estruturas da face. A apresentação pélvica pode ser confundida com a de face, ou seja, o ânus pode ser confundido com a boca, e as tuberosidades isquiáticas, com as proeminências malares. A diferenciação digital é descrita no Capítulo 28 (p. 540). É característica a demonstração radiográfica de hiperextensão da cabeça com os ossos faciais sobre o estreito superior da pelve ou abaixo dele.

Cruikshank e White (1973) relataram uma incidência de 1 em 600, ou 0,17%. Como mostra a Tabela 22-1 (p. 422), entre mais de 70.000 partos de fetos únicos realizados no Parkland Hospital, cerca de 1 em 2.000 teve apresentação de face no momento do nascimento.

Etiologia

Há diversas causas de apresentação de face, incluindo condições que favoreçam a extensão ou impeçam a flexão da cabeça. Os fetos pré-termo, pelo fato de terem cabeça menor, podem se insinuar antes da mudança à apresentação fletida (Shaffer, 2006). Em situações excepcionais, aumentos substanciais do pescoço ou espirais de cordão ao redor do pescoço podem induzir a extensão da cabeça. Bashiri e colaboradores (2008) relataram que malformações fetais e polidrâmnios seriam fatores de risco para apresentações de face ou de fronte. Os fetos anencéfalos naturalmente apresentam-se pela face.

As posições com pescoço em extensão desenvolvem-se mais frequentemente quando a pelve é contraída ou o feto é muito grande. Em uma série de 141 apresentações de face estudadas por Hellman e colaboradores (1950), a incidência de contração do estreito superior da pelve foi de 40%. Deve-se ter em mente essa incidência elevada ao se considerar o manejo do trabalho de parto.

A multiparidade é um fator predisponente para a apresentação de face (Fuchs, 1985). Nesses casos, o abdome em pêndulo permite que as costas do feto se inclinem para a frente ou lateralmente, com frequência na mesma direção para a qual aponta o occipício. Com isso, há extensão das colunas cervical e torácica.

Mecanismo do parto

As apresentações de face raramente são observadas acima do estreito superior da pelve. Em geral, a apresentação é inicialmente de fronte, convertida à apresentação de face após a deflexão do pescoço durante a descida. Nesses casos, o mecanismo do parto consiste nos movimentos fundamentais de descida, rotação interna e flexão, bem como nos movimentos acessórios de extensão e rotação externa (Fig. 23-7). A descida é influenciada pelos mesmos fatores que afetam a apresentação cefálica. A extensão resulta da relação entre o tronco do feto e a cabeça defletida, convertida em uma alavanca de dois braços, sendo que o maior braço se

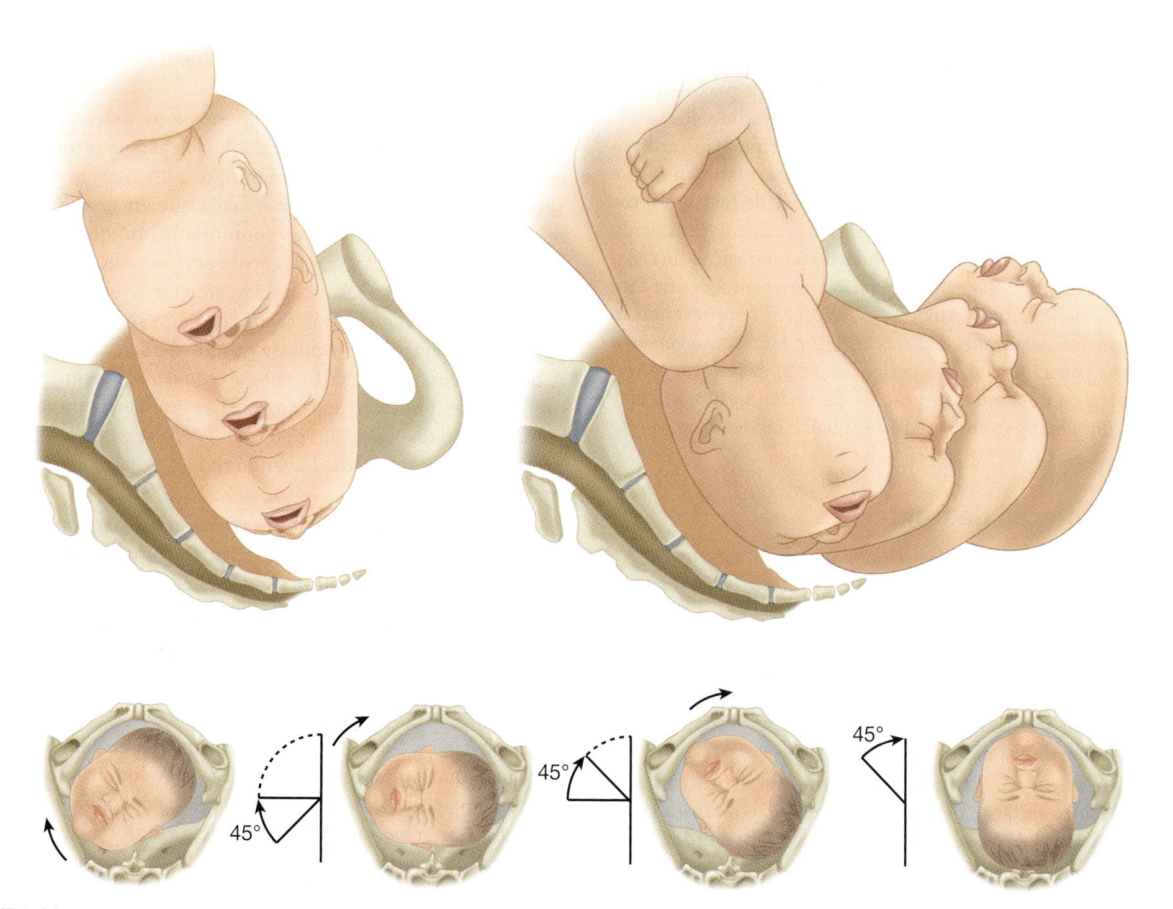

FIGURA 23-7 Mecanismo do parto para apresentação mentoposterior direita com subsequente rotação do mento no sentido anterior e desprendimento.

estende dos côndilos occipitais ao occipício. Quando se encontra resistência, o occipício deve ser empurrado na direção das costas do feto ao mesmo tempo em que o mento desce.

O objetivo da rotação interna da face é trazer o mento para baixo da sínfise púbica. Apenas assim é possível ao pescoço ultrapassar a superfície posterior da sínfise púbica. Se o mento sofrer rotação posterior direta, o pescoço relativamente curto não será capaz de transpor a superfície anterior do sacro, que mede cerca de 12 cm de comprimento. Além disso, a fronte fetal (bregma) será pressionada contra a sínfise púbica materna. Essa posição impede que haja flexão suficiente para realizar a passagem pelo canal do parto. Assim, conforme discutido anteriormente, o desprendimento da cabeça a partir da apresentação mentoposterior é impossível a não ser que os ombros entrem na pelve ao mesmo tempo, situação possível apenas se o feto for extremamente pequeno ou estiver macerado. A rotação interna resulta dos mesmos fatores observados para as apresentações de vértice.

Após a rotação anterior e a descida, o mento e a boca aparecem na vulva, a superfície inferior do mento pressiona a sínfise e a cabeça é desprendida por flexão. Nariz, olhos, fronte (bregma) e occipício aparecem sucessivamente sobre o limite anterior do períneo. Após o nascimento da cabeça, o occipício inclina-se para trás na direção do ânus. A seguir, o mento sofre rotação externa para o lado ao qual estava originalmente direcionado, e os ombros desprendem-se como ocorre na apresentação cefálica clássica.

Algumas vezes, ocorre edema significativo a ponto de deformar a face. Ao mesmo tempo, o crânio sofre considerável moldagem, o que se manifesta por aumento no comprimento do diâmetro occipitomentoniano da cabeça.

Manejo

Não havendo contração de pelve e com trabalho de parto efetivo, em geral a evolução é para parto vaginal bem-sucedido. Provavelmente, é melhor realizar a monitoração da frequência cardíaca fetal com dispositivos externos a fim de evitar danos à face e aos olhos. Considerando que as apresentações de face em fetos a termo são mais comuns quando há algum grau de contração do estreito superior da pelve, com frequência há indicação de cesariana. Manobras de conversão manual das apresentações de face para cefálica fletida, rotação manual ou a fórceps de apresentação mentoposterior persistente a mentoanterior, bem como versão e extração podálica interna, são perigosas e não devem ser tentadas. O parto de uma apresentação de face com mento anterior pode ser completado usando-se fórceps baixo ou de alívio, sendo descrito no Capítulo 29 (p. 562).

■ Apresentação de fronte

Esta rara apresentação é diagnosticada quando a parte da cabeça fetal entre o rebordo orbital e a fontanela anterior apresenta-se no estreito superior da pelve. Como mostra a Figura 23-8, a cabeça fetal ocupa uma posição a meio caminho entre flexão plena (occipício) e extensão plena (face). Exceto nos casos em que a cabeça fetal é pequena ou a pelve muito grande, a insinuação da cabeça e seu subsequente desprendimento não são possíveis enquanto persistir a apresentação de fronte.

As causas da apresentação de fronte persistente são as mesmas da apresentação de face. A apresentação de fronte costuma ser instável e tende a se converter em apresentação de face ou de occipício (Cruikshank, 1973). A apresentação pode ser identificada com palpação abdominal quando tanto o occipício quanto o mento são facilmente palpados, mas em geral

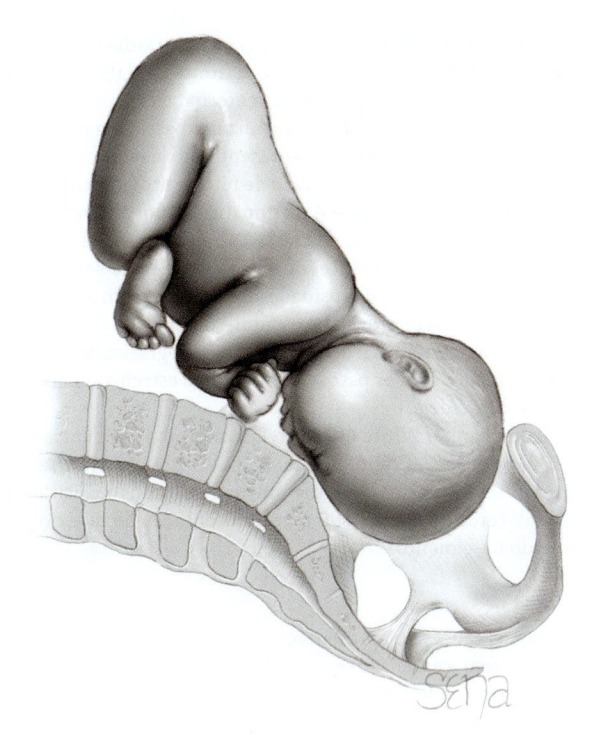

FIGURA 23-8 Apresentação de fronte posterior.

se faz necessário o toque vaginal. As suturas frontais, a grande fontanela anterior, o rebordo orbital, os olhos e a base do nariz são percebidos ao exame vaginal, mas nem a boca nem o mento podem ser palpados.

No caso de fetos muito pequenos e de pelves grandes, o trabalho de parto costuma ser fácil. No caso de fetos maiores, costuma ser difícil. Isso ocorre porque a insinuação é impossível até que haja moldagem acentuada que encurte o diâmetro occipitomentoniano ou, mais comumente, até que haja flexão do pescoço até uma apresentação de occipício ou extensão para apresentação de face. A moldagem considerável essencial para que haja parto vaginal nos casos com apresentação de fronte persistente caracteristicamente produz deformação da cabeça. A bossa serossanguínea (*caput succedaneum*) encontra-se sobre a fronte, podendo ser tão extensa que torna impossível a identificação do supercílio pelo toque. Nesses casos, a fronte é proeminente e quadrada, havendo redução do diâmetro occipitomentoniano.

Nas apresentações de fronte transitórias, o prognóstico depende da apresentação final. Se persistir a fronte, o prognóstico é ruim para parto vaginal a não ser que o feto seja pequeno ou o canal de parto seja suficientemente amplo. Os princípios do manejo são os mesmos apontados para a apresentação de face.

■ Situação transversa

Nesta posição, o eixo longo do feto mostra-se aproximadamente perpendicular ao materno. Quando o eixo longitudinal forma um ângulo agudo, o resultado é a *situação oblíqua*. Esta última em geral é apenas transitória, pois dela resulta a situação longitudinal ou a situação transversa no momento do parto. Por esse motivo, na Grã-Bretanha, a situação oblíqua é denominada *situação instável*.

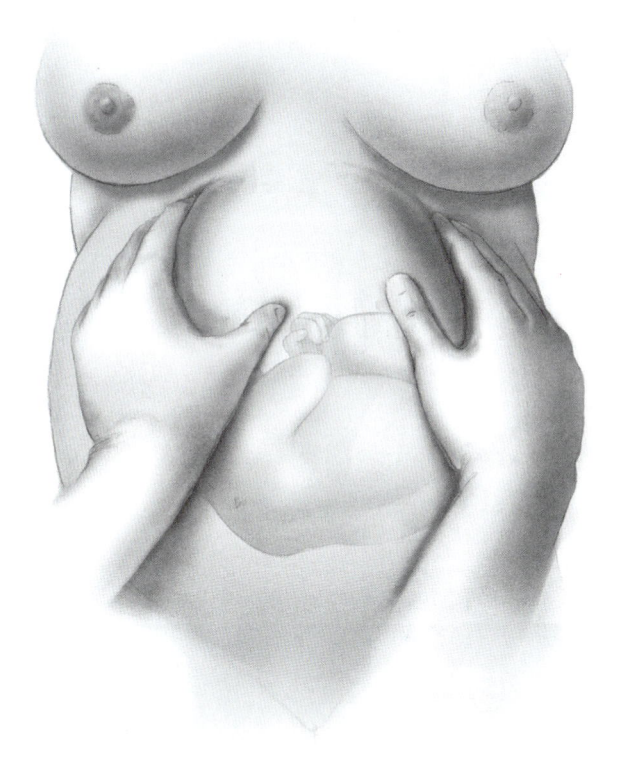

FIGURA 23-9 Manobra de Leopold realizada em gestante com feto em situação transversa, em posição acromiodorsoanterior direita.

Na situação transversa, o ombro em geral posiciona-se sobre o estreito superior da pelve. A cabeça ocupa uma fossa ilíaca, e a nádega, a outra. Com isso, ocorre a *apresentação córmica (de ombro)*, na qual o lado da mãe em que o acrômio está apoiado determina a designação da situação fetal como acrômio direita e acrômio esquerda. E, como em qualquer posição as costas do feto podem estar direcionadas anterior ou posteriormente e superior ou inferiormente, costuma-se distinguir as variedades também como dorsoanterior e dorsoposterior (Fig. 23-9).

Em geral, a situação transversa é facilmente identificada, com frequência já à inspeção. O abdome costuma ser largo, e o fundo do útero estende-se pouco acima da cicatriz umbilical. Não se detecta polo fetal no fundo, e a cabeça pesquisada com balotamento é encontrada em uma das fossas ilíacas, enquanto a nádega é encontrada na outra. A posição das costas pode ser rapidamente identificada. Quando as costas do feto estão direcionadas anteriormente, identifica-se um plano rígido resistente atravessando a parte frontal do abdome. Se estiverem direcionadas no sentido posterior, serão identificadas nodulações irregulares representando pequenas partes fetais ao longo da parede abdominal.

Ao exame vaginal, nos estágios iniciais do trabalho de parto, se a região lateral do tórax for alcançada, ela poderá ser identificada pela sensação de "grelha" produzida pelas costelas. Com maior dilatação, a escápula e a clavícula serão identificadas do lado oposto do tórax. A posição da axila indica o lado da mãe contra o qual o ombro está direcionado.

A situação transversa foi encontrada em 1 a cada 322 partos de feto único (0,3%) tanto na Mayo Clinic quanto no University of Iowa Hospital (Cruikshank, 1973; Johnson, 1964). Esses dados são semelhantes aos encontrados no Parkland Hospital – cerca de 1 a cada 335 partos de feto único.

Etiologia

Entre as causas mais comuns de situação transversa estão: (1) relaxamento da parede abdominal causado por várias gestações; (2) prematuridade; (3) placenta prévia; (4) anomalia na anatomia uterina; (5) polidrâmnios; e (6) contração da pelve.

As mulheres com quatro ou mais partos têm incidência 10 vezes maior de feto em situação transversa em comparação com as nulíparas. Um abdome relaxado e pendular permite que o útero tombe para a frente, defletindo o eixo longo do feto e afastando-o do eixo do canal do parto para uma situação oblíqua ou transversa. A placenta prévia e a contração da pelve atuam de forma semelhante. Uma situação transversa ou oblíqua ocasionalmente ocorre durante o trabalho de parto a partir de uma posição longitudinal inicial.

Mecanismo do parto

O parto espontâneo de um feto inteiramente desenvolvido é impossível com a situação transversa persistente. Após ruptura das membranas, se o trabalho de parto prosseguir, o ombro do feto é forçado para dentro da pelve, e o braço correspondente costuma sofrer prolapso (Fig. 23-10). Após um pouco de descida, o ombro é parado pelas margens do estreito superior da pelve. À medida que o trabalho de parto prossegue, o ombro mantém-se firmemente impactado na parte superior da pelve. Em seguida, o útero contrai-se vigorosamente na tentativa infrutífera de vencer o obstáculo. Com o passar do tempo, um anel de retração torna-se cada vez mais alto e mais notável. Nesses casos de *situação transversa negligenciada*, o útero acaba sofrendo ruptura. Mesmo quando não ocorre essa complicação, a morbidade é alta em razão de

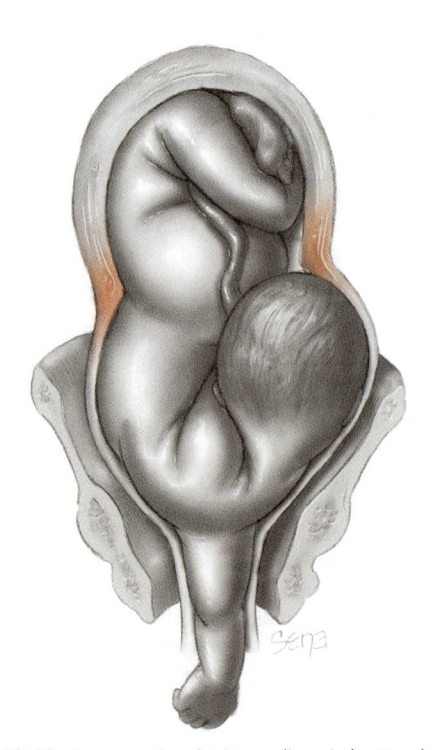

FIGURA 23-10 Apresentação córmica negligenciada. Uma banda muscular espessa formando um anel de retração patológico desenvolveu-se imediatamente acima do segmento uterino inferior menos espesso. A força gerada durante a contração uterina é dirigida centripetamente sobre o nível do anel de retração patológico e acima dele. Com isso, há estiramento e maior possibilidade ruptura desse segmento inferior mais delgado abaixo do anel de retração.

associação frequente com placenta prévia, maior probabilidade de prolapso de cordão e necessidade de grandes esforços operatórios.

Se o feto for pequeno – em geral < 800 g – e a pelve for grande, o parto espontâneo é possível, mesmo persistindo a situação anormal. O feto é comprimido com a cabeça forçada contra o abdome. Uma porção da parede torácica abaixo do ombro torna-se a região que primeiro surge na vulva. Em seguida, a cabeça e o tórax atravessam a cavidade pélvica ao mesmo tempo. O feto – dobrado sobre si mesmo e, por isso, algumas vezes chamada *conduplicato corpore* – é expelido.

Manejo

O trabalho de parto ativo em gestantes com feto em situação transversa é indicação para cesariana. Antes do do trabalho de parto, ou logo no início dele, com as membranas intactas e na ausência de outras complicações, podem-se tentar manobras externas para versão. Se a cabeça fetal puder ser manobrada com manipulação abdominal e dirigida para dentro da pelve, deverá ser mantida ali durante as contrações seguintes na tentativa de fixá-la nessa posição.

Com a cesariana, visto que nem os pés nem a cabeça do feto ocupam o segmento inferior do útero, uma incisão transversa baixa do útero pode dificultar a extração do feto, especialmente nas apresentações dorsoanteriores. Por causa disso, uma incisão de histerotomia vertical costuma ser indicada.

■ Apresentação composta

Nesse caso, uma extremidade sofre prolapso ao lado da parte de apresentação, e ambos se apresentam simultaneamente na pelve (Fig. 23-11). Goplerud e Eastman (1953) identificaram prolapso de mão ou braço junto à cabeça em 1 a cada 700 partos. Muito menos comum foi a ocorrência de prolapso de um ou de ambos os membros inferiores ao lado de apresentação cefálica ou uma mão junto com a nádega. No Parkland Hospital, foram identificadas apresentações compostas em apenas 68 de mais de 70.000 partos de fetos únicos – uma incidência de cerca de 1 em 1.000. As causas das apresentações compostas são condições que impeçam a oclusão total do estreito superior da pelve pela cabeça do feto, incluindo o trabalho de parto pré-termo.

Na maioria dos casos, a parte que sofre prolapso deve ser ignorada, pois com frequência não irá interferir no trabalho de parto. Se o braço sofrer prolapso ao lado da cabeça, deverá ser cuidadosamente observado para se certificar de que irá se retrair, abrindo caminho para a descida da parte de apresentação. Caso não se retraia e se houver indícios de que esteja impedindo a descida da cabeça, o braço poderá ser gentilmente empurrado para cima ao mesmo tempo em que se empurra a cabeça para baixo com pressão sobre o fundo uterino.

De forma geral, as taxas de mortalidade e morbidade perinatais mostram-se aumentadas como resultado de parto pré-termo, prolapso de cordão e procedimentos obstétricos traumáticos concomitantes. É raro haver lesão grave do antebraço (Kwok, 2015; Tebes, 1999).

COMPLICAÇÕES COM A DISTOCIA

■ Complicações maternas

A distocia, em particular nos casos com trabalho de parto prolongado, estão associadas a aumento na incidência de diversas complicações obstétricas e neonatais comuns. As *infecções*, seja corioamnionite intraparto ou infecção pélvica pós-parto, são mais comuns nos trabalhos de parto prolongados e assistemáticos. As taxas de *hemorragia pós-parto* causada por atonia estão aumentadas nos partos prolongados e estimulados. Também ocorrem *lacerações uterinas com histerotomia* com maior incidência se a cabeça do feto estiver impactada na pelve.

A *ruptura uterina* é outro risco. O adelgaçamento anormal do segmento inferior do útero representa perigo real durante os trabalhos de parto prolongados, em particular nas multíparas e nas gestantes submetidas a cesariana prévia. Quando a desproporção é tão grande a ponto de impedir a insinuação ou a descida, o segmento uterino inferior sofre estiramento crescente, podendo haver ruptura. Em tais casos, o *anel de contração* normal costuma estar exagerado, como aquele mostrado na Figura 23-10.

Esses anéis de retração patológicos são constrições localizadas do útero que se desenvolvem em associação a trabalhos de

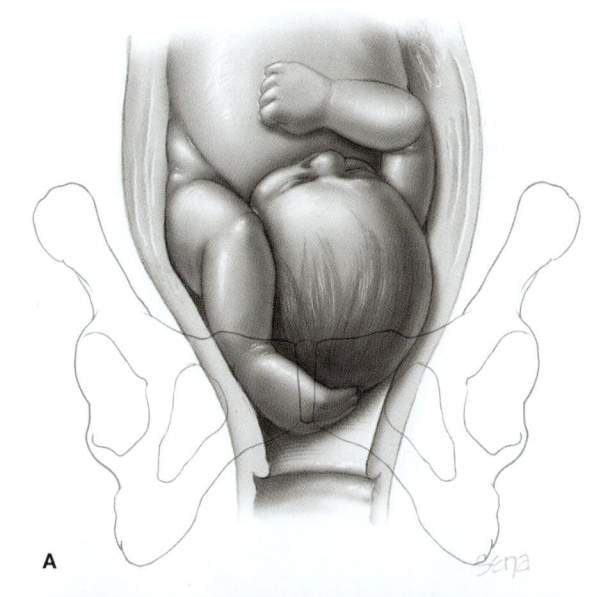

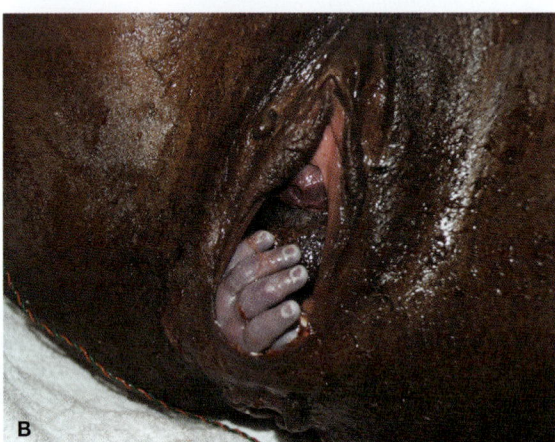

FIGURA 23-11 Apresentação composta. **A.** A mão esquerda está à frente da cabeça. Com a evolução do parto, é possível que mão e braço sejam retraídos do canal de parto, e a cabeça pode descer normalmente. **B.** Fotografia de um pequeno feto de 34 semanas com apresentação composta que nasceu sem interocorrências com a mão se apresentando à frente. (Usada com permissão de Dr. Elizabeth Mosier.)

parto obstruídos prolongados. Raramente encontrado hoje, o *anel de retração patológico de Bandl* está associado a estiramento e adelgaçamento marcantes do segmento uterino inferior. Na prática contemporânea, após o nascimento do primeiro gêmeo, às vezes pode se desenvolver um anel patológico na forma de constrições em ampulheta do útero. A faixa pode ser vista claramente como uma indentação no útero e significa ruptura iminente do segmento uterino inferior. Algumas vezes, o anel pode ser relaxado, e o parto pode ser realizado com anestesia geral, mas ocasionalmente a cesariana imediata garante melhor prognóstico para o segundo gêmeo (Cap. 45, p. 890).

Pode haver a *formação de fístula* resultante de distocia, quando a parte de apresentação está firmemente encunhada no estreito superior da pelve. Os tecidos do canal do parto entre a apresentação e a parede pélvica ficam sujeitos a pressão excessiva. Em razão da circulação prejudicada, pode haver necrose, que se tornará evidente vários dias após o parto sob a forma de fístulas vesicovaginais, vesicocervicais ou retovaginais. Na maioria das vezes, a necrose causada por pressão ocorre após um segundo estágio prolongado. É raro que essas fístulas sejam observadas atualmente, exceto nos países subdesenvolvidos.

A *lesão do assoalho pélvico* durante a gestação e o parto ganhou atenção recentemente. O assoalho pélvico fica exposto à compressão direta pela cabeça fetal e à pressão para baixo produzida pelos esforços expulsivos maternos. Essas forças produzem estiramento e distensão do assoalho pélvico, resultando em alterações funcionais e anatômicas da musculatura, dos nervos e do tecido conectivo. Evidências crescentes sugerem que esses efeitos sobre o assoalho pélvico durante o nascimento podem afetar a continência urinária ou anal, além da sustentação pélvica. Essas relações são discutidas no Capítulo 30 (p. 568).

Pode ocorrer *lesão de nervo do membro inferior* na mãe após segundo período do trabalho de parto prolongado. Wong e colaboradores (2003) revisaram as lesões neurológicas associadas ao trabalho de parto e ao nascimento envolvendo os membros inferiores. O mecanismo mais comum é a compressão externa do nervo fibular comum (anteriormente denominado peroneal comum). Em geral, essa lesão é causada por posicionamento inadequado da perna no estribo da mesa de parto, principalmente em caso de prolongamento do segundo período. Esta e outras lesões são discutidas no Capítulo 36 (p. 661). Felizmente, na maioria das mulheres os sintomas desaparecem no prazo de 6 meses pós-parto.

■ Complicações perinatais

De forma semelhante ao que acontece com as parturientes, a incidência de sepse fetal perinatal é maior nos partos prolongados. A bossa serossanguínea (*caput succedaneum*) e a *moldagem* costumam ocorrer e podem ser significativass (Fig. 22-16, p. 431)) (Buchmann, 2008). Traumatismos mecânicos como lesão de nervo, fraturas e cefaloematoma também são mais frequentes e são discutidos em detalhes no Capítulo 33 (p. 627).

REFERÊNCIAS

Acker DB, Gregory KD, Sachs BP, et al: Risk factors for Erb-Duchenne palsy. Obstet Gynecol 71:389, 1988

Alexander J: MFMU Cesarean Registry: labor characteristics of women undergoing cesarean delivery for dystocia. Am J Obstet Gynecol 189(6):S138, 2003

Allen VM, Baskett TF, O'Connell CM, et al: Maternal and perinatal outcomes with increasing duration of the second stage of labor. Obstet Gynecol 113(6):1248, 2009

American College of Obstetricians and Gynecologists, Society for Maternal–Fetal Medicine: Safe prevention of the primary cesarean delivery. Obstetric Care Consensus No. 1, March 2014, Reaffirmed 2016

Amorosa LF, Amorosa JH, Wellman DS, et al: Management of pelvic injuries in pregnancy. Orthop Clin North Am 44(3):301, 2013

Bashiri A, Burstein E, Bar-David J, et al: Face and brow presentation: independent risk factors. J Matern Fetal Neonatal Med 21(6):357, 2008

Bleich AT, Alexander JM, McIntire DD, et al: An analysis of second-stage labor beyond 3 hours in nulliparous women. Am J Perinatol 29:717, 2012

Buchmann EJ, Libhaber E: Sagittal suture overlap in cephalopelvic disproportion: blinded and non-participant assessment. Acta Obstet Gynecol Scand 87(7):731, 2008

Caldeyro-Barcia R, Alvarez H, Reynolds SR: A better understanding of uterine contractility through simultaneous recording with an internal and a seven channel external method. Surg Obstet Gynecol 91:641, 1950

Chen HY, Huang SC: Evaluation of midpelvic contraction. Int Surg 67:516, 1982

Cheng YW, Hopkins LM, Caughey AB: How long is too long: does a prolonged second stage of labor in nulliparous women affect maternal and neonatal outcomes? Am J Obstet Gynecol 191(3):933, 2004

Cheng YW, Shaffer BL, Bryant AS, et al: Length of the first stage of labor and associated perinatal outcomes in nulliparous women. Obstet Gynecol 116(5):1127, 2010

Cibils LA, Hendricks CH: Normal labor in vertex presentation. Am J Obstet Gynecol 91:385, 1965

Cohen W: Influence of the duration of second stage labor on perinatal outcome and puerperal morbidity. Obstet Gynecol 49:266, 1977

Cohen W, Friedman EA: Management of Labor. Baltimore, University Park Press, 1983

Cohen WR, Friedman EA: Misguided guidelines for managing labor. Am J Obstet Gynecol 212(6):753.e1, 2015a

Cohen WR, Friedman EA: Perils of the new labor management guidelines. Am J Obstet Gynecol 212(4):420, 2015b

Cruikshank DP, White CA: Obstetric malpresentations: twenty years' experience. Am J Obstet Gynecol 116:1097, 1973

Duff P: Diagnosis and management of face presentation. Obstet Gynecol 57:105, 1981

Eller WC, Mengert WF: Recognition of mid-pelvic contraction. Am J Obstet Gynecol 53:252, 1947

Ferguson JE, Newberry YG, DeAngelis GA, et al: The fetal-pelvic index has minimal utility in predicting fetal-pelvic disproportion. Am J Obstet Gynecol 179:1186, 1998

Floberg J, Belfrage P, Ohlsén H: Influence of pelvic outlet capacity on labor. A prospective pelvimetry study of 1,429 unselected primiparas. Acta Obstet Gynecol Scand 66:121, 1987

Fraser WD, Marcoux S, Krauss I, et al: Multicenter, randomized, controlled trial of delayed pushing for nulliparous women in the second stage of labor with continuous epidural analgesia. Am J Obstet Gynecol 182:1165, 2000

Friedman E: The graphic analysis of labor. Am J Obstet Gynecol 68:1568, 1954

Friedman EA: Labor. Clinical Evaluation and Management, 2nd ed. New York, Appleton-Century-Crofts, 1978

Friedman EA: Primigravid labor; a graphicostatistical analysis. Obstet Gynecol 6(6):567, 1955

Friedman EA, Sachtleben MR: Station of the fetal presenting part II: effect on the course of labor. Am J Obstet Gynecol 93:530, 1965

Friedman EA, Sachtleben MR: Station of the fetal presenting part IV: arrest of descent in nulliparas. Obstet Gynecol 47:129, 1976

Fuchs K, Peretz BA, Marcovici R, et al: The grand multipara—is it a problem? Int J Gynaecol Obstet 73:321, 1985

Gambling DR, Sharma SK, Ramin SM, et al: A randomized study of combined spinal-epidural analgesia versus intravenous meperidine during labor: impact on cesarean delivery rate. Anesthesiology 89(6):1336, 1998

Goplerud J, Eastman NJ: Compound presentation: survey of 65 cases. Obstet Gynecol 1:59, 1953

Grobman WA, Bailit J, Lai Y, et al: Association of the duration of active pushing with obstetric outcomes. Obstet Gynecol 127(4):667, 2016

Handa VL, Laros RK: Active-phase arrest in labor: predictors of cesarean delivery in a nulliparous population. Obstet Gynecol 81:758, 1993

Hannah M, Ohlsson A, Farine D, et al: International Term PROM Trial: a RCT of induction of labor for prelabor rupture of membranes at term. Am J Obstet Gynecol 174:303, 1996

Hannah ME, Hodnett ED, Willan A, et al: Prelabor rupture of the membranes at term: expectant management at home or in hospital? Obstet Gynecol 96:533, 2000

Hansen SL, Clark SL, Foster JC: Active pushing versus passive fetal descent in the second stage of labor: a randomized controlled trial. Obstet Gynecol 99:29, 2002

Harper LM, Caughey AB, Roehl KA, et al: Defining an abnormal first stage of labor based on maternal and neonatal outcomes. Am J Obstet Gynecol 210(6):536.e1, 2014

Hauth JC, Hankins GD, Gilstrap LC III: Uterine contraction pressures achieved in parturients with active phase arrest. Obstet Gynecol 78:344, 1991

Hauth JC, Hankins GD, Gilstrap LC III, et al: Uterine contraction pressures with oxytocin induction/augmentation. Obstet Gynecol 68:305, 1986

Hellman LM, Epperson JW, Connally F: Face and brow presentation: the experience of the Johns Hopkins Hospital, 1896 to 1948. Am J Obstet Gynecol 59:831, 1950

Hendricks CH, Quilligan EJ, Tyler AB, et al: Pressure relationships between intervillous space and amniotic fluid in human term pregnancy. Am J Obstet Gynecol 77:1028, 1959

Hillis DS: Diagnosis of contracted pelvis by the impression method. Surg Gynecol Obstet 51:857, 1930

Johnson CE: Transverse presentation of the fetus. JAMA 187:642, 1964

Kaltreider DF: Criteria of midplane contraction. Am J Obstet Gynecol 63:392, 1952

Korhonen U, Taipale P, Heinonen S: Fetal pelvic index to predict cephalopelvic disproportion-a retrospective clinical cohort study. Acta Obstet Gynecol Scand 94(6):615, 2015

Kwok CS, Judkins CL, Sherratt M: Forearm injury associated with compound presentation and prolonged labour. J Neonatal Surg 4(3):40, 2015

Larks SD: Electrohysterography. Springfield, Thomas, 1960

Laughon SK, Berghella V, Reddy UM, et al: Neonatal and maternal outcomes with prolonged second stage of labor. Obstet Gynecol 124(1):57, 2014

Le Ray C, Audibert F, Goffinet F, et al: When to stop pushing: effects of duration of second-stage expulsion efforts on maternal and neonatal outcomes in nulliparous women with epidural analgesia. Am J Obstet Gynecol 201(4):361.e1, 2009

Leveno KJ, Nelson DB, McIntire DD: Second-stage labor: how long is too long? Am J Obstet Gynecol 214(4):484, 2016

Mahon TR, Chazotte C, Cohen WR: Short labor: characteristics and outcome. Obstet Gynecol 84:47, 1994

Manyonda IT, Shaw DE, Drife JO: The effect of delayed pushing in the second stage of labor with continuous lumbar epidural analgesia. Acta Obstet Gynecol Scand 69:291, 1990

Marte K, Voutsos L: Reduction in the cesarean delivery rate after obstetric care consensus guideline implementation. Obstet Gynecol 128(6):1445, 2016

Martin JA, Hamilton BE, Osterman MJ, et al: Births: final data for 2013. Natl Vital Stat Rep 64(1):1, 2015

McCarthy S: Magnetic resonance imaging in obstetrics and gynecology. Magn Reson Imaging 4:59, 1986

Mengert WF: Estimation of pelvic capacity. JAMA 138:169, 1948

Menticoglou SM, Manning F, Harman C, et al: Perinatal outcomes in relation to second-stage duration. Am J Obstet Gynecol 173:906, 1995a

Menticoglou SM, Perlman M, Manning FA: High cervical spinal cord injury in neonates delivered with forceps: report of 15 cases. Obstet Gynecol 86:589, 1995b

Moore MM, Shearer DR: Fetal dose estimates for CT pelvimetry. Radiology 171:265, 1989

Mozurkewich E, Chilimigras J, Koepke E, et al: Indications for induction of labour: a best-evidence review. BJOG 116(5):626, 2009

Mueller P: About the prognosis for delivery with a narrow pelvis. Arch Gynaekol 27:311, 1885

Nelson DB, McIntire DD, Leveno KJ: Relationship of the length of the first stage of labor to the length of the second stage. Obstet Gynecol 122:27, 2013

Olah KS, Neilson J: Failure to progress in the management of labour. BJOG 101:1, 1994

Passos F, Cardose K, Coelho AM, et al: Antibiotic prophylaxis in premature rupture of membranes at term. Obstet Gynecol 120:1045, 2012

Pattinson RC, Cuthbert A, Vannevel V: Pelvimetry for fetal cephalic presentations at or near term for deciding on mode of delivery. Cochrane Database Syst Rev 3:CD000161, 2017

Peleg D, Hannah ME, Hodnett ED, et al: Predictors of cesarean delivery after prelabor rupture of membranes at term. Obstet Gynecol 93:1031, 1999

Plunkett BA, Lin A, Wong CA, et al: Management of the second stage of labor in nulliparas with continuous epidural analgesia. Obstet Gynecol 102:109, 2003

Reynolds SR, Heard OO, Bruns P, et al: A multichannel strain-gauge tocodynamometer: an instrument for studying patterns of uterine contractions in pregnant women. Bull Johns Hopkins Hosp 82:446, 1948

Rosenbloom JI, Stout MJ, Tuuli MG, et al: New labor management guidelines and changes in cesarean delivery patterns. Am J Obstet Gynecol October 14, 2017 [Epub ahead of print]

Roshanfekr D, Blakemore KJ, Lee J, et al: Station at onset of active labor in nulliparous patients and risk of cesarean delivery. Obstet Gynecol 93:329, 1999

Rouse DJ, Owen J, Hauth JC: Active-phase labor arrest: oxytocin augmentation for at least 4 hours. Obstet Gynecol 93:323, 1999

Rouse DJ, Weiner SJ, Bloom SL, et al: Second-stage labor duration in nulliparous women: relationship to maternal and perinatal outcomes. Am J Obstet Gynecol 201(4):357.e1, 2009

Satin AJ, Maberry MC, Leveno KJ, et al: Chorioamnionitis: a harbinger of dystocia. Obstet Gynecol 79:913, 1992

Shaffer BL, Cheng YW, Vargas JE, et al: Face presentation: predictors and delivery route. Am J Obstet Gynecol 194(5):e10, 2006

Sharma SK, McIntire DD, Wiley J, et al: Labor analgesia and cesarean delivery: an individual patient meta-analysis of nulliparous women. Anesthesiology 100(1):142, 2004

Sheiner E, Levy A, Mazor M: Precipitate labor: higher rates of maternal complications. Eur J Obstet Gynecol Reprod Biol 116(1):43, 2004

Sporri S, Hanggi W, Brahetti A, et al: Pelvimetry by magnetic resonance imaging as a diagnostic tool to evaluate dystocia. Obstet Gynecol 89:902, 1997

Stark DD, McCarthy SM, Filly RA, et al: Pelvimetry by magnetic resonance imaging. Am J Radiol 144:947, 1985

Tebes CC, Mehta P, Calhoun DA, et al: Congenital ischemic forearm necrosis associated with a compound presentation. J Matern Fetal Med 8:281, 1999

Thoms H: The obstetrical significance of pelvic variations: a study of 450 primiparous women. BMJ 2:210, 1937

Thorp JM Jr, Pahel-Short L, Bowes WA Jr: The Mueller-Hillis maneuver: can it be used to predict dystocia? Obstet Gynecol 82:519, 1993

Thurnau GR, Scates DH, Morgan MA: The fetal-pelvic index: a method of identifying fetal-pelvic disproportion in women attempting vaginal birth after previous cesarean delivery. Am J Obstet Gynecol 165:353, 1991

Vallier HA, Cureton BA, Schubeck D: Pregnancy outcomes after pelvic ring injury. J Orthop Trauma 26(5):302, 2012

Wilson-Leedy JG, DiSilvestro AJ, Repke JT, et al: Reduction in the cesarean delivery rate after Obstetric Care Consensus guideline implementation. Obstet Gynecol 128(1):145, 2016

Wong CA, Scavone BM, Dugan S, et al: Incidence of postpartum lumbosacral spine and lower extremity nerve injuries. Obstet Gynecol 101:279, 2003

World Health Organization: Partographic management of labour. Lancet 343:1399, 1994

Zaretsky MV, Alexander JM, McIntire DD, et al: Magnetic resonance imaging pelvimetry and the prediction of labor dystocia. Obstet Gynecol 106:919, 2005

Zhang J, Landy HJ, Branch DW, et al: Contemporary patterns of spontaneous labor with normal neonatal outcomes. Obstet Gynecol 116:1281, 2010

Zhang J, Troendle JF, Yancey MK: Reassessing the labor curve in nulliparous women. Am J Obstet Gynecol 187(4):824, 2002

CAPÍTULO 24

Avaliação intraparto

MONITORAÇÃO FETAL ELETRÔNICA 457

OUTRAS TÉCNICAS DE AVALIAÇÃO INTRAPARTO 470

ESTADO FETAL NÃO TRANQUILIZADOR 472

MECÔNIO NO LÍQUIDO AMNIÓTICO 474

PADRÕES DE FREQUÊNCIA CARDÍACA FETAL
E LESÃO ENCEFÁLICA 476

RECOMENDAÇÕES ATUAIS 478

MONITORAÇÃO DA ATIVIDADE UTERINA
INTRAPARTO 478

Para estudar as forças exercidas pelo trabalho de parto, foi inserida uma bolsa de borracha no útero, a qual foi conectada a um manômetro. Dessa forma, descobriu-se que a pressão intrauterina, nos intervalos entre as contrações, era representada por uma coluna de mercúrio com 20 milímetros de altura, 5 dos quais se deviam à tonicidade das paredes e 15, ao seu conteúdo. Durante as dores, contudo, o mercúrio subia de forma considerável, alcançando uma altura de 80 a 250 milímetros.

— J. Whitridge Williams (1903)

Pouca coisa foi escrita na primeira edição deste livro sobre o monitoramento do feto durante o trabalho de parto. Muito tempo depois, foi adotada a ausculta periódica dos batimentos cardíacos fetais com um fetoscópio. Essas práticas foram eclipsadas no final da década de 1960 e início da década de 1970 pelo desenvolvimento do monitoramento fetal eletrônico (Hon, 1958). Esperava-se que a representação contínua em papel de gráfico da frequência cardíaca fetal fosse potencialmente diagnóstica na avaliação dos eventos fisiopatológicos que acometem o feto.

Quando introduzida pela primeira vez, a monitoração eletrônica da frequência cardíaca fetal era utilizada principalmente nas gestações complicadas, mas gradativamente passou a ser empregada na maioria das gestações. Hoje, mais de 85% de todos os nascidos vivos nos Estados Unidos são submetidos à monitoração fetal eletrônica (Ananth, 2013).

MONITORAÇÃO FETAL ELETRÔNICA

■ Monitoração eletrônica interna (direta)

A monitoração cardíaca fetal direta é realizada conectando-se um eletrodo helicoidal bipolar diretamente no feto (Fig. 24-1). O cabo do eletrodo penetra no couro cabeludo fetal, e o segundo polo é um braço de metal no eletrodo. O sinal cardíaco fetal elétrico – onda P, complexo QRS e onda T – é amplificado e transmitido a um

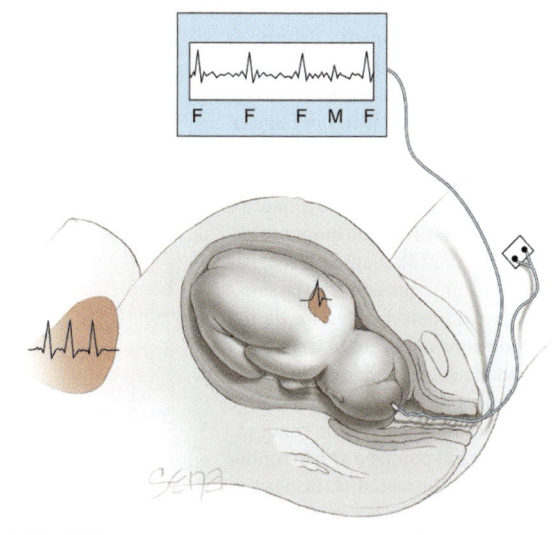

FIGURA 24-1 Monitoração fetal eletrônica interna. Ilustração esquemática de um eletrodo bipolar conectado ao couro cabeludo fetal para detectar complexos QRS do feto (F). A figura também ilustra a frequência cardíaca materna e o complexo elétrico correspondente (M) detectado.

cardiotacômetro para o cálculo da frequência cardíaca. A voltagem de pico da onda R é o componente do eletrocardiograma (ECG) fetal detectado de forma mais confiável.

A Figura 24-2 ilustra um exemplo do método de processamento da frequência cardíaca fetal que é utilizado quando se recorre a um eletrodo fixado ao couro cabeludo. O tempo (t) em milissegundos entre as ondas R fetais é captado pelo cardiotacômetro, no qual uma nova frequência cardíaca fetal é exibida após a chegada de cada nova onda R. A figura também ilustra uma contração atrial prematura, que foi computada como aceleração da frequência cardíaca porque o intervalo (t_2) é mais curto que o precedente (t_1). O processo de computação contínua da frequência cardíaca fetal de uma onda R à seguinte é conhecido como *variabilidade entre batimentos* (ou *variabilidade batida a batida*).

Os complexos cardíacos elétricos detectados pelo eletrodo incluem os que são gerados pela mãe. Porém, a amplitude de sinal do ECG materno é diminuída quando registrada através do eletrodo no couro cabeludo fetal, sendo mascarada pelo ECG fetal. A Figura 24-3 ilustra os registros simultâneos dos sinais de ECG da parede torácica materna e dos sinais de ECG do eletrodo do couro cabeludo fetal. Esse feto tem contrações atriais prematuras que fazem o cardiotacômetro buscar, de maneira rápida e errática, novas frequências cardíacas, resultando na formação de picos (*spiking*) mostrada no traçado do monitor fetal padronizado. É importante salientar que, quando o feto está morto, as ondas R maternas ainda são detectadas pelo eletrodo do couro cabeludo como o próximo sinal mais perceptível e são contadas pelo cardiotacômetro (Fig. 24-4).

■ Monitoração eletrônica externa (indireta)

Embora a ruptura das membranas possa ser evitada, a monitoração externa não oferece a precisão na determinação da frequência cardíaca fetal fornecida pela monitoração interna (Nunes, 2014). Em algumas mulheres – por exemplo, nas obesas – o monitoramento externo pode ser difícil (Brocato, 2017).

Com o monitoramento externo, a frequência cardíaca fetal é detectada através da parede abdominal materna usando o *princípio do ultrassom com Doppler*. As ondas de ultrassom sofrem um desvio de frequência quando são refletidas pelas valvas cardíacas fetais em movimento e pelo sangue pulsátil ejetado durante a sístole (Cap. 10, p. 213). A unidade consiste em um transdutor que emite ultrassom e um sensor para detectar desvios da frequência do som refletido. O transdutor é posicionado sobre o abdome materno, em um local onde detecta melhor a atividade cardíaca fetal. Um gel de condução deve ser aplicado porque o ar não conduz bem as ondas de ultrassom. O dispositivo é mantido na posição por meio de uma cinta elástica. O posicionamento correto melhora a diferenciação entre movimentos cardíacos fetais e pulsações arteriais maternas (Neilson, 2008).

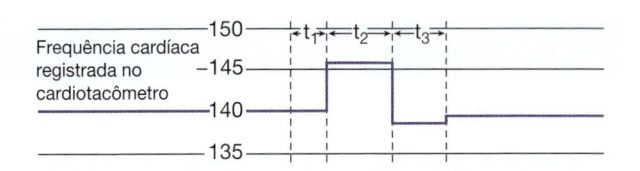

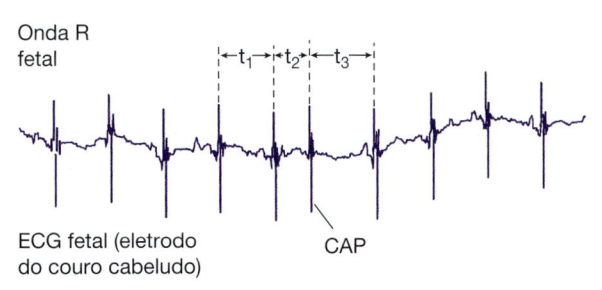

FIGURA 24-2 Ilustração esquemática dos sinais eletrocardiográficos fetais usados para computar a frequência cardíaca contínua, batimento a batimento, com os eletrodos do couro cabeludo. Os intervalos (t_1, t_2, t_3) em milissegundos entre as ondas R fetais sucessivas são usados por um cardiotacômetro para computar a frequência cardíaca fetal instantânea. ECG, eletrocardiograma; CAP, contração atrial prematura.

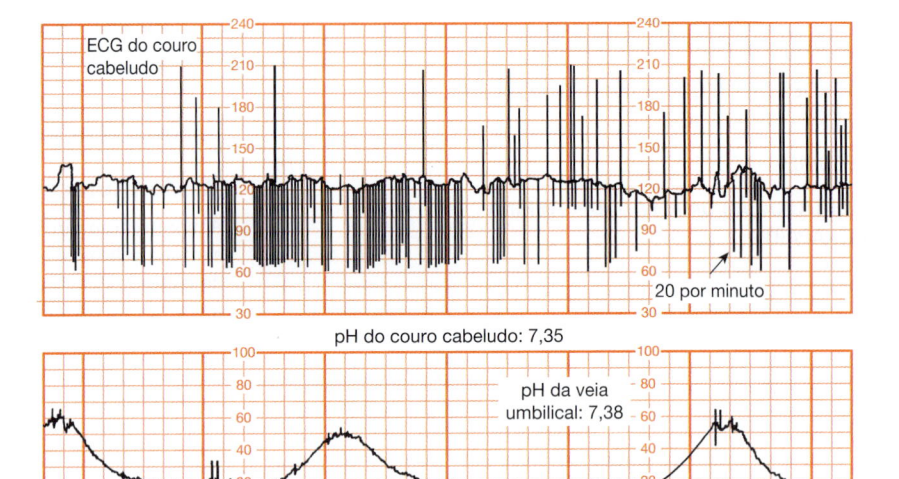

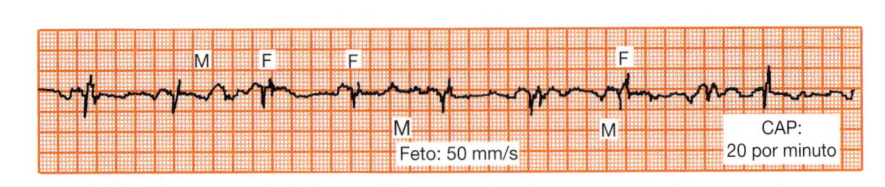

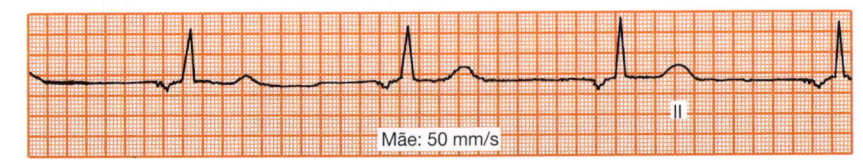

FIGURA 24-3 O traçado superior mostra o traçado da frequência cardíaca do monitor fetal padrão usando o eletrodo do couro cabeludo fetal. Os picos da frequência fetal no traçado do monitor devem-se às contrações atriais prematuras. O segundo painel mostra as contrações correspondentes. Os dois traçados inferiores representam complexos elétricos cardíacos detectados por eletrodos do couro cabeludo fetal e da parede torácica materna. ECG, eletrocardiograma; F, feto; M, mãe; CAP, contração atrial prematura fetal.

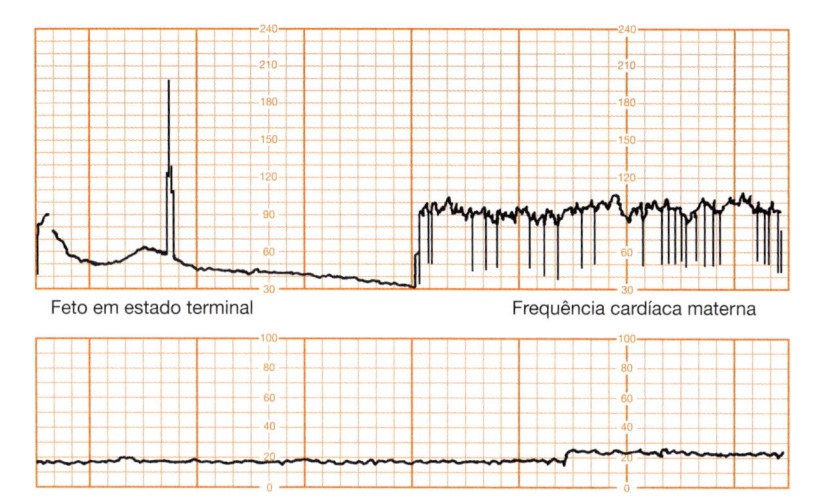

FIGURA 24-4 Descolamento prematuro da placenta. No painel superior, o eletrodo do couro cabeludo fetal detectou primeiro a frequência cardíaca do feto em fase terminal. Depois da morte fetal, o complexo do eletrocardiograma materno foi detectado e registrado. O segundo painel mostra ausência de contrações uterinas.

Os sinais de ultrassom com Doppler são editados eletronicamente antes que os dados da frequência cardíaca fetal sejam impressos no papel do monitor. Os sinais de ultrassom refletidos das valvas cardíacas fetais em movimento são analisados por um microprocessador, que compara os sinais que chegam com o sinal anterior mais recente. Tal processo, chamado *autocorrelação*, baseia-se na premissa de que a frequência cardíaca fetal seja regular e que o "ruído" seja aleatório e sem regularidade. Vários movimentos cardíacos fetais devem ser considerados eletronicamente aceitáveis pelo microprocessador antes que a frequência cardíaca fetal seja impressa. Essa edição eletrônica melhorou muito a qualidade do traçado da frequência cardíaca fetal registrada externamente. Outras características dos monitores fetais atuais incluem a capacidade de monitorar fetos gemelares, o monitoramento simultâneo da frequência cardíaca materna, a visualização do ECG fetal e o registro dos valores da oximetria de pulso materna. Muitos monitores fetais conseguem fornecer uma interface com sistemas de armazenamento de arquivos, o que evita a necessidade de manter os registros de traçados em papel.

Avanços tecnológicos atuais tornaram possível observar monitores da frequência cardíaca fetal a partir de uma localização remota e centralizada. Teoricamente, esperava-se que a capacidade de monitorar várias pacientes simultaneamente melhorasse os desfechos neonatais. Apenas um estudo sobre monitoração fetal centralizada foi publicado. Anderson e colaboradores (2011) avaliaram a capacidade de 12 indivíduos de detectar sinais críticos em traçados de frequência cardíaca fetal em 1, 2 ou 4 monitores. Os resultados mostraram que a precisão da detecção diminuiu à medida que aumentou o número de monitores.

■ Padrões de frequência cardíaca fetal

A interpretação dos padrões de frequência cardíaca fetal pode ser difícil sem definições e nomenclatura. Em um exemplo, Blackwell e colaboradores (2011) pediram a três especialistas em medicina materno-fetal que interpretassem de maneira independente 154 traçados de frequência cardíaca fetal. A concordância entre os examinadores foi ruim quanto aos traçados associados a alterações mais graves e moderada quanto aos padrões menos graves. O National Institute of Child Health and Human Development (NICHD)

Research Planning Workshop (1997) reuniu pesquisadores com experiência no campo para propor definições padronizadas e não ambíguas para a interpretação dos padrões de frequência cardíaca fetal durante o trabalho de parto. O *workshop* foi repetido em 2008. As definições propostas como resultado desse segundo *workshop* são usadas neste capítulo e foram adotadas pelo American College of Obstetricians and Gynecologists (2017a) (Tab. 24-1). É importante entender que a interpretação dos dados eletrônicos da frequência cardíaca fetal se baseia no padrão visual da frequência cardíaca mostrado no papel de gráfico do prontuário. Dessa maneira, a escolha das escalas vertical e horizontal afeta a aparência da frequência cardíaca fetal. Os fatores de escala recomendados pelo *workshop* do NICHD são 30 batimentos por minuto (batimentos/min ou bpm) por centímetro vertical (faixa de 30 a 240 bpm) e velocidade do papel de registro de 3 cm/min. A variação da frequência cardíaca fetal é falsamente demonstrada com a velocidade de papel mais lenta (1 cm/min) em comparação com a da linha de base mais suave registrada a 3 cm/min. Assim, o reconhecimento do padrão pode ser consideravelmente distorcido dependendo dos fatores de escala utilizados.

■ Atividade cardíaca fetal basal

Refere-se às características modais que prevalecem, independentemente das acelerações e desacelerações periódicas associadas às contrações uterinas. As características descritivas da atividade cardíaca fetal basal consistem em *frequência*, variabilidade batida a batida, arritmia fetal e padrões distintos, como as frequências cardíacas fetais *sinusoidais* ou *saltatórias*.

Frequência

Com a maturação progressiva do feto, há uma diminuição da frequência cardíaca. Essa diminuição persiste depois do nascimento, de modo que a frequência média é de 85 bpm com a idade de 8 anos (Tintinalli, 2016). Pillai e James (1990) relataram que a frequência cardíaca fetal basal diminuiu em 24 bpm em média entre 16 semanas de gestação e o termo, ou cerca de 1 bpm por semana. Essa redução gradativa normal da frequência cardíaca fetal parece corresponder à maturação do controle parassimpático (vagal) do coração (Renou, 1969).

A frequência cardíaca fetal basal é a frequência média aproximada, arredondada a incrementos de 5 bpm durante um segmento de traçado de 10 minutos. Em qualquer intervalo de 10 minutos, a duração basal interpretável mínima deve ser de pelo menos 2 minutos. Quando a frequência cardíaca fetal basal f menor que 110 bpm, a condição é conhecida como *bradicardia*. Quando a frequência basal é maior que 160 bpm, a condição é descrita como *taquicardia*. A frequência cardíaca fetal média é considerada o resultado do equilíbrio tônico entre as influências *aceleradoras* e *desaceleradoras* sobre as células de marca-passo. Nesse conceito, o sistema simpático é o fator acelerador, enquanto o sistema parassimpático é o fator desacelerador mediado pela redução vagal da frequência cardíaca (Dawes, 1985). A frequência cardíaca também está sob o controle dos quimiorreceptores arteriais e, por essa razão, hipoxia e hipercapnia podem modular a frequência. A hipoxia mais grave e prolongada, com nível sanguíneo crescente de lactato e acidemia metabólica grave, causa uma redução prolongada da frequência cardíaca (Thakor, 2009).

TABELA 24-1 Definições da monitoração fetal eletrônica

Padrão	Definição

Basal	• FCF média arredondada a incrementos de 5 bpm durante um segmento de 10 minutos, excluindo:
	  – Alterações periódicas ou episódicas
	  – Períodos de variabilidade marcada da FCF
	  – Segmentos de frequência basal que diferem em mais de 25 bpm
	• A frequência basal deve ser determinada por no mínimo 2 minutos em qualquer segmento de 10 minutos, ou a frequência basal desse período é indeterminada. Nesse caso, pode-se referir ao intervalo de 10 minutos anterior para determinar a frequência cardíaca basal.
	• FCF basal normal: 110-160 bpm
	• Taquicardia: FCF basal maior que 160 bpm
	• Bradicardia: FCF basal menor que 110 bpm

Variabilidade basal	• Oscilações da FCF basal com amplitude e frequência irregulares
	• A variabilidade é quantificada visualmente como a amplitude do ápice ao nadir em batimentos por minuto
	  – Ausente: faixa de amplitudes indetectável
	  – Mínima: faixa de amplitudes detectável, mas de 5 bpm ou menos
	  – Moderada (normal): faixa de amplitude de 6-25 bpm
	  – Acentuada: faixa de amplitude maior que 25 bpm

Aceleração	• Aumento súbito detectável visualmente (início até o pico < 30 segundos) na FCF • Com 32 semanas de gestação ou mais, a aceleração tem um pico de 15 bpm ou mais acima da frequência basal, com duração de 15 segundos ou mais, mas menor que 2 minutos entre o início e a recuperação • Com menos de 32 semanas, a aceleração tem um pico de 10 bpm ou mais acima da frequência basal, com duração de 10 segundos ou mais, mas menor que 2 minutos entre o início e a recuperação • A aceleração prolongada dura 2 minutos ou mais, mas menos que 10 minutos • Quando a aceleração dura 10 minutos ou mais, é uma alteração da frequência basal
Desaceleração precoce	• Redução gradativa simétrica e visualmente detectável com recuperação da FCF associada a uma contração uterina • A redução gradativa da FCF é definida entre o início e o ponto mais baixo da FCF de 30 segundos ou mais • A redução da FCF é calculada entre o início e o ponto mais baixo de desaceleração • O nadir da desaceleração ocorre ao mesmo tempo em que há o pico da contração • Na maioria dos casos, o início, o nadir e a recuperação da desaceleração são coincidentes com o início, o pico e o término da contração, respectivamente
Desaceleração tardia	• Redução gradativa simétrica e visualmente detectável com recuperação da FCF associada a uma contração uterina • A redução gradativa da FCF é definida entre o início e o ponto mais baixo da FCF de 30 segundos ou mais • A redução da FCF é calculada entre o início e o ponto mais baixo de desaceleração • A desaceleração é tardia no tempo, com o ponto mais baixo de desaceleração ocorrendo depois do pico de contração • Na maioria dos casos, o início, o nadir e a recuperação da desaceleração acontecem depois do início, do pico e do término da contração, respectivamente
Desaceleração variável	• Reduções súbitas detectáveis visualmente na FCF • Uma redução súbita da FCF é definida entre o início da desaceleração e o início do ponto mais baixo da FCF menor que 30 segundos • A redução da FCF é calculada entre o início e o nadir de desaceleração • A redução da FCF é de 15 bpm ou mais, com duração de 15 segundos ou mais, mas menor que 2 minutos • Quando as desacelerações variáveis estão associadas à contração uterina, seu início, sua profundidade e sua duração geralmente variam com as contrações uterinas subsequentes
Desaceleração prolongada	• Redução visualmente detectável da FCF abaixo da frequência basal • Redução da FCF em relação ao valor basal que é de 15 bpm ou mais, com duração menor que 2 minutos • Quando uma desaceleração tem duração de 10 minutos ou mais, ela é classificada como mudança da linha de base
Padrão sinusoidal	• Padrão oscilante sinusoidal uniforme visualmente detectável da FCF basal, com frequência de ciclo entre 3 e 5 por minuto, que persiste por 20 minutos ou mais

FCF, frequência cardíaca fetal.
Dados de Macones, 2008.

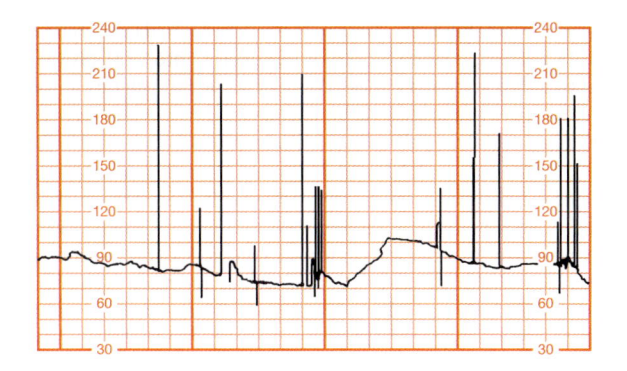

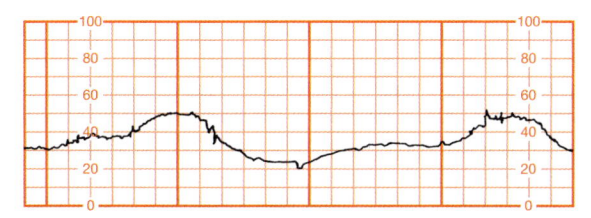

FIGURA 24-5 Bradicardia fetal detectada por um eletrodo do couro cabeludo (*painel superior*) em uma gestação complicada por descolamento prematuro de placenta e subsequente morte fetal. As contrações uterinas concomitantes também são mostradas (*painel inferior*).

Bradicardia. No terceiro trimestre, a faixa de frequência cardíaca fetal basal média normal aceita é geralmente de 120 a 160 bpm. Porém, de maneira pragmática, não se considera que as frequências entre 100 e 119 bpm, na ausência de outras alterações, representem sofrimento fetal. Essas frequências cardíacas basais baixas, mas potencialmente normais, também são atribuídas à compressão da cabeça nas posições occipitossacra ou transversa, principalmente durante o segundo estágio do trabalho de parto (Young, 1976). Essas bradicardias leves foram observadas em 2% das gestações monitoradas e tiveram cerca de 50 minutos de duração em média. Freeman e colaboradores (2003) concluíram que a bradicardia na faixa de 80 a 120 bpm com boa variabilidade é tranquilizadora. A interpretação das frequências menores que 80 bpm é problemática e, em geral, essas frequências são consideradas preocupantes.

Algumas causas de bradicardia fetal são bloqueio cardíaco congênito e comprometimento fetal grave (Jaeggi, 2008; Larma, 2007). A Figura 24-5 mostra bradicardia em um feto que morreu em consequência de descolamento prematuro da placenta. A hipotermia materna com anestesia geral para reparação de aneurisma cerebral ou durante o *bypass* cardiopulmonar materno para cirurgia cardíaca aberta também pode causar bradicardia fetal. A bradicardia fetal sustentada em vigência de pielonefrite grave e hipotermia materna também foi relatada (Hankins, 1997). Os fetos acometidos aparentemente não sofreram danos, apesar de várias horas em bradicardia.

Taquicardia. É definida como frequência cardíaca basal maior que 160 bpm. A explicação mais comum para a taquicardia fetal é febre materna decorrente de corioamnionite, embora a febre de qualquer etiologia possa causá-la. Em alguns casos, a taquicardia fetal pode preceder a febre materna franca (Gilstrap, 1987). A taquicardia fetal causada por infecção materna não costuma estar associada a comprometimento fetal a menos que ocorram alterações periódicas da frequência cardíaca ou sepse fetal associadas.

Outras causas de taquicardia fetal são comprometimento fetal, arritmias cardíacas e administração materna de fármacos parassimpaticomiméticos inibitórios (atropina) ou simpaticomiméticos (terbutalina). A reversão imediata da condição que causou o comprometimento (p. ex., correção da hipotensão materna causada pela analgesia peridural) pode resultar em recuperação fetal. O principal aspecto para diferenciar comprometimento fetal associado à taquicardia parece ser as desacelerações da frequência cardíaca concomitantes.

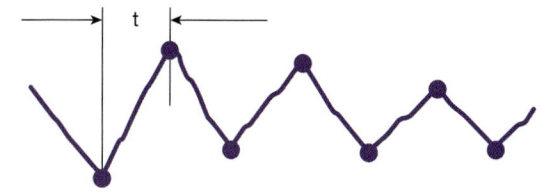

FIGURA 24-6 Ilustração esquemática da variabilidade de curto prazo entre batimentos, conforme determinada por um eletrodo no couro cabeludo do feto. t, intervalo de tempo entre ondas R fetais sucessivas. (Adaptada, com permissão, de Klavan M, Laver AT, Boscola MA: Clinical concepts of fetal heart rate monitoring. Waltham, Hewlett-Packard, 1977.)

Frequência basal irregular ("oscilante"). Esta frequência basal é inconstante e "oscila" entre 120 e 160 bpm (Freeman, 2003). Tal alteração rara é sugestiva de um feto com anormalidade neurológica e pode acontecer como evento pré-terminal. Por outro lado, alterações nos valores basais normais são comuns no trabalho de parto e não são preditoras de morbidade (Yang, 2017).

Variabilidade batida a batida

A variabilidade da frequência basal é um indicador importante da função cardiovascular e parece ser regulada principalmente pelo sistema nervoso autônomo (Kozuma, 1997). Ou seja, a alternância simpática e parassimpática mediada pelo nó sinoatrial provoca oscilações momento a momento ou batimento a batimento da frequência cardíaca basal. Essa alteração da frequência cardíaca é definida como variabilidade basal. A variabilidade também pode ser analisada por curto e longo prazo, embora esses termos tenham caído em desuso. A *variabilidade de curto prazo* reflete a alteração instantânea da frequência cardíaca fetal de um batimento – ou onda R – para outro. Essa variabilidade é uma medida do intervalo entre as sístoles cardíacas (Fig. 24-6). A variabilidade de curto prazo pode ser definida de maneira mais confiável como normal apenas quando os ciclos eletrocardíacos são medidos diretamente por um eletrodo no couro cabeludo. O termo *variabilidade de longo prazo* é usado para descrever alterações oscilatórias durante 1 minuto e resulta na irregularidade oscilatória da frequência basal (Fig. 24-7). A frequência normal dessas ondas é de 3 a 5 ciclos por minuto (Freeman, 2003).

É importante reconhecer que a análise quantitativa exata das variabilidades de curto e longo prazos apresenta vários problemas frustrantes em decorrência de fatores técnicos e de escala (Parer, 1985). Assim, a maior parte da interpretação clínica baseia-se na

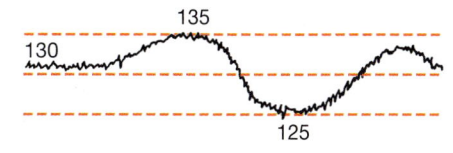

FIGURA 24-7 Ilustração esquemática da variabilidade de longo prazo entre batimentos com frequências cardíacas fetais entre 125 e 135 bpm. (Adaptada, com permissão, de Klavan M, Laver AT, Boscola MA: Clinical concepts of fetal heart rate monitoring. Waltham, Hewlett-Packard, 1977.)

análise visual com julgamento subjetivo da regularidade ou da linearidade da frequência basal. De acordo com Freeman e colaboradores (2003), não há evidência de que a diferenciação entre variabilidade de curto e longo prazo tenha qualquer relevância clínica. Do mesmo modo, o NICHD Workshop (1997) não recomendou a diferenciação entre as variabilidades de curto e longo prazo porque, na prática real, elas são visualmente determinadas como uma unidade. O painel desse *workshop* definiu a variabilidade basal como oscilações da frequência basal em dois ciclos por minuto, ou mais. Os autores recomendaram os critérios ilustrados na Figura 24-8 para quantificação da variabilidade. A variabilidade entre batimentos aceita como normal foi de 6 a 25 bpm.

Variabilidade aumentada. Vários processos fisiológicos e patológicos podem afetar a variabilidade entre batimentos. Há maior variabilidade acompanhando a respiração e os movimentos do feto (Dawes, 1981; Van Geijn, 1980). Pillai e James (1990) relataram variabilidade basal aumentada com a progressão da gestação. Com até 30 semanas, as características basais eram similares em repouso fetal e durante a atividade fetal. Após 30 semanas, a inatividade fetal estava associada com redução da variabilidade basal, mas a atividade fetal a aumentava. Por fim, a frequência cardíaca fetal basal torna-se mais fisiologicamente estável (menos variável) à medida que a frequência aumenta. Esse fenômeno reflete presumivelmente menos oscilações fisiológicas cardiovasculares à medida que os intervalos entre batimentos diminuem em consequência da aceleração da frequência cardíaca.

Variabilidade reduzida. Uma causa comum de variabilidade entre batimentos reduzida é a administração de analgésicos durante o trabalho de parto (Cap. 25, p. 487). Vários fármacos depressores do sistema nervoso central podem causar redução transitória da variabilidade entre batimentos, incluindo narcóticos, barbitúricos, fenotiazinas, tranquilizantes e anestésicos gerais. Os corticosteroides também reduzem a variabilidade (Knaven, 2017). Como exemplo específico, a variabilidade diminui regularmente dentro de 5 a 10 minutos depois da administração intravenosa de meperidina, e esses efeitos podem durar 60 minutos ou mais (Hill, 2003; Petrie, 1993). O butorfanol administrado por via intravenosa tem efeitos semelhantes (Schucker, 1996). Além disso, a administração crônica de buprenorfina suprime a frequência cardíaca e a movimentação fetal (Jansson, 2017).

O *sulfato de magnésio*, amplamente utilizado nos Estados Unidos para tocólise ou para tratar gestantes hipertensas, foi associado à redução da variabilidade entre batimentos. Em um estudo de quase 250 gestações a termo, a administração de sulfato de magnésio levou à redução da variabilidade, mas sem evidências de efeitos neonatais adversos (Duffy, 2012). Outros estudos chegaram a conclusões semelhantes (Hallak, 1999; Lin, 1988). No caso da tocólise com sulfato de magnésio para o trabalho de parto prematuro, a variabilidade também foi diminuída na maioria dos estudos revisados (Nensi, 2014; Verdurmen, 2017).

Um fato mais preocupante é que a variabilidade entre batimentos reduzida pode ser um sinal desfavorável indicando comprometimento fetal grave. Paul e colaboradores (1975) relataram que a perda da variabilidade em combinação com desacelerações estava associada à *acidemia fetal*. A redução da variabilidade foi definida como uma excursão ≤ 5 bpm em relação ao basal (ver Fig. 24-8). A *acidemia materna* grave também pode provocar variabilidade batida a batida reduzida como, por exemplo, em uma mãe com cetoacidose diabética.

Conforme Dawes (1985), a acidose metabólica que causa depressão do tronco encefálico fetal ou do próprio coração do feto cria a perda de variabilidade. Dessa maneira, a redução da variabilidade batida a batida, quando reflete comprometimento fetal, provavelmente indica acidemia em vez de hipoxia. De fato, alguns autores relataram que graus leves de hipoxemia fetal na verdade *aumentavam* a variabilidade, pelo menos inicialmente (Murotsuki, 1997).

A redução da variabilidade da frequência cardíaca basal é o sinal isolado mais confiável de comprometimento fetal. Smith e colaboradores (1988) realizaram uma análise computadorizada da variabilidade entre batimentos em fetos com restrição do crescimento antes do trabalho de parto. A variabilidade reduzida (≤ 4,2 bpm) que se mantinha por 1 hora era diagnóstica de acidemia em desenvolvimento e morte fetal iminente. Em contrapartida, Samueloff e colaboradores (1994) avaliaram a variabilidade em 2.200 partos consecutivos e concluíram que a variabilidade por si só não poderia ser usada como único indicador de bem-estar fetal. Eles também alertaram que a variabilidade normal não deve ser necessariamente interpretada como tranquilizadora. Blackwell e colaboradores (2011) observaram que mesmo os especialistas frequentemente discordavam quanto a se a variabilidade era ausente ou mínima (≤ 5 bpm).

Em resumo, a variabilidade batida a batida é afetada pela fisiologia fetal, e seu significado difere conforme o quadro clínico. O desenvolvimento de variabilidade reduzida sem desacelerações provavelmente não reflete hipoxia fetal (Davidson, 1992). Uma frequência cardíaca fetal basal persistentemente plana – variabilidade ausente – na faixa da frequência basal normal e sem desacelerações pode refletir um dano preexistente do feto que resultou em lesão neurológica (Freeman, 2003).

Arritmia cardíaca

Quando as arritmias cardíacas fetais são suspeitadas inicialmente com base no uso da monitoração eletrônica, os achados podem consistir em bradicardia ou taquicardia basal ou, com mais frequência em nossa experiência, *picos basais abruptos* (Fig. 24-9). Em termos práticos, a arritmia pode ser confirmada apenas quando se utilizam eletrodos aplicados no couro cabeludo. Alguns monitores fetais podem ser adaptados para mostrar os sinais do eletrodo do couro cabeludo em um registro de ECG. Como se obtém apenas uma única derivação, a análise e a interpretação dos distúrbios de ritmo e frequência são gravemente limitadas.

Southall e colaboradores (1980) estudaram os distúrbios do ritmo e da frequência cardíacos fetais em 934 gestações normais entre 30 e 40 semanas. Arritmias, episódios de bradicardia com < 100 bpm ou taquicardia com > 180 bpm foram detectados em 3% dos casos. A maioria das arritmias supraventriculares tem pouco significado durante o trabalho de parto, a menos que exista insuficiência cardíaca fetal coexistente, evidenciada por hidropsia. Muitas arritmias supraventriculares desaparecem no período neonatal imediato, embora algumas estejam associadas a malformações cardíacas estruturais (Api, 2008). A bradicardia basal intermitente deve-se com frequência ao bloqueio cardíaco congênito. Os defeitos de condução, mais comumente o bloqueio atrioventricular (AV) completo, costumam ser encontrados em associação a doenças do tecido conectivo maternas (Cap. 59, p. 1142). A avaliação anteparto do feto com arritmia identificada e as possíveis opções terapêuticas são discutidas no Capítulo 16 (p. 315).

A maioria das arritmias fetais sem hidropsia fetal como comorbidade não tem consequências significativas durante o parto, mas podem dificultar a interpretação dos traçados da frequência cardíaca fetal. A avaliação ultrassonográfica da anatomia fetal, além da ecocardiografia, pode ser útil. Em geral, na ausência da hidropsia fetal, o desfecho neonatal não é melhorado de forma

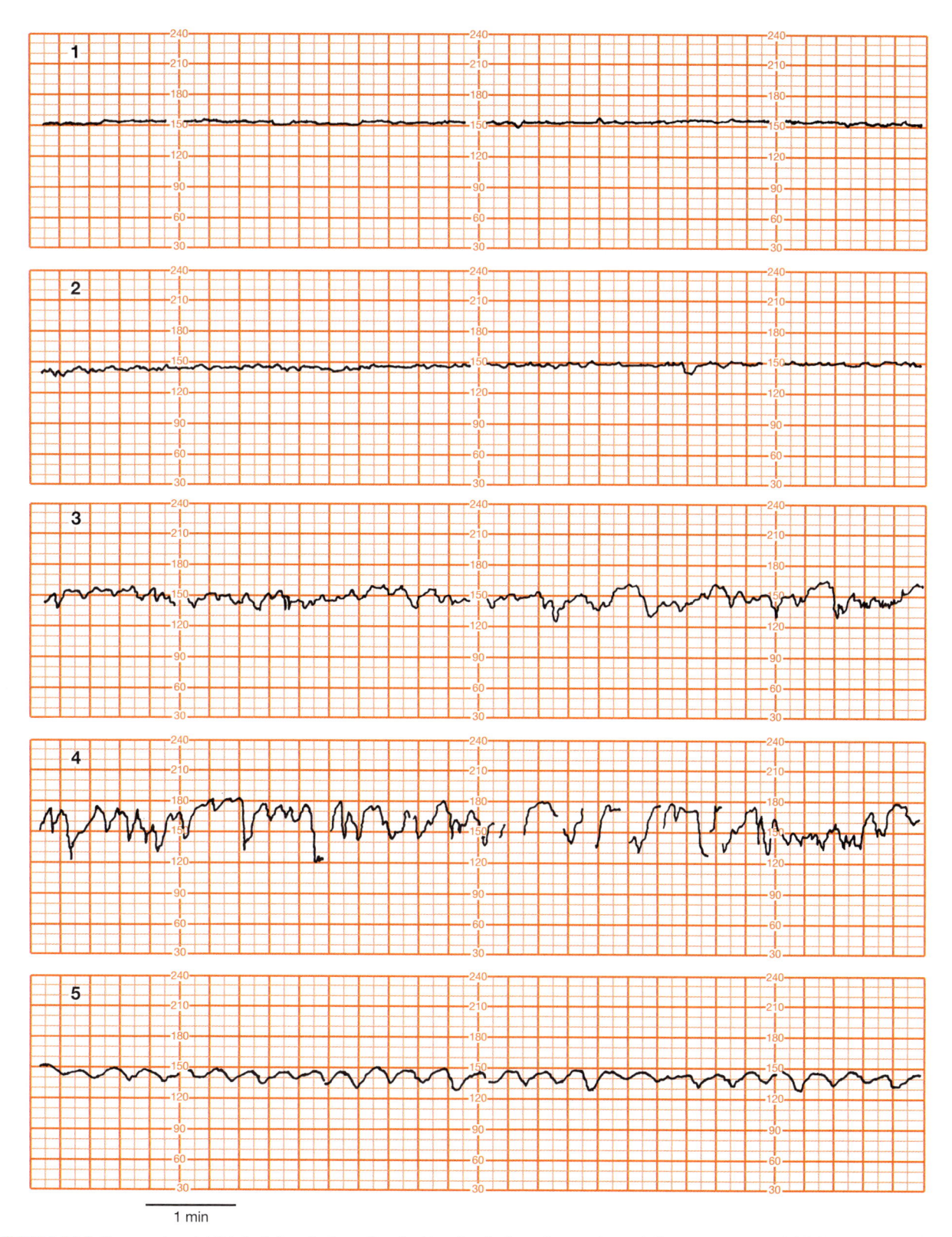

FIGURA 24-8 Os graus de variabilidade da frequência cardíaca fetal basal estão ilustrados nos cinco painéis seguintes. **1.** Variabilidade ausente ou indetectável. **2.** Variabilidade mínima, ≤ 5 bpm. **3.** Variabilidade moderada (normal), 6 a 25 bpm. **4.** Variabilidade acentuada, > 25 bpm. **5.** Padrão sinusoidal. Esse padrão é diferente da variabilidade porque tem um traçado sinusoidal de oscilação regular e está excluído da definição de variabilidade da frequência cardíaca fetal. (Adaptada, com permissão, de National Institute of Child Health and Human Development Research Planning Workshop, 1997.)

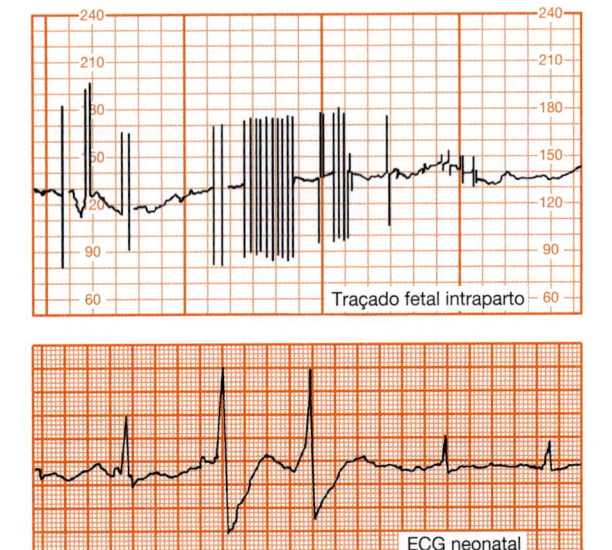

FIGURA 24-9 A monitoração fetal interna a termo mostrou picos abruptos e ocasionais da frequência cardíaca fetal entre batimentos devido a extrassístoles erráticas exibidas no eletrocardiograma (ECG) fetal correspondente. O neonato normal nasceu espontaneamente e teve ritmo cardíaco normal no berçário.

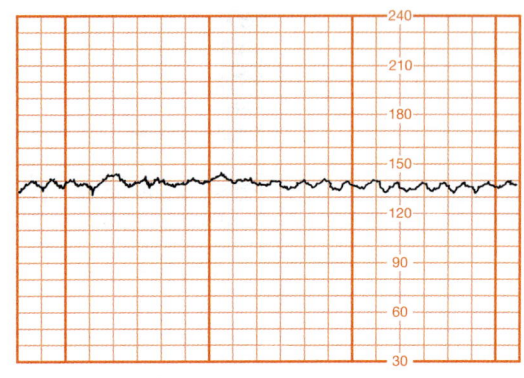

FIGURA 24-10 Padrão sinusoidal da frequência cardíaca fetal associado à administração intravenosa materna de meperidina. As ondas sinusoidais ocorrem a uma frequência de 6 ciclos por minuto.

mensurável pela intervenção na gestação. No Parkland Hospital, as arritmias cardíacas fetais intraparto, em especial na presença de líquido amniótico translúcido, são geralmente tratadas de maneira conservadora.

Frequência cardíaca sinusoidal

Um padrão sinusoidal verdadeiro como o mostrado no painel 5 da Figura 24-8 pode ser observado com hemorragia intracraniana fetal, com asfixia fetal grave e com anemia fetal profunda. Esta última pode ser causada por aloimunização anti-D, hemorragia materno-fetal, síndrome de transfusão feto-fetal, infecção fetal por parvovírus ou vasa prévia com sangramento. Padrões sinusoidais insignificantes foram descritos depois da administração de meperidina, morfina, alfaprodina e butorfanol (Angel, 1984; Egley, 1991; Epstein, 1982). Na Figura 24-10, está evidenciado um padrão sinusoidal observado com a administração materna de meperidina. Uma característica importante desse padrão, quando decorrente de narcóticos, é a frequência sinusoidal a 6 ciclos por minuto. Um padrão sinusoidal também foi descrito com corioamnionite, sofrimento fetal e oclusão do cordão umbilical (Murphy, 1991). Young (1980a) e Johnson (1981) e colaboradores concluíram que os padrões sinusoidais de frequência cardíaca fetal intraparto em geral não estavam associados a comprometimento fetal. Assim, o manejo costuma ser ditado pelo quadro clínico. Modanlou e Freeman (1982), com base em sua extensa revisão, propuseram a adoção de uma definição rigorosa:

1. Frequência cardíaca basal estável entre 120 e 160 bpm com oscilações regulares
2. Amplitude de 5 a 15 bpm (raramente maior)
3. Frequência de variabilidade de longo prazo entre 2 e 5 ciclos por minuto
4. Variabilidade de curto prazo fixa ou plana
5. Oscilação do traçado sinusoidal acima ou abaixo da linha de base
6. Acelerações ausentes

Embora esses critérios tenham sido selecionados para definir um padrão sinusoidal mais provavelmente perigoso, os autores observaram que o padrão associado à alfaprodina é indistinguível. Outros pesquisadores propuseram uma classificação dos padrões de frequência cardíaca sinusoidais em leve (amplitude de 5 a 15 bpm), intermediária (16 a 24 bpm) e grave (≥ 25 bpm) para quantificar o risco fetal (Murphy, 1991; Neesham, 1993).

Alguns autores definiram a variação basal semelhante à onda sinusoidal intraparto com períodos de aceleração como *pseudossinusoidal*. Murphy e colaboradores (1991) relataram que os padrões pseudossinusoidais foram observados em 15% dos trabalhos de parto monitorados. Os padrões pseudossinusoidais leves foram associados ao uso da meperidina e de analgesia peridural. Os padrões pseudossinusoidais intermediários foram relacionados com a aspiração fetal ou com episódios transitórios de hipoxia fetal causados por compressão do cordão umbilical. Egley e colaboradores (1991) relataram que 4% dos fetos mostraram padrões sinusoidais transitórios durante o trabalho de parto normal. Esses autores observaram padrões que persistiram por até 90 minutos em alguns casos.

A fisiopatologia dos padrões sinusoidais é incerta, em parte por causa das várias definições. Parece haver concordância geral de que a ondulação basal sinusoidal *anteparto* indica anemia fetal grave. No entanto, alguns fetos aloimunizados ao fator D desenvolvem esse padrão (Nicolaides, 1989). De acordo com alguns relatos, o padrão sinusoidal pode se desenvolver ou desaparecer depois de transfusão fetal (Del Valle, 1992; Lowe, 1984). Ikeda e colaboradores (1999) propuseram que o padrão está relacionado a ondas de pressão arterial, refletindo oscilações no mecanismo de *feedback* de barorreceptores-quimiorreceptores.

■ Alterações periódicas da frequência cardíaca fetal

Referem-se aos desvios da linha de base relacionados temporalmente com as contrações uterinas. O termo *aceleração* refere-se ao aumento na frequência cardíaca fetal acima da linha de base, enquanto *desaceleração* indica diminuição abaixo da frequência da linha de base. A nomenclatura mais utilizada nos Estados Unidos baseia-se no *momento* da desaceleração em relação às contrações – ou seja, *precoce*, *tardia* ou *variável*. A forma de onda dessas desacelerações também é importante para o reconhecimento do padrão. Nas desacelerações precoce e tardia, a inclinação do traçado da alteração da frequência cardíaca fetal é gradual, resultando em uma forma de onda curvilínea e uniforme ou simétrica. Com as desacelerações variáveis, a inclinação do traçado da alteração da frequência cardíaca fetal é abrupta e errática, conferindo à forma de onda uma aparência entalhada. O NICHD Workshop (1997) sugeriu que as desacelerações fossem definidas como *recorrentes* quando acompanhassem ≥ 50% das contrações em um período de 20 minutos.

Outro sistema atualmente usado com menor frequência para descrever as desacelerações baseia-se nos eventos fisiopatológicos considerados mais prováveis de causar o padrão. Nesse sistema, as desacelerações precoces são denominadas *compressão cefálica*, as desacelerações tardias são chamadas *insuficiência uteroplacentária* e as desacelerações variáveis são *padrões de compressão do cordão umbilical*.

Acelerações

São aumentos abruptos da frequência cardíaca acima da frequência cardíaca fetal basal e são definidas por elevação desde o início até o pico dentro de 30 segundos (American College of Obstetricians and Gynecologists, 2017a). Com 32 semanas de gestação ou mais, uma aceleração tem um pico ≥ 15 bpm acima da linha de base. A sua duração é ≥ 15 segundos, mas < 2 minutos desde o início até o retorno à linha de base (ver Tab. 24-1). Antes de 32 semanas, um pico ≥ 10 bpm por 10 segundos a 2 minutos é considerado normal. A definição de aceleração prolongada é de ≥ 2 minutos, mas < 10 minutos.

De acordo com Freeman e colaboradores (2003), as acelerações ocorrem com mais frequência antes do parto, no início do trabalho de parto e em associação a desacelerações variáveis. Os mecanismos propostos para as acelerações intraparto consistem em movimento fetal, estimulação por contrações uterinas, oclusão do cordão umbilical, estimulação fetal durante o exame pélvico, coleta de sangue do couro cabeludo e estimulação acústica. As acelerações são comuns durante o trabalho de parto e quase sempre são tranquilizadoras, costumando confirmar que o feto não está acidêmico naquele momento.

Como no caso da variabilidade batida a batida, as acelerações representam mecanismos neuro-hormonais de controle cardiovascular intactos ligados a estados de comportamento fetais. Krebs e colaboradores (1982) analisaram os traçados de frequência cardíaca eletrônica de quase 2.000 fetos e encontraram acelerações esporádicas durante o trabalho de parto em 99,8%. A presença de acelerações da frequência cardíaca fetal durante os primeiros ou últimos 30 minutos do trabalho de parto, ou em ambos, constitui um sinal favorável do bem-estar fetal. No entanto, a ausência dessas acelerações durante o trabalho de parto não é necessariamente um sinal desfavorável, a menos que coincida com outras alterações não tranquilizadoras. Existe uma chance de cerca de 50% de acidemia no feto que não responde à estimulação em presença de um padrão preocupante por outras razões (Clark, 1984; Smith, 1986).

Desaceleração precoce

Essa resposta fisiológica mostra declínio gradual da frequência cardíaca fetal com retorno gradativo à linha de base associado a uma contração (Fig. 24-11). Freeman e colaboradores (2003) definiram as desacelerações precoces como aquelas que, em geral, são observadas no trabalho de parto ativo entre 4 e 7 cm de dilatação cervical. Em sua definição, o grau de desaceleração costuma ser proporcional à força de contração e raramente se situa abaixo de 100 a 110 bpm ou 20 a 30 bpm abaixo da linha de base. Essas desacelerações são comuns durante o trabalho de parto ativo e não estão associadas a taquicardia, perda da variabilidade ou outras alterações da frequência cardíaca fetal. É importante mencionar que as desacelerações precoces não estão associadas com hipoxia ou acidemia fetais ou índices de Apgar baixos.

A compressão cefálica provavelmente causa ativação do nervo vago em consequência da estimulação dural, o que media a desaceleração da frequência cardíaca (Paul, 1964). Ball e Parer (1992) concluíram que a compressão da cabeça fetal é uma causa provável não somente da desaceleração mostrada na Figura 24-11, mas também da mostrada na Figura 24-12, que em

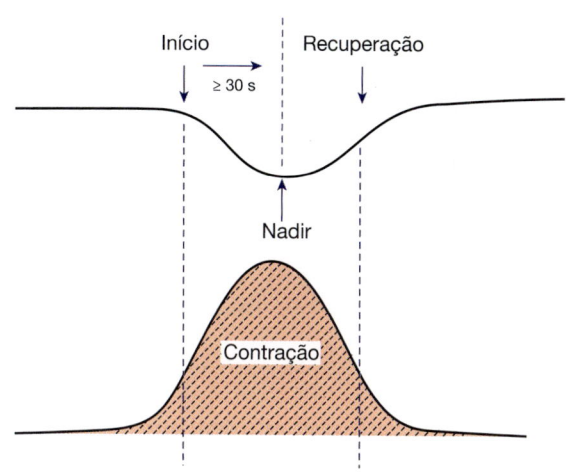

FIGURA 24-11 Características da desaceleração precoce da frequência cardíaca fetal. As características incluem diminuição gradativa da frequência cardíaca com o início e a recuperação coincidindo com o início e a recuperação da contração. O nadir da desaceleração ficou em 30 segundos ou mais depois do início da desaceleração.

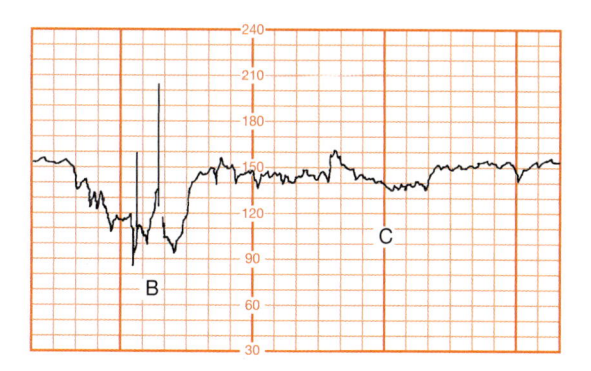

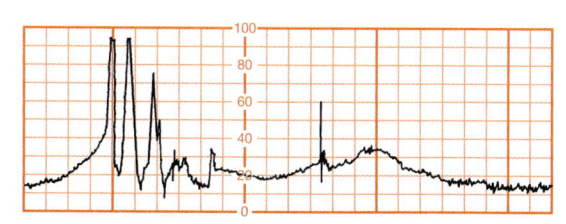

FIGURA 24-12 Dois padrões de frequência cardíaca fetal diferentes durante o segundo período do trabalho de parto que provavelmente decorrem de compressão da cabeça (*painel superior*). Os esforços de expulsão maternos (*painel inferior*) correspondem aos picos com as contrações uterinas. A desaceleração da frequência cardíaca fetal (*C*) é compatível com o padrão de compressão cefálica ilustrado na Figura 24-11. Entretanto, a desaceleração (*B*) é "variável" em seu aspecto por causa de sua configuração tracejada; ela também poderia representar oclusão do cordão umbilical.

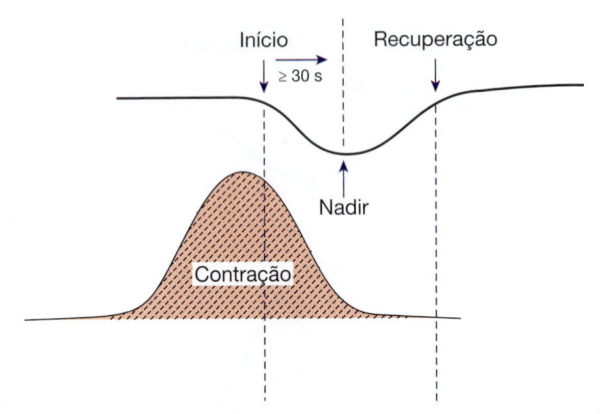

FIGURA 24-13 Características da desaceleração tardia da frequência cardíaca fetal. As características incluem diminuição gradativa da frequência cardíaca com o nadir da contração, e a recuperação ocorre depois do término da contração. O nadir da desaceleração ocorre 30 segundos ou mais depois do início da desaceleração.

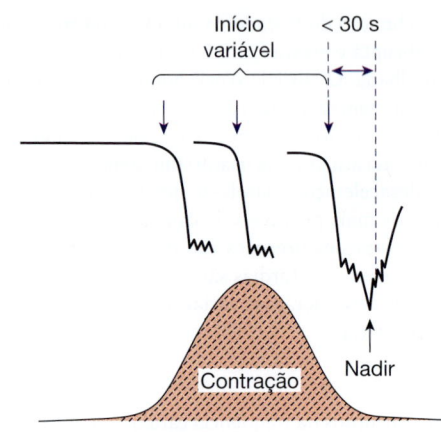

FIGURA 24-14 Características das desacelerações variáveis da frequência cardíaca fetal. As características incluem diminuição súbita da frequência cardíaca e início que costuma variar de acordo com as contrações sucessivas. As desacelerações são ≥ 15 bpm por ≥ 15 segundos e têm uma fase início-nadir < 30 segundos. A duração total é < 2 minutos.

geral acontece durante o segundo período do trabalho de parto. De fato, os autores observaram que a compressão da cabeça é a causa provável de muitas desacelerações variáveis classicamente atribuídas à compressão do cordão.

Desaceleração tardia

A resposta da frequência cardíaca fetal às contrações uterinas pode refletir a perfusão uterina ou a função placentária. Uma desaceleração tardia é uma diminuição simétrica, gradativa e suave da frequência cardíaca fetal, começando no pico da contração ou depois dele e voltando à linha de base somente depois de terminada a contração. Essa desaceleração alcança seu nadir dentro de 30 segundos de seu início. Na maioria dos casos, o início, o nadir e a recuperação da desaceleração acontecem depois do início, do pico e do término da contração, respectivamente (Fig. 24-13). A magnitude das desacelerações tardias raramente é superior a 30 a 40 bpm abaixo da linha de base e, em geral, não é superior a 10 a 20 bpm. As desacelerações tardias não costumam ser acompanhadas por acelerações. Myers e colaboradores (1973) estudaram macacas, nas quais eles comprometeram a perfusão uteroplacentária ao diminuir a pressão aórtica materna. O intervalo ou hiato desde o início da contração até o início da desaceleração tardia relacionava-se diretamente com a oxigenação fetal basal. Eles demonstraram que a duração da fase de hiato era preditiva da PO_2 fetal, mas não do pH fetal. Quanto menor era a PO_2 fetal antes das contrações, mais curta era a fase de hiato até o início das desacelerações tardias. Esse hiato refletia o tempo necessário para que a PO_2 fetal caísse abaixo do nível crítico necessário para estimular os quimiorreceptores arteriais, que mediavam as desacelerações.

Murata e colaboradores (1982) também mostraram que a desaceleração tardia era a primeira consequência da hipoxia induzida pela insuficiência uteroplacentária na frequência cardíaca fetal. Durante a evolução da hipoxia progressiva que levou à morte durante 2 a 13 dias, os fetos de macaco exibiram invariavelmente desacelerações tardias antes da acidemia. A variabilidade da frequência cardíaca basal desapareceu à medida que se desenvolveu a acidemia.

Em geral, qualquer processo que provoque hipotensão materna, atividade uterina excessiva ou disfunção placentária pode induzir desacelerações tardias. As duas causas mais comuns são hipotensão secundária à analgesia peridural e hiperatividade uterina causada por estimulação com ocitocina. Doenças maternas como hipertensão, diabetes e distúrbios vasculares do colágeno podem causar disfunção placentária crônica. O descolamento prematuro da placenta pode causar desacelerações tardias agudas.

Desaceleração variável

Os padrões de desaceleração encontrados com mais frequência durante o trabalho de parto são desacelerações variáveis atribuídas à oclusão do cordão umbilical. Em um estudo de mais de 7.000 traçados de monitoramento, foram identificadas desacelerações variáveis em 40% dos casos quando o trabalho de parto tinha progredido para 5 cm de dilatação e em 83% ao final do primeiro estágio do trabalho de parto (Melchior, 1985). A desaceleração variável é definida por uma redução repentina da frequência cardíaca fetal, que começa com o início da contração e alcança seu nadir em menos de 30 segundos. Essa redução deve durar entre 15 segundos e 2 minutos e deve ter amplitude ≥ 15 bpm. O início da desaceleração costuma variar a cada contração sucessiva (Fig. 24-14).

Hon (1959) testou os efeitos da compressão do cordão umbilical sobre a frequência cardíaca fetal (Fig. 24-15). Em experimentos com animais, a oclusão completa do cordão umbilical produz desaceleração abrupta da frequência cardíaca fetal com aspecto entalhado (Fig. 24-16). Simultaneamente, a pressão aórtica fetal aumenta. Itskovitz e colaboradores (1983) observaram que as desacelerações variáveis dos fetos de cordeiro aconteciam apenas depois que o fluxo sanguíneo umbilical era reduzido em pelo menos 50%.

A Figura 24-17 ilustra dois tipos de desacelerações variáveis. A desaceleração assinalada pela letra "A" é muito semelhante à que se observa com a oclusão completa do cordão umbilical nos experimentos com animais (ver Fig. 24-16). Contudo, a desaceleração "B" tem uma configuração diferente por causa dos "picos" de aceleração antes e depois do componente de desaceleração. Lee e colaboradores (1975) propuseram que esse tipo de desaceleração variável é causado por graus distintos de oclusão parcial do cordão. Nesse modelo fisiológico, a obstrução apenas da veia reduz o retorno sanguíneo fetal, deflagrando, assim, uma aceleração mediada por barorreceptor. Com a elevação progressiva da pressão intrauterina e a oclusão completa subsequente do cordão umbilical, o feto desenvolve hipertensão sistêmica secundária à

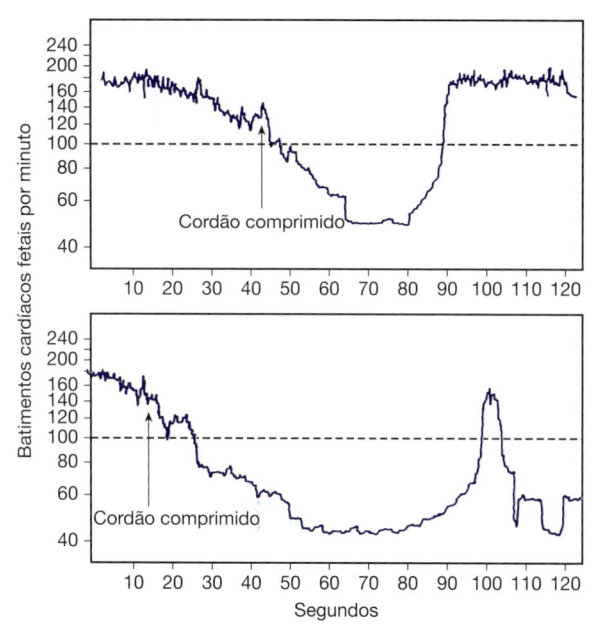

FIGURA 24-15 A. Efeitos da compressão por 25 segundos em comparação com 40 segundos no painel **(B)**. (Redesenhada, com permissão, de Hon EH: The fetal heart rate patterns preceding death in utero, Am J Obstet Gynecol. 1959 Jul;78(1):47–56.)

obstrução do fluxo da artéria umbilical. Isso estimula uma desaceleração mediada por barorreceptores. Presume-se que o pico seguinte de aceleração represente os mesmos eventos que ocorrem no sentido inverso (Fig. 24-18).

Ball e Parer (1992) concluíram que as desacelerações variáveis são mediadas por estímulos vagais e que a resposta vagal pode decorrer da atividade dos quimiorreceptores, dos barorreceptores ou de ambos. A oclusão parcial ou completa do cordão produz um aumento da pós-carga (barorreceptor) e uma diminuição da concentração de oxigênio arterial fetal (quimiorreceptor). Esses dois resultam na atividade vagal, que leva à desaceleração. Nos fetos de macaco, os reflexos barorreceptores parecem operar durante os primeiros 15 a 20 segundos de oclusão do cordão umbilical, seguindo-se um declínio da Po₂ com cerca de 30 segundos, que serve como um estímulo aos quimiorreceptores (Mueller-Heubach, 1982).

Dessa maneira, as desacelerações variáveis representam reflexos da frequência cardíaca fetal, que refletem as alterações da pressão arterial decorrentes da interrupção do fluxo umbilical ou as alterações da oxigenação. É provável que a maioria dos fetos tivesse períodos breves, porém recorrentes, de hipoxia em virtude da compressão do cordão umbilical durante a gestação. A frequência e a inevitabilidade da oclusão do cordão proveram indubitavelmente o feto com esses mecanismos fisiológicos como um meio de enfrentamento. O grande dilema para o obstetra no tratamento das desacelerações variáveis da frequência cardíaca fetal reside em determinar quando essas desacelerações são patológicas. De acordo com o American College of Obstetricians and Gynecologists (2017a), as desacelerações variáveis recorrentes com variabilidade entre batimentos mínima a moderada são *indeterminadas*, enquanto as que não mostram variabilidade são *anormais*.

Outros padrões de frequência cardíaca fetal foram associados à compressão do cordão umbilical. A frequência cardíaca basal

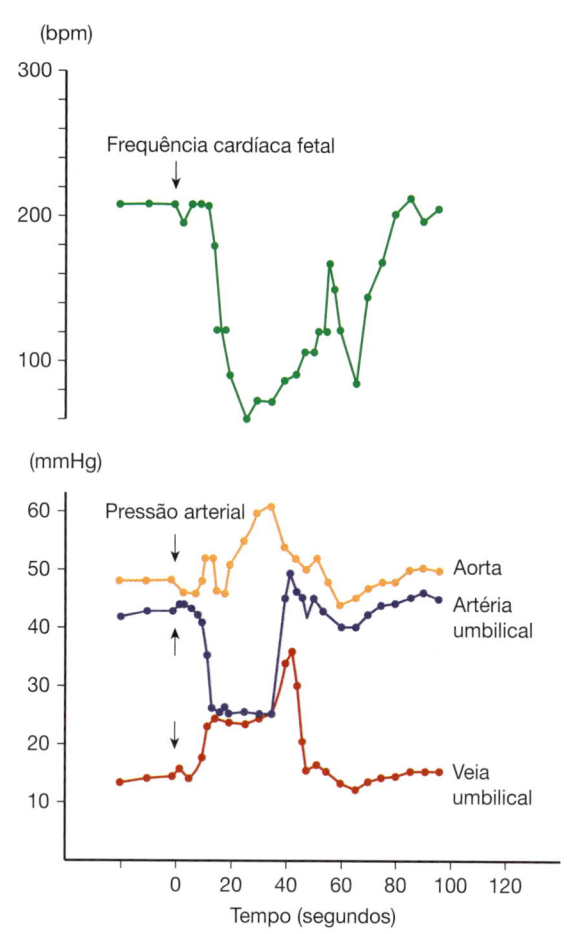

FIGURA 24-16 A oclusão total do cordão umbilical (*seta*) no feto de ovelha é acompanhada de aumento da pressão arterial aórtica fetal. As alterações da pressão arterial nos vasos umbilicais também são mostradas. (Redesenhada, com permissão, de Künzel W: Fetal heart rate alterations in partial and total cord occlusion. In Künzel W (ed): Fetal Heart Rate Monitoring: Clinical Practice and Pathophysiology. Berlin, Springer, 1985.)

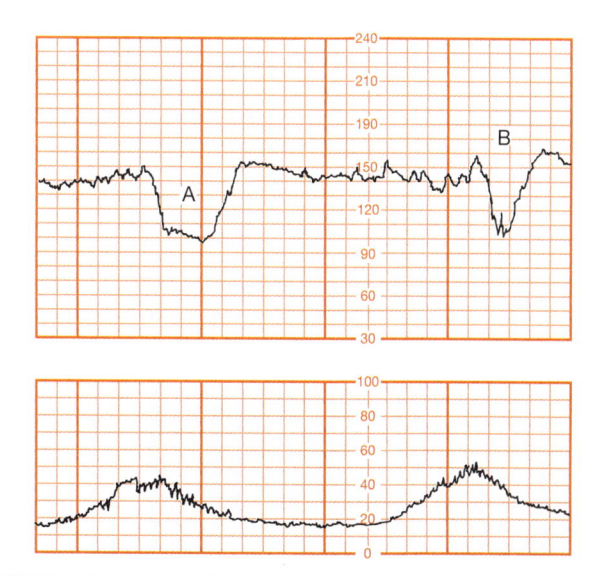

FIGURA 24-17 Desacelerações variáveis da frequência cardíaca fetal. A desaceleração *(B)* mostra "picos" de aceleração em comparação com a desaceleração *(A)*.

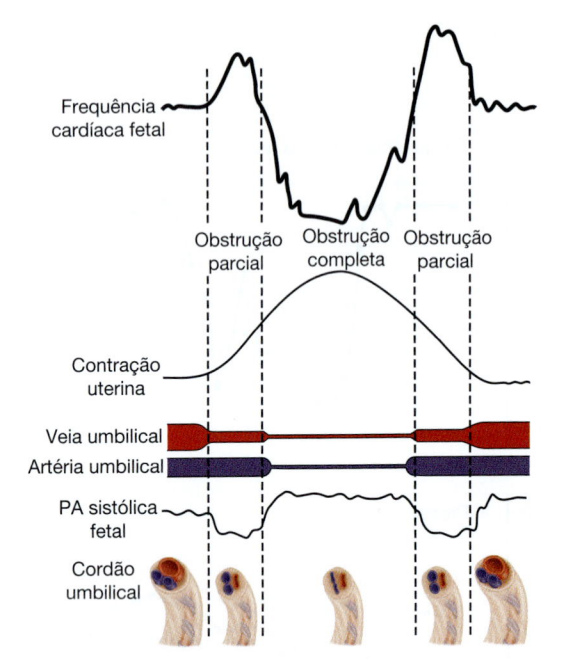

FIGURA 24-18 Ilustração esquemática dos efeitos na frequência cardíaca fetal com a oclusão parcial e completa do cordão umbilical. As pressões uterinas geradas inicialmente em uma contração provocam a compressão do cordão umbilical, predominantemente da veia umbilical de paredes finas. A resultante diminuição no débito cardíaco fetal leva a uma elevação compensatória inicial na frequência cardíaca fetal. À medida que a compressão do cordão se intensifica, as artérias umbilicais também são comprimidas em seguida. A elevação resultante na PA sistólica fetal leva a uma desaceleração da frequência cardíaca fetal mediada por estímulo vagal. À medida que a contração diminui e a compressão é aliviada primeiro sobre as artérias umbilicais, as PAs sistólicas fetais elevadas caem e a desaceleração melhora. Um aumento final na frequência cardíaca fetal é notado como resultado da oclusão persistente da veia umbilical. Com o término da contração uterina e da compressão do cordão umbilical, a frequência cardíaca fetal volta ao nível basal. PA, pressão arterial. (Adaptada, com permissão, de Lee CV, DiLaretto PC, Lane JM: A study of fetal heart rate acceleration patterns, Obstet Gynecol. 1975 Feb;45(2):142–146.)

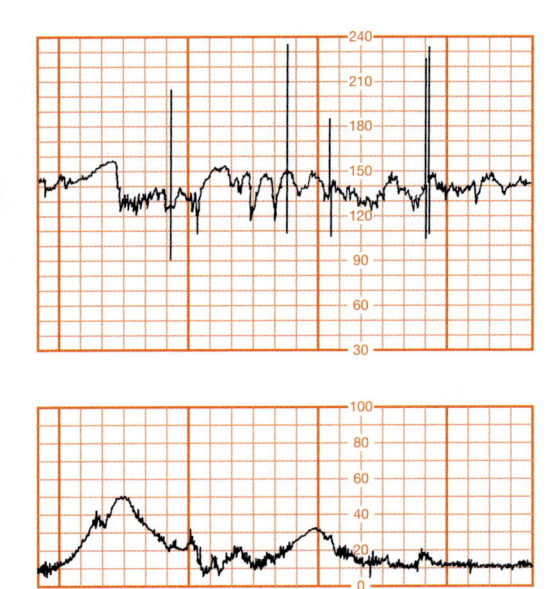

FIGURA 24-19 Frequência cardíaca fetal basal saltatória demonstrando pares rapidamente recorrentes de aceleração combinada com desaceleração.

saltatória (Fig. 24-19) foi associada a complicações do cordão umbilical durante o trabalho de parto (Hammacher, 1968). O padrão consiste em pares de aceleração e desaceleração com rápida reincidência que provocam oscilações relativamente grandes da frequência cardíaca fetal basal. Também observamos uma relação entre a oclusão do cordão e o padrão saltatório em gestações pós-termo (Leveno, 1984). Na ausência de outros achados de frequência cardíaca fetal, esses padrões não indicam comprometimento fetal. *Lambda* é um padrão evidenciado por aceleração seguida de uma desaceleração variável sem aceleração ao final da desaceleração. Nos casos típicos, esse padrão é observado no início do trabalho de parto e não é perigoso (Freeman, 2003). Esse padrão lambda pode resultar da compressão ou do estiramento leve do cordão umbilical. *Overshoot* é uma desaceleração variável seguida de aceleração. O significado clínico desse padrão é controverso (Westgate, 2001).

Desaceleração prolongada

Este padrão, ilustrado na Figura 24-20, é definido por uma desaceleração isolada ≥ 15 bpm com duração ≥ 2 minutos, mas com < 10 minutos entre o início e o retorno à frequência basal. As desacelerações prolongadas são difíceis de interpretar por serem observadas em muitas situações clínicas diferentes. Algumas das causas mais comuns são exames cervicais, hiperatividade uterina, torção do cordão e hipotensão materna em decúbito dorsal.

As analgesias peridural, espinal ou paracervical podem induzir a uma desaceleração prolongada (Eberle, 1998). Hill e colaboradores (2003) observaram a desaceleração prolongada em 1% das mulheres que receberam analgesia peridural durante o trabalho de parto no Parkland Hospital. Outras causas da desaceleração prolongada são hipoperfusão ou hipoxia materna por qualquer etiologia, descolamento de placenta, prolapso ou nós de cordão umbilical, convulsões maternas incluindo eclâmpsia e epilepsia, aplicação de eletrodo no couro cabeludo fetal, nascimento iminente

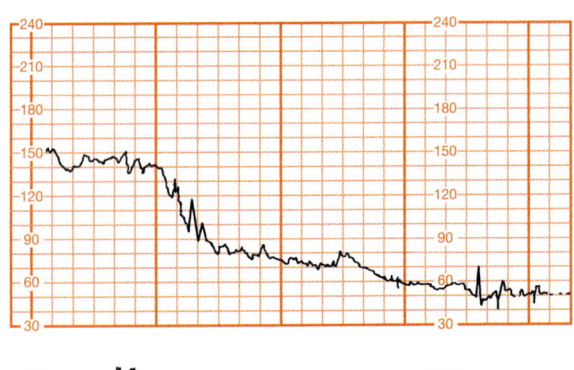

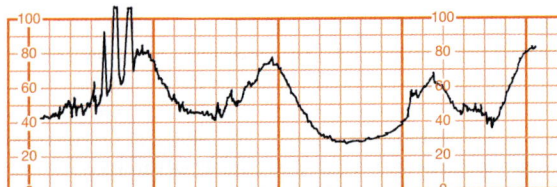

FIGURA 24-20 Desaceleração prolongada da frequência cardíaca fetal devido à hiperatividade uterina. A figura ilustra cerca de 3 minutos do traçado, mas a frequência cardíaca fetal voltou ao normal depois da resolução da hipertonia uterina. O parto vaginal ocorreu em seguida.

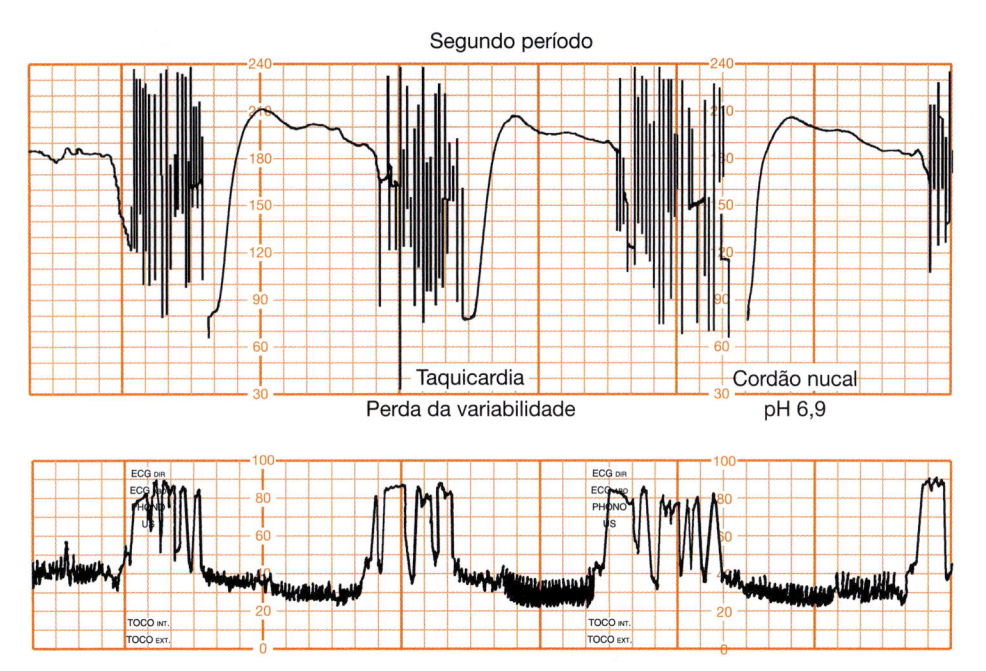

FIGURA 24-21 Desacelerações da frequência cardíaca fetal por compressão do cordão no segundo período do trabalho de parto associadas à taquicardia e à perda da variabilidade. O pH arterial do cordão umbilical era de 6,9.

ou manobra de Valsalva materna. Em um exemplo, Ambia e colaboradores (2017) descreveram desacelerações prolongadas durante 2 a 10 minutos após uma convulsão causada por eclâmpsia.

A placenta é eficaz na reanimação do feto quando a agressão original não torna a acontecer de imediato. Às vezes, essas desacelerações prolongadas autolimitadas são seguidas por perda da variabilidade entre os batimentos, taquicardia basal e mesmo por um período de desacelerações tardias, as quais melhoram à medida que o feto se recupera. Freeman e colaboradores (2003) enfatizam que o feto pode morrer durante as desacelerações prolongadas. Dessa forma, o tratamento dessas desacelerações pode ser extremamente delicado. O tratamento das desacelerações prolongadas isoladas precisa ter como base a avaliação clínica à beira do leito, que às vezes, inevitavelmente, será imperfeita diante da imprevisibilidade dessas desacelerações.

■ Padrões de frequência cardíaca fetal durante o segundo período do trabalho de parto

As desacelerações são praticamente onipresentes durante o segundo período do trabalho de parto. Em um estudo, apenas 1,4% de mais de 7.000 partos não tiveram desacelerações durante o segundo período do trabalho de parto (Melchior, 1985). A compressão do cordão e a compressão da cabeça fetal foram implicadas como causas de desacelerações e bradicardia basal durante este estágio. Foram descritas desacelerações prolongadas e profundas da frequência cardíaca fetal nos 10 minutos que precedem ao parto vaginal (Boehm, 1975). Além disso, desacelerações prolongadas semelhantes no segundo período foram associadas a natimortos e a morte neonatal (Herbert, 1981). Essas experiências atestam a imprevisibilidade da frequência cardíaca fetal durante o segundo período do trabalho de parto.

Spong e colaboradores (1998) analisaram as características das desacelerações variáveis da frequência cardíaca fetal no segundo estágio em 250 partos. Eles concluíram que, à medida que aumentava o número total de desacelerações < 70 bpm, havia redução do índice de Apgar em 5 minutos. Em relação a outros padrões no segundo período do trabalho de parto, Picquard e colaboradores (1988) relataram que a perda da variabilidade batida a batida e a frequência cardíaca fetal basal < 90 bpm eram preditores de acidemia. Krebs e colaboradores (1981) também demonstraram que a bradicardia basal persistente ou progressiva e a taquicardia basal estavam associadas a baixos índices de Apgar. Gull e colaboradores (1996) observaram que as desacelerações súbitas da frequência cardíaca fetal a < 100 bpm, quando associadas à perda da variabilidade batida a batida por 4 minutos ou mais, eram preditivas de acidemia fetal. Assim, frequência cardíaca basal anormal – bradicardia ou taquicardia, variabilidade batida a batida ausente, ou ambas –, na presença de desacelerações do segundo período, está associada a maior risco de comprometimento fetal (Fig. 24-21).

■ Monitoração fetal na admissão de gestantes de baixo risco

Com essa abordagem, as mulheres com gestações de baixo risco são monitoradas por um curto período nas admissões do trabalho de parto. Em um estudo, 3.752 gestantes de baixo risco em trabalho de parto espontâneo por ocasião da admissão foram randomizadas para ausculta do coração fetal ou 20 minutos de monitoração fetal eletrônica (Mires, 2001). O uso da monitoração fetal eletrônica na admissão não melhorou o prognóstico neonatal. Além disso, sua utilização resultou em maior número de intervenções, inclusive parto operatório. Um estudo semelhante encontrou os mesmos desfechos neonatais (Impery, 2003). Mais de metade das mulheres nesses estudos acabaram necessitando de monitoramento contínuo. Uma revisão de Devane e colaboradores (2017) concluiu que os programas de monitoramento fetal na admissão de gestações de baixo risco estão associados a maior risco de parto cesáreo. Além disso, com o índice crescente de cesarianas eletivas nos Estados Unidos, os médicos e os hospitais precisam decidir se a monitoração fetal é necessária antes do procedimento em gestantes de baixo risco.

■ Interpretação computadorizada

As interpretações dos padrões de frequência cardíaca fetal são subjetivas. Assim, parece haver potencial no uso de assistência computadorizada para aumentar a precisão na identificação de padrões anormais. O INFANT Collaborative Goup (2017) estudou se o acréscimo de um suporte à decisão baseado em computador com um *software* para a interpretação dos padrões de frequência cardíaca fetal reduzia o número de desfechos neonatais ruins. Nesse ensaio, 23.515 mulheres foram randomizadas para a interpretação assistida por computador em comparação com 23.055 mulheres em um braço de interpretação clínica convencional. Os desfechos perinatais como natimortos intraparto, morte neonatal precoce e encefalopatia neonatal não melhoraram com a assistência por computador. As taxas de cesarianas foram semelhantes em ambos os grupos. Além disso, um seguimento de 2 anos de um subgrupo de crianças sobreviventes não mostrou diferenças em seu desenvolvimento neurológico.

OUTRAS TÉCNICAS DE AVALIAÇÃO INTRAPARTO

■ Amostragem sanguínea do couro cabeludo fetal

De acordo com o American College of Obstetricians and Gynecologists (2017a), as determinações do pH no sangue capilar do couro cabeludo podem ajudar a identificar fetos em sofrimento grave. Porém, este grupo também enfatiza que nem os resultados normais nem aqueles anormais do pH no couro cabeludo são preditores dos desfechos neonatais. O procedimento é atualmente realizado com pouca frequência, não estando disponível na maioria dos hospitais nos Estados Unidos.

Para coletar a amostra, um endoscópio iluminado é inserido através do colo dilatado depois da ruptura das membranas, sendo pressionado firmemente contra o couro cabeludo fetal (Fig. 24-22). A pele é limpa com um *swab* de algodão e coberta com gel de silicone para fazer o sangue se acumular como glóbulos distintos. Em seguida, é realizada uma incisão do couro cabeludo fetal até uma profundidade de 2 mm com um bisturi especial com cabo longo. Quando uma gota de sangue se forma na superfície, ela é imediatamente coletada em um tubo capilar de vidro heparinizado. O pH do sangue é medido de imediato.

O pH do sangue capilar do couro cabeludo fetal costuma ser menor que o do sangue venoso umbilical e se aproxima do pH do sangue arterial umbilical. Em um algoritmo, quando o pH é ≥ 7,25, o trabalho de parto é acompanhado, mas quando está entre 7,20 e 7,25, a determinação do pH é repetida dentro de 30 minutos (Zalar, 1979). Quando o pH é < 7,20, outra amostra de sangue do couro cabeludo é recolhida imediatamente, e a gestante é levada à sala de cirurgia e preparada para cesariana. O parto deve ser realizado de imediato quando o pH baixo é confirmado. Nos demais casos, deve-se permitir que o trabalho de parto continue, e as amostras de sangue do couro cabeludo devem ser repetidas periodicamente.

O único benefício atribuído à determinação do pH do sangue do couro cabeludo é a ocorrência de menos cesarianas por sofrimento fetal (Young, 1980b). Porém, Goodwin e colaboradores (1994) mostraram redução nas taxas de amostragem do pH do couro cabeludo desde cerca de 1,8% em meados da década de 1980 até 0,03% em 1992. Esta queda na taxa de amostragem não foi associada a uma maior taxa de parto cesáreo por sofrimento fetal. Eles concluíram que a amostragem do pH de sangue do couro cabeludo era desnecessária.

Kruger e colaboradores (1999) defenderam o uso da concentração de lactato no sangue do couro cabeludo fetal como adjuvante para o pH. Wiberg-Itzel e colaboradores (2008) distribuíram randomicamente 1.496 fetos para análise do pH do sangue do couro cabeludo e 1.496 para análise do lactato no sangue do couro cabeludo. Os autores demonstraram que as duas técnicas eram equivalentes para prever acidemia fetal. A vantagem da medição do lactato é a menor quantidade de sangue necessário, o que resultou em um índice menor de falha do procedimento em comparação com a amostragem de sangue do couro cabeludo para dosar o pH.

■ Estimulação do couro cabeludo

Clark e colaboradores (1984) sugeriram que a estimulação do couro cabeludo fetal é uma alternativa para a amostragem do sangue do couro cabeludo. Essa proposta baseou-se na observação de que a aceleração da frequência cardíaca em resposta ao pinçamento do couro cabeludo com uma pinça Allis logo antes da obtenção do sangue estava invariavelmente associada a um pH normal. Em contrapartida, a impossibilidade de provocar aceleração não era uniformemente preditiva da acidemia fetal. Mais adiante, Elimian e colaboradores (1997) relataram que, dos 58 casos em que a frequência cardíaca fetal aumentou > 10 bpm depois de 15 segundos de estimulação digital suave do couro cabeludo, 100% tinham pH do sangue do couro cabeludo > 7,20. No entanto, sem uma aceleração, apenas 30% tinham pH do sangue do couro cabeludo > 7,20. Após um estudo de coorte prospectivo, Tahir Mahmood e colaboradores (2017) concluíram que a estimulação do couro cabeludo fetal era uma alternativa confiável à determinação do pH no sangue do couro cabeludo.

■ Estimulação vibroacústica

A aceleração da frequência cardíaca fetal em resposta à estimulação vibroacústica foi recomendada como substituto da amostragem de sangue do couro cabeludo fetal (Edersheim, 1987). Essa técnica utiliza uma caixa de som eletrônica aplicada a cerca de 1 cm do abdome materno ou diretamente nele (Cap. 17, p. 337). A resposta à estimulação vibroacústica é considerada normal quando uma

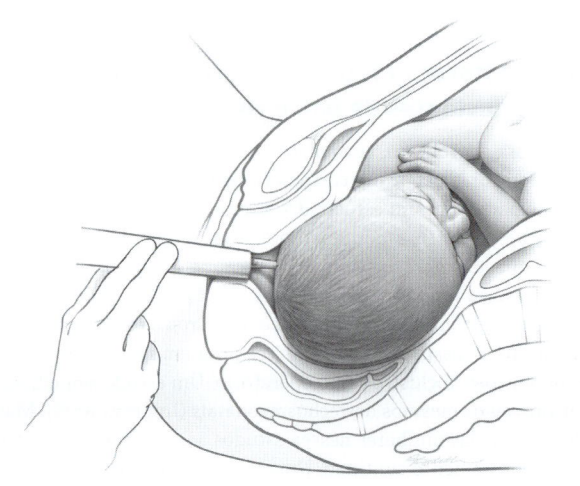

FIGURA 24-22 Técnica de amostragem do couro cabeludo fetal usando um amnioscópio. A extremidade do endoscópio é deslocada do vértice fetal em cerca de 2 cm para mostrar a lâmina descartável contra o couro cabeludo fetal antes da incisão.

aceleração da frequência cardíaca fetal de no mínimo 15 bpm por pelo menos 15 segundos ocorrer dentro de 15 segundos após a estimulação e com movimentos fetais prolongados (Sherer, 1994).

Lin e colaboradores (2001) estudaram prospectivamente a estimulação vibroacústica em 113 mulheres em trabalho de parto com desacelerações tardias ou variáveis moderadas a graves da frequência cardíaca fetal. Os autores concluíram que essa técnica foi um previsor eficaz de acidose fetal em presença de desacelerações variáveis. No entanto, a previsibilidade da acidose fetal em presença de desaceleração tardia é limitada. Outros pesquisadores relataram que a estimulação vibroacústica no segundo período do trabalho de parto não previa o prognóstico neonatal nem facilitava o manejo do trabalho de parto (Anyaegbunam, 1994).

Skupski e colaboradores (2002) realizaram uma metanálise dos estudos sobre estimulação fetal intraparto que foram publicados entre 1966 e 2000. Os autores analisaram quatro tipos de estimulação fetal, inclusive punção do couro cabeludo fetal para determinar o pH do sangue, pinçamento do couro cabeludo fetal com pinça Allis, estimulação vibroacústica e estimulação digital do couro cabeludo fetal. Os resultados foram similares com os quatro métodos. Os pesquisadores concluíram que os testes de estimulação intraparto foram úteis para excluir acidemia fetal. No entanto, eles advertiram que esses testes "não são perfeitos".

■ Oximetria de pulso fetal

Usando tecnologia semelhante à da oximetria de pulso do adulto, essa instrumentação possibilita a avaliação da saturação da oxi-hemoglobina fetal quando as membranas estão rompidas. Um sensor específico em forma de coxim é inserido através do colo uterino e posicionado contra a face do feto. O dispositivo transcervical registra de maneira confiável a saturação de oxigênio fetal em 70 a 95% das mulheres ao longo de 50 a 88% dos seus trabalhos de parto (Yam, 2000). Usando a oximetria de pulso fetal, o limite inferior da saturação de oxigênio fetal normal geralmente é considerado como de 30% (Gorenberg, 2003; Stiller, 2002). Porém, quando medida no sangue arterial umbilical, a saturação de oxigênio fetal normalmente varia muito, conforme mostrado na Figura 24-23. Bloom

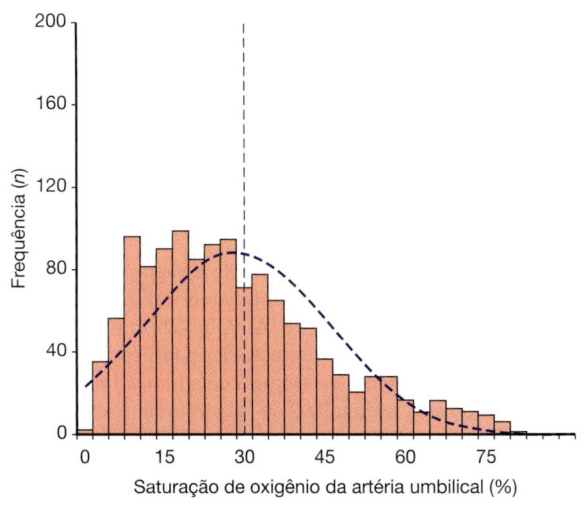

FIGURA 24-23 Distribuição da frequência dos valores de saturação de oxigênio na artéria umbilical em 1.281 neonatos vigorosos. A linha tracejada indica a distribuição normal. (Redesenhada, com permissão, de Arikan GM, Scholz HS, Petru E, et al: Cord blood oxygen saturation in vigorous infants at birth: what is normal? BJOG. 2000 Aug;107(8):987–994.)

e colaboradores (1999) relataram que saturações de oxigênio fetal transitórias e breves < 30% eram comuns durante o trabalho de parto porque esses valores foram observados em 53% dos fetos com desfechos normais. Quando persistentes por 2 minutos ou mais, porém, valores de saturação < 30% estavam associados a maior risco de potencial comprometimento fetal.

Garite e colaboradores (2000) distribuíram randomicamente 1.010 mulheres com gestações a termo que desenvolveram padrões anormais de frequência cardíaca fetal. As pacientes receberam apenas monitoração fetal convencional ou monitoração fetal associada a oximetria de pulso fetal contínua. O uso da oximetria de pulso fetal reduziu de modo significativo a taxa de cesariana por condição fetal preocupante de 10,2 para 4,5%. De maneira alternativa, a taxa de cesariana por distocia aumentou significativamente, de 9 para 19%, quando foi utilizada oximetria de pulso. Não ocorreram benefícios neonatais ou efeitos adversos associados à oximetria de pulso fetal. Com base nessas observações, a Food and Drug Administration aprovou a comercialização do Nellcor N-400 Fetal Oxygen Monitoring System.

Desde então, três outros ensaios clínicos randomizados compararam a oximetria de pulso fetal com o cuidado-padrão. Nos três ensaios, os desfechos neonatais foram semelhantes nos dois grupos estudados. East e colaboradores (2006) relataram que o acréscimo da oximetria reduziu de maneira significativa as cesarianas indicadas por padrão não tranquilizador de frequência cardíaca fetal. Porém, Bloom (2006) e Klauser (2005), ambos com seus colaboradores, não encontraram diferenças nas taxas de cesariana entre os dois grupos estudados. Em vista desses resultados, em 2005 o fabricante interrompeu a venda do sistema de oximetria fetal nos Estados Unidos.

■ Eletrocardiografia fetal

À medida que a hipoxia fetal piora, há alterações no ECG fetal. O feto maduro exposto à hipoxemia apresenta elevação do segmento ST com aumento progressivo da amplitude da onda T, o que pode ser expresso pela razão T:QRS (Fig. 24-24). Acredita-se que as razões T:QRS crescentes reflitam a capacidade cardíaca fetal de se adaptar à hipoxia e aparecem antes da lesão neurológica. A piora adicional da hipoxia acaba levando a uma deflexão progressivamente negativa do segmento ST que tem forma bifásica (Fig. 24-25). É razoável considerar que as anormalidades do segmento ST podem ocorrer em uma fase mais tardia do comprometimento fetal. De fato, foi postulado que as alterações do segmento ST refletem a hipoxia tecidual miocárdica.

Por causa desses achados, vários pesquisadores avaliaram a utilidade das análises desses parâmetros como um adjuvante à monitoração fetal convencional. A técnica requer monitoração interna da frequência cardíaca fetal e equipamento especial para processar o ECG fetal. Em 2005, o fabricante – Neoventa Medical – recebeu aprovação da Food and Drug Administration para seu programa de análise do segmento ST (STAN System).

Vários estudos avaliaram as alterações do segmento ST com o monitoramento fetal. Em um ensaio randomizado de 2.400 gestações, os desfechos neonatais não melhoraram em comparação com aqueles casos em que foi usado apenas o monitoramento fetal convencional (Westgate, 1993). Porém, a taxa de cesariana por sofrimento fetal diminuiu nos casos em que foi feita a análise do segmento ST. Amer-Wåhlin e colaboradores (2001, 2007) demonstraram que o acréscimo da análise do segmento ST à monitoração fetal convencional reduziu significativamente as taxas de cesariana por sofrimento fetal, além de diminuir a acidemia metabólica no sangue da artéria umbilical.

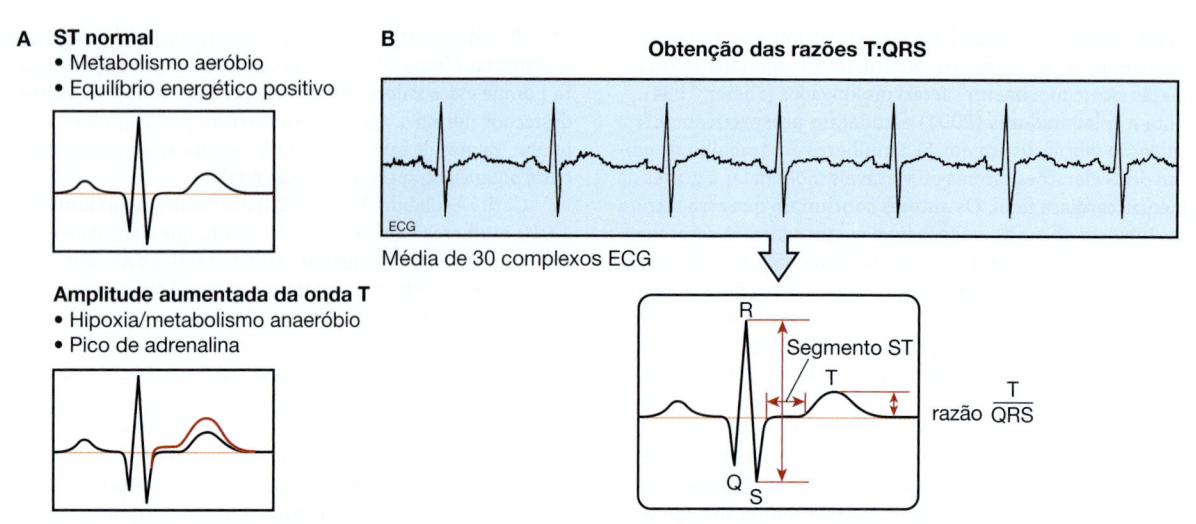

FIGURA 24-24 **A.** Alterações do segmento ST em condições normais e de hipoxia. **B.** Obtenção das razões T:QRS. (Redesenhada, com permissão, de Devoe L: ECG analysis: the next generation in electronic fetal monitoring? Contemporary Ob/Gyn, September 15, 2006.)

Mais tarde, Doria e colaboradores (2007) introduziram o sistema STAN na prática clínica, mas não detectaram alterações da incidência de parto instrumentado ou encefalopatia neonatal. Além disso, uma metanálise de cinco ensaios randomizados envolvendo 15.352 pacientes demonstrou que o uso da análise do segmento ST não reduziu as taxas de cesariana ou acidemia metabólica fetal ao nascer (Becker, 2012).

Por fim, em um ensaio do NICHD, 5.532 mulheres foram randomizadas para um grupo de análise do segmento ST (grupo aberto) e 5.576 para manejo intraparto padrão (grupo ocultado). O desfecho primário foi um composto de um ou mais entre sete eventos associados a comprometimento fetal (Belfort, 2015). No grupo aberto, a prática clínica foi direcionada em alguma medida por diretrizes predeterminadas de análise do segmento ST. Elas estipulavam que a intervenção deveria ser evitada, ou seja, deveria se adotar o manejo expectante, por pelo menos 60 minutos apesar da presença de variabilidade mínima; desacelerações variáveis durando ≥ 60 segundos ou caindo ≥ 60 bpm; desacelerações tardias recorrentes; ou desacelerações prolongadas durando > 2 minutos, desde que não houvesse evento relacionado ao segmento ST. Essas diretrizes não se referem ao grupo de manejo padrão. É importante observar que, no grupo aberto, 55 mulheres foram conduzidas ao parto quando as diretrizes STAN indicavam que o trabalho de parto deveria continuar. Isso representou 20%

do total de 287 cesarianas realizadas por condição fetal não tranquilizadora nesse grupo. Ficou claro que os médicos assistentes abandonaram o protocolo do grupo aberto que estipulava a não intervenção. Eles provavelmente consideraram que os padrões de frequência cardíaca fetal refletiam aqueles previamente aceitos na sua prática habitual como não tranquilizadores.

O resultado desse ensaio mostrou que a STAN não teve efeitos sobre os desfechos fetais ou as taxas de cesariana (Belfort, 2015). Em sua revisão, Neilson e colaboradores (2015) chegaram a conclusões semelhantes. Esses resultados essencialmente eliminaram o uso da análise do segmento ST nos Estados Unidos, embora a tecnologia ainda seja usada na Europa.

■ Dopplervelocimetria intraparto

A análise por Doppler da artéria umbilical foi estudada como outro adjuvante potencial à monitoração fetal convencional. Os traçados Doppler anormais, descritos com mais detalhes no Capítulo 10 (p. 213), podem indicar resistência anormal dos vasos umbilical-placentários. Com base em sua revisão, Farrell e colaboradores (1999) concluíram que essa técnica, usada durante o parto, não foi um previsor confiável dos desfechos perinatais adversos.

ESTADO FETAL NÃO TRANQUILIZADOR

O termo *sofrimento fetal* é muito amplo e vago para ser aplicado com precisão às situações clínicas (American College of Obstetricians and Gynecologists, 2014). A incerteza em relação ao diagnóstico baseado na interpretação dos padrões de frequência cardíaca fetal deu origem a descrições como *tranquilizador* ou *preocupante*. O termo "tranquilizador" sugere uma restauração da confiança na saúde do feto por um determinado padrão. Em contrapartida, uma designação de "preocupante" sugere a incapacidade de resolver a dúvida. Esses padrões durante o trabalho de parto são dinâmicos, podendo mudar rapidamente de tranquilizador para preocupante e vice-versa. *Essas avaliações são julgamentos clínicos subjetivos, inevitavelmente sujeitos à imperfeição, devendo ser reconhecidos como tais.*

FIGURA 24-25 Forma de onda de segmento ST bifásico com hipoxia fetal progressiva. (Adaptada, com permissão, de Devoe L: ECG analysis: the next generation in electronic fetal monitoring? Contemporary Ob/Gyn, September 15, 2006.)

A dificuldade em determinar um rótulo de preocupante a padrões de frequência cardíaca fetal deriva em parte do fato de que esses padrões refletem mais a fisiologia fetal que alguma patologia. O controle fisiológico da frequência cardíaca inclui vários mecanismos interconectados que dependem do fluxo sanguíneo e da oxigenação. Além disso, a atividade desses mecanismos de controle é influenciada pelo estado preexistente de oxigenação fetal, conforme observado com a insuficiência placentária crônica. É importante salientar que o feto está preso por um cordão umbilical, pelo qual o fluxo sanguíneo se encontra em constante risco. Além disso, o trabalho de parto normal é um processo de crescente acidemia (Rogers, 1998). Assim, o trabalho de parto normal é um processo de eventos hipóxicos fetais repetidos que pode algumas vezes resultar em acidemia significativa.

■ Diagnóstico

A identificação do "sofrimento fetal" com base nos padrões da frequência cardíaca fetal é imprecisa e controversa. Os especialistas em interpretação desses padrões frequentemente discordam entre si. Ayres-de-Campos e colaboradores (1999) investigaram a concordância entre observadores da interpretação dos padrões da frequência cardíaca fetal, descobrindo que a concordância – ou, em contrapartida, a discordância – estava relacionada com o fato de o padrão ser normal, suspeito ou patológico. Mais especificamente, os especialistas concordaram em 62% dos padrões normais, 42% dos padrões suspeitos e em apenas 25% dos padrões patológicos. Keith e colaboradores (1995) solicitaram a cada um dos 17 especialistas que revisassem 50 traçados em duas ocasiões, com pelo menos 1 mês de intervalo. Cerca de 20% mudaram suas próprias interpretações, e aproximadamente 25% não concordaram com as interpretações de seus colegas.

Para desenvolver definições padronizadas e não ambíguas para os traçados da frequência cardíaca fetal (FCF), o NICHD (1997) realizou vários *workshops* em 1995 e 1996 e publicou recomendações para a interpretação desses padrões. Conforme previamente mostrado na Tabela 24-1, um segundo *workshop* foi realizado para reavaliar essas recomendações e esclarecer a terminologia (Macones, 2008). Um resultado importante foi a recomendação de um sistema de três indicadores para a classificação dos padrões de FCF (Tab. 24-2). O American College of Obstetricians and Gynecologists (2017b) recomendou o uso desse sistema de três indicadores.

Alguns estudos foram realizados para avaliar o sistema de três indicadores. Jackson e colaboradores (2011) estudaram 48.444 mulheres em trabalho de parto e demonstraram que os padrões da categoria I (FCF normal) foram observados durante os trabalhos de parto de 99,5% dos traçados. Os padrões da categoria II (FCF indeterminada) foram detectados em 84,1% dos traçados, enquanto os padrões da categoria III (FCF anormal) foram demonstrados em 0,1% (54 mulheres). A maioria – 84% das mulheres – apresentou uma mistura de categorias durante o trabalho de parto. Cahill e colaboradores (2012) correlacionaram retrospectivamente a incidência de acidemia do cordão umbilical (pH ≤ 7,10) com as características da FCF durante os 30 minutos que precederam o nascimento. Nenhuma das três categorias apresentou associação significativa com acidemia do cordão umbilical. O American College of Obstetricians and Gynecologists e a American Academy of Pediatrics (2014) concluíram que um traçado da categoria I ou II com índice de Apgar de 5 minutos > 7 ou com níveis acidobásicos normais no sangue arterial não era compatível com evento agudo hipóxico-isquêmico.

Sholapurkar (2012) questionou a validade do sistema de três indicadores, pois a maioria dos padrões anormais de FCF estava na categoria II (indeterminada). Também foi sugerido que isso resultava do fato de a maioria das desacelerações da FCF serem classificadas inadequadamente como desacelerações *variáveis* atribuíveis à compressão do cordão umbilical. Um grupo de 19 especialistas liderado por Clark (2013) observou que mais de 80% dos fetos têm padrões de FCF da categoria II. Eles propuseram um algoritmo de manejo para esses fetos; contudo, o algoritmo hipotético não foi clinicamente testado.

Parer e King (2010) compararam essa situação nos Estados Unidos com a de outros países nos quais algumas sociedades

TABELA 24-2 Sistema de interpretação da frequência cardíaca fetal por três indicadores

Categoria I – Normal
Inclui todos os seguintes:
- Frequência cardíaca basal: 110-160 bpm
- Variabilidade da FCF basal: moderada
- Desacelerações tardias ou variáveis: ausentes
- Desacelerações precoces: presentes ou ausentes
- Acelerações: presentes ou ausentes

Categoria II – Indeterminada
Inclui todos os traçados da FCF não classificados como I ou III.
Os traçados da categoria II podem representar uma fração expressiva dos casos encontrados na prática clínica. Os exemplos incluem qualquer um dos seguintes:
Frequência cardíaca basal
- Bradicardia sem perda da variabilidade da frequência basal
- Taquicardia

Variabilidade da FCF basal
- Variabilidade basal mínima
- Variabilidade basal ausente, sem desacelerações recorrentes
- Variabilidade basal acentuada

Acelerações
- Ausência de acelerações induzidas depois da estimulação fetal

Desacelerações periódicas ou episódicas
- Desacelerações variáveis recidivantes acompanhadas de variabilidade mínima ou moderada da FCF basal
- Desaceleração prolongada ≥ 2 minutos, mas < 10 minutos
- Desacelerações tardias recidivantes com variabilidade moderada da FCF basal
- Desacelerações variáveis com outras características, como retorno lento à frequência basal, "com sobressalto" ou "com ombros"

Categoria III – Anormal
Inclui um dos seguintes:
- Variabilidade ausente da FCF basal e qualquer uma das seguintes alterações:
  Desacelerações tardias recorrentes
  Desacelerações variáveis recorrentes
  Bradicardia
- Padrão sinusoidal

bpm, batimentos por minuto; FCF, frequência cardíaca fetal.
Reproduzida, com permissão, de Macones GA, Hankins GD, Spong CY, et al: The 2008 National Institute of Child Health and Human Development workshop report on electronic fetal monitoring: update on definitions, interpretation, and research guidelines, Obstet Gynecol. 2008 Sep;112(3):661–666.

profissionais chegaram a um consenso quanto à classificação e à conduta. Algumas dessas sociedades são o Royal College of Obstetricians and Gynecologists, a Society of Obstetricians and Gynecologists of Canada, o Royal Australian and New Zealand College of Obstetricians and Gynecologists e a Japan Society of Obstetrics and Gynecology. Estes autores comentaram que o sistema de três indicadores do NICHD não é adequado, pois a categoria II – padrão de FCF indeterminado – consiste em uma grande mistura heterogênea que impede a elaboração de uma estratégia de intervenção.

Antes disso, Parer e Ikeda (2007) tinham proposto um sistema de cinco indicadores codificados por cores para a interpretação da FCF e manejo. Dois relatos subsequentes compararam os sistemas de cinco e três indicadores. Bannerman e colaboradores (2011) relataram que os dois sistemas eram semelhantes nas interpretações dos traçados de FCF que eram muito normais ou muito anormais. Coletta e colaboradores (2012) demonstraram que o sistema de cinco indicadores tinha mais sensibilidade que o de três indicadores. Elliot e colaboradores (2010) usaram a computação para medir o desempenho de um sistema de cinco categorias, mas não conseguiram analisar e classificar bom sucesso 2.472 registros cardíacos fetais.

Depois de 50 anos de utilização da monitoração eletrônica contínua da FCF, é evidente que não existe consenso quanto à interpretação e às recomendações terapêuticas com base nos padrões de FCF (Parer, 2011).

■ Mecônio no líquido amniótico

Os obstetras perceberam há muito tempo que a presença de mecônio durante o trabalho de parto é problemática na previsão de sofrimento ou asfixia fetal. De fato, embora 12 a 22% dos trabalhos de parto sejam complicados por mecônio, apenas alguns estão associados à mortalidade neonatal. Em uma pesquisa realizada no Parkland Hospital, descobriu-se que o mecônio era um risco obstétrico de "pouca gravidade", pois a taxa de mortalidade perinatal atribuível ao mecônio era de apenas 1 por 1.000 nascidos vivos (Nathan, 1994).

Três teorias relacionadas à eliminação fetal de mecônio podem explicar, em parte, a tênue conexão entre a sua detecção e a mortalidade neonatal. Primeiro, os fetos podem eliminar mecônio em resposta à hipoxia e, por conseguinte, o mecônio sinaliza comprometimento fetal (Walker, 1953). Segundo, a eliminação intrauterina de mecônio pode representar a maturação normal do trato gastrintestinal, que está sob controle neural (Mathews, 1979). Uma última teoria sustenta que a eliminação de mecônio ocorra depois da estimulação causada pelo encarceramento comum, ainda que transitório, do cordão umbilical, seguida de aceleração resultante da peristalse intestinal (Hon, 1961).

Ramin e colaboradores (1996) estudaram quase 8.000 gestações com líquido amniótico tingido de mecônio que deram à luz no Parkland Hospital. A síndrome de aspiração de mecônio estava significativamente associada à acidemia fetal ao nascer. Outros correlatos significativos de aspiração foram parto cesáreo, uso de fórceps para acelerar o nascimento, anormalidades da frequência cardíaca intraparto, índices de Apgar baixos e necessidade de ventilação assistida no parto. A análise do tipo de acidemia fetal com base na gasometria do sangue do cordão umbilical sugeriu que o comprometimento fetal associado à síndrome de aspiração de mecônio era um evento agudo, isso porque a maioria dos fetos em acidemia tinha níveis anormalmente altos de P_{CO_2} em vez de acidemia metabólica simples.

Dawes e colaboradores (1972) observaram que essa hipercapnia em fetos de cordeiro provoca respiração ofegante e acentua a aspiração de líquido amniótico. Jovanovic e Nguyen (1989) observaram que o mecônio aspirado para dentro dos pulmões fetais causou a síndrome de aspiração apenas nos animais asfixiados.

Ramin e colaboradores (1996) formularam a hipótese de que a fisiopatologia da síndrome de aspiração de mecônio inclua, entre outras coisas, hipercarbia, que estimula a respiração fetal e provoca aspiração de mecônio para dentro dos alvéolos. A lesão do parênquima pulmonar é secundária à disfunção das células alveolares induzida pela acidemia. Nesse cenário fisiopatológico, o mecônio do líquido amniótico é um risco ambiental fetal em vez de um marcador de comprometimento preexistente. Essa sequência fisiopatológica proposta não é totalmente inclusiva, pois não abrange cerca de metade dos casos de síndrome de aspiração de mecônio nos quais os fetos não tinham acidemia ao nascer.

Desse modo, concluiu-se que a alta incidência de mecônio observada no líquido amniótico durante o trabalho de parto geralmente representa a eliminação fetal do conteúdo gastrintestinal em conjunto com processos fisiológicos normais. Contudo, embora seja normal, esse mecônio torna-se um risco ambiental quando sobrevém acidemia fetal. É importante salientar que essa acidemia acontece de forma aguda e, por conseguinte, a aspiração de mecônio é imprevisível e, possivelmente, inevitável. Além disso, Greenwood e colaboradores (2003) mostraram que o líquido amniótico translúcido também era um previsor ruim. Em um estudo prospectivo de 8.394 mulheres com líquido amniótico translúcido, eles demonstraram que líquido transparente era um sinal não confiável de bem-estar fetal.

Há evidência crescente de que muitos neonatos com síndrome de aspiração de mecônio sofreram hipoxia crônica antes do nascimento (Ghidini, 2001). Blackwell e colaboradores (2001) descobriram que 60% dos neonatos diagnosticados como portadores da síndrome de aspiração de mecônio tinham pH do sangue da artéria umbilical $\geq 7,20$, sugerindo que a síndrome não estava relacionada com a condição do feto ao nascer. De maneira similar, os marcadores de hipoxia crônica, como os níveis elevados de eritropoietina fetal e as contagens aumentadas de eritrócitos nucleados em recém-nascidos, sugerem que a hipoxia crônica esteja envolvida em muitos casos da síndrome de aspiração de mecônio (Dollberg, 2001; Jazayeri, 2000).

Em passado recente, a abordagem obstétrica rotineira a um recém-nascido com líquido amniótico tingido de mecônio incluía aspiração intraparto da orofaringe e da nasofaringe. Em 2005, as diretrizes de manejo foram significativamente modificadas. Atualmente, o American College of Obstetricians and Gynecologists (2017c) recomenda que os recém-nascidos com líquido amniótico tingido de mecônio, independentemente de seu vigor, não sejam rotineiramente submetidos à aspiração intraparto. A aspiração é reservada para os casos de obstrução das vias aéreas. Eles também recomendam a disponibilidade de uma equipe adequadamente credenciada com habilidades completas de reanimação (Cap. 32, p. 607).

■ Opções de manejo

As principais opções de manejo para os padrões de frequência cardíaca fetal variáveis consistem, sempre que possível, em corrigir

TABELA 24-3 Algumas medidas de reanimação para gestantes com traçados de categoria II ou III

Anormalidade da frequência cardíaca fetal[a]	Intervenções[b]
Desacelerações tardias recorrentes Desacelerações prolongadas ou bradicardia Variabilidade mínima ou ausente da FCF	Posicionamento em decúbito lateral; administração de oxigênio à mãe; *bolus* de líquido intravenoso; redução da frequência das contrações uterinas
Taquissistolia com traçado de categoria II ou III	Interromper a infusão de ocitocina ou prostaglandinas; Administrar tocolíticos: terbutalina ou sulfato de magnésio
Desacelerações variáveis recorrentes Desacelerações prolongadas ou bradicardia	Reposicionar a mãe; amnioinfusão; quando há prolapso de cordão, elevar manualmente a parte de apresentação e, ao mesmo tempo, preparar para o nascimento imediato

[a]Avaliação simultânea da(s) causa(s) suspeita(s) também é uma medida importante quando os traçados de FCF são anormais.
[b]A combinação simultânea de várias intervenções pode ser apropriada e possivelmente mais eficaz que utilizá-las separada ou sequencialmente.
FCF, frequência cardíaca fetal.

qualquer causa de sofrimento fetal. Algumas sugestões estão listadas na Tabela 24-3. A mulher é colocada em posição de decúbito lateral, sendo fornecido oxigênio suplementar por máscara. A correção da hipotensão materna causada pela analgesia regional e a interrupção da infusão de ocitocina melhoram a perfusão uteroplacentária. O exame vaginal exclui um prolapso de cordão ou um parto iminente. Simpson e James (2005) avaliaram os benefícios dessas três manobras em 52 mulheres com sensores de saturação de oxigênio fetal já aplicados. Os autores usaram hidratação intravenosa (500 a 1.000 mL da solução de Ringer lactato administrados em 20 minutos), posição de decúbito lateral (em vez de supina) e colocação de uma máscara não reinalante, que administrou oxigênio suplementar a uma taxa de 10 L/min. Cada uma dessas manobras significativamente aumentou os níveis de saturação de oxigênio fetal.

Tocólise

O sulfato de terbutalina, administrado para relaxar o útero, pode ser uma manobra temporizadora no tratamento dos padrões de frequência cardíaca fetal preocupantes durante o trabalho de parto. Uma única dose de 250 μg como injeção intravenosa ou subcutânea é usada para inibir as contrações uterinas e, assim, melhorar a oxigenação fetal. Cook e Spinnato (1994) descreveram sua experiência de 10 anos utilizando a tocólise com terbutalina em 368 gestações. Essa reanimação melhorou os valores do pH do sangue do couro cabeludo fetal, embora todos os fetos tenham nascido por cesariana. Esses pesquisadores concluíram que, embora os estudos fossem pequenos e raramente randomizados, a maioria relatou resultados favoráveis decorrentes da tocólise com terbutalina nos casos em que há padrões preocupantes. Outros autores também relataram que doses intravenosas pequenas de nitroglicerina – 60 a 180 μg – produziram efeitos favoráveis (Mercier, 1997). Bullens e colaboradores (2015) concluíram em sua revisão que a tocólise era benéfica. Ainda assim, o American College of Obstetricians and Gynecologists (2017b) cita que não existem evidências suficientes para recomendar a tocólise quando há padrões preocupantes de frequência cardíaca fetal.

Amnioinfusão

Miyazaki e Taylor (1983) infundiram solução salina através de um cateter de pressão intrauterina em mulheres em trabalho de parto que apresentavam desacelerações variáveis ou prolongadas atribuídas ao aprisionamento do cordão. Essa terapia melhorou o padrão de frequência cardíaca em metade das mulheres estudadas. Mais adiante, Miyazaki e Nevarez (1985) designaram aleatoriamente 96 mulheres nulíparas em trabalho de parto com padrões de compressão de cordão, descobrindo que as tratadas com amnioinfusão necessitaram de cesariana para sofrimento fetal com menor frequência. Com base em muitos desses relatos iniciais, a amnioinfusão transvaginal foi estendida para três áreas clínicas (Dad, 2016). São elas: (1) tratamento das desacelerações variáveis ou prolongadas; (2) profilaxia para mulheres com oligoidrâmnio, como na ruptura prolongada das membranas); e (3) tentativas de diluir ou lavar o mecônio espesso (Cap. 33, p. 620).

Vários protocolos distintos de amnioinfusão foram relatados, mas a maioria consiste em um *bolus* de 500 a 800 mL de solução salina normal aquecida, seguido por infusão contínua de cerca de 3 mL/minuto (Owen, 1990; Pressman, 1996). Em outro estudo, Rinehart e colaboradores (2000) administraram volumes de 500 mL de solução salina normal em temperatura ambiente em *bolus* ou volumes semelhantes junto com uma infusão contínua de 3 mL/minuto. Seu estudo incluiu 65 mulheres com desacelerações variáveis, e os pesquisadores não conseguiram mostrar que um método era superior ao outro. Wenstrom e colaboradores (1995) pesquisaram o uso da amnioinfusão em hospitais escola dos Estados Unidos. O procedimento foi empregado em 96% dos 186 centros estudados, estimando-se que 3 a 4% das mulheres que deram à luz nesses centros receberam essa infusão. As complicações potenciais da amnioinfusão estão resumidas na Tabela 24-4.

No caso das *desacelerações variáveis*, Hofmeyr e Lawrie (2012) revisaram os efeitos da amnioinfusão no manejo dos

TABELA 24-4 Complicações associadas à amnioinfusão com base em uma pesquisa de 186 centros obstétricos

Complicação	Nº de centros (%)
Hipertonia uterina	27 (14)
Traçado anormal da frequência cardíaca fetal	17 (9)
Corioamnionite	7 (4)
Prolapso de cordão	5 (2)
Ruptura uterina	4 (2)
Doença cardíaca ou respiratória materna	3 (2)
Descolamento prematuro da placenta	2 (1)
Morte materna	2 (1)

Dados de Wenstrom, 1995.

padrões de frequência cardíaca fetal associados à compressão do cordão umbilical. Eles concluíram que a amnioinfusão parecia útil na redução da ocorrência de desacelerações variáveis, melhorando o desfecho neonatal e reduzindo cesarianas taxas de parto cesáreo. O American College of Obstetricians and Gynecologists (2016) concluiu que a amnioinfusão é uma abordagem razoável no tratamento de desacelerações variáveis repetidas independentemente da presença de mecônio.

No caso de *oligoidrâmnio*, a amnioinfusão foi usada profilaticamente para evitar os padrões de frequência cardíaca fetal intraparto decorrentes da oclusão do cordão. Nageotte e colaboradores (1991) mostraram que a amnioinfusão resultou em frequência e gravidade muito menores das desacelerações variáveis no trabalho de parto. Entretanto, a taxa de parto cesáreo ou a condição dos neonatos a termo não melhoraram. Em um estudo randomizado, Macri e colaboradores (1992) estudaram a amnioinfusão profilática em 170 gestações a termo e pós-termo complicadas por mecônio espesso e oligoidrâmnios. A amnioinfusão reduziu de maneira significativa as taxas da síndrome da aspiração de mecônio e as taxas de cesariana por sofrimento fetal. Por outro lado, Ogundipe e colaboradores (1994) distribuíram randomicamente 116 gestantes a termo com índice de líquido amniótico < 5 cm para fazer amnioinfusão profilática ou receber cuidado obstétrico padrão. As taxas globais de parto cesáreo, as taxas de parto por sofrimento fetal ou os resultados de exames acidobásicos no cordão umbilical não diferiram de forma significativa entre os grupos.

No caso de *líquido amniótico tinto de mecônio*, Pierce e colaboradores (2000) revisaram 13 ensaios prospectivos sobre amnioinfusão intraparto em 1.924 mulheres com líquido amniótico tinto de mecônio. No grupo da amnioinfusão, os neonatos tinham chance significativamente menor de apresentar mecônio abaixo das pregas vocais, e as taxas de síndrome de aspiração de mecônio foram mais baixas. A taxa de parto cesáreo também foi menor no grupo da amnioinfusão. Resultados semelhantes foram relatados por Rathore e colaboradores (2002).

Por outro lado, vários pesquisadores não foram favoráveis à amnioinfusão quando o líquido está tinto de mecônio. Por exemplo, Usta e colaboradores (1995) relataram que a amnioinfusão não foi possível em metade das mulheres com mecônio moderado a espesso que haviam sido distribuídas randomicamente para esse tratamento. Os pesquisadores não conseguiram demonstrar melhores desfechos neonatais com esse tratamento. Spong e colaboradores (1994) também concluíram que, embora a amnioinfusão profilática diluísse o mecônio, ela não melhorava o desfecho perinatal. Por fim, Fraser e colaboradores (2005) realizaram randomicamente amnioinfusão em 1.998 mulheres com mecônio espesso no líquido amniótico durante o trabalho de parto, mas não encontraram benefícios. Hofmeyr e colaboradores (2014) relataram resultados mistos a partir de sua revisão. Em vista desses resultados, o American College of Obstetricians and Gynecologists (2016) não recomenda a amnioinfusão para diluir o líquido amniótico tinto de mecônio.

■ Padrões de frequência cardíaca fetal e lesão encefálica

Estudos que tentaram correlacionar os padrões de frequência cardíaca fetal com lesões encefálica examinaram preferencialmente lactentes identificados em ações judiciais. Phelan e Ahn (1994) relataram que, entre 48 fetos posteriormente demonstrados como portadores de comprometimento neurológico, um traçado de frequência cardíaca fetal não reativa persistente já estava presente no momento da admissão em 70% dos casos. Os autores concluíram que a lesão neurológica fetal havia ocorrido predominantemente antes da chegada ao hospital. Quando os autores analisaram retrospectivamente os padrões de frequência cardíaca de 209 neonatos com lesão encefálica, eles concluíram que não havia um padrão único associado à lesão neurológica fetal (Ahn, 1996). Graham e colaboradores (2006) revisaram a literatura mundial publicada entre 1966 e 2006 sobre o efeito da monitoração da frequência cardíaca fetal para evitar lesão encefálica perinatal, mas não encontraram qualquer benefício.

Os padrões de frequência cardíaca fetal necessários à ocorrência de lesão encefálica perinatal foram estudados em experimentos com animais. Myers (1972) descreveu os efeitos da asfixia completa e parcial em macacos Rhesus. A asfixia completa foi produzida por oclusão total do fluxo sanguíneo umbilical, a qual resultava em desaceleração prolongada (Fig. 24-26). O pH arterial fetal não diminuiu para 7,0 até cerca de 8 minutos depois da cessação completa da oxigenação e do fluxo umbilical. Pelo menos 10 minutos dessa desaceleração prolongada foram necessários antes que houvesse evidência de dano encefálico nos fetos sobreviventes.

Myers (1972) também provocou asfixia parcial nos macacos Rhesus impedindo o fluxo sanguíneo da aorta materna. Isso causou desacelerações tardias devido à hipoperfusão do útero e da placenta. Ele observou que a persistência dessas desacelerações tardias por várias horas não comprometia o cérebro fetal a menos

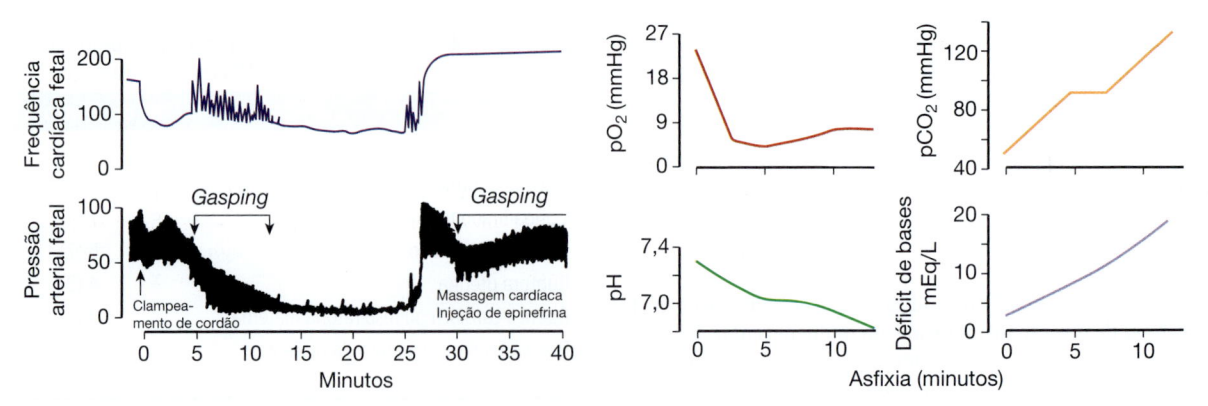

FIGURA 24-26 Desaceleração prolongada em um macaco Rhesus correlacionada com alterações da pressão arterial e bioquímicas durante oclusão total do fluxo sanguíneo do cordão umbilical. (Dados de Myers, 1972.)

que o pH caísse abaixo de 7,0. De fato, Adamsons e Myers (1977) relataram subsequentemente que as desacelerações tardias eram um marcador da asfixia parcial muito tempo antes que ocorresse dano encefálico.

O padrão mais comum da frequência cardíaca fetal durante o trabalho de parto – devido à oclusão do cordão umbilical – requer tempo considerável para afetar significativamente o feto nos experimentos com animais. Clapp e colaboradores (1988) ocluíram parcialmente o cordão umbilical por 1 minuto a cada 3 minutos em fetos de carneiro. Rocha e colaboradores (2004) obstruíram totalmente o cordão umbilical por 90 segundos a cada 30 minutos durante 3 a 5 horas por dia, durante 4 dias, sem produzir lesão necrótica das células cerebrais. Os resultados desses experimentos sugerem que os efeitos do encarceramento do cordão umbilical dependem do grau de oclusão – parcial ou total –, da duração das oclusões individuais e da frequência dessas oclusões.

A contribuição dos eventos intraparto para os déficits neurológicos subsequentes foi muito superestimada, conforme discutido em mais detalhes no Capítulo 33 (p. 621). Logicamente, para que aconteça lesão cerebral, o feto deve ser exposto a muito mais que um breve período de hipoxia. Além disso, a hipoxia deve provocar acidemia metabólica profunda e marginalmente subletal. Por essa razão, o American College of Obstetricians and Gynecologists (2014) recomendou que a gasometria do cordão umbilical seja obtida sempre que houver indicação de cesariana por sofrimento fetal, índice de Apgar de 5 minutos baixo, restrição grave do crescimento fetal, traçado de frequência cardíaca fetal anormal, doença da tireoide materna ou gestação múltipla (Cap. 32, p. 611).

Até recentemente, o prognóstico para recém-nascidos moderadamente acometidos por encefalopatia hipóxico-isquêmica (EHI) era ruim. Isso estimulou a realização de pesquisas visando mitigar essas consequências. Experimentos em animais iniciados no final da década de 1990 sugeriram que a redução da temperatura cerebral após um evento incitante poderia reduzir a incidência de dano encefálico (Gunn, 1997, 2000; Nedelcu, 2000; Tooley, 2003; Wagner, 2002). Esses achados levaram à realização de vários estudos no mundo todo mostrando que o resfriamento cerebral de recém-nascidos que sofreram EHI neonatal poderia melhorar o desenvolvimento subsequente de paralisia cerebral. Esses estudos são descritos com mais detalhes no Capítulo 33 (p. 622).

■ Benefícios da monitoração eletrônica da frequência cardíaca fetal

Diversos pressupostos falsos estão por trás da expectativa de melhores desfechos neonatais com a monitoração eletrônica. Um deles é de que o sofrimento fetal seja um fenômeno de desenvolvimento lento e que a monitoração eletrônica possibilite detectar o comprometimento fetal em um estágio precoce. Outro pressuposto é de que toda lesão fetal ocorra no hospital. Nos últimos 20 anos, a atenção voltou-se para a realidade de que os fetos com lesões neurológicas mais graves sofreram danos antes de chegarem à maternidade. Mesmo o termo *monitor fetal* implica que esse aparelho inanimado, de alguma maneira, "monitora". Nesse caso, o pressuposto é de que, se a mãe deu à luz um feto natimorto ou com danos neurológicos, a fita de traçado deveria fornecer algum indício, pois o referido aparelho estava monitorando a condição fetal. Todos esses pressupostos geraram grandes expectativas e reforçaram a crença de que todas as mortes ou lesões neonatais sejam evitáveis.

No final da década de 1970, questões sobre a eficácia, a segurança e os custos da monitoração eletrônica foram feitas pelo Office of Technology Assessment, pelo Congresso dos Estados Unidos e pelo Centers for Disease Control and Prevention. Banta e Thacker (2002) revisaram 25 anos da controvérsia sobre os benefícios da monitoração fetal eletrônica, ou a ausência deles. Mais recentemente, Alfirevic e colaboradores (2017) revisaram 13 ensaios randomizados envolvendo mais de 37.000 mulheres. Eles concluíram que a monitoração fetal eletrônica estava associada a menos convulsões neonatais, mas a uma maior taxa de partos cesáreos e partos vaginais instrumentados. É importante observar que as taxas de mortalidade perinatal ou de paralisia cerebral não diminuíram. Grimes e Peipert (2010) escreveram um *Current Commentary* sobre monitoração fetal eletrônica na revista *Obstetrics & Gynecology*. Os autores resumiram que essa monitoração, embora tenha sido utilizada em 85% dos quase 4 milhões de nascimentos que ocorrem anualmente nos Estados Unidos, falhou como programa de rastreamento de saúde pública. Eles salientaram que o valor preditivo positivo da monitoração fetal eletrônica no diagnóstico de morte fetal durante o trabalho de parto ou de paralisia cerebral é de praticamente zero – ou seja, "quase todo resultado positivo desse exame está errado".

Houve pelo menos duas tentativas de estudar os efeitos epidemiológicos da monitoração fetal eletrônica nos Estados Unidos. Chen e colaboradores (2011) usaram os dados de 2004 referentes a mais de 1,7 milhão de nascimentos de fetos únicos, 89% dos quais foram submetidos à monitoração fetal eletrônica. Eles relataram que a monitoração aumentou as taxas de parto instrumentado, mas reduziu as taxas de mortalidade neonatal precoce. Entretanto, esse efeito benéfico dependia da idade gestacional, e o impacto mais expressivo foi nos fetos prematuros. Depois disso, Ananth e colaboradores (2013) relataram um estudo epidemiológico semelhante, porém maior, realizado nos Estados Unidos. Eles estudaram 58 milhões de partos de fetos únicos sem anomalias que ocorreram entre 1990 e 2004. O aumento temporal no uso da monitoração fetal foi associado a um declínio das taxas de mortalidade neonatal, em especial nas gestações pré-termo. Em um editorial publicado simultaneamente, Resnik (2013) alertou que uma associação epidemiológica entre monitoração fetal e redução da mortalidade neonatal não estabelece uma relação de causalidade. Ele sugeriu que as limitações do estudo de Ananth deveriam tornar o leitor cético quanto aos resultados.

Em julho de 1982, iniciou-se uma pesquisa no Parkland Hospital para determinar se todas as mulheres em trabalho de parto deveriam ser submetidas à monitoração eletrônica (Leveno, 1986). Em meses alternados, a monitoração eletrônica universal foi revezada com a monitoração seletiva da frequência cardíaca, que era a prática prevalente. Durante o período de 3 anos do estudo, mais de 17.000 partos foram conduzidos utilizando monitoração eletrônica universal, e seus desfechos foram comparados com uma coorte numericamente semelhante de mulheres submetidas à monitoração eletrônica seletiva. Nenhuma diferença significativa foi encontrada em qualquer desfecho perinatal. Houve apenas um aumento pequeno, embora significativo, na taxa de parto cesáreo por sofrimento fetal associado à monitoração universal. Dessa maneira, a aplicação mais ampla da monitoração eletrônica no Parkland Hospital não melhorou os desfechos perinatais, mas aumentou um pouco a frequência de cesariana por sofrimento fetal. Mais recentemente, uma revisão da Cochrane Database concluiu que a ausculta intermitente tinha uma maior taxa de cesarianas em comparação com o monitoramento contínuo (Martis, 2017).

TABELA 24-5 Diretrizes quanto aos métodos de monitoração da frequência cardíaca fetal intraparto

Vigilância	Gestações de baixo risco	Gestações de alto risco
Métodos aceitáveis		
Ausculta intermitente	Sim	Sim[a]
Monitoração eletrônica contínua (interna ou externa)	Sim	Sim[b]
Intervalos de avaliação		
Primeiro período do trabalho de parto (ativo)	30 minutos	15 minutos[a,b]
Segundo período do trabalho de parto	15 minutos	5 minutos[a,c]

[a]De preferência antes, durante e depois de uma contração uterina.
[b]Inclui a avaliação dos traçados e os registros em gráfico no mínimo a cada 15 minutos.
[c]Os traçados devem ser avaliados no mínimo a cada 5 minutos.
Dados da American Academy of Pediatrics e do American College of Obstetricians and Gynecologists, 2017.

■ Recomendações atuais

Os métodos mais comumente utilizados para a monitoração intraparto da frequência cardíaca fetal consistem na ausculta com um estetoscópio fetal ou aparelho de ultrassom com Doppler, ou na monitoração eletrônica contínua da frequência cardíaca fetal e das contrações uterinas. Nenhuma evidência científica identificou o método mais eficaz, incluindo a frequência ou a duração da monitoração fetal que garante resultados ideais. A Tabela 24-5 resume as recomendações da American Academy of Pediatrics e do American College of Obstetricians and Gynecologists (2017). A ausculta intermitente ou a monitoração eletrônica contínua é considerada um método aceitável de monitoração intraparto, tanto nas gestações de baixo risco quanto nas de alto risco. No entanto, o intervalo recomendado entre as verificações da frequência cardíaca é mais longo na gestação sem intercorrências. Quando se utiliza ausculta, a recomendação é que seja realizada depois de uma contração e por 60 segundos. Também é recomendável que se adote a razão de 1:1 entre enfermeiro-gestante quando se utiliza a ausculta. A posição adotada pelo American College of Obstetricians and Gynecologists (2017b) reconhece que os dados disponíveis não mostram um benefício claro com o uso da monitoração eletrônica em relação à ausculta intermitente. No Parkland Hospital, todos os trabalhos de parto de alto risco são continuamente monitorados de forma eletrônica. Nas gestações de baixo risco, utiliza-se a ausculta intermitente e monitoração eletrônica contínua, dependendo das circunstâncias clínicas, incluindo se a mulher caminhar deseja deambular.

MONITORAÇÃO DA ATIVIDADE UTERINA INTRAPARTO

A análise da atividade uterina determinada eletronicamente permite algumas generalizações no que se refere à relação de determinados padrões de contração com o desfecho do trabalho de parto. Porém, a eficiência da musculatura uterina para efetuar o parto varia muito. Assim, deve-se ter cautela antes de diagnosticar o trabalho de parto verdadeiro ou sua ausência apenas a partir do estudo de um traçado de monitor.

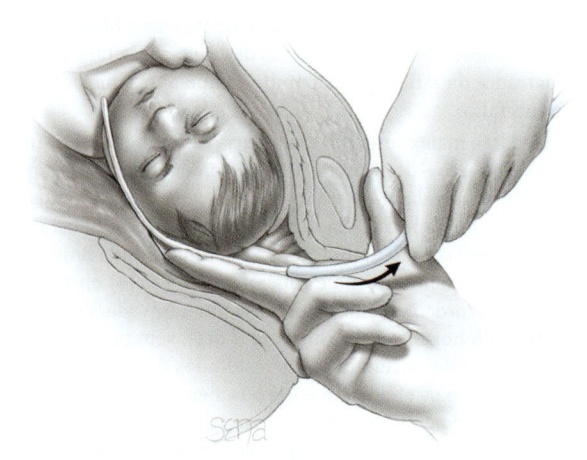

FIGURA 24-27 Colocação de um cateter de pressão intrauterina para monitorar as contrações e suas pressões. O cateter, colocado dentro do introdutor, é inserido pelo canal de parto e deslizado ao longo da lateral da cabeça do feto. Em seguida, o cateter é avançado suavemente para dentro do útero, e o introdutor é retirado.

Com a *monitoração interna* das contrações, a pressão do líquido amniótico é medida entre e durante as contrações. No passado, era usado um cateter de plástico repleto de líquido com a extremidade distal localizada acima da parte de apresentação (Fig. 24-27). O cateter era conectado a um sensor de pressão com medidor de tensão ajustado para o mesmo nível que a extremidade do cateter no útero. O sinal elétrico amplificado produzido no medidor de tensão pela variação na pressão dentro do sistema de líquido era registrado em uma tira de papel calibrada em movimento, simultaneamente ao registro da frequência cardíaca fetal. Atualmente, são usados cateteres de pressão intrauterina que possuem o sensor de pressão na extremidade do cateter, o que elimina a necessidade da coluna líquida.

Com a *monitoração externa*, as contrações uterinas podem ser medidas por um transdutor de pressão, no qual o botão do transdutor, ou "sensor", é mantido contra a parede abdominal materna. À medida que o útero contrai, o botão movimenta-se proporcionalmente à força da contração. Esse movimento é convertido em um sinal elétrico mensurável que indica a intensidade *relativa* da contração. Em geral, há um consenso de que a monitoração interna fornece uma medida mais acurada da intensidade das contrações. Porém, Bakker e colaboradores (2010) realizaram um ensaio randomizado comparando a monitoração das contrações uterinas de 1.456 gestantes por um método interno ou externo, e ambos os métodos foram equivalentes em termos de taxas de partos instrumentados e desfechos neonatais.

■ Padrões de atividade uterina

Caldeyro-Barcia e Poseiro (1960), de Montevidéu, Uruguai, foram pioneiros na elucidação dos padrões de atividade uterina espontânea durante a gravidez. As ondas contráteis da atividade uterina em geral eram medidas com o uso de cateteres de pressão intra-amnióticos. Contudo, no início de seus estudos, até quatro microbalões intramiometriais simultâneos também foram usados para registrar a pressão uterina. A intensidade da contração era definida como a elevação dessa pressão acima de uma pressão basal de repouso. Os pesquisadores também introduziram o conceito de *unidades Montevidéu* para definir atividade uterina (Cap. 23, p. 443). Nessa definição, o desempenho uterino é o produto da intensidade da contração em mmHg multiplicada pelo número de contrações em um período de 10 minutos. Por exemplo, três contrações em 10 minutos, cada uma com 50 mmHg de intensidade, seriam iguais a 150 unidades Montevidéu.

Durante as primeiras 30 semanas de gestação, a atividade uterina é relaxante em comparação. As contrações raramente são superiores a 20 mmHg, tendo sido equiparadas às contrações descritas pela primeira vez por John Braxton Hicks. A atividade uterina aumenta gradualmente depois de 30 semanas, e é válido ressaltar que essas *contrações de Braxton Hicks* também aumentam em intensidade e frequência. A atividade uterina é aumentada ainda mais durante as últimas semanas de gestação. Durante essa fase, o colo uterino amadurece (Cap. 21, p. 409).

De acordo com Caldeyro-Barcia e Poseiro (1960), o trabalho de parto clínico em geral começa quando a atividade uterina alcança níveis entre 80 e 120 unidades Montevidéu. Isso representa cerca de três contrações de 40 mmHg a cada 10 minutos. É importante observar que não há uma divisão clara demarcando o início do trabalho de parto, o qual é uma transição gradual e progressiva.

No primeiro período do trabalho de parto, as contrações uterinas aumentam progressivamente em intensidade, desde cerca de 25 mmHg no começo do trabalho de parto até 50 mmHg no final. Ao mesmo tempo, a frequência aumenta de 3 para 5 contrações a cada 10 minutos, e o tônus uterino basal sobe de 8 para 12 mmHg. A atividade uterina torna-se ainda maior durante o segundo estágio do trabalho de parto pela ajuda da mãe em seus esforços para empurrar para baixo. De fato, contrações de 80 a 100 mmHg são típicas e ocorrem com frequência de 5 a 6 a cada 10 minutos. Hauth e colaboradores (1986) quantificaram as pressões da contração uterina de 109 mulheres a termo que receberam ocitocina para aumentar ou induzir o trabalho de parto. A maior parte dessas mulheres alcançou 200 a 225 unidades Montevidéu, e 40% atingiram até 300 unidades para dar à luz. Os autores sugeriram que esses níveis de atividade uterina devem ser buscados antes de se considerar parto cesáreo por suposta distocia (Cap. 23, p. 443).

É interessante notar que a duração das contrações uterinas – 60 a 80 segundos – não aumenta de maneira apreciável desde o início do trabalho de parto ativo até o segundo estágio (Bakker, 2007; Pontonnier, 1975). Presumivelmente, essa constância de duração serve para a troca gasosa respiratória fetal. Durante uma contração uterina, à medida que a pressão intrauterina ultrapassa a pressão do espaço interviloso, a troca de gases respiratórios é interrompida. Isso causa uma suspensão funcional da respiração fetal, a qual tem um limite de 60 a 80 segundos que se mantém relativamente constante.

Caldeyro-Barcia e Poseiro (1960) também observaram empiricamente que as contrações uterinas são clinicamente palpáveis apenas depois que sua intensidade excede 10 mmHg. Além disso, até que a intensidade das contrações alcance 40 mmHg, a parede uterina pode ser prontamente deprimida pelo dedo. Em intensidades maiores, a parede uterina torna-se tão endurecida que resiste à depressão facilmente. As contrações uterinas não costumam estar associadas a dor até que sua força exceda a 15 mmHg. Presume-se que essa seja a pressão mínima necessária para distender o segmento uterino inferior e o colo do útero. Assim, as contrações de Braxton Hicks superiores a 15 mmHg podem ser percebidas como desconfortáveis porque se acredita que a distensão do útero, do colo e do canal de parto provoque desconforto.

Hendricks (1968) observou que "o médico impõe grandes expectativas ao útero". Ele espera que o útero permaneça bem relaxado durante a gravidez, contraia-se efetivamente, mas de modo intermitente, durante o trabalho de parto e, em seguida, permaneça em um estado de contração quase constante por várias horas depois do parto. A Figura 24-28 ilustra um exemplo de atividade uterina normal durante o trabalho de parto. A atividade uterina aumenta, de forma progressiva e gradual, desde o início do trabalho de parto até um estágio tardio no trabalho de parto. É interessante notar que as contrações uterinas depois do parto são idênticas às que resultam no nascimento do bebê. Logicamente, o útero que funciona mal antes do parto também está propenso à atonia e à hemorragia puerperal.

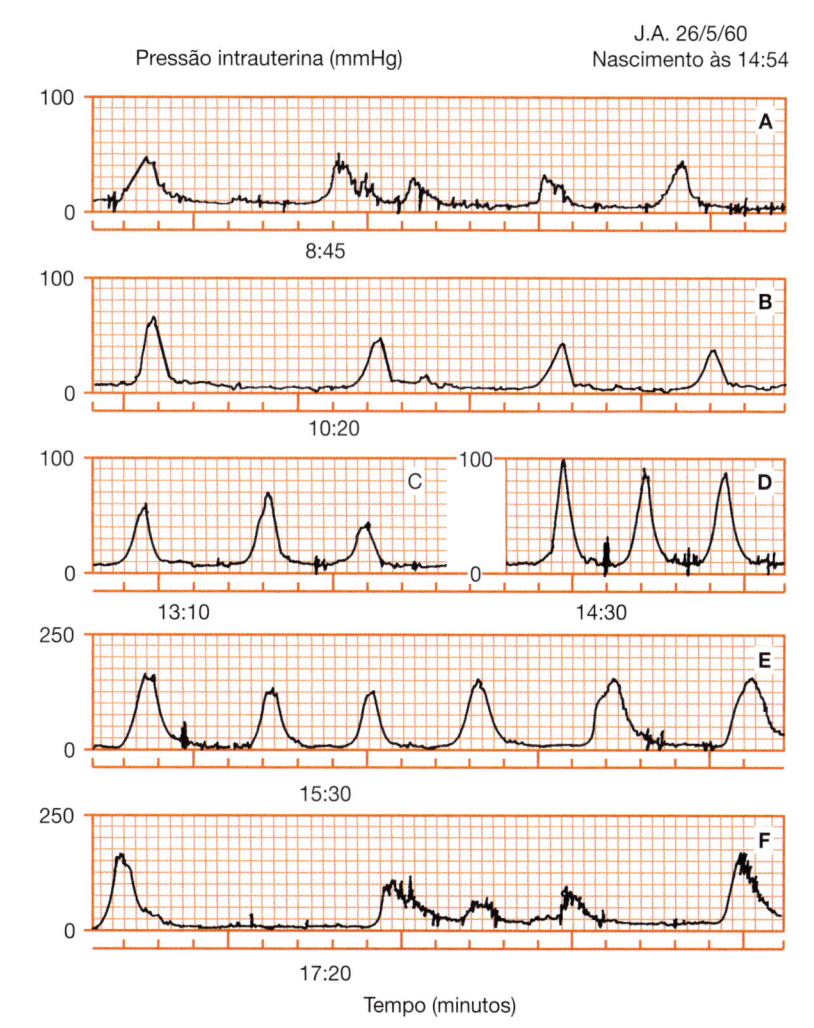

FIGURA 24-28 Pressão intrauterina registrada por meio de um único cateter. **A.** Pré-trabalho de parto. **B.** Início do trabalho de parto. **C.** Trabalho de parto ativo. **D.** Final do trabalho de parto. **E.** Atividade espontânea 30 minutos depois do nascimento. **F.** Atividade espontânea 2,5 horas depois do nascimento. (Redesenhada de Hendricks CH: Uterine contractility changes in the early puerperium, Clin Obstet Gynecol. 1968 Mar;11(1):125–144.)

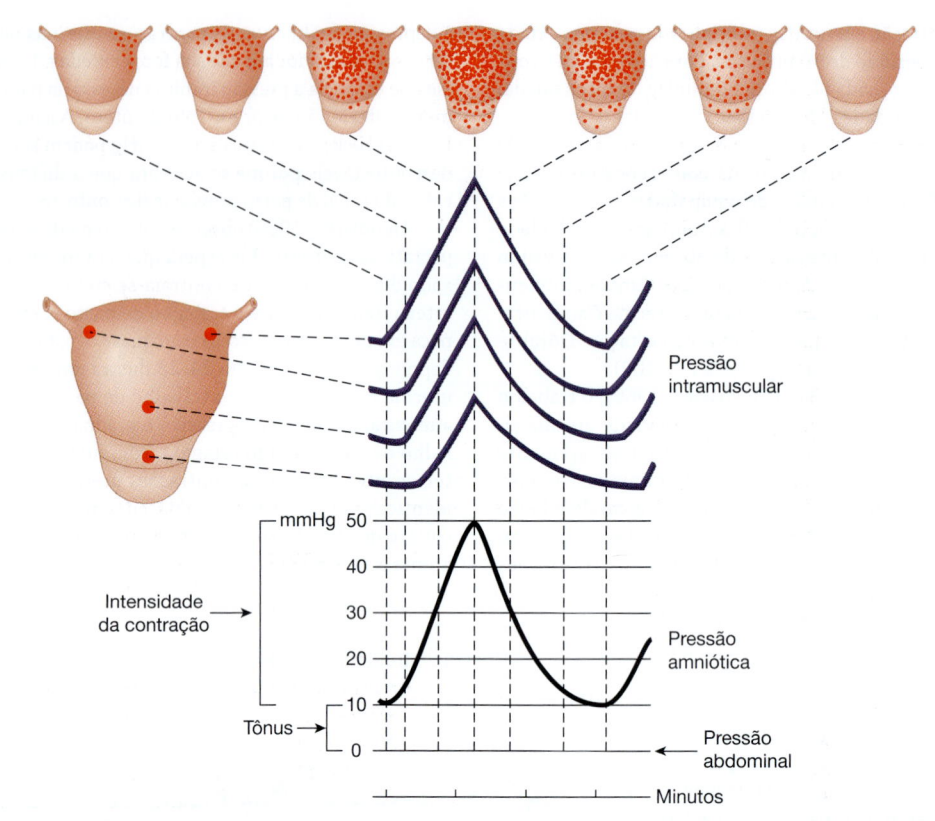

FIGURA 24-29 Ilustração esquemática da onda contrátil normal do trabalho de parto. O útero grande à esquerda demonstra os quatro pontos em que a pressão intramiometrial foi registrada com microbalões. Quatro traçados de pressão correspondentes são mostrados em relação uns aos outros pelo sombreamento sobre o útero pequeno na parte superior. (Adaptada, com permissão, de Caldeyro-Barcia R, Poseiro JJ: Physiology of the uterine contraction. Clin Obstet Gynecol 1960 3:386.)

■ **Origem e propagação das contrações**

A onda contrátil normal do trabalho de parto origina-se próximo à extremidade uterina de uma das tubas uterinas. Desse modo, essas áreas funcionam como "marca-passos" (Fig. 24-29). Geralmente, o marca-passo direito predomina em relação ao esquerdo e inicia a maioria das ondas contráteis. As contrações espalham-se desde a área do marca-passo por todo o útero a 2 cm/s, despolarizando todo o órgão em 15 segundos. Essa onda de despolarização propaga-se para baixo em direção ao colo. A intensidade é máxima no fundo e diminui no segmento uterino inferior. Acredita-se que esse fenômeno reflita as reduções da espessura do miométrio entre o fundo e o colo uterino. Presumivelmente, esse gradiente descendente de pressão serve para direcionar a descida fetal no sentido do colo, bem como para apagar o colo. É importante salientar que todas as partes do útero estão sincronizadas e alcançam seu pico de pressão quase simultaneamente, originando o traçado curvilíneo ilustrado na Figura 24-29. Young e Zhang (2004) demonstraram que o início de cada contração é desencadeada por um fenômeno bioelétrico no nível tecidual.

A teoria do marca-passo também ajuda a explicar a intensidade variável das contrações acopladas adjacentes ilustradas nos painéis A e B da Figura 24-28. Esse acoplamento foi descrito por Caldeyro-Barcia e Poseiro (1960) como *incoordenação*. Uma onda contrátil começa em um marca-passo da região do corno, mas não despolariza de maneira sincronizada todo o útero. Em consequência disso, outra contração começa no marca-passo contralateral, produzindo a segunda onda contrátil da dupla. Essas pequenas contrações que se alternam com as maiores parecem ser típicas do início do trabalho de parto. De fato, o trabalho de parto pode progredir com essa atividade uterina, embora em uma velocidade mais lenta. Os autores também observaram que o trabalho de parto progrediria lentamente se as contrações regulares fossem hipotônicas – isto é, contrações com intensidade < 25 mmHg ou frequência < 2 a cada 10 minutos.

■ **Terminologia da contração uterina**

O American College of Obstetricians and Gynecologists (2017b) recomendou termos para descrição e quantificação das contrações uterinas. A *atividade uterina normal* é definida como 5 contrações ou menos em 10 minutos, em média durante um intervalo de 30 minutos. A *taquissistolia* é definida como mais de 5 contrações em 10 minutos, em média durante 30 minutos. O termo taquissistolia pode ser aplicado ao trabalho de parto espontâneo ou induzido. O termo *hiperestimulação* foi abandonado.

Stewart e colaboradores (2012) estudaram prospectivamente a taquissistolia uterina de 584 mulheres submetidas à indução do trabalho de parto com misoprostol no Parkland Hospital. Uma taxa maior de desfechos neonatais adversos não foi associada a um maior número de contrações por 10 minutos ou por 30 minutos. Contudo, seis ou mais contrações em 10 minutos estavam associadas significativamente a desacelerações da frequência cardíaca fetal.

■ Complicações da monitoração fetal eletrônica

Os eletrodos usados para avaliar a frequência cardíaca fetal e os cateteres usados para medir as contrações uterinas estão associados a complicações incomuns, ainda que potencialmente graves. Em casos raros, a colocação de um cateter de pressão intrauterina pode lacerar um vaso fetal na placenta. Também durante a inserção, a perfuração da placenta e possivelmente do útero pode causar hemorragia, descolamento prematuro de placenta, morbidade grave e registros falsos, que podem resultar em manejo inadequado. A compressão grave do cordão foi associada a seu envolvimento pelo cateter de pressão. A lesão do couro cabeludo ou nas nádegas do feto por um eletrodo de frequência cardíaca raramente é grave. Contudo, a aplicação em algum outro local – como no olho, com as apresentações de face – pode ser grave.

O feto e a mãe podem ter risco mais alto de infecção associada à monitoração fetal (Faro, 1990). As feridas de couro cabeludo pelo eletrodo podem tornar-se infectadas, e existem casos de osteomielite craniana subsequente (Brook, 2005; Eggink, 2004; McGregor, 1989). A American Academy of Pediatrics e o American College of Obstetricians and Gynecologists (2017) recomendam que certas infecções maternas, inclusive pelo vírus da imunodeficiência humana (HIV), herpes-vírus simples e vírus da hepatite B e C, são contraindicações relativas à monitoração fetal interna.

REFERÊNCIAS

Adamsons K, Myers RE: Late decelerations and brain tolerance of the fetal monkey to intrapartum asphyxia. Am J Obstet Gynecol 128:893, 1977
Ahn MO, Korst L, Phelan JP: Intrapartum fetal heart rate patterns in 209 brain damaged infants. Am J Obstet Gynecol 174:492, 1996
Alfirevic Z, Devane D, Gyte GM, et al: Continuous cardiotocography (CTG) as a form of electronic fetal monitoring (EFM) for fetal assessment during labour. Cochrane Database Syst Rev 2:CD006066, 2017
Ambia AM, Yule SS, Wells E: Does fetal bradycardia during eclamptic seizure necessitate cesarean delivery? Unpublished data, 2017
Amer-Wåhlin I, Arulkumaran S, Hagberg H, et al: Fetal electrocardiogram: ST waveform analysis in intrapartum surveillance. BJOG 114:1191, 2007
Amer-Wåhlin I, Hellsten C, Norén H, et al: Cardiotocography only versus cardiotocography plus ST analysis of fetal electrocardiogram for intrapartum fetal monitoring: a Swedish randomized controlled trial. Lancet 358:534, 2001
American Academy of Pediatrics and the American College of Obstetricians and Gynecologists: Guidelines for Perinatal Care, 8th ed. Elk Grove Village, AAP, 2017
American College of Obstetricians and Gynecologists: Amnioinfusion does not prevent meconium aspiration syndrome. Committee Opinion No. 346, October 2006, Reaffirmed 2016
American College of Obstetricians and Gynecologists: Intrapartum fetal heart rate monitoring: nomenclature, interpretation, and general management principles. Practice Bulletin No. 106, July 2009, Reaffirmed 2017a
American College of Obstetricians and Gynecologists: Management of intrapartum fetal heart rate tracings. Practice Bulletin No. 116, November 2010, Reaffirmed 2017b
American College of Obstetricians and Gynecologists: Summary: delivery of a newborn with meconium-stained amniotic fluid. Committee Opinion No. 689, March 2017c
American College of Obstetricians and Gynecologists, American Academy of Pediatrics: Neonatal encephalopathy and neurologic outcome. Washington, ACOG, 2014
Ananth CV, Chauhan SP, Chen HY, et al: Electronic fetal monitoring in the United States. Obstet Gynecol 121(5):927, 2013
Anderson BL, Scerbo MW, Belfore LA, et al: Time and number of displays impact critical signal detection in fetal heart rate tracings. Am J Perinatol 28(6):435, 2011
Angel J, Knuppel R, Lake M: Sinusoidal fetal heart rate patterns associated with intravenous butorphanol administration. Am J Obstet Gynecol 149:465, 1984
Anyaegbunam AM, Ditchik A, Stoessel R, et al: Vibroacoustic stimulation of the fetus entering the second stage of labor. Obstet Gynecol 83:963, 1994
Api O, Carvalho JS: Fetal dysrhythmias. Best Pract Res Clin Obstet Gynaecol 22(1):31, 2008
Arikan GM, Scholz HS, Petru E, et al: Cord blood oxygen saturation in vigorous infants at birth: what is normal? BJOG 107:987, 2000
Ayres-de-Campos D, Bernardes J, Costa-Pereira A, et al: Inconsistencies in classification by experts of cardiotocograms and subsequent clinical decision. BJOG 106:1307, 1999
Bakker JJ, Verhoeven CJ, Janssen PF, et al: Outcomes after internal versus external tocodynamometry for monitoring labor. N Engl J Med 362:306, 2010
Bakker PC, Kurver PH, Duik DJ, et al: Elevated uterine activity increases the risk of fetal acidosis at birth. Am J Obstet Gynecol 196:313, 2007
Ball RH, Parer JT: The physiologic mechanisms of variable decelerations. Am J Obstet Gynecol 166:1683, 1992
Bannerman CG, Grobman WA, Antoniewicz L: Assessment of the concordance among 2-tier, 3-tier, and 5-tier fetal heart rate classification systems. Am J Obstet Gynecol 205(3):288.e1, 2011
Banta HD, Thacker SB: Electronic fetal monitoring: lessons from a formative case of health technology assessment. Int J Technol Assess Health Care 18:762, 2002
Becker JH, Bax L, Amer-Wåhlin I, et al: ST analysis of the fetal electrocardiogram in intrapartum fetal monitoring. Obstet Gynecol 119:145, 2012
Belfort MA, Saade GR, Thom E, et al: A randomized trial of intrapartum fetal ECG ST-segment analysis. N Engl J Med 373(7):632, 2015
Blackwell SC, Groman WA, Antoniewicz L, et al: Interobserver and intraobserver reliability of the NICHD 3-tier fetal heart rate interpretation system. Am J Obstet Gynecol 205:378.e1, 2011
Blackwell SC, Moldenhauer J, Hassan SS, et al: Meconium aspiration syndrome in term neonates with normal acid-base status at delivery: is it different? Am J Obstet Gynecol 184:1422, 2001
Bloom SL, Spong CY, Thom E, et al: Fetal pulse oximetry and cesarean delivery. N Engl J Med 335:21, 2006
Bloom SL, Swindle RG, McIntire DD, et al: Fetal pulse oximetry: duration of desaturation and intrapartum outcome. Obstet Gynecol 93:1036, 1999
Boehm FH: Prolonged end stage fetal heart rate deceleration. Obstet Gynecol 45:579, 1975
Brocato B, Lewis D, Mulekar M, et al: Obesity's impact on intrapartum electronic fetal monitoring. J Matern Fetal Neonatal Med August 30, 2017 [Epub ahead of print]
Brook I: Infected neonatal cephalohematomas caused by anaerobic bacteria. J Perinat Med 33(3):255, 2005
Bullens LM, van Runnard Heimel PJ, van der Hout-van der Jaqt MB, et al: Interventions for intrauterine resuscitation in suspected fetal distress during term labor: a systematic review. Obstet Gynecol Surv 70(8):524, 2015
Cahill AG, Roehl KA, Odibo AO, et al: Association and prediction of neonatal acidemia. Am J Obstet Gynecol 207:206.e1, 2012
Caldeyro-Barcia R, Poseiro JJ: Physiology of the uterine contraction. Clin Obstet Gynecol 3:386, 1960
Chen HY, Chauhan SP, Ananth C: Electronic fetal heart monitoring and its relationship to neonatal and infant mortality in the United States. Am J Obstet Gynecol 204(6):491.e1, 2011
Clapp JF, Peress NS, Wesley M, et al: Brain damage after intermittent partial cord occlusion in the chronically instrumented fetal lamb. Am J Obstet Gynecol 159:504, 1988
Clark SL, Gimovsky ML, Miller FC: The scalp stimulation test: a clinical alternative to fetal scalp blood sampling. Am J Obstet Gynecol 148:274, 1984
Clark SL, Nageotte MP, Garite TJ, et al: Intrapartum management of category II fetal heart rate tracings: towards standardization of care. Am J Obstet Gynecol 209(2):89, 2013
Coletta J, Murphy E, Rubeo Z, et al: The 5-tier system of assessing fetal heart rate tracings is superior to the 3-tier system in identifying fetal acidemia. Am J Obstet Gynecol 206:226.e1, 2012
Cook VD, Spinnato JA: Terbutaline tocolysis prior to cesarean section for fetal distress. J Matern Fetal Med 3:219, 1994
Dad N, Abushama M, Konje JC, et al: What is the role of amnioinfusion in modern day obstetrics? J Matern Fetal Neonatal Med 29(17):2823, 2016
Davidson SR, Rankin JH, Martin CB Jr, et al: Fetal heart rate variability and behavioral state: analysis by power spectrum. Am J Obstet Gynecol 167:717, 1992
Dawes GS: The control of fetal heart rate and its variability in counts. In Kunzel W (ed): Fetal Heart Rate Monitoring. Berlin, Springer, 1985
Dawes GS, Fox HE, Leduc BM, et al: Respiratory movements and rapid eye movement sleep in the foetal lamb. J Physiol 220:119, 1972

Dawes GS, Visser GHA, Goodman JDS, et al: Numerical analysis of the human fetal heart rate: modulation by breathing and movement. Am J Obstet Gynecol 140:535, 1981

Del Valle GO, Joffe GM, Izquierdo LA, et al: Acute posttraumatic fetal anemia treated with fetal intravascular transfusion. Am J Obstet Gynecol 166:127, 1992

Devane D, Lalor JG, Daly S, et al: Cardiotocography versus intermittent auscultation of fetal heart on admission to labour ward for assessment of fetal wellbeing. Cochrane Database Syst Rev 1:CD005122, 2017

Devoe L: ECG analysis: the next generation in electronic fetal monitoring? Contemporary Ob/Gyn, September 15, 2006

Dollberg S, Livny S, Mordecheyev N, et al: Nucleated red blood cells in meconium aspiration syndrome. Obstet Gynecol 97:593, 2001

Doria V, Papageorghiou AT, Gustafsson A, et al: Review of the first 1502 cases of ECG-ST waveform analysis during labour in a teaching hospital. BJOG 114:1202, 2007

Duffy CR, Odibo AO, Roehl KA, et al: Effect of magnesium sulfate on fetal heart rate patterns in the second stage of labor. Obstet Gynecol 119(6):1129, 2012

East CE, Brennecke SP, King JF, et al: The effect of intrapartum fetal pulse oximetry, in the presence of a nonreassuring fetal heart rate pattern, on operative delivery rates: a multicenter, randomized, controlled trial (the FOREMOST trial). Am J Obstet Gynecol 194:606, 2006

Eberle RL, Norris MC, Eberle AM, et al: The effect of maternal position on fetal heart rate during epidural or intrathecal labor analgesia. Am J Obstet Gynecol 179:150, 1998

Edersheim TG, Hutson JM, Druzin ML, et al: Fetal heart rate response to vibratory acoustic stimulation predicts fetal pH in labor. Am J Obstet Gynecol 157:1557, 1987

Eggink BH, Richardson CJ, Rowen JL: *Gardnerella vaginalis*–infected scalp hematoma associated with electronic fetal monitoring. Pediatr Infect Dis J 23:276, 2004

Egley CC, Bowes WA, Wagner D: Sinusoidal fetal heart rate pattern during labor. Am J Perinatol 8:197, 1991

Elimian A, Figueroa R, Tejani N: Intrapartum assessment of fetal well-being: a comparison of scalp stimulation with scalp pH sampling. Obstet Gynecol 89:373, 1997

Elliott C, Warrick PA, Graham E, et al: Graded classification of fetal heart rate tracings: association with neonatal metabolic acidosis and neurologic morbidity. Am J Obstet Gynecol 202(3):258.e1, 2010

Epstein H, Waxman A, Gleicher N, et al: Meperidine induced sinusoidal fetal heart rate pattern and reversal with naloxone. Obstet Gynecol 59:225, 1982

Faro S, Martens MG, Hammill HA, et al: Antibiotic prophylaxis: is there a difference? Am J Obstet Gynecol 162:900, 1990

Farrell T, Chien PFW, Gordon A: Intrapartum umbilical artery Doppler velocimetry as a predictor of adverse perinatal outcome: a systematic review. BJOG 106:783, 1999

Fraser WD, Hofmeyer J, Lede R, et al: Amnioinfusion for the prevention of the meconium aspiration syndrome. N Engl J Med 353:9, 2005

Freeman RK, Garite TH, Nageotte MP: Fetal Heart Rate Monitoring, 3rd ed. Philadelphia, Lippincott Williams & Wilkins, 2003

Garite TJ, Dildy GA, McNamara H, et al: A multicenter controlled trial of fetal pulse oximetry in the intrapartum management of nonreassuring fetal heart rate patterns. Am J Obstet Gynecol 183:1049, 2000

Ghidini A, Spong CY: Severe meconium aspiration syndrome is not caused by aspiration of meconium. Am J Obstet Gynecol 185:931, 2001

Gilstrap LC III, Hauth JC, Hankins GD, et al: Second stage fetal heart rate abnormalities and type of neonatal acidemia. Obstet Gynecol 70:191, 1987

Goodwin TM, Milner-Masterson L, Paul RH: Elimination of fetal scalp blood sampling on a large clinical service. Obstet Gynecol 83:971, 1994

Gorenberg DM, Pattillo C, Hendi P, et al: Fetal pulse oximetry: correlation between oxygen desaturation, duration, and frequency and neonatal outcomes. Am J Obstet Gynecol 189:136, 2003

Graham EM, Petersen SM, Christo DK, et al: Intrapartum electronic fetal heart rate monitoring and the prevention of perinatal brain injury. Obstet Gynecol 108:656, 2006

Greenwood C, Lalchandani S, MacQuillan K, et al: Meconium passed in labor: how reassuring is clear amniotic fluid? Obstet Gynecol 102:89, 2003

Grimes DA, Peipert JF: Electronic fetal monitoring as a public health screening program. Obstet Gynecol 116:1397, 2010

Gull I, Jaffa AJ, Oren M, et al: Acid accumulation during end-stage bradycardia in term fetuses: how long is too long? BJOG 103:1096, 1996

Gunn AJ: Cerebral hypothermia for prevention of brain injury following perinatal asphyxia. Curr Opin Pediatr 12(2):111, 2000

Gunn AJ, Gunn TR, de Haan HH, et al: Dramatic neuronal rescue with prolonged selective head cooling after ischemia in fetal lambs. J Clin Invest 99(2):248, 1997

Hallak M, Martinez-Poyer J, Kruger ML, et al: The effect of magnesium sulfate on fetal heart rate parameters: a randomized, placebo-controlled trial. Am J Obstet Gynecol 181:1122, 1999

Hammacher K, Huter K, Bokelmann J, et al: Foetal heart frequency and perinatal conditions of the fetus and newborn. Gynaecologia 166:349, 1968

Hankins GD, Leicht TL, Van Houk JW: Prolonged fetal bradycardia secondary to maternal hypothermia in response to urosepsis. Am J Perinatol 14:217, 1997

Hauth JC, Hankins GV, Gilstrap LC, et al: Uterine contraction pressures with oxytocin induction/augmentation. Obstet Gynecol 68:305, 1986

Hendricks CH: Uterine contractility changes in the early puerperium. Clin Obstet Gynecol 11(1):125, 1968

Herbert CM, Boehm FH: Prolonged end-stage fetal heart deceleration: a reanalysis. Obstet Gynecol 57:589, 1981

Hill JB, Alexander JM, Sharma SK, et al: A comparison of the effects of epidural and meperidine analgesia during labor on fetal heart rate. Obstet Gynecol 102:333, 2003

Hofmeyr GJ, Lawrie TA: Amnioinfusion for potential or suspected umbilical cord compression in labour. Cochrane Database Syst Rev 1:CD000013, 2012

Hofmeyr GJ, Xu H, Eke AC: Amnioinfusion for meconium-stained liquor in labour. Cochrane Database Syst Rev 1:CD000014, 2014

Hon EH: The electronic evaluation of the fetal heart rate. Am J Obstet Gynecol 75:1215, 1958

Hon EH: The fetal heart rate patterns preceding death in utero. Am J Obstet Gynecol 78:47, 1959

Hon EH, Bradfield AM, Hess OW: The electronic evaluation of the fetal heart rate. Am J Obstet Gynecol 82:291, 1961

Ikeda T, Murata Y, Quilligan EJ, et al: Two sinusoidal heart rate patterns in fetal lambs undergoing extracorporeal membrane oxygenation. Am J Obstet Gynecol 180:462, 1999

Impey L, Raymonds M, MacQuillan K, et al: Admission cardiotocography: a randomised controlled trial. Lancet 361:465, 2003

INFANT Collaborative Group: Computerised interpretation of fetal heart rate during labour (INFANT): a randomised controlled trial. Lancet 389(10080):1719, 2017

Itskovitz J, LaGamma EF, Rudolph AM: Heart rate and blood pressure response to umbilical cord compression in fetal lambs with special reference to the mechanisms of variable deceleration. Am J Obstet Gynecol 147:451, 1983

Jackson M, Holmgren CM, Esplin MS, et al: Frequency of fetal heart rate categories and short-term neonatal outcome. Obstet Gynecol 118:803, 2011

Jaeggi ET, Friedberg MK: Diagnosis and management of fetal bradyarrhythmias. Pacing Clin Electrophysiol 31 Suppl 1:S50, 2008

Jansson LM, Velez M, McConnell K, et al: Maternal buprenorphine treatment and fetal neurobehavioral development. Am J Obstet Gynecol 216(5):529.e1, 2017

Jazayeri A, Politz L, Tsibris JC, et al: Fetal erythropoietin levels in pregnancies complicated by meconium passage: does meconium suggest fetal hypoxia? Am J Obstet Gynecol 183:188, 2000

Johnson TR Jr, Compton AA, Rotmeusch J, et al: Significance of the sinusoidal fetal heart rate pattern. Am J Obstet Gynecol 139:446, 1981

Jovanovic R, Nguyen HT: Experimental meconium aspiration in guinea pigs. Obstet Gynecol 73:652, 1989

Keith RD, Beckley S, Garibaldi JM, et al: A multicentre comparative study of 17 experts and an intelligent computer system for managing labour using the cardiotocogram. BJOG 102:688, 1995

Klauser CK, Christensen EE, Chauhan SP, et al: Use of fetal pulse oximetry among high-risk women in labor: a randomized clinical trial. Am J Obstet Gynecol 192:1810, 2005

Klavan M, Laver AT, Boscola MA: Clinical concepts of fetal heart rate monitoring. Waltham, Hewlett-Packard, 1977

Knaven O, Ganzevoort W, deBoer M, et al: Fetal heart rate variation after corticosteroids for fetal maturation. Eur J Obstet Gynecol Reprod Biol 216:38, 2017

Kozuma S, Watanabe T, Bennet L, et al: The effect of carotid sinus denervation on fetal heart rate variation in normoxia, hypoxia and post-hypoxia in fetal sleep. BJOG 104:460, 1997

Krebs HB, Petres RE, Dunn LJ: Intrapartum fetal heart rate monitoring. 5. Fetal heart rate patterns in the second stage of labor. Am J Obstet Gynecol 140:435, 1981

Krebs HB, Petres RE, Dunn LJ, et al: Intrapartum fetal heart rate monitoring, 6. Prognostic significance of accelerations. Am J Obstet Gynecol 142:297, 1982

Kruger K, Hallberg B, Blennow M, et al: Predictive value of fetal scalp blood lactate concentration and pH as markers of neurologic disability. Am J Obstet Gynecol 181:1072, 1999

Künzel W: Fetal heart rate alterations in partial and total cord occlusion. In Künzel W (ed): Fetal Heart Rate Monitoring: Clinical Practice and Pathophysiology. Berlin, Springer, 1985

Larma JD, Silva AM, Holcroft CJ, et al: Intrapartum electronic fetal heart rate monitoring and the identification of metabolic acidosis and hypoxic-ischemic encephalopathy. Am J Obstet Gynecol 197(3):301.e1, 2007

Lee CV, DiLaretto PC, Lane JM: A study of fetal heart rate acceleration patterns. Obstet Gynecol 45:142, 1975

Leveno KJ, Cunningham FG, Nelson S: Prospective comparison of selective and universal electronic fetal monitoring in 34,995 pregnancies. N Engl J Med 315:615, 1986

Leveno KJ, Quirk JG, Cunningham FG, et al: Prolonged pregnancy: observations concerning the causes of fetal distress. Am J Obstet Gynecol 150:465, 1984

Lin CC, Pielet BW, Poon E, et al: Effect of magnesium sulfate on fetal heart rate variability in preeclamptic patients during labor. Am J Perinatol 5(3):208, 1988

Lin CC, Vassallo B, Mittendorf R: Is intrapartum vibroacoustic stimulation an effective predictor of fetal acidosis? J Perinat Med 29:506, 2001

Lowe TW, Leveno KJ, Quirk JG, et al: Sinusoidal fetal heart rate patterns after intrauterine transfusion. Obstet Gynecol 64:215, 1984

Macones GA, Hankins GD, Spong CY, et al: The 2008 National Institute of Child Health and Human Development workshop report on electronic fetal monitoring: update on definitions, interpretation, and research guidelines. Obstet Gynecol 112(3):661, 2008

Macri CJ, Schrimmer DB, Leung A, et al: Prophylactic amnioinfusion improves outcome of pregnancy complicated by thick meconium and oligohydramnios. Am J Obstet Gynecol 167:117, 1992

Martis R, Emilia O, Nurdiati DS, et al: Intermittent auscultation (IA) of fetal heart rate in labour for fetal well-being. Cochrane Database Syst Rev 2:CD008680, 2017

Mathews TG, Warshaw JB: Relevance of the gestational age distribution of meconium passage in utero. Pediatrics 64:30, 1979

McGregor JA, McFarren T: Neonatal cranial osteomyelitis: a complication of fetal monitoring. Obstet Gynecol 73(2):490, 1989

Melchior J, Bernard N: Incidence and pattern of fetal heart rate alterations during labor. In Künzel W (ed): Fetal Heart Rate Monitoring: Clinical Practice and Pathophysiology. Berlin, Springer, 1985

Mercier FJ, Dounas M, Bouaziz H, et al: Intravenous nitroglycerin to relieve intrapartum fetal distress related to uterine hyperactivity: a prospective observation study. Anesth Analg 84:1117, 1997

Mires G, Williams F, Howie P: Randomised controlled trial of cardiotocography versus Doppler auscultation of fetal heart at admission in labour in low risk obstetric population. BMJ 322:1457, 2001

Miyazaki FS, Nevarez F: Saline amnioinfusion for relief of repetitive variable decelerations: a prospective randomized study. Am J Obstet Gynecol 153:301, 1985

Miyazaki FS, Taylor NA: Saline amnioinfusion for relief of variable or prolonged decelerations. Am J Obstet Gynecol 146:670, 1983

Modanlou H, Freeman RK: Sinusoidal fetal heart rate pattern: its definition and clinical significance. Am J Obstet Gynecol 142:1033, 1982

Mueller-Heubach E, Battelli AF: Variable heart rate decelerations and transcutaneous PO_2 (tc PO_2) during umbilical cord occlusion in the fetal monkey. Am J Obstet Gynecol 144:796, 1982

Murata Y, Martin CB, Ikenoue T, et al: Fetal heart rate accelerations and late decelerations during the course of intrauterine death in chronically catheterized rhesus monkeys. Am J Obstet Gynecol 144:218, 1982

Murotsuki J, Bocking AD, Gagnon R: Fetal heart rate patterns in growth-restricted fetal sleep induced by chronic fetal placental embolization. Am J Obstet Gynecol 176:282, 1997

Murphy KW, Russell V, Collins A, et al: The prevalence, aetiology and clinical significance of pseudo-sinusoidal fetal heart rate patterns in labour. BJOG 98:1093, 1991

Myers RE: Two patterns of perinatal brain damage and their conditions of occurrence. Am J Obstet Gynecol 112:246, 1972

Myers RE, Mueller-Heubach E, Adamsons K: Predictability of the state of fetal oxygenation from a quantitative analysis of the components of late deceleration. Am J Obstet Gynecol 115:1083, 1973

Nageotte MP, Bertucci L, Towers CV, et al: Prophylactic amnioinfusion in pregnancies complicated by oligohydramnios: a prospective study. Obstet Gynecol 77:677, 1991

Nathan L, Leveno KJ, Carmody TJ, et al: Meconium: a 1990s perspective on an old obstetric hazard. Obstet Gynecol 83:328, 1994

National Institute of Child Health and Human Development Research Planning Workshop: Electronic fetal heart rate monitoring: research guidelines for integration. Am J Obstet Gynecol 177:1385, 1997

Nedelcu J, Klein MA, Aquzzi A, et al: Resuscitative hypothermia protects the neonatal rat brain from hypoxic-ischemic injury. Brain Pathol 10(1):61, 2000

Neesham DE, Umstad MP, Cincotta RB, et al: Pseudo-sinusoidal fetal heart rate pattern and fetal anemia: case report and review. Aust N Z J Obstet Gynaecol 33:386, 1993

Neilson DR Jr, Freeman RK, Mangan S: Signal ambiguity resulting in unexpected outcome with external fetal heart rate monitoring. Am J Obstet Gynecol 198:717, 2008

Neilson JP: Fetal electrocardiogram (ECG) for fetal monitoring during labour. Cochrane Database System Rev 5:CD000116, 2015

Nensi A, De Silva DA, von Dadelszen P, et al: Effect of magnesium sulphate on fetal heart rate parameters: a systematic review. J Obstet Gynaecol Can 36(12):1055, 2014

Nicolaides KH, Sadovsky G, Cetin E: Fetal heart rate patterns in red blood cell isoimmunized pregnancies. Am J Obstet Gynecol 161:351, 1989

Nunes I, Ayres-de-Campos D, Costa-Santos C, et al: Differences between external and internal fetal heart rate monitoring during the second stage of labor: a prospective observational study. J Perinat Med 42(4):493, 2014

Ogundipe OA, Spong CY, Ross MG: Prophylactic amnioinfusion for oligohydramnios: a re-evaluation. Obstet Gynecol 84:544, 1994

Owen J, Henson BV, Hauth JC: A prospective randomized study of saline solution amnioinfusion. Am J Obstet Gynecol 162:1146, 1990

Parer JT: Personalities, politics and territorial tiffs: a half century of fetal heart rate monitoring. Am J Obstet Gynecol 204(6):548, 2011

Parer JT, Ikeda T: A framework for standardized management of intrapartum fetal heart rate pattern. Am J Obstet Gynecol 197:26, 2007

Parer JT, King TL: Fetal heart rate monitoring: the next step? Am J Obstet Gynecol 203(6):520, 2010

Parer WJ, Parer JT, Holbrook RH, et al: Validity of mathematical models of quantitating fetal heart rate variability. Am J Obstet Gynecol 153:402, 1985

Paul RH, Snidon AK, Yeh SY: Clinical fetal monitoring. 7. The evaluation and significance of intrapartum baseline FHR variability. Am J Obstet Gynecol 123:206, 1975

Paul WM, Quilligan EJ, MacLachlan T: Cardiovascular phenomena associated with fetal head compression. Am J Obstet Gynecol 90:824, 1964

Petrie RH: Dose/response effects of intravenous meperidine in fetal heart rate variability. J Matern Fetal Med 2:215, 1993

Phelan JP, Ahn MO: Perinatal observations in forty-eight neurologically impaired term infants. Am J Obstet Gynecol 171:424, 1994

Picquard F, Hsiung R, Mattauer M, et al: The validity of fetal heart rate monitoring during the second stage of labor. Obstet Gynecol 72:746, 1988

Pierce J, Gaudier FL, Sanchez-Ramos L: Intrapartum amnioinfusion for meconium-stained fluid: meta-analysis of prospective clinical trials. Obstet Gynecol 95:1051, 2000

Pillai M, James D: The development of fetal heart rate patterns during normal pregnancy. Obstet Gynecol 76:812, 1990

Pontonnier G, Puech F, Grandjean H, et al: Some physical and biochemical parameters during normal labour. Fetal and maternal study. Biol Neonate 26:159, 1975

Pressman EK, Blakemore KJ: A prospective randomized trial of two solutions for intrapartum amnioinfusion: effects on fetal electrolytes, osmolality, and acid-base status. Am J Obstet Gynecol 175:945, 1996

Ramin KD, Leveno KJ, Kelly MS, et al: Amnionic fluid meconium: a fetal environmental hazard. Obstet Gynecol 87:181, 1996

Rathore AM, Singh R, Ramji S, et al: Randomised trial of amnioinfusion during labour with meconium stained amniotic fluid. BJOG 109:17, 2002

Renou P, Warwick N, Wood C: Autonomic control of fetal heart rate. Am J Obstet Gynecol 105:949, 1969

Resnik R: Electronic fetal monitoring: the debate goes on . . . and on . . . and on. Obstet Gynecol 121(5):917, 2013

Rinehart BK, Terrone DA, Barrow JH, et al: Randomized trial of intermittent or continuous amnioinfusion for variable decelerations. Obstet Gynecol 96:571, 2000

Rocha E, Hammond R, Richardson B: Necrotic cell injury in the preterm and near-term ovine fetal brain after intermittent umbilical cord occlusion. Am J Obstet Gynecol 191:488, 2004

Rogers MS, Mongelli M, Tsang KH, et al: Lipid peroxidation in cord blood at birth: the effect of labour. BJOG 105:739, 1998

Samueloff A, Langer O, Berkus M, et al: Is fetal heart rate variability a good predictor of fetal outcome? Acta Obstet Gynecol Scand 73:39, 1994

Schucker JL, Sarno AP, Egerman RS, et al: The effect of butorphanol on the fetal heart rate reactivity during labor. Am J Obstet Gynecol 174:491, 1996

Sherer DM: Blunted fetal response to vibroacoustic stimulation associated with maternal intravenous magnesium sulfate therapy. Am J Perinatol 11:401, 1994

Sholapurkar SL: The conundrum of vanishing early decelerations in British obstetrics, a step backwards? Detailed appraisal of British and American classifications of fetal heart rate decelerations—fallacies of emphasis on waveform and putative aetiology. J Obstet Gynaecol 32(6):505, 2012

Simpson KR, James DC: Efficacy of intrauterine resuscitation techniques in improving fetal oxygen status during labor. Obstet Gynecol 105:1362, 2005

Skupski DW, Rosenberg CR, Eglinton GS: Intrapartum fetal stimulation tests: a meta-analysis. Obstet Gynecol 99:129, 2002

Smith CV, Nguyen HN, Phelan JP, et al: Intrapartum assessment of fetal well-being: a comparison of fetal acoustic stimulation with acid–base determinations. Am J Obstet Gynecol 155:726, 1986

Smith JH, Anand KJ, Cotes PM, et al: Antenatal fetal heart rate variation in relation to the respiratory and metabolic status of the compromised human fetus. BJOG 95:980, 1988

Southall DP, Richards J, Hardwick RA, et al: Prospective study of fetal heart rate and rhythm patterns. Arch Dis Child 55:506, 1980

Spong CY, Ogundipe OA, Ross MG: Prophylactic amnioinfusion for meconium-stained amniotic fluid. Am J Obstet Gynecol 171:931, 1994

Spong CY, Rasul C, Collea JV, et al: Characterization and prognostic significance of variable decelerations in the second stage of labor. Am J Perinatol 15:369, 1998

Stewart RD, Bleich AT, Lo JY, et al: Defining uterine tachysystole: how much is too much? Am J Obstet Gynecol 207:290.e1, 2012

Stiller R, von Mering R, König V, et al: How well does reflectance pulse oximetry reflect intrapartum fetal acidosis? Am J Obstet Gynecol 186:1351, 2002

Tahir Mahmood U, O'Gorman C, Marchocki Z, et al: Fetal scalp stimulation (FSS) versus fetal blood sampling (FBS) for women with abnormal fetal heart rate monitoring in labor: a prospective cohort study. J Matern Fetal Neonatal Med May 19, 2017 [Epub ahead of print]

Thakor AS, Giussani DA: Effects of acute acidemia on the fetal cardiovascular defense to acute hypoxemia. Am J Physiol Regul Integr Comp Physiol 296(1):R90, 2009

Tintinalli JE, Stapczynski JS, Ma OJ, et al: Tintinalli's Emergency Medicine: A Comprehensive Study Guide, 8th ed. New York, McGraw-Hill, 2016

Tooley JR, Satas S, Porter H, et al: Head cooling with mild systemic hypothermia in anesthetized piglets is neuroprotective. Ann Neurol 53(1):65, 2003

Usta IM, Mercer BM, Aswad NK, et al: The impact of a policy of amnioinfusion for meconium-stained amniotic fluid. Obstet Gynecol 85:237, 1995

Van Geijn HP, Jongsma HN, deHaan J, et al: Heart rate as an indicator of the behavioral state. Am J Obstet Gynecol 136:1061, 1980

Verdurmen KM, Hulsenboom AD, van Laar JO, et al: Effect of tocolytic drugs on fetal heart rate variability: a systematic review. J Matern Fetal Neonatal Med 30(20):2387, 2017

Wagner BP, Nedelcu J, Martin E: Delayed postischemic hypothermia improves long-term behavioral outcome after cerebral hypoxia-ischemia in neonatal rats. Pediatr Res 51(3):354, 2002

Walker J: Foetal anoxia. J Obstet Gynaecol Br Commonw 61:162, 1953

Wenstrom K, Andrews WW, Maher JE: Amnioinfusion survey: prevalence protocols and complications. Obstet Gynecol 86:572, 1995

Westgate J, Harris M, Curnow JSH, et al: Plymouth randomized trial of cardiotocogram only versus ST waveform plus cardiotocogram for intrapartum monitoring in 2400 cases. Am J Obstet Gynecol 169:1151, 1993

Westgate JA, Bennet L, De Haan HH, et al: Fetal heart rate overshoot during repeated umbilical cord occlusion in sheep. Obstet Gynecol 97:454, 2001

Wiberg-Itzel E, Lipponer C, Norman M, et al: Determination of pH or lactate in fetal scalp blood in management of intrapartum fetal distress: randomised controlled multicenter trial. BMJ 336:1284, 2008

Yam J, Chua S, Arulkumaran S: Intrapartum fetal pulse oximetry. Part I: principles and technical issues. Obstet Gynecol Surv 55:163, 2000

Yang M, Stout MJ, López JD, et al: Association of fetal heart rate baseline change and neonatal outcomes. Am J Perinatol 34(9):879, 2017

Young BK, Katz M, Wilson SJ: Sinusoidal fetal heart rate, 1. Clinical significance. Am J Obstet Gynecol 136:587, 1980a

Young BK, Weinstein HM: Moderate fetal bradycardia. Am J Obstet Gynecol 126:271, 1976

Young DC, Gray JH, Luther ER, et al: Fetal scalp blood pH sampling: its value in an active obstetric unit. Am J Obstet Gynecol 136:276, 1980b

Young RC, Zhang P: Functional separation of deep cytoplasmic calcium from subplasmalemmal space calcium in cultured human uterine smooth muscle cells. Cell Calcium 36(1):11, 2004

Zalar RW, Quilligan EJ: The influence of scalp sampling on the cesarean section rate for fetal distress. Am J Obstet Gynecol 135:239, 1979

CAPÍTULO 25

Analgesia e anestesia obstétricas

PRINCÍPIOS GERAIS.................................. 486
ANALGESIA E SEDAÇÃO DURANTE O TRABALHO
DE PARTO... 487
ANALGESIA REGIONAL............................. 488
BLOQUEIO ESPINAL (SUBARACNÓIDEO)..... 490
ANALGESIA PERIDURAL............................ 492
INFILTRAÇÃO LOCAL PARA PARTO CESÁREO... 497
ANESTESIA GERAL................................... 498
ANALGESIA PÓS-PARTO........................... 500

Temos que agradecer a Sir James Y. Simpson, o descobridor do clorofórmio, pela introdução da anestesia na prática obstétrica. Ele utilizava éter com este propósito em 1847 e o substituiu pelo clorofórmio. Todos concordam que há grandes benefícios no uso da anestesia quando procedimentos cirúrgicos precisam ser realizados, mas ainda há considerável diferença de opinião quanto ao seu uso rotineiro no trabalho de parto normal.

— J. Whitridge Williams (1903)

Como citado por Williams, as técnicas anestésicas foram uma grande conquista na obstetrícia. Contudo, a anestesia obstétrica impõe desafios peculiares. O trabalho de parto inicia-se sem aviso prévio, podendo a anestesia ser necessária minutos após uma refeição completa. Há uma constante ameaça de vômitos com a possibilidade de aspiração de conteúdos gástricos devido ao retardo de esvaziamento gástrico durante a gestação. Os distúrbios da gravidez, como pré-eclâmpsia, descolamento prematuro da placenta ou sepse, complicam ainda mais a provisão da anestesia obstétrica.

Do total de mortes relacionadas com anestesia ocorridas nos Estados Unidos entre 1995 e 2005, 3,6% ocorreram em gestantes (Li, 2009). Creanga e colaboradores (2017) analisaram as mortes de mulheres ocorridas durante a gestação ou no período de 1 ano desde a gravidez nos Estados Unidos entre 2011 e 2013. Eles descobriram que 3 das 2.009 mortes (0,2%) eram atribuídas a complicações anestésicas. Conforme mostrado na Tabela 25-1, entre 1979 e 2002, as taxas de mortalidade materna relacionada com anestesia diminuíram quase 60% e, atualmente, cerca de 5 mortes por milhão de nascidos vivos são atribuídas a complicações anestésicas.

Cerca de dois terços das mortes associadas à anestesia geral são causadas por falha na intubação ou por problemas na indução durante a cesariana. As mortes associadas a anestesia regional são causadas por bloqueio peridural ou espinal alto – 26%; insuficiência respiratória – 19%; e reação a medicamentos – 19%. A melhora na taxa de caso-fatalidade é especialmente notável quando se considera que hoje a anestesia é usada nas pacientes com risco mais alto e nas emergências em que há mais pressa, ou seja, com intervalos de decisão até incisão < 15 minutos (Bloom, 2005).

O fator mais significativo associado à redução das taxas de mortalidade materna é o maior uso de analgesia regional

TABELA 25-1 Taxas de caso-fatalidade e razões de taxas de mortalidade relacionada com anestesia durante cesariana distribuídas por tipo de anestesia nos Estados Unidos, 1979-2002

Ano	Taxas de caso-fatalidade[a]		Razões de taxas
	Geral	Regional	
1979-1984	20,0	8,6	2,3 (IC 95% 1,9-2,9)
1985-1990	32,3	1,9	16,7 (IC 95% 12,9-21,8)
1991-1996	16,8	2,5	6,7 (IC 95% 3,0-14,9)
1997-2002	6,5	3,8	1,7 (IC 95% 0-4,6)

[a]Mortes por milhão de anestesias gerais ou regionais.
IC, intervalo de confiança.
Dados de Hawkins, 2011.

(Hawkins, 2011). A cobertura de serviços próprios de anestesia, os quais ficam disponíveis 24 horas por dia, é certamente outro fator contribuinte. Com o uso aumentado da analgesia regional, consequentemente há agora relatos de complicações com essas técnicas. De fato, em comparação com dados anteriores a 1990, a anestesia obstétrica após 1990 esteve associada a mais litígios legais envolvendo a analgesia regional (Davies, 2009). Em uma análise recente de 466.442 altas hospitalares obstétricas, as complicações associadas à analgesia regional foram responsáveis por 81% dos eventos adversos relacionados com anestesia (Guglielminotti, 2015).

Com relação ao feto, estudos recentes em humanos sugerem que uma única exposição relativamente breve a anestesia geral e sedação provavelmente não tem efeitos negativos sobre o comportamento e aprendizado subsequentes. Essas evidências são apresentadas no Capítulo 46 (p. 901). Porém, em 2016, a Food and Drug Administration (FDA) alertou que o uso repetido ou prolongado de anestesia geral ou de fármacos sedativos em gestantes durante o terceiro trimestre pode afetar o desenvolvimento cerebral fetal. Os fármacos listados incluem agentes inalatórios usados na anestesia geral, além de lorazepam, cetamina, propofol e midazolam. É interessante observar que o American College of Obstetricians and Gynecologists (2016a) e a Society for Obstetric Anesthesia and Perinatology (2017) relataram preocupação com essa afirmação e citaram a ausência de dados significativos em seres humanos, especialmente em gestantes, para sustentá-la.

PRINCÍPIOS GERAIS

■ Serviços de anestesia obstétrica

O American College of Obstetricians and Gynecologists (2017a) reconhece que o pedido de uma parturiente para ter sua dor do trabalho de parto aliviada é uma indicação médica suficiente para sua provisão. A identificação de qualquer um dos fatores de risco apresentados na Tabela 25-2 indica necessidade de consulta imediata com a equipe de anestesia a fim de permitir um plano de manejo conjunto. Tal plano deve incluir estratégias para minimizar a necessidade de anestesia de emergência.

As metas para aperfeiçoar os serviços de anestesia obstétrica foram estabelecidas pelo American College of Obstetricians and Gynecologists (2017a) e pela American Society of Anesthesiologists (2016) e incluem:

1. Disponibilidade de um profissional licenciado e credenciado a administrar anestesia de forma apropriada sempre que

TABELA 25-2 Fatores maternos que podem indicar consulta com um anestesista

Índice de massa corporal > 30 kg/m²
Pescoço curto ou largo ou anormalidade esquelética cervical
Lesões obstrutivas: edema, anormalidades anatômicas, traumatismo
Redução da amplitude de movimentos na abertura da boca ou mandíbula pequena
Tireomegalia ou outros tumores cervicais
Pré-eclâmpsia grave
Distúrbios hemorrágicos
Complicações obstétricas com alto risco de parto operatório
Complicações clínicas maternas, como doença cardiopulmonar
Complicações anestésicas prévias

necessário e dar suporte de vida nos casos de emergência obstétrica.
2. Disponibilidade de equipe de anestesia de forma a permitir o início da cesariana no prazo de 30 minutos contados a partir da decisão de realizar o procedimento.
3. Disponibilidade de equipe de anestesia imediatamente para realizar cesariana de emergência durante o trabalho de parto ativo de uma gestante que estiver tentando parto vaginal após cesariana anterior (Cap. 31, p. 597).
4. Indicação de anestesiologista qualificado para ser responsável por todas as anestesias administradas.
5. Disponibilidade de um médico com certificação em obstetrícia para realizar parto vaginal operatório ou cesariana durante a administração da anestesia.
6. Disponibilidade de equipamentos, instalações e equipe de apoio equivalentes aos encontrados em uma sala de cirurgia.
7. Disponibilidade imediata de equipe, independente da equipe cirúrgica, para assumir a responsabilidade por manobras de reanimação em caso de recém-nascido deprimido (Cap. 32, p. 606).

Para que tais metas sejam atingidas, em geral há necessidade de cobertura de anestesiologista 24 horas por dia. A provisão desses serviços é mais difícil nas instituições de menor porte, um problema enfatizado pelo fato de que cerca de um terço dos hospitais nos Estados Unidos que fornecem serviços obstétricos realizam menos de 500 partos por ano. A carga financeira decorrente do fornecimento de cobertura de anestesia obstétrica 24 horas por dia, 7 dias por semana, pode resultar em problemas financeiros para a instituição (Bell, 2000). Resultando em um acréscimo a essa sobrecarga financeira, algumas seguradoras negam reembolso para analgesia peridural nos casos sem alguma indicação clínica específica – conduta repudiada pelo American College of Obstetricians and Gynecologists (2017a).

Em relação aos obstetras, eles devem ser proficientes em analgesia local e do pudendo. Estas podem ser administradas em circunstâncias selecionadas, descritas na p. 489.

■ Princípios do alívio da dor

Hawkins (2010) enfatizou que a dor do trabalho de parto é uma resposta altamente individualizada a estímulos variados que são percebidos e interpretados de forma singular (Fig. 25-1). Tais estímulos são modificados por circunstâncias emocionais, motivacionais, cognitivas, sociais e culturais. A dor do trabalho de parto causada pelas contrações uterinas e pela dilatação do colo é transmitida por nervos simpáticos viscerais aferentes que entram na medula espinal entre T_{10} e L_1. Mais tarde no curso do trabalho de parto, o estiramento do períneo transmite estímulos dolorosos por meio do nervo pudendo e dos nervos sacros entre S_2 e S_4. As respostas corticais à dor e à ansiedade durante o trabalho de parto são complexas e podem ser influenciadas pelas expectativas maternas com o nascimento, por sua idade, preparação educacional e apoio emocional, entre outros fatores. A percepção da dor é exacerbada pelo medo e pela necessidade de se movimentar e trocar de posição. Uma gestante pode estar motivada a ter determinado tipo de experiência com o parto, e essas opiniões influenciam seu julgamento acerca do controle da dor.

As respostas fisiológicas da gestante à dor podem influenciar o bem-estar da mãe e do feto e o progresso do trabalho de parto. Por exemplo, a hiperventilação pode causar hipocarbia. Uma maior taxa metabólica aumenta o consumo de oxigênio.

Analgesia e anestesia obstétricas   **487**

O aumento do débito cardíaco e da resistência vascular pode aumentar a pressão arterial materna. Dor, estresse e ansiedade desencadeiam a liberação de hormônios do estresse como o cortisol e as β-endorfinas. A resposta do sistema nervoso simpático à dor leva a um aumento acentuado das catecolaminas circulantes, que podem afetar de maneira adversa a atividade uterina e o fluxo sanguíneo uteroplacentário. A analgesia efetiva atenua ou elimina essas respostas.

ANALGESIA E SEDAÇÃO DURANTE O TRABALHO DE PARTO

Se as contrações uterinas e a dilatação cervical causarem desconforto, é oferecido o alívio da dor. Se a analgesia neuraxial estiver contraindicada ou indisponível, ou se ela for recusada, costuma ser apropriado o uso de um narcótico da Tabela 25-3 mais um fármaco tranquilizante-antiemético como a prometazina. Com um programa bem-sucedido de analgesia e sedação, a parturiente idealmente repousa entre as contrações. Nessa circunstância, a gestante costuma sentir desconforto no auge de uma contração uterina efetiva.

■ Agentes parenterais

Meperidina e prometazina

A meperidina, 50 a 100 mg, com prometazina, 25 mg, pode ser administrada por via intramuscular (IM) com intervalos de 2 a 4 horas. O efeito é mais rápido se a meperidina for administrada por via intravenosa (IV) em doses de 25 a 50 mg a cada 1 a 2 horas. O efeito analgésico alcança o pico 30 a 45 minutos após a injeção IM, sendo, porém, quase imediato após a administração IV. A meperidina atravessa prontamente a placenta e pode ter uma meia-vida prolongada no recém-nascido (American College of Obstetricians and Gynecologists, 2017a). Sua ação depressora no feto ocorre quase imediatamente após o pico do efeito analgésico na mãe.

De acordo com Bricker e Lavender (2002), a meperidina é o opioide mais usado em todo o mundo para o alívio da dor durante o trabalho de parto. Em um estudo randomizado conduzido

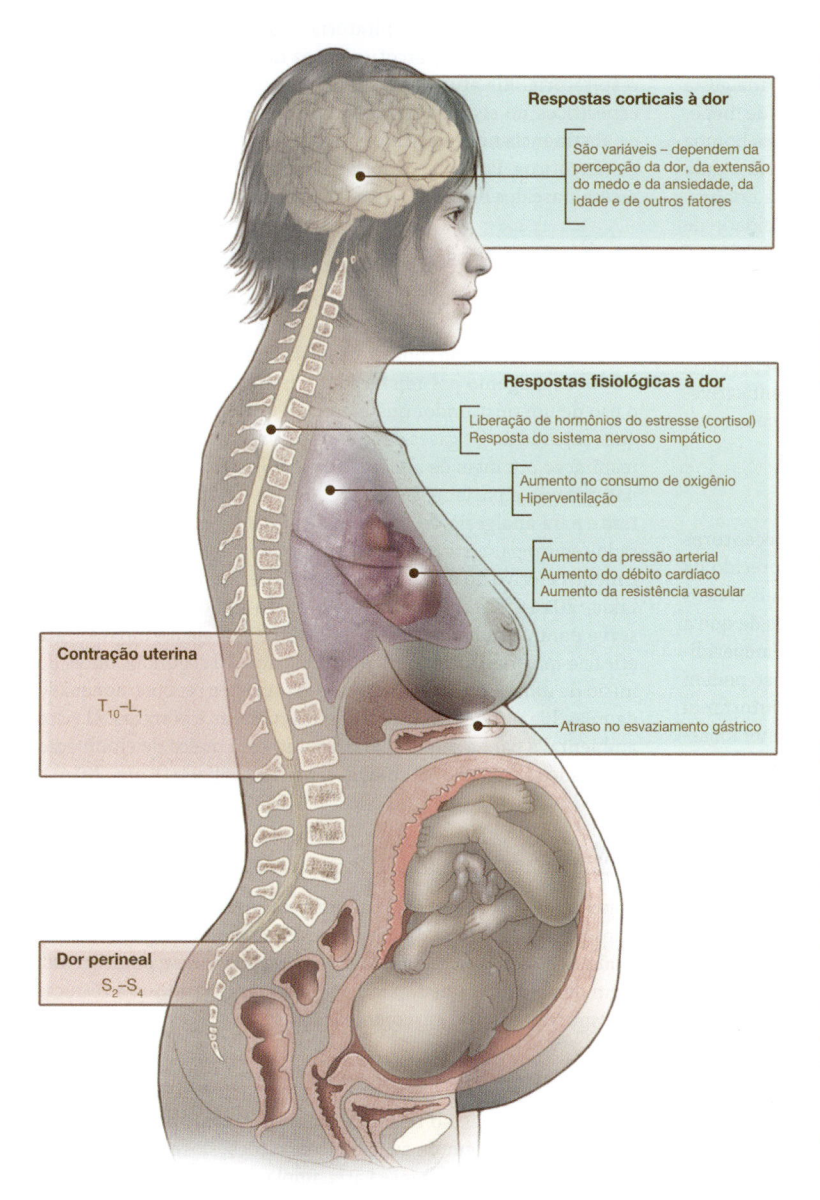

FIGURA 25-1 Fontes de dor durante o trabalho de parto e respostas fisiológicas maternas. (Reproduzida, com permissão, de Hawkins JL: Epidural analgesia for labor and delivery, N Engl J Med. 2010 Apr 22;362(16):1503–1510.)

TABELA 25-3 Alguns analgésicos parenterais para a dor do trabalho de parto

Agente	Dose habitual	Frequência	Início	Meia-vida no neonato
Meperidina	25-50 mg (IV)	A cada 1-2 h	5 min (IV)	~18-20 h
	50-100 mg (IM)	A cada 2-4 h	30-45 min (IM)	~60 h
Fentanila	50-100 μg (IV)	A cada 1 h	1 min	~5 h
Morfina	2-5 mg (IV)	A cada 4 h	5 min (IV)	~7 h
	10 mg (IM)		30-40 min (IM)	

IM, intramuscular; IV, intravenoso.

no Parkland Hospital, a analgesia com meperidina IV controlada pela paciente mostrou-se um método pouco dispendioso e razoavelmente efetivo para a analgesia do parto (Sharma, 1997). As mulheres randomizadas para autoadministração de analgesia receberam uma dose IV inicial em *bolus* contendo 50 mg de meperidina mais 25 mg de prometazina. A partir de então, uma bomba infusora foi regulada para fornecer 15 mg de meperidina a cada 10 minutos, conforme necessário, até o nascimento da criança. Foi identificada sedação neonatal, definida pela necessidade de tratamento com naloxona na sala de parto, em 3% dos neonatos. Tanto a meperidina como seu metabólito, a normeperidina, são lipofílicos e atravessam prontamente a placenta. A analgesia com meperidina foi associada a menores índices de Apgar em comparação com a analgesia peridural (Sharma, 2004). A normeperidina é um potente depressor respiratório com meia-vida significativamente mais longa que a meperidina, sendo provavelmente responsável pelos efeitos colaterais fetais da meperidina.

Butorfanol

Este analgésico sintético agonista-antagonista de receptores opioides, administrado em doses IV de 1 a 2 mg, é favorecido na comparação com 40 a 60 mg de meperidina. Os principais efeitos colaterais são sonolência, tontura e disforia. Há relatos de que a depressão respiratória neonatal é menor do que com a meperidina. É importante ressaltar que os dois medicamentos não podem ser administrados de forma contígua, uma vez que o butorfanol antagoniza o efeito narcótico da meperidina. O butorfanol foi associado a padrões sinusoidais transitórios de frequência cardíaca fetal (Hatjis, 1986).

Nalbufina

Outro analgésico agonista-antagonista misto de receptores opioides, ela pode ser administrada por via IM, IV ou subcutânea. A dose habitual é de 10 a 20 mg, administrados a cada 4 a 6 horas, independentemente da via de administração. Pequenas doses de nalbufina podem também ser usadas para tratar o prurido associado aos opioides neuraxiais.

Fentanila

Este potente opioide sintético de ação curta pode ser administrado em doses de 50 a 100 μg por via IV a cada hora. Sua principal desvantagem é a curta duração da ação, o que requer doses frequentes ou utilização de bomba infusora IV controlada pela paciente.

Remifentanila

Trata-se de um opioide sintético com início de ação extremamente rápido. Ela é rapidamente hidrolisada, resultando em uma meia-vida de 3,5 minutos (Ohashi, 2016). Embora atravesse prontamente a placenta, a ramifentanila é rapidamente metabolizada ou redistribuída dentro do feto (Kan, 1998). Foram estudados diversos esquemas posológicos, e o *bolus* único parece espelhar o padrão de contração uterina periódica. Por outro lado, foi relatado que as infusões causam apneia materna (Waring, 2007). Devido aos riscos citados, apenas profissionais treinados devem administrar o fármaco, e apenas sob circunstâncias estritamente controladas.

Eficácia e segurança dos agentes parenterais

Hawkins e colaboradores (1997) relataram que 4 de 129 mortes maternas relacionadas com anestesia ocorreram por sedação parenteral – 1 por aspiração, 2 por ventilação inadequada e 1 por superdosagem. O uso de opioides durante o trabalho de parto pode causar depressão respiratória no recém-nascido. A naloxona é um antagonista narcótico capaz de reverter essa depressão respiratória. Ela atua deslocando o narcótico de seus receptores específicos no sistema nervoso central. Podem surgir sintomas de abstinência nos indivíduos que apresentem dependência física de narcóticos. Por essa razão, a naloxona está contraindicada em recém-nascidos de mães com adição a narcóticos.

■ Óxido nitroso

O óxido nitroso inalatório tem rápido início e final de ação, promovendo analgesia durante os episódios de contração. Ele pode ser autoadministrado como uma mistura de 50% de óxido nitroso e 50% de oxigênio pré-misturados em um cilindro único ou com o uso de um misturador que mescla os dois gases a partir de tanques separados. Os gases devem estar conectados a um circuito de respiração por meio de uma válvula unidirecional que se abre apenas quando a paciente inspira. O uso de óxido nitroso intermitente para analgesia do trabalho de parto é geralmente considerado seguro para a mãe e o recém-nascido, mas o controle da dor é menos efetivo do que com a analgesia peridural (Barbieri, 2014; Likis, 2014). Em muitos casos, o óxido nitroso simplesmente serve para postergar a analgesia neuraxial mais definitiva. Para eficácia máxima, o óxido nitroso é inalado 30 segundos antes do início de uma contração, embora isso impeça o repouso adequado da mãe. Ele também está associado a náuseas e vômitos. O risco ambiental e para a saúde com o seu uso sem meios de eliminação adequados ainda não foi cuidadosamente avaliado (King, 2014).

ANALGESIA REGIONAL

Diversos bloqueios de nervos foram desenvolvidos ao longo dos anos para obter alívio da dor durante o trabalho de parto e o período expulsivo, incluindo os bloqueios pudendo e paracervical, além dos bloqueios neuraxiais como espinal, peridural e técnicas de espinal-peridural em combinação.

■ Agentes anestésicos

Na Tabela 25-4 estão resumidos os anestésicos mais utilizados nos bloqueios, além de suas concentrações, doses e duração de ação. A dose de cada agente varia amplamente e depende do tipo de bloqueio e do estado físico da gestante. O início da ação, a duração e a qualidade da analgesia podem ser aprimorados com o aumento do volume e/ou da concentração. Isso pode ser feito com segurança com a administração escalonada de *bolus* de pequeno volume do agente e com o monitoramento cuidadoso dos sinais iniciais de intoxicação. A administração desses agentes deve ser seguida por monitoração apropriada das possíveis reações adversas. Equipamentos e equipe capacitada a lidar com tais reações devem estar imediatamente disponíveis.

Mais frequentemente, efeitos adversos graves ocorrem em decorrência de injeções intravenosas inadvertidas. A toxicidade sistêmica causada pelos anestésicos locais manifesta-se caracteristicamente nos sistemas nervoso central e cardiovascular. Por esse motivo, ao se iniciar a injeção peridural, deve-se adicionar epinefrina diluída para ser administrada como dose de teste. Um aumento súbito e significativo da frequência cardíaca materna após a administração sugere localização intravenosa do cateter. Isso deve levar à suspensão de injeção adicional e ao reposicionamento

TABELA 25-4 Agentes anestésicos locais comumente usados em obstetrícia

Agente anestésico[a]	Concentração habitual (%)	Volume habitual (mL)	Início	Duração média (min)	Dose máxima (mg)	Uso clínico
Aminoésteres[b]						
2-cloroprocaína	2	10-20	Rápido	30-60	800	Infiltração local ou bloqueio pudendo
	3	10-20		30-60		Peridural *apenas* para cesariana
Aminoamidas[b]						
Bupivacaína	0,0625-0,125	10-15	Lento	60-90	175	Peridural para trabalho de parto
	0,75	1,5-2		60-120		Espinal para cesariana
Lidocaína	1-1,5	10-20	Rápido	30-60	300	Infiltração local ou bloqueio pudendo
	1,5-2	5-20		60-90		Peridural para trabalho de parto ou cesariana Espinal para D&C ou ligadura tubária puerperal
	5	1,5–2		45-60		
Ropivacaína	0,08-0,2	5-10	Lento	60-90	200	Peridural para trabalho de parto
	0,5-1	10-30		90-150	250	Peridural para cesariana

[a]Sem epinefrina.
[b]Os ésteres são hidrolisados por colinesterases plasmáticas, e as amidas, por depuração hepática.
D&C, dilatação e curetagem.
Dados de Liu SS, Lin Y: Local anesthetics. In Barash P, Cullen B, Stoeling R, et al (eds): Clinical Anesthesia, 6th ed. Philadelphia, Lippincott Williams & Wilkins, 2009.

do cateter. Os anestésicos locais são produzidos em mais de uma concentração e em ampolas de diversos tamanhos, o que aumenta a possibilidade de erros na administração da dose.

■ Toxicidade no sistema nervoso central

Os sintomas iniciais são de *estimulação*; contudo, à medida que os níveis séricos aumentam, segue-se a *depressão* do sistema. Os sintomas podem ser sensação de desmaio iminente, tontura, zumbido, gosto metálico, bem como dormência da língua e da boca. Os pacientes podem apresentar comportamento bizarro, fala arrastada, fasciculação e excitação muscular e, por fim, convulsões generalizadas, seguidas de perda de consciência.

■ Toxicidade cardiovascular

Essas manifestações geralmente ocorrem depois daquelas da toxicidade cerebral. Além disso, pode não haver desenvolvimento de sintomas, pois os sinais costumam ser induzidos por níveis séricos mais altos dos fármacos. Uma exceção notável é a bupivacaína, que apresenta neurotoxicidade e cardiotoxicidade em níveis séricos quase idênticos (Mulroy, 2002). Em razão do risco de toxicidade, o uso de solução de bupivacaína a 0,75% para injeção peridural foi proibido pela FDA. Assim como ocorre na neurotoxicidade, a toxicidade cardiovascular caracteriza-se por estimulação inicial seguida por depressão. Como consequência, observam-se hipertensão e taquicardia, seguidas prontamente por hipotensão, arritmia cardíaca e redução da perfusão uteroplacentária.

■ Manejo da toxicidade sistêmica dos anestésicos locais

Podem ocorrer convulsões e arritmias ventriculares graves após doses altas de anestésicos locais administradas inadvertidamente. As unidades de trabalho de parto e parto devem ter estoques de solução de emulsão lipídica a 20%. Esta é administrada como *bolus* intravenoso rápido seguido por uma infusão ao primeiro sinal de toxicidade sistêmica pelo anestésico local (Neal, 2012). O controle das convulsões e a garantia da via aérea são fundamentais para evitar aspiração e hipoxemia. Os benzodiazepínicos, como midazolam ou lorazepam, podem ser usados para ajudar a controlar as convulsões, particularmente se as emulsões lipídicas não estiverem disponíveis. O sulfato de magnésio também controla as convulsões (Cap. 40, p. 736). Podem ocorrer padrões anormais de frequência cardíaca fetal, incluindo desacelerações tardias ou bradicardia, que derivam de hipoxia materna. Com o manejo adequado, incluindo medidas de suporte, o feto costuma se recuperar. Assim, é melhor para o feto e para a mãe postergar o parto até que a mãe esteja estabilizada.

Com o tratamento adequado da toxicidade sistêmica por anestésico local (LAST, de *local anesthetic systemic toxicity*) com emulsões lipídicas, os sinais vitais costumam retornar ao normal. Porém, a mulher deve ser monitorada, colocada em decúbito lateral para evitar a compressão aortocava, além de receber cuidado de suporte contínuo. Vasopressores podem ser usados para manter a pressão arterial. No caso de parada cardíaca, deve-se considerar a possibilidade de cesariana de emergência se os sinais vitais maternos não forem restaurados no prazo de 5 minutos (Cap. 47, p. 931). Do mesmo modo que ocorre nas convulsões, é provável que o feto se recupere mais rapidamente dentro do útero assim que o débito cardíaco materno tenha sido restabelecido.

■ Bloqueio pudendo

A dor do parto vaginal decorre de estímulos com origem no trato genital inferior. Tais estímulos são transmitidos pelo nervo pudendo, cujos ramos periféricos garantem a inervação sensitiva ao períneo, ao ânus, à vulva e ao clitóris. O nervo pudendo passa abaixo do ligamento sacroespinal exatamente onde esse ligamento se fixa à espinha ilíaca. As fibras nervosas sensitivas do nervo pudendo têm origem nos ramos ventrais das raízes dos nervos S_2 a S_4.

O bloqueio do nervo pudendo é um método relativamente seguro e simples de prover analgesia para o parto espontâneo. Como mostra a Figura 25-2, utiliza-se um tubo introdutor para abrigar e direcionar uma agulha de calibre 22 com 15 cm de comprimento até uma posição próxima ao nervo pudendo. A extremidade final do introdutor é posicionada contra a mucosa vaginal imediatamente abaixo da ponta da espinha isquiática.

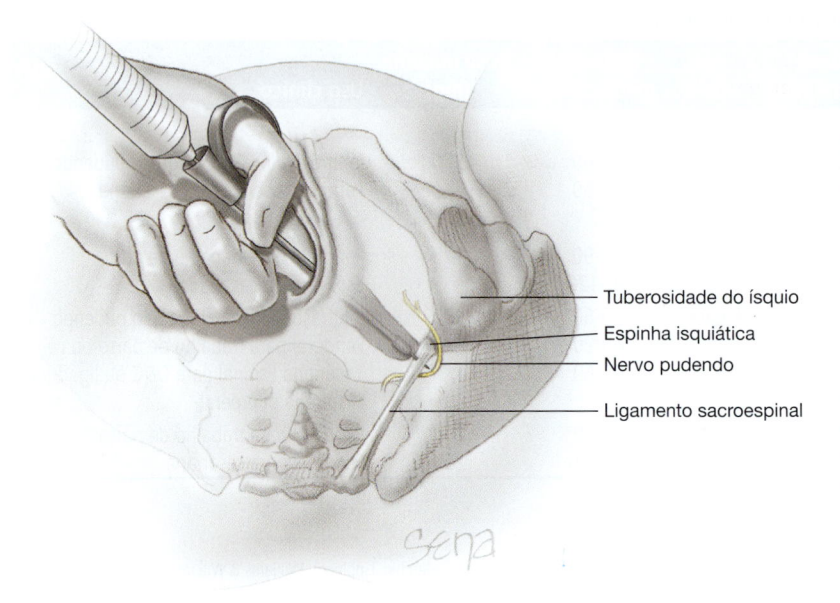

FIGURA 25-2 Infiltração local do nervo pudendo. Técnica transvaginal mostrando a agulha estendendo-se para além do introdutor e atravessando o ligamento sacroespinal para alcançar o nervo pudendo.

O introdutor permite a protrusão da agulha por 1,0 a 1,5 cm além de sua ponta, e a agulha é empurrada para além da ponta do tubo, penetrando na mucosa. Infiltra-se 1 mL de solução de lidocaína a 1% ou uma dose equivalente de outro anestésico local (ver Tab. 25-4). Para evitar infusão intravascular, deve-se proceder à aspiração do êmbolo antes de iniciar esta e todas as outras injeções. Em seguida, a agulha é avançada até que toque o ligamento sacroespinal, o qual é infiltrado com 3 mL de lidocaína. A agulha continua sendo avançada, atravessando o ligamento. Quando a agulha perfura o tecido areolar frouxo atrás do ligamento, percebe-se a queda da resistência no êmbolo. Nessa região, deve-se injetar mais 3 mL de solução anestésica. A seguir, a agulha é retirada para dentro do tubo introdutor, o qual é movido para uma posição logo acima da espinha isquiática. A agulha é, então, inserida na mucosa, onde devem ser infiltrados os últimos 3 mL. Em seguida, o procedimento deve ser repetido do outro lado.

Cerca de 3 a 4 minutos após a injeção, um bloqueio do pudendo bem-sucedido permitirá o pinçamento das partes inferior da vagina e posterior da vulva bilateralmente sem que a paciente sinta dor. Se o parto ocorrer antes que o bloqueio pudendo se torne efetivo e houver a indicação de episiotomia, a comissura vaginal, o períneo e a região adjacente da vagina podem ser infiltrados com 5 a 10 mL de solução de lidocaína a 1% diretamente no local onde será feita a episiotomia. Até o momento do fechamento, em geral o bloqueio pudendo já terá se tornado efetivo.

O bloqueio do pudendo não costuma prover analgesia adequada quando o parto exige manipulação obstétrica extensa. Além disso, esse tipo de analgesia costuma ser inadequado às mulheres para as quais haja indicação de visualização completa do colo e da região superior da vagina ou de exploração manual da cavidade uterina.

Raramente, pode haver complicações com esse bloqueio. Como descrevemos anteriormente, a injeção intravascular de agente anestésico local pode causar toxicidade sistêmica grave.

A formação de hematoma causada por perfuração de um vaso sanguíneo é mais provável nas mulheres com coagulopatia (Lee, 2004). É raro ocorrer infecção grave no sítio de infiltração. A infecção pode se disseminar posteriormente à articulação do quadril, na musculatura glútea ou na espaço retropsoas (Svancarek, 1977).

■ Bloqueio paracervical

Este bloqueio em geral fornece alívio satisfatório da dor durante o primeiro estágio do trabalho de parto. Contudo, considerando que os nervos pudendos não são bloqueados durante o bloqueio paracervical, há necessidade de analgesia adicional para o período expulsivo. No bloqueio paracervical, em geral são injetados 5 a 10 mL de lidocaína a 1 ou 2% ou cloroprocaína a 3% lateralmente no colo uterino, nas posições de 3 e 9 horas. Como esses anestésicos têm ação relativamente curta, talvez haja necessidade de repetir o procedimento de bloqueio durante o trabalho de parto.

A bradicardia fetal é uma complicação preocupante que ocorre em cerca de 15% dos bloqueios paracervicais (Rosen, 2002). A bradicardia costuma surgir no prazo de 10 minutos, podendo perdurar por até 30 minutos. Exames com Doppler demonstraram aumento no índice de pulsatilidade das artérias uterinas após o bloqueio paracervical. Tais observações corroboram a hipótese de que o vasospasmo arterial induzido pelo fármaco seja a causa da bradicardia fetal (Manninen, 2000). Por essas razões, o bloqueio paracervical não é utilizado em situações de possível comprometimento fetal.

ANALGESIA NEURAXIAL

As técnicas peridural, espinal ou espinal-peridural combinada são os métodos mais usados para alívio da dor durante o trabalho de parto e parto. Nos Estados Unidos, em 2008, a analgesia peridural foi usada em quase 70% das mães em trabalho de parto, com taxa de sucesso de 98,8%. A analgesia neuraxial foi ainda mais usada nos partos vaginais instrumentados, fornecendo alívio da dor em 84% dos partos com fórceps e 77% das extrações a vácuo (Osterman, 2011).

■ Bloqueio espinal (subaracnóideo)

Neste bloqueio, o anestésico pode ser administrado em dose única, pode ser combinado com um cateter peridural na forma de analgesia espinal-peridural combinada ou pode ser administrado como infusão contínua. A injeção de anestésico local no espaço subaracnóideo é usada há tempos para produzir analgesia durante o parto. As vantagens incluem início rápido da analgesia, curta duração de ação e alta taxa de sucesso. O espaço subaracnóideo durante a gestação é menor, o que provavelmente resulta do ingurgitamento do plexo venoso vertebral interno. Assim, nas parturientes, a mesma quantidade de agente anestésico no mesmo volume de solução produz um bloqueio muito mais alto do que nas mulheres não gestantes.

Parto vaginal

O primeiro período do trabalho de parto exige bloqueio sensorial ao nível do umbigo (T_{10}). Durante o segundo período do trabalho de parto e para o parto vaginal instrumentado, um bloqueio sensorial de S_2 a S_4 costuma ser adequado para cobrir a dor por estiramento e/ou instrumentação do períneo. As opções analgésicas incluem a analgesia peridural lombar contínua, a espinal-peridural combinada, a analgesia espinal contínua e outros bloqueios, como os bloqueios pudendo e paracervical.

Os agentes anestésicos locais costumam ser administrados para estabelecer um bloqueio sensorial ao nível do dermátomo desejado. Eles são quase exclusivamente usados em conjunto com opioides neuraxiais. O mecanismo de ação é uma função da via de administração e da lipossolubilidade. A analgesia é induzida por absorção no sistema vascular (supraespinal), ações nos cornos dorsais e disseminação direta no líquido cerebrospinal até o tronco encefálico. Opioides altamente lipossolúveis como a fentanila e a sufentanila têm início de ação rápido. Porém, como elas são absorvidas em membranas lipídicas e na vasculatura peridural, sua duração de ação é curta. As soluções hidrofílicas, como a morfina, por outro lado, fornecem analgesia prolongada (Lavoie, 2013). As principais vantagens do uso dessa combinação são início rápido da ação analgésica, redução dos tremores e diminuição do bloqueio motor. Os efeitos colaterais são comuns, incluindo prurido e retenção urinária. A nalbufina, 2,5 a 5 mg por via IV, pode ser usada para tratar o prurido sem reduzir o efeito analgésico.

Parto cesáreo

Para a cesariana, há necessidade de bloqueio sensorial até o nível do dermátomo T_4. Conforme as dimensões da parturiente, utilizam-se 10 a 12 mg de bupivacaína em solução hiperbárica ou 50 a 75 mg de lidocaína em solução hiperbárica. A adição de opioide aumenta a rapidez do início do bloqueio, reduz os tremores e minimiza a dor referida e outros sintomas como náuseas e vômitos. A adição de morfina sem conservantes, 0,1 a 0,3 mg por via intratecal ou 2 a 4 mg por via peridural, fornece controle da dor por até 24 horas no pós-operatório.

Complicações

Hipotensão. Alguns dos efeitos adversos mais comuns associados à analgesia neuraxial são apresentados na Tabela 25-5. É importante observar que as mulheres obesas apresentam redução significativa da ventilação; assim, é imperativo mantê-las sob monitoramento clínico atento (Vricella, 2011).

A hipotensão é uma complicação comum que pode ocorrer logo após a injeção do anestésico local. Trata-se de uma consequência da vasodilatação produzida por bloqueio simpático, agravado por redução do retorno venoso por compressão dos grandes vasos pelo útero. Em posição supina, mesmo na ausência de hipotensão materna medida na artéria braquial, o fluxo sanguíneo placentário pode estar significativamente reduzido. O tratamento consiste em deslocamento uterino, posicionando a paciente em decúbito lateral esquerdo, hidratação cristaloide IV e injeções IV em *bolus* de efedrina ou fenilefrina.

A efedrina é um agente simpaticomimético que se liga aos receptores α e β, mas também atua indiretamente, aumentando a liberação de norepinefrina. Ela eleva a pressão arterial, aumentando a frequência cardíaca e o débito cardíaco e, de forma variável, a resistência vascular periférica. Em estudos iniciais realizados em animais, a efedrina mostrou-se capaz de preservar o fluxo sanguíneo uteroplacentário durante a gravidez quando comparada com agonistas de receptores $α_1$. Como consequência, era o vasopressor preferido para uso em obstetrícia. A fenilefrina é um agonista α exclusivo que aumenta a pressão arterial unicamente por meio de vasoconstrição. Em uma metanálise de sete ensaios randomizados, Lee e colaboradores (2002a) concluíram que os perfis de segurança da efedrina e da fenilefrina seriam comparáveis. Após uma revisão sistemática de 14 relatórios, Lee (2002b) questionou a necessidade do uso rotineiro de profilaxia com efedrina nos casos de cesarianas eletivas. Contudo, embora haja relatos de acidemia fetal com o uso profilático de efedrina, isso não ocorreu com a profilaxia realizada com fenilefrina (Ngan Kee, 2004).

Bloqueio espinal alto ou total. Mais comumente, o bloqueio espinal alto ou total ocorre após a administração de uma dose excessiva de anestésico local ou de injeção inadvertida no espaço subdural ou subaracnóideo. A injeção subdural se manifesta como bloqueio alto, porém esparso, mesmo com uma dose pequena de anestésico local, enquanto a injeção subaracnóidea tipicamente leva a bloqueio espinal completo com hipotensão e apneia. Essas condições devem ser imediatamente tratadas para evitar a parada cardíaca. Na mulher que ainda não deu à luz: (1) o útero deve ser deslocado de imediato lateralmente para reduzir a compressão sobre a aorta e a veia cava, (2) deve-se estabelecer ventilação efetiva, de preferência com intubação traqueal e (3) administram-se líquidos IV e vasopressores para correção da hipotensão. Se forem realizadas compressões torácicas, a mulher é colocada na posição de decúbito lateral esquerdo para permitir o deslocamento uterino para a esquerda.

Cefaleia pós-punção dural. O extravasamento de líquido cerebrospinal (LCS) no sítio de punção da dura-máter pode levar à cefaleia espinal ou pós-punção dural. Presume-se que, quando a mulher senta ou fica de pé, a redução do volume do LCS traciona as estruturas sensíveis à dor do sistema nervoso central. Outro mecanismo pode ser a vasodilatação cerebral compensatória em resposta à perda de LCS – a doutrina Monro-Kellie (Mokri, 2001).

As taxas dessa complicação podem ser reduzidas pelo uso de agulhas de pequeno calibre e evitando-se punções múltiplas. Em um estudo prospectivo e randomizado avaliando cinco tipos diferentes de agulhas espinais, Vallejo e colaboradores (2000) concluíram que as agulhas Sprotte e Whitacre teriam os menores riscos de produzir cefaleia pós-punção dural. Sprigge e Harper (2008) relataram que a incidência de cefaleia pós-punção dural foi de 1% em mais de 5.000 mulheres submetidas à analgesia espinal. A cefaleia pós-punção dural é muito menos frequente com o bloqueio peridural, pois nesses casos a dura-máter não é puncionada intencionalmente. A incidência de punção dural inadvertida com

TABELA 25-5 Complicações da analgesia regional

Frequentes
Hipotensão
Febre
Cefaleia pós-punção dural
Dor de escape
Incomuns
Injeção inadvertida intratecal, subdural ou intravascular de agente anestésico local
Lesão neurológica

a analgesia peridural é de cerca de 0,2% (Introna, 2012; Katircioglu, 2008). Não há evidências de que deixar a paciente em posição absolutamente plana por várias horas seja um procedimento efetivo para prevenir a cefaleia.

Após o desenvolvimento da cefaleia, ela é manejada de forma intensiva, pois o manejo expectante aumenta a duração da hospitalização e as consultas subsequentes em serviços de emergência (Angle, 2005). O manejo conservador, como a administração de líquidos e o repouso no leito, é em grande parte ineficaz. Se não for tratada de maneira efetiva, a cefaleia pós-punção dural pode persistir como uma cefaleia crônica (Webb, 2012).

O *tampão (patch) de sangue peridural* é considerado o padrão-ouro para o tratamento. Em geral, 10 a 20 mL de sangue autólogo obtido de maneira asséptica por punção venosa são injetados no espaço peridural. Com isso, interrompe-se o extravasamento de LCS por efeito de massa ou por coagulação. O alívio é quase sempre imediato, e as complicações são incomuns. A taxa de sucesso inicial de um tampão de sangue peridural varia de 61 a 73% (Paech, 2011). A realização de um tampão de sangue "profilático" é motivo de debate e se acredita que ele não seja tão efetivo como quando realizado após o desenvolvimento de cefaleia (Scavone, 2004, 2015).

Se a cefaleia não apresentar características posturais patognomônicas ou persistir a despeito do tratamento com tampão sanguíneo, outros diagnósticos são considerados. Chisholm e Campbell (2001) descreveram um caso de trombose do seio sagital superior que se manifestou sob a forma de cefaleia pós-dural. Smarkusky e colaboradores (2006) descreveram um caso de pneumoencéfalo produzindo cefalgia imediata. Por fim, há relatos de hematoma intracraniano e subaracnóideo intraespinal após analgesia espinal (Dawley, 2009; Liu, 2008).

Convulsões. Raramente, a cefaleia pós-punção dural é acompanhada por cegueira temporária e convulsões. Shearer e colaboradores (1995) descreveram oito desses casos ocorridos em uma série de 19.000 procedimentos de analgesia regional realizados no Parkland Hospital. Presume-se que essas complicações também sejam causadas por hipotensão no LCS. Em todos os casos, o tratamento imediato das convulsões em conjunto com o uso de tampão sanguíneo foi efetivo.

Disfunção vesical. Na analgesia neuraxial, a sensibilidade vesical pode ficar reduzida e o esvaziamento da bexiga pode ser prejudicado por várias horas após o parto. Como consequência, a distensão vesical é uma complicação pós-parto frequente, em especial quando são administrados volumes substanciais de líquido IV. Millet e colaboradores (2012) distribuíram aleatoriamente 146 gestantes tratadas com analgesia neuraxial para serem submetidas a cateterização vesical intermitente ou contínua e concluíram que o método intermitente estava associado a taxas significativamente mais altas de bacteriúria. Assim, não recomendamos o uso pós-parto rotineiro de cateteres de demora após parto vaginal não complicado.

Aracnoidite e meningite. Os anestésicos locais não são mais conservados em álcool, formalina ou outros solutos tóxicos, e na maioria dos locais utilizam-se materiais descartáveis. Essas práticas, além do uso de técnicas de assepsia, tornaram raras a meningite e a aracnoidite (Centers for Disease Control and Prevention, 2010).

TABELA 25-6 Contraindicações absolutas à analgesia neuraxial

Hipotensão materna refratária ao tratamento
Coagulopatia materna
Trombocitopenia (definições variadas)
Uso de heparina de baixo peso molecular nas últimas 12 horas
Bacteremia materna não tratada
Infecção cutânea no local de entrada da agulha
Aumento da pressão intracraniana causado por lesão expansiva

Contraindicações à analgesia neuraxial

A Tabela 25-6 mostra contraindicações absolutas. As complicações obstétricas associadas a hipovolemia e hipotensão maternas – por exemplo, hemorragia grave – são contraindicações (Kennedy, 1968).

Distúrbios da coagulação e problemas na hemostasia também impedem o uso de analgesia neuraxial. Embora não tenham sido feitos estudos randomizados para orientar o manejo no momento do parto das mulheres em uso de anticoagulação, a opinião de consenso é que as gestantes em uso de heparina não fracionada subcutânea ou heparina de baixo peso molecular devem ser orientadas a interromper o tratamento quando se iniciar o trabalho de parto (Krivak, 2007). A punção subaracnóidea também é contraindicada se houver celulite no local planejado de entrada da agulha. Muitos consideram que os distúrbios neurológicos sejam uma contraindicação, se não por outros motivos para evitar que qualquer agravamento da doença neurológica seja atribuído ao agente anestésico. Outros quadros maternos, como estenose aórtica ou hipertensão pulmonar, também são contraindicações relativas (Cap. 49, p. 948).

A pré-eclâmpsia grave constitui outra comorbidade na qual é possível antecipar redução significativa da pressão arterial quando se utiliza a analgesia neuraxial. Wallace e colaboradores (1995) distribuíram aleatoriamente 80 mulheres com pré-eclâmpsia grave submetidas à cesariana no Parkland Hospital para receberem anestesia geral ou analgesia peridural ou espinal-peridural combinada. Os desfechos maternos e neonatais não foram diferentes. Porém, 30% das mulheres que receberam analgesia peridural e 22% das que receberam bloqueio espinal-peridural desenvolveram hipotensão. A redução geral da pressão arterial média varia entre 15 e 25%.

■ Analgesia peridural

O alívio da dor no trabalho de parto e parto, incluindo na cesariana, pode ser obtido com injeção de anestésico local no espaço epidural ou peridural (Fig. 25-3). Esse espaço potencial contém tecido areolar, gordura, linfáticos e o plexo venoso vertebral interno. Esse plexo fica intumescido durante a gravidez e, como consequência, o volume do espaço peridural encontra-se acentuadamente reduzido. A via de entrada para analgesia obstétrica costuma ser um espaço intervertebral lombar. Embora seja possível aplicar apenas uma injeção, em geral instala-se um cateter de demora para administração subsequente de *bolus* ou infusão por bomba volumétrica. O American College of Obstetricians and Gynecologists (2017a) conclui que, sob supervisão apropriada de um médico, uma equipe de enfermeiros obstetras capacitada para condução de infusões peridurais pode ficar responsável pelo ajuste da dose e pela suspensão das infusões.

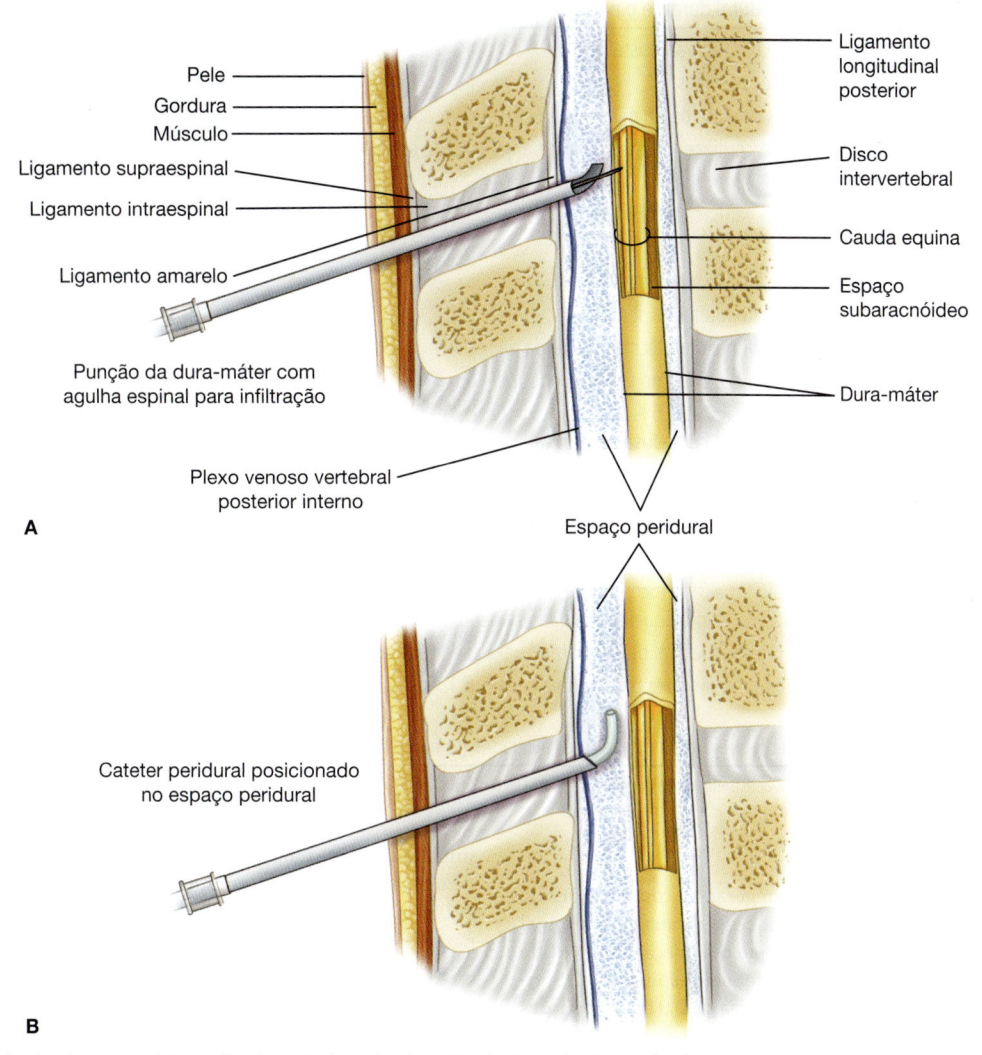

FIGURA 25-3 Analgesia neuraxial. **A.** Analgesia espinal-peridural combinada. **B.** Analgesia peridural.

■ Bloqueio peridural lombar contínuo

Para a analgesia completa da dor no trabalho de parto e no período expulsivo do parto vaginal, há necessidade de bloqueio entre os dermátomos T_{10} e S_5 (ver Fig. 25-1). Para a cesariana, o bloqueio deve se estender do dermátomo ao T_4 ao S_1. A disseminação efetiva do anestésico depende da localização da ponta do cateter; da dose, da concentração e do volume do anestésico usado; e da posição da gestante, com a cabeça baixa, em posição horizontal ou elevada (Setayesh, 2001). Variações individuais na anatomia ou presença de sinéquias podem impedir que o bloqueio seja satisfatório. Por fim, a ponta do cateter pode migrar de sua localização original durante o trabalho de parto.

Técnica

A Tabela 25-7 apresenta um exemplo das etapas sequenciais e das técnicas para a realização de analgesia peridural. Antes da injeção da dose terapêutica do anestésico local, deve-se administrar uma dose de teste. A parturiente deve ser observada para detectar sinais de toxicidade por injeção intravascular e de bloqueio alto ou total por injeção no espaço subdural ou subaracnóideo. Somente se tais sinais estiverem ausentes a dose plena é injetada. A analgesia deve ser mantida por meio de *bolus* intermitente de volumes similares ou por meio de pequenos volumes contínuos do anestésico por bomba infusora (Halpern, 2009). As bombas atualmente usadas para analgesia peridural oferecem um modo de *bolus* peridural intermitente programado (PIEB, de *programmed intermittent epidural bolus*), o qual reduz a concentração necessária de anestésicos locais, o grau de bloqueio motor das extremidades inferiores e as taxas de parto vaginal instrumentado (Capogna, 2011). A adição de pequenas doses de narcótico de ação curta – fentanila ou sufentanila – mostrou-se capaz de aumentar a eficácia analgésica ao mesmo tempo em que evita o bloqueio motor (Chestnut, 1988). Como no bloqueio espinal, o monitoramento cuidadoso, incluindo do nível de analgesia, é imperativo e deve ser realizado por profissional treinado. Os equipamentos e fármacos necessários para reanimação devem estar disponíveis durante a administração da analgesia peridural.

TABELA 25-7 Técnica de analgesia peridural durante o parto

Obtenção de consentimento informado e consulta ao obstetra
O monitoramento deve incluir as seguintes medidas:
Pressão arterial a cada 1 ou 2 minutos durante os 15 minutos que se seguem ao *bolus* inicial do anestésico local
Monitoramento contínuo da frequência cardíaca materna durante a indução da analgesia
Oximetria de pulso materna contínua
Monitoramento contínuo da frequência cardíaca fetal
Comunicação verbal contínua
Hidratação com 500 a 1.000 mL de solução de Ringer lactato
A parturiente deve ser colocada em decúbito lateral ou sentada
O espaço peridural deve ser identificado por meio da técnica de perda da resistência
O cateter peridural deve ser introduzido por 3 a 5 cm no espaço peridural
Injeta-se uma dose de teste de 3 mL de lidocaína a 1,5% com epinefrina a 1:200.000 ou 3 mL de bupivacaína a 0,25% com epinefrina a 1:200.000 após ter-se procedido à aspiração cuidadosa para evitar que haja injeção intravascular e após uma contração uterina. Com isso, reduz-se a possibilidade de haver confusão entre a taquicardia causada pela dor do parto e a taquicardia produzida por injeção intravascular da dose de teste.
Se a dose de teste for negativa, injetam-se 10-15 mL de bupivacaína a 0,0625-0,125% para que se obtenha nível sensorial em T_{10}.
Após 15 a 20 minutos, o bloqueio deve ser avaliado por meio de teste de sensibilidade ao frio ou à dor. Se não houver bloqueio evidente, o cateter deverá ser reposicionado. Se o bloqueio for assimétrico, o cateter peridural deve ser tracionado por 0,5 a 1 cm, sendo injetados 5 a 10 mL adicionais de bupivacaína a 0,0625-0,125%. Se o bloqueio continuar inadequado, o cateter deverá ser reposicionado.
A parturiente deve ser posicionada em decúbito lateral ou semilateral para evitar que haja compressão de aorta e veia cava.
Subsequentemente, a pressão arterial materna deve ser registrada a cada 5 a 15 minutos. A frequência cardíaca fetal deve ser monitorada continuamente.
O nível da analgesia e a intensidade do bloqueio motor devem ser avaliados no mínimo a cada hora.

Reproduzida, com permissão, de Glosten B: Local anesthetic techniques. In Chestnut DH (ed): Obstetric Anesthesia: Principles and Practice, 2nd ed. St Louis, Mosby, 1999.

Complicações

Bloqueio espinal mais alto ou total. Em geral, as complicações da analgesia peridural são semelhantes àquelas da analgesia espinal (ver Tab. 25-5). A punção da dura-máter com injeção inadvertida no espaço subaracnóideo pode causar bloqueio espinal total. Sprigge e Harper (2008) observaram incidência de 0,91% de punções acidentais da dura-máter durante procedimentos para analgesia peridural realizados em 18.000 mulheres. Deve haver equipamentos e pessoal treinado disponíveis imediatamente para tratar essa complicação, conforme descrito anteriormente (p. 491). Porém, sob outros aspectos, as complicações são únicas e inerentes ao uso da analgesia peridural.

Analgesia ineficaz. Com o uso dos esquemas atualmente populares de infusão peridural contínua, como bupivacaína a 0,125% com 2 μg/mL de fentanila, 90% das mulheres classificam o alívio da dor obtido como bom a excelente (Sharma, 1997). Por outro lado, algumas poucas mulheres consideram a analgesia peridural inadequada para o trabalho de parto. Em um estudo que incluiu quase 2.000 parturientes, Hess e colaboradores (2001) concluíram que cerca de 12% se queixaram de três ou mais episódios de dor ou pressão. Os fatores de risco para essa dor de escape incluíam nuliparidade e maior peso fetal. Dresner e colaboradores (2006) também relataram que a analgesia peridural tem maior probabilidade de falha à medida que aumenta o índice de massa corporal. Se for permitido que a analgesia peridural se dissipe antes da injeção de nova dose do anestésico, o alívio subsequente da dor poderá ser retardado, incompleto, ou ambos.

Em algumas mulheres, a analgesia peridural não é suficiente para o parto cesáreo. Por exemplo, em um estudo da Maternal Fetal Medicine Units (MFMU) Network, 4% das mulheres inicialmente tratadas com analgesia peridural necessitaram de anestesia geral para que fosse realizada a cesariana (Bloom, 2005). Além disso, algumas vezes é difícil obter analgesia perineal para o período expulsivo, em especial quando se utiliza a técnica peridural lombar. Quando nos deparamos com essa situação, é possível utilizar o bloqueio pudendo, a analgesia sistêmica ou, raramente, a anestesia geral.

Hipotensão. O bloqueio simpático produzido por agentes analgésicos no espaço peridural pode causar hipotensão e redução do débito cardíaco. A despeito dessas precauções, a hipotensão é o efeito colateral mais comum, sendo suficientemente grave para requerer tratamento em um terço das mulheres (Sharma, 1997). De acordo com Miller e colaboradores (2013), a hipotensão é mais comum (20%) nas gestantes com pressão de pulso na admissão < 45 mmHg em comparação com 6% naquelas cuja pressão de pulso tenha sido > 45 mm Hg. Nas gestantes normais, a hipotensão induzida pela analgesia peridural geralmente pode ser evitada com infusão rápida de 500 a 1.000 mL de solução cristaloide, conforme descrito para analgesia espinal. A manutenção da posição em decúbito lateral também minimiza a hipotensão.

Febre materna. Fusi e colaboradores (1989) observaram que a temperatura média aumenta em parturientes tratadas com analgesia peridural. Subsequentemente, diversos estudos de coorte randomizados e retrospectivos confirmaram que algumas mulheres evoluem com febre intraparto após esse procedimento. Muitos estudos são limitados pela incapacidade de controlar outros fatores de risco, como duração do trabalho de parto, tempo decorrido desde a ruptura das membranas e número de exames vaginais. Tendo isso em mente, a frequência da febre intraparto associada à analgesia peridural foi definida por Lieberman e O'Donoghue (2002) como 10 a 15% acima da taxa basal.

As duas teorias gerais relativas à etiologia da hipertermia materna são *infecção materno-fetal* e *desregulação da temperatura corporal*. Dashe e colaboradores (1999) realizaram estudos histopatológicos da placenta de mulheres em trabalho de parto que haviam sido submetidas à analgesia peridural e identificaram a ocorrência de febre intraparto somente com sinais de inflamação placentária. Esse dado sugere que a febre tenha origem infecciosa. O outro mecanismo proposto consiste em alteração do ponto de ajuste termorregulador do hipotálamo; falha na transmissão do sinal dos termorreceptores periféricos ao sistema nervoso central com bloqueio seletivo dos estímulos de calor; ou desequilíbrio entre a produção e a perda de calor. Sharma (2014) distribuiu randomicamente 400 nulíparas submetidas à analgesia peridural para receberem profilaticamente 2 g de cefoxitina ou placebo. A hipótese, com base na presunção de que a febre relacionada com a analgesia peridural fosse causada por infecção, foi de que haveria redução significativa na taxa de febre no grupo usando antimicrobiano. Ambos os grupos apresentaram proporções aproximadamente iguais – cerca de 40% – de mulheres com febre > 38°C durante o trabalho de parto. Isso sugere ser improvável que a infecção cause a febre.

Dor nas costas. Uma associação entre analgesia peridural e dor nas costas subsequente foi relatada por alguns autores. Em um estudo de coorte prospectivo, Butler e Fuller (1998) relataram que a dor nas costas pós-parto seria frequente nas mulheres submetidas à analgesia peridural. Contudo, a persistência dessa dor seria incomum. Com base na revisão sistemática que fizeram, Lieberman e O'Donoghue (2002) concluíram que os dados disponíveis não corroboram associação entre analgesia peridural e desenvolvimento de dor nas costas nova e de longo prazo.

Outras complicações. Um hematoma espinal ou peridural seguindo-se é uma complicação rara do cateter peridural (Grant, 2007). O abscesso peridural é igualmente infrequente (Darouiche, 2006). Poucas vezes, ocorre rompimento do cateter peridural de plástico (Noblett, 2007).

Efeito sobre o trabalho de parto

A maioria dos estudos, incluindo cinco do Parkland Hospital, relatam que a analgesia peridural prolonga o trabalho de parto e aumenta o uso de estimulação com ocitocina (Tab. 25-8). Alexander e colaboradores (2002) estudaram os efeitos da analgesia peridural sobre o partograma de Friedman (1955), descrito no Capítulo 22 (p. 432). Em comparação com os critérios originais de Friedman, a analgesia peridural prolongou a fase ativa do trabalho de parto em 1 hora. Como mostra a Tabela 25-8, a analgesia peridural também aumentou a necessidade de manobras instrumentais durante o parto vaginal em razão do prolongamento do segundo estágio do trabalho de parto. É importante salientar que isso não causou maiores taxas de efeitos adversos neonatais.

Essa associação entre analgesia peridural e prolongamento do segundo estágio do trabalho de parto, bem como maior necessidade de parto vaginal instrumentado, foi atribuída ao bloqueio motor induzido pelo anestésico local com prejuízo do esforço materno no período expulsivo. Craig e colaboradores (2015) randomizaram 310 nulíparas submetidas a analgesia peridural durante o trabalho de parto para receberem bupivacaína mais fentanila ou apenas fentanila durante o segundo período do trabalho de parto. A analgesia peridural com bupivacaína causou bloqueio motor durante o segundo período, mas sem que tivesse havido prolongamento desse estágio.

TABELA 25-8 Eventos relacionados com o parto observados em 2.703 nulíparas randomizadas para analgesia peridural ou analgesia intravenosa com meperidina

Evento[a]	Analgesia peridural ($n = 1.339$)	Meperidina intravenosa ($n = 1.364$)	Valor de p
Desfechos do trabalho de parto			
Duração do primeiro período (h)[b]	8,1 ± 5	7,5 ± 5	0,011
Duração do segundo período (min)	60 ± 56	47 ± 57	< 0,001
Ocitocina após a analgesia	641 (48)	546 (40)	< 0,001
Tipo de parto			
PVE	1.027 (77)	1.122 (82)	< 0,001
Fórceps	172 (13)	101 (7)	< 0,001
Cesáreo	140 (10,5)	141 (10,3)	0,92

[a]Dados apresentados como n (%) ou média ± DP (desvio-padrão).
[b]Primeiro período = início da analgesia até a dilatação total do colo.
PVE, parto vaginal espontâneo.
Adaptada, com permissão, de Sharma SK, McIntire DD, Wiley J, et al: Labor analgesia and cesarean delivery. An individual patient meta-analysis of nulliparous women, Anesthesiology. 2004 Jan;100(1):142–148.

Frequência cardíaca fetal. Hill e colaboradores (2003) estudaram os efeitos da analgesia peridural com bupivacaína a 0,25% sobre os padrões de frequência cardíaca fetal. Em comparação com a meperidina intravenosa, não foram identificados efeitos deletérios. Houve menos variabilidade entre os batimentos e menos acelerações nos fetos cujas mães receberam meperidina (Cap. 24, p. 462). Com base na revisão sistemática que fizeram, Reynolds e colaboradores (2002) relataram que a analgesia peridural foi associada a um melhor estado acidobásico quando comparada com a meperidina.

Taxas de cesariana. Uma questão mais polêmica no passado foi se a analgesia peridural poderia aumentar o risco parto cesáreo. As evidências que sustentam essa visão são da época em que eram usados bloqueios densos com anestésicos locais que prejudicavam a função motora e, assim, contribuíam para aumentar a taxa de cesariana. Contudo, com o aprimoramento das técnicas, muitos pesquisadores passaram a considerar que a administração peridural de soluções mais *diluídas* de anestésico não aumenta as taxas de cesariana.

Diversos estudos conduzidos no Parkland Hospital foram delineados para tentar responder a essa e a outras questões relacionadas. Entre 1995 e 2002, um total de 2.703 nulíparas a termo e em trabalho de parto espontâneo foram inscritas em cinco ensaios clínicos para avaliar as técnicas de analgesia peridural em comparação com os métodos usando meperidina intravenosa. Os resultados desses ensaios estão resumidos na Figura 25-4 e mostram que a analgesia peridural não aumenta de forma significativa as taxas de cesariana.

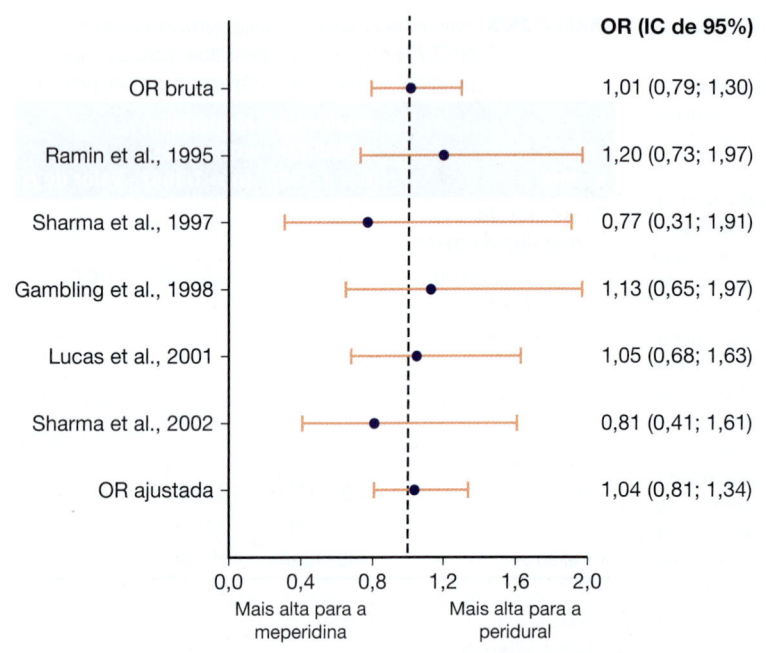

	OR (IC de 95%)
OR bruta	1,01 (0,79; 1,30)
Ramin et al., 1995	1,20 (0,73; 1,97)
Sharma et al., 1997	0,77 (0,31; 1,91)
Gambling et al., 1998	1,13 (0,65; 1,97)
Lucas et al., 2001	1,05 (0,68; 1,63)
Sharma et al., 2002	0,81 (0,41; 1,61)
OR ajustada	1,04 (0,81; 1,34)

Mais alta para a meperidina — Mais alta para a peridural

FIGURA 25-4 Resultados de cinco estudos comparando a incidência de parto cesáreo em função de uso de analgesia peridural ou de meperidina intravenosa. São apresentadas as razões de chance (OR, de *odds ratio*) com intervalo de confiança (IC) de 95% para cada estudo randomizado, assim como as ORs bruta e ajustada com IC de 95%. Uma OR < 1,0 favoreceu a analgesia peridural sobre a analgesia com meperidina. (Reproduzida, com permissão, de Sharma SK, McIntire DD, Wiley J, et al: Labor analgesia and cesarean delivery. An individual patient meta-analysis of nulliparous women, Anesthesiology. 2004 Jan;100(1):142–148.)

Momento para a instalação do cateter peridural

Em diversos estudos retrospectivos, a instalação do cateter peridural no início do trabalho de parto foi associada a aumento do risco de cesariana (Lieberman, 1996; Rogers, 1999; Seyb, 1999). Essas observações originaram pelo menos cinco ensaios randomizados, que demonstraram que o momento de instalação peridural não produz efeitos sobre o risco de cesariana, de uso de fórceps ou de má posição fetal (Chestnut, 1994a,b; Ohel, 2006; Wong, 2005, 2009). Assim, o atraso na instalação do cateter peridural até que ocorra uma dilatação do colo determinada de forma arbitrária não encontra respaldo e apenas nega à parturiente alívio máximo da dor do trabalho de parto.

Segurança

A segurança relativa da analgesia peridural é refletida pelas extraordinárias experiências iniciais relatadas por Crawford (1985), do Birmingham Maternity Hospital, Inglaterra. De forma similar, não ocorreram mortes maternas relacionadas com anestesia entre 20.000 mulheres que receberam analgesia peridural no estudo da MFMU Network já citado (Bloom, 2005). E, por fim, Ruppen e colaboradores (2006) revisaram os dados de 27 estudos envolvendo 1,4 milhão de gestantes que receberam analgesia peridural. Os autores calcularam os riscos e encontraram 1:145.000 para infecção peridural profunda, 1:168.000 para hematoma peridural, e 1:240.000 para lesão neurológica persistente.

Contraindicações

Trombocitopenia. As contraindicações da analgesia peridural são semelhantes àquelas da analgesia espinal (ver Tab. 25-6). Ainda que contagens baixas de plaquetas sejam intuitivamente preocupantes, de acordo com a Task Force on Obstetrical Anesthesia da American Society of Anesthesiologists (2016), não se sabe o nível em que é *provável* ocorrer sangramento peridural. Os hematomas peridurais são raros, sendo a incidência da lesão nervosa causada por hematoma estimada em 1 em 150.000 (Grant, 2007). O American College of Obstetricians and Gynecologists (2016b) concluiu que mulheres selecionadas com contagem de plaquetas entre 80.000 e 100.000/μL podem ser candidatas à analgesia regional. Os aspectos importantes incluem uma contagem de plaquetas estável, ausência de coagulopatia adquirida ou congênita, função plaquetária normal, ausência de fármacos antiplaquetários específicos e preenchimento de parâmetros de anticoagulação, descritos a seguir. Contagens entre 50.000 e 80.000 necessitam de uma decisão individualizada sobre riscos e benefícios (van Veen, 2010). A anestesia espinal com injeção única com agulha de calibre 25 é menos traumática que a anestesia peridural ou espinal-peridural combinada com agulha peridural de calibre 17 ou 18 e, assim, pode ser mais segura para pacientes com plaquetas nessa faixa.

Anticoagulação. As mulheres tratadas com anticoagulante que recebem analgesia regional estão sob maior risco de hematoma da medula espinal e subsequente compressão medular (Cap. 52, p. 1014). Nossa prática padrão inclui o seguinte:

1. As mulheres recebendo terapia com heparina não fracionada devem ser consideradas aptas a receber analgesia regional se apresentarem tempo de tromboplastina parcial ativada (TTPa) normal.
2. As mulheres recebendo doses profiláticas de heparina não fracionada ou ácido acetilsalicílico em dose baixa não estão sob maior risco, podendo receber analgesia regional.
3. Para as mulheres recebendo dose baixa única diária de heparina de baixo peso molecular, a analgesia regional não deve ser administrada até que se tenham passado 12 horas da última injeção.
4. A heparina de baixo peso molecular deve ser suspensa até pelo menos 2 horas após a remoção do cateter peridural.
5. A segurança da analgesia regional em mulheres recebendo heparina de baixo peso molecular 2 vezes/dia não foi estudada o suficiente. Não se sabe se a analgesia regional aplicada 24 horas após a última injeção pode ser adequada.

Eclâmpsia/pré-eclâmpsia grave. As preocupações com a analgesia peridural nas pacientes com pré-eclâmpsia grave consistem em hipotensão e hipertensão causada pelos agentes pressores administrados para corrigir a hipotensão. Além disso, há o risco de edema pulmonar após a infusão de grandes volumes de cristaloides. Tudo isso é compensado pelas desvantagens adicionais da anestesia geral. A intubação traqueal pode ser difícil em razão de edema das vias aéreas superiores. Além disso, a anestesia geral pode levar à hipertensão grave e súbita, podendo causar edema pulmonar, edema cerebral ou hemorragia intracraniana.

Com o aprimoramento das técnicas para infusão de anestésicos locais diluídos no espaço peridural, a maioria dos obstetras e dos anestesiologistas que trabalham em obstetrícia passaram a ser favoráveis ao bloqueio peridural no trabalho de parto em caso de pré-eclâmpsia grave. Não parece haver dúvidas sobre a segurança no uso de analgesia peridural em casos de pré-eclâmpsia grave ou eclâmpsia quando implementado por anestesiologistas e obstetras capacitados (Lucas, 2001).

As mulheres com pré-eclâmpsia grave apresentam volume intravascular muito reduzido em comparação com as gestantes não acometidas (Zeeman, 2009). Por outro lado, o volume extravascular está aumentado em razão do extravasamento capilar causado por ativação das células endoteliais (Cap. 40, p. 717). Esse desequilíbrio se manifesta na forma de edema periférico patológico, proteinúria, ascite e volume hídrico pulmonar. Por todos esses motivos, a reposição hídrica vigorosa aumenta o risco de edema pulmonar, em especial nas primeiras 72 horas de puerpério. Em um estudo, Hogg e colaboradores (1999) relataram que 3,5% das mulheres com pré-eclâmpsia grave evoluíram com edema pulmonar quando se aumentou a pré-carga sem um protocolo para limitar a reposição de volume. É importante ressaltar que o risco pode ser reduzido ou removido com pré-hidratação criteriosa – em geral, utilizando 500 a 1.000 mL de solução cristaloide. Especificamente, no estudo publicado por Lucas e colaboradores (2001) não houve episódios de edema pulmonar entre as mulheres nas quais a pré-carga com cristaloides foi limitada a 500 mL. Além disso, a vasodilatação produzida pelo bloqueio peridural é menos abrupta se o nível da analgesia for obtido lentamente com soluções diluídas de anestésico local. Isso permite manter a pressão arterial ao mesmo tempo em que se evita a necessidade de infusão de grandes volumes de cristaloides.

■ Analgesia espinal-peridural combinada

A combinação das técnicas espinal e peridural tem ganhado popularidade, podendo proporcionar analgesia rápida e efetiva para o trabalho de parto, assim como para a cesariana. Inicialmente, instala-se uma agulha introdutora no espaço peridural. A seguir, introduz-se uma agulha espinal de pequeno calibre através da agulha peridural até o espaço subaracnóideo – a chamada *técnica de agulha através de agulha* (ver Fig. 25-3). Injeta-se um *bolus* único de algum opioide, algumas vezes combinado com anestésico local, no espaço subaracnóideo. A agulha espinal é removida, e um cateter peridural é instalado através da agulha introdutora. O uso de um *bolus* de opioide no espaço subaracnóideo resulta em início rápido de analgesia profunda praticamente sem qualquer bloqueio motor. O cateter peridural permite repetir as doses de analgésicos. Miro e colaboradores (2008) compararam a analgesia peridural com a analgesia espinal-peridural combinada no trabalho de parto de 6.497 gestantes e concluíram que os resultados e as complicações em geral foram semelhantes com as duas técnicas. Contudo, em um estudo comparativo randomizado, Abrão e colaboradores (2009) relataram que a analgesia espinal-peridural combinada estaria associada a aumento na incidência de anormalidades da frequência cardíaca fetal relacionadas com hipertonia uterina. Beamon e colaboradores (2014) relataram resultados semelhantes.

■ Analgesia espinal contínua durante o trabalho de parto

Há crescente interesse na técnica de analgesia espinal contínua para o alívio da dor do trabalho de parto. Arkoosh (2008) randomizou 429 mulheres em trabalho de parto para analgesia espinal contínua ou peridural convencional. As taxas de complicações entre essas duas técnicas neuraxiais não foram diferentes. Tao e colaboradores (2015) relataram suas experiências com 113 mulheres. Com uma solução diluída de bupivacaína para analgesia, eles não encontraram casos de lesão de nervo periférico e obtiveram taxa de cefaleia de 2,6%. A utilidade da analgesia espinal contínua no trabalho de parto e no parto ainda precisa ser mais estudada.

INFILTRAÇÃO LOCAL PARA PARTO CESÁREO

O bloqueio local às vezes pode ser útil para melhorar um bloqueio regional inadequado ou desigual que tenha sido realizado em situação de emergência. Em casos raros, a infiltração local é necessária para realizar uma cesariana de emergência com o objetivo de salvar a vida da criança em situações nas quais não haja disponibilidade de suporte anestésico (Young, 2012).

Em uma das técnicas, a pele é infiltrada ao longo da linha de incisão, e o tecido subcutâneo, o músculo e a bainha dos retos abdominais são infiltrados à medida que o abdome é aberto. Para a infiltração, prepara-se até um total de 70 mL de lidocaína a 0,5% com epinefrina a 1:200.000. Deve-se evitar injetar grandes volumes nas camadas de gordura, relativamente destituídas de inervação, para reduzir a dose total de anestésico utilizado.

Uma segunda técnica envolve o bloqueio de campo dos principais ramos que inervam a parede abdominal, incluindo os nervos intercostais 10º, 11º e 12º, assim como os nervos ilioinguinal e genitofemoral (Nandagopal, 2001). Como mostra a Figura 25-5, o primeiro grupo de nervos está localizado a meio caminho entre a margem costal e a espinha ilíaca sobre a linha axilar média. O último grupo encontra-se no nível do anel inguinal externo.

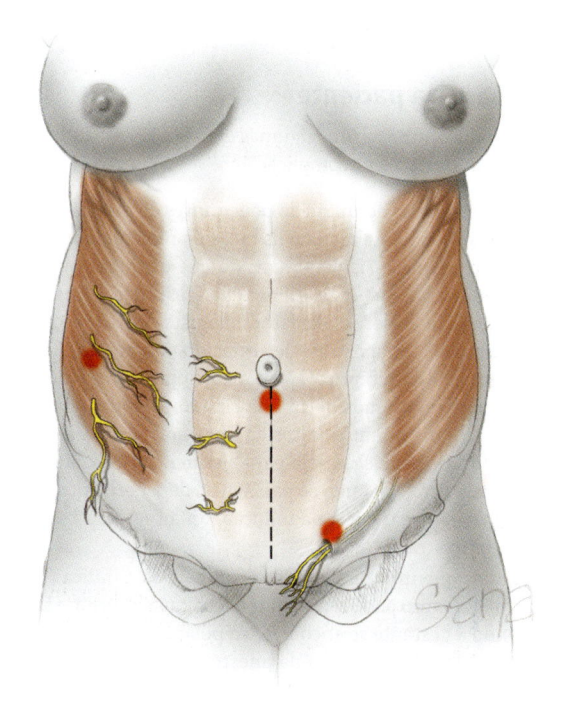

FIGURA 25-5 Bloqueio anestésico local para a cesariana. O primeiro ponto de infiltração localiza-se a meio caminho entre a margem costal e a espinha ilíaca sobre a linha axilar média para o bloqueio dos nervos intercostais 10º, 11º e 12º. Uma segunda infiltração é feita no anel inguinal externo para o bloqueio dos ramos dos nervos genitofemoral e ilioinguinal. Esses dois pontos devem ser infiltrados bilateralmente. A quinta e última região a ser infiltrada é a da linha de incisão cutânea.

Em cada um dos quatro pontos (à direita e à esquerda), é feita uma única punção. No ponto de infiltração intercostal, a agulha deve ser direcionada medialmente, e a injeção deve atingir a fáscia, evitando infiltrar a gordura subcutânea. Devem-se injetar cerca de 5 a 8 mL de lidocaína a 0,5%. O procedimento deve ser repetido em um ângulo de 45° nos sentidos cefálico e caudal a partir desta linha. A seguir, procede-se à infiltração do outro lado. Para o bloqueio ilioinguinal e o genitofemoral, deve-se iniciar a infiltração em um ponto 2 a 3 cm lateral a partir do tubérculo púbico, mantendo um ângulo de 45°. Por fim, infiltra-se a pele sobre o plano de incisão.

ANESTESIA GERAL

É mandatório haver equipe treinada e equipamentos especializados, incluindo vias aéreas alternativas, videolaringoscópios e aparelhos de intubação com fibra óptica para o uso seguro da anestesia geral. Uma causa comumente citada de morte durante anestesia geral é a falha da intubação, que ocorre em cerca de 1 a cada 400 anestesias gerais administradas em gestantes (Kinsella, 2015). Há uma tendência crescente para a continuação da cirurgia com dispositivo de via aérea supraglótica, como máscara laríngea, no caso de falha da intubação (Mushambi, 2015). Devido a essas taxas relativamente maiores de morbidade e mortalidade, a analgesia neuraxial é o método preferido para controle da dor e deve ser usada a menos que haja contraindicação (ver Tab. 25-6). De fato, em dois relatórios da MFMU Network, 93% de mais de 54.000 cesarianas foram realizadas usando analgesia neuraxial (Bloom, 2005; Brookfield, 2013). Foi relatada uma maior incidência de uso de anestesia geral em mulheres não brancas (Butwick, 2014).

■ Preparo da paciente

Antes da indução anestésica, algumas etapas são realizadas a fim de minimizar os riscos de complicação:

1. A administração de antiácido pouco antes da indução anestésica provavelmente reduziu as taxas de mortalidade relacionadas com anestesia geral mais do que qualquer outra medida isoladamente. A Task Force on Obstetrical Anesthesia da American Society of Anesthesiologists (2016) recomenda a administração oportuna de antiácido não particulado, um antagonista do receptor H_2, ou metoclopramida. Há muitos anos, administramos 30 mL de citrato de sódio com ácido cítrico alguns minutos antes da hora prevista para o início da indução anestésica, seja para bloqueio neuraxial ou para anestesia geral. Quando se passa mais de 1 hora entre a dose administrada e o início da indução, uma segunda dose deve ser administrada.
2. O deslocamento lateral do útero também está indicado, uma vez que o útero pode comprimir a veia cava inferior e a aorta quando a gestante se encontra em posição supina. Com esse deslocamento, a duração da anestesia geral produz menos efeito sobre a condição neonatal em comparação aos casos em que a mãe é mantida em posição supina.
3. A pré-oxigenação é feita por causa da redução da capacidade de residual funcional pulmonar, fazendo com que a gestante torne-se hipoxêmica mais rapidamente durante períodos de apneia. A obesidade agrava essa tendência (McClelland, 2009). Para minimizar a hipoxia no período entre a injeção do relaxante muscular e a intubação, o oxigênio é introduzido nos pulmões em lugar do nitrogênio. Essa pré-oxigenação é obtida com a administração de oxigênio a 100% via máscara facial durante 2 a 3 minutos antes de iniciar a indução anestésica. Nos casos de emergência, quatro incursões respiratórias atingindo capacidade vital com inalação de oxigênio a 100% via circuito respiratório sob pressão proporcionam benefício semelhante (Norris, 1985).

■ Indução e intubação

Se considera que quase todas as parturientes tenham um estômago cheio, necessitando de uma sequência rápida de intubação. Ou seja, um anestésico IV e um relaxante muscular de ação rápida são administrados simultaneamente enquanto um assistente aplica pressão cricóidea.

Entre os anestésicos, o propofol ou o etomidato IV são amplamente usados e oferecem uma indução suave e rápida. O propofol está associado a um início e recuperação rápidos, podendo reduzir a incidência de náuseas e vômitos. Como o tiopental não está mais disponível, o propofol é usado como agente primário para indução de anestesia geral com um perfil de segurança razoável. O etomidato é o agente de indução de escolha para as parturientes hemodinamicamente instáveis. De modo alternativo, a cetamina pode ser usada, mas é evitada nas mulheres hipertensas. Para o relaxamento muscular, a succinilcolina (suxametônio) é um agente com início de ação ultrarrápido e de curta duração comumente usado em obstetrícia. Ela oferece relaxamento muscular intenso para auxiliar a intubação endotraqueal, mas também permite o rápido retorno da respiração espontânea no caso de falha na intubação. O rocurônio é um relaxante muscular alternativo se a succinilcolina estiver contraindicada ou indisponível. Sua duração de ação é muito mais longa que a da succinilcolina, a menos que seu efeito seja revertido pelo sugamadex, um agente de ligação específico recentemente aprovado pela FDA. Para reduzir a incidência de depressão respiratória fetal, um opioide de ação intermediária ou longa costuma ser evitado até a indução da anestesia geral. A estimulação intensa pela laringoscopia direta pode piorar a hipertensão e a taquicardia em algumas mulheres. A remifentanila, um narcótico de ação ultracurta, tem sido usada durante a indução para cesarianas com desfechos fetais e hemodinâmicos maternos favoráveis (Heesen, 2013).

Durante a indução e a intubação, é aplicada pressão cricóidea por um assistente treinado para ocluir o esôfago e minimizar a regurgitação de conteúdo gástrico (manobra de Sellick). A ventilação com pressão positiva por máscara costuma ser evitada durante a sequência rápida de intubação para reduzir o risco de pressão intragástrica aumentada, o que eleva o risco de vômitos. A cirurgia deve começar apenas após se garantir a via aérea ou, dependendo da condição da mãe e do feto, após o estabelecimento efetivo da ventilação.

■ Falha na intubação

Embora incomum, a falha na intubação é uma das principais causas da mortalidade materna relacionada com anestesia. Uma história de intubação difícil prévia e a avaliação cuidadosa da anatomia das estruturas cervicais, maxilofaciais, faríngeas e laríngeas ajudam a predizer complicações com a intubação. Mesmo nos casos cujo exame inicial das vias aéreas tenha sido normal, é possível haver edema intraparto que determine dificuldades consideráveis para a intubação. A obesidade mórbida também é um fator de risco importante para dificuldade ou falha na intubação. A Task Force on Obstetrical Anesthesia da American Society of Anesthesiologists (2016) enfatiza a importância de preparo pré-operatório apropriado, incluindo disponibilidade imediata de equipamento especializado, como laringoscópios de diversos tamanhos, máscara laríngea, broncoscópio de fibra óptica e *kit* para ventilação transtraqueal, assim como possibilidade de emprego rápido de técnicas de intubação oral com paciente consciente.

Manejo

Idealmente, um procedimento cirúrgico somente é iniciado após se ter certificado que a intubação endotraqueal foi bem-sucedida e que a paciente está ventilada de modo adequado. Mesmo nos casos com alteração no padrão de frequência cardíaca fetal, o início da cesariana servirá apenas para complicar a situação caso a intubação tenha sido malsucedida. Com frequência, há necessidade de despertar a paciente e utilizar outra técnica, como intubação com a paciente acordada ou analgesia regional.

Em caso de falha na intubação, a paciente deve ser ventilada com máscara e ter sua cartilagem cricóidea pressionada para reduzir o risco de aspiração. A cirurgia pode prosseguir com ventilação com máscara ou a paciente pode ser despertada. Nos casos em que a paciente tenha sido paralisada e a ventilação não puder ser restabelecida com uma cânula oral, com máscara laríngea ou com o uso de laringoscópio de fibra óptica para intubação traqueal, a situação se torna uma emergência potencialmente fatal. Para restaurar a ventilação, deve-se proceder à cricotireotomia percutânea ou aberta, com ventilação em jato. Tem-se recomendado a prática de exercício para intubação falha a fim de otimizar a resposta a esse tipo de emergência.

■ Anestésicos inalatórios

Com um tubo endotraqueal garantido, a anestesia é mantida com um agente halogênico, em geral misturado com ar ou óxido nitroso. Os anestésicos inalatórios mais usados nos Estados Unidos incluem o desflurano e o sevoflurano. Ambos têm baixa solubilidade no sangue e na gordura. Assim, eles oferecem início de ação e eliminação mais rápidos que os gases mais tradicionais, como o isoflurano. Além de fornecer amnésia, eles produzem relaxamento uterino profundo quando administrados em altas concentrações. Isso é vantajoso quando há necessidade de relaxamento, como em caso de manobra de versão podálica interna de segundo feto, resolução de apresentação pélvica ou reposicionamento de útero agudamente invertido. Dito isso, a menos que a mulher já esteja sob anestesia geral, a nitroglicerina IV é preferida por muitos nessas situações.

■ Extubação

O tubo endotraqueal poderá ser removido com segurança apenas se a paciente estiver suficientemente consciente para responder a comandos e for capaz de manter saturação de oxigênio adequada com respiração espontânea. Deve-se considerar a possibilidade de proceder ao esvaziamento do estômago via sonda nasogástrica antes da extubação. À medida que a indução tornou-se mais segura, a extubação passou a ser relativamente mais perigosa. Entre 15 mortes de gestantes relacionadas à anestesia entre 1985 e 2003 em Michigan, Estados Unidos, nenhuma ocorreu durante a indução. Cinco delas resultaram de hipoventilação ou de obstrução da via aérea durante a emergência, extubação ou recuperação (Mhyre, 2007).

■ Aspiração

A aspiração massiva de conteúdo ácido do estômago pode causar insuficiência respiratória por pneumonite por aspiração. No passado, esta era a causa mais comum de morte relacionada com anestesia em obstetrícia e, por isso, merece atenção especial. Para reduzir a ocorrência dessa complicação, são administrados antiácidos rotineiramente, o procedimento de intubação é acompanhado por pressão sobre a cartilagem cricóidea e a analgesia regional deve ser empregada sempre que possível.

Jejum

De acordo com a Task Force on Obstetrical Anesthesia da American Society of Anesthesiologists (2016) e o American College of Obstetricians and Gynecologists (2017b), não existem dados suficientes sobre o período de jejum de líquidos transparentes e o risco de aspiração pulmonar durante o trabalho de parto. Recomenda-se que seja permitido o consumo de pequenos volumes de líquidos, como água, chás translúcidos, café preto, bebidas gaseificadas e sucos de frutas sem polpa, para as parturientes que não apresentem complicações (Cap. 22, p. 437). Os alimentos sólidos são evitados. Recomenda-se período de jejum de alimentos sólidos de 6 a 8 horas para as parturientes sem complicações submetidas à cesariana eletiva ou à laqueadura tubária puerperal.

O'Sullivan (2009) randomizou 2.426 nulíparas de baixo risco para consumo apenas de água e gelo picado ou pequenas quantidades de pão, biscoitos, vegetais, frutas, iogurte, sopa e suco de fruta. Cerca de 30% das mulheres em cada braço do estudo foram submetidas à cesariana. Não houve casos de aspiração, embora cerca de um terço das mulheres em ambos os braços do estudo tenham vomitado durante o trabalho de parto ou no período expulsivo. Nesse estudo foi utilizada analgesia peridural durante o trabalho de parto, embora os autores não tenham relatado o tipo de anestesia usada para as cesarianas. Presume-se que se tenha usado analgesia neuraxial, o que reduz bastante o risco de aspiração pulmonar. Dada a baixa prevalência de aspiração, o ensaio não teve poder estatístico para avaliar se a alimentação durante o trabalho de parto é segura (Sperling, 2016).

Fisiopatologia

Em 1952, Teabeaut demonstrou experimentalmente que se o pH do líquido aspirado for < 2,5 ocorrerá pneumonite química grave. Mais tarde, demonstrou-se que o pH do suco gástrico de quase metade das mulheres testadas intraparto era < 2,5 (Taylor, 1966). O brônquio fonte direito em geral é a via mais simples de acesso do material aspirado ao parênquima pulmonar, sendo por esse motivo o lobo inferior direito o mais frequentemente envolvido. Nos casos graves, há envolvimento disseminado bilateral.

A paciente que teve aspiração pode manifestar sinais de desconforto respiratório imediatamente ou até várias horas após o episódio, dependendo, em parte, do material aspirado e da intensidade da reação. A aspiração de grande quantidade de material sólido causa obstrução evidente das vias aéreas. Partículas menores sem líquido ácido podem provocar atelectasia difusa e, mais tarde, broncopneumonia.

Quando um líquido altamente ácido for inspirado, é provável que a paciente manifeste diminuição da saturação de oxigênio junto com taquipneia, broncospasmo, roncos, estertores, atelectasia, cianose, taquicardia e hipotensão. Nos pontos de lesão, ocorre extravasamento dos capilares pulmonares e exsudação de líquido rico em proteínas contendo inúmeros eritrócitos para o interstício pulmonar e os alvéolos. Com isso, observa-se redução da complacência pulmonar, desvio sanguíneo e hipoxemia grave. As alterações radiográficas podem não ser imediatamente evidentes e podem variar, ainda que o pulmão direito seja o atingido com mais frequência. Por isso, não se deve descartar a possibilidade de aspiração apenas com radiografias de tórax.

Tratamento

Os métodos recomendados para o tratamento dos casos de aspiração foram substancialmente modificados nos últimos anos, indicando que a terapia antes recomendada não havia se mostrado bem-sucedida. A suspeita de aspiração do conteúdo gástrico implica monitoramento rigoroso buscando por evidências de lesão pulmonar. A frequência respiratória e a saturação de oxigênio medida por oxímetro de pulso são os indicadores mais sensíveis e precoces de lesão pulmonar.

O líquido inalado deve ser imediata e totalmente retirado da boca e removido da faringe e da traqueia por sucção. A lavagem com solução salina pode disseminar ainda mais o ácido pelo pulmão, não sendo recomendada. Se partículas grandes tiverem sido inspiradas, pode haver indicação de broncoscopia para desobstrução das vias aéreas. Não há evidências convincentes de que a terapia com corticosteroides ou a antibioticoterapia profilática sejam benéficas (Marik, 2001). Contudo, se surgir infecção, deverá ser iniciado tratamento vigoroso. Nos casos com insuficiência respiratória aguda, a ventilação mecânica com pressão expiratória final positiva pode salvar a vida da paciente (Cap. 47, p. 919).

ANALGESIA PÓS-PARTO

Os objetivos do controle da dor no pós-parto incluem maximizar a satisfação da paciente, minimizar os efeitos colaterais, auxiliar a capacidade funcional e evitar hospitalizações prolongadas (Lavoie, 2013). Em um estudo prospectivo, 96% das mulheres relataram dor imediatamente após o parto (Eisenach, 2008). A incidência de dor persistente em 1 e 2 anos após a cesariana foi relatada como de cerca de 20% (Hannah, 2004; Kainu, 2010).

A American Society of Anesthesiologists (2016) recomenda opioides neuraxiais para a analgesia pós-operatória. Embora a maioria das cesarianas nos Estados Unidos seja realizada sob anestesia neuraxial, em determinadas situações pode-se considerar um bloqueio de nervo periférico, como o bloqueio do plano do transverso abdominal (TAP, de *transversus abdominis plane*) (McDonnell, 2007). Isso inclui casos em que a parturiente não recebeu opioides neuraxiais, foi submetida à anestesia geral ou tem dor persistente após anestesia neuraxial. Ele costuma ser realizado sob orientação ecográfica e envolve a injeção de um anestésico local no plano do transverso abdominal entre os músculos oblíquo interno e transverso abdominal. Os nervos situados nesse plano suprem a parede abdominal anterior no nível dos dermátomos T_6 a L_1. Uma metanálise de 31 ensaios clínicos controlados mostrou que o bloqueio TAP guiado por ecografia reduzia de maneira limítrofe o consumo de opioides 6 horas após a cirurgia abdominal (Baeriswyl, 2015).

REFERÊNCIAS

Abrão KC, Francisco RP, Miyadahira S, et al: Elevation of uterine basal tone and fetal heart rate abnormalities after labor analgesia: a randomized controlled trial. Obstet Gynecol 113(10):41, 2009

Alexander JM, Sharma SK, McIntire DD, et al: Epidural analgesia lengthens the Friedman active phase of labor. Obstet Gynecol 100:46, 2002

American College of Obstetricians and Gynecologists: Practice advisory: FDA warnings regarding use of general anesthetics and sedation drugs in young children and pregnant women. 2016a. Available at: http://www.acog.org/About-ACOG/News-Room/Practice-Advisories/FDA-Warnings--Regarding-Use-of-General-Anesthetics-and-Sedation-Drugs. Accessed January 30, 2017

American College of Obstetricians and Gynecologists: Thrombocytopenia in pregnancy. Practice Bulletin 166, September 2016b

American College of Obstetricians and Gynecologists: Obstetric analgesia and anesthesia. Practice Bulletin 177, April 2017a

American College of Obstetricians and Gynecologists: Oral intake during labor. Committee Opinion No. 441, September 2009, Reaffirmed 2017b

American Society of Anesthesiologists: Task Force on Obstetrical Anesthesia: practice guidelines for obstetrical anesthesia. Anesthesiology 124:270, 2016

Angle P, Tang SL, Thompson D, et al: Expectant management of postdural puncture headache increases hospital length of stay and emergency room visits. Can J Anaesth 52(4):397, 2005

Arkoosh V, Palmer C, Yun E, et al: A randomized, double-masked, multicenter comparison of the safety of continuous intrathecal labor analgesia using a 28-gauge catheter versus continuous epidural labor analgesia. Anesthesiology 108(2):286, 2008

Baeriswyl M, Kirkham KR, Kern C, et al: The analgesic efficacy of ultrasound--guided transversus abdominis plane block in adult patients: a meta--analysis. Anesth Analg 121(6):1640, 2015

Barbieri RL, Camann W, McGovern C: Nitrous oxide for labor pain. OBG Manag 26(12):10, 2014

Beamon C, Stuebe A, Edwards L, et al: Effect of mode of regional anesthesia on neonatal outcomes in preeclamptic patients. Am J Obstet Gynecol 210:S173, 2014

Bell ED, Penning DH, Cousineau EF, et al: How much labor is in a labor epidural? Manpower cost and reimbursement for an obstetric analgesia service in a teaching institution. Anesthesiology 92:851, 2000

Bloom SL, Spong CY, Weiner SJ, et al: Complications of anesthesia for cesarean delivery. Obstet Gynecol 106:281, 2005

Bricker L, Lavender T: Parenteral opioids for labor pain relief: a systematic review. Am J Obstet Gynecol 186:S94, 2002

Brookfield K, Osmundson S, Jaqvi M, et al: General anesthesia at cesarean delivery portends worse maternal and neonatal outcomes. Abstract No. 672. Am J Obstet Gynecol 208(1 Suppl):S28, 2013

Butler R, Fuller J: Back pain following epidural anaesthesia in labour. Can J Anaesth 45:724, 1998

Butwick A, Blumenfeld Y, Brookfeld K, et al: Ethnic disparities among patients undergoing general anesthesia for cesarean delivery. Am J Obstet Gynecol 210:S259, 2014

Capogna G, Camorcia M, Stirparo S, et al: Programmed intermittent epidural bolus versus continuous epidural infusion for labor analgesia: the effects on maternal motor function and labor outcome. A randomized double--blind study in nulliparous women. Anesth Analg 113(4):826, 2011

Centers for Disease Control and Prevention: Bacterial meningitis after intrapartum anesthesia—New York and Ohio, 2008–2009. MMWR 59(3):65, 2010

Chestnut DH, McGrath JM, Vincent RD Jr, et al: Does early administration of epidural analgesia affect obstetric outcome in nulliparous women who are in spontaneous labor? Anesthesiology 80:1201, 1994a

Chestnut DH, Owen CL, Bates JN, et al: Continuous infusion epidural analgesia during labor: a randomized, double-blind comparison of 0.625% bupivacaine/0.0002% fentanyl versus 0.125% bupivacaine. Anesthesiology 68:754, 1988

Chestnut DH, Vincent RD Jr, McGrather JM, et al: Does early administration of epidural analgesia affect obstetric outcome in nulliparous women who are receiving intravenous oxytocin? Anesthesiology 80:1193, 1994b

Chisholm ME, Campbell DC: Postpartum postural headache due to superior sagittal sinus thrombosis mistaken for spontaneous intracranial hypotension. Can J Anaesth 48:302, 2001

Craig MG, Grant EN, Tao W, et al: A randomized trial of bupivacaine plus fentanyl versus only fentanyl for epidural analgesia during the second stage of labor. Anesthesiology 122(1):172, 2015

Crawford JS: Some maternal complications of epidural analgesia for labour. Anaesthesia 40:1219, 1985

Creanga AA, Berg CJ, Syverson C, et al: Pregnancy-related mortality in the United States, 2006–2010. Obstet Gynecol 125(1):5, 2015

Darouiche RO: Spinal epidural abscess. N Engl J Med 355:2012, 2006

Dashe JS, Rogers BB, McIntire DD, et al: Epidural analgesia and intrapartum fever: placental findings. Obstet Gynecol 93:341, 1999

Davies JM, Posner KL, Lee LA, et al: Liability associated with obstetric anesthesia: a closed claims analysis. Anesthesiology 10(1):131, 2009

Dawley B, Hendrix A: Intracranial subdural hematoma after spinal anesthesia in a parturient. Obstet Gynecol 113(2):570, 2009

Dresner M, Brocklesby J, Bamber J: Audit of the influence of body mass index on the performance of epidural analgesia in labour and the subsequent mode of delivery. BJOG 113:1178, 2006

Eisenach JC, Pan PH, Smiley R, et al: Severity of acute pain after childbirth, but not type of delivery, predicts persistent pain and postpartum depression. Pain 140(1):87, 2008

Food and Drug Administration: FDA Drug Safety Communication: FDA review results in new warnings about using general anesthetics and sedation drugs in young children and pregnant women. 2016. Available at: http://www.fda.gov/Drugs/DrugSafety/ucm532356.htm. Accessed February 2, 2017

Friedman EA: Primigravid labor: a graphicostatistical analysis. Obstet Gynecol 6:567, 1955

Fusi L, Steer PJ, Maresh MJA, et al: Maternal pyrexia associated with the use of epidural analgesia in labour. Lancet 1:1250, 1989

Gambling DR, Sharma SK, Ramin SM, et al: A randomized study of combined spinal–epidural analgesia versus intravenous meperidine during labor: impact on cesarean delivery rate. Anesthesiology 89:1336, 1998

Glosten B: Local anesthetic techniques. In Chestnut DH (ed): Obstetric Anesthesia: Principles and Practice, 2nd ed. St Louis, Mosby-Year Book, 1999

Grant GJ: Safely giving regional anesthesia to gravidas with clotting disorders. Contemp OB Gyn, August 2007

Guglielminotti J, Wong CA, Landau R, et al: Temporal trends in anesthesia-related adverse events in cesarean deliveries, New York State, 2003–2012. Anesthesiology 123(5):1013, 2015

Halpern SH, Carvalho B: Patient-controlled epidural analgesia for labor. Anesth Analg 108(3):921, 2009

Hannah ME, Whyte H, Hannah WJ, et al: Maternal outcomes at 2 years after planned cesarean section versus planned vaginal birth for breech presentation at term: the international randomized Term Breech Trial. Am J Obstet Gynecol 191(3):917, 2004

Hatjis CG, Meis PJ: Sinusoidal fetal heart rate pattern associated with butorphanol administration. Obstet Gynecol 67:377, 1986

Hawkins JL: Epidural analgesia for labor and delivery. N Engl J Med 362:1503, 2010

Hawkins JL, Chang J, Palmer SK, et al: Anesthesia-related maternal mortality in the United States: 1979–2002. Obstet Gynecol 117:69, 2011

Hawkins JL, Koonin LM, Palmer SK, et al: Anesthesia-related deaths during obstetric delivery in the United States, 1979–1990. Anesthesiology 86:277, 1997

Heesen M, Klöhr S, Hofmann T, et al: Maternal and foetal effects of remifentanil for general anaesthesia in parturients undergoing caesarean section: a systematic review and meta-analysis. Acta Anaesthesiol Scand 57(1):29, 2013

Hess PE, Pratt SD, Lucas TP, et al: Predictors of breakthrough pain during labor epidural analgesia. Anesth Analg 93:414, 2001

Hill JB, Alexander JM, Sharma SK, et al: A comparison of the effects of epidural and meperidine analgesia during labor on fetal heart rate. Obstet Gynecol 102:333, 2003

Hogg B, Hauth JC, Caritis SN, et al: Safety of labor epidural anesthesia for women with severe hypertensive disease. Am J Obstet Gynecol 181:1096, 1999

Introna RP, Blair JR, Neeld JB: What is the incidence of inadvertent dural puncture during epidural anesthesia in obstetrics? Anesthesiology 117(3):686, 2012

Kainu JP, Sarvela J, Tippana E, et al: Persistent pain after cesarean section and vaginal birth: a cohort study. Int J Obstet Anesth 19(1):4, 2010

Kan RE, Hughes SC, Rosen MA, et al: Intravenous remifentanil: placental transfer, maternal and neonatal effects. Anesthesiology 88(6):1467, 1998

Katircioglu K, Hasegeli L, Ibrahimhakkioglu HF, et al: A retrospective review of 34,109 epidural anesthetics for obstetric and gynecologic procedures at a single private hospital in Turkey. Anesth Analg 107:1742, 2008

Kennedy WF Jr, Bonica JJ, Akamatsu TJ, et al: Cardiovascular and respiratory effects of subarachnoid block in the presence of acute blood loss. Anesthesiology 29:29, 1968

King TL, Wong CA: Nitrous oxide for labor pain: is it a laughing matter? Anesth Analg 118(1):12, 2014

Kinsella SM, Winton AL, Mushambi MC, et al: Failed tracheal intubation during obstetric general anaesthesia: a literature review. Int J Obstet Anesth 24(4):356, 2015

Krivak TC, Zorn KK: Venous thromboembolism in obstetrics and gynecology. Obstet Gynecol 109(3):761, 2007

Lavoie A, Toledo P: Multimodal postcesarean delivery analgesia. Clin Perinatol 40(3):443, 2013

Lee A, Ngan Kee WD, Gin T: A quantitative, systematic review of randomized controlled trials of ephedrine versus phenylephrine for the management of hypotension during spinal anesthesia for cesarean delivery. Anesth Analg 94:920, 2002a

Lee A, Ngan Kee WD, Gin T: Prophylactic ephedrine prevents hypotension during spinal anesthesia for cesarean delivery but does not improve neonatal outcome: a quantitative systematic review. Can J Anaesth 49:588, 2002b

Lee LA, Posner KL, Domino KB, et al: Injuries associated with regional anesthesia in the 1980s and 1990s: a closed claims analysis. Anesthesiology 101:143, 2004

Li G, Warner M, Lang BH et al: Epidemiology of anesthesia-related mortality in the United States, 1999–2005. Anesthesiology 110(4):759, 2009

Lieberman E, Lang JM, Cohen A, et al: Association of epidural analgesia with cesarean delivery in nulliparas. Obstet Gynecol 88:993, 1996

Lieberman E, O'Donoghue C: Unintended effects of epidural analgesia during labor: a systematic review. Am J Obstet Gynecol 186:531, 2002

Likis FE, Andrews JC, Collins MR, et al: Nitrous oxide for the management of labor pain: a systematic review. Anesth Analg 118(1):153, 2014

Liu SS, Lin Y: Local anesthetics. In Barash P, Cullen B, Stoeling R, et al (eds): Clinical Anesthesia, 6th ed. Philadelphia, Lippincott Williams & Wilkins, 2009

Liu WH, Lin JH, Lin JC, et al: Severe intracranial and intraspinal subarachnoid hemorrhage after lumbar puncture: a rare case report. Am J Emerg Med 26:633, 2008

Lucas MJ, Sharma SK, McIntire DD, et al: A randomized trial of labor analgesia in women with pregnancy-induced hypertension. Am J Obstet Gynecol 185:970, 2001

Manninen T, Aantaa R, Salonen M, et al: A comparison of the hemodynamic effects of paracervical block and epidural anesthesia for labor analgesia. Acta Anaesthesiol Scand 44:441, 2000

Marik PE: Aspiration pneumonitis and aspiration pneumonia. N Engl J Med 344:665, 2001

McClelland SH, Bogod DG, Hardman JG: Pre-oxygenation and apnoea in pregnancy: changes during labour and with obstetric morbidity in a computational simulation. Anaesthesia 64(4):371, 2009

McDonnell JG, O'Donnell B, Curley G, et al: The analgesic efficacy of transversus abdominis plane block after abdominal surgery: a prospective randomized controlled trial. Anesth Analg 104(1):193, 2007

Mhyre JM, Riesner MN, Polley LS, et al: A series of anesthesia-related maternal deaths in Michigan, 1985–2003. Anesthesiology 106:1096, 2007

Miller N, Cypher R, Thomas S, et al: Admission pulse pressure is a novel predictor of fetal heart rate abnormalities following initial dosing of a labour epidural: a retrospective cohort study. Abstract No. 333. Am J Obstet Gynecol 208(1 Suppl):S149, 2013

Millet L, Shaha S, Bartholomew ML: Rates of bacteriuria in laboring with epidural analgesia: continuous vs intermittent bladder catheterization. Am J Obstet Gynecol 206:316, 2012

Miro M, Guasch E, Gilsanz F: Comparison of epidural analgesia with combined spinal-epidural for labor: a retrospective study of 6497 cases. Int J Obstet Anesth 17:15, 2008

Mokri B: The Monro-Kellie hypothesis: application in CSF volume depletion. Neurology 56(12):1746, 2001

Mulroy MF: Systemic toxicity and cardiotoxicity from local anesthetics: incidence and preventive measures. Reg Anesth Pain Med 27:556, 2002

Mushambi MC, Kinsella SM: Obstetric Anaesthetists' Association/Difficult Airway Society difficult and failed tracheal intubation guidelines—the way forward for the obstetric airway. Br J Anaesth 115(6):815, 2015

Nandagopal M: Local anesthesia for cesarean section. Tech Reg Anesth Pain Manag 5(1):30, 2001

Neal JM, Mulroy MF, Weinberg GL, et al: American Society of Regional Anesthesia and Pain Medicine checklist for managing local anesthetic systemic toxicity: 2012 version. Reg Anesth Pain Med 37(1):16, 2012

Ngan Kee WD, Khaw KS, Ng FF, et al: Prophylactic phenylephrine infusion for preventing hypotension during spinal anesthesia for cesarean delivery. Anesth Analg 98:815, 2004

Noblett K, McKinney A, Kim R: Sheared epidural catheter during an elective procedure. Obstet Gynecol 109:566, 2007

Norris MC, Dewan DM: Preoxygenation for cesarean section: a comparison of two techniques. Anesthesiology 62:827, 1985

Ohashi Y, Baghirzada L, Sumikura H, et al: Remifentanil for labor analgesia: a comprehensive review. J Anesth 30(6):1020, 2016

Ohel G, Gonen R, Vaida S, et al: Early versus late initiation of epidural analgesia in labor: does it increase the risk of cesarean section? A randomized trial. Am J Obstet Gynecol 194:600, 2006

Osterman MJ, Martin JA: Epidural and spinal anesthesia use during labor, 2008. Natl Vital Stat Rep 59(5):1, 2011

O'Sullivan G, Liu B, Hart D, et al: Effect of food intake during labour on obstetric outcome: randomised controlled trial. BMJ 338:b784, 2009

Paech MJ, Doherty DA, Christmas T, et al: The volume of blood for epidural patch in obstetrics: a randomized blinded clinical trial. Anesth Analg 13(1):126, 2011

Ramin SM, Gambling DR, Lucas MJ, et al: Randomized trial of epidural versus intravenous analgesia during labor. Obstet Gynecol 86:783, 1995

Reynolds F, Sharma SK, Seed PT: Analgesia in labour and fetal acid-base balance: a meta-analysis comparing epidural with systemic opioid analgesia. BJOG 109:1344, 2002

Rogers R, Gilson G, Kammerer-Doak D: Epidural analgesia and active management of labor: effects on length of labor and mode of delivery. Obstet Gynecol 93:995, 1999

Rosen MA: Paracervical block for labor analgesia: a brief historic review. Am J Obstet Gynecol 186:S127, 2002

Ruppen W, Derry S, McQuay H, et al: Incidence of epidural hematoma, infection, and neurologic injury in obstetric patients with epidural analgesia/anesthesia. Anesthesiology 105:394, 2006

Scavone BM: Timing of epidural blood patch: clearing up the confusion. Anaesthesia 70(2):119, 2015

Scavone BM, Wong CA, Sullivan JT, et al: Efficacy of a prophylactic epidural blood patch in preventing post dural puncture headache in parturients after inadvertent dural puncture. Anesthesiology 101:1422, 2004

Setayesh AR, Kholdebarin AR, Moghadam MS, et al: The Trendelenburg position increases the spread and accelerates the onset of epidural anesthesia for cesarean section. Can J Anaesth 48:890, 2001

Seyb ST, Berka RJ, Socol ML, et al: Risk of cesarean delivery with elective induction of labor at term in nulliparous women. Obstet Gynecol 94:600, 1999

Sharma SK, Alexander JM, Messick G, et al: Cesarean delivery: a randomized trial of epidural analgesia versus intravenous meperidine analgesia during labor in nulliparous women. Anesthesiology 96:546, 2002

Sharma SK, McIntire DD, Wiley J, et al: Labor analgesia and cesarean delivery. An individual patient meta-analysis of nulliparous women. Anesthesiology 100:142, 2004

Sharma SK, Rogers BB, Alexander JM, et al: A randomized trial of the effects of antibiotic prophylaxis on epidural related fever in labor. Anesth Analg 118(3):604, 2014

Sharma SK, Sidawi JE, Ramin SM, et al: Cesarean delivery: a randomized trial of epidural versus patient-controlled meperidine analgesia during labor. Anesthesiology 87:487, 1997

Shearer VE, Jhaveri HS, Cunningham FG: Puerperal seizures after post-dural puncture headache. Obstet Gynecol 85:255, 1995

Smarkusky L, DeCarvalho H, Bermudez A, et al: Acute onset headache complicating labor epidural caused by intrapartum pneumocephalus. Obstet Gynecol 108:795, 2006

Society for Obstetric Anesthesia and Perinatology: Response to the FDA Med Watch December 16, 2016. 2017. Available at: https://soap.org/asa-response-fda-soap1–20–17.pdf. Accessed February 2, 2017

Sperling JD, Dahlke JD, Sibai BM: Restriction of oral intake during labor: whither are we bound? Am J Obstet Gynecol 214(5):592, 2016

Sprigge JS, Harper SJ: Accidental dural puncture and post dural puncture headache in obstetric anaesthesia: presentation and management: a 23-year survey in a district general hospital. Anaesthesia 63:36, 2008

Svancarek W, Chirino O, Schaefer G Jr, et al: Retropsoas and subgluteal abscesses following paracervical and pudendal anesthesia. JAMA 237:892, 1977

Tao W, Grant EN, Craig MG, et al: Continuous spinal analgesia for labor and delivery: an observational study with a 23-gauge spinal catheter. Anesth Analg 121(5):1290, 2015

Taylor G, Pryse-Davies J: The prophylactic use of antacids in the prevention of the acid pulmonary aspiration syndrome (Mendelson's syndrome). Lancet 1:288, 1966

Teabeaut JR II: Aspiration of gastric contents: an experimental study. Am J Pathol 28:51, 1952

Vallejo MC, Mandell GL, Sabo DP, et al: Postdural puncture headache: a randomized comparison of five spinal needles in obstetric patients. Anesth Analg 91:916, 2000

van Veen JJ, Nokes TJ, Makris M: The risk of spinal haematoma following neuraxial anaesthesia or lumbar puncture in thrombocytopenic individuals. Br J Haematol 148(1):15, 2010

Vricella LK, Louis JM, Mercer BM, et al: Impact of morbid obesity on epidural anesthesia complications in labor. Am J Obstet Gynecol 205:307, 2011

Wallace DH, Leveno KJ, Cunningham FG, et al: Randomized comparison of general and regional anesthesia for cesarean delivery in pregnancies complicated by severe preeclampsia. Obstet Gynecol 86:193, 1995

Waring J, Mahboobi SK, Tyagaraj K, et al: Use of remifentanil for labor analgesia: the good and the bad. Anesth Analg 104(46):1616, 2007

Webb CA, Weyker PD, Zhang L, et al: Unintentional dural puncture with a Tuohy needle increases risk of chronic headache. Anesth Analg 115(1):124, 2012

Wong CA: Epidural and spinal analgesia/anesthesia for labor and vaginal delivery. In Chestnut's Obstetrical Anesthesia: Principles and Practice, 5th ed. Philadephia, Saunders, 2014

Wong CA, McCarthy RJ, Sullivan JT, et al: Early compared with late neuraxial analgesia in nulliparous labor induction. Obstet Gynecol 113(5):1066, 2009

Wong CA, Scavone BM, Peaceman AM, et al: The risk of cesarean delivery with neuraxial analgesia given early versus late in labor. N Engl J Med 352:655, 2005

Young MJ, Gorlin AW, Modes VE, et al: Clinical implications of the transversus abdominis plane block in adults. Anesthesiol Res Pract 2012:731645, 2012

Zeeman GG, Cunningham FG, Pritchard JA: The magnitude of hemoconcentration with eclampsia. Hypertens Preg 28(2):127, 2009

CAPÍTULO 26

Indução e aceleração do trabalho de parto

INDUÇÃO DO TRABALHO DE PARTO 503
MATURAÇÃO DO COLO PRÉ-INDUÇÃO 505
TÉCNICAS FARMACOLÓGICAS 506
TÉCNICAS MECÂNICAS 507
MÉTODOS DE INDUÇÃO E ACELERAÇÃO 508
PROSTAGLANDINA E$_1$ 508
OCITOCINA 509
AMNIOTOMIA PARA INDUÇÃO E ACELERAÇÃO 511

Em outros casos, se a interferência se tornar imperativa, a colocação de uma vela no útero ou a utilização de uma pequena bolsa de borracha do tipo Champetier de Ribes servem como um irritante uterino efetivo e levam à dilatação completa.

— J. Whitridge Williams (1903)

Não havia meios efetivos para a indução do trabalho de parto quando Williams escreveu a 1ª edição deste livro. Os métodos de aceleração do trabalho de parto eram pouco efetivos, e a dilatação cervical manual era realizada como último recurso. Essa situação é contrastante com a atual, em que diversos agentes farmacológicos permitem a indução ou a aceleração do trabalho de parto. De forma irônica, o uso de velas voltou a ser moda.

Indução implica a estimulação das contrações antes do início espontâneo do trabalho de parto, com ou sem ruptura de membranas. Quando o colo está fechado e não apagado, a indução do parto costuma ser iniciada com a *maturação do colo*, um processo no qual se empregam prostaglandinas para amolecer e abrir o colo. O termo *aceleração* refere-se à maior estimulação de contrações espontâneas consideradas inadequadas em razão de não produzirem dilatação do colo e descida do feto – a *inertia uteri* – conforme descrito por Williams (1903).

Nos Estados Unidos, a incidência de indução do trabalho de parto aumentou 2,5 vezes, passando de 9,5% em 1991 para 23,8% em 2015 (Martin, 2017). A incidência varia entre as instituições. Por exemplo, no Parkland Hospital, cerca de 35% dos trabalhos de parto são induzidos ou acelerados. Como comparação, no University of Alabama at Birmingham Hospital, o parto é induzido em cerca de 20% dos casos, e outras 35% parturientes são tratadas com ocitocina para aceleração das contrações – um total de 55%. Este capítulo discute as indicações para a indução e a aceleração do trabalho de parto, assim como várias técnicas para a maturação do colo pré-indução.

INDUÇÃO DO TRABALHO DE PARTO

■ Indicações

Indica-se a indução quando os benefícios para mãe ou feto ultrapassam aqueles da continuidade da gravidez. As indicações mais comuns são ruptura de membranas sem trabalho de parto ativo, hipertensão gestacional, oligoidrâmnio, frequência cardíaca fetal com padrão não tranquilizador, gestação pós-termo e diversos quadros clínicos maternos, como hipertensão crônica e diabetes (American College of Obstetricians and Gynecologists, 2016).

Os métodos para induzir ou acelerar o trabalho de parto são contraindicados na maioria dos quadros que impossibilitam o trabalho de parto espontâneo ou o nascimento. As poucas contraindicações maternas estão relacionadas com o tipo de incisão uterina anterior, anatomia pélvica contraída ou distorcida, implantação anormal da placenta e patologias incomuns como herpes genital ativa ou câncer de colo uterino. Entre os fatores fetais, encontram-se macrossomia significativa, hidrocefalia grave, apresentação inadequada ou estado fetal não tranquilizador.

■ Técnicas

A ocitocina é usada há décadas para indução ou aceleração do trabalho de parto. Outros métodos efetivos são as prostaglandinas, como misoprostol e dinoprostona, e métodos mecânicos que englobam descolamento de membranas, ruptura artificial das membranas, infusão salina extra-amniótica, balões transcervicais e dilatadores cervicais higroscópicos. É importante assinalar que, como recomendado pelas *Guidelines for Perinatal Care*, cada serviço de obstetrícia deve ter seus protocolos registrados por escrito, descrevendo a administração desses métodos para indução e aceleração do trabalho de parto (American Academy of Pediatrics, 2017).

■ Riscos

As complicações maternas associadas à indução do trabalho de parto são parto cesáreo, corioamnionite, ruptura uterina e hemorragia pós-parto por atonia uterina. Entre estas, a indução do trabalho de parto aumenta em 2 a 3 vezes o risco de cesariana (Hoffman, 2003; Maslow, 2000; Smith, 2003). Esse risco é particularmente maior entre as nulíparas (Luthy, 2004; Wolfe, 2014; Yeast, 1999). Mais recentemente, essa associação foi questionada (Macones, 2009; Melamed, 2016; Miller, 2015; Saccone, 2015). De fato, Darney e colaboradores (2012) relataram que o risco de cesariana foi na verdade menor em mulheres com indução do trabalho de parto com 39 semanas de gestação em comparação com o de mulheres manejadas de forma expectante. Em sua revisão, Little e Caughey (2015) encontraram uma taxa reduzida de cesarianas quando as mulheres submetidas à indução do trabalho de parto foram comparadas com mulheres submetidas ao manejo expectante, diferentemente de mulheres em trabalho de parto espontâneo. Atualmente, este é o tópico de um ensaio clínico randomizado da Maternal-Fetal Medicine Units (MFMU) Network – A Randomized Trial of Induction Versus Expectant Management – ARRIVE (National Institutes of Health, 2015).

A amniotomia é uma medida comumente utilizada para aceleração do trabalho de parto (p. 511). As mulheres cujo parto é manejado com amniotomia apresentam maior incidência de corioamnionite em comparação àquelas cujo parto é espontâneo (American College of Obstetricians and Gynecologists, 2016).

A ruptura de uma incisão uterina prévia durante o trabalho de parto em mulheres com história de cirurgia uterina prévia é um evento potencialmente catastrófico (Cap. 31, p. 598). A MFMU Network relatou aumento de três vezes no risco de ruptura de cicatriz uterina com ocitocina, e esse risco era ainda maior com o uso de prostaglandina (Landon, 2004). O American College of Obstetricians and Gynecologists (2017b) desaconselha o uso de prostaglandinas para maturação do colo antes de indução ou para indução do trabalho de parto em gestantes com incisão uterina prévia.

A atonia uterina com hemorragia pós-parto associada é mais comum em mulheres submetidas a indução ou aceleração (Cap. 41, p. 759). Além disso, a atonia com hemorragia de tratamento difícil, em especial durante cesariana, é uma indicação frequente de histerectomia periparto. Em um estudo realizado no Parkland Hospital, observou-se que a indução do parto esteve relacionada com 17% das 553 histerectomias periparto de emergência realizadas (Hernandez, 2013). Nos Estados Unidos, a taxa de histerectomias pós-parto aumentou 15% entre 1994 e 2007 (Bateman, 2012). Esse aumento foi, em grande parte, atribuído ao aumento na taxa de atonia associado ao aumento no número de induções medicamentosas do trabalho de parto e no número de cesarianas primárias e repetidas. Em outra análise, a indução eletiva também estava ligada a uma taxa três vezes maior de histerectomia (Bailit, 2010).

■ Indução eletiva do trabalho de parto

Até recentemente, a indução eletiva por conveniência se tornava cada vez mais prevalente. Clark e colaboradores (2009) descreveram 14.995 nascimentos de gestações ≥ 37 semanas. Os autores observaram que 32% foram partos eletivos, e 19% tiveram indução eletiva do trabalho de parto.

O American College of Obstetricians and Gynecologists (2016) não endossa essa prática que era tão disseminada. Exceções ocasionais seriam de ordem logística e outras razões, como risco de parto acelerado sem supervisão, paciente com moradia distante do hospital ou indicações psicossociais. Devido aos maiores riscos de desfechos maternos adversos, também somos da opinião de que a indução eletiva de rotina a termo não é justificada. O parto eletivo antes de completadas 39 semanas de gestação também está associado a morbidade neonatal significativa (Chiossi, 2013; Clark, 2009; Salemi, 2016; Tita, 2009). Quando se estiver cogitando a indução eletiva a termo, os riscos inerentes devem ser discutidos, deve-se obter consentimento informado e devem ser observadas as diretrizes publicadas pelo American College of Obstetricians and Gynecologists (2016), que estão detalhadas no Capítulo 31 (p. 597).

Diretrizes que desestimulam o uso de indução eletiva foram publicadas por Fisch (2009) e Oshiro (2013) e colaboradores. Ambos os grupos relataram redução significativa nas taxas de nascimentos eletivos após a implantação das diretrizes. Em 2011, o programa Texas Medicaid começou a negar os pagamentos para a indução eletiva antes de 39 semanas de gestação. Isso resultou em redução de 14% nesses nascimentos mais precoces e em uma elevação nos pesos de nascimento (Dahlen, 2017). Um programa no Oregon também reduziu os nascimentos mais precoces, mas os desfechos maternos e fetais não melhoraram (Snowden, 2016).

■ Fatores que afetam o sucesso da indução

Diversos fatores afetam a capacidade de se obter o parto vaginal com a indução do trabalho de parto. Entre os fatores favoráveis estão idade mais jovem, multiparidade, índice de massa corporal (IMC) < 30, colo favorável e peso ao nascer < 3.500 g (Gibson, 2015; Roland, 2017; Sievert, 2017). Em muitos casos, o útero se mostra simplesmente mal preparado para o parto. Um exemplo é o colo "não maduro". De fato, pesquisadores do *Consortium on Safe Labor* relataram que a indução eletiva resultou em parto vaginal em 97% das multíparas e em 76% das nulíparas, mas que a indução foi mais bem-sucedida quando o colo estava maduro (Laughon, 2012).

É provável que o aumento no risco de parto cesáreo associado à indução também seja fortemente influenciado pela duração da tentativa de indução, em especial com colo desfavorável (Spong, 2012). Em um estudo, a duração do trabalho de parto para alcançar a fase ativa e para completar a dilatação foi adversamente afetada por um IMC maior (Kominiarek, 2011). Achados semelhantes foram relatados em mulheres com diabetes (Hawkins, 2017). Simon e Grobman (2005) concluíram que uma fase latente com duração de até 18 horas levou a maioria das gestantes a parto vaginal sem aumento significativo nos riscos de morbidade materna ou neonatal. Rouse e colaboradores (2000) recomendam um

TABELA 26-1 Alguns esquemas utilizados com frequência para maturação do colo pré-indução e/ou para indução do trabalho de parto

Técnicas	Agente	Via/dose	Comentários
Farmacológicas			
Prostaglandina E_2	Dinoprostona em gel, 0,5 mg Dinoprostona em pessário, 10 mg	Cervical, 0,5 mg; repetir em 6 h; permite 3 doses no total Fórnice posterior, 10 mg	1. Tempo de I-N menor quando associada à infusão de ocitocina do que usando apenas ocitocina 1. O tempo de I-N com o uso do pessário é menor do que com o gel 2. Intervalo de 6 a 12 h entre o último pessário e a infusão de ocitocina
Prostaglandina E_1[a]	Comprimido de misoprostol, 100 ou 200 µg[b]	Vaginal, 25 µg; repetir em 3 a 6 h se necessário Oral, 50 a 100 µg; repetir em 3 a 6 h se necessário	1. Contrações no prazo de 30 a 60 min 2. Sucesso comparável ao da ocitocina para membranas rotas a termo e/ou colo favorável 3. Taquissistolia comum com doses vaginais > 25 µg
Mecânicas			
Cateter Foley 36F transcervical	Balão de 30 mL		1. Rápida melhora dos índices de Bishop 2. O balão de 80 mL é mais efetivo 3. Combinado com infusão de ocitocina é superior ao uso vaginal de prostaglandina E_1 4. Com ISEA, os resultados foram melhores e possivelmente reduz a taxa de infecção
Dilatadores higroscópicos		Laminárias, hidrogel	1. Rápida melhora do índice de Bishop 2. Talvez não reduza o tempo de I-N quando usados com ocitocina 3. Uso desconfortável, necessitando de espéculo e posicionamento em mesa de exame

[a] Uso sem indicação na bula.
[b] Os comprimidos devem ser divididos para doses de 25 e 50 µg, mas a substância é dispersa de forma uniforme.
ISEA, infusão salina extra-amniótica a 30-40 mL/h; I-N, indução até o nascimento.

mínimo de 12 horas de estimulação uterina com ocitocina após a ruptura das membranas, enquanto Kawakita e colaboradores (2016) recomendam até 15 horas para as multíparas.

MATURAÇÃO DO COLO PRÉ-INDUÇÃO

Como discutido, a condição do colo – descrita como "maturação" ou "favorabilidade" do colo – é importante para o sucesso da indução do trabalho de parto. Porém, pelo menos algumas estimativas de favorabilidade são altamente subjetivas (Feltovich, 2017). Alguns métodos farmacológicos e mecânicos são capazes de aumentar a favorabilidade do colo – processo chamado *maturação do colo pré-indução*.

Algumas das técnicas descritas podem ter benefícios em comparação ao uso isolado de indução com ocitocina (Tab. 26-1). Algumas também são bem-sucedidas em iniciar o trabalho de parto. Porém, há poucos dados para corroborar a premissa de que qualquer das referidas técnicas reduz a taxa de parto cesáreo ou a morbidade materna ou neonatal nas comparações feitas com mulheres nas quais esses métodos não tenham sido utilizados.

■ "Favorabilidade" do colo uterino

Um método quantitativo utilizado para predição do resultado da indução do parto é o índice descrito por Bishop (1964), apresentado na Tabela 26-2. À medida que a favorabilidade ou o índice de Bishop diminuem, a taxa de indução até parto vaginal também diminui. Um *escore de Bishop* de 9 implica alta probabilidade de sucesso na indução. Para fins de pesquisa, um escore de Bishop de 4 ou menos identifica colos uterinos desfavoráveis, podendo representar uma indicação para maturação do colo.

TABELA 26-2 Sistema de escore de Bishop para avaliação pré-indução

	Fator cervical				
Escore	Dilatação (cm)	Apagamento (%)	Plano (–3 a +2)	Consistência	Posição
0	Fechado	0-30	–3	Firme	Posterior
1	1-2	40-50	–2	Médio	Intermediário
2	3-4	60-70	–1	Amolecido	Anterior
3	≥ 5	≥ 80	+1, +2	–	–

De Bishop, 1964.

Laughon e colaboradores (2011) tentaram simplificar o escore de Bishop realizando uma análise de regressão de 5.610 partos não complicados de fetos únicos em nulíparas entre as semanas $37^{0/7}$ e $41^{6/7}$ de gestação. Apenas dilatação do colo, plano da apresentação e grau de apagamento foram significativamente associados ao parto vaginal bem-sucedido. Assim, com um escore de Bishop simplificado contendo apenas esses três parâmetros, obtiveram-se valores preditivos positivos e negativos iguais ou superiores em comparação aos obtidos com o escore de Bishop original. Outros pesquisadores relataram achados semelhantes quando a consistência e a posição foram omitidas (Ivars, 2016; Raghuraman, 2016).

A medição por ultrassonografia transvaginal do comprimento do colo é o único marcador biofísico que foi avaliado como alternativa ao escore de Bishop (Feltovich, 2017). Em uma metanálise de ensaios em que o comprimento cervical foi usado para predizer o sucesso da indução, a heterogeneidade dos critérios do estudo impediram que os autores chegassem a uma resposta (Hatfield, 2007). Uma metanálise subsequente de 31 ensaios encontrou baixas sensibilidade e especificidade globais, além de utilidade preditiva limitada para o comprimento e o "encunhamento" cervicais à ultrassonografia para prever o sucesso da indução do trabalho de parto (Verhoeven, 2013).

■ Técnicas farmacológicas

Infelizmente, as mulheres costumam ter uma indicação para indução, assim como têm um colo uterino desfavorável. Há várias técnicas disponíveis, e elas também podem estimular as contrações e auxiliar na subsequente indução ou aceleração do trabalho de parto. Entre os métodos mais comumente usados para maturação cervical pré-indução e para indução está o uso de diversos análogos da prostaglandina.

Prostaglandina E$_2$

A dinoprostona é um análogo sintético da prostaglandina E$_2$ (PGE$_2$). Ela encontra-se disponível em três formas: gel, pessário vaginal de liberação gradual e supositório de 20 mg (Tab. 26-1). O gel e o pessário de liberação gradual são indicados apenas para maturação do colo antes da indução. Porém, o supositório de 20 mg não está indicado para a maturação cervical. Em vez disso, ele é usado para a interrupção da gestação entre 12 e 20 semanas e para evacuação do útero após morte fetal até 28 semanas.

A aplicação local de sua forma em gel está disponível em seringas de 2,5 mL para aplicação intracervical de 0,5 mg de dinoprostona. Com a gestante em posição supina, a ponta da seringa contendo a substância deve ser posicionada dentro do colo uterino, e o gel deve ser depositado imediatamente abaixo do orifício interno do colo. Após a aplicação, a paciente deve se manter reclinada por pelo menos 30 minutos. As doses podem ser repetidas a cada 6 horas, até o máximo de três doses em 24 horas.

Há uma preparação para uso vaginal contendo 10 mg de dinoprostona também aprovada para a maturação do colo uterino. Trata-se de uma fita fina, plana e retangular polimérica contida em um pequeno invólucro branco em malha de poliéster (Fig. 26-1). O invólucro tem uma extensão longa fixada a ele para posterior remoção pela vagina. Tal preparado provê liberação mais lenta do medicamento – 0,3 mg/h – do que a forma em gel. O pessário de dinoprostona é utilizado em aplicação única, posicionado transversalmente no fundo de saco posterior da vagina. Caso se opte por lubrificante, seu uso deve ser reduzido, já que ele pode cobrir o dispositivo e impedir a liberação na dinoprostona. Após a inserção, a parturiente deve se manter em decúbito pelo período mínimo de 2 horas. O pessário é removido após 12 horas ou com o início do trabalho de parto e no mínimo 30 minutos antes da administração de ocitocina.

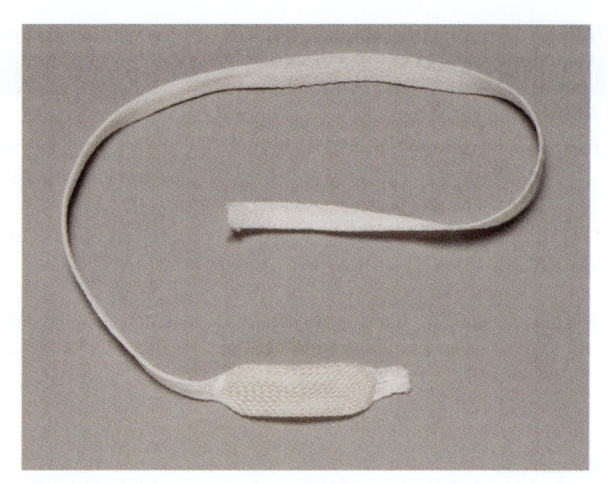

FIGURA 26-1 Pessário vaginal contendo 10 mg de dinoprostona que libera cerca de 0,3 mg/h ao longo de 10 horas.

A maioria das metanálises sobre a eficácia da dinoprostona relata redução do tempo até o parto dentro de 24 horas; contudo, elas não mostram de maneira consistente uma redução na taxa de cesarianas. Thomas e colaboradores (2014) realizaram uma revisão Cochrane de 70 ensaios clínicos e 11.487 gestantes tratadas com prostaglandina vaginal e placebo ou nenhum tratamento. Eles observaram aumento na taxa de parto vaginal em 24 horas quando foi utilizada prostaglandina. Eles também relataram um aumento de três vezes no risco de taquissistolia acompanhada por alterações na frequência cardíaca fetal, mas as taxas de cesariana não diminuíram de forma significativa. Resultados semelhantes foram observados em outra revisão Cochrane sobre o uso de gel intracervical de dinoprostona (Boulvain, 2008). Comparado com placebo ou nenhum tratamento, observou-se risco reduzido de cesarianas apenas no subgrupo de mulheres com colo desfavorável e membranas intactas. Por fim, os ensaios comparando o uso de cateter de Foley e gel de PGE$_2$ para indução do parto a termo (ensaios PROBAAT-P e M) foram randomizados e não cegos (Jozwiak, 2011, 2013, 2014). A taxa de cesarianas não foi diferente, um achado consistente com as metanálises concomitantes.

Efeitos colaterais. Ocorre taquissistolia uterina após a administração vaginal de PGE$_2$ em 1 a 5% das gestantes (Hawkins, 2012). Embora as definições de atividade uterina anormal variem entre os estudos, a maioria utiliza a definição recomendada pelo American College of Obstetricians and Gynecologists (2017a):

1. Define-se que há *taquissistolia uterina* quando se observam > 5 contrações em um período de 10 minutos. O quadro deve sempre ser qualificado pela presença ou não de anormalidades na frequência cardíaca fetal.
2. *Hipertonia*, *hiperestimulação* e *hipercontratilidade uterinas* são expressões que não são mais definidas, e seu uso não é recomendado.

Quando se utilizam prostaglandinas nos casos de trabalho de parto espontâneo em curso, é possível haver taquissistolia uterina capaz de comprometer a saúde do feto, então essa conduta não é recomendada. Se houver taquissistolia com o uso do pessário de 10 mg, sua retirada, puxando a extremidade do invólucro, em geral reverterá o efeito. A irrigação da região para a retirada do preparado em gel não se mostrou eficaz.

Os fabricantes recomendam cautela quando se usam essas apresentações em mulheres com ruptura de membranas. Esta preocupação também se estende a mulheres com glaucoma ou asma. Porém, em uma revisão feita com 189 gestantes com asma, o uso de dinoprostona não foi associado a agravamento ou exacerbação da asma (Towers, 2004). Outras contraindicações listadas pelos fabricantes são história de hipersensibilidade à dinoprostona, suspeita de comprometimento fetal ou de desproporção cefalopélvica, sangramento vaginal inexplicado, mulheres que já estejam recebendo ocitocina e mulheres com seis ou mais gestações a termo prévias ou que possam correr riscos com contrações uterinas prolongadas, por exemplo, aquelas com história de cirurgia uterina ou parto cesáreo prévio.

Administração. As preparações de PGE_2 só devem ser administradas na sala de parto ou próximo a ela. Além disso, devem-se monitorar a atividade uterina e a frequência cardíaca fetal (American College of Obstetricians and Gynecologists, 2016). Essas diretrizes se justificam pelo risco de taquissistolia uterina. Quando as contrações iniciam, elas em geral são aparentes na primeira hora, atingindo atividade máxima nas primeiras 4 horas. De acordo com as diretrizes do fabricante, a indução com ocitocina após o uso de prostaglandina para maturação do colo deve ser atrasada em 6 a 12 horas seguindo-se à administração do gel de PGE_2 ou em pelo menos 30 minutos após a retirada do implante vaginal.

Prostaglandina E_1

O misoprostol é uma prostaglandina E_1 (PGE_1) sintética aprovada em apresentação de comprimidos com 100 ou 200 μg para prevenção de úlcera péptica. O medicamento tem sido usado "sem indicação na bula" (*off-label*) para maturação do colo pré-indução, podendo ser administrado pelas vias oral ou vaginal. Os comprimidos são estáveis em temperatura ambiente. Embora comum, o uso sem indicação na bula do misoprostol é controverso (Wagner, 2005; Weeks, 2005). Especificamente, a G. D. Searle & Company notificou os médicos de que o misoprostol não estava aprovado para indução do parto ou do abortamento (Cullen, 2000). Ainda assim, o American College of Obstetricians and Gynecologists (2016) reafirmou sua recomendação para o uso desse fármaco em razão de sua segurança e eficácia comprovadas. Atualmente, a PGE_1 é a prostaglandina preferencialmente usada para maturação do colo no Parkland Hospital. Em uma revisão de 234 mulheres que receberam misoprostol, não houve casos de exacerbação de asma em associação com o seu uso, e o risco foi calculado como sendo < 2% (Rooney Thompson, 2015).

Administração vaginal. Em comparação com a PGE_2 intracervical ou intravaginal, a administração vaginal dos comprimidos de misoprostol oferece eficácia equivalente ou superior para maturação do colo ou indução do trabalho de parto. Uma metanálise de 121 ensaios também confirmou essas conclusões (Hofmeyr, 2010). Comparado com a ocitocina ou com a dinoprostona intravaginal ou intracervical, o misoprostol vaginal aumentou a taxa de parto vaginal em 24 horas. Nessa revisão, embora a taxa de taquissistolia uterina tenha aumentado, isso não afetou as taxas de cesariana. Além disso, comparado com a dinoprostona, o misoprostol reduziu a necessidade de indução com ocitocina, mas aumentou a frequência de líquido amniótico com mecônio. Doses mais altas de misoprostol foram associadas a redução da necessidade de ocitocina, mas com mais casos de taquissistolia uterina, com ou sem alteração na frequência cardíaca fetal. O American College of Obstetricians and Gynecologists (2016) recomenda a dose vaginal de 25 μg – um quarto de comprimido de 100 μg. O medicamento é uniformemente distribuído nas quatro partes dos comprimidos.

Wing e colaboradores (2013) descreveram o uso de um implante de polímero vaginal contendo 200 μg de PGE_1. Esses autores compararam sua eficácia com a dos implantes vaginais contendo 10 mg de dinoprostona, e as observações preliminares foram favoráveis.

Administração oral. Os comprimidos de PGE_1 também são efetivos quando administrados por via oral. Uma metanálise Cochrane de 76 ensaios relatou que o misoprostol oral comparado com placebo aumentou de maneira significativa a taxa de parto vaginal dentro de 24 horas, ao mesmo tempo em que diminuiu a necessidade de ocitocina e reduziu a taxa de cesarianas. As comparações de misoprostol oral com ocitocina e de misoprostol oral com dinoprostona também encontraram taxas significativamente reduzidas de cesarianas com o misoprostol. Foi observada eficácia semelhante entre o misoprostol oral e sua administração vaginal, embora a administração oral estivesse associada com índices de Apgar significativamente maiores e com menos hemorragia pós-parto (Alfirevic, 2014). Thorbiörnson e colaboradores (2017) também relataram menores taxas de cesariana com o misoprostol oral em comparação com a dinoprostona vaginal.

■ Doadores de óxido nítrico

Diversos achados levaram à busca de agentes que estimulassem a produção local de óxido nítrico (NO, de *nitric oxide*) (Chanrachakul, 2000). Primeiro, o NO é provavelmente um mediador da maturação do colo. Além disso, há aumento das concentrações dos metabólitos do NO no colo no início das contrações uterinas. Por fim, a produção de NO no colo uterino é muito baixa nas gestações pós-termo (Väisänen-Tommiska, 2003, 2004).

Bullarbo e colaboradores (2007) revisaram recentemente os fundamentos e o uso de dois doadores de NO, *mononitrato de isossorbida* e *trinitrato de glicerila*. O mononitrato de isossorbida induz a cicloxigenase-2 (COX-2) no colo, e também estimula rearranjos ultraestruturais no colo semelhantes aos encontrados na maturação cervical espontânea (Ekerhovd, 2002, 2003). Apesar disso, os doadores de NO são menos efetivos clinicamente que as prostaglandinas, seja a PGE_2 ou o misoprostol, para a maturação do colo. Em uma grande metanálise, a taxa de cesarianas não foi reduzida nas pacientes que receberam doadores de NO em comparação com as que receberam placebo, prostaglandinas intravaginais ou intracervicais, misoprostol intravaginal ou cateter intracervical (Ghosh, 2016). Porém, os doadores de NO foram associados a significativamente mais casos de cefaleia, náuseas e vômitos.

■ Técnicas mecânicas

Estas técnicas incluem o posicionamento transcervical de um cateter de Foley, com ou sem infusão salina extra-amniótica; dilatadores higroscópicos do colo; e descolamento de membranas. Em sua metanálise, Jozwiak e colaboradores (2012) relataram que as técnicas mecânicas reduziram o risco de taquissistolia uterina em comparação com as prostaglandinas, embora as taxas de cesariana não tenham sido alteradas. Nos ensaios que compararam as técnicas mecânicas com a ocitocina, foram encontradas menores taxas de cesariana com os métodos mecânicos. Já nos ensaios que compararam as técnicas mecânicas com a dinoprostona, foram encontradas taxas maiores de multíparas que não pariram em 24 horas com o uso de técnicas mecânicas. Em outra metanálise comparando a colocação do cateter de Foley com pessários intravaginais de dinoprostona, as taxas de cesarianas foram semelhantes, mas a taquissistolia uterina foi menos frequente com o uso do cateter (Jozwiak, 2013).

Cateter transcervical

Em geral, essas técnicas são usadas somente quando o colo é desfavorável, pois o cateter tende a sair quando o colo dilata. Ele é adequado para as mulheres com membranas intactas ou rotas. Na maioria dos casos, o cateter de Foley é posicionado no interior do orifício interno do colo, e aplica-se tensão para baixo fixando o cateter na coxa (Mei-Dan, 2014). Uma modificação desse procedimento, a *infusão salina extra-amniótica (ISEA)*, acrescenta uma infusão constante de solução salina através do cateter posicionado no espaço entre o orifício interno e as membranas placentárias (Fig. 26-2). Karjane e colaboradores (2006) relataram que a corioamnionite foi significativamente menos frequente quando se utilizou infusão do que quando não se utilizou – 6 vs. 16%. De maneira semelhante, em uma grande metanálise, os cateteres transcervicais não foram associados a maiores taxas de infecção materna ou fetal (McMaster, 2015).

Conforme discutido anteriormente, os cateteres transcervicais não reduzem a taxa de cesariana em comparação com o uso de prostaglandinas. Nos ensaios PROBAAT (I, P, M e II), em que a maturação do colo com cateter de Foley foi comparada com gel de dinoprostona vaginal, implante de dinoprostona vaginal e misoprostol vaginal ou oral, foram relatados resultados semelhantes entre a técnica mecânica e as prostaglandinas. Além disso, foram observados menos casos em geral de alterações cardiotocográficas no grupo tratado com a técnica mecânica (Jozwiak, 2011, 2013, 2014; Ten Eikelder, 2016).

Taxas semelhantes de cesarianas foram encontradas em outros estudos comparativos. Schoen e colaboradores (2017) observaram que o uso concomitante de ocitocina com um cateter de Foley transcervical diminuiu o tempo médio até o parto em comparação com o cateter de Foley seguido pela ocitocina. Porém, as taxas de cesariana não mudaram. Connolly e colaboradores (2016) relataram achados semelhantes em mulheres com membranas intactas submetidas à indução do trabalho de parto. Amorosa e colaboradores (2017) não encontraram benefício para o cateter transcervical combinado com a ocitocina em comparação com a ocitocina isoladamente em mulheres com membranas rotas. Outros estudos sobre o uso concomitante de misoprostol relataram redução do tempo até o parto sem afetar as taxas de cesariana (Carbone, 2013; Levine, 2016). Por fim, a adição concomitante de tensão não parece aumentar a eficácia do cateter. Fruhman e colaboradores (2017) randomizaram 140 mulheres para cateter de Foley transcervical com e sem tensão, relatando taxas semelhantes de parto vaginal dentro de 24 horas ou em geral.

Dilatadores higroscópicos do colo uterino

Pode-se obter a dilatação do colo uterino utilizando dilatadores higroscópicos osmóticos, conforme descrito para a interrupção precoce da gestação (Cap. 18, p. 358). As preocupações intuitivas relacionadas com infecções ascendentes não foram verificadas, e o seu uso parece ser seguro. A instalação geralmente requer a aplicação de espéculo e o posicionamento da gestante em mesa de exame. Vários estudos realizados na década de 1990 compararam dilatadores cervicais higroscópicos e prostaglandinas, encontrando poucos benefícios com a técnica mecânica. Estudos mais recentes confirmaram essas conclusões (Maier, 2017).

MÉTODOS DE INDUÇÃO E ACELERAÇÃO

A indução do trabalho de parto é realizada principalmente com amniotomia, prostaglandinas e ocitocina, isoladamente ou em combinação. Como a maturação do colo pré-indução com frequência leva ao trabalho de parto, estudos para determinar a eficácia da indução por alguns desses agentes produziram resultados confusos. O uso de prostaglandinas para aceleração do trabalho de parto tem sido geralmente considerado experimental devido às altas taxas de taquissistolia uterina.

■ Prostaglandina E$_1$

O misoprostol, por via vaginal ou oral, é usado para maturação do colo ou para indução do parto. Para a indução do trabalho de parto em mulheres a termo ou próximo dele com membranas rompidas prematuramente ou com colo favorável, 100 μg de misoprostol oral ou 25 μg de misoprostol vaginal têm eficácia semelhante em comparação com a ocitocina intravenosa. A partir desses estudos, as evidências sustentam que o misoprostol oral pode ser superior (Alfirevic, 2014; Hofmeyr, 2010; Lo, 2003). O misoprostol pode estar associado a aumento da taxa de taquissistolia uterina, em particular quando usado em dose alta. Ademais, a indução com PGE$_1$ pode se mostrar ineficaz, com necessidade de indução ou aceleração subsequente com ocitocina. Assim, há prós e contras relacionados com os riscos, os custos e a facilidade de administração de cada um dos fármacos, mas ambos são adequados à indução do parto. No Parkland Hospital, administramos uma dose inicial oral de 100 μg, a qual pode ser repetida após 6 horas em caso de trabalho de parto inadequado. Seis horas após a segunda dose ou nos casos de taquissistolia, é iniciada uma infusão de

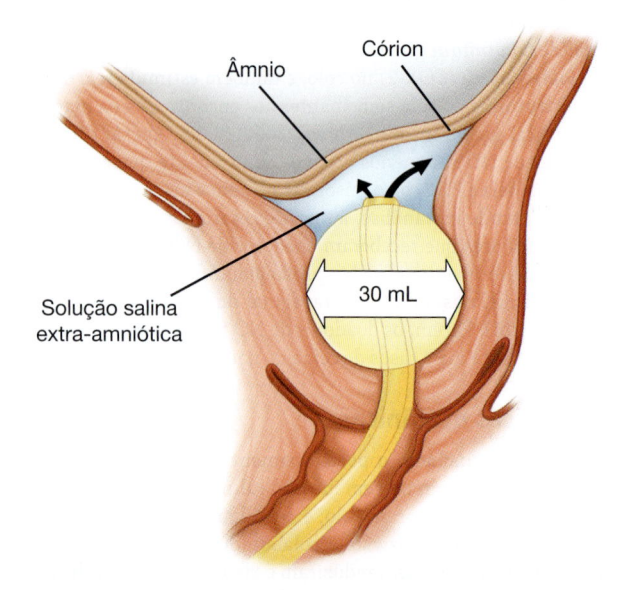

FIGURA 26-2 Um cateter de Foley 26F é posicionado dentro do colo uterino para infusão salina extra-amniótica (ISEA). O balão de 30 mL é inflado com solução salina e tracionado suavemente contra o orifício interno, sendo o cateter fixado à coxa da paciente com fita. A seguir, procede-se à infusão de solução salina em temperatura ambiente pelo cateter de Foley na velocidade de 30 a 40 mL/h com uma bomba infusora intravenosa.

ocitocina, se necessário, para o trabalho de parto hipotônico. Döbert e colaboradores (2017) descreveram o uso preliminar de um implante de misoprostol vaginal.

Para a *aceleração do parto*, os resultados de ensaios controlados randomizados demonstram segurança e efetividade na administração oral de 75 µg de misoprostol com intervalo de 4 horas e máximo de duas doses (Bleich, 2011). A dose de 75 µg teve como base um estudo anterior para definição de dose (Villano, 2011). Embora houvesse mais taquissistolia uterina entre as mulheres com trabalho de parto acelerado com misoprostol, a frequência de estado fetal não tranquilizador ou de cesariana não foi diferente entre ocitocina e misoprostol.

■ Ocitocina

Em muitos casos, a maturação do colo uterino pré-indução e a indução do trabalho de parto são partes de um *continuum*. Assim, a "maturação" também pode estimular o trabalho de parto. Entretanto, caso isso não ocorra, pode-se proceder à indução ou à aceleração do trabalho de parto administrando soluções de ocitocina por meio de bomba infusora. Seu uso na aceleração é um componente importante do *manejo ativo do trabalho de parto*, descrito no Capítulo 22 (p. 438). Com o uso da ocitocina, o American College of Obstetricians and Gynecologists (2016) recomenda a monitoração da frequência cardíaca fetal e das contrações uterinas. As contrações podem ser monitoradas por palpação ou por meios eletrônicos.

Administração de ocitocina intravenosa

O objetivo da indução ou da aceleração é obter atividade uterina suficiente para produzir mudanças no colo uterino e a descida do feto e, ao mesmo tempo, evitar que se desenvolva um estado fetal não tranquilizador. De forma geral, a ocitocina é suspensa se o número de contrações persistir com frequência superior a cinco em 10 minutos ou superior a sete em 15 minutos, ou caso a frequência cardíaca fetal apresente padrão não tranquilizador persistente. A suspensão da ocitocina quase sempre reduz rapidamente a frequência de contrações. Quando a administração de ocitocina é interrompida, sua concentração plasmática diminui rapidamente, uma vez que sua vida meia-vida é de cerca de 3 a 5 minutos. Seitchik e colaboradores (1984) concluíram que o útero se contrai no prazo de 3 a 5 minutos após o início da infusão de ocitocina, e que o estado de equilíbrio plasmático é atingido em 40 minutos. A resposta varia muito e depende de atividade uterina anterior, estado do colo uterino, tempo de gestação e características biológicas individuais. Caldeyro-Barcia e Poseiro (1960) relataram que a resposta uterina à ocitocina aumenta a partir de 20 a 30 semanas de gravidez e se eleva rapidamente na gestação a termo (Cap. 24, p. 479).

Dose de ocitocina. Normalmente, dilui-se uma ampola de 1 mL contendo 10 unidades de ocitocina em 1.000 mL de solução cristaloide para administração via bomba infusora. A solução para infusão consiste em 10 ou 20 unidades, ou 10.000 ou 20.000 mU ou, ainda, uma ou duas ampolas de 1 mL diluídas em 1.000 mL de solução de Ringer lactato. Com isso, obtêm-se soluções de ocitocina, respectivamente, com 10 e 20 mU/mL. Para evitar a administração em *bolus*, a infusão deve ser inserida na linha intravenosa principal, próximo ao ponto de punção da veia.

A ocitocina costuma ser muito bem-sucedida quando usada para estimular o trabalho de parto. Em uma grande metanálise da Cochrane, a ocitocina foi comparada com o manejo expectante, e menos mulheres (8 vs. 54%) apresentaram falha no parto vaginal dentro de 24 horas com a ocitocina (Alfirevic, 2009). Nessa análise, foram estudados diversos esquemas de administração de ocitocina.

Esquemas de ocitocina. Atualmente, vários esquemas baseados em evidências para estimulação do trabalho de parto são recomendados pelo American College of Obstetricians and Gynecologists (2016). Estes e outros são apresentados na Tabela 26-3. Inicialmente, apenas variações dos protocolos com doses baixas foram usadas nos Estados Unidos. Depois disso, O'Driscoll e colaboradores (1984) descreveram seu protocolo de Dublin para condução ativa do trabalho de parto que previa o uso de ocitocina com dosagem inicial de 6 mU/min e manutenção com acréscimos de 6 mU/min. Durante a década de 1990, foram realizados ensaios comparando as doses altas – 4 a 6 mU/min – com as doses baixas convencionais – 0,5 a 1,5 mU/min – tanto para indução quanto para aceleração.

Satin e colaboradores (1992), do Parkland Hospital, avaliaram um esquema de ocitocina usando doses iniciais e progressivas de 6 mU/min em comparação a outro usando 1 mU/min. Aumentos a cada 20 minutos foram administrados de acordo com a necessidade. Entre 1.112 gestantes submetidas à indução, o esquema de 6 mU/min resultou em encurtamento do tempo admissão-nascimento, menor quantidade de induções malsucedidas e nenhum caso de sepse neonatal. Entre as 1.676 gestantes submetidas à aceleração do trabalho de parto, as que receberam o esquema com 6 mU/min tiveram tempo menor até o nascimento, menor índice de parto a fórceps, menos cesarianas indicadas por distocia, bem como redução nas taxas de corioamnionite intraparto e de sepse neonatal. Nesse protocolo, a taquissistolia uterina foi controlada com suspensão da ocitocina seguida por retomada, quando indicado, com metade da dose usada no momento da interrupção. Daí em diante, a dose foi aumentada em 3 mU/min, quando apropriado, e não mais com os 6 mU/min usuais nas mulheres que não evoluíram com taquissistolia. Não foram observados efeitos adversos neonatais.

Xenakis e colaboradores (1995) relataram benefícios usando esquema com doses crescentes de ocitocina iniciando com 4 mU/min. Em outro estudo, 816 mulheres foram randomizadas para a indução do trabalho de parto e 816 para a aceleração com doses crescentes de ocitocina administradas a 1,5 ou 4,5 mU/min (Merrill, 1999). Aquelas no grupo tratado com dose de 4,5 mU/min tiveram redução significativa na duração do período indução até o segundo estágio e indução até o nascimento. As nulíparas randomizadas para a dose de 4,5 mU/min tiveram taxa de cesarianas indicadas por distocia significativamente menor em comparação

TABELA 26-3 Esquemas com doses altas e baixas de ocitocina para indução do trabalho de parto

Esquema	Dose inicial (mU/min)	Intervalo (min)	Dose adicional (mU/min)
Dose baixa	0,5-1,5	15-40	1
	2	15	4, 8, 12, 16, 20, 25, 30
Dose alta	4	15	4
	4,5	15-30	4,5
	6	20-40[a]	6[b]

[a]A taquissistolia uterina ocorre com mais frequência nos casos com intervalos menores.
[b]Nos casos de taquissistolia uterina, após suspender a ocitocina, reinicia-se a administração com metade da dose anterior, aumentando a dose progressivamente com 3 mU/min.
Dados de Merrill, 1999; Satin, 1992, 1994; Xenakis, 1995.

com as que receberam 1,5 mU/min – 6 vs. 12%. Portanto, há benefícios com os esquemas de doses maiores, entre 4,5 e 6 mU/min, comparados aos de doses menores, entre 0,5 e 1,5 mU/min.

No Parkland Hospital, a partir de 1990, o uso de ocitocina, com doses iniciais e incrementais de 6 mU/min, foi incorporado à rotina, o que se mantém até hoje. Em outros serviços obstétricos, dá-se preferência às doses iniciais e incrementais de 2 mU/min de ocitocina. Em ambos os esquemas, tais dosagens são usadas tanto para indução quanto para aceleração do trabalho de parto. Embora uma metanálise Cochrane de ensaios randomizados e quase-randomizados comparando esquemas de dose alta *versus* dose baixa para a indução do trabalho de parto a termo não tenha relatado benefício com as doses maiores, a metanálise incluiu estudos considerados com potencial para vieses. Os autores concluíram que os resultados podem ser confundidos por esses estudos de baixa qualidade (Budden, 2014).

Intervalo entre doses incrementais. Os intervalos para incremento da dose variam entre 15 e 40 minutos (ver Tab. 26-3). Satin e colaboradores (1994) abordaram essa questão com um esquema de 6 mU/min com doses adicionais com intervalos de 20 ou 40 minutos. As gestantes no grupo com esquema usando intervalo de 20 minutos para a aceleração do trabalho de parto tiveram redução significativa na taxa de cesariana indicada por distocia em comparação àquelas no grupo tratado com intervalo de 40 minutos – 8 vs. 12%. Como seria esperado, a taquissistolia uterina foi significativamente mais frequente nas gestantes que receberam o esquema com intervalo de 20 minutos.

Outros pesquisadores relataram intervalos ainda menos frequentes para a progressão de dose. Frigoletto (1995) e Xenakis (1995) e seus colaboradores iniciaram com ocitocina a 4 mU/min e incrementos a cada 15 minutos de acordo com a necessidade. Merrill e Zlatnik (1999) iniciaram com 4,5 mU/min e incrementos a cada 30 minutos. López-Zeno e colaboradores (1992) usaram doses de 6 mU/min e intervalos de 15 minutos. Assim, há diversos protocolos aceitos para o uso da ocitocina que parecem diferentes. Contudo, uma comparação entre os protocolos de duas instituições indicou que não é bem assim:

1. O protocolo do Parkland Hospital utiliza uma dose inicial de 6 mU/min com incrementos de 6 mU/min a cada 40 minutos e emprega doses flexíveis em função da ocorrência de taquissistolia uterina.
2. De acordo com o protocolo da University of Alabama at Birmingham Hospital, a ocitocina deve ser iniciada com dose de 2 mU/min e incrementada a cada 15 minutos, conforme a necessidade, com doses de 4, 8, 12, 16, 20, 25 e 30 mU/min.

Assim, embora os esquemas possam parecer diferentes à primeira vista, se não houver atividade uterina adequada, em ambos se estará administrando 12 mU/min de ocitocina ao final de 45 minutos de infusão.

Dose máxima de ocitocina. A dose *máxima* efetiva de ocitocina para que se obtenham contrações adequadas é diferente para cada gestante. Wen e colaboradores (2001) estudaram 1.151 nulíparas consecutivas, concluindo que a probabilidade de evolução para parto vaginal é reduzida com doses de ocitocina de 36 mU/min ou mais. Ainda assim, com doses de 72 mU/min, metade das nulíparas teve parto por via vaginal. Por isso, se as contrações não forem adequadas – inferiores a 200 unidades Montevidéu –, e se o estado do feto for tranquilizador e o trabalho de parto estiver parado, o aumento da dose de ocitocina acima de 48 mU/min não implica riscos evidentes.

Riscos *versus* benefícios

A não ser que o útero tenha cicatrizes, a ocorrência de ruptura uterina associada à infusão de ocitocina é rara, mesmo nas mulheres que tenham tido gestação anterior. Flannelly e colaboradores (1993) relataram não ter havido ruptura uterina, com ou sem ocitocina, em 27.829 nulíparas. Houve oito episódios de ruptura uterina franca durante o trabalho de parto entre 48.718 mulheres com gestação prévia. Em apenas um desses episódios a ocitocina esteve envolvida. Uma revisão retrospectiva de base populacional da Dinamarca relatou uma taxa de ruptura de 3,3 por 100.000 mulheres sem cesariana prévia, com o risco maior entre as multíparas (Thisted, 2015). Nossa experiência no Parkland Hospital é de que a indução e aceleração com ocitocina estão associadas à ruptura uterina (Happe, 2017). Durante um período de 8 anos em que houve cerca de 95.000 nascimentos, 15 mulheres sofreram ruptura uterina primária, e 14 desses casos foram associados ao uso de ocitocina. Em metade dessas mulheres, também foram administradas prostaglandinas antes da aceleração com ocitocina.

A ocitocina tem homologia de aminoácidos semelhante à da arginina-vasopressina, tendo significativa ação antidiurética. Quando infundida em doses de 20 mU/min ou mais, a depuração renal de água livre diminui de forma significativa. Se forem infundidos líquidos com alto teor hídrico em grande quantidade, a *intoxicação hídrica* poderá provocar convulsões, coma e até morte. Em geral, se a ocitocina tiver de ser administrada em doses elevadas por períodos consideráveis, sua concentração deve ser aumentada em vez da taxa de infusão de uma solução mais diluída. Nessas circunstâncias, também deverá ser considerado o uso de cristaloides – solução salina normal ou Ringer lactato.

Pressão exercida pela contração uterina

A força contrátil no trabalho de parto espontâneo varia de 90 a 390 unidades Montevidéu (Cap. 24, p. 479). Caldeyro-Barcia (1950) e Seitchik (1984) e colaboradores observaram que a média ou mediana do padrão de contrações uterinas entre 140 e 150 unidades Montevidéu resultou em progressão para parto vaginal.

No manejo dos casos com parada da fase ativa, e não havendo contraindicações ao uso intravenoso de ocitocina, as decisões devem ser tomadas com conhecimento acerca do limite superior de segurança para a atividade uterina. Hauth e colaboradores (1986) publicaram um protocolo seguro e efetivo para aceleração com ocitocina em caso de parada da fase ativa. Seguindo esse protocolo, mais de 90% das gestantes obtiveram em média no mínimo 200 a 225 unidades Montevidéu. Posteriormente, eles relataram que quase todas as parturientes nas quais a parada da fase ativa persistiu a despeito do uso de ocitocina produziram mais de 200 unidades Montevidéu (Hauth, 1991). É importante observar que, mesmo quando não houve progressão do trabalho de parto, não foram observados efeitos adversos maternos ou perinatais nos casos em que foi necessário realizar o parto cesáreo. Não há dados relativos à segurança e à eficácia dos padrões de contração em mulheres que tenham tido cesariana anterior, com gestação gemelar ou hiperdistensão uterina.

Parada da fase ativa

A parada do primeiro estágio do trabalho de parto é definida como uma fase latente completa e a ocorrência de contrações com mais de 200 unidades Montevidéu por mais de 2 horas sem produzir alterações no colo uterino. Alguns pesquisadores tentaram definir uma duração mais precisa em relação à parada da fase ativa (Spong, 2012). Arulkumaran e colaboradores (1987) estenderam o limite de 2 para 4 horas e relataram taxa de cesariana de 1,3% nas mulheres que mantiveram contrações adequadas e dilatação progressiva do colo na velocidade de pelo menos 1 cm/h. Das mulheres sem dilatação progressiva às quais foram permitidas mais 4 horas de trabalho de parto, 50% necessitaram de cesariana.

Rouse e colaboradores (1999) observaram prospectivamente 542 gestantes a termo com parada da fase ativa do parto e nenhuma outra complicação. Seu protocolo previa a obtenção e a manutenção de um padrão de contrações com pelo menos 200 unidades Montevidéu pelo período *mínimo* de 4 horas. Esse intervalo era estendido para 6 horas nos casos em que não se observasse atividade com 200 unidades Montevidéu ou mais. Quase 92% dessas gestantes evoluíram com parto vaginal. Conforme discutido no Capítulo 23 (p. 443), esses e outros estudos corroboram a prática de permitir uma parada da fase ativa por 4 horas (Rouse, 2001).

Zhang e colaboradores (2002) analisaram a duração do trabalho de parto entre dilatação de 4 cm e dilatação total em 1.329 nulíparas a termo. Eles observaram que, antes que se alcançassem 7 cm de dilatação, não foi incomum haver parada da evolução por mais de 2 horas entre aquelas que tiveram parto vaginal. Alexander e colaboradores (2002) relataram que a analgesia peridural prolongou em 1 hora a fase ativa do trabalho de parto em comparação com a duração da fase ativa conforme definida por Friedman (1955). A consideração de tais alterações durante o acompanhamento do trabalho de parto, em especial nas nulíparas, pode ajudar a reduzir a taxa de cesariana com segurança.

À medida que os dados foram se acumulando, os pesquisadores passaram a questionar os limiares para a definição de parada do trabalho de parto estabelecidos por Friedman e outros na década de 1960. Em particular, os pesquisadores do *Consortium on Safe Labor* relataram que metade dos casos de distocia após indução do trabalho de parto ocorreu antes de 6 cm de dilatação (Boyle, 2013; Zhang, 2010c). Mesmo para as mulheres com parto espontâneo, esses pesquisadores observaram que a fase ativa do trabalho de parto teve maior chance de ocorrer a partir de 6 cm de dilatação, e após progressão lenta entre 4 e 6 cm (Zhang, 2010a). Além disso, os autores relataram que o limiar de 2 horas para o diagnóstico de parada do trabalho de parto talvez seja muito curto quando o colo está dilatado < 6 cm (Zhang, 2010b). Isso é discutido em detalhes na Capítulo 23 (p. 444). Porém, é importante observar que esses estudos dos dados do Collaborative Perinatal Project incluíram apenas gestação a termo de fetos únicos com início espontâneo do trabalho de parto, parto vaginal e desfechos perinatais normais. Ao excluir os desfechos anormais, as cesarianas e os casos em que havia mais de 6 cm de dilatação na chegada, os estudos citados que buscavam redefinir a curva de trabalho de parto falharam por introduzirem vieses que limitaram o uso geral desses achados (Cohen, 2015a,b).

■ Amniotomia para indução e aceleração

A *amniotomia eletiva* com a intenção de acelerar o trabalho de parto costuma ser realizada com frequência. A Tabela 26-4 mostra que a amniotomia realizada com cerca de 5 cm de dilatação acelerou o parto espontâneo em 1 a 1½ hora. É importante ressaltar que não houve aumento do uso de ocitocina nem da taxa global de cesariana. Embora tenha havido aumento nas incidências de padrões de compressão leve e moderada do cordão umbilical após amniotomia, não ocorreu aumento no número de cesarianas indicadas por sofrimento fetal. E, mais importante, não houve efeitos adversos perinatais.

Para indução do trabalho de parto, a ruptura artificial das membranas – algumas vezes chamada *indução cirúrgica* – pode ser usada e sempre implica um compromisso com o nascimento. A principal desvantagem da amniotomia usada isoladamente para indução do trabalho de parto é a imprevisibilidade do intervalo, às vezes longo, até o início do trabalho de parto. Em um ensaio randomizado, Bakos e Bäckström (1987) observaram que a amniotomia, usada isoladamente ou combinada com ocitocina, foi superior ao uso isolado de ocitocina. Mercer e colaboradores (1995) randomizaram 209 parturientes submetidas à indução com ocitocina para amniotomia precoce, com 1 a 2 cm, ou tardia, com 5 cm. A amniotomia precoce foi associada à redução de 4 horas na duração do trabalho de parto. Porém, no caso da amniotomia precoce, a incidência de corioamnionite foi elevada.

Para a aceleração do trabalho de parto, a amniotomia é comumente realizada quando o trabalho de parto é anormalmente lento. Rouse e colaboradores (1994) observaram que, nos casos com parada da fase ativa, a aceleração do trabalho de parto com amniotomia associada à ocitocina reduziu o tempo até o nascimento em 44 minutos em comparação com o uso isolado de ocitocina. Embora a amniotomia não tenha influenciado a via do parto, um problema identificado foi o aumento significativo na incidência de corioamnionite.

Independentemente da indicação, a amniotomia está associada ao risco de prolapso do cordão. Para reduzir esse risco, evita-se o deslocamento da cabeça do feto durante a amniotomia. Com esse objetivo, a pressão sobre o fundo, sobre o púbis, ou sobre ambos pode ser útil. Alguns obstetras preferem romper bolsas membranas durante uma contração. Não estando o vértice da cabeça bem ajustado no segmento inferior do útero, pode-se tentar que a saída do líquido amniótico seja gradual, realizando-se diversas punções na membrana com uma agulha de calibre 26 segurada com pinça em anel e com visualização direta usando espéculo vaginal. Entretanto, em muitos desses casos, as membranas se rompem e o líquido amniótico se perde rapidamente. Em razão

TABELA 26-4 Ensaios clínicos randomizados para amniotomia eletiva no início do trabalho de parto espontâneo em gestações a termo

Estudo	Número	Efeitos da amniotomia					
		Dilatação média à amniotomia	Encurtamento médio do trabalho de parto	Necessidade de ocitocina	Taxa de cesariana	Traçados anormais	Efeitos neonatais
Fraser (1993)	925	< 5 cm	125 min	Nenhuma	Nenhuma[a]	Nenhum	Nenhum
Garite (1993)	459	5,5 cm	81 min	Reduzida	Nenhuma	Aumento[b]	Nenhum
UK Amniotomy Group (1994)	1.463	5,1 cm	60 min	Nenhuma	Nenhuma	NA	Nenhum

[a]Nenhum efeito sobre a taxa global; houve aumento significativo nas cesarianas por sofrimento fetal.
[b]Aumento nos padrões de compressão leve e moderada do cordão.
NA, não avaliado.

do risco de prolapso de cordão ou, raramente, de descolamento de placenta, a frequência cardíaca fetal é avaliada antes e imediatamente após a amniotomia.

■ Descolamento de membranas para a indução do parto

A indução do trabalho de parto por "descolamento" (*stripping*) de membranas é uma prática frequente. Diversos estudos sugeriram que o descolamento é uma prática segura e que reduz a incidência de gestação pós-termo sem aumentar de forma consistente as incidências de ruptura de membranas, infecção ou sangramento. Os autores de uma grande metanálise concluíram que o descolamento de membranas reduziu o número de gestantes que não pariram após 41 semanas, sem aumentar o risco de infecção. Eles concluíram que 8 mulheres teriam que ser submetidas ao descolamento de membranas para evitar 1 indução do trabalho de parto. Os prejuízos são desconforto e sangramento associado (Boulvain, 2005).

REFERÊNCIAS

Alexander JM, Sharma SK, McIntire D, et al: Epidural analgesia lengthens the Friedman active phase of labor. Obstet Gynecol 100(1):46, 2002
Alfirevic Z, Aflaifel N, Weeks A: Oral misoprostol for induction of labour. Cochrane Database Syst Rev 6:CD001338 2014
Alfirevic Z, Kelly AJ, Dowswell T: Intravenous oxytocin alone for cervical ripening and induction of labour. Cochrane Database Syst Rev 4:CD003246, 2009
American Academy of Pediatrics, American College of Obstetricians and Gynecologists: Guidelines for Perinatal Care, 8th ed. Elk Grove Village, AAP, 2017
American College of Obstetricians and Gynecologists: Induction of labor. Practice Bulletin No. 107, August 2009, Reaffirmed 2016
American College of Obstetricians and Gynecologists: Intrapartum fetal heart rate monitoring: nomenclature, interpretation, and general management principles. Practice Bulletin No. 106, July 2009, Reaffirmed 2017a
American College of Obstetricians and Gynecologists: Vaginal birth after previous cesarean delivery. Practice Bulletin 115, August 2010, Reaffirmed 2017b
Amorosa JM, Stone J, Factor SH, et al: A randomized trial of Foley bulb for labor induction in premature rupture of membranes in nulliparas (FLIP). Am J Obstet Gynecol 217(3):360.e1
Arulkumaran S, Koh CH, Ingemarsson I, et al: Augmentation of labour—mode of delivery related to cervimetric progress. Aust N Z J Obstet Gynaecol 27:304, 1987
Bailit JL, Gregory KD, Reddy UM, et al: Maternal and neonatal outcomes by labor onset type and gestational age. Am J Obstet Gynecol 202(3):245.e1, 2010
Bakos O, Bäckström T: Induction of labor: a prospective, randomized study into amniotomy and oxytocin as induction methods in a total unselected population. Acta Obstet Gynecol Scand 66:537, 1987
Bateman BT, Mhyre JM, Callaghan WM, et al: Peripartum hysterectomy in the United States: nationwide 14 year experience. Am J Obstet Gynecol 206(1):63.e1, 2012
Bishop EH: Pelvic scoring for elective induction. Obstet Gynecol 24:266, 1964
Bleich AT, Villano KS, Lo JY, et al: Oral misoprostol for labor augmentation: a randomized controlled trial. Obstet Gynecol 118(6):1255, 2011
Boulvain M, Kelly A, Irion O: Intracervical prostaglandins for induction of labour. Cochrane Database Syst Rev 1:CD006971, 2008
Boulvain M, Stan C, Irion O: Membrane sweeping for induction of labour. Cochrane Database Syst Rev 1:CD000451, 2005
Boyle A, Reddy UM, Landy HJ, et al: Primary cesarean delivery in the United States. Obstet Gynecol 122(1):33, 2013
Budden A, Chen LJ, Henry A: High-dose versus low-dose oxytocin infusion regimens for induction of labour at term. Cochrane Database Syst Rev 10:CD009701, 2014
Bullarbo M, Orrskog ME, Andersch B, et al: Outpatient vaginal administration of the nitric oxide donor isosorbide mononitrate for cervical ripening and labor induction postterm: a randomized controlled study. Am J Obstet Gynecol 196:50.e1, 2007
Caldeyro-Barcia R, Alvarez H, Reynolds SR: A better understanding of uterine contractility through simultaneous recording with an internal and a seven channel external method. Surg Obstet Gynecol 91:641, 1950
Caldeyro-Barcia R, Poseiro JJ: Physiology of the uterine contraction. Clin Obstet Gynecol 3:386, 1960
Carbone JF, Tuuli MG, Fogertey PJ, et al: Combination of Foley bulb and vaginal misoprostol compared with vaginal misoprostol alone for cervical ripening and labor induction: a randomized controlled trial. Obstet Gynecol. 121:247, 2013
Chanrachakul B, Herabutya Y, Punyavachira P: Potential efficacy of nitric oxide for cervical ripening in pregnancy at term. Int J Gynaecol Obstet 71(3):217, 2000
Chiossi G, Lai Y, Landon MB, et al: Timing of delivery and adverse outcomes in term singleton repeat cesarean deliveries. Obstet Gynecol 121(3):561, 2013
Clark SL, Miller DD, Belfort MA, et al: Neonatal and maternal outcomes associated with elective term delivery. Am J Obstet Gynecol 200(2):156.e1, 2009
Cohen WR, Friedman EA: Misguided guidelines for managing labor. Am J Obstet Gynecol 212(6):753.e1, 2015a
Cohen WR, Friedman EA: Perils of the new labor management guidelines. Am J Obstet Gynecol 212(4):420, 2015b
Connolly KA, Kohari KS, Rekawek P, et al: A randomized trial of Foley balloon induction of labor trial in nulliparas (FIAT-N). Am J Obstet Gynecol. 215:392.e1, 2016
Cullen M: Important drug warning concerning unapproved use of intravaginal or oral misoprostol in pregnant women for induction of labor or abortion. 2000. Available at: http://www.fda.gov/ohrms/dockets/dailys/00/Nov00/111500/cp0001.pdf. Accessed July 28, 2017
Dahlen HM, McCullough JM, Fertig AR, et al: Texas Medicaid payment reform: fewer early elective deliveries and increased gestational age and birthweight. Health Aff (Millwood) 36(3):460, 2017
Darney BG, Snowden JM, Cheng YW, et al: Elective induction of labor at term compared with expectant management: maternal and neonatal outcomes. Obstet Gynecol 122:761, 2013
Döbert M, Brandsetter A, Heinrich W, et al: The misoprostol vaginal insert compared with oral misoprostol for labor induction in term pregnancies: a pair-matched case-control study. J Perinatal Med June 26, 2017 [Epub ahead of print]
Ekerhovd E, Bullarbo M, Andersch B, et al: Vaginal administration of the nitric oxide donor isosorbide mononitrate for cervical ripening at term: a randomized controlled study. Am J Obstet Gynecol 189:1692, 2003
Ekerhovd E, Weijdegärd B, Brännström I, et al: Nitric oxide induced cervical ripening in the human: involvement of cyclic guanosine monophosphate, prostaglandin $F_{2\alpha}$, and prostaglandin E_2. Am J Obstet Gynecol 186:745, 2002
Feltovich H: Cervical evaluation. From ancient medicine to precision medicine. Obstet Gynecol 130:51, 2017
Fisch JM, English D, Pedaline S, et al: Labor induction process improvement: a patient quality-of-care initiative. Obstet Gynecol 113(4):797, 2009
Flannelly GM, Turner MJ, Rassmussen MJ, et al: Rupture of the uterus in Dublin: an update. J Obstet Gynaecol 13:440, 1993
Fraser W, Marcoux S, Moutquin JM, et al: Effect of early amniotomy on the risk of dystocia in nulliparous women. N Engl J Med 328:1145, 1993
Friedman EA: Primigravid labor: a graphicostatistical analysis. Obstet Gynecol 6:567, 1955
Frigoletto FD, Lieberman E, Lang JM, et al: A clinical trial of active management of labor. N Engl J Med 333:745, 1995
Fruhman G, Gavard JA, Amon E, et al: Tension compared to no tension on a Foley transcervical catheter for cervical ripening: a randomized controlled trial. Am J Obstet Gynecol 216:67.e1, 2017
Garite TJ, Porto M, Carlson NJ, et al: The influence of elective amniotomy on fetal heart rate patterns and the course of labor in term patients: a randomized study. Am J Obstet Gynecol 168:1827, 1993
Ghosh A, Lattey KR, Kelly AJ: Nitric oxide donors for cervical ripening and induction of labour. Cochrane Database Syst Rev 12:CD006901, 2016
Gibson KS, Waters TP: Measures of success: prediction of successful labor induction. Semin Perinatol 39:475, 2015
Happe SK, Yule CS, Wells CE: Outcomes in pregnancies complicated by intrapartum uterine rupture. Unpublished data, 2017
Hatfield AS, Sanchez-Ramos L, Kaunitz AM: Sonographic cervical assessment to predict the success of labor induction: a systematic review with meta-analysis. Am J Obstet Gynecol 197:186, 2007
Hauth JC, Hankins GD, Gilstrap LC III: Uterine contraction pressures achieved in parturients with active phase arrest. Obstet Gynecol 78:344, 1991

Hauth JC, Hankins GD, Gilstrap LC III: Uterine contraction pressures with oxytocin induction/augmentation. Obstet Gynecol 68:305, 1986

Hawkins JS, Stephenson M, Powers B, et al: Diabetes mellitus: an independent predictor of duration of prostaglandin labor induction. J Perinatol 37:488, 2017

Hawkins JS, Wing DA: Current pharmacotherapy options for labor induction. Expert Opin Pharmacother 13(14):2005, 2012

Hernandez JS, Wendel GD Jr, Sheffield JS: Trends in emergency peripartum hysterectomy at a single institution: 1988–2009. Am J Perinatol 30(5):365, 2013

Hoffman MK, Sciscione AC: Elective induction with cervical ripening increases the risk of cesarean delivery in multiparous women. Obstet Gynecol 101:7S, 2003

Hofmeyr GJ, Gülmezoglu AM, Pileggi C: Vaginal misoprostol for cervical ripening and induction of labour. Cochrane Database Syst Rev 10:CD000941, 2010

Ivars J, Garabedian C, Devos P, et al: Simplified Bishop score including parity predicts successful induction of labor. Eur J Obstet Gynecol Reprod Biol 203:309, 2016

Jozwiak M, Bloemenkamp KW, Kelly AJ, et al: Mechanical methods for induction of labour. Cochrane Database Syst Rev 3:CD001233, 2012

Jozwiak M, Oude Rengerink K, Benthem M, et al: Foley catheter versus vaginal prostaglandin E_2 gel for induction of labour at term (PROBAAT trial): an open-label, randomised controlled trial. Lancet 378(9809):2095, 2011

Jozwiak M, Oude Rengerink K, Ten Eikelder ML, et al: Foley catheter or prostaglandin E_2 inserts for induction of labour at term: an open-label randomized controlled trial (PROBAAT-P trial) and systematic review of literature. Eur J Obstet Gynecol Reprod Biol 170(1):137, 2013

Jozwiak M, Ten Eikelder M, Rengerink KO, et al: Foley catheter versus vaginal misoprostol: randomized controlled trial (PROBAAT-M Study) and systematic review and meta-analysis of literature. Am J Perinatol 31:145, 2014

Karjane NW, Brock EL, Walsh SW: Induction of labor using a Foley balloon, with and without extra-amniotic saline infusion. Obstet Gynecol 107:234, 2006

Kawakita T, Reddy UM, Iqbal SN, et al: Duration of oxytocin and rupture of membranes before diagnosing a failed induction of labor. Obstet Gynecol 128:373, 2016

Kominiarek MA, Zhang J, Vanveldhuisen P, et al: Contemporary labor patterns: the impact of maternal body mass index. Am J Obstet Gynecol 205(3):244.e1, 2011

Landon MB, Hauth JC, Leveno KJ, et al: Maternal and perinatal outcomes associated with a trial of labor after prior cesarean delivery. N Engl J Med 351(25):2581, 2004

Laughon SK, Branch DW, Beaver J, et al: Changes in labor patterns over 50 years. Am J Obstet Gynecol 206(5):419.e1, 2012

Laughon SK, Zhang J, Troendle J, et al: Using a simplified Bishop score to predict vaginal delivery. Obstet Gynecol 117(4):805, 2011

Levine LD, Downes KL, Elovitz MA, et al: Mechanical and pharmacologic methods of labor induction: a randomized controlled trial. Obstet Gynecol 128:1357, 2016

Little SE, Caughey AB: Induction of labor and cesarean: what is the true relationship? Clin Obstet Gynecol 58:269, 2015

Lo JY, Alexander JM, McIntire DD, et al: Ruptured membranes at term: randomized, double-blind trial of oral misoprostol for labor induction. Obstet Gynecol 101:685, 2003

López-Zeno JA, Peaceman AM, Adashek JA, et al: A controlled trial of a program for the active management of labor. N Engl J Med 326:450, 1992

Luthy DA, Malmgren JA, Zingheim RW: Cesarean delivery after elective induction in nulliparous women: the physician effect. Am J Obstet Gynecol 191:1511, 2004

Macones GA: Elective induction of labor: waking the sleeping dogma? Ann Intern Med 151(4):281, 2009

Maier JT, Metz M, Watermann N, et al: Induction of labor in patients with an unfavorable cervix after a cesarean using an osmotic dilator versus vaginal prostaglandin. J Perinatal Med June 26, 2017 [Epub ahead of print]

Martin JA, Hamilton BE, Osterman MJ, et al: Births: final data for 2015. Natl Vital Stat Rep 66(1):1, 2017

Maslow AS, Sweeny AL: Elective induction of labor as a risk factor for cesarean delivery among low-risk women at term. Obstet Gynecol 95:917, 2000

McMaster K, Sanchez-Ramos L, Kaunitz AM: Evaluation of a transcervical Foley catheter as a source of infection: a systematic review and meta-analysis. Obstet Gynecol 126:539, 2015

Mei-Dan E, Walfisch A, Valencia C, et al: Making cervical ripening EASI: a prospective controlled comparison of single versus double balloon catheters. J Matern Fetal Neonatal Med 27:1765, 2014

Melamed N, Ray JG, Geary M, et al: Induction of labor before 40 weeks is associated with lower rate of cesarean delivery in women with gestational diabetes mellitus. Am J Obstet Gynecol 214:364, 2016

Mercer BM, McNanley T, O'Brien JM, et al: Early versus late amniotomy for labor induction: a randomized trial. Am J Obstet Gynecol 173:1371, 1995

Merrill DC, Zlatnik FJ: Randomized, double-masked comparison of oxytocin dosage in induction and augmentation of labor. Obstet Gynecol 94:455, 1999

Miller NR, Cypher RL, Foglia LM, et al: Elective induction of labor compared with expectant management of nulliparous women at 39 weeks of gestation: a randomized controlled trial. Obstet Gynecol 126:1258, 2015

National Institutes of Health: ClinicalTrials.gov: a randomized trial of induction versus expectant management (ARRIVE). 2015. Available at: https://clinicaltrials.gov/ct2/show/NCT01990612. Accessed July 28, 2017

O'Driscoll K, Foley M, MacDonald D: Active management of labor as an alternative to cesarean section for dystocia. Obstet Gynecol 63:485, 1984

Oshiro BT, Kowalewski L, Sappenfield W, et al: A multistate quality improvement program to decrease elective deliveries before 39 weeks of gestation. Obstet Gynecol 121(5):1025, 2013

Raghuraman N, Stout MJ, Young OM: Utility of the simplified Bishop score in spontaneous labor. Am J Perinatol 33:1176, 2016

Roland C, Warshak CR, DeFranco EA: Success of labor induction for pre-eclampsia at preterm and term gestational ages. J Perinatol 37(6):636, 2017

Rooney Thompson M, Towers CV, Howard BC, et al: The use of prostaglandin E_1 in peripartum patients with asthma. Am J Obstet Gynecol 212:392.e1, 2015

Rouse DJ, McCullough C, Wren AL, et al: Active-phase labor arrest: a randomized trial of chorioamnion management. Obstet Gynecol 83:937, 1994

Rouse DJ, Owen J, Hauth JC: Active-phase labor arrest: oxytocin augmentation for at least 4 hours. Obstet Gynecol 93:323, 1999

Rouse DJ, Owen J, Hauth JC: Criteria for failed labor induction: prospective evaluation of a standardized protocol. Obstet Gynecol 96:671, 2000

Rouse DJ, Owen J, Savage KG, et al: Active phase labor arrest: revisiting the 2-hour minimum. Obstet Gynecol 98:550, 2001

Saccone G, Berghella V: Induction of labor at full term in uncomplicated singleton gestations: a systematic review and metaanalysis of randomized controlled trials. Am J Obstet Gynecol 213:629, 2015

Salemi JL, Pathak EB, Salihu HM: Infant outcomes after elective early-term delivery compared with expectant management. Obstet Gynecol 127:657, 2016

Satin AJ, Leveno KJ, Sherman ML, et al: High-dose oxytocin: 20- versus 40-minute dosage interval. Obstet Gynecol 83:234, 1994

Satin AJ, Leveno KJ, Sherman ML, et al: High- versus low-dose oxytocin for labor stimulation. Obstet Gynecol 80:111, 1992

Schoen CN, Grant G, Berghella V, et al: Intracervical Foley catheter with and without oxytocin for labor induction: a randomized controlled trial. Obstet Gynecol 129:1046, 2017

Seitchik J, Amico J, Robinson AG, et al: Oxytocin augmentation of dysfunctional labor. IV. Oxytocin pharmacokinetics. Am J Obstet Gynecol 150:225, 1984

Sievert RA, Kuper SG, Jauk VC: Predictors of vaginal delivery in medically indicated early preterm induction of labor. Am J Obstet Gynecol 217(3):375.e1

Simon CE, Grobman WA: When has an induction failed? Obstet Gynecol 105:705, 2005

Smith KM, Hoffman MK, Sciscione A: Elective induction of labor in nulliparous women increases the risk of cesarean delivery. Obstet Gynecol 101:45S, 2003

Snowden JM, Muoto I, Darney BG, et al: Oregon's hard-stop policy limiting elective early-term deliveries: association with obstetric procedure use and health outcomes. Obstet Gynecol 128:1389, 2016

Spong CY, Berghella V, Wenstrom KD, et al: Preventing the first cesarean delivery. Summary of a Joint Eunice Kennedy Shriver National Institute of Child Health and Human Development, Society for Maternal-Fetal Medicine, and American College of Obstetricians and Gynecologists Workshop. Obstet Gynecol 120(5):1181, 2012

Ten Eikelder ML, Oude Rengerink K, Jozwiak M, et al: Induction of labor at term with oral misoprostol versus a Foley catheter (PROBAAT-II): a multicenter randomized controlled non-inferiority trial. Lancet 387:1619, 2016

Thisted DL, Mortensen LH, Krebs L. Uterine rupture without previous caesarean delivery: a population-based cohort study. Eur J Obstet Gynecol Reprod Biol. 195:151, 2015

Thomas J, Fairclough A, Kavanagh J, et al: Vaginal prostaglandin (PGE2 and PGF2a) for induction of labour at term. Cochrane Database Syst Rev 6:CD003101, 2014

Thorbiörnson A, Vladic T, Stjernholm YV: Oral versus vaginal prostaglandin for labor induction. J Matern Fetal Neonatal Med 30:789, 2017

Tita AT, Landon MB, Spong CY, et al: Timing of elective repeat cesarean delivery at term and neonatal outcomes. N Engl J Med 360(2):111, 2009

Towers CV, Briggs GG, Rojas JA: The use of prostaglandin E2 in pregnant patients with asthma. Am J Obstet Gynecol 190(6):1777, 2004

UK Amniotomy Group: A multicentre randomised trial of amniotomy in spontaneous first labour at term. BJOG 101:307, 1994

Väisänen-Tommiska M, Nuutila M, Aittomäki K, et al: Nitric oxide metabolites in cervical fluid during pregnancy: further evidence for the role of cervical nitric oxide in cervical ripening. Am J Obstet Gynecol 188:779, 2003

Väisänen-Tommiska M, Nuutila M, Ylikorkala O: Cervical nitric oxide release in women postterm. Obstet Gynecol 103:657, 2004

Verhoeven CJ, Opmeer BC, Oei SG, et al: Transvaginal sonographic assessment of cervical length and wedging for predicting outcome of labor induction at term: a systematic review and meta-analysis. Ultrasound Obstet Gynecol. 42:500, 2013

Villano KS, Lo JY, Alexander JM: A dose-finding study of oral misoprostol for labor augmentation. Am J Obstet Gynecol 204(6):560.e1, 2011

Wagner M: Off-label use of misoprostol in obstetrics: a cautionary tale. BJOG 112: 266, 2005

Weeks AD, Fiala C, Safar P: Misoprostol and the debate over off-label drug use. BJOG 112: 269, 2005

Wen T, Beceir A, Xenakis E, et al: Is there a maximum effective dose of Pitocin? Am J Obstet Gynecol 185:S212, 2001

Williams JW: Obstetrics: a Text-book for the Use of Students and Practitioners. New York, D. Appleton and Co., 1903

Wing DA, Brown R, Plante LA, et al: Misoprostol vaginal insert and time to vaginal delivery. A randomized controlled trial. Obstet Gynecol 122(2 pt 1): 201, 2013

Wolfe H, Timofeev J, Tefera E, et al: Risk of cesarean in obese nulliparous women with unfavorable cervix: elective induction vs expectant management at term. Am J Obstet Gynecol. 211:53.e1, 2014

Xenakis EM, Langer O, Piper JM, et al: Low-dose versus high-dose oxytocin augmentation of labor—a randomized trial. Am J Obstet Gynecol 173: 1874, 1995

Yeast JD, Jones A, Poskin M: Induction of labor and the relationship to cesarean delivery: a review of 7001 consecutive inductions. Am J Obstet Gynecol 180:628, 1999

Zhang J, Landy HJ, Branch DW, et al: Contemporary patterns of spontaneous labor with normal neonatal outcomes. Obstet Gynecol 116(6):1281, 2010a

Zhang J, Troendle J, Mikolajczyk R, et al: The natural history of the normal first stage of labor. Obstet Gynecol 115(4):705, 2010b

Zhang J, Troendle J, Reddy UM, et al: Contemporary cesarean delivery practice in the United States. Am J Obstet Gynecol 203(4):326.e1, 2010c

Zhang J, Troendle JF, Yancey MK: Reassessing the labor curve in nulliparous women. Am J Obstet Gynecol 187:824, 2002

PARTE 8
PARTO

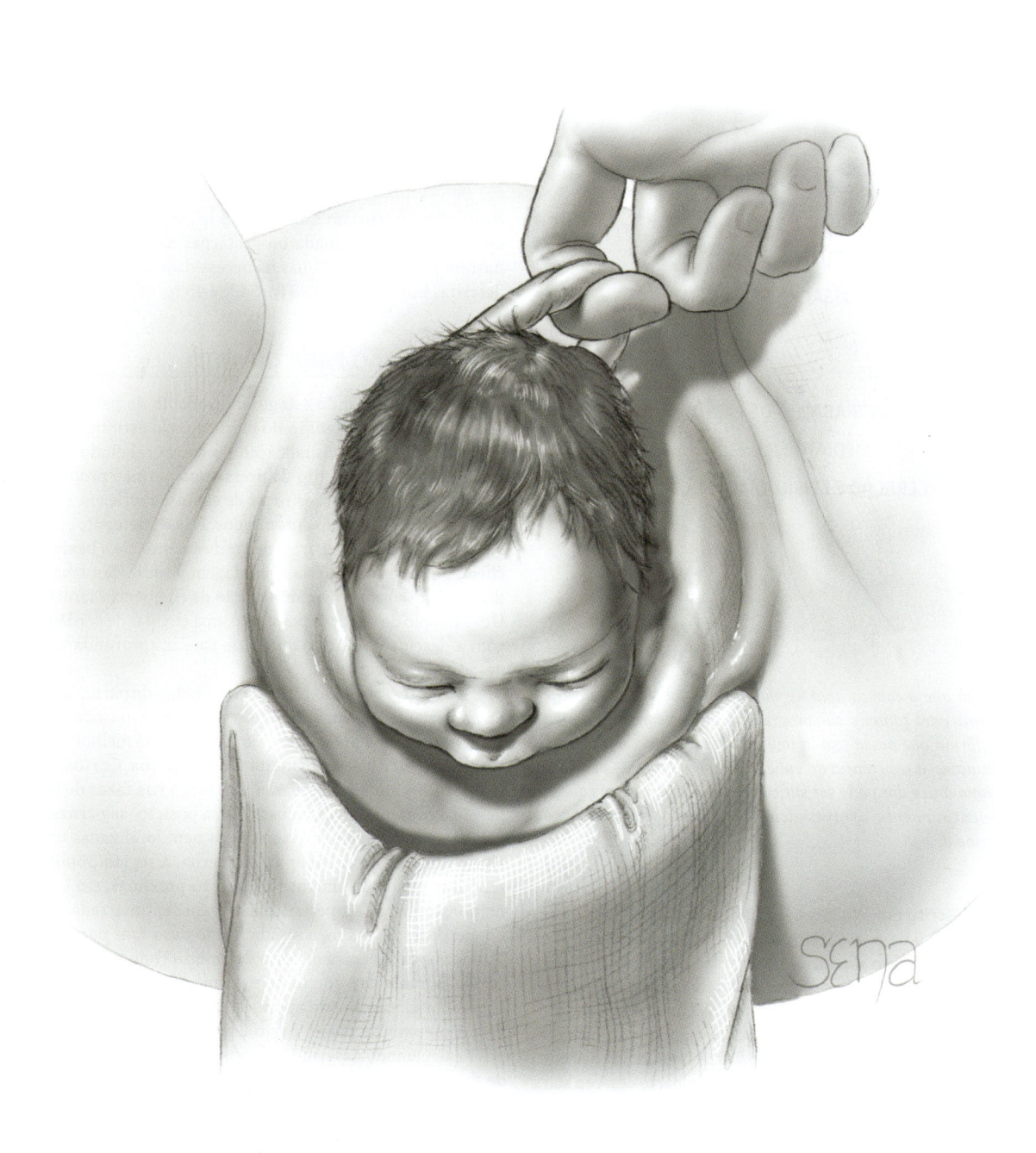

CAPÍTULO 27

Parto vaginal

PREPARAÇÃO PARA O PARTO 516
APRESENTAÇÃO OCCIPITOPÚBICA 517
APRESENTAÇÃO OCCIPITOSSACRA PERSISTENTE 519
DISTOCIA DE OMBRO 520
POPULAÇÕES ESPECIAIS 524
TERCEIRO ESTÁGIO DO TRABALHO DE PARTO 525
CUIDADO PÓS-PARTO IMEDIATO 527
REPAROS DE LACERAÇÃO E EPISIOTOMIA 531

Assim que a cabeça aparece na vulva, o médico deve estar pronto para conter a sua progressão. Ele deve manter a mão de forma que possa usá-la imediatamente, pois, em muitas situações, a resistência da vulva é inesperadamente vencida, e uma única dor pode ser suficiente para empurrar a cabeça repentinamente através dela, resultando em laceração perineal.

— J. Whitridge Williams (1903)

Conforme descrito por Williams, o final natural do segundo estágio do trabalho de parto é o nascimento controlado por via vaginal de um neonato saudável com trauma mínimo à gestante. O parto vaginal é a via preferencial para o nascimento da maioria dos fetos, embora diversos cenários clínicos favoreçam a cesariana. Entre as vias de parto, o parto vaginal espontâneo em apresentação fletida impõe o menor risco na maioria das comorbidades maternas, e as comparações com o parto cesáreo são encontradas no Capítulo 30 (p. 568). Em geral, o parto acontece de forma espontânea, embora o parto vaginal instrumentado possa ser necessário caso haja complicações maternas ou fetais, conforme descrito no Capítulo 29 (p. 553). Por fim, fetos com apresentação inadequada ou gestações múltiplas muitas vezes nascem por via vaginal, mas há necessidade de técnicas especiais, descritas nos Capítulos 28 (p. 543) e 45 (p. 888).

PREPARAÇÃO PARA O PARTO

O término do segundo estágio do trabalho de parto é anunciado pelo início da distensão do períneo, pelo estiramento da pele sobrejacente e pela visualização do couro cabeludo do feto no canal vaginal. O aumento da pressão no períneo produzido pela cabeça do feto estimula esforços de expulsão reflexos, que devem ser encorajados quando apropriados. Nesse momento, devem ser feitos os preparativos para o desprendimento. Se a bexiga estiver cheia, pode ser necessária a sondagem vesical. Também se deve dar atenção contínua à monitoração da frequência cardíaca fetal. Um exemplo de situação possível é uma circular de cordão apertar com a descida do feto, o que pode causar aprofundamento das desacelerações variáveis.

Durante o segundo estágio do trabalho de parto, as posições da parturiente podem variar. Contudo, para o nascimento, a posição de litotomia dorsal é a mais comum. Para melhor exposição, são usados estribos ou sustentadores de perna. Corton e colaboradores (2012) não observaram diferença nas taxas de laceração perineal com ou sem o seu uso. Nessa posição, as pernas não devem ficar excessivamente separadas nem localizadas uma mais alta do que a outra. No apoio de perna, a região poplítea deve repousar confortavelmente na porção proximal, e o calcanhar, na porção distal. As pernas não devem ser amarradas no estribo, permitindo, assim, a rápida flexão das coxas para trás sobre o abdome, caso ocorra distocia de ombro. Pode haver cãibras nas pernas durante os esforços no segundo estágio, que são aliviadas pelo reposicionamento da perna afetada ou por massagem breve.

A preparação para o parto deve incluir antissepsia vulvar e perineal. Quando desejado, campos estéreis podem ser colocados de maneira que apenas a área imediatamente ao redor da vulva seja exposta. Escovação, uso de avental, luvas e máscara e óculos protegem tanto a parturiente como o obstetra contra agentes infecciosos.

APRESENTAÇÃO OCCIPITOPÚBICA

■ Desprendimento da cabeça

No momento distensão do períneo, a posição da cabeça em geral já é conhecida. Em alguns casos, entretanto, a moldagem e a formação de bossa (*caput*) podem impedir a identificação precoce com precisão. Nesse momento, deve-se realizar avaliação cuidadosa, como descrito no Capítulo 22 (p. 426). Na maioria dos casos, a posição será diretamente occipitopúbica (OP) ou terá ligeira rotação oblíqua. Porém, talvez em cerca de 5% dos casos, há persistência da posição occipitossacra (OS).

A cada contração, a abertura vulvovaginal é dilatada pela cabeça fetal até que gradualmente se forme uma abertura ovoide e, por fim, uma abertura quase circular (Fig. 27-1). Esse envolvimento do maior diâmetro da cabeça fetal pelo anel vulvar é conhecido como *coroação*. O períneo fica mais fino e pode haver laceração espontânea. O ânus torna-se cada vez mais estirado, podendo a parede anterior do reto ser facilmente observada através dele.

A episiotomia de rotina não é mais recomendada, e o uso seletivo visa aumentar a abertura vaginal em casos de indicações específicas (p. 529). Para reduzir as lacerações vaginais espontâneas, alguns realizam massagem pré-natal do corpo do períneo para aumentar a distensibilidade perineal ou massagem perineal intraparto para aumentar o introito para a passagem da cabeça. Durante a massagem com um lubrificante, o períneo é segurado na linha média com as duas mãos usando o polegar em oposição aos dedos. O estiramento para fora e para os lados para afinamento do períneo é repetidamente realizado. Porém, em estudos randomizados, essa técnica não evitou de maneira significativa as lacerações perineais (Beckmann, 2013; Mei-dan, 2008; Stamp, 2001). O uso anteparto do balão intravaginal *Epi-No* tem objetivo semelhante, mas também não evita trauma perineal ou lesão do levantador (Brito, 2015; Kamisan Atan, 2016).

Quando a cabeça distende a vulva e o períneo suficientemente para abrir o introito vaginal até um diâmetro de 5 cm ou mais, pode-se usar uma mão enluvada para dar suporte ao períneo (Fig. 27-2). A outra mão é usada para orientar e controlar a cabeça fetal para liberar o menor diâmetro de cabeça através do introito e evitar o parto expulsivo. A liberação lenta da cabeça pode reduzir lacerações (Laine, 2008). Em geral, o suporte do períneo reduz as taxas de lesão do esfíncter anal em comparação com a abordagem ao parto "sem interferência das mãos" (Bulchandani, 2015; McCandlish, 1998).

Como alternativa, se o esforço expulsivo se mostrar inadequado ou se houver necessidade de acelerar o processo, pode-se empregar a *manobra de Ritgen modificada* ou uma episiotomia. Nessa manobra modificada, dedos enluvados sob uma toalha dobrada fazem pressão para frente sobre o mento fetal através do períneo, imediatamente em frente ao cóccix. Ao mesmo tempo, a outra mão faz pressão contra o occipício (Fig. 27-3). Originalmente descrita em 1855, a manobra permite controlar

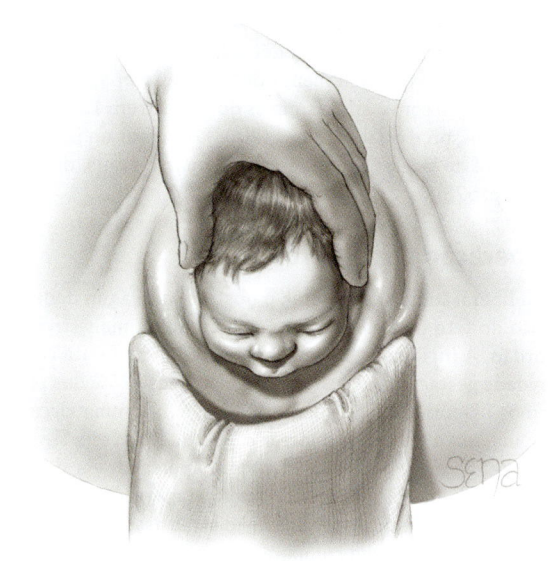

FIGURA 27-2 Desprendimento da cabeça. A boca aparece sobre o períneo.

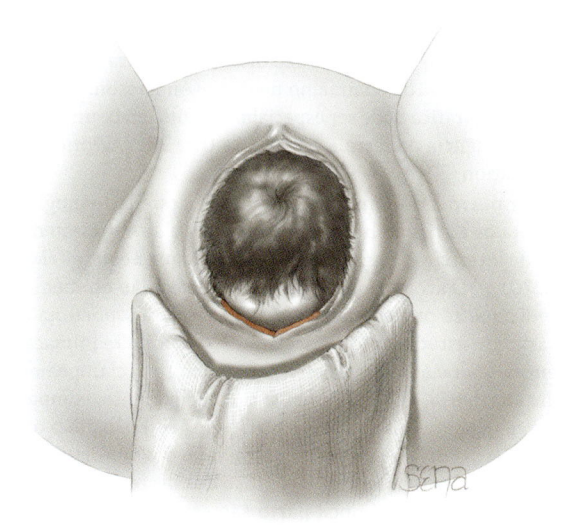

FIGURA 27-1 É realizado suporte manual do períneo quando ocorre a coroação.

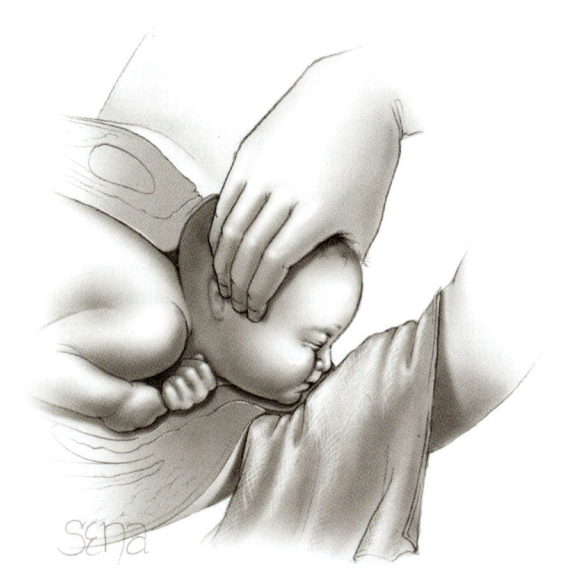

FIGURA 27-3 Manobra de Ritgen modificada. É aplicada pressão moderada para cima no mento fetal pela mão posterior coberta por toalha estéril. A outra mão aplica pressão no occipício.

a liberação da cabeça (Cunningham, 2008), favorecendo também a extensão do pescoço de modo que a cabeça passe pelo introito e sobre o períneo com seu menor diâmetro. Comparando a manobra de Ritgen com o apoio simples do períneo em 1.623 parturientes, Jönsson e colaboradores (2008) observaram incidência semelhante de lacerações de terceiro e quarto graus, definidas adiante (p. 528).

■ Liberação dos ombros

Após a liberação da cabeça fetal, o obstetra passa um dedo pelo pescoço do feto para determinar se há uma ou mais circulares de cordão. A incidência de circular de cordão aumenta conforme a idade gestacional e é encontrada em quase 25% dos partos a termo (Larson, 1997; Ogueh, 2006). Quando uma circular é percebida, ela é deslizada sobre a cabeça, caso esteja frouxa o suficiente. Se estiver demasiadamente apertada, ela deve ser cortada entre duas pinças. Essas circulares apertadas complicam cerca de 6% dos nascimentos, mas não estão associadas a piores resultados neonatais em comparação com fetos sem circulares (Henry, 2013).

Depois de sua liberação, a cabeça fetal cai posteriormente, empurrando a face de modo que fique quase em contato com o ânus materno. A cabeça rapidamente gira na direção de uma das coxas da mãe e assume uma posição transversa. Essa rotação externa indica que o diâmetro biacromial, que é a distância entre os ombros, girou para o diâmetro anteroposterior da pelve.

Com frequência, os ombros aparecem na vulva exatamente depois da rotação externa e se desprendem de maneira espontânea. Se houver atraso, sua extração ajuda a controlar o nascimento. Os lados da cabeça devem ser segurados com as duas mãos, sendo aplicada tração *gentil* para baixo até que o ombro anterior apareça sob o arco púbico (Fig. 27-4). A seguir, com um movimento em direção superior, o ombro posterior é liberado. Durante o nascimento, deve-se evitar força intensa ou abrupta a fim de prevenir a ocorrência de lesão do plexo braquial fetal.

O restante do corpo quase sempre segue os ombros sem dificuldade. No entanto, caso demore demais, o nascimento pode ser acelerado com tração moderada para fora na cabeça e pressão moderada sobre o fundo do útero. Deve-se evitar puxar o feto pelas axilas com os dedos. Essa manobra pode causar lesão de nervos dos membros superiores, levando a paralisia transitória ou, possivelmente, permanente. Imediatamente após o parto do recém-nascido, costuma ser observado um jato de líquido amniótico muitas vezes tingido de sangue, mas não grosseiramente hemático.

Antigamente, era rotineira a aspiração imediata com bulbo da nasofaringe do neonato com o objetivo de remover secreções. Descobriu-se, no entanto, que a aspiração da nasofaringe pode causar bradicardia neonatal (Gungor, 2006). As recomendações atuais para reanimação neonatal da American Heart Association não indicam aspiração logo após o nascimento – mesmo na presença de mecônio (Cap. 33, p. 620). Além disso, no caso de líquido tingido de mecônio, a intubação de rotina para aspiração traqueal não é recomendada para neonatos vigorosos ou não vigorosos. A aspiração é reservada aos neonatos que apresentem obstrução evidente impedindo a ventilação espontânea ou àqueles que necessitem de ventilação com pressão positiva (Wyckoff, 2015). Para a aspiração, as opções são o bulbo ou o cateter de aspiração, podendo incluir intubação e aspiração da via aérea em caso de obstrução.

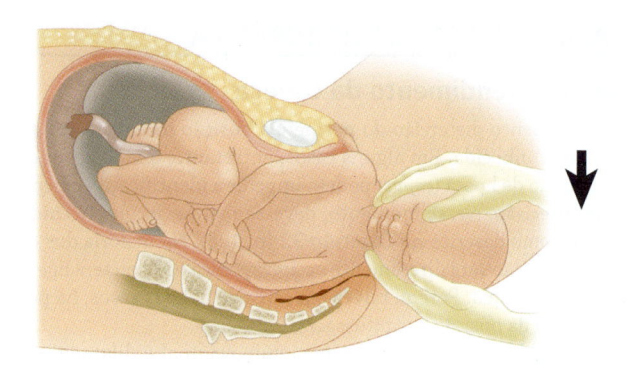

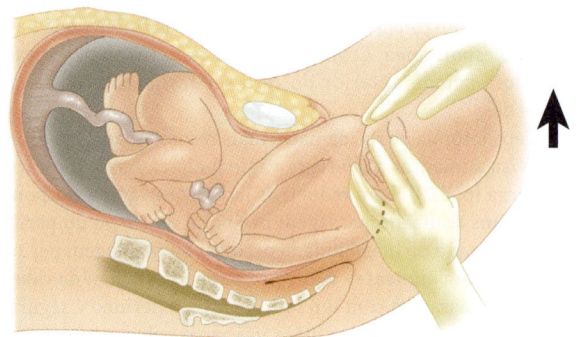

FIGURA 27-4 Liberação dos ombros. **A.** Tração gentil para baixo a fim de produzir a descida do ombro anterior. **B.** Completada a liberação do ombro anterior. Tração gentil para cima para liberar o ombro posterior.

■ Clampeamento do cordão

O cordão umbilical deve ser cortado entre duas pinças aplicadas a 6 ou 8 cm do abdome fetal; mais tarde, aplica-se um *clamp* umbilical a 2 a 3 cm de sua inserção no abdome fetal.

Para neonatos a termo, o melhor momento para o clampeamento do cordão permanece sendo tema de debates. O clampeamento tardio transfere um maior volume de sangue para o recém-nascido. A espera de até 60 segundos pode aumentar as reservas totais de ferro no organismo, expandir o volume sanguíneo e reduzir a incidência de anemia no neonato (Andersson, 2011; Yao, 1974). Essa prática pode ser especialmente útil em populações em que a deficiência de ferro é prevalente (Kc, 2017; World Health Organization, 2014).

Por outro lado, uma maior concentração de hemoglobina aumenta os riscos de hiperbilirrubinemia e de extensão do período de internação hospitalar para fototerapia neonatal (McDonald, 2013). O atraso no clampeamento do cordão também pode impedir que se proceda à reanimação neonatal oportuna e necessária. Há estudos iniciais avaliando o valor da reanimação de recém-nascidos à beira do leito para permitir o clampeamento tardio (Katheria, 2017; Winter, 2017). Felizmente, comparado com o clampeamento precoce, o tardio em geral não piora o índice de Apgar, o pH do cordão umbilical ou o desconforto respiratório causado por policitemia. No caso dos desfechos maternos, as taxas de hemorragia pós-parto são semelhantes quando se comparam os grupos com clampeamento tardio ou precoce (Andersson, 2013). Há menos dados disponíveis sobre a prática de "ordenha" do cordão, na qual se empurra sangue do cordão umbilical para o neonato. Essa manobra parece segura e talvez seja vantajosa se houver indicação clínica de clampeamento rápido (Upadhyay, 2013).

Para o neonato prematuro, o atraso no clampeamento do cordão tem vários benefícios. Entre eles estão aumento do volume de hemácias, redução da necessidade de transfusão sanguínea e taxas menores de hemorragia intraventricular e de enterocolite necrosante (Backes, 2014; Rabe, 2012). No caso de neonatos que necessitam de reanimação urgente, a ordenha pode ter benefícios pela transferência rápida de volume (Al-Wassia, 2015; Katheria, 2015; Patel, 2014). Ainda assim, devido às rápidas alterações no volume sanguíneo, a American Heart Association atualmente sugere que não seja realizada rotineiramente a ordenha do cordão em neonatos nascidos com < 29 semanas de gestação (Wyckoff, 2015).

O American College of Obstetricians and Gynecologists (2017a) observa evidências suficientes para apoiar o clampeamento tardio do cordão umbilical em neonatos a termo e pré-termo por pelo menos 30 a 60 segundos após o nascimento. Essa opinião é endossada pela American Academy of Pediatrics (2017a). As diretrizes da American Heart Association aconselham que a prática pode ter benefícios para neonatos a termo ou pré-termo que não necessitem de reanimação imediata ao nascer (Wyckoff, 2015).

■ Apresentação occipitotransversa

Se não houver anormalidades na estrutura pélvica ou assinclitismo, a apresentação occipitotransversa (OT) em geral será transitória. Assim, a não ser que as contrações uterinas sejam hipotônicas, a cabeça em geral sofrerá rotação espontânea para a apresentação OP. Se a rotação cessar em razão de insuficiência das forças expulsivas, o parto vaginal pode ser feito rapidamente de diversas formas. A mais simples é a rotação manual da cabeça anteriormente para a apresentação OP ou, com menos frequência, posteriormente para a apresentação OS. Le Ray e colaboradores (2007) relataram que, em caso de sucesso de qualquer uma dessas duas manobras, a taxa de cesariana foi de 4% em comparação com a taxa de 60% observada nas mulheres em que a rotação não foi bem-sucedida. Alguns autores recomendam rotação com fórceps Kielland em caso de persistência da apresentação OT, conforme descrito no Capítulo 29 (p. 561). Esse tipo de fórceps é usado para girar o occipício para a posição anterior, e o parto é realizado com o mesmo fórceps ou substituindo-o por outro do tipo Simpson, Tucker-McLane ou semelhante.

Em alguns casos, o formato da pelve leva à persistência da apresentação OT que talvez não seja fácil de resolver. Por exemplo, uma pelve de tipo platipeloide é achatada no plano anteroposterior, enquanto uma pelve androide tem forma de coração. Nesses casos, o espaço pode não ser adequado para a rotação do occipício para uma posição anterior ou posterior (Fig. 2-17, p. 31). Em razão desses problemas, evita-se aplicar força indevida quando se tenta o parto por fórceps.

APRESENTAÇÃO OCCIPITOSSACRA PERSISTENTE

Cerca de 2 a 10% dos fetos únicos a termo com apresentação cefálica nascem em posição occipitossacra (OS) (Cheng, 2010). Muitos fetos nascidos em apresentação OS estão em apresentação OP no início do trabalho de parto, o que reflete má rotação durante o parto. Entre os fatores de risco predisponentes estão analgesia peridural, nuliparidade, feto de maior peso e parto prévio em posição OS (Cheng, 2006a; Gardberg, 2004; Lieberman, 2005). Em relação ao formato da pelve, uma pelve antropoide e um ângulo subpúbico estreito também podem ser fatores predisponentes (Barth, 2015; Ghi, 2016).

■ Morbidade

As parturientes com apresentação OS persistente têm maiores taxas de prolongamento do segundo estágio do trabalho de parto, parto cesáreo e parto vaginal instrumentado. Nas mulheres com parto vaginal, as taxas de perda sanguínea e de lacerações de terceiro e quarto graus estão aumentadas (Senécal, 2005).

Os bebês nascidos em posição OS têm mais complicações do que os nascidos em posição OP. Cheng e colaboradores (2006b) compararam os resultados de 2.591 mulheres em trabalho de parto com apresentação OS persistente com os de 28.801 mulheres cujos filhos nasceram em apresentação OP. Quase todas as possíveis complicações do parto foram mais frequentes entre as mulheres com apresentação OS persistente. Apenas 46% tiveram parto espontâneo, e as demais gestantes representaram 9% das cesarianas realizadas. Os pesquisadores também observaram que a apresentação OS na hora do parto foi associada a aumento dos resultados adversos neonatais em curto prazo, inclusive acidemia na gasometria do sangue do cordão, traumatismo de parto, índices de Apgar < 7 e admissão em unidade de terapia intensiva neonatal, entre outros. Ponkey (2003) e Fitzpatrick (2001) e colaboradores relataram resultados semelhantes.

Os métodos para prevenir uma apresentação OS persistente e a morbidade associada foram investigados. Primeiro, o toque vaginal para identificação da posição da cabeça fetal pode ser impreciso, e a ultrassonografia transabdominal pode ser usada para aumentar a acurácia (Dupuis, 2005; Zahalka, 2005). O transdutor é colocado transversalmente logo acima do monte do púbis materno. Na ultrassonografia, as órbitas e a ponte nasal do feto têm posição ventral, enquanto o occipício está em aposição ao sacro inferior. Essa informação pode ser uma explicação para o prolongamento do segundo estágio do trabalho de parto ou para identificar candidatas à rotação. Entre outras intervenções possíveis, a variação da posição da gestante antes ou durante o trabalho de parto não parece reduzir as taxas de apresentação OS persistente (Desbriere, 2013; Kariminia, 2004; Le Ray, 2016).

■ Parto

O parto do feto em posição OS persistente pode ser espontâneo ou vaginal instrumentado. Primeiro, se o estreito inferior da pelve for espaçoso e o períneo estiver relaxado por partos prévios, em geral o parto em apresentação OS será espontâneo e rápido. Por outro lado, se o períneo for resistente ao estiramento, o segundo estágio pode ser bastante prolongado. A cada esforço expulsivo, a cabeça é pressionada contra o períneo com força muito superior a quando a cabeça está em apresentação OP, o que acarreta taxas maiores de lacerações de terceiro e quarto graus (Groutz, 2011; Melamed, 2013).

Em alguns casos, o parto vaginal espontâneo em apresentação OS não parece viável ou há necessidade de acelerar o nascimento. Nesses casos, pode-se optar por fazer rotação manual com nascimento espontâneo em apresentação OP. Essa técnica é discutida em detalhes no Capítulo 29 (p. 560). As taxas de sucesso da manobra de rotação variam de 47 a 90%. E, como seria esperado, há redução nas taxas de cesariana, laceração vaginal e perda sanguínea materna após rotação para apresentação OP e parto vaginal (Le Ray, 2005; Sen, 2013; Shaffer, 2006, 2011). Como desvantagem, a rotação manual está associada a taxas mais altas de laceração cervical. Assim, é mandatório proceder à inspeção meticulosa do colo após uma manobra de rotação.

Para o nascimento difícil, pode-se aplicar fórceps ou dispositivo a vácuo em caso de apresentação OS persistente. Esses procedimentos costumam ser realizados em conjunto com episiotomia. Se a cabeça estiver insinuada, o colo totalmente dilatado e a pelve for adequada, poderá ser tentada rotação com o auxílio de fórceps quando o profissional tiver capacitação para isso. Essas técnicas de parto vaginal instrumentado são descritas em detalhes no Capítulo 29 (p. 561).

Raramente, ocorre protrusão do couro cabeludo fetal pelo introito vaginal como consequência do alongamento acentuado da cabeça fetal produzido pela moldagem combinada à formação de uma grande bossa serossanguínea. Em alguns casos, é possível que a cabeça ainda não esteja insinuada – ou seja, o diâmetro biparietal pode ainda não ter passado pelo estreito superior da pelve. Nesses casos, o trabalho de parto pode ser caracteristicamente longo, e a descida da cabeça, lenta. A palpação cuidadosa acima da sínfise púbica pode revelar que a cabeça do feto está acima do estreito superior da pelve. Nesses casos, há indicação de cesariana imediata.

No Parkland Hospital, a preferência é por parto espontâneo ou rotação manual no manejo dos casos com apresentação OS persistente. Quando necessário, utilizamos rotação manual para apresentação OP seguida por parto por fórceps ou parto por fórceps com o feto em apresentação OS. Se nenhuma delas puder ser realizada com facilidade e segurança, a cesariana é realizada.

DISTOCIA DE OMBRO

Após a saída total da cabeça fetal durante o parto vaginal, o restante do corpo tende a sair rapidamente. O ombro anterior do feto pode ficar preso atrás da sínfise púbica, com dificuldade para sair com a tração normal para baixo e os esforços maternos. Como o cordão umbilical fica comprimido no interior do canal do parto, esse tipo de distocia é uma emergência. Diversas manobras, além da tração para baixo sobre a cabeça e pescoço do feto, podem ser realizadas para liberar o ombro. Há necessidade de trabalho em equipe, no qual comunicação efetiva e liderança são essenciais.

Não há consenso quanto a uma definição específica de distocia de ombro. Alguns pesquisadores se concentram na necessidade de manobras para liberar o ombro, enquanto outros utilizam o tempo decorrido entre a liberação da cabeça e do restante do corpo como fator definidor (Beall, 1998). Spong e colaboradores (1995) relataram que o período médio entre o desprendimento da cabeça e o do corpo em nascimentos normais foi de 24 segundos, em comparação ao período de 79 segundos nos casos com distocia de ombro. Esses pesquisadores propuseram que fosse usado o período de > 60 segundos entre o desprendimento da cabeça e o do corpo como limite para definir distocia de ombro. Não obstante, atualmente o diagnóstico continua a depender da percepção clínica de ineficácia da pressão normal para baixo para a liberação do ombro.

Em razão dessas diferenças de definição, a incidência de distocia de ombro varia. Uma revisão recente cita uma média clinicamente útil de 1% de todos os partos (Ouzounian, 2016). A incidência tem crescido nas últimas décadas, provavelmente em razão do aumento no peso fetal ao nascer (MacKenzie, 2007; Øverland, 2014). O aumento na identificação e documentação também pode elevar a incidência (Kim, 2016).

■ Consequências maternas e neonatais

Em geral, a distocia de ombro impõe mais riscos ao feto do que à mãe. Os principais riscos maternos são lacerações perineais graves e hemorragia pós-parto, geralmente por atonia uterina, mas também por lacerações (Gauthaman, 2016; Rahman, 2009). Por outro lado, há risco significativo de lesão neuromusculoesquelética e asfixia para o neonato. Essas lesões específicas são descritas no Capítulo 33 (p. 630). Em uma revisão de 1.177 casos de distocia de ombro, a lesão do plexo braquial foi diagnosticada em 11% dos casos, e as fraturas de clavícula ou do úmero, em 2% (Chauhan, 2014). MacKenzie e colaboradores (2007) revisaram 514 casos. Entre os neonatos, 7% mostraram evidência de acidose ao nascer, e 1,5% necessitaram de reanimação cardíaca ou evoluíram com encefalopatia hipóxico-isquêmica (EHI). Em outra revisão de 200 casos, as taxas de acidose fetal grave e de EHI foram cada uma de 0,5% quando o parto foi completado dentro de 5 minutos. Essas taxas aumentaram para 6 e 24%, respectivamente, com atrasos no parto ≥ 5 minutos (Leung, 2011a).

■ Previsão e prevenção

Macrossomia fetal, obesidade materna, prolongamento do segundo estágio do trabalho de parto e um evento prévio aumentam o risco de distocia de ombro (Mehta, 2004; Overland, 2009; Schummers, 2015). Embora esses fatores estejam claramente associados a essa complicação, a identificação de casos antes de sua ocorrência mostrou-se impossível. O American College of Obstetricians and Gynecologists (2017c) revisou os trabalhos publicados, concluindo que:

1. A maioria dos casos de distocia de ombro não pode ser prevista com precisão, nem prevenida.
2. Não há indicação de indução eletiva do parto ou de cesariana eletiva para todas as mulheres sob suspeita de gestarem feto macrossômico.
3. Pode-se considerar indicar cesariana eletiva para as mulheres não diabéticas cujo peso fetal estimado seja > 5.000 g ou para as diabéticas com peso fetal estimado > 4.500 g.

Peso ao nascer

Há um aumento correspondente na incidência de distocia de ombro conforme a elevação do peso ao nascer (Acker, 1985; Øverland, 2012; Stotland, 2004). As características maternas mais citadas em associação ao aumento do peso fetal ao nascer são obesidade, gestação pós-termo, multiparidade e diabetes (Jolly, 2003; Koyanagi, 2013). A combinação de macrossomia fetal e diabetes melito materno aumenta ainda mais a frequência de distocia de ombro (Langer, 1991; Nesbitt, 1998). Essa predisposição pode derivar do fato de que os fetos de mulheres diabéticas têm ombros e circunferências de membros maiores, além de maiores diferenças de tamanho ombro/cabeça ou tórax/cabeça em relação a fetos com peso comparável de mães não diabéticas (McFarland, 1998; Modanlou, 1982). Porém, a tradução dessas medidas específicas em limiares ultrassonográficos definidos mostrou ter pouca sensibilidade preditiva (Burkhardt, 2014).

De maneira preventiva, a indução precoce do trabalho de parto gerou resultados conflitantes. Em um estudo, cerca de 800 mulheres com suspeita de feto macrossômico foram randomizados para indução precoce entre 37 e 39 semanas ou para cuidado expectante (Boulvain, 2015). As taxas de distocia foram reduzidas em dois terços no grupo da intervenção, e nenhum dos grupos apresentou lesão de plexo braquial. Embora isso não tenha sido mensurada, essa prática deve ser ponderada contra a morbidade do parto precoce. Além disso, a baixa acurácia da predição anteparto do peso fetal deve também ser considerada (Hoopmann, 2010; Malin, 2016; Noumi, 2005). Por outro lado, um estudo randomizado inicial com 284 mulheres mostrou que as taxas de distocia de ombro não foram reduzidas pela indução precoce com 38 semanas (Gonen, 1997).

Conforme discutido anteriormente, a cesariana pode ser considerada para evitar a distocia de ombro. Em relação a essa prática, Rouse e Owen (1999) concluíram que uma política de realizar cesariana profilática indicada por macrossomia fetal levaria a mais de 1.000 cesarianas com morbidade associada para evitar apenas 1 lesão de plexo braquial permanente.

Distocia de ombro prévia

O risco de recorrência de distocia de ombro varia entre 1 e 13% (Bingham, 2010; Moore, 2008; Ouzounian, 2013). Para muitas mulheres com distocia de ombro prévia, justifica-se a tentativa de parto normal. O American College of Obstetricians and Gynecologists (2017c) recomenda que o peso fetal estimado, a idade gestacional, a intolerância à glicose materna e a gravidade de lesões neonatais anteriores sejam avaliados e que os benefícios da cesariana sejam discutidos com qualquer mulher com história de distocia de ombro anterior. Após essa discussão, ambas as formas de parto podem ser consideradas apropriadas.

■ Manejo

Considerando que a distocia não pode ser prevista com precisão, os obstetras devem conhecer bem os princípios do manejo desses casos. Em razão da compressão do cordão que ocorre com essa distocia, um dos objetivos é reduzir o tempo entre o desprendimento da cabeça e o do corpo. Esse objetivo deve ser ponderado contra o segundo, que é evitar que haja lesão no feto ou na mãe causada por manipulação agressiva. Como consequência, recomenda-se uma tentativa inicial com tração suave, auxiliada pelas forças expulsivas da mãe. Certamente, uma analgesia adequada é ideal. Alguns médicos defendem episiotomia ampla para obter mais campo de manipulação. A episiotomia em si não reduz as taxas de lesão do plexo braquial, mas aumenta as taxas de laceração de terceiro e quarto graus (Gurewitsch, 2004; Paris, 2011; Sagi-Dain, 2015). A episiotomia pode ser escolhida para complementar as manobras necessárias.

Após a tração suave, diversas técnicas podem ser usadas para liberar o ombro anterior de sua posição impactada atrás da sínfise púbica. Uma discussão mais detalhada sobre o assunto é encontrada em *Cirurgia obstétrica de Cunningham e Gilstrap*, 3ª edição (Cunningham, 2017). Entre as técnicas, pode-se utilizar a aplicação de *pressão suprapúbica* moderada por um assistente, ao mesmo tempo em que a cabeça fetal é tracionada para baixo. A pressão é aplicada com base da palma da mão ao ombro anterior que está preso acima e atrás da sínfise púbica. O ombro anterior é, então, rebaixado, girado, ou ambos, para que os dois ombros passem a ocupar o plano oblíquo da pelve. Assim, o ombro anterior pode ser liberado.

A *manobra de McRoberts* costuma ser realizada a seguir se houver necessidade de etapas adicionais. Essa manobra consiste na retirada das pernas da mãe do apoio e em sua flexão em ângulo agudo sobre o abdome. Concomitantemente, costuma-se aplicar pressão suprapúbica (Fig. 27-5). Gherman e colaboradores (2000) analisaram a manobra de McRoberts usando pelvimetria radiográfica. Eles observaram que o procedimento causa retificação do sacro em relação à coluna lombar, rotação da sínfise púbica na direção da cabeça materna e redução no ângulo de inclinação da pelve. Embora não aumente as dimensões da pelve, a rotação da pelve no sentido cefálico tende a liberar o ombro anterior impactado. Gonik e colaboradores (1989) testaram objetivamente a posição de McRoberts em modelos laboratoriais, verificando que a manobra reduziu as forças necessárias para liberar o ombro fetal. Se não for obtido sucesso com essa manobra, em geral segue-se para a liberação do ombro posterior ou para a rotação do diâmetro biacromial para um dos diâmetros oblíquos da pelve materna.

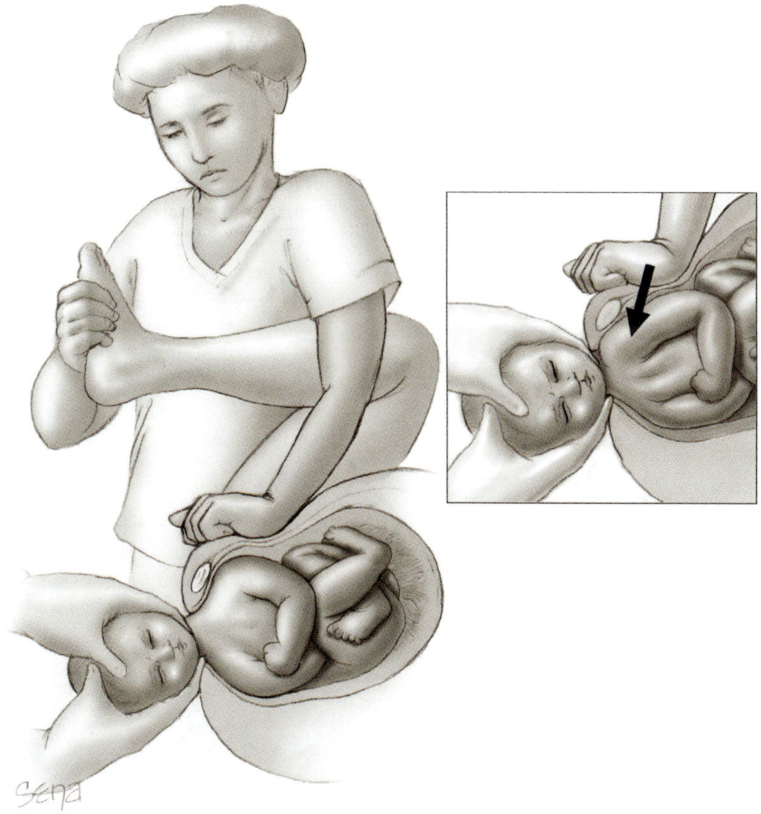

FIGURA 27-5 Manobra de McRoberts. Ela consiste na retirada das pernas da mãe do apoio e em sua flexão em ângulo agudo sobre o abdome. O assistente também aplica simultaneamente pressão suprapúbica (*seta*).

Com o *desprendimento do ombro posterior*, o obstetra cruza cuidadosamente o braço posterior do feto sobre seu tórax, seguido por desprendimento do braço pelo canal vaginal (Fig. 27-6). Se possível, os dedos do obstetra são alinhados paralelamente ao eixo longo do úmero fetal para reduzir os riscos de fratura óssea. A cintura escapular é girada para um dos diâmetros oblíquos da pelve, com subsequente liberação do ombro anterior.

Em relação às manobras rotacionais, Woods (1943) relatou que, com a rotação progressiva em 180 graus do ombro posterior em forma de saca-rolha, seria possível liberar o ombro impactado. Essa manobra costuma ser referida como *manobra de saca-rolha de Woods* (Fig. 27-7). Rubin (1964) recomendou duas manobras. Primeiro, os ombros do feto são balançados de lado a lado aplicando-se pressão sobre o abdome materno. Em caso de insucesso, o obstetra introduz uma das mãos na pelve para alcançar o ombro fetal mais acessível, que é então empurrado na direção da superfície anterior do tórax. Com essa manobra, frequentemente se consegue abduzir os dois ombros, o que, por sua vez, reduz o diâmetro biacromial. Isso permite o deslocamento do ombro anterior de trás da sínfise (Fig. 27-8).

Se as medidas anteriores não obtiverem sucesso, elas podem ser repetidas e, por fim, outros métodos podem ser selecionados. Na *manobra de quatro apoios (all-fours)*, também chamada manobra de Gaskin, a parturiente rola sobre seus joelhos e mãos. Aqui, a tração para baixo contra a cabeça e o pescoço tenta liberar o ombro posterior (Bruner, 1998). Os desafios incluem a imobilidade causada pela analgesia regional e o tempo gasto no reposicionamento da paciente.

Em alguns casos, o braço posterior não está acessível para o parto. Cluver e Hofmeyr (2009) descreveram a *tração com alça na axila posterior* para o desprendimento do braço posterior. Com esse método alternativo, um cateter de aspiração é passado sob a axila e ambas as extremidades são juntadas acima do ombro. A tração para cima e para fora sobre a alça do cateter libera o ombro. Em uma pequena série de 19 casos, a manobra obteve sucesso em 18 casos. Porém, as lesões neonatais incluíram três casos de fratura do úmero e um caso permanente e quatro transitórios de paralisia de Erb (Cluver, 2015).

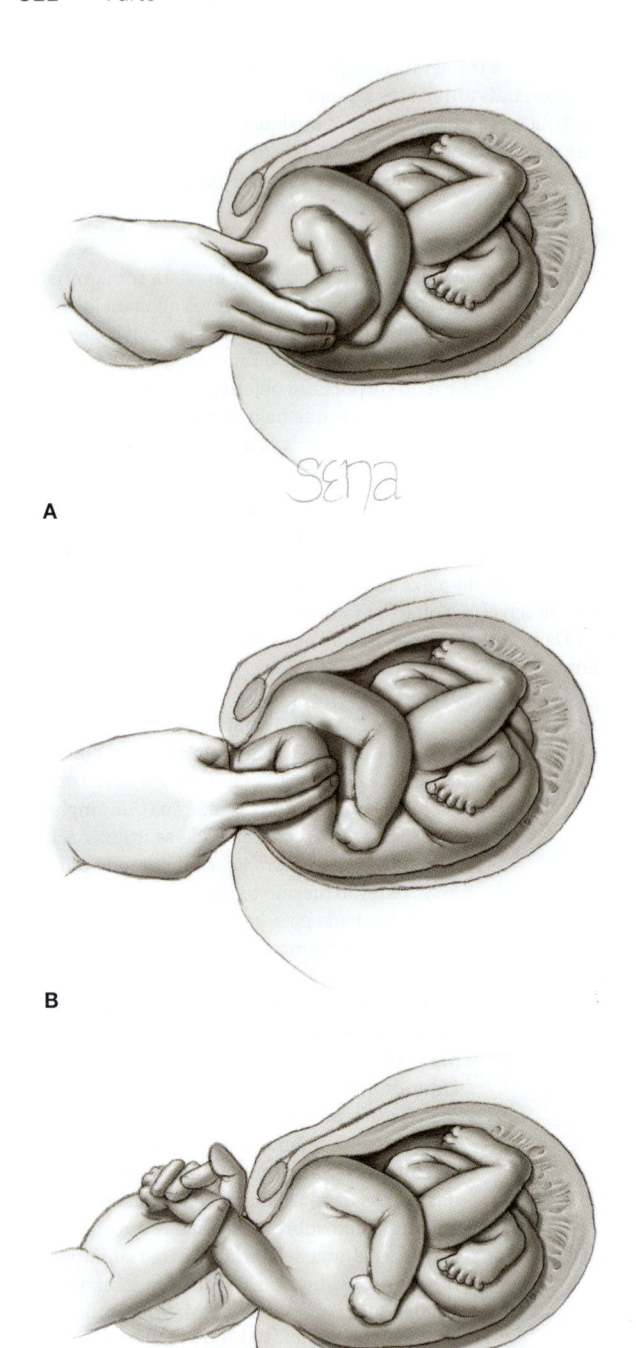

FIGURA 27-6 Desprendimento do ombro posterior para alívio de distocia de ombro. **A.** A mão do obstetra é introduzida na vagina acompanhando o úmero posterior do feto. **B.** O braço do feto é segurado e cruzado sobre o tórax flexionado na altura do cotovelo. **C.** A mão do feto é segurada e o braço é estendido ao longo da lateral da face. O braço posterior é retirado pela vagina.

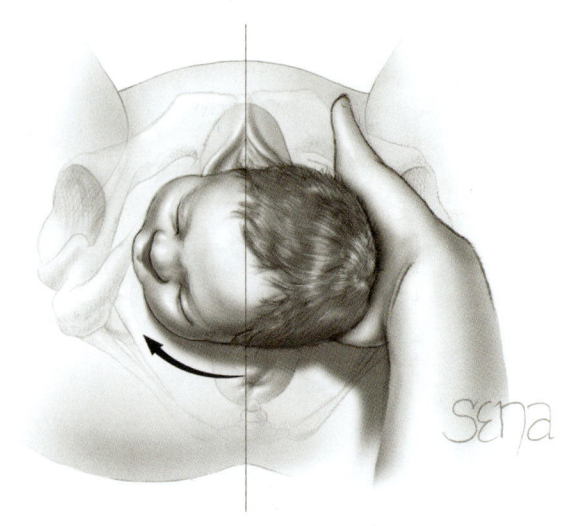

FIGURA 27-7 Manobra de Woods. A mão é posicionada atrás do ombro posterior do feto. O ombro é então progressivamente girado em forma de saca-rolha, de modo que o ombro anterior impactado seja liberado.

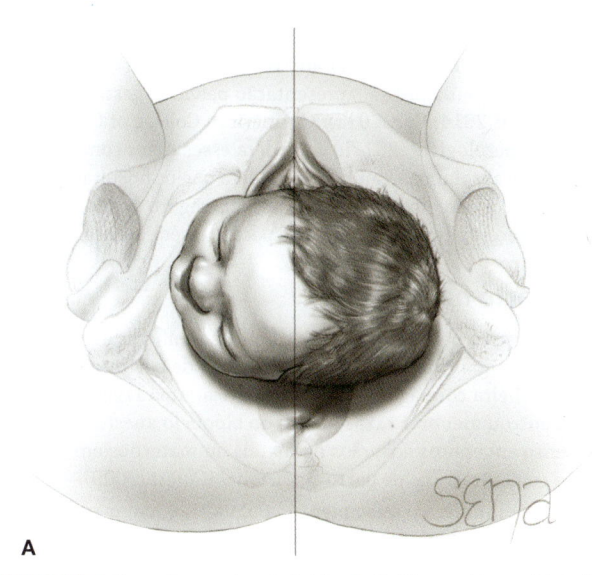

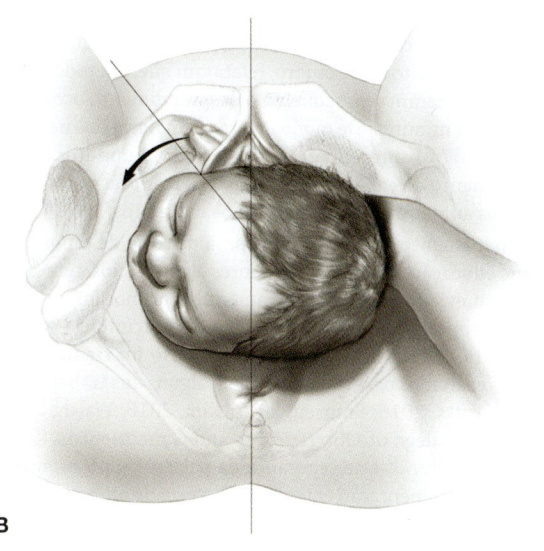

FIGURA 27-8 Segunda manobra de Rubin. **A.** O diâmetro biacromial é alinhado verticalmente. **B.** O ombro mais facilmente acessível do feto (na figura, o anterior) é empurrado na direção da parede anterior do tórax fetal (*seta*). Na maioria das vezes, esse movimento resulta em abdução de ambos os ombros, reduzindo, assim, o diâmetro biacromial e liberando o ombro anterior impactado.

A *fratura da clavícula anterior* deliberada usando o polegar para pressioná-la contra o ramo púbico pode ser uma tentativa de liberar o ombro impactado. Entretanto, na prática, a fratura deliberada da clavícula de um neonato grande é difícil. Se for bem-sucedida, a fratura terá consolidação rápida e costuma ser trivial comparada a lesão do nervo braquial, asfixia ou morte.

A *manobra de Zavanelli* envolve a recolocação da cabeça fetal na pelve seguida por cesariana (Sandberg, 1985). Administram-se 0,25 mg de terbutalina por via subcutânea para produzir relaxamento do útero. A primeira parte da manobra consiste em retornar a cabeça do feto à posição OP ou OS. O obstetra flexiona a cabeça do feto e lentamente a empurra de volta pelo canal vaginal. A cesariana é realizada a seguir. Sandberg (1999) revisou 103 casos relatados. A manobra foi bem-sucedida em 91% dos casos cefálicos e em todos os casos de apresentação pélvica com cabeça derradeira. Apesar do reposicionamento da cabeça bem-sucedido, as lesões fetais foram comuns, mas podem ter resultado das diversas manipulações tentadas antes da manobra de Zavanelli (Sandberg, 2007).

A *sinfisiotomia*, na qual a cartilagem sinfisial interveniente e boa parte de seus ligamentos de suporte são seccionadas para abertura da sínfise púbica, é descrita no Capítulo 28 (p. 548). Essa manobra já foi usada com sucesso em casos de distocia de ombro (Goodwin, 1997; Hartfield, 1986). A morbidade materna pode ser significativa devido a lesão do trato urinário. A *cleidotomia* consiste no corte da clavícula com tesoura ou outro instrumento cortante e, em geral, é realizada em casos de fetos mortos (Schramm, 1983).

Treinamento para distocia de ombro

Hernandez e Wendel (1990) sugerem a utilização de uma rotina para a distocia de ombro a fim de organizar melhor o manejo da emergência:

1. Pedir ajuda – mobilizar assistentes, anestesiologistas e pediatra. Inicialmente, tentar tração suave. Proceder à drenagem da bexiga, caso esteja distendida.
2. Uma episiotomia ampla pode ser desejada nesse momento para obter espaço posteriormente.
3. A maioria dos obstetras utiliza pressão suprapúbica inicialmente, uma vez que tal procedimento tem a vantagem da simplicidade. Só há necessidade de 1 assistente para prover pressão suprapúbica enquanto se aplica tração normal para baixo na cabeça fetal.
4. A manobra de McRoberts requer dois assistentes. Cada um deve segurar uma perna materna e flexioná-la em ângulo agudo contra o abdome.

Essas manobras resolvem a maioria dos casos de distocia de ombro.

Se as etapas listadas fracassarem, os seguintes passos podem ser tentados, e qualquer das manobras pode ser repetida:

5. Tentativa de liberar o braço posterior. Contudo, nos casos com braço totalmente estendido, essa manobra é difícil de realizar.
6. Manobra de saca-rolha de Woods.
7. Manobra de Rubin.

O American College of Obstetricians and Gynecologists (2017c) concluiu que não há evidências de superioridade para qualquer dessas manobras para a liberação de ombro impactado ou para a redução da probabilidade de lesão. Contudo, a realização da manobra de McRoberts é considerada uma boa abordagem inicial. Em uma revisão de mais de 2.000 casos, Hoffman e colaboradores (2011) observaram uma taxa de sucesso de 84% com a liberação do ombro posterior e taxas comparáveis de lesão neonatal em comparação com outros métodos padronizados. Por outro lado, em uma revisão de 205 casos, a liberação do ombro posterior levou a maiores taxas de lesão neonatal em relação aos métodos de rotação (Leung, 2011b). Spain e colaboradores (2015) concluíram que era duração da manobra, em vez da manobra específica, que aumentava a taxa de lesão neonatal.

É importante ressaltar que a progressão de uma manobra para outra deve ser organizada e metódica. Como observado, a urgência no desprendimento da distocia deve ser ponderada contra as possíveis lesões produzidas pelas forças de tração e pelas manipulações. Lerner e colaboradores (2011), na avaliação que fizeram de 127 casos de distocia de ombro, relataram que, em todos os neonatos que nasceram sem sequelas, o desprendimento ocorreu no prazo de até 4 minutos. De modo inverso, a maioria dos neonatos deprimidos (57%) apresentava intervalos de > 4 minutos entre o desprendimento da cabeça e do corpo. O percentual de neonatos deprimidos aumentou agudamente após 3 minutos.

O treinamento e os protocolos para distocia de ombro com base em educação usando simuladores e exercícios têm apoio baseado em evidências. Essas ferramentas aprimoram o desempenho e permitem a retenção das técnicas exercitadas (Buerkle, 2012; Crofts, 2008; Grobman, 2011). Seu uso foi traduzido em melhores resultados para os neonatos em alguns dos trabalhos publicados (Crofts, 2016; Fransen, 2017; Kim, 2016; Walsh, 2011). O American College of Obstetricians and Gynecologists (2012) criou também *checklist* de segurança da paciente para orientar o processo de documentação em caso de distocia de ombro.

POPULAÇÕES ESPECIAIS

■ Partos domiciliares

Em 2014, 0,7% dos partos nos Estados Unidos foram partos domiciliares planejados e 0,2% foram não planejados (MacDorman, 2016). Entre os partos *não planejados* em um período de 15 anos na Noruega, 69 de 6.027 (1,1%) resultaram em morte fetal ou neonatal. Essa taxa elevada foi atribuída a infecções, prematuridade e descolamento prematuro da placenta (Gunnarsson, 2017). Multiparidade e distância do hospital foram riscos atribuídos (Gunnarsson, 2014). Nos Estados Unidos, idade mais jovem, falta de cuidado pré-natal e menor nível educacional foram fatores associados ao parto domiciliar não planejado (Declercq, 2010).

Por outro lado, a demografia das mulheres que escolhem parto domiciliar *planejado* nos Estados Unidos favorece as mulheres brancas, não fumantes, com pagamento com recursos próprios, educação superior e multiparidade (MacDorman, 2016). Como benefícios percebidos, o parto domiciliar planejado nos casos de baixo risco resulta em menos intervenções médicas, as quais incluem aceleração do parto, episiotomia, parto vaginal instrumentado e cesariana (Bolten, 2016; Cheyney, 2014). Em relação à segurança do parto domiciliar planejado, não há dados de ensaios clínicos randomizados, e os grandes estudos observacionais derivam de sistemas de cuidados heterogêneos cujos resultados podem não ser generalizáveis. Por exemplo, vários países desenvolvidos têm parto domiciliar com grande volume de mulheres cuidadosamente selecionadas, assistidas por parteiras com treinamento substancial e em um ambiente intimamente integrado ao sistema de saúde local (Birthplace in England Collaborative Group, 2011; de Jonge, 2015; Hutton, 2016). O nível dessa coordenação nos Estados Unidos é menos uniforme.

Em geral, os riscos dos partos domiciliares nos Estados Unidos são baixos, mas maiores que os dos partos hospitalares. Os partos domiciliares atendidos por parteiras têm risco de mortalidade neonatal de 1,3 por 1.000 nascimentos. Essa taxa é quase quatro vezes maior em comparação às taxas para partos hospitalares atendidos por parteiras. As causas subjacentes mais comuns de morte são aquelas atribuídas a eventos no trabalho de parto e nascimento, anomalias congênitas e infecções. Entre as lesões neonatais, as taxas de convulsão neonatal e de disfunção neurológica grave são igualmente elevadas nos grupos de parto domiciliar (Grünebaum, 2013, 2014, 2017; Snowden, 2015; Wasden, 2016). É importante observar que há riscos substanciais com o parto domiciliar em casos de cesariana prévia, apresentação pélvica e gestação múltipla (Cheyney, 2014; Cox, 2015). O American College of Obstetricians and Gynecologists (2017b) considera esses casos como contraindicações absolutas, e também considera que os hospitais e centros obstétricos acreditados são o lugar mais seguro para o parto, apesar de reconhecer a autonomia da paciente bem-aconselhada.

■ Parto na água

Como opção para alívio da dor, algumas mulheres escolhem passar parte do primeiro estágio do trabalho de parto em uma grande banheira com água. Com essa prática, uma revisão Cochrane encontrou menores taxas de uso do bloqueio anestésico sem aumento em efeitos adversos neonatais ou maternos em comparação com o trabalho de parto tradicional (Cluett, 2009).

Porém, para o nascimento, a água traz maior preocupação quanto a possíveis danos neonatais e não tem benefícios comprovados. Há relatos de caso descrevendo aspiração que leva a afogamento na água (Pinette, 2004). O risco de avulsão do cordão durante o parto na água é de cerca de 3 por 1.000 nascimentos e deriva principalmente da retirada abrupta do recém-nascido da água (Schafer, 2014). Por fim, também há relatos de caso de infecções graves, enfatizando a necessidade de protocolos sanitários rigorosos. Contudo, na maioria dos grandes estudos comparando os partos em terra e na água, as taxas globais de infecção materna ou neonatal não estão aumentadas (Bovbjerg, 2016; Burns, 2012; Thoeni, 2005). Em resumo, diversas revisões comentam os problemas dos estudos e as complicações isoladas, mas não identificam evidências definitivas de taxas globais maiores de dano neonatal pelo parto na água em populações de baixo risco (Davies, 2015; Taylor, 2016). Porém, considerando a paucidade de dados robustos e o potencial de complicações graves, o American College of Obstetricians and Gynecologists (2016a) atualmente recomenda que "os partos ocorram na terra, e não na água".

■ Mutilação genital feminina

Esta prática se refere à modificação da vulva e do períneo sem necessidades médicas. Nos Estados Unidos, é crime federal realizar cirurgia genital desnecessária em indivíduo do sexo feminino com menos de 18 anos. Algumas formas de mutilação genital feminina são praticadas em países da África, do Oriente Médio e da Ásia. Até 200 milhões de mulheres ao redor do mundo foram submetidas a um desses procedimentos, e cerca de 513.000 meninas que vivem nos Estados Unidos estavam sob risco para esta prática em 2012 (Goldberg, 2016; UNICEF, 2016). A sensibilidade do profissional de saúde à questão cultural é primordial, pois muitas mulheres podem se sentir ofendidas pela sugestão de que foram agredidas ou mutiladas (American College of Obstetricians and Gynecologists, 2014).

A Organização Mundial da Saúde (OMS) (World Health Organization, 2008) classifica as mutilações genitais em quatro tipos (Tab. 27-1). As complicações de longo prazo da cirurgia e da cicatrização associada incluem infertilidade, dor genital, redução da qualidade de vida sexual e propensão a infecções urogenitais (Almroth, 2005; Andersson, 2012; Nour, 2015). Em geral, as mulheres com sintomas significativos após procedimentos do tipo III são candidatas à cirurgia corretiva. Especificamente, a divisão de tecido cicatricial na linha média para reabertura da vulva é denominada *desinfibulação*.

TABELA 27-1 Classificação da Organização Mundial da Saúde para mutilação genital feminina

Tipo I	Remoção parcial ou total do clitóris e/ou prepúcio
Tipo II	Remoção parcial ou total do clitóris e lábios menores com ou sem a excisão dos lábios maiores
Tipo III	Excisão parcial ou total dos lábios menores e/ou maiores, seguida pela fusão da ferida, chamada de infibulação, para cobrir e estreitar a vagina. Com ou sem clitoridectomia
Tipo IV	Punção, perfuração, incisão, raspagem, cauterização ou outra lesão à genitália feminina

Adaptada de World Health Organization, 2008.

A mutilação genital feminina foi associada a alguns efeitos adversos e complicações maternas e neonatais. A OMS (World Health Organization, 2006, 2008) estimou que esses procedimentos tenham aumentado as taxas de morbidade perinatal em 10 a 20 por 1.000. Também são encontrados pequenos aumentos nos riscos de trabalho de parto prolongado, cesariana e hemorragia pós-parto (Berg, 2014; Chibber, 2011; Wuest, 2009). É importante ressaltar que as consequências psiquiátricas podem ser profundas.

Para evitar as complicações obstétricas, a desinfibulação pode ser realizada antes ou durante o parto (Fig. 27-9) (Esu, 2017). Nas mulheres não submetidas à desinfibulação, há aumento nas taxas de laceração do esfíncter anal com o parto vaginal (Berggren, 2013; Rodriguez, 2016). Em nossa experiência, em muitos casos a desinfibulação intraparto permite o parto vaginal bem-sucedido sem complicações importantes.

■ Cirurgia prévia de reconstrução da pelve

Essas cirurgias vêm sendo realizadas com frequência crescente em mulheres em idade fértil e, assim, não é raro haver gravidez após esses procedimentos. Logicamente, há preocupação com a possibilidade de recidiva de sintomas após o parto vaginal, e são limitados os dados de alta qualidade para auxiliar nas decisões com base em evidências. Para mulheres com cirurgia prévia para incontinência urinária de esforço, obtém-se uma proteção ligeiramente maior contra incontinência pós-parto optando por cesariana eletiva (Pollard, 2012; Pradhan, 2013). Dito de outra forma, a maioria das mulheres com cirurgia corretiva prévia pode parir por via vaginal sem recidiva do sintoma. Além disso, a cesariana nem sempre garante proteção. Obviamente, a possibilidade de recidiva do sintoma com necessidade de nova cirurgia vaginal deve ser ponderada contra o risco cirúrgico da cesariana (Groenen, 2008). Naquelas pacientes com cirurgia prévia para incontinência anal ou prolapso de órgão pélvico, há pouca informação acerca dos resultados. Esses casos devem ser tratados individualmente.

■ Fetos anômalos

Raramente, o parto pode ser obstruído por hidrocefalia extrema, anomalia do pedículo embrionário (anomalia de *body stalk*) ou aumento massivo do abdome fetal por bexiga extremamente distendida, ascite ou organomegalia (Costa, 2012; Sikka, 2011). Nas formas mais leves de hidrocefalia, se o diâmetro biparietal for < 10 cm ou se o perímetro cefálico for < 36 cm, pode-se permitir parto por via vaginal (Anteby, 2003).

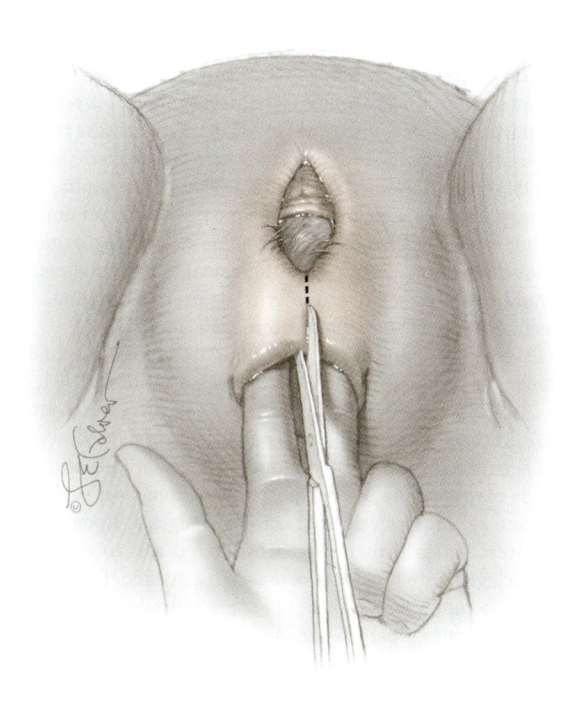

FIGURA 27-9 Desinfibulação. Embora a figura não mostre, primeiro o plano de incisão é infiltrado com lidocaína se a analgesia regional ainda não tiver sido feita. Para proteção, dois dedos de uma mão são insinuados por trás do ressalto criado pelos lábios fusionados, mas na frente da uretra e da cabeça coroando. O ressalto é então incisado na linha média. Após o parto, as bordas da ferida são suturadas com fio de absorção rápida para assegurar hemostasia. (Reproduzida, com permissão, de Hawkins JS: Lower genital tract procedures. In Yeomans ER, Hoffman BL, Gilstrap LC III, et al (eds): Cunningham and Gilstrap's Operative Obstetrics, 3rd ed. New York, McGraw-Hill Education, 2017.)

Nos raros casos em que tenha ocorrido morte neonatal ou esta seja certa em razão das anomalias associadas, é razoável que o parto seja vaginal, mas a cabeça ou o abdome talvez tenham que ter seu tamanho reduzido. A remoção de líquido por cefalocentese ou paracentese com direcionamento ultrassonográfico pode ser realizada intraparto. Conforme descrito na p. 532, a cleidotomia pode reduzir o diâmetro biacromial. Para fetos hidrocéfalos com apresentação pélvica, a cefalocentese pode ser realizada por via suprapúbica quando a cabeça entra na pelve. Atualmente, essas práticas são mais comuns nos países em desenvolvimento.

TERCEIRO ESTÁGIO DO TRABALHO DE PARTO

■ Expulsão da placenta

O terceiro estágio inicia-se logo após o nascimento do feto e termina com a expulsão da placenta. Os objetivos são expulsão de placenta intacta e prevenção de inversão uterina ou de hemorragia pós-parto. As duas últimas são complicações graves do parto e constituem quadros de emergência, conforme descrito no Capítulo 41 (p. 755).

Imediatamente após a saída do recém-nascido, examinam-se o tamanho e a consistência do fundo do útero. Quando o útero permanece firme e não há sangramento incomum, a prática corrente é aguardar até que a placenta se desprenda. Não são empregadas massagem nem pressão fúndica para baixo, mas o fundo do útero deve ser palpado frequentemente para ter certeza de que não se torne atônico e cheio de sangue pela separação placentária. *A fim de evitar a inversão do útero, não se deve tracionar o cordão umbilical para puxar a placenta para fora do útero.* Entre os sinais de separação estão jato súbito de sangue na vagina, fundo de útero globular e mais firme, alongamento do cordão umbilical à medida que a placenta desce pela vagina e elevação do útero no interior do abdome. Com esse último sinal, a placenta, estando separada, desce ao segmento inferior do útero e à vagina. Aqui, seu volume empurra o corpo do útero para cima.

Esses sinais aparecem dentro de minutos após o nascimento, e a média de tempo varia de 4 a 12 minutos (Combs, 1991; Frolova, 2016; Shinar, 2016b). Após a separação entre a placenta e a parede uterina, pode-se solicitar à parturiente que faça força para baixo e, com a pressão intra-abdominal, a placenta costuma ser expelida para a vagina. Esses esforços podem não ser suficientes ou podem ser impossíveis em razão da analgesia. Após garantir que o útero esteja firmemente contraído, o cordão umbilical é mantido levemente tensionado, mas não é puxado. Pode-se aplicar pressão com a mão espalmada sobre o fundo do útero para impelir a placenta separada para a vagina (Fig. 27-10). Concomitantemente, a base da palma exerce pressão para baixo entre a sínfise púbica e o fundo do útero. Essa manobra também ajuda a prevenir que haja inversão. Quando a placenta atravessa o introito, a pressão sobre o útero deve ser interrompida. A placenta pode, então, ser removida. Deve-se ter cuidado para evitar que haja laceração das membranas e que elas permaneçam no útero. Se as membranas começarem a lacerar, devem ser seguradas com uma pinça e removidas por movimentos repetidos de rotação (Fig. 27-11).

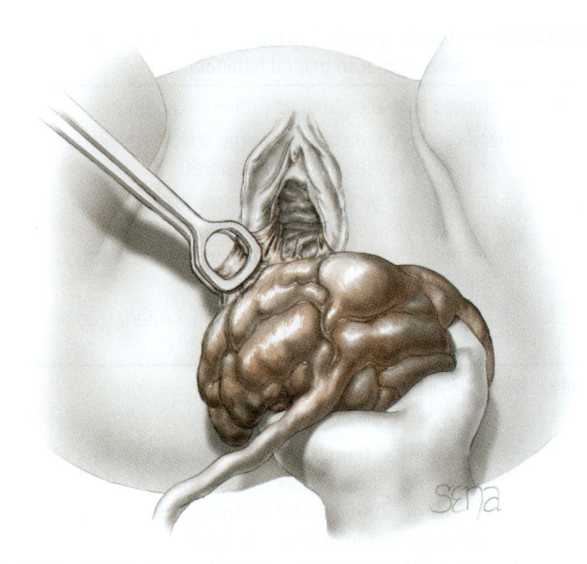

FIGURA 27-11 As membranas que estavam aderidas ao revestimento uterino são separadas por tração suave com uma pinça em anel.

■ Manejo do terceiro estágio

As práticas durante o terceiro estágio do trabalho de parto podem ser amplamente classificadas em manejo expectante ou ativo. O manejo expectante envolve aguardar que haja sinais de separação da placenta e permitir que ela seja expulsa de modo espontâneo ou com o auxílio da estimulação mamilar ou da gravidade (World Health Organization, 2012). Por outro lado, o manejo ativo do terceiro estágio do trabalho de parto consiste em clampeamento precoce do cordão, tração controlada durante a expulsão da placenta e administração imediata de ocitocina profilática. O objetivo dessa tríade é reduzir a hemorragia pós-parto (Begley, 2015; Jangsten, 2011; Westhoff, 2013).

Como observado anteriormente, o clampeamento tardio do cordão umbilical não aumenta a taxa de hemorragia pós-parto e, portanto, o clampeamento precoce é o componente menos importante desse trio. De forma semelhante, a tração do cordão talvez seja menos importante (Deneux-Tharaux, 2013; Du, 2014; Gülmezoglu, 2012). A massagem uterina após a liberação da placenta é recomendada por muitos para evitar a hemorragia pós-parto. Nós apoiamos essa prática com a ressalva de que as evidências favoráveis não são fortes (Abdel-Aleem, 2010).

Assim, os uterotônicos têm um papel fundamental na redução da perda sanguínea pós-parto. As opções são ocitocina, misoprostol, carboprosta e os derivados do *ergot* (ergometrina e metilergometrina). Além disso, fora dos Estados Unidos utiliza-se a associação de ocitocina e ergometrina. Também em outros países, utiliza-se a carbetocina, um análogo da ocitocina de ação longa, efetivo para a prevenção de hemorragia durante cesariana (Attilakos, 2010; Su, 2012). Destes, a OMS (World Health Organization, 2012) recomenda a ocitocina como agente de primeira linha. Os derivados do *ergot* e o misoprostol são alternativas em ambientes em que não haja disponibilidade de ocitocina.

Os uterotônicos podem ser administrados antes ou após a expulsão da placenta sem afetar a taxa de hemorragia pós-parto, a retenção placentária ou a duração do terceiro estágio (Soltani, 2010). No entanto, quando os medicamentos são administrados antes da liberação da placenta, podem aprisionar um segundo feto não diagnosticado e não nascido. Assim, deve-se usar palpação abdominal para confirmar que não há feto adicional.

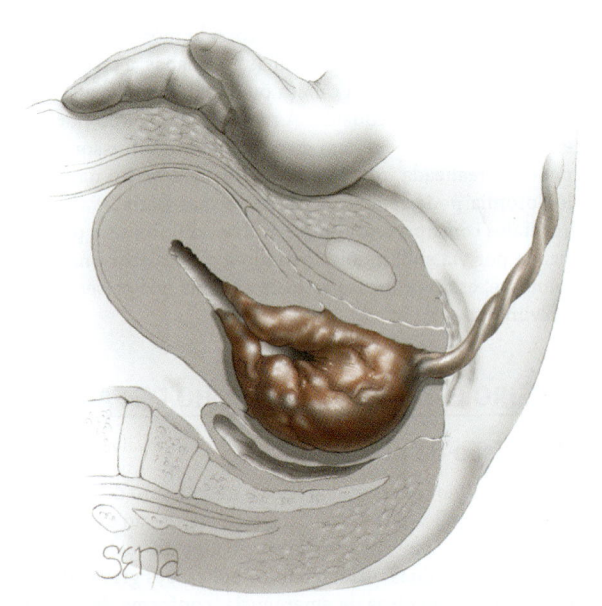

FIGURA 27-10 Expressão da placenta. Observe que a mão *não* tenta empurrar o fundo de útero pelo canal de parto. À medida que a placenta deixa o útero e penetra na vagina, o útero é elevado pela mão sobre o abdome, enquanto o cordão é mantido na posição. A mãe pode ajudar na liberação da placenta fazendo força para baixo. Quando a placenta alcança o períneo, o cordão é levantado, o que, por sua vez, leva a placenta para fora da vagina.

É importante notar que essa preocupação é menos relevante com o atual uso disseminado da ultrassonografia.

Dose alta de ocitocina

A ocitocina sintética é idêntica à produzida pela neuro-hipófise. Sua ação é observada em cerca de 1 minuto, e sua meia-vida média é de 3 a 5 minutos. Quando administrada em *bolus*, a ocitocina pode causar hipotensão grave. Secher e colaboradores (1978) relataram que a injeção intravenosa em *bolus* de 10 unidades de ocitocina causou queda acentuada e transitória da pressão arterial com aumento abrupto do débito cardíaco. Svanström e colaboradores (2008) confirmaram esses achados. Essas alterações hemodinâmicas podem ser perigosas para as mulheres hipovolêmicas em decorrência da hemorragia ou para mulheres com certos tipos de doença cardíaca. Assim, a ocitocina deve ser administrada em solução diluída por infusão intravenosa contínua ou injeção intramuscular.

É possível haver intoxicação por água em razão da ação antidiurética da ocitocina em dose alta quando administrada com grande volume de solução de dextrose sem eletrólitos (Whalley, 1963). Como consequência, se houver necessidade de administrar ocitocina em dose alta por período considerável, deve-se aumentar sua concentração na solução, e não sua velocidade de infusão.

Apesar do uso rotineiro da ocitocina, não se definiu uma dose profilática padrão para seu uso após parto vaginal ou cesáreo. Nossa prática é acrescentar 20 unidades (2 mL) de ocitocina por litro de de solução cristaloide. Essa solução começa a ser administrada após o desprendimento da placenta na velocidade de 10 a 20 mL/min (200 a 400 mU/min) durante poucos minutos até que o útero esteja firmemente contraído e o sangramento tenha sido controlado. Em seguida, a velocidade de infusão deve ser reduzida para 1 a 2 mL/min até que a mãe esteja pronta para a transferência da sala de recuperação para a unidade pós-parto. A infusão, então, costuma ser suspensa. Para a parturiente sem acesso intravenoso, podem ser injetadas 10 unidades de ocitocina por via intramuscular.

Outros uterotônicos

A ergometrina e a metilergometrina têm níveis de atividade semelhantes no miométrio e, atualmente, apenas a metilergometrina é fabricada nos Estados Unidos. Esses alcaloides do *ergot* não proporcionam proteção superior contra hemorragia pós-parto quando comparados com a ocitocina. Além disso, a segurança e a tolerabilidade são maiores com a ocitocina (Liabsuetrakul, 2011). Por tais motivos, os alcaloides do *ergot* são considerados medicamentos de segunda linha para prevenção de hemorragia pós-parto. Quando selecionada, uma dose de 0,2 mg de metilergometrina é administrada lentamente por via intravenosa em um período de não menos que 60 segundos para evitar a hipertensão súbita (Novartis, 2012). A metilergometrina está relativamente contraindicada em mulheres hipertensas.

O misoprostol é um análogo da prostaglandina E_1 que se mostrou inferior à ocitocina para prevenção de hemorragia pós-parto (Tunçalp, 2012). Porém, em ambientes com escassez de recursos em que não haja ocitocina disponível, o misoprostol é adequado para profilaxia de hemorragia e é administrado em uma dose única de 600 μg por via oral (Mobeen, 2011; World Health Organization, 2012). É importante observar que, embora a ocitocina seja preferida para a prevenção de hemorragia, os alcaloides do *ergot* e as prostaglandinas são mais importantes no tratamento da hemorragia pós-parto, discutida no Capítulo 41 (p. 759).

■ Extração manual da placenta

Em cerca de 2% dos nascimentos de feto único, a placenta pode não ser prontamente eliminada (Cheung, 2011). Três possibilidades incluem a *placenta aderente*, na qual as contrações uterinas são insuficientes para descolar a placenta; a constrição do segmento uterino inferior com a placenta descolada, mas presa; ou uma placenta morbidamente aderida. Os fatores de risco para placenta retida incluem natimortos, cesariana prévia, retenção prévia e parto pré-termo (Belachew, 2014; Coviello, 2015; Endler, 2014; Nikolajsen, 2013). Para este último caso, em um estudo de quase 46.000 partos, a análise previu que 90% das placentas seriam espontaneamente eliminadas com 180 minutos para gestações de 20 semanas; 21 minutos para 30 semanas; e 14 minutos para 40 semanas (Dombrowski, 1995).

A hemorragia pós-parto pode complicar uma placenta retida, e o risco de sangramento acompanha a duração do terceiro estágio. Assim, na ausência de sangramento, alguns recomendam o manejo expectante por 30 minutos, enquanto outros usam um limiar de 15 minutos (Cummings, 2016; Deneux-Tharaux, 2009; Shinar, 2016a). A OMS (World Health Organization, 2012) cita um limiar de 60 minutos. É importante observar que, na ocorrência de sangramento importante e quando a placenta não é eliminada pela técnica padrão, está indicada a remoção manual da placenta (Fig. 27-12). Quando ela é realizada, alguns administram uma dose única de antibióticos intravenosos, ainda que uma revisão sistemática de estudos observacionais não tenha encontrado benefícios (Chibueze, 2015). Embora o American College of Obstetricians and Gynecologists (2016c) conclua que os dados não sustentam nem refutam essa prática, a OMS (World Health Organization, 2012) recomenda a profilaxia. Em nossa instituição, administramos uma dose única a mulheres que ainda não estejam recebendo antibióticos.

CUIDADO PÓS-PARTO IMEDIATO

A hora imediatamente posterior à eliminação da placenta é crítica. Nesse período, são feitos os reparos das lacerações. Não obstante a administração de uterotônicos, a hemorragia pós-parto em consequência de atonia uterina é mais provável nesse período. Eventuais hematomas podem aumentar de tamanho. Por conseguinte, o tônus uterino e o períneo são frequentemente avaliados. A American Academy of Pediatrics e o American College of Obstetricians and Gynecologists (2017b) recomendam que a pressão arterial e o pulso maternos sejam registrados logo após o parto e a cada 15 minutos durante as primeiras 2 horas. Placenta, membranas e cordão umbilical são examinados para avaliar se estão completos e se há anomalias, conforme descrito no Capítulo 6 (p. 111).

■ Lacerações no canal do parto

As lacerações no trato genital inferior podem envolver o colo, a vagina ou o períneo. Aquelas no colo e na vagina serão descritas no Capítulo 41 (p. 763). Aquelas do períneo costumam ocorrer após parto vaginal, e a maioria é de lacerações de primeiro e segundo graus. As lacerações são classificadas por sua profundidade, e as definições completas com exemplos visuais são dadas na Figura 27-13. Entre elas, as lacerações de terceiro grau refletem a lesão do esfincter anal e são atualmente subclassificadas da seguinte maneira:

(3a) laceração de < 50% do esfincter anal externo (EAE);
(3b) laceração de > 50% do EAE; e
(3c) lacerações do EAE mais do esfincter anal interno (EAI).

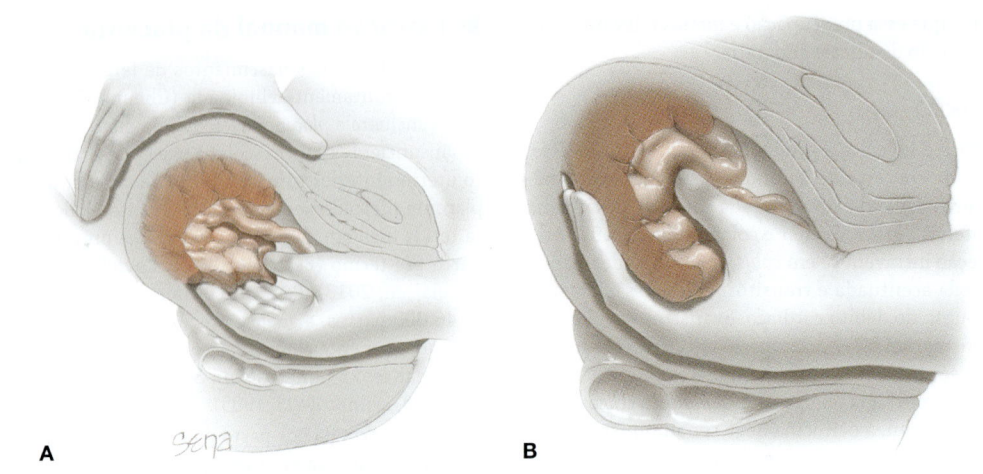

FIGURA 27-12 Extração manual da placenta. **A.** Uma mão segura o fundo e a outra mão é introduzida na cavidade uterina, e os dedos são deslizados de um lado ao outro à medida que são avançados. **B.** Quando a placenta está desprendida, ela é segurada e removida.

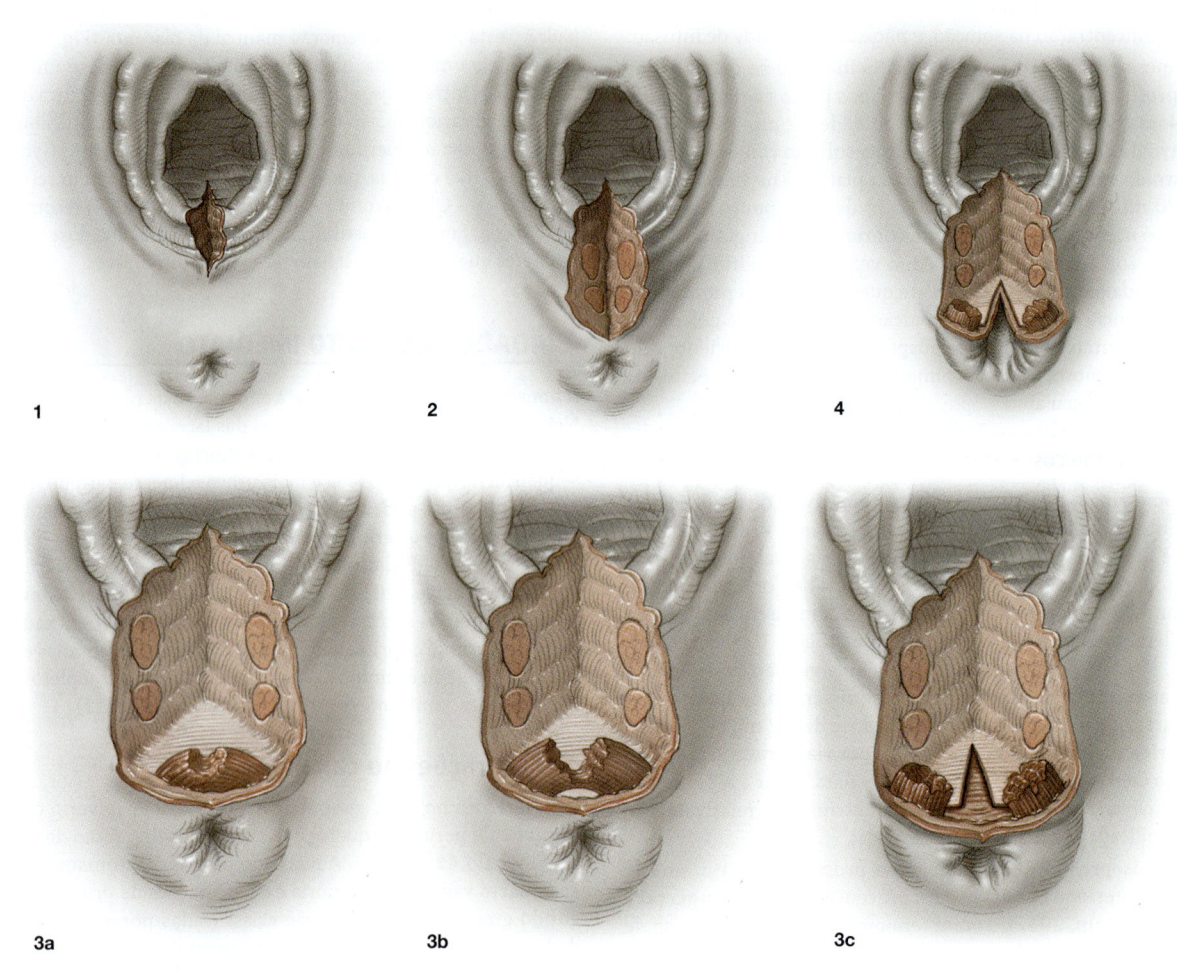

FIGURA 27-13 1. Laceração perineal de primeiro grau: lesão apenas do epitélio vaginal ou pele perineal. **2.** Laceração de segundo grau: lesão do períneo que preserva o complexo do esfíncter anal, mas envolve os músculos perineais, que são os músculos perineais bulboesponjoso e transverso superficial. **3a.** Laceração de terceiro grau: laceração de < 50% do esfíncter anal externo (EAE). **3b.** Laceração de terceiro grau: laceração de > 50% do EAE, mas o esfíncter anal interno (EAI) permanece intacto. **3c.** Laceração de terceiro grau: laceração de EAE e EAI. **4.** Laceração de quarto grau: o corpo do períneo,, todo o complexo do esfíncter anal e a mucosa anorretal estão lacerados. (Reproduzida, com permissão, de Kenton K, Mueller M: Episiotomy and obstetric anal sphincter lacerations. In Yeomans ER, Hoffman BL, Gilstrap LC III, et al (eds): Cunningham and Gilstrap's Operative Obstetrics, 3rd ed. New York, McGraw-Hill Education, 2017.)

As lacerações de terceiro e quarto graus são consideradas lesões obstétricas do esfíncter anal (OASIS, de *obstetrical anal sphincter injuries*), e sua incidência combinada varia de 0,5 a 5% (Blondel, 2016; Friedman, 2015). Os fatores de risco para essas lacerações mais complexas incluem nuliparidade, episiotomia na linha média, posição OS persistente, parto vaginal instrumentado, raça asiática, comprimento perineal curto e aumento do peso fetal ao nascer (Ampt, 2013; Dua, 2009; Gurol-Urganci, 2013; Landy, 2011). A episiotomia mediolateral é protetora na maioria dos estudos, embora não em todos (Jangö, 2014; Räisänen, 2011; Shmueli, 2016).

As taxas de morbidade aumentam em função da maior gravidade da laceração. Em comparação com as lacerações mais simples, as lesões do esfíncter anal estão associadas a maior perda de sangue e dor puerperal. Outros riscos são a ruptura da ferida e as taxas de infecção (Goldaber, 1993; Lewicky-Gaupp, 2015). Stock e colaboradores (2013) publicaram que cerca de 7% de 909 lacerações OASIS tiveram complicações. No longo prazo, as lesões do esfíncter anal estão ligadas a um aumento de cerca de duas vezes nas taxas de incontinência fecal em comparação com o parto vaginal sem OASIS (Evers, 2012; Gyhagen, 2014). Os dados de longo prazo sobre dispareunia são limitados, e as taxas estão aumentadas em alguns estudos, mas não em todos (Mous, 2008; Otero, 2006; Salim, 2014; Sundquist, 2012).

Para garantir o reparo adequado, é fundamental a correta identificação e classificação. As taxas de diagnóstico de OASIS melhoram conforme a experiência clínica (Andrews, 2006). A ultrassonografia endoanal intraparto, realizada em pesquisas clínicas, também melhora a detecção, e as taxas de lacerações clinicamente ocultas em primíparas variam de 6 a 12% (Corton, 2013; Faltin, 2005; Ozyurt, 2015). Dito isso, poucos dados atuais sustentam o uso rotineiro de ultrassonografia endoanal intraparto, e o American College of Obstetricians and Gynecologists (2016b) não o recomenda (Walsh, 2015).

As mulheres com OASIS prévia têm maiores taxas de recorrência em comparação com as multíparas sem OASIS prévia (Baghestan, 2012; Edozien, 2014; Elfaghi, 2004). Dito isso, o risco espelha aquele de primíparas na população geral e é baixo (Basham, 2013; Boggs, 2014; Priddis, 2013). Macrossomia fetal e parto vaginal instrumentado são riscos observáveis nessa coorte de parturientes, podendo influenciar o aconselhamento em futuras gestações. Especificamente, as pacientes podem optar pela cesariana para evitar a repetição de OASIS. Essa consideração pode ser mais pertinente nos casos de incontinência anal pós-parto prévia, de complicações de OASIS necessitando de cirurgia corretiva ou de trauma psicológico (American College of Obstetricians and Gynecologists, 2016b). Porém, a cesariana planejada é ponderada contra seus riscos operatórios associados, discutidos no Capítulo 30 (p. 568).

■ Episiotomia

Tipos

Em contrapartida às lacerações espontâneas, a *perineotomia* é a incisão intencional do períneo. A *episiotomia* é a incisão da vulva – os órgãos genitais externos. No entanto, em linguagem comum, o termo episiotomia costuma ser utilizado como sinônimo de perineotomia, prática que seguiremos neste texto. Os livros de obstetrícia e as diretrizes das organizações diferem muito em sua descrição das técnicas de episiotomia. Kalis e colaboradores (2012) apresentaram uma classificação, e nós concordamos com a necessidade de padronização da terminologia.

As episiotomias da linha média e mediolateral são os dois tipos principais e variam quanto ao ângulo da incisão perineal. As estruturas envolvidas espelham aquelas encontradas na laceração de segundo grau, e o seu reparo é análogo. A *episiotomia da linha média* começa no frênulo dos lábios, faz a incisão do corpo do períneo na linha média e termina bem antes de alcançar o esfíncter anal externo. O comprimento da incisão varia entre 2 e 3 cm, dependendo da extensão do períneo e do grau de adelgaçamento do tecido. A *episiotomia mediolateral* começa na linha média do frênulo e se direciona para a direita ou esquerda em um ângulo de 60° para longe da linha média (Fig. 27-14). Esse ângulo é responsável pela distorção da anatomia perineal durante a coroação e acaba levando a uma incisão de 45° para longe da linha média para a sutura (El-Din, 2014; Kalis, 2011). A *episiotomia lateral* começa em um ponto 1 a 2 cm lateralmente à linha média. Ela também é angulada em direção à tuberosidade isquiática direita ou esquerda.

Antes de realizar a episiotomia, a analgesia é obtida com a analgesia regional do trabalho de parto pré-existente, por bloqueio bilateral do nervo pudendo ou por infiltração local de lidocaína a 1%. Alguns autores defendem o creme de lidocaína-prilocaína a 2,5%, mas isso exige a aplicação 1 hora antes do parto esperado, o que pode ser logisticamente difícil (Franchi, 2009; Kargar, 2016).

Se a episiotomia for realizada precocemente, de forma desnecessária, o sangramento pela incisão pode ser considerável antes do parto. Quando realizada muito tardiamente, as lacerações não serão evitadas. Em geral, a episiotomia é realizada quando a cabeça está visível e durante uma contração até um diâmetro de aproximadamente 4 cm, ou seja, quando o feto está coroando. Quando usada em conjunto com o parto por fórceps, a maioria realiza a episiotomia após a aplicação das colheres.

Poucos dados comparam diretamente os tipos de linha média e mediolateral. Conforme observado, a episiotomia da linha média tem maior probabilidade de lacerações associadas do esfíncter anal (Coats, 1980; de Leeuw, 2001). As taxas em curto prazo de dor autopercebida e dispareunia são semelhantes ou aumentadas com a episiotomia mediolateral (Fodstad, 2013, 2014; Sartore, 2004).

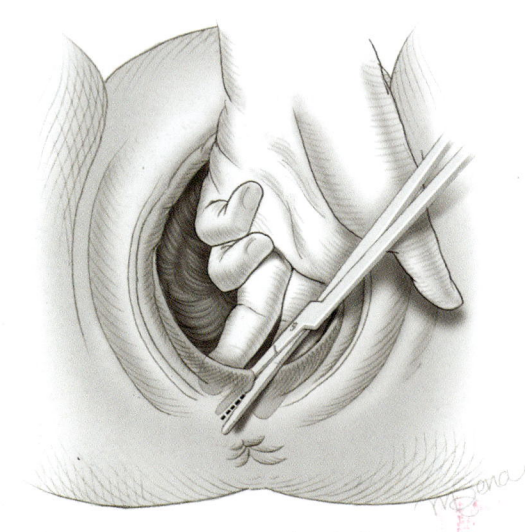

FIGURA 27-14 Uma episiotomia mediolateral é feita à medida que ocorre a coroação da cabeça do feto. Os dedos são insinuados entre o períneo e a cabeça. A incisão começa na linha média e se dirige para a tuberosidade isquiática ipsilateral em um ângulo de 60° para longe da linha média. (Reproduzida, com permissão, de Kenton K, Mueller M: Episiotomy and obstetric anal sphincter lacerations. In Yeomans ER, Hoffman BL, Gilstrap LC III, et al (eds): Cunningham and Gilstrap's Operative Obstetrics, 3rd ed. New York, McGraw-Hill Education, 2017.)

Ainda menos estudos comparam a episiotomia lateral com a mediolateral ou a da linha média. Um ensaio clínico randomizado comparou os tipos lateral e mediolateral em nulíparas. Os grupos não diferiram quanto a escores de dor, qualidade de vida sexual ou trauma vaginal e perineal, incluindo OASIS (Karbanova, 2014a,b; Necesalova, 2016). Os autores também relataram que as episiotomias mediolaterais necessitaram de menos tempo e suturas para o reparo. Assim, entre as três, a episiotomia mediolateral pode ser a incisão preferida para reduzir as taxas de OASIS.

Indicações

No passado, a episiotomia de rotina era praticada para evitar uma laceração irregular e para limitar a dor pós-operatória e as taxas de lesão do esfincter anal. Porém, uma revisão Cochrane de ensaios clínicos randomizados mostrou menores taxas de trauma perineal/vaginal grave nas mulheres manejadas com o uso restritivo – ou seja, seletivo – da episiotomia para partos espontâneos em vez da episiotomia de rotina (Jiang, 2017). É importante observar que essa revisão não diferenciou entre episiotomias de linha média e mediolaterais.

O American College of Obstetricians and Gynecologists (2016b) concluiu que o uso restrito da episiotomia é melhor do que o uso rotineiro. Em nossa opinião, o procedimento deve ser realizado seletivamente com indicação apropriada. Assim, a episiotomia pode ser *considerada* para indicações como distocia de ombro, apresentação pélvica, macrossomia fetal, parto vaginal instrumentado, posição OS persistente, comprimento perineal marcadamente curto e outras situações nas quais a não realização possa resultar em ruptura perineal significativa. A regra final é que não existe substituto para o julgamento cirúrgico e o senso comum.

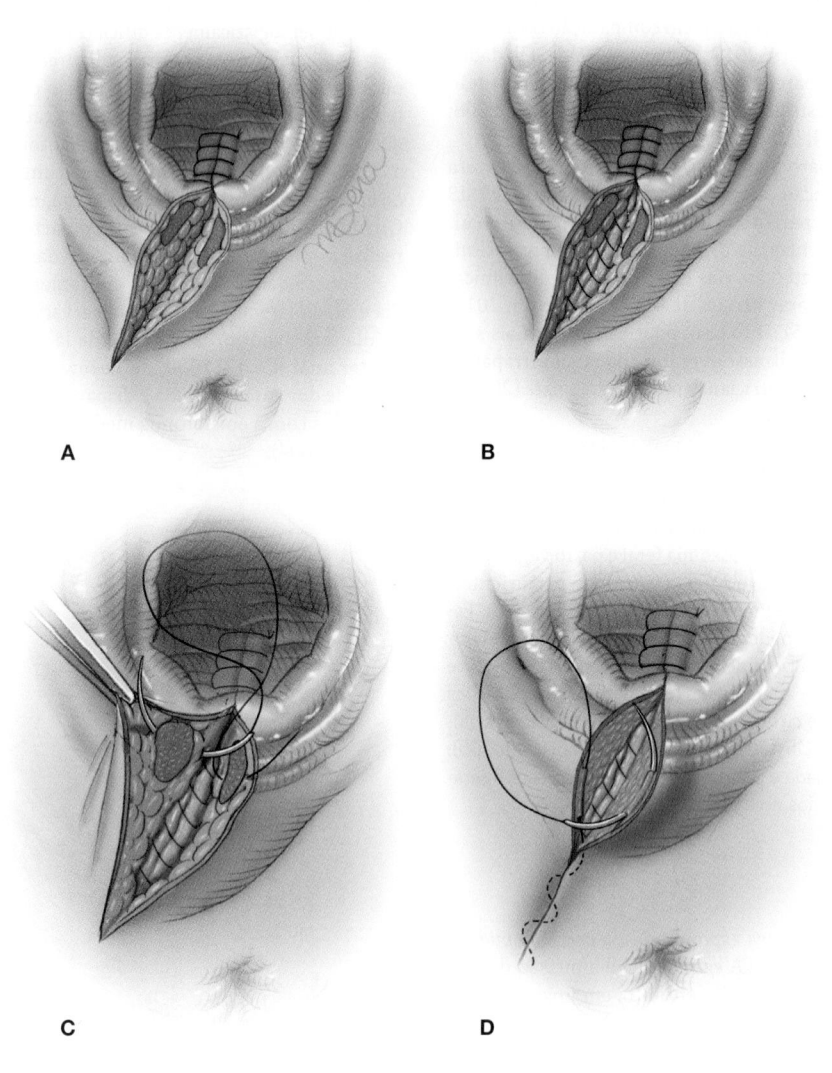

FIGURA 27-15 Reparo de episiotomia mediolateral. **A.** O epitélio vaginal e os tecidos mais profundos são fechados com uma sutura contínua única e ancorada. O ângulo parece agora menos agudo (cerca de 45°), pois o períneo não está mais distendido. **B.** Após o reparo do componente vaginal da laceração, os tecidos perineais mais profundos são reaproximados por uma sutura única contínua não ancorada. As episiotomias pequenas podem não necessitar dessa camada mais profunda. **C.** Com uma técnica contínua não ancorada semelhante, são reaproximados os músculos perineais transverso superficial e bulboesponjoso. **D.** Por fim, a pele perineal é fechada usando pontos intradérmicos. (Reproduzida, com permissão, de Kenton K, Mueller M: Episiotomy and obstetric anal sphincter lacerations. In Yeomans ER, Hoffman BL, Gilstrap LC III, et al (eds): Cunningham and Gilstrap's Operative Obstetrics, 3rd ed. New York, McGraw-Hill Education, 2017.)

Com essa nova abordagem, as taxas de episiotomia diminuíram. Oliphant e colaboradores (2010) utilizaram o National Hospital Discharge Survey para analisar o uso da episiotomia entre 1979 e 2006 nos Estados Unidos. Os autores observaram redução de 75% na taxa de episiotomia ajustada à idade. Nos Estados Unidos, em 2012, a episiotomia foi realizada em cerca de 12% dos partos vaginais (Friedman, 2015).

■ Reparos de laceração e episiotomia

Normalmente, o reparo perineal deve ser adiado até que a placenta tenha sido expulsa. Essa conduta permite atenção completa aos sinais de separação e expulsão da placenta. Outra vantagem é que o reparo não é interrompido ou alterado pela expulsão da placenta, especialmente quando a extração manual deve ser realizada. A principal desvantagem é a perda sanguínea contínua até que se complete a sutura. A pressão direta com gaze ajuda a reduzir esse volume.

Para um reparo adequado, há necessidade de conhecer a estrutura de suporte e a anatomia do períneo, discutidas no Capítulo 2 (p. 19). A analgesia adequada é imperativa, e as mulheres sem analgesia regional podem experimentar níveis elevados de dor durante a sutura perineal. Novamente, a lidocaína injetada localmente pode ser usada isoladamente ou como suplemento de bloqueio bilateral do nervo pudendo. Nas pacientes com analgesia peridural, talvez haja necessidade de dose adicional.

As lacerações de primeiro grau nem sempre necessitam de reparo, e são colocadas suturas para controlar o sangramento ou restaurar a anatomia. Aqui, há poucos dados para orientar a seleção do fio de sutura, sendo adequado um fio absorvível de pequeno calibre ou de absorção tardia, ou ainda a cola adesiva.

A correção da laceração de segundo grau e os reparos de episiotomias da linha média e mediolaterais incluem etapas semelhantes. Esses procedimentos fecham o epitélio vaginal e reaproximam os músculos perineais bulboesponjoso e transverso superficial durante a restauração do corpo do períneo (Figs. 27-15 e 27-16). Para isso, a maioria dos estudos sustenta um método de sutura contínua, o qual é mais rápido que a colocação de suturas interrompidas e, com poucas exceções, causa menos dor (Grant,

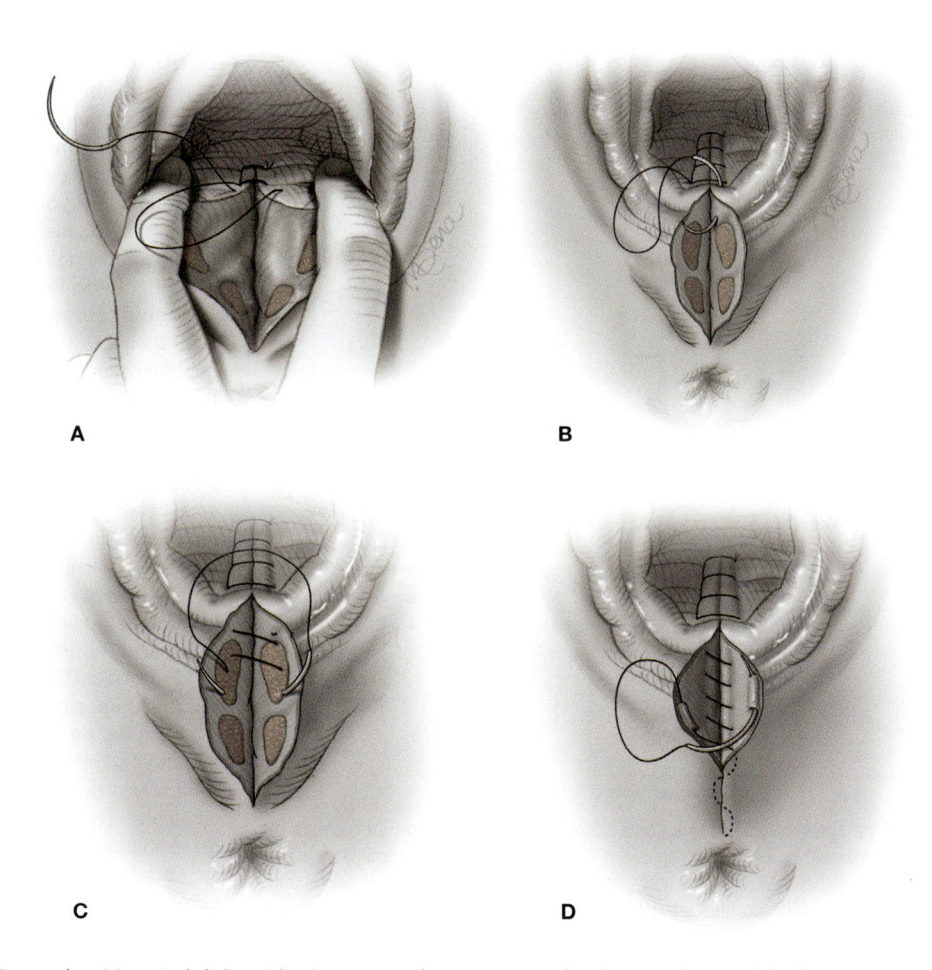

FIGURA 27-16 Reparo de episiotomia da linha média. **A.** Um ponto de ancoragem é colocado acima do ápice da ferida para iniciar uma sutura contínua ancorada com fio 2-0 a fim de fechar o epitélio vaginal e tecidos mais profundos, reaproximando o anel do hímen. **B.** Um ponto de transição redireciona a sutura da vagina para o períneo. **C.** Os músculos perineais transverso superficial e bulboesponjoso são reaproximados usando uma técnica contínua não ancorada com o mesmo comprimento de sutura. Isso ajuda na restauração do corpo do períneo para suporte em longo prazo. **D.** A sutura contínua prossegue, então, superficialmente com pontos intradérmicos. O último ponto é fixado proximalmente ao anel himenal. (Reproduzida, com permissão, de Kenton K, Mueller M: Episiotomy and obstetric anal sphincter lacerations. In Yeomans ER, Hoffman BL, Gilstrap LC III, et al (eds): Cunningham and Gilstrap's Operative Obstetrics, 3rd ed. New York, McGraw-Hill Education, 2017.)

2001; Kettle, 2012; Kindberg, 2008; Valenzuela, 2009). As agulhas rombas são adequadas e provavelmente reduzem a incidência de lesões perfurocortantes (El-Refaie, 2012; Mornar, 2008). Os materiais de sutura comumente usados são a poliglactina 2-0 ou o categute cromado. No caso do primeiro, são citadas como principais vantagens uma redução na dor pós-operatória e menor risco de deiscência da ferida (Jallad, 2016; Kettle, 2010). No entanto, os fechamentos com poliglactina 910 às vezes requerem remoção de sutura residual no local de reparo em razão de dor ou dispareunia. Essa desvantagem pode ser reduzida pelo uso de poliglactina 910 de absorção rápida (Bharathi, 2013; Kettle, 2002; Leroux, 2006).

No reparo de lacerações de terceiro grau, há dois métodos disponíveis para reparar o EAE. O primeiro é a *técnica ponta a ponta*, a qual nós preferimos, mostrada na Figura 27-17. Inicialmente, as extremidades do corte do EAE, que costumam retrair, são isoladas e trazidas à linha média. É importante observar que a força desse fechamento deriva do tecido conectivo ao redor do esfíncter – geralmente chamado *cápsula* – e não do músculo estriado. Assim, as suturas interrompidas seriadas incorporam fibras do esfíncter e tecido conectivo periesfincteriano para juntar as extremidades do esfíncter. Há poucos dados baseados em evidências para guiar a seleção do fio para o reparo esfincteriano, mas os materiais de absorção tardia podem fornecer força tênsil sustentada durante a cicatrização. Essa teoria é sustentada pelo estudo anteriormente citado de Jallad e colaboradores (2016), o qual mostrou maiores taxas de ruptura perineal após reparo de OASIS com o categute cromado.

Com a *técnica de sobreposição* (*overlapping*), as extremidades do EAE são trazidas à linha média e ficam uma acima da outra. Este método só é adequado para as lacerações do tipo 3c – aquelas que envolvem o EAE e o EAI. Duas filas de suturas de colchoeiro passam através de ambas as extremidades para recriar o anel anal. Na comparação dos dois métodos, nenhum deles gera resultados anatômicos ou funcionais superiores em longo prazo (Farrell, 2012; Fernando, 2013; Fitzpatrick, 2000). Também no caso das lacerações 3c, o EAI é reparado antes do EAE, sendo descrito a seguir.

No reparo das lacerações de quarto grau, as margens laceradas da mucosa retal são reaproximadas (Fig. 27-18). Em um ponto 1 cm proximal ao ápice da ferida, as suturas são colocadas a intervalos de cerca de 0,5 cm na muscular retal e não penetram o lúmen anorretal. Os médicos costumam usar poliglactina 910 ou categute cromado 4-0 para essa sutura contínua. Alguns recomendam uma segunda camada de reforço acima desta (Hale, 2007). Se isso não for feito, a próxima camada para a cobertura da mucosa anorretal é formada pela reaproximação do EAI. Esse fechamento contínuo não ancorado é feito com fio 3-0 ou 4-0 (ver Fig. 27-18B). Após qualquer reparo, as contagens de agulhas e gazes são conferidas e registradas na nota de alta.

Para redução da morbidade infecciosa associada a lacerações do esfíncter anal, é recomendada uma dose única de antibiótico no momento do reparo pelo American College of Obstetricians and Gynecologists (2016c). Essa prática é sustentada por evidências (Buppasiri, 2014; Duggal, 2008; Lewicky-Gaupp, 2015; Stock, 2013). Uma dose única de uma cefalosporina de segunda geração é adequada, ou clindamicina para as pacientes alérgicas à penicilina. No pós-operatório de OASIS, são prescritos emolientes fecais por 1 semana, evitando-se enemas e supositórios.

Infelizmente, a função normal nem sempre é garantida, mesmo com reparo cirúrgico correto e completo. Algumas mulheres podem experimentar incontinência fecal continuada, provocada por lesão da inervação da musculatura do assoalho pélvico (Roberts, 1990).

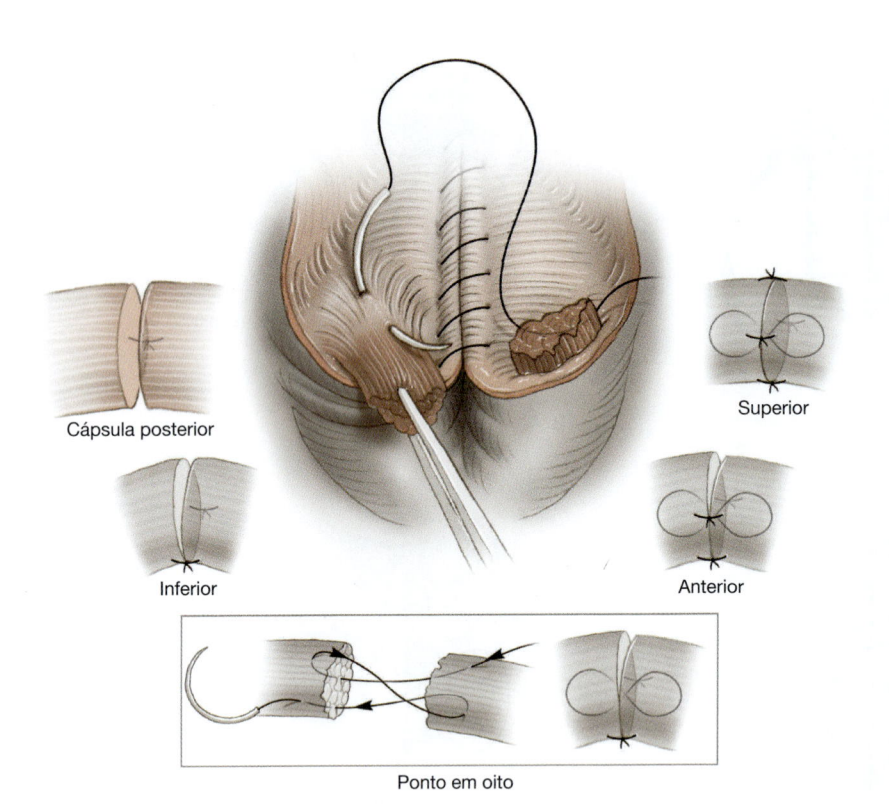

FIGURA 27-17 Em geral, na aproximação ponta a ponta do esfíncter anal externo (EAE), um fio de sutura é passado através do músculo do EAE, sendo aplicados 4 a 6 pontos simples de poliglactina 910 2-0 ou 3-0 interrompidos nas posições de 3, 6, 9 e 12 horas, através do tecido conectivo periesfincteriano. Para começar, as extremidades rompidas do músculo estriado do EAE e a cápsula são identificados e segurados. A primeira sutura é colocada posteriormente para manter uma exposição clara. Outra sutura é, então, colocada inferiormente na posição de 6 horas. As fibras do músculo esfincteriano são, então, reaproximadas por um ponto em forma de "oito". Por fim, o restante da fáscia é fechado com um ponto colocado anteriormente ao cilindro esfincteriano e novamente com outro colocado superiormente a ele. (Reproduzida, com permissão, de Kenton K, Mueller M: Episiotomy and obstetric anal sphincter lacerations. In Yeomans ER, Hoffman BL, Gilstrap LC III, et al (eds): Cunningham and Gilstrap's Operative Obstetrics, 3rd ed. New York, McGraw-Hill Education, 2017.)

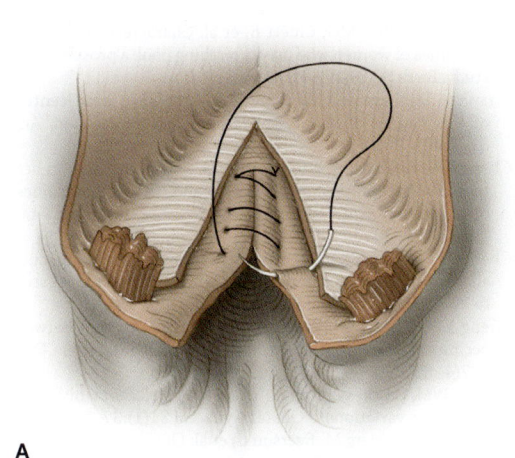

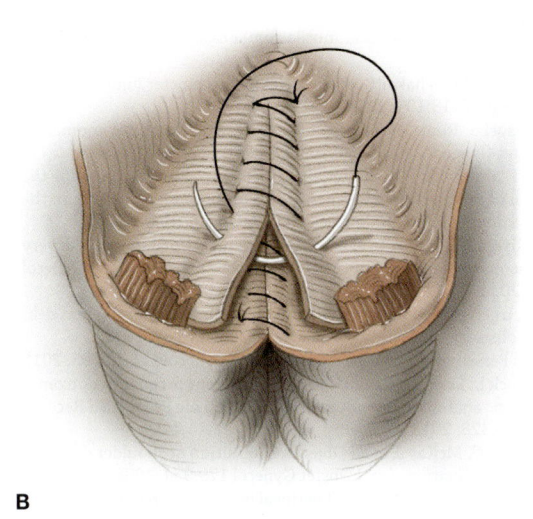

FIGURA 27-18 A. A sutura da mucosa anorretal começa acima do ápice da laceração usando um método contínuo e não ancorado com fio absorvível como categute cromado ou poliglactina 910 3-0 ou 4-0. As suturas são colocadas através da submucosa anorretal a intervalos de cerca de 0,5 cm até a margem anal. **B.** Uma segunda camada de reforço utiliza fio de absorção tardia 3-0 de maneira contínua e não ancorada. Isso incorpora as margens laceradas do esfíncter anal interno (EAI), as quais podem ser identificadas como as estruturas fibrosas brancas brilhantes entre a submucosa do canal anal e as fibras do esfíncter anal externo. Em muitos casos, o EAI sofre retração lateral e deve ser procurado e resgatado para o reparo. (Reproduzida, com permissão, de Kenton K, Mueller M: Episiotomy and obstetric anal sphincter lacerations. In Yeomans ER, Hoffman BL, Gilstrap LC III, et al (eds): Cunningham and Gilstrap's Operative Obstetrics, 3rd ed. New York, McGraw-Hill Education, 2017.)

■ Cuidado das lacerações perineais

Inicialmente, bolsas de gelos aplicadas localmente ajudam a reduzir o edema e o desconforto (de Souza Bosco Paiva, 2016). Nos dias subsequentes, os banhos de assento mornos auxiliam no conforto e na higiene. Além disso, uma pequena garrafa com esguicho de água morna pode limpar o local após a diurese e as evacuações. Para a dor, a aplicação tópica de pomada de lidocaína a 5% não foi efetiva para alívio do desconforto causado por episiotomia ou por laceração perineal em um ensaio randomizado (Minassian, 2002). Analgésicos orais contendo codeína oferecem alívio considerável. Para graus menores de desconforto, podem-se administrar anti-inflamatórios não esteroides (AINEs).

Como a dor pode ser sinal de hematoma grande vulvar, paravaginal ou da fossa isquiorretal, ou de celulite perineal, esses locais devem ser cuidadosamente examinados se a dor for intensa ou persistente. O manejo das pacientes com tais complicações é discutido nos Capítulos 37 e 41 (p. 674 e 764). Além da dor, a retenção urinária pode complicar a recuperação de episiotomia (Mulder, 2012, 2016). Seu tratamento é descrito no Capítulo 36 (p. 660).

Para aquelas com lacerações de segundo grau ou lacerações do esfíncter anal, as relações sexuais com penetração em geral ficam proibidas até a primeira consulta puerperal com 6 semanas. Em comparação com as mulheres com períneo intacto, aquelas com trauma perineal mostram taxas maiores de relações sexuais postergadas em 3 e 6 meses, mas não em 1 ano (McDonald, 2015; Rådestad, 2008; Signorello, 2001).

REFERÊNCIAS

Abdel-Aleem H, Singata M, Abdel-Aleem M, et al: Uterine massage to reduce postpartum hemorrhage after vaginal delivery. Int J Gynaecol Obstet 111(1):32, 2010

Acker DB, Sachs BP, Friedman EA: Risk factors for shoulder dystocia. Obstet Gynecol 66(6):762, 1985

Almroth L, Elmusharaf S, El Hadi N, et al: Primary infertility after genital mutilation in girlhood in Sudan: a case-control study. Lancet 366:385, 2005

Al-Wassia H, Shah PS: Efficacy and safety of umbilical cord milking at birth: a systematic review and meta-analysis. JAMA Pediatr 169(1):18, 2015

American Academy of Pediatrics: Delayed umbilical cord clamping after birth. Pediatrics 139(6):e20170957, 2017a

American Academy of Pediatrics, American College of Obstetricians and Gynecologists: Guidelines for Perinatal Care, 8th ed. Elk Grove Village, AAP, 2017b

American College of Obstetricians and Gynecologists: Documenting shoulder dystocia. Patient Safety Checklist No. 6, August 2012

American College of Obstetricians and Gynecologists: Guidelines for Women's Health Care, 4th ed. Washington, ACOG, 2014

American College of Obstetricians and Gynecologists: Immersion in water during labor and delivery. Committee Opinion No. 679, November 2016a

American College of Obstetricians and Gynecologists: Prevention and management of obstetric lacerations at vaginal delivery. Practice Bulletin No. 165, July 2016b

American College of Obstetricians and Gynecologists: Prophylactic antibiotics in labor and delivery. Practice Bulletin No. 120, June 2011, Reaffirmed 2016c

American College of Obstetricians and Gynecologists: Delayed umbilical cord clamping after birth. Committee Opinion No. 684, January 2017a

American College of Obstetricians and Gynecologists: Planned home birth. Committee Opinion No. 697, April 2017b

American College of Obstetricians and Gynecologists: Shoulder dystocia. Practice Bulletin No. 178, November 2002, Reaffirmed May 2017c

Ampt AJ, Ford JB, Roberts CL, et al: Trends in obstetric anal sphincter injuries and associated risk factors for vaginal singleton term births in New South Wales 2001–2009. Aust N Z J Obstet Gynaecol 53(1):9, 2013

Andersson O, Hellström-Westas L, Andersson D, et al: Effect of delayed versus early umbilical cord clamping on neonatal outcomes and iron status at 4 months: a randomised controlled trial. BMJ 343:d7157, 2011

Andersson O, Hellström-Westas L, Andersson D, et al: Effects of delayed compared with early umbilical cord clamping on maternal postpartum hemorrhage and cord blood gas sampling: a randomized trial. Acta Obstet Gynecol Scand 92(5):567, 2013

Andersson SH, Rymer J, Joyce DW, et al: Sexual quality of life in women who have undergone female genital mutilation: a case-control study. BJOG 119(13):1606, 2012

Andrews V, Sultan AH, Thakar R, et al: Occult anal sphincter injuries—myth or reality? BJOG 113:195, 2006

Anteby EY, Yagel S: Route of delivery of fetuses with structural anomalies. Eur J Obstet Gynecol Reprod Biol 106(1):5, 2003

Attilakos G, Psaroudakis D, Ash J, et al: Carbetocin versus oxytocin for the prevention of postpartum haemorrhage following caesarean section: the results of a double-blind randomised trial. BJOG 117(8):929, 2010

Backes CH, Rivera BK, Haque U, et al: Placental transfusion strategies in very preterm neonates: a systematic review and meta-analysis. Obstet Gynecol 124(1):4, 2014

Baghestan E, Irgens LM, Bordahl PE: Risk of recurrence and subsequent delivery after obstetric anal sphincter injuries. BJOG 119:62, 2012

Barth WH Jr: Persistent occiput posterior. Obstet Gynecol 125(3):695, 2015

Basham E, Stock L, Lewicky-Gaupp C, et al: Subsequent pregnancy outcomes after obstetric anal sphincter injuries (OASIS). Female Pelvic Med Reconstr Surg 19(6):328, 2013

Beall MH, Spong C, McKay J, et al: Objective definition of shoulder dystocia: a prospective evaluation. Am J Obstet Gynecol 179:934, 1998

Beckmann MM, Stock OM: Antenatal perineal massage for reducing perineal trauma. Cochrane Database Syst Rev 4:CD005123, 2013

Begley CM, Gyte GM, Devane D, et al: Active versus expectant management for women in the third stage of labour. Cochrane Database Syst Rev 3:CD007412, 2015

Belachew J, Cnattingius S, Mulic-Lutvica A, et al: Risk of retained placenta in women previously delivered by caesarean section: a population-based cohort study. BJOG 121(2):224, 2014

Berg RC, Odgaard-Jensen J, Fretheim A, et al: An updated systematic review and meta-analysis of the obstetric consequences of female genital mutilation/cutting. Obstet Gynecol Int 2014:542859, 2014

Berggren V, Gottvall K, Isman E, et al: Infibulated women have an increased risk of anal sphincter tears at delivery: a population-based Swedish register study of 250,000 births. Acta Obstet Gynecol Scand 92(1):101, 2013

Bharathi A, Reddy DB, Kote GS: A prospective randomized comparative study of Vicryl Rapide versus chromic catgut for episiotomy repair. J Clin Diagn Res 7(2):326, 2013

Bingham J, Chauhan SP, Hayes E, et al: Recurrent shoulder dystocia: a review. Obstet Gynecol Surv 65(3):183, 2010

Birthplace in England Collaborative Group, Brocklehurst P, Hardy P, et al: Perinatal and maternal outcomes by planned place of birth for healthy women with low risk pregnancies: the Birthplace in England national prospective cohort study. BMJ 343:d7400, 2011

Blondel B, Alexander S, Bjarnadóttir RI, et al: Variations in rates of severe perineal tears and episiotomies in 20 European countries: a study based on routine national data in Euro-Peristat Project. Acta Obstet Gynecol Scand 95(7):746, 2016

Boggs EW, Berger H, Urquia M, et al: Recurrence of obstetric third-degree and fourth-degree anal sphincter injuries. Obstet Gynecol 124(6):1128, 2014

Bolten N, de Jonge A, Zwagerman E, et al: Effect of planned place of birth on obstetric interventions and maternal outcomes among low-risk women: a cohort study in the Netherlands. BMC Pregnancy Childbirth 16(1):329, 2016

Boulvain M, Senat MV, Perrotin F, et al: Induction of labour versus expectant management for large-for-date fetuses: a randomised controlled trial. Lancet 385(9987):2600, 2015

Bovbjerg ML, Cheyney M, Everson C: Maternal and newborn outcomes following waterbirth: The Midwives Alliance of North America Statistics Project, 2004 to 2009 Cohort. J Midwifery Womens Health 61(1):11, 2016

Brito LG, Ferreira CH, Duarte G, et al: Antepartum use of Epi-No birth trainer for preventing perineal trauma: systematic review. Int Urogynecol J (10):1429, 2015

Bruner JP, Drummond SB, Meenan AL, et al: All-fours maneuver for reducing shoulder dystocia during labor. J Reprod Med 43(5):439, 1998

Buerkle B, Pueth J, Hefler LA, et al: Objective structured assessment of technical skills evaluation of theoretical compared with hands-on training of shoulder dystocia management: a randomized controlled trial. Obstet Gynecol 120(4):809, 2012

Bulchandani S, Watts E, Sucharitha A, et al: Manual perineal support at the time of childbirth: a systematic review and meta-analysis. BJOG 122(9):1157, 2015

Buppasiri P, Lumbiganon P, Thinkhamrop J, et al: Antibiotic prophylaxis for third- and fourth-degree perineal tear during vaginal birth. Cochrane Database Syst Rev 10:CD005125, 2014

Burkhardt T, Schmidt M, Kurmanavicius J, et al: Evaluation of fetal anthropometric measures to predict the risk for shoulder dystocia. Ultrasound Obstet Gynecol 43(1):77, 2014

Burns EE, Boulton MG, Cluett E, et al: Characteristics, interventions, and outcomes of women who used a birthing pool: a prospective observational study. Birth 39(3):192, 2012

Chauhan SP, Laye MR, Lutgendorf M, et al: A multicenter assessment of 1,177 cases of shoulder dystocia: lessons learned. Am J Perinatol 31(5):401, 2014

Cheng YW, Hubbard A, Caughey AB, et al: The association between persistent fetal occiput posterior position and perinatal outcomes: an example of propensity score and covariate distance matching. Am J Epidemiol 171(6):656, 2010

Cheng YW, Shaffer BL, Caughey AB: Associated factors and outcomes of persistent occiput posterior position: a retrospective cohort study from 1976 to 2001. J Matern Fetal Neonatal Med 19(9):563, 2006a

Cheng YW, Shaffer BL, Caughey AB: The association between persistent occiput posterior position and neonatal outcomes. Obstet Gynecol 107(4):837, 2006b

Cheung WM, Hawkes A, Ibish S: The retained placenta: historical and geographical rate variations. J Obstet Gynaecol 31(1):37, 2011

Cheyney M, Bovbjerg M, Everson C, et al: Outcomes of care for 16,924 planned home births in the United States: the Midwives Alliance of North America Statistics Project, 2004 to 2009. J Midwifery Womens Health 59(1):17, 2014

Chibber R, El-Saleh E, El Harmi J: Female circumcision: obstetrical and psychological sequelae continues unabated in the 21st century. J Matern Fetal Neonatal Med 24(6):833, 2011

Chibueze EC, Parsons AJ, Ota E, et al: Prophylactic antibiotics for manual removal of retained placenta during vaginal birth: a systematic review of observational studies and meta-analysis. BMC Pregnancy Childbirth 15:313, 2015

Cluett ER, Nikodem VC, McCandlish RE, et al: Immersion in water in pregnancy, labour and birth. Cochrane Database Syst Rev 2:CD000111, 2009

Cluver CA, Hofmeyr GJ: Posterior axilla sling traction: a technique for intractable shoulder dystocia. Obstet Gynecol 113(2 Pt 2):486, 2009

Cluver CA, Hofmeyr GJ: Posterior axilla sling traction for shoulder dystocia: case review and a new method of shoulder rotation with the sling. Am J Obstet Gynecol 212(6):784.e1, 2015

Coats PM, Chan KK, Wilkins M, et al: A comparison between midline and mediolateral episiotomies. BJOG 87:408, 1980

Combs CA, Laros RK: Prolonged third stage of labor: morbidity and risk factors. Obstet Gynecol 77: 863, 1991

Corton MM, Lankford JC, Ames R, et al: A randomized trial of birthing with and without stirrups. Am J Obstet Gynecol 207(2):133.e1, 2012

Corton MM, McIntire DD, Twickler DM, et al: Endoanal ultrasound for detection of sphincter defects following childbirth. Int Urogynecol J 24(4):627, 2013

Costa ML, Couto E, Furlan E, et al: Body stalk anomaly: adverse maternal outcomes in a series of 21 cases. Prenat Diagn 32(3):264, 2012

Coviello EM, Grantz KL, Huang CC, et al: Risk factors for retained placenta. Am J Obstet Gynecol 213(6):864.e1, 2015

Cox KJ, Bovbjerg ML, Cheyney M, et al: Planned home VBAC in the United States, 2004–2009: outcomes, maternity care practices, and implications for shared decision making. Birth 42(4):299, 2015

Crofts JF, Fox R, Ellis D, et al: Observations from 450 shoulder dystocia simulations: lessons for skills training. Obstet Gynecol 112(4):906, 2008

Crofts JF, Lenguerrand E, Bentham GL, et al: Prevention of brachial plexus injury—12 years of shoulder dystocia training: an interrupted time-series study. BJOG 123(1):111, 2016

Cummings K, Doherty DA, Magann EF, et al: Timing of manual placenta removal to prevent postpartum hemorrhage: is it time to act? J Matern Fetal Neonatal Med 29(24):3930, 2016

Cunningham FG: Shoulder dystocia. In Yeomans ER, Hoffman BL, Gilstrap LC III, et al (eds): Cunningham and Gilstrap's Operative Obstetrics, 3rd ed. New York, McGraw-Hill Education, 2017

Cunningham FG: The Ritgen maneuver: another sacred cow questioned. Obstet Gynecol 112:210, 2008

Davies R, Davis D, Pearce M, et al: The effect of waterbirth on neonatal mortality and morbidity: a systematic review and meta-analysis. JBI Database System Rev Implement Rep 13(10):180, 2015

Declercq E, Macdorman MF, Menacker F, et al: Characteristics of planned and unplanned home births in 19 states. Obstet Gynecol 116(1):93, 2010

de Jonge A, Geerts CC, van der Goes BY, et al: Perinatal mortality and morbidity up to 28 days after birth among 743 070 low-risk planned home and hospital births: a cohort study based on three merged national perinatal databases. BJOG 122(5):720, 2015 de Leeuw JW, Struijk PC, Vierhout ME, et al: Risk factors for third degree perineal ruptures during delivery. BJOG 108(4):383, 2001

Deneux-Tharaux C, Macfarlane A, Winter C, et al: Policies for manual removal of placenta at vaginal delivery: variations in timing within Europe. BJOG 116(1):119, 2009

Deneux-Tharaux C, Sentilhes L, Maillard F, et al: Effect of routine controlled cord traction as part of the active management of the third stage of labour on postpartum haemorrhage: multicentre randomised controlled trial (TRACOR). BMJ 346:f1541, 2013

Desbriere R, Blanc J, Le Dû R, et al: Is maternal posturing during labor efficient in preventing persistent occiput posterior position? A randomized controlled trial. Am J Obstet Gynecol 208(1):60.e1, 2013

de Souza Bosco Paiva C, Junqueira Vasconcellos de Oliveira SM, Amorim Francisco A, et al: Length of perineal pain relief after ice pack application: a quasi-experimental study. Women Birth 29(2):117, 2016

Dombrowski MP, Bottoms SF, Saleh AA, et al: Third stage of labor: analysis of duration and clinical practice. Am J Obstet Gynecol 172:1279, 1995

Du Y, Ye M, Zheng F: Active management of the third stage of labor with and without controlled cord traction: a systematic review and meta-analysis of randomized controlled trials. Acta Obstet Gynecol Scand 93(7):626, 2014

Dua A, Whitworth M, Dugdale A, et al: Perineal length: norms in gravid women in the first stage of labour. Int Urogynecol J Pelvic Floor Dysfunct 20(11):1361, 2009

Duggal N, Mercado C, Daniels K, et al: Antibiotic prophylaxis for prevention of postpartum perineal wound complications: a randomized controlled trial. Obstet Gynecol 111(6):1268, 2008

Dupuis O, Ruimark S, Corinne D, et al: Fetal head position during the second stage of labor: comparison of digital vaginal examination and transabdominal ultrasonographic examination. Eur J Obstet Gynecol Reprod Biol 123(2):193, 2005

Edozien LC, Gurol-Urganci I, Cromwell DA, et al: Impact of third- and fourth--degree perineal tears at first birth on subsequent pregnancy outcomes: a cohort study. BJOG 121(13):1695, 2014

El-Din AS, Kamal MM, Amin MA: Comparison between two incision angles of mediolateral episiotomy in primiparous women: a randomised controlled trial. J Obstet Gynaecol Res 40: 1877, 2014

Elfaghi I, Johansson-Ernste B, Rydhstroem H: Rupture of the sphincter ani: the recurrence rate in second delivery. BJOG 111:1361, 2004

El-Refaie TA, Sayed KK, El-Shourbagy MA, et al: Role of blunt suture needle in episiotomy repair at uncomplicated vaginal deliveries in reducing glove perforation rate: a randomized controlled trial. J Obstet Gynaecol Res 38(5):787, 2012

Endler M, Saltvedt S, Cnattingius S, et al: Retained placenta is associated with pre-eclampsia, stillbirth, giving birth to a small-for-gestational-age infant, and spontaneous preterm birth: a national register-based study. BJOG 121(12):1462, 2014

Esu E, Udo A, Okusanya BO, et al: Antepartum or intrapartum deinfibulation for childbirth in women with type III female genital mutilation: a systematic review and meta-analysis. Int J Gynaecol Obstet 136 Suppl 1:21, 2017

Evers EC, Blomquist JL, McDermott KC, et al: Obstetrical anal sphincter laceration and anal incontinence 5–10 years after childbirth. Am J Obstet Gynecol 207(5):425.e1, 2012

Faltin DL, Boulvain M, Floris LA, et al: Diagnosis of anal sphincter tears to prevent fecal incontinence: a randomized controlled trial. Obstet Gynecol 106:6, 2005

Farrell SA, Flowerdew G, Gilmour D, et al: Overlapping compared with end--to-end repair of complete third-degree or fourth-degree obstetric tears: three-year follow-up of a randomized controlled trial. Obstet Gynecol 120(4):803, 2012

Fernando RJ, Sultan AH, Kettle C, et al: Methods of repair for obstetric anal sphincter injury. Cochrane Database Syst Rev 12:CD002866, 2013

Fitzpatrick M, Behan M, O'Connell PR, et al: A randomized clinical trial comparing primary overlap with approximation repair of third-degree obstetric tears. Am J Obstet Gynecol 183:1220, 2000

Fitzpatrick M, McQuillan K, O'Herlihy C: Influence of persistent occiput posterior position on delivery outcome. Obstet Gynecol 98(6):1027, 2001

Fodstad K, Laine K, Staff AC: Different episiotomy techniques, postpartum perineal pain, and blood loss: an observational study. Int Urogynecol J 24(5):865, 2013

Fodstad K, Staff AC, Laine K: Effect of different episiotomy techniques on perineal pain and sexual activity 3 months after delivery. Int Urogynecol J 25:1629, 2014

Franchi M, Cromi A, Scarperi S, et al: Comparison between lidocaine-prilocaine cream (EMLA) and mepivacaine infiltration for pain relief during perineal repair after childbirth: a randomized trial. Am J Obstet Gynecol 201(2):186.e1, 2009

Fransen AF, van de Ven J, Schuit E, et al: Simulation-based team training for multi-professional obstetric care teams to improve patient outcome: a multicentre, cluster randomised controlled trial. BJOG 124(4):641, 2017

Friedman AM, Ananth CV, Prendergast E, et al: Evaluation of third-degree and fourth-degree laceration rates as quality indicators. Obstet Gynecol 125(4):927, 2015

Frolova AI, Stout MJ, Tuuli MG, et al: Duration of the third stage of labor and risk of postpartum hemorrhage. Obstet Gynecol 127(5):951, 2016

Gardberg M, Stenwall O, Laakkonen E: Recurrent persistent occipito-posterior position in subsequent deliveries. BJOG 111(2):170, 2004

Gauthaman N, Walters S, Tribe IA, et al: Shoulder dystocia and associated manoeuvres as risk factors for perineal trauma. Int Urogynecol J 27(4):571, 2016

Gherman RB, Tramont J, Muffley P, et al: Analysis of McRoberts' maneuver by x-ray pelvimetry. Obstet Gynecol 95:43, 2000

Ghi T, Youssef A, Martelli F, et al: Narrow subpubic arch angle is associated with higher risk of persistent occiput posterior position at delivery. Ultrasound Obstet Gynecol 48(4):511, 2016

Goldaber KG, Wendel PJ, McIntire DD, et al: Postpartum perineal morbidity after fourth-degree perineal repair. Am J Obstet Gynecol 168:489, 1993

Goldberg H, Stupp P, Okoroh E, et al: Female genital mutilation/cutting in the United States: updated estimates of women and girls at risk, 2012. Public Health Rep 131(2):340, 2016

Gonen O, Rosen DJD, Dolfin Z, et al: Induction of labor versus expectant management in macrosomia: a randomized study. Obstet Gynecol 89:913, 1997

Gonik B, Allen R, Sorab J: Objective evaluation of the shoulder dystocia phenomenon: effect of maternal pelvic orientation on force reduction. Obstet Gynecol 74:44, 1989

Goodwin TM, Banks E, Millar LK, et al: Catastrophic shoulder dystocia and emergency symphysiotomy. Am J Obstet Gynecol 177:463, 1997

Grant A, Gordon B, Mackrodat C, et al: The Ipswich childbirth study: one year follow up of alternative methods used in perineal repair. BJOG 108(1):34, 2001

Grobman WA, Miller D, Burke C, et al: Outcomes associated with introduction of a shoulder dystocia protocol. Am J Obstet Gynecol 205(6):513, 2011

Groenen R, Vos MC, Willekes C, et al: Pregnancy and delivery after mid-urethral sling procedures for stress urinary incontinence: case reports and a review of literature. Int Urogynecol J Pelvic Floor Dysfunct 19(3):441, 2008

Groutz A, Hasson J, Wengier A, et al: Third- and fourth-degree perineal tears: prevalence and risk factors in the third millennium. Am J Obstet Gynecol 204(4):347.e1, 2011

Grünebaum A, McCullough LB, Arabin B, et al: Underlying causes of neonatal deaths in term singleton pregnancies: home births versus hospital births in the United States. J Perinat Med 45(3):349, 2017

Grünebaum A, McCullough LB, Sapra KJ, et al: Apgar score of 0 at 5 minutes and neonatal seizures or serious neurologic dysfunction in relation to birth setting. Am J Obstet Gynecol 209(4):323.e1, 2013

Grünebaum A, McCullough LB, Sapra KJ, et al: Early and total neonatal mortality in relation to birth setting in the United States, 2006–2009. Am J Obstet Gynecol 211:390.e1, 2014

Gülmezoglu AM, Lumbiganon P, Landoulsi S, et al: Active management of the third stage of labour with and without controlled cord traction: a randomised, controlled, non-inferiority trial. Lancet 379(9827):1721, 2012

Gungor S, Kurt E, Teksoz E, et al: Oronasopharyngeal suction versus no suction in normal and term infants delivered by elective cesarean section: a prospective randomized controlled trial. Gynecol Obstet Invest 61(1):9, 2006

Gunnarsson B, Fasting S, Skogvoll E, et al: Why babies die in unplanned out--of-institution births: an enquiry into perinatal deaths in Norway 1999–2013. Acta Obstet Gynecol Scand 96(3):326, 2017

Gunnarsson B, Smárason AK, Skogvoll E, et al: Characteristics and outcome of unplanned out-of-institution births in Norway from 1999 to 2013: a cross-sectional study. Acta Obstet Gynecol Scand 93(10):1003, 2014

Gurewitsch ED, Donithan M, Stallings SP, et al: Episiotomy versus fetal manipulation in managing severe shoulder dystocia: a comparison of outcomes. Am J Obstet Gynecol 191(3):911, 2004

Gurol-Urganci I, Cromwell DA, Edozien LC, et al: Third- and fourth-degree perineal tears among primiparous women in England between 2000 and 2012: time trends and risk factors. BJOG 120(12):1516, 2013

Gyhagen M, Bullarbo M, Nielsen TF, et al: Faecal incontinence 20 years after one birth: a comparison between vaginal delivery and caesarean section. Int Urogynecol J 25(10):1411, 2014

Hale RW, Ling FW: Episiotomy: procedure and repair techniques. Washington, American College of Obstetricians and Gynecologists, 2007

Hartfield VJ: Symphysiotomy for shoulder dystocia. Am J Obstet Gynecol 155:228, 1986

Hawkins JS: Lower genital tract procedures. In Yeomans ER, Hoffman BL, Gilstrap LC III, et al (eds): Cunningham and Gilstrap's Operative Obstetrics, 3rd ed. New York, McGraw-Hill Education, 2017

Henry E, Andres RL, Christensen RD: Neonatal outcomes following a tight nuchal cord. J Perinatol 33(3):231, 2013

Hernandez C, Wendel GD: Shoulder dystocia. In Pitkin RM (ed): Clinical Obstetrics and Gynecology, Vol XXXIII. Hagerstown, Lippincott, 1990

Hoffman M: A comparison of obstetric maneuvers for the acute management of shoulder dystocia. Obstet Gynecol 119(part 1): 386, 2011

Hoopmann M, Abele H, Wagner N, et al: Performance of 36 different weight estimation formulae in fetuses with macrosomia. Fetal Diagn Ther 27(4)204, 2010

Hutton EK, Cappelletti A, Reitsma AH, et al: Outcomes associated with planned place of birth among women with low-risk pregnancies. CMAJ 188(5):E80, 2016

Jallad K, Steele SE, Barber MD: Breakdown of perineal laceration repair after vaginal delivery: a case-control study. Female Pelvic Med Reconstr Surg 22(4):276, 2016

Jangö H, Langhoff-Roos J, Rosthoj S, et al: Modifiable risk factors of obstetric anal sphincter injury in primiparous women: a population-based cohort study. Am J Obstet Gynecol 210:59, 2014

Jangsten E, Mattsson LÅ, Lyckestam I, et al: A comparison of active management and expectant management of the third stage of labour: a Swedish randomised controlled trial. BJOG 118(3):362, 2011

Jiang H, Qian X, Carroli G, et al: Selective versus routine use of episiotomy for vaginal birth. Cochrane Database Syst Rev 2:CD000081, 2017

Jolly MC, Sebire NJ, Harris JP, et al: Risk factors for macrosomia and its clinical consequences: a study of 350,311 pregnancies. Eur J Obstet Gynecol Reprod Biol 111(1):9, 2003

Jönsson ER, Elfaghi I, Rydhström H, et al: Modified Ritgen's maneuver for anal sphincter injury at delivery: a randomized controlled trial. Obstet Gynecol 112:212, 2008

Kalis V, Laine K, de Leeuw JW, et al: Classification of episiotomy: towards a standardisation of terminology. BJOG 119(5):522, 2012

Kalis V, Landsmanova J, Bednarova B, et al: Evaluation of the incision angle of mediolateral episiotomy at 60 degrees. Int J Gynaecol Obstet 112:220, 2011

Kamisan Atan I, Shek KL, Langer S, et al: Does the Epi-No birth trainer prevent vaginal birth-related pelvic floor trauma? A multicentre prospective randomized controlled trial. BJOG 123(6):995, 2016

Karbanova J, Rusavy Z, Betincova L, et al: Clinical evaluation of early postpartum pain and healing outcomes after mediolateral versus lateral episiotomy. Int J Gynaecol Obstet 127(2):152, 2014a

Karbanova J, Rusavy Z, Betincova L, et al: Clinical evaluation of peripartum outcomes of mediolateral versus lateral episiotomy. Int J Gynaecol Obstet 124(1):72, 2014b

Kargar R, Aghazadeh-Nainie A, Khoddami-Vishteh HR: Comparison of the effects of lidocaine prilocaine cream (EMLA) and lidocaine injection on reduction of perineal pain during perineum repair in normal vaginal delivery. J Family Reprod Health 10(1):21, 2016

Kariminia A, Chamberlain ME, Keogh J, et al: Randomised controlled trial of effect of hands and knees posturing on incidence of occiput posterior position at birth. BMJ 328(7438):490, 2004

Katheria AC, Brown MK, Faksh A, et al: Delayed cord clamping in newborns born at term at risk for resuscitation: a feasibility randomized clinical trial. J Pediatr 187:313, 2017

Katheria AC, Truong G, Cousins L, et al: Umbilical cord milking versus delayed cord clamping in preterm infants. Pediatrics 136(1):61, 2015

Kc A, Rana N, Målqvist M, et al: Effects of delayed umbilical cord clamping vs early clamping on anemia in infants at 8 and 12 months: a randomized clinical trial. JAMA Pediatr 171(3):264, 2017

Kenton K, Mueller M: Episiotomy and obstetric anal sphincter lacerations. In Yeomans ER, Hoffman BL, Gilstrap LC III, et al (eds): Cunningham and Gilstrap's Operative Obstetrics, 3rd ed. New York, McGraw-Hill Education, 2017

Kettle C, Dowswell T, Ismail KM: Absorbable suture materials for primary repair of episiotomy and second degree tears. Cochrane Database Syst Rev 6:CD000006, 2010

Kettle C, Dowswell T, Ismail KM: Continuous and interrupted suturing techniques for repair of episiotomy or second-degree tears. Cochrane Database Syst Rev 11:CD000947, 2012

Kettle C, Hills RK, Jones P, et al: Continuous versus interrupted perineal repair with standard or rapidly absorbed sutures after spontaneous vaginal birth: a randomised controlled trial. Lancet 359:2217, 2002

Kim T, Vogel RI, Mackenthun SM, et al: Rigorous simulation training protocol does not improve maternal and neonatal outcomes from shoulder dystocia. Obstet Gynecol 127 Suppl 1:3S, 2016

Kindberg S, Stehouwer M, Hvidman L, et al: Postpartum perineal repair performed by midwives: a randomized trial comparing two suture techniques leaving the skin unsutured. BJOG 115:472, 2008

Koyanagi A, Zhang J, Dagvadorj A, et al: Macrosomia in 23 developing countries: an analysis of a multicountry, facility-based, cross-sectional survey. Lancet 381(9865):476, 2013

Laine K, Pirhonen T, Rolland R, et al: Decreasing the incidence of anal sphincter tears during delivery. Obstet Gynecol 111:1053, 2008

Landy HJ, Laughon SK, Bailit JL, et al: Characteristics associated with severe perineal and cervical lacerations during vaginal delivery. Obstet Gynecol 117(3):627, 2011

Langer O, Berkus MD, Huff RW, et al: Shoulder dystocia: should the fetus weighing greater than or equal to 4000 grams be delivered by cesarean section? Am J Obstet Gynecol 165(4 Pt 1):831, 1991

Larson JD, Rayburn WF, Harlan VL: Nuchal cord entanglements and gestational age. Am J Perinatol 14(9):555, 1997

Le Ray C, Carayol M, Jaquemin S, et al: Is epidural analgesia a risk factor for occiput posterior or transverse positions during labour? Eur J Obstet Gynecol Reprod Biol 123(1):22, 2005

Le Ray C, Lepleux F, De La Calle A, et al: Lateral asymmetric decubitus position for the rotation of occipito-posterior positions: multicenter randomized controlled trial EVADELA. Am J Obstet Gynecol 215(4):511.e1, 2016

Le Ray C, Serres P, Schmitz T, et al: Manual rotation in occiput posterior or transverse positions: risk factors and consequences on the cesarean delivery rate. Obstet Gynecol 110(4):873, 2007

Lerner H, Durlacher K, Smith S, et al: Relationship between head-to-body delivery interval in shoulder dystocia and neonatal depression. Obstet Gynecol 118(2 Pt 1):318, 2011

Leroux N, Bujold E: Impact of chromic catgut versus polyglactin 910 versus fast-absorbing polyglactin 910 sutures for perineal repair: a randomized, controlled trial. Am J Obstet Gynecol 194(6):1585, 2006

Leung TY, Stuart O, Sahota DS: Head-to-body delivery interval and risk of fetal acidosis and hypoxic ischaemic encephalopathy in shoulder dystocia: a retrospective review. BJOG 118(4):474, 2011a

Leung TY, Stuart O, Suen SS, et al: Comparison of perinatal outcomes of shoulder dystocia alleviated by different type and sequence of manoeuvres: a retrospective review. BJOG 118(8):985, 2011b

Lewicky-Gaupp C, Leader-Cramer A, Johnson LL, et al: Wound complications after obstetric anal sphincter injuries. Obstet Gynecol 125(5):1088, 2015

Liabsuetrakul T, Choobun T, Peeyananjarassri K, et al: Prophylactic use of ergot alkaloids in the third stage of labour. Cochrane Database Syst Rev 2:CD005456, 2007, Reaffirmed 2011

Lieberman E, Davidson K, Lee-Parritz A, et al: Changes in fetal position during labor and their association with epidural analgesia. Obstet Gynecol 105(5 Pt 1):974, 2005

MacDorman MF, Declercq E: Trends and characteristics of United States out-of-hospital births 2004–2014: new information on risk status and access to care. Birth 43(2):116, 2016

MacKenzie IZ, Shah M, Lean K, et al: Management of shoulder dystocia: trends in incidence and maternal and neonatal morbidity. Obstet Gynecol 110:1059, 2007

Malin GL, Bugg GJ, Takwoingi Y, et al: Antenatal magnetic resonance imaging versus ultrasound for predicting neonatal macrosomia: a systematic review and meta-analysis. BJOG 123(1):77, 2016

McCandlish R, Bowler U, Van Asten H, et al: A randomised controlled trial of care of the perineum during second stage of normal labour. BJOG 105(12):1262, 1998

McDonald EA, Gartland D, Small R, et al: Dyspareunia and childbirth: a prospective cohort study. BJOG 122(5):672, 2015

McDonald SJ, Middleton P, Dowswell T, et al: Effect of timing of umbilical cord clamping of term infants on maternal and neonatal outcomes. Cochrane Database Syst Rev 7:CD004074, 2013

McFarland MB, Trylovich CG, Langer O: Anthropometric differences in macrosomic infants of diabetic and nondiabetic mothers. J Maternal Fetal Med 7(6):292, 1998

Mehta SH, Bujold E, Blackwell SC, et al: Is abnormal labor associated with shoulder dystocia in nulliparous women? Am J Obstet Gynecol 190(6):1604, 2004

Mei-dan E, Walfisch A, Raz I, et al: Perineal massage during pregnancy: a prospective controlled trial. Isr Med Assoc J 10(7):499, 2008

Melamed N, Gavish O, Eisner M, et al: Third- and fourth-degree perineal tears—incidence and risk factors. J Matern Fetal Neonatal Med 26(7):660, 2013

Minassian VA, Jazayeri A, Prien SD, et al: Randomized trial of lidocaine ointment versus placebo for the treatment of postpartum perineal pain. Obstet Gynecol 100:1239, 2002

Mobeen N, Durocher J, Zuberi N, et al: Administration of misoprostol by trained traditional birth attendants to prevent postpartum haemorrhage in homebirths in Pakistan: a randomised placebo-controlled trial. BJOG 118(3):353, 2011

Modanlou HD, Komatsu G, Dorchester W, et al: Large-for-gestational-age neonates: anthropometric reasons for shoulder dystocia. Obstet Gynecol 60:417, 1982

Moore HM, Reed SD, Batra M, et al: Risk factors for recurrent shoulder dystocia, Washington state, 1987–2004. Am J Obstet Gynecol 198:e16, 2008

Mornar SJ, Perlow JH: Blunt suture needle use in laceration and episiotomy repair at vaginal delivery. Am J Obstet Gynecol 198:e14, 2008

Mous M, Muller SA, de Leeuw JW: Long-term effects of anal sphincter rupture during vaginal delivery: faecal incontinence and sexual complaints. BJOG 115(2):234, 2008

Mulder FE, Oude Rengerink K, van der Post JA, et al: Delivery-related risk factors for covert postpartum urinary retention after vaginal delivery. Int Urogynecol J 27(1):55, 2016

Mulder FE, Schoffelmeer MA, Hakvoort RA, et al: Risk factors for postpartum urinary retention: a systematic review and meta-analysis. BJOG 119(12):1440, 2012

Necesalova P, Karbanova J, Rusavy Z, et al: Mediolateral versus lateral episiotomy and their effect on postpartum coital activity and dyspareunia rate 3 and 6 months postpartum. Sex Reprod Healthc 8:25, 2016

Nesbitt TS, Gilbert WM, Herrchen B: Shoulder dystocia and associated risk factors with macrosomic infants born in California. Am J Obstet Gynecol 179:476, 1998

Nikolajsen S, Løkkegaard EC, Bergholt T: Reoccurrence of retained placenta at vaginal delivery: an observational study. Acta Obstet Gynecol Scand 92(4):421, 2013

Noumi G, Collado-Khoury F, Bombard A, et al: Clinical and sonographic estimation of fetal weight performed during labor by residents. Am J Obstet Gynecol 192(5):1407, 2005

Nour NM. Female genital cutting: impact on women's health. Semin Reprod Med 33(1):41, 2015

Novartis: Methergine: prescribing information. 2012. Available at: http://www.accessdata.fda.gov/drugsatfda_docs/label/2012/006035s078lbl.pdf. Accessed October 26, 2016

Ogueh O, Al-Tarkait A, Vallerand D, et al: Obstetrical factors related to nuchal cord. Acta Obstet Gynecol Scand 85(7):810, 2006

Oliphant SS, Jones KA, Wang L, et al: Trends over time with commonly performed obstetric and gynecologic inpatient procedures. Obstet Gynecol 116(4):926, 2010

Otero M, Boulvain M, Bianchi-Demicheli F, et al: Women's health 18 years after rupture of the anal sphincter during child-birth: II. Urinary incontinence, sexual function, and physical and mental health. Am J Obstet Gynecol 194(5):1260, 2006

Ouzounian JG: Shoulder dystocia: incidence and risk factors. Clin Obstet Gynecol 59(4):791, 2016

Ouzounian JG, Korst LM, Miller DA, et al: Brachial plexus palsy and shoulder dystocia: obstetric risk factors remain elusive. Am J Perinatol 30(4):303, 2013

Overland EA, Spydslaug A, Nielsen CS, et al: Risk of shoulder dystocia in second delivery: does a history of shoulder dystocia matter? Am J Obstet Gynecol 200(5):506.e1, 2009

Øverland EA, Vatten LJ, Eskild A: Pregnancy week at delivery and the risk of shoulder dystocia: a population study of 2,014,956 deliveries. BJOG 121(1):34, 2014

Øverland EA, Vatten LJ, Eskild A: Risk of shoulder dystocia: associations with parity and offspring birthweight. A population study of 1,914,544 deliveries. Acta Obstet Gynecol Scand 91(4):483, 2012

Ozyurt S, Aksoy H, Gedikbasi A, et al: Screening occult anal sphincter injuries in primigravid women after vaginal delivery with transperineal use of vaginal probe: a prospective, randomized controlled trial. Arch Gynecol Obstet 292(4):853, 2015

Paris AE, Greenberg JA, Ecker JL, et al: Is an episiotomy necessary with a shoulder dystocia? Am J Obstet Gynecol 205(3):217.e1, 2011

Patel S, Clark EA, Rodriguez CE, et al: Effect of umbilical cord milking on morbidity and survival in extremely low gestational age neonates. Am J Obstet Gynecol 211(5):519.e1, 2014

Pinette MG, Wax J, Wilson E: The risks of underwater birth. Am J Obstet Gynecol 190(5):1211, 2004

Pollard ME, Morrisroe S, Anger JT: Outcomes of pregnancy following surgery for stress urinary incontinence: a systematic review. J Urol 187(6):1966, 2012

Ponkey SE, Cohen AP, Heffner LJ, et al: Persistent fetal occiput posterior position: obstetric outcomes. Obstet Gynecol 101(5 Pt 1):915, 2003

Pradhan A, Tincello DG, Kearney R: Childbirth after pelvic floor surgery: analysis of Hospital Episode Statistics in England, 2002–2008. BJOG 120(2):200, 2013

Priddis H, Dahlen HG, Schmied V, et al: Risk of recurrence, sub-sequent mode of birth and morbidity for women who experienced severe perineal trauma in a first birth in New South Wales between 2000–2008: a population based data linkage study. BMC Pregnancy Childbirth 13:89, 2013

Rabe H, Diaz-Rossello JL, Duley L, et al: Effect of timing of umbilical cord clamping and other strategies to influence placental transfusion at preterm birth on maternal and infant outcomes. Cochrane Database Syst Rev 8:CD003248, 2012

Rådestad I, Olsson A, Nissen E, et al: Tears in the vagina, perineum, sphincter ani, and rectum and first sexual intercourse after childbirth: a nationwide follow-up. Birth 35:98, 2008

Rahman J, Bhattee G, Rahman MS: Shoulder dystocia in a 16-year experience in a teaching hospital. J Reprod Med 54(6):378, 2009

Räisänen S, Vehviläinen-Julkunen K, Gissler M, et al: High episiotomy rate protects from obstetric anal sphincter ruptures: a birth register-study on delivery intervention policies in Finland. Scand J Public Health 39(5):457, 2011

Roberts PL, Coller JA, Schoetz DJ, et al: Manometric assessment of patients with obstetric injuries and fecal incontinence. Dis Colon Rectum 33:16, 1990

Rodriguez MI, Seuc A, Say L, et al: Episiotomy and obstetric outcomes among women living with type 3 female genital mutilation: a secondary analysis. Reprod Health 13(1):131, 2016

Rouse DJ, Owen J: Prophylactic cesarean delivery for fetal macrosomia diagnosed by means of ultrasonography—a Faustian bargain? Am J Obstet Gynecol 181:332, 1999

Rubin A: Management of shoulder dystocia. JAMA 189:835, 1964

Sagi-Dain L, Sagi S: The role of episiotomy in prevention and management of shoulder dystocia: a systematic review. Obstet Gynecol Surv 70(5):354, 2015

Salim R, Peretz H, Molnar R, et al: Long-term outcome of obstetric anal sphincter injury repaired by experienced obstetricians. Int J Gynaecol Obstet 126(2):130, 2014

Sandberg EC: Shoulder dystocia: associated with versus caused by the Zavanelli maneuver. Am J Obstet Gynecol 197(1):115, 2007

Sandberg EC: The Zavanelli maneuver: 12 years of recorded experience. Obstet Gynecol 93:312, 1999

Sandberg EC: The Zavanelli maneuver: a potentially revolutionary method for the resolution of shoulder dystocia. Am J Obstet Gynecol 152:479, 1985

Sartore A, De Seta F, Maso G, et al: The effects of mediolateral episiotomy on pelvic floor function after vaginal delivery. Obstet Gynecol 103(4):669, 2004

Schafer R: Umbilical cord avulsion in waterbirth. J Midwifery Womens Health 59(1):91, 2014

Schramm M: Impacted shoulders—a personal experience. Aust N Z J Obstet Gynaecol 23:28, 1983

Schummers L, Hutcheon JA, Bodnar LM, et al: Risk of adverse pregnancy outcomes by prepregnancy body mass index: a population-based study to inform prepregnancy weight loss counseling. Obstet Gynecol 125(1):133, 2015

Secher NJ, Arnso P, Wallin L: Haemodynamic effects of oxytocin (Syntocinon) and methylergometrine (Methergin) on the systemic and pulmonary circulations of pregnant anaesthetized women. Acta Obstet Gynecol Scand 57:97, 1978

Sen K, Sakamoto H, Nakabayashi Y, et al: Management of the occiput posterior presentation: a single institute experience. J Obstet Gynaecol Res 39(1):160, 2013

Senécal J, Xiong X, Fraser WD, et al: Effect of fetal position on second-stage duration and labor outcome. Obstet Gynecol 105(4):763, 2005

Shaffer BL, Cheng YW, Vargas JE, et al: Manual rotation of the fetal occiput: predictors of success and delivery. Am J Obstet Gynecol 194(5):e7, 2006

Shaffer BL, Cheng YW, Vargas JE, et al: Manual rotation to reduce caesarean delivery in persistent occiput posterior or transverse position. J Matern Fetal Neonatal Med 24(1):65, 2011

Shinar S, Schwartz A, Maslovitz S, et al: How long is safe? Setting the cutoff for uncomplicated third stage length: a retrospective case-control study. Birth 43(1):36, 2016a

Shinar S, Shenhav M, Maslovitz S, et al: Distribution of third-stage length and risk factors for its prolongation. Am J Perinatol 33(10):1023, 2016b

Shmueli A, Gabbay Benziv R, Hiersch L, et al: Episiotomy—risk factors and outcomes. J Matern Fetal Neonatal Med 19:1, 2016

Signorello LB, Harlow BL, Chekos AK, et al: Postpartum sexual functioning and its relationship to perineal trauma: a retrospective cohort study of primiparous women. Am J Obstet Gynecol 184:881, 2001

Sikka P, Chopra S, Kalpdev A, et al: Destructive operations—a vanishing art in modern obstetrics: 25 year experience at a tertiary care center in India. Arch Gynecol Obstet 283(5):929, 2011

Snowden JM, Tilden EL, Snyder J, et al: Planned out-of-hospital birth and birth outcomes. N Engl J Med 373(27):2642, 2015

Soltani H, Hutchon DR, Poulose TA: Timing of prophylactic uterotonics for the third stage of labour after vaginal birth. Cochrane Database Syst Rev 8:CD006173, 2010

Spain JE, Frey HA, Tuuli MG, et al: Neonatal morbidity associated with shoulder dystocia maneuvers. Am J Obstet Gynecol 212(3):353.e1, 2015

Spong CY, Beall M, Rodrigues D, et al: An objective definition of shoulder dystocia: prolonged head-to-body delivery intervals and/or the use of ancillary obstetric maneuvers. Obstet Gynecol 86:433, 1995

Stamp G, Kruzins G, Crowther C: Perineal massage in labour and prevention of perineal trauma: randomised controlled trial. BMJ 322(7297):1277, 2001

Stock L, Basham E, Gossett DR, et al: Factors associated with wound complications in women with obstetric anal sphincter injuries (OASIS). Am J Obstet Gynecol 208(4):327.e1, 2013

Stotland NE, Caughey AB, Breed EM, et al: Risk factors and obstetric complications associated with macrosomia. Int J Gynaecol Obstet 87(3):220, 2004

Su LL, Chong YS, Samuel M: Carbetocin for preventing postpartum haemorrhage. Cochrane Database Syst Rev 4:CD005457, 2012

Sundquist JC: Long-term outcome after obstetric injury: a retrospective study. Acta Obstet Gynecol Scand 91(6):715, 2012

Svanström MC, Biber B, Hanes M, et al: Signs of myocardial ischaemia after injection of oxytocin: a randomized double-blind comparison of oxytocin and methylergometrine during caesarean section. Br J Anaesth 100:683, 2008

Taylor H, Kleine I, Bewley S, et al: Neonatal outcomes of waterbirth: a systematic review and meta-analysis. Arch Dis Child Fetal Neonatal Ed 101(4):F357, 2016

Thoeni A, Zech N, Moroder L, et al: Review of 1600 water births. Does water birth increase the risk of neonatal infection? J Matern Fetal Neonatal Med 17(5):357, 2005

Tunçalp Ö, Hofmeyr GJ, Gülmezoglu AM: Prostaglandins for preventing postpartum haemorrhage. Cochrane Database Syst Rev 8:CD000494, 2012

UNICEF: Female genital mutilation and cutting. 2016. Available at: http://data.unicef.org/topic/child-protection/female-genital-mutilation-and-cutting./ Accessed October 24, 2016

Upadhyay A, Gothwal S, Parihar R, et al: Effect of umbilical cord milking in term and near term infants: randomized control trial. Am J Obstet Gynecol 208(2):120.e1, 2013

Valenzuela P, Saiz Puente MS, Valero JL, et al: Continuous versus interrupted sutures for repair of episiotomy or second-degree perineal tears: a randomised controlled trial. BJOG 116(3):436, 2009

Walsh JM, Kandamany N, Ni Shuibhne N, et al: Neonatal brachial plexus injury: comparison of incidence and antecedents between 2 decades. Am J Obstet Gynecol 204(4):324.e1, 2011

Walsh KA, Grivell RM: Use of endoanal ultrasound for reducing the risk of complications related to anal sphincter injury after vaginal birth. Cochrane Database Syst Rev 10:CD010826, 2015

Wasden SW, Chasen ST, Perlman JM, et al: Planned home birth and the association with neonatal hypoxic ischemic encephalopathy. J Perinat Med November 19, 2016 [Epub ahead of print]

Westhoff G, Cotter AM, Tolosa JE: Prophylactic oxytocin for the third stage of labour to prevent postpartum haemorrhage. Cochrane Database Syst Rev 10:CD001808, 2013

Whalley PJ, Pritchard JA: Oxytocin and water intoxication. JAMA 186:601, 1963

Winter J, Kattwinkel J, Chisholm C, et al: ventilation of preterm infants during delayed cord clamping (VentFirst): a pilot study of feasibility and safety. Am J Perinatol 34(2):111, 2017

Woods CE: A principle of physics is applicable to shoulder delivery. Am J Obstet Gynecol 45:796, 1943

World Health Organization: Eliminating female genital mutilation. Geneva, World Health Organization, 2008

World Health Organization: Female genital mutilation and obstetric outcome: WHO collaborative prospective study in six African countries. Lancet 367:1835, 2006

World Health Organization: Guideline: delayed umbilical cord clamping for improved maternal and infant health and nutrition outcomes. Geneva, World Health Organization, 2014

World Health Organization: WHO recommendations for the prevention and treatment of postpartum haemorrhage. Geneva, World Health Organization, 2012

Wuest S, Raio L, Wyssmueller D, et al: Effects of female genital mutilation on birth outcomes in Switzerland. BJOG 116(9):1204, 2009

Wyckoff MH, Aziz K, Escobedo MB, et al: Part 13: Neonatal resuscitation: 2015 American Heart Association guidelines update for cardiopulmonary resuscitation and emergency cardiovascular care. Circulation 132(18 Suppl 2):S543, 2015

Yao AC, Lind J: Placental transfusion. Am J Dis Child 127:128, 1974

Zahalka N, Sadan O, Malinger G, et al: Comparison of transvaginal sonography with digital examination and transabdominal sonography for the determination of fetal head position in the second stage of labor. Am J Obstet Gynecol 193:381, 2005

CAPÍTULO 28

Parto pélvico

CLASSIFICAÇÃO DAS APRESENTAÇÕES PÉLVICAS 539
DIAGNÓSTICO 540
VIA DO PARTO 540
MANEJO DO TRABALHO DE PARTO 543
EXTRAÇÃO PÉLVICA PARCIAL 544
EXTRAÇÃO PÉLVICA TOTAL 548
VERSÃO CEFÁLICA EXTERNA 549

O pré-requisito essencial para a realização bem-sucedida da extração pélvica é a dilatação completa do colo uterino e a ausência de qualquer obstáculo mecânico grave. É verdade que em um determinado número de casos a extração através de um colo com dilatação incompleta é possível, mas isso costuma ser feito apenas à custa de profundas lacerações cervicais.
— J. Whitridge Williams (1903)

Próximo ao termo, o feto geralmente já assumiu de forma espontânea uma apresentação cefálica. Porém, quando as nádegas ou as pernas do feto entram na pelve antes da cabeça, a apresentação é pélvica. Essa situação fetal é mais comum longe do termo, pois mais no início da gestação ambos os polos fetais têm volume semelhante. A termo, a apresentação pélvica persiste em cerca de 3 a 5% dos partos de fetos únicos (Cammu, 2014; Lyons, 2015; Macharey, 2017).

CLASSIFICAÇÃO DAS APRESENTAÇÕES PÉLVICAS

As categorias de apresentação pélvica franca, completa e incompleta diferem quanto a suas relações variadas entre os membros inferiores e as nádegas. Na apresentação pélvica franca, os membros inferiores estão flexionados nos quadris e estendidos nos joelhos e, por essa razão, os pés estão muito próximos da cabeça (Fig. 28-1). Na apresentação pélvica completa, ambos os quadris estão flexionados e um ou ambos os joelhos também estão flexionados (Fig. 28-2). Na apresentação pélvica incompleta, um ou ambos os quadris estão estendidos. Assim, um ou ambos os pés ou joelhos estão situados abaixo da nádega, de modo que um pé ou joelho está na posição mais baixa no canal de parto (Fig. 28-3). A apresentação podálica é uma apresentação pélvica incompleta com um ou ambos os pés abaixo da nádega.

Entre os fetos com apresentação pélvica a termo, o pescoço pode apresentar hiperextensão extrema em talvez 5% dos

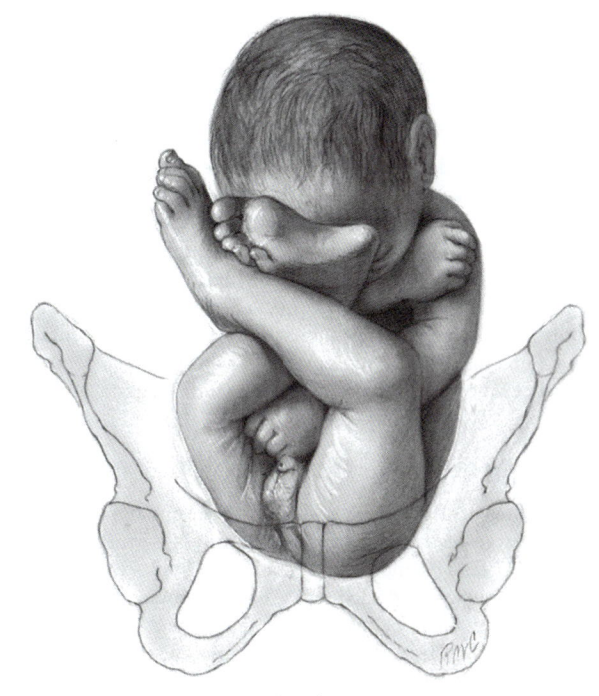

FIGURA 28-1 Apresentação pélvica franca.

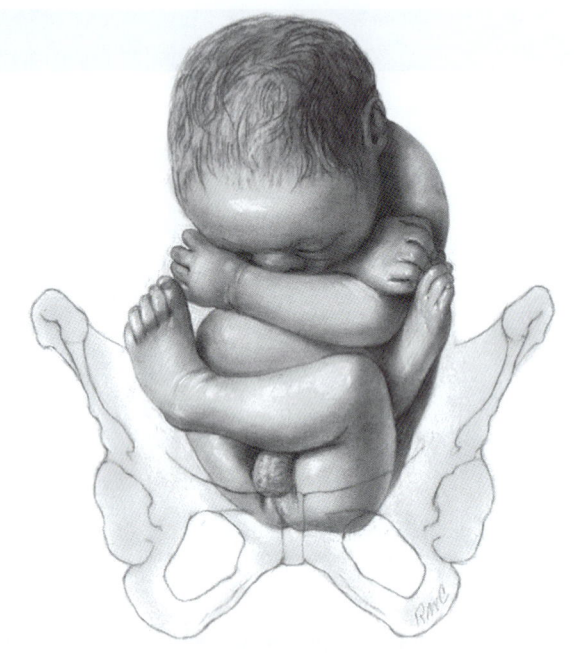

FIGURA 28-2 Apresentação pélvica completa.

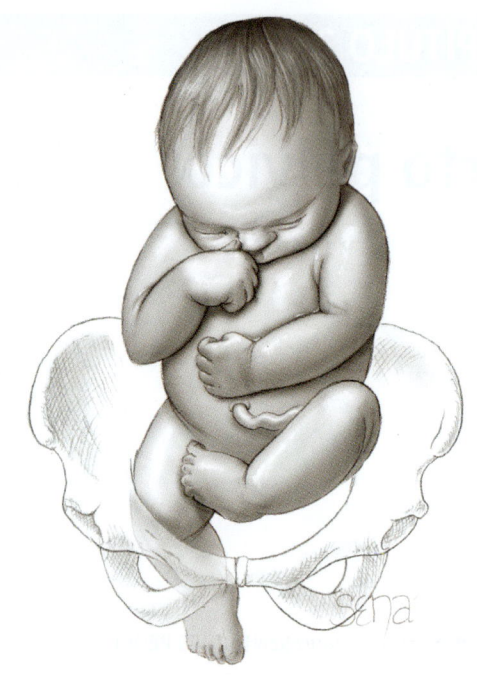

FIGURA 28-3 Apresentação pélvica incompleta.

casos, sendo usado o termo "*feto sonhador*" (*stargazing*) (Cimmino, 1975). Nesses casos, as anomalias fetais ou uterinas podem ser mais prevalentes e, caso não tiverem sido previamente identificadas, devem ser investigadas (Phelan, 1983). Com essa hiperextensão, o parto vaginal pode resultar em lesão da medula espinal cervical. Assim, quando identificada a termo, é uma indicação para cesariana (Westgren, 1981). Contudo, mesmo a flexão pode estar implicada, pois casos de lesão da medula espinal foram relatados após cesariana sem intercorrências desses fetos (Hernandez-Marti, 1984). No caso de situação transversa e hiperextensão semelhante do pescoço fetal, aplica-se o termo "*feto voador*".

DIAGNÓSTICO

■ Fatores de risco

A compreensão das condições clínicas que predispõem à apresentação pélvica pode facilitar seu diagnóstico precoce. Além da idade gestacional precoce, os fatores de risco incluem extremos de volume do líquido amniótico, gestação múltipla, hidrocefalia, anencefalia, anormalidades estruturais uterinas, placenta prévia, tumores pélvicos e parto pélvico prévio. Um estudo concluiu que, depois de um parto pélvico, a taxa de recidiva da apresentação pélvica em uma gestação subsequente era de quase 10%, enquanto a taxa da mesma apresentação em uma terceira gestação era de 28% (Ford, 2010).

■ Exame físico

As manobras de Leopold realizadas para determinar a apresentação fetal estão descritas no Capítulo 22 (p. 424). Com a primeira manobra, pode-se demonstrar que a cabeça fetal – dura, e arredondada – ocupa o fundo do útero. A segunda manobra identifica que o dorso está em um dos lados do abdome e as partes pequenas estão no outro lado. Com a terceira manobra, quando não está insinuada, a pelve mais macia é móvel acima do estreito superior da pelve. Depois da insinuação, a quarta manobra mostra que a pelve está abaixo da sínfise. A precisão dessa palpação é variável (Lydon-Rochelle, 1993; Nassar, 2006). Dessa maneira, com a suspeita de apresentação pélvica – ou qualquer apresentação diferente da cefálica –, é indicada avaliação ultrassonográfica.

Durante o exame cervical em caso de apresentação pélvica franca, os pés não são percebidos, mas as tuberosidades isquiáticas, o sacro e o ânus do feto em geral são palpáveis. Depois que o feto desce mais, a genitália externa também pode ser detectada. Quando o trabalho de parto é prolongado, as nádegas fetais podem se tornar marcadamente inchadas, dificultando a diferenciação entre a face e a pelve pelo toque. Em alguns casos, o ânus pode ser confundido com a boca, e as tuberosidades isquiáticas, com as eminências malares. No entanto, com o exame cuidadoso, o dedo encontra resistência muscular no ânus, e as mandíbulas mais duras e menos flexíveis são sentidas através da boca. Depois de ser retirado do ânus, o dedo pode estar tinto de mecônio. A boca e as eminências malares perfazem um formato triangular, enquanto as tuberosidades isquiáticas e o ânus se localizam em linha reta. Com a apresentação pélvica completa, os pés podem ser palpados ao longo da lateral das nádegas. Com as apresentações podálicas, um ou ambos os pés estão abaixo das nádegas.

O sacro do feto e seus processos espinhosos devem ser palpados para determinar sua posição. Como nas apresentações cefálicas, a posição fetal é designada para refletir as relações do sacro fetal com a pelve materna. As posições incluem sacro anterior esquerda (SAE), sacro anterior direita (SAD), sacro posterior esquerda (SPE), sacro posterior direita (SPD) e sacro transversa (ST).

VIA DO PARTO

Vários fatores ajudam a definir a melhor via de parto para uma gestante específica e seu feto. Eles incluem características fetais, dimensões pélvicas maternas, complicações gestacionais coexistentes, experiência do profissional, preferência da paciente, recursos do hospital e idade gestacional.

Em comparação com os outros casos, os fetos pélvicos pré-termo têm complicações distintas relacionadas com seu tamanho pequeno e imaturidade. Por exemplo, as taxas de aprisionamento da cabeça, trauma de parto e mortalidade perinatal podem ser maiores. Assim, é mais adequado discutir os fetos pélvicos a termo e pré-termo separadamente.

■ Feto em apresentação pélvica a termo

A abordagem obstétrica atual ao parto vaginal dos fetos em apresentação pélvica a termo foi profundamente influenciada pelos resultados do Term Breech Trial (Hannah, 2000). Esse ensaio incluiu 1.041 mulheres distribuídas randomicamente para cesariana planejada e 1.042 para parto vaginal planejado. No grupo do parto vaginal planejado, 57% realmente deram à luz por parto vaginal. A cesariana planejada foi associada a um risco mais baixo de mortalidade perinatal em comparação com o parto vaginal planejado – 3 por 1.000 vs. 13 por 1.000. A cesariana também foi associada a um risco mais baixo de morbidade neonatal "grave" – 1,4 vs. 3,8%. A morbidade materna de curto prazo foi semelhante entre os grupos.

Os críticos do Term Breech Trial enfatizam que menos de 10% das candidatas foram submetidas à pelvimetria radiológica. Além disso, a maioria dos desfechos incluídos no composto de morbidade neonatal "grave" na verdade não indicava incapacidade de longo prazo para o lactente (Whyte, 2004).

Porém, desde a publicação desse ensaio, dados adicionais favoráveis à cesariana foram fornecidos pela Organização Mundial da Saúde (Lumbiganon, 2010). Com base em sua avaliação de mais de 100.000 nascimentos ocorridos em nove países asiáticos participantes, os autores demonstraram desfechos perinatais mais favoráveis com a cesariana planejada em comparação com o parto vaginal planejado para os fetos a termo em apresentação pélvica. Outros estudos avaliaram o desfecho neonatal com cesariana e também demonstraram taxas mais baixas de morbidade e mortalidade neonatais (Hartnack Tharin, 2011; Lyons, 2015; Rietberg, 2005; Vistad, 2015). A partir de sua metanálise, Berhan e Haileamlak (2016) calcularam o risco absoluto de mortalidade perinatal como 0,3% e de trauma de parto ou morbidade neurológica fetal como 0,7%.

Por outro lado, outros estudos defendem o parto vaginal como opção adequada a termo (Hofmeyr, 2015a). O estudo *Presentation et Mode d'Accouchement (PREMODA)* não detectou diferenças nas taxas de mortalidade neonatal corrigidas e nos desfechos neonatais de acordo com o tipo de parto (Goffinet, 2006). Esse estudo observacional prospectivo francês incluiu mais de 8.000 gestantes com fetos únicos a termo em apresentação pélvica. Critérios estritos foram usados para selecionar 2.526 dessas gestantes para serem submetidas a partos vaginais planejados, e 71% desse grupo deram à luz por parto vaginal. Do mesmo modo, os resultados do Lille Breech Study Group da França não mostraram morbidade excessiva entre os fetos a termo em apresentação pélvica que nasceram por parto vaginal, contanto que fossem aplicados parâmetros rigorosos de biometria fetal e pelvimetria materna (Michel, 2011). Outros estudos menores apoiam esses resultados, desde que diretrizes façam parte do processo de seleção (Alarab, 2004; Giuliani, 2002; Toivonen, 2012).

Evidências de longo prazo a favor do parto vaginal dos fetos em apresentação pélvica provêm de Eide e colaboradores (2005). Esses pesquisadores analisaram os escores de testes de inteligência em mais de 8.000 homens nascidos em apresentação pélvica e não detectaram quaisquer diferenças de desempenho intelectual entre os que tinham nascido por parto vaginal ou por cesariana. Além disso, um seguimento de 2 anos do Term Breech Trial mostrou riscos semelhantes de morte e atraso do desenvolvimento neurológico entre os dois tipos de parto (Whyte, 2004).

Apesar das evidências a favor nos dois lados desse debate, pelo menos nos Estados Unidos as taxas de tentativas de parto vaginal planejado continuam a diminuir. E, como seria previsível, o número de profissionais habilitados com capacidade de selecionar e realizar partos vaginais com segurança dos fetos em apresentação pélvica também continua a diminuir (Chinnock, 2007). Além disso, preocupações médicas e legais evidentes dificultam o treinamento dos médicos para realizar esse tipo de parto. Em resposta a isso, algumas instituições desenvolveram simuladores de parto para aumentar a competência dos cirurgiões na realização de partos vaginais de fetos em apresentação pélvica (Deering, 2006; Maslovitz, 2007).

■ Feto em apresentação pélvica pré-termo

Em contrapartida ao feto a termo em apresentação pélvica, não há ensaios randomizados investigando o parto de fetos pré-termo em apresentação pélvica. Além disso, as comparações entre os estudos costumam ser difíceis devido a diferenças na proporção, divisão e sobreposição dos grupos de idades gestacionais pré-termo. Considerando tudo isso, se poderia considerar que, para o feto pré-termo em apresentação pélvica, a cesariana planejada confere vantagem de sobrevida em comparação com o parto vaginal planejado. Reddy e colaboradores (2012) relataram os dados de partos entre 24 e 32 semanas de gestação. Com os fetos em apresentação pélvica nessa faixa de idade gestacional, as tentativas de realizar partos vaginais foram associadas a uma taxa baixa de sucesso e, além disso, as tentativas concluídas foram associadas a taxas de mortalidade neonatal mais altas em comparação às da cesariana planejada. Outras investigações relataram resultados semelhantes (Bergenhenegouwen, 2014; Demirci, 2012; Muhuri, 2006).

Para os fetos pré-termo nos subgrupos mais jovens – 23 a 28 semanas – os dados são mais conflitantes, e alguns estudos não descrevem melhora na taxa de sobrevida com a cesariana planejada (Bergenhenegouwen, 2015; Kayem, 2015; Thomas, 2016). Para os *fetos periviáveis*, definidos por eles como 20 a $25^{6/7}$ semanas, um *workshop* de consenso de organizações perinatais concluiu que "os dados disponíveis não sustentam de forma consistente a cesariana de rotina para melhorar a mortalidade perinatal ou os desfechos neurológicos em lactentes pré-termo precoces" (Raju, 2014). Uma subsequente declaração conjunta do American College of Obstetricians and Gynecologists e da Society for Maternal-Fetal Medicine (2017) sugeriu a consideração de cesariana para fetos periviáveis começando com $23^{0/7}$ semanas, com a recomendação de cesariana com $25^{0/7}$ semanas.

Para fetos pré-termo mais maduros em apresentação pélvica, isto é, entre 32 e 37 semanas, novamente há dados esparsos para guiar a seleção da via de parto. Bergenhenegouwen e colaboradores (2015) estudaram mais de 6.800 partos pélvicos em um subgrupo entre 32 e 37 semanas. Com a cesariana planejada, eles encontraram taxas semelhantes de mortalidade perinatal, mas menores taxas do composto de mortalidade e morbidade grave. Nesse subgrupo, parece que o mais importante é o peso fetal em vez da idade gestacional. O Maternal-Fetal Medicine Committee da Society of Obstetricians and Gynaecologists of Canada (SOGC) recomenda que o parto vaginal é uma opção razoável quando o peso fetal estimado é > 2.500 g (Kotaska, 2009). Há preocupações especiais quanto ao parto do segundo feto gemelar em apresentação não cefálica, que são discutidas no Capítulo 45 (p. 888).

Nos Estados Unidos, todos esses achados moldam a prática, e a cesariana é quase uniformemente favorecida para o feto pré-termo em apresentação pélvica em que se planeja a reanimação.

Complicações do parto

Taxas mais altas de morbidade materna e perinatal podem ser esperadas com as apresentações pélvicas. No que se refere à gestante, com cesariana ou parto vaginal, as lacerações do trato genital podem ser problemáticas. No caso da cesariana, o estiramento adicional do segmento uterino inferior pelo fórceps ou por uma cabeça fetal malformada pode estender as incisões de histerotomia. Com o parto vaginal, em especial quando o segmento uterino inferior está afilado, o nascimento da cabeça derradeira por um colo parcialmente dilatado ou a aplicação do fórceps podem causar lacerações da parede vaginal ou do colo uterino e, até mesmo, ruptura uterina. As manipulações também podem ampliar uma episiotomia, causar lacerações perineais profundas e aumentar os riscos de infecção. A anestesia suficiente para induzir relaxamento uterino apreciável durante o parto vaginal pode provocar atonia uterina e, por sua vez, hemorragia pós-parto. A morte materna é uma complicação rara, mas as taxas parecem mais altas entre as gestantes que são submetidas à cesariana planejada por apresentação pélvica – uma taxa de caso-fatalidade de 0,47 morte materna por 1.000 nascimentos (Schutte, 2007). Por fim, os riscos associados ao parto pélvico vaginal são ponderados contra os riscos gerais da cesariana, descritos no Capítulo 30 (p. 568). Os riscos da cesariana em longo prazo incluem aqueles associados com histerotomia repetida ou com parto vaginal após cesariana – PVAC – descritos em mais detalhes no Capítulo 31 (p. 593).

Para o feto, a prematuridade e suas complicações estão frequentemente associadas à apresentação pélvica. As taxas de anomalias congênitas também são maiores (Cammu, 2014; Mostello, 2014). Em comparação com a apresentação cefálica, o prolapso do cordão umbilical é mais comum nos fetos em apresentação pélvica (Behbehani, 2016; Obeidat, 2010). O trauma de parto pode incluir fraturas de úmero, clavícula e fêmur (Canpolat, 2010; Matsubara, 2008). Em alguns casos, a tração pode separar as epífises escapulares, umerais ou femorais (Lamrani, 2011). O trauma é mais comum nos partos vaginais, mas o trauma fetal também é visto nas cesarianas.

Lesões traumáticas raras podem afetar os tecidos moles. A lesão e paralisia do plexo braquial é um exemplo (Foad, 2008). A medula espinal pode ser lesada ou até separada, ou as vértebras podem ser fraturadas, principalmente quando se aplica muita força (Vialle, 2007). Hematomas dos músculos esternocleidomastóideos às vezes se desenvolvem depois do parto, mas em geral desaparecem de maneira espontânea. Por fim, lesões genitais podem ocorrer depois do parto pélvico (Saroha, 2015).

Alguns desfechos perinatais podem ser intrínsecos da posição da apresentação pélvica em vez da via de parto. Por exemplo, a ocorrência de displasia do quadril é mais comum nas apresentações pélvicas em comparação à apresentação cefálica, mas não é afetada pela via de parto (de Hundt, 2012; Fox, 2010; Ortiz-Neira, 2012).

Técnicas de imagem

Em muitos fetos – em especial nos pré-termo – a pelve é menor que a cabeça derradeira. Além disso, em contrapartida às apresentações cefálicas, a cabeça de um feto em apresentação pélvica não passa por moldagem considerável durante o trabalho de parto. Assim, se for considerado o parto vaginal, avalia-se o tamanho do feto, o tipo de pelve e o grau de flexão ou extensão do pescoço. Além disso, as dimensões pélvicas são avaliadas para evitar o encarceramento da cabeça por desproporção cefalopélvica. As opções são a ultrassonografia e a pelvimetria fetal.

A avaliação ultrassonográfica fetal já terá sido realizada na maioria dos casos como parte do cuidado pré-natal. Caso não tenha sido realizado, anomalias fetais macroscópicas (p. ex., hidrocefalia ou anencefalia) podem ser rapidamente demonstradas à ultrassonografia, o que identificará muitos fetos não adequados para o parto vaginal. Isso também ajuda a assegurar que a cesariana não seja realizada em condições de emergência no caso de fetos anômalos que não têm qualquer chance de sobreviver.

Em geral, a flexão da cabeça também pode ser determinada por ultrassonografia, e, no caso do parto vaginal, a cabeça fetal não deve estar estendida (Fontenot, 1997; Rojansky, 1994). Quando os resultados do exame são inconclusivos, radiografias simples em duas incidências do abdome materno ajudam a definir a inclinação da cabeça fetal. A identificação ultrassonográfica de um braço nucal exige cesariana para evitar dano neonatal (Sherer, 1989).

A precisão da estimativa do peso fetal por ultrassonografia não é alterada pela apresentação pélvica (McNamara, 2012). Embora existam variações, muitos protocolos utilizam pesos fetais > 2.500 g e < 3.800 a 4.000 g ou indícios de restrição do crescimento como critérios de exclusão para nascimento vaginal planejado (Azria, 2012; Kotaska, 2009). Do mesmo modo, um diâmetro biparietal (DBP) > 90 a 100 mm em geral é utilizado como critério de exclusão (Giuliani, 2002; Roman, 2008).

A pelvimetria avalia a pelve óssea materna antes do parto vaginal, e a tomografia computadorizada (TC) em uma incidência, a ressonância magnética (RM) ou a radiografia simples são adequadas. Não há dados comparativos das diferentes modalidades de pelvimetria, mas a TC é preferida em razão de sua precisão, dose baixa de radiação e disponibilidade ampla (Thomas, 1998). No Parkland Hospital, usamos a pelvimetria por TC, quando possível, a fim de avaliar as dimensões críticas da pelve (Cap. 2, p. 30). Embora existam variações, alguns autores sugerem medidas específicas para permitir um parto vaginal planejado: diâmetro anteroposterior do estreito superior ≥ 10,5 cm; diâmetro transversal do estreito superior ≥ 12,0 cm; e distância interespinal do estreito médio ≥ 10,0 cm (Azria, 2012; Vendittelli, 2006). Alguns autores recomendam a correlação biométrica materno-fetal. Os valores apropriados são: soma do diâmetro obstétrico do estreito superior menos o DBP fetal ≥ 15 mm, diâmetro transversal do estreito superior menos o DBP ≥ 25 mm e distância interespinal do estreito médio menos o DBP ≥ 0 mm (Michel, 2011). Com a RM, Hoffmann e colaboradores (2016) encontraram taxas de sucesso no parto vaginal de 79% em candidatas selecionadas se a distância interespinal excedia a 11 cm.

Resumo do processo de tomada de decisão

Atualmente, o American College of Obstetricians and Gynecologists (2016b) recomenda que "a decisão quanto ao tipo de parto deve se basear na experiência do profissional de saúde" e que "o parto vaginal planejado de um feto único em apresentação pélvica pode ser uma opção razoável de acordo com as diretrizes do protocolo de cada hospital". Essas diretrizes foram apoiadas por outras organizações de obstetrícia (Kotaska, 2009; Royal College of Obstetricians and Gynaecologists, 2006). Os riscos e benefícios são ponderados e discutidos com a paciente. Se for possível, esse diálogo deve ocorrer antes da internação hospitalar. Também é importante realizar uma pesquisa detalhada de outras complicações – reais ou esperadas – que possam justificar a cesariana. Condições comuns são listadas na Tabela 28-1. Para um resultado favorável com qualquer parto pélvico, no mínimo, o canal de parto deve ser grande o suficiente para permitir a passagem do feto sem traumatismo. O colo deve estar totalmente dilatado, e, quando não estiver, a cesariana quase sempre é o método mais apropriado de parto quando se suspeita comprometimento fetal.

TABELA 28-1 Fatores que favorecem o parto cesáreo do feto em apresentação pélvica

Falta de experiência do profissional de saúde
Solicitação de cesariana pela paciente
Feto grande: > 3.800 a 4.000 g
Feto pré-termo aparentemente saudável e viável, com gestante em trabalho de parto ativo ou indicação de cesariana
Grave restrição do crescimento fetal
Anomalia fetal incompatível com nascimento vaginal
História de morte perinatal ou traumatismo obstétrico perinatal
Apresentação pélvica incompleta ou podálica
Cabeça hiperestendida
Contração pélvica ou formato pélvico desfavorável, determinado ao exame clínico ou por pelvimetria
Parto anterior por cesariana

MANEJO DO TRABALHO DE PARTO E PARTO

■ Métodos de parto vaginal

A condução do trabalho de parto e do parto difere entre as apresentações cefálica e pélvica. Primeiro, o trabalho de parto na apresentação pélvica geralmente se desenvolve mais lentamente, mas a progressão cervical contínua é um indicador positivo de proporções pélvicas adequadas (Lennox, 1998). O parto pélvico por via vaginal é obtido por 1 de 3 métodos. No *parto pélvico espontâneo*, o feto é totalmente expulso sem qualquer tração ou manipulação além da sustentação do corpo do neonato. Na *extração pélvica parcial*, o feto é expulso espontaneamente até o umbigo, mas o restante do corpo é retirado por tração e manobras assistidas por parte do operador, com ou sem esforços expulsivos maternos. Na *extração pélvica total*, todo o corpo do feto é extraído pelo profissional.

■ Indução e aceleração do trabalho de parto

Como em muitos outros aspectos da apresentação pélvica, a indução ou aceleração do trabalho de parto é controversa. Novamente, os dados são limitados e em grande parte retrospectivos. Quanto à indução do trabalho de parto, Burgos e colaboradores (2017) relataram taxas equivalentes de parto vaginal em comparação com o trabalho de parto espontâneo. Porém, com a indução, eles relataram taxas maiores de admissão em unidade de terapia intensiva neonatal. Outros autores, contudo, encontraram desfechos perinatais e taxas de cesariana semelhantes (Jarniat, 2017; Marzouk, 2011). Por fim, outros descreveram maiores taxas de cesarianas com a indução, mas com desfechos neonatais semelhantes (Macharey, 2016).

Em muitos estudos, o parto vaginal bem-sucedido está associado a uma progressão ordenada do trabalho de parto. Desse modo, alguns protocolos evitam a aceleração do trabalho de parto para o feto em apresentação pélvica, enquanto outros a recomendam apenas quando as contrações são hipotônicas (Alarab, 2004; Kotaska, 2009). Nas mulheres com fetos viáveis atendidas no Parkland Hospital, tentamos a indução por amniotomia, mas preferimos a cesariana em vez da indução ou aceleração farmacológica do trabalho de parto.

■ Manejo do trabalho de parto

Na chegada à unidade de trabalho de parto, começa a monitoração da frequência cardíaca fetal e das contrações uterinas, e o recrutamento imediato da equipe necessária inclui: (1) um profissional com experiência em extração de fetos em apresentação pélvica; (2) um assistente para ajudar no nascimento; (3) uma equipe de anestesia capaz de administrar analgesia ou anestesia adequada, se for necessário; e (4) um profissional treinado em reanimação neonatal. Para a mãe é obtido um acesso intravenoso, o que permite, se necessário, a indução de emergência de anestesia ou reanimação materna após hemorragia por lacerações ou atonia uterina.

Na admissão, a condição das membranas e a progressão do trabalho de parto são avaliadas. O conhecimento da dilatação cervical, do apagamento cervical e do plano da parte de apresentação é fundamental para a preparação. Se o trabalho de parto estiver muito avançado, a pelvimetria pode não ser segura se a expulsão fetal no setor de radiologia for uma possibilidade. No entanto, esse não deve ser o único fator a determinar a decisão de realizar uma cesariana. Conforme citado, a própria progressão gradual do trabalho de parto é um bom indicador das condições adequadas da pelve (Biswas, 1993). É feita a avaliação ultrassonográfica, descrita anteriormente. Por fim, a opção entre parto abdominal ou vaginal baseia-se nos fatores descritos anteriormente e relacionados na Tabela 28-1.

Durante o trabalho de parto, deve-se ter preferencialmente um enfermeiro disponível por paciente, tendo em vista o risco de prolapso de cordão; além disso, os médicos devem estar prontamente disponíveis para tais emergências. As diretrizes de monitoração do feto de alto risco são aplicadas (Cap. 24, p. 478). Para o primeiro estágio do trabalho de parto, embora muitos médicos prefiram a monitoração eletrônica contínua, a frequência cardíaca fetal é registrada no mínimo a cada 15 minutos. Um eletrodo de couro cabeludo pode ser fixado de maneira segura na nádega, mas evita-se a genitália. Quando ocorre um padrão não tranquilizador de frequência cardíaca fetal, o médico deve tomar uma decisão quanto à necessidade de realizar cesariana.

Quando as membranas romperem, espontânea ou artificialmente, o risco de prolapso do cordão é considerável e aumenta quando o feto é pequeno ou quando a apresentação pélvica não é franca. Por essa razão, o exame vaginal é realizado imediatamente depois da ruptura, devendo-se dar atenção especial à frequência cardíaca fetal nos primeiros 5 a 10 minutos após o evento.

Para as mulheres em trabalho de parto com apresentação pélvica, alguns autores defendem a analgesia peridural contínua. Esse tipo de analgesia pode aumentar a necessidade de acelerar o trabalho de parto e prolongar o segundo estágio (Chadha, 1992; Confino, 1985). Essas desvantagens potenciais são contrapostas às vantagens advindas do controle mais adequado da dor e do relaxamento pélvico mais profundo, caso a manipulação extensa seja necessária. A analgesia deve ser suficiente para a episiotomia, a extração em apresentação pélvica e a aplicação do fórceps Piper. A inalação de óxido nitroso com oxigênio pode proporcionar alívio adicional da dor. Se for necessária anestesia geral, ela deve ser induzida rapidamente.

■ Parto pélvico espontâneo

Da mesma forma que o parto em vértice, a expulsão espontânea de um feto com apresentação pélvica engloba movimentos cardinais em sequência. Primeiro, a insinuação e a descida do feto em apresentação pélvica em geral ocorrem com o diâmetro bitrocantérico em um dos diâmetros pélvicos oblíquos. Em geral, o quadril anterior desce mais rapidamente que o posterior e, quando é encontrada a resistência do assoalho pélvico, costuma-se seguir a rotação interna de 45°, trazendo o quadril anterior no sentido do arco púbico e permitindo que o diâmetro bitrocantérico ocupe o diâmetro anteroposterior do estreito inferior da pelve. No entanto, quando há prolapso de membro posterior, em vez do quadril anterior, ele roda até a sínfise púbica.

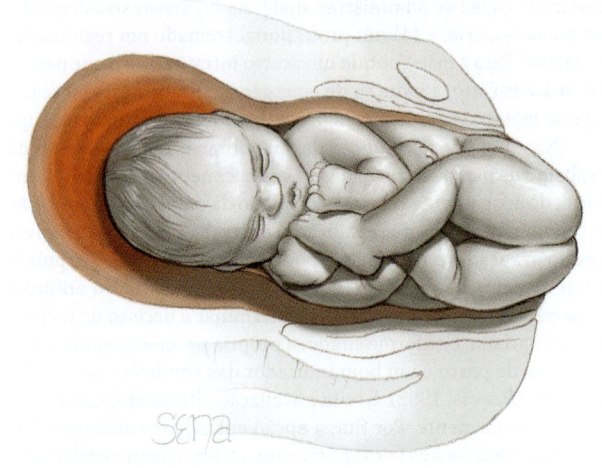

FIGURA 28-4 Os quadris da apresentação pélvica franca começam a emergir do períneo. Em geral, o quadril anterior se desprende primeiro.

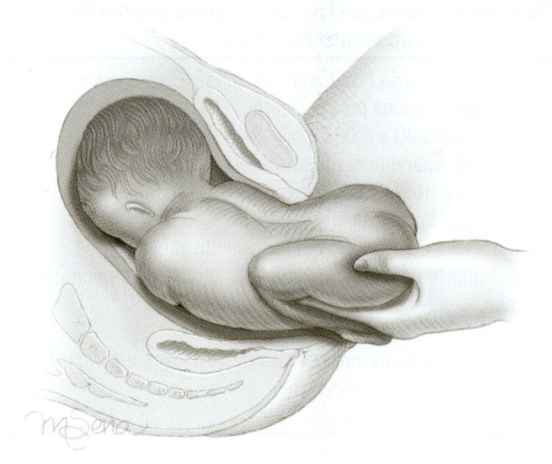

FIGURA 28-5 Para liberar a perna esquerda, dois dedos da mão esquerda do profissional são colocados abaixo e paralelamente ao fêmur. A coxa é, então, discretamente abduzida e a pressão da ponta dos dedos na fossa poplítea deve induzir a flexão do joelho, fazendo com que o pé fique acessível. O pé é, então, segurado para liberar gentilmente toda a perna para fora da vagina. Um procedimento semelhante é realizado à direita. (Figuras 28-5 a 28-8: Reproduzidas, com permissão, de Yeomans ER: Vaginal breech delivery. In Yeomans ER, Hoffman BL, Gilstrap LC III, et al (eds): Cunningham and Gilstrap's Operative Obstetrics, 3rd ed. New York, McGraw-Hill Education, 2017.)

Depois da rotação, a descida continua até que o períneo seja distendido pela pelve em progressão, e o quadril anterior aparece na vulva. Por meio da flexão lateral do corpo fetal, o quadril posterior é forçado contra o períneo, que se retrai sobre as nádegas, permitindo, assim, que o feto assuma uma posição reta quando o quadril anterior nasce (Fig. 28-4). As pernas e os pés seguem a pelve e podem sair de maneira espontânea ou precisar de auxílio.

Depois do estreito inferior da pelve, há discreta rotação externa, com o dorso virando anteriormente à medida que os ombros são colocados em relação com um dos diâmetros oblíquos da pelve. Em seguida, os ombros descem rapidamente e sofrem rotação interna, com o diâmetro biacromial ocupando o plano anteroposterior. Logo depois dos ombros, a cabeça, que em geral está acentuadamente flexionada sobre o tórax, entra na pelve em um dos diâmetros oblíquos e, em seguida, gira de maneira a colocar a porção posterior do pescoço sob a sínfise púbica. Em seguida, a cabeça emerge em flexão.

A pelve fetal pode insinuar-se no diâmetro transversal da pelve materna, com o sacro direcionado anterior ou posteriormente. O mecanismo do trabalho de parto na posição transversa difere apenas pelo fato de que a rotação interna ocorre em um arco de 90° em vez de 45°. É infrequente a rotação acontecer de maneira que a parte posterior do feto seja direcionada posterior em vez de anteriormente. Essa rotação é evitada, quando possível. Embora a cabeça possa ser liberada ao permitir-se que o mento e a face passem abaixo da sínfise, uma tração suave sobre o corpo pode causar a extensão da cabeça, o que aumenta o diâmetro da cabeça que precisa atravessar a pelve.

■ Extração pélvica parcial

No parto em apresentação pélvica, partes sucessivamente maiores e menos compressíveis são liberadas. Assim, a expulsão espontânea é a exceção, e o parto vaginal geralmente exige a participação de um profissional com habilidades para que o feto navegue pelo canal do parto. Dicas clínicas valiosas são fornecidas por Yeomans (2017) na 3ª edição de *Cirurgia obstétrica de Cunningham e Gilstrap*.

Primeiro, a menos que exista considerável relaxamento do períneo, em todos os partos em apresentação pélvica é realizada a episiotomia, que é uma medida adjuvante importante para o parto. Conforme discutido no Capítulo 27 (p. 529), a episiotomia mediolateral pode ser preferida devido ao menor risco associado de lacerações do esfíncter anal. Em condições ideais, deve-se permitir que a pelve saia de maneira espontânea até o umbigo. A saída da pelve fetal puxa o umbigo e o cordão acoplado para dentro da pelve materna. Por conseguinte, quando a pelve fetal passa para além do introito vaginal, o abdome, o tórax, os braços e a cabeça devem ser liberados de imediato, seja de modo espontâneo ou assistido.

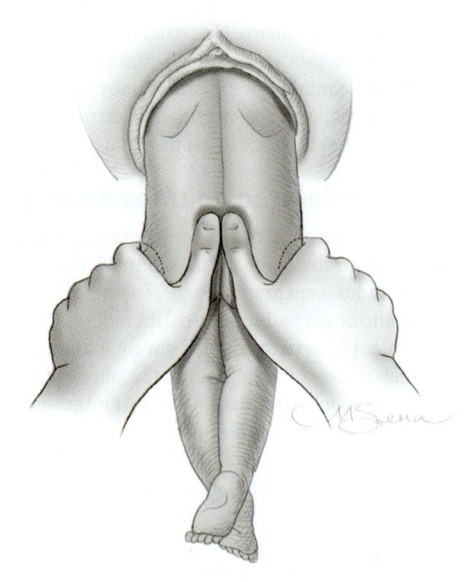

FIGURA 28-6 Para a liberação do corpo, os polegares são colocados sobre o sacro, e cada dedo indicador envolve o topo da crista ilíaca fetal correspondente. Aplica-se tração suave para baixo até que as escápulas estejam claramente visíveis. (Reproduzida, com permissão, de Yeomans ER: Vaginal breech delivery. In Yeomans ER, Hoffman BL, Gilstrap LC III, et al (eds): Cunningham and Gilstrap's Operative Obstetrics, 3rd ed. New York, McGraw-Hill Education, 2017.)

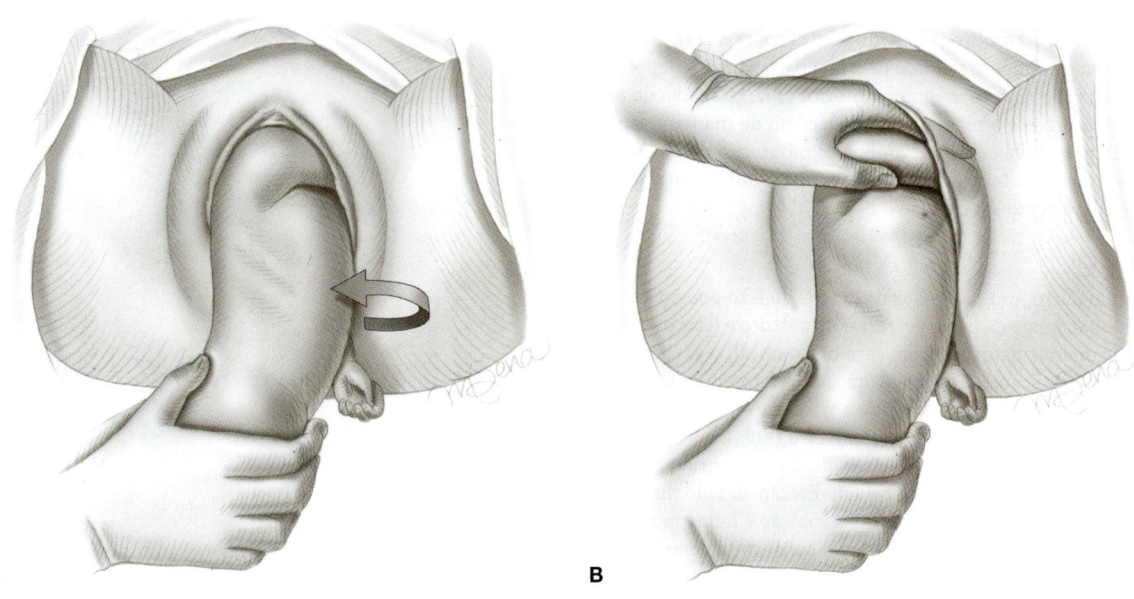

FIGURA 28-7 A. Após a liberação do primeiro braço, uma rotação de 180° do corpo fetal coloca o sacro em posição sacrotransversa direita (STD). **B.** Dedos da mão do profissional se estendem sobre o ombro direito e paralelamente ao úmero. Isso puxa o braço para baixo ao longo do tórax e para fora. (Reproduzida, com permissão, de Yeomans ER: Vaginal breech delivery. In Yeomans ER, Hoffman BL, Gilstrap LC III, et al (eds): Cunningham and Gilstrap's Operative Obstetrics, 3rd ed. New York, McGraw-Hill Education, 2017.)

O quadril posterior emerge, em geral na posição de 6 horas e com pressão suficiente para provocar a passagem de mecônio espesso (ver Fig. 28-4). Em seguida, o quadril anterior deve ser liberado, seguido por rotação externa até uma posição de sacro anterior. A mãe é estimulada a continuar os esforços expulsivos à medida que o feto desce até que as pernas estejam acessíveis. As pernas são sequencialmente liberadas fazendo-se uma sustentação para o fêmur com os dedos do profissional posicionados paralelamente ao eixo longo do fêmur, exercendo-se pressão para cima e lateralmente para afastar ambas as pernas da linha média (Fig. 28-5).

Depois da saída das pernas, a pelve óssea fetal deve ser agarrada com as duas mãos. Os dedos devem repousar sobre as cristas ilíacas anterossuperiores, e os polegares, sobre o sacro. Isso minimiza a chance de ocorrer lesão de tecidos moles do abdome fetal (Fig. 28-6). Os esforços expulsivos maternos são novamente combinados com a tração do corpo para baixo de forma a facilitar o nascimento.

Uma regra essencial ao sucesso da extração pélvica consiste em exercer tração constante e suave para baixo até que as metades inferiores das escápulas sejam liberadas, sem tentar liberar os ombros e os braços até que uma axila esteja visível. Faz pouca diferença qual ombro é liberado primeiro, e dois métodos são adequados para essa liberação. No primeiro método, com as escápulas visíveis, o tronco é girado em sentido horário ou anti-horário para trazer ao campo de visão o ombro anterior e o braço (Fig. 28-7). Durante a liberação do braço, os dedos e a mão são alinhados paralelamente ao úmero e atuam de maneira a dar sustentação e evitar a fratura do úmero. Em seguida, o corpo do feto é rodado 180° na direção inversa para liberar o outro ombro e braço até a posição para o parto.

O segundo método é utilizado quando a rotação do tronco não é bem-sucedida. Com essa manobra, o ombro posterior é liberado primeiro. Para isso, os pés são segurados com uma das mãos e puxados para cima sobre a parte interna da coxa da mãe (Fig. 28-8). A mão entra sobre o ombro, os dedos são alinhados

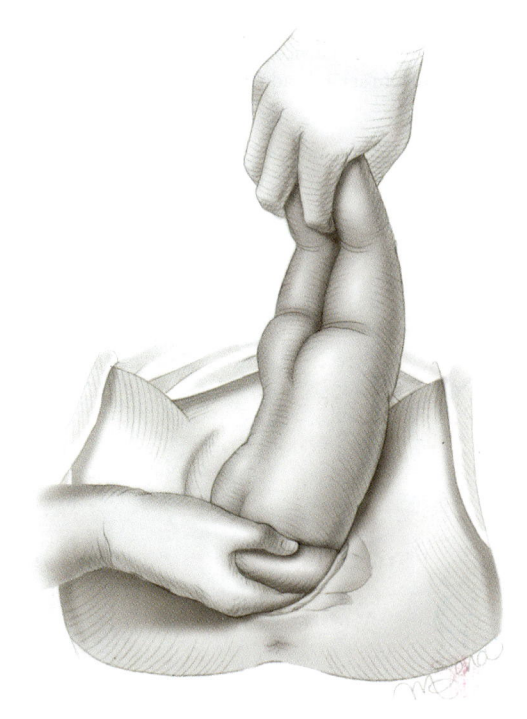

FIGURA 28-8 Com pouca frequência, o braço posterior deve ser liberado primeiro. Para isso, a metade inferior do corpo fetal é levada para cima e sobre a virilha materna. Os dedos do profissional são inseridos sob o ombro posterior e alinhados com o úmero. (Reproduzida, com permissão, de Yeomans ER: Vaginal breech delivery. In Yeomans ER, Hoffman BL, Gilstrap LC III, et al (eds): Cunningham and Gilstrap's Operative Obstetrics, 3rd ed. New York, McGraw-Hill Education, 2017.)

paralelamente ao eixo longo do úmero e o braço do feto é empurrado para cima. O ombro posterior desliza sobre a margem perineal, sendo geralmente seguido pelo braço e pela mão. Depois, ao abaixar o corpo do feto, o ombro anterior emerge abaixo do arco púbico, e o braço e a mão em geral sucedem de maneira espontânea. Depois da liberação de ambos os ombros, o dorso do feto tende a girar espontaneamente na direção da sínfise. Em seguida, a cabeça deve ser desprendida.

Braço nucal

Durante o parto, um ou ambos os braços do feto podem ser encontrados ao longo da parte posterior do pescoço e ficar presos no estreito superior da pelve. Com esse braço nucal, o parto é mais difícil e pode ser auxiliado pela rotação do feto em um semicírculo em uma direção de modo que a fricção exercida pelo canal do parto leve o cotovelo em direção à face (Fig. 28-9). Com um braço nucal direito, o corpo deve ser girado em sentido anti-horário, o que faz girar o dorso fetal em direção ao lado direito da mãe. Com um braço nucal esquerdo, a rotação é feita em sentido horário. Quando a rotação do feto não consegue liberar o braço nucal, pode ser preciso empurrar o feto para cima até uma porção mais ampla da pelve. Quando a rotação ainda é malsucedida, o braço com frequência pode ser extraído aplicando-se um dedo em forma de gancho sobre ele e forçando o braço sobre o ombro para baixo na superfície ventral, visando à liberação do braço. Nesse caso, a fratura do úmero ou da clavícula é comum.

Desprendimento da cabeça derradeira

Manobra de Mauriceau. Normalmente, a cabeça fetal é extraída com fórceps ou por uma de diversas manobras. Com qualquer dessas técnicas, evita-se a hiperextensão do pescoço fetal.

Com a manobra de Mauriceau, os dedos indicador e médio de uma das mãos devem ser aplicados sobre o maxilar para flexionar a cabeça, enquanto o corpo fetal repousa sobre a região palmar da mesma mão e do antebraço (Fig. 28-10). As pernas do feto "montam" sobre o antebraço. Dois dedos da outra mão são enganchados sobre o pescoço do feto e agarram os ombros. O médico exerce tração simultânea para baixo até que a região suboccipital apareça sob a sínfise. Uma leve pressão suprapúbica aplicada simultaneamente por um assistente ajuda a manter flexionada a cabeça. Em seguida, o corpo é discretamente elevado no sentido do abdome materno, emergindo sucessivamente a boca, o nariz, o supercílio e, por fim, o occipício sobre o períneo. Com essa manobra, o profissional usa ambas as mãos simultaneamente para exercer tração suave contínua para baixo enquanto equilibra as forças entre o pescoço e a maxila fetal para evitar a hiperextensão cervical.

Fórceps. Fórceps específicos podem ser usados para liberar a cabeça derradeira. O fórceps Piper, ilustrado na Figura 28-11, ou o fórceps Laufe-Piper podem ser aplicados eletivamente ou quando a manobra de Mauriceau não puder ser realizada com facilidade. As colheres do fórceps não são aplicadas na cabeça derradeira até que ela tenha sido trazida para dentro da pelve pela tração gentil, combinada à

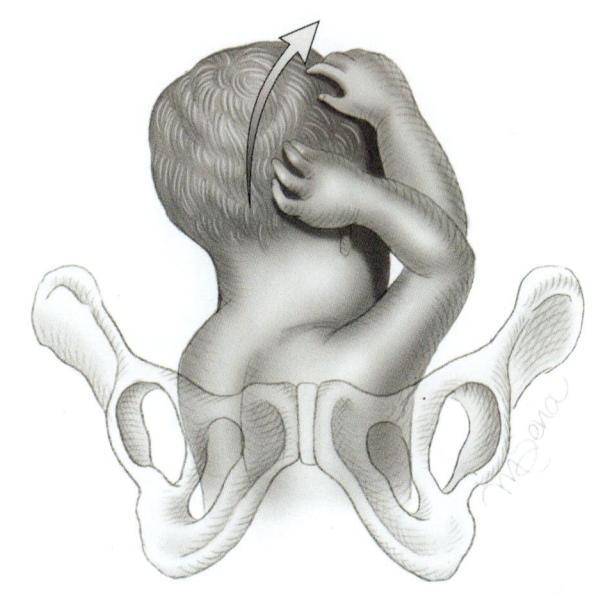

FIGURA 28-9 A redução de um braço nucal direito é feita girando-se o corpo fetal em 180° em sentido anti-horário, o que direciona o dorso fetal para o lado direito da mãe. A fricção exercida pelo canal do parto levará o cotovelo em direção à face. (Reproduzida, com permissão, de Yeomans ER: Vaginal breech delivery. In Yeomans ER, Hoffman BL, Gilstrap LC III, et al (eds): Cunningham and Gilstrap's Operative Obstetrics, 3rd ed. New York, McGraw-Hill Education, 2017.)

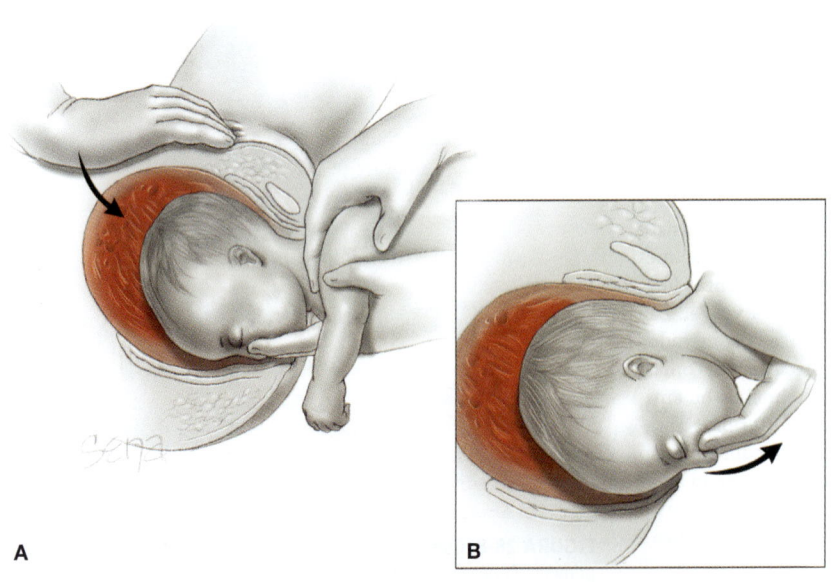

FIGURA 28-10 A. Liberação da cabeça derradeira usando a manobra de Mauriceau. Observe que, à medida que a cabeça do feto é retirada, a flexão da cabeça é mantida por pressão suprapúbica aplicada por um assistente. **B.** A pressão no maxilar é aplicada simultaneamente pelo operador, conforme se exerce tração para cima e para fora.

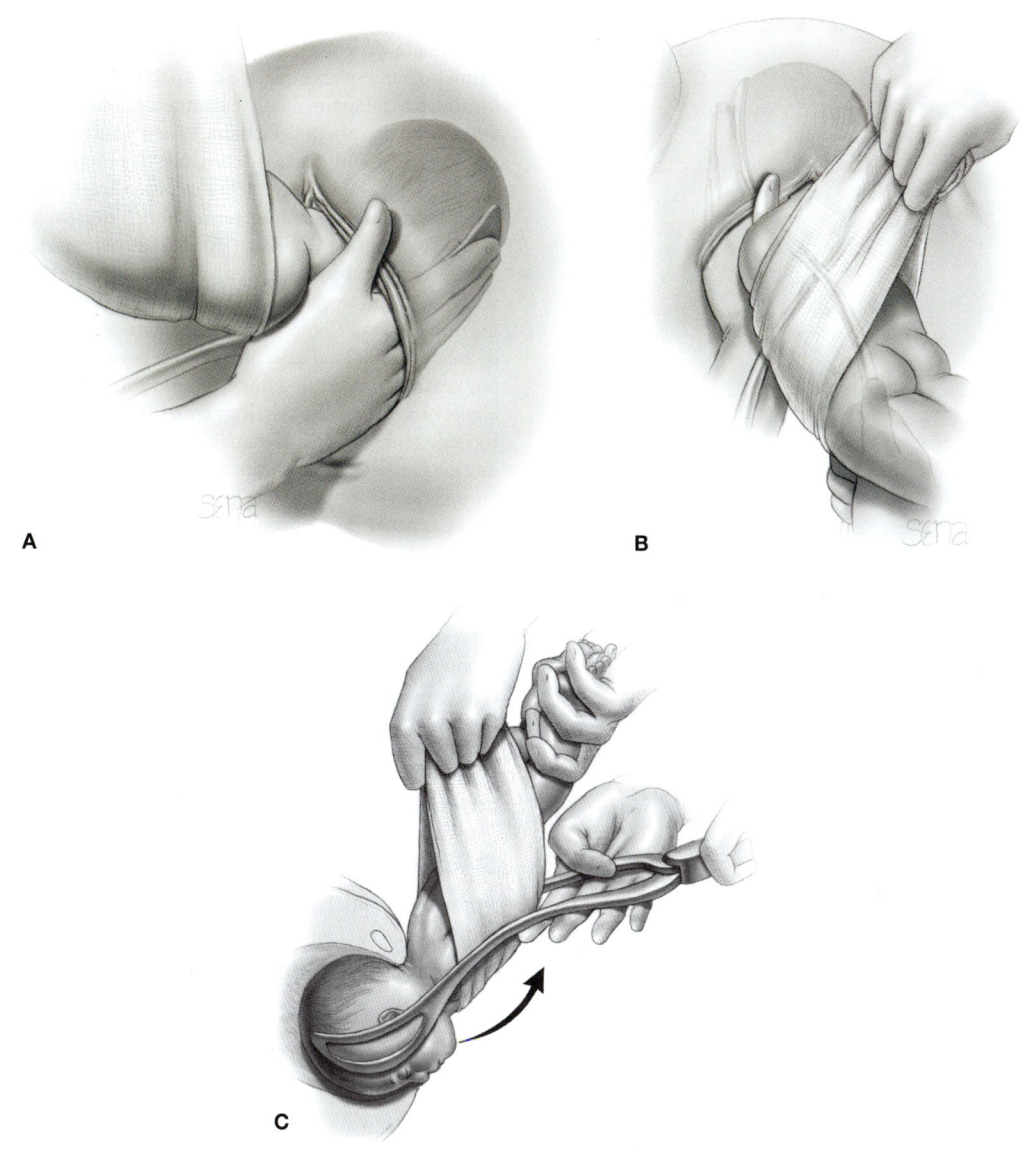

FIGURA 28-11 Fórceps Piper para liberação da cabeça derradeira. **A.** O corpo do feto é mantido elevado utilizando-se uma toalha aquecida, enquanto a colher esquerda do fórceps é aplicada sobre a cabeça derradeira. **B.** A colher direita é aplicada com o corpo ainda elevado. **C.** Liberação da cabeça derradeira com o fórceps. Observe a direção do movimento indicada pela seta.

pressão suprapúbica, e esteja insinuada. A suspensão do corpo fetal por uma toalha sustenta efetivamente o feto e ajuda a manter os braços e o cordão afastados à medida que as colheres do fórceps são aplicadas.

Como as colheres do fórceps são dirigidas para cima a partir do nível do períneo, alguns preferem aplicá-las de uma posição apoiada sobre um dos joelhos. O fórceps Piper tem curvatura para baixo no cabo, de modo a acomodar a cabeça do feto, mas não tem uma curvatura pélvica. Esse formato permite a aplicação direta da curvatura cefálica da colher ao longo do comprimento da vagina materna e do osso parietal do feto. A colher a ser aplicada no lado esquerdo materno é mantida pela mão esquerda do profissional. A mão direita desliza entre a cabeça do feto e a parede lateral da vagina materna, de modo a direcionar a colher para dentro e ao redor do osso parietal. A colher contralateral segue o mesmo padrão de aplicação.

Quando estão aplicadas, as colheres são articuladas, e o corpo do feto descansa sobre elas. A cabeça é retirada exercendo-se tração suave para fora e elevando-se discreta e simultaneamente o cabo do fórceps. Isso gira a face sobre o períneo enquanto occipício permanece sob a sínfise até que o supercílio apareça. Em condições ideais, a cabeça e o corpo movimentam-se em uníssono, de modo a atenuar a hiperextensão cervical.

Manobra de Praga modificada. Em casos raros, o dorso do feto não consegue girar em direção à sínfise. O feto ainda pode ser liberado

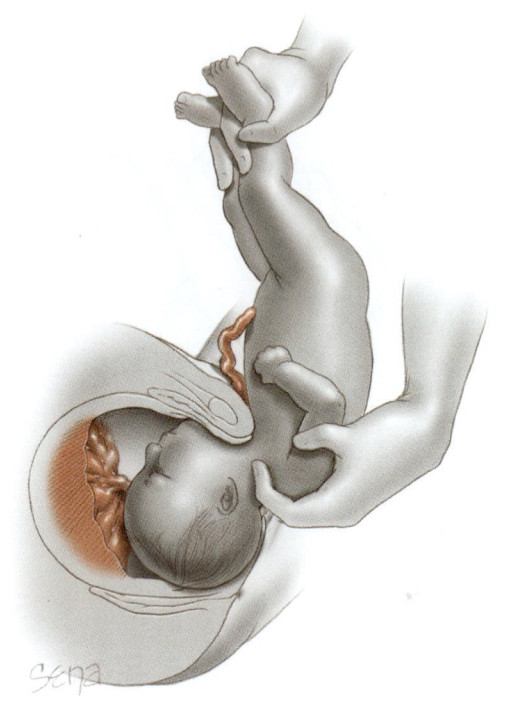

FIGURA 28-12 Desprendimento da cabeça derradeira usando a manobra de Praga modificada, que se tornou necessária em razão da impossibilidade de girar o tronco do feto para frente.

usando-se a manobra de Praga modificada. Com ela, dois dedos de uma das mãos seguram os ombros por baixo do feto com o dorso para baixo enquanto a outra mão mantém os pés para cima sobre o abdome materno (Fig. 28-12).

Encarceramento da cabeça. Essa emergência reflete uma dilatação incompleta do colo uterino ou umadesproporção cefalopélvica. Primeiro, em especial quando o feto é pequeno e pré-termo, o colo uterino parcialmente dilatado contrai ao redor do pescoço e impede a liberação da cabeça derradeira. Nesse ponto, deve-se presumir a compressão significativa do cordão, e o manejo do tempo é fundamental. Com tração suave sobre o corpo do feto, o colo, por vezes, pode ser deslizado manualmente sobre a cabeça. Se isso não funcionar, incisões de Dührssen podem ser necessárias (Fig. 28-13). A anestesia geral com agentes halogenados ou nitroglicerina intravenosa é outra opção para auxiliar no relaxamento do segmento uterino inferior. Como uma medida extrema, o reposicionamento do feto em um plano mais alto dentro da vagina e do útero, seguido por cesariana, pode resgatar o feto retido em posição pélvica. Essa *manobra de Zavanelli* é classicamente realizada para liberar uma distocia de ombro de difícil manejo (Sandberg, 1988). Porém, relatos de caso também descreveram o seu uso para uma cabeça derradeira encarcerada (Sandberg, 1999; Steyn, 1994).

Em casos de desproporção cefalopélvica e parada da cabeça derradeira, as opções são a manobra de Zavanelli ou a sinfisiotomia (Sunday-Adeoye, 2004; Wery, 2013). Utilizando analgesia local, a sinfisiotomia divide cirurgicamente a cartilagem sinfisial interveniente e grande parte de sua sustentação ligamentar, de modo a ampliar a sínfise púbica para até 2,5 cm (Basak, 2011). A falta de treinamento dos profissionais e as lesões possivelmente graves da pelve ou do trato urinário materno explicam por que essa operação raramente é realizada nos Estados Unidos. Porém, quando não é possível realizar cesariana, a sinfisiotomia pode salvar a vida da mãe e de seu bebê (Hofmeyr, 2012).

■ Extração pélvica total

Apresentação pélvica completa ou incompleta

Algumas vezes, pode ser necessária a extração total de um feto em apresentação pélvica completa ou incompleta. Uma mão é introduzida pela vagina, e os dois pés do feto são agarrados. Os tornozelos são segurados com o dedo médio entre os dois. Com tração suave, os pés são puxados pelo introito vaginal (Fig. 28-14). À medida que as pernas começam a emergir da vulva, continua-se

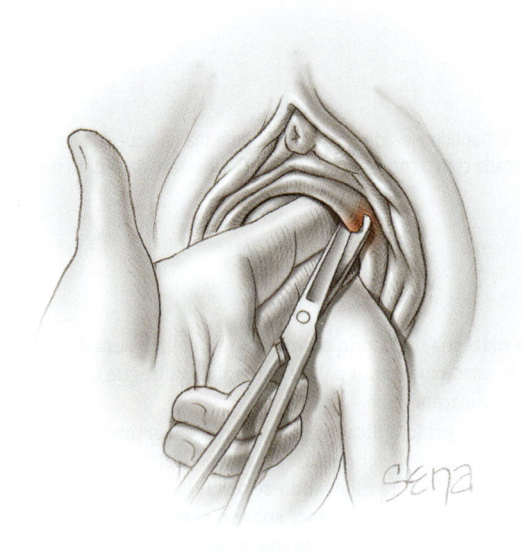

FIGURA 28-13 Incisão de Dührssen realizada na posição de 2 horas, seguida de uma segunda incisão na posição de 10 horas. Raramente, uma incisão adicional é necessária na posição de 6 horas. As incisões são realizadas dessa forma para minimizar o sangramento proveniente dos ramos cervicais da artéria uterina localizados lateralmente. Depois do nascimento, as incisões são reparadas conforme descrito no Capítulo 41 (p. 763).

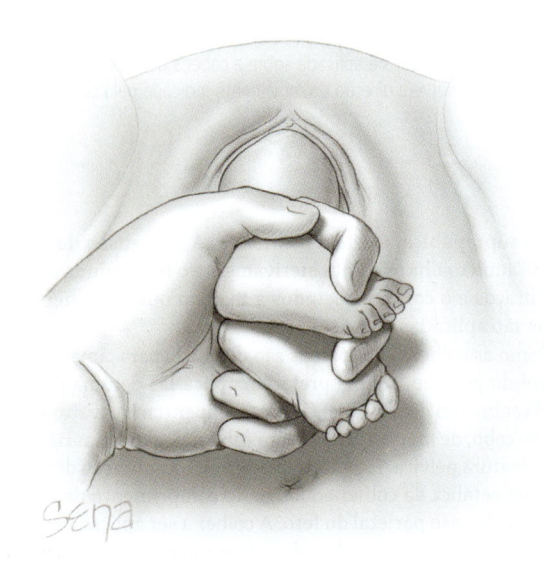

FIGURA 28-14 A extração de um feto em apresentação pélvica completa começa com tração nos pés e nos tornozelos.

a tração suave para baixo. Quando as pernas emergirem, partes cada vez mais altas devem ser seguradas, primeiro as panturrilhas e depois as coxas. Quando a pelve aparece na saída da vagina, deve-se aplicar tração suave até que os quadris sejam liberados. Os polegares são, então, colocados sobre o sacro e os dedos sobre as cristas ilíacas. A extração pélvica é, então, finalizada, conforme descrito na extração pélvica parcial (p. 544).

Se apenas um dos pés puder ser agarrado, ele pode ser trazido até a vagina e mantido com a mão adequada (mão direita para pé direito e mão esquerda para pé esquerdo) (Yeomans, 2017). Com o primeiro pé segurado, a mão oposta é introduzida, passada para cima ao longo da perna e guiada até a localização do outro pé. Se o quadril remanescente estiver estendido, o segundo pé costuma ser facilmente agarrado e trazido para baixo. Se o quadril estiver em flexão e o joelho estendido, um dedo é enganchado naquela virilha, e a tração puxará a metade inferior do feto para baixo até que a perna possa ser alcançada. Na cesariana, essas manobras de extração pélvica total podem ser usadas para a apresentação completa, incompleta ou podálica através da incisão da histerotomia.

Apresentação pélvica franca

Durante a extração completa de um feto em apresentação pélvica franca, o profissional exerce tração moderada com um dedo aplicado em cada virilha e facilitada por uma episiotomia ampla. Quando a pelve fetal é puxada pelo introito vaginal, as etapas descritas para a extração pélvica parcial são realizadas (p. 544). Essas manobras também são realizadas durante a cesariana de um feto em apresentação pélvica franca pela incisão de histerotomia.

Raras vezes durante o parto vaginal, uma apresentação pélvica franca irá necessitar de decomposição dentro da cavidade uterina. Esse procedimento, atribuído a Pinard (1889), converte uma apresentação pélvica franca em apresentação pélvica podálica. Ele é feito mais facilmente quando a ruptura das membranas for recente e se torna extremamente difícil quando o líquido amniótico for escasso e o útero estiver firmemente contraído ao redor do feto. Pode ser necessário o relaxamento farmacológico por anestesia geral ou sulfato de magnésio, nitroglicerina ou agente betamimético intravenosos. Para começar, dois dedos sobem ao longo de uma das pernas para fazer a rotação externa do quadril pressionando o aspecto medial da coxa paralelamente ao fêmur. Simultaneamente, a pressão na fossa poplítea deve levar à flexão espontânea do joelho, o que leva o pé correspondente a fazer contato com o dorso da mão do profissional. Em seguida, o pé do bebê pode ser agarrado e puxado para baixo.

VERSÃO CEFÁLICA EXTERNA

Com a *versão*, a apresentação fetal é alterada pela manipulação física, quer substituindo um polo de apresentação longitudinal por outro, quer convertendo uma situação oblíqua ou transversa em apresentação longitudinal. As manipulações realizadas pela parede abdominal que resultam em apresentação cefálica são chamadas *versão cefálica externa*. As manipulações realizadas dentro da cavidade uterina para obter uma apresentação pélvica são chamadas *versão podálica interna*. Este último procedimento é reservado para o parto de um segundo gêmeo e está descrito no **Capítulo 45** (p. 890).

■ Indicações

A versão cefálica externa (VCE) reduz a taxa de apresentação não cefálica ao nascimento (Hofmeyr, 2015b). Para os fetos em apresentação pélvica próximo ao termo, o American College of Obstetricians and Gynecologists (2016a,b) recomenda que a versão seja oferecida e tentada sempre que possível. Sua taxa de sucesso média é de cerca de 60% (de Hundt, 2014). Para as gestantes com fetos em situação transversa, a taxa de sucesso global é expressivamente maior.

Em geral, a VCE é tentada antes do trabalho de parto das mulheres que alcançaram 37 semanas de gestação. Antes disso, a apresentação pélvica ainda tem grande chance de ser revertida de maneira espontânea. E, se a VCE for realizada muito precocemente, o tempo decorrido pode permitir o retorno à apresentação pélvica (Bogner, 2012). Por fim, quando a tentativa de versão resultar na necessidade de parto imediato, as complicações do parto pré-termo iatrogênico em geral não são graves.

As contraindicações absolutas à versão externa são poucas. Ela está contraindicada se o parto vaginal não for uma opção, como em casos de placenta prévia. Outra contraindicação é a gestação múltipla. As contraindicações relativas são trabalho de parto precoce, oligoidrâmnio ou ruptura de membranas, circular de cordão conhecida, anormalidades uterinas estruturais, restrição de crescimento fetal e episódio prévio de descolamento prematuro de placenta ou os seus riscos (Rosman, 2013). Embora muitos autores considerem que uma cesariana prévia seja uma contraindicação, alguns pequenos estudos concluíram que a VCE não está associada a ruptura uterina (Burgos, 2014; Keepanasseril, 2017; Weill, 2017). No Parkland Hospital, nós não tentamos realizar a versão nessas mulheres. Há necessidade de mais dados de estudos clínicos.

Vários fatores podem aumentar as chances de sucesso da tentativa de versão, incluindo multiparidade, parte de apresentação não insinuada, placenta não anterior, paciente não obesa e abundância de líquido amniótico (Kok, 2009, 2011; Velzel, 2015). Para melhorar esse último parâmetro, Burgos e colaboradores (2014) administraram um *bolus* pré-procedimento de 2 L de fluido intravenoso. Embora tenha melhorado o volume de líquido amniótico, não houve melhora nas taxas de sucesso da versão.

■ Complicações

O aconselhamento da paciente inclui uma discussão acerca dos riscos pequenos, porém reais, de descolamento prematuro da placenta, trabalho de parto prematuro e comprometimento fetal. Raramente, as tentativas de versão externa podem também ser complicadas por ruptura uterina, hemorragia materno-fetal, aloimunização, embolia de líquido amniótico e até morte. Contudo, as mortes fetais são raras, as taxas de complicações graves em geral são muito baixas, e as taxas de cesariana de emergência são de aproximadamente 0,5% ou menos (Grootscholten, 2008; Rodgers, 2017). Além disso, mesmo depois da VCE bem-sucedida, vários relatos sugerem que a taxa de cesariana não retorne inteiramente aos níveis basais associados às apresentações de vértice. Em termos mais específicos, distocia, problemas de apresentação e padrões preocupantes de frequência cardíaca fetal podem ser mais comuns nesses fetos, apesar da versão bem-sucedida (Chan, 2004; de Hundt, 2014; Vézina, 2004).

■ Técnica

A VCE deve ser realizada em um local que tenha acesso fácil a uma instituição equipada para realizar cesariana de emergência (American College of Obstetricians and Gynecologists, 2016a). Devido ao risco de intervenção cirúrgica, o acesso intravenoso é obtido, e as pacientes devem estar em jejum por 6 horas ou mais. O exame ultrassonográfico deve ser realizado para confirmar a apresentação não cefálica, documentar a adequação do volume de líquido amniótico, excluir anomalias fetais óbvias, quando o exame não tiver sido realizado antes, e identificar a localização da placenta e a orientação da coluna fetal. A monitoração externa pré-procedimento deve ser realizada para avaliar a reatividade da frequência cardíaca fetal. A imunoglobulina anti-D é administrada às gestantes RhD-negativo. Pode-se optar por tocólise e analgesia regional, e as razões para isso são fornecidas nas seções subsequentes.

A mulher é colocada em posição inclinada lateral esquerda para auxiliar na perfusão uteroplacentária, e a posição de Trendelenburg ajuda durante a elevação da pelve fetal. Durante o procedimento, preferimos monitorar o movimento do coração fetal com ultrassonografia. Uma cobertura abundante do abdome com o gel de ultrassonografia permite isso e também minimiza a fricção cutânea dolorosa (Vallikkannu, 2014).

Em geral, uma rolagem do feto para frente é tentada em primeiro lugar. Um ou dois profissionais podem participar, e uma das mãos segura a cabeça. As nádegas do feto são, então, elevadas na pelve materna e deslocadas lateralmente (Fig. 28-15). Em seguida, as nádegas devem ser suavemente guiadas no sentido do fundo de útero, enquanto a cabeça é simultaneamente direcionada na direção da pelve. Quando a rolagem anterior não é bem-sucedida, deve-se tentar um deslizamento para trás. As tentativas de VCE devem ser interrompidas quando a gestante referir desconforto excessivo, a frequência cardíaca fetal for persistentemente anormal ou depois de várias tentativas infrutíferas. O insucesso nem sempre é absoluto. Ben-Meir e colaboradores (2007) relataram taxa de versão espontânea de 7% depois de 226 versões fracassadas – 2% entre as mulheres nulíparas e 13% entre as multíparas.

Quando a VCE é bem-sucedida, o teste sem esforço é repetido até que se consiga um resultado normal. Quando a versão é concluída antes de 39 semanas de gestação, é preferível esperar pelo trabalho de parto espontâneo e pela maturidade fetal. Em alguns estudos, a indução imediata do trabalho de parto está ligada a maiores taxas de cesarianas (Burgos, 2015; Kuppens, 2013).

■ Tocólise

Para relaxar o útero antes da tentativa de VCE, as evidências existentes sustentam o uso de tocólise (American College of Obstetricians and Gynecologists (2016a). A maioria dos dados sustentam o uso dos betamiméticos terbutalina e ritodrina (Cluver, 2015). Em um desses ensaios, Fernandez e colaboradores (1996) relataram que a taxa de sucesso com terbutalina subcutânea (52%) foi muito maior que sem terbutalina (27%). No Parkland Hospital, nossa prática é administrar 250 µg de terbutalina por via subcutânea à maioria das mulheres antes de tentar a VCE. Quando se detecta taquicardia materna – um efeito colateral conhecido da terbutalina –, inicia-se a tentativa. Os dados são limitados e, em alguns casos, não sustentam o uso de agentes alternativos que incluem bloqueadores dos canais de cálcio, como o nifedipino; doadores de óxido nítrico, como a nitroglicerina; o antagonista do receptor de ocitocina atosibana; e outro betamimético, o salbutamol (Burgos, 2010; Hilton, 2009; Kok, 2008; Vani, 2009; Velzel, 2017; Wilcox, 2011).

■ Analgesia de condução

Foi relatado que a analgesia peridural combinada com tocólise aumenta a taxa de sucesso da versão em comparação com a tocólise isolada (Goetzinger, 2011; Magro-Malosso, 2016). Além disso, as taxas de complicações que incluem alterações da frequência cardíaca fetal, cesariana de emergência ou descolamento prematuro da placenta não foram maiores com a analgesia regional. Entre os ensaios clínicos randomizados, foi demonstrado sucesso tanto com a analgesia espinal como a peridural (Khaw, 2015; Weiniger, 2010). Atualmente, não está claro qual é a técnica superior e quais são os melhores fármacos. Em contraste, a partir de dados limitados, a sedação intravenosa não parece melhorar as taxas de sucesso (Burgos, 2016; Khaw, 2015).

■ Moxabustão

Moxabustão é uma técnica da medicina tradicional chinesa que queima um bastão em forma de charuto composto de *Artemisia vulgaris* – que também é conhecida como artemísia ou *moxa* em japonês. No ponto de acupuntura BL 67, o bastão é aplicado diretamente na pele ou aquece indiretamente uma agulha de acupuntura aplicada no local para aumentar os movimentos fetais e promover a versão espontânea da apresentação pélvica (Ewies, 2002). Em geral, esse procedimento é realizado entre 33 e 36 semanas de gestação para possibilitar uma tentativa de VCE, caso não seja bem-sucedido. Os resultados de estudos controlados randomizados são conflitantes (Bue, 2016; Coulon, 2014; Coyle, 2012; Sananes, 2016; Vas, 2013).

REFERÊNCIAS

Alarab M, Regan C, O'Connell MP, et al: Singleton vaginal breech delivery at term: still a safe option. Obstet Gynecol 103:407, 2004

American College of Obstetricians and Gynecologists: External cephalic version. Practice Bulletin No. 161, February 2016a

American College of Obstetricians and Gynecologists: Mode of term in singleton breech delivery. Committee Opinion No. 340, July 2006, Reaffirmed 2016b

American College of Obstetricians and Gynecologists, Society for Maternal-Fetal Medicine: Periviable birth. Obstetric Care Consensus No. 6, October 2017

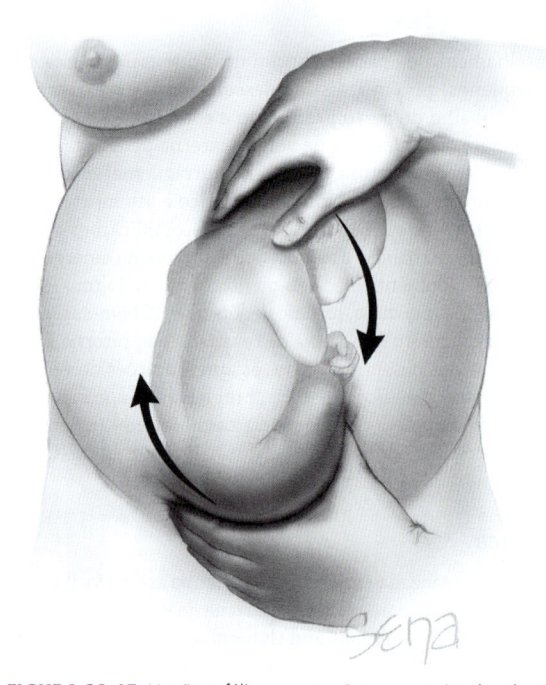

FIGURA 28-15 Versão cefálica externa. Com a tentativa de rolagem para frente, o profissional exerce pressão em sentido horário sobre os polos fetais.

Azria E, Le Meaux JP, Khoshnood B, et al: Factors associated with adverse perinatal outcomes for term breech fetuses with planned vaginal delivery. Am J Obstet Gynecol 207(4):285.e1, 2012

Basak S, Kanungo S, Majhi C: Symphysiotomy: is it obsolete? J Obstet Gynaecol Res 37(7):770, 2011

Behbehani S, Patenaude V, Abenhaim HA: Maternal risk factors and outcomes of umbilical cord prolapse: a population-based study. J Obstet Gynaecol Can 38(1):23, 2016

Ben-Meir A, Elram T, Tsafrir A, et al: The incidence of spontaneous version after failed external cephalic version. Am J Obstet Gynecol 196(2):157, 2007

Bergenhenegouwen LA, Meertens LJ, Schaaf J, et al: Vaginal delivery versus caesarean section in preterm breech delivery: a systematic review. Eur J Obstet Gynecol Reprod Biol 172:1, 2014

Bergenhenegouwen L, Vlemmix F, Ensing S, et al: Preterm breech presentation: a comparison of intended vaginal and intended cesarean delivery. Obstet Gynecol 126(6):1223, 2015

Berhan Y, Haileamlak A: The risks of planned vaginal breech delivery versus planned caesarean section for term breech birth: a meta-analysis including observational studies. BJOG 123(1):49, 2016

Biswas A, Johnstone MJ: Term breech delivery: does x-ray pelvimetry help? Aust N Z J Obstet Gynaecol 33:150, 1993

Bogner G, Xu F, Simbrunner C, et al: Single-institute experience, management, success rate, and outcome after external cephalic version at term. Int J Gynaecol Obstet 116(2):134, 2012

Bue L, Lauszus FF: Moxibustion did not have an effect in a randomised clinical trial for version of breech position. Dan Med J 63(2): A5199, 2016

Burgos J, Arana I, Garitano I, et al: Induction of labor in breech presentation at term: a retrospective cohort study. J Perinat Med 45(3):299, 2017

Burgos J, Eguiguren N, Quintana E, et al: Atosiban vs. ritodrine as a tocolytic in external cephalic version at term: a prospective cohort study. J Perinat Med 38(1):23, 2010

Burgos J, Iglesias M, Pijoan JI, et al: Probability of cesarean delivery after successful external cephalic version. Int J Gynaecol Obstet 131(2):192, 2015

Burgos J, Pijoan JI, Osuna C, et al: Increased pain relief with remifentanil does not improve the success rate of external cephalic version: a randomized controlled trial. Acta Obstet Gynecol Scand 95(5):547, 2016

Burgos J, Quintana E, Cobos P, et al: Effect of maternal intravenous fluid therapy on external cephalic version at term: a prospective cohort study. Am J Obstet Gynecol 211(6):665.e1, 2014

Cammu H, Dony N, Martens G, et al: Common determinants of breech presentation at birth in singletons: a population-based study. Eur J Obstet Gynecol Reprod Biol 177:106, 2014

Canpolat FE, Köse A, Yurdakök M: Bilateral humerus fracture in a neonate after cesarean delivery. Arch Gynecol Obstet 281(5):967, 2010

Chadha YC, Mahmood TA, Dick MJ, et al: Breech delivery and epidural analgesia. BJOG 99:96, 1992

Chan LY, Tang JL, Tsoi KF, et al: Intrapartum cesarean delivery after successful external cephalic version: a meta-analysis. Obstet Gynecol 104:155, 2004

Chinnock M, Robson S: Obstetric trainees' experience in vaginal breech delivery. Obstet Gynecol 110:900, 2007

Cimmino CV, Southworth LE: Persistent hyperextension of the neck in breech ("star-gazing fetus") and in transverse lie ("flying-fetus"): indication for cesarean section. Am J Roentgenol Radium Ther Nucl Med 125(2):447, 1975

Cluver C, Gyte GM, Sinclair M, et al: Interventions for helping to turn term breech babies to head first presentation when using external cephalic version. Cochrane Database Syst Rev 2:CD000184, 2015

Confino E, Ismajovich B, Rudick V, et al: Extradural analgesia in the management of singleton breech delivery. Br J Anaesth 57:892, 1985

Coulon C, Poleszczuk M, Paty-Montaigne MH, et al: Version of breech fetuses by moxibustion with acupuncture: a randomized controlled trial. Obstet Gynecol 124(1):32, 2014

Coyle ME, Smith CA, Peat B: Cephalic version by moxibustion for breech presentation. Cochrane Database Syst Rev 5:CD003928, 2012

Deering S, Brown J, Hodor J, et al: Simulation training and resident performance of singleton vaginal breech delivery. Obstet Gynecol 107(1): 86, 2006

de Hundt M, Velzel J, de Groot CJ, et al: Mode of delivery after successful external cephalic version: a systematic review and meta-analysis. Obstet Gynecol 123(6):1327, 2014

de Hundt M, Vlemmix F, Bais JM, et al: Risk factors for developmental dysplasia of the hip: a meta-analysis. Eur J Obstet Gynecol Reprod Biol 165(1):8, 2012

Demirci O, Tuğrul AS, Turgut A, et al: Pregnancy outcomes by mode of delivery among breech births. Arch Gynecol Obstet 285(2):297, 2012

Eide MG, Øyen N, Skjaerven R, et al: Breech delivery and intelligence: a population-based study of 8,738 breech infants. Obstet Gynecol 105(1):4, 2005

Ewies AA, Olah KS: The sharp end of medical practice: the use of acupuncture in obstetrics and gynecology. BJOG 109(1):1, 2002

Fernandez CO, Bloom S, Wendel G: A prospective, randomized, blinded comparison of terbutaline versus placebo for singleton, term external cephalic version. Am J Obstet Gynecol 174:326, 1996

Foad SL, Mehlman CT, Ying J: The epidemiology of neonatal brachial plexus palsy in the United States. J Bone Joint Surg Am 90(6):1258, 2008

Fontenot T, Campbell B, Mitchell-Tutt E, et al: Radiographic evaluation of breech presentation: is it necessary? Ultrasound Obstet Gynecol 10:338, 1997

Ford JB, Roberts CL, Nassar N, et al: Recurrence of breech presentation in consecutive pregnancies. BJOG 117(7):830, 2010

Fox AE, Paton RW: The relationship between mode of delivery and developmental dysplasia of the hip in breech infants: a four-year prospective cohort study. J Bone Joint Surg Br 92(12):1695, 2010

Giuliani A, Scholl WMJ, Basver A, et al: Mode of delivery and outcome of 699 term singleton breech deliveries at a single center. Am J Obstet Gynecol 187:1694, 2002

Goetzinger KR, Harper LM, Tuuli MG, et al: Effect of regional anesthesia on the success rate of external cephalic version: a systematic review and meta-analysis. Obstet Gynecol 118(5):1137, 2011

Goffinet F, Carayol M, Foidart JM, et al: Is planned vaginal delivery for breech presentation at term still an option? Results of an observational prospective survey in France and Belgium. Am J Obstet Gynecol 194(4):1002, 2006

Grootscholten K, Kok M, Oei SG, et al: External cephalic version-related risks: a meta-analysis. Obstet Gynecol 112(5):1143, 2008

Hannah ME, Hannah WJ, Hewson SA, et al: Planned caesarean section versus planned vaginal birth for breech presentation at term: a randomised multicentre trial. Lancet 356:1375, 2000

Hartnack Tharin JE, Rasmussen S, Krebs L: Consequences of the Term Breech Trial in Denmark. Acta Obstet Gynecol Scand 90(7):767, 2011

Hernandez-Marti M, Dal Canto MC, Kidd JM: Evidence of spinal cord injury in an infant delivered by cesarean section. A case report. Childs Brain 11(3):197, 1984

Hilton J, Allan B, Swaby C, et al: Intravenous nitroglycerin for external cephalic version: a randomized controlled trial. Obstet Gynecol 114(3):560, 2009

Hoffmann J, Thomassen K, Stumpp P, et al: New MRI criteria for successful vaginal breech delivery in primiparae. PLoS One 11(8):e0161028, 2016

Hofmeyr GJ, Hannah M, Lawrie TA: Planned caesarean section for term breech delivery. Cochrane Database Syst Rev 7:CD000166, 2015a

Hofmeyr GJ, Kulier R, West HM: External cephalic version for breech presentation at term. Cochrane Database Syst Rev 4:CD000083, 2015b

Hofmeyr GJ, Shweni PM: Symphysiotomy for feto-pelvic disproportion. Cochrane Database Syst Rev 10:CD005299, 2012

Jarniat A, Eluard V, Martz O, et al: Induced labour at term and breech presentation: Experience of a level IIB French maternity. J Gynecol Obstet Hum Reprod 46(7):597, 2017

Kayem G, Combaud V, Lorthe E, et al: Mortality and morbidity in early preterm breech singletons: impact of a policy of planned vaginal delivery. Eur J Obstet Gynecol Reprod Biol 192:61, 2015

Keepanasseril A, Anand K, Soundara Raghavan S: Matched cohort study of external cephalic version in women with previous cesarean delivery. Int J Gynaecol Obstet 138(1):79, 2017

Khaw KS, Lee SW, Ngan Kee WD, et al: Randomized trial of anaesthetic interventions in external cephalic version for breech presentation. Br J Anaesth 114(6):944, 2015

Kok M, Bais JM, van Lith JM, et al: Nifedipine as a uterine relaxant for external cephalic version: a randomized controlled trial. Obstet Gynecol 112(2 Pt 1):271, 2008

Kok M, Cnossen J, Gravendeel L, et al: Ultrasound factors to predict the outcome of external cephalic version: a meta-analysis. Ultrasound Obstet Gynecol 33(1):76, 2009

Kok M, van der Steeg JW, van der Post JA, et al: Prediction of success of external cephalic version after 36 weeks. Am J Perinatol 28(2):103, 2011

Kotaska A, Menticoglou S, Gagnon R: SOGC clinical practice guideline: vaginal delivery of breech presentation: No. 226, June 2009. Int J Gynaecol Obstet 107(2):169, 2009

Kuppens SM, Hutton EK, Hasaart TH, et al: Mode of delivery following successful external cephalic version: comparison with spontaneous cephalic presentations at delivery. J Obstet Gynaecol Can 35(10):883, 2013

Lamrani YA, Maâroufi M, Kamaoui I, et al: Neonatal distal femoral epiphyseal dislocation: an ultrasound diagnosis. J Med Ultrason 38(4):221, 2011

Lennox CE, Kwast BE, Farley TM: Breech labor on the WHO partograph. Int J Gynaecol Obstet 62(2):117, 1998

Lumbiganon P, Laopaiboon M, Gülmezoglu AM, et al: Method of delivery and pregnancy outcomes in Asia: the WHO global survey on maternal and perinatal health 2007–08. Lancet 375(9713):490, 2010

Lydon-Rochelle M, Albers L, Gorwoda J, et al: Accuracy of Leopold maneuvers in screening for malpresentation: a prospective study. Birth 20:132, 1993

Lyons J, Pressey T, Bartholomew S, et al: Delivery of breech presentation at term gestation in Canada, 2003–2011. Obstet Gynecol 125(5):1153, 2015

Macharey G, Gissler M, Rahkonen L, et al: Breech presentation at term and associated obstetric risks factors-a nationwide population based cohort study. Arch Gynecol Obstet 295(4):833, 2017

Macharey G, Ulander VM, Heinonen S, et al: Induction of labor in breech presentations at term: a retrospective observational study. Arch Gynecol Obstet 293(3):549, 2016

Magro-Malosso ER, Saccone G, Di Tommaso M, et al: Neuraxial analgesia to increase the success rate of external cephalic version: a systematic review and meta-analysis of randomized controlled trials. Am J Obstet Gynecol 215(3):276, 2016

Marzouk P, Arnaud E, Oury JF, et al: Induction of labour and breech presentation: experience of a French maternity ward. [French]. J Gynecol Obstet Biol Reprod (Paris) 40(7):668, 2011

Maslovitz S, Barkai G, Lessing JB, et al: Recurrent obstetric management mistakes identified by simulation. Obstet Gynecol 109(6):1295, 2007

Matsubara S, Izumi A, Nagai T, et al: Femur fracture during abdominal breech delivery. Arch Gynecol Obstet 278(2):195, 2008

McNamara JM, Odibo AO, Macones GA, et al: The effect of breech presentation on the accuracy of estimated fetal weight. Am J Perinatol 29(5):353, 2012

Michel S, Drain A, Closset E, et al: Evaluation of a decision protocol for type of delivery of infants in breech presentation at term. Eur J Obstet Gynecol Reprod Biol 158(2):194, 2011

Mostello D, Chang JJ, Bai F, et al: Breech presentation at delivery: a marker for congenital anomaly? J Perinatol 34(1):11, 2014

Muhuri PK, Macdorman MF, Menacker F: Method of delivery and neonatal mortality among very low birth weight infants in the United States. Matern Child Health J 10:47, 2006

Nassar N, Roberts CL, Cameron CA, et al: Diagnostic accuracy of clinical examination for detection of non-cephalic presentation in late pregnancy: cross sectional analytic study. BMJ 333:578, 2006

Obeidat N, Zayed F, Alchalabi H, et al: Umbilical cord prolapse: a 10-year retrospective study in two civil hospitals, North Jordan. J Obstet Gynaecol 30(3):257, 2010

Ortiz-Neira CL, Paolucci EO, Donnon T: A meta-analysis of common risk factors associated with the diagnosis of developmental dysplasia of the hip in newborns. Eur J Radiol 81(3):e344, 2012

Phelan JP, Bethel M, DeVore G, et al: Use of ultrasonography in the breech presentation with hyperextension of the fetal head. J Ultrasound Med 2(8):373, 1983

Pinard A: On version by external maneuvers. In Traite du Palper Abdominal. Paris, Lauwereyns, 1889

Raju TN, Mercer BM, Burchfield DJ, et al: Periviable birth: executive summary of a joint workshop by the Eunice Kennedy Shriver National Institute of Child Health and Human Development, Society for Maternal-Fetal Medicine, American Academy of Pediatrics, and American College of Obstetricians and Gynecologists. Obstet Gynecol 123(5):1083, 2014

Reddy UM, Zhang J, Sun L, et al: Neonatal mortality by attempted route of delivery in early preterm birth. Am J Obstet Gynecol 207(2):117.e1, 2012

Rietberg CC, Elferink-Stinkens PM, Visser GH: The effect of the Term Breech Trial on medical intervention behaviour and neonatal outcome in The Netherlands: an analysis of 35,453 term breech infants. BJOG 112(2):205, 2005

Rodgers R, Beik N, Nassar N, et al: Complications of external cephalic version: a retrospective analysis of 1121 patients at a tertiary hospital in Sydney. BJOG 124(5):767, 2017

Rojansky N, Tanos V, Lewin A, et al: Sonographic evaluation of fetal head extension and maternal pelvis in cases of breech presentation. Acta Obstet Gynecol Scand 73:607, 1994

Roman H, Carayol M, Watier L, et al: Planned vaginal delivery of fetuses in breech presentation at term: prenatal determinants predictive of elevated risk of cesarean delivery during labor. Eur J Obstet Gynecol Reprod Biol 138(1):14, 2008

Rosman AN, Guijt A, Vlemmix F, et al: Contraindications for external cephalic version in breech position at term: a systematic review. Acta Obstet Gynecol Scand 92(2):137, 2013

Royal College of Obstetricians and Gynaecologists: The management of breech presentation. RCOG Green Top Guidelines, No. 20b. London, 2006

Sananes N, Roth GE, Aissi GA, et al: Acupuncture version of breech presentation: a randomized sham-controlled single-blinded trial. Eur J Obstet Gynecol Reprod Biol 204:24, 2016

Sandberg EC: The Zavanelli maneuver: 12 years of recorded experience. Obstet Gynecol 93:312, 1999

Sandberg EC: The Zavanelli maneuver extended: progression of a revolutionary concept. Am J Obstet Gynecol 158(6 Pt 1):1347, 1988

Saroha M, Batra P, Dewan P, et al: Genital injuries in neonates following breech presentation. J Neonatal Perinatal Med 8(4):421, 2015

Schutte JM, Steegers EA, Santema JG, et al: Maternal deaths after elective cesarean section for breech presentation in the Netherlands. Acta Obstet Gynecol Scand 86(2):240, 2007

Sherer DM, Menashe M, Palti Z, et al: Radiologic evidence of a nuchal arm in the breech-presenting fetus at the onset of labor: an indication for abdominal delivery. Am J Perinatol 6(3):353, 1989

Steyn W, Pieper C: Favorable neonatal outcome after fetal entrapment and partially successful Zavanelli maneuver in a case of breech presentation. Am J Perinatol 11:348, 1994

Sunday-Adeoye IM, Okonta P, Twomey D: Symphysiotomy at the Mater Misericordiae Hospital Afikpo, Ebonyi State of Nigeria (1982–1999): a review of 1013 cases. J Obstet Gynaecol 24(5):525, 2004

Thomas PE, Petersen SG, Gibbons K: The influence of mode of birth on neonatal survival and maternal outcomes at extreme prematurity: a retrospective cohort study. Aust N Z J Obstet Gynaecol 56(1):60, 2016

Thomas SM, Bees NR, Adam EJ: Trends in the use of pelvimetry techniques. Clin Radiol 53(4):293, 1998

Toivonen E, Palomäki O, Huhtala H, et al: Selective vaginal breech delivery at term—still an option. Acta Obstet Gynecol Scand 91(10):1177, 2012

Vallikkannu N, Nadzratulaiman WN, Omar SZ, et al: Talcum powder or aqueous gel to aid external cephalic version: a randomised controlled trial. BMC Pregnancy Childbirth 14:49, 2014

Vani S, Lau SY, Lim BK, et al: Intravenous salbutamol for external cephalic version. Int J Gynecol Obstet 104(1):28, 2009

Vas J, Aranda-Regules JM, Modesto M, et al: Using moxibustion in primary healthcare to correct non-vertex presentation: a multicentre randomised controlled trial. Acupunct Med 31(1):31, 2013

Velzel J, Vlemmix F, Opmeer BC, et al: Atosiban versus fenoterol as a uterine relaxant for external cephalic version: a randomised controlled trial. BMJ 26:356, 2017

Velzel J, de Hundt M, Mulder FM, et al: Prediction models for successful external cephalic version: a systematic review. Eur J Obstet Gynecol Reprod Biol 195:160, 2015

Vendittelli F, Pons JC, Lemery D, et al: The term breech presentation: neonatal results and obstetric practices in France. Eur J Obstet Gynecol Reprod Biol 125(2):176, 2006

Vézina Y, Bujold E, Varin J, et al: Cesarean delivery after successful external cephalic version of breech presentation at term: a comparative study. Am J Obstet Gynecol 190:763, 2004

Vialle R, Piétin-Vialle C, Ilharreborde B, et al: Spinal cord injuries at birth: a multicenter review of nine cases. J Matern Fetal Neonatal Med 20(6):435, 2007

Vistad I, Klungsøyr K, Albrechtsen S, et al: Neonatal outcome of singleton term breech deliveries in Norway from 1991 to 2011. Acta Obstet Gynecol Scand 94(9):997, 2015

Weill Y, Pollack RN: The efficacy and safety of external cephalic version after a previous caesarean delivery. Aust N Z J Obstet Gynaecol 57(3):323, 2017

Weiniger CF, Ginosar Y, Elchalal U, et al: Randomized controlled trial of external cephalic version in term multiparae with or without spinal analgesia. Br J Anaesth 104(5):613, 2010

Wery E, Le Roch A, Subtil D: Zavanelli maneuver performed in a breech presentation. Int J Gynaecol Obstet 120(2):193, 2013

Westgren M, Grundsell H, Ingemarsson I, et al: Hyperextension of the fetal head in breech presentation. A study with long-term follow-up. BJOG 88(2):101, 1981

Whyte H, Hannah ME, Saigal S, et al: Outcomes of children at 2 years after planned cesarean birth versus planned vaginal birth for breech presentation at term: the International Randomized Term Breech Trial. Am J Obstet Gynecol 191(3):864, 2004

Wilcox CB, Nassar N, Roberts CL: Effectiveness of nifedipine tocolysis to facilitate external cephalic version: a systematic review. BJOG 118(4):423, 2011

Yeomans ER: Vaginal breech delivery. In Yeomans ER, Hoffman BL, Gilstrap LC III, et al (eds): Cunningham and Gilstrap's Operative Obstetrics, 3rd ed. New York, McGraw-Hill Education, 2017

CAPÍTULO 29

Parto vaginal instrumentado

INDICAÇÕES..................................... 553
CLASSIFICAÇÃO E PRÉ-REQUISITOS.................. 553
MORBIDADE MATERNA............................. 555
TENTATIVA DE PARTO VAGINAL INSTRUMENTADO 556
TREINAMENTO.................................... 557
PARTO POR FÓRCEPS.............................. 557
EXTRAÇÃO A VÁCUO............................... 562

A função mais importante do fórceps é a tração exercida com o propósito de guiar a cabeça através do trato genital. Porém, em não poucos casos, particularmente nas apresentações occipitossacras, o seu uso como instrumento giratório obtém os melhores resultados.

— J. Whitridge Williams (1903)

Os partos instrumentados são partos vaginais realizados com a utilização de um fórceps ou dispositivo a vácuo. Quando um destes é aplicado na cabeça fetal, a tração externa gera forças que potencializam o esforço expulsivo materno para empurrar o feto para nascer por via vaginal. A função mais importante desses dois dispositivos é exercer tração. Além disso, os fórceps também podem ser usados para rodar o feto, principalmente nas apresentações occipitotransversa e occipitossacra.

De acordo com os dados obtidos dos registros de nascimento do National Vital Statistics Report, partos vaginais a vácuo ou com fórceps foram realizados em 3,2% dos nascimentos nos Estados Unidos em 2014. Este número é menor que os 9,0% em 1990 (Hamilton, 2015). Nesses partos, um dispositivo a vácuo é selecionado de maneira desproporcional, e a razão entre a taxa de partos a vácuo e com fórceps é de quase 5:1 (Merriam, 2017). Em geral, a maioria das tentativas é bem-sucedida. Em 2006, nos Estados Unidos, apenas 0,4% das tentativas de parto com fórceps e 0,8% das tentativas de extração a vácuo resultaram em insucesso do parto vaginal (Osterman, 2009).

INDICAÇÕES

Quando for executável do ponto de vista técnico e puder ser realizada sem riscos, a finalização do segundo estágio do trabalho de parto por instrumentos de tração está indicada em qualquer condição que ameace o bem-estar materno ou fetal e que provavelmente possa ser revertida pelo nascimento do concepto. Algumas indicações fetais incluem um padrão de frequência cardíaca fetal (FCF) não tranquilizador e o descolamento prematuro de placenta (Schuit, 2012). No passado, acreditava-se que o parto por fórceps conferisse alguma proteção à cabeça frágil do feto prematuro. Porém, os desfechos para neonatos com peso de 500 a 1.500 g não são significativamente diferentes dos partos espontâneos ou com fórceps de alívio (Fairweather, 1981; Schwartz, 1983).

Algumas indicações maternas são cardiopatia, disfunção pulmonar, infecção intraparto e alguns distúrbios neurológicos. As indicações mais comuns são exaustão materna e segundo estágio do trabalho de parto prolongado. Porém, ainda não foi identificado um prazo máximo específico depois do qual todas as mulheres devem ser consideradas para o parto vaginal instrumentado (American College of Obstetricians and Gynecologists, 2016).

O parto instrumentado em geral é realizado no plano de saída ou em planos bem baixos. Além disso, o parto por fórceps ou a vácuo não deve ser realizado *eletivamente* até que os critérios de um parto de alívio estejam presentes. Nessas condições, o parto instrumentado é um procedimento simples e seguro, embora com algum risco de causar lesão das estruturas do trato reprodutivo inferior materno (Yancey, 1999).

CLASSIFICAÇÃO E PRÉ-REQUISITOS

A classificação do parto vaginal instrumentado é resumida na Tabela 29-1. Essa classificação enfatiza que os dois discriminadores mais importantes do risco materno e neonatal são o plano e a rotação. O plano é medido em centímetros (–5 a 0 a +5). O plano zero reflete uma linha traçada entre as espinhas isquiáticas. Os partos são classificados como de alívio, baixo e médio. *O parto por fórceps alto, no qual os instrumentos são aplicados acima do plano 0, não é mais realizado na obstetrícia moderna.*

TABELA 29-1 Classificação e pré-requisitos do parto vaginal instrumentado de acordo com o plano e a rotação[a]

Procedimento	Critérios
Fórceps de alívio	Couro cabeludo visível no introito sem separação dos lábios Crânio fetal alcançou o assoalho pélvico Cabeça fetal está no períneo ou sobre ele Cabeça está OP ou OS **ou** Cabeça está em OP ou OS direita ou esquerda, mas com rotação ≤ 45°
Fórceps baixo (2 tipos)	Ponto mais saliente do crânio fetal está em um plano ≥ +2 cm e não no assoalho pélvico e: (a) a rotação é ≤ 45° **ou** (b) a rotação é > 45°
Fórceps médio	Plano é entre 0 e +2 cm

Pré-requisitos		
Cabeça insinuada	Profissional experiente	Ausência de coagulopatia fetal
Apresentação de vértice[b,c]	Ruptura de membranas	Ausência de distúrbio de desmineralização fetal
Posição da cabeça fetal conhecida	Colo totalmente dilatado	Disposição para abandonar o PVI
Não há suspeita de DCP	Anestesia adequada	Consentimento informado
Peso fetal estimado	Bexiga materna esvaziada	

[a]A classificação para a utilização do sistema de extração a vácuo é a mesma do parto por fórceps, com exceção de que o vácuo é usado para tração, mas não para rotação.
[b]O fórceps (não o extrator a vácuo) pode ser usado para retirar um feto em apresentação de face com mento anterior.
[c]O fórceps Piper pode ser usado para a liberação da cabeça durante o parto pélvico.
DCP, desproporção cefalopélvica; OP, occipitopúbica; OS, occipitossacra; PVI, parto vaginal instrumentado.

Após a avaliação do plano e da rotação, são preenchidos vários pré-requisitos, listados na Tabela 29-1. Para a extração a vácuo, o feto também deve ter no mínimo 34 semanas de idade gestacional e, embora seja um procedimento realizado raramente nos Estados Unidos, a coleta de amostras de sangue do couro cabeludo fetal não deve ter sido realizada recentemente. Entre os requisitos, a correta definição da posição da cabeça é fundamental, e a anatomia do crânio fetal é descrita na Figura 29-1. Nos casos indefinidos, a ultrassonografia é útil para identificar as órbitas e a ponte nasal do feto e auxiliar na orientação (Malvasi, 2014).

Analgesia regional ou anestesia geral são preferíveis para os partos por fórceps baixo ou médio, embora o bloqueio do nervo pudendo possa ser suficiente quando se utilizam fórceps de alívio. Conforme discutido no Capítulo 25 (p. 495), a analgesia regional durante o trabalho de parto não parece aumentar o risco de parto instrumentado (Halpern, 2004; Marucci, 2007; Wassen, 2014).

A bexiga é esvaziada para aumentar o espaço pélvico e minimizar o trauma vesical. Retenção urinária e disfunção vesical costumam ser consequências de curta duração dos partos por fórceps e a vácuo (Mulder, 2012; Pifarotti, 2014). É importante ressaltar que a episiotomia e a analgesia peridural, ambas comumente associadas, também são fatores de risco conhecidos para retenção urinária. Os sintomas têm curta duração e, nos casos típicos, regridem dentro de 24 a 48 horas com drenagem vesical passiva por cateter Foley.

MORBIDADE

Há um risco aumentado de determinadas morbidades tanto para a mãe como para o feto quando se usa o parto instrumentado. Em geral, elas estão relacionadas à facilidade com que o parto é realizado.

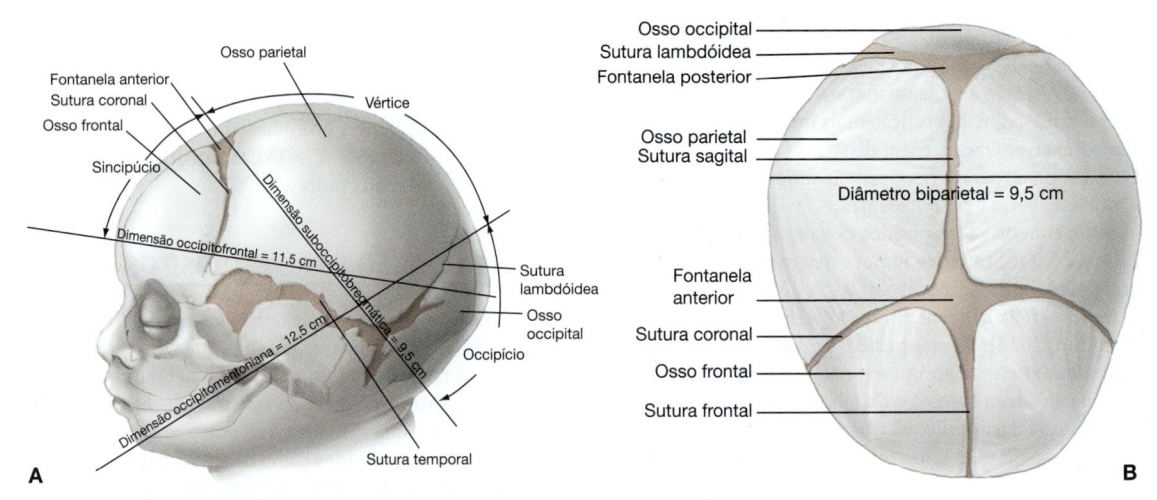

FIGURA 29-1 Cabeça do feto **(A, B)** a termo mostrando as fontanelas, as suturas e dimensões variadas.

■ Morbidade materna

Em geral, os planos mais altos e/ou os graus mais acentuados de rotação aumentam as chances de ocorrer lesão materna ou fetal. A morbidade é comparada mais diretamente com a morbidade do parto cesáreo e não com a do parto vaginal espontâneo. A cesariana é o comparador mais adequado, pois constitui a alternativa ao parto vaginal instrumentado com indicações médicas. Por exemplo, a infecção de ferida ou uterina no pós-parto é mais frequente nas mulheres após cesariana em comparação com o parto vaginal instrumentado (Bailit, 2016; Halscott, 2015). Além disso, em um estudo de mais de 1 milhão de nascimentos, Spiliopoulos e colaboradores (2011) demonstraram que o parto cesáreo, mas não o parto vaginal instrumentado, é um fator de risco para histerectomia periparto.

Lacerações

As próprias condições que levam à indicação do parto vaginal instrumentado também aumentam a necessidade de realizar episiotomias e as chances de ocorrerem lacerações (de Leeuw, 2008). Dito isso, os partos com fórceps e a vácuo estão associados a taxas mais altas de lacerações de terceiro e quarto graus, bem como de lacerações da parede vaginal e do colo (Gurol-Urganci, 2013; Hirayama, 2012; Landy, 2011; Pergialiotis, 2014). Aparentemente, essas lesões são mais frequentes quando se utiliza fórceps em vez de extrator a vácuo e, em especial, quando é realizada episiotomia na linha média (Kudish, 2006; O'Mahony, 2010). Hagadorn-Freathy e colaboradores (1991) relataram taxa de 13% de lacerações vaginais e extensões de episiotomia de terceiro e quarto graus com os partos por fórceps de alívio; 22% com os partos por fórceps baixo e menos de 45° de rotação; 44% com os partos por fórceps baixo e mais de 45° de rotação; e 37% com os partos por fórceps médio.

Na tentativa de reduzir os índices de lacerações de terceiro e quarto graus e em combinação com os esforços gerais de reduzir a realização de episiotomia rotineira, alguns autores recomendam que a episiotomia seja realizada apenas quando indicada durante um parto instrumentado. Se houver necessidade de episiotomia, um efeito protetor contra essas lacerações perineais mais extensas pode ser obtido pela episiotomia mediolateral (de Leeuw, 2008; de Vogel, 2012; Hirsch, 2008). A desarticulação precoce do fórceps e a interrupção dos puxos maternos durante a desarticulação também podem conferir proteção. Por fim, essas lesões são mais comuns com a apresentação occipitossacra (Damron, 2004). Assim, a rotação manual ou por fórceps para uma posição occipitopúbica e, então, o subsequente parto com tração podem reduzir as taxas de lesão do trato reprodutivo inferior (Bradley, 2013).

Distúrbios do assoalho pélvico

Esse termo inclui incontinência urinária, incontinência anal e prolapso dos órgãos pélvicos. Foi sugerido que o parto vaginal instrumentado é um possível fator de risco para o desenvolvimento dessas anormalidades. Entre os mecanismos sugeridos estão comprometimento estrutural e/ou desenervação do assoalho pélvico em consequência das forças exercidas durante o nascimento.

A paridade e, especialmente, o parto vaginal são fatores de risco para incontinência urinária (Gyhagen, 2013; Rortveit, 2003). Contudo, muitos estudos não confirmam aumento do risco em comparação com o parto vaginal isoladamente (Gartland, 2016; Leijonhufvud, 2011; MacArthur, 2016; Tähtinen, 2016).

As evidências relacionando a incontinência anal com o parto vaginal instrumentado são conflitantes. Alguns estudos demonstraram que a laceração do esfíncter anal causada por uma episiotomia mais ampla, mas não pelo tipo de parto, era o fator etiológico principal fortemente associado à incontinência anal (Bols, 2010; Evers, 2012; Nygaard, 1997). Por outro lado, outros relacionaram diretamente o parto vaginal instrumentado com essa complicação (Dolan, 2010; MacArthur, 2013). Contudo, esses estudos podem não ser incompatíveis, pois o parto instrumentado está associado a taxas mais elevadas de episiotomia mais ampla. É importante ressaltar que vários estudos e revisões não demonstraram que o parto cesáreo confira proteção contra incontinência anal (Nelson, 2010). Por fim, as evidências relacionando prolapso dos órgãos pélvicos com parto instrumentado também indicam resultados mistos (Gyhagen, 2013; Handa, 2012; Vollløyhaug, 2015).

■ Morbidade perinatal

Lesão perinatal aguda

Essas lesões são mais comuns com os partos vaginais instrumentados do que com os partos cesáreos ou vaginais espontâneos. Podem ser vistas lesões com qualquer método. Elas são mais comuns com a extração a vácuo, e os tipos associados com esse dispositivo incluem cefaloematoma, hemorragia subgaleal, hemorragia retiniana, icterícia neonatal secundária a essas hemorragias, distocia de ombro, fratura da clavícula e lacerações do couro cabeludo. Cefaloematoma e hemorragia subgaleal são ambas lesões extracranianas descritas no Capítulo 33 (p. 628). O parto vaginal assistido por fórceps tem taxas mais altas de lesão do nervo facial, lesão do plexo braquial, fratura com depressão do crânio e abrasão da córnea (American College of Obstetricians and Gynecologists, 2015; Demissie, 2004; Dupuis, 2005). No caso da hemorragia intracraniana, alguns estudos associaram a extração a vácuo a taxas mais altas, enquanto outros demonstram taxas comparáveis com esses dois métodos (Towner, 1999; Wen, 2001; Werner, 2011).

Quando o parto vaginal instrumentado é comparado com o parto cesáreo, as taxas de hematoma extracraniano, fratura de crânio, lesão do nervo facial ou do plexo braquial, hemorragia da retina e laceração de face ou couro cabeludo são menores com as cesarianas, enquanto a distocia de ombro não ocorre com esta última modalidade. Entretanto, é importante ressaltar que as taxas de acidemia fetal não são mais altas com o parto instrumentado (Contag, 2010; Walsh, 2013). As taxas de hemorragia intracraniana são semelhantes entre os neonatos nascidos por extração a vácuo, por fórceps ou cesariana depois do início do trabalho de parto (Towner, 1999). Contudo, essas taxas são mais altas que entre os nascidos espontaneamente ou por cesariana antes do início do trabalho de parto. Esses autores sugeriram que o fator de risco em comum para hemorragia intracraniana fosse trabalho de parto anormal. Werner e colaboradores (2011), em sua avaliação de mais de 150.000 partos de feto único, relataram que o parto instrumentado por fórceps estava associado a menos complicações neurológicas em geral quando comparado com o parto cesáreo ou instrumentado a vácuo. Entretanto, como subgrupo, a hemorragia subdural foi significativamente mais frequente nos dois grupos de parto instrumentado em comparação com os neonatos nascidos por cesariana.

Comparando o parto instrumentado rotacional com a cesariana em segundo estágio, as taxas de morbidade materna e neonatal são semelhantes (Aiken, 2015; Bahl, 2013; Stock, 2013). Por exemplo, em sua grande série de casos, Tempest e colaboradores (2013) encontraram taxas semelhantes de morbidade entre fetos mal posicionados durante o segundo estágio do trabalho de parto que foram submetidos a rotação de Kielland, extração a vácuo rotacional ou cesariana de emergência.

Comparando o fórceps médio e a cesariana, os relatos de taxas de morbidade neonatal vêm de estudos mais antigos e são conflitantes. No estudo realizado por Towner e colaboradores (1999), os autores demonstraram riscos semelhantes de hemorragia intracraniana. Bashore e colaboradores (1990) observaram índices de Apgar, níveis acidobásicos sanguíneos do cordão, admissão à unidade de terapia intensiva neonatal e traumatismo obstétrico semelhantes nos dois grupos. Entretanto, em outro estudo, Robertson e colaboradores (1990) demonstraram taxas significativamente maiores desses eventos adversos no grupo do parto por fórceps médio. Hagadorn-Freathy e colaboradores (1991) evidenciaram risco mais alto de paralisia do nervo facial (9%) com o parto por fórceps médio. Em um recente relato comparando os procedimentos de fórceps baixo e médio, Ducarme e colaboradores (2015) encontraram taxas de morbidade comparáveis.

Mecanismos da lesão aguda

Os tipos de lesão fetal com o parto instrumentado podem geralmente ser explicados pelas forças exercidas. Nos casos de cefaloematoma ou hemorragia subgaleal, a sucção e, talvez, a rotação durante a extração a vácuo podem causar laceração de um vaso primário. A hemorragia intracraniana pode ser causada por fratura de crânio e laceração vascular ou apenas por laceração de um vaso em razão das forças exercidas. No caso da paralisia de nervo facial, uma das colheres do fórceps pode comprimir o nervo contra os ossos da face. As taxas mais altas de distocia de ombro associada à extração a vácuo podem ser atribuídas ao ângulo da tração. Com o extrator a vácuo, esse ângulo gera forças vetoriais que puxam o ombro anterior para dentro da sínfise púbica (Caughey, 2005). Na tentativa de explicar as lesões do plexo braquial, Towner e Ciotti (2007) sugeriram que, à medida que a cabeça do feto desce pelo canal do parto, os ombros podem permanecer acima do estreito superior da pelve. Desse modo, como também ocorre com a distocia de ombro na sínfise púbica, essa "distocia de ombro no estreito superior da pelve" é superada pelas forças de tração, mas com estiramento concomitante do plexo braquial.

Morbidade infantil de longo prazo

As evidências relativas ao desenvolvimento neurológico de longo prazo das crianças nascidas por parto instrumentado são tranquilizadoras. Em um estudo mais antigo, Seidman e colaboradores (1991) avaliaram mais de 52.000 recrutas das Forças de Defesa de Israel com menos de 17 anos e demonstraram que, independentemente do tipo de parto, as taxas de problemas físicos ou cognitivos eram semelhantes. Wesley e colaboradores (1992) demonstraram escores de inteligência semelhantes entre crianças de 5 anos que nasceram por parto vaginal espontâneo, por fórceps ou a vácuo. Murphy e colaboradores (2004) não evidenciaram qualquer associação entre parto por fórceps e epilepsia em uma coorte com mais de 21.000 adultos. Em sua revisão epidemiológica, O'Callaghan e colaboradores (2011) não demonstraram associação entre paralisia cerebral e parto instrumentado. Por fim, Bahl e colaboradores (2007) observaram que as incidências de morbidade relacionada com o desenvolvimento neurológico eram semelhantes entre as crianças nascidas por parto por fórceps bem-sucedido, parto por fórceps malsucedido seguido de cesariana ou parto cesáreo sem fórceps.

Em sua maior parte, os dados relativos aos partos com fórceps médio são tranquilizadores. Broman e colaboradores (1975) demonstraram que as crianças nascidas de parto por fórceps médio tinham coeficientes de inteligência ligeiramente maiores aos 4 anos de idade quando comparados com os coeficientes das crianças nascidas por parto espontâneo. Utilizando o mesmo banco de dados, contudo, Friedman e colaboradores (1977, 1984) analisaram os escores de inteligência das crianças de 7 anos ou mais. Eles concluíram que as crianças nascidas de parto com fórceps médio tinham coeficientes de inteligência médios mais baixos quando comparadas com aquelas nascidas de parto por fórceps de alívio. Em outro estudo sobre os mesmos dados, Dierker e colaboradores (1986) compararam os desfechos de longo prazo das crianças nascidas de parto por fórceps médio com os daquelas nascidas de cesariana por distocia. A força desse estudo foi o grupo de controle apropriado. Os pesquisadores demonstraram que o nascimento por parto com fórceps não estava associado a déficits do desenvolvimento neurológico. Por fim, Nilsen (1984) avaliou homens de 18 anos e demonstrou que os nascidos por fórceps Kielland tinham coeficientes de inteligência mais altos do que aqueles nascidos por parto espontâneo, extração a vácuo ou cesariana.

TENTATIVA DE PARTO VAGINAL INSTRUMENTADO

Quando se espera que a tentativa de realizar um parto instrumentado seja difícil, o procedimento deve ser considerado como uma tentativa. Há mérito em levar a mulher para o centro cirúrgico para essa tentativa, a qual poderia ser seguida por cesariana imediata em caso de falha do parto instrumentado. Quando não é possível aplicar o fórceps de maneira satisfatória, o procedimento deve ser interrompido, e o parto deve ser finalizado por extração a vácuo ou cesariana. Com a primeira técnica, se não houver descida do feto depois da aplicação de tração, a tentativa deve ser interrompida e é realizada a cesariana.

Com essas ressalvas em mente, o parto cesáreo realizado depois de uma tentativa de parto vaginal instrumentado não foi associado a desfechos neonatais adversos, contanto que o traçado de FCF fosse tranquilizador (Alexander, 2009). Um estudo semelhante avaliou 122 mulheres submetidas a uma tentativa de parto a fórceps médio ou extração a vácuo em condições com preparação completa para um parto cesáreo (Lowe, 1987). Os pesquisadores não detectaram qualquer diferença significativa nas taxas de morbidade materna ou neonatal imediata em comparação com 42 mulheres que deram à luz por cesariana por indicações semelhantes, mas não foram submetidas a tentativas de parto instrumentado. Por outro lado, a morbidade neonatal foi maior entre 61 mulheres que tiveram partos malsucedidos "inesperados" a fórceps ou por extração a vácuo, quando não foram realizados os preparativos para uma cesariana imediata.

Alguns fatores associados à falha do parto instrumentado são posição occipitossacra persistente e peso fetal > 4.000 g (Ben-Haroush, 2007; Verhoeven, 2016). Porém, Palatnik e colaboradores (2016) concluíram que os fatores de risco eram ruins como preditores do sucesso. De modo a evitar a morbidade causada pelo insucesso do parto com fórceps ou extração a vácuo, o American College of Obstetricians and Gynecologists (2015) recomendou que essas tentativas sejam realizadas apenas se a avaliação clínica for sugestiva de um desfecho favorável. Também recomendamos que os profissionais estejam bem-treinados.

A instrumentação sequencial costuma envolver uma tentativa de extração a vácuo seguida de uma tentativa de parto a fórceps. Conforme já mencionado, essa abordagem está embasada mais provavelmente na taxa de conclusão mais alta com o parto por fórceps em comparação com a extração a vácuo. Essa prática significativamente aumenta os riscos de trauma fetal (Dupuis, 2005; Gardella, 2001; Murphy, 2011). Em razão desses desfechos adversos, o American College of Obstetricians and Gynecologists (2015) não recomenda o uso sequencial de instrumentos, a menos que haja uma "razão convincente e justificável".

Parto vaginal instrumentado 557

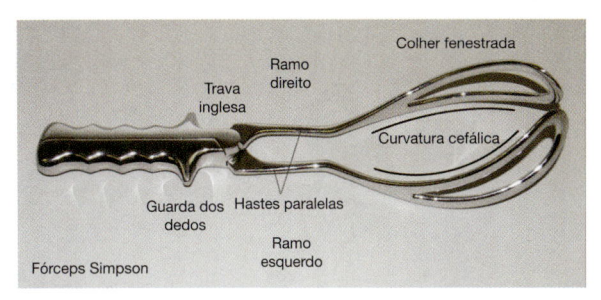

FIGURA 29-2 O fórceps Simpson tem colheres fenestradas, hastes paralelas e trava inglesa. A curvatura cefálica acomoda a cabeça fetal.

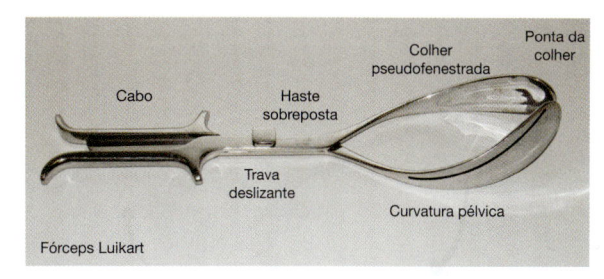

FIGURA 29-3 O fórceps Luikart tem colheres pseudofenestradas, hastes sobrepostas, trava deslizante e cabo com sulcos. A curvatura pélvica é marcada neste exemplo pela linha negra.

TREINAMENTO

À medida que os partos vaginais instrumentados diminuíram, o mesmo aconteceu com as oportunidades de treinamento (Fitzwater, 2015; Kyser, 2014). Em muitos programas, o treinamento nos partos por fórceps baixo ou de alívio alcançou níveis extremamente reduzidos. Entre os residentes que concluíram seu treinamento em 2015, o Accreditation Council for Graduate Medical Education citou uma média de apenas cinco partos por fórceps e 16 partos por extração a vácuo.

Como o treinamento prático tradicional evoluiu, os programas de residência deveriam dispor de profissionais habilidosos prontamente disponíveis para ensinar esses procedimentos por meio de simulação e também por meio de casos reais (Skinner, 2017; Spong, 2012). Além disso, a eficácia do treinamento por simulação foi relatada (Dupuis, 2006, 2009; Leslie, 2005). Em um programa de residência, as taxas de morbidade materna e neonatal associadas ao parto instrumentado foram reduzidas depois da introdução de um programa de educação formal que incluía um manequim e um modelo pélvico (Cheong, 2004). Em outro, um aumento de 59% nos partos por fórceps ao longo de 2 anos foi relacionado a um único instrutor experiente e proativo designado para ensinar o uso de fórceps para residentes no trabalho de parto e parto (Solt, 2011).

PARTO POR FÓRCEPS

■ Desenho

Fórceps se refere ao instrumento bipartido em que cada membro do par é chamado de ramo. Os ramos são designados como esquerdo ou direito conforme o lado da pelve materna em que são aplicados (Fig. 29-2). Cada ramo tem quatro componentes: colher, haste, trava e cabo (Fig. 29-3). Cada colher tem uma ponta, uma base e duas curvaturas. A curvatura cefálica externa acomoda-se à cabeça do feto, enquanto a curvatura pélvica superior corresponde mais ou menos à curva do canal de parto. Algumas colheres têm uma abertura interna ou uma depressão ao longo de sua superfície, sendo denominadas *fenestrada* ou *pseudofenestrada*, respectivamente. A fenestração verdadeira reduz o grau de deslizamento da cabeça durante a rotação do fórceps. Existe a desvantagem de que ela pode aumentar o atrito entre a colher e a parede vaginal. No caso da pseudofenestração, a colher do fórceps é sólida no lado externo materno, mas tem ranhuras na superfície interna do feto. O objetivo é reduzir o deslizamento da cabeça e melhorar a facilidade e a segurança da aplicação e remoção do fórceps em comparação com as colheres fenestradas verdadeiras. Em geral, as colheres fenestradas são usadas para fetos com a cabeça moldada ou para rotação. Porém, apesar dessas diferenças sutis, ambos os tipos são apropriados na maioria das situações.

As colheres são conectadas à haste, a qual pode ser paralela ou sobreposta. Todos os fórceps possuem travas que ajudam a conectar os ramos direito e esquerdo e a estabilizar o instrumento. Elas podem estar localizadas na extremidade da haste mais próxima do cabo (trava inglesa), nas extremidades dos cabos (trava em pivô) ou ao longo da haste (trava deslizante). Embora haja variações no desenho, os cabos, quando apertados aumentam as forças de compressão contra a cabeça fetal. Assim, as forças a se considerar incluem tração e compressão.

■ Aplicação das colheres e extração

As colheres do fórceps prendem a cabeça do feto e são aplicadas de acordo com a apresentação da cabeça fetal. Se ela estiver em uma apresentação occipitopúbica (OP), dois ou mais dedos da mão direita são introduzidos na região posterior esquerda da vulva e, então, na vagina ao lado da cabeça fetal. O cabo do ramo esquerdo é firmado entre o polegar e dois dedos da mão esquerda (Fig. 29-4). A seguir, a ponta da colher é introduzida suavemente na vagina entre a

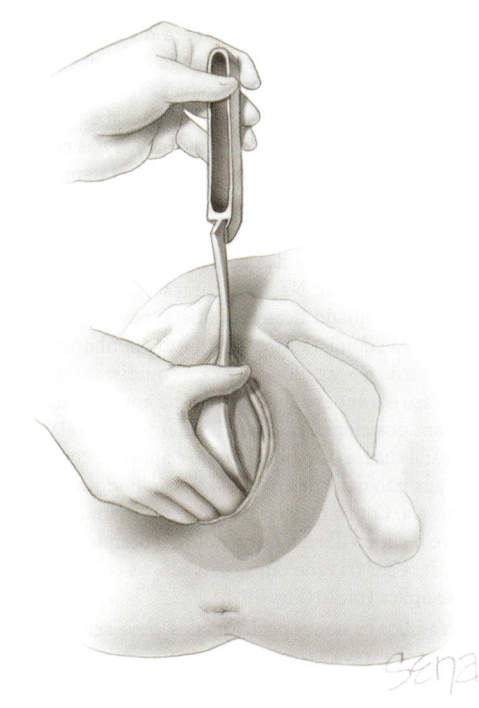

FIGURA 29-4 Para as posições OP ou OPE, o cabo do ramo esquerdo do fórceps é segurado pela mão esquerda. A colher é introduzida no lado esquerdo da pelve entre a cabeça do feto e os dedos da mão direita do médico.

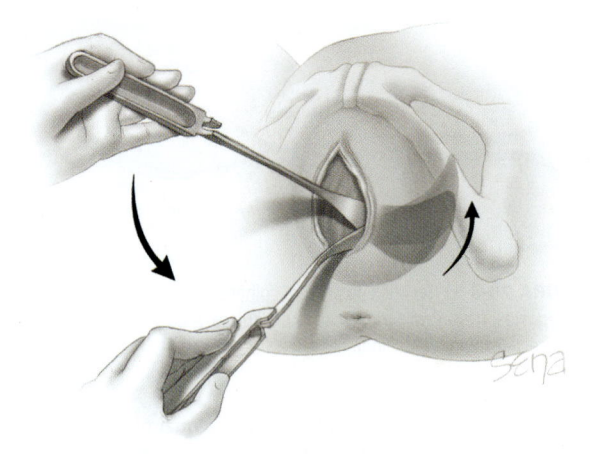

FIGURA 29-5 Arco de inserção da colher. É importante observar que o polegar da mão direita guia a colher durante o posicionamento, conforme mostrado na **Figura 29-6**.

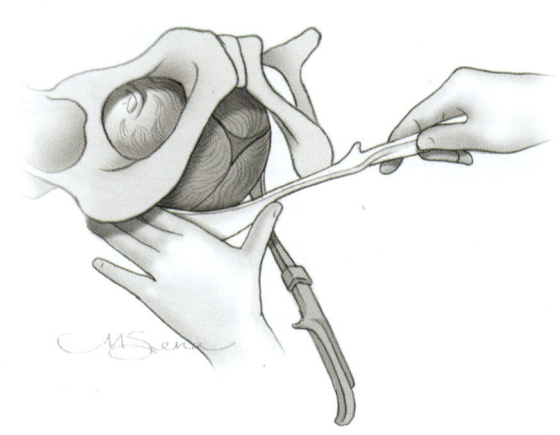

FIGURA 29-6 Na aplicação da segunda colher, a força de inserção é gerada principalmente pelo polegar. (Reproduzida, com permissão, de Yeomans ER: Operative vaginal delivery. In Yeomans ER, Hoffman BL, Gilstrap LC III, et al (eds): Cunningham and Gilstrap's Operative Obstetrics, 3rd ed. New York, McGraw-Hill Education, 2017.)

cabeça do feto e a superfície palmar dos dedos da mão direita (Fig. 29-5). Para aplicar a colher direita, dois ou mais dedos da mão esquerda são introduzidos na parte posterior direita da vagina para direcionar a colher direita. Essa colher é segurada com a mão direita e introduzida na vagina. Com cada colher, o polegar é posicionado atrás da base da colher e a maior parte da força de inserção vem desse polegar (Fig. 29-6). Quando a cabeça está em apresentação OP esquerda (OPE) ou OP direita (OPD), em geral se introduz primeiro a colher que ficará em nível mais baixo. Depois de sua aplicação, os dois ramos são articulados.

As colheres do fórceps são construídas de forma que sua curvatura cefálica se adapte o melhor possível às superfícies laterais da cabeça do feto (Fig. 29-7). A cabeça do feto pode ser firmemente presa apenas quando o eixo longo das colheres corresponde ao diâmetro occipitomentoniano (ver Fig. 29-1). Desse modo, a maior parte da colher repousa sobre a lateral da face. Quando o feto está em apresentação OP, o arco côncavo das colheres é dirigido para a sutura sagital. Quando o feto está em apresentação occipitossacra (OS), o arco côncavo é voltado para a linha média da face.

A colocação subideal das colheres pode aumentar a morbidade (Ramphul, 2015). Na apresentação OP, as colheres aplicadas de modo adequado ficam equidistantes da sutura sagital, e cada colher fica equidistante de sua sutura lambdóidea adjacente. Na apresentação OS, as colheres ficam equidistantes entre a linha média da face e o supercílio. Também na apresentação OS, as colheres ficam posicionadas simetricamente com relação à sutura sagital e cada sutura coronal. Quando é aplicado conforme descrito, o fórceps não deve deslizar, e a tração pode ser exercida com maior eficácia. Com a maioria dos fórceps, se uma colher for aplicada sobre o supercílio e a outra sobre o occipício, o instrumento não poderá ser travado ou, se travado, as colheres escorregam quando se aplica tração (Fig. 29-8).

Com ambos os ramos posicionados, deve ser fácil articular os cabos, engatar a trava e corrigir o assinclitismo, quando presente. O assinclitismo é resolvido puxando e/ou empurrando cada ramo ao longo do eixo longo do instrumento até o alinhamento dos dedos. Se necessário, a rotação para a apresentação OP é realizada antes de aplicar tração (Fig. 29-9).

Quando for certo que as colheres estão aplicadas de modo satisfatório, uma tração horizontal suave e intermitente para baixo e para fora é exercida em conjunto com os esforços maternos até

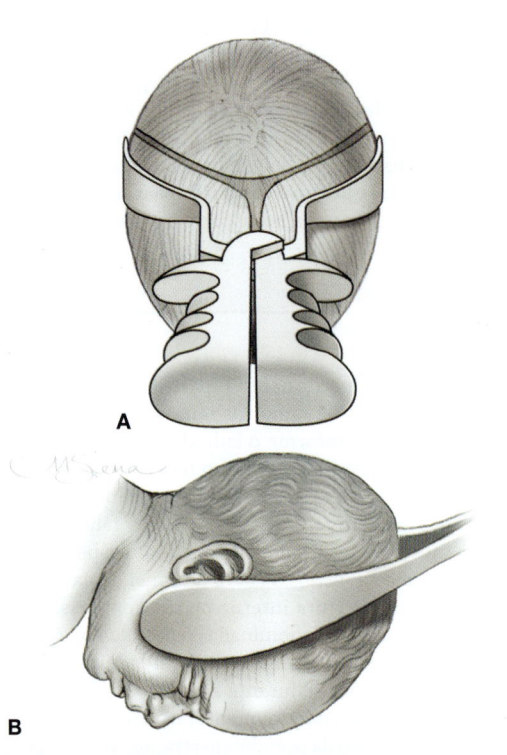

FIGURA 29-7 A. O fórceps é colocado simetricamente e articulado. **B.** O vértice está em OP. (Reproduzida, com permissão, de Yeomans ER: Operative vaginal delivery. In Yeomans ER, Hoffman BL, Gilstrap LC III, et al (eds): Cunningham and Gilstrap's Operative Obstetrics, 3rd ed. New York, McGraw-Hill Education, 2017.)

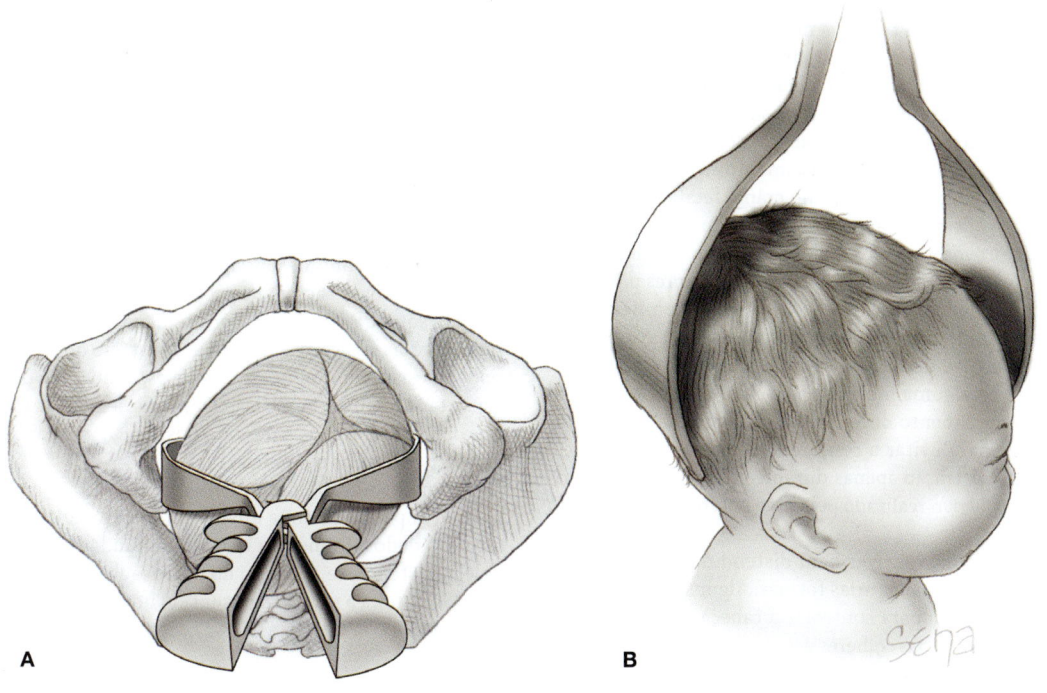

FIGURA 29-8 Aplicação incorreta do fórceps. **A.** Uma colher está sobre o occipício e a outra, sobre o supercílio. O fórceps não pode ser travado. **B.** Com a aplicação inadequada, as colheres tendem a escorregar com a tração.

que o períneo comece a abaular. Quando a cabeça está em plano 0 a +2 de +5, a direção inicial da tração é bem posterior, quase em direção ao solo. Com a descida da cabeça, o vetor das forças muda continuamente (Fig. 29-10). Como ferramenta de ensino para isso, pode ser acoplado um *dispositivo de Bill de tração do eixo* sobre o apoio dos dedos na maioria dos fórceps. O instrumento tem uma seta e uma linha indicadora. Quando a seta aponta

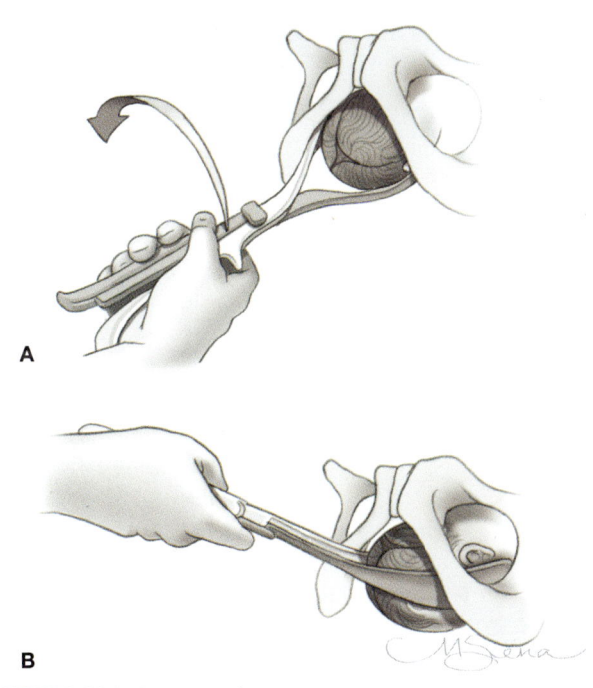

FIGURA 29-9 A. No caso de posição OPE, o vértice é girado (*seta*) dessa posição para OP **(B)**. (Reproduzida, com permissão, de Yeomans ER: Operative vaginal delivery. In Yeomans ER, Hoffman BL, Gilstrap LC III, et al (eds): Cunningham and Gilstrap's Operative Obstetrics, 3rd ed. New York, McGraw-Hill Education, 2017.)

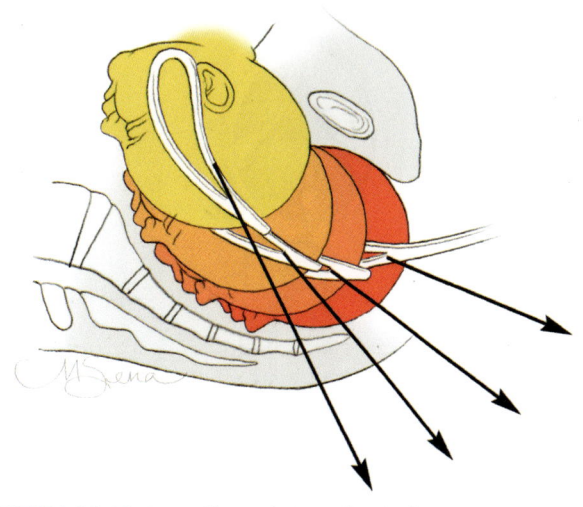

FIGURA 29-10 Com o fórceps baixo, a direção da tração suave para a remoção da cabeça é indicada (*seta*). O vetor muda conforme o feto desce.

diretamente para a linha, a tração se dá ao longo do caminho de menor resistência. Com a tração, à medida que a vulva é distendida pelo occipício, pode-se realizar episiotomia, se houver indicação. Aplica-se tração horizontal adicional, e os cabos são gradualmente elevados. Conforme os cabos são levantados, a cabeça é estendida. Durante a extração da cabeça, deve-se reproduzir ao máximo possível o mecanismo de nascimento espontâneo.

A força produzida pelo fórceps no crânio fetal é uma combinação de tração e compressão exercidas pelo instrumento, bem como o atrito provocado pelos tecidos maternos. É impossível determinar a força exercida pelo fórceps em diferentes pacientes. Por essa razão, a aplicação da tração deve ser intermitente, e o médico deve permitir que a cabeça retroceda entre as contrações, como também ocorre durante o trabalho de parto espontâneo. Exceto quando há alguma indicação urgente (p. ex., bradicardia fetal grave), o nascimento deve ser suficientemente lento, controlado e suave para evitar a compressão excessiva da cabeça. É preferível aplicar tração apenas durante cada contração uterina. O esforço expulsivo realizado pela mãe potencializa a ação do fórceps.

Depois que a vulva estiver bem distendida pela cabeça, o parto pode ser finalizado de várias formas. Alguns médicos mantêm o fórceps aplicado para controlar a cabeça. Entretanto, se isso for feito, o volume das colheres acentua a distensão da vulva e, desse modo, aumenta as chances de laceração ou a necessidade de episiotomia ampla. A fim de evitar isso, o fórceps pode ser retirado e, em seguida, o parto é concluído pelos esforços maternos (Fig. 29-11). É importante ressaltar que, quando as colheres são desarticuladas e retiradas antes do tempo, a cabeça pode retroceder e prolongar o trabalho de parto. Em alguns casos, os partos podem ser facilitados pela realização da manobra de Ritgen modificada.

■ Posições occipitossacras

Em alguns casos, o nascimento imediato pode tornar-se necessário quando a fontanela occipital está voltada na direção de uma das sincondroses sacroilíacas. Nessas posições OS direita (OSD) ou OS esquerda (OSE), a cabeça fetal costuma sofrer flexão imperfeita. Nas posições OS, o segundo estágio do trabalho de parto pode ser mais demorado. Nesses casos, a cabeça pode ser liberada espontaneamente em posição OS, pode ser girada manualmente ou com instrumentos para uma posição OP ou pode ser liberada em OS por fórceps ou a vácuo.

Com a rotação manual, uma mão aberta é introduzida na vagina. A palma da mão envolve a sutura sagital da cabeça do feto. Os dedos do médico circundam um lado da face fetal, e o polegar estende-se ao longo do outro lado. Se o occipício estiver em OSD, é feita a rotação em sentido horário para trazer até uma posição OPD ou OP (Fig. 29-12). Com a posição OSE, a rotação

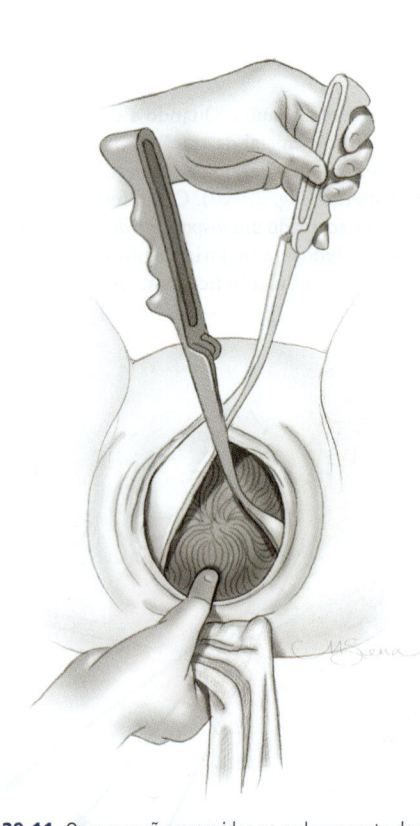

FIGURA 29-11 Os ramos são removidos na ordem oposta daquela em que foram originalmente colocados. Os dedos da mão direita, cobertos por uma toalha estéril, sustentam o períneo. O polegar é colocado diretamente sobre a cabeça para evitar a saída súbita. (Reproduzida, com permissão, de Yeomans ER: Operative vaginal delivery. In Yeomans ER, Hoffman BL, Gilstrap LC III, et al (eds): Cunningham and Gilstrap's Operative Obstetrics, 3rd ed. New York, McGraw-Hill Education, 2017.)

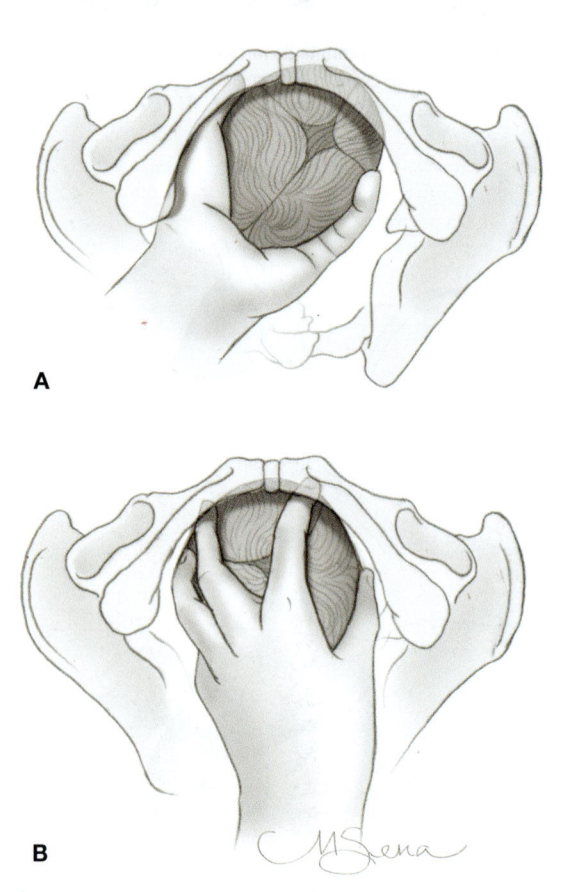

FIGURA 29-12 A. Rotação manual usando a mão esquerda, com a palma para cima, para fazer a rotação a partir da posição OSD. **B.** A cabeça é fletida e mudada de plano durante a rotação em sentido horário para chegar até a posição OP. (Reproduzida, com permissão, de Yeomans ER: Operative vaginal delivery. In Yeomans ER, Hoffman BL, Gilstrap LC III, et al (eds): Cunningham and Gilstrap's Operative Obstetrics, 3rd ed. New York, McGraw-Hill Education, 2017.)

é anti-horária. Três ações são realizadas simultaneamente entre as contrações. A primeira é a flexão da cabeça fetal para fornecer um diâmetro menor para a rotação e a descida subsequente. Segundo, a discreta mudança de plano da cabeça fetal a leva para um nível na pelve materna com espaço suficiente para completar a rotação. É importante observar que a mudança de plano não deve ser confundida com a desinsinuação da cabeça fetal, a qual é proibida. Simultaneamente, alguns preferem colocar a outra mão externamente sobre o lado correspondente do abdome materno para empurrar o dorso fetal para cima em direção à linha média em sincronia com a rotação interna. Le Ray e colaboradores (2007, 2013) relataram taxa de sucesso maior que 90% com a rotação manual. Barth (2015) fornece um excelente resumo dessa técnica.

As rotações manuais são realizadas mais facilmente nas multíparas. Quando não é possível realizar facilmente a rotação manual, a aplicação das colheres na cabeça do feto em uma variedade posterior e o nascimento em apresentação OS podem ser os procedimentos mais seguros. Em muitos casos, a causa da persistência na apresentação OS e da dificuldade de realizar a rotação é uma pelve antropoide. Essa arquitetura se opõe à rotação e predispõe ao parto posterior (Fig. 2-17, p. 31).

No caso do parto com fórceps a partir de posição OS, a tração para baixo e para fora é aplicada até que a base do nariz passe sob a sínfise (Fig. 29-13). Em seguida, os cabos do fórceps são levantados lentamente até que o occipício apareça de maneira gradativa sobre a margem superior do períneo. O fórceps deve ser puxado para baixo, e o nariz, a boca e o queixo emergem sucessivamente da vulva.

O nascimento em apresentação OS provoca distensão mais acentuada da vulva, e pode ser necessário realizar uma episiotomia ampla. Os partos em OS têm maior incidência de lacerações perineais graves e de episiotomias extensas em comparação com a posição OP (de Leeuw, 2008; Pearl, 1993). Além disso, os neonatos nascidos em posição OS têm incidência mais alta de paralisias de Erb e do nervo facial (1 e 2%, respectivamente) em comparação com os nascidos em posição OP. Como seria esperado, as rotações para a variedade OP reduzem o traumatismo obstétrico perineal (Bradley, 2013).

Por fim, para as rotações com fórceps de uma posição OS para OP, são preferidos os instrumentos Kielland devido à sua curvatura pélvica menos pronunciada (Fig. 29-14). *Cirurgia obstétrica de Cunningham e Gilstrap*, 3ª edição, oferece uma

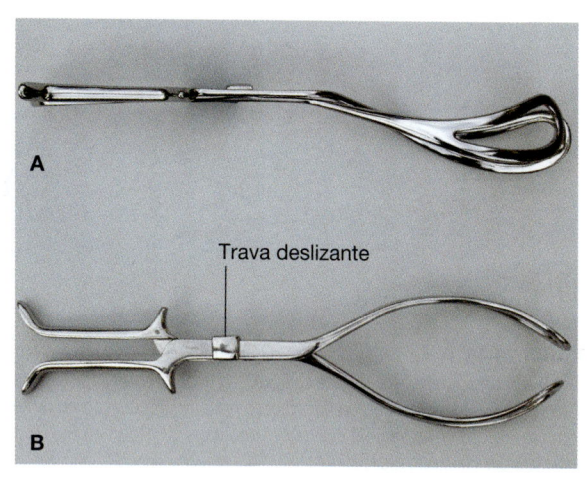

FIGURA 29-14 Fórceps Kielland. Os componentes característicos desse tipo de fórceps são curvatura pélvica mínima **(A)**, trava deslizante **(B)** e peso leve.

descrição mais detalhada desse procedimento com o fórceps Kielland (Yeomans, 2017).

■ Posições occipitotransversas

No caso de posição occipitotransversa (OT), há necessidade de rotação para o parto. Quando os obstetras são experientes, podem ser alcançadas taxas altas de sucesso com morbidade materna mínima (Burke, 2012; Stock, 2013). Para esse procedimento, pode-se utilizar um fórceps convencional, como o fórceps Simpson, ou um instrumento especial, como o fórceps Kielland. Com o fórceps Kielland, cada cabo tem um pequeno botão, e os ramos são posicionados de forma que este botão fique virado para o occipício. O plano da cabeça fetal deve ficar exatamente no nível das espinhas isquiáticas ou, de preferência, abaixo delas, principalmente quando há moldagem acentuada do crânio.

Kielland descreveu dois métodos para a aplicação da colher anterior. Em nosso exemplo, é descrita a colocação com uma posição OT esquerda (OTE). Com o método móvel (*wandering*), a colher anterior é introduzida primeiro na pelve posterior (Fig. 29-15). A colher é, então, arqueada ao redor da face até uma posição anterior. Para permitir esse deslizamento da colher, o cabo é mantido próximo à nádega materna esquerda durante a manobra. A segunda colher é introduzida diretamente por trás, e os dois ramos são travados.

Após verificar a aplicação, os cabos do fórceps Kielland são puxados discretamente para a direita da paciente para aumentar a flexão da cabeça fetal e criar um diâmetro menor para a rotação. O primeiro e segundo dedos da mão esquerda são colocados sobre o repouso para dedos com a palma permanecendo contra os cabos. Essa palma fica virada para o lado materno esquerdo. Ao mesmo tempo, os primeiros dois dedos da mão direita do profissional são posicionados contra a sutura lambdóidea anterior. A cabeça fetal, então, é mudada de plano em cerca de 1 cm. Para a rotação em direção anti-horária, o punho da mão esquerda faz supinação para direcionar esta palma para cima. Ao mesmo tempo, dois dedos da mão direita pressionam a borda do osso parietal direito junto da sutura lambdóidea. Isso garante que a cabeça fetal vire com as colheres e não deslize.

O segundo tipo de aplicação da colher introduz a colher anterior com sua curvatura cefálica voltada para cima, descrevendo

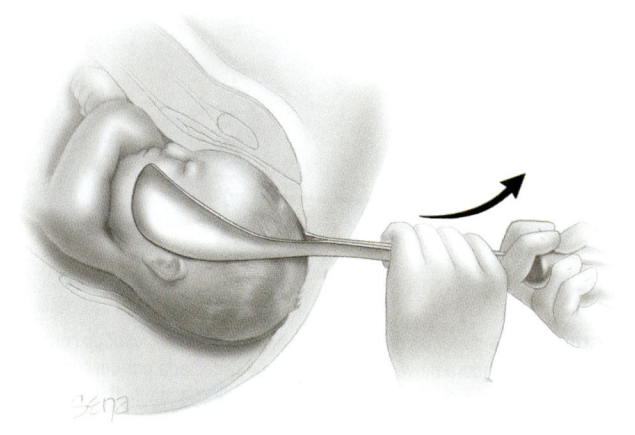

FIGURA 29-13 Parto por fórceps de alívio com a apresentação OS. A cabeça deve ser flexionada depois que o bregma passar sob a sínfise.

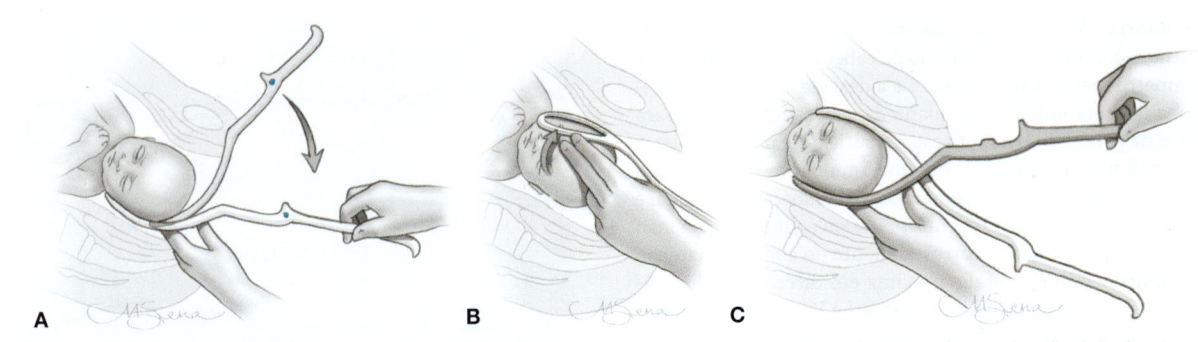

FIGURA 29-15 A. Aplicação do ramo direito do fórceps Kielland em uma cabeça na posição OTE. O botão deste ramo (*em azul*) acabará virado para o occipício. **B.** O ramo direito é levado até sua posição final atrás da sínfise. **C.** Inserção do ramo esquerdo do fórceps Kielland diretamente posterior ao espaço vazio do sacro. Este ramo é inserido do lado direito materno em relação ao ramo anterior para ajudar a encaixar a trava deslizante. (Reproduzida, com permissão, de Yeomans ER: Operative vaginal delivery. In Yeomans ER, Hoffman BL, Gilstrap LC III, et al (eds): Cunningham and Gilstrap's Operative Obstetrics, 3rd ed. New York, McGraw-Hill Education, 2017.)

uma curva sob a sínfise. Depois que tiver avançado o suficiente para dentro da vagina, a colher é girada ao redor de seu eixo longo em 180° de forma a se adaptar a curvatura cefálica à cabeça.

Com ambas as aplicações, após completar a rotação, o profissional pode escolher entre dois métodos aceitáveis para o parto. Em um deles, o operador aplica tração no fórceps Kielland usando uma preensão bimanual descrita anteriormente para o fórceps convencional. Quando a fontanela anterior tiver passado sob o arco sub-púbico, os cabos podem ser levantados até a horizontal. A elevação dos cabos acima da horizontal pode causar laceração do sulco vaginal devido à curvatura pélvica reversa (Dennen, 1955). Como outra alternativa, o fórceps Kielland pode ser removido após a rotação e substituído pelo fórceps convencional. Com essa abordagem, uma tração moderada é primeiramente usada para assentar a cabeça antes da mudança de instrumentos.

■ Apresentação de face

Com a apresentação de face mentoanterior, o fórceps pode ser usado para realizar o parto vaginal. As colheres são aplicadas nas superfícies laterais da cabeça, ao longo do diâmetro occipitomentoniano, com a curvatura pélvica voltada na direção do pescoço. O profissional deve exercer tração para baixo até que o mento apareça sob a sínfise. Em seguida, com um movimento do fórceps para cima, a face é extraída lentamente, aparecendo sucessivamente o nariz, os olhos, o supercílio e o occipício na margem anterior do períneo. *O fórceps não deve ser aplicado quando o feto está em posição mentossacra, pois o parto vaginal não é possível, exceto quando os fetos são muito pequenos.*

EXTRAÇÃO A VÁCUO

■ Desenho do extrator a vácuo

Com a extração a vácuo, a sucção é produzida dentro de uma ventosa aplicada no couro cabeludo do feto, de modo que a tração da ventosa facilite a expulsão do feto. Nos Estados Unidos, o termo preferido é *extrator a vácuo*, enquanto na Europa ele é comumente chamado de *ventosa* (Fig. 29-16). Os benefícios teóricos desse dispositivo em comparação com o fórceps são posicionamento mais fácil e preciso na cabeça do feto e evitar o uso de colheres que ocupam espaço na vagina e, desse modo, redução do traumatismo materno.

Os dispositivos a vácuo têm uma cúpula (ou ventosa), haste, cabo e gerador de vácuo. As ventosas a vácuo podem ser metálicas ou de plástico rígido ou macio e também podem diferir quanto ao formato, ao tamanho e à possibilidade de reutilização. Nos Estados Unidos, as ventosas não metálicas em geral são preferidas, e existem dois tipos principais. A ventosa macia é um dispositivo flexível em forma de sino, enquanto o tipo rígido tem uma ventosa firme e achatada em forma de cogumelo e uma borda circular em torno da ventosa (Tab. 29-2). Na comparação, as ventosas rígidas em forma de cogumelo geram significativamente mais força de tração (Hofmeyr, 1990; Muise, 1993). Em casos de posição OS ou assinclitismo, a ventosa mais plana também facilita a aplicação no ponto de flexão, que em geral está menos acessível com essas posições da cabeça. O inconveniente é que as ventosas mais planas têm taxas mais altas de laceração do couro cabeludo. Desse modo, alguns fabricantes recomendam o uso de ventosas macias com formato de sino para os partos mais fáceis em apresentação OP.

Vários pesquisadores compararam os resultados alcançados com diversos tipos de ventosas rígidas e macias. As ventosas

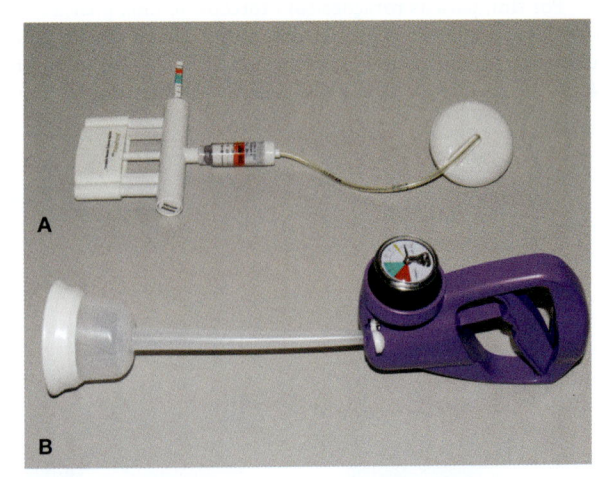

FIGURA 29-16 Sistemas de extração a vácuo. **A.** O *Kiwi OmniCup* contém uma bomba geradora de vácuo portátil, que é conectada por um tubo flexível a uma ventosa plástica rígida com formato de cogumelo. **B.** O *Mityvac Mystic II MitySoft Bell Cup* tem uma ventosa macia com formato de sino, que é conectada por uma haste semirrígida a uma bomba portátil.

TABELA 29-2 Ventosas a vácuo para parto vaginal instrumentado

Tipo de ventosa	Fabricante
Em forma de sino, macia	
GentleVac	OB Scientific
Kiwi ProCup	Clinical Innovations
Mityvac MitySoftBell	CooperSurgical
Pearl Edge Bell Cup	CooperSurgical
Secure Cup	Utah Medical Products
Soft Touch	Utah Medical Products
Tender Touch	Utah Medical Products
Tender Touch Ultra	Utah Medical Products
Velvet Touch[a]	Utah Medical Products
Ventosa a vácuo reutilizável[a]	CooperSurgical
Em forma de cogumelo, rígida	
Flex Cup	Utah Medical Products
Mityvac M-Style	CooperSurgical
Super M-Style	CooperSurgical
Mityvac M-Select[b]	CooperSurgical
Kiwi OmniCup[b]	Clinical Innovations
Kiwi Omni-MT	Clinical Innovations
Kiwi Omni-C Cup[c]	Clinical Innovations

[a]Ventosas reutilizáveis.
[b]Apropriadas para as posições occipitossacra ou assinclitismo.
[c]Para extrações por uma incisão de histerotomia durante a cesariana.

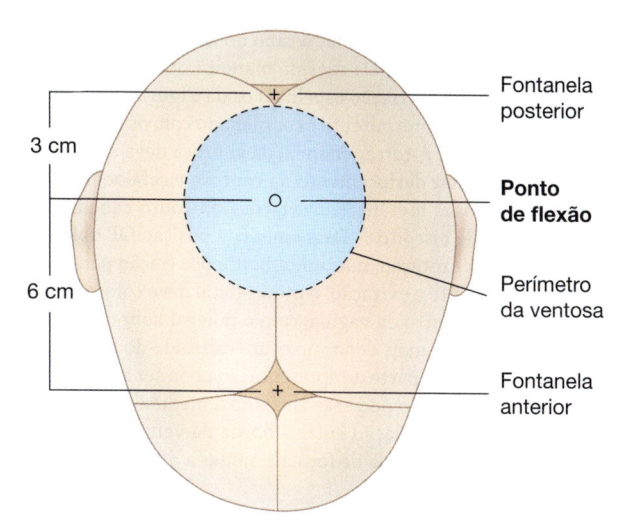

FIGURA 29-17 Essa ilustração demonstra a aplicação correta da ventosa sobre o ponto de flexão. Ao longo da sutura sagital, esse ponto está situado a 3 cm da fontanela posterior e a 6 cm da fontanela anterior.

metálicas oferecem taxas mais altas de sucesso, mas também acarretam mais lesões do couro cabeludo, inclusive cefaloematomas (O'Mahony, 2010). Em outro estudo, Kuit e colaboradores (1993) demonstraram que a única vantagem de utilizar uma ventosa macia era a incidência mais baixa de lesões do couro cabeludo. Eles relataram uma taxa de ampliação da episiotomia de 14% com a utilização das ventosas rígidas e flexíveis. Em uma revisão semelhante, Vacca (2002) concluiu que houve menos lacerações do couro cabeludo com as ventosas macias, mas que as taxas de cefalematomas e hemorragias subgaleais foram semelhantes entre as ventosas macia e rígida. É importante ressaltar que o vácuo de alta pressão gera forças maiores, independentemente da ventosa utilizada (Duchon, 1998).

Além da ventosa, a haste que a conecta ao cabo pode ser flexível ou semiflexível. As hastes flexíveis semelhantes a tubos podem ser preferidas para a posição OS ou assinclitismo, de modo a permitir melhor vedação da ventosa. Por fim, o gerador de vácuo pode ser carregado e acionado pelo profissional ou pode ser segurado e acionado por um assistente.

■ Técnica

Uma etapa importante da extração a vácuo é a aplicação adequada da ventosa sobre o *ponto de flexão*. Esse ponto de flexão facilita a tração, diminui o desprendimento da ventosa, flexiona e evita torção da cabeça do feto e facilita a passagem do menor diâmetro do crânio pelo estreito inferior da pelve. Isso aumenta as taxas de sucesso, reduz as taxas de lesão do couro cabeludo fetal e atenua o traumatismo perineal, pois o menor diâmetro da cabeça do feto distende a vulva (Baskett, 2008).

O ponto de flexão está situado ao longo da sutura sagital, cerca de 3 cm à frente da fontanela posterior e cerca de 6 cm da fontanela anterior. Como os diâmetros das ventosas variam de 5 a 6 cm, quando bem posicionadas, suas bordas ficam a 3 cm da fontanela anterior (Fig. 29-17). A aplicação da ventosa em posição mais anterior no crânio fetal – próximo à fontanela anterior – deve ser evitada, pois provoca extensão da coluna cervical durante a tração, a menos que o feto seja pequeno. Essa posição também faz a cabeça fetal ter diâmetro mais amplo quando passa pelo orifício vaginal. Por fim, a aplicação assimétrica com relação à sutura sagital pode acentuar o assinclitismo. A aplicação eletiva da ventosa em posições OPs raramente é difícil. Por outro lado, quando a indicação da extração a vácuo é o bloqueio da descida em consequência da posição inadequada do occipício, com ou sem assinclitismo ou deflexão, a aplicação da ventosa pode ser difícil.

Durante a aplicação da ventosa, o encarceramento de tecidos moles maternos predispõe às lacerações do períneo e praticamente assegura o desprendimento da ventosa. Por essa razão, de forma a excluir a possibilidade de retenção de tecidos maternos, toda a circunferência da ventosa deve ser palpada, antes e depois da geração de vácuo e de se exercer tração. A geração gradativa de vácuo é recomendada por alguns autores, com aumentos progressivos da sucção em 0,2 kg/cm^2 a cada 2 minutos, até chegar ao nível total de pressão negativa de 0,8 kg/cm^2 (Tab. 29-3). Apesar disso, outros estudos demonstraram que a pressão negativa pode ser aumentada até 0,8 kg/cm^2 em menos de 2 minutos sem diferenças significativas quanto à eficácia ou aos desfechos materno-fetais (Suwannachat, 2011, 2012).

TABELA 29-3 Conversões das pressões do vácuo

mmHg	cmHg	polegadas de Hg	libras/polegadas^2	kg/cm^2
100	10	3,9	1,9	0,13
200	20	7,9	3,9	0,27
300	30	11,8	5,8	0,41
400	40	15,7	7,7	0,54
500	50	19,7	9,7	0,68
600	60	23,6	11,6	0,82

Quando a sucção é gerada, o cabo do instrumento é firmado e a tração é iniciada. Da mesma maneira que nos parto por fórceps, os ângulos de tração espelham os da Figura 29-10. O esforço de extração é intermitente e coordenado com os esforços expulsivos maternos. A torção manual da ventosa deve ser evitada porque pode causar deslocamento da ventosa e cefaloematomas e, com as ventosas metálicas, lacerações do couro cabeludo do tipo "cortador de biscoitos". Desse modo, a posição OP oblíqua é corrigida não por rotação, mas unicamente por tração para baixo e para fora. Durante a extração, o profissional deve colocar a mão não dominante dentro da vagina, com o polegar sobre a ventosa do extrator e um ou mais dedos no couro cabeludo do feto. Nessa posição, a descida da parte de apresentação pode ser acompanhada e o ângulo da tração pode ser ajustado à medida que a cabeça desce. Além disso, a relação entre a borda da ventosa e o couro cabeludo pode ser avaliada de forma a ajudar a detectar desprendimento da ventosa.

Entre as contrações, alguns médicos reduzem os níveis de sucção a fim de diminuir as taxas de lesão do couro cabeludo, enquanto outros mantêm a mesma sucção quando a FCF mostra um padrão não tranquilizador de forma a acelerar o nascimento. Quando a pressão do vácuo foi reduzida entre as contrações ou quando se realizou uma tração para evitar a saída do plano fetal, não houve diferenças nos desfechos materno-fetais (Bofill, 1997). Após a extração da cabeça, a pressão do vácuo é aliviada e a ventosa é removida.

A extração a vácuo deve ser considerada como uma tentativa. Sem evidência imediata e inequívoca de descida no canal de parto, deve-se considerar uma abordagem alternativa para o parto. Como regra geral, a descida progressiva deve ocorrer a cada tentativa de tração. Não existem dados ou consenso quanto ao número de trações necessárias para a extração do feto, quanto ao número máximo de desprendimentos da ventosa que pode ser tolerado ou quanto à duração total ideal do procedimento. Alguns fabricantes fazem recomendações nesse sentido em suas instruções (Clinical Innovations, 2016; CooperSurgical, 2011).

Durante uma tentativa de extração a vácuo, o desprendimento da ventosa por dificuldades técnicas ou aplicação insatisfatória não deve ser equiparado ao que ocorre em condições ideais de aplicação da ventosa e com a manutenção ideal do vácuo. Esses casos justificam tentativas adicionais de aplicação ou, alternativamente, uma tentativa de extração por fórceps (Ezenagu, 1999; Williams, 1991). Os casos menos desejáveis são aqueles nos quais a tração não faz o feto descer ou em que há vários desprendimentos depois da aplicação da ventosa e da tração apropriadas. Assim como ocorre com o parto por fórceps, as tentativas de extração a vácuo deverão ser interrompidas quando não houver progressão satisfatória (American College of Obstetricians and Gynecologists, 2015).

REFERÊNCIAS

Accreditation Council for Graduate Medical Education: Obstetrics and Gynecology Case Logs. 2015. Available at: http://www.acgme.org/Portals/0/PDFs/220_National_Report_Program_Version.pdf. Accessed May 11, 2016

Aiken AR, Aiken CE, Alberry MS, et al: Management of fetal malposition in the second stage of labor: a propensity score analysis. Am J Obstet Gynecol 212(3):355.e1, 2015

Alexander JM, Leveno KJ, Hauth JC, et al: Failed operative vaginal delivery. Obstet Gynecol 114(5):1017, 2009

American College of Obstetricians and Gynecologists, Society for Maternal--Fetal Medicine: Safe prevention of the primary cesarean delivery. Obstetric Care Consensus No. 1, March 2014, Reaffirmed 2016

American College of Obstetricians and Gynecologists: Operative vaginal delivery. Practice Bulletin No. 154, November 2015

Bahl R, Patel RR, Swingler R, et al: Neurodevelopmental outcome at 5 years after operative delivery in the second stage of labor: a cohort study. Am J Obstet Gynecol 197:147, 2007

Bahl R, Van de Venne M, Macleod M, et al: Maternal and neonatal morbidity in relation to the instrument used for mid-cavity rotational operative vaginal delivery: a prospective cohort study. BJOG 120(12):1526, 2013

Bailit JL, Grobman WA, Rice MM, et al: Eunice Kennedy Shriver National Institute of Child Health and Human Development Maternal-Fetal Medicine Units Network. Am J Obstet Gynecol 214(5):638.e1, 2016

Barth WH Jr: Persistent occiput posterior. Obstet Gynecol 125(3):695, 2015

Bashore RA, Phillips WH Jr, Brinkman CR III: A comparison of the morbidity of midforceps and cesarean delivery. Am J Obstet Gynecol 162(6):1428, 1990

Baskett TF, Fanning CA, Young DC, et al: A prospective observational study of 1000 vacuum assisted deliveries with the OmniCup device. J Obstet Gynaecol Can 30(7):573, 2008

Ben-Haroush A, Melamed N, Kaplan B, et al: Predictors of failed operative vaginal delivery: a single-center experience. Am J Obstet Gynecol 197:308.e1, 2007

Bofill JA, Rust OA, Schorr SJ, et al: A randomized trial of two vacuum extraction techniques. Obstet Gynecol 89(5 Pt 1):758, 1997

Bols EM, Hendriks EJ, Berghmans BC, et al: A systematic review of etiological factors for postpartum fecal incontinence. Acta Obstet Gynecol Scand 89(3):302, 2010

Bradley MS, Kaminski RJ, Streitman DC, et al: Effect of rotation on perineal lacerations in forceps-assisted vaginal deliveries. Obstet Gynecol 122(1):132, 2013

Broman SH, Nichols PL, Kennedy WA: Preschool IQ: prenatal and early developmental correlates. Hillsdale, L. Erlbaum Associates, 1975

Burke N, Field K, Mujahid F, et al: Use and safety of Kielland's forceps in current obstetric practice. Obstet Gynecol 120(4):766, 2012

Caughey AB, Sandberg PL, Zlatnik MG, et al: Forceps compared with vacuum. Rates of neonatal and maternal morbidity. Obstet Gynecol 106:908, 2005

Cheong YC, Abdullahi H, Lashen H, et al: Can formal education and training improve the outcome of instrumental delivery? Eur J Obstet Gynecol 113:139, 2004

Clinical Innovations: Kiwi complete vacuum delivery system instructions for use. Available at: http://clinicalinnovations.com/wp-content/uploads/2015/03/Kiwi-IFU.pdf. Accessed May 13, 2016

Contag SA, Clifton RG, Bloom SL, et al: Neonatal outcomes and operative vaginal delivery versus cesarean delivery. Am J Perinatol 27(6):493, 2010

CooperSurgical: Mityvac vacuum-assisted delivery. 2011. Available at: http://www.coopersurgical.com/Products/Detail/Mityvac-Vacuum-Assisted--Delivery-Pumps-and-Accessories. Accessed May 13, 2016

Damron DP, Capeless EL: Operative vaginal delivery: a comparison of forceps and vacuum for success rate and risk of rectal sphincter injury. Am J Obstet Gynecol 191:907, 2004

de Leeuw JW, de Wit C, Kuijken JP, et al: Mediolateral episiotomy reduces the risk for anal sphincter injury during operative vaginal delivery. BJOG 115:104, 2008

Demissie K, Rhoads GG, Smulian JC, et al: Operative vaginal delivery and neonatal and infant adverse outcomes: population based retrospective analysis. BMJ 329(7456):24, 2004

Dennen EH: Forceps Delivery. Philadelphia, F.A. Davis Company, 1955

de Vogel J, van der Leeuw-van Beek A, Gietelink D, et al: The effect of a mediolateral episiotomy during operative vaginal delivery on the risk of developing obstetrical anal sphincter injuries. Am J Obstet Gynecol 206(5):404, 2012

Dierker LJ, Rosen MG, Thompson K, et al: Midforceps deliveries: long-term outcome of infants. Am J Obstet Gynecol 154:764, 1986

Dolan LM, Hilton P: Obstetric risk factors and pelvic floor dysfunction 20 years after first delivery. Int Urogynecol J Pelvic Floor Dysfunct 21:535, 2010

Ducarme G, Hamel JF, Bouet PE, et al: Maternal and neonatal morbidity after attempted operative vaginal delivery according to fetal head station. Obstet Gynecol 126(3):521, 2015

Duchon MA, DeMund MA, Brown RH: Laboratory comparison of modern vacuum extractors. Obstet Gynecol 72:155, 1998

Dupuis O, Moreau R, Pham MT: Assessment of forceps blade orientations during their placement using an instrumented childbirth simulator. BJOG 116(2):327, 2009

Dupuis O, Moreau R, Silveira R, et al: A new obstetric forceps for the training of junior doctors: a comparison of the spatial dispersion of forceps blade trajectories between junior and senior obstetricians. Am J Obstet Gynecol 194:1524, 2006

Dupuis O, Silveira R, Dupont C, et al: Comparison of "instrument-associated" and "spontaneous" obstetric depressed skull fractures in a cohort of 68 neonates. Am J Obstet Gynecol 192(1):165, 2005

Evers EC, Blomquist JL, McDermott KC, et al: Obstetrical anal sphincter laceration and anal incontinence 5–10 years after childbirth. Am J Obstet Gynecol 207(5):425.e1, 2012

Ezenagu LC, Kakaria R, Bofill JA: Sequential use of instruments at operative vaginal delivery: is it safe? Am J Obstet Gynecol 180:1446, 1999

Fairweather D: Obstetric management and follow-up of the very low-birth-weight infant. J Reprod Med 26:387, 1981

Fitzwater JL, Owen J, Ankumah NA, et al: Nulliparous women in the second stage of labor: changes in delivery outcomes between two cohorts from 2000 and 2011. Obstet Gynecol 126(1):81, 2015

Friedman EA, Sachtleben MR, Bresky PA: Dysfunctional labor, 12. Long-term effects on the fetus. Am J Obstet Gynecol 127:779, 1977

Friedman EA, Sachtleben-Murray MR, Dahrouge D, et al: Long-term effects of labor and delivery on offspring: a matched-pair analysis. Am J Obstet Gynecol 150:941, 1984

Gardella C, Taylor M, Benedetti T, et al: The effect of sequential use of vacuum and forceps for assisted vaginal delivery on neonatal and maternal outcomes. Am J Obstet Gynecol 185(4):896, 2001

Gartland D, MacArthur C, Woolhouse H, et al: Frequency, severity and risk factors for urinary and faecal incontinence at 4 years postpartum: a prospective cohort. BJOG 123(7):1203, 2016

Gurol-Urganci I, Cromwell DA, Edozien LC, et al: Third- and fourth-degree perineal tears among primiparous women in England between 2000 and 2012: time trends and risk factors. BJOG 120(12):1516, 2013

Gyhagen M, Bullarbo M, Nielsen T, et al: The prevalence of urinary incontinence 20 years after childbirth: a national cohort study in singleton primiparae after vaginal or caesarean delivery. BJOG 120:144, 2013

Hagadorn-Freathy AS, Yeomans ER, Hankins GD: Validation of the 1988 ACOG forceps classification system. Obstet Gynecol 77:356, 1991

Halpern SH, Muir H, Breen TW, et al: A multicenter randomized controlled trial comparing patient-controlled epidural with intravenous analgesia for pain relief in labor. Anesth Analg 99(5):1532, 2004

Halscott TL, Reddy UM, Landy HJ, et al: Maternal and neonatal outcomes by attempted mode of operative delivery from a low station in the second stage of labor. Obstet Gynecol 126(6):1265, 2015

Hamilton BE, Martin JA, Osterman MJ, et al: Births: final data for 2014. Natl Vital Stat Rep 64(12):1, 2015

Handa VL, Blomquist JL, McDermott KC, et al: Pelvic floor disorders after vaginal birth: effect of episiotomy, perineal laceration, and operative birth. Obstet Gynecol 119(2 Pt 1):233, 2012

Hirayama F, Koyanagi A, Mori R, et al: Prevalence and risk factors for third- and fourth-degree perineal lacerations during vaginal delivery: a multi-country study. BJOG 119(3):340, 2012

Hirsch E, Haney EI, Gordon TE, et al: Reducing high-order perineal laceration during operative vaginal delivery. Am J Obstet Gynecol 198(6):668.e1, 2008

Hofmeyr GJ, Gobetz L, Sonnendecker EW, et al: New design rigid and soft vacuum extractor cups: a preliminary comparison of traction forces. BJOG 97(8):681, 1990

Kudish B, Blackwell S, Mcneeley SG, et al: Operative vaginal delivery and midline episiotomy: a bad combination for the perineum. Am J Obstet Gynecol 195(3):749, 2006

Kuit JA, Eppinga HG, Wallenburg HCS, et al: A randomized comparison of vacuum extraction delivery with a rigid and a pliable cup. Obstet Gynecol 82:280, 1993

Kyser KL, Lu X, Santillan D, et al: Forceps delivery volumes in teaching and nonteaching hospitals: are volumes sufficient for physicians to acquire and maintain competence? Acad Med 89(1):71, 2014

Landy HJ, Laughon SK, Bailit JL, et al: Characteristics associated with severe perineal and cervical lacerations during vaginal delivery. Obstet Gynecol 117(3):627, 2011

Leijonhufvud A, Lundholm C, Cnattingius S, et al: Risks of stress urinary incontinence and pelvic organ prolapse surgery in relation to mode of childbirth. Am J Obstet Gynecol 204(1):70.e1, 2011

Le Ray C, Deneux-Tharaux C, Khireddine I, et al: Manual rotation to decrease operative delivery in posterior or transverse positions. Obstet Gynecol 122(3):634, 2013

Le Ray C, Serres P, Schmitz T, et al: Manual rotation in occiput posterior or transverse positions. Obstet Gynecol 110:873, 2007

Leslie KK, Dipasquale-Lehnerz P, Smith M: Obstetric forceps training using visual feedback and the isometric strength testing unit. Obstet Gynecol 105:377, 2005

Lowe B: Fear of failure: a place for the trial of instrumental delivery. BJOG 94:60, 1987

MacArthur C, Wilson D, Herbison P, et al: Faecal incontinence persisting after childbirth: a 12-year longitudinal study. BJOG 120(2):169, 2013

MacArthur C, Wilson D, Herbison P, et al: Urinary incontinence persisting after childbirth: extent, delivery history, and effects in a 12-year longitudinal cohort study. Prolong Study Group. BJOG 123(6):1022, 2016

Malvasi A, Tinelli A, Barbera A, et al: Occiput posterior position diagnosis: vaginal examination or intrapartum-sonography? A clinical review. J Matern Fetal Neonatal Med 27(5):520, 2014

Marucci M, Cinnella G, Perchiazzi G, et al: Patient-requested neuraxial analgesia for labor: impact on rates of cesarean and instrumental vaginal delivery. Anesthesiology 106(5):1035, 2007

Merriam AA, Ananth CV, Wright JD, et al: Trends in operative vaginal delivery, 2005–2013: a population-based study. BJOG 124(9):1365, 2017

Muise KL, Duchon MA, Brown RH: The effect of artificial caput on performance of vacuum extractors. Obstet Gynecol 81(2):170, 1993

Mulder F, Schoffelmeer M, Hakvoort R, et al: Risk factors for postpartum urinary retention: a systematic review and meta-analysis. BJOG 119(12):1440, 2012

Murphy DJ, Libby G, Chien P, et al: Cohort study of forceps delivery and the risk of epilepsy in adulthood. Am J Obstet Gynecol 191:392, 2004

Murphy DJ, Macleod M, Bahl R, et al: A cohort study of maternal and neonatal morbidity in relation to use of sequential instruments at operative vaginal delivery. Eur J Obstet Gynecol Reprod Biol 156(1):41, 2011

Nelson RL, Furner SE, Westercamp M, et al: Cesarean delivery for the prevention of anal incontinence. Cochrane Database Syst Rev 2:CD006756, 2010

Nilsen ST: Boys born by forceps and vacuum extraction examined at 18 years of age. Acta Obstet Gynecol Scand 63:549, 1984

Nygaard IE, Rao SS, Dawson JD: Anal incontinence after anal sphincter disruption: a 30-year retrospective cohort study. Obstet Gynecol 89:896, 1997

O'Callaghan ME, MacLennan AH, Gibson CS, et al: Epidemiologic associations with cerebral palsy. Obstet Gynecol 118(3):576, 2011

O'Mahony F, Hofmeyr GJ, Menon V: Choice of instruments for assisted vaginal delivery. Cochrane Database Syst Rev 11:CD005455, 2010

Osterman MJ, Martin JA, Menacker F: Expanded health data from the new birth certificate, 2006. Natl Vital Stat Rep 58(5):1, 2009

Palatnik A, Grobman WA, Hellendag MG, et al: Predictors of failed operative vaginal delivery in a contemporary obstetric cohort. Obstet Gynecol 127(3): 501, 2016

Pearl ML, Roberts JM, Laros RK, et al: Vaginal delivery from the persistent occiput posterior position: influence on maternal and neonatal morbidity. J Reprod Med 38:955, 1993

Pergialiotis V, Vlachos D, Protopapas A, et al: Risk factors for severe perineal lacerations during childbirth. Int J Gynaecol Obstet 125(1):6, 2014

Pifarotti P, Gargasole C, Folcini C, et al: Acute post-partum urinary retention: analysis of risk factors, a case-control study. Arch Gynecol Obstet 289(6):1249, 2014

Ramphul M, Kennelly MM, Burke G, et al: Risk factors and morbidity associated with suboptimal instrument placement at instrumental delivery: observational study nested within the Instrumental Delivery & Ultrasound randomised controlled trial ISRCTN 72230496. BJOG 122(4):558, 2015

Robertson PA, Laros RK, Zhao RL: Neonatal and maternal outcome in low-pelvic and mid-pelvic operative deliveries. Am J Obstet Gynecol 162:1436, 1990

Rortveit G, Daltveit AK, Hannestad YS, et al: Urinary incontinence after vaginal delivery or cesarean section. N Engl J Med 348:9000, 2003

Schuit E, Kwee A, Westerhuis ME, et al: A clinical prediction model to assess the risk of operative delivery. BJOG 119(8):915, 2012

Schwartz DB, Miodovnik M, Lavin JP Jr: Neonatal outcome among low birth weight infants delivered spontaneously or by low forceps. Obstet Gynecol 62:283, 1983

Skinner S, Davies-Tuck M, Wallace E, et al: Perinatal and maternal outcomes after training residents in forceps before vacuum instrumental birth. Obstet Gynecol 130(1):151, 2017

Seidman DS, Laor A, Gale R, et al: Long-term effects of vacuum and forceps deliveries. Lancet 337:1583, 1991

Solt I, Jackson S, Moore T, et al: Teaching forceps: the impact of proactive faculty. Am J Obstet Gynecol 204(5):448.e1, 2011

Spiliopoulos M, Kareti A, Jain NJ, et al: Risk of peripartum hysterectomy by mode of delivery and prior obstetric history: data from a population-based study. Arch Gynecol Obstet 283(6):1261, 2011

Spong CY, Berghella V, Wenstrom KD, et al: Preventing the first cesarean delivery: summary of a Joint Eunice Kennedy Shriver National Institute of Child Health and Human Development, Society for Maternal-Fetal Medicine, and American College of Obstetricians and Gynecologists Workshop. Obstet Gynecol 120(5):1181, 2012

Stock SJ, Josephs K, Farquharson S, et al: Maternal and neonatal outcomes of successful Kielland's rotational forceps delivery. Obstet Gynecol 121(5): 1032, 2013

Suwannachat B, Laopaiboon M, Tonmat S, et al: Rapid versus stepwise application of negative pressure in vacuum extraction-assisted vaginal delivery: a multicentre randomised controlled non-inferiority trial. BJOG 118(10): 1247, 2011

Suwannachat B, Lumbiganon P, Laopaiboon M: Rapid versus stepwise negative pressure application for vacuum extraction assisted vaginal delivery. Cochrane Database Syst Rev 8:CD006636, 2012

Tähtinen RM, Cartwright R, Tsui JF, et al: Long-term impact of mode of delivery on stress urinary incontinence and urgency urinary incontinence: a systematic review and meta-analysis. Eur Urol 70(1):148, 2016

Tempest N, Hart A, Walkinshaw S, et al: A re-evaluation of the role of rotational forceps: retrospective comparison of maternal and perinatal outcomes following different methods of birth for malposition in the second stage of labor. BJOG 120(10):1277, 2013

Towner D, Castro MA, Eby-Wilkens E, et al: Effect of mode of delivery in nulliparous women on neonatal intracranial injury. N Engl J Med 341:1709, 1999

Towner DR, Ciotti MC: Operative vaginal delivery: a cause of birth injury or is it? Clin Obstet Gynecol 50(3):563, 2007

Vacca A: Vacuum-assisted delivery. Best Pract Res Clin Obstet Gynaecol 16:17, 2002

Verhoeven CJ, Nuij C, Janssen-Rolf CR, et al: Predictors for failure of vacuum-assisted vaginal delivery: a case-control study. Eur J Obstet Gynecol Reprod Biol 200:29, 2016

Volløyhaug I, Mørkved S, Salvesen Ø, et al: Forceps delivery is associated with increased risk of pelvic organ prolapse and muscle trauma: a cross-sectional study 16–24 years after first delivery. Ultrasound Obstet Gynecol 46(4): 487, 2015

Walsh CA, Robson M, McAuliffe FM: Mode of delivery at term and adverse neonatal outcomes. Obstet Gynecol 121(1):122, 2013

Wassen MM, Hukkelhoven CW, Scheepers HC, et al: Epidural analgesia and operative delivery: a ten-year population-based cohort study in The Netherlands. Eur J Obstet Gynecol Reprod Biol 183:125, 2014

Wen SW, Liu S, Kramer MS, et al: Comparison of maternal and infant outcomes between vacuum extraction and forceps deliveries. Am J Epidemiol 153(2):103, 2001

Werner EF, Janevic TM, Illuzzi J, et al: Mode of delivery in nulliparous women and neonatal intracranial injury. Obstet Gynecol 118(6):1239, 2011

Wesley B, Van den Berg B, Reece EA: The effect of operative vaginal delivery on cognitive development. Am J Obstet Gynecol 166:288, 1992

Williams MC, Knuppel RA, O'Brien WF, et al: A randomized comparison of assisted vaginal delivery by obstetric forceps and polyethylene vacuum cup. Obstet Gynecol 78:789, 1991

Yancey MK, Pierce B, Schweitzer D, et al: Observations on labor epidural analgesia and operative delivery rates. Am J Obstet Gynecol 180(2 Pt 1):353, 1999

Yeomans ER: Operative vaginal delivery. In Yeomans ER, Hoffman BL, Gilstrap LC III, et al (eds): Cunningham and Gilstrap's Operative Obstetrics, 3rd ed. New York, McGraw-Hill Education, 2017

CAPÍTULO 30

Cesariana e histerectomia periparto

PARTO CESÁREO NOS ESTADOS UNIDOS 567
RISCOS DA CESARIANA. 568
PREPARO DA PACIENTE. 569
TÉCNICA DE CESARIANA 571
LAPAROTOMIA. 571
HISTEROTOMIA 573
HISTERECTOMIA PERIPARTO 580
CUIDADOS PÓS-OPERATÓRIOS 585

> *A superfície anterior do útero é aberta longitudinalmente ao longo da linha média. A maneira mais fácil para isso é fazendo-se uma incisão de poucos centímetros de comprimento com um bisturi e, então, rapidamente aumentar essa incisão com uma tesoura até 16 ou 18 centímetros. As membranas são, então, rompidas, a criança é segurada por um dos pés e rapidamente extraída.*
>
> — J. Whitridge Williams (1903)

Como se pode ver a partir da descrição acima, a técnica da cesariana evoluiu durante o século passado. Por exemplo, a preferência pela histerotomia clássica deu lugar à incisão transversa baixa. Atualmente, dados baseados em evidências orientam muitas etapas da cirurgia e são apresentados ao longo deste capítulo.

Define-se *parto cesáreo* como o nascimento de um feto via laparotomia seguida por histerotomia. Essa definição não se aplica à remoção de feto da cavidade abdominal no caso de ruptura uterina ou de gestação abdominal. Raramente, pratica-se histerotomia em gestante que acabou de falecer ou na qual se espera a morte em breve – *cesariana postmortem* ou *perimortem* (Cap. 47, p. 931).

Em algumas situações, a histerectomia abdominal é indicada após o parto. Quando realizada no momento da cesariana, a cirurgia é denominada *histerectomia na cesariana*. Quando realizada pouco tempo após um parto vaginal, é denominada *histerectomia pós-parto*. O termo *histerectomia periparto* é mais amplo e combina os dois termos recém-definidos. Na maioria dos casos, a histerectomia é total, mas a histerectomia subtotal também pode ser realizada. Normalmente, os anexos não são removidos. Na maioria das situações, é realizada uma histerectomia simples ou tipo I. Porém, para as mulheres com câncer cervical invasivo, a *histerectomia radical* remove o útero, o paramétrio e a parte proximal da vagina para obter a excisão do tumor com margens negativas. Além disso, nos casos de placenta percreta que se estende em direção à parede lateral da pelve, pode haver necessidade de excisão radical semelhante do paramétrio.

PARTO CESÁREO NOS ESTADOS UNIDOS

Nos Estados Unidos, a taxa de cesarianas aumentou de 4,5% em 1970 para 32,9% em 2009. Após esse pico, a taxa apresentou tendência de queda, tendo sido de 32,0% em 2015 (Martin, 2017). A Tabela 30-1 apresenta algumas indicações para realização de parto cesáreo. Mais de 85% dessas operações são realizadas por quatro motivos – cesariana prévia, distocia, risco ao feto ou apresentação fetal anormal. As últimas três compõem as principais indicações para cesariana primária (Barber, 2011; Boyle, 2013).

As razões para as taxas persistentemente significativas de cesariana não são totalmente compreendidas, mas algumas explicações são as seguintes:

1. As mulheres estão tendo menos filhos e, como consequência, observa-se aumento no percentual de nascimentos entre *nulíparas*, cujo risco de cesariana é maior.
2. A média de *idade materna* está aumentando, e as mulheres de mais idade, em especial nulíparas, apresentam maior risco de cesariana.

TABELA 30-1 Algumas indicações para parto cesáreo

Maternas
- Cesariana anterior
- Placentação anormal
- Solicitação da mãe
- Histerotomia clássica prévia
- Tipo de cicatriz uterina desconhecido
- Deiscência de incisão uterina
- Miomectomia prévia de espessura total
- Massa obstrutiva do trato genital
- Câncer cervical invasivo
- Traquelectomia prévia
- Cerclagem permanente
- Cirurgia prévia de reconstrução da pelve
- Trauma perineal significativo prévio
- Deformidade pélvica
- Infecção por HSV ou HIV
- Doença cardíaca ou pulmonar
- Aneurisma ou malformação arteriovenosa cerebral
- Patologia com necessidade de cirurgia intra-abdominal concomitante
- Cesariana *perimortem*

Materno-fetais
- Desproporção cefalopélvica
- Insucesso com parto vaginal instrumentado
- Placenta prévia ou descolamento prematuro de placenta

Fetais
- Estado fetal não tranquilizador
- Apresentação anormal
- Macrossomia
- Anomalia congênita
- Exame com Doppler do cordão umbilical anormal
- Trombocitopenia
- Trauma neonatal do parto prévio

HIV, vírus da imunodeficiência humana; HSV, herpes-vírus simples.

3. Houve ampliação na utilização de *monitoração fetal eletrônica*. Essa prática está associada a aumento da taxa de cesariana quando comparada com a ausculta intermitente dos batimentos fetais. O sofrimento fetal é responsável apenas por uma minoria de todas as cesarianas. Em um número muito maior de casos, a preocupação com traçados de frequência cardíaca fetal "não tranquilizadores" leva à indicação de cesariana.
4. Atualmente, a maioria dos fetos com apresentação *pélvica* nasce por cesariana.
5. A frequência de *parto vaginal instrumentado* diminuiu.
6. As taxas de *indução do parto* continuam a aumentar, e essa conduta, em particular em nulíparas, aumenta a taxa de cesarianas.
7. A *obesidade*, a qual é um risco para cesariana, alcançou proporções epidêmicas.
8. As taxas de cesariana em mulheres com pré-eclâmpsia aumentaram, enquanto as taxas de indução do trabalho de parto nessas pacientes diminuíram.
9. A taxa de *parto vaginal após cesariana (PVAC)* foi reduzida de 28% em 1996 para 8% em 2014 (Hamilton, 2015).
10. As cesarianas eletivas estão cada vez mais sendo realizadas por diversas indicações que incluem *solicitação materna*, preocupação com *lesão do assoalho pélvico* associada ao parto vaginal e redução nas taxas de *lesão fetal*.
11. A *técnica de reprodução assistida* é mais amplamente usada que no passado e está associada a maiores taxas de cesarianas (Reddy, 2007).
12. Os *litígios por má prática médica* relacionada com lesão fetal durante parto vaginal espontâneo ou instrumentado continuam a contribuir para a atual taxa de cesarianas.

RISCOS DA CESARIANA

Para informar a paciente de forma acurada ao se obter o consentimento, é essencial conhecer os riscos e os benefícios maternos e neonatais relacionados com a cirurgia. De forma geral, o parto cesáreo está relacionado com mais riscos cirúrgicos maternos para a gestação atual e para as subsequentes em comparação com o parto vaginal espontâneo. Esses riscos devem ser ponderados contra as baixas taxas de lesão perineal e de distúrbios do assoalho pélvico em curto prazo. Para o neonato, a cesariana apresenta menores taxas de traumatismo do parto e de natimortalidade, mas maiores taxas de dificuldades respiratórias iniciais.

■ Mortalidade e morbidade maternas

Nos Estados Unidos é raro que haja morte materna atribuível apenas à cesariana. Ainda assim, diversos estudos atestam que há aumento nos riscos de morte. Clark e colaboradores (2008), na revisão que fizeram de quase 1,5 milhão de gestações, encontraram taxa de mortalidade materna de 2,2 a cada 100.000 cesarianas, comparada com 0,2 por 100.000 partos vaginais. Em uma metanálise de 203 trabalhos, Guise e colaboradores (2010) relataram taxa de mortalidade materna de 13 por 100.000 nas cesarianas eletivas repetidas comparada com 4 por 100.000 nas gestantes submetidas a tentativa de trabalho de parto após cesariana prévia.

De forma semelhante às taxas de mortalidade, a frequência de algumas complicações maternas é maior com cesarianas em comparação com parto vaginal. Villar e colaboradores (2007) relataram que as taxas de morbidade foram duas vezes maiores com parto cesáreo comparado com parto vaginal. Entre as morbidades, destacam-se infecção, hemorragia e tromboembolismo. Além disso, as complicações anestésicas, incluindo, ainda que raramente, morte, apresentam maior incidência com cesarianas em comparação com parto vaginal (Cheesman, 2009; Hawkins, 2011). Algumas vezes, os órgãos adjacentes podem sofrer lesão, o que é descrito em detalhes na p. 583.

As gestantes submetidas à cesariana têm probabilidade muito maior de repetir a operação em gestações subsequentes. Para aquelas que passam por uma cesariana subsequente, os riscos maternos descritos anteriormente são ainda maiores (Cahill, 2006; Marshall, 2011; Silver, 2006).

Como vantagem, o parto cesáreo está associado a taxas mais baixas de incontinência urinária e de prolapso de órgãos pélvicos do que o parto vaginal (Glazener, 2013; Gyhagen, 2013a,b; Handa, 2011; Leijonhufvud, 2011). As taxas de incontinência anal não parecem ser influenciadas pela via de parto (Fritel, 2007; Nelson, 2010). As vantagens protetoras persistem em alguma medida ao longo do tempo, mas a cesariana não é totalmente protetora. Além disso, estudos longitudinais sugerem que as vantagens iniciais de proteção do assoalho pélvico obtidas com a cesariana se perdem conforme aumenta a idade das mulheres (Dolan, 2010; MacArthur, 2011, 2013; Nelson, 2010). Para abordar o problema, o National Institutes of Health (2006) realizou uma conferência sobre o parto cesáreo por solicitação materna. Foi resumido que as taxas de incontinência urinária de esforço após cesariana eletiva são menores do que após parto vaginal. Contudo, a duração dessa proteção é incerta, em particular nas populações de idade mais avançada e em multíparas. No mesmo painel, considerou-se que as evidências relacionando o parto vaginal com outros distúrbios do assoalho pélvico são fracas e não favorecem qualquer das vias do parto.

■ Morbidade neonatal

A cesariana está associada a uma menor taxa de traumatismo fetal (Linder, 2013; Moczygemba, 2010). Alexander e colaboradores (2006) observaram que lesões fetais complicaram 1% dos partos cesáreos. A laceração de pele foi a complicação mais comum, mas houve outras, como cefaloematoma, fratura de clavícula, plexopatia braquial, fratura de crânio e paralisia de nervo facial. As cesarianas seguindo-se a insucesso na tentativa de parto vaginal instrumentado tiveram a taxa mais alta de lesão, enquanto a taxa mais baixa (0,5%) ocorreu no grupo com cesariana eletiva. Dito isso, segundo Worley e colaboradores (2009), cerca de um terço das mulheres que deram à luz no Parkland Hospital entraram em trabalho de parto espontâneo a termo, e 96% delas evoluíram para parto vaginal sem eventos adversos neonatais.

Algumas evidências mostram maiores taxas de asma e alergia nos casos de cesariana. Com a esperança de melhorar a microbiota neonatal, foi descrito em estudos preliminares o uso da aplicação de um *swab* na boca do neonato, o qual foi incubado na vagina materna 1 hora antes da cirurgia. Porém, o American College of Obstetricians and Gynecologists (2017e) não encoraja essa prática devido aos poucos dados e ao potencial para transmissão de microrganismos prejudiciais.

■ Cesariana por solicitação materna

Algumas mulheres solicitam a cesariana eletiva. Os dados relativos à incidência verdadeira de *cesariana por solicitação materna (CSM)* são ruins. As estimativas variam de 1 a 8% nos Estados Unidos (Barber, 2011; Declercq, 2005; Gossman, 2006; Menacker, 2006).

As razões para a solicitação incluem proteção do assoalho pélvico, conveniência, medo do parto e risco reduzido de lesão fetal. Os dados relativos a essas preocupações estão sendo lentamente acumulados. Um estudo com mais de 66.000 parturientes chinesas comparou os desfechos daquelas que escolheram parto vaginal planejado ou cesariana planejada (Liu, 2015). As taxas de morbidade materna grave e de mortalidade neonatal foram semelhantes. Para os neonatos, as taxas de trauma de parto, infecção e encefalopatia hipóxico-isquêmica foram baixas em ambos os grupos, mas estatisticamente menores com a cesariana. As taxas de síndrome da disfunção respiratória foram maiores na coorte de CSM. Um estudo menor comparando essas duas vias de parto corroboram esses achados (Larsson, 2011).

O debate acerca da CSM inclui essas questões médicas, o conceito de livre arbítrio informado da gestante e a autonomia dos médicos ao oferecerem essa opção. Durante o painel do National Institutes of Health (2006) citado anteriormente, os participantes observaram que a maioria dos desfechos maternos e neonatais examinados tinham dados insuficientes para permitir recomendações. Apesar disso, o painel foi capaz de tirar algumas conclusões, que são respaldadas pelo American College of Obstetricians and Gynecologists (2017a): a CSM não deve ser realizada antes de 39 semanas de gestação a menos que a maturidade fetal tenha sido confirmada; a cesariana deve preferencialmente ser evitada em mulheres que desejem ter muitos filhos em razão do risco de anormalidade na implantação da placenta e histerectomia na cesariana. Por fim, a CSM não deve ser motivada pela indisponibilidade de meios efetivos de controle da dor.

PREPARO DA PACIENTE

■ Disponibilidade do parto

Não há um padrão de cuidados reconhecido nacionalmente que determine um intervalo de tempo considerado aceitável para iniciar o parto cesáreo. Anteriormente, recomendava-se intervalo de 30 minutos entre decisão e incisão. Ao estudar esse assunto, Bloom e colaboradores (2001) descobriram que 69% das 7.450 cesarianas realizadas começaram mais de 30 minutos após ter sido tomada a decisão de operar. Em um segundo trabalho, Bloom e colaboradores (2006) avaliaram as cesarianas realizadas com indicações de emergência. Os autores relataram que a não observação do período de menos de 30 minutos entre decisão e incisão não esteve associada a desfecho neonatal negativo. Uma revisão sistemática subsequente encontrou achados semelhantes (Tolcher, 2014). Apesar disso, nos casos com deterioração catastrófica aguda do estado fetal, a cesariana geralmente deve ser realizada o quanto antes, sendo a postergação voluntária por qualquer motivo considerada inaceitável. A American Academy of Pediatrics e o American College of Obstetricians and Gynecologists (2017) recomendam que as instituições provedoras de cuidados obstétricos devem ter capacidade de iniciar cesarianas em um espaço de tempo que melhor concilie riscos e benefícios maternos e fetais.

■ Consentimento informado

A obtenção do consentimento informado é um processo, e não apenas um documento médico (American College of Obstetricians and Gynecologists, 2015). O diálogo deve buscar aumentar a consciência da mulher sobre seu diagnóstico e incluir a discussão sobre as alternativas clínicas e cirúrgicas, as metas e os limites do procedimento e os riscos cirúrgicos. Para aquelas com cesariana anterior, a opção de tentativa de parto normal deve ser incluída caso a candidata seja adequada. Além disso, naquelas que desejam a esterilização permanente ou a inserção de dispositivo intrauterino, o consentimento para tal pode ser preenchido concomitantemente.

Uma paciente informada pode declinar uma determinada intervenção recomendada, devendo-se respeitar a autonomia de tomada de decisão da mulher. No prontuário médico, os médicos devem documentar as razões para a recusa e devem observar que o valor da intervenção e as consequências da não realização do procedimento para a saúde foram explicadas.

No caso de Testemunhas de Jeová, as discussões de consentimento informado relativas a hemoderivados devem começar já no início da gestação. Os hemoderivados aceitáveis variam muito entre as mulheres individualmente, e um *checklist* pré-operatório dos produtos aprovados permite uma melhor preparação (Hubbard, 2015; Husarova, 2016). Em geral, hemácias, leucócitos, plaquetas e plasma são vistos como componentes primários do sangue e são rechaçados. Porém, determinados fatores de coagulação ou frações de células podem ser aceitáveis (Lawson, 2015). Antes e depois da cirurgia, ferro, folato e, se necessário, eritropoetina são agentes aceitos para ajudar a maximizar os níveis de hemoglobina. No perioperatório, as flebotomias devem ser limitadas, sendo preferidos os tubos de coleta pediátricos. As opções intraoperatórias incluem o tratamento da atonia para limitar a perda de sangue; agentes hemostáticos tópicos, ácido tranexâmico e desmopressina para promover a formação de coágulos; o resgate de hemácias ou a hemodiluição normovolêmica aguda para fornecer doação autóloga; e a anestesia hipotensiva controlada, embolização de artéria uterina, balões vasculares oclusivos e compressão aórtica temporária em casos de sangramento não controlado (Belfort, 2011; Mason, 2015).

■ Momento oportuno para cesariana agendada

As sequelas neonatais por imaturidade neonatal em caso de parto eletivo antes de completadas 39 semanas são consideráveis (Clark, 2009; Tita, 2009). Para evitá-las, é essencial confirmar a maturidade fetal antes de agendar a cirurgia eletiva, conforme definido pela American Academy of Pediatrics e pelo American College of Obstetricians and Gynecologists (2017) e descrito no Capítulo 31 (p. 597). Para auxiliar nesse e em outros componentes do planejamento do parto, o American College of Obstetricians and Gynecologists (2011, 2014b) criou os *checklists* de segurança da paciente (*Patient Safety Checklists*) que deve ser conferidos antes da cirurgia planejada.

■ Cuidados pré-operatórios

No caso da cesariana agendada, pode-se administrar um sedativo na noite anterior à cirurgia. Em geral, nenhum outro sedativo, narcótico ou tranquilizante é administrado até depois do nascimento da criança. Em um pequeno ensaio clínico randomizado, não foram obtidos benefícios com enema pré-operatório (Lurie, 2012). A ingestão de alimentos sólidos é suspensa no mínimo 6 a 8 horas antes da cirurgia. As pacientes sem complicações podem tomar quantidades moderadas de líquidos translúcidos até 2 horas antes da cirurgia (American Society of Anesthesiologists, 2016). Isso está de acordo com o protocolo ERAS (Enhanced Recovery After Surgery), que tenta manter a homeostasia anabólica e defende bebidas translúcidas com carboidratos até 2 horas antes da cirurgia planejada e alimentação precoce no pós-operatório (Ljungqvist, 2017). Embora as evidências sustentem uma abordagem ERAS para muitos procedimentos, os dados especificamente abordando as cesarianas são escassos (Wrench, 2015).

A gestante programada para cesariana repetida normalmente é admitida no hospital no dia da cirurgia e avaliada pelas equipes de obstetrícia e de anestesiologia. Os exames de hematócrito e Coombs indireto realizados recentemente são revisados. Se este último for positivo, deve-se garantir a disponibilidade de sangue compatível.

Conforme discutido no Capítulo 25 (p. 490), dá-se preferência à analgesia regional para cesariana. Administra-se um antiácido imediatamente antes da analgesia regional ou da indução da anestesia geral. Um exemplo é o citrato de sódio, 30 mL por via oral em dose única. Com isso, reduz-se o risco de lesão pulmonar por aspiração do conteúdo ácido do estômago. Com a paciente em posição supina, a colocação de uma cunha abaixo do quadril direito e região lombar produz uma inclinação para o lado esquerdo que ajuda no retorno venoso e evita que haja hipotensão. Os dados são insuficientes para determinar o valor do monitoramento fetal antes da cesariana planejada em mulheres sem fatores de risco. Nossa prática é obter um traçado de 5 minutos antes de casos eletivos. No mínimo, os batimentos cardíacos fetais devem ser documentados na sala de cirurgia antes do procedimento.

Em relação a outros preparativos, a remoção de pelos do sítio cirúrgico não reduz as taxas de infecção do sítio cirúrgico (ISC) (Kowalski, 2016). Porém, se os pelos dificultarem a visualização, eles são removidos no dia da cirurgia com máquina, o que está associado a menos ISCs em comparação com a raspagem (Tanner, 2011). A depilação química na noite anterior à cirurgia tem taxas de ISC semelhantes na comparação com a máquina (Lefebvre, 2015). Um dispositivo de aterramento eletrocirúrgico é colocado próximo ao local da incisão e, tipicamente, na face lateral da coxa. No Parkland Hospital, instala-se cateter vesical de demora para colapsar a bexiga e afastá-la da incisão, a fim de evitar retenção urinária secundária à anestesia regional e permitir a medição acurada no débito urinário pós-operatório. Estudos de pequeno porte mostram que a cateterização em mulheres hemodinamicamente estáveis pode não ser realizada para reduzir o risco de infecção urinária (Abdel-Aleem, 2014; Li, 2011; Nasr, 2009).

O risco de tromboembolismo venoso aumenta com a gravidez e quase dobra nas gestantes submetidas à cesariana (James, 2006). Assim, o American College of Obstetricians and Gynecologists (2017d) recomenda iniciar o uso de meias de compressão pneumática antes da cesariana em todas as mulheres que não estejam fazendo profilaxia de trombose. O uso dessas meias pode ser suspenso uma vez que a paciente volte a deambular. As recomendações variam entre as organizações, e o American College of Chest Physicians sugere a deambulação precoce nas mulheres sem fatores de risco submetidas a parto cesáreo (Bates, 2012). Para as mulheres que já recebem profilaxia ou aquelas com fatores de risco aumentado, elas sustentam o escalonamento da profilaxia. Por fim, o Royal College of Obstetricians and Gynaecologists (2015) é o mais conservador e sugere a profilaxia farmacológica para a maior proporção de pacientes. Esses vários métodos e recomendações são discutidos no Capítulo 52 e são mostrados na Tabela 52-6 (p. 1020).

Algumas gestantes com cesariana agendada apresentam comorbidades que requerem manejo específico antes da cirurgia. Algumas delas incluem diabetes gestacional ou insulinodependente, coagulopatia ou trombofilia, uso crônico de corticosteroide e doença reativa das vias aéreas significativa. O preparo para cirurgia dessas pacientes é discutido nos capítulos que tratam desses tópicos.

■ Prevenção de infecção

Profilaxia antibiótica

A cesariana é considerada uma cirurgia limpa contaminada, sendo comum a morbidade febril pós-operatória. Muitos ensaios de boa qualidade mostraram que uma dose única de antibiótico administrada no momento da cesariana reduz de maneira significativa a morbidade infecciosa (Smaill, 2014). Embora seja mais evidente para as gestantes submetidas à cesariana não programada, essa prática também é pertinente para as mulheres submetidas a cirurgia eletiva (American College of Obstetricians and Gynecologists, 2016). Dependendo do perfil de alergia aos medicamentos, a maioria dos autores recomenda uma dose única por via intravenosa de um antibiótico β-lactâmico – cefalosporina ou penicilina de amplo espectro. Uma dose de 1 g de cefazolina é uma opção eficaz e custo-efetiva. Doses adicionais são consideradas em casos com perda sanguínea > 1.500 mL ou com duração maior que 3 horas. As recomendações para a melhor dose em parturientes obesas são conflitantes (Ahmadzia, 2015; Maggio, 2015; Swank, 2015; Young, 2015). Uma análise farmacocinética recente mostrou níveis teciduais suficientes com uma dose de 2 g para cesarianas com duração de 1,5 hora. Os autores recomendam que se considere uma nova dose em mulheres obesas se as cirurgias forem mais prolongadas (Grupper, 2017).

Um número crescente de evidências sustenta a extensão do espectro antibiótico (Andrews, 2003; Tita, 2008). Um grande ensaio clínico randomizado acrescentou azitromicina, 500 mg por via intravenosa, à profilaxia-padrão antes da cesariana em mulheres em trabalho de parto ou com ruptura de membranas (Tita, 2016). As taxas de infecção de ferida e de endometrite foram significativamente menores no grupo de espectro estendido em comparação com aquelas na coorte de profilaxia-padrão.

Nas gestantes com história de infecção com *Staphylococcus aureus* resistente à meticilina (MRSA), pode-se optar por uma dose única de vancomicina acrescentada à profilaxia-padrão das cesarianas. A descolonização tem papel limitado, mas pode ser considerada antes de uma cesariana planejada nas mulheres com colonização conhecida por MRSA (American College of Obstetricians and Gynecologists, 2016).

A alergia significativa a penicilina ou cefalosporina, a qual se manifesta por anafilaxia, angioedema, disfunção respiratória ou urticária, demanda profilaxia com dose única intravenosa de 600 mg de clindamicina combinada com dose baseada no peso de um aminoglicosídeo como alternativa. Nas pacientes obesas, utiliza-se uma dose de 900 mg de clindamicina.

A administração de antibióticos antes da incisão cirúrgica reduz a taxa de infecção pós-operatória sem causar efeitos adversos no neonato, em comparação com a administração após o pinçamento do cordão umbilical (Mackeen, 2014b; Sullivan, 2007; Witt, 2011). A profilaxia é administrada preferencialmente dentro de 60 minutos antes de começar a cesariana planejada. Em caso de cesariana de emergência, a profilaxia antibiótica deve ser administrada assim que possível.

A preparação pré-operatória da pele da parede abdominal é um meio efetivo de prevenir infecção da ferida operatória. Soluções de clorexidina e iodopovidona são opções adequadas (Hadiati, 2014; Ngai, 2015; Springel, 2017). Em estudos que encontraram diferenças, a clorexidina foi favorecida, e esta é a nossa prática (Menderes, 2012; Tuuli, 2016a). Além disso, a antissepsia vaginal pré-operatória com iodopovidona foi avaliada em ensaios randomizados de pequeno porte (Haas, 2014; Caissutti, 2017). Alguns deles mostraram taxas menores de metrite, em especial nas pacientes com ruptura de membranas ou trabalho de parto ativo, mas não foram encontradas menores taxas de infecção de ferida (Haas, 2010; Memon, 2011; Yildirim, 2012). Alguns autores recomendam a limpeza vaginal pré-operatória, mas nós não a realizamos no Parkland Hospital.

A profilaxia antibiótica contra endocardite infecciosa não é recomendada para a maior parte das doenças cardíacas – sendo exceções os casos de cardiopatia cianótica, prótese valvar ou ambos (American College of Obstetricians and Gynecologists, 2016). Os esquemas rotineiros para profilaxia de infecção pós-cesariana também cobrem adequadamente a possibilidade de endocardite (Cap. 49, p. 965).

Outras prevenções

O controle glicêmico em pacientes diabéticas reduz as taxas de infecção de ferida, sendo enfatizado no Capítulo 57 (p. 1105). O tabagismo é outro risco modificável, e sua mitigação é especialmente útil para mulheres com obesidade mórbida (Alanis, 2010; Avila, 2012; Shree, 2016). A normotermia intraoperatória reduz as taxas de infecção de ferida em cirurgia geral e é uma medida do Surgical Care Improvement Project (Kurz, 1996; The Joint Commission, 2016). Esse princípio pode logicamente ser extrapolado para a cesariana, embora não haja estudos definitivos (Carpenter, 2012). A suplementação perioperatória com alta concentração de oxigênio inspirado no perioperatório não reduz as taxas de infecção de ferida (Duggal, 2013; Klingel, 2013).

■ Segurança cirúrgica

A Joint Commission (2013) definiu um protocolo para prevenção de erros cirúrgicos. Para as cesarianas, todos os documentos relevantes são verificados imediatamente antes da cirurgia e é realizada uma reunião pré-procedimento. Essa reunião implica a atenção de toda a equipe para confirmar que a paciente, o sítio e o procedimento estão corretos. Outros temas importantes são a apresentação dos membros da equipe de atenção à paciente, verificação de profilaxia antibiótica, estimativa da duração do procedimento e comunicação sobre possíveis complicações previstas. Além disso, os pedidos de instrumentos especiais devem ser feitos antes do procedimento para evitar comprometimento da paciente e atraso da operação.

A contagem de instrumentos, compressas e agulhas antes e depois da cirurgia é essencial para a segurança cirúrgica. Se as contagens não forem idênticas, devem ser realizados exames radiográficos para buscar objetos estranhos retidos (American College of Obstetricians and Gynecologists, 2014a).

TÉCNICA DE CESARIANA

Com pequenas variações, a técnica cirúrgica para a cesariana é semelhante em todo o mundo. A maior parte das etapas encontra respaldo em dados com base em evidências, e tais dados foram revisados por Dahlke e colaboradores (2013). Assim como em qualquer cirurgia, é essencial ter conhecimento sobre a anatomia relevante, descrita e ilustrada no Capítulo 2 (p. 14).

■ Laparotomia

Na obstetrícia, é escolhida uma incisão transversal suprapúbica ou uma incisão vertical na linha média para a laparotomia. O acesso transversal ao abdome é feito com as incisões de Pfannenstiel ou de Maylard. Entre essas, a de Pfannenstiel é usada com maior frequência para cesarianas.

As incisões transversais seguem as linhas de tensão da pele de Langer. Assim, em comparação com as verticais, a incisão de Pfannenstiel oferece cosmese superior e menores taxas de hérnia incisional. Porém, a incisão de Pfannenstiel costuma não ser indicada nos casos em que se considera essencial um grande campo cirúrgico ou nos quais possa haver necessidade de acesso ao abdome superior. Nas incisões transversais, em razão das camadas criadas durante a incisão das aponeuroses oblíquas interna e externa, é possível haver coleção de líquido purulento entre elas. Dessa forma, alguns favorecem uma incisão vertical na linha média para os casos com alto risco de infecção. A entrada de emergência é geralmente mais rápida com uma incisão vertical durante cesarianas primárias e repetidas (Wylie, 2010). Por fim, estruturas neurovasculares, que incluem os nervos ilio-inguinal e ílio-hipogástrico e os vasos epigástricos superficial e inferior, costumam ser encontradas nas incisões transversais. Logicamente, sangramento, hematoma da ferida e rompimento de nervos complicam com maior frequência essas incisões em comparação com as verticais. Não está claro qual é a melhor incisão para a parturiente com obesidade mórbida (Smid, 2016). Conforme discutido no Capítulo 48 (p. 943), nossa preferência para as mulheres muito obesas é uma incisão vertical periumbilical na linha média.

A incisão de Maylard difere da de Pfannenstiel principalmente porque nela o ventre do músculo reto do abdome é seccionado horizontalmente para ampliar o campo operatório. Ela é tecnicamente mais difícil, considerando a necessidade de cortar o músculo e identificar e ligar as artérias epigástricas inferiores, que cursam lateralmente a esses ventres musculares.

Após a obtenção do acesso, retratores manuais de metal fornecem a exposição para a histerotomia. Alguns estudos randomizados avaliaram as taxas de infecção de ferida após cesariana com um retrator de barreira de plástico descartável (Alexis-O). Os resultados mostrando benefício são contraditórios (Hinkson, 2016; Scolari Childress, 2016; Theodoridis, 2011).

Incisões transversais

Com a incisão de Pfannenstiel, a pele e o tecido subcutâneo são cortados com uma incisão baixa, transversal e levemente curvilínea, ao nível da linha capilar púbica, normalmente 3 cm acima da borda superior da sínfise púbica. A incisão é estendida lateralmente o suficiente para acomodar o nascimento – em geral, 12 a 15 cm.

Continua-se com a dissecção afiada através da camada subcutânea até atingir a fáscia. Os vasos epigástricos superficiais geralmente podem ser identificados a meio caminho entre a pele e a fáscia, a vários centímetros da linha média, e são coagulados. Caso sejam lacerados, eles podem ser ligados por sutura com fio categute 3-0 ou coagulados com bisturi elétrico.

A fáscia é, então, seccionada na linha média. A fáscia abdominal anterior é caracteristicamente composta por duas camadas visíveis, a aponeurose do músculo oblíquo externo e uma camada contendo a fusão das aponeuroses dos músculos oblíquo interno e transverso abdominal. De preferência, as duas camadas devem ser abordadas individualmente durante a extensão lateral da incisão fascial. Os vasos epigástricos inferiores em geral correm do lado de fora da borda lateral do músculo reto abdominal e abaixo das aponeuroses fundidas dos músculos oblíquo interno e transverso abdominal. Assim, embora raramente seja necessária, a extensão da incisão da fáscia no sentido lateral pode seccionar esses vasos. Com a extensão, esses vasos são mais facilmente identificados e coagulados ou ligados para evitar sangramento e retração dos vasos.

Realizada a incisão da fáscia, sua borda inferior deve ser pinçada com pinça Kocher e elevada por um assistente enquanto o cirurgião separa a bainha da fáscia dos músculos retos abdominais subjacentes, com instrumento rombo ou afiado, até que se alcance a borda superior da sínfise púbica. A seguir, a borda superior da fáscia é pinçada e, novamente, procede-se à sua separação dos músculos retos. Os vasos sanguíneos que cursam entre a bainha e os músculos são pinçados, seccionados e ligados ou coagulados com bisturi elétrico. É essencial que seja feita hemostasia meticulosa para reduzir as taxas de hematoma incisional e infecção. A separação da fáscia progride em direção cefálica e lateral para criar uma área semicircular acima da incisão transversal com um raio de cerca de 8 cm. Isso irá variar dependendo do tamanho fetal. Os músculos retos abdominais e piramidais são separados na linha média, primeiro superiormente e, depois, inferiormente, por dissecção romba e afiada para expor a fáscia transversal e o peritônio.

A fáscia transversal e a gordura pré-peritoneal são cuidadosamente dissecadas com instrumento rombo para atingir o peritônio subjacente. O peritônio próximo à extremidade superior da incisão é aberto com cuidado, seja por dissecção romba seja elevando-o com duas pinças hemostáticas posicionadas com intervalo de cerca de 2 cm. Este local mais alto reduz o risco de cistotomia. A dobra de peritônio entre as duas pinças é então examinada e palpada para que assegurar que não há omento, intestino ou bexiga adjacentes. O peritônio é, então, seccionado. A incisão do peritônio é estendida no sentido superior até o polo superior da dissecção da fáscia e, no sentido inferior, até imediatamente acima da reflexão peritoneal sobre a bexiga. É importante ressaltar que, nas mulheres previamente submetidas a alguma cirurgia intra-abdominal, incluindo cesariana, é possível haver omento ou alça intestinal aderidos à superfície inferior do peritônio. Nas mulheres com trabalho de parto obstruído, a

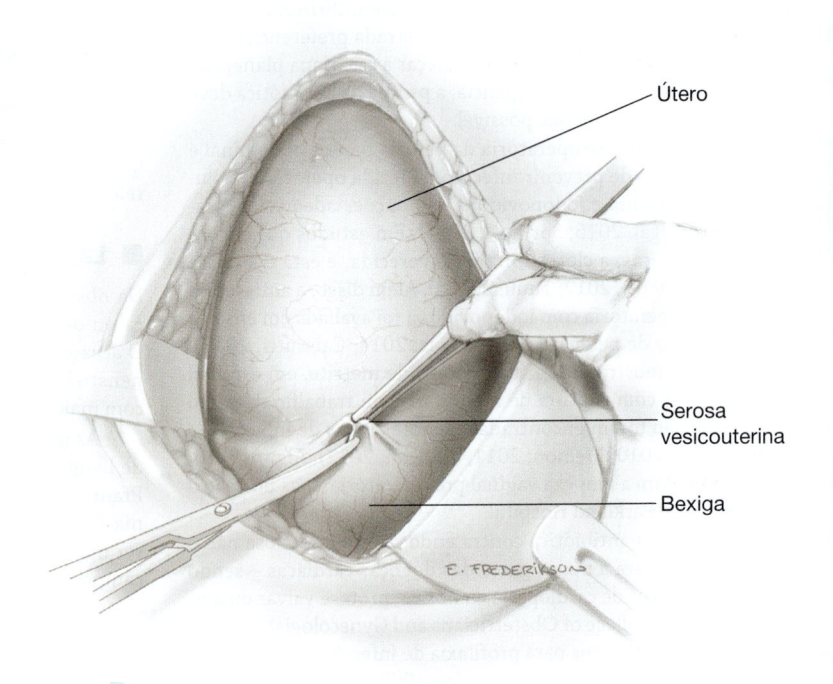

FIGURA 30-1 O peritônio já liberado acima da bexiga é segurado com pinça, procedendo-se à incisão com tesoura Metzenbaum.

bexiga pode estar empurrada no sentido cefálico, chegando quase ao nível da cicatriz umbilical.

Incisão vertical na linha média

Esta incisão começa 2 a 3 cm acima da margem superior da sínfise. Ela deve ser suficientemente longa para permitir a liberação do feto, sendo geralmente de 12 a 15 cm. A dissecção com bisturi afiado ou elétrico através das camadas subcutâneas acaba expondo a bainha do reto anterior. Uma pequena abertura é feita com bisturi na metade superior da linha alba. Essa localização ajuda a evitar a possibilidade de cistotomia. Os dedos indicador e médio são introduzidos abaixo da fáscia para elevá-la, e a incisão da fáscia é estendida primeiro em direção superior e, depois, inferior com tesoura. A separação dos músculos retos e piramidais na linha média e a penetração peritoneal são feitas da mesma forma descrita para a incisão de Pfannenstiel.

■ Histerotomia

Na maioria das vezes, o segmento uterino inferior sofre incisão transversal, conforme descrito por Kerr em 1921. Algumas vezes, pode-se escolher a incisão vertical confinada ao segmento uterino inferior (Krönig, 1912). Em contrapartida, uma incisão clássica começa como uma incisão vertical baixa, a qual é estendida em direção cefálica até a porção superior do corpo uterino. Por fim, uma incisão fúndica ou, até mesmo, posterior pode ser escolhida para casos com síndromes de placenta acreta.

Incisão transversal baixa para cesariana

Na maioria das cesarianas, dá-se preferência a esta incisão. Comparada à incisão clássica, é mais fácil de ser reparada, causa menos sangramento no local da incisão e promove menos adesão de intestino ou omento na linha de incisão do miométrio. Localizada no segmento uterino, ela também tem menos chance de romper durante uma gestação subsequente.

Antes de qualquer histerotomia, o cirurgião palpa o fundo para identificar o grau de rotação do útero. O útero pode estar rodado de modo que um ligamento redondo esteja em posição mais anterior e mais próxima da linha média. Em tais casos, o útero pode ser manualmente reorientado e segurado para permitir a centralização da incisão. Com isso, evita-se atingir e lacerar a artéria uterina adjacente pela incisão. Pode-se usar compressas umedecidas para manter alças intestinais protrusas fora do campo cirúrgico.

A reflexão do peritônio na borda superior da bexiga e sobreposta ao segmento uterino inferior é pinçada na linha média e seccionada transversalmente com tesoura (Fig. 30-1). Após essa incisão inicial, a tesoura é inserida entre o peritônio e o segmento uterino inferior. A tesoura aberta é empurrada lateralmente a partir da linha média em ambos os lados. A incisão transversal do peritônio se estende por quase todo o comprimento do segmento uterino inferior. À medida que se aproxima da margem lateral de cada lado, a tesoura é ligeiramente deslocada no sentido cefálico (Fig. 30-2). A borda inferior do peritônio é elevada, e a bexiga é gentilmente separada do segmento uterino inferior subjacente com dissecção romba ou afiada no interior desse espaço

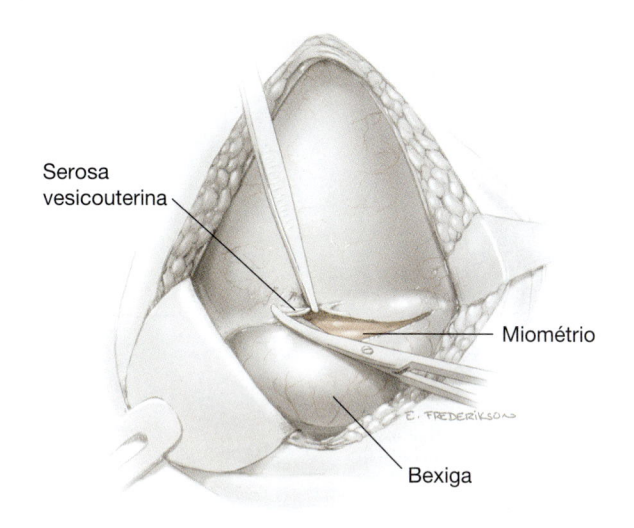

FIGURA 30-2 A borda peritoneal é levantada e incisada lateralmente.

vesicouterino (Fig. 30-3). Essa criação do retalho vesical afasta a bexiga do local planejado para a histerotomia. Ela também ajuda a evitar laceração da bexiga se ocorrer extensão inferior inadvertida da histerotomia durante a liberação do feto.

Em geral, essa separação caudal da bexiga não excede 5 cm e costuma ser menor. Entretanto, nas situações em que se planeja ou se antecipa a necessidade de histerectomia cesariana, recomenda-se a extensão da dissecção caudal a fim de auxiliar na histerectomia total e reduzir o risco de cistotomia.

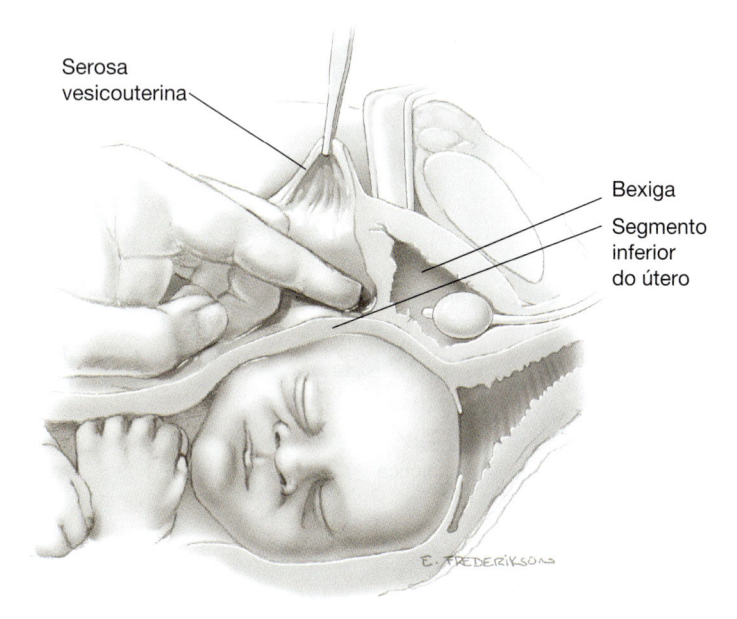

FIGURA 30-3 Corte transversal mostrando a dissecção romba da bexiga, separando-a do útero para expor o segmento uterino inferior.

Alguns cirurgiões preferem não criar uma prega vesical. A principal vantagem é um tempo mais curto entre a incisão da pele e o nascimento. Porém, os dados que sustentam essa prática são limitados (O'Neill, 2014; Tuuli, 2012).

Incisão uterina. A entrada no útero é feita através do segmento uterino inferior. A localização pode ser orientada pela palpação digital para encontrar a borda fisiológica entre o miométrio do segmento superior mais firme e o segmento inferior mais flexível. A incisão da prega vesical também pode servir como guia, sendo comum a escolha de um local de histerotomia próximo dessa linha.

Para as mulheres com dilatação cervical avançada ou completa, a histerotomia é feita relativamente mais alta. Quando esse ajuste não é feito, é maior o risco de extensão lateral da incisão para as artérias uterinas. Também se corre o risco de a incisão se estender ao colo ou à vagina e não ao segmento uterino inferior. Tais incisões estendidas ao colo podem distorcer a anatomia pós-operatória do colo.

A incisão do útero pode ser feita por meio de diversas técnicas. Em todas elas, a primeira etapa é proceder a uma incisão transversal de 1 a 2 cm com o bisturi na linha média do segmento uterino inferior (Fig. 30-4). Movimentos rasos repetitivos evitam a laceração do feto. À medida que o miométrio fica mais fino, pode-se penetrar a cavidade uterina de maneira cega com a ponta do dedo. Uma vez aberto o útero, a histerotomia é estendida usando-se apenas pressão lateral e ligeiramente superior aplicada com ambos os dedos indicadores (Fig. 30-5). Algumas evidências também sustentam a ampliação da incisão do segmento uterino inferior em vez de usar os dedos em direção cefalocaudal (Cromi, 2008; Xodo, 2016).

Se o segmento uterino inferior for espesso e resistente, uma outra opção é a extensão da incisão com corte lateral e ligeiramente para cima usando tesoura de bandagem romba. É importante

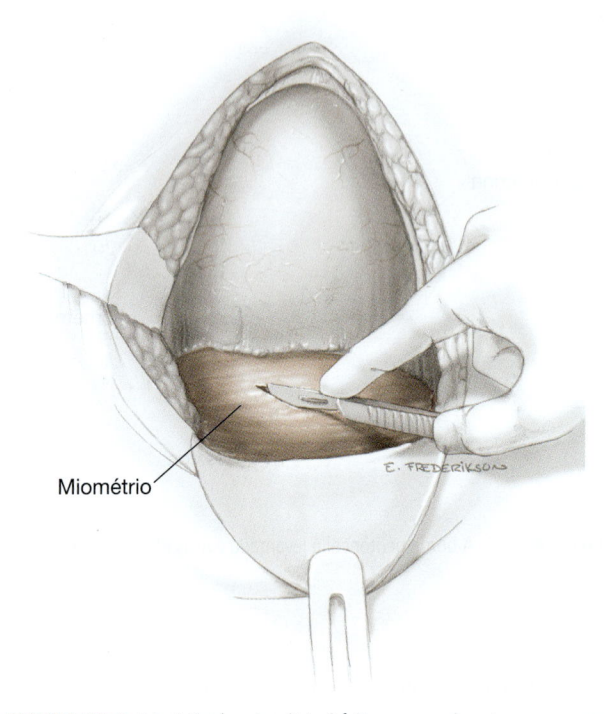

FIGURA 30-4 A incisão do miométrio é feita com movimentos rasos para evitar cortes na cabeça do feto.

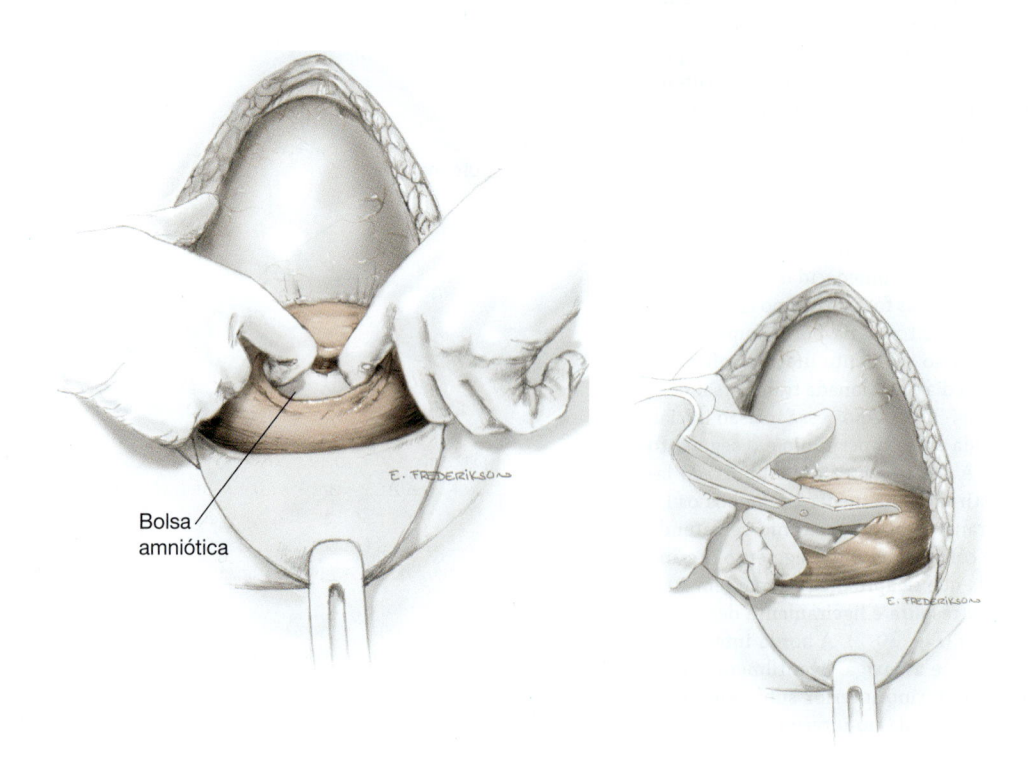

FIGURA 30-5 Após a entrada na cavidade uterina, a incisão é estendida lateralmente com os dedos ou com tesoura de bandagem (*detalhe*).

ressaltar que, quando utilizada a tesoura, os dedos indicador e médio da mão não dominante devem ser insinuados entre o miométrio e as partes superiores do feto a fim de evitar que haja laceração fetal. Na comparação da expansão romba ou afiada da incisão uterina inicial, o estiramento rombo está associado a menos extensões inadvertidas da incisão, menor tempo cirúrgico e menor perda sanguínea. Porém, as taxas de infecção e a necessidade de transfusão não diferem (Asicioglu, 2014; Saad, 2014).

A incisão do útero é feita ampla o suficiente para permitir a retirada do feto sem lacerar ou seccionar os vasos uterinos que cursam pelas margens laterais do útero. Se a placenta estiver na linha de incisão, ela deverá ser descolada ou sofrer incisão. Assim, a função placentária é comprometida e o parto é realizado rapidamente.

Algumas vezes, opta-se por histerotomia transversal baixa, mas sem obter espaço suficiente para a retirada do feto. Nesses casos, um dos cantos da incisão de histerotomia é estendido em direção cefálica para a porção contrátil do miométrio – uma *incisão em J*. Caso a extensão seja bilateral, teremos uma *incisão em U*. Por fim, alguns profissionais preferem, em vez disso, estender a incisão na linha média – uma *incisão em T*. Como esperado, cada uma delas tem maior perda sanguínea intraoperatória (Boyle, 1996; Patterson, 2002). Além disso, à medida que há extensão à porção contrátil, haverá maior probabilidade de uma ruptura uterina complicar uma tentativa de trabalho de parto em futuras gestações.

Retirada do feto. Nos casos com apresentação cefálica, a mão do obstetra desliza dentro da cavidade uterina entre a sínfise púbica e a cabeça fetal. A cabeça é elevada suavemente pelos dedos e a palma através da incisão. Uma vez que a cabeça tenha passado pela incisão, a retirada pode ser auxiliada aplicando-se pressão comedida sobre o fundo uterino por via transabdominal (Fig. 30-6).

Após um trabalho de parto longo com desproporção cefalopélvica, a cabeça do feto poderá estar firmemente presa no canal do parto. A liberação de uma cabeça fetal impactada aumenta o risco de extensão da histerotomia, de perda sanguínea associada e de fratura do crânio fetal. Nessa situação, há três considerações para o parto. Primeiro, pode-se usar o método de "empurrar". Nesse caso, o assistente deverá inserir sua mão no canal vaginal e exercer pressão para cima na cabeça fetal para seu deslocamento com o objetivo de permitir seu desprendimento acima da sínfise púbica. Se isso for previsto, o acesso vaginal pode ser mais fácil na posição de "perna de rã".

Segundo, como alternativa, um método de "puxar" agarra as pernas do feto para retirá-las pela histerotomia. O feto é, então, retirado por tração com técnica semelhante à empregada em caso de extração pélvica. A base de evidências para essa abordagem vem apenas de ensaios randomizados de pequeno porte e de estudos de coorte retrospectivos (Berhan, 2014; Jeve, 2016; Nooh, 2017). Pode-se optar por histerotomia com incisão vertical baixa que proporciona mais espaço para a técnica de "puxar". Se já tiver sido realizada a incisão transversal baixa, ela poderá ser estendida em uma incisão J, U ou T, conforme discutido anteriormente.

O terceiro método é o uso do "travesseiro fetal", que é um balão intravaginal distensível que, quando inflado, levanta a cabeça fetal. O dispositivo está disponível fora dos Estados Unidos, mas as evidências quanto à sua eficácia são limitadas (Safa, 2016; Seal, 2016).

Por outro lado, nas gestantes sem trabalho de parto, a cabeça do feto pode não estar moldada e pode se apresentar sem um ponto cefálico dianteiro. A cabeça redonda pode ser mais difícil de se levantar através da incisão uterina em segmento inferior relativamente espesso sem a atenuação produzida pelo trabalho de parto. Nessas situações, podem ser utilizados fórceps ou extrator a vácuo para o desprendimento da cabeça fetal (Fig. 30-7).

Após o desprendimento da cabeça, deve-se passar um dedo pelo pescoço do feto a fim de determinar se há uma ou mais circulares de cordão. Se houver, elas são deslizadas sobre a cabeça. A cabeça é girada para posição occipitotransversa para alinhamento vertical com o diâmetro biacromial fetal. Os lados da cabeça devem ser segurados com as duas mãos, sendo aplicada tração suave para baixo até que o ombro anterior entre na incisão de histerotomia (Fig. 30-8). A seguir, com movimento para cima, libera-se o ombro posterior. Durante o nascimento, deve-se evitar força intensa ou abrupta a fim de prevenir a ocorrência de lesão do plexo braquial. Com pressão constante para fora, o restante do corpo é retirado rapidamente. Uma pressão suave sobre o fundo uterino pode ajudar nesse momento.

Com algumas exceções, as recomendações atuais para reanimação neonatal da American Heart Association não indicam aspiração do neonato logo após o nascimento, mesmo em caso de mecônio presente no líquido amniótico (Wyckoff, 2015). Uma discussão mais ampla sobre esse assunto e sobre o clampeamento tardio do cordão umbilical é encontrada no Capítulo 27 (p. 518). O cordão umbilical é clampeado, e o neonato é entregue à equipe responsável que realizará manobras de reanimação, caso necessário.

Na comparação entre cesariana eletiva sob anestesia neuraxial e parto vaginal espontâneo, os estudos mostram que a necessidade de reanimação neonatal praticamente não difere de forma significativa entre os dois (Atherton, 2006; Gordon, 2005; Jacob, 1997). A American Academy of Pediatrics e o American College of Obstetricians and Gynecologists (2017) recomendam que "um profissional qualificado, habilitado para reanimação neonatal, esteja presente na sala de cirurgia". No Parkland Hospital, enfermeiros pediátricos fazem o atendimento às crianças nascidas de cesarianas agendadas com antecedência sem complicações. É importante observar que, à medida que aumentam os riscos neonatais previstos, também devem aumentar as habilidades de reanimação dos profissionais (Wyckoff, 2015).

Para promover a amamentação, o American College of Obstetricians and Gynecologists (2017b) recomenda o contato pele a pele entre o recém-nascido e a mãe na sala de parto. Embora a

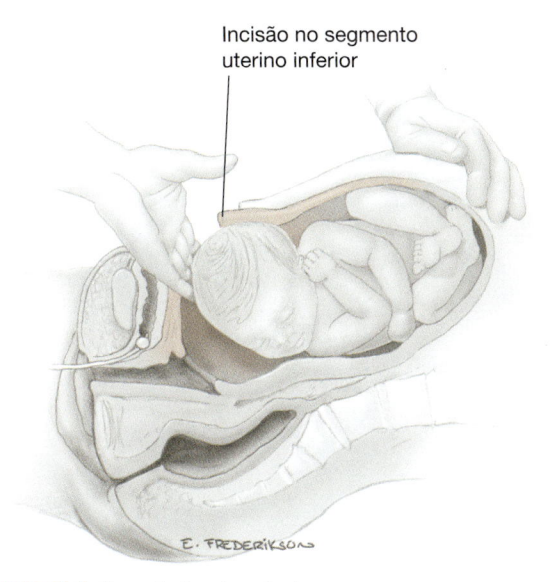

FIGURA 30-6 Liberação da cabeça fetal.

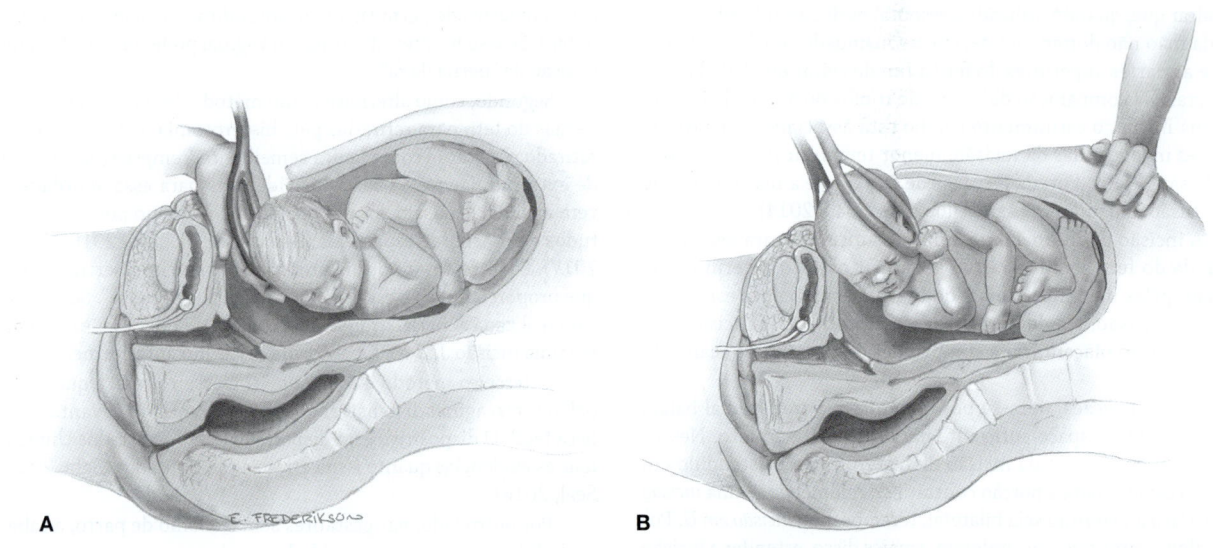

FIGURA 30-7 A. O primeiro ramo do fórceps é posicionado. **B.** Utiliza-se leve tração para cima e para fora para levantar a cabeça e passá-la pela incisão.

maioria dos ensaios clínicos randomizados se concentre no parto vaginal, vários estudos pequenos sustentam esse contato após a cesariana, e esta é a nossa prática (Moore, 2016; Stevens, 2014).

Após o nascimento, administra-se infusão intravenosa contendo duas ampolas ou 20 unidades de ocitocina por litro de solução cristaloide na velocidade de 10 mL/min. Alguns preconizam doses maiores de infusão, mas deve-se evitar aplicação em *bolus* não diluído em razão da hipotensão associada (Roach, 2013). Uma vez que o útero tenha se contraído suficientemente, a velocidade de infusão pode ser reduzida. Uma alternativa seria a *carbetocina* – um derivado da ocitocina de ação prolongada que não está disponível nos Estados Unidos –, que proporciona profilaxia de hemorragia adequada, porém com maior custo (Jin, 2016). Os alcaloides do *ergot* são agentes de segunda linha e têm o efeito colateral de hipertensão. A carboprosta, um derivado 15-metil da prostaglandina $F_{2\alpha}$, é outro agente de segunda linha usado para tratar a atonia uterina. Alguns estudos indicam que o misoprostol parece ter efeitos semelhantes aos da ocitocina (Chaudhuri, 2014; Conde-Agudelo, 2013). Por fim, alguns autores recomendam o uso de ácido tranexâmico acrescentado a uma infusão padrão de ocitocina para reduzir a perda de sangue (Simonazzi, 2016; Wang, 2015). Sua ação antifibrinolítica e seus efeitos sobre as taxas de tromboembolismo em pacientes cirúrgicas gestantes não estão claros. Há necessidade de ensaios maiores antes de seu uso disseminado. Outras discussões sobre todos esses agentes podem ser consultadas no Capítulo 41 (p. 759).

Expulsão da placenta. A incisão uterina é examinada na busca por pontos de sangramento relevantes. Tais vasos deverão ser rapidamente ligados com pinça Pennington ou em anel. Embora alguns cirurgiões possam preferir a remoção manual da placenta, a sua liberação espontânea facilitada por alguma tração no cordão pode reduzir o risco de perda sanguínea operatória e de infecção

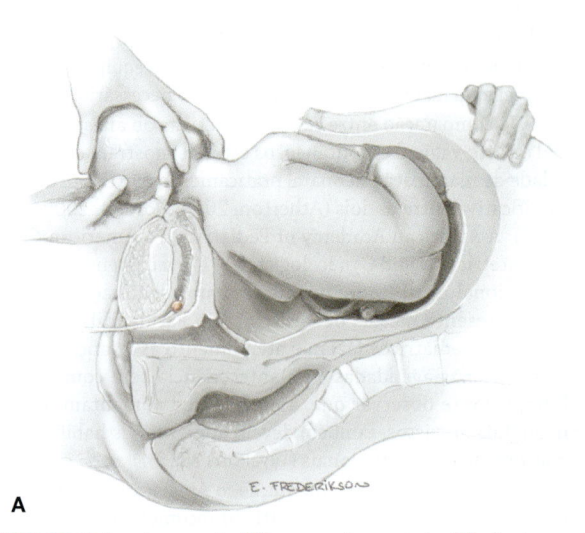

FIGURA 30-8 O ombro anterior **(A)** e, a seguir, o posterior **(B)** são desprendidos.

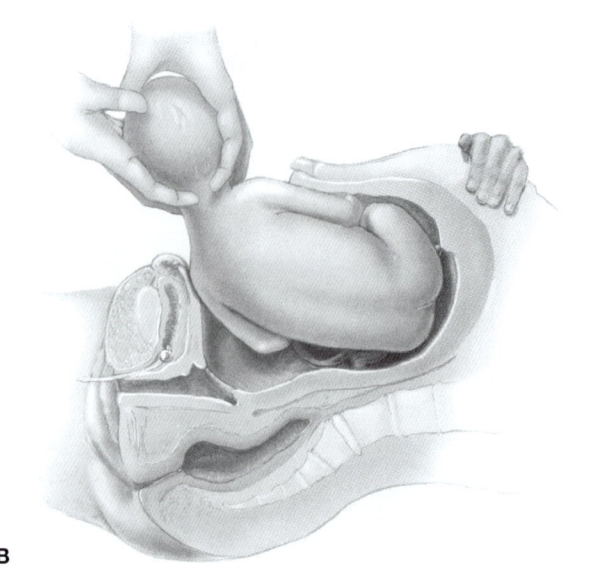

(Anorlu, 2008; Baksu, 2005). A massagem do fundo uterino pode ser iniciada assim que o feto nascer, acelerando a separação e o desprendimento da placenta (Fig. 30-9).

Imediatamente após o desprendimento e a rápida inspeção macroscópica da placenta, a cavidade uterina deve ser aspirada e raspada com compressa de gaze a fim de remover restos de membrana, vérnix e coágulos. No passado, utilizavam-se dedos com luvas dobradas ou pinça em anel por meio da histerotomia para dilatar um colo que estivesse ostensivamente fechado. Essa conduta não reduz as taxas de infecção por hematometra e não é recomendada (Kirscht, 2017; Liabsuetrakul, 2011).

Reparo uterino. Após o desprendimento da placenta, o útero pode ser elevado pela incisão e colocado sobre o campo cirúrgico da parede abdominal, sendo o fundo coberto por uma compressa de laparotomia umedecida. Nós preferimos isso e acreditamos que o útero atônico e relaxado pode ser rapidamente identificado, podendo ser aplicada massagem. A incisão e os pontos de sangramento são mais facilmente visualizados e reparados, em especial se tiver havido extensões. Há maior exposição dos anexos e, assim, é mais fácil a esterilização por ligadura tubária. Em vez disso, alguns médicos preferem fechar a histerotomia com o útero *in situ*. Na comparação entre essas duas abordagens, morbidade febril, dor e perda sanguínea não são significativamente diferentes (Walsh, 2009; Zaphiratos, 2015).

Antes do fechamento da histerotomia, os vasos maiores previamente pinçados podem ser ligados individualmente ou incorporados no fechamento da incisão com sutura contínua. A inserção do dispositivo intrauterino (DIU), se planejada, é feita antes do fechamento da histerotomia (Cap. 38, p.685). Um dos ângulos na incisão uterina deve ser segurado para estabilizar e facilitar as manobras na incisão. A incisão uterina é então fechada com uma ou duas camadas de pontos contínuos com fio absorvível 0 ou 1 (Fig. 30-10). Muitos utilizam sutura de categute cromado, mas outros preferem suturas sintéticas de absorção tardia, como a poliglactina 910. Em gestações subsequentes, nenhum tipo de sutura se mostrou superior na redução das taxas maiores de desfechos gestacionais adversos, como a ruptura da incisão uterina (CORONIS Collaborative Group, 2016). O fechamento em camada única normalmente é mais rápido e não está associado a taxas mais altas de infecção ou de transfusão (CAESAR Study Collaborative Group, 2010; Dodd, 2014; Roberge, 2014). Além disso, a maioria dos estudos concluiu que o número de camadas não afeta de maneira significativa as taxas de complicações na gestação seguinte (Chapman, 1997; CORONIS Collaborative Group, 2016; Durnwald, 2003; Roberge, 2011).

No Parkland Hospital, a conduta utilizada é o fechamento em camada única com categute cromado. O ponto inicial é dado imediatamente além de um dos ângulos da incisão uterina. Procede-se, então, à sutura contínua com bloqueio para hemostasia, com cada ponto atravessando toda a espessura do miométrio. A linha de sutura se estende, então, até um ponto logo adiante do ângulo de incisão oposto. Se a aproximação não é satisfatória após uma sutura em camada única ou se ainda houver pontos de sangramento, será necessária sutura complementar. Nesses casos, pode-se acrescentar outra camada de sutura para que se obtenha aproximação adequada e hemostasia ou pode-se controlar os pontos de sangramento com sutura em forma de oito ou com ponto em X.

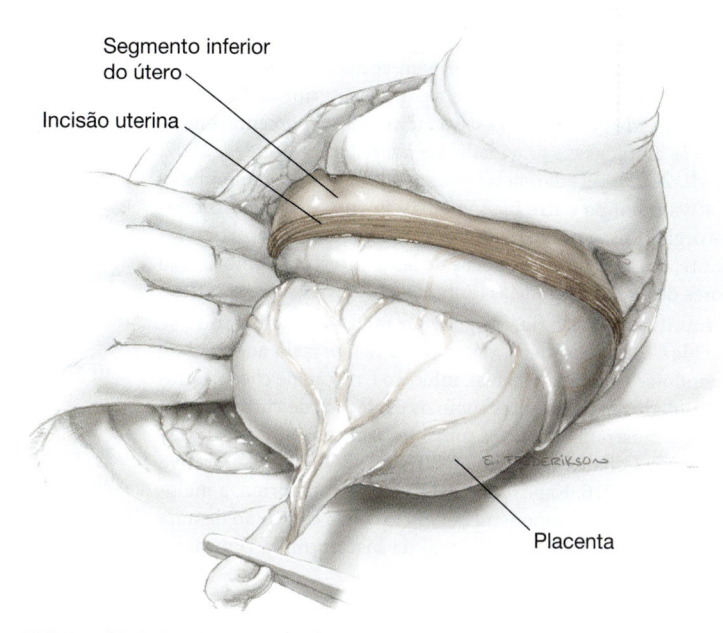

FIGURA 30-9 Exteriorização da placenta pela incisão uterina à medida que o útero se contrai. A massagem suave do fundo uterino ajuda na liberação espontânea da placenta.

Tradicionalmente, o peritônio no fundo de saco anterior é aproximado com linha de sutura contínua com categute cromado 2-0. Diversos ensaios randomizados sugerem que a omissão dessa etapa não causa complicações pós-operatórias (Grundsell, 1998; Irion, 1996; Nagele, 1996). Se houver indicação de ligadura tubária, ela deve ser feita conforme descrito no Capítulo 39 (p. 702).

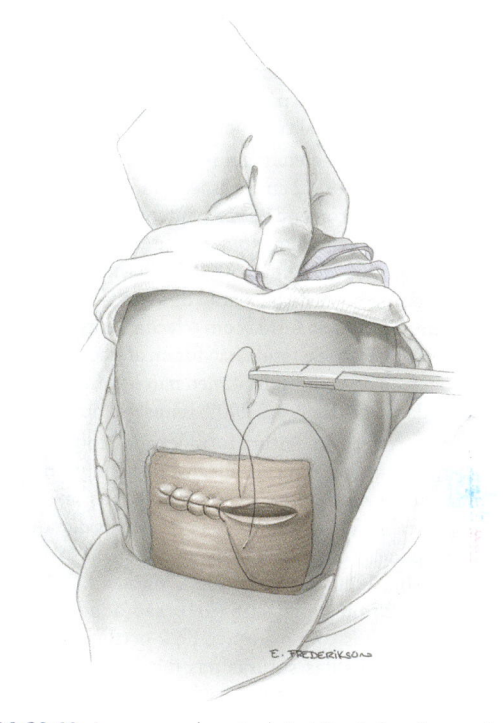

FIGURA 30-10 As margens de corte da incisão uterina são aproximadas com uma sutura contínua.

Aderências

Após a cesariana, comumente formam-se aderências no interior do espaço vesicouterino ou entre a parede anterior do abdome e o útero. A cada gravidez sucessiva aumentam a porcentagem de mulheres afetadas e a gravidade das aderências (Morales, 2007; Tulandi, 2009). As aderências podem aumentar de maneira significativa o tempo entre incisão e nascimento e a duração total da cirurgia (Rossouw, 2013; Sikirica, 2012). Embora ocorram raramente, as taxas de cistotomia e de lesão intestinal também são maiores devido às aderências (Rahman, 2009; Silver, 2006).

Intuitivamente, a fibrose pode ser reduzida manuseando-se os tecidos com delicadeza, obtendo-se hemostasia adequada e reduzindo-se isquemia tecidual, infecção e reação de corpo estranho. Os dados mais recentes sobre os desfechos de curto e longo prazo não mostram benefícios com o fechamento peritoneal (CAESAR Study Collaborative Group, 2010; CORONIS Collaborative Group, 2013, 2016; Kapustian, 2012). Da mesma forma, a maioria dos estudos não demonstra benefício com a colocação de uma barreira contra aderências no local da histerotomia (Edwards, 2014; Kiefer, 2016).

Fechamento do abdome

Todas as compressas de laparotomia são removidas, e as goteiras parietocólicas e o fundo de saco são gentilmente aspirados para retirada de sangue e líquido amniótico. Alguns cirurgiões irrigam as goteiras e o fundo de saco, em especial quando há infecção ou mecônio. Contudo, a irrigação rotineira em gestantes de baixo risco causa náusea intraoperatória sem redução das taxas de infecção pós-operatória (Eke, 2016; Viney, 2012).

Antes do fechamento abdominal, verifica-se a correta contagem de compressas e instrumentos. Os músculos retos do abdome são recolocados em posição. Se houver diástase significativa, os músculos retos podem ser aproximados com uma ou duas suturas em forma de oito com categute cromado 0 ou 1. A fáscia do reto sobrejacente é fechada com sutura contínua sem bloqueio com fio de absorção tardia. Nas pacientes com risco elevado de infecção, há vantagem teórica na escolha de sutura monofilamentar em detrimento de material trançado.

O tecido subcutâneo em geral não necessita de fechamento desde que tenha menos de 2 cm de espessura. Entretanto, em caso de espessura maior, recomenda-se fechamento para prevenir a formação de seroma e hematoma, que podem causar infecção e/ou ruptura (Bohman, 1992; Chelmow, 2004). Uma metanálise recente encontrou taxas menores de formação de seroma e de desenvolvimento de complicações na ferida com o fechamento, mas as taxas de hematoma e infecção de ferida não foram afetadas (Pergialiotis, 2017). A aplicação de dreno subcutâneo não previne complicações importantes da ferida (Hellums, 2007; Ramsey, 2005).

A pele é fechada com sutura intradérmica contínua com fio 4-0 de absorção tardia, com cola adesiva ou com grampos. Comparativamente, os resultados estéticos finais e as taxas de infecção parecem semelhantes, a sutura da pele é mais demorada, mas as taxas de separação da ferida são maiores com o uso de grampos metálicos (Basha, 2010; Figueroa, 2013; Mackeen, 2014a, 2015). Poliglecaprone 25 ou poliglactina 910 são adequados (Tuuli, 2016b). Os desfechos com o adesivo de 2-octil cianoacrilato foram equivalentes aos das suturas nas incisões de Pfannenstiel (Daykan, 2017; Siddiqui, 2013). É suficiente um curativo estéril fino na ferida abdominal. Em pacientes com obesidade mórbida, a aplicação profilática de dispositivos de pressão negativa sobre a incisão cutânea fechada para a prevenção de seroma e infecção subsequente não parece reduzir as taxas de complicação da ferida (Hussamy, 2018; Smid, 2017).

Técnicas de Joel-Cohen e Misgav Ladach

A técnica de Pfannenstiel-Kerr que acabamos de descrever tem sido usada há décadas. Mais recentemente, as técnicas de Joel-Cohen e Misgav Ladach foram acrescentadas (Holmgren, 1999). Elas diferem da abordagem tradicional de Pfannenstiel-Kerr principalmente pela localização da incisão inicial e pelo maior uso de dissecção romba.

Na técnica de Joel-Cohen, procede-se a uma incisão transversal reta de 10 cm na pele 3 cm abaixo da altura das espinhas ilíacas anterossuperiores (Oloffson, 2015). A camada de tecido subcutâneo é aberta com instrumento afiado 2 a 3 cm na linha média. Essa abertura é estendida para baixo, sem avançar pelas laterais, até a fáscia. Uma pequena incisão transversal é feita na fáscia e uma tesoura Mayo curva é empurrada lateralmente em ambos os lados e abaixo do tecido subcutâneo intacto para incisar a fáscia. Após completar essa incisão, é inserido o dedo indicador de ambas as mãos entre os ventres dos músculos retos abdominais e abaixo da fáscia. Um dedo é movido cranialmente e o outro, caudalmente, em sentidos opostos, para separar os ventres musculares e abrir mais a incisão da fáscia. Então, um dedo de cada mão é enganchado sob cada ventre muscular para estirar os músculos lateralmente. O peritônio é penetrado de forma afiada, e a incisão é estendida com instrumento afiado em sentido cefalocaudal. A entrada com a técnica de Misgav Ladach difere pelo fato de que o peritônio é penetrado com dissecção romba (Holmgren, 1999).

São muitas as modificações do método de Joel-Cohen. Para o parto de emergência, começamos ao longo de uma linha um pouco mais baixa no abdome. Para acelerar o procedimento, estendemos a incisão da fáscia de maneira romba enganchando os dedos indicadores nos ângulos laterais da incisão da fáscia e puxando lateralmente (Hofmeyr, 2009; Oloffson, 2015). Os dedos indicadores são insinuados entre os ventres dos retos abdominais e depois movidos de maneira cefalocaudal em direções opostas para estirar a incisão. A dissecção romba com o dedo indicador é usada para penetrar o peritônio e, novamente, o movimento de estiramento em direções opostas, cranial e caudal, abre essa camada. Por fim, todas as camadas da parede abdominal são seguradas manualmente e estiradas lateralmente em oposição para aumentar o espaço operatório.

Essas técnicas foram associadas com menor duração do procedimento e menores taxas de perda sanguínea intraoperatória e dor pós-operatória (Mathai, 2013). Contudo, elas podem se mostrar difíceis em mulheres com fibrose no reto anterior e aderências peritoneais (Bolze, 2013).

Incisão clássica de cesariana

Indicações. Essa incisão costuma ser evitada porque inclui o segmento superior ativo do útero e, portanto, tende à ruptura em gestações subsequentes. Algumas indicações estão relacionadas com dificuldades para exposição ou penetração com segurança no segmento uterino inferior. Por exemplo, é observada uma bexiga densamente aderente em razão de cirurgia anterior; um *leiomioma* ocupa o segmento uterino inferior; o colo apresenta câncer invasivo; ou obesidade mórbida da gestante impede o acesso seguro ao segmento uterino inferior. A incisão clássica também é preferida em casos de placenta prévia com implantação anterior, em especial aqueles complicados por síndromes de placenta acreta. Nos casos extremos, a histerotomia clássica típica pode ser realizada ainda mais alta no corpo uterino ou posteriormente para evitar a placenta. Assim, os fetos com apresentação cefálica nascem de forma semelhante àquela da extração pélvica total (Cap. 28, p. 548).

Em outras situações, a indicação fetal é determinante. Um *feto grande em situação transversal*, em especial quando há ruptura de membranas e os ombros estão impactados no canal do parto, geralmente indica a utilização da incisão clássica. Um feto que se apresente em situação transversal com as costas para baixo pode ser particularmente difícil de ser retirado com incisão transversal do útero. Em situações em que o feto é muito pequeno e está em apresentação pélvica, a incisão clássica pode estar indicada (Osmundson, 2013). Nesses casos, o segmento uterino inferior mal desenvolvido proporciona espaço insuficiente para as manipulações necessárias para a retirada do feto em apresentação pélvica. Ou, mais raramente, a cabeça fetal pequena pode ficar presa no fundo do útero contraído após a ruptura das membranas. Por fim, em caso de fetos múltiplos, uma incisão clássica novamente pode fornecer espaço para extração de fetos que podem estar mal posicionados ou ser prematuros (Osmundson, 2015).

Incisão e reparo do útero. A incisão vertical é iniciada com bisturi na posição mais baixa possível e preferencialmente dentro do segmento uterino inferior (Fig. 30-11). Se aderências, exposição insuficiente, tumor ou placenta percreta impedirem a formação de uma prega vesical, a incisão deve ser feita acima do nível da bexiga. Uma vez que o útero seja penetrado com o bisturi, a incisão é estendida em sentido cefálico com tesoura de bandagem até que a abertura seja suficiente para a retirada do feto. Para o uso da tesoura, os dedos da mão não dominante são insinuados entre o miométrio e o feto para prevenir laceração fetal. À medida que a incisão é aberta, em geral são encontrados inúmeros vasos de grande calibre dentro do miométrio que sangram profusamente. O restante da retirada do feto e placenta é igual ao descrito para a histerotomia transversal baixa.

Para o fechamento da incisão, um dos métodos usados emprega sutura em uma camada com categute cromado 0 ou 1 com

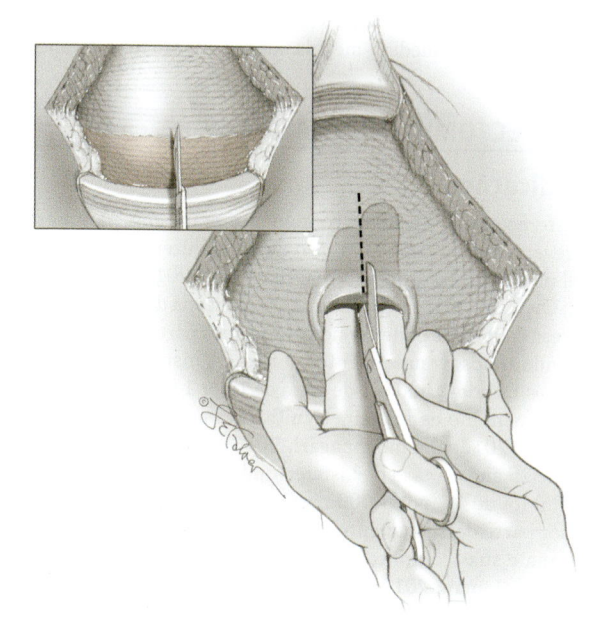

FIGURA 30-11 Uma pequena incisão vertical é inicialmente feita no segmento uterino inferior. Devem-se insinuar os dedos entre o miométrio e o feto para evitar laceração fetal. Com a tesoura, estende-se a incisão em sentido cefálico de acordo com a necessidade para a retirada do feto. (Reproduzida, com permissão, de Johnson DD: Cesarean delivery. In Yeomans ER, Hoffman BL, Gilstrap LC III, et al (eds): Cunningham and Gilstrap's Operative Obstetrics, 3rd ed. New York, McGraw-Hill Education, 2017.)

pontos contínuos para aproximar as porções mais profundas da incisão (Fig. 30-12). A camada mais externa do miométrio é fechada ao longo de seu comprimento com fio semelhante e com linha de sutura contínua. Para se obter uma boa aproximação e evitar que a sutura produza laceração do miométrio, deve-se solicitar a

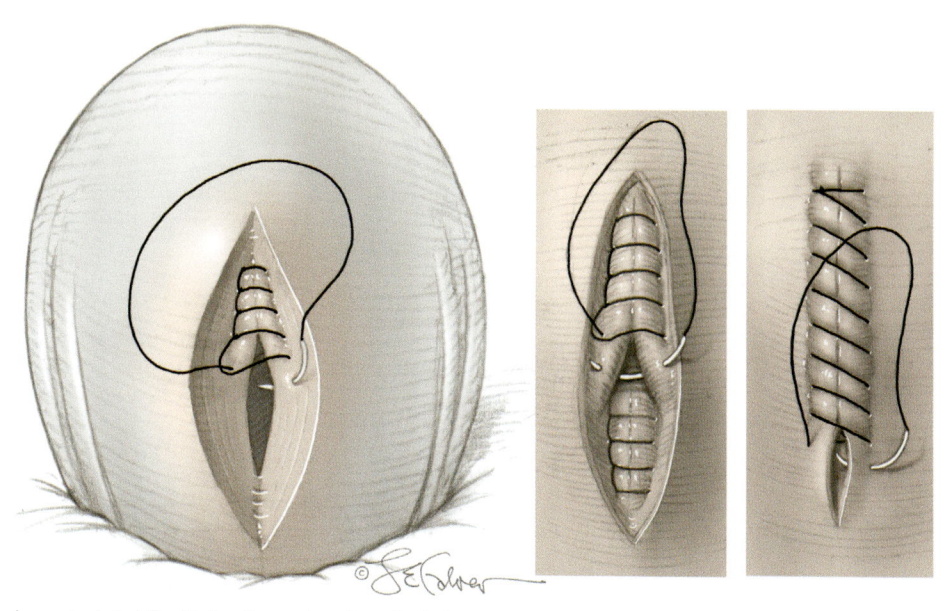

FIGURA 30-12 Fechamento de incisão clássica. A metade mais profunda (*à esquerda*) e a metade superficial (*no centro*) da incisão são fechadas com sutura contínua. Então, a serosa é fechada (*à direita*). (Reproduzida, com permissão, de Johnson DD: Cesarean delivery. In Yeomans ER, Hoffman BL, Gilstrap LC III, et al (eds): Cunningham and Gilstrap's Operative Obstetrics, 3rd ed. New York, McGraw-Hill Education, 2017.)

um assistente que comprima o útero em ambos os lados da ferida na direção da linha média à medida que cada ponto for colocado.

HISTERECTOMIA PERIPARTO

■ Indicações

As histerectomias são mais comumente realizadas para parar ou prevenir hemorragia em razão de atonia uterina de manejo difícil ou de placentação anormal (Bateman, 2012; Hernandez, 2012; Owolabi, 2013). Ela costuma ser realizada durante ou após uma cesariana, mas pode ser necessária após parto vaginal. Considerando todos os nascimentos, a taxa de histerectomia periparto nos Estados Unidos é de cerca de 1 por 1.000 nascimentos e tem aumentado de maneira significativa nas últimas décadas (Bateman, 2012; Govindappagari, 2016). Ao longo de um período de 25 anos, a taxa de histerectomia periparto no Parkland Hospital foi de 1,7 por 1.000 nascimentos (Hernandez, 2012). A maior parte desse aumento é atribuída às taxas crescentes de cesariana e suas complicações associadas em gestações subsequentes (Bateman, 2012; Bodelon, 2009; Flood, 2009; Orbach, 2011). Aproximadamente metade a dois terços das histerectomias foram totais, enquanto os demais casos foram subtotais (Rossi, 2010; Shellhaas, 2009).

As principais complicações da histerectomia periparto são maior perda de sangue e maior risco de lesão do trato urinário. A perda de sangue costuma ser considerável, uma vez que a histerectomia está sendo realizada para resolução de hemorragia que frequentemente é torrencial, e o procedimento propriamente dito está associado a perda substancial de sangue. Embora não seja possível prever muitos desses casos com hemorragia, é possível identificar as gestantes com implantação anormal antes do parto. A preparação pré-operatória em caso de placenta acreta é discutida no Capítulo 41 (p. 781) e também foi definida pela Society for

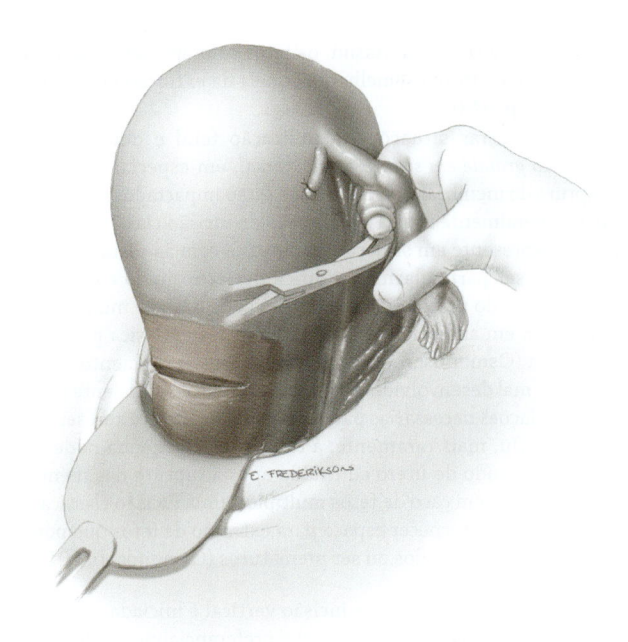

FIGURA 30-14 O folheto posterior do ligamento largo adjacente ao útero é perfurado imediatamente abaixo da tuba uterina, dos ligamentos útero-ováricos e dos vasos ovarianos.

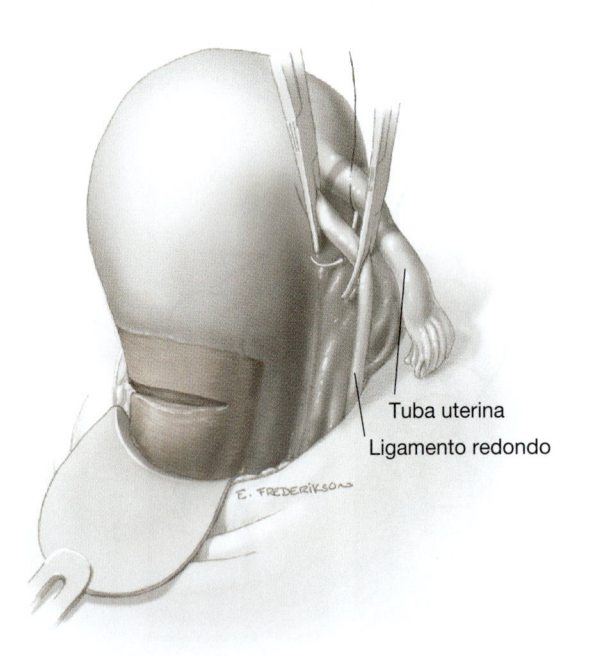

FIGURA 30-13 Os ligamentos redondos são pinçados, duplamente ligados e seccionados bilateralmente.

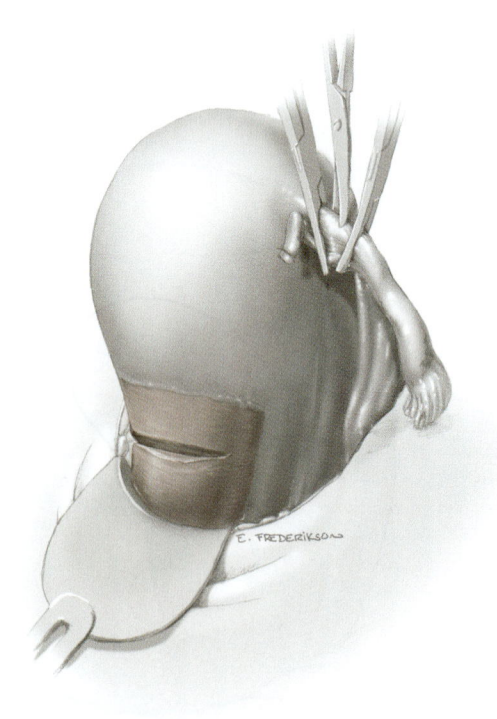

FIGURA 30-15 O ligamento útero-ovárico e a tuba uterina são pinçados e seccionados. O pedículo lateral é duplamente ligado.

Maternal-Fetal Medicine (2010) e pelo American College of Obstetricians and Gynecologists (2017c).

Um fator importante que pode afetar a taxa de complicações da histerectomia na cesariana é se a operação é realizada eletivamente ou em regime de emergência. No caso de histerectomia na cesariana prevista ou planejada, as taxas de perda sanguínea, transfusão de sangue e complicações do trato urinário são menores do que com os procedimentos de emergência (Briery, 2007; Glaze, 2008).

■ Técnica de histerectomia

As histerectomias subtotal ou total são realizadas com técnicas cirúrgicas padronizadas. A exposição adequada é fundamental, mas, inicialmente, não há necessidade de instalação de afastadores como o Balfour. Em vez disso, obtém-se exposição satisfatória com tração sobre o útero em sentido cefálico feita por um assistente, assim como usando afastadores manuais como Richardson ou Deaver. Se possível, a bexiga deve ser rebaixada até o colo uterino para permitir histerectomia total. Nos casos em que se estiver planejando histerectomia na cesariana, ou em que essa possibilidade for grande, o rebaixamento da bexiga deve ser realizado preferencialmente antes da histerotomia inicial. Tentativas posteriores na dissecção da bexiga podem ser dificultadas pelo sangramento ou é possível que haja perda excessiva de sangue enquanto se realiza a dissecção.

Após o parto cesáreo, a placenta geralmente é removida. Nos casos com síndrome de placenta acreta, nos quais a histerectomia tenha sido planejada, a placenta em geral é deixada *in situ* sem intervenções. Em ambas as situações, se a incisão de histerotomia estiver sangrando muito, pode ser suturada ou se pode aplicar uma pinça tipo Pennington ou esponja para hemostasia. Se o sangramento for mínimo, não há necessidade de tais manobras.

Os ligamentos redondos próximos ao útero devem ser seccionados entre pinças Kocher, e cada pedículo é ligado (Fig. 30-13). Pode-se usar fio 0 ou 1 do tipo categute cromado ou de material de absorção tardia. O folheto anterior do ligamento largo é incisado em sentido inferior para encontrar a incisão do rebaixamento vesical. O folheto posterior do ligamento largo adjacente ao útero é perfurado com instrumento rombo ou cortante imediatamente abaixo das tubas uterinas, dos ligamentos útero-ováricos e dos vasos ovarianos (Fig. 30-14). Essas estruturas em conjunto são separadas entre pinças colocadas próximo ao útero (Fig. 30-15). O pedículo lateral é duplamente ligado. A pinça medial permanece, sendo removida mais tarde com todo o espécime uterino. O folheto posterior do ligamento largo é seccionado na direção dos ligamentos uterossacros (Fig. 30-16). Depois disso, a bexiga e o retalho peritoneal ligado ainda sofrem rebaixamento e dissecção, conforme necessário. Se o peritônio visceral estiver muito aderido, como pode ocorrer nos casos com histerotomia prévia, pode ser necessária dissecção cuidadosa com instrumento cortante (Fig. 30-17).

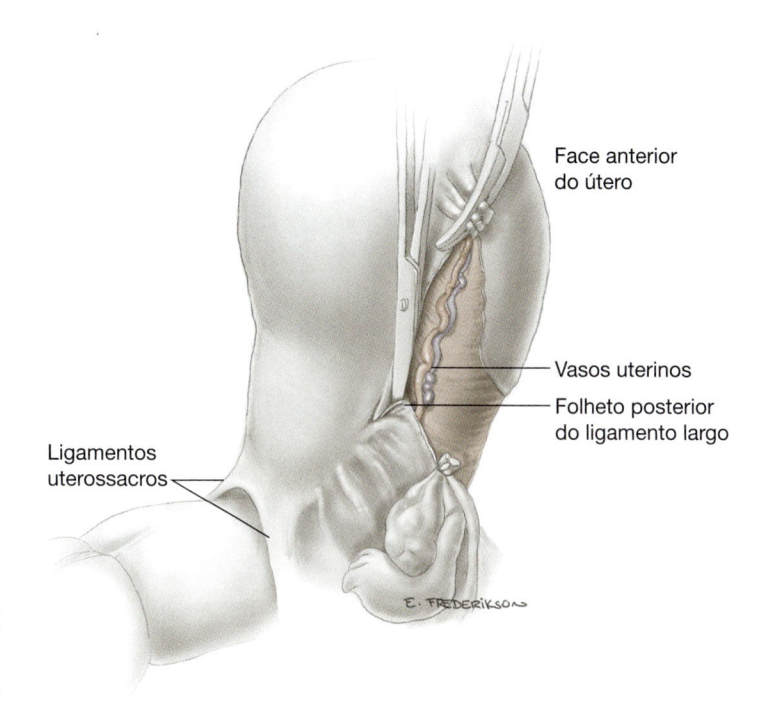

FIGURA 30-16 O folheto posterior do ligamento largo é seccionado inferiormente na direção do ligamento uterossacro.

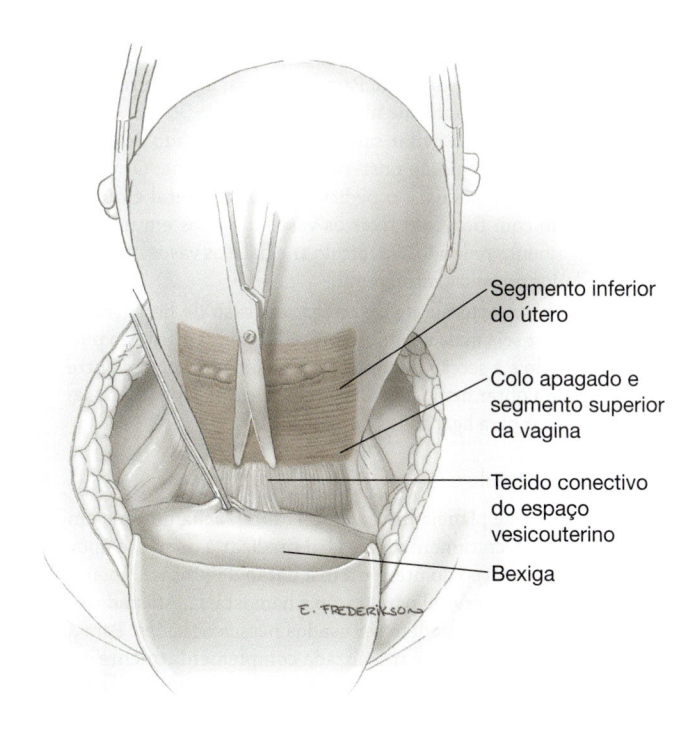

FIGURA 30-17 A bexiga é dissecada com instrumento cortante e separada do segmento uterino inferior.

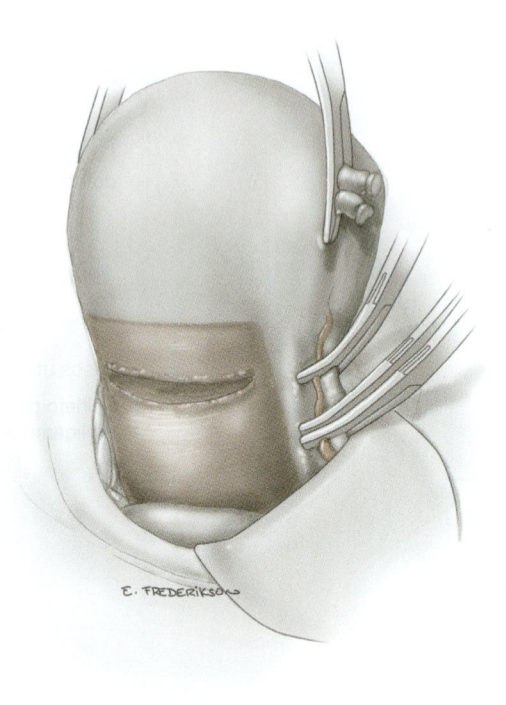

FIGURA 30-18 Os vasos uterinos são pinçados, e uma terceira pinça medial ajuda a evitar o "sangramento retrógrado". Após a secção, o pedículo vascular lateral é duplamente ligado para assegurar a hemostasia.

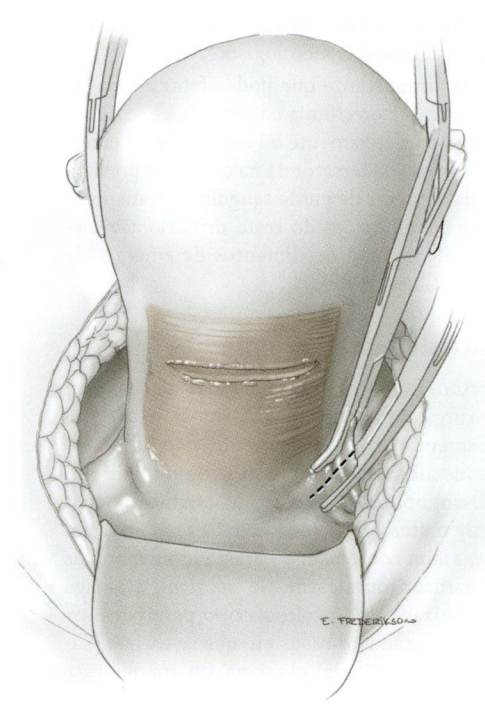

FIGURA 30-19 Os ligamentos cardinais são pinçados, seccionados e ligados.

A partir desse momento, há necessidade de cuidados especiais para evitar afetar os ureteres, que passam abaixo das artérias uterinas. Para auxiliar nessa tarefa, um assistente deve manter o útero sob tração constante, afastando-o do lado em que os vasos uterinos estão sendo ligados. As artérias e veias uterinas ascendentes são identificadas em ambos os lados. Esses vasos são, então, pinçados próximo ao útero. Para segurança, alguns preferem duas pinças laterais conforme mostrado na Figura 30-18. A pinça mais medial ajuda a evitar sangramento retrógrado do útero e permanece até a remoção posterior com o espécime. Os vasos uterinos são seccionados, e o pedículo tecidual lateral é duplamente ligado com fio. Após fixar os vasos uterinos em um dos lados, o ligamento redondo, o pedículo anexial e os vasos uterinos são abordados no lado contralateral.

Com a histerectomia na cesariana, em caso de hemorragia profusa, talvez seja mais vantajoso proceder rapidamente ao pinçamento duplo e à secção de todos os pedículos vasculares entre as pinças para obter hemostasia. A equipe cirúrgica pode, em seguida, retornar para ligar todos os pedículos.

Histerectomia total

Mesmo quando se planeja histerectomia total, achamos que em muitos casos é tecnicamente mais fácil finalizar a operação após a amputação do corpo do útero e a instalação de pinças Ochsner ou Kocher no coto cervical para tração e hemostasia. Afastadores autoestáticos também podem ser usados nessas ocasiões. Para a retirada do colo, a bexiga é mobilizada complementarmente, se necessário. Com isso, os ureteres são levados em sentido caudal à medida que a bexiga é retraída abaixo da sínfise e evitam-se lacerações ou sutura na bexiga durante a excisão do colo e o fechamento da cúpula vaginal.

Os ligamentos cardinais e uterossacros e os diversos vasos de grande calibre que esses ligamentos contêm são pinçados sistematicamente com pinça Heaney reta ou curva (Fig. 30-19). As pinças devem ser posicionadas o mais próximo possível do colo uterino, tomando-se o cuidado de não incluir tecido em demasia em cada pinça. O tecido entre o par de pinças sofre incisão, e o pedículo lateral é ligado com sutura. Essas etapas são repetidas caudal e bilateralmente até que se alcance o nível do fórnice da vagina em ambos os lados. Assim, os ramos descendentes dos vasos uterinos são pinçados, seccionados e ligados à medida que o colo é separado dos ligamentos cardinais.

Se o colo estiver consideravelmente apagado e dilatado, sua maciez talvez dificulte a identificação por palpação da junção cervicovaginal. A localização da junção pode ser determinada com uma incisão vertical do útero realizada em posição anterior à linha média, seja por meio da histerotomia aberta ou por incisão criada ao nível dos vasos uterinos ligados. Direciona-se um dedo através da incisão no sentido inferior para identificar a borda livre do colo apagado e dilatado. A luva contaminada é substituída. Outro método utilizado para identificar os limites do colo nos casos de histerectomia planejada é a instalação por via transvaginal de quatro clipes metálicos ou suturas coloridas nas posições 12, 3, 6 e 9 horas na borda do colo uterino.

Imediatamente abaixo do nível do colo, posiciona-se uma pinça curva cruzando o fórnice lateral da vagina em ambos os lados e procede-se à incisão da vagina acima da pinça (Fig. 30-20). O colo é inspecionado para assegurar que tenha sido totalmente removido. É usada uma sutura transfixante para o fechamento da cúpula vaginal após a remoção de ambas as pinças. Pontos interrompidos podem ser acrescentados para aproximar a porção média da cúpula. Cada fórnice vaginal lateral é fixado aos ligamentos uterossacros para mitigar o prolapso vaginal tardio. Para o

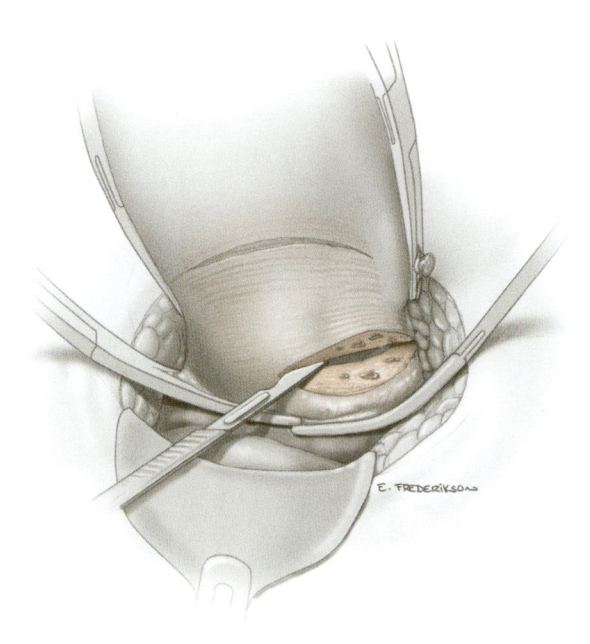

FIGURA 30-20 Posiciona-se uma pinça curva cruzando o fórnice lateral da vagina abaixo da altura do colo, e procede-se à incisão do tecido localizado medialmente ao ponto de pinçamento.

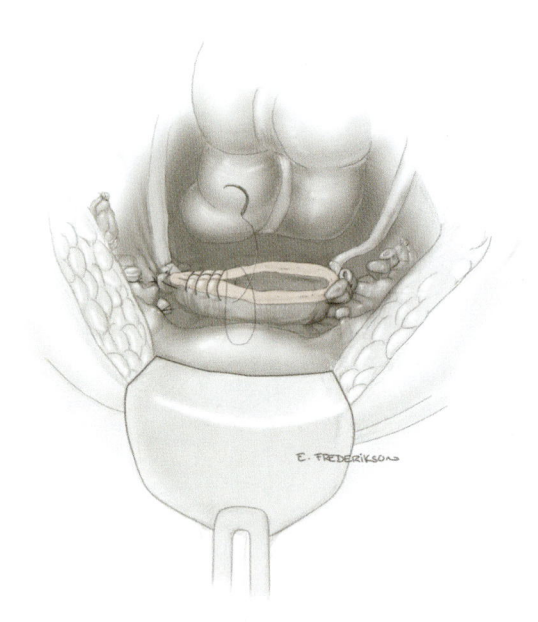

FIGURA 30-21 A aproximação das bordas da parede vaginal é feita com sutura contínua com bloqueio.

fechamento da cúpula, alguns cirurgiões preferem, em vez disso, fechar a vagina fazendo a aposição das paredes vaginais anterior e posterior com suturas interrompidas em forma de "oito" ou com uma linha de sutura contínua (Fig. 30-21).

Todos os locais são examinados cuidadosamente em busca de sangramentos. Uma técnica utilizada é a revisão sistemática bilateral desde os pedículos da tuba uterina e do ligamento ovárico até a cúpula vaginal e a bexiga. Os pontos de sangramento devem ser ligados com cuidado para evitar os ureteres. A parede abdominal normalmente é fechada em camadas, conforme descrito anteriormente para o parto cesáreo (p. 578).

Histerectomia subtotal

Para realizar uma histerectomia subtotal, o corpo do útero é amputado imediatamente acima do nível de ligadura da artéria uterina. O coto do colo uterino pode ser fechado com sutura de pontos contínuos ou interrompidos usando categute cromado. A histerectomia subtotal costuma ser suficiente para interromper a hemorragia. Essa opção pode ser a melhor para as mulheres que se beneficiem com uma cirurgia mais curta ou para aquelas com aderências extensas com risco de lesão significativa do trato urinário.

Salpingo-ooforectomia

Em razão dos grandes vasos anexiais e de sua proximidade ao útero, talvez seja necessário retirar um ou ambos os anexos para obter hemostasia. Briery e colaboradores (2007) relataram ooforectomia uni ou bilateral em um quarto dos casos. A orientação pré-operatória nos casos de histerectomia planejada deve incluir essa possibilidade.

■ Lesão intestinal e do trato urinário

Essas lesões são raras durante a cesariana. A taxa de laceração vesical é de cerca de 2 por 1.000 cesarianas, enquanto a de trauma ureteral se aproxima de 0,3 por 1.000 casos (Güngördük, 2010; Oliphant, 2014; Rajasekar, 1997). Lesões intestinais ocorrem em cerca de 1 a cada 1.000 cesarianas (Silver, 2006).

Cistotomia

A laceração vesical mais comumente ocorre durante a dissecção com instrumento rombo ou cortante no espaço vesicouterino para o rebaixamento vesical, durante a entrada na cavidade peritoneal e durante a histerotomia (Phipps, 2005; Rahman, 2009). Os riscos são cesariana prévia; cesariana de emergência; aderências comórbidas; histerectomia na cesariana, especialmente nos casos com aderência mórbida da placenta; e cirurgia no segundo estágio do trabalho de parto em comparação com o primeiro estágio (Alexander, 2007; Silver, 2006; Yossepowitch, 2004).

A lesão vesical costuma ser identificada no intraoperatório e, inicialmente, pode ser visto um esguicho de líquido transparente ou o balão da sonda de Foley. Se houver suspeita de cistotomia, ela pode ser confirmada com a instilação retrógrada de *infant formula* ou de solução salina tingida com azul de metileno através do cateter de Foley na bexiga. O vazamento de solução leitosa opaca ou azul de metileno ajuda na identificação da laceração, além de delinear suas margens. A cúpula é lacerada em 95% dos casos, e as lesões do trígono formam os casos restantes (Phipps, 2005).

Antes do reparo da cistotomia, os ureteres são examinados, o que é seguido pela observação da presença de jatos de urina em cada um dos orifícios. Isso pode ser feito diretamente através da cistotomia, se tiver ocorrido na cúpula, ou através de uma cistotomia diagnóstica distinta extraperitoneal ou retropúbica, se a lesão for próxima do trígono. A visualização do jato pode ser auxiliada pela administração intravenosa de 50 mg de azul de metileno.

Uma vez confirmada a patência ureteral, a bexiga pode ser fechada com duas ou três camadas de sutura contínua usando fio absorvível ou de absorção tardia 3-0 (Fig. 30-22). A primeira camada inverte a mucosa para dentro da bexiga. A bexiga é, então,

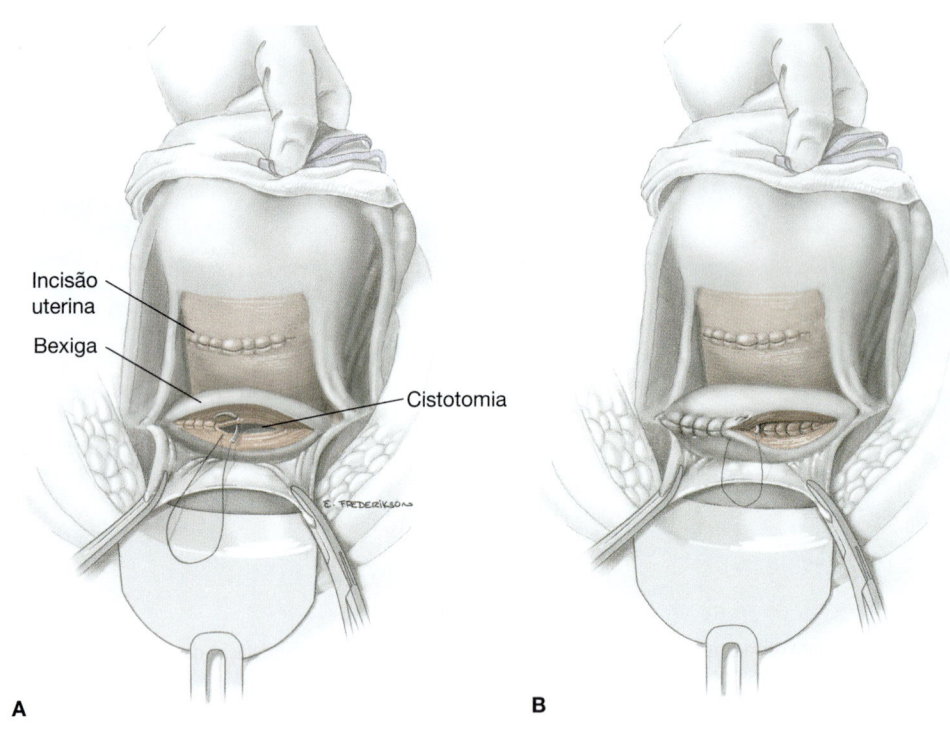

FIGURA 30-22 Reparo de cistotomia. **A.** A camada primária inverte a mucosa vesical com sutura contínua ou com pontos interrompidos usando fio absorvível ou de absorção tardia 3-0. **B.** Uma segunda e, possivelmente, uma terceira camada aproximam a muscular da bexiga para reforçar o fechamento da incisão.

preenchida com um fluido marcador para demonstrar a integridade do reparo. Os defeitos com vazamento podem ser fechados com pontos de reforço interrompidos. As camadas subsequentes reaproximam a camada muscular da bexiga. O cuidado pós-operatório exige drenagem vesical contínua por 7 a 14 dias para permitir a cicatrização e minimizar o risco de formação de fístulas. Não há necessidade de profilaxia de patógenos urinários durante essa drenagem. Além disso, não há necessidade rotineira de cistouretrografia antes da remoção do cateter em casos de laceração simples única (Davis, 1999).

As lacerações maiores no trígono ou próximas a ele exigem atenção especial. Os especialistas podem ser consultados e, durante a preparação, podem ser montado *stents* ureterais. Nesses casos, os orifícios ureterais são diretamente inspecionados para documentar os jatos urinários de ambos. Se eles não forem vistos, podem ser colocados *stents* através da cistotomia e para dentro de cada orifício para confirmar a patência. Após essa confirmação, o reparo não deve afetar os orifícios ureterais, e os *stents* podem permanecer para assegurar a patência ureteral.

Uma cistotomia não reparada pode se manifestar como hematúria, oligúria, dor abdominal, íleo, ascite, peritonite, febre, urinoma ou fístula. Para o diagnóstico, pode-se usar cistografia retrógrada ou tomografia computadorizada (TC) do abdome com cistografia (Tarney, 2013). A cistoscopia também é uma opção, mas pode necessitar de centro cirúrgico. Após a identificação, está indicado o reparo imediato (Balgobin, 2017).

Lesão de ureter

Essas lesões ocorrem mais comumente durante o reparo de extensões da histerotomia no ligamento largo ou na vagina (Eisenkop, 1982). Se houver suspeita de lesão ureteral, administra-se azul de metileno. A pelve é diretamente inspecionada quanto à presença de extravasamento de contraste, o que sugere a transecção ureteral. Depois disso, são observados jatos fortes de urina corada em ambos os orifícios para excluir dobras ou ligaduras ureterais. A visualização do orifício pode ser feita por cistoscopia, quando disponível; através de uma cistotomia traumática comórbida; ou através de uma cistotomia diagnóstica. No caso de jatos fracos ou ausentes, costuma ser solicitada consultoria com um especialista. Um cateter ureteral é primeiramente colocado para a identificação de um possível local de obstrução e orientar a ureterólise. Ureteres dobrados ou ligados podem ser resolvidos com o alívio das suturas de ligação. As lesões por esmagamento são inspecionadas para assegurar a vitalidade tecidual. Nesses casos, os *stents* são deixados no local para evitar estenoses ureterais. Um cateter de Foley permanece por 7 a 10 dias, e os cateteres ureterais são removidos por cistoscopia após 14 dias. A pielografia intravenosa (PIV) geralmente não é necessária antes da remoção do *stent* se ele tiver sido colocado como medida de precaução após lesão relativamente pequena (Davis, 1999).

As lesões por esmagamento que apresentem desvascularização, lesão térmica ou transecção necessitam de reparo mais extenso. Se um ureter aparentemente saudável puder ser reimplantado na bexiga sem tensão excessiva, então é preferível a ureteroneocistostomia. Para as lesões mais proximais, pode haver necessidade de ureteroureterostomia, fixação da bexiga ao psoas (*psoas hitch*) ou criação de retalho de Boari. Uma explicação desses procedimentos mais extensos é encontrada em *Cirurgia obstétrica de Cunningham e Gilstrap*, 3ª edição (Balgobin, 2017).

A lesão ureteral não reconhecida pode simular aquelas da cistotomia com a adição de possível dor no ângulo costovertebral. A urografia por TC é a ferramenta diagnóstica inicial preferida (Sharp, 2016). O intervalo de tempo entre a lesão e a sua identificação define o reparo. Aquelas identificadas precocemente costumam ser adequadas para o reparo imediato.

Lesão intestinal

As lacerações de serosa representam pontos fracos no intestino delgado. Se ocorrer obstrução pós-operatória, esses pontos fracos podem perfurar, levando a uma peritonite. Se forem poucas as lacerações serosas, elas podem ser fechadas com sutura fina absorvível ou não absorvível (Davis, 1999). As lacerações mais significativas costumam ser reparadas em consultoria com um cirurgião geral ou oncologista ginecológico.

CUIDADOS PÓS-OPERATÓRIOS

■ Avaliação de euvolemia

Durante e após a cesariana, a necessidade de reposição de volume pode variar de modo considerável. A reposição de líquidos é feita com Ringer lactato ou solução cristaloide semelhante com dextrose a 5%. Normalmente, são infundidos no mínimo 2 L durante a cirurgia. Nas cesarianas não complicadas, perdem-se cerca de 1.000 mL de sangue. Uma mulher de tamanho médio com hematócrito igual ou superior a 30% e volume normalmente expandido de sangue e líquido extracelular na maioria das vezes tolera sem dificuldades perdas de sangue de até 2.000 mL. É possível subestimar as perdas de sangue em razão de sangramento pela vagina durante o procedimento, sangramento retido dentro do útero após seu fechamento ou ambos.

A perda média de sangue durante histerectomia na cesariana eletiva gira em torno de 1.500 mL, mas esse valor é variável (Pritchard, 1965). Em sua maioria, as histerectomias periparto não são esperadas, e a perda sanguínea nesses casos é proporcionalmente maior. Assim, além do monitoramento próximo dos sinais vitais e do débito urinário, o hematócrito deve ser medido durante ou após a cirurgia, de acordo com a indicação.

■ Sala de recuperação

Faz-se necessário o monitoramento estrito do volume de sangramento vaginal pós-operatório no mínimo por 1 hora. O fundo do útero também deve ser palpado com frequência para confirmar que se mantém firmemente contraído. Infelizmente, à medida que a analgesia termina ou que a mulher desperta da anestesia geral, a palpação do abdome tende a produzir dor. Pode ser efetivo o uso de uma bomba de analgesia controlada pela paciente (ACP). Uma vez que a analgesia regional comece a diminuir ou que a paciente desperte totalmente da anestesia geral, entre os critérios para transferência à enfermaria pós-parto estão sangramento mínimo, sinais vitais estáveis e débito urinário adequado.

■ Cuidados hospitalares até a alta

Analgesia, sinais vitais, líquidos intravenosos

Há diversos esquemas adequados para controle da dor pós-operatória. Um regime de ACP utiliza a morfina intravenosa administrada conforme a necessidade como dose de 1 mg com intervalo mínimo de 6 minutos e dose máxima de 30 mg em 4 horas. Permitem-se no máximo duas doses de 2 mg como reforço. Outras opções adequadas são a meperidina intramuscular (IM), 50 a 75 mg a cada 3 a 4 horas, ou a morfina IM, 10 a 15 mg a cada 3 a 4 horas. Em um ensaio usando essas opções, Yost e colaboradores (2004) observaram que a morfina produzia alívio superior da dor em relação à meperidina e estava associada a taxas significativamente maiores de aleitamento materno e permanência do lactente com a mãe. O aleitamento materno pode ser iniciado no dia da cirurgia. Se a mãe optar por não amamentar, o desconforto pode ser minimizado pelo uso de um suporte para as mamas sem compressão excessiva.

Após a transferência para o quarto, a paciente deve ser avaliada ao menos a cada hora durante 4 horas, e daí em diante com intervalos de 4 horas. Deve-se estimular a paciente a respirar profundamente e a tossir para evitar atelectasia. Devem ser avaliados sinais vitais, tônus uterino, débito urinário e grau de sangramento. O hematócrito é rotineiramente avaliado na manhã seguinte à cirurgia. Deverá ser verificado mais cedo se houver perda incomum de sangue ou se a paciente evoluir com hipotensão, taquicardia, oligúria ou qualquer outra evidência de hipovolemia. Se o hematócrito tiver sofrido redução significativa em relação ao valor pré-operatório, a medição deve ser repetida e deve-se buscar identificar a causa da redução. Se o hematócrito estabilizar, a paciente poderá ser autorizada a deambular, e se a probabilidade de haver perda adicional de sangue for pequena, a reposição de ferro é preferível à transfusão.

No pós-parto, a paciente começa a se mobilizar e a excretar seu volume extravascular fisiologicamente expandido. Assim, a manutenção do líquido intravenoso é adequada após a cirurgia até o restabelecimento da ingesta oral adequada. Contudo, se o débito urinário cair abaixo de 30 mL/h, a paciente deve ser reavaliada imediatamente. A causa da oligúria varia desde perda de sangue não identificada até efeito antidiurético produzido pela infusão de ocitocina.

As mulheres submetidas à cesariana não programada podem apresentar retenção ou constrição patológicas do volume no compartimento extracelular causadas por pré-eclâmpsia grave, sepse, vômitos, trabalho de parto prolongado sem reposição adequada de líquidos ou perda excessiva de sangue. As mulheres com essas complicações costumam ser observadas na sala de recuperação até se ter certeza da estabilização.

Funções vesical e intestinal

Na maioria dos casos, o cateter de Foley pode ser removido com 12 horas de pós-operatório ou, de modo mais conveniente, na manhã seguinte à cirurgia. A prevalência de retenção urinária após cesariana se aproxima de 3 a 7% (Cap. 36, p. 660). A falha na progressão do trabalho de parto e a analgesia narcótica pós-operatória são fatores de risco identificados (Chai, 2008; Kandadai, 2014; Liang, 2007).

Nos casos não complicados, podem-se oferecer alimentos líquidos ou sólidos algumas horas após a cirurgia, sendo aumentados conforme a tolerância (Guo, 2015). Algum grau de íleo paralítico ocorre praticamente em todas as cirurgias abdominais, mas, na maioria dos casos de cesariana, tal ocorrência é desprezível. Os sintomas do íleo pós-operatório incluem distensão abdominal, dor causada por gases e incapacidade de eliminar flatos ou fezes. No caso de náuseas e vômitos persistentes ou de atraso prolongado na função intestinal, os exames radiológicos podem ajudar a excluir a obstrução intestinal. A primeira escolha é frequentemente uma radiografia simples do abdome. Porém, na população geral, esse exame é diagnóstico em apenas 50 a 60% dos casos de obstrução do intestino delgado (Maglinte, 1997). Assim, uma radiografia servirá melhor como ferramenta de rastreio nos casos em que o íleo for a suspeita diagnóstica. É importante observar que o útero pós-parto aumentado de tamanho pode comprimir o retossigmoide e impedir o seu preenchimento com gás. Dessa forma, os achados sugestivos de obstrução colônica distal podem confundir os verdadeiros casos de íleo transitório (Kammen, 2000). Em comparação, a TC com contraste intravenoso oferece maior acurácia para a obstrução do intestino delgado. O contraste oral é administrado de maneira concomitante na suspeita de obstrução de intestino delgado (Katz, 2013). Por fim, embora seja incomum, uma lesão intestinal não reconhecida pode ser responsável por febre inexplicada e disfunção intestinal. Nesse caso, a TC pode ser a melhor opção para diagnóstico das possíveis etiologias.

Como tratamento do íleo, os líquidos intravenosos podem compensar a ingesta oral ruim e as perdas causadas pelos vômitos. Os desequilíbrios eletrolíticos são corrigidos para melhorar a atividade dos músculos lisos e evitar a isquemia intestinal. A descompressão nasogástrica é necessária apenas em casos de vômitos persistentes ou distensão grave.

Para a prevenção, os objetivos intraoperatórios são a minimização da manipulação intestinal, evitar o excesso de líquidos intravenosos ou de hipovolemia profunda e a limitação do tempo de cirurgia (Bragg, 2015). No pós-operatório, mascar chicletes acelera a recuperação da função intestinal em quase 7 horas após cesarianas (Zhu, 2014). Entre os estudos, o uso de chicletes de mascar foi iniciado imediatamente ou até 12 horas depois, durou de 15 a 60 minutos, e foi repetido em pelo menos três sessões diárias (Pereira Gomes Morais, 2016).

Deambulação e cuidados com a ferida operatória

Como discutido anteriormente, as mulheres submetidas à cesariana têm risco aumentado de tromboembolismo venoso em comparação àquelas que evoluem com parto vaginal. A deambulação precoce reduz o risco de tromboembolismo. As caminhadas até o banheiro são feitas, inicialmente, com auxílio. Caminhadas breves são estimuladas, e o horário da deambulação pode ser marcado de forma a coincidir com a administração recente do analgésico para reduzir o desconforto.

Embora isso não seja baseado em evidências, removemos o curativo cirúrgico após 24 horas e inspecionamos a incisão diariamente. Um pequeno ensaio randomizado não mostrou diferenças na cicatrização da ferida com a remoção em 6 horas (Peleg, 2016). A partir do terceiro dia de pós-operatório, o banho de chuveiro não causa problemas para a cicatrização. Antes disso, um curativo plástico pode manter a ferida seca durante o banho. Se forem usados, os grampos são removidos no quarto dia. Após a sua remoção, curativos adesivos podem ser colocados conforme a necessidade por 1 semana para reforçar a integridade das margens cutâneas. Se houver preocupação quanto à separação da camada superficial da ferida, os grampos permanecem no local por 7 a 10 dias.

■ Alta hospitalar

Nos casos de cesariana não complicada, a média de duração da hospitalização é de 3 a 4 dias (Buie, 2010). Dados originados em estudos sugerem que a alta precoce pode ser viável em puérperas adequadamente selecionadas e seus neonatos (Bayoumi, 2016; Tan, 2012). Os protocolos idealmente incluem a reavaliação mais precoce no caso de icterícia neonatal.

As atividades na primeira semana devem se restringir a autocuidado e cuidados do neonato com assistência. A paciente pode voltar a conduzir veículos quando a dor não mais limitar sua capacidade de frear rapidamente e quando não estiver utilizando medicamentos narcóticos. Nas mulheres submetidas à cesariana, as relações sexuais são reiniciadas em 44% dos casos com 6 semanas de pós-parto, em 81% com 3 meses e em 97% com 1 ano (McDonald, 2013). Após o puerpério, a qualidade da função sexual não é diferente entre as mulheres submetidas ao parto vaginal espontâneo ou à cesariana (Chang, 2015; Fehniger, 2013; Rogers, 2014). O retorno ao trabalho é variável. Nos Estados Unidos, o período de 6 semanas é citado com frequência, embora muitas mulheres façam uso do Family and Medical Leave Act para se manterem afastadas por 12 semanas para recuperação e cuidados ao recém-nascido.

REFERÊNCIAS

Abdel-Aleem H, Aboelnasr MF, Jayousi TM, et al: Indwelling bladder catheterisation as part of intraoperative and postoperative care for caesarean section. Cochrane Database Syst Rev 4:CD010322, 2014

Ahmadzia HK, Patel EM, Joshi D, et al: Obstetric surgical site infections: 2 grams compared with 3 grams of cefazolin in morbidly obese women. Obstet Gynecol 126(4):708, 2015

Alanis MC, Villers MS, Law TL, et al: Complications of cesarean delivery in the massively obese parturient. Am J Obstet Gynecol 203(3):271.e1, 2010

Alexander JM, Leveno KJ, Hauth J, et al: Fetal injury associated with cesarean delivery. Obstet Gynecol 108(4):885, 2006

Alexander JM, Leveno KJ, Rouse DJ, et al: Comparison of maternal and infant outcomes from primary cesarean delivery during the second compared with first stage of labor. Obstet Gynecol 109(4):917, 2007

American Academy of Pediatrics, American College of Obstetricians and Gynecologists: Guidelines for Perinatal Care, 8th ed. Elk Grove Village, AAP, 2017

American College of Obstetricians and Gynecologists: Scheduling planned cesarean delivery. Patient Safety Checklist No. 3, December 2011

American College of Obstetricians and Gynecologists: Patient safety in the surgical environment. Committee Opinion No. 464, September 2010, Reaffirmed 2014a

American College of Obstetricians and Gynecologists: Preoperative planned cesarean delivery. Patient Safety Checklist No. 4, December 2014b

American College of Obstetricians and Gynecologists: Informed consent. Committee Opinion No. 439, August 2009, Reaffirmed 2015

American College of Obstetricians and Gynecologists: Prophylactic antibiotics in labor and delivery. Practice Bulletin No. 120, June 2011, Reaffirmed 2016

American College of Obstetricians and Gynecologists: Cesarean delivery on maternal request. Committee Opinion No. 559, April 2013, Reaffirmed 2017a

American College of Obstetricians and Gynecologists: Optimizing support for breastfeeding as part of obstetric practice. Committee Opinion No. 658, February 2016, Reaffirmed 2017b

American College of Obstetricians and Gynecologists: Placenta accreta. Committee Opinion No. 529, July 2012, Reaffirmed 2017c

American College of Obstetricians and Gynecologists: Thromboembolism in pregnancy. Practice Bulletin No. 123, September 2011, Reaffirmed 2017d

American College of Obstetricians and Gynecologists: Vaginal seeding. Committee Opinion No. 725, November 2017e

American Society of Anesthesiologists: Task Force on Obstetrical Anesthesia: practice guidelines for obstetrical anesthesia. Anesthesiology 124:270, 2016

Andrews WW, Hauth JC, Cliver SP, et al: Randomized clinical trial of extended spectrum antibiotic prophylaxis with coverage for Ureaplasma urealyticum to reduce post-cesarean delivery endometritis. Obstet Gynecol 101(6):1183, 2003

Anorlu RI, Maholwana B, Hofmeyr GJ: Methods of delivering the placenta at caesarean section. Cochrane Database Syst Rev 3:CD004737, 2008

Asıcıoğlu O, Güngördük K, Asıcıoğlu BB, et al: Unintended extension of the lower segment uterine incision at cesarean delivery: a randomized comparison of sharp versus blunt techniques. Am J Perinatol 31(10):837, 2014

Atherton N, Parsons SJ, Mansfield P: Attendance of paediatricians at elective Caesarean sections performed under regional anaesthesia: is it warranted? J Paediatr Child Health 42(6):332, 2006

Avila C, Bhangoo R, Figueroa R, et al: Association of smoking with wound complications after cesarean delivery. J Matern Fetal Neonatal Med 25(8):1250, 2012

Baksu A, Kalan A, Ozkan A, et al: The effect of placental removal method and site of uterine repair on postcesarean endometritis and operative blood loss. Acta Obstet Gynecol Scand 84(3):266, 2005

Balgobin S: Urologic and gastrointestinal injuries. In Yeomans ER, Hoffman BL, Gilstrap LC III, et al (eds): Cunningham and Gilstrap's Operative Obstetrics, 3rd ed. New York, McGraw-Hill Education, 2017

Barber EL, Lundsberg LS, Belanger K, et al: Indications contributing to the increasing cesarean delivery rate. Obstet Gynecol 118(1):29, 2011

Basha SL, Rochon ML, Quiñones JN, et al: Randomized controlled trial of wound complication rates of subcuticular suture vs staples for skin closure at cesarean delivery. Am J Obstet Gynecol 203(3):285.e1, 2010

Bateman BT, Mhyre JM, Callaghan WM, et al: Peripartum hysterectomy in the United States: nationwide 14 year experience. Am J Obstet Gynecol 206(1):63.e1, 2012

Bates SM, Greer IA, Middeldorp S, et al: VTE, thrombophilia, antithrombotic therapy, and pregnancy: Antithrombotic Therapy and Prevention of Thrombosis, 9th ed: American College of Chest Physicians Evidence-Based Clinical Practice Guidelines. Chest 141(2 Suppl):e691S, 2012

Bayoumi YA, Bassiouny YA, Hassan AA, et al: Is there a difference in the maternal and neonatal outcomes between patients discharged after 24 h versus 72 h following cesarean section? A prospective randomized observational study on 2998 patients. J Matern Fetal Neonatal Med 29(8):1339, 2016

Belfort M, Kofford S, Varner M: Massive obstetric hemorrhage in a Jehovah's Witness: intraoperative strategies and high-dose erythropoietin use. Am J Perinatol 28(3):207, 2011

Berhan Y, Berhan A: A meta-analysis of reverse breech extraction to deliver a deeply impacted head during cesarean delivery. Int J Gynaecol Obstet 124(2):99, 2014

Bloom SL, for the National Institute of Child Health and Human Development Maternal–Fetal Medicine Units Cesarean Registry: Decision to incision times and infant outcome. Am J Obstet Gynecol 185:S121, 2001

Bloom SL, Leveno KJ, Spong CY, et al: Decision-to-incision times and maternal and fetal outcomes. Obstet Gynecol 108(1):6, 2006

Bodelon C, Bernabe-Ortiz A, Schiff MA, et al: Factors associated with peripartum hysterectomy. Obstet Gynecol 114(1):115, 2009

Bohman VR, Gilstrap L, Leveno K, et al: Subcutaneous tissue: to close or not to close at cesarean section. Am J Obstet Gynecol 166:407, 1992

Bolze PA, Massoud M, Gaucherand P, et al: What about the Misgav-Ladach surgical technique in patients with previous cesarean sections? Am J Perinatol 30(3):197, 2013

Boyle A, Reddy UM, Landy HJ, et al: Primary cesarean delivery in the United States. Obstet Gynecol 122(1):33, 2013

Boyle JG, Gabbe SG: T and J vertical extensions in low transverse cesarean births. Obstet Gynecol 87(2):238, 1996

Bragg D, El-Sharkawy AM, Psaltis E, et al: Postoperative ileus: recent developments in pathophysiology and management. Clin Nutr 34(3):367, 2015

Briery CM, Rose CH, Hudson WT, et al: Planned vs emergent cesarean hysterectomy. Am J Obstet Gynecol 197(2):154.e1, 2007

Buie VC, Owings MF, DeFrances CJ, et al: National Hospital Discharge Survey: 2006 summary. National Center for Health Statistics. Vital Health Stat 13(168):1, 2010

CAESAR Study Collaborative Group: Caesarean section surgical techniques: a randomised factorial trial (CAESAR). BJOG 117(11):1366, 2010

Cahill AG, Stamilio DM, Odibo AO, et al: Is vaginal birth after cesarean (VBAC) or elective repeat cesarean safer in women with a prior vaginal delivery? Am J Obstet Gynecol 195(4):1143, 2006

Caissutti C, Saccone G, Zullo F, et al: Vaginal cleansing before cesarean delivery: a systematic review and meta-analysis Obstet Gynecol 130(3):527, 2017

Carpenter L, Baysinger CL: Maintaining perioperative normothermia in the patient undergoing cesarean delivery. Obstet Gynecol Surv 67(7):436, 2012

Chai AH, Wong T, Mak HL, et al: Prevalence and associated risk factors of retention of urine after caesarean section. Int Urogynecol J Pelvic Floor Dysfunct 194(4):537, 2008

Chang SR, Chen KH, Ho HN, et al: Depressive symptoms, pain, and sexual dysfunction over the first year following vaginal or cesarean delivery: a prospective longitudinal study. Int J Nurs Stud 52(9):1433, 2015

Chapman SJ, Owen J, Hauth JC: One versus two-layer closure of a low transverse cesarean: the next pregnancy. Obstet Gynecol 89:16, 1997

Chaudhuri P, Mandi S, Mazumdar A: Rectally administrated misoprostol as an alternative to intravenous oxytocin infusion for preventing post-partum hemorrhage after cesarean delivery. J Obstet Gynaecol Res 40(9):2023, 2014

Cheesman K, Brady JE, Flood P, et al: Epidemiology of anesthesia-related complications in labor and delivery, New York State, 2002–2005. Anesth Analg 109:1174, 2009

Chelmow D, Rodriguez EJ, Sabatini MM: Suture closure of subcutaneous fat and wound disruption after cesarean delivery: a meta-analysis. Obstet Gynecol 103:974, 2004

Clark SL, Belfort MA, Dildy GA, et al: Maternal death in the 21st century: causes, prevention, and relationship to cesarean delivery. Am J Obstet Gynecol 199(1):36.e1, 2008

Clark SL, Miller DD, Belfort MA, et al: Neonatal and maternal outcomes associated with elective term delivery. Am J Obstet Gynecol 200(2):156.e1, 2009

Conde-Agudelo A, Nieto A, Rosas-Bermudez A, et al: Misoprostol to reduce intraoperative and postoperative hemorrhage during cesarean delivery: a systematic review and metaanalysis. Am J Obstet Gynecol 209(1):40.e1, 2013

CORONIS Collaborative Group, Abalos E, Addo V, et al: Caesarean section surgical techniques: 3 year follow-up of the CORONIS fractional, factorial, unmasked, randomised controlled trial. Lancet 388(10039):62, 2016

CORONIS Collaborative Group, Abalos E, Addo V, et al: Caesarean section surgical techniques (CORONIS): a fractional, factorial, unmasked, randomised controlled trial. Lancet 382(9888):234, 2013

Cromi A, Ghezzi F, Di Naro E, et al: Blunt expansion of the low transverse uterine incision at cesarean delivery: a randomized comparison of 2 techniques. Am J Obstet Gynecol 199(3):292.e1, 2008

Dahlke JD, Mendez-Figueroa H, Rouse DJ, et al: Evidence-based surgery for cesarean delivery: an updated systematic review. Am J Obstet Gynecol 209(4):294, 2013

Davis JD: Management of injuries to the urinary and gastrointestinal tract during cesarean section. Obstet Gynecol Clin North Am 26(3):469, 1999

Daykan Y, Sharon-Weiner M, Pasternak Y, et al: Skin closure at cesarean delivery, glue versus subcuticular sutures: a randomized controlled trial. Am J Obstet Gynecol 216(4):406.e1, 2017

Declercq E, Menacker F, MacDorman M: Rise in "no indicated risk" primary caesareans in the United States, 1991–2001: cross sectional analysis. BMJ 330(7482):71, 2005

Dodd JM, Anderson ER, Gates S, et al: Surgical techniques for uterine incision and uterine closure at the time of caesarean section. Cochrane Database Syst Rev 7:CD004732, 2014

Dolan LM, Hilton P: Obstetric risk factors and pelvic floor dysfunction 20 years after first delivery. Int Urogynecol J 21(5):535, 2010

Duggal N, Poddatoori V, Noroozkhani S, et al: Perioperative oxygen supplementation and surgical site infection after cesarean delivery: a randomized trial. Obstet Gynecol 122(1):79, 2013

Durnwald C, Mercer B: Uterine rupture, perioperative and perinatal morbidity after single-layer and double-layer closure at cesarean delivery. Am J Obstet Gynecol 189:925, 2003

Edwards RK, Ingersoll M, Gerkin RD, et al: Carboxymethylcellulose adhesion barrier placement at primary cesarean delivery and outcomes at repeat cesarean delivery. Obstet Gynecol 123(5):923, 2014

Eisenkop SM, Richman R, Platt LD, et al: Urinary tract injury during cesarean section. Obstet Gynecol 60(5):591, 1982

Eke AC, Shukr GH, Chaalan TT, et al: Intra-abdominal saline irrigation at cesarean section: a systematic review and meta-analysis. J Matern Fetal Neonatal Med 29(10):1588, 2016

Fehniger JE, Brown JS, Creasman JM, et al: Childbirth and female sexual function later in life. Obstet Gynecol 122(5):988, 2013

Figueroa D, Jauk VC, Szychowski JM, et al: Surgical staples compared with subcuticular suture for skin closure after cesarean delivery: a randomized controlled trial. Obstet Gynecol 121(1):33, 2013

Flood KM, Said S, Geary M, et al: Changing trends in peripartum hysterectomy over the last 4 decades. Am J Obstet Gynecol 200(6):632.e1, 2009

Fritel X, Ringa V, Varnoux N, et al: Mode of delivery and fecal incontinence at midlife: a study of 2,640 women in the Gazel cohort. Obstet Gynecol 110(1):31, 2007

Glaze S, Ekwalanga P, Roberts G, et al: Peripartum hysterectomy: 1999 to 2006. Obstet Gynecol 111(3):732, 2008

Glazener C, Elders A, Macarthur C, et al: Childbirth and prolapse: long-term associations with the symptoms and objective measurement of pelvic organ prolapse. BJOG 120(2):161, 2013

Gordon A, McKechnie EJ, Jeffery H: Pediatric presence at cesarean section: justified or not? Am J Obstet Gynecol 193(3 pt 1):599, 2005

Gossman GL, Joesch JM, Tanfer K: Trends in maternal request cesarean delivery from 1991 to 2004. Obstet Gynecol 108: 1506, 2006

Govindappagari S, Wright JD, Ananth CV, et al: Risk of peripartum hysterectomy and center hysterectomy and delivery volume. Obstet Gynecol 128(6):1215, 2016

Grundsell HS, Rizk DE, Kumar RM: Randomized study of non-closure of peritoneum in lower segment cesarean section. Acta Obstet Gynecol Scand 77:110, 1998

Grupper M, Kuti JL, Swank ML, et al: Population pharmacokinetics of cefazolin in serum and adipose tissue from overweight and obese women undergoing cesarean delivery. J Clin Pharmacol 57(6):712, 2017

Guise JM, Denman MA, Emeis C, et al: Vaginal birth after cesarean: new insights on maternal and neonatal outcomes. Obstet Gynecol 115(6):1267, 2010

Güngördük K, Asıcıoğlu O, Celikkol O, et al: Iatrogenic bladder injuries during caesarean delivery: a case control study. J Obstet Gynaecol 30(7):667, 2010

Guo J, Long S, Li H, et al: Early versus delayed oral feeding for patients after cesarean. Int J Gynaecol Obstet 128(2):100, 2015

Gyhagen M, Bullarbo M, Nielsen TF, et al: Prevalence and risk factors for pelvic organ prolapse 20 years after childbirth: a national cohort study in singleton primiparae after vaginal or caesarean delivery. BJOG 120(2):152, 2013a

Gyhagen M, Bullarbo M, Nielsen TF, et al: The prevalence of urinary incontinence 20 years after childbirth: a national cohort study in singleton primiparae after vaginal or caesarean delivery. BJOG 120(2):144, 2013b

Haas DM, Morgan S, Contreras K: Vaginal preparation with antiseptic solution before cesarean section for preventing postoperative infections. Cochrane Database Syst Rev 12:CD007892, 2014

Haas DM, Pazouki F, Smith RR, et al: Vaginal cleansing before cesarean delivery to reduce postoperative infectious morbidity: a randomized, controlled trial. Am J Obstet Gynecol 202(3):310.e1, 2010

Hadiati DR, Hakimi M, Nurdiati DS, et al: Skin preparation for preventing infection following caesarean section. Cochrane Database Syst Rev 9:CD007462, 2014

Hamilton BE, Martin JA, Osterman MJ, et al: Births: final data for 2014. Natl Vital Stat Rep 64(12):1, 2015

Handa VL, Blomquist JL, Knoepp LR, et al: Pelvic floor disorders 5–10 years after vaginal or cesarean childbirth. Obstet Gynecol 118(4):777, 2011

Hawkins JL, Chang J, Palmer SK, et al: Anesthesia-related maternal mortality in the United States: 1979–2002. Obstet Gynecol 117(1):69, 2011

Hellums EK, Lin MG, Ramsey PS: Prophylactic subcutaneous drainage for prevention of wound complications after cesarean delivery—a metaanalysis. Am J Obstet Gynecol 197(3):229, 2007

Hernandez JS, Nuangchamnong N, Ziadie M, et al: Placental and uterine pathology in women undergoing peripartum hysterectomy. Obstet Gynecol 119(6):1137, 2012

Hinkson L, Siedentopf JP, Weichert A, et al: Surgical site infection in cesarean sections with the use of a plastic sheath wound retractor compared to the traditional self-retaining metal retractor. Eur J Obstet Gynecol Reprod Biol 203:232, 2016

Hofmeyr JG, Novikova N, Mathai M, et al: Techniques for cesarean section. Am J Obstet Gynecol 201(5):431, 2009

Holmgren G, Sjöholm L, Stark M: The Misgav Ladach method for cesarean section: method description. Acta Obstet Gynecol Scand 78(7):615, 1999

Hubbard R, Waters JH, Yazer MH: Heterogeneity in blood product acceptance among antenatal patients of the Jehovah's Witness faith. Obstet Gynecol 126(5):974, 2015

Husarova V, Donnelly G, Doolan A, et al: Preferences of Jehovah's Witnesses regarding haematological supports in an obstetric setting: experience of a single university teaching hospital. Int J Obstet Anesth 25:53, 2016

Hussamy DJ, Wortman AC, McIntire DD, et al: Closed incision negative pressure therapy (ciNPT) and post-operative wound morbidity in morbidly obese women undergoing cesarean delivery. Presented at the 38th Annual Meeting of the Society for Maternal-Fetal Medicine, February 2018

Irion O, Luzuy F, Beguin F: Nonclosure of the visceral and parietal peritoneum at caesarean section: a randomised controlled trial. Br J Obstet Gynaecol 103:690, 1996

Jacob J, Phenninger J: Cesarean deliveries: When is a pediatrician necessary? Obstet Gynecol 89:217, 1997

James AH, Jamison MG, Brancazio LR, et al: Venous thromboembolism during pregnancy and the postpartum period: incidence, risk factors, and mortality. Am J Obstet Gynecol 194:1311, 2006

Jeve YB, Navti OB, Konje JC: Comparison of techniques used to deliver a deeply impacted fetal head at full dilation: a systematic review and meta-analysis. BJOG 123(3):337, 2016

Jin B, Du Y, Zhang F, et al: Carbetocin for the prevention of postpartum hemorrhage: a systematic review and meta-analysis of randomized controlled trials. J Matern Fetal Neonatal Med 29(3):400, 2016

Johnson DD: Cesarean delivery. In Yeomans ER, Hoffman BL, Gilstrap LC III, et al (eds): Cunningham and Gilstrap's Operative Obstetrics, 3rd ed. New York, McGraw-Hill Education, 2017

Kammen BF, Levine MS, Rubesin SE, et al: Adynamic ileus after caesarean section mimicking intestinal obstruction: findings on abdominal radiographs. Br J Radiol 73(873):951, 2000

Kandadai P, Kandadai V, Saini J, et al: Acute urinary retention after cesarean delivery: a case-control study. Female Pelvic Med Reconstr Surg 20(5):276, 2014

Kapustian V, Anteby EY, Gdalevich M, et al: Effect of closure versus nonclosure of peritoneum at caesarean section on adhesions: a prospective randomized study. Am J Obstet Gynecol 206(1):56.e1, 2012

Katz DS, Baker ME, Rosen MP, et al: ACR Appropriateness Criteria® suspected small-bowel obstruction. American College of Radiology, 1996, Reaffirmed 2013

Kerr JM: The lower uterine segment incision in conservative caesarean section. J Obstet Gynecol Br Emp 28:475, 1921

Kiefer DG, Muscat JC, Santorelli J, et al: Effectiveness and short-term safety of modified sodium hyaluronic acid-carboxymethylcellulose at cesarean delivery: a randomized trial. Am J Obstet Gynecol 214(3):373.e1, 2016

Kirscht J, Weiss C, Nickol J, et al: Dilatation or no dilatation of the cervix during cesarean section (Dondi Trial): a randomized controlled trial. Arch Gynecol Obstet 295(1):39, 2017

Klingel ML, Patel SV: A meta-analysis of the effect of inspired oxygen concentration on the incidence of surgical site infection following cesarean section. Int J Obstet Anesth 22(2):104, 2013

Kowalski TJ, Kothari SN, Mathiason MA, et al: Impact of hair removal on surgical site infection rates: a prospective randomized noninferiority trial. J Am Coll Surg 223(5):704, 2016

Krönig B: Transperitonealer cervikaler Kaiserschnitt. In: Doderlein A, Krönig B (eds): Operative Gynäkologie, 3rd ed. Leipzig, Thieme, 1912

Kurz A, Sessler DI, Lenhardt R: Perioperative normothermia to reduce the incidence of surgical-wound infection and shorten hospitalization. Study of Wound Infection and Temperature Group. N Engl J Med 334(19):1209, 1996

Larsson C, Saltvedt S, Wiklund I, et al: Planned vaginal delivery versus planned caesarean section: short-term medical outcome analyzed according to intended mode of delivery. J Obstet Gynaecol Can 33(8):796, 2011

Lawson T, Ralph C: Perioperative Jehovah's Witnesses: a review. Br J Anaesth 115(5):676, 2015

Lefebvre A, Saliou P, Lucet JC, et al: Preoperative hair removal and surgical site infections: network meta-analysis of randomized controlled trials. J Hosp Infect 91(2):100, 2015

Leijonhufvud A, Lundholm C, Cnattingius S, et al: Risks of stress urinary incontinence and pelvic organ prolapse surgery in relation to mode of childbirth. Am J Obstet Gynecol 204(1):70.e1, 2011

Li L, Wen J, Wang L, et al: Is routine indwelling catheterisation of the bladder for caesarean section necessary? A systematic review. BJOG 118(4):400, 2011

Liabsuetrakul T, Peeyananjarassri K: Mechanical dilatation of the cervix at non-labour caesarean section for reducing postoperative morbidity. Cochrane Database Syst Rev 11:CD008019, 2011

Liang CC, Chang SD, Chang YL, et al: Postpartum urinary retention after cesarean delivery. Int J Gynaecol Obstet 99(3):229, 2007

Linder N, Linder I, Fridman E, et al: Birth trauma—risk factors and short-term neonatal outcome. J Matern Fetal Neonatal Med 26(15):1491, 2013

Liu X, Landon MB, Cheng W, et al: Cesarean delivery on maternal request in China: what are the risks and benefits? Am J Obstet Gynecol 212(6):817.e1, 2015

Ljungqvist O, Scott M, Fearon KC: Enhanced recovery after surgery: a review. JAMA Surg 152(3):292, 2017

Lurie S, Baider C, Glickman H, et al: Are enemas given before cesarean section useful? A prospective randomized controlled study. Eur J Obstet Gynecol Reprod Biol 163(1):27, 2012

MacArthur C, Glazener C, Lancashire R, et al: Exclusive caesarean section delivery and subsequent urinary and faecal incontinence: a 12-year longitudinal study. BJOG 118(8):1001, 2011

MacArthur C, Wilson D, Herbison P, et al: Faecal incontinence persisting after childbirth: a 12 year longitudinal study. BJOG 120(2):169, 2013

Mackeen AD, Khalifeh A, Fleisher J, et al: Suture compared with staple skin closure after cesarean delivery: a randomized controlled trial Obstet Gynecol 123(6):1169, 2014a

Mackeen AD, Packard RE, Ota E, et al: Timing of intravenous prophylactic antibiotics for preventing postpartum infectious morbidity in women undergoing cesarean delivery. Cochrane Database Syst Rev 12:CD009516, 2014b

Mackeen AD, Schuster M, Berghella V: Suture versus staples for skin closure after cesarean: a metaanalysis. Am J Obstet Gynecol 212(5):621.e1, 2015

Maggio L, Nicolau DP, DaCosta M, et al: Cefazolin prophylaxis in obese women undergoing cesarean delivery: a randomized controlled trial. Obstet Gynecol 125(5):1205, 2015

Maglinte DD, Balthazar EJ, Kelvin FM, et al: The role of radiology in the diagnosis of small bowel obstruction. AJR Am J Roentgenol 168(5):1171, 1997

Marshall NE, Fu R, Guise JM: Impact of multiple cesarean deliveries on maternal morbidity: a systematic review. Am J Obstet Gynecol 205(3):262.e1, 2011

Martin JA, Hamilton BE, Osterman MJ, et al: Births: final data for 2015. Natl Vital Stat Rep 66(1):1, 2017

Mason CL, Tran CK: Caring for the Jehovah's Witness parturient. Anesth Analg 121(6):1564, 2015

Mathai M, Hofmeyr GJ, Mathai NE: Abdominal surgical incisions for caesarean section. Cochrane Database Syst Rev 5:CD004453, 2013

McDonald EA, Brown SJ: Does method of birth make a difference to when women resume sex after childbirth? BJOG 120(7):823, 2013

Memon S, Qazi RA, Bibi S, et al: Effect of preoperative vaginal cleansing with an antiseptic solution to reduce post caesarean infectious morbidity. J Pak Med Assoc 61(12):1179, 2011

Menacker F, Declercq E, Macdorman MF: Cesarean delivery: background, trends, and epidemiology. Semin Perinatol 30(5):235, 2006

Menderes G, Athar Ali N, et al: Chlorhexidine-alcohol compared with povidone-iodine for surgical-site antisepsis in cesarean deliveries. Obstet Gynecol 120(5):1037, 2012

Moczygemba CK, Paramsothy P, Meikle S, et al: Route of delivery and neonatal birth trauma. Am J Obstet Gynecol 202(4):361.e1, 2010

Moore ER, Bergman N, Anderson GC, et al: Early skin-to-skin contact for mothers and their healthy newborn infants. Cochrane Database Syst Rev 11:CD003519, 2016

Morales KJ, Gordon MC, Bates GW Jr: Postcesarean delivery adhesions associated with delayed delivery of infant. Am J Obstet Gynecol 196(5):461.e1, 2007

Nagele F, Karas H, Spitzer D, et al: Closure or nonclosure of the visceral peritoneum at cesarean delivery. Am J Obstet Gynecol 174:1366, 1996

Nasr AM, ElBigawy AF, Abdelamid AE, et al: Evaluation of the use vs nonuse of urinary catheterization during cesarean delivery: a prospective, multicenter, randomized controlled trial. J Perinatol 29(6):416, 2009

National Institutes of Health: State-of-the-Science Conference Statement on Cesarean Delivery on Maternal Request. NIH Consens Sci Statements, 2006. Mar 27–29, 23(1):1, 2006

Nelson RL, Furner SE, Westercamp M, et al: Cesarean delivery for the prevention of anal incontinence. Cochrane Database Syst Rev 2:CD006756, 2010

Ngai IM, Van Arsdale A, Govindappagari S, et al: Skin preparation for prevention of surgical site infection after cesarean delivery: a randomized controlled trial. Obstet Gynecol 126(6):1251, 2015

Nooh AM, Abdeldayem HM, Ben-Affan O: Reverse breech extraction versus the standard approach of pushing the impacted fetal head up through the vagina in caesarean section for obstructed labour: a randomised controlled trial. J Obstet Gynaecol 37(4):459, 2017

Oliphant SS, Bochenska K, Tolge ME, et al: Maternal lower urinary tract injury at the time of cesarean delivery. Int Urogynecol J 25(12):1709, 2014

Olofsson P: Opening of the abdomen ad modum Joel Cohen, Joel-Cohen, Joel Joel-Cohen, or just Cohen? Acta Obstet Gynecol Scand 94(2):224, 2015

O'Neill HA, Egan G, Walsh CA, et al: Omission of the bladder flap at caesarean section reduces delivery time without increased morbidity: a meta-analysis of randomised controlled trials. Eur J Obstet Gynecol Reprod Biol 174:20, 2014

Orbach A, Levy A, Wiznitzer A, et al: Peripartum cesarean hysterectomy: critical analysis of risk factors and trends over the years. J Matern Fetal Neonatal Med 24(3):480, 2011

Osmundson SS, Garabedian MJ, Lyell DJ: Risk factors for classical hysterotomy by gestational age. Obstet Gynecol 122:845, 2013

Osmundson SS, Garabedian MJ, Yeaton-Massey A, et al: Risk factors for classical hysterotomy in twin pregnancies. Obstet Gynecol 125(3):643, 2015

Owolabi MS, Blake RE, Mayor MT, et al: Incidence and determinants of peripartum hysterectomy in the metropolitan area of the District of Columbia. J Reprod Med 58(3–4):167, 2013

Patterson LS, O'Connell CM, Baskett TF: Maternal and perinatal morbidity associated with classic and inverted T cesarean incisions. Obstet Gynecol 100(4):633, 2002

Peleg D, Eberstark E, Warsof SL, et al: Early wound dressing removal after scheduled cesarean delivery: a randomized controlled trial. Am J Obstet Gynecol 215(3):388.e1, 2016

Pereira Gomes Morais E, Riera R, Porfírio GJ, et al: Chewing gum for enhancing early recovery of bowel function after caesarean section. Cochrane Database Syst Rev 10:CD011562, 2016

Pergialiotis V, Prodromidou A, Perrea DN, et al: The impact of subcutaneous tissue suturing at cesarean section on wound complications: a meta-analysis. BJOG 124(7):1018, 2017

Phipps MG, Watabe B, Clemons JL, et al: Risk factors for bladder injury during cesarean delivery. Obstet Gynecol 105(1):156, 2005

Pritchard JA: Changes in the blood volume during pregnancy and delivery. Anesthesiology 26:393, 1965

Rahman MS, Gasem T, Al Suleiman SA, et al: Bladder injuries during cesarean section in a university hospital: a 25-year review. Arch Gynecol Obstet 279(3):349, 2009

Rajasekar D, Hall M: Urinary tract injuries during obstetric intervention. BJOG 104:731, 1997

Ramsey PS, White AM, Guinn DA, et al: Subcutaneous tissue reapproximation, alone or in combination with drain, in obese women undergoing cesarean delivery. Obstet Gynecol 105(5 Pt 1):967, 2005

Reddy UM, Wapner RJ, Rebar RW, et al: Infertility, assisted reproductive technology, and adverse pregnancy outcomes: executive summary of a National Institute of Child Health and Human Development workshop. Obstet Gynecol 109(4):967, 2007

Roach MK, Abramovici A, Tita AT: Dose and duration of oxytocin to prevent postpartum hemorrhage: a review. Am J Perinatol 30(7):523, 2013

Roberge S, Chaillet N, Boutin A, et al: Single- versus double-layer closure of the hysterotomy incision during cesarean delivery and risk of uterine rupture. Int J Gynaecol Obstet 115(1):5, 2011

Roberge S, Demers S, Berghella V, et al: Impact of single- vs double-layer closure on adverse outcomes and uterine scar defect: a systematic review and metaanalysis. Am J Obstet Gynecol 211(5):453, 2014

Rogers RG, Leeman LM, Borders N, et al: Contribution of the second stage of labour to pelvic floor dysfunction: a prospective cohort comparison of nulliparous women. BJOG 121(9):1145, 2014

Rossi AC, Lee RH, Chmait RH: Emergency postpartum hysterectomy for uncontrolled postpartum bleeding: a systematic review. Obstet Gynecol 115(3):637, 2010

Rossouw JN, Hall D, Harvey J: Time between skin incision and delivery during cesarean. Int J Gynaecol Obstet 121(1):82, 2013

Royal College of Obstetricians and Gynaecologists: Reducing the risk of venous thromboembolism during pregnancy and the puerperium. Green-Top Guideline No. 37a, April 2015

Saad AF, Rahman M, Costantine MM, et al: Blunt versus sharp uterine incision expansion during low transverse cesarean delivery: a metaanalysis. Am J Obstet Gynecol 211(6):684.e1, 2014

Safa H, Beckmann M: Comparison of maternal and neonatal outcomes from full-dilatation cesarean deliveries using the Fetal Pillow or hand-push method. Int J Gynaecol Obstet 135(3):281, 2016

Scolari Childress KM, Gavard JA, et al: A barrier retractor to reduce surgical site infections and wound disruptions in obese patients undergoing cesarean delivery: a randomized controlled trial. Am J Obstet Gynecol 214(2):285.e1, 2016

Seal SL, Dey A, Barman SC, et al: Randomized controlled trial of elevation of the fetal head with a fetal pillow during cesarean delivery at full cervical dilatation. Int J Gynaecol Obstet 133(2):178, 2016

Sharp HT, Adelman MR. Prevention, recognition, and management of urologic injuries during gynecologic surgery. Obstet Gynecol 127(6):1085, 2016

Shellhaas CS, Gilbert S, Landon MB, et al: The frequency and complication rates of hysterectomy accompanying cesarean delivery. Obstet Gynecol 114(2 Pt 1):224, 2009

Shree R, Park SY, Beigi RH, et al: Surgical site infection following cesarean delivery: patient, provider, and procedure-specific risk factors. Am J Perinatol 33(2):157, 2016

Siddiqui DS, Lacuna EM, Chen HY, et al: Skin closure of Pfannenstiel incision with Dermabond, staples, or suture during cesarean delivery: experience of a single attending. Am J Perinatol 30(3):219, 2013

Sikirica V, Broder MS, Chang E, et al: Clinical and economic impact of adhesiolysis during repeat cesarean delivery. Acta Obstet Gynecol Scand 91(6):719, 2012

Silver RM, Landon MB, Rouse DJ, et al: Maternal morbidity associated with multiple repeat cesarean deliveries. Obstet Gynecol 107:1226, 2006

Simonazzi G, Bisulli M, Saccone G, et al: Tranexamic acid for preventing postpartum blood loss after cesarean delivery: a systematic review and meta-analysis of randomized controlled trials. Acta Obstet Gynecol Scand 95(1):28, 2016

Smaill FM, Grivell RM: Antibiotic prophylaxis versus no prophylaxis for preventing infection after cesarean section. Cochrane Database Syst Rev 10:CD007482, 2014

Smid MC, Dotters-Katz SK, Grace M, et al: prophylactic negative pressure wound therapy for obese women after cesarean delivery: a systematic review and meta-analysis. Obstet Gynecol 130(5):969, 2017

Smid MC, Smiley SG, Schulkin J, et al: The problem of the pannus: physician preference survey and a review of the literature on cesarean skin incision in morbidly obese women. Am J Perinatol 33(5):463, 2016

Society for Maternal-Fetal Medicine, Belfort MA: Placenta accreta. Am J Obstet Gynecol 203(5):430, 2010

Springel EH, Wang XY, Sarfoh VM, et al: A randomized open-label controlled trial of chlorhexidine-alcohol vs povidone-iodine for cesarean antisepsis: the CAPICA trial. Am J Obstet Gynecol 217(4):463.el, 2017

Stevens J, Schmied V, Burns E, et al: Immediate or early skin-to-skin contact after a Caesarean section: a review of the literature. Matern Child Nutr 10(4):456, 2014

Sullivan SA, Smith T, Chang E, et al: Administration of cefazolin prior to skin incision is superior to cefazolin at cord clamping in preventing postcesarean infectious morbidity: a randomized controlled trial. Am J Obstet Gynecol 196:455, 2007

Swank ML, Wing DA, Nicolau DP, et al: Increased 3-gram cefazolin dosing for cesarean delivery prophylaxis in obese women. Am J Obstet Gynecol 213(3):415.e1, 2015

Tan PG, Norazilah MJ, Omar SZ: Hospital discharge on the first compared with the second day after a planned cesarean delivery: a randomized controlled trial. Obstet Gynecol 120(6):1273, 2012

Tanner J, Norrie P, Melen K: Preoperative hair removal to reduce surgical site infection. Cochrane Database Syst Rev 11:CD004122, 2011

Tarney CM: Bladder injury during cesarean delivery. Curr Womens Health Rev 9(2):70, 2013

The Joint Commission: Facts about the universal protocol. 2013. Available at: http://www.jointcommission.org/standards_information/up.aspx. Accessed May 12, 2013

The Joint Commission: Surgical care improvement project core measure set. 2016. Available at: http://www.jointcommission.org/assets/1/6/Surgical% 20Care%20Improvement%20Project.pdf. Accessed February 14, 2017

Theodoridis TD, Chatzigeorgiou KN, Zepiridis L, et al: A prospective randomized study for evaluation of wound retractors in the prevention of incision site infections after cesarean section. Clin Exp Obstet Gynecol 38(1):57, 2011

Tita AT, Hauth JC, Grimes A, et al: Decreasing incidence of postcesarean endometritis with extended-spectrum antibiotic prophylaxis. Obstet Gynecol 111(1):51, 2008

Tita AT, Landon MB, Spong CY, et al: Timing of elective repeat cesarean delivery at term and neonatal outcomes. N Engl J Med 360(2):111, 2009

Tita AT, Szychowski JM, Boggess K, et al: Adjunctive azithromycin prophylaxis for cesarean delivery. N Engl J Med 375(13):1231, 2016

Tolcher MC, Johnson RL, El-Nashar SA, et al: Decision-to-incision time and neonatal outcomes: a systematic review and meta-analysis. Obstet Gynecol 123(3):536, 2014

Tulandi T, Agdi M, Zarei A, Miner L, et al: Adhesion development and morbidity after repeat cesarean delivery. Am J Obstet Gynecol 201(1):56.e1, 2009

Tuuli MG, Liu J, Stout MJ, et al: A randomized trial comparing skin antiseptic agents at cesarean delivery. N Engl J Med 374(7):647, 2016a

Tuuli MG, Odibo AO, Fogertey P, et al: Utility of the bladder flap at cesarean delivery: a randomized controlled trial. Obstet Gynecol 119(4):815, 2012

Tuuli MG, Stout MJ, Martin S, et al: Comparison of suture materials for subcuticular skin closure at cesarean delivery. Am J Obstet Gynecol 215(4):490.e1, 2016b

Villar J, Carroli G, Zavaleta N, et al: Maternal and neonatal individual risks and benefits associated with caesarean delivery: multicentre prospective study. BJM 335:1025, 2007

Viney R, Isaacs C, Chelmow D: Intra-abdominal irrigation at cesarean delivery: a randomized controlled trial. Obstet Gynecol 119(6):1106, 2012

Walsh CA, Walsh SR: Extraabdominal vs intraabdominal uterine repair at cesarean delivery: a metaanalysis. Am J Obstet Gynecol 200(6):625.e1, 2009

Wang HY, Hong SK, Duan Y, et al: Tranexamic acid and blood loss during and after cesarean section: a meta-analysis. J Perinatol 35(10):818, 2015

Witt A, Döner M, Petricevic L, et al: Antibiotic prophylaxis before surgery vs after cord clamping in elective cesarean delivery: a double-blind, prospective, randomized, placebo-controlled trial. Arch Surg 146(12):1404, 2011

Worley KC, McIntire DD, Leveno KJ: The prognosis for spontaneous labor in women with uncomplicated term pregnancies: implications for cesarean delivery on maternal request. Obstet Gynecol 113(4):812, 2009

Wrench IJ, Allison A, Galimberti A, et al: Introduction of enhanced recovery for elective caesarean section enabling next day discharge: a tertiary centre experience. Int J Obstet Anesth 24(2):124, 2015

Wyckoff MH, Aziz K, Escobedo MB, et al: Part 13: Neonatal resuscitation: 2015 American Heart Association guidelines update for cardiopulmonary resuscitation and emergency cardiovascular care. Circulation 132(18 Suppl 2):S543, 2015

Wylie BJ, Gilbert S, Landon MB, et al: Comparison of transverse and vertical skin incision for emergency cesarean delivery. Obstet Gynecol 115(6):1134, 2010

Xodo S, Saccone G, Cromi A, et al: Cephalad-caudad versus transverse blunt expansion of the low transverse uterine incision during cesarean delivery. Eur J Obstet Gynecol Reprod Biol 202:75, 2016

Yildirim G, Güngördük K, Asıcıoğlu O, et al: Does vaginal preparation with povidone-iodine prior to caesarean delivery reduce the risk of endometritis? A randomized controlled trial. J Matern Fetal Neonatal Med 25(11):2316, 2012

Yossepowitch O, Baniel J, Livne PM: Urological injuries during cesarean section: intraoperative diagnosis and management. J Urol 172(1):196, 2004

Yost NP, Bloom SL, Sibley MK, et al: A hospital-sponsored quality improvement study of pain management after cesarean delivery. Am J Obstet Gynecol 190:1341, 2004

Young OM, Shaik IH, Twedt R, et al: Pharmacokinetics of cefazolin prophylaxis in obese gravidae at time of cesarean delivery. Am J Obstet Gynecol 213(4):541.e1, 2015

Zaphiratos V, George RB, Boyd JC, et al: Uterine exteriorization compared with in situ repair for cesarean delivery: a systematic review and meta-analysis. Can J Anaesth 62(11):1209, 2015

Zhu YP, Wang WJ, Zhang SL, et al: Effects of gum chewing on postoperative bowel motility after caesarean section: a meta-analysis of randomised controlled trials. BJOG 121(7):787, 2014

CAPÍTULO 31

Cesariana anterior

100 ANOS DE CONTROVÉRSIA	591
FATORES INFLUENTES	592
RISCOS DA VIA DE PARTO	593
CANDIDATAS À TENTATIVA DE TRABALHO DE PARTO	594
CONSIDERAÇÕES SOBRE TRABALHO DE PARTO E PARTO	597
RUPTURA DA CICATRIZ UTERINA	598
MÚLTIPLAS CESARIANAS PRÉVIAS REPETIDAS	599
PARTO VAGINAL APÓS CESARIANA – 2017	600

A ocorrência de gestação após uma cesariana, porém, nem sempre é isenta de riscos, pois há casos relatados em que houve ruptura da cicatriz uterina no período final de uma gestação subsequente. Também foi citado que as aderências que algumas vezes se formam entre o útero e a parede abdominal podem exercer uma influência deletéria nas gestações subsequentes.

— J. Whitridge Williams (1903)

Como se pode ver a partir da citação acima, há tempos se conhecem alguns dos principais problemas encontrados em mulheres com cesariana prévia. Poucas questões na obstetrícia moderna têm sido tão controversas como o manejo dessas mulheres. De fato, os perigos associados à ruptura uterina levaram à conhecida citação de Cragin em 1916: "Uma vez cesariana, sempre cesariana". Ao chegarmos à marca de 100 anos após o pronunciamento de Craig, a questão ainda não está definida.

100 ANOS DE CONTROVÉRSIA

No início do século XX, o parto cesáreo já se tornara relativamente seguro. Contudo, as mulheres que sobreviviam à primeira cirurgia e voltavam a engravidar corriam risco de ruptura da cicatriz uterina. Ainda assim, a possibilidade de ruptura não resultou na adesão estrita à cesariana sucessiva. De fato, Eastman (1950) descreveu uma taxa de 30% de partos vaginais após cesariana no Johns Hopkins Hospital. A incidência de ruptura uterina era de 2% com uma taxa de mortalidade materna associada de 10%. Durante a década de 1960, estudos observacionais sugeriram que o parto vaginal era uma opção razoável (Pauerstein, 1966; Pauerstein, 1969). É relevante ressaltar que ao longo da década de 1960 a taxa global de cesarianas era de apenas cerca de 5%. Desde então, à medida que aumentou a taxa de cesarianas primárias, aumentou também a taxa de cesarianas repetidas (Rosenstein, 2013).

Durante a década de 1980, foi convocada a National Institutes of Health (NIH) Consensus Development Conference (1981), que questionou a necessidade de repetição rotineira de cesariana em gestações sucessivas. Com o apoio e o estímulo do American College of Obstetricians and Gynecologists (1988, 1994), foram iniciadas tentativas entusiasmadas de realizar *parto vaginal após cesariana (PVAC)*. Essas tentativas foram muito bem-sucedidas, e as taxas de PVAC aumentaram de 3,4% em 1980 ao máximo de 28,3% em 1996. Essas taxas, em conjunto com o declínio concomitante nas taxas globais de cesariana nos Estados Unidos, são apresentadas na Figura 31-1.

À medida que aumentou a taxa de partos vaginais, também tornaram-se mais frequentes os relatos de morbidades materna e perinatal relacionadas com ruptura uterina (McMahon, 1996; Sachs, 1999). Com essas complicações, o entusiasmo com a *tentativa de trabalho de parto após cesariana (TTPAC)* diminuiu e estimulou o American College of Obstetricians and Gynecologists (1998) a alertar que essas tentativas só deveriam ser feitas em instituições apropriadamente equipadas com médicos *prontamente disponíveis*

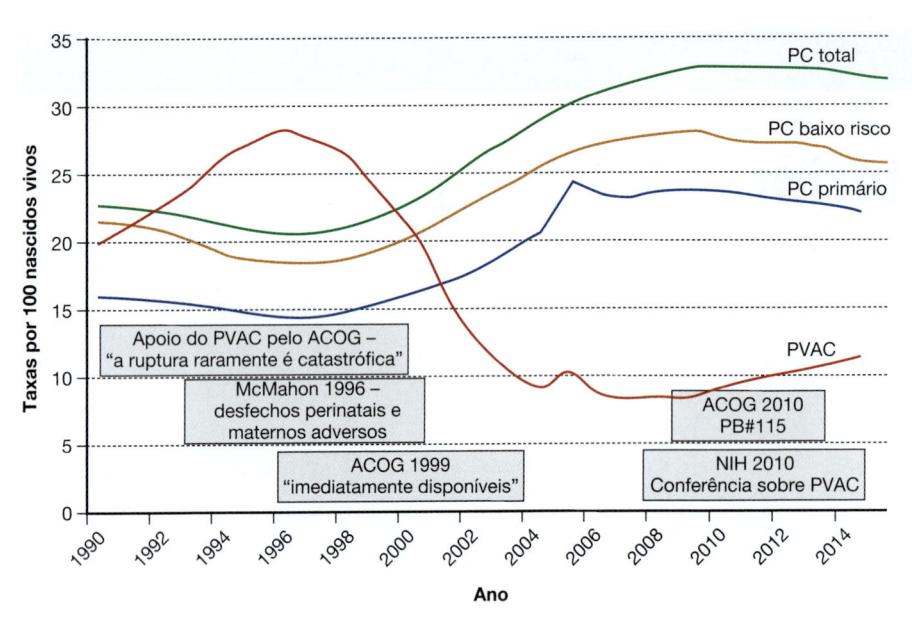

FIGURA 31-1 Taxas de parto cesáreo (PC) total, primário e de baixo risco e taxas de parto vaginal após cesariana (PVAC) nos Estados Unidos, 1989-2015. Os períodos apresentados nos retângulos representam episódios contemporâneos à época relacionados com essas taxas. ACOG, American College of Obstetricians and Gynecologists; NIH, National Institutes of Health; PB, boletins de prática (*practice bulletin*). (Dados de Hamilton, 2015, 2016; National Institutes of Health: NIH Consensus Development Conference, 2010.)

para prover cuidados emergenciais. Menos de 1 ano depois, o College (1999) recomendou que os médicos deveriam estar *imediatamente disponíveis*. Muitos acreditam que essa mudança em uma única palavra – de *prontamente* para *imediatamente* disponíveis – foi em grande parte responsável pelo declínio ao longo de uma década nas taxas nacionais de PVAC ilustrado na Figura 31-1 (Cheng, 2014; Leeman, 2013).

Uddin e colaboradores (2013) relataram a proporção de mulheres com cesariana anterior que foram submetidas a uma TTPAC. Esse número chegou ao máximo em 1995, quando pouco mais de metade dessas gestantes optou por essa opção. Desde aquela época, a proporção de mulheres submetidas à TTPAC caiu até um valor mínimo de cerca de 16% em 2006, tendo depois disso aumentado para 20 a 25% em 2009. Os pesquisadores ainda relataram que a porcentagem de PVACs alcançou seu pico em 2000, com cerca de 70% das mulheres obtendo sucesso, mas isso diminui depois para um valor mínimo de 38% em 2008 (Fig. 31-2).

Na realidade, diversos outros fatores inter-relacionados – tanto médicos quanto não médicos – sem dúvida contribuíram para a queda nas taxas de PVAC. Em razão de sua complexidade e importância, o Eunice Kennedy Shriver National Institute of Child Health and Human Development (NICHD) e o Office of Medical Applications of Research (OMAR) convocaram um painel de consenso (National Institutes of Health Consensus Development Conference Panel, 2010) para estudar os problemas com o PVAC. O relatório do painel inclui um resumo contemporâneo acerca dos riscos e dos benefícios da cesariana repetida *versus* o parto vaginal. Esses achados subsequentemente foram descritos com resumos das recomendações atuais de várias organizações profissionais. É importante observar que os dados da Califórnia indicam que as taxas de PVAC não aumentaram de maneira perceptível desde a NIH Consensus Conference de 2010 (Barger, 2013).

FATORES INFLUENTES

Para a mulher com cesariana prévia, o planejamento das futuras gestações e da via de parto deve começar com o aconselhamento antes da concepção, sendo novamente abordado durante o cuidado pré-natal. É importante ressaltar que qualquer decisão está sujeita a revisões de acordo com demandas que venham a surgir na gestação. Assumindo que não haja circunstâncias atenuantes, há duas opções básicas. Primeiro, a *TTPAC* oferece o objetivo de alcançar o *PVAC*. Se houver necessidade de cesariana durante a tentativa, denomina-se "insucesso na tentativa de trabalho de parto". A segunda opção é a *cesariana repetida eletiva (CRE)*. Nessa categoria, incluem-se cesarianas marcadas e não marcadas, porém planejadas no momento da entrada em trabalho de parto espontâneo ou qualquer outra indicação.

A decisão final deve considerar os fatores clínicos que sabidamente influenciam o sucesso da TTPAC, além dos riscos e benefícios. Como esperado, essas taxas variam conforme as instituições e os profissionais. Os fatores que influenciam o sucesso da TTPAC estão listados na Tabela 31-1. Por fim, fatores econômicos, relacionados à equipe médica e questões jurídicas podem moldar a decisão de oferecer TTPAC.

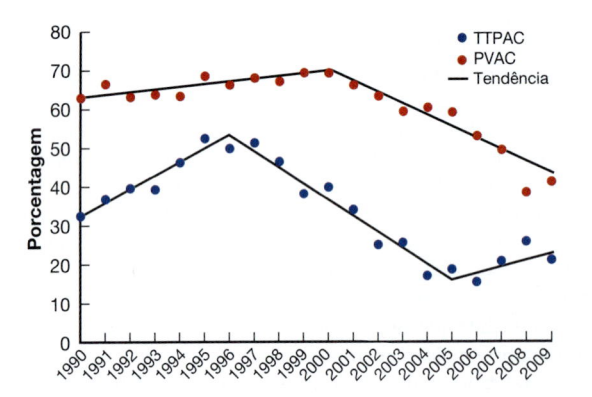

FIGURA 31-2 Porcentagem de nascimentos com tentativa de trabalho de parto entre todos os nascimentos com uma cesariana anterior e porcentagem de tentativas bem-sucedidas de trabalho de parto entre todas as tentativas após cesariana nos Estados Unidos, 1990-2009. TTPAC, tentativa de trabalho de parto após cesariana; PVAC, parto vaginal após cesariana. (Dados de Uddin SFG, Simon AE: Rates and success rates of trial of labor after cesarean delivery in the United States, 1990–2009. Matern Child Health J 17:1309, 2013.)

TABELA 31-1 Alguns fatores que influenciam o sucesso na tentativa de trabalho de parto em mulheres com cesariana anterior

Risco baixo	Favorecem o sucesso	Aumentam a taxa de insucesso	Risco alto[a]
Incisão transversal Parto vaginal prévio Aconselhamento adequado Equipe e equipamentos suficientes	Hospital de ensino Raça branca Trabalho de parto espontâneo Cesariana anterior por apresentação anômala 1 ou 2 incisões transversais prévias Indicação não recorrente Gestação prematura atual	Mãe solteira Aumento da idade materna Feto macrossômico Obesidade Apresentação pélvica Gestação múltipla Pré-eclâmpsia IGE > 40 semanas Incisão vertical baixa Incisão desconhecida Indução do trabalho de parto Doença clínica Múltiplas cesarianas prévias Escolaridade < 12 anos Intervalo curto entre gestações Preocupação com litigância judicial	Incisão clássica ou em T Ruptura prévia Recusa da paciente Cirurgia transfúndica Contraindicação obstétrica, p. ex., placenta prévia Instalações inadequadas

[a] A maioria considera esses fatores como contraindicações absolutas.
IGE, idade gestacional estimada.

RISCOS DA VIA DE PARTO

Com base nas evidências de que o risco de ruptura uterina pode ser maior que o esperado, o American College of Obstetricians and Gynecologists (1988, 1998, 1999, 2017a) publicou uma atualização em seus Practice Bulletins apoiando a tentativa de trabalho de parto, mas também estimulando uma abordagem mais cautelosa. O problema é que ambas as opções implicam riscos e benefícios para mãe e feto, mas nem sempre de forma congruente.

■ Riscos maternos

As taxas de ruptura uterina e as complicações associadas claramente aumentam com a TTPAC. As rupturas uterinas normalmente são classificadas como (1) *completas*, quando há separação de todas as camadas da parede uterina, ou (2) *incompletas*, quando há separação muscular, mas com o peritônio visceral intacto. A ruptura incompleta também é denominada *deiscência uterina*. Esses riscos justificam boa parte da angústia relacionada com a TTPAC. Contudo, alguns autores argumentam que tais fatores deveriam ter peso mínimo na decisão, uma vez que o risco absoluto seria baixo. Uma revisão sistemática de Guise e colaboradores (2010) concluiu que o risco de ruptura uterina era significativamente aumentado em mulheres submetidas a TTPAC – risco absoluto de 0,47% e risco relativo de 20,7% – em comparação com aquelas que escolhiam CRE.

A Maternal-Fetal Medicine Units Network conduziu um estudo prospectivo em 19 centros acadêmicos (Landon, 2004). Os desfechos de quase 18.000 mulheres submetidas à TTPAC foram comparados com mais de 15.000 gestantes submetidas à CRE. O risco absoluto de ruptura uterina foi de 0,7% em comparação com nenhuma ruptura relatada na coorte de CRE (Tab. 31-2). A maioria dos estudos sugere que a taxa de *mortalidade* materna não difere de forma significativa entre esses dois grupos (Landon, 2004; Mozurkewich, 2000). Porém, a revisão sistemática citada anteriormente de Guise (2010) concluiu que o risco de morte materna era significativamente reduzido em mulheres submetidas à TTPAC em comparação com CRE. Em um estudo de coorte retrospectivo canadense, a taxa de morte materna em mulheres submetidas a CRE foi de 5,6 por 100.000 casos em comparação com 1,6 por 100.000 naquelas submetidas à TTPAC (Wen, 2005).

As estimativas de *morbidade* materna também produziram resultados conflitantes. A revisão de Guise (2010) não observou diferenças significativas no risco de histerectomia ou de transfusão. Contudo, outra metanálise relatou que as mulheres submetidas à TTPAC tinham metade da chance de necessitar de transfusão sanguínea ou de histerectomia em comparação com aquelas submetidas à CRE (Mozurkewich, 2000). Por outro lado, no estudo da Network, os pesquisadores observaram que os riscos de transfusão e infecção foram significativamente maiores nas mulheres que tentavam TTPAC (Landon, 2004). Essa disparidade também é encontrada em outros estudos. É importante observar que, na comparação com a TTPAC bem-sucedida, o risco dessas complicações importantes foi cinco vezes maior com uma tentativa de parto vaginal falha (Babbar, 2013; Rossi, 2008).

■ Riscos fetais e neonatais

A TTPAC está associada a taxas significativamente maiores de *mortalidade perinatal* em comparação com a CRE. A taxa perinatal com a TTPAC é de 0,13% comparada com 0,05% para a CRE, e as taxas de mortalidade neonatal são de 0,11 *versus* 0,06%, respectivamente (Guise, 2010). Em outro estudo com quase 25.000 mulheres com cesariana anterior, o risco de morte perinatal relacionada ao parto vaginal foi de 1,3 por 1.000 entre as 15.515 que optaram pela TTPAC. Embora o risco absoluto seja pequeno, ele é *11 vezes maior* do que o encontrado nas 9.014 mulheres no grupo com CRE (Smith, 2002).

A TTPAC também parece estar associada a maior risco de *encefalopatia hipóxico-isquêmica (EHI)* em comparação com a CRE. No estudo da Network, a incidência relatada de EHI a termo foi de 46 por 100.000 TTPACs em comparação com nenhum caso nas gestantes submetidas a CRE (Landon, 2004).

Na revisão sistemática, o risco absoluto de *taquipneia transitória do recém-nascido* é ligeiramente maior com CRE em comparação com a TTPAC – 4,2 vs. 3,6% (Guise, 2010). Contudo, a ventilação com com balão autoinflável e máscara foi usada com maior

TABELA 31-2 Complicações em mulheres com cesariana anterior inscritas na Maternal-Fetal Medicine Units Network do NICHD, 1999-2002

Complicação	Grupo com tentativa de trabalho de parto n = 17.898 Nº (%)	Grupo com cesariana repetida eletiva n = 15.801 Nº (%)	Razão de chances (IC de 95%)	Valor de p
Ruptura uterina	124 (0,7)	0	NA	< 0,001
Deiscência uterina	119 (0,7)	76 (0,5)	1,38 (1,04–1,85)	0,03
Histerectomia	41 (0,2)	47 (0,3)	0,77 (0,51–1,17)	0,22
Doença tromboembólica	7 (0,04)	10 (0,1)	0,62 (0,24–1,62)	0,32
Transfusão	304 (1,7)	158 (1,0)	1,71 (1,41–2,08)	< 0,001
Infecção uterina	517 (2,9)	285 (1,8)	1,62 (1,40-1,87)	< 0,001
Morte materna	3 (0,02)	7 (0,04)	0,38 (0,10-1,46)	0,21
Natimortalidade anteparto[a]				
37-38 semanas	18 (0,4)	8 (0,1)	2,93 (1,27-6,75)	0,008
≥ 39 semanas	16 (0,2)	5 (0,1)	2,70 (0,99-7,38)	0,07
Natimortalidade intraparto[a]	2	0	NA	NS
EHI a termo[a]	12 (0,08)	0	NA	< 0,001
Morte neonatal a termo[a]	13 (0,08)	7 (0,05)	1,82 (0,73-4,57)	0,19

[a]O denominador é 15.388 no grupo tratado com tentativa de parto normal e 15.014 no grupo com cesariana eletiva repetida.
IC, intervalo de confiança; EHI, encefalopatia hipóxico-isquêmica; NA, não aplicável; NICHD, National Institute of Child Health and Human Development; NS, não significativo.
Adaptada de Landon, 2004.

frequência em neonatos nascidos após TTPAC em comparação com CRE – 5,4 vs. 2,5%. Por fim, não houve diferenças significativas no índice de Apgar de 5 minutos ou nas taxas de admissão em unidade de terapia intensiva neonatal para neonatos nascidos após TTPAC* ou com CRE. Traumas de parto por laceração são mais encontrados em neonatos nascidos por CRE.

CANDIDATAS À TENTATIVA DE TRABALHO DE PARTO

Há poucos dados de alta qualidade disponíveis para orientar a seleção das candidatas à TTPAC. Em um estudo de coorte de base populacional com 41.450 mulheres que deram à luz em hospitais da Califórnia, Gregory e colaboradores (2008) relataram uma taxa de sucesso com a TTPAC de 74% quando não havia complicações maternas, fetais ou placentárias. Foram desenvolvidos vários algoritmos e nomogramas para auxiliar na previsão, mas nenhum deles demonstrou valor prognóstico razoável (Grobman, 2007b, 2008, 2009; Macones, 2006; Metz, 2013; Srinivas, 2007). Porém, um modelo preditivo para insucesso na prova de trabalho de parto mostrou-se com algum valor para previsão de ruptura ou de deiscência uterina (Stanhope, 2013). Apesar dessas limitações de precisão, diversos pontos são pertinentes para a avaliação dessas mulheres e serão descritos nas próximas seções. As recomendações atuais do American College of Obstetricians and Gynecologists (2017a) são para que a maioria das mulheres com uma cesariana anterior realizada com histerotomia transversal baixa seja considerada candidata e, se apropriado, essas mulheres devam ser aconselhadas a respeito das opções de TTPAC e CRE. Embora não seja a nossa prática, aquelas com duas incisões transversais baixas prévias podem ser consideradas candidatas à TTPAC.

---

* N. de R.T. Na verdade, o estudo de Guise (2010) mostra um número ligeiramente maior de traumas neonatais nos bebês nascidos após TTPAC.

■ Incisão uterina prévia

Tipo de incisão prévia

O tipo e o número de cesarianas anteriores são fatores importantes na recomendação de TTPAC. As mulheres com uma única histerotomia transversal baixa anterior são as que têm risco mais baixo de ruptura sintomática da cicatriz (Tab. 31-3). Os riscos são mais altos nos casos com incisões verticais prévias que se estendam ao fundo uterino, como apresentado na Figura 31-3. É importante ressaltar que, em algumas gestantes, a cicatriz clássica se romperá antes do início do trabalho de parto, e isso pode ocorrer várias semanas antes de a gravidez chegar ao termo. Em uma revisão feita com 157 mulheres com cesariana anterior

TABELA 31-3 Tipos de incisão uterina prévia e riscos estimados de ruptura uterina

Incisão prévia	Taxa estimada de ruptura (%)
Clássica	2-9
Em forma de T	4-9
Vertical baixa[a]	1-7
Uma transversal baixa	0,2-0,9
Múltiplas transversais baixas	0,9-1,8
Parto cesáreo prévio pré-termo	"Aumentada"
Ruptura uterina prévia	
Segmento inferior	2-6
Segmento superior	9-32

[a]Ver definições no texto.
Dados de American College of Obstetricians and Gynecologists, 2017a; Cahill, 2010b; Chauhan, 2002; Landon, 2006; Macones, 2005a,b; Martin, 1997; Miller, 1994; Sciscione, 2008; Society for Maternal-Fetal Medicine, 2012; Tahseen, 2010.

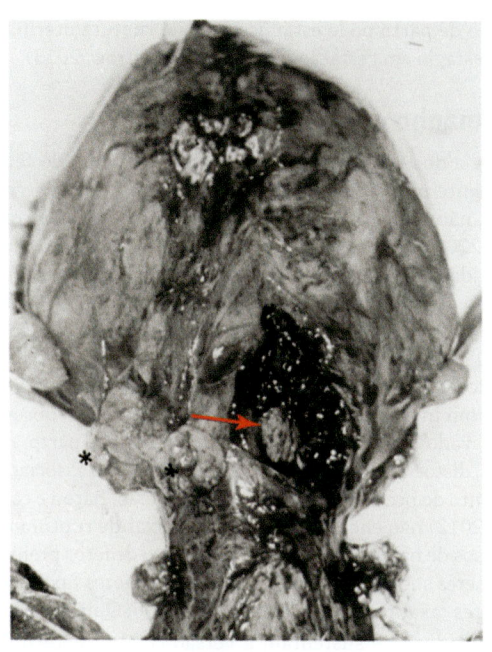

FIGURA 31-3 Rompimento de cicatriz vertical de cesariana (*seta*) identificado no momento de cesariana repetida e ocorrido no início do trabalho de parto. Os dois asteriscos pretos à esquerda indicam alguns sítios de omento densamente aderido.

com incisão clássica, uma paciente teve ruptura completa do útero antes do início do trabalho de parto, enquanto 9% tiveram deiscência uterina (Chauhan, 2002).

O risco de ruptura uterina em mulheres com incisão vertical prévia que não tenha se estendido ao fundo não está claro. Martin (1997) e Shipp (1999) e colaboradores relataram que, com tais incisões verticais baixas, não se observou aumento do risco de ruptura em comparação com as incisões transversais baixas. O American College of Obstetricians and Gynecologists (2017a) concluiu que, ainda que as evidências sejam limitadas, as mulheres com incisão vertical prévia no segmento uterino inferior sem extensão ao fundo podem ser candidatas à TTPAC. Já as incisões uterinas clássicas ou em forma de T são consideradas contraindicações ao trabalho de parto.

Embora haja poucas indicações para uma incisão clássica primária, 53% das mulheres submetidas à cesariana entre $24^{0/7}$ e $25^{6/7}$ semanas têm essas incisões (Osmundson, 2013). Com 28 semanas de gestação, o risco cai para 35% e diminui para < 10% com 32 semanas. A probabilidade da incisão uterina clássica também aumenta nas apresentações não cefálicas. Nesses casos – por exemplo, feto pré-termo com apresentação pélvica com com segmento inferior não desenvolvido –, segmento inferior –, a incisão "vertical baixa" quase invariavelmente se estende ao segmento ativo. O parto cesáreo prematuro prévio pode resultar em aumento de duas vezes no risco de ruptura (Sciscione, 2008). Isso talvez possa ser explicado, em parte, pela maior probabilidade com um feto pré-termo de extensão da incisão uterina para a porção superior. Lannon e colaboradores (2015) compararam 456 mulheres com cesariana prévia periviável com mais de 10.000 mulheres cuja cesariana prévia tinha ocorrido a termo. Eles observaram ruptura uterina em 1,8% no grupo periviável prévio *versus* 0,4% no grupo a termo prévio. Entre as rupturas uterinas no grupo periviável, metade ocorreu em mulheres cuja incisão uterina prévia foi descrita como transversal baixa. Harper e colaboradores (2009) não confirmaram esses achados.

Há também considerações especiais a serem feitas em relação às mulheres com malformação uterina submetidas à cesariana. Os relatos iniciais sugeriam aumento do risco de ruptura uterina em gravidez subsequente em comparação ao risco daquelas com uma histerotomia transversal baixa prévia e útero normalmente formado (Ravasia, 1999). Porém, em um estudo de 103 mulheres com anomalias de ductos müllerianos, não houve casos de ruptura uterina (Erez, 2007). Dada a grande abrangência do risco de ruptura uterina associada aos diversos tipos de incisões uterinas, não é surpreendente que a maioria dos *fellows* do American College of Obstetricians and Gynecologists considere que o tipo de incisão prévia seja o fator mais importante quando se considera a possibilidade de TTPAC (Coleman, 2005).

Fechamento da incisão prévia

Conforme discutido no Capítulo 30 (p. 577), a incisão de histerotomia transversal baixa pode ser suturada em 1 ou 2 camadas. Uma metanálise de Roberge e colaboradores (2014) comparou o fechamento em camada simples *versus* dupla e a sutura com bloqueio *versus* sem bloqueio para o fechamento uterino. Eles relataram que as taxas de deiscência uterina ou de ruptura uterina para esses fechamentos não diferiam de maneira significativa. Porém, o fechamento em camada única e o bloqueio da primeira camada foi associado a redução da espessura miometrial durante as medições ultrassonográficas subsequentes. Em contrapartida, Bennich e colaboradores (2016) relataram que o fechamento em camada dupla não aumentava a espessura residual do miométrio quando a ultrassonografia com contraste de solução salina era feita com vários meses de pós-parto. No Parkland Hospital, procedemos rotineiramente à sutura da incisão em segmento inferior com uma única linha de sutura contínua com bloqueio.

Número de incisões de cesariana prévias

Pelo menos três estudos relatam a duplicação ou triplicação da taxa de ruptura em mulheres com duas histerotomias transversas em comparação com apenas uma (Macones, 2005a; Miller, 1994; Tahseen, 2010). Por outro lado, a análise do banco de dados da Network feita por Landon e colaboradores (2006) não confirmou essas conclusões. Esses autores relataram uma diferença insignificante na taxa de ruptura uterina em 975 mulheres com múltiplas cesarianas prévias em comparação com 16.915 mulheres com uma única cesariana prévia – 0,9 vs. 0,7%, respectivamente. Conforme discutido na p. 599, outras morbidades maternas graves aumentam com o número de cesarianas prévias (Marshall, 2011).

Imagem da incisão prévia

A medição ultrassonográfica de histerotomia prévia tem sido usada para previsão da probabilidade de ruptura. Falhas grandes em útero não gravídico indicam maior risco de ruptura subsequente (Osser, 2011). Naji e colaboradores (2013a,b) observaram que a *espessura residual do miométrio* é reduzida à medida que a gestação progride e que a ruptura mantém correlação com cicatrizes mais delgadas. Em uma revisão sistemática, as mulheres com cesariana transversal baixa prévia foram submetidas a avaliação ultrassonográfica no terceiro trimestre (Jastrow, 2010a). Os pesquisadores concluíram que a espessura do segmento uterino inferior era um forte preditor de defeito na cicatriz uterina em mulheres com cesariana prévia. Eles definiram esse segmento como a menor medida entre a urina na bexiga materna e o líquido amniótico.

Dito isso, eles não encontraram um valor de ponto de corte ideal para a recomendação de TTPAC. Este mesmo grupo subsequentemente recrutou 1.856 mulheres que contemplavam o parto vaginal após uma única incisão transversal baixa, medindo por ultrassonografia a espessura do segmento uterino inferior entre 34 e 39 semanas (Jastrow, 2016). Eles agruparam as mulheres em três categorias de risco para ruptura uterina durante a TTPAC com base no valor do segmento medido: alto risco < 2,0 mm; risco intermediário 2,0-2,4 mm; e baixo risco ≥ 2,5 mm. As taxas de TTPAC foram de 9, 42 e 61% nas três categorias, respectivamente. Entre as 984 TTPACs, não houve ruptura uterina sintomática. Em geral, os dados são limitados, e essa avaliação atualmente não é parte de nossa prática de rotina.

■ Ruptura uterina prévia

As mulheres que tiveram ruptura uterina têm maior risco de recorrência. Como mostra a Tabela 31-3, aquelas com ruptura prévia de segmento inferior apresentam risco de recorrência de até 6%, enquanto as rupturas prévias de segmento superior determinam risco entre 9 e 32% (Reyes-Ceja, 1969; Ritchie, 1971). Fox e colaboradores (2014) relataram 14 mulheres com ruptura uterina prévia e 30 mulheres com deiscência uterina prévia. Em 60 gestações subsequentes, eles relataram não ter havido ruptura uterina nem complicações graves se as mulheres eram manejadas de forma padronizada com cesariana antes do início do trabalho de parto.

■ Intervalo entre nascimentos

Os estudos feitos com ressonância magnética sobre cicatrização do miométrio sugerem que, para involução uterina completa e restauração anatômica do útero, talvez sejam necessários no mínimo 6 meses (Dicle, 1997). Para explorar em mais detalhes essa questão, Shipp e colaboradores (2001) estudaram a relação entre intervalo entre nascimentos e ruptura uterina em 2.409 mulheres que tiveram uma cesariana prévia. Houve 29 mulheres com ruptura uterina – 1,4%. Intervalos ≤ 18 meses entre as gestações foram associados a um aumento de três vezes no risco de ruptura sintomática durante TTPAC subsequente quando comparados a intervalos > 18 meses. De modo semelhante, Stamilio e colaboradores (2007) observaram aumento de três vezes no risco de ruptura uterina nas mulheres com intervalos entre gestações < 6 meses em comparação às com intervalos ≥ 6 meses.

■ Parto vaginal prévio

Qualquer parto vaginal anterior, seja antes ou após uma cesariana, melhora o prognóstico de parto vaginal subsequente, seja com trabalho de parto espontâneo ou induzido (Aviram, 2017; Grinstead, 2004; Hendler, 2004; Mercer, 2008). O parto vaginal anterior também reduz o risco de ruptura uterina subsequente e de outras morbidades (Cahill, 2006; Hochler, 2014; Zelop, 1999).

■ Indicação da cesariana prévia

As mulheres sem recorrência da indicação – por exemplo, apresentação pélvica – são as que apresentam maior taxa de PVAC, próxima de 90% (Wing, 1999). Aquelas com cesariana prévia indicada por comprometimento fetal têm taxa de PVAC de cerca de 80%, e aquelas cuja indicação tenha sido parada no trabalho de parto têm taxa de PVAC de cerca de 60% (Bujold, 2001; Peaceman, 2006). A cesariana prévia ocorrida no segundo estágio do trabalho de parto pode estar associada a ruptura uterina de segundo estágio em gestação subsequente (Jastrow, 2013).

■ Tamanho e situação fetal

A maioria dos estudos demonstra que o tamanho do feto é inversamente proporcional às taxas de PVAC. O risco de ruptura uterina não tem associação forte com o peso. Zelop e colaboradores (2001) estudaram os desfechos de quase 2.750 mulheres submetidas à TTPAC e a taxa de ruptura uterina aumentou – embora não de forma significativa – conforme o aumento do peso fetal. A taxa foi de 1,0% para um peso fetal < 4.000 g, 1,6% para > 4.000 g e 2,4% para > 4.250 g. Da mesma forma, Jastrow e colaboradores (2010b), em um estudo retrospectivo de 2.586 mulheres com incisão uterina transversal baixa prévia, observaram risco elevado de falha na tentativa de trabalho de parto, ruptura uterina, distocia de ombro e laceração perineal em associação com o aumento do peso ao nascer. De modo inverso, Baron e colaboradores (2013) não encontraram maiores taxas de ruptura uterina com pesos de nascimento > 4.000 g. No caso de fetos prematuros, as mulheres submetidas a TTPAC tinham maiores taxas de PVAC e menores taxas de ruptura (Durnwald, 2006; Quiñones 2005).

Os dados que sustentam a versão cefálica externa (VCE) para a apresentação pélvica são limitados e derivam de estudos pequenos (Burgos, 2014; Weill, 2017). A partir deles, as taxas de sucesso da VCE e de eventos adversos parecem comparáveis às das mulheres sem cesariana prévia. O American College of Obstetricians and Gynecologists (2016) reconhece essa ausência de dados robustos. No Parkland Hospital, não tentamos a VCE nas mulheres com cesariana prévia.

■ Gestação múltipla

A gestação gemelar não parece aumentar o risco de ruptura uterina. Ford e colaboradores (2006) analisaram 1.850 dessas mulheres com gêmeos e relataram taxa de 45% de sucesso de PVAC e taxa de ruptura de 0,9%. Estudos semelhantes realizados por Cahill (2005) e Varner (2007) e colaboradores relataram taxas de ruptura de 0,7 a 1,1% e taxas de PVAC de 75 a 85%. De acordo com o American College of Obstetricians and Gynecologists (2017a), as mulheres com gêmeos e histerotomia transversal baixa prévia podem ser submetidas com segurança à TTPAC.

■ Obesidade materna

Múltiplos estudos relataram uma relação inversa entre o índice de massa corporal (IMC) antes da gestação e as taxas de PVAC. Hibbard e colaboradores (2006) relataram as seguintes taxas: 85% com IMC normal, 78% com IMC entre 25 e 30, 70% com IMC entre 30 e 40 e 61% com IMC ≥ 40. Juhasz e colaboradores (2005) relataram dados semelhantes.

■ Morte fetal

A maioria das mulheres com cesariana prévia e morte fetal na atual gestação prefere parto vaginal. Embora não haja preocupação com o feto, os dados disponíveis sugerem aumento dos riscos maternos. Quase 46.000 mulheres com cesariana prévia no banco de dados da Network tiveram um total de 209 mortes fetais com idade gestacional média de 32,8 semanas (Ramirez, 2010). Houve 158 mulheres que optaram por TTPAC, com taxa de PVAC de 87%. Em todo o grupo de TTPAC, a taxa de ruptura uterina foi de

2,4%. Entre as 116 mulheres submetidas à indução do trabalho de parto, houve 5 rupturas uterinas (3,4%).

CONSIDERAÇÕES SOBRE TRABALHO DE PARTO E PARTO

■ Momento

O American College of Obstetricians and Gynecologists e a Society for Maternal-Fetal Medicine (2017b) recomendam a postergação dos partos sem indicação médica até se completar pelo menos 39 semanas de gestação. Como mostra a Figura 31-4, foram relatadas morbidades neonatais substanciais e significativas com nascimento eletivo antes de completadas 39 semanas (Chiossi, 2013; Clark, 2009). Assim, se estiver sendo planejada a CRE, é essencial assegurar a maturidade fetal.

A American Academy of Pediatrics e o American College of Obstetricians and Gynecologists (2017) definiram as seguintes diretrizes para o momento da cesariana eletiva, e a definição da idade gestacional é adequada com qualquer desses critérios.

1. As medidas ultrassonográficas feitas antes de 20 semanas de gestação sustentam uma idade gestacional ≥ 39 semanas.
2. Os batimentos cardíacos fetais foram comprovados por 30 semanas com ultrassonografia com Doppler.
3. O teste de subunidade β da gonadotrofina coriônica humana (β-hCG) foi positivo no soro ou na urina por período ≥ 36 semanas.

■ Cuidados intraparto

Em razão do risco de ruptura uterina nas gestantes submetidas à TTPAC, a American Academy of Pediatrics e o American College of Obstetricians and Gynecologists (2017) recomendam que essas tentativas sejam realizadas apenas em instituições com equipe imediatamente disponível para prover cuidados emergenciais. Além disso, esses centros devem ter um plano de cuidados e os recursos para o caso de ruptura uterina. Alguns autores argumentam que essas determinações negam às mulheres acesso pleno a opções. Por exemplo, em uma pesquisa inicial nos hospitais de Ohio, 15% das instituições de nível I, 63% das de nível II e 100% das de nível III cumpriam essas exigências (Lavin, 2002). Além disso, em uma pesquisa realizada por um grupo de trabalho sobre anestesia obstétrica, relatou-se que, devido a limitações de pessoal, a TTPAC era permitida em apenas 88% dos hospitais com número ≥ 1.500 de partos por ano, em 59% daqueles com 500 a 1.499 partos e em 43% daqueles com < 500 nascimentos (Traynor, 2016). Em alguns casos, as mulheres optaram por tentar a TTPAC em um centro obstétrico ou em casa (Shields, 2017).

■ Maturação do colo e estimulação do trabalho de parto

A indução do trabalho de parto está associada a maior taxa de insucesso durante a TTPAC. Contudo, os riscos de ruptura uterina são menos claros com indução ou aceleração, com exceção do uso de prostaglandina E_1 – misoprostol –, que é contraindicado (American College of Obstetricians and Gynecologists, 2017a). Embora, em sua maioria, as instituições não sejam tão conservadoras, no Parkland Hospital não induzimos nem aceleramos o trabalho de parto por meios medicamentosos nas gestantes que optam por TTPAC. Em vez disso, optamos apenas pela indução por amniotomia. Outras considerações são evitar indução ou aceleração em gestantes cujo tipo de incisão prévia seja desconhecido, em caso de colo desfavorável ou gestação com > 40 semanas.

Ocitocina

Em alguns estudos, a indução e a aceleração do trabalho de parto com ocitocina foram *implicadas* no aumento da taxa de ruptura uterina nas mulheres submetidas à TTPAC (Zelop, 1999). No estudo da Network relatado por Landon e colaboradores (2004), a ruptura uterina foi mais frequente naquelas mulheres cujo trabalho de parto foi induzido apenas com ocitocina – 1,1% – em comparação com aquelas que evoluíram com trabalho de parto espontâneo – 0,4%. A aceleração do trabalho de parto foi associada à ruptura uterina em 0,9% dos casos. Nas parturientes incluídas nesse estudo que nunca haviam tido parto vaginal, o risco de ruptura uterina associada à indução com ocitocina foi de 1,8% – um aumento de quatro vezes em comparação com o trabalho de parto espontâneo (Grobman, 2007a). Por outro lado, em um estudo de caso-controle, a indução não esteve associada a aumento no risco de ruptura (Harper, 2012a). Cahill (2008) e Goetz (2001) e colaboradores relataram risco de ruptura relacionado com a dose no uso de ocitocina.

Prostaglandinas

As várias preparações de prostaglandina comumente utilizadas para maturação do colo uterino ou para indução do trabalho de parto são discutidas no Capítulo 26 (p. 506). Como grupo, a segurança do seu uso em gestantes com cesariana prévia não está bem definida em razão de dados conflitantes.

No caso do misoprostol (PGE_1), Wing e colaboradores (1998) o compararam com a ocitocina para indução do trabalho de parto em mulheres com cesariana anterior. Eles interromperam o ensaio depois que 2 das primeiras 17 gestantes inscritas para o misoprostol evoluíram com ruptura uterina. Outros estudos confirmaram esse achado, e a maioria considera contraindicado o uso de misoprostol (American College of Obstetricians and Gynecologists, 2017a).

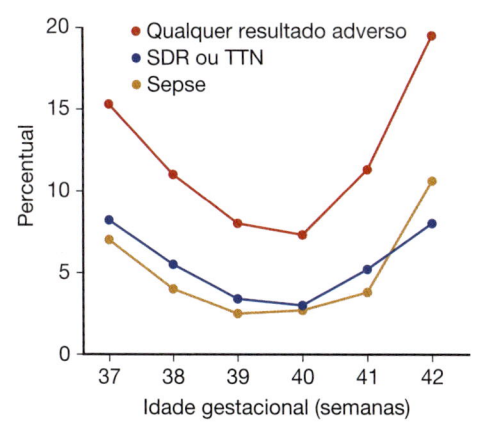

FIGURA 31-4 Taxas de morbidade neonatal encontradas em 13.258 cesarianas repetidas eletivas. Em qualquer resultado adverso está incluída a morte. Em sepse, estão incluídos os casos suspeitos e confirmados. SDR, síndrome da disfunção respiratória; TTN, taquipneia transitória do neonato. (Dados de Tita AT, Landon MB, Spong CY, et al: Timing of elective repeat cesarean delivery at term and neonatal outcomes. N Engl J Med 360(2):111, 2009.)

Entre as outras prostaglandinas, os estudos que avaliam seu uso para a indução são contraditórios. Ravasia e colaboradores (2000) compararam o índice de ruptura uterina em 172 mulheres tratadas com gel de prostaglandina E_2 com 1.544 mulheres em trabalho de parto espontâneo. A taxa de ruptura foi significativamente maior nas mulheres tratadas com gel de PGE_2 – 2,9% – comparado com 0,9% naquelas com trabalho de parto espontâneo. Lydon-Rochelle e colaboradores (2001) encontraram resultados semelhantes. Porém, no estudo da Network citado anteriormente, houve taxa de ruptura uterina de 1,4% quando se utilizou qualquer prostaglandina em combinação com ocitocina (Landon, 2004). Contudo, no subgrupo de 227 mulheres nas quais o trabalho de parto foi induzido apenas com prostaglandina, não se observaram rupturas. Achados semelhantes foram relatados com o uso intravaginal de prostaglandinas, o qual não esteve associado a aumento no risco de ruptura uterina (Macones, 2005b). Esses autores, assim como Kayani e colaboradores (2005), observaram que a utilização sequencial de prostaglandina e ocitocina esteve associada a um aumento de três vezes no risco de ruptura em comparação com o trabalho de parto espontâneo.

Métodos mecânicos

Os estudos relativos ao uso de cateter de Foley transcervical para maturação cervical e indução do trabalho de parto em mulheres com cesariana prévia são limitados (Ben-Aroya, 2002; Jozwiak, 2014). Em um estudo retrospectivo de 2.479 mulheres com cesariana prévia, o risco de ruptura uterina usando um cateter de Foley transcervical para indução do trabalho de parto (1,6%) não foi significativamente maior que aquele do trabalho de parto espontâneo (1,1%) ou do uso de amniotomia com ou sem ocitocina (1,2%) (Bujold, 2004). Em contrapartida, Hoffman (2004) descreveu 138 mulheres submetidas à maturação cervical pré-indução com cateter de Foley em comparação com 536 mulheres com trabalho de parto espontâneo. Eles observaram um risco significativo e inesperadamente alto de ruptura uterina durante o trabalho de parto após maturação cervical com cateter de Foley em comparação com o início espontâneo do trabalho de parto (6,5 vs. 1,9%).

■ Analgesia peridural

As preocupações sobre se a analgesia peridural para o trabalho de parto poderia mascarar a dor da ruptura uterina não foram investigadas. Menos de 10% das mulheres com separação da cicatriz sentem dor e apresentam sangramento, sendo as desacelerações na frequência cardíaca fetal o sinal mais provável (Kieser, 2002). Isto posto, Cahill e colaboradores (2010a) comprovaram que a administração peridural mais frequente esteve associada a taxas maiores de ruptura uterina. As taxas de PVAC são semelhantes, e algumas vezes mais altas, entre as mulheres tratadas com analgesia peridural durante o trabalho de parto em comparação àquelas usando outras formas de analgesia (Aviram, 2017; Shmudi, 2017). Possivelmente relacionados, quase um quarto dos PVACs foram finalizados com fórceps ou extração a vácuo (Inbar, 2017). A American Academy of Pediatrics e o American College of Obstetricians and Gynecologists (2017) concluíram que a analgesia peridural pode ser usada com segurança durante a TTPAC.

■ Exploração da cicatriz uterina

Após PVAC, alguns médicos rotineiramente comprovam a integridade da cicatriz prévia introduzindo sua mão pelo colo dilatado e passando-a pela superfície interna do segmento uterino inferior. Entretanto, outros consideram desnecessária a exploração do útero rotineira. Em um estudo longitudinal de 3.469 mulheres submetidas ao PVAC, 7 deiscências uterinas e 1 ruptura uterina geraram uma taxa global de eventos de 0,23% (Silberstein, 1998). Eles concluíram que a avaliação transcervical só deveria ser realizada em mulheres sintomáticas.

Atualmente, os benefícios da avaliação rotineira da cicatriz em mulheres assintomáticas não estão claros, embora a correção cirúrgica de uma deiscência seja necessária se for encontrado sangramento significativo. Nossa rotina é examinar os locais onde tenha sido feita a histerotomia prévia. Qualquer decisão sobre laparotomia e reparo deve levar em consideração a extensão da laceração, se houve penetração na cavidade peritoneal e se há sangramento ativo.

RUPTURA DA CICATRIZ UTERINA

■ Diagnóstico

A evolução do trabalho de parto em gestantes em TTPAC é semelhante ao trabalho de parto normal e não há qualquer padrão específico que preveja a ruptura uterina (Graseck, 2012; Harper, 2012b; Sondgeroth, 2017). Antes da ocorrência de choque hipovolêmico, os sinais e sintomas físicos encontrados nas mulheres com ruptura uterina podem parecer estranhos, a não ser que esta possibilidade seja mantida em mente. Por exemplo, o hemoperitônio causado por ruptura uterina pode resultar em irritação diafragmática com dor referida no tórax. Isso pode direcionar o médico para o diagnóstico de embolia pulmonar ou de líquido amniótico em vez de ruptura uterina. Conforme mostrado na Figura 31-5, o sinal mais comum de ruptura uterina é um padrão não tranquilizador de frequência cardíaca fetal com desacelerações variáveis que podem evoluir para desacelerações tardias e bradicardia. Em 36 casos de ruptura durante TTPAC, houve sinais fetais de ruptura uterina em 24 deles, sinais maternos em 8 e uma combinação de sinais maternos e fetais em 3 (Holmgren, 2012). Poucas mulheres experimentam cessação das contrações após

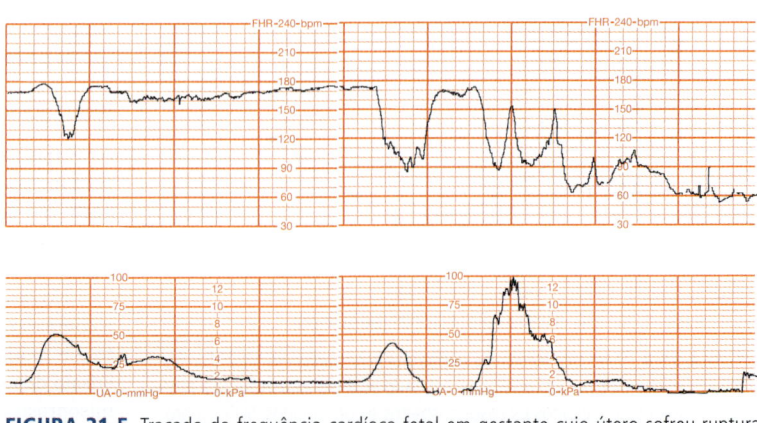

FIGURA 31-5 Traçado da frequência cardíaca fetal em gestante cujo útero sofreu ruptura durante o trabalho de parto no momento em que fazia força expulsiva. A ruptura aparentemente estimulou um reflexo de empurrar, após o qual o tônus uterino foi reduzido e a bradicardia fetal se agravou.

ruptura uterina, e a utilização de cateteres de pressão intrauterina não auxilia no diagnóstico (Rodriguez, 1989).

Em algumas mulheres, o aspecto clínico da ruptura uterina é idêntico ao do descolamento de placenta. Na maioria, contudo, é impressionante como a dor e a sensibilidade à palpação são tão discretos. Além disso, como a maioria das parturientes é tratada com narcóticos ou analgesia peridural para controle do desconforto, a dor e a sensibilidade à palpação talvez não sejam evidentes inicialmente. O problema em geral se torna evidente pelo sofrimento fetal e, ocasionalmente, em razão da hipovolemia materna por hemorragia oculta.

Se a apresentação fetal já estiver insinuada na pelve durante o trabalho de parto, a perda do plano da apresentação pode ser detectada pelo exame pélvico. Se o feto tiver sofrido extrusão parcial ou total pelo local da ruptura, a palpação abdominal ou vaginal poderá ajudar a identificar a parte de apresentação, que terá se afastado do estreito superior da pelve fortemente contraído ao lado do feto. A ultrassonografia pode ser útil.

■ Período entre decisão e retirada do feto

Com a ruptura do útero e a expulsão do feto para a cavidade peritoneal, as chances de sobrevivência do feto são pequenas, sendo que as taxas de mortalidade relatadas variam entre 50 e 75%. *As chances do feto dependem do grau de integridade da implantação placentária, ainda que esse grau possa variar no prazo de minutos.* Havendo ruptura, a única chance de sobrevivência do feto é sua remoção imediata – na maioria das vezes por meio de laparotomia –, caso contrário, a hipoxia é inevitável. Se a ruptura for seguida por descolamento total da placenta, poucos fetos serão salvos ilesos. *Portanto, mesmo em circunstâncias ideais, alguns desfechos fetais serão prejudicados.* As experiências relatadas de Utah são instrutivas (Holmgren, 2012). Das 35 pacientes em trabalho de parto que tiveram ruptura uterina, o período entre decisão e retirada do feto foi < 18 minutos em 17, e nenhum desses neonatos teve resultado neurológico adverso. Dos 18 nascidos > 18 minutos após a decisão tomada, os 3 neonatos com incapacidade neurológica em longo prazo foram retirados em 31, 40 e 42 minutos. Não houve óbitos, mas sim morbidade neurológica neonatal grave em 8% desses 35 casos de ruptura uterina.

Em um estudo utilizando o Swedish Birth Registry, Kaczmarczyk e colaboradores (2007) observaram que o risco de morte neonatal após ruptura uterina era de 5%. No estudo da Network citado anteriormente, 7 das 114 rupturas uterinas associadas com TTPAC (6%) foram complicadas pelo desenvolvimento de EHI neonatal (Spong, 2007).

É incomum que haja morte materna por ruptura uterina. Entre as 2,5 milhões de mulheres que deram à luz no Canadá entre 1991 e 2001, houve 1.898 casos de ruptura uterina, e 4 destes (0,2%) resultaram em morte materna (Wen, 2005). Todavia, em outras regiões do mundo, as taxas de morte materna são muito mais elevadas. Na região rural da Índia, a mortalidade materna associada à ruptura uterina era de 30% (Chatterjee, 2007).

■ Manejo

Nos casos com ruptura completa durante TTPAC, pode haver necessidade de histerectomia. Entretanto, em casos selecionados, é possível proceder à sutura com preservação do útero. Sheth (1968) descreveu os resultados obtidos em uma série de 66 mulheres cuja ruptura uterina foi tratada com reparo e não com histerectomia. Das 41 mães que não tiveram esterilização tubária, 13 tiveram um total de 21 gestações subsequentes. A ruptura uterina voltou a ocorrer em quatro desses casos – cerca de 20%. Usta e colaboradores (2007) publicaram resultados semelhantes. Entretanto, em outro estudo publicado, as mulheres com deiscência uterina não apresentaram maior probabilidade de ter ruptura uterina em gravidez subsequente (Baron, 2014).

MÚLTIPLAS CESARIANAS PRÉVIAS REPETIDAS

Devido às preocupações citadas em relação à TTPAC, a maioria das mulheres nos Estados Unidos é submetida à CRE. Essa opção tem algumas complicações maternas significativas, que aumentam naquelas submetidas a múltiplas cirurgias. As incidências de algumas complicações comuns em mulheres com uma cesariana prévia com incisão transversal submetidas a CRE são mostradas na Tabela 31-2. Por fim, metade das histerectomias na cesariana realizadas no Parkland Hospital ocorrem em pacientes com uma ou mais cesarianas prévias (Hernandez, 2013).

A Network abordou o aumento da morbidade em uma coorte de 30.132 mulheres que haviam tido entre 1 e 6 cesarianas anteriores (Silver, 2006). As taxas das complicações mais comuns ou mais graves estão descritas na Figura 31-6. Além disso, as taxas de lesão intestinal ou vesical, de admissão em unidade de terapia intensiva (UTI) ou de uso de ventilação mecânica e de mortalidade materna, assim como de cirurgias e duração da hospitalização, mostram tendência a aumento significativo. Outros autores relataram resultados semelhantes (Nisenblat, 2006; Usta, 2005). Mais difíceis de quantificar são os riscos de obstrução intestinal e de dor pélvica causada por adesão peritoneal, sendo que ambos aumentam com cesarianas sucessivas (Andolf, 2010; Mankuta, 2013).

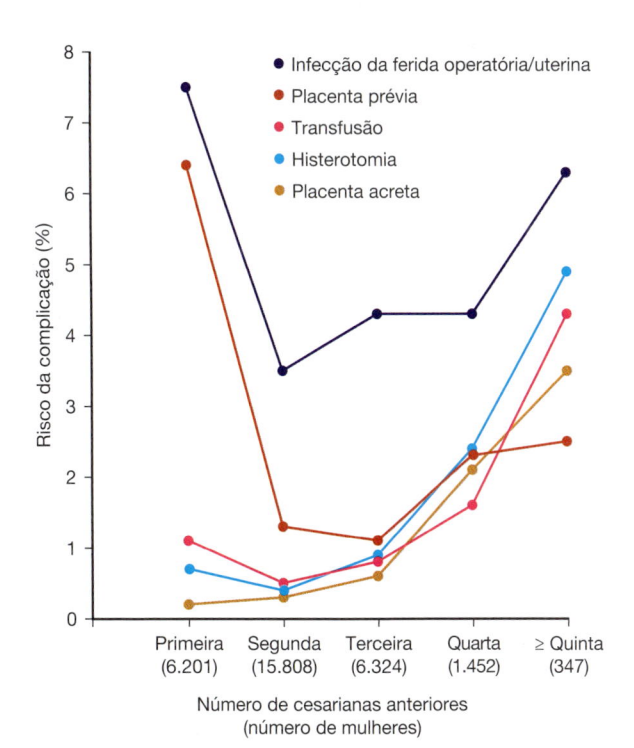

FIGURA 31-6 Maternal-Fetal Medicine Units Network: taxas de algumas complicações em função do número crescente de cesarianas anteriores. (Dados de Silver RM, Landon MB, Rouse DJ, et al: Maternal morbidity associated with multiple repeat cesarean deliveries. Obstet Gynecol 207:1226, 2006.)

TABELA 31-4 Algumas recomendações de sociedades profissionais acerca da prova de trabalho de parto para tentar PVAC

	Aconselhamento	Instalações	Outros
American College of Obstetricians and Gynecologists (2017a)	Oferecer a possibilidade à maioria das gestantes com uma incisão transversal baixa prévia; considerar a possibilidade naquelas com duas incisões transversais prévias	Maior segurança quando há capacidade de realizar cesariana imediatamente; as pacientes têm o direito de aceitar o risco aumentado quando isso não for possível	Não impossibilitam: gêmeos, macrossomia, tipo de incisão prévia vertical baixa ou desconhecido
Society of Obstetricians and Gynaecologists of Canada (2005)	Oferecer às gestantes com uma cesariana transversal em segmento inferior prévia; com > 1 PC prévio, o PVAC provavelmente será bem-sucedido, mas com riscos aumentados	O parto deve ser realizado em hospital com disponibilidade de cesariana no prazo de aproximadamente 30 minutos	A indução com ocitocina ou com cateter de Foley é segura, mas não devem ser usadas prostaglandinas; macrossomia, diabetes, gestação pós-termo e gêmeos não são contraindicações
Royal College of Obstetricians and Gynaecologists (2007)	Discutir a possibilidade de PVAC com as gestantes com cesariana de segmento inferior prévia; a decisão deve ser tomada entre a paciente e seu obstetra	Sala de parto equipada com cuidados e monitoramento contínuos; capacidade para realizar cesariana imediatamente	Cautela em caso de gêmeos e de macrossomia

PC, parto cesáreo; PVAC, parto vaginal após cesariana.

Cook e colaboradores (2013), do United Kingdom Obstetric Surveillance System (UKOSS), descreveram as sequelas em mulheres com cinco ou mais cesarianas. Essas mulheres tinham taxas significativamente maiores de morbidade. Especificamente, a taxa de hemorragia significativa aumentou 18 vezes; lesão visceral, 17 vezes; admissão em UTI, 15 vezes; e parto < 37 semanas, seis vezes. Grande parte dessa morbidade ocorreu nos 18% dos casos com placenta prévia ou síndrome de placenta acreta (Cap. 41).

PARTO VAGINAL APÓS CESARIANA – 2017

Para os profissionais e as pacientes, infelizmente, não há grandes ensaios randomizados comparando os desfechos em mulheres com a intenção de se submeter à TTPAC ou à CRE. A maioria dos estudos compara as vias *reais* do parto em vez da via *pretendida* de parto. Assim, concordamos com Scott (2011) no que se refere a uma abordagem com "bom senso". A mulher – e seu parceiro, se ela desejar – são estimulados a participar de forma ativa com o profissional no consentimento informado. O aconselhamento deve incluir a documentação da incisão uterina prévia e a discussão sobre riscos, benefícios e taxas de sucesso com TTPAC ou CRE. Isso inclui a consideração dos riscos que envolvem as futuras gestações. De preferência, o aconselhamento começa antes da concepção e continua durante toda a gestação, com opções flexíveis se estendendo até o parto. Para as gestantes que optem por TTPAC a despeito de um fator que aumente seu risco específico, são recomendados aditivos ao formulário de consentimento pelo American College of Obstetricians and Gynecologists (2017a). Bonanno e colaboradores (2011) forneceram um exemplo. A Tabela 31-4 apresenta resumos das diretrizes de sociedades profissionais. As diretrizes que tendem a ser mais conservadoras são apresentadas na Tabela 31-5.

TABELA 31-5 Diretrizes conservadoras na abordagem à tentativa de trabalho de parto após cesariana

Seguir as diretrizes práticas do ACOG

Educação e aconselhamento
Pré-concepção
    Fornecer o folheto do ACOG para a paciente
Precocemente na atenção pré-natal
    Desenvolver um plano preliminar
    Revisar no mínimo a cada trimestre
    Manter a disposição para modificar a decisão
    Disponibilizar instalações adequadas

Avaliação do risco
Revisar os registros da cirurgia prévia
Revisar contraindicações relativas e absolutas
Reconsiderar os riscos à medida que a gravidez evolui
Maior cautela: > 1 PC transversal prévio, incisão desconhecida, gestação gemelar, macrossomia

Trabalho de parto e parto
Cautela para indução – colo desfavorável, plano alto
    Considerar amniotomia
    Evitar o uso de prostaglandinas
    Atenção com a ocitocina – saber quando parar
Atenção com progressão anormal do trabalho de parto
Atenção às anormalidades no padrão da MEF
Saber quando abandonar a tentativa de trabalho de parto

ACOG, American College of Obstetricians and Gynecologists; PC, parto cesáreo; MEF, monitoração eletrônica fetal.

REFERÊNCIAS

American Academy of Pediatrics, American College of Obstetricians and Gynecologists: Guidelines for Perinatal Care, 8th ed. Elk Grove Village, 2017

American College of Obstetricians and Gynecologists: Guidelines for vaginal delivery after a previous cesarean birth. Committee Opinion No. 64, October 1988

American College of Obstetricians and Gynecologists: Vaginal delivery after previous cesarean birth. Committee Opinion No. 143, October 1994

American College of Obstetricians and Gynecologists: Vaginal birth after previous cesarean delivery. Practice Bulletin No. 2, October 1998

American College of Obstetricians and Gynecologists: Vaginal birth after previous cesarean delivery. Practice Bulletin No. 5, July 1999

American College of Obstetricians and Gynecologists: External cephalic version. Practice Bulletin No. 161, February 2016

American College of Obstetricians and Gynecologists: Vaginal birth after cesarean delivery. Practice Bulletin No. 184, November 2017a

American College of Obstetricians and Gynecologists, Society for Maternal-Fetal Medicine: Nonmedically indicated early-term deliveries. Committee Opinion No. 561, April 2013, Reaffirmed 2017b

Andolf E, Thorsell M, Källén K: Cesarean delivery and risk for postoperative adhesions and intestinal obstruction: a nested case-control study of the Swedish Medical Birth Registry. Am J Obstet Gynecol 203:406.e1, 2010

Aviram A, Hadar E, Gabbay-Benziv R, et al: Successful tolac in a population with a high success rate—what are the differences? Abstract No. 923. Am J Obstet Gynecol 216:S526, 2017

Babbar S, Chauhan S, Hammas I, et al: Failed trial of labor after cesarean delivery: indications for failure and peripartum complications. Abstract No. 818, Am J Obstet Gynecol 208 (1 Suppl):S342, 2013

Barger MK, Dunn JT, Bearman S, et al: A survey of access to trial of labor in California hospitals in 2012. BMC Pregnancy Childbirth 13:83, 2013

Baron J, Weintraub AY, Eshkoli T, et al: The consequences of previous uterine scar dehiscence and cesarean delivery on subsequent births. Int J Gynaecol Obstet 126(2):120, 2014

Baron J, Weintraub A, Sergienko R, et al: Is vaginal delivery of a macrosomic infant after cesarean section really so dangerous? Abstract No. 799, Am J Obstet Gynecol 208(1 Suppl):S335, 2013

Ben-Aroya Z, Hallak M, Segal D, et al: Ripening of the uterine cervix in a post-cesarean parturient: prostaglandin E2 versus Foley catheter. J Matern Fetal Neonatal Med 12(1):42 2002

Bennich G, Rudnicki M, Wilken-Jensen C, et al: Impact of adding a second layer to a single unlocked closure of a cesarean uterine incision: randomized controlled trial. Ultrasound Obstet Gynecol 47(4):417, 2016

Bonanno C, Clausing M, Berkowitz R: VBAC: a medicolegal perspective. Clin Perinatol 38:217, 2011

Bujold E, Blackwell SC, Gauthier RJ: Cervical ripening with transcervical Foley catheter and the risk of uterine rupture. Obstet Gynecol 103(1):18 2004

Bujold E, Gauthier RJ: Should we allow a trial of labor after a previous cesarean for dystocia in the second stage of labor? Obstet Gynecol 98:652, 2001

Burgos J, Cobos P, Rodríguez L, et al: Is external cephalic version at term contraindicated in previous caesarean section? A prospective comparative cohort study. BJOG 121:230, 2014

Cahill A, Stamilio DM, Paré E, et al: Vaginal birth after cesarean (VBAC) attempt in twin pregnancies: is it safe? Am J Obstet Gynecol 193:1050, 2005

Cahill AG, Odibo AO, Allsworth JE, et al: Frequent epidural dosing as a marker for impending uterine rupture in patients who attempt vaginal birth after cesarean delivery. Am J Obstet Gynecol 202:355.e1, 2010a

Cahill AG, Stamilio DM, Odibo A, et al: Is vaginal birth after cesarean (VBAC) or elective repeat cesarean safer in women with a prior vaginal delivery? Am J Obstet Gynecol 195:1143, 2006

Cahill AG, Tuuli M, Odibo AO, et al: Vaginal birth after caesarean for women with three or more prior caesareans: assessing safety and success. BJOG 117:422, 2010b

Cahill AG, Waterman BM, Stamilio DM, et al: Higher maximum doses of oxytocin are associated with an unacceptably high risk for uterine rupture in patients attempting vaginal birth after cesarean delivery. Am J Obstet Gynecol 199:32.e1, 2008

Chatterjee SR, Bhaduri S: Clinical analysis of 40 cases of uterine rupture at Durgapur Subdivisional Hospital: an observational study. J Indian Med Assoc 105:510, 2007

Chauhan SP, Magann EF, Wiggs CD, et al: Pregnancy after classic cesarean delivery. Obstet Gynecol 100:946, 2002

Cheng Y, Snowden J, Cottrell E, et al: Trends in proportions of hospitals with VBAC: impact of ACOG guidelines. Am J Obstet Gynecol 210:S241, 2014

Chiossi G, Lai Y, Landon MB, et al: Timing of delivery and adverse outcomes in term singleton repeat cesarean deliveries. Obstet Gynecol 121:561, 2013

Clark SL, Miller DD, Belfort MA, et al: Neonatal and maternal outcomes associated with elective term delivery. Am J Obstet Gynecol 200(2):156.e1, 2009

Coleman VH, Erickson K, Schulkin J, et al: Vaginal birth after cesarean delivery. J Reprod Med 50:261, 2005

Cook J, Javis S, Knight M, et al: Multiple repeat caesarean section in the UK: incidence and consequences to mother and child. A national, prospective, cohort study. BJOG 120(1):85, 2013

Cragin E: Conservatism in obstetrics. N Y Med J 104:1, 1916

Dicle O, Kücükler C, Pirnar T: Magnetic resonance imaging evaluation of incision healing after cesarean sections. Eur Radiol 7:31, 1997

Durnwald CP, Rouse DJ, Leveno KJ, et al: The Maternal-Fetal Medicine Units Cesarean Registry: safety and efficacy of a trial of labor in preterm pregnancy after a prior cesarean delivery. Am J Obstet Gynecol 195:1119, 2006

Eastman NJ: Williams Obstetrics, 10th ed. Appleton-Century-Crofts, New York, 1950

Erez O, Dulder D, Novack L, et al: Trial of labor and vaginal birth after cesarean section in patients with uterine müllerian anomalies: a population-based study. Am J Obstet Gynecol 196:537.e1, 2007

Ford AA, Bateman BT, Simpson LL: Vaginal birth after cesarean delivery in twin gestations: a large, nationwide sample of deliveries. Am J Obstet Gynecol 195:1138, 2006

Fox NS, Gerber RS, Mourad M, et al: Pregnancy outcomes in patients with prior uterine rupture or dehiscence. Obstet Gynecol 123(4):785, 2014

Goetzl L, Shipp TD, Cohen A, et al: Oxytocin dose and the risk of uterine rupture in trial of labor after cesarean. Obstet Gynecol 97:381, 2001

Graseck AS, Odibo AO, Tuuli M, et al: Normal first stage of labor in women undergoing trial of labor after cesarean delivery. Obstet Gynecol 119(4):732, 2012

Gregory KD, Korst LM, Fridman M, et al: Vaginal birth after cesarean: clinical risk factors associated with adverse outcome. Am J Obstet Gynecol 198:452.e1, 2008

Grinstead J, Grobman WA: Induction of labor after one prior cesarean: predictors of vaginal delivery. Obstet Gynecol 103:534, 2004

Grobman WA, Gilbert S, Landon MB, et al: Outcomes of induction of labor after one prior cesarean. Obstet Gynecol 109:262, 2007a

Grobman WA, Lai Y, Landon MB, et al: Can a prediction model for vaginal birth after cesarean also predict the probability of morbidity related to a trial of labor? Am J Obstet Gynecol 200(1):56.e1, 2009

Grobman WA, Lai Y, Landon MB, et al: Development of a nomogram for prediction of vaginal birth after cesarean delivery. Obstet Gynecol 109:806, 2007b

Grobman WA, Lai Y, Landon MB, et al: Prediction of uterine rupture associated with attempted vaginal birth after cesarean delivery. Am J Obstet Gynecol 199:30.e1, 2008

Guise JM, Denman MA, Emeis C, et al: Vaginal birth after cesarean: new insights on maternal and neonatal outcomes. Obstet Gynecol 115:1267, 2010

Hamilton BE, Martin JA, Osterman MJ, et al: Births: final data for 2014. Natl Vital Stat Rep 64(12):1, 2015

Hamilton BE, Martin JA, Osterman MJ: Births: preliminary data for 2015. Natl Vital Stat Rep 65(3):1, 2016

Harper LM, Cahill AG, Boslaugh S, et al: Association of induction of labor and uterine rupture in women attempting vaginal birth after cesarean: a survival analysis. Am J Obstet Gynecol 206:51.e1, 2012a

Harper LM, Cahill AG, Roehl KA, et al: The pattern of labor preceding uterine rupture. Am J Obstet Gynecol 207(3):210.e1, 2012b

Harper LM, Cahill AG, Stamilio DM, et al: Effect of gestational age at the prior cesarean delivery on maternal morbidity in subsequent VBAC attempt. Am J Obstet Gynecol 200(3):276.e1, 2009

Hendler I, Bujold E: Effect of prior vaginal delivery or prior vaginal birth after cesarean delivery on obstetric outcomes in women undergoing trial of labor. Obstet Gynecol 104(2):273, 2004

Hernandez JS, Wendel GD, Sheffield JS: Trends in emergency peripartum hysterectomy at a single institution: 1988–2009. Am J Perinatol 30:365, 2013

Hibbard JU, Gilbert S, Landon MB, et al: Trial of labor or repeat cesarean delivery in women with morbid obesity and previous cesarean delivery. Obstet Gynecol 108:125, 2006

Hochler H, Yaffe H, Schwed P, et al: Safety of a trial of labor after cesarean delivery in grandmultiparous women. Obstet Gynecol 123:304, 2014

Hoffman MK, Sciscione A, Srinivasana M, et al: Uterine rupture in patients with a prior cesarean delivery: the impact of cervical ripening. Am J Perinatol 21(4):217, 2004

Holmgren C, Scott JR, Porter TF, et al: Uterine rupture with attempted vaginal birth after cesarean delivery. Obstet Gynecol 119:725, 2012

Inbar R, Mazaaki S, Kalter A, et al: Trial of labour after caesarean (TOLAC) is associated with increased risk for instrumental delivery. J Obstet Gynaecol 37(1):44, 2017

Jastrow N, Chailet N, Roberge S, et al: Sonographic lower uterine segment thickness and risk of uterine scar defect: a systematic review. J Obstet Gynaecol Can 32(4):321, 2010a

Jastrow N, Demers S, Chaillet N, et al: Lower uterine segment thickness to prevent uterine rupture and adverse perinatal outcomes: a multicenter prospective study. Am J Obstet Gynecol 215(5):604.e1, 2016

Jastrow N, Demers S, Gauthier RI, et al: Adverse obstetric outcomes in women with previous cesarean for dystocia in second stage labor. Am J Perinatol 30:173, 2013

Jastrow N, Robere S, Gauthier RJ, et al: Effect of birth weight on adverse obstetric outcomes in vaginal birth after cesarean delivery. Obstet Gynecol 115(2):338, 2010b

Jozwiak M, Van De Lest H, Burger NB, et al: Cervical ripening with Foley catheter for induction of labor after cesarean section: a cohort study. Acta Obstet Gynecol Scand 93:296, 2014

Juhasz G, Gyamfi C, Gyamfi P, et al: Effect of body mass index and excessive weight gain on success of vaginal birth after cesarean delivery. Obstet Gynecol 106:741, 2005

Kaczmarczyk M, Sparén P, Terry P, et al: Risk factors for uterine rupture and neonatal consequences of uterine rupture: a population-based study of successive pregnancies in Sweden. BJOG 114:1208, 2007

Kayani SI, Alfirevic Z: Uterine rupture after induction of labour in women with previous caesarean section. BJOG 112:451, 2005

Kieser KE, Baskett TF: A 10-year population-based study of uterine rupture. Obstet Gynecol 100:749, 2002

Landon MB, Hauth JC, Leveno KJ, et al: Maternal and perinatal outcomes associated with a trial of labor after prior cesarean delivery. N Engl J Med 351:2581, 2004

Landon MB, Leindecker S, Spong CY, et al: The MFMU Cesarean Registry: factors affecting the success of trial of labor after previous cesarean delivery. Am J Obstet Gynecol 193:1016, 2005

Landon MB, Spong CY, Thom E, et al: Risk of uterine rupture with a trial of labor in women with multiple and single prior cesarean delivery. Obstet Gynecol 108:12, 2006

Lannon SM, Guthrie KA, Vanderhoeven JP, et al: Uterine rupture risk after periviable cesarean delivery. Obstet Gynecol 125:1095, 2015

Lavin JP, DiPasquale L, Crane S, et al: A state-wide assessment of the obstetric, anesthesia, and operative team personnel who are available to manage the labors and deliveries and to treat the complications of women who attempt vaginal birth after cesarean delivery. Am J Obstet Gynecol 187:611, 2002

Leeman LM, Beagle M, Espey E, et al: Diminishing availability of trial of labor after cesarean delivery in New Mexico hospitals. Obstet Gynecol 122:242, 2013

Lydon-Rochelle M, Holt VL, Easterling TR, et al: Risk of uterine rupture during labor among women with a prior cesarean delivery. N Engl J Med 345:3, 2001

Macones GA, Cahill A, Pare E, et al: Obstetric outcomes in women with two prior cesarean deliveries: is vaginal birth after cesarean delivery a viable option? Am J Obstet Gynecol 192:1223, 2005a

Macones GA, Cahill AG, Stamilio DM, et al: Can uterine rupture in patients attempting vaginal birth after cesarean delivery be predicted? Am J Obstet Gynecol 195:1148, 2006

Macones GA, Peipert J, Nelson DB, et al: Maternal complications with vaginal birth after cesarean delivery: a multicenter study. Am J Obstet Gynecol 193:1656, 2005b

Mankuta D, Mansour M, Alon SA: Maternal and fetal morbidity due to abdominal adhesions after repeated cesarean section. Abstract No. 792, Am J Obstet Gynecol 208(1 Suppl):S332, 2013

Marshall NE, Fu R, Guise JM: Impact of multiple cesarean deliveries on maternal morbidity: a systematic review. Am J Obstet Gynecol 205:262.e1, 2011

Martin JN, Perry KG, Roberts WE, et al: The care for trial of labor in the patients with a prior low-segment vertical cesarean incision. Am J Obstet Gynecol 177:144, 1997

McMahon MJ, Luther ER, Bowes WA Jr, et al: Comparison of a trial of labor with an elective second cesarean section. N Engl J Med 335:689, 1996

Mercer BM, Gilbert S, Landon MB, et al: Labor outcomes with increasing number of prior vaginal births after cesarean delivery. Obstet Gynecol 111:285, 2008

Metz TD, Stoddard GJ, Henry E, et al: Simple, validated vaginal birth after cesarean delivery prediction model for use at the time of admission. Obstet Gynecol 122:571, 2013

Miller DA, Diaz FG, Paul RH: Vaginal birth after cesarean: a 10-year experience. Obstet Gynecol 84(2):255, 1994

Mozurkewich EL, Hutton EK: Elective repeat cesarean delivery versus trial of labor: a meta-analysis of the literature from 1989 to 1999. Am J Obstet Gynecol 183(5):1187, 2000

Naji O, Daemen A, Smith A, et al: Changes in cesarean section scar dimensions during pregnancy: a prospective longitudinal study. Ultrasound Obstet Gynecol 41(5):556, 2013a

Naji O, Wynants L, Smith A, et al: Predicting successful vaginal birth after cesarean section using a model based on cesarean scar features examined using transvaginal sonography. Ultrasound Obstet Gynecol 41(6):672, 2013b

National Institutes of Health: Consensus Development Conference of Cesarean Childbirth, September 1980. NIH Pub No. 82–2067, Bethesda, NIH, 1981

National Institutes of Health Consensus Development Conference Panel: National Institutes of Health Consensus Development conference statement: Vaginal birth after cesarean: new insights. March 8–10, 2010. Obstet Gynecol 115:1279, 2010

Nisenblat V, Barak S, Griness OB, et al: Maternal complications associated with multiple cesarean deliveries. Obstet Gynecol 108:21, 2006

Osmundson SS, Garabedian MJ, Lyell DJ: Risk factors for classical hysterotomy by gestational age. Obstet Gynecol 122:845, 2013

Osser OV, Valentin L: Clinical importance of appearance of cesarean hysterotomy scar at transvaginal ultrasonography in nonpregnant women. Obstet Gynecol 117:525, 2011

Pauerstein CJ: Once a section, always a trial of labor? Obstet Gynecol 28:273, 1966

Pauerstein CJ, Karp L, Muher S: Trial of labor after low segment cesarean section. S Med J 62:925, 1969

Peaceman AM, Gersnoviez R, Landon MB, et al: The MFMU cesarean registry: impact of fetal size on trial of labor success for patients with previous cesarean for dystocia. Am J Obstet Gynecol 195:1127, 2006

Quiñones JN, Stamilio DM, Paré E, et al: The effect of prematurity on vaginal birth after cesarean delivery: success and maternal morbidity. Obstet Gynecol 105:519, 2005

Ramirez MM, Gilbert S, Landon MB, et al: Mode of delivery in women with antepartum fetal death and prior cesarean delivery. Am J Perinatol 27:825, 2010

Ravasia DJ, Brain PH, Pollard JK: Incidence of uterine rupture among women with müllerian duct anomalies who attempt vaginal birth after cesarean delivery. Am J Obstet Gynecol 181:877, 1999

Ravasia DJ, Wood SL, Pollard JK: Uterine rupture during induced trial of labor among women with previous cesarean delivery. Am J Obstet Gynecol 183:1176, 2000

Reyes-Ceja L, Cabrera R, Insfran E, et al: Pregnancy following previous uterine rupture: study of 19 patients. Obstet Gynecol 34:387, 1969

Ritchie EH: Pregnancy after rupture of the pregnant uterus: a report of 36 pregnancies and a study of cases reported since 1932. J Obstet Gynaecol Br Commonw 78:642, 1971

Roberge S, Demers S, Bergella V, et al: Impact of single- vs double-layer closure on adverse outcomes and uterine scar defect: a systematic review and metaanalysis. Am J Obstet Gynecol 211:453, 2014

Rodriguez MH, Masaki DI, Phelan JP, et al: Uterine rupture: are intrauterine pressure catheters useful in the diagnosis? Am J Obstet Gynecol 161:666, 1989

Rosenstein MG, Kuppermann M, Gregorich SE, et al: Association between vaginal birth after cesarean delivery and primary cesarean delivery rates. Obstet Gynecol 122:1010, 2013

Rossi AC, D'Addario V: Maternal morbidity following a trial of labor after cesarean section vs elective repeat cesarean delivery: a systematic review with metaanalysis. Am J Obstet Gynecol 199(3):224, 2008

Royal College of Obstetricians and Gynaecologists: Birth after previous caesarean birth. Green-top Guideline No. 45, February 2007

Sachs BP, Koblin C, Castro MA, et al: The risk of lowering the cesarean-delivery rate. N Engl J Med 340:5, 1999

Sciscione AC, Landon MB, Leveno KJ, et al: Previous preterm cesarean delivery and risk of subsequent uterine rupture. Obstet Gynecol 111:648, 2008

Scott JR: Vaginal birth after cesarean delivery: a common-sense approach. Obstet Gynecol 118:342, 2011

Sheth SS: Results of treatment of rupture of the uterus by suturing. J Obstet Gynaecol Br Commonw 75:55, 1968

Shields M, Zwerling B, Cheng YW: Outcomes of hospital versus out-of-hospital birth in vaginal birth after cesarean. Abstract No. 827. Am J Obstet Gynecol 216:S474, 2017

Shipp TD, Zelop CM, Repke JT, et al: Interdelivery interval and risk of symptomatic uterine rupture. Obstet Gynecol 97:175, 2001

Shipp TD, Zelop CM, Repke JT, et al: Intrapartum uterine rupture and dehiscence in patients with prior lower uterine segment vertical and transverse incisions. Obstet Gynecol 94:735, 1999

Shmueli A, Salman L, Nassie DI, et al: The intriguing association between epidural anesthesia and mode of delivery among women in trial of labor after cesarean delivery. Abstract No. 949. Am J Obstet Gynecol 216:S536, 2017

Silberstein T, Wiznitzer A, Katz M, et al: Routine revision of uterine scar after cesarean section: has it ever been necessary? Eur J Obstet Gynecol Reprod Biol 78:29, 1998

Silver RM, Landon MB, Rouse DJ, et al: Maternal morbidity associated with multiple repeat cesarean deliveries. Obstet Gynecol 207:1226, 2006

Smith GC, Pell JP, Cameron AD, et al: Risk of perinatal death associated with labor after previous cesarean delivery in uncomplicated term pregnancies. JAMA 287:2684, 2002

Society for Maternal-Fetal Medicine: Counseling and management of women with prior classical cesarean delivery. Contemp OB/GYN 57(6):26, 2012

Society of Obstetricians and Gynaecologists of Canada: SOGC clinical practice guidelines. Guidelines for vaginal birth after previous caesarean birth. Number 155 (replaces guideline Number 147), February 2005. Int J Gynaecol Obstet 89(3):319, 2005

Sondgeroth KE, Stout MJ, Tuuli MG, et al: Does uterine resting tone have any clinical value in trial of labor (TOLAC)? Abstract No. 829. Am J Obstet Gynecol 216:S475, 2017

Spong CY, Landon MB, Gilbert S, et al: Risk of uterine rupture and adverse perinatal outcome at term after cesarean delivery. Obstet Gynecol 110:801, 2007

Srinivas SK, Stamilio DM, Stevens EJ, et al: Predicting failure of a vaginal birth attempt after cesarean delivery. Obstet Gynecol 109:800, 2007

Stamilio DM, DeFranco E, Paré E, et al: Short interpregnancy interval. Risk of uterine rupture and complications of vaginal birth after cesarean delivery. Obstet Gynecol 110, 1075, 2007

Stanhope T, El-Nasher S, Garrett A, et al: Prediction of uterine rupture or dehiscence during trial of labor after cesarean delivery: a cohort study. Abstract No. 821, Am J Obstet Gynecol 208(1 Suppl):S343, 2013

Tahseen S, Griffiths M: Vaginal birth after two caesarean sections (VBAC-2) – a systematic review with meta-analysis of success rate and adverse outcomes of VBAC-2 versus VBAC-1 and repeat (third) caesarean sections. BJOG 117:5, 2010

Tita AT, Landon MB, Spong CY, et al: Timing of elective repeat cesarean delivery at term and neonatal outcomes. N Engl J Med 360(2):111, 2009

Traynor AJ, Aragon M, Ghosh D, et al: Obstetric Anesthesia Workforce Survey: a 30-year update. Anesth Analg 122(6):1939, 2016

Uddin SFG, Simon AE: Rates and success rates of trial of labor after cesarean delivery in the United States, 1990–2009. Matern Child Health J 17:1309, 2013

Usta IM, Hamdi MA, Abu Musa AA, et al: Pregnancy outcome in patients with previous uterine rupture. Acta Obstet Gynecol 86:172, 2007

Usta IM, Hobeika EM, Abu-Musa AA, et al: Placenta previa-accreta: risk factors and complications. Am J Obstet Gynecol 193:1045, 2005

Varner MW, Thom E, Spong CY, et al: Trial of labor after one previous cesarean delivery for multifetal gestation. Obstet Gynecol 110:814, 2007

Weill Y, Pollack RN: The efficacy and safety of external cephalic version after a previous caesarean delivery. Aust N Z J Obstet Gynaecol 57(3):323, 2017

Wen SW, Huang L, Liston R, et al: Severe maternal morbidity in Canada, 1991–2001. CMAJ 173:759, 2005

Wing DA, Lovett K, Paul RH: Disruption of prior uterine incision following misoprostol for labor induction in women with previous caesarean delivery. Obstet Gynecol 91:828, 1998

Wing DA, Paul RH: Vaginal birth after cesarean section: selection and management. Clin Obstet Gynecol 42:836, 1999

Zelop CM, Shipp TD, Repke JT, et al: Outcomes of trial of labor following previous cesarean delivery among women with fetuses weighing >4000 g. Am J Obstet Gynecol 185:903, 2001

Zelop CM, Shipp TD, Repke JT, et al: Uterine rupture during induced or augmented labor in gravid women with one prior cesarean delivery. Am J Obstet Gynecol 181:882, 1999

PARTE 9
RECÉM-NASCIDO

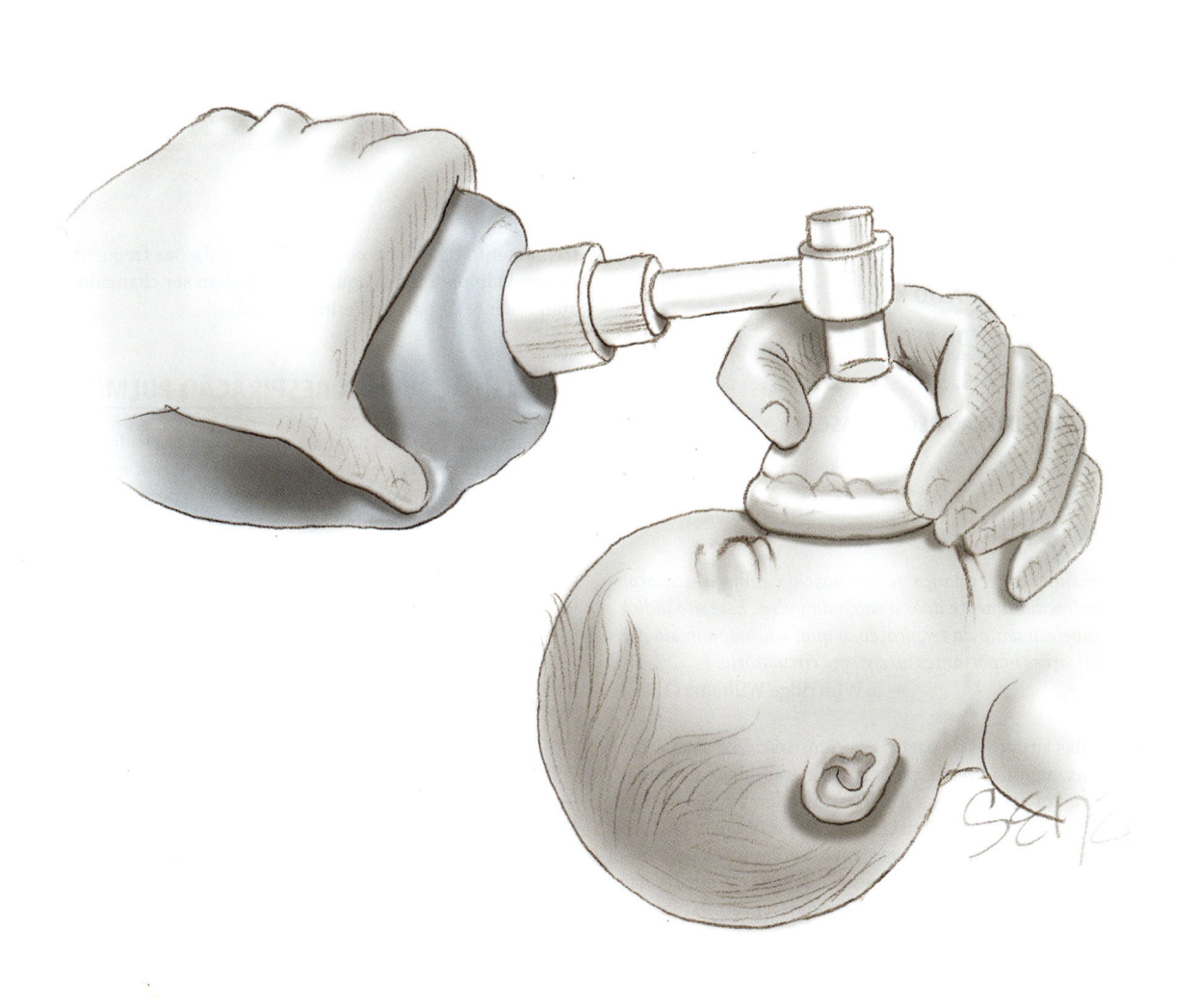

CAPÍTULO 32

Recém-nascido

TRANSIÇÃO PARA A RESPIRAÇÃO PULMONAR 606
CUIDADOS NA SALA DE PARTO 607
AVALIAÇÃO DO ESTADO DO RECÉM-NASCIDO 610
CUIDADOS PREVENTIVOS 613
CUIDADOS ROTINEIROS AO RECÉM-NASCIDO 614

> *Normalmente, a criança recém-nascida começa a chorar quase imediatamente após a saída da vulva. Este ato indica o estabelecimento da respiração, o qual é acompanhado por modificações importantes no sistema circulatório.*
> — J. Whitridge Williams (1903)

Na maioria das situações de parto, o recém-nascido é saudável e vigoroso, mas, algumas vezes, pode haver necessidade de cuidados especiais. Por essa razão, a American Academy of Pediatrics e o American College of Obstetricians and Gynecologists (2017b) recomendam que todos os partos sejam atendidos por pelo menos uma pessoa qualificada. Essa pessoa deve ser treinada nas etapas iniciais do cuidado de recém-nascidos e na ventilação com pressão positiva, e sua única responsabilidade é o manejo do recém-nascido. Geralmente, nos Estados Unidos, este profissional é um pediatra, um enfermeiro pediátrico, um anestesiologista, um enfermeiro anestesista ou um enfermeiro com treinamento específico. Contudo, na ausência desse profissional, a responsabilidade pela reanimação do recém-nascido recai sobre o obstetra. Assim, os obstetras devem ser bem versados nas medidas para atenção imediata ao recém-nascido.

O número e as qualificações dos profissionais que atendem partos irá variar dependendo do risco previsto, do número de bebês e do cenário hospitalar. Uma equipe qualificada com plenas habilidades de reanimação deve estar presente nos partos de alto risco e imediatamente disponível para todas as reanimações (Wyckoff, 2015). Essa equipe não deve estar de sobreaviso em casa ou em uma área remota do hospital. Além disso, o treinamento da equipe por meio de simulações frequentes é recomendado para todos aqueles que podem ser chamados para o atendimento de partos (Perlman, 2015).

TRANSIÇÃO PARA A RESPIRAÇÃO PULMONAR

Imediatamente após o nascimento, o recém-nascido deve apropriadamente converter a troca gasosa placentária em pulmonar. A resistência vascular pulmonar deve cair, a perfusão pulmonar precisa rapidamente subir e os *shunts* vasculares próprios do feto devem começar a fechar para fazer a separação entre as circulações sistêmica e pulmonar (Rudolph, 1979). Esses *shunts* incluem o canal arterial patente e o forame oval patente, descritos no Capítulo 7 (p. 129). A aeração pulmonar não é fundamental apenas para a troca gasosa pulmonar. Estudos recentes sugerem que ela é significativamente responsável por iniciar as mudanças cardiovasculares no nascimento (Hooper, 2016).

No útero, os pulmões fetais estão cheios de líquido amniótico, o qual deve ser rapidamente eliminado para a respiração de oxigênio. Essa eliminação ocorre de várias formas, e as contribuições desses mecanismos podem depender da idade gestacional e do modo de parto. Primeiro, uma grande liberação de adrenalina fetal no final do trabalho de parto estimula as células epiteliais pulmonares a pararem de secretar e, em vez disso, começarem a reabsorver o líquido pulmonar como resultado da ativação de canais de sódio (te Pas, 2008). É improvável que a contribuição desse mecanismo seja muito importante, pois o bloqueio dos receptores para a ativação dos canais de sódio reduz ou retarda a eliminação do líquido pulmonar ao nascimento, mas não a impede (O'Brodovich, 1990).

Um segundo método são as forças mecânicas que ajudam a eliminar o líquido pulmonar durante o trabalho de parto. Relatos iniciais descreveram a compressão do tórax e abdome fetais à medida que passam pelo canal de parto levando à expulsão do líquido pulmonar (Karlberg, 1962; Saunders, 1978). Por esse mecanismo, até um terço do líquido pulmonar é expelido em um jato de líquido pelo nariz e pela boca após o trato respiratório ser exposto à pressão externa menor. Porém, pode acontecer que as contrações uterinas forcem uma mudança na postura fetal levando à compressão do tórax e ao aumento das pressões intratorácicas. Isso leva à expulsão do líquido pulmonar no início do trabalho de parto mais do que a teoria do "aperto vaginal" (Lines, 1997; te Pas, 2008; Vyas, 1981).

Em um terceiro mecanismo, uma quantidade significativa de líquido pulmonar é eliminada após o nascimento (Hooper, 2016). Em estudos com animais, a maior parte da aeração pulmonar ocorre durante a inspiração – dentro de 3 a 5 respirações após o nascimento. Porém, não há eliminação de líquido entre as respirações (Hooper, 2007). Especificamente, o gradiente de pressão transpulmonar durante a inspiração promove a movimentação de líquido para o tecido intersticial. A partir daí, ele é gradualmente eliminado, provavelmente pela circulação pulmonar e vasos linfáticos. É possível que a pressão no tecido intersticial pulmonar aumente até um ponto em que o líquido possa de fato voltar para os espaços aéreos durante a expiração, a menos que a pressão positiva expiratória final se oponha à reentrada de líquido (Siew, 2009a,b). Este pode ser um fator contribuinte para o desenvolvimento da *taquipneia transitória do recém-nascido*.

À medida que o líquido é substituído por ar, reduz-se de maneira considerável a compressão da vasculatura pulmonar e, por sua vez, também diminui a resistência ao fluxo sanguíneo. Com a queda na pressão arterial pulmonar, o canal arterial normalmente fecha.

É necessária pressão intratorácica negativa elevada para permitir a entrada inicial de ar nos alvéolos cheios de líquido. Normalmente, a partir da primeira respiração após o nascimento, progressivamente mais ar residual se acumula nos pulmões. E, a cada respiração sucessiva, há necessidade de menor pressão de abertura pulmonar. Em um recém-nascido com maturação normal, até aproximadamente a quinta incursão respiratória a troca de pressão-volume alcançada a cada respiração já é muito semelhante àquela observada nos adultos. Assim, o padrão respiratório altera-se, passando das inspirações breves e episódicas características da vida fetal para inspirações profundas e regulares (Cap. 17, p. 333).

Como último mecanismo, o surfactante, que é sintetizado pelos pneumócitos tipo II, reduz a tensão superficial pulmonar e ajuda a manter a insuflação pulmonar evitando o colapso alveolar. A insuficiência de surfactante, que é comum em neonatos prematuros, leva imediatamente à síndrome da disfunção respiratória (Cap. 34, p. 636).

No útero, o retorno venoso umbilical é a principal fonte de pré-carga para o ventrículo esquerdo, particularmente porque o fluxo sanguíneo pulmonar fetal é muito baixo devido à elevada resistência vascular pulmonar e é incapaz de fornecer retorno venoso suficiente para manter o débito do ventrículo esquerdo (Hooper, 2015).

O clampeamento do cordão umbilical reduz a pré-carga para o ventrículo esquerdo e, assim, diminui o débito cardíaco. Até que os pulmões estejam aerados e que o fluxo sanguíneo pulmonar aumente, a redução do débito cardíaco se manifestará como bradicardia. Se o clampeamento do cordão for retardado até após a aeração dos pulmões, a transição é mais suave e não há queda do débito cardíaco (Bhatt, 2013). Essa compreensão suscitou o interesse no clampeamento tardio (fisiológico) do cordão, especialmente se puder ser feito após a insuflação bem-sucedida dos pulmões. Atualmente, estão sendo realizados ensaios clínicos randomizados sobre o assunto.

CUIDADOS NA SALA DE PARTO

O International Liaison Committee on Resuscitation (ILCOR) atualizou sua revisão científica para os cuidados e reanimação do neonato na sala de parto (Perlman, 2015). A revisão científica do ILCOR é usada pela American Academy of Pediatrics e pela American Heart Association para o desenvolvimento de diretrizes para a reanimação neonatal na América do Norte (Wyckoff, 2015).

■ Cuidados imediatos

Antes e durante a retirada do feto, devem ser considerados vários fatores determinantes ao bem-estar do neonato. São eles: (1) estado de saúde da mãe; (2) complicações pré-natais, incluindo qualquer suspeita de malformação fetal; (3) idade gestacional; (4) complicações no trabalho de parto; (5) duração do trabalho de parto e período decorrido desde a ruptura de membranas; (6) tipo e duração da anestesia; (7) dificuldades no período expulsivo; e (8) medicamentos administrados durante o trabalho de parto, sua dose, via e momento de administração.

Quando há fatores de risco, a equipe de neonatologia deve estar presente no parto. Essa equipe prepara os equipamentos, garante a presença de profissionais adequados, delega funções e responsabilidades e considera planos de contingência para a estabilização do recém-nascido. Quatro questões que serão feitas pelo neonatologista são a idade gestacional esperada, a cor do líquido amniótico, o número de fetos e outros riscos fetais. Várias condições estão associadas a uma apresentação não vigorosa, incluindo imaturidade, hipoxemia ou acidose por qualquer causa, síndrome séptica, fármacos recentemente administrados à mãe, além de anormalidades de desenvolvimento do sistema nervoso central. Aquelas relacionadas ao trato respiratório são as anormalidades pulmonares, a obstrução de via aérea superior, o pneumotórax e a aspiração de mecônio.

■ Clampeamento do cordão umbilical

De preferência, as equipes obstétrica e pediátrica devem discutir os planos relativos ao manejo do cordão umbilical. O clampeamento tardio do cordão fornece transfusão de sangue placentário para o recém-nascido. Nos lactentes a termo, o retardo de 30 a 60 segundos no clampeamento do cordão aumenta os níveis de hemoglobina ao nascer, melhora as reservas de ferro durante a lactância e melhora o neurodesenvolvimento com 4 anos de idade (Katheria, 2017). Conforme discutido no Capítulo 33 (p. 625), o único desfecho negativo relatado com o clampeamento tardio do cordão é a hiperbilirrubinemia, levando a uma maior taxa de fototerapia (American College of Obstetricians and Gynecologists, 2017a). Em neonatos prematuros, o clampeamento tardio do cordão reduz as taxas de transfusão de sangue, hemorragia intraventricular e enterocolite necrosante.

O clampeamento tardio do cordão deve ser feito em recém-nascidos prematuros e a termo que não necessitam de reanimação ao nascer (American Academy of Pediatrics, 2017a; American College of Obstetricians and Gynecologists, 2017a; Perlman, 2015). Não deve haver atraso se um neonato precisar de reanimação ou se a circulação placentária estiver alterada por descolamento prematuro, avulsão do cordão ou sangramento em placenta prévia ou vasa prévia.

■ Reanimação do recém-nascido

Cerca de 10% dos recém-nascidos requerem algum grau de reanimação ativa para estimular a respiração, e 1% requerem cuidados prolongados. Talvez não por coincidência, o risco de morte em neonatos nascidos em casa aumenta 2 a 3 vezes em comparação com aqueles que nascem em hospitais (American College of Obstetricians and Gynecologists, 2017d).

Quando privados de trocas gasosas adequadas, antes ou após o nascimento, os recém-nascidos apresentam uma sequência de eventos bem definida que leva à apneia (Fig. 32-1). Com a

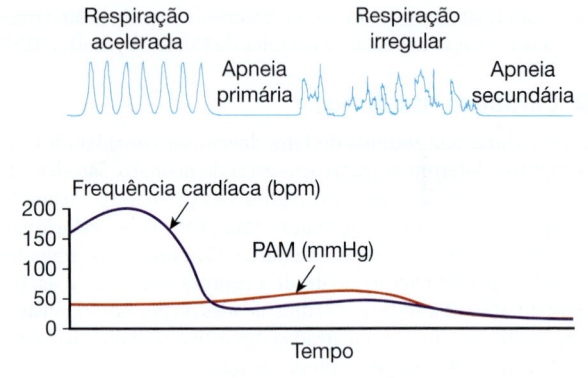

FIGURA 32-1 Alterações fisiológicas associadas às apneias primária e secundária no recém-nascido. bpm, batimentos por minuto; PAM, pressão arterial média. (Adaptada, com permissão, de Kattwinkel J: Textbook of Neonatal Resuscitation, 6th ed. Elk Grove Village, American Academy of Pediatrics and American Heart Association, 2010.)

privação de oxigênio e a elevação do dióxido de carbono (CO_2), há um período transitório de respiração rápida e, caso isso persista, a respiração é suspensa, o que é denominado *apneia primária*. Essa fase é acompanhada por queda na frequência cardíaca e perda do tônus neuromuscular. A estimulação simples em geral reverte a apneia primária. Contudo, se persistirem a privação de oxigênio e a asfixia, o recém-nascido evoluirá com respiração agonizante (*gasping*) seguida por *apneia secundária*. Este último estágio está associado a maior declínio na frequência cardíaca, queda da pressão arterial e perda de tônus neuromuscular. Os neonatos que estejam em apneia secundária não responderão a estímulos nem recuperarão espontaneamente a respiração. Se não for iniciada ventilação assistida, a criança evoluirá para óbito.

Clinicamente, as apneias primária e secundária são indistinguíveis e, assim, deve-se presumir que haja apneia secundária. Além disso, quando a resposta à estimulação não é imediata, a reanimação com ventilação efetiva do neonato apneico deve ser iniciada rapidamente.

■ Protocolo de reanimação

Avaliação inicial

Imediatamente após o nascimento e geralmente durante o retardo no clampeamento do cordão, avalia-se o tônus, o esforço respiratório e a frequência cardíaca do neonato (Fig. 32-2). A maioria dos neonatos a termo são vigorosos em 10 a 30 segundos após o nascimento (Ersdal, 2012). Nesses casos, as etapas iniciais de aquecimento do neonato podem ser feitas sobre o tórax ou abdome da mãe. O contato direto pele a pele com a mãe e a secagem e cobertura do neonato com cobertor aquecido ajudam a manter a eutermia (36,5 a 37,5°C). Um neonato que chora vigorosamente não necessita de aspiração oral de rotina (Carrasco, 1997; Gungor, 2006). Em vez disso, a aspiração com "pera" para a remoção de secreções é deve ser reservada para os casos em que o neonato não consegue eliminar as secreções sozinho devido a apneia ou grande volume de secreções. Outras etapas dos cuidados de rotina incluem secagem, estimulação leve esfregando as costas do recém-nascido e observação continuada durante o período de transição.

Se não for vigoroso ou se for prematuro, o neonato é levado para berço pré-aquecido para as etapas iniciais de cuidados. O cobertor de nascimento inicial molhado é removido para a secagem do recém-nascido. O estresse relacionado ao frio está associado a múltiplas morbidades e à mortalidade neonatal.

Os recém-nascidos pré-termo são particularmente vulneráveis, e as etapas especiais para manter a eutermia incluem o fornecimento de uma sala de parto mais aquecida (> 25°C), a cobertura da cabeça do neonato com capuz de plástico ou lã, a aplicação de "capas" ou envoltórios plásticos de polietileno para reduzir a perda de calor por evaporação, o uso de colchões térmicos quimicamente ativados para reduzir a perda de calor por condução e a administração de gases respiratórios aquecidos e umidificados durante a estabilização respiratória (Perlman, 2015).

No berço aquecido, os neonatos devem ser posicionados de modo a abrir a via aérea ao máximo, com leve extensão do pescoço. Se o neonato estiver em apneia ou apresentar secreções copiosas que não podem ser eliminadas, pode-se usar uma "pera" ou cateter de aspiração para limpar a boca e depois o nariz. A intubação de rotina e a aspiração do líquido amniótico tingido de mecônio não são mais recomendadas para recém-nascidos não vigorosos (American College of Obstetricians and Gynecologists, 2017b; Perlman, 2015). A intubação e a aspiração são reservadas para a suspeita de obstrução da via aérea.

Após completar as etapas iniciais de estabilização, a presença de apneia, respiração agonizante ou frequência cardíaca ≤ 100 bpm deve levar à administração imediata de ventilação com pressão positiva com ar ambiente (Fig. 32-3). Ela deve ser iniciada aos 60 segundos de vida, se não antes, após completar as etapas iniciais.

Ventilação com balão autoinflável e máscara

Recomenda-se a ventilação assistida com máscara facial com frequência de 40 a 60 respirações por minuto. A saturação de oxigênio é monitorada por oximetria de pulso. Pode-se administrar oxigênio suplementar com porcentagens gradualmente crescentes para manter a saturação de oxigênio dentro de uma faixa normal por minuto de vida. A ventilação adequada é indicada por melhora na frequência cardíaca. O monitoramento colorimétrico do dióxido de carbono no final da expiração ($ETCO_2$) colocado entre o dispositivo de pressão positiva e a máscara facial serve como adjunto útil para a detecção de trocas gasosas bem-sucedidas durante a ventilação com balão autoinflável e máscara (Weiner, 2016).

Se a frequência cardíaca permanecer ≤ 100 bpm após 5 a 10 respirações com pressão positiva, a tentativa de ventilação é inadequada e deve-se tomar outras providências. Elas podem ser memorizadas pela mnemônica MR. SOPA (Tab. 32-1). Os dois problemas mais comuns são vazamento na máscara devido a uma vedação ineficaz e mal posicionamento da via aérea (Schmolzer, 2011). Se as etapas de correção não melhorarem a frequência cardíaca, há necessidade de intubação com tubo endotraqueal ou colocação de máscara laríngea.

Via aérea alternativa

Se a ventilação com máscara não for efetiva ou se ela for prolongada, é colocada uma via aérea alternativa. No caso de intubação traqueal, utiliza-se um laringoscópio com lâmina reta – tamanho 0 para recém-nascido prematuro e tamanho 1 para neonato a termo. Pode ser útil proceder a uma leve pressão sobre a cartilagem cricóidea. Aumentos da frequência cardíaca e detecção de $ETCO_2$ após várias respirações são os métodos primários para confirmar a intubação da traqueia e não do esôfago. Pode-se também pesquisar a movimentação simétrica da parede torácica; auscultar sons respiratórios iguais bilaterais, especialmente nas axilas; e auscultar a ausência de sons respiratórios ou de gorgolejos sobre o estômago.

Após a colocação, o tubo é usado para a aspiração traqueal apenas na suspeita de obstrução da via aérea. Caso contrário, um dispositivo adequado de pressão positiva é acoplado ao tubo endotraqueal. Jatos de ar são liberados a uma taxa de 40 a 60 por minuto com força adequada para estabilizar a frequência cardíaca. Em recém-nascidos a termo, pressões de abertura de 30 a 40 cm H_2O normalmente expandem os alvéolos sem causar barotrauma. Após a insuflação pulmonar, em geral há necessidade de menos pressão (20 a 25 cm H_2O). Para os prematuros, as pressões utilizadas estão tipicamente entre 20 e 25 cm H_2O. O aumento na frequência cardíaca e nos níveis de SpO_2 indicam resposta positiva.

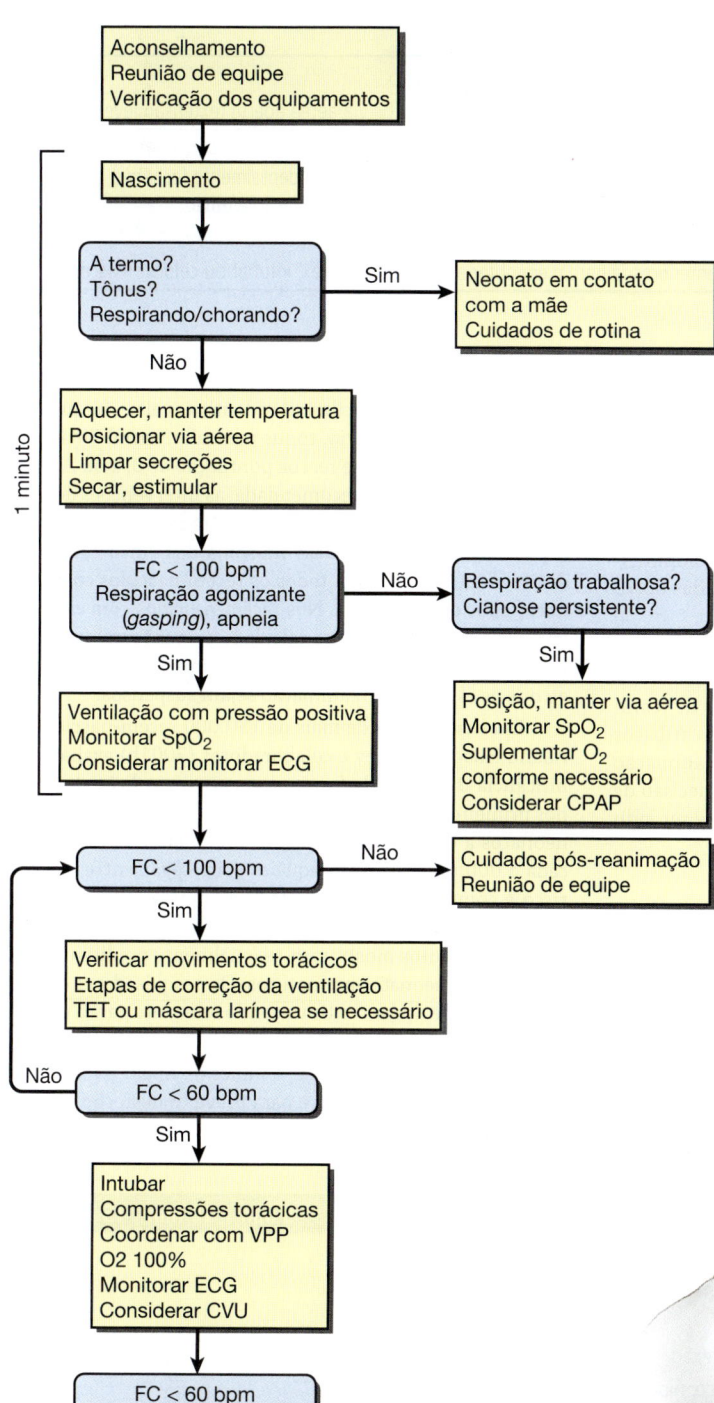

Massagem torácica

Mais comumente, a ventilação efetiva é tudo que se precisa para estabilizar o neonato na sala de parto. Se a frequência cardíaca permanecer < 60 bpm apesar das etapas de correção da ventilação, incluindo a colocação de tubo traqueal, inicia-se com a massagem torácica. Após a fixação do tubo traqueal, as compressões são feitas a partir da cabeceira do leito em vez de ao lado de modo a abrir espaço para que um profissional tenha acesso venoso umbilical. Ao iniciar as compressões, a concentração de oxigênio é aumentada para 100%. Com o método de compressão com dois polegares, as mãos são colocadas ao redor do tórax enquanto os polegares abaixam o esterno. A massagem é feita sobre o terço inferior do esterno e deve ser profunda o suficiente para gerar um pulso palpável. Isso corresponde tipicamente a um terço do diâmetro anteroposterior do tórax. Em comparação com outras técnicas, esse método oferece menos fadiga do profissional ao longo do tempo, gera maiores pressões de perfusão e reduz o mal posicionamento das mãos que poderia causar lesão traumática (Kapadia, 2012).

Recomenda-se uma razão de 3:1 entre compressão e ventilação, com 90 compressões e 30 respirações para atingir cerca de 120 eventos por minuto. A coordenação entre compressões torácicas e ventilações deve continuar até que a frequência cardíaca espontânea seja ≥ 60 bpm.

FIGURA 32-2 Algoritmo para a reanimação do recém-nascido com base na revisão científica do International Liaison Committee on Resuscitation e recomendado pela American Academy of Pediatrics e pela American Heart Association (Perlman, 2015; Wyckoff, 2015). bpm, batimentos por minuto; CPAP, pressão positiva contínua na via aérea; ECG, eletrocardiograma; TET, tubo endotraqueal; FC, frequência cardíaca; IV, intravenosa; VPP, ventilação com pressão positiva; SpO_2, saturação periférica de oxigênio; CVU, cateter venoso umbilical.

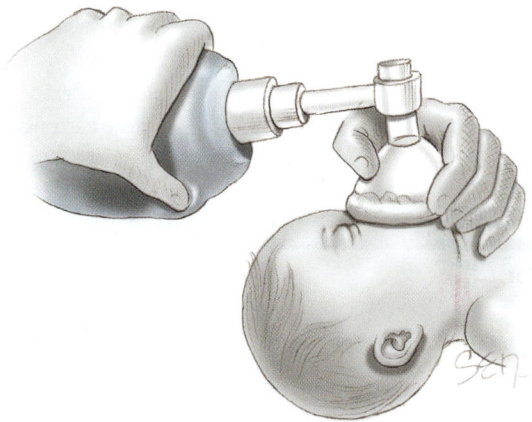

FIGURA 32-3 Uso correto da ventilação com balão autoinflável e máscara. A cabeça deve estar em posição olfativa, com a ponta do nariz apontando para o teto. O pescoço não deve estar em hiperextensão.

TABELA 32-1 Etapas de correção da ventilação (MR. SOPA)

M – ajustar a Máscara	Verificar a vedação da máscara e reaplicá-la, se necessário.
R – Reposicionar a via aérea	Certificar-se de que o neonato está realmente na posição de via aérea aberta (extensão leve).
S – Sucção (aspirar a boca e o nariz)	Remover as secreções que causam obstrução.
O – abrir (*Open*) a boca	Ao tentar obter uma boa vedação, algumas vezes os profissionais acidentalmente fecham a boca. A maior resistência das vias nasais mais estreitas irá limitar a ventilação efetiva.
P – aumentar a Pressão	Tentar aumentar a pressão de insuflação.
A – via aérea Avançada	Se todas as etapas anteriores falharem em obter a elevação do tórax, intubar ou colocar máscara laríngea.

Dados de Weiner, 2016.

Epinefrina

Indica-se administração intravenosa de epinefrina quando a frequência cardíaca se mantiver ≤ 60 bpm após ventilação e compressões torácicas adequadas. A dose intravenosa recomendada é de 0,01 a 0,03 mg/kg. A epinefrina pode ser administrada pelo tubo endotraqueal se o acesso venoso não estiver estabelecido, mas isso é menos confiável (Kapadia, 2017). Caso a administração seja via tubo endotraqueal, devem ser empregadas doses maiores – 0,05 a 0,1 mg/kg.

Suspensão da reanimação

O ILCOR conclui que é razoável suspender os esforços de reanimação em neonatos que permaneçam sem batimentos cardíacos apesar de pelo menos 10 minutos de esforços de reanimação contínuos e adequados. É importante observar que a decisão de continuar ou suspender os esforços de reanimação deve ser individualizada (Perlman, 2015).

AVALIAÇÃO DO ESTADO DO RECÉM-NASCIDO

■ Índice de Apgar

O sistema de escore descrito pela Dra. Virginia Apgar em 1953 permanece sendo uma ferramenta clínica útil para classificar a saúde do neonato imediatamente após o nascimento e para avaliar a efetividade das medidas de reanimação (American Academy of Pediatrics, 2017). Como mostra a Tabela 32-2, cada uma das cinco características facilmente identificáveis – frequência cardíaca, esforço respiratório, tônus muscular, irritabilidade reflexa e coloração – é avaliada e recebe pontuação de 0, 1 ou 2. Na forma expandida atualmente recomendada, as intervenções de reanimação concomitantes também são registradas ao longo do tempo. A pontuação total, com base na soma dos cinco componentes, deve ser determinada em todos os recém-nascidos com 1 e 5 minutos após o nascimento. Nos recém-nascidos com escore < 7, o escore pode ser novamente calculado com intervalos de 5 minutos, até que um escore de Apgar de 20 minutos seja estabelecido ou que os esforços de reanimação sejam suspensos.

Em uma análise de mais de 150.000 recém-nascidos no Parkland Hospital, Casey e colaboradores (2001b) avaliaram a significância do Apgar de 5 minutos para a predição de sobrevida nos primeiros 28 dias de vida. Esses autores observaram que, nos neonatos a termo, o risco de morte neonatal foi de cerca de 1 a cada 5.000 nascimentos naqueles com Apgar entre 7 e 10. Esse risco é comparado com uma taxa de mortalidade de 25% para recém-nascidos a termo com Apgar de 5 minutos ≤ 3. Escores baixos aos 5 minutos mostraram-se igualmente preditivos de morte neonatal em neonatos prematuros. Os pesquisadores concluíram que o índice de Apgar continua sendo relevante para a predição de sobrevida neonatal.

Houve tentativas de usar o índice de Apgar para determinar se haveria lesão por asfixia e para prever o desfecho neurológico

TABELA 32-2 Índice de Apgar expandido de 20 minutos

Sinal	0 ponto	1 ponto	2 pontos	1 min	5 min	10 min	15 min	20 min
Coloração	Cianose, palidez	Acrocianose	Completamente róseo					
Frequência cardíaca	Ausente	< 100/min	> 100/min					
Irritabilidade reflexa	Nenhuma resposta	Caretas	Choro ou defesa ativa					
Tônus muscular	Flácido	Alguma flexão	Movimentos ativos					
Respiração	Ausente	Choro fraco; hipoventilação	Boa, chorando					
			Total					
Comentários:			**Reanimação**					
			Minutos	1	5	10	15	20
			Oxigênio					
			VPP/CPAP					
			TET					
			Massagem torácica					
			Epinefrina					

CPAP, pressão positiva contínua na via aérea; TET, tubo endotraqueal; VPP, ventilação com pressão positiva.
Dados de Weiner, 2016.

– usos que nunca foram o objetivo do índice de Apgar (Cap. 33, p. 624). Tais associações são difíceis de medir de modo confiável, tendo em vista que tanto a lesão por asfixia quanto índices baixos de Apgar são ocorrências raras. Por exemplo, de acordo com os registros de nascimento de 2010 nos Estados Unidos, apenas 1,8% dos recém-nascidos tiveram índice de Apgar de 5 minutos abaixo de 7 (Martin, 2012). De modo semelhante, em um estudo de base populacional com mais de 1 milhão de recém-nascidos a termo na Suécia entre 1988 e 1997, a incidência de índices de Apgar aos 5 minutos ≤ 3 foi de cerca de 2 a cada 1.000 nascidos (Thorngren-Jerneck, 2001).

Previamente, muitos grupos estabeleceram definições erradas de asfixia baseados apenas em baixos índices de Apgar. Isso levou o American College of Obstetricians and Gynecologists e a American Academy of Pediatrics (2017f) a publicar uma série de opiniões conjuntas com importantes advertências acerca das limitações do uso do índice de Apgar. Determinados elementos do índice de Apgar são parcialmente dependentes da maturidade fisiológica do recém-nascido, sendo possível que um recém-nascido prematuro saudável receba uma pontuação baixa apenas em razão de sua imaturidade. Outros fatores que influenciam incluem malformações fetais, medicamentos maternos e infecção. Portanto, não é apropriado usar apenas o índice de Apgar para diagnosticar asfixia. Além disso, o índice de Apgar isoladamente não consegue estabelecer a hipoxia como causa de paralisia cerebral, conforme discutido no Capítulo 33 (p. 624).

■ Exames acidobásicos no sangue do cordão umbilical

Pode-se utilizar sangue retirado dos vasos umbilicais para realizar estudos sobre o equilíbrio acidobásico do neonato e avaliar seu estado metabólico. A coleta de sangue deve ser feita após o nascimento com isolamento imediato de um segmento de 10 a 20 cm de cordão com duas pinças próximas ao neonato e duas mais próximas à placenta. O cordão é, então, cortado entre as duas pinças proximais e as duas distais (Blickstein, 2007).

O sangue arterial é retirado do segmento isolado do cordão para uma seringa plástica de 1 ou 2 mL contendo heparina liofilizada preparada comercialmente ou uma seringa semelhante que tenha sido tratada com solução de heparina contendo 1.000 U/mL. Coletada a amostra, a agulha deve ser vedada, e a seringa deve ser transportada em gelo até o laboratório. Ainda que devam ser envidados esforços para que o transporte ao laboratório seja rápido, nem o pH nem a pressão parcial de CO_2 (PcO_2) sofrem alterações significativas no sangue mantido em temperatura ambiente por até 60 minutos (Lynn, 2007). Foram desenvolvidos modelos matemáticos permitindo predizer com precisão razoável o estado acidobásico de amostras de sangue do cordão apropriadamente coletadas e analisadas até 60 horas após o parto (Chauhan, 1994). As medições acidobásicas podem mostrar variações significativas entre diferentes dispositivos de análise (Mokarami, 2012).

■ Fisiologia acidobásica fetal

O feto produz ácidos carbônico e orgânicos. O ácido carbônico (H_2CO_3) é formado pelo metabolismo oxidativo do CO_2. O feto, em geral, elimina rapidamente o CO_2 pela circulação placentária. Se a depuração de CO_2 for reduzida, aumentam os níveis de ácido carbônico. Esse quadro frequentemente ocorre quando há prejuízo nas trocas placentárias. Quando o H_2CO_3 se acumula no sangue fetal e não há aumento concomitante nos ácidos orgânicos, o resultado é a denominada *acidemia respiratória*.

Em contrapartida, os principais ácidos orgânicos são o ácido láctico e o ácido β-hidroxibutírico. Quando há deficiência persistente de trocas placentárias, observa-se aumento nos níveis desses ácidos como resultado de glicólise anaeróbia. Esses ácidos orgânicos são eliminados lentamente do sangue fetal. Quando eles se acumulam sem aumento concomitante no H_2CO_3, o resultado é a *acidemia metabólica*. Com o desenvolvimento de acidemia metabólica, os níveis de bicarbonato (HCO_3^-) são reduzidos em razão de sua utilização para tamponar o ácido orgânico. O aumento no H_2CO_3 acompanhado por aumento nos ácidos orgânicos refletido por redução no HCO_3^- caracteriza a *acidemia respiratória e metabólica mista*.

No feto, as acidemias respiratória e metabólica e, por fim, a acidose tecidual provavelmente fazem parte de um *continuum* de agravamento progressivo. A fisiopatologia é diferente daquela observada nos adultos, na qual condições diferentes resultam em acidose respiratória (p. ex., doença pulmonar) ou metabólica (p. ex., diabetes). No feto, a placenta cumpre as funções dos pulmões e, até certo ponto, dos rins. Uma das principais causas de acidemia fetal é a redução na perfusão uteroplacentária. Isso gera retenção de CO_2 (acidemia respiratória) e, caso se mantenha e seja grave o suficiente, há evolução para acidemia metabólica ou mista.

Presumindo que o pH e os gases arteriais maternos estejam normais, o pH do sangue fetal depende da proporção entre os ácidos carbônico e orgânicos, assim como da quantidade de bicarbonato, que é o principal tampão do sangue. Esse fato é mais bem ilustrado pela equação de Henderson-Hasselbalch:

$$pH = pK + \log \frac{[base]}{[ácido]} \quad ou, \quad pH = pK + \log \frac{HCO_3^-}{H_2CO_3}$$

Na prática clínica, o HCO_3^- representa o componente metabólico e é relatado em mEq/L. A concentração de H_2CO_3 representa o componente respiratório e é relatada na forma de PcO_2 em mmHg. Assim:

$$pH = pK + \log \frac{metabólica\ (HCO_3^-\ mEq/L)}{respiratória\ (Pco_2\ mm\ Hg)}$$

O resultado dessa equação é o valor do pH. Como o pH é um termo logarítmico, ele não fornece uma medida linear do acúmulo de ácido. Por exemplo, uma alteração na concentração do íon hidrogênio associada a uma queda no pH de 7,0 para 6,9 é quase duas vezes maior do que aquela associada a uma queda no pH de 7,3 para 7,2. Por esse motivo, a diferença de base, denominada delta base, é uma medida mais linear do grau de acúmulo de ácido metabólico (Armstrong, 2007). A delta base é um valor calculado utilizado como medida da alteração da capacidade de tamponamento do bicarbonato (HCO_3^-). A fórmula para calcular o excesso de base (EB) é a seguinte:

$$EB = 0,02786 \times pCO_2 \times 10^{(pH-6,1)} \times 13,77 \times pH - 124,58$$

A Figura 32-4 apresenta um nomograma a partir do qual esses valores podem ser calculados com apenas dois parâmetros conhecidos. Por exemplo, a concentração de HCO_3^- será reduzida com a acidemia metabólica à medida que ele seja consumido para manter o pH normal. Ocorre déficit de base quando a concentração de HCO_3^- é reduzida para valores abaixo dos considerados normais, e há excesso de base quando os valores do HCO_3^- estão

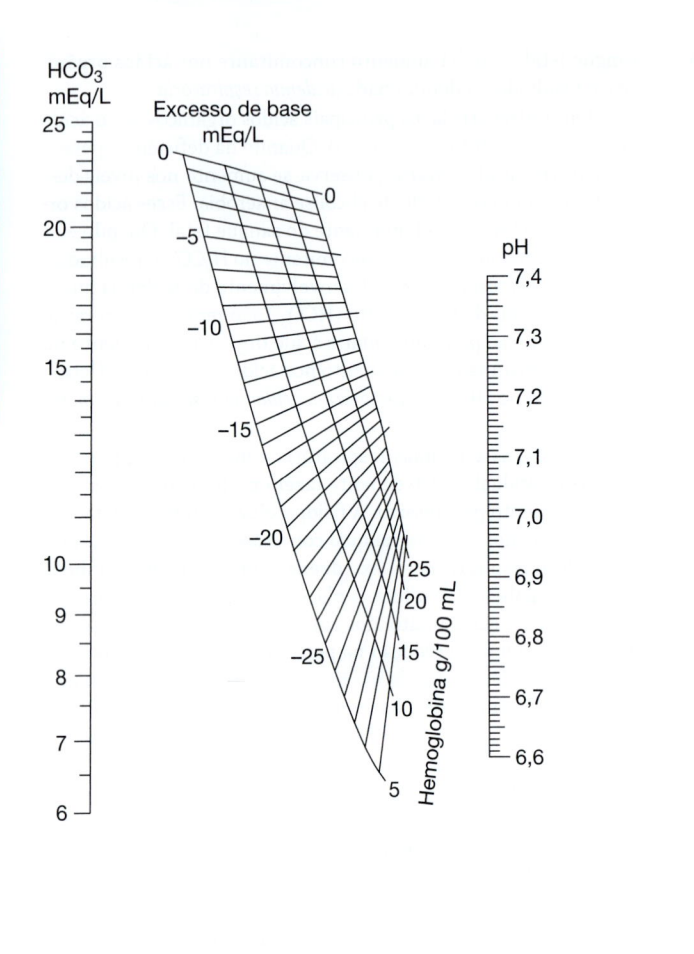

FIGURA 32-4 Nomograma para determinar a delta base. (Adaptada, com permissão, de Siggaard-Anderson O: Blood acid–base alignment nomogram, Scand J Clin Lab Invest. 1963;15:211–7.)

Significado clínico da acidemia

A oxigenação e o pH fetais costumam ser reduzidos durante a evolução do trabalho de parto normal. Os valores normais para pH e gasometria do sangue do cordão no momento do nascimento a termo estão resumidos na Tabela 32-3. Valores semelhantes foram relatados em recém-nascidos prematuros (Dickinson, 1992; Ramin, 1989; Riley, 1993). Os limites inferiores normais para o pH em recém-nascidos foram definidos entre 7,04 e 7,10 (Thorp, 1996). Portanto, esses são os valores a serem considerados para definir acidemia neonatal. Ainda assim, a maioria dos fetos irá tolerar acidemia intraparto com pH de até 7,00 sem qualquer prejuízo neurológico (Freeman, 1988; Gilstrap, 1989). Dito isso, em um estudo com recém-nascidos com pH < 7,0 no Parkland Hospital, observaram-se proporções exageradas de mortes neonatais (8%), admissões em unidade de tratamento intensivo (39%), intubações (14%) e crises convulsivas (13%) (Goldaber, 1991). Em um estudo realizado em Oxford com mais de 51.000 recém-nascidos a termo, a incidência de encefalopatia neonatal com pH < 7,0 ao nascimento foi de 3% (Yeh, 2012). Mesmo aqueles

acima dos normais. É importante ressaltar que uma acidemia respiratória e metabólica mista com grande déficit de base e HCO_3^- baixo (p. ex., 12 mmol/L) está mais frequentemente associada a neonato deprimido do que a acidose mista com déficit de base mínimo e HCO_3^- mais próximo do normal.

TABELA 32-3 Valores de pH e gasometria do sangue do cordão umbilical em recém-nascidos normais a termo

Valores	Ramin, 1989[a] Parto espontâneo n = 1.292[c]	Riley, 1993[b] Parto espontâneo n = 3.522[c]	Kotaska, 2010[b] Parto espontâneo n = 303[d]	Kotaska, 2010[e] Cesarianas n = 189[d]
Sangue arterial				
pH	7,28 (0,07)	7,27 (0,069)	7,26 (7,01-7,39)	7,3 (7,05-7,39)
P_{CO_2} (mmHg)	49,9 (14,2)	50,3 (11,1)	51 (30,9-85,8)	54 (37,5-79,5)
HCO_3^- (mEq/L)	23,1 (2,8)	22,0 (3,6)	–	–
Excesso de base (mEq/L)	–3,6 (2,8)	–2,7 (2,8)	–	–
Sangue venoso				
pH	–	7,34 (0,063)	7,31 (7,06-7,44)	7,34 (7,10-7,42)
P_{CO_2} (mmHg)	–	40,7 (7,9)	41 (24,9-70,9)	44 (29,1-70,2)
HCO_3^- (mEq/L)	–	21,4 (2,5)	–	–
Excesso de base (mEq/L)	–	–2,4 (2)	–	–

[a]Recém-nascidos de mulheres selecionadas com partos vaginais sem complicações.
[b]Recém-nascidos de mulheres não selecionadas com partos vaginais.
[c]Valores representam as médias (DP).
[d]Dados apresentados como variação com percentis 2,5 ou 97,5.
[e]Cesariana – trabalho de parto não assinalado.
De Centers for Disease Control and Prevention, 2012; Watson, 2006.

com índice de Apgar normal em 5 minutos, mas com pH < 7,0 no cordão arterial, tinham risco significativamente maior de morbidade, incluindo disfunção respiratória, admissão em unidade de terapia intensiva neonatal e sepse (Sabol, 2016). A velocidade da resolução da acidemia após o nascimento está associada com os desfechos (Casey, 2001a).

Acidemia respiratória

A interrupção aguda na troca de gases na placenta é acompanhada por retenção subsequente de CO_2 e acidemia respiratória. O fator antecedente mais comum é compressão transitória do cordão umbilical. Em geral, a acidose respiratória não causa danos ao feto (Low, 1994).

O grau em que o pH é afetado pelo PcO_2 – o componente respiratório da acidose – pode ser calculado. Primeiro, o valor superior considerado normal para a PcO_2 neonatal (cerca de 50 mmHg) é subtraído do valor da PcO_2 encontrado no sangue do cordão. Cada 10 mmHg adicionais na PcO_2 determinam redução de 0,08 unidade de pH (Eisenberg, 1987). Assim, nos casos com acidemia respiratória e metabólica mista, é possível calcular o componente respiratório benigno. Como exemplo, o prolapso agudo do cordão durante o trabalho de parto determinou o nascimento por cesariana 20 minutos mais tarde. O pH no sangue da artéria umbilical era de 6,95, com PcO_2 de 90 mmHg. O grau em que a compressão do cordão e o subsequente prejuízo à troca de CO_2 afetaram o pH é calculado usando a relação apresentada anteriormente e mostrada adiante.

90 mm Hg – 50 mm Hg = 40 mm Hg excesso de CO_2

Para corrigir o pH: (40 ÷ 10) × 0,08 = 0,32; 6,95 + 0,32 = 7,27

Assim, o pH antes do prolapso de cordão era de cerca de 7,27, bem dentro dos limites normais. Dessa forma, o pH baixo resultava de acidose respiratória.

Acidemia metabólica

O feto começa a desenvolver acidemia metabólica quando a privação de oxigênio tem duração e magnitude suficientes para determinar que haja metabolismo anaeróbio para suprir as necessidades energéticas celulares. Low e colaboradores (1997) definiram acidose fetal como déficit de base ≥ 12 mmol/L e acidose fetal grave como déficit de base ≥ 16 mmol/L. No estudo realizado no Parkland Hospital, citado anteriormente, com mais de 150.000 recém-nascidos, definiu-se acidemia metabólica utilizando limiares na gasometria do sangue do cordão umbilical que estivessem dois desvios-padrão abaixo da média (Casey, 2001b). Assim, a acidemia metabólica foi definida por pH no sangue da artéria umbilical < 7,00 acompanhado por PcO_2 ≤ 76,3 mmHg, com valores mais altos indicando um componente respiratório; concentração de HCO_3^- ≤ 17,7 mmol/L; e déficit de base ≥ 10,3 mEq/L. Do ponto de vista de *possível* lesão neurológica, o American College of Obstetricians and Gynecologists (2014) define acidose metabólica como pH arterial umbilical < 7,0 e déficit de base ≥ 12 mmol/L.

A acidose metabólica está associada a taxas elevadas de disfunção de múltiplos órgãos. Raramente, a acidemia metabólica induzida por hipoxia é tão intensa a ponto de causar incapacidade neurológica subsequente – *encefalopatia hipóxico-isquêmica* (Cap. 33, p. 621). De fato, um feto que não apresente tal acidemia não pode, por definição, ter sofrido lesão recente induzida por hipoxia. Ainda assim, mesmo uma acidose metabólica grave tem baixo valor preditivo para incapacidade neurológica subsequente no neonato a termo (King, 1998; Socol, 1994). Nos neonatos com peso muito baixo ao nascer (inferior a 1.000 g), o estado acidobásico do recém-nascido talvez esteja intimamente ligado a hemorragia intraventricular e, possivelmente, com a evolução neurológica em longo prazo (Lavrijsen, 2005; Salhab, 2005; Victory, 2003).

Casey e colaboradores (2001b) descreveram a associação entre acidemia metabólica, Apgar baixo e morte neonatal em recém-nascidos prematuros e a termo. Em relação aos neonatos a termo, o risco de morte neonatal era mais de 3.200 vezes maior em neonatos a termo com acidemia metabólica e índices de Apgar em 5 minutos ≤ 3 em comparação com aqueles com índice de Apgar em 5 minutos ≥ 7.

■ Recomendações para determinação da gasometria do sangue do cordão

Em alguns centros, a análise dos gases do cordão é realizada em todos os neonatos ao nascimento (Casey, 2001b; Sabol, 2016). A análise de custo-efetividade para a mensuração universal dos gases no sangue do cordão sugere benefício e possibilidade de economia de custos (White, 2010, 2016). Parece razoável obter a determinação dos gases do cordão intraparto para os casos de cesariana com comprometimento fetal, traçados anormais da frequência cardíaca fetal, febre e índice de Apgar baixo em 5 minutos. Isso também pode ser feito em gestações multifetais e em fetos com restrição grave do crescimento.

Embora a avaliação do equilíbrio acidobásico no sangue do cordão tenha baixo valor preditivo para desfechos neurológicos adversos tanto em curto quanto em longo prazo, ela fornece a evidência mais objetiva do estado metabólico do feto ao nascimento.

CUIDADOS PREVENTIVOS

■ Profilaxia de infecção ocular

A oftalmia neonatal é a conjuntivite mucopurulenta do recém-nascido. Algumas formas de conjuntivite afetam 1 a 12% dos neonatos, e as infecções por gonococos e por clamídia estão entre as mais comuns (Zuppa, 2011).

A infecção por *Neisseria gonorrhoeae* adquirida no parto era uma causa comum de cegueira infantil no passado. Porém, a prática de aplicar solução oftálmica de nitrato de prata a 1% eliminou grande parte desses casos. Diversos outros antimicrobianos também se mostraram efetivos, e a profilaxia gonocócica atualmente é obrigatória em todos os neonatos na maioria dos estados dos Estados Unidos (American Academy of Pediatrics, 2017b). Para a *profilaxia* logo após o parto, as recomendações incluem uma aplicação única de solução de nitrato de prata a 1% ou pomada de eritromicina a 0,5%. Na América do Norte, uma pomada oftálmica anteriormente usada de tetraciclina a 1% não está mais disponível (Mabry-Hernandez, 2010; Moore, 2015).

Para um neonato nascido de uma mãe com gonorreia não tratada, o *tratamento* de uma suposta conjuntivite gonocócica neonatal é feito com uma dose única de ceftriaxona, 100 mg/kg, administrada por via intramuscular ou intravenosa. Antes do tratamento, devem-se obter exames para infecções por gonococos e clamídia.

No caso de *conjuntivite por clamídia*, a profilaxia neonatal adequada é complexa. Idealmente, triagem rastreamento pré-natal com tratamento para *Chlamydia trachomatis* evita que haja infecção conjuntival (Hammerschlag, 2011). Dos neonatos nascidos por via vaginal de mães com infecção ativa por clamídia, entre 12 e 25% desenvolverão conjuntivite em até 20 semanas após o nascimento (Teoh, 2003). *Os tratamentos tópicos oculares profiláticos não reduzem de forma confiável a incidência de conjuntivite por clamídia.* Em um estudo realizado no Quênia, demonstrou-se que a solução de iodopovidona a 2,5% era superior tanto à solução de nitrato de prata a 1% quanto à pomada de eritromicina a 0,5% na prevenção da conjuntivite por clamídia (Isenberg, 1995). Em outro estudo realizado no Irã, as gotas oftálmicas de iodopovidona foram duas vezes mais efetivas na prevenção de conjuntivite clinicamente manifesta do que as de eritromicina – taxa de falha de 9 vs. 18%, respectivamente (Ali, 2007).

A conjuntivite em um recém-nascido até 3 meses de idade deve levar à consideração de infecção por clamídia (Moore, 2015). O tratamento da infecção por clamídia em crianças é feito com azitromicina oral durante 5 dias ou eritromicina oral durante 14 dias.

■ Imunização contra hepatite B

A imunização rotineira contra a hepatite B com vacina sem timerosal antes da alta hospitalar é a prática-padrão em todos os recém-nascidos clinicamente estáveis com peso de nascimento maior que 2.000 g (American Academy of Pediatrics, 2017b). Se a mãe for soropositiva para o antígeno de superfície da hepatite B, o neonato também deve ser passivamente imunizado com imunoglobulina para hepatite B. Conforme discutido no Capítulo 55 (p. 1064), alguns defendem o tratamento das gestantes de alto risco ou mesmo de todas as mulheres soropositivas com antivirais análogos de nucleosídeos ou nucleotídeos durante a gestação para reduzir a possibilidade de transmissão ao feto (Dusheiko, 2012; Tran, 2012).

■ Vírus Zika

Este vírus é primariamente disseminado por picadas de mosquito. A infecção é assintomática na maioria das pessoas, mas pode causar graves defeitos congênitos (Cap. 64, p. 1219). O rastreamento começa com um questionamento sobre viagem recente a áreas endêmicas. Para as mulheres em risco, é feito o rastreamento sorológico. Todos os recém-nascidos de mães com evidência laboratorial de infecção por vírus Zika durante a gestação devem receber exame abrangente, avaliação neurológica, ultrassonografia encefálica pós-natal, teste de rastreamento padrão para problemas de audição em neonatos antes da alta hospitalar, além de testes laboratoriais para o vírus Zika (Reynolds, 2017).

■ Vitamina K

A injeção de vitamina K suplementar evitará a doença hemorrágica dependente de vitamina K no recém-nascido (Cap. 33, p. 626). Uma única dose intramuscular de vitamina K, 0,5 a 1 mg, é administrada dentro de 1 hora do nascimento (American Academy of Pediatrics, 2017b).

■ Rastreamento do recém-nascido

Há vários testes de rastreamento em massa disponíveis para 29 condições que afetam recém-nascidos. Resumidos na Tabela 32-4, muitos são obrigatórios de acordo com várias leis estaduais nos Estados Unidos (American College of Obstetricians and Gynecologists, 2017c). Na maioria dos estados, é obrigatória a realização de todos os exames no painel central. No *site* do Maternal and Child Health Bureau estão listadas as doenças suplementares – *alvos secundários*. Em alguns estados, é obrigatório o rastreamento de algumas dessas doenças adicionais além daquelas do painel central. Todos os profissionais devem estar familiarizados com as exigências legais em seu estado, que estão disponíveis em: http://genes-r-us.uthscsa.edu/resources/consumer/statemap.htm.

CUIDADOS ROTINEIROS AO RECÉM-NASCIDO

■ Estimativa da idade gestacional

A idade gestacional do recém-nascido pode ser estimada logo após o nascimento. A relação entre idade gestacional e peso ao nascer pode identificar neonatos sob risco de complicações. Por exemplo, os neonatos pequenos ou grandes para a idade gestacional têm maior risco de hipoglicemia e policitemia, havendo indicação para medir a glicemia e avaliar o hematócrito.

TABELA 32-4 Painel central de rastreamento de recém-nascidos

	Distúrbios da acilcarnitina[a]			
Metabolismo dos ácidos orgânicos	Metabolismo dos ácidos graxos	Metabolismo dos aminoácidos[a]	Distúrbios da hemoglobina	Outros
Isovalérico	Acil-CoA-desidrogenase de cadeia média	Fenilcetonúria	Doença SS	Hipotireoidismo congênito
Glutárico tipo I		Doença do xarope de bordo (urina)	S-β-talassemia	Biotinidase
3-hidróxi-3-metilglutárico	Acil-CoA-desidrogenase de cadeia muito longa	Homocistinúria	Doença SC	Hiperplasia suprarrenal congênita
Carboxilase múltipla				Galactosemia
Metilmalônico-mutase	3-OH acil-CoA-desidrogenase de cadeia longa	Citrulinemia		Perda auditiva
3-metilcrotonil-CoA--carboxilase	Proteína trifuncional	Arginossuccínico		Fibrose cística
Ácido metilmalônico (cobalamina A, B)	Captação de carnitina	Tirosinemia I		Cardiopatia congênita crítica[b]
Propiônico				Imunodeficiência combinada grave[b]
β-cetotiolase				

[a]Determinada por espectrometria de massa em *tandem*.
[b]Adicionado após 2006.
De Centers for Disease Control and Prevention, 2012; Watson, 2006.

Cuidados com a pele e com o cordão umbilical

O excesso de vérnix, sangue e mecônio deve ser gentilmente removido no momento do nascimento, ao mesmo tempo em que se mantém o recém-nascido aquecido. Qualquer quantidade de vérnix remanescente será rapidamente absorvida, desaparecendo completamente no prazo de 24 horas. O primeiro banho é postergado até que a temperatura do neonato tenha se estabilizado.

Devem-se observar precauções assépticas estritas nos cuidados imediatos ao cordão. A American Academy of Pediatrics concluiu que manter o cordão seco é cuidado suficiente (Stewart, 2016). O cordão umbilical começa a se desidratar a partir da geleia de Wharton logo após o nascimento. Nas primeiras 24 horas, o coto umbilical perde a coloração branca-azulada e o aspecto úmido para se tornar seco e preto. Em alguns dias a semanas, o coto cai, deixando uma ferida pequena e granulomatosa que, após a cicatrização, formará a cicatriz umbilical. A separação geralmente ocorre nas primeiras 2 semanas. A variação é de 3 a 45 dias (Novack, 1988). O cordão umbilical sofre ressecamento e cai mais rapidamente quando exposto ao ar. Portanto, não se recomendam curativos.

Em países com poucos recursos, é razoável a profilaxia local com antimicrobianos (Salam, 2014). A aplicação do corante triplo ao cordão mostrou-se superior ao uso de água e sabão para prevenção de colonização e formação de exsudato (Janssen, 2003). Em um estudo realizado no Nepal, a limpeza do coto com clorexidina a 4% reduziu a taxa de infecção grave em 75% em comparação com lavagem com água e sabão (Mullany, 2006). De forma semelhante, o talco de clorexidina a 0,1% foi superior ao cuidado tradicional mantendo o cordão seco (Kapellen, 2009). A Organização Mundial da Saúde (World Health Organization, 2014) recomenda a limpeza com clorexidina.

A despeito das precauções, algumas vezes observa-se infecção umbilical (*onfalite*) grave. Em um estudo alemão com mais de 750 recém-nascidos com cuidados assépticos do cordão, 1,3% desenvolveu infecção (Kapellen, 2009). Os microrganismos mais isolados foram *Staphylococcus aureus*, *Escherichia coli* e estreptococos do grupo B. Os sinais típicos de celulite e secreção no coto geralmente auxiliam o diagnóstico. Também é comum haver eritema leve e algum grau de sangramento no coto com a queda do cordão, mas alguns casos podem se apresentar sem sinais externos.

Alimentação e perda de peso

Em 2016, 81% dos recém-nascidos nos Estados Unidos eram inicialmente amamentados pela mãe, 52% ainda se mantinham em aleitamento materno aos 6 meses e 31%, aos 12 meses (Centers for Disease Control and Prevention, 2016). De acordo com o American College of Obstetricians and Gynecologists (2017e), é preferível que a criança seja alimentada exclusivamente com leite materno até os 6 meses de idade. Em muitos hospitais, as crianças já são amamentadas na sala de parto. A maioria dos recém-nascidos a termo se desenvolve melhor quando alimentados 8 a 12 vezes por dia, durante cerca de 15 minutos por mamada. Os prematuros e os recém-nascidos com crescimento restrito requerem alimentação com intervalos menores. A amamentação é discutida com mais detalhes no Capítulo 36 (p. 656).

Considerando que a maioria dos neonatos recebe poucos nutrientes nos primeiros 3 ou 4 dias de vida, eles perdem peso progressivamente até que tenha se estabelecido o fluxo de leite materno ou até que outra forma de alimentação tenha sido instituída. Os neonatos prematuros perdem relativamente mais peso e o recuperam de maneira mais lenta. Por outro lado, os recém-nascidos com restrição de crescimento, mas de resto saudáveis, recuperam seu peso inicial mais rapidamente do que aqueles nascidos prematuros. Com alimentação apropriada, o peso ao nascer dos neonatos a termo geralmente é recuperado ao final de 10 dias de vida.

Fezes e urina

Nos primeiros 2 a 3 dias de vida, o cólon contém mecônio amolecido e de cor marrom-esverdeada. O mecônio é composto por células epiteliais do trato intestinal descamadas, muco, células epidérmicas e lanugo (pelo fetal) deglutido junto com líquido amniótico. A cor característica resulta de pigmentos biliares. Durante a vida fetal e por algumas horas após o nascimento, o conteúdo intestinal é estéril, mas bactérias rapidamente colonizam o conteúdo intestinal.

A eliminação de mecônio é observada em 90% dos neonatos nas primeiras 24 horas e na maioria dos demais ao longo de 36 horas. Os recém-nascidos geralmente urinam logo após o nascimento, mas isso pode não ocorrer até o segundo dia. A eliminação de mecônio e de urina indica patência dos tratos gastrintestinal e urinário, respectivamente. A ausência de diurese e de evacuação após esse período sugere alguma malformação congênita, como doença de Hirschprung, ânus imperfurado ou válvula uretral posterior. Após o terceiro ou quarto dia, como consequência da ingestão de leite, o mecônio é substituído por fezes homogêneas amarelo-claras.

Hiperbilirrubinemia neonatal

Entre o segundo e o quinto dias de vida, cerca de um terço dos neonatos desenvolvem a chamada icterícia fisiológica do recém-nascido. Essa icterícia tem importância específica, considerando que a maioria dos hospitais tem políticas de alta precoce. Utilizam-se diretrizes relativas ao equipamento de fototerapia padrão e ao monitoramento, bem como recomendações de tratamento conforme a idade gestacional, horas de vida e fatores de risco (Bhutani, 2011; Maisels, 2009). A hiperbilirrubinemia é discutida com mais detalhes no Capítulo 33 (p. 626).

Circuncisão masculina

Indicações

A circuncisão neonatal tem sido tema de debates nos Estados Unidos no mínimo há 30 anos. Não obstante, há evidências científicas corroborando diversos benefícios médicos, entre os quais estão incluídos prevenção de fimose, parafimose e balanopostite. A circuncisão também reduz a incidência de câncer de pênis e de câncer de colo de útero entre as parceiras sexuais. Previamente, a American Academy of Pediatrics Task Force on Circumcision (1999) concluiu que as evidências existentes eram insuficientes para recomendar circuncisão neonatal *rotineira*. Parece que essas políticas tiveram efeito insignificante sobre a prática nos Estados Unidos. Especificamente, o Centers for Disease Control and Prevention (2011) estimou que a taxa de circuncisão de recém-nascidos masculinos foi reduzida ao longo de 12 meses, tendo passado de 60% em 1999 para apenas 55% em 2010.

Outros estudos endossaram os benefícios da circuncisão à saúde. Em dois grandes ensaios randomizados realizados em regiões da África com elevada prevalência do vírus da imunodeficiência humana (HIV), concluiu-se que a circuncisão de adultos do sexo masculino reduzia pela metade o risco de contrair a infecção por HIV na vida adulta (Bailey, 2007; Gray, 2007). Também se relatou que a circuncisão masculina reduzia as incidências das infecções por HIV, papilomavírus humano (HPV) e herpes (Tobian, 2009). Em sua subsequente declaração de políticas, a American

Academy of Pediatrics Task Force on Circumcision (2012) concluiu que os benefícios para a saúde do neonato masculino superam os riscos. Assim, o acesso ao procedimento é justificado para as famílias que optam por ele. A Task Force passou perto de recomendar a circuncisão a *todos* os recém-nascidos.

Técnica cirúrgica

A circuncisão deve ser feita apenas em neonatos saudáveis. Outras contraindicações incluem qualquer anomalia genital, como hipospadia e história familiar de algum distúrbio hemorrágico, a não ser que tal possibilidade tenha sido excluída no neonato.

A Task Force (2012) recomenda a analgesia do procedimento. As várias técnicas para alívio da dor incluem creme tópico de lidocaína-prilocaína, infiltração com analgesia local, bloqueio do nervo dorsal do pênis ou bloqueio em anel (Arnett, 1990; Stang, 1988). O bloqueio do nervo dorsal do pênis e o bloqueio em anel são superiores à analgesia tópica (Hardwick-Smith, 1998; Lander, 1997; Taddio, 1997). O uso de chupeta embebida em sacarose é um adjunto útil a esses métodos (Kaufman, 2002).

Após a assepsia apropriada do pênis, procede-se à técnica de bloqueio em anel infiltrando-se um botão de lidocaína a 1% na base do pênis e avançando-se a agulha em um arco de 180° ao redor da base do pênis. A agulha é avançada primeiro em um lado e, depois, no outro lado para obter um anel circunferencial de analgesia. A dose máxima de lidocaína é 1 mL. *Jamais devem ser usados compostos vasoativos, como epinefrina, associados a um agente anestésico local para a circuncisão.*

Os instrumentos mais usados são mostrados na Figura 32-5 e incluem as pinças Gomco e Mogen e o dispositivo Plastibell. Kaufman e colaboradores (2002) compararam o procedimento de Gomco com a técnica de Mogen e concluíram que esta última demandava menos tempo e estava associada a menor desconforto aparente do recém-nascido. Independentemente do método usado, o objetivo é a remoção de pele e epitélio do prepúcio suficiente para que a glande fique exposta a fim de prevenir fimose. Em todas as técnicas: (1) a quantidade de pele externa a ser removida deve ser estimada com precisão, (2) o orifício do prepúcio deve ser dilatado para visualização da glande e para assegurar que esteja normal, (3) o epitélio interno do prepúcio deve estar liberado do epitélio da glande e (4) o dispositivo para circuncisão deve ser mantido no local por tempo suficiente para produzir hemostasia antes da amputação do prepúcio (Lerman, 2001).

Os riscos de sangramento, infecção e formação de hematoma são baixos (Christakis, 2000). As complicações incomuns incluem amputação do segmento distal da glande, contaminação com o HIV ou outra infecção sexualmente transmissível, estenose de meato, desnudação peniana, destruição do pênis por eletrocoagulação, cisto de inclusão epidérmico subsequente e fístula uretrocutânea, além de isquemia por uso inapropriado de lidocaína com epinefrina (Amukele, 2003; Neulander, 1996; Nicoll, 1997; Pippi-Salle, 2013; Upadhyay, 1998).

■ Alojamento conjunto e alta hospitalar

Neste modelo de atenção obstétrica, os neonatos permanecem no quarto da mãe, e não no berçário. Esta prática tenta tornar todas as fases da maternidade o mais natural possível e incentivar uma relação mãe e filho precoce. Em 24 horas, a mãe em geral está deambulando plenamente. Daí em diante, com o alojamento conjunto, ela será capaz de prover os cuidados de rotina a si própria e a seu filho. Uma vantagem evidente é sua capacidade de assumir inteiramente os cuidados à criança quando chegar em casa.

Tradicionalmente, o recém-nascido recebe alta junto com sua mãe e, na maioria dos casos, o período de internação da mãe é determinado pelo do recém-nascido. Entre 1970 e meados da década de 1990, o período médio de internação materna reduziu-se de forma constante, e muitas mães receberam alta em menos de 48 horas. A Organização Mundial de Saúde (World Health Organization, 2014) cita uma permanência mínima de apenas 24 horas. Ainda que seja evidente que a maioria dos recém-nascidos possa receber alta com segurança nas primeiras 48 horas, esse fato não é uma verdade absoluta. Por exemplo, em mais de 2,1 milhões de neonatos no Canadá, Liu e colaboradores (2000) examinaram as taxas de reinternação após a alta neonatal inicial. À medida que a permanência hospitalar reduziu de 4,2 dias em 1990 para 2,7 dias em 1997, a taxa de readmissão aumentou de 27 para 38 por 1.000 nascimentos. Desidratação e icterícia foram responsáveis pela maioria dessas reinternações. Usando os dados do estado de Washington, Malkin e colaboradores (2000) concluíram que a taxa de mortalidade em 28 dias aumentava quatro vezes em neonatos liberados dentro de 30 horas do nascimento, e a taxa de mortalidade em 1 ano aumentava duas vezes. Para a alta segura de prematuros tardios, há preocupações específicas (Whyte, 2012).

Em razão da maior atenção dada à tendência a períodos menores de internação, foi aprovada nos Estados Unidos a legislação federal de 1996 – *The Newborns' and Mothers' Health Protection Act* – proibindo que as seguradoras restringissem o período de internação de mães e recém-nascidos a menos de 2 dias para partos vaginais e 4 dias para cesarianas. Em uma análise de cerca de 662.000 nascimentos na Califórnia, Datar e Sood (2006) observaram redução nas taxas de readmissão hospitalar em 9, 12 e 20%, respectivamente, 1, 2 e 3 anos após a implementação da legislação.

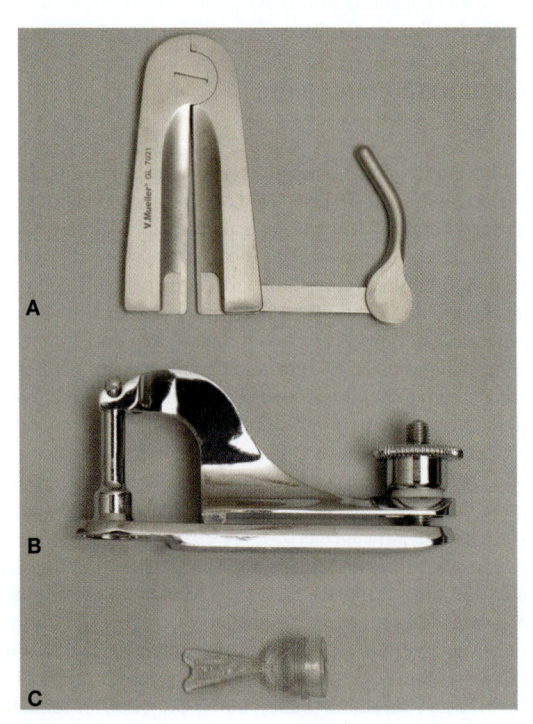

FIGURA 32-5 Três instrumentos diferentes usados para circuncisão. **A.** Pinça Mogen. Os braços da pinça abrem-se no máximo por 3 mm. **B.** Pinça Gomco, montada. **C.** Dispositivo Plastibell.

REFERÊNCIAS

Ali A, Khadije D, Elahe A, et al: Prophylaxis of ophthalmia neonatorum comparison of Betadine, erythromycin and no prophylaxis. J Trop Pediatr 53(6):388, 2007

American Academy of Pediatrics: Delayed umbilical cord clamping after birth. Pediatrics 139(6), 2017a

American Academy of Pediatrics, American College of Obstetricians and Gynecologists: Care of the newborn. In Guidelines for Perinatal Care, 8th ed. Elk Grove Village, AAP, 2017b

American Academy of Pediatrics Task Force on Circumcision: Circumcision policy statement. Pediatrics 103:686, 1999

American Academy of Pediatrics Task Force on Circumcision: Circumcision policy statement. Pediatrics 130(3):585, 2012

American College of Obstetricians and Gynecologists: Executive summary: neonatal encephalopathy and neurologic outcome, second edition. Report of the American College of Obstetricians and Gynecologists' Task Force on Neonatal Encephalopathy. Obstet Gynecol 123(4):896, 2014

American College of Obstetricans and Gynecologists: Delayed umbilical cord clamping after birth. Committee Opinion No. 684, January 2017a

American College of Obstetricians and Gynecologists: Delivery of a newborn with meconium-stained amniotic fluid. Committee Opinion No. 689, April 2017b

American College of Obstetricians and Gynecologists: Newborn screening and the role of the obstetrician-gynecologist. Committee Opinion No. 616, January 2015, Reaffirmed 2017c

American College of Obstetricians and Gynecologists: Planned home birth. Committee Opinion No. 697, April 2017d

American College of Obstetricians and Gynecologists: Optimizing support for breastfeeding as part of obstetric practice. Committee Opinion No. 658, February 2016, Reaffirmed 2017e

American College of Obstetricians and Gynecologists. American Academy of Pediatrics: The Apgar score. Committee Opinion No. 644, October 2015, Reaffirmed 2017f

Amukele SA, Lee GW, Stock JA, et al: 20-year experience with iatrogenic penile injury. J Urol 170:1691, 2003

Apgar V: A proposal for a new method of evaluation of the newborn infant. Curr Res Anesth Analg 32:260, 1953

Armstrong L, Stenson BJ: Use of umbilical cord blood gas analysis in the assessment of the newborn. Arch Dis Child Fetal Neonatal Ed 92:430, 2007

Arnett RM, Jones JS, Horger EO III: Effectiveness of 1% lidocaine dorsal penile nerve block in infant circumcision. Am J Obstet Gynecol 163:1074, 1990

Bailey RC, Moses S, Parker CB, et al: Male circumcision for HIV prevention in young men in Kismu, Kenya: a randomized controlled trial. Lancet 369:643, 2007

Bhatt S, Alison BJ, Wallace EM, et al: Delaying cord clamping until ventilation onset improves cardiovascular function at birth in preterm lambs. J Physiol 591(8):2113, 2013

Bhutani VK, Committee on Fetus and Newborn, American Academy of Pediatrics: Phototherapy to prevent severe neonatal hyperbilirubinemia in the newborn infant 35 or more weeks of gestation. Pediatrics 128(4):e1046, 2011

Blickstein I, Green T: Umbilical cord blood gases. Clin Perinatol 34(3):451, 2007

Carrasco M, Martell M, Estol PC: Oronasopharyngeal suction at birth: effects on arterial oxygen saturation. J Pediatr 130(5):832, 1997

Casey BM, Goldaber KG, McIntire DD, et al: Outcomes among term infants when two-hour postnatal pH is compared with pH at delivery. Am J Obstet Gynecol 184:447, 2001a

Casey BM, McIntire DD, Leveno KJ: The continuing value of the Apgar score for the assessment of newborn infants. N Engl J Med 344:467, 2001b

Centers for Disease Control and Prevention: Breastfeeding report card: progressing toward national breastfeeding goals-United States 2016. Available at: http://www.cdc.gov/breastfeeding/data/reportcard2.htm. Accessed June 2017

Centers for Disease Control and Prevention: CDC grand rounds: newborn screening and improved outcomes. MMWR 61(21)390, 2012

Centers for Disease Control and Prevention: Trends in in-hospital newborn male circumcision—United States, 1999–2010. MMWR 60(34):1167, 2011

Chauhan SP, Cowan BD, Meydrech EF, et al: Determination of fetal acidemia at birth from a remote umbilical arterial blood gas analysis. Am J Obstet Gynecol 170:1705, 1994

Christakis DA, Harvey E, Zerr DM, et al: A trade-off analysis of routine newborn circumcision. Pediatrics 105:246, 2000

Datar A, Sood N: Impact of postpartum hospital-stay legislation on newborn length of stay, readmission, and mortality in California. Pediatrics 118:63, 2006

Dickinson JE, Eriksen NL, Meyer BA, et al: The effect of preterm birth on umbilical cord blood gases. Obstet Gynecol 79:575, 1992

Dusheiko G: Interruption of mother-to-infant transmission of hepatitis B: time to include selective antiviral prophylaxis? Lancet 379(9830):2019, 2012

Eisenberg MS, Cummins RO, Ho MT: Code Blue: Cardiac Arrest and Resuscitation. Philadelphia, Saunders, 1987

Ersdal HL, Mduma E, Svensen E, et al: Early initiation of basic resuscitation interventions including face mask ventilation may reduce birth asphyxia related mortality in low-income countries: a prospective descriptive observational study. Resuscitation 83(7):869, 2012

Freeman JM, Nelson KB: Intrapartum asphyxia and cerebral palsy. Pediatrics 82:240, 1988

Gilstrap LC III, Leveno KJ, Burris J, et al: Diagnosis of birth asphyxia on the basis of fetal pH, Apgar score, and newborn cerebral dysfunction. Am J Obstet Gynecol 161:825, 1989

Goldaber KG, Gilstrap LC III, Leveno KJ, et al: Pathologic fetal acidemia. Obstet Gynecol 78:1103, 1991

Gray RH, Kigozi G, Serwadda D, et al: Male circumcision for HIV prevention in Rakai, Uganda: a randomized trial. Lancet 369:657, 2007

Gungor S, Kurt E, Teksoz E, et al: Oronasopharyngeal suction versus no suction in normal and term infants delivered by elective cesarean section: a prospective randomized controlled trial. Gynecol Obstet Invest 61(1):9, 2006

Hammerschlag MR: Chlamydial and gonococcal infections in infants and children. Clin Infect Dis 53(3):S99, 2011

Hardwick-Smith S, Mastrobattista JM, Wallace PA, et al: Ring block for neonatal circumcision. Obstet Gynecol 91:930, 1998

Hooper SB, Kitchen MJ, Wallace MJ, et al: Imaging lung aeration and lung liquid clearance at birth. FASEB J 21(12):3329, 2007

Hooper SB, te Pas AB, Kitchen MJ: Respiratory transition in the newborn: a three-phase process. Arch Dis Child Fetal Neonatal Ed 101(3):F266, 2016

Hooper SB, te Pas AB, Lang J, et al: Cardiovascular transition at birth: a physiological sequence. Pediatr Res 77(5):608, 2015

Isenberg SJ, Apt L, Wood M: A controlled trial of povidone-iodine as prophylaxis against ophthalmia neonatorum. N Engl J Med 332:562, 1995

Janssen PA, Selwood BL, Dobson SR, et al: To dye or not to dye: a randomized clinical trial of a triple dye/alcohol regime versus dry cord care. Pediatrics 111:15, 2003

Kapadia V, Wyckoff MH: Chest compressions for bradycardia or asystole in neonates. Clin Perinatol 39(4):833, 2012

Kapadia VS, Wyckoff MH: Epinephrine use during newborn resuscitation. Front Pediatr 5:97, 2017

Kapellen TM, Gebauer CM, Brosteanu O, et al: Higher rate of cord-related adverse events in neonates with dry umbilical cord care compared to chlorhexidine powder. Results of a randomized controlled study to compare efficacy and safely of chlorhexidine powder versus dry care in umbilical cord care of the newborn. Neonatology 96(1):13, 2009

Karlberg P, Adams FH, Geubelle F, et al: Alteration of the infant's thorax during vaginal delivery. Acta Obstet Gynecol Scand 41:223, 1962

Katheria AC, Lakshminrusimha S, Rabe H, et al: Placental transfusion: a review. J Perinatol 37(2):105, 2017

Kattwinkel J: Textbook of Neonatal Resuscitation, 6th ed. Elk Grove Village, American Academy of Pediatrics and American Heart Association, 2010

Kaufman GE, Cimo S, Miller LW, et al: An evaluation of the effects of sucrose on neonatal pain with 2 commonly used circumcision methods. Am J Obstet Gynecol 186:564, 2002

King TA, Jackson GL, Josey AS, et al: The effect of profound umbilical artery acidemia in term neonates admitted to a newborn nursery. J Pediatr 132(4):624, 1998

Kotaska K, Urinovska R, Klapkova E, et al: Re-evaluation of cord blood arterial and venous reference ranges for pH, pO_2, pCO_2, according to spontaneous or cesarean delivery. J Clin Lab Anal 24(5):300, 2010

Lander J, Brady-Fryer B, Metcalfe JB, et al: Comparison of ring block, dorsal penile nerve block, and topical anesthesia for neonatal circumcision: a randomized controlled trial. JAMA 278:2157, 1997

Lavrijsen SW, Uiterwaal CS, Stigter RH, et al: Severe umbilical cord acidemia and neurological outcome in preterm and full-term neonates. Biol Neonate 88(1):27, 2005

Lerman SE, Liao JC: Neonatal circumcision. Pediatr Clin North Am 48:1539, 2001

Lines A, Hooper SB, Harding R: Lung liquid production rates and volumes do not decrease before labor in healthy fetal sheep. J Appl Physiol (1985)82(3):927, 1997

Liu S, Wen SW, McMillan D, et al: Increased neonatal readmission rate associated with decreased length of hospital stay at birth in Canada. Can J Public Health 91:46, 2000

Low JA, Lindsay BG, Derrick EJ: Threshold of metabolic acidosis associated with newborn complications. Am J Obstet Gynecol 177:1391, 1997

Low JA, Panagiotopoulos C, Derrick EJ: Newborn complications after intrapartum asphyxia with metabolic acidosis in the term fetus. Am J Obstet Gynecol 170:1081, 1994

Lynn A, Beeby P: Cord and placenta arterial gas analysis: the accuracy of delayed sampling. Arch Dis Child Fetal Neonatal Ed 92(4):F281, 2007

Mabry-Hernandez I, Oliverio-Hoffman R: Ocular prophylaxis for gonococcal ophthalmia neonatorum: evidence update for the U.S. Preventive Services Task Force reaffirmation recommendation statement. AHRQ Publication No. 10–05146. Rockville, Agency for Healthcare Research and Quality, 2010

Maisels MJ, Bhutani VK, Bogen D, et al: hyperbilirubinemia in the newborn infant ≥35 weeks' gestation: an update with clarifications. Pediatrics 124(4):1193, 2009

Malkin JD, Garber S, Broder MS, et al: Infant mortality and early postpartum discharge. Obstet Gynecol 96:183, 2000

Martin JA, Hamilton BE, Ventura SJ, et al: Births: final data for 2010. Natl Vital Stat Rep 61(1), 2012

Mokarami P, Wiberg N, Olofsson P: An overlooked aspect on metabolic acidosis at birth: blood gas analyzers calculate base deficit differently. Acta Obstet Gynecol Scand 91(5):574, 2012

Moore DL, MacDonald NE, Canadian Paediatric Society Infectious Disease and Immunization Committee: Preventing ophthalmia neonatorum. Paediatr Child Health 20(2):93, 2015

Mullany LC, Darmstadt GL, Khatry SK, et al: Topical applications of chlorhexidine to the umbilical cord for prevention of omphalitis and neonatal mortality in southern Nepal: a community-based, cluster randomized trial. Lancet 367:910, 2006

Neulander E, Walfisch S, Kaneti J: Amputation of distal penile glans during neonatal ritual circumcision—a rare complication. Br J Urol 77:924, 1996

Nicoll A: Routine male neonatal circumcision and risk of infection with HIV-1 and other sexually transmitted diseases. Arch Dis Child 77:194, 1997

Novack AH, Mueller B, Ochs H: Umbilical cord separation in the normal newborn. Am J Dis Child 142:220, 1988

O'Brodovich H, Hannam V, Seear M, et al: Amiloride impairs lung water clearance in newborn guinea pigs. J Appl Physiol (1985)68(4):1758, 1990

Perlman JM, Wyllie J, Kattwinkel J, et al: Part 7: neonatal resuscitation: 2015 international consensus on cardiopulmonary resuscitation and emergency cardiovascular care science with treatment recommendations. Pediatrics 136 Suppl 2:S120, 2015

Pippi-Salle JL, Jesus LE, Lorenzo AJ, et al: Glans amputation during routine neonatal circumcision: mechanism of injury and strategy for prevention. J Pediatr Urol 9:763, 2013

Ramin SM, Gilstrap LC, Leveno KJ, et al: Umbilical artery acid–base status in the preterm infant. Obstet Gynecol 74:256, 1989

Reynolds MR, Jones AM, Petersen EE, et al: Vital signs: update on Zika virus-associated birth defects and evaluation of all U.S. infants with congenital Zika virus exposure—U.S. Zika Pregnancy Registry, 2017 MMWR 66(13):366, 2017

Riley RJ, Johnson JW: Collecting and analyzing cord blood gases. Clin Obstet Gynecol 36:13, 1993

Rudolph AM: Fetal and neonatal pulmonary circulation. Annu Rev Physiol 41:383, 1979

Sabol BA, Caughey AB: Acidemia in neonates with a 5-minute Apgar score of 7 or greater—what are the outcomes? Am J Obstet Gynecol 215(4):486 e481, 2016

Salam RA, Mansoor T, Mallick D, et al: Essential childbirth and postnatal interventions for improved maternal and neonatal health. Reprod Health 11 Suppl 1:S3, 2014

Salhab WA, Perlman JM: Severe fetal acidemia and subsequent neonatal encephalopathy in the larger premature infant. Pediatr Neurol 32(1):25, 2005

Saunders RA, Milner AD: Pulmonary pressure/volume relationships during the last phase of delivery and the first postnatal breaths in human subjects. J Pediatr 93:667, 1978

Schmolzer GM, Dawson JA, Kamlin CO, et al: Airway obstruction and gas leak during mask ventilation of preterm infants in the delivery room. Arch Dis Child Fetal Neonatal Ed 96(4):F254, 2011

Siew ML, te Pas AB, Wallace MJ, et al: Positive end-expiratory pressure enhances development of a functional residual capacity in preterm rabbits ventilated from birth. J Appl Physiol (1985)106(5):1487, 2009a

Siew ML, Wallace MJ, Kitchen MJ, et al: Inspiration regulates the rate and temporal pattern of lung liquid clearance and lung aeration at birth. J Appl Physiol (1985)106(6):1888, 2009b

Siggaard-Anderson O: Blood acid–base alignment nomogram. Scand J Clin Lab Invest 15:211, 1963

Socol ML, Garcia PM, Riter S: Depressed Apgar scores, acid–base status, and neurologic outcome. Am J Obstet Gynecol 170:991, 1994

Stang HJ, Gunnar MR, Snellman L, et al: Local anesthesia for neonatal circumcision: effects on distress and cortisol response. JAMA 259:1507, 1988

Stewart D, Benitz W, AAP Committee on Fetus and Newborn: Umbilical cord care in the newborn infant. Pediatrics 138(3):e20162149, 2016

Taddio A, Stevens B, Craig K, et al: Efficacy and safety of lidocaine-prilocaine cream for pain during circumcision. N Engl J Med 336:1197, 1997

Teoh D, Reynolds S: Diagnosis and management of pediatric conjunctivitis. Pediatr Emerg Care 19:48, 2003

te Pas AB, Davis PG, Hooper SB, et al: From liquid to air: breathing after birth. J Pediatr 152(5):607, 2008

Thorngren-Jerneck K, Herbst A: Low 5-minute Apgar score: a population-based register study of 1 million term births. Obstet Gynecol 98:65, 2001

Thorp JA, Dildy GA, Yeomans ER, et al: Umbilical cord blood gas analysis at delivery. Am J Obstet Gynecol 175(3 Pt 1):517, 1996

Tobian AA, Serwadda D, Quinn TC, et al: Male circumcision for the prevention of HSV-2 and HPV infections and syphilis. N Engl J Med 360(13):1298, 2009

Tran TT: Hepatitis B: treatment to prevent perinatal transmission. Clin Obstet Gynecol 55(2):541, 2012

Upadhyay V, Hammodat HM, Pease PW: Post circumcision meatal stenosis: 12 years' experience. N Z Med J 111:57, 1998

Victory R, Penava D, da Silva O, et al: Umbilical cord pH and base excess values in relation to neonatal morbidity for infants delivered preterm. Am J Obstet Gynecol 189(3):803, 2003

Vyas H, Milner AD, Hopkins IE: Intrathoracic pressure and volume changes during the spontaneous onset of respiration in babies born by cesarean section and by vaginal delivery. J Pediatr 99(5):787, 1981

Watson MS, Mann MY, Lloyd-Puryear MA, et al: Newborn screening: towards a uniform screening panel and system. Executive summary. Genet Med 8(Suppl 5):1S, 2006

Weiner GM: Textbook of Neonatal Resuscitation. 7th ed. Elk Grove Village, American Academy of Pediatrics, 2016

White CR, Doherty DA, Cannon JW, et al: Cost effectiveness of universal umbilical cord blood gas and lactate analysis in a tertiary level maternity unit. J Perinat Med 44(5):573, 2016

White CR, Doherty DA, Henderson JJ, et al: Benefits of introducing universal umbilical cord blood gas and lactate analysis into an obstetric unit. Aust N Z J Obstet Gynaecol 50(4):318, 2010

Whyte RK: Neonatal management and safe discharge of late and moderate preterm infants. Semin Fetal Neonatal Med 17(3):153, 2012

World Health Organization: Postnatal care of the mother and newborn, 2013. Geneva, WHO, 2014

Wyckoff MH, Aziz K, Escobedo MB, et al: Part 13: neonatal resuscitation: 2015 American Heart Association guidelines update for cardiopulmonary resuscitation and emergency cardiovascular care. Pediatrics 136 Suppl 2:S196, 2015

Yeh P, Emary K, Impey L: The relationship between umbilical cord arterial pH and serious adverse neonatal outcome: analysis of 51,519 consecutive validated samples. BJOG 119(7):824, 2012

Zuppa AA, D'Andrea V, Catenazzi P, et al: Ophthalmia neonatorum: what time of prophylaxis? J Matern Fetal Neonatal Med 24(6):769, 2011

CAPÍTULO 33

Doenças e lesões do recém-nascido a termo

DISFUNÇÃO RESPIRATÓRIA	619
ENCEFALOPATIA NEONATAL E PARALISIA CEREBRAL	620
SÍNDROME DE ABSTINÊNCIA NEONATAL	625
DISTÚRBIOS HEMATOLÓGICOS	625
LESÕES DO RECÉM-NASCIDO	627

Em um pequeno número de casos, são encontradas fraturas de crânio. Esse acidente costuma ocorrer após tentativas violentas de parto, embora algumas vezes possa ocorrer espontaneamente.

— J. Whitridge Williams (1903)

Na 1ª edição deste livro, Williams escreveu muito pouco sobre os distúrbios dos neonatos a termo. Dito isso, é bem sabido que esses neonatos são suscetíveis a uma ampla variedade de doenças e lesões. Em muitos casos, as manifestações clínicas desses distúrbios são extensões dos efeitos patológicos já produzidos no feto. Um exemplo comum é o do recém-nascido deprimido e acidótico em razão de septicemia intraparto. Como muitos desses distúrbios se manifestam de maneiras diferentes, os mais comuns em neonatos a termo são considerados aqui. Aqueles mais frequentes em neonatos prematuros são discutidos no Capítulo 34. Os distúrbios específicos que ocorrem em consequência direta de doenças maternas são discutidos nos capítulos pertinentes.

DISFUNÇÃO RESPIRATÓRIA

No momento do nascimento, o recém-nascido deve rapidamente converter à respiração de oxigênio, conforme descrito no Capítulo 32 (p. 606). Com a inspiração, ocorre expansão dos alvéolos, eliminação de líquido e secreção de surfactante pelos pneumócitos do tipo II para impedir que haja colapso alveolar. A interferência nessas funções pode criar insuficiência respiratória com hipoxemia e taquipneia compensatória, batimentos de asas do nariz, retrações e respiração ruidosa (Reuter, 2014). Em prematuros, esses sintomas são causados por imaturidade pulmonar e insuficiência de surfactante – a *síndrome da disfunção respiratória (SDR)* –, podendo ser encontradas variantes em crianças maiores e adultos com enfermidade grave (Cap. 47, p. 418). Essa condição também é conhecida como doença da membrana hialina (DMH). Todos os prematuros têm algum grau de deficiência de componentes do surfactante porque o agente causador danifica o epitélio alveolar. À medida que o feto se aproxima do termo, reduz-se a deficiência de surfactante como causa da disfunção respiratória. As principais causas em neonatos a termo são a taquipneia transitória do recém-nascido, a SDR, a síndrome da aspiração de mecônio, a pneumonia, a hipertensão pulmonar persistente e a encefalopatia hipóxico-isquêmica (Lin, 2015).

■ Síndrome da disfunção respiratória

Em um relato de Pequim no qual foram descritos os casos de 125 recém-nascidos a termo com SDR, as causas mais frequentes foram infecção perinatal com síndrome séptica em 50%, cesariana eletiva em 27%, asfixia grave em 10% e aspiração de mecônio em 7% (Liu, 2010). É importante observar que, mesmo com baixa incidência em recém-nascido a termo, a SDR por deficiência de surfactante não é rara (Berthelot-Ricou, 2012). Corioamnionite, sexo masculino e raça branca são fatores de risco independentes (Anadkat, 2012; Higgins, 2016). Além disso, mutações em genes que codificam a síntese da proteína surfactante podem aumentar essa deficiência (Wambach, 2012). Independentemente da etiologia, quando a secreção de surfactante está reduzida, a fisiopatologia pulmonar, a evolução clínica e a abordagem terapêutica são semelhantes às observadas em recém-nascidos prematuros. O tratamento inclui ventilação mecânica e reposição do surfactante (Cap. 34, p. 637). As evidências atuais sustentam que o tratamento materno antenatal com corticosteroides aumentará a síntese de surfactante nos fetos pré-termo tardios, isto é, aqueles com 34 a 37 semanas de gestação (Gyamfi-Bannerman, 2016). No Parkland Hospital, os corticosteroides não são administrados para essa indicação no período pré-termo tardio. A hipoglicemia neonatal é uma preocupação com esse tratamento, e os efeitos em longo prazo são desconhecidos. Porém, os dados indicam que a hipoglicemia, se imediatamente tratada, não deixa sequelas adversas (McKinlay, 2015). O prognóstico em recém-nascidos a termo com SDR depende em grande parte de causa, gravidade e resposta ao tratamento.

■ Síndrome da aspiração de mecônio

A fisiologia da eliminação de mecônio e da contaminação do líquido amniótico é estudada no Capítulo 24 (p. 474). Em algumas situações, a inalação de líquido amniótico meconial no momento ou próximo do parto causa obstrução aguda das vias aéreas, pneumonite química, disfunção ou inativação de surfactante e hipertensão pulmonar (Lee, 2016; Lindenskov, 2015). Se for grave, a hipoxemia pode causar morte neonatal ou sequelas neurológicas em longo prazo nos sobreviventes.

Dada a incidência elevada (10 a 20%) de líquido amniótico tingido de mecônio em parturientes a termo, seria razoável presumir que a aspiração de mecônio é relativamente comum. Felizmente, a aspiração grave causando insuficiência respiratória franca é muito menos frequente. E, embora a incidência exata de aspiração de mecônio não seja conhecida, Singh e colaboradores (2009) relataram que ela complicaria 1,8% de todos os nascimentos. Em um estudo francês com quase 133.000 recém-nascidos a termo, a prevalência de síndrome de aspiração grave foi de 0,07%, com aumento progressivo entre 37 e 43 semanas de gestação (Fischer, 2012). A taxa de mortalidade depende da gravidade.

A morbidade fetal está mais frequentemente associada a mecônio mais espesso. Presume-se que, na maioria dos casos, o líquido amniótico seja volumoso o suficiente para diluir o mecônio e permitir sua eliminação pelos mecanismos fisiológicos fetais normais. A síndrome da aspiração de mecônio às vezes ocorre mesmo com líquido levemente tinto. Muitos recém-nascidos são afetados após trabalho de parto normal com nascimento sem complicações. Contudo, alguns dos fatores obstétricos associados são gestação pós-termo e restrição do crescimento fetal. Esses fetos são os que apresentam mais risco, pois costuma haver redução do líquido amniótico e trabalho de parto com compressão do cordão ou com insuficiência uteroplacentária. Esses fatores podem aumentar a probabilidade de eliminação de mecônio espesso e pouco diluído (Leveno, 1984).

Prevenção

No passado, acreditava-se que a aspiração seria estimulada por episódios de hipoxia fetal, e os traçados anormais da frequência cardíaca fetal foram usados para identificar os fetos com maior risco durante o trabalho de parto. Infelizmente, verificou-se que esse preditor não era confiável (Dooley, 1985). Como outra possibilidade de prevenção, a aspiração orofaríngea foi o cuidado-padrão durante um tempo. Porém, ela foi abandonada quando as evidências não sustentaram redução na incidência ou na intensidade da síndrome (Davis, 1985; Wiswell, 1990). Ao mesmo tempo, houve trabalhos que descreveram que a hipertensão pulmonar causada por aspiração de mecônio se caracterizava por muscularização arterial anormal com início bem antes do nascimento. Esses achados levaram alguns autores a concluir que apenas os fetos cronicamente asfixiados evoluiriam com síndrome da aspiração de mecônio (Katz, 1992). Porém, não foi encontrada correlação entre a aspiração de mecônio e os marcadores de asfixia *aguda* – por exemplo, acidose em artéria umbilical (Bloom, 1996; Richey, 1995). Por outro lado, outros autores relataram que a presença de mecônio espesso seria um fator de risco independente para acidose neonatal (Maisonneuve, 2011).

Em reposta aos resultados conflitantes acerca do procedimento de aspiração das vias aéreas, foi delineado um ensaio randomizado em 11 centros para comparar aspiração com não aspiração (Vain, 2004). Observou-se incidência idêntica de 4% de síndrome da aspiração de mecônio em ambos os grupos. Subsequentemente, um comitê que representava a American Heart Association atualizou essas diretrizes (Wyckoff, 2015). Adotadas pelo American College of Obstetricians and Gynecologists (2017c) e pela Organização Mundial da Saúde (World Health Organization, 2012), elas recomendam *contra* a aspiração rotineira oro e nasofaríngea intraparto. Para os neonatos vigorosos, não há necessidade de tratamento. Para os neonatos deprimidos, o manejo inclui intervenção para manter a ventilação e a oxigenação, além da intubação conforme indicado (Cap. 32, p. 609).

A *amnioinfusão intraparto* foi usada com sucesso em parturientes com redução do volume de líquido amniótico e desacelerações variáveis na frequência cardíaca fetal (Cap. 24, p. 475). Essa medida também já foi estudada como forma de prevenção em trabalhos de parto complicados por eliminação de mecônio. Essa prática falhou na redução das taxas da síndrome da aspiração de mecônio, pois os fetos geralmente inalavam o mecônio antes do trabalho de parto (Bryne, 1987; Wenstrom, 1995). Para esclarecer melhor essa questão, foi realizado um ensaio com quase 2.000 mulheres com 36 semanas ou mais de gestação cujo trabalho de parto foi complicado por mecônio espesso (Fraser, 2005). A taxa de mortalidade perinatal com e sem amnioinfusão foi de 0,05% em ambos os grupos. As taxas de aspiração moderada a grave de mecônio também não foram significativamente diferentes – 4,4% com amnioinfusão e 3,1% sem. Por último, as taxas em partos cesáreos foram semelhantes – 32 vs. 29%, respectivamente. Atualmente, o American College of Obstetricians and Gynecologists (2016a) não recomenda a prática de amnioinfusão para reduzir a síndrome da aspiração de mecônio.

Tratamento

Suporte ventilatório e intubação são realizados conforme a necessidade (Wyckoff, 2015). Como alguns aspectos da síndrome da aspiração de mecônio são causados por deficiência de surfactante, a terapia de reposição é benéfica (Natarajan, 2016a). Além disso, os corticosteroides inalatórios podem reduzir a intensidade (Garg, 2016). A terapia com *oxigenação por membrana extracorpórea* (ECMO, de *extracorporeal membrane oxygenation*) é reservada aos recém-nascidos que se mantenham mal oxigenados a despeito de assistência ventilatória máxima (Hirakawa, 2017). Em sua revisão de ensaios randomizados, El Shahed e colaboradores (2014) concluíram que a reposição de surfactante pode reduzir a necessidade de ECMO, mas não reduz a taxa de mortalidade. A proporção de pacientes que requer ECMO varia. Em um relato de Singh e colaboradores (2009), 1,4% dos 7.518 recém-nascidos a termo com a síndrome necessitaram desse tratamento, com taxa de mortalidade de 5%. Ramachandrappa e colaboradores (2011) relataram maior taxa de mortalidade em recém-nascidos prematuros tardios com aspiração de mecônio em comparação com os nascidos a termo acometidos. Por fim, está sendo avaliada a lavagem pulmonar com surfactante (Choi, 2012).

ENCEFALOPATIA NEONATAL E PARALISIA CEREBRAL

Poucos eventos evocam mais apreensão em pais e obstetras do que o espectro da "lesão cerebral", que imediatamente conjura visões de paralisia cerebral incapacitante e deficiência intelectual. Embora a maioria dos distúrbios cerebrais não seja tão profunda, a história ajudou a perpetuar a visão mais lúgubre. Na 1ª edição deste livro-texto, Williams (1903) restringiu as discussões sobre lesões cerebrais àquelas causadas por traumatismo do parto. Quando as edições subsequentes introduziram o conceito de *asfixia neonatal* como outra causa de paralisia cerebral, esta também foi ligada ao traumatismo do parto. Mesmo quando a lesão cerebral causada por traumatismo do parto se tornou rara durante as décadas seguintes, persistiu a crença – ainda que errônea – de que eventos intraparto causariam a maioria das incapacidades neurológicas. Esse foi um dos principais motivos para a escalada nas taxas de cesariana com início nos anos de 1970. Infelizmente, como na maioria dos casos a gênese da paralisia cerebral ocorre muito antes do trabalho de parto, esse aumento pouco fez para reduzir o risco de paralisia cerebral (O'Callaghan, 2013).

Esses fatos estimularam a investigação científica para determinar a etiopatogênese dos distúrbios cerebrais fetais, incluindo aqueles que causam paralisia cerebral. As primeiras observações foram as de Nelson e Ellenberg (1984, 1985, 1986a), discutidas na sequência. Esses pesquisadores receberam merecidamente o crédito por terem comprovado que esses distúrbios neurológicos são produzidos por processos multifatoriais complexos causados por uma combinação de fatores genéticos, fisiológicos, ambientais e obstétricos. É importante ressaltar que esses estudos demonstraram que poucos distúrbios neurológicos estiveram associados a eventos periparto. O interesse internacional contínuo juntou-se para esclarecer o possível papel dos eventos intraparto. Em 2000, uma força-tarefa do American College of Obstetricians and Gynecologists foi escolhida para estudar as vicissitudes da encefalopatia neonatal e da paralisia cerebral. A coalizão de especialidades revisou os dados contemporâneos e estabeleceu os critérios para definir os diversos distúrbios cerebrais neonatais. Seus achados foram promulgados pela American Academy of Pediatrics e pelo American College of Obstetricians and Gynecologists (2003).

Dez anos depois, uma segunda força-tarefa dessas organizações atualizou os achados (American College of Obstetricians and Gynecologists, 2014c). Os achados dessa força-tarefa são mais circunspectos em comparação com os anteriores. Especificamente, são citadas mais limitações para a identificação das causas da *encefalopatia hipóxico-isquêmica (EHI)* periparto em comparação com as de outras etiologias da encefalopatia neonatal. A força-tarefa de 2014 recomenda a avaliação multidimensional de cada criança acometida. Eles advertem que nenhuma estratégia é infalível e, portanto, não é possível obter 100% de certeza ao atribuir uma causa para a encefalopatia neonatal com qualquer estratégia específica.

■ Encefalopatia neonatal

A força-tarefa de 2014 definiu encefalopatia neonatal como uma síndrome de disfunção neurológica identificada nos primeiros dias de vida de recém-nascidos com 35 semanas de gestação ou mais. Ela manifesta-se por níveis de consciência subnormais ou por crises convulsivas frequentemente acompanhadas por dificuldade em iniciar e manter a respiração e por depressão no tônus muscular e nos reflexos. A incidência de encefalopatia citada é de 0,27 a 1,1 por 1.000 nascidos a termo vivos, sendo muito mais frequente em prematuros (Ensing, 2013; Plevani, 2013; Takenouchi, 2012; Wu, 2011). Embora a força-tarefa de 2014 tenha concluído que há muitas causas de encefalopatia e paralisia cerebral, ela se concentrou na EHI e naquelas que se acredita que tenham ocorrido intraparto. Para identificar as crianças afetadas, há necessidade de avaliação completa, incluindo história materna, antecedentes obstétricos, fatores intraparto, patologia placentária e evolução neonatal. Estes são complementados pelos achados laboratoriais e de neuroimagem.

Há três níveis clinicamente definidos. A *encefalopatia leve* é caracterizada pela presença de hipervigilância, irritabilidade, inquietação e hipertonia e hipotonia. A *encefalopatia moderada* manifesta-se por letargia, hipertonia grave e crises convulsivas ocasionais. A *encefalopatia grave* manifesta-se por coma, múltiplas convulsões e apneia recorrente.

A força-tarefa de 2014 também concluiu que, das diversas formas de paralisia cerebral, apenas o tipo *tetraplégico espástico* pode resultar de isquemia aguda periparto. É improvável que as outras formas – *paralisia cerebral hemiparética* ou *hemiplégica, diplegia espástica* e *ataxia* – sejam causadas por um evento intraparto. A paralisia cerebral discinética ou atáxica pura, em especial quando acompanhada por algum distúrbio de aprendizagem, geralmente tem origem genética (Nelson, 1998).

Critérios para encefalopatia hipóxico-isquêmica

A força-tarefa de 2014 revisou radicalmente os critérios de 2003 usados para definir um evento periparto agudo consistente com EHI e com encefalopatia neonatal. Esses critérios estão descritos na Tabela 33-1 e são considerados com as seguintes ressalvas.

TABELA 33-1 Achados consistentes com evento periparto ou intraparto agudo levando a encefalopatia hipóxico-isquêmica

Achados neonatais
- Índice de Apgar: < 5 aos 5 e 10 minutos
- Acidemia arterial umbilical: pH < 7,0 e/ou déficit de base ≥ 12 mmol/L
- Neuroimagens com evidências de lesão cerebral aguda: RM ou ERM consistente com EHI
- Envolvimento multissistêmico consistente com EHI

Tipo e momento de ocorrência de fatores contribuintes
- Evento sentinela de hipoxia ou isquemia ocorrendo imediatamente antes ou durante o nascimento
- Padrões de monitoramento da frequência cardíaca fetal consistentes com evento periparto ou intraparto agudo

EHI, encefalopatia hipóxico-isquêmica; RM, ressonância magnética; ERM, espectroscopia por ressonância magnética.
Resumida de American College of Obstetricians and Gynecologists, 2014b.

Primeiro, os *índices de Apgar* baixos em 5 e 10 minutos estão associados com maior risco de comprometimento neurológico. Os escores baixos derivam de várias causas, e a maioria desses lactentes não irá desenvolver paralisia cerebral. Se o Apgar de 5 minutos tiver sido ≥ 7, é improvável que uma EHI periparto tenha causado paralisia cerebral.

Os resultados do *exame acidobásico* definem um segundo critério de EHI. Níveis baixos de déficit de base e de pH aumentam a probabilidade de que a encefalopatia neonatal tenha sido causada por EHI. Níveis decrescentes formam um contínuo de aumento de risco, mas a maioria dos recém-nascidos acidóticos será neurologicamente normal (Wayock, 2013). Níveis de pH arterial do cordão ≥ 7,2 tornam muito improvável a associação com EHI.

A *ressonância magnética (RM)* ou a *espectroscopia por ressonância magnética (ERM)* são as melhores modalidades para visualizar os sinais consistentes com EHI. A força-tarefa de 2014 concluiu que a ultrassonografia e a tomografia computadorizada (TC) do crânio não teriam sensibilidade no recém-nascido. Imagens normais após as primeiras 24 horas de vida, porém, excluem efetivamente uma causa hipóxico-isquêmica para a encefalopatia. A RM realizada entre 24 e 96 horas talvez seja mais sensível para o momento de ocorrência da lesão cerebral, e a RM entre 7 e 21 dias após o nascimento é a melhor técnica para definir a extensão da lesão cerebral.

Por fim, o *envolvimento multissistêmico* da lesão é consistente com a EHI. Estão incluídas lesões renais, gastrintestinais, hepáticas ou cardíacas; anormalidades hematológicas; ou alguma combinação destas. A gravidade da lesão neurológica não necessariamente tem correlação com as lesões desses outros sistemas.

A força-tarefa de 2014 também concluiu que determinados fatores contribuintes podem ser consistentes com um evento periparto agudo. Entre eles, os *eventos sentinela* são considerados eventos obstétricos adversos que podem levar a desfechos clínicos catastróficos. Entre os exemplos estão ruptura uterina, descolamento prematuro da placenta grave, prolapso de cordão e embolia de líquido amniótico. Martinez-Biarge e colaboradores (2012) estudaram quase 58.000 partos e identificaram 192 casos com um desses eventos sentinela. Desses 192 fetos/recém-nascidos, 6% morreram intraparto ou no período neonatal imediato, e 10% evoluíram com encefalopatia neonatal. Outros fatores de risco para acidose neonatal incluem cesariana prévia ou de emergência, idade materna ≥ 35 anos, mecônio espesso, corioamnionite e anestesia geral (Ahlin, 2016; Johnson, 2014; Nelson, 2014).

A diferenciação entre um *traçado de frequência cardíaca fetal (FCF) anormal* na admissão hospitalar e um que se desenvolve subsequentemente também foi enfatizado pela força-tarefa de 2014. A classificação nas categorias 1 ou 2 de traçados de FCF associados a Apgar de 5 minutos ≥ 7, gasometria de cordão normal (±1 DP) ou ambos não se mostrou consistente com evento agudo de EHI (Graham, 2014). Um padrão de FCF no momento da admissão hospitalar com variabilidade mínima persistente ou ausente e sem acelerações, com duração ≥ 60 minutos e, até mesmo, sem desacelerações, é sugestivo de feto já comprometido (Cap. 24, p. 462). A força-tarefa de 2014 recomenda que, se o bem-estar fetal não puder ser confirmado com a presença desses achados, a gestante deve ser avaliada para determinar o melhor método e o momento do parto.

Prevenção

Em sua maioria, as medidas profiláticas para encefalopatia neonatal foram avaliadas em recém-nascidos prematuros (Cap. 42, p. 824). Uma delas (a hipotermia induzida no pós-natal) pode prevenir a morte e mitigar a incapacidade neurológica moderada a grave em recém-nascidos a termo (Garfinkle, 2015; Nelson, 2015; Shankaran, 2012). Exames de RM demonstraram atraso das anormalidades difusionais e menor número de infartos com o uso de hipotermia (Bednarek, 2012; Natarajan, 2016b). A maioria dos ensaios randomizados demonstrou melhores resultados com hipotermia induzida aplicada a recém-nascidos com 36 semanas ou mais de gestação (Azzopardi, 2014; Guillet, 2012; Jacobs, 2011). Em uma metanálise com mais de 1.200 recém-nascidos, Tagin e colaboradores (2012) concluíram que a hipotermia melhora a taxa de sobrevida e o desenvolvimento neurológico. Os ensaios clínicos avaliando a terapia neonatal concomitante com eritropoetina para a neuroprofilaxia relataram resultados conflitantes (Fauchère, 2015; Malla, 2017). Os dados preliminares de um estudo multicêntrico com terapia materna usando *alopurinol* indicaram algum grau de mitigação dos danos cerebrais causados por hipoxia e isquemia (Kaandorp, 2013).

■ Paralisia cerebral

O termo refere-se a um grupo de distúrbios não progressivos do movimento ou da postura causados por desenvolvimento anormal ou por dano dos centros cerebrais de controle motor. A paralisia cerebral é classificada pelo tipo de disfunção neurológica – espástica, discinética ou atáxica –, assim como pelo número e pela distribuição dos membros envolvidos – tetraplegia, diplegia, hemiplegia ou monoplegia. Os principais tipos são *tetraplegia espástica* (a mais comum), com forte associação com deficiência intelectual e distúrbios convulsivos; *diplegia*, que é comum em recém-nascidos prematuros ou com baixo peso ao nascer; *hemiplegia*; *tipos coreoatetóticos*; e *variedades mistas*. Embora epilepsia e deficiência intelectual frequentemente acompanhem a paralisia cerebral, poucas vezes estão associadas à asfixia perinatal na ausência de paralisia cerebral.

Incidência e correlatos epidemiológicos

De acordo com Nelson e colaboradores (2015), a prevalência de paralisia cerebral nos Estados Unidos é de 2 para cada 1.000 crianças. *É essencial enfatizar que essa taxa foi calculada a partir de todas as crianças – incluindo as prematuras.* Devido às taxas muito maiores de sobrevida dos prematuros atualmente e apesar das elevadas taxas de cesariana, a taxa global de paralisia cerebral tem permanecido essencialmente inalterada (Fig. 33-1). Por exemplo, estudos de seguimento de mais de 900.000 crianças norueguesas a termo e sem anomalias citam uma incidência de 1 por 1.000, mas a incidência era de 91 por 1.000 para as crianças nascidas com 23 a 27 semanas (Moster, 2008). Achados semelhantes foram relatados em nascimentos na Austrália (Smithers-Sheedy, 2016). Em números absolutos, os recém-nascidos a termo representam metade dos casos de paralisia cerebral, uma vez que há proporcionalmente muito menos recém-nascidos prematuros. Novamente, é preciso enfatizar que a maioria dos estudos de paralisia cerebral não faz distinção entre recém-nascidos a termo e prematuros.

Como observado anteriormente, Nelson e Ellenberg (1984, 1985, 1986a) fizeram diversas observações fundamentais acerca da paralisia cerebral. Seus estudos iniciais tiveram origem em dados do Collaborative Perinatal Project. Nesse projeto, foram incluídas crianças nascidas de quase 54.000 gestações que foram acompanhadas até os 7 anos de idade. Os autores observaram que os fatores de risco para paralisia cerebral mais frequentemente associados foram: (1) evidências de anormalidades genéticas, como

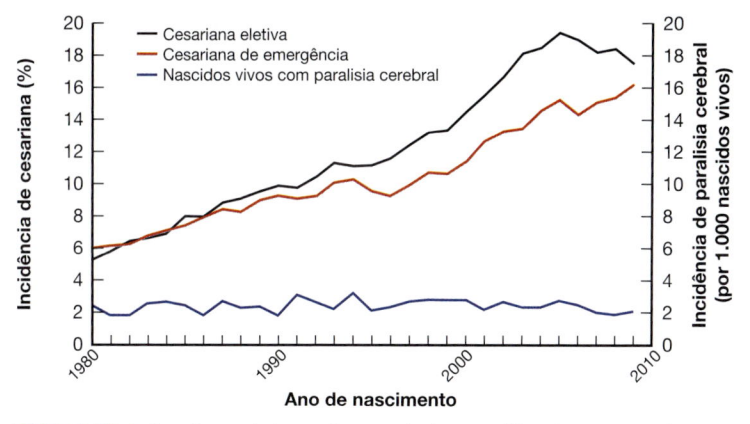

FIGURA 33-1 Cesarianas eletivas e de emergência e nascidos vivos com paralisia cerebral. (Reproduzida, com permissão, de Nelson KB, Blair E: Prenatal factors in singletons with cerebral palsy born at or near term, N Engl J Med. 2015 Sep 3;373(10):946–953.)

deficiência intelectual materna ou malformações congênitas fetais; (2) peso ao nascer < 2.000 g; (3) nascimento antes de 32 semanas; e (4) infecção perinatal. Esses autores também observaram que as complicações obstétricas não se mostraram fortemente preditivas, e apenas um quinto das crianças afetadas tinham marcadores de asfixia perinatal. *Pela primeira vez, identificaram-se evidências consistentes de que a causa da maioria dos casos de paralisia cerebral era desconhecida e, mais importante, de que apenas uma pequena proporção seria causada por EHI neonatal.* Igualmente importante, não se verificou qualquer intervenção isolada que pudesse prevenir uma grande proporção de casos.

Desde então, inúmeros estudos confirmaram muitos desses achados e identificaram uma lista impressionante de outros fatores de risco, apresentados na Tabela 33-2. Como esperado, o nascimento prematuro continua a ser o fator de risco mais importante (Nelson, 2015; Thorngren-Jerneck, 2006). Os recém-nascidos pequenos para a idade gestacional também estão sob maior risco. Stoknes e colaboradores (2012) demonstraram que, em mais de 90% dos recém-nascidos com restrição do crescimento, a paralisia cerebral foi causada por fatores anteriores ao parto. Diversos outros fatores de risco placentários e neonatais foram correlacionados com anomalias no desenvolvimento neurológico (Ahlin, 2013; Avagliano, 2010; Blair, 2011; Redline, 2008). Alguns fatores placentários são discutidos com mais detalhes no Capítulo 6 (p. 114). Um exemplo é o risco substancialmente maior por corioamnionite (Gilbert, 2010; Shatrov, 2010). Um exemplo de causa neonatal é o acidente vascular cerebral arterial isquêmico, que pode estar associado a trombofilias fetais hereditárias (Harteman, 2013; Kirton, 2011). Além disso, recém-nascidos com cardiopatias congênitas isoladas têm maior risco de microcefalia, possivelmente em razão de hipoxemia fetal crônica (Barbu, 2009). Outras etiologias de paralisia cerebral são anemia fetal, transfusão feto-fetal, transfusões intrauterinas e síndrome alcoólica fetal (DeJong, 2012; Lindenburg, 2013; O'Leary, 2012; Rossi, 2011; Spruijt, 2012).

Além dessas causas, a hipoxemia intraparto foi ligada a apenas uma minoria dos casos de paralisia cerebral no National Collaborative Perinatal Project. Entretanto, como o estudo foi realizado na década de 1960, os critérios utilizados para determinar a causa de forma precisa eram inconsistentes. A contribuição da EHI para os distúrbios neurológicos subsequentes foi discutida em detalhes na p. 621. Assim, a força-tarefa de 2003 aplicou esses critérios para desfechos mais contemporâneos e determinou que apenas 1,6 caso de paralisia cerebral a cada 10.000 nascimentos poderia ser atribuído unicamente à hipoxia intraparto. Esse dado foi corroborado por um estudo realizado na Austrália entre 1975 e 1980 (Stanley, 1991). Outros estudos concluíram que muito poucos casos foram causados por eventos intraparto e, assim, preveníveis (Phelan, 1996; Strijbis, 2006).

Monitoração da frequência cardíaca fetal intraparto

Apesar das persistentes tentativas de validar a monitoração eletrônica fetal contínua intraparto como meio efetivo de prevenir resultados perinatais adversos, as evidências não corroboram sua capacidade de prever ou de reduzir o risco de paralisia cerebral (Clark, 2003; Thacker, 1995). Nenhum padrão específico de frequência cardíaca fetal prediz paralisia cerebral. Além disso, não foi encontrada nenhuma relação entre a resposta do médico aos padrões anormais e os desfechos neurológicos. As tentativas de usar análises dos traçados cardíacos fetais assistidas por computador também não melhoraram a capacidade de

TABELA 33-2 Fatores de risco perinatais aumentados em crianças com paralisia cerebral

Fatores de risco	Razão de risco	IC 95%
Polidrâmnio	6,9	1,0-49,3
Descolamento prematuro da placenta	7,6	2,7-21,1
Intervalo entre gestações < 3 meses ou > 3 anos	3,7	1,0-4,4
Trabalho de parto prematuro espontâneo	3,4	1,7-6,7
Parto prematuro entre 23 e 27 semanas	78,9	56,5-110
Apresentação pélvica ou de face, situação transversal	3,8	1,6-9,1
Malformação grave ao nascer	5,6	8,1-30,0
Malformação não grave ao nascer	6,1	3,1-11,8
Tempo até chorar > 5 minutos	9,0	4,3-18,8
Obesidade	1,2-2	1,1-2,8
Baixo peso da placenta	3,6	1,5-8,4
Infarto placentário	2,5	1,2-5,3
Corioamnionite		
Clínica	2,4	1,5-3,8
Histológica	1,8	1,2-2,9
Outros[a]	–	–

[a]Inclui síndrome da disfunção respiratória, aspiração de mecônio, cesariana de emergência ou parto vaginal instrumentado, hipoglicemia, hipertensão gestacional, hipotensão, idade materna avançada, fatores genéticos, gemelaridade, estados trombóticos, parto noturno, crise convulsiva, restrição do crescimento fetal, sexo masculino e nuliparidade.
IC, intervalo de confiança.
De Ahlin, 2013; Blair, 2011; McIntyre, 2013; Moster, 2008; Nelson, 2015; O'Callaghan, 2011; Shatrov, 2012; Takenouchi, 2012; Torfs, 1990; Villamor, 2017; Wu, 2012.

predição (Alfirevic, 2017; INFANT Collaborative Group, 2017). De fato, a existência de padrão anormal de frequência cardíaca fetal e de evolução final com paralisia cerebral talvez reflita uma anormalidade neurológica preexistente (Phelan, 1994). Em razão desses estudos, o American College of Obstetricians and Gynecologists (2017a,d) concluiu que a monitoração fetal eletrônica não reduz a incidência de incapacidades neurológicas em longo prazo. Isso é discutido com mais detalhes no Capítulo 24 (p. 477).

Índice de Apgar

De forma geral, os índices de Apgar de 1 e 5 minutos são preditores fracos de incapacidade neurológica em longo prazo (American College of Obstetricians and Gynecologists, 2017e). Entretanto, quando o Apgar de 5 minutos é ≤ 3, aumentam substancialmente os riscos de óbito neonatal e de sequelas neurológicas (Dijxhoorn, 1986; Nelson, 1984). Em um estudo sueco, 5% dessas crianças necessitaram de ensino especial subsequentemente (Stuart, 2011). Em um estudo norueguês, a incidência desses índices de Apgar baixos foi de 0,1% em mais de 235.000 recém-nascidos. Quase um quarto deles vieram a óbito, e 10% dos sobreviventes evoluíram com paralisia cerebral (Moster, 2001).

A persistência além de 5 minutos desses índices extremamente baixos teve correlação forte com risco aumentado de morbidade neurológica e morte (Grünebaum, 2013). Evidentemente que isso não é absoluto, e a força-tarefa de 2003 citou risco de 10% de paralisia cerebral em recém-nascidos com Apgar entre 0 e 3 aos 10 minutos. No caso de índices ≤ 2 em 15 minutos, há uma taxa de mortalidade de 53% e uma taxa de paralisia cerebral de 36%. Para índices ≤ 2 em 20 minutos, a taxa de mortalidade é de 60% e a taxa de paralisia cerebral é de 57%. Alguns desfechos no estudo norueguês nos recém-nascidos com esses índices de Apgar baixos aos 5 minutos são apresentados na Tabela 33-3. Os sobreviventes com Apgar 0 aos 10 minutos têm desfechos ainda piores. Em uma revisão feita com 94 desses neonatos, 78 morreram, e *todos* os sobreviventes apresentaram incapacidades em longo prazo (Harrington, 2007).

Gasometria no sangue do cordão umbilical

Como descrito na p. 621, as evidências objetivas de acidose metabólica – pH do sangue arterial do cordão < 7,0 e déficit de base ≥ 12 mmol/L – representam fator de risco para encefalopatia e paralisia cerebral. O risco aumenta à medida que a acidose piora. A partir da revisão que fizeram de 51 trabalhos, Malin e colaboradores (2010) concluíram que o pH arterial baixo no sangue do cordão mantém correlação com risco aumentado de encefalopatia e de paralisia cerebral. Contudo, quando usadas isoladamente, essas determinações não são acuradas na predição de sequelas neurológicas em longo prazo (Dijxhoorn, 1986; Yeh, 2012).

Dados de vários trabalhos demonstraram que o pH < 7,0 é o limite para acidose clinicamente significativa (Gilstrap, 1989; Goldaber, 1991). A probabilidade de morte neonatal aumenta quando o pH arterial do cordão cai a 7,0 ou menos. Casey e colaboradores (2001) relataram que, quando o pH era ≤ 6,8, a taxa de mortalidade neonatal aumentava 1.400 vezes. Quando o pH do sangue do cordão era ≤ 7,0 *e* o Apgar de 5 minutos era de 0 a 3, houve aumento de 3.200 vezes no risco de morte neonatal.

No estudo realizado em Oxford, houve resultados neurológicos adversos em 0,36% daqueles com pH < 7,1 e em 3% daqueles com pH < 7,0 (Yeh, 2012). Como mencionamos, as taxas de complicações no recém-nascido aumentam em conjunto com a gravidade da acidose ao nascimento. Em um estudo sueco, os pesquisadores observaram que os níveis de lactato no sangue do cordão talvez sejam superiores ao déficit de base para o prognóstico de distúrbios neurológicos (Wiberg, 2010).

Glóbulos vermelhos nucleados e linfócitos

Glóbulos vermelhos e linfócitos imaturos entram na circulação de recém-nascidos a termo em resposta à hipoxia ou à hemorragia. Nas últimas duas décadas, a quantificação dessas células foi proposta como forma de medição de hipoxia, mas a maioria dos estudos não confirmou essa premissa (Boskabadi, 2017; Silva, 2006; Walsh, 2011, 2013).

■ Neuroimagem em encefalopatia e paralisia cerebral

Várias técnicas de neuroimagem proporcionaram *insights* importantes sobre a etiologia e a evolução da EHI perinatal e posterior paralisia cerebral (p. 621). É importante ressaltar que os achados são altamente dependentes da idade fetal. O cérebro do prematuro no período neonatal responde de forma muito diferente a um episódio isquêmico em comparação ao de um recém-nascido a termo. Outros fatores são intensidade e duração da agressão, assim como restauração da hipoperfusão cerebrovascular. *Assim, a identificar com precisão o momento de uma lesão com exames de neuroimagem não é uma meta realista.* Além disso, o grau de encefalopatia neonatal, isto é, leve, moderada ou grave, não se correlaciona com os achados na RM (Walsh, 2017).

Neuroimagem no período neonatal

Sobre o uso precoce, a força-tarefa de 2014 concluiu que essas técnicas de imagem proporcionam as seguintes informações:

1. Os exames ultrassonográficos em geral são normais no dia do nascimento. Com a lesão, começa-se a observar aumento da ecogenicidade nos núcleos talâmicos e nos gânglios da base em aproximadamente 24 horas. Esse sinal evolui ao longo de 2 a 3 dias e persiste por 5 a 7 dias.
2. Os exames de TC geralmente estão normais no primeiro dia em recém-nascidos a termo. Com a lesão, a redução da densidade no tálamo ou nos gânglios da base começa a ser identificada em torno de 24 horas e persiste por 5 a 7 dias.

TABELA 33-3 Comparação de mortalidade e morbidade em recém-nascidos noruegueses pesando > 2.500 g em função do índice de Apgar aos 5 minutos

Desfecho	Apgar 0-3 (%)	Apgar 7-10 (%)	Risco relativo (IC 95%)
Número	292	233, 500	
Taxas de mortalidade			
Neonatal	16,5	0,05	386 (270-552)
Lactentes	19,2	0,3	76 (56-103)
1-8 anos	3	0,2	18 (8-39)
Taxas de morbidade			
Paralisia cerebral	6,8	0,09	81 (48-128)
Deficiência intelectual	1,3	0,1	9 (3-29)
Outras neurológicas	4,2	0,5	9 (5-17)
Não neurológicas	3,4	2,0	2 (0,8-5,5)

IC, intervalo de confiança.
Dados de Moster, 2001.

3. As imagens por RM detectam algumas anormalidades no primeiro dia. Nas primeiras 24 horas, a RM pode revelar restrição na difusão hídrica com pico em torno de 5 dias e desaparecimento no prazo de 2 semanas. As aquisições com imagens ponderadas em T1 e T2 revelam anormalidades variadas, cujo início ocorre com menos de 24 horas até vários dias. Em um estudo realizado com 175 recém-nascidos a termo com encefalopatia aguda, foi relatado que a RM demonstrando lesões nos gânglios da base foi capaz de prever de forma acurada incapacidade motora aos 2 anos de idade (Martinez-Biarge, 2012).

A força-tarefa de 2014 concluiu que, para recém-nascidos a termo, os exames de imagem são úteis para avaliar o momento da lesão, mas fornecem apenas uma janela de tempo sem precisão absoluta. Em um estudo, a variação ideal foi de 3 a 10 dias (Lee, 2017).

Neuroimagem em crianças mais velhas com paralisia cerebral

Os exames de imagem realizados em crianças diagnosticadas com paralisia cerebral costumam revelar achados anormais. Wu e colaboradores (2006) utilizaram TC e RM para estudar 273 crianças nascidas após 36 semanas de gestação que mais tarde foram diagnosticadas com paralisia cerebral. Embora um terço desses estudos tenham sido normais, observou-se infarto arterial focal em 22%, malformações cerebrais em 14% e lesão periventricular da substância branca em 12%. Em outro estudo com 351 crianças com paralisia cerebral – cerca de metade delas nascidas próximo do termo –, houve achados anormais da RM em 88% (Bax, 2006). Achados semelhantes foram relatados em um estudo australiano (Robinson, 2008).

Também foram usadas técnicas de TC e de RM em crianças maiores na tentativa de definir o momento da lesão cerebral fetal ou perinatal. Wiklund e colaboradores (1991a,b) estudaram 83 crianças com idades entre 5 e 16 anos, nascidas a termo e que evoluíram com paralisia cerebral hemiplégica. Quase 75% apresentaram achados anormais na TC, e esses pesquisadores concluíram que mais da metade apresentava achados de TC que sugeriam *lesão pré-natal*. Cerca de 20% dos casos foram atribuídos a *lesão perinatal*. Em um estudo semelhante, Robinson e colaboradores (2008) utilizaram a RM. Eles relataram achados patológicos em 84% das crianças com tetraplegia espástica. É importante lembrar que esta é a lesão neurológica que a força-tarefa de 2014 concluiu que estava relacionada com encefalopatia neonatal.

■ Deficiência intelectual e distúrbios convulsivos

O termo *deficiência intelectual* descreve um espectro de incapacidades e distúrbios convulsivos que costumam acompanhar a paralisia cerebral. Contudo, quando qualquer um deles se manifesta isoladamente, é raro que tenham sido causados por hipoxia perinatal (Nelson, 1984, 1986a,b). A deficiência intelectual grave tem prevalência de 3 em cada 1.000 crianças, e suas causas mais frequentes são distúrbios cromossômicos, mutações genéticas e outras malformações congênitas. Por fim, nascimento prematuro é uma associação comum nesses casos (Moster, 2008).

Os principais preditores de distúrbios convulsivos são malformações (cerebrais e não cerebrais), história familiar de crises convulsivas e crises convulsivas neonatais (Nelson, 1986b). A encefalopatia neonatal causa uma pequena proporção dos distúrbios convulsivos. Os relatos da Neonatal Research Network e de outros estudos concluíram que a gravidade crescente da encefalopatia mantém maior correlação com as crises convulsivas (Glass, 2011; Kwon, 2011).

Transtornos do espectro autista

Conforme o Centers for Disease Control and Prevention, a frequência de transtornos do espectro autista é de 14,6 por 1.000 em crianças de 8 anos (Christensen, 2016). Embora esses quadros possam estar associados com condições metabólicas maternas, nenhum foi convincentemente ligado a eventos periparto (Krakowiak, 2012).

SÍNDROME DE ABSTINÊNCIA NEONATAL

Esta é uma síndrome causada pela suspensão de medicamentos que mais comumente ocorre após a exposição intrauterina a opioides administrados à mãe. Ela também pode complicar a exposição a etanol ou benzodiazepínicos. A síndrome se caracteriza por hipertonia, instabilidade autonômica, irritabilidade, reflexo de sucção fraco e convulsões (Finnegan, 1975). A incidência da síndrome de abstinência aumentou 6 a 7 vezes na última década, coincidindo com o uso crescente de opioides descrito no Capítulo 1 (p. 9). Por exemplo, Tolia e colaboradores (2015) relataram que 4% de todas as diárias em unidade de terapia intensiva neonatal (UTIN) em 2013 foram atribuídas ao cuidado desses neonatos acometidos.

Os neonatos afetados são submetidos à observação cuidadosa e o tratamento farmacológico costuma ser usado. Além de morfina e metadona, outros tratamentos podem incluir fenobarbital, benzodiazepínicos e clonidina (Tolia, 2015). Mais recentemente, foi relatado que a buprenorfina resultava em hospitalizações mais curtas em comparação com a morfina (Kraft, 2017). Não há consenso em relação ao esquema mais efetivo. O American College of Obstetricians and Gynecologists e a American Society of Addiction Medicine (2017f) lideram o rastreamento, a intervenção e o tratamento dos distúrbios relacionados ao uso de opioides em gestantes (Cap. 12, p. 248).

DISTÚRBIOS HEMATOLÓGICOS

Há alguns distúrbios neonatais de eritrócitos, plaquetas e da coagulação com os quais o obstetra deve estar familiarizado. Como ocorre com a maioria das demais condições manifestadas pelo recém-nascido logo após o nascimento, muitos desses problemas hematológicos são manifestados pelo feto e persistem no período neonatal.

■ Anemia

Após 35 semanas de gestação, a concentração média de hemoglobina no sangue do cordão é de cerca de 17 g/dL, e valores abaixo de 14 g/dL são considerados anormais. O American College of Obstetricians and Gynecologists (2017b) atualmente recomenda um retardo de 30 a 60 segundos no clampeamento do cordão em todos os neonatos saudáveis. Em uma revisão de quase 4.000 partos, concluiu-se que o clampeamento tardio do cordão esteve associado a aumento médio de 1,5 g/dL na hemoglobina do neonato (McDonald, 2013). Ao mesmo tempo, essa prática quase dobrou a incidência de hiperbilirrubinemia que necessita de fototerapia.

A anemia fetal resulta de muitas causas (Colombatti, 2016; Yaish, 2017). Muitas delas são discutidas em mais detalhes no Capítulo 15 (p. 300). Observa-se anemia aguda com hipovolemia em partos nos quais a placenta é seccionada ou dilacerada, algum vaso fetal é perfurado ou lacerado, se há hemorragia materno-fetal recente ou se o neonato é segurado bem acima do nível da placenta por algum tempo antes do clampeamento do cordão. Lesões intracranianas ou extracranianas ou traumatismos em órgãos intra-abdominais também podem causar hemorragia com anemia aguda (Akin, 2011; McAdams, 2017).

■ Policitemia e hiperviscosidade

A policitemia neonatal com hiperviscosidade sanguínea está associada à hipoxia crônica intrauterina, síndrome de transfusão feto-fetal, restrição do crescimento placentário e fetal, macrossomia fetal por diabetes materno e transfusão no momento do nascimento. Quando o hematócrito ultrapassa 65, a viscosidade sanguínea aumenta de maneira acentuada, podendo causar pletora neonatal, cianose ou aberrações neurológicas. Em razão do menor tempo de vida dos eritrócitos macrocíticos fetais, a hiperbilirrubinemia com frequência acompanha a policitemia. Outros achados incluem trombocitopenia, eritrócitos fragmentados e hipoglicemia. Cui e colaboradores (2017) relataram um caso de hemorragia macular unilateral em um recém-nascido com policitemia e plaquetas de 1 milhão/μL. Talvez haja necessidade de exsanguineotransfusão parcial em alguns neonatos.

■ Hiperbilirrubinemia

A maturação hepática não é completa, mesmo em fetos a termo, e, como consequência, alguma bilirrubina não conjugada – ligada à albumina ou livre – é retirada por transferência à placenta para ser conjugada no fígado materno (Cap. 7, p. 135). Após o nascimento, a proteção do feto contra a bilirrubina não conjugada se perde caso não haja depuração rápida. Como a depuração é totalmente dependente da função hepática do neonato, o resultado são graus variáveis de hiperbilirrubinemia neonatal. Mesmo no recém-nascido a termo, a bilirrubina sérica em geral aumenta durante 3 a 4 dias e atinge níveis de até 10 mg/dL. Após esse período, a concentração costuma diminuir rapidamente. Em um trabalho de grande porte, 1 a 2% dos lactentes nascidos com 35 semanas ou mais de gestação apresentaram nível de bilirrubina total > 20 mg/dL (Eggert, 2006). A deficiência concomitante de glicose-6-fosfato piora a hiperbilirrubinemia (Chang, 2017). Em cerca de 15% dos recém-nascidos a termo, os níveis de bilirrubina causam amarelamento clinicamente evidente da pele, denominado *icterícia fisiológica* (Burke, 2009). Como esperado, em recém-nascidos prematuros, o aumento dos níveis de bilirrubina é mais acentuado e prolongado.

Encefalopatia bilirrubínica aguda e *kernicterus*

Níveis séricos excessivamente altos de bilirrubina podem ser neurotóxicos aos recém-nascidos (Dijk, 2012; Watchako, 2013). A patogênese é complexa e a toxicidade assume duas formas. A *encefalopatia bilirrubínica aguda* é encontrada nos primeiros dias de vida e caracteriza-se por hipotonia, dificuldade de alimentação, letargia e respostas anormais ao potencial evocado auditivo (Kaplan, 2011). A identificação e o tratamento imediatos em geral reduzem a neurotoxicidade progressiva. A forma crônica é chamada *kernicterus*. Nesse caso, a neurotoxicidade segue-se ao depósito de bilirrubina com tingimento dos gânglios da base e do hipocampo e é complementarmente caracterizada por degeneração neuronal profunda. Os sobreviventes apresentam espasticidade, incoordenação muscular e graus variáveis de deficiência intelectual (Frank, 2017). Embora haja correlação direta entre *kernicterus* e níveis de bilirrubina não conjugada acima de 18 a 20 mg/dL, o quadro pode ocorrer com concentrações muito mais baixas, em especial em recém-nascidos muito prematuros (Sgro, 2011). A hemólise continuada é um fator de risco para *kernicterus* (El Houchi, 2017; Vandborg, 2012).

Prevenção e tratamento

Diversas formas de fototerapia são usadas para prevenir e tratar a hiperbilirrubinemia neonatal (Ree, 2017). Esses "banhos de luz" emitem um espectro de 460 a 490 nm, o que aumenta a oxidação da bilirrubina e sua depuração renal, reduzindo os níveis séricos. A luz do sol filtrada para remoção da luz ultravioleta tem sido usada em países com poucos recursos (Slusher, 2015). A luz que penetra a pele acelera o fluxo sanguíneo periférico, o que também aumenta a foto-oxidação. É problemático que os dispositivos disponíveis não estejam padronizados (Bhutani, 2011). Outra vantagem é que a exsanguineotransfusão raramente se faz necessária com a fototerapia. Estudos realizados tanto em prematuros quanto em recém-nascidos a termo atestam a eficácia da fototerapia (Watchko, 2013). Em um trabalho realizado pela Neonatal Research Network, concluiu-se que a fototerapia agressiva em neonatos de baixo peso reduziu as taxas de prejuízo no desenvolvimento neurológico (Newman, 2006). Reduções semelhantes foram relatadas no Canadá após a implementação das diretrizes de 2007 (Sgro, 2016).

Para recém-nascidos a termo, a American Academy of Pediatrics e o American College of Obstetricians and Gynecologists (2017) reiteram a necessidade de diagnóstico precoce e tratamento imediato com fototerapia para prevenção de encefalopatia bilirrubínica. Apesar dessas medidas, a encefalopatia bilirrubínica continua ocorrendo, o que está de certo modo correlacionado com altas hospitalares precoces (Gazzin, 2011; Kaplan, 2011; Sgro, 2011). De acordo com Burke e colaboradores (2009), as hospitalizações para tratamento de *kernicterus* em recém-nascidos a termo ocorriam a uma taxa de 5,1 a cada 100.000 em 1988. Contudo, desde então, essa taxa foi reduzida para 0,4 a 2,7 casos por 100.000 nascidos (Watchko, 2013). Isso pode dever-se em parte à legislação, discutida no Capítulo 36 (p. 662), para a minimização das permanências hospitalares breves no pós-parto.

■ Doença hemorrágica do recém-nascido

Esse distúrbio é caracterizado pela presença de sangramento espontâneo interno ou externo iniciado a qualquer momento depois do nascimento. A maioria das doenças hemorrágicas resulta de níveis anormalmente baixos dos fatores da coagulação dependentes de vitamina K – os fatores V, VII, IX, X, protrombina e proteínas C e S (Zipursky, 1999). Os recém-nascidos cujas mães tenham sido tratadas com anticonvulsivantes têm risco aumentado, pois esses medicamentos suprimem a síntese de alguns desses fatores no fígado materno. A doença hemorrágica clássica em geral se evidencia 2 a 5 dias após o nascimento quando não se administra vitamina K profilática no momento do parto (Busfield, 2013). A hemorragia tardia pode ocorrer entre 2 e 12 semanas nos recém-nascidos que estejam sendo alimentados exclusivamente com leite materno, uma vez que o leite humano contém níveis muito baixos de vitamina K. Outras causas de hemorragia neonatal não relacionada à vitamina K são hemofilia, sífilis congênita, sepse, púrpura trombocitopênica, eritroblastose e hemorragia intracraniana.

A American Academy of Pediatrics e o American College of Obstetricians and Gynecologists (2017) recomendam profilaxia de rotina para doença hemorrágica com a aplicação intramuscular de uma dose de 0,5 a 1 mg de vitamina K_1 (fitonadiona). A administração por via oral não é efetiva, e a administração da vitamina K à mãe resulta em transporte muito pequeno ao feto (Sankar, 2016).

■ Trombocitopenia

Contagens excessivamente baixas de plaquetas em recém-nascidos a termo podem ter várias etiologias, como distúrbios imunológicos, infecções, fármacos/drogas ou defeitos plaquetários hereditários, ou podem fazer parte de uma síndrome congênita (American College of Obstetricians and Gynecologists, 2016b). Em muitos casos, a trombocitopenia é uma extensão de algum distúrbio fetal, como infecção por parvovírus B19, citomegalovírus, toxoplasmose e outros discutidos nos Capítulos 64 e 65. A trombocitopenia neonatal foi relatada em casos de terapia antirretroviral materna para a infecção pelo vírus da imunodeficiência humana (HIV) (Smith, 2016). Os recém-nascidos a termo admitidos em UTINs, em especial com sepse, apresentam aumento no consumo de plaquetas (Eissa, 2013).

Trombocitopenia imune

Nas mulheres com doença autoimune, como lúpus eritematoso sistêmico ou trombocitopenia imunológica, ocorre transferência de IgG antiplaquetária materna ao feto, o que pode acelerar a destruição de plaquetas. Em sua maioria, os casos são leves, e a contagem de plaquetas em geral atinge o nadir em 48 a 72 horas. O tratamento da mãe com corticosteroides geralmente não tem efeito sobre as plaquetas fetais. É raro haver necessidade de coleta de amostra de sangue fetal para contagem de plaquetas, e o número de plaquetas costuma ser suficiente para evitar hemorragia fetal durante o parto (Cap. 56, p. 1086).

Trombocitopenia aloimune

A trombocitopenia aloimune (TAI), ou trombocitopenia aloimune neonatal (TAIN), é causada por disparidade antigênica entre plaquetas maternas e fetais. Se houver aloimunização materna, a migração transplacentária de anticorpos IgG antiplaquetários causa trombocitopenia fetal grave e sangramento intenso (Winkelhorst, 2017). Isso é discutido em detalhes no Capítulo 15 (p. 307).

Síndrome de pré-eclâmpsia

A função e a destruição das plaquetas maternas podem ser intensamente afetadas em mulheres com pré-eclâmpsia grave. Isto posto, a trombocitopenia fetal ou neonatal raramente é causada por síndrome de pré-eclâmpsia, mesmo quando a gestante apresenta trombocitopenia grave. Os achados do estudo de grande porte com pares de mães e neonatos nascidos no Parkland Hospital refutaram relatos anteriores que indicavam associação entre trombocitopenia neonatal e pré-eclâmpsia (Pritchard, 1987). A trombocitopenia neonatal foi associada a parto prematuro e suas diversas complicações (Cap. 34, p. 636).

LESÕES DO RECÉM-NASCIDO

O traumatismo do parto pode complicar qualquer parto. Assim, embora alguns tipos estejam mais associados a parto instrumentado com fórceps ou a vácuo, outros são encontrados em partos

TABELA 33-4 Incidência de traumatismos maiores e menores no parto – Nova Escócia, 1988-2001

Tipo de parto (taxa de trauma por 1.000)	Número	Traumatismo do parto (taxa por 1.000)	
		Maior[a]	Menor[b]
Espontâneo (14)	88.324	1,2	13
Assistido			
Vácuo (71)	3.175	3,7	67
Fórceps (58)	10.478	5,2	53
Assistido malsucedido			
Vácuo (105)	609	8,3	100
Fórceps (56)	714	7,0	50
Cesariana (8,6)	16.132	0,3	8,3
Com trabalho de parto (12)	10.731	0,4	11,9
Sem trabalho de parto (1,2)	5.401	0,2	1,1
Todos (19,5)	119.432	1,6	18

[a]Traumatismo maior = fratura do crânio com afundamento, hemorragia intracraniana, plexopatia braquial ou uma combinação destas.
[b]Traumatismo menor = fratura linear do crânio, outras fraturas, paralisia facial, cefaloematoma ou uma combinação destes.
Dados de Baskett, 2007.

não complicados por via vaginal ou por cesariana. Nesta seção, algumas lesões serão discutidas de forma geral, mas lesões específicas são descritas em outras seções, junto com as complicações obstétricas com as quais estão associadas.

■ Incidência

Nos três estudos populacionais nos quais foram incluídos mais de 8 milhões de recém-nascidos a termo, a incidência global de traumatismo do parto foi de 20 a 26 por 1.000 nascimentos (Baskett, 2007; Linder, 2012; Moczygemba, 2010). Os dados da Nova Escócia mostram risco global de traumatismo de 19,5 por 1.000 partos (Tab. 33-4). Apenas 1,6 por 1.000 casos de trauma importante ocorreram, e essas taxas foram máximas com partos malsucedidos com fórceps ou vácuo e mínimas nas cesarianas sem trabalho de parto. Assim, a maior parte das lesões traumáticas foi de pouca importância, com incidência de 18 por 1.000 partos.

No estudo da Maternal-Fetal Medicine Units Network, o trauma associado à cesariana foi descrito por Alexander e colaboradores (2006). Houve 400 lesões em um total de 37.100 operações – uma taxa de 11 por 1.000 cesarianas. Embora as lacerações de pele tenham predominado (7 por 1.000), entre as lesões mais graves desses 400 recém-nascidos estavam 88 cefaloematomas, 11 fraturas de clavícula, 11 paralisias de nervo facial, 9 plexopatias braquiais e 6 fraturas de crânio.

■ Lesões de crânio

Os traumatismos cranianos associados ao trabalho de parto ou ao nascimento podem ser *externos* e evidentes, como nos casos de fratura de crânio ou de mandíbula, e podem ser *intracranianos* e, em alguns casos, *ocultos*. A cabeça do feto tem plasticidade considerável e pode sofrer moldagem acentuada. Raramente, a moldagem intensa pode resultar em laceração das veias. Isso pode ocorrer nas veias corticais que drenam para o seio sagital, nas veias cerebrais internas, na veia de Galeno ou no próprio tentório.

Como consequência, é possível encontrar hemorragia intracraniana, subdural e, até mesmo, peridural após parto vaginal aparentemente sem intercorrências (Scheibl, 2012). O sangramento também pode ser assintomático. Por outro lado, a hemorragia subgaleal associada a parto com fórceps ou vácuo pode ser letal (Doumouchtsis, 2008; Swanson, 2012). Em casos raros de traumatismo craniano grave, pode ocorrer embolia de tecido cerebral fetal para o coração ou para os pulmões (Cox, 2009).

Hemorragia intracraniana

A hemorragia intracraniana está relacionada principalmente com a idade gestacional. Especificamente, a maioria das hemorragias no neonato prematuro resulta de hipoxia e isquemia. Porém, nos neonatos a termo, o trauma é a causa mais frequente. Algumas variedades são apresentadas na Tabela 33-5. *É importante ressaltar que, em alguns recém-nascidos, não se encontra uma suposta causa.* A hemorragia intracraniana é assintomática em muitos casos. A incidência relatada varia, mas é máxima nos partos instrumentados – tanto vaginal quanto cesáreo. No estudo publicado por Moczygemba e colaboradores (2010), considerando mais de 8 milhões de fetos únicos nascidos, a taxa global de hemorragia intracraniana foi de cerca de 0,2 por 1.000 nascidos. Em outro estudo, Werner e colaboradores (2011) citaram incidência combinada de 0,12% em partos instrumentados de fetos únicos em mais de 120.000 nulíparas, ou cerca de 1 em 750 procedimentos. As taxas de hemorragia intracraniana foram de 1:385 com extração a vácuo, 1:515 com fórceps, e 1:1.210 com cesariana. Em outro estudo, a incidência foi próxima de 1% nos partos com extração a vácuo (Simonson, 2007).

De acordo com o American College of Obstetricians and Gynecologists (2015), a incidência de hemorragia intracraniana por traumatismo do parto foi substancialmente reduzida com a eliminação dos partos vaginais instrumentados difíceis. Esse fato foi confirmado em um relatório recente sobre partos cuidadosamente conduzidos com fórceps Kielland (Burke, 2012).

O prognóstico nos casos de hemorragia depende de sua localização e extensão (ver Tab. 33-5). Por exemplo, as hemorragias subdural e subaracnóidea raramente resultam em anormalidades neurológicas, enquanto os hematomas volumosos são graves. Qualquer sangramento para dentro do parênquima em razão de hemorragia intraventricular ou intracerebelar com frequência causa danos graves e permanentes ou morte. A hemorragia periventricular raramente causa o tipo de sequela que é comum nos prematuros (Cap. 34, p. 639).

Os recém-nascidos com hemorragia subdural ou infratentorial traumática apresentam anormalidades neurológicas no momento do nascimento (Volpe, 1995). Aqueles gravemente afetados apresentam estupor ou coma, rigidez de nuca e opistótono que se agravam em minutos a horas. Alguns recém-nascidos deprimidos parecem melhorar até cerca de 12 horas de vida, quando sonolência, apatia, choro débil, palidez, incapacidade de sugar, dispneia, cianose, vômitos e convulsões se tornam evidentes.

A hemorragia intracraniana espontânea também foi documentada em neonatos saudáveis nascidos a termo (Rutherford, 2012; Shah, 2016). Em um estudo prospectivo utilizando imagens de RM, Whitby e colaboradores (2004) observaram que 6% daqueles nascidos espontaneamente e 28% dos nascidos a fórceps apresentaram hemorragia subdural. Nenhum desses neonatos apresentava sinais clínicos, e os hematomas melhoraram em até 4 semanas em todos os casos.

Hematomas extracranianos

Essas coleções de sangue se acumulam do lado de fora da calvária e são classificadas como *cefaloematoma* ou *hemorragia subgaleal* (Fig. 33-2). A partir da camada mais superficial, o couro cabeludo é composto por pele, tecido subcutâneo, gálea aponeurótica, espaço subgaleal e periósteo da calvária. A gálea aponeurótica é um tecido fibroso denso, enquanto o espaço subgaleal contém tecido fibroareolar frouxo. Cruzando o espaço subgaleal encontramos grandes veias sem válvula ditas *veias emissárias*, que comunicam os seios durais no interior do crânio com as veias superficiais do couro cabeludo. Tanto a gálea aponeurótica quanto o espaço subgaleal atravessam os ossos occipital, parietais e frontal. Por outro

TABELA 33-5 Principais tipos de hemorragia intracraniana neonatal

Tipo	Etiologia e neuropatogênese	Desfechos clínicos
Subdural	Trauma – laceração tentorial, da foice, ou venosa (seio) causando hematoma	Rara, mas potencialmente grave; o início dos sintomas é variável dependendo da expansão do hematoma, mas geralmente ocorre com < 24 horas: irritabilidade, letargia e compressão do tronco encefálico
Subaracnóidea primária	Possivelmente causada por traumatismo ou hipoxia – excluir HSA associada a hemorragia subdural, intraventricular, intracerebral (MAV, aneurisma) ou intracerebelar	Comum, mas quase sempre benigna
Intracerebelar	Traumatismo e talvez hipoxia – a maioria dos casos em prematuros	Incomum, mas grave
Intraventricular	Traumatismo e hipoxia (sem causa identificável em 25%) – hemorragia geralmente a partir do plexo corióideo	Incomum, mas grave; sintomas semelhantes aos da hemorragia subdural
Outros	Traumatismo com hemorragia peridural ou intracerebral Infarto hemorrágico – embolia ou trombose em artéria ou veia Coagulopatias – trombocitopenia ou deficiências hereditárias de fatores da coagulação Defeito vascular – aneurisma ou MAV	Depende da causa

HSA, hemorragia subaracnóidea; MAV, malformação arteriovenosa.
Dados de Volpe, 1995.

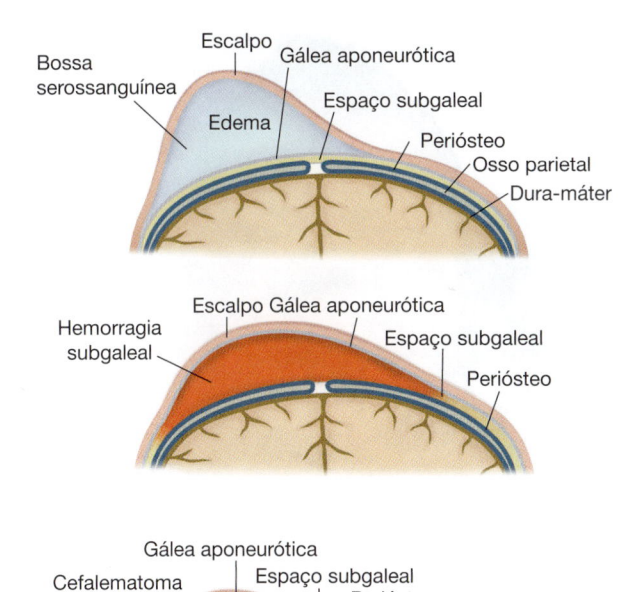

FIGURA 33-2 Esquema das lesões extracranianas no neonato incluindo *caput succedaneum* (bossa serossanguínea), hemorragia subgaleal e cefaloematoma.

lado, o periósteo reveste cada osso individual do crânio e não cruza as linhas de sutura.

Os cefaloematomas são hematomas no espaço subperiosteal craniano. Desenvolvem-se a partir de forças de cisalhamento durante o trabalho de parto e o nascimento capazes de lacerar as veias emissárias ou diploicas. Felizmente, o periósteo densamente aderido impede a distensão rápida e limita o tamanho final do hematoma. A hemorragia pode se estender sobre um ou ambos os ossos parietais, mas é possível determinar os limites por palpação conforme o sangue alcança os limites do periósteo. Esses hematomas devem ser diferenciados da bossa serossanguínea (*caput succedaneum*), também mostrada na Figura 33-2. O cefaloematoma pode não ser evidente até horas após o nascimento, quando há sangue em volume suficiente para elevar o periósteo. Após sua identificação, com frequência ele continua a crescer e persiste por semanas ou meses, podendo o sangramento ser suficiente para causar anemia, conforme discutido na p. 625. Por outro lado, com a bossa serossanguínea, o inchaço do couro cabeludo é causado por edema do tecido mole que recobre o periósteo. A bossa é máxima no momento do nascimento e rapidamente se reduz, em geral desaparecendo no prazo de horas ou poucos dias. Às vezes, sofre infecção e forma-se um abscesso (Kersten, 2008).

Os cefaloematomas são comuns e, no estudo realizado na Nova Escócia e apresentado na Tabela 33-3, eles correspondem a 80% das lesões traumáticas com incidência de 16 em 1.000 (Baskett, 2007). Raramente ocorrem na ausência de traumatismo de parto, e foi relatada incidência de 11% em 913 recém-nascidos a termo com parto usando extração a vácuo (Simonson, 2007). No estudo da Network sobre resultados de cesarianas, citado anteriormente, a incidência de cefalematoma foi de 2,4 por 1.000 operações (Alexander, 2006). Outros autores relataram incidências mais baixas, não obstante a ocorrência de cefalematoma ser mais comum com extração a vácuo do que com parto a fórceps – 0,8 contra 2,7 em 1.000 partos instrumentados (Werner, 2011).

A hemorragia subgaleal resulta de laceração de uma das veias emissárias, com sangramento entre a gálea aponeurótica e o periósteo do crânio (Shah, 2016). Embora sejam mais comuns em partos instrumentados, foram descritos casos em partos vaginais espontâneos (Liu, 2017). Em razão do tecido areolar frouxo e da grande área de superfície, é possível o acúmulo de grandes volumes de sangue nesse espaço potencial, que pode se estender desde o pescoço até as órbitas e lateralmente até a fáscia temporal acima das orelhas (Modanlou, 2016). A hipotensão resultante pode causar morbidade significativa, e as taxas de mortalidade publicadas variam entre 12 e 18% (Chang, 2007; Kilani, 2006).

Fraturas de crânio

As fraturas de crânio são raras, mas particularmente preocupantes em razão de sua associação com hemorragias intracranianas graves. Volpe (1995) considera três tipos de lesões de crânio como fraturas – fraturas lineares e deprimidas e osteodiástase occipital. Em um estudo francês com quase 2 milhões de partos entre 1990 e 2000, a incidência de fraturas de crânio foi de 3,7 em 100.000 nascimentos, e 75% delas estiveram associadas a parto vaginal instrumentado (Dupuis, 2005). Elas são algumas vezes vistas em partos espontâneos ou cesarianas (Fig. 33-3). Essas últimas fraturas são mais comuns quando a cabeça está firmemente impactada na pelve. Nesses casos, há pelo menos três causas possíveis. Uma fratura pode resultar da compressão do crânio contra o promontório do sacro, da pressão manual usada para levantar a cabeça durante cesariana ou da pressão manual transvaginal produzida pelo assistente ao empurrar a cabeça fetal para cima. As fraturas são tratadas com descompressão cirúrgica, embora seja possível haver resolução espontânea (Basaldella, 2011).

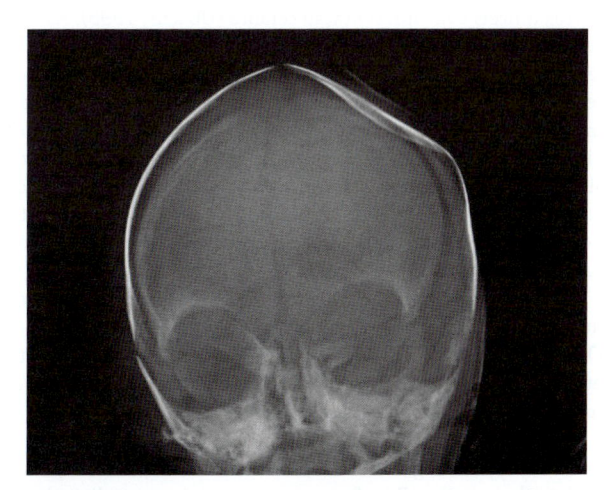

FIGURA 33-3 Fratura com afundamento do crânio evidente imediatamente após cesariana. Houve evolução do trabalho de parto com a cabeça mantida profundamente na pelve. O deslocamento da cabeça do canal do parto foi feito por um assistente usando pressão manual para cima pela vagina. (Usada com permissão de Dr. Kimberly M. Spoonts.)

■ Lesão na medula espinal

Hiperestiramento da medula espinal e hemorragia e edema associados são lesões raras. A causa geralmente é tração excessiva da coluna vertebral nos sentidos longitudinal ou lateral ou torção durante o período expulsivo. Em alguns casos, as vértebras são fraturadas ou deslocadas. Menticoglou e colaboradores (1995) descreveram 15 neonatos com esse tipo de lesão medular alta e observaram que todas as lesões estavam associadas a rotações com fórceps. Também pode haver lesão medular nos partos com apresentação pélvica. Ross e colaboradores (2006) descreveram luxação vertebral em C_{5-6} associada à manobra de Zavanelli aplicada em razão de distocia de ombro (Cap. 27, p. 523).

■ Lesões de nervo periférico

As lesões traumáticas de nervos podem ser graves e angustiantes, em especial se permanentes. A lesão pode envolver um único nervo ou pode afetar uma raiz, um plexo ou um tronco nervoso (Volpe, 1995).

Plexopatia braquial

As lesões do plexo braquial são relativamente comuns. São identificadas entre 1 e 3 casos por 1.000 nascidos a termo (Baskett, 2007; Lindqvist, 2012; Wall, 2014). No estudo relatado por Moczygemba e colaboradores (2010), a incidência de lesão do nervo braquial foi de 1,5 por 1.000 partos vaginais e de 0,17 por 1.000 cesarianas. A incidência entre 366.408 neonatos no Parkland Hospital foi de 3,5 por 1.000 nascimentos (Wall, 2014). Apresentação pélvica e distocia de ombro são fatores de risco para esse trauma. Entretanto, também é possível haver plexopatia grave sem fatores de risco (Torki, 2012).

Na plexopatia, há lesão das raízes nervosas que suprem o plexo braquial – C_{5-8} e T_1. Quando há hemorragia e edema, a função axonal pode ser temporariamente prejudicada, mas as chances de recuperação são boas. Entretanto, quando há avulsão, o prognóstico é reservado. Em 90% dos casos, há dano às raízes nervosas de C_{5-6} causando *paralisia de Erb* ou *Duchenne* (Volpe, 1995). As lesões nos casos de parto com apresentação pélvica em geral são desse tipo, enquanto lesões mais extensas se seguem a partos difíceis com apresentação cefálica (Ubachs, 1995). As raízes de C_{5-6} unem-se para formar o tronco superior do plexo, e a lesão leva à paralisia dos músculos deltoide, infraespinal e flexores do antebraço. O braço afetado apresenta-se estendido, rodado internamente com o cotovelo estendido e o punho e os dedos flexionados. A função dos dedos geralmente está preservada. Considerando que nas apresentações normais de vértice costuma ser empregada tração lateral da cabeça fetal para o desprendimento dos ombros, a maioria dos casos de paralisia de Erb ocorre após partos que não pareceram difíceis.

A lesão das raízes C_8-T_1 que suprem os plexos inferiores produz a *paralisia de Klumpke*, na qual se observa flacidez da mão. O envolvimento total de todas as raízes do plexo braquial resulta em flacidez de braço e mão e, em caso de lesão grave, é possível haver também *síndrome de Horner*.

Devido à sua importância, o American College of Obstetricians and Gynecologists (2014a) formou uma força-tarefa para a revisão dos estudos. Essa força-tarefa concluiu que a distocia de ombro não pode ser prevista com acurácia, mas, na maioria dos casos, a morte axonal não ocorre e o prognóstico é bom. Lindqvist e colaboradores (2012) relataram recuperação total em 86% das crianças com traumatismo em C_{5-6}, a lesão mais comum, e em 38% daquelas com lesão em C_{5-7}. Contudo, todas as crianças com lesões globais em C_{5-8}-T_1 tiveram incapacidade permanente. A fratura clavicular associada é, em alguma medida, protetora (Wall, 2014). A exploração cirúrgica com possível reparo talvez possa melhorar a função se houver paralisia persistente (Malessy, 2009).

Paralisia facial

É comum haver traumatismo de nervo facial no ponto em que emerge do forame estilomastóideo, e essa lesão pode causar paralisia facial (Fig. 33-4). A incidência, que varia entre 0,2 e 7,5 por 1.000 nascidos a termo, provavelmente é influenciada pelo vigor com que o diagnóstico é buscado (Al Tawil, 2010; Moczygemba, 2010). A paralisia facial pode ser evidente no momento do parto ou se desenvolver logo após o nascimento. Na maioria dos casos, está associada a parto vaginal sem complicações. Entretanto, em uma série publicada, um quarto dos casos ocorreram após cesariana (Alexander, 2006; Al Tawil, 2010). A lesão do nervo facial provavelmente é mais comum com fórceps baixo (Levine, 1984). A lesão pode ser causada pela pressão exercida pelo ramo posterior quando o fórceps é aplicado obliquamente sobre a cabeça fetal. Nesses casos, as marcas do fórceps indicam a causa da lesão. A regra é recuperação espontânea em poucos dias, mas foi descrita paralisia permanente (Al Tawil, 2010).

■ Fraturas

Na maioria dos casos, as fraturas de ossos longos seguem-se aos partos difíceis, embora nem sempre seja esse o caso. Indica-se, no mínimo, palpação das clavículas e dos ossos longos de todos os recém-nascidos após parto difícil. As presenças de crepitação ou irregularidades incomuns indicam a necessidade de exame radiográfico.

Fraturas de clavícula são complicações comuns, imprevisíveis e inevitáveis do nascimento normal. Sua incidência varia entre 5 e 10 por 1.000 nascidos vivos (Linder, 2012; Moczygemba, 2010). Além de sexo feminino, não foram identificados fatores de risco específicos – incluindo peso ao nascer e modalidade do parto. As fraturas de clavícula são protetoras contra a plexopatia braquial quando há distocia de ombro (Wall, 2014).

As *fraturas de úmero* são infrequentes, e 70% delas se seguem a parto sem intercorrência (Turpenny, 1993). Outros casos foram associados à dificuldade de liberar os ombros de fetos com

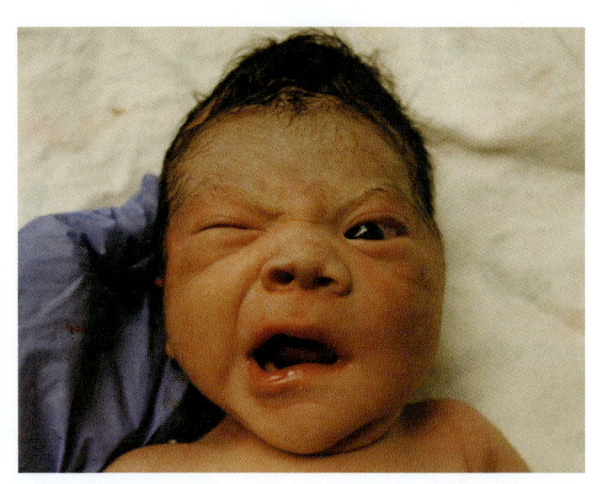

FIGURA 33-4 Lesão do nervo facial esquerdo. O quadro melhorou quase totalmente 2 dias após o nascimento.

apresentação cefálica e o braço estendido nas apresentações pélvicas. Radiograficamente, elas costumam ser do tipo "galho verde", embora possam ocorrer fraturas completas e fraturas epifisárias distais do úmero (Tharakan, 2016).

As *fraturas de fêmur* são relativamente raras e costumam estar associadas à apresentação pélvica em parto vaginal. Às vezes ocorrem em cesariana, sendo que, em um relato, houve fratura bilateral (Cebesoy, 2009). Como atualmente a maioria dos fetos com apresentação pélvica nasce por cesariana, a maioria dessas fraturas está associada a essa modalidade de parto (Alexander, 2006; Cebesoy, 2009).

Houve relatos de *fraturas de mandíbula*, que são raras e foram revisadas por Vasconcelos e colaboradores (2009). Os raros casos de *luxação de vértebra cervical* em fetos nascidos com apresentação pélvica ou após manobra de Zavanelli foram discutidos anteriormente (Ross, 2006). Por fim, algumas vezes são encontradas *fraturas costais* (Khan, 2016).

■ Lesões musculares

A lesão do músculo esternocleidomastóideo era no passado geralmente vista nos partos vaginais com apresentação pélvica. Os hematomas do músculo ou da bainha fascial podem ter resolução prolongada com contração cicatricial. Com o crescimento normal do pescoço, o músculo danificado com menos elasticidade não se alonga o suficiente. Como resultado, a cabeça é gradualmente girada para o lado da lesão – *torcicolo*.

■ Lesões de tecidos moles

Qualquer órgão ou parte fetal pode sofrer lesão com parto vaginal ou cesáreo. Algumas dessas lesões são hematomas subcapsulares hepáticos, que se apresentam como hematoma inguinal ou escrotal. Nesses casos, as equimoses na região inguinal são denominadas *sinal de Stabler*, e aquelas na bolsa escrotal recebem o nome de *sinal de Bryant* (Heyman, 2011; Saroha, 2015). A hemorragia traumática da glândula tímica naqueles com hiperplasia ou cisto subjacente foi descrita antes, durante e após o nascimento (Eifinger, 2007; Saksenberg, 2001). Também foram descritas lesões do sexto nervo craniano com resultante paralisia do músculo reto ocular lateral (Galbraith, 1994).

■ Lesões com deformidades congênitas

Várias lesões criam defeitos morfológicos ocorridos muito tempo antes do parto. Uma delas é a síndrome da banda amniótica, quando uma faixa livre de âmnio forma um anel focal ao redor de um membro ou dedo. O resultado pode ser deformidade ou amputação. Por vezes, pode-se encontrar a parte amputada dentro do útero. A gênese dessas bandas é motivo de debate e foi discutida no Capítulo 6 (p. 116). Uma anomalia semelhante é a *malformação com redução de membros* associada à coleta de amostra de vilosidades coriônicas antes de 9 semanas de gestação (Cap. 14, p. 294).

Diversas anomalias posturais congênitas formam-se quando a estrutura fetal com desenvolvimento normal torna-se deformada por fatores mecânicos intrauterinos. São exemplos oligoidrâmnio crônico, restrição dos movimentos fetais imposta por cavidade uterina pequena ou com formato anormal ou presença de fetos adicionais. Algumas deformações mecânicas são *talipes equinovarus* (pé torto), escoliose e luxação de quadril (Miller, 1981). *Talipes* e outras deformidades de posição do pé estão associadas à ruptura de membrana por amniocentese precoce realizada entre 11 e 13 semanas de gestação (Cap. 14, p. 293).

REFERÊNCIAS

Ahlin K, Himmelmann K, Hagberg G, et al: Cerebral palsy and perinatal infection in children born at term. Obstet Gynecol 122:41, 2013

Ahlin K, Himmelmann K, Nisson S, et al: Antecedents of cerebral palsy according to severity of motor impairment. Acta Obstet Gynecol Scand 95(7):793, 2016

Akin MA, Coban D, Doganay S, et al: Intrahepatic and adrenal hemorrhage as a rare cause of neonatal anemia. J Perinat Med 39(3):353, 2011

Al Tawil K, Saleem N, Kadri H, et al: Traumatic facial nerve palsy in newborns: is it always iatrogenic? Am J Perinatol 27:711, 2010

Alexander JM, Leveno KJ, Hauth J, et al: Fetal injury associated with cesarean delivery. Obstet Gynecol 108:885, 2006

Alfirevic Z, Devane D, Gyte GM, et al: Continuous cardiotocography (CTG) as a form of electronic fetal monitoring (EFM) for fetal assessment during labour. Cochrane Database System Rev 2:CD006066, 2017

American Academy of Pediatrics, American College of Obstetricians and Gynecologists: Guidelines for perinatal care, 8th ed. Elk Grove Village, AAP, 2017

American Academy of Pediatrics, American College of Obstetricians and Gynecologists: Neonatal encephalopathy and cerebral palsy. Defining the pathogenesis and pathophysiology. Elk Grove Village, AAP, 2003

American College of Obstetricians and Gynecologists: Neonatal brachial plexus palsy. Report of the American College of Obstetricians and Gynecologists' Task Force on Neonatal Brachial Plexus Palsy. Obstet Gynecol 123(4):902, 2014a

American College of Obstetricians and Gynecologists: Neonatal encephalopathy and neurologic outcome, second edition. Report of the American College of Obstetricians and Gynecologists' Task Force on Neonatal Encephalopathy. Obstet Gynecol 123(4):896, 2014b

American College of Obstetricians and Gynecologists: Operative vaginal delivery. Practice Bulletin No. 154, November 2015

American College of Obstetricians and Gynecologists: Amnioinfusion does not prevent meconium aspiration syndrome. Committee Opinion No. 346, October 2006, Reaffirmed 2016a

American College of Obstetricians and Gynecologists: Thrombocytopenia in pregnancy. Practice Bulletin No. 166, September 2016b

American College of Obstetricians and Gynecologists: Approaches to limit intervention during labor and birth. Committee Opinion No. 687, February 2017a

American College of Obstetricians and Gynecologists: Delayed cord clamping after birth. Committee Opinion No. 684, January 2017b

American College of Obstetricians and Gynecologists: Delivery of a newborn with meconium-stained amniotic fluid. Committee Opinion No. 689, March 2017c

American College of Obstetricians and Gynecologists: Intrapartum fetal heart rate monitoring: nomenclature, interpretation, and general management principles. Practice Bulletin No. 106, July 2009, Reaffirmed 2017d

American College of Obstetricians and Gynecologists, American Academy of Pediatrics: Neonatal Encephalopathy and Neurologic Outcome, 2nd ed. Washington, ACOG, 2014c

American College of Obstetricians and Gynecologists, American Academy of Pediatrics: The Apgar score. Committee Opinion No. 644, October 2017e

American College of Obstetricians and Gynecologists, American Society of Addiction Medicine: Opioid use disorder in pregnancy. Committee Opinion No. 711, August 2017f

Anadkat KS, Kuzniewicz MW, Chaudhari BP, et al: Increased risk for respiratory distress among white, male, late preterm and term infants. J Perinatol 32(10):750, 2012

Avagliano L, Marconi AM, Candiani M, et al: Thrombosis of the umbilical vessels revisited. An observational study of 317 consecutive autopsies at a single institution. Hum Pathol 41:971, 2010

Azzopardi D, Strohm B, Marlow N, et al: Effects of hypothermia for perinatal asphyxia on childhood outcomes. N Engl J Med 371(2):140, 2014

Barbu D, Mert I, Kruger M, et al: Evidence of fetal central nervous system injury in isolated congenital heart defects: microcephaly at birth. Am J Obstet Gynecol 201(1):43.e1, 2009

Basaldella L, Marton E, Bekelis K, et al: Spontaneous resolution of atraumatic intrauterine ping-pong fractures in newborns delivered by cesarean section. J Child Neurol 26:1149, 2011

Baskett TF, Allen VM, O'Connell CM, et al: Fetal trauma in term pregnancy. Am J Obstet Gynecol 197:499.e1, 2007

Bax M, Tydeman C, Flodmark O: Clinical and MRI correlates of cerebral palsy: the European cerebral palsy study. JAMA 296:1602, 2006

Bednarek N, Mathur A, Inder T, et al: Impact of therapeutic hypothermia on MRI diffusion changes in neonatal encephalopathy. Neurology 78:1420, 2012

Berthelot-Ricou A, Lacroze V, Courbiere B, et al: Respiratory distress syndrome after elective caesarean section in near term infants: a 5-year cohort study. J Matern Fetal Neonatal Med 26(2):176, 2012

Bhutani VK, Committee on Fetus and Newborn, American Academy of Pediatrics: Phototherapy to prevent severe neonatal hyperbilirubinemia in the newborn infant 35 or more weeks of gestation. Pediatrics 128(4):e1046, 2011

Blair E, de Groot JH, Nelson KD: Placental infarction identified by macroscopic examination and risk of cerebral palsy in infants at 35 weeks of gestational age and over. Am J Obstet Gynecol 205(2):124.e1, 2011

Bloom S, Ramin S, Neyman S, et al: Meconium stained amniotic fluid: is it associated with elevated erythropoietin levels? Am J Obstet Gynecol 174:360, 1996

Boskabadi H, Zakerihamid M, Sadeghian MH, et al: Nucleated red blood cells count as a prognostic biomarker in predicting the complications of asphyxia in neonates. J Matern Fetal Neonatal Med 30(21):2551, 2017

Bryne DL, Gau G: In utero meconium aspiration: an unpreventable cause of neonatal death. BJOG 94:813, 1987

Burke BL, Robbins JM, Bird TM, et al: Trends in hospitalizations for neonatal jaundice and kernicterus in the United States, 1988–2005. Pediatrics 123(2):524, 2009

Burke N, Field K, Mujahid F, et al: Use and safety of Kielland's forceps in current obstetric practice. Obstet Gynecol 120(4):766, 2012

Busfield A, Samuel R, McNinch A, et al: Vitamin K deficiency bleeding after NICE guidance and withdrawal of Konakion Neonatal: British Paediatric Surveillance Unit study, 2006–2008. Arch Dis Child 98:41, 2013

Casey BM, McIntire DD, Leveno KJ: The continuing value of the Apgar score for the assessment of newborn infants. N Engl J Med 344:467, 2001

Cebesoy FB, Cebesoy O, Incebiyik A: Bilateral femur fracture in a newborn: an extreme complication of cesarean delivery. Arch Gynecol Obstet 279:73, 2009

Chang HY, Peng CC, Kao HA, et al: Neonatal subgaleal hemorrhage: clinical presentation, treatment, and predictors of poor prognosis. Pediatr Int 49(6):903, 2007

Chang PW, Newman TB, Maisels MJ: Update on predicting severe hyperbilirubinemia and bilirubin neurotoxicity risks in neonates. Curr Pediatr Rev January 23, 2017 [Epub ahead of print]

Choi HJ, Hahn S, Lee J, et al: Surfactant lavage therapy for meconium aspiration syndrome: a systematic review and meta-analysis. Neonatology 101:183, 2012

Christensen DL, Baio J, Van Naarden Braun K, et al: Prevalence and characteristics of autism spectrum disorder among children 8 years—Autism and Developmental Disabilities Monitoring Network, 11 sites, United States, 2012. MMWR 65(3):1, 2016

Clark SL, Hankins GD: Temporal and demographic trends in cerebral palsy—fact and fiction. Am J Obstet Gynecol 188:628, 2003

Colombatti R, Sainati L, Trevisanuto D: Anemia and transfusion in the neonate. Semin Fetal Neonatal Med 21(1):2, 2016

Cox P, Silvestri E, Lazda E, et al: Embolism of brain tissue in intrapartum and early neonatal deaths: report of 9 cases. Pediatr Dev Pathol 12(6):464, 2009

Cui Z, Zhang Y, Liang L, et al: Macular hemorrhages associated with neonatal polycythemia and thrombocytopenia: a case report. Arch Pediatr 24(2):140, 2017

Davis RO, Phillips JB III, Harris BA Jr, et al: Fatal meconium aspiration syndrome occurring despite airway management considered appropriate. Am J Obstet Gynecol 141:731, 1985

DeJong EP, Lindenburg IT, van Klink JM, et al: Intrauterine transfusion for parvovirus B19 infection: long term neurodevelopmental outcome. Am J Obstet Gynecol 206(3):204.e1, 2012

Dijk PH, Hulzebos C: An evidence-based view on hyperbilirubinaemia. Acta Paediatr Suppl 101(464):3, 2012

Dijxhoorn MJ, Visser GHA, Fidler VJ, et al: Apgar score, meconium and acidemia at birth in relation to neonatal neurological morbidity in term infants. BJOG 86:217, 1986

Dooley SL, Pesavento DJ, Depp R, et al: Meconium below the vocal cords at delivery: correlation with intrapartum events. Am J Obstet Gynecol 153:767, 1985

Doumouchtsis SK, Arulkumaran S: Head trauma after instrumental births. Clin Perinatol 35:69, 2008

Dupuis O, Silveira R, Dupont C, et al: Comparison of "instrument-associated" and "spontaneous" obstetric depressed skull fractures in a cohort of 68 neonates. Am J Obstet Gynecol 192:165, 2005

Eggert LD, Wiedmeier SE, Wilson J, et al: The effect of instituting a prehospital-discharge newborn bilirubin screening program in an 18-hospital health system. Pediatrics 117:e855, 2006

Eifinger F, Ernestus K, Benz-Bohm G, et al: True thymic hyperplasia associated with severe thymic cyst bleeding in a newborn: a case report and review of the literature. Ann Diagn Pathol 11:358, 2007

Eissa DS, El-Farrash RA: New insights into thrombopoiesis in neonatal sepsis. Platelets 24(2):122, 2013

El Houchi SZ, Iskander I, Gamaleldin R, et al: Prediction of 3- to 5-month outcomes from signs of acute bilirubin toxicity in newborn infants. J Pediatr 183:51, 2017

El Shahed AI, Dargaville PA, Ohlsson A, et al: Surfactant for meconium aspiration syndrome in term and late preterm infants. Cochrane Database Syst Rev 12:CD002054, 2014

Ensing S, Abu-Hanna A, Schaaf JM, et al: Trends in birth asphyxia, obstetric interventions and perinatal mortality among term singletons: a nationwide cohort study. J Matern Fetal Neonatal Med 28(6):632, 2015

Fauchère JC, Koller BM, Tschopp A, et al: Safety of early high-dose recombinant erythropoietin for neuroprotection in very preterm infants. J Pediatr 167(1):52, 2015

Finnegan LP, Connaughton JF Jr, Kron RE, et al: Neonatal abstinence syndrome: assessment and management. Addict Dis 2:141, 1975

Fischer C, Rybakowski C, Ferdynus C, et al: A population-based study of meconium aspiration syndrome in neonates born between 37 and 43 weeks of gestation. Int J Pediatr 2012:321545, 2012

Frank R, Garfinkle J, Oskoui M, et al: Clinical profile of children with cerebral palsy born term compared with late- and post-term: a retrospective cohort study. BJOG 124(11):1738, 2017

Fraser WD, Hofmeyr J, Lede R, et al: Amnioinfusion for the prevention of the meconium aspiration syndrome. Amnioinfusion Trial Group. N Engl J Med 353:909, 2005

Galbraith RS: Incidence of sixth nerve palsy in relation to mode of delivery. Am J Obstet Gynecol 170:1158, 1994

Garfinkle J, Wintermark P, Shevell MI, et al: Cerebral palsy after neonatal encephalopathy: how much is preventable? J Pediatr 167(1):58, 2015

Garg N, Choudhary M, Sharma D, et al: The role of early inhaled budesonide therapy in meconium aspiration in term newborns: a randomized control study. J Matern Fetal Neonatal Med 29(1):36, 2016

Gazzin S, Tiribelli C: Bilirubin-induced neurological damage. J Matern Fetal Neonatal Med 24:154, 2011

Gilbert WM, Jacoby BN, Xing G: Adverse obstetric events are associated with significant risk of cerebral palsy. Am J Obstet Gynecol 203:328, 2010

Gilstrap LC III, Leveno KJ, Burris J, et al: Diagnosis of asphyxia on the basis of fetal pH, Apgar score, and newborn cerebral dysfunction. Am J Obstet Gynecol 161:825, 1989

Glass HG, Hong KJ, Rogers EE, et al: Risk factors for epilepsy in children with neonatal encephalopathy. Pediatr Res 70(5):535, 2011

Goldaber KG, Gilstrap LC III, Leveno KJ, et al: Pathologic fetal acidemia. Obstet Gynecol 78:1103, 1991

Graham EM, Adami RR, McKenney SL, et al: Diagnostic accuracy of fetal heart rate monitoring in the identification of neonatal encephalopathy. Obstet Gynecol 124(3):507, 2014

Grünebaum A, McCullough LB, Sapra KJ, et al: Apgar score of 0 at 5 minutes and neonatal seizures or serious neurologic dysfunction in relation to birth setting. Am J Obstet Gynecol 200:323.e1, 2013

Guillet R, Edwards AD, Thoresen M, et al: Seven-to-eight year follow-up of the CoolCap trial of head cooling for neonatal encephalopathy. Pediatr Res 71(12):205, 2012

Gyamfi-Bannerman C, Blackwell TS, Tita AT, et al: Antenatal betamethasone for women at risk for late preterm delivery. N Engl J Med 374(14):1311, 2016

Harrington DJ, Redman CW, Moulden M, et al: Long-term outcome in surviving infants with Apgar zero at 10 minutes: a systematic review of the literature and hospital-based cohort. Am J Obstet Gynecol 196:463, 2007

Harteman J, Groenendaal F, Benders M, et al: Role of thrombophilic factors in full-term infants with neonatal encephalopathy. Pediatr Res 73(1):80, 2013

Heyman S, Vervloessem D: Bryant's and Stabler's signs after a difficult delivery. N Engl J Med 365:1824, 2011

Higgins RD, Saade G, Polin RA, et al: Evaluation and management of women and newborns with a maternal diagnosis of chorioamnionitis. Obstet Gynecol 127(3):426, 2016

Hirakawa E, Ibara S, Tokuhisa T, et al: Extracorporeal membrane oxygenation in 61 neonates: Single-center experience. Pediatr Int 59(4):438, 2017

INFANT Collaborative Group: Computerised interpretation of fetal heart rate during labour (INFANT): a randomised controlled trial. Lancet 389(10080):1719, 2017

Jacobs SE, Morley CJ, Inder TE, et al: Whole-body hypothermia for term and near-term newborns with hypoxic-ischemic encephalopathy: a randomized controlled trial. Arch Pediatr Adolesc Med 165(8):692, 2011

Johnson C, Burd I, Northington F, et al: Clinical chorioamnionitis is associated with a more severe metabolic acidosis in neonates with suspected hypoxic-ischemic encephalopathy. Am J Obstet Gynecol 210:S205, 2014

Kaandorp JJ, Benders MJ, Schuit E, et al: Maternal allopurinol administration during suspected fetal hypoxia: a novel neuroprotective intervention? A multicentre randomised placebo controlled trial. Arch Dis Child Fetal Neonatal Ed 100(3):F216, 2015

Kaplan M, Bromiker R, Hammerman C: Severe neonatal hyperbilirubinemia and kernicterus: are these still problems in the third millennium? Neonatology 100(4):354, 2011

Katz VL, Bowes WA Jr: Meconium aspiration syndrome: reflections on a murky subject. Am J Obstet Gynecol 166(1 Pt 1):171, 1992

Kersten CM, Moellering CM, Mato S: Spontaneous drainage of neonatal cephalohematoma: a delayed complication of scalp abscess. Clin Pediatr 47(2):183, 2008

Khan NA, Lam V, Rickett A, et al: Unforeseen rib fracture findings in infant chest radiographs: evidence of non-accidental injury or simply a case of birth trauma? BMJ Case Rep June 30, 2016

Kilani RA, Wetmore J: Neonatal subgaleal hematoma: presentation and outcome—radiological findings and factors associated with mortality. Am J Perinatol 23(1):41, 2006

Kirton A, Armstrong-Wells J, Chang T, et al: Symptomatic neonatal arterial ischemic stroke: the International Pediatric Stroke Study. Pediatrics 128(6):e1402, 2011

Kraft WK, Adeniyl-Jones SC, Chervoneva I, et al: Buprenorphine for the treatment of the neonatal abstinence syndrome. N Engl J Med 376(24):2341, 2017

Krakowiak P, Walker CK, Bremer AA, et al: Maternal metabolic conditions and risk for autism and other neurodevelopmental disorders. Pediatrics 129(5):1, 2012

Kwon JM, Guillet R, Shankaran S, et al: Clinical seizures in neonatal hypoxic-ischemic encephalopathy have no independent impact on neurodevelopmental outcome: secondary analyses of data from the Neonatal Research Network hypothermia trial. J Child Neurol 26:322, 2011

Lee J, Romero R, Lee KA, et al: Meconium aspiration syndrome: a role for fetal systemic inflammation. Am J Obstet Gynecol 214(3):366.e1, 2016

Lee YK, Penn A, Patel M, et al: Hypothermia-treated neonates with hypoxic-ischemic encephalopathy: optimal timing of quantitative ADC measurement to predict disease severity. Neuroradiol J 30(1):28, 2017

Leveno KJ, Quirk JG Jr, Cunningham FG, et al: Prolonged pregnancy. I. Observations concerning the causes of fetal distress. Am J Obstet Gynecol 150:465, 1984

Levine MG, Holroyde J, Woods JR, et al: Birth trauma: incidence and predisposing factors. Obstet Gynecol 63:792, 1984

Lin TY, Ebb DH, Boepple PA, et al: Case 12–2015. A newborn boy with respiratory distress, lethargy, and hypernatremia. N Engl J Med 372(16):1550, 2015

Lindenburg IT, van Klink JM, Smits-Wintjens EH, et al: Long-term neurodevelopmental and cardiovascular outcome after intrauterine transfusions for fetal anaemia: a review. Prenat Diagn 33:815, 2013

Lindenskov PH, Castellheim A, Saugstad OD, et al: Meconium aspiration syndrome: possible pathophysiological mechanisms and future potential therapies. Neonatology 107(3):225, 2015

Linder I, Melamed N, Kogan A, et al: Gender and birth trauma in full-term infants. J Matern Fetal Neonatal Med 25(9):1603, 2012

Lindqvist PG, Erichs K, Molnar C, et al: Characteristics and outcome of brachial plexus birth palsy in neonates. Acta Paediatr 101(6):579, 2012

Liu J, Shi Y, Dong JY, et al: Clinical characteristics, diagnosis and management of respiratory distress syndrome in full-term neonates. Clin Med J (Engl) 123:2640, 2010

Liu LY, Antaya RJ: Neonatal subgaleal hematoma from trauma during vaginal delivery without instrument use. Pediatr Dermatol 34(1):e40, 2017

Maisonneuve E, Audibert F, Guilbaud L, et al: Risk factors for severe neonatal acidosis. Obstet Gynecol 118(4):818, 2011

Malessy MJ, Pondaag W: Obstetric brachial plexus injuries. Neurosurg Clin North Am 20(1):1, 2009

Malin GL, Morris RK, Khan KS: Strength of association between umbilical cord pH and perinatal and long term outcomes: systematic review and meta-analysis. BMJ 340:c1471, 2010

Malla RR, Asimi R, Teli MA, et al: Erythropoietin monotherapy in perinatal asphyxia with moderate to severe encephalopathy: a randomized placebo-controlled trial. J Perinatol 37(5):596, 2017

Martinez-Biarge M, Madero R, Gonzalez A, et al: Perinatal morbidity and risk of hypoxic-ischemic encephalopathy associated with intrapartum sentinel events. Am J Obstet Gynecol 206(2):148, 2012

McAdams RM, Chabra S: Umbilical cord haematoma and adrenal haemorrhage in a macrosomic neonate with anaemia. BMJ Case Rep February 3, 2016

McDonald SJ, Middleton P, Dowswell T, et al: Effect of timing of umbilical cord clamping of term infants on maternal and neonatal outcomes. Cochrane Database Syst Rev 7:CD004074, 2013

McIntyre S, Blair E, Badawi N, et al: Antecedents of cerebral palsy and perinatal death in term and late preterm singletons. Obstet Gynecol 122:869, 2013

McKinlay CJ, Alsweiler JM, Ansell JM, et al: Neonatal glycemia and neurodevelopmental outcomes at 2 years. N Engl J Med 373(16):1507, 2015

Menticoglou SM, Perlman M, Manning FA: High cervical spinal cord injury in neonates delivered with forceps: report of 15 cases. Obstet Gynecol 86:589, 1995

Miller ME, Graham JM Jr, Higginbottom MC, et al: Compression-related defects from early amnion rupture: evidence for mechanical teratogenesis. J Pediatr 98:292, 1981

Moczygemba CK, Paramsothy P, Meikle S, et al: Route of delivery and neonatal birth trauma. Am J Obstet Gynecol 202(4):361.e1, 2010

Modanlou H, Hutson S, Merritt AT: Early blood transfusion and resolution of disseminated intravascular coagulation associated with massive subgaleal hemorrhage. Neonatal Netw 35(1):37, 2016

Moster D, Lie RT, Irgens LM: The association of the Apgar score with subsequent death and cerebral palsy: a population-based study in term infants. J Pediatr 138(6):798, 2001

Moster D, Lie RT, Markestad T: Long-term medical and social consequences of preterm birth. N Engl J Med 359:262, 2008

Natarajan CK, Sankar MJ, Jain K, et al: Surfactant therapy and antibiotics in neonates with meconium aspiration syndrome: a systematic review and meta-analysis. J Perinatol 36(Suppl 1):S49 2016a

Natarajan G, Pappas A, Shankaran S: Outcomes in childhood following therapeutic hypothermia for neonatal hypoxic-ischemic encephalopathy (HIE). Semin Perinatol 40(8):549, 2016b

Nelson DB, Lucke AM, McIntire DD, et al: Obstetric antecedents to body cooling treatment of the newborn infant. Am J Obstet Gynecol 211:115, 2014

Nelson KB, Ellenberg JH: Antecedents of cerebral palsy: multivariate analysis of risk. N Engl J Med 315:81, 1986a

Nelson KB, Ellenberg JH: Antecedents of cerebral palsy: univariate analysis of risks. Am J Dis Child 139:1031, 1985

Nelson KB, Ellenberg JH: Antecedents of seizure disorders in early childhood. Am J Dis Child 140:1053, 1986b

Nelson KB, Ellenberg JH: Obstetric complications as risk factors for cerebral palsy or seizure disorders. JAMA 251:1843, 1984

Nelson KB, Grether JK: Potentially asphyxiating conditions and spastic cerebral palsy in infants of normal birth weight. Am J Obstet Gynecol 179:507, 1998

Newman TB, Liljestrand P, Jeremy RJ, et al: Outcomes among newborns with total serum bilirubin levels of 25 mg per deciliter or more. N Engl J Med 354:1889, 2006

O'Callaghan ME, MacLennan AH, Gibson CS, et al: Epidemiologic associations with cerebral palsy. Obstet Gynecol 118(3):576, 2011

O'Leary CM, Watson L, D'Antoine H, et al: Heavy maternal alcohol consumption and cerebral palsy in the offspring. Dec Med Child Neurol 54:224, 2012

Phelan JP, Ahn MO: Perinatal observations in forty-eight neurologically impaired term infants. Am J Obstet Gynecol 171:424, 1994

Phelan JP, Ahn MO, Korst L, et al: Is intrapartum fetal brain injury in the term fetus preventable? Am J Obstet Gynecol 174:318, 1996

Plevani C, Pozzi I, Locatelli A, et al: Risk factors of neurological damage in infants with asphyxia. Abstract No. 414, Am J Obstet Gynecol 208 (1 Suppl):S182, 2013

Pritchard JA, Cunningham FG, Pritchard SA, et al: How often does maternal preeclampsia–eclampsia incite thrombocytopenia in the fetus? Obstet Gynecol 69:292, 1987

Ramachandrappa A, Rosenberg ES, Wagoner S, et al: Morbidity and mortality in late preterm infants with severe hypoxic respiratory failure on extra-corporeal membrane oxygenation. J Pediatr 159(2):192, 2011

Redline RW: Placental pathology: a systematic approach with clinical correlations. Placenta 22:S86, 2008

Ree IM, Smits-Wintjens VE, van der Bom JG, et al: Neonatal management and outcome in alloimmune hemolytic disease. Expert Rev Hematol 10(7):607, 2017

Reuter S, Moser C, Baack M: Respiratory distress in the newborn. Pediatr Rev 35(10):417, 2014

Richey S, Ramin SM, Bawdon RE, et al: Markers of acute and chronic asphyxia in infants with meconium-stained amniotic fluid. Am J Obstet Gynecol 172:1212, 1995

Robinson MN, Peake LJ, Ditchfield MR, et al: Magnetic resonance imaging findings in a population-based cohort of children with cerebral palsy. Dev Med Child Neurol 51(1):39, 2008

Ross MG, Beall MH: Cervical neck dislocation associated with the Zavanelli maneuver. Obstet Gynecol 108:737, 2006

Rossi AC, Vanderbilt D, Chmait RH: Neurodevelopmental outcomes after laser therapy for twin-twin transfusion syndrome: a systematic review and meta-analysis. Obstet Gynecol 118(5):1145, 2011

Rutherford MA, Ramenghi LA, Cowan FM: Neonatal stroke. Arch Dis Child Fetal Neonatal Ed 97(5):F377, 2012

Saksenberg V, Bauch B, Reznik S: Massive acute thymic haemorrhage and cerebral haemorrhage in an intrauterine fetal death. J Clin Pathol 54:796, 2001

Sankar MJ, Chandrasekaran A, Kumar P, et al: Vitamin K prophylaxis for prevention of vitamin K deficiency bleeding: a systematic review. J Perinatol 36 (Suppl 1):S29, 2016

Saroha M, Batra P, Dewan P, et al: Genital injuries in neonates following breech presentation. J Neonatal Perinatal Med 8(4):421, 2015

Scheibl A, Calderon EM, Borau MJ, et al: Epidural hematoma. J Pediatr Surg 47(2):e19, 2012

Sgro M, Campbell D, Barozzino T, et al: Acute neurological findings in a national cohort of neonates with severe neonatal hyperbilirubinemia. J Perinatol 31(6):392, 2011

Sgro M, Kandasamy S, Shah V, et al: Severe neonatal hyperbilirubinemia decreased after the 2007 Canadian guidelines. J Pediatr 171:43, 2016

Shah NA, Wusthoff CJ: Intracranial hemorrhage in the neonate. Neonatal Netw 35(2):67, 2016

Shankaran S, Branes PD, Hintz SR, et al: Brain injury following trial of hypothermia for neonatal hypoxic-ischaemic encephalopathy. Arch Dis Child Fetal Neonatal Ed 97(6):F398, 2012

Shatrov JG, Birch SC, Lam FT, et al: Chorioamnionitis and cerebral palsy: a meta-analysis. Obstet Gynecol 116:387, 2010

Silva AM, Smith RN, Lehmann CU, et al: Neonatal nucleated red blood cells and the prediction of cerebral white matter injury in preterm infants. Obstet Gynecol 107:550, 2006

Simonson C, Barlow P, Dehennin N, et al: Neonatal complications of vacuum-assisted delivery. Obstet Gynecol 110:189, 2007

Singh BS, Clark RH, Powers RJ, et al: Meconium aspiration syndrome remains a significant problem in the NICU: outcomes and treatment patterns in term neonates admitted for intensive care during a ten-year period. J Perinatol 29(7):497, 2009

Slusher TM, Olusanya BO, Vreman HJ, et al: A randomized trial of phototherapy with filtered sunlight in African neonates. N Engl J Med 373(12):1115, 2015

Smith C, Weinberg A, Forster JE, et al: Maternal lopinavir-ritonavir is associated with fewer adverse events in infants than nelfinavir or atazanavir. Infect Dis Obstet Gynecol 2016:9848041, 2016

Smithers-Sheedy H, McIntyre S, Gibson C, et al: A special supplement: findings from the Australian Cerebral Palsy Register, birth years 1993 to 2006. Dev Med Child Neurol 58(Suppl 2):5, 2016

Spruijt M, Steggerda S, Rath M, et al: Cerebral injury in twin-twin transfusion syndrome treated with fetoscopic laser surgery. Obstet Gynecol 120(1):15, 2012

Stanley FJ, Blair E: Why have we failed to reduce the frequency of cerebral palsy? Med J Aust 154:623, 1991

Stoknes M, Andersen GL, Dahlseng MO, et al: Cerebral palsy and neonatal death in term singletons born small for gestational age. Pediatrics 130(6):e1629, 2012

Strijbis EM, Oudman I, van Essen P, et al: Cerebral palsy and the application of the international criteria for acute intrapartum hypoxia. Obstet Gynecol 107:1357, 2006

Stuart A, Olausson PO, Kallen K: Apgar scores at 5 minutes after birth in relation to school performance at 16 years of age. Obstet Gynecol 118 (2 Pt 1):201, 2011

Swanson AE, Veldman A, Wallace EM, et al: Subgaleal hemorrhage: risk factors and outcomes. Acta Obstet Gynecol Scand 91(2):260, 2012

Tagin MA, Woolcott CG, Vincer MJ, et al: Hypothermia for neonatal hypoxic ischemic encephalopathy: an updated systematic review and meta-analysis. Arch Pediatr Adolesc Med 166(6):558, 2012

Takenouchi T, Kasdorf E, Engel M, et al: Changing pattern of perinatal brain injury in term infants in recent years. Pediatr Neurol 46(2):106, 2012

Thacker SB, Stroup DF, Peterson HB: Efficacy and safety of intrapartum electronic fetal monitoring: an update. Obstet Gynecol 86:613, 1995

Tharakan SJ, Lee RJ, White AM, et al: Distal humeral epiphyseal separation in a newborn. Orthopedics 39(4):e764, 2016

Thorngren-Jerneck K, Herbst A: Perinatal factors associated with cerebral palsy in children born in Sweden. Obstet Gynecol 108:1499, 2006

Tolia VN, Patrick SW, Bennett MM, et al: Increasing incidence of the neonatal abstinence syndrome in U.S. neonatal ICUs. N Engl J Med 372(22):2118, 2015

Torfs CP, van den Berg B, Oechsli FW, et al: Prenatal and perinatal factors in the etiology of cerebral palsy. J Pediatr 116:615, 1990

Torki M, Barton L, Miller D, et al: Severe brachial plexus palsy in women without shoulder dystocia. Obstet Gynecol 120(3):539, 2012

Turpenny PD, Nimmo A: Fractured clavicle of the newborn in a population with a high prevalence of grand-multiparity: analysis of 78 consecutive cases. BJOG 100:338, 1993

Ubachs JM, Slooff AC, Peeters LL: Obstetric antecedents of surgically treated obstetric brachial plexus injuries. BJOG 102:813, 1995

Vain NE, Szyld EG, Prudent LM, et al: Oropharyngeal and nasopharyngeal suctioning of meconium-stained neonates before delivery of their shoulders: multicentre, randomized controlled trial. Lancet 364:597, 2004

Vandborg PK, Hansen BM, Greisen G, et al: Follow-up of neonates with total serum bilirubin levels ≥25 mg/dL: a Danish population-based study. Pediatrics 130(1):61, 2012

Vasconcelos BC, Lago CA, Nogueira RV, et al: Mandibular fracture in a premature infant: a case report and review of the literature. J Oral Maxillofac Surg 67(1):218, 2009

Villamor E, Tedroff K, Peterson M, et al: Association between maternal body mass index in early pregnancy and incidence of cerebral palsy. JAMA 317(9):925, 2017

Volpe JJ: Neurology of the Newborn, 3rd ed. Philadelphia, Saunders, 1995

Wall LB, Mills JK, Leveno KJ, et al: Incidence and prognosis of neonatal brachial plexus palsy with and without clavicle fractures. Obstet Gynecol 123(6):1288, 2014

Walsh B, Boylan G, Dempsey E, et al: Association of nucleated red blood cells and severity of encephalopathy in normothermic and hypothermic infants. Acta Paediatr 102(2):e64, 2013

Walsh BH, Bovian GB, Murray DM: Nucleated red blood cells and early EEG: predicting Sarnat stage and two year outcome. Early Hum Dev 87(5):335, 2011

Walsh BH, Neil J, Morey J, et al: The frequency and severity of magnetic resonance imaging abnormalities in infants with mild neonatal encephalopathy. J Pediatr 187:26, 2017

Wambach JA, Wegner DJ, Depass K, et al: Single ABCA3 mutations increase risk for neonatal respiratory distress syndrome. Pediatrics 130(6):e1575, 2012

Watchko JF, Tiribelli C: Bilirubin-induced neurologic damage–mechanisms and management approaches. N Engl J Med 369:21, 2013

Wayock CP, Meserole RL, Saria S, et al: Perinatal risk factors for severe injury in neonates treated with whole-body hypothermia for encephalopathy. Am J Obstet Gynecol 211(1):41.e1, 2014

Wenstrom KD, Andrews WW, Maher JE: Amnioinfusion survey: prevalence, protocols, and complications. Obstet Gynecol 86:572, 1995

Werner EF, Janevic TM, Illuzzi J, et al: Mode of delivery in nulliparous women and neonatal intracranial injury. Obstet Gynecol 118(6):1239, 2011

Whitby EH, Griffiths PD, Rutter S, et al: Frequency and natural history of subdural haemorrhages in babies and relation to obstetrical factors. Lancet 363:846, 2004

Wiberg N, Kallen K, Herbst A, et al: Relation between umbilical cord blood pH, base deficit, lactate, 5-minute Apgar score and development of hypoxic ischemic encephalopathy. Acta Obstet Gynecol Scand 89:1263, 2010

Wiklund LM, Uvebrant P, Flodmark O: Computed tomography as an adjunct in etiological analysis of hemiplegic cerebral palsy, 1. Children born preterm. Neuropediatrics 22:50, 1991a

Wiklund LM, Uvebrant P, Flodmark O: Computed tomography as an adjunct in etiological analysis of hemiplegic cerebral palsy, 2. Children born at term. Neuropediatrics 22:121, 1991b

Williams JW: Obstetrics: a Text-book for the Use of Students and Practitioners. New York, Appleton, 1903

Winkelhorst D, Murphy MF, Greinacher A, et al: Antenatal management in fetal and neonatal alloimmune thrombocytopenia: a systematic review. Blood 129(11):1538, 2017

Wiswell TE, Tuggle JM, Turner BS: Meconium aspiration syndrome: have we made a difference? Pediatrics 85:715, 1990

World Health Organization: Guidelines on Basic Newborn Resuscitation. Geneva, World Health Organization, 2012

Wu YW, Bauer LA, Ballard RA, et al: Erythropoietin for neuroprotection in neonatal encephalopathy: safety and pharmacokinetics. Pediatrics 130(4):683, 2012

Wu YW, Croen LA, Shah SJ, et al: Cerebral palsy in a term population: risk factors and neuroimaging findings. Pediatrics 118:691, 2006

Wu YW, Pham TN, Danielsen B, et al: Nighttime delivery and risk of neonatal encephalopathy. Am J Obstet Gynecol 204(1):37.e1, 2011

Wyckoff MH, Aziz K, Escobedo MB, et al: Part 13: Neonatal resuscitation: 2015 American Heart Association guidelines update for cardiopulmonary resuscitation and emergency cardiovascular care. Pediatrics 136 (Suppl 2):S196, 2015

Yaish HM, Christensen RD, Lemmons RS: Neonatal nonimmune hemolytic anemia. Curr Opin Pediatr 29(1):12, 2017

Yeh P, Emary K, Impey L: The relationship between umbilical cord arterial pH and serious adverse neonatal outcome: analysis of 51,519 consecutive validated samples. BJOG 119(7):824, 2012

Zipursky A: Prevention of vitamin K deficiency bleeding in newborns. Br J Haematol 104:430, 1999

CAPÍTULO 34

Recém-nascido pré-termo

SÍNDROME DA DISFUNÇÃO RESPIRATÓRIA 636
ENTEROCOLITE NECROSANTE 638
RETINOPATIA DA PREMATURIDADE 639
DISTÚRBIOS CEREBRAIS 639
HEMORRAGIA INTRACRANIANA 639
PARALISIA CEREBRAL 640

O prognóstico da criança depende, é claro, do grau de desenvolvimento, bem como da condição patológica para a qual é realizado o parto prematuro. Em geral, no caso de crianças nascidas antes da trigésima segunda semana, as chances de sobrevivência são muito pequenas.
— J. Whitridge Williams (1903)

Na época da 1ª edição deste livro, o parto prematuro de um neonato vivo era frequentemente seguido por morte neonatal. É um grande contraste com os avanços tecnológicos atuais que aumentaram o limiar de viabilidade fetal para 22 a 24 semanas de gestação. Ainda assim, o neonato prematuro é suscetível a várias complicações clínicas graves no início da vida e mais adiante (Tab. 34-1). Uma causa menos citada de morbidade e mortalidade são as malformações congênitas, muito mais prevalentes nos prematuros.

Essas complicações da prematuridade podem ser colocadas em perspectiva em termos de desfechos neonatais globais. Em 2009, dois terços de todas as crianças mortas nos Estados Unidos faziam parte dos 12% nascidos antes de 37 semanas de gestação (Mathews, 2013). Felizmente, durante a última década, as taxas de parto prematuro diminuíram de cerca de 12% em 2007 para 10% em 2014. Isso se deve em parte a um declínio nos nascimentos em mães adolescentes (Ferré, 2016).

SÍNDROME DA DISFUNÇÃO RESPIRATÓRIA

A principal complicação do neonato prematuro é a *síndrome da disfunção respiratória (SDR)*. Essa síndrome resulta da imaturidade dos pulmões, que são incapazes de manter a oxigenação necessária. A hipoxia resultante é uma causa associada subjacente de lesões neurológicas como a paralisia cerebral. Além disso, a hiperoxia, um efeito colateral do tratamento da SDR, contribui para morbidades como displasia broncopulmonar, hipertensão pulmonar, enterocolite necrosante, leucomalácia periventricular e retinopatia da prematuridade.

■ Etiopatogênese

Para que haja troca de gases sanguíneos imediatamente após o nascimento, os pulmões devem ser preenchidos com ar após a eliminação dos líquidos. Ao mesmo tempo, o fluxo sanguíneo arterial pulmonar deve aumentar de forma acentuadamente. Embora parte do líquido seja eliminado à medida que o tórax é comprimido durante o parto vaginal, a maior parte é absorvida pelos linfáticos pulmonares por meio de um complexo mecanismo descrito no Capítulo 32 (p. 606). É essencial que o surfactante sintetizado pelos pneumócitos do tipo II seja suficiente para estabilizar os alvéolos

TABELA 34-1 Complicações da prematuridade

Síndrome da disfunção respiratória (SDR)
Doença da membrana hialina (DMH)
Displasia broncopulmonar (DBP)
Pneumotórax
Pneumonia/sepse
Ducto arterioso patente (DAP)
Enterocolite necrosante (ECN)
Retinopatia da prematuridade (RP)
Hemorragia intraventricular (HIV)
Leucomalácia periventricular (LPV)
Paralisia cerebral (PC)

expandidos com ar. O surfactante reduz a tensão superficial e, com isso, evita que haja colapso pulmonar durante a expiração (Cap. 7, p. 133). Se a quantidade de surfactante for inadequada, formam-se membranas hialinas nos bronquíolos distais e nos alvéolos, e o neonato desenvolve SDR. Embora a SDR em geral seja uma doença de recém-nascidos prematuros, ela também pode ocorrer em neonatos a termo, em especial em caso de sepse ou de aspiração de mecônio. Nesses casos, o surfactante pode ser inativado por inflamação e/ou presença de mecônio (Cap. 33, p. 619).

Havendo insuficiência de surfactante, os alvéolos ficam instáveis, e as pressões baixas causam colapso na expiração final. A nutrição dos pneumócitos é comprometida por hipoxia e hipotensão sistêmica. É possível que haja persistência parcial da circulação fetal, levando à hipertensão pulmonar e *shunt* direita-esquerda relativo. Por fim, as células alveolares sofrem necrose isquêmica. Quando se inicia a oxigenoterapia, ocorre dilatação do leito vascular pulmonar com reversão do *shunt*. Há extravasamento de líquido rico em proteínas para os ductos alveolares, e as células que os revestem sofrem descamação. Formam-se membranas hialinas compostas por proteína rica em fibrina e restos celulares que revestem os alvéolos e os bronquíolos terminais dilatados. O epitélio subjacente à membrana sofre necrose. Na necrópsia, utilizando-se coloração do tecido pulmonar com hematoxilina-eosina, essas membranas aparecem como estruturas amorfas e eosinofílicas, como cartilagem hialina. Por isso, a SDR do recém-nascido também é denominada *doença da membrana hialina*.

■ Evolução clínica

Na SDR típica, ocorre taquipneia, retração da parede torácica e a expiração é acompanhada por batimento de asas nasais e roncos – em uma tentativa de obter uma pressão no final da expiração e evitar o colapso pulmonar. O desvio de sangue para o pulmão não ventilado contribui para a hipoxemia e para as acidoses metabólica e respiratória. Podem ser evidentes a redução da circulação periférica e a hipotensão sistêmica. A radiografia de tórax revela a presença de infiltrado reticulogranular difuso e árvore traqueobrônquica cheia de ar – *broncograma aéreo*.

Como discutido em mais detalhes no Capítulo 33 (p. 619), a insuficiência respiratória também pode ser causada por sepse, pneumonia, aspiração de mecônio, pneumotórax, persistência de circulação fetal, insuficiência cardíaca e malformações envolvendo estruturas torácicas, como a hérnia diafragmática. As mutações comuns na produção da proteína surfactante e no transportador de fosfolipídeos (ABCA3) contribuem para a SDR (Beers, 2017; Tredano, 2003; Wert, 2009).

■ Tratamento

Um fator importante que influencia a sobrevida é o cuidado intensivo neonatal. Embora a hipoxemia determine suplementação imediata de oxigênio, o excesso de oxigênio pode danificar o epitélio pulmonar, a retina e outros tecidos imaturos. Contudo, avanços na tecnologia de ventilação mecânica aumentaram as taxas de sobrevida neonatal. Por exemplo, a *pressão positiva contínua nas vias aéreas* (CPAP, de *continuous positive airway pressure*) evita que haja colapso de alvéolos instáveis. Com isso, é possível reduzir a concentração de oxigênio no ar inspirado, minimizando, assim, a toxicidade. Para tentar minimizar a necessidade de intubação traqueal e a ventilação com pressão positiva intermitente, a CPAP tem sido estudada em ensaios clínicos multicêntricos bem delineados (Morley, 2008; SUPPORT Study Group, 2010b). Uma estratégia inicial de CPAP com o subsequente uso seletivo de surfactante é uma alternativa benéfica ao uso imediato de intubação e surfactante para muitos neonatos com idade gestacional extremamente baixa (American Academy of Pediatrics, 2014).

Sem dúvidas, a ventilação mecânica aumentou as taxas de sobrevida, mas também é um fator importante na gênese de doença pulmonar crônica da prematuridade – a *displasia broncopulmonar (DBP)*. Ou seja, a ventilação mecânica coloca o neonato sob risco de barotrauma e volutrauma. Além disso, a hiperoxia pode criar espécies reativas de oxigênio que desencadeiam inflamação. A infecção também pode contribuir para o quadro. Em neonatos acometidos, o desenvolvimento vascular pulmonar e alveolar é prejudicado e leva a hipoxia, hipercarbia e dependência crônica de oxigênio (Davidson, 2017; Kair, 2012).

Como prevenção, foi avaliada a *ventilação oscilatória de alta frequência*. Porém, os benefícios e riscos variaram de maneira considerável entre os estudos (Cools, 2015).

O tratamento com *glicocorticoides* para os neonatos dependentes de ventilação também foi usado previamente para prevenção de DBP. A American Academy of Pediatrics atualmente não recomenda o uso rotineiro de esteroides devido aos benefícios limitados e às maiores taxas de comprometimento da função motora e cognitiva e do desempenho escolar nos neonatos expostos (Doyle, 2014a; Watterberg, 2010).

Em outras tentativas de prevenção da DBP, estudos iniciais com animais demonstraram melhora significativa na função pulmonar com semanas de *óxido nítrico inalatório* (McCurnin, 2005). Apesar do entusiasmo inicial, os ensaios clínicos não conseguiram demonstrar benefício consistente. Uma declaração de consenso do National Institutes of Health (NIH) e a American Academy of Pediatrics (2014) concluíram que os dados disponíveis não sustentam seu uso para prevenção ou tratamento de DBP (Cole, 2011).

A *cafeína* tem sido usada amplamente para tratar a apneia da prematuridade, mas ela também tem efeitos broncodilatadores. Um grande ensaio randomizado de cafeína *versus* placebo mostrou menores taxas de DBP, melhores desfechos de desenvolvimento neurológico durante a infância e boas evidências de segurança até 11 anos (Schmidt, 2006, 2012, 2017). Essa terapia é agora amplamente usada em neonatos com peso ≤ 1.250 g.

O antioxidante *vitamina A* é necessário para o crescimento pulmonar normal e a integridade das células epiteliais do trato respiratório. Os neonatos prematuros têm baixos níveis de vitamina A ao nascer, o que tem sido associado a um maior risco de desenvolver DBP. Ensaios randomizados sustentam o uso de vitamina A para obter uma redução modesta nas taxas de DBP em neonatos com peso muito baixo ao nascer (< 1.500 g) (Darlow, 2016).

Profilaxia e resgate com surfactante

Os produtos exógenos com surfactante são administrados pelo tubo endotraqueal para ajudar a evitar a DBP. Esses produtos contêm surfactantes biológicos ou animais de origem bovina (*Survanta*), de bezerro (*Infasurf*) ou suína (*Curosurf*). Os surfactantes sintéticos como o *Exosurf*, de primeira geração, e o *Surfaxin R*, de segunda geração, são equivalentes, mas não são superiores aos surfactantes derivados de animais (Moya, 2007). Em uma revisão Cochrane, Ardell e colaboradores (2015) concluíram que os surfactantes de origem animal levavam a melhores desfechos em comparação com os surfactantes sintéticos, os quais não contêm proteínas surfactantes importantes. Atualmente, não há surfactantes sintéticos disponíveis.

A reposição de surfactante foi estabelecida há décadas como terapia efetiva e segura para a SDR. O tratamento reduz as taxas de mortalidade e de pneumotórax, além de melhorar a sobrevida sem DBP (Polin, 2014). Ele tem sido usado para *profilaxia* em prematuros sob risco e para *resgate* naqueles com doença estabelecida. O uso associado de corticosteroides antes do parto e surfactantes resultou em queda ainda maior na taxa global de mortalidade. Porém, ensaios randomizados indicam que, nas populações com alto uso antenatal de esteroides e uso rotineiro de CPAP na sala de parto, o surfactante profilático não é mais benéfico e está associado a maior risco de morte ou DBP (Rojas-Reyes, 2012; Sardesai, 2017). Hoje, estão sendo exploradas diferentes maneiras menos invasivas de administrar o surfactante de resgate em neonatos prematuros com respiração espontânea. As possíveis vias incluem a aplicação de surfactante na faringe, nebulização com surfactante ou aplicação por máscara laríngea ou por cateter fino colocado na traqueia (Kribs, 2016).

■ Prevenção

Uso antenatal de corticosteroides

O NIH (1994, 2000) concluiu que uma única série de terapia com corticosteroide antes do nascimento reduz a taxa de SDR e hemorragia intraventricular em neonatos prematuros nascidos com 24 a 34 semanas de gestação (p. 640). O American College of Obstetricians and Gynecologists (2016a) avaliam que todas as mulheres sob risco de parto prematuro que estejam nessa faixa de idade gestacional devem ser consideradas candidatas ao tratamento. O tratamento também pode ser considerado para gestantes a partir de 23 semanas de gestação que estejam sob risco de parto prematuro nos próximos 7 dias. Esse tema é discutido com mais detalhes no Capítulo 42 (p. 823). Mais recentemente, foi concluído que a administração antenatal de corticosteroides a mulheres sob risco de parto prematuro com 34 a 36 semanas de gestação reduziu de forma significativa a taxa de complicações respiratórias neonatais (Gyamfi-Bennerman, 2016).

Amniocentese para avaliação da maturidade pulmonar fetal

Em algumas situações, quando a idade gestacional é incerta, o conhecimento da maturidade pulmonar fetal pode influenciar os planos para o parto. Um exemplo é a mulher com cesariana clássica prévia em quem a repetição da operação está planejada e a idade gestacional não pode ser confirmada. Vários testes são usados para assegurar a maturidade pulmonar fetal pela análise do líquido amniótico obtido por amniocentese guiada por ultrassonografia. No Parkland Hospital, algumas vezes encontramos alguma indicação para esses testes, apesar de o American College of Obstetricians and Gynecologists (2017a,b) aconselhar que eles não sejam usados na maioria dos casos. Em vez disso, o College recomenda o parto a termo tardio com "41 semanas de gestação" usando a melhor estimativa clínica da idade gestacional (Cap. 10, p. 183).

Se for optado pela amniocentese, a coleta de líquido amniótico é semelhante àquela descrita para amniocentese do segundo trimestre (Cap. 14, p. 292). As complicações que necessitam de parto urgente são raras (Zalud, 2008). Após a análise, a probabilidade de haver SDR em um recém-nascido depende do tipo de teste realizado e da idade gestacional fetal. É importante ressaltar que a administração de corticosteroides para induzir a maturação pulmonar produz efeitos variados em alguns desses exames. Varner e colaboradores (2013) forneceram uma revisão das opções de testes.

Entre os testes bioquímicos, o trabalhoso teste da *razão lecitina-esfingomielina (L/E)* foi por muitos anos o padrão-ouro. A dipalmitoilfosfatidilcolina (DPPC) – i.e., a *lecitina* – e a *esfingomielina* são componentes do surfactante. Antes de 34 semanas, ambas estão

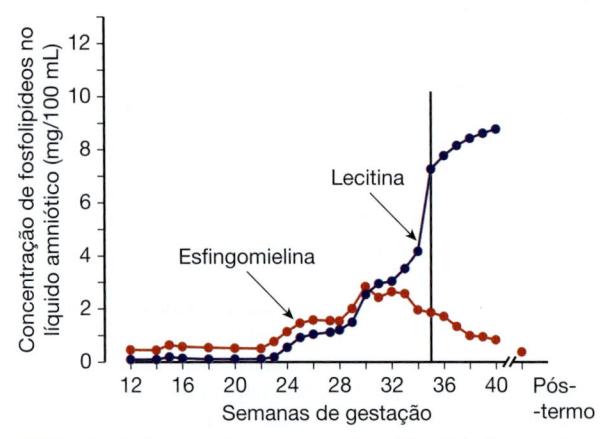

FIGURA 34-1 Alterações nas concentrações médias de lecitina e esfingomielina no líquido amniótico durante gestação normal. (Modificada, com permissão, de Gluck L, Kulovich MV: Lecithin-sphingomyelin ratios in amniotic fluid in normal and abnormal pregnancy, Am J Obstet Gynecol. 1973 Feb 15;115(4):539–546.)

presentes no líquido amniótico em concentrações semelhantes. Entre 32 e 34 semanas de gestação, a concentração de lecitina começa a aumentar em relação à de esfingomielina (Fig. 34-1). O risco de SDR é pequeno sempre que a concentração de lecitina for pelo menos o dobro daquela da esfingomielina – razão L/E > 2 (Gluck, 1971). No passado, acreditava-se que a SDR pudesse ocorrer apesar de uma razão L/E > 2 nos neonatos de mães diabéticas. Alguns recomendam que o *fosfatidilglicerol*, outro fosfolipídeo do surfactante, seja documentado no líquido amniótico dessas mulheres. Com base nas evidências atuais, não está claro se o diabetes em si ou o seu grau de controle causam resultados falso-positivos para maturidade pulmonar fetal no teste de fosfolipídeo (De Luca, 2009).

Entre os testes biofísicos, o *teste de polarização fluorescente* é um ensaio automatizado que mede a razão surfactante/albumina em líquido amniótico não centrifugado e fornece resultados em menos de 1 hora. Os investigadores concluíram que o TDx-FLM era igual ou superior à razão L/E, ao índice de estabilidade da espuma e à avaliação do fosfatidilglicerol, mesmo no teste de gestantes diabéticas (Karcher, 2005; Varner, 2013). O teste *TDx-FLM II* modificado é usado por muitos hospitais como teste primário para avaliação da maturidade pulmonar. Os limiares variam conforme a idade gestacional (Bennasar, 2009). O *teste da estabilidade da espuma* ou *teste de Clements* depende da capacidade do surfactante existente no líquido amniótico de produzir espuma estável na interface ar-líquido quando apropriadamente misturado com etanol (Clements, 1972). Entre os problemas estão os erros causados por contaminação superficial e resultados falso-negativos frequentes. Entre os outros ensaios, o teste *Lumadex-FSI*, a *polarização fluorescente (microviscometria)* e a *absorbância no comprimento de onda de 650 nm no líquido amniótico* têm sido usados com sucesso variável.

A *contagem de corpos lamelares* é um método rápido, simples e acurado de avaliação da maturidade pulmonar fetal, com precisão comparável às do TDx-FLM e da razão L/E (Karcher, 2005; Varner, 2013).

ENTEROCOLITE NECROSANTE

Os achados físicos desse distúrbio intestinal do recém-nascido são distensão abdominal, vômitos, íleo paralítico, aspirado gástrico bilioso e fezes sanguinolentas. Em geral, há sinais radiográficos de *pneumatose intestinal* – presença de gás na parede intestinal originado de bactérias invasivas. Outros achados clássicos em exames de imagem incluem gás hepatobiliar e pneumoperitônio. A perfuração intestinal pode determinar a ressecção imediata. A enterocolite necrosante (ECN) é diagnosticada principalmente em recém-nascidos de baixo peso, mas também pode ser encontrada em neonatos maduros. Entre as várias causas hipotéticas estão hipotensão perinatal, hipoxia, sepse, cateterismo umbilical, exsanguineotransfusões, transfusões de sangue e alimentação com leite de vaca e soluções hipertônicas (Neu, 2010). Acredita-se que a fisiopatologia seja multifatorial, tendo como possíveis fatores a predisposição genética, a imaturidade intestinal, desequilíbrios no tônus microvascular, colonização microbiana anormal no intestino, exposição a dietas enterais e mucosa intestinal altamente imunorreativa (Caplan, 2017; Neu, 2010).

O tratamento clínico inclui descompressão abdominal, repouso intestinal, antibióticos de amplo espectro e nutrição parenteral. A cirurgia é reservada para os neonatos com perfuração intestinal ou deterioração clínica ou do estado bioquímico. Os possíveis procedimentos cirúrgicos incluem colocação de drenos, laparotomia exploratória com ressecção do intestino doente ou enterostomia com criação de estoma (Neu, 2010).

RETINOPATIA DA PREMATURIDADE

Por volta de 1950, essa condição, anteriormente chamada *fibroplasia retrolenticular*, se tornou a maior causa isolada de cegueira nos Estados Unidos. Após a descoberta de que a doença resultava da hiperoxemia, sua frequência diminuiu, mas começou a aumentar novamente com a elevação das taxas de sobrevida dos neonatos extremamente prematuros.

Normalmente, a retina fetal é vascularizada de maneira centrífuga a partir do nervo óptico, iniciando-se aproximadamente no quarto mês de gestação e persistindo até pouco antes do nascimento. Durante a vascularização, o excesso de oxigênio induz vasoconstrição intensa na retina com lesão endotelial e obliteração de vasos. Isso é seguido por neovascularização aberrante subsequente, na qual os novos vasos penetram na retina e se estendem até o vítreo. Nesse local, os vasos tendem a sofrer extravasamento de proteínas ou se rompem com hemorragia subsequente. Formam-se aderências, que causam descolamento da retina. O fator de crescimento do endotélio vascular (VEGF, de *vascular endothelial growth factor*) tem papel importante na angiogênese normal e é suprarregulado durante o desenvolvimento de retinopatia da prematuridade (RP) (Sharma, 2017). Essa compreensão abriu novos caminhos para o tratamento com terapias anti-VEGF.

Não foram determinados com precisão os níveis de hiperoxemia que podem ser mantidos sem causar RP. Após o nascimento, há uma hiperoxia "relativa" quando comparada ao conteúdo de oxigênio na fase intrauterina, mesmo nos neonatos não expostos a concentrações de oxigênio mais altas. Para compreender melhor o limiar de saturação de oxigênio necessário para minimizar a RP sem aumentar outros resultados adversos, a Neonatal Research Network realizou um ensaio randomizado de oxigenação em 1.316 neonatos nascidos entre 24 e 27 semanas de gestação (SUPPORT Study Group, 2010a). As duas faixas-alvo de saturação de oxigênio ficaram entre 85 e 89% em um dos braços do estudo e entre 91 e 95% no outro braço. Esses dois alvos costumavam ser usados em unidades de terapia intensiva neonatal. A frequência de morte antes da alta foi significativamente maior no grupo tratado com menor saturação de oxigênio – 20 vs. 16%. Entretanto, a RP grave entre os sobreviventes ocorreu com frequência significativamente menor no grupo tratado com menor saturação de oxigênio – 8,6 vs. 17,9%.

DISTÚRBIOS CEREBRAIS

A lesão do sistema nervoso central costuma criar diferentes sequelas neuroanatômicas em neonatos prematuros em comparação com aqueles a termo (Cap. 33, p. 621). Nos prematuros, entre as lesões cerebrais detectadas por neuroimagem estão hemorragia intraventricular, hemorragia cerebelar, infarto hemorrágico periventricular, leucomalácia cística periventricular e lesão difusa da substância branca. Todas elas têm associação forte com resultados adversos no desenvolvimento neurológico (Kwon, 2014).

A ultrassonografia do crânio continua sendo a abordagem preferencial para detecção das anormalidades cerebrais mais frequentes e dos episódios agudos. É um exame facilmente disponível e confiável para detecção das anormalidades comuns e para monitoramento do crescimento cerebral. Como as lesões císticas podem levar 2 a 5 semanas para evoluir, exames seriados devem ser realizados durante esse período. Naqueles cujos achados sejam transitórios e melhorem no período neonatal, o prognóstico é melhor em comparação com aqueles cujas lesões se mantenham e evoluam. Ao mesmo tempo, porém, entre 4 e 10% das crianças nascidas prematuramente podem desenvolver paralisia cerebral (PC) na ausência de lesões. Em outras palavras, 90 a 96% dos lactentes prematuros com PC apresentam lesões cerebrais detectáveis pela ultrassonografia craniana.

■ Hemorragia intracraniana

Há cinco categorias principais de hemorragia intracraniana nos neonatos (Volpe, 2008). A *hemorragia subaracnóidea primária* é mais comum naqueles nascidos prematuros, sendo frequentemente benigna. A *hemorragia cerebelar* também é mais frequente em neonatos prematuros e é cada vez mais reconhecida como causa de sequelas graves. A *hemorragia intraventricular (HIV)* é quase exclusivamente encontrada em neonatos prematuros, relativamente comum e pode ter efeitos graves. As *hemorragias subdurais* são mais frequentes em neonatos a termo e podem ser graves. As *hemorragias intraparenquimatosas* variadas também são mais frequentes naqueles nascidos a termo, sendo de gravidade variável.

■ Hemorragia periventricular-intraventricular

Nos lactentes prematuros, a rede capilar da matriz germinativa é frágil por diversas razões. Primeiro, a matriz germinativa subependimal fornece suporte deficiente aos vasos que a cruzam. Segundo, a anatomia venosa dessa região causa estase e congestão, o que torna os vasos suscetíveis a rompimento em caso de aumento da pressão intravascular. Terceiro, a autorregulação vascular é prejudicada no neonato prematuro (Matsuda, 2006; Verhagen, 2014).

Se os capilares frágeis na matriz germinativa se romperem, há sangramento nos tecidos circundantes que pode se estender ao sistema ventricular e ao parênquima cerebral. Esse tipo de hemorragia é comum em neonatos prematuros, em especial naqueles nascidos com menos de 32 semanas. Contudo, também pode ocorrer em neonatos com idades gestacionais maiores e a termo. A maioria das hemorragias ocorre nas primeiras 72 horas após o nascimento, mas já foram observadas até 24 dias após o parto (Whitelaw, 2011). Considerando que a HIV em geral é identificada nos 3 dias seguintes ao nascimento, sua gênese costuma ser erroneamente relacionada com episódios durante o parto.

É importante saber que também é possível ocorrer HIV *antes do parto* (Achiron, 1993; Nores, 1996).

A patogênese da HIV é multifatorial e inclui eventos hipóxico-isquêmicos, elevações do dióxido de carbono, fatores anatômicos, instabilidade da pressão arterial, coagulopatia, fatores genéticos e muitos outros (McCrea, 2008; Ment, 2016). Além disso, o parto prematuro com frequência está associado a infecção, o que aumenta a predisposição à ativação endotelial, à agregação plaquetária e aos trombos (Redline, 2008). O sofrimento respiratório e a ventilação mecânica são fatores comumente associados (Sarkar, 2009).

Quase metade das hemorragias são clinicamente silenciosas. A maioria das hemorragias pequenas da matriz germinativa e aquelas confinadas aos ventrículos cerebrais melhoram sem causar comprometimento. Porém, quase a metade delas mostram algum sinal de comprometimento neurológico (Patra, 2006). Os sobreviventes de hemorragias periventriculares/intraventriculares extensas podem ter problemas importantes de desenvolvimento neurológico (Mukerji, 2015). As lesões de grande volume podem causar hidrocefalia ou áreas de degeneração cística denominadas *leucomalácia periventricular (LPV)*, discutidas adiante. É importante observar que a extensão da LPV se correlaciona com o risco de PC (Bassan, 2006).

Incidência e gravidade

A incidência de hemorragia ventricular depende da idade gestacional ao nascer. Conforme a Neonatal Research Network, cerca de 65% de todos os neonatos nascidos antes de 28 semanas de gestação demonstraram alguma evidência de hemorragia ou LPV (Stoll, 2010). A incidência variou entre 60% naqueles nascidos com 23 semanas e apenas 23% naqueles com 28 semanas. É importante observar que a hemorragia intraventricular de grau IV foi documentada em 21% dos neonatos nascidos com 23 semanas, mas em apenas em 3% daqueles nascidos com 28 semanas.

A gravidade da HIV pode ser avaliada com exames de neuroimagem. Papile e colaboradores (1978) criaram o esquema de pontuação mais utilizado para quantificar a extensão de uma lesão e estimar o prognóstico.

- *Grau I* – hemorragia limitada à matriz germinativa
- *Grau II* – hemorragia intraventricular
- *Grau III* – hemorragia com dilatação do ventrículo
- *Grau IV* – hemorragia com extensão ao parênquima

Corticoterapia antenatal

Se administrados pelo menos 24 horas antes do parto, os corticosteroides previnem ou reduzem a incidência e a gravidade da HIV (Wei, 2016). Uma Consensus Development Conference do NIH (1994) concluiu que essa terapia reduziu as taxas de mortalidade, a SDR e a HIV em neonatos prematuros nascidos entre 24 e 32 semanas de gestação. Uma segunda declaração de consenso do NIH (2000) recomendou contra a administração de cursos repetidos de corticosteroides (Cap. 42, p. 823).

Subsequentemente, a Maternal-Fetal Medicine Units Network relatou que cursos repetidos de corticosteroides estariam associados a melhores desfechos de recém-nascidos prematuros, mas também a redução do peso ao nascer e a maior risco de restrição do crescimento fetal (Wapner, 2006). Com o acompanhamento dessa coorte até os 2 a 3 anos de idade, concluiu-se que as crianças expostas a cursos repetidos em comparação a dose única de esteroides não apresentaram alterações significativas nas avaliações físicas ou neurocognitivas (Wapner, 2007). Entretanto, foi preocupante a constatação de aumento não significativo de 5,7 vezes no risco relativo de PC nos neonatos expostos a múltiplos cursos de corticosteroides.

Ao mesmo tempo, o acompanhamento de 2 anos do Australian Collaborative Trial foi relatado por Crowther e colaboradores (2007). Em mais de 1.100 neonatos, a incidência de PC foi praticamente idêntica – 4,2 vs. 4,8% –, respectivamente, naqueles que receberam doses repetidas em comparação com dose única. Mais recentemente, foi relatado que para aqueles nascidos antes de 28 semanas de gestação, quando 10 dias ou mais tiverem passado desde a administração de betametasona, a incidência de HIV grave foi maior (Liebowitz, 2016).

As recomendações mais recentes do American College of Obstetricians and Gynecologists (2016a) são de uma dose única de corticosteroides para gestantes entre $24^{0/7}$ semanas e $33^{6/7}$ semanas de gestação sob risco de parto prematuro. Eles observaram também que aqueles que receberam sua dose inicial mais de 14 dias antes e que têm risco iminente de parto prematuro podem receber uma segunda dose de "resgate". A administração antenatal de corticosteroides é "considerada" para gestações com $23^{0/7}$ a $23^{6/7}$ semanas, não sendo recomendados para gestações < 23 semanas (American College of Obstetricians and Gynecologists, 2017c).

Outros métodos preventivos

Embora o *sulfato de magnésio* antenatal para aqueles sob risco de parto prematuro não reduza a incidência de HIV, ele oferece proteção contra comprometimento do desenvolvimento neurológico (Crowther, 2007; Doyle, 2009). O American College of Obstetricians and Gynecologists (2016b) recomenda o seu uso para essa indicação, conforme discutido em mais detalhes no Capítulo 42 (p. 824). Não foi demonstrado que a eficácia do uso antenatal de *vitamina K* e *fenobarbital*, além do fenobarbital pós-natal, reduzam de maneira consistente a incidência de HIV (Crowther, 2010a,b; Smith, 2013). Embora a *vitamina E* tenha reduzido as taxas de HIV, o risco de sepse associada foi aumentado (Brion, 2003). Uma metanálise dos muitos ensaios randomizados sobre a *indometacina* pós-natal mostrou uma redução nas taxas de HIV, mas sem melhora nas taxas de morte ou de comprometimento do desenvolvimento neurológico (Fowlie, 2010).

Os benefícios da cesariana em comparação com o parto vaginal para a redução das taxas de HIV ainda são controversos. Uma metanálise relatou que a cesariana para neonatos com peso muito baixo ao nascer não teve efeito sobre as taxas de HIV grave, mas reduziu as taxas globais de HIV (Barzilay, 2016). Foi relatado que o clampeamento tardio do cordão em comparação com o seu clampeamento imediato reduziu o risco de HIV em neonatos prematuros (Rabe, 2012).

■ Leucomalácia periventricular

Essa descrição patológica refere-se a áreas císticas localizadas profundamente na substância branca cerebral que ocorrem após hemorragia ou infarto isquêmico. A isquemia tecidual causa necrose regional. Como o tecido cerebral não se regenera e o neonato prematuro possui gliose mínima, as áreas com lesão irreversível aparecem como cistos ecoluscentes nos exames de neuroimagem. As lesões em geral requerem no mínimo 2 semanas para se formarem, mas há registros de terem se desenvolvido até 4 meses após a agressão inicial. Assim, sua presença ao nascimento pode ajudar a determinar o momento em que ocorreu o evento causador.

PARALISIA CEREBRAL

Esse termo refere-se a um grupo de condições caracterizadas por anormalidades crônicas nos movimentos ou na postura que são de origem cerebral, têm instalação precoce na vida e caráter não progressivo (Nelson, 2003). Epilepsia e deficiência intelectual costumam acompanhar a PC. As causas de PC são diferentes em neonatos prematuros e a termo (Cap. 33, p. 622).

A PC costuma ser classificada pelo tipo de disfunção neurológica – espástica, discinética ou atáxica –, assim como pelo número e pela distribuição dos membros envolvidos – tetraplegia, diplegia, hemiplegia ou monoplegia. Os principais tipos e suas frequências foram classificados por Freeman (1988) e Rosen (1992) e seus colaboradores:

- *Tetraplegia espástica*, que tem forte associação a retardo do desenvolvimento e distúrbios convulsivos – 20%
- *Diplegia*, que é comum em neonatos prematuros ou com baixo peso ao nascer – 30%
- *Hemiplegia* – 30%
- *Tipos coreoatetóticos* – 15%
- *Variedades mistas*

■ Incidência

De acordo com o Centers for Disease Control and Prevention (2016), a prevalência de PC nos Estados Unidos é de cerca de 3 a cada 1.000 crianças. Em alguns países, a incidência aumentou porque os avanços nos cuidados com neonatos muito prematuros melhoraram a taxa de sobrevida, mas não o prognóstico neurológico (O'Callaghan, 2011). Por exemplo, Moster e colaboradores (2008) apresentaram um acompanhamento de longo prazo de mais de 900.000 nascimentos na Noruega. A taxa de PC foi de 0,1% em neonatos a termo sem anomalias, mas de 9,1% naqueles nascidos entre 23 e 27 semanas.

■ Riscos

Hemorragia intraventricular

Diversos dados clínicos e patológicos associam a PC à HIV grave (graus III ou IV), além da LPV resultante. Em um estudo de quase 1.500 neonatos nascidos com até 28 semanas, a taxa de PC foi cinco vezes maior naqueles com hemorragias grau III ou IV em comparação com aqueles que não tinham sofrido HIV (Bolisetty, 2014).

Isquemia

Os recém-nascidos prematuros são mais suscetíveis a isquemia cerebral e LPV. Antes de 32 semanas de gestação, a anatomia vascular do cérebro é composta por dois sistemas. Um deles penetra o córtex – o *sistema ventriculopedal*. O outro desce aos ventrículos para, então, sofrer um desvio e se dirigir para fora – o *sistema ventriculofugal* (Weidling, 1995). Não há anastomoses ligando esses dois sistemas. Como consequência, a região entre eles, pela qual passa o trato piramidal próximo aos ventrículos cerebrais laterais, é uma *área limítrofe* vulnerável à isquemia. A ocorrência de insuficiência vascular antes de 32 semanas de gestação que leva à isquemia afetaria essa região em primeiro lugar. A lesão do trato piramidal resultante pode causar diplegia espástica. Após 32 semanas, há desvio do fluxo vascular em direção ao córtex, e a lesão hipóxica após esse momento causa danos na região cortical.

Infecção/inflamação perinatal

A LPV está associada a infecção e inflamação. Zupan e colaboradores (1996) estudaram 753 crianças nascidas entre 24 e 32 semanas de gestação, sendo que 9% deles evoluíram com LPV. Aquelas nascidas com menos de 28 semanas ou que tiveram episódios inflamatórios durante os últimos dias ou semanas antes do nascimento, ou ambos, apresentaram maior risco. Em outro estudo, a LPV foi fortemente associada com ruptura prolongada de membranas, corioamnionite e hipotensão neonatal (Perlman, 1996). Bailis e colaboradores (2008) relataram que a inflamação crônica – e não a aguda – da placenta estaria associada à LPV.

A infecção fetal pode ser um elemento-chave na via entre nascimento prematuro e PC (Burd, 2012; Leviton, 2010). Conforme discutido no Capítulo 42 (p. 810), a corioamnionite é uma causa importante de parto prematuro espontâneo. Na via proposta na Figura 34-2, a infecção antenatal no trato reprodutivo estimula a produção de citocinas, como o fator de necrose tumoral e as interleucinas 1, 6 e 8. Estas, por sua vez, estimulam a produção de prostaglandina e o trabalho de parto prematuro. No feto prematuro, os vasos sanguíneos intracranianos são mais suscetíveis a ruptura e lesões, e as citocinas que estimulam o parto prematuro também produzem efeitos tóxicos diretos sobre os oligodendrócitos e a mielina. A ruptura de vasos, a hipoxia tecidual e os danos mediados pelas citocinas resultam em morte massiva de neurônios. Há liberação de glutamato, o que estimula os receptores de membrana a permitir a entrada excessiva de cálcio nos neurônios. Níveis intracelulares de cálcio elevados são tóxicos para a substância branca, e o glutamato pode ter efeito tóxico direto sobre os oligodendrócitos (Khwaja, 2008).

Muitos estudos demonstraram que infecção e citocinas podem causar lesões diretamente no cérebro imaturo (Chau, 2014; Yoon, 1997a). O fator de necrose tumoral e a interleucina-6 foram encontrados com mais frequência nos cérebros de crianças que morreram com LPV (Yoon, 1997b). As citocinas estão fortemente relacionadas com lesões da substância branca, mesmo quando não é possível demonstrar a presença de microrganismos (Yoon, 2000).

Andrews e colaboradores (2008) publicaram dados que questionam a maior incidência de desfechos adversos no desenvolvimento neurológico relacionados com a exposição à corioamnionite. Em uma coorte nascida entre 23 e 32 semanas de gestação, os

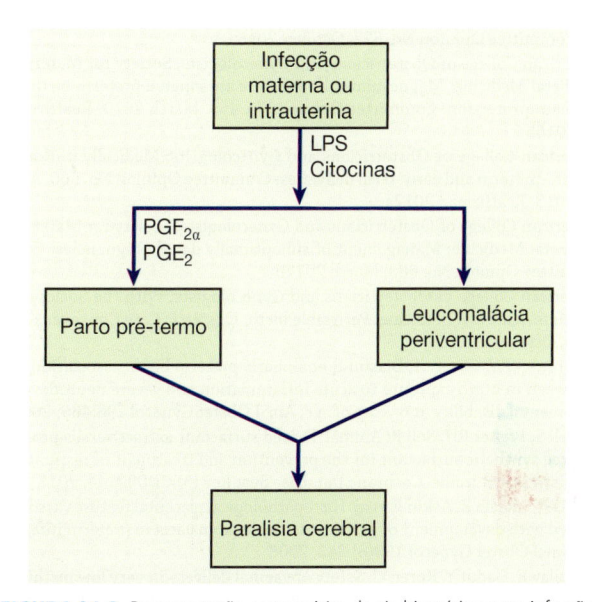

FIGURA 34-2 Representação esquemática da via hipotética entre infecção materna ou intrauterina e parto prematuro ou leucomalácia periventricular. Ambos potencialmente causam paralisia cerebral. LPS, lipopolissacarídeo; PG, prostaglandina.

autores estudaram diversos indicadores substitutos e marcadores diretos de inflamação intrauterina. Entre eles estavam achados clínicos, níveis de citocinas, achados histológicos e resultados de cultura microbiana. As crianças submetidas a testes psiconeurológicos abrangentes apresentaram incidências semelhantes de PC, escores de quociente de inteligência (QI) < 70 ou ambos, independentemente desses marcadores. Os autores concluíram que seus achados corroboram práticas atuais que envidam esforços para postergar o parto nas gestações pré-termo na ausência de infecção intrauterina franca. É importante observar que isso não se aplica à gestação pré-termo em que seja diagnosticada corioamnionite clínica. Entre 3.094 fetos únicos nascidos antes de 33 semanas de gestação, 15% tinham evidências de corioamnionite clínica (Soraisham, 2009). Comparados aos neonatos não infectados, os casos complicados por infecção apresentaram aumento significativo nas taxas de sepse de início precoce – 4,8 vs. 0,9% – e de HIV – 22 vs. 12%.

■ Prevenção – neuroproteção

Os benefícios do uso antenatal de sulfato de magnésio e corticosteroides já foram descritos. Poucos tratamentos específicos foram identificados como capazes de reduzir ou evitar a lesão cerebral no neonato prematuro vulnerável. Uma possível terapia neuroprotetora são os agentes estimulantes da eritropoiese (AEEs), como a eritropoetina e a darbepoetina. Além de estimular a eritropoiese, os AEEs são protetores no cérebro em desenvolvimento em modelos animais (Wassink, 2017). Os estudos clínicos preliminares são promissores, e grandes ensaios estão em andamento (Beirer, 2014).

REFERÊNCIAS

Achiron R, Pinchas OH, Reichman B, et al: Fetal intracranial haemorrhage: clinical significance of in-utero ultrasonic diagnosis. BJOG 100:995, 1993

American Academy of Pediatrics: Respiratory support in preterm infants at birth. Pediatrics 133:171, 2014

American College of Obstetricians and Gynecologists, Society for Maternal-Fetal Medicine: Antenatal corticosteroid therapy for fetal maturation. Committee Opinion No. 677, October 2016a

American College of Obstetricians and Gynecologists, Society for Maternal-Fetal Medicine: Magnesium sulfate before anticipated preterm birth for neuroprotection. Committee Opinion No. 455, March 2010, Reaffirmed 2016b

American College of Obstetricians and Gynecologists: Medically indicated late-preterm and early-term deliveries. Committee Opinion No. 560, April 2013, Reaffirmed 2017a

American College of Obstetricians and Gynecologists, Society for Maternal-Fetal Medicine: Management of suboptimally dated pregnancies. Committee Opinion No. 688, March 2017b

American College of Obstetricians and Gynecologists: With the Society for Maternal-Fetal Medicine: Periviable birth. Obstetric Care Consensus No. 6, October 2017c

Andrews WW, Cliver SP, Biasini F, et al: Early preterm birth: association between in utero exposure to acute neuroinflammation and severe neurodevelopmental disability at 6 years of age. Am J Obstet Gynecol 198:466, 2008

Ardell S, Pfister RH, Soll R: Animal derived surfactant extract versus protein free synthetic surfactant for the prevention and treatment of respiratory distress syndrome. Cochrane Database Syst Rev (5):CD000144, 2015

Bailis A, Maleki Z, Askin F, et al: Histopathological placental features associated with development of periventricular leukomalacia in preterm infants. Am J Obstet Gynecol 199(6):S43, 2008

Barzilay E, Gadot Y, Koren G. Safety of vaginal delivery in very low birthweight vertex singletons: a meta-analysis. J Matern Fetal Neonatal Med 29(22):3724, 2016

Bassan H, Venson CB, Limperopoulos C, et al: Ultrasonographic features and severity scoring of periventricular hemorrhagic infarction in relation to risk factors and outcome. Pediatrics 117:2111, 2006

Beers MF, Mulugeta S: The biology of the ABCA3 lipid transporter in lung health and disease. Cell Tissue Res 367(3):481, 2017

Beirer R, Peceny MC, Hartenberger CH, et al: Erythropoietin concentrations and neurodevelopmental outcome in preterm infants. Pediatrics 118:635, 2006

Bennasar M, Figueras F, Palacio M et al: Gestational age-specific cutoff levels of TDx-FLM II for the prediction of neonatal respiratory distress syndrome. Fetal Diagn Ther 25:392, 2009

Bolisetty S, Dhawan A, Abdel-Latif M, et al: Intraventricular hemorrhage and neurodevelopmental outcomes in extreme preterm infants. Pediatrics 133(1):55, 2014

Brion LP, Bell EF, Raghuveer TS: Vitamin E supplementation for prevention of morbidity and mortality in preterm infants. Cochrane Database Syst Rev 4:CD003665, 2003

Burd I, Balakrishnan B, Kannan S: Models of fetal brain injury, intrauterine inflammation, and preterm birth. Am J Reprod Immunol 67(4):287, 2012

Caplan MS, Fanaroff A. Necrotizing enterocolitis: a historical perspective. Semin Perinatol 41(1):2, 2017

Centers for Disease Control and Prevention: Data and statistics for cerebral palsy. 2016. Available at: https://www.cdc.gov/ncbddd/cp/data.html. October 23, 2017

Chau V, McFadden DE, Poskitt KJ, et al: Chorioamnionitis in the pathogenesis of brain injury in preterm infants. Clin Perinatol 41(1):83, 2014

Clements JA, Platzker ACG, Tierney DF, et al: Assessment of the risk of respiratory distress syndrome by a rapid test for surfactant in amniotic fluid. N Engl J Med 286:1077, 1972

Cole FS, Alleyne C, Barks JD et al: NIH Consensus Development Conference statement: inhaled nitric-oxide therapy for premature infants. Pediatrics 127:363, 2011

Cools F, Offringa M, Askie LM: Elective high frequency oscillatory ventilation versus conventional ventilation for acute pulmonary dysfunction in preterm infants. Cochrane Database Syst Rev 3:CD000104, 2015

Crowther CA, Crosby DD, Henderson-Smart DJ: Phenobarbital prior to preterm birth for preventing neonatal periventricular haemorrhage. Cochrane Database Syst Rev 1:CD000164, 2010a

Crowther CA, Crosby DD, Henderson-Smart DJ: Vitamin K prior to preterm birth for preventing neonatal periventricular haemorrhage. Cochrane Database Syst Rev 1:CD000229, 2010b

Crowther CA, Doyle LW, Haslam RR, et al: Outcomes at 2 years of age after repeat doses of antenatal corticosteroids. N Engl J Med 357:1179, 2007

Darlow BA, Graham PJ, Rojas-Reyes MX: Vitamin A supplementation to prevent mortality and short- and long-term morbidity in very low birth weight infants. Cochrane Database Syst Rev 8:CD000501, 2016

Davidson LM, Berkelhamer SK: Bronchopulmonary dysplasia: chronic lung disease of infancy and long-term pulmonary outcomes. J Clin Med 6(1), 2017

De Luca AK, Nakazawa CY, Azevedo BC, et al: Influence of glycemic control on fetal lung maturity in gestations affected by diabetes or mild hyperglycemia. Acta Obstet Gynecol Scand 88(9):1036, 2009

Doyle LW, Crowther CA, Middleton P, et al: Antenatal magnesium sulfate and neurologic outcome in preterm infants: a systematic review. Obstet Gynecol 113:1327, 2009

Doyle LW, Ehrenkranz RA, Halliday HL: Early (<8 days) postnatal corticosteroids for preventing chronic lung disease in preterm infants. Cochrane Database Syst Rev 5:CD001146, 2014a

Doyle LW, Ehrenkranz RA, Halliday HL: Late (>7 days) postnatal corticosteroids for chronic lung disease in preterm infants. Cochrane Database Syst Rev 5:CD001145, 2014b

Ferré C, Callaghan W, Olson C et al: Effects of maternal age and age-specific preterm birth rates on overall preterm birth rates—United States, 2007 and 2014. MMWR 65:1181, 2016

Fowlie PW, Davis PG, McGuire W: Prophylactic intravenous indomethacin for preventing mortality and morbidity in preterm infants. Cochrane Database Syst Rev 7:CD000174, 2010

Freeman JM, Nelson KB: Intrapartum asphyxia and cerebral palsy. Pediatrics 82:240, 1988

Gluck L, Kulovich MV: Lecithin-sphingomyelin ratios in amniotic fluid in normal and abnormal pregnancy. Am J Obstet Gynecol 115:539, 1973

Gluck L, Kulovich MV, Borer RC Jr, et al: Diagnosis of the respiratory distress syndrome by amniocentesis. Am J Obstet Gynecol 109:440, 1971

Gyamfi-Bannerman C, Thom EA, Blackwell SC, et al: Antenatal betamethasone for women at risk for late preterm delivery. N Engl J Med 374(14):1311, 2016

Kair LR, Leonard DT, Anderson JM: Bronchopulmonary dysplasia. Pediatr Rev 33(6):255, 2012

Karcher R, Sykes E, Batton D, et al: Gestational age-specific predicted risk of neonatal respiratory distress syndrome using lamellar body count and surfactant-to-albumin ratio in amniotic fluid. Am J Obstet Gynecol 193:1680, 2005

Khwaja O, Volpe JJ: Pathogenesis of cerebral white matter injury of prematurity. Arch Dis Child Fetal Neonatal Ed 93(2):F153, 2008

Kribs A: Minimally invasive surfactant therapy and noninvasive respiratory support. Clin Perinatol 43(4):755, 2016

Kwon SH, Vasung L, Ment LR et al: The role of neuroimaging in predicting neurodevelopmental outcomes of preterm neonates. Clin Perinatol 41(1):257, 2014

Leviton A, Allred EN, Kuban KC, et al: Microbiologic and histologic characteristics of the extremely preterm infant's placenta predict white matter damage and later cerebral palsy. The ELGAN study. Pediatr Res 67:95, 2010

Liebowitz M, Clyman R: Antenatal betamethasone: a prolonged time interval from administration to delivery is associated with an increased incidence of intraventricular hemorrhage before 28 weeks gestation. J Pediatr 177:114, 2016

Mathews TJ, MacDorman MF: Infant mortality statistics from the 2009 period linked birth/infant death data set. Natl Vital Stat Rep 61(8):1, 2013

Matsuda T, Okuyama K, Cho K, et al: Cerebral hemodynamics during the induction of antenatal periventricular leukomalacia by hemorrhagic hypotension in chronically instrumented fetal sheep. Am J Obstet Gynecol 194:1057, 2006

McCrea HJ, Ment LR: The diagnosis, management, and postnatal prevention of intraventricular hemorrhage in the preterm neonate. Clin Perinatol 35(4):777, 2008

McCurnin DC, Pierce RA, Chang LY, et al: Inhaled NO improves early pulmonary function and modifies lung growth and elastin deposition in a baboon model of neonatal chronic lung disease. Am J Physiol Lung Cell Mol Physiol 288:L540, 2005

Ment LR, Aden U, Bauer CR, et al: Genes and environment in neonatal intraventricular hemorrhage. Semin Perinatol 39(8):592, 2016

Morley CJ, Davis PG, Doyle LW et al: Nasal CPAP or intubation at birth for very preterm infants. N Engl J Med 358:700, 2008

Moster D, Lie RT, Markestad T: Long-term medical and social consequences of preterm birth. N Engl J Med 359:262, 2008

Moya F, Sinha S, Gadzinowski J, et al: One year follow-up of very preterm infants who received lucinactant for prevention of respiratory distress syndrome: results from 2 multicenter randomized controlled trials. Pediatrics 119(6):e1361, 2007

Mukerji A, Shah V, Shah PS: Periventricular/intraventricular hemorrhage and neurodevelopmental outcomes: a meta-analysis. Pediatrics 136(6):1132, 2015

National Institutes of Health: Antenatal corticosteroids revisited: repeat courses. NIH Consensus Statement 17(2):1, 2000

National Institutes of Health: The effects of corticosteroids for fetal maturation on perinatal outcomes. NIH Consensus Statement 12(2):1, 1994

Nelson KB: Can we prevent cerebral palsy? N Engl J Med 349:1765, 2003

Neu J, Walker WA: Necrotizing enterocolitis. N Engl J Med 364:255, 2010

Nores J, Roberts A, Carr S: Prenatal diagnosis and management of fetuses with intracranial hemorrhage. Am J Obstet Gynecol 174:424, 1996

O'Callaghan ME, MacLennan AH, Gibson CS, et al: Epidemiologic associations with cerebral palsy. Obstet Gynecol 118:576, 2011

Papile LA, Burstein J, Burstein R, et al: Incidence and evolution of subependymal and intraventricular hemorrhage: a study of infants with birth weights less than 1500 gm. J Pediatr 92:529, 1978

Patra K, Wilson-Costello D, Taylor HG, et al: Grades I-II intraventricular hemorrhage in extremely low birth weight infants: effects on neurodevelopment. J Pediatr 149:169, 2006

Perlman JM, Risser R, Broyles RS: Bilateral cystic leukomalacia in the premature infant: associated risk factors. Pediatrics 97:822, 1996

Polin RA, Carlo WA, Committee on Fetus and Newborn of the American Academy of Pediatrics: Surfactant replacement therapy for preterm and term neonates with respiratory distress. Pediatrics 133(1):156, 2014

Rabe H, Diaz-Rossello JL, Duley L, et al: Effect of timing of umbilical cord clamping and other strategies to influence placental transfusion at preterm birth on maternal and infant outcomes. Cochrane Database Syst Rev 8:CD003248, 2012

Redline RW: Placental pathology: a systematic approach with clinical correlations. Placenta 22:S86, 2008

Rojas-Reyes MX, Morley CJ, Soll R: Prophylactic versus selective use of surfactant in preventing morbidity and mortality in preterm infants. Cochrane Database Syst Rev 3:CD000510, 2012

Rosen MG, Dickinson JC: The incidence of cerebral palsy. Am J Obstet Gynecol 167:417, 1992

Sardesai S, Biniwale M, Wertheimer F, et al: Evolution of surfactant therapy for respiratory distress syndrome: past, present, and future. Pediatr Res 81(1–2):240, 2017

Sarkar S, Bhagat I, Dechert R, et al: Severe intraventricular hemorrhage in preterm infants: comparison of risk factors and short-term neonatal morbidities between grade 3 and grade 4 intraventricular hemorrhage. Am J Perinatol 26:419, 2009

Schmidt B, Anderson PJ, Doyle LW, et al: Survival without disability to age 5 years after neonatal caffeine therapy for apnea of prematurity. JAMA 307(3):275, 2012

Schmidt B, Roberts RS, Anderson PJ, et al: Academic performance, motor function, and behavior 11 years after neonatal caffeine citrate therapy for apnea of prematurity: an 11-year follow-up of the CAP Randomized Clinical Trial. JAMA Pediatr 171(6):564, 2017

Schmidt B, Roberts RS, Davis P, et al: Caffeine therapy for apnea of prematurity. N Engl J Med 354(20):2112, 2006

Sharma M, VanderVeen D: Identification and treatment of retinopathy of prematurity: update 2017. New Reviews 18(2):e85, 2017

Smit E, Odd D, Whitelaw A: Postnatal phenobarbital for the prevention of intraventricular haemorrhage in preterm infants. Cochrane Database Syst Rev 8:CD001691, 2013

Soraisham AS, Singhal Nalini, McMillan DD, et al: A multicenter study on the clinical outcome of chorioamnionitis in preterm infants. Am J Obstet Gynecol 200:372.e1, 2009

Stoll BJ, Hansen NI, Bell EF et al: Neonatal outcomes of extremely preterm infants from the NICHD Neonatal Research Network. Pediatrics 126(3):443, 2010

SUPPORT Study Group of the Eunice Kennedy Shriver NICHD Neonatal Research Network, Carlo WA, Finer NN, et al: Target ranges of oxygen saturation in extremely preterm infants. N Engl J Med 362(21):1959, 2010a

SUPPORT Study Group of the Eunice Kennedy Shriver NICHD Neonatal Research Network, Finer NN, Carlo WA, et al: Early CPAP versus surfactant in extremely preterm infants. N Engl J Med 362(21):1970, 2010b

Tredano M, Griese M, De Blic J, et al: Analysis of 40 sporadic or familial neonatal and pediatric cases with severe unexplained respiratory distress: relationship to SFTPB. Am J Med Genet A 119:324, 2003

Varner S, Sherman C, Lewis D et al: Amniocentesis for fetal lung maturity: will it become obsolete? Rev Obstet Gynecol 6(3/4):126, 2013

Verhagen EA, Hummel LA, Bos AF, et al: Near-infrared spectroscopy to detect absence of cerebrovascular autoregulation in preterm infants. Clin Neurophysiol 125(1):47, 2014

Volpe JJ: Neurology of the Newborn, 5th ed. Philadelphia, Saunders, 2008

Wapner RJ, Sorokin Y, Mele L, et al: Long-term outcomes after repeated doses of antenatal corticosteroids. N Engl J Med 357:1190, 2007

Wapner RJ, Sorokin Y, Thom EA, et al: Single versus weekly courses of antenatal corticosteroids: evaluation of safety and efficacy. Am J Obstet Gynecol 195:633, 2006

Wassink G, Davidson JO, Dhillon SK, et al: Partial white and grey matter protection with prolonged infusion of recombinant human erythropoietin after asphyxia in preterm fetal sheep. J Cereb Blood Flow Metab 37(3):1080, 2017

Watterberg KL, American Academy of Pediatrics Committee on Fetus and Newborn: Policy statement—postnatal corticosteroids to prevent or treat bronchopulmonary dysplasia. Pediatrics 126(4):800, 2010

Wei JC, Catalano R, Profit J, et al: Impact of antenatal steroids on intraventricular hemorrhage in very-low-birth weight infants. J Perinatol 36(5):352, 2016

Weindling M: Periventricular haemorrhage and periventricular leukomalacia. BJOG 102(4):278, 1995

Wert SE, Whitsett JA, Nogee LM: Genetic disorders of surfactant dysfunction. Pediatr Dev Pathol 12(4):253, 2009

Whitelaw A: Core concepts: intraventricular hemorrhage. NeoReviews 12(2):e94, 2011

Yoon BH, Kim CJ, Romero R, et al: Experimentally induced intrauterine infection causes fetal brain white matter lesions in rabbits. Am J Obstet Gynecol 177:797, 1997a

Yoon BH, Romero R, Kim CJ, et al: High expression of tumor necrosis factor-alpha and interleukin-6 in periventricular leukomalacia. Am J Obstet Gynecol 177:406, 1997b

Yoon BH, Romero R, Park JS, et al: Fetal exposure to an intra-amniotic inflammation and the development of cerebral palsy at the age of three years. Am J Obstet Gynecol 182:675, 2000

Zalud I, Janas S: Risks of third trimester amniocentesis. J Reprod Med 53(1):45, 2008

Zupan V, Gonzalez P, Lacaze-Masmonteil T, et al: Periventricular leukomalacia: risk factors revisited. Dev Med Child Neurol 38:1061, 1996

CAPÍTULO 35

Natimortos

DEFINIÇÃO DE MORTALIDADE FETAL 645
CAUSAS DE MORTE FETAL 645
FATORES DE RISCO 646
AVALIAÇÃO DO FETO NATIMORTO 646
ASPECTOS PSICOLÓGICOS 648
NATIMORTO PRÉVIO 648
MUDANÇAS NAS TAXAS DE NATIMORTALIDADE 649

Nos últimos meses da gestação, o desaparecimento dos movimentos fetais costuma direcionar a atenção da paciente para a possibilidade de morte fetal. O diagnóstico dessa condição, porém, pode ser considerado absoluto apenas após exames repetidos em que não se consegue ouvir o coração fetal nem perceber os movimentos da criança.

— J. Whitridge Williams (1903)

Na época de Williams, a documentação absoluta de morte fetal era frustrante para a paciente e o obstetra. Atualmente, a ultrassonografia fornece confirmação imediata, o que permite a rápida indução do trabalho de parto e parto. Porém, do ponto de vista epidemiológico, a definição e o relato de morte fetal era um desafio, e continua o sendo. Em reposta, estão sendo enfatizadas as tentativas de padronizar a definição de natimorto e analisar os diversos relatos para a sua aplicação na prática clínica e nas políticas de saúde pública. Além disso, a pesquisa e a prevenção de natimortalidade nos Estados Unidos e em outros países têm aumentado. Os esforços globais de saúde pública foram estimulados em parte por uma série dividida em seis partes no *The Lancet*. Essa compilação foi considerada como um chamado à ação após o reconhecimento de que um número estimado de 2,65 milhões de natimortos ocorrem anualmente e que 98% dos fetos natimortos são de países de renda baixa e média (*The Lancet's* Stillbirth Series Steering Committee, 2011a-f). Infelizmente, o progresso na melhora dessas taxas tem sido lento, conforme descrito no relato subsequente de progresso de cinco partes do *The Lancet*, o qual enfatizou a necessidade de liderança dedicada, efeitos medidos de intervenções e investigação nos hiatos existentes (*The Lancet's* Ending Preventable Stillbirths Series Study Group, 2016a-e).

Nos Estados Unidos, é relatado um número estimado de 1 milhão de perdas fetais anualmente, e a maioria ocorre antes de 20 semanas de gestação. Os dados sobre mortalidade fetal no sistema do National Vital Statistics em geral apresentam mortes fetais com 20 semanas ou mais (MacDorman, 2015). Usando essa definição, o número de mortes fetais nos Estados Unidos em 2013 ultrapassou um pouco o número de mortes de lactentes (Fig. 35-1). Conforme mostrado na Figura 35-2, as taxas de morte fetal são maiores nas idades gestacionais mais precoces e mais tardias, o que sugere diferenças etiológicas.

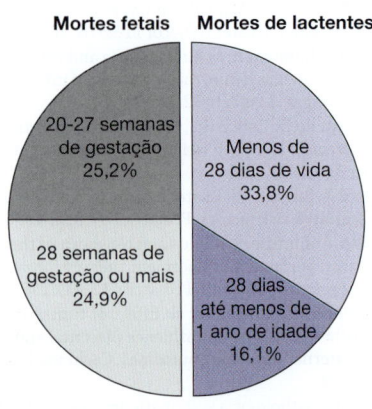

FIGURA 35-1 Distribuição percentual de mortes fetais com 20 semanas ou mais de gestação e mortes de lactentes: Estados Unidos, 2013. (Dados de MacDorman MF, Reddy UM, Silver RM: Trends in stillbirth by gestational age in the United States, 2006–2012, Obstet Gynecol. 2015 Dec;126(6):1146–1150.)

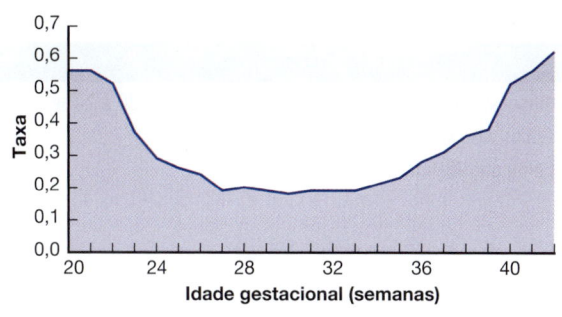

FIGURA 35-2 Taxa de mortalidade fetal prospectiva por 1.000 nascimentos por semana de gestação: Estados Unidos, 2013. (Redesenhada de MacDorman MF, Reddy UM, Silver RM: Trends in stillbirth by gestational age in the United States, 2006–2012, Obstet Gynecol. 2015 Dec;126(6): 1146–1150.)

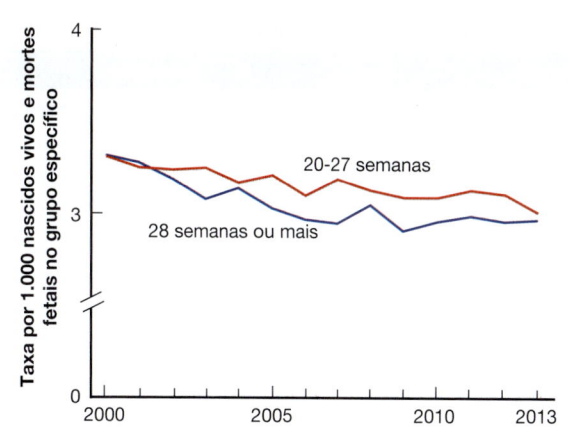

FIGURA 35-3 Taxas de mortalidade fetal por período de gestação: Estados Unidos, 2000-2013. (Dados de MacDorman MF, Reddy UM, Silver RM: Trends in stillbirth by gestational age in the United States, 2006–2012, Obstet Gynecol. 2015 Dec;126(6):1146–1150.)

DEFINIÇÃO DE MORTALIDADE FETAL

A definição atual de morte fetal adotada pelo National Center for Health Statistics do Centers for Disease Control and Prevention tem como base a definição recomendada pela Organização Mundial da Saúde (MacDorman, 2015). Ela cita que "*Denomina-se morte fetal aquela que ocorre antes da expulsão ou da extração completa dos produtos da concepção humana na mãe, independentemente da duração da gestação, e que não seja uma interrupção induzida da gravidez. A morte é indicada pelo fato de, após a expulsão ou extração, o feto não respirar nem mostrar qualquer evidência de vida, como batimentos cardíacos, pulsação no cordão umbilical ou movimentos musculares voluntários definidos. Os batimentos cardíacos devem ser diferenciados de contrações cardíacas transitórias; os movimentos respiratórios devem ser diferenciados de esforços respiratórios passageiros ou arquejos.*"

Nos Estados Unidos, as exigências para comunicação das mortes fetais são determinadas por cada estado e, assim, os critérios diferem de modo significativo (Cap. 1, p. 3). A maioria dos estados exige a comunicação das mortes fetais ocorridas com 20 semanas ou mais de gestação, ou com peso mínimo ao nascer de 350 g (aproximadamente equivalentes a 20 semanas) ou alguma combinação desses dois parâmetros. Porém, vários estados exigem o relato de mortes fetais em todos os períodos de gestação, com um deles estabelecendo um limiar de 16 semanas. De modo alternativo, dois estados exigem o relato da morte de fetos com peso de 500 g, o que equivale a cerca de 22 semanas. Há evidências substanciais de que nem todas as mortes fetais para as quais haveria exigência de comunicação são de fato registradas (MacDorman, 2015). Isso é mais provável nos casos de idades gestacionais mais precoces.

As comparações entre as taxas dos países são limitadas por dados incompletos sobre as mortes fetais. De fato, internacionalmente, menos de 5% das mortes neonatais têm documentação formalizada (*The Lancet*'s Ending Preventable Stillbirths Series Study Group, 2016d). Além disso, as análises comparativas usando peso *versus* idade gestacional entre os países não fornecem resultados equivalentes. Por exemplo, nos Estados Unidos, se um natimorto fosse definido por um peso ≥ 500 g, a taxa de natimortalidade seria reduzida em 40% na comparação com uma coorte definida por idade de 22 semanas (Blencowe, 2016). Para abordar as diferenças de nomenclatura, foram sugeridas mudanças à definição atual (Joseph, 2015).

Em geral, as taxas de mortalidade fetal nos Estados Unidos têm permanecido relativamente iguais desde 2006. Porém, a taxa de mortalidade de lactentes diminuiu 11%, e ambas as taxas são agora essencialmente iguais (MacDorman, 2015). Três períodos de mortalidade fetal são geralmente descritos: inicial (menos de 20 semanas de gestação completas); intermediário (20 a 27 semanas); e tardio (28 semanas ou mais). A taxa de mortalidade fetal com 20 a 27 semanas em 2013 diminuiu 3% em relação ao ano anterior. Entre 2006 e 2012, as taxas ficaram essencialmente inalteradas nessa faixa etária. A taxa de mortalidade fetal tardia está relativamente inalterada desde 2006 (Fig. 35-3).

CAUSAS DE MORTE FETAL

O *Eunice Kennedy Shriver* National Institute of Child Health and Human Development (NICHD) criou a Stillbirth Collaborative Research Network para determinar as causas de natimortalidade nas diversas populações racial e geograficamente diversas nos Estados Unidos. Para tanto, o Stillbirth Collaborative Research Writing Group (2011b) examinou as razões para a morte com 20 semanas ou mais de gestação entre 2006 e 2008 em 59 centros de atenção terciária e hospitais comunitários de cinco estados. As avaliações padronizadas incluíram necrópsia, análise histológica placentária e exames de sangue/tecidos maternos ou fetais, incluindo a cariotipagem fetal. As avaliações foram realizadas em 500 mulheres com 512 natimortos. Entre essas perdas, 83% ocorreram antes do trabalho de parto. As causas da natimortalidade foram divididas em oito categorias, apresentadas na Tabela 35-1. Essas categorias foram, então, classificadas como provável, possível ou desconhecida. Como exemplo, o diabetes foi considerado como *causa provável* se o feto apresentasse embriopatia diabética com anomalias letais ou se a mãe desenvolvesse cetoacidose diabética. Ele seria uma *causa possível* se a mãe tivesse um controle glicêmico ruim e se o feto apresentasse crescimento anormal. *Em geral, identificou-se uma causa provável ou possível em 76% dos casos.*

Esse estudo da Network não tem precedentes nos Estados Unidos por diversas razões. Trata-se de um estudo de coorte de base populacional sobre natimortos, todos submetidos a uma investigação sistemática e completa. Cada causa de morte fetal

TABELA 35-1 Causas de 512 natimortos no estudo da Stillbirth Collaborative Research Network

Causa	%	Exemplos
Complicações obstétricas	29	Descolamento prematuro de placenta; gestação múltipla; ruptura de membranas de 20 a 24 semanas
Anormalidades placentárias	24	Insuficiência uteroplacentária; distúrbios vasculares maternos
Malformações fetais	14	Anormalidades estruturais maiores e/ou anormalidades genéticas
Infecção	13	Envolvendo o feto ou a placenta
Anormalidades do cordão umbilical	10	Prolapso; estenose; trombose
Distúrbios hipertensivos	9	Pré-eclâmpsia; hipertensão crônica
Complicações clínicas	8	Diabetes; síndrome antifosfolipídeo
Indeterminada	24	Não aplicável

Os percentuais estão arredondados e a soma ultrapassa 100% porque alguns casos tiveram mais de uma causa. Em geral, pelo menos uma causa foi identificada em 76% dos natimortos.
Dados de Stillbirth Collaborative Research Network Writing Group, 2011b.

atribuída é razoavelmente direta e compreensível, exceto por "anormalidades placentárias". Essa categoria contém "insuficiência uteroplacentária" e algumas outras entidades placentárias não tão bem definidas. De outra forma, as principais razões para morte fetal foram obstétricas e incluíram principalmente descolamento de placenta, complicações de gestação múltipla e trabalho de parto espontâneo ou ruptura de membranas antes da viabilidade do concepto. É importante observar que esse estudo ilustrou que a investigação sistemática pode identificar a causa provável de cerca de três quartos dos natimortos. Essa taxa é consideravelmente maior que a taxa da maioria das análises prévias e serve para enfatizar a importância de uma investigação cuidadosa.

FATORES DE RISCO

Muitos fatores estão associados com risco aumentado de natimortos. Alguns deles incluem idade materna avançada da gestante; afrodescendência; tabagismo; uso de drogas ilícitas; doenças clínica da mãe – como diabetes franco ou hipertensão crônica; técnica de reprodução assistida; nuliparidade; obesidade; e resultados adversos em gestação prévia – como nascimento prematuro ou neonato com crescimento restrito (Reddy, 2010; Varner, 2014).

Dois estudos importantes avaliaram se os fatores de risco para natimortalidade poderiam ser identificados antes ou logo depois da confirmação da gestação. No primeiro deles, Reddy e colaboradores (2010) analisaram dados do Consortium on Safe Labor do NICHD. Em resumo, foram analisados os resultados gestacionais de 206.969 mulheres que deram à luz entre 2002 e 2008 em 19 hospitais nos Estados Unidos. Quando foi estudada a distribuição dos natimortos conforme a idade gestacional, a tragédia da natimortalidade ocorreu principalmente nas gestações a termo. Esses pesquisadores concluíram que os resultados não corroboravam a prática de vigilância pré-natal rotineira para qualquer fator de risco demográfico.

A segunda análise de fatores de risco para natimortalidade foi incluída no estudo da Stillbirth Collaborative Research Network descrito anteriormente. Os pesquisadores estudaram a validade da previsão de natimortalidade com base em fatores de risco identificados no início da gestação. Eles descobriram que os fatores de risco identificados no início da gravidez representaram apenas uma pequena proporção do risco de natimortalidade. Com exceção de natimorto ou perda de gravidez anterior, por causas como nascimento pré-termo ou restrição do crescimento fetal, outros riscos tiveram valor preditivo limitado (Stillbirth Collaborative Research Network Writing Group, 2011a). A importância de natimorto prévio como fator de risco para nova ocorrência foi enfatizada por Sharma e colaboradores (2006). Especificamente, o risco de natimortalidade foi cinco vezes maior em mulheres com natimortos prévios. Em outro relato casos anteriores de parto pré-termo, restrição de crescimento fetal, pré-eclâmpsia e descolamento prematuro da placenta foram fortemente associados a natimortos subsequentes (Rasmussen, 2009). A Tabela 35-2 mostra as estimativas de risco de natimortalidade em função de fatores maternos.

AVALIAÇÃO DO FETO NATIMORTO

O esclarecimento da causa da morte fetal ajuda no enfrentamento materno, auxilia a atenuar a culpa percebida, torna mais preciso o aconselhamento com referência a uma possível recorrência e talvez determine a terapia ou a intervenção necessárias à prevenção de um resultado semelhante em gestações subsequentes (American College of Obstetricians and Gynecologists, 2016a). A identificação das síndromes hereditárias também fornece informações úteis para outros membros da família.

■ Exame clínico

Os testes mais importantes na investigação da natimortalidade são necrópsia do neonato, análise cromossômica e exame de placenta, cordão umbilical e membranas corioamnióticas (Pinar, 2014). Page e colaboradores (2017) concluíram que as investigações mais úteis eram a patologia placentária e a necrópsia fetal. A Figura 35-4 apresenta um algoritmo do American College of Obstetricians and Gynecologists (2016a). Os achados são documentados no prontuário e os eventos pré-natais relevantes são delineados. Sempre que possível, devem ser feitas fotografias e uma radiografia total do feto – "fetografia" – para registro. A ressonância magnética (RM) e a ultrassonografia pós-natais podem ser especialmente importantes para que se obtenham informações anatômicas caso os pais não concordem com a realização da necrópsia (McPherson, 2017; Shruthi, 2017).

■ Investigação laboratorial

Quando são realizados necrópsia e exame cromossômico, até 35% dos fetos natimortos apresentam anomalias estruturais maiores

TABELA 35-2 Estimativa de fatores de risco maternos para natimortalidade

Condição	Taxa estimada de natimortos (por 1.000 nascimentos)	OR[a]
Todas as gestações	6,4	1,0
Gestações de baixo risco	4,0-5,5	0,86
Distúrbios hipertensivos		
Hipertensão crônica	6-25	1,5-2,7
HIG		
Leve	9-51	1,2-4,0
Grave	12-29	1,8-4,4
Diabetes		
Apenas dieta	6-10	1,2-2,2
Insulina + dieta	6-35	1,7-7,0
LES	40-150	6-20
Doença renal	15-200	2,2-30
Doença da tireoide	12-20	2,2-3,0
Trombofilia	18-40	2,8-5,0
Colestase gestacional	12-30	1,8-4,4
Tabagismo > 10 cigarros	10-15	1,7-3,0
Obesidade		
IMC 25-29,9 kg/m²	12-15	1,9-2,7
IMC > 30	13-18	2,1-2,8
Educação (< 12 anos vs. ≥ 12 anos)	10-13	1,6-2,0
RCIU prévia (< 10%)	12-30	2-4,6
Natimorto prévio	9-20	1,4-3,2
Gestação múltipla		
Gêmeos	12	1,0-2,8
Trigêmeos	34	2,8-3,7
Idade materna		
35-39 anos	11-14	1,8-2,2
≥ acima de 40 anos	11-21	1,8-3,3
Negras comparadas com brancas	12-14	2,0-2,2

[a]Razão de chance (OR, de *odds ratio*) do fator presente comparada ao risco com fator ausente.
IMC, índice de massa corporal; RCIU, restrição de crescimento intrauterino; HIG, hipertensão induzida pela gestação; LES, lúpus eritematoso sistêmico.
Adaptada de Fretts, 2005.

Inspeção do feto e da placenta:
- Peso, perímetro cefálico e comprimento do feto
- Peso da placenta
- Fotografias do feto e da placenta
- Fotografias frontais e em perfil de corpo inteiro, face, membros, palmas e de quaisquer anormalidades
- Documentação de achados e anormalidades

Obtenção de consentimento dos pais para coleta de amostras citológicas:
Coleta de amostras citológicas com técnica e instrumentos estéreis
Amostras aceitáveis para exame citológico (pelo menos uma)
— Líquido amniótico obtido por amniocentese no momento do diagnóstico de morte pré-natal: especialmente útil quando não se espera nascimento iminente
— Bloco placentário (1 × 1 cm) coletado abaixo da inserção do cordão sobre a placenta não fixada
— Segmento de cordão umbilical (1,5 cm)
— Amostra de tecido interno do feto, como junção costocondral ou patela; não se recomenda pele
Colocar as amostras em meio de cultura estéril para tecidos ou solução de Ringer lactato, devendo ser mantidas em temperatura ambiente durante o transporte ao laboratório de citologia

Obtenção de consentimento dos pais para necrópsia fetal

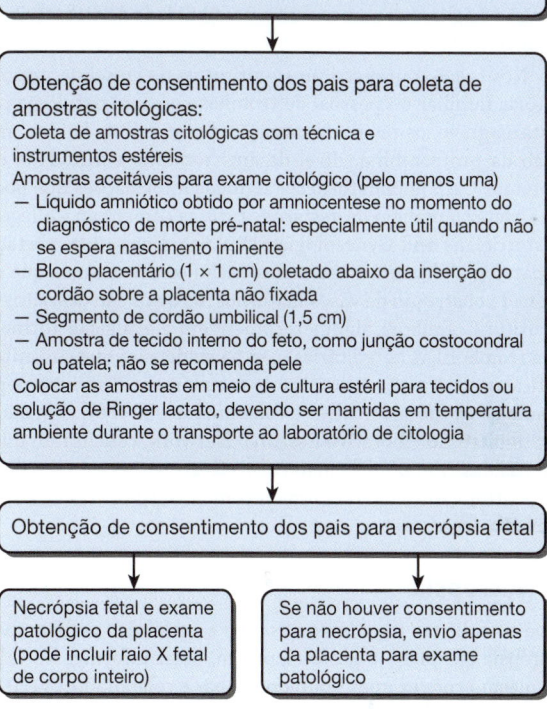

- Necrópsia fetal e exame patológico da placenta (pode incluir raio X fetal de corpo inteiro)
- Se não houver consentimento para necrópsia, envio apenas da placenta para exame patológico

FIGURA 35-4 Fluxograma para avaliação fetal e placentária. (Modificada, com permissão, de ACOG Practice Bulletin No. 102: management of stillbirth, Obstet Gynecol. 2009 Mar;113(3):748–761.)

(Faye-Petersen, 1999). Cerca de 20% apresentam características dismórficas ou anomalias no esqueleto, e 8% apresentam anormalidades cromossômicas (Pauli, 1994; Saller, 1995). Quando não há dismorfologias anatômicas, até 5% dos natimortos apresentam anormalidades cromossômicas (Korteweg, 2008). Embora o American College of Obstetricians and Gynecologists (2016a) tenha previamente recomendado a cariotipagem de todos os fetos natimortos, os avanços tecnológicos de sequenciamento de alta resolução de todo o genoma – como a *análise cromossômica por microarranjo (microarray) (ACM)* – estão substituindo a cariotipagem padrão para a análise cromossômica de fetos natimortos (Cap. 13, p. 271). A ACM não requer células em divisão e foi relatado que ela é mais útil na avaliação de morte fetal, especialmente porque a cultura de tecido fetal macerado frequentemente não é bem-sucedida (Reddy, 2012). O American College of Obstetricians and Gynecologists (2016c) e a Society for Maternal-Fetal Medicine (2016) recomendam atualmente o uso de ACM em fetos natimortos.

Deve-se obter consentimento informado para a coleta de amostras fetais, incluindo tecidos e líquidos retirados *post mortem* com aspiração por agulha. Conforme recentemente descrito pelo American College of Obstetricians and Gynecologists (2016c), qualquer tipo de tecido fetal ou placentário ou líquido amniótico pode ser enviado para testagem genética por ACM. A contaminação com tecido ou sangue maternos deve, preferencialmente, ser evitada. Se não for possível coletar sangue fetal do cordão umbilical ou por punção cardíaca, o American College of Obstetricians and Gynecologists (2016a) recomenda pelo menos uma das seguintes amostras: (1) bloco placentário medindo cerca de 1 × 1 cm coletado abaixo do local de inserção do cordão umbilical na peça não fixada; (2) segmento de cordão umbilical com cerca de 1,5 cm de comprimento; ou (3) amostra de tecido interno do feto como junção costocondral ou patela. O tecido deve ser lavado com solução salina estéril antes de ser colocado em solução de Ringer lactato ou meio citogenético estéril. É importante observar que a colocação em formol ou álcool mata as células viáveis. Se a cariotipagem convencional for o único teste disponível e o momento da morte for recente, pode ser obtido líquido amniótico por amniocentese, pois essas células obtidas de maneira estéril fornecem maior probabilidade de crescimento celular e de resultados posteriores em comparação com o tecido obtido após o parto. O sangue materno é obtido para a coloração de Kleihauer-Betke, para a identificação de anticorpos antifosfolipídeo e de anticoagulante lúpico, caso haja indicação, e para a medição da glicemia para excluir a possibilidade de diabetes franco (Silver, 2013).

Nos casos com restrição significativa de crescimento, com história familiar ou pessoal de trombose ou com patologia placentária grave, os testes de mutação do fator V de Leiden, mutação da protrombina, nível de antitrombina e atividade das proteínas C e S podem fornecer algumas informações que poderiam afetar o manejo de gestações futuras (American College of Obstetricians and Gynecologists, 2016a). Nossa interpretação de patologia placentária relevante inclui os desarranjos que derivam da obstrução de vasos maternos, os quais são descritos no Capítulo 6. Embora alguns recomendem a avaliação rotineira para trombofilias hereditárias, não há evidências que sustentem a eficácia clínica ou econômica do rastreamento em uma população não selecionada. Silver e colaboradores (2016), com dados da Stillbirth Collaborative Research Network, concluíram que a maioria das trombofilias maternas e fetais não estava associada com natimortos e fizeram uma recomendação contrária ao uso rotineiro desses testes.

■ Necrópsia

Deve-se solicitar permissão aos pais e estimular realização de necrópsia completa. É possível, porém, obter informações valiosas mesmo com exames limitados. Pinar e colaboradores (2012) descreveram o protocolo de necrópsia usado na Stillbirth Collaborative Research Network. Como alternativa, uma inspeção macroscópica externa, combinada com fotografias, radiografias, RM, culturas para bactérias e uso seletivo de exames cromossômicos e histopatológicos, frequentemente ajuda a determinar a causa da morte.

Com a necrópsia completa, é maior a probabilidade de obter informações valiosas. Uma análise de 400 mortes fetais consecutivas no País de Gales mostrou que a necrópsia alterou a causa presumida de morte em 13% dos casos e forneceu novas informações em outros 26% (Cartlidge, 1995). Outros pesquisadores descobriram que a necrópsia alterou as estimativas quanto ao risco de recorrência e o aconselhamento dos pais em 25 a 50% dos casos (Faye-Petersen, 1999; Silver, 2007). Por exemplo, Miller e colaboradores (2016) recentemente demonstraram que um exame da placenta com necrópsia alterou o manejo clínico futuro em 45% dos casos.

De acordo com uma pesquisa conduzida por Goldenberg e colaboradores (2013), a maioria dos hospitais não audita os casos de natimortos. Em outros centros, contudo, os registros maternos e os achados à necrópsia são revisados mensalmente por um comitê de natimortalidade composto por obstetras, especialistas em medicina materno-fetal, neonatologistas, geneticistas clínicos e patologistas perinatais. Se possível, a causa da morte é determinada com base nas evidências disponíveis. E, o que é mais importante, os pais podem ser contatados e aconselhados no que diz respeito à causa da morte, ao risco de recorrência, se houver, e às possíveis estratégias para evitar a recorrência em futuras gestações.

ASPECTOS PSICOLÓGICOS

A morte de um feto é psicologicamente traumática para a mãe e sua família. O estresse agrava-se quando há intervalo de mais de 24 horas entre o diagnóstico de morte fetal e a indução do parto, pela impossibilidade de ver sua criança pelo tempo que desejar, pela ausência de marcos de recordação e por problemas de comunicação (Radestad, 1996; Siassakos, 2017). A importância de ver e segurar um feto natimorto para o bem-estar psicológico dos pais foi recentemente resumida por Kingdon e colaboradores (2015). Como discutido no Capítulo 61 (p. 1176), a mulher que vivencia um filho natimorto, ou mesmo um abortamento espontâneo precoce, tem maior risco de depressão e deve ser acompanhada de perto (Nelson, 2013).

Nuzum e colaboradores (2014) relataram que poucos obstetras recebem treinamento formal sobre cuidados com o luto perinatal. No Parkland Hospital, esse cuidado inclui um tempo com o bebê, itens de recordação, fotografias, consultoria com capelães e informação de apoio ao luto. O cuidado é coordenado por uma equipe de enfermagem especializada em trabalho de parto e parto.

NATIMORTO PRÉVIO

A Tabela 35-3 lista uma abordagem descrita para mulheres com natimortos prévios. É importante ressaltar que essas recomendações têm como base principalmente evidências científicas limitadas ou inconsistentes ou a opinião de especialistas. Infelizmente, há poucos estudos que abordam o acompanhamento dessas mulheres. Aquelas com fatores de risco modificáveis para natimortalidade, como hipertensão ou diabetes, requerem estratégias específicas de prevenção. Considerando que a obesidade foi identificada como fator de risco para natimortalidade e outras complicações obstétricas, a perda de peso pré-concepcional pareceria prudente. É lógico que as mulheres com morte fetal prévia devido a eventos vasculares placentários (i.e., insuficiência placentária) também estão sob risco aumentado de desfechos perinatais adversos subsequentes (Monari, 2016). De acordo com Reddy (2007), considerando que quase metade das mortes fetais estão associadas à restrição do crescimento, há indicação de avaliação anatômica ultrassonográfica do feto com início na metade da gestação. Isso deve ser seguido por estudos seriados sobre o crescimento iniciados com 28 semanas. A suplementação com vitaminas C ou E na gestação não demonstrou reduzir o risco de morte fetal (Rumbold, 2015a,b).

Weeks e colaboradores (1995) avaliaram os testes biofísicos de fetos de 300 mulheres cuja única indicação foi natimorto prévio. Houve um caso de recorrência de natimortalidade e apenas três fetos tiveram resultados anormais nos testes antes de 32 semanas. É importante observar que não foi encontrada correlação entre idade gestacional do natimorto anterior e incidência ou momento de ocorrência de resultados anormais ou ameaça ao feto nas gestações subsequentes. Os autores concluíram que a vigilância anteparto deveria se iniciar com 32 semanas ou mais de gestação nas mulheres saudáveis em outros aspectos com história de natimortalidade. Essa recomendação foi corroborada pelo American College of Obstetricians and Gynecologists (2016a) com a ressalva de que ela aumenta a taxa de partos prematuros iatrogênicos. Embora as estratégias de contagem dos movimentos fetais sejam rotineiramente usadas, como descrito no Capítulo 17

TABELA 35-3 Acompanhamento de gestações subsequentes a um caso de natimortalidade

Consulta pré-concepcional ou pré-natal inicial
História clínica e obstétrica detalhada
Revisão da natimortalidade prévia
Determinação do risco de recorrência
Discussão sobre a recorrência de complicações obstétricas comórbidas
Cessação do tabagismo
Perda ponderal pré-concepcional em mulheres obesas
Aconselhamento genético se houver condição genética familiar
Rastreamento para diabetes
Triagem para trombofilia: anticorpos antifosfolipídeo (apenas se a história indicar)
Apoio e tranquilização

Primeiro trimestre
Ultrassonografia para definir idade gestacional
Rastreamento do primeiro trimestre: proteína A plasmática associada à gravidez, gonadotrofina coriônica humana e translucência nucal[a]
Apoio e tranquilização

Segundo trimestre
Avaliação anatômica ultrassonográfica fetal com 18-20 semanas de gestação
Rastreamento do soro materno (quádruplo) *ou* de marcador único com alfafetoproteína se for optado por rastreamento no primeiro trimestre[a]
Possível exame com Doppler da artéria uterina com 22-24 semanas de gestação[a]
Apoio e tranquilização

Terceiro trimestre
Rastreamento ultrassonográfico para restrição do crescimento fetal, iniciando com 28 semanas
Contagem de movimentos fetais iniciando com 28 semanas
Vigilância fetal anteparto iniciando com 32 semanas *ou* 1-2 semanas antes que o natimorto prévio
Apoio e tranquilização

Parto
Indução eletiva com 39 semanas
Parto antes de 39 semanas apenas com maturidade fetal documentada por amniocentese

[a]Determina modificação do risco, mas não altera o manejo.
Modificada de Reddy, 2007.

(p. 332), poucos dados guiam seu uso na prática clínica para os casos de natimortalidade prévia (Mangesi, 2015).

Recomenda-se o parto com 39 semanas de gestação. A indução do trabalho de parto é adequada e a cesariana é escolhida nos casos com contraindicação à indução. Essa conduta minimiza a taxa de mortalidade fetal, embora o grau de redução do risco seja maior nas mulheres de mais idade (Page, 2013).

MUDANÇAS NAS TAXAS DE NATIMORTALIDADE

Após reduções entre 2000 e 2006, as taxas de mortalidade fetal nos Estados Unidos têm se mantido relativamente estáveis desde 2006 (MacDorman, 2015). A interpretação dessas taxas de mortalidade fetal no contexto de mudanças nacionais nas estratégias de cuidados de saúde desencadeou debate significativo.

Um exemplo é o esforço para prevenir os partos não clinicamente indicados antes de 39 semanas e o subsequente efeito nas taxas de natimortalidade a termo. O valor dessa prática para os desfechos neonatais está descrito no Capítulo 26 (p. 504). Para analisar se a implementação dessa "regra das 39 semanas" alterou a taxa de natimortos a termo, Nicholson e colaboradores (2016) examinaram os dados de 45 estados e do District of Columbia durante um período de 7 anos. A proporção de nascimentos antes de 39 semanas diminuiu progressivamente de 2007 para 2013, mas a taxa de natimortalidade a termo aumentou. Isso sugeriu que a regra das 39 semanas pode causar dano não intencional. MacDorman e colaboradores (2015) também avaliaram as tendências nas taxas de natimortos conforme a idade gestacional nos Estados Unidos entre 2006 e 2012. Eles usaram uma "taxa tradicional de natimortos", a qual foi calculada usando um denominador composto do número de nascidos vivos *mais* o número de natimortos em uma determinada idade gestacional. Eles encontraram taxas aumentadas com 24 a 27, 34 a 36 e 38 semanas de gestação. De modo alternativo, não foram encontradas diferenças nas "taxas prospectivas de natimortos". Essas taxas foram calculadas usando-se um denominador composto pelo número de mulheres que estavam gestando em uma determinada idade gestacional nas semanas 21 a 42. As discrepâncias nas taxas de natimortos parecem dever-se principalmente ao declínio no número de nascimentos nas idades gestacionais pré-termo e a termo inicial.

Em resumo, a implementação da regra das 39 semanas reduziu o número de nascimentos eletivos antes de 39 semanas de gestação, embora uma consequência não intencional possa ser um aumento no número de natimortos a termo – especialmente entre as mulheres com complicações clínicas. A importância da indução com menos de 39 semanas em gestantes com complicações para a prevenção da natimortalidade é salientada por Little e colaboradores (2015). Esses autores realizaram uma análise retrospectiva dos nascimentos a termo inicial ($37^{0/7}$ a $38^{6/7}$ semanas) em múltiplos estados entre 2005 e 2011. Eles observaram um declínio no número de partos a termo iniciais durante este período, mas não uma mudança significativa nas taxas de natimortos a termo. Porém, houve um aumento de 25% na taxa de natimortos a termo em gestações de fetos únicos entre mulheres com diabetes, o que foi atribuído à aplicação inadequada pelos médicos das políticas de parto a termo inicial em mulheres de alto risco. Sem dúvida, há necessidade de vigilância continuada das taxas de natimortos para gestações de alto ou baixo risco em nível estadual e nacional.

REFERÊNCIAS

American College of Obstetricians and Gynecologists: Management of stillbirth. Practice Bulletin No. 102, March 2009, Reaffirmed 2016a

American College of Obstetricians and Gynecologists: Microarrays and next-generation sequencing technology: the use of advanced genetic diagnostic tools in obstetrics and gynecology. Committee Opinion No. 682, December 2016b

American College of Obstetricians and Gynecologists: Prenatal diagnostic testing for genetic disorders. Practice Bulletin No. 162, May 2016c

Blencowe H, Cousens S, Bianchi JF, et al: National, regional, and worldwide estimates of stillbirth rates in 2015, with trends from 2000: a systematic analysis. Lancet Glob Health 4(2):e98, 2016

Cartlidge PH, Stewart JH: Effect of changing the stillbirth definition on evaluation of perinatal mortality rates. Lancet 346:486, 1995

Faye-Petersen OM, Guinn DA, Wenstrom KD: Value of perinatal autopsy. Obstet Gynecol 94(6):915, 1999

Fretts RC: Etiology and prevention of stillbirth. Am J Obstet Gynecol 193(6):1923, 2005

Goldenberg RL, Farrow V, McClure EM, et al: Stillbirth: knowledge and practice among U.S. obstetrician-gynecologists. Am J Perinatol 30(10):813, 2013

Joseph KS, Kinniburgh B, Hutcheon JA, et al: Rationalizing definitions and procedures for optimizing clinical care and public health in fetal death and stillbirth. Obstet Gynecol 125(4):784, 2015

Kingdon C, Givens JL, O'Donnell E, et al: Seeing and holding Baby: systematic review of clinical management and parental outcomes after stillbirth. Birth 42(3):206, 2015

Korteweg FJ, Bouman K, Erwich JJ, et al: Cytogenetic analysis after evaluation of 750 fetal deaths. Obstet Gynecol 111:865, 2008

Little SE, Zera CA, Clapp MA, et al: A multi-state analysis of early-term delivery trends and the association with term stillbirth. Obstet Gynecol 126(6):1138, 2015

MacDorman MF, Gregory EC: Fetal and perinatal mortality, United States, 2013. Natl Vital Stat Rep 64(8):1, 2015

MacDorman MF, Reddy UM, Silver RM: Trends in stillbirth by gestational age in the United States, 2006–2012. Obstet Gynecol 126(6):1146, 2015

Mangesi L, Hofmeyr GJ, Smith V, et al: Fetal movement counting for assessment of fetal wellbeing. Cochrane Database Syst Rev 10:CD004909, 2015

McPherson E, Nestoridi E, Heinke D, et al: Alternatives to autopsy for fetal and early neonatal (perinatal) deaths: insights from the Wisconsin stillbirth service program. Birth Defects Res September 12, 2017 [Epub ahead of print]

Miller ES, Minturn L, Linn R, et al: Stillbirth evaluation: a stepwise assessment of placental pathology and autopsy. Am J Obstet Gynecol 214:115, 2016

Monari F, Pedrielli G, Vergani P, et al: Adverse perinatal outcome in subsequent pregnancy after stillbirth by placental vascular disorders. PLoS One 11(5):e0155761, 2016

Nelson DB, Freeman MP, Johnson NL, et al: A prospective study of postpartum depression in 17,648 parturients. J Matern Fetal Neonatal Med 26(12):1155, 2013

Nicholson JM, Kellar LC, Ahmad S, et al: US term stillbirth rates and the 39-week rule: a cause for concern? Am J Obstet Gynecol 214:621, 2016

Nuzum D, Meaney S, O'Donoghue K: The impact of stillbirth on consultant obstetrician gynaecologists: a qualitative study. BJOG 121:1020, 2014

Page JM, Christiansen-Lindquist L, Thorsten V, et al: Diagnostic Tests for Evaluation of Stillbirth: Results From the Stillbirth Collaborative Research Network. Obstet Gynecol 129(4):699, 2017

Page JM, Snowden JM, Cheng YW, et al: The risk of stillbirth and infant death by each additional week of expectant management stratified by maternal age. Am J Obstet Gynecol 209(4):375.e1, 2013

Pauli RM, Reiser CA: Wisconsin Stillbirth Service Program: II. Analysis of diagnoses and diagnostic categories in the first 1,000 referrals. Am J Med Genet 50:135, 1994

Pinar H, Goldenberg RL, Koch MA, et al: Placental findings in singleton stillbirths. Obstet Gynecol 123:325, 2014

Pinar H, Koch MA, Hawkins H, et al: The stillbirth collaborative research network postmortem examination protocol. Am J Perinatol 29:187, 2012

Radestad I, Steineck G, Nordin C, et al: Psychological complications after stillbirth—influence of memories and immediate management: population based study. BMJ 312:1505, 1996

Rasmussen S, Irgens LM, Skjaerven R, et al: Prior adverse pregnancy outcome and the risk of stillbirth. Obstet Gynecol 114(6):1259, 2009

Reddy UM: Prediction and prevention of recurrent stillbirth. Obstet Gynecol 110:1151, 2007

Reddy UM, Laughon SK, Sun L, et al: Prepregnancy risk factors for antepartum stillbirth in the United States. Obstet Gynecol 116:1119, 2010

Reddy UM, Page GP, Saade GR, et al: Karyotype versus microarray testing for genetic abnormalities after stillbirth. N Engl J Med 367(23):2185, 2012

Rumbold A, Ota E, Hori H, et al: Vitamin E supplementation in pregnancy. Cochrane Database Syst Rev 9:CD004069, 2015a

Rumbold A, Ota E, Nagata C, et al: Vitamin C supplementation in pregnancy. Cochrane Database Syst Rev 9:CD004072, 2015b

Saller DN Jr, Lesser KB, Harrel U, et al: The clinical utility of the perinatal autopsy. JAMA 273:663, 1995

Sharma PP, Salihu HM, Oyelese Y, et al: Is race a determinant of stillbirth recurrence? Obstet Gynecol 107(2 Pt 1):391, 2006

Shruthi M, Gupta N, Jana M, et al: Comparative study of conventional and virtual autopsy using postmortem MRI in the phenotypic characterization of stillbirths and malformed fetuses. Ultrasound Obstet Gynecol March 13, 2017 [Epub ahead of print]

Siassakos D, Jackson S, Gleeson K, et al: All bereaved parents are entitled to good care after stillbirth: a mixed-methods multicentre study (INSIGHT). BJOG July 31, 2017 [Epub ahead of print]

Silver RM: Fetal death. Obstet Gynecol 109:153, 2007

Silver RM, Parker CB, Reddy UM, et al: Antiphospholipid antibodies in stillbirth. Obstet Gynecol 122(3):641, 2013

Silver RM, Saade GR, Thorsten V, et al: Factor V Leiden prothrombin G20210A, and methylene tetrahydrofolate reductase mutations and stillbirth: the Stillbirth Collaborative Research Network. Am J Obstet Gynecol 215:468, 2016

Society for Maternal-Fetal Medicine: The use of chromosomal microarray for prenatal diagnosis. Society for Maternal-Fetal Medicine (SMFM) Consult Series No. 41, October 2016

Stillbirth Collaborative Research Network Writing Group: Association between stillbirth and risk factors known at pregnancy confirmation. JAMA 306(22):2469, 2011a

Stillbirth Collaborative Research Network Writing Group: Causes of death among stillbirths. JAMA 306(22):2459, 2011b

The Lancet's Ending Preventable Stillbirths Series Study Group: Stillbirths: economic and psychosocial consequences. Lancet 387:604, 2016a

The Lancet's Ending Preventable Stillbirths Series Study Group: Stillbirths: ending preventable deaths by 2030. Lancet 387:703, 2016b

The Lancet's Ending Preventable Stillbirths Series Study Group: Stillbirths: progress and unfinished business. Lancet 387:574, 2016c

The Lancet's Ending Preventable Stillbirths Series Study Group: Stillbirths: rates, risk factors, and acceleration towards 2030. Lancet 387:587, 2016d

The Lancet's Ending Preventable Stillbirths Series Study Group: Stillbirths: recall to action in high-income countries. Lancet 387:691, 2016e

The Lancet's Stillbirths Series Steering Committee: Stillbirths: how can health systems deliver for mothers and babies? Lancet 377:1610, 2011a

The Lancet's Stillbirths Series Steering Committee: Stillbirths: the vision for 2020. Lancet 377:1798, 2011b

The Lancet's Stillbirths Series Steering Committee: Stillbirths: the way forward in high-income countries. Lancet 377:1703, 2011c

The Lancet's Stillbirths Series Steering Committee: Stillbirths: what difference can we make and at what cost? Lancet 377:1523, 2011d

The Lancet's Stillbirths Series Steering Committee: Stillbirths: where? When? Why? How to make the data count? Lancet 377:1448, 2011e

The Lancet's Stillbirths Series Steering Committee: Stillbirths: why they matter. Lancet 377:1353, 2011f

Varner JW, Silver RM, Rowland Hogue CJ, et al: Association between stillbirth and illicit drug use and smoking during pregnancy. Obstet Gynecol 123:113, 2014

Weeks JW, Asrat T, Morgan MA, et al: Antepartum surveillance for a history of stillbirth: when to begin? Am J Obstet Gynecol 172:486, 1995

PARTE 10
PUERPÉRIO

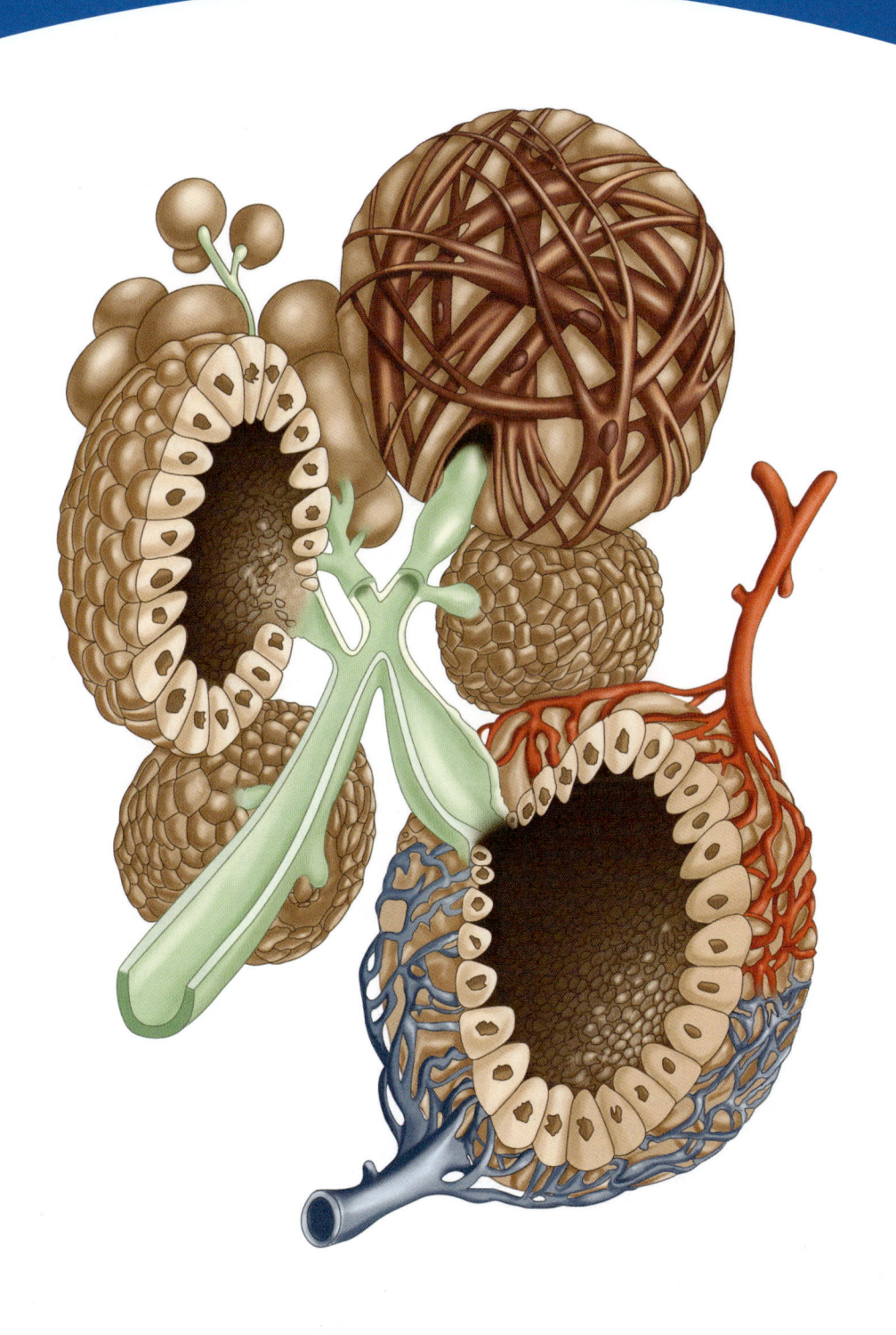

CAPÍTULO 36

Puerpério

INVOLUÇÃO DO TRATO REPRODUTIVO 652
INVOLUÇÃO DO SÍTIO DE IMPLANTAÇÃO DA PLACENTA 654
TRATO URINÁRIO 654
PERITÔNIO E PAREDE ABDOMINAL 655
SANGUE E VOLUME SANGUÍNEO 655
LACTAÇÃO E AMAMENTAÇÃO 656
CUIDADOS HOSPITALARES 659
CUIDADOS DOMICILIARES 663

Embora as alterações que ocorrem no puerpério sejam consideradas fisiológicas, elas estão no limite do patológico, pois em nenhuma outra circunstância ocorre um metabolismo tecidual tão acentuado e tão rápido sem que haja uma mudança de condição de saúde.

– J. Whitridge Williams (1903)

O termo *puerpério* origina-se do latim – *puer*, criança + *parus*, trazer à luz. Hoje, esse termo define o intervalo após o nascimento durante o qual as alterações anatômicas e fisiológicas maternas induzidas pela gravidez retornam a seu estado original. Compreensivelmente, a duração desse período é variável, embora se considere que dure cerca de 4 a 6 semanas. Ainda que seja muito menos complexo quando comparado com a gravidez, o puerpério inclui alterações consideráveis, como afirmado acima por Williams (1903), e algumas delas podem ser incômodas ou preocupantes para a mulher que se tornou mãe. Kanotra e colaboradores (2007) analisaram os desafios que as mulheres enfrentam no período de 2 a 9 meses depois do parto. O Pregnancy Risk Assessment Monitoring System (PRAMS) do Centers for Disease Control and Prevention (2016) listou as preocupações das novas mães, que estão mostradas na Tabela 36-1. Pelo menos um terço dessas mulheres sentiam necessidade de apoio social, e 25% tinham preocupações quanto à amamentação.

INVOLUÇÃO DO TRATO REPRODUTIVO

Canal do parto

O retorno dos tecidos no canal de parto ao estado não gravídico começa logo após o parto. A vagina e seu trato de saída diminuem gradativamente de tamanho, mas raramente retornam às dimensões que apresentam nas mulheres nulíparas. O pregueado começa a reaparecer em torno da terceira semana, mas não se mostra tão proeminente quanto antes. O hímen é representado por vários pequenos fragmentos de tecido, que cicatrizam formando as *carúnculas mirtiformes*. O epitélio vaginal reflete o estado hipoestrogênico e não começa a proliferar antes de 4 a 6 semanas. Esse tempo geralmente coincide com a retomada da produção ovariana de estrogênio. As lacerações ou o estiramento do períneo durante o parto podem causar o relaxamento da abertura vaginal. Algum grau de lesão do assoalho pélvico pode ser inevitável, e o parto vaginal predispõe à incontinência urinária e ao prolapso dos órgãos pélvicos.

Útero

O aumento profuso do fluxo sanguíneo uterino necessário para manter a gravidez é possibilitado pela hipertrofia e remodelamento significativas dos vasos da pelve. Depois do parto, os calibres desses vasos sanguíneos retornam às dimensões aproximadas que tinham antes da gravidez. Dentro do útero puerperal, vasos sanguíneos maiores tornam-se obliterados por alterações hialinas. Eles são reabsorvidos gradualmente e substituídos por outros menores. Entretanto, os vestígios sutis dos vasos mais calibrosos podem persistir por muitos anos.

Durante o trabalho de parto, a borda do colo dilatado, que corresponde ao orifício externo, pode ser lacerada. O orifício cervical contrai-se lentamente, acomodando facilmente dois dedos nos primeiros dias depois do parto. Ao final da primeira semana, esse orifício estreita-se, o colo fica mais espesso, e o canal cervical reconstitui-se. O orifício externo não readquire inteiramente seu aspecto pré-concepcional. Ele se mantém um pouco mais largo,

TABELA 36-1 Pregnancy Risk Assessment Surveillance System (PRAMS)[a] – preocupações referidas pelas mulheres nos primeiros 2 a 9 meses após o parto

Preocupações	Percentual
Necessidade de apoio social	32
Problemas com amamentação	24
Informações insuficientes quanto aos cuidados do recém-nascido	21
Ajuda para superar a depressão pós-parto	10
Necessidade percebida de permanecer mais tempo no hospital	8
Necessidade de cobertura do seguro materno no pós-parto	6

[a]Centers for Disease Control and Prevention, 2016.
Dados de Kanotra S, D'Angelo D, Phares TM, et al: Challenges faced by new mothers in the early postpartum period: an analysis of comment data from the 2000 Pregnancy Risk Assessment Monitoring System (PRAMS) survey. Matern Child Health J 11(6):549, 2007.

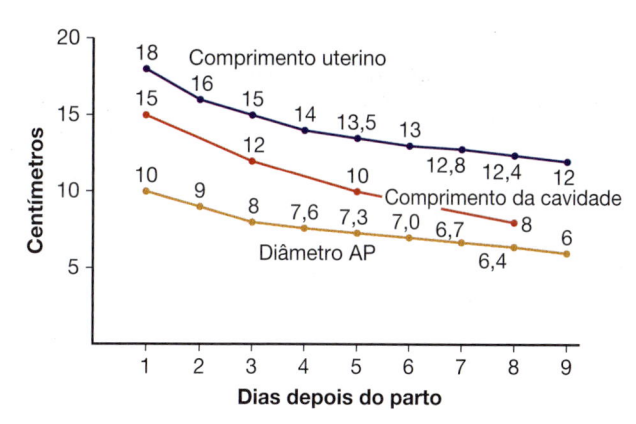

FIGURA 36-2 Medidas ultrassonográficas da involução uterina durante os primeiros dias depois do parto. AP, anteroposterior. (Dados de Hytten F: The Clinical Physiology of the Puerperium. London, Farrand Press, 1995.)

e, nos casos típicos, as depressões ectocervicais existentes nos locais das lacerações tornam-se permanentes. Essas alterações são típicas do colo das mulheres que tiveram filhos (Fig. 36-1). O epitélio cervical também sofre remodelamento considerável. Na verdade, isso pode ser benéfico, pois quase metade das mulheres apresenta regressão de displasia de alto grau após o parto (Ahdoot, 1998; Kaneshiro, 2005).

Após o parto, o fundo do útero contraído está localizado um pouco abaixo da cicatriz umbilical. O fundo uterino consiste basicamente em miométrio coberto por serosa e revestido internamente por decídua. O segmento uterino inferior de paredes acentuadamente finas contrai-se e retrai-se, mas não de forma tão vigorosa quanto o corpo uterino. Durante as próximas semanas, o segmento uterino inferior é convertido de uma subestrutura nitidamente diferente com dimensões suficientes para acomodar o crânio fetal em um istmo uterino praticamente indiscernível localizado entre o corpo e os orifícios cervicais internos. Imediatamente após o parto, as paredes anterior e posterior, em aposição direta, medem 4 a 5 cm de espessura cada (Buhimschi, 2003). Nesse momento, o útero pesa aproximadamente 1.000 g.

A involução miometrial é um ato notável de destruição ou desconstrução que começa em torno do segundo dia depois do nascimento (Williams, 1931). O número total de miócitos não diminui de modo considerável – porém, suas dimensões diminuem acentuadamente. Conforme foi enfatizado por Hytten (1995), a qualidade dos estudos que descreveram o grau de redução do peso uterino depois do parto é baixa. As melhores estimativas mostram que o útero pesa cerca de 500 g com 1 semana, cerca de 300 g após 2 semanas e, com 4 semanas, a involução está completa, e o útero pesa cerca de 100 g. Depois de cada gestação sucessiva, o útero, em geral, fica um pouco maior do que antes da gravidez mais recente.

Achados na ultrassonografia

A involução uterina e a rápida dissipação do tamanho progridem na primeira semana (Fig. 36-2). À ultrassonografia, o útero e o endométrio retornam ao estado pré-gestacional em torno de 8 semanas pós-parto (Bae, 2012; Steinkeler, 2012). Em um estudo de 42 mulheres no puerpério, Tekay e Jouppila (1993) detectaram líquido na cavidade endometrial de 78% das mulheres com 2 semanas, 52% com 3 semanas, 30% com 4 semanas, e 10% com 5 semanas. Belachew e colaboradores (2012) utilizaram ultrassonografia tridimensional (3D) e detectaram tecidos intracavitários em um terço das mulheres no dia 1, em 95% no dia 7, em 87% no dia 14, e em 28% no dia 28. Com 56 dias, a cavidade diminuta estava vazia. Sohn e colaboradores (1988) descreveram os resultados do ecodoppler e demonstraram aumento contínuo da resistência vascular das artérias uterinas durante os primeiros 5 dias depois do parto. Weintraub e colaboradores (2013) postularam que a involução uterina pode ser diferente em mulheres com pré-eclâmpsia porque elas provavelmente tiveram incisuras protodiastólicas observadas na dopplervelocimetria da artéria uterina.

Decídua e regeneração endometrial

Como a separação da placenta e das membranas envolve a camada esponjosa, a decídua basal não se desprende. A decídua *in situ* varia amplamente em espessura, tem borda com aspecto irregular e entalhado e está infiltrada por vasos sanguíneos, em especial no sítio de implantação da placenta. Nos primeiros 2 ou 3 dias depois do parto, a decídua restante diferencia-se em duas camadas. A camada superficial sofre necrose, desprendendo-se na forma de lóquios. A camada basal adjacente ao miométrio permanece intacta e é a fonte do endométrio recém-formado.

A regeneração endometrial é rápida, exceto no sítio de implantação da placenta. Dentro de aproximadamente 1 semana, a superfície livre torna-se coberta por epitélio, e Sharman (1953) encontrou endométrio totalmente recuperado em todos os espécimes de biópsia obtidos do dia 16 em diante. A endometrite histológica faz parte do processo de reparação normal. Além disso, as alterações inflamatórias microscópicas típicas de salpingite aguda são detectadas em cerca de 50% das mulheres entre os dias 5 e 15; contudo, não se considera que essas alterações reflitam infecção (Andrews, 1951).

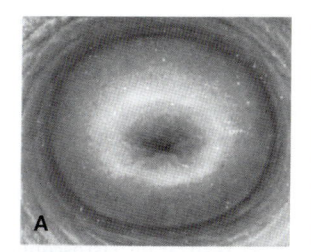

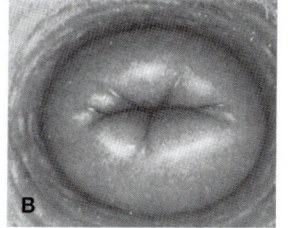

FIGURA 36-1 Aspecto comum dos colos de mulheres nulíparas (A) e multíparas (B).

Aspectos clínicos

Contrações puerperais (cólicas do pós-parto). Vários achados clínicos surgem com a involução uterina. Nas primíparas, o útero tende a manter-se em contração tônica depois do parto. Nas multíparas, o útero em geral contrai-se vigorosamente a intervalos regulares, e isso provoca as chamadas contrações puerperais, que são semelhantes às contrações do trabalho de parto, embora mais leves. Essas contrações são mais acentuadas à medida que aumenta o número de gestações e pioram quando o recém-nascido mama, provavelmente em razão da secreção de ocitocina (Holdcroft, 2003). Em geral, as contrações uterinas do puerpério diminuem em intensidade e tornam-se leves ao final do terceiro dia. Nosso grupo detectou contrações puerperais excepcionalmente graves e persistentes nas mulheres com infecções uterinas pós-parto.

Lóquios. Nos primeiros dias do puerpério, o desprendimento dos tecidos da decídua resulta em quantidades variáveis de secreção vaginal. Essa secreção é conhecida como *lóquios* e contém eritrócitos, decídua desprendida, células epiteliais e bactérias. Durante os primeiros dias depois do parto, há sangue suficiente para conferir uma coloração avermelhada – *lóquios rubros*. Depois de 3 ou 4 dias, os lóquios tornam-se progressivamente pálidos – *lóquios serosos*. Depois de cerca de 10 dias, em razão de uma mistura de leucócitos e da redução do teor de líquidos, os lóquios adquirem uma coloração esbranquiçada ou amarelo-esbranquiçada – *lóquios brancos*. A duração média dos lóquios varia de 24 a 36 dias (Fletcher, 2012). Em virtude desse componente esperado de leucócitos, as preparações salinas de lóquios para avaliação microscópica em casos de suspeita de metrite puerperal geralmente não são informativas e não são recomendadas.

■ Involução do sítio de implantação da placenta

A extrusão completa do sítio de implantação da placenta demora até 6 semanas. Logo depois do parto, o sítio placentário tem o tamanho aproximado da palma da mão. Algumas horas depois do parto, ele normalmente contém muitos vasos trombosados que, por fim, passam por um processo de organização. Ao final da segunda semana, a área mede cerca de 3 a 4 cm de diâmetro.

A involução do sítio de implantação placentário é um processo de esfoliação, que é desencadeado em grande parte pela substituição dessa área pela proliferação de endométrio recém-formado (Williams, 1931). Desse modo, a involução não é simplesmente absorção *in situ*. A esfoliação consiste em extensão e "proliferação profunda" do endométrio a partir das margens do sítio de implantação da placenta, bem como no desenvolvimento dos tecidos endometriais a partir das glândulas e do estroma que persistem nos planos profundos da decídua basal depois do desprendimento da placenta. Anderson e Davis (1968) concluíram que a esfoliação do sítio de implantação da placenta resulta do desprendimento dos tecidos superficiais infartados e necróticos, seguido de um processo de remodelação.

Subinvolução

Em alguns casos, a involução uterina é dificultada por infecção, retenção de fragmentos placentários ou outras causas. Essa subinvolução é acompanhada de períodos variados de lóquios e também de sangramento uterino irregular ou excessivo. Durante o exame de toque bimanual, o útero mostra-se maior e mais macio que o esperado. Com o sangramento, a ultrassonografia pélvica pode ajudar a descartar placenta retida ou, menos comumente, malformações vasculares como fonte (Iraha, 2017). Alguns autores recomendam a administração de metilergometrina (0,2 mg por via oral a cada 3 a 4 horas durante 24 a 48 horas), mas sua eficácia é duvidosa. Quando há infecção, o tratamento com antibióticos em geral produz uma resposta satisfatória. Em um estudo mais antigo, Wager e colaboradores (1980) relataram que um terço desses casos tardios de metrite puerperal eram causados por *Chlamydia trachomatis*. Para infecções leves, o tratamento empírico com azitromicina ou doxiciclina em geral causa regressão, independentemente da etiologia bacteriana. Em nossa instituição, as opções orais comuns administradas por 7 a 10 dias incluem doxiciclina, 100 mg duas vezes ao dia; azitromicina, 500 mg duas vezes ao dia; ou ampicilina-clavulanato, 875 mg duas vezes ao dia. A metrite grave é tratada com antibióticos intravenosos de amplo espectro listados na Tabela 37-2.

Outra causa de subinvolução é o remodelamento parcial das artérias uteroplacentárias (Andrew, 1989; Kavalar, 2012). Essas artérias não involuídas são preenchidas por trombos e não têm revestimento endotelial. Os trofoblastos perivasculares também são encontrados nas paredes dos vasos, sugerindo uma interação anormal entre as células uterinas e os trofoblastos.

Hemorragia pós-parto tardia

A *hemorragia pós-parto secundária* é definida como sangramento 24 horas a 12 semanas após o parto. Cerca de 1% das gestantes têm hemorragias uterinas clinicamente preocupantes dentro de 1 a 2 semanas depois do parto. Na maioria dos casos, esse sangramento resulta da involução anormal do sítio de implantação da placenta. Em alguns casos, ele é causado pela retenção de fragmentos placentários ou por um pseudoaneurisma da artéria uterina. Em geral, os produtos retidos sofrem necrose com a deposição de fibrina e, por fim, podem formar o chamado *pólipo placentário*. À medida que a escara do pólipo se desprende do miométrio, a hemorragia pode ser profusa. Conforme descrito no Capítulo 56 (p. 1090), a hemorragia puerperal tardia também pode ser causada por doença de von Willebrand ou outras coagulopatias hereditárias (Lipe, 2011).

Com base em nossa experiência, poucas mulheres com hemorragia tardia têm fragmentos placentários retidos. Por essa razão, nossa equipe e outros grupos não costumam realizar curetagem (Lee, 1981). Outra preocupação é que a curetagem possa agravar o sangramento por causar avulsão de parte do sítio de implantação placentário. Por essa razão, nas pacientes estáveis, se o exame ultrassonográfico demonstrar que a cavidade está vazia, deve-se administrar ocitocina, metilergometrina ou um análogo das prostaglandinas. As doses adequadas são mostradas na Tabela 20-2 (p. 392). Os antibióticos devem ser acrescentados quando há suspeita de infecção uterina. Quando a ultrassonografia evidencia trombos grandes na cavidade uterina, deve-se considerar a curetagem por aspiração *delicada*. Nos demais casos, a curetagem deverá ser realizada apenas se o sangramento considerável persistir ou recomeçar depois do tratamento clínico.

TRATO URINÁRIO

A hiperfiltração glomerular induzida pela gestação normal persiste no puerpério, mas retorna aos níveis pré-gestacionais dentro de 2 semanas (Hladunewich, 2004). A dilatação das pelves renais e dos ureteres retorna a seu estado pré-gestacional 2 a 8 semanas depois do parto. Em consequência dessa dilatação do sistema coletor, somada à urina residual e à bacteriúria da bexiga traumatizada, as infecções urinárias sintomáticas permanecem um problema preocupante no puerpério.

Funnell e colaboradores (1954) realizaram cistoscopias logo depois do parto e descreveram diversos graus de hemorragia e edema da submucosa. O traumatismo da bexiga está mais diretamente associado à duração do parto e, por essa razão, é até certo ponto uma consequência normal do parto vaginal. No puerpério, a bexiga tem maior capacidade e insensibilidade relativa à pressão intravesical. Por essa razão, a distensão excessiva, o esvaziamento incompleto e a urina residual excessiva são frequentes (Buchanan, 2014; Mulder, 2014). A retenção urinária aguda é também mais comum com analgesia narcótica (Kandadai, 2014). O tratamento dessas condições é discutido na página 660.

A incontinência urinária raramente evidencia-se durante o puerpério. Desse modo, pesquisadores têm dedicado muita atenção ao potencial de desenvolver subsequentemente incontinência urinária e outros distúrbios do assoalho pélvico nos anos seguintes ao parto. No Capítulo 30 (p. 568), há uma descrição mais detalhada desse problema.

PERITÔNIO E PAREDE ABDOMINAL

Os ligamentos largo e redondo precisam de um tempo significativo para se recuperar do estiramento e do afrouxamento que ocorrem durante a gravidez. Em consequência da ruptura das fibras elásticas da pele e da distensão prolongada causada pelo útero gravídico, a parede abdominal continua mole e flácida. Quando o abdome está excessivamente flácido ou pendente, em geral é suficiente utilizar uma cinta comum. A faixa abdominal é outra medida temporária. Várias semanas são necessárias para que essas estruturas voltem ao normal, e a recuperação é facilitada pela prática de exercícios. Estes podem ser iniciados a qualquer momento após o parto vaginal. Após a cesariana, é razoável um intervalo de 6 semanas para permitir a cicatrização da fáscia e diminuir a dor abdominal. Estrias abdominais prateadas costumam se desenvolver na forma de *estrias gravídicas* (Cap. 4, p. 53). Com exceção das estrias, a parede abdominal em geral readquire o aspecto que tinha antes da gravidez. Entretanto, quando os músculos continuam atônicos, a parede abdominal também se mantém frouxa. Em consequência, a paciente pode desenvolver separação acentuada dos músculos retos do abdome – condição conhecida como *diástase dos retos*.

SANGUE E VOLUME SANGUÍNEO

■ Alterações hematológicas e distúrbios da coagulação

Durante e depois do parto, podem ocorrer leucocitose e trombose acentuadas. Em alguns casos, a contagem dos leucócitos chega a 30.000/μL, e esse aumento é atribuído predominantemente aos granulócitos. Há linfopenia relativa e eosinopenia absoluta. Normalmente, durante os primeiros dias depois do parto, a concentração da hemoglobina e o hematócrito oscilam moderadamente. Nós os verificamos rotineiramente no primeiro dia pós-parto ou mais cedo, se indicado. Quando diminuem muito abaixo dos níveis detectados pouco antes do parto, isso significa que a paciente deve ter perdido volumes consideráveis de sangue.

No final da gravidez, os valores laboratoriais que avaliam a coagulação estão alterados (Kenny, 2014). Essas alterações estão descritas no Capítulo 4 (p. 59) e relacionadas no Apêndice (p. 1256). Muitas delas persistem no puerpério, de forma variável. Por exemplo, um nível muito aumentado de fibrinogênio plasmático é mantido pelo menos durante a primeira semana, o que também ocorre, portanto, com a velocidade de sedimentação elevada. A hipercoagulabilidade parece ser maior e é refletida pela probabilidade de trombose venosa profunda e embolia pulmonar

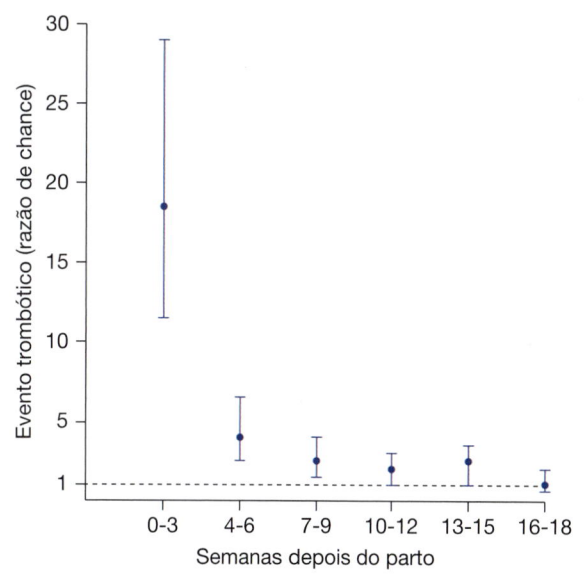

FIGURA 36-3 Risco de trombose venosa profunda ou embolia pulmonar após o parto. (Dados de Kamel H, Navi B, Sriram N, et al: Risk of a Thrombotic Event after the 6-week postpartum period. N Engl J Med 370:1307, 2014.)

nas 12 semanas após o parto (Kamel, 2014). Isso é descrito na Figura 36-3 e discutido em mais detalhes no Capítulo 52 (p. 1004).

■ Hipervolemia induzida pela gravidez

Quando o volume sanguíneo alcançado pela hipervolemia gestacional normal é perdido na forma de hemorragia pós-parto, a paciente readquire quase imediatamente seu volume sanguíneo pré-gestacional (Cap. 41, p. 756). Quando a perda é menor durante o parto, em geral o volume sanguíneo praticamente retorna a seu nível pré-gestacional em torno de 1 semana depois do parto. Em geral, o débito cardíaco mantém-se elevado por 24 a 48 horas depois do parto e diminui aos níveis pré-gestacionais em 10 dias (Robson, 1987). As alterações da frequência cardíaca seguem esse padrão e a pressão sanguínea retorna, de maneira semelhante, aos valores não gravídicos (Fig. 36-4). Da mesma forma, a resistência vascular sistêmica permanece na faixa inferior típica da gravidez por 2 dias depois do parto e, em seguida, começa a aumentar continuamente até chegar aos níveis pré-concepcionais

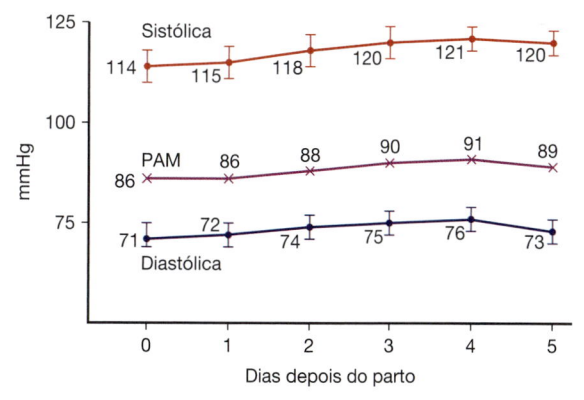

FIGURA 36-4 Nos primeiros dias do puerpério, a pressão arterial normalmente aumenta até os valores pré-gestacionais. PAM, pressão arterial média.

normais (Hibbard, 2014). Apesar disso, Morris e colaboradores (2015) descobriram que a rigidez arterial reduzida persiste após a gravidez. Eles sugerem um efeito favorável significativo da gravidez no remodelamento cardiovascular materno, o que pode representar um mecanismo pelo qual o risco de pré-eclâmpsia é reduzido nas gestações subsequentes.

■ Diurese pós-parto

A gestação normal está associada a um aumento considerável do sódio extracelular e da retenção de água, e a diurese do pós-parto é uma reversão fisiológica desse processo. Chesley e colaboradores (1959) demonstraram redução do volume de sódio em cerca de 2 L durante a primeira semana depois do parto. Isso também corresponde à regressão da hipervolemia gestacional residual. Nas pacientes com pré-eclâmpsia, a retenção patológica de líquidos antes do parto e sua diurese pós-parto podem ser enormes (Cap. 40, p. 744).

A diurese pós-parto causa redução relativamente rápida do peso em 2 a 3 kg, que se somam aos 5 a 6 kg perdidos durante o parto e à perda sanguínea normal. A perda de peso atribuída à própria gravidez provavelmente é máxima ao final da segunda semana do puerpério. Por essa razão, qualquer aumento residual do peso em comparação com os valores pré-gestacionais provavelmente representa reservas adiposas, que persistem por mais tempo. De acordo com Schauberger e colaboradores (1992), as mulheres aproximam-se de seus pesos pré-concepcionais autorrelatados dentro de 6 meses depois do parto, mas ainda assim conservam aumentos médios de 1,4 kg.

LACTAÇÃO E AMAMENTAÇÃO

■ Anatomia das mamas e produtos de secreção

Cada glândula mamária ou mama madura é composta de 15 a 25 lobos. Eles estão dispostos radialmente e são separados uns dos outros por quantidades variadas de gordura. Cada lobo consiste em vários lóbulos, que, por sua vez, são formados por inúmeros alvéolos. Como ilustrado na Figura 36-5, cada alvéolo é provido de um pequeno ducto, que se reúne aos demais para formar um ducto único maior para cada lobo. Esses *ductos lactíferos* abrem-se separadamente no mamilo, onde podem ser identificados por orifícios diminutos, ainda que bem demarcados. O epitélio secretor alveolar sintetiza os vários componentes do leite.

Depois do parto, as mamas começam a secretar *colostro*, um líquido amarelado. Em geral, essa secreção pode ser espremida dos mamilos no segundo dia depois do parto. Em comparação com o leite maduro, o colostro é rico em componentes imunes e contém mais sais minerais e aminoácidos (Ballard, 2013). Além disso, o colostro contém mais proteínas, principalmente globulinas, embora menos açúcar e gordura. A secreção de colostro persiste por 5 dias a 2 semanas, com conversão gradativa de leite "transitório" ao leite maduro depois de 4 a 6 semanas. A concentração de imunoglobulina A (IgA) do colostro confere proteção ao recém-nascido contra os patógenos entéricos. Outros fatores de resistência do hospedeiro encontrados no colostro e no leite são complemento, macrófagos, linfócitos, lactoferrina, lactoperoxidase e lisozimas.

O leite maduro é um líquido biológico dinâmico e complexo que inclui gorduras, proteínas, carboidratos, fatores bioativos,

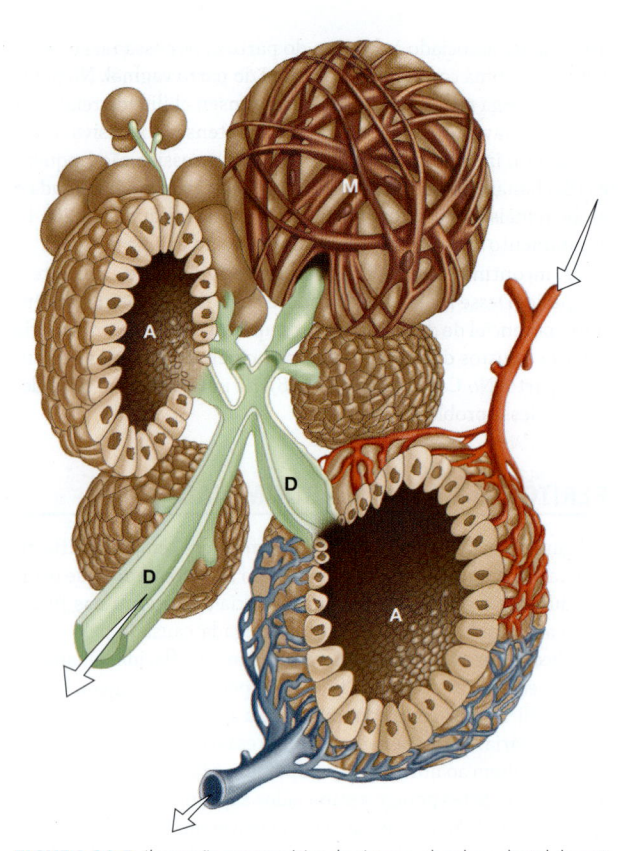

FIGURA 36-5 Ilustração esquemática do sistema alveolar e ductal durante a lactação. Observe as fibras mioepiteliais (*M*) que circundam a superfície externa do alvéolo mais superior. As secreções originadas dos elementos glandulares são descarregadas no interior dos alvéolos (*A*) e ejetadas pelas células mioepiteliais no sistema ductal (*D*), que sai pelo mamilo. A irrigação sanguínea arterial dos alvéolos é identificada pela seta superior direita, e a drenagem venosa, pela inferior.

sais minerais, vitaminas, hormônios e muitos produtos celulares (Tab. 36-2). As concentrações e os teores do leite humano alteram-se, até mesmo durante uma mamada, e são influenciados pela dieta materna e também pela idade, saúde e necessidades do lactente. As mães que amamentam produzem facilmente 600 mL de leite por dia, e o ganho ponderal materno durante a gestação

TABELA 36-2 Composição média do leite materno humano

Gordura	g/100 mL
Total	4,2
Ácidos graxos	Traços
AGPI	0,6
Colesterol	0,016
Proteína	**g/100 mL**
Total	1,1
Caseína	0,3
α-lactalbumina	0,3
Lactoferrina	0,2
Carboidrato	**g/100 mL**
Lactose	7
Oligossacarídeos	0,5

AGPI, ácidos graxos poli-insaturados.

tem pouco impacto em sua quantidade ou qualidade. O leite é isotônico com o plasma, e a lactose é responsável por metade de sua pressão osmótica. Os aminoácidos essenciais originam-se do sangue, e os aminoácidos não essenciais são derivados em parte do sangue ou sintetizados na glândula mamária. A maior parte das proteínas do leite é específica e consiste em α-lactalbumina, β-lactoglobulina e caseína. Os ácidos graxos são sintetizados nos alvéolos a partir da glicose e depois são secretados por um processo apócrino. Muitas vitaminas estão presentes no leite humano, embora em quantidades variáveis. A vitamina K está praticamente ausente e, por essa razão, administra-se uma dose intramuscular ao recém-nascido (Cap. 33, p. 626). O teor de vitamina D é baixo – 22 UI/mL –, e a suplementação dessa vitamina aos recém-nascidos também é recomendada pela American Academy of Pediatrics (Wagner, 2008).

O *lactossoro* (*whey*) é o soro do leite e, de acordo com alguns estudos, contém grandes quantidades de interleucina-6 (Saito, 1991). O leite humano apresenta razão entre lactossoro:caseína de 60:40, que é considerada ideal à absorção. A *prolactina* parece ser secretada ativamente no leite materno. O *fator de crescimento epidérmico* (*EGF*) foi identificado e, como ele não é destruído pelas enzimas proteolíticas do estômago, pode ser absorvido para estimular a proliferação e a maturação da mucosa intestinal do recém-nascido (McCleary, 1991). Outros componentes fundamentais do leite humano são lactoferrina, melatonina, oligossacarídeos e ácidos graxos essenciais.

■ Endocrinologia da lactação

Os mecanismos humorais e neurais exatos envolvidos na lactação são complexos. A progesterona, o estrogênio e o lactogênio placentário – além da prolactina, do cortisol e da insulina – parecem atuar conjuntamente de forma a estimular o crescimento e o desenvolvimento do sistema lactífero (Stuebe, 2014). Com o parto, os níveis séricos maternos de progesterona e estrogênio diminuem abrupta e profundamente. Essa redução anula a ação inibitória da progesterona na produção de α-lactalbumina e estimula a lactose-sintase a aumentar a lactose do leite. A ausência da progesterona também permite que a prolactina atue sem oposição de forma a estimular a produção de α-lactalbumina. A ativação de receptores sensores de cálcio (CaSRs) nas células epiteliais mamárias regula negativamente a proteína relacionada com o paratormônio (PTHrP) e aumenta o transporte de cálcio para o leite (Vanhouten, 2013). A serotonina também é sintetizada nas células epiteliais mamárias e desempenha um papel importante na manutenção da produção de leite (Collier, 2012).

A profusão e a duração da lactação subsequente são controladas, em grande parte, pelo estímulo repetitivo da amamentação e pelo esvaziamento do leite presente na mama. A prolactina é essencial à lactação, e as mulheres com necrose hipofisária grave – *síndrome de Sheehan* – não apresentam lactação (Cap. 58, p. 1133). Embora os níveis de prolactina plasmática diminuam depois do parto até níveis inferiores aos detectados durante a gravidez, cada episódio de amamentação aumenta suas concentrações (Pang, 2007). Pressupõe-se que um estímulo originado da mama suprima a secreção de dopamina (também conhecido como *fator de inibição da prolactina*) pelo hipotálamo. Por sua vez, isso aumenta transitoriamente a secreção de prolactina.

A neuro-hipófise secreta ocitocina em um padrão pulsátil. Isso estimula a expressão do leite da mama causando a contração das células mioepiteliais dos alvéolos e dos pequenos ductos lactíferos (ver Fig. 36-5). A ejeção do leite, ou *reflexo de descida*, é iniciada principalmente pela sucção, que estimula a neuro-hipófise a secretar ocitocina. Esse reflexo também pode ser ativado pelo choro do bebê, mas pode ser inibido pelo medo ou estresse materno (Stuebe, 2014).

■ Consequências imunológicas da amamentação

O leite humano contém várias substâncias imunes protetoras, inclusive IgA secretora e fatores de crescimento. Os anticorpos do leite humano estão dirigidos especificamente contra antígenos do ambiente materno, inclusive *Escherichia coli* (Iyengar, 2012). De acordo com o Centers for Disease Control and Prevention (Perrine, 2015), a amamentação diminui a incidência de infecções da orelha, respiratórias e gastrintestinais; enterocolite necrosante; e síndrome da morte súbita do lactente.

Estudos enfatizaram expressivamente o papel dos linfócitos do leite materno nos processos imunológicos do recém-nascido. O leite contém linfócitos B e T, mas esses últimos parecem diferir dos encontrados no sangue. Em termos mais específicos, os linfócitos T do leite são representados quase exclusivamente por células que apresentam antígenos específicos na membrana. Essas células T de memória parecem atuar como um mecanismo do efeito benéfico conferido pela experiência imune materna.

■ Amamentação

O leite humano é um alimento ideal para recém-nascidos, pois fornece nutrientes específicos para a idade, fatores imunológicos e substâncias antibacterianas. O leite também contém fatores que atuam como sinais biológicos, promovendo o crescimento e a diferenciação das células. Uma lista das vantagens da amamentação é mostrada na Tabela 36-3. Para a mãe e o bebê, os benefícios da amamentação são duradouros. Por exemplo, as mulheres que amamentam têm risco menor de câncer de mama e do trato reprodutivo, e seus filhos apresentam coeficientes de inteligência mais altos quando adultos, independentemente da gama de fatores que podem confundir essas análises (Jong, 2012; Kramer, 2008). A amamentação está associada à redução da retenção de peso no puerpério (Baker, 2008). Além disso, a incidência da síndrome de morte súbita do lactente é significativamente menor entre os lactentes amamentados. Bartek e colaboradores (2013) estimam que uma taxa de amamentação de 90% por 12 meses economizaria mais de 3 bilhões de dólares anualmente em custos extras com morbidade infantil e materna. Por todas essas razões, a American Academy of Pediatrics (2017) e o American College of Obstetricians and Gynecologists (2016a, 2017b) apoiam as recomendações da Organização Mundial da Saúde (World Health

TABELA 36-3 Vantagens da amamentação

Nutricionais
Imunológicas
Relacionadas com o desenvolvimento
Psicológicas
Sociais
Econômicas
Ambientais
Crescimento e desenvolvimento ideais
Riscos reduzidos de doenças agudas e crônicas

Dados de American Academy of Pediatrics e American College of Obstetricians and Gynecologists: Guidelines for Perinatal Care, 8th ed, Elk Grove Village, AAP, 2017.

TABELA 36-4 Dez passos para a amamentação bem-sucedida

1. Dispor de normas por escrito para a amamentação, transmitidas regularmente a todos os profissionais de saúde.
2. Treinar todos os membros da equipe nas habilidades necessárias à adoção dessas normas.
3. Informar todas as gestantes sobre os benefícios e a manutenção da amamentação.
4. Ajudar as mães a iniciarem a amamentação na primeira hora depois do nascimento.
5. Demonstrar às mães como amamentar e manter a lactação, mesmo que estejam separadas de seus bebês.
6. Oferecer aos recém-nascidos apenas leite, a menos que haja alguma indicação médica, e em nenhuma circunstância fornecer substitutos do leite, mamadeiras ou chupetas grátis ou a baixo custo.
7. Praticar o alojamento conjunto, que permite que as mães e os recém-nascidos fiquem juntos o dia inteiro.
8. Incentivar a amamentação em livre demanda.
9. Não dar chupetas artificiais aos recém-nascidos que estão em amamentação.
10. Ajudar a formar grupos de apoio à amamentação e encaminhar as mães a esses grupos.

Adaptada, com permissão, de World Health Organization: Protecting, promoting and supporting breast-feeding: the special role of maternity services. Geneva, World Health Organization, 1989.

Organization, 2011) sobre aleitamento materno exclusivo por até 6 meses.

O Surgeon General do U.S. Department of Health and Human Services (2011) relacionou alguns dos obstáculos à amamentação e sugeriu medidas práticas para contorná-los. As iniciativas educacionais que incluem aconselhamento do pai e das companheiras da gestante podem aumentar esses índices (Pisacane, 2005; Wolfberg, 2004). A *Baby Friendly Hospital Initiative* (Iniciativa Hospital Amigo da Criança) é um programa internacional desenvolvido para aumentar os índices de amamentação exclusiva e prolongar sua duração. Esse programa tem como base os *Ten Steps to Successful Breastfeeding* (Dez passos para a amamentação bem-sucedida) da Organização Mundial da Saúde (World Health Organization, 1989) (Tab. 36-4). Em todo o mundo, quase 20.000 hospitais são designados como "amigos da criança", no entanto apenas 10 a 15% dos hospitais nos Estados Unidos são designados (Centers for Disease Control and Prevention, 2014; Perrine, 2015). Forrester-Knauss e colaboradores (2013) descreveram tendências bem-sucedidas no sentido do aleitamento materno exclusivo na Suíça durante os 9 anos que se seguiram à implementação da Iniciativa Hospital Amigo da Criança. Em um estudo populacional de grande porte nos Estados Unidos, menos de dois terços dos recém-nascidos a termo eram amamentados exclusivamente ao peito por ocasião da alta hospitalar (McDonald, 2012).

Vários recursos estão disponíveis para as mães que desejam amamentar, inclusive informações *online* da American Academy of Pediatrics (http://www.aap.org) e da Liga Internacional das Amigas do Peito (http://www.llli.org).

■ Cuidados com as mamas

Os mamilos requerem poucos cuidados além de limpeza e atenção para evitar fissuras da pele. As fissuras mamilares tornam a amamentação dolorosa e podem afetar negativamente a produção de leite. Essas rachaduras também funcionam como portas de entrada para bactérias piogênicas. Como o leite seco tende a se acumular e irritar os mamilos, a limpeza da aréola com água e sabão neutro é recomendável antes e depois da amamentação. Quando os mamilos estão irritados ou rachados, recomenda-se lanolina tópica e utilizar um protetor mamilar por 24 horas ou mais. Embora falte evidência específica que apoie essa prática, a dor nos mamilos geralmente diminui em 10 dias (Dennis, 2014). Se a fissura for grave, o recém-nascido não poderá mamar no mamilo afetado. Em vez disso, a mama é esvaziada regularmente com uma bomba, até que as lesões tenham cicatrizado. A adaptação inadequada da boca do recém-nascido à mama pode causar essas fissuras. Por exemplo, o recém-nascido pode levar à boca apenas o mamilo, que é forçado contra o palato duro durante a mamada. São usados de preferência o mamilo e a aréola para distribuir uniformemente as forças de sucção. Além disso, a força do palato duro contra os seios lactíferos auxilia no esvaziamento eficiente, enquanto o mamilo é posicionado mais próximo ao palato mole.

■ Contraindicações à amamentação

A amamentação está contraindicada nas mulheres que utilizam drogas ilícitas ou não têm controle sobre a ingestão de álcool; tiveram bebês com galactosemia; são portadoras da infecção pelo vírus da imunodeficiência humana (HIV); têm tuberculose em atividade e ainda não tratada; utilizam determinados fármacos; ou fazem tratamento para câncer de mama (American Academy of Pediatrics, 2017; Faupel-Badger, 2013). Há algum tempo, o aleitamento materno é reconhecido como mecanismo de transmissão do HIV e proscrito nos países desenvolvidos em que a nutrição adequada estava disponível por outros meios. Outras infecções virais não contraindicam a amamentação. Por exemplo, com a infecção materna por citomegalovírus, o vírus e os anticorpos estão presentes no leite materno. Além disso, embora o vírus da hepatite B seja secretado no leite, a amamentação não está contraindicada quando os bebês de mães afetadas recebem imunoglobulina contra a hepatite B. A infecção materna pela hepatite C não é uma contraindicação, porque não foi demonstrado que a amamentação transmite a infecção (Society for Maternal-Fetal Medicine, 2017). As mulheres com infecção ativa pelo herpes-vírus simples podem amamentar seus bebês desde que não tenham lesões nas mamas e sejam tomados cuidados especiais de limpeza das mãos antes da amamentação.

■ Fármacos secretados no leite

A maioria dos fármacos administrados às mães é secretada no leite materno, embora a quantidade ingerida pelo bebê em geral seja pequena. Muitos fatores influenciam a excreção dos fármacos, inclusive concentração plasmática, grau de ligação às proteínas, pH do plasma e do leite, grau de ionização, lipossolubilidade e peso molecular (Rowe, 2013). A razão entre as concentrações do fármaco no leite e no plasma materno é representada pela *razão leite-plasma da concentração do fármaco*. Em condições ideais, de forma a minimizar a exposição do bebê, a escolha dos fármacos a serem administrados à mãe deve dar preferência aos compostos que tenham meias-vidas curtas, não sejam bem absorvidos por via oral e sejam menos lipossolúveis. Se for necessário administrar várias doses do fármaco ao longo do dia, cada dose deverá ser ingerida pela mãe *depois* da amamentação mais próxima. Os fármacos administrados em dose única diária podem ser ingeridos pouco antes do intervalo de sono mais longo do bebê – em geral, na hora de deitar (Spencer, 2002).

Apenas alguns fármacos são absolutamente contraindicados durante o aleitamento materno (Berlin, 2013; Bertino, 2012).

Agentes citotóxicos podem interferir no metabolismo celular e causar imunossupressão ou neutropenia, afetar o crescimento e, ao menos teoricamente, aumentar o risco de desenvolver cânceres na infância. Exemplos incluem ciclofosfamida, ciclosporina, doxorrubicina, metotrexato e micofenolato. Quando um fármaco suscita preocupação, a importância do tratamento precisa ser confirmada. É necessário determinar se há uma alternativa mais segura, ou se a exposição neonatal pode ser minimizada quando a dose do fármaco é administrada imediatamente após cada mamada (American Academy of Pediatrics, 2017). Por fim, drogas recreativas como maconha e álcool devem ser evitadas (American College of Obstetricians and Gynecologists, 2017a). A página do National Institutes of Health (LactMed), que pode ser acessada no endereço toxnet.nlm.nih.gov, fornece informações sobre fármacos específicos.

Os isótopos radioativos de cobre, gálio, índio, iodo, sódio e tecnécio aparecem rapidamente no leite materno. Antes de realizar qualquer exame diagnóstico com esses isótopos, recomenda-se consultar um especialista em medicina nuclear (Cap. 46, p. 908). O objetivo é utilizar um radionuclídeo com tempo de excreção mais curto no leite materno. A mãe deve ordenhar suas mamas antes do exame e armazenar leite suficiente no congelador para alimentar seu bebê. Depois do exame, ela deve retirar leite com uma bomba para manter o fluxo, mas deve descartar todo o leite produzido durante o período em que há radioatividade. Isso varia de 15 horas até 2 semanas, dependendo do isótopo utilizado. É importante salientar que o iodo radioativo concentra-se e persiste na tireoide. As considerações especiais relativas a esse isótopo estão descritas no Capítulo 63 (p. 1201).

■ Ingurgitamento mamário

Comumente ocorre em mulheres que não amamentam. É caracterizado por vazamento de leite e dor na mama, que atingem o pico em 3 a 5 dias após o parto (Spitz, 1998). Até metade dessas mulheres necessitam de analgesia para aliviar a dor mamária, e até 10% relatam que a dor intensa persiste por até 14 dias.

Existem poucas evidências que permitem recomendar com segurança qualquer tratamento específico (Mangesi, 2016). Apesar disso, as mamas podem ser sustentadas por sutiãs firmes, cinta mamária ou sutiãs esportivos. Compressas geladas e analgésicos orais administrados por 12 a 24 horas atenuam o desconforto. Os agentes farmacológicos ou hormonais em geral não são recomendados para suprimir a lactação.

A febre causada pela ingurgitação mamária era comum antes do ressurgimento da amamentação. Em um estudo, Almeida e Kitay (1986) relataram que 13% das mulheres puérperas tinham febre causada por ingurgitamento, que variava de 37,8 a 39°C. A febre raramente persiste por mais de 4 a 16 horas. A incidência e a gravidade do ingurgitamento, bem como a febre associada, são muito menores quando as mulheres amamentam. Também é importante excluir outras causas de febre, principalmente as infecciosas. Entre elas, a *mastite* é uma infecção do parênquima mamário. Essa condição é relativamente comum nas mulheres que amamentam e está descrita no Capítulo 37 (p. 675).

■ Outros problemas da lactação

Com *mamilos invertidos*, os ductos lactíferos abrem-se diretamente em uma depressão existente no centro da aréola. Com esses mamilos deprimidos, a amamentação é difícil. Se a depressão não for profunda, o leite poderá ser aproveitado, em alguns casos com a utilização de uma bomba de ordenha. Por outro lado, quando o mamilo é acentuadamente invertido, durante os últimos meses da gravidez são realizadas tentativas diárias de evertê-lo com as pontas dos dedos.

Mamas extras (*polimastia*) ou mamilos extras (*politelia*) podem formar-se ao longo da crista mamária embrionária primitiva. Também conhecida como *linha do leite*, essa linha estende-se bilateralmente da axila até a virilha. Em algumas mulheres, restos de tecido mamário acessório podem ser encontrados no monte do púbis ou na vulva (Wagner, 2013). Na população em geral, a incidência de tecido mamário acessório varia de 0,22 a 6% (Loukas, 2007). Essas mamas também podem ser tão pequenas a ponto de serem confundidas com sinais pigmentados, ou, em caso de não haver mamilo, com linfadenopatia ou lipoma. A polimastia não tem significado obstétrico, embora seu crescimento ocasional durante a gestação ou o ingurgitamento depois do parto possa causar desconforto e ansiedade na paciente.

Galactocele é um ducto lactífero que é obstruído em consequência de secreções espessadas. O volume acumulado em geral é pequeno, mas quantidades excessivas podem formar uma massa flutuante – uma galactocele – que pode causar sintomas compressivos e adquirir o aspecto de um abscesso. Essa lesão pode regredir espontaneamente ou requerer aspiração.

O volume de leite secretado varia muito entre os indivíduos. Isso não depende das condições gerais de saúde da mãe, mas sim do desenvolvimento das glândulas mamárias. Em casos raros, há ausência completa de secreção mamária – *agalactia*. Em alguns casos, a secreção mamária é excessiva – *poligalactia*.

CUIDADOS HOSPITALARES

Durante as primeiras 2 horas depois do parto, a pressão arterial e o pulso são aferidos a cada 15 minutos, ou em intervalos menores quando há necessidade. A temperatura é aferida a cada 4 horas nas primeiras 8 horas e, em seguida, no mínimo a cada 8 horas (American Academy of Pediatrics, 2017). O volume do sangramento vaginal deve ser monitorado, e o fundo do útero deve ser palpado para verificar se está bem contraído. Se for detectada atonia uterina, o útero deverá ser massageado através da parede abdominal até que fique contraído. Em alguns casos, também é necessário administrar uterotônicos. O sangue pode acumular-se dentro do útero, sem sangramento exterior. Ele pode ser detectado imediatamente pelo crescimento uterino durante a palpação do fundo do útero nas primeiras horas depois do parto. Como a probabilidade de ocorrer hemorragia significativa é maior logo depois do parto, mesmo nas gestantes normais, o útero deve ser cuidadosamente monitorado no mínimo por 1 hora depois do parto. A hemorragia pós-parto está descrita no Capítulo 41 (p. 758). Se analgesia regional ou anestesia geral tiverem sido utilizadas durante o trabalho de parto ou nascimento, a mãe deverá ficar em observação na sala de recuperação com profissionais e equipamentos apropriados.

As mulheres devem deixar o leito algumas horas depois do parto. Ao menos durante a primeira vez que se levantarem, um auxiliar deve estar presente para o caso de ocorrer síncope. As diversas vantagens confirmadas da deambulação imediata incluem menos complicações vesicais, incidência menor de constipação e taxas menores de tromboembolismo venoso do puerpério. Como discutido na p. 655, trombose venosa profunda e embolia pulmonar são comuns no puerpério (ver Fig. 36-3). Em uma investigação com mulheres puérperas no Parkland Hospital, os pesquisadores demonstraram que a incidência de tromboembolismo venoso era de 0,008% depois do parto vaginal e de 0,04% depois da cesariana. Nosso grupo atribuiu essa incidência baixa à deambulação precoce. Os fatores de risco e outras medidas recomendadas para diminuir a incidência de tromboembolismo estão descritos no Capítulo 52 (p. 1004).

As mulheres submetidas a partos vaginais não necessitam de quaisquer restrições dietéticas. Duas horas após o parto vaginal sem complicações, uma mulher pode comer. Se for amamentar, as quantidades de calorias e proteínas consumidas pela mãe durante a gravidez deverão ser ligeiramente maiores, conforme as recomendações do Food and Nutrition Board do National Research Council (Cap. 9, p. 167). No caso de a mãe não amamentar, as necessidades dietéticas são as mesmas que tinha antes de engravidar. Recomendamos a suplementação oral de ferro por pelo menos 3 meses após o parto e a avaliação do hematócrito na primeira consulta pós-parto.

Como observado anteriormente, ocorrem quedas profundas nos níveis de estrogênio após a remoção da placenta. De forma semelhante à menopausa, as mulheres no pós-parto podem sentir ondas de calor, principalmente à noite. É importante ressaltar que a temperatura da paciente é avaliada para diferenciar esses eventos vasomotores fisiológicos de infecção.

Em mulheres com enxaqueca, o hipoestrogenismo expressivo pode desencadear cefaleia. É importante ressaltar que cefaleias graves devem ser diferenciadas de cefaleia espinal ou complicações hipertensivas. Os cuidados variam dependendo da gravidade da enxaqueca. As cefaleias leves podem responder a analgésicos como ibuprofeno ou paracetamol. Alternativamente, um agente que combina mucato de isometepteno, um simpatomimético; dicloralfenazona, um sedativo leve; e paracetamol, é compatível com a amamentação. Para cefaleias mais graves, podem ser administrados narcóticos orais ou sistêmicos. Em vez do agente combinado citado acima, uma triptana, como a sumatriptana, pode efetivamente aliviar a cefaleia por causar vasoconstrição intracraniana.

■ Cuidados perineais

A paciente deve ser instruída a limpar a vulva de frente para trás – da vulva para o ânus. A aplicação de bolsa de gelo no períneo pode ajudar a reduzir o edema e o desconforto durante as primeiras 24 horas, caso tenha ocorrido laceração perineal ou episiotomia. A maioria das mulheres também parece sentir alívio com a aplicação periódica de um *spray* anestésico local. *A dor perineal, vaginal ou retal grave sempre deve ser avaliada por inspeção e palpação cuidadosas.* Em geral, desconforto intenso indica algum problema, como hematoma formado em torno do primeiro dia ou infecção depois do terceiro ou quarto dia (Cap. 37, p. 674, e Cap. 41, p. 764). Aproximadamente 24 horas após o parto, o calor úmido, proporcionado pelos banhos de assento com água morna, pode ser usado para atenuar o desconforto local. Os banhos de banheira depois do parto também são permitidos. Normalmente, a incisão de episiotomia está cicatrizada por completo e é quase assintomática em torno da terceira semana.

Em casos raros, o colo e ocasionalmente uma parte do corpo uterino podem sair pela vulva depois do parto. Essa condição evidencia-se por graus variáveis de prolapso das paredes vaginais anteriores e posteriores. Os sinais e sintomas incluem uma massa palpável no introito vaginal ou depois dele, dificuldade de urinar ou sensação de pressão no períneo. Nos casos típicos, a procidência puerperal melhora com o tempo, conforme o peso do útero diminui com a involução. Como medida temporária para os casos de prolapso acentuado, o útero pode ser recolocado e mantido em sua posição por um pessário apropriado.

As veias hemorroidárias frequentemente ficam congestionadas ao termo. A trombose é comum e pode ser promovida pela ação de empurrar durante o segundo período do trabalho de parto. O tratamento inclui anestésicos aplicados topicamente, bacias de água quente e agentes amaciadores de fezes. Preparações tópicas sem receita médica contendo corticosteroides, adstringentes ou fenilefrina são frequentemente usadas, mas nenhum estudo randomizado apoiou a sua eficácia em comparação com o manejo conservador.

■ Função vesical

Na maioria dos serviços de obstetrícia, os líquidos intravenosos são infundidos durante o parto e durante a primeira hora depois do nascimento. A ocitocina, em doses que produzem efeito antidiurético, em geral deve ser infundida depois do parto, sendo comum ocorrer o enchimento rápido da bexiga. Além disso, a sensibilidade vesical e sua capacidade de esvaziar-se espontaneamente podem ficar reduzidas pela anestesia local ou analgesia condutiva, por trauma da bexiga, pela episiotomia ou por lacerações e pelo parto vaginal instrumentado. Assim, retenção urinária com hiperdistensão da bexiga é comum no puerpério imediato. A incidência em mais de 5.500 mulheres estudadas com um rastreio na bexiga foi de 5,1% (Buchanan, 2014). Em outro estudo, Musselwhite e colaboradores (2007) relataram retenção em 4,7% das mulheres que receberam analgesia peridural no trabalho de parto. Os fatores de risco que aumentaram a chance de ocorrer retenção foram primiparidade, cesariana, trabalho de parto induzido ou estimulado por ocitocina, lacerações do períneo, parto vaginal instrumentado, cateterização durante o trabalho de parto e duração do trabalho de parto > 10 horas.

A profilaxia da hiperdistensão vesical consiste em observar as puérperas depois do parto para assegurar que suas bexigas não estejam cheias e que esvaziem adequadamente depois de cada micção. A bexiga dilatada pode ser palpada na região suprapúbica ou evidenciada indiretamente no abdome à medida que o fundo do útero ascende acima da cicatriz umbilical. O uso de um sistema de ultrassonografia da bexiga sistemático foi estudado para detectar altos volumes da bexiga e, portanto, retenção urinária pós-parto (Buchanan, 2014; Van Os, 2006).

Quando a paciente não urina nas primeiras 4 horas depois do parto, não é provável que consiga fazê-lo de maneira espontânea. Se a paciente tiver dificuldade de urinar inicialmente, é provável que também terá problemas adicionais. Desse modo, deve-se realizar um exame para detectar hematomas do períneo e do trato genital. Quando a bexiga está hiperdistendida, o cateter urinário de demora deve permanecer até que os fatores que causaram a retenção tenham regredido. Mesmo que não haja uma causa detectável, em geral é melhor deixar o cateter no local por no mínimo 24 horas. Isso evita recidiva e permite a recuperação do tônus e da sensibilidade normais da bexiga.

Quando o cateter é retirado, é feita uma tentativa de esvaziamento para demonstrar a capacidade de urinar de modo adequado. Se a paciente não conseguir urinar depois de 4 horas, ela deve ser cateterizada, e o volume urinário deve ser medido. Se for maior que 200 mL, a bexiga não está funcionando adequadamente, e o cateter deve permanecer por mais 24 horas. Embora raro, se a retenção persistir após um segundo teste de micção, podem ser escolhidos um cateter permanente aberto em bolsa, e a paciente retorna em 1 semana para um teste de micção ambulatorial. O autocateterismo intermitente é outra opção (Mulder, 2017).

Durante a tentativa para urinar, se o volume drenado de urina for menor que 200 mL, o cateter poderá ser retirado, e a bexiga subsequentemente deve ser reavaliada, conforme descrito anteriormente. Harris e colaboradores (1977) relataram que 40% dessas mulheres desenvolvem bacteriúria, razão pela qual é recomendável administrar uma única dose ou um ciclo curto de tratamento com antibiótico contra uropatógenos depois da remoção do cateter.

■ Dor, humor e função cognitiva

O desconforto depois da cesariana e suas causas estão descritos no Capítulo 30 (p. 585). Durante as primeiras horas depois do parto vaginal, a mãe pode sentir-se desconfortável em razão de contrações do puerpério, episiotomia e lacerações, ingurgitamento mamário e, por vezes, cefaleia pós-punção lombar. Os analgésicos mais fracos contendo codeína, ácido acetilsalicílico ou paracetamol, preferencialmente em combinação, devem ser administrados a cada 4 horas durante os primeiros dias.

É importante fazer o rastreamento de depressão nas mulheres após o parto (American College of Obstetricians and Gynecologists, 2016b). É muito comum que a mãe apresente algum grau de humor deprimido por alguns dias depois do parto. Conhecida como *tristeza pós-parto (postpartum blues)*, essa condição provavelmente se deve a vários fatores incluindo abatimento emocional que se segue ao entusiasmo e aos medos vivenciados durante a gravidez e o parto; desconfortos do puerpério imediato; fadiga causada pela privação de sono; ansiedade quanto à capacidade de cuidar adequadamente do recém-nascido; e problemas relativos à imagem corporal. Na maioria das pacientes, o tratamento eficaz consiste em instruções antecipadas, detecção e tranquilização. Em geral, o transtorno é leve e autolimitado (2 a 3 dias), embora em alguns casos possa persistir por até 10 dias. Quando esse humor deprimido persiste ou piora, a paciente deve ser avaliada quanto à existência de sintomas de depressão maior (Cap. 61, p. 1176). A ideação suicida ou infanticida deve ser tratada como uma emergência. Como a depressão pós-parto grave recidiva em pelo menos um quarto das mulheres em suas gestações subsequentes, alguns autores recomendam que a profilaxia farmacológica seja iniciada no final da gravidez ou logo depois do parto.

Por fim, as alterações hormonais pós-parto de algumas mulheres podem afetar a função cerebral. Bannbers e colaboradores (2013) compararam uma medida da função executiva de mulheres puérperas e de controles e detectaram reduções no grupo de puérperas.

■ Problemas neuromusculoesqueléticos

Neuropatias obstétricas

A compressão dos ramos do plexo dos nervos lombossacrais durante o trabalho de parto pode ser evidenciada por queixas de neuralgia intensa ou dores espasmódicas que percorrem uma ou ambas as pernas logo que a cabeça do feto desce para a pelve. Se o nervo for lesionado, a dor poderá persistir depois do parto e pode haver graus variáveis de déficit sensitivo ou paralisia muscular. Em alguns casos, a paciente apresenta ptose do pé, que pode ser atribuída à lesão localizada no nível do plexo lombossacral, do nervo isquiático ou do nervo fibular comum (Bunch, 2014). Os componentes do plexo lombossacral atravessam o rebordo pélvico e podem ser comprimidos pela cabeça do feto ou pelo fórceps. Os nervos fibulares comuns podem ser comprimidos externamente quando as pernas estão apoiadas nos estribos, principalmente durante o trabalho de parto com segundo período prolongado.

A neuropatia obstétrica é relativamente incomum. Wong e colaboradores (2003) avaliaram mais de 6.000 mulheres puérperas e demonstraram que cerca de 1% tinha lesão neural confirmada. As neuropatias do nervo cutâneo femoral lateral foram as mais comuns (24%), seguidas das neuropatias do nervo femoral (14%). Um terço das lesões tinha déficit motor associado. Os fatores de risco eram nuliparidade, segundo período prolongado e esforço prolongado na posição de semi-Fowler. A duração média dos sintomas foi de 2 meses, com variação de 2 semanas a 18 meses.

As lesões nervosas associadas à cesariana incluem os nervos ílio-hipogástrico e ilioinguinal (Rahn, 2010). Eles são descritos em detalhes no Capítulo 2 (p. 15).

■ Lesões musculoesqueléticas

A dor na cintura pélvica, nos quadris ou nos membros inferiores pode ser causada pelo estiramento ou por lacerações ocorridos durante o parto normal ou difícil. A ressonância magnética (RM) costuma ser informativa (Miller, 2015). Um exemplo é o hematoma do músculo piriforme demonstrado na Figura 36-6. A maioria das lesões regride com anti-inflamatórios e fisioterapia. Em casos raros, pode haver piomiosite séptica, como ocorre, por exemplo, com abscesso do músculo iliopsoas (Nelson, 2010; Young, 2010).

A separação da sínfise púbica ou de uma das sincondroses sacroilíacas durante o trabalho de parto causa dor e interfere de maneira acentuada na locomoção (Fig. 36-7). As estimativas das incidências dessas complicações variam de 1 em 600 até 1 em 30.000 partos (Reis, 1932; Taylor, 1986). Com base em nossas experiências, as separações sintomáticas não são comuns. Quando causam sintomas, a dor em geral tem início agudo durante o parto, mas os sintomas podem começar antes do nascimento ou até 48 horas depois do parto (Snow, 1997). Em casos suspeitos, a radiografia é normalmente indicada. A distância normal da articulação sinfisial é de 0,4 a 0,5 cm e a separação sinfisial > 1 cm é diagnóstica de diástase. Em geral, o tratamento é conservador, com repouso em decúbito lateral e estabilizadores pélvicos bem-adaptados (Lasbleiz, 2017). Em alguns casos, é necessária intervenção cirúrgica para corrigir as separações sinfisiais de mais de 4 cm (Kharrazi, 1997). O risco de recidiva é alto nas gestações subsequentes, e Culligan e colaboradores (2002) recomendam considerar a cesariana.

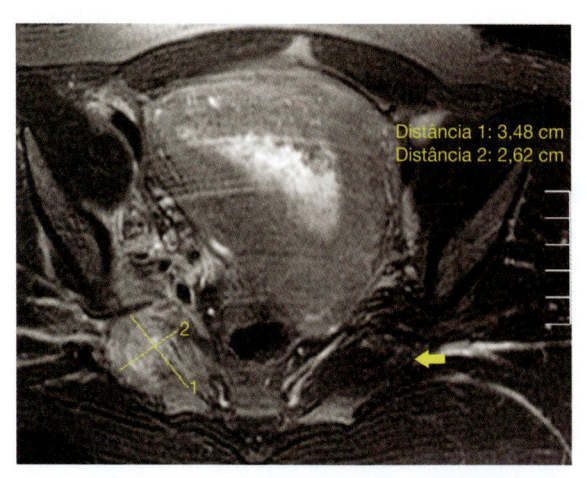

FIGURA 36-6 Compare a massa não homogênea no músculo piriforme direito, compatível com hematoma (*medidas com o cursor amarelo*), com o músculo piriforme esquerdo de aspecto normal (*seta amarela*).

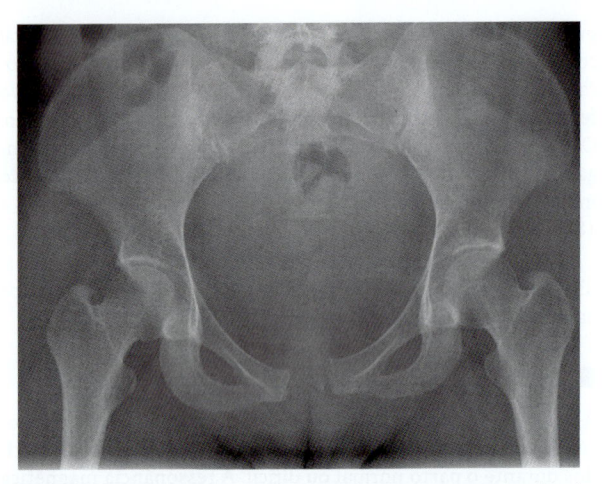

FIGURA 36-7 Separação sinfisial púbica observada no primeiro dia pós-parto após o parto vaginal de um recém-nascido de 2.840 g. A paciente apresentava dor no osso púbico e dor com a deambulação. Observou-se marcha arrastada, e ela tinha dificuldade em elevar as pernas quando em posição supina. A paciente foi tratada com fisioterapia e analgésicos. Um estabilizador pélvico foi aplicado, e um andador com rodas foi fornecido. Ela melhorou rapidamente e recebeu alta para casa no dia 5 do pós-operatório.

Em alguns casos, as fraturas de sacro ou ramo púbico são causadas por partos sem complicações (Alonso-Burgos, 2007; Speziali, 2015). Como descrito no Capítulo 58 (p. 1129), esse tipo de fratura é mais provável quando há osteoporose associada ao tratamento com heparina ou corticoide (Cunningham, 2005). Em casos raros (mas graves), a osteomielite (*osteíte púbica*) bacteriana pode ser devastadora. Lawford e colaboradores (2010) publicaram um desses casos, que causou edema vulvar volumoso.

■ Imunizações

As gestantes D-negativas que não foram imunizadas e cujos recém-nascidos são D-positivos devem receber 300 µg da imunoglobulina anti-D logo depois do parto (Cap. 15, p. 305). Mulheres que ainda não são imunes à rubéola ou varicela são excelentes candidatas à vacinação antes da alta (Swamy, 2015). Aquelas que não foram vacinadas contra tétano/difteria ou influenza devem receber essas vacinas (American College of Obstetricians and Gynecologists, 2017c). Morgan e colaboradores (2015) relataram que a implementação de um alerta de melhores práticas no prontuário eletrônico foi associada a uma taxa de imunização contra tétano/difteria de 97% no Parkland Hospital. A vacinação também é discutida no Capítulo 9 (p. 171).

■ Alta hospitalar

Depois do parto vaginal sem complicações, a hospitalização raramente é necessária por mais de 48 horas. As mulheres devem receber instruções sobre as alterações fisiológicas normais esperadas durante o puerpério, como padrões dos lóquios, perda de peso por diurese e descida do leite. Além disso, precisam receber instruções sobre febre, sangramento vaginal excessivo ou dor, edema ou hipersensibilidade nos membros inferiores. Cefaleia, dispneia ou dor torácica justificam avaliação imediata.

Atualmente, a duração das internações hospitalares depois de trabalho de parto e parto é regulada por lei federal nos Estados Unidos (Cap. 32, p. 616). As normas atuais determinam que as internações sejam de até 48 horas depois do parto vaginal sem complicações e de até 96 horas depois da cesariana sem complicações (American Academy of Pediatrics, 2017; Blumenfield, 2015). A alta hospitalar mais precoce é aceitável para algumas mulheres adequadamente selecionadas que a desejarem.

■ Contracepção

Durante a internação, é realizado um esforço conjunto para dar à família informações sobre planejamento familiar. As várias modalidades de contracepção estão descritas no Capítulo 38, e os procedimentos de esterilização, no Capítulo 39.

As mulheres que não amamentam recomeçam a menstruar, em geral, dentro de 6 a 8 semanas. Contudo, em alguns casos, é difícil definir clinicamente uma data específica para o primeiro período menstrual depois do parto. Uma porcentagem pequena das mulheres tem sangramentos pequenos a moderados e intermitentes, que começam logo depois do parto. Em média, a ovulação ocorre dentro de 7 semanas, mas esse intervalo varia de 5 a 11 semanas (Perez, 1972). Além disso, também existem relatos de ovulação antes de 28 dias (Hytten, 1995). Desse modo, a concepção é possível durante o puerpério, definido arbitrariamente como um período de 6 semanas. *As mulheres sexualmente ativas durante o puerpério e que não desejam engravidar devem iniciar a contracepção.* Por exemplo, Kelly e colaboradores (2005) demonstraram que, em torno do terceiro mês depois do parto, 58% das adolescentes tinham reiniciado suas atividades sexuais, mas apenas 80% delas faziam contracepção. Por essa razão, alguns especialistas recomendam anticoncepcionais reversíveis de ação prolongada (LARCs, de *long-acting reversible contraceptives*) (Baldwin, 2013).

As mulheres que amamentam ovulam com menos frequência, quando comparadas com as que não amamentam, mas existem grandes variações. O reinício da ovulação depende de fatores biológicos individuais e da intensidade da amamentação. As que amamentam podem menstruar pela primeira vez já no segundo mês depois do parto ou demorar até 18 meses. Campbell e Gray (1993) analisaram diariamente amostras de urina para determinar a época da ovulação de 92 mulheres que estavam amamentando. Como se pode observar na Figura 36-8, a amamentação em geral atrasa o reinício da ovulação, ainda que, como já foi

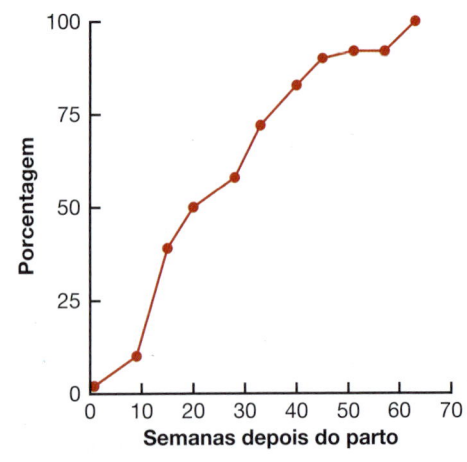

FIGURA 36-8 Porcentagens cumulativas de mulheres amamentando que ovularam durante as primeiras 70 semanas depois do parto. (Dados de Campbell OM, Gray RH: Characteristics and determinants of postpartum ovarian function in women in the United States. Am J Obstet Gynecol 169:55, 1993.)

salientado, nem sempre impeça sua ocorrência. Outros resultados desse estudo foram os seguintes:

1. O reinício da ovulação em geral era evidenciado pelo retorno do sangramento menstrual normal.
2. A amamentação por 15 minutos, sete vezes por dia, atrasou o reinício da ovulação.
3. A ovulação pode ocorrer sem sangramento.
4. O sangramento pode ocorrer sem ovulação.
5. O risco de engravidar para as mulheres que amamentavam era de cerca de 4% ao ano.

Para as mulheres que amamentam, os contraceptivos que contêm apenas progesterona – pílulas de progesterona depósito de medroxiprogesterona ou implantes de progesterona – não interferem na qualidade ou na quantidade do leite. O sucesso com o anel vaginal liberador de progesterona também foi descrito (Carr, 2016). Esses contraceptivos podem ser iniciados a qualquer tempo durante o puerpério. Os anticoncepcionais combinados (estrogênio e progesterona) tendem a reduzir a quantidade de leite materno; contudo, em situações apropriadas, também podem ser usados pelas mulheres que amamentam. Esses métodos hormonais são discutidos no Capítulo 38.

CUIDADOS DOMICILIARES

■ Relações sexuais

Nenhum dado baseado em evidências orienta a retomada do coito após o parto, e as práticas são individualizadas (Minig, 2009). Depois de 2 semanas, as relações sexuais podem ser reiniciadas *conforme o desejo e o conforto*. Barrett e colaboradores (2000) relataram que quase 90% das 484 primíparas reiniciaram suas atividades sexuais até o sexto mês. Além disso, embora 65% tenham referido problemas, apenas 15% conversaram sobre isso com um profissional de saúde.

As relações sexuais precoces podem ser desagradáveis ou até muito dolorosas, o que pode estar relacionado a incisões de episiotomia ou a lacerações graves. Em um estudo de mulheres sem episiotomia, apenas 0,4% das que apresentaram ruptura de primeiro ou segundo grau apresentaram dispareunia (Ventolini, 2014). Por outro lado, em primíparas com episiotomia, 67% tiveram disfunção sexual aos 3 meses, 31% aos 6 meses e 15% aos 12 meses (Chayachinda, 2015). A dispareunia também foi comum após a cesariana (McDonald, 2015).

No pós-parto, o epitélio vulvovaginal é fino, e há pouquíssima lubrificação depois de estímulo sexual. Isso se deve ao estado de hipoestrogenemia que se segue ao parto e persiste até que a ovulação recomece. Essa dificuldade pode ser particularmente problemática nas mulheres que amamentam e persistem no estado de hipoestrogenemia por muitos meses depois do parto (Palmer, 2003). De forma a tratar esse problema, podem ser aplicadas pequenas quantidades de um creme de estrogênio tópico diariamente durante várias semanas nos tecidos vulvares. Além disso, podem ser utilizados lubrificantes vaginais durante o coito.

Esse mesmo afinamento do epitélio vulvovaginal pode levar à disúria. O estrogênio tópico pode ser novamente oferecido quando a cistite for excluída.

■ Morbidade materna tardia

Quando consideradas em conjunto, as morbidades maternas leves e graves são surpreendentemente comuns nos meses subsequentes ao nascimento. Em um estudo com 1.249 mães britânicas

TABELA 36-5 Morbidades puerperais relatadas com 8 semanas

Morbidade	Porcentagem[a]
Fadiga	59
Problemas mamários	36
Anemia	25
Lombalgia	24
Hemorroidas	23
Cefaleia	22
Tristeza	21
Constipação	20
Deiscência das suturas	16
Secreção vaginal	15

[a]Em 87% de todas as mulheres, pelo menos um sintoma foi relatado.
Dados de Glazener CM, Abdalla M, Stroud P, et al: Postnatal maternal morbidity: extent, causes, prevention and treatment. BJOG 102:282, 1995.

acompanhadas por até 18 meses, 3% necessitaram de reinternação hospitalar nas primeiras 8 semanas (Glazener, 1995; Thompson, 2002). Problemas de saúde menos graves durante o mesmo período foram relatados por 87% (Tab. 36-5). Além disso, quase 75% das mulheres continuaram a ter vários problemas por até 18 meses. Os médicos devem estar conscientes desses problemas potenciais, que ocorrem em suas pacientes convalescentes.

■ Acompanhamento clínico

Por ocasião da alta, as mulheres que tiveram parto vaginal sem complicações podem retomar a maior parte de suas atividades, como tomar banho, dirigir e cuidar das tarefas domésticas. Jimenez e Newton (1979) tabularam as informações transculturais de 202 sociedades de diferentes regiões geográficas do mundo. Depois do nascimento, a maioria das sociedades não limita as atividades físicas, e cerca de 50% esperam o retorno pleno às obrigações em 2 semanas. Wallace e colaboradores (2013) relataram que 80% das mulheres que trabalhavam durante a gravidez retornaram ao trabalho dentro de 1 ano depois do parto. Apesar disso, Tulman e Fawcett (1988) relataram que apenas 50% das mulheres recuperaram seu nível habitual de vigor em 6 semanas. As mulheres que deram à luz por parto vaginal tinham chances duas vezes maiores de referir níveis normais de energia nessa ocasião, em comparação com as gestantes submetidas à cesariana. Em condições ideais, os cuidados e a nutrição do bebê devem ser proporcionados pela mãe, com ampla ajuda do pai.

A American Academy of Pediatrics e o American College of Obstetricians and Gynecologists (2017) recomendam uma consulta pós-parto entre 4 e 6 semanas. Essa recomendação mostrou-se muito satisfatória para detectar anormalidades que ocorrem depois do puerpério e para iniciar os esquemas contraceptivos.

REFERÊNCIAS

Ahdoot D, Van Nostrand KM, Nguyen NJ, et al: The effect of route of delivery on regression of abnormal cervical cytologic findings in the postpartum period. Am J Obstet Gynecol 178:1116, 1998

Almeida OD Jr, Kitay DZ: Lactation suppression and puerperal fever. Am J Obstet Gynecol 154:940, 1986

Alonso-Burgos A, Royo P, Diaz L, et al: Labor-related sacral and pubic fractures. J Bone Joint Surg 89:396, 2007

American Academy of Pediatrics: Breastfeeding and the use of human milk. Pediatrics 129(3):e827, 2012

American Academy of Pediatrics, American College of Obstetricians and Gynecologists: Guidelines for Perinatal Care, 8th ed. Elk Grove Village, AAP, 2017

American College of Obstetricians and Gynecologists: Breastfeeding in underserved women: increasing initiation and continuation of breastfeeding. Committee Opinion No. 570, August 2013, Reaffirmed 2016a

American College of Obstetricians and Gynecologists: Screening for perinatal depression. Committee Opinion No. 630, May 2015, Reaffirmed 2016b

American College of Obstetricians and Gynecologists: Marijuana use during pregnancy and lactation. Committee Opinion No. 722, October 2017a

American College of Obstetricians and Gynecologists: Optimizing support for breastfeeding as part of obstetric practice. Committee Opinion No. 658, February 2016, Reaffirmed 2017b

American College of Obstetricians and Gynecologists: Update on immunizationand pregnancy: tetanus, diphtheria, and pertussis vaccination. Committee Opinion No. 718, September 2017c

Anderson WR, Davis J: Placental site involution. Am J Obstet Gynecol 102:23, 1968

Andrew AC, Bulmer JN, Wells M, et al: Subinvolution of the uteroplacental arteries in the human placental bed. Histopathology 15:395, 1989

Andrews MC: Epithelial changes in the puerperal fallopian tube. Am J Obstet Gynecol 62:28, 1951

Bae HS, Ahn KH, Oh MJ, et al: Postpartum uterine involution: sonographic changes in the endometrium between 2 and 6 weeks postpartum related to delivery mode and gestational age at delivery. Ultrasound Obstet Gynecol 39(6):727, 2012

Baker JL, Gamborg M, Heitmann BL, et al: Breastfeeding reduces postpartum weight retention. Am J Clin Nutr 88(6):1543, 2008

Baldwin MK, Edelman AB: The effect of long-acting reversible contraception on rapid repeat pregnancy in adolescents: a review. J Adolesc Health 52(4 Suppl):S47, 2013

Ballard O, Morrow AL: Human milk composition: nutrients and bioactive factors. Pediatr Clin North Am 60(1):49, 2013

Bannbers E, Gingnell M, Engman J, et al: Prefrontal activity during response inhibition decreases over time in the postpartum period. Behav Brain Res 241:132, 2013

Barrett G, Pendry E, Peacock J, et al: Women's sexual health after childbirth. BJOG 107:186, 2000

Bartek MC, Stuebe AM, Schwarz EB, et al: Cost analysis of maternal disease associated with suboptimal breastfeeding. Obstet Gynecol 122:111, 2013

Belachew J, Axelsson O, Mulic-Lutvica A, et al: Longitudinal study of the uterine body and cavity with three-dimensional ultrasonography in the puerperium. Acta Obstet Gynecol Scand 91(10):1184, 2012

Berlin CM Jr, van den Anker JN: Safety during breastfeeding: drugs, foods, environmental chemicals, and maternal infections. Semin Fetal Neonatal Med 18(1):13, 2013

Bertino E, Varalda A, Di Nicola P, et al: Drugs and breastfeeding: instructions for use. J Matern Fetal Neonatal Med 25(Suppl 4):78, 2012

Blumenfield YJ, El-sayed YY, Lyell DJ, et al: Risk factors for prolonged postpartum length of stay following cesarean delivery. Am J Perinatol 32:825, 2015

Buchanan J, Beckmann M: Postpartum voiding dysfunction: identifying the risk factors. Aust N Z J Obstet Gynaecol 54(1):41, 2014

Buhimschi CS, Buhimschi IA, Malinow AM, et al: Myometrial thickness during human labor and immediately postpartum. Am J Obstet Gynecol 188:553, 2003

Bunch K, Hope E: An uncommon case of bilateral peroneal nerve palsy following delivery: a case report and review of the literature. Case Rep Obstet Gynecol 2014:746480, 2014

Campbell OM, Gray RH: Characteristics and determinants of postpartum ovarian function in women in the United States. Am J Obstet Gynecol 169:55, 1993

Carr SL, Gaffield ME, Dragoman MV, et al: Safety of the progesterone-releasing vaginal ring (PVR) among lactating women. Contraception 94(3):253, 2016

Centers for Disease Control and Prevention: Breastfeeding Report Card—United States, 2014. Available at: http://www.cdc.gov/breastfeeding/data/reportcard.htm. Accessed March 27, 2016

Centers for Disease Control and Prevention: PRAMS, the Pregnancy Risk Assessment Monitoring System. 2016. Available at: http://www.cdc.gov/PRAMS/index.htm. Accessed March 27, 2016

Chayachinda C, Titapant V, Ungkanungdecha A: Dyspareunia and sexual dysfunction after vaginal delivery in Thai primiparous women with episiotomy. J Sex Med 12(5):1275, 2015

Chesley LC, Valenti C, Uichano L: Alterations in body fluid compartments and exchangeable sodium in early puerperium. Am J Obstet Gynecol 77:1054, 1959

Collier RJ, Hernandez LL, Horseman ND: Serotonin as a homeostatic regulator of lactation. Domest Anim Endocrinol 43(2):161, 2012

Culligan P, Hill S, Heit M: Rupture of the symphysis pubis during vaginal delivery followed by two subsequent uneventful pregnancies. Obstet Gynecol 100:1114, 2002

Cunningham FG: Screening for osteoporosis. N Engl J Med 353(18):1975, 2005

Dennis CL, Jackson K, Watson J: Interventions for treating painful nipples among breastfeeding women. Cochrane Database Syst Rev 12:CD007366, 2014

Faupel-Badger JM, Arcaro KF, Balkam JJ, et al: Postpartum remodeling, lactation, and breast cancer risk: summary of a National Cancer Institute-sponsored workshop. J Natl Cancer Inst 105(3):166, 2013

Fletcher S, Grotegut CA, James AH: Lochia patterns among normal women: a systematic review. J Womens Health (Larchmt) 21(12):1290, 2012

Forrester-Knauss C, Merten S, Weiss C, et al: The Baby-Friendly Hospital Initiative in Switzerland: trends over a 9-year period. J Hum Lact 29(4):510, 2013

Funnell JW, Klawans AH, Cottrell TL: The postpartum bladder. Am J Obstet Gynecol 67:1249, 1954

Glazener CM, Abdalla M, Stroud P, et al: Postnatal maternal morbidity: extent, causes, prevention and treatment. BJOG 102:282, 1995

Harris RE, Thomas VL, Hui GW: Postpartum surveillance for urinary tract infection: patients at risk of developing pyelonephritis after catheterization. South Med J 70:1273, 1977

Hibbard JU, Schroff SG, Cunningham FG: Cardiovascular alterations in normal and preeclamptic pregnancy. In Taylor RN, Roberts JM, Cunningham FG (eds): Chesley's Hypertensive Disorders in Pregnancy, 4th ed. Amsterdam, Academic Press, 2014

Hladunewich MA, Lafayette RA, Derby GC, et al: The dynamics of glomerular filtration in the puerperium. Am J Physiol Renal Physiol 286:F496, 2004

Holdcroft A, Snidvongs S, Cason A, et al: Pain and uterine contractions during breast feeding in the immediate post-partum period increase with parity. Pain 104:589, 2003

Hytten F: The Clinical Physiology of the Puerperium. London, Farrand Press, 1995

Iraha Y, Okada M, Toguchi M, et al: Multimodality imaging in secondary postpartum or postabortion hemorrhage: retained products of conception and related conditions. Jpn J Radiol October 19, 2017 [Epub ahead of print]

Iyengar SR, Walker WA: Immune factors in breast milk and the development of atopic disease. J Pediatr Gastroenterol Nutr 55(6):641, 2012

Jimenez MH, Newton N: Activity and work during pregnancy and the postpartum period: a cross-cultural study of 202 societies. Am J Obstet Gynecol 135:171, 1979

Jong DE, Kikkert HR, Fidler V, et al: Effects of long-chain polyunsaturated fatty acid supplementation of infant formula on cognition and behavior at 9 years of age. Dev Med Child Neurol 54(12):1102, 2012

Kamel H, Navi B, Sriram N, et al: Risk of a thrombotic event after the 6-week postpartum period. N Engl J Med 370:1307, 2014

Kandadai P, Kandadai V, Saini J, et al: Acute urinary retention after cesarean delivery: a case-control study. Female Pelvic Med Reconstr Surg 20(5):276, 2014

Kaneshiro BE, Acoba JD, Holzman J, et al: Effect of delivery route on natural history of cervical dysplasia. Am J Obstet Gynecol 192(5):1452, 2005

Kanotra S, D'Angelo D, Phares TM, et al: Challenges faced by new mothers in the early postpartum period: an analysis of comment data from the 2000 Pregnancy Risk Assessment Monitoring System (PRAMS) survey. Matern Child Health J 11(6):549, 2007

Kavalar R, Arko D, Fokter Dovnik N, et al: Subinvolution of placental bed vessels: case report and review of the literature. Wien Klin Wochenschr 124(19–20):725, 2012

Kelly LS, Sheeder J, Stevens-Simon C: Why lightning strikes twice: postpartum resumption of sexual activity during adolescence. J Pediatr Adolesc Gynecol 18:327, 2005

Kenny LC, McCrae KR, Cunningham FG: Platelets, coagulation, and the liver. In Taylor RN, Roberts JM, Cunningham FG (eds): Chesley's Hypertensive Disorders in Pregnancy, 4th ed. Amsterdam, Academic Press, 2014

Kharrazi FD, Rodgers WB, Kennedy JG, et al: Parturition-induced pelvic dislocation: a report of four cases. J Orthop Trauma 11:277, 1997

Kramer MS, Aboud F, Mironova E, et al: Breastfeeding and child cognitive development: new evidence from a large randomized trial. Arch Gen Psychiatry 65(5):578, 2008

Lasbleiz J, Sevestre FX, Moquet PY: Using an elastic band device after a severe obstetric pubic symphyseal separation: clinical and imaging evaluation. Obstet Gynecol 130(3):625, 2017

Lawford AM, Scott K, Lust K: A case of massive vulvar oedema due to septic pubic symphysitis complicating pregnancy. Aust N Z J Obstet Gynaecol 50(6):576, 2010

Lee CY, Madrazo B, Drukker BH: Ultrasonic evaluation of the postpartum uterus in the management of postpartum bleeding. Obstet Gynecol 58:227, 1981

Lipe BC, Dumas MA, Ornstein DL: Von Willebrand disease in pregnancy. Hematol Oncol Clin North Am 25(2):335, 2011

Loukas M, Clarke P, Tubbs RS: Accessory breasts: a historical and current perspective. Am Surg 73(5):525, 2007

Mangesi L, Zakarija-Grkovic I: Treatments for breast engorgement during lactation. Cochrane Database Syst Rev 6:CD006946, 2016

McCleary MJ: Epidermal growth factor: an important constituent of human milk. J Hum Lact 7:123, 1991

McDonald EA, Gartland D, Small R, et al: Dyspareunia and childbirth: a prospective cohort study. BJOG 122:672, 2015

McDonald SD, Pullenayegum E, Chapman B, et al: Prevalence and predictors of exclusive breastfeeding at hospital discharge. Obstet Gynecol 119(6):1171, 2012

Miller JM, Low LK, Zielinski R, et al: Evaluating maternal recovery from labor and delivery: bone and levator ani injuries. Am J Obstet Gynecol 213:188e1, 2015

Minig L, Trimble EL, Sarsotti C, et al: Building the evidence base for postoperative and postpartum advice. Obstet Gynecol 114(4):892, 2009

Morgan JL, Baggari SR, Chung W, et al: Association of a Best-Practice Alert and prenatal administration with tetanus toxoid, reduced diphtheria toxoid, and acellular pertussis vaccination rates. Obstet Gynecol 126(2):333, 2015

Morris EA, Hale SA, Badger GJ, et al: Pregnancy induces persistent changes in vascular compliance in primiparous women. Am J Obstet Gynecol 212(5):633.e1, 2015

Mulder FE, Hakvoort RA, de Bruin JP, et al: Comparison of clean intermittent and transurethral indwelling catheterization for the treatment of overt urinary retention after vaginal delivery: a multicentre randomized controlled clinical trial. Int Urogynecol J August 30, 2017 [Epub ahead of print]

Mulder FE, Hakvoort RA, Schoffelmeer MA, et al: Postpartum urinary retention: a systematic review of adverse effects and management. Int Urogynecol J 25(12):1605, 2014

Musselwhite KL, Faris P, Moore K, et al: Use of epidural anesthesia and the risk of acute postpartum urinary retention. Am J Obstet Gynecol 196:472, 2007

Nelson DB, Manders DB, Shivvers SA: Primary iliopsoas abscess and pregnancy. Obstet Gynecol 116(2 Pt 2):479, 2010

Palmer AR, Likis FE: Lactational atrophic vaginitis. J Midwifery Womens Health 48:282, 2003

Pang WW, Hartmann PE Initiation of human lactation: secretory differentiation and secretory activation. J Mammary Gland Biol Neoplasia 12:211, 2007

Perez A, Vela P, Masnick GS, et al: First ovulation after childbirth: the effect of breastfeeding. Am J Obstet Gynecol 114:1041, 1972

Perrine CG, Galuska DA, Dohack JL, et al: Vital signs: improvements in maternity care policies and practices that support breastfeeding—United States, 2007–2013. MMWR 64:1112, 2015

Pisacane A, Continisio GI, Aldinucci M, et al: A controlled trial of the father's role in breastfeeding promotion. Pediatrics 116:e494, 2005

Rahn DD, Phelan JN, Roshanravan SM, et al: Anterior abdominal wall nerve and vessel anatomy: clinical implications for gynecologic surgery. Am J Obstet Gynecol 202(3):234.e1, 2010

Reis RA, Baer JL, Arens RA, et al: Traumatic separation of the symphysis pubis during spontaneous labor: with a clinical and x-ray study of the normal symphysis pubis during pregnancy and the puerperium. Surg Gynecol Obstet 55:336, 1932

Robson SC, Dunlop W, Hunter S: Haemodynamic changes during the early puerperium. BMJ (Clin Res Ed) 294:1065, 1987

Rowe H, Baker T, Hale TW: Maternal medication, drug use and breastfeeding. Pediatr Clin North Am 6(1):275, 2013

Saito S, Maruyama M, Kato Y, et al: Detection of IL-6 in human milk and its involvement in IgA production. J Reprod Immunol 20:267, 1991

Schauberger CW, Rooney BL, Brimer LM: Factors that influence weight loss in the puerperium. Obstet Gynecol 79:424, 1992

Sharman A: Postpartum regeneration of the human endometrium. J Anat 87:1, 1953

Snow RE, Neubert AG: Peripartum pubic symphysis separation: a case series and review of the literature. Obstet Gynecol Surv 52:438, 1997

Society for Maternal-Fetal Medicine, Hughes BL, Page CM, et al: Hepatitis C in pregnancy: screening, treatment, and management. Am J Obstet Gynecol August 4, 2017 [Epub ahead of print]

Sohn C, Fendel H, Kesternich P: Involution-induced changes in arterial uterine blood flow [German]. Z Geburtshilfe Perinatol 192:203, 1988

Spencer JP, Gonzalez LS III, Barnhart DJ: Medications in the breast-feeding mother. Am Fam Physician 65(2):170, 2002

Speziali A, Tei MM, Placella G, et al: Postpartum sacral stress fracture. Case Rep Orthop 2015:704393, 2015

Spitz AM, Lee NC, Peterson HB: Treatment for lactation suppression: little progress in one hundred years. Am J Obstet Gynecol 179:1485, 1998

Steinkeler J, Coldwell BJ, Warner MA: Ultrasound of the postpartum uterus. Ultrasound Q 28(2):97, 2012

Stuebe AM: Enabling women to achieve their breastfeeding goals. Obstet Gynecol 123:643, 2014

Swamy G, Heine RP: Vaccinations for pregnant women. Obstet Gynecol 125:212, 2015

Taylor RN, Sonson RD: Separation of the pubic symphysis. An underrecognized peripartum complication. J Reprod Med 31:203, 1986

Tekay A, Jouppila P: A longitudinal Doppler ultrasonographic assessment of the alterations in peripheral vascular resistance of uterine arteries and ultrasonographic findings of the involuting uterus during the puerperium. Am J Obstet Gynecol 168(1 Pt 1):190, 1993

Thompson JF, Roberts CL, Currie M, et al: Prevalence and persistence of health problems after childbirth: associations with parity and method of birth. Birth 29:83, 2002

Tulman L, Fawcett J: Return of functional ability after childbirth. Nurs Res 37:77, 1988

U.S. Department of Health and Human Services. Executive summary: the Surgeon General's call to action to support breastfeeding. 2011. Available at: http://www.surgeongeneral.gov/library/calls/breastfeeding/executive-summary.pdf. Accessed March 27, 2016

Van Os AF, Van der Linden PJ: Reliability of an automatic ultrasound system in the post partum period in measuring urinary retention. Acta Obstet Gynecol Scand 85:604, 2006

Vanhouten JN, Wysolmerski JJ: The calcium-sensing receptor in the breast. Best Prac Res Clin Endocrinol Metab 27(3)403, 2013

Ventolini G, Yaklic JL, Galloway ML, et al: Obstetric vulvar lacerations and postpartum dyspareunia. J Reprod Med 59(11–12):560, 2014

Wager GP, Martin DH, Koutsky L, et al: Puerperal infectious morbidity: relationship to route of delivery and to antepartum Chlamydia trachomatis infection. Am J Obstet Gynecol 138:1028, 1980

Wagner CL, Greer FR, American Academy of Pediatrics Section on Breastfeeding: Prevention of rickets and vitamin D deficiency in infants, children, and adolescents. Pediatrics 122(5):1142, 2008

Wagner IJ, Damitz LA, Carey E, et al: Bilateral accessory breast tissue of the vulva: a case report introducing a novel labiaplasty technique. Ann Plast Surg 70(5):549, 2013

Wallace M, Saurel-Cubizolles MJ, EDEN mother–child cohort study group: Returning to work one year after childbirth: data from the mother-child cohort EDEN. Matern Child Health J 17(8):1432, 2013

Weintraub AY, Aricha-Tamir B, Steiner N, et al: Postpartum uterine artery Doppler velocimetry among patients following a delivery complicated with preeclampsia. Hypertens Pregnancy 32(4):450, 2013

Williams JW: Obstetrics. New York, D. Appleton, 1903

Williams JW: Regeneration of the uterine mucosa after delivery with especial reference to the placental site. Am J Obstet Gynecol 22:664, 1931

Wolfberg AJ, Michels KB, Shields W, et al: Dads as breastfeeding advocates: results from a randomized controlled trial of an educational intervention. Am J Obstet Gynecol 191:708, 2004

Wong CA, Scavone BM, Dugan S, et al: Incidence of postpartum lumbosacral spine and lower extremity nerve injuries. Obstet Gynecol 101:279, 2003

World Health Organization: Exclusive breastfeeding for six months best for babies everywhere. 2011. Available at: http://www.who.int/mediacentre/news/statements/2011/breastfeeding_20110115/en./ Accessed March 27, 2016

World Health Organization: Protecting, promoting and supporting breast-feeding: the special role of maternity services. Geneva, World Health Organization, 1989

Young OM, Werner E, Sfakianaki AK: Primary psoas muscle abscess after an uncomplicated spontaneous vaginal delivery. Obstet Gynecol 116(2 Pt 2): 477, 2010

CAPÍTULO 37

Complicações do puerpério

FEBRE PUERPERAL............................... 666

INFECÇÃO UTERINA............................... 667

INFECÇÕES DA INCISÃO ABDOMINAL................ 670

ABSCESSOS ANEXIAIS E PERITONITE 671

FLEIMÃO PARAMETRIAL 672

TROMBOFLEBITE PÉLVICA SÉPTICA................. 673

INFECÇÕES PERINEAIS 674

SÍNDROME DO CHOQUE TÓXICO 675

INFECÇÕES DA MAMA 675

> *É impossível não se impressionar com a grande proporção de pacientes cujos problemas se originaram de afecções febris durante o puerpério, que, em muitos casos, claramente decorreram da negligência das precauções assépticas por parte do obstetra ou da parteira.*
>
> – J. Whitridge Williams (1903)

Embora a mulher que deu à luz recentemente seja suscetível a várias complicações potencialmente graves, a infecção pélvica continua sendo a causa mais importante de morbidade e mortalidade maternas. Outras infecções são mastite e abscessos da mama. Muitas das complicações puerperais também são observadas durante a gravidez. Por exemplo, como discutido no Capítulo 52 (p. 1004), o tromboembolismo venoso é tão frequente no período curto de 6 semanas do puerpério quanto ao longo de todas as 40 semanas de gestação. Outras questões e cuidados puerperais são discutidos no Capítulo 36.

INFECÇÃO PÉLVICA PUERPERAL

Tradicionalmente, o termo *infecção puerperal* descreve qualquer infecção bacteriana do trato genital depois do parto. Em combinação com a pré-eclâmpsia e a hemorragia obstétrica, essas infecções formavam a tríade letal das causas de óbito materno antes e durante o século XX. Felizmente, graças à disponibilidade de agentes antimicrobianos eficazes, as mortes maternas por infecção se tornaram incomuns. Creanga e colaboradores (2017) publicaram os resultados do Pregnancy Mortality Surveillance System, que incluiu 2009 mortes maternas relacionadas com a gestação nos Estados Unidos entre 2011 e 2013. As infecções foram responsáveis por 12,7% das mortes relacionadas com a gestação e representaram a segunda causa mais comum. Em uma análise semelhante da população da Carolina do Norte entre os anos de 1991 e 1999, Berg e colaboradores (2005) demonstraram que 40% dos óbitos maternos por infecção eram evitáveis.

■ Febre puerperal

Vários fatores infecciosos e não infecciosos podem causar febre puerperal – temperatura de 38°C ou mais. *A maioria dos casos de febre persistente depois do parto são causados por infecções do trato genital*. Usando essa definição conservadora de febre, Filker e Monif (1979) demonstraram que apenas 20% das mulheres que apresentaram febre nas primeiras 24 horas depois do parto vaginal tiveram o diagnóstico subsequente de infecção pélvica. Em contrapartida, essa taxa foi de 70% nas mulheres que foram submetidas a cesarianas. É importante enfatizar que os picos febris de 39°C ou mais que ocorrem nas primeiras 24 horas depois do parto podem estar associados a infecção pélvica grave causada por estreptococos do grupo A; essa complicação está descrita na p. 667.

Outras causas de febre puerperal são ingurgitação mamária; infecções do trato urinário, de lacerações perineais ou de episiotomia ou de incisões abdominais; e complicações respiratórias após cesariana (Maharaj, 2007). Cerca de 15% das mulheres que não amamentam apresentam febre puerperal associada à *ingurgitação mamária*. Como está descrito no Capítulo 36 (p. 659), a incidência de febre é menor entre as mulheres que amamentam. A "febre do leite" raramente passa de 39°C nos primeiros dias depois do parto e, em geral, dura < 24 horas. As *infecções urinárias* não são comuns depois do parto em razão da diurese normal que ocorre nesse período. A *pielonefrite aguda* apresenta quadro clínico variável. O primeiro sinal de infecção renal pode ser febre seguida de hipersensibilidade no ângulo costovertebral, náuseas e vômitos. A *atelectasia* que ocorre depois do parto cesáreo é causada pela hipoventilação, e a melhor forma de evitar essa complicação é realizar exercícios de tossir e respirar profundamente a intervalos regulares depois do procedimento cirúrgico. A febre associada à atelectasia parece ser decorrente de infecção pela flora bacteriana normal que prolifera nos segmentos distais aos tampões obstrutivos de muco.

■ Infecção uterina

A infecção uterina pós-parto (ou sepse puerperal) também é descrita por termos variados como *endometrite, endomiometrite* e *endoparametrite*. Como a infecção não afeta apenas a decídua, mas também o miométrio e os tecidos parametriais, preferimos utilizar o termo abrangente *metrite com celulite pélvica*.

Fatores predisponentes

Isoladamente, a via de parto é o fator de risco mais significativo para o desenvolvimento de infecções uterinas (Burrows, 2004; Koroukian, 2004). No French Confidential Enquiry on Maternal Deaths, Deneux-Tharaux e colaboradores (2006) demonstraram que a taxa de mortalidade relacionada com infecção era quase 25 vezes maior entre as mulheres que foram submetidas a cesariana em comparação com o parto vaginal. As taxas de reinternação hospitalar por complicações das feridas e metrite eram significativamente maiores entre as mulheres submetidas a uma cesariana primária planejada em comparação com as que tiveram partos vaginais planejados (Declercq, 2007).

A incidência de metrite entre as mulheres que foram submetidas a partos vaginais no Parkland Hospital variou de 1 a 2%. Para mulheres com alto risco de infecção por ruptura da membrana, trabalho de parto prolongado e múltiplos exames cervicais, a frequência de metrite após o parto vaginal é de 5 a 6%. Quando há corioamnionite intraparto, o risco de infecção uterina persistente aumenta para 13% (Maberry, 1991). Esses números são semelhantes aos relatados em uma coorte de mais de 115.000 mulheres da Maternal Fetal Medicine Units Network na qual a taxa geral de infecção pélvica se aproximou de 5% (Grobman, 2015).

Por causa da morbidade significativa após histerotomia, a profilaxia antimicrobiana perioperatória com dose única é recomendada para todas as mulheres submetidas a uma cesariana (American College of Obstetricians and Gynecologists, 2016b). A profilaxia antimicrobiana em dose única reduziu mais a incidência e a gravidade das infecções pós-cesariana que qualquer outra medida. Essas práticas reduzem o risco de infecção pélvica puerperal em 65 a 75% (Smaill, 2010).

A magnitude do risco é exemplificada por estudos iniciais publicados antes da era da profilaxia antimicrobiana. Cunningham e colaboradores (1978) calcularam uma incidência global de 50% de todas as mulheres que foram submetidas a cesarianas no Parkland Hospital. Os fatores de risco importantes para infecção depois da intervenção cirúrgica incluíam trabalho de parto prolongado, ruptura das membranas, exames cervicais repetidos e monitoração fetal interna. As mulheres que tinham todos esses fatores e não receberam profilaxia perioperatória tiveram taxa de 90% de infecções pélvicas graves após parto cesáreo (DePalma, 1982).

Em geral, existe consenso de que as infecções pélvicas são mais comuns nas mulheres de níveis socioeconômicos mais baixos (Maharaj, 2007). Exceto nos casos extremos, que geralmente não são observados nos Estados Unidos, não é provável que a anemia ou a desnutrição predisponha à infecção. A *colonização bacteriana* do trato genital inferior por determinados microrganismos – por exemplo, estreptococos do grupo B, *Chlamydia trachomatis, Mycoplasma hominis, Ureaplasma urealyticum* e *Gardnerella vaginalis* – foi associada ao aumento do risco de infecção puerperal (Andrews, 1995; Jacobsson, 2002; Watts, 1990). Outros fatores associados ao aumento do risco de infecção incluem anestesia geral, cesariana para gestação múltipla, pouca idade materna e nuliparidade, indução prolongada do trabalho de parto, obesidade e líquido amniótico tinto de mecônio (Acosta, 2012; Leth, 2011; Siriwachirachai, 2014; Tsai, 2011).

Microbiologia

A maioria das infecções pélvicas femininas é causada por bactérias presentes no trato genital feminino. Ao longo dos últimos 25 anos, foram publicados vários estudos demonstrando que os estreptococos β-hemolíticos do grupo A causam uma síndrome semelhante ao choque séptico e infecções potencialmente fatais (Castagnola, 2008; Nathan, 1994). A ruptura prematura das membranas é um fator de risco importante para essas infecções (Anteby, 1999). Em revisões realizadas por Crum (2002) e Udagawa (1999) e colaboradores, as mulheres que desenvolveram infecções por estreptococos do grupo A antes, durante ou nas primeiras 12 horas depois do parto tinham taxa de mortalidade materna de quase 90% e taxa de mortalidade fetal > 50%. Nos últimos 10 anos, as infecções da pele e dos tecidos moles por *Staphylococcus aureus* resistente à meticilina adquirido na comunidade (MRSA-AC) passaram a ser comuns (Cap. 64, p. 1223). Embora essa variante não seja uma causa comum de metrite puerperal, ela costuma estar implicada nas infecções das incisões abdominais (Anderson, 2007; Patel, 2007). Rotas e colaboradores (2007) publicaram um caso de celulite de episiotomia por MRSA-AC e pneumonia necrosante disseminada por via hematogênica.

Patógenos comuns. A Tabela 37-1 relaciona as bactérias responsáveis pela maioria das infecções do trato genital feminino. A maioria dessas infecções são polimicrobianas, e isso potencializa a sinergia bacteriana. Outros fatores que promovem a virulência

TABELA 37-1 Bactérias comumente responsáveis pelas infecções genitais femininas

Aeróbias
Cocos Gram-positivos – estreptococos dos grupos A, B e D, enterococos, *Staphylococcus aureus, Staphylococcus epidermidis*
Bactérias Gram-negativas – *Escherichia coli, Klebsiella* e *Proteus*
Gram-variável – *Gardnerella vaginalis*

Outras
Mycoplasma e *Chlamydia, Neisseria gonorrhoeae*

Anaeróbias
Cocos – espécies de *Peptostreptococcus* e *Peptococcus*
Outros – *Clostridium, Bacteroides, Fusobacterium, Mobiluncus*

são hematomas e tecidos desvitalizados. Embora o colo e a vagina normalmente abriguem essas bactérias, a cavidade uterina costuma ser estéril antes da ruptura da bolsa amniótica. Como consequência do trabalho de parto e do nascimento, bem como das manipulações necessárias, o líquido amniótico e o útero em geral são contaminados por bactérias anaeróbias e aeróbias. As citocinas e a proteína C-reativa intra-amnióticas também são marcadores de infecção (Combs, 2013; Marchocki, 2013). Nos estudos realizados antes da utilização da profilaxia antimicrobiana, Gilstrap e Cunningham (1979) enviaram para cultura os líquidos amnióticos obtidos durante as cesarianas das mulheres em trabalho de parto com membranas rompidas há mais de 6 horas. Todas tiveram crescimento bacteriano e, em média, cada amostra continha 2,5 organismos. As bactérias anaeróbias e aeróbias foram isoladas em 63% dos casos; apenas anaeróbias, em 30%, e apenas aeróbias, em 7% das gestantes. Os anaeróbios incluíam espécies de *Peptostreptococcus* e *Peptococcus* em 45% dos casos, espécies de *Bacteroides* em 9% e espécies de *Clostridium* em 3%. Os aeróbios incluíam *Enterococcus* em 14%, estreptococos do grupo B em 8% e *Escherichia coli* em 9% das cepas isoladas. Mais tarde, Sherman e colaboradores (1999) demonstraram que as bactérias isoladas das amostras obtidas durante as cesarianas se correlacionavam com as que foram isoladas 3 dias depois do parto nas mulheres com metrite. Os estreptococos do grupo B, *E. coli* e enterococos são alguns dos isolados de hemocultura mais comuns com metrite (Cape, 2013; O'Higgins, 2014). Embora importantes por causa da gravidade das infecções que causam, as espécies de clostrídeos raramente causam infecções puerperais (Chong, 2016).

O papel dos outros microrganismos na etiologia dessas infecções não foi evidenciado. Os estudos realizados por Chaim e colaboradores (2003) sugeriram que, quando a colonização cervical por *U. urealyticum* é massiva, ela pode contribuir para o desenvolvimento de metrite. Para adicionar evidências a essas observações, Tita e colaboradores (2016) relataram recentemente que a profilaxia antimicrobiana de amplo espectro à base de azitromicina reduziu as infecções por cesariana no pós-operatório de 12 para 6% em comparação com os agentes β-lactâmicos administrados isoladamente. As infecções por *Chlamydia* foram implicadas na metrite indolor de início tardio (Ismail, 1985). Por fim, Jacobsson e colaboradores (2002) demonstraram aumento de três vezes do risco de infecção puerperal em um grupo de mulheres suecas nas quais havia sido diagnosticada vaginose bacteriana nos primeiros meses da gestação (Cap. 65, p. 1245).

Culturas bacterianas. As culturas rotineiras do trato genital obtidas antes do tratamento servem pouco para uso clínico e agregam custos significativos. Do mesmo modo, as hemoculturas de rotina raramente modificam o tratamento. Em dois estudos mais antigos realizados antes da utilização da profilaxia perioperatória, as hemoculturas foram positivas em 13% das mulheres com metrite pós-cesariana do Parkland Hospital e em 24% das gestantes atendidas em um hospital municipal de Los Angeles (Cunningham, 1978; DiZerega, 1979). Em um estudo finlandês mais recente, Kankuri e colaboradores (2003) identificaram bacteriemias em apenas 5% de quase 800 mulheres com sepse puerperal. As hemoculturas podem ser apropriadas em mulheres com picos de temperatura excessivamente altos que podem significar infecção virulenta com estreptococos do grupo A.

Patogênese e evolução clínica

A infecção puerperal depois do parto vaginal afeta principalmente o sítio de implantação da placenta, a decídua e o miométrio adjacente, ou as lacerações cervicovaginais. A patogênese da infecção uterina que se desenvolve depois da cesariana é de infecção das incisões cirúrgicas. As bactérias que colonizam o colo e a vagina têm acesso ao líquido amniótico durante o trabalho de parto. Depois do parto, essas bactérias invadem os tecidos uterinos desvitalizados. Em seguida, há celulite parametrial com infecção do tecido conectivo fibroareolar retroperitoneal pélvico. Com o tratamento imediato, a infecção fica contida nos tecidos paravaginais e parametriais, mas pode se estender aos planos profundos da pelve.

A febre é o critério mais importante para o diagnóstico da metrite puerperal. Intuitivamente, a gravidade da febre parece proporcional à extensão da infecção e da síndrome séptica. As temperaturas em geral oscilam entre 38 e 39°C. Calafrios associados à febre sugerem bacteriemia ou endotoxemia. Em geral, as mulheres queixam-se de dor abdominal, e os exames abdominal e bimanual desencadeiam hipersensibilidade parametrial. A leucocitose pode variar de 15.000 a 30.000 células/μL, mas vale lembrar que o próprio parto aumenta a contagem dos leucócitos (Hartmann, 2000). Embora possa haver odor fétido, muitas mulheres têm lóquios fétidos sem indícios de infecção, e vice-versa. Algumas outras infecções, principalmente as que são causadas por estreptococos β-hemolíticos do grupo A, podem estar associadas a lóquios inodoros escassos (Anderson, 2014).

Tratamento

Quando ocorre metrite leve depois do parto vaginal, o tratamento com um antibiótico oral ou intramuscular pode ser suficiente (Meaney-Delman, 2015). Contudo, com as infecções moderadas a graves, há indicação para tratamento intravenoso com um antibiótico de amplo espectro. A melhora começa em 48 a 72 horas em quase 90% das mulheres tratadas com um dos vários esquemas discutidos a seguir. Depois disso, a persistência da febre exige uma investigação cuidadosa de outras causas de infecção pélvica refratária, incluindo fleimão parametrial – uma área de celulite grave; abscesso da incisão abdominal ou da pelve, ou hematoma infectado; e tromboflebite pélvica séptica. Em nossa experiência, a febre persistente raramente se deve a bactérias resistentes aos antibióticos ou a efeitos colaterais dos fármacos. A paciente pode receber alta hospitalar depois que estiver afebril há pelo menos 24 horas e quando não for necessário administrar outro tratamento antimicrobiano oral (French, 2004; Mackeen, 2015).

Escolha dos antibióticos. Embora o tratamento seja empírico, os fármacos utilizados depois do parto cesáreo são direcionados contra os componentes da flora mista, que estão relacionados na Tabela 37-1. Nos casos de infecções depois de um parto vaginal, até 90% das mulheres respondem aos esquemas com ampicilina combinada com gentamicina. Por outro lado, a cobertura para anaeróbios é incluída nas infecções que se desenvolvem depois da cesariana (Tab. 37-2).

Em 1979, DiZerega e colaboradores compararam a eficácia da clindamicina combinada com a gentamicina e da penicilina G com a gentamicina para o tratamento das infecções pélvicas depois de cesariana. As mulheres que foram tratadas com o esquema de clindamicina-gentamicina apresentaram taxa de resposta de 95%, e esse esquema ainda é considerado o padrão com o qual os demais são comparados (French, 2004; Mackeen, 2015). Como as culturas para enterococos podem ser persistentemente positivas, apesar desse tratamento padrão, alguns profissionais acrescentam ampicilina ao esquema de clindamicina-gentamicina,

TABELA 37-2 Esquemas antimicrobianos para infecções pélvicas após cesariana

Esquema	Comentários
Clindamicina + gentamicina	"Padrão-ouro", eficácia entre 90 a 97%; o esquema em dose única diária de gentamicina também é aceitável
	MAIS
	Ampicilina acrescentada ao esquema quando há síndrome séptica ou suspeita de infecção por enterococos
Clindamicina + aztreonam	Substitutos para a gentamicina quando há insuficiência renal
Penicilinas de amplo espectro	Piperacilina, piperacilina/tazobactam, ampicilina/sulbactam, ticarcilina/clavulanato
Cefalosporinas	Cefotetana, cefoxitina, cefotaxima
Vancomicina	Acrescentada aos outros esquemas quando há suspeita de infecção por *Staphylococcus aureus*
Metronidazol + ampicilina + gentamicina	O metronidazol oferece cobertura anaeróbia excelente
Carbapenêmicos	Imipeném/cilastatina, meropeném, ertapeném são reservados para indicações especiais

seja inicialmente ou se não houver resposta em 48 a 72 horas (Brumfield, 2000).

Alguns especialistas recomendam que os níveis séricos da gentamicina sejam monitorados periodicamente. No Parkland Hospital, nossa equipe não faz monitoração rotineira quando as pacientes têm função renal normal. Ambos os esquemas de uma dose diária ou várias doses diárias de gentamicina produzem níveis séricos apropriados e taxas de cura semelhantes (Livingston, 2003). Em razão da nefrotoxicidade e da ototoxicidade associadas potencialmente à gentamicina administrada a pacientes com filtração glomerular reduzida, alguns recomendaram a combinação de clindamicina e uma cefalosporina de segunda geração para tratar essas pacientes. Outros recomendaram a combinação de clindamicina com aztreonam, que é um agente monobactâmico com atividade semelhante à dos aminoglicosídeos.

O espectro de ação dos *antibióticos β-lactâmicos* inclui atividade contra muitas bactérias anaeróbias. Alguns exemplos são as cefalosporinas, como cefoxitina, cefotetana, cefotaxima e ceftriaxona, além das penicilinas de amplo espectro, inclusive piperacilina, ticarcilina e mezlocilina. Os antibióticos β-lactâmicos são intrinsecamente mais seguros e, exceto quando ocorrem reações alérgicas, não causam efeitos tóxicos significativos. Os *inibidores de β-lactamase*, como o ácido clavulânico, o sulbactam e o tazobactam, são combinados com a ampicilina, a amoxicilina, a ticarcilina e a piperacilina para ampliar seus espectros. O *metronidazol* tem maior atividade *in vitro* contra a maioria dos anaeróbios. Quando combinado com a ampicilina e um aminoglicosídeo, o metronidazol oferece cobertura contra a maioria dos microrganismos encontrados nas infecções pélvicas graves. O metronidazol também é usado para tratar a colite causada por *Clostridium difficile*.

O *imipeném* e os antibióticos semelhantes fazem parte da família dos carbapenêmicos. Esses fármacos oferecem cobertura de amplo espectro contra a maioria dos microrganismos que causam metrite. O imipeném é utilizado em combinação com a *cilastatina*, que inibe o metabolismo renal do imipeném. Os resultados preliminares obtidos com o *ertapeném* indicaram efeitos abaixo do ideal (Brown, 2012). Dos pontos de vista médico e econômico, parece ser razoável reservar esses fármacos para tratar infecções não obstétricas graves.

A *vancomicina* é um antibiótico glicopeptídico ativo contra bactérias Gram-positivas. Esse fármaco é utilizado em combinação com antibióticos β-lactâmicos para tratar pacientes com reações alérgicas do tipo 1, sendo também usado quando há suspeita de infecção por *Staphylococcus aureus* e para tratar colite causada por *C. difficile* (Cap. 54, p. 1048).

Profilaxia perioperatória

O uso de profilaxia antimicrobiana periprocedimento é comum em obstetrícia. Mesmo assim, nenhum estudo rigoroso avaliou a profilaxia após o parto vaginal instrumentado ou a remoção manual da placenta (Chongsomchai, 2014; Liabsuetrakul, 2017). Porém, como já mencionado, a administração de profilaxia antimicrobiana durante a cesariana reduziu expressivamente a incidência das infecções pós-operatórias da pelve e das feridas cirúrgicas. Vários estudos demonstraram que os antibióticos profiláticos reduzem a incidência das infecções pélvicas em 70 a 80% (Chelmow, 2001; Dinsmoor, 2009; Smaill, 2014). O efeito benéfico observado aplica-se tanto às cesarianas eletivas quanto às não eletivas e também inclui uma redução das infecções das incisões abdominais.

A profilaxia de dose única com uma dose de 2 g de ampicilina ou uma cefalosporina de primeira geração é ideal. Ambas têm a mesma eficácia de agentes de amplo espectro ou regimes de doses múltiplas (American College of Obstetricians and Gynecologists, 2016b). Para mulheres obesas, as evidências apoiam uma dose de 3 g de cefazolina para atingir concentrações ideais no tecido (Swank, 2015). Estudos demonstraram que profilaxia de amplo espectro com acréscimo de azitromicina a um esquema profilático em dose única reduziu ainda mais a incidência de metrite pós-cesariana (Sutton, 2015; Ward, 2016). Como observado anteriormente, Tita e colaboradores (2016) relataram que a infecção uterina pós-operatória diminuiu de 12 para 6% com a adição de azitromicina à cefazolina. As mulheres comprovadamente colonizadas por MRSA recebem vancomicina e uma cefalosporina (Cap. 64, p. 1223).

Existem controvérsias quanto à incidência de infecções ser reduzida se o antibiótico for administrado antes da incisão da pele em vez de depois do clampeamento do cordão umbilical (Baaqeel, 2013; Macones, 2012; Sun, 2013). O American College of Obstetricians and Gynecologists (2016b) concluiu que as evidências favorecem a administração antes do nascimento. Para o preparo pré-operatório da pele abdominal, a solução alcoólica de clorexidina é superior ao álcool iodado na prevenção de infecções do sítio cirúrgico (Tuuli, 2016). Para alcançar mais efeitos benéficos, pode-se realizar limpeza vaginal pré-operatória com solução de iodopovidona ou aplicação de gel de metronidazol (Haas, 2014; Reid, 2011; Yildirim, 2012).

Outros métodos profiláticos. Vários estudos discutiram a utilidade das culturas cervicovaginais pré-natais. Essas culturas são efetuadas na expectativa de identificar patógenos que poderiam ser erradicados para reduzir as incidências de trabalho de parto pré-termo, corioamnionite e infecções puerperais. Infelizmente, não foi demonstrado que o tratamento das infecções vaginais assintomáticas evita essas complicações. Carey e colaboradores (2000) não detectaram efeitos benéficos nas mulheres tratadas para vaginose bacteriana assintomática. Do mesmo modo, Klebanoff e colaboradores (2001) relataram taxas de infecção puerperal semelhantes entre as mulheres tratadas para infecção assintomática por *Trichomonas vaginalis* no segundo trimestre, em comparação com as gestantes que usaram placebo.

Os procedimentos técnicos realizados para alterar a incidência de infecções puerperais foram avaliados com relação à cesariana. Por exemplo, deixar que a placenta se desprenda de maneira espontânea em vez de retirá-la manualmente reduz o risco de infecção. Contudo, a troca das luvas pela equipe cirúrgica depois da retirada da placenta não causa efeito benéfico (Atkinson, 1996). A exteriorização do útero para fechar a histerotomia pode reduzir a morbidade febril (Jacobs-Jokhan, 2004). Nenhum estudo mostrou que a dilatação mecânica do colo e do segmento inferior pós-parto é eficaz (Liabsuetrakul, 2011). Os pesquisadores não encontraram diferenças nas taxas de infecção pós-operatória quando o fechamento do útero foi realizado em uma ou duas camadas (Hauth, 1992). Do mesmo modo, as taxas de infecção não foram significativamente alterados pelo fechamento ou pela manutenção do peritônio aberto (Bamigboye, 2014; Tulandi, 2003). É importante ressaltar que, embora o fechamento dos tecidos subcutâneos das mulheres obesas não reduza a incidência de infecções das feridas, essa técnica diminui a incidência de deiscência das feridas (Chelmow, 2004). Do mesmo modo, o fechamento da pele com grampos em vez de fios de sutura aumenta a incidência de deiscências cutâneas não infecciosas (Mackeen, 2012; Tuuli, 2011).

■ Complicações das infecções uterinas e pélvicas

Em mais de 90% dos casos, a metrite responde ao tratamento antimicrobiano em 48 a 72 horas. Em alguns dos demais casos, podem ocorrer várias complicações, como infecções da ferida, infecções pélvicas complexas (inclusive fleimões e abscessos) e tromboflebite pélvica séptica (Jaiyeoba, 2012). Assim como ocorre com outros aspectos das infecções puerperais, a incidência e a gravidade dessas complicações diminuem de maneira considerável com a profilaxia antimicrobiana perioperatória.

■ Infecções da incisão abdominal

As infecções da ferida cirúrgica são as causas mais comuns de febre persistente nas mulheres tratadas para metrite. Fatores de risco para infecção de incisão incluem obesidade, diabetes, tratamento com corticosteroide, imunossupressão, anemia, hipertensão e hemostasia inadequada com formação de hematoma. Quando os antibióticos são administrados profilaticamente, a incidência de infecção da ferida abdominal depois de cesariana oscila entre 2 e 10%, dependendo dos fatores de risco (Andrews, 2003; Chaim, 2000). Com base nas nossas experiências no Parkland Hospital, a incidência é mais próxima de 2%.

Os abscessos incisionais que se desenvolvem depois da cesariana em geral causam febre persistente ou com início a partir do quarto dia. Em muitos casos, os antibióticos foram administrados para tratar infecção pélvica, mas a febre persistia. A ferida é eritematosa e secreta pus. Ainda que os microrganismos que causam infecções das feridas em geral sejam os mesmos

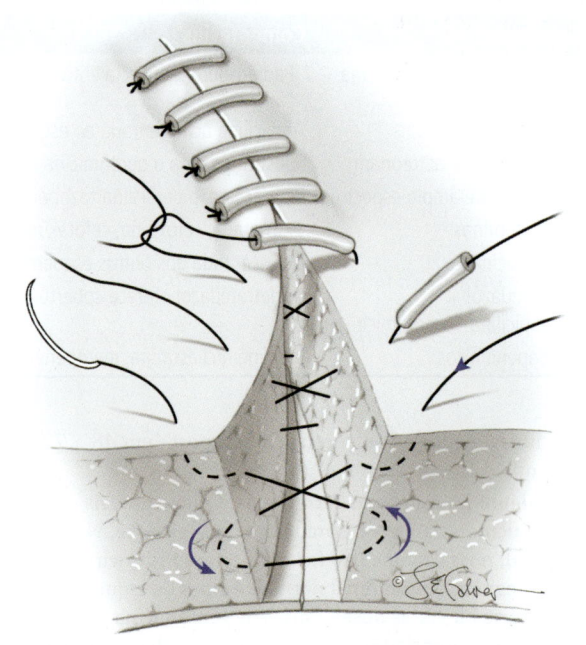

FIGURA 37-1 Técnica de fechamento secundário de feridas abdominais. (Reproduzida, com permissão, De Worley KC: Postoperative complications. In Yeomans ER, Hoffman BL, Gilstrap LC III, et al (eds): Cunningham and Gilstrap's Operative Obstetrics, 3rd ed. New York, McGraw Hill Education, 2017.)

isolados do líquido amniótico por ocasião da cesariana, às vezes patógenos adquiridos nos hospitais causam essa complicação (Owen, 1994).

O tratamento inclui antibióticos, drenagem cirúrgica e debridamentos dos tecidos desvitalizados, o que normalmente requer analgesia espinal ou anestesia geral. A fáscia deve ser cuidadosamente examinada para comprovar sua integridade. Os cuidados locais da ferida são realizados duas vezes ao dia. Antes de cada troca do curativo, a analgesia pré-procedimento deve ser ajustada às dimensões e à localização da ferida, e as vias oral, intramuscular e intravenosa são apropriadas. A lidocaína tópica também pode ser acrescentada. Os tecidos necróticos são retirados, e a ferida é recoberta com gaze úmida. Dentro de 4 a 6 dias, tecidos de granulação saudáveis costumam estar presentes, e o fechamento secundário em bloco das camadas abertas geralmente pode ser realizado (Wechter, 2005). Como mostrado na **Figura 37-1**, um fio de polipropileno ou *nylon* de espessura apropriada entra 2 a 3 cm de um dos lados da ferida. A sutura atravessa a ferida, de modo a incluir toda sua espessura, e emerge a cerca de 3 cm da outra borda da lesão. Essas suturas são aplicadas sequencialmente para fechar a abertura. Na maioria dos casos, as suturas podem ser retiradas 10 dias depois do procedimento.

Fechamento de ferida assistido por vácuo

Este sistema foi projetado para aplicar pressão negativa a uma interface de espuma-ferida que promoveria a cicatrização. A técnica é conhecida como *fechamento assistido a vácuo – FAV*; *pressão negativa tópica – PNT*; e *terapia por pressão negativa – TPN*. Vários sistemas estão disponíveis e são amplamente aceitos, apesar da escassa evidência válida de eficácia clínica (Echebiri, 2015; Rouse, 2015; Swift, 2015). Em obstetrícia, feridas abdominais rompidas e infectadas são uma indicação importante para o FAV. O fechamento de feridas perineais resultantes de episiotomias, hematomas ou abscessos infectados é outra indicação (Aviki, 2015). Esses dispositivos também são usados para o "abdome cirúrgico aberto", que é ocasionalmente observado em obstetrícia. A TPN também é usada para prevenir infecções de feridas fechadas para cicatrização por primeira intenção.

Poucos ensaios randomizados compararam o FAV com o tratamento convencional de feridas (Semsarzadeh, 2015). Da mesma forma, sua relação custo-benefício não foi bem estudada, embora o tempo do fornecedor diminua substancialmente (Lewis, 2014). Com base em sua revisão, Mouës e colaboradores (2011) são mais cautelosos sobre seu uso em feridas abdominais rompidas por causa da escassez de dados. Outros revisores concluíram que a terapia a vácuo é o método mais eficiente de fechamento abdominal temporário para pacientes com feridas abdominais abertas (Bruhin, 2014; Quyn, 2012).

Deiscência das feridas

Deiscência ou rompimento da ferida é o termo utilizado para descrever o desprendimento da camada fascial. Essa complicação é grave e requer fechamento secundário da incisão no centro cirúrgico. McNeeley e colaboradores (1998) detectaram deiscências de feridas em cerca de 1 a cada 300 operações de cerca de 9.000 mulheres que foram submetidas a cesarianas. Além da infecção da ferida, a obesidade pode ser um fator de risco (Subramaniam, 2014). A maioria dos casos evidenciou-se cerca de 5 dias depois da operação e acompanhava-se de secreção serossanguínea. Dois terços das 27 deiscências fasciais detectadas nesse estudo estavam associadas a infecção da fáscia e necrose dos tecidos.

■ Fascite necrosante

Essa infecção grave e incomum da ferida cirúrgica está associada a taxas de mortalidade elevadas. Em obstetrícia, a fascite necrosante pode envolver as incisões abdominais, ou complicar a episiotomia ou outras lacerações perineais. Como o nome indica, a necrose tecidual é significativa. Entre os fatores de risco para fascite que foram resumidos por Owen e Andrews (1994), três – obesidade, diabetes e hipertensão – são relativamente comuns nas gestantes. Assim como ocorre com as infecções pélvicas, a fascite necrosante em geral é polimicrobiana e causada por microrganismos que fazem parte da flora vaginal normal. Contudo, em alguns casos, a infecção é causada por apenas uma espécie bacteriana patogenicamente agressiva, como um estreptococo β-hemolítico do grupo A (Anderson, 2014; Rimawi, 2012). Ocasionalmente, as infecções necrosantes são causadas por patógenos raros (Chong, 2016; Swartz, 2004).

Goepfert e colaboradores (1997) analisaram suas experiências com fascite necrosante. Nove casos complicaram mais de 5.000 cesarianas, uma frequência de 1,8 por 1.000. Em duas pacientes, a infecção foi fatal. Em outro relatório, Schorge e colaboradores (1998) descreveram cinco mulheres com fascite após cesariana. Nenhuma dessas pacientes tinha fatores de risco predisponentes e nenhuma morreu.

A infecção pode afetar a pele, os tecidos subcutâneos superficiais e profundos e qualquer uma das camadas fasciais abdominopélvicas (Fig. 37-2). Em alguns casos, também há envolvimento dos músculos – *miofascite*. Embora algumas infecções virulentas (p. ex., causadas por estreptococos β-hemolíticos do grupo A) possam ocorrer no puerpério imediato, a maioria dessas infecções não causa sintomas antes de 3 a 5 dias depois do parto. As manifestações clínicas variam, e em geral é difícil diferenciar entre as infecções perineais superficiais mais benignas e uma infecção fascial profunda perigosa. Um grau elevado de suspeita e a exploração cirúrgica quando o diagnóstico é duvidoso podem salvar vidas (Goh, 2014). Nossa equipe adota uma abordagem agressiva de exploração imediata. Evidentemente, quando a miofascite progride, a paciente adoece em consequência da septicemia (Cap. 47, p. 921).

Diagnóstico precoce, debridamento cirúrgico, antibióticos e cuidados intensivos são essenciais ao sucesso do tratamento das infecções necrosantes dos tecidos moles (Gallup, 2002; Goh, 2014). A intervenção cirúrgica consiste no debridamento amplo de todos os tecidos infectados, deixando margens de tecido viável. Isso pode incluir debridamento amplo da vulva ou do abdome, com desprendimento e excisão das fáscias do abdome, da coxa ou das nádegas. A morte é quase certa se não houver tratamento cirúrgico, e as taxas de mortalidade chegam a 25%, mesmo que seja realizado debridamento extensivo. Com a ressecção extensa, pode ser necessário usar uma tela sintética para fechar a incisão fascial (Gallup, 2002; McNeeley, 1998).

■ Abscessos anexiais e peritonite

O *abscesso ovariano* é raro no puerpério. Ele é causado presumivelmente pela invasão bacteriana por uma ruptura da cápsula ovariana (Wetchler, 1985). Em geral, esse abscesso é unilateral, e as mulheres apresentam em 1 a 2 semanas depois do parto. A ruptura é comum, e a peritonite pode ser grave.

A *peritonite* não é comum depois de cesarianas. Quase sempre é precedida por metrite, especialmente nos casos de necrose incisional uterina e deiscência. No entanto, pode resultar de um abscesso anexial rompido ou de uma lesão intestinal intraoperatória inadvertida.

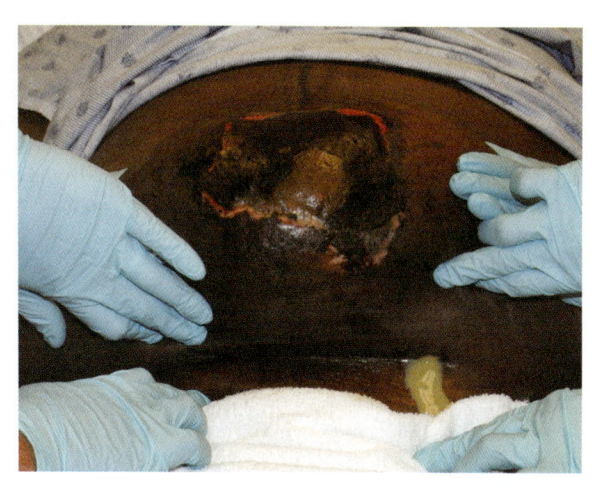

FIGURA 37-2 Fascite necrosante envolvendo a parede abdominal e a incisão de Pfannenstiel. A pele rapidamente tornou-se escura e gangrenada, e havia pus saindo do ângulo esquerdo da incisão. O debridamento amplo e as medidas terapêuticas de suporte conseguiram salvar a vida dessa paciente.

Em casos raros, a peritonite ocorre depois de um parto vaginal, e muitos desses casos são ocasionados por cepas virulentas de estreptococos β-hemolíticos do grupo A ou microrganismos semelhantes. É importante ressaltar que, em mulheres no pós-parto, a rigidez abdominal pode não ser proeminente na peritonite puerperal em consequência da lassidão fisiológica da parede abdominal depois da gravidez. A dor pode ser intensa, mas frequentemente os primeiros sintomas de peritonite são os do *íleo adinâmico*. Pode ocorrer distensão intestinal acentuada, o que é incomum após a cesariana sem complicações. Quando a infecção começa no útero intacto e se estende ao peritônio, o tratamento antibiótico costuma ser suficiente. Por outro lado, conforme descrito adiante, a peritonite causada por necrose da incisão uterina ou por perfuração intestinal deve ser tratada imediatamente com intervenção cirúrgica.

■ Fleimão parametrial

Em algumas mulheres que desenvolvem metrite depois da cesariana, a celulite parametrial é grave e forma uma área de enduração – um *fleimão* – dentro das camadas do ligamento largo (Fig. 37-3). Essas infecções são consideradas quando a febre persiste por mais de 72 horas, apesar do tratamento antibiótico intravenoso (Brown, 1999; DePalma, 1982).

Os fleimões em geral são unilaterais e, em muitos casos, ficam limitados à região parametrial na base do ligamento largo. Quando a reação inflamatória é mais intensa, a celulite estende-se ao longo dos planos de clivagem naturais. O tipo mais comum de extensão é lateralmente ao longo do ligamento largo, com tendência à disseminação para as paredes laterais da pelve. Em alguns casos, a extensão posterior pode afetar o septo retovaginal, formando uma massa firme posteriormente ao colo. Na maioria dos casos de fleimão, há melhora clínica com a continuação do tratamento com antibióticos de amplo espectro. Em geral, a febre desaparece em 5 a 7 dias; contudo, em alguns casos, persiste por mais tempo. A absorção da área de enduração pode demorar vários dias ou semanas.

Em algumas pacientes, a celulite grave da incisão uterina pode, por fim, causar necrose e deiscência (Treszezamsky, 2011). Como se pode observar na Figura 37-4, a exteriorização do material purulento resulta na formação de abscessos intra-abdominais e peritonite, como já foi mencionado. A intervenção cirúrgica é reservada para as pacientes sob suspeita de necrose da incisão uterina por íleo e peritonite. Na maioria dos casos, histerectomia e debridamento cirúrgico são necessários e previsivelmente difíceis, pois o colo e o segmento uterino inferior são afetados por um processo inflamatório intenso, que se estende até a parede lateral da pelve. Os anexos raramente são afetados, e, em geral, é possível conservar um ou ambos os ovários. A perda de sangue é geralmente notável, e a transfusão costuma ser necessária.

Exames de imagem

As infecções puerperais persistentes podem ser avaliadas por tomografia computadorizada (TC) ou ressonância magnética (RM). Brown e colaboradores (1991) realizaram TC em 74 mulheres com infecções pélvicas refratárias ao tratamento antibiótico administrado durante 5 dias. Esses autores encontraram ao menos uma alteração radiológica anormal em 75% dessas pacientes, e, na maioria, essas alterações eram lesões não cirúrgicas. Na maioria dos casos, os exames de imagem podem ser usados para dispensar exploração cirúrgica. Como se pode observar na Figura 37-4, em alguns casos, a deiscência da incisão uterina pode ser confirmada com base nas imagens de TC. Essas alterações devem ser interpretadas no contexto clínico, pois falhas aparentes da incisão uterina, que parecem ser atribuídas ao edema, podem ocorrer mesmo depois de partos por cesariana sem complicações (Twickler, 1991). Na Figura 37-5 é mostrada uma incisão de histerotomia necrótica que vazou para a cavidade peritoneal.

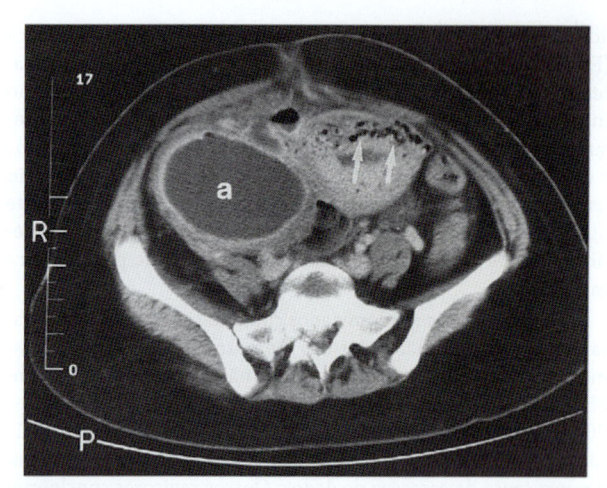

FIGURA 37-4 Tomografia computadorizada da pelve, mostrando necrose da incisão uterina com acúmulo de gases no miométrio (*setas*). Também há um volumoso abscesso parametrial à direita (*a*).

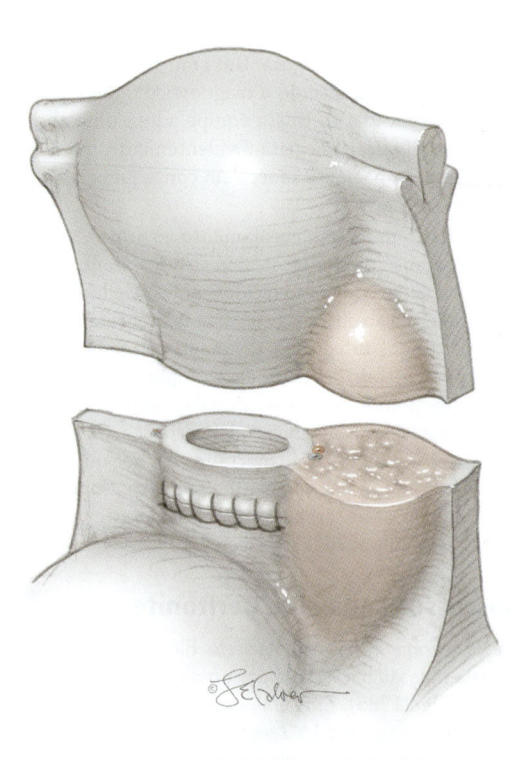

FIGURA 37-3 Fleimão parametrial do lado esquerdo: a celulite causa enduração do paramétrio direito adjacente à incisão da histerotomia. (Reproduzida, com permissão, de Worley KC: Postoperative complications. In Yeomans ER, Hoffman BL, Gilstrap LC III, et al (eds): Cunningham and Gilstrap's Operative Obstetrics, 3rd ed. New York, McGraw Hill Education, 2017.)

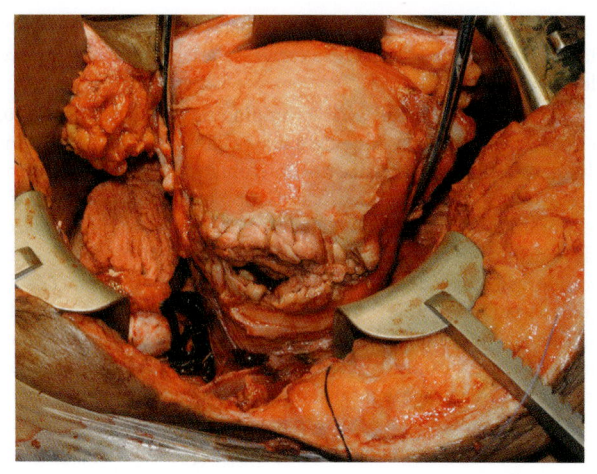

FIGURA 37-5 Infecção necrótica de histerotomia. A celulite grave da incisão uterina causou deiscência com extravasamento subsequente dentro da cavidade peritoneal. A histerectomia foi necessária para o debridamento adequado dos tecidos necróticos.

Algumas vezes, o fleimão parametrial pode supurar, formando uma massa flutuante no ligamento largo, que pode vir à tona acima do ligamento inguinal. Esses abscessos podem dissecar os planos em direção anterior, conforme está ilustrado na Figura 37-4; nesses casos, a drenagem pode ser realizada por agulha dirigida pela TC. Em alguns casos, os abscessos dissecam em direção posterior até o septo retovaginal, onde a drenagem cirúrgica é realizada facilmente por uma colpotomia. O *abscesso de psoas* é raro, e, apesar do tratamento antibiótico, a drenagem percutânea pode ser necessária para o tratamento efetivo (Shahabi, 2002; Swanson, 2008).

■ Tromboflebite pélvica séptica

A tromboflebite supurativa era uma complicação frequente na era pré-antibióticos, e a embolização séptica era comum. Contudo, com o advento dos antibióticos, a taxa de mortalidade e a necessidade de realizar intervenção cirúrgica nessas infecções diminuíram. A flebite séptica ocorre como extensão ao longo dos trajetos venosos e pode causar trombose, como está ilustrado na Figura 37-6. Em geral, também há linfangite. Em seguida, as veias ováricas podem ser afetadas porque drenam a parte superior do útero e, desse modo, o sítio de implantação da placenta. As experiências de Witlin e Sibai (1995) e Brown e colaboradores (1999) sugerem que a tromboflebite séptica puerperal provavelmente afeta um ou ambos os plexos venosos ováricos. Em um quarto das mulheres, o trombo estende-se até a veia cava inferior e, por vezes, até a veia renal.

A incidência de flebite séptica variou nos diversos estudos. Durante 5 anos de acompanhamento de 45.000 mulheres que deram à luz no Parkland Hospital, Brown e colaboradores (1999) calcularam a incidência de tromboflebite pélvica séptica em 1 por 9.000 gestantes depois de parto vaginal e em 1 por 800 depois de cesariana. A incidência global de 1 por 3.000 era comparável à incidência de 1 por 2.000 descrita por Dunnihoo e colaboradores (1991). Em grandes estudos de mulheres com cesariana, a incidência foi de 1 em 400 a 1 em 1.000 cirurgias (Dotters-Katz, 2017; Rouse 2004). Corioamnionite, endometrite e complicações da ferida foram outros riscos.

Em geral, as mulheres com tromboflebite séptica têm melhora sintomática com tratamento antibiótico, mas a febre persiste. Embora algumas pacientes se queixem de dor em um ou nos dois quadrantes inferiores, essas mulheres geralmente são assintomáticas, exceto por apresentarem calafrios. Como mostra a Figura 37-7, o diagnóstico pode ser confirmado por RM ou TC pélvica (Klima, 2008). Com a utilização dessas duas modalidades de exame, Brown e colaboradores (1999) demonstraram que 20% de 69 mulheres com metrite que apresentavam febre apesar de > 5 dias de tratamento antibiótico apropriado tinham tromboflebite pélvica séptica.

Nenhum estudo confirmou que o uso de heparina intravenosa reduz febre e flebite séptica (Brown, 1986; Witlin, 1995). Embora Garcia e colaboradores (2006) e Klima e Snyder (2008) recomendem a administração de heparina, nosso grupo não recomenda a anticoagulação. Em um estudo randomizado com 14 mulheres, Brown e colaboradores (1999) demonstraram que o acréscimo de heparina ao tratamento antibiótico para tromboflebite pélvica séptica não acelerou a recuperação ou melhorou o prognóstico. Certamente, nenhuma evidência suporta anticoagulação em longo prazo.

FIGURA 37-6 Tromboflebite pélvica séptica: a infecção parametrial e uterina pode estender-se a qualquer um dos vasos pélvicos e também à veia cava inferior. O trombo localizado na veia ilíaca comum direita estende-se das veias uterina e ilíaca interna até a veia cava inferior. A trombose séptica da veia ovárica estende-se a meio caminho até a veia cava.

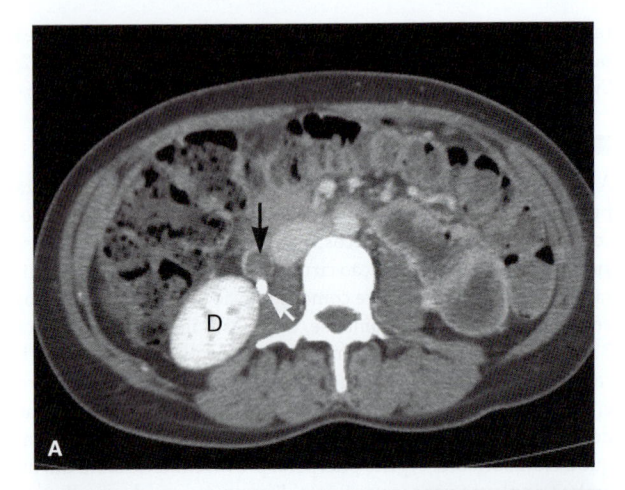

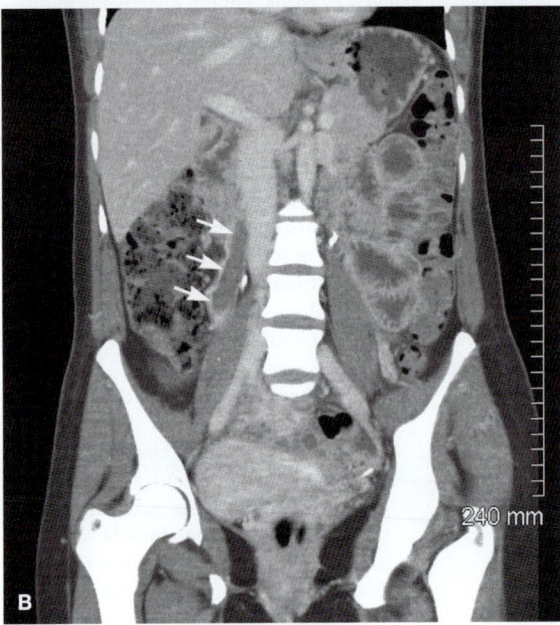

FIGURA 37-7 Trombose de veia ovárica séptica – tomografia computadorizada com contraste. **A.** Veia ovárica direita aumentada, preenchida com trombo de baixa densidade (*seta preta*). O contraste é visto no ureter (*seta branca*). *D*, polo inferior, rim direito. **B.** Imagem coronal demonstra veia ovárica direita aumentada, preenchida com trombo de baixa densidade (*setas*). (Reproduzida, com permissão, de Worley KC: Postoperative complications. In Yeomans ER, Hoffman BL, Gilstrap LC III, et al (eds): Cunningham and Gilstrap's Operative Obstetrics, 3rd ed. New York, McGraw Hill Education, 2017.)

■ Infecções perineais

As infecções das episiotomias não são comuns porque esses procedimentos cirúrgicos são realizados com frequência muito menor hoje que no passado (American College of Obstetricians and Gynecologists, 2016a). As razões disso estão descritas no Capítulo 27 (p. 530). Em um estudo antigo, Owen e Hauth (1990) descreveram apenas 10 infecções de episiotomia em 20.000 mulheres que deram à luz por via vaginal. Quando há infecção, contudo, o risco de deiscência é preocupante. Ramin e colaboradores (1992) calcularam a incidência de deiscência de episiotomia em 0,5% no Parkland Hospital – 80% delas estavam infectadas. Uygur e colaboradores (2004) calcularam uma taxa de 1% de deiscência de feridas e atribuíram dois terços dos casos às infecções. Nenhum dado indicava que a deiscência estivesse relacionada com reparo defeituoso.

Quando o esfíncter anal é rompido no momento do parto, a taxa de infecção subsequente é mais alta e provavelmente é influenciada pelo tratamento antimicrobiano intraparto (Buppasiri, 2014; Stock, 2013). Lewicky-Gaupp e colaboradores (2015) relataram uma taxa de infecção de 20%. A infecção de uma laceração de quarto grau pode ainda ser mais grave. Goldaber e colaboradores (1993) descreveram 390 mulheres com lacerações de quarto grau, sendo que 5,4% tinham morbidades. Nesse grupo de mulheres, 2,8% tinham infecções e deiscências, 1,8% tinham apenas deiscências, e 0,8% tinham apenas infecção. Embora o choque séptico potencialmente fatal seja raro, isso pode ocorrer em consequência da infecção da episiotomia. Em alguns casos, conforme descrito na p. 671, também pode ocorrer fascite necrosante.

Patogênese e evolução clínica

A deiscência da episiotomia está associada mais comumente à infecção. Outros fatores incluem distúrbios da coagulação, tabagismo e infecção por papilomavírus humano (Ramin, 1994). Dor localizada e disúria com ou sem retenção urinária são queixas frequentes. Ramin e colaboradores (1992) estudaram uma série de 34 mulheres com deiscências de episiotomia e demonstraram que as queixas mais comuns eram dor em 65%, secreção purulenta em 65% e febre em 44% dos casos. Nos casos extremos, toda a vulva pode tornar-se edemaciada, ulcerada e coberta de exsudato.

As lacerações vaginais também podem ser infectadas diretamente ou por extensão de um foco infeccioso do períneo. O epitélio torna-se vermelho e edemaciado e, em seguida, pode sofrer necrose e desprender-se. A extensão parametrial pode levar a linfangite. As lacerações cervicais são comuns, mas raramente têm infecção perceptível, o que pode se evidenciar por metrite. As lacerações profundas que se estendem diretamente na base do ligamento largo podem ser infectadas e causar linfangite, parametrite e bacteriemia.

Tratamento. As episiotomias infectadas são tratadas de forma similar a qualquer outra ferida cirúrgica infectada. A drenagem deve ser realizada, e, na maioria dos casos, as suturas são retiradas e os tecidos infectados são debridados. Nas mulheres com celulite evidente, mas sem purulência, observação rigorosa e tratamento com antibióticos de amplo espectro podem ser suficientes. Quando há deiscência, os cuidados locais da ferida são mantidos durante o tratamento antibiótico intravenoso.

Reparo imediato da episiotomia infectada. Hauth e colaboradores (1986) foram os primeiros a recomendar o reparo da episiotomia logo depois do controle da infecção, e outros estudos confirmaram a eficácia dessa abordagem. Hankins e colaboradores (1990) descreveram reparos imediatos em 31 mulheres, com um intervalo médio de 6 dias entre a deiscência e o reparo. Com exceção de dois casos, os reparos foram bem-sucedidos. Essas duas pacientes nas quais os reparos falharam desenvolveram fístulas retovaginais puntiformes, que, depois, foram tratadas de maneira eficaz com uma pequena sutura de borda retal. Ramin e colaboradores (1992) descreveram o reparo imediato bem-sucedido em 32 de 34 mulheres (94%), enquanto Uygur e colaboradores (2004) também citaram uma porcentagem alta de sucesso. Em casos raros, pode ser necessário realizar derivação intestinal para permitir a cicatrização (Rose, 2005).

TABELA 37-3 Protocolo pré-operatório para reparo imediato da deiscência de episiotomia

Abrir a ferida, retirar as suturas e iniciar o tratamento com antibióticos intravenosos

Cuidados com a ferida:
  Indicar banhos de assento várias vezes ao dia, ou hidroterapia
  Realizar analgesia ou anestesia adequada – analgesia regional ou anestesia geral podem ser necessárias para a paciente tolerar os primeiros debridamentos
  Escovar a ferida duas vezes ao dia com solução de iodopovidona
  Debridar os tecidos necróticos

Fechar quando a paciente está sem febre e a lesão tem predominância de tecidos de granulação saudáveis e rosados

Realizar preparação intestinal para reparo da laceração de quarto grau

---

Antes de realizar o reparo imediato, a preparação cuidadosa é essencial, conforme descrito na Tabela 37-3. A ferida cirúrgica deve ser adequadamente limpa e depurada de qualquer infecção. Quando a superfície da ferida de episiotomia não tiver infecção e exsudato e estiver coberta por tecidos de granulação rosados, o reparo secundário pode ser realizado. Os tecidos devem ser mobilizados de maneira adequada, com o cuidado especial de identificar e mobilizar o músculo do esfíncter anal. O fechamento secundário da episiotomia é realizado em camadas, conforme descrito para o fechamento primário (Cap. 27, p. 531). O tratamento pós-operatório inclui cuidados locais da ferida, emolientes fecais e nenhuma aplicação pelo reto ou pela vagina até que a lesão esteja cicatrizada.

■ Síndrome do choque tóxico

Essa doença febril aguda com disfunção multissistêmica grave está associada a uma taxa de mortalidade de 10 a 15%. Em geral, a paciente tem febre, cefaleia, confusão mental, erupção macular eritematosa difusa, edema subcutâneo, náuseas e vômitos, diarreia líquida e hemoconcentração profunda. Em pouco tempo, a paciente pode evoluir para insuficiência renal seguida de insuficiência hepática, coagulação intravascular disseminada e colapso circulatório. Na recuperação, as áreas cobertas pela erupção sofrem descamação. Durante algum tempo, o *Staphylococcus aureus* era isolado de quase todas as pacientes afetadas. Especificamente, uma exotoxina estafilocócica, conhecida como *toxina 1 da síndrome do choque tóxico* (TSCT-1), causa as manifestações clínicas porque desencadeia lesão grave do endotélio. Estudos demonstraram que uma quantidade diminuta dessa toxina ativa as células T e gera uma "tempestade de citocinas", conforme descrito por Que (2005) e Heying (2007) e colaboradores.

Durante a década de 1990, começaram a surgir relatos esporádicos de infecção estreptocócica β-hemolítica do grupo A virulenta (Anderson, 2014). Em alguns casos, as colonizações ou infecções graves foram complicadas pela *síndrome do choque tóxico estreptocócica*, que ocorre quando a exotoxina pirogênica é produzida. Os sorotipos M1 e M3 são particularmente virulentos (Beres, 2004; Okumura, 2004). Robbie e colaboradores (2000) descreveram manifestações clínicas praticamente idênticas ao choque tóxico nas mulheres com infecções complicadas pela colonização por *Clostridium sordellii*.

Desse modo, em alguns casos de síndrome do choque tóxico, a infecção não é evidente, e a colonização da mucosa parece ser a causa. Pelo menos 10 a 20% das gestantes têm colonização vaginal por *S. aureus*, e *Clostridium perfringens* e *sordellii* são cultivados de 3 a 10% das mulheres assintomáticas (Chong, 2016). Por essa razão, não é surpreendente que a doença ocorra nas puérperas quando há proliferação bacteriana abundante na vagina (Chen, 2006; Guerinot, 1982).

O diagnóstico e o tratamento tardios podem estar associados à mortalidade materna (Schummer, 2002). Crum e colaboradores (2002) descreveram um óbito neonatal depois da síndrome do choque tóxico pré-natal. As medidas terapêuticas principais são de suporte, até que haja regressão da lesão do endotélio capilar. O tratamento antibiótico deve assegurar cobertura para estafilococos e estreptococos. Quando há evidência de infecção pélvica, o tratamento antibiótico também deve incluir fármacos usados para tratar infecções polimicrobianas. As pacientes com essas infecções podem necessitar de debridamento amplo da ferida e, possivelmente, histerectomia. Como a toxina é muito potente, a taxa de mortalidade é proporcionalmente alta (Hotchkiss, 2003).

INFECÇÕES DA MAMA

A infecção do parênquima das glândulas mamárias é uma complicação rara antes do parto, mas se estima que ocorra em até um terço das mulheres que amamentam (Barbosa-Cesnik, 2003). Com exceção do ingurgitamento mamário, em nossa experiência e de acordo com Lee e colaboradores (2010), a incidência de mastite é muito menor e provavelmente seja de 3%. Nenhuma evidência indica que alguma das diversas medidas profiláticas recomendadas possa evitar infecção da mama (Crepinsek, 2012). Os fatores de risco incluem dificuldades na amamentação, fissuras de mamilos e antibioticoterapia oral (Branch-Elliman, 2012; Mediano, 2014). Os sintomas da mastite supurativa raramente aparecem antes do final da primeira semana depois do parto e, em geral, não ocorrem antes da terceira ou quarta semana. A infecção quase sempre é unilateral, e a inflamação geralmente é precedida de acentuado ingurgitamento. Os sintomas consistem em calafrios ou tremores, seguidos de febre e taquicardia. A dor é intensa, e a mama fica dura e vermelha (Fig. 37-8). Cerca de 10% das mulheres com mastite desenvolvem abscessos. Pode ser difícil detectar flutuação e, em geral, a ultrassonografia confirma o diagnóstico.

■ Etiologia

Staphylococcus aureus, especialmente MRSA, é o microrganismo mais comumente isolado em infecções mamárias. Matheson e colaboradores (1988) isolaram essa bactéria de 40% das mulheres com mastite. Outros microrganismos que costumam ser isolados são estafilococos coagulase-positivos e estreptococos do grupo *viridans*. A fonte direta dos microrganismos que causam mastite quase sempre é o nariz e a garganta do bebê. As bactérias penetram na mama pelo mamilo em fissuras ou pequenas abrasões. O microrganismo infectante em geral pode ser isolado pela cultura do leite. Existem relatos da síndrome do choque tóxico secundária à mastite causada pelo *S. aureus* (Demey, 1989; Fujiwara, 2001).

Em algumas épocas, a mastite supurativa alcança níveis epidêmicos entre as mulheres que amamentam. Em geral, esses surtos coincidem com o aparecimento de uma cepa nova de

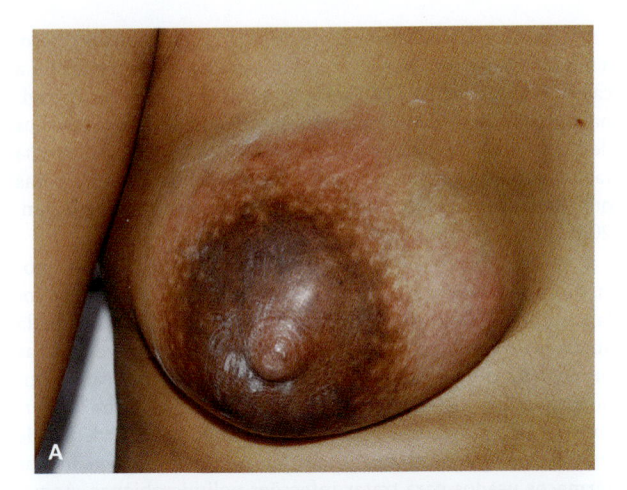

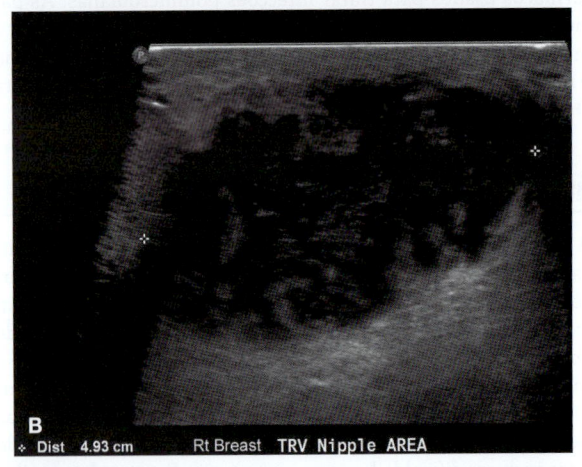

FIGURA 37-8 Mastite puerperal com abscesso mamário. **A.** A fotografia demonstra pele eritematosa e endurecida sobre a área de infecção da mama direita. **B.** Imagem ultrassonográfica desse abscesso de 5 cm. (Reproduzida com permissão de Dr. Emily Adhikari.)

estafilococo resistente aos antibióticos. Um exemplo recente é o MRSA-AC, que rapidamente se tornou a espécie de estafilococo mais isolada em algumas regiões (Berens, 2010; Klevens, 2007). No Parkland Hospital, entre 2000 e 2004, Laibl e colaboradores (2005) demonstraram que um quarto das cepas de MRSA-AC isoladas provinham de mulheres grávidas ou no pós-parto com mastite puerperal. O MRSA adquirido no hospital pode causar mastite quando o recém-nascido é colonizado depois do contato com profissionais do berçário colonizados (Centers for Disease Control and Prevention, 2006). Stafford e colaboradores (2008) detectaram incidência mais alta de abscessos recidivantes entre as mulheres com mastite associada ao MRSA-AC.

■ **Manejo**

Contanto que o tratamento apropriado à mastite seja iniciado antes de começar a supuração, a infecção em geral regride em 48 horas. Como foi mencionado, a formação de abscessos é mais comum quando há infecção por *S. aureus* (Matheson, 1988). A maioria dos autores recomenda que o leite seja ordenhado da mama afetada com um *swab* e semeado em cultura antes de iniciar o tratamento. A identificação da bactéria e os testes de sensibilidade aos antibióticos fornecem informações essenciais ao sucesso dos programas de vigilância das infecções nosocomiais (Lee, 2010).

O tratamento mais eficaz não foi relatado (Jahanfar, 2013). Assim, a escolha do antibiótico inicial é influenciada pela experiência atual com as infecções estafilocócicas de uma dada instituição. A dicloxacilina oral* (500 mg, 4 vezes ao dia) pode ser iniciada empiricamente. A eritromicina é administrada às mulheres alérgicas à penicilina. Se a infecção for causada por estafilococos resistentes produtores de penicilinase ou se houver suspeita de microrganismos resistentes enquanto se aguardam os resultados da cultura, deve-se administrar vancomicina, clindamicina ou sulfametoxazol-trimetoprima (Sheffield, 2013). Mesmo que a resposta clínica possa ser imediata, o tratamento é recomendado por 10 a 14 dias.

Marshall e colaboradores (1975) demonstraram a importância de continuar a amamentação. Esses autores relataram que, de 65 mulheres com mastite, as únicas três que desenvolveram abscessos estavam entre as 15 pacientes que pararam de amamentar. A expressão vigorosa do leite pode ser a única medida terapêutica necessária (Thomsen, 1984). Em alguns casos, o lactente não é amamentado na mama inflamada. Isso provavelmente não está relacionado com as alterações do sabor do leite, mas é secundário ao ingurgitamento e ao edema, que podem tornar a aréola mais dura de prender com a boca. Contudo, o bombeamento do leite pode atenuar esse problema. Quando o bebê mama nos dois lados, é melhor começar a mamar na mama normal. Isso permite que o leite desça antes de passar à mama dolorida.

Nos países com escassez de recursos, o aleitamento materno nas mulheres infectadas pelo vírus da imunodeficiência humana (HIV) não está contraindicado. Quando há mastite ou abscesso mamário, recomenda-se interromper a amamentação com a mama infectada. Isso se deve ao fato de que os níveis de RNA do HIV aumentam no leite da mama afetada. Esses níveis voltam aos patamares iniciais depois que os sintomas regridem (Semrau, 2013).

■ **Abscesso mamário**

Em um estudo populacional com quase 1,5 milhão de mulheres suecas, a incidência de abscessos mamários foi de 0,1% (Kvist, 2005). A possibilidade de um abscesso deve ser considerada quando a febre não regride depois de 48 a 72 horas em tratamento para mastite, ou quando existe uma massa palpável. Novamente, a imagem ultrassonográfica é valiosa. Os abscessos mamários podem ser grandes e, em um caso publicado, foram drenados 2 L de pus (Martic, 2012). O tratamento tradicional consiste em drenagem cirúrgica, que costuma requerer anestesia geral. Por motivos estéticos, a incisão é realizada em paralelo às linhas cutâneas de Langer (Stehman, 1990). Nos casos iniciais, uma única incisão sobre a parte mais baixa da área de flutuação geralmente é suficiente. Entretanto, abscessos múltiplos requerem várias incisões e abertura das loculações. A cavidade resultante deve ser preenchida com compressas de gaze sem pressão, que devem ser substituídas, ao final de 24 horas, por uma compressa menor.

Uma técnica utilizada mais recentemente e menos invasiva é a aspiração por agulha dirigida por ultrassonografia com analgesia local. Essa técnica tem taxa de sucesso entre 80 e 90% (Geiss, 2014; Schwarz, 2001). Em um ensaio randomizado, Naeem e colaboradores (2012) compararam a drenagem cirúrgica com a aspiração por agulha. Os autores concluíram que a aspiração resultou em cicatrização mais rápida em 8 semanas (77 vs. 93% dos casos, respectivamente).

---

*N. de R.T. Não disponível no Brasil. O preconizado é cefalexina, 500 mg, 4 vezes ao dia.

REFERÊNCIAS

Acosta CD, Bhattacharya S, Tuffnell D, et al: Maternal sepsis: a Scottish population-based case-control study. BJOG 119(4):474, 2012

American College of Obstetricians and Gynecologists: Prevention and management of obstetric lacerations at vaginal delivery. Practice Bulletin No. 165, July 2016a

American College of Obstetricians and Gynecologists: Use of prophylactic antibiotics in labor and delivery. Practice Bulletin No. 120, June 2011, Reaffirmed 2016b

Anderson BL: Puerperal group A streptococcal infection: beyond Semmelweis. Obstet Gynecol 123(4):874, 2014

Anderson DJ, Sexton DJ, Kanafani ZA, et al: Severe surgical site infection in community hospitals: epidemiology, key procedures, and the changing prevalence of methicillin-resistant Staphylococcus aureus. Infect Control Hosp Epidemiol 28 (9):1047, 2007

Andrews WW, Hauth JC, Cliver SP, et al: Randomized clinical trial of extended spectrum antibiotic prophylaxis with coverage for Ureaplasma urealyticum to reduce post-cesarean delivery endometritis. Obstet Gynecol 101:1183, 2003

Andrews WW, Shah SR, Goldenberg RL, et al: Association of post-cesarean delivery endometritis with colonization of the chorioamnion by Ureaplasma urealyticum. Obstet Gynecol 85:509, 1995

Anteby EY, Yagel S, Hanoch J, et al: Puerperal and intrapartum group A streptococcal infection. Infect Dis Obstet Gynecol 7:276, 1999

Atkinson MW, Owen J, Wren A, et al: The effect of manual removal of the placenta on post-cesarean endometritis. Obstet Gynecol 87:99, 1996

Aviki EM, Batalden RP, del Carmen MG, et al: Vacuum-assisted closure for episiotomy dehiscence. Obstet Gynecol 126(3):530, 2015

Baaqeel H, Baaqeel R: Timing of administration of prophylactic antibiotics for caesarean section: a systematic review and meta-analysis. BJOG 120(6):661, 2013

Bamigboye AA, Hofmeyr GJ: Closure versus non-closure of the peritoneum at caesarean section. Cochrane Database Syst Rev 8:CD000163, 2014

Barbosa-Cesnik C, Schwartz K, et al: Lactation mastitis. JAMA 289:1609, 2003

Berens P, Swaim L, Peterson B: Incidence of methicillin-resistant Staphylococcus aureus in postpartum breast abscesses. Breastfeed Med 5(3):113, 2010

Beres SB, Sylva GL, Sturdevant DE, et al: Genome-wide molecular dissection of serotype M3 group A Streptococcus strains causing two epidemics of invasive infections. Proc Natl Acad Sci U S A 101:11833, 2004

Berg CJ, Harper MA, Atkinson SM, et al: Preventability of pregnancy-related deaths: results of a state-wide review. Obstet Gynecol 106:1228, 2005

Branch-Elliman W, Golen TH, Gold HS, et al: Risk factors for Staphylococcus aureus postpartum breast abscess. Clin Infect Dis 54(1):71, 2012

Brown CE, Dunn DH, Harrell R, et al: Computed tomography for evaluation of puerperal infection. Surg Gynecol Obstet 172:2, 1991

Brown CE, Lowe TW, Cunningham FG, et al: Puerperal pelvic thrombophlebitis: impact on diagnosis and treatment using x-ray computed tomography and magnetic resonance imaging. Obstet Gynecol 68:789, 1986

Brown CE, Stettler RW, Twickler D, et al: Puerperal septic pelvic thrombophlebitis: incidence and response to heparin therapy. Am J Obstet Gynecol 181:143, 1999

Brown KR, Williams SF, Apuzzio JJ: Ertapenem compared to combination drug therapy for the treatment of postpartum endometritis after cesarean delivery. J Matern Fetal Neonatal Med 25(6):743, 2012

Bruhin A, Ferreira F, Chariker M, et al: Systematic review and evidence based recommendations for the use of negative pressure wound therapy in the open abdomen. Int J Surg 12(10)1105, 2014

Brumfield CG, Hauth JC, Andrews WW: Puerperal infection after cesarean delivery: evaluation of a standardized protocol. Am J Obstet Gynecol 182:1147, 2000

Buppasiri P, Lumbiganon P, Thinkhamrop J, et al: Antibiotic prophylaxis for third- and fourth–degree perineal tear during vaginal birth. Cochrane Database Syst Rev 10:CD005125, 2014

Burrows LJ, Meyn LA, Weber AM: Maternal morbidity associated with vaginal versus cesarean delivery. Obstet Gynecol 103:907, 2004

Cape A, Tuomala RE, Taylor C, et al: Peripartum bacteremia in the era of group B streptococcus prophylaxis. Obstet Gynecol 121(4):812, 2013

Carey JC, Klebanoff MA, Hauth JC, et al: Metronidazole to prevent preterm delivery in pregnant women with asymptomatic bacterial vaginosis. N Engl J Med 342:534, 2000

Castagnola DE, Hoffman MK, Carlson J, et al: Necrotizing cervical and uterine infection in the postpartum period caused by Group A Streptococcus. Obstet Gynecol 111:533, 2008

Centers for Disease Control and Prevention: Community-associated methicillin-resistant Staphylococcus aureus infection among healthy newborns—Chicago and Los Angeles County, 2004. MMWR 55(12):329, 2006

Chaim W, Bashiri A, Bar-David J, et al: Prevalence and clinical significance of postpartum endometritis and wound infection. Infect Dis Obstet Gynecol 8:77, 2000

Chaim W, Horowitz S, David JB, et al: Ureaplasma urealyticum in the development of postpartum endometritis. Eur J Obstet Reprod Biol 15:145, 2003

Chelmow D, Rodriguez EJ, Sabatini MM: Suture closure of subcutaneous fat and wound disruption after cesarean delivery: a meta-analysis. Obstet Gynecol 103:974, 2004

Chelmow D, Ruehli MS, Huang E: Prophylactic use of antibiotics for non-laboring patients undergoing cesarean delivery with intact membranes: a meta-analysis. Am J Obstet Gynecol 184:656, 2001

Chen KT, Huard RC, Della-Latta P, et al: Prevalence of methicillin-sensitive and methicillin-resistant Staphylococcus aureus in pregnant women. Obstet Gynecol 108:482, 2006

Chong E, Winikoff B, Charles D, et al: Vaginal and rectal Clostridium sordellii and Clostridium perfringens presence among women in the United States. Obstet Gynecol 127:360, 2016

Chongsomchai C, Lumbiganon P, Laopaiboon M: Prophylactic antibiotics for manual removal of retained placenta in vaginal birth. Cochrane Database Syst Rev 10:CD004904, 2014

Combs CA, Gravett M, Garite T, et al: Intramniotic inflammation may be more important than the presence of microbes as a determinant of perinatal outcome in preterm labor. Am J Obstet Gynecol 208(1):S44, 2013

Creanga AA, Syverson C, Seed K, et al: Pregnancy-related mortality in the United States, 2011–2013. Obstet Gynecol 130:2:366, 2017

Crepinsek MA, Crowe L, Michener K, et al: Interventions for preventing mastitis after childbirth. Cochrane Database Syst Rev 10:CD007239, 2012

Crum NF, Chun HM, Gaylord TG, et al: Group A streptococcal toxic shock syndrome developing in the third trimester of pregnancy. Infect Dis Obstet Gynecol 10:209, 2002

Cunningham FG, Hauth JC, Strong JD, et al: Infectious morbidity following cesarean: comparison of two treatment regimens. Obstet Gynecol 52:656, 1978

Declercq E, Barger M, Cabral HJ, et al: Maternal outcomes associated with planned primary cesarean births compared with planned vaginal births. Obstet Gynecol 109:669, 2007

Demey HE, Hautekeete MI, Buytaert P, et al: Mastitis and toxic shock syndrome. A case report. Acta Obstet Gynecol Scand 68:87, 1989

Deneux-Tharaux C, Carmona E, Bouvier-Colle MH, et al: Postpartum maternal mortality and cesarean delivery. Obstet Gynecol 108:541, 2006

DePalma RT, Cunningham FG, Leveno KJ, et al: Continuing investigation of women at high risk for infection following cesarean delivery. Obstet Gynecol 60:53, 1982

Dinsmoor MJ, Gilbert S, Landon MB, et al: Perioperative antibiotic prophylaxis for nonlaboring cesarean delivery. Obstet Gynecol 114(4):752, 2009

DiZerega G, Yonekura L, Roy S, et al: A comparison of clindamycin-gentamicin and penicillin gentamicin in the treatment of post-cesarean section endomyometritis. Am J Obstet Gynecol 134:238, 1979

Dotters-Katz SK, Smid MC, Grace MR, et al: Risk factors for postpartum septic pelvic thrombophlebitis: a multicenter cohort. Am J Perinatol 34(11): 1148, 2017

Dunnihoo DR, Gallaspy JW, Wise RB, et al: Postpartum ovarian vein thrombophlebitis: a review. Obstet Gynecol Surv 46:415, 1991

Echebiri NC, McDoom MM, Aalto MM, et al: Prophylactic use of negative pressure wound therapy after cesarean delivery. Obstet Gynecol 125(2):299, 2015

Filker RS, Monif GR: Postpartum septicemia due to group G streptococci. Obstet Gynecol 53:28S, 1979

French LM, Smaill FM: Antibiotic regimens for endometritis after delivery. Cochrane Database Syst Rev 4:CD001067, 2004

Fujiwara Y, Endo S: A case of toxic shock syndrome secondary to mastitis caused by methicillin-resistant Staphylococcus aureus. Kansenshogaku Zasshi 75:898, 2001

Gallup DG, Freedman MA, Meguiar RV, et al: Necrotizing fasciitis in gynecologic and obstetric patients: a surgical emergency. Am J Obstet Gynecol 187(2)305, 2002

Garcia J, Aboujaoude R, Apuzzio J, et al: Septic pelvic thrombophlebitis: diagnosis and management. Infect Dis Obstet Gynecol 2006(15614):1, 2006

Geiss CS, Golshan M, Flaherty K, et al: Clinical experience with aspiration of breast abscesses based on size and etiology at an academic medical center. J Clin Ultrasound 42(9):513, 2014

Gilstrap LC III, Cunningham FU: The bacterial pathogenesis of infection following cesarean section. Obstet Gynecol 53:545, 1979

Goepfert AR, Guinn DA, Andrews WW, et al: Necrotizing fasciitis after cesarean section. Obstet Gynecol 89:409, 1997

Goh T, Goh LG, Ang CH, et al: Early diagnosis of necrotizing fasciitis. Br J Surg 101(1):e119, 2014

Goldaber KG, Wendel PJ, McIntire DD, et al: Postpartum perineal morbidity after fourth degree perineal repair. Am J Obstet Gynecol 168:489, 1993

Grobman WA, Bailit JL, Rice MM, et al: Racial and ethnic disparities in maternal morbidity and obstetric care. Obstet Gynecol 125(6):1460, 2015

Guerinot GT, Gitomer SD, Sanko SR: Postpartum patient with toxic shock syndrome. Obstet Gynecol 59:43S, 1982

Haas DM, Morgan S, Contreras K: Vaginal preparation with antiseptic solution before cesarean section for preventing postoperative infections. Cochrane Database Syst Rev 12:CD007892, 2014

Hankins GD, Hauth JC, Gilstrap LC, et al: Early repair of episiotomy dehiscence. Obstet Gynecol 75:48, 1990

Hartmann KE, Barrett KE, Reid VC, et al: Clinical usefulness of white blood cell count after cesarean delivery. Obstet Gynecol 96:295, 2000

Hauth JC, Gilstrap LC III, Ward SC, et al: Early repair of an external sphincter ani muscle and rectal mucosal dehiscence. Obstet Gynecol 67:806, 1986

Hauth JC, Owen J, Davis RO: Transverse uterine incision closure: one versus two layers. Am J Obstet Gynecol 167:1108, 1992

Heying R, van de Gevel J, Que YA, et al: Fibronectin-binding proteins and clumping factor A in Staphylococcus aureus experimental endocarditis: FnBPA is sufficient to activate human endothelial cells. Thromb Haemost 97:617, 2007

Hotchkiss RS, Karl IE: The pathophysiology and treatment of sepsis. N Engl J Med 348:2, 2003

Ismail MA, Chandler AE, Beem ME: Chlamydial colonization of the cervix in pregnant adolescents. J Reprod Med 30:549, 1985

Jacobs-Jokhan D, Hofmeyr G: Extra-abdominal versus intra-abdominal repair of the uterine incision at caesarean section. Cochrane Database Syst Rev 4:CD000085, 2004

Jacobsson B, Pernevi P, Chidekel L, et al: Bacterial vaginosis in early pregnancy may predispose for preterm birth and postpartum endometritis. Acta Obstet Gynecol Scand 81:1006, 2002

Jahanfar S, Ng CJ, Teng CL: Antibiotics for mastitis in breastfeeding women. Cochrane Database Syst Rev 2:CD005458, 2013

Jaiyeoba O: Postoperative infections in obstetrics and gynecology. Clin Obstet Gynecol 55(4):904, 2012

Kankuri E, Kurki T, Carlson P, et al: Incidence, treatment and outcome of peripartum sepsis. Acta Obstet Gynecol Scand 82:730, 2003

Klebanoff MA, Carey JC, Hauth JC, et al: Failure of metronidazole to prevent preterm delivery among pregnant women with asymptomatic Trichomonas vaginalis infection. N Engl J Med 345:487, 2001

Klevens RM, Morrison MA, Nadle J, et al: Invasive methicillin-resistant Staphylococcus aureus infections in the United States. JAMA 298:1763, 2007

Klima DA, Snyder TE: Postpartum ovarian vein thrombosis. Obstet Gynecol 111:431, 2008

Koroukian SM: Relative risk of postpartum complications in the Ohio Medicaid population: vaginal versus cesarean delivery. Med Care Res Rev 61:203, 2004

Kvist LJ, Rydhstroem H: Factors related to breast abscess after delivery: a population-based study. BJOG 112:1070, 2005

Laibl VR, Sheffield JS, Roberts S, et al: Clinical presentation of community-acquired methicillin-resistant Staphylococcus aureus in pregnancy. Obstet Gynecol 106:461, 2005

Lee IW, Kang L, Hsu HP, et al: Puerperal mastitis requiring hospitalization during a nine-year period. Am J Obstet Gynecol 203(4):332, 2010

Leth RA, Uldbjerg N, Norgaard M, et al: Obesity, diabetes, and the risk of infections diagnosed in hospital and post-discharge infections after cesarean section: a prospective cohort study. Acta Obstet Gynecol Scand 90(5):501, 2011

Lewis LS, Convery PA, Bolac CS, et al: Cost of care using prophylactic negative pressure wound vacuum on closed laparotomy incisions. Gynecologic Oncology 132(3):684, 2014

Liabsuetrakul T, Choobun T, Peeyananjarassri K, et al: Antibiotic prophylaxis for operative vaginal delivery. Cochrane Database Syst Rev 8:CD004455, 2017

Liabsuetrakul T, Peeyananjarassri K: Mechanical dilatation of the cervix at non-labour caesarean section for reducing postoperative morbidity. Cochrane Database Syst Rev 11:CD008019, 2011

Livingston JC, Llata E, Rinehart E, et al: Gentamicin and clindamycin therapy in postpartum endometritis: the efficacy of daily dosing versus dosing every 8 hours. Am J Obstet Gynecol 188:149, 2003

Lewicky-Gaupp C, Leader-Cramer A, Johnson LL, et al: Wound complications after obstetric anal sphincter injuries. Obstet Gynecol 125(5):1088, 2015

Maberry MC, Gilstrap LC III, Bawdon RE, et al: Anaerobic coverage for intra-amnionic infection: maternal and perinatal impact. Am J Perinatol 8:338, 1991

Mackeen AD, Berghella V, Larsen ML: Techniques and materials for skin closure in caesarean section. Cochrane Database Syst Rev 11:CD003577, 2012

Mackeen AD, Packard RE, Ota E, et al: Antibiotic regimens for postpartum endometritis. Cochrane Database Syst Rev 2:CD001067, 2015

Macones GA, Cleary KL, Parry S, et al: The timing of antibiotics at cesarean: a randomized controlled trial. Am J Perinatol 29(4):273, 2012

Maharaj D: Puerperal pyrexia: a review. Part II: Obstet Gynecol Surv 62:400, 2007

Marchocki Z, O'Donoghue M, Collins K, et al: Clinical significance of elevated high-sensitivity C-reactive protein in amniotic fluid obtained at emergency caesarean section. Am J Obstet Gynecol 208(1)S314, 2013

Marshall BR, Hepper JK, Zirbel CC: Sporadic puerperal mastitis—an infection that need not interrupt lactation. JAMA 344:1377, 1975

Martic K, Vasilj O: Extremely large breast abscess in a breastfeeding mother. J Hum Lact 28(4):460, 2012

Matheson I, Aursnes I, Horgen M, et al: Bacteriological findings and clinical symptoms in relation to clinical outcome in puerperal mastitis. Acta Obstet Gynecol Scand 67:723, 1988

McNeeley SG Jr, Hendrix SL, Bennett SM, et al: Synthetic graft placement in the treatment of fascial dehiscence with necrosis and infection. Am J Obstet Gynecol 179:1430, 1998

Meaney-Delman D, Bartlett LA, Gravett MG, et al: Oral and intramuscular treatment options for early postpartum endometritis in low-resource settings: a systematic review. Obstet Gynecol 125(4):789, 2015

Mediano P, Fernandez L, Rodriguez JM, et al: Case-control study of risk factors for infectious mastitis in Spanish breastfeeding women. BMC Pregnancy Childbirth 14:195, 2014

Mouës CM, Heule F, Hovius SE: A review of topical negative pressure therapy in wound healing: sufficient evidence? Am J Surg 201(4):544, 2011

Naeem M, Rahimnajjad MK, Rahimnajjad NA, et al: Comparison of incision and drainage against needle aspiration for the treatment of breast abscess. Am Surg 78(11):1224, 2012

Nathan L, Leveno KJ: Group A streptococcal puerperal sepsis: historical review and 1990s resurgence. Infect Dis Obstet Gynecol 1:252, 1994

O'Higgins AC, Egan AF, Murphy OC, et al: A clinical review of maternal bacteremia. Int Gynaecol Obstet 124(3):226, 2014

Okumura K, Schroff R, Campbell R, et al: Group A streptococcal puerperal sepsis with retroperitoneal involvement developing in a late postpartum woman: case report. Am Surg 70:730, 2004

Owen J, Andrews WW: Wound complications after cesarean section. Clin Obstet Gynecol 27:842, 1994

Owen J, Hauth JC: Episiotomy infection and dehiscence. In Gilstrap LC III, Faro S (eds): Infections in Pregnancy. New York, Liss, 1990, p 61

Patel M, Kumar RA, Stamm AM, et al: USA300 genotype community-associated methicillin-resistant Staphylococcus aureus as a cause of surgical site infection. J Clin Microbiol 45 (10):3431, 2007

Que YA, Haefliger JA, Piroth L, et al: Fibrinogen and fibronectin binding cooperative for valve infection and invasion in Staphylococcus aureus experimental endocarditis. J Exp Med 201:1627, 2005

Quyn AJ, Johnston C, Hall D, et al: The open abdomen and temporary abdominal closure systems—historical evolution and systematic review. Colorectal Dis 14(8):e429, 2012

Ramin SM, Gilstrap LC: Episiotomy and early repair of dehiscence. Clin Obstet Gynecol 37:816, 1994

Ramin SM, Ramus R, Little B, et al: Early repair of episiotomy dehiscence associated with infection. Am J Obstet Gynecol 167:1104, 1992

Reid VC, Hartmann KE, McMahon M, et al: Vaginal preparation with povidone iodine and postcesarean infectious morbidity: a randomized controlled trial. Obstet Gynecol 97:147, 2011

Rimawi BH, Soper DE, Eschenbach DA: Group A streptococcal infections in obstetrics and gynecology. Clin Obstet Gynecol 55(4):864, 2012

Robbie LA, Dummer S, Booth NA, et al: Plasminogen activator inhibitor 2 and urokinase-type plasminogen activator in plasma and leucocytes in patients with severe sepsis. Br J Haematol 109:342, 2000

Rose CH, Blessitt KL, Araghizadeh F: Episiotomy dehiscence that required intestinal diversion. Am J Obstet Gynecol 193:1759, 2005

Rotas M, McCalla S, Liu C, et al: Methicillin-resistant Staphylococcus aureus necrotizing pneumonia arising from an infected episiotomy site. Obstet Gynecol 109:533, 2007

Rouse DJ: Prophylactic negative pressure wound therapy. Obstet Gynecol 125:297, 2015

Rouse DJ, Landon M, Leveno KJ, et al: The Maternal-Fetal Medicine Units cesarean registry: chorioamnionitis at term and its duration—relationship to outcomes. Am J Obstet Gynecol 191:211, 2004

Schorge JO, Granter SR, Lerner LH, et al: Postpartum and vulvar necrotizing fasciitis: early clinical diagnosis and histopathologic correlation. J Reprod Med 43:586, 1998

Schummer W, Schummer C: Two cases of delayed diagnosis of postpartal streptococcal toxic shock syndrome. Infect Dis Obstet Gynecol 10:217, 2002

Schwarz RJ, Shrestha R: Needle aspiration of breast abscesses. Am J Surg 182:117, 2001

Semrau K, Kuhn L, Brooks DR, et al: Dynamics of breast milk HIV-1 RNA with unilateral mastitis or abscess. J Acquir Immune Defic Syndr 62(3):348, 2013

Semsarzadeh NN, Tadisina KK, Maddox J, et al: Closed incision negative-pressure therapy is associated with decreased surgical-site infections: a meta-analysis. Plast Reconstr Surg 136(3):592, 2015

Shahabi S, Klein JP, Rinaudo PF: Primary psoas abscess complicating a normal vaginal delivery. Obstet Gynecol 99:906, 2002

Sheffield JS: Methicillin-resistant Staphylococcus aureus in obstetrics. Am J Perinatol 30(2):125, 2013

Sherman D, Lurie S, Betzer M, et al: Uterine flora at cesarean and its relationship to postpartum endometritis. Obstet Gynecol 94:787, 1999

Siriwachirachai T, Sangkomkamhang US, Lumbiganon P, et al: Antibiotics for meconium-stained amniotic fluid in labour for preventing maternal and neonatal infections. Cochrane Database Syst Rev 11:CD007772, 2014

Smaill FM, Grivell RM: Antibiotic prophylaxis versus no prophylaxis for preventing infection after cesarean section. Cochrane Database Syst Rev 10:CD007482, 2014

Stafford I, Hernandez J, Laibl V, et al: Community-acquired methicillin-resistant Staphylococcus aureus among patients with puerperal mastitis requiring hospitalization. Obstet Gynecol 112(3):533, 2008

Stehman FB: Infections and inflammations of the breast. In Hindle WH (ed): Breast Disease for Gynecologists. Norwalk, Appleton & Lange, 1990, p 151

Stock L, Basham E, Gossett DR, et al: Factors associated with wound complications in women with obstetric and sphincter injuries (OASIS). Am J Obstet Gynecol 208(4):327.e1, 2013

Subramaniam A, Jauk VC, Figueroa D, et al: Risk factors for wound disruption following cesarean delivery. J Matern Fetal Neonatal Med 27(12):1237, 2014

Sun J, Ding M, Liu J, et al: Prophylactic administration of cefazolin prior to skin incision versus antibiotics at cord clamping in preventing postcesarean infectious morbidity: a systematic review and meta-analysis of randomized controlled trials. Gynecol Obstet Invest 75(3):175, 2013

Sutton AL, Acosta EP, Larson KB, et al: Perinatal pharmacokinetics of azithromycin for cesarean prophylaxis. Am J Obstet Gynecol 212(6):812.e1, 2015

Swank ML, Wing DA, Nicolau DP, et al: Increased 3-gram cefazolin dosing for cesarean delivery prophylaxis in obese women. Am J Obstet Gynecol 213(3):415.e1, 2015

Swanson A, Lau KK, Kornman T, et al: Primary psoas muscle abscess in pregnancy. Aust N Z J Obstet Gynaecol 48(6):607, 2008

Swartz MN: Cellulitis. N Engl J Med 350:904, 2004

Swift SH, Zimmerman MB, Hardy-Fairbanks AJ: Effect of single-use negative pressure wound therapy on postcesarean infections and wound complications for high-risk patients. J Reprod Med 60(5–6):211, 2015

Tita AT, Szychowski JM, Boggess K, et al: Adjunctive azithromycin prophylaxis for cesarean delivery. N Engl J Med 375(13):1231, 2016

Thomsen AC, Espersen T, Maigaard S: Course and treatment of milk stasis, noninfectious inflammation of the breast, and infectious mastitis in nursing women. Am J Obstet Gynecol 149:492, 1984

Treszezamsky AD, Feldman D, Sarabanchong VO: Concurrent postpartum uterine and abdominal wall dehiscence and Streptococcus anginosus infection. Obstet Gynecol 118(2):449, 2011

Tsai PS, Hsu CS, Fan YC: General anaesthesia is associated with increased risk of surgical site infection after cesarean delivery compared with neuraxial anaesthesia: a population-based study. Br J Anaesth 107(5):757, 2011

Tulandi T, Al-Jaroudi D: Nonclosure of peritoneum: a reappraisal. Am J Obstet Gynecol 189:609, 2003

Tuuli MG, Liu J, Stout MJ, et al: A randomized trial comparing skin antiseptic agents at cesarean delivery. N Engl J Med 374(7):647–55, 2016

Tuuli MG, Rampersad RM, Carbone JF, et al: Staples compared with subcuticular suture for skin closure after cesarean delivery: a systematic review and meta-analysis. Obstet Gynecol 117(3):682, 2011

Twickler DM, Setiawan AT, Harrell RS, et al: CT appearance of the pelvis after cesarean section. AJR Am J Roentgenol 156:523, 1991

Udagawa H, Oshio Y, Shimizu Y: Serious group A streptococcal infection around delivery. Obstet Gynecol 94:153, 1999

Uygur D, Yesildaglar N, Kis S, et al: Early repair of episiotomy dehiscence. Aust N Z J Obstet Gynaecol 44:244, 2004

Ward E, Duff P: A comparison of 3 antibiotic regimens for prevention of postcesarean endometritis: an historical cohort study. Am J Obstet Gynecol 214(6):751.e1, 2016

Watts DH, Krohn MA, Hillier SL, et al: Bacterial vaginosis as a risk factor for post-cesarean endometritis. Obstet Gynecol 75:52, 1990

Wechter ME, Pearlman MD, Hartmann KE: Reclosure of the disrupted laparotomy wound. A systematic review. Obstet Gynecol 106:376, 2005

Wetchler SJ, Dunn LJ: Ovarian abscess. Report of a case and a review of the literature. Obstet Gynecol Surv 40:476, 1985

Witlin AG, Sibai BM: Postpartum ovarian vein thrombosis after vaginal delivery: a report of 11 cases. Obstet Gynecol 85:775, 1995

Worley KC: Postoperative complications. In Yeomans ER, Hoffman BL, Gilstrap LC III, et al (eds): Cunningham and Gilstrap's Operative Obstetrics, 3rd ed. New York, McGraw-Hill Education, 2017

Yildirim G, Gungorduk K, Asicioglu O, et al: Does vaginal preparation with povidone-iodine prior to cesarean delivery reduce the risk of endometritis? A randomized controlled trial. J Matern Fetal Neonatal Med 25(11):2316, 2012

CAPÍTULO 38

Contracepção

DISPOSITIVOS INTRAUTERINOS 681
IMPLANTES DE PROGESTERONA 685
CONTRACEPTIVOS DE APENAS PROGESTERONA 689
CONTRACEPTIVOS HORMONAIS 689
MÉTODOS DE BARREIRA 693
MÉTODOS COM BASE NA COMPREENSÃO DA FERTILIDADE .. 695
ESPERMICIDAS 695
CONTRACEPÇÃO DE EMERGÊNCIA 696
CONTRACEPÇÃO NO PUERPÉRIO 697

Com base nas evidências disponíveis, parece satisfatoriamente demonstrado que, em mulheres que copulam em intervalos frequentes, a tuba deve ser considerada uma espécie de receptáculo de sêmen, em que os espermatozoides estão sempre presentes e aguardam o oócito, e que a fertilização geralmente ocorre nas tubas, e raramente no útero.
– J. Whitridge Williams (1903)

Quase metade de todas as gestações a cada ano nos Estados Unidos não são programadas (Finer, 2016). Essas gestações podem ocorrer após falha do método contraceptivo ou ser o resultado da falta de uso de contraceptivos. De 2011 a 2013, 7% das mulheres sexualmente ativas nos Estados Unidos que não desejavam engravidar não usaram nenhum método de controle de fertilidade (Daniels, 2015).

Para aquelas que procuram contracepção, métodos contraceptivos eficazes estão disponíveis e são selecionados de forma variável (Tab. 38-1). Com esses métodos, as taxas de falha estimadas com uso perfeito (falha teórica) e típico (falha prática) durante o primeiro ano são amplamente diferentes. Para refletir

TABELA 38-1 Taxas de falha dos contraceptivos durante o primeiro ano de uso do método em mulheres nos Estados Unidos

Método[a]	Falha teórica	Falha prática
Categoria principal: os mais efetivos		
Dispositivos intrauterinos:		
Sistema levonorgestrel	0,2	0,2
Cobre T 380A	0,6	0,8
Implantes de levonorgestrel	0,05	0,05
Esterilização feminina	0,5	0,5
Esterilização masculina	0,1	0,15
Segunda categoria: muito efetivos		
Pílula combinada	0,3	9
Anel vaginal	0,3	9
Adesivo	0,3	9
DMPA	0,2	6
Pílulas de apenas progesterona	0,3	9
Terceira categoria: efetivos		
Preservativo		
Masculino	2	18
Feminino	5	21
Diafragma com espermicidas	6	12
Compreensão da fertilidade		24
Dias comuns	5	
Dois dias	4	
Ovulação	3	
Sintotermal	0,4	
Quarta categoria: menos efetivos		
Espermicidas	18	28
Esponja		
Mulheres multíparas	20	24
Mulheres nulíparas	9	12
Sem categoria da OMS		
Abstinência	4	22
Sem contracepção	85	85

[a]Métodos organizados de acordo com os níveis de eficácia.
DMPA, acetato de medroxiprogesterona de depósito; OMS, Organização Mundial da Saúde.
Dados de Trussel, 2011a.

essas taxas de falha, a Organização Mundial da Saúde (OMS) agrupou os métodos em níveis de eficácia (ver Tab. 38-1). Os implantes e dispositivos intrauterinos (DIUs) estão apresentados na categoria principal. Eles diminuem efetivamente as taxas de gravidez indesejada e são considerados contraceptivos reversíveis de ação prolongada (LARCs). O American College of Obstetricians and Gynecologists (2017c) reconhece esses níveis, recomenda aconselhamento sobre *todas* as opções e incentiva os LARCs altamente eficazes para as candidatas apropriadas.

Nenhum método contraceptivo é completamente livre de efeitos colaterais, mas a contracepção geralmente apresenta menos riscos do que a gravidez. No entanto, alguns distúrbios ou medicamentos podem aumentar os riscos de alguns contraceptivos. A OMS (World Health Organization, 2015) atualizou suas diretrizes baseadas em evidências, chamadas *Critérios médicos de elegibilidade*, para o uso de todos os métodos contraceptivos reversíveis altamente efetivos por mulheres com várias condições de saúde. Alguns países subsequentemente modificaram essas diretrizes. As diretrizes dos Estados Unidos (*United States Medical Eligibility Criteria, US MEC*) foram atualizadas em 2016 pelo Centers for Disease Control and Prevention (Curtis, 2016b). Esses documentos estão disponíveis em: http://www.cdc.gov/reproductivehealth/UnintendedPregnancy/Contraception_Guidance.htm.

Na US MEC, os métodos de contracepção reversíveis são organizados em seis grupos por sua similaridade: contraceptivos hormonais combinados (CHCs), pílulas de apenas progesterona (PAPs), acetato de medroxiprogesterona de depósito (DMPA), implantes, sistema intrauterino liberador de levonorgestrel (SIU-LNG) e dispositivos intrauterinos de cobre (DIUs-Cu). Para determinada condição de saúde, cada método é categorizado de 1 até 4 (Tab. 38-2). O escore descreve o perfil de segurança para uma mulher típica com aquela condição: (1) sem restrição ao uso do método, (2) os benefícios do método superam os riscos, (3) os riscos do método superam os benefícios, e (4) o método apresenta um risco inaceitavelmente alto à saúde.

Dependendo do distúrbio subjacente ou do desejo da paciente, a esterilização masculina ou feminina pode ser um método contraceptivo permanente recomendado ou preferido (American College of Obstetricians and Gynecologists, 2017b). Essas opções são discutidas no Capítulo 39.

DISPOSITIVOS INTRAUTERINOS

Globalmente, 14% das mulheres em idade reprodutiva usam contracepção intrauterina, e, nos Estados Unidos, 10% das mulheres em contracepção usam esse método (Buhling, 2014; Daniels, 2015). Os cinco dispositivos intrauterinos (DIUs) atualmente aprovados para uso nos Estados Unidos são *quimicamente ativos* e têm eluição contínua de cobre ou levonorgestrel. Todos eles têm uma estrutura de polietileno em forma de T que é composta de bário para torná-los radiopacos. Entre os dispositivos, *Mirena* e *Liletta* medem 32 × 32 mm e contêm um reservatório cilíndrico liberador de 52 mg de levonorgestrel na haste do T (Fig. 38-1). Dois fios emergentes, de cor bronze (*Mirena*) ou azul (*Liletta*), são presos à haste distal para ajudar na eventual remoção do dispositivo. O *Skyla* – conhecido como *Jaydess* em alguns países – contém 13,5 mg de levonorgestrel. Ele tem dimensões menores – 28 × 30 mm – e foi projetado para se encaixar de modo mais adequado a um útero nulíparo (Gemzell-Danielsson, 2012). O *Kyleena* tem as mesmas dimensões, mas contém 19,5 mg da mesma progesterona. Dois fios que emergem do *Skyla* são bronze, e aqueles do *Kyleena* são azuis. *Skyla* e *Kyleena* também podem ser diferenciados do *Mirena* e do *Liletta* visualmente e na ultrassonografia por um anel de prata próximo à junção das suas hastes e braços. Atualmente, *Mirena* e *Kyleena* são aprovados por 5 anos após a inserção, enquanto *Skyla* e *Liletta* são aprovados por 3 anos.

O terceiro dispositivo, o DIU T380A chamado *ParaGard*, é revestido com cobre, e dois fios se estendem da base da haste. Originalmente azuis, os fios são brancos atualmente. Hoje ele é aprovado para 10 anos de uso após a inserção (Teva Women's Health, 2014).

Além desses cinco DIUs atualmente comercializados, as mulheres podem preservar marcas não mais fabricadas. Um *Lippes Loop* tem duas formas de "S" empilhadas uma sobre a outra. O *Dalkon Shield* tem o formato de caranguejo, enquanto o *Copper 7* se assemelha a este número. O *progestasert* é um DIU liberador de progesterona em forma de T inicial. Por fim, vários dispositivos anelares de eluição metálica são comuns na Ásia.

■ Ação contraceptiva

Todos esses DIUs são efetivos. As taxas de falha estão bem abaixo de 1% e costumam ser similares àquelas da esterilização tubária (Thonneau, 2008; Trussell, 2011b). Seus mecanismos não foram precisamente definidos, mas a prevenção da fecundação agora é favorecida.

Com o SIU-LNG, a liberação de progestina de longa duração leva à atrofia endometrial, que impede a implantação normal (Silverberg, 1986). Além disso, as progesteronas criam o muco cervical viscoso escasso que compromete a motilidade dos espermatozoides (Apter, 2014; Moraes, 2016). Dentro do útero, é induzida uma resposta inflamatória endometrial local intensa, principalmente pelos dispositivos portadores de cobre. Os componentes celular e humoral dessa inflamação são expressos no tecido endometrial e no líquido que preenche a cavidade uterina e as tubas uterinas. Eles levam à diminuição da viabilidade do espermatozoide e do óvulo (Ortiz, 2007). Também, no improvável evento de que a fecundação ocorra, as mesmas ações inflamatórias são direcionadas contra o blastócito. Além disso, com o DIU-Cu especificamente, os níveis de cobre aumentam no muco cervical das usuárias e diminuem a motilidade e a viabilidade dos espermatozoides (Jecht, 1973). Os efeitos mencionados são considerados os primários para a contracepção, porque a inibição da ovulação é inconsistente com o SIU-LNG e ausente com o DIU-Cu (Nilsson, 1984).

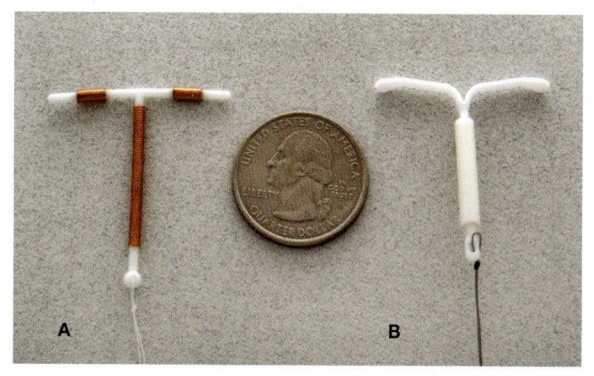

FIGURA 38-1 Dispositivos intrauterinos (DIUs). **A.** DIU de cobre *ParaGard T 380A*. **B.** Sistema intrauterino liberador de levonorgestrel *Mirena*. (Reproduzida, com permissão, de Stuart GS: Contraception and sterilization. In Hoffman BL, Schorge JO, Bradshaw KD, et al: Williams Gynecology, 3rd ed. New York, McGraw-Hill Education, 2016.)

TABELA 38-2 Contraindicações e cuidados com métodos contraceptivos específicos

1 = sem restrição ao uso do método
2 = os benefícios do método superam os riscos
3 = os riscos do método superam os benefícios
4 = o método apresenta um risco inaceitavelmente alto à saúde
Nesta tabela, um espaço em branco indica que o método é da categoria 1 ou 2

Condição	CHC[a]	PAP	DMPA	Implantes	SIU-LNG	DIU-Cu
Pós-parto < 21 dias/< 30 dias	4/3					
21-42 dias	2/3[b]					
Infecção pós-gravidez					4	4
Tabagismo e idade ≥ 35 anos	3/4[c]					
Câncer de mama ativo	4	4	4	4	4	
Livre do câncer de mama há ≥ 5 anos	3	3	3	3	3	
Riscos cardiovasculares múltiplos	3/4[d]		3			
HAC bem controlada ou leve	3					
PA sistólica ≥ 160 ou PA diastólica ≥ 100	4		3			
Doença vascular	4		3			
Doença de valva cardíaca complicada	4					
Miocardiopatia periparto	3/4[d]					
TVE agudo ou prévio[e]	3/4[d]					
Trombofilia	4					
Cirurgia com longa imobilização	4					
EM com imobilização	3					
DM > 20 anos ou doença vascular	3/4[d]		3			
DM com doença de órgão-alvo	3/4[d]		3			
Cirurgia bariátrica mal absortiva	3[f]	3				
Doença inflamatória intestinal	2/3[d]					
Cirrose (grave, descompensada)	4	3	3	3	3	
Tumores hepáticos[g]	4	3	3	3	3	
Doença sintomática da vesícula biliar	3					
Colestase relacionada ao CHC	3					
Em risco de GC/CL					3	3
Cavidade uterina distorcida					4	4
Monitorização da DTG					4	4
Fosamprenavir	3					
Anticonvulsivantes indutores de enzima[h]	3	3				
Lamotrigina	3					
Rifampicina/rifabutina	3	3				

	Iniciar/Continuar (I/C)[i]					
Condição	I/C	I/C	I/C	I/C	I/C	I/C
DCI atual ou história de DCI	4	2/3	3	2/3	2/3	
AVC	4	2/3	3	2/3		
Enxaqueca com aura	4	2/3	2/3	2/3	2/3	
Sangramento vaginal inexplicado[j]			3	3	4/2	4/2
Câncer cervical antes do tratamento					4/2	4/2
Monitoração da DTG					4/2	4/2
DIP ou cervicite atual					4/2	4/2
Artrite reumatoide			2/3[k]			
Hepatite viral aguda	4/2					
Tuberculose pélvica					4/3	4/3
LES e AAF positivo ou desconhecido	4	3	3	3	3	
LES e trombocitopenia grave			3			3/2
Transplante de órgãos sólidos complicado	4				3/2	3/2

ᵃO grupo de contraceptivos hormonais combinados (CHCs) inclui pílulas, anel vaginal e adesivo.
ᵇOs riscos associados que aumentam o escore da categoria incluem: idade ≥ 35 anos, transfusão no parto, IMC ≥ 30, hemorragia pós-parto, cesariana, tabagismo, pré-eclâmpsia.
ᶜFumar ≥ 15 cigarros por dia aumenta a categoria de risco para 4 nesta faixa etária.
ᵈO escore da categoria de risco é modificado pelos fatores de risco associados e pela gravidade da doença.
ᵉIncluindo trombose superficial.
ᶠApenas agentes orais. Anel e adesivo são categoria 1.
ᵍAdenoma hepático benigno ou câncer hepatocelular. Hiperplasia nodular focal compatível com o uso de hormônios.
ʰEstes incluem fenitoína, barbitúricos, carbamazepina, oxcarbazepina, primidona, topiramato.
ⁱNaqueles métodos nas colunas de Iniciar/Continuar, o primeiro número do US MEC refere-se ao fato de que um método deve ser iniciado em uma paciente afetada. Para pacientes que inicialmente desenvolvem a condição enquanto usam um método específico, o segundo número refere-se aos riscos de prosseguir com este método.
ʲAntes da avaliação.
ᵏAquelas em uso de corticosteroides crônicos e com risco de fratura óssea.
AAFs, anticorpos antifosfolipídeos; AVC, acidente vascular cerebral; DCI, doença cardíaca isquêmica; DIP, doença inflamatória pélvica; DIU-Cu, dispositivo intrauterino de cobre; DM, diabetes melito; DMPA, acetato de medroxiprogesterona de depósito; DTG, doença trofoblástica gestacional; EM, esclerose múltipla; GC/CL, infecção por gonorreia/clamídia; HAC, hipertensão crônica; IMC, índice de massa corporal; IP, inibidor da protease; LES, lúpus eritematoso sistêmico; PA, pressão arterial; PAPs, pílulas de apenas progesterona; SIU-LNG, sistema intrauterino liberador de levonorgestrel; TEV, tromboembolismo venoso.
Compilada de Curtis, 2016b; Merck, 2015; Teva Women's Health, 2014.

■ Efeitos adversos específicos do método

Gravidez ectópica

As poucas contraindicações ao uso do DIU são mostradas na Tabela 38-2. No passado, acreditava-se que os DIUs aumentavam o risco de gravidez ectópica, mas isso já foi esclarecido. Especificamente, os DIUs fornecem contracepção eficaz e reduzem o número de gestações ectópicas pela metade em comparação com a taxa em mulheres que não usam contracepção (World Health Organization, 1985, 1987). Porém, os mecanismos de ação do DIU são mais efetivos na prevenção da implantação *intrauterina*. Assim, se um DIU falhar, há a probabilidade de uma proporção mais alta das gestações ser ectópica (Backman, 2004; Furlong, 2002).

Dispositivo perdido

A expulsão de um DIU a partir do útero é mais comum durante o primeiro mês. Assim, as mulheres são examinadas cerca de 1 mês depois da inserção do DIU, em geral depois da menstruação, para identificar o fio que emerge do colo uterino. Depois disso, a mulher é instruída a palpar os fios a cada mês depois das menstruações. Independentemente do tipo de DIU, a taxa de expulsão acumulada em 3 anos se aproxima de 10% (Madden, 2014; Simonatto, 2016). Essa taxa é maior naquelas ≤ 25 anos (Jatlaoui, 2017).

Quando o fio de um DIU não puder ser visualizado, o dispositivo pode ter sido expelido, pode ter perfurado o útero ou pode ter sido mal posicionado. O dispositivo também pode ter sido normalmente posicionado com seu fio dobrado dentro do canal endocervical ou da cavidade uterina. Para investigar, após excluir a gravidez, uma escova citológica pode ser girada dentro do canal endocervical para enredar os fios e trazê-los gentilmente para dentro da vagina. Se isso for malsucedido, a cavidade uterina é sondada suavemente com uma pinça Randall ou com uma haste própria com um gancho terminal para recuperar os fios.

Nunca deve-se pressupor que o dispositivo foi expelido, a menos que isso tenha sido observado. Assim, quando o fio não estiver visível e o dispositivo não for percebido pela sondagem gentil da cavidade uterina, a ultrassonografia transvaginal pode ser empregada para determinar se o dispositivo está dentro do útero. Embora a ultrassonografia tradicional documente a posição do DIU adequadamente na maioria dos casos, a ultrassonografia tridimensional oferece melhor visualização, especialmente com o SIU-LNG (Moschos, 2011). Se a ultrassonografia for inconclusiva ou não for observado nenhum dispositivo, é obtida uma radiografia simples do abdome. A tomografia computadorizada (TC) ou, menos comumente, a ressonância magnética (RM) são alternativas (Boortz, 2012). É seguro realizar a RM a 1,5 e 3 tesla (T) com um DIU em posição (Ciet, 2015).

Perfuração

Durante a histerometria ou inserção do DIU, o útero pode ser perfurado, o que é identificado pela ferramenta percorrendo uma distância maior que o comprimento uterino esperado com base no exame bimanual inicial. As taxas se aproximam de 1 por 1.000 inserções, e os riscos incluem inserção puerperal, lactação, inexperiência do médico e extremos de flexão uterina (Harrison-Woolrych, 2003; Heinemann, 2015). Embora os dispositivos possam migrar espontaneamente para dentro e através da parede uterina, a maioria das perfurações ocorre, ou pelo menos começa, no momento da inserção (Ferguson, 2016).

Na perfuração aguda, o fundo é o local mais comum, e o sangramento é tipicamente mínimo devido à contração miometrial ao redor do orifício de punção. Se nenhum alerta ou sangramento persistente for observado do orifício após a remoção do instrumento ou do dispositivo, então a observação isolada da paciente é razoável. Raramente, as perfurações laterais agudas podem lacerar a artéria uterina, e o risco de sangramento subsequente pode indicar laparoscopia ou laparotomia para controle. Após qualquer perfuração, embora isso não seja bem documentado com base em evidências, uma dose simples de antibiótico de amplo espectro pode diminuir a infecção.

No caso de perfuração crônica, um dispositivo pode penetrar a parede muscular uterina em graus variados. Uma paciente pode estar assintomática, mas dor abdominal, sangramento uterino ou ausência de fios podem ser pistas (Kaislasuo, 2013). Aqueles com uma localização predominantemente intrauterina costumam ser manejados pela remoção histeroscópica do DIU. Em contrapartida, os dispositivos que quase perfuraram, ou perfuraram completamente, a parede uterina são removidos com mais facilidade de forma laparoscópica. Um DIU-Cu extrauterino frequentemente induz uma intensa reação inflamatória local e aderências (Kho, 2014). A laparotomia pode ser necessária, e a preparação do intestino é considerada. Perfurações sigmoides e da bexiga e obstrução do intestino delgado foram relatadas remotamente à inserção (Sano, 2017; Xu, 2015; Zeino, 2011).

Alterações menstruais

Dismenorreia e irregularidades hemorrágicas podem complicar o uso do DIU (Aoun, 2014; Grunloh, 2013). Elas podem ser tratadas com algum grau de sucesso por anti-inflamatórios não esteroides (AINEs) ou ácido tranexâmico, que é um antifibrinolítico (Godfrey, 2013; Madden, 2012; Sørdal, 2013). Entre os dois DIUs, o sangramento intenso complica com mais frequência o DIU-Cu e pode causar anemia ferropriva, para a qual são administrados sais de ferro por via oral. Com o SIU-LNG, o sangramento escasso e irregular por até 6 meses após a colocação geralmente dá lugar a amenorreia progressiva, relatada por 30% das mulheres após 2 anos e 60% após 12 anos (Ronnerdag, 1999). Isso frequentemente está associado à melhora da dismenorreia.

Infecção

O risco de infecção relacionada ao dispositivo do trato genital superior é maior durante os primeiros meses após a inserção do DIU (Farley, 1992; Turok, 2016). Os patógenos incluem *Neisseria gonorrhoeae*, *Chlamydia trachomatis* e microbiota vaginal. As mulheres com risco de infecções sexualmente transmissíveis (ISTs) devem ser rastreadas antes ou no momento da inserção do DIU (Centers for Disease Control and Prevention, 2015; Sufrin, 2012). No entanto, a inserção do dispositivo não deve ser adiada enquanto se esperam os resultados dos testes de ISTs ou do exame citopatológico em mulheres assintomáticas (Birgisson, 2015). Se essas bactérias forem encontradas subsequentemente, e a paciente não apresentar sintomas, então o DIU pode permanecer e o tratamento deve ser prescrito como detalhado no Capítulo 65 (p. 1240). É importante salientar que a profilaxia antimicrobiana de *rotina* antes da inserção não é recomendada (Grimes, 2012; Walsh, 1998). Além disso, a American Heart Association não recomenda a profilaxia da endocardite bacteriana com a inserção (Nishimura, 2014).

Após o primeiro mês, o risco de infecção não aumenta nas usuárias de DIU que, em outras situações, já apresentariam um risco baixo de IST. Da mesma forma, o DIU parece causar pouco aumento, se causar, nas taxas de infertilidade nessas pacientes de baixo risco (Hubacher, 2001). O American College of Obstetricians and Gynecologists (2015c, 2012a) recomenda que as mulheres que apresentam baixo risco para ISTs, incluindo adolescentes, sejam consideradas boas candidatas para os DIUs. O DIU também é seguro e efetivo em mulheres infectadas pelo vírus da imunodeficiência humana (HIV) e pode ser usado em outras que sejam imunodeficientes (Centers for Disease Control and Prevention, 2015; Tepper, 2016a).

Se houver desenvolvimento da infecção, ela pode assumir várias formas e costuma requerer antimicrobianos de amplo espectro. A *doença inflamatória pélvica (DIP)* sem abscesso é tratada com antibióticos em base ambulatorial ou hospitalar, dependendo da gravidade da infecção. Existem preocupações teóricas de que um DIU coexistente poderia piorar a infecção ou atrasar sua resolução. Nesse caso, o profissional pode optar pela remoção do DIU, embora evidências indiquem manter o dispositivo durante o tratamento nas mulheres hospitalizadas com DIP leve ou moderada (Centers for Disease Control and Prevention, 2015; Tepper, 2013). Se a infecção não melhorar durante 48 a 72 horas de tratamento, o dispositivo é removido. O *abscesso tubo-ovariano* pode complicar a DIP e é tratado de forma agressiva com antibióticos de amplo espectro intravenosos e remoção do DIU. Por fim, o *aborto séptico* exige evacuação uterina imediata e antibióticos.

Actinomyces israelii é uma bactéria vaginal nativa anaeróbia, Gram-positiva e de crescimento lento que raramente causa infecção supurativa. Alguns a têm encontrado com mais frequência na microbiota vaginal ou nos esfregaços de Papanicolau de usuárias de DIU (Curtis, 1981; Kim, 2014). As recomendações atuais aconselham que uma mulher assintomática pode manter seu DIU e não precisa de tratamento (American College of Obstetricians and Gynecologists, 2017c; Lippes, 1999; Westhoff, 2007a). Contudo, quando os sinais ou sintomas de infecção se desenvolvem em uma mulher que aloja o *Actinomyces*, o dispositivo é removido e são administrados antibióticos. Os achados iniciais incluem febre, perda de peso, dor abdominal e secreção ou sangramento uterino anormal. As espécies de *Actinomyces* são sensíveis aos antibióticos com cobertura Gram-positiva, com destaque às penicilinas.

Gravidez com um DIU

Nas mulheres que engravidam enquanto usam um DIU, a gravidez ectópica deve ser excluída. No caso de gravidez intrauterina, se o fio estiver visível, ele deve ser pinçado, e o DIU, removido por tração externa leve. Essa ação reduz complicações como abortamento, corioamnionite e parto pré-termo (Fulkerson Schaeffer, 2017; Kim, 2010). Especificamente, em uma coorte, uma taxa de abortamento de 54% e uma taxa de parto pré-termo de 17% foram observadas se o dispositivo permanecesse no local. Mais favoravelmente, taxas de 25 e 4%, respectivamente, resultaram com a remoção imediata do DIU-Cu (Tatum, 1976). Poucos dados orientam o manejo com o SIU-LNG, e a maioria das práticas é estimada com base nos dispositivos de cobre.

Quando o fio não estiver visível, as tentativas para localizar e remover o dispositivo podem resultar em abortamento. Embora não seja nossa prática, alguns relatos de casos e pequenas séries descrevem a ultrassonografia ou a histeroscopia para auxiliar na remoção difícil de dispositivos (Pérez-Medina, 2014; Schiesser, 2004). Depois de alcançada a viabilidade fetal, não está evidente se é melhor remover um DIU cujo fio está visível e acessível ou deixá-lo no lugar. As taxas de malformação fetal não são maiores com um dispositivo deixado *in situ* (Tatum, 1976; Vessey, 1979).

O abortamento espontâneo no segundo trimestre com DIU em posição é mais provável de ser infectado (Vessey, 1974). A sepse pode ser fulminante e fatal. As mulheres grávidas com um dispositivo no útero que demonstrem qualquer evidência de infecção pélvica são tratadas com antibióticos de amplo espectro e evacuação uterina imediata. Por causa desses riscos, a mulher pode receber a opção do interrupção precoce da gestação quando o dispositivo não pode ser removido cedo na gravidez. Por fim, nas mulheres que deram à luz com um dispositivo em posição, devem ser feitas as etapas apropriadas após o parto para identificar o DIU e removê-lo.

■ Inserção do DIU

Momento

Para reduzir as taxas de expulsão e o risco de perfuração, tradicionalmente a inserção do DIU segue a involução completa do útero – pelo menos 6 semanas após o parto. As mulheres que deram à luz no Parkland Hospital são observadas por 3 semanas após o parto, sendo que os DIUs são inseridos com 6 semanas de pós-parto ou mais cedo, quando a involução é completa.

Além disso, após abortamento espontâneo, abortamento cirúrgico ou parto, um DIU pode ser inserido imediatamente na ausência de infecção (Lopez, 2015a; Okusanya, 2014). Também foi descrita a inserção "imediata" 1 semana após mifepristona e abortamento medicamentoso completo (Sääv, 2012; Shimoni, 2011). O risco de expulsão do DIU é um pouco mais alto se este for colocado logo após qualquer uma dessas gestações recentes (Whitaker, 2017). No entanto, em alguns estudos, o número de mulheres em grupos de colocação imediata que finalmente recebem e retêm um DIU é maior do que em grupos para colocação tradicionalmente programada, nos quais alguns membros não retornam para inserção (Bednarek, 2011; Chen, 2010).

No caso de inserção imediata, as técnicas dependem do tamanho do útero. Após a evacuação do primeiro trimestre, o DIU pode ser colocado usando as instruções do fabricante. Se a cavidade uterina estiver aumentada, o DIU pode ser colocado usando uma pinça em anel com orientação ultrassonográfica (Drey, 2009; Fox, 2011).

Imediatamente após o parto vaginal ou cesariana, o DIU pode ser colocado com a mão, com o tubo de inserção ou com uma pinça em anel (Levi, 2015; Xu, 1996). Com qualquer um desses métodos, os braços do DIU não precisam ser dobrados no tubo de inserção antes da inserção. Durante a colocação da cesariana, o dispositivo é depositado no fundo com a mão ou o dispositivo de inserção pela histerotomia aberta não suturada. Com a outra mão segurando o fundo externo pode-se fornecer contrapressão e estabilizar o útero durante a inserção. Os fios são então suavemente direcionados para o colo do útero. Para inserção instrumentada após o parto vaginal, o clínico reesteriliza a vulva e troca as luvas após a liberação da placenta, mas antes dos reparos perineais. O lábio anterior do colo do útero flexível é seguro com uma pinça em anel. Uma segunda pinça em anel segura a haste do DIU e o guia através da cavidade uterina até o fundo. Para inserção manual após o parto vaginal, o profissional segura o DIU entre o indicador e o dedo médio para colocar o dispositivo. Em ambos os casos, a contrapressão contra o fundo com uma mão no abdome pode orientar o posicionamento (Stuart, 2017; The ACQUIRE Project, 2008).

Para a colocação não relacionada à gravidez, a inserção próximo ao final da menstruação normal, quando o colo em geral está mais macio e um pouco mais dilatado, pode ser mais fácil e ajudar a descartar a gravidez inicial. Contudo, a inserção não se limita a esse momento. Na mulher que tem certeza de que não está grávida e não deseja engravidar, a inserção é feita a qualquer momento.

Técnica

Antes da inserção, são observadas as contraindicações. As candidatas são aconselhadas, e o consentimento por escrito é obtido. Um AINE oral, com ou sem codeína, pode ser usado para aliviar as cólicas após a inserção (Ngo, 2015). No entanto, os AINEs, o misoprostol ou mesmo o bloqueio paracervical não diminuem consistentemente o desconforto sentido durante a colocação do dispositivo (Bednarek, 2015; Hubacher, 2006; Mody, 2012; Pergialiotis, 2014). Dos produtos tópicos de lidocaína, o gel a 2% é ineficaz, mas produtos em gel e *spray* mais recentes são promissores (Aksoy, 2016; Lopez, 2015b; Tornblom-Paulander, 2015). O exame pélvico bimanual é realizado para identificar a posição e o tamanho uterino. As anormalidades são avaliadas, pois elas podem contraindicar a inserção. A cervicite mucopurulenta ou a vaginite significativa são adequadamente tratadas e resolvidas antes da inserção do DIU.

A superfície cervical é limpa com uma solução antisséptica, e são usados instrumentos estéreis e um DIU estéril. Um tenáculo é colocado sobre o lábio cervical, sendo que o canal e a cavidade uterina são retificados ao se aplicar a tração suave para fora. A cavidade é então sondada por um ultrassom uterino para identificar sua direção e profundidade. Passos específicos da inserção de DIU de cobre e Mirena são mostrados nas Figuras 38-2 e 38-3 e resumidos em suas respectivas embalagens.

Após a inserção, apenas os cordões devem ser visíveis fazendo o trajeto a partir do colo. Eles são aparados para permitir que 3 a 4 cm façam protrusão para dentro da vagina, e seu comprimento é registrado. Se houver suspeita de posicionamento inadequado do dispositivo, o posicionamento deve ser confirmado por ultrassonografia, se necessário. Quando o DIU não está totalmente posicionado dentro do útero, ele é removido e substituído por um novo dispositivo. Um dispositivo expelido ou parcialmente expelido não deve ser reinserido.

IMPLANTES DE PROGESTERONA

■ Implante de etonogestrel

A contracepção pode ser fornecida por cilindros finos e flexíveis contendo progesterona que são implantados de modo subdérmico e liberam hormônio durante muitos anos. Um deles, o *Nexplanon*, é um implante com uma haste simples com 68 mg de etonogestrel coberto com copolímeros de etileno acetato de vinila. O implante é colocado de modo subdérmico na superfície média do braço superior 8 a 10 cm a partir do cotovelo, no sulco do bíceps, e é alinhado ao eixo longo do braço. Pode ser utilizado como contracepção por 3 anos, removido e, em seguida, substituído no mesmo local ou no braço oposto (Merck, 2016a).

O *Nexplanon* é radiopaco, e seu dispositivo de inserção é projetado para ajudar no posicionamento subdérmico e evitar uma colocação mais profunda. Esse dispositivo substituiu o *Implanon*, que não é radiopaco. Um *Implanon* mal colocado pode ser identificado com ultrassonografia, usando um transdutor de feixes lineares de 10 a 15 MHz (Shulman, 2006). Em alguns casos, a RM pode ser necessária se for preciso informação suplementar apesar da ultrassonografia (Correia, 2012). Ambos os implantes têm formas semelhantes e são farmacologicamente idênticos. Eles são altamente efetivos, e o mecanismo de ação dos produtos com apenas progesterona é descrito adiante (p. 689) (Croxatto, 1998; Mommers, 2012). O *Implanon* é seguro e aprovado pela Food and Drug Administration (FDA), mas não é mais distribuído pelo fabricante.

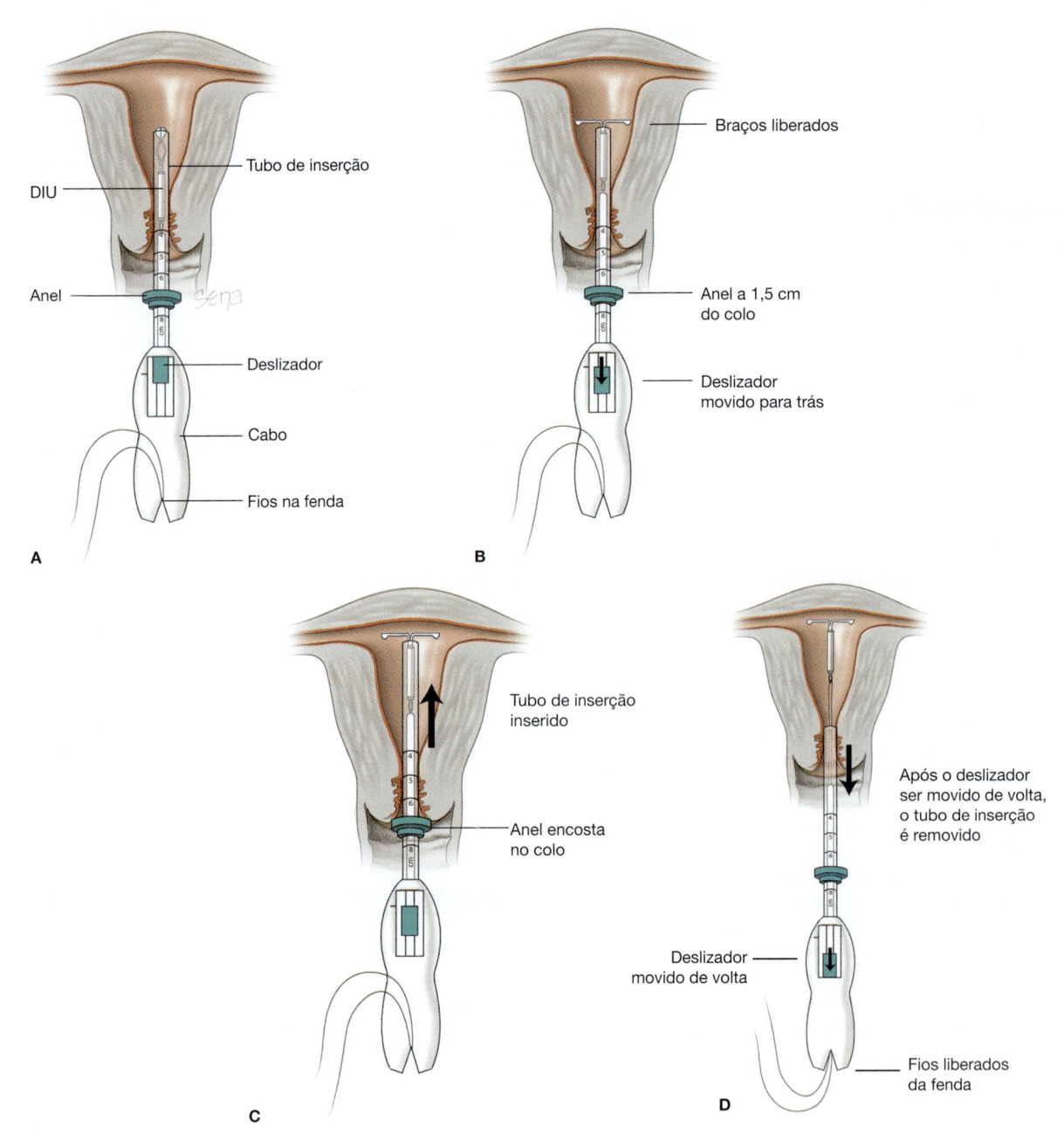

FIGURA 38-2 Inserção do sistema intrauterino *Mirena*. Inicialmente, os filamentos a partir de trás do deslizador são liberados primeiro para pender livremente. O deslizador encontrado no cabo deve ser posicionado no ápice do cabo mais próximo do dispositivo. Os braços do dispositivo intrauterino (DIU) são orientados no sentido horizontal. O anel no lado de fora do tubo de inserção é posicionado a partir da ponta do DIU para refletir a profundidade encontrada com a sonda uterina. **A.** À medida que ambos os filamentos são puxados, o DIU *Mirena* é extraído para o tubo de inserção. Em seguida, os fios são firmemente fixados por baixo na fenda do cabo. Nessas demonstrações, o tubo de inserção foi encurtado. Esse tubo é gentilmente inserido no útero até que o anel se situe 1,5 a 2 cm a partir do orifício cervical externo para permitir que os braços abram. **B.** Enquanto se segura o introdutor com firmeza, os braços do DIU são liberados puxando o deslizador de volta para atingir o marco horizontal do cabo, mas não adiante. **C.** O introdutor é, então, gentilmente orientado para a cavidade uterina até que seu anel toque o colo. **D.** O dispositivo é liberado segurando o tubo de inserção com firmeza na posição e puxando o deslizador até o fim. Os fios serão automaticamente liberados da fenda. Em seguida, o introdutor pode ser removido, e os fios do DIU são aparados. (Reproduzida, com permissão, de Stuart GS: Contraception and sterilization. In Hoffman BL, Schorge JO, Bradshaw KD, et al: Williams Gynecology, 3rd ed. New York, McGraw-Hill Education, 2016.)

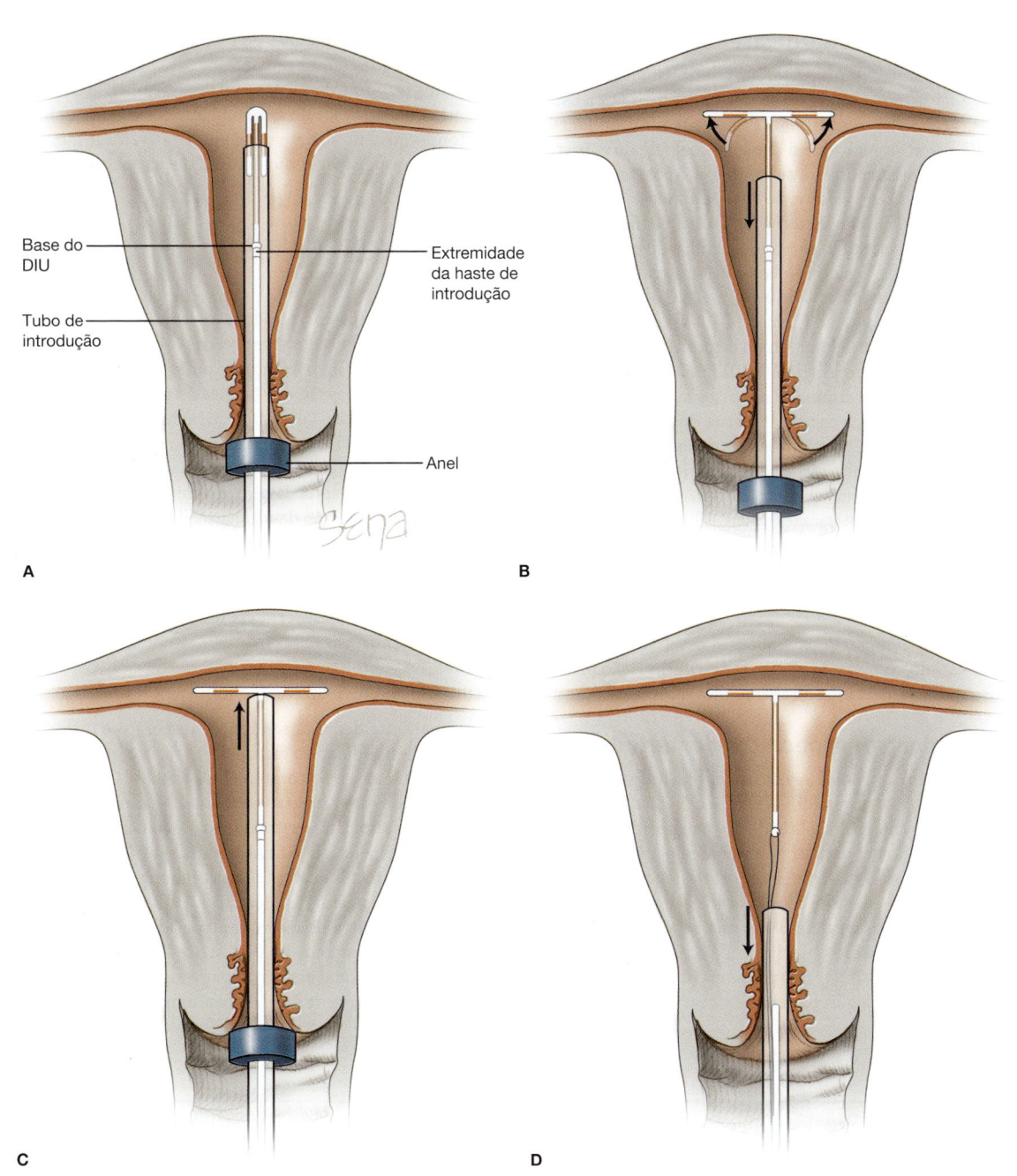

FIGURA 38-3 Inserção do dispositivo intrauterino de cobre (DIU-Cu) T 380A. O útero é medido e o DIU é carregado para dentro de seu tubo de inserção não mais que 5 minutos antes da inserção. Um anel de plástico azul no exterior do tubo de inserção é posicionado a partir da extremidade do DIU para refletir a profundidade uterina. Os braços do DIU devem se situar em um plano semelhante à porção plana da aleta azul alongada. **A.** O tubo de inserção, com o DIU carregado, é passado na cavidade endometrial. Uma haste de inserção branca longa e sólida entra em contato com a base do DIU. Quando o anel azul faz contato com o colo, a inserção é interrompida. **B.** Para liberar os braços do DIU, a haste branca sólida dentro do tubo de inserção é firmemente mantida, enquanto o tubo de inserção é afastado não mais de 1 cm. **C.** O tubo de inserção, não a haste de inserção, é então cuidadosamente movido para cima em direção ao topo do útero até que se perceba uma leve resistência. Em nenhum momento durante a inserção a haste de inserção é avançada à frente. **D.** Primeiro, a haste branca sólida e, então, o tubo de inserção são individualmente retirados. Ao término, apenas os fios devem ser visíveis, fazendo protrusão a partir do colo. Eles são aparados para permitir que 3 a 4 cm se estendam para dentro da vagina. (Reproduzida, com permissão de Stuart GS: Contraception and sterilization. In Hoffman BL, Schorge JO, Bradshaw KD, et al: Williams Gynecology, 3rd ed. New York, McGraw-Hill Education, 2016.)

Implantes de levonorgestrel

Os primeiros implantes de progesterona continham levonorgestrel (LNG), e os sistemas ainda estão disponíveis fora dos Estados Unidos. O *Jadelle*, originalmente denominado *Norplant-2*, fornece LNG e contracepção por 5 anos por meio de duas hastes de Silastic implantadas no nível subdérmico. Após esse tempo, as hastes podem ser removidas e, se desejado, novas hastes podem ser inseridas no mesmo local (Bayer Group, 2015). O *Jadelle* é aprovado pela FDA, contudo não é comercializado ou distribuído nos Estados Unidos. O sino-implante II é um sistema de duas hastes com a mesma quantidade (150 mg) de LNG e o mesmo mecanismo de ação do *Jadelle*, mas fornece 4 anos de contracepção. O sino-implante II é fabricado na China e aprovado para uso por 20 países na Ásia e na África (FHI 360, 2012).

Como o implante de etonogestrel, esses sistemas são colocados de forma subdérmica na parte interna do braço, cerca de 8 cm a partir do cotovelo, e possuem etapas de remoção similares. Os implantes variam quanto a sua técnica de inserção, e as instruções do fabricante devem ser consultadas. Ambos os sistemas de implantes são altamente eficazes (Sivin, 1998; Steiner, 2010).

O precursor desses implantes foi o *Sistema Norplant*, que fornecia LNG em seis hastes de Silastic implantadas de forma subdérmica. O fabricante interrompeu a distribuição do sistema em 2002.

Poucos dados comparam os implantes de LNG e etonogestrel. Em um estudo, as taxas de eficácia e descontinuação por 2,5 anos de uso foram semelhantes (Bahamondes, 2015).

Efeitos adversos específicos do método

O sangramento não programado é comum nos métodos de apenas progesterona e descrito na p. 689. Os efeitos adversos específicos do dispositivo derivam principalmente do mau posicionamento. Primeiro, os ramos do nervo cutâneo antebraquial medial podem ser lesionados durante a inserção do implante ou da agulha que for profunda demais ou durante a exploração de um implante perdido. Clinicamente, dormência e parestesia sobre o aspecto anteromedial do antebraço são observadas (Wechselberger, 2006). Em segundo lugar, dispositivos não palpáveis não são incomuns e requerem imagem radiológica para localização. Como adjuvante, um grupo adotou o método de marcação por fio de gancho usado na cirurgia de tumores mamários para permitir a marcação de implantes profundos antes da extração (Nouri, 2013). Se a imagem não conseguir localizar o implante, a determinação do nível de etonogestrel no sangue pode ajudar a verificar que o implante está no local. Esse ensaio especial deve ser coordenado com o fabricante.

Inserção do implante

Momento

Para aquelas mulheres que não usam contracepção hormonal no momento, o implante de etonogestrel é, de preferência, inserido 5 dias do início da menstruação. Com nos implantes liberadores de LNG, a contracepção é estabelecida em 24 horas se inserido dentro dos primeiros 7 dias do ciclo menstrual (Sivin, 1997; Steiner, 2010). Para métodos de transição, um implante é colocado no dia da primeira pílula de contraceptivo oral combinado (COC) de placebo; no dia que seria da próxima injeção de DMPA, ou dentro de 24 horas da ingestão da última pílula de apenas progesterona (PAP) (Merck, 2016a). Nas mulheres que têm certeza de que não estão grávidas, a inserção em outros momentos do ciclo é seguida de contracepção alternativa por 7 dias. Relacionado à gravidez, um implante pode ser inserido antes da alta após o parto ou abortamento (Sothornwit, 2017).

Técnica de inserção do Nexplanon

Com a paciente deitada, seu braço, antebraço e mão não dominantes são estendidos na cama com as faces internas de cada um expostas para cima, e o cotovelo é flexionado. O local de inserção é marcado com uma caneta estéril 8 a 10 cm proximal ao côndilo medial do úmero. Um segundo marco é colocado 4 cm proximalmente e delineia o trajeto final do implante. O Nexplanon é inserido usando a técnica estéril. A área é limpa de modo asséptico e uma cânula anestésica de lidocaína a 1% é colocada por baixo da pele junto ao trajeto de inserção planejado. O implante é, então, colocado como mostrado na Figura 38-4. Após a colocação, a paciente e o profissional devem palpar e identificar ambas as extremidades do implante de 4 cm. Para minimizar a lesão no local, um

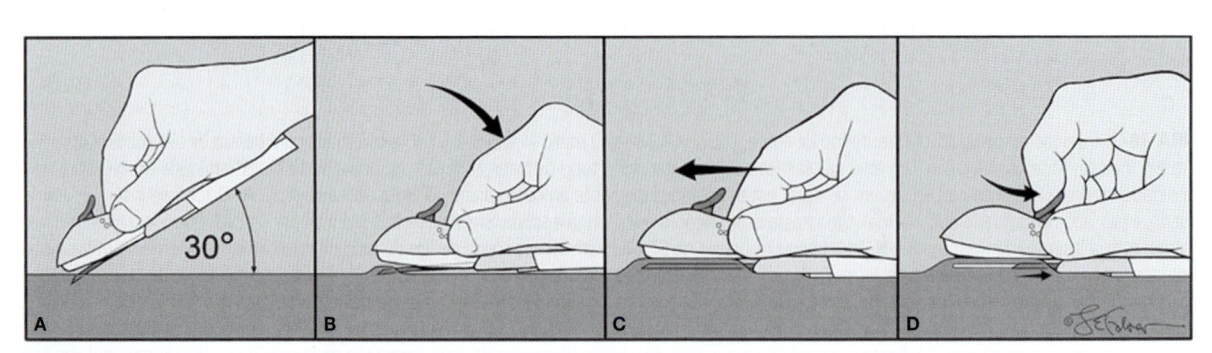

FIGURA 38-4 Inserção do Nexplanon. Uma caneta estéril marca o local da inserção, que é 8 a 10 cm proximal ao côndilo medial do úmero. Um segundo marco é colocado 4 cm de modo proximal ao longo do eixo longo do braço. A área é limpa de modo asséptico e uma cânula anestésica de lidocaína a 1% é injetada junto ao trajeto da inserção planejado. **A.** O dispositivo de inserção é agarrado nas ondulações do pegador encontradas em ambos os lados, e a tampa da agulha é removida. O dispositivo pode ser observado dentro do calibre da agulha. O bisel da agulha perfura a pele a um ângulo de 30°. **B.** Uma vez que todo o bisel está no subcutâneo, a agulha é rapidamente angulada para baixo para situar-se horizontalmente. **C.** É importante salientar que a pele é drenada para cima pela agulha à medida que esta lentamente avança de forma horizontal e subdérmica. **D.** Uma vez que a agulha está completamente inserida, a alavanca no topo do dispositivo é puxada para trás na direção do profissional. Isso retrai a agulha e, desse modo, deposita o implante. O dispositivo é então erguido da pele. Após a colocação, a paciente e o profissional devem palpar o implante de 4 cm.

curativo de pressão é colocado ao redor do braço e removido no dia seguinte.

Com a extração do implante, o local da remoção é primeiro limpo com antisséptico. A extremidade proximal é pressionada com um dedo para permitir que a extremidade distal forme uma saliência em direção à pele. Após anestesiar a pele sobre essa saliência, a pele é incisada 2 mm em direção ao cotovelo junto ao eixo longo do braço. A extremidade proximal do implante é, então, pressionada em direção a essa incisão. Uma vez visível, o implante distal é preso com uma pinça hemostática e removido. Se presentes, aderências superficiais circundando o implante podem ser dissecadas para fora com as pontas da pinça hemostática colocadas na incisão.

CONTRACEPTIVOS DE APENAS PROGESTERONA

■ Ações e efeitos colaterais

Os contraceptivos de apenas progesterona incluem os implantes recém-descritos, pílulas e injetáveis. Como sua ação contraceptiva primária, essas progesteronas suprimem o hormônio luteinizante (LH) e, por sua vez, bloqueiam a ovulação. Como outros efeitos, o muco cervical é engrossado para retardar a passagem dos espermatozoides, e a atrofia deixa o endométrio desfavorável para a implantação. A fertilidade é restaurada rapidamente após a interrupção da contracepção de apenas progesterona. Uma exceção é o DMPA, conforme descrito na p. 693 (Mansour, 2011).

Em todos os métodos de apenas progesterona, o sangramento uterino irregular ou grave é uma grande desvantagem. Ele é o evento adverso mais frequentemente registrado que leva à interrupção do método. Com frequência, o aconselhamento e a tranquilização são suficientes. O sangramento problemático pode ser melhorado por 1 a 2 ciclos de COC, por um curso de 1 a 3 semanas de estrogênio isolado ou por um curso rápido de AINE combinado com o método estabelecido (Abdel-Aleem, 2013). Felizmente, com o uso prolongado, as progesteronas induzem a atrofia endometrial, que leva à amenorreia sustentada. Para a paciente bem orientada, isso costuma ser uma vantagem.

A maioria dos métodos contraceptivos de apenas progesterona não afeta significativamente o metabolismo lipídico, os níveis de glicose, os fatores hemostáticos, a função hepática, a função da tireoide e a pressão arterial (Dorflinger, 2002). Contudo, o aumento do colesterol de lipoproteína de baixa densidade (LDL) e a diminuição do colesterol de lipoproteína de alta densidade (HDL) observados com o DMPA podem ser menos desejáveis para mulheres com risco de doença cardíaca ou vascular (Kongsayreepong, 1993).

Os métodos com apenas progesterona não prejudicam a produção láctea e são uma ótima opção para a lactante. Não há aumento nos riscos de neoplasia do trato genital, do fígado ou das mamas (Samson, 2016; Wilailak, 2012; World Health Organization, 1991a,b, 1992). O ganho de peso e a fratura óssea não são efeitos colaterais importantes desse grupo contraceptivo, exceto a progesterona de depósito, discutida na p. 693 (Lopez, 2012a, 2013a). Os cistos ovarianos funcionais desenvolvem-se com uma enorme frequência em mulheres que usam agentes com apenas progesterona, embora, em geral, eles não necessitem de intervenção (European Society of Human Reproduction and Embriology, 2001; Hidalgo, 2006; Nahum, 2015). Por fim, uma associação entre depressão e DMPA ou PAP é incerta (Civic, 2000; Pagano, 2016; Svendal, 2012; Westhoff, 1995). As mulheres com depressão podem ser submetidas a esses métodos, mas o acompanhamento após o início é razoável.

■ Contraindicações à progesterona

Esses métodos são ideais para a maioria das mulheres, mas as contraindicações e as precauções estão associadas a algumas condições listadas na Tabela 38-2. Câncer de mama atual e gravidez são as duas únicas contraindicações absolutas. Em algumas ocasiões, as restrições do fabricante diferem do US MEC. Em primeiro lugar, a informação descrita pelo fabricante lista trombose ou distúrbios tromboembólicos como contraindicações (Merck, 2016a; Pfizer, 2015a,b). Contudo, para mulheres com esses problemas, o US MEC considera métodos contendo progesterona da categoria 2. Além disso, as evidências não ligam os métodos de apenas progesterona a tromboembolismo, acidente vascular cerebral (AVC) ou doença cardiovascular (Mantha, 2012; Tepper, 2016b; World Health Organization, 1998). Segundo, em muitos produtos de progesterona, os fabricantes observam gravidez ectópica prévia como uma contraindicação. Isso é secundário ao efeito da progesterona de desacelerar a motilidade da tuba uterina e, desse modo, atrasar o transporte de óvulo fecundado para a cavidade endometrial. No entanto, a contracepção eficaz reduz as taxas de gravidez em geral. Assim, para mulheres com gestação ectópica anterior, o US MEC considera implantes e injetáveis de progesterona como categoria 1, e pílulas de apenas progesterona são categoria 2.

CONTRACEPTIVOS HORMONAIS

Esses contraceptivos atualmente estão disponíveis em formas que contêm estrogênio e progesterona ou contêm apenas progesterona. Os injetáveis e as pílulas de apenas progesterona são considerados extremamente efetivos, ainda que agentes de segunda categoria, devido à necessidade de aumento do comprometimento da paciente. De maneira similar, os produtos contendo estrogênio e progesterona, muitas vezes chamados de contraceptivos hormonais combinados (CHCs), são considerados nessa categoria. Eles podem ser supridos como pílulas, anéis transvaginais ou adesivos transdérmicos.

■ Mecanismo de ação dos contraceptivos hormonais combinados

As ações dos CHCs são múltiplas, porém o efeito mais importante é a supressão dos fatores de liberação da gonadotrofina hipotalâmica. Isso, por sua vez, impede a secreção hipofisária do hormônio folículo-estimulante (FSH) e do LH para inibir a ovulação. O componente de progesterona dos CHCs fornece prevenção da ovulação suprimindo o LH; ele engrossa o muco cervical e, desse modo, retarda a passagem de esperma e deixa o endométrio desfavorável para a implantação. O estrogênio impede a ovulação ao suprimir a liberação de FSH. Para promover o controle do ciclo, ele também estabiliza o endométrio, o que evita o sangramento intermenstrual – também conhecido como *sangramento inesperado*. O efeito geral é um método extremamente efetivo, ainda que altamente reversível (Mansour, 2011).

■ Pílulas de contraceptivos orais combinados

Composição

Essas pílulas são o método reversível mais frequentemente usado para controle da natalidade nos Estados Unidos. Em uma pesquisa de 2006 a 2010, 16% das mulheres nos Estados Unidos estavam usando esses contraceptivos (Daniels, 2015). Os COCs são comercializados em uma ampla variedade de combinações de estrogênio e progesterona. Muitos estão disponíveis como genéricos, e a FDA (2016) confirma a bioequivalência dos COCs genéricos. O American College of Obstetricians and Gynecologists (2015a) sustenta o uso dos COCs de marca ou genéricos.

Farmacologicamente, o etinilestradiol é o estrogênio mais comum presente nas formulações de COCs nos Estados Unidos. Com menor frequência, o mestranol ou o valerato de estradiol é usado. Os efeitos indesejados atribuídos com mais frequência ao componente de estrogênio incluem sensibilidade da mama, ganho de peso, náusea e cefaleia.

Os COCs também contêm uma das várias progestinas que são estruturalmente relacionadas à progesterona, à testosterona ou à espironolactona. Assim, essas progestinas se unem de maneira variável à progesterona, ao androgênio, ao glicocorticoide e aos receptores de mineralocorticoides. Essas afinidades explicam muitos efeitos colaterais relacionados às pílulas e muitas vezes são usadas para comparar uma progestina com outra.

Muitas progesteronas usadas nos COCs estão relacionadas à testosterona e podem causar efeitos colaterais androgênicos como acne e níveis adversos de HDL e LDL. Para evitar esses efeitos, progestinas antiandrogênicas foram introduzidas e incluem *dienogest* e *acetato de nomegestrol*. Esse último é usado em um COC aprovado fora dos Estados Unidos. Apesar dessas diferenças farmacológicas, a verdadeira vantagem de uma progesterona sobre outra é menos aparente clinicamente (Lawrie, 2011; Moreau, 2007).

Outra progesterona, a *drospirenona*, é estruturalmente similar à espironolactona. As doses nos COCs comercializados atualmente possuem efeitos similares a 25 mg desse diurético (Seeger, 2007). A drospirenona apresenta atividade antiandrogênica, fornece uma ação antialdosterona para minimizar a retenção de água e tem propriedades antimineralocorticoides que podem, em teoria, causar retenção de potássio e hiperpotassemia (Krattenmacher, 2000). Assim, ela é evitada em mulheres com insuficiência renal ou suprarrenal ou com disfunção hepática. Além disso, recomenda-se a monitoração dos níveis séricos de potássio no primeiro mês para as pacientes tratadas cronicamente e ao mesmo tempo com qualquer medicamento associado à retenção de potássio. Esses medicamentos incluem AINEs, inibidores da enzima conversora de angiotensina (ECA), antagonistas da angiotensina II, heparina, antagonistas da aldosterona e diuréticos poupadores de potássio (Bayer HealthCare Pharmaceuticals, 2015).

Desde o desenvolvimento dos COCs, o conteúdo de estrogênio e progesterona foi bastante reduzido para minimizar os efeitos adversos. Atualmente, a dose mínima aceitável é limitada por sua capacidade de evitar a gravidez e o sangramento inesperado inaceitável. Embora o conteúdo de estrogênio diário varie de 10 a 50 μg de etinilestradiol, a maioria contém 35 μg ou menos.

Em alguns COCs, as pílulas de placebo inertes foram substituídas por comprimidos contendo ferro. Estes têm o sufixo Fe adicionado ao seu nome. Além disso, o *Beyaz* tem uma forma de folato – levomefolato de cálcio – nas suas pílulas ativas e placebo.

Nos COCs chamados *pílulas monofásicas*, a dose de progesterona permanece constante durante o ciclo. Em outros, a dose muitas vezes é variada, e os termos *pílula bifásica*, *trifásica* ou *quadrifásica* são usados dependendo do número de mudanças de dose dentro do ciclo. Em algumas formulações, a dose de estrogênio também varia. Em geral, as pílulas fásicas foram desenvolvidas para reduzir a quantidade de progesterona total por ciclo, sem prejudicar a eficácia contraceptiva ou o controle do ciclo. A vantagem teórica de uma dose menor de progesterona total por ciclo, contudo, não foi corroborada clinicamente (Moreau, 2007).

O controle do ciclo também parece ser comparável entre as pílulas monofásicas até trifásicas (van Vliet, 2011a,b,c).

Administração

Os hormônios são administrados diariamente por um tempo especificado (21 a 81 dias) e depois são substituídos por placebo por um tempo especificado (4 a 7 dias), chamado de "intervalo sem pílula". Durante esses dias sem pílula, espera-se o sangramento da abstinência.

Com a tendência de reduzir as doses de estrogênio para minimizar os efeitos colaterais, pode ocorrer desenvolvimento folicular e ovulação. Opondo-se a isso, a duração da pílula ativa em algumas formulações é estendida para 24 dias. Em comparação, esses regimes 24/4 apresentam desempenho semelhante aos regimes 21/7 com doses mais altas de estrogênio (Anttila, 2011; Marr, 2012).

De modo alternativo, durações mais longas de hormônios ativos, com o objetivo de minimizar o número de episódios de abstinência, têm eficácia e perfis de segurança similares à administração mais tradicional (Edelman, 2014). Esses produtos de ciclo estendido produzem um ciclo de 13 semanas, isto é, 12 semanas de uso de hormônio, seguidas por 1 semana para a menstruação por abstinência. O produto *Amethyst* fornece pílulas de hormônio ativo contínuo por 365 dias a cada ano. Tais esquemas estendidos ou contínuos podem ser especialmente adequados para mulheres com sintomas menstruais significativos (Mendoza, 2014).

Para o início geral, as mulheres preferencialmente iniciam os COCs no primeiro dia do ciclo menstrual. Em tais casos, um método contraceptivo suplementar é desnecessário. Com o "início no domingo", mais tradicional, as mulheres começam as pílulas no primeiro domingo que sucede o início da menstruação, sendo que um método adicional é necessário durante uma semana para evitar a concepção. Se a menstruação iniciar em um domingo, então as pílulas são iniciadas nesse dia e nenhum método suplementar é necessário. Como alternativa, com o método do "início rápido", os COCs são iniciados em qualquer dia, comumente no dia prescrito, independentemente da regulação do ciclo. Um método adicional é usado durante a primeira semana (Westhoff, 2002, 2007b). Caso a mulher já esteja grávida durante o método de início rápido, mas não saiba ainda, os COCs não são teratogênicos (Lammer, 1986; Rothman, 1978; Savolainen, 1981). No entanto, a ausência de menstruação após o início do COC deve justificar o teste de gravidez. De modo similar, o início no mesmo dia pode ser implementado com o anel vaginal contraceptivo ou adesivo contraceptivo (Murthy, 2005; Schafer, 2006).

Para eficiência máxima, as pílulas devem ser ingeridas no mesmo horário a cada dia. Se uma dose é esquecida, a pílula esquecida é tomada imediatamente; a dose programada para esse dia é tomada pontualmente; e depois as pílulas diárias são continuadas. Se duas ou mais doses são perdidas, a pílula perdida mais recente é tomada imediatamente; a dose programada para esse dia é tomada pontualmente; e uma técnica de barreira eficaz é usada por 7 dias enquanto as pílulas diárias são continuadas (Curtis, 2016a). Se o sangramento de abstinência não ocorrer durante o intervalo sem pílulas, a mulher deve continuar com as pílulas, mas procurar atendimento para descartar a gravidez.

Com o início dos COCs, o sangramento de escape ou a hemorragia é comum. Isso não reflete a falha contraceptiva e costuma se resolver em 1 a 3 ciclos. Se o sangramento não programado persistir, aquelas mulheres com sangramento durante a primeira parte de uma cartela de pílulas poderão se beneficiar do aumento da dose de estrogênio, enquanto aquelas com sangramento durante a segunda parte podem melhorar com uma dose de progesterona mais alta (Nelson, 2011).

■ Efeitos específicos do método

Alteração na eficácia do fármaco

Alguns medicamentos diminuem a eficácia do COC, e a escolha de outro método contraceptivo é preferível. Contudo, se um COC for selecionado para uso simultâneo nesses casos, uma preparação contendo um mínimo de 30 μg de etinilestradiol é escolhida preferencialmente. Por outro lado, alguns COCs interferem nas ações de certos medicamentos (ver Tab. 38-2).

Nas mulheres obesas, os COCs são efetivos (Lopez, 2016). Alguns estudos apontam para uma baixa biodisponibilidade hormonal, mas a eficácia geral permanece alta (Nakajima, 2016; Westhoff, 2010; Yamazaki, 2015). Com o método do adesivo transdérmico, contudo, há uma evidência mais forte de que a obesidade pode alterar a farmacocinética e diminuir a eficácia, como discutido na p. 692.

Alterações metabólicas

Os COCs alteram a síntese lipídica e, em geral, aumentam os níveis séricos de triglicerídeos e de colesterol total, HDL e colesterol de lipoproteína de densidade muito baixa (VLDL). O estrogênio reduz as concentrações de colesterol LDL. Os contraceptivos orais não são aterogênicos, e o seu efeito sobre os lipídeos é clinicamente inócuo na maioria das mulheres (Wallach, 2000). Em mulheres com dislipidemia, dados limitados sugerem que os COCs aumentam o risco de infarto agudo do miocárdio e, minimamente, o de tromboembolismo venoso ou AVC (Dragoman, 2016). Naquelas mulheres com múltiplos fatores de risco adicionais para doença vascular, são recomendados métodos contraceptivos alternativos.

Com os COCs, o metabolismo de proteínas é afetado, e os estrogênios estimulam a produção hepática de várias globulinas. Primeiro, o fibrinogênio e muitos dos níveis do fator de coagulação aumentam em proporção direta à dose de estrogênio e podem levar à trombose. A produção de angiotensinogênio também é aumentada pelos COCs, sendo que sua conversão pela renina em angiotensina I pode estar associada à "hipertensão induzida pela pílula", discutida adiante. Por fim, os COCs aumentam os níveis da globulina ligadora dos hormônios sexuais (SHBG, de *sex-hormone binding globulin*), que, por sua vez, diminuem as concentrações da testosterona biodisponível e melhoram os efeitos colaterais androgênicos.

Em relação ao metabolismo de carboidratos, as formulações atuais de baixas doses têm efeitos mínimos em mulheres que não têm diabetes (Lopez, 2014). Ademais, o risco de desenvolver diabetes não aumenta (Kim, 2002). Nas mulheres diabéticas, os COCs podem ser usados em não fumantes com duração da doença < 20 anos e sem doença vascular, nefropatia, retinopatia ou neuropatia associadas (Curtis, 2016b).

Entre outras alterações metabólicas, os níveis de globulina ligadora da tireoide e hormônio estimulante da tireoide (TSH) são elevados, mas os níveis de tiroxina plasmática livre (T_4 livre) permanecem inalterados (Raps, 2014). Os estudos não corroboram um elo entre COC e ganho de peso (Gallo, 2014).

Efeitos cardiovasculares

Apesar do aumento dos níveis de angiotensina plasmática (substrato de renina), as mulheres que usam formulações de COC de baixa dosagem raramente desenvolve hipertensão clinicamente significativa (Chasan-Taber, 1996). Contudo, é uma prática comum as pacientes retornarem 8 a 12 semanas após o início dos COCs para uma avaliação da pressão arterial e de outros sintomas.

Durante a seleção da contracepção inicial, uma história de hipertensão gestacional não impede o uso subsequente do COC. Entre as mulheres com hipertensão bem controlada, o uso de COC está associado a riscos maiores que os de não usuárias para AVC, infarto agudo do miocárdio e doença arterial periférica, e, nessas mulheres, os COCs são considerados de categoria 3 no US MEC (Curtis, 2016b). Formas graves de hipertensão, em especial aquelas com envolvimento de órgão-alvo, impedem o uso dos COCs.

Nas mulheres não tabagistas com menos de 35 anos, o risco de AVC é extremamente baixo (World Health Organization, 1996). Os COCs estão associados a risco um pouco maior de AVC isquêmico (Chan, 2004; Lidegaard, 2012). As taxas aumentam de maneira substancial nas mulheres que têm hipertensão, que fumam ou que sofrem de enxaqueca com aura visual ou outras alterações neurológicas focais *e* usam COCs (MacClellan, 2007; Tepper, 2016c). A evidência do risco de AVC em mulheres com enxaqueca sem aura é menos clara (Etminan, 2005; Schürks, 2009). O início do COC pode ser considerado para mulheres com enxaqueca preexistente sem aura, caso sejam saudáveis, jovens, normotensas e não fumantes. Para mulheres com um AVC prévio, os COCs não devem ser considerados em razão dos riscos de novos eventos.

Nas mulheres com infarto do miocárdio prévio, os COCs não devem ser considerados. Além disso, em mulheres com múltiplos fatores de risco vasculares, os quais incluem tabagismo, hipertensão, idade avançada e diabetes, o risco de infarto agudo do miocárdio supera os benefícios desse método. Contudo, para aquelas sem esses riscos, os contraceptivos orais de dose baixa não estão associados a um risco aumentado de infarto agudo do miocárdio (Margolis, 2007; World Health Organization, 1997).

O risco de trombose venosa profunda e de embolia pulmonar está aumentado nas mulheres usuárias de COCs (Stadel, 1981). Nitidamente, esses riscos relacionam-se com a dose de estrogênio, sendo que as taxas diminuem de forma substancial com as formulações com doses menores contendo 10 a 35 μg de etinilestradiol. O risco da população geral de tromboembolismo venoso (TEV) é de 4 a 5 eventos por 100.000 mulheres-ano. A incidência de TEV com o uso de COC aumenta de 3 a 5 vezes em comparação com as não usuárias (Shaw, 2013; van Hylckama Vlieg, 2009). A obesidade aumenta o risco de TEV, que é composto pelos COCs (Horton, 2016; Suchon, 2016). Consequentemente, em uma mulher obesa, os COCs são considerados de categoria 2 no US MEC. Os TEVs aumentam significativamente em mulheres com mais de 35 anos que fumam, e os COCs não são recomendados. As mulheres com mais risco de TEV incluem aquelas com trombofilias (ESHRE Capri Workshop Group, 2013). Além disso, o uso de COC durante o mês antes de um procedimento cirúrgico parece duplicar o risco de TEV pós-operatório (Robinson, 1991). Desse modo, o American College of Obstetricians and Gynecologists (2016d) recomenda equilibrar os riscos de TEV e o grau de imobilização pós-operatória com o risco de gravidez acidental durante as 4 a 6 semanas necessárias para reverter os efeitos trombogênicos dos COCs antes da cirurgia. No início do puerpério, os riscos de TEV também são aumentados, e os COCs não são recomendados para as mulheres nas primeiras 4 semanas após o parto.

Determinadas progesteronas no COC estão ligadas a maiores taxas de tromboembolismo. Um risco de TEV ligeiramente aumentado com COC contendo drospirenona foi mostrado em dois estudos. Em resposta, uma avaliação dos benefícios e dos riscos de TEV nas usuárias dessas pílulas é enfatizada (Food and Drug Administration, 2012; Jick, 2011; Parkin, 2011). Desogestrel e gestodeno também estão implicados e apresentam riscos igualmente elevados (Stegeman, 2013; Vinogradova, 2015).

Neoplasia

A maioria dos estudos indica que, no geral, os COCs não estão associados a um risco aumentado de câncer (Cibula, 2010). Na realidade, demonstrou-se um efeito protetor contra o câncer de ovário e endométrio (Collaborative Group on Epidemiological Studies of Ovarian Cancer, 2008; Tsilidis, 2011). Como exceção, o risco relativo de displasia cervical e câncer cervical está aumentado nas atuais usuárias de COC, mas ele diminui depois que o uso é interrompido. Após 10 ou mais anos, o risco retorna àquele daquelas que nunca utilizaram (International Collaboration of Epidemiological Studies of Cervical Cancer, 2007). Não está claro se os COCs contribuem para o desenvolvimento de câncer de mama. Estudos maiores mostraram ausência de risco ou um risco pequeno entre as usuárias atuais, que diminui com o tempo após a interrupção (Collaborative Group on Hormonal Factors in Breast Cancer, 1996; Hannaford, 2007; Marchbanks, 2002).

Embora o uso do COC no passado tenha sido ligado ao desenvolvimento de *hiperplasia nodular focal hepática* e de *adenoma hepático benigno*, grandes estudos não sustentam isso (Heinemann, 1998). Também não há evidência de risco aumentado de câncer hepatocelular (Maheshwari, 2007). Para mulheres com tumores conhecidos, os COCs podem ser usados naquelas com hiperplasia nodular focal, mas devem ser evitados naquelas com adenoma hepático benigno e carcinoma hepatocelular (Kapp, 2009b). As taxas de câncer colorretal parecem ser reduzidas nas usuárias habituais (Bosetti, 2009; Luan, 2015).

Outros efeitos

A colestase e a icterícia colestática são incomuns, mas elas resolvem quando os COCs são interrompidos. Em mulheres com hepatite ativa, os COCs não devem ser iniciados, mas podem ser continuados em mulheres que experimentam um surto de doença hepática enquanto já estão utilizando COCs. O uso de contracepção de apenas progesterona nessas mulheres não é restrito. Além disso, não há razão para manter os COCs de mulheres que se recuperaram. A cirrose leve compensada não limita o uso de COCs ou de métodos de apenas progesterona. Contudo, naquelas com doença descompensada grave, todos os métodos hormonais são evitados (Kapp, 2009a).

O cloasma, uma hiperpigmentação da face e da fronte, é mais comum nas mulheres que mostraram essa alteração durante a gravidez (Cap. 4, p. 53). Isso é observado menos comumente com as formulações de estrogênio em dose baixa. Embora previamente usadas para tratar os cistos de ovário funcionais, foi mostrado que as formulações de COC em dose baixa não têm efeitos relacionados à resolução ou à prevenção de cistos (European Society of Human Reproduction and Embryology, 2001; Grimes, 2014).

Muitos benefícios não contraceptivos são associados ao uso de COC (American College of Obstetricians and Gynecologists, 2016c). E, na verdade, os COCs podem ser usados para esses efeitos, mesmo naquelas mulheres sem necessidades contraceptivas. Dismenorreia e sangramento menstrual intenso diminuem com o uso de COC. Outra ação é melhorar as condições relacionadas com o androgênio, como a acne e o hirsutismo. Para mulheres com transtorno disfórico pré-menstrual (TDPM), vários estudos demonstraram melhora dos sintomas naquelas que usam o COC *Yaz* contendo drospirenona (Lopez, 2012b; Pearlstein, 2005; Yonkers, 2005).

■ Adesivo transdérmico

O adesivo *Ortho Evra* contém etinilestradiol e a progesterona norelgestromina. Ele tem uma camada interna contendo um adesivo e matriz hormonal e uma camada externa resistente à água. Assim, as mulheres podem usar o adesivo em banheiras, chuveiros, piscinas, saunas e banheiras de hidromassagem sem diminuição da eficácia. O adesivo pode ser aplicado nas nádegas, na região superior externa do braço, na parte inferior do abdome ou na parte superior do tronco, mas se evitam as mamas. Como os hormônios são combinados com o adesivo, a aderência cutânea inadequada diminuirá a absorção e a eficácia do hormônio. Por conseguinte, quando um adesivo está tão mal aderido que exige reforço com esparadrapo, ele deve ser substituído.

O início da aplicação da placa é idêntico àquele para os COCs, sendo que um novo adesivo é aplicado semanalmente durante 3 semanas, seguidas por 1 semana sem adesivo, de modo a permitir o sangramento por abstinência. Embora um adesivo seja utilizado de maneira ideal por não mais que 7 dias, os níveis hormonais permanecem em uma faixa efetiva por até 9 dias. Isso propicia uma janela de 2 dias para atrasos na troca dos adesivos (Abrams, 2001).

Em geral, o adesivo transdérmico e o anel vaginal produzem mudanças metabólicas, efeitos colaterais e taxas de eficácia comparáveis com as pílulas de COC. Contudo, o adesivo foi associado a um risco mais alto de tromboembolismo em alguns estudos (Cole, 2007; Jick, 2010; Lidegaard, 2011). Em resposta, a Food and Drug Administration (2015b) aprovou a rotulagem do adesivo para indicar que o risco de TEV pode ser aumentado em comparação com outros COCs, e as estimativas de risco relativo variam de 1,2 a 2,2. A obesidade – 90 kg ou mais – pode estar associada a um risco aumentado de falha da contracepção por adesivo (Janssen Pharmaceuticals, 2015; Zieman, 2002). Por último, a reação no local de aplicação e o dolorimento na mama são mais frequentes durante os primeiros ciclos nas usuárias de adesivo (Urdl, 2005).

■ Anel vaginal

O *NuvaRing* é outra forma de CHC no formato de um anel intravaginal flexível. Construído de acetato de etinilvinil, o anel mede 54 mm de diâmetro e 4 mm no plano transversal (Fig. 38-5).

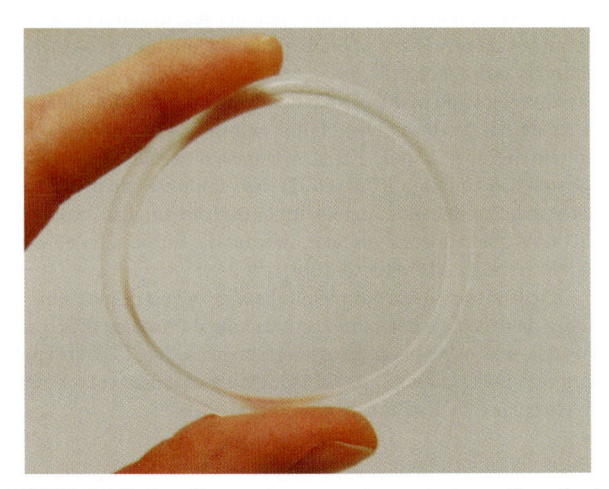

FIGURA 38-5 *NuvaRing*: anel contraceptivo vaginal com liberação de estrogênio-progesterona.

Durante a inserção, o anel é comprimido e introduzido na vagina, mas não há uma posição intravaginal final específica necessária. Seu núcleo libera etinilestradiol e a progesterona etonogestrel, que são absorvidos pelo epitélio vaginal. Antes da dispensação, os anéis são refrigerados e, quando dispensados, sua vida de armazenamento é de 4 meses. O anel é colocado 5 dias do início da menstruação e, depois de 3 semanas de uso, é removido por 1 semana, a fim de permitir o sangramento por abstinência. A contracepção ainda será mantida caso o anel permaneça na posição durante uma quarta semana (Merck, 2016b).

A satisfação da paciente é alta com esse método, embora a vaginite, os eventos relacionados com o anel e a leucorreia sejam mais comuns (Lopez, 2013b; Oddsson, 2005). Apesar disso, não se encontrou qualquer efeito deletério sobre o trato reprodutor inferior ou sobre o epitélio endometrial (Lete, 2013; Veres, 2004). Um anel pode ser usado concomitantemente com medicamentos vaginais ou com absorventes internos (Haring, 2003; Verhoeven, 2004a, b). Cerca de 70% dos parceiros sentem o anel durante a relação sexual (Dieben, 2002). Quando isso se torna um incômodo, o anel pode ser removido para a relação sexual, mas deve ser reaplicado em 3 horas para manter a eficácia.

■ Contraceptivos de progesterona injetáveis

Tanto o DMPA intramuscular, 150 mg a cada 3 meses, quanto o enantato de noretisterona, 200 mg, a cada 2 meses, são contraceptivos de progesterona injetáveis utilizados em todo o mundo. Desses dois fármacos, o DMPA está disponível hoje nos Estados Unidos. O DMPA é injetado no músculo deltoide ou glúteo, sem massagem, a fim de garantir que o medicamento seja liberado lentamente. De modo alternativo, uma versão subcutânea também está disponível e é injetada no tecido subcutâneo da região anterior da coxa ou abdome a cada 3 meses.

O DMPA é efetivo e, como com outros métodos de apenas progesterona, a contracepção é fornecida por inibição da ovulação, viscosidade aumentada do muco cervical e criação de um endométrio desfavorável para o implante do oócito. A injeção inicial deve começar nos primeiros 5 dias após o início da menstruação. Os níveis séricos suficientes para contracepção são observados em 24 horas. Dessa forma, nenhum método contraceptivo adicional é necessário quando iniciado dentro desse intervalo. De forma alternativa, dados limitados sustentam um "início rápido" ou início do DMPA independentemente do dia do ciclo. Se implementado dessa forma, os pesquisadores recomendam um resultado de teste de gravidez negativo inicial antes da injeção, um método contraceptivo suplementar durante os 7 dias após a injeção, e um segundo teste de gravidez após 3 a 6 semanas para identificar uma gravidez inicial (Rickert, 2007; Sneed, 2005). As gestações concebidas durante o uso de DMPA não estão associadas a um risco aumentado de malformação fetal (Katz, 1985). Para mulheres que se apresentam para reinjeção intramuscular de DMPA mais de 13 semanas ou de reinjeção subcutânea de DMPA mais de 14 semanas após a dose anterior, o fabricante recomenda exclusão de gravidez antes da reinjeção (Pfizer, 2015a,b).

Ações e efeitos colaterais

As progesteronas injetadas oferecem a conveniência de um esquema de dosagem de 3 meses, eficácia contraceptiva comparável com a dos COCs, ou melhor, e comprometimento mínimo ou ausente da lactação. A anemia ferropriva é menos provável nas usuárias em longo prazo por causa da amenorreia, a qual se desenvolve em até 50% após 1 ano e em 80% após 5 anos.

Da mesma forma que com outros contraceptivos de apenas progesterona, o sangramento menstrual irregular é comum, e 25% das mulheres interromperam o uso de DMPA no primeiro ano por causa disso (Cromer, 1994). Uma exclusividade do DMPA é que a anovulação prolongada pode ocorrer após a interrupção, o que resulta em retomada tardia da fertilidade. Depois de interrompidas as injeções, um quarto das pacientes não retomaram a menstruação regular por pelo menos 1 ano (Gardner, 1970). Por isso, o DMPA pode não ser ideal para mulheres que planejam usar a contracepção apenas brevemente antes de tentar engravidar.

Como ocorre com as outras progesteronas, o DMPA não foi associado a eventos cardiovasculares ou AVC em mulheres saudáveis. Contudo, naquelas com hipertensão grave, foi encontrado um risco aumentado de AVC nas usuárias de DMPA (World Health Organization, 1998). Além disso, os autores do US MEC expressam preocupação quanto aos efeitos hipoestrogênicos e aos níveis reduzidos de HDL pelo uso de DMPA em mulheres com doença vascular ou fatores de riscos múltiplos para doença cardiovascular.

Em geral, há ganho de peso com o DMPA, que é comparável entre as duas formas de depósito (Bahamondes, 2001; Vickery, 2013; Westhoff, 2007c). Nas usuárias de longo prazo, a perda da densidade mineral óssea também é um problema potencial (Petitti, 2000; Scholes, 1999). Em 2004, a FDA acrescentou uma tarja preta ao rótulo do DMPA, a qual indica que essa preocupação é, provavelmente, mais relevante para adolescentes, que estão construindo a massa óssea, e para as mulheres na perimenopausa, que logo apresentarão perda óssea aumentada durante a menopausa. Assim, a OMS (World Health Organization, 1998) e o American College of Obstetricians and Gynecologists (2016b) acreditam que o DMPA não deve ser restrito naqueles grupos de alto risco. Parece prudente reavaliar os riscos e os benefícios globais durante o uso continuado. É tranquilizador que a perda óssea parece ser reversível depois da interrupção da terapia, embora a reversão não esteja completa antes de 18 a 24 meses (Clark, 2006; Scholes, 2002).

■ Pílulas de apenas progesterona

As chamadas *minipílulas* são contraceptivos de apenas progesterona administrados diariamente. Esses contraceptivos não atingiram ampla popularidade e são usados por somente 0,4% das mulheres norte-americanas em idade fértil (Hall, 2012). Diferentemente dos COCs, elas não inibem de maneira confiável a ovulação. Em lugar disso, sua eficácia depende mais das alterações no muco cervical e da atrofia do endométrio. Como as alterações no muco não são sustentadas por mais de 24 horas, as minipílulas devem ser tomadas na mesma hora a cada dia para que tenham a eficácia máxima. Quando uma pílula de apenas progesterona (PAP) é tomada mesmo com 4 horas de atraso, uma forma de contracepção de reserva deve ser usada durante as próximas 48 horas. As PAPs estão contraindicadas em mulheres grávidas ou com câncer de mama conhecido. Outras precauções são apresentadas na Tabela 38-2.

MÉTODOS DE BARREIRA

■ Preservativo masculino

Há muitos anos, preservativos masculinos e femininos, diafragmas vaginais e abstinência periódica são utilizados para a contracepção com sucesso variável (ver Tab. 38-2). Quando usados da maneira apropriada, os preservativos propiciam proteção

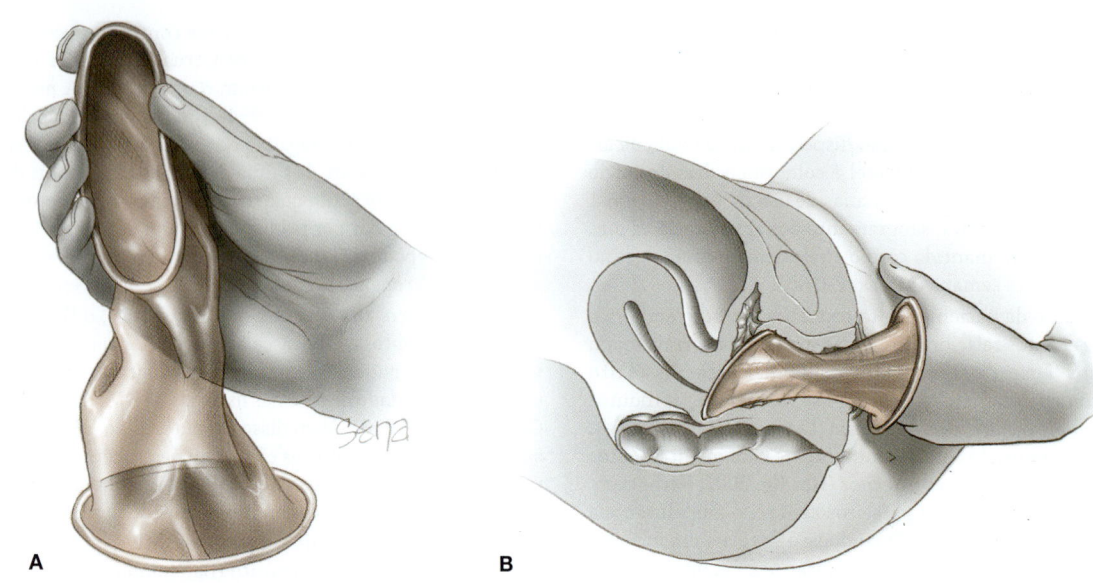

FIGURA 38-6 Posicionamento e inserção do *FC2 Female Condom*. **A.** O anel interno é apertado para a inserção. A bainha é inserida de maneira similar a um diafragma. **B.** O anel interno é empurrado para dentro com o dedo indicador.

considerável, mas não absoluta, contra uma ampla variedade de ISTs, incluindo HIV (Eaton, 2014). A eficácia contraceptiva do preservativo masculino é sensivelmente aumentada por uma extremidade de reservatório e, provavelmente, pela adição de um lubrificante espermicida. Esses agentes, bem como os usados para lubrificação, devem ser à base de água, pois os produtos à base de óleo destroem os preservativos de látex e os diafragmas.

Para indivíduos sensíveis ao látex, os preservativos feitos com intestino de carneiro são efetivos, porém eles não conferem proteção contra infecção. Felizmente, preservativos não alergênicos foram desenvolvidos feitos de poliuretano ou de elastômeros sintéticos. Os preservativos de poliuretano são efetivos contra as ISTs, porém têm uma taxa de ruptura e deslizamento mais elevada que os preservativos de látex (Gallo, 2012a).

■ Preservativo feminino

O único preservativo feminino disponível nos Estados Unidos é comercializado como *FC2 Female Condom*. É uma bainha de nitrila sintética com um anel de poliuretano flexível em cada extremidade. O anel aberto permanece fora da vagina, sendo que o anel interno fechado é adaptado sob a sínfise como um diafragma (Fig. 38-6). O preservativo feminino pode ser usado com lubrificantes à base de água e de óleo. Os preservativos masculinos não devem ser usados ao mesmo tempo porque o uso simultâneo pode causar atrito, o que leva a deslizamento do preservativo, laceração e deslocamento. Após a utilização, o anel externo do preservativo feminino deve ser torcido para selar o preservativo, de maneira que nenhum sêmen extravase. Como valor agregado, o preservativo feminino pode oferecer alguma proteção contra as ISTs (Minnis, 2005).

■ Diafragma mais espermicida

O diafragma consiste em uma cúpula circular de látex com diâmetros variados, sustentada por uma mola metálica coberta com látex em toda a circunferência. É efetiva quando usada em combinação com creme ou geleia espermicida. O espermicida é aplicado na cúpula e ao longo da borda do dispositivo. Então, o diafragma é posicionado de tal maneira que a cúpula fique de frente para o colo e que o colo, os fórnices vaginais e a parede vaginal anterior sejam efetivamente separados do restante da vagina e do pênis. Dessa maneira, o agente espermicida aplicado centralmente é mantido contra o colo. Quando adequadamente posicionado, uma borda é alojada profundamente no fórnice vaginal posterior, sendo que a borda oposta se encaixa atrás da superfície interna da sínfise e imediatamente abaixo da uretra (Fig. 38-7). Quando um diafragma é muito pequeno, ele não permanece na posição. Quando ele é muito grande, é desconfortável quando forçado para dentro da posição. Comumente, uma cistocele ou um prolapso uterino coexistente leva à instabilidade e à expulsão. Como o tamanho e a flexibilidade da mola devem ser individualizados,

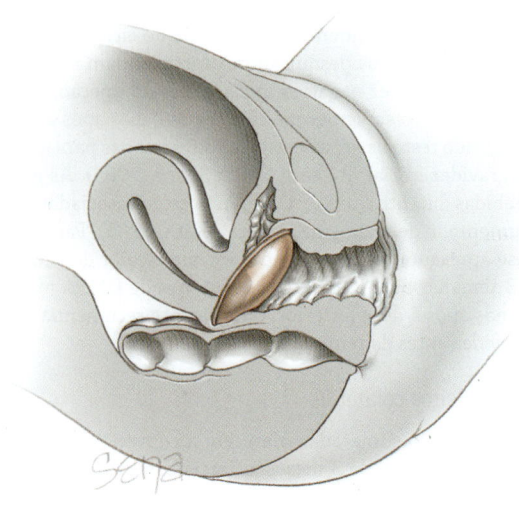

FIGURA 38-7 Um diafragma em posição cria uma barreira física entre a vagina e o colo do útero.

o diafragma é montado pelos fornecedores e disponível apenas mediante prescrição médica.

Para uso, o diafragma e o espermicida podem ser inseridos horas antes da relação sexual. Se decorrerem mais de 6 horas, o diafragma pode permanecer, mas espermicida adicional é colocado na parte superior da vagina para proteção máxima. O espermicida é reaplicado antes de cada coito subsequente. O diafragma não é removido durante pelo menos 6 horas depois da relação sexual. Como a síndrome do choque tóxico foi descrita após sua utilização, pode ser prudente remover o diafragma com 6 horas ou pelo menos na manhã seguinte, a fim de minimizar esse evento incomum. O uso do diafragma está associado a um discreto aumento na taxa de infecções urinárias, presumivelmente devido à irritação uretral pelo anel sob a sínfise.

■ Capuz cervical

O *FemCap* atualmente é o único capuz cervical disponível nos Estados Unidos. Feito de borracha de silicone, ele tem o formato de um chapéu de marinheiro, com uma cúpula que cobre o colo e uma borda larga que permite que o capuz seja mantido no local pelas paredes musculares da parte superior da vagina. Disponível nos tamanhos de 22, 26 e 30 mm, ele é usado com um espermicida aplicado uma vez na inserçãoem ambos os lados da cúpula. Para contracepção, ele deve permanecer no local por 6 horas após o coito, podendo ser mantido por até 48 horas. Mesmo com o ajuste adequado e o uso correto, as taxas de gravidez com esse método são mais altas do que com o diafragma (Gallo, 2012b; Mauck, 1999).

MÉTODOS COM BASE NA COMPREENSÃO DA FERTILIDADE

Esses métodos de planejamento familiar tentam identificar os dias férteis a cada ciclo e aconselham a abstinência sexual durante esses dias. Sua principal desvantagem é a eficácia limitada, mostrada na Tabela 38-1. Formas comuns desses métodos com base na consciência da fertilidade incluem método da tabela, ritmo da temperatura, muco cervical e sintotermal. Alguns aplicativos de *smartphones* visam auxiliar essas práticas (Fehring, 2013).

O *método da tabela* aconselha as mulheres a evitar a relação sexual sem proteção durante os dias 8 a 19 do ciclo. Para o uso bem-sucedido, as mulheres devem apresentar ciclos mensais regulares de 26 a 32 dias. Aquelas que usam esse método podem fazer um calendário ou podem usar contas de ciclo, que é um anel de contas, para rastrear seus dias.

O *método do ritmo da temperatura* fundamenta-se em aumentos sustentados de 0,2°C na temperatura corporal basal, que costumam preceder a ovulação. Para eficácia máxima, a mulher deve abster-se da relação sexual desde o primeiro dia da menstruação até o terceiro dia depois do aumento na temperatura.

O *método do muco cervical*, também chamado de método de dois dias ou método de Billings, baseia-se na percepção da "secura" e da "umidade" vaginais. Estas são consequências das alterações na quantidade e na qualidade do muco cervical em diferentes momentos no ciclo menstrual. Com o método de Billings, a abstinência é necessária desde o início da menstruação até 4 dias depois da identificação do muco deslizante. Com o método de dois dias, a relação sexual é considerada segura se uma mulher não observar muco no dia da relação sexual planejada ou no dia anterior.

O *método sintotermal* combina o uso das alterações no muco cervical (início do período fértil), as alterações na temperatura corporal basal (término do período fértil) e os cálculos para estimar o momento da ovulação. Embora esse método seja mais complexo de aprender e aplicar, ele não melhora significativamente a eficácia.

ESPERMICIDAS

Esses contraceptivos são comercializados de forma variada como cremes, geleias, supositórios, películas e espuma de aerossol. A maioria deles pode ser adquirida sem receita médica. Eles são considerados um método menos eficaz (ver Tab. 38-1). Se ocorrer gravidez, eles não são teratogênicos (Briggs, 2015).

Comumente, os espermicidas agem por proporcionar uma barreira física para a penetração do espermatozoide, bem como por uma ação espermicida química. O ingrediente ativo é o nonoxinol-9 ou octoxinol-9. Embora sejam espermicidas, eles não fornecem proteção contra ISTs. De modo ideal, os espermicidas devem ser depositados em uma posição elevada na vagina, em contato com o colo uterino, pouco tempo antes da relação sexual. Sua duração de efetividade máxima em geral não excede 60 minutos e, após isso, eles devem ser reaplicados antes de uma nova relação. A ducha é evitada durante pelo menos 6 horas depois da relação sexual.

■ Esponja contraceptiva

A esponja contraceptiva *Today* é um dispositivo vendido sem receita médica, de tamanho único. O disco de poliuretano impregnado com nonoxinol-9 tem 2,5 cm de espessura e 5,5 cm de largura, tendo uma depressão em um lado e uma alça de cetim no outro (Fig. 38-8). A esponja pode ser inserida até 24 horas antes da relação sexual, sendo que, enquanto posicionada, ela proporciona contracepção independentemente da frequência de coito. Ela deve permanecer na posição por 6 horas depois da relação sexual. A gravidez é evitada principalmente pelo espermicida nonoxinol-9 e, em menor extensão, por cobrir o colo e absorver o sêmen.

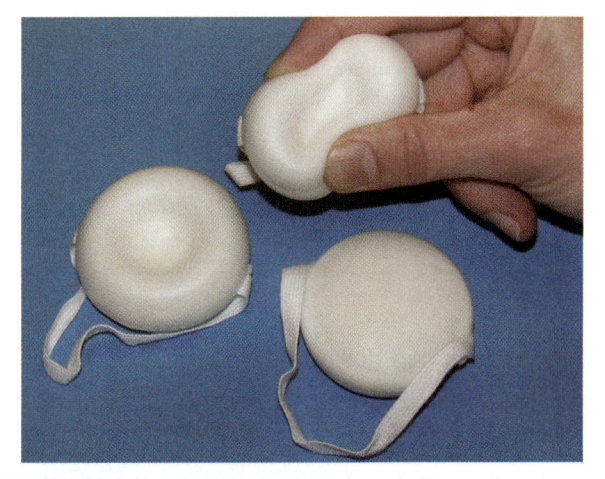

FIGURA 38-8 Esponja *Today*. A esponja é umedecida com água corrente e espremida suavemente para criar uma espuma leve. Em seguida, é posicionada com a depressão aplicada diretamente contra o colo do útero. A alça do tecido dentro da vagina pode ser enganchada com um dedo para posteriormente extrair a esponja.

TABELA 38-3 Métodos disponíveis para uso como contracepção de emergência

Método	Formulação	Pílulas por dose	Número de doses[a]
Pílulas de apenas progesterona			
Plan B One-Step Next Choice One Dose	1,5 mg (LNG)	1	1
Pílula de PRM			
Ella	30 mg de acetato de ulipristal	1	1
Pílulas de COC[b,c]			
Ogestrel	0,05 mg de EE + 0,5 mg de norgestrel	2	2
Cryselle, Low-Ogestrel	0,03 mg de EE + 0,3 mg de norgestrel	4	2
Enpresse (laranja), Trivora (rosa)	0,03 mg de EE + 0,125 mg de LNG	4	2
Levora, Seasonale	0,03 mg de EE + 0,15 mg de LNG	4	2
Aviane, LoSeasonique (laranja)	0,02 mg de EE + 0,1 mg de LNG	5	2
DIU contendo cobre			
Paragard T 380A			

[a]Se múltiplas, as doses são administradas com intervalo de 12 horas.
[b]Outras marcas de COC com formulações idênticas também podem ser usadas.
[c]O uso de um agente antiemético antes de cada dose diminui o risco de náuseas, o que constitui um efeito colateral comum.
COC, contraceptivo oral combinado; DIU, dispositivo intrauterino; EE, etinilestradiol; LNG, levonorgestrel; MRP, modulador do receptor de progesterona.

Embora a esponja seja possivelmente mais conveniente do que o diafragma ou o preservativo, ela é menos efetiva que ambos (Kuyoh, 2013). As causas mais comuns para a interrupção do método são gravidez, irritação, desconforto ou vaginite (Beckman, 1989). Embora a síndrome do choque tóxico tenha sido relatada com a esponja contraceptiva, ela é rara, e a evidência sugere que a esponja pode, na realidade, limitar a produção da exotoxina estafilocócica (Remington, 1987). Ainda assim, recomenda-se que a esponja não seja utilizada durante a menstruação ou no puerpério.

CONTRACEPÇÃO DE EMERGÊNCIA

Após a relação sexual desprotegida, muitas mulheres se apresentam para cuidado contraceptivo. Inúmeros métodos de contracepção de emergência diminuem substancialmente a probabilidade de uma gravidez indesejada, quando usados da maneira correta. Os métodos atuais incluem COCs, progestinas, antagonistas da progesterona e DIUs-Cu (Tab. 38-3). No geral, o DIU é mais eficaz, e o acetato de ulipristal é o esquema oral mais eficiente (American College of Obstetricians and Gynecologists, 2017a). Nos Estados Unidos, as pacientes podem obter informações sobre contracepção de emergência ligando para 1-888-NOT-2-LATE ou acessando o site http://not-2-late.com.

■ Contracepção hormonal de emergência

Exceto pela alergia a um componente em particular, nenhuma condição no US MEC contraindica os métodos de contracepção hormonal de emergência. Em esquemas apenas de progesterona, o levonorgestrel é tomado como uma dose única de 1,5 mg (Arowojolu, 2002). Esse esquema é agora recomendado em vez de 2 doses de 0,75 mg, separadas por 12 ou 24 horas (Ngai, 2005). A dosagem inicia preferencialmente em até 72 horas da relação sexual sem proteção, porém pode ser fornecida até 120 horas. O esquema de dose única está disponível sem receita médica para todas as mulheres em idade reprodutiva (Food and Drug Administration, 2013, 2015a).

Um modulador do receptor de progesterona atualmente disponível para contracepção de emergência é o acetato de ulipristal, comercializado como *Ella*. Ele é administrado como um comprimido único de 30 mg até 120 horas após a relação sexual sem proteção (Brache, 2010; Watson, 2010).

Também conhecido como *método Yuzpe*, esse método de contracepção de emergência mais antigo fornece um mínimo de 100 µg de etinilestradiol e 0,5 mg de levonorgestrel em cada uma das duas doses. Como mostrado na Tabela 38-3, uma dose suficiente pode ser obtida com duas ou mais pílulas. O ideal é que a primeira dose seja administrada em até 72 horas a partir da relação sexual desprotegida, porém pode ser fornecida até 120 horas. A dose inicial é seguida por uma segunda dose equivalente 12 horas depois.

O principal mecanismo com todos os esquemas hormonais é a inibição ou o atraso da ovulação. Entre os métodos orais, as taxas de falha são mais baixas com o ulipristal (1-2%) e maiores com o método Yuzpe (2-3,5%) (Cleland, 2014). Em caso de a contracepção de emergência não conseguir prevenir a gravidez ou não for administrada a tempo, não foram observadas associações com malformações congênitas maiores ou complicações da gravidez com esses métodos hormonais (Jatlaoui, 2016; Levy, 2014).

Com a administração da contracepção de emergência, náusea e vômito podem ser um efeito colateral significativo (American College of Obstetricians and Gynecologists, 2015b; Gemzell-Danielsson, 2013). Por esse motivo, um antiemético oral pode ser prescrito pelo menos 1 hora antes de cada dose (Rodriguez, 2013). Quando uma mulher vomita dentro de 2 horas de uma dose, ela é repetida.

■ Dispositivos intrauterinos contendo cobre

Para mulheres que são candidatas, a inserção do DIU-Cu é um método de contracepção de emergência efetivo e fornece contracepção efetiva durante 10 anos (Cheng, 2012). Se um DIU é colocado em até 5 dias após uma relação sexual sem proteção, a taxa de falha se aproxima de apenas 0,1% (Cleland, 2012; Wu, 2010).

CONTRACEPÇÃO NO PUERPÉRIO

Para as mães que estão amamentando de maneira exclusiva, a ovulação durante as primeiras 10 semanas depois do parto é pouco provável. No entanto, a amamentação não é um método confiável de planejamento familiar para mulheres cujos lactentes estão sob um esquema de alimentação apenas durante o período diurno. Além disso, aguardar a primeira menstruação envolve um risco de gravidez, porque a ovulação costuma anteceder a menstruação. Certamente, depois da primeira menstruação, a contracepção é essencial, a menos que a mulher deseje a gravidez.

Como mostra a Tabela 38-2, todos os métodos podem ser adequados para lactantes após as semanas iniciais, durante as quais os riscos de tromboembolismo ainda são grandes. Em todos os métodos hormonais, quantidades muito pequenas de hormônios são excretadas no leite materno, mas nenhum efeito adverso sobre os lactentes foi relatado (Phillips, 2015; World Health Organization, 1988). Embora não sejam robustos, alguns estudos mais antigos vinculam o ganho de peso infantil ou o volume de leite com o início precoce de contraceptivos orais combinados antes de 6 semanas após o parto (Lopez, 2015c; Tepper, 2016a).

REFERÊNCIAS

Abdel-Aleem H, d'Arcangues C, Vogelsong KM, et al: Treatment of vaginal bleeding irregularities induced by progestin only contraceptives. Cochrane Database Syst Rev 10:CD003449, 2013

Abrams LS, Skee DM, Wong FA, et al: Pharmacokinetics of norelgestromin and ethinyl estradiol from two consecutive contraceptive patches. J Clin Pharmacol 41:1232, 2001

Aksoy H, Aksoy Ü, Ozyurt S, et al: Lidocaine 10% spray to the cervix reduces pain during intrauterine device insertion: a double-blind randomised controlled trial. J Fam Plann Reprod Health Care 42(2):83, 2016

American College of Obstetricians and Gynecologists: Brand versus generic oral contraceptives. Committee Opinion No. 375, August 2007, Reaffirmed 2015a

American College of Obstetricians and Gynecologists: Emergency contraception. Practice Bulletin No. 152, September 2015b

American College of Obstetricians and Gynecologists: Increasing access to contraceptive implants and intrauterine devices to reduce unintended pregnancy. Committee Opinion No. 642, October 2015c

American College of Obstetricians and Gynecologists: Adolescents and long-acting reversible contraception: implants and intrauterine devices. Committee Opinion No. 539, October 2012, Reaffirmed 2016a

American College of Obstetricians and Gynecologists: Depot medroxyprogesterone acetate and bone effects. Committee Opinion No. 602, June 2014, Reaffirmed 2016b

American College of Obstetricians and Gynecologists: Noncontraceptive use of hormonal contraceptives. Practice Bulletin No. 110, January 2010, Reaffirmed 2016c

American College of Obstetricians and Gynecologists: Prevention of deep vein thrombosis and pulmonary embolism. Practice Bulletin No. 84, August 2007, Reaffirmed 2016d

American College of Obstetricians and Gynecologists: Access to emergency contraception. Committee Opinion No. 707, July 2017a

American College of Obstetricians and Gynecologists: Benefits and risks of sterilization. Practice Bulletin No. 133, February 2013, Reaffirmed 2017b

American College of Obstetricians and Gynecologists: Long-acting reversible contraception: implants and intrauterine devices. Practice Bulletin No. 186, November 2017c

Anttila L, Bachmann G, Hernádi L, et al: Contraceptive efficacy of a combined oral contraceptive containing ethinyl oestradiol 20 μg/drospirenone 3 mg administered in a 24/4 regimen: a pooled analysis of four open-label studies. Eur J Obstet Gynecol Reprod Biol 155(2):180, 2011

Aoun J, Dines VA, Stovall DW, et al: Effects of age, parity, and device type on complications and discontinuation of intrauterine devices. Obstet Gynecol 123(3):585, 2014

Apter D, Gemzell-Danielsson K, Hauck B, et al: Pharmacokinetics of two low--dose levonorgestrel-releasing intrauterine systems and effects on ovulation rate and cervical function: pooled analyses of phase II and III studies. Fertil Steril 101(6):1656, 2014

Arowojolu AO, Okewole IA, Adekunle AO: Comparative evaluation of the effectiveness and safety of two regimens of levonorgestrel for emergency contraception in Nigerians. Contraception 66(4):269, 2002

Backman T, Rauramo I, Huhtala S, et al: Pregnancy during the use of levonorgestrel intrauterine system. Am J Obstet Gynecol 190(1):50, 2004

Bahamondes L, Brache V, Meirik O, et al: A 3-year multicentre randomized controlled trial of etonogestrel- and levo-norgestrel-releasing contraceptive implants, with non-randomized matched copper-intrauterine device controls. Hum Reprod 30(11):2527, 2015

Bahamondes L, Del Castillo S, Tabares G: Comparison of weight increase in users of depot medroxyprogesterone acetate and copper IUD up to 5 years. Contraception 64(4):223, 2001

Bayer Group: Jadelle: data sheet. 2015. Available at: http://www.medsafe.govt.nz/profs/datasheet/j/Jadelleimplant.pdf. Accessed October 11, 2016

Bayer HealthCare Pharmaceuticals: Yaz: highlights of prescribing information. 2015. Available at: http://labeling.bayerhealthcare.com/html/products/pi/fhc/YAZ_PI.pdf. Accessed October 11, 2016

Beckman LJ, Murray J, Harvey SM: The contraceptive sponge: factors in initiation and discontinuation of use. Contraception 40:481, 1989

Bednarek PH, Creinin MD, Reeves MF, et al: Immediate versus delayed IUD insertion after uterine aspiration. N Engl J Med 364(23):2208, 2011

Bednarek PH, Creinin MD, Reeves MF, et al: Post-Aspiration IUD Randomization (PAIR) Study Trial Group. Prophylactic ibuprofen does not improve pain with IUD insertion: a randomized trial. Contraception 91(3):193, 2015

Birgisson NE, Zhao Q, Secura GM, et al: Positive testing for Neisseria gonorrhoeae and Chlamydia trachomatis and the risk of pelvic inflammatory disease in IUD users. J Womens Health 24(5):354, 2015

Boortz HE, Margolis DJ, Ragavendra N, et al: Migration of intrauterine devices: radiologic findings and implications for patient care. Radiographics 32(2):335, 2012

Bosetti C, Bravi F, Negri E, et al: Oral contraceptives and colorectal cancer risk: a systematic review and meta-analysis. Hum Reprod Update 15(5):489, 2009

Brache V, Cochon L, Jesam C, et al: Immediate pre-ovulatory administration of 30 mg ulipristal acetate significantly delays follicular rupture. Hum Reprod 25(9):2256, 2010

Briggs GG, Freeman RK: Drugs in Pregnancy and Lactation, 10th ed. Philadelphia, Wolters Kluwer, 2015

Buhling KJ, Zite NB, Lotke P, et al: Worldwide use of intrauterine contraception: a review. Contraception 89(3):162, 2014

Centers for Disease Control and Prevention: Sexually transmitted diseases treatment guidelines, 2015. MMWR 64(3):1, 2015

Chan WS, Ray J, Wai EK, et al: Risk of stroke in women exposed to low-dose oral contraceptives: a critical evaluation of the evidence. Arch Intern Med 164:741, 2004

Chasan-Taber L, Willett WC, Manson JE, et al: Prospective study of oral contraceptives and hypertension among women in the United States. Circulation 94:483, 1996

Chen BA, Reeves MF, Hayes JL, et al: Postplacental or delayed insertion of the levonorgestrel intrauterine device after vaginal delivery: a randomized controlled trial. Obstet Gynecol 116(5):1079, 2010

Cheng L, Che Y, Gulmezoglu AM: Interventions for emergency contraception. Cochrane Database Syst Rev 2:CD001324, 2012

Cibula D, Gompel A, Mueck AO, et al: Hormonal contraception and risk of cancer. Hum Reprod Update 16(6):631, 2010

Ciet P, Litmanovich DE: MR safety issues particular to women. Magn Reson Imaging Clin N Am 23(1):59, 2015

Civic D, Scholes D, Ichikawa L, et al: Depressive symptoms in users and non--users of depot medroxyprogesterone acetate. Contraception 61(6):385, 2000

Clark MK, Sowers M, Levy B, et al: Bone mineral density loss and recovery during 48 months in first-time users of depot medroxyprogesterone acetate. Fertil Steril 86:1466, 2006

Cleland K, Raymond EG, Westley E, et al: Emergency contraception review: evidence-based recommendations for clinicians. Clin Obstet Gynecol 57(4):741, 2014

Cleland K, Zhu H, Goldstuck N, et al: The efficacy of intrauterine devices for emergency contraception: a systematic review of 35 years of experience. Hum Reprod 27(7):1994, 2012

Cole JA, Norman H, Doherty M, et al: Venous thromboembolism, myocardial infarction, and stroke among transdermal contraceptive system users. Obstet Gynecol 109:339, 2007

Collaborative Group on Epidemiological Studies of Ovarian Cancer, Beral V, Doll R, et al: Ovarian cancer and oral contraceptives: collaborative reanalysis of data of 45 epidemiological studies including 23,257 women with ovarian cancer and 87,303 controls. Lancet 371:303, 2008

Collaborative Group on Hormonal Factors in Breast Cancer: Breast cancer and hormonal contraceptives: collaborative reanalysis of individual data on

53,297 women with breast cancer and 100,239 women without breast cancer from 54 epidemiological studies. Lancet 347:1713, 1996

Correia L, Ramos AB, Machado AI, et al: Magnetic resonance imaging and gynecological devices. Contraception 85(6):538, 2012

Cromer BA, Smith RD, Blair JM, et al: A prospective study of adolescents who choose among levonorgestrel implant (Norplant), medroxyprogesterone acetate (Depo-Provera), or the combined oral contraceptive pill as contraception. Pediatrics 94:687, 1994

Croxatto HB, Mäkäräinen L: The pharmacodynamics and efficacy of Implanon. An overview of the data. Contraception 58:91S, 1998

Curtis EM, Pine L: Actinomyces in the vaginas of women with and without intrauterine contraceptive devices. Am J Obstet Gynecol 140:880, 1981

Curtis KM, Jatlaoui TC, Tepper NK, et al: U.S. selected practice recommendations for contraceptive use, 2016. MMWR 65(4):1, 2016a

Curtis KM, Tepper NK, Jatlaoui TC, et al: U.S. medical eligibility criteria for contraceptive use, 2016. MMWR 65(3):1, 2016b

Daniels K, Daugherty J, Jones J, et al: Current contraceptive use and variation by selected characteristics among women aged 15–44: United States, 2011–2013. Natl Health Stat Report 86:1, 2015

Dieben TO, Roumen FJ, Apter D: Efficacy, cycle control, and user acceptability of a novel combined contraceptive vaginal ring. Obstet Gynecol 100:585, 2002

Dorflinger LJ: Metabolic effects of implantable steroid contraceptives for women. Contraception 65(1):47, 2002

Dragoman M, Curtis KM, Gaffield ME: Combined hormonal contraceptive use among women with known dyslipidemias: a systematic review of critical safety outcomes. Contraception 94(3):280, 2016

Drey EA, Reeves MF, Ogawa DD, et al: Insertion of intrauterine contraceptives immediately following first- and second-trimester abortions. Contraception 79(5):397, 2009

Eaton EF, Hoesley CJ: Barrier methods for human immunodeficiency virus prevention. Infect Dis Clin North Am 28(4):585, 2014

Edelman A, Micks E, Gallo MF, et al: Continuous or extended cycle vs. cyclic use of combined hormonal contraceptives for contraception. Cochrane Database Syst Rev 7:CD004695, 2014

ESHRE Capri Workshop Group: Venous thromboembolism in women: a specific reproductive health risk. Hum Reprod Update 19(5):471, 2013

Etminan M, Takkouche B, Isorna FC, et al: Risk of ischaemic stroke in people with migraine: systematic review and meta-analysis of observational studies. BMJ 330:63, 2005

European Society of Human Reproduction and Embryology—ESHRE Capri Workshop Group: Ovarian and endometrial function during hormonal contraception. Hum Reprod 16(7):1527, 2001

Farley TM, Rosenberg MJ, Rowe PJ, et al: Intrauterine devices and pelvic inflammatory disease: an international perspective. Lancet 339:785, 1992

Fehring RJ, Schneider M, Raviele K, et al: Randomized comparison of two internet-supported fertility-awareness-based methods of family planning. Contraception 88(1):24, 2013

Ferguson CA, Costescu D, Jamieson MA, et al: Transmural migration and perforation of a levonorgestrel intrauterine system: a case report and review of the literature. Contraception 93(1):81, 2016

FHI 360: Sino-implant (II) project. 2012. Available at: https://www.urbanreproductivehealth.org/sites/mle/files/fhi360_factsheet_sino-implant_5.30.2012.pdf. Accessed July 1, 2016

Finer LB, Zolna MR: Declines in unintended pregnancy in the United States, 2008–2011. N Engl J Med 374(9):843, 2016

Food and Drug Administration: Citizen petition partial approval and denial response from FDA CDER to state of Wisconsin (Department of Justice). 2015a. Available at: https://www.regulations.gov/document?D = FDA-2001-P-0123–0188. Accessed October 10, 2016

Food and Drug Administration: FDA approves Plan B One-Step emergency contraceptive for use without a prescription for all women of child-bearing potential. 2013. Available at: http://www.fda.gov/NewsEvents/Newsroom/PressAnnouncements/ucm358082.htm. Accessed June 21, 2016

Food and Drug Administration: FDA Drug Safety Communication: Updated information about the risk of blood clots in women taking birth control pills containing drospirenone. 2012. Available at: http://www.fda.gov/Drugs/DrugSafety/ucm299305.htm. Accessed July 7, 2016

Food and Drug Administration: FDA MedWatch 2004 Safety Alert-Depo-Provera (medroxyprogesterone acetate injectable suspension). 2004. Available at: http://www.fda.gov/Safety/MedWatch/SafetyInformation/SafetyAlertsforHumanMedicalProducts/ucm154784.htm. Accessed October 10, 2016

Food and Drug Administration: Orange book: approved drug products with therapeutic equivalence evaluations. 2016. Available at: http://www.accessdata.fda.gov/scripts/cder/ob/default.cfm. Accessed October 10, 2016

Food and Drug Administration: Ortho Evra (norelgestromin/ ethinyl estradiol) transdermal system. 2015b. Available at: http://www.fda.gov/Safety/MedWatch/SafetyInformation/ucm211821.htm. Accessed July 7, 2016

Fox MC, Oat-Judge J, Severson K, et al: Immediate placement of intrauterine devices after first and second trimester pregnancy termination. Contraception 83(1):34, 2011

Fulkerson Schaeffer S, Gimovsky AC, et al: Pregnancy and delivery with an intrauterine device in situ: outcomes in the National Inpatient Sample Database. J Matern Fetal Neonatal Med October 26, 2017 [Epub ahead of print]

Furlong LA: Ectopic pregnancy risk when contraception fails. J Reprod Med 47:881, 2002

Gallo MF, Grimes DA, Lopez LM, et al: Non-latex versus latex male condoms for contraception. Cochrane Database Syst Rev 1:CD003550, 2006, Reassessed 2012a

Gallo MF, Grimes DA, Schulz KF: Cervical cap versus diaphragm for contraception. Cochrane Database Syst Rev 4:CD003551, 2002, Reassessed 2012b

Gallo MF, Lopez LM, Grimes DA, et al: Combination contraceptives: effects on weight. Cochrane Database Syst Rev 1:CD003987, 2014

Gardner JM, Mishell DR Jr: Analysis of bleeding patterns and resumption of fertility following discontinuation of a long-acting injectable contraceptive. Fertil Steril 21:286, 1970

Gemzell-Danielsson K, Rabe T, Cheng L: Emergency contraception. Gynecol Endocrinol 29 Suppl 1:1, 2013

Gemzell-Danielsson K, Schellschmidt I, Apter D: A randomized, phase II study describing the efficacy, bleeding profile, and safety of two low-dose levonorgestrel-releasing intrauterine contraceptive systems and Mirena. Fertil Steril 97(3):616, 2012

Godfrey EM, Folger SG, Jeng G, et al: Treatment of bleeding irregularities in women with copper-containing IUDs: a systematic review. Contraception 87(5):549, 2013

Grimes DA, Jones LB, Lopez LM, et al: Oral contraceptives for functional ovarian cysts. Cochrane Database Syst Rev 4:CD006134, 2014

Grimes DA, Schulz KF: Antibiotic prophylaxis for intrauterine contraceptive device insertion. Cochrane Database Syst Rev 2:CD001327, 2001, Reaffirmed 2012

Grunloh DS, Casner T, Secura GM, et al: Characteristics associated with discontinuation of long-acting reversible contraception within the first 6 months of use. Obstet Gynecol 122(6):1214, 2013

Hall KS, Trussell J, Schwarz EB: Progestin-only contraceptive pill use among women in the United States. Contraception 86(6):653, 2012

Hannaford PC, Selvaraj S, Elliott AM, et al: Cancer risk among users of oral contraceptives: cohort data from the Royal College of General Practitioners' oral contraception study. BMJ 335:651, 2007

Haring T, Mulders TMT: The combined contraceptive ring NuvaRing® and spermicide co-medication. Contraception 67:271, 2003

Harrison-Woolrych M, Ashton J, Coulter D: Uterine perforation on intrauterine device insertion: is the incidence higher than previously reported? Contraception 67:53, 2003

Heinemann K, Reed S, Moehner S: Risk of uterine perforation with levonorgestrel-releasing and copper intrauterine devices in the European Active Surveillance Study on Intrauterine Devices. Contraception 91(4):274, 2015

Heinemann LA, Weimann A, Gerken G, et al: Modern oral contraceptive use and benign liver tumors: the German Benign Liver Tumor Case-Control Study. Eur J Contracept Reprod Health Care 3:194, 1998

Hidalgo MM, Lisondo C, Juliato CT, et al: Ovarian cysts in users of Implanon and Jadelle subdermal contraceptive implants. Contraception 73(5):532, 2006

Horton LG, Simmons KB, Curtis KM: Combined hormonal contraceptive use among obese women and risk for cardiovascular events: a systematic review. Contraception 94(6):590 2016

Hubacher D, Lara-Ricalde R, Taylor DJ, et al: Use of copper intrauterine devices and the risk of tubal infertility among nulligravid women. N Engl J Med 345:561, 2001

Hubacher D, Reyes V, Lillo S, et al: Pain from copper intrauterine device insertion: randomized trial of prophylactic ibuprofen. Am J Obstet Gynecol 195(5):1272, 2006

International Collaboration of Epidemiological Studies of Cervical Cancer: Cervical cancer and hormonal contraceptives: collaborative reanalysis of individual data for 16,573 women with cervical cancer and 35,509 women without cervical cancer from 24 epidemiological studies. Lancet 370:1609, 2007

Janssen Pharmaceuticals: ORTHO EVRA prescribing information. 2015. Available at: http://www.accessdata.fda.gov/drugsatfda_docs/label/2015/021180s047lbl.pdf. Accessed July 7, 2016

Jatlaoui TC, Riley H, Curtis KM: Safety data for levonorgestrel, ulipristal acetate and Yuzpe regimens for emergency contraception. Contraception 93(2):93, 2016

Jatlaoui TC, Riley HE, Curtis KM: The safety of intrauterine devices among young women: a systematic review. Contraception 95(1):17, 2017

Jecht EW, Bernstein GS: The influence of copper on the motility of human spermatozoa. Contraception 7:381, 1973

Jick SS, Hagberg KW, Kaye JA: ORTHO EVRA and venous thromboembolism: an update. Contraception 81(5):452, 2010

Jick SS, Hernandez RK: Risk of non-fatal venous thromboembolism in women using oral contraceptives containing drospirenone compared with women using oral contraceptives containing levonorgestrel: case-control study using United States claims data. BMJ 340:d2151, 2011

Kaislasuo J, Suhonen S, Gissler M, et al: Uterine perforation caused by intrauterine devices: clinical course and treatment. Hum Reprod 28(6):1546, 2013

Kapp N, Curtis KM: Hormonal contraceptive use among women with liver tumors: a systematic review. Contraception 80(4):387, 2009a

Kapp N, Tilley IB, Curtis KM: The effects of hormonal contraceptive use among women with viral hepatitis or cirrhosis of the liver: a systematic review. Contraception 80(4):381, 2009b

Katz Z, Lancet M, Skornik J, et al: Teratogenicity of progestogens given during the first trimester of pregnancy. Obstet Gynecol 65(6):775, 1985

Kho KA, Chamsy DJ: Perforated intraperitoneal intrauterine contraceptive devices: diagnosis, management, and clinical outcomes. J Minim Invasive Gynecol 21(4):596, 2014

Kim C, Siscovick DS, Sidney S, et al: Oral contraceptive use and association with glucose, insulin, and diabetes in young adult women: the CARDIA Study. Coronary Artery Risk Development in Young Adults. Diabetes Care 25:1027, 2002

Kim SK, Romero R, Kusanovic JP, et al: The prognosis of pregnancy conceived despite the presence of an intrauterine device (IUD). J Perinat Med 38(1):45, 2010

Kim YJ, Youm J, Kim JH, et al: Actinomyces-like organisms in cervical smears: the association with intrauterine device and pelvic inflammatory diseases. Obstet Gynecol Sci 57(5):393, 2014

Kongsayreepong R, Chutivongse S, George P, et al: A multicentre comparative study of serum lipids and apolipoproteins in long-term users of DMPA and a control group of IUD users. World Health Organization. Task Force on Long-Acting Systemic Agents for Fertility Regulation Special Programme of Research, Development and Research Training in Human Reproduction. Contraception 47(2):177, 1993

Krattenmacher R: Drospirenone: pharmacology and pharmacokinetics of a unique progestogen. Contraception 62:29, 2000

Kuyoh MA, Toroitich-Ruto C, Grimes DA, et al: Sponge versus diaphragm for contraception. Cochrane Database Syst Rev 5:CD003172 2013

Lammer EJ, Cordero JF: Exogenous sex hormone exposure and the risk for major malformations. JAMA 255:3128, 1986

Lawrie TA, Helmerhorst FM, Maitra NK, et al: Types of progestogens in combined oral contraception: effectiveness and side-effects. Cochrane Database Syst Rev 5:CD004861, 2011

Lete I, Cuesta MC, Marín JM, et al: Vaginal health in contraceptive vaginal ring users—a review. Eur J Contracept Reprod Health Care 18(4):234, 2013

Levi EE, Stuart GS, Zerden ML, et al: Intrauterine device placement during cesarean delivery and continued use 6 months postpartum: a randomized controlled trial. Obstet Gynecol 126(1):5, 2015

Levy DP, Jager M, Kapp N, et al: Ulipristal acetate for emergency contraception: postmarketing experience after use by more than 1 million women. Contraception 89(5):431, 2014

Lidegaard Ø, Løkkegaard E, Jensen A, et al: Thrombotic stroke and myocardial infarction with hormonal contraception. N Engl J Med 366(24):2257, 2012

Lidegaard Ø, Nielsen LH, Skovlund CW, et al: Risk of venous thromboembolism from use of oral contraceptives containing different progestogens and oestrogen doses: Danish cohort study, 2001–9. BMJ 343:d6423, 2011

Lippes J: Pelvic actinomycosis: a review and preliminary look at prevalence. Am J Obstet Gynecol 180:265, 1999

Lopez LM, Bernholc A, Chen M, et al: Hormonal contraceptives for contraception in overweight or obese women. Cochrane Database Syst Rev 8:CD008452, 2016

Lopez LM, Bernholc A, Hubacher D, et al: Immediate postpartum insertion of intrauterine device for contraception. Cochrane Database Syst Rev 6:CD003036, 2015a

Lopez LM, Bernholc A, Zeng Y, et al: Interventions for pain with intrauterine device insertion. Cochrane Database Syst Rev 7:CD007373, 2015b

Lopez LM, Chen M, Mullins S, et al: Steroidal contraceptives and bone fractures in women: evidence from observational studies. Cochrane Database Syst Rev 8:CD009849, 2012a

Lopez LM, Edelman A, Chen M, et al: Progestin-only contraceptives: effects on weight. Cochrane Database Syst Rev 7:CD008815, 2013a

Lopez LM, Grey TW, Stuebe AM, et al: Combined hormonal versus nonhormonal versus progestin-only contraception in lactation. Cochrane Database Syst Rev 3:CD003988, 2015c

Lopez LM, Grimes DA, Gallo MF, et al: Skin patch and vaginal ring versus combined oral contraceptives for contraception. Cochrane Database Syst Rev 4:CD003552, 2013b

Lopez LM, Grimes DA, Schulz KF: Steroidal contraceptives: effect on carbohydrate metabolism in women without diabetes mellitus. Cochrane Database Syst Rev 2:CD006133, 2014

Lopez LM, Kaptein AA, Helmerhorst FM: Oral contraceptives containing drospirenone for premenstrual syndrome. Cochrane Database Syst Rev 2:CD006586, 2012b

Luan NN, Wu L, Gong TT, et al: Nonlinear reduction in risk for colorectal cancer by oral contraceptive use: a meta-analysis of epidemiological studies. Cancer Causes Control 26(1):65, 2015

MacClellan LR, Giles W, Cole J, et al: Probable migraine with visual aura and risk of ischemic stroke: the Stroke Prevention in Young Women Study. Stroke 38:2438, 2007

Madden T, McNicholas C, Zhao Q, et al: Association of age and parity with intrauterine device expulsion. Obstet Gynecol 124(4):718, 2014

Madden T, Proehl S, Allsworth JE, et al: Naproxen or estradiol for bleeding and spotting with the levonorgestrel intrauterine system: a randomized controlled trial. Am J Obstet Gynecol 206(2):129.e1, 2012

Maheshwari S, Sarraj A, Kramer J, et al: Oral contraception and the risk of hepatocellular carcinoma. J Hepatol 47:506, 2007

Mansour D, Gemzell-Danielsson K, Inki P, et al: Fertility after discontinuation of contraception: a comprehensive review of the literature. Contraception 84(5):465, 2011

Mantha S, Karp R, Raghavan V, et al: Assessing the risk of venous thromboembolic events in women taking progestin-only contraception: a meta-analysis. BMJ 345:e4944, 2012

Marchbanks PA, McDonald JA, Wilson HG, et al: Oral contraceptives and the risk of breast cancer. N Engl J Med 346(26):2025, 2002

Margolis KL, Adami HO, Luo J, et al: A prospective study of oral contraceptive use and risk of myocardial infarction among Swedish women. Fertil Steril 88:310, 2007

Marr J, Gerlinger C, Kunz M: A historical cycle control comparison of two drospirenone-containing combined oral contraceptives: ethinyl estradiol 30 μg/drospirenone 3 mg administered in a 21/7 regimen versus ethinyl estradiol 20 μg/drospirenone 3 mg administered in a 24/4 regimen. Eur J Obstet Gynecol Reprod Biol 162(1):91, 2012

Mauck C, Callahan M, Weiner DH, et al: A comparative study of the safety and efficacy of FemCap, a new vaginal barrier contraceptive, and the Ortho All-Flex diaphragm. The FemCap Investigators' Group. Contraception 60(2):71, 1999

Mendoza N, Lobo P, Lertxundi R, et al: Extended regimens of combined hormonal contraception to reduce symptoms related to withdrawal bleeding and the hormone-free interval: a systematic review of randomised and observational studies. Eur J Contracept Reprod Health Care 19(5):321, 2014

Merck: Mirena: highlights of prescribing information. 2015. Available at: http://labeling.bayerhealthcare.com/html/products/pi/Mirena_PI.pdf. Accessed October 11, 2016

Merck: Nexplanon: highlights of prescribing information. 2016a. Available at: https://www.merck.com/product/usa/pi_circulars/n/nexplanon/nexplanon_pi.pdf. Accessed December 27, 2016

Merck: NuvaRing: prescribing information. 2016b. Available at: https://www.merck.com/product/usa/pi_circulars/n/nuvaring/nuvaring_pi.pdf. Accessed December 27, 2016

Minnis AM, Padian NS: Effectiveness of female controlled barrier methods in preventing sexually transmitted infections and HIV: current evidence and future research directions. Sex Transm Infect 81(3):193, 2005

Mody SK, Kiley J, Rademaker A, et al: Pain control for intrauterine device insertion: a randomized trial of 1% lidocaine paracervical block. Contraception 86(6):704, 2012

Mommers E, Blum GF, Gent TG, et al: Nexplanon, a radiopaque etonogestrel implant in combination with a next-generation applicator: 3-year results of a noncomparative multicenter trial. Am J Obstet Gynecol 207(5):388.e1, 2012

Moraes LG, Marchi NM, Pitoli AC, et al: Assessment of the quality of cervical mucus among users of the levonorgestrel-releasing intrauterine system at different times of use. Eur J Contracept Reprod Health Care 7:1, 2016

Moreau C, Trussell J, Gilbert F, et al: Oral contraceptive tolerance: does the type of pill matter? Obstet Gynecol 109:1277, 2007

Moschos E, Twickler DM: Does the type of intrauterine device affect conspicuity on 2D and 3D ultrasound? AJR Am J Roentgenol 196(6):1439, 2011

Murthy AS, Creinin MD, Harwood B, et al: Same-day initiation of the transdermal hormonal delivery system (contraceptive patch) versus traditional initiation methods. Contraception 72(5):333, 2005

Nahum GG, Kaunitz AM, Rosen K, et al: Ovarian cysts: presence and persistence with use of a 13.5 mg levonorgestrel-releasing intrauterine system. Contraception 91(5):412, 2015

Nakajima ST, Pappadakis J, Archer DF: Body mass index does not affect the efficacy or bleeding profile during use of an ultra-low-dose combined oral contraceptive. Contraception 93(1):52, 2016

Nelson AL, Cwiak C: Combined oral contraceptives (COCs). In Hatcher RA, Trussell J, Nelson AL, et al (eds): Contraceptive Technology, 20th ed. New York, Ardent Media, 2011

Ngai SW, Fan S, Li S, et al: A randomized trial to compare 24 h versus 12 h double dose regimen of levonorgestrel for emergency contraception. Hum Reprod 20:307, 2005

Ngo LL, Ward KK, Mody SK: Ketorolac for pain control with intrauterine device placement: a randomized controlled trial. Obstet Gynecol 126(1):29, 2015

Nilsson CG, Lähteenmäki PL, Luukkainen T: Ovarian function in amenorrheic and menstruating users of a levonorgestrel-releasing intrauterine device. Fertil Steril 41(1):52, 1984

Nishimura RA, Otto CM, Bonow RO, et al: 2014 AHA/ACC Guideline for the management of patients with valvular heart disease: a report of the American College of Cardiology/American Heart Association Task Force on Practice Guidelines. Circulation 129(23):e521, 2014

Nouri K, Pinker-Domenig K, Ott J, et al: Removal of non-palpable Implanon® with the aid of a hook-wire marker. Contraception 88(4):577, 2013

Oddsson K, Leifels-Fischer B, Wiel-Masson D, et al: Superior cycle control with a contraceptive vaginal ring compared with an oral contraceptive containing 30 microg ethinylestradiol and 150 microg levonorgestrel: a randomized trial. Hum Reprod 20:557, 2005

Okusanya BO, Oduwole O, Effa EE: Immediate postabortal insertion of intrauterine devices. Cochrane Database Syst Rev 7:CD001777, 2014

Ortiz ME, Croxatto HB: Copper-T intrauterine device and levonorgestrel intrauterine system: biological bases of their mechanism of action. Contraception 75:S16, 2007

Pagano HP, Zapata LB, Berry-Bibee EN, et al: Safety of hormonal contraception and intrauterine devices among women with depressive and bipolar disorders: a systematic review. Contraception 94(6):641, 2016

Parkin L, Sharples K, Hernandez RK, et al: Risk of venous thromboembolism in users of oral contraceptives containing drospirenone or levonorgestrel: nested case-control study based on UK General Practice Research Database. BMJ 340:d2139, 2011

Pearlstein TB, Bachmann GA, Zacur HA, et al: Treatment of premenstrual dysphoric disorder with a new drospirenone-containing oral contraceptive formulation. Contraception 72:414, 2005

Pérez-Medina T, Sancho-Saúco J, Ríos M, et al: Hysteroscopy in pregnancy-related conditions: descriptive analysis in 273 patients. J Minim Invasive Gynecol 21(3):417, 2014

Pergialiotis V, Vlachos DG, Protopappas A, et al: Analgesic options for placement of an intrauterine contraceptive: a meta-analysis. Eur J Contracept Reprod Health Care 19(3):149, 2014

Petitti DB, Piaggio G, Mehta S, et al: Steroid hormone contraception and bone mineral density: a cross-sectional study in an international population. The WHO Study of Hormonal Contraception and Bone Health. Obstet Gynecol 95(5):736, 2000

Pfizer: Depo-Provera (medroxyprogesterone acetate) injectable suspension: highlights of prescribing information. 2015a. Available at: http://labeling.pfizer.com/ShowLabeling.aspx?id = 522. Accessed October 11, 2016

Pfizer: Depo-subQ Provera 104: physician information. 2015b. Available at: http://labeling.pfizer.com/ShowLabeling.aspx?id = 549. Accessed October 11, 2016

Phillips SJ, Tepper NK, Kapp N, et al: Progestogen-only contraceptive use among breastfeeding women: a systematic review. Contraception 94(3):226, 2015

Raps M, Curvers J, Helmerhorst FM, et al: Thyroid function, activated protein C resistance and the risk of venous thrombosis in users of hormonal contraceptives. Thromb Res 133(4):640, 2014

Remington KM, Buller RS, Kelly JR: Effect of the Today contraceptive sponge on growth and toxic shock syndrome toxin-1 production by Staphylococcus aureus. Obstet Gynecol 69:563, 1987

Rickert VI, Tiezzi L, Lipshutz J, et al: Depo Now: preventing unintended pregnancies among adolescents and young adults. J Adolesc Health 40(1):22, 2007

Robinson GE, Burren T, Mackie IJ, et al: Changes in haemostasis after stopping the combined contraceptive pill: implications for major surgery. BMJ 302:269, 1991

Rodriguez MI, Godfrey EM, Warden M, et al: Prevention and management of nausea and vomiting with emergency contraception: a systematic review. Contraception 87(5):583, 2013

Ronnerdag M, Odlind V: Health effects of long-term use of the intrauterine levonorgestrel-releasing system. Acta Obstet Gynecol Scand 78:716, 1999

Rothman KJ, Louik C: Oral contraceptives and birth defects. N Engl J Med 299:522, 1978

Sääv I, Stephansson O, Gemzell-Danielsson K: Early versus delayed insertion of intrauterine contraception after medical abortion—a randomized controlled trial. PLoS One 7(11):e48948, 2012

Samson M, Porter N, Orekoya O, et al: Progestin and breast cancer risk: a systematic review. Breast Cancer Res Treat 155(1):3, 2016

Sano M, Nemoto K, Miura T, et al: endoscopic treatment of intrauterine device migration into the bladder with stone formation. J Endourol Case Rep 3(1):105, 2017

Savolainen E, Saksela E, Saxen L: Teratogenic hazards of oral contraceptives analyzed in a national malformation register. Am J Obstet Gynecol 140:521, 1981

Schafer JE, Osborne LM, Davis AR, et al: Acceptability and satisfaction using Quick Start with the contraceptive vaginal ring versus an oral contraceptive. Contraception 73(5):488, 2006

Schiesser M, Lapaire O, Tercanli S, et al: Lost intrauterine devices during pregnancy: maternal and fetal outcome after ultrasound-guided extraction. An analysis of 82 cases. Ultrasound Obstet Gynecol 23:486, 2004

Scholes D, LaCroix AS, Ichikawa LE, et al: Injectable hormone contraception and bone density: results from a prospective study. Epidemiology 13:581, 2002

Scholes D, LaCroix AS, Ott SM, et al: Bone mineral density in women using depot medroxyprogesterone acetate for contraception. Obstet Gynecol 93:233, 1999

Schürks M, Rist PM, Bigal ME, et al: Migraine and cardiovascular disease: systematic review and meta-analysis. BMJ 339:b3914, 2009

Seeger JD, Loughlin J, Eng PM, et al: Risk of thromboembolism in women taking ethinylestradiol/drospirenone and other oral contraceptives. Obstet Gynecol 110:587, 2007

Shaw KA, Edelman AB: Obesity and oral contraceptives: a clinician's guide. Best Pract Res Clin Endocrinol Metab 27(1):55, 2013

Shimoni N, Davis A, Ramos ME, et al: Timing of copper intrauterine device insertion after medical abortion: a randomized controlled trial. Obstet Gynecol 118(3):623, 2011

Shulman LP, Gabriel H: Management and localization strategies for the nonpalpable Implanon rod. Contraception 73:325, 2006

Silverberg SG, Haukkamaa M, Arko H, et al: Endometrial morphology during long-term use of levonorgestrel releasing intrauterine devices. Int J Gynecol Pathol 5:235, 1986

Simonatto P, Bahamondes MV, Fernandes A, et al: Comparison of two cohorts of women who expulsed either a copper-intrauterine device or a levonorgestrel-releasing intrauterine system. J Obstet Gynaecol Res 42(5):554, 2016

Sivin I, Campodonico I, Kiriwat O, et al: The performance of levonorgestrel rod and Norplant contraceptive implants: a 5 year randomized study. Hum Reprod 13(12):3371, 1998

Sivin I, Viegas O, Campodonico I, et al: Clinical performance of a new two-rod levonorgestrel contraceptive implant: a three-year randomized study with Norplant implants as controls. Contraception 55(2):73, 1997

Sneed R, Westhoff C, Morroni C, et al: A prospective study of immediate initiation of depot medroxyprogesterone acetate contraceptive injection. Contraception 71(2):99, 2005

Sørdal T, Inki P, Draeby J, et al: Management of initial bleeding or spotting after levonorgestrel-releasing intrauterine system placement: a randomized controlled trial. Obstet Gynecol 121(5):934, 2013

Sothornwit J, Werawatakul Y, Kaewrudee S, et al: Immediate versus delayed postpartum insertion of contraceptive implant for contraception. Cochrane Database Syst Rev 4:CD011913, 2017

Stadel BV: Oral contraceptives and cardiovascular disease. N Engl J Med 305:612, 1981

Stegeman BH, de Bastos M, Rosendaal FR, et al: Different combined oral contraceptives and the risk of venous thrombosis: systematic review and network meta-analysis. BMJ 347:f5298, 2013

Steiner M, Lopez M, Grimes D, et al: Sino-implant (II)—a levonorgestrel releasing two-rod implant: systematic review of the randomized controlled trials. Contraception 81(3)197, 2010

Stuart GS: Contraception and sterilization. In Hoffman BL, Schorge JO, Bradshaw KD, et al: Williams Gynecology, 3rd ed. New York, McGraw-Hill Education, 2016

Stuart GS: Puerperal sterilization. In Yeomans ER, Hoffman BL, Gilstrap LC III, et al (eds): Cunningham and Gilstrap's Operative Obstetrics, 3rd ed. New York, McGraw-Hill Education, 2017

Suchon P, Al Frouh F, Henneuse A, et al: Risk factors for venous thromboembolism in women under combined oral contraceptive. The PILl Genetic Risk Monitoring (PILGRIM) Study. Thromb Haemost 115(1):13, 2016

Sufrin CB, Postlethwaite D, Armstrong MA, et al: Neisseria gonorrhea and Chlamydia trachomatis screening at intrauterine device insertion and pelvic inflammatory disease. Obstet Gynecol 120(6):1314, 2012

Svendal G, Berk M, Pasco JA, et al: The use of hormonal contraceptive agents and mood disorders in women. J Affect Disord 140(1):92, 2012

Tatum HJ, Schmidt FH, Jain AK: Management and outcome of pregnancies associated with Copper-T intrauterine contraceptive device. Am J Obstet Gynecol 126:869, 1976

Tepper NK, Curtis KM, Nanda K, et al: Safety of intrauterine devices among women with HIV: a systematic review. Contraception 94(6):713, 2016a

Tepper NK, Phillips SJ, Kapp N, et al: Combined hormonal contraceptive use among breastfeeding women: an updated systematic review. Contraception 94(3):262 2016b

Tepper NK, Steenland MW, Gaffield ME, et al: Retention of intrauterine devices in women who acquire pelvic inflammatory disease: a systematic review. Contraception 87(5):655, 2013

Tepper NK, Whiteman MK, Marchbanks PA, et al: Progestin-only contraception and thromboembolism: a systematic review. Contraception 94(6):678, 2016c

Tepper NK, Whiteman MK, Zapata LB, et al: Safety of hormonal contraceptives among women with migraine: a systematic review. Contraception 94(6):630, 2016d

Teva Women's Health: ParaGard T 380A intrauterine copper contraceptive: prescribing information, 2014. Available at: http://paragard.com/Pdf/ParaGard-PI.pdf. Accessed October 10, 2016

The ACQUIRE Project: The Postpartum Intrauterine Device: a Training Course for Service Providers. New York, EngenderHealth, 2008

Thonneau PF, Almont TE: Contraceptive efficacy of intrauterine devices. Am J Obstet Gynecol 198:248, 2008

Tornblom-Paulander S, Tingåker BK, Werner A, et al: Novel topical formulation of lidocaine provides significant pain relief for intrauterine device insertion: pharmacokinetic evaluation and randomized placebo-controlled trial. Fertil Steril 103(2):422, 2015

Trussell J: Contraceptive efficacy. In Hatcher RA, Trussell J, Nelson AL, et al (eds): Contraceptive Technology, 20th ed. New York, Ardent Media, 2011a

Trussell J: Contraceptive failure in the United States. Contraception 70:89, 2011b

Tsilidis KK, Allen NE, Key TJ, et al: Oral contraceptive use and reproductive factors and risk of ovarian cancer in the European Prospective Investigation into Cancer and Nutrition. Br J Cancer 105(9):1436, 2011

Turok DK, Eisenberg DL, Teal SB, et al: A prospective assessment of pelvic infection risk following same-day sexually transmitted infection testing and levonorgestrel intrauterine system placement. Am J Obstet Gynecol 215(5):599.e1, 2016

Urdl W, Apter D, Alperstein A, et al: Contraceptive efficacy, compliance and beyond: factors related to satisfaction with once-weekly transdermal compared with oral contraception. Eur J Obstet Gynecol Reprod Biol 121:202, 2005

van Hylckama Vlieg A, Helmerhorst FM, Vandenbroucke JP, et al: The venous thrombotic risk of oral contraceptives, effects of oestrogen dose and progestogen type: results of the MEGA case-control study. BMJ 339:b2921, 2009

Van Vliet HA, Grimes DA, Helmerhorst FM, et al: Biphasic versus monophasic oral contraceptives for contraception. Cochrane Database Syst Rev 6:CD002032, 2006, Reaffirmed 2011a

Van Vliet HA, Grimes DA, Lopez LM, et al: Triphasic versus monophasic oral contraceptives for contraception. Cochrane Database Syst Rev 11:CD003553, 2011b

Van Vliet HA, Raps M, Lopez LM, et al: Quadriphasic versus monophasic oral contraceptives for contraception. Cochrane Database Syst Rev 11:CD009038, 2011c

Veres S, Miller L, Burington B: A comparison between the vaginal ring and oral contraceptives. Obstet Gynecol 104:555, 2004

Verhoeven CH, Dieben TO: The combined contraceptive vaginal ring, NuvaRing, and tampon co-usage. Contraception 69(3):197, 2004a

Verhoeven CH, van den Heuvel MW, Mulders TM, et al: The contraceptive vaginal ring, NuvaRing, and antimycotic co-medication. Contraception 69(2):129, 2004b

Vessey MP, Johnson B, Doll R, et al: Outcome of pregnancy in women using intrauterine devices. Lancet 1:495, 1974

Vessey MP, Meisler L, Flavel R, et al: Outcome of pregnancy in women using different methods of contraception. Br J Obstet Gynaecol 86:548, 1979

Vickery Z, Madden T, Zhao Q, et al: Weight change at 12 months in users of three progestin-only contraceptive methods. Contraception 88(4):503, 2013

Vinogradova Y, Coupland C, Hippisley-Cox J: Use of combined oral contraceptives and risk of venous thromboembolism: nested case-control studies using the QResearch and CPRD data-bases. BMJ 350:h2135, 2015

Wallach M, Grimes DA (eds): Modern Oral Contraception. Updates from The Contraception Report. Totowa, Emron, 2000

Walsh T, Grimes D, Frezieres R, et al: Randomised controlled trial of prophylactic antibiotics before insertion of intrauterine devices. IUD Study Group. Lancet 351:1005, 1998

Watson: Ella prescribing information. 2010. Available at: http://www.accessdata.fda.gov/drugsatfda_docs/label/2010/022474s000lbl.pdf. Accessed December 27, 2016

Wechselberger G, Wolfram D, Pülzl P, et al: Nerve injury caused by removal of an implantable hormonal contraceptive. Am J Obstet Gynecol 195(1):323, 2006

Westhoff C: IUDs and colonization or infection with Actinomyces. Contraception 75:S48, 2007a

Westhoff C, Heartwell S, Edwards S, et al: Initiation of oral contraceptive using a quick start compared with a conventional start: a randomized controlled trial. Obstet Gynecol 109:1270, 2007b

Westhoff C, Jain JK, Milson I, et al: Changes in weight with depot medroxyprogesterone acetate subcutaneous injection 104 mg/0.65 mL. Contraception 75:261, 2007c

Westhoff C, Kerns J, Morroni C, et al: Quick start: novel oral contraceptive initiation method. Contraception 66:141, 2002

Westhoff C, Wieland D, Tiezzi L: Depression in users of depo-medroxyprogesterone acetate. Contraception 51(6):351, 1995

Westhoff CL, Torgal AH, Mayeda ER, et al: Pharmacokinetics of a combined oral contraceptive in obese and normal-weight women. Contraception 81(6):474, 2010

Whitaker AK, Chen BA, Borgatta L: Society of Family Planning Guidelines: postplacental insertion of intrauterine devices. Contraception October 5, 2017 [Epub ahead of print]

Wilailak S, Vipupinyo C, Suraseranivong V, et al: Depot medroxyprogesterone acetate and epithelial ovarian cancer: a multicentre case-control study. BJOG 119(6):672, 2012

World Health Organization: A multinational case-control study of ectopic pregnancy. Clin Reprod Fertil 3:131, 1985

World Health Organization: Acute myocardial infarction and combined oral contraceptives: results of an international multi-center case-control study. Lancet 349:1202, 1997

World Health Organization: Cardiovascular disease and use of oral and injectable progestogen-only contraceptives and combined injectable contraceptives. Results of an international, multicenter, case-control study. Contraception 57:315, 1998

World Health Organization: Depot-medroxyprogesterone acetate (DMPA) and risk of endometrial cancer. Int J Cancer 49:186, 1991a

World Health Organization: Depot-medroxyprogesterone acetate (DMPA) and risk of invasive squamous cell cervical cancer. Contraception 45(4): 299, 1992

World Health Organization: Depot-medroxyprogesterone acetate (DMPA) and risk of liver cancer. Int J Cancer 49(2):182, 1991b

World Health Organization: Effects of hormonal contraceptives on breast milk composition and infant growth. Stud Fam Plann 19/361, 1988

World Health Organization: Ischaemic stroke and combined oral contraceptives: results of an international, multi-center case-control study. Lancet 348:498, 1996

World Health Organization: Mechanism of action, safety and efficacy of intrauterine devices. Technical Report No. 753, Geneva, Switzerland, WHO, 1987

World Health Organization: Medical Eligibility for Contraceptive Use, 5th ed. Geneva, World Health Organization, 2015

Wu S, Godfrey EM, Wojdyla D, et al: Copper T380A intrauterine device for emergency contraception: a prospective, multicentre, cohort clinical trial. BJOG 117(10):1205, 2010

Xu JX, Remedios E, Duthie A, et al: Intrauterine contraceptive device: cause of small bowel obstruction and ischaemia. ANZ J Surg May 26, 2015 [Epub ahead of print]

Xu JX, Rivera R, Dunson TR, et al: A comparative study of two techniques used in immediate postplacental insertion (IPPI) of the Copper T-380A IUD in Shanghai, People's Republic of China. Contraception 54(1):33, 1996

Yamazaki M, Dwyer K, Sobhan M, et al: Effect of obesity on the effectiveness of hormonal contraceptives: an individual participant data meta-analysis. Contraception 92(5):445, 2015

Yonkers KA, Brown C, Pearlstein TB, et al: Efficacy of a new low-dose oral contraceptive with drospirenone in premenstrual dysphoric disorder. Obstet Gynecol 106:492, 2005

Zeino MY, Wietfeldt ED, Advani V, et al: Laparoscopic removal of a copper intrauterine device from the sigmoid colon. JSLS 15(4):568, 2011

Zieman M, Guillebaud J, Weisberg E, et al: Contraceptive efficacy and cycle control with the Ortho Evra/Evra transdermal system: the analysis of pooled data. Fertil Steril 77:S13, 2002

CAPÍTULO 39

Esterilização

ESTERILIZAÇÃO TUBÁRIA PUERPERAL.................. 702
ESTERILIZAÇÃO TUBÁRIA NÃO PUERPERAL............ 704
COMPLICAÇÕES EM LONGO PRAZO.................. 704
ESTERILIZAÇÃO TRANSCERVICAL..................... 705
VASECTOMIA....................................... 706

Assim, para tornar uma mulher permanentemente estéril por meio de uma cirurgia nas tubas uterinas, estas devem ser excisadas com incisões em forma de cunha nos cornos, e as feridas devem ser fechadas por suturas.
– J. Whitridge Williams (1903)

A esterilização é uma opção popular de contracepção para milhões de homens e mulheres. Entre as mulheres que usam contracepção, um terço contam com a esterilização masculina ou feminina (Daniels, 2015). Esse procedimento está indicado naqueles que solicitam a esterilização e que compreendem bem sua permanência e sua reversão difícil e, com frequência, malsucedida. Todas as pessoas que consideram a esterilização também devem ser aconselhadas sobre opções alternativas para contracepção (American College of Obstetricians and Gynecologists, 2017a, c).

Em geral, a esterilização feminina é feita por oclusão, excisão ou secção das tubas uterinas. Os procedimentos de *esterilização puerperal* seguem a cesariana ou o parto vaginal, e aproximadamente 7% de todos os nascimentos vivos nos Estados Unidos (Moniz, 2017). A *esterilização tubária não puerperal* é feita em um momento não relacionado com gravidez recente.

ESTERILIZAÇÃO TUBÁRIA PUERPERAL

■ Momento

Durante vários dias depois do parto, o fundo do útero fica no nível do umbigo, e as tubas uterinas estão acessíveis diretamente abaixo da parede abdominal. Além disso, a frouxidão da parede possibilita o fácil reposicionamento da incisão sobre cada corno uterino.

Em nosso serviço, a ligadura (ou laqueadura) tubária puerperal é realizada por uma equipe cirúrgica dedicada a essa função na manhã seguinte ao parto. Isso minimiza as permanências hospitalares, mas diminui a possibilidade de que a hemorragia pós-parto complique a recuperação após a cirurgia. Além disso, o estado do recém-nascido pode ser mais bem avaliado depois da cirurgia. Por outro lado, alguns preferem realizar a esterilização imediatamente após o parto e usam a analgesia neuraxial já administrada para o parto. Nesse modelo, as barreiras à esterilização podem ser reduzidas ao se designar essas cirurgias pós-parto como urgentes, especialmente em unidades de trabalho de parto e parto de alto volume, que geralmente priorizam a disponibilidade limitada da sala de cirurgia para procedimentos intraparto (American College of Obstetricians and Gynecologists, 2016; Potter, 2013).

■ Técnica

Diversas técnicas atualmente são utilizadas para romper a permeabilidade tubária. Em geral, faz-se a excisão de um segmento médio da tuba uterina, e as extremidades seccionadas são seladas por fibrose e reperitonialização. Os métodos de esterilização puerperal geralmente utilizados incluem as técnicas Parkland, Pomeroy e Pomeroy modificada (American College of Obstetricians and Gynecologists, 2017a). Com menos frequência, os grampos de Filshie são usados (Madari, 2011). As técnicas de Irving e Uchida ou a fimbriectomia de Kroener raramente são usadas em virtude do aumento da dissecção necessária ou das taxas de falha desfavoravelmente altas. Além disso, na ausência da doença uterina ou de outra doença pélvica, a histerectomia apenas para a esterilização no momento da cesariana, precocemente no puerpério ou mesmo distante da gravidez é difícil de justificar. Ela apresenta uma morbidade cirúrgica muito aumentada em comparação à esterilização tubária.

Evidências sugerem que a tuba uterina pode ser a origem de carcinomas serosos pélvicos, em especial aqueles do ovário. Com esse conhecimento, a Society of Gynecologic Oncologists (2013) e o American College of Obstetricians and Gynecologists (2017b) recomendam salpingectomia para diminuir os riscos de câncer. Especificamente, para mulheres em risco médio de câncer ovariano, a salpingectomia de redução de risco deve ser discutida e considerada com as pacientes no momento da cirurgia abdominal ou pélvica, na histerectomia, ou em vez de ligadura tubária.

A analgesia espinal é normalmente selecionada para casos agendados para o primeiro dia pós-parto. Se realizada mais próximo do parto, o mesmo cateter peridural usado para analgesia do trabalho de parto pode ser usado para analgesia da esterilização. Nas mulheres com pré-eclâmpsia, síndrome HELLP (hemólise, enzimas hepáticas elevadas, baixa contagem de plaquetas) ou trombocitopenia gestacional, os níveis plaquetários devem ser > 100.000 para o bloqueio espinal (Cap. 25, p. 496). A anestesia geral é menos aconselhável em virtude das vulnerabilidades residuais nas vias aéreas relacionadas à gravidez (Bucklin, 2003). A bexiga é esvaziada antes da cirurgia para evitar sua laceração. Uma bexiga cheia também pode empurrar o fundo acima do umbigo.

Uma pequena incisão infraumbilical é ideal por várias razões. Como observado, na maioria dos casos, o fundo fica próximo ao umbigo. Segundo, o umbigo geralmente continua sendo a porção mais fina da parede anterior do abdome anterior e requer menos dissecção subcutânea para alcançar a fáscia da linha alba. Terceiro, uma incisão infraumbilical oferece fáscia com integridade suficiente se obter um fechamento com risco mínimo de hérnia incisional posterior. Por fim, as incisões que seguem a curva natural da dobra cutânea umbilical inferior produzem um resultado estético adequado. Uma incisão da pele transversal ou vertical de 2 a 4 cm é geralmente suficiente para mulheres com peso normal. Para mulheres obesas, pode ser necessária uma incisão de 4 a 6 cm para o acesso abdominal adequado.

Sob essa incisão, o tecido subcutâneo é separado para alcançar a fáscia da linha alba. Para isso, uma pinça Allis pode ser aberta e fechada à medida que se exerce pressão para baixo. Da mesma forma, as lâminas de dois afastadores Army-Navy, ambas puxando em direções descendentes e opostas, podem separar a camada subcutânea. A remoção desse tecido adiposo da fáscia isola a fáscia para incisão e para o fechamento posterior sem interferir na gordura, o que pode impedir a cicatrização de feridas.

A incisão fascial pode ser transversal ou vertical e segue a mesma orientação da incisão na pele. Para isso, quando a linha alba é alcançada, ela é pinçada com duas pinças Allis – uma colocada em cada lado da incisão fascial planejada. A obtenção de tecido com cada pinça deve ser substancial e criar uma pequena prega de fáscia a ser incisada. Geralmente, o peritônio é incorporado simultaneamente e inserido. Caso contrário, o peritônio é preso com duas pinças hemostáticas e cortado de forma precisa. Outros podem preferir inserir de forma romba com um dedo indicador. Notavelmente, se a incisão fascial inicial for muito pequena, ela poderá ser estendida com uma tesoura Mayo curva.

Uma exposição adequada é crucial, e afastadores Army-Navy ou apendiculares são apropriados. Para mulheres obesas, podem ser necessários uma incisão levemente maior e afastadores mais profundos e estreitos. Se o intestino ou o omento estiverem obstruindo, a posição de Trendelenburg pode ajudar a deslocá-los em direção cefálica. O tamponamento digital com um pedaço de gaze cirúrgica simples, úmida, aberta em leque também pode ser usado, mas uma pinça hemostática deve sempre ser inserida na extremidade distal para prevenir sua retenção. Às vezes, inclinar a mesa inteira para o lado oposto da tuba exposta ajuda no isolamento da tuba.

A tuba uterina é identificada e segura em sua porção média com uma pinça Babcock, sendo confirmada a fímbria distal. Isso impede que se confunda o ligamento redondo com a porção média da tuba. Um motivo comum para a falha da esterilização é a ligação da estrutura errada, comumente o ligamento redondo. Por conseguinte, a identificação e o isolamento da porção distal da tuba antes da ligadura se fazem necessários. Sempre que a tuba cai incidentalmente, é obrigatório repetir esse processo de identificação. As etapas cirúrgicas para ligadura são descritas nas Figuras 39-1 e 39-2.

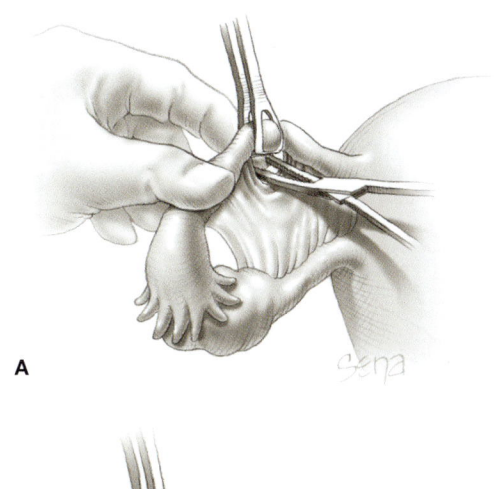

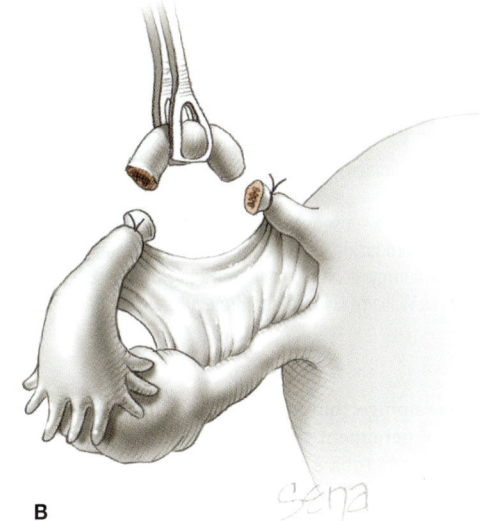

FIGURA 39-1 Método Parkland. **A.** Um local avascular na mesossalpinge adjacente à tuba uterina é perfurado com uma pequena pinça hemostática. As garras são abertas para separar a tuba uterina da mesossalpinge adjacente em cerca de 2,5 cm. **B.** A tuba uterina liberada é ligada proximal e distalmente com fio cromado 0. O segmento interveniente de cerca de 2 cm é excisado, sendo o local de excisão inspecionado para hemostasia. Esse método foi idealizado para evitar a íntima proximidade inicial das extremidades cortadas da tuba uterina inerentes ao procedimento de Pomeroy. (Reproduzida, com permissão, de Hoffman BL, Corton MM: Surgeries for benign gynecologic conditions. In Hoffman BL, Schorge JO, Bradshaw KD, et al: Williams Gynecology, 3rd ed. New York, McGraw-Hill Education, 2016.)

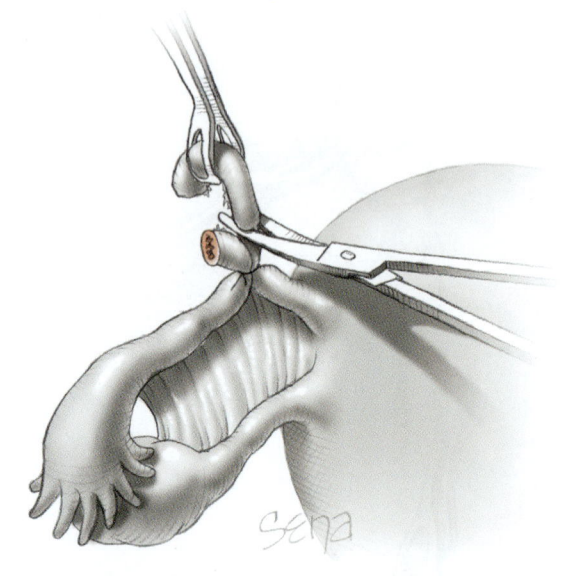

FIGURA 39-2 Método Pomeroy. Durante a ligadura do segmento médio de uma alça tubária, o categute simples é usado para garantir a pronta absorção da laqueadura e a subsequente separação das extremidades tubárias seccionadas. (Reproduzida, com permissão, de Hoffman BL, Corton MM: Surgeries for benign gynecologic conditions. In Hoffman BL, Schorge JO, Bradshaw KD, et al: Williams Gynecology, 3rd ed. New York, McGraw-Hill Education, 2016.)

As etapas da salpingectomia são mostradas na Figura 39-3. A incisão umbilical geralmente precisa ser maior para permitir uma visão adequada da tuba e da mesossalpinge e para colocar as pinças. Com a salpingectomia total, toda a mesossalpinge deve ser dividida para liberar a tuba uterina.

Em duas pequenas coortes submetidas à salpingectomia após o parto vaginal, os tempos cirúrgicos foram maiores do que para a oclusão tubária e, em um relato, a perda de sangue foi maior (Danis, 2016; Powell, 2017). Com salpingectomia e cesariana, as taxas totais de perda de sangue não foram estatisticamente maiores (Powell, 2017; Shinar, 2017).

Após a cirurgia, a dieta é administrada conforme tolerada. Íleo não é frequente e deve incitar preocupação quanto à lesão intestinal, embora seja rara. A maioria das mulheres tem um curso sem complicações e recebe alta no primeiro dia após a cirurgia.

ESTERILIZAÇÃO TUBÁRIA NÃO PUERPERAL

Essas técnicas e outras modificações consistem basicamente em (1) ligadura e ressecção na laparotomia, conforme descrito anteriormente para a esterilização puerperal; (2) aplicação de uma variedade de anéis, grampos ou inserções permanentes nas tubas uterinas, por meio de laparoscopia ou histeroscopia; ou (3) eletrocoagulação de um segmento tubário, em geral por meio de um laparoscópio. Uma descrição detalhada e ilustração dessas técnicas podem ser encontradas em *Ginecologia de Williams, 3ª edição* (Thompson, 2016).

Nos Estados Unidos, a abordagem laparoscópica para esterilização tubária não puerperal é a mais comum. O procedimento frequentemente é realizado em um ambiente cirúrgico ambulatorial sob anestesia geral. Em quase todos os casos, a mulher pode receber alta em algumas horas. A minilaparotomia usando uma incisão suprapúbica de 3 cm também é muito usada, principalmente nos países com poucos recursos. A morbidade importante é rara com a minilaparotomia ou com a laparoscopia. Embora não usada comumente, a cavidade peritoneal pode ser penetrada através do fórnice vaginal posterior via colpotomia para realizar a interrupção tubária.

COMPLICAÇÕES EM LONGO PRAZO

■ Falha contraceptiva

A gravidez após esterilização não é comum. O estudo Collaborative Review of Sterilization (CREST) acompanhou 10.863 mulheres que foram submetidas à esterilização tubária de 1978 a 1986 (Peterson, 1996). A taxa de falha cumulativa para os vários procedimentos tubários foi de 18,5 por 1.000 ou cerca de 0,5%. O estudo descobriu que a esterilização puerperal é altamente efetiva.

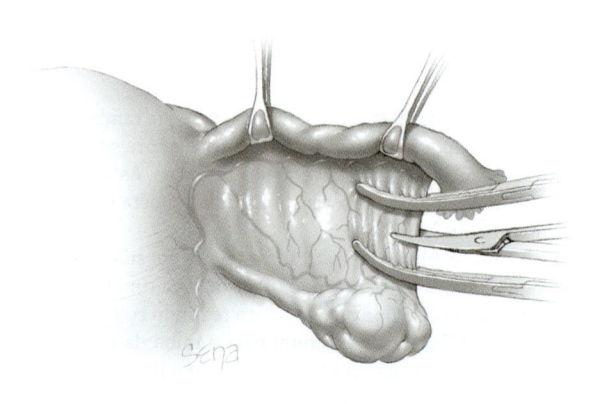

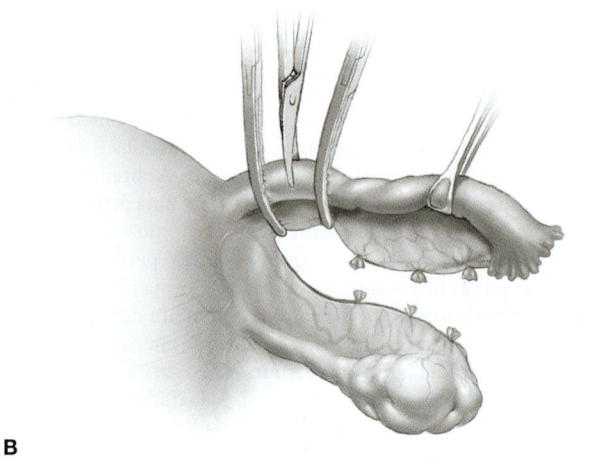

FIGURA 39-3 A. Na salpingectomia, a mesossalpinge é sequencialmente pinçada, cortada e ligada. **B.** No corno, as pinças são colocadas ao longo da tuba uterina e da sua mesossalpinge adjacente antes da transecção tubária. (Reproduzida, com permissão, de Stuart GS: Puerperal sterilization. In Yeomans ER, Hoffman BL, Gilstrap, III, et al (eds): Cunningham and Gilstrap's Operative Obstetrics, 3rd ed. New York, McGraw-Hill, 2017.)

A taxa de falha em 5 anos foi de 5 por 1.000, e em 12 anos foi de 7 por 1.000.

A esterilização puerperal pode falhar por vários motivos. Em primeiro lugar, erros cirúrgicos ocorrem e incluem a transecção do ligamento redondo ou a transecção apenas parcial da tuba. Assim, ambos os segmentos tubários são submetidos à confirmação patológica. Em segundo lugar, uma fístula ou reanastomose espontânea pode se formar entre os cotos tubários seccionados.

Cerca de 30% das gestações que sucedem uma esterilização tubária falha são ectópicas. Essa taxa é de 20% para aquelas gestações após um procedimento pós-parto (Peterson, 1997). Assim, quaisquer sintomas de gravidez em uma mulher depois da esterilização tubária devem ser investigados, e uma gravidez ectópica deve ser excluída.

■ Outros efeitos

No geral, os riscos de câncer de ovário declinam e os de câncer de mama não são afetados após a esterilização (Gaudet, 2013; Pearce, 2015). As mulheres submetidas à esterilização tubária têm muito menos probabilidade de ter, subsequentemente, salpingite (Levgur, 2000). Para menorragia e sangramento intermenstrual após a esterilização tubária, a maioria dos estudos de risco não encontrou associação (DeStefano, 1985; Peterson, 2000; Shy, 1992).

Também foram avaliadas as sequelas psicológicas menos objetivas, porém importantes, da esterilização. No estudo CREST, Costello (2002) demonstrou que a ligadura tubária não modificou o interesse ou prazer sexual em 80% das mulheres. Na maior parte dos 20% de mulheres que relataram uma alteração, os efeitos positivos foram 10 a 15 vezes mais prováveis.

De modo invariável, inúmeras mulheres expressam arrependimento a respeito da esterilização, principalmente se realizada em uma idade mais jovem (Curtis, 2006; Kelekçi, 2005). No estudo CREST, Jamieson (2002) relatou que, em torno de 5 anos, 7% das mulheres que se submeteram à ligadura tubária tinham se arrependido. Isso não se limita à sua própria esterilização, pois 6,1% das mulheres cujos maridos se submeteram à vasectomia tinham arrependimento similar.

■ Reversão da esterilização tubária

Nenhuma mulher deve se submeter à esterilização tubária acreditando que a fertilidade subsequente está garantida por cirurgia ou por tecnologias de reprodução assistida. Ambas as condutas são tecnicamente difíceis, onerosas e nem sempre bem-sucedidas. Em geral, as taxas de gravidez após a reversão tubária favorecem mulheres com idade inferior a 35 anos, 7 cm de tuba remanescentes, pouco tempo após a esterilização prévia e reparos istmo-istmo. Com a reanastomose por laparotomia, as taxas de nascidos vivos variam de 44 a 82% (Deffieux, 2011; Malacova, 2015). A taxa de gravidez ectópica é de 2 a 10% após a reanastomose (American Society for Reproductive Medicine, 2015). Com a reanastomose para reverter a esterilização do *Essure*, apenas 27% das mulheres tiveram nascidos vivos subsequentes (Monteith, 2014).

ESTERILIZAÇÃO TRANSCERVICAL

Dispositivos podem ser inseridos por meio de histeroscopia para ocluir as porções proximais das tubas uterinas. O *Essure*, uma microinserção, possui uma delicada mola interna de aço inoxidável

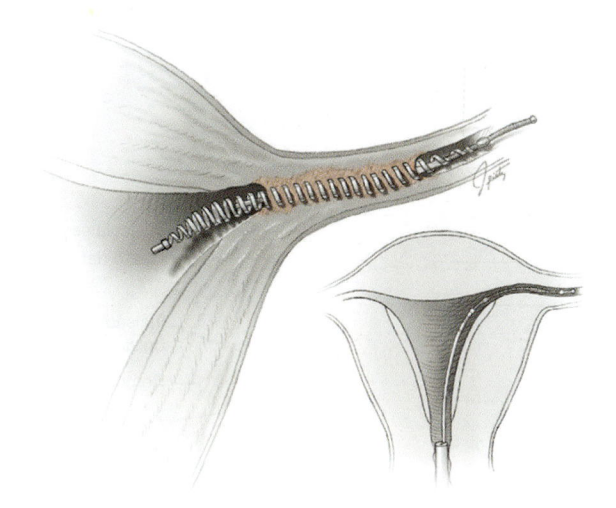

FIGURA 39-4 Aplicação da microinserção Essure por meio de histeroscópio e o crescimento interno do tecido. (Reproduzida, com permissão, de Thompson M, Kho K: Minimally invasive surgery. In Hoffman BL, Schorge JO, Bradshaw KD, et al (eds): Williams Gynecology, 3rd ed. New York, McGraw-Hill, 2016.)

envolta em fibras de poliéster e uma mola externa expansível de uma liga de níquel e titânio (Fig. 39-4). A mola externa expande-se depois da aplicação, permitindo que as fibras internas se expandam. Essas fibras sintéticas incitam uma resposta inflamatória crônica e o pronto crescimento interno do tecido local que leva à oclusão completa do lúmen da tuba. Para colocação histeroscópica, a sedação, o bloqueio paracervical ou ambos podem ser utilizados, e inserção ambulatorial em consultório muitas vezes é selecionada. Dispositivos não podem ser aplicados em todas as mulheres, e algumas não conseguem tolerar o procedimento enquanto acordadas (Duffy, 2005). A colocação bilateral é alcançada em 81 a 98% dos casos na primeira tentativa (la Chapelle, 2015).

Desde a introdução do *Essure*, os eventos adversos citados incluem sangramento anormal, perfuração do útero ou das tubas uterinas devido à migração do dispositivo e reações de alergia ou hipersensibilidade, especialmente ao componente níquel (Al-Safi, 2013; Mao, 2015). Alguns eventos resultaram na remoção do dispositivo, que requer cirurgia abdominal (Casey, 2016; Lazorwitz, 2017). Para fornecer mais informações sobre os riscos e benefícios, a Food and Drug Administration (2016) elaborou uma advertência de tarja preta e um *checklist* da decisão da paciente para ajudar no aconselhamento.

Como o bloqueio tubário completo não é 100%, ele deve ser confirmado por histerossalpingografia (HSG) 3 meses após a cirurgia (Bayer Healthcare, 2002). Com tal confirmação, as taxas de eficácia para esses dispositivos alcançam 98 a 99% (Chudnoff, 2015; Munro, 2014). Em contextos do mundo real, as gestações após a esterilização transcervical são mais frequentemente atribuídas à concepção antes da inserção ou da HSG e ao descumprimento da HSG ou de sua má interpretação. Embora os dados sejam limitados a pequenas séries de casos, gestações concebidas com *Essure* no local parecem não ter risco aumentado devido ao dispositivo (Arora, 2014; Veersema, 2014).

Outro implante, *Adiana*, também estimula o crescimento interno do tecido para oclusão tubária usando uma matriz de elastômero cilíndrica de silicone não absorvível. Por razões financeiras, a produção desse dispositivo foi interrompida pelo fabricante (Hologic, 2012); no entanto as pacientes com essas

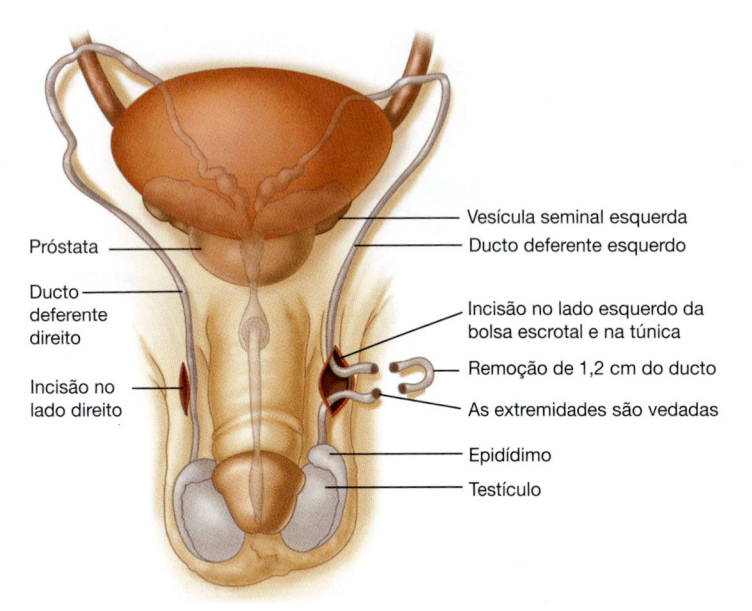

FIGURA 39-5 Anatomia do sistema reprodutor masculino, mostrando o procedimento para a vasectomia.

inserções podem ser encontradas e podem considerar seu dispositivo efetivo.

Embora atualmente não estejam disponíveis nos Estados Unidos, os *grânulos de quinacrina* causam esclerose nos óstios tubários. A colocação no fundo uterino com um método de inserção do tipo DIU permite a migração de grânulos para os óstios tubários. Dos inconvenientes, associações anteriores de câncer foram refutadas (Sokal, 2010a,b). A eficácia parece aprimorada pela modificação da técnica. Em uma coorte inicial de 1.335 mulheres tratadas, as taxas de gravidez em 10 anos foram de 12% (Sokal, 2008). Após o aprimoramento da técnica de inserção, uma taxa de falha de 2 anos de 1,2% foi calculada por Lippes (2015).

VASECTOMIA

Hoje, até meio milhão de homens nos Estados Unidos realizam vasectomia a cada ano (Barone, 2006; Eisenberg, 2010), e 5% das mulheres contam com esse método de contracepção (Daniels, 2015). Para a esterilização, o lúmen do ducto deferente é rompido para bloquear a passagem do espermatozoide a partir dos testículos. Mais comumente, uma *vasectomia sem bisturi (VSB)* é realizada com um instrumento especializado que capta o ducto deferente e a pele ao redor. Uma segunda ferramenta dissecadora perfura a pele e depois isola o ducto (Rogers, 2013). Conforme esclarecido pela American Urological Association, a *vasectomia minimamente invasiva* inclui qualquer procedimento de isolamento do ducto, incluindo a técnica sem bisturi, que utiliza uma incisão na pele medindo ≤ 1 cm e requer uma dissecção vascular mínima (Fig. 39-5) (Sharlip, 2012). Comparada à *vasectomia convencional* que emprega incisões > 1 cm e maior dissecção, a técnica sem bisturi está associada a menos complicações cirúrgicas menores, mas ambas são igualmente efetivas (Cook, 2014).

A vasectomia é mais segura que a esterilização tubária, pois é menos invasiva, sendo realizada com analgesia local (American College of Obstetricians and Gynecologists, 2017a). Em uma revisão para comparar os dois métodos, Hendrix e colaboradores (1999) demonstraram que, em comparação com a vasectomia, a esterilização tubária feminina possui uma taxa de complicação aumentada em 20 vezes, uma taxa de falha de 10 a 37 vezes e custos três vezes maiores.

Uma desvantagem é que a esterilização após a vasectomia não é imediata. A expulsão completa do esperma armazenado no trato reprodutor além do canal deferente interrompido leva cerca de 3 meses ou 20 ejaculações. A American Urological Association recomenda uma análise do sêmen pós-procedimento de 8 a 16 semanas para documentar a esterilidade (Sharlip, 2012). Durante o período antes que a azospermia seja documentada, outra forma de contracepção deve ser utilizada.

A taxa de falha da vasectomia durante o primeiro ano é de 9,4 por 1.000 procedimentos e de 11,4 por 1.000 com 2, 3 e 5 anos (Jamieson, 2004). As falhas resultam de relação sexual desprotegida muito precocemente depois da ligadura, oclusão incompleta do ducto deferente ou recanalização (Awsare, 2005; Deneux-Tharaux, 2004).

Além dos arrependimentos, as consequências em longo prazo são raras. A principal é a dor escrotal crônica problemática que se desenvolve em até 15% dos homens (Leslie, 2007; Manikandan, 2004). Preocupações anteriores com aterogênese, doenças mediadas por imunocomplexos, câncer testicular e câncer de próstata foram atenuadas por vários pesquisadores (Bernal-Delgado, 1998; Giovannucci, 1992; Goldacre, 1983; Møller, 1994).

A reanastomose do ducto deferente pode ser realizada de forma mais efetiva usando técnicas microcirúrgicas. Em geral, as taxas de concepção após reversão são adversamente afetadas por duração mais longa a partir da vasectomia, qualidade insatisfatória de espermatozoide na reversão e tipo de procedimento de reversão requerido (American Society for Reproductive Medicine, 2008).

REFERÊNCIAS

Al-Safi ZA, Shavell VI, Hobson DT, et al: Analysis of adverse events with Essure hysteroscopic sterilization reported to the Manufacturer and User Facility Device Experience database. J Minim Invasive Gynecol 20(6):825, 2013

American College of Obstetricians and Gynecologists: Access to postpartum sterilization. Committee Opinion No. 530, July 2012, Reaffirmed 2016

American College of Obstetricians and Gynecologists: Benefits and risks of sterilization. Practice Bulletin No. 133, February 2013, Reaffirmed 2017a

American College of Obstetricians and Gynecologists: Salpingectomy for ovarian cancer prevention. Committee Opinion No. 620, January 2015b, Reaffirmed 2017b

American College of Obstetricians and Gynecologists: Sterilization of women: ethical issues and considerations. Committee Opinion No. 695, Apri 2017c

American Society for Reproductive Medicine: Vasectomy reversal. Fertil Steril 90:S78, 2008

American Society for Reproductive Medicine: Role of tubal surgery in the era of assisted reproductive technology: a committee opinion. Fertil Steril 103(6):e37, 2015

Arora P, Arora RS, Cahill D: Essure for management of hydrosalpinx prior to in vitro fertilisation-a systematic review and pooled analysis. BJOG 121(5):527, 2014

Awsare N, Krishnan J, Boustead GB, et al: Complications of vasectomy. Ann R Coll Surg Engl 87:406, 2005

Barone MA, Hutchison PL, Johnson CH, et al: Vasectomy in the Unites States, 2002. J Urol 176:232, 2006

Bayer Healthcare: Essure: instruction for use. 2002. Available at: http://www.hcp.essure-us.com/assets/pdf/Link%20Essure%20IFU.pdf. Accessed April 28, 2016

Bernal-Delgado E, Latour-Pérez J, Pradas-Arnal F, et al: The association between vasectomy and prostate cancer: a systematic review of the literature. Fertil Steril 70:201, 1998

Bucklin BA: Postpartum tubal ligation: timing and other anesthetic considerations. Clin Obstet Gynecol 46(3):657, 2003

Casey J, Aguirre F, Yunker A: Outcomes of laparoscopic removal of the Essure sterilization device for pelvic pain: a case series. Contraception 94(2):190, 2016

Chudnoff SG, Nichols JE Jr, Levie M: Hysteroscopic Essure inserts for permanent contraception: extended follow-up results of a phase III multicenter international study. J Minim Invasive Gynecol 22(6):951, 2015

Cook LA, Pun A, Gallo MF, et al: Scalpel versus no-scalpel incision for vasectomy. Cochrane Database Syst Rev 3:CD004112, 2014

Costello C, Hillis S, Marchbanks P, et al: The effect of interval tubal sterilization on sexual interest and pleasure. Obstet Gynecol 100:3, 2002

Curtis KM, Mohllajee AP, Peterson HB: Regret following female sterilization at a young age: a systematic review. Contraception 73:205, 2006

Daniels K, Daugherty J, Jones J, et al: Current contraceptive use and variation by selected characteristics among women aged 15–44: United States, 2011–2013. Natl Health Stat Report 86:1, 2015

Danis RB, Della Badia CR, Richard SD: Postpartum permanent sterilization: could bilateral salpingectomy replace bilateral tubal ligation? J Minim Invasive Gynecol 23(6):928, 2016

Deffieux X, Morin Surroca M, Faivre E, et al: Tubal anastomosis after tubal sterilization: a review. Arch Gynecol Obstet 83(5):1149, 2011

Deneux-Tharaux C, Kahn E, Nazerali H, et al: Pregnancy rates after vasectomy: a survey of U.S. urologists. Contraception 69:401, 2004

DeStefano F, Perlman JA, Peterson HB, et al: Long term risk of menstrual disturbances after tubal sterilization. Am J Obstet Gynecol 152:835, 1985

Duffy S, Marsh F, Rogerson L, et al: Female sterilization: a cohort controlled comparative study of Essure versus laparoscopic sterilization. BJOG 112:1522, 2005

Eisenberg ML, Lipshultz LI: Estimating the number of vasectomies performed annually in the United States: data from the National Survey of Family Growth. J Urol 184(5):2068, 2010

Food and Drug Administration: Labeling for permanent hysteroscopically-placed tubal implants intended for sterilization. 2016. Available at: http://www.fda.gov/downloads/MedicalDevices/DeviceRegulationandGuidance/GuidanceDocuments/UCM488020.pdf. Accessed April 28, 2016

Gaudet MM, Patel AV, Sun J, et al: Tubal sterilization and breast cancer incidence: results from the cancer prevention study II nutrition cohort and meta-analysis. Am J Epidemiol 177(6):492, 2013

Giovannucci E, Tosteson TD, Speizer FE, et al: A long-term study of mortality in men who have undergone vasectomy. N Engl J Med 326:1392, 1992

Goldacre JM, Holford TR, Vessey MP: Cardiovascular disease and vasectomy. N Engl J Med 308:805, 1983

Hendrix NW, Chauhan SP, Morrison JC: Sterilization and its consequences. Obstet Gynecol Surv 54:766, 1999

Hoffman BL, Corton MM: Surgeries for benign gynecologic conditions. In Hoffman BL, Schorge JO, Bradshaw KD, et al: Williams Gynecology, 3rd ed. New York, McGraw-Hill Education, 2016

Hologic: Hologic announces second quarter fiscal 2012 operating results. 2012. Available online at: file:///C:/Users/bhoffm/Downloads/Hologic-Announces-Second-Quarter-Fiscal-2012-Operating-Results.pdf. Accessed May 19, 2016

Jamieson DJ, Costello C, Trussell J, et al: The risk of pregnancy after vasectomy. Obstet Gynecol 103:848, 2004

Jamieson DJ, Kaufman SC, Costello C, et al: A comparison of women's regret after vasectomy versus tubal sterilization. Obstet Gynecol 99:1073, 2002

Kelekçi S, Erdemoglu E, Kutluk S, et al: Risk factors for tubal ligation: regret and psychological effects. Impact of Beck Depression Inventory. Contraception 71:417, 2005

la Chapelle CF, Veersema S, Brölmann HA, et al: Effectiveness and feasibility of hysteroscopic sterilization techniques: a systematic review and meta-analysis. Fertil Steril 103(6):1516, 2015

Lazorwitz A, Tocce K: A case series of removal of nickel-titanium sterilization microinserts from the uterine cornua using laparoscopic electrocautery for salpingectomy. Contraception 96(2):96, 2017

Leslie TA, Illing RO, Cranston DW, et al: The incidence of chronic scrotal pain after vasectomy: a prospective audit. BJU Int 100:1330, 2007

Levgur M, Duvivier R: Pelvic inflammatory disease after tubal sterilization: a review. Obstet Gynecol Surv 55:41, 2000

Lippes J: Quinacrine sterilization (QS): time for reconsideration. Contraception 92(2):91, 2015

Madari S, Varma R, Gupta J: A comparison of the modified Pomeroy tubal ligation and Filshie clips for immediate postpartum sterilisation: a systematic review. Eur J Contracept Reprod Health Care 16(5):341, 2011

Malacova E, Kemp-Casey A, Bremner A, et al: Live delivery outcome after tubal sterilization reversal: a population-based study. Fertil Steril 104(4):92, 2015

Manikandan R, Srirangam SJ, Pearson E, et al: Early and late morbidity after vasectomy: a comparison of chronic scrotal pain at 1 and 10 years. BJU Int 93:571, 2004

Mao J, Pfeifer S, Schlegel P, et al: Safety and efficacy of hysteroscopic sterilization compared with laparoscopic sterilization: an observational cohort study. BMJ 351:h5162, 2015

Møller H, Knudsen LB, Lynge E: Risk of testicular cancer after vasectomy: cohort study of over 73,000 men. BMJ 309:295, 1994

Moniz MH, Chang T, Heisler M, et al: Inpatient postpartum long-acting reversible contraception and sterilization in the United States, 2008–2013. Obstet Gynecol 129(6):1078, 2017

Monteith CW, Berger GS, Zerden ML: Pregnancy success after hysteroscopic sterilization reversal. Obstet Gynecol 124(6):1183, 2014

Munro MG, Nichols JE, Levy B, et al: Hysteroscopic sterilization: 10-year retrospective analysis of worldwide pregnancy reports. J Minim Invasive Gynecol 21(2):245, 2014

Pearce CL, Stram DO, Ness RB, et al: Population distribution of lifetime risk of ovarian cancer in the United States. Cancer Epidemiol Biomarkers Prev 24(4):671, 2015

Peterson HB, Jeng G, Folger SG, et al: The risk of menstrual abnormalities after tubal sterilization. N Engl J Med 343:1681, 2000

Peterson HB, Xia Z, Hughes JM, et al: The risk of ectopic pregnancy after tubal sterilization. U.S. Collaborative Review of Sterilization Working Group. N Engl J Med 336(11):762, 1997

Peterson HB, Xia Z, Hughes JM, et al: The risk of pregnancy after tubal sterilization: findings from the U.S. Collaborative Review of Sterilization. Am J Obstet Gynecol 174:1161, 1996

Potter JE, Stevenson AJ, White K, et al: Hospital variation in postpartum tubal sterilization rates in California and Texas. Obstet Gynecol 121(1):152, 2013

Powell CB, Alabaster A, Simmons S, et al: Salpingectomy for sterilization: change in practice in a large integrated health care system, 2011–2016. Obstet Gynecol 130(5):961, 2017

Rogers MD, Kolettis PN: Vasectomy. Urol Clin North Am 40(4):559, 2013

Sharlip ID, Belker AM, Honig S, et al: Vasectomy: AUA guideline. Outcomes of microsurgical vasovasostomy for vasectomy reversal: a meta-analysis and systematic review. J Urol 188(6 Suppl):2482, 2012

Shinar S, Blecher Y, Alpern S, et al: Total bilateral salpingectomy versus partial bilateral salpingectomy for permanent sterilization during cesarean delivery. Arch Gynecol Obstet 295(5):1185, 2017

Shy KK, Stergachis A, Grothaus LG, et al: Tubal sterilization and risk of subsequent hospital admission for menstrual disorders. Am J Obstet Gynecol 166:1698, 1992

Society of Gynecologic Oncologists: SGO Clinical Practice Statement: Salpingectomy for ovarian cancer prevention. Available at: https://www.sgo.org/clinical-practice/guidelines/sgo-clinical-practice-statement-salpingectomy-for-ovarian-cancer-prevention./ Accessed December 13, 2013

Sokal DC, Hieu do T, Loan ND, et al: Contraceptive effectiveness of two insertions of quinacrine: results from 10-year follow-up in Vietnam. Contraception 78:61, 2008

Sokal DC, Trujillo V, Guzmán SC, et al: Cancer risk after sterilization with transcervical quinacrine: updated findings from a Chilean cohort. Contraception 81(1):75, 2010a

Sokal DC, Vach TH, Nanda K, Quinacrine sterilization and gynecologic cancers: a case-control study in northern Vietnam. Epidemiology 21(2):164, 2010b

Stuart GS: Puerperal sterilization. In Yeomans ER, Hoffman BL, Gilstrap, III, et al (eds): Cunningham and Gilstrap's Operative Obstetrics, 3rd ed. New York, McGraw-Hill, 2017

Thompson M, Kho K: Minimally invasive surgery. In Hoffman BL, Schorge JO, Bradshaw KD, et al (eds): Williams Gynecology, 3rd ed. New York, McGraw-Hill, 2016

Veersema S, Mijatovic V, Dreyer K, et al: Outcomes of pregnancies in women with hysteroscopically placed micro-inserts in situ. J Minim Invasive Gynecol 21(3):492, 2014

PARTE 11
COMPLICAÇÕES OBSTÉTRICAS

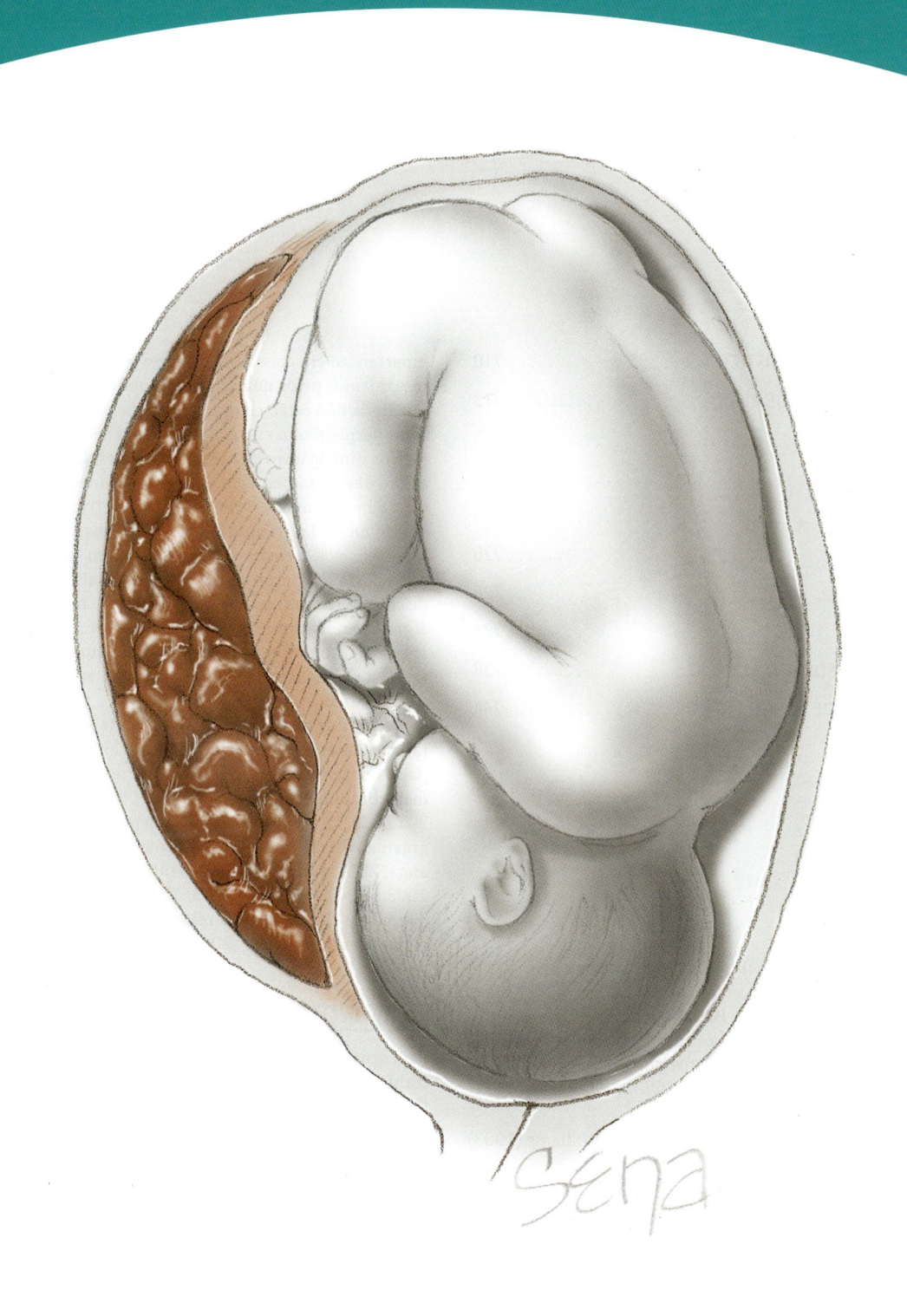

CAPÍTULO 40

Distúrbios hipertensivos

TERMINOLOGIA E DIAGNÓSTICO.................... 710
INCIDÊNCIA E FATORES DE RISCO.................. 713
ETIOPATOGÊNESE 713
FISIOPATOLOGIA 717
PREVISÃO.. 725
PREVENÇÃO...................................... 726
PRÉ-ECLÂMPSIA.................................. 728
ECLÂMPSIA 734
CONSIDERAÇÕES SOBRE O MANEJO................ 738
CONSEQUÊNCIAS DE LONGO PRAZO 744

Uma convulsão eclâmptica às vezes ocorre sem aviso, "como um raio em um céu claro", em mulheres com saúde aparentemente perfeita. Porém, na maioria dos casos, o episódio é precedido por um período mais ou menos longo de sintomas premonitórios indicativos de toxemia da gestação, os mais comuns sendo edema, cefaleia, dor epigástrica e, possivelmente, distúrbios visuais.

— J. Whitridge Williams (1903)

Na 1ª edição deste livro, era aceito que a "toxemia" precedia a maioria dos casos de eclâmpsia. O papel central da hipertensão ainda não tinha sido descoberto, e, após muitos anos, ficou aparente que a pré-eclâmpsia era uma síndrome da qual a hipertensão era apenas uma faceta importante. Ainda assim, os mecanismos pelos quais a gestação incita ou agrava a hipertensão ainda não estão claros. Na realidade, os distúrbios hipertensivos permanecem entre os problemas sem solução mais significativos e intrigantes na obstetrícia. Esses distúrbios complicam 5 a 10% das gestações, sendo parte da tríade mortal – juntamente com a hemorragia e infecção – que contribui muito para as taxas de morbidade e mortalidade maternas. Entre os distúrbios hipertensivos, a *síndrome de pré-eclâmpsia*, seja isoladamente ou sobreposta à hipertensão crônica, é a mais perigosa. Conforme discutido mais adiante, a hipertensão de início recente durante a gravidez, denominada *hipertensão gestacional*, é seguida por sinais e sintomas de pré-eclâmpsia em quase metade das vezes, sendo a pré-eclâmpsia identificada em 4 a 5% de todas as gestações (Martin, 2012).

A Organização Mundial da Saúde (OMS) analisa a mortalidade materna sistematicamente em nível mundial, e, nos países desenvolvidos, 16% das mortes maternas decorrem de distúrbios hipertensivos (Khan, 2006). Nos Estados Unidos, de 2011 a 2013, 7,4% das 2.009 mortes maternas relacionadas à gravidez foram causadas por pré-eclâmpsia ou eclâmpsia (Creanga, 2017). Uma taxa semelhante foi a de 10% na França entre 2003 e 2007 (Saucedo, 2013). É importante observar que mais da metade dessas mortes relacionadas à hipertensão era passível de prevenção (Berg, 2005).

TERMINOLOGIA E DIAGNÓSTICO

Para atualizar e codificar a terminologia e classificação dos distúrbios hipertensivos na gestação, uma Task Force do American College of Obstetricians and Gynecologists (2013) forneceu recomendações baseadas em evidências para a prática clínica. A classificação básica prévia foi mantida, e ela descreve quatro tipos de doença hipertensiva:

1. Síndrome de pré-eclâmpsia e eclâmpsia
2. Hipertensão crônica de qualquer etiologia
3. Pré-eclâmpsia sobreposta à hipertensão crônica

4. Hipertensão gestacional – a evidência definitiva de síndrome de pré-eclâmpsia não se desenvolve, e a hipertensão melhora em torno de 12 semanas após o parto.

É importante observar que essa classificação diferencia a síndrome de pré-eclâmpsia dos outros distúrbios hipertensivos porque ela é potencialmente mais perigosa.

■ Diagnóstico de distúrbios hipertensivos

A hipertensão é empiricamente diagnosticada quando a pressão arterial aferida corretamente excede 140 mmHg na sistólica ou 90 mmHg na diastólica. A fase V de Korotkoff é empregada para definir a pressão diastólica. No passado, aumentos adicionais de 30 mmHg da sistólica ou de 15 mmHg da diastólica acima dos valores obtidos no meio da gestação também eram usados como critérios diagnósticos, mesmo quando os valores absolutos eram < 140/90 mmHg. Esses aumentos não são mais usados para definir hipertensão, mas recomenda-se que essas mulheres sejam observadas com mais cuidado, pois as convulsões eclâmpticas ocorrem em alguns casos em que as pressões arteriais permanecem abaixo de 140/90 mmHg (Alexander, 2006). Além disso, uma elevação súbita na pressão arterial média, embora ainda na faixa normal – "hipertensão delta" – pode significar pré-eclâmpsia (Macdonald-Wallis, 2012; Zeeman, 2007).

■ Conceito de "hipertensão delta"

Os níveis de pressão arterial sistólica e diastólica de 140/90 mmHg são usados arbitrariamente desde os anos 1950 para definir "hipertensão" em pacientes não grávidas. Porém, esses níveis foram selecionados pelas companhais de seguro para caracterizar um grupo de homens de meia-idade. Parece mais realista definir pressões arteriais de amplitude normal que ficam entre um limite superior e inferior para uma determinada população, como mulheres grávidas, jovens, saudáveis. Um exemplo esquemático usando leituras arbitrárias de pressão arterial média é mostrado na Figura 40-1. As curvas de dados para ambas as mulheres mostram medidas de pressão arterial próximas do percentil 25 até 32 semanas. Elas começam a aumentar na paciente B, que no termo

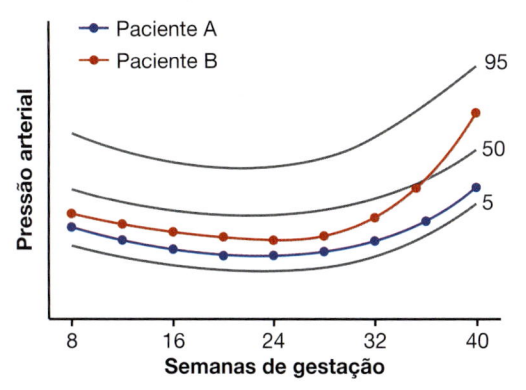

FIGURA 40-1 O esquema mostra variações de referências normais para mudanças de pressão arterial média durante a gravidez. A paciente A (*azul*) tem pressões arteriais próximas do percentil 20 durante a gravidez. A paciente B (*vermelho*) tem um padrão similar com pressões aproximadamente no percentil 25 até cerca de 36 semanas, quando a pressão arterial começa a aumentar. No termo, ela é substancialmente mais alta, no percentil 75, mas ela ainda é considerada "normotensa".

tem pressão arterial significativamente aumentada. Contudo, sua pressão ainda é < 140/90 mmHg e, portanto, ela é considerada "normotensa". Usamos o termo *hipertensão delta* para descrever essa elevação rápida da pressão arterial. Algumas dessas mulheres irão apresentar pré-eclâmpsia evidente, e algumas chegam a desenvolver convulsões eclâmpticas ou síndrome HELLP (<u>h</u>emólise, elevação de enzimas hepáticas [*<u>e</u>levated <u>l</u>iver enzymes*], plaquetas baixas [*<u>l</u>ow <u>p</u>latelet count*]), embora ainda sejam normotensas.

■ Hipertensão gestacional

O diagnóstico de hipertensão gestacional é feito em mulheres cuja pressão arterial alcança 140/90 mmHg ou mais pela primeira vez depois da metade da gestação, porém nas quais a *proteinúria não é identificada*. Quase a metade dessas mulheres subsequentemente desenvolve síndrome de pré-eclâmpsia. Ainda assim, quando a pressão arterial aumenta de maneira considerável, é perigoso para a mãe e o feto ignorar essa elevação porque a proteinúria ainda não se desenvolveu. Conforme enfatizado por Chesley (1985), 10% das convulsões eclâmpticas se desenvolvem antes que a proteinúria seja identificada. Por fim, a hipertensão gestacional é reclassificada como *hipertensão transitória* quando a evidência de pré-eclâmpsia não se desenvolve, voltando a pressão arterial ao normal em torno de 12 semanas após o parto.

■ Síndrome de pré-eclâmpsia

A pré-eclâmpsia é mais bem descrita como uma síndrome específica da gestação que pode afetar praticamente qualquer sistema de órgãos. Além disso, ela antecipa uma maior incidência de doença cardiovascular após a gestação (p. 744). Embora a pré-eclâmpsia seja muito mais que apenas a hipertensão gestacional com proteinúria, o aparecimento de proteinúria ainda é um importante critério diagnóstico. A proteinúria é o marcador *objetivo* substituto que define o amplo extravasamento endotelial sistêmico, o qual caracteriza a síndrome de pré-eclâmpsia.

Em algumas mulheres com síndrome de pré-eclâmpsia, não há proteinúria franca nem restrição do crescimento fetal (Sibai, 2009). Por essa razão, a Task Force (2013) sugeriu outros critérios diagnósticos, que são mostrados na Tabela 40-1. A evidência do envolvimento de múltiplos órgãos pode incluir trombocitopenia, disfunção renal, necrose hepatocelular, perturbações do sistema nervoso central ou edema pulmonar.

■ Indicadores de gravidade da pré-eclâmpsia

Os marcadores listados na Tabela 40-1 também são usados para classificar a gravidade da pré-eclâmpsia. Embora muitos utilizem a dicotomia "leve" e "grave", a Task Force (2013) desestimula o uso de "pré-eclâmpsia leve". É problemático que existam critérios para o diagnóstico de pré-eclâmpsia "grave", mas a classificação padrão é implícita ou especificamente denominada "leve", "menos grave" ou "não grave" (Alexander, 2003; Lindheimer, 2008b). Não existem critérios comumente acordados para a pré-eclâmpsia "moderada", uma suposta terceira categoria. Nós utilizamos os critérios listados na Tabela 40-2, que são categorizados como "graves" *versus* "não graves".

Alguns sintomas são considerados perigosos. *Cefaleia* ou *distúrbios visuais,* como escotomas, podem preceder a *eclâmpsia,* que é uma convulsão não atribuível a outras causas. As convulsões são generalizadas, podendo aparecer antes, durante ou depois do trabalho de parto. Até 10% das mulheres só desenvolvem

TABELA 40-1 Classificação e diagnóstico da hipertensão associada à gestação

Condição	Critérios necessários
Hipertensão gestacional	PA > 140/90 mmHg após 20 semanas em mulheres anteriormente normotensas
Pré-eclâmpsia: hipertensão mais	
Proteinúria	• ≥ 300 mg/24 h, ou • Relação proteína:creatinina urinária ≥ 0,3 ou • 1+ persistente em fita[a] **ou**
Trombocitopenia	• Contagem das plaquetas < 100.000/μL
Insuficiência renal	• Creatinina > 1,1 mg/dL ou dobro da basal[b]
Envolvimento hepático	• Níveis séricos de transaminases[c] duas vezes o normal
Sintomas cerebrais	• Cefaleia, distúrbios visuais, convulsões
Edema pulmonar	—

[a]Recomendado apenas se for o único teste disponível.
[b]Nenhuma doença renal prévia.
[c]AST (aspartato-transaminase) ou ALT (alanina-transaminase).
PA, pressão arterial.
Modificada, com permissão, de American College of Obstetricians and Gynecologists; Task Force on Hypertension in Pregnancy: Hypertension in pregnancy. Report of the American College of Obstetricians and Gynecologists' Task Force on Hypertension in Pregnancy, Obstet Gynecol. 2013 Nov;122(5):1122-31

convulsões depois de 48 horas após o parto (Sibai, 2005; Zwart, 2008). Outro sintoma, a *dor epigástrica ou no quadrante superior direito*, frequentemente acompanha necrose hepatocelular, isquemia e edema que ostensivamente distende a cápsula de Glisson. Essa dor característica é frequentemente acompanhada por níveis séricos elevados de transaminases hepáticas. Por fim, a *trombocitopenia* também significa piora da pré-eclâmpsia. Ela representa a ativação e agregação plaquetárias, além de hemólise microangiopática. Outros fatores indicativos de pré-eclâmpsia grave são envolvimento renal ou cardíaco, bem como a evidente restrição do crescimento fetal e a doença de início precoce.

Quanto mais marcantes forem esses sinais e sintomas, menos provavelmente serão temporizados e mais provável será a indicação do parto. *A diferenciação entre pré-eclâmpsia e hipertensão gestacional grave e não grave pode ser enganosa porque o que pode ser uma doença aparentemente leve pode progredir com rapidez para doença grave.*

TABELA 40-2 Indicadores da gravidade dos distúrbios hipertensivos gestacionais[a]

Anormalidade	Não grave[b]	Grave
PA diastólica	< 110 mmHg	≥ 110 mmHg
PA sistólica	< 160 mmHg	≥ 160 mmHg
Proteinúria[c]	Nenhuma a positiva	Nenhuma a positiva
Cefaleia	Ausente	Presente
Distúrbios visuais	Ausentes	Presentes
Dor no abdome superior	Ausente	Presente
Oligúria	Ausente	Presente
Convulsão (eclâmpsia)	Ausente	Presente
Creatinina sérica	Normal	Elevada
Trombocitopenia (< 100.000/μL)	Ausente	Presente
Elevação da transaminase sérica	Mínima	Acentuada
Restrição do crescimento fetal	Ausente	Presente
Edema pulmonar	Ausente	Presente
Idade gestacional	Tardia	Precoce

[a]Comparar com os critérios na Tabela 40-1.
[b]Inclui hipertensão "leve" e "moderada" não definida especificamente.
[c]Muitos desconsideram graus de proteinúria como não grave ou grave.
PA, pressão arterial.

■ Pré-eclâmpsia sobreposta à hipertensão crônica

Independentemente de sua etiologia, todos os distúrbios hipertensivos crônicos predispõem à pré-eclâmpsia sobreposta. A hipertensão crônica subjacente é diagnosticada em mulheres com pressão arterial > 140/90 mmHg antes da gravidez ou antes de 20 semanas de gestação, ou ambas. Os distúrbios hipertensivos podem criar problemas difíceis com o diagnóstico e o tratamento nas mulheres não observadas até depois da metade da gestação. Isso ocorre porque a pressão arterial normalmente diminui durante o segundo trimestre e o início do terceiro nas mulheres normotensas e cronicamente hipertensas (ver Fig. 40-1). Dessa maneira, uma mulher com doença vascular crônica anteriormente não diagnosticada, observada pela primeira vez com 20 semanas, frequentemente apresenta pressão arterial na faixa da normalidade. No entanto, durante o terceiro trimestre, quando a pressão arterial volta a seu nível originalmente hipertenso, pode ser difícil determinar se a hipertensão é crônica ou induzida pela gravidez. Até mesmo uma pesquisa cuidadosa para a evidência de lesão de órgão-alvo preexistente pode em vão, pois muitas dessas mulheres têm doença leve e não têm evidência de hipertrofia ventricular, alterações vasculares retinianas ou disfunção renal.

Em algumas mulheres com hipertensão crônica, a pressão arterial aumenta até níveis evidentemente anormais, tipicamente depois de 24 semanas. Se a hipertensão de início recente ou basal em agravamento for acompanhada por proteinúria de início recente ou outros achados listados na Tabela 40-1, então a pré-eclâmpsia sobreposta é diagnosticada. Comparada com a pré-eclâmpsia "pura", a pré-eclâmpsia sobreposta com frequência desenvolve-se mais precocemente na gravidez. A doença sobreposta tende a ser mais grave e, com maior frequência, é acompanhada por restrição do crescimento fetal. Os mesmos critérios demonstrados na Tabela 40-2 também são utilizados para caracterizar a gravidade da pré-eclâmpsia sobreposta.

INCIDÊNCIA E FATORES DE RISCO

As mulheres jovens e nulíparas são particularmente vulneráveis a desenvolver pré-eclâmpsia, enquanto mulheres mais velhas têm maior risco de hipertensão crônica com pré-eclâmpsia sobreposta. Da mesma forma, a incidência é acentuadamente influenciada pela raça e etnia, bem como pela predisposição genética. Em um estudo da Maternal-Fetal Medicine Units (MFMU) Network, a incidência de pré-eclâmpsia foi de 5% em mulheres brancas, 9% em hispânicas e 11% em afro-americanas (Myatt, 2012a,b). Além disso, as mulheres negras têm maior morbidade (Shahul, 2015). Em diversos estudos mundiais revistos por Staff e colaboradores (2015), a incidência de pré-eclâmpsia nas populações nulíparas variou de 3 a 10%. A incidência de pré-eclâmpsia em multíparas também varia de 1,4 a 4% (Fisher, 2015).

Bartsch e colaboradores (2016) extraíram dados de mais de 25 milhões de gestações e calcularam os riscos relativos dos vários fatores de risco mostrados na Tabela 40-3. Outros incluem a síndrome metabólica e a hiper-homocisteinemia (Karumanchi, 2016a; Masoudian, 2016; Scholten, 2013). As gestações com feto masculino também têm risco discretamente elevado (Jaskolka, 2017). Embora o tabagismo durante a gravidez provoque diversos resultados adversos, ele foi ironicamente associado a um *risco reduzido* de hipertensão na gestação (Bainbridge, 2005; Kraus, 2014). Outros fatores são soropositividade para o vírus da imunodeficiência humana (HIV) e distúrbios respiratórios relacionados ao sono (Facco, 2017; Sansone, 2016).

No caso da eclâmpsia, a incidência diminuiu em áreas onde os cuidados de saúde estão mais prontamente disponíveis. Nos Estados Unidos, em 1998, ela afetou 1 em cada 3.250 nascimentos (Ventura, 2000). Com exceção da Islândia, que apresenta uma taxa extremamente baixa, nos países com recursos adequados a incidência é de cerca de 1 em cada 2.000 a 3.000 partos (Andersgaard, 2006; Jaatinen, 2016; O'Connor, 2013; Royal College of Obstetricians and Gynaecologists, 2006; Zwart, 2008).

ETIOPATOGÊNESE

Qualquer teoria satisfatória relacionada à origem da pré-eclâmpsia deve considerar a observação de que os distúrbios hipertensivos gestacionais são mais prováveis de se desenvolver nas mulheres:

- Expostas às vilosidades coriônicas pela primeira vez
- Expostas a uma superabundância de vilosidades coriônicas, como com gêmeos ou mola hidatidiforme
- Com condições preexistentes associadas a inflamação ou ativação de células endoteliais, como diabetes, obesidade, doença cardiovascular ou renal, distúrbios imunológicos ou influências hereditárias
- Geneticamente predispostas ao desenvolvimento de hipertensão durante a gravidez

Um feto não constitui um requisito para a pré-eclâmpsia. Embora as vilosidades coriônicas sejam essenciais, elas não precisam estar localizadas dentro do útero. Por exemplo, pode ocorrer pré-eclâmpsia em caso de gestação abdominal (Worley, 2008). *Independentemente da etiologia precipitante, a cascata de eventos que conduz à pré-eclâmpsia caracteriza-se por uma variedade de anormalidades que resultam em dano endotelial vascular sistêmico e subsequente vasospasmo, transudação de plasma, bem como sequelas isquêmicas e trombóticas.*

■ Expressão fenotípica da síndrome de pré-eclâmpsia

A síndrome de pré-eclâmpsia é amplamente variável em sua expressão fenotípica clínica. Existem pelo menos dois subtipos principais, diferenciados caso o remodelamento das arteríolas espiraladas uterinas por invasão trofoblástica endovascular seja ou não defeituoso. Esse conceito originou a teoria do "distúrbio de dois estágios" da patogênese da pré-eclâmpsia. De acordo com Redman e colaboradores (2015a), o estágio 1 é causado pelo remodelamento trofoblástico endovascular defeituoso que, a jusante, causa o estágio 2 da síndrome clínica. É importante observar que o estágio 2 pode ser modificado por condições maternas preexistentes que também se manifestam por meio de inflamação ou ativação de células endoteliais e são listadas no terceiro item citado anteriormente.

Esse estadiamento é artificial e parece lógico que a pré-eclâmpsia apresente-se clinicamente como um espectro de doença em agravamento. Além disso, está crescendo a evidência de que existem muitas "isoformas", conforme discutido adiante. Os exemplos incluem diferenças nas características maternas e fetais, achados placentários e doença de início precoce *versus* tardio (Phillips, 2010; Valensise, 2008; van der Merwe, 2010).

TABELA 40-3 Fatores de risco selecionados para pré-eclâmpsia

Fator de risco	Gestações (milhões)	Risco relativo agrupado não ajustado (IC 95%)
LES	2,43	2,5 (1,0-6,3)
Nuliparidade	2,98	2,1 (1,9-2,4)
Idade > 35 anos	5,24	1,2 (1,1-1,3)
Natimorto prévio	0,063	2,4 (1,7-3,4)
DRC	0,97	1,8 (1,5-2,1)
TRA	1,46	1,8 (1,6-2,1)
IMC > 30	5,92	2,8 (2,6-3,1)
Multifetal	7,31	2,9 (2,6-3,1)
História pregressa de DPP	0,29	2,0 (1,4-2,7)
Diabetes	2,55	3,7 (3,1-4,3)
Pré-eclâmpsia prévia	3,72	8,4 (7,1-9,9)
HC	6,59	5,1 (4,0-6,5)
AAF	0,22	2,8 (1,8-4,3)

AAF, anticorpo antifosfolipídeo; TRA, técnica de reprodução assistida; IMC, índice de massa corporal; HC, hipertensão crônica; DRC, doença renal crônica; LES, lúpus eritematoso sistêmico; DPP, descolamento prematuro da placenta.
Dados de Bartsch, 2016.

■ Etiologia

Vários mecanismos foram propostos para explicar a causa da pré-eclâmpsia. Atualmente, os considerados importantes são:

1. Implantação da placenta com invasão trofoblástica anormal dos vasos uterinos
2. Má adaptação da tolerância imunológica entre os tecidos materno, paterno (placentário) e fetal
3. Má adaptação materna às alterações cardiovasculares ou inflamatórias da gravidez normal
4. Fatores genéticos, como genes predisponentes herdados, além de influências epigenéticas

Invasão trofoblástica anormal

Conforme discutido no Capítulo 5 (p. 88), a implantação normal se caracteriza por remodelamento extenso das arteríolas espiraladas dentro da decídua basal (Fig. 40-2). Os trofoblastos endovasculares substituem os revestimentos muscular e endotelial vasculares para aumentar o diâmetro vascular (Zhou, 1997). As veias são invadidas apenas superficialmente.

Em alguns casos de pré-eclâmpsia, porém, a invasão trofoblástica pode ser incompleta. Com isso, os vasos deciduais, mas não os vasos miometriais, tornam-se revestidos com trofoblastos endovasculares. As arteríolas miometriais mais profundas, então, não perdem seu revestimento endotelial e tecido musculoelástico, sendo o seu diâmetro externo médio apenas metade daquele dos vasos nas placentas normais (Fisher, 2015). Em geral, a magnitude da invasão trofoblástica defeituosa correlaciona-se à gravidade do distúrbio hipertensivo (Madazli, 2000). É importante observar que isso é mais frequente nas mulheres com pré-eclâmpsia de início precoce (Khodzhaeva, 2016). McMahon e colaboradores (2014) concluíram que níveis menores de fatores de crescimento antiangiogênico solúvel podem estar envolvidos no remodelamento endovascular defeituoso.

Conforme estudos placentários com microscopia eletrônica, as alterações precoces da pré-eclâmpsia incluem o dano endotelial, insudação dos constituintes plasmáticos nas paredes vasculares, proliferação das células miointimais e necrose medial (De Wolf, 1980). Hertig (1945) referiu-se ao acúmulo lipídico nas células miointimais e macrófagos como *aterose*. Esses achados são mais comuns em placentas de mulheres diagnosticadas com pré-eclâmpsia antes de 34 semanas (Nelson, 2014b). A aterose vascular placentária aguda também pode identificar um grupo de mulheres com maior risco para aterosclerose e doença cardiovascular mais tarde (Staff, 2015). Na gestação, é provável que o lúmen das arteríolas espiraladas anormalmente estreito prejudique o fluxo sanguíneo placentário. A perfusão diminuída e um ambiente hipóxico acabam levando à liberação de *micropartículas* ou *debris placentários*.

Nesse ponto, essas alterações incitam uma resposta inflamatória sistêmica, que é o estágio 2 da síndrome de pré-eclâmpsia (Lee, 2012; Redman, 2012). Supõe-se que a placentação defeituosa provoque o desenvolvimento de hipertensão gestacional, síndrome de pré-eclâmpsia, parto pré-termo, restrição de crescimento fetal e/ou descolamento prematuro da placenta em mulheres suscetíveis (Brosens, 2011; Labarrere, 2017; Nelson, 2014b).

Fatores imunológicos

A tolerância imune materna aos antígenos derivados da placenta e do feto é discutida no Capítulo 5 (p. 95). A perda dessa tolerância é outra teoria citada para a pré-eclâmpsia (Erlebacher, 2013). Certamente, as alterações histológicas na interface materno-placentária são sugestivas da rejeição aguda do enxerto.

Também existem dados por inferência que sugerem que a pré-eclâmpsia é um distúrbio imunomediado. Por exemplo, o risco de pré-eclâmpsia é muito aumentado nas circunstâncias em que a formação de anticorpos de bloqueio para os locais antigênicos placentários *pode* estar comprometida. Nesse cenário, a primeira gravidez pode comportar um risco mais elevado. A desregulação da tolerância também pode explicar um maior risco

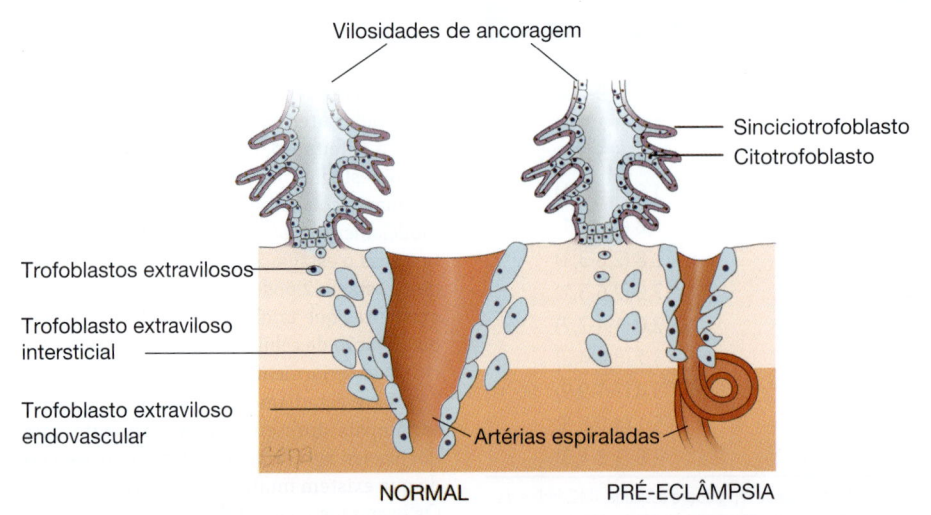

FIGURA 40-2 Representação esquemática de implantação placentária normal mostra a proliferação dos trofoblastos extravilosos a partir de uma vilosidade de ancoragem. Esses trofoblastos invadem as decíduas e se estendem para dentro das paredes da arteríola espiralada a fim de substituir o endotélio e a parede muscular para criar um vaso dilatado de baixa resistência. Com a pré-eclâmpsia, a implantação defeituosa se caracteriza por invasão incompleta da parede arteriolar espiralada por trofoblastos extravilosos. Isso resulta em um vaso de pequeno calibre com alta resistência ao fluxo.

quando a carga antigênica paterna se mostra aumentada, isto é, com dois conjuntos de cromossomos paternos – uma "dose dupla". Por exemplo, as mulheres com gravidez molar apresentam alta incidência de pré-eclâmpsia de início precoce. Da mesma forma, as mulheres com um feto com trissomia do 13 apresentam incidência de 30 a 40% de pré-eclâmpsia. Essas mulheres têm níveis séricos elevados de fatores antiangiogênicos. O gene para um desses fatores, *tirosina-cinase 1 tipo fms solúvel*, está localizado no cromossomo 13 (Bdolah, 2006). Em contrapartida, as mulheres anteriormente expostas aos antígenos paternos, como uma gravidez anterior com o *mesmo* parceiro, são "imunizadas" contra a pré-eclâmpsia. Esse fenômeno não fica aparente nas mulheres com um abortamento anterior (Strickland, 1986). As mulheres multíparas que engravidam de um novo parceiro exibem maior risco de pré-eclâmpsia (Mostello, 2002).

Redman e colaboradores (2015a) revisaram o possível papel da *má adaptação imune* na fisiopatologia da pré-eclâmpsia. Nas mulheres destinadas à pré-eclâmpsia, os trofoblastos extravilosos no início da gestação expressam quantidades reduzidas de antígeno leucocitário humano G não clássico imunossupressor (HLA G). As mulheres negras com maior frequência têm o alelo do gene 1597ΔC que predispõe ainda mais à pré-eclâmpsia (Loisel, 2013). Essas mudanças podem contribuir para a vascularização placentária deficiente no estágio 1 da síndrome de pré-eclâmpsia. Conforme discutido no **Capítulo 4** (p. 59), durante a gravidez normal, os linfócitos T *helper* (Th) são produzidos de tal maneira que a atividade do tipo 2 fica aumentada em relação à do tipo 1, o que se denomina *viés do tipo 2* (Redman, 2012, 2015a). As células Th2 promovem a imunidade humoral, ao passo que as células Th1 promovem a secreção de citocinas inflamatórias. Começando precocemente no segundo trimestre em mulheres que desenvolvem pré-eclâmpsia, a ação de Th1 aumenta.

Ativação das células endoteliais

Acredita-se que as alterações inflamatórias sejam uma continuação das alterações do estágio 1. Em resposta à isquemia ou a outras causas incitantes, são liberados fatores placentários que começam uma cascata benigna de eventos (Davidge, 2015). Assim, acredita-se que fatores antiangiogênicos e metabólicos, além de outros mediadores de leucócitos inflamatórios provoquem lesão de células endoteliais sistêmicas, o que é usado aqui como sinônimo de *disfunção* ou *ativação das células endoteliais*.

A disfunção da célula endotelial pode resultar de um estado ativado extremo de leucócitos na circulação materna (Faas, 2000; Gervasi, 2001). Brevemente, as citocinas, como o fator α de necrose tumoral (TNF-α) e as interleucinas, podem contribuir para o estresse oxidativo associado à pré-eclâmpsia. Isso é caracterizado por espécies reativas de oxigênio e radicais livres que levam à formação de peróxidos de lipídeo autopropagados (Manten, 2005). Esses peróxidos, por sua vez, geram radicais altamente tóxicos que lesionam as células endoteliais vasculares sistêmicas, modificam sua produção de óxido nítrico e interferem no equilíbrio de prostaglandinas. As outras consequências do estresse oxidativo são a produção dos macrófagos espumosos repletos de lipídeos observados na aterose placentária, a ativação da coagulação microvascular sistêmica manifestada por trombocitopenia e a maior permeabilidade capilar sistêmica manifestada por edema e proteinúria.

Fatores genéticos

A pré-eclâmpsia parece ser um distúrbio poligênico e multifatorial. Em um estudo de quase 1,2 milhões de nascimentos na

TABELA 40-4 Genes com possíveis associações à síndrome de pré-eclâmpsia

Gene (polimorfismo)	Função afetada
MTHFR (C677T)	Metilenotetraidrofolato-redutase
F5 (Leiden)	Fator V de Leiden
AGT (M235T)	Angiotensinogênio
HLA (vários)	Antígenos leucocitários humanos
NOS3 (Glu 298 Asp)	Óxido nítrico endotelial
F2 (G20210A)	Protrombina (fator II)
ACE (I/D^{at}Intron 16)	Enzima conversora de angiotensina
CTLA4	Proteína associada ao linfócito T citotóxico
LPL	Lipoproteína lipase
SERPINE1	Inibidores da serina-peptidase
Promotor GNA	Redução da metilação

Dados de Buurma, 2013; Staines-Urias, 2012; Triche, 2014; Ward, 2014; Ye, 2016.

Suécia, foi encontrada uma associação genética entre hipertensão gestacional e pré-eclâmpsia (Nilsson, 2004). Ward e Taylor (2015) citam um risco incidente para a pré-eclâmpsia de 20 a 40% em relação às filhas de mães pré-eclâmpticas, 11 a 37% para as irmãs de mulheres pré-eclâmpticas e 22 a 47% em gêmeos. Os fatores de etnia e raça são importantes, como evidenciado pela alta incidência de pré-eclâmpsia em mulheres afro-americanas. Pode ser que as mulheres latino-americanas tenham uma incidência mais baixa em virtude das interações de genes de ameríndios e da raça branca (Shahabi, 2013).

Provavelmente, essa predisposição hereditária resulta de interações de literalmente centenas de genes herdados, tanto maternos quanto paternos, que controlam a enorme quantidade de funções enzimáticas e metabólicas por todos os sistemas orgânicos (Triche, 2014). Os fatores derivados do plasma podem induzir alguns desses genes na pré-eclâmpsia (Mackenzie, 2012). Assim, a manifestação clínica em uma determinada mulher com a síndrome da pré-eclâmpsia ocupará um espectro. Nesse sentido, a expressão fenotípica irá diferir entre genótipos similares, dependendo das interações com os componentes ambientais (Yang, 2013).

Centenas de genes foram estudados quanto a sua possível associação com a pré-eclâmpsia (Buurma, 2013; Sakowicz, 2016; Ward, 2015). Vários desses genes que podem apresentar uma associação significativa positiva com a pré-eclâmpsia são listados na **Tabela 40-4**. Porém, em razão da complexa expressão fenotípica da pré-eclâmpsia, há dúvidas sobre se qualquer um dos candidatos *isoladamente* será considerado responsável. De fato, Majander e colaboradores (2013) ligaram a predisposição à pré-eclâmpsia até mesmo a genes *fetais* no cromossomo 18.

■ Patogênese

Vasospasmo

O conceito de vasospasmo na pré-eclâmpsia tem avançado por 1 século (Volhard, 1918). A ativação endotelial sistêmica causa vasospasmo que eleva a resistência até produzir hipertensão subsequente. Nesse momento, a lesão celular endotelial sistêmica causa extravasamento intersticial, por meio do qual os constituintes sanguíneos, como as plaquetas e o fibrinogênio, são depositados em nível subendotelial. As proteínas da junção endotelial também são alteradas, e a região subendotelial das artérias de resistência sofrem alterações ultraestruturais (Suzuki, 2003; Wang, 2002). O circuito venoso, muito maior, também está envolvido.

Com o fluxo sanguíneo reduzido devido à má distribuição por vasospasmo e extravasamento intersticial, a isquemia dos tecidos adjacentes pode levar a necrose, hemorragia e outros distúrbios de órgãos-alvo característicos da síndrome. Uma importante correlação clínica é o volume sanguíneo acentuadamente atenuado observado em mulheres com pré-eclâmpsia grave (Zeeman, 2009).

Lesão de célula endotelial

A lesão de células endoteliais sistêmicas é atualmente uma peça central na patogênese da pré-eclâmpsia (Davidge, 2015). Nesse esquema, fatores proteicos, provavelmente de origem placentária, são secretados para dentro da circulação materna, provocando ativação e disfunção do endotélio vascular sistêmico. Acredita-se que a pré-eclâmpsia resulte dessas alterações disseminadas da célula endotelial.

O endotélio intacto tem propriedades anticoagulantes. Além disso, as células endoteliais sistêmicas, por meio da liberação de óxido nítrico, atenuam a resposta da musculatura lisa vascular aos agonistas. As células endoteliais lesionadas ou ativadas podem produzir menos óxido nítrico e secretar substâncias que promovem a coagulação, bem como aumentam a sensibilidade aos vasopressores. Evidências adicionais da ativação endotelial incluem as características alterações na morfologia endotelial do capilar glomerular, aumento da permeabilidade capilar e concentrações sanguíneas elevadas das substâncias associadas à ativação endotelial. Parece provável que múltiplos fatores no plasma de mulheres pré-eclâmpticas se combinem para ter esses efeitos vasoativos (Myers, 2007; Walsh, 2009).

Respostas pressoras aumentadas

Conforme discutido no Capítulo 4 (p. 63), as mulheres grávidas normalmente desenvolvem refratariedade aos vasopressores administrados (Abdul-Karim, 1961). No entanto, as mulheres com pré-eclâmpsia precoce apresentam maior reatividade vascular à norepinefrina e à angiotensina II (Raab, 1956; Talledo, 1968). Além disso, a maior sensibilidade à angiotensina II precede o início da hipertensão gestacional (Gant, 1974). De maneira paradoxal, as mulheres que desenvolvem pré-eclâmpsia antes do termo têm menores níveis circulantes de angiotensina II (Chase, 2017).

Várias *prostaglandinas* são tidas como centrais à fisiopatologia da síndrome de pré-eclâmpsia. Especificamente, a resposta pressora atenuada, observada na gravidez normal, deve-se, pelo menos em parte, à menor responsividade vascular mediada pela síntese da prostaglandina endotelial. Por exemplo, comparada com a gravidez normal, a produção de prostaciclina endotelial (PGI_2) diminui na pré-eclâmpsia. Essa ação parece ser mediada pela fosfolipase A_2 (Davidge, 2015). Ao mesmo tempo, há aumento na secreção de tromboxano A_2 pelas plaquetas e a razão de prostaciclina/tromboxano A_2 diminui. O resultado global favorece a maior sensibilidade à angiotensina II e, por fim, à vasoconstrição (Spitz, 1988). Essas mudanças já estão aparentes com 22 semanas nas mulheres que posteriormente desenvolvem pré-eclâmpsia (Chavarria, 2003).

O *óxido nítrico* é um potente vasodilatador sintetizado a partir da l-arginina pelas células endoteliais. A inibição da síntese do óxido nítrico aumenta a pressão arterial média, diminui a frequência cardíaca e reverte a refratariedade induzida pela gravidez aos vasopressores. Nos seres humanos, é provável que o óxido nítrico seja o composto que mantém o estado vasodilatado de baixa pressão normal, característico da perfusão fetoplacentária (Myatt, 1992; Weiner, 1992). Os efeitos da produção de óxido nítrico na pré-eclâmpsia são incertos. Parece que a síndrome está associada à menor expressão da óxido nítrico-sintase endotelial, resultando, assim, em menor atividade do óxido nítrico (Davidge, 2015).

As *endotelinas* são peptídeos de 21 aminoácidos e potentes vasoconstritores. A endotelina-1 (ET-1) é a isoforma primária produzida pelo endotélio humano (Karumanchi, 2016b). Os níveis de ET-1 plasmáticos são maiores nas mulheres grávidas normotensas, mas as mulheres com pré-eclâmpsia apresentam níveis ainda mais elevados (Ajne, 2003). De acordo com Taylor e Roberts (1999), a placenta não é a fonte das maiores concentrações de ET-1; elas provavelmente originam-se da ativação endotelial sistêmica. É interessante observar que o tratamento das mulheres pré-eclâmpticas com sulfato de magnésio diminui as concentrações de ET-1 (Sagsoz, 2003). Além disso, em estudos com animais, a sildenafila reduz as concentrações de ET-1 (Gillis, 2016).

Proteínas angiogênicas e antiangiogênicas

A vasculogênese placentária fica evidente em torno de 21 dias após a concepção. A lista de substâncias pró e antiangiogênicas envolvidas no desenvolvimento vascular placentário é extensa, e as famílias do fator de crescimento do endotélio vascular (VEGF) e da angiopoietina são as mais estudadas. O *desequilíbrio angiogênico* descreve as quantidades excessivas de fatores antiangiogênicos que, supostamente, são estimulados pela hipoxia em agravamento na interface uteroplacentária. O tecido trofoblástico das mulheres que tendem a desenvolver pré-eclâmpsia produz excessivamente pelo menos dois peptídeos antiangiogênicos que entram na circulação materna (Karumanchi, 2016a).

Primeiro, a *tirosina-cinase 1 tipo fms solúvel (sFlt-1)* é um receptor de VEGF. Conforme mostrado na Figura 40-3, os maiores níveis de sFlt-1 maternos inativam e diminuem as concentrações do fator de crescimento placentário (PlGF) e VEGF livres circulantes que levam à disfunção endotelial (Maynard, 2003). É importante observar que os níveis de sFlt-1 começam a aumentar no soro materno meses antes de a pré-eclâmpsia ficar evidente (Fig. 40-4). Esses altos níveis no segundo trimestre estão associados a uma duplicação do risco de pré-eclâmpsia (Haggerty, 2012). Essa divergência do nível normal parece ocorrer ainda mais cedo com a pré-eclâmpsia de início precoce (Vatten, 2012). Esses fatores também estão ativos nas gestações complicadas por restrição do crescimento fetal (Herraiz, 2012).

Um segundo peptídeo antiangiogênico, a endoglina solúvel (sEng), inibe várias isoformas do fator de crescimento transformador beta (TGF-β) de se ligarem aos receptores endoteliais (Fig. 40-3). A endoglina é um desses receptores. A redução da ligação da endoglina diminui a vasodilatação endotelial dependente de óxido nítrico. Os níveis séricos de sEng também começam a aumentar meses antes do desenvolvimento da pré-eclâmpsia clínica (Hagerty, 2012). É interessante observar que a metformina reduz a secreção antiangiogênica em tecidos humanos (Brownfoot, 2016).

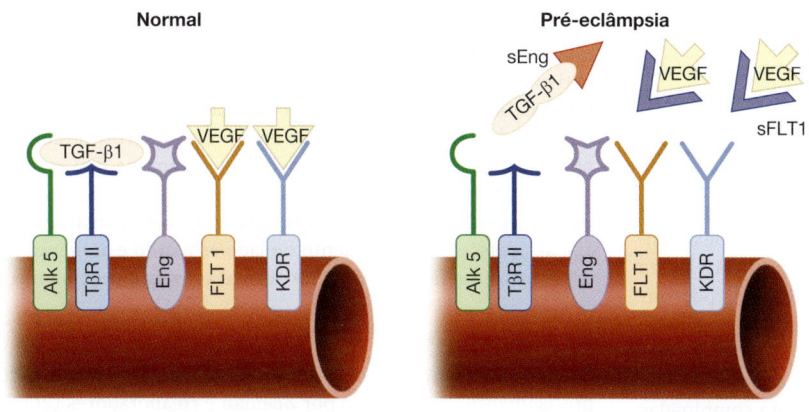

FIGURA 40-3 Esquema do receptor bloqueando a ação de sFlt-1 (tirosina-cinase 1 tipo fms solúvel) e da endoglina solúvel (sEng).

Em uma revisão sistemática, a elevação dos níveis de sFlt-1 e a diminuição das concentrações de PlGF no terceiro trimestre se correlacionam ao desenvolvimento de pré-eclâmpsia após 25 semanas de gestação (Widmer, 2007). Subsequentemente,

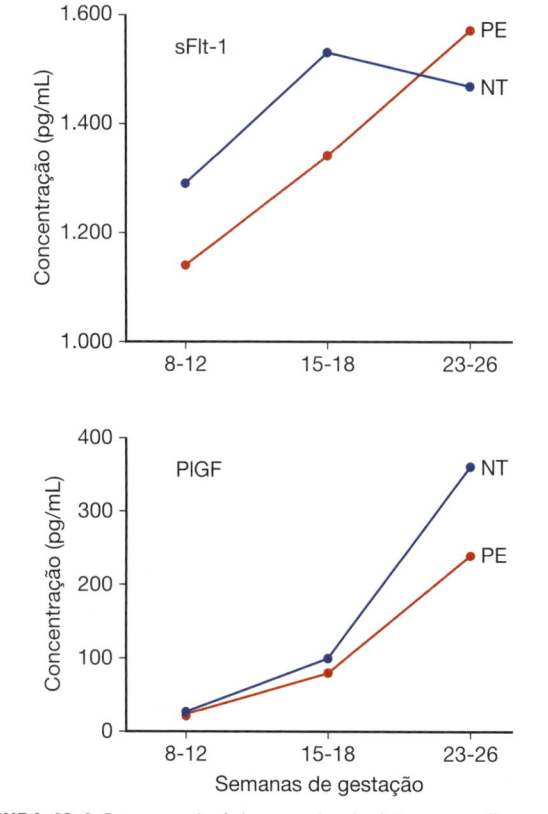

Haggerty e colaboradores (2012) relataram que a duplicação das expressões de sFlt-1 e sEnd aumentava o risco de pré-eclâmpsia em 39 e 74%, respectivamente. A causa da excessiva produção placentária de proteínas antiangiogênicas permanece um enigma. Há uma diferença racial e étnica em sua secreção (Yang, 2016). As formas solúveis não se mostram maiores na circulação fetal ou no líquido amniótico em mulheres pré-eclâmpticas, com seus níveis desaparecendo no sangue materno depois do parto (Staff, 2007).

A pesquisa clínica tem como objetivo empregar as proteínas antiangiogênicas na previsão e no diagnóstico da pré-eclâmpsia. Um relato preliminar descreveu a aférese terapêutica para reduzir os níveis de sFlt-1 (Thadhani, 2016).

FISIOPATOLOGIA

A evidência da manifestação de pré-eclâmpsia começa precocemente na gravidez com alterações fisiopatológicas ocultas que ganham impulso ao longo da gestação e, mais adiante, ficam clinicamente aparentes. A menos que ocorra o parto, essas alterações acabam levando ao envolvimento de múltiplos órgãos com um espectro clínico que varia desde achados escassos até uma deterioração expressiva. Conforme discutido, acredita-se que tais manifestações sejam uma consequência de vasospasmo, disfunção endotelial e isquemia. Embora as muitas consequências maternas da pré-eclâmpsia geralmente sejam descritas em relação a cada sistema orgânico, elas com frequência são múltiplas e se sobrepõem.

■ Sistema cardiovascular

Os distúrbios cardiovasculares são comuns na síndrome de pré-eclâmpsia. Eles estão relacionados com: (1) aumento na sobrecarga cardíaca causada pela hipertensão, (2) pré-carga cardíaca, que é reduzida pela diminuição patológica da expansão volêmica durante a gravidez e é aumentada pelas soluções de cristaloide intravenoso ou oncóticas, e (3) ativação endotelial com extravasamento interendotelial do líquido intravascular no espaço extracelular e, importante salientar, nos pulmões.

■ Alterações hemodinâmicas e função cardíaca

As alterações cardiovasculares dos distúrbios hipertensivos relacionados com gravidez variam de acordo com diversos modificadores. Esses fatores incluem a gravidade da pré-eclâmpsia, a gravidade da hipertensão, a presença de doença crônica subjacente e a parte do espectro clínico em que isso é estudado. Em algumas mulheres, essas mudanças cardiovasculares podem preceder a hipertensão (De Paco, 2008; Easterling, 1990; Khalil, 2012; Melchiorre, 2013). Todavia, com o início clínico da pré-eclâmpsia, o débito cardíaco declina, devido, em parte, ao aumento da resistência periférica. Ao avaliar a função cardíaca na pré-eclâmpsia, deve-se considerar as medidas ecocardiográficas da *função miocárdica* e a *função ventricular* clinicamente relevante.

FIGURA 40-4 Fatores angiogênicos e antiangiogênicos em mulheres normotensas (NT) e com pré-eclâmpsia (PE) ao longo da gravidez. Ambos os pares de fatores são significativamente divergentes com 23 a 26 semanas de gestação. PlGF, fator de crescimento placentário; sFlt, tirosina-cinase 1 tipo fms solúvel. (Dados de Myatt, 2013.)

Função miocárdica

Entre as mulheres com pré-eclâmpsia, exames ecocardiográficos seriados documentam disfunção diastólica em 40 a 45% (Guirguis, 2015; Melchiorre, 2012). Com essa disfunção, os ventrículos não relaxam de forma adequada e não conseguem se encher adequadamente. Em algumas dessas mulheres, as diferenças funcionais persistem por até 4 anos após o parto (Evans, 2011; Orabona, 2017). A disfunção diastólica deriva do remodelamento ventricular, sendo considerada uma resposta adaptativa para manter a contratilidade normal apesar do aumento da pós-carga da pré-eclâmpsia. Altos níveis de proteínas antiangiogênicas também podem contribuir para isso (Shahul, 2016). Nas mulheres saudáveis em outros aspectos, essas mudanças são, em geral, clinicamente irrelevantes. Contudo, quando combinadas com disfunção ventricular subjacente – por exemplo, hipertrofia ventricular concêntrica proveniente da hipertensão crônica – a disfunção diastólica adicional pode causar edema pulmonar cardiogênico (Wardhana, 2017). Isso é discutido com mais detalhes nos Capítulos 47 (p. 918) e 49 (p. 964).

Função ventricular

Apesar da frequência relativamente alta de disfunção diastólica na pré-eclâmpsia, a função cardíaca clínica é adequada na maioria das mulheres afetadas (Hibbard, 2015). Em algumas mulheres com pré-eclâmpsia, os níveis de troponina cardíaca estão um pouco elevados, e os níveis do pró-peptídeo natriurético cerebral (Nt pro-BNP) aminoterminal estão elevados na pré-eclâmpsia grave (Pergialiotis, 2016; Zachary, 2017). É importante salientar que tanto as gestantes normais quanto aquelas com síndrome de pré-eclâmpsia podem ter uma função ventricular normal ou ligeiramente hiperdinâmica (Fig. 40-5). Assim, ambas têm débito cardíaco adequado para as pressões de enchimento do ventrículo esquerdo. As pressões de enchimento dependem do volume de líquidos intravenosos. Assim, a hidratação agressiva resulta em função ventricular visivelmente *hiperdinâmica*. Isso é acompanhado por elevação das pressões de oclusão da artéria pulmonar, podendo ocorrer edema pulmonar apesar de função ventricular normal. Isso ocorre devido a um vazamento endotelial-epitelial nos alvéolos, sendo acrescido de uma pressão oncótica reduzida por uma concentração sérica reduzida de albumina. Em resumo, a administração agressiva de líquido para mulheres normais em outros aspectos com pré-eclâmpsia grave eleva de forma substancial as pressões de enchimento do lado esquerdo e aumenta um débito cardíaco fisiologicamente normal a níveis hiperdinâmicos.

■ Volume sanguíneo

A *hemoconcentração* é um marco da eclâmpsia. Este conceito foi precisamente quantificado por Zeeman e colaboradores (2009), que expandiram as observações prévias de Pritchard e colaboradores (1984). Eles demonstraram em mulheres *eclâmpticas* que a expansão do volume sanguíneo gestacional esperada é gravemente reduzida (Fig. 40-6). As mulheres de tamanho médio têm um volume sanguíneo de 3.000 mL, e, durante as últimas semanas de uma gravidez normal, ele alcança uma média de 4.500 mL. No entanto, com a *eclâmpsia*, perde-se grande parte ou a totalidade do excesso normal previsto de 1.500 mL. Essa hemoconcentração resulta de vasospasmo generalizado que sucede à ativação endotelial e ao extravasamento do plasma para dentro do espaço intersticial. Nas mulheres com *pré-eclâmpsia*, e dependendo de sua gravidade, a hemoconcentração geralmente não é tão acentuada.

Essas alterações têm consequências clínicas substanciais. É importante observar que as mulheres com hemoconcentração grave são muito sensíveis a uma perda sanguínea no parto que, de outro modo, seria considerada normal. O vasospasmo e o extravasamento endotelial do plasma persistem por um intervalo de tempo variável depois do parto, à medida que o endotélio sofre reparação. Quando isso acontece, a vasoconstrição sofre reversão, e, conforme o volume sanguíneo aumenta, o hematócrito

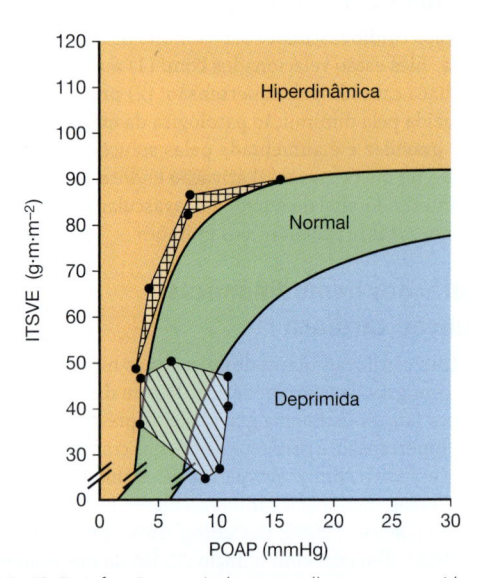

FIGURA 40-5 A função ventricular em mulheres com gravidez normal (*área tracejada*) e mulheres com eclâmpsia (*área quadriculada*) é representada em uma curva de função ventricular de Braunwald. Os valores normais são de Clark (1989) e aqueles para eclâmpsia são de Hankins (1984). POAP, pressão de oclusão da artéria pulmonar; ITSVE, índice de trabalho sistólico do ventrículo esquerdo.

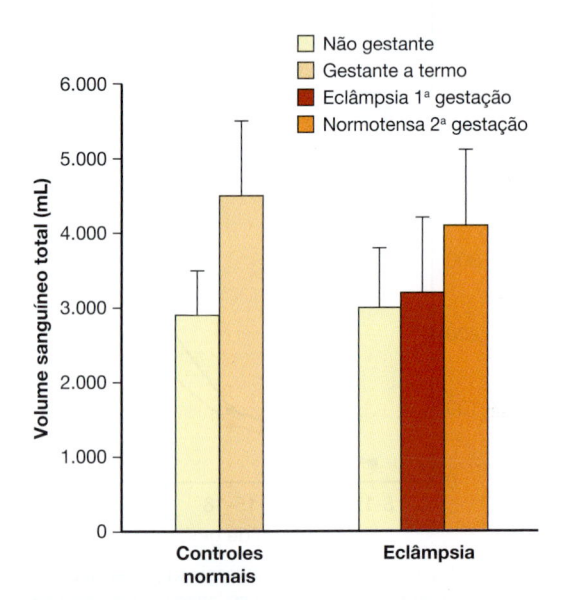

FIGURA 40-6 Volumes sanguíneos totais em mulheres normotensas em comparação com aquelas com eclâmpsia. As extensões verticais correspondem a 1 desvio-padrão da média. Nas mulheres eclâmpticas, o volume sanguíneo está minimamente aumentado em comparação com uma gestação subsequente normotensa. (Dados de Zeeman, 2009.)

comumente diminui. *É importante observar que uma causa substancial dessa queda no hematócrito, porém, costuma ser a perda de sangue ocorrida no parto.* A anemia pode ser também, em parte, o resultado da maior destruição dos eritrócitos, como descrito a seguir.

■ Trombocitopenia materna

A contagem de plaquetas é rotineiramente feita nas mulheres com qualquer forma de hipertensão gestacional. As concentrações diminuídas de plaquetas na eclâmpsia foram descritas há mais de 100 anos. A frequência e a intensidade da trombocitopenia variam e são dependentes da gravidade e da duração da síndrome de pré-eclâmpsia (Heilmann, 2007; Hupuczi, 2007). A trombocitopenia franca, definida por uma contagem de plaquetas < 100.000/μL, indica doença grave (ver Tab. 40-2). Em geral, quanto menor for a contagem de plaquetas, maiores serão as taxas de morbidade e mortalidade maternas e fetais (Leduc, 1992). Na maioria dos casos, o parto é aconselhável porque a trombocitopenia comumente continua a se agravar. Depois do parto, a contagem de plaquetas pode continuar a diminuir até o primeiro dia. Em seguida, costuma aumentar de forma progressiva até alcançar um nível normal em 3 a 5 dias. Conforme discutido adiante (p. 722), em alguns casos com a síndrome HELLP, a contagem de plaquetas continua a cair depois do parto. Se as contagens não se estabilizarem em até 48 a 72 horas, a pré-eclâmpsia pode ser incorretamente atribuída a uma das microangiopatias trombóticas discutidas no Capítulo 56 (p. 1088).

Várias outras alterações plaquetárias são atribuídas à síndrome de pré-eclâmpsia. Elas foram revisadas por Kenny e colaboradores (2015) e incluem ativação plaquetária com α-desgranulação aumentada que produz β-tromboglobulina, fator 4 e aumento da depuração. Paradoxalmente, na maioria dos estudos, a agregação plaquetária *in vitro* mostra-se diminuída na comparação com o aumento normal característico da gravidez. Isso provavelmente se deve à "exaustão" plaquetária após a ativação *in vivo*. Embora a causa seja desconhecida, os processos imunológicos ou apenas o depósito de plaquetas nos locais da lesão endotelial podem estar implicados. Os níveis de imunoglobulinas ligadas às plaquetas e ligáveis às plaquetas circulantes mostram-se aumentados, o que sugere alterações da superfície das plaquetas.

Plaquetas anormalmente baixas não ocorrem no feto ou no recém-nascido em mulheres pré-eclâmpticas, apesar da trombocitopenia materna grave (Kenny, 2015; Pritchard, 1987). *Assim, a trombocitopenia materna em mulheres hipertensas não é uma indicação fetal para a cesariana.*

■ Hemólise

A pré-eclâmpsia grave é frequentemente acompanhada por hemólise, visto que se manifesta por níveis elevados de lactato-desidrogenase sérica e níveis diminuídos de haptoglobina. As outras evidências advêm da esquizocitose, esferocitose e reticulocitose no sangue periférico (Cunningham, 1985; Pritchard, 1954, 1976). Esses desarranjos resultam, em parte, da *hemólise microangiopática* causada por ruptura endotelial com adesão plaquetária e deposição de fibrina. Cunningham e colaboradores (1995) postularam que a morfologia eritrocitária era parcialmente causada por alterações nos lipídeos séricos. Além disso, é encontrada uma redução substancial no conteúdo de ácidos graxos de cadeia longa nos eritrócitos de mulheres pré-eclâmpticas (Mackay, 2012).

Após relatos iniciais de hemólise e trombocitopenia na pré-eclâmpsia grave, também foram descritos níveis séricos anormalmente elevados de transaminases hepáticas indicativos de necrose hepatocelular (Chesley, 1978). Weinstein (1982) referiu-se a essa combinação de eventos como *síndrome HELLP*, sendo a denominação hoje usada mundialmente. Além disso, as facetas da síndrome HELLP são incluídas nos critérios que diferenciam a pré-eclâmpsia grave da não grave (ver Tab. 40-2). A síndrome HELLP é discutida em mais detalhes adiante (p. 722).

■ Alterações de coagulação

Alterações sutis compatíveis com a coagulação intravascular e, com menor frequência, a destruição de eritrócitos, são comumente encontradas com a pré-eclâmpsia e, principalmente, com a eclâmpsia (Cunningham, 2015; Kenny, 2015). Algumas dessas alterações consistem no maior consumo do fator VIII, maiores níveis de fibrinopeptídeos A e B, bem como dos D-dímeros, e nos menores níveis de proteínas reguladoras, antitrombina III e proteínas C e S. Os distúrbios de coagulação em geral são leves e raramente têm relevância clínica (Kenny, 2015; Pritchard, 1984). A menos que exista descolamento prematuro de placenta associado, os níveis de fibrinogênio no plasma não diferem acentuadamente dos níveis encontrados na gravidez normal. Os produtos de degradação da fibrina, como os D-dímeros, estão apenas minimamente elevados. À medida que a pré-eclâmpsia se agrava, pioram também os achados anormais com *tromboelastografia* (Pisani-Conway, 2013). Apesar dessas alterações, a avaliação laboratorial rotineira da coagulação, verificando tempo de protrombina (TP), tempo de tromboplastina parcial ativado (TTPa) e nível de fibrinogênio do plasma, é desnecessária no manejo dos distúrbios hipertensivos associados à gravidez.

■ Alterações endócrinas e hormonais

Os níveis plasmáticos de *renina, angiotensina II, angiotensina 1 a 7, aldosterona, desoxicorticosterona* e *peptídeo natriurético atrial (ANP)* mostram-se substancialmente maiores durante a gravidez normal. O ANP é liberado com o estiramento das paredes do átrio em consequência da expansão do volume sanguíneo e responde à contratilidade cardíaca (Cap. 4, p. 63). Os níveis séricos de ANP aumentam na gravidez e sua secreção aumenta ainda mais em mulheres com pré-eclâmpsia (Luft, 2009). Os níveis de seu precursor – *pró-peptídeo natriurético atrial* – também estão aumentados na pré-eclâmpsia (Sugulle, 2012). Os níveis de *vasopressina* são semelhantes nas mulheres que não estão grávidas, nas gestantes normais e nas mulheres com pré-eclâmpsia, ainda as duas últimas tenham depuração metabólica aumentada (Dürr, 1999).

■ Alterações hidreletrolíticas

Nas mulheres com pré-eclâmpsia grave, o volume de *líquido extracelular*, manifestado como edema, costuma ser muito maior que o das mulheres gestantes normais. Conforme discutido, o mecanismo responsável pela retenção hídrica patológica é a lesão endotelial (Davidge, 2015). Além de edema generalizado e proteinúria, essas mulheres têm redução da pressão oncótica plasmática. Essa redução cria um desequilíbrio de filtração e desloca ainda mais o líquido intravascular para dentro do interstício adjacente. As concentrações eletrolíticas não diferem de modo apreciável nas mulheres com pré-eclâmpsia em comparação com as gestantes normais.

Após uma convulsão eclâmptica, o *pH* e a *concentração de bicarbonato* no soro diminuem devido à acidose láctica e à perda respiratória compensatória de dióxido de carbono. A intensidade da acidose relaciona-se com a quantidade de ácido láctico produzida – acidose metabólica – e a velocidade com que o dióxido de carbono é expirado – acidose respiratória.

■ Rins

Durante a gravidez normal, o fluxo sanguíneo renal e a taxa de filtração glomerular são apreciavelmente maiores (Cap. 4, p. 65). Na pré-eclâmpsia, ocorrem várias alterações anatômicas e fisiopatológicas reversíveis. De importância clínica, a perfusão renal e filtração glomerular ficam reduzidas. Os níveis muito menores que os valores não gravídicos normais são raros, sendo consequência da doença grave. Grande parte da diminuição na filtração glomerular advém da maior resistência arteriolar aferente renal, a qual pode se mostrar elevada em até cinco vezes (Conrad, 2015; Cornelis, 2011). As alterações morfológicas caracterizam-se por *endoteliose glomerular*, a qual bloqueia a barreira que permite a filtração. A filtração diminuída faz com que os valores da creatinina sérica se elevem até os observados em mulheres não grávidas, isto é, 1 mg/mL, mas, por vezes, ainda maiores (Lindheimer, 2008a). Os valores anormais em geral começam a normalizar em 10 dias ou mais após o parto (Cornelis, 2011; Spaan, 2012a).

Na maioria das mulheres pré-eclâmpticas, a concentração de sódio na urina fica elevada. A osmolalidade urinária aumenta, a razão creatinina urinária/plasmática está elevada e a fração de excreção de sódio está baixa, indicando que um mecanismo pré-renal está envolvido. A infusão de cristaloide contendo sódio aumenta a pressão de enchimento ventricular esquerdo, e, embora a oligúria melhore temporariamente, as infusões rápidas podem provocar edema de pulmão clinicamente aparente. A terapia intensiva com líquidos intravenosos não está indicada como "tratamento" para mulheres pré-eclâmpticas com oligúria a menos que o débito urinário esteja diminuído por hemorragia ou perda de líquidos por vômitos ou febre.

A concentração plasmática de ácido úrico em geral fica elevada na pré-eclâmpsia. A elevação excede aquela atribuível à redução na taxa de filtração glomerular e também se deve à maior reabsorção tubular (Chesley, 1945). Ao mesmo tempo, a pré-eclâmpsia está associada à menor excreção urinária de cálcio, talvez por causa da maior reabsorção tubular (Taufield, 1987).

Proteinúria

Como mostrado na Tabela 40-1, a detecção de proteinúria ajuda a estabelecer o diagnóstico de pré-eclâmpsia. A excreção anormal de proteína é empiricamente definida por excreção na urina de 24 horas que excede 300 mg, relação proteína:creatinina urinária de 0,3 ou mais ou persistência de 30 mg/dL (1+ na fita) de proteína em amostras aleatórias de urina. Embora o agravamento ou a proteinúria na faixa nefrótica tenham sido considerados pela maioria um sinal de doença grave, pode não ser o caso (Airoldi, 2007). Certamente, esse conceito não foi aceito pela Task Force de 2013.

Um problema é que o método ideal de estabelecimento de níveis anormais, seja de proteína ou de albumina na urina, ainda deve ser definido. Para uma amostra quantitativa de 24 horas, o limiar de "consenso" usado é de ≥ 300 mg/24 h (American College of Obstetricians and Gynecologists, 2013). O uso de um limiar de excreção urinária de proteínas de 165 mg em amostra de 12 horas tem eficácia equivalente (Stout, 2015; Tun, 2012).

A determinação da razão proteína:creatinina urinária pode suplantar a incômoda quantificação de 24 horas (Kyle, 2008; Morris, 2012). Chen e colaboradores (2008) mostraram que amostras de urina cateterizada e de coleta limpa têm boa correlação.

Em uma revisão sistemática, as razões proteína:creatinina urinária aleatórias abaixo de 130 a 150 mg/g, isto é, 0,13 a 0,15, indicam que é baixa a probabilidade de proteinúria que exceda 300 mg/dia (Papanna, 2008). As razões < 0,08 ou > 1,19 têm valores preditivos negativos ou positivos de 86 e 96%, respectivamente (Stout, 2013). Porém, as razões no intervalo médio, isto é, 300 mg/g ou 0,3, apresentam sensibilidade e especificidade diminuídas. Assim, muitos recomendam que, com os valores no intervalo médio, a excreção de proteína em uma amostra de 24 horas seja quantificada.

No caso de avaliação com fita reagente, as determinações dependem da concentração urinária, sendo notórias por gerar resultados falso-positivos e falso-negativos. Assim, a avaliação pode mostrar um valor de 1+ ou 2+ com base em amostras de urina concentrada de mulheres que excretam < 300 mg/dia.

É importante observar que a proteinúria pode se desenvolver tardiamente, e algumas mulheres podem dar à luz – ou ter convulsão eclâmptica – antes que ela apareça. Por exemplo, 10 a 15% das mulheres com síndrome HELLP não tinham proteinúria na apresentação (Sibai, 2004). Em um outro relato, 17% das mulheres eclâmpticas não apresentavam proteinúria no momento das convulsões (Zwart, 2008).

Alterações anatômicas

Sheehan e Lynch (1973) encontraram frequentemente alterações identificáveis no rim, na necrópsia por microscopia óptica e eletrônica de mulheres eclâmpticas. Os glomérulos mostram-se aumentados em aproximadamente 20%, não têm sangue e as alças capilares encontram-se variavelmente dilatadas e contraídas. As células endoteliais mostram-se edemaciadas, o que foi denominado *endoteliose capilar glomerular* (Spargo, 1959). Com frequência, as referidas células ficam tão edemaciadas que bloqueiam total ou parcialmente o lúmen capilar (Fig. 40-7) (Hecht, 2017). Observam-se depósitos subendoteliais homogêneos de proteínas e material semelhante a fibrina.

O edema endotelial pode resultar da "abstinência" de proteínas angiogênicas causada pela formação de complexos de proteínas angiogênicas livres com um receptor de proteína antiangiogênica circulante livre (ver Fig. 40-3). A proteína angiogênica é crucial para a saúde do podócito, e sua inativação pelos receptores antiangiogênicos leva à disfunção do podócito e ao edema endotelial (Conrad, 2015; Karumanchi, 2009). Além disso, a eclâmpsia caracteriza-se por maior excreção desses podócitos epiteliais (Wagner, 2012; White, 2014).

Lesão renal aguda

Embora graus discretos de lesão renal aguda sejam encontrados, a *necrose tubular aguda* clinicamente aparente é quase invariavelmente induzida por hemorragia comórbida com hipovolemia e hipotensão (Cap. 41, p. 755). Isso costuma ser causado por sangramento obstétrico grave – especialmente o descolamento prematuro da placenta – combinado com a reposição inadequada de sangue. Drakeley e colaboradores (2002) descreveram 72 mulheres com pré-eclâmpsia e insuficiência renal. Metade apresentavam a síndrome HELLP e um terço exibiram descolamento prematuro de placenta. Em uma revisão de 183 mulheres com a síndrome HELLP, 5% tinham lesão renal (Haddad, 2000). Entre aquelas com lesão renal, metade apresentava descolamento prematuro da placenta e a maioria tinha hemorragia pós-parto. Por fim, raramente ocorre *necrose cortical renal* irreversível (Cap. 53, p. 1037).

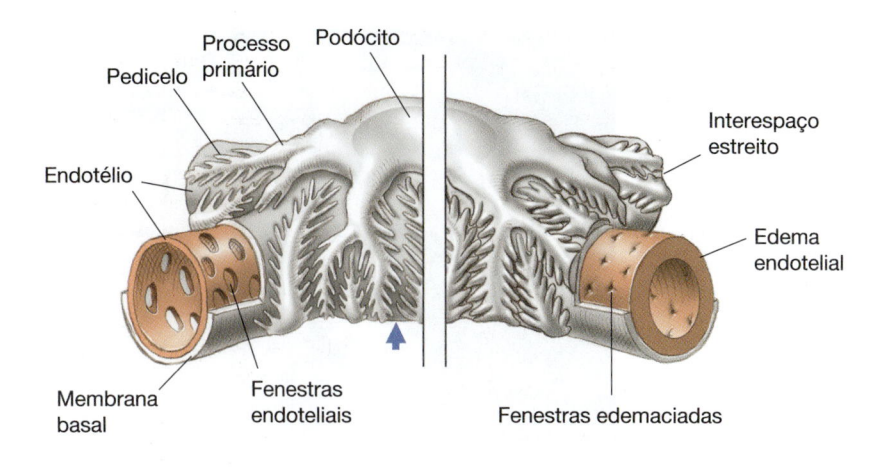

Distúrbios hipertensivos **721**

FIGURA 40-7 Esquema mostrando endoteliose capilar glomerular. O capilar do glomérulo normal, à esquerda, apresenta amplas fenestrações endoteliais, estando amplamente espaçados os pedicelos que emanam dos podócitos (*seta*). A ilustração à direita é de um glomérulo com alterações induzidas pela síndrome de pré-eclâmpsia. As células endoteliais encontram-se edemaciadas e suas fenestrações estreitadas, assim como estão os pedicelos que, agora, encostam um no outro.

■ Fígado

As lesões hepáticas características da eclâmpsia são regiões de hemorragia periportal na periferia hepática (Hecht, 2017). Porém, é incomum haver lesões tão extensas quanto aquelas mostradas na Figura 40-8. Sheehan e Lynch (1973) descreveram que algum grau de infarto hepático acompanhava a hemorragia em quase metade das mulheres que morreram com eclâmpsia. Esses achados corresponderam a relatos durante a década de 1960 que descreveram níveis séricos elevados de transaminases hepáticas. Juntamente com as observações iniciais por Pritchard e colaboradores (1954), que descreveram a hemólise e trombocitopenia com a eclâmpsia, esse conjunto de hemólise, necrose hepatocelular e trombocitopenia foi posteriormente denominado *síndrome HELLP*.

O envolvimento hepático na pré-eclâmpsia pode apresentar clinicamente pelo menos três manifestações. Primeiro, a dor é considerada um sinal de doença grave. Ela se manifesta normalmente por sensibilidade e dor mesoepigástrica ou no quadrante superior direito moderada a intensa. Essas mulheres costumam ter elevação dos níveis séricos de aspartato-transaminase (AST) ou alanina-transaminase (ALT). Contudo, em alguns casos, a quantidade de tecido hepático envolvida no infarto pode ser surpreendentemente extensa, embora ainda clinicamente insignificante (Nelson, 2017). Em nossas experiências, o infarto pode ser agravado pela hipotensão decorrente da hemorragia obstétrica, podendo resultar em insuficiência hepática, também chamada de choque hepático (Alexander, 2009; Yoshihara, 2016).

Segundo, as elevações dos níveis séricos de AST e ALT são marcadores de pré-eclâmpsia grave. Os valores raramente excedem 500 U/L, mas níveis maiores que 2.000 U/L foram relatados (Cap. 55, p. 1058). Em geral, as concentrações séricas seguem inversamente os níveis de plaquetas, normalizando-se ambos com frequência em 3 dias depois do parto.

Como terceira apresentação, um infarto hemorrágico pode estender-se para formar um hematoma hepático. Este, por sua vez, pode se estender até formar um hematoma subcapsular que pode se romper. A tomografia computadorizada (TC) ou a ressonância magnética (RM) ajudam muito no diagnóstico (Fig. 40-9). Os hematomas não rompidos são provavelmente mais comuns do que suspeitados do ponto de vista clínico, sendo mais prováveis com a síndrome HELLP. Embora fosse antes considerado como uma condição cirúrgica, o manejo atual de um hematoma hepático geralmente consiste em observação a menos que haja sangramento continuado. Contudo, em alguns casos, a imediata intervenção cirúrgica ou a embolização angiográfica podem salvar

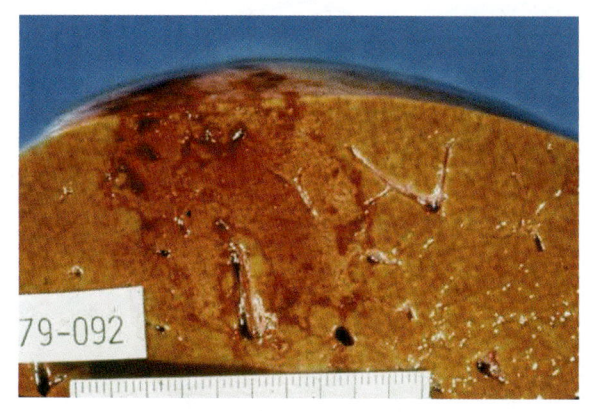

FIGURA 40-8 Amostra hepática macroscópica de mulher com pré-eclâmpsia que morreu por pneumonite de aspiração. Necrose hemorrágica periportal foi observada em nível microscópico. (Reproduzida, com permissão, de Cunningham FG: Liver disease complicating pregnancy. Williams Obstetrics, 19th ed. (Suppl 1), Norwalk, Appleton & Lange, 1993.)

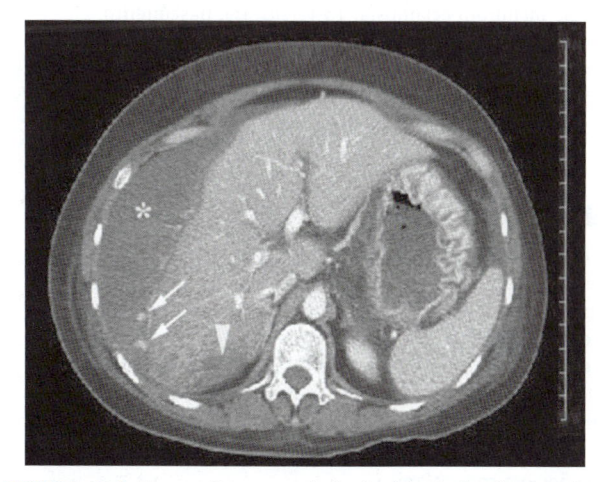

FIGURA 40-9 Tomografia computadorizada abdominal realizada após o parto em mulher com síndrome HELLP grave e dor no quadrante superior direito. Um grande hematoma subcapsular (*asterisco*) é observado confluente com infarto intra-hepático e hematoma (*ponta de seta*). Várias hemorragias em forma de chama são observadas na interface do hematoma (*setas*).

a vida da paciente. Em uma revisão de 180 casos de hematoma ou ruptura hepática, 94% das grávidas afetadas tinham síndrome HELLP, e em 90% do total de casos a cápsula tinha rompido (Vigil-De Gracia, 2012). A taxa de mortalidade materna foi de 22% e a taxa de mortalidade perinatal foi de 31%. Em casos raros, é necessário transplante de fígado (Hunter, 1995; Wicke, 2004).

O fígado gorduroso agudo da gravidez é, por vezes, confundido com pré-eclâmpsia (Nelson, 2013; Sibai, 2007a). Ele também tem um início tardio na gravidez, havendo, com frequência, hipertensão associada, níveis elevados de creatinina e transaminase sérica, além de trombocitopenia. Porém, a marca registrada do fígado gorduro agudo é a disfunção hepática significativa, e a Tabela 55-1 (p. 1059) salienta essas diferenças clínicas.

Por fim, não há dados convincentes que liguem o envolvimento pancreático com a síndrome de pré-eclâmpsia (Sheehan, 1973). Assim, relatos de casos ocasionais de pancreatite hemorrágica concomitante provavelmente não estão relacionados (Lynch, 2015; Swank, 2012). Em nossas experiências no Parkland Hospital, os níveis de amilase raramente estão elevados nas mulheres com pré-eclâmpsia (Nelson, 2014a).

Síndrome HELLP

Não há uma definição universalmente aceita da síndrome HELLP, e, assim, sua incidência varia de acordo com o pesquisador. No estudo previamente citado de 183 mulheres com síndrome HELLP, 40% tiveram desfechos adversos, e duas mães morreram (Haddad, 2000). As outras complicações consistiram em pré-eclâmpsia, 6%, descolamento prematuro de placenta, 10%, lesão renal aguda, 5%, e edema pulmonar, 10%. AVC, hematoma hepático, coagulopatia, síndrome da disfunção respiratória aguda e sepse foram outras complicações graves.

As mulheres com pré-eclâmpsia e síndrome HELLP tipicamente apresentam piores desfechos que as mulheres pré-eclâmpticas sem os sintomas de HELLP (Kozic, 2011; Martin, 2012, 2013). Em uma revisão de 693 mulheres com síndrome HELLP, 10% tinham eclâmpsia concomitante (Keiser, 2011). Sep e colaboradores (2009) descreveram um risco muito maior de complicações nas mulheres com síndrome HELLP em comparação com aquelas portadoras de "pré-eclâmpsia isolada". Estas incluíram eclâmpsia, 15 *versus* 4%, nascimento pré-termo, 93 *versus* 78%, e taxa de mortalidade perinatal, 9 *versus* 4%, respectivamente. Por causa dessas acentuadas diferenças clínicas, foi postulado que a síndrome HELLP tem uma patogênese distinta (Reimer, 2013; Vaught, 2016).

■ Cérebro

Cefaleia e sintomas visuais são comuns com a pré-eclâmpsia grave, e a associação com convulsões define a eclâmpsia. As primeiras descrições anatômicas do envolvimento cerebral originam-se de amostras de necrópsia, mas TC e RM, bem como exames com Doppler, acrescentaram muitas informações novas e importantes.

Lesões neuroanatômicas

Segundo as descrições anatômicas iniciais, a patologia cerebral contribuía apenas para cerca de um terço dos casos fatais, como o caso mostrado na Figura 40-10. De fato, a maioria das mortes aconteceram por edema pulmonar, e as lesões cerebrais foram coincidentes. Assim, embora a hemorragia intracerebral macroscópica tenha sido notada em até 60% das mulheres eclâmpticas, ela foi fatal em apenas metade delas (Melrose, 1984; Richards, 1988; Sheehan, 1973). Conforme demonstrado na Figura 40-11, outras lesões principais na necrópsia de mulheres eclâmpticas foram as hemorragias petequiais corticais e subcorticais. As lesões vasculares microscópicas clássicas consistem em necrose fibrinoide da parede arterial, bem como microinfartos e hemorragias perivasculares. Outras lesões importantes frequentemente descritas incluem edema subcortical, múltiplas áreas não hemorrágicas de "amolecimento" por todo o cérebro e áreas hemorrágicas na substância branca (Hecht, 2017). Também pode haver hemorragia nos gânglios da base ou na ponte, algumas vezes com ruptura para dentro dos ventrículos.

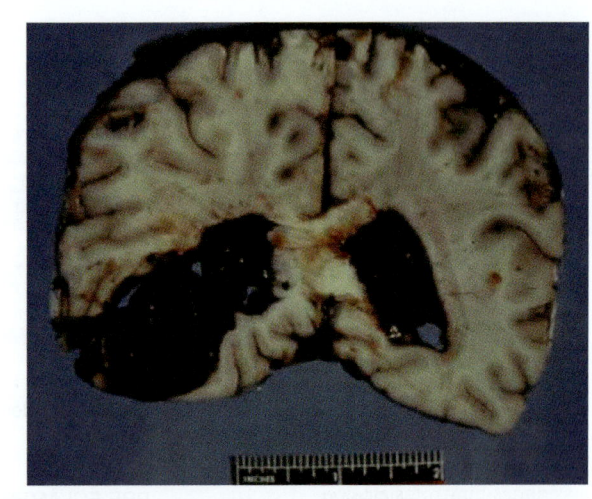

FIGURA 40-10 Secção cerebral de necrópsia mostrando hemorragia hipertensiva em uma primigrávida com eclâmpsia.

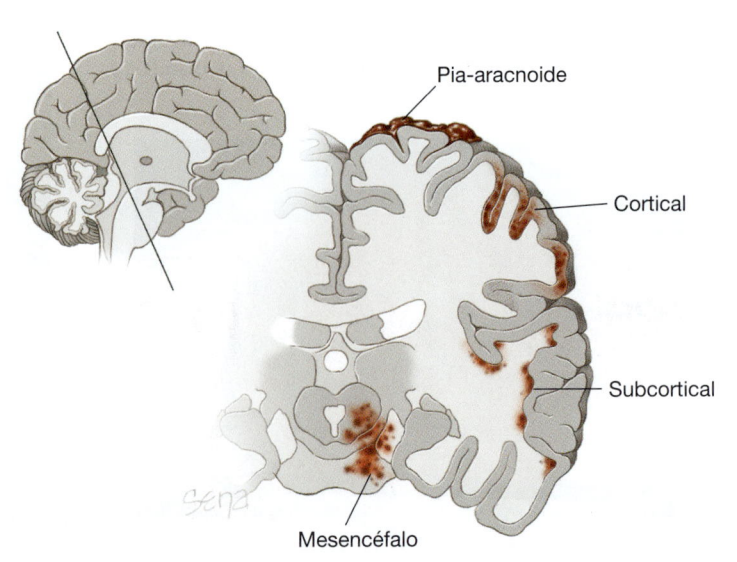

FIGURA 40-11 Ilustração mostrando a localização das hemorragias cerebrais e petéquias nas mulheres com eclâmpsia. O destaque mostra o nível do cérebro a partir do qual a imagem principal foi construída. (Dados de Sheehan, 1973.)

Fisiopatologia cerebrovascular

Os achados clínicos, patológicos e de neuroimagem levaram a duas teorias gerais para explicar as anormalidades cerebrais associadas à eclâmpsia. A disfunção da célula endotelial que caracteriza a pré-eclâmpsia provavelmente desempenha um papel primordial em ambas. A primeira teoria sugere que, em resposta à hipertensão grave e aguda, a super-regulação vascular cerebral leva ao vasospasmo (Trommer, 1988). Nesse esquema, formula-se a hipótese de que o menor fluxo sanguíneo cerebral resulte em isquemia, edema citotóxico e, mais adiante, infarto tecidual. Há poucas evidências objetivas sustentando este mecanismo.

A segunda teoria é que as súbitas elevações na pressão arterial sistêmica excedem a capacidade autorreguladora cerebrovascular normal (Hauser, 1988; Schwartz, 2000). Desenvolvem-se regiões de vasodilatação e vasoconstrição forçada, principalmente nas zonas limítrofes arteriais. No nível capilar, o distúrbio da pressão capilar final provoca aumento da pressão hidrostática, hiperperfusão, bem como extravasamento de plasma e eritrócitos por meio de aberturas nas junções compactas endoteliais. Isso leva a *edema vasogênico*. A recente descrição de uma vasculatura linfática no sistema nervoso central confere credibilidade a essa teoria (Louveau, 2015).

O mecanismo mais provável é uma combinação das duas teorias. Assim, um vazamento celular interendotelial associado à pré-eclâmpsia se desenvolve em níveis da pressão arterial (hidráulico) muito mais baixos do que aqueles que geralmente causam edema vasogênico e está combinado a uma perda de autorregulação do limite superior (Fugate, 2015; Zeeman, 2009). Nos exames de imagem, isso se manifesta como *síndrome da encefalopatia reversível posterior* (Fig. 40-12) (Fugate, 2015; Hinchey, 1996). As lesões dessa síndrome envolvem principalmente a parte posterior do encéfalo – córtex occipital e parietal. Porém, em pelo menos um terço dos casos, outras áreas são envolvidas (Edlow, 2013; Zeeman, 2004a).

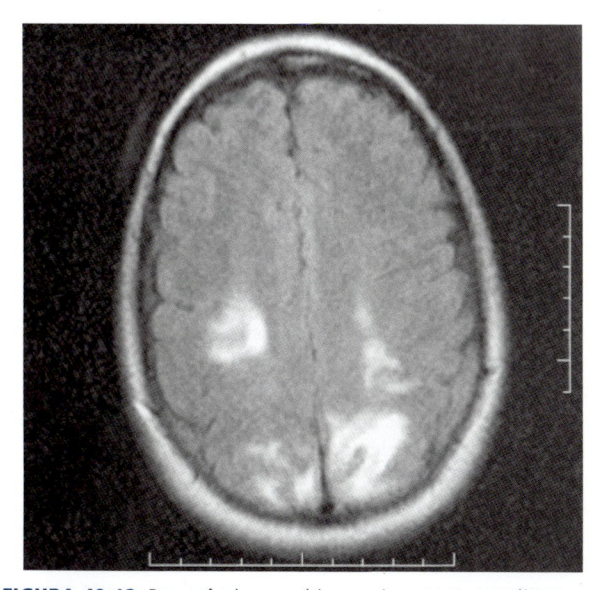

FIGURA 40-12 Ressonância magnética craniana em uma nulípara com eclâmpsia. Lesões hiperintensas em T2-FLAIR, em múltiplos lobos, estão evidentes. FLAIR, *fluid-attenuated inversion recovery*. (Usada com permissão de Dr. Gerda Zeeman.)

Fluxo sanguíneo cerebral

A autorregulação é o mecanismo pelo qual o fluxo sanguíneo cerebral permanece relativamente constante apesar das alterações na pressão de perfusão cerebral. Deve-se lembrar que a pressão de perfusão cerebral é a diferença entre a pressão arterial média e a pressão intracraniana. Nas mulheres não grávidas, essa autorregulação protege o cérebro da hiperfusão quando as pressões arteriais médias aumentam para até 160 mmHg. Pressões altas como essas só são observadas em algumas poucas mulheres com eclâmpsia. Dessa maneira, para explicar as convulsões eclâmpticas, foi desenvolvida a teoria de que a autorregulação deve ser alterada pela gravidez. Estudos de Cipolla e colaboradores (2007, 2009, 2015) mostraram de forma convincente que a autorregulação não se modifica durante a gravidez em roedores. Porém, alguns pesquisadores forneceram evidência de comprometimento da autorregulação em mulheres com pré-eclâmpsia (Janzarik, 2014; van Veen, 2013).

Zeeman e colaboradores (2003) mostraram que o fluxo sanguíneo cerebral durante os dois primeiros trimestres da gravidez normal é similar aos valores fora da gestação. Contudo, durante o último trimestre, o fluxo diminui de forma significativa em 20%. Esse grupo também encontrou maior fluxo sanguíneo cerebral nesse trimestre nos casos de eclâmpsia grave em comparação com o mesmo período em mulheres gestantes normotensas (Zeeman, 2004b). Tomados em conjunto, esses achados sugerem que a eclâmpsia ocorre quando a hiperfusão cerebral força o líquido capilar no sentido intersticial por causa do dano endotelial. Esse vazamento leva ao edema perivascular característico da síndrome de pré-eclâmpsia.

Manifestações neurológicas

Várias manifestações neurológicas caracterizam a síndrome da pré-eclâmpsia. Todas indicam envolvimento grave e requerem atenção imediata.

Acredita-se que a *cefaleia* e os *escotomas* se originem da hiperperfusão cerebrovascular que tem uma predileção pelos lobos occipitais. Até 75% das mulheres apresentam cefaleia, e 20 a 30% exibem alterações visuais que antecedem as convulsões eclâmpticas (Sibai, 2005; Zwart, 2008). A cefaleia pode ser leve a grave e intermitente a constante. Em nossas experiências, elas são singulares pelo fato de que, em geral, não respondem à analgesia tradicional, mas frequentemente melhoram após a infusão de sulfato de magnésio.

As *convulsões* são diagnósticas de eclâmpsia. Elas são causadas pela excessiva liberação de neurotransmissores excitatórios, principalmente glutamato, despolarização massiva dos neurônios em rede e surtos de potenciais de ação (Meldrum, 2002). As evidências clínicas e experimentais sugerem que as convulsões estendidas podem provocar lesão cerebral significativa e, posteriormente, disfunção cerebral.

A *cegueira* é rara com a pré-eclâmpsia isolada, mas ela complica as convulsões eclâmpticas em até 15% das mulheres (Cunningham, 1995). A cegueira pode se desenvolver em até 7 dias ou mais após o parto (Chambers, 2004). Existem pelo menos dois tipos de cegueira, conforme discutido adiante.

O *edema cerebral generalizado* pode ocorrer e geralmente se manifesta por alterações no estado mental que variam de confusão a coma. Essa situação é particularmente perigosa porque o resultado pode ser uma herniação transtentorial.

Por fim, as mulheres com eclâmpsia mostraram algum declínio cognitivo quando estudadas 5 a 10 anos após uma gravidez eclâmptica. Isso é discutido com mais detalhes na última seção (p. 745).

Exames de neuroimagem

Com a TC, as lesões hipodensas localizadas na junção das substâncias cinzenta e branca, principalmente nos lobos parieto--occipitais, são encontradas na eclâmpsia. Essas lesões também podem ser observadas nos lobos frontal e temporal inferior, gânglios da base e tálamo (Brown, 1988). Essas áreas hipodensas correspondem a hemorragias petequiais e edema local. O edema dos lobos occipitais ou o edema cerebral difuso podem criar sintomas como cegueira, letargia e confusão (Cunningham, 2000). O edema generalizado pode mostrar-se como acentuada compressão ou mesmo obliteração dos ventrículos cerebrais. Tais mulheres podem desenvolver sinais de herniação transtentorial iminente com risco de morte.

Várias imagens de RM são usadas para estudar as mulheres eclâmpticas. Os achados comuns são lesões hiperintensas em T2 (síndrome de encefalopatia posterior reversível [PRES, *posterior reversible encephalopathy syndrome*]) nas regiões subcortical e cortical dos lobos parietal e occipital (ver Fig. 40-12). Além disso, gânglios da base, tronco encefálico e cerebelo são comumente envolvidos (Brewer, 2013; Zeeman, 2004a). Novamente, essas lesões representam edema cerebral focal. Embora essas lesões PRES sejam quase universais nas mulheres com eclâmpsia, sua incidência nas mulheres com pré-eclâmpsia é de cerca de 20% (Mayama, 2016). Essas lesões mais provavelmente são encontradas em mulheres que apresentam doença grave e que têm sintomas neurológicos. Embora costumem ser reversíveis, 25% dessas lesões hiperintensas representam infartos cerebrais que exibem achados persistentes (Loureiro, 2003; Zeeman, 2004a).

Alterações visuais e cegueira

Escotomas, visão embaçada ou diplopia são comuns com a pré--eclâmpsia grave e eclâmpsia. Elas geralmente melhoram com a terapia de sulfato de magnésio e/ou diminuição da pressão arterial. A cegueira é menos comum, em geral é reversível e pode surgir a partir de três áreas potenciais. Estas são o córtex visual do lobo occipital, os núcleos geniculados laterais e a retina. Na retina, as lesões patológicas podem ser isquemia, infarto ou descolamento (Handor, 2014; Roos, 2012).

A cegueira occipital é também chamada *amaurose*, do grego *diminuição*. Nos exames de imagem, as mulheres afetadas apresentam evidência de extenso edema vasogênico do lobo occipital. Entre 15 mulheres tratadas no Parkland Hospital, a cegueira durou de 4 horas a 8 dias, mas melhorou por completo em todos os casos (Cunningham, 1995). Raramente, os infartos cerebrais extensos podem resultar em defeitos visuais totais ou parciais.

A cegueira proveniente de lesões na retina é causada por descolamento seroso de retina ou, raramente, pelo infarto da retina, que é chamado *retinopatia de Purtscher* (Fig. 40-13). O *descolamento seroso da retina* em geral é unilateral e raramente causa perda total da visão. Na verdade, o descolamento seroso da retina assintomático é relativamente comum na pré-eclâmpsia (Saito, 1998). Na maioria dos casos de cegueira associada a eclâmpsia, a acuidade visual subsequente melhora. Porém, se a cegueira for causada por oclusão de artéria da retina, a visão pode ser permanentemente prejudicada (Lara-Torre, 2002; Moseman, 2002; Roos, 2012).

Edema cerebral

As manifestações clínicas sugestivas do edema cerebral disseminado são preocupantes. Durante um período de 13 anos, 10 das 175 mulheres (6%) com eclâmpsia no Parkland Hospital foram diagnosticadas com edema cerebral sintomático (Cunningham, 2000). Os sintomas variaram de letargia, confusão e visão embaçada a obnubilação e coma. Na maioria dos casos, os sintomas aparecem e diminuem. Geralmente, as alterações do estado mental correlacionam-se ao grau de envolvimento observado com os exames de TC e RM. *Essas mulheres são extremamente suscetíveis a súbitas e graves elevações da pressão arterial, que podem piorar agudamente o já disseminado edema vasogênico.* Assim, é fundamental o controle cuidadoso da pressão arterial. Das 10 mulheres com edema generalizado, três mostravam-se comatosas e tinham achados de imagem de herniação transtentorial iminente, da qual uma delas morreu. Deve-se considerar o tratamento com manitol ou dexametasona.

■ Perfusão uteroplacentária

A perfusão uteroplacentária comprometida é quase certamente um importante responsável pelas maiores taxas de morbidade e mortalidade vistas na pré-eclâmpsia (Harmon, 2015). Os defeitos na invasão trofoblástica endovascular na pré-eclâmpsia foram discutidos anteriormente (p. 714). Dessa maneira, a medição dos fluxos sanguíneos placentário, interviloso e uterino provavelmente pode fornecer informações. As tentativas de avaliá-los em seres humanos foram dificultadas por vários obstáculos que incluem a falta de acessibilidade da placenta, complexidade de seu efluente venoso e necessidade de técnicas com radioisótopos ou invasivas inadequadas à pesquisa em seres humanos.

A medição da velocidade do fluxo sanguíneo da artéria uterina foi utilizada para estimar a resistência ao fluxo sanguíneo uteroplacentário (Cap. 17, p. 339). Estima-se a resistência vascular comparando as formas de onda da velocidade arterial sistólica e diastólica. Ao término da placentação, a impedância do fluxo arterial da artéria uterina é acentuadamente diminuída, mas, com a placentação anormal, a resistência anormalmente alta persiste (Everett, 2012; Ghidini, 2008; Napolitano, 2012). Estudos iniciais foram feitos para medir as razões das velocidades de pico

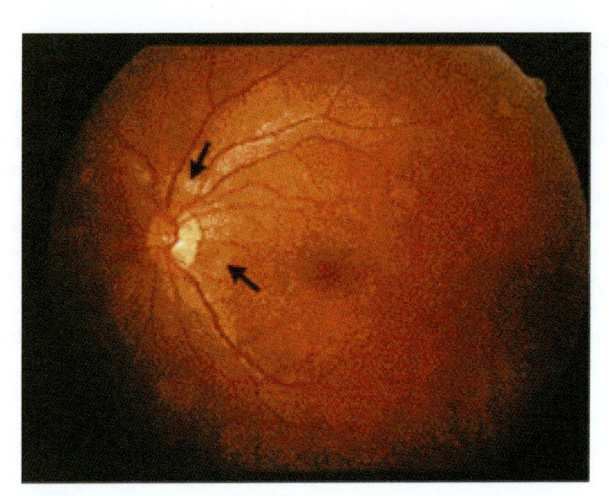

FIGURA 40-13 Retinopatia de Purtscher causada por isquemia corióidea e infarto na síndrome da pré-eclâmpsia. A oftalmoscopia mostra lesões opacas, amareladas espalhadas da retina (*setas*). (Reproduzida, com permissão, de Lam DS, Chan W: Images in clinical medicine. Choroidal ischemia in preeclampsia. N Engl J Med 344(10):739, 2001.)

sistólica/diastólica a partir das artérias uterina e umbilical nas gestações pré-eclâmpticas. Em alguns casos, mas certamente não em todos, havia maior resistência (Fleischer, 1986; Trudinger, 1990).

Outra forma de onda Doppler – "incisura" da artéria uterina – foi associada a maiores riscos de pré-eclâmpsia ou restrição do crescimento fetal (Groom, 2009). No estudo da MFMU Network relatado por Myatt e colaboradores (2012a), contudo, a incisura tinha um valor preditivo baixo, exceto na doença grave de início precoce.

A resistência nas *artérias espiraladas uterinas* também foi medida. A impedância era mais elevada nos vasos periféricos que nos centrais, o que foi denominado distribuição "semelhante a anel" (Matijevic, 1999). Os valores médios de resistência foram mais elevados em todas as mulheres com pré-eclâmpsia em comparação com as controles normotensas. Um estudo utilizou a RM e outras técnicas para avaliar a perfusão placentária *ex vivo* nas artérias miometriais removidas de mulheres com pré-eclâmpsia ou restrição do crescimento fetal (Ong, 2003). Em ambas as patologias, as artérias do miométrio exibiam resposta vasodilatadora dependente do endotélio. Além disso, outras condições de gravidez também estão associadas ao aumento da resistência (Urban, 2007). Um efeito adverso importante, a restrição de crescimento fetal, é abordada no Capítulo 44 (p. 847).

de Almeida Pimenta e colaboradores (2014) avaliaram a vascularidade placentária usando um histograma de power Doppler tridimensional e descreveram um *índice de vascularização placentária*. Esse índice estava diminuído nas mulheres com qualquer distúrbio hipertensivo associados à gravidez – 11,1% comparados a 15,2% em controles normais.

Apesar desses achados, a evidência de circulação uteroplacentária comprometida é encontrada em apenas uma minoria das mulheres que desenvolvem pré-eclâmpsia. Na realidade, quando a pré-eclâmpsia ocorre durante o terceiro trimestre, apenas um terço das mulheres com doença grave apresentam velocimetria da artéria uterina anormal (Li, 2005). Em um estudo de 50 mulheres com síndrome HELLP, apenas um terço tinham formas de onda anormais da artéria uterina (Bush, 2001). Em geral, a extensão das formas de onda anormais correlaciona-se com a gravidade do envolvimento fetal (Ghidini, 2008; Groom, 2009).

PREVISÃO

Vários marcadores biológicos implicados na pré-eclâmpsia foram mensurados para ajudar na previsão de sua ocorrência. Embora a maioria tenha sido avaliada na primeira metade da gravidez, alguns foram testados como preditores de gravidade no terceiro trimestre (Chaiworapongsa, 2013; Lai, 2013; Mosimann, 2013). Outros são usados para prever pré-eclâmpsia recorrente (Demers, 2014; Eichelberger, 2015). Alguns desses testes estão listados na Tabela 40-5, a qual, de forma alguma, inclui todos eles.

Em geral, esses esforços resultaram em estratégias de testagem com pouca sensibilidade e limitado valor preditivo positivo para a pré-eclâmpsia (Conde-Agudelo, 2015; Odibo, 2013). *Atualmente, não se dispõe de testes de rastreamento confiáveis, válidos e econômicos.* No entanto, existem combinações de testes que, embora ainda devam ser avaliadas de maneira adequada, podem ser promissoras (Gallo, 2016; Olsen, 2012).

■ Testes de resistência vascular e perfusão placentária

A maior parte desses testes são incômodos, demorados e imprecisos. Há três testes para examinar as alterações da pressão arterial em resposta a um estímulo. Em um deles, as mulheres com 28 a 32 semanas de gestação repousam na posição de decúbito lateral esquerdo e, em seguida, "rolam" para assumir uma posição de decúbito dorsal. Com este *teste de rolagem*, uma pressão aumentada pela manobra significa um teste positivo. O *teste do exercício isométrico* emprega o mesmo princípio ao apertar uma bola de mão. O *teste de infusão de angiotensina II* é realizado administrando-se doses gradualmente crescentes por via intravenosa,

TABELA 40-5 Testes preditivos do desenvolvimento da pré-eclâmpsia

Testes relacionados com:	Exemplos
Perfusão/resistência vascular placentária	Teste de rolagem, teste do exercício isométrico ou pressor frio, resposta pressórica ao exercício aeróbico, infusão de angiotensina II, pressão arterial média no segundo trimestre, ligação plaquetária de angiotensina II, renina, monitoração ambulatorial da pressão arterial por 24 horas, dopplervelocimetria transcraniana fetal ou da artéria uterina
Disfunção endócrina da unidade fetoplacentária	Gonadotrofina coriônica humana (hCG), α-fetoproteína (AFP), estriol, proteína A associada à gravidez (PAPP-A), inibina A, ativina A, proteína placentária 13, procalcitonina, hormônio liberador de corticotrofina, disintegrina A, ADAM-12, kisspeptina
Disfunção renal	Ácido úrico sérico, microalbuminúria, calicreína ou cálcio urinário, microtransferrinúria, N-acetil-β-glucosaminidase, cistatina C, podocitúria, podocalixina
Disfunção endotelial/estresse oxidativo	Contagem e ativação plaquetária, fibronectina, moléculas de adesão endotelial, prostaglandina, prostaciclina, MMP-9, tromboxano, proteína C-reativa, citocinas, endotelina, neurocinina B, homocisteína, lipídeos, resistência à insulina, resistina, anticorpos antifosfolípide, inibidor do ativador do plasminogênio (PAI), leptina, p-selectina, fatores angiogênicos e antiangiogênicos como o fator de crescimento placentário (PIGF), fator de crescimento endotelial vascular (VEGF), receptor 1 de tirosina-cinase semelhante ao fms (sFlt-1), endoglina
Outros	Antitrombina III (AT-3), peptídeo natriurético atrial (ANP), $β_2$-microglobulina, haptoglobulina, transferrina, ferritina, 25-hidroxivitamina D, marcadores genéticos, DNA fetal livre, marcadores proteonômicos e metabolômicos séricos e urinários, aminotransferases hepáticas

ADAM12, domínio de metalopeptidase ADAM 12; MMP, metaloproteinase da matriz.
Adaptada de Conde-Agudelo, 2015, Duckworth, 2016.

sendo quantificada a resposta hipertensiva. Em uma metanálise atualizada, as sensibilidades dos três testes foram relatadas como variando entre 55 e 70%, e as especificidades foram de cerca de 85% (Conde-Agudelo, 2015).

Postula-se que a *dopplervelocimetria da artéria uterina* reflita falhas na invasão trofoblástica das artérias espiraladas. Essa falha resulta em redução da perfusão placentária e maior resistência na artéria uterina a jusante. A maior velocimetria da artéria uterina, determinada pela ultrassonografia (US) com Doppler, no primeiro ou segundo trimestres, pode fornecer evidência indireta deste processo, servindo, assim, como um teste preditivo para a pré-eclâmpsia (Dar, 2010; Groom, 2009). A resistência aumentada ao fluxo resulta em onda de forma anormal no vaso representada por uma *incisura diastólica* exagerada. Esses achados têm valor para a predição de restrição de crescimento fetal, mas não para pré-eclâmpsia (American College of Obstetricians and Gynecologists, 2015). Várias formas de onda para a velocidade de fluxo foram investigadas na previsão de pré-eclâmpsia, porém nenhuma delas é adequada para uso clínico (Conde-Agudelo, 2015; Kleinrouweler, 2012; Myatt, 2012a).

■ Função endócrina da unidade fetoplacentária

Foram propostas diversas substâncias séricas para ajudar a prever a pré-eclâmpsia (ver Tab. 40-5). Outras novas continuam sendo acrescentadas. Em geral, nenhum desses testes é clinicamente benéfico para a previsão de hipertensão.

■ Provas da função renal

É provável que a hiperuricemia resulte da depuração reduzida do ácido úrico decorrente da filtração glomerular diminuída, maior reabsorção tubular e menor secreção. Cnossen e colaboradores (2006) relataram que sua sensibilidade para detecção de pré-eclâmpsia variou de 0 a 55%, e a especificidade foi de 77 a 95%.

A proteinúria gestacional isolada é um fator de risco para pré-eclâmpsia (Jayaballa, 2015; Morgan, 2016; Yamada, 2016). Como um teste preditivo para pré-eclâmpsia, a microalbuminúria tem sensibilidades que variam de 7 a 90% e especificidades entre 29 e 97% (Conde-Agudelo, 2015).

■ Disfunção endotelial e estresse oxidativo

A ativação e a inflamação endoteliais são componentes importantes na fisiopatologia da pré-eclâmpsia. Como resultado, compostos como os listados na Tabela 40-5 estão elevados no sangue circulante das mulheres afetadas, tendo alguns sido avaliados para o seu valor preditivo.

Primeiro, as fibronectinas são glicoproteínas de alto peso molecular liberadas das células endoteliais e da matriz extracelular após lesão endotelial. Porém, em uma revisão sistemática, nem os níveis celulares nem os totais de fibronectina foram clinicamente úteis para a previsão de pré-eclâmpsia (Leeflang, 2007).

A trombocitopenia e a disfunção plaquetária são aspectos integrais da pré-eclâmpsia. A ativação plaquetária causa destruição aumentada e concentrações menores. O volume plaquetário médio aumenta em virtude da imaturidade plaquetária (Kenny, 2015). Embora os marcadores da ativação da coagulação, descritos anteriormente (p. 719), estejam elevados, a substancial sobreposição com níveis nas mulheres grávidas normotensas impede seu uso preditivo.

Os marcadores de estresse oxidativo também eram uma esperança na previsão de pré-eclâmpsia. Especificamente, a associação de níveis aumentados de peróxidos lipídicos e menor atividade antioxidante aumenta essa possibilidade. Outros marcadores incluem ferro, transferrina e ferritina; resistina; hiper-homocisteinemia; lipídeos do sangue, incluindo triglicerídeos, ácidos graxos livres e lipoproteínas; e antioxidantes como ácido ascórbico e vitamina E (Christiansen, 2015; Conde-Agudelo, 2015; D'Anna, 2004; Mackay, 2012; Mignini, 2005). Porém, esses marcadores não foram considerados preditivos em estudos.

Por fim, um desequilíbrio dos fatores antiangiogênicos está ligado à etiopatogênese da pré-eclâmpsia. Por exemplo, os níveis séricos de VEGF e PlGF começam a diminuir antes do desenvolvimento de pré-eclâmpsia clínica. Além disso, conforme mostrado na Figura 40-4, ao mesmo tempo os níveis de alguns fatores angiogênicos como sFlt-1 e sEng começam a aumentar (Karumanchi, 2016a; Maynard, 2008). Com alguns desses fatores, as sensibilidades para todos os casos de pré-eclâmpsia variaram de 30 a 50%, e a especificidade se aproximou de 90% (Conde-Agudelo, 2015). sua acurácia preditiva é maior para a pré-eclâmpsia de início precoce (Redman, 2015b; Tsiakkas, 2016). A determinação da relação sFlt-1/PlGF em mulheres admitidas próximo de 37 semanas de gestação foi útil como fator preditivo para a exclusão de pré-eclâmpsia (Baltajian, 2016; Zeisler, 2016a,b). Esses resultados sugerem um papel clínico para a previsão de pré-eclâmpsia, especialmente mais tarde na gestação (Duckworth, 2016; Gallo, 2016). Eles também podem predizer desfechos gestacionais adversos em mulheres com lúpus associado a anticorpos antifosfolipídeos (Kim, 2016).

■ Outros marcadores

Como abordado no Capítulo 13 (p. 273), o DNA fetal livre pode ser detectado no plasma materno. Foi formulada a hipótese de que o DNA livre seja liberado pela apoptose acelerada dos citotrofoblastos (DiFederico, 1999). Um estudo da MFMU Network não encontrou correlação entre os níveis totais de DNA fetal livre e pré-eclâmpsia (Silver, 2017).

As tecnologias proteômicas, metabolômicas e transcriptômicas podem ser usadas para estudar metabólitos celulares e proteínas séricas e urinárias. Isso abriu novas possibilidades para a predição de pré-eclâmpsia, e estudos preliminares indicam que elas podem se tornar úteis (Bahado-Singh, 2013; Carty, 2011; Ma, 2014; Myers, 2013).

PREVENÇÃO

Várias estratégias usadas para prevenir ou modificar a gravidade da pré-eclâmpsia foram avaliadas. Algumas são listadas na Tabela 40-6. Em geral, nenhuma delas foi considerada efetiva de forma convincente e reprodutível.

■ Modificações alimentares e do estilo de vida

O "tratamento" dietético para pré-eclâmpsia produziu alguns abusos preocupantes (Chesley, 1978). Um dos primeiros esforços de pesquisa para evitar a pré-eclâmpsia foi a *dieta com restrição de sal* (De Snoo, 1937). Essa dieta foi sucedida por anos de terapia diurética inadequada. Embora essas práticas tenham sido descartadas, ironicamente apenas recentemente o primeiro ensaio randomizado foi feito e mostrou que uma dieta

TABELA 40-6 Alguns métodos para prevenir a pré-eclâmpsia avaliados em ensaios randomizados

Manipulação dietética – dieta baixa em sal, cálcio ou suplementação com óleo de peixe

Exercício – atividade física, alongamento

Medicamentos cardiovasculares – diuréticos, medicamentos anti-hipertensivos

Antioxidantes – ácido ascórbico (vitamina C), α-tocoferol (vitamina E), vitamina D

Agentes antitrombóticos – ácido acetilsalicílico em dose baixa, ácido acetilsalicílico/dipiridamol, ácido acetilsalicílico mais heparina, ácido acetilsalicílico mais cetanserina

Modificada de Staff, 2015.

hipossódica era ineficaz na prevenção da pré-eclâmpsia (Knuist, 1998).

O *exercício regular* durante a gestação está ligado a um menor risco de pré-eclâmpsia (Barakat, 2016; Morris, 2017). Além disso, em uma revisão sistemática, foi observada uma tendência para redução de risco com o exercício (Kasawara, 2012). Apenas alguns estudos foram randomizados, e, portanto, há necessidade de mais pesquisas (Staff, 2015).

Abenhaim e colaboradores (2008) relataram um estudo de coorte retrospectivo de 677 mulheres não hipertensas hospitalizadas para repouso no leito por causa da ameaça de parto pré-termo. Quando os resultados dessas mulheres foram comparados com os da população obstétrica em geral, o repouso no leito foi associado a um risco significativamente reduzido de desenvolver pré-eclâmpsia (risco relativo de 0,27). Em uma revisão de dois pequenos ensaios randomizados, o repouso no leito profilático em casa por 4 a 6 horas diárias foi bem-sucedido na redução significativa da incidência da pré-eclâmpsia em mulheres com pressão arterial normal (Meher, 2006).

Vários ensaios estudaram a *suplementação de cálcio*, incluindo um pelo National Institute of Child Health and Human Development (NICHD), que analisou mais de 4.500 mulheres nulíparas de baixo risco (Levine, 1997). A suplementação de cálcio não evitou a pré-eclâmpsia nem a hipertensão associada à gestação. Em uma metanálise, o aumento da ingesta de cálcio nas mulheres de alto risco reduziu o risco de pré-eclâmpsia (Patrelli, 2012). Porém, em conjunto, esses estudos mostraram que, a menos que as mulheres sejam deficientes em cálcio, a suplementação não apresenta efeitos salutares (Sanchex-Ramos, 2017; Staff, 2015).

Os *ácidos graxos cardioprotetores*, encontrados em alguns peixes gordurosos, são abundantes em dietas de escandinavos e esquimós norte-americanos. Como a suplementação desses ácidos graxos provavelmente evita a aterogênese mediada pela inflamação, foi proposto que eles poderiam também evitar a pré-eclâmpsia. Infelizmente, os ensaios randomizados conduzidos até o momento não mostraram tais benefícios com a suplementação de óleo de peixe (Makrides, 2006; Olafsdottir, 2006; Zhou, 2012).

■ **Fármacos anti-hipertensivos**

Devido aos supostos efeitos da restrição de sódio na prevenção de pré-eclâmpsia, a terapia diurética tornou-se popular com a introdução da clorotiazida em 1957 (Finnerty, 1958; Flowers, 1962). Em uma metanálise de nove ensaios randomizados com mais de 7.000 gestações, as mulheres que receberam diuréticos apresentaram menor incidência de edema e hipertensão, mas não de pré-eclâmpsia (Churchill, 2007). Como as mulheres com hipertensão crônica estão em alto risco de pré-eclâmpsia, vários ensaios randomizados avaliaram diferentes medicamentos anti-hipertensivos visando reduzir a incidência da pré-eclâmpsia sobreposta (Cap. 50, p. 980). Uma análise crítica desses ensaios feita por Staff e colaboradores (2015) não conseguiu demonstrar efeitos benéficos com este objetivo.

■ **Antioxidantes**

Os dados sugerem que um desequilíbrio entre a atividade oxidante e antioxidante é importante na patogênese da pré-eclâmpsia. Assim, antioxidantes de ocorrência natural – vitaminas C, D e E – podem diminuir tal oxidação. Vários ensaios randomizados avaliaram a suplementação de vitamina antioxidante em mulheres com alto risco de pré-eclâmpsia (Poston, 2006; Rumbold, 2006; Villar, 2009). Os Combined Antioxidant and Preeclampsia Prediction Studies (CAPPS) realizados pela MFMU Network incluíram quase 10.000 nulíparas em baixo risco (Roberts, 2010). Nenhum desses estudos mostrou redução das taxas de pré-eclâmpsia em mulheres que receberam vitaminas C e E em comparação com as que receberam placebo.

Foi proposto que as *estatinas* evitassem a pré-eclâmpsia por estimularem a expressão de hemoxigenase-1, inibindo a liberação de sFlt-1. Os dados preliminares em animais sugerem que as estatinas podem evitar os distúrbios hipertensivos da gestação (Lewis, 2017). A MFMU Network planeja um ensaio randomizado para testar a pravastatina para esse fim (Costantine, 2013, 2016).

A *metformina* inibe o *fator 1α induzível por hipoxia* ao reduzir a atividade da cadeia de transporte de elétrons mitocondrial. Ela reduz a atividade de sFlt-1 e sEng e, assim, tem potencial para evitar a pré-eclâmpsia (Brownfoot, 2016). Porém, não há estudos clínicos.

■ **Agentes antitrombóticos**

Conforme discutido anteriormente (p. 715), a pré-eclâmpsia se caracteriza por vasospasmo, disfunção da célula endotelial, bem como ativação das plaquetas e sistema de coagulação-hemostasia. Outras sequelas incluem infarto placentário e trombose de artérias espiraladas (Nelson, 2014b). Assim, os agentes antitrombóticos foram avaliados para a redução da incidência de pré-eclâmpsia.

A *heparina de baixo peso molecular* foi estudada em vários ensaios randomizados. Rodger e colaboradores (2016) realizaram uma metanálise com dados de pacientes individuais de 963 mulheres. O risco de pré-eclâmpsia recorrente, descolamento prematuro de placenta ou restrição do crescimento fetal foi semelhante em mulheres que receberam heparina ou placebo.

Nas doses orais baixas de 50 a 150 mg/dia, o *ácido acetilsalicílico* inibe efetivamente a biossíntese do tromboxano A_2 plaquetário, com efeitos mínimos sobre a produção de prostaciclina vascular (Wallenburg, 1986). Contudo, vários ensaios clínicos mostraram benefícios limitados na prevenção de pré-eclâmpsia. Por exemplo, um ensaio randomizado da MFMU Network concluiu que os riscos de desfechos adversos não eram significativamente reduzidos pela terapia com ácido acetilsalicílico (Caritis, 1998). Porém, alguns relatos combinados são mais favoráveis. O Paris Collaborative Group realizou uma metanálise que incluiu 31 ensaios randomizados envolvendo 32.217 mulheres (Askie, 2007). Para as mulheres designadas a receber os agentes antiplaquetários, o risco relativo de pré-eclâmpsia, pré-eclâmpsia sobreposta, parto pré-termo ou qualquer desfecho gestacional adverso foi significativamente diminuído em 10%. Outras metanálises relatam benefícios marginais com doses baixas de ácido acetilsalicílico para a prevenção de pré-eclâmpsia grave (Roberge, 2012; Villa, 2013). Recentemente, um ensaio randomizado de mais de 1.600 mulheres com alto risco para pré-eclâmpsia pré-termo forneceu doses baixas de ácido acetilsalicílico a partir de 11 a 14 semanas de gestação até 36 semanas para a prevenção de recorrência. A taxa de recorrência pré-termo foi de 1,6% no grupo do ácido acetilsalicílico comparada com 4,3% no braço do placebo (Rolnik, 2017).

Em uma recente metanálise comparativa, Roberge e colaboradores (2017) concluíram que a profilaxia com ácido acetilsalicílico iniciada antes de 16 semanas de gestação estava associada a redução significativa do risco (cerca de 60%) de pré-eclâmpsia e restrição do crescimento fetal. Além disso, eles encontraram um efeito de dose-resposta. Ao mesmo tempo, Meher e colaboradores (2017) realizaram uma metanálise dos dados de participantes individuais e relataram uma redução de risco muito menor (10%) que era significativa com a terapia iniciada tanto antes quanto depois de 16 semanas.

Enquanto isso, a U.S. Preventive Services Task Force recomenda a profilaxia com dose baixa de ácido acetilsalicílico para as mulheres com alto risco de pré-eclâmpsia (Henderson, 2014). Por causa disso, o American College of Obstetricians and Gynecologists (2016b) publicou um Practice Advisory que recomenda doses baixas de ácido acetilsalicílico administradas entre 12 e 28 semanas de gestação para ajudar a prevenir pré-eclâmpsia nas mulheres de alto risco. Isso inclui aquelas com história de pré-eclâmpsia e aquelas com gêmeos, hipertensão crônica, diabetes franco, doença renal e distúrbios autoimunes. Esses resultados também levantaram a questão sobre se *todas* as gestantes deveriam receber ácido acetilsalicílico (Mone, 2017). Neste momento, nossa resposta é não.

A combinação de doses baixas de ácido acetilsalicílico e heparina mitiga as sequelas trombóticas em mulheres com anticoagulante lúpico (Cap. 59, p. 1145). Em razão de uma prevalência igualmente alta de lesões trombóticas placentárias encontradas na pré-eclâmpsia grave, estudos avaliaram os possíveis méritos desses tratamentos em mulheres com pré-eclâmpsia prévia. Em dois ensaios randomizados, as mulheres com história de pré-eclâmpsia de início precoce receberam terapia com ácido acetilsalicílico ou um esquema combinado de enoxaparina mais ácido acetilsalicílico (Groom, 2017; Haddad, 2016). Os desfechos foram semelhantes. A partir de suas revisões, Sergis e colaboradores (2006) relataram melhores desfechos na gravidez nas mulheres com pré-eclâmpsia grave prévia que receberam heparina de baixo peso molecular mais ácido acetilsalicílico em dose baixa em comparação com as que receberam apenas ácido acetilsalicílico em dose baixa. Vries e colaboradores (2012) encontraram dados semelhantes.

PRÉ-ECLÂMPSIA

A gestação complicada por hipertensão gestacional é manejada com base em sua gravidade, presença de pré-eclâmpsia e idade gestacional. A pré-eclâmpsia nem sempre pode ser diagnosticada de maneira definitiva. Assim, a Task Force (2013) recomenda consultas mais frequentes no pré-natal se houver suspeita de pré-eclâmpsia. *Aumentos nas pressões arteriais sistólica e diastólica podem ser alterações fisiológicas normais ou sinais de patologia em desenvolvimento.* A maior vigilância permite o reconhecimento mais precoce das alterações preocupantes na pressão arterial, achados laboratoriais críticos, bem como o desenvolvimento de sinais e sintomas clínicos (Macdonald-Wallis, 2015).

Os objetivos de manejo básico para qualquer gravidez complicada por pré-eclâmpsia são: (1) término da gravidez com o mínimo de trauma possível para a mãe e para o feto, (2) nascimento de um recém-nascido saudável que se desenvolva subsequentemente e (3) restauração completa da saúde da mãe. Em muitas mulheres com pré-eclâmpsia, principalmente aquelas a termo ou próximo a ele, os três objetivos são igualmente contemplados por meio da indução do trabalho de parto. *Uma das questões clínicas mais importantes para o tratamento bem-sucedido é o conhecimento da idade fetal exata.*

■ Diagnóstico precoce da pré-eclâmpsia

Tradicionalmente, a frequência das consultas de pré-natal é maior durante o terceiro trimestre, o que ajuda na detecção precoce da pré-eclâmpsia. *As mulheres sem hipertensão franca, porém nas quais se suspeita desenvolvimento precoce de pré-eclâmpsia durante as consultas de pré-natal rotineiras, devem ser observadas com maior frequência.* Por muitos anos, no Parkland Hospital, as mulheres com início recente de pressões arteriais diastólicas > 80 mmHg, mas < 90 mmHg, ou com ganho de peso anormal súbito de mais de 900 g por semana, retornavam para consulta no mínimo a cada 7 dias. A vigilância ambulatorial é mantida a menos que sobrevenham hipertensão franca, proteinúria, cefaleia, distúrbios visuais ou dor epigástrica.

As mulheres com hipertensão franca de início recente – seja com pressões diastólicas ≥ 90 mmHg, ou pressões sistólicas ≥ 140 mmHg – devem ser admitidas para determinar se o aumento se deve à pré-eclâmpsia e, em caso positivo, para avaliar sua gravidade.

■ Avaliação

No caso de hospitalização, uma avaliação sistemática é instituída, incluindo:

- Exame detalhado, combinado com avaliação diária dos achados clínicos, como cefaleia, distúrbios visuais, dor epigástrica e rápido ganho de peso
- Pesagem diária
- Quantificação de proteinúria ou razão proteína:creatinina urinária na admissão e depois pelo menos a cada 2 dias
- Avaliação da pressão arterial com um manguito de tamanho apropriado a cada 4 horas, exceto entre meia-noite e 6 horas, a menos que as leituras anteriores tenham se tornado elevadas
- Medidas dos níveis séricos ou plasmáticos de creatinina e transaminases hepáticas, além do hemograma para incluir a contagem das plaquetas. A frequência dos exames deve ser determinada pela gravidade da hipertensão. Embora alguns autores recomendem a medida dos níveis de ácido úrico e lactato-desidrogenase e estudos da coagulação, seu valor foi questionado (Conde-Agudelo, 2015; Thangaratinam, 2006).
- Avaliação do tamanho e bem-estar fetais, bem como do volume de líquido amniótico, por exame físico ou ultrassonografia

A atividade física reduzida durante grande parte do dia é provavelmente benéfica, porém a Task Force de 2013 concluiu que o repouso absoluto não é desejável. Amplos aportes proteico e calórico são incluídos na dieta, não limitando ou forçando a ingestão de sódio e líquido.

Em resumo, os objetivos da avaliação incluem a identificação precoce da pré-eclâmpsia, ou de seu agravamento, e o desenvolvimento de um plano de manejo para o parto no momento adequado. Felizmente, muitos casos são suficientemente leves e próximos o bastante do termo para poderem ser tratados de maneira conservadora até que o trabalho de parto se instale espontaneamente ou o colo se torne favorável à indução do trabalho de parto. *No entanto, a resolução de todos os sinais e sintomas é incomum até depois do parto.* Se a pré-eclâmpsia grave for diagnosticada usando os critérios da Tabela 40-2, o manejo adicional é descrito subsequentemente.

■ Consideração do parto

O término da gravidez é a única cura para a pré-eclâmpsia. Cefaleia, distúrbios visuais ou dor epigástrica são indicativos de que as convulsões podem ser iminentes, sendo a oligúria outro sinal preocupante. A pré-eclâmpsia grave requer anticonvulsivante e, comumente, terapia anti-hipertensiva, seguida pelo parto. O tratamento da eclâmpsia é idêntico. Os principais objetivos são conter as convulsões, evitar a hemorragia intracraniana e lesão grave de outros órgãos vitais, bem como dar à luz uma criança saudável.

Isso é verdadeiro mesmo quando o colo é desfavorável (Tajik, 2012). Deve-se realizar a indução do trabalho de parto, geralmente com o amadurecimento cervical pré-indução com uma prostaglandina ou dilatador osmótico (Cap. 26, p. 505).

Preocupações como colo desfavorável, sensação percebida de urgência por causa da gravidade da pré-eclâmpsia e necessidade de coordenar o cuidado intensivo neonatal levaram alguns a defender a cesariana. Alexander e colaboradores (1999) revisaram 278 fetos únicos nascidos vivos, pesando 750 a 1.500 g, de mães com pré-eclâmpsia grave no Parkland Hospital. Em 50% das mulheres, o trabalho de parto foi induzido, passando as restantes por cesariana sem trabalho de parto. A indução foi bem-sucedida na realização de parto vaginal em um terço, e não houve perigo para os neonatos com peso de nascimento muito baixo. Outros relataram dados similares (Alanis, 2008; Roland, 2017). Porém, sempre que se verifica que a indução quase certamente não será bem-sucedida, ou quando as tentativas fracassarem, a cesariana está indicada.

Para uma mulher próxima ao termo, com um colo amolecido e parcialmente apagado, mesmo os graus mais leves de pré-eclâmpsia provavelmente carregam mais risco para a mãe e seu feto-neonato do que a indução do trabalho de parto (Tajik, 2012). Um ensaio randomizado de 756 mulheres com pré-eclâmpsia leve respaldou o parto após 37 semanas de gestação (Koopmans, 2009).

Quando o feto é pré-termo, a tendência é aguardar o máximo na esperança de que algumas semanas a mais no útero venham a reduzir o risco de morte neonatal ou morbidade grave pela prematuridade. Essa política certamente é justificada nos casos mais leves. As avaliações do bem-estar fetal e da função placentária devem ser realizadas, principalmente quando o feto é imaturo. A maioria dos autores recomenda a realização frequente de teste sem estresse ou perfis biofísicos para a avaliação do bem-estar fetal (American College of Obstetricians and Gynecologists, 2016a). Vários testes podem ser usados para fornecer evidências de maturidade pulmonar (Cap. 34, p. 638). Uma relação sFlt-1/PlGF < 38 é preditiva da ausência em curto prazo de pré-eclâmpsia, mas essa relação ainda está sendo investigada (Zeisler, 2016a,b). Além disso, as mulheres com relações mais altas tendem a ter mais desfechos adversos (Baltajian, 2016).

A decisão de dar à luz fetos pré-termo tardio não está definida. Barton e colaboradores (2011) relataram morbidade neonatal excessiva em mulheres que deram à luz antes de 38 semanas apesar de apresentarem hipertensão não proteinúrica leve e estável. O estudo dos Países Baixos com 4.316 neonatos que nasceram entre $34^{0/7}$ e $36^{6/7}$ semanas também descreveu morbidade neonatal significativa nesses casos (Langenveld, 2011). Outro estudo holandês (HYPITAT-II) randomizou as mulheres com hipertensão não grave entre 34 e 37 semanas para parto imediato ou manejo expectante (Broekhuijsen, 2015). O parto imediato reduziu os riscos de desfechos maternos adversos (1,1 vs. 3,1%). Porém, isso aumentou o risco da síndrome da disfunção respiratória neonatal (5,7 vs. 1,7%).

■ Hospitalização *versus* manejo ambulatorial

Para as mulheres com hipertensão estável leve a moderada – independentemente da confirmação de pré-eclâmpsia – o monitoramento é continuado. Durante a vigilância, a atividade física reduzida durante grande parte do dia parece benéfica, pelo menos intuitivamente. Dito isso, o repouso total no leito não é recomendado pela Task Force de 2013. Primeiro, isso é provavelmente inatingível por causa das graves restrições impostas às mulheres saudáveis em outros aspectos. Além disso, é provável que predisponha ao tromboembolismo (Knight, 2007). Para reduzir a atividade, vários estudos abordaram os benefícios do cuidado da paciente hospitalizada e do manejo ambulatorial.

O conceito de hospitalização prolongada para mulheres com hipertensão surgiu durante a década de 1970. No Parkland Hospital, uma unidade anteparto de internação foi estabelecida em 1973 pela Dra. Peggy Whalley, em grande parte para fornecer cuidado para essas mulheres. Os resultados iniciais dessa unidade foram relatados por Hauth (1976) e Gilstrap (1978) e seus colaboradores. Muitas mulheres hospitalizadas apresentam resposta benéfica, caracterizada por desaparecimento ou melhora da hipertensão. *Essas mulheres não são "curadas", e quase 90% apresentam hipertensão recorrente antes ou durante o trabalho de parto.* Até 2016, mais de 10.000 mulheres nulíparas com hipertensão leve a moderada de início precoce durante a gravidez tinham sido tratadas com sucesso em tal unidade. Os custos hospitalares – *não os encargos financeiros* – para essa instalação física relativamente simples, unidade pré-natal simples, nenhum medicamento diferente dos suplementos de ferro e folato, bem como alguns exames laboratoriais essenciais, são mínimos em comparação com o custo do cuidado intensivo neonatal para um recém-nascido pré-termo. É importante observar que nenhuma dessas mulheres sofreu doença tromboembólica.

Muitos médicos acreditam que um período maior de hospitalização não é necessário quando a hipertensão diminui em alguns dias, o que estimulou os planos de saúde a negar o reembolso ao hospital. Por conseguinte, muitas mulheres com hipertensão leve a moderada são tratadas em casa. O tratamento ambulatorial pode continuar enquanto a doença não se agrava e se não há suspeita de risco fetal. A atividade sedentária durante grande parte do dia é recomendada. Essas mulheres são instruídas em detalhes a registrar os sintomas. A monitoração da proteína urinária e da pressão arterial domiciliar ou as avaliações frequentes por um enfermeiro podem ser benéficas.

Para avaliar essa abordagem, 1.182 nulíparas com hipertensão gestacional leve (20% com proteinúria) foram manejadas com cuidados domiciliares (Barton, 2002). Suas idades gestacionais médias eram de 32 a 33 semanas na entrada no programa e de 36 a 37 semanas no momento do parto. A pré-eclâmpsia grave ocorreu em aproximadamente 20%, cerca de 3% desenvolveram a síndrome HELLP e duas mulheres tiveram eclâmpsia. Os resultados

TABELA 40-7 Ensaios clínicos randomizados comparando a hospitalização *versus* o cuidado rotineiro de mulheres com hipertensão gestacional ou pré-eclâmpsia leve

Grupos do estudo	Número	Características maternas – admissão				Características maternas – parto				Desfechos perinatais		
		Para$_0$ (%)	HTN crônica (%)	IGE (semanas)	Prot. (%)	IGE (semanas)	< 37 sem. (%)	< 34 sem. (%)	Hosp. média (dias)	PN médio (g)	PIG (%)	TMP (%)
Crowther (1992)	218[a]											
Hospitalização	110	13	14	35,3	0	38,3	12	1,8	22,2	3.080	14	0
Ambulatorial	108	13	17	34,6	0	38,2	22	3,7	6,5	3.060	14	0
Tuffnell (1992)	54											
Hospital-dia	24	57	23	36	0	39,8	–	–	1,1	3.320	–	0
Cuidado usual	30	54	21	36,5	21	39	–	–	5,1	3.340	–	0
Turnbull (2004)	374[b]											
Hospitalização	125	63	0	35,9	22	39	–	–	8,5	3.330	3,8	0
Hospital-dia	249	62	0	36,2	22	39,7	–	–	7,2	3.300	2,3	0

[a]Mulheres com proteinúria na entrada do estudo excluídas.
[b]Mulheres com proteinúria ≤ 1+ incluídas.
IGE, idade gestacional estimada; HTN, hipertensão; Para$_0$, nulíparas; PIG, pequeno para a idade gestacional; PN, peso ao nascer; Prot., proteinúria; TMP, taxa de mortalidade perinatal.

perinatais em geral foram bons. Em torno de 20% teve restrição do crescimento fetal, sendo a taxa de mortalidade perinatal de 4,2 por 1.000 nascimentos.

Vários estudos compararam a hospitalização continuada com o cuidado ambulatorial. Em um estudo-piloto do Parkland Hospital, 72 nulíparas com hipertensão de início recente, com 27 a 37 semanas, foram randomizadas para a hospitalização continuada ou o tratamento ambulatorial (Horsager, 1995). A única diferença significativa foi que as mulheres no grupo do acompanhamento domiciliar desenvolveram pré-eclâmpsia grave com frequência muito maior que as hospitalizadas, 42 *versus* 25%. Em outro ensaio, após a avaliação hospitalar, 218 mulheres com hipertensão gestacional leve sem proteinúria foram divididas em grupos similares (Crowther, 1992). Conforme demonstrado na Tabela 40-7, a duração média da hospitalização foi de 22,2 dias para as mulheres no tratamento hospitalar em comparação com apenas 6,5 dias no grupo do acompanhamento domiciliar. O parto pré-termo antes de 34 e antes de 37 semanas de gestação foi duplicado no grupo de cuidados ambulatoriais. Porém, os desfechos maternos e neonatais foram semelhantes em outros aspectos.

Outra abordagem, popular na Europa, é o cuidado no hospital-dia (Milne, 2009). Em um estudo, 54 mulheres com hipertensão após 26 semanas de gestação foram designadas para os cuidados em hospital-dia ou o tratamento ambulatorial rotineiro (Tab. 40-7) (Tuffnell, 1992). As hospitalizações, a progressão para a pré-eclâmpsia franca e as induções do trabalho de parto foram significativamente aumentadas no grupo do tratamento ambulatorial rotineiro. Em outro estudo, 395 mulheres participaram em cuidados de hospital-dia ou em internação hospitalar (Turnbull, 2004). Quase 95% delas tinha hipertensão leve a moderada. Das mulheres participantes, 288 não apresentavam proteinúria e 86 tinham proteinúria ≥ 1+. Não houve mortes perinatais, e nenhuma das mulheres desenvolveu eclâmpsia ou síndrome HELLP. Os custos para ambos os esquemas não foram significativamente diferentes, e a satisfação geral favoreceu o hospital-dia.

Em resumo, tanto o manejo de hospitalização quanto o ambulatorial são adequados para uma mulher com hipertensão leve de início recente, incluindo aquelas com pré-eclâmpsia não grave. A maioria desses estudos foi feita em centros acadêmicos com equipes de manejo dedicadas. Dessa forma, a chave para o sucesso é um acompanhamento atencioso e uma paciente consciente com bom suporte domiciliar.

■ Terapia anti-hipertensiva para a hipertensão leve a moderada

O uso de medicamentos anti-hipertensivos para prolongar a gravidez ou modificar os resultados perinatais nas gestações complicadas por distúrbios hipertensivos gerou considerável interesse. O tratamento das mulheres com hipertensão crônica complicando a gestação é discutido em detalhes no Capítulo 50 (p. 980).

O tratamento farmacológico da pré-eclâmpsia leve tem sido desapontador (Tab. 40-8). Sibai e colaboradores (1987a) relataram que as mulheres que receberam labetalol tinham pressão arterial média significativamente menor. Porém, o prolongamento médio da gestação, a idade gestacional no parto e o peso de nascimento não diferiram de forma significativa entre os grupos. As taxas de cesariana e o número de recém-nascidos admitidos em unidade de terapia intensiva também foram semelhantes. *A frequência de neonatos com restrição de crescimento era duplicada em mulheres que recebiam labetalol, 19 versus 9%.* Os três outros estudos listados na Tabela 40-8 compararam o labetalol ou os bloqueadores dos canais de cálcio nifedipino e isradipino com placebo. Com exceção de poucos episódios de hipertensão grave, nenhum desses estudos mostrou quaisquer benefícios do tratamento anti-hipertensivo (Magee, 2015). Conclusões semelhantes foram obtidas por Abalos e colaboradores (2014), os quais revisaram 49 ensaios randomizados da terapia anti-hipertensiva ativa em comparação com a ausência de tratamento ou o placebo administrado a mulheres com hipertensão gestacional leve a moderada.

■ Postergação do parto

Até o início da década de 1990, era comum que as mulheres com pré-eclâmpsia grave fossem estimuladas a realizar o parto o

TABELA 40-8 Ensaios randomizados controlados por placebo sobre terapia anti-hipertensiva para a hipertensão gestacional leve precoce

Estudo	Medicamento do estudo (número)	Prolongamento da gestação (dias)	HTN grave[a] (%)	Cesariana (%)	DPP (%)	Peso médio ao nascer (g)	Restrição de crescimento (%)	Mortes neonatais (número)
Sibai (1987a)[a] 200 internações	Labetalol (100)	21,3	5	36	2	2.205	19[c]	1
	Placebo (100)	20,1	15[c]	32	0	2.260	9	0
Sibai (1992)[b] 200 ambulatoriais	Nifedipino (100)	22,3	9	43	3	2.405	8	0
	Placebo (100)	22,5	18[c]	35	2	2.510	4	0
Pickles (1992) 144 ambulatoriais	Labetalol (70)	26,6	9	24	ND	ND	ND	ND
	Placebo (74)	23,1	10	26	ND	ND	ND	ND
Wide-Swensson (1995)	Isradipino (54)	23,1	22	26	ND	ND	ND	0
111 ambulatoriais	Placebo (57)	29,8	29	19	ND	ND	ND	0

[a] Todas as mulheres tinham pré-eclâmpsia.
[b] Inclui hipertensão pós-parto.
[c] $p < 0,05$ quando o medicamento em estudo foi comparado com o placebo.
HTN, hipertensão; ND, não declarado; DPP, descolamento prematuro da placenta.

quanto antes. Porém, outra abordagem para mulheres com pré-eclâmpsia grave no pré-termo também tem sido defendida. Essa abordagem pede um manejo "conservador" ou "expectante" com o objetivo de melhorar o desfecho neonatal sem comprometer a segurança materna. Os aspectos desse controle sempre incluem a rigorosa monitoração diária – e, em geral, mais frequente – da mulher e do feto.

Manejo expectante da pré-eclâmpsia grave pré-termo

Teoricamente, a terapia anti-hipertensiva tem aplicação potencial quando a pré-eclâmpsia grave se desenvolve antes que a sobrevida neonatal seja provável. Contudo, esse tratamento é controverso, podendo ser perigoso. Em um dos primeiros estudos, Sibai e o grupo Memphis (1985) tentaram prolongar a gravidez por causa da imaturidade fetal em 60 mulheres com pré-eclâmpsia grave entre 18 e 27 semanas. Os resultados foram desastrosos. *A taxa de mortalidade perinatal foi de 87%.* Embora nenhuma mãe tenha morrido, 13 sofreram descolamento prematuro de placenta, 10 tiveram eclâmpsia, três desenvolveram insuficiência renal, duas exibiram encefalopatia hipertensiva, uma teve hemorragia intracerebral, e outra teve ruptura de hematoma hepático.

Por causa desse estudo prévio, o grupo Memphis redefiniu seus critérios de estudo, realizando um ensaio randomizado do manejo expectante *versus* agressivo de 95 mulheres que tinham pré-eclâmpsia grave, mas com as gestações mais avançadas de 28 a 32 semanas (Sibai, 1994). *Mulheres com síndrome HELLP foram excluídas desse ensaio.* O manejo agressivo incluiu a administração de glicocorticoides para a maturação do pulmão fetal, seguida pelo parto em 48 horas. As mulheres tratadas de forma expectante foram observadas em repouso no leito e receberam labetalol ou nifedipino via oral para a hipertensão grave. No estudo, a gravidez foi prolongada por uma média de 15,4 dias no grupo de manejo expectante. Uma melhora global nos resultados neonatais também foi relatada.

Após essas experiências, o manejo expectante foi praticado de modo mais frequente, porém as mulheres com síndrome HELLP ou fetos com restrição de crescimento geralmente foram excluídas. Contudo, em um estudo observacional de acompanhamento subsequente, o grupo Memphis comparou os resultados em 133 mulheres pré-eclâmpticas com síndrome HELLP com 136 sem síndrome HELLP que se apresentaram entre 24 e 36 semanas (Abramovici, 1999). As mulheres foram subdivididas em três grupos. O primeiro grupo incluiu aquelas com *síndrome HELLP completa*. O segundo grupo incluiu aquelas com *síndrome HELLP parcial*, definida como um ou dois, porém não três dos achados laboratoriais que a define. O terceiro grupo incluiu mulheres que tinham pré-eclâmpsia grave sem achados laboratoriais da síndrome HELLP. Os resultados perinatais foram similares em todos os grupos, e os resultados não melhoraram com o adiamento. Apesar disso, os pesquisadores concluíram que as mulheres com síndrome HELLP parcial, bem como as mulheres com apenas pré-eclâmpsia grave, poderiam ser tratadas de forma expectante. Aquelas com restrição do crescimento fetal geralmente têm durações mais curtas do intervalo até o parto (McKinney, 2016).

Sibai e Barton (2007b) revisaram o manejo expectante da pré-eclâmpsia grave de 24 a 34 semanas. Mais de 1.200 mulheres foram incluídas e, embora o tempo médio ganho tenha variado de 5 a 10 dias, suas taxas de morbidade materna foram significativas. As complicações graves em alguns desses estudos e em estudos posteriores incluíram descolamento prematuro da placenta, síndrome HELLP, edema pulmonar, insuficiência renal e eclâmpsia (Tab. 40-9). Além disso, as taxas de mortalidade perinatal foram de cerca de 90 por 1.000 nascimentos. A restrição do crescimento fetal foi comum, e, no estudo dos Países Baixos, ela atingiu o alarmante percentual de 94% (Ganzevoort, 2005a,b). As taxas de mortalidade perinatal são desproporcionalmente altas nesses neonatos com restrição de crescimento, mas os resultados maternos não são apreciavelmente diferentes (Haddad, 2007; Shear, 2005). O MEXPRE Latin Study foi um ensaio multicêntrico que randomicamente designou 267 mulheres com pré-eclâmpsia grave com 28 a 32 semanas para o parto imediato ou para o manejo expectante (Vigil-De Gracia, 2013). A taxa de mortalidade perinatal foi de cerca de 9% em cada

TABELA 40-9 Resultados maternos e perinatais relatados desde 2005 com o manejo expectante da pré-eclâmpsia grave de 24 a 34 semanas

Estudo	Número	Dias ganhos	Desfechos maternos (%)					Desfechos perinatais (%)	
			Descolamento prematuro da placenta	HELLP	Edema pulmonar	IRA	Eclâmpsia	RCF	TMP
Oettle (2005)	131[a]	11,6	23	4,6	0,8	2,3	2,3	ND	13,8
Shear (2005)	155	5,3	5,8	27	3,9	ND	1,9	62	3,9
Ganzevoort (2005a,b)	216	11	1,8	18	3,6	ND	1,8	94	18
Bombrys (2009)	66	5	11	8	9	3	0	27	1,5
Abdel-Hady (2010)	211	12	3,3	7,6	0,9	6,6	0,9	ND	48
Vigil-De Gracia (2013)	131	10,3	7,6	14	1,5	4,5	0,8	22	8,7
Variação	910	5-12	1,8-23	4,6-27	0,9-3,9	2,3-6,6	0,9-18	27-94	1,5-48

[a]Inclui uma morte materna.

IRA, insuficiência renal aguda; HELLP, hemólise, níveis elevados de enzimas hepáticas, contagem baixa de plaquetas; IGE, idade gestacional estimada; ND, não declarado; RCF, restrição de crescimento fetal; TMP, taxa de mortalidade perinatal.

grupo, e o desfecho composto de morbidade neonatal não melhorou com o manejo expectante. Por outro lado, a restrição de crescimento fetal – 22 vs. 9% – e o descolamento prematuro da placenta – 7,6 vs. 1,5% – foram significativamente mais altos no grupo manejado de modo expectante.

Manejo expectante da pré-eclâmpsia grave no segundo trimestre

Diversos estudos pequenos focaram no manejo expectante da pré-eclâmpsia grave *antes de 28 semanas*. Em sua revisão, Bombrys e colaboradores (2008) encontraram oito desses estudos que incluíram aproximadamente 200 mulheres com pré-eclâmpsia grave com início < 26 semanas completas. As complicações maternas eram comuns. Como nenhum neonato sobreviveu ao parto antes de 23 semanas, a Task Force (2013) recomenda a interrupção da gestação nesses casos. Para mulheres com gestações ligeiramente mais avançadas, contudo, a decisão é menos certa. Por exemplo, para aquelas com 23 semanas, a taxa de sobrevida neonatal foi de 18%, mas a morbidade perinatal de longo prazo ainda é desconhecida. Para as mulheres com gestações com 24 a 26 semanas, a sobrevida perinatal aproximou-se de 60% e alcançou em média quase 90% nas mulheres com 26 semanas.

Pelo menos cinco estudos observacionais de mulheres com pré-eclâmpsia grave no segundo trimestre manejadas de forma expectante foram publicados desde 2005 (Abdel-Hady, 2010; Belghiti, 2011; Bombrys, 2008; Budden, 2006; Gaugler-Senden, 2006). As complicações maternas ocorreram em 60%, e houve uma morte materna. As taxas de mortalidade perinatal foram de 650 por 1.000 nascimentos. Atualmente, não existem estudos

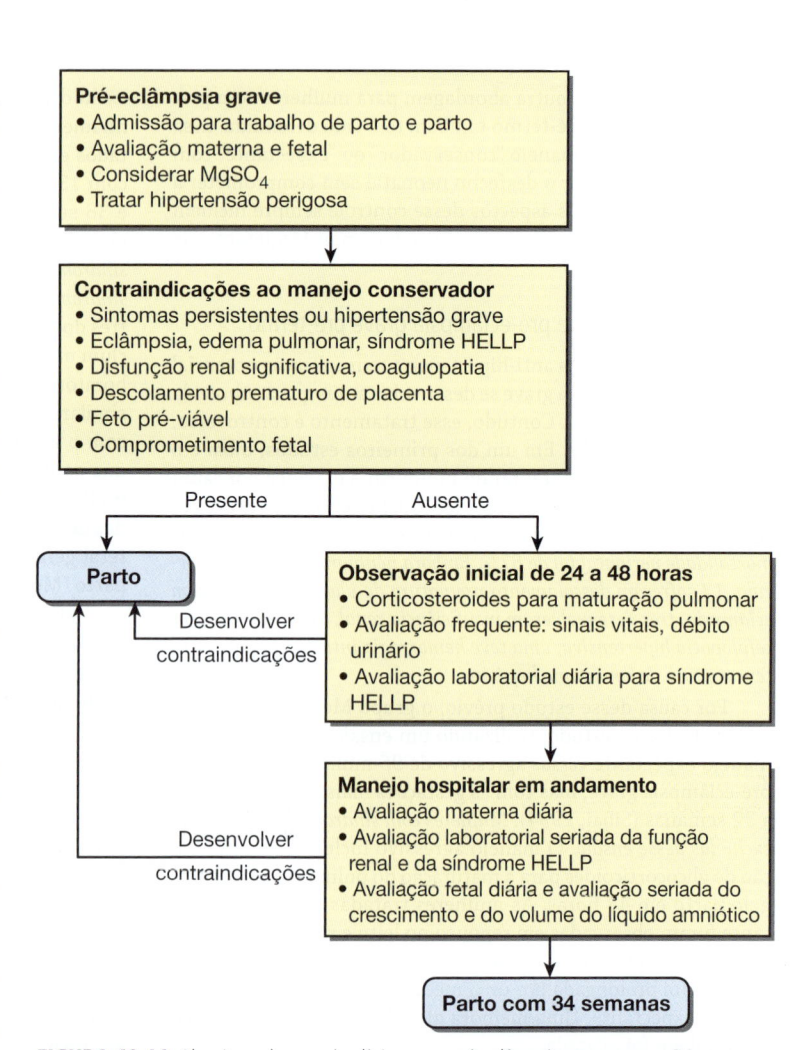

FIGURA 40-14 Algoritmo de manejo clínico para pré-eclâmpsia grave com < 34 semanas. HELLP, hemólise, níveis elevados de enzima hepática, contagem baixa de plaquetas; $MgSO_4$, sulfato de magnésio. (Adaptada de Society for Maternal-Fetal Medicine, 2011.)

comparativos que atestem os benefícios perinatais do manejo expectante *versus* parto precoce diante de complicações maternas graves, que se aproximam de 50%. Não recomendamos esse tipo de manejo.

Glicocorticoides para maturação pulmonar

Para aumentar a maturação pulmonar fetal, os glicocorticoides foram administrados a mulheres com hipertensão grave que estavam longe do termo. O tratamento não pareceu agravar a hipertensão materna, tendo sido citada uma diminuição das taxas de disfunção respiratória e melhor sobrevida fetal. No entanto, há apenas um ensaio randomizado de corticosteroides administrados às mulheres hipertensas para a maturação pulmonar fetal. Esse estudo incluiu 218 mulheres com pré-eclâmpsia grave entre 26 e 34 semanas de gestação que foram randomicamente selecionadas para administração de betametasona ou placebo (Amorim, 1999). As taxas de complicações neonatais, como disfunção respiratória, hemorragia intraventricular e morte, diminuíram significativamente quando a betametasona foi administrada em comparação ao placebo. *Porém, por um lado extremamente negativo, ocorreram duas mortes maternas e 18 natimortos.* Acrescentamos esses achados para sustentar nossa aceitação não entusiástica das tentativas de prolongar a gestação em muitas dessas mulheres (Alexander, 2015; Bloom, 2003).

Recomendações para o manejo expectante

No geral, esses estudos não mostram benefícios esmagadores em comparação com os riscos maternos para o manejo expectante da pré-eclâmpsia grave nas mulheres com 24 a 32 semanas de gestação. Apesar desses problemas, a Society for Maternal-Fetal Medicine (2011) determinou que esse tratamento é uma alternativa razoável em mulheres selecionadas com pré-eclâmpsia grave antes de 34 semanas (Fig. 40-14). A Task Force (2013) apoia essa recomendação. Conforme mostrado na Tabela 40-10, tal tratamento precisa de supervisão materna e fetal hospitalar com o parto imediato por evidência de agravamento da pré-eclâmpsia grave ou comprometimento materno ou fetal. Embora na maioria dos casos sejam feitas tentativas de parto vaginal, a probabilidade de cesariana aumenta com a diminuição da idade gestacional.

Nossa visão é mais conservadora. Sem dúvida, o principal motivo para interromper as gestações com pré-eclâmpsia grave é a segurança materna. Na realidade, parece óbvio que um adiamento para prolongar a gestação nas mulheres com pré-eclâmpsia grave pode ter graves consequências maternas (ver Tab. 40-9). Essas observações são ainda mais pertinentes quando consideradas juntamente com a ausência de evidência convincente de que os resultados perinatais são acentuadamente melhorados pelo prolongamento médio da gravidez em cerca de 1 semana. Se realizado, as ressalvas que indicam o parto mostradas na Tabela 40-10 devem ser seguidas rigorosamente.

■ Corticosteroides para melhorar a síndrome HELLP

Pelo menos três ensaios randomizados avaliaram os benefícios de glicocorticoides administrados para melhorar as anormalidades laboratoriais associadas à síndrome HELLP. Primeiro, Fonseca e colaboradores (2005) randomizaram 132 mulheres com síndrome HELLP para a administração de dexametasona ou de

TABELA 40-10 Indicações para o parto em mulheres < 34 semanas de gestação manejadas de forma expectante

Terapia com corticosteroide para maturação pulmonar[a] e parto após estabilização materna:
Hipertensão grave não controlada
Eclâmpsia
Edema pulmonar
Descolamento prematuro de placenta
Coagulação intravascular disseminada
Condição fetal não tranquilizadora
Morte fetal

Terapia com corticosteroide para maturação pulmonar – adiar o parto por 48 horas se possível:
Ruptura de membranas ou trabalho de parto pré-termo
Trombocitopenia < 100.000/µL
Níveis de transaminases hepáticas duas vezes o limite superior da normalidade
Restrição de crescimento fetal
Oligoidrâmnio
Fluxo diastólico final reverso ao Doppler de artéria umbilical
Disfunção renal progressiva

[a]Dose inicial apenas, não atrasar o parto.
De Society for Maternal-Fetal Medicine, 2011, e Task Force of the American College of Obstetricians and Gynecologists, 2013.

placebo. Os resultados avaliados incluíram a duração da hospitalização, o tempo de recuperação dos resultados anormais dos exames laboratoriais, a recuperação dos parâmetros clínicos e as complicações, que consistiram em insuficiência renal aguda, edema pulmonar, eclâmpsia e morte. Nenhum desses foi significativamente diferente entre os dois grupos. Em outro estudo, 105 mulheres no pós-parto com síndrome HELLP foram designadas para tratamento com dexametasona ou placebo (Katz, 2008). Os desfechos foram analisados de modo semelhante ao estudo de Fonseca, não sendo encontrada vantagem com a dexametasona (Fig. 40-15). No terceiro estudo, as mulheres com pré-eclâmpsia receberam placebo ou metilprednisolona se a sua contagem de plaquetas estivesse entre 50.000 e 150.000/µL (Pourrat, 2016). Não foram encontrados benefícios com a terapia corticosteroide. Por esses achados, a Task Force de 2013 não recomenda o tratamento com corticosteroide para trombocitopenia com síndrome HELLP.

■ Terapias experimentais

Em vários estudos preliminares, diversas terapias foram usadas para reduzir os níveis séricos ou mitigar a ação de fatores antiangiogênicos. Algumas delas incluem a *aférese terapêutica*, realizada para reduzir os níveis séricos de sFlt-1 (Thadhani, 2016). A *pravastatina* foi administrada para a prevenção de pré-eclâmpsia (Cleary, 2014). O *citrato de sildenafila*, um inibidor da fosfodiesterase, foi administrado para a promoção de vasodilatação (Trapani, 2016; Vigil-De Gracia, 2016). Em um recente ensaio randomizado de 120 mulheres com pré-eclâmpsia de início precoce, não houve diferença no intervalo até o parto entre uma *infusão de antitrombina recombinante* e uma infusão de solução salina (Sibai, 2017).

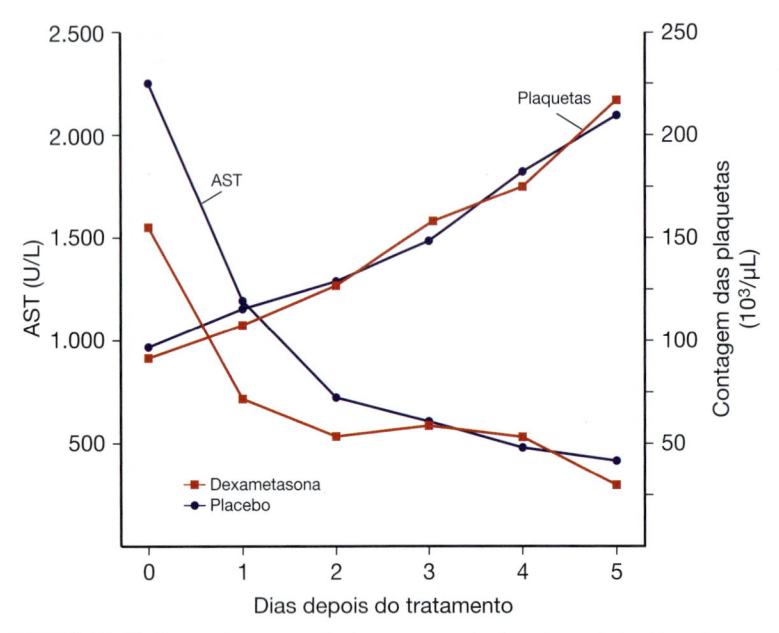

FIGURA 40-15 Tempos de recuperação das contagens de plaquetas e níveis séricos de aspartato-transaminase (AST) em mulheres com síndrome HELLP designadas para receber tratamento com dexametasona ou placebo. (Dados de Katz, 2008.)

ECLÂMPSIA

A pré-eclâmpsia complicada por convulsões tônico-clônicas generalizadas aumenta consideravelmente o risco para a mãe e o feto. Em um relato anterior, Mattar e Sibai (2000) descreveram os resultados em 399 mulheres consecutivas com eclâmpsia desde 1977 até 1998. As principais complicações maternas foram descolamento prematuro de placenta, 10%, déficits neurológicos, 7%, pneumonia por aspiração, 7%, edema pulmonar, 5%, parada cardiopulmonar, 4%, e insuficiência renal aguda, 4%. Além disso, 1% dessas mulheres morreram. Vários relatos subsequentes também descreveram taxas excessivas de morbidade e mortalidade maternas com a eclâmpsia, que também incluíram síndrome HELLP, embolia pulmonar e AVC (Andersgaard, 2006; Knight, 2007). Nos Países Baixos, houve três mortes maternas entre 222 mulheres eclâmpticas (Zwart, 2008). Dados da Irlanda e da Austrália são semelhantes (O'Connor, 2013; Thornton, 2013). Em perspectiva, isso é um aumento de 1.000 vezes em relação às taxas de morte materna para esses países.

Quase sem exceção, a pré-eclâmpsia precede o início das convulsões, porém isso às vezes passa despercebido. A eclâmpsia é mais comum no último trimestre e torna-se cada vez mais frequente à medida que o termo se aproxima. Nos últimos anos, a incidência de eclâmpsia pós-parto diminuiu, presumivelmente relacionado a melhor acesso ao cuidado pré-natal, detecção mais precoce de pré-eclâmpsia anteparto e uso profilático de sulfato de magnésio (Chames, 2002). Outros diagnósticos devem ser considerados nas mulheres com o início de convulsões em mais de 48 horas de pós-parto ou naquelas com déficits neurológicos focais, coma prolongado ou eclâmpsia atípica (Sibai, 2012).

■ Achados clínicos na eclâmpsia

As convulsões eclâmpticas podem ser violentas, e a mulher deve ser protegida, principalmente a sua via aérea. Os movimentos musculares são tão vigorosos que a mulher pode ser arremessada para fora do leito, e, quando não protegida, sua língua é mordida pela violenta ação da mandíbula (Fig. 40-16). Essa fase, em que os músculos se contraem e relaxam de maneira alternada, pode durar aproximadamente 1 minuto. De modo gradual, os movimentos musculares tornam-se menores e menos frequentes, com a mulher ficando, por fim, imóvel.

Depois de uma convulsão, a mulher se encontra em estado pós-ictal, mas, em algumas, há o estabelecimento de coma de duração variável. Quando as convulsões são infrequentes, a mulher costuma recuperar algum grau de consciência depois de cada crise. Quando desperta, pode se estabelecer um estado combativo semiconsciente. Nos casos graves, o coma persiste de uma convulsão para outra, podendo resultar em morte. Em casos raros, uma única convulsão pode ser seguida por coma, do qual a mulher pode nunca retornar. No entanto, como regra, a morte não ocorre até depois de convulsões frequentes. Por fim, as convulsões podem raramente continuar sem diminuir – *estado de mal epiléptico* –, requerendo sedação profunda e até mesmo anestesia geral para prevenir encefalopatia anóxica.

A frequência respiratória depois de uma convulsão eclâmptica costuma aumentar, podendo atingir 50 ou mais por minuto em resposta a hipercarbia, acidose láctica e hipoxia transitória. A cianose pode ser observada nos casos graves. A febre alta é um sinal de gravidade, porque provavelmente resulta da hemorragia cerebrovascular.

A proteinúria está geralmente presente, conforme discutido anteriormente (p. 720). O débito urinário pode diminuir de maneira apreciável, e por vezes desenvolve-se anúria. Pode haver hemoglobinúria, mas a hemoglobinemia é rara. Em geral, o edema facial e periférico é pronunciado, mas pode estar ausente (Fig. 40-17).

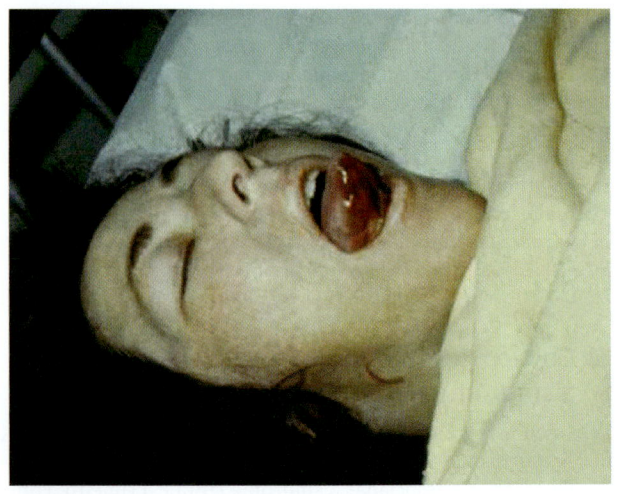

FIGURA 40-16 Hematoma de língua decorrente de laceração durante convulsão eclâmptica. A trombocitopenia pode ter contribuído para o sangramento.

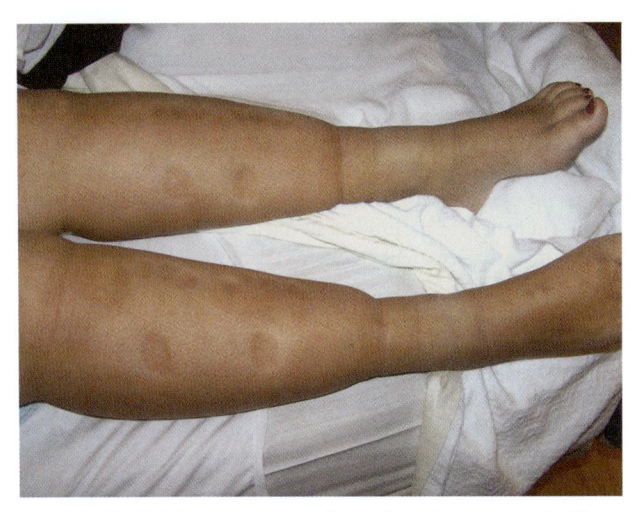

FIGURA 40-17 Edema grave em mulher nulípara jovem com pré-eclâmpsia anteparto. (Usada com permissão de Dr. Nidhi Shah.)

Da mesma forma que na pré-eclâmpsia grave, depois do parto um aumento no débito urinário costuma ser um sinal precoce da melhora. No caso de disfunção renal, os níveis séricos de creatinina são monitorados de forma seriada. A proteinúria e o edema costumam desaparecer 1 semana após o parto. Na maioria dos casos, a pressão arterial volta ao normal em alguns dias a 2 semanas depois do parto (Berks, 2009). Como discutido adiante, a hipertensão grave e persistente provavelmente é preditora de doença vascular crônica subjacente (Podymow, 2010).

Na eclâmpsia anteparto, o trabalho de parto pode começar de forma espontânea, logo depois que se estabelecem as convulsões, podendo progredir com rapidez. Quando a convulsão acontece durante o trabalho de parto, as contrações podem aumentar em frequência e intensidade, podendo a duração do trabalho de parto ser encurtada. Por causa da hipoxemia e acidose láctica materna causadas pelas convulsões, comumente a bradicardia fetal surge após uma convulsão (Fig. 40-18). A frequência cardíaca fetal geralmente melhora dentro de 2 a 10 minutos (Ambia, 2018). Quando ela persiste por mais que 10 minutos, outra causa de bradicardia, como o descolamento prematuro de placenta ou parto iminente, deve ser considerada.

O edema pulmonar pode ocorrer logo após as convulsões eclâmpticas ou até várias horas mais tarde. Ele costuma ser causado por pneumonite por aspiração em decorrência da inalação de conteúdo gástrico durante o vômito que, com frequência, acompanha as convulsões. Em algumas dessas mulheres, o edema pulmonar pode ser causado por insuficiência ventricular por aumento da pós-carga resultante da hipertensão grave. O edema pulmonar e a hipertensão podem piorar ainda mais devido à administração de líquidos intravenosos (Dennis, 2012b). Esse edema pulmonar decorrente da insuficiência ventricular é mais comum nas mulheres com obesidade mórbida e naquelas com hipertensão crônica anteriormente despercebida.

Por vezes, a morte súbita acontece de forma sincrônica com uma convulsão eclâmptica ou logo depois dela. Em tais casos, a morte resulta mais frequentemente de hemorragia cerebral massiva (ver Fig. 40-10). A hemiplegia pode resultar de hemorragia subletal. As hemorragias cerebrais são mais prováveis em mulheres com mais idade com hipertensão crônica subjacente.

Em cerca de 10% das mulheres eclâmpticas, algum grau de cegueira se segue a uma convulsão. As causas de cegueira ou de comprometimento da visão foram discutidas anteriormente (p. 724). A cegueira com pré-eclâmpsia grave sem convulsões geralmente se deve ao descolamento de retina (Vigil-De Gracia, 2011). Em contrapartida, a cegueira com eclâmpsia tipicamente decorre de edema do lobo occipital (Cunningham, 1995). Em ambos os casos, contudo, o prognóstico para a volta da função normal é bom, e geralmente se completa em 1 a 2 semanas de pós-parto.

Até 5% das mulheres com eclâmpsia têm alteração da consciência significativa, incluindo coma persistente, após uma convulsão. Isso se deve ao extenso edema cerebral, e a herniação transtentorial associada pode provocar morte (p. 723).

Raras vezes, a eclâmpsia é seguida por psicose e a mulher torna-se violenta. Isso pode durar vários dias a até 2 semanas. O prognóstico para o retorno à função normal é bom, desde que não haja doença mental prévia. Supõe-se que seja similar à psicose pós-parto, discutida em detalhes no Capítulo 61 (p. 1179). Os medicamentos antipsicóticos mostraram-se efetivos nos poucos casos de psicose pós-eclâmpsia tratados no Parkland Hospital.

Geralmente, é mais provável que a eclâmpsia seja diagnosticada com frequência excessiva em vez de passar despercebida. Epilepsia, encefalite, meningite, tumor cerebral, neurocisticercose, embolia de líquido amniótico, cefalalgia pós-punção dural e ruptura de aneurisma cerebral durante o final da gravidez ou no puerpério podem simular eclâmpsia. No entanto, até que essas outras causas sejam excluídas, todas as mulheres grávidas com convulsões devem ser consideradas portadoras de eclâmpsia.

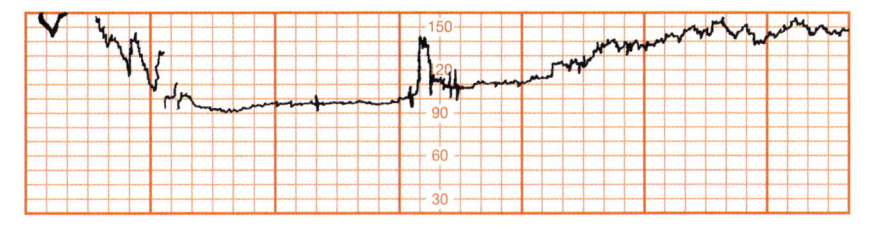

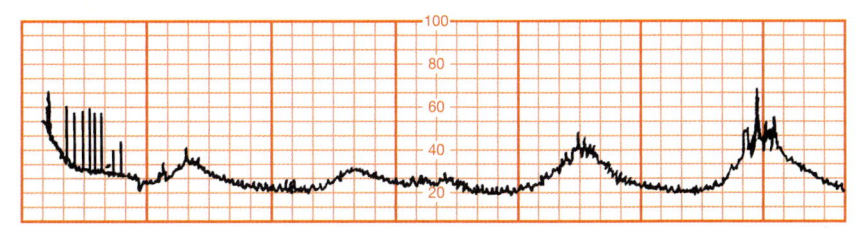

FIGURA 40-18 Traçado da frequência cardíaca fetal mostra bradicardia após uma convulsão eclâmptica intraparto. A bradicardia desapareceu, e a variabilidade entre batimentos retornou aproximadamente 5 minutos após a convulsão.

Manejo da eclâmpsia

O sulfato de magnésio é altamente efetivo na prevenção de convulsões em mulheres com pré-eclâmpsia e na sua interrupção naquelas com eclâmpsia. Em sua revisão, Chesley (1978) citou dados observacionais de Pritchard e colaboradores (1955, 1975) no Parkland Hospital e de sua própria instituição. Naquele momento, a maioria dos tratamentos para pré-eclâmpsia nos Estados Unidos aderiam a uma mesma filosofia, a qual ainda está em uso:

1. Controle das convulsões utilizando uma dose de ataque intravenosa de sulfato de magnésio, seguindo-se por uma dose de manutenção geralmente intravenosa de sulfato de magnésio
2. Administração intermitente de medicamento anti-hipertensivo para diminuir a pressão arterial sempre que for considerada perigosamente alta
3. Evitar os diuréticos a menos que haja edema pulmonar evidente, limitação da administração de líquidos intravenosos a não ser que a perda de líquido seja excessiva, e evitar os agentes hiperosmóticos
4. Parto do feto para resolver a pré-eclâmpsia

Sulfato de magnésio para controlar as convulsões

O sulfato de magnésio administrado por via parenteral é um anticonvulsivante efetivo que evita a depressão do sistema nervoso central. Ele pode ser administrado por via intravenosa por infusão contínua ou via intramuscular por injeção intermitente (Tab. 40-11). As dosagens para a pré-eclâmpsia grave são idênticas às da eclâmpsia. Como o trabalho de parto e o parto constituem um momento mais provável para que se desenvolvam as convulsões, as mulheres com pré-eclâmpsia/eclâmpsia comumente recebem sulfato de magnésio durante o trabalho de parto e por 24 horas após o parto.

Nos Estados Unidos, o sulfato de magnésio é quase universalmente administrado por via intravenosa. É preocupante que as soluções de sulfato de magnésio, embora de preparação pouco dispendiosa, não estejam prontamente disponíveis em todas as regiões do mundo em desenvolvimento. Além disso, mesmo quando as soluções estão disponíveis, a tecnologia para a sua infusão pode não estar. Por isso, não se deve esquecer que o medicamento pode ser fornecido por via intramuscular e que essa via é tão efetiva quanto a administração intravenosa (Salinger, 2013). Em dois relatos provenientes da Índia, os esquemas intramusculares eram quase equivalentes na prevenção das convulsões recorrentes e mortes maternas em mulheres com eclâmpsia (Chowdhury, 2009; Jana, 2013). Essas observações estão de acordo com observações anteriores do Parkland Hospital (Pritchard, 1975, 1984).

O sulfato de magnésio não é administrado para tratar a hipertensão. O magnésio mais provavelmente exerce uma ação anticonvulsivante específica sobre o córtex cerebral. Geralmente, a mãe para de convulsionar após a dose de ataque de 4 g. Em torno de 1 a 2 horas depois, recupera a consciência o suficiente para estar orientada no tempo e no espaço.

As dosagens de sulfato de magnésio apresentadas na Tabela 40-11 geralmente resultam nos níveis de magnésio plasmático ilustrados na Figura 40-19. Quando o sulfato de magnésio é administrado para interromper as convulsões eclâmpticas, 10 a 15% das mulheres apresentam uma convulsão subsequente. Nesse caso, uma dose adicional de 2 g de sulfato de magnésio em uma solução a 20% deve ser lentamente administrada por via intravenosa. Em uma mulher de pequeno porte, essa dose adicional de 2 g pode ser usada uma única vez, mas pode ser fornecida duas vezes, quando necessário, em mulher de maior porte. Em apenas 5 das 245 mulheres com eclâmpsia no Parkland Hospital foi necessário utilizar a medicação suplementar para controlar as convulsões (Pritchard, 1984). Para essas, um barbitúrico intravenoso é lentamente administrado. O midazolam ou o lorazepam podem também ser administrados em uma pequena dose única, mas o uso prolongado deve ser evitado pois está associado a uma taxa de mortalidade mais elevada por pneumonia aspirativa (Royal College of Obstetricians and Gynaecologists, 2006).

A terapia de manutenção com sulfato de magnésio deve tradicionalmente continuar por 24 horas depois do parto. Para

TABELA 40-11 Programação das dose de sulfato de magnésio para a pré-eclâmpsia grave e eclâmpsia

Infusão intravenosa (IV) contínua
Administrar dose inicial de 4 a 6 g de sulfato de magnésio, diluídos em 100 mL de líquido IV durante 15 a 20 minutos
Iniciar com 2 g/h em 100 mL de líquido de manutenção IV. Alguns autores recomendam 1 g/h
Monitorar a toxicidade pelo magnésio:
Avaliar periodicamente os reflexos tendíneos profundos
Alguns medem o nível sérico de magnésio em 4-6 horas e ajustam a infusão para manter os níveis entre 4 e 7 mEq/L (4,8 a 8,4 mg/dL)
Medir os níveis séricos de magnésio em caso de creatinina sérica ≥ 1,0 mg/dL
O sulfato de magnésio é suspenso 24 horas após o parto
Injeções intramusculares intermitentes
Administrar 4 g de sulfato de magnésio ($MgSO_4 \cdot 7H_2O$ USP) como solução IV a 20% com velocidade que não exceda a 1 g/min
Imediatamente com 10 g de solução de sulfato de magnésio a 50%, metade (5 g) em injeção profunda no quadrante superior externo de cada nádega através de agulha calibre 20 de 3 polegadas. (A adição de 1,0 mL de lidocaína a 2% minimiza o desconforto.) Se as convulsões persistirem após 15 minutos, administrar até 2 g mais por via IV como uma solução de 20% a uma velocidade não excedendo 1 g/min. Se a mulher for grande, até 4 g podem ser administrados lentamente
A cada 4 horas depois disso, administrar 5 g de solução de sulfato de magnésio a 50%, injetada profundamente no quadrante superior externo de nádegas alternadas, mas somente depois de garantir que:
O reflexo patelar está presente
A respiração não está deprimida e
O débito urinário das últimas 4 horas foi maior que 100 mL
O sulfato de magnésio é suspenso 24 horas após o parto

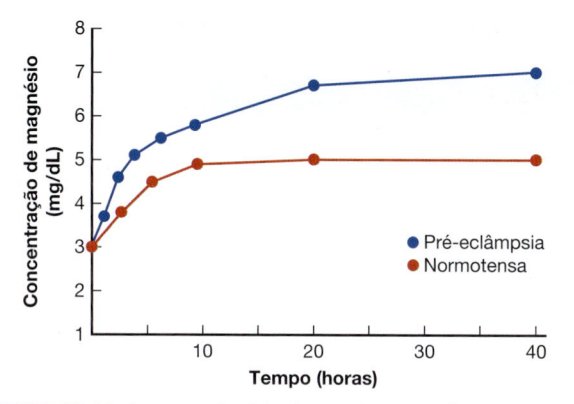

FIGURA 40-19 Concentração sérica de magnésio em mulheres normotensas e eclâmpticas após uma dose de ataque de 4 g de sulfato de magnésio e uma infusão de 2 g/h. (Dados de Brookfield, 2016.)

a eclâmpsia que se desenvolve no pós-parto, o sulfato de magnésio deve ser administrado por 24 horas depois do início das convulsões. Alguns pesquisadores reduziram a duração dessa terapia para 12 horas e não encontraram convulsões (Anjum, 2016; Ehrenberg, 2006; Kashanian, 2016). E, mais recentemente, Ludmir e colaboradores (2017) descreveram desfechos salutares quando a terapia com sulfato de magnésio era suspensa após o parto. No entanto, esses estudos são pequenos, e os regimes abreviados de sulfato de magnésio precisam de mais estudos antes de serem rotineiramente implementados.

Farmacologia e toxicologia

Usando os padrões da United States Pharmacopeia (USP), o USP do sulfato de magnésio é $MgSO_4 \cdot 7H_2O$, e ele contém 8,12 mEq de magnésio por 1 g. O magnésio administrado por via parenteral é quase totalmente depurado por excreção renal, sendo a intoxicação por magnésio incomum quando a taxa de filtração glomerular se mantém ou fica apenas discretamente menor. O débito urinário adequado geralmente se correlaciona com taxas de filtração glomerular preservadas. Dito isso, a excreção de magnésio não é dependente do fluxo urinário, e o volume urinário por unidade de tempo não prediz, por si só, a função renal. *Dessa maneira, os níveis séricos de creatinina devem ser determinados para detectar a diminuição da taxa de filtração glomerular.*

As convulsões eclâmpticas são quase sempre prevenidas ou interrompidas por níveis de magnésio no plasma mantidos em 4 a 7 mEq/L (4,8 a 8,4 mg/dL ou 2,0 a 3,5 mmol/L). Porém, uma revisão da farmacocinética do magnésio mostrou que a maioria dos esquemas resulta em níveis séricos de magnésio muito menores (Okusanya, 2016). Isso ocorre principalmente se a infusão for de apenas 1 g/h (Yefet, 2017). É importante observar que a epidemia de obesidade afetou essas observações (Cunningham, 2016). Tudela e colaboradores (2013) descreveram nossas observações do Parkland Hospital com administração de magnésio a mulheres obesas. Mais de 60% das mulheres cujo índice de massa corporal (IMC) excedia 30 kg/m² e que estavam recebendo a dose de 2 g/h tinham níveis subterapêuticos em 4 horas. Assim, as mulheres obesas poderiam requerer 3 g/h para manter níveis plasmáticos efetivos. No entanto, atualmente não se costuma recomendar determinações rotineiras do nível de magnésio (American College of Obstetricians and Gynecologists, 2013b; Royal College of Obstetricians and Gynaecologists, 2006).

Os reflexos patelares desaparecem quando o nível plasmático de magnésio alcança 10 mEq/L (cerca de 12 mg/dL), presumivelmente por causa de uma ação curariforme. Este sinal serve para alertar quanto a uma intoxicação iminente por magnésio. Quando os níveis no plasma sobem acima de 10 mEq/L, a respiração fica enfraquecida. Ao alcançar 12 mEq/L ou níveis mais altos, ocorrem paralisia respiratória e parada respiratória (Somjen, 1966). *O tratamento com gliconato de cálcio ou cloreto de cálcio, 1 g por via intravenosa, juntamente com a suspensão do sulfato de magnésio, geralmente revertem a depressão respiratória leve a moderada.* Um desses agentes deve estar prontamente disponível sempre que o magnésio estiver sendo infundido. Infelizmente, os efeitos do cálcio administrado por via intravenosa podem ser de curta duração quando há um nível tóxico em estado de equilíbrio. Para a depressão respiratória grave e parada respiratória, a intubação traqueal e ventilação mecânica imediatas podem salvar a vida. Os efeitos tóxicos diretos sobre o miocárdio em virtude dos altos níveis de magnésio são incomuns (McCubbin, 1981; Morisaki, 2000).

Como o magnésio é depurado quase exclusivamente por excreção renal, as dosagens descritas se tornam excessivas se a filtração glomerular estiver substancialmente diminuída. A dose de ataque inicial de 4 g de sulfato de magnésio pode ser administrada com segurança, independentemente da função renal. É importante administrar a dose de ataque padrão e não reduzi-la sob a concepção errada de que isso é necessário pela diminuição da função renal. Isso ocorre porque, após a distribuição, uma dose de ataque *atinge* o nível terapêutico desejado e a infusão *mantém* o nível de estado de equilíbrio. *Dessa forma, apenas a taxa de infusão de manutenção deve ser alterada em caso de diminuição da taxa da filtração glomerular.* A função renal é estimada por meio da medição da creatinina plasmática. Sempre que os níveis plasmáticos de creatinina forem > 1 mg/mL, os níveis séricos de magnésio são utilizados para ajustar a velocidade de infusão.

Depois de uma dose intravenosa de 4 g administrada durante 15 minutos, a pressão arterial média cai um pouco, acompanhada por um aumento de 13% no índice cardíaco (Cotton, 1986b). Assim, o magnésio diminui a resistência vascular sistêmica e a pressão arterial média. Ao mesmo tempo, o débito cardíaco aumenta. Esses achados coincidem com náuseas e rubor transitórios, e os efeitos cardiovasculares persistem por apenas 15 minutos apesar da infusão contínua de magnésio.

Thurnau e colaboradores (1987) mostraram que a terapia com magnésio levava a um aumento pequeno, mas significativo, na concentração total de magnésio no líquido cerebrospinal. A magnitude do aumento foi diretamente proporcional à concentração sérica correspondente.

Outros efeitos

O magnésio tem efeitos anticonvulsivantes e neuroprotetores em diversos modelos animais. Alguns mecanismos de ação propostos são: (1) liberação pré-sináptica reduzida do neurotransmissor glutamato; (2) bloqueio dos receptores de *N*-metil-D-aspartato (NMDA) glutamatérgicos; (3) potencialização da ação da adenosina; (4) melhora do tamponamento do cálcio pelas mitocôndrias; e (5) bloqueio da entrada de cálcio por meio dos canais controlados por voltagem (Arango, 2008; Wang, 2012).

No útero, as concentrações séricas de magnésio relativamente altas diminuem a contratilidade do miométrio tanto *in vivo* quanto *in vitro*. Com o esquema sugerido, não foi observada depressão miometrial, exceto por uma redução transitória na atividade durante e imediatamente após a dose de ataque intravenosa

TABELA 40-12 Ensaios comparativos randomizados de sulfato de magnésio *versus* fenitoína e diazepam para evitar convulsões eclâmpticas recorrentes

	Sulfato de magnésio	Fenitoína	Diazepam
Convulsões recorrentes[a]	60/453 (13%)	126/452 (28%)	–
	22/388 (5,6%)	–	66/389 (17%)
Mortes maternas[b]	10/388 (2,6%)	20/387 (5,2%)	–
	17/453 (3,8%)	–	24/452 (5,3%)

[a]Todas as comparações $p < 0,01$.
[b]Comparações individuais não significativas, comparação combinada $p < 0,05$.
Dados de Eclampsia Trial Collaborative Group, 1995.

(Leveno, 1998; Szal, 1999; Witlin, 1997). A perda de sangue no parto não é aumentada pelo tratamento padrão com magnésio (Graham, 2016). Porém, a inibição da contratilidade uterina é dependente da dose de magnésio, e níveis séricos de pelo menos 8 a 10 mEq/L são necessários para inibir as contrações uterinas (Watt-Morse, 1995).

Efeitos fetal e neonatal

O magnésio administrado por via parenteral atravessa prontamente a placenta para alcançar o equilíbrio no soro fetal, porém em menor grau no líquido amniótico (Hallak, 1993). Os níveis no líquido amniótico aumentam conforme a duração da infusão materna (Gortzak-Uzan, 2005). O sulfato de magnésio tem efeitos pequenos, mas significativos, sobre o padrão da frequência cardíaca fetal, especificamente a variabilidade entre batimentos (Hallak, 1999). Duffy e colaboradores (2012) registraram uma frequência cardíaca basal mais baixa que se encontrava dentro da faixa normal, variabilidade diminuída e menos desacelerações prolongadas. Eles não observaram resultados adversos.

Em geral, a terapia materna com magnésio parece segura para perinatos (Drassinower, 2015). Um recente estudo da MFMU Network com mais de 1.500 neonatos pré-termo expostos não encontrou nenhuma associação entre a necessidade de reanimação neonatal e os níveis de magnésio no sangue do cordão (Johnson, 2012). Todavia, existem alguns eventos adversos neonatais associados ao seu uso. Em um estudo no Parkland Hospital com 6.654 recém-nascidos expostos, em sua maioria a termo, 6% apresentavam hipotonia (Abbassi-Ghavanati, 2012). Além disso, os neonatos expostos tinham índices de Apgar em 1 e 5 minutos mais baixos, uma taxa de intubação mais elevada e mais admissões na enfermaria de cuidados especiais. O estudo mostrou que a depressão neonatal ocorre apenas se houver hipermagnesemia grave no parto.

Os estudos de observação sugerem um efeito protetor do magnésio contra o desenvolvimento da paralisia cerebral em neonatos com peso de nascimento muito baixo (Nelson, 1995; Schendel, 1996). Pelo menos cinco ensaios randomizados também avaliaram os efeitos fetais neuroprotetores em recém-nascidos pré-termo. Esses achados são discutidos em detalhes no Capítulo 42 (p. 824). Nguyen e colaboradores (2013) expandiram essa possibilidade para incluir a neuroproteção ao recém-nascido a termo, mas os dados não foram suficientes para chegar a alguma conclusão.

Por fim, em casos de trabalho de parto pré-termo, o magnésio tem sido administrado por vários dias para a tocólise (Cap. 42, p. 826). A administração nessas circunstâncias foi associada a osteopenia neonatal (American College of Obstetricians and Gynecologists, 2016c).

Segurança materna e eficácia

O estudo multinacional Eclampsia Trial Collaborative Group (1995) envolveu 1.687 mulheres com eclâmpsia alocadas de maneira aleatória para um de três diferentes esquemas anticonvulsivantes: sulfato de magnésio, diazepam ou fenitoína (Tab. 40-12). Em conjunto, a terapia com sulfato de magnésio foi associada a uma incidência significativamente mais baixa de convulsões recorrentes (9,7%) em comparação ao tratamento com fenitoína (28%) ou diazepam (17%). É importante observar que taxa de mortalidade materna agregada de 3,2% com o sulfato de magnésio foi significativamente menor que a de 5,2% com os outros dois esquemas.

Em sua revisão com mais de 9.500 mulheres tratadas, Smith e colaboradores (2013) relataram que a taxa global de ausência dos reflexos do tendão patelar foi de 1,6%; a depressão respiratória foi de 1,3%; e a administração de gliconato de cálcio foi de 0,2%. Apenas uma mãe morreu devido à toxicidade por magnésio. Nossas experiências são semelhantes. Nos mais de 60 anos de uso do magnésio no Parkland Hospital, apenas uma mulher morreu por dosagem excessiva (Pritchard, 1984).

CONSIDERAÇÕES SOBRE O MANEJO

■ Manejo da hipertensão grave

A hipertensão grave pode provocar hemorragia cerebrovascular e encefalopatia hipertensiva, além de desencadear convulsões eclâmpticas nas mulheres com pré-eclâmpsia. Outras complicações incluem descolamento prematuro de placenta e insuficiência cardíaca congestiva induzida por elevação da pós-carga pela hipertensão.

Em virtude dessas sequelas graves, o grupo de trabalho do National High Blood Pressure Education Program (NHBPEP) (2000) e a Task Force de 2013 recomendam tratamento para diminuir as pressões sistólicas para 160 mmHg ou menos e as pressões diastólicas para 110 mmHg ou menos. Martin e colaboradores (2005, 2016) relataram observações interessantes que realçam a importância do tratamento da hipertensão sistólica. Eles descreveram 28 mulheres selecionadas com pré-eclâmpsia grave que sofreram AVC associado. A maior parte foi de AVC hemorrágico, 93%, e todas as mulheres tinham pressões sistólicas > 160 mmHg antes de sofrer o AVC. Diferentemente, apenas 20% dessas mulheres tinham pressões diastólicas > 110 mmHg.

A partir de outras observações, parece provável que pelo menos metade dos AVCs hemorrágicos graves associados à pré-eclâmpsia acontecem em mulheres com hipertensão crônica (Cunningham, 2005). A hipertensão de longa duração resulta no desenvolvimento de *aneurismas de Charcot-Bouchard* nas artérias de penetração profunda do ramo lenticuloestriado das artérias cerebrais médias. Esses vasos suprem os gânglios da base, o putame, o tálamo e a substância branca profunda adjacente, bem como a ponte e o cerebelo profundo. Tais enfraquecimentos aneurismáticos predispõem essas pequenas artérias à ruptura com episódios súbitos de hipertensão.

Vários fármacos estão disponíveis para diminuir com rapidez a pressão arterial perigosamente elevada em mulheres com distúrbios hipertensivos gestacionais. Os três mais comumente empregados são hidralazina, labetalol e nifedipino. Durante anos, a hidralazina parenteral foi o único dos três a estar disponível. No entanto, quando o labetalol parenteral foi introduzido posteriormente, comprovou-se igualmente efetivo para uso obstétrico. O nifedipino administrado por via oral também ganhou popularidade desde então. Todos esses três são recomendados como agentes de primeira linha pelo American College of Obstetricians and Gynecologists (2017a).

Hidralazina

Provavelmente, esse é ainda o agente anti-hipertensivo mais usado nos Estados Unidos para o tratamento de mulheres com hipertensão gestacional grave. A hidralazina é administrada por via intravenosa com uma dose inicial de 5 a 10 mg, seguida por doses de 10 mg em intervalos de 15 a 20 minutos até uma resposta satisfatória ser obtida. Embora administremos uma terceira dose, o American College of Obstetricians and Gynecologists (2017a) recomenda a terapia com labetalol se a hipertensão grave persistir após a segunda dose. Antes ou durante o parto, o alvo de resposta é uma redução na pressão sistólica para < 160 mmHg e da pressão diastólica para 90 a 110 mmHg. Pressões diastólicas mais baixas arriscam comprometer a perfusão placentária. A hidralazina se provou muito efetiva para prevenir a hemorragia cerebral. Seu início de ação pode em até 10 minutos. Embora a administração repetida a cada 15 a 20 minutos possa, em teoria, levar a uma hipotensão indesejada, isso não ocorreu em nossa experiência quando administramos o fármaco em incrementos de 5 a 10 mg.

No Parkland Hospital, entre 5 e 10% de todas as mulheres com distúrbios hipertensivos intraparto recebem um agente anti-hipertensivo parenteral. Antes do parto, costumamos administrar a hidralazina conforme descrito. Não limitamos a dose total, e raramente é necessário um segundo agente anti-hipertensivo. Estimamos que quase 6.000 mulheres foram tratadas dessa forma no Parkland Hospital durante os últimos 50 anos. Embora menos popular na Europa, a hidralazina é usada em alguns centros de acordo com o Royal College of Obstetricians and Gynaecologists (2006).

Para pressões arteriais mais elevadas, há uma tendência para a administração de uma dose inicial maior de hidralazina. Porém, isso deve ser evitado. A resposta, mesmo às doses de 5 a 10 mg, não pode ser prevista pelo nível da hipertensão. Assim, nosso protocolo sempre é o de administrar 5 mg como a dose inicial. Uma resposta adversa ao exceder tal dose inicial é mostrada na **Figura 40-20**. Essa mulher tinha hipertensão crônica complicada por pré-eclâmpsia sobreposta grave, e a hidralazina foi injetada com frequência maior que a recomendada. Sua pressão arterial em menos de 1 hora caiu de 240-270/130-150 mmHg para 110/80 mmHg. As desacelerações da frequência cardíaca fetal características da insuficiência uteroplacentária ficaram evidentes. Essas desacelerações persistiram até que sua pressão arterial fosse aumentada com a infusão rápida de cristaloide. Em alguns casos, tal resposta fetal à perfusão uterina diminuída pode ser confundida com o descolamento prematuro de placenta e resultar em cesariana de emergência desnecessária e potencialmente perigosa.

Labetalol

Esse agente anti-hipertensivo intravenoso efetivo é um bloqueador α e β não seletivo. Alguns preferem sua utilização em relação à hidralazina por causa da menor quantidade de efeitos colaterais. No Parkland Hospital, administramos inicialmente 10 mg por via intravenosa. Quando a pressão arterial não diminui até o nível desejado em 10 minutos, administram-se 20 mg. A próxima dose adicional em 10 minutos é de 40 mg, seguida por outros 40 mg quando necessário. Se uma resposta satisfatória não é alcançada, é administrada uma dose de 80 mg. Sibai (2003) recomenda 20 a 40 mg a cada 10 a 15 minutos, quando necessário, e uma dose máxima de 220 mg por ciclo de tratamento. O American College of Obstetricians and Gynecologists (2017a) recomenda iniciar com uma dose intravenosa inicial de 20 mg. Quando ela não é efetiva em 10 minutos, segue-se 40 mg e depois 80 mg a cada 10 minutos. Se a hipertensão persistir, é administrada a hidralazina.

Estudos comparativos de hidrazina *versus* labetalol mostram resultados equivalentes (Umans, 2015). Em um ensaio, o labetalol reduziu a pressão arterial mais rapidamente, e a taquicardia associada foi mínima. Porém, a hidralazina diminuiu as pressões arteriais médias para níveis seguros de modo mais efetivo (Mabie, 1987). Em outro ensaio, os desfechos maternos e neonatais foram semelhantes (Vigil-De Gracia (2007). A hidralazina provocou significativamente mais taquicardia materna e palpitações, e o labetalol causou, com maior frequência, hipotensão e bradicardia maternas. Ambos os fármacos foram associados a uma frequência reduzida das acelerações da frequência cardíaca fetal (Cahill, 2013). O labetalol não é administrado a mulheres asmáticas.

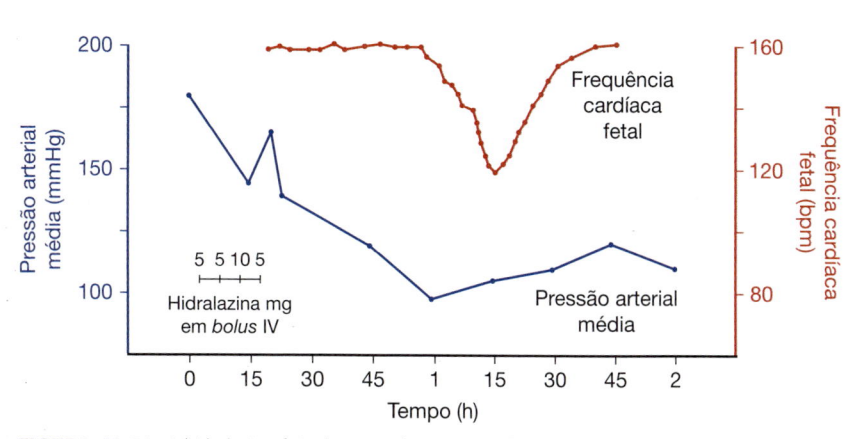

FIGURA 40-20 A hidralazina foi administrada em intervalos de 5 minutos em vez de intervalos de 15 minutos. A pressão arterial média diminuiu de 180 para 90 mmHg em 1 hora e foi associada à bradicardia fetal. A infusão rápida de cristaloide elevou a pressão média para 115 mmHg, e o feto se recuperou.

Nifedipino

Esse agente bloqueador dos canais de cálcio administrado por via oral tornou-se popular por causa da sua eficácia para controlar a hipertensão aguda relacionada com a gravidez. O American College of Obstetricians and Gynecologists (2017a), o NHBPEP Working Group (2000) e o Royal College of Obstetricians and Gynaecologists (2006) recomendam que uma dose oral inicial de liberação imediata de 10 mg seja seguida em 20 a 30 minutos, quando necessário, por outra dose de 10 a 20 mg. Se isso não for satisfatório, administra-se o labetalol. *O nifedipino administrado por via sublingual não é mais recomendado.* Essa via está associada a efeitos perigosamente rápidos e extensos. Ensaios randomizados comparando nifedipino com labetalol não concluíram que um deles fosse definitivamente superior, mas o nifedipino baixa a pressão arterial mais rapidamente (Scardo, 1999; Shekhar, 2016; Vermillion, 1999). Por fim, o nifedipino não potencializa os efeitos relacionados com o magnésio (Magee, 2015).

Outros agentes anti-hipertensivos

Alguns outros agentes anti-hipertensivos geralmente disponíveis foram testados em ensaios clínicos, mas não são amplamente utilizados (Umans, 2015). Eles incluem verapamil, nitroglicerina, nitroprusseto, cetanserina, nicardipino e nimodipino (Belfort, 1990, 2003; Bolte, 2001; Cornette, 2016). Também existem agentes anti-hipertensivos experimentais que podem se tornar úteis para o tratamento da pré-eclâmpsia (Lam, 2013).

Diuréticos

Os diuréticos de alça potentes podem comprometer ainda mais a perfusão placentária. Os efeitos imediatos incluem a redistribuição do volume intravascular, que, com mais frequência, já está reduzido na pré-eclâmpsia grave (p. 718). Por conseguinte, antes do parto, os diuréticos não são usados para diminuir a pressão arterial (Zeeman, 2009; Zondervan, 1988). Limitamos o uso *anteparto* da furosemida ou de medicamentos similares apenas ao tratamento do edema de pulmão.

■ Terapia hídrica

A solução de Ringer lactato é rotineiramente administrada em uma velocidade entre 60 e 125 mL/h, a menos que haja perda hídrica incomum decorrente de vômito, diarreia ou diaforese, ou mais provavelmente, de perda sanguínea excessiva com o parto. A oligúria é comum com a pré-eclâmpsia grave. Dessa maneira, sabendo-se que o volume sanguíneo materno pode estar reduzido em comparação ao da gestação normal, deve-se tentar administrar líquidos intravenosos com maior vigor. No entanto, a administração controlada e conservadora de líquidos é preferível para a mulher típica com pré-eclâmpsia grave, a qual já tem excesso de líquido extracelular distribuído de forma inadequada entre os espaços intra e extravascular. A infusão de grande volume de líquido aumenta a má distribuição e, por conseguinte, aumenta apreciavelmente o risco de edema pulmonar e cerebral (Dennis, 2012a; Sciscione, 2003; Zinaman, 1985). Assim, para as mulheres pré-eclâmpticas com anúria, pequenas doses crescentes podem ser administradas para manter o débito urinário acima de 30 mL por hora. O volume intravascular diminuído por hemorragia ou perda de líquidos por vômitos ou febre também pode ser reposto por doses em *bolus* crescentes. Para analgesia no trabalho de parto com analgesia neuraxial, realizam-se infusões de cristaloides lentas em quantidades graduais (Cap. 25, p. 496).

Edema pulmonar

Nas mulheres com pré-eclâmpsia grave com edema pulmonar, este se desenvolve mais frequentemente no período pós-parto (Cunningham, 1986, 2012; Zinaman, 1985). Na suspeita de edema pulmonar, deve ser excluída a aspiração do conteúdo gástrico, que pode ser resultado de convulsões, anestesia ou sedação excessiva. Há três causas comuns de edema agudo de pulmão nas mulheres com pré-eclâmpsia grave: edema por permeabilidade capilar pulmonar, edema cardiogênico ou uma combinação dos dois.

Algumas mulheres com pré-eclâmpsia grave, especialmente se receberem reposição hídrica vigorosa, terão congestão pulmonar leve em decorrência do edema por permeabilidade. Ela é causada pelas alterações normais da gravidez amplificadas pela pré-eclâmpsia. É importante salientar que a pressão oncótica plasmática diminui significativamente na gravidez a termo normal por causa da menor concentração sérica de albumina, e a pressão oncótica cai ainda mais com a pré-eclâmpsia (Zinaman, 1985). Além disso, tanto a maior pressão oncótica do líquido extravascular quanto a maior permeabilidade capilar foram descritas nas mulheres com pré-eclâmpsia (Brown, 1989; Øian, 1986).

Monitoração hemodinâmica invasiva

O conhecimento relativo às alterações fisiopatológicas cardiovasculares e hemodinâmicas associadas à pré-eclâmpsia grave e eclâmpsia resultou de estudos feitos com o uso da monitoração invasiva e um cateter de artéria pulmonar dirigido por fluxo (ver Fig. 40-5). Duas condições frequentemente citadas como indicações são a pré-eclâmpsia associada à oligúria e aquela associada ao edema pulmonar (Clark, 2010). Curiosamente, em geral é o tratamento agressivo da primeira que resulta na maioria dos casos da última. A Task Force (2013) recomenda que não se faça a monitoração invasiva rotineira. Essa monitoração deve ser reservada para as mulheres gravemente pré-eclâmpticas com associação de doença cardíaca, doença renal, ou ambas, ou nos casos de hipertensão refratária, oligúria e edema pulmonar.

■ Expansão do volume plasmático

Como a síndrome de pré-eclâmpsia está associada a hemoconcentração, alguns autores infundiram fluidos variados, polímeros de amido, concentrados de albumina ou combinações desses, para expandir o volume sanguíneo (Ganzevoort, 2004). Estudos observacionais mais antigos descreveram complicações graves – principalmente edema pulmonar – com a expansão do volume (Benedetti, 1985; López-Llera, 1982; Sibai, 1987b).

O ensaio randomizado de Amsterdã relatado por Ganzevoort e colaboradores (2005a,b) foi uma pesquisa bem delineada feita para avaliar a expansão de volume. Um total de 216 mulheres com pré-eclâmpsia grave foram designadas entre 24 e 34 semanas de gestação. Eles também incluíram mulheres cuja pré-eclâmpsia foi complicada pela síndrome HELLP, eclâmpsia ou restrição do crescimento fetal. No grupo aleatoriamente designado para a expansão de volume, cada mulher recebeu 250 mL de hidroxietilamida a 6% infundidos durante 4 horas, duas vezes ao dia. Seus resultados foram comparados com um grupo-controle, e nenhum dos desfechos foi significativamente diferente (Tab. 40-13). É importante salientar que a morbidade materna grave e uma taxa de mortalidade perinatal significativa acompanharam o manejo "expectante" (ver Tab. 40-9).

TABELA 40-13 Desfechos maternos e perinatais em ensaio randomizado da expansão do volume plasmático *versus* infusão de soro fisiológico em 216 mulheres com pré-eclâmpsia grave entre 24 e 34 semanas

Desfechos	Grupo-controle[a] (n = 105)	Grupo de tratamento[a] (n = 111)
Desfechos maternos (%)		
Eclâmpsia	1,9	1,8
HELLP	19,0	17,0
Edema pulmonar	2,9	4,5
Descolamento prematuro da placenta	3,8	1,0
Desfechos perinatais		
Mortes fetais (%)	7	12
Prolongamento da gravidez (média)	11,6 dias	6,7 dias
IGE ao morrer (média)	26,7 semanas	26,3 semanas
Peso ao nascer (média)	625 g	640 g
Nascidos vivos (%)	93	88
Prolongamento da gravidez (média)	10,5 dias	7,4 dias
IGE no parto (média)	31,6 semanas	31,4 semanas
SDR (%)	30	35
Morte neonatal (%)	7,6	8,1
Taxa de mortalidade perinatal (por 1.000)	142/1.000	207/1.000

[a]Todas as comparações $p > 0,05$.
IGE, idade gestacional estimada; HELLP, hemólise, níveis elevados de enzimas hepáticas, contagem baixa de plaquetas; SDR, síndrome da disfunção respiratória.
Dados de Ganzevoort, 2005a,b.

■ Neuroprofilaxia – prevenção de convulsões

Vários ensaios randomizados testaram a eficácia da profilaxia da convulsão para as mulheres com hipertensão gestacional com ou sem proteinúria. Na maioria, o sulfato de magnésio foi comparado com outro anticonvulsivante ou com um placebo.

Em todos os estudos, relatou-se que o sulfato de magnésio é superior ao agente em comparação para evitar a eclâmpsia. Quatro dos maiores estudos estão resumidos na Tabela 40-14. No estudo do Parkland Hospital, a terapia com sulfato de magnésio foi superior à fenitoína para evitar as convulsões eclâmpticas nas

TABELA 40-14 Ensaios comparativos randomizados da profilaxia com sulfato de magnésio e placebo ou outro anticonvulsivante em mulheres com hipertensão gestacional

	N com convulsões/N total de tratadas (%)		
Estudo/inclusões	Sulfato de magnésio	Controles	Comparação[a]
Lucas et al. (1995)		Fenitoína	
Hipertensão gestacional[b]	0/1.049 (0)	10/1.089 (0,9)	$p < 0,001$
Coetzee et al. (1998)		Placebo	
Pré-eclâmpsia grave	1/345 (0,3)	11/340 (3,2)	RR = 0,09 (0,1 a 0,69)
Magpie Trial (2002)[c]		Placebo	
Pré-eclâmpsia grave	40/5.055 (0,8)	96/5.055 (1,9)	RR = 0,42 (0,26 a 0,60)
Belfort et al. (2003)		Nimodipino	
Pré-eclâmpsia grave	7/831 (0,8)	21/819 (2,6)	RR = 0,33 (0,14 a 0,77)

[a]Todas as comparações p significativo $< 0,05$.
[b]Incluídas mulheres com e sem proteinúria e as com qualquer grau de gravidade da pré-eclâmpsia.
[c]Magpie Trial Collaboration Group (2002).
RR, risco relativo.

mulheres com hipertensão gestacional e pré-eclâmpsia (Lucas, 1995). Em outro, foram comparados o sulfato de magnésio e o nimodipino (um bloqueador dos canais de cálcio com atividade vasodilatadora cerebral específica) em 1.650 mulheres com pré-eclâmpsia grave (Belfort, 2003). A taxa de eclâmpsia foi mais de três vezes maior em mulheres alocadas para o grupo do nimodipino (2,6 vs. 0,8%).

O maior estudo comparativo foi o *Magnesium Sulfate for Prevention of Eclampsia* relatado pelo Magpie Trial Collaboration Group (2002). Mais de 10.000 mulheres com pré-eclâmpsia grave de 33 países foram aleatoriamente alocadas para tratamento com sulfato de magnésio ou placebo. As mulheres que receberam magnésio tiveram um risco de eclâmpsia 58% menor do que as que receberam placebo. Nos dados de seguimento dos lactentes nascidos dessas mães que receberam sulfato de magnésio, o comportamento das crianças com cerca de 18 meses não era diferente naquelas expostas em comparação com aquelas não expostas ao sulfato de magnésio (Smyth, 2009).

Quem deve receber sulfato de magnésio?

O magnésio evita proporcionalmente mais convulsões nas mulheres com doença correspondentemente mais grave. Contudo, a gravidade é difícil de quantificar e, dessa maneira, mostra-se difícil decidir qual mulher pode se beneficiar mais da neuroprofilaxia. A Task Force de 2013 recomenda que as mulheres com eclâmpsia ou pré-eclâmpsia grave devem receber profilaxia com sulfato de magnésio. Conforme discutido, os critérios que estabelecem a "gravidade" não são totalmente uniformes (ver Tab. 40-2). Ao mesmo tempo, contudo, a Task Force de 2013 sugere que as mulheres com pré-eclâmpsia "leve" não precisam de neuroprofilaxia com sulfato de magnésio. A questão é se é necessário administrar a neuroprofilaxia para qualquer uma dessas mulheres com hipertensão gestacional ou pré-eclâmpsia "não grave" (Alexander, 2006).

Na maioria dos outros países e principalmente após a disseminação dos resultados do estudo Magpie Trial Collaboration Group (2002), o sulfato de magnésio é atualmente recomendado para as mulheres com pré-eclâmpsia grave. No entanto, em alguns, o debate continua em relação a se a terapia deve ser reservada às mulheres que apresentam convulsão eclâmptica. Acreditamos que as convulsões eclâmpticas são perigosas (p. 722 e 745). Foram relatadas taxas de mortalidade materna de até 5% mesmo em estudos recentes. Além disso, as taxas de mortalidade perinatal são substancialmente maiores (Abd El Aal, 2012; Knight, 2007; Ndaboine, 2012; Schutte, 2008; von Dadelszen, 2012). Por fim, a possibilidade de sequelas adversas de longo prazo neuropsicológicas e relacionadas à visão levantaram preocupação quanto ao fato de as convulsões eclâmpticas não serem "benignas".

Monitoração seletiva *versus* universal

Devido ao exposto, há incerteza sobre quais mulheres com hipertensão gestacional *não grave* devem receber a neuroprofilaxia com sulfato de magnésio. Uma oportunidade para abordar essa questão foi conferida por uma modificação em nosso protocolo de profilaxia do Parkland Hospital. Antes disso, o risco de eclâmpsia sem profilaxia com magnésio era de aproximadamente 1 em 100 nas mulheres com *pré-eclâmpsia leve* (Lucas, 1995). Até 2000, todas as mulheres com hipertensão gestacional recebiam profilaxia com magnésio por via intramuscular. Após o ano 2000, instituímos um protocolo padronizado para administração intravenosa de sulfato de magnésio (Alexander, 2006). Ao mesmo tempo, também mudamos nossa prática de profilaxia universal da convulsão em todas as mulheres com hipertensão gestacional para a da profilaxia seletiva fornecida apenas às mulheres que satisfaziam nossos critérios para a hipertensão gestacional grave. Esses critérios, mostrados na Tabela 40-15, incluíam as mulheres com proteinúria de ≥ 2+ medida por fita em amostra de urina cateterizada.

Após essa mudança no protocolo, 60% das 6.518 mulheres com hipertensão gestacional durante um período de 4,5 anos receberam sulfato de magnésio neuroprofilático. Das 40% com hipertensão não grave não tratadas, 27 mulheres desenvolveram convulsões eclâmpticas – 1 em 92. A taxa de convulsões foi apenas de 1 em 358 nas 3.935 mulheres com critérios para doença grave que receberam sulfato de magnésio, e, portanto, esses casos foram falhas de tratamento.

Para avaliar a morbidade, os resultados em 87 mulheres eclâmpticas foram comparados com os de todas as 6.431 mulheres hipertensas graves não eclâmpticas (Alexander, 2006). Embora a maioria dos resultados maternos tenham sido similares, quase um quarto das mulheres com eclâmpsia submetidas a cesariana de emergência precisaram de anestesia geral. Isso é preocupante porque as mulheres eclâmpticas apresentam edema laringotraqueal, estando em risco mais elevado de falha da intubação, aspiração de ácido gástrico e morte. Os resultados neonatais também foram preocupantes porque a morbidade composta foi 10 vezes maior nas mulheres eclâmpticas em comparação com as não eclâmpticas, 12 *versus* 1%, respectivamente. Esses desfechos incluíram pH da artéria do cordão < 7,0; índice de Apgar em 5 minutos < 4; ou admissão imprevista do neonato a termo em unidade de terapia intensiva neonatal.

Dessa forma, quando alguém utiliza os critérios do Parkland para a hipertensão gestacional não grave, pode-se esperar que cerca de 1 em cada 100 dessas mulheres que não estavam recebendo a profilaxia com sulfato de magnésio tenha uma convulsão eclâmptica. Um quarto dessas mulheres provavelmente precisará de cesariana de emergência com as morbidades e as mortalidades materna e perinatal acompanhantes decorrentes da anestesia geral. Com base nisso, parece que a principal questão relacionada ao tratamento da hipertensão gestacional não grave permanece

TABELA 40-15 Profilaxia seletiva *versus* universal com sulfato de magnésio: critérios do Parkland Hospital para definir hipertensão gestacional ou pré-eclâmpsia graves

Em uma mulher com hipertensão proteinúrica de início recente, pelo menos 1 dos seguintes critérios é necessário:
PA sistólica ≥ 160 ou PA diastólica ≥ 110 mmHg
Proteinúria ≥ 2+ conforme medido por fita em amostra de urina cateterizada
Creatinina sérica > 1,1 mg/dL
Contagem das plaquetas < 100.000/μL
Aspartato-aminotransaminase (AST) elevada em duas vezes acima do limite superior da faixa de normalidade
Cefaleia persistente ou escotomas
Dor no quadrante superior direito ou mesoepigástrica persistente

PA, pressão arterial.
Critérios baseados naqueles de National High Blood Pressure Education Program Working Group, 2000; American College of Obstetricians and Gynecologists, 2012; citados por Alexander, 2006.

a seguinte: é aceitável evitar o tratamento desnecessário de 99 mulheres e arriscar eclâmpsia em 1? A resposta parece ser sim, conforme sugerido pela Task Force de 2013. No Parkland Hospital, apenas administramos a neuroprofilaxia com magnésio a mulheres com critérios para doença grave.

■ Analgesia e anestesia

Durante os últimos 20 anos, o uso da analgesia por condução para mulheres com a pré-eclâmpsia mostrou-se ideal. Os problemas iniciais com esse método eram hipotensão e perfusão uterinas diminuída, causadas pelo bloqueio simpático nas mulheres eclâmpticas com hipervolemia já atenuada. Porém, o edema pulmonar foi mitigado por técnicas que usaram indução lenta de analgesia peridural com soluções diluídas dos agentes anestésicos. Isso reduziu a necessidade de infusão rápida de grandes volumes de cristaloides ou coloides para corrigir a hipotensão materna pelo bloqueio neural (Hogg, 1999; Wallace, 1995). Essas técnicas estão descritas em detalhes no Capítulo 25 (p. 496). É importante observar que o bloqueio peridural evita a anestesia geral, na qual a estimulação da intubação traqueal pode causar grave hipertensão súbita. Esses picos de pressão arterial podem gerar edema agudo de pulmão, edema cerebral ou hemorragia intracraniana. Por fim, a intubação traqueal pode ser particularmente difícil e, dessa forma, perigosa nas mulheres com edema das vias aéreas decorrente da pré-eclâmpsia (American College of Obstetricians and Gynecologists, 2017b).

Pelo menos três ensaios randomizados foram realizados para comparar esses métodos de analgesia e anestesia. Wallace e colaboradores (1995) estudaram 80 mulheres no Parkland Hospital com pré-eclâmpsia grave que foram submetidas a cesariana. Elas não tinham recebido analgesia peridural para o trabalho de parto e foram randomizadas para receber anestesia geral, analgesia peridural ou analgesia espinal-peridural combinada. A pressão arterial média pré-operatória delas aproximava-se de 170/110 mmHg, e todas exibiam proteinúria. Os resultados maternos e perinatais em ambos os grupos foram similares. A hipotensão materna decorrente da analgesia regional foi tratada com a administração criteriosa de líquidos intravenosos. Em mulheres submetidas a anestesia geral, a pressão arterial materna foi manejada para evitar a hipertensão grave. Não houve complicações maternas ou fetais graves atribuíveis a qualquer um dos três métodos anestésicos. Concluiu-se que todos os três são aceitáveis para o uso em mulheres com gestações complicadas pela pré-eclâmpsia grave se for adotada uma abordagem cuidadosa do método selecionado.

Outro ensaio randomizado incluiu 70 mulheres com pré-eclâmpsia grave recebendo analgesia espinal *versus* anestesia geral para cesarianas (Dyer, 2003). Os desfechos maternos e fetais foram equivalentes. Em um terceiro estudo, 116 mulheres com pré-eclâmpsia grave receberam analgesia intravenosa com meperidina peridural ou controlada pela paciente durante o trabalho de parto (Head, 2002). Mais mulheres, 9%, do grupo designado para a analgesia peridural precisaram de efedrina para a hipotensão. Como esperado, o alívio da dor foi superior no grupo peridural. As complicações maternas e neonatais foram semelhantes entre os grupos, e uma mulher em cada grupo desenvolveu edema pulmonar. É importante salientar que a analgesia peridural não é considerada um *tratamento* para a pré-eclâmpsia (Lucas, 2001; Ray, 2017).

A administração criteriosa de líquidos nas mulheres gravemente pré-eclâmpticas que recebem analgesia regional é fundamental. A infusão vigorosa de cristaloides com bloqueio peridural em mulheres com pré-eclâmpsia grave eleva as pressões de oclusão da artéria pulmonar (Newsome, 1986). A reposição de volume agressiva nas mulheres com pré-eclâmpsia aumenta o risco de edema pulmonar, especialmente nas primeiras 72 horas do pós-parto (Clark, 1985; Cotton, 1986a). Por fim, a maioria dos casos de edema faringolaríngeo está relacionada com a reposição agressiva de volume (Heller, 1983).

■ Perda sanguínea no parto

A hemoconcentração ou falta da hipervolemia induzida pela gravidez normal é um aspecto quase previsível de pré-eclâmpsia grave e eclâmpsia (ver Fig. 40-7) (Zeeman, 2009). *Essas mulheres, que consequentemente carecem da hipervolemia da gravidez normal, são muito menos tolerantes, mesmo à perda sanguínea normal, do que as grávidas normotensas.* É de grande importância reconhecer que uma queda considerável na pressão arterial logo depois do parto significa, com maior frequência, a perda excessiva de sangue e não a súbita resolução do vasoespasmo e da lesão endotelial. Quando a oligúria segue o parto, o hematócrito deve ser frequentemente avaliado para ajudar a detectar a perda sanguínea excessiva. Quando identificada, a hemorragia deve ser tratada adequadamente por meio de transfusão sanguínea e de cristaloide.

■ Hipertensão pós-parto grave persistente

Embora a hipertensão grave pós-parto geralmente ocorra após o trabalho de parto e parto complicados por hipertensão, 8% das mulheres desenvolvem hipertensão pela primeira vez no pós-parto (Goel, 2015). Em ambos os casos, quando surge a dificuldade de controlar a hipertensão grave ou quando o labetalol ou a hidralazina intravenosa estão sendo usados repetidamente, podem ser administrados esquemas orais. São exemplos o labetalol ou outro β-bloqueador, o nifedipino ou outro bloqueador dos canais de cálcio (Sharma, 2017). As mulheres tratadas dessa maneira têm menos chances de necessitar de reinternação (Hirshberg, 2016). A hipertensão persistente ou refratária é provavelmente agravada pela mobilização do líquido do edema intersticial e redistribuição para dentro do compartimento intravenoso, hipertensão crônica subjacente ou, com frequência, ambas (Sibai, 2002; Tan, 2002). A administração crônica, mas não esporádica, de alguns anti-inflamatórios não esteroides, como o ibuprofeno, pode agravar a hipertensão pós-parto nas mulheres com pré-eclâmpsia (Vigil-De Gracia, 2017; Viteri, 2017). Nas mulheres com hipertensão crônica e hipertrofia ventricular esquerda, a hipertensão pós-parto grave pode provocar edema pulmonar agudo pela insuficiência cardíaca (Cunningham, 1986, 2012; Sibai, 1987a).

Furosemida

Como a persistência da hipertensão grave corresponde ao início e à duração da diurese, bem como à mobilização do líquido extracelular, parece lógico que a maior diurese pela furosemida possa servir para acelerar o controle da pressão arterial. Um ensaio randomizado incluiu 264 mulheres eclâmpticas no pós-parto que, após o início da diurese espontânea, foram alocadas para furosemida oral 20 mg/dia ou para nenhuma terapia (Ascarelli, 2005). As mulheres com doença leve tiveram controle da pressão arterial similar independentemente do fato de receberem tratamento ou placebo. Todavia, após 2 dias, as mulheres com pré-eclâmpsia grave que foram tratadas, comparadas com aquelas que receberam placebo, tinham uma pressão arterial sistólica média mais baixa, 142 *versus* 153 mmHg. Elas também necessitaram menos frequentemente da administração da terapia anti-hipertensiva durante o restante da hospitalização, 14 *versus* 26%, respectivamente. Em um recente ensaio randomizado, Veena e colaboradores (2017) trataram a eclâmpsia pós-parto grave com nifedipino mais furosemida ou apenas nifedipino. Eles relataram que essa terapia profilática reduziu de forma significativa a necessidade de anti-hipertensivos adicionais (26 vs. 8%, respectivamente).

Usamos um método simples para estimar o excesso de líquido extracelular/intersticial. O *peso pós-parto* é comparado ao *peso pré-natal* mais recente, seja da última consulta clínica ou na admissão para o parto. Tipicamente, logo depois do parto, o peso materno deve ser reduzido em pelo menos 4,5 a 7 kg, dependendo do peso ao nascer, do volume de líquido amniótico, do peso da placenta e da perda sanguínea. Por causa de diversas intervenções, principalmente as infusões de cristaloides intravenosas administradas durante a analgesia peridural do trabalho de parto, ou durante parto vaginal instrumentado ou cesariana, as mulheres com pré-eclâmpsia frequentemente apresentam um peso pós-parto *superior a seu último peso pré-natal*. Se esse aumento de peso está associado à hipertensão pós-parto persistente grave, a diurese com a furosemida intravenosa costuma ser valiosa no controle da pressão arterial.

■ Plasmaférese

Algumas vezes, as mulheres apresentam uma síndrome atípica em que a pré-eclâmpsia grave e eclâmpsia persistem apesar do parto. Martin e colaboradores (1995) descreveram 18 dessas mulheres que encontraram durante um período de 10 anos. Eles defenderam a plasmaférese única ou múltipla para tais mulheres. Em alguns casos, 3 L de plasma foram trocados três vezes por uma exposição a 36 a 45 unidades doadoras para cada paciente, antes que se obtivesse uma resposta. Outros descreveram a plasmaférese efetuada nas mulheres pós-parto com síndrome HELLP (Förster, 2002; Obeidat, 2002). No entanto, em todos esses casos, a distinção entre a síndrome HELLP e a púrpura trombocitopênica trombótica ou síndrome hemolítico-urêmica não foi clara (Tsai, 2016).

Em nossa experiência com mais de 50.000 mulheres com hipertensão gestacional entre quase 450.000 gestações manejadas no Parkland Hospital até 2017, encontramos muito poucas mulheres com hipertensão pós-parto persistente, trombocitopenia e disfunção renal diagnosticadas como portadoras de microangiopatia trombótica (Dashe, 1998). Essas últimas síndromes que complicam a gravidez foram revisadas por Martin (2008) e George (2013) e colaboradores, que concluíram que um rápido teste diagnóstico para a atividade da enzima ADAMTS-13 poderia ser útil para diferenciar a maioria dessas síndromes.

Síndrome de vasoconstrição cerebral reversível

Essa é outra causa de hipertensão persistente, cefaleia em "trovoada", convulsões e achados no sistema nervoso central. Ela é uma forma de angiopatia pós-parto. A *síndrome de vasoconstrição cerebral reversível* é caracterizada por constrição segmentar difusa das artérias cerebrais e pode estar associada a AVC isquêmico e hemorrágico. Essa síndrome tem várias causas desencadeantes que incluem gravidez e, em particular, pré-eclâmpsia (Ducros, 2012). Ela é mais comum em mulheres, e, em alguns casos, a vasoconstrição pode ser tão grave que pode causar isquemia cerebral ou infarto. Contudo, o tratamento adequado não é conhecido até o momento (Edlow, 2013).

CONSEQUÊNCIAS DE LONGO PRAZO

■ Gestações futuras

O remodelamento defeituoso das artérias espiraladas em algumas placentas tem sido proposto como a causa de pelo menos um fenótipo da pré-eclâmpsia. Especificamente, a falta de placentação profunda está associada a pré-eclâmpsia, descolamento prematuro da placenta, restrição de crescimento fetal e parto pré-termo (Wikström, 2011). Com esse tipo de "síndrome de sobreposição", os distúrbios de hipertensão podem servir como marcadores para o trabalho de parto pré-termo subsequente e restrição de crescimento fetal. Por exemplo, mesmo nas gestações não hipertensas subsequentes, as mulheres que tiveram pré-eclâmpsia pré-termo correm risco aumentado de parto pré-termo e de neonatos com restrição de crescimento (Bramham, 2011; Connealy, 2014; Palatnik, 2016).

Além disso, as mulheres que apresentaram hipertensão gestacional ou pré-eclâmpsia têm risco de desenvolver hipertensão em futuras gestações (Lykke, 2009b). Em geral, quanto mais precoce a pré-eclâmpsia for diagnosticada durante a primeira gestação, maior será a probabilidade de reincidência. Além disso, o risco de recorrência de pré-eclâmpsia é ainda mais elevado nas mulheres com síndrome metabólica (Stekkinger, 2015). Sibai e colaboradores (1986, 1991) demonstraram que as mulheres nulíparas diagnosticadas com pré-eclâmpsia antes de 30 semanas apresentavam um risco de recidiva de até 40% durante uma gestação subsequente. Em um estudo prospectivo de 500 mulheres que deram à luz previamente devido à pré-eclâmpsia com 37 semanas, a taxa de recorrência em uma gestação subsequente foi de 23% (Bramham, 2011).

Como provavelmente seria esperado, as mulheres com síndrome HELLP apresentam um risco substancial de recidiva nas gestações subsequentes. Em dois estudos, o risco variou de 5 a 26%, mas o verdadeiro risco de recorrência provavelmente se situa entre esses dois extremos (Habli, 2009; Sibai, 1995). Mesmo quando a síndrome HELLP não reincide nas gestações subsequentes, há uma alta incidência de parto pré-termo, restrição do crescimento fetal, descolamento prematuro de placenta e cesariana (Habli, 2009; Hnat, 2002).

■ Morbidade e mortalidade em longo prazo

Há evidências acumuladas de que a pré-eclâmpsia é um marcador para morbidade e mortalidade cardiovascular e relacionada em longo prazo (Tab. 40-16). Assim, as mulheres com hipertensão identificada durante a gravidez devem ser avaliadas durante os primeiros meses após o parto. O grupo de trabalho do NHBPEP (2000) concluiu que a hipertensão atribuível à gestação deve melhorar dentro de 12 semanas após o parto. A persistência da hipertensão além desse tempo é considerada hipertensão crônica (Cap. 50, p. 976). O Magpie Trial Follow-Up Collaborative Group (2007) relatou que 20% de 3.375 mulheres pré-eclâmpticas, observadas em uma mediana de 26 meses após o parto, tinham hipertensão. Porém, mesmo quando a hipertensão não persiste no curto prazo, há evidência convincente de maior risco de morbidade cardiovascular em longo prazo.

■ Morbidade cardiovascular

Qualquer hipertensão durante a gestação é um marcador de risco para morbidade e mortalidade futuras (American College of Obstetricians and Gynecologists, 2013; Bellamy, 2007). Em um estudo de caso-controle da Islândia, Arnadottir e colaboradores (2005) relataram que as prevalências de *cardiopatia isquêmica*

TABELA 40-16 Algumas consequências de longo prazo em mulheres com pré-eclâmpsia

Cardiovasculares
Hipertensão crônica
Cardiopatia isquêmica
Aterosclerose
Calcificação arterial coronariana
Miocardiopatia
Tromboembolismo

Neurovasculares
Acidente vascular cerebral
Descolamento de retina
Retinopatia diabética

Metabólicas
Diabetes tipo 2
Síndrome metabólica
Dislipidemia
Obesidade

Renais
Disfunção glomerular
Proteinúria

Sistema nervoso central
Lesões da substância branca
Disfunção cognitiva
Retinopatia

(24 vs. 15%) e de *AVC* (9,5 vs. 6,5%) estavam significativamente aumentadas em mulheres que tinham apresentado hipertensão gestacional em comparação com controles normotensas. Em um estudo populacional da Suécia com mais de 400.000 mulheres, aquelas com pré-eclâmpsia recorrente apresentam disfunção sistólica e maior incidência de cardiopatia isquêmica (Valensise, 2016). A disfunção diastólica também é mais comum (Bokslag, 2017). A pré-eclâmpsia também é um fator de risco para calcificação de artéria coronária e miocardiopatia idiopática (Behrens, 2016; White, 2016).

Lykke e colaboradores (2009a) citaram achados de um registro dinamarquês de mais de 780.000 nulíparas. Depois de um acompanhamento médio de quase 15 anos, a incidência de *hipertensão crônica* aumentou cinco vezes nas que tiveram hipertensão gestacional, 3,5 vezes depois da pré-eclâmpsia leve e seis vezes após a pré-eclâmpsia grave. Após duas gestações hipertensivas, essa incidência era seis vezes maior. Além disso, essas mulheres com hipertensão associada à gestação estão sob risco aumentado para *diabetes tipo 2* (Rice, 2016). A pré-eclâmpsia também é um fator de risco para retinopatia diabética e descolamento de retina subsequentemente (Auger, 2017; Beharier, 2016).

Como enfatizado por vários pesquisadores, outros cofatores ou comorbidades estão relacionados à aquisição desses resultados adversos em longo prazo (Gastrich, 2012; Harskamp, 2007; Hermes, 2012; Spaan, 2012b), incluindo síndrome metabólica, diabetes, obesidade, dislipidemia e aterosclerose (Kajantie, 2017; Orabona, 2016; Stekkinger, 2015).

Os indivíduos que nascem no pré-termo têm uma massa ventricular aumentada mais tarde na vida (Lewandowski, 2013). As mulheres que apresentam pré-eclâmpsia e que desenvolvem hipertensão crônica posteriormente na vida também têm um índice de massa ventricular aumentado antes de se tornarem hipertensas (Ghossein-Doha, 2013). Por fim, em pelo menos algumas dessas mulheres, as suas patologias cardiovasculares hipertensivas parecem ter iniciado próximo do momento de *seus próprios* nascimentos. Um fenômeno semelhante está associado ao parto pré-termo e a distúrbios de crescimento fetal.

■ Sequelas renais

A pré-eclâmpsia é também um marcador para a doença renal subsequente. Quase 15% das mulheres com pré-eclâmpsia prévia têm disfunção renal (Lopes van Balen, 2017). Em um estudo de 40 anos de registros de nascimento e doença renal em estágio terminal na Noruega, embora o risco absoluto de insuficiência renal fosse pequeno, a pré-eclâmpsia estava associada a um risco quatro vezes maior (Vikse, 2008). As mulheres com pré-eclâmpsia recorrente tinham um risco ainda maior. Esses dados precisam ser considerados sob a luz dos achados de que 15 a 20% das mulheres com pré-eclâmpsia que se submetem à biópsia renal apresentam evidência de doença renal crônica (Chesley, 1978). Em outro estudo de longo prazo, Spaan e colaboradores (2009) compararam mulheres originalmente pré-eclâmpticas com uma coorte de mulheres normotensas no parto. Depois de 20 anos do parto, era muito mais provável que as mulheres pré-eclâmpticas estivessem cronicamente hipertensas, 55 *versus* 7%, em comparação com as mulheres de controle. Elas também tinham maiores resistências vascular periférica e vascular renal, assim como menor fluxo sanguíneo renal. Contudo, esses dados não permitem conclusões de causa *versus* efeito.

■ Sequelas no sistema nervoso central

Até recentemente, acreditava-se que as convulsões eclâmpticas não apresentavam sequelas significativas em longo prazo. Contudo, esse pode não ser o caso (Theilen, 2016). É preciso lembrar que quase todas as mulheres eclâmpticas apresentam áreas multifocais de edema perivascular e cerca de um quarto delas também apresenta áreas de infarto cerebral (Zeeman, 2004a).

Em vários estudos de acompanhamento de longo prazo com mulheres portadoras de pré-eclâmpsia grave e eclâmpsia, há persistência das lesões de substância branca cerebral que surgem após convulsões eclâmpticas (Aukes, 2007, 2009, 2012). Especificamente, quando estudadas com RM em uma média de 7 anos, 40% das mulheres originalmente eclâmpticas tinham lesões de substância branca em maior número e mais agregadas em comparação com apenas 17% das mulheres de controle normotensas. Esses pesquisadores mais tarde também observaram essas lesões na substância branca em mulheres eclâmpticas sem convulsões (Aukes, 2012). Além disso, Siepmann e colaboradores (2017) documentaram alterações de substância branca do lobo temporal e redução do volume cortical em mulheres com pré-eclâmpsia prévia. Em estudos delineados para avaliar relevância clínica, as mulheres previamente eclâmpticas tinham função cognitiva subjetivamente comprometida (Postma, 2014). Wiegman e colaboradores (2012) relataram que mulheres originalmente eclâmpticas em cerca de 10 anos tinham qualidade de vida relacionada à visão mais baixa na comparação com as pacientes de controle. Isso provavelmente coincide com um risco elevado de retinopatia descrito por Auger e colaboradores (2017). Como não foram feitos estudos basais antes que essas mulheres sofressem a pré-eclâmpsia ou eclâmpsia, os pesquisadores concluíram adequadamente que a relação causa *versus* efeito dessas lesões na substância branca permanece desconhecida.

REFERÊNCIAS

Abalos E, Duley L, Steyn DW, et al: Antihypertensive drug therapy for mild to moderate hypertension during pregnancy. Cochrane Database Syst Rev 2:CD002252, 2014

Abbassi-Ghanavati M, Alexander JM, McIntire DD: Neonatal effects of magnesium sulfate given to the mother. Am J Perinatol 29(10):795, 2012

Abd El Aal DE, Shahin AY: Management of eclampsia at Assiut University Hospital, Egypt. Int J Gynaecol Obstet 116(3):232, 2012

Abdel-Hady ES, Fawzy M, El-Negri M, et al: Is expectant management of early-onset severe preeclampsia worthwhile in low-resource settings? Arch Gynecol Obstet 282(1):23, 2010

Abdul-Karim R, Assali NS: Pressor response to angiotonin in pregnant and nonpregnant women. Am J Obstet Gynecol 82:246, 1961

Abenhaim HA, Bujold E, Benjamin A, et al: Evaluating the role of bedrest on the prevention of hypertensive disease of pregnancy and growth restriction. Hypertens Pregnancy 27(2):197, 2008

Abramovici D, Friedman SA, Mercer BM, et al: Neonatal outcome in severe preeclampsia at 24 to 36 weeks' gestation: does the HELLP (hemolysis, elevated liver enzyme, and low platelet count) syndrome matter? Am J Obstet Gynecol 180:221, 1999

Airoldi J, Weinstein L: Clinical significance of proteinuria in pregnancy. Obstet Gynecol Surv 62:117, 2007

Ajne G, Wolff K, Fyhrquist F, et al: Endothelin converting enzyme (ECE) activity in normal pregnancy and preeclampsia. Hypertens Pregnancy 22:215, 2003

Alanis MC, Robinson CJ, Hulsey TC, et al: Early-onset severe preeclampsia: induction of labor vs elective cesarean delivery and neonatal outcomes. Am J Obstet Gynecol 199:262.e1, 2008

Alexander JM, Bloom SL, McIntire DD, et al: Severe preeclampsia and the very low-birthweight infant: is induction of labor harmful? Obstet Gynecol 93:485, 1999

Alexander JM, Cunningham FG: Management. In Taylor RN, Roberts JM, Cunningham FG (eds): Chesley's Hypertensive Disorders in Pregnancy, 4th ed. Amsterdam, Academic Press, 2015

Alexander JM, McIntire DD, Leveno KJ, et al: Magnesium sulfate for the prevention of eclampsia in women with mild hypertension. Am J Obstet Gynecol 189:S89, 2003

Alexander JM, McIntire DD, Leveno KJ, et al: Selective magnesium sulfate prophylaxis for the prevention of eclampsia in women with gestational hypertension. Obstet Gynecol 108:826, 2006

Alexander JM, Sarode R, McIntire DD, et al: Use of whole blood in the management of hypovolemia due to obstetric hemorrhage. Obstet Gynecol 113(6):1320, 2009

Ambia AM, Yule CS, Wells E: Does fetal bradycardia during eclamptic seizure necessitate emergent cesarean delivery? Unpublished data, 2018

American College of Obstetricians and Gynecologists: Hypertension in pregnancy. Report of the American College of Obstetricians and Gynecologists' Task Force on Hypertension in Pregnancy. Obstet Gynecol 122:1122, 2013

American College of Obstetricians and Gynecologists: Fetal growth restriction. Practice Bulletin No. 134, May 2013, Reaffirmed 2015

American College of Obstetricians and Gynecologists: Antepartum fetal surveillance. Practice Bulletin No. 145, July 2014, Reaffirmed 2016a

American College of Obstetricians and Gynecologists: Low-dose aspirin and prevention of preeclampsia: updated recommendations. Practice Advisory July 11, 2016b

American College of Obstetricians and Gynecologists, Society for Maternal-Fetal Medicine: Magnesium sulfate use in obstetrics. Committee Opinion No. 652, January 2016c

American College of Obstetricians and Gynecologists: Emergent therapy for acute onset, severe hypertension during pregnancy and the postpartum period. Committee Opinion No. 692, April 2017a

American College of Obstetricians and Gynecologists: Obstetric analgesia and anesthesia. Practice Bulletin No. 177, April 2017b

Amorim MM, Santos LC, Faúndes A: Corticosteroid therapy for prevention of respiratory distress syndrome in severe preeclampsia. Am J Obstet Gynecol 180:1283, 1999

Andersgaard AB, Herbst A, Johansen M, et al: Eclampsia in Scandinavia: incidence, substandard care, and potentially preventable cases. Acta Obstet Gynecol 85:929, 2006

Anjum S, Goel N, Shrama R, et al: Maternal outcomes after 12 hours and 24 hours of magnesium sulfate therapy for eclampsia. Int J Gynaecol Obstet 132(1):68, 2016

Arango MF, Mejia-Mantilla JH: Magnesium for acute traumatic brain injury. Cochrane Database Syst Rev 4:CD005400, 2008

Arnadottir GA, Geirsson RT, Arngrimsson R, et al: Cardiovascular death in women who had hypertension in pregnancy: a case-control study. BJOG 112:286, 2005

Ascarelli MH, Johnson V, McCreary H, et al: Postpartum preeclampsia management with furosemide: a randomized clinical trial. Obstet Gynecol 105:29, 2005

Askie LM, Henderson-Smart DJ, Stewart LA: Antiplatelet agents for the prevention of preeclampsia: a meta-analysis of individual data. Lancet 369:179, 2007

Auger N, Fraser WD, Paradis G, et al: Preeclampsia and long-term risk of maternal retinal disorders. Obstet Gynecol 129(1):42, 2017

Aukes AM, de Groot JC, Aarnoudse JG, et al: Brain lesions several years after eclampsia. Am J Obstet Gynecol 200(5):504.e1, 2009

Aukes AM, de Groot JC, Wiegman MJ, et al: Long-term cerebral imaging after pre-eclampsia. BJOG 119(9):1117, 2012

Aukes AM, Wessel I, Dubois AM, et al: Self-reported cognitive functioning in formerly eclamptic women. Am J Obstet Gynecol 197(4):365.e1, 2007

Bahado-Singh RO, Akolekar R, Mandal R, et al: First-trimester metabolomic detection of late-onset preeclampsia. Am J Obstet Gynecol 208(1):58.e1, 2013

Bainbridge SA, Sidle EH, Smith GN: Direct placental effects of cigarette smoke protect women from pre-eclampsia: the specific roles of carbon monoxide and antioxidant systems in the placenta. Med Hypotheses 64:17, 2005

Baltajian K, Bajracharya S, Salahuddin S, et al: Sequential plasma angiogenic factors levels in women with suspected preeclampsia. Am J Obstet Gynecol 215(1):89.e1, 2016

Barakat R, Pelaez M, Cordero Y, et al: Exercise during pregnancy protects against hypertension and macrosomia: randomized clinical trial. Am J Obstet Gynecol 214:649.e1, 2016

Barton CR, Barton JR, O'Brien JM, et al: Mild gestational hypertension: differences in ethnicity are associated with altered outcomes in women who undergo outpatient treatment. Am J Obstet Gynecol 186:896, 2002

Barton J, Barton L, Istwan N, et al: Elective delivery at $34^{0/7}$ to $36^{6/7}$ weeks' gestation and its impact on neonatal outcomes in women with stable mild gestational hypertension. Am J Obstet Gynecol 204(1):44.e1, 2011

Bartsch E, Medcalf KE, Park AL, et al: Clinical risk factors for preeclampsia determined in early pregnancy: systematic review and meta-analysis of large cohort studies. BMJ 353:i1753, 2016

Bdolah Y, Palomaki GE, Yaron Y, et al: Circulating angiogenic proteins in trisomy 13. Am J Obstet Gynecol 194(1):239, 2006

Beharier O, Davidson E, Sergienko R, et al: Preeclampsia and future risk for maternal ophthalmic complications. Am J Perinatol 33(7):703, 2016

Behrens I, Basit S, Lykke JA, et al: Association between hypertensive disorders of pregnancy and later risk of cardiomyopathy. JAMA 315(10)1026, 2016

Belfort M, Anthony J, Saade G, et al: A comparison of magnesium sulfate and nimodipine for the prevention of eclampsia. N Engl J Med 348:304, 2003

Belfort MA, Anthony J, Buccimazza A, et al: Hemodynamic changes associated with intravenous infusion of the calcium antagonist verapamil in the treatment of severe gestational proteinuric hypertension. Obstet Gynecol 75:970, 1990

Belghiti J, Kayem G, Tsatsaris V, et al: Benefits and risks of expectant management of severe preeclampsia at less than 26 weeks gestation: the impact of gestational age and severe fetal growth restriction. Am J Obstet Gynecol 205(5):465.e1, 2011

Bellamy L, Casas JP, Hingorani AD, et al: Pre-eclampsia and risk of cardiovascular disease and cancer in later life: systematic review and meta-analysis. BMJ 335:974, 2007

Benedetti TJ, Kates R, Williams V: Hemodynamic observations in severe preeclampsia complicated by pulmonary edema. Am J Obstet Gynecol 152:330, 1985

Berg CJ, Harper MA, Atkinson SM, et al: Preventability of pregnancy-related deaths. Obstet Gynecol 106:1228, 2005

Berks D, Steegers EA, Molas M, et al: Resolution of hypertension and proteinuria after preeclampsia. Obstet Gynecol 114(6):1307, 2009

Bloom SL, Leveno KJ: Corticosteroid use in special circumstances: preterm ruptured membranes, hypertension, fetal growth restriction, multiple fetuses. Clin Obstet Gynecol 46:150, 2003

Bokslag A, Franssen C, Teunissen PW, et al: Higher prevalence of diastolic dysfunction in women who have had a decade ago early onset preeclampsia. Abstract No. 66, Am J Obstet Gynecol 216:S47, 2017

Bolte AC, van Eyck J, Gaffar SF, et al: Ketanserin for the treatment of preeclampsia. J Perinat Med 29:14, 2001

Bombrys AE, Barton JR, Habli M, Sibai BM: Expectant management of severe preeclampsia at 27(0/7) to 33(6/7) weeks' gestation: maternal and perinatal outcomes according to gestational age by weeks at onset of expectant management. Am J Perinatol 26:441, 2009

Bombrys AE, Barton JR, Nowacki EA, et al: Expectant management of severe preeclampsia at less than 27 weeks' gestation: maternal and perinatal outcomes according to gestational age by weeks at onset of expectant management. Am J Obstet Gynecol 199:247.e1, 2008

Bramham K, Briley AL, Seed P, et al: Adverse maternal and perinatal outcomes in women with previous preeclampsia: a prospective study. Am J Obstet Gynecol 204(6):512.e1, 2011

Brewer J, Owens MY, Wallace K, et al: Posterior reversible encephalopathy syndrome in 46 of 47 patients with eclampsia. Am J Obstet Gynecol 208(6):468.e1, 2013

Broekhuijsen K, van Baaren GJ, van Pampus MG, et al: Immediate delivery versus expectant monitoring for hypertensive disorders of pregnancy between 34 and 37 weeks of gestation (HYPITAT-II): an open-label, randomised controlled trial. Lancet 385(9986):2492, 2015

Brookfield KF, Su F, Elkomy MH, et al: Pharmacokinetics and placental transfer of magnesium sulfate in pregnant women. Am J Obstet Gynecol 214:737.e1, 2016

Brosens I, Pijnenborg R, Vercruysse L, et al: The "Great Obstetrical Syndromes" are associated with disorders of deep placentation. Am J Obstet Gynecol 204(3):193, 2011

Brown CE, Purdy P, Cunningham FG: Head computed tomographic scans in women with eclampsia. Am J Obstet Gynecol 159(4):915, 1988

Brown MA, Zammit VC, Lowe SA: Capillary permeability and extracellular fluid volumes in pregnancy-induced hypertension. Clin Sci 77:599, 1989

Brownfoot FC, Hastie R, Hannan NJ, et al: Metformin as a prevention and treatment for preeclampsia: effects on soluble fms-like tyrosine kinase 1 and soluble endoglin secretion and endothelial dysfunction. Am J Obstet Gynecol 214(3):356.e1, 2016

Budden A, Wilkinson L, Buksh MJ, et al: Pregnancy outcomes in women presenting with pre-eclampsia at less than 25 weeks gestation. Aust N Z J Obstet Gynaecol 46(5):407, 2006

Bush KD, O'Brien JM, Barton JR: The utility of umbilical artery Doppler investigation in women with HELLP (hemolysis, elevated liver enzymes, and low platelet count) syndrome. Am J Obstet Gynecol 184:1087, 2001

Buurma AJ, Turner RJ, Driessen JH, et al: Genetic variants in pre-eclampsia: a meta-analysis. Hum Reprod Update 19(3):289, 2013

Cahill A, Odibo A, Roehl K, et al: Impact of intrapartum antihypertensives on electronic fetal heart rate (EFM) patterns in labor. Abstract No. 615, Am J Obstet Gynecol 208(1 Suppl):S262, 2013

Caritis S, Sibai B, Hauth J, et al: Low-dose aspirin to prevent preeclampsia in women at high risk. National Institute of Child Health and Human Development Network of Maternal-Fetal Medicine Units. N Engl J Med 338(11):70, 1998

Carty DM, Siwy J, Brennand JE, et al: Urinary proteomics for prediction of preeclampsia. Hypertension 57(3):561, 2011

Chaiworapongsa T, Robero R, Korzeniewski SJ, et al: Maternal plasma concentrations of angiogenic/antiangiogenic factors in the third trimester of pregnancy to identify the patient at risk for stillbirth at or near term and severe late preeclampsia. Am J Obstet Gynecol 208(4):287.e1, 2013

Chambers KA, Cain TW: Postpartum blindness: two cases. Ann Emerg Med 43:243, 2004

Chames MC, Livingston JC, Ivester TS, et al: Late postpartum eclampsia: a preventable disease? Am J Obstet Gynecol 186:1174, 2002

Chase VL, McBride CA, Badger, et al: Association of pre-pregnancy and longitudinal change in angiotensin-II with preterm preeclampsia. Abstract No. 934, Am J Obstet Gynecol 216:S530, 2017

Chavarria ME, Lara-González L, González-Gleason A, et al: Prostacyclin/thromboxane early changes in pregnancies that are complicated by preeclampsia. Am J Obstet Gynecol 188:986, 2003

Chen BA, Parviainen K, Jeyabalan A: Correlation of catheterized and clean catch urine protein/creatinine ratios in preeclampsia evaluation. Obstet Gynecol 112:606, 2008

Chesley LC: Diagnosis of preeclampsia. Obstet Gynecol 65:423, 1985

Chesley LC (ed): Hypertensive Disorders in Pregnancy. Appleton-Century-Crofts, New York, 1978

Chesley LC, Williams LO: Renal glomerular and tubular function in relation to the hyperuricemia of preeclampsia and eclampsia. Am J Obstet Gynecol 50:367, 1945

Chowdhury JR, Chaudhuri S, Bhattacharyya N, et al: Comparison of intramuscular magnesium sulfate with low dose intravenous magnesium sulfate regimen for treatment of eclampsia. J Obstet Gynaecol Res 35:119, 2009

Christiansen M, Hedley PL, Placing S, et al: Maternal serum resistin is reduced in first trimester preeclampsia pregnancies and is a marker of clinical severity. Hypertens Pregnancy 34(4):422, 2015

Churchill D, Beever GD, Meher S, et al: Diuretics for preventing preeclampsia. Cochrane Database Syst Rev 1:CD004451, 2007

Cipolla MJ: Brief review: cerebrovascular function during pregnancy and eclampsia. Hypertension 50:14, 2007

Cipolla MJ, Smith J, Kohlmeyer MM, et al: SKCa and IKCa channels, myogenic tone, and vasodilator responses in middle cerebral arteries and parenchymal arterioles: effect of ischemia and reperfusion. Stroke 40(4):1451, 2009

Cipolla MJ, Zeeman GG, Cunningham FG: Cerebrovascular (patho)physiology in preeclampsia/eclampsia. In Taylor RN, Roberts JM, Cunningham FG (eds): Chesley's Hypertensive Disorders in Pregnancy, 4th ed. Amsterdam, Academic Press, 2015

Clark SL, Dildy GA III: Pulmonary artery catheterization. In Belfort M, Saade GR, Foley MR, et al (eds): Critical Care Obstetrics, 5th ed. West Sussex, Wiley-Blackwell, 2010

Clark SL, Cotton DB, Wesley L, et al: Central hemodynamic assessment of normal term pregnancy. Am J Obstet Gynecol 161:1439, 1989

Clark SL, Divon MY, Phelan JP: Preeclampsia/eclampsia: hemodynamic and neurologic correlations. Obstet Gynecol 66:337, 1985

Cleary KL, Roney K, Costantine M: Challenges of studying drugs in pregnancy for off-label indications: pravastatin for preeclampsia prevention. Semin Perinatol 38:523, 2014

Cnossen JS, de Ruyter-Hanhijarvi H, van der Post JA, et al: Accuracy of serum uric acid determination in predicting pre-eclampsia: a systematic review. Acta Obstet Gynecol Scand 85(5):519, 2006

Coetzee EJ, Dommisse J, Anthony J: A randomised controlled trial of intravenous magnesium sulphate versus placebo in the management of women with severe pre-eclampsia. BJOG 105(3):300, 1998

Conde-Agudelo A, Romero R, Roberts JM: Tests to predict preeclampsia. In Taylor RN, Roberts JM, Cunningham FG (eds): Chesley's Hypertensive Disorders in Pregnancy, 4th ed. Amsterdam, Academic Press, 2015

Connealy B, Carreno C, Kase B, et al: A history of prior preeclampsia as a risk factor for preterm birth. Am J Perinatol 31(6):483, 2014

Conrad KP, Stillman I, Lindheimer MD: The kidney in normal pregnancy and preeclampsia. In Taylor RN, Roberts JM, Cunningham FG (eds): Chesley's Hypertensive Disorders in Pregnancy, 4th ed. Amsterdam, Academic Press, 2015

Cornelis T, Odutayo A, Keunen J, et al: The kidney in normal pregnancy and preeclampsia. Semin Nephrol 31(1):4, 2011

Cornette J, Buijs EA, Duvekot JJ, et al: Hemodynamic effects of intravenous nicardipine in severely preeclamptic women with a hypertensive crisis. Ultrasound Obstet Gynecol 47(1):89, 2016

Costantine MM, Cleary K, Eunice Kennedy Shriver National Institute of Child Health and Human Development Obstetric-Fetal Pharmacology Research Units Network: Pravastatin for the prevention of preeclampsia in high-risk pregnant women. Obstet Gynecol 121(2 Pt 1):349, 2013

Costantine MM, Cleary K, Hebert MF, et al: Safety and pharmacokinetics of pravastatin used for the prevention of preeclampsia in high-risk pregnant women: a pilot randomized controlled trial. Am J Obstet Gynecol 214:720.e1, 2016

Cotton DB, Jones MM, Longmire S, et al: Role of intravenous nitroglycerine in the treatment of severe pregnancy-induced hypertension complicated by pulmonary edema. Am J Obstet Gynecol 154:91, 1986a

Cotton DB, Longmire S, Jones MM, et al: Cardiovascular alterations in severe pregnancy-induced hypertension: effects of intravenous nitroglycerin coupled with blood volume expansion. Am J Obstet Gynecol 154:1053, 1986b

Creanga AA, Syverson C, Seed K, et al: Pregnancy-related mortality in the United States, 2006–2010. Obstet Gynecol 130(2):366, 2017

Crowther CA, Bouwmeester AM, Ashurst HM: Does admission to hospital for bed rest prevent disease progression or improve fetal outcome in pregnancy complicated by non-proteinuric hypertension? BJOG 99:13, 1992

Cunningham FG: Liver disease complicating pregnancy. Williams Obstetrics, 19th ed. (Suppl 1). Norwalk, Appleton & Lange, 1993

Cunningham FG: Peripartum cardiomyopathy: we've come a long way, but.... Obstet Gynecol 120(5):992, 2012

Cunningham FG: Severe preeclampsia and eclampsia: systolic hypertension is also important. Obstet Gynecol 105(2):237, 2005

Cunningham FG, Fernandez CO, Hernandez C: Blindness associated with preeclampsia and eclampsia. Am J Obstet Gynecol 172:1291, 1995

Cunningham FG, Lowe T, Guss S, et al: Erythrocyte morphology in women with severe preeclampsia and eclampsia. Am J Obstet Gynecol 153:358, 1985

Cunningham FG, Nelson DB: Disseminated intravascular coagulation syndromes in obstetrics. Obstet Gynecol 126(5):999, 2015

Cunningham FG, Nelson DB: Magnesium sulphate: too much of a good thing? BJOG 123:356, 2016

Cunningham FG, Pritchard JA, Hankins GD, et al: Peripartum heart failure: idiopathic cardiomyopathy or compounding cardiovascular events? Obstet Gynecol 67:157, 1986

Cunningham FG, Twickler D: Cerebral edema complicating eclampsia. Am J Obstet Gynecol 182:94, 2000

D'Anna R, Baviera G, Corrado F, et al: Plasma homocysteine in early and late pregnancy complicated with preeclampsia and isolated intrauterine growth restriction. Acta Obstet Gynecol Scand 83:155, 2004

Dar P, Gebb J, Reimers L, et al: First-trimester 3-dimensional power Doppler of the uteroplacental circulation space: a potential screening method for preeclampsia. Am J Obstet Gynecol 203(3):238.e1, 2010

Dashe JS, Ramin SM, Cunningham FG: The long-term consequences of thrombotic microangiopathy (thrombotic thrombocytopenic purpura and hemolytic uremic syndrome) in pregnancy. Obstet Gynecol 91:662, 1998

Davidge S, de Groot C, Taylor RN: Endothelial cell dysfunction and oxidative stress. In Taylor RN, Roberts JM, Cunningham FG (eds): Chesley's Hypertensive Disorders in Pregnancy, 4th ed. Amsterdam, Academic Press, 2015

de Almeida Pimenta EJ, Silva de Paula CF, Duarte Bonini Campos JA, et al: Three-dimensional sonographic assessment of placental volume and vascularization in pregnancies complicated by hypertensive disorders. J Ultrasound Med 33(3):483, 2014

Demers S, Bujold E, Arenas E, et al: Prediction of recurrent preeclampsia using first-trimester uterine artery Doppler. Am J Perinatol 31(2):99, 2014

Dennis AT, Castro J, Carr C, et al: Haemodynamics in women with untreated pre-eclampsia. Anaesthesia 67(10):1105, 2012a

Dennis AT, Solnordal CB: Acute pulmonary oedema in pregnant women. Anaesthesia 67(6):646, 2012b

De Paco C, Kametas N, Rencoret G, et al: Maternal cardiac output between 11 and 13 weeks of gestation in the prediction of preeclampsia and small for gestational age. Obstet Gynecol 111:292, 2008

De Snoo K: The prevention of eclampsia. Am J Obstet Gynecol 34:911, 1937

de Vries JI, van Pampus MG, Hague WM: Low-molecular-weight heparin added to aspirin in the prevention of recurrent early-onset pre-eclampsia in women with inheritable thrombophilia: the FRUIT-RCT. J Thromb Haemost 10(1):64, 2012

De Wolf F, De Wolf-Peeters C, Brosens I, et al: The human placental bed: electron microscopic study of trophoblastic invasion of spiral arteries. Am J Obstet Gynecol 137:58, 1980

DiFederico E, Genbacev O, Fisher SJ: Preeclampsia is associated with widespread apoptosis of placental cytotrophoblasts within the uterine wall. Am J Pathol 155:293, 1999

Drakeley AJ, Le Roux PA, Anthony J, et al: Acute renal failure complicating severe preeclampsia requiring admission to an obstetric intensive care unit. Am J Obstet Gynecol 186:253, 2002

Drassinower D, Friedman AM, Levin H, et al: Does magnesium exposure affect neonatal resuscitation? Am J Obstet Gynecol 213:424.e1, 2015

Duckworth S, Griffin M, Seed PT, et al: Diagnostic biomarkers in women with suspected preeclampsia in a prospective multicenter study. Obstet Gynecol 128(2):245, 2016

Ducros A: Reversible cerebral vasoconstriction syndrome. Lancet Neurol 11(10):906, 2012

Duffy CR, Odibo AO, Roehl KA, et al: Effect of magnesium sulfate on fetal heart rate patterns in the second stage of labor. Obstet Gynecol 119(6):1129, 2012

Dürr JA, Lindheimer MD: Control of volume and body tonicity. In Lindheimer MD, Roberts JM, Cunningham FG (eds): Chesley's Hypertensive Disorders in Pregnancy, 2nd ed. Stamford, Appleton & Lange, 1999

Dyer RA, Els I, Farbas J, et al: Prospective, randomized trial comparing general with spinal anesthesia for cesarean delivery in preeclamptic patients with a nonreassuring fetal heart trace. Anesthesiology 99:561, 2003

Easterling TR, Benedetti TJ, Schmucker BC, et al: Maternal hemodynamics in normal and preeclamptic pregnancies: a longitudinal study. Obstet Gynecol 76:1061, 1990

Eclampsia Trial Collaborative Group: Which anticonvulsant for women with eclampsia? Evidence from the collaborative eclampsia trial. Lancet 345:1455, 1995

Edlow JA, Caplan LR, O'Brien K, et al: Diagnosis of acute neurological emergencies in pregnant and post-partum women. Lancet Neurol 12(2):175, 2013

Ehrenberg HM, Mercer BM: Abbreviated postpartum magnesium sulphate therapy for women with mild preeclampsia: a randomized controlled trial. Obstet Gynecol 108(4):833, 2006

Eichelberger KY, Baker AM, Woodham PC, et al: Second-trimester maternal serum paraxanthine, CYP1A2 activity, and the risk of severe preeclampsia. Obstet Gynecol 126(4):725, 2015

Erlebacher A: Immunology of the maternal-fetal interface. Annu Rev Immunol 31:387, 2013

Evans CS, Gooch L, Flotta D, et al: Cardiovascular system during the postpartum state in women with a history of preeclampsia. Hypertension 58:57, 2011

Everett TR, Mahendru AA, McEniery CM, et al: Raised uterine artery impedance is associated with increased maternal arterial stiffness in the late second trimester. Placenta 33(7):572, 2012

Faas MM, Schuiling GA, Linton EA, et al: Activation of peripheral leukocytes in rat pregnancy and experimental preeclampsia. Am J Obstet Gynecol 182:351, 2000

Facco FL, Parker CB, Reddy UM, et al: Association between sleep-disordered breathing and hypertensive disorders of pregnancy and gestational diabetes mellitus. Obstet Gynecol 129(1):31, 2017

Finnerty FA, Buchholz JH, Tuckman J: Evaluation of chlorothiazide (Diuril) in the toxemias of pregnancy. JAMA 166:141, 1958

Fisher S, Roberts JM: The placenta in normal pregnancy and preeclampsia. In Taylor RN, Roberts JM, Cunningham FG (eds): Chesley's Hypertensive Disorders in Pregnancy, 4th ed. Amsterdam, Academic Press, 2015

Fleischer A, Schulman H, Farmakides G, et al: Uterine artery Doppler velocimetry in pregnant women with hypertension. Am J Obstet Gynecol 154:806, 1986

Flowers CE, Grizzle JE, Easterling WE, et al: Chlorothiazide as a prophylaxis against toxemia of pregnancy. A double-blind study. Am J Obstet Gynecol 84:919, 1962

Fonseca JE, Méndez F, Cataño C, et al: Dexamethasone treatment does not improve the outcome of women with HELLP syndrome: a double-blind, placebo-controlled, randomized clinical trial. Am J Obstet Gynecol 193:1591, 2005

Förster JG, Peltonen S, Kaaja R, et al: Plasma exchange in severe postpartum HELLP syndrome. Acta Anaesthesiol Scand 46:955, 2002

Fugate JE, Rabinstein AA: Posterior reversible encephalopathy syndrome: clinical and radiological manifestations, pathophysiology, and outstanding questions. Lancet Neurol 14(9):914, 2015

Gallo DM, Wright D, Casanova C, et al: Competing risks model in screening for preeclampsia by maternal factors and biomarkers at 19–24 weeks' gestation. Am J Obstet Gynecol 214:619.e1, 2016

Gant NF, Chand S, Worley RJ, et al: A clinical test useful for predicting the development of acute hypertension in pregnancy. Am J Obstet Gynecol 120:1, 1974

Ganzevoort W, Rep A, Bonsel GJ, et al: A randomized trial of plasma volume expansion in hypertensive disorders of pregnancy: influence on the pulsatile indices of the fetal umbilical artery and middle cerebral artery. Am J Obstet Gynecol 192:233, 2005a

Ganzevoort W, Rep A, Bonsel GJ, et al: Plasma volume and blood pressure regulation in hypertensive pregnancy. J Hypertens 22:1235, 2004

Ganzevoort W, Rep A, PERTA investigators, et al: A randomized controlled trial comparing two temporizing management strategies, one with and one without plasma volume expansion, for severe and early onset pre-eclampsia. BJOG 112:1337, 2005b

Gastrich MD, Gandhi SK, Pantazopoulos J, et al: Cardiovascular outcomes after preeclampsia or eclampsia complicated by myocardial infarction or stroke. Obstet Gynecol 120(4), 823, 2012

Gaugler-Senden IP, Huijssoon AG, Visser W, et al: Maternal and perinatal outcome of preeclampsia with an onset before 24 weeks' gestation. Audit in a tertiary referral center. Eur J Obstet Gynecol Reprod Biol 128:216, 2006

George JN, Charania RS: Evaluation of patients with microangiopathic hemolytic anemia and thrombocytopenia. Semin Thromb Hemost 39(2):153, 2013

Gervasi MT, Chaiworapongsa T, Pacora P, et al: Phenotypic and metabolic characteristics of monocytes and granulocytes in preeclampsia. Am J Obstet Gynecol 185:792, 2001

Ghidini A, Locatelli A: Monitoring of fetal well-being: role of uterine artery Doppler. Semin Perinatol 32:258, 2008

Ghossein-Doha C, Peeters L, van Jeijster S, et al: Hypertension after preeclampsia is preceded by changes in cardiac structures and function. Hypertension 62(2):382, 2013

Gillis EE, Mooney JN, Garrett MR, et al: Sildenafil treatment ameliorates the maternal syndrome of preeclampsia and rescues fetal growth in the Dahl salt-sensitive rat. Hypertension 67(3):647, 2016

Gilstrap LC, Cunningham FG, Whalley PJ: Management of pregnancy-induced hypertension in the nulliparous patient remote from term. Semin Perinatol 2:73, 1978

Goel A, Maski MR, Bajracharya S, et al: Epidemiology and mechanisms of de novo and persistent hypertension in the postpartum period. Circulation 132(18):1726, 2015

Gortzak-Uzan L, Mezad D, Smolin A: Increasing amniotic fluid magnesium concentrations with stable maternal serum levels. A prospective clinical trial. J Reprod Med 50:817, 2005

Graham NM, Gimovsky AC, Roman A, et al: Blood loss at cesarean delivery in women on magnesium sulfate for preeclampsia. J Matern Fetal Neonatal Med 29(11):1817, 2016

Groom K, McCowan L, MacKay L, et al: Enoxaparin for the prevention of preeclampsia and intrauterine growth restriction in women with a history: a randomized trial. Am J Obstet Gynecol 216(3):296.e1, 2017

Groom KM, North RA, Stone PR, et al: Patterns of change in uterine artery Doppler studies between 20 and 24 weeks of gestation and pregnancy outcomes. Obstet Gynecol 113(2):332, 2009

Guirguis GF, Aziz MM, Boccia Liang C, et al: Is preeclampsia an independent predictor of diastolic dysfunction: a retrospective cohort study. Pregnancy Hypertens 5(4):359, 2015

Habli M, Eftekhari N, Wiebracht E, et al: Long-term maternal and subsequent pregnancy outcomes 5 years after hemolysis, elevated liver enzymes, and low platelets (HELLP) syndrome. Am J Obstet Gynecol 201(4):385.e1, 2009

Haddad B, Barton JR, Livingston JC, et al: Risk factors for adverse maternal outcomes among women with HELLP (hemolysis, elevated liver enzymes, and low platelet count) syndrome. Am J Obstet Gynecol 183:444, 2000

Haddad B, Kayem G, Deis S, et al: Are perinatal and maternal outcomes different during expectant management of severe preeclampsia in the presence of intrauterine growth restriction? Am J Obstet Gynecol 196:237.e1, 2007

Haddad B, Winer N, Chitrit Y, et al: Enoxaparin and aspirin compared with aspirin alone to prevent placenta-mediated pregnancy complications. Obstet Gynecol 128(5):1053, 2016

Haggerty CL, Seifert ME, Tang G: Second trimester anti-angiogenic proteins and preeclampsia. Pregnancy Hypertens 2(2):158, 2012

Hallak M, Berry SM, Madincea F, et al: Fetal serum and amniotic fluid magnesium concentrations with maternal treatment. Obstet Gynecol 81:185, 1993

Hallak M, Martinez-Poyer J, Kruger ML, et al: The effect of magnesium sulfate on fetal heart rate parameters: a randomized, placebo-controlled trial. Am J Obstet Gynecol 181:1122, 1999

Handor H, Daoudi R: Images in clinical medicine. Hypertensive retinopathy associated with preeclampsia. N Engl J Med 370(8):752, 2014

Hankins GD, Wendel GW Jr, Cunningham FG, et al: Longitudinal evaluation of hemodynamic changes in eclampsia. Am J Obstet Gynecol 150:506, 1984

Harmon QE, Huang L, Umbach DM, et al: Risk of fetal death with preeclampsia. Obstet Gynecol 125(3):628, 2015

Harskamp RE, Zeeman GG: Preeclampsia: at risk for remote cardiovascular disease. Am J Med Sci 334(4):291, 2007

Hauser RA, Lacey DM, Knight MR: Hypertensive encephalopathy. Arch Neurol 45:1078, 1988

Hauth JC, Cunningham FG, Whalley PJ: Management of pregnancy-induced hypertension in the nullipara. Obstet Gynecol 48:253, 1976

Head BB, Owen J, Vincent RD Jr, et al: A randomized trial of intrapartum analgesia in women with severe preeclampsia. Obstet Gynecol 99:452, 2002

Hecht JL, Ordi J, Carrilho C, et al: The pathology of eclampsia: an autopsy series. Hypertens Pregnancy 36:259, 2017

Heilmann L, Rath W, Pollow K: Hemostatic abnormalities in patients with severe preeclampsia. Clin Appl Thromb Hemost 13: 285, 2007

Heller PJ, Scheider EP, Marx GF: Pharyngo-laryngeal edema as a presenting symptom in preeclampsia. Obstet Gynecol 62:523, 1983

Henderson JT, Whitlock EP, O'Connor E, et al: Low-dose aspirin for prevention of morbidity and mortality from preeclampsia: a systematic evidence review for the U.S. Preventive Services Task Force. Ann Intern Med 160:695, 2014

Hermes W, Ket JC, van Pampus MG, et al: Biochemical cardiovascular risk factors after hypertensive pregnancy disorders: a systematic review and meta-analysis. Obstet Gynecol Surv 67(12):793, 2012

Herraiz I, Escribano D, Gómez-Arriaga PI, et al: Predictive value of sequential models of uterine artery Doppler in pregnancies at high risk for pre-eclampsia. Ultrasound Obstet Gynecol 40(1):68, 2012

Hertig AT: Vascular pathology in the hypertensive albuminuric toxemias of pregnancy. Clinics 4:602, 1945

Hibbard JU, Shroff SG, Cunningham FG: Cardiovascular alterations in normal and preeclamptic pregnancy. In Taylor RN, Roberts JM, Cunningham FG (eds): Chesley's Hypertensive Disorders in Pregnancy, 4th ed. Amsterdam, Academic Press, 2015

Hinchey J, Chaves C, Appignani B, et al: A reversible posterior leukoencephalopathy syndrome. N Engl J Med 334(8):494, 1996

Hirshberg A, Levine LD, Srinivas SK: Clinical factors associated with readmission for postpartum hypertension in women with pregnancy-related hypertension: a nested case control study. J Perinatol 36(5):405, 2016

Hnat MD, Sibai BM, Caritis S, et al: Perinatal outcome in women with recurrent preeclampsia compared with women who develop preeclampsia as nulliparas. Am J Obstet Gynecol 186:422, 2002

Hogg B, Hauth JC, Caritis SN, et al: Safety of labor epidural anesthesia for women with severe hypertensive disease. Am J Obstet Gynecol 181:1096, 1999

Horsager R, Adams M, Richey S, et al: Outpatient management of mild pregnancy induced hypertension. Am J Obstet Gynecol 172:383, 1995

Hunter SK, Martin M, Benda JA, et al: Liver transplant after massive spontaneous hepatic rupture in pregnancy complicated by preeclampsia. Obstet Gynecol 85:819, 1995

Hupuczi P, Nagy B, Sziller I, et al: Characteristic laboratory changes in pregnancies complicated by HELLP syndrome. Hypertens Pregnancy 26:389, 2007

Jaatinen N, Ekholm E: Eclampsia in Finland: 2006 to 2010. Acta Obstet Gynecol Scand 95(7):787, 2016

Jana N, Dasgupta S, Das DK, et al: Experience of a low-dose magnesium sulfate regimen for the management of eclampsia over a decade. Int J Gynaecol Obstet 122(1):13, 2013

Janzarik WG, Ehlers E, Ehmann R, et al: Dynamic cerebral autoregulation in pregnancy and the risk of preeclampsia. Hypertension 63:161, 2014

Jaskolka D, Retnakaran R, Zinman B, et al: Fetal sex and maternal risk of pre-eclampsia/eclampsia: a systematic review and meta-analysis. BJOG 124(4):553, 2017

Jayaballa M, Sood S, Alahakoon I, et al: Microalbuminuria is a predictor of adverse pregnancy outcomes including preeclampsia. Pregnancy Hypertens 5(4):303, 2015

Johnson LH, Mapp DC, Rouse DJ: Association of cord blood magnesium concentration and neonatal resuscitation. J Pediatr 160(4):573, 2012

Kajantie E, Osmond C, Eriksson JG: Gestational hypertension is associated with increased risk of type 2 diabetes in adult offspring: the Helsinki Birth Cohort Study. Am J Obstet Gynecol 216(3):281.e1, 2017

Karumanchi SA: Angiogenic factors in preeclampsia from diagnosis to therapy. Hypertension 67:1072, 2016a

Karumanchi SA, Granger JP: Preeclampsia and pregnancy-related hypertensive disorders. Hypertension 67:238, 2016b

Karumanchi SA, Stillman IE, Lindheimer MD: Angiogenesis and preeclampsia. In Lindheimer MD, Roberts JM, Cunningham FG (eds): Chesley's Hypertensive Disorders of Pregnancy, 3rd ed. New York, Elsevier, 2009

Kasawara KT, do Nascimento SL, Costa ML, et al: Exercise and physical activity in the prevention of pre-eclampsia: systematic review. Acta Obstet Gynecol Scand 91(10):1147, 2012

Kashanian M, Koohpayehzadeh J, Sheikhansari N, et al: A comparison between the two methods of magnesium sulfate administration for duration of 12 versus 24 h after delivery in patients with severe preeclampsia. J Matern Fetal Neonatal Med 29(14):2282, 2016

Katz L, de Amorim MM, Figueroa JN, et al: Postpartum dexamethasone for women with hemolysis, elevated liver enzymes, and low platelets (HELLP) syndrome: a double-blind, placebo-controlled, randomized clinical trial. Am J Obstet Gynecol 198:283.e1, 2008

Keiser S, Owens M, Parrish M, et al: HELLP syndrome with and without eclampsia. Am J Perinatol 28(3):187, 2011

Kenny L, McCrae K, Cunningham FG: Platelets, coagulation, and the liver. In Taylor RN, Roberts JM, Cunningham FG (eds): Chesley's Hypertensive Disorders in Pregnancy, 4th ed. Amsterdam, Academic Press, 2015

Khalil A, Akolekar R, Syngelaki A, et al: Maternal hemodynamics at 11–13 weeks' gestation and risk of pre-eclampsia. Ultrasound Obstet Gynecol 40(1):28, 2012

Khan KS, Wojdyla D, Say L, et al: WHO analysis of causes of maternal death: a systematic review. Lancet 367:1066, 2006

Khodzhaeva ZS, Kogan YA, Shmakov RG, et al: Clinical and pathogenetic features of early- and late-onset preeclampsia. J Matern Fetal Neonatal Med 29(18):2980, 2016

Kim MY, Buyon JP, Guerra MM, et al: Angiogenic factor imbalance early in pregnancy predicts adverse outcomes in patients with lupus and antiphospholipid antibodies: results of the PROMISSE study. Am J Obstet Gynecol 214:108.e1, 2016

Kleinrouweler CE, Wiegerinck MM, Ris-Stalpers C, et al: Accuracy of circulating placental growth factor, vascular endothelial growth factor, soluble fms-like tyrosine kinase 1 and soluble endoglin in the prediction of pre-eclampsia: a systematic review and meta-analysis. BJOG 119(7):778, 2012

Knight M, UK Obstetric Surveillance System (UKOSS): Eclampsia in the United Kingdom 2005. BJOG 114:1072, 2007

Knuist M, Bonsel GJ, Zondervan HA, et al: Low sodium diet and pregnancy-induced hypertension: a multicentre randomized controlled trial. BJOG 105:430, 1998

Koopmans CM, Bijlenga D, Groen H, et al: Induction of labour versus expectant monitoring for gestational hypertension or mild pre-eclampsia after 36 weeks' gestation (HYPITAT): a multicentre, open-label randomized controlled trial. Lancet 374(9694):979, 2009

Kozic JR, Benton SJ, Hutcheon JA, et al: Abnormal liver function tests as predictors of adverse maternal outcomes in women with preeclampsia. J Obstet Gynaecol Can 33(10):995, 2011

Kraus D, Feng L, Heine RP, et al: Cigarette smoke-induced placental adrenomedullin expression and trophoblast cell invasion. Reprod Sci 21(1):63, 2014

Kyle PM, Fielder JN, Pullar B, et al: Comparison of methods to identify significant proteinuria in pregnancy in the outpatient setting. BJOG 115:523, 2008

Labarrere CA, DiCarlo HL, Bammerlin E, et al: Failure of physiologic transformation of spiral arteries, endothelial and trophoblast cell activation, and acute atherosis in the basal plate of the placenta. Am J Obstet Gynecol 216:287.e1, 2017

Lai J, Poon LC, Bakalis S, et al: Systolic, diastolic and mean arterial pressure at 30–33 weeks in the prediction of preeclampsia. Fetal Diagn Ther 33(3):173, 2013

Lam DS, Chan W: Images in clinical medicine. Choroidal ischemia in preeclampsia. N Engl J Med 344(10):739, 2001

Lam GK, Hopoate-Sitake M, Adair CD, et al: Digoxin antibody fragment, antigen binding (Fab), treatment of preeclampsia in women with endogenous digitalis-like factor: a secondary analysis of the DEEP trial. Am J Obstet Gynecol 209(2):119.e1, 2013

Langenveld J, Ravelli ACJ, van Kaam AH, et al: Neonatal outcome of pregnancies complicated by hypertensive disorders between 34 and 37 weeks of gestation: a 7 year retrospective analysis of national registry. Am J Obstet Gynecol 205(6):540.e.1, 2011

Lara-Torre E, Lee MS, Wolf MA, et al: Bilateral retinal occlusion progressing to long-lasting blindness in severe preeclampsia. Obstet Gynecol 100:940, 2002

Leduc L, Wheeler JM, Kirshon B, et al: Coagulation profile in severe preeclampsia. Obstet Gynecol 79:14, 1992

Lee SM, Romero R, Lee YJ, et al: Systemic inflammatory stimulation by microparticles derived from hypoxic trophoblast as a model for inflammatory response in preeclampsia. Am J Obstet Gynecol 207(4):337.e1, 2012

Leeflang MM, Cnossen JS, van der Post JA, et al: Accuracy of fibronectin tests for the prediction of pre-eclampsia: a systematic review. Eur J Obstet Gynecol Reprod Biol 133(1):12, 2007

Leveno KJ, Alexander JM, McIntire DD, et al: Does magnesium sulfate given for prevention of eclampsia affect the outcome of labor? Am J Obstet Gynecol 178:707, 1998

Levine RJ, Hauth JC, Curet LB, et al: Trial of calcium to prevent preeclampsia. N Engl J Med 337:69, 1997

Lewandowski AJ, Augustine D, Lamata P, et al: Preterm heart in adult life. Cardiovascular magnetic resonance reveals distinct differences in left ventricular mass, geometry, and function. Circulation 127(2):197, 2013

Lewis AR, Afroze SH, Wesley KB, et al: Pravastatin protects cytotrophoblasts from a hyperglycemia-induced preeclampsia phenotype. Abstract No. 879, Am J Obstet Gynecol 216:S502, 2017

Li H, Gudnason H, Olofsson P, et al: Increased uterine artery vascular impedance is related to adverse outcome of pregnancy but is present in only one-third of late third-trimester pre-eclampsia women. Ultrasound Obstet Gynecol 25:459, 2005

Lindheimer MD, Conrad K, Karumanchi SA: Renal physiology and disease in pregnancy. In Alpern RJ, Hebert SC (eds): Seldin and Giebisch's The Kidney: Physiology and Pathophysiology, 4th ed. New York, Elsevier, 2008a

Lindheimer MD, Taler SJ, Cunningham FG: Hypertension in pregnancy [Invited Am Soc Hypertension position paper]. J Am Soc Hypertens 2:484, 2008b

Loisel DA, Billstrand C, Murray K, et al: The maternal HLA-G 1597 DC null mutation is associated with increased risk of pre-eclampsia and reduced HLA-G expression during pregnancy in African-American women. Mol Hum Reprod 19(3):144, 2013

Lopes van Balen VA, Spaan JJ, Cornelis T, et al: Prevalence of chronic kidney disease after preeclampsia. J Nephrol 30(3):403, 2017

López-Llera M: Complicated eclampsia: fifteen years' experience in a referral medical center. Am J Obstet Gynecol 142:28, 1982

Loureiro R, Leite CC, Kahhale S, et al: Diffusion imaging may predict reversible brain lesions in eclampsia and severe preeclampsia: initial experience. Am J Obstet Gynecol 189:1350, 2003

Louveau A, Smirnov I, Keyes TJ, et al: Structural and functional features of central nervous system lymphatic vessels. Nature 523:337, 2015

Lucas MJ, Leveno KJ, Cunningham FG: A comparison of magnesium sulfate with phenytoin for the prevention of eclampsia. N Engl J Med 333:201, 1995

Lucas MJ, Sharma S, McIntire DD, et al: A randomized trial of the effects of epidural analgesia on pregnancy-induced hypertension. Am J Obstet Gynecol 185:970, 2001

Ludmir J, Vigil-De Gracia P, Mag-Pip (Magnesium postpartum in preeclampsia) study group: Is magnesium sulfate use of benefit postpartum? A randomized controlled trial. Abstract No. 4, Am J Obstet Gynecol 216:S3, 2017

Luft FC, Gallery ED, Lindheimer MD: Normal and abnormal volume homeostasis. In Lindheimer MD, Roberts JM, Cunningham FG (eds): Chesley's Hypertensive Disorders of Pregnancy, 3rd ed. New York, Elsevier, 2009

Lykke JA, Langhoff-Roos J, Sibai BM, et al: Hypertensive pregnancy disorders and subsequent cardiovascular morbidity and type 2 diabetes mellitus in the mother. Hypertension 53:944, 2009a

Lykke JA, Paidas MJ, Langhoff-Roos J: Recurring complications in second pregnancy. Obstet Gynecol 113:1217, 2009b

Lynch TA, Dexter SC: Alcoholic pancreatitis masquerading as preeclampsia. Obstet Gynecol 126(6):1276, 2015

Ma K, Jin H, Hu R, et al: A proteomic analysis of placental trophoblastic cells in preeclampsia-eclampsia. Cell Biochem Biophys 69(2):247, 2014

Mabie WC, Gonzalez AR, Sibai BM, et al: A comparative trial of labetalol and hydralazine in the acute management of severe hypertension complicating pregnancy. Obstet Gynecol 70:328, 1987

Macdonald-Wallis C, Lawlor DA, Fraser A, et al: Blood pressure change in normotensive, gestational hypertensive, preeclamptic, and essential hypertensive pregnancies. Hypertension 59(6):1241, 2012

Macdonald-Wallis C, Silberwood RJ, de Stavola BL, et al: Antenatal blood pressure for prediction of preeclampsia, preterm birth, and small for gestational age babies: development and validation in two general population cohorts. BMJ 351:h5948, 2015

Mackay VA, Huda SS, Stewart FM, et al: Preeclampsia is associated with compromised maternal synthesis of long-chain polyunsaturated fatty acids, leading to offspring deficiency. Hypertension 60(4):1078, 2012

Mackenzie RM, Sandrim VC, Carty DM, et al: Endothelial FOS expression and preeclampsia. BJOG 119(13):1564, 2012

Madazli R, Budak E, Calay Z, et al: Correlation between placental bed biopsy findings, vascular cell adhesion molecule and fibronectin levels in preeclampsia. BJOG 107:514, 2000

Magee LA, von Dadelszen P, Rey E, et al: Less-tight versus tight control of hypertension in pregnancy. N Engl J Med 372(5):407, 2015

Magpie Trial Collaboration Group: Do women with pre-eclampsia, and their babies, benefit from magnesium sulphate? The Magpie Trial: a randomised placebo-controlled trial. Lancet 359:1877, 2002

Magpie Trial Follow-Up Collaborative Group: The Magpie Trial: a randomized trial comparing magnesium sulphate with placebo for pre-eclampsia. Outcome for women at 2 years. BJOG 114:300, 2007

Majander KK, Villa PM, Kivinen K, et al: A follow-up linkage study of Finnish pre-eclampsia families identifies a new fetal susceptibility locus on chromosome 18. Eur J Hum Genet 21(9):1024, 2013

Makrides M, Duley L, Olsen SF: Marine oil, and other prostaglandin precursor supplementation for pregnancy uncomplicated by pre-eclampsia or intrauterine growth restriction. Cochrane Database Syst Rev 3:CD003402, 2006

Manten GT, van der Hoek YY, Marko Sikkema J, et al: The role of lipoprotein (a) in pregnancies complicated by pre-eclampsia. Med Hypotheses 64:162, 2005

Martin JN Jr: Severe systolic hypertension and the search for safer motherhood. Semin Perinatol 40(2):119, 2016

Martin JN Jr, Bailey AP, Rehberg JF, et al: Thrombotic thrombocytopenic purpura in 166 pregnancies: 1955–2006. Am J Obstet Gynecol 199(2), 98, 2008

Martin JN Jr, Brewer JM, Wallace K, et al: HELLP syndrome and composite major maternal morbidity: importance of Mississippi classification System. J Matern Fetal Neonatal Med 26(12):1201, 2013

Martin JN Jr, Files JC, Blake PG, et al: Postpartum plasma exchange for atypical preeclampsia–eclampsia as HELLP (hemolysis, elevated liver enzymes, and low platelets) syndrome. Am J Obstet Gynecol 172:1107, 1995

Martin JN Jr, Owens MY, Keiser SD, et al: Standardized Mississippi protocol treatment of 190 patients with HELLP syndrome: slowing disease progression and preventing new major maternal morbidity. Hypertens Pregnancy 31(1):79, 2012

Martin JN Jr, Thigpen BD, Moore RC, et al: Stroke and severe preeclampsia and eclampsia: a paradigm shift focusing on systolic blood pressure. Obstet Gynecol 105(2):246, 2005

Masoudian P, Nasr A, de Nanassy J: Oocyte donation pregnancies and the risk of preeclampsia or gestation hypertension: a systematic review and metaanalysis. Am J Obstet Gynecol 214(3):328, 2016

Matijevic R, Johnston T: In vivo assessment of failed trophoblastic invasion of the spiral arteries in pre-eclampsia. BJOG 106:78, 1999

Mattar F, Sibai BM: Eclampsia: VIII. Risk factors for maternal morbidity. Am J Obstet Gynecol 182:307, 2000

Mayama M, Uno K, Tano S, et al: Incidence of posterior reversible encephalopathy syndrome in eclamptic and patients with preeclampsia with neurologic symptoms. Am J Obstet Gynecol 215(2):239.e1, 2016

Maynard S, Epstein FH, Karumanchi SA: Preeclampsia and angiogenic imbalance. Annu Rev Med 59:61, 2008

Maynard SE, Min J-Y, Merchan J, et al: Excess placental soluble fms-like tyrosine kinase 1 (sFlt1) may contribute to endothelial dysfunction, hypertension, and proteinuria in preeclampsia. J Clin Invest 111(5):649, 2003

McCubbin JH, Sibai BM, Abdella TN, et al: Cardiopulmonary arrest due to acute maternal hypermagnesemia. Lancet 1:1058, 1981

McKinney D, Boyd H, Langager A, et al: The impact of fetal growth restriction on latency in the setting of expectant management of preeclampsia. Am J Obstet Gynecol 214(3):395.e1, 2016

McMahon K, Karumanchi SA, Stillman IE, et al: Does soluble fms-like tyrosine kinase-1 regulate placental invasion? Insight from the invasive placenta. Am J Obstet Gynecol 10:66.e1, 2014

Meher S, Duely L: Rest during pregnancy for preventing pre-eclampsia and its complications in women with normal blood pressure. Cochrane Database Syst Rev 19:CD005939, 2006

Meher S, Duley L, Hunter K, et al: Antiplatelet therapy before or after 16 weeks' gestation for preventing preeclampsia: an individual participant data meta-analysis. Am J Obstet Gynecol 216(2):121, 2017

Melchiorre K, Sutherland G, Sharma R, et al: Mid-gestational maternal cardiovascular profile in preterm and term pre-eclampsia: a prospective study. BJOG 120(4):496, 2013

Melchiorre K, Sutherland G, Watt-Coote I, et al: Severe myocardial impairment and chamber dysfunction in preterm preeclampsia. Hypertens Pregnancy 31(4):454, 2012

Meldrum BS: Implications for neuroprotective treatments. Prog Brain Res 135:487, 2002

Melrose EB: Maternal deaths at King Edward VIII Hospital, Durban. A review of 258 consecutive cases. S Afr Med J 65:161, 1984

Mignini LE, Latthe PM, Villar J, et al: Mapping the theories of preeclampsia: the role of homocysteine. Obstet Gynecol 105: 411, 2005

Milne F, Redman C, Walker J, et al: Assessing the onset of pre-eclampsia I the hospital day unit: summary of the pre-eclampsia guideline (PRECOG II). BMJ 339:b3129, 2009

Mone F, Mulcahy C, McParland M, et al: Should we recommend universal aspirin for all pregnant women? Am J Obstet Gynecol 216(2):141.e1, 2017

Morgan JL, Nelson DB, Roberts SW, et al: Association of baseline proteinuria and adverse outcomes in pregnant women with treat chronic hypertension. Obstet Gynecol 128(2):270, 2016

Morisaki H, Yamamoto S, Morita Y, et al: Hypermagnesemia-induced cardiopulmonary arrest before induction of anesthesia for emergency cesarean section. J Clin Anesth 12(3):224, 2000

Morris E, McBride CA, Badger GJ, et al: Prepregnancy fitness and risk of hypertensive disorders of pregnancy. Abstract No. 853, Am J Obstet Gynecol 216:S488, 2017

Morris RK, Riley RD, Doug M, et al: Diagnostic accuracy of spot urinary protein and albumin to creatinine ratios for detection of significant proteinuria or adverse pregnancy outcome in patients with suspected pre-eclampsia: a systematic review and meta-analysis. BMJ 345:e4342, 2012

Moseman CP, Shelton S: Permanent blindness as a complication of pregnancy induced hypertension. Obstet Gynecol 100:943, 2002

Mosimann B, Wagner M, Poon LC, et al: Maternal serum cytokines at 30–33 weeks in the prediction of preeclampsia. Prenat Diagn 33(9):823, 2013

Mostello D, Catlin TK, Roman L, et al: Preeclampsia in the parous woman: who is at risk? Am J Obstet Gynecol 187:425, 2002

Myatt L, Brewer AS, Langdon C, et al: Attenuation of the vasoconstrictor effects of thromboxane and endothelin by nitric oxide in the human fetal–placental circulation. Am J Obstet Gynecol 166:224, 1992

Myatt L, Clifton R, Roberts J, et al: Can changes in angiogenic biomarkers between the first and second trimesters of pregnancy predict development of pre-eclampsia in a low-risk nulliparous patient population? BJOG 120(10):1183, 2013

Myatt L, Clifton RG, Roberts JM, et al: First-trimester prediction of preeclampsia in nulliparous women at low risk. Obstet Gynecol 119(6):2012a

Myatt L, Clifton RG, Roberts JM, et al: The utility of uterine artery Doppler velocimetry in prediction of preeclampsia in a low-risk population. Obstet Gynecol 120(4):815, 2012b

Myers JE, Hart S, Armstrong S, et al: Evidence for multiple circulating factor in preeclampsia. Am J Obstet Gynecol 196(3):266.e1, 2007

Myers JE, Tuytten R, Thomas G, et al: Integrated proteomics pipeline yields novel biomarkers for predicting preeclampsia. Hypertension 61(6):1281, 2013

Napolitano R, Thilaganathan B: Mean, lowest, and highest pulsatility index of the uterine artery and adverse pregnancy outcome in twin pregnancies. Am J Obstet Gynecol 206(6):e8, 2012

National High Blood Pressure Education Program: Working group report on high blood pressure in pregnancy. Am J Obstet Gynecol 183:51, 2000

Ndaboine EM, Kihunrwa A, Rumanyika R, et al: Maternal and perinatal outcomes among eclamptic patients admitted to Bugando Medical Centre, Mwanza, Tanzania. Afr J Reprod Health 16(1):35, 2012

Nelson DB, Bailey A, Khan A, et al: Liver injury in HELLP syndrome measured by diffusion-weighted MRI. Abstract No. 965, Am J Obstet Gynecol 216:S545, 2017

Nelson DB, Duraiswamy S, McIntire DD, et al: Dose preeclampsia involve the pancreas? A report of original research. J Matern Fetal Neonatal Med 28(7):836, 2014a

Nelson DB, Yost NP, Cunningham FG: Acute fatty liver of pregnancy: clinical outcomes and expected duration of recovery. Am J Obstet Gynecol 209(5):456.e1, 2013

Nelson DB, Ziadie MS, McIntire DD, et al: Placental pathology suggesting that preeclampsia is more than one disease. Am J Obstet Gynecol 210:66.e1, 2014b

Nelson KB, Grether JK: Can magnesium sulfate reduce the risk of cerebral palsy in very low birthweight infants? Pediatrics 95:263, 1995

Newsome LR, Bramwell RS, Curling PE: Severe preeclampsia: hemodynamic effects of lumbar epidural anesthesia. Anesth Analg 65:31, 1986

Nguyen TM, Crowther CA, Wilkinson D, et al: Magnesium sulfate for women at term for neuroprotection of the fetus. Cochrane Database Syst Rev 2:CD009395, 2013

Nilsson E, Ros HS, Cnattingius S, et al: The importance of genetic and environmental effects for pre-eclampsia and gestational hypertension: a family study. BJOG 111:200, 2004

Obeidat B, MacDougall J, Harding K: Plasma exchange in a woman with thrombotic thrombocytopenic purpura or severe pre-eclampsia. BJOG 109:961, 2002

O'Connor HD, Hehir MP, Kent EM, et al: Eclampsia: trends in incidence and outcomes over 30 years. Am J Perinatol 30(8):661, 2013

Odibo AO, Rada CC, Cahill AG, et al: First-trimester serum soluble fms-like tyrosine kinase-1, free vascular endothelial growth factor, placental growth factor and uterine artery Doppler in preeclampsia. J Perinatol 2013 33(9):670, 2013

Oettle C, Hall D, Roux A, et al: Early onset severe pre-eclampsia: expectant management at a secondary hospital in close association with a tertiary institution. BJOG 112(1):84, 2005

Øian P, Maltau JM, Noddleland H, et al: Transcapillary fluid balance in preeclampsia. BJOG 93:235, 1986

Okusanya BO, Oladapo OT, Long Q, et al: Clinical pharmacokinetic properties of magnesium sulphate in women with preeclampsia and eclampsia. BJOG 123(3):356, 2016

Olafsdottir AS, Skuladottir GV, Thorsdottir I, et al: Relationship between high consumption of marine fatty acids in early pregnancy and hypertensive disorders in pregnancy. BJOG 113:301, 2006

Olsen RN, Woelkers D, Dunsmoor-Su R, et al: Abnormal second-trimester serum analytes are more predictive of preterm eclampsia. Am J Obstet Gynecol 207:228.e1, 2012

Ong SS, Moore RJ, Warren AY, et al: Myometrial and placental artery reactivity alone cannot explain reduced placental perfusion in pre-eclampsia and intrauterine growth restriction. BJOG 110(10):909, 2003

Orabona R, Sciatti E, Vizzardi E, et al: Elastic properties of ascending aorta in women with previous pregnancy complicated by early-or late-onset preeclampsia. Ultrasound Obstet Gynecol 47(3):316, 2016

Orabona R, Vizzardi E, Sciatti E, et al: Insights into cardiac alterations after preeclampsia: an echocardiographic study. Ultrasound Obstet Gynecol 49(1):124, 2017

Palatnik A, Grobman WA, Miller ES: Is a history of preeclampsia associated with an increased risk of a small for gestational age infant in a future pregnancy? Am J Obstet Gynecol 215(3):355.e1, 2016

Papanna R, Mann LK, Kouides RW, et al: Protein/creatinine ratio in preeclampsia: a systematic review. Obstet Gynecol 112:135, 2008

Patrelli TS, Dal'asta A, Gizzo S, et al: Calcium supplementation and prevention of preeclampsia: a meta-analysis. J Matern Fetal Neonatal Med 25(12):2570, 2012

Pergialiotis V, Prodromidou A, Frountzas M, et al: Maternal cardiac troponin levels in preeclampsia: a systematic review. J Matern Fetal Neonatal Med 29(20):3386, 2016

Phillips JK, Janowiak M, Badger GJ, et al: Evidence for distinct preterm and term phenotypes of preeclampsia. J Matern Fetal Neonatal Med 23(7):622, 2010

Pickles CJ, Broughton Pipkin F, Symonds EM: A randomised placebo controlled trial of labetalol in the treatment of mild to moderate pregnancy induced hypertension. BJOG 99(12):964, 1992

Pisani-Conway C, Simhan H: Does abnormal hemostasis as reflected by a thromboelastogram (TEG) correlate with preeclampsia disease severity? Abstract No. 621, Am J Obstet Gynecol 208(1 Suppl):S264, 2013

Podymow T, August P: Postpartum course of gestational hypertension and preeclampsia. Hypertens Pregnancy 29(3):294, 2010

Postma IR, Bouma A, Ankersmit IF, et al: Neurocognitive functioning following preeclampsia and eclampsia: a long-term follow-up study. Am J Obstet Gynecol 211(1):37.e1, 2014

Poston L, Briley AL, Seed PT, et al: Vitamin C and vitamin E in pregnant women at risk for pre-eclampsia (VIP trial): randomized placebo-controlled trial. Lancet 367:1145, 2006

Pourrat O, Dorey M, Ragot S, et al: High-dose methylprednisolone to prevent platelet decline in preeclampsia: a randomized controlled trial. Obstet Gynecol 128:153, 2016

Pritchard JA: The use of magnesium ion in the management of eclamptogenic toxemias. Surg Gynecol Obstet 100:131, 1955

Pritchard JA, Cunningham FG, Mason RA: Coagulation changes in eclampsia: their frequency and pathogenesis. Am J Obstet Gynecol 124:855, 1976

Pritchard JA, Cunningham FG, Pritchard SA, et al: How often does maternal preeclampsia–eclampsia incite thrombocytopenia in the fetus? Obstet Gynecol 69:292, 1987

Pritchard JA, Cunningham FG, Pritchard SA: The Parkland Memorial Hospital protocol for treatment of eclampsia: evaluation of 245 cases. Am J Obstet Gynecol 148(7):951, 1984

Pritchard JA, Pritchard SA: Standardized treatment of 154 consecutive cases of eclampsia. Am J Obstet Gynecol 123(5):543, 1975

Pritchard JA, Weisman R Jr, Ratnoff OD, et al: Intravascular hemolysis, thrombocytopenia and other hematologic abnormalities associated with severe toxemia of pregnancy. N Engl J Med 250:87, 1954

Raab W, Schroeder G, Wagner R, et al: Vascular reactivity and electrolytes in normal and toxemic pregnancy. J Clin Endocrinol 16:1196, 1956

Ray A, Ray S: Epidural therapy for the treatment of severe pre-eclampsia in non labouring women. Cochrane Database Syst Rev 11: CD009540, 2017

Redman CW, Sargent IL, Taylor RN: Immunology of abnormal pregnancy and preeclampsia. In Taylor RN, Roberts JM, Cunningham FG (eds): Chesley's Hypertensive Disorders in Pregnancy, 4th ed. Amsterdam, Academic Press, 2015a

Redman CW, Staff AC: Preeclampsia, biomarkers, syncytiotrophoblast stress, and placental capacity. Am J Obstet Gynecol 213(4 Suppl):S9.e1, 2015b

Redman CW, Tannetta DS, Dragovic RA, et al: Review: does size matter? Placental debris and the pathophysiology of pre-eclampsia. Placenta 33(Suppl):S48, 2012

Reimer T, Rohrmann H, Stubert J, et al: Angiogenic factors and acute-phase proteins in serum samples of preeclampsia and HELLP syndrome patients: a matched-pair analysis. J Matern Fetal Neonatal Med 26(3):263, 2013

Rice MM, Landon MB, Varner MW, et al: Pregnancy-associated hypertension in glucose-intolerant pregnancy and subsequent metabolic syndrome. Obstet Gynecol 127(4):771, 2016

Richards A, Graham DI, Bullock MRR: Clinicopathological study of neurological complications due to hypertensive disorders of pregnancy. J Neurol Neurosurg Psychiatry 51:416, 1988

Roberge A, Nicolaides K, Demers S, et al: The role of aspirin dose on the prevention of preeclampsia and fetal growth restriction: systematic review and meta-analysis. Am J Obstet Gynecol 216(2):110, 2017

Roberge S, Giguere Y, Villa P, et al: Early administration of low-dose aspirin for the prevention of severe and mild preeclampsia: a systematic review and meta-analysis. Am J Perinatol 29(7):551, 2012

Roberts JM, Myatt L, Spong CY, et al: Vitamins C and E to prevent complications of pregnancy-associated hypertension. N Engl J Med 362(14):1282, 2010

Rodger MA, Gris JC, de Vries JI, et al: Low-molecular-weight-heparin and recurrent placenta-mediated pregnancy complications: a meta-analysis of individual patient data from randomised controlled trials. Lancet 388(10060):2629, 2016

Roland C, Warshak CR, DeFranco EA: Success of labor induction for preeclampsia at preterm and term gestational ages. J Perinatol 37(6):636, 2017

Rolnik DL, Wright D, Poon LC, et al: Aspirin versus placebo in pregnancies at high risk for preterm preeclampsia. N Engl J Med 377:613, 2017

Roos NM, Wiegman MJ, Jansonius NM, et al: Visual disturbance in (pre) eclampsia. Obstet Gynecol Surv 67(4):242, 2012

Royal College of Obstetricians and Gynaecologists: The management of severe pre-eclampsia. RCOG Guideline 10A:1, 2006

Rumbold AR, Crowther CA, Haslam RR: Vitamins C and E and the risks of preeclampsia and perinatal complications. N Engl J Med 354:17, 2006

Sagsoz N, Kucukozkan T: The effect of treatment on endothelin-1 concentration and mean arterial pressure in preeclampsia and eclampsia. Hypertens Pregnancy 22:185, 2003

Saito Y, Tano Y: Retinal pigment epithelial lesions associated with choroidal ischemia in preeclampsia. Retina 18:103, 1998

Sakowicz A, Hejduk P, Pietrucha T, et al: Finding NEMO in preeclampsia. Am J Obstet Gynecol 214:538.e1, 2017

Salinger DH, Mundle S, Regi A, et al: Magnesium sulphate for prevention of eclampsia: are intramuscular and intravenous regimens equivalent? A population pharmacokinetic study. BJOG 120(7):894, 2013

Sanchez-Ramos L, Roeckner JT, Kaunitz AM: Which agent most effectively prevents preeclampsia? A systematic review with multi-treatment comparison (network meta-analysis) of large multicenter randomized controlled trials. Abstract No. 883, Am J Obstet Gynecol 216:S504, 2017

Sansone M, Sarno L, Saccone G, et al: Risk of preeclampsia in human immunodeficiency virus-infected pregnant women. Obstet Gynecol 127(6):1027, 2016

Saucedo M, Deneux-Tharaux C, Bouvier-Colle MH, et al: Ten years of confidential inquiries into maternal deaths in France, 1998–2007. Obstet Gynecol 122(4):752, 2013

Scardo JA, Vermillion ST, Newman RB, et al: A randomized, double-blind, hemodynamic evaluation of nifedipine and labetalol in preeclamptic hypertensive emergencies. Am J Obstet Gynecol 181:862, 1999

Schendel DE, Berg CJ, Yeargin-Allsopp M, et al: Prenatal magnesium sulfate exposure and the risk for cerebral palsy or mental retardation among very low birthweight children aged 3 to 5 years. JAMA 276:1805, 1996

Scholten RR, Hopman MT, Sweep FC, et al: Co-occurrence of cardiovascular and prothrombotic risk factors in women with a history of preeclampsia. Obstet Gynecol 121(1):97, 2013

Schutte JM, Schuitemaker NW, van Roosmalen J, et al: Substandard care in maternal mortality due to hypertensive disease in pregnancy in the Netherlands. BJOG 115(10):1322, 2008

Schwartz RB, Feske SK, Polak JF, et al: Preeclampsia-eclampsia: clinical and neuroradiographic correlates and insights into the pathogenesis of hypertensive encephalopathy. Radiology 217:371, 2000

Sciscione AC, Ivester T, Largoza M, et al: Acute pulmonary edema in pregnancy. Obstet Gynecol 101:511, 2003

Sep S, Verbeek J, Spaanderman M, et al: Clinical differences between preeclampsia and the HELLP syndrome suggest different pathogeneses. Reprod Sci 16:176A, 2009

Sergis F, Maria Clara D, Galbriella F, et al: Prophylaxis of recurrent preeclampsia: low molecular weight heparin plus low-dose aspirin versus low-dose aspirin alone. Hypertension Pregnancy 25:115, 2006

Shahabi A, Wilson ML, Lewinger JP, et al: Genetic admixture and risk of hypertensive disorders of pregnancy among Latinas in Los Angeles County. Epidemiology 24(2):285, 2013

Shahul S, Medvedofsky D, Wenger JB, et al: Antiangiogenic factors and myocardial dysfunction. Hypertension 67:1273, 2016

Shahul S, Tung A, Minhaj M, et al: Racial disparities in comorbidities, complications, and maternal and fetal outcomes in women with preeclampsia/eclampsia. Hypertens Pregnancy 34(4):506, 2015

Sharma KJ, Greene N, Kilpatrick SJ: Oral labetalol compared to oral nifedipine for postpartum hypertension: a randomized controlled trial. Hypertens Pregnancy 36(1):44, 2017

Shear RM, Rinfret D, Leduc L: Should we offer expectant management in cases of severe preterm preeclampsia with fetal growth restriction? Am J Obstet Gynecol 192:1119, 2005

Sheehan HL, Lynch JB (eds): Cerebral lesions. In Pathology of Toxaemia of Pregnancy. Baltimore, Williams & Wilkins, 1973

Shekhar S, Gupta N, Kirubakaran R, et al: Oral nifedipine versus intravenous labetalol for severe hypertension during pregnancy: a systematic review and meta-analysis. BJOG 123(1):40, 2016

Sibai BM: Diagnosis and management of gestational hypertension and preeclampsia. Obstet Gynecol 102:181, 2003

Sibai BM: Diagnosis, controversies, and management of the syndrome of hemolysis, elevated liver enzymes, and low platelet count. Obstet Gynecol 103:981, 2004

Sibai BM: Diagnosis, prevention, and management of eclampsia. Obstet Gynecol 105:402, 2005

Sibai BM: Etiology and management of postpartum hypertension-preeclampsia. Am J Obstet Gynecol 206(6):470, 2012

Sibai BM: Imitators of severe preeclampsia. Obstet Gynecol 109:956, 2007a

Sibai BM, Barton JR, Akl S, et al: A randomized prospective comparison of nifedipine and bed rest versus bed rest alone in the management of preeclampsia remote from term. Am J Obstet Gynecol 167(1):879, 1992

Sibai BM, Barton JR: Expectant management of severe preeclampsia remote from term: patient selection, treatment and delivery indications. Am J Obstet Gynecol 196:514, 2007b

Sibai BM, El-Nazer A, Gonzalez-Ruiz A: Severe preeclampsia–eclampsia in young primigravid women: subsequent pregnancy outcome and remote prognosis. Am J Obstet Gynecol 155:1011, 1986

Sibai BM, Gonzalez AR, Mabie WC, et al: A comparison of labetalol plus hospitalization versus hospitalization alone in the management of preeclampsia remote from term. Obstet Gynecol 70:323, 1987a

Sibai BM, Mabie BC, Harvey CJ, et al: Pulmonary edema in severe preeclampsia–eclampsia: analysis of thirty-seven consecutive cases. Am J Obstet Gynecol 156:1174, 1987b

Sibai BM, Mercer B, Sarinoglu C: Severe preeclampsia in the second trimester: recurrence risk and long-term prognosis. Am J Obstet Gynecol 165:1408, 1991

Sibai BM, Mercer BM, Schiff E, et al: Aggressive versus expectant management of severe preeclampsia at 28 to 32 weeks' gestation: a randomized controlled trial. Am J Obstet Gynecol 171:818, 1994

Sibai BM, Paidas MJ, The PRESERVE Study Group: Randomized double-blind placebo controlled evaluation of the safety and efficacy of recombinant antithrombin versus placebo in preterm preeclampsia. Abstract No. LB02, Am J Obstet Gynecol 216:S559, 2017

Sibai BM, Ramadan MK, Chari RS, et al: Pregnancies complicated by HELLP syndrome (hemolysis, elevated liver enzymes, and low platelets): subsequent pregnancy outcome and long-term prognosis. Am J Obstet Gynecol 172:125, 1995

Sibai BM, Spinnato JA, Watson DL, et al: Eclampsia, 4. Neurological findings and future outcome. Am J Obstet Gynecol 152:184, 1985

Sibai BM, Stella CL: Diagnosis and management of atypical preeclampsia-eclampsia. Am J Obstet Gynecol 200:481.e1, 2009

Siepmann T, Boardman H, Bilderbeck A, et al: Long-term cerebral white and gray matter changes after preeclampsia. Neurology 88(13):1256, 2017

Silver RM, Myatt L, Hauth JC, et al: Cell-free total and fetal DNA in first trimester maternal serum and subsequent development of preeclampsia. Am J Perinatol 34(2):191, 2017

Smith JM, Lowe RF, Fullerton J, et al: An integrative review of the side effects related to the use of magnesium sulfate for preeclampsia and eclampsia management. BMC Pregnancy Childbirth 13:34, 2013

Smyth RM, Spark P, Armstrong N, et al: Magpie Trial in the UK: methods and additional data for women and children at 2 years following pregnancy complicated by pre-eclampsia. BMC Pregnancy Childbirth 9:15, 2009

Society for Maternal-Fetal Medicine, Sibai BM: Evaluation and management of severe preeclampsia before 34 weeks' gestation. Am J Obstet Gynecol 205(3):191, 2011

Somjen G, Hilmy M, Stephen CR: Failure to anesthetize human subjects by intravenous administration of magnesium sulfate. J Pharmacol Exp Ther 154(3):652, 1966

Spaan JJ, Ekhart T, Spaanderman ME, et al: Remote hemodynamics and renal function in formerly preeclamptic women. Obstet Gynecol 113:853, 2009

Spaan JJ, Ekhart T, Spaanderman ME, et al: Renal function after preeclampsia: a longitudinal pilot study. Nephron Clin Pract 120(3):c156, 2012a

Spaan JJ, Sep SJ, Lopes van Balen V, et al: Metabolic syndrome as a risk factor for hypertension after preeclampsia. Obstet Gynecol 120(2 Pt 1):311, 2012b

Spargo B, McCartney CP, Winemiller R: Glomerular capillary endotheliosis in toxemia of pregnancy. Arch Pathol 68:593, 1959

Spitz B, Magness RR, Cox SM: Low-dose aspirin. I. Effect on angiotensin II pressor responses and blood prostaglandin concentrations in pregnant women sensitive to angiotensin II. Am J Obstet Gynecol 159(5):1035, 1988

Staff AC, Braekke K, Johnsen GM, et al: Circulating concentration of soluble endoglin (CD105) in fetal and maternal serum and in amniotic fluid in preeclampsia. Am J Obstet Gynecol 197(2):176.e1, 2007

Staff AC, Sibai BM, Cunningham FG: Prevention of preeclampsia and eclampsia. In Taylor RN, Roberts JM, Cunningham FG (eds): Chesley's Hypertensive Disorders in Pregnancy, 4th ed. Amsterdam, Academic Press, 2015

Staines-Urias E, Paez MC, Doyle P, et al: Genetic association studies in pre-eclampsia: systematic meta-analyses and field synopsis. Int J Epidemiol 41(6):1764, 2012

Stekkinger E, Scholten RR, Heidema WM, et al: Recurrent preeclampsia in women with metabolic syndrome and low plasma volume: a retrospective cohort study. BJOG 122(13):1773, 2015

Stout MJ, Conner SN, Colditz GA, et al: The utility of 12-hour urine collection for the diagnosis of preeclampsia. Obstet Gynecol 126(4):731, 2015

Stout MJ, Scifres CM, Stamilio DM: Diagnostic utility of urine protein-to-creatinine ratio for identifying proteinuria in pregnancy. J Matern Fetal Neonatal Med 26(1):66, 2013

Strickland DM, Guzick DS, Cox K, et al: The relationship between abortion in the first pregnancy and the development of pregnancy-induced hypertension in the subsequent pregnancy. Am J Obstet Gynecol 154:146, 1986

Sugulle M, Herse F, Hering L, et al: Cardiovascular biomarker midregional proatrial natriuretic peptide during and after preeclamptic pregnancies. Hypertension 59(3):395, 2012

Suzuki Y, Yamamoto T, Mabuchi Y, et al: Ultrastructural changes in omental resistance artery in women with preeclampsia. Am J Obstet Gynecol 189:216, 2003

Swank M, Nageotte M, Hatfield T: Necrotizing pancreatitis associated with severe preeclampsia. Obstet Gynecol 120(2 Pt 2):453, 2012

Szal SE, Croughan-Minibane MS, Kilpatrick SJ: Effect of magnesium prophylaxis and preeclampsia on the duration of labor. Am J Obstet Gynecol 180:1475, 1999

Tajik P, van der Tuuk K, Koopmans CM, et al: Should cervical favourability play a role in the decision for labour induction in gestational hypertension or mild preeclampsia at term? An exploratory analysis of the HYPITAT trial. BJOG 119(9):1123, 2012

Talledo OE, Chesley LC, Zuspan FP: Renin-angiotensin system in normal and toxemic pregnancies, 3. Differential sensitivity to angiotensin II and norepinephrine in toxemia of pregnancy. Am J Obstet Gynecol 100:218, 1968

Tan LK, de Swiet M: The management of postpartum hypertension. BJOG 109(7):733, 2002

Taufield PA, Ales KL, Resnick LM, et al: Hypocalciuria in preeclampsia. N Engl J Med 316:715, 1987

Taylor RN, Roberts JM: Endothelial cell dysfunction. In Lindheimer MD, Roberts JM, Cunningham FG (eds): Chesley's Hypertensive Disorders in Pregnancy, 2nd ed. Stamford, CT, Appleton & Lange, 1999

Thadhani R, Hagmann H, Schaarschmidt W, et al: Removal of soluble fms-like tyrosine kinase-1 by dextran sulfate apheresis in preeclampsia. J Am Soc Nephrol 27(3):903, 2016

Thangaratinam S, Ismail KMK, Sharp S, et al: Accuracy of serum uric acid in predicting complications of pre-eclampsia: a systematic review. BJOG 113: 369, 2006

Theilen LH, Fraser A, Hollingshaus MS, et al: All-cause and cause-specific mortality after hypertensive disease of pregnancy. Obstet Gynecol 128(2):238, 2016

Thornton C, Dahlen H, Korda A, et al: The incidence of preeclampsia and eclampsia and associated maternal mortality in Australia from population-linked datasets: 2000–2008. Am J Obstet Gynecol 208(6):476.e1, 2013

Thurnau GR, Kemp DB, Jarvis A: Cerebrospinal fluid levels of magnesium in patients with preeclampsia after treatment with intravenous magnesium sulfate: a preliminary report. Am J Obstet Gynecol 157:1435, 1987

Trapani A Jr, Gonclaves LF, Trapani TF, et al: Perinatal and hemodynamic evaluation of sildenafil citrate for preeclampsia treatment. A randomized controlled trial. Obstet Gynecol 128:253, 2016

Triche EW, Uzun A, DeWan AT, et al: Bioinformatic approach to the genetics of preeclampsia. Obstet Gynecol 123(6):1155, 2014

Trommer BL, Homer D, Mikhael MA: Cerebral vasospasm and eclampsia. Stroke 19:326, 1988

Trudinger BJ, Cook CM: Doppler umbilical and uterine flow waveforms in severe pregnancy hypertension. BJOG 97:142, 1990

Tsai HM, Kuo E: From gestational hypertension and preeclampsia to atypical hemolytic uremic syndrome. Obstet Gynecol 127:907, 2016

Tsiakkas A, Mendez O, Wright A, et al: Maternal serum soluble fms-like tyrosine kinase-1 at 12, 22, 32 and 36 weeks; gestation in screening for preeclampsia. Ultrasound Obstet Gynecol 47(4):478, 2016

Tudela CM, McIntire DD, Alexander JM: Effect of maternal body mass index on serum magnesium levels given for seizure prophylaxis. Obstet Gynecol 121(2 Pt 1):314, 2013

Tuffnell DJ, Lilford RJ, Buchan PC, et al: Randomized controlled trial of day care for hypertension in pregnancy. Lancet 339:224, 1992

Tun C, Quiñones JN, Kurt A, et al: Comparison of 12-hour urine protein and protein:creatinine ratio with 24-hour urine protein for the diagnosis of pre-eclampsia. Am J Obstet Gynecol 207(3):233.e1, 2012

Turnbull DA, Wilkinson C, Gerard K, et al: Clinical, psychosocial, and economic effects of antenatal day care for three medical complications of pregnancy: a randomized controlled trial of 395 women. Lancet 363:1104, 2004

Umans JG, Abalos E: Cunningham FG: Antihypertensive treatment. In Taylor RN, Roberts JM, Cunningham FG (eds): Chesley's Hypertensive Disorders in Pregnancy, 4th ed. Amsterdam, Academic Press, 2015

Urban G, Vergani P, Ghindini A, et al: State of the art: non-invasive ultrasound assessment of the uteroplacental circulation. Semin Perinatol 31(4), 232, 2007

Valensise H, Lo Presti D, Gagliardi G, et al. Persistent maternal cardiac dysfunction after preeclampsia identifies patients at risk for recurrent preeclampsia. Hypertension 67(4):748, 2016

Valensise H, Vasapollo B, Gagliardi G, et al: Early and late preeclampsia: two different maternal hemodynamic states in the latent phase of the disease. Hypertension 52(5):873, 2008

van der Merwe JL, Hall DR, Wright C, et al: Are early and late preeclampsia distinct subclasses of the disease—what does the placenta reveal? Hypertens Pregnancy 29(4):2010

van Veen TR, Panerai RB, Haeri S, et al: Cerebral autoregulation in normal pregnancy and preeclampsia. Obstet Gynecol 122:1064, 2013

Vatten LJ, Asvold BO, Eskild A: Angiogenic factors in maternal circulation and preeclampsia with or without fetal growth restriction. Acta Obstet Gynecol Scand 91(12):1388, 2012

Vaught AJ, Gavriilaki E, Hueppchen N, et al: Direct evidence of complement activation in HELLP syndrome: a link to atypical hemolytic uremic syndrome. Exp Hematol 44:390, 2016

Veena P, Lakshimdeepthi P, Raghavan SS: Furosemide in postpartum management of severe preeclampsia: a randomized controlled trial. Hypertens Preg 36:84, 2017

Ventura SJ, Martin JA, Curtin SC, et al: Births: final data for 1998. Natl Vital Stat Rep 48(3):1, 2000

Vermillion ST, Scardo JA, Newman RB, et al: A randomized, double-blind trial of oral nifedipine and intravenous labetalol in hypertensive emergencies of pregnancy. Am J Obstet Gynecol 181:858, 1999

Vigil-De Gracia P, Ludmir J. Perinatal and hemodynamic evaluation of sildenafil citrate for preeclampsia treatment: a randomized controlled trial. Obstet Gynecol 128(5):1181, 2016

Vigil-De Gracia P, Ortega-Paz L: Pre-eclampsia/eclampsia and hepatic rupture. Int J Gynaecol Obstet 118(3):186, 2012

Vigil-De Gracia P, Ortega-Paz L: Retinal detachment in association with pre-eclampsia, eclampsia, and HELLP syndrome. Int J Gynaecol Obstet 114(3):223, 2011

Vigil-De Gracia P, Ruiz E, Lopez JC, et al: Management of severe hypertension in the postpartum period with intravenous hydralazine or labetalol: a randomized clinical trial. Hypertens Pregnancy 26(2):163, 2007

Vigil-De Gracia P, Solis V, Ortega N: Ibuprofen versus acetaminophen as a postpartum analgesic for women with severe preeclampsia: randomized clinical study. J Matern Fetal Neonatal Med 30(11):1279, 2017

Vigil-De Gracia P, Tejada OR, Minaca AC, et al: Expectant management of severe preeclampsia remote from term: the MEXPRE Latin Study, a randomized multicenter clinical trial. Am J Obstet Gynecol 209:425.e1, 2013

Vikse BE, Irgens LM, Leivestad T, et al: Preeclampsia and the risk of end-stage renal disease. N Engl J Med 359:800, 2008

Villa PM, Kajantie E, Räikkönen K, et al: Aspirin in the prevention of pre-eclampsia in high-risk women: a randomized placebo-controlled PREDO Trial and a meta-analysis of randomized trials. BJOG 120(1):64, 2013

Villar J, Purwar M, Merialdi M, et al: World Health Organisation multicentre randomised trial of supplementation with vitamins C and E among pregnant women at high risk for pre-eclampsia in populations of low nutritional status from developing countries. BJOG 116(6):780, 2009

Viteri OA, England JA, Lash KA, et al: Should non-steroidal anti-inflammatory drugs be avoided in puerperal hypertensive women? Abstract No. 49, Am J Obstet Gynecol 216:S34, 2017

Volhard F: Die doppelseitigen haematogenen Nierenerkrankungen. Berlin, Springer, 1918

von Dadelszen P, Firoz T, Donnay F, et al: Preeclampsia in low and middle income countries—health services lessons learned from the PRE-EMPT (PRE-eclampsia monitoring, prevention, and treatment) Project. J Obstet Gynaecol Can 34(10):917, 2012

Wagner SJ, Craici IM, Grande JP, et al: From placenta to podocyte: vascular and podocyte pathophysiology in preeclampsia. Clin Nephrol 78(3):241, 2012

Wallace DH, Leveno KJ, Cunningham FG, et al: Randomized comparison of general and regional anesthesia for cesarean delivery in pregnancies complicated by severe preeclampsia. Obstet Gynecol 86:193, 1995

Wallenburg HC, Makovitz JW, Dekker GA, et al: Low-dose aspirin prevents pregnancy-induced hypertension and preeclampsia in angiotensin-sensitive primigravidae. Lancet 327:1, 1986

Walsh SW: Plasma from preeclamptic women stimulates transendothelial migration of neutrophils. Reprod Sci 16(3):320, 2009

Wang LC, Huang CY, Want HK, et al: Magnesium sulfate and nimesulide have synergistic effects on rescuing brain damage after transient focal ischemia. J Neurotrauma 29(7):1518, 2012

Wang Y, Gu Y, Granger DN, et al: Endothelial junctional protein redistribution and increased monolayer permeability in human umbilical vein endothelial cells isolated during preeclampsia. Am J Obstet Gynecol 186:214, 2002

Ward K, Taylor RN: Genetic factors in the etiology of preeclampsia. In Taylor RN, Roberts JM, Cunningham FG (eds): Chesley's Hypertensive Disorders in Pregnancy, 4th ed. Amsterdam, Academic Press, 2015

Wardhana MP, Dachlan EG, Dekker G: Pulmonary edema in preeclampsia: an Indonesian case-control study. J Matern Fetal Neonatal Med March 1, 2017 [Epub ahead of print]

Watt-Morse ML, Caritis SN, Kridgen PL: Magnesium sulfate is a poor inhibitor of oxytocin-induced contractility in pregnant sheep. J Matern Fetal Med 4:139, 1995

Weiner CP, Thompson LP, Liu KZ, et al: Endothelium derived relaxing factor and indomethacin-sensitive contracting factor alter arterial contractile responses to thromboxane during pregnancy. Am J Obstet Gynecol 166: 1171, 1992

Weinstein L: Syndrome of hemolysis, elevated liver enzymes and low platelet count: a severe consequence of hypertension in pregnancy. Am J Obstet Gynecol 142:159, 1982

White WM, Garrett AT, Craici IM, et al: Persistent urinary podocyte loss following preeclampsia may reflect subclinical renal injury. PLoS One 9(3):e92693, 2014

White WM, Mielke MM, Araoz PA, et al: A history of preeclampsia is associated with a risk for coronary artery calcification 3 decades later. Am J Obstet Gynecol 214(4)519.e1, 2016

Wicke C, Pereira PL, Neeser E, et al: Subcapsular liver hematoma in HELLP syndrome: evaluation of diagnostic and therapeutic options—a unicenter study. Am J Obstet Gynecol 190:106, 2004

Wide-Swensson DH, Ingemarsson I, Lunell NO, et al: Calcium channel blockade (isradipine) in treatment of hypertension in pregnancy: a randomized placebo-controlled study. Am J Obstet Gynecol 173(1):872, 1995

Widmer M, Villar J, Benigni A, et al: Mapping the theories of preeclampsia and the role of angiogenic factors. Obstet Gynecol 109:168, 2007

Wiegman MJ, de Groot JC, Jansonius NM, et al: Long-term visual functioning after eclampsia. Obstet Gynecol 119(5):959, 2012

Wikström AK, Stephansson O, Cnattingius S: Previous preeclampsia and risks of adverse outcomes in subsequent nonpreeclamptic pregnancies. Am J Obstet Gynecol 204(2):148.e1, 2011

Witlin AG, Friedman SA, Sibai BA: The effect of magnesium sulfate therapy on the duration of labor in women with mild preeclampsia at term: a randomized, double-blind, placebo-controlled trial. Am J Obstet Gynecol 176:623, 1997

Worley LC, Hnat MD, Cunningham FG: Advanced extrauterine pregnancy: diagnostic and therapeutic challenges. Am J Obstet Gynecol 198(3):297.e1, 2008

Yamada T, Obata-Yasuoka M, Hamadea H, et al: Isolated gestational proteinuria preceding the diagnosis of preeclampsia—an observational study. Acta Obstet Gynecol Scand 95(9):1048, 2016

Yang J, Pearl M, DeLorenze GN, et al: Racial-ethnic differences in midtrimester maternal serum levels of angiogenic and antiangiogenic factors. Am J Obstet Gynecol 215:359.e1, 2016

Yang J, Shang J, Zhang S, et al: The role of renin-angiotensin-aldosterone system in preeclampsia: genetic polymorphisms and microRNA. J Mol Endocrinol 50(2):R53, 2013

Ye W, Shen L, Xiong Y, et al: Preeclampsia is associated with decreased methylation of the GNA12 promoter. Ann Hum Genet 80(1):7, 2016

Yefet E, Braester Y, Suleiman A, et al: The effect of magnesium sulfate at 1 gram versus 2 grams maintenance doses on serum magnesium concentrations and adverse effects profile in women with severe preeclampsia. [Abstract No. 884] Am J Obstet Gynecol 216:S504, 2017

Yoshihara M, Mayama M, Ukai M, et al: Fulminant liver failure resulting from massive hepatic infarction associated with hemolysis, elevated liver enzymes, and low platelets syndrome. J Obstet Gynaecol Res 42(10):1375, 2016

Zachary S, Rubeo ZS, Jortani SA: The association of N-terminal pro-brain natriuretic peptide with severe preeclampsia, HELLP syndrome, and eclampsia Abstract No. 990, Am J Obstet Gynecol 216:S557, 2017

Zeeman G, Alexander JM, Vollaard E, et al: "Delta eclampsia"—a hypertensive encephalopathy of pregnancy in "normotensive" women. Abstract No. 479, Am J Obstet Gynecol 197(6 Suppl):S140, 2007

Zeeman GG, Alexander JM, McIntire DD, et al: Homocysteine plasma concentration levels for the prediction of preeclampsia in women with chronic hypertension. Am J Obstet Gynecol 189:574, 2003

Zeeman GG, Cunningham FG, Pritchard JA: The magnitude of hemoconcentration with eclampsia. Hypertens Pregnancy 28(2):127, 2009

Zeeman GG, Fleckenstein JL, Twickler DM, et al: Cerebral infarction in eclampsia. Am J Obstet Gynecol 190:714, 2004a

Zeeman GG, Hatab M, Twickler DM: Increased cerebral blood flow in pre-eclampsia with magnetic resonance imaging. Am J Obstet Gynecol 191(4):1425, 2004b

Zeisler H, Llurba E, Chantraine F, et al: Predictive value of the sFlt-1:PlGF ration in women with suspected preeclampsia. N Engl J Med 374:13, 2016a

Zeisler H, Llurba E, Chantraine F, et al: Soluble fms-like tyrosine kinase-1-to-placental growth factor ratio and time to delivery in women with suspected preeclampsia. Obstet Gynecol 128(2):261, 2016b

Zhou SJ, Yelland L, McPhee AJ, et al: Fish-oil supplementation in pregnancy does not reduce the risk of gestational diabetes or preeclampsia. Am J Clin Nutr 95(6):1378, 2012

Zhou Y, Damsky CH, Fisher SJ: Preeclampsia is associated with failure of human cytotrophoblasts to mimic a vascular adhesion phenotype. J Clin Invest 99(9):2152, 1997

Zinaman M, Rubin J, Lindheimer MD: Serial plasma oncotic pressure levels and echoencephalography during and after delivery in severe preeclampsia. Lancet 1:1245, 1985

Zondervan HA, Oosting J, Smorenberg-Schoorl ME, et al: Maternal whole blood viscosity in pregnancy hypertension. Gynecol Obstet Invest 25:83, 1988

Zwart JJ, Richters A, Öry F, et al: Eclampsia in The Netherlands. Obstet Gynecol 112:820, 2008

CAPÍTULO 41

Hemorragia obstétrica

CONSIDERAÇÕES GERAIS	755
ATONIA UTERINA	758
INVERSÃO UTERINA	761
LESÕES DO CANAL DE PARTO	763
HEMATOMAS PUERPERAIS	764
RUPTURA UTERINA	765
DESCOLAMENTO PREMATURO DA PLACENTA	767
PLACENTA PRÉVIA	773
PLACENTA MORBIDAMENTE ADERIDA	777
COAGULOPATIAS OBSTÉTRICAS	782
CONTROLE DA HEMORRAGIA	787
PROCEDIMENTOS CIRÚRGICOS ADJUVANTES	792

Uma hemorragia profusa que ocorre antes ou logo após o nascimento da criança é sempre perigosa e, não infrequentemente, é uma complicação fatal.
— J. Whitridge Williams (1903)

Como na época de Williams, a hemorragia obstétrica continua sendo, juntamente com hipertensão e infecção, uma parte da famosa "tríade" de causas de morte materna. Ela também é uma das principais razões de internação hospitalar das gestantes nas unidades de terapia intensiva (UTIs) (Chantry, 2015; Crozier, 2011; De Greve, 2016; Guntupalli, 2015). A hemorragia foi uma causa direta de 11,4% das 5.367 mortes maternas relacionadas com a gestação entre 2006 e 2013 nos Estados Unidos (Creanga, 2015, 2017). Da mesma forma, 16% das 1.102 mortes maternas registradas na Nationwide Inpatient Sample foram causadas por hemorragia (Kuriya, 2016). Nos países em desenvolvimento, a contribuição da hemorragia é ainda mais marcante, sendo ela a causa isolada mais importante de morte materna no mundo todo (Goffman, 2016; Oladapo, 2016; Thomas, 2016). Apesar desses números, uma redução na taxa de mortalidade materna por hemorragia nos Estados Unidos foi uma conquista muito importante. Porém, conforme discutido no Capítulo 1 (p. 5), parece improvável que as mortes por hemorragia tenham atingido um mínimo irredutível.

CONSIDERAÇÕES GERAIS

■ Mecanismos da hemostasia normal

Um conceito importante para o entendimento da fisiopatologia e do tratamento das hemorragias obstétricas é o mecanismo pelo qual o organismo alcança hemostasia depois do parto normal. Vale lembrar que, pouco antes do término da gestação, um volume imenso de sangue – no mínimo 600 mL/min – circula através do espaço interviloso (Pates, 2010). Esse fluxo circula pelas artérias espiraladas, cujo número médio é de 120. Também é importante recordar que esses vasos não possuem camada muscular em razão de seu remodelamento por trofoblastos, o que cria um sistema de baixa pressão. Com o desprendimento da placenta, esses vasos localizados no sítio de implantação sofrem avulsão, e a hemostasia é alcançada primeiramente por contração do miométrio, que comprime essa quantidade expressiva de vasos calibrosos. A compressão é seguida de coagulação e obstrução do lúmen vascular.

Se, depois do parto, o miométrio contrair vigorosamente, não é provável que ocorra hemorragia fatal originada dessa região de implantação placentária. *É importante ressaltar que um sistema de coagulação intacto não é necessário à hemostasia pós-parto, a menos que existam lacerações do útero, do canal de parto ou do períneo.* Contudo, ao mesmo tempo, hemorragias puerperais fatais podem ocorrer em consequência da atonia uterina, apesar da coagulação normal.

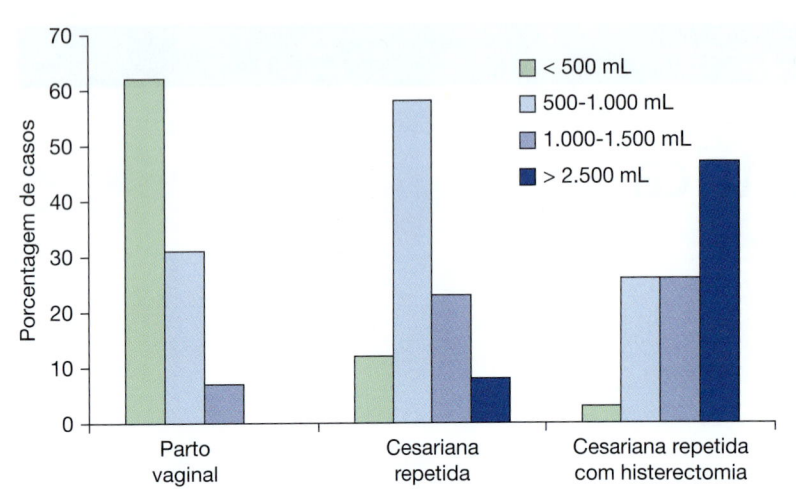

FIGURA 41-1 Perda sanguínea associada ao parto vaginal, à cesariana repetida e à cesariana repetida com histerectomia. (Dados de Pritchard, 1962.)

■ Definição e incidência

Tradicionalmente, a hemorragia pós-parto é definida como perda sanguínea ≥ 500 mL depois da conclusão do terceiro período do trabalho de parto. Tal definição é problemática porque quase metade de todas as mulheres que dão à luz por parto vaginal perdem esse volume de sangue ou mais, quando as perdas são cuidadosamente avaliadas (Pritchard, 1962). Esses resultados estão ilustrados na Figura 41-1 e também mostram que cerca de 5% das mulheres que têm partos vaginais perdem mais de 1.000 mL de sangue. De acordo com o American College of Obstetricians and Gynecologists (2017d), a hemorragia pós-parto é definida como a perda sanguínea cumulativa > 1.000 mL acompanhada por sinais e sintomas de hipovolemia. Além disso, quase um terço das mulheres submetidas à cesariana tem perda sanguínea acima de 1.000 mL. *Esses estudos mostram que a perda sanguínea estimada em geral é apenas metade da perda real.* Por essa razão, a perda sanguínea estimada acima da "média" deve alertar o obstetra quanto à possibilidade de sangramento excessivo. É controverso se a quantificação da perda sanguínea melhora a acurácia (Hamm, 2017; Toledo, 2007).

Em geral, o volume sanguíneo de uma gestante com hipervolemia normal induzida pela gravidez aumenta em 50%, mas esse aumento oscila na faixa de 30 a 60% – 1.500 a 2.000 mL em uma mulher de tamanho médio (Pritchard, 1965). A Tabela 41-1 ilustra a equação usada para calcular o volume sanguíneo. Existe um axioma de que a gestante normal tolera, sem qualquer redução do hematócrito pós-parto, sangramentos durante o parto que se aproximam do volume de sangue acrescentado durante a gravidez. Desse modo, quando a perda sanguínea é menor que o volume acrescentado pela gravidez, o hematócrito permanece estável na fase aguda e durante os primeiros dias do pós-parto. Em seguida, o hematócrito aumenta à medida que o volume plasmático da puérpera volta ao normal durante a semana seguinte ou mais. *Sempre que o hematócrito pós-parto for inferior ao determinado no momento da internação hospitalar para a realização do parto, a perda sanguínea poderá ser estimada pela soma do volume de sangue acrescentado durante a gravidez calculado mais 500 mL para cada 3% de redução do hematócrito.*

A perda sanguínea excessiva tem sido estimada por vários métodos. Sosa e colaboradores (2009) usaram tecidos especialmente construídos e relataram que 10,8% das mulheres apresentavam hemorragia maior que 500 mL com o parto vaginal, enquanto 1,9% perdiam > 1.000 mL. Em comparação com os achados da Figura 41-1, é provável que essas estimativas sejam muito baixas. Tita e colaboradores (2012) utilizaram a redução percentual de 6 pontos do hematócrito do pós-parto para definir hemorragias clinicamente significativas depois do parto vaginal. Essa redução indica claramente que houve perdas sanguíneas > 1.000 mL nas mulheres de peso médio. Esses autores demonstraram reduções desse patamar em um quarto das mulheres, o que é compatível com os resultados ilustrados na Figura 41-1.

Outro marcador usado para estimar a incidência de hemorragia é o índice transfusional. No estudo de Tita citado anteriormente, mais de 6% das mulheres que tiveram parto vaginal foram submetidas a transfusão de sangue. Em um estudo com mais de 66.000 mulheres que deram à luz no Parkland Hospital, 2,3% receberam transfusão sanguínea para corrigir hipovolemia

TABELA 41-1 Cálculo do volume sanguíneo materno total

Volume sanguíneo pré-concepcional[a]:

$$\frac{(\text{estatura [polegadas]} \times 50) + (\text{peso [libras]} \times 25)}{2} = \text{volume sanguíneo (mL)}$$

Volume sanguíneo gestacional:
O aumento médio é de 30-60% do volume pré-gestacional calculado.
Aumenta conforme a idade gestacional e atinge um platô com cerca de 34 semanas.
Geralmente maior com hematócritos na faixa inferior da normalidade (~ 30) e menor com hematócritos na faixa superior da normalidade (~ 40).
Aumento médio de 40-80% nas gestações múltiplas.
Aumento médio é menor na pré-eclâmpsia – o volume varia inversamente à gravidade.

Volume de sangue pós-parto com hemorragia grave:
Deve-se esperar o retorno imediato ao volume total pré-concepcional depois da reposição de volume.
A hipervolemia da gestação não pode ser restaurada após o parto.

[a]Fórmula derivada por determinação do volume sanguíneo e das perdas de sangue de mais de 100 mulheres utilizando eritrócitos marcados com [51]Cr. Dados de Hernandez, 2012.

(Hernandez, 2012). Metade dessas mulheres foi submetida à cesariana. É importante ressaltar que, entre as mulheres transfundidas, esses pesquisadores calcularam que a perda sanguínea média foi de cerca de 3.500 mL. Por fim, Green e colaboradores (2016) relataram que a incidência de *transfusão massiva* para hemorragia pós-parto foi de 23 por 100.000 nascimentos.

A partir disso, está claro que sangramentos significativos ocorrem em até um quarto dos partos vaginais. Os volumes e as porcentagens relacionadas com o parto cesáreo são muito maiores. Além disso, as taxas de hemorragia são sub-relatadas. Por exemplo, dados do National Hospital Discharge Summary relataram incidências de hemorragia pós-parto de apenas 2,0 e 2,6% para dois períodos nos Estados Unidos (Berg, 2009). Incidências semelhantes foram declaradas por outros (Kramer, 2013; Mehrabadi, 2013; Patterson, 2014).

■ Riscos

Várias circunstâncias clínicas aumentam os riscos de hemorragia obstétrica. A relação abrangente apresentada na Tabela 41-2 ilustra que a hemorragia pode ocorrer em qualquer fase da gestação, durante o parto e no puerpério. Desse modo, qualquer descrição de hemorragia obstétrica deve incluir a idade gestacional. As contribuições de algumas dessas causas para a morte materna são mostradas na Figura 41-2.

TABELA 41-2 Hemorragia obstétrica: causas, fatores predisponentes e pacientes vulneráveis

Placentação anormal	Atonia uterina
Placenta prévia	Distensão uterina excessiva
Descolamento prematuro de placenta	Feto grande
	Fetos múltiplos
Placenta morbidamente aderida	Polidrâmnio
	Retenção de coágulos
Gestação ectópica	Indução do trabalho de parto
Mola hidatidiforme	Anestesia ou analgesia
Lesões do canal de parto	Agentes halogenados
Episiotomia e lacerações	Analgesia de condução com hipotensão
Parto com fórceps ou a vácuo	
Cesariana ou histerectomia	Anormalidades do trabalho de parto
Ruptura uterina	Trabalho de parto rápido
Útero com cicatriz prévia	Trabalho de parto prolongado
Alta paridade	Trabalho de parto acelerado
Hiperestimulação	Corioamnionite
Trabalho de parto obstruído	Atonia uterina prévia
Manipulação intrauterina	Paridade: primiparidade, alta paridade
Rotação com fórceps médio	
Extração pélvica	**Defeitos da coagulação – intensificação de outras causas**
Fatores obstétricos	
Obesidade	Transfusões massivas
Hemorragia pós-parto prévia	Descolamento prematuro de placenta
Gestação pré-termo precoce	
Síndrome séptica	Síndrome séptica
Pré-eclâmpsia/eclâmpsia	Pré-eclâmpsia grave
Pacientes vulneráveis	Fígado gorduroso agudo
Insuficiência renal crônica	Tratamento anticoagulante
Pacientes de constituição pequena	Coagulopatias congênitas
	Embolia de líquido amniótico
	Retenção prolongada de feto morto
	Aborto induzido por solução salina

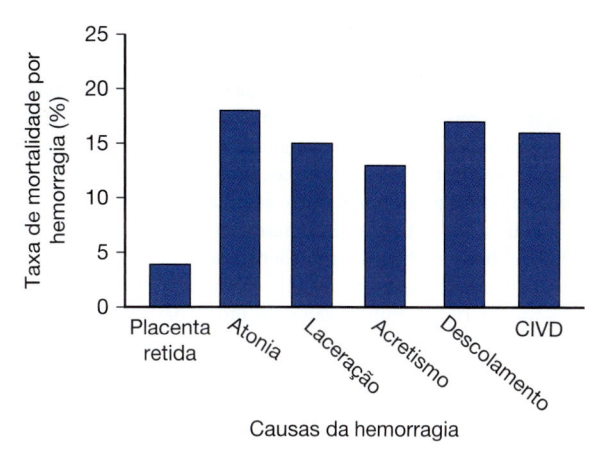

FIGURA 41-2 Contribuições das diversas causas de hemorragia obstétrica para a mortalidade materna. As porcentagens são valores aproximados porque foram utilizados diferentes esquemas de classificação. CIVD, coagulação intravascular disseminada. (Dados de Al-Zirqi, 2008; Berg, 2010; Chichakli, 2015; Creanga, 2015; Zwart, 2008.)

■ Momento

Hemorragia pré-parto

Tradicionalmente, as hemorragias obstétricas são classificadas em *pré-parto* – por exemplo, placenta prévia ou descolamento prematuro da placenta – ou *pós-parto* – em geral causada por atonia uterina ou lacerações do trato genital. Entretanto, esses termos são inespecíficos quando aplicados às pacientes individualmente, sendo recomendável especificar a causa e a idade gestacional como fatores descritivos.

Os sangramentos que ocorrem nos diversos estágios da gestação podem fornecer indícios quanto à etiologia. Muitos aspectos dos sangramentos que ocorrem na primeira metade da gravidez em consequência de abortamento ou gestação ectópica estão descritos nos Capítulos 18 e 19. As discussões subsequentes aplicam-se às gestações com feto viável. *Nesses casos, a avaliação rápida sempre deve considerar os efeitos fetais deletérios da hemorragia materna.*

Durante o trabalho de parto ativo, é comum haver sangramento vaginal discreto. Essa "exibição sanguinolenta" é causada pelo apagamento e pela dilatação do colo com laceração de vasos diminutos. Porém, o sangramento uterino acima do colo é preocupante. Ele pode ser causado pela separação parcial da placenta prévia implantada nas proximidades imediatas do canal cervical, ou pode ser atribuído ao descolamento prematuro da placenta ou a uma laceração uterina. Em algumas mulheres, especialmente aquelas com placenta prévia, pode haver sangramento de varicosidades cervicais (O'Brien, 2013). Em casos raros, pode haver inserção velamentosa do cordão umbilical, e os vasos placentários afetados podem sobrepor-se ao colo – *vasa previa*. Nesse caso, a hemorragia fetal ocorre depois da laceração desses vasos no momento da ruptura das membranas (Swank, 2016).

Em algumas mulheres praticamente a termo, a causa do sangramento uterino não é identificada, o sangramento cessa, e não há uma causa anatômica aparente por ocasião do parto. Na maioria dos casos, é provável que o sangramento se origine de uma pequena separação placentária marginal. *Apesar disso, qualquer gestante com sangramento pré-parto ainda se encontra em risco aumentado de evolução desfavorável, mesmo que a hemorragia tenha regredido e a ultrassonografia tenha excluído a possibilidade de placenta prévia.*

O sangramento que ocorre após metade da gestação está associado a vários desfechos adversos. A Canadian Perinatal Network descreveu 806 mulheres com hemorragia entre 22 e 28 semanas de gestação (Sabourin, 2012). Descolamento prematuro da placenta (32%), placenta prévia (21%) e sangramento cervical (6,6%) foram as causas mais comuns identificadas. Em um terço dos casos, nenhuma causa foi encontrada. Entre todas as mulheres estudadas, 44% deram à luz antes de 29 semanas de gestação. Em mais de 68.000 mulheres na Escócia, a incidência de hemorragia pré-parto após o primeiro trimestre foi de 11% (Bhandari, 2014). Essas mulheres tinham risco significativamente alto de parto pré-termo, indução de trabalho de parto e hemorragia pós-parto.

Hemorragia pós-parto

Na maioria dos casos, a fonte da hemorragia pós-parto pode e deve ser determinada. As causas frequentes são atonia uterina com sangramento no sítio placentário, trauma no trato genital ou ambos. Em geral, a hemorragia pós-parto é evidente. Exceções importantes são acúmulos intrauterinos e intravaginais despercebidos de sangue e ruptura do útero com sangramento intraperitoneal ou retroperitoneal. Outra consideração é um hematoma vulvar ou vaginal em expansão (p. 764). A avaliação inicial deve tentar diferenciar entre atonia uterina e lacerações do trato genital. Para isso, são buscados fatores de risco, o trato genital inferior é examinado e o tônus uterino é avaliado. A atonia é reconhecida quando o útero está macio e pastoso à palpação bimanual e pela expressão de coágulos e sangue durante a massagem uterina.

O sangramento persistente a despeito de um útero firme e bem contraído sugere que a hemorragia mais provavelmente se deve a lacerações. Sangue rutilante também sugere sangramento arterial. *Para confirmar que a causa do sangramento são lacerações, é essencial realizar uma cuidadosa inspeção da vagina, do colo e do útero.* Em alguns casos, o sangramento pode ser causado por atonia e traumatismo, principalmente depois dos partos vaginais por fórceps ou a vácuo. Esse exame é mais fácil quando se utiliza analgesia de condução. Quando não há lacerações do trato genital inferior e o útero está contraído e, ainda assim, o sangramento supracervical persiste, a exploração manual do útero deve ser realizada para excluir a existência de uma laceração uterina (Kaplanoglu, 2016). Isso também é feito rotineiramente após versão podálica interna, extração pélvica ou parto vaginal bem-sucedido após cesariana.

A *hemorragia pós-parto tardia* descreve o sangramento após as primeiras 24 horas. Detectada em até 1% das mulheres, pode ser grave e é discutida no Capítulo 37 (American College of Obstetricians and Gynecologists, 2017d).

■ Estimativa do volume de sangue perdido

Conforme observado, as estimativas visuais são notoriamente inacuradas, em especial no caso de sangramento excessivo. Em vez de hemorragia profusa e repentina, o sangramento pós-parto em geral é contínuo. Quando a atonia persiste, o sangramento pode parecer apenas moderado em determinada ocasião, mas pode continuar até que a paciente desenvolva hipovolemia profunda. O sangramento causado por episiotomia ou laceração vaginal também pode ser apenas mínimo a moderado. Contudo, o sangramento contínuo pode causar perdas sanguíneas enormes em um intervalo relativamente curto. Em alguns casos, depois do desprendimento da placenta, o sangue pode não ser eliminado por via vaginal, mas pode se acumular na cavidade uterina, que pode ser distendida por 1.000 mL de sangue ou mais. Em outros casos, a massagem uterina pós-parto é aplicada sobre uma área de gordura abdominal, que é confundida com o útero.

Todos esses fatores podem resultar na subestimativa do volume da hemorragia com o transcorrer do tempo. Os efeitos da hemorragia dependem significativamente do volume sanguíneo pré-concepcional e da magnitude correspondente da hipervolemia induzida pela gravidez. Por essa e outras razões, a hipovolemia pode não ser detectada senão em uma fase muito tardia. *Um aspecto traiçoeiro da hemorragia pós-parto é a inexistência de alterações expressivas do pulso e da pressão arterial até que a paciente tenha perdido volumes consideráveis de sangue.* Inicialmente, as pacientes normotensas podem, na verdade, desenvolver algum grau de hipertensão pela liberação de catecolaminas em resposta à hemorragia. Além disso, as mulheres com pré-eclâmpsia podem ficar "normotensas", apesar da hipovolemia profunda.

Algumas gestantes podem ser especialmente suscetíveis à hemorragia porque a expansão de seu volume sanguíneo foi menor que o esperado. Essa condição é mais encontrada nas mulheres de pequeno porte – mesmo nas que têm hipervolemia normal induzida pela gravidez. As gestantes com pré-eclâmpsia grave ou eclâmpsia também estão mais sujeitas a desenvolver hemorragias, pois elas com frequência não têm um volume sanguíneo normal. Especificamente, Zeeman e colaboradores (2009) demonstraram aumento médio acima do volume pré-gestacional de apenas 10% em mulheres com *eclâmpsia* (Cap. 40, p. 718). Um terceiro exemplo é a abreviação moderada a grave da expansão de volume induzida pela gestação nas mulheres em insuficiência renal crônica (Cap. 53, p. 1034). *Quando há suspeita de hemorragia excessiva nessas gestantes de alto risco, solução cristaloide e sangue devem ser administrados imediatamente de forma a corrigir a hipovolemia suspeitada.*

ATONIA UTERINA

■ Manejo no terceiro período do trabalho de parto

A causa mais comum de hemorragia obstétrica é a impossibilidade de o útero contrair suficientemente depois do parto e impedir sangramentos originados dos vasos localizados no sítio de implantação da placenta (p. 755). Apesar disso, algum sangramento é inevitável durante o terceiro período do trabalho de parto, à medida que a placenta começa a se desprender. O sangue originado do sítio de implantação pode escorrer imediatamente pela vagina – *mecanismo de Duncan* de desprendimento placentário – ou pode permanecer oculto por trás da placenta e das membranas, até que a placenta seja removida – *mecanismo de Schultze*. Após os sinais de desprendimento da placenta, o útero deve ser massageado se não estiver firmemente contraído, e a descida da placenta é indicada por um cordão umbilical solto. *É importante salientar que o desprendimento e a extração da placenta por tração do cordão umbilical, principalmente quando o útero está atônico, podem causar inversão uterina.*

Quando há persistência de sangramento significativo depois do parto do recém-nascido e enquanto a placenta ainda está parcial ou totalmente implantada, então a sua extração manual está indicada (Cummings, 2016; Frolova, 2016). Para isso, a analgesia adequada é obrigatória, e deve-se utilizar técnica cirúrgica asséptica. Como ilustrado na Figura 41-3, as pontas dos dedos de uma das mãos, com os dedos aproximados, são insinuadas entre a parede uterina e a placenta. Um movimento deslizante para frente nesse plano irá desgrudar a placenta de sua ligação ao útero. Depois de sua remoção, as membranas que a acompanham são cuidadosamente desprendidas da decídua, utilizando, para isso, pinças em anel, se for necessário. Outro método é raspar a cavidade uterina com a mão envolvida em compressas de gaze. A maioria

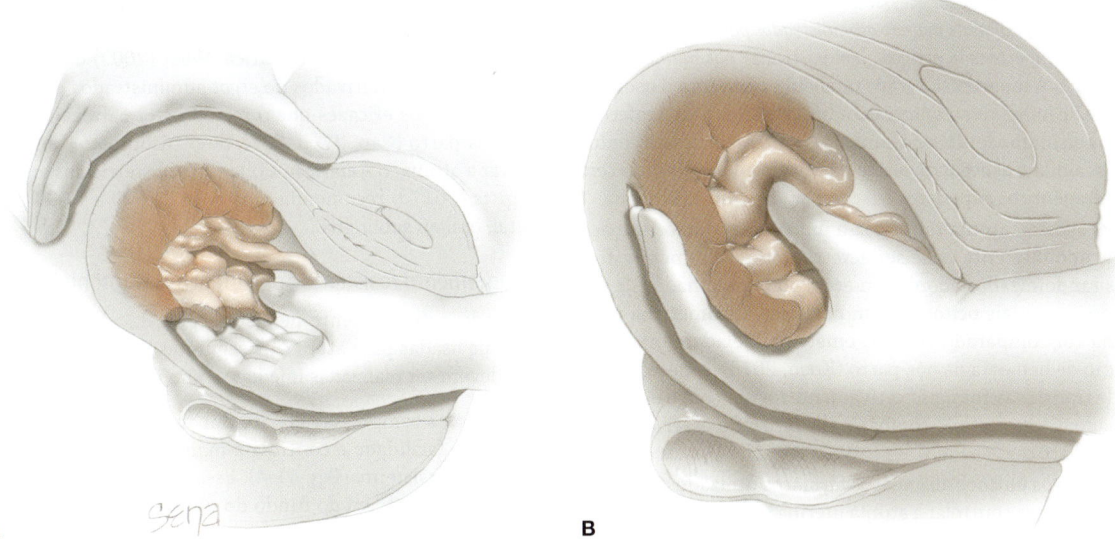

FIGURA 41-3 Extração manual da placenta. **A.** Uma mão segura o fundo do útero. A outra mão é introduzida na cavidade uterina, e os dedos são deslizados de um lado ao outro, à medida que são avançados. **B.** Quando a placenta se desprender, ela pode ser segurada e removida.

dos autores recomenda a profilaxia antimicrobiana com ampicilina ou cefazolina após a extração manual (World Health Organization, 2015).

O fundo do útero sempre é palpado depois da dequitação ou da extração manual da placenta para confirmar que o útero está bem contraído. Se não estiver firme, a massagem vigorosa do fundo uterino em geral evita hemorragia pós-parto causada por atonia (Hofmeyr, 2013). Simultaneamente, a administração intravenosa de 20 unidades de ocitocina em 1.000 mL de solução cristaloide em geral é eficaz a uma taxa de 10 mL/min (dose de 200 mU/min). As concentrações mais altas são minimamente mais eficazes (Tita, 2012). *A ocitocina nunca é administrada em injeção rápida sem diluição, pois pode causar hipotensão ou arritmias cardíacas graves.*

■ Fatores de risco

Em muitas mulheres com riscos conhecidos, a atonia uterina pode ser ao menos prevista bem antes do parto. Contudo, em um estudo, até metade das mulheres com atonia uterina depois de cesariana não tinham fatores de risco (Rouse, 2006). A magnitude do risco de atonia imposto por cada um desses fatores relacionados na Tabela 41-2 varia de modo considerável nos diferentes estudos. A *primiparidade* e a *alta paridade* são fatores de risco (Driessen, 2011). Em um estudo, a incidência de hemorragia pós-parto aumentou de 0,3% entre as mulheres de baixa paridade para 1,9% das gestantes que tiveram quatro ou mais filhos. O índice era de 2,7% entre as mulheres com paridade de sete ou mais (Babinszki, 1999). O *útero hiperdistendido* está sujeito à hipotonia depois do parto, e, desse modo, as mulheres com fetos grandes, fetos múltiplos ou polidrâmnio têm riscos mais altos. As *anormalidades do trabalho de parto* predispõem à atonia e incluem trabalho de parto hipertônico ou hipotônico. Do mesmo modo, a *indução* ou a *estimulação do trabalho de parto* com prostaglandinas ou ocitocina aumentam o risco de desenvolver atonia uterina subsequente (Driessen, 2011). A frequência de hemorragia aumenta com o prolongamento do terceiro período (Frolova, 2016). Por fim, as mulheres que já tiveram hemorragia pós-parto têm risco maior de recorrência.

■ Avaliação e manejo

Quando há hemorragia pós-parto imediata, uma inspeção cuidadosa deve ser realizada para excluir laceração do canal de parto. Como o sangramento pode ser causado por fragmentos placentários retidos, a inspeção da placenta depois do parto deve ser realizada rotineiramente. Caso seja encontrada alguma falha, o útero deve ser explorado manualmente, e o fragmento deve ser removido. Em alguns casos, a retenção de um *lobo sucenturiado* pode causar hemorragia pós-parto (Cap. 6, p. 112). Durante o exame em busca de lacerações e outras causas de atonia, o útero deve ser massageado e a paciente deve receber fármacos uterotônicos.

Agentes uterotônicos

Existem vários compostos que estimulam o útero a contrair depois do parto (Cap. 27, p. 527). Um deles deve ser escolhido e administrado rotineiramente para evitar sangramento pós-parto por estimulação das contrações uterinas. A maioria desses fármacos também é usada para tratar atonia uterina com sangramento. Além disso, como algumas pesquisas combinaram os resultados obtidos com a profilaxia e o tratamento, sua avaliação é difícil. Por exemplo, a *ocitocina* é utilizada há mais de 70 anos e, na maioria dos casos, é administrada por via intravenosa ou intramuscular depois da eliminação da placenta. Nenhum estudo demonstrou que uma dessas vias é melhor que a outra (Dagdeviren, 2016). A administração profilática desse ou de outros agentes uterotônicos evita a maioria dos casos de atonia uterina.

Para tratar a atonia uterina, os alcaloides do *ergot* são usados há séculos. Quando a atonia persiste apesar da ocitocina e das medidas profiláticas, os derivados do *ergot* podem ser utilizados como segunda opção terapêutica. As preparações derivadas do *ergot* incluem a metilergometrina e a ergometrina; contudo apenas a metilergometrina é atualmente fabricada nos Estados Unidos. Quando são administrados por via parenteral, esses dois fármacos estimulam rapidamente contrações uterinas tetânicas e atuam por cerca de 45 minutos (Schimmer, 2011). Um esquema comum é administrar 0,2 mg de um desses medicamentos por via intramuscular. A metilergometrina pode ser repetida a intervalos de 2 a 4 horas conforme a necessidade. *Um ressalva é que os derivados do ergot, especialmente quando administrados por via intravenosa, podem causar hipertensão perigosa, em particular nas mulheres com pré-eclâmpsia.* A hipertensão grave também é vista com o uso concomitante de inibidores da protease administrados para a infecção pelo vírus da imunodeficiência humana (HIV). Além desses efeitos adversos, ainda é especulativo se os derivados do *ergot* oferecem efeitos terapêuticos superiores em comparação com a ocitocina.

Em casos de atonia refratária a um agente, outro fármaco de um grupo diferente pode ser acrescentado. Pelo menos dois estudos randomizados abordaram esquemas combinados de derivado do *ergot* mais ocitocina. Em um deles, ergometrina mais ocitocina foi comparado com ergometrina isoladamente para prevenção de hemorragia pós-parto (Koen, 2016). A necessidade global de transfusão foi significativamente menor com o esquema combinado. Outro estudo comparável confirmou esses achados (Sentürk, 2016).

Durante os últimos 40 anos, os fármacos utilizados como segunda opção para controlar a atonia uterina passaram a incluir as prostaglandinas das classes E e F. A trometamina carboprosta é o derivado 15-metil da prostaglandina $F_{2\alpha}$. Esse fármaco foi aprovado para tratar a atonia uterina na dose de 250 µg (0,25 mg) administrada por via intramuscular. Se for necessário, a dose pode ser repetida a intervalos de 15 a 90 minutos, até totalizar o máximo de oito doses. Dados observacionais indicam uma taxa de sucesso de 88% (Oleen, 1990). A carboprosta causa efeitos colaterais em cerca de 20% das mulheres, incluindo, em ordem decrescente de frequência, diarreia, hipertensão, vômitos, febre, ruborização e taquicardia. Outro efeito farmacológico é a constrição das vias aéreas e dos vasos sanguíneos pulmonares. Desse modo, a carboprosta não deve ser utilizada nas mulheres asmáticas e nos casos suspeitos de embolia de líquido amniótico (p. 785). Encontramos alguns casos de hipertensão grave com a carboprosta administrada a mulheres com pré-eclâmpsia. Também foi relatado que ela causa queda na saturação de oxigênio em uma média de 10% (Hankins, 1988). As contraindicações relativas à carboprosta incluem doença renal, hepática e cardíaca (American College of Obstetricians and Gynecologists, 2017d).

As prostaglandinas da classe E também são usadas para evitar ou tratar atonia uterina. A dinoprostona – prostaglandina E_2 – pode ser usada sem indicação formal (*off label*) e é administrada na forma de supositórios retais ou vaginais de 20 mg a cada 2 horas. Em geral, esse fármaco causa diarreia, dificultando a administração retal, e um sangramento vaginal profuso pode impedir sua aplicação intravaginal. A hipotensão, que é comumente encontrada em casos de hemorragia, é considerada uma contraindicação por alguns autores. A prostaglandina E_2 intravenosa – *sulprostona* – é utilizada na Europa, mas não está disponível nos Estados Unidos (Schmitz, 2011).

O misoprostol é um análogo sintético da prostaglandina E_1 que é usado para profilaxia e tratamento da atonia uterina (Abdel-Aleem, 2001; Ugwu, 2016). A maioria dos estudos enfatizou seu efeito profilático, e as conclusões são conflitantes. Em uma revisão da Cochrane, Mousa e colaboradores (2014) não detectaram efeitos benéficos adicionais com o uso do misoprostol em comparação com a ocitocina ou a ergometrina para o tratamento. Derman e colaboradores (2006) compararam uma dose oral de 600 µg administrada preventivamente durante o parto com placebo. Os autores demonstraram que o misoprostol diminuiu a incidência de hemorragia de 12 para 6% e que a incidência de hemorragias graves diminuiu de 1,2 para 0,2%. Em outro estudo, Gerstenfeld e Wing (2001) concluíram que a dose de 400 µg de misoprostol administrada por via retal não foi mais eficaz que a ocitocina intravenosa para evitar hemorragia pós-parto. Com base em uma revisão sistemática, Villar (2002) demonstrou que a ocitocina e os derivados do *ergot* administrados depois do parto foram mais eficazes que o misoprostol para evitar hemorragia pós-parto (Cap. 27, p. 527). Se o misoprostol for usado para tratar a atonia, o American College of Obstetricians and Gynecologists (2017d) recomenda uma dose de 600 a 1.000 µg por via retal, oral ou sublingual.

Sangramento resistente aos fármacos uterotônicos

Quando o sangramento persiste depois da adoção das medidas iniciais usadas para atonia, as seguintes intervenções terapêuticas devem ser realizadas imediata e simultaneamente:

1. Inicie a compressão uterina bimanual, que pode ser realizada com facilidade e controla a maioria dos casos de hemorragia persistente (Fig. 41-4). Essa técnica não é simplesmente uma massagem do fundo do útero. A parede uterina posterior é massageada com uma mão aplicada sobre o abdome, enquanto a outra mão é cerrada e introduzida dentro da vagina. Este punho comprime a parede uterina anterior através da parede vaginal anterior e o útero também é comprimido entre as duas mãos.
2. Mobilize imediatamente a equipe obstétrica de emergência para a sala de parto e peça sangue total ou concentrado de hemácias.
3. Peça ajuda imediata da equipe de anestesia.
4. Assegure no mínimo dois acessos intravenosos de grande calibre, de forma que a solução cristaloide com ocitocina seja administrada simultaneamente com os hemocomponentes. Coloque um cateter de Foley para monitoração contínua do débito urinário.
5. Inicie a reposição de volume com infusão intravenosa rápida de cristaloide (p. 788).
6. Com sedação, analgesia ou anestesia administrada e, então, com exposição ideal, explore manualmente a cavidade uterina mais uma vez em busca de fragmentos placentários retidos e anormalidades uterinas, inclusive lacerações ou ruptura.

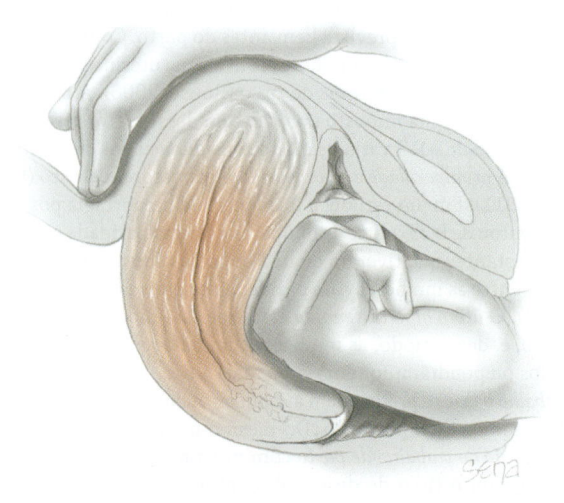

FIGURA 41-4 Compressão bimanual para atonia uterina. O útero é posicionado com o punho de uma mão no fundo de saco anterior, sendo empurrado contra a parede abdominal, que é segurada pela outra mão no abdome. A mão no abdome também é usada para massagem uterina.

7. Inspecione cuidadosamente o colo e a vagina mais uma vez em busca de lacerações que possam ter passado despercebidas.
8. Quando as condições da paciente ainda são instáveis ou há hemorragia persistente, as transfusões sanguíneas são iniciadas (p. 788).

Nessa conjuntura, depois da exclusão das outras causas de hemorragia além de atonia, e depois da correção da hipovolemia, várias outras medidas devem ser consideradas quando o sangramento persiste. A adoção dessas medidas depende de vários fatores, como paridade, desejo de esterilização e experiência com cada método.

Tamponamento por balão. O tamponamento uterino para tratar a atonia uterina refratária foi desfavorecido tendo em vista as preocupações quanto a hemorragia oculta e infecções (Gilstrap, 2017). Técnicas mais modernas de tamponamento por balão atenuam algumas dessas preocupações (Sentilhes, 2016; Zelop, 2011). Com uma dessas técnicas, a ponta de um cateter de Foley 24 F a 30 F com balão de 30 mL é introduzida na cavidade uterina e preenchida com 60 a 80 mL de soro fisiológico. A ponta aberta permite a drenagem contínua do sangue presente no útero. Já presenciamos a ruptura do balão quando mais de 50 mL são instilados dentro dele, dessa forma pode-se usar um cateter Foley 34 F com um balão de 60 mL. Quando o sangramento regride, o cateter em geral é retirado depois de 12 a 24 horas. Dispositivos semelhantes para o tamponamento incluem os balões de Sengstaken-Blakemore, Rusch e Ebb, além de cateteres tipo condom (Antony, 2017; Georgiou, 2009).

Houve grande entusiasmo quanto aos balões intrauterinos feitos especialmente para tratar hemorragia causada por atonia uterina ou outras causas. Um *balão pós-parto de Bakri* ou um *BT-Cath* pode ser introduzido e inflado para tamponar a cavidade endometrial e interromper o sangramento (Fig. 41-5). A inserção requer dois ou três membros da equipe. O primeiro fica encarregado da ultrassonografia abdominal durante o procedimento. O segundo coloca o balão vazio dentro do útero e estabiliza o dispositivo. O terceiro membro instila líquido para inflar o balão, infundindo rapidamente no mínimo 150 mL e, em seguida, instilando mais volume ao longo de alguns minutos, até chegar ao total de 300 a 500 mL e interromper o sangramento. É razoável remover o balão após cerca de 12 horas (Einerson, 2017).

Em estudos retrospectivos, quase 150 mulheres foram manejadas para hemorragia pós-parto com esses balões uterinos (Grönval, 2013; Kaya, 2016; Vintejoux, 2015). Talvez um quarto dos casos fossem causados por atonia uterina. Entre todas as causas, a taxa de sucesso observada foi de cerca de 85%. As combinações de tamponamento por balão e suturas de compressão uterina também foram descritas (Diemert, 2012; Yoong, 2012). Quando todas essas medidas falham, várias intervenções cirúrgicas tornam-se necessárias, inclusive histerectomia.

Procedimentos cirúrgicos

Estes incluem suturas de compressão uterina, ligadura dos vasos pélvicos, embolização angiográfica e histerectomia. Esses procedimentos são discutidos na p. 792.

INVERSÃO UTERINA

A inversão puerperal do útero é considerada um dos desastres hemorrágicos clássicos encontrados em obstetrícia. A menos que seja logo diagnosticada e adequadamente tratada, o sangramento associado em geral é profuso. Os fatores de risco podem ocorrer isoladamente ou em combinação: (1) implantação fúndica da placenta, (2) atonia uterina, (3) tração no cordão aplicada *antes* do desprendimento da placenta e (4) placentação anormalmente aderida como nas síndromes de placenta acreta (p. 777).

Dependendo de quais desses fatores estão contribuindo para o quadro, a incidência e a intensidade da inversão uterina variam. Como se pode observar na Figura 41-6, a gravidade da inversão é progressiva. O pior cenário é a inversão completa com o útero fazendo protrusão pelo canal de parto (Fig. 41-7).

A incidência de inversão uterina varia de cerca de 1 em 2.000 a 1 em 20.000 partos vaginais (Coad, 2017; Ogah, 2011; Rana, 2009; Witteveen, 2013). Nossas experiências no Parkland Hospital estão de acordo com a incidência mais alta de 1:2.000, apesar de nossa norma de desestimular a extração da placenta apenas por extração do cordão e antes de se ter certeza de seu desprendimento. Ainda não está definido se a *intervenção ativa no terceiro período do trabalho de parto* com tração do cordão aplicada ostensivamente *depois* dos sinais de desprendimento placentário aumenta as chances de ocorrer inversão uterina (Deneux-Tharaux, 2013; Gülmezoglu, 2012; Prick, 2013).

■ Reconhecimento e manejo

A detecção imediata da inversão uterina aumenta as chances de resolução rápida e melhora o prognóstico (Furukawa, 2015b). Se não for inicialmente reconhecida, a hemorragia persistente provavelmente leva a um exame imediato mais cuidadoso do

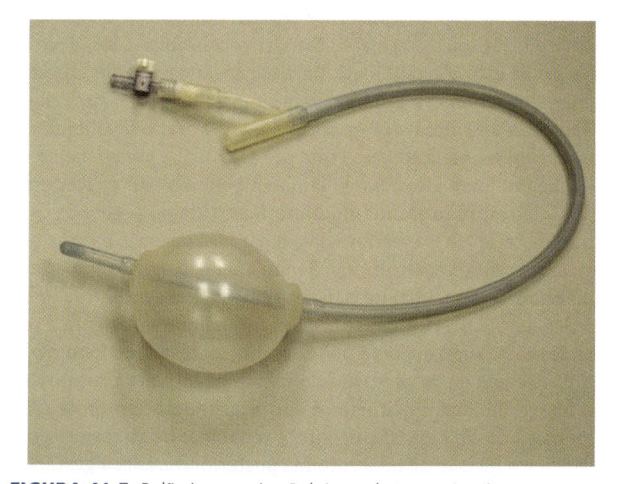

FIGURA 41-5 Balão intrauterino Bakri para hemorragia pós-parto.

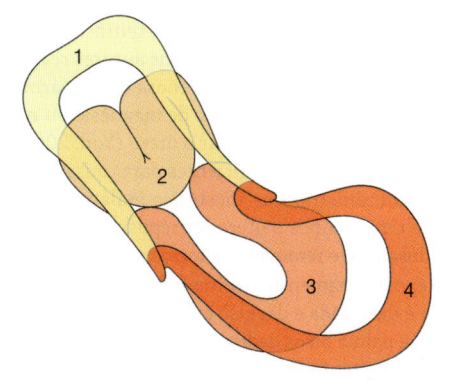

FIGURA 41-6 Graus progressivos de inversão uterina.

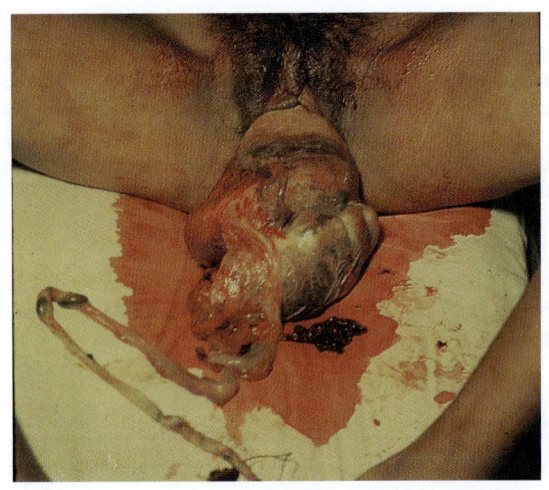

FIGURA 41-7 Morte materna durante parto domiciliar causada por exsanguinação devido a inversão uterina e placenta acreta de implantação fúndica.

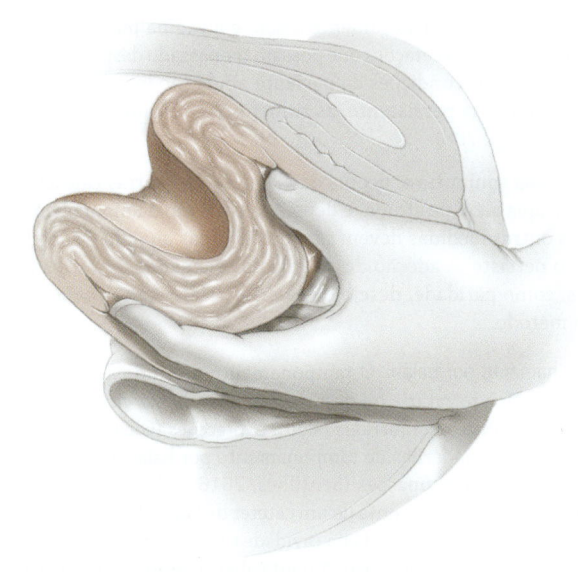

FIGURA 41-8 Inversão uterina incompleta reposicionada pelo uso da mão abdominal para palpação da depressão tipo cratera enquanto, ao mesmo tempo, o fundo invertido do útero é empurrado para cima.

canal de parto. Embora a inversão completa costume ser evidente, o útero parcialmente invertido pode ser confundido com mioma, e a ultrassonografia pode auxiliar no diagnóstico (Pan, 2015; Smulian, 2013). Muitos casos evoluem com hemorragia imediata e potencialmente fatal, e um quarto das pacientes necessitam de transfusão sanguínea (Coad, 2017).

Quando se detecta qualquer grau de inversão uterina, várias medidas devem ser adotadas urgente e simultaneamente:

1. Pedir ajuda imediatamente, incluindo profissionais das especialidades de obstetrícia e anestesia.
2. Dispor de sangue na sala de parto, de forma que possa ser usado se for necessário.
3. Avaliar a paciente quanto à indicação de anestesia geral de emergência. Sistemas de infusão intravenosa com acesso de grande calibre devem ser instalados para iniciar a infusão rápida de cristaloides e reverter a hipovolemia, enquanto se aguarda a chegada dos derivados de sangue.
4. Quando o útero recentemente invertido não está contraído nem completamente retraído e a placenta já está desprendida, então o útero em geral pode ser reposicionado simplesmente empurrando-o para cima pelo fundo invertido com a palma da mão e os dedos na direção do eixo longitudinal da vagina (Fig. 41-8). Alguns utilizam dois dedos estendidos rigidamente para empurrar o centro do fundo uterino para cima. *É preciso ter cuidado para não aplicar pressão excessiva a ponto de perfurar o útero com as pontas dos dedos.*
5. Se a placenta ainda estiver aderida, tenta-se reposicionar o útero com a placenta *in situ*. Alguns autores recomendaram uma tentativa de infusão intravenosa de um fármaco tocolítico (p. ex., terbutalina, sulfato de magnésio ou nitroglicerina) para relaxar e reposicionar o útero (You, 2006). Quando essas medidas não são suficientes para causar relaxamento, deve-se administrar um anestésico inalatório hidrogenado de ação rápida. Após o útero ser reposicionado, a placenta é cuidadosamente removida de forma manual.
6. Se o reposicionamento uterino falhar com a placenta aderida, ela é descolada e deve-se aplicar pressão contínua com o punho, a palma ou os dedos colocados sobre o fundo uterino invertido na tentativa de empurrá-lo para dentro do colo dilatado, conforme descrito na Etapa 4.
7. Quando o útero é recolocado em sua configuração normal, a tocólise é interrompida. Em seguida, a ocitocina é infundida, e outros fármacos uterotônicos podem ser administrados, conforme se recomenda para tratar atonia (p. 759). Enquanto isso, o cirurgião mantém o fundo uterino em sua posição anatômica normal, ao mesmo tempo em que aplica compressão bimanual para controlar a hemorragia residual, até que o útero esteja bem contraído (ver Fig. 41-4). O cirurgião continua a monitorar o útero por via transvaginal para detectar indícios de inversão subsequente. Um balão Bakri tem sido usado para manter o útero reposicionado (Haeri, 2015; Ida, 2015).

■ Intervenção cirúrgica

Na maioria dos casos, o útero invertido pode ser recolocado em sua posição normal pelas técnicas recém-descritas. Em alguns casos, porém, a reposição manual não é bem-sucedida. Uma causa é um anel constritivo miometrial denso. Nesse ponto, a laparotomia é imperativa. A configuração anatômica encontrada durante a operação pode causar confusão, conforme se observa na Figura 41-9. Com os fármacos tocolíticos administrados, deve-se realizar um esforço combinado para recolocar o útero simultaneamente empurrando-o de baixo para cima e puxando-o para cima. A aplicação de pinças atraumáticas para alcançar o ligamento redondo e exercer tração para cima pode ser útil – *procedimento de Huntington*. Em alguns casos, também pode ser útil aplicar uma sutura de tração profunda no útero invertido ou segurá-lo com pinças de tecido. Essas estratégias, separadas ou em conjunto, podem ser tecnicamente difíceis. Se um anel constritivo impedir o reposicionamento, uma incisão cirúrgica sagital – *incisão de Haultain* – é feita posteriormente através do anel muscular para a sua liberação. O fundo exposto pode, assim, ser revertido (Sangwan, 2009). Depois da recolocação do útero, os fármacos tocolíticos são interrompidos, a ocitocina e outros agentes uterotônicos são administrados, e a incisão uterina é reparada. Os riscos de separação dessa incisão de histerotomia posterior durante a gestação, o trabalho de parto e o parto subsequentes são desconhecidos.

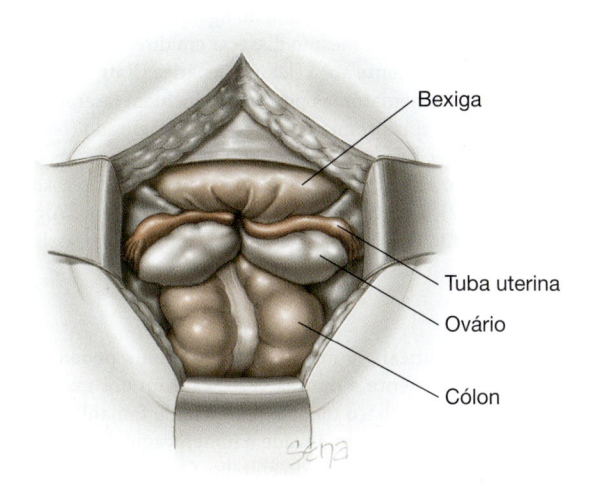

FIGURA 41-9 Anatomia cirúrgica do útero totalmente invertido quando examinado de cima na laparotomia.

Outras ilustrações e discussões são encontradas em *Cirurgia obstétrica de Cunningham e Gilstrap*, 3ª edição (Zahn, 2017).

Em alguns casos, o útero sofre inversão novamente quase imediatamente depois de ser recolocado. Quando esse problema ocorre, então as suturas de compressão uterina podem ser aplicadas para evitar outra inversão (Matsubara, 2009; Mondal, 2012). Por vezes, a inversão uterina puerperal crônica pode evidenciar-se algumas semanas depois do parto.

LESÕES DO CANAL DE PARTO

O nascimento do bebê sempre está associado a algum traumatismo do canal de parto, que inclui útero e colo do útero, vagina e períneo. As lesões que ocorrem durante o trabalho de parto e o nascimento variam de lacerações mínimas da mucosa até lacerações que provocam hemorragias potencialmente fatais ou hematomas.

■ Lacerações vulvovaginais

Conforme o American College of Obstetricians and Gynecologists (2016b), até 80% das mulheres sofrem algum tipo de laceração no parto vaginal. Tais lacerações podem se localizar proximal ou distalmente ao longo do trato genital inferior.

Primeiro, as lacerações pequenas da parede anterior da vagina nas proximidades da uretra são relativamente comuns. Em geral, essas lesões são superficiais e causam pouco ou nenhum sangramento, mas algumas vezes necessitam de sutura para hemostasia. As lesões grandes o suficiente para exigir reparo costumam estar associadas à dificuldade de urinar em curto prazo, e um cateter vesical de demora atenua esse problema.

As lacerações perineais mais profundas em geral estão acompanhadas de graus variáveis de lesão do terço externo da cúpula vaginal. Algumas dessas lesões estendem-se e envolvem o esfincter anal ou níveis variavelmente profundos das paredes vaginais. O reparo das lacerações vulvovaginais está descrito em detalhes no Capítulo 27 (p. 531).

As lacerações que envolvem o terço médio ou superior da cúpula vaginal costumam estar associadas às lesões do períneo ou do colo. Estas algumas vezes passam despercebidas a menos que a inspeção seja abrangente. Em geral, as lesões que se estendem para cima são longitudinais. Essas lacerações podem ocorrer depois de partos espontâneos, mas costumam resultar de lesões provocadas durante o parto vaginal instrumentado. A maioria acomete os tecidos subjacentes mais profundos e, desse modo, em geral causam hemorragia significativa, a qual é controlada por reparo com sutura. Para isso, é mandatório haver analgesia ou anestesia efetiva, visualização clara, assistência capacitada e reanimação suficiente da hipovolemia.

As lacerações vaginais ou cervicais extensas devem levar a uma busca detalhada por indícios de hemorragia retroperitoneal ou de perfuração com hemorragia peritoneal. Além disso, a exploração intrauterina é considerada para se excluírem lacerações ou ruptura uterina (Conrad, 2015). Se houver forte suspeita de perfuração peritoneal ou ruptura uterina, considera-se a laparotomia (Rafi, 2010). Conforme discutido adiante (p. 793), os exames de imagem e a potencial embolização podem ser adequados para grandes hematomas retroperitoneais.

■ Lacerações cervicais

As lacerações superficiais do colo podem ser detectadas por inspeção detalhada em mais de metade de todos os partos vaginais. A maioria delas mede < 0,5 cm e raramente precisam de reparo. As lacerações mais profundas são menos comuns, mas também podem passar despercebidas. Por causa do viés de aferição, as incidências relatadas são variadas. Por exemplo, no banco de dados do Consortium on Safe Labor, a incidência de lacerações cervicais à inspeção cuidadosa foi de 1% nas nulíparas e 0,5% nas multíparas (Landy, 2011). Contudo, a incidência global em um estudo com mais de 81.000 mulheres israelenses foi de apenas 0,16% (Melamed, 2009). Essas lacerações estão mais provavelmente associadas ao parto vaginal assistido a vácuo ou por fórceps (Fong, 2014).

As lacerações cervicais em geral não são problemáticas, a menos que causem hemorragia ou se estendam até a vagina. Em casos raros, o colo pode ser separado parcial ou completamente da vagina – *colporrexe* – nos fundos de saco anterior, posterior ou lateral. Outra lesão rara ocorre quando há avulsão de toda a parte vaginal do colo – *descolamento anular* ou *circular*. Em alguns casos, essas lesões ocorrem depois de partos por fórceps realizados com o colo parcialmente dilatado com as colheres do fórceps aplicadas sobre o colo. Em algumas mulheres, as lacerações cervicais alcançam o segmento uterino inferior e afetam a artéria uterina e seus ramos principais. Às vezes, as lesões estendem-se até a cavidade peritoneal. As lacerações mais graves em geral evidenciam-se por hemorragia externa ou hematoma, embora possam passar despercebidas em alguns casos. No estudo israelense recém-citado, quase 11% das mulheres com lacerações cervicais necessitaram de transfusões sanguíneas (Melamed, 2009).

Às vezes, o lábio anterior edemaciado do colo é comprimido entre a cabeça do feto e a sínfise púbica materna. Isso costuma ter poucas consequências e melhora espontaneamente. Raramente, isso causa isquemia grave, e o lábio anterior pode sofrer necrose e depois desprender-se do restante do colo.

Como nas lacerações vulvovaginais, as lacerações cervicais podem ser mais bem apreciadas com a exposição adequada, o que pode ser feito com a transferência para o bloco cirúrgico. Um assistente aplica pressão firme para baixo sobre o útero, enquanto o operador traciona levemente os lábios do colo uterino com uma pinça em anel. Outro assistente pode ampliar ainda mais a exposição com afastadores de parede vaginal de ângulo reto ou Breisky. O uso de dispositivos de aspiração também pode ajudar na visualização.

Em geral, as lacerações cervicais de 1 ou até 2 cm não precisam ser reparadas, a menos que haja sangramento. Essas

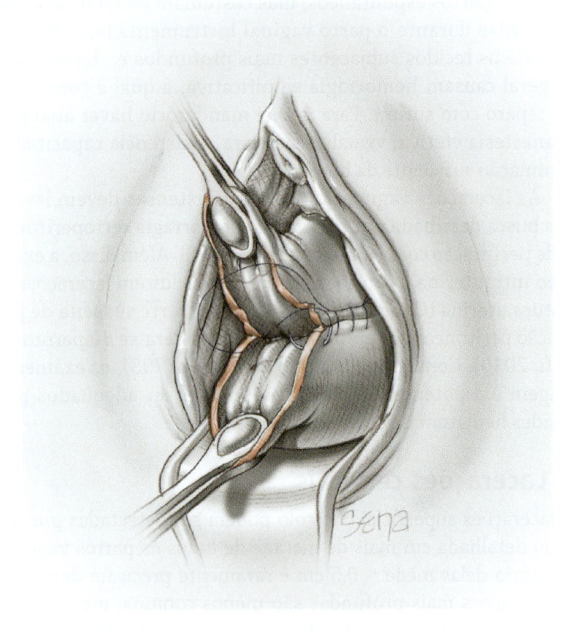

FIGURA 41-10 Reparo de uma laceração cervical com exposição cirúrgica adequada. Suturas contínuas com fio absorvível são aplicadas começando no ângulo superior da laceração.

lacerações cicatrizam rapidamente e acabam criando um orifício cervical externo de aspecto irregular e algumas vezes estrelado que indica parto prévio.

Em geral, as lacerações cervicais profundas precisam ser reparadas. Quando a laceração está limitada ao colo ou mesmo quando se estende por alguma distância para dentro do fórnice vaginal, obtêm-se resultados satisfatórios por suturas do colo uterino depois de colocá-lo no campo de visão, conforme está ilustrado na Figura 41-10. Enquanto as lacerações cervicais são reparadas, as lacerações vaginais ou episiotomias coexistentes podem ser tamponadas com compressas de gaze para interromper seu sangramento. Como a hemorragia em geral provém do ângulo superior da ferida, a primeira sutura com o uso de poliglactina ou categute cromado 2-0 deve ser aplicada em tecido acima desse ângulo. Em seguida, suturas de bloqueio interrompidas ou contínuas são aplicadas de maneira seriada para fora na direção do operador. Quando há envolvimento do útero e hemorragia ininterrupta, alguns dos métodos descritos mais adiante (p. 792) podem ser necessários para se obter hemostasia.

■ Hematomas puerperais

Classificação e riscos

Os hematomas pélvicos podem ter várias manifestações anatômicas depois do nascimento. Uma classificação é anatômica e descreve os hematomas vulvar, vulvovaginal, paravaginal e retroperitoneal. Os hematomas vulvares podem envolver o bulbo do vestíbulo ou os ramos da artéria pudenda, que são as artérias retal inferior, perineal e clitoriana (Fig. 41-11). Os hematomas paravaginais podem envolver o ramo descendente da artéria uterina. Em alguns casos, o vaso rompido está localizado acima da fáscia pélvica, e, então, se forma um hematoma supraelevador. Esses hematomas podem estender-se para dentro da parte superior do canal vaginal e podem praticamente obstruir o lúmen. O sangramento contínuo pode causar dissecção retroperitoneal e formar uma massa palpável acima do ligamento inguinal. Em alguns casos, ele pode até mesmo dissecar em direção superior por trás do cólon ascendente até a flexura hepática (Rafi, 2010).

Os riscos de hematomas puerperais incluem laceração vaginal ou perineal, episiotomia ou parto instrumentado (Iskender, 2016). Qualquer hematoma também pode ocorrer após estiramento e ruptura de um vaso sanguíneo sem laceração associada (Nelson, 2012), especialmente nos partos a fórceps. Algumas vezes, eles estão associados a alguma coagulopatia coexistente (p. 782).

Diagnóstico

Hematomas perineais, vulvares e paravaginais podem se desenvolver rapidamente e muitas vezes causam dor excruciante (Fig. 41-12). Um inchaço tenso e doloroso de tamanho variável se desenvolve rapidamente, invade o lúmen vaginal e causa equimose da pele sobrejacente ou do epitélio. O hematoma paravaginal pode passar despercebido inicialmente. Porém, os sintomas de pressão pélvica, dor ou incapacidade de urinar devem levar a uma avaliação imediata. Outros podem não ser percebidos até que sinais de hipovolemia fiquem evidentes. Quando há extensão supraelevador, o hematoma estende-se para cima no espaço paravaginal e entre os folhetos do ligamento largo. O hematoma pode passar despercebido, até que possa ser percebido à palpação abdominal ou até que a paciente tenha hipovolemia. A ultrassonografia ou a tomografia computadorizada podem ser úteis (Cichowski, 2017; Kawamura, 2014; Takeda, 2014).

Evolução clínica e manejo

Os hematomas pequenos costumam ficar restritos e mostram expansão mínima. Em outros, os tecidos que recobrem o hematoma em expansão podem romper em consequência da necrose por compressão. Em alguns casos, pode ocorrer hemorragia profusa, mas, em outros casos, o hematoma drena na forma de trombos volumosos e sangue estagnado. Com as lesões que envolvem o espaço paravaginal e se estendem acima do sustentáculo do elevador, o sangramento retroperitoneal pode ser profuso e fatal em alguns casos. Por fim, nossa equipe encontrou alguns hematomas que voltam a sangrar até 2 semanas depois do parto (Cunningham, 2017a).

Os hematomas vulvovaginais são tratados de acordo com seu tamanho, localização, intervalo decorrido desde o parto e expansão do hematoma. Quando o sangramento cessa, os hematomas com dimensões pequenas a moderadas podem ser tratados de maneira expectante até serem reabsorvidos. Contudo, quando há dor intensa ou o hematoma continua a aumentar, a exploração cirúrgica é preferível. *A perda sanguínea em grandes hematomas puerperais é quase sempre consideravelmente maior que a estimativa clínica.* A hipovolemia é comum, e as transfusões são frequentemente realizadas quando o reparo cirúrgico é necessário.

Para o reparo, a incisão deve ser realizada na área de distensão máxima, o sangue e os coágulos devem ser removidos, e os pontos de sangramento devem ser ligados. Em seguida, a cavidade pode ser fechada com fios absorvíveis. Em geral, não é possível identificar as áreas de origem do sangramento. No entanto, a cavidade do hematoma drenado é fechada cirurgicamente, e a vagina é comprimida com compressas por 12 a 24 horas. Os hematomas supraelevadores são mais difíceis de tratar. Embora alguns possam ser drenados por incisões vulvares ou vaginais, a laparotomia ou a embolização intervencionista, descrita adiante, são recomendáveis quando há hemorragia persistente.

A embolização angiográfica tornou-se uma técnica popular de tratamento de alguns hematomas puerperais, especialmente

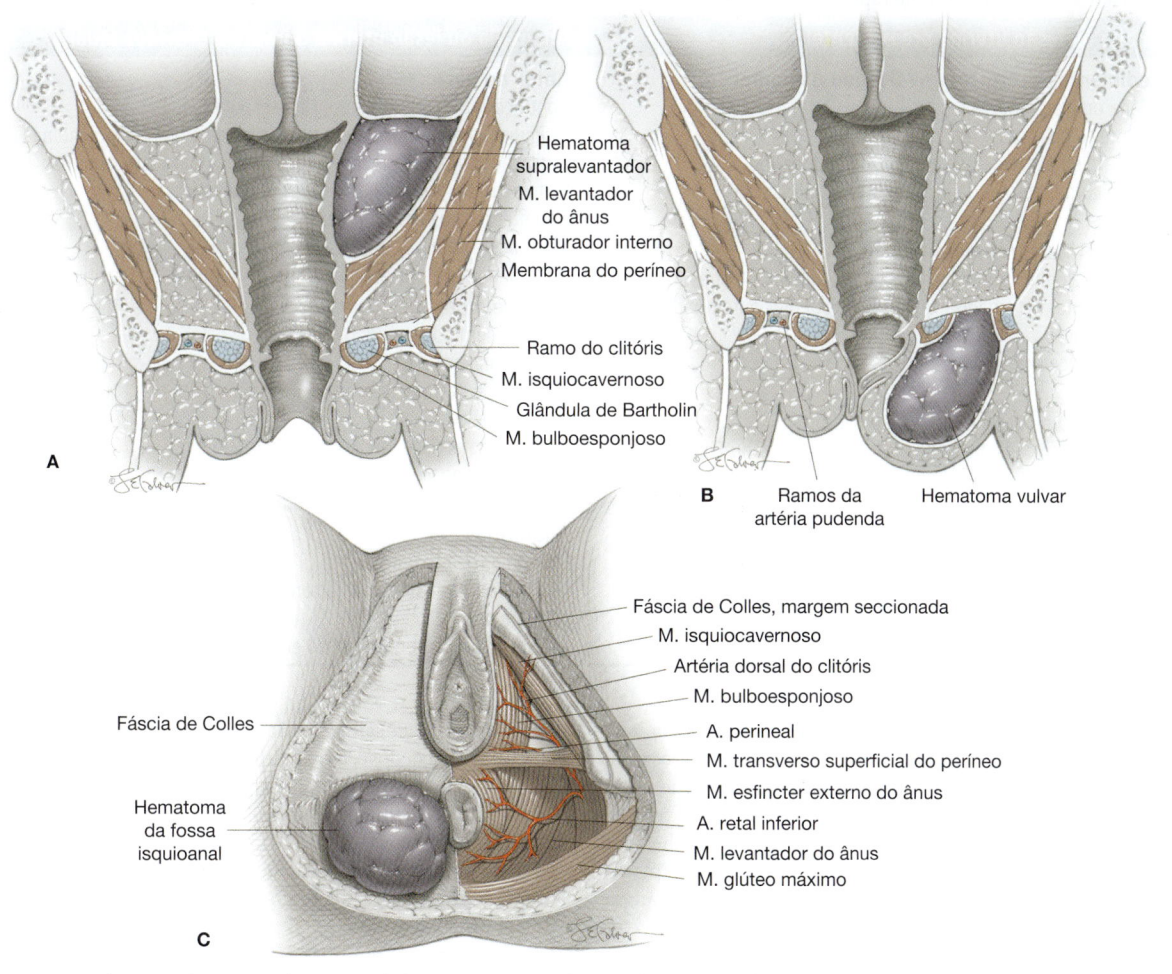

FIGURA 41-11 Ilustração demonstrando os tipos de hematoma puerperal. **A.** Incidência coronal mostrando um hematoma supraelevador. **B.** Incidência coronal mostrando um hematoma no trígono perineal anterior. **C.** Incidência perineal demonstrando a anatomia do trígono perineal posterior e um hematoma da fossa isquioanal. (Reproduzida, com permissão, de Cunningham FG: Genital tract lacerations and hematomas. In Yeomans ER, Hoffman BL, Gilstrap LC III, et al (eds): Cunningham and Gilstrap's Operative Obstetrics, 3rd edition. New York, McGraw-Hill Education, 2017a.)

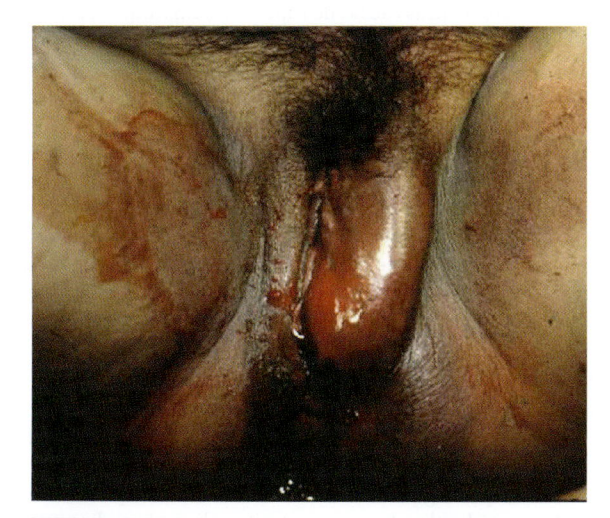

FIGURA 41-12 Hematoma do trígono perineal anterior à esquerda, associado a uma laceração vaginal depois de parto espontâneo de uma paciente com coagulopatia de consumo causada por fígado gorduroso agudo da gravidez.

no caso de hematomas supraelevadores e retroperitoneais. A embolização pode ser realizada como procedimento primário ou, mais provavelmente, como intervenção secundária quando as tentativas de hemostasia cirúrgica são infrutíferas ou quando é difícil acessar o hematoma cirurgicamente (Distefano, 2013; Lee, 2012; Poujade, 2012). Também existe a descrição da utilização de um balão de Bakri para tratar hematoma paracervical (Gizzo, 2013; Grönvall, 2013). Por fim, foi relatada a drenagem guiada por ultrassonografia de um hematoma recorrente supraelevador (Mukhopadhyay, 2015).

■ Ruptura uterina

Fatores predisponentes

A ruptura uterina costuma ser catastrófica. Ela pode ser *primária* (quando ocorre em um órgão previamente intacto ou sem cicatrizes) ou *secundária* (quando está associada a uma incisão, lesão ou anomalia miometrial preexistente). A Tabela 41-3 descreve algumas das etiologias associadas à ruptura do útero. É importante ressaltar que a contribuição de cada uma dessas causas se alterou drasticamente ao longo dos últimos 50 anos. Em termos mais

TABELA 41-3 Algumas causas de ruptura uterina

Anomalia ou lesão uterina preexistente	Anomalia ou lesão uterina durante a gravidez atual
Procedimentos cirúrgicos envolvendo o miométrio: Cesariana ou histerotomia Reparo prévio de ruptura uterina Incisão de miomectomia através ou até o endométrio Ressecção cornual profunda de tuba uterina intersticial Metroplastia **Trauma uterino concomitante:** Abortamento com instrumentação – cureta afiada ou por aspiração Trauma cortante ou fechado – agressões, acidentes automobilísticos, projéteis, facas Ruptura silenciosa em gestação prévia **Congênitas:** Gestação em corno uterino subdesenvolvido Defeitos do tecido conectivo – síndromes de Marfan ou Ehlers-Danlos	**Antes do parto:** Contrações persistentes, intensas e espontâneas Estimulação do trabalho de parto – ocitocina ou prostaglandinas Instilação intra-amniônica – solução salina ou prostaglandinas Perfuração por cateter interno de pressão uterina Trauma externo – cortante ou fechado Versão externa Distensão uterina excessiva – polidrâmnio, gestação múltipla **Durante o parto:** Versão interna do segundo gêmeo Parto a fórceps difícil Trabalho de parto e parto rápido e tumultuado Extração pélvica Anomalia fetal distendendo o segmento inferior Pressão uterina vigorosa durante o parto Extração manual difícil da placenta **Adquiridas:** Síndromes de placenta acreta Neoplasia trofoblástica gestacional Adenomiose Saculação de útero retrovertido encarcerado

específicos, antes de 1960, quando a taxa de cesarianas era muito menor que hoje e as mulheres multíparas eram numerosas, as rupturas uterinas primárias predominavam. À medida que a taxa de cesarianas aumentou e especialmente à medida que as tentativas subsequentes de realizar trabalho de parto nessas mulheres se tornaram mais comuns ao longo da década de 1990, as rupturas uterinas nas cicatrizes da histerotomia da cesariana tornaram-se a principal causa (Gibbins, 2015; Mone, 2016). Porém, junto com a redução no entusiasmo por uma tentativa de trabalho de parto em mulheres com cesariana prévia, a incidência dos dois tipos de ruptura tendeu a permanecer igual. Em um estudo de 3.942 casos de ruptura uterina em mais de 15 milhões de mulheres, aproximadamente metade eram de mulheres que tinham sido submetidas a cesarianas prévias (Yao, 2017). Em 40 casos de ruptura no Parkland Hospital entre 2009 e 2016, 15 eventos (37%) foram primários e 25 (63%) foram secundários (Happe, 2017).

Os riscos adicionais para a ruptura incluem outras cirurgias ou manipulações que traumatizam o miométrio. Exemplos são curetagens ou perfuração uterinas, ablação do endométrio, miomectomia ou histeroscopia (Kieser, 2002; Pelosi, 1997). No estudo realizado por Porreco e colaboradores (2009), 7 das 21 mulheres sem história de cesariana tinham sido submetidas a algum tipo de operação uterina no passado.

Em países desenvolvidos, a incidência de ruptura é de 1 em 4.800 nascimentos (Getahun, 2012). Durante um período de 40 anos, na Noruega, a taxa de ruptura uterina aumentou significativamente para cerca de 1 em 1.560 partos (Al-Zirqi, 2016). Porém, a frequência das rupturas primárias fica em torno de 1 em 10.000 a 15.000 nascimentos (Porreco, 2009). Conforme discutido, uma razão é a incidência reduzida de mulheres com grande paridade. Outra é que a estimulação uterina inadequada ou excessiva com ocitocina – uma causa comum no passado – praticamente não é mais utilizada. Maggio e colaboradores (2014) não encontraram associação entre o número de unidades Montevidéu e ruptura uterina secundária. Além disso, em uma recente análise de três ensaios comparando esquemas de ocitocina de alta *versus* baixa dose, a taxa de ruptura uterina não foi diferente entre os grupos (Budden, 2014). A taxa de ruptura está elevada com a indução sequencial do trabalho de parto com prostaglandinas e ocitocina (Al-Zirqi, 2017). No Parkland Hospital, nossa equipe também tem encontrado rupturas uterinas primárias em um número excessivo de mulheres em trabalho de parto induzido por prostaglandina E_1.

O trauma abdominal fechado pode precipitar a ruptura uterina. Embora o útero gravídico distendido seja surpreendentemente resistente, as gestantes que sofrem esse traumatismo devem ser monitoradas cuidadosamente para detectar sinais de ruptura uterina (Cap. 47, p. 927). Em um estudo de 13 casos de ruptura uterina primária, o trauma foi responsável por três casos (Miller, 1996). Outras causas de ruptura traumática, embora não sejam comuns hoje, são as atribuídas à versão podálica interna seguida de extração, parto a fórceps difícil, extração de um feto em apresentação pélvica e feto anormalmente grande (p. ex., hidrocefalia).

Associações incomuns de ruptura são as anomalias uterinas ou a gestação múltipla (Bankada, 2015; Tarney, 2013; Tola, 2014). Algumas vezes, a fraqueza focal inerente do miométrio predispõe à ruptura. Os exemplos incluem anomalias anatômicas, leiomiomas, adenomiose, coriocarcinoma e distúrbios do tecido conectivo, incluindo síndrome de Ehlers-Danlos (Arici, 2013; Nikolaou, 2013; Noh, 2013; Ramskill, 2014; Sun, 2016).

Patogênese

Na maioria dos casos, a ruptura do útero anteriormente normal durante o trabalho de parto ocorre no segmento uterino inferior mais fino. Quando se localiza nas proximidades imediatas do colo, a ruptura geralmente é transversal ou oblíqua. Quando a ruptura está localizada na área uterina adjacente ao ligamento largo, a lesão costuma ser longitudinal. Embora essas lacerações ocorram principalmente no segmento uterino inferior, as lesões

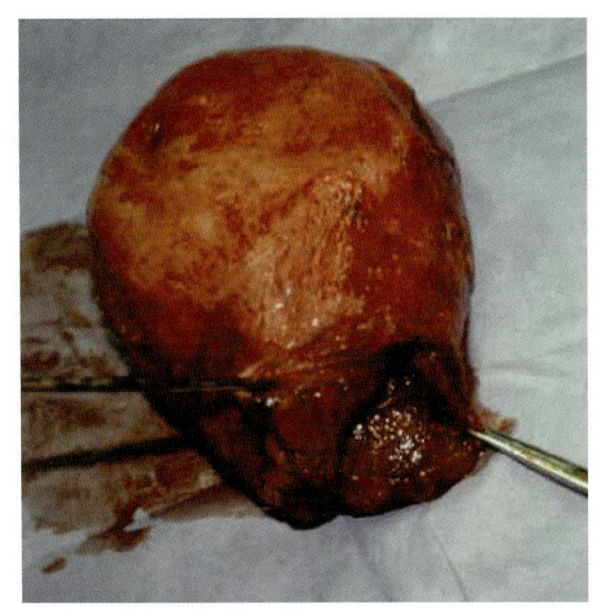

FIGURA 41-13 Espécime de histerectomia subtotal demonstrando ruptura do útero durante o trabalho de parto, com uma laceração vertical na borda lateral esquerda do segmento uterino inferior.

se estendem para cima entrando no segmento ativo, ou para baixo atravessando o colo e chegando à vagina (Fig. 41-13). Em alguns casos, a bexiga também pode ser lacerada. Quando a ruptura tem dimensões significativas, o conteúdo uterino geralmente escapa para a cavidade peritoneal. Contudo, quando a parte de apresentação fetal está firmemente encaixada, apenas uma parte do feto pode ser expulsa do útero. O prognóstico fetal depende em grande parte do grau de separação da placenta e da magnitude da hemorragia e da hipovolemia maternas. Em alguns casos, o peritônio sobrejacente permanece intacto, e isso em geral se acompanha de hemorragia que se estende para dentro do ligamento largo, causando um hematoma retroperitoneal volumoso.

Após o parto vaginal em um útero sem cicatriz, nós e outros encontramos alguns casos de laceração incompleta na face interna do útero se estendendo verticalmente até o segmento ativo, sendo uma fonte de hemorragia profusa (Conrad, 2015). Essas lacerações não costumam ser visíveis desde baixo, mas são encontradas no momento da histerectomia por sangramento intratável apesar do útero contraído. A hemorragia com este tipo de laceração pode ser torrencial e o sangramento não costuma diminuir até que os pedículos da artéria uterina sejam clampeados bilateralmente.

Manejo e desfechos

As apresentações clínicas variadas da ruptura uterina e seu tratamento estão descritos no Capítulo 31 (p. 598). De acordo com o relatório mais recente de mortalidade materna do Centers for Disease Control and Prevention, as rupturas uterinas foram responsáveis por quase 10% das mortes causadas por hemorragia (Creanga, 2015, 2017). A morbidade materna inclui a histerectomia, que pode ser necessária para controlar a hemorragia. As taxas de morbidade e mortalidade perinatais, o que pode incluir comprometimento neurológico grave, também são altas (Gibbins, 2015; Porreco, 2009). A obesidade materna comórbida com a ruptura uterina está associada com taxas aumentadas de desfechos neonatais adversos (Yao, 2017).

DESCOLAMENTO PREMATURO DA PLACENTA

■ Etiopatogênese

O desprendimento parcial ou total da placenta de seu sítio de implantação antes do nascimento é descrito pelo termo em latim *abruptio placentae*. Em tradução literal, esse termo significa "rasgar a placenta repentinamente", descrevendo um acidente súbito que é uma característica clínica da maioria dos casos. Em seu sentido mais estrito, o termo trabalhoso – e, por essa razão, raramente utilizado – *desprendimento prematuro da placenta normalmente implantada* é mais descritivo, pois exclui o desprendimento de uma placenta prévia.

O descolamento prematuro da placenta (DPP) é iniciado por hemorragia dentro da decídua basal. Em seguida, a decídua desprende-se, deixando uma camada fina aderida ao miométrio. Como consequência, o processo começa como um hematoma decidual e se expande até causar desprendimento e compressão da placenta adjacente. Causas precipitantes de muitos casos foram sugeridas. O fenômeno de invasão trofoblástica anormal com aterose subsequente está associado em alguns casos de pré-eclâmpsia complicada por DPP (Brosens, 2011). Inflamação ou infecção também podem contribuir (Mhatre, 2016; Nath, 2007). Achados histológicos não podem ser usados para determinar o momento do descolamento (Chen, 2017).

O DPP provavelmente começa com a ruptura de uma artéria espiralada decidual causando um hematoma retroplacentário em expansão. Nos estágios iniciais do DPP, pode não haver sintomas clínicos. Mesmo quando há continuação do sangramento e da separação da placenta, o DPP ainda pode ser *parcial* ou *total* (Fig. 41-14). Nos dois casos, o sangramento em geral insinua-se entre as membranas e o útero e, por fim, escapa pelo colo causando *hemorragia externa*. Em casos menos frequentes, o sangue fica retido entre a placenta desprendida e o útero, resultando em *hemorragia oculta* e diagnóstico tardio. Esse atraso do diagnóstico acarreta riscos maiores à mãe e ao feto. Quando há hemorragia oculta, as chances de ocorrer coagulopatia de consumo também são maiores. Isso ocorre porque a pressão elevada dentro do espaço interviloso, causada pelo coágulo retroplacentário em expansão, força a entrada de mais tromboplastina placentária na circulação materna (p. 784).

Nos casos de DPP não traumático, a maior parte do sangue localizado no hematoma retroplacentário é de origem materna. Isso porque a hemorragia deriva da separação dentro da decídua materna e, em geral, as vilosidades placentárias permanecem inicialmente intactas. Em 78 mulheres atendidas no Parkland Hospital com DPP não traumático, havia hemorragia feto-materna documentada em apenas 20% dos casos – e todos eles tinham perdas sanguíneas fetais < 10 mL (Stettler, 1992). Atkinson e colaboradores (2015) identificaram células fetais no sangue periférico de apenas 4% de 68 mulheres com DPP.

Quando houver suspeita clínica, o DPP é evidenciado ao exame da placenta recém-retirada na forma de uma depressão circunscrita na superfície materna. Em geral, essa depressão mede alguns centímetros de diâmetro e está coberta por sangue escuro e coagulado. Como são necessários vários minutos para que as alterações anatômicas fiquem evidentes, a placenta desprendida há pouquíssimo tempo pode parecer absolutamente normal

768 Complicações obstétricas

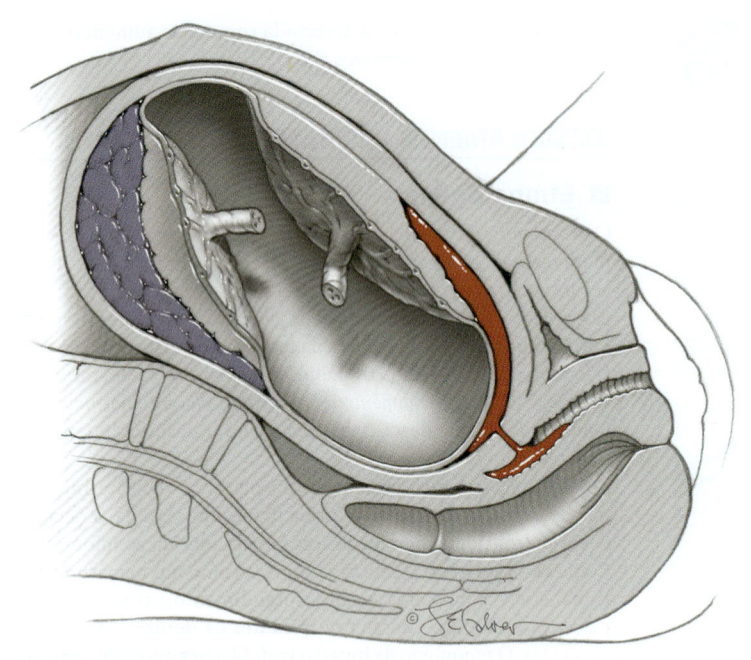

FIGURA 41-14 Ilustração esquemática do descolamento prematuro da placenta. À esquerda, há descolamento completo com hemorragia oculta. À direita, há descolamento parcial com sangue e coágulos causando dissecção entre as membranas e a decídua até o orifício interno e, em seguida, com sangramento externo pela vagina.

depois do parto. Nossa experiência é semelhante à de Benirschke e colaboradores (2012), que afirmaram que a "idade" do coágulo retroplacentário não pode ser definida com precisão. No exemplo ilustrado na Figura 41-15, o coágulo escuro de dimensões significativas estava bem organizado, havia produzido depressão na maior parte da placenta e, provavelmente, tinha várias horas.

É problemática a definição da gravidade do DPP. Consideramos o DPP como grave quando o feto morre, porém as complicações maternas e fetais podem ser graves mesmo com um feto nascido vivo. Ananth e colaboradores (2016) definiram *DPP grave* como aquele que apresenta um ou mais dos seguintes:

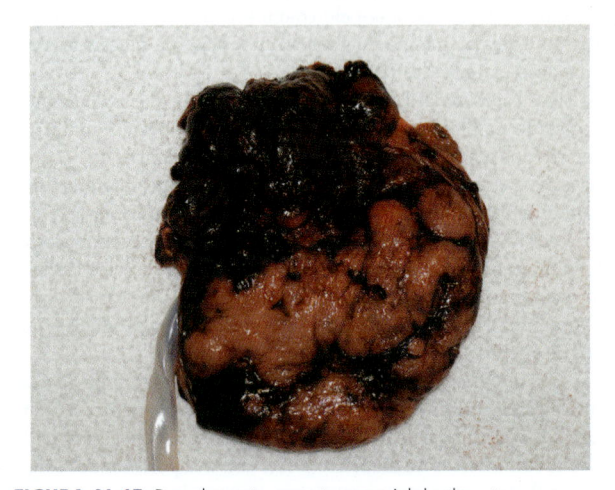

FIGURA 41-15 Descolamento prematuro parcial da placenta com um coágulo escuro aderido.

(1) sequelas maternas que incluem coagulação intravascular disseminada, choque, transfusão, histerectomia, insuficiência renal ou morte; (2) complicações fetais, como estado fetal não tranquilizador, restrição de crescimento ou morte; ou (3) desfechos neonatais que incluem morte, parto pré-termo ou restrição de crescimento.

DPP traumático

Traumatismo externo – em geral por acidentes automobilísticos ou assalto com agressão – pode causar desprendimento da placenta. A frequência de DPP causado por trauma varia. Kettel (1988) e Stafford (1988) e colaboradores enfatizaram acertadamente que o DPP pode ser causado por traumatismos relativamente leves. A apresentação clínica e as consequências desses DPPs são um pouco diferentes daquelas dos casos espontâneos. Por exemplo, a hemorragia materno-fetal associada, embora raramente seja significativa do ponto de vista clínico com a maioria dos DPPs espontâneos, é mais comum depois de traumatismo em consequência das lacerações ou "fraturas" placentárias coexistentes (Cap. 47, p. 928). De acordo com Pearlman (1990), sangramentos fetais com volume médio de 12 mL foram detectados em um terço das mulheres com DPP traumático. Entre oito mulheres atendidas no Parkland Hospital, nosso grupo detectou hemorragia feto-materna de 80 a 100 mL em três casos de DPP traumático (Stettler, 1992). É importante salientar que, em alguns casos de traumatismo, um traçado preocupante de frequência cardíaca fetal pode não acompanhar outros indícios de desprendimento da placenta. Um exemplo disso é o traçado sinusoidal. O DPP traumático está descrito com mais detalhes no Capítulo 47 (p. 928).

DPP crônico

Alguns casos de desprendimento placentário crônico ocorrem nos primeiros meses de gestação. Dugoff e colaboradores (2004) observaram uma correlação entre alguns marcadores séricos maternos anormalmente elevados de aneuploidia e DPP subsequente. Outros correlacionaram o sangramento de primeiro e segundo trimestre com o DPP no terceiro trimestre (Ananth, 2006; Weiss, 2004). Em alguns casos de DPP crônico, as gestantes desenvolvem oligoidrâmnio subsequente – *sequência de DPP crônico-oligoidrâmnio (CAOS)* – (Elliott, 1998). Mesmo nas fases mais adiantadas da gestação, a hemorragia com formação do hematoma retroplacentário às vezes é contida por completo sem que ocorra o parto. Essas mulheres podem apresentar níveis séricos anormalmente elevados de alfafetoproteína ou de RNA específico da placenta como marcadores do evento (Miura, 2016; Ngai, 2012).

■ Frequência

A incidência relatada de DPP varia em razão dos critérios diagnósticos diferentes utilizados. Apesar disso, a frequência média é de 0,5%, ou 1 em 200 nascimentos. Com base em um banco de dados com quase 28 milhões de nascimentos entre 2006 e 2012, a incidência de DPP foi calculada em quase 1% (Ananth, 2016). A partir de uma coorte de mais de 1,57 milhão de nascimentos

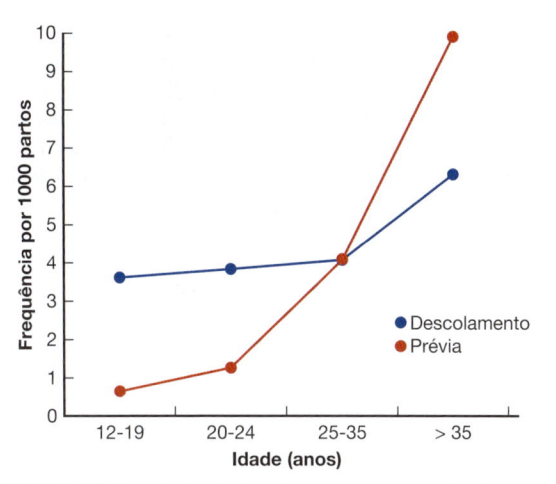

FIGURA 41-16 Frequências do descolamento prematuro da placenta e da placenta prévia por idade materna no Parkland Hospital entre 2000 e 2015.

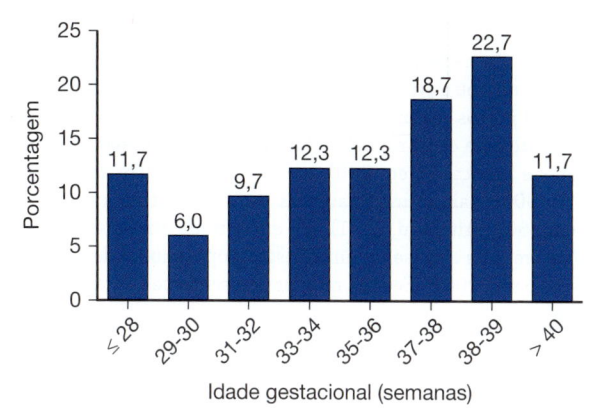

FIGURA 41-17 Frequência do descolamento prematuro da placenta por idade gestacional no Parkland Hospital.

nos Países Baixos, Ruiter e colaboradores (2015) encontraram uma frequência de 0,22% (1 em 450). Em mais de 250.000 partos realizados no Parkland Hospital entre 2000 e 2015, a incidência de DPP foi de 0,35% em média, ou 1 em 290 (Fig. 41-16).

A frequência de DPP *tem aumentado* nos Estados Unidos, e a maior parte deste aumento ocorre em mulheres negras (Ananth, 2005, 2016). Porém, no Parkland Hospital, a frequência de DPP grave diminuiu. Essa discrepância pode ser explicada em parte pelas variações no manejo da pré-eclâmpsia de início precoce (Cap. 40, p. 728). Especificamente, nos casos de DPP *suficientemente grave para causar morte fetal*, a incidência era de 0,24%, ou 1 em 420 nascimentos ocorridos entre 1956 e 1967 (Pritchard, 1967). À medida que o número de mulheres multíparas diminuiu e também houve ampliação da disponibilidade de cuidados pré-natais e transporte de emergência, a frequência de DPP seguido de morte fetal diminuiu para 0,12% até 1989 na nossa população obstétrica. Além disso, mais recentemente até 2015, ela diminuiu para 0,05%, ou 1 em 2.060.

■ Morbidade e mortalidade perinatais

Em termos gerais, os prognósticos perinatais são influenciados pela idade gestacional, e a frequência de DPP aumenta ao longo de todo o terceiro trimestre. Como se pode observar na Figura 41-17, mais de metade dos casos de DPP atendidos no Parkland Hospital ocorreram com ≥ 37 semanas. Entretanto, a morbidade e a mortalidade perinatais são mais comuns nos casos de DPPs mais precoces (Furukawa, 2015a). Entre os fatores relacionados, as anomalias fetais congênitas significativas são mais comuns nas mulheres com DPP (Riihimäki, 2013).

Embora as taxas de mortalidade fetal tenham diminuído, a contribuição do DPP como causa de mortalidade ainda é importante, pois as outras causas também diminuíram. Por exemplo, desde o início da década de 1990, 10 a 12% das mortes fetais no terceiro trimestre ocorridas no Parkland Hospital foram atribuídas ao DPP. Outros documentaram altas taxas de mortalidade perinatal causadas por DPP. Salihu e colaboradores (2005) analisaram mais de 15 milhões de nascimentos de fetos únicos entre 1995 e 1998. A taxa de mortalidade perinatal associada ao DPP foi de 119 por 1.000 nascimentos, em comparação com 8 por 1.000 na população obstétrica em geral.

As mortes neonatais são comuns após DPP. No Parkland Hospital, 15% dos nascidos vivos morreram. A morbidade perinatal – muitas vezes grave – também é comum nos neonatos sobreviventes (Abdella, 1984). Estudos realizados por Matsuda e colaboradores (2003, 2013) demonstraram que 20% dos sobreviventes desenvolveram paralisia cerebral. Essas observações são semelhantes aos nossos dados do Parkland Hospital. É importante salientar que 20% dos recém-nascidos das mulheres com DPP tinham acidemia grave, definida por pH < 7,0 no cordão umbilical ou déficit de bases ≥ 12 mmol/L. Uma revisão confirmou o risco associado de paralisia cerebral (Downes, 2017). Ainda assim, Ananth e colaboradores (2017) atribuem os desfechos adversos do neurodesenvolvimento como atribuíveis, em grande parte, ao parto pré-termo.

■ Fatores predisponentes

Fatores demográficos

Vários fatores predisponentes podem aumentar o risco de DPP, e alguns estão relacionados na Tabela 41-4. A *idade materna*

TABELA 41-4 Fatores de risco do descolamento prematuro da placenta (DPP)

Fator de risco	Risco relativo
História pregressa de DPP	10-188
Idade e paridade altas	1,3-2,3
Pré-eclâmpsia	2,1-4,0
Hipertensão crônica	1,8-3,0
Corioamnionite	3,0
Ruptura prematura das membranas	2,4-4,9
Gestação múltipla	2-8
Baixo peso ao nascer	14,0
Polidrâmnio	2-8
Tabagismo	1,4-1,9
Artéria umbilical única	3,4
Uso de cocaína	ND
Leiomioma uterino	ND

ND, não disponível.
Dados de Ananth, 1999a,b, 2004, 2007; Aviram, 2015; Gutvirtz, 2016; Morgan, 2016; Nath, 2007, 2008; Ruiter, 2015.

avançada é um deles, embora os dados sejam conflitantes em relação a mulheres com *grande paridade* (Okby, 2017; Pritchard, 1991). A *raça* ou a etnia também parece ser importante. Em quase 366.000 partos realizados no Parkland Hospital, o DPP grave o suficiente para causar morte fetal foi mais comum nas mulheres negras e brancas (1 em 200), menos comum entre as asiáticas (1 em 300) e ainda mais raro nas mulheres latino-americanas (1 em 350) (Pritchard, 1991). Foi encontrada uma *associação familiar* em uma análise de um registro populacional da Noruega (Rasmussen, 2009). Se uma mulher apresentasse DPP, o risco duplicava para a sua irmã.

Hipertensão associada à gestação

Algum tipo de hipertensão é a condição mais associada ao DPP. Isso inclui hipertensão gestacional, pré-eclâmpsia, hipertensão crônica ou qualquer combinação dessas. No relato de Pritchard e colaboradores (1991), que descreveram 408 mulheres com DPP e morte fetal, a hipertensão era evidente em metade dos casos depois da correção da hipovolemia. A metade dessas pacientes – um quarto do total de 408 – tinha hipertensão crônica. Quando considerado de outro ângulo, um estudo da Maternal-Fetal Medicine Units (MFMU) Network relatou que 1,5% das gestantes com hipertensão crônica tiveram DPP (Sibai, 1998). Conforme discutido no Capítulo 50 (p. 978), no Parkland Hospital, a frequência de DPP em mulheres hipertensas tratadas cronicamente foi de quase 1%, o que era três vezes maior que os 0,3% basais (Morgan, 2016).

Hipertensão crônica com pré-eclâmpsia ou restrição do crescimento fetal associado confere risco ainda maior (Ananth, 2007). Apesar disso, a gravidade da hipertensão não se correlaciona necessariamente com a incidência de DPP (Morgan, 2016; Zetterstrom, 2005). Os efeitos em longo prazo dessas associações são aparentes pelo risco significativamente elevado de mortalidade cardiovascular em mulheres com DPP prévio, com ou sem hipertensão crônica (DeRoo, 2016; Pariente, 2013). As observações do Magpie Trial Collaborative Group sugerem que as mulheres com pré-eclâmpsia, com ou sem hipertensão crônica, tratadas com sulfato de magnésio possam ter risco reduzido de DPP (Altman, 2002).

Ruptura prematura das membranas pré-termo

O risco de DPP aumenta substancialmente quando as membranas placentárias rompem antes do termo (American College of Obstetricians and Gynecologists, 2016a; Hackney, 2016). Major e colaboradores (1995) demonstraram que 5% de 756 gestantes com ruptura de membranas entre 20 e 36 semanas tiveram DPP. Isso representa 17% com ruptura prematura de membranas pré-viabilidade (Kibel, 2016). O risco de DPP com ruptura pré-termo aumenta ainda mais no caso de infecções concomitantes (Ananth, 2004). Nesses casos, além do parto pré-termo, a inflamação e a infecção podem ser as causas principais de DPP (Nath, 2007, 2008).

Em relação a isso, Aviram e colaboradores (2015) encontraram um risco oito vezes maior de DPP em gestações ≥ 34 semanas se também houvesse polidrâmnio. A súbita descompressão uterina durante a ruptura de membrana pode ser um fator precipitante.

História pregressa de DPP

Muitos dos fatores predisponentes são crônicos e, nesses casos, o DPP tem alta taxa de recorrência. Pritchard e colaboradores (1970) detectaram taxa de recidiva de 12% – e metade desses casos causou mortes fetais subsequentes. Furuhashi e colaboradores (2002) relataram taxa de recidiva de 22% – a metade dos casos recidivou com uma idade gestacional entre 1 e 3 semanas menor que o primeiro DPP. Em um estudo holandês já citado, Ruiter e colaboradores (2015) relataram um risco de recorrência de 5,8%. Considerado de outro ângulo, Tikkanen e colaboradores (2006) demonstraram que, das 114 mulheres multíparas que tiveram DPP, 9% referiam história pregressa desse problema. Uma terceira perspectiva foi fornecida por um estudo populacional realizado por Rasmussen e Irgens (2009) incluindo 767.000 gestações. Esses autores relataram riscos 6,5 vezes maiores de recidiva de DPP "leve" e 11,5 vezes maiores para DPP "grave". Entre as mulheres que tiveram dois DPPs graves, o risco era 50 vezes maior em um terço dos casos.

A abordagem terapêutica a uma gestante com história de DPP é difícil, pois outro episódio de DPP pode ocorrer repentinamente, mesmo que a gestação esteja longe de seu termo. Em muitos casos de recidiva, o bem-estar fetal quase sempre é inicialmente tranquilizador. Por essa razão, os exames fetais pré-natais em geral não são preditivos. Como os DPPs a termo tendem a ser recorrentes, Ruiter e colaboradores (2015) recomendam a indução do trabalho de parto com 37 semanas. Nossa prática no Parkland Hospital é induzir o trabalho de parto com 38 semanas se outras complicações não ocorrerem antes.

Outras associações

O *tabagismo* está ligado a um risco elevado de DPP (Misra, 1999; Naeye, 1980). Os resultados das metanálises de 1,6 milhão de gestações incluíram risco duas vezes maior de DPP entre as fumantes (Ananth, 1999b). Esse risco era 5 a 8 vezes maior quando as fumantes tinham hipertensão crônica, pré-eclâmpsia grave ou ambas. Achados semelhantes foram relatados por outros autores (Hogberg, 2007; Kaminsky, 2007). Foi relatado que o uso anteparto das vitaminas C e E era protetor contra DPP em tabagistas (Abramovici, 2015).

O *abuso de cocaína* está ligado a uma frequência alarmante de DPP (Addis, 2001; Cressman, 2014). Bingol e colaboradores (1987) descreveram 50 mulheres que utilizaram abusivamente cocaína durante a gestação – 8 tiveram natimortos causada por DPP.

Os *leiomiomas uterinos*, especialmente quando estão localizados nas proximidades da superfície mucosa por trás do sítio de implantação da placenta, podem predispor ao DPP. Isso foi recentemente revisado por Ezzedine e Norwitz (2016).

Uma *artéria umbilical única isolada* está associada com aumento de 3,4 vezes no risco de DPP (Gutvirtz, 2016). Os gêmeos resultantes de tratamentos para infertilidade também têm maior risco (Okby, 2017). Hipotireoidismo subclínico ou níveis altos de anticorpos antitireoidianos têm sido associados a um risco 2 a 3 vezes maior de DPP (Abbassi-Ghanavati, 2010; Casey, 2014; Maraka, 2016).

As mulheres afetadas por algumas das trombofilias têm taxas associadas mais altas de distúrbios tromboembólicos durante a gravidez. Contudo, a relação com DPP não é tão evidente (American College of Obstetricians and Gynecologists, 2017a,b). O anticoagulante lúpico está associado ao infarto da base placentária materna, estando menos associado com DPP típico. Não há evidências convincentes apoiando um papel para as trombofilias no DPP.

■ Achados clínicos e diagnóstico

A maioria das mulheres com DPP tem dor abdominal de início súbito, sangramento vaginal e hipersensibilidade uterina. Em um estudo prospectivo, Hurd e colaboradores (1983) demonstraram que 78% das gestantes com DPP tinham sangramento vaginal, 66% apresentavam hipersensibilidade uterina ou dor lombar, e 60% tinham condição fetal não tranquilizadora. Outros achados consistiam em contrações uterinas frequentes e hipertonia uterina persistente. Em 20% dessas mulheres, foi diagnosticado trabalho de parto pré-termo, e o DPP não foi considerado até que ocorreu sofrimento ou morte fetal.

É importante salientar que os sinais e sintomas do DPP podem variar consideravelmente. Em alguns casos, o sangramento externo pode ser profuso, ainda que a separação da placenta possa não ser tão ampla a ponto de comprometer o estado fetal. Em outras gestantes, pode não haver sangramento externo, mas a placenta está desprendida o suficiente para causar morte fetal – DPP oculto. Em um caso incomum, uma gestante multípara atendida no Parkland Hospital apresentou epistaxe. A paciente não tinha dor abdominal ou uterina, hipersensibilidade ao toque ou sangramento vaginal. Contudo, o feto estava morto, e seu sangue não coagulava. O nível de fibrinogênio plasmático era de 25 mg/dL. O trabalho de parto foi induzido, e o DPP total foi confirmado depois da retirada da placenta.

Diagnóstico diferencial

Nos casos de DPP grave, o diagnóstico costuma ser evidente. Com base na discussão precedente, os tipos mais comuns de DPP nem sempre podem ser detectados com certeza. Por essa razão, o diagnóstico é estabelecido por exclusão. Infelizmente, não existem exames laboratoriais ou outros métodos diagnósticos para confirmar com precisão os graus mais leves de separação da placenta. A ultrassonografia tem pouca utilidade porque a placenta e os trombos recentes podem ter características semelhantes ao exame. Glantz e Purnell (2002) calcularam sensibilidade de apenas 24% para a ultrassonografia em 149 gestantes consecutivas com suspeita de DPP. *É importante ressaltar que o exame ultrassonográfico negativo não exclui DPP.* Por outro lado, a ressonância magnética (RM) é altamente sensível para DPP e deve ser considerada se a informação diagnóstica for alterar o manejo (Masselli, 2011).

Nas mulheres com DPP, quase sempre há algum grau de coagulação intravascular. Desse modo, os níveis séricos altos dos D-dímeros podem ser sugestivos, mas essa relação não foi adequadamente avaliada. Dados preliminares mostram que níveis séricos de alfafetoproteína > 280 µg/L têm valor preditivo positivo de 97% (Ngai, 2012).

Desse modo, nas mulheres com sangramento vaginal e feto vivo, em geral é necessário excluir placenta prévia e outras causas de sangramento por exame clínico e ultrassonográfico. Clinicamente, desde muito tempo se ensina – talvez com alguma razão – que sangramento uterino *doloroso* significa DPP, enquanto sangramento uterino *indolor* indica placenta prévia. Em geral, o diagnóstico diferencial não é tão fácil, e o trabalho de parto associado à placenta prévia pode causar dor sugestiva de DPP. Por outro lado, a dor do DPP pode ser semelhante à do parto normal, ou o processo pode ser indolor, principalmente quando a placenta é posterior. Em alguns casos, a causa do sangramento vaginal não pode ser determinada mesmo depois do parto.

Choque hipovolêmico

DPP é uma das diversas condições obstétricas importantes que podem ser complicadas por hemorragia profusa e, em alguns casos, torrencial. O choque hipovolêmico é causado pela hemorragia materna. Em um estudo mais antigo realizado no Parkland Hospital, Pritchard e Brekken (1967) descreveram 141 mulheres com DPP grave o suficiente para causar morte fetal. Nessas mulheres, o sangramento em geral representa no mínimo metade de seu volume sanguíneo gestacional. É importante salientar que os sangramentos profusos e o choque podem ocorrer nas mulheres com DPP oculto. O tratamento imediato da hipotensão com cristaloides e transfusões de sangue é fundamental, e as etapas de reanimação são descritas adiante (p. 788).

Coagulopatia de consumo

Os eventos obstétricos – principalmente DPP e embolia de líquido amniótico – levaram ao reconhecimento inicial da *síndrome de desfibrinação*. Essa síndrome é atualmente chamada de *coagulopatia de consumo* ou *coagulação intravascular disseminada*, a qual é descrita mais adiante na p. 782. O principal mecanismo responsável pelo consumo dos fatores pró-coagulantes é a ativação intravascular da coagulação. Em obstetrícia – e, na verdade, provavelmente em todas as áreas da medicina –, o DPP é a causa mais comum de coagulopatia de consumo grave (Cunningham, 2015).

Uma consequência importante da coagulação intravascular é a ativação do plasminogênio em plasmina, que desintegra os microêmbolos de fibrina para manter a microcirculação patente. Com descolamento placentário grave o suficiente para causar a morte fetal, sempre há níveis anormais dos produtos da degradação de fibrina – fibrinogênio e dos D-dímeros no soro materno (Erez, 2015). A sua quantificação não é clinicamente útil. Em um terço das gestantes com DPP grave o suficiente para causar morte fetal, o nível plasmático do fibrinogênio é < 150 mg/dL. Esses níveis dependem do nível materno de fibrinogênio pré-DPP e, assim, níveis maiores são "protetores" (Cunningham, 2015; Wang, 2016). Níveis baixos clinicamente significativos podem causar sangramento cirúrgico difícil de controlar. Os níveis de vários outros fatores da coagulação também apresentam reduções variáveis. Além disso, trombocitopenia grave em alguns casos também pode acompanhar inicialmente a hipofibrinogenemia grave, mas é mais comum depois de transfusões sanguíneas repetidas.

É mais provável ocorrer coagulopatia de consumo com DPP oculto, pois a pressão intrauterina é maior. Isso leva mais tromboplastina para as grandes veias que drenam o sítio de implantação. Com DPP parcial e feto vivo, as anormalidades graves da coagulação são menos comuns. Nossa experiência demonstra que, havendo coagulopatia grave, ela em geral fica evidente quando os sintomas do DPP começam.

Útero de Couvelaire

Por ocasião da cesariana, é comum encontrar extravasamento generalizado de sangue dentro da musculatura uterina e sob a serosa (Fig. 41-18). Essa condição foi descrita como útero de Couvelaire, que, no início do século XX, descreveu-a como *apoplexia uteroplacentária*. É raro essas hemorragias miometriais causarem atonia uterina e, isoladamente, não constituem indicação para histerectomia. Esses derrames de sangue também ocorrem sob a serosa tubária, entre os folhetos do ligamento largo, no parênquima ovariano e na cavidade peritoneal livre.

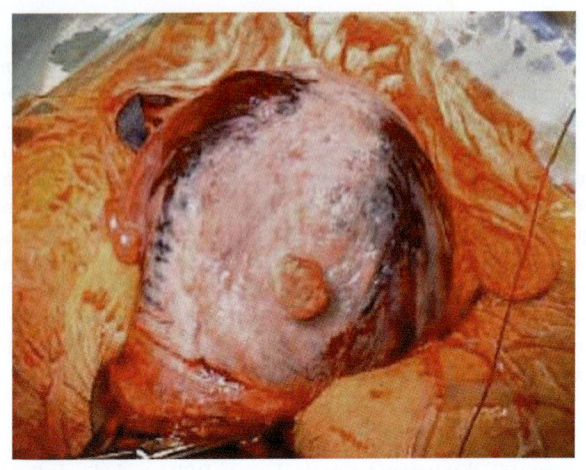

FIGURA 41-18 Útero de Couvelaire causado por descolamento prematuro da placenta depois de uma cesariana. O sangue infiltrava profusamente o miométrio até a serosa, em especial nos cornos uterinos. O pequeno leiomioma da serosa visto na superfície anteroinferior do útero é um achado incidental. (Reproduzida com permissão de Dr. Angela Fields Walker.)

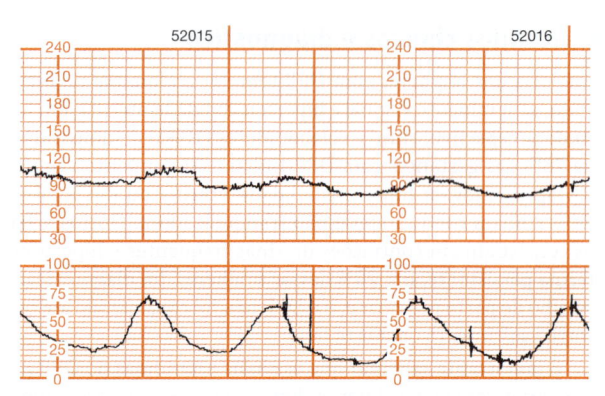

FIGURA 41-19 Descolamento prematuro da placenta com comprometimento fetal. Painel inferior: hipertonia uterina com pressão basal entre 20 e 25 mmHg e contrações frequentes alcançando picos de cerca de 75 mmHg. Painel superior: a frequência cardíaca fetal indicava bradicardia basal com desacelerações tardias repetidas.

Lesão de órgão-alvo

A *lesão renal aguda (LRA)** é um termo geral que descreve a disfunção renal por muitas causas (Cap. 53, p. 1036). O tratamento demorado ou incompleto da hipovolemia em caso de DPP grave pode ser uma delas. Porém, mesmo quando o DPP é complicado por coagulação intravascular disseminada grave, o tratamento imediato e rigoroso da hemorragia com reposição de sangue e solução cristaloide em geral evita insuficiência renal clinicamente significativa. O risco de lesão renal associada ao DPP aumenta quando também há pré-eclâmpsia (Alexander, 2015; Drakeley, 2002). A maioria dos casos de LRA é reversível e não é tão grave a ponto de necessitar de diálise. Em geral, os desfechos em longo prazo são bons (Arazi, 2015). Dito isso, a *necrose cortical aguda* irreversível encontrada na gravidez pode estar associada ao DPP (Gopalakrishnan, 2015).

Raras vezes, a insuficiência hipofisária – *síndrome de Sheehan* – ocorre após hemorragia grave intraparto ou logo após o parto. Descrita no Capítulo 58 (p. 1133), a patogênese exata ainda não foi definida, em especial porque as anormalidades endócrinas não são comuns, mesmo nas mulheres que têm hemorragias catastróficas (Matsuwaki, 2014; Robalo, 2012).

■ Manejo

O tratamento das mulheres com DPP depende de suas condições clínicas, da idade gestacional e do volume da hemorragia associada. Quando o feto está vivo e tem idade viável e o parto vaginal não é iminente, a cesariana de emergência é preferida pela maioria dos obstetras. Em algumas gestantes, os sinais de comprometimento fetal são evidentes como mostrado na Figura 41-19. Durante a avaliação do estado fetal, a confirmação ultrassonográfica da atividade cardíaca fetal pode ser necessária porque, em alguns casos, um eletrodo aplicado diretamente no feto morto origina informações confusas em razão do registro da frequência cardíaca materna. Quando o feto está morto ou não é considerado maduro o suficiente para sobreviver fora do útero, o parto vaginal é preferível. Nesses dois casos, a reposição imediata e intensiva com sangue e cristaloide deve ser iniciada para repor o sangue perdido pelos sangramentos retroplacentário e externo. Essas medidas salvam a vida da gestante e, possivelmente, também de seu feto. Quando o diagnóstico de DPP é duvidoso e o feto está vivo, sem sinais de comprometimento, a observação rigorosa pode ser recomendada, contanto que haja possibilidade de realizar uma intervenção imediata. Colón e colaboradores (2016) realizaram um ensaio randomizado e não encontraram benefícios com a tocólise por sulfato de magnésio para mulheres com DPP pré-termo "não grave" com 24 a 34 semanas de gestação.

Cesariana

O feto comprometido costuma ser mais beneficiado por uma cesariana, e a rapidez de resposta é um fator importante a determinar o prognóstico perinatal. Kayani e colaboradores (2003) estudaram essa relação em 33 gestações de feto único com DPP clinicamente evidente e bradicardia fetal. Dos 22 bebês sobreviventes neurologicamente normais, 15 foram retirados dentro de 20 minutos após a decisão de operar. Entretanto, 8 dos 11 bebês que morreram ou desenvolveram paralisia cerebral foram retirados com intervalos > 20 minutos.

A coagulopatia de consumo clinicamente significativa acarreta risco significativo à cesariana. As preparações incluem planejamento para reposição de sangue e componentes e avaliação da coagulação – especialmente os níveis de fibrinogênio.

Parto vaginal

Quando o feto está morto, o parto vaginal costuma ser preferível. Conforme descrito anteriormente, a hemostasia no sítio de implantação da placenta depende basicamente da contração do miométrio, em vez da capacidade de coagulação do sangue. Desse modo, depois do parto vaginal, os agentes uterotônicos e a massagem uterina são usados para estimular as contrações miometriais. As fibras musculares uterinas comprimem os vasos do sítio de implantação e asseguram a hemostasia, mesmo quando a coagulação não é normal.

Em algumas situações, o parto vaginal pode não ser preferível, mesmo em caso de feto morto. Um exemplo é a hemorragia ativa que não pode ser manejada com sucesso pela reposição de sangue vigorosa. Outro são as várias complicações obstétricas que impedem o parto vaginal em geral. Elas estão listadas na Tabela 30-1 (p. 568).

---

*N. de R.T. Outras denominações aceitas para o termo *acute kidney injury* são "insuficiência renal aguda" e "injúria renal aguda". A nomenclatura correta é tema de debate nos congressos brasileiros de nefrologia.

O trabalho de parto com DPP extenso tende a ser rápido em algumas mulheres, pois o útero em geral tem hipertonia persistente. Isso pode aumentar o comprometimento fetal. Em alguns casos, as pressões intra-amnióticas *basais* alcançam níveis de 50 mmHg ou mais e, com as contrações, as pressões podem passar de 100 mmHg. Em geral, contudo, o primeiro e segundo períodos do trabalho de parto são mais curtos (Downes, 2016).

Há muitos anos, a amniotomia precoce tem sido recomendada para o manejo do DPP. Esse procedimento possibilita melhor compressão das artérias espiraladas, o que reduz o sangramento no sítio de implantação e diminui a entrada de tromboplastina no sistema vascular materno. Embora não existam evidências comprovando essa teoria, a ruptura das membranas pode acelerar o nascimento. Entretanto, quando o feto é pequeno, a bolsa amniótica intacta pode ser mais favorável à ampliação da dilatação cervical. Quando as contrações uterinas rítmicas não se sobrepõem à hipertonia basal, a ocitocina é administrada em doses convencionais. Nenhum dado indica que a ocitocina aumente a entrada de tromboplastina na circulação materna e agrave a coagulopatia (Clark, 1995; Pritchard, 1967). Considerando a hipertonia associada ao DPP, o misoprostol pode ser um agente indutor menos favorecido devido à sua associação com taquissistolia uterina.

No passado, alguns autores estabeleceram limites arbitrários de tempo para permitir o parto vaginal. Algumas experiências indicam que o prognóstico materno depende do cuidado com que a reposição adequada de líquidos e sangue é realizada, mais que do intervalo decorrido até o parto. Observações efetuadas no Parkland Hospital e descritas por Pritchard e Brekken (1967) são semelhantes às publicadas por Brame e colaboradores (1968) da University of Virginia. Ou seja, as mulheres com DPP que foram transfundidas em 18 horas ou mais antes do nascimento tinham prognósticos semelhantes às gestantes nas quais o parto foi realizado mais rapidamente.

Manejo expectante com feto pré-termo

Se for possível, o retardo do parto pode beneficiar um feto imaturo. Bond e colaboradores (1989) adotaram uma conduta expectante com 43 gestantes com DPP antes de 35 semanas, e 31 delas receberam tratamento tocolítico. O intervalo médio até o nascimento dos bebês de todas as 43 pacientes foi de cerca de 12 dias. A cesariana foi realizada em 75% dos casos, e não houve natimortos. Como já descrito, as mulheres com DPP muito inicial podem desenvolver a *sequência de DPP crônico-oligoidrâmnio*. Em um estudo, Elliott e colaboradores (1998) descreveram quatro mulheres com DPP com idade gestacional média de 20 semanas que desenvolveram oligoidrâmnio e deram à luz com idade gestacional média de 28 semanas. Em uma descrição de 256 mulheres com DPP com < 28 semanas de gestação, Sabourin e colaboradores (2012) relataram ter conseguido, em média, um intervalo de 1,6 semana. Desse grupo, 65% deram à luz com < 29 semanas, e metade de todas as mulheres foram submetidas a cesarianas de emergência.

Infelizmente, mesmo a monitoração contínua da frequência cardíaca fetal não garante resultados satisfatórios em todos os casos. Por exemplo, um traçado normal pode preceder a separação súbita adicional seguida de sofrimento fetal imediato. Em alguns desses casos, quando a separação alcança grau suficiente, o feto pode morrer antes que possa ser retirado. A tocólise foi recomendada por alguns autores quando há suspeita de DPP, mesmo que o feto não demonstre sofrimento. Alguns investigadores observaram que a tocólise melhorou o prognóstico de uma coorte de mulheres cuidadosamente selecionadas com gestação pré-termo (Bond, 1989; Combs, 1992; Sholl, 1987). Em outro estudo,

Towers e colaboradores (1999) administraram sulfato de magnésio, terbutalina ou ambos a 95 de 131 gestantes com DPP diagnosticado antes de 36 semanas. A taxa de mortalidade perinatal foi de 5% nos dois grupos (com ou sem tocólise). Resultados semelhantes foram publicados a partir de um ensaio randomizado (Colón, 2016). Nossa opinião é de que a suspeita de DPP contraindica o uso de agentes tocolíticos.

PLACENTA PRÉVIA

Em latim, *previa* significa *ir antes* – e, nesse sentido, a placenta entra no canal de parto antes do feto. Em obstetrícia, o termo placenta prévia descreve a placenta que está implantada em qualquer área do segmento uterino inferior, exatamente sobre ou nas proximidades diretas do orifício cervical interno. Como essas relações anatômicas nem sempre podem ser definidas com precisão e como frequentemente se alteram ao longo da gravidez, a terminologia pode ser confusa em alguns casos.

■ Migração da placenta

Começando com o uso frequente da ultrassonografia obstétrica, o termo *migração placentária* era utilizado para descrever o movimento aparente da placenta afastando-se do orifício interno (King, 1973). É evidente que a placenta não se move realmente, e o mecanismo desse movimento *aparente* não está totalmente evidenciado. Antes de qualquer coisa, o termo *migração* certamente não é apropriado porque a invasão decidual ancora as vilosidades coriônicas no orifício cervical.

É provável que as explicações para a migração placentária sejam aditivas. Primeiro, o movimento aparente da placenta com implantação baixa em relação ao orifício interno está relacionado com a imprecisão da ultrassonografia bidimensional. Em segundo lugar, à medida que a gestação progride, há diferenças entre o crescimento dos segmentos uterinos superior e inferior. Com o maior fluxo sanguíneo na parte superior do útero, o crescimento placentário é mais provavelmente direcionado para o fundo (*trofotropismo*). Muitas das placentas que "migram" quase certamente nunca estiveram implantadas circunferencialmente com invasão vilosa real alcançando o orifício cervical interno. *É importante observar que a placenta com implantação baixa ou a placenta prévia têm menos probabilidade de "migrar" dentro do útero com uma cicatriz de cesariana preexistente.*

A frequência da migração placentária foi quantificada. Sanderson e Milton (1991) estudaram 4.300 mulheres no meio da gestação e demonstraram que 12% tinham placentas com implantação baixa. Entre as placentas que não cobriam os orifícios internos, a placenta prévia não persistiu, nem foi detectada qualquer hemorragia. Por outro lado, cerca de 40% das placentas que cobriam o orifício cervical em meados da gestação continuaram dessa forma até o nascimento. Desse modo, as placentas que se localizam nas proximidades, mas não cobrem o orifício interno até o início do terceiro trimestre, provavelmente não vão persistir na forma de placenta prévia a termo (Heller, 2014; Parrott, 2015). Porém, outras evidências de Bohrer e colaboradores (2012) demonstraram que as placentas com implantação baixa no segundo trimestre estavam associadas à internação hospitalar antes da época esperada para o parto, com o objetivo de controlar hemorragia e sangramento exagerado por ocasião do parto.

A Figura 41-20 ilustra a probabilidade de que a placenta prévia persista depois de ser detectada à ultrassonografia em determinada fase da gestação antes de 28 semanas. Para gestações gemelares, são relatados achados semelhantes até 23 semanas, depois

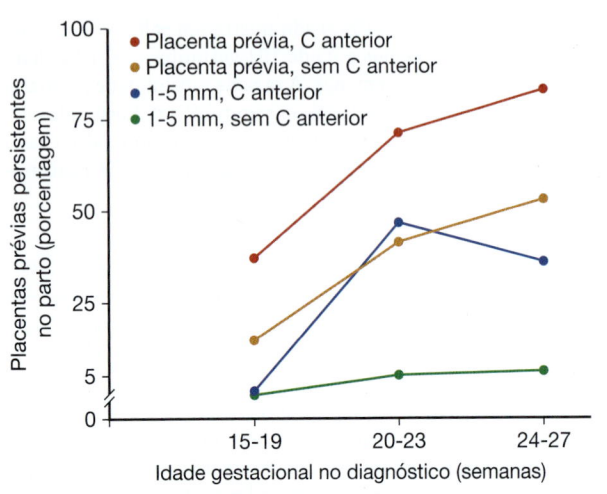

FIGURA 41-20 Probabilidade de placenta prévia ou placenta com implantação baixa 1 a 5 mm do orifício interno por ocasião do nascimento. Ela é mostrada como função do diagnóstico ultrassonográfico em três épocas da gestação. C, cesariana. (Dados de Oyelese, 2006.)

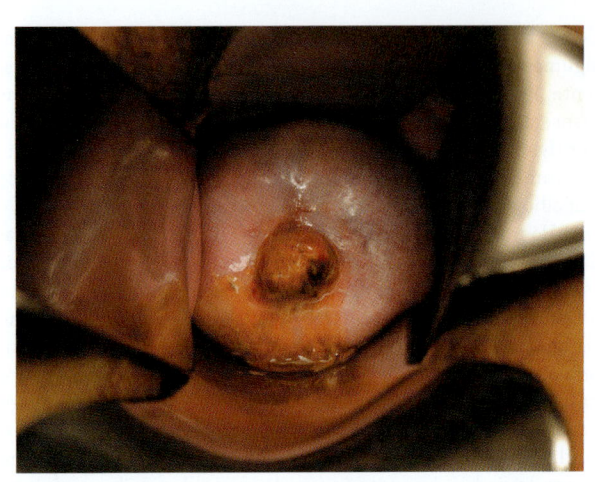

FIGURA 41-22 Ao exame com espéculo, a placenta é visível fazendo protrusão através do orifício cervical. (Reproduzida com permissão de Dr. Maureen E. Flowers.)

das quais a taxa de persistência da placenta prévia é muito maior (Kohari, 2012). Stafford e colaboradores (2010), embora tenham discordado de Trudell e colaboradores (2013), demonstraram que placenta prévia e comprimento cervical no terceiro trimestre < 30 mm aumentavam o risco de hemorragia, atividade uterina e nascimento pré-termo. Friszer e colaboradores (2013) demonstraram que as mulheres internadas por sangramento tinham mais chances de dar à luz em 7 dias quando o colo tinha comprimento < 25 mm, mas isso também não foi confirmado por Trudell (2013).

■ Classificação

A terminologia para placenta prévia evoluiu e, a partir do Fetal Imagins Workshop patrocinado pelo National Institutes of Health (NIH), a seguinte classificação foi recomendada:

- *Placenta prévia* – o orifício interno está coberto parcial ou totalmente pela placenta (Figs. 41-21 e 41-22). No passado, esses casos eram subdivididos em placenta prévia parcial ou total.

- *Placenta com implantação baixa* – implantação no segmento uterino inferior, de forma que a borda da placenta não cobre o orifício interno, mas se mantém dentro do perímetro de 2 cm de largura ao seu redor. O termo utilizado no passado – *placenta prévia marginal* – descrevia a placenta que se localizava na borda do orifício interno, mas não o cobria (Reddy, 2014).

Evidentemente, a classificação de alguns casos de placenta prévia depende da dilatação cervical no momento da avaliação (Dashe, 2013; Reddy, 2013). Por exemplo, uma placenta com implantação baixa com dilatação de 2 cm pode se transformar em placenta prévia parcial com dilatação de 4 cm, pois o colo dilatou de forma a expor a borda placentária. Por outro lado, uma placenta prévia que parecia ser total antes da dilatação cervical pode se tornar parcial com a dilatação de 4 cm, pois o colo dilata além da borda da placenta. *A palpação digital na tentativa de determinar essas relações alternantes entre a borda da placenta e o orifício interno à medida que o colo dilata geralmente causa hemorragia grave!*

Com qualquer grau de placenta prévia, certa quantidade de separação placentária espontânea é uma consequência inevitável durante a configuração do segmento uterino inferior e a dilatação cervical. Embora isso com frequência cause hemorragia e, portanto, tecnicamente constitua um DPP, esse último termo em geral não é aplicado a esses casos.

Uma alteração associada em alguns casos, embora nem sempre ocorra, é a *vasa previa*, na qual os vasos atravessam as membranas e se apresentam no orifício cervical (Catanzarite, 2016). A *vasa previa* foi recentemente revisada pela Society for Maternal-Fetal Medicine (2015) e é discutida no Capítulo 6 (p. 118).

■ Incidência e fatores associados

Fatores demográficos

A incidência de placenta prévia aumentou nos últimos 30 anos. Em média, as incidências relatadas são de 0,3%, ou 1 caso em 300 a 400 nascimentos. No Parkland Hospital, entre 1988 e 2003, a frequência em cerca de 250.000 casos foi de 2,6 por 1.000 nascimentos. Para o período de 2004 a 2015, ela aumentou para 3,8 por 1.000. Frequências semelhantes foram relatadas na Áustria, Finlândia e Israel (Kollmann, 2016; Räisänen, 2014; Rosenberg, 2011).

Vários fatores demográficos podem contribuir para esse maior risco de placenta prévia. Primeiro, a *idade materna* aumenta o risco

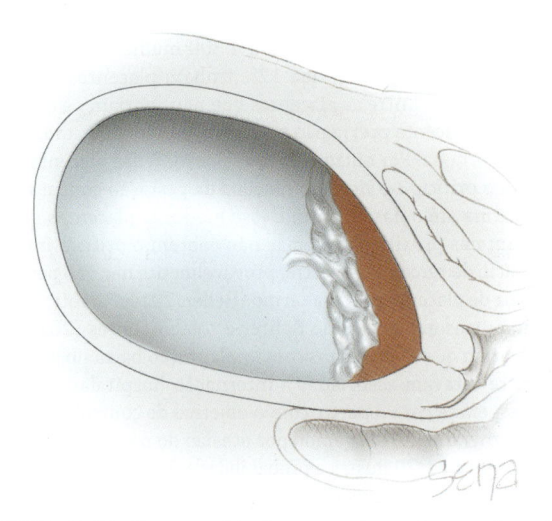

FIGURA 41-21 Placenta prévia demonstrando que hemorragia profusa pode ser esperada com qualquer dilatação do colo.

de placenta prévia (Biro, 2012; Roberts, 2012). No estudo *First-and Second-Trimester Evaluation of Risk* (FASTER), que incluiu mais de 36.000 mulheres, a frequência de placenta prévia foi de 0,5% no grupo das gestantes com < 35 anos, em comparação com 1,1% no grupo com ≥ 35 anos (Cleary-Goldman, 2005). No Parkland Hospital, essa incidência diferiu desde uma taxa baixa de cerca de 0,65 em 1.000 nascimentos em gestantes ≤ 19 anos até quase 10 em 1.000 em mulheres com mais de 35 anos (ver Fig. 41-16).

A *multiparidade* também aumenta o risco de placenta prévia (Räisänen, 2014). Os efeitos evidentes da idade materna e da paridade crescentes causam confusão. Além disso, Babinszki e colaboradores (1999) relataram que a incidência de 2,2% entre as mulheres que tiveram cinco gestações ou mais era significativamente maior quando comparada com a das mulheres de menor paridade. O intervalo entre as gestações não afeta essa taxa (Fox, 2015).

O *tabagismo* aumenta o risco relativo de placenta prévia em pelo menos duas vezes (Usta, 2005). Alguns autores sugeriram que a hipoxemia causada pelo monóxido de carbono cause hipertrofia placentária compensatória e aumente a superfície da placenta. O tabagismo pode também estar relacionado com vasculopatia decidual. Por fim, os *leiomiomas uterinos* são um fator de risco para a placenta prévia (Jenabi, 2017).

Fatores clínicos

Várias características clínicas também aumentam os riscos de placenta prévia. Em primeiro lugar, as mulheres com uma ou mais *cesarianas prévias* têm maior risco de distúrbios placentários subsequentes que incluem a placenta prévia, o DPP ou a placenta morbidamente aderida (Gibbins, 2018; Klar, 2014). Os riscos cumulativos de placenta prévia, que aumentam à medida que cresce o número de cesarianas, são extraordinários. O risco aumenta ainda mais se tiver havido cesariana prévia antes do trabalho de parto (Downes, 2015). Em um estudo da MFMU Network com 30.132 mulheres que foram submetidas a cesarianas, a incidência foi de 1,3% entre as mulheres que tiveram apenas uma cesariana prévia, mas o índice aumentou para 3,4% no grupo submetido a seis ou mais cesarianas (Silver, 2006). Em uma coorte retrospectiva de quase 400.000 mulheres que deram à luz dois filhos consecutivos, as gestantes que foram submetidas a cesarianas na primeira gravidez tinham aumento de 1,6 vez no risco de placenta prévia na segunda gestação (Gurol-Urganci, 2011). Com base em seis estudos de coorte populacional semelhantes, esses mesmos pesquisadores relataram aumento do risco de 1,5 vez. A probabilidade de placenta prévia aumenta em mais de 8 vezes nas mulheres com paridade maior que quatro e que têm mais de quatro cesarianas prévias (Gesteland, 2004; Gilliam, 2002).

É importante salientar que as mulheres com incisão uterina preexistente e placenta prévia têm maior probabilidade de que seja necessária histerectomia durante a cesariana devido a uma placenta morbidamente aderida associada (Wei, 2014). Em um estudo, 6% das mulheres que foram submetidas a cesarianas primárias por placenta prévia necessitaram de histerectomia. Esse índice era de 25% para as mulheres com placenta prévia que foram submetidas a cesarianas repetidas (Frederiksen, 1999).

A *alfafetoproteína no soro materno (AFPSM)*, quando anormalmente elevada por razões inexplicadas durante o rastreamento pré-natal, aumenta o risco de placenta prévia e de várias outras anormalidades. Além disso, as mulheres com placentas prévias que também tinham níveis de AFPSM ≥ 2,0 múltiplos da mediana (MoM) com 16 semanas de gestação estavam em risco mais alto de sangramento no final da gravidez e nascimento pré-termo (Cap. 14, p. 283).

Por fim, a *técnica de reprodução assistida (TRA)* usada para a concepção aumenta o risco de placenta prévia. Parte dessa associação deriva de efeitos sobrepostos. Por exemplo, as mulheres mais velhas representam uma porção significativa das pacientes de TRA (Luke, 2017). Além disso, a gestação múltipla é um risco bem conhecido relacionado a fertilização *in vitro* e placenta prévia. Porém, mesmo após o ajuste para esses elementos de sobreposição, a TRA ainda está associada a maiores taxas de placenta prévia (Romundstad, 2006).

■ Manifestações clínicas

Sangramento indolor é a manifestação mais típica da placenta prévia. Em geral, o sangramento não ocorre antes do final do segundo trimestre ou mais tarde, mas pode começar mesmo antes do meio da gestação. Sem dúvida alguma, alguns abortamentos tardios são causados por placentas anormalmente localizadas. Em geral, o sangramento associado à placenta prévia começa sem sinais premonitórios e sem dor ou contrações em uma gestante que teve evolução pré-natal sem intercorrências. Esse sinal é conhecido como *sangramento sentinela* e raramente é profuso o suficiente para causar óbito fetal. Em geral, o sangramento cessa, mas depois volta. Porém, em cerca de 10% das mulheres, principalmente nas que têm placentas implantadas nas proximidades do orifício cervical, embora não sobre ele, não há sangramento até que comece o trabalho de parto. Nessa ocasião, o sangramento pode ser discreto ou profuso e, do ponto de vista clínico, pode ser semelhante ao DPP.

Nos casos em que a placenta está localizada sobre o orifício interno, uma sequência específica de eventos resulta em sangramento. Primeiro, o corpo uterino remodela-se para formar o segmento uterino inferior. Com isso, o orifício interno dilata, e parte da placenta implantada inevitavelmente se desprende. O sangramento subsequente é ampliado pela incapacidade intrínseca de contrair as fibras miometriais do segmento uterino inferior e, dessa forma, comprimir os vasos que sofreram laceração. Do mesmo modo, o sangramento originado do sítio de implantação da placenta no segmento inferior com frequência também continua depois da remoção da placenta. Por fim, podem ocorrer lacerações no colo e no segmento uterino inferior friáveis. Isso pode ser especialmente problemático depois da extração manual da placenta aderida até certo ponto.

As *placentas morbidamente aderidas* são uma complicação frequente e grave associada à placenta prévia. Descrita adiante (p. 777), essa ligação placentária anormalmente firme deriva em parte de uma decídua pouco desenvolvida recobrindo o segmento uterino inferior. Biswas e colaboradores (1999) realizaram biópsias do leito placentário em 50 pacientes com placentas prévias e em 50 mulheres usadas como controle. Infiltração de células gigantes trofoblásticas nas arteríolas espiraladas – em vez de trofoblasto endovascular – foi detectada em metade dos espécimes de placenta prévia. Entretanto, apenas 20% das biópsias de placentas normalmente implantadas tinham essas alterações. Em outro estudo de 514 casos de placenta prévia, havia inserção placentária anormal em 7% dos casos (Frederiksen, 1999). Como foi discutido, a placenta prévia localizada sobre uma incisão de cesariana preexistente acarreta risco especialmente alto de placenta morbidamente aderida.

Os *defeitos da coagulação* são complicações raras da placenta prévia, mesmo quando a separação no sítio de implantação é extensa (Cunningham, 2015). É provável que a tromboplastina placentária, que desencadeia a coagulação intravascular associada ao DPP, escape facilmente pelo canal cervical, em vez de ser forçada a entrar na circulação materna. A escassez de veias miometriais de grande calibre nessa área também pode ser um fator de proteção.

■ Diagnóstico

Quando houver sangramento uterino depois do meio da gestação, sempre se deve considerar placenta prévia ou DPP. No estudo da Canadian Perinatal Network, descrito anteriormente (p. 758), a placenta prévia foi responsável por 21% das internações hospitalares das gestantes com sangramentos vaginais entre 22 e 28 semanas de gestação (Sabourin, 2012). A possibilidade de uma placenta prévia não deve ser refutada até que o exame ultrassonográfico tenha demonstrado sua ausência. Se a ultrassonografia não estiver prontamente disponível, o diagnóstico por exame clínico é estabelecido utilizando-se a técnica de *palpação dupla*, pois requer que um dedo seja introduzido no colo e a placenta seja palpada. O toque digital não deve ser realizado a menos que se planeje fazer o parto. *O toque digital do colo é realizado com a gestante no centro cirúrgico e depois dos preparativos para uma cesariana imediata. Mesmo o exame mais delicado pode causar hemorragia torrencial.* Felizmente, o exame de palpação dupla raramente é necessário, pois a localização da placenta quase sempre pode ser definida ao exame ultrassonográfico.

A localização rápida e precisa pode ser feita por meio da utilização de técnicas ultrassonográficas padronizadas (American Institute of Ultrasound in Medicine, 2013). Isso costuma ser feito com ultrassonografia transabdominal. Se a placenta estiver claramente localizada sobre o orifício do canal cervical ou se ela estiver distante do segmento uterino inferior, o exame tem excelente sensibilidade e valor preditivo negativo (Olive, 2006; Quant, 2014). As mulheres obesas podem apresentar limitações para a visualização do segmento uterino inferior. Além disso, uma bexiga repleta pode artificialmente alongar e comprimir o segmento uterino inferior, dando a impressão de que a placenta recobre o colo uterino. Se a localização da placenta estiver em dúvida, a ultrassonografia transvaginal é o método de avaliação mais acurado (Fig. 41-23). Ela é segura, mesmo quando houver sangramento.

A acurácia depende da técnica de ultrassonografia usada. Em um estudo abrangente, o orifício interno foi visualizado em todos os casos com a ultrassonografia transvaginal, mas em apenas 30% com a ultrassonografia transabdominal (Farine, 1988). Conforme discutido, de acordo com o Fetal Imaging Workshop, se a borda placentária estiver < 2 cm do orifício interno, mas sem recobri-lo, a placenta é considerada como de implantação baixa (Reddy, 2014). Na ausência de qualquer outra anormalidade, a ultrassonografia não precisa ser repetida com frequência simplesmente para documentar a posição da placenta. No Parkland Hospital, as mulheres com placenta prévia identificadas com 18 a 22 semanas de gestação e com cesariana prévia são novamente avaliadas com 28 semanas e, aquelas sem, com 32 semanas. Não é necessário restringir as atividades da gestante, a menos que a placenta prévia persista além de 28 semanas ou existam anormalidades clínicas, inclusive sangramento ou contrações antes desse estágio da gravidez. Com 32 semanas de gestação, se a borda placentária ainda estiver < 2 cm do orifício, a ultrassonografia transvaginal é repetida com 36 semanas.

Com o uso da RM, vários investigadores relataram excelentes resultados na visualização das anormalidades placentárias. Dito isso, é improvável que essa técnica substitua a ultrassonografia para a avaliação rotineira em algum momento próximo. Porém, a RM se mostrou útil para a avaliação da placenta morbidamente aderida (p. 780).

■ Manejo

O manejo das gestantes com placenta prévia depende de suas condições clínicas específicas. Três fatores proeminentes incluem idade e maturidade fetal, trabalho de parto e intensidade do sangramento. Em um estudo de 214 mulheres com placenta prévia, 43% foram submetidas a parto de emergência, e metade desses partos foram pré-termo (Ruiter, 2015). Porém, se o feto estiver imaturo e se o sangramento ativo parar, está indicada a observação cuidadosa em unidade obstétrica. Existem poucas informações quanto ao uso de agentes tocolíticos para controlar as contrações uterinas. Embora não existam ensaios randomizados robustos, Bose e colaboradores (2011) recomendam que, se forem utilizados agentes tocolíticos, seu uso deve ficar limitado a 48 horas. Nosso grupo contraindica categoricamente o uso desses fármacos nessa condição.

Depois que o sangramento cessar por cerca de 2 dias e o feto for considerado saudável, a gestante geralmente pode receber alta com instruções para evitar o coito. É importante salientar que a gestante e seus familiares devem entender bem a possibilidade de recidiva do sangramento e devem estar preparados para o transporte imediato de volta ao hospital. Em outros casos, a internação hospitalar prolongada pode ser ideal.

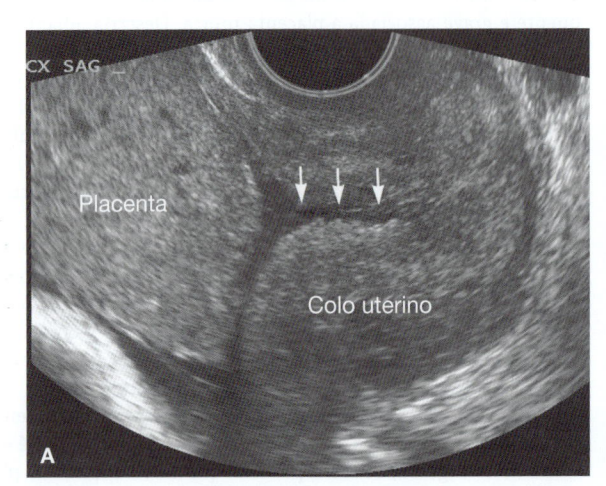

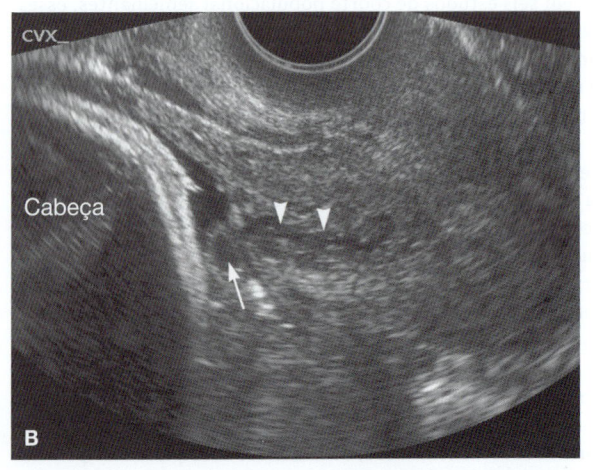

FIGURA 41-23 Placenta prévia. **A.** Nesta imagem transvaginal de 34 semanas de gestação, a placenta anterior recobre completamente o orifício cervical interno conforme indicado pelas setas. **B.** Esta imagem transvaginal de 34 semanas de gestação mostra uma placenta posterior (*seta*) que chega a alcançar o nível do orifício cervical interno. (Reproduzida, com permissão, de Cunningham FG: Placenta previa and morbidly adherent placenta. In Yeomans ER, Hoffman BL, Gilstrap LC III, et al (eds): Cunningham and Gilstrap's Operative Obstetrics, 3rd edition. New York, McGraw-Hill Education, 2017b.)

A frequência do parto de emergência em mulheres com placenta prévia varia de 25 a 40% (Gibbins, 2018; Kassir, 2017). Porém, em pacientes adequadamente selecionadas, o cuidado hospitalar de longo prazo não parece acrescentar benefícios em comparação com o manejo ambulatorial (Neilson, 2003). Em um estudo randomizado de 53 mulheres com placenta prévia sangrante com 24 a 36 semanas de gestação, as taxas de morbidade materna ou fetal não foram diferentes entre os métodos de manejo (Wing, 1996). Entre todas as mulheres do estudo, 60% apresentaram sangramento recorrente e metade acabou necessitando de cesariana de urgência.

Quando as gestantes estão perto do término da gestação e não têm sangramento, devem ser realizados planos para uma cesariana programada. O momento ideal deve considerar os riscos de imaturidade fetal e de hemorragia anteparto. Um Workshop do NIH sugeriu o parto eletivo com 36 a 37 semanas de gestação completas (Spong, 2011). A Society for Maternal-Fetal Medicine (2017) recomenda o parto entre 34 e 37 semanas. No Parkland Hospital, costumamos realizar a cesariana eletiva com 38 semanas. Na suspeita de placenta morbidamente aderida, o parto é recomendado com 34 a 35 semanas pelo grupo do NIH (p. 781). Nossa prática é agendar o parto para 36 semanas completas.

Parto

Praticamente todas as mulheres com placenta prévia são submetidas à cesariana. Muitos cirurgiões recomendam uma incisão de laparotomia vertical para oferecer entrada rápida em casos de sangramento torrencial ou espaço operatório se houver necessidade de histerectomia. Conforme discutido, a cesariana é realizada em caráter de emergência em mais da metade dos casos em razão do sangramento, o qual requer transfusões sanguíneas em um quarto dos casos (Boyle, 2009; Sabourin, 2012). Embora a histerotomia transversal baixa geralmente seja possível, isso pode causar sangramento fetal quando a placenta é implantada anteriormente e a incisão atravessa a placenta. Nesses casos, a retirada do feto deve ser acelerada (Silver, 2015a). Uma incisão uterina vertical pode ser preferível em alguns casos. Entretanto, mesmo quando a incisão se estende através da placenta, o prognóstico materno ou fetal raramente é afetado.

Após a remoção da placenta, o sítio placentário pode sangrar de maneira incontrolável devido à pouca contração do músculo liso, o que é característico do segmento uterino inferior. Quando a hemostasia do sítio de implantação placentária não pode ser alcançada por compressão e por administração de uterotônicos, essa área pode ser suturada com fios cromados 0. Cho e colaboradores (1991) descreveram suturas interrompidas de fio cromado 0 a intervalos de 1 cm para formar um círculo ao redor da área de sangramento do segmento inferior e, desse modo, controlar a hemorragia. Outros relataram sucesso com as suturas compressivas que atravessam e comprimem a parede uterina anterior e posterior (Kayem, 2011; Penotti, 2012).

Entre os outros métodos, foi descrito o tamponamento com balão Bakri ou Foley usado isoladamente ou em conjunto com suturas compressivas (Albayrak, 2011; Diemert, 2012; Kumru, 2013). Law e colaboradores (2010) relataram o uso bem-sucedido de gel hemostático. Outras opções cirúrgicas são a ligadura bilateral da artéria uterina ou ilíaca interna, ilustrada adiante (p. 792). Por fim, a embolização das artérias pélvicas também tem conquistado aceitação.

Histerectomia

Quando esses métodos mais conservadores falham e o sangramento é profuso, a histerectomia torna-se necessária. Atualmente, a placenta prévia – em especial com uma placenta morbidamente aderida – é a indicação mais comum da histerectomia periparto no Parkland Hospital e em outras instituições (Jakobsson, 2015; Wong, 2011). Quando não há síndrome de placenta acreta associada, a incidência relatada de histerectomia é de 2% (Gibbins, 2018).

Assim, é impossível estimar com exatidão o impacto da histerectomia motivada apenas pela placenta prévia, sem levar em consideração acretismo placentário. *Novamente, nas gestantes cujas placentas prévias estão implantadas anteriormente na área de uma incisão uterina prévia, aumenta a probabilidade de placenta morbidamente aderida e da necessidade de histerectomia.* Em um estudo sobre 318 histerectomias periparto realizadas no Reino Unido, 40% foram atribuídas à placentação anormal (Knight, 2007). Resultados semelhantes foram relatados para 211 histerectomias no Nordic Obstetric Surveillance Study (Jakobsson, 2015). No Parkland Hospital, 44% das histerectomias realizadas durante a cesariana foram efetuadas para controlar sangramento por placenta prévia ou placenta morbidamente aderida (Wortman, 2015). A técnica de histerectomia periparto está descrita no Capítulo 30 (p. 580).

Resultados maternos e perinatais

A placenta prévia e o acretismo placentário coexistentes contribuem de maneira substancial para a morbidade e a mortalidade maternas. A proporção de casos com mortalidade materna aumenta cerca de três vezes nas mulheres com placenta prévia (Gibbins, 2018; Oyelese, 2006). Em outro relato com 5.367 mortes maternas ocorridas nos Estados Unidos entre 2006 e 2013, a placenta prévia isoladamente foi responsável por quase 3% dos óbitos por hemorragia (Creanga, 2015, 2017).

O relatório do Consortium on Safe Labor enfatiza a morbidade perinatal persistente associada à placenta prévia (Lai, 2012). O parto pré-termo ainda é uma importante causa de morte perinatal (Nørgaard, 2012). Nos partos com placenta prévia nos Estados Unidos em 1997, a taxa de mortalidade neonatal foi três vezes maior do que a de gestações não acometidas, derivando principalmente de parto pré-termo (Salihu, 2003). Ananth e colaboradores (2003) relataram risco comparativamente aumentado de morte neonatal, mesmo para os fetos nascidos a termo. Isso está relacionado em parte com anomalias fetais, que são 2 a 3 vezes mais comuns nas gestações com placenta prévia (Crane, 1999).

A associação entre restrição do crescimento fetal e placenta prévia provavelmente é mínima quando se controla a idade gestacional. Em uma coorte populacional com mais de 500.000 nascimentos de fetos únicos, Ananth e colaboradores (2001) demonstraram que a maioria dos bebês com baixo peso ao nascer em consequência da placenta prévia resultou de nascimento pré-termo. Harper e colaboradores (2010) publicaram resultados semelhantes observados em quase 58.000 mulheres. Em contraste, pelo menos dois estudos relataram um maior risco de restrição do crescimento fetal (Räisänen, 2014; Weiner, 2016).

PLACENTA MORBIDAMENTE ADERIDA

Etiopatogênese

O termo *placenta morbidamente aderida* descreve a placentação aberrante caracterizada por anormalidades na implantação, invasividade ou aderência da placenta. Também chamamos esses distúrbios coletivamente de *síndromes de placenta acreta* e usamos os termos como sinônimos. O termo acreta origina-se do latim *ac-* + *crescere* – crescer a partir de uma adesão ou coalescência, aderir ou tornar-se aderido a (Benirschke, 2012).

Nas síndromes de placenta acreta, a aderência anormal da placenta ao miométrio deriva em parte da ausência parcial ou total da decídua basal e do desenvolvimento imperfeito da camada fibrinoide ou de Nitabuch, descrita no Capítulo 5 (p. 86). Quando a camada esponjosa da decídua está ausente em parte ou totalmente, a linha fisiológica de clivagem não existe, e alguns ou todos os cotilédones ficam firmemente ancorados. Ao exame microscópico, as vilosidades placentárias estão ancoradas às fibras musculares lisas, em vez de estarem ancoradas às células da decídua. Assim, a deficiência da decídua impede o desprendimento normal da placenta depois do nascimento. A área do sítio de implantação afetado e a profundidade da invasão dos tecidos trofoblásticos variam caso a caso, mas todas as placentas acometidas podem causar hemorragia significativa.

Dados substanciais atualmente sugerem que as síndromes de placenta acreta não sejam causadas unicamente por uma deficiência das camadas anatômicas (Duzyj, 2017; Tantbirojn, 2008). De fato, os citotrofoblastos possam controlar a invasão da decídua por fatores como a angiogênese (Duzyj, 2015; Goh, 2016; Wehrum, 2011). Além disso, as amostras de tecido das síndromes de placenta acreta mostram "hiperinvasividade" (Pri-Paz, 2012). As fibras miometriais ligadas à placa basal em uma gestação prévia são marcadores preditivos para uma síndrome de placenta acreta subsequente (Linn, 2015; Miller, 2016). Isso implica um "defeito endometrial constitucional" prévio na maioria dos casos. O maior risco causado por trauma cirúrgico uterino prévio pode ser parcialmente explicado por uma maior vulnerabilidade à invasão trofoblástica (Garmi, 2012; Gill, 2015; Jauniaux, 2017).

Essa associação com trauma prévio é reforçada pela íntima relação entre *gestação em cicatriz de cesariana (GCC)* e o desenvolvimento posterior de placenta acreta na mesma gestação. De fato, evidências crescentes sugerem que a GCC e as síndromes de placenta acreta se encontram em um mesmo espectro e que a GCC é um precursor, pois ambas compartilham a mesma histopatologia (Happe, 2018; Timor-Tritsch, 2014). A frequência de GCC foi calculada em cerca de 1 em 2.000 gestações (Berhie, 2015; Rotas, 2006). Descrita no Capítulo 19 (p. 381), a ruptura precoce com hemorragia não é incomum em casos de GCC, e as mulheres costumam optar por intervenções para interromper a gestação para evitar essas complicações (Michaels, 2015; Timor-Tritsch, 2015).

■ Classificação

As variantes da placenta morbidamente aderida são classificadas pela profundidade do crescimento trofoblástico (Figs. 41-24 e

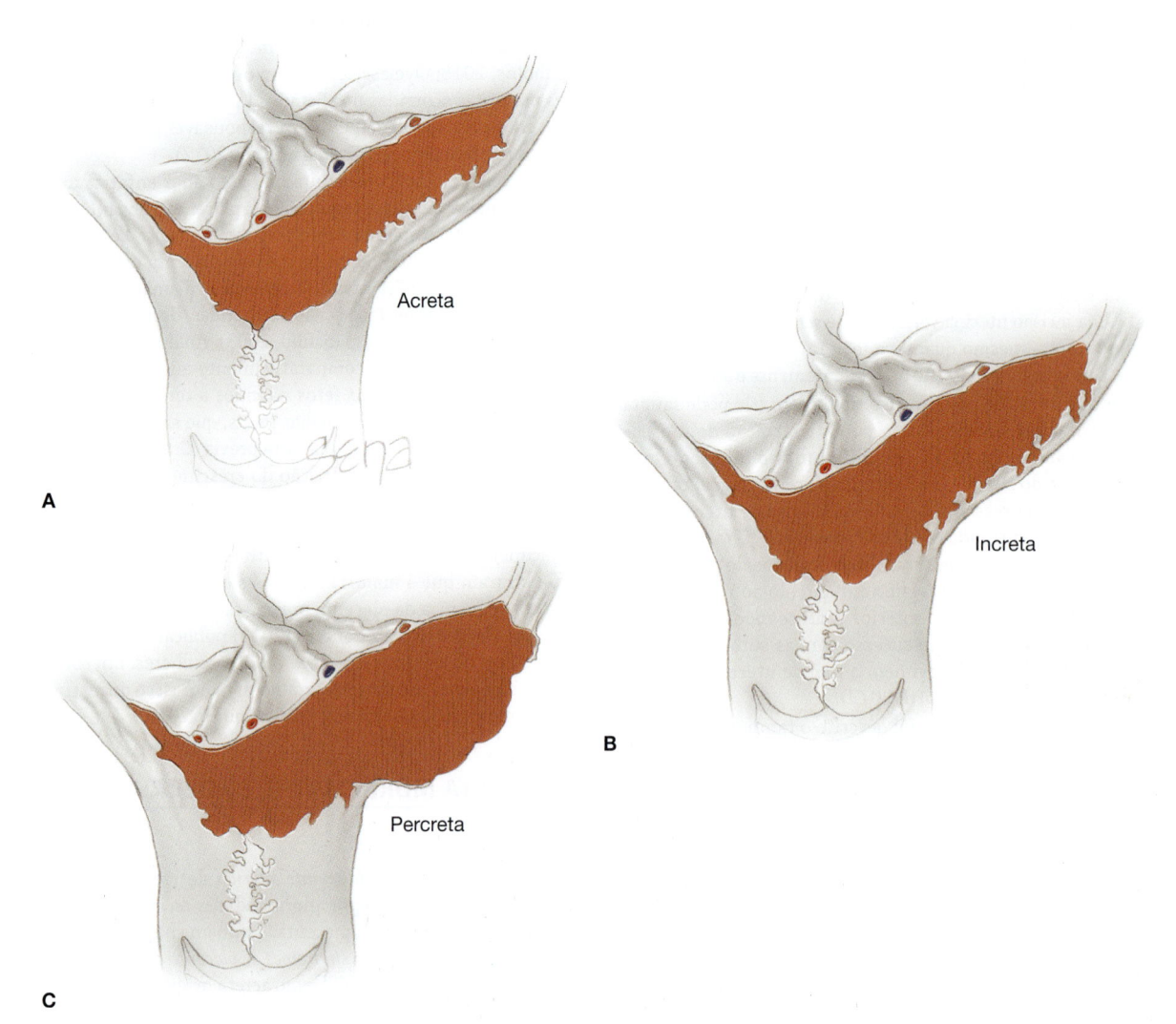

FIGURA 41-24 Placentas morbidamente aderidas: **A.** Placenta acreta. **B.** Placenta increta. **C.** Placenta percreta.

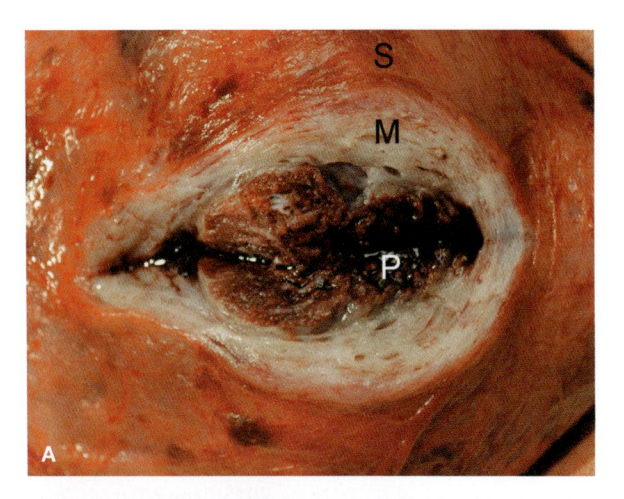

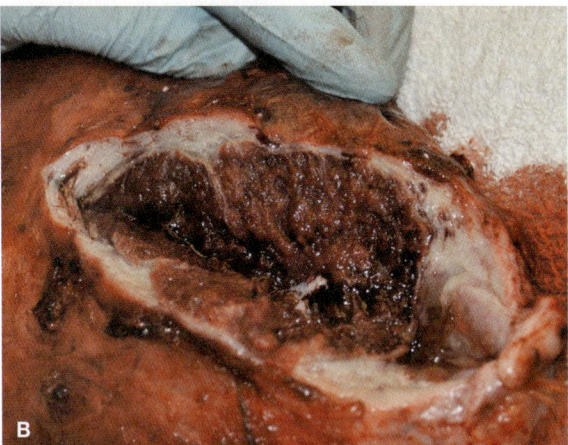

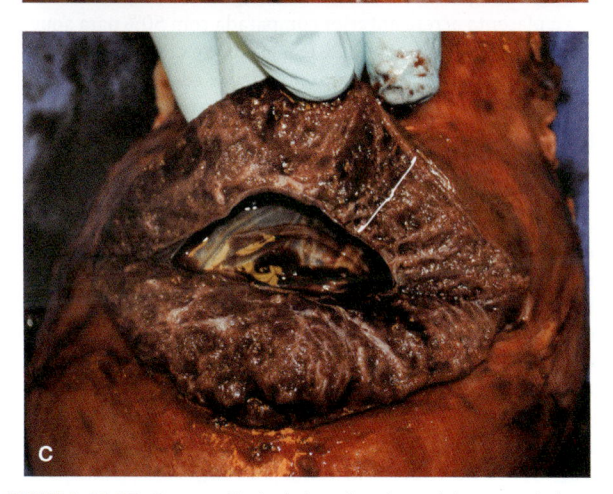

FIGURA 41-25 Graus variáveis de invasão miometrial com as síndromes de placenta acreta. As incisões começam na superfície serosa e se estendem através da placenta. **A.** Neste caso, o miométrio (*M*) mostra invasão mínima pela placenta (*P*). S, serosa uterina. **B.** Um grau maior de invasão miometrial é visto aqui. **C.** Neste exemplo, a placenta (*chave*) se estende até a margem da serosa, segurada pela mão do cirurgião. Não há miométrio neste local. (Reproduzida, com permissão, de Dr. C. Edward Wells in Cunningham FG: Placenta previa and morbidly adherent placenta. In Yeomans ER, Hoffman BL, Gilstrap LC III, et al (eds): Cunningham and Gilstrap's Operative Obstetrics, 3rd edition. New York, McGraw-Hill Education, 2017b.)

41-25). O termo *placenta acreta* indica que as vilosidades estão fixadas ao miométrio. Nos casos de *placenta increta*, as vilosidades realmente invadem o miométrio, enquanto o termo *placenta percreta* define as vilosidades que penetram através do miométrio e chegam até a serosa ou a ultrapassam (Bailit, 2015; Silver, 2015a). Na prática clínica, essas três variantes são encontradas com uma razão aproximada de 80:15:5, respectivamente (Wong, 2008). Com todas as três variantes, a adesão anormal pode afetar todos os lóbulos – *placenta acreta total*. Quando a fixação anormal envolve parcial ou totalmente apenas um lóbulo, a condição é descrita como *placenta acreta focal*. O diagnóstico histológico não pode ser firmado apenas a partir da placenta, e amostras do miométrio são necessárias para confirmação (Benirschke, 2012).

■ Incidência

A frequência de síndromes de placenta acreta era de 1 em 20.000 nascimentos há cerca de 100 anos (McKeogh, 1951). Em 1971, na 14ª edição do *Obstetrícia de Williams*, Hellman e Pritchard descreveram relatos de casos de placenta acreta. Desde então, a incidência cresceu muito em relação direta com o aumento nas taxas de cesariana. Por exemplo, a incidência era de 1 para 2.500 nascimentos na década de 1980, mas foi de 1 por 731 nascimentos no relato da MFMU Network abrangendo 115.502 mulheres (Bailit, 2015). Além disso, um estudo do Canadá com mais de 570.000 nascimentos encontrou uma incidência de 1 para 700 partos (Mehrabadi, 2015). Na Nationwide Inpatient Sample, a prevalência de palcenta acreta foi de 3,7 por 1.000 nascimentos (1 para 270) (Mogos, 2016).

Essa frequência crescente tornou as síndromes de placenta acreta um dos problemas mais apavorantes em obstetrícia. Em uma revisão de 5.367 mortes maternas relacionadas com a gestação nos Estados Unidos de 2006 a 2013, 13% se deveram a hemorragias causadas por síndromes de placenta acreta (Creanga, 2015, 2017). Além disso, elas são uma importante causa de hemorragia e histerectomia periparto de emergência (Awan, 2011; Eller, 2011; Rossi, 2010). O American College of Obstetricians and Gynecologists (2017c) e a Society for Maternal-Fetal Medicine (2010) lideraram a tarefa de abordar e aperfeiçoar o manejo.

Em gestações subsequentes após a placenta acreta, o risco de recorrência é alto. As mulheres nas quais a histerectomia é evitada têm uma incidência estimada de recorrência de 20% (Cunningham, 2016; Roeca, 2017). Além disso, algumas evidências mostram que essas mulheres têm riscos maiores de placenta prévia, ruptura uterina e histerectomia (Eshkoli, 2013).

■ Fatores de risco

Em vários aspectos, os fatores de risco são semelhantes aos da placenta prévia (p. 774). Dito isso, os dois fatores de risco mais importantes são placenta prévia associada, cesariana anterior e, mais provavelmente, a combinação desses dois (Klar, 2014). A incisão clássica de histerotomia acarreta maior risco de placenta acreta subsequente (Gyamfi-Bannerman, 2012). De fato, quase metade das mulheres que foram submetidas a cesarianas no passado tinham fibras miometriais microscopicamente aderidas à placenta (Hardardottir, 1996; Miller, 2016). Uma placenta prévia associada confere um risco ainda maior. Isso é mostrado na Figura 41-26, e o aumento evidente na frequência de síndromes de placenta acreta associadas é aparente em caso de placenta prévia concomitante.

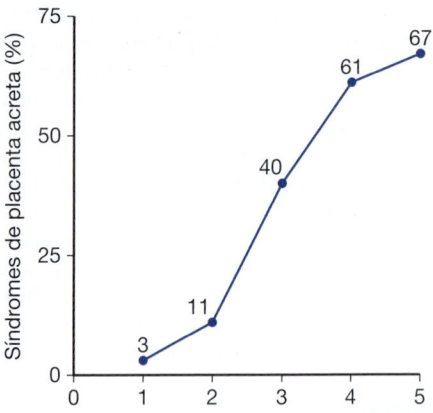

FIGURA 41-26 Frequência de placenta morbidamente aderida em mulheres com 1 a 5 cesarianas anteriores com placenta prévia atual. (Dados de Silver, 2006.)

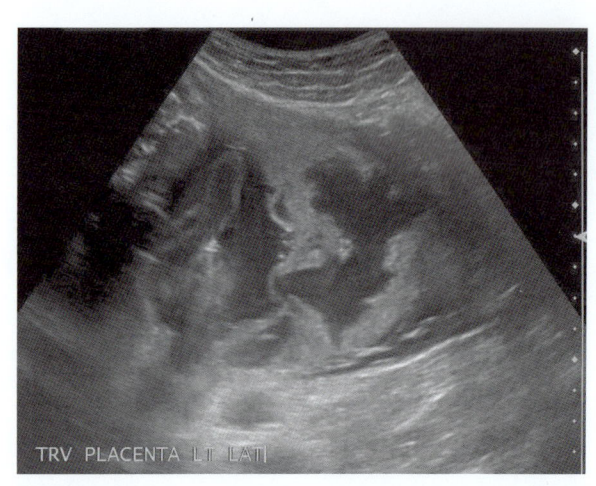

FIGURA 41-27 Ultrassonografia transabdominal de placenta percreta mostrando múltiplos e massivos "lagos" ou "lacunas" placentários. (Reproduzida, com permissão, de Dr. Martha Rac in Cunningham FG: Placenta previa and morbidly adherent placenta. In Yeomans ER, Hoffman BL, Gilstrap LC III, et al (eds): Cunningham and Gilstrap's Operative Obstetrics, 3rd edition. New York, McGraw-Hill Education, 2017b.)

A formação disfuncional da decídua também pode ocorrer após outros tipos de trauma miometrial, como curetagem ou ablação endometrial (Benirschke, 2012; Gill, 2015). Mesmo sem uma histerotomia prévia, a placenta prévia coexistente é aditiva à frequência e, em um estudo, 10% dessas mulheres com placenta prévia tinham síndrome de placenta acreta associada. Um comprimento cervical menor em casos de síndromes de placenta acreta não conferiu maior risco de parto pré-termo (Rac, 2017).

Outro marcador de risco tornou-se evidente com o uso difundido do rastreamento por AFPSM e gonadotrofina coriônica humana (hCG) para detectar defeitos do tubo neural e aneuploidias. Em um estudo com mais de 9.300 mulheres que foram submetidas ao rastreamento com 14 a 22 semanas, o risco de acretismo aumentava em oito vezes quando os níveis de AFPSM eram > 2,5 MoM, e aumentava em quatro vezes quando os níveis de β-hCG materna eram > 2,5 MoM (Hung, 1999).

■ Apresentação clínica e diagnóstico

Nos casos de síndrome de placenta acreta no primeiro e no segundo trimestre, costuma haver hemorragia em consequência da placenta prévia coexistente. Em geral, esse sangramento leva a gestante a buscar avaliação e tratamento imediatos. Em algumas mulheres que não têm placenta prévia associada, o acretismo pode não ser detectado até o terceiro estágio do trabalho de parto, quando se encontra a placenta aderida. Infelizmente, os exames de imagem estão abaixo do ideal para a identificação precoce de todas essas placentas.

O ideal é que a ultrassonografia seja usada para a identificação anteparto do crescimento interno anormal da placenta (Chantraine, 2013; Jauniaux, 2016; Reddy, 2014; Tam Tam, 2012). Happe e colaboradores (2018) concluíram que a medida da menor espessura miometrial no primeiro trimestre pode ser usada para prever a necessidade de histerectomia periparto em caso de síndrome de placenta acreta. Outros achados incluem a perda da zona retroplacentária hipoecoica normal entre a placenta e o útero, a lacuna vascular placentária e o abaulamento placentário sobre a parede posterior da bexiga (Fig. 41-27). Usando esses critérios, Warshak e colaboradores (2006) calcularam os seguintes valores: sensibilidade de 77%; especificidade de 96%; valor preditivo positivo de 98%. Valores semelhantes são citados pelo American College of Obstetricians and Gynecologists (2017c) e outros (Chalubinski, 2013; Elhawary, 2013; Maher, 2013).

Apesar desses achados, alguns pesquisadores relatam resultados menos espetaculares com a ultrassonografia (Jauniaux, 2016; Primo, 2014). Bowman e colaboradores (2014) descreveram a sensibilidade da ultrassonografia como de 54%; especificidade de 88%; valor preditivo positivo de 82%; valor preditivo negativo de 65%; e acurácia de 65%. A localização afeta a acurácia da ultrassonografia. Em um estudo, a taxa de detecção foi de 90% para a placenta acreta anterior comparada com 50% para aquelas da parede posterior (Pilloni, 2016). Nageotte (2014) concluiu que a identificação da placenta morbidamente aderida com a ultrassonografia deve ser interpretada junto com os achados clínicos e operatórios.

Resultados melhores foram relatados por alguns autores que utilizaram a ultrassonografia tridimensional e o power-Doppler (Collins, 2015; Doyle, 2015). Observamos que o acréscimo do mapeamento do fluxo por Doppler colorido consegue prever com muita precisão a existência de invasão miometrial (Fig. 41-28). Essa possibilidade é considerada quando a distância entre a interface entre serosa uterina e parede vesical e os vasos retroplacentários é < 1 mm e quando há grandes lacunas intraplacentárias (Rac, 2015a; Twickler, 2000). Do mesmo modo, Cali e colaboradores (2013) relataram que a hipervascularidade da interface entre serosa uterina e parede vesical tinha os maiores valores preditivos positivos e negativos para placenta percreta.

A RM pode ser acrescentada para delinear a anatomia e identificar a invasão de estruturas adjacentes, incluindo o possível envolvimento ureteral (Chalubinski, 2013; Reddy, 2014). Embora o gadolínio não costume ser acrescentado durante a gestação, esse contraste pode melhorar as imagens (Millischer, 2017). Lax e colaboradores (2007) descreveram achados de RM que sugerem acreta: abaulamento uterino, intensidade heterogênea do sinal dentro da placenta indicativa de lacunas e faixas intraplacentárias escuras nas imagens ponderadas em T2. Alguns autores recomendam realizar RM quando os resultados da ultrassonografia são inconclusivos ou há placenta prévia posterior (American College of Obstetricians and Gynecologists, 2017c; Silver, 2015a).

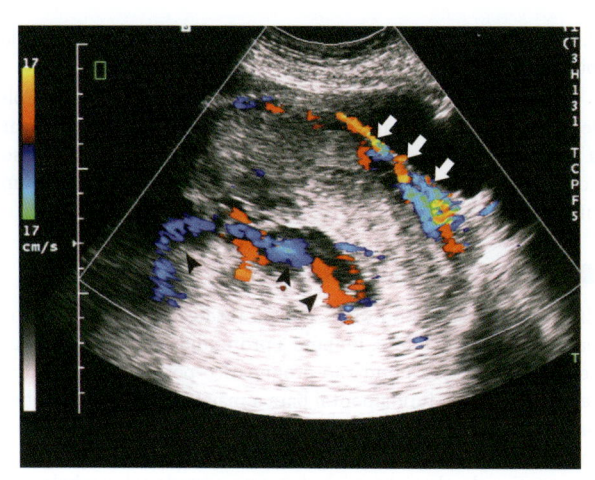

FIGURA 41-28 Ultrassonografia transvaginal da invasão placentária associada a uma placenta morbidamente aderida. Os vasos retroplacentários (*setas brancas*) invadiam o miométrio e obscureciam a interface entre a bexiga e a serosa. Nessas condições, é comum observar lagos venosos intraplacentários anormais (*pontas de seta pretas*).

■ Manejo

A avaliação pré-operatória começa de preferência após o reconhecimento antenatal de uma possível síndrome de placenta acreta (Fitzpatrick, 2014; Sentilhes, 2013). Uma decisão importante diz respeito ao momento e local ideais para o parto. As considerações incluem capacidade adequada para cirurgia, anestesia, cuidados intensivos e banco de sangue. Os profissionais acessíveis devem incluir um cirurgião obstetra ou um oncologista ginecológico, além de consultores de cirurgia, urologia e radiologia intervencionista (Brennan, 2015; Shamshirsaz, 2015). O American College of Obstetricians and Gynecologists (2017c) e a Society for Maternal-Fetal Medicine (2010) recomendam parto planejado em um serviço de nível terciário. Em alguns desses serviços, equipes especialmente designadas reúnem-se e ficam de sobreaviso (Al-Khan, 2014; Erfani, 2017a; Smulian, 2017; Walker, 2013).

Silver e colaboradores (2015b) forneceram critérios para centros de excelência em síndromes de placenta acreta. Alguns critérios para considerar a transferência para um maior nível de cuidados são mostrados na Tabela 41-5. As mulheres que recusam transfusão de sangue ou hemoderivados impõem decisões terapêuticas especialmente difíceis (Barth, 2011). Quando possível, é melhor programar o parto para um horário em que estejam disponíveis todos os recursos e os membros das equipes. Mesmo

TABELA 41-5 Critérios para consideração de parto em um centro de excelência em síndromes de placenta acreta

Suspeita de placenta morbidamente aderida à ultrassonografia
Placenta prévia com aspecto ultrassonográfico anormal
Placenta prévia com ≥ 3 cesarianas prévias
Cesariana clássica prévia e placentação anterior
Ablação endometrial ou irradiação pélvica prévias
Incapacidade de avaliar ou excluir adequadamente a placenta acreta
Qualquer outra razão para suspeitar de placenta morbidamente aderida

Reproduzida, com permissão, de Silver, 2015b.

assim, um terço dos casos exige parto não programado, devendo haver planos de contingência prontos (Pettit, 2017).

Momento do parto

O momento considera o risco de imaturidade fetal e as consequências maternas adversas graves da cesariana de emergência (Stephenson, 2016). O American College of Obstetricians and Gynecologists (2017c) recomenda a individualização ao definir a ocasião mais apropriada ao parto. Os autores citam um estudo de análise de decisão que justifica o parto eletivo sem testar a maturidade dos pulmões fetais depois de 34 semanas completas (Robinson, 2010). A Society for Maternal-Fetal Medicine (2017) recomenda o parto entre 34 e 37 semanas. Dois estudos recentes indicaram que a maioria dos médicos não realiza os partos dessas gestantes antes de 36 semanas ou mais (Esakoff, 2012; Wright, 2013). No Parkland Hospital, geralmente programamos esses procedimentos para depois de 36 semanas completas, mas estamos preparados para intervir em situações de emergência (Rac, 2015b). Perlman e colaboradores (2017) recomendam a individualização baseada em critérios de risco específicos.

Em alguns casos, a síndrome de placenta acreta não é reconhecida até a laparotomia. Se os recursos não forem adequados para o manejo cirúrgico da placenta percreta e se a mulher estiver estável e sem sangramento, então o feto não é retirado, a incisão abdominal é fechada e ela é transferida para uma instituição de cuidados terciários.

Cateterização profilática pré-operatória

Em casos que podem envolver um ou ambos os ureteres, a cateterização pode ajudar na dissecção ou identificação e reparo da lesão. Alguns autores defendem a cateterização ureteral pré-operatória (Eller, 2011; Society for Maternal-Fetal Medicine, 2010; Tam Tam, 2012).

Os balões intra-arteriais com balão na ponta para mitigar a perda sanguínea e, dessa forma, melhorar a visibilidade cirúrgica, também ganharam apoiadores. Os cateteres são avançados pré-operatoriamente até as artérias ilíacas internas e, então, depois do parto, eles são inflados para ocluir o fluxo sanguíneo pélvico (Ballas, 2012; Desai, 2012). Como alternativa, os cateteres podem ser usados para liberar êmbolos para os focos arteriais de sangramento. Outros autores concluíram que esses procedimentos têm eficácia limítrofe e riscos graves (Salim, 2015; Sentilhes, 2009). Entre as complicações estão trombose das artérias ilíacas comum e esquerda (Bishop, 2011). Atualmente, o American College of Obstetricians and Gynecologists (2017c) conclui que não se pode estabelecer uma recomendação firme contra ou a favor da utilização desses cateteres intra-arteriais. Da mesma forma, não há benefícios evidentes com a ligação da artéria interna (Eller, 2011; Po, 2012).

Cesariana e histerectomia

Antes de se iniciar a cesariana, deve-se estimar o risco de histerectomia para evitar exsanguinação. Algumas dessas placentações anormais (em especial quando são parciais) podem permitir a remoção da placenta com aplicação de suturas hemostáticas. A confirmação de que a paciente tem placenta percreta ou increta quase sempre impõe histerectomia. Como o escopo de invasão pode não ser aparente antes do parto do feto, nós completamos várias etapas de dissecção precocemente. Isso também minimiza a perda de sangue durante dissecções potencialmente demoradas após a histerotomia. Assim, costumamos criar um amplo retalho vesical *antes* de fazer a incisão de histerotomia (Cunningham, 2017b). Os ligamentos redondos são cortados, e as bordas laterais da reflexão peritoneal são dissecadas inferiormente. Quando possível, essas incisões são ampliadas de forma a circundar todo o sítio de implantação placentária que ocupe visivelmente o espaço pré-vesical e a parede posterior da bexiga. Após isso, é feita uma histerotomia clássica ou uma incisão fúndica transversa para evitar a placenta (Kotsuji, 2013).

Depois de retirar o feto, a extensão da invasão placentária é avaliada sem tentativas de remover a placenta manualmente. Em um estudo realizado no Reino Unido, as tentativas de remoção parcial ou total da placenta antes da histerectomia foram associadas a sangramentos duas vezes mais volumosos (Fitzpatrick, 2014). Em termos gerais, quando há placenta percreta ou increta evidente, a histerectomia costuma ser a melhor opção, e a placenta é deixada em seu local (Eller, 2011). Quando há invasão placentária mais extensiva, pode haver pouco ou nenhum sangramento até que seja tentada a extração manual da placenta. A menos que haja desprendimento espontâneo com sangramento que requeira histerectomia de emergência, a operação deve começar depois de uma avaliação detalhada. Quando há sangramento, o sucesso do tratamento depende da reposição imediata de sangue e de outras medidas, inclusive ligadura da artéria uterina ou ilíaca interna, obstrução por balão ou embolização.

O grupo do Baylor College of Medicine descreveu uma histerectomia radical modificada para o manejo cirúrgico da placenta morbidamente aderida (Shamshirsaz, 2015). Para uma descrição dessa técnica, ver *Cirurgia Obstétrica de Cunningham e Gilstrap* (Yeomans, 2017). No Parkland Hospital, temos tido casos em que uma histerectomia radical tradicional foi necessária para a excisão de toda a placenta anormalmente implantada.

Manejo conservador

Algumas vezes, pode ser possível cortar o cordão umbilical, reparar a incisão de histerotomia, deixar a placenta no local e não realizar a histerectomia. Isso pode ser feito em mulheres nas quais se suspeitou de placentação anormal antes da cesariana e nas quais o fechamento do útero interrompe o sangramento. Depois disso, a paciente pode ser transferida para um serviço de maior complexidade para tratamento definitivo. Outra consideração é a paciente com vontade expressa de manter a fertilidade e que recebeu aconselhamento detalhado.

O manejo conservador foi revisado por Perez-Delboy (2014) e Fox (2015) com seus colaboradores. Em alguns desses casos, a placenta foi espontaneamente reabsorvida entre 1 e 12 meses, com uma média de 6 meses. Podem ocorrer várias complicações, incluindo sepse, coagulação intravascular disseminada, embolia pulmonar e malformação arteriovenosa (Fox, 2015; Judy, 2015; Roach, 2015).

Em algumas dessas mulheres, uma histerectomia subsequente – planejada ou indicada porque há sangramento ou infecção – é realizada alguns dias ou semanas depois do parto, quando o sangramento pode estar atenuado (Al-Khan, 2014; Sentilhes, 2009). Em um estudo, apenas 21% dessas mulheres acabaram necessitando de histerectomia (Bretelle, 2007). Em outros relatos, porém, até 60% acabam necessitando de histerectomia de emergência (Clausen, 2013; Pather, 2014). Nenhuma evidência indica que o tratamento com metotrexato facilite a reabsorção da placenta. Por fim, para as mulheres nas quais a placenta é mantida *in situ*, as dosagens sequenciais da β-hCG sérica não são esclarecedoras e, por isso, recomendam-se exames repetidos de ultrassonografia ou RM (Timmermans, 2007; Worley, 2008).

Neste momento, nosso grupo concorda com o American College of Obstetricians and Gynecologists (2017c) em que deixar a placenta *in situ* raramente está indicado. As exceções são o uso como medida temporária para permitir a transferência para um nível maior de cuidados.

■ Desfechos da gravidez

Em resumo, essas síndromes podem ter desfechos desastrosos para a mãe e para o feto. Embora a profundidade da invasão placentária não corresponda ao prognóstico perinatal, esse fator tem importância fundamental para a mãe (Seet, 2012). A Tabela 41-6 demonstra os desfechos gestacionais de três estudos com mulheres atendidas em hospitais de nível terciário, nas quais o diagnóstico de placenta morbidamente aderida foi estabelecido no período pré-operatório. Apesar dessas vantagens, as diversas complicações incluíram hemorragia, lesão do trato urinário, internação em UTI e intervenções cirúrgicas secundárias. Alguns desses estudos descreveram retrospectivamente os desfechos de uma segunda coorte de mulheres que não receberam cuidados em hospitais de nível terciário, ou nas quais o diagnóstico de placenta acreta não foi estabelecido antes do nascimento, ou ambos. Nessas coortes, o coeficiente de morbidade foi mais alto e houve um óbito materno.

COAGULOPATIAS OBSTÉTRICAS

Os termos *coagulopatia de consumo*, *síndrome de desfibrinação* ou *coagulação intravascular disseminada (CIVD)* costumam ser usados como sinônimos, mas há uma importante distinção entre esses termos. Um evento relacionado com o real consumo de pró-coagulantes dentro da árvore intravascular resulta em coagulopatia de *consumo*. Em contraste, a perda massiva de pró-coagulantes por hemorragia resulta em uma coagulopatia por *diluição*. Além da semântica, os distúrbios clinicopatológicos da coagulação com coagulopatia de consumo culminam em uma ativação intravascular sistêmica que compromete completamente a hemostasia natural. Como resultado, um balanço ineficaz dos mecanismos anticoagulantes naturais leva ao depósito disseminado de fibrina, que pode causar falência de múltiplos órgãos (Levi, 2013).

■ Coagulação intravascular disseminada na gestação

Por causa das várias definições e da intensidade variável, citar uma incidência acurada para a coagulopatia de consumo em gestantes é problemático, mas ela varia entre 0,03 e 0,35% (Erez, 2014; Rattray, 2012). Por exemplo, algum grau de coagulopatia significativa ocorre em praticamente todas as mulheres com DPP e embolia de líquido amniótico. Outras condições nas quais é comum encontrar ativação da coagulação, embora em níveis menos reconhecidos, incluem sepse, microangiopatias trombóticas, lesão renal aguda, fígado gorduroso agudo, pré-eclâmpsia grave e síndrome HELLP (hemólise, enzimas hepáticas elevadas, plaquetas baixas) (Cunningham, 2015). A contribuição global de cada um desses distúrbios obstétricos também varia dependendo da população estudada (Erez, 2015).

TABELA 41-6 Desfechos maternos selecionados de mulheres com placenta morbidamente aderida detectada antes do parto e que deram à luz em hospitais de nível terciário

Resultado[a]	San Diego[b] n = 62	Utah[c] n = 60	Toronto[d] n = 33	New Jersey[e] n = 42	Houston[f] n = 107
Idade gestacional (semanas)	33,9 ± 1,1	34 (17-41)	~ 32 (19-39)	~ 34,6 (25-40)	~ 33 (29-35)
Duração da cirurgia (minutos)	194 ±1,6	ND	107 (68-334)	ND	287 (74-608)
Transfusões	~ 75%	70%	ND	ND	~ 65%
Hemácias (unidades)	4,7 ± 2,2	≥ 4 (30%)	3,5 (0-20)	0-11	3 (0-6)
PFC (unidades)	4,1 ± 2,3	ND	ND	0-6	1 (0-2,5)
Desfechos operatórios					
Lesão da bexiga	23%	37%	30%	17%	35%
Lesão ureteral	8%	7%	0	ND	2%
Pós-operatório					
Internação em UTI	72%	30%	15%	21%	100%
DI (dias)	7,4 ± 1,8	3-13	2-13	4-13	2-12

[a]Desfechos citados como média ± 1 desvio-padrão (DP); mediana (variação).
[b]Dados de Warshak, 2010.
[c]Dados de Eller, 2011.
[d]Dados de Walker, 2013.
[e]Dados de Al-Khan, 2014.
[f]Dados de Erfani, 2017b; Shamshirsaz, 2015.
DI, duração da internação; ND, não declarado; PFC, plasma fresco congelado; UTI, unidade de terapia intensiva.

Quando a coagulopatia de consumo é grave, a probabilidade de morbidade e mortalidade maternas e perinatais é maior. Em um estudo de 49 casos, as causas antecedentes incluíam aquelas listadas anteriormente, e 59% receberam transfusões de sangue, 18% foram submetidas a histerectomia, 6% foram dialisadas e três mães morreram (Rattray, 2012). A taxa de mortalidade perinatal foi de 30%. Callaghan e colaboradores (2012) revisaram os dados da Natiowide Inpatient Sample e encontraram uma prevalência crescente de CIVD de 1998 para 2009. Além disso, entre 2010 e 2011, a CIVD foi o segundo indicador mais comum de morbidade materna (Creanga, 2014). É importante observar que a CIVD estava associada a quase um quarto das mortes maternas durante esse período de estudo. Apesar dessas estatísticas, a coagulopatia de consumo como causa isolada de morte materna é relativamente incomum e responde por apenas 0,2% das mortes relacionadas com a gestação nos Estados Unidos (Creanga, 2015).

■ Alterações da coagulação induzidas pela gravidez

Durante a gravidez normal, ocorrem alterações extensas na coagulação e na fibrinólise criando um estado pró-coagulatório. Algumas delas são aumentos consideráveis das concentrações plasmáticas dos fatores I (fibrinogênio), VII, VIII, IX e X. No Apêndice (p. 1256), há uma lista parcial desses valores normais. Ao mesmo tempo, os níveis de plasminogênio aumentam expressivamente, mas os níveis dos inibidores do ativador do plasminogênio tipos 1 e 2 (PAI-1 e PAI-2, de *plasminogen activator inhibitor*) também aumentam. Desse modo, a *atividade da plasmina* em geral diminui até depois do nascimento (Hale, 2012; Hi, 2012). A contagem média de plaquetas diminui em 10% durante a gestação, enquanto a ativação plaquetária aumenta (Kenny, 2015).

Os resultados dessas alterações incluem níveis mais altos de fibrinopeptídeo A, β-tromboglobulina, fator plaquetário 4 e produtos da degradação de fibrinogênio-fibrina, inclusive D-dímeros. Com as concentrações reduzidas de proteína S anticoagulante, o estado de hipercoagulabilidade e a fibrinólise reduzida, também há coagulação intravascular exacerbada – ainda que compensada –, que pode ajudar a manter a interface uteroplacentária.

■ Ativação da coagulação normal

Em vez da "cascata" sequencial de ativação da coagulação, uma teoria atual propõe que o fator tecidual – uma glicoproteína integral da membrana – serve como principal iniciador da coagulação (Levi, 2010b). A coagulação evolui, mas incorpora uma alça de retroalimentação. Para começar, o fator tecidual forma complexos com o fator VII/VIIa para a ativação dos fatores IX e X. O fator tecidual é encontrado em órgãos altamente vascularizados, como cérebro, pulmões e placenta; no líquido amniótico; e em alguns outros tipos celulares (Kuczyński, 2002; Østerud, 2006; Uszyński, 2001).

Os complexos fator tecidual-fator VIIa acabam gerando o fator X ativado (Xa) para iniciar a coagulação. Subsequentemente, a previamente denominada via "intrínseca" amplifica esse processo. Especificamente, a trombina inicial produzida ativa diretamente o fator XI por meio de uma alça de *feedback* amplificadora. Esse papel primário do complexo fator tecidual-fator VIIa na coagulação e a consequente alça de amplificação da trombina é mostrada na Figura 41-29 (Rapaport, 1995). O resultado final desse processo de coagulação amplificado é a formação de fibrina. Isso é, então, contrabalançado pelo sistema fibrinolítico, no qual o plasminogênio é ativado. Conforme mostrado na Figura 41-29, mesmo esse processo está ligado inicialmente ao fator tecidual. O resultado final é a produção de produtos de degradação de fibrinogênio/fibrina, o que inclui os D-dímeros.

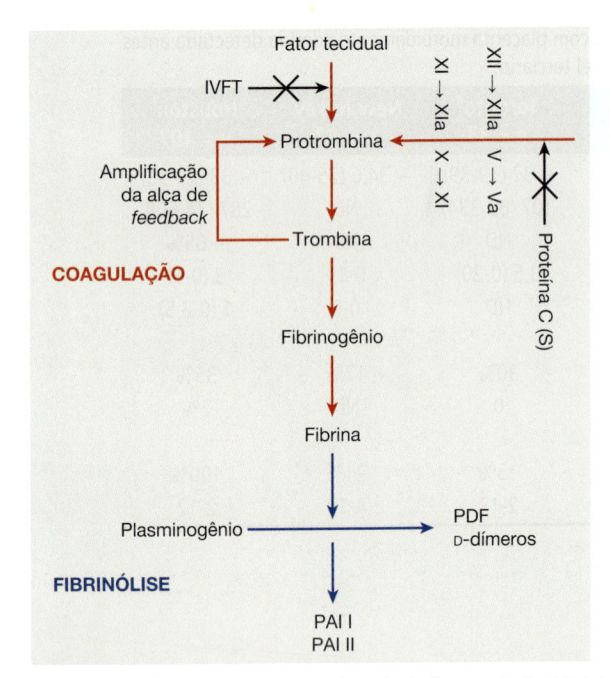

FIGURA 41-29 Representação esquemática da via de coagulação. PAI, inibidor do ativador do plasminogênio; PDF, produtos de degradação da fibrina; IVFT, inibidor da via do fator tecidual.

Ativação da coagulação patológica

O início da CIVD se dá pela liberação de fator tecidual por entidades patológicas. O fator tecidual é liberado pelo tecido subendotelial e por monócitos estimulados, os quais, por sua vez, provocam a liberação de citocinas pelo endotélio. Com a ativação endotelial generalizada, ocorre ativação difusa da coagulação. Esse ciclo patológico de coagulação e fibrinólise se torna importante do ponto de vista clínico quando os fatores da coagulação e as plaquetas diminuem a níveis suficientes para causar coagulopatia de consumo.

Várias síndromes obstétricas podem desencadear a coagulopatia de consumo. A mais bem conhecida e comum é o DPP com a sua liberação significativa de tromboplastina. Outra é a embolia de líquido amniótico e debris para a circulação materna. Isso ativa o fator X em consequência das quantidades abundantes de mucina presentes nas escamas fetais. Outras causas incluem as endotoxinas das bactérias Gram-negativas e exotoxinas das bactérias Gram-positivas.

■ Diagnóstico

O *bioensaio* é um excelente método para detectar ou suspeitar clinicamente de coagulopatia significativa. O sangramento excessivo nos locais de traumatismo leve caracteriza a hemostasia deficiente. Exemplos são sangramentos persistentes nos locais das punções venosas, pontos de sangramento depois da raspagem do períneo ou do abdome, traumatismo causado pela cateterização vesical e sangramentos espontâneos das gengivas, do nariz ou do trato gastrintestinal. Púrpuras ou petéquias nos locais de compressão (p. ex., manguitos do esfigmomanômetro ou torniquetes) sugerem trombocitopenia significativa. Qualquer procedimento cirúrgico constitui o bioensaio ideal e causa transudação sanguinolenta nas camadas da parede abdominal, no espaço retroperitoneal, na episiotomia ou nas incisões e dissecções da cesariana ou da histerectomia.

Entre os testes laboratoriais, fibrinogênio, fibrina e produtos de degradação podem ser informativos. No final da gestação, os níveis plasmáticos de fibrinogênio geralmente aumentaram para 300 a 600 mg/dL. Mesmo que haja coagulopatia de consumo grave, os níveis de fibrinogênio podem, em alguns casos, manterem-se altos o suficiente para evitar hipofibrinogenemia clinicamente significativa. Por exemplo, a desfibrinação causada por um DPP poderia reduzir o nível inicial de fibrinogênio de 600 mg/dL para 250 mg/dL. Embora isso pudesse indicar consumo massivo de fibrinogênio, os níveis ainda são suficientes para assegurar coagulação clínica – em geral, cerca de 150 mg/dL. Quando há *hipofibrinogenemia* grave (menos de 50 mg/dL), o coágulo formado pelo sangue total em um tubo de vidro pode inicialmente ser macio, mas não necessariamente apresentar significativa redução volumétrica. Em seguida, nos próximos 30 minutos ou mais, à medida que ocorre retração do coágulo induzida pelas plaquetas, ele se torna muito pequeno. Quando alguns dos eritrócitos são expulsos, o volume de líquido do tubo fica visivelmente maior que o do trombo.

Como mostrado na **Figura 41-29**, a fibrinólise cliva a fibrina e o fibrinogênio em vários produtos de degradação da fibrina, que são detectados por vários sistemas de testes sensíveis. Existem muitos tipos de fragmento, e os anticorpos monoclonais em *kits* de ensaio em geral determinam os D-dímeros específicos desse ensaio. Esses valores sempre estão anormalmente altos quando há coagulopatia de consumo significativa do ponto de vista clínico. Pelo menos em distúrbios obstétricos, a quantificação não tem foi correlacionada com os desfechos. Os exemplos da magnitude da elevação dos produtos de degradação da fibrina em várias coagulopatias obstétricas são mostrados na **Figura 41-30**.

É provável que haja *trombocitopenia* quando há petéquias abundantes ou o sangue coagulado não apresenta retração dentro de 1 hora ou mais. A baixa contagem das plaquetas confirma essa impressão. Quando há uma síndrome de pré-eclâmpsia grave associada, também pode haver *disfunção plaquetária qualitativa* (Cap. 40, p. 719).

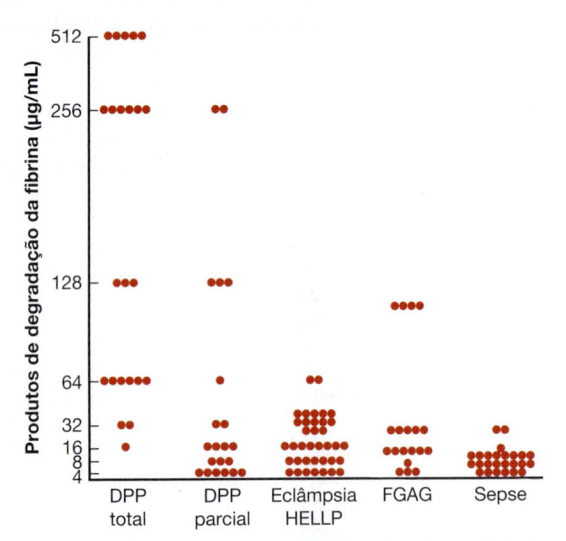

FIGURA 41-30 Quantificação dos produtos de degradação da fibrina em várias síndromes obstétricas que causam coagulação intravascular disseminada. DPP, descolamento prematuro da placenta; FGAG, fígado gorduroso agudo da gravidez; HELLP, hemólise, enzimas hepáticas elevadas, plaquetas baixas. (Reproduzida, com permissão, de Cunningham FG, Nelson DB: Disseminated intravascular coagulation syndromes in obstetrics. Obstet Gynecol. 2015 Nov;126(5):999–1011.)

O *tempo de protrombina (TP)* e o *tempo de tromboplastina parcial (TTP)* são os testes de coagulação padronizados. O prolongamento pode derivar de concentrações muito baixas de fibrinogênio, níveis apreciavelmente reduzidos dos pró-coagulantes necessários para gerar trombina, ou de grandes quantidades de produtos de degradação de fibrinogênio-fibrina circulantes.

Tromboelastometria e *tromboelastografia* são testes realizados no próprio local de cuidados que são usados como adjuntos aos exames laboratoriais convencionais (Abdul-Kadir, 2014). Seu papel atual pode ser o de guia para a reposição de hemoderivados, discutido adiante (p. 791).

Com o uso de muitos desses testes, várias organizações tentaram estabelecer uma definição mais uniforme de CIVD. Uma delas é o sistema de pontuação da International Society on Thrombosis and Haemostasis (ISTH). O escore é usado apenas após uma condição que reconhecidamente cause coagulação intravascular ser definida, sendo calculado com o uso de uma combinação de testes laboratoriais. Um escore composto ISTH-DIC < 5 sugere CIVD subclínica, enquanto escores ≥ 5 são compatíveis com CIVD franca. Além de um relato de fígado gorduroso agudo da gestação, esse escore não foi amplamente aplicado em obstetrícia (Nelson, 2014).

■ Manejo geral

Para interromper a desfibrinação continuada, a detecção e a remoção imediata da causa da coagulopatia devem ser prioritárias. Quando há incisões cirúrgicas ou lacerações extensas acompanhadas de hemorragia profusa, a reposição dos fatores pró-coagulantes costuma estar indicada. A importância da reposição vigorosa e da manutenção da circulação para reverter a hipovolemia deve ser enfatizada. A perfusão adequada restaura a síntese hepática e endotelial de pró-coagulantes e permite a imediata remoção de fatores da coagulação ativados, fibrina e produtos de degradação da fibrina pelo sistema reticuloendotelial.

Além dessas etapas fundamentais, alguns outros agentes se mostraram efetivos. Embora pareça contraintuitivo, a heparina não fracionada era recomendada, mas agora foi abandonada. Outros exemplos incluem o uso de agentes antifibrinolíticos (ácido tranexâmico ou ácido épsilon-aminocaproico) (American College of Obstetricians and Gynecologists, 2017d; Pacheco, 2017). Atualmente, o uso desses dois agentes não é recomendado, pois o sistema fibrinolítico é necessário para a dissolução de trombos de fibrina disseminados causados pela coagulação intravascular generalizada (Hunt, 2014). Discutido adiante (p. 790), o fator VIIa recombinante (rFVIIa) tem sido usado para ajudar a controlar a hemorragia obstétrica grave por outras causas. Porém, as evidências clínicas atuais são insuficientes para fazer recomendações firmes sobre a sua administração em coagulopatias obstétricas.

■ Comorbidades específicas

O *descolamento prematuro de placenta (DPP)* é a causa mais comum da coagulopatia de consumo grave e está descrito na p. 767. Os níveis de produtos de degradação da fibrina tipicamente quantificados são mostrados na Figura 41-30. No caso de *pré-eclâmpsia*, *eclâmpsia* e *síndrome HELLP*, a ativação endotelial é uma marca registrada, sendo discutida no Capítulo 40 (p. 715). Em geral, a gravidade clínica da pré-eclâmpsia está diretamente relacionada com a trombocitopenia e os produtos da degradação de fibrinogênio-fibrina (Kenny, 2015; Levi, 2010b). Conforme mostrado na Figura 41-30, a coagulação intravascular raramente é grave o bastante para ser clinicamente preocupante (Pritchard, 1976).

Morte fetal e postergação do parto

A coagulopatia de consumo associada à retenção prolongada de um feto morto não é comum hoje, pois o óbito fetal pode ser confirmado facilmente e existem métodos muito eficazes para indução do trabalho de parto. Nas gestações únicas, quando o feto morto não é retirado, a maioria das mulheres entra em trabalho de parto espontâneo dentro de 2 semanas. Os distúrbios graves da coagulação materna raramente ocorrem antes de 4 semanas (Pritchard, 1959, 1973). Contudo, depois de 1 mês, quase um quarto das gestantes desenvolvem coagulopatia de consumo.

Ocasionalmente, ocorrem distúrbios da coagulação evidentes durante gestações múltiplas nas quais um feto morre enquanto o outro sobrevive (Chescheir, 1988; Landy, 1989). Essa condição não é comum e, em um estudo com 22 gestações desse tipo, nenhuma gestante desenvolveu coagulopatia (Petersen, 1999). A maioria dos casos ocorre com gêmeos monocoriônicos que compartilham da mesma circulação, que são descritos no Capítulo 45 (p. 877).

Embolia de líquido amniótico

A clássica tríade de comprometimento hemodinâmico e respiratório abrupto juntamente com a CIVD sustenta o diagnóstico (Clark, 2016). A maioria dos relatos descreve uma frequência de 1 em 40.000 a 1 em 50.000 (Clark, 2014; Knight, 2010; Kramer, 2012). Em todos esses estudos, a taxa de fatalidade dos casos oscilou entre 11 e 43%. Por outro lado, a embolia de líquido amniótico foi a causa de 5 a 15% de todas as mortes relacionadas com a gestação nos Estados Unidos e no Canadá (Berg, 2003, 2010; Creanga, 2015; Kramer, 2012).

As condições predisponentes são trabalho de parto rápido, líquido tinto de mecônio e lacerações em veias uterinas e outras veias pélvicas de grande calibre permitindo a troca de líquidos entre os compartimentos materno e fetal (Society for Maternal-Fetal Medicine, 2016). Outros fatores de risco citados geralmente incluem idade materna avançada; gravidez pós-termo; indução ou aceleração do trabalho de parto; eclâmpsia; parto cesáreo, com fórceps ou a vácuo; DPP ou placenta prévia; e polidrâmnio (Knight, 2010, 2012; Kramer, 2012). A associação com hipertonia uterina parece ser o *efeito* em vez da *causa*, pois o fluxo sanguíneo uterino cessa quando as pressões intrauterinas excedem 35 a 40 mmHg. Desse modo, a contração hipertônica poderia ser a condição *menos* favorável à entrada de líquido amniótico e outros restos de tecidos nas veias uterinas (Clark, 1985). Por essa razão, a hipertonia causada por ocitocina não está implicada.

Diagnóstico. Os critérios propostos para o diagnóstico de embolia de líquido amniótico são mostrados na Tabela 41-7. O exemplo clássico é dramático, no qual uma mulher nos estágios finais do trabalho de parto ou imediatamente após o parto começa uma respiração agonizante em busca de ar. Convulsões e parada cardiorrespiratória ocorrem logo depois, acompanhadas de hemorragia massiva por coagulopatia de consumo. As manifestações clínicas são variáveis. Por exemplo, nossa equipe e outros profissionais têm tratado muitas mulheres nas quais os partos vaginais ou cesáreos sem complicações aparentes foram seguidos de coagulopatia de consumo aguda e grave sem sintomas cardiorrespiratórios. Nesses casos, a coagulopatia de consumo parece ser a *forma frustra* da embolia de líquido amniótico (Kramer, 2012; Porter, 1996).

Por causa dessa variabilidade clínica, outras fontes de insuficiência cardíaca ou respiratória aguda devem ser consideradas. Elas incluem infarto agudo do miocárdio, embolia pulmonar ou gasosa, bloqueio espinal alto, eclâmpsia e choque anafilático. Em alguns casos, a relação temporal entre os eventos auxilia

TABELA 41-7 Critérios diagnósticos da embolia de líquido amniótico

Início abrupto de parada cardiorrespiratória, ou hipotensão mais comprometimento respiratório.
Documentação de coagulação intravascular disseminada franca. A coagulopatia deve ser detectada antes da perda de sangue suficiente para causar coagulopatia de consumo diluicional ou relacionada ao choque.
Início clínico durante o trabalho de parto ou dentro de 30 minutos da extração da placenta.
Ausência de febre ≥ 38°C.

Adaptada de Clark, 2016.

no diagnóstico. *Infelizmente, nenhum teste laboratorial específico confirma ou refuta o diagnóstico de embolia de líquido amniótico, permanecendo, assim, um diagnóstico clínico.* É importante observar que as mulheres que sofrem perda sanguínea excessiva com resultante coagulopatia podem ser erroneamente diagnosticadas com embolia de líquido amniótico, quando o verdadeiro culpado é a hemorragia não reconhecida ou subestimada (Clark, 2016). Em ambos os casos, uma mulher com comprometimento cardiopulmonar deve receber reanimação imediata (Society for Maternal-Fetal Medicine, 2016).

Fisiopatologia. O mecanismo de lesão na embolia de líquido amniótico tem evoluído. As teorias iniciais propunham que o líquido amniótico e debris entravam na circulação materna e obstruíam o fluxo arterial pulmonar, o que levava a hipoxia, insuficiência cardíaca direita e morte. Porém, durante o parto normal, o líquido amniótico comumente entra na circulação materna através de canais venosos no sítio de implantação placentária ou através de pequenas lacerações. Assim, escamas, células fetais e trofoblastos podem geralmente ser detectados no sangue periférico materno no parto (Clark, 1986; Lee, 1986). Além disso, o líquido amniótico infundido geralmente é inócuo, mesmo em grandes volumes (Adamsons, 1971; Stolte, 1967).

As explicações atuais descrevem a ruptura da interface materno-fetal, o que permite que material do compartimento fetal penetre na circulação materna. Isso leva à ativação anormal de sistemas de mediadores pró-inflamatórios, de maneira semelhante à síndrome da resposta inflamatória sistêmica (SIRS), causando vasoconstrição e hipertensão pulmonar transitória inicialmente. A insuficiência ventricular direita aguda é seguida por colapso hemodinâmico por infarto ventricular direito combinado com o deslocamento do septo interventricular para a esquerda e, por fim, redução do débito cardíaco esquerdo. Essa disfunção ventricular direita e, depois, esquerda, é seguida por edema pulmonar cardiogênico e hipotensão sistêmica. Concomitantemente no processo, ocorre insuficiência respiratória aguda com hipoxemia grave por *shunt*. É importante observar que a disfunção de múltiplos órgãos resultante é um processo inter-relacionado, com os sistemas cardíaco e pulmonar afetando um ao outro.

As mulheres que sobrevivem além dessas fases iniciais invariavelmente têm o terceiro componente da tríade clássica – uma coagulopatia de *consumo*. Da mesma forma que no processo de coagulação descrito antes, o material do compartimento fetal contendo o fator tecidual ativa o fator VII. Isso leva ao desenvolvimento de CIVD (ver Fig. 41-29).

Nas mulheres que morrem, os achados histopatológicos *post mortem* podem ser evidentes (Fig. 41-31). Porém, a detecção desse material pode necessitar de coloração especial e, mesmo assim, os debris podem não ser visualizados. Em um estudo, os elementos fetais foram detectados em 75% das necrópsias e em 50% dos espécimes preparados a partir dos aspirados do sobrenadante concentrado, obtidos *ante mortem* por meio de um cateter arterial pulmonar (Clark, 1995).

Manejo. O período inicial de hipertensão pulmonar e sistêmica na embolia de líquido amniótico é transitório. Assim, a imediata reanimação cardiopulmonar de alta qualidade e o suporte de vida avançado em cardiologia devem ser iniciados sem demora (Society for Maternal-Fetal Medicine, 2016). Essas variações são discutidas em detalhes no Capítulo 47 (p. 931).

Se a reanimação for bem-sucedida, é comum haver instabilidade hemodinâmica nas sobreviventes. A febre e a hiperoxia pioram a lesão de isquemia-reperfusão no cérebro e, assim, ambas devem ser evitadas. Um objetivo adequado para a temperatura é de 36°C, e para a pressão arterial média é de 65 mmHg (Society for Maternal-Fetal Medicine, 2016). As medidas de suporte adicionais, como a intubação, costumam ser necessárias. Durante a fase de insuficiência ventricular direita, agentes inotrópicos, como a dobutamina, podem melhorar o débito cardíaco direito, e a

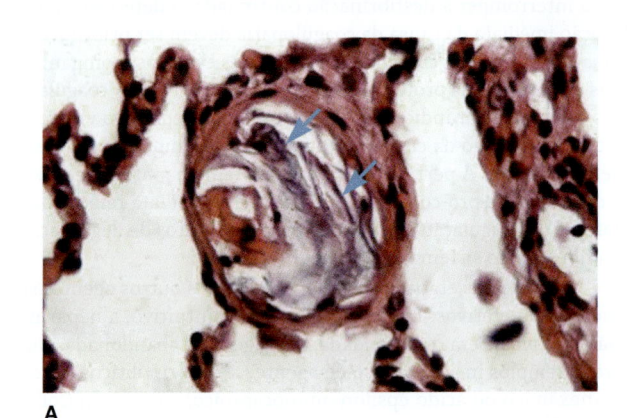

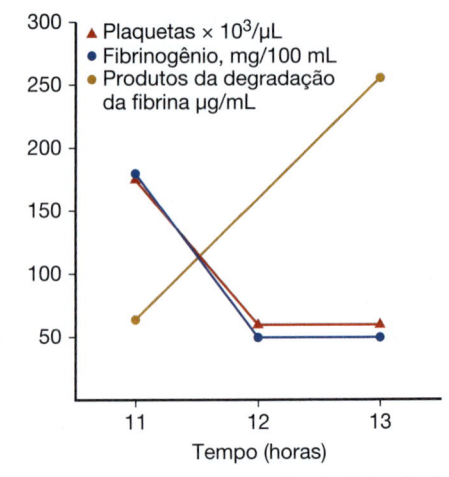

FIGURA 41-31 Embolia de líquido amniótico fatal. **A.** Achados de necrópsia do pulmão: escamas fetais (*setas*) obstruindo uma pequena artéria pulmonar. **B.** Resultados dos exames de coagulação da mesma mulher com níveis abruptamente reduzidos de fibrinogênio e plaquetas, simultaneamente com aumento dos produtos de degradação da fibrina.

hipotensão sistêmica mais tardia deve ser tratada com vasopressores, como a norepinefrina. A administração excessiva de líquidos é desestimulada devido aos riscos de piora da dilatação de um ventrículo direito já ingurgitado, o que pode causar infarto miocárdico do ventrículo direito e deslocamento do septo interventricular.

Iniciando imediatamente após o colapso cardiopulmonar ou durante as fases seguintes da lesão, ocorre uma coagulopatia na maioria dos casos pela ativação dos fatores VII e X. Isso pode ser exacerbado por hemorragia continuada. Uma fonte comum de sangramento obstétrico é a atonia uterina. Dessa forma, a avaliação imediata dos parâmetros da coagulação é prudente com o manejo clínico concomitante da hemorragia.

Desfechos clínicos. A maioria dos estudos relata desfechos ruins nos casos de embolia de líquido amniótico. Isso provavelmente é influenciado pelo diagnóstico inadequado e pelos vieses de notificação, que favorecem os casos mais graves associados às taxas de mortalidade mais altas. Vários relatos são ilustrativos. A partir de um banco de dados da Califórnia com 1,1 milhão de nascimentos, a taxa de mortalidade no caso de embolia de líquido amniótico foi de 60% (Gilbert, 1999). Em um estudo de 34 mães na China, 90% das mulheres morreram (Weiwen, 2000). A morte pode ser muitíssimo rápida, e 12 das 34 que morreram o fizeram em até 30 minutos. A taxa de mortalidade foi um pouco melhor no estudo mais amplo canadense. Entre 120 mulheres com embolia de líquido amniótico, apenas 25% morreram. As sobreviventes em geral tinham disfunção neurológica grave. Clark (1995) observou que apenas 8% das mulheres que sobreviveram à parada cardíaca eram neurologicamente normais. Em geral, o prognóstico parece estar mais associado à gravidade da doença e à concomitante parada cardíaca do que com qualquer modalidade terapêutica específica (Clark, 2014).

Talvez, como seria esperado, os prognósticos perinatais também são desfavoráveis e estão relacionados inversamente com o intervalo entre a parada cardíaca materna e o nascimento do bebê. Ainda assim, a taxa de sobrevida neonatal é de 70%, embora infelizmente até 50% dos sobreviventes tenham déficits neurológicos residuais. No estudo canadense, 28% dos bebês tiveram asfixia por ocasião do nascimento (Kramer, 2012).

Síndrome séptica

Várias infecções associadas à liberação de endotoxinas ou exotoxinas podem causar a síndrome séptica. Embora uma característica dessa síndrome seja a ativação da coagulação, raramente a sepse é a única causa do consumo massivo dos fatores pró-coagulantes. A bacteriemia por *Escherichia coli* costuma estar associada à pielonefrite pré-natal e às infecções puerperais, mas a coagulopatia de consumo coexistente em geral não é grave. Algumas exceções notáveis são a sepse associada à infecção puerperal ou o abortamento séptico causado por exotoxinas liberadas por microrganismos infectantes, inclusive *Streptococcus pyogenes* do grupo A, *Staphylococcus aureus* ou *Clostridium perfringens*, *C. sordellii* ou *C. novyi* (Herrera, 2016). O tratamento da síndrome séptica e do choque séptico está descrito no Capítulo 47 (p. 921).

Púrpura fulminante

Essa forma grave – e geralmente fatal – de coagulopatia de consumo é causada por microtrombos que se formam nos pequenos vasos sanguíneos que irrigam uma área de necrose cutânea e, em alguns casos, de vasculite. O debridamento de grandes áreas de pele sobre os membros e as nádegas com frequência requer tratamento em uma unidade de queimados. Em geral, a púrpura fulminante complica a sepse em mulheres com deficiência heterozigótica de proteína C e níveis séricos baixos desse fator (Levi, 2010b). É importante lembrar que a deficiência homozigótica de proteína C ou S causa *púrpura fulminante neonatal fatal* (Cap. 52, p. 1007).

Abortamento

O aborto séptico – em especial quando está associado aos microrganismos citados antes – pode ativar a coagulação e agravar a hemorragia, principalmente nos abortamentos que ocorrem no segundo trimestre. Na verdade, a síndrome séptica acompanhada de coagulação intravascular é responsável por 25% das mortes relacionadas com o abortamento (Saraiya, 1999). No passado, especialmente com os abortamentos ilegais, as infecções por *C. perfringens* eram uma causa comum de hemólise intravascular grave no Parkland Hospital (Pritchard, 1971). Contudo, mais recentemente, os abortos sépticos causados por infecção por *C. sordellii* tornaram-se igualmente importantes (Cap. 18, p. 351).

Os abortamentos induzidos no segundo trimestre podem estimular a coagulação intravascular, mesmo que não haja sepse. Ben-Ami e colaboradores (2012) descreveram incidência de 1,6% em 1.249 gestações no final do segundo trimestre que foram interrompidas por dilatação e evacuação. Dois terços desses abortamentos foram realizados por morte fetal, a qual pode ter contribuído para a coagulopatia. Outra causa de coagulação intensa é a instilação de soluções hipertônicas para provocar abortamento no segundo trimestre. Hoje, esses procedimentos não são realizados comumente para interromper a gravidez. O mecanismo parece ser a ativação da coagulação pela liberação de tromboplastina na circulação materna, que se origina da placenta, do feto e da decídua em razão do efeito necrobiótico das soluções hipertônicas (Burkman, 1977).

CONTROLE DA HEMORRAGIA

O reconhecimento da gravidade da hemorragia obstétrica é fundamental para seu manejo. A estimativa visual da perda sanguínea, em especial quando é excessiva, é sabidamente imprecisa e, em geral, o volume de sangue perdido é 2 a 3 vezes maior que as estimativas clínicas. Também é importante considerar que, em obstetrícia, parte e, algumas vezes, até mesmo todo o sangue perdido pode estar oculto. A estimativa também é complicada porque a hemorragia periparto também inclui o aumento de volume sanguíneo induzido pela gestação. Após a perda da hipervolemia gestacional no parto, a perda sanguínea pode ser estimada calculando-se 500 mL para cada 3 pontos de queda no hematócrito. O nível mais baixo do hematócrito depende da rapidez da reposição dos cristaloides intravenosos. *Quando há perda sanguínea aguda, o hematócrito em tempo real alcança nível máximo sempre que é determinado na sala de parto, no centro cirúrgico ou no setor de recuperação.*

Uma regra prudente é que, sempre que a perda sanguínea for avaliada acima da média, o hematócrito deve ser determinado e devem ser adotadas medidas de observação rigorosa para detectar deterioração fisiológica potencial. O débito urinário medido a cada hora é um dos "sinais vitais" mais importantes. *A menos que sejam administrados diuréticos – que poucas vezes estão indicados quando há sangramento em atividade –, as determinações precisas do fluxo urinário refletem a perfusão renal, que, por sua vez, reflete a perfusão dos outros órgãos vitais.* É importante manter o débito urinário mínimo de 30 mL e, de preferência, ≥ 50 mL por hora.

■ Choque hipovolêmico

O choque hemorrágico tem vários estágios. Nas fases iniciais de um sangramento profuso, há reduções da pressão arterial média, do volume sistólico, do débito cardíaco, da pressão venosa central e da pressão de oclusão da artéria pulmonar. O aumento do gradiente arteriovenoso de oxigênio reflete o aumento relativo da extração tecidual do oxigênio, embora o consumo sistêmico diminua.

O fluxo sanguíneo dos leitos capilares de vários órgãos é controlado pelas arteríolas. Estas são vasos de resistência parcialmente controlados pelo sistema nervoso central. No entanto, cerca de 70% do volume sanguíneo total estão presentes nas vênulas, que são vasos de resistência passiva controlados por fatores humorais. A secreção de catecolaminas durante a hemorragia provoca um aumento no tônus venular que acarreta uma autotransfusão a partir desse reservatório de capacitância (Barber, 1999). Essas alterações são acompanhadas de aumentos compensatórios da frequência cardíaca, das resistências vasculares pulmonar e sistêmica, bem como da contratilidade miocárdica. Além disso, o débito cardíaco e o volume sanguíneo são redistribuídos a partir do efeito de constrição ou relaxamento seletivo arteriolar mediado centralmente – *autorregulação*. Desse modo, embora a perfusão dos rins, dos vasos esplâncnicos, dos músculos, da pele e do útero diminua, fluxos sanguíneos relativamente maiores são direcionados ao coração, cérebro e glândulas suprarrenais.

Quando o déficit de volume sanguíneo ultrapassa o valor aproximado de 25%, os mecanismos compensatórios em geral não conseguem manter o débito cardíaco e a pressão arterial. É importante ressaltar que pequenos volumes adicionais de sangue perdido provocam, então, deterioração clínica rápida. Depois de uma fase inicial de *extração de oxigênio total* aumentada, a má distribuição do fluxo sanguíneo causa hipoxia tecidual *local* e acidose metabólica. Isso inicia um ciclo vicioso de vasoconstrição, isquemia dos órgãos e morte celular.

Outro efeito clínico importante da hemorragia é a ativação dos linfócitos e dos monócitos, que, por sua vez, causam ativação das células endoteliais e agregação das plaquetas. Isso, por sua vez, promove a liberação de mediadores vasoativos que ocluem os pequenos vasos e prejudicam ainda mais a perfusão da microcirculação. Outras síndromes obstétricas comuns – pré-eclâmpsia e sepse – também resultam na perda da integridade do endotélio capilar, na perda adicional de volume intravascular para o espaço extracelular e na agregação das plaquetas. Isso pode, por sua vez, iniciar a CIVD.

Os eventos fisiopatológicos descritos anteriormente criam desvios importantes, ainda que geralmente despercebidos, de líquidos e eletrólitos extracelulares, que estão envolvidos na patogênese e no sucesso do tratamento do choque hipovolêmico. Isso inclui alterações do transporte celular de vários íons (p. ex., sódio) e de água para os músculos esqueléticos, além da perda de potássio. Por essa razão, é necessário repor os líquidos extracelulares e o volume intravascular. *A sobrevivência dos pacientes em choque hemorrágico agudo aumenta quando se administra sangue e solução cristaloide, em comparação com a administração apenas de sangue.*

■ Reposição de líquidos

Sempre que há suspeita de sangramento excessivo em uma gestante, devem ser tomadas medidas simultâneas para detectar a origem da hemorragia e iniciar a reanimação. Quando a paciente ainda não deu à luz, a reposição do volume sanguíneo traz efeitos benéficos à mãe e ao feto e também prepara para o parto de emergência. Quando a gestante já deu à luz, é essencial detectar imediatamente atonia uterina, retenção de fragmentos placentários ou lacerações do trato genital. No mínimo um e preferencialmente mais de um sistema de infusão intravenosa calibroso deve ser estabelecido imediatamente para administração rápida de soluções cristaloides, até que se disponha de sangue. O centro cirúrgico é preparado, e as equipes cirúrgicas e de anestesia devem ser reunidas imediatamente. O tratamento específico da hemorragia depende de sua causa.

Nunca é demais enfatizar que o tratamento da hemorragia grave requer reposição rápida e adequada do compartimento intravascular com soluções cristaloides. Esse volume equilibra-se rapidamente com o espaço extravascular, e apenas 20% dos cristaloides infundidos permanecem no sistema vascular dos pacientes em estado crítico depois de 1 hora (Zuckerbraun, 2010). *Por essa razão, o volume inicial de líquidos infundidos é 2 a 3 vezes maior que a perda sanguínea estimada.*

A reversão do choque hipovolêmico com soluções coloides ou cristaloides é controversa. Em uma revisão da Cochrane sobre reanimação de pacientes em estado crítico (exceto gestantes), Perel e colaboradores (2013) observaram efeitos benéficos equivalentes, mas concluíram que as soluções coloides eram mais dispendiosas. Resultados semelhantes foram obtidos no estudo *Saline versus Albumin Fluid Evaluation* (SAFE) com quase 7.000 pacientes (exceto gestantes) (Finfer, 2004). Nosso grupo concorda com Zuckerbraun e colaboradores (2010) que a reposição rápida de volume deva ser realizada preferencialmente com cristaloide e sangue.

■ Reposição de sangue

O nível do hematócrito ou a concentração de hemoglobina que demandam transfusão é algo controverso. O débito cardíaco não diminui de maneira expressiva até que a concentração de hemoglobina reduza a cerca de 7 g/dL, ou o hematócrito diminua a 20%. Nesse nível, várias organizações recomendam que se considerem transfusões de hemácias (Carson, 2017). Além disso, as *Military Combat Trauma Units* que atuaram no Iraque usaram o hematócrito limite de 21% (Barbieri, 2007). Em geral, quando há hemorragia obstétrica *persistente*, recomendamos a infusão rápida de sangue quando o hematócrito é < 25%. Essa decisão depende de se o feto já foi retirado, se a intervenção cirúrgica é iminente ou se é esperado que haja perda sanguínea no campo cirúrgico, ou se há hipoxia aguda, colapso vascular ou outros fatores presentes.

Existem poucos dados clínicos que possam explicar essas questões. Em um estudo realizado pelo *Canadian Critical Care Trials Group*, pacientes (exceto gestantes) foram distribuídos randomicamente para receber transfusões restritivas de hemácias para manter a concentração de hemoglobina > 7 g/dL, ou transfusões liberais para manter o nível de hemoglobina entre 10 e 12 g/dL. As taxas de mortalidade em 30 dias foram semelhantes – 19 *versus* 23% no grupo restritivo *versus* grupo liberal, respectivamente (Hébert, 1999). A terapia transfusional em pacientes não gestantes com choque séptico teve taxas de mortalidade semelhantes quando 7 g/dL foi comparado com 9 g/dL como alvo para as transfusões (Holst, 2014). *O número de unidades transfundidas em determinada paciente para alcançar o hematócrito almejado depende de sua massa corporal e da expectativa de que haja sangramento adicional.*

Hemoderivados

A Tabela 41-8 descreve a composição e os efeitos da transfusão dos diversos hemoderivados. *Sangue total compatível é o produto ideal para tratar hipovolemia causada por hemorragia catastrófica.*

TABELA 41-8 Hemoderivados geralmente transfundidos nas pacientes com hemorragias obstétricas

Hemoderivado	Volume por unidade	Composição por unidade	Efeito da hemorragia
Sangue total	~ 500 mL; Ht ~ 40%	Hemácias, plasma, 600-700 mg de fibrinogênio; nenhuma plaqueta	Recupera o volume sanguíneo e o fibrinogênio; cada unidade aumenta o Ht em 3-4%
Concentrado de hemácias	250-300 mL; Ht ~ 55-80%	Hemácias, pouquíssimo fibrinogênio, nenhuma plaqueta	Cada unidade aumenta o Ht em 3-4%
Plasma fresco congelado (PFC)	Cerca de 250 mL; descongela em 30 min	Coloide, 600-700 mg de fibrinogênio, nenhuma plaqueta	Recupera o volume circulante e repõe o fibrinogênio
Crioprecipitado	~ 15 mL; congelado	Uma unidade tem ~ 200 mg de fibrinogênio, outros fatores da coagulação, mas nenhuma plaqueta	15-20 unidades ou 3-4 g aumentam o nível basal de fibrinogênio em ~ 150 mg/dL
Plaquetas	~ 50 mL, armazenadas em temperatura ambiente	Uma unidade aumenta a contagem de plaquetas em cerca de 5.000/µL; a bolsa obtida por aférese de doador único é preferível	Transfusão de 6-10 unidades: a bolsa obtida por aférese de doador único é preferível para aumentar as plaquetas em ~ 30.000/µL

Ht, hematócrito.

A duração do sangue total conservado é de 40 dias, e 70% das hemácias transfundidas funcionam no mínimo por 24 horas depois da transfusão. Uma unidade aumenta o hematócrito em 3 a 4%. Importante para a prática obstétrica, o sangue total substitui muitos fatores de coagulação – em especial o fibrinogênio – e o plasma trata a hipovolemia. É necessário ressaltar que as gestantes com hemorragias profusas são reanimadas com menos exposições aos doadores de sangue do que se recebessem concentrados de hemácias e hemoderivados (Shaz, 2009).

Evidências sustentam o uso preferencial de sangue total para tratar hemorragias profusas, inclusive as experiências do Parkland Hospital (Alexander, 2009; Hernandez, 2012). Entre mais de 66.000 partos, as mulheres com hemorragia obstétrica tratadas com sangue total tiveram incidências significativamente menores de insuficiência renal, síndrome da disfunção respiratória aguda, edema pulmonar, hipofibrinogenemia, internações em UTI e morte materna quando comparadas com as que receberam concentrados de hemácias e outros hemoderivados. O sangue total fresco (recém-doado) também foi utilizado com sucesso nos pacientes com hemorragias potencialmente fatais nos hospitais de apoio aos combates (Murdock, 2014; Stubbs, 2016).

Porém, na maioria das instituições de hoje, raramente se dispõe de sangue total. Por essa razão, a maioria das mulheres com hemorragia obstétrica e sangramentos profusos em atividade é tratada com concentrados de hemácias e solução cristaloide. Nessas situações, não há dados apoiando uma relação de transfusão 1:1 entre plasma e hemácias. Conforme discutido adiante, algumas instituições utilizam *protocolos de transfusão massiva* destinados a antecipar todos os aspectos da hemorragia obstétrica definida como profusa. Essas "receitas" em geral contêm uma combinação de hemácias, plasma, crioprecipitado e plaquetas (Cunningham, 2015; Pacheco, 2011; Shields, 2011).

Vários estudos avaliaram a relação plasma:hemácias em protocolos de transfusão massiva usados em unidades de trauma civis e em hospitais de combate militares (Borgman, 2007; Gonzales, 2007; Hardin, 2014; Johansson, 2007). Os pacientes que receberam transfusões massivas – definidas por 10 ou mais unidades de sangue – tiveram índices de sobrevivência muito maiores quando a proporção entre unidades de plasma:hemácias ficava próxima de 1:1,4, ou seja, 1 unidade de plasma para cada 1,4 unidade de concentrado de hemácias. Por outro lado, o grupo com mortalidade mais alta teve uma proporção de 1:8. *A maioria desses estudos demonstrou que a reposição de hemoderivados raramente é necessária quando se utilizam 5 a 10 unidades de concentrados de hemácias em intervalos curtos.*

Com base na discussão precedente, quando a quantidade de hemácias repostas é maior que cerca de cinco unidades, uma prática razoável seria determinar a contagem de plaquetas, realizar estudos da coagulação e dosar a concentração de fibrinogênio plasmático. Nas gestantes com hemorragias obstétricas, a contagem das plaquetas deve ser mantida > 50.000/µL com transfusões de concentrados de plaquetas. Nível de fibrinogênio < 150 mg/dL ou prolongamento significativo do TP ou TTP em uma mulher com sangramento cirúrgico é indicação para reposição. O plasma fresco congelado é administrado em doses de 10 a 15 mL/kg ou, como alternativa, pode-se infundir crioprecipitado (ver Tab. 41-8).

Coagulopatia dilucional

Um inconveniente significativo do tratamento das hemorragias profusas com soluções cristaloides e concentrados de hemácias é a depleção de plaquetas e fatores da coagulação. Isso pode levar a uma *coagulopatia dilucional* clinicamente indistinguível da CIVD (Hossain, 2013).

Trombocitopenia é o distúrbio da coagulação mais encontrado nos casos de hemorragia e transfusões múltiplas (Counts, 1979). Além disso, os concentrados de hemácias têm apenas quantidades muito pequenas de fatores da coagulação solúveis, enquanto o sangue total conservado tem deficiência de plaquetas e de fatores V, VIII e XI. Conforme discutido, a reposição massiva de hemácias sem outros fatores da coagulação também pode causar *hipofibrinogenemia* e prolongamentos de TP e TTP. Como algumas causas de hemorragia obstétrica também provocam coagulopatia de consumo, a diferenciação entre coagulopatia dilucional ou de consumo pode ser difícil. Felizmente, o tratamento é semelhante nos dois casos.

Classificação e rastreamento de anticorpos *versus* prova cruzada

A classificação do tipo sanguíneo e o rastreamento de anticorpos devem ser realizados em todas as mulheres em risco significativo de hemorragia. A técnica de rastreamento de anticorpos consiste em misturar o soro materno com as hemácias reagentes padronizadas, que possuem antígenos contra os quais a maioria dos anticorpos clinicamente significativos reage. A prova cruzada consiste em usar eritrócitos do próprio doador, em vez de hemácias padronizadas. Na verdade, apenas 0,03 a 0,07% dos pacientes com anticorpos detectados têm anticorpos demonstráveis pela prova cruzada (Boral, 1979). *Desse modo, a administração de sangue testado raramente causa sequelas clínicas adversas.*

Concentrado de hemácias

Uma unidade de hemácias concentradas obtidas a partir de uma unidade de sangue total tem hematócrito entre 55 e 80%. Uma unidade aumenta o hematócrito em 3 a 4%.

Plaquetas

Depois de um parto instrumentado ou de lacerações, as transfusões de plaquetas devem ser consideradas para pacientes com hemorragia obstétrica persistente quando a contagem de plaquetas diminui a menos de 50.000/μL (Kenny, 2015). Nos pacientes *não cirúrgicos*, raramente há sangramento quando a contagem de plaquetas é de 10.000/μL ou mais (Murphy, 2010). A fonte preferível de plaquetas é uma bolsa obtida por aférese de doador único. Isso equivale a seis unidades obtidas de seis doadores. Dependendo das dimensões corporais maternas, cada bolsa de aférese de doador único aumenta a contagem de plaquetas em cerca de 20.000/μL (Schlicter, 2010). Se essas bolsas não estiverem disponíveis, usam-se unidades de plaquetas de doador individual, e 6 a 8 dessas unidades costumam ser transfundidas uma de cada vez.

O plasma do doador deve ser compatível com as hemácias do receptor. Além disso, como algumas hemácias sempre são transfundidas junto com as plaquetas, apenas as plaquetas obtidas dos doadores Rh(D)-negativo devem ser transfundidas aos pacientes Rh(D)-negativo. Porém, se for necessário administrá-las, é improvável haver sequelas adversas (Lin, 2002).

Plasma fresco congelado

Esse hemoderivado é preparado por separação do plasma do sangue total, seguida de seu congelamento. Cerca de 30 minutos são necessários para descongelar o plasma congelado. O plasma fresco congelado fornece todos os fatores da coagulação estáveis e lábeis, inclusive fibrinogênio. Desse modo, esse hemoderivado é utilizado com frequência para tratar mulheres com coagulopatia de consumo ou dilucional. *O plasma não é adequado para uso como expansor de volume na ausência de deficiências específicas dos fatores da coagulação.* Ele deve ser considerado em uma mulher com hemorragia e com nível de fibrinogênio < 150 mg/dL ou com TP ou TTP anormais.

Plasma líquido (PLQ) é uma alternativa ao plasma fresco congelado. Esse plasma que nunca congela é armazenado em temperaturas entre 1 e 6°C por até 26 dias e, *in vitro*, parece ser mais eficaz que o plasma descongelado (Matijevic, 2013).

Crioprecipitado e concentrado de fibrinogênio

Cada unidade de crioprecipitado é preparada a partir de uma unidade de plasma fresco congelado. Cada unidade com 10 a 15 mL contém no mínimo 200 mg de fibrinogênio juntamente com fator VIII:C, fator VIII:fator de von Willebrand, fator XIII e fibronectina (American Association of Blood Banks, 2014). Em geral, esse produto é administrado na forma de "bolsa" ou *pool* utilizando uma alíquota de concentrado de fibrinogênio obtido de 8 a 120 doadores. O crioprecipitado é a fonte ideal de fibrinogênio quando os níveis estão perigosamente baixos e há sangramento contínuo das incisões cirúrgicas. Uma alternativa é o concentrado de fibrinogênio tratado para inativação viral. Cada grama desse produto aumenta o nível plasmático de fibrinogênio em cerca de 40 mg/dL (Ahmed, 2012; Kikuchi, 2013).

Fator VII ativado recombinante (rFVIIa)

Essa proteína sintética dependente da vitamina K está disponível nos Estados Unidos na forma do produto *NovoSeven*. A proteína liga-se ao fator tecidual exposto no local da lesão e forma trombina, que ativa as plaquetas e a cascata da coagulação. Desde que foi introduzido, o rFVIIa tem sido usado para ajudar a controlar hemorragias operatórias, traumáticas e de causas obstétricas (Goodnough, 2016; Murakami, 2015). A maioria dos centros de trauma de Nível I nos Estados Unidos o inclui em seus protocolos de transfusão massiva, e ele é incluído no protocolo usado no Parkland Hospital. É importante ressaltar que o rFVIIa não é eficaz quando o nível plasmático do fibrinogênio é < 50 mg/dL, ou a contagem de plaquetas é < 30.000/μL.

Uma preocupação significativa associada ao uso do rFVIIa é a ocorrência de tromboses arteriais e, em menor grau, venosas. Em uma revisão de 35 ensaios randomizados com quase 4.500 sujeitos, 55% tiveram tromboembolias (Levi, 2010a). Outra preocupação é que esse produto teve eficácia apenas limítrofe (Pacheco, 2011).

Ácido tranexâmico

Esse agente antifibrinolítico tem sido usado para hemorragias traumáticas e obstétricas. O ácido tranexâmico inibe a lise do coágulo para ajudar a interromper o sangramento ao evitar que a plasmina degrade a fibrina. Seu uso tem sido associado a maior incidência de necrose cortical renal (Frimat, 2016). As evidências que apoiam o seu uso como adjuvante em hemorragias obstétricas são limitadas, e seu uso rotineiro para profilaxia não é recomendado (American College of Obstetricians and Gynecologists, 2017d; Pacheco, 2017).

Protocolos de transfusão massiva

Funcionam para acelerar a oferta de hemoderivados à beira do leito ou no bloco cirúrgico, o que permite a infusão precoce dos produtos no processo de reanimação. Eles se baseiam na prevenção dos efeitos adversos da reanimação agressiva feita apenas com cristaloides e concentrado de hemácias. Dito isso, não é necessário ativar o protocolo de transfusões massivas até que pelo menos 4 a 5 unidades de hemácias tenham sido administradas em cerca de 2 horas. Após a sua ativação, hemácias, plasma, plaquetas e fibrinogênio são administrados conforme o protocolo nas quantidades mostradas na Tabela 41-9. Alguns protocolos incluem rFVIIa, enquanto outros incluem o ácido tranexâmico.

TABELA 41-9 Protocolo de transfusão massiva em obstetrícia no Parkland Hospital

Etapa n°	Concentrado de hemácias (5 unidades)	PFC (3 unidades)	Plaquetas (6 bolsas)	Crioprecipitado (1 unidade)	rFVIIa (2 mg)
1	X	X			
2	X	X	X		X
3	X	X		X	
4	X	X	X		X
5	X	X			
6	X	X	X	X	X
7	X	X			
8	X	X	X		X

PFC, plasma fresco congelado; rFVIIa, fator VII ativado recombinante.

Como esperado, os estudos que avaliam a superioridade em termos de sobrevida com os protocolos de transfusão massiva são limitados. A maioria dos relatos descreve vítimas de trauma não gestantes, mas alguns estudos observacionais abordam a hemorragia obstétrica (Green, 2016; Pacheco, 2016). Há necessidade de mais dados sobre o uso desses protocolos.

Ensaios viscoelásticos

A tromboelastografia (TEG) e a tromboelastometria rotacional (ROTEM, de *rotational thromboelastometry*) são testes realizados no próprio local de cuidados (testes rápidos) e que avaliam a coagulação no sangue total durante transfusões massivas. Esses testes funcionam analisando a formação e ruptura dos coágulos em uma amostra de sangue total de um determinado paciente. O teste produz um perfil da dinâmica de coagulação, e os valores mostrados indicam a velocidade e a qualidade da formação do coágulo (Fig. 41-32). Esses ensaios fornecem informações sobre o tempo para a formação do coágulo, a força do coágulo e a fibrinólise. Atualmente, eles orientam a reposição de hemoderivados em trauma, transplante hepático e cirurgia cardíaca. Os exames de TEG e ROTEM em gestantes têm confirmado o estado de hipercoagulação da gestação e fornecem valores de referência para uso nessa população (Butwick, 2015; de Lange, 2014; Solomon, 2012).

Embora esses testes rápidos pareçam promissores, eles também têm várias limitações. Por exemplo, eles não podem ser usados para a detecção de distúrbios primários da hemostasia (Solomon, 2012). Além disso, esses testes não conseguem diagnosticar coagulopatias derivadas de disfunção plaquetária ou de fármacos antiplaquetários. Um problema importante é o risco de interpretação errada quando os testes são usados por pessoas sem treinamento adequado. Há necessidade de mais estudos antes que esses testes sejam amplamente aplicados para tratamento da hemorragia obstétrica.

Produtos hemostáticos tópicos

Vários produtos podem ser usados para controlar exsudação sanguinolenta persistente em cirurgia. Isso foi recentemente revisado por Miller e colaboradores (2015). Além da cesariana com histerectomia, isso é raramente usado para hemorragias obstétricas.

Resgate de células e transfusão autóloga

A *flebotomia e o armazenamento de sangue autólogo do paciente no pré-operatório* para transfusão subsequente têm sido desapontadores. As exceções são as mulheres com tipo sanguíneo raro ou anticorpos incomuns. A maioria dos autores concluiu que as transfusões autólogas não têm relação custo-benefício favorável (Etchason, 1995; Pacheco, 2011, 2013).

O *resgate intraoperatório de células com reinfusão* é considerado uma intervenção segura em pacientes obstétricas. Conforme discutido no Capítulo 30 (p. 569), essa prática pode ser útil em mulheres que não desejam receber transfusões. As preocupações iniciais se concentravam na contaminação e embolia de líquido amniótico (Dhariwal, 2014; Goucher, 2015; Pacheco, 2011). Um recente ensaio randomizado envolvendo 3.028 mulheres comparou o resgate rotineiro de células com o cuidado de rotina, no qual o resgate era usado apenas para indicações hemorrágicas. A taxa de transfusão de sangue de doador não autólogo foi reduzida no grupo de resgate de células (2,5 vs. 3,5%), mas essa não foi uma diferença significativa (Khan, 2017). Da mesma forma que em relatos prévios, não foram encontrados casos de embolia de líquido amniótico.

Complicações transfusionais

Entre os riscos conhecidos graves, a *transfusão de um hemoderivado incompatível* pode causar hemólise aguda. Quando é grave, pode causar CIVD, lesão renal aguda e morte. Os erros evitáveis responsáveis pela maioria dessas reações frequentemente incluem rotulagem inadequada das amostras ou transfusão em paciente errado. Embora a incidência desses erros nos Estados Unidos tenha sido estimada em 1 em 14.000 unidades transfundidas, eles provavelmente são subnotificados (Lerner, 2010). Os sinais e sintomas de uma reação transfusional consistem em febre, hipotensão, taquicardia, dispneia, dor torácica ou lombar, ruborização, extrema ansiedade e hemoglobinúria. As medidas de suporte imediato são interromper a transfusão, estabilizar a hipotensão e a hiperpotassemia, administrar um diurético e alcalinizar a urina.

A *lesão pulmonar aguda relacionada à transfusão (TRALI)* é a causa mais comum de mortalidade relacionada a transfusões. A síndrome se caracteriza por dispneia grave, hipoxia e edema pulmonar não cardiogênico, os quais ocorrem nas primeiras 6 horas depois de uma transfusão (Peters, 2015). Algumas estimativas sugeriram que a TRALI complique ao menos 1 em cada 12.000 transfusões (Carson, 2017). Embora a patogênese não esteja totalmente evidenciada, a lesão dos capilares pulmonares pode ser causada por anticorpos contra o antígeno leucocitário humano (HLA, de *human leukocyte antigen*) e de neutrófilos humanos (HNA) presentes no plasma do doador (Lerner, 2010). Alguns autores descreveram uma forma tardia da síndrome de TRALI, que começa 6 a 72 horas depois da transfusão (Marik, 2008). O tratamento consiste em medidas de suporte, que podem incluir respiração mecânica (Cap. 47, p. 919).

A *infecção bacteriana* transmitida pela transfusão de um hemoderivado contaminado não é comum porque a proliferação dos microrganismos é inibida pela refrigeração. Os contaminantes das hemácias implicados mais comumente são das espécies *Yersinia*, *Pseudomonas*, *Serratia*, *Acinetobacter* e *Escherichia*. O risco mais importante está associado à contaminação bacteriana das

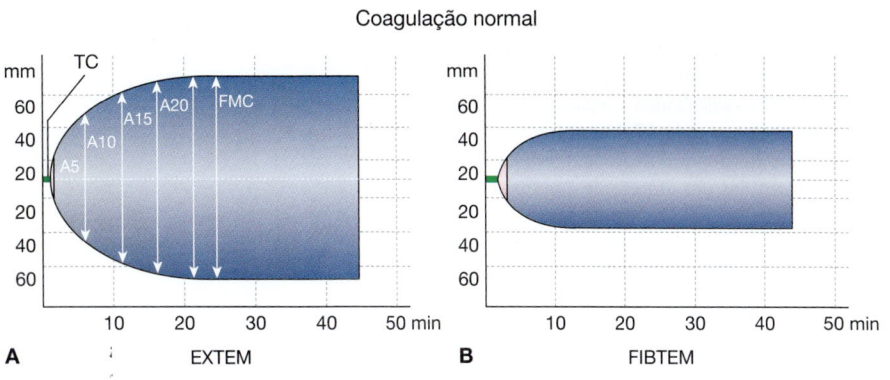

FIGURA 41-32 Ensaios viscoelásticos da coagulação baseados em TEG/ROTEM em uma gestante. **A.** Perfil EXTEM de coágulo: TC, tempo de coagulação; A5-20, coágulo amplificado em 5, 10, 15, 20 minutos; FMC, firmeza máxima do coágulo. **B.** Perfil FIBTEM de coágulo mostrando excelente qualidade de coágulo baseado em fibrina. (Reproduzida, com permissão, de Solomon C, Collis RE, Collins PW: Haemostatic monitoring during postpartum haemorrhage and implications for management, Br J Anaesth. 2012 Dec;109(6):851–863.)

plaquetas, que são armazenadas em temperatura ambiente. As estimativas recentes indicam que 1 em 1.000 a 2.000 unidades de plaquetas esteja contaminada. Os óbitos associados à sepse pós-transfusional ocorrem em 1 em cada 17.000 unidades de plaquetas obtidas de doador único e 1 em cada 61.000 unidades obtidas por aférese de doadores múltiplos (Lerner, 2010).

O risco de *infecções virais* por transfusão foi reduzido. O risco de infecção pelo vírus da hepatite C ou pelo HIV no sangue testado foi estimado em 1 caso por 1 a 2 milhões de unidades transfundidas (Carson, 2017; Stramer, 2004). O risco de transmissão da infecção por HIV-2 é menor. Outras infecções virais incluem a transmissão do vírus da hepatite B, que foi estimada em < 1 por 100.000 unidades transfundidas (Jackson, 2003). Em razão de sua prevalência alta, em geral não é possível evitar a transfusão de leucócitos infectados por citomegalovírus. Por essa razão, devem ser adotadas precauções nos pacientes imunossuprimidos, tendo em mente que isso inclui os fetos.

Além disso, os riscos de transmissão do vírus do Nilo Ocidental, do vírus linfotrópico T humano tipo 1, do parvovírus B19 e da toxoplasmose são pequenos (American Association of Blood Banks, 2013; Foroutan-Rad, 2016). Por fim, o vírus Zika surgiu como outra infecção relevante transmitida por transfusão (Motta, 2016). A Food and Drug Administration (2016) revisou as recomendações para a coleta de todos os componentes do sangue total para incluir o teste para o vírus Zika. Essa prática foi confirmada pelo Centers for Disease Control and Prevention (2016).

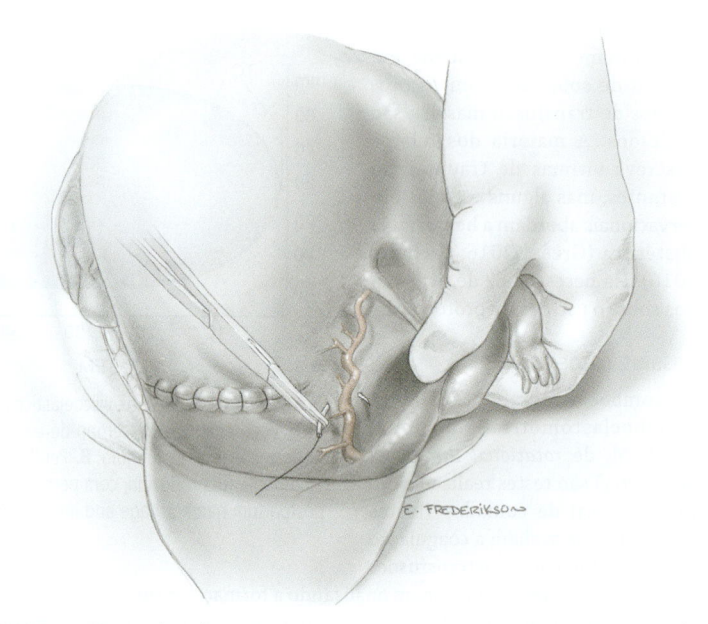

FIGURA 41-33 Ligadura da artéria uterina. A sutura atravessa anteriormente a parede uterina lateral, descreve uma curva por trás e depois entra novamente na parede anterior. Depois de amarrada, a sutura comprime a artéria uterina.

■ Procedimentos cirúrgicos adjuvantes

Vários procedimentos invasivos podem ajudar a parar a hemorragia pós-parto. Um relato da Agency for Healthcare research and Quality concluiu que a maioria dos estudos abordando esses métodos é de baixa qualidade (Likis, 2015). Em um estudo de 6.660 mulheres com hemorragia pós-parto, 4,4% foram submetidas a um procedimento invasivo, e 1,1% sofreu uma histerectomia (Kayem, 2016). A taxa de falha das medidas conservadoras foi de 15% para procedimentos cirúrgicos e de embolização.

Ligadura da artéria uterina

A técnica de ligadura unilateral ou bilateral da artéria uterina é usada principalmente quando há lacerações da parte lateral de uma incisão de histerotomia (Fig. 41-33). Em nossas experiências, esse procedimento é menos útil para controlar hemorragia causada por atonia uterina.

Suturas de compressão uterina

Essa técnica cirúrgica consiste em aplicar suturas com fio cromado número 2 para comprimir as paredes uterinas anterior e posterior (B-Lynch, 1997). Como as suturas têm aspecto de suspensórios, elas também são conhecidas como *cintas* (Fig. 41-34). Várias modificações da técnica de B-Lynch foram descritas (Cho, 2000; Hayman, 2002; Matsubara, 2013; Nelson, 2007). As indicações variam quanto à sua aplicação, e isso afeta a taxa de sucesso. Por exemplo, B-Lynch (2005) citou 948 casos com apenas sete falhas. De modo inverso, Kayem e colaboradores (2011) descreveram 211 mulheres que apresentaram taxa global de falhas de 25%, o que não foi diferente entre a técnica de sutura B-Lynch e suas modificações. Em outra série, a taxa de falha foi de 20% (Kaya, 2016). A partir de sua revisão, Sathe e colaboradores (2016) chegaram a conclusões semelhantes.

Algumas complicações singulares podem raramente ocorrer após as suturas compressivas (Matsubara, 2013). A maioria envolve variações de necrose isquêmica do útero com peritonite (Gottlieb, 2008; Joshi, 2004; Ochoa, 2002; Treloar, 2006). Em um caso, ocorreu necrose uterina total após suturas B-Lynch que foram colocadas em combinação com a ligadura bilateral das artérias uterina, útero-ovárica e do ligamento redondo (Friederich, 2007). Na maioria dos casos, as gestações subsequentes ocorrem sem problemas quando as suturas de compressão são aplicadas (An, 2013). Porém, algumas mulheres com as suturas B-Lynch ou Cho desenvolvem defeitos na parede uterina (Akoury, 2008). Outra complicação de longo prazo são as sinéquias da cavidade uterina (Alouini, 2011; Ibrahi, 2013; Poujade, 2011).

Ligadura da artéria ilíaca interna

Há anos, a ligadura de uma ou ambas as artérias ilíacas internas é usada para reduzir a hemorragia pélvica. Os inconvenientes são que o procedimento pode ser tecnicamente difícil e é bem-sucedido em apenas metade dos casos (American College of Obstetricians and Gynecologists, 2017d). Esse procedimento não é especialmente útil para controlar hemorragias causadas por atonia pós-parto (Clark, 1985).

Para a ligadura, a exposição adequada é obtida abrindo o peritônio sobre a artéria ilíaca comum e estendendo a dissecção até a bifurcação das artérias ilíacas externa e interna (Fig. 41-35). Os ramos distais às artérias ilíacas externas são palpados para verificar as pulsações na região inguinal ou abaixo. A ligadura da artéria ilíaca interna 5 cm além da bifurcação da ilíaca comum em geral evita os ramos da divisão posterior (Bleich, 2007). A bainha areolar que recobre a artéria ilíaca interna é incisada

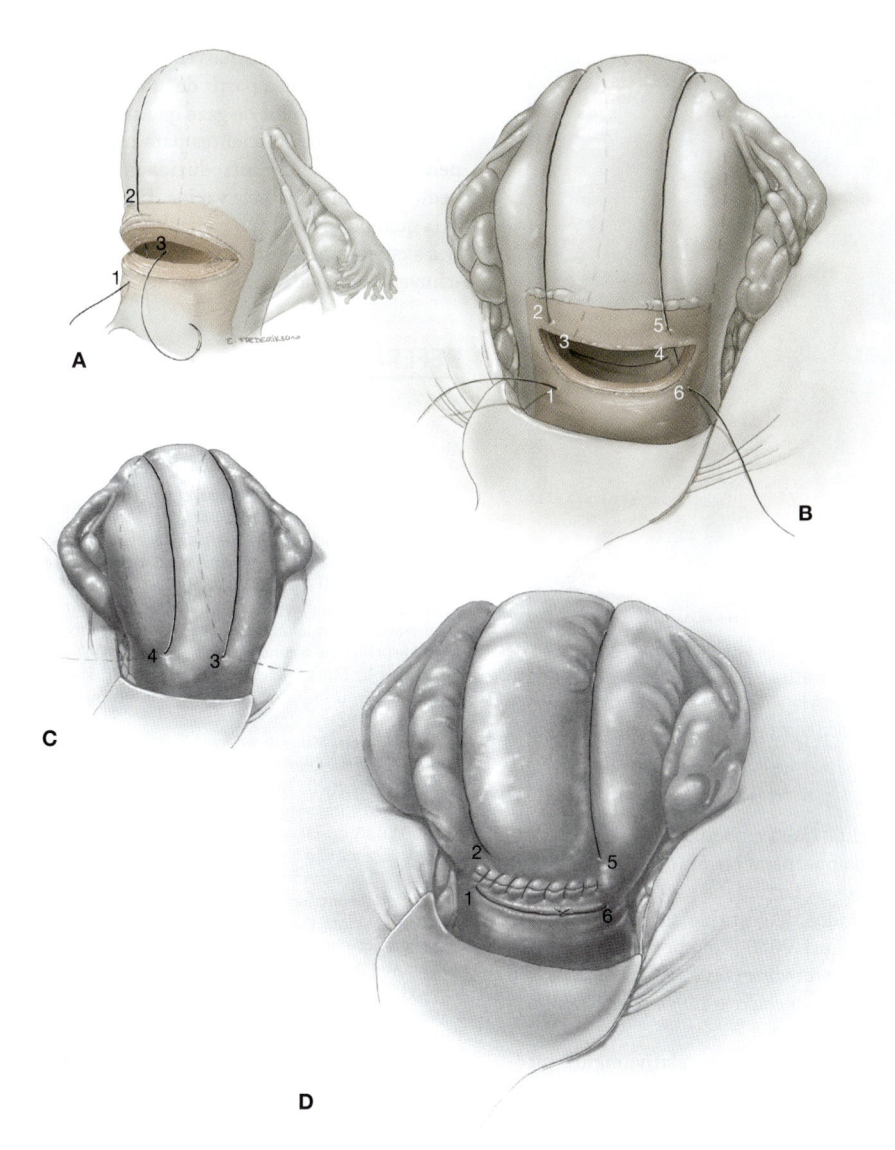

FIGURA 41-34 Sutura ou "cinta" de compressão uterina. A técnica de sutura de B-Lynch está ilustrada em uma visão anterior do útero nas Figuras **A**, **B** e **D** e em uma visão posterior na Figura **C**. Os números indicam o trajeto sequencial da sutura e estão ilustrados em mais de uma figura. **Etapa 1.** Começando abaixo da incisão, a agulha perfura o segmento uterino inferior para entrar na cavidade uterina. **Etapa 2.** A agulha sai da cavidade acima da incisão. Em seguida, a sutura descreve uma alça subindo e circundando o fundo do útero até chegar à superfície uterina posterior. **Etapa 3.** A agulha atravessa a parede uterina posterior para entrar na cavidade uterina. A sutura atravessa até o lado oposto dentro da cavidade. **Etapa 4.** A agulha sai da cavidade uterina pela parede posterior do útero. De volta ao útero, a sutura descreve uma alça subindo e circundando o fundo do útero até chegar à frente do útero. **Etapa 5.** A agulha atravessa o miométrio acima da incisão e entra novamente na cavidade uterina. **Etapa 6.** A agulha sai abaixo da incisão, e as suturas dos pontos 1 e 6 são amarradas abaixo da incisão. Em seguida, a incisão de histerotomia é fechada com a técnica convencional.

longitudinalmente, e uma pinça de ângulo reto é cuidadosamente passada um pouco abaixo da artéria da posição lateral para a medial. É importante ter o cuidado de não perfurar as veias calibrosas adjacentes, principalmente a veia ilíaca interna. A sutura – em geral de fio não absorvível – é passada sob a artéria com uma pinça e, em seguida, o vaso é suturado firmemente.

O mecanismo de ação mais importante da ligadura da artéria ilíaca interna é uma redução de 85% da pressão de pulso das artérias distais à ligadura (Burchell, 1968). Isso converte um sistema de pressão arterial em um sistema com pressões próximas das que existem na circulação venosa. Isso cria vasos mais passíveis de hemostasia por compressão e formação de coágulo.

Felizmente, a ligadura bilateral dessas artérias não parece interferir na reprodução subsequente. Nizard e colaboradores (2003) relataram os resultados do acompanhamento de 17 mulheres que foram submetidas a ligaduras bilaterais. Do total de 21 gestações, 13 foram normais, três evoluíram para abortamento espontâneo, três foram interrompidas e duas foram gestações ectópicas.

Embolização angiográfica

Hoje, essa modalidade é usada em alguns casos de hemorragia incontrolável quando o acesso cirúrgico é difícil. Em mais de 500 mulheres estudadas, a embolização teve eficácia de 90% (Grönvall, 2014; Lee, 2012; Poujade, 2012; Zhang, 2015). Após a sua

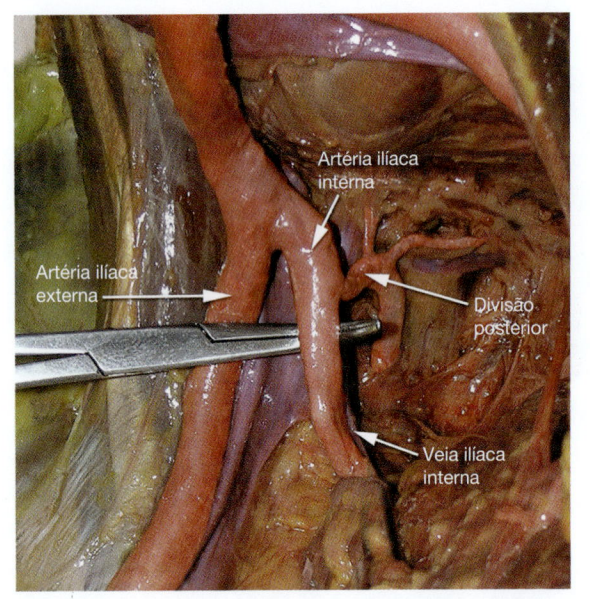

FIGURA 41-35 Ligadura da artéria ilíaca interna direita. A dissecção de um cadáver não embalsamado demonstra a pinça de ângulo reto passando sob a divisão anterior da artéria ilíaca interna em posição ligeiramente distal à sua divisão posterior. (Reproduzida com permissão de Dr. Marlene Corton.)

revisão, Rouse (2013) concluiu que a embolização pode ser usada para controlar a hemorragia puerperal refratária. Outros relatos foram menos entusiasmados. A fertilidade não é prejudicada, e existem muitos casos relatados de gestação subsequente bem-sucedida (Chauleur, 2008; Fiori, 2009; Kolomeyevskaya, 2009). *Um cuidado importante nesses procedimentos é que as mulheres com instabilidade hemodinâmica relacionada com sangramento ativo não devem ser removidas do bloco cirúrgico.*

As complicações da embolização são relativamente incomuns, mas podem ser graves. Há relatos de casos detalhando situações de ruptura iatrogênica da artéria ilíaca, necrose isquêmica do útero e infecção uterina (Grönvall, 2014; Katakam, 2009; Nakash, 2012). Por fim, Al-Thunyan e colaboradores (2012) descreveram uma paciente com necrose massiva das nádegas e paraplegia depois da embolização bilateral da artéria ilíaca interna.

Em alguns casos, o sangramento é profuso, sendo provável que a dissecção cirúrgica seja difícil. O uso de cateteres com balão na ponta inseridos no pré-operatório dentro das artérias ilíaca ou uterina foi descrito anteriormente no manejo das placentas acretas (p. 781).

Tamponamento pélvico

Para o sangramento significativo refratário a suturas e hemostáticos tópicos, pode-se considerar o tamponamento pélvico com rolo de gaze e o término da cirurgia. Rolos de gaze são colocados para fornecer compressão local constante. Isso pode servir como etapa temporizadora antes da embolização intervencionista. Em outros casos, o tamponamento isoladamente pode ser deixado no local por 24 a 48 horas. Se a paciente estiver estável e o sangramento parecer interrompido, pode-se remover o tamponamento.

As *compressas em "guarda-chuva"* ou *"paraquedas"* utilizam um conceito semelhante (Logothetopulos, 1926). Embora sejam raramente utilizadas hoje, elas podem salvar a vida da paciente se todas as outras medidas tiverem falhado, especialmente nas regiões com poucos recursos (Dildy, 2006; Howard, 2002). A compressa é construída a partir de uma bolsa plástica estéril robusta preenchida com rolos de gaze que são desenrolados e amarrados. São usados rolos suficientes para obter volume que preencha a pelve. A compressa é introduzida por via transabdominal com o pedículo emergindo pela vagina. Uma tração suave deve ser exercida quando se amarra o pedículo a uma bolsa de soro de 1 L, que fica suspensa para fora do pé da cama. A compressa em "guarda-chuva" é removida por via vaginal após 24 horas.

REFERÊNCIAS

Abbassi-Ghanavati M, Casey BM, Spong CY, et al: Pregnancy outcomes in women with thyroid peroxidase antibodies. Obstet Gynecol 116:381, 2010

Abdel-Aleem H, El-Nashar I, Abdel-Aleem A: Management of severe postpartum hemorrhage with misoprostol. Int J Gynaecol Obstet 72:75, 2001

Abdella TN, Sibai BM, Hays JM Jr, et al: Perinatal outcome in abruptio placentae. Obstet Gynecol 63:365, 1984

Abdul-Kadir R, McLintock C, Ducloy AS, et al: Evaluation and management of postpartum hemorrhage: consensus from an international expert panel. Transfusion 54(7):1756, 2014

Abramovici A, Gandley RE, Clifton RG, et al: Prenatal Vitamin C and E supplementation in smokers is associated with reduced placental abruption and preterm birth: a secondary analysis. BJOG 122(13):1740, 2015

Adamsons K, Mueller-Heubach E, Myers RE: The innocuousness of amniotic fluid infusion in the pregnant rhesus monkey. Am J Obstet Gynecol 109:977, 1971

Addis A, Moretti ME, Ahmed Syed F, et al: Fetal effects of cocaine: an updated meta-analysis. Reprod Toxicol 15:341, 2001

Ahmed S, Harrity C, Johnson S, et al: The efficacy of fibrinogen concentrate compared with cryoprecipitate in major obstetric haemorrhage—an observational study. Transfus Med 22(5):344, 2012

Akoury H, Sherman C: Uterine wall partial thickness necrosis following combined B-Lynch and Cho square sutures for the treatment of primary post-partum hemorrhage. J Obstet Gynaecol Can 30:421, 2008

Al-Khan A, Gupta V, Illsley NP, et al: Maternal and fetal outcomes in placenta accreta after institution of team-managed care. Reprod Sci 21(6):761, 2014

Al-Thunyan A, Al-Meshal O, Al-Hussainan H, et al: Buttock necrosis and paraplegia after bilateral internal iliac artery embolization for postpartum hemorrhage. Obstet Gynecol 120(2 Pt 2):468, 2012

Altman D, Carroli G, Duley L, et al: Do women with preeclampsia, and their babies, benefit from magnesium sulphate? The Magpie Trial: a randomised placebo-controlled trial. Lancet 359:1877, 2002

Al-Zirqi I, Daltveit AK, Forsén L, et al: Risk factors for complete uterine rupture. Am J Obstet Gynecol 216(2):165.e1, 2017

Al-Zirqi I, Vangen S, Forsen L, et al: Prevalence and risk factors of severe obstetric haemorrhage. BJOG 115:1265, 2008

Al-Zirqi L, Stray-Pedersen B, Forsen L, et al: Uterine rupture: trends over 40 years. BJOG 123(5):780, 2016

Albayrak M, Ozdemir I, Koc O, et al: Post-partum haemorrhage from the lower uterine segment secondary to placenta previa/accreta: successful conservative management with Foley balloon tamponade. Aust N Z J Obstet Gynaecol 51(4):377, 2011

Alexander JM, Cunningham FG: Management. In Taylor RN, Roberts JM, Cunningham FG (eds): Chesley's Hypertensive Disorders in Pregnancy, 4th ed. Amsterdam, Academic Press, 2015

Alexander JM, Sarode R, McIntire DD, et al: Use of whole blood in the management of hypovolemia due to obstetric hemorrhage. Obstet Gynecol 113:1320, 2009

Alouini S, Coly S, Megier P, Lemaire B, et al: Multiple square sutures for postpartum hemorrhage: results and hysteroscopic assessment. Am J Obstet Gynecol 205(4):335, 2011

American Association of Blood Banks: Circular of information for the use of human blood and blood components. 2014. Available at: https://www.fda.gov/downloads/biologicsbloodvaccines/guidancecomplianceregulatoryinformation/guidances/blood/ucm364593.pdf. Accessed July 31, 2017

American Association of Blood Banks: Human parvovirus B19. 2013. Available at: https://www.aabb.org/tm/eid/Documents/Human-Parvovirus-B19.pdf. Accessed July 31, 2017

American College of Obstetricians and Gynecologists: Premature rupture of membranes. Practice Bulletin No. 172, January 2016a

American College of Obstetricians and Gynecologists: Prevention and management of obstetric lacerations at vaginal delivery. Practice Bulletin No. 165, July 2016b

American College of Obstetricians and Gynecologists: Antiphospholipid syndrome. Practice Bulletin No. 132, December 2012, Reaffirmed 2017a

American College of Obstetricians and Gynecologists: Inherited thrombophilias in pregnancy. Practice Bulletin No. 138, September 2013, Reaffirmed 2017b

American College of Obstetricians and Gynecologists: Placenta accreta. Committee Opinion No. 529, July 2012, Reaffirmed 2017c

American College of Obstetricians and Gynecologists: Postpartum hemorrhage. Practice Bulletin No. 183, October 2006, Reaffirmed 2017d

American Institute of Ultrasound in Medicine: AIUM practice guideline for the performance of obstetric ultrasound examinations. J Ultrasound Med 32(6):1063, 2013

An GH, Ryu HM, Kim My, et al: Outcomes of subsequent pregnancies after uterine compression sutures for postpartum hemorrhage. Obstet Gynecol 122(3):565, 2013

Ananth CV, Berkowitz GS, Savitz DA, et al: Placental abruption and adverse perinatal outcomes. JAMA 282:1646, 1999a

Ananth CV, Demissie K, Smulian JC, et al: Relationship among placenta previa, fetal growth restriction, and preterm delivery: a population-based study. Obstet Gynecol 98:299, 2001

Ananth CV, Friedman AM, Lavery JA, et al: Neurodevelopmental outcomes in children in relation to placental abruption. BJOG 124(3):463, 2017

Ananth CV, Getahun D, Peltier MR, et al: Placental abruption in term and preterm gestations. Obstet Gynecol 107:785, 2006

Ananth CV, Lavery JA, Vintzileos AM, et al: Severe placental abruption: clinical definition and associations with maternal complications. Am J Obstet Gynecol 214(2):272.e1, 2016

Ananth CV, Oyelese Y, Srinivas N, et al: Preterm premature rupture of membranes, intrauterine infection, and oligohydramnios: risk factors for placental abruption. Obstet Gynecol 104:71, 2004

Ananth CV, Oyelese Y, Yeo L, et al: Placental abruption in the United States, 1979 through 2001: temporal trends and potential determinants. Am J Obstet Gynecol 192(1):191, 2005

Ananth CV, Peltier MR, Kinzler WL, et al: Chronic hypertension and risk of placental abruption: is the association modified by ischemic placental disease? Am J Obstet Gynecol 197:273.e1, 2007

Ananth CV, Smulian JC, Vintzileos AM: Incidence of placental abruption in relation to cigarette smoking and hypertensive disorders during pregnancy: a meta-analysis of observational studies. Obstet Gynecol 93:622, 1999b

Ananth CV, Smulian JC, Vintzileos AM: The effect of placenta previa on neonatal mortality: a population-based study in the United States, 1989 through 1997. Am J Obstet Gynecol 188:1299, 2003

Antony KM, Racusin DA, Belfort MA, et al: Under pressure: intraluminal filling pressures of postpartum hemorrhage tamponade balloons. AJP Rep 7(2):e86, 2017

Arazi ES, Kessous R, Shoham-Vardi I, et al: Is there an association between a history of placental abruption and long-term maternal renal complications? J Matern Fetal Neonatal Med 28(14):1641, 2015

Arici V, Corbetta R, Fossati G, et al: Acute first onset of Ehlers-Danlos syndrome type 4 with spontaneous rupture of posterior tibial artery pseudoaneurysm. Vascular 21(1):43, 2013

Atkinson AL, Santolaya-Forgas J, Matta P, et al: The sensitivity of the Kleihauer-Betke test for placental abruption. J Obstet Gynaecol 35(2):139, 2015

Aviram A, Salzer L, Hiersch L, et al: Association of isolated polyhydramnios at or beyond 34 weeks of gestation and pregnancy outcome. Obstet Gynecol 125(4):825, 2015

Awan N, Bennett MJ, Walters WA: Emergency peripartum hysterectomy: a 10-year review at the Royal Hospital for Women, Sydney. Aust N Z J Obstet Gynaecol 51(3):210, 2011

B-Lynch C: Partial ischemic necrosis of the uterus following a uterine brace compression suture. BJOG 112:126, 2005

B-Lynch CB, Coker A, Laval AH, et al: The B-Lynch surgical technique for control of massive postpartum hemorrhage: an alternative to hysterectomy? Five cases reported. BJOG 104:372, 1997

Babinszki A, Kerenyi T, Torok O, et al: Perinatal outcome in grand and great-grand multiparity: effects of parity on obstetric risk factors. Am J Obstet Gynecol 181:669, 1999

Bailit JL, Grobman WA, Rice MM, et al: Morbidly adherent placenta treatments and outcomes. Obstet Gynecol 125(3):683, 2015

Ballas J, Hull AD, Saenz C, et al: Preoperative intravascular balloon catheters and surgical outcomes in pregnancies complicated by placenta accreta: a management paradox. Am J Obstet Gynecol 207(3):216.e1, 2012

Bankada V, Purra P, Ningappa AM, et al: A rare case of bilateral broad ligament haematoma in twin pregnancy. J Clin Diagn Res 9(10):QD03, 2015

Barber A, Shires GT III, Shires GT: Shock. In Schwartz SI, Shires GT, Spencer FC, et al (eds): Principles of Surgery, 7th ed. New York, McGraw-Hill, 1999

Barbieri RL: Control of massive hemorrhage: lessons from Iraq reach the U.S. labor and delivery suite. OBG Management 19:8, 2007

Barth WH Jr, Kwolek CJ, Abrams JL, et al: Case records of the Massachusetts General Hospital. Case 23–2011. A 40-year-old pregnant woman with placenta accreta who declined blood products. N Engl J Med 365(4):359, 2011

Ben-Ami I, Fuchs N, Schneider D, et al: Coagulopathy associated with dilation and evacuation for second-trimester abortion. Acta Obstet Gynecol Scand 91(1):10, 2012

Benirschke K, Burton, Baergen RN: Pathology of the Human Placenta, 6th ed. New York, Springer, 2012, p 204

Berg CJ, Callaghan WM, Syverson C, et al: Pregnancy-related mortality in the United States, 1998–2005. Obstet Gynecol 116(6):1302, 2010

Berg CJ, Chang J, Callaghan WM, et al: Pregnancy-related mortality in the United States, 1991–1997. Obstet Gynecol 101:289, 2003

Berg CJ, MacKay AP, Qin C, et al: Overview of maternal morbidity during hospitalizations for labor and delivery in the United States. 1993–1997 and 2001–2005. Obstet Gynecol 113(5):1075, 2009

Berhie SH, Molina RL, Davis MR, et al: Laparoscopic hysterectomy for 7-week cesarean delivery scar implantation pregnancy. Am J Obstet Gynecol 212:247.e1, 2015

Bhandari S, Raja EA, Shetty A, et al: Maternal and perinatal consequences of antepartum haemorrhage of unknown origin. BJOG 121(1):44, 2014

Bingol N, Fuchs M, Diaz V, et al: Teratogenicity of cocaine in humans. J Pediatr 110:93, 1987

Biro MA, Davey MA, Carolan M, et al: Advanced maternal age and obstetric morbidity for women giving birth in Victoria, Australia: a population-based study. Aust N Z J Obstet Gynaecol 52(3):229, 2012

Bishop S, Butler K, Monaghan S, et al: Multiple complications following the use of prophylactic internal iliac artery balloon catheterization in a patient with placenta percreta. Int J Obstet Anesth 20(1):70, 2011

Biswas R, Sawhney H, Dass R, et al: Histopathological study of placental bed biopsy in placenta previa. Acta Obstet Gynecol Scand 78:173, 1999

Bleich AT, Rahn DD, Wieslander CK, et al: Posterior division of the internal iliac artery: anatomic variations and clinical applications. Am J Obstet Gynecol 197:658.e1, 2007

Bohrer J, Goh W, Hirai C, et al: Obstetrical outcomes in patients with low-lying placenta in the second trimester. Abstract No. 129, Am J Obstet Gynecol 206(1):S69, 2012

Bond AL, Edersheim TG, Curry L, et al: Expectant management of abruptio placentae before 35 weeks' gestation. Am J Perinatol 6:121, 1989

Boral LI, Hill SS, Apollon CJ, et al: The type and antibody screen, revisited. Am J Clin Pathol 71:578, 1979

Borgman MA, Spinella PC, Perkins JC, et al: The ratio of blood products transfused affects mortality in patients receiving massive transfusions at a combat support hospital. J Trauma 63:805, 2007

Bose DA, Assel BG, Hill JB, et al: Maintenance tocolytics for preterm symptomatic placenta previa: a review. Am J Perinatol 28(1):45, 2011

Bowman ZS, Eller AG, Kennedy AM, et al: Accuracy of ultrasound for the prediction of placenta accreta. Am J Obstet Gynecol 211(2):177.e1, 2014

Boyle RK, Waters BA, O'Rourke PK: Blood transfusion for caesarean delivery complicated by placenta praevia. Aust N Z J Obstet Gynaecol 49(6):627, 2009

Brame RG, Harbert GM Jr, McGaughey HS Jr, et al: Maternal risk in abruption. Obstet Gynecol 31:224, 1968

Brennan DJ, Schulze B, Chetty N, et al: Surgical management of abnormally invasive placenta: a retrospective cohort study demonstrating the benefits of a standardized operative approach. Acta Obstet Gynecol Scand 94(12):1380, 2015

Bretelle f, Courbière B, Mazouni C, et al: Management of placenta accreta: morbidity and outcome. Eur J Obstet Gynecol Reprod Biol 133(1):34, 2007

Brosens I, Pijnenborg R, Vercruysse L, et al: The "great obstetrical syndromes" are associated with disorders of deep placentation. Am J Obstet Gynecol 204(3):193, 2011

Budden A, Chen LJ, Henry A: High-dose versus low-dose oxytocin infusion regimens for induction of labour at term. Cochrane Database Syst Rev 10:CD009701, 2014

Burchell RC: Physiology of internal iliac artery ligation. J Obstet Gynaecol Br Commonw 75:642, 1968

Burkman RT, Bell WR, Atienza MF, et al: Coagulopathy with midtrimester induced abortion: association with hyperosmolar urea administration. Am J Obstet Gynecol 127:533, 1977

Butwick AJ, Goodnough LT: Transfusion and coagulation management in major obstetric hemorrhage. Curr Opin Anaesthesiol 28:275, 2015

Cali G, Biambanco L, Puccio G, et al: Morbidly adherent placenta: evaluation of ultrasound diagnostic criteria and differentiation of placenta accreta from percreta. Ultrasound Obstet Gynecol 41(4):406, 2013

Callaghan WM, Creanga AA, Kuklina EV: Severe maternal morbidity among delivery and postpartum hospitalizations in the United States. Obstet Gynecol 120(5):1029, 2012

Carson JL, Triulzi DJ, Ness PM: Indications for and adverse effects of red-cell transfusion. N Engl J Med 377:13, 2017

Casey B, de Veciana M: Thyroid screening in pregnancy. Am J Obstet Gynecol 211:351, 2014

Catanzarite V, Cousins L, Daneshmand S, et al: Prenatally diagnosed vasa previa. A single-institution series of 96 cases. Obstet Gynecol 128(5):1153, 2016

Centers for Disease Control and Prevention: Zika and blood transfusions. 2016. Available at: https://www.cdc.gov/zika/transmission/blood-transfusion.html. Accessed March 3, 2017

Chalubinski KM, Pils S, Klein K, et al: Prenatal sonography can predict the degree of placental invasion. Ultrasound Obstet Gynecol 42(5):518, 2013

Chantraine F, Braun T, Gonser M, et al: Prenatal diagnosis of abnormally invasive placenta reduces maternal peripartum hemorrhage and morbidity. Acta Obstet Gynecol Scand 92(4):439, 2013

Chantry AA, Deneux-Tharaux C, Bonnet MP, et al: Pregnancy-related ICU admissions in France: trends in rate and severity, 2006–2009. Crit Care Med 43:78, 2015

Chauleur C, Fanget C, Tourne G, et al: Serious primary post-partum hemorrhage, arterial embolization and future fertility: a retrospective study of 46 cases. Hum Reprod 23:1553, 2008

Chen AL, Goldfarb IT, Scourtas AO, et al: The histologic evolution of revealed, acute abruptions. Hum Pathol 67:187, 2017

Chescheir NC, Seeds JW: Spontaneous resolution of hypofibrinogenemia associated with death of a twin in utero: a case report. Am J Obstet Gynecol 159:1183, 1988

Cho JH, Jun HS, Lee CN: Haemostatic suturing technique or uterine bleeding during cesarean delivery. Obstet Gynaecol 96:129, 2000

Cho JY, Kim SJ, Cha KY, et al: Interrupted circular suture: bleeding control during cesarean delivery in placenta previa accreta. Obstet Gynecol 78:876, 1991

Cichowski S, Rogers RG: Managing complications of perineal lacerations. Contemp Ob/Gyn 62:22, 2017

Clark SL: Amniotic fluid embolism. Obstet Gynecol 123:337, 2014

Clark SL, Hankins GDV, Dudley DA, et al: Amniotic fluid embolism: analysis of the National Registry. Am J Obstet Gynecol 172:1158, 1995

Clark SL, Pavlova Z, Greenspoon J, et al: Squamous cells in the maternal pulmonary circulation. Am J Obstet Gynecol 154:104, 1986

Clark SL, Phelan JP, Yeh SY: Hypogastric artery ligation for obstetric hemorrhage. Obstet Gynecol 66:353, 1985

Clark SL, Romero R, Dildy GA, et al: Proposed diagnostic criteria for the case definition of amniotic fluid embolism in research studies. Am J Obstet Gynecol October, 2016

Clausen C, Stensballe J, Albrechtsen CK, et al: Balloon occlusion of the internal iliac arteries in the multidisciplinary management of placenta percreta. Acta Obstet Gynecol Scand 92(4):386, 2013

Cleary-Goldman J, Malone FD, Vidaver J, et al: Impact of maternal age on obstetric outcome. Obstet Gynecol 105:983, 2005

Coad S, Dahlgren L, Hutcheson JA: Risk and consequences of puerperal uterine inversion in the United States, 2004–2013. Am J Obstet Gynecol 217:377, 2017

Collins SL, Stevenson GN, Al-Khan A, et al: Three-dimensional power Doppler ultrasonography for diagnosing abnormally invasive placenta and quantifying the risk. Obstet Gynecol 126(3):645, 2015

Colón I, Berletti M, Garabedian MJ, et al: Randomized, double-blinded trial of magnesium sulfate tocolysis versus intravenous normal saline for preterm nonsevere placental abruption. Am J Perinatol 33(7):696, 2016

Combs CA, Nyberg DA, Mack LA, et al: Expectant management after sonographic diagnosis of placental abruption. Am J Perinatol 9:170, 1992

Conrad LB, Groome KJ, Black DR: Management of persistent postpartum hemorrhage caused by inner myometrial lacerations. Obstet Gynecol 126(2):266, 2015

Counts RB, Haisch C, Simon TL, et al: Hemostasis in massively transfused trauma patients. Ann Surg 190:91, 1979

Crane JM, Van Den Hof MC, Dodds L, et al: Neonatal outcomes with placenta previa. Obstet Gynecol 93:541, 1999

Creanga AA, Bateman BT, Kuklina EV, et al: Racial and ethnic disparities in severe maternal morbidity: a multistate analysis, 2008–2010. Am J Obstet Gynecol 210(5):435.e.1, 2014

Creanga AA, Berg CJ, Syverson C, et al: Pregnancy-related mortality in the United States, 2006–2010. Obstet Gynecol 125(1):5, 2015

Creanga AA, Syverson C, Seed K, et al: Pregnancy-related mortality in the United States, 2011–2013. Obstet Gynecol 130:366, 2017

Cressman AM, Natekar A, Kim E, et al: Cocaine abuse during pregnancy. J Obstet Gynaecol Can 36(7):628, 2014

Crozier TM, Wallace EM: Obstetric admissions to an integrated general intensive care unit in a quaternary maternal facility. Aust N Z J Obstet Gynaecol 51(3):233, 2011

Cummings K, Doherty DA, Magann EF, et al: Timing of manual placenta removal to prevent postpartum hemorrhage: is it time to act? J Matern Fetal Neonatal Med 29(24):3930, 2016

Cunningham FG: Genital tract lacerations and hematomas. In Yeomans ER, Hoffman BL, Gilstrap LC III, et al (eds): Cunningham and Gilstrap's Operative Obstetrics, 3rd ed. New York, McGraw-Hill Education, 2017a

Cunningham FG: Placenta previa and morbidly adherent placenta. In Yeomans ER, Hoffman BL, Gilstrap LC III, et al (eds): Cunningham and Gilstrap's Operative Obstetrics, 3rd ed. New York, McGraw-Hill Education, 2017b

Cunningham FG, Nelson DB: Disseminated intravascular coagulation syndromes in obstetrics. Obstet Gynecol 126(5):999, 2015

Cunningham KM, Anwar A, Lindow SW: The recurrence risk of placenta accreta following uterine conserving management. J Neonatal Perinatal Med 8(4):293, 2016

Dagdeviren H, Cengiz H, Heydarova U, et al: Intramuscular versus intravenous prophylactic oxytocin for postpartum hemorrhage after vaginal delivery: a randomized controlled study. Arch Gynecol Obstet 294(5):911, 2016

Dashe JS: Toward consistent terminology of placental location. Semin Perinatol 37(5):375, 2013

De Greve M, Van Mieghem T, Van Den Berghe G, et al: Obstetric admissions to the intensive care unit in a tertiary hospital. Gynecol Obstet Invest 81(4):315, 2016

de Lange NM, van Rheenen-Flach LE, Lance MD, et al: Peri-partum reference ranges for ROTEM thromboelastography. Br J Anesth 112:852, 2014

Deneux-Tharaux C, Sentilhes L, Maillard F, et al: Effect of routine controlled cord traction as part of the active management of the third stage of labour on postpartum hemorrhage: multicentre randomized controlled trial (TRACOR). BMJ 346:f1541, 2013

Derman RJ, Kodkany BS, Gaudar SS, et al: Oral misoprostol in preventing postpartum haemorrhage in resource-poor communities: a randomized controlled trial. Lancet 368:1248, 2006

DeRoo L, Skjaervan R, Wilcox A, et al: Placental abruption and long-term maternal cardiovascular disease mortality: a population-based registry study in Norway and Sweden. Eur J Epidemiol 31(5):501, 2016

Desai N, Tam HT, Fleischer A: Prophylactic arterial catheterization may improve operative morbidity in suspected placenta accreta and reduce the need for hysterectomy. Am J Obstet Gynecol 206(1):S44, 2012

Dhariwal SK, Khan KS, Allard S, et al: Does current evidence support the use of intraoperative cell salvage in reducing the need for blood transfusion in caesarean section? Curr Opin Obstet Gynecol 26(6):425, 2014

Diemert A, Ortmeyer G, Hollwitz B, et al: The combination of intrauterine balloon tamponade and the B-Lynch procedure for the treatment of severe postpartum hemorrhage. Am J Obstet Gynecol 206(1):65.e1, 2012

Dildy GA, Scott AR, Saffer CS: An effective pressure pack for severe pelvic hemorrhage. Obstet Gynecol 108(5):1222, 2006

Distefano M, Casarella L, Amoroso S, et al: Selective arterial embolization as a first-line treatment for postpartum hematomas. Obstet Gynecol 121(2 Pt 2 Suppl):443, 2013

Downes KL, Grantz KL, Shenassa ED: Maternal, labor, delivery, and perinatal outcomes associated with placental abruption: a systematic review. Am J Perinatol 34:935, 2017

Downes KL, Hinkle SN, Sjaarda LA, et al: Previous prelabor or intrapartum cesarean delivery and risk of placenta previa. Am J Obstet Gynecol 212(5):669.e1, 2015

Downes LK, Shenassa ED, Grantz KL: Duration of labor associated with placental abruption. Abstract No. 692, Am J Obstet Gynecol 214(1):S365, 2016

Doyle N, Pullen J, Holliday N, et al: 3D ultrasound: the best view of placenta accreta. Abstract No. 108, Am J Obstet Gynecol 212(1):S72, 2015

Drakeley AJ, Le Roux PA, Anthony J, et al: Acute renal failure complicating severe preeclampsia requiring admission to an obstetric intensive care unit. Am J Obstet Gynecol 186:253, 2002

Driessen M, Bouvier-Colle MH, Dupont C, et al: Postpartum hemorrhage resulting from uterine atony after vaginal delivery. Factors associated with severity. Obstet Gynecol 117(1):21, 2011

Dugoff L, Hobbins JC, Malone FD, et al: First trimester maternal serum PA-PPA and free-beta subunit human chorionic gonadotropin concentrations and nuchal translucency are associated with obstetric complications: a population-based screening study (The FASTER Trial). Am J Obstet Gynecol 191:1446, 2004

Duzyj CM, Barishansky S, Khan S, et al: Evidence of active wound remodeling at the site of trophoblast invasion in placenta accreta. Abstract No. 147, Am J Obstet Gynecol 216:S99, 2017

Duzyj CM, Buhimschi IA, Motawea H, et al: The invasive phenotype of placenta accreta extravillous trophoblasts associates with loss of E-cadherin. Placenta 36(6):645, 2015

Einerson BD, Son M, Schneider P, et al: The association between intrauterine balloon tamponade duration and postpartum hemorrhage outcomes. Am J Obstet Gynecol 216:300.e1, 2017

Elhawary TM, Dabees NL, Youssef MA: Diagnostic value of ultrasonography and magnetic resonance imaging in pregnant women at risk for placenta accreta. J Matern Fetal Neonatal Med 26(14):1443, 2013

Eller AG, Bennett MA, Sharshiner M, et al: Maternal morbidity in cases of placenta accreta managed by a multidisciplinary care team compared with standard obstetric care. Obstet Gynecol 117(2 Pt 1):331, 2011

Elliott JP, Gilpin B, Strong TH Jr, et al: Chronic abruption–oligohydramnios sequence. J Reprod Med 43:418, 1998

Erez O, Mastrolia SA, Thachil J: Disseminated intravascular coagulation in pregnancy: insights in pathophysiology, diagnosis and management. Am J Obstet Gynecol 213(4):452, 2015

Erez O, Novack L, Beer-Weisel R, et al: DIC score in pregnant women—a population based modification of the International Society on Thrombosis and Hemostasis score. PLoS One 9:e93240, 2014

Erfani H, Fox KA, Bateni ZH, et al: Morbidly adherent placenta—comparison of characteristics and outcomes between scheduled and unscheduled deliveries managed within a single, multidisciplinary team-based referral center. Abstract No. 724, Am J Obstet Gynecol 216:S422, 2017a

Erfani H, Fox KA, Bateni ZH, et al: Multidisciplinary team learning in management of morbidly adherent placenta—outcome improvements over time. Abstract No. 865, Am J Obstet Gynecol 216:S494, 2017b

Esakoff TF, Handler SJ, Granados JM, et al: PAMUS: placenta accreta management across the United States. J Matern Fetal Neonatal Med 25:761, 2012

Eshkoli T, Weintraub AY, Sergienko R, et al: Placenta accreta: risk factors, perinatal outcomes, and consequences for subsequent births. Am J Obstet Gynecol 208(3):219.e1, 2013

Etchason J, Petz L, Keeler E, et al: The cost effectiveness of preoperative autologous blood donations. N Engl J Med 332:719, 1995

Ezzedine D, Norwitz ER: Are women with uterine fibroids at increased risk for adverse pregnancy outcomes? Clin Obstet Gynecol 59(1):119, 2016

Farine D, Fox HE, Jakobson S, et al: Vaginal ultrasound for diagnosis of placenta previa. Am J Obstet Gynecol 159:566, 1988

Finfer S, Bellomo R, Boyce N, et al: A comparison of albumin and saline for fluid resuscitation in the intensive care unit. N Engl J Med 350:2247, 2004

Fiori O, Deux JF, Kambale JC, et al: Impact of pelvic arterial embolization for intractable postpartum hemorrhage on fertility. Am J Obstet Gynecol 200:384.e1, 2009

Fitzpatrick K, Sellers S, Spark P, et al: The management and outcomes of placenta accreta, increta, and percreta in the UK: a population-based descriptive study. BJOG 121(1):62, 2014

Food and Drug Administration: Revised recommendation for reducing the risk of Zika virus transmission by blood and blood components. 2016. Available at: https://www.fda.gov/downloads/BiologicsBloodVaccines/GuidanceComplianceRegulatoryInformation/Guidances/Blood/UCM518213.pdf. Accessed March 3, 2017

Fong A, Wu E, Pan D, et al: Temporal trends and morbidities of vacuum, forceps, and combined use of both. J Matern Fetal Neonatal Med 27(8):1886, 2014

Foroutan-Rad M, Majidan H, Dalvand S, et al: Toxoplasmosis in blood donors: a systematic review and meta-analysis. Transfus Med Rev 30(3):116, 2016

Fox K, Shamshirsaz A, Salmanian B, et al: Is interpregnancy interval a predictor of severity of invasion in morbidly adherent placenta? Abstract No. 821, Am J Obstet Gynecol 212(1):S395, 2015

Frederiksen MC, Glassenberg R, Stika CS: Placenta previa: a 22-year analysis. Am J Obstet Gynecol 180:1432, 1999

Friederich L, Roman H, Marpeau L: A dangerous development. Am J Obstet Gynecol 196:92, 2007

Frimat M, Decambron M, Lebas C, et al: Renal cortical necrosis in postpartum hemorrhage: a case series. Am J Kidney Dis 68(1):50, 2016

Friszer S, Le Ray C, Tort J, et al: Symptomatic placenta praevia: short cervix at admission is a predictive factor for delivery within 7 days. Abstract No. 158, Am J Obstet Gynecol 208(1):S78, 2013

Frolova AI, Stout MJ, Tuuli MG, et al: Duration of the third stage of labor and risk of postpartum hemorrhage. Obstet Gynecol 127(5):951, 2016

Furuhashi M, Kurauchi O, Suganuma N: Pregnancy following placental abruption. Arch Gynecol Obstet 267:11, 2002

Furukawa S, Doi K, Furuta K, et al: The effect of placental abruption on the outcome of extremely premature infants. J Matern Fetal Neonatal Med 28(6):705, 2015a

Furukawa S, Sameshima H: The importance of the monitoring of resuscitation with blood transfusion for uterine inversion in obstetrical hemorrhage. Obstet Gynecol Int 2015:269156, 2015b

Garmi G, Samlim R: Epidemiology, etiology, diagnosis, and management of placenta accreta. Obstet Gynecol Int 2012:873929, 2012

Georgiou C: Balloon tamponade in the management of postpartum haemorrhage: a review. BJOG 116(6):748, 2009

Gerstenfeld TS, Wing DA: Rectal misoprostol versus intravenous oxytocin for the prevention of postpartum hemorrhage after vaginal delivery. Am J Obstet Gynecol 185:878, 2001

Gesteland K, Oshiro B, Henry E, et al: Rates of placenta previa and placental abruption in women delivered only vaginally or only by cesarean section. Abstract No. 403, J Soc Gynecol Invest 11:208A, 2004

Getahun BS, Yeshi MM, Roberts DJ: Case records of the Massachusetts General Hospital: case 34–2012: a 27-year old woman in Ethiopia with severe pain, bleeding, and shock during labor. N Engl J Med 367(19):1839, 2012

Gibbins KJ, Einerson BD, Varner MW, et al: Placenta previa and maternal hemorrhagic morbidity. J Matern Fetal Neonatal Med 31(4):494, 2018

Gibbins KJ, Weber T, Holmgren CM, et al: Maternal and fetal morbidity associated with uterine rupture of the unscarred uterus. Am J Obstet Gynecol 213(3):382.e1, 2015

Gilbert WM, Danielsen B: Amniotic fluid embolism: decreased mortality in a population-based study. Obstet Gynecol 93:973, 1999

Gill LA, Baldwin E, Lessard-Anderson C, et al: Septic abortion with placenta accreta in pregnancy after endometrial ablation. Obstet Gynecol 125(4):822, 2015

Gilliam M, Rosenberg D, Davis F: The likelihood of placenta previa with greater number of cesarean deliveries and higher parity. Obstet Gynecol 99:976, 2002

Gilstrap LC III: Management of postpartum hemorrhage. In Yeomans ER, Hoffman BL, Gilstrap LC, et al (eds): Cunningham and Gilstrap's Operative Obstetrics. New York, McGraw-Hill Education, 2017

Gizzo S, Saccardi C, Paztrelli TS, et al: Bakri balloon in vaginal-perineal hematomas complicating vaginal delivery: a new therapeutic approach. J Low Genit Tract Dis 17:125, 2013

Glantz C, Purnell L: Clinical utility of sonography in the diagnosis and treatment of placental abruption. J Ultrasound Med 21:837, 2002

Goffman D, Nathan L, Chazotte C: Obstetric hemorrhage: a global review. Semin Perinatol 40(2):96, 2016

Goh WA, Zalud I: Placenta accreta: diagnosis, management and the molecular biology of the morbidly adherent placenta. J Matern Fetal Neonatal Med 29(11):1795, 2016

Gonzalez EA, Moore FA, Holcomb JB, et al: Fresh frozen plasma should be given earlier to patients requiring massive transfusion. J Trauma 62:112, 2007

Goodnough LT, Levy JH: The judicious use of recombinant factor VIIa. Semin Thromb Hemost 42(2):125, 2016

Gopalakrishnan N, Dhanapriya J, Muthkumar P, et al: Acute kidney injury in pregnancy—a single center experience. Ren Fail 37(9):1476, 2015

Gottlieb AG, Pandipati S, Davis KM, et al: Uterine necrosis. A complication of uterine compression sutures. Obstet Gynecol 112:429, 2008

Goucher H, Wong CA, Patel SK, et al: Cell salvage in obstetrics. Anesth Analg 121(2):465, 2015

Green L, Knight M, Seeney FM, et al: The epidemiology and outcomes of women with postpartum haemorrhage requiring massive transfusion with eight or more units of red cells: a national cross-sectional study. BJOG 123(13):2164, 2016

Grönvall M, Tikkanen M, Metsätähti M, et al: Pelvic arterial embolization in severe obstetric hemorrhage. Acta Obstet Gynecol Scand 93(7):716, 2014

Grönvall M, Tikkanen M, Tallberg E: Use of Bakri balloon tamponade in the treatment of postpartum hemorrhage: a series of 50 cases from a tertiary teaching hospital. Acta Obstet Gynecol Scand 92(4):433, 2013

Gülmezoglu AM, Lumbiganon P, Landoulsi S, et al: Active management of the third stage of labor with and without controlled cord traction: a randomized, controlled, non-inferiority trial. Lancet 379(9827):1721, 2012

Guntupalli KK, Hall N, Karnad DR, et al: Critical illness in pregnancy: part I: an approach to a pregnant patient in the ICU and common obstetric disorders. Chest 148(4):1093, 2015

Gurol-Urganci I, Cromwell DA, Edozien LC, et al: Risk of placenta previa in second birth after first birth cesarean section. BMC Pregnancy Childbirth 11:95, 2011

Gutvirtz G, Walfisch A, Beharier O, et al: Isolated single umbilical artery is an independent risk factor for perinatal mortality and adverse outcomes in term neonates. Arch Gynecol Obstet, 294(5):931, 2016

Gyamfi-Bannerman C, Gilbert S, Landon MB, et al: Risk of uterine rupture and placenta accreta with prior uterine surgery outside of the lower segment. Obstet Gynecol 120(6):1332, 2012

Hackney DN, Kuo K, Petersen RJ, et al: Determinants of the competing outcomes of intrauterine infection, abruption, or spontaneous preterm birth after preterm premature rupture of membranes. J Matern Fetal Neonatal Med 29(2):258, 2016

Haeri S, Rais S, Monks B: Intrauterine tamponade balloon use in the treatment of uterine inversion. BMJ Case Rep January 6, 2015

Hale SA, Sobel B, Benvenuto A, et al: Coagulation and fibrinolytic system protein profiles in women with normal pregnancies and pregnancies complicated by hypertension. Pregnancy Hypertens 2(2):152, 2012

Hamm RF, Wang EY, O'Rourke K, et al: Implementation of quantitative blood loss does not improve prediction of hemoglobin drop in deliveries with average blood loss. Abstract No. 454, Am J Obstet Gynecol 216:S267, 2017

Hankins GD, Berryman GK, Scott RT Jr, et al: Maternal arterial desaturation with 15-methyl prostaglandin F2 alpha for uterine atony. Obstet Gynecol 72:367, 1988

Happe SK, Rac MW, Moschos E, et al: Prospective assessment of morbidly adherent placenta with first trimester ultrasound. Presented at the 38th Annual Meeting of the Society for Maternal-Fetal Medicine, January 29–February 3, 2018

Happe SK, Yule CS, Wells EC: Outcomes in pregnancies complicated by uterine rupture. Unpublished data, 2017

Hardardottir H, Borgida AF, Sanders MM, et al: Histologic myometrial fibers adherent to the placenta: impact of method of placental removal. Am J Obstet Gynecol 174:358, 1996

Hardin MO, Ritchie JD, Aden JK, et al: Plasma-to-red cell ratio and mechanism of injury in massively transfused combat casualties. Mil Med 179(1):92, 2014

Harper LM, Odibo AO, Macones GA, et al: Effect of placenta previa on fetal growth. Am J Obstet Gynecol 203(4):330.e1, 2010

Hayman RG, Arulkumaran S, Steer PJ: Uterine compression sutures: surgical management of postpartum hemorrhage. Obstet Gynecol 99:502, 2002

Hébert PC: Anemia and red cell transfusion in critical care. Transfusion Requirements in Critical Care Investigators and the Canadian Critical Care Trials Group. Minerva Anestesiol 65(5)293, 1999

Heller HT, Mullen KM, Gordon RW, et al: Outcomes of pregnancies with a low-lying placenta diagnosed on second-trimester sonography. J Ultrasound Med 33(4):691, 2014

Hellman LM, Pritchard JA (eds): Placenta previa. In Williams Obstetrics, 14th ed. New York, Appleton Century Crofts, 1971

Hernandez JS, Alexander JM, Sarode R, et al: Calculated blood loss in severe obstetric hemorrhage and its relation to body mass index. Am J Perinatol 29(7):557, 2012

Herrera C, Meehan R, Poddutori V, et al: Maternal deaths due to Clostridium novyi in an injection drug user. Obstet Gynecol 128:876, 2016

Hofmeyr GJ, Abdel-Aleem H, Abdel-Aleem MA: Uterine massage for preventing postpartum haemorrhage. Cochrane Database Syst Rev 7:CD006431, 2013

Hogberg V, Rasmussen S, Irgens L: The effect of smoking and hypertensive disorders on abruptio placentae in Norway 1999–2002. Acta Obstet Gynecol Scand 86:304, 2007

Holst LB, Haase N, Wetterslev J, et al: Lower versus higher hemoglobin threshold for transfusion in septic shock. N Engl J Med 371(15):1381, 2014

Hossain N, Paidas MJ: Disseminated intravascular coagulation. Semin Perinatol 37(4):257, 2013

Howard RJ, Straughn JM Jr, Huh WK, et al: Pelvic umbrella pack for refractory obstetric hemorrhage secondary to posterior uterine rupture. Obstet Gynecol 100(5 Pt 2):1061, 2002

Hui C, Lili M, Libin C, et al: Changes in coagulation and hemodynamics during pregnancy: a prospective longitudinal study of 58 cases. Arch Gynecol Obstet 285(5):1231, 2012

Hung TH, Shau WY, Hsieh CC, et al: Risk factors for placenta accreta. Obstet Gynecol 93:545, 1999

Hunt BJ: Bleeding and coagulopathies in critical care. N Engl J Med 370:847, 2014

Hurd WW, Miodovnik M, Hertzberg V, et al: Selective management of abruptio placentae: a prospective study. Obstet Gynecol 61:467, 1983

Ibrahim MI, Raafat TA, Ellaithy MI, et al: Risk of postpartum uterine synechiae following uterine compression suturing during postpartum haemorrhage. Aust N Z J Obstet Gynecol 53(1):37, 2013

Ida A, Ito K, Kubota Y, et al: Successful reduction of acute puerperal uterine inversion with the use of a Bakri postpartum balloon. Case Rep Obstet Gynecol 2015:424891, 2015

Iskender C, Topcu HO, Timur H, et al: Evaluation of risk factors in women with puerperal genital hematomas. J Matern Fetal Neonatal Med 29(9):1435, 2016

Jackson BR, Busch MP, Stramer SL, et al: The cost-effectiveness of NAT for HIV, HCV, and HBV in whole-blood donations. Transfusion 43:721, 2003

Jakobsson M, Tapper AM, Colmorn LB, et al: Emergency peripartum hysterectomy: results from the prospective Nordic Obstetric Surveillance Study (NOSS). Acta Obstet Gynecol Scand 94(7):745, 2015

Jauniaux E, Collins S, Burton GJ: Placenta accreta spectrum: pathophysiology and evidence-based anatomy for prenatal ultrasound imaging. Am J Obstet Gynecol June 24, 2017 [Epub ahead of print]

Jauniaux E, Collins SL, Jurkovic D, et al: Accreta placentation: a systematic review of prenatal ultrasound imaging and grading of villous invasiveness. Am J Obstet Gynecol 215(6):712, 2016

Jenabi E, Fereidooni B: The uterine leiomyoma and placenta previa: a meta-analysis. J Matern Fetal Neonatal Med November 21, 2017 [Epub ahead of print]

Johansson PI, Stensballe J, Rosenberg I, et al: Proactive administration of platelets and plasma for patients with a ruptured abdominal aortic aneurysm: evaluating a change in transfusion practice. Transfusion 47:593, 2007

Joshi VM, Shrivastava M: Partial ischemic necrosis of the uterus following a uterine brace compression suture. BJOG 111:279, 2004

Judy AE, Lyell DJ, Druzin ML, et al: Disseminated intravascular coagulation complicating the conservative management of placenta percreta. Obstet Gynecol 126(5):1016, 2015

Kaminsky LM, Ananth CV, Prasad V, et al: The influence of maternal cigarette smoking on placental pathology in pregnancies complicated by abruption. Am J Obstet Gynecol 197:275.e1, 2007

Kaplanoglu M, Kaplanoglu D, Bulbul M, et al: Inner myometrial laceration—an unusual presentation of antepartum and postpartum hemorrhage: case reports and review of the literature. J Matern Fetal Neonatal Med 29(16):2621, 2016

Kassir E, Fox KA, Efani H, et al: Placenta previa without morbidly adherent placentation: comparison of characteristics between scheduled and unscheduled (emergency) deliveries in a tertiary center. Abstract No. 726, Am J Obstet Gynecol 216:S423, 2017

Katakam N, Vitthala S, Sasson S, et al: Complications and failure of uterine artery embolization for intractable postpartum haemorrhage. BJOG 116(6):863, 2009

Kawamura Y, Kondoh E, Hamanishi J, et al: Treatment decision-making for postpartum hemorrhage using dynamic contrast-enhanced computed tomography. J Obstet Gynaecol Res 40(1):67, 2014

Kaya B, Guralp O, Tuten A, et al: Which uterine sparing technique should be used for uterine atony during cesarean section? The Bakri balloon or the B-Lynch suture? Arch Gynecol Obstet 294(3):511, 2016

Kayani SI, Walkinshaw SA, Preston C: Pregnancy outcome in severe placental abruption. BJOG 110:679, 2003

Kayem G, Dupont C, Bouvier-Colle MH, et al: Invasive therapies for primary postpartum haemorrhage: a population-based study in France. BJOG 123(4):598, 2016

Kayem G, Kurinczuk JJ, Alfirevic A, et al: Uterine compression sutures for the management of severe postpartum hemorrhage. Obstet Gynecol 117(1):14, 2011

Kenny L, McCrae K, Cunningham FG: Platelets, coagulation, and the liver. In Taylor R, Roberts JM, Cunningham FG (eds): Chesley's Hypertension in Pregnancy, 4th ed. Amsterdam, Academic Press, 2015

Kettel LM, Branch DW, Scott JR: Occult placental abruption after maternal trauma. Obstet Gynecol 71:449, 1988

Khan K, Moor P, Wilson MJ, et al: Cell salvage during caesarean section: a randomised controlled trial (The SALVO Trial). Abstract No. LB01, Am J Obstet Gynecol 216:S559, 2017

Kibel M, Asztalos E, Barrett J, et al: Outcomes of pregnancies complicated by preterm premature rupture of membranes between 20 and 24 weeks of gestation. Obstet Gynecol 128:313, 2016

Kieser KE, Baskett TF: A 10-year population-based study of uterine rupture. Obstet Gynecol 100:749, 2002

Kikuchi M, Itakura A, Miki A, et al: Fibrinogen concentrate substitution therapy for obstetric hemorrhage complicated by coagulopathy. J Obstet Gynaecol Res 39(4):770, 2013

King DL: Placental migration demonstrated by ultrasonography. Radiology 109:167, 1973

Klar M, Michels KB: Cesarean section and placental disorders in subsequent pregnancies—a meta-analysis. J Perinat Med 42(5):571, 2014

Knight M, Berg C, Brocklehurst P, et al: Amniotic fluid embolism incidence, risk factors and outcomes: a review and recommendations. BMC Pregnancy Childbirth 12:7, 2012

Knight M, Tuffnell D, Brocklehurst P, et al: Incidence and risk factors for amniotic-fluid embolism. Obstet Gynecol 115(5):910, 2010

Knight M, UKOSS: Peripartum hysterectomy in the UK: management and outcomes of the associated haemorrhage. BJOG 114:1380, 2007

Koen S, Synman LC, Pattinson RC, et al: A randomised controlled trial comparing oxytocin and oxytocin +ergotamine for prevention of postpartum hemorrhage at caesarean section. S Afr Med J 106:55, 2016

Kohari KS, Roman AS, Fox NS, et al: Persistence of placenta previa in twin gestations based on gestational age at sonographic detection. J Ultrasound Med 31(7):985, 2012

Kollmann M, Gaulhofer J, Lang U, et al: Placenta previa: incidence, risk factors and outcome. J Matern Fetal Neonatal Med 29(9):1395, 2016

Kolomeyevskaya NV, Tanyi JL, Coleman NM, et al: Balloon tamponade of hemorrhage after uterine curettage for gestational trophoblastic disease. Obstet Gynecol 113:557, 2009

Kotsuji F, Nishihima K, Kurokawa T, et al: Transverse uterine fundal incision for placenta praevia with accreta, involving the entire anterior uterine wall: a case series. BJOG 120(9):1144, 2013

Kramer MS, Berg C, Abenhaim H, et al: Incidence, risk factors, and temporal trends in severe postpartum hemorrhage. Am J Obstet Gynecol 209(5):449.e1, 2013

Kramer MS, Rouleau J, Liu S, et al: Amniotic fluid embolism: incidence, risk factors, and impact on perinatal outcomes. BJOG 119(7):874, 2012

Kuczyński J, Uszyński W, Zekanowska E, et al: Tissue factor (TF) and tissue factor pathway inhibitor (TFPI) in the placenta and myometrium. Eur J Obstet Gynecol Reprod Biol 105:15, 2002

Kumru P, Demirci O, Erdogdu E, et al: The Bakri balloon for the management of postpartum hemorrhage in cases with placenta previa. Eur J Obstet Gynecol Reprod Biol 167(2):167, 2013

Kuriya A, Piedimonte S, Spence AR, et al: Incidence and causes of maternal mortality in the USA. J Obstet Gynaecol Res 42(6):661, 2016

Lai J, Caughey AB, Qidwai GI, et al: Neonatal outcomes in women with sonographically identified uterine leiomyomata. J Matern Fetal Neonatal Med 25(6):710, 2012

Landy HJ, Laughon K, Bailit JL, et al: Characteristics associated with severe perineal and cervical lacerations during vaginal delivery. Obstet Gynecol 117(3):627, 2011

Landy HJ, Weingold AB: Management of a multiple gestation complicated by an antepartum fetal demise. Obstet Gynecol Surv 44:171, 1989

Law LW, Chor CM, Leung TY: Use of hemostatic gel in postpartum hemorrhage due to placenta previa. Obstet Gynecol 116(Suppl 2):528, 2010

Lax A, Prince MR, Mennitt KW, et al: The value of specific MRI features in the evaluation of suspected placental invasion. Magn Reson Imaging 25:87, 2007

Lee HY, Shin JH, Kim J, et al: Primary postpartum hemorrhage: outcome of pelvic arterial embolization in 251 patients at a single institution. Radiology 264(3):903, 2012

Lee W, Ginsburg KA, Cotton DB, et al: Squamous and trophoblastic cells in the maternal pulmonary circulation identified by invasive hemodynamic monitoring during the peripartum period. Am J Obstet Gynecol 155:999, 1986

Lerner NB, Refaai MA, Blumberg N: Red cell transfusion. In Kaushansky K, Lichtman M, Beutler K, et al (eds): Williams Hematology, 8th ed. New York, McGraw-Hill, 2010, p 2287

Levi M: Pathogenesis and management of peripartum coagulopathic calamities (disseminated intravascular coagulation and amniotic fluid embolism). Thromb Res 131(Suppl 1):S32, 2013

Levi M, Levy JH, Andersen HF, et al: Safety of recombinant activated factor VII in randomized clinical trials. N Engl J Med 363(19):1791, 2010a

Levi M, Seligsohn U: Disseminated intravascular coagulation. In Kaushansky K, Lichtman M, Beutler K, et al (eds): Williams Hematology, 8th ed. New York, McGraw-Hill, 2010b

Likis FE, Sathe NA, Morgans AK, et al: Management of postpartum hemorrhage. Agency for Healthcare Research and Quality (US) Report No. 15-EHC013-EF, April 2015

Lin Y, Callum JL, Coovadia AS, et al: Transfusion of ABO-nonidentical platelets is not associated with adverse clinical outcomes in cardiovascular surgery patients. Transfusion 42:166, 2002

Linn RL, Miller ES, Lim G, et al: Adherent basal plate myometrial fibers in the delivered placenta as a risk factor for development of subsequent placenta accreta. Placenta 36(12):1419, 2015

Logothetopulos K: Eine absolut sichere Blutstillungsmethode bei vaginalen und abdominalen gynakologischen Operationen. Zentralbl Gynakol 50:3202, 1926

Luke B, Gopal D, Cabral H, et al: Pregnancy, birth, and infant outcomes by maternal fertility status: the Massachusetts Outcomes Study of Assisted Reproductive Technology. Am J Obstet Gynecol 217(3):327.e1–327, 2017

Maggio L, Forbes J, Carey LL, et al: Association of Montevideo units with uterine rupture in women undergoing a trial of labor. J Reprod Med 59(9–10):464, 2014

Maher MA, Abdelaziz A, Bazeed MF: Diagnostic accuracy of ultrasound and MRI in the prenatal diagnosis of placenta accreta. Acta Obstet Gynecol Scand 92(9):1017, 2013

Major CA, deVeciana M, Lewis DF, et al: Preterm premature rupture of membranes and abruptio placentae: is there an association between these pregnancy complications? Am J Obstet Gynecol 172:672, 1995

Maraka S, Ospina NM, O'Keeffe DT, et al: Subclinical hypothyroidism in pregnancy: a systematic review and meta-analysis. Thyroid 26(4):580, 2016

Marik PE, Corwin HL: Acute lung injury following blood transfusion: expanding the definition. Crit Care Med 36(11):3080, 2008

Masselli G, Brunelli R, Di Tola M, et al: MR imaging in the evaluation of placental abruption: correlation with sonographic findings. Radiology 259(1):222, 2011

Matijevic N, Wang YW, Cotton BA, et al: Better hemostatic profiles of never-frozen liquid plasma compared with thawed fresh frozen plasma. J Trauma Acute Care Surg 74(1):84, 2013

Matsubara S, Yano H, Ohkuchi A, et al: Uterine compression suture for postpartum hemorrhage: an overview. Acta Obstet Gynecol Scand 92(4):378, 2013

Matsubara S, Yano H, Taneichi A, et al: Uterine compression suture against impending recurrence of uterine inversion immediately after laparotomy positioning. J Obstet Gynaecol Res 35(4):819, 2009

Matsuda Y, Maeda T, Kouno S: Comparison of neonatal outcome including cerebral palsy between abruptio placentae and placenta previa. Eur J Obstet Gynecol Reprod Biol 106:125, 2003

Matsuda Y, Ogawa M, Konno J, et al: Prediction of fetal acidemia in placental abruption. BMC Pregnancy Childbirth 13:156, 2013

Matsuwaki T, Khan KN, Inoue T, et al: Evaluation of obstetrical factors related to Sheehan syndrome. J Obstet Gynaecol Res 40(1):46, 2014

McKeogh RP, D'Errico E: Placental accreta: clinical manifestations and conservative management. N Engl J Med 245:159, 1951

Mehrabadi A, Hutcheon J, Lee L, et al: Epidemiological investigation of a temporal increase in atonic postpartum haemorrhage: a population-base retrospective cohort study. BJOG 120(7):853, 2013

Mehrabadi A, Hutcheon JA, Liu S, et al: Contribution of placenta accreta to the incidence of postpartum hemorrhage and severe postpartum hemorrhage. Obstet Gynecol 125(4):814, 2015

Melamed N, Ben-Haroush A, Chen R, Kaplan B, et al: Intrapartum cervical lacerations: characteristics, risk factors, and effects on subsequent pregnancies. Am J Obstet Gynecol 200(4):388.e1, 2009

Mhatre MV, Potter JA, Lockwood CJ, et al: Thrombin augments LPS-induced human endometrial endothelial cell inflammation via PARK1 activation. Am J Reprod Immunol 76(1):29, 2016

Michaels AY, Washburn EE, Pocius KD, et al: Outcome of cesarean scar pregnancies diagnosed sonographically in the first trimester. J Ultrasound Med 34(4):595, 2015

Miller DA, Paul RH: Rupture of the unscarred uterus. Am J Obstet Gynecol 174:345, 1996

Miller DT, Roque DM, Santin AD: Use of Monsel solution to treat obstetrical hemorrhage: a review and comparison to other topical hemostatic agents. Am J Obstet Gynecol 212(6):725, 2015

Miller ES, Linn RL, Ernst LM: Does the presence of placental basal plate myometrial fibers in a prior pregnancy improve prediction of placenta accreta? BJOG 123(13):2140, 2016

Millischer AE, Solomon LJ, Porcher R, et al: Magnetic resonance imaging for abnormally invasive placenta: the added value of intravenous gadolinium injection. BJOG 124(1):88, 2017

Misra DP, Ananth CV: Risk factor profiles of placental abruption in first and second pregnancies: heterogeneous etiologies. J Clin Epidemiol 52:453, 1999

Miura K, Higashijima A, Murakami Y, et al: Circulating levels of pregnancy-associated, placenta-specific microRNAs in pregnant women with placental abruption. Reprod Sci June 13, 2016 [Epub ahead of print]

Mogos MF, Salemi JL, Ashley M, et al: Recent trends in placenta accreta in the United States and its impact on maternal-fetal morbidity and healthcare-associated costs, 1998–2011. Ultrasound Obstet Gynecol 29(7):1077, 2016

Mondal PC, Ghosh D, Santra D, et al: Role of Hayman technique and its modification in recurrent puerperal uterine inversion. J Obstet Gynaecol Res 38(2):438, 2012

Mone F, Elsayed S, McAuliffe FM, et al: Uterine rupture—when, why and emerging trends in an Irish population. Abstract No. 433, Am J Obstet Gynecol 214(1):S238, 2016

Morgan JL, Nelson DB, Roberts SW, et al: The impact of baseline proteinuria in pregnant women with treated chronic hypertension. Obstet Gynecol 128:270, 2016

Motta IJ, Spencer BR, Cordeiro da Silva SG, et al: Evidence for transmission of Zika virus by platelet transfusion. N Engl J Med 375(11):1101, 2016

Mousa HA, Blum J, Abou El Senoun G, et al: Treatment for primary postpartum haemorrhage. Cochrane Database Syst Rev 2:CD003249, 2014

Mukhopadhyay D, Jennings PE, Banerjee M, et al: Ultrasound-guided drainage of supralevator hematoma in a hemodynamically stable patient. Obstet Gynecol 126(6):1188, 2015

Murakami M, Kobayashi T, Kubo T, et al: Experience with recombinant activated factor VII for severe postpartum hemorrhage in Japan, investigated by Perinatology Committee, Japan Society of Obstetrics and Gynecology. J Obstet Gynaecol Res 41(8):1161, 2015

Murdock AD, Berseus O, Hervig T, et al: Whole blood: the future of traumatic hemorrhagic shock resuscitation. Shock 41(Supp 1):62, 2014

Murphy M, Vassallo R: Preservation and clinical use of platelets. In Kaushansky K, Lichtman M, Beutler K, et al (eds): Williams Hematology, 8th ed. New York, McGraw-Hill, 2010

Naeye RL: Abruptio placentae and placenta previa: frequency, perinatal mortality, and cigarette smoking. Obstet Gynecol 55:701, 1980

Nageotte MP: Always be vigilant for placenta accreta. Am J Obstet Gynecol 211(2):87, 2014

Nakash A, Tuck S, Davies N: Uterine sepsis with uterine artery embolisation in the management of obstetric bleeding. J Obstet Gynecol 32(1):26, 2012

Nath CA, Ananth CV, DeMarco C, et al: Low birthweight in relation to placental abruption and maternal thrombophilia status. Am J Obstet Gynecol 198:293.e1, 2008

Nath CA, Ananth CV, Smulian JC, et al: Histologic evidence of inflammation and risk of placental abruption. Am J Obstet Gynecol 197:319.e1, 2007

Neilson JP: Interventions for suspected placenta praevia. Cochrane Database Syst Rev 2:CD001998, 2003

Nelson DB, Yost NP, Cunningham FG: Acute fatty liver of pregnancy: clinical outcomes and expected durations of recovery. Am J Obstet Gynecol 209(5):456.e1, 2013

Nelson DB, Yost NP, Cunningham FG: Hemostatic dysfunction with acute fatty liver of pregnancy. Obstet Gynecol 124:40, 2014

Nelson EL, Parker AN, Dudley DJ: Spontaneous vulvar hematoma during pregnancy: a case report. J Reprod Med 57(1–2):74, 2012

Nelson WL, O'Brien JM: The uterine sandwich for persistent uterine atony: combining the B-Lynch compression suture and an intrauterine Bakri balloon. Am J Obstet Gynecol 196(5):e9, 2007

Ngai I, Bernstein P, Chazotte C, et al: Maternal serum alpha fetoprotein (MSAFP) and placental abruption. Abstract No. 122, Am J Obstet Gynecol 206(1):S66, 2012

Nikolaou M, Kourea HP, Antonopoulos K, et al: Spontaneous uterine rupture in a primigravid woman in the early third trimester attributed to adenomyosis: a case report and review of literature. J Obstet Gynaecol Res 39(3):727, 2013

Nizard J, Barrinque L, Frydman R, et al: Fertility and pregnancy outcomes following hypogastric artery ligation for severe post-partum haemorrhage. Hum Reprod 18:844, 2003

Noh JJ, Park CH, Jo MH, et al: Rupture of an unscarred uterus in a woman with long-term steroid treatment for systemic lupus erythematosus. Obstet Gynecol 122(2 Pt 2):472, 2013

Nørgaard LN, Pinborg A, Lidegaard Ø, et al: A Danish national cohort study on neonatal outcome in singleton pregnancies with placenta previa. Acta Obstet Gynecol Scand 91(5):546, 2012

O'Brien B, Smoleneic J: Cervical varicosities and placenta praevia. Aust N Z J Obstet Gynaecol 53(5):451, 2013

Ochoa M, Allaire AD, Stitely ML: Pyometria after hemostatic square suture technique. Obstet Gynecol 99:506, 2002

Ogah K, Munjuluri N: Complete uterine inversion after vaginal delivery. J Obstet Gynaecol 31(3):265, 2011

Okby R, Atawaz AA, Wainstock T, et al: Placental abruption in twin pregnancies, risk factors and perinatal outcomes. Abstract No. 978, Am J Obstet Gynecol 216:S551, 2017

Oladapo OT, Adetoro OO, Ekele BA, et al: When getting there is not enough: a nationwide cross-sectional study of 998 maternal deaths and 1451 near-misses in public tertiary hospitals in a low-income country. BJOG 123(6):928, 2016

Oleen MA, Mariano JP: Controlling refractory atonic postpartum hemorrhage with Hemabate sterile solution. Am J Obstet Gynecol 162:205, 1990

Olive EC, Roberts CL, Nassar N, et al: Test characteristics of placental location screening by transabdominal ultrasound at 18–20 weeks. Ultrasound Obstet Gynecol 28(7):944, 2006

Østerud B, Bjorklid E: Sources of tissue factor. Semin Thromb Hemost 32(1):11, 2006

Oyelese Y, Smulian JC: Placenta previa, placenta accreta, and vasa previa. Obstet Gynecol 107:927, 2006

Pacheco LD, Hankins GV, Saad AF, et al: Tranexamic acid for the management of obstetric hemorrhage. Obstet Gynecol 130:765, 2017

Pacheco LD, Saade GR, Costantine MM, et al: An update on the use of massive transfusion protocols in obstetrics. Am J Obstet Gynecol 214(3):340, 2016

Pacheco LD, Saade GR, Constantine MM, et al: The role of massive transfusion protocols in obstetrics. Am J Perinatol 30(1):1, 2013

Pacheco LD, Saade GR, Gei AF, et al: Cutting-edge advances in the medical management of obstetrical hemorrhage. Am J Obstet Gynecol 205(6):526, 2011

Pan J, Zhou L, Huang A, et al: Sonographic diagnosis of complete uterine inversion: an unusual case. Clin Exp Obstet Gynecol 42(2):240, 2015

Pariente G, Shoham-Vardi I, Kessous R, et al: Placental abruption as a marker for long term cardiovascular mortality: a follow-up period of more than a decade. Am J Obstet Gynecol 208(1):S62, 2013

Parrott J, Holland M: Second trimester marginal previa: is follow-up necessary? Abstract No. 653, Am J Obstet Gynecol 212(1):S322, 2015

Pates JA, Hatab MR, McIntire DD, et al: Determining uterine blood flow in pregnancy with magnetic resonance imaging. Magn Reson Imaging 28(4):507, 2010

Pather S, Strockyj S, Richards A, et al: Maternal outcome after conservative management of placenta percreta at caesarean section: a report of three cases and a review of the literature. Aust N Z J Obstet Gynaecol 54(1):84, 2014

Patterson JA, Roberts CL, Bowen JR, et al: Blood transfusions during pregnancy, birth, and the postnatal period. Obstet Gynecol 123(1):126, 2014

Pearlman MD, Tintinalli JE, Lorenz RP: A prospective controlled study of outcome after trauma during pregnancy. Am J Obstet Gynecol 162:1502, 1990

Pelosi MA III, Pelosi MA: Spontaneous uterine rupture at thirty-three weeks subsequent to previous superficial laparoscopic myomectomy. Am J Obstet Gynecol 177:1547, 1997

Penotti M, Vercellini P, Bolis G: Compressive suture of the lower uterine segment for the treatment of postpartum hemorrhage due to complete placenta previa: a preliminary study. Gynecol Obstet Invest 73(4):314, 2012

Perel P, Roberts I, Ker K: Colloids versus crystalloids for fluid resuscitation in critically ill patients. Cochrane Database Syst Rev 2:CD000567, 2013

Perez-Delboy A, Wright JD: Surgical management of placenta accreta: to leave or remove the placenta? BJOG 121:163, 2014

Perlman NC, Little SE, Thomas A, et al: Patient selection for later delivery timing with suspected previa-accreta. Acta Obstet Gynecol Scand 96(8):1021, 2017

Peters AI, Van Stein D, Vlaar AP: Antibody-mediated transfusion-related acute lung injury: from discovery to prevention. Br J Haematol 170(5):597, 2015

Petersen IR, Nyholm HC: Multiple pregnancies with single intrauterine demise. Description of twenty-eight pregnancies. Acta Obstet Gynecol Scand 78:202, 1999

Pettit KE, Stephenson ML, Truong YN, et al: Maternal and neonatal outcomes among scheduled versus unscheduled deliveries in women with prenatally diagnosed, pathologically proven placenta accreta. J Matern Fetal Neonatal Med November 5, 2017 [Epub ahead of print]

Pilloni E, Alemanno MG, Gaglioti P, et al: Accuracy of ultrasound in antenatal diagnosis of placental attachment disorders. Ultrasound Obstet Gynecol 47(3):302, 2016

Po LK, Simons ME, Levinsky ES: Concealed postpartum hemorrhage treated with transcatheter arterial embolization. Obstet Gynecol 120(2 Pt 2):461, 2012

Porreco RP, Clark SL, Belfort MA, et al: The changing specter of uterine rupture. Am J Obstet Gynecol 200(3):269.e1, 2009

Porter TF, Clark SL, Dildy GA, et al: Isolated disseminated intravascular coagulation and amniotic fluid embolism. Am J Obstet Gynecol 174:486, 1996

Poujade O, Grossetti A, Mougel L, et al: Risk of synechiae following uterine compression sutures in the management of major postpartum haemorrhage. BJOG 118(4):433, 2011

Poujade O, Zappa M, Letendre I, et al: Predictive factors for failure of pelvic arterial embolization for postpartum hemorrhage. Int J Gynaecol Obstet 117(2):119, 2012

Pri-Paz S, Devine PC, Miller RS, et al: Cesarean hysterectomy requiring emergent thoracotomy: a case report of a complication of placenta percreta requiring a multidisciplinary effort. J Reprod Med 57(1–2):58, 2012

Prick BW, Vos AA, Hop WC, et al: The current state of active third stage management to prevent postpartum hemorrhage: a cross-sectional study. Acta Obstet Gynecol Scand 92(11):1277, 2013

Primo LF, Arbogast K, Digiacomo T, et al: Placenta accreta: can we forecast its arrival? Obstet Gynecol 123(Suppl 1):166S, 2014

Pritchard JA: Changes in the blood volume during pregnancy and delivery. Anesthesiology 26:393, 1965

Pritchard JA: Fetal death in utero. Obstet Gynecol 14:573, 1959

Pritchard JA: Haematological problems associated with delivery, placental abruption, retained dead fetus, and amniotic fluid embolism. Clin Haematol 2:563, 1973

Pritchard JA, Baldwin RM, Dickey JC, et al: Blood volume changes in pregnancy and the puerperium, 2. Red blood cell loss and changes in apparent blood volume during and following vaginal delivery, cesarean section, and cesarean section plus total hysterectomy. Am J Obstet Gynecol 84:1271, 1962

Pritchard JA, Brekken AL: Clinical and laboratory studies on severe abruptio placentae. Am J Obstet Gynecol 97:681, 1967

Pritchard JA, Cunningham FG, Mason RA: Coagulation changes in eclampsia: their frequency and pathogenesis. Am J Obstet Gynecol 124:855, 1976

Pritchard JA, Cunningham FG, Pritchard SA, et al: On reducing the frequency of severe abruptio placentae. Am J Obstet Gynecol 165:1345, 1991

Pritchard JA, Mason R, Corley M, et al: Genesis of severe placental abruption. Am J Obstet Gynecol 108:22, 1970

Pritchard JA, Whalley PJ: Abortion complicated by Clostridium perfringens infection. Am J Obstet Gynecol 111:484, 1971

Quant HS, Friedman AM, Wang E, et al: Transabdominal sonography as a screening test for second-trimester placenta previa. Obstet Gynecol 13(3):628, 2014

Rac MW, Dashe JS, Wells CE, et al: Ultrasound predictors of placental invasion: the Placenta Accreta Index. Am J Obstet Gynecol 212:343, 2015a

Rac MW, McIntire DD, Wells CE, et al: Cervical length in patients at risk for placental accreta. J Ultrasound Med 36(7):1431, 2017

Rac MW, Wells CE, Twicker DM, et al: Placenta accreta and vaginal bleeding according to gestational age at delivery. Obstet Gynecol 125(4):808, 2015b

Rafi J, Muppala H: Retroperitoneal haematomas in obstetrics: literature review. Arch Gynecol Obstet 281(3):435, 2010

Räisänen S, Kancherla V, Kramer MR, et al: Placenta previa and the risk of delivering a small-for-gestational-age newborn. Obstet Gynecol 124(2 Pt 1):285, 2014

Ramskill N, Hameed A, Beebeejaun Y: Spontaneous rupture of uterine leiomyoma during labor. BMJ Case Rep 2014:pii: bcr2014204364, 2014

Rana KA, Patel PS: Complete uterine inversion: an unusual yet crucial sonographic diagnosis. J Ultrasound Med 28(12):1719, 2009

Rapaport SI, Rao LV: The tissue factor pathway: how it has become a "prima ballerina." Thromb Haemost 74:7, 1995

Rasmussen S, Irgens LM: Occurrence of placental abruption in relatives. BJOG 116:693, 2009

Rattray DD, O'Connell CM, Baskett TF: Acute disseminated intravascular coagulation in obstetrics: a tertiary centre population review (1980 to 2009). J Obstet Gynaecol Can 34(4):341, 2012

Reddy UM, Abuhamad AZ, Levine D, et al: Fetal imaging: executive summary of a joint Eunice Kennedy Shriver National Institute of Child Health and Human Development, Society for Maternal-Fetal Medicine, American Institute of Ultrasound in Medicine, American College of Obstetricians and Gynecologists, American College of Radiology, Society for Pediatric Radiology, and Society of Radiologists in Ultrasound Fetal Imaging Workshop. Obstet Gynecol 123(5):1070, 2014

Riihimäki O, Metsäranta M, Ritvanen A, et al: Increased prevalence of major congenital anomalies in births with placental abruption. Obstet Gynecol 122(2 Pt 1):268, 2013

Roach MK, Thomassee MS: Acquired uterine arteriovenous malformation and retained placenta increta. Obstet Gynecol 126(3):642, 2015

Robalo R, Pedroso C, Agapito A, et al: Acute Sheehan's syndrome presenting as central diabetes insipidus. BMJ Case Rep Online Nov 6, 2012

Roberts CL, Algert CS, Warrendorf J, et al: Trends and recurrence of placenta previa: a population-based study. Aust N Z J Obstet Gynaecol 52(5):483, 2012

Robinson CJ, Villers MS, Johnson DD, et al: Timing of elective repeat cesarean delivery at term and neonatal outcomes: a cost analysis. Am J Obstet Gynecol 202(6):632, 2010

Roeca C, Little SE, Carusi D: Pathologically-diagnosed accreta and hemorrhagic morbidity in a subsequent pregnancy. Obstet Gynecol 129(2):321, 2017

Romundstad LB, Romundstad PR, Sunde A, et al: Increased risk of placenta previa in pregnancies following IVF/ICSI; a comparison of ART and non-ART pregnancies in the same mother. Hum Reprod 21(9):2353, 2006

Rosenberg T, Pariente G, Sergienko R, et al: Critical analysis of risk factors and outcome of placenta previa. Arch Gynecol Obstet 284(1):47, 2011

Rossi AC, Lee RH, Chmait RH: Emergency postpartum hysterectomy for uncontrolled postpartum bleeding: a systematic review. Obstet Gynecol 115(3):637, 2010

Rotas MA, Haberman S, Luvgur M: Cesarean scar ectopic pregnancies: etiology, diagnosis, and management. Obstet Gynecol 107:1373, 2006

Rouse DJ: Epidemiological investigation of a temporal increase in atonic postpartum haemorrhage: a population-based retrospective cohort study. Obstet Gynecol 122(3):693, 2013

Rouse DJ, MacPherson C, Landon M, et al: Blood transfusion and cesarean delivery. Obstet Gynecol 108:891, 2006

Ruiter L, Ravelli AC, de Graaf IM, et al: Incidence and recurrence rate of placental abruption: a longitudinal linked national cohort study in the Netherlands. Am J Obstet Gynecol 213(4):573.e1, 2015

Sabourin JN, Lee T, Magee LA, et al: Indications for, timing of, and modes of delivery in a national cohort of women admitted with antepartum hemorrhage at 22+0 to 28+6 weeks' gestation. J Obstet Gynaecol Can 34(11):1043, 2012

Salihu HM, Bekan B, Aliyu MH, et al: Perinatal mortality associated with abruptio placenta in singletons and multiples. Am J Obstet Gynecol 193:198, 2005

Salihu HM, Li Q, Rouse DJ, et al: Placenta previa: neonatal death after live births in the United States. Am J Obstet Gynecol 188:1305, 2003

Salim R, Chulski A, Romano S, et al: Precesarean prophylactic balloon catheters for suspected placenta accreta: a randomized controlled trial. Obstet Gynecol 126(5):1022, 2015

Sanderson DA, Milton PJD: The effectiveness of ultrasound screening at 18–20 weeks gestational age for predication of placenta previa. J Obstet Gynaecol 11:320, 1991

Sangwan N, Nanda S, Singhal S, et al: Puerperal uterine inversion associated with unicornuate uterus. Arch Gynecol Obstet 280(4):625, 2009

Saraiya M, Green CA, Berg CJ, et al: Spontaneous abortion-related deaths among women in the United States—1981–1991. Obstet Gynecol 94:172, 1999

Sathe NA, Likis FE, Young JL, et al: Procedures and uterine-sparing surgeries for managing postpartum hemorrhage: a systematic review. Obstet Gynecol Surv 71(2):99, 2016

Schimmer BP, Parker KL: Contraception and pharmacotherapy of obstetrical and gynecological disorders. In Brunton LL, Chabner BA, Knollmann BC (eds): Goodman and Gilman's The Pharmacological Basis of Therapeutics, 12th ed. New York, McGraw-Hill, 2011

Schlicter SJ, Kaufman RM, Assmann SF, et al: Dose of prophylactic platelet transfusions and prevention of hemorrhage. N Engl J Med 362(7):600, 2010

Schmitz T, Tararbit K, Dupont C, et al: Prostaglandin E2 analogue sulprostone for treatment of atonic postpartum hemorrhage. Obstet Gynecol 118(Pt 2):257, 2011

Seet EL, Kay HH, Wu S, et al: Placenta accreta: depth of invasion and neonatal outcomes. J Matern Fetal Neonatal Med 25(10):2042, 2012

Sentilhes L, Goffinet F, Kayem G: Management of placenta accreta. Acta Obstet Gynecol Scand 92(10):1125, 2013

Sentilhes L, Gromez A, Clavier E, et al: Predictors of failed pelvic arterial embolization for severe postpartum hemorrhage. Obstet Gynecol 113:992, 2009

Sentilhes L, Merlot B, Madar H, et al: Postpartum hemorrhage: prevention and treatment. Expert Rev Hematol 9(11):1043, 2016

Şentürk S, Kagtitci M, Balik G, et al: The effect of the combined use of methylergonovine and oxytocin during caesarean section in the prevention of postpartum haemorrhage. Basic Clin Pharmacol Toxicol 118:338, 2016

Shamshirsaz AA, Fox KA, Salmanian B, et al: Maternal morbidity in patients with morbidly adherent placenta treated with and without a standardized multidisciplinary approach. Am J Obstet Gynecol 212:218.e1, 2015

Shaz BH, Dente CJ, Harris RS, et al: Transfusion management of trauma patients. Anesth Analg 108:1760, 2009

Shields LE, Smalarz K, Reffigee L, et al: Comprehensive maternal hemorrhage protocols improve patient safety and reduce utilization of blood products. Am J Obstet Gynecol 205:368.e1, 2011

Sholl JS: Abruptio placentae: clinical management in nonacute cases. Am J Obstet Gynecol 156:40, 1987

Sibai BM, Lindheimer M, Hauth J, et al: Risk factors for preeclampsia, abruptio placentae, and adverse neonatal outcomes among women with chronic hypertension. N Engl J Med 339:667, 1998

Silver RM: Abnormal placentation: placenta previa, vasa previa, and placenta accreta. Obstet Gynecol 126(3):654, 2015a

Silver RM, Fox KA, Barton JR, et al: Center of excellence for placenta accreta. Am J Obstet Gynecol, May 2015b

Silver RM, Landon MB, Rouse DJ, et al: Maternal morbidity associated with multiple repeat cesarean deliveries. Obstet Gynecol 107:1226, 2006

Smulian JC, DeFulvio JD, Diven L, et al: Sonographic findings in acute uterine inversion. J Clin Ultrasound 41(7):453, 2013

Smulian JC, Pascual AL, Hesham H, et al: Invasive placental disease: the impact of a multidisciplinary team approach to management. J Matern Fetal Neonatal Med 30(12):1423, 2017

Society for Maternal-Fetal Medicine, Belfort MA: Placenta accreta. Am J Obstet Gynecol 203(5):430, 2010

Society for Maternal-Fetal Medicine, Gyamfi-Bannerman C: Management of bleeding in the late preterm period. Consult Series No. 44. Am J Obstet Gynecol October 25, 2017 [Epub ahead of print]

Society for Maternal-Fetal Medicine, Pacheco LK, Saade G, et al: Amniotic fluid embolism; diagnosis and management. Am J Obstet Gynecol 215(2):B16, 2016

Society for Maternal-Fetal Medicine, Sinkey RG, Odibo AO, et al: Diagnosis and management of vasa previa. Am J Obstet Gynecol 213(5):615, 2015

Society of Thoracic Surgeons: 2011 update to the Society of Thoracic Surgeons and the Society of Cardiovascular Anesthesiologists blood conservation clinical practice guidelines. Ann Thorac Surg 91(3):944, 2011

Solomon C, Collis RE, Collins PW: Haemostatic monitoring during postpartum haemorrhage and implications for management. Br J Anesth 109(6):851, 2012

Sosa CG, Althabe F, Belizán JM, et al: Risk factors for postpartum hemorrhage in vaginal deliveries in a Latin-American population. Obstet Gynecol 113(6):1313, 2009

Spong CY, Mercer BM, D'Alton M, et al: Timing of indicated late-preterm and early-term birth. Obstet Gynecol 118(2 Pt 1):323, 2011

Stafford IA, Dashe JS, Shivvers SA, et al: Ultrasonographic cervical length and risk of hemorrhage in pregnancies with placenta previa. Obstet Gynecol 116(3):595, 2010

Stafford PA, Biddinger PW, Zumwalt RE: Lethal intrauterine fetal trauma. Am J Obstet Gynecol 159:485, 1988

Stephenson ML, Pettit KE, Henry DE, et al: Complicated accreta: comparison of maternal and neonatal outcomes. Abstract No. 623, Am J Obstet Gynecol 214:S332, 2016

Stettler RW, Lutich A, Pritchard JA, et al: Traumatic placental abruption: a separation from traditional thought. Presented at the American College of Obstetricians and Gynecologists Annual Clinical Meeting, April 27, 1992

Stolte L, van Kessel H, Seelen J, et al: Failure to produce the syndrome of amniotic fluid embolism by infusion of amniotic fluid and meconium into monkeys. Am J Obstet Gynecol 98:694, 1967

Stramer SL, Glynn SA, Kleinman SH, et al: Detection of HIV-I and HCV infections among antibody-negative blood donors by nucleic acid–amplification testing. N Engl J Med 351:760, 2004

Stubbs JR, Zielinski MD, Jenkins D: The state of the science of whole blood: lessons learned at Mayo Clinic. Transfusion 56(Suppl 2):S173, 2016

Sun JN, Zhang BL, Yu HY, et al: Spontaneous uterine rupture due to placenta percreta during pregnancy. Am J Emerg Med 34(9):1918.e1, 2016

Swank ML, Garite TJ, Maurel K, et al: Vasa previa: diagnosis and management. Am J Obstet Gynecol 215(2):223.e1, 2016

Takeda A, Koike W, Imoto S, et al: Three-dimensional computerized tomographic angiography for diagnosis and management of intractable postpartum hemorrhage. Eur J Obstet Gynecol Reprod Biol 176:104, 2014

Tam Tam KB, Dozier J, Martin JN Jr: Approaches to reduce urinary tract injury during management of placenta accreta, increta, and percreta: a systematic review. J Maternal Fetal Neonatal Med 25(4):329, 2012

Tantbirojn P, Crum CP, Parast MM: Pathophysiology of placenta accreta: the role of decidua and extravillous trophoblast. Placenta 29(7):639, 2008

Tarney CM, Whitecar P, Sewell M, et al: Rupture of an unscarred uterus in a quadruplet pregnancy. Obstet Gynecol 121(2 Pt 2 Suppl 1):483, 2013

Thomas S, Meadows J, McQueen KA: Access to cesarean section will reduce maternal mortality in low-income countries: a mathematic model. World J Surg 40(7):1537, 2016

Tikkanen M, Nuutila M, Hiilesmaa V, et al: Prepregnancy risk factors for placental abruption. Acta Obstet Gynecol Scand 85:40, 2006

Timmermans S, van Hof AC, Duvekot JJ: Conservative management of abnormally invasive placentation. Obstet Gynecol Surv 62:529, 2007

Timor-Tritsch IE, Khatib N, Monteagudo A, et al: Cesarean scar pregnancies: experience of 60 cases. J Ultrasound Med 34(4):601, 2015

Timor-Tritsch IE, Monteagudo A, Cali G, et al: Cesarean scar pregnancy is a precursor of morbidly adherent placenta. Ultrasound Obstet Gynecol 44(3):346, 2014

Tita AT, Szychowski JM, Rouse DJ, et al: Higher-dose oxytocin and hemorrhage after vaginal delivery. Obstet Gynecol 119(2 Pt 1):293, 2012

Tola EN: First trimester spontaneous uterine rupture in a young woman with uterine anomaly. Case Rep Obstet Gynecol 2014:967386, 2014

Toledo P, McCarthy RJ, Hewlett BJ, et al: The accuracy of blood loss estimation after simulated vaginal delivery. Anesth Analg 105:1736, 2007

Towers CV, Pircon RA, Heppard M: Is tocolysis safe in the management of third-trimester bleeding? Am J Obstet Gynecol 180:1572, 1999

Treloar EJ, Anderson RS, Andrews HG, et al: Uterine necrosis following B-Lynch suture for primary postpartum haemorrhage. BJOG 113:486, 2006

Trudell A, Stout M, Cahill A, et al: Second trimester cervical length and persistence of placental previa in the third trimester. Abstract No. 91, Presented at the 33rd Annual Meeting of the Society for Maternal-Fetal Medicine, February 11–16, 2013

Twickler DM, Lucas MJ, Balis AB, et al: Color flow mapping for myometrial invasion in women with a prior cesarean delivery. J Matern Fetal Med 9:330, 2000

Ugwu IA, Oluwasola TA, Enabor OO, et al: Randomized controlled trial comparing 200µg and 400µg sublingual misoprostol for prevention of primary postpartum hemorrhage. Int J Gynaecol Obstet 133(2):173, 2016

Usta IM, Hobeika EM, Abu Musa AA, et al: Placenta previa-accreta: risk factors and complications. Am J Obstet Gynecol 193:1045, 2005

Uszyński M, Zekanowska E, Uszyński W, et al: Tissue factor (TF) and tissue factor pathway inhibitor (TFPI) in amniotic fluid and blood plasma: implications for the mechanism of amniotic fluid embolism. Eur J Obstet Gynecol Reprod Biol 95:163, 2001

Villar J, Gülmezoglu AM, Hofmeyr GJ, et al: Systematic review of randomized controlled trials of misoprostol to prevent postpartum hemorrhage. Obstet Gynecol 100:1301, 2002

Vintejoux E, Ulrich D, Mousty E, et al: Success factors for Bakri balloon usage secondary to uterine atony: a retrospective, multicenter study. Aust N Z J Obstet Gynaecol 55(6):572, 2015

Walker MG, Allent L, Windrim RC, et al: Multidisciplinary management of invasive placenta previa. J Obstet Gynaecol Can 35(5):417, 2013

Wang L, Matsunaga S, Mikami Y, et al: Pre-delivery fibrinogen predicts adverse maternal or neonatal outcomes in patients with placental abruption. J Obstet Gynaecol Res 42(7):796, 2016

Warshak CR, Eskander R, Hull AD, et al: Accuracy of ultrasonography and magnetic resonance imaging in the diagnosis of placenta accreta. Obstet Gynecol 108(3 Pt 1):573, 2006

Warshak CR, Ramos GA, Eskander R, et al: Effect of predelivery diagnosis in 99 consecutive cases of placenta accreta. Obstet Gynecol 115(1):65, 2010

Wehrum MJ, Buhimschi IA, Salafia C, et al: Accreta complicating complete placenta previa is characterized by reduced systemic levels of vascular endothelial growth factor and by epithelial-to-mesenchymal transition of the invasive trophoblast. Am J Obstet Gynecol 204(5):411.e1, 2011

Wei Q, Zhang W, Chen M, et al: Peripartum hysterectomy in 38 hospitals in China: a population-based study. Arch Gynecol Obstet 289(3):549, 2014

Weiner E, Miremberg H, Grinstein E, et al: The effect of placenta previa on fetal growth and pregnancy outcome in correlation with placental pathology. J Perinatol 36(12):1073, 2016

Weiss JL, Malone FD, Vidaver J, et al: Threatened abortion: a risk factor for poor pregnancy outcome, a population-based screening study. Am J Obstet Gynecol 190:745, 2004

Weiwen Y: Study of the diagnosis and management of amniotic fluid embolism: 38 cases of analysis. Obstet Gynecol 95:385, 2000

Wing DA, Paul RH, Millar LK: Management of the symptomatic placenta previa: a randomized, controlled trial of inpatient versus outpatient expectant management. Am J Obstet Gynecol 174:305, 1996

Witteveen T, van Stralen G, Zwart J, et al: Puerperal uterine inversion in the Netherlands: a nationwide cohort study. Acta Obstet Gynecol Scand 92(3):334, 2013

Wong HS, Cheung YK, Zuccollo J, et al: Evaluation of sonographic diagnostic criteria for placenta accreta. J Clin Ultrasound 36(9):551, 2008

Wong TY: Emergency peripartum hysterectomy: a 10-year review in a tertiary obstetric hospital. N Z Med J 124(1345):34, 2011

World Health Organization: WHO recommendations for prevention and treatment of maternal peripartum infections. Geneva, WHO, 2015

Worley KC, Hnat MD, Cunningham FG: Advanced extrauterine pregnancy: diagnostic and therapeutic challenges. Am J Obstet Gynecol 198:297.e1, 2008

Wortman A, Schaefer S, Wilson K, et al: Maternal morbidity associated with placenta previa with and without placental invasion. Abstract No. 601, Am J Obstet Gynecol 212(1):S299, 2015

Wright JD, Silver RM, Bonanno C, et al: Practice patterns and knowledge of obstetricians and gynecologists regarding placenta accreta. J Matern Fetal Neonatal Med 26(16):1602, 2013

Yao R, Goetziner KR, Crimmins SD, et al: Association of maternal obesity with maternal and neonatal outcomes in cases of uterine rupture. Obstet Gynecol 129:683, 2017

Yeomans ER, Hoffman BL, Gilstrap LC III, et al (eds): Cunningham and Gilstrap's Operative Obstetrics, 3rd ed. New York, McGraw-Hill Education, 2017

Yoong W, Ridout A, Memtsa M, et al: Application of uterine compression suture in association with intrauterine balloon tamponade ("uterine sandwich") for postpartum hemorrhage. Acta Obstet Gynecol Scand 91(1):147, 2012

You WB, Zahn CM: Postpartum hemorrhage: abnormally adherent placenta, uterine inversion, and puerperal hematomas. Clin Obstet Gynecol 49:184, 2006

Zahn C, Timofeev J: Uterine inversion. In Yeomans ER, Hoffman BL, Gilstrap LC III, et al (eds): Cunningham and Gilstrap's Operative Obstetrics, 3rd ed. New York, McGraw-Hill Education, 2017

Zeeman GG, Cunningham FG, Pritchard JA: The magnitude of hemoconcentration with eclampsia. Hypertens Pregnancy 28(2):127, 2009

Zelop CM: Postpartum hemorrhage. Becoming more evidence-based. Obstet Gynecol 117(1):3, 2011

Zetterstrom K, Lindeberg SN, Haglund B, et al: Maternal complications in women with chronic hypertension: a population-based cohort study. Acta Obstet Gynecol Scand 84:419, 2005

Zhang E, Liu L, Owen R: Pelvic artery embolization in the management of obstetrical hemorrhage: predictive factors for clinical outcomes. Cardiovasc Intervent Radiol 38(6):1477, 2015

Zuckerbraun BS, Peitzman AB, Billiar TR: Shock. In Brunicardi FC, Andersen DK, Billiar TR, et al (eds): Schwartz's Principles of Surgery, 9th ed. New York, McGraw-Hill, 2010

Zwart JJ, Richters JM, Öry F, et al: Severe maternal morbidity during pregnancy, delivery and puerperium in the Netherlands: a nationwide population-based study of 371,000 pregnancies. BJOG 115:842, 2008

CAPÍTULO 42

Nascimento pré-termo

DEFINIÇÃO DE NASCIMENTO PRÉ-TERMO 803

TENDÊNCIAS NAS TAXAS DE PARTO PRÉ-TERMO........ 804

MORBIDADE DE NEONATOS PRÉ-TERMO 805

CAUSAS DE NASCIMENTO PRÉ-TERMO................ 809

FATORES CONTRIBUINTES......................... 812

DIAGNÓSTICO 814

PREVENÇÃO DE NASCIMENTO PRÉ-TERMO 815

MANEJO DOS CASOS DE RUPTURA PREMATURA
DE MEMBRANAS PRÉ-TERMO 819

MANEJO EM CASO DE PARTO PRÉ-TERMO
COM MEMBRANAS INTACTAS 822

É geralmente aceito que exista no bulbo um centro para as contrações uterinas, o qual pode ser estimulado por um excesso de dióxido de carbono no sangue, por anemia e pela presença de várias substâncias tóxicas; e parece altamente provável que a maior frequência do trabalho de parto pré-termo em casos de insuficiência renal e eclâmpsia seja causada pela ação de toxinas metabólicas nesse centro.
— J. Whitridge Williams (1903)

Na 1ª edição deste livro, muito pouco foi mencionado em relação ao parto pré-termo. De fato, o parto pré-termo não foi incorporado como tópico individual até a 13ª edição, em 1966. Além disso, esse conteúdo limitava-se a apenas três frases que citavam o uso de isoxsuprina como agente tocolítico. Em contrapartida, as pesquisas atuais produzem mais de 3.000 artigos publicados anualmente. Os dados derivam de estudos com modelos animais, pesquisas translacionais, ensaios clínicos e investigações genéticas. Apesar dos esforços, ainda não conseguimos elucidar claramente a biologia da parturição humana e estabelecer ações subsequentes para evitar o nascimento pré-termo (Martin, 2017).

DEFINIÇÃO DE NASCIMENTO PRÉ-TERMO

Baixo peso ao nascer é a expressão usada para definir os recém-nascidos muito pequenos. A expressão *nascimento pré-termo* ou *prematuro* define os fetos nascidos precocemente. Com relação à idade gestacional, um recém-nascido pode ser pré-termo, a termo ou pós-termo. No que se refere ao tamanho, o recém-nascido pode ter crescimento apropriado e *adequado para a idade gestacional*; pode ser *pequeno para a idade gestacional*; ou pode ser *grande para a idade gestacional*. Pequeno para a idade gestacional classifica os neonatos cujos pesos estão abaixo do percentil 10 para a idade gestacional. Outras denominações utilizadas com frequência são *restrição do crescimento fetal* ou *restrição do crescimento intrauterino*. A expressão grande para a idade gestacional descreve os recém-nascidos cujo peso ao nascer esteja acima do percentil 90 para a idade gestacional. A expressão adequado para a idade gestacional indica os recém-nascidos cujo peso ao nascer esteja entre os percentis 10 e 90.

Assim, os neonatos nascidos prematuros podem ser pequenos ou grandes para a idade gestacional e, ainda assim, enquadrarem-se na definição de pré-termo. A expressão *baixo peso ao nascer* refere-se aos nascidos com peso entre 1.500 e 2.500 g; *peso muito baixo ao nascer* refere-se aos nascidos com peso entre 1.000 e 1.500 g; e *peso extremamente baixo ao nascer* refere-se àqueles com peso entre 500 e 1.000 g.

Antes da 15ª edição deste livro, definia-se um *recém-nascido pré-termo* ou *prematuro* como tendo peso ao nascer < 2.500 g. A partir da 15ª edição, os recém-nascidos pré-termo passaram a ser aqueles nascidos antes de se completarem 37 semanas de gestação, ou seja, < $36^{6/7}$ semanas. Essa definição, que vem sendo usada há mais de 40 anos, foi inicialmente publicada em 1976 pela Organização Mundial da Saúde (OMS) e pela Federação

TABELA 42-1 Taxa de mortalidade infantil nos Estados Unidos em 2013

	Nº de nascidos vivos (%)	Óbitos infantis (por 1.000 nascidos)
Total de crianças	3.932.181 (100)	23.446 (6)
Idade gestacional:		
< 34 semanas	133.503 (3)	13.284 (100)
34-36 semanas	313.858 (8)	2.268 (7)
< 37 semanas	447.361 (11)	15.552 (35)
37-38 semanas	974.162 (25)	2.933 (3)
39-41 semanas	2.291.468 (58)	4.218 (2)
≥ 42 semanas	215.510 (5)	515 (2)

Dados de Matthews, 2015.

Internacional de Ginecologia e Obstetrícia (FIGO). A definição deriva de uma análise estatística da distribuição das idades gestacionais na ocasião do nascimento (Steer, 2005). É importante observar que falta uma base funcional específica nessa definição e há necessidade de se fazer uma distinção clara entre ela e o conceito de *prematuridade*. Prematuridade representa o desenvolvimento incompleto de diversos sistemas de órgãos ao nascimento. Por exemplo, os pulmões são particularmente afetados, levando à síndrome da disfunção respiratória (SDR) (Cap. 34, p. 636).

Em 2013, nos Estados Unidos, 23.446 crianças morreram em seu primeiro ano de vida, e um terço delas morreram por causas relacionadas ao nascimento pré-termo (Matthews, 2015). A idade gestacional ao nascer e o risco de morbidade e mortalidade neonatal estão inversamente relacionadas (Frey, 2016). Assim, os neonatos nascidos no período pré-termo precoce representam a menor proporção dos nascimentos, mas esses lactentes experimentam taxas desproporcionalmente maiores de complicações relacionadas à prematuridade (Tab. 42-1).

Desde 2005, em função do reconhecimento de que os neonatos nascidos entre $34^{0/7}$ e $36^{6/7}$ semanas apresentavam morbidade e mortalidade características da prematuridade, os recém-nascidos pré-termo foram subdivididos. Aqueles nascidos antes de $33^{6/7}$ semanas passaram a ser designados como *pré-termos precoces*, e aqueles nascidos entre 34 e 36 semanas como *pré-termos tardios*. De fato, em comparação com os nascimentos com $39^{0/7}$ semanas até $40^{6/7}$ semanas, esses neonatos pré-termo tardios experimentam morbidades também associadas à prematuridade (Spong, 2013). Recentemente, esse conceito se expandiu para os recém-nascidos entre $37^{0/7}$ e $38^{6/7}$ semanas, que são agora definidos como *a termo precoce*, e aqueles nascidos entre $39^{0/7}$ semanas e $40^{6/7}$, definidos como *a termo*.

Essa terminologia revisada levou alguns autores a redefinir uma gestação curta como aquela $< 39^{0/7}$ semanas. Ao fazer isso, mais de um terço dos nascidos vivos nos Estados Unidos em 2015 seriam definidos como tendo um período de gestação curto (Martin, 2017). Uma implicação disso é que apenas 65% dos nascimentos ocorridos nos Estados Unidos ocorreram durante o período ideal de 39 a 41 semanas de gestação. Isso enfatiza que a maturação fetal em humanos é um contínuo que é completado mais tardiamente do que se esperava anteriormente. Assim, as sequelas neonatais por imaturidade neonatal em caso de parto eletivo antes de completadas 39 semanas são consideráveis (Reddy, 2009; Tita, 2009).

Esse conhecimento levou ao desenvolvimento e à aplicação da "regra das 39 semanas" para evitar os partos não clinicamente indicados antes de 39 semanas (Spong, 2011). Como consequência não intencional dessa estratégia de cuidados de saúde, houve aumento nas taxas de natimortos nos Estados Unidos. Uma preocupação é de que a regra possa ser aplicada de forma errada a gestações com indicações médicas reais para o parto precoce (Hill, 2017; Nicholson, 2016). Spong (2016) enfatizou a necessidade de realizar as intervenções obstétricas necessárias quando indicadas.

TENDÊNCIAS NAS TAXAS DE PARTO PRÉ-TERMO

■ Metodologia

Nos Estados Unidos, a incidência de parto pré-termo aumentou discretamente de 9,57% em 2014 para 9,63% em 2015 (Martin, 2017). Essa é a primeira elevação nessa porcentagem desde 2007. Embora preocupante, alguns argumentam que a queda nas taxas de parto pré-termo entre 2007 e 2014 refletiram um viés sistemático associado a mudanças nas formas de datação em obstetrícia (Frey, 2016).

Especificamente, começando em 2014, o National Vital Statistics Reports do National Center for Health Statistics mudou para um novo padrão para a estimativa da idade gestacional do neonato no preenchimento da certidão de nascimento (Martin, 2015). A nova medida – estimativa obstétrica da idade gestacional no parto – substituiu os cálculos baseados na data da última menstruação (Cap. 44, p. 846). Conforme mostrado na Figura 42-1, essas medidas diferem e não oferecem comparações numéricas absolutas equivalentes das taxas de parto pré-termo. Por exemplo, a taxa de parto pré-termo baseada na estimativa de 2015 era de 9,6% comparada com a taxa baseada no último período menstrual de 11,3% (Martin, 2017). *Assim, os dados nacionais atuais não são diretamente comparáveis com as taxas previamente relatadas de parto pré-termo devido a diferenças nas metodologias de cálculo da idade gestacional.* Os dados nacionais são relatados agora iniciando no ano de 2007, o que coincide com o ano em que essa informação ficou disponível.

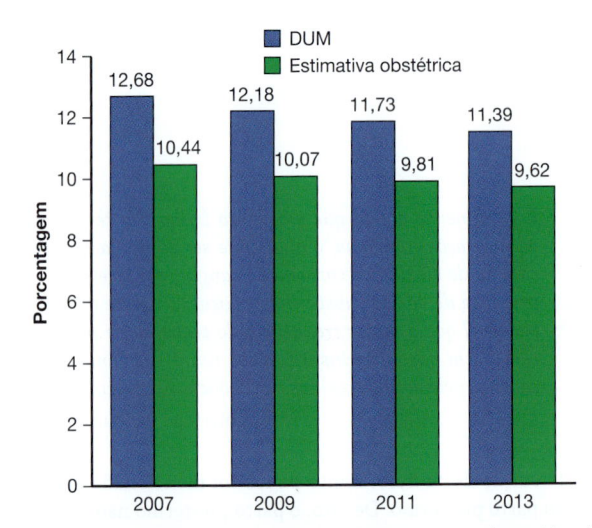

FIGURA 42-1 Porcentagem de partos pré-termo nos Estados Unidos de acordo com o método de avaliação da idade gestacional. DUM, data da última menstruação. (Adaptada, com permissão, de Martin JA, Osterman MJ, Kirmeyer SE, et al: Measuring gestational age in vital statistics data: transitioning to the obstetric estimate. Natl Vital Stat Rep. 2015 Jun 1;64(5):1–20.)

■ Fatores influenciadores

Ferré e colaboradores (2016), usando dados do National Vital Statistics System, mostraram que a redução global em partos pré-termo antes de 2014 deveu-se, em parte, a mudanças na distribuição da idade materna. Especificamente, diminuíram as taxas de nascimentos em adolescentes. Isso se traduziu em queda nas taxas de parto pré-termo ao longo do mesmo período, podendo explicar as menores taxas de mortalidade infantil (Callaghan, 2017).

Um aspecto preocupante nas tendências das taxas de partos pré-termo nos Estados Unidos são as disparidades raciais e étnicas persistentes. As taxas de parto pré-termo entre mulheres negras são muito maiores que entre aquelas brancas ou hispânicas em todos os anos registrados (Martin, 2017). Além disso, as taxas de nascimentos antes de completadas 32 semanas em mulheres negras são maiores que aquelas de brancas e hispânicas combinadas. Alguns pesquisadores atribuem essa disparidade a circunstâncias socioeconômicas (Collins, 2007; Leveno, 2009). Internacionalmente, as taxas de nascimentos pré-termo nos Estados Unidos também são mais altas comparadas com as de outros países industrializados (Ananth, 2009; Delnord, 2017; Martin, 2017).

MORBIDADE DE NEONATOS PRÉ-TERMO

Os neonatos nascidos antes de 37 semanas sofrem de várias morbidades, em grande parte devido à imaturidade de seus órgãos (Tab. 42-2). Dito isso, foram obtidos avanços extraordinários na sobrevida neonatal de recém-nascidos pré-termo, principalmente para aqueles nascidos após 28 semanas. Em um estudo com mais de 18.000 recém-nascidos pesando entre 400 e 1.500 g ou com idade entre 22 e 32 semanas de gestação, as taxas de sobrevida foram analisadas em função do peso de nascimento e da idade gestacional (Fanaroff, 2007). Após ter atingido peso ao nascer ≥ 1.000 g, ou idade gestacional de 28 semanas para o sexo feminino e 30 semanas para o masculino, as taxas de sobrevida atingem 95%.

■ Limiar de viabilidade

Os nascimentos anteriormente classificados como "abortos" pelos fetos pesarem menos de 500 g são atualmente classificados como nascidos vivos. Nos Estados Unidos, em 2014, foram registrados 5.863 nascidos vivos < 500 g (Martin, 2017). Para os neonatos nascidos antes de 33 semanas de gestação, o cuidado perinatal e neonatal avançou tremendamente. Como resultado disso, o *limiar de viabilidade*, que é o limite inferior da maturação fetal compatível com a sobrevivência extrauterina, foi reavaliado. Atualmente, o limiar de viabilidade fica entre 20 e 26 semanas de gestação.

Os neonatos que nascem no *período periviável* são descritos como frágeis e vulneráveis em razão da imaturidade de seus sistemas de órgãos. Muitos desses problemas são descritos no Capítulo 34 (p. 639) e incluem lesão cerebral por lesão hipóxico-isquêmica e sepse. Em tal cenário, hipoxia e sepse iniciam uma cascata de eventos que levam a hemorragia cerebral, lesão da substância branca produzindo leucomalácia periventricular e, subsequentemente, insuficiência de crescimento cerebral que termina em deficiência do neurodesenvolvimento. As morbidades associadas incluem deficiência intelectual, paralisia cerebral, cegueira, convulsões e tetraparesia espástica, que pode resultar na necessidade de cuidados médicos por toda a vida (Annas, 2004). Como o desenvolvimento ativo do cérebro normalmente ocorre ao longo do segundo e do terceiro trimestre, aqueles nascidos com < 25 semanas são considerados especialmente vulneráveis à lesão cerebral.

Para esclarecer o cuidado obstétrico desses fetos, a Society for Maternal-Fetal Medicine, o *Eunice Kennedy Shriver* National Institute for Child Health and Human Development (NICHD), a American Academy of Pediatrics e o American College of Obstetricians and Gynecologists realizaram uma reunião em 2013 (Raju, 2014). A declaração resumida desse encontro serviu como base para o documento *Obstetric Care Consensus* do American College of Obstetricians and Gynecologists (2017e).

TABELA 42-2 Principais problemas em curto e longo prazo para neonatos com peso muito baixo ao nascer

Órgão ou sistema	Problemas em curto prazo	Problemas em longo prazo
Pulmonares	Síndrome da disfunção respiratória, pneumotórax, displasia broncopulmonar, apneia da prematuridade	Displasia broncopulmonar, doença reativa das vias aéreas, asma
Gastrintestinais ou nutricionais	Hiperbilirrubinemia, intolerância alimentar, enterocolite necrosante, restrição de crescimento	Má evolução ponderal, síndrome do intestino curto, colestase
Imunológicos	Infecção hospitalar, deficiência imunológica, infecção perinatal	Infecção pelo vírus sincicial respiratório, bronquiolite
Sistema nervoso central	Hemorragia intraventricular, leucomalácia periventricular, hidrocefalia	Paralisia cerebral, hidrocefalia, atrofia cerebral, retardo no desenvolvimento neurológico, perda de audição
Oftalmológicos	Retinopatia da prematuridade	Cegueira, descolamento de retina, miopia, estrabismo
Cardiovasculares	Hipotensão, persistência do canal arterial, hipertensão pulmonar	Hipertensão pulmonar, hipertensão arterial na vida adulta
Renais	Desequilíbrio hidreletrolítico, distúrbios acidobásicos	Hipertensão arterial na vida adulta
Hematológicos	Anemia iatrogênica, necessidade de transfusões frequentes, anemia da prematuridade	
Endocrinológicos	Hipoglicemia, níveis transitoriamente baixos de tiroxina, deficiência de cortisol	Distúrbios na regulação da glicose, aumento da resistência à insulina

Dados de Eichenwald, 2008.

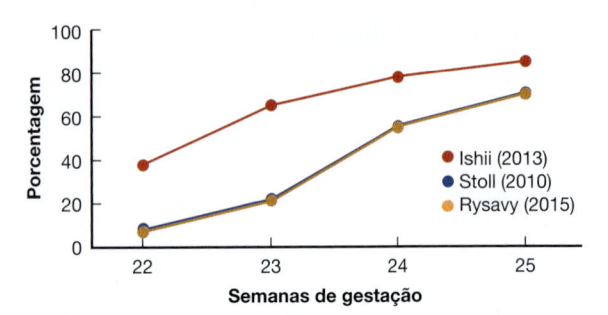

FIGURA 42-2 Taxas de sobrevida neonatal conforme a condição ao nascer e a idade gestacional. A curva de dados de Ishii (2013) reflete as taxas de sobrevida para nascidos vivos; a curva de Stoll (2010) reflete as taxas de sobrevida de nascidos vivos; a curva de Rysavy (2015) reflete as taxas globais de sobrevida.

TABELA 42-3 Desfechos aos 2,5 anos corrigidos por idade gestacional ao nascimento na Suécia, 2004 a 2007

Desfecho	Idade gestacional (semanas)					
	22	23	24	25	26	Total
Nascidos vivos (n°)	51	101	144	205	206	707
Sobrevida em 1 ano (%)	10	53	67	82	85	70
Porcentagem com incapacidade[a]						
Nenhuma incapacidade	0	30	34	44	49	42
Leve	40	19	33	29	34	31
Moderada	20	30	21	17	10	16
Grave	40	21	13	10	7	11

[a]Porcentagem com incapacidade aos 2,5 anos de idade corrigida. A taxa global de incapacidade inclui desempenho segundo os critérios de avaliação Bayley III, retardo do desenvolvimento mental, paralisia cerebral e incapacidade visual e auditiva. Dados de Serenius F, Källén K, Blennow M, et al: Neurodevelopmental outcome in extremely preterm infants at 2.5 years after active perinatal care in Sweden, JAMA 2013 May 1;309(17):1810–1820.

Sobrevivência neonatal periviável

O *Obstetric Care Consensus* fornece uma revisão dos desfechos para aqueles nascidos no período periviável. O parto antes de 23 semanas normalmente resulta em morte, e as taxas de sobrevida são de apenas cerca de 5% (Fig. 42-2). Entre aqueles que sobrevivem, a morbidade é quase universal. Os autores salientam a ampla variação nas práticas em relação à reanimação ativa e sugerem que essas variações podem explicar os diferentes desfechos perinatais entre instituições distintas. Porém, um alerta importante é o viés de aferição. Por exemplo, a taxa média de sobrevida é de 45% quando o denominador usado for todos os nascidos vivos comparada com 72% se o denominador usado for todos os neonatos admitidos em unidade de terapia intensiva neonatal (Guillen, 2011). Outra fonte de viés é o uso de conjuntos de dados multicêntricos com diferenças consideráveis em intervenções obstétricas e neonatais precoces, particularmente com 22 e 23 semanas de gestação (Stoll, 2010).

Para avaliar os desfechos contemporâneos de neonatos nascidos com 22 a 24 semanas, a NICHD Neonatal Research Network relatou os desfechos de sobrevida e neurodesenvolvimento avaliados em períodos conforme o ano de nascimento de 2000 a 2003, 2004 a 2007 e 2008 a 2011 em lactentes com idade de 18 a 22 meses (Younge, 2017). A porcentagem de lactentes que sobreviveram aumentou significativamente de 30% em 2000 a 2003 para 36% em 2008 a 2011. A porcentagem de lactentes que sobreviveram sem prejuízo no neurodesenvolvimento também cresceu de maneira significativa de 16% para 20% durante o mesmo período (Fig. 42-3). Embora as taxas de sobrevida sem prejuízo no neurodesenvolvimento tenham aumentado ao longo do tempo entre lactentes nascidos com 23 e 24 semanas, apenas 1% dos lactentes nascidos com 22 semanas sobreviveram sem prejuízo no neurodesenvolvimento (Younge, 2017).

Resultados parecidos foram publicados na Suécia (Serenius, 2013). Esse trabalho detalha um estudo prospectivo nacional de base populacional de todos os neonatos nascidos antes de 27 semanas de gestação. A Tabela 42-3 mostra as taxas de sobrevida e de incapacidade para 707 nascidos vivos com idade gestacional entre 22 e 26 semanas de gestação entre 2004 e 2007 na Suécia. Em comparação com as taxas dos Estados Unidos, as taxas de sobrevida sem incapacidade relacionada ao desenvolvimento neurológico eram maiores na coorte sueca para lactentes nascidos com 24 semanas de 2004 a 2007.

Manejo clínico

O documento *Obstetric Care Consensus* também aborda as opções de manejo com base nas características clínicas de uma determinada gestação. Os fatores não modificáveis são sexo, peso e pluralidade fetal. Os fatores anteparto e intraparto potencialmente modificáveis incluem o local do parto, a intenção de intervir com

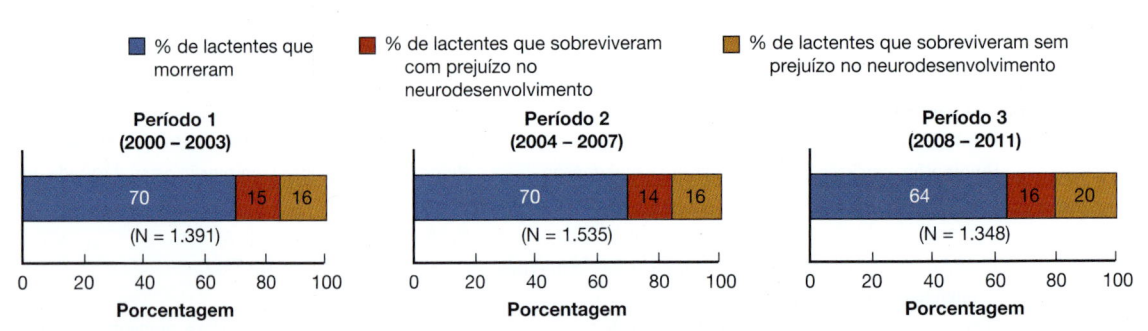

FIGURA 42-3 Mortalidade e desfechos de neurodesenvolvimento com 18 a 22 meses de idade corrigida por período de nascimento em neonatos nascidos com 22 a 24 semanas. (Dados de Younge N, Goldstein RF, Bann CM, et al: Survival and neurodevelopmental outcomes among periviable infants, N Engl J Med. 2017 Feb 16;376(7):617–628.)

TABELA 42-4 Diretrizes gerais para intervenções obstétricas no caso de ameaça ou iminência de parto periviável

	< 22 semanas	22 semanas	23 semanas	24+ semanas
Avaliação neonatal para reanimação	Não recomendada	Considerar	Considerar	Recomendada
Terapia com corticosteroide	Não recomendada	Não recomendada	Considerar	Recomendada
Neuroproteção com sulfato de magnésio	Não recomendada	Não recomendada	Considerar	Recomendada
Tocólise	Não recomendada	Não recomendada	Considerar	Recomendada
Terapia antimicrobiana para RPM pré-termo	Considerar	Considerar	Considerar	Recomendada
MFE contínua	Não recomendada	Não recomendada	Considerar	Recomendada
Profilaxia de EGB	Não recomendada	Não recomendada	Considerar	Recomendada
Cesariana indicada por comprometimento fetal	Não recomendada	Não recomendada	Considerar	Recomendada
Reanimação agressiva	Apenas cuidados de conforto	Não recomendada a menos que considerada potencialmente viável	Considerar	Recomendada

EGB, estreptococos do grupo B; MFE, monitoração fetal eletrônica; RPM, ruptura prematura de membranas.
Dados de American College of Obstetricians and Gynecologists, 2017e; Raju, 2014.

cesariana ou indução do trabalho de parto e a administração antenatal de corticosteroides e sulfato de magnésio. O manejo pós-natal aborda o início ou a suspensão dos cuidados intensivos após o parto. As áreas de orientação geral foram revisadas para cada semana de gestação (Tab. 42-4).

O modo de parto representa outro dilema, pois a cesariana no limiar de viabilidade é controversa. Por exemplo, quando se considera que o feto/recém-nascido é imaturo demais para ser mantido com suporte agressivo, as indicações comuns para cesariana, como apresentação pélvica ou frequência cardíaca fetal não tranquilizadora, podem não ser consideradas. Além disso, os estudos observacionais não conseguiram documentar benefício da cesariana apenas por indicação de periviabilidade (Alfirevic, 2013).

Em um estudo de 2.906 fetos únicos entre $24^{0/7}$ e $31^{6/7}$ semanas elegíveis para tentativa de parto vaginal, 84% dos fetos em apresentação cefálica nasceram por parto vaginal (Reddy, 2012). As taxas de mortalidade neonatal não foram diferentes em comparação com aquelas associadas à cesariana planejada. Porém, nos casos de apresentação *pélvica*, o risco relativo de mortalidade foi três vezes maior com a tentativa de parto vaginal. Em outro estudo, Werner e colaboradores (2013) analisaram 20.231 neonatos nascidos com 24 a 34 semanas. O parto cesáreo não ofereceu proteção contra desfechos negativos, como morte neonatal, hemorragia intraventricular, convulsões, disfunção respiratória e hemorragia subdural. A partir desses achados, o *Obstetric Care Consensus* propõe que a cesariana seja *considerada* para indicações fetais com $23^{0/7}$ a $24^{6/7}$ semanas. Porém, antes de 22 semanas, essa via é reservada apenas para indicações maternas.

É difícil resumir as práticas atuais de cuidados obstétricos no manejo da gestação periviável considerando a sua rápida evolução. Por exemplo, desde janeiro de 2016, o American College of Obstetricians and Gynecologists publicou três atualizações de seu Practice Bulletin "Management of Preterm Labor", e foram publicadas três versões do documento "Obstetric Care Consensus" desde novembro de 2015. Nesse ambiente de incertezas, o cuidado centrado no paciente individualizado por uma equipe multidisciplinar permanece sendo fundamental para os médicos.

Embora não tenhamos as respostas, descrevemos nossas estratégias no Parkland Hospital como uma abordagem ao manejo. Nossas políticas foram desenvolvidas em conjunto com a Division of Neonatal Medicine. É importante observar que a decisão de não realizar cesariana não necessariamente implica que o cuidado do feto seja reduzido. Neonatologistas são consultados antes do parto, fazendo-se uma discussão trilateral sobre as possibilidades de sobrevida, bem como as possíveis morbidades com a mãe e seus familiares. Há um neonatologista atendendo cada parto, responsável por determinar o manejo subsequente.

Em nossa instituição, as indicações fetais tradicionais para cesariana são praticadas em mulheres com $25^{0/7}$ semanas de gestação ou mais. Não se oferece cesariana por indicação fetal nas gestações com menos de $24^{0/7}$ semanas. Com $24^{0/7}$ semanas, não se indica cesariana a não ser que o peso estimado do feto seja de 750 g ou mais. O manejo obstétrico agressivo é feito em casos de restrição de crescimento, quando a idade gestacional é usada para guiar o manejo em vez do tamanho fetal.

■ Nascimento pré-termo tardio

Os neonatos nascidos entre 34 e 36 semanas representam mais de 70% dos nascimentos pré-termo (Fig. 42-4). Trata-se do grupo que cresce mais rápido na proporção de fetos únicos nascidos pré-termo nos Estados Unidos (Raju, 2006). Nacionalmente, a taxa

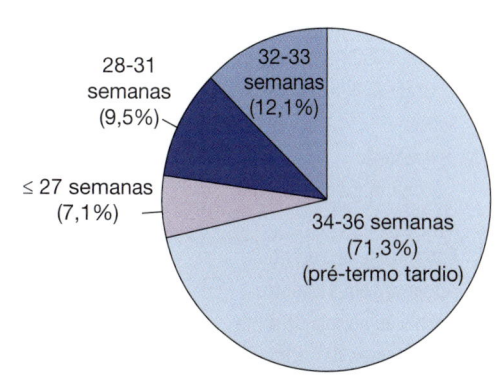

FIGURA 42-4 Distribuição de nascidos pré-termo por idade gestacional nos Estados Unidos em 2015. (Dados de Martin JA, Hamilton BE, Osterman MJ: Births: final data for 2015. Natl Vital Stat Rep 66(1):1, 2017.)

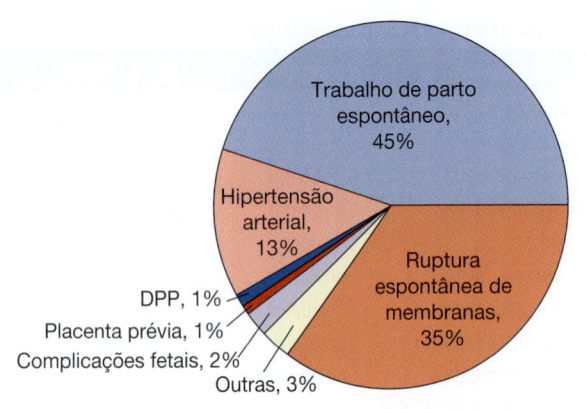

FIGURA 42-5 Complicações obstétricas associadas a 21.771 nascimentos pré-termo tardios no Parkland Hospital. DPP, descolamento prematuro da placenta. (Dados de McIntire DD, Leveno KJ: Neonatal mortality and morbidity rates in later preterm births compared with births at term, Obstet Gynecol. 2008 Jan;111(1):35–41.)

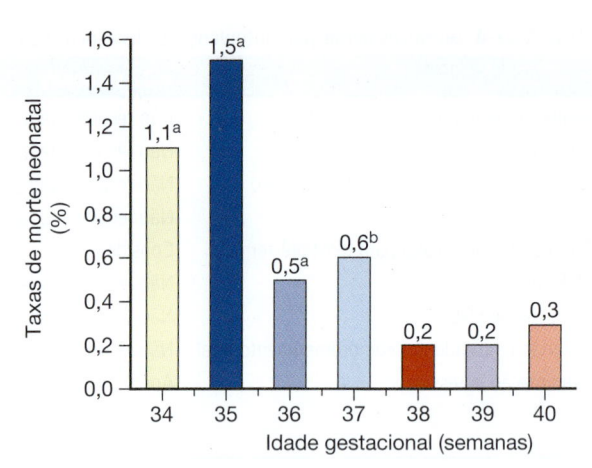

FIGURA 42-6 Taxas de morte neonatal no Parkland Hospital em gestações de feto único sem malformações entre 34 e 40 semanas. [a]$p < 0,001$ em comparação com a referência de 39 semanas. [b]$p = 0,02$ em comparação com a referência de 39 semanas. (Reproduzida, com permissão, de McIntire DD, Leveno KJ: Neonatal mortality and morbidity rates in later preterm births compared with births at term, Obstet Gynecol. 2008 Jan;111(1):35–41.)

de nascimento pré-termo tardio aumentou de 6,82% para 6,87% de 2014 para 2015 (Martin, 2017).

Para estimar os riscos associados aos partos pré-termo tardios, os investigadores analisaram as taxas de mortalidade e morbidade neonatais em crianças nascidas com 34, 35 e 36 semanas de gestação, comparando-as com as daquelas nascidas a termo entre 1988 e 2005 no Parkland Hospital (McIntire, 2008). Cerca de 3% dos nascimentos durante o referido período de estudo ocorreram entre 24 e 32 semanas, e 9% ocorreram no decorrer das semanas finais do período de prematuridade. Assim, da mesma forma que as taxas nacionais, os nascimentos pré-termo tardios representaram três quartos de todos os nascimentos pré-termo. Cerca de 80% deles ocorreram em razão de trabalho de parto espontâneo pré-termo idiopático ou de ruptura prematura de membranas (Fig. 42-5). Outras complicações obstétricas foram implicadas nos 20% de casos restantes. As taxas de morbidade e mortalidade foram maiores nesses neonatos pré-termo tardios em comparação com as taxas daqueles a termo (Tab. 42-5 e Fig. 42-6). Da mesma forma, Tomashek (2017) também relatou taxas de mortalidade neonatal maiores em neonatos pré-termo tardios. As taxas de desfechos adversos do neurodesenvolvimento também estão aumentadas nesses lactentes pré-termo tardios (Petrini, 2009).

TABELA 42-5 Taxas de morbidade neonatal no Parkland Hospital entre nascidos vivos pré-termo tardios em comparação com nascidos com 39 semanas

Morbidade[a]	Nascidos pré-termo			Nascidos a termo
	34 semanas n = 3.498	35 semanas n = 6.571	36 semanas n = 11.702	39 semanas n = 84.747
Disfunção respiratória				
Com ventilação	116 (3,3)[b]	109 (1,7)[b]	89 (0,8)[b]	275 (0,3)
Taquipneia transitória	85 (2,4)[b]	103 (1,6)[b]	130 (1,1)[b]	34 (0,4)
Hemorragia intraventricular				
Graus 1, 2	16 (0,5)[b]	13 (0,2)[b]	7 (0,06)[c]	13 (0,01)
Graus 3, 4	0	1 (0,02)	1 (0,01)	3 (0,004)
Sepse				
Avaliação	1.073 (31)[b]	1.443 (22)[b]	1.792 (15)[b]	10.588 (12)
Confirmada com cultura	18 (0,5)[b]	23 (0,4)[b]	26 (0,2)[c]	97 (0,1)
Fototerapia	13 (6,1)[b]	227 (3,5)[b]	36 (2,0)[b]	857 (1)
Enterocolite necrosante	3 (0,09)[b]	1 (0,02)[c]	1 (0,001)	1 (0,001)
Apgar ≤ 3 em 5 minutos	5 (0,1)	12 (0,2)[b]	10 (0,9)	54 (0,06)
Intubação na sala de parto	49 (1,4)[b]	55 (0,8)[c]	36 (0,6)	477 (0,6)
Uma ou mais das acima	1.175 (34)[b]	1.565 (24)[b]	1.993 (17)[b]	11.513 (14)

[a]Dados apresentados como n (%).
[b]$p < 0,001$ em comparação com a referência de 39 semanas.
[c]$p < 0,05$ em comparação com a referência de 39 semanas.
Reproduzida, com permissão, de McIntire DD, Leveno KJ: Neonatal mortality and morbidity rates in later preterm births compared with births at term, Obstet Gynecol. 2008 Jan;111(1):35–41.

Em conjunto, esses achados sugerem que o foco dos cuidados de saúde relacionados com a prematuridade deve incluir os nascimentos pré-termo tardios. Além disso, cerca de 80% das mulheres afetadas começam o trabalho de parto espontaneamente – de maneira semelhante aos nascimentos antes de 34 semanas –, e as tentativas de interromper o trabalho de parto pré-termo foram insuficientes (Institute of Medicine, 2007). Por causa disso, uma estratégia nacional voltada à prevenção de nascimentos pré-termo tardios provavelmente não trará benefícios evidentes sem que haja novos desenvolvimentos na prevenção e no manejo do parto pré-termo. Enquanto isso, o American College of Obstetricians and Gynecologists (2017c) enfatiza que os nascimentos pré-termo tardios *intencionais* só devem ocorrer quando houver indicações maternas ou fetais aceitas para antecipação do parto.

CAUSAS DE NASCIMENTO PRÉ-TERMO

Quatro causas diretas para nascimentos pré-termo nos Estados Unidos incluem: (1) trabalho de parto pré-termo espontâneo sem explicação com membranas intactas, (2) ruptura prematura de membranas (RPM) pré-termo idiopática, (3) parto por indicação materna ou fetal e (4) gêmeos ou gestação múltipla de maior ordem. Dos nascimentos pré-termo, 30 a 35% ocorrem por indicação, 40 a 45% são causados por trabalho de parto espontâneo pré-termo, e 30 a 35% seguem-se à ruptura de membranas pré-termo (Goldenberg, 2008). De fato, boa parte do aumento na taxa de fetos únicos pré-termo nos Estados Unidos pode ser explicada pelo número crescente de partos pré-termo com indicação médica (Ananth, 2005). Por fim, mais de 1 a cada 2 gêmeos e mais de 9 de cada 10 trigêmeos nasce pré-termo ou com baixo peso nos Estados Unidos (Cap. 45, p. 873) (Martin, 2017).

As razões para o nascimento pré-termo apresentam múltiplos antecedentes e fatores contribuintes, frequentemente interativos (Esplin, 2016). Isso é particularmente verdadeiro para a RPM pré-termo e o trabalho de parto pré-termo espontâneo.

Por analogia com outros processos patológicos complexos, múltiplas alterações genéticas coexistentes e fatores ambientais podem levar ao nascimento pré-termo (Esplin, 2005; Velez, 2008; Ward, 2008). Por exemplo, as mutações herdadas nos genes reguladores da estrutura do colágeno podem predispor à insuficiência do colo uterino ou à RPM (Anum, 2009; Wang, 2006; Warren, 2007). Além disso, a expressão genética do sangue total e biomarcadores proteonômicos estão sendo usados para ajudar na identificação de preditores de parto pré-termo (Cantonwine, 2016; Heng, 2016).

■ Parto pré-termo espontâneo

Tanto do ponto de vista clínico quanto da pesquisa, as gestações com trabalho de parto espontâneo pré-termo, mas com membranas fetais intactas devem ser distinguidas daquelas complicadas por RPM pré-termo. Além disso, aqueles casos de trabalho de parto pré-termo espontâneo não constituem um grupo homogêneo. Entre os achados mais associados estão gestação múltipla, infecção intrauterina, sangramento, infarto placentário, dilatação cervical prematura, insuficiência cervical, polidrâmnio, anormalidades do fundo de útero e anomalias fetais. Quadros maternos graves por infecções, doenças autoimunes e hipertensão gestacional também aumentam os riscos de trabalho de parto pré-termo.

Apesar dessa diversidade, esses processos culminam em um desfecho comum – dilatação e apagamento cervicais prematuros e ativação prematura das contrações uterinas. É importante enfatizar que o processo real de trabalho de parto pré-termo deve ser considerado a etapa final que resulta de alterações progressivas ou agudas que podem ter se iniciado dias ou mesmo semanas antes do início do trabalho de parto. Na realidade, muitas formas de trabalho de parto pré-termo espontâneo que resultam de iniciação prematura da fase 2 da parturição podem ser vistas sob esse prisma (Cap. 21, p. 408). Embora o resultado no nascimento pré-termo seja idêntico ao no nascimento a termo com amadurecimento cervical e ativação do miométrio, estudos recentes em modelos animais corroboram a ideia de que o nascimento pré-termo nem sempre é apenas a aceleração do processo normal. Há diversas vias de estimulação do trabalho de parto que são dependentes da etiologia do nascimento pré-termo. As quatro principais causas são distensão uterina, estresse materno-fetal, alterações prematuras no colo uterino e infecção.

Distensão uterina

A gestação múltipla e o polidrâmnio são fatores de risco bem reconhecidos para o nascimento pré-termo. A distensão uterina precoce provavelmente atua para iniciar a expressão das proteínas associadas à contração (CAPs, de *contraction-associated proteins*) no miométrio. Os genes CAP, influenciados pelo estiramento, são os que codificam as proteínas da junção comunicante, como a conexina 43, para os receptores de ocitocina e para a prostaglandina-sintase (Korita, 2002; Lyall, 2002; Sooranna, 2004). Relatos mais recentes sugerem que os níveis de peptídeos liberadores de gastrina (GRPs, de *gastrin-releasing peptides*) estão aumentados com a distensão para promover a contratilidade do miométrio. Os antagonistas dos GRPs podem inibir a contratilidade uterina (Tattershell, 2012). Além disso, um canal de potássio induzido por estiramento – TREK-1 – é suprarregulado durante a gestação e infrarregulado durante o trabalho de parto, o que sugere um possível papel no relaxamento do útero durante a gestação (Buxton, 2010).

O estiramento uterino excessivo também leva à ativação precoce da cascata endócrina fetoplacentária mostrada na Figura 21-10 (p. 410). A resultante elevação inicial nos níveis de hormônio liberador de corticotrofina (CRH, de *corticotropin-releasing hormone*) e estrogênio maternos pode aumentar ainda mais a expressão dos genes CAP miometriais (Warren, 1990; Wolfe, 1988). Por fim, a influência do estiramento uterino deve ser considerada com relação ao colo. O aumento prematuro de estiramento e a atividade endócrina podem iniciar eventos que alteram a regulação do momento da ativação uterina, incluindo o amadurecimento cervical prematuro.

Estresse materno-fetal

Define-se estresse como condição ou circunstância adversa que perturbe o funcionamento fisiológico ou psicológico de um indivíduo. Exemplos de estressores são restrição de nutrientes, obesidade, infecção e diabetes. A coação psicológica pode incluir discriminação racial, estresse na infância, depressão ou transtorno de estresse pós-traumático (Gillespie, 2017; Goldstein, 2017; Shaw, 2017). É difícil medir quantitativamente o "estresse". Ainda assim, evidências consideráveis mostram correlação entre algum grau de estresse materno e desfechos natais adversos, incluindo natimortalidade, parto pré-termo e anormalidades do desenvolvimento fetal (Hobel, 2003; Ruiz, 2003). Os fatores que ativam essa cascata provavelmente são amplos e influenciam a resposta ao estresse.

Um possível mecanismo para o nascimento pré-termo induzido pelo estresse é a ativação prematura do eixo endócrino placentário-suprarrenal. Um gatilho pode ser a elevação do cortisol por estresse psicológico materno (Lockwood, 1999; Petraglia, 2010; Wadhwa, 2001). A ativação desse eixo leva à elevação dos níveis séricos maternos de CRH derivado da placenta. Isso aumenta a promoção adulta e fetal de hormônios esteroides suprarrenais e promove a perda precoce o relaxamento uterino (Fig. 21-10, p. 410).

Se o parto pré-termo estiver associado à ativação precoce do eixo endócrino placentário-suprarrenal fetal, os níveis de estrogênio maternos provavelmente estariam prematuramente elevados. De fato, observa-se aumento precoce nas concentrações de estriol nas gestantes que subsequentemente evoluirão com trabalho de parto pré-termo (Heine, 2000; McGregor, 1995). Fisiologicamente, esse aumento prematuro nos níveis de estrogênio pode alterar o relaxamento miometrial e acelerar o amadurecimento do colo.

Outro mecanismo pelo qual o estresse pode se traduzir em nascimento pré-termo é a senescência celular prematura. Como parte da fisiologia normal, o envelhecimento das células fetais e deciduais precipita a liberação de sinais uterotônicos para a ativação uterina a termo (Menon, 2014a). Estudos animais sustentados por estudos de correlação em mulheres demonstram que a senescência acelerada da decídua resulta em nascimento pré-termo (Cha, 2013; Hirota, 2010). Além disso, a senescência celular prematura pode contribuir para a RPM pré-termo (Menon, 2016).

Disfunção cervical

Na maioria dos casos, o remodelamento cervical prematuro precede o início do trabalho de parto pré-termo. Em algumas situações, a disfunção cervical da matriz celular estromal ou epitelial é a causa subjacente. Por exemplo, uma barreira epitelial cervical intacta é fundamental para evitar infecção ascendente. A ruptura dessa barreira, como a que ocorre em camundongos sem o hialurano glicosaminoglicano, os predispõe a infecção ascendente e parto pré-termo (Akgul, 2014). É interessante observar que o risco aumentado de parto pré-termo por colonização por estreptococos do grupo B pode dever-se em parte à capacidade da bactéria para secretar hialuronidase. Essa enzima degrada o ácido hialurônico no epitélio cervicovaginal para auxiliar na ascensão bacteriana (Vornhagen, 2017).

Em segundo lugar, a competência mecânica do colo uterino pode estar reduzida. Por exemplo, mutações genéticas em componentes de fibras de colágeno ou elásticas ou de proteínas necessárias para sua montagem são fatores de risco para insuficiência cervical, RPM pré-termo e parto pré-termo (Anum, 2009; Nallasamy, 2017; Pyeritz, 2000).

Infecção

A patência do trato reprodutor feminino, embora essencial à concepção e ao parto, é teoricamente problemática durante a fase 1 da parturição. As bactérias podem obter acesso aos tecidos intrauterinos por meio de: (1) transferência transplacentária de infecção sistêmica materna, (2) fluxo retrógrado da infecção para a cavidade peritoneal via tubas uterinas, ou (3) infecção ascendente com bactérias vaginais e do colo uterino. Como o polo inferior da junção membrana fetal-decídua é contíguo com o orifício do canal cervical, esse arranjo anatômico oferece passagem para os microrganismos. A infecção ascendente é considerada como a via de entrada mais comum. Os microrganismos ascendentes colonizam o colo, a decídua e, possivelmente, as membranas, pelas quais eles podem penetrar na bolsa amniótica.

A infecção intra-amniótica como causa primária do trabalho de parto pré-termo em gestações com membranas intactas é responsável por 25 a 40% dos partos pré-termo (Goncalves, 2002; Iams, 1987). Em algumas situações, encontra-se evidência histológica de inflamação em membranas fetais, decídua ou cordão umbilical. Outros casos são considerados "subclínicos". Os dados atuais sugerem que a invasão do trato reprodutivo por microrganismos é suficiente para induzir nascimento pré-termo induzido por infecção. As mulheres afetadas têm mais chances de desenvolver corioamnionite clínica e RPM pré-termo em comparação com as mulheres com culturas estéreis. Além disso, seus neonatos também têm mais chances de apresentar complicações perinatais que incluem SDR, hemorragia intraventricular e enterocolite necrosante (Hitti, 2001). Embora a evolução clínica seja mais grave quando a infecção intra-amniótica é evidente, a inflamação na ausência de microrganismos intra-amnióticos detectáveis (a chamada *inflamação intra-amniótica estéril*) também é um fator de risco para uma resposta inflamatória, sendo descrita na próxima seção (Lee, 2007, 2008; Romero, 2014). Em resumo, quanto mais precoce for o início do trabalho de parto pré-termo, maior será a probabilidade de infecção subjacente (Goldenberg, 2000; Goncalves, 2002; Watts, 1992).

A incidência de cultura positiva de líquido amniótico colhido por amniocentese durante trabalho de parto a termo espontâneo é semelhante à do trabalho de parto pré-termo (Gomez, 1994; Romero, 1993). Sugeriu-se que, a termo, o líquido amniótico seria infiltrado por bactérias como consequência do trabalho de parto, enquanto, nas gestações pré-termo, as bactérias representariam uma causa provocadora de trabalho de parto. Assim, a infecção fetal, definida pela detecção de bactérias dentro do líquido amniótico, tem etiologias e consequências diferentes.

A despeito dessas observações, há dados consideráveis que associam a corioamnionite ao trabalho de parto pré-termo (Goldenberg, 2002; Üstün, 2001). No caso de corioamnionite, os micróbios podem invadir apenas o tecido materno e não o líquido amniótico. Apesar disso, endotoxinas estimulam células amnióticas a secretar citocinas que penetram no líquido amniótico. Esse cenário talvez explique as observações aparentemente contraditórias acerca da associação entre citocinas no líquido amniótico e trabalho de parto pré-termo em casos em que não são detectadas bactérias no líquido amniótico.

Respostas inflamatórias. As respostas inflamatórias estão por trás da patogênese do trabalho de parto pré-termo induzido por infecção. Lipopolissacarídeos (LPS) ou outras toxinas elaboradas por bactérias são reconhecidos por receptores de reconhecimento de padrões, como os *receptores semelhantes ao Toll* (Janssens, 2003). Esses receptores estão presentes em fagócitos mononucleares, células deciduais, epitélio cervical e trofoblastos (Chuang, 2000; Gonzalez, 007; Holmlund, 2002). A perda de receptores semelhantes ao Toll específicos resulta em atraso do parto em modelos utilizando camundongos (Montalbano, 2013). Por outro lado, a ativação de receptores semelhantes ao Toll induz uma cascata de sinalização que ativa a produção de quimiocinas, como interleucina 8 (IL-8), e citocinas, como a IL-1β. A ativação também recruta células imunes no trato reprodutivo. As citocinas são produzidas por células imunes e por células dentro de colo uterino, decídua, membranas ou do próprio feto.

A produção de IL-1β induzida por LPS, por sua vez, promove uma série de respostas, que incluem: (1) aumento da síntese de outros mediadores, ou seja, IL-6, IL-8 e fator α de necrose tumoral (TNF-α, de *tumor-necrosis factor α*); (2) proliferação, ativação e migração de leucócitos; (3) modificações nas proteínas da matriz extracelular; e (4) efeitos mitogênicos e citotóxicos, como febre e resposta de fase aguda (El-Bastawissi, 2000). Além disso, em muitos tecidos, incluindo miométrio, decídua e âmnio, a IL-1β promove a formação de prostaglandinas que induzem amadurecimento cervical e perda do relaxamento miometrial (Casey, 1990; Challis, 2002; Keelan, 2003). A importância das prostaglandinas para o nascimento pré-termo mediado por infecção é corroborada pela observação de que seus inibidores são capazes de reduzir a taxa de nascimentos pré-termo induzidos por LPS tanto em camundongos quanto em primatas não humanos (Gravett, 2007; Timmons, 2014). A inibição da cicloxigenase 2 evita o parto pré-termo mediado pela inflamação em camundongos. Em um modelo utilizando primatas não humanos, o uso de imunomoduladores mais antibióticos retarda o parto pré-termo após infecção intra-amniótica produzida experimentalmente.

Proteases como as metaloproteinases matriciais (MPMs) também são induzidas por IL-1β e atuam degradando os componentes da matriz extracelular, como o colágeno ou as fibras elásticas. Isso rompe a integridade estrutural das membranas fetais e do colo uterino. As evidências atuais de estudos realizados em animais e em seres humanos sugerem que muitos aspectos do nascimento pré-termo mediado por infecção diferem das vias que regulam o parto a termo (Hamilton, 2012; Holt, 2011; Shynlova, 2013a,b; Timmons, 2014).

Origem das citocinas. As citocinas uterinas provavelmente são importantes para o trabalho de parto pré-termo. Por exemplo, parece que as citocinas produzidas na decídua materna e no miométrio terão efeitos sobre esse lado, enquanto as citocinas produzidas nas membranas ou nas células no líquido amniótico não são transferidas para os tecidos maternos. A transferência de citocinas como a IL-1β da decídua através das membranas até chegar ao líquido amniótico parece muito limitada. Além disso, o miométrio humano expressa receptores de citocinas cujo número é reduzido durante o trabalho de parto (Hua, 2013).

A necessidade de leucócitos para iniciar o trabalho de parto a termo em mulheres permanece inconclusiva. Em geral, os leucócitos residentes e invasores produzem a maior parte das citocinas em casos de inflamação resultante de infecção. Na realidade, havendo infecção, os leucócitos – principalmente neutrófilos, macrófagos e linfócitos T – infiltram o colo, o segmento uterino inferior, o fundo do útero e as membranas no momento do trabalho de parto. Os leucócitos invasores e determinadas células parenquimatosas produzem citocinas e parecem ser a fonte primária das citocinas miometriais (Young, 2002). Por outro lado, na decídua, células estromais e leucócitos provavelmente contribuem. No colo uterino, células glandulares e epiteliais superficiais parecem produzir citocinas.

A presença de citocinas no líquido amniótico e sua associação ao trabalho de parto pré-termo estão bem documentadas. Contudo, sua origem celular exata – com ou sem microrganismos cultiváveis – ainda não está bem definida. As citocinas do líquido amniótico mais provavelmente são secretadas por fagócitos mononucleares ou neutrófilos ativados e recrutados para dentro do líquido amniótico. Dessa maneira, a quantidade de IL-1β no líquido amniótico seria determinada pelo número de leucócitos recrutados, por seu estado ativacional ou pelo efeito dos constituintes do líquido amniótico sobre a taxa de secreção de IL-1β.

Microbiota vaginal. Os fatores que predispõem à infecção ascendente e, depois, ao parto pré-termo, são um foco importante de pesquisas atuais. A imunidade da mucosa e a função de barreira do epitélio cervicovaginal, a composição da microbiota no trato vaginal e a sua interação são tópicos importantes (Smith, 2017). A partir de estudos com animais, a imunidade da mucosa do trato reprodutivo inferior pode ser alterada por infecções virais com subsequente aumento da suscetibilidade à infecção bacteriana ascendente (Racicot, 2013, 2017). Junto com a capacidade do epitélio cervicovaginal de responder a agressões ambientais, a composição do ecossistema microbiano no trato vaginal também pode determinar a suscetibilidade à infecção ascendente.

Novas tecnologias baseadas em análise genômica têm mostrado que o trato vaginal de mulheres não gestantes abriga uma complexa comunidade microbiana (Gajer, 2012; White, 2011). Também descritos no Capítulo 65 (p. 1245), esses tipos de comunidade podem diferir entre as mulheres saudáveis. Além disso, o microbioma vaginal muda durante a gestação normal (Aagaard, 2012; Stout, 2017). Ou seja, a diversidade e a riqueza da população microbiana estão reduzidas durante a gestação, ficando mais estáveis. Em comparação com controles não gestantes, há maior predominância de espécies de *Lactobacillus*. Alguns estudos relatam aumento da população de determinados micróbios (p. ex., *Gardnerella vaginalis* e *Ureaplasma urealyticum*) em mulheres com parto pré-termo (Donders, 2009; Nelson, 2014). Porém, a interpretação dos dados pode ser complicada por diferenças em populações de gestantes estudadas, nas definições de parto pré-termo e na análise dos dados.

Alguns microrganismos específicos são detectados mais frequentemente que outros no líquido amniótico de mulheres com trabalho de parto pré-termo (Gerber, 2003; Hillier, 1988; Yoon, 1998). Estes incluem *G. vaginalis*, espécies de *Fusobacterium*, *Mycoplasma hominis* e *U. urealyticum*. Sua identificação foi interpretada por alguns como suposta evidência de que microrganismos específicos estão mais comumente envolvidos como patógenos na indução do trabalho de parto pré-termo. Contudo, outra interpretação é que, diante do acesso direto às membranas depois da dilatação cervical, microrganismos específicos, como as fusobactérias, têm maior capacidade de penetrar em tais tecidos expostos e assim o farão. As fusobactérias são encontradas no líquido vaginal de apenas 9% das mulheres, mas em 28% das culturas positivas de líquido amniótico em gestantes em trabalho de parto pré-termo e com membranas intactas (Chaim, 1992).

■ Ruptura prematura de membranas pré-termo

Esse termo define a ruptura espontânea das membranas fetais antes de se completarem 37 semanas e antes do início do trabalho de parto (American College of Obstetricians and Gynecologists, 2016d). É provável que essa ruptura tenha várias causas, mas infecção intrauterina, dano ao DNA induzido por estresse oxidativo e senescência celular prematura são os principais eventos predisponentes (Dutta, 2016; Gomez, 1997; Mercer, 2003). Os fatores de risco associados incluem baixo nível socioeconômico, índice de massa corporal < 19,8, deficiências nutricionais e tabagismo. As mulheres com RPM pré-termo têm risco aumentado de recorrência durante uma gravidez subsequente (Bloom, 2001). Apesar desses fatores de risco reconhecidos, nenhum deles é identificado na maioria dos casos de ruptura pré-termo.

Alterações moleculares

O aumento de apoptose ou necroptose em componentes celulares da membrana e os níveis maiores de proteases específicas em membranas e líquido amniótico estão relacionados com RPM pré-termo. Boa parte da resistência tênsil das membranas é proporcionada pela matriz extracelular amniótica e pelo colágeno intersticial amniótico produzido nas células do mesênquima (Casey, 1996). Assim, a degradação celular tem sido um foco de pesquisa. A família das MPMs está envolvida com o remodelamento tecidual normal e, principalmente, com a degradação do colágeno. Alguns membros são encontrados em maiores concentrações no líquido amniótico de gestações com RPM pré-termo (Maymon, 2000; Park, 2003; Romero, 2002). A atividade das MPMs é em parte regulada por inibidores teciduais das metaloproteinases da matriz (TIMPs, de *tissue inhibitors of matrix metalloproteinases*). Vários desses inibidores são encontrados em concentrações menores no líquido amniótico de mulheres com ruptura de membranas. A elevação das MPMs quando se reduz a expressão do inibidor da protease também corrobora a possibilidade de que sua expressão altere a resistência tênsil amniótica.

Estudos com explantes de amniocórion mostram maior expressão de MPM após tratamento com determinadas citocinas (Fortunato, 1999a,b, 2002). Com a ruptura de membranas, a atividade da trombina aumenta, o que ativa a síntese de MPMs e prostaglandinas. Estudos de Mogami (2013) propõem um mecanismo segundo o qual endotoxinas bacterianas ou TNF-α desencadeariam a liberação de fibronectina fetal (fFN, de *fetal fibronectin*) por células epiteliais do âmnio. A fFN seria ligada, então, ao receptor semelhante ao Toll nas células do mesênquima amniótico, ativando cascatas de sinalização. Isso resulta em aumento na síntese de prostaglandina E (PGE_2) e em aumento da atividade de MPMs. Maiores níveis de prostaglandina promovem a maturação cervical e as contrações uterinas. O aumento nas concentrações de MMPs permite a quebra de colágeno nas membranas fetais, resultando em ruptura prematura.

Nas gestações com RPM pré-termo, o âmnio exibe um grau mais elevado de morte celular e mais marcadores de apoptose do que o âmnio a termo (Arechavaleta-Velasco, 2002; Fortunato, 2003). Estudos *in vitro* indicam que a apoptose provavelmente é regulada por endotoxinas bacterianas, IL-1β e TNF-α. Além disso, o estresse oxidativo iniciado por eventos que não infecção pode induzir dano ao DNA, senescência prematura e subsequente inflamação e proteólise, levando a RPM pré-termo (Menon, 2014a,b). Por fim, há proteínas envolvidas na síntese de colágeno de ligações cruzadas maduro ou de proteínas da matriz que se ligam ao colágeno, promovendo dessa forma a força tênsil. Essas proteínas estão alteradas nas membranas com ruptura prematura (Wang, 2006).

Infecção

Vários estudos investigaram a incidência de RPM pré-termo induzida por infecção. As culturas de bactérias do líquido amniótico corroboram a participação de infecção em uma proporção significativa de casos. Uma revisão de 18 estudos e quase 1.500 mulheres com RPM pré-termo concluiu que as bactérias eram isoladas no líquido amniótico em um terço dos casos (Goncalves, 2002). Assim, alguns administraram tratamento antimicrobiano a mulheres em trabalho de parto pré-termo espontâneo com membranas intactas, mas os resultados foram desapontadores, conforme discutido na p. 825 (Kenyon, 2008b).

A resposta inflamatória que leva ao enfraquecimento das membranas e os mediadores desse processo são áreas de pesquisa atual. Um objetivo é identificar os marcadores de risco iniciais para RPM pré-termo.

■ Gravidez múltipla

Gestações gemelares ou múltiplas de maior ordem respondem por cerca de 3% dos recém-nascidos nos Estados Unidos (Martin, 2017). O nascimento pré-termo continua a ser a principal causa da morbidade e mortalidade perinatais excessivas nas gestações múltiplas. Os efeitos da distensão uterina discutidos na p. 809 são evidentes. Muitas dessas inter-relações são discutidas no Capítulo 45 (p. 885).

FATORES CONTRIBUINTES

■ Fatores da gestação

Muitos fatores genéticos e ambientais afetam a frequência do trabalho de parto pré-termo. Entre eles, a ameaça de abortamento em gestação inicial está associada a maiores taxas de desfechos adversos posteriores. Weiss (2004) relatou os desfechos de quase 14.000 gestantes com sangramento vaginal ocorrido entre 6 e 13 semanas de gravidez. Tanto os sangramentos leves quanto os mais intensos estiveram associados a parto pré-termo subsequente, descolamento prematuro de placenta e perda de gestação antes de 24 semanas.

Defeitos congênitos no feto também podem predispor ao parto pré-termo. Em uma análise secundária dos dados obtidos com o ensaio First- and Second Trimester Evaluation of Risk (FASTER), concluiu-se que malformações congênitas estavam associadas a nascimento pré-termo e a baixo peso ao nascer (Dolan, 2007).

■ Fatores do estilo de vida

Tabagismo, ganho de peso inadequado pela gestante e consumo de drogas ilícitas afetam a incidência e os desfechos de neonatos de baixo peso ao nascer (Cap. 44, p. 849). Os extremos de peso materno (mães abaixo do peso ou obesas) aumentam o risco de parto pré-termo (Cnattingius, 2013; Girsen, 2016). Outros fatores maternos implicados foram idade materna precoce ou avançada, pobreza, baixa estatura e deficiência de vitamina C (Casanueva, 2005; Gielchinsky, 2002; Kramer, 1995; Leveno, 2009; Meis, 1995).

Conforme discutido na p. 809, fatores psicológicos como depressão, ansiedade e estresse crônico estão associados a parto pré-termo (Hoffman, 2016; Venkatesh, 2016). Em uma revisão de mais de 50 estudos, Donovan e colaboradores (2016) observaram associação significativa entre baixo peso ao nascer e nascimento pré-termo em gestantes vítimas de agressão física (Cap. 47, p. 925).

Os trabalhos que estudaram a relação entre trabalho, atividade física e nascimento pré-termo produziram resultados conflitantes (Goldenberg, 2008). Algumas evidências sugerem que jornadas de trabalho longas e trabalho físico extenuante provavelmente estão associados a aumento no risco de nascimento pré-termo (Luke, 1995). Porém, o exercício aeróbico em mulheres de peso normal com gestações de fetos únicos não complicadas parece ser seguro e não está associado a parto pré-termo (American College of Obstetricians and Gynecologists, 2017d; Di Mascio, 2016). Uma metanálise sobre atividade física concluiu que a atividade física no tempo livre estava associada a risco reduzido de parto pré-termo (Aune, 2017).

■ Fatores genéticos

A natureza recorrente, familiar e racial dos nascimentos pré-termo sugere que fatores genéticos possam ter participação causal. Há dados crescentes na literatura sobre variantes genéticas que dão suporte a esse conceito (Gibson, 2007; Hampton, 2006; Macones, 2004; Velez, 2009). Diversos trabalhos implicaram genes imunorreguladores na potencialização da corioamnionite em casos de nascimento pré-termo causado por infecção (Varner, 2005).

■ Doença periodontal

A inflamação gengival é uma inflamação crônica anaeróbia que afeta até 50% das gestantes nos Estados Unidos (Goepfert,

2004). Vergnes e Sixou (2007) realizaram uma metanálise de 17 trabalhos, concluindo que a doença periodontal estava significativamente associada a nascimento pré-termo. Para melhor estudar essa relação, Michalowicz (2006) distribuiu aleatoriamente 813 mulheres com gestação entre 13 e 17 semanas portadoras de doença periodontal para tratamento durante a gravidez ou no pós-parto. O tratamento durante a gestação melhorou a doença periodontal foi seguro. Entretanto, o tratamento não foi capaz de alterar de maneira significativa as taxas de nascimento pré-termo. Essa posição foi reafirmada por um *workshop* da European Federation of Periodontology e da American Academy of Periodontology (Sanz, 2013).

■ Intervalo entre gestações

Os intervalos entre as gestações estão ligados a desfechos perinatais adversos. Em uma metanálise, intervalos < 18 meses e > 59 meses estão associados a maior risco de nascimento pré-termo e de recém-nascidos pequenos para a idade gestacional (Conde-Agudelo, 2006). O efeito causal de intervalos curtos entre as gestações, porém, foi questionado (Ball, 2014).

■ Nascimento pré-termo prévio

O fator de risco mais importante para trabalho de parto pré-termo é um parto pré-termo prévio. Os dados de quase 16.000 mulheres que deram à luz no Parkland Hospital são informativos. O risco de parto pré-termo recorrente entre mulheres cujo primeiro parto tenha sido pré-termo foi três vezes maior do que o daquelas cujo primeiro filho tinha nascido a termo. Mais de um terço das mulheres cujos dois primeiros recém-nascidos foram pré-termo tiveram subsequentemente nascidos pré-termo na terceira gestação. A maioria (70%) das recorrências nesse estudo ocorreu com idade gestacional no intervalo de 2 semanas, considerando o nascimento pré-termo anterior. As causas do parto pré-termo anterior também foram recorrentes. Conquanto as mulheres com partos pré-termo anteriores estejam visivelmente sob maior risco de recorrência, sua contribuição para o número total de nascimentos pré-termo nesse estudo representou apenas 10%. Dito de outra forma, 90% dos nascimentos pré-termo no Parkland Hospital não poderiam ser preditos em função de história de parto pré-termo. Laughon e colaboradores (2014) confirmaram a importância do parto pré-termo *espontâneo* prévio. É importante observar que esses investigadores também concluíram que o parto pré-termo *indicado* prévio estava fortemente associado com parto pré-termo espontâneo subsequente. Variações na definição de espontâneo e indicado usada podem explicar essa associação.

Por fim, o risco de parto pré-termo recorrente é influenciado por três fatores: a frequência de partos pré-termo prévios, a gravidade medida pela idade gestacional e a ordem em que ocorreu o parto pré-termo prévio (McManemy, 2007). Isto é, o risco individual de uma mulher para parto pré-termo recorrente é influenciado pelo número e pela sequência de partos pré-termo e a termo prévios. Por exemplo, um risco de parto pré-termo recorrente para uma grávida de terceiro filho com dois partos prévios, sendo um pré-termo seguido por um a termo, difere daquele de uma mulher em que o primeiro deles foi a termo, seguido por um pré-termo. Assim, a influência da história reprodutiva tem profunda significância prognóstica para o risco de recorrência. Além disso, isso também pode influenciar o suposto benefício atribuído às várias intervenções descritas adiante.

■ Infecção

Profilaxia antibiótica

Conforme discutido na p. 810, parece irrefutável que haja uma ligação entre alguns casos de parto pré-termo e infecções (Goldenberg, 2008). Há vários estudos nos quais foi administrado tratamento antimicrobiano para prevenir o parto pré-termo supostamente causado por invasão microbiana. Essas estratégias visam especialmente as espécies de *Mycoplasma*. Morency e colaboradores (2007) realizaram uma metanálise de 61 artigos, sugerindo que a administração de antimicrobianos no segundo trimestre de gestação poderia prevenir partos pré-termo subsequentes. Andrews e colaboradores (2006) publicaram os resultados de um ensaio randomizado, tendo sido administrado um curso de azitromicina mais metronidazol a cada 4 meses para 241 mulheres não grávidas cuja última gestação tivesse resultado em parto espontâneo antes de se completarem 34 semanas. Cerca de 80% das mulheres que tiveram gestações subsequentes haviam recebido os fármacos do estudo 6 meses antes da concepção subsequente. Esse tratamento feito com antimicrobianos entre gestações não foi capaz de reduzir a taxa de partos pré-termo recorrentes. Usando uma análise de subgrupo desses mesmos dados, Tita e colaboradores (2007) concluíram que o uso de tais antimicrobianos poderia ser deletério. Em outro estudo randomizado, 2.661 mulheres receberam placebo ou metronidazol mais eritromicina entre 20 e 24 semanas de gestação, seguidos por ampicilina mais metronidazol durante o parto (Goldenberg, 2006). Esse esquema de antibióticos não foi capaz de reduzir a taxa de nascimentos pré-termo nem a de corioamnionite histologicamente diagnosticada. Nesse momento, a profilaxia antibiótica para a prevenção de parto pré-termo não é recomendada em mulheres com trabalho de parto pré-termo e membranas intactas (Flenady, 2013).

Vaginose bacteriana

Nesse distúrbio, a flora vaginal normal, predominantemente formada por lactobacilos produtores de peroxidase de hidrogênio, é substituída por anaeróbios (Hillier, 1995; Nugent, 1991). O diagnóstico e o tratamento são discutidos no Capítulo 65 (p. 1245). Utilizando coloração de Gram, as concentrações relativas dos morfotipos bacterianos característicos da vaginose bacteriana são determinadas e graduadas pelo *escore de Nugent* ou avaliadas clinicamente com os *critérios de Amsel*.

A vaginose bacteriana foi associada a abortamento espontâneo, parto pré-termo, RPM pré-termo, corioamnionite e infecção do líquido amniótico (Hillier, 1995; Kurki, 1992; Leitich, 2003a,b). Fatores ambientais parecem ser importantes para o desenvolvimento da vaginose bacteriana. Exposição a estresse crônico, diferenças étnicas e duchas frequentes ou recentes estão associadas a aumento nas taxas desse distúrbio (Culhane, 2002; Ness, 2002). Foi também descrita uma interação gene-ambiente (Macones, 2004). Mulheres com vaginose bacteriana e genótipo TNF-α suscetível apresentaram incidência nove vezes maior de partos pré-termo.

A partir de todos esses estudos, a flora vaginal adversa parece estar associada ao parto pré-termo espontâneo. Infelizmente, até o momento, rastreamento e tratamento não se mostraram capazes de prevenir a ocorrência de partos pré-termo. Esses problemas estão descritos em detalhes no Capítulo 65 (p. 1246). De fato, há relatos de resistência bacteriana ou de alterações na flora vaginal induzidas por antibioticoterapia como resultado de esquemas com o objetivo de eliminar a vaginose bacteriana (Beigi, 2004; Carey, 2005).

DIAGNÓSTICO

Sintomas

É difícil a diferenciação precoce entre trabalho de parto falso e verdadeiro, especialmente antes que se tenha verificado algum grau de apagamento e dilatação do colo. A atividade uterina isoladamente pode induzir o erro devido às *contrações de Braxton Hicks*. Essas contrações irregulares e arrítmicas podem causar confusão considerável no diagnóstico de trabalho de parto verdadeiro. Não é raro que mulheres que evoluem com parto pré-termo tenham tido atividade uterina atribuída às contrações de Braxton Hicks, levando ao diagnóstico equivocado de falso trabalho de parto. Como consequência, o American College of Obstetricians and Gynecologists (2016b) definiu trabalho de parto pré-termo como a ocorrência de contrações uterinas regulares antes de 37 semanas de gestação que estejam associadas a alterações no colo uterino.

Além das contrações, sintomas como pressão pélvica, cólicas semelhantes às menstruais, secreção vaginal líquida e dor lombossacral têm sido empiricamente associados a nascimento pré-termo iminente. Alguns consideram que tais queixas seriam comuns em gestações normais e consequentemente costumam ser desprezadas por pacientes e profissionais da obstetrícia.

A importância desses sintomas como anunciadores de trabalho de parto foi enfatizada por alguns pesquisadores, embora não por todos (Iams, 1990; Kragt, 1990). Iams e colaboradores (1994) observaram que os sinais e os sintomas que sinalizam o trabalho de parto pré-termo, como contrações uterinas, aparecem apenas nas 24 horas que precedem o nascimento pré-termo.

Chao (2011) estudou prospectivamente 843 gestantes de feto único que se apresentaram no Parkland Hospital com sintomas de trabalho de parto pré-termo, entre $24^{0/7}$ e $33^{6/7}$ semanas, com membranas intactas e dilatação do colo < 2 cm. Aquelas gestantes cujos colos permaneciam < 2 cm foram encaminhadas para casa com um diagnóstico de falso trabalho de parto pré-termo. Quando analisadas em comparação com a população obstétrica geral, as mulheres enviadas para casa tiveram taxa semelhante de nascimentos antes de 34 semanas – 2 *versus* 1%. Entretanto, essas mulheres tiveram taxa significativamente maior de parto entre 34 e 36 semanas – 5 *versus* 2%. As mulheres com dilatação do colo de 1 cm quando da alta tiveram chance significativamente maior de dar à luz antes de 34 semanas em comparação àquelas sem dilatação do colo – 5 *versus* 1%. É importante ressaltar que quase 90% daquelas no grupo com 1 cm de dilatação deram à luz dentro de 21 dias após a apresentação inicial.

Alteração no colo uterino

Pesquisadores avaliaram alterações assintomáticas no colo que podem prever o trabalho de parto pré-termo. Suspeita-se que a dilatação assintomática do colo após o meio da gestação seja um fator de risco para nascimento pré-termo, embora alguns obstetras considerem que seja uma variação anatômica normal. Além disso, alguns trabalhos sugeriram que o histórico de partos por si só não seria suficiente para explicar a dilatação cervical descoberta no início do terceiro trimestre.

Cook (1996) avaliou, com delineamento longitudinal, o estado do colo uterino usando ultrassonografia transvaginal entre 18 e 30 semanas de gestação tanto em nulíparas quanto em multíparas que subsequentemente tiveram filhos com gestação a termo. O comprimento e o diâmetro do colo mostraram-se idênticos nos dois grupos ao longo dessas semanas críticas. Em um estudo do Parkland Hospital, foram realizados exames rotineiros do colo uterino entre 26 e 30 semanas de gestação em 185 gestantes assintomáticas. Cerca de 25% das mulheres cujos colos uterinos estavam dilatados em 2 ou 3 cm deram à luz antes de 34 semanas (Leveno, 1986a). Outros pesquisadores comprovaram a dilatação do colo como preditor de maior risco de parto pré-termo (Copper, 1995).

Conquanto as mulheres com dilatação e apagamento do colo no terceiro trimestre tenham maior risco de evoluir com parto pré-termo, a detecção não necessariamente melhora o resultado da gravidez. Buekens e colaboradores (1994) selecionaram aleatoriamente 2.719 mulheres para serem submetidas a exame rotineiro do colo uterino a cada consulta de pré-natal e as compararam com 2.721 mulheres nas quais não foram realizados exames seriados. O conhecimento sobre a dilatação antenatal do colo não alterou a evolução da gravidez no que se refere a nascimentos pré-termo ou frequência de intervenções para trabalho de parto pré-termo. Os pesquisadores também relataram que o exame do colo não esteve relacionado com RPM pré-termo. Portanto, até o momento, parece que o exame pré-natal do colo em mulheres assintomáticas não traz benefícios nem malefícios.

Monitoramento uterino ambulatorial

Um tocodinamômetro externo, preso com um cinto ao abdome e conectado a um aparelho eletrônico para registro, permite que a gestante deambule enquanto se registra a atividade do útero. Os resultados são transmitidos diariamente por telefone. As gestantes são orientadas acerca dos sinais e sintomas do parto pré-termo, e os médicos são mantidos informados de sua evolução. A aprovação, em 1985, desse monitor pela Food and Drug Administration (FDA) determinou a ampliação de seu uso clínico. Subsequentemente, foi comprovado que o uso desse sistema caro e demorado não reduz as taxas de parto pré-termo (Collaborative Home Uterine Monitoring Study Group, 1995; Iams, 2002; Urquhart, 2017). Apesar de melhorias na tecnologia com internet e telefones celulares, o uso desse monitoramento é desestimulado (American College of Obstetricians and Gynecologists, 2016c).

Fibronectina fetal

Essa glicoproteína é produzida em 20 formas moleculares diferentes em diversas células, como hepatócitos, fibroblastos, células endoteliais e âmnio fetal. Presente em altas concentrações no sangue materno e no líquido amniótico, supõe-se que a fFN tenha participação na adesão intercelular durante a implantação e na manutenção da adesão placentária à decídua uterina (Leeson, 1996). Sendo detectada nas secreções cervicovaginais em mulheres com gestações normais e membranas intactas a termo, a fFN parece refletir o remodelamento estromal do colo uterino antes do trabalho de parto.

Lockwood (1991) relatou que a detecção de fFN nas secreções cervicovaginais antes da ruptura de membranas poderia servir como marcador de parto pré-termo iminente. Níveis qualitativos e quantitativos de fFN são medidos usando um enzimaimunoensaio, sendo os valores superiores a 50 ng/mL considerados positivos. Deve-se evitar que haja contaminação da amostra por líquido amniótico ou sangue materno. Em estudos experimentais com base no uso de rastreamento de fFN em mulheres assintomáticas, não se demonstraram melhores resultados perinatais (Andrews, 2003; Esplin, 2017; Grobman, 2004). O American College of Obstetricians and Gynecologists (2016c) não recomenda rastreamento com testes de fFN. O seu uso em conjunto com as medidas do comprimento cervical é discutido a seguir.

■ Medida do comprimento do colo

Canais cervicais progressivamente mais curtos avaliados por ultrassonografia estão associados a taxas aumentadas de parto pré-termo (Iams, 1996). A técnica para medir o comprimento cervical por ultrassonografia é descrita no Capítulo 10 (p. 189). Quando realizada por operadores treinados, a análise do comprimento do colo uterino por meio de ultrassonografia transvaginal é segura, altamente reprodutível e mais sensível do que o exame ultrassonográfico transabdominal (American College of Obstetricians and Gynecologists, 2016c). A Society for Maternal-Fetal Medicine (2016b) forneceu orientações para a realização de medições adequadas do comprimento cervical. A Society recomenda que os ultrassonografistas e outros profissionais obtenham treinamento específico na aquisição e interpretação das imagens do comprimento cervical por meio de programas de acreditação.

Diferentemente da abordagem transabdominal, a ultrassonografia transvaginal do colo não é afetada por obesidade materna, posição do colo ou sombreamento produzido pela parte de apresentação fetal. Devido à incapacidade de distinguir facilmente entre o segmento uterino inferior e o colo na gestação inicial, a avaliação transvaginal do comprimento cervical é tipicamente realizada após 16 semanas de gestação. Tal investigação é atualmente limitada a gestações de fetos únicos, não sendo recomendada para gestações múltiplas fora de ensaios clínicos (American College of Obstetricians and Gynecologists, 2016c).

As indicações para a mensuração do comprimento cervical são um pouco controversas. Para aquelas mulheres com história de parto pré-termo espontâneo prévio, a Society for Maternal-Fetal Medicine (2016b) recomenda o rastreamento transvaginal do comprimento cervical. Porém, o American College of Obstetricians and Gynecologists (2016c) apenas recomenda que se *considere* o rastreamento para essa indicação. Em mulheres com gestações de fetos únicos, mas sem história de parto pré-termo prévio, a Society for Maternal-Fetal Medicine (2016b) entende o rastreamento do comprimento cervical como razoável, ainda que reconheça que essa ainda é uma área de debate.

Uma primeira preocupação com o rastreamento diz respeito à eficácia de intervenções para melhorar os desfechos perinatais após a triagem pelo comprimento cervical ter isolado as grávidas de risco. Entre as intervenções, a cerclagem cervical e a administração de progesterona vaginal foram avaliadas. A progesterona vaginal para essa indicação é discutida na p. 817. Para a cerclagem profilática em mulheres com parto pré-termo prévio e colos encurtados, muitos estudos falharam na tentativa de mostrar desfechos primários superiores. Porém, as análises de subgrupos de estudos foram subsequentemente usadas como base para a recomendação em diretrizes para a prática clínica em relação à avaliação do comprimento cervical e à consideração para a colocação da cerclagem. Uma segunda preocupação é a acurácia e a utilidade do teste de rastreamento, especialmente em mulheres de baixo risco, as quais representam a maioria da população com parto pré-termo (p. 813).

Para abordar essa questão das mulheres de baixo risco, Esplin e colaboradores (2017) estudaram prospectivamente 9.410 nulíparas com gestações de fetos únicos. O rastreamento universal com a medida ultrassonográfica do comprimento cervical e a medida quantitativa dos níveis de fFN vaginal foi avaliado como preditor de mulheres com parto espontâneo antes de 37 semanas. Essas medidas tiveram desempenho preditivo ruim como teste de rastreamento. De fato, todas as modalidades de rastreamento tiveram sensibilidade relativamente baixa e valores preditivos positivos baixos. Com base nesses achados, não é recomendado o uso rotineiro desses testes nessa população de risco baixo. Bloom e Leveno (2017) subsequentemente criticaram o uso de rastreamento transvaginal do comprimento cervical em mulheres de risco baixo e a promulgação de diretrizes de consenso. Conforme descrito no Capítulo 1 (p. 7), eles salientaram os custos elevadíssimos para os sistemas de saúde nos Estados Unidos como resultado dessas estratégias.

PREVENÇÃO DE NASCIMENTO PRÉ-TERMO

■ Cerclagem cervical

A prevenção de nascimentos pré-termo permanece sendo um objetivo difícil de alcançar. Entretanto, relatos recentes sugerem que a prevenção pode ser possível em populações específicas.

Entre as opções, a colocação de cerclagem pode ser feita para evitar o parto pré-termo em pelo menos três circunstâncias. Primeiro, o procedimento pode beneficiar mulheres com história de perdas recorrentes de gestação no segundo trimestre e que tenham sido diagnosticadas com insuficiência cervical. O segundo caso é para aquelas mulheres cujo colo uterino tenha sido considerado curto ao exame ultrassonográfico. A terceira indicação é a cerclagem de "resgate", realizada emergencialmente quando se identifica incompetência istmocervical em gestantes com ameaça de trabalho de parto pré-termo.

Como é o caso para praticamente todas as condições obstétricas, uma anamnese acurada é fundamental para as decisões relativas ao manejo. Em casos de abortamento recorrente por incompetência istmocervical, os indícios históricos são descritos no Capítulo 18 (p. 354). Para as mulheres com colo uterino curto detectado incidentalmente por ultrassonografia, o benefício da colocação da cerclagem parece estar diretamente relacionado ao fato de a mulher ter história de parto pré-termo prévio. Naquelas sem parto pré-termo prévio, a cerclagem por colo uterino curto detectado por ultrassonografia não oferece vantagem. To e colaboradores (2004) rastrearam 47.123 mulheres e randomizaram as 253 mulheres com colo uterino < 15 mm, com ou sem história de parto pré-termo, para cerclagem ou não cerclagem. A frequência de parto pré-termo antes de 33 semanas não foi significativamente diferente. Por outro lado, as mulheres com colo curto diagnosticado por ultrassonografia e com história de nascimento pré-termo anterior podem ser beneficiadas. Owen e colaboradores (2009) distribuíram randomicamente 302 gestantes com antecedente de parto pré-termo, definido por ter um comprimento < 25 mm, para receberem cerclagem ou nenhum procedimento. O desfecho primário do estudo não foi sustentado pela intervenção. Porém, entre as mulheres com comprimento do colo uterino < 15 mm, as submetidas à cerclagem tiveram partos antes de 35 semanas de gestação com frequência significativamente menor do que as que não tiveram cerclagem – 30 *versus* 65%. Esse estudo sugere que o parto pré-termo recorrente pode ser prevenido em um grupo de mulheres com gestações de fetos únicos e assintomáticas com parto pré-termo prévio e colo uterino curto.

Esses achados levaram a uma reavaliação feita por Berghella e colaboradores (2011), que realizaram uma metanálise usando dados de pacientes individuais (Fig. 42-7). Os desfechos primários dos estudos incluídos não sustentam o uso da cerclagem. No entanto, esses investigadores concluíram que a cerclagem evitava de maneira significativa o parto pré-termo e melhorava o desfecho composto de morbidade e mortalidade perinatais em mulheres com parto pré-termo espontâneo prévio e comprimento cervical < 25 mm.

Um problema para a interpretação desses dados sobre cerclagem é a influência da história obstétrica. Por exemplo, todos os estudos abrangidos pela metanálise incluíram o parto pré-termo mesmo com apenas 16 a 17 semanas de gestação. A definição dessas perdas precoces no segundo trimestre como parto pré-termo

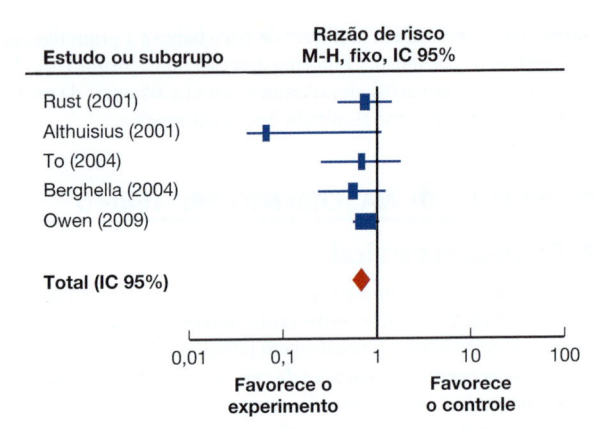

FIGURA 42-7 Cerclagem *versus* não cerclagem para a prevenção de parto pré-termo recorrente em mulheres com um comprimento cervical < 25 mm. Análise de blobograma do composto de morbidade e mortalidade perinatais. IC, intervalo de confiança. (Adaptada, com permissão, de Berghella V, Rafael TJ, Szychowski JM, et al: Cerclage for short cervix on ultrasonography in women with singleton gestations and previous preterm birth: a meta-analysis, Obstet Gynecol 117(3):663, 2011.)

em vez de incompetência istmocervical é problemática. Assim, é difícil distinguir se essas mulheres foram tratadas no contexto de incompetência istmocervical ou de trabalho de parto pré-termo com 16 semanas. Ainda assim, com base nesses achados, o American College of Obstetricians and Gynecologists (2016c) concluiu que, nas mulheres com gestação de feto único, parto pré-termo espontâneo prévio antes de 34 semanas e comprimento cervical < 25 mm e a idade gestacional < 24 semanas, pode-se considerar a colocação da cerclagem.

■ Profilaxia com compostos de progestágenos

Na maioria dos mamíferos, a *abstinência de progesterona* é considerada o evento desencadeador da parturição. Entretanto, durante a parturição humana, os níveis de progesterona na mãe, no feto e no líquido amniótico mantêm-se altos. Foi proposto que a parturição em seres humanos envolveria a suspensão funcional de progesterona mediada por redução na atividade dos receptores de progesterona (Cap. 21, p. 401). Conceitualmente, a administração de progesterona pode bloquear o trabalho de parto pré-termo. Essa hipótese estimulou vários estudos com caproato de 17-alfa-hidroxiprogesterona (17-OHP-C) e progesterona administrada por via vaginal em mulheres com riscos variados para parto pré-termo.

Até o momento, os benefícios relatados com ambas as terapias com progestágenos são limitados àquelas mulheres com gestações de fetos únicos. A profilaxia com progesterona, especificamente em gestações múltiplas, não reduziu as taxas de parto pré-termo (Caritis, 2009; Rouse, 2007). Assim, o American College of Obstetricians and Gynecologists (2016c) e a Society for Maternal-Fetal Medicine (2017a) aprovam o uso da terapia com progestágenos na prevenção de parto pré-termo em mulheres selecionadas com gestações de fetos únicos. Os critérios são história de parto pré-termo prévio, ou a ausência de parto pré-termo, mas com um colo curto identificado por ultrassonografia.

■ Nascimento pré-termo prévio e compostos de progestágenos

O 17-OHP-C é um progestágeno sintético, sendo o primeiro e único fármaco aprovado pela FDA para a prevenção de parto pré-termo recorrente. A aprovação em 2011 foi apoiada por um estudo da Maternal-Fetal Medicine Units (MFMU) Network (Meis, 2003). Nesse estudo, 463 mulheres com um parto pré-termo prévio foram randomizadas para receber injeções intramusculares semanais de óleo inerte ou de 17-OHP-C entre 16 e 36 semanas de gestação. Eles relataram uma recorrência significativamente reduzida de parto pré-termo em 36% das mulheres que receberam 17-OHP-C em comparação com 55% para aquelas que receberam placebo.

O estudo da MFMU foi questionado em razão da taxa inesperadamente alta de nascimentos pré-termo no braço placebo do ensaio (Romero, 2013). Uma explicação para essa taxa elevada no grupo placebo foi a assimetria nos riscos de recorrência. De fato, 41% do grupo controle tinha ≥ 2 partos pré-termo prévios em comparação com apenas 28% no grupo do 17-OHP-C. Outra preocupação foi o fato de que a dose da injeção de 17-OHP-C, que foi de 250 mg semanais, foi escolhida empiricamente (Caritis, 2014). Apenas relatos posteriores descreveram a farmacocinética da 17-OHP-C (Caritis, 2012). Contudo, a Society for Maternal-Fetal Medicine (2017a) recentemente reafirmou o uso de 17-OHP-C em vez de progesterona vaginal para a prevenção de parto pré-termo recorrente.

Metabolismo

Sharma e colaboradores (2008) relataram que o metabolismo de 17-OHP-C é predominantemente mediado pelo sistema enzimático CYP3A. Assim, outros agentes que induzem ou inibem esse sistema enzimático, além do comprometimento hepático, podem alterar os níveis do fármaco. Eles também mostraram que o 17-OHP-C não é convertido após a administração no metabólito primário da progesterona, 17α-hidroxiprogesterona. A afinidade de ligação relativa do 17-OHP-C aos receptores de progesterona é de cerca de 30% daquela da progesterona (Attardi, 2007). Como o 17-OHP-C sintético não é convertido em uma progesterona de ocorrência natural e não é superior à progesterona em desencadear uma resposta hormonal por meio da via clássica mediada por receptores esteroides, vias alternativas estão sendo agora consideradas para explicar a sua eficácia (Manuck, 2011).

Caritis e colaboradores (2012) examinaram 61 mulheres recebendo terapia com 17-OHP-C e concluíram que a meia-vida era relativamente longa (média de 16,2 dias). Os parâmetros farmacocinéticos foram afetados pelo biotipo materno e variou muito entre os sujeitos. Além disso, o 17-OHP-C atravessou a barreira placentária e foi detectável no plasma do cordão 44 dias após a última injeção materna (Caritis, 2012). Apesar disso, as evidências até o momento sugerem que a 17-OHP-C é segura para o feto. Não foram encontradas anomalias, incluindo genitália anormal, em um estudo de 48 meses de seguimento com lactentes expostos no ensaio de 2003 da MFMU Network (Northen, 2007).

Preocupações relacionadas ao custo

Há preocupações especiais envolvendo o 17-OHP-C e reclamações subsequentes relacionadas ao preço (Cohen, 2011; Romero, 2013). Em 2011, a FDA autorizou temporariamente a KV Pharmaceutical a comercializar o 17-OHP-C. Como as regulamentações proibiam a composição, não havia competidor para esse fármaco relativamente barato, o que o levou a ser comercializado a 1.500 dólares por injeção. Isso causou uma preocupação geral devido ao custo cumulativo que o fármaco teria de mais de 30.000 dólares por gestação.

Uso de 17-OHP-C no Parkland Hospital

Um programa para a implementação do 17-OHP-C foi incorporado no Parkland Hospital em 2012. Considerando as preocupações

TABELA 42-6 História obstétrica prévia de 430 mulheres com partos ≤ 35 semanas e taxas de recorrência após 17-OHP-C no Parkland Hospital

Parto prévio < 35 semanas	Sem 17-OHP-C Coorte histórica Taxa de recorrência[a]	Com 17-OHP-C Número	Com 17-OHP-C Recorrência Número	Com 17-OHP-C Recorrência Frequência	Valor de p[b]
Global	16,8%	430	106	25%	1,0
Para 1	18%	141	44	31%	1,0
Para 2:					
Ambos ≤ 35 semanas	43%	48	20	42%	0,49
Apenas 2º parto ≤ 35 semanas	17%	52	11	21%	0,84
Apenas 1º parto ≤ 35 semanas	11%	39	2	5%	0,18
Para 3+:					
Todos ≤ 35 semanas	45%	27	12	44%	0,56
Outras sequências de ≤ 35 semanas	12%	123	17	14%	0,78

[a]A taxa de recorrência é derivada da população obstétrica do Parkland Hospital para 1988-2011 antes da introdução do 17-OHP-C.
[b]Os valores de p são unilaterais.
Reproduzida com permissão de Nelson, 2017.

citadas, uma farmácia de manipulação local forneceu ampolas de dose única com 250 mg de 17-OHP-C em óleo de gergelim a um custo de 25 dólares por dose. Nelson e colaboradores (2017) recentemente relataram seus achados com esse programa em um estudo prospectivo de 430 mulheres que receberam o composto 17-OHP-C. O uso de 17-OHP-C foi inefetivo para a prevenção de parto pré-termo recorrente com 35 semanas ou menos em comparação com uma coorte histórica do Parkland. Conforme mostrado na Tabela 42-6, o 17-OHP-C não reduziu de forma significativa as taxas de parto pré-termo recorrente independentemente do número ou sequência dos partos pré-termo prévios. Além disso, as concentrações plasmáticas do 17-OHP-C não foram diferentes em 24 semanas ou 32 semanas entre as mulheres que deram à luz com ≤ 35 semanas e aquelas que o fizeram mais tarde. É interessante observar que os níveis foram consistentes com aqueles previamente relatados com o uso de óleo de rícino como veículo (Caritis, 2014). Por fim, o intervalo de idade gestacional em que o parto pré-termo recorreu não foi diferente após o uso de 17-OHP-C. Um efeito colateral do 17-OHP-C foi um aumento significativo na taxa de diabetes gestacional. Em resumo, o uso de 17-OHP-C foi inefetivo para a prevenção de parto pré-termo recorrente e foi associado a um efeito colateral significativo.

Considerando-se estudos anteriores, a evidência que corrobora o uso de 17-OHP-C na prevenção de parto pré-termo recorrente é questionável (Young, 2017). O mecanismo de ação permanece desconhecido, e as propriedades farmacológicas ainda não foram estabelecidas. As evidências de efetividade clínica ainda precisam ser replicadas. A condição para a aprovação da FDA para o 17-OHP-C foi de que um ensaio randomizado controlado duplo-cego e multicêntrico confirmatório fosse conduzido com preferência para um desfecho primário de parto < 35 semanas. Esse ensaio internacional (PROLONG) está em andamento com previsão de encerramento em 2018 e com um número de participantes arroladas estimado em 1.707 (PROLONG, 2014).

■ Uso de progesterona sem parto pré-termo prévio

Três ensaios randomizados estão no centro da discussão sobre se a terapia com progesterona deveria ser usada em mulheres sem parto pré-termo prévio. Esses estudos, mostrados na Tabela 42-7, se baseiam na determinação ultrassonográfica do comprimento cervical. No primeiro estudo, Fonseca e colaboradores (2007) distribuíram aleatoriamente 250 gestantes com colo curto medindo

TABELA 42-7 Ensaios randomizados com compostos de progestágenos utilizados profilaticamente para prevenção de trabalho de parto pré-termo

Pesquisador	Gestantes randomizadas	Comprimento do colo[a]	Composto de progestágeno	Progestágeno vs. placebo
Fonseca (2007)	n = 250; 5% nulíparas, 10% gemelares, 15% NPT prévio; 8 hospitais: Reino Unido, Grécia, Brasil, Chile	< 15 mm	Progesterona, cápsulas vaginais com 200 mg diariamente	Parto < 34 semanas: 19 vs. 34%, p = 0,02
Hassan (2011)	n = 465; apenas fetos únicos; 55% nulíparas; 13% NPT prévio; 44 hospitais em 10 países	10-20 mm	Gel vaginal de progesterona 90 mg diariamente	Parto < 33 semanas: 9 vs. 16%, p = 0,02
Grobman (2012)	n = 657; apenas fetos únicos; apenas nulíparas; 14 centros nos Estados Unidos	< 30 mm	17-OHP-C 250 mg IM semanalmente	Parto < 37 semanas: 25 vs. 24%, p = NS

[a]Definido por exame de ultrassonografia.
17-OHP-C, caproato de 17-hidroxiprogesterona; IM, intramuscular; NPT, nascimento pré-termo; NS, não significativo.

≤ 15 mm detectadas por ultrassonografia durante consulta rotineira de pré-natal. Essas mulheres foram tratadas com cápsulas vaginais contendo progesterona micronizada ou placebo administradas todas as noites entre 24 e 34 semanas de gestação. O parto espontâneo < 34 semanas foi significativamente menor no grupo tratado com progesterona. É importante ressaltar que nesse ensaio foram incluídas não apenas nulíparas, mas também gestações gemelares e gestantes com nascimento pré-termo anterior.

No segundo ensaio, Hassan e colaboradores (2011) distribuíram randomicamente 465 mulheres com colo curto – 10 a 20 mm – para tratamento diário com gel vaginal com 90 g de progesterona ou placebo. Esse ensaio também incluiu nulíparas e mulheres com parto pré-termo prévio.

A partir desses estudos, a FDA rejeitou o uso de gel de progesterona porque os resultados não atingiram o nível de significância estatística necessário para demonstrar eficácia nas gestantes recrutadas nos Estados Unidos. De acordo com Likis e colaboradores (2012), a heterogeneidade desses primeiros dois estudos nos quais foram incluídas diversas indicações para tratamento com progestágenos, combinada ao fato de os desfechos não terem sido relatados por fatores de risco, como nuliparidade, tornou impossível interpretar a eficácia da progesterona para indicações específicas.

O terceiro estudo randomizou a administração de 17-OHP-C por injeção intramuscular ou placebo entre 16 e $22^{3/7}$ semanas a nulíparas com gestação de feto único e comprimento cervical < 30 mm detectado por ultrassonografia (Tab. 42-8) (Grobman, 2012). O tratamento semanal com 17-OHP-C não reduziu a frequência de nascimentos pré-termo antes de 37 semanas. Independentemente do comprimento do colo, o 17-OHP-C não foi efetivo.

Assim, progesterona vaginal, mas não o 17-OHP-C, parece ser benéfica em mulheres com colo curto medido por ultrassonografia. Romero e Stanczyk (2013) forneceram uma revisão para explicar as evidências conflitantes e argumentaram que a progesterona de ocorrência natural, que é usada nas preparações vaginais, não é a mesma coisa que o 17-OHP-C sintético. Da mesma forma, Furcron e colaboradores (2015) concluíram que o 17-OHP-C não tinha efeitos anti-inflamatórios locais na interface materno-fetal ou no colo uterino. Além disso, o 17-OHP-C não foi protetora contra o nascimento pré-termo induzido por endotoxinas.

A partir de todos esses estudos, o American College of Obstetricians and Gynecologists (2016c) concluiu que o rastreamento universal do comprimento cervical em mulheres sem parto pré-termo prévio não é mandatório. Porém, essa estratégia de rastreamento pode ser considerada no contexto do tratamento com progesterona vaginal.

Estudo OPPTIMUM

Esse estudo de 1.228 mulheres de alto risco com gestações de fetos únicos é o maior até o momento sobre a profilaxia com progesterona vaginal (Norman, 2016). Esse ensaio randomizado de progesterona vaginal, 200 mg/dia, de 22-24 semanas até 34 semanas de gestação, foi chamado OPPTIMUM (dOes Progesterone Prophylaxis To prevent preterm labor IMprove oUtcoMe?) As mulheres de alto risco foram definidas como aquelas com parto espontâneo prévio ≤ 34 semanas ou com um comprimento cervical ≤ 25 mm ou com um resultado positivo no teste de fFN combinado com outros fatores de risco clínicos para parto pré-termo.

Os desfechos primários do OPPTIMUM foram singulares pelo fato de serem examinados os desfechos imediatos obstétricos e infantis. Eles incluíram morte fetal ou nascimento < 34 semanas; um conjunto de morte, lesão cerebral ou displasia broncopulmonar; e um escore cognitivo padronizado com 2 anos de idade. Contrariando relatos prévios, a progesterona vaginal não foi associada a menor risco de parto pré-termo ou de desfechos adversos neonatais compostos. Em crianças de 2 anos de idade, a progesterona vaginal também não apresentou benefícios nem danos em longo prazo.

Assim, as evidências são conflitantes em relação à eficácia dos progestágenos ao longo do espectro das várias indicações específicas. Alguns autores tentaram resolver essa questão por meio de revisão sistemática e de metanálises (Prior, 2017; Romero, 2016, 2017). Como descrito em toda esta seção, praticamente todas as evidências corroborando o uso de progestágenos para alguma indicação específica podem ser de alguma forma questionadas. Concordamos com a conclusão do estudo OPPTIMUM (Norman, 2016) que os resultados de estudos recentes devem levar a uma importante revisão do uso da progesterona para a profilaxia do parto pré-termo, uma busca para identificar mulheres específicas que podem se beneficiar especificamente, e esforços redobrados para encontrar estratégias alternativas para a prevenção de parto pré-termo em mulheres de risco.

TABELA 42-8 Comparação de 17-OHP-C versus placebo para prevenção de nascimento pré-termo com < 37 semanas e < 34 semanas

Variável	17-OHP-C N = 327	Placebo N = 330	RR (IC 95%)	Valor de p^a
Nascimento pré-termo < 37 semanas:				
Comprimento do colo, mm				0,59
< 10	5/9 (56)	10/16 (63)	0,89 (0,4-1,78)	
10-20	19/50 (38)	18/40 (45)	0,84 (0,52-1,38)	
> 20	58/268 (21)	52/274 (19)	1,4 (0,82-1,52)	
Nascimento pré-termo < 34 semanas:				
Comprimento do colo, mm				0,49
< 10	5/9 (56)	6/16 (38)	1,48 (0,63-3,51)	
10-20	11/50 (22)	12/40 (30)	0,73 (0,36-1,48)	
> 20	25/268 (9)	30/274 (11)	0,85 (0,52-1,41)	

aValor de p com teste de interação de Breslow-Day.
17-OHP-C, caproato de 17-hidroxiprogesterona; IC, intervalo de confiança; RR, risco relativo.
Dados apresentados como n/N (%).
Dados de Grobman, 2012.

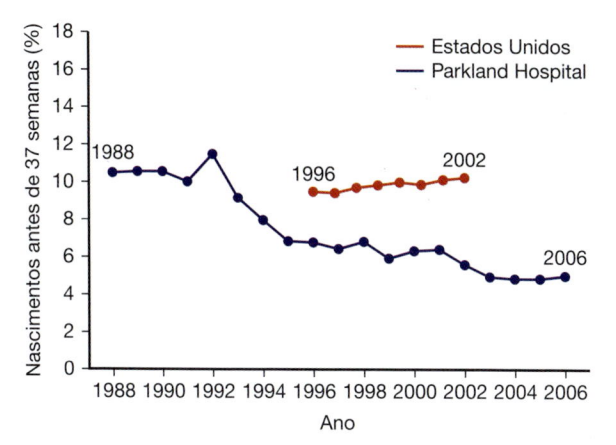

FIGURA 42-8 Porcentagem de nascimentos antes de 37 semanas de gestação no Parkland Hospital entre 1988 e 2006 comparada com a dos Estados Unidos entre 1996 e 2002. A análise em ambas as coortes foi limitada aos fetos únicos nascidos vivos com peso ao nascer ≥ 500 g que tenham recebido cuidados de pré-natal. (Reproduzida, com permissão, de Leveno KJ, McIntire DD, Bloom SL, et al: Decreased preterm births in an inner-city public hospital, Obstet Gynecol. 2009 Mar;113(3):578–584.)

Programas de cuidados em saúde pública com base geográfica

Um sistema de atenção pré-natal bem organizado reduz a taxa de nascimentos pré-termo nas populações pobres de alto risco (Creasy, 1980). Um exemplo é o sistema clínico pré-natal do Parkland Hospital (Leveno, 2009). Conforme mostrado na Figura 42-8, a taxa decrescente de parto pré-termo entre 1988 e 2006 coincidiu com um aumento substancial na participação nos cuidados pré-natais. No início da década de 1990, um esforço conjunto foi feito para melhorar o acesso aos cuidados pré-natais com a criação de cuidados continuados desde o período antenatal até o parto e o puerpério. Clínicas de pré-natal foram estrategicamente instaladas na cidade de Dallas, nos Estados Unidos, para facilitar o acesso de mulheres mais pobres. Os protocolos de atenção pré-natal são utilizados pela equipe de enfermagem em todas as clínicas de forma a garantir atendimento homogêneo. As mulheres com alto risco de complicações na gestação são encaminhadas à clínica central na base hospitalar. Nesse local, as clínicas de medicina materno-fetal operam todos os dias da semana e são formadas por residentes e parteiras (*midwives*), sendo supervisionadas por estagiários e professores.

Assim, a atenção pré-natal passou a ser componente de um sistema abrangente e orquestrado de saúde pública de base comunitária. Acreditamos que a redução dos partos pré-termo em nosso hospital pode ser atribuída ao menos parcialmente ao programa de saúde pública de base geográfica que tem como alvo as populações minoritárias de gestantes. Um sistema semelhante de cuidado obstétrico para mulheres indigentes implantando pela University of Alabama, em Birmingham, também produziu resultados salutares (Tita, 2011).

MANEJO DOS CASOS DE RUPTURA PREMATURA DE MEMBRANAS PRÉ-TERMO

Os métodos usados para diagnosticar ruptura de membranas são detalhados no Capítulo 22 (p. 435). O relato de saída de líquido pela vagina – seja na forma de fluxo contínuo ou em jorro – deve determinar exame imediato com espéculo para verificar se há acúmulo vaginal de líquido amniótico, presença de líquido transparente originado no canal do colo ou ambos. A confirmação de RPM pré-termo geralmente deve ser acompanhada por exame ultrassonográfico para avaliar o volume de líquido amniótico, identificar a apresentação fetal e, caso não tenha sido determinada, estimar a idade gestacional. Após a identificação da RPM pré-termo, o esquema geral mostrado na Tabela 42-9 pode orientar o manejo.

História natural

Cox e colaboradores (1988) descreveram os resultados de 298 gestantes consecutivas no Parkland Hospital que evoluíram com parto após ruptura espontânea de membranas entre 24 e 34 semanas de gestação. Ainda que tenha sido identificada em apenas 1,7% das gestações, essa complicação contribuiu para 20% das mortes perinatais. Ao se apresentarem, 76% das mulheres já estavam em trabalho de parto, e 5% tiveram o parto por outras complicações. Assim, apenas a 19% delas foi inicialmente permitido o manejo expectante. Por fim, o parto foi postergado em 48 horas ou mais após a ruptura de membranas em apenas 7% da coorte total do estudo. Foi observado benefício com a postergação do parto, contudo, pois nenhum dos neonatos morreu nesse grupo. Esse dado contrasta com os 80 óbitos em 1.000 recém-nascidos pré-termo nas primeiras 48 horas após a ruptura de membranas. Nelson e colaboradores (1994) publicaram resultados semelhantes.

O período entre a RPM pré-termo e o parto é inversamente proporcional à idade gestacional quando a ruptura ocorre (Carroll, 1995). Como mostra a Figura 42-9, foram ganhos muito poucos dias quando as membranas se romperam durante o terceiro trimestre em comparação com o rompimento no segundo trimestre.

Hospitalização

A maioria dos obstetras interna as mulheres com ruptura de membranas. A preocupação acerca dos custos de hospitalizações prolongadas em geral é irrelevante, uma vez que a maioria das mulheres entra em trabalho de parto 1 semana ou menos após a ruptura de membranas. Carlan e colaboradores (1993) distribuíram aleatoriamente 67 mulheres com ruptura de membranas para acompanhamento em casa ou em hospital. Não foram observados benefícios com a hospitalização, e a permanência hospitalar entre as enviadas para casa foi reduzida em 50% – 14 *versus* 7 dias. É importante ressaltar que os pesquisadores enfatizaram que esse estudo tem amostra insuficiente para ser possível concluir que o acompanhamento domiciliar é seguro em relação ao prolapso de cordão umbilical.

Parto intencional

Antes do meio da década de 1970, o parto geralmente era induzido nas mulheres com ruptura de membranas pré-termo em razão do temor de sepse. O risco de infecção materna e o risco de prematuridade fetal variam de acordo com a idade gestacional no momento da ruptura de membranas, e as decisões relativas ao manejo se baseiam neste equilíbrio. Com relação a gestações periviáveis, Morales (1993b) acompanhou com conduta expectante 94 gestações de feto único com ruptura de membranas antes de 25 semanas. O ganho médio de tempo foi de 11 dias. Embora 41% dos lactentes tenham sobrevivido até 1 ano de idade, apenas 27% da coorte original eram neurologicamente normais. Farooqi (1998), Winn (2000) e colaboradores relataram resultados semelhantes. O manejo dessas gestações iniciais é discutido na p. 807.

Em relação à RPM pré-termo em geral, dois ensaios randomizados na década de 1990 compararam a indução do trabalho de parto com o manejo expectante (Cox, 1995; Mercer, 1993).

Complicações obstétricas

TABELA 42-9 Manejo dos casos de ruptura prematura de membranas pré-termo

Idade gestacional	Manejo
≥ 34 semanas	Plano de parto: indução do trabalho de parto a menos que haja contraindicação Profilaxia para estreptococos do grupo B[a] Pode ser considerado um curso único de corticosteroide até $36^{6/7}$ semanas[b]
32-33 semanas completas	Manejo expectante Profilaxia para estreptococos do grupo B[a] Curso único com corticosteroide[c] Antimicrobianos para prolongar a latência
24-31 semanas completas	Manejo expectante Profilaxia para estreptococos do grupo B[a] Curso único com corticosteroide[c] Tocolíticos: não há consenso Antimicrobianos para prolongar a latência Sulfato de magnésio pode ser considerado para neuroproteção[d]
< 24 semanas	Manejo expectante ou indução do trabalho de parto[e] Profilaxia para estreptococos do grupo B não é recomendada[f] Curso único com corticosteroide pode ser considerado[e,f] Tocolíticos: não há consenso[e,f] Antimicrobianos: podem ser considerados[e,g]

[a]A **Figura 64-7** (p. 1222) descreve a profilaxia para estreptococos do grupo B para gestações pré-termo.
[b]Pode ser considerado entre $34^{0/7}$ e $36^{6/7}$ semanas naquelas que não receberam um curso prévio de corticosteroides antenatal.
[c]É controverso um curso repetido, ou de resgate, de corticosteroides em caso de ruptura prematura de membranas.
[d]Sulfato de magnésio para neuroproteção conforme um dos maiores estudos.
[e]Ver a Seção "Sobrevivência neonatal periviável" (p. 806) para auxiliar no aconselhamento à paciente e na tomada de decisão.
[f]Intervenção não recomendada antes da viabilidade, mas pode ser considerada a partir de $23^{0/7}$ semanas de gestação.
[g]Pode ser considerado a partir de $20^{0/7}$ semanas de gestação.
Dados de American College of Obstetricians and Gynecologists, 2016a,d, 2017a,e.

Em ambos os estudos, o equilíbrio entre riscos e benefícios foi difícil de definir, pois nem o parto imediato nem o manejo expectante foram comprovadamente superiores em relação a desfechos neonatais. Lieman e colaboradores (2005) não observaram melhora nos desfechos neonatais com conduta expectante além de 33 semanas. McElrath e colaboradores (2003) verificaram que o prolongamento do período de latência após ruptura de membranas não estava associado a maior incidência de lesão neurológica fetal. Um correlato importante é de que a infecção (especificamente a corioamnionite) é reconhecida como fator de risco para o desenvolvimento de lesão neurológica neonatal (Gaudet, 2001; Wu, 2000).

Bond e colaboradores (2017) recentemente compararam o parto precoce planejado com o manejo expectante em mulheres com RPM pré-termo antes de 37 semanas de gestação. Eles avaliaram 12 ensaios randomizados totalizando 3.617 mulheres e 3.628 neonatos. Nenhuma diferença clinicamente importante foi identificada na incidência de sepse neonatal entre as mulheres com parto imediato e aquelas com manejo expectante. Embora a incidência de corioamnionite fosse mais baixa, os neonatos de mulheres randomizadas para parto precoce tinham mais chances de nascer com idade gestacional menor, com as sequelas perinatais concomitantes. Os autores concluíram que, nas mulheres com ruptura de membranas antes de 37 semanas de gestação sem contraindicação para continuar a gestação, uma política de manejo expectante com monitoramento cuidadoso estava associada a melhores desfechos para a mãe e o neonato.

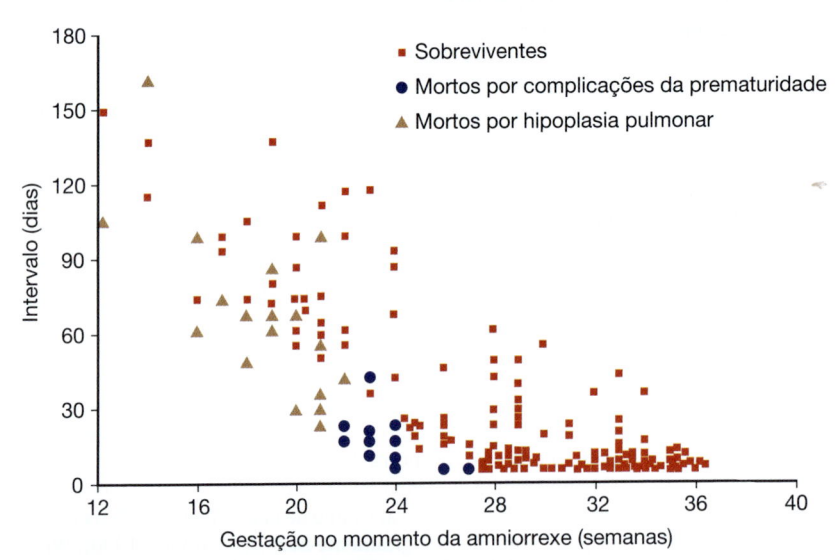

FIGURA 42-9 Relação entre tempo decorrido entre a ruptura de membranas pré-termo e o parto em 172 gestações de feto único. (Reproduzida, com permissão, de Carroll SG, Blott M, Nicolaides KH: Preterm prelabor amniorrhexis: Outcome of live births, Obstet Gynecol 1995 Jul;86(1):18–25.)

O American College of Obstetricians and Gynecologists (2016d) reconheceu as controvérsias do parto imediato em comparação com o manejo expectante. É claro que a idade gestacional é uma consideração importante. Com $24^{0/7}$ a $33^{6/7}$ semanas, é recomendado o manejo expectante na ausência de estado fetal não tranquilizador, corioamnionite clinicamente evidente ou descolamento prematuro da placenta. Com $34^{0/7}$ semanas de gestação ou mais, o parto ainda é recomendado pelo College para todas as mulheres com ruptura de membranas. Nossa prática atual no Parkland Hospital é consistente com essas recomendações.

■ Considerações com o manejo expectante

Vários cenários durante o manejo expectante merecem consideração. Um deles é a realização do exame cervical digital. Alexander e colaboradores (2000) analisaram os achados obtidos em mulheres com RPM pré-termo manejadas de forma expectante entre 24 e 32 semanas de gestação. Os autores compararam as mulheres submetidas a um ou dois exames de toque do colo uterino com as que não foram examinadas. As mulheres que foram examinadas tiveram intervalo entre ruptura e nascimento de 3 dias, em comparação com os 5 dias entre aquelas que não foram examinadas. Essa diferença não produziu piora nos resultados maternos ou neonatais.

A ruptura de membranas após amniocentese no segundo trimestre é incomum (Cap. 14, p. 293). Em comparação com as mulheres com ruptura espontânea durante o segundo trimestre, Borgida e colaboradores (2000) concluíram que as gestações complicadas por RPM pré-termo após amniocentese genética resultavam em desfechos perinatais significativamente melhores. A taxa de mortalidade perinatal foi de 91%. Após o aconselhamento, as mulheres afetadas são tipicamente manejadas de maneira expectante ambulatorialmente com vigilância seriada do volume de líquido amniótico (American College of Obstetricians and Gynecologists, 2016d). Na série citada anteriormente, o tempo médio para a documentação de um volume de líquido amniótico normal após a amniocentese foi de cerca de 2 semanas.

A tocólise foi usada em alguns estudos. Em mulheres com ruptura de membranas e ausência de trabalho de parto, a tocólise profilática não melhora os desfechos neonatais, mas está associada a maiores taxas de corioamnionite (Mackeen, 2014). Da mesma forma, a tocólise terapêutica nos casos de ruptura de membranas com trabalho de parto também não forneceu benefício perinatal significativo (Garite, 1987).

Há incerteza acerca de RPM pré-termo em mulheres que tenham sido tratadas com cerclagem cervical. McElrath e colaboradores (2002) estudaram 114 mulheres com cerclagem que mais tarde evoluíram com ruptura de membranas antes de 34 semanas de gestação. Elas foram comparadas com 288 controles. Os resultados gestacionais foram equivalentes em ambos os grupos. A retenção da cerclagem por mais de 24 horas após a ruptura pré-termo das membranas pode estar associada ao prolongamento da gestação, porém há o risco de infecção intrauterina e suas consequências (Giraldo-Isaza, 2011; Laskin, 2012). Conforme discutido no Capítulo 18 (p. 357), essa conduta é controversa.

No caso de RPM pré-termo em geral, o volume de líquido amniótico remanescente após a ruptura parece ter valor prognóstico nas gestações com menos de 26 semanas. Hadi e colaboradores (1994) descreveram 178 gestações com ruptura de membranas entre 20 e 25 semanas. Quase 40% das mulheres evoluíram com oligoidrâmnio, definido pela ausência de bolsões de líquido amniótico com 2 cm ou mais de tamanho. Praticamente todas as gestantes com oligoidrâmnio deram à luz antes de 25 semanas de gestação, e 85% daquelas com volume adequado de líquido amniótico tiveram seus filhos no terceiro trimestre de gravidez. Carroll e colaboradores (1995) não observaram casos de hipoplasia pulmonar em fetos nascidos com 24 semanas ou mais de gestação. Esse dado sugere que 23 semanas ou menos seja o limite para a ocorrência de hipoplasia pulmonar (Cap. 7, p. 133). Além disso, quando se cogita optar por conduta expectante, deve-se considerar a possibilidade de compressão e deformidades nos membros produzidas pelo oligoidrâmnio (Cap. 11, p. 232).

Outros fatores de risco também foram avaliados. Primeiro, nos neonatos nascidos de mulheres com lesões herpéticas em atividade e que foram tratadas com conduta expectante, o risco de morbidade infecciosa parece ter sido superado pelos riscos relacionados com o parto pré-termo (Major, 2003). Segundo, Lewis e colaboradores (2007) observaram que a conduta expectante em mulheres com RPM pré-termo e apresentação não cefálica estava associada a maior taxa de prolapso de cordão umbilical, em especial antes de 26 semanas.

■ Corioamnionite clínica

Conforme discutido, a infecção é uma preocupação importante em casos de ruptura de membranas. Embora alguns casos permaneçam subclínicos, quando é feito o diagnóstico de corioamnionite, devem ser iniciados esforços para realizar o parto, preferencialmente por via vaginal. Como a leucocitose materna isoladamente não é um achado consistente, a *febre é o único indicador confiável para o diagnóstico de corioamnionite*. As práticas e protocolos institucionais variam quanto à definição do limiar de temperatura. Tradicionalmente, uma temperatura ≥ 38°C acompanhando a ruptura das membranas implicava infecção. No Parkland Hospital, ainda aderimos a esse critério.

Em 2015, um *workshop* patrocinado pelo NICHD sugeriu que se renomeasse essa condição como "inflamação e infecção intra-amniótica" (Higgins, 2016). Os méritos e a utilidade clínica dessa nova terminologia do "triplo I" foram questionados (Barth, 2016). Contudo, o American College of Obstetricians and Gynecologists (2017b) recentemente revisou as definições e os limiares de temperatura para a infecção intra-amniótica. Usando essas novas definições, o diagnóstico da suspeita de infecção intra-amniótica é feito quando a temperatura materna é ≥ 39°C ou quando a temperatura materna é de 38 a 38,9°C e há um fator de risco clínico adicional presente. Os fatores sugeridos incluem baixa paridade, múltiplos exames de toque, uso de monitores fetais e uterinos internos, líquido amniótico tinto de mecônio e presença de determinados patógenos no trato genital. Exemplos são o estreptococo do grupo B e agentes sexualmente transmissíveis. A febre materna isolada é definida como qualquer temperatura materna entre 38°C e 38,9°C sem fatores de risco adicionais presentes e com ou sem elevação persistente da temperatura.

Com a corioamnionite, as morbidades fetal e neonatal aumentam de maneira substancial. Alexander e colaboradores (1998) estudaram 1.367 neonatos com peso muito baixo ao nascer, com parto realizado no Parkland Hospital. Cerca de 7% nasceram de mulheres com corioamnionite franca, e suas evoluções foram comparadas às de neonatos semelhantes sem infecção clínica. Aqueles no grupo infectado apresentaram maior incidência de sepse, SDR, convulsões com início precoce, hemorragia intraventricular e leucomalácia periventricular. Os pesquisadores concluíram que esses neonatos com peso muito baixo ao nascer eram vulneráveis a lesão neurológica, e que tal fato poderia ser atribuído à corioamnionite. Yoon e colaboradores (2000) observaram que a infecção intra-amniótica em neonatos pré-termo estava relacionada com maiores taxas de paralisia cerebral. Petrova e colaboradores (2001) estudaram mais de 11 milhões de neonatos únicos nascidos vivos nos Estados Unidos entre 1995 e 1997. Durante o trabalho de parto, 1,6% das mulheres apresentou febre, e esse sinal mostrou-se um preditor forte de morte relacionada com infecção de neonatos tanto a termo quanto pré-termo.

■ Antibioticoterapia

A teoria de uma patogênese microbiana para parto pré-termo espontâneo ou ruptura de membranas pré-termo fez muitos pesquisadores testarem a administração de diversos antibióticos para manutenção da gravidez. Mercer e colaboradores (1995) revisaram 13 ensaios randomizados realizados em gestantes antes de 35 semanas. Sua metanálise indicou que apenas 3 de 10 desfechos seriam *possivelmente* beneficiados: (1) menos mulheres evoluíram com corioamnionite, (2) menos neonatos evoluíram com sepse, e (3) a gravidez foi prolongada por 7 dias com maior frequência nas mulheres que receberam antibióticos. Porém, não foram afetadas as taxas de sobrevida neonatal, enterocolite necrosante, SDR ou hemorragia intracraniana.

Para abordar mais profundamente essa questão, a MFMU Network realizou um ensaio para estudar conduta expectante combinada com tratamento de 7 dias com antibióticos ou placebo. O tratamento incluiu o uso intravenoso de ampicilina mais eritromicina a cada 6 horas por 48 horas, o que foi seguido pelo uso oral de amoxicilina mais eritromicina a cada 8 horas por 5 dias. As mulheres haviam tido ruptura de membranas entre 24 e 32 semanas de gestação. Não foram administrados tocolíticos nem corticosteroides. As mulheres tratadas com antibióticos apresentaram incidência significativamente menor de neonatos com SDR, enterocolite necrosante e desfechos adversos compostos (Mercer, 1997). O período de latência também foi significativamente maior. Especificamente, 50% das mulheres tratadas com esquema de antibióticos mantiveram a gravidez após 7 dias de tratamento em comparação com apenas 25% das que receberam placebo. Além disso, um número significativamente maior de gestações tratadas não tinham evoluído para parto com 14 e 21 dias. A colonização cervicovaginal com estreptococos do grupo B não alterou esses resultados.

Outros estudos examinaram a eficácia de tratamentos mais curtos e de diferentes combinações de antimicrobianos. O tratamento por 3 dias foi comparado ao esquema de 7 dias usando ampicilina ou ampicilina-sulbactam, tendo a efetividade sido similar no que se refere aos resultados perinatais (Lewis, 2003; Segel, 2003). De forma semelhante, na comparação entre eritromicina e placebo, obteve-se uma variedade de benefícios neonatais significativos com a eritromicina. Entretanto, o esquema com amoxicilina-clavulanato não foi recomendado em razão de sua associação com maior incidência de enterocolite necrosante neonatal (Kenyon, 2004).

Alguns autores previram que a terapia prolongada com antibióticos nessas gestações poderia ter consequências indesejadas (Carroll, 1996; Mercer, 1999). Stoll e colaboradores (2002) estudaram 4.337 neonatos pesando entre 400 e 1.500 g e nascidos entre 1998 e 2000. Suas evoluções foram comparadas com as de 7.606 neonatos com peso ao nascer semelhante nascidos entre 1991 e 1993 e anteriormente à prática da profilaxia antibiótica. A taxa global de sepse de instalação precoce não se alterou entre esses dois períodos. Contudo, a taxa de sepse por estreptococos do grupo B foi reduzida de 5,9 por 1.000 nascimentos no período entre 1991 e 1993 para 1,7 por 1.000 nascimentos no período entre 1998 e 2000. Comparando esses mesmos períodos, a taxa de sepse por *Escherichia coli* aumentou – passando de 3,2 para 6,8 a cada 1.000 nasciimentos. Quase 85% dos coliformes isolados na coorte mais recente eram resistentes à ampicilina. Os neonatos com sepse de instalação precoce tiveram maior probabilidade de morrer quando infectados com coliformes. Em longo prazo, Kenyon e colaboradores (2008a) observaram que os antimicrobianos administrados para mulheres com RPM pré-termo não tiveram efeito sobre a saúde das crianças avaliada aos 7 anos de idade.

■ Corticosteroides para acelerar a maturação pulmonar fetal

O uso antenatal de corticosteroides em casos de RPM pré-termo já foi considerado controverso, pois a magnitude do benefício não era tão grande como quando as membranas estavam intactas. Um curso único de antibióticos, porém, é atualmente recomendado para as gestantes com ruptura de membranas entre $24^{0/7}$ e $34^{0/7}$ semanas de gestação (American College of Obstetricians and Gynecologists, 2017a). Como no caso da periviabilidade (p. 807), pode ser considerado um curso único de corticosteroides tão cedo como em $23^{0/7}$ semanas nos casos em risco para parto pré-termo dentro de 7 dias (American College of Obstetricians and Gynecologists, 2017e). Uma controvérsia semelhante é encontrada no outro extremo do espectro de idade gestacional, onde a administração de corticosteroides no período pré-termo tardio também é considerada (p. 823).

■ Reparo de membranas

Selantes teciduais são usados com vários propósitos em medicina, incluindo a obtenção de hemostasia cirúrgica. Conforme discutido no Capítulo 18 (p. 351), há relatos limitados do uso de selantes para o reparo de membranas fetais. Crowley e colaboradores (2016) recentemente revisaram as evidências disponíveis e concluíram que os dados são atualmente insuficientes para avaliar os procedimentos selantes para a ruptura de membranas. No Parkland Hospital, não recomendamos o uso desses agentes com essa indicação.

MANEJO EM CASO DE PARTO PRÉ-TERMO COM MEMBRANAS INTACTAS

As mulheres com sinais e sintomas de trabalho de parto pré-termo com membranas intactas são manejadas da mesma forma que aquelas com RPM pré-termo. Se possível, deve-se retardar o parto nas gestações com menos de 34 semanas de gestação. Os medicamentos usados para reduzir ou suprimir as contrações uterinas prematuras são discutidos subsequentemente.

■ Amniocentese para detectar infecção

Vários testes são usados para diagnosticar infecção intra-amniótica (Andrews, 1995; Romero, 1993; Yoon, 1996). Embora essa infecção possa ser confirmada com um resultado positivo no teste, há pouca utilidade para a amniocentese de rotina (American College of Obstetricians and Gynecologists, 2017b).

Corticosteroides para maturação pulmonar fetal

Como os glicocorticoides aceleraram a maturação pulmonar em fetos prematuros de ovelha, Liggins e Howie (1972) investigaram seu uso em gestantes. A terapia com corticosteroides mostrou-se efetiva para reduzir a incidência de SDR e a taxa de mortalidade se o nascimento fosse postergado por pelo menos 24 horas após o *início* do uso de betametasona. Os lactentes inicialmente expostos aos corticosteroides foram acompanhados, tendo atingido 31 anos sem qualquer efeito deletério detectado. Em 1995, o Painel da National Institutes of Health (NIH) Consensus Development Conference recomendou o uso de corticosteroides para aceleração da maturação fetal pulmonar nas gestantes com ameaça de parto pré-termo. Em um encontro subsequente, outra NIH Conference (2000) concluiu que os dados existentes seriam insuficientes para avaliar a efetividade dos corticosteroides nas gestações complicadas por hipertensão arterial, diabetes, gravidez múltipla, restrição do crescimento fetal e hidropsia fetal. Entretanto, concluiu-se que seria razoável administrar corticosteroides para essas gestantes.

Uma metanálise recente de Roberts e colaboradores (2017) de 30 estudos totalizando 7.774 mulheres e 8.158 lactentes quantificou o benefício de um curso único de corticosteroides. O tratamento foi associado a menores taxas de morte perinatal, morte neonatal, SDR, hemorragia intraventricular, enterocolite necrosante, necessidade de ventilação mecânica e infecção sistêmica nas primeiras 48 horas de vida. Não foram evidenciados benefícios em relação a doença pulmonar crônica, morte na infância ou atraso no neurodesenvolvimento na infância. A terapia não foi associada a corioamnionite. É importante ressaltar que os corticosteroides administrados profilaticamente a mulheres em risco de parto pré-termo nos países de renda baixa e média na verdade *aumentam* as taxas de mortalidade perinatal (Althabe, 2015).

Um único curso de corticosteroides é atualmente recomendado pelo American College of Obstetricians and Gynecologists (2017a) para mulheres entre 24 e 34 semanas sob risco de parto dentro de 7 dias. Esta recomendação para gêmeos prematuros foi questionada (Viteri, 2016). Os limites de idade gestacional para a administração de corticosteroides também estão sendo exploradas. Para gestações com 23 semanas e sob risco de parto dentro de 7 dias, um curso único de corticosteroides pode ser considerado (p. 807). A administração de corticosteroides durante o período periviável está ligada a uma decisão familiar relativa à reanimação e deve ser considerada nesse contexto (American College of Obstetricians and Gynecologists, 2017e).

Betametasona e dexametasona parecem ser equivalentes para a maturação pulmonar fetal (Murphy, 2007). Os dois medicamentos são semelhantes na redução das taxas das principais morbidades em recém-nascidos pré-termo (Elimian, 2007). Um curso de tratamento pode ser de duas doses de 12 mg de betametasona, e cada dose é administrada por via intramuscular com intervalo de 24 horas. No caso da dexametasona, doses de 6 mg são administradas por via intramuscular a cada 12 horas, em quatro doses. Como o tratamento por menos de 24 horas pode ser benéfico e reduz as taxas de morbidade e mortalidade neonatais, uma primeira dose antenatal de corticosteroides é administrada independentemente da capacidade de completar doses adicionais antes do parto (American College of Obstetricians and Gynecologists, 2017a).

Mulheres com risco de parto pré-termo tardio

A MFMU Network conduziu um ensaio randomizado para avaliar se a administração antenatal de betametasona a mulheres com chance de evoluir com parto no período pré-termo tardio poderia reduzir as complicações neonatais respiratórias e de outros tipos (Gyamfi-Bannerman, 2016). Mesmo que apenas 60% da coorte do estudo de 2.831 mulheres tenham recebido ambas as injeções, a taxa de complicações respiratórias medida como desfecho composto foi menor com corticosteroides em comparação com placebo (11,6 vs. 14,4%). Por causa desses achados, foi recomendado *considerar* a administração de um curso único de betametasona em mulheres entre $34^{0/7}$ e $36^{6/7}$ semanas pelo American College of Obstetricians and Gynecologists (2017a) e pela Society for Maternal-Fetal Medicine (2016a).

A adoção dessa prática não é universal. Há preocupação com a segurança neonatal em curto e longo prazo (Crowther, 2016; Kamath-Rayne, 2016). Especificamente, em neonatos recebendo betametasona, as taxas de hipoglicemia foram significativamente maiores (Gyamfi-Bannerman, 2016). A hipoglicemia neonatal é particularmente preocupante em relação a possíveis consequências adversas no longo prazo que incluem atrasos no desenvolvimento (Kerstjens, 2012). Outro problema é que os maiores efeitos da betametasona incluíram uma redução nas taxas de taquipneia transitória do neonato, uma condição autolimitada com pouca significância clínica (Kamath-Rayne, 2016). Especificamente, as taxas de taquipneia transitória do neonato foram de 6,7 e 9,9% naqueles casos que receberam betametasona e placebo, respectivamente. As taxas foram 3 a 4 vezes maiores que aquelas relatadas pelo Consortium on Safe Labor (2010), que foi um estudo observacional retrospectivo que resumiu informações sobre trabalho de parto e parto de 19 hospitais nos Estados Unidos e 233.844 partos. Por causa disso, no momento não administramos corticosteroides além de 34 semanas no Parkland Hospital.

Cursos repetidos

Doses intramusculares únicas e repetidas de corticosteroides para maturação pulmonar foram objeto de dois grandes ensaios clínicos. Contudo, ainda que ambos tenham concluído que os cursos repetidos seriam benéficos à redução das taxas de morbidade respiratória neonatal, as observações sobre as consequências em longo prazo foram muito diferentes. Em um estudo randomizado de Crowther e colaboradores (2007), todas as mulheres em risco receberam um curso primário de betametasona. As mulheres receberam depois doses semanais seriadas de 11,4 mg de betametasona em caso de risco persistente ou placebo. Esses pesquisadores não observaram efeitos adversos nos lactentes acompanhados até 2 anos de idade. Wapner e colaboradores (2007) estudaram crianças nascidas de 495 mulheres randomicamente incluídas para receber um curso único de corticosteroide consistindo em duas doses ou cursos repetidos que foram administradas semanalmente. Identificou-se um aumento não significativo nas taxas de paralisia cerebral nas crianças expostas a cursos repetidos. A dosagem dobrada de betametasona nesse estudo foi preocupante porque há evidências experimentais indicando que os efeitos adversos dos corticosteroides dependem da dose (Bruschettini, 2006). Stiles (2007) resumiu as questões levantadas pelos dois estudos com a seguinte frase: "Benefício no início, dúvidas no longo prazo". Concordamos e, no Parkland Hospital, seguimos a recomendação do American College of Obstetricians and Gynecologists (2017a) de administrar um único curso de tratamento.

Terapia de resgate

A expressão refere-se à administração de uma segunda dose de corticosteroide quando o nascimento é iminente e já se passaram mais de 7 dias desde a dose inicial. Em um ensaio randomizado,

326 mulheres receberam placebo ou dose única de 12 mg de betametasona (Peltoniemi, 2007). Paradoxalmente, a dose de resgate de betametasona aumentou o risco de SDR. Em outro estudo randomizado de 437 mulheres com gestações < 33 semanas, Garite e colaboradores (2009) relataram taxas significativamente menores de complicações respiratórias e de um composto de morbidade neonatal com os corticosteroides de resgate *versus* placebo. As taxas de mortalidade perinatal e de outras morbidades, porém, não foram diferentes. Por fim, McEvoy e colaboradores (2010) demonstraram que os lactentes tratados apresentaram maior complacência respiratória.

Garite e colaboradores (2009) incluíram randomicamente 437 gestantes de feto único ou de gemelares, com < 33 semanas de gestação e com membranas intactas para um curso de resgate usando betametasona ou dexametasona ou para placebo. Todas essas gestantes haviam completado um curso único de corticosteroide antes de 30 semanas de gestação e no mínimo 14 dias antes do resgate. Houve SDR em 41% dos recém-nascidos tratados com corticosteroide comparados com 62% no grupo do placebo. As taxas de outras morbidades atribuídas à prematuridade não foram diferentes. Em sua metanálise, Crowther e colaboradores (2011) concluíram que se deve considerar administrar um curso único de corticosteroide naquelas gestantes cujo curso anterior tenha sido administrado no mínimo 7 dias antes e que tenham < 34 semanas de gestação. O American College of Obstetricians and Gynecologists (2017a) assumiu a posição de *considerar* um curso único de resgate antenatal com corticosteroide nas gestantes que tenham menos de 34 semanas e cujo curso anterior tenha sido administrado no mínimo 7 dias antes. Ainda não são conhecidos os efeitos da terapia de resgate além de 34 semanas de gestação. No Parkland Hospital, atualmente não administramos cursos adicionais de corticosteroides além da terapia inicial com um curso único.

■ Sulfato de magnésio para neuroproteção

Neonatos com peso muito baixo ao nascer cujas mães tenham sido tratadas com sulfato de magnésio para trabalho de parto pré-termo ou para pré-eclâmpsia tiveram menor incidência de paralisia cerebral avaliada aos 3 anos de idade (Grether, 2000; Nelson, 1995). Por causa disso, foram delineados ensaios randomizados para investigar essa hipótese. Em um estudo, 1.063 mulheres sob risco de parto antes de 30 semanas receberam sulfato de magnésio ou placebo (Crowther, 2003). A exposição ao magnésio melhorou alguns desfechos perinatais. As taxas de morte neonatal e paralisia cerebral foram menores no grupo tratado com magnésio, mas os dados desse estudo não tiveram força estatística suficiente. O ensaio multicêntrico francês publicado por Marret e colaboradores (2008) teve problemas semelhantes.

Evidências mais convincentes sobre a neuroproteção com magnésio vieram do estudo da MFMU Network (*Beneficial Effects of Antenatal Magnesium Sulfate – BEAM*) (Rouse, 2008). Este foi um ensaio controlado por placebo, realizado com 2.241 gestantes em risco de parto pré-termo iminente entre 24 e 31 semanas de gestação. Às gestantes randomizadas para receberem sulfato de magnésio, foram administrados 6 g em *bolus* ao longo de 20 a 30 minutos, seguidos por infusão de manutenção com 2 g/h. O sulfato de magnésio ainda estava sendo infundido no momento do nascimento em cerca de metade das gestantes tratadas. Houve seguimento por 2 anos de 96% das crianças. Os resultados estão apresentados na Tabela 42-10. Esse ensaio pode receber interpretações diferentes dependendo da metodologia estatística usada. Alguns interpretam que os achados significam que a infusão de magnésio preveniria a paralisia cerebral independentemente da idade gestacional na qual a terapia tenha sido administrada. Aqueles com visão diferente concluem que esse ensaio apenas daria suporte ao uso do sulfato de magnésio para prevenção de paralisia cerebral antes de 28 semanas de gestação.

Após a publicação desses estudos, Doyle e colaboradores (2009) revisaram cinco ensaios randomizados para avaliar os efeitos neuroprotetores. Um total de 6.145 lactentes foi estudado, e esses revisores concluíram que o magnésio em comparação com a não exposição reduziu de maneira significativa os riscos de paralisia cerebral. As taxas de outras morbidades neonatais não diferiram de forma significativa. Os revisores calcularam que o tratamento administrado a 63 gestantes teria prevenido um caso de paralisia cerebral.

A controvérsia relacionada à eficácia do magnésio para a neuroproteção gerou um debate no encontro anual de 2011 da Society for Maternal-Fetal Medicine. Rouse (2011) defendeu os benefícios do sulfato de magnésio, enquanto Sibai (2011) questionou afirmando que os benefícios relatados seriam falso-positivos em razão de erros estatísticos na metanálise de Doyle (2009). Outra peculiaridade é a aparente ausência de dose-resposta para a eficácia (McPherson, 2014). Como nenhum dos estudos individuais encontrou benefício do sulfato de magnésio para neuroproteção fetal, o American College of Obstetricians and Gynecologists (2016a) concluiu que aqueles que optam pela profilaxia deveriam desenvolver diretrizes específicas. Para guiar essa terapia, o American College of Obstetricians and Gynecologists (2012) publicou

TABELA 42-10 Sulfato de magnésio para a prevenção de paralisia cerebral[a]

	Tratamento		
Resultado perinatal[a]	Sulfato de magnésio N (%)	Placebo N (%)	Risco relativo (IC 95%)
Crianças com 2 anos de acompanhamento	1.041 (100)	1.095 (100)	–
Morte fetal ou infantil	99 (9,5)	93 (8,5)	1,12 (0,85-1,47)
Paralisia cerebral moderada ou grave:			
Global	20/1.041 (1,9)	3/1.095 (3,4)	0,55 (0,32-0,95)
< 28-31 semanas[b]	12/442 (2,7)	30/496 (6)	0,45 (0,23-0,87)
≥ 24-27 semanas[b]	8/599 (1,3)	8/599 (1,3)	1,00 (0,38-2,65)

[a]Resultados selecionados a partir do estudo Beneficial Effects of Antenatal Magnesium Sulfate (BEAM).
[b]Semanas de gestação quando da randomização.
IC, intervalo de confiança.
Dados de Rouse, 2008.

um *Patient Safety Checklist* para uso do sulfato de magnésio para neuroproteção. Para os casos de RPM pré-termo, a profilaxia também pode ser considerada. No Parkland Hospital, administramos sulfato de magnésio para neuroproteção em caso de ameaça de parto pré-termo entre $24^{0/7}$ e $27^{6/7}$ semanas.

■ Antimicrobianos

Os resultados dos estudos sobre antimicrobianos administrados para interromper o trabalho de parto pré-termo foram decepcionantes. A partir de uma metanálise da Cochrane, a profilaxia com antimicrobianos administrada a mulheres com membranas intactas não reduziu as taxas de parto pré-termo nem afetou outros desfechos clínicos importantes no curto prazo (Flenady, 2013). Porém, as taxas de dano em curto e longo prazo foram maiores em crianças de mães expostas a antibióticos. Kenyon (2001) publicaram o estudo ORACLE Collaborative Group de 6.295 gestantes com parto pré-termo espontâneo, membranas intactas, mas sem evidências de infecção. As mulheres foram distribuídas randomicamente para receberem tratamento com antibióticos ou placebo. Os desfechos primários de morte neonatal, doença pulmonar crônica e anormalidades cerebrais maiores foram similares em ambos os grupos. Em estudo de seguimento do ensaio ORACLE II, a exposição dos fetos a antibióticos nesse cenário clínico esteve associada a aumento na taxa de paralisia cerebral aos 7 anos em comparação com a observada nas crianças não expostas (Kenyon, 2008b). É importante observar que o uso de antimicrobianos descrito aqui é diferente daquele administrado para a profilaxia de estreptococos do grupo B (Cap. 64, p. 1222).

■ Repouso no leito

Trata-se de uma das intervenções prescritas com mais frequência durante a gravidez, ainda que seja uma das menos pesquisadas. Uma revisão sistemática concluiu que as evidências nem sustentavam nem refutavam o repouso no leito para a prevenção de parto pré-termo (Sosa, 2004). Goulet e colaboradores (2001) randomizaram 250 gestantes canadenses para tratamento domiciliar ou hospitalar após tratamento de um episódio agudo de trabalho de parto pré-termo e não observaram benefícios. Porém, houve relatos de possíveis danos. Kovacevich e colaboradores (2000) relataram que repouso no leito por 3 dias ou mais aumentou o índice de complicações tromboembólicas para 16 por 1.000 gestantes contra apenas 1 por 1.000 naquelas com deambulação normal. Promislow e colaboradores (2004) observaram perda óssea significativa em gestantes para as quais foi prescrito repouso no leito em regime ambulatorial. Mais recentemente, Grobman e colaboradores (2013) observaram que as mulheres com restrição da atividade tiveram probabilidade quase 2,5 vezes maior de ter parto pré-termo antes de 34 semanas. Entretanto, esse achado pode refletir viés de aferição. Isto é, as mulheres com restrição de atividade podem ter sido encaminhadas para repouso no leito por serem consideradas com maior risco iminente para parto pré-termo. McCall e colaboradores (2013) resumiram a literatura sobre repouso no leito e concluíram que as evidências eram insuficientes para apoiar o seu uso. O American College of Obstetricians and Gynecologists (2017d) sugere que, embora seja prescrito com frequência, o repouso no leito apenas raramente está indicado, e a deambulação deve ser considerada na maioria dos casos.

■ Pessário cervical

Os anéis de silicone, como o *pessário Arabin*, estão sendo usados para apoio do colo em mulheres com colo curto definido por ultrassonografia. Para 385 mulheres espanholas com comprimento cervical ≤ 25 mm, Goya e colaboradores (2012) utilizaram pessário de silicone ou conduta expectante. Houve parto espontâneo antes de 34 semanas de gestação em 6% das mulheres no grupo usando pessário em comparação com 27% no grupo com conduta expectante. Outro estudo distribuiu aleatoriamente cerca de 100 mulheres com colo < 25 mm e gestações entre 20 e 24 semanas para serem tratadas com pessário de silicone ou conduta expectante (Hui, 2013). O pessário não reduziu a taxa de nascimentos antes de 34 semanas. Resultados similares foram relatados por Nicolaides e colaboradores (2016). A Society for Maternal-Fetal Medicine (2017b) recentemente reconheceu os estudos conflitantes publicados e a ausência de um pessário aprovado pela FDA para a indicação de prevenção de parto pré-termo. Eles atualmente recomendam a profilaxia com pessário apenas em protocolos de pesquisa.

■ Cerclagem de emergência ou de resgate

Há algumas evidências apoiando o conceito de que incompetência istmocervical e parto pré-termo são parte de um conjunto de eventos que leva ao nascimento pré-termo. Como consequência, pesquisadores investigaram o possível papel da cerclagem após o início clinicamente identificado do trabalho de parto pré-termo. Althuisius e colaboradores (2003) distribuíram aleatoriamente 23 grávidas com incompetência istmocervical antes de 27 semanas de gestação para repouso no leito, com ou sem cerclagem, usando a cerclagem de emergência de McDonald. O atraso do parto foi significativamente maior no grupo tratado com cerclagem comparado com o grupo apenas com repouso no leito – 54 *versus* 24 dias, respectivamente. Terkildsen e colaboradores (2003) estudaram 116 gestantes submetidas à cerclagem de emergência no segundo trimestre de gestação. Nuliparidade, membranas estendendo-se além do orifício externo do colo e cerclagem antes de 22 semanas estiveram associadas a redução significativa na chance de continuação significativa da gravidez. Para as mulheres com prognóstico ruim devido à dilatação cervical no segundo trimestre, parece razoável oferecer cerclagem de emergência ou de resgate com aconselhamento apropriado. Porém, não está claro se essas intervenções realmente conferem benefício ou apenas aumentam o risco de ruptura de membranas e infecção (Hawkins, 2017).

■ Tocólise para trabalho de parto pré-termo

Embora diversos fármacos e outras intervenções tenham sido utilizados para prevenir ou inibir parto pré-termo, nenhum é completamente efetivo. O American College of Obstetricians and Gynecologists (2016b) concluiu que agentes tocolíticos não prolongam de maneira acentuada a gestação, mas podem retardar o nascimento em alguns casos por até 48 horas. Isso pode permitir o transporte até um centro obstétrico com maior nível de cuidados neonatais e proporcionar mais tempo para um curso de terapia corticosteroide. Embora o parto possa ser retardado para a administração de corticosteroides, o tratamento não melhorou os desfechos perinatais (Gyetvai, 1999).

Agonistas β-adrenérgicos, sulfato de magnésio, bloqueadores dos canais de cálcio ou indometacina são os tocolíticos recomendados para uso em curto prazo. Os limites de idade gestacional para o uso de tocolíticos são tema de debates. Entretanto, considerando-se que os corticosteroides em geral não são usados após 34 semanas e que os resultados perinatais de neonatos pré-termo costumam ser bons após esse período, a maioria não recomenda o uso de tocolíticos a partir de 33 semanas de gestação (Goldenberg, 2002).

Em muitas gestantes, os tocolíticos interrompem as contrações temporariamente, mas é raro prevenirem nascimentos pré-termo. O College (2016b) observa que a terapia de manutenção com tocolíticos não é efetiva para a prevenção de parto pré-termo. É importante observar que nenhum estudo até hoje mostrou de forma convincente reduções nas taxas de qualquer desfecho adverso importante com o uso de um fármaco tocolítico em comparação com placebo (Walker, 2016). A tocólise de manutenção após a terapia aguda não é recomendada.

Agonistas de receptores β-adrenérgicos

Diversos compostos reagem com os receptores β-adrenérgicos reduzindo os níveis intracelulares do cálcio ionizado e evitando a ativação das proteínas contráteis do miométrio (Cap. 21, p. 406). Entre os β-miméticos nos Estados Unidos, ritodrina e terbutalina vêm sendo usadas em obstetrícia, mas apenas a ritodrina foi aprovada pela FDA para uso em trabalho de parto pré-termo.

A *ritodrina* foi voluntariamente retirada do mercado nos Estados Unidos em 2003, mas uma discussão da ritodrina é incluída aqui para apresentar aspectos do uso de fármacos β-miméticos. Em um ensaio inicial, neonatos cujas mães haviam sido tratadas com ritodrina para ameaça de parto pré-termo apresentaram taxas mais baixas de nascimento pré-termo e suas complicações (Merkatz, 1980). Em um ensaio randomizado no Parkland Hospital, a ritodrina intravenosa retardou o parto em 24 horas, mas sem outros benefícios (Leveno, 1986b). Estudos adicionais confirmaram retardo no nascimento por até 48 horas (Canadian Preterm Labor Investigators Group, 1992).

A infusão de β-agonistas resultou em efeitos colaterais maternos frequentes e, até mesmo, fatais. O edema pulmonar é uma preocupação especial, e sua contribuição para a morbidade é discutida no Capítulo 47 (p. 917). Em um estudo inicial, a tocólise foi a terceira causa mais comum da disfunção respiratória aguda e morte em gestantes ao longo de um período de 14 anos no Mississippi (Perry, 1998). O edema pulmonar é multifatorial. Os fatores de risco incluem terapia com fármacos β-agonistas, gestação múltipla, terapia concomitante com corticosteroides, tocólise por mais do que 24 horas e infusão intravenosa de grandes volumes de cristaloides. Os agentes β-agonistas causam retenção de sódio e água e, com o tempo (geralmente 24 a 48 horas), isso pode acarretar sobrecarga de volume (Hankins, 1988). Os medicamentos foram implicados no aumento da permeabilidade capilar, distúrbios no ritmo cardíaco e isquemia miocárdica.

A *terbutalina* é comumente usada nos Estados Unidos para interromper o trabalho de parto pré-termo. Assim como a ritodrina, ela pode causar edema pulmonar (Angel, 1988). É possível administrar terbutalina em dose baixa no longo prazo por meio de bomba subcutânea (Lam, 1988; Perry, 1995). Porém, os ensaios randomizados não mostraram benefício com a terbutalina por bomba de infusão (Guinn, 1998; Wenstrom, 1997). A terapia oral com terbutalina para prevenção de parto pré-termo também não se mostrou efetiva (How, 1995; Parilla, 1993). Em um estudo, 203 mulheres com trabalho de parto pré-termo interrompido com 24 a 34 semanas de gestação foram randomizadas para receber comprimidos de 5 mg de terbutalina ou placebo a cada 4 horas (Lewis, 1996). Entre os desfechos, as taxas de parto em 1 semana, a duração média da latência, a idade gestacional média ao nascer e a incidência de recidiva do trabalho de parto pré-termo foram semelhantes em ambos os grupos. Devido a relatos de efeitos colaterais maternos graves, a FDA (2011) publicou um alerta em relação ao uso de terbutalina para tratamento de trabalho de parto pré-termo. O American College of Obstetricians and Gynecologists (2016b) recomenda apenas o uso por curto prazo em pacientes hospitalizadas como tocolítico ou como terapia aguda da taquissistolia uterina. Doses subcutâneas de 0,25 mg são comumente usadas para essa última indicação. A terbutalina, usada como tocolítico antes da versão cefálica externa, é discutida no Capítulo 28 (p. 550).

Sulfato de magnésio

Em concentração alta o suficiente, o íon magnésio é capaz de alterar a contratilidade do miométrio. Presumivelmente, ele atua como um antagonista do cálcio e, quando administrado em doses farmacológicas, é capaz de inibir o trabalho de parto. O sulfato de magnésio intravenoso, administrado como dose inicial de 4 g seguida por infusão contínua de 2 g/h, geralmente interrompe o trabalho de parto (Steer, 1977). Como os agentes β-miméticos, o tratamento com magnésio pode causar edema pulmonar (Samol, 2005). Porém, essa não foi a nossa experiência no Parkland Hospital no tratamento de dezenas de milhares de mulheres com pré-eclâmpsia com sulfato de magnésio intravenoso. A farmacologia e a toxicologia do magnésio são consideradas em mais detalhes no Capítulo 40 (p. 737).

Apenas dois estudos randomizados avaliaram a tocólise com sulfato de magnésio. Cotton e colaboradores (1984) compararam sulfato de magnésio, ritodrina e placebo em 54 gestantes em trabalho de parto pré-termo. Esses autores identificaram poucas diferenças nos resultados. Cox e colaboradores (1990) distribuíram aleatoriamente 156 mulheres para receberem infusão de sulfato de magnésio ou de soro fisiológico. As gestantes tratadas com sulfato de magnésio e seus neonatos tiveram evoluções idênticas às que receberam placebo. Considerando tais achados, esse método de tocólise foi abandonado no Parkland Hospital. Da mesma forma, Crowther e colaboradores (2014) revisaram o sulfato de magnésio como agente tocolítico e concluíram que ele não era efetivo e poderia ser prejudicial. Por fim, a FDA (2013) advertiu contra o uso prolongado de sulfato de magnésio com o objetivo de interromper trabalho de parto pré-termo em razão de osteoporose e fraturas em fetos expostos por mais de 5 a 7 dias. A complicação foi atribuída aos níveis baixos de cálcio nos fetos.

Inibidores das prostaglandinas

Esses compostos estão intimamente envolvidos com o trabalho de parto normal (Cap. 21, p. 416). Os antagonistas atuam inibindo a síntese das prostaglandinas ou bloqueando a sua ação nos órgãos-alvo. Um grupo de enzimas, coletivamente denominadas *prostaglandina-sintases*, é responsável pela conversão do ácido araquidônico livre em prostaglandinas. Diversos fármacos bloqueiam esse sistema, como o ácido acetilsalicílico e a indometacina.

A indometacina, um inibidor não seletivo da cicloxigenase, foi primeiramente usada como tocolítico em um estudo de 50 mulheres (Zuckerman, 1974). Seguiram-se trabalhos relatando a eficácia observada da indometacina na suspensão das contrações e na postergação do parto pré-termo (Muench, 2003; Niebyl, 1980). Entretanto, Morales e colaboradores (1989, 1993a) compararam a indometacina com ritodrina ou sulfato de magnésio, não tendo encontrado diferenças nas eficácias para interromper a evolução dos partos pré-termo. Berghella e colaboradores (2006) revisaram quatro ensaios com indometacina, administrada a gestantes com colo uterino curto medido por ultrassonografia, concluindo que essa terapia não é efetiva.

A indometacina pode ser administrada por via oral ou retal. A maioria dos trabalhos limitou o uso da indometacina a um período de 24 a 48 horas em razão da preocupação com a possibilidade de oligoidrâmnio, passível de ocorrer com doses terapêuticas. Se o volume de líquido amniótico for monitorado, será possível detectar precocemente o oligoidrâmnio, reversível com a suspensão da indometacina.

Em um estudo com neonatos nascidos antes de se completarem 30 semanas de gestação, Norton e colaboradores (1993) identificaram enterocolite necrosante em 30% dos 37 recém-nascidos expostos à indometacina, contra 8% dos 37 recém-nascidos usados como controle. Também foram documentadas incidências mais altas de hemorragia intraventricular e persistência de canal arterial no grupo tratado com indometacina. Vários pesquisadores questionaram a associação entre exposição à indometacina e enterocolite necrosante (Muench, 2001; Parilla, 2000). Da mesma forma, Gardner (1996), Abbasi (2003) e colaboradores não observaram ligação entre uso de indometacina e hemorragia intraventricular, persistência de canal arterial, sepse, enterocolite necrosante ou morte neonatal. Duas metanálises sobre os efeitos da indometacina sobre os resultados neonatais apresentaram resultados conflitantes (Amin, 2007; Loe, 2005). Reinebrant e colaboradores (2015), em uma revisão de 20 estudos, não encontraram benefício claro com os inibidores da ciclogixenase, incluindo a indometacina, em comparação com placebo ou qualquer outro agente tocolítico.

Doadores de óxido nítrico

Esses potentes relaxantes da musculatura lisa produzem efeito sobre a vasculatura, o intestino e o útero. Em ensaios clínicos randomizados, a nitroglicerina, administrada pelas vias oral, transdérmica ou intravenosa, não se mostrou efetiva nem superior a outros tocolíticos. Além disso, a hipotensão materna foi um efeito colateral comum (Bisits, 2004; El-Sayed, 1999; Lees, 1999).

Bloqueadores dos canais de cálcio

Discutida no Capítulo 21 (p. 404), a atividade miometrial está diretamente relacionada ao cálcio livre no citoplasma, e uma redução nas concentrações de cálcio inibe as contrações. Os bloqueadores dos canais de cálcio atuam inibindo, por vários mecanismos, a entrada de cálcio pelos canais existentes na membrana celular. Embora tenham sido desenvolvidos para tratar hipertensão arterial, sua capacidade de interromper o trabalho de parto pré-termo foi avaliada.

Conforme os resultados dos estudos, os bloqueadores dos canais de cálcio, em especial o nifedipino, são agentes tocolíticos mais efetivos e seguros do que os β-agonistas (King, 2003; Papatsonis, 1997). Lyell e colaboradores (2007) randomizaram 192 mulheres com 24 a 33 semanas de gestação para serem tratadas com sulfato de magnésio ou nifedipino, não tendo encontrado diferenças expressivos na eficácia ou nos efeitos adversos. Em outro estudo randomizado, 145 gestantes com trabalho de parto pré-termo entre 24 e 33 semanas para serem tratadas com nifedipino ou atosibana. Nenhum deles se mostrou superior para retardar o parto, e a morbidade neonatal foi equivalente (Salim, 2012).

Flenady e colaboradores (2014b) revisaram 38 estudos sobre bloqueadores dos canais de cálcio (principalmente o nifedipino) para o trabalho de parto pré-termo. Esses pesquisadores sugeriram que os bloqueadores dos canais de cálcio têm benefícios em comparação com o placebo ou o não tratamento. Porém, essa conclusão derivou de um estudo com risco incerto de viés de seleção e de um estudo de três braços, com 84 mulheres, não cego (Ara, 2008; Zhang, 2002). Estamos atualmente realizando um ensaio randomizado duplo-cego controlado por placebo sobre o nifedipino para tocólise aguda do trabalho de parto pré-termo no Parkland Hospital.

É importante observar que a associação de nifedipino e magnésio para tocólise é potencialmente perigosa. Ben-Ami (1994) e Kurtzman (1993) e colaboradores relataram que o nifedipino aumenta os efeitos bloqueadores neuromusculares do magnésio, o que pode interferir nas funções cardíaca e pulmonar. Em um pequeno estudo de 54 mulheres com trabalho de parto pré-termo que receberam sulfato de magnésio mais nifedipino ou nenhum agente tocolítico, não foi encontrado qualquer benefício ou dano (How, 2006).

Atosibana

Esse análogo nonapeptídico da ocitocina é um antagonista do receptor de ocitocina (ARO). Goodwin e colaboradores (1995) descreveram sua farmacocinética em gestantes. Em ensaios clínicos randomizados, tal fármaco não melhorou de forma relevante os resultados neonatais, tendo sido associado a morbidade neonatal significativa (Moutquin, 2000; Romero, 2000). A FDA negou autorização para o uso da atosibana em razão das preocupações acerca de sua eficácia e segurança para feto e recém-nascido. Além disso, em 2014, uma metanálise não demonstrou superioridade dos AROs (principalmente a atosibana) como tocolítico em comparação com placebo, fármacos β-miméticos ou bloqueadores dos canais de cálcio em termos de prolongamento da gestação ou desfechos neonatais. Porém, os AROs foram associados a menos efeitos adversos maternos (Flenady, 2014a). Recentemente, van Vliet e colaboradores (2016) conduziram um ensaio randomizado comparando nifedipino e atosibana em 510 mulheres com ameaça de trabalho de parto pré-termo. Usando um composto de desfechos perinatais adversos, não foram relatadas diferenças entre os dois grupos do estudo.

■ Trabalho de parto

Independentemente de o trabalho de parto pré-termo ser induzido ou espontâneo, devem-se investigar anormalidades na frequência cardíaca fetal e nas contrações uterinas. Preferimos a monitoração eletrônica contínua. Taquicardia fetal, em particular nos casos com ruptura de membranas, é sugestiva de sepse. Há algumas evidências sugerindo que a acidemia intraparto pode intensificar algumas das complicações neonatais geralmente atribuídas ao nascimento pré-termo. Por exemplo, Morgan e colaboradores (2017) concluíram que a acidemia metabólica aumenta de forma significativa os riscos relacionados à prematuridade em neonatos nascidos antes de 34 semanas de gestação. Low e colaboradores (1995) observaram que a acidose intraparto – pH do sangue arterial umbilical < 7,0 – tem papel importante nas complicações neonatais (Cap. 33, p. 621). As infecções causadas por estreptococos do grupo B são comuns e perigosas nos neonatos pré-termo, devendo ser administrada profilaxia antimicrobiana (Cap. 64, p. 1222).

■ Parto

Caso não se verifique o relaxamento do canal vaginal, talvez seja necessária episiotomia, a ser realizada quando a cabeça fetal atinge o períneo. Dados relativos às evoluções perinatais não apoiam o uso rotineiro de episiotomia ou parto a fórceps para proteger a cabeça "frágil" do prematuro. Uma equipe proficiente em técnicas de reanimação para a idade gestacional e preparada para os problemas específicos que possam ser encontrados deve estar presente na sala de parto. Aplicam-se os princípios da reanimação descritos no Capítulo 32 (p. 608). A importância de equipe especializada e de instituições capacitadas ao atendimento de recém-nascidos pré-termo é ressaltada pela melhora nas taxas de sobrevida desses neonatos nos centros de atenção terciária.

■ Prevenção de hemorragia intracraniana

Os neonatos pré-termo com frequência apresentam sangramento da matriz germinativa intracraniana que pode evoluir como hemorragia intraventricular mais grave (Cap. 34, p. 639). Supôs-se que a cesariana, ao evitar o traumatismo causado pelo parto vaginal, poderia prevenir essas complicações. Contudo, os estudos subsequentes não validaram essa hipótese. Malloy (1991) analisou 1.765 recém-nascidos com peso ao nascer < 1.500 g, observando que a prática de cesariana não reduziu o risco de mortalidade ou de hemorragia intracraniana. Entretanto, Anderson e colaboradores (1988) fizeram uma interessante observação sobre o papel da cesariana na prevenção da hemorragia intracraniana em neonatos. Essas hemorragias mantêm correlação com exposição à fase ativa do trabalho de parto. Entretanto, os autores enfatizaram ser impossível evitar a fase ativa na maioria dos nascimentos pré-termo, porque as decisões sobre a via do parto não são necessárias até que o trabalho de parto esteja bem estabelecido.

REFERÊNCIAS

Aagaard K, Riehle K, Ma J, et al: A metagenomic approach to characterization of the vaginal microbiome signature in pregnancy. PLoS One 7(6):e36466, 2012

Abbasi S, Gerdes JS, Sehdev HM, et al: Neonatal outcomes after exposure to indomethacin in utero: a retrospective case cohort study. Am J Obstet Gynecol 189:782, 2003

Akgul Y, Word RA, Ensign LM, et al: Hyaluronan in cervical epithelia protects against infection-mediated preterm birth. J Clin Invest 124(12):5481, 2014

Alexander JM, Gilstrap LC, Cox SM, et al: Clinical chorioamnionitis and the prognosis for very low birthweight infants. Obstet Gynecol 91:725, 1998

Alexander JM, Mercer BM, Miodovnik M, et al: The impact of digital cervical examination on expectantly managed preterm ruptured membranes. Am J Obstet Gynecol 183:1003, 2000

Alfirevic Z, Milan SJ, Livio S: Caesarean section versus vaginal delivery for preterm birth in singletons. Cochrane Database Syst Rev 9:CD000078, 2013

Althabe F, Belizán JM, McClure EM, et al: A population-based, multifaceted strategy to implement antenatal corticosteroid treatment versus standard care for the reduction of neonatal mortality due to preterm birth in low- -income and middle-income countries: the ACT cluster-randomised trial. Lancet 385(9968):629, 2015

Althuisius SM, Dekker G, Hummel P, et al: Cervical incompetence prevention randomized cerclage trial: emergency cerclage with bed rest versus bed rest alone. Am J Obstet Gynecol 189:907, 2003

Althuisius SM, Dekker GA, Hummel P, et al: Final results of the Cervical Incompetence Prevention Randomized Cerclage Trial (CIPRACT): therapeutic cerclage with bed rest versus bed rest alone. Am J Obstet Gynecol 185:1106, 2001

American College of Obstetricians and Gynecologists: Magnesium sulfate before anticipated preterm birth for neuroprotection. Patient Safety Checklist No. 7, August 2012

American College of Obstetricians and Gynecologists: Magnesium sulfate use in obstetrics. Committee Opinion No. 652, January 2016a

American College of Obstetricians and Gynecologists: Management of preterm labor. Practice Bulletin No. 171, October 2016b

American College of Obstetricians and Gynecologists: Prediction and prevention of preterm birth. Practice Bulletin No. 130, October 2012, Reaffirmed 2016c

American College of Obstetricians and Gynecologists: Premature rupture of membranes. Practice Bulletin No. 172, October 2016d

American College of Obstetricians and Gynecologists: Antenatal corticosteroid therapy for fetal maturation. Committee Opinion No. 713, August 2017a

American College of Obstetricians and Gynecologists: Intrapartum management of intraamniotic infection. Committee Opinion No. 712, August 2017b

American College of Obstetricians and Gynecologists: Medically indicated late-preterm and early-term deliveries. Committee Opinion No. 560, April 2013, Reaffirmed 2017c

American College of Obstetricians and Gynecologists: Physical activity and exercise during pregnancy and the postpartum period. Committee Opinion No. 650, December 2015, Reaffirmed 2017d

American College of Obstetricians and Gynecologists, Society for Maternal- -Fetal Medicine: Periviable birth. Obstetric Care Consensus No. 6, 2017e

Amin SB, Sinkin RA, Glantz C: Metaanalysis of the effect of antenatal indomethacin on neonatal outcomes. Am J Obstet Gynecol 197:486, 2007

Ananth CV, Joseph KS, Oyelese Y, et al: Trends in preterm birth and perinatal mortality among singletons: United States, 1989 through 2000. Obstet Gynecol 105:1084, 2005

Ananth CV, Liu S, Joseph KS, et al: A comparison of foetal and infant mortality in the United States and Canada. Int J Epidemiol 38(2):480, 2009

Anderson GD, Bada HS, Sibai BM, et al: The relationship between labor and route of delivery in the preterm infant. Am J Obstet Gynecol 158:1382, 1988

Andrews WW, Goldenberg RL, Hauth JC, et al: Interconceptional antibiotics to prevent spontaneous preterm birth: a randomized clinical trial. Am J Obstet Gynecol 194:617, 2006

Andrews WW, Hauth JC, Goldenberg RL, et al: Amniotic fluid interleukin-6: correlation with upper genital tract microbial colonization and gestational age in women delivered after spontaneous labor versus indicated delivery. Am J Obstet Gynecol 173:606, 1995

Andrews WW, Sibai BM, Thom EA, et al: Randomized clinical trial of metronidazole plus erythromycin to prevent spontaneous preterm delivery in fetal fibronectin-positive women. Obstet Gynecol 101:847, 2003

Angel JL, O'Brien WF, Knuppel RA, et al: Carbohydrate intolerance in patients receiving oral tocolytics. Am J Obstet Gynecol 159:762, 1988

Annas GJ: Extremely preterm birth and parental authority to refuse treatment—the case of Sidney Miller. N Engl J Med 35:2118, 2004

Anum EA, Springel EH, Shriver MD, et al: Genetic contributions to disparities in preterm birth. Pediatr Res 65(1):1, 2009

Ara I, Banu H: A prospective randomised trial of nifedipine versus placebo in preterm labour. Bangladesh J Obstet Gynaecol 23(2):61, 2008

Arechavaleta-Velasco F, Mayon-Gonzalez J, Gonzalez-Jimenez M, et al: Association of type II apoptosis and 92-kDa type IV collagenase expression in human amniochorion in prematurely ruptured membranes with tumor necrosis factor receptor-1 expression. J Soc Gynecol Investig 9:60, 2002

Attardi BJ, Zeleznik A, Simhan H, et al: Comparison of progesterone and glucocorticoid receptor binding and stimulation of gene expression by progesterone, 17-alpha hydroxyprogesterone caproate, and related progestins. Am J Obstet Gynecol 197(6):599.e1, 2007

Aune D, Schlesinger S, Henriksen T, et al: Physical activity and the risk of preterm birth: a systematic review and meta-analysis of epidemiological studies. BJOG 124(12):1816, 2017

Ball SJ, Pereira G, Jacoby P, et al: Re-evaluation of link between interpregnancy interval and adverse birth outcomes: retrospective cohort study matching two intervals per mother. BMJ 349:g4333, 2014

Barth WH Jr: Lost in translation: the changing language of our specialty. Obstet Gynecol 127(3):423, 2016

Beigi RH, Austin MN, Meyn LA, et al: Antimicrobial resistance associated with the treatment of bacterial vaginosis. Am J Obstet Gynecol 191:1124, 2004

Ben-Ami M, Giladi Y, Shalev E: The combination of magnesium sulphate and nifedipine: a cause of neuromuscular blockade. BJOG 101:262, 1994

Berghella V, Odibo AO, Tolosa JE: Cerclage for prevention of preterm birth in women with a short cervix found on transvaginal ultrasound examination: a randomized trial. Am J Obstet Gynecol 191:1311, 2004

Berghella V, Rafael TJ, Szychowski JM, et al: Cerclage for short cervix on ultrasonography in women with singleton gestations and previous preterm birth: a meta-analysis. Obstet Gynecol 117(3):663, 2011

Berghella V, Rust OA, Althuisius SM: Short cervix on ultrasound: does indomethacin prevent preterm birth? Am J Obstet Gynecol 195:809, 2006

Bisits A, Madsen G, Knox M, et al: The randomized nitric oxide tocolysis trial (RNOTT) for the treatment of preterm labor. Am J Obstet Gynecol 191:683, 2004

Bloom SL, Leveno KJ: Unproven technologies in maternal-fetal medicine and the high cost of US health care. JAMA 317(10):1025, 2017

Bloom SL, Yost NP, McIntire DD, et al: Recurrence of preterm birth in singleton and twin pregnancies. Obstet Gynecol 98:379, 2001

Bond DM, Middleton P, Levett KM, et al: Planned early birth versus expectant management for women with preterm prelabour rupture of membranes prior to 37 weeks' gestation for improving pregnancy outcome. Cochrane Database Syst Rev 3:CD004735, 2017

Borgida AF, Mills AA, Feldman DM, et al: Outcome of pregnancies complicated by ruptured membranes after genetic amniocentesis. Am J Obstet Gynecol 183(4):937, 2000

Bruschettini M, van den Hove DL, Gazzolo D, et al: Lowering the dose of antenatal steroids: the effects of a single course of betamethasone on somatic growth and brain cell proliferation in the rat. Am J Obstet Gynecol 194:1341, 2006

Buekens P, Alexander S, Boutsen M, et al: Randomised controlled trial of routine cervical examinations in pregnancy. Lancet 344:841, 1994

Buxton IL, Singer CA, Tichenor JN: Expression of stretch-activated two-pore potassium channels in human myometrium in pregnancy and labor. PLoS One 5(8):e12372, 2010

Callaghan WM, MacDorman MF, Shapiro-Mendoza CK, et al: Explaining the recent decrease in US infant mortality rate, 2007-2013. Am J Obstet Gynecol 216(1):73.e1, 2017

Canadian Preterm Labor Investigators Group: Treatment of preterm labor with the beta-adrenergic agonist ritodrine. N Engl J Med 327:308, 1992

Cantonwine DE, Zhang Z, Rosenblatt K, et al: Evaluation of proteomic biomarkers associated with circulating microparticles as an effective means to stratify the risk of spontaneous preterm birth. Am J Obstet Gynecol 214(5):631.e1, 2016

Carey JC, Klebanoff MA: Is a change in the vaginal flora associated with an increased risk of preterm birth? Am J Obstet Gynecol 192(4):1341, 2005

Caritis SN, Rouse DJ, Peaceman AM, et al: Prevention of preterm birth in triplets using 17alpha-hydroxyprogesterone caproate. Obstet Gynecol 113:285, 2009

Caritis SN, Sharma S, Venkataramanan R, et al: Pharmacology and placental transport of 17-hydroxyprogesterone caproate in singleton gestation. Am J Obstet Gynecol 207(5):398.e1, 2012

Caritis SN, Venkataramanan R, Thom E, et al: Relationship between 17-alpha hydroxyprogesterone caproate concentration and spontaneous preterm birth. Am J Obstet Gynecol 210(2):128.e1, 2014

Carlan SJ, O'Brien WF, Parsons MT, et al: Preterm premature rupture of membranes: a randomized study of home versus hospital management. Obstet Gynecol 81:61, 1993

Carroll SG, Blott M, Nicolaides KH: Preterm prelabor amniorrhexis: outcome of live births. Obstet Gynecol 86:18, 1995

Carroll SG, Papaionnou S, Ntumazah IL, et al: Lower genital tract swabs in the prediction of intrauterine infection in preterm prelabour rupture of the membranes. BJOG 103:54, 1996

Casanueva E, Ripoll C, Meza-Camacho C, et al: Possible interplay between vitamin C deficiency and prolactin in pregnant women with premature rupture of membranes: facts and hypothesis. Med Hypotheses 64:241, 2005

Casey ML, Cox SM, Word RA, et al: Cytokines and infection-induced preterm labour. Reprod Fertil Devel 2:499, 1990

Casey ML, MacDonald PC: Transforming growth factor-beta inhibits progesterone-induced enkephalinase expression in human endometrial stromal cells. J Clin Endocrinol Metab 81:4022, 1996

Cha J, Bartos A, Egashira M, et al: Combinatory approaches prevent preterm birth profoundly exacerbated by gene-environment interactions. J Clin Invest 123(9):4063, 2013

Chaim W, Mazor M: Intraamniotic infection with fusobacteria. Arch Gynecol Obstet 251:1, 1992

Challis JR, Sloboda DM, Alfaidy N, et al: Prostaglandins and mechanisms of preterm birth. Reproduction 124:1, 2002

Chao TT, Bloom SL, Mitchell JS, et al: The diagnosis and natural history of false preterm labor. Obstet Gynecol 118(6):1301, 2011

Chuang TH, Ulevitch RJ: Cloning and characterization of a sub-family of human toll-like receptors: hTLR7, hTLR8, and hTLR9. Eur Cytokine Netw 11:372, 2000

Cnattingius S, Villamor E, Johansson S, et al: Maternal obesity and risk of preterm delivery. JAMA 309(22):2362, 2013

Cohen AW, Copel JA, Macones GA, et al: Unjustified increase in cost of care resulting from U.S. Food and Drug Administration approval of Makena (17α-hydroxyprogesterone caproate). Obstet Gynecol 117(6):1408, 2011

Collaborative Home Uterine Monitoring Study Group: A multicenter randomized controlled trial of home uterine monitoring: active versus sham device. Am J Obstet Gynecol 173:1170, 1995

Collins JW Jr, David RJ, Simon DM, et al: Preterm birth among African American and white women with a lifelong residence in high-income Chicago neighborhoods: an exploratory study. Ethn Dis 17(1):113, 2007

Conde-Agudelo A, Rosas-Bermúdez A, Kafury-Goeta AC: Birth spacing and risk of adverse perinatal outcomes: a meta-analysis. JAMA 295:1809, 2006

Consortium on Safe Labor: Respiratory morbidity in late preterm births. JAMA 304(4):419, 2010

Cook CM, Ellwood DA: A longitudinal study of the cervix in pregnancy using transvaginal ultrasound. BJOG 103:16, 1996

Copper RL, Goldenberg RL, Dubard MB, et al: Cervical examination and tocodynamometry at 28 weeks' gestation: prediction of spontaneous preterm birth. Am J Obstet Gynecol 172:666, 1995

Cotton DB, Strassner HT, Hill LM, et al: Comparison between magnesium sulfate, terbutaline and a placebo for inhibition of preterm labor: a randomized study. J Reprod Med 29:92, 1984

Cox SM, Leveno KJ: Intentional delivery versus expectant management with preterm ruptured membranes at 30–34 weeks' gestation. Obstet Gynecol 86:875, 1995

Cox SM, Sherman ML, Leveno KJ: Randomized investigation of magnesium sulfate for prevention of preterm birth. Am J Obstet Gynecol 163:767, 1990

Cox SM, Williams ML, Leveno KJ: The natural history of preterm ruptured membranes: what to expect of expectant management. Obstet Gynecol 71:558, 1988

Creasy RK, Gummer BA, Liggins GC: System for predicting spontaneous preterm birth. Obstet Gynecol 55(6):692, 1980

Crowley AE, Grivell RM, Dodd JM: Sealing procedures for preterm prelabour rupture of membranes. Cochrane Database Syst Rev 7:CD010218, 2016

Crowther CA, Brown J, McKinlay CJ, et al: Magnesium sulphate for preventing preterm birth in threatened preterm labour. Cochrane Database Syst Rev 8:CD001060, 2014

Crowther CA, Doyle LW, Haslam RR, et al: Outcomes at 2 years of age after repeat doses of antenatal corticosteroids. N Engl J Med 357:1179, 2007

Crowther CA, Harding JE: Antenatal glucocorticoids for late preterm birth. N Engl J Med 374(14):1376, 2016

Crowther CA, Hiller JE, Doyle LW, et al: Effect of magnesium sulfate given for neuroprotection before preterm birth: a randomized controlled trial. JAMA 290:2669, 2003

Crowther CA, McKinlay CJ, Middleton P, et al: Repeat doses of prenatal corticosteroids for women at risk for preterm birth for improving neonatal health outcomes. Cochran Database Syst Rev 6:CD003935, 2011

Culhane JF, Rauh V, McCollum KF, et al: Exposure to chronic stress and ethnic differences in rates of bacterial vaginosis among pregnant women. Am J Obstet Gynecol 187(5):1272, 2002

Delnord M, Hindori-Mohangoo AD, Smith LK, et al: Variations in very preterm birth rates in 30 high-income countries: are valid international comparisons possible using routine data. BJOG 124(5):785, 2017

Di Mascio D, Magro-Malosso ER, Saccone G, et al: Exercise during pregnancy in normal-weight women and risk of preterm birth: a systematic review and meta-analysis of randomized controlled trials. Am J Obstet Gynecol 215(5):561, 2016

Dolan SM, Gross SJ, Merkatz IR, et al: The contribution of birth defects to preterm birth and low birth weight. Obstet Gynecol 110:318, 2007

Donders GG, Van Calsteren K, Bellen G, et al: Predictive value for preterm birth of abnormal vaginal flora, bacterial vaginosis and aerobic vaginitis during the first trimester of pregnancy. BJOG 116(10):1315, 2009

Donovan BM, Spracklen CN, Schweizer ML, et al: Intimate partner violence during pregnancy and the risk for adverse infant outcomes: a systematic review and meta-analysis. BJOG 123(8):1289, 2016

Doyle LW, Crowther CA, Middleton S, et al: Magnesium sulfate for women at risk of preterm birth for neuroprotection of the fetus. Cochrane Database Syst Rev 1:CD004661, 2009

Dutta EH, Behnia F, Boldogh I, et al: Oxidative stress damage-associated molecular signaling pathways differentiate spontaneous preterm birth and preterm premature rupture of the membranes. Mol Hum Reprod 22(2):143, 2016

Eichenwald EC, Stark AR: Management and outcomes of very low birth weight. N Engl J Med 358(16):1700, 2008

El-Bastawissi AY, Williams MA, Riley DE, et al: Amniotic fluid interleukin-6 and preterm delivery: a review. Obstet Gynecol 95:1056, 2000

Elimian A, Garry D, Figueroa R, et al: Antenatal betamethasone compared with dexamethasone (Betacode Trial): a randomized controlled trial. Obstet Gynecol 110:26, 2007

El-Sayed Y, Riley ET, Holbrook RH, et al: Randomized comparison of intravenous nitroglycerin and magnesium sulfate for treatment of preterm labor. Obstet Gynecol 93:79, 1999

Esplin MS: The importance of clinical phenotype in understanding and preventing spontaneous preterm birth. Am J Perinatol 33(3):236, 2016

Esplin MS, Elovitz MA, Iams JD, et al: Predictive accuracy of serial transvaginal cervical lengths and quantitative vaginal fetal fibronectin levels for spontaneous preterm birth among nulliparous women. JAMA 317(10):1047, 2017

Esplin MS, Varner MW: Genetic factors in preterm birth—the future. BJOG 112 (Suppl 1):97, 2005

Fanaroff AA, Stoll BJ, Wright LL, et al: Trends in neonatal morbidity and mortality for very low birthweight infants. Am J Obstet Gynecol 196:e1.147, 2007

Farooqi A, Holmgren PA, Engberg S, et al: Survival and 2-year outcome with expectant management of second trimester rupture of membranes. Obstet Gynecol 92:895, 1998

Ferré C, Callaghan W, Olson C, et al: Effects of maternal age and age-specific preterm birth rates on overall preterm birth rates—United States, 2007 and 2014. MMWR 65(43):1181, 2016

Flenady V, Hawley G, Stock OM, et al: Prophylactic antibiotics for inhibiting preterm labour with intact membranes. Cochrane Database Syst Rev 12:CD000246, 2013

Flenady V, Reinebrant HE, Liley HG, et al: Oxytocin receptor antagonists for inhibiting preterm labour. Cochrane Database Syst Rev 6:CD004452, 2014a

Flenady V, Wojcieszek AM, Papatsonis DN, et al: Calcium channel blockers for inhibiting preterm labour and birth. Cochrane Database Syst Rev 6:CD002255, 2014b

Fonseca EB, Celik E, Para M, et al: Progesterone and the risk of preterm birth among women with a short cervix. N Engl J Med 357:462, 2007

Food and Drug Administration: FDA drug safety communication: FDA recommends against prolonged use of magnesium sulfate to stop pre-term labor due to bone changes in exposed babies. May 30, 2013. Available at: http://www.fda.gov/drugs/drugsafety/ucm35333.htm. Accessed November 9, 2017

Food and Drug Administration: FDA drug safety communication: new warnings against use of terbutaline to treat preterm labor. February 17, 2011. Available at: http://www.fda.gov/drugs/drugsafety/ucm243539.htm. Accessed November 9, 2017

Fortunato SJ, Menon R: IL-1 beta is a better inducer of apoptosis in human fetal membranes than IL-6. Placenta 24:922, 2003

Fortunato SJ, Menon R, Lombardi SJ: MMP/TIMP imbalance in amniotic fluid during PROM: an indirect support for endogenous pathway to membrane rupture. J Perinat Med 27:362, 1999a

Fortunato SJ, Menon R, Lombardi SJ: Role of tumor necrosis factor-alpha in the premature rupture of membranes and preterm labor pathways. Am J Obstet Gynecol 187:1159, 2002

Fortunato SJ, Menon R, Lombardi SJ: Stromelysins in placental membranes and amniotic fluid with premature rupture of membranes. Obstet Gynecol 94:435, 1999b

Frey HA, Klebanoff MA: The epidemiology, etiology, and costs of preterm birth. Semin Fetal Neonatal Med 21(2):68, 2016

Furcron AE, Romero R, Plazyo O, et al: Vaginal progesterone, but not 17α-hydroxyprogesterone caproate, has antiinflammatory effects at the murine maternal-fetal interface. Am J Obstet Gynecol 213(6):846.e1, 2015

Gajer P, Brotman RM, Bai G, et al: Temporal dynamics of the human vaginal microbiota. Sci Transl Med 4(132):132ra52, 2012

Gardner MO, Owen J, Skelly S, et al: Preterm delivery after indomethacin: a risk factor for neonatal complications? J Reprod Med 41:903, 1996

Garite TJ, Keegan KA, Freeman RK, et al: A randomized trial of ritodrine tocolysis versus expectant management in patients with premature rupture of membranes at 25 to 30 weeks of gestation. Am J Obstet Gynecol 157:388, 1987

Garite TJ, Kurtzman J, Maurel K, et al: Impact of a "rescue course" of antenatal corticosteroids: a multicenter randomized placebo-controlled trial. Am J Obstet Gynecol 200:248.e.1, 2009

Gaudet LM, Smith G: Cerebral palsy and chorioamnionitis: the inflammatory cytokine link. Obstet Gynecol Surv 56(7):433, 2001

Gerber S, Vial Y, Hohlfeld P, et al: Detection of Ureaplasma urealyticum in second-trimester amniotic fluid by polymerase chain reaction correlates with subsequent preterm labor and delivery. J Infect Dis 187:518, 2003

Gibson CS, MacLennan AH, Dekker GA, et al: Genetic polymorphisms and spontaneous preterm birth. Obstet Gynecol 109:384, 2007

Gielchinsky Y, Mankuta D, Samueloff A, et al: First pregnancy in women over 45 years of age carries increased obstetrical risk [Abstract]. Am J Obstet Gynecol 187:S87, 2002

Gillespie SL, Christian LM, Alston AD, et al: Childhood stress and birth timing among African American women: cortisol as biological mediator. Psychoneuroendocrinology 84:32, 2017

Giraldo-Isaza MA, Berghella V: Cervical cerclage and preterm PROM. Clin Obstet Gynecol 54(2):313, 2011

Girsen AI, Mayo JA, Carmichael SL, et al: Women's prepregnancy underweight as a risk factor for preterm birth: a retrospective study. BJOG 123(12):2001, 2016

Goepfert AR, Jeffcoat MK, Andrews W, et al: Periodontal disease and upper genital tract inflammation in early spontaneous preterm birth. Obstet Gynecol 104:777, 2004

Goldenberg RL: The management of preterm labor. Obstet Gynecol 100:1020, 2002

Goldenberg RL, Culhane JF, Iams JD, et al: Preterm birth 1: epidemiology and causes of preterm birth. Lancet 371:75, 2008

Goldenberg RL, Hauth JC, Andrews WW: Intrauterine infection and preterm delivery. N Engl J Med 342:1500, 2000

Goldenberg RL, Mwatha A, Read JS, et al: The HPTN 024 Study: the efficacy of antibiotics to prevent chorioamnionitis and preterm birth. Am J Obstet Gynecol 194:650, 2006

Goldstein B, Bradley B, Ressler KJ, et al: Associations between posttraumatic stress disorder, emotion dysregulation, and alcohol dependence symptoms among inner city females. J Clin Psychol 73(3):319, 2017

Gomez R, Romero R, Edwin SS, et al: Pathogenesis of preterm labor and preterm premature rupture of membranes associated with intraamniotic infection. Infect Dis Clin North Am 11:135, 1997

Gomez R, Romero R, Glasasso M, et al: The value of amniotic fluid interleukin-6, white blood cell count, and gram stain in the diagnosis of microbial invasion of the amniotic cavity in patients at term. Am J Reprod Immunol 32:200, 1994

Goncalves LF, Chaiworapongsa T, Romero R: Intrauterine infection and prematurity. Ment Retard Dev Disabil Res Rev 8:3, 2002

Gonzalez JM, Xu H, Ofori E, et al: Toll-like receptors in the uterus, cervix, and placenta: is pregnancy an immunosuppressed state? Am J Obstet Gynecol 197(3):296, 2007

Goodwin TM, Millar L, North L, et al: The pharmacokinetics of the oxytocin antagonist atosiban in pregnant women with preterm uterine contractions. Am J Obstet Gynecol 173:913, 1995

Goulet C, Gevry H, Lemay M, et al: A randomized clinical trial of care for women with preterm labour: home management versus hospital management. CMAJ 164:985, 2001

Goya M, Pratcorona L, Merced C, et al: Cervical pessary in pregnant women with a short cervix (PECEP): an open-label randomised controlled trial. Lancet 379(9828):1790, 2012

Gravett MG, Adams KM, Sadowsky DW, et al: Immunomodulators plus antibiotics delay preterm delivery after experimental intraamniotic infection in a nonhuman primate model. Am J Obstet Gynecol 197(5):518.e1, 2007

Grether JK, Hoogstrate J, Walsh-Greene E, et al: Magnesium sulfate for tocolysis and risk of spastic cerebral palsy in premature children born to women without preeclampsia. Am J Obstet Gynecol 183:717, 2000

Grobman WA, Gilbert SA, Iams JD, et al: Activity restriction among women with a short cervix. Obstet Gynecol 121:1181, 2013

Grobman WA, Thom EA, Spong CY, et al: 17alpha-Hydroxyprogesterone caproate to prevent prematurity in nulliparas with cervical length less than 30 mm. Am J Obstet Gynecol 207(5):390.e.1, 2012

Grobman WA, Welshman EE, Calhoun EA: Does fetal fibronectin use in the diagnosis of preterm labor affect physician behavior and health care costs? A randomized trial. Am J Obstet Gynecol 191:235, 2004

Guillen Ú, DeMauro S, Ma L, et al: Survival rates in extremely low birthweight infants depend on the denominator: avoiding potential for bias by specifying denominators. Am J Obstet Gynecol 205:328.e1, 2011

Guinn DA, Goepfert AR, Owen J, et al: Terbutaline pump maintenance therapy for prevention of preterm delivery: a double-blind trial. Am J Obstet Gynecol 179:874, 1998

Gyamfi-Bannerman C, Thom EA, Blackwell SC, et al: Antenatal betamethasone for women at risk for late preterm delivery. N Engl J Med 374(14):1311, 2016

Gyetvai K, Hannah ME, Hodnett ED, et al: Tocolytics for preterm labor: a systematic review. Obstet Gynecol 94:869, 1999

Hadi HA, Hodson CA, Strickland D: Premature rupture of the membranes between 20 and 25 weeks' gestation: role of amniotic fluid volume in perinatal outcome. Am J Obstet Gynecol 170:1139, 1994

Hamilton S, Oomomian Y, Stephen G, et al: Macrophages infiltrate the human and rat decidua during term and preterm labor: evidence that decidual inflammation precedes labor. Biol Reprod 86(2):39, 2012

Hampton T: Genetic link found for premature birth risk. JAMA 296:1713, 2006

Hankins GD, Hauth JC, Cissik JH, et al: Effects of ritodrine hydrochloride on arteriovenous blood gas and shunt in healthy pregnant yellow baboons. Am J Obstet Gynecol 158:658, 1988

Hassan SS, Romero R, Vidyadhari D, et al: Vaginal progesterone reduces the rate of preterm birth in women with sonographic short cervix: a multicenter, randomized, double-blind, placebo-controlled trial. Ultrasound Obstet Gynecol 38:18, 2011

Hawkins JS: Lower Genital Tract Procedures. In Yeomans ER, Hoffman BL, Gilstrap LC III, et al (eds): Cunningham and Gilstrap's Operative Obstetrics, 3rd ed. New York, McGraw-Hill Education, 2017

Heine RP, McGregor JA, Goodwin TM, et al: Serial salivary estriol to detect an increased risk of preterm birth. Obstet Gynecol 96:490, 2000

Heng YJ, Pennell CE, McDonald SW, et al: Maternal whole blood gene expression at 18 and 28 weeks of gestation associated with spontaneous preterm birth in asymptomatic women. PLoS One 11(6):e0155191, 2016

Higgins RD, Saade G, Polin RA, et al: Evaluation and management of women and newborns with a maternal diagnosis of chorioamnionitis: summary of a workshop. Obstet Gynecol 127(3):426, 2016

Hill WC: US term stillbirth rates and the 39-week rule: a cause for concern? Am J Obstet Gynecol 216(1):85, 2017

Hillier SL, Martius J, Krohn M, et al: A case-control study of chorioamnionic infection and histologic chorioamnionitis in prematurity. N Engl J Med 319:972, 1988

Hillier SL, Nugent RP, Eschenbach DA, et al: Association between bacterial vaginosis and preterm delivery of a low-birthweight infant. N Engl J Med 333:1737, 1995

Hirota Y, Daikoku T, Tranguch S, et al: Uterine-specific p53 deficiency confers premature uterine senescence and promotes preterm birth in mice. J Clin Invest 120(3):803, 2010

Hitti J, Tarczy-Hornoch P, Murphy J, et al: Amniotic fluid infection, cytokines, and adverse outcome among infants at 34 weeks' gestation or less. Obstet Gynecol 98:1080, 2001

Hobel C, Culhane J: Role of psychosocial and nutritional stress on poor pregnancy outcome. J Nutr 133:1709S, 2003

Hoffman MC, Mazzoni SE, Wagner BD, et al: Measures of maternal stress and mood in relation to preterm birth. Obstet Gynecol 127(3):545, 2016

Holmlund U, Cabers G, Dahlfors AR, et al: Expression and regulation of the pattern recognition receptors Toll-like receptor-2 and Toll-like receptor-4 in the human placenta. Immunology 107:145, 2002

Holt R, Timmons BC, Akgul Y, et al: The molecular mechanisms of cervical ripening differ between term and preterm birth. Endocrinology 152:1036, 2011

How HY, Hughes SA, Vogel RL, et al: Oral terbutaline in the outpatient management of preterm labor. Am J Obstet Gynecol 173:1518, 1995

How HY, Zafaranchi L, Stella CL, et al: Tocolysis in women with preterm labor between $32^{0/7}$ and $34^{6/7}$ weeks of gestation: a randomized controlled pilot study. Am J Obstet Gynecol 194:976, 2006

Hua R, Pease JE, Cheng W, et al: Human labour is associated with decline in myometrial chemokine receptor expression: the role of prostaglandins, oxytocin, and cytokines. Am J Reprod Immunol 69:21, 2013

Hui SY, Chor CM, Lau TK, et al: Cerclage pessary for preventing preterm birth in women with a singleton pregnancy and a short cervix at 20 to 24 weeks: a randomized controlled trial. Am J Perinatol 30:283, 2013

Iams JD, Clapp DH, Contox DA, et al: Does extraamniotic infection cause preterm labor? Gas-liquid chromatography studies of amniotic fluid in amnionitis, preterm labor, and normal controls. Obstet Gynecol 70:365, 1987

Iams JD, Goldenberg RL, Meis PJ, et al: The length of the cervix and the risk of spontaneous premature delivery. N Engl J Med 334:567, 1996

Iams JD, Johnson FF, Parker M: A prospective evaluation of the signs and symptoms of preterm labor. Obstet Gynecol 84:227, 1994

Iams JD, Newman RB, Thom EA, et al: Frequency of uterine contractions and the risk of spontaneous preterm birth. N Engl J Med 346:250, 2002

Iams JD, Stilson R, Johnson FF, et al: Symptoms that precede preterm labor and preterm premature rupture of the membranes. Am J Obstet Gynecol 162:486, 1990

Institute of Medicine: Preterm Birth: Causes, Consequences, and Prevention. Washington, National Academies Press, 2007

Ishii N, Kono Y, Yonemoto N, et al: Outcomes of infants born at 22 and 23 weeks' gestation. Pediatrics 132(1):62, 2013

Janssens S, Beyaert R: Role of Toll-like receptors in pathogen recognition. Clin Microbiol Rev 16:637, 2003

Kamath-Rayne BD, Rozance PJ, Goldenberg RL, et al: Antenatal corticosteroids beyond 34 weeks gestation: what do we do now? Am J Obstet Gynecol 215(4):423, 2016

Keelan JA, Blumenstein M, Helliwell RJ, et al: Cytokines, prostaglandins and parturition—a review. Placenta 24:S33, 2003

Kenyon S, Boulvain M, Neilson J: Antibiotics for preterm rupture of the membranes: a systematic review. Obstet Gynecol 104:1051, 2004

Kenyon S, Pike K, Jones DR, et al: Childhood outcomes after prescription of antibiotics to pregnant women with preterm rupture of the membranes: 7-year follow-up of the ORACLE I trial. Lancet 372:1310, 2008a

Kenyon S, Pike K, Jones DR, et al: Childhood outcomes after prescription of antibiotics to pregnant women with spontaneous preterm labour: 7-year follow-up of the ORACLE II trial. Lancet 372:1319, 2008b

Kenyon SL, Taylor DJ, Tarnow-Mordi, et al: Broad-spectrum antibiotics for spontaneous preterm labour: the ORACLE II randomized trial. Lancet 357:989, 2001

Kerstjens JM, Bocca-Tjeertes IF, de Winter AF, et al: Neonatal morbidities and developmental delay in moderately preterm-born children. Pediatrics 130(2):e265, 2012

King JF, Flenady V, Papatsonis D, et al: Calcium channel blockers for inhibiting preterm labour: a systematic review of the evidence and a protocol for administration of nifedipine. Aust N Z J Obstet Gynaecol 43:192, 2003

Korita D, Sagawa N, Itoh H, et al: Cyclic mechanical stretch augments prostacyclin production in cultured human uterine myometrial cells from pregnant women: possible involvement of up-regulation of prostacyclin synthase expression. J Clin Endocrinol Metab 87:5209, 2002

Kovacevich GJ, Gaich SA, Lavin JP, et al: The prevalence of thromboembolic events among women with extended bed rest prescribed as part of the treatment for premature labor or preterm premature rupture of membranes. Am J Obstet Gynecol 182:1089, 2000

Kragt H, Keirse MJ: How accurate is a woman's diagnosis of threatened preterm delivery? BJOG 97:317, 1990

Kramer MS, Coates AL, Michoud MC, et al: Maternal anthropometry and idiopathic preterm labor. Obstet Gynecol 86:744, 1995

Kurki T, Sivonen A, Renkonen OV, et al: Bacterial vaginosis in early pregnancy and pregnancy outcome. Obstet Gynecol 80:173, 1992

Kurtzman JL, Thorp JM Jr, Spielman FJ, et al: Do nifedipine and verapamil potentiate the cardiac toxicity of magnesium sulfate? Am J Perinatol 10:450, 1993

Lam F, Gill P, Smith M, et al: Use of the subcutaneous terbutaline pump for long-term tocolysis. Obstet Gynecol 72:810, 1988

Laskin MD, Yinon Y, Whittle WL: Preterm premature rupture of membranes in the presence of cerclage: is the risk for intra-uterine infection and adverse neonatal outcome increased. J Matern Fetal Neonatal Med 25(4):424, 2012

Laughon SK, Albert PS, Leishear K, et al: The NICHD Consecutive Pregnancies Study: recurrent preterm delivery by subtype. Am J Obstet Gynecol 210(2):131.e1, 2014

Lee SE, Romero R, Jung H: The intensity of the fetal inflammatory response in intraamniotic inflammation with and without microbial invasion of the amniotic cavity. Am J Obstet Gynecol 197(3):294, 2007

Lee SE, Romero R, Park CW: The frequency and significance of intraamniotic inflammation in patients with cervical insufficiency. Am J Obstet Gynecol 198(6):633, 2008

Lees CC, Lojacono A, Thompson C, et al: Glyceryl trinitrate and ritodrine in tocolysis: an international multicenter randomized study. Obstet Gynecol 94:403, 1999

Leeson SC, Maresh MJ, Martindale EA, et al: Detection of fetal fibronectin as a predictor of preterm delivery in high risk symptomatic pregnancies. BJOG 103:48, 1996

Leitich H, Bodner-Adler B, Brunbauer M, et al: Bacterial vaginosis as a risk factor for preterm delivery: a meta-analysis. Am J Obstet Gynecol 189:139, 2003a

Leitich H, Brunbauer M, Bodner-Adler B, et al: Antibiotic treatment of bacterial vaginosis in pregnancy: a meta-analysis. Am J Obstet Gynecol 188:752, 2003b

Leveno KJ, Cox K, Roark ML: Cervical dilatation and prematurity revisited. Obstet Gynecol 68(3):434, 1986a

Leveno KJ, Klein VR, Guzick DS, et al: Single-centre randomised trial of ritodrine hydrochloride for preterm labour. Lancet 1:1293, 1986b

Leveno KJ, McIntire DD, Bloom SL, et al: Decreased preterm births in an inner-city public hospital. Obstet Gynecol 113(3):578, 2009

Lewis DF, Adair CD, Robichaux AG, et al: Antibiotic therapy in preterm premature rupture of membranes: are seven days necessary? A preliminary, randomized clinical trial. Am J Obstet Gynecol 188:1413, 2003

Lewis DF, Robichaux AG, Jaekle RK, et al: Expectant management of preterm premature rupture of membranes and nonvertex presentation: what are the risks? Am J Obstet Gynecol 196:566, 2007

Lewis R, Mercer BM, Salama M, et al: Oral terbutaline after parenteral tocolysis: a randomized, double-blind, placebo-controlled trial. Am J Obstet Gynecol 175:834, 1996

Lieman JM, Brumfield CG, Carlo W, et al: Preterm premature rupture of membranes: is there an optimal gestational age for delivery? Obstet Gynecol 105:12, 2005

Liggins GC, Howie RN: A controlled trial of antepartum glucocorticoid treatment for prevention of the respiratory distress syndrome in premature infants. Pediatrics 50:515, 1972

Likis FE, Velez Edwards DR, Andrews JC, et al: Progestogens for preterm birth prevention. Obstet Gynecol 120:897, 2012

Lockwood CJ: Stress-associated preterm delivery: the role of corticotropin-releasing hormone. Am J Obstet Gynecol 180:S264, 1999

Lockwood CJ, Senyei AE, Dische MR, et al: Fetal fibronectin in cervical and vaginal secretions as a predictor of preterm delivery. N Engl J Med 325:669, 1991

Loe SM, Sanchez-Ramos L, Kaunitz AM: Assessing the neonatal safety of indomethacin tocolysis: a systematic review with meta-analysis. Obstet Gynecol 106:173, 2005

Low JA, Panagiotopoulos C, Derrick EJ: Newborn complication after intrapartum asphyxia with metabolic acidosis in the preterm fetus. Am J Obstet Gynecol 172:805, 1995

Luke B, Mamelle N, Keith L, et al: The association between occupational factors and preterm birth: a United States nurses study. Am J Obstet Gynecol 173:849, 1995

Lyall F, Lye S, Teoh T, et al: Expression of Gsalpha, connexin-43, connexin-26, and EP1, 3, and 4 receptors in myometrium of prelabor singleton versus multiple gestations and the effects of mechanical stretch and steroids on Gsalpha. J Soc Gynecol Investig 9:299, 2002

Lyell DJ, Pullen K, Campbell L, et al: Magnesium sulfate compared with nifedipine for acute tocolysis of preterm labor: a randomized controlled trial. Obstet Gynecol 1108:61, 2007

Mackeen AD, Seibel-Seamon J, Muhammad J, et al: Tocolytics for preterm premature rupture of membranes. Cochrane Database Syst Rev 2:CD007062, 2014

Macones GA, Parry S, Elkousy M, et al: A polymorphism in the promoter region of TNF and bacterial vaginosis: preliminary evidence of gene-environment interaction in the etiology of spontaneous preterm birth. Am J Obstet Gynecol 190:1504, 2004

Major CA, Towers CW, Lewis DF, et al: Expectant management of preterm premature rupture of membranes complicated by active recurrent genital herpes. Am J Obstet Gynecol 188:1551, 2003

Malloy MH, Onstad L, Wright E: The effect of cesarean delivery on birth outcome in very low birth weight infants. Obstet Gynecol 77:498, 1991

Manuck TA, Lai Y, Meis PJ, et al: Progesterone receptor polymorphisms and clinical response to 17-alpha-hydroxyprogesterone caproate. Am J Obstet Gynecol 205(2):135.e1, 2011

Marret S, Marpeau L, Bénichou J: Benefit of magnesium sulfate given before very preterm birth to protect infant brain. Pediatrics 121(1):225, 2008

Martin JA, Hamilton BE, Osterman MJ: Births: final data for 2015. Natl Vital Stat Rep 66(1):1, 2017

Martin JA, Osterman MJ, Kirmeyer SE, et al: Measuring gestational age in vital statistics data: transitioning to the obstetric estimate. Natl Vital Stat Rep 64(5):1, 2015

Matthews TJ, MacDorman MF, Thoma ME: Infant mortality statistics from the 2013 period linked birth/infant death data set. Natl Vital Stat Rep 64(9):1, 2015

Maymon E, Romero R, Pacora P, et al: Evidence for the participation of interstitial collagenase (matrix metalloproteinase 1) in preterm premature rupture of membranes. Am J Obstet Gynecol 183(4):914, 2000

McCall CA, Grimes DA, Drapkin Lyerly A: "Therapeutic" bed rest in pregnancy unethical and unsupported by data. Obstet Gynecol 121:1305, 2013

McElrath TF, Allred E, Leviton A: Prolonged latency after preterm premature rupture of membranes: an evaluation of histologic condition and intracranial ultrasonic abnormality in the neonate born at <28 weeks of gestation. Am J Obstet Gynecol 189:794, 2003

McElrath TF, Norwitz ER, Lieberman ES, et al: Perinatal outcome after preterm premature rupture of membranes with in situ cervical cerclage. Am J Obstet Gynecol 187:1147, 2002

McEvoy C, Schilling D, Segel S, et al: Improved respiratory compliance in preterm infants after a single rescue course of antenatal steroids: a randomized trial. Am J Obstet Gynecol 202(6):544.e1, 2010

McGregor JA, Jackson GM, Lachelin GC, et al: Salivary estriol as risk assessment for preterm labor: a prospective trial. Am J Obstet Gynecol 173:1337, 1995

McIntire DD, Leveno KJ: Neonatal mortality and morbidity rates in later preterm births compared with births at term. Obstet Gynecol 111:35, 2008

McManemy J, Cooke E, Amon E, et al: Recurrence risk for preterm delivery. Am J Obstet Gynecol 196(6):576.e1, 2007

McPherson JA, Rouse DJ, Grobman WA, et al: Association of duration of neuroprotective magnesium sulfate infusion with neonatal and maternal outcomes. Obstet Gynecol 124(4):749, 2014

Meis PJ, Klebanoff M, Thom E, et al: Prevention of recurrent preterm delivery by 17alpha-hydroxyprogesterone caproate. N Engl J Med 348:2379, 2003

Meis PJ, Michielutte R, Peters TJ, et al: Factors associated with preterm birth in Cardiff, Wales, I. Univariable and multivariable analysis. Am J Obstet Gynecol 173:590, 1995

Menon R: Oxidative stress damage as a detrimental factor in preterm birth pathology. Front Immunol 5:567, 2014a

Menon R, Behnia F, Polettini J, et al: Placental membrane aging and HMGB1 signaling associated with human parturition. Aging (Albany NY) 8(2):216, 2016

Menon R, Jones J, Gunst PR, et al: Amniotic fluid metabolomic analysis in spontaneous preterm birth. Reprod Sci 21(6):791, 2014b

Mercer BM: Preterm premature rupture of the membranes. Obstet Gynecol 101:178, 2003

Mercer BM, Arheart KL: Antimicrobial therapy in expectant management of preterm premature rupture of the membranes. Lancet 346:1271, 1995

Mercer BM, Carr TL, Beazley DD, et al: Antibiotic use in pregnancy and drug-resistant infant sepsis. Am J Obstet Gynecol 181:816, 1999

Mercer BM, Crocker LG, Boe NM, et al: Induction versus expectant management in premature rupture of the membranes with mature amniotic fluid at 32 to 36 weeks: a randomized trial. Am J Obstet Gynecol 169:775, 1993

Mercer BM, Miodovnik M, Thurnau GR, et al: Antibiotic therapy for reduction of infant morbidity after preterm premature rupture of the membranes. JAMA 278:989, 1997

Merkatz IR, Peter JB, Barden TP: Ritodrine hydrochloride: a betamimetic agent for use in preterm labor, II. Evidence of efficacy. Obstet Gynecol 56:7, 1980

Michalowicz BS, Hodges JS, DiAngelis AJ, et al: Treatment of periodontal disease and the risk of preterm birth. N Engl J Med 355:1885, 2006

Mogami H, Kishore AH, Shi H, et al: Fetal fibronectin signaling induces matrix metalloproteases and cyclooxygenase-2 (COX-2) in amnion cells and preterm birth in mice. J Biol Chem 288(3):1953, 2013

Montalbano AP, Hawgood S, Mendelson CR: Mice deficient in surfactant protein A (SP-A) and SP-D or in TLR2 manifest delayed parturition and decreased expression of inflammatory and contractile genes. Endocrinology 154(1):483, 2013

Morales WJ, Madhav H: Efficacy and safety of indomethacin compared with magnesium sulfate in the management of preterm labor: a randomized study. Am J Obstet Gynecol 169:97, 1993a

Morales WJ, Smith SG, Angel JL, et al: Efficacy and safety of indomethacin versus ritodrine in the management of preterm labor: a randomized study. Obstet Gynecol 74:567, 1989

Morales WJ, Talley T: Premature rupture of membranes at <25 weeks: a management dilemma. Am J Obstet Gynecol 168:503, 1993b

Morency AM, Bujold E: The effect of second-trimester antibiotic therapy on the rate of preterm birth. J Obstet Gynaecol Can 29:35, 2007

Morgan JL, Nelson DB, Casey BM, et al: Impact of metabolic acidemia at birth on neonatal outcomes in infants born before 34 weeks' gestation. J Matern Fetal Neonatal Med 30(16):1902, 2017

Moutquin JM, Sherman D, Cohen H, et al: Double-blind, randomized, controlled trial of atosiban and ritodrine in the treatment of preterm labor: a multicenter effectiveness and safety study. Am J Obstet Gynecol 183:1191, 2000

Muench MV, Baschat AA, Kopelman J, et al: Indomethacin therapy initiated before 24 weeks of gestation for the prevention of preterm birth [Abstract]. Obstet Gynecol 101:65S, 2003

Muench V, Harman CR, Baschat AA, et al: Early fetal exposure to long term indomethacin therapy to prevent preterm delivery: neonatal outcome. Am J Obstet Gynecol 185:S149, 2001

Murphy KE: Betamethasone compared with dexamethasone for preterm birth: a call for trials. Obstet Gynecol 110:7, 2007

Nallasamy S, Mahendroo M: Distinct roles of cervical epithelia and stroma in pregnancy and parturition. Semin Reprod Med 35(2):190, 2017

National Institutes of Health: Antenatal corticosteroids revisited: repeat courses. NIH Consens Statement 17(2):1, 2000

Nelson DB, Hanlon A, Nachamkin I, et al: Early pregnancy changes in bacterial vaginosis-associated bacteria and preterm delivery. Paediatr Perinat Epidemiol 28(2):88, 2014

Nelson DB, McIntire DD, McDonald J, et al: 17-alpha Hydroxyprogesterone caproate did not reduce the rate of recurrent preterm birth in a prospective cohort study. Am J Obstet Gynecol 216(6):600.e1, 2017

Nelson KB, Grether JK: Can magnesium sulfate reduce the risk of cerebral palsy in very-low-birthweight infants? Pediatrics 95:263, 1995

Nelson LH, Anderson RL, O'Shea M, et al: Expectant management of preterm premature rupture of the membranes. Am J Obstet Gynecol 171:350, 1994

Ness RB, Hillier SL, Richter HE: Douching in relation to bacterial vaginosis, lactobacilli, and facultative bacteria in the vagina. Obstet Gynecol 100:765, 2002

Nicholson JM, Kellar LC, Ahmad S, et al: US term stillbirth rates and the 39-week rule: a cause for concern? Am J Obstet Gynecol 214(5):621.e1, 2016

Nicolaides KH, Syngelaki A, Poon LC, et al: A randomized trial of a cervical pessary to prevent preterm singleton birth. N Engl J Med 374(11):1044, 2016

Niebyl JR, Blake DA, White RD, et al: The inhibition of premature labor with indomethacin. Am J Obstet Gynecol 136:1014, 1980

Norman JE, Marlow N, Messow CM, et al: Vaginal progesterone prophylaxis for preterm birth (the OPPTIMUM study): a multicenter, randomized, double-blind trial. Lancet 387(10033):2106, 2016

Northen AT, Norman GS, Anderson K, et al: Follow-up of children exposed in utero to 17 alpha-hydroxyprogesterone caproate compared with placebo. Obstet Gynecol 110(4):865, 2007

Norton ME, Merrill J, Cooper BA, et al: Neonatal complications after the administration of indomethacin for preterm labor. N Engl J Med 329:1602, 1993

Nugent RP, Krohn MA, Hillier SL: Reliability of diagnosing bacterial vaginosis by a standardized method of gram stain interpretation. J Clin Microbiol 29:297, 1991

Owen J, Hankins G, Iams JD, et al: Multicenter randomized trial of cerclage for preterm birth prevention in high-risk women with shortened mid-trimester cervical length. Am J Obstet Gynecol 201(4):375.e1, 2009

Park KH, Chaiworapongsa T, Kim YM, et al: Matrix metalloproteinase 3 in parturition, premature rupture of the membranes, and microbial invasion of the amniotic cavity. J Perinat Med 31:12, 2003

Papatsonis DN, Van Geijn HP, Ader HJ, et al: Nifedipine and ritodrine in the management of preterm labor: a randomized multicenter trial. Obstet Gynecol 90:230, 1997

Parilla BV, Dooley SL, Minogue JP, et al: The efficacy of oral terbutaline after intravenous tocolysis. Am J Obstet Gynecol 169:965, 1993

Parilla BV, Grobman WA, Holtzman RB, et al: Indomethacin tocolysis and risk of necrotizing enterocolitis. Obstet Gynecol 96:120, 2000

Peltoniemi OM, Kari MA, Tammela O, et al: Randomized trial of a single repeat dose of prenatal betamethasone treatment in imminent preterm birth. Pediatrics, 119:290, 2007

Perry KG Jr, Martin RW, Blake PG, et al: Maternal mortality associated with adult respiratory distress syndrome. South Med J 91(5):441, 1998

Perry KG Jr, Morrison JC, Rust OA, et al: Incidence of adverse cardiopulmonary effects with low-dose continuous terbutaline infusion. Am J Obstet Gynecol 173:1273, 1995

Petraglia F, Imperatore A, Challis JR: Neuroendocrine mechanisms in pregnancy and parturition. Endocrine Rev 31(6):783, 2010

Petrini JR, Dias T, McCormick MC, et al: Increased risk of adverse neurological development for late preterm infants. J Pediatr 154(2):169, 2009

Petrova A, Demissie K, Rhoads GG, et al: Association of maternal fever during labor with neonatal and infant morbidity and mortality. Obstet Gynecol 98:20, 2001

Prior M, Hibberd R, Asemota N, et al: Inadvertent P-hacking among trials and systematic reviews of the effect of progestogens in pregnancy? A systematic review and meta-analysis. BJOG 124(7):1008, 2017

Pritchard JA, MacDonald PC: Williams Obstetrics, 15th ed. New York, Appleton-Century-Crofts, 1976

PROLONG: Confirmatory Study of 17P Versus Vehicle for the Prevention of Preterm Birth in Women With a Previous Singleton Spontaneous Preterm Delivery, 2014. Available at: https://clinicaltrials.gov/ct2/show/NCT01004029. Accessed November 13, 2017

Promislow JH, Hertz-Picciotto I, Schramm M, et al: Bed rest and other determinants of bone loss during pregnancy. Am J Obstet Gynecol 191:1077, 2004

Pyeritz RE: Ehlers-Danlos syndrome. N Engl J Med 342(10):730, 2000

Racicot K, Cardenas I, Wünsche V, et al: Viral infection of the pregnant cervix predisposes to ascending bacterial infection. J Immunol 191(2):934, 2013

Racicot K, Mor G: Risks associated with viral infections during pregnancy. J Clin Invest 127(5):1591, 2017

Raju TN, Higgins RD, Stark AR, et al: Optimizing care and outcome for late-preterm (near-term) infants: a summary of the workshop sponsored by the National Institute of Child Health and Human Development. Pediatrics 118:1207, 2006

Raju TN, Mercer BM, Burchfield DJ, et al: Periviable birth: executive summary of a joint workshop by the Eunice Kennedy Shriver National Institute of Child Health and Human Development, Society for Maternal-Fetal Medicine, American Academy of Pediatrics, and American College of Obstetricians and Gynecologists. Obstet Gynecol 123(5):1083, 2014

Reddy UM, Ko CW, Raju TN, et al: Delivery indications at late-preterm gestations and infant mortality rates in the United States. Pediatrics 124(1):234, 2009

Reddy UM, Zhang J, Sun L, et al: Neonatal mortality by attempted route of delivery in early preterm birth. Am J Obstet Gynecol 207:117.e1, 2012

Reinebrant HE, Pileggi-Castro C, Romero CL, et al: Cyclo-oxygenase (COX) inhibitors for treating preterm labour. Cochrane Database Syst Rev 6:CD001992, 2015

Roberts D, Brown J, Medley N, et al: Antenatal corticosteroids for accelerating fetal lung maturation for women at risk of preterm birth. Cochrane Database Syst Rev 3:CD004454, 2017

Romero R, Chaiworapongsa T, Espinoza J, et al: Fetal plasma MMP-9 concentrations are elevated in preterm premature rupture of the membranes. Am J Obstet Gynecol 187:1125, 2002

Romero R, Conde-Agudelo A, Da Fonseca E, et al: Vaginal progesterone for preventing preterm birth and adverse perinatal outcomes in singleton gestations with a short cervix: a meta-analysis of individual patient data. Am J Obstet Gynecol November 16, 2017 [Epub ahead of print]

Romero R, Miranda J, Chaiworapongsa T, et al: Prevalence and clinical significance of sterile intra-amniotic inflammation in patients with preterm labor and intact membranes. Am J Reprod Immunol 72(5):458, 2014

Romero R, Nicolaides KH, Conde-Agudelo A, et al: Vaginal progesterone decreases preterm birth ≤34 weeks of gestation in women with a singleton pregnancy and a short cervix: an updated meta-analysis including data from the OPPTIMUM study. Ultrasound Obstet Gynecol 48(3):308, 2016

Romero R, Nores J, Mazor M, et al: Microbial invasion of the amniotic cavity during term labor. Prevalence and clinical significance. J Reprod Med 38:543, 1993

Romero R, Sibai BM, Sanchez-Ramos L, et al: An oxytocin receptor antagonist (atosiban) in the treatment of preterm labor: a randomized, double-blind, placebo-controlled trial with tocolytic rescue. Am J Obstet Gynecol 182:1173, 2000

Romero R, Stanczyk FZ: Progesterone is not the same as 17α-hydroxyprogesterone caproate: implications for obstetrical practice. Am J Obstet Gynecol 208(6):421, 2013

Rouse DJ: Magnesium sulfate for fetal neuroprotection. Am J Obstet Gynecol 205(4):296, 2011

Rouse DJ, Caritis SN, Peaceman AM, et al: A trial of 17alpha-hydroxyprogesterone caproate to prevent prematurity in twins. N Engl J Med 357:454, 2007

Rouse DJ, Hirtz DG, Thom E, et al: A randomized, controlled trial of magnesium sulfate for the prevention of cerebral palsy. N Engl J Med 359:895, 2008

Ruiz RJ, Fullerton J, Dudley DJ: The interrelationship of maternal stress, endocrine factors and inflammation on gestational length. Obstet Gynecol Surv 58:415, 2003

Rust OA, Atlas RO, Reed J, et al: Revisiting the short cervix detected by transvaginal ultrasound in the second trimester: why cerclage therapy may not help. Am J Obstet Gynecol 185:1098, 2001

Rysavy MA, Li L, Bell EF: Between-hospital variation in treatment and outcomes in extremely preterm infants. N Engl J Med 372(19):1801, 2015

Salim R, Garmi G, Zohar N, et al: Nifedipine compared with atosiban for treating preterm labor: a randomized controlled trial. Obstet Gynecol 120(6):1323, 2012

Samol JM, Lambers DS: Magnesium sulfate tocolysis and pulmonary edema: the drug or the vehicle? Am J Obstet Gynecol 192:1430, 2005

Sanz M, Kornman K, Working group 3 of the joint EFP/AAP workshop: Periodontitis and adverse pregnancy outcomes: consensus report of the Joint EFP/AAP Workshop on Periodontitis and Systemic Diseases. J Periodontol 84(4 Suppl):S164, 2013

Segel SY, Miles AM, Clothier B, et al: Duration of antibiotic therapy after preterm premature rupture of fetal membranes. Am J Obstet Gynecol 189:799, 2003

Serenius F, Källén K, Blennow M, et al: Neurodevelopmental outcome in extremely preterm infants at 2.5 years after active perinatal care in Sweden. JAMA 309(17):1810, 2013

Sharma S, Ou J, Strom S, et al: Identification of enzymes involved in the metabolism of 17alpha-hydroxyprogesterone caproate: an effective agent for prevention of preterm birth. Drug Metab Dispos 36(9):1896, 2008

Shaw JG, Asch SM, Katon JG, et al: Post-traumatic stress disorder and antepartum complications: a novel risk factor for gestational diabetes and preeclampsia. Paediatr Perinat Epidemiol 31(3):185, 2017

Shynlova O, Nedd-Roderique T, Li Y, et al: Infiltration of myeloid cells into decidua is a critical early event in the labour cascade and post-partum uterine remodeling. J Cell Mol Med 17(2):311, 2013a

Shynlova O, Nedd-Roderique T, Li Y, et al: Myometrial immune cells contribute to term parturition, preterm labour and post-partum involution in mice. J Cell Mol Med 17(1):90, 2013b

Sibai BM: Magnesium sulfate for neuroprotection in patients at risk for early preterm delivery: not yet. Am J Obstet Gynecol 205(4):296, 2011

Smith SB, Ravel J: The vaginal microbiota, host defence and reproductive physiology. J Physiol 595(2):451, 2017

Society for Maternal-Fetal Medicine: Implementation of the use of antenatal corticosteroids in the late preterm birth period in women at risk for preterm delivery. Am J Obstet Gynecol 215(2):B13, 2016a

Society for Maternal-Fetal Medicine: The choice of progestogen for the prevention of preterm birth in women with singleton pregnancy and prior preterm birth. Am J Obstet Gynecol 216(3):B11, 2017a

Society for Maternal-Fetal Medicine: The role of cervical pessary placement to prevent preterm birth in clinical practice. Am J Obstet Gynecol 216(3):B8, 2017b

Society for Maternal-Fetal Medicine, McIntosh J, Feltovich H, et al: The role of routine cervical length screening in selected high- and low-risk women for preterm birth prevention. Am J Obstet Gynecol 215(3):B2, 2016b

Sooranna SR, Lee Y, Kim LU, et al: Mechanical stretch activates type 2 cyclooxygenase via activator protein-1 transcription factor in human myometrial cells. Mol Hum Reprod 10:109, 2004

Sosa C, Althabe F, Belizan J, et al: Bed rest in singleton pregnancies for preventing preterm birth. Cochrane Database Syst Rev 1:CD003581, 2004

Spong CY: Defining "term" pregnancy. Recommendations from the Defining "Term" Pregnancy Workgroup. JAMA 309(23):2445, 2013

Spong CY: Improving birth outcomes key to improving global health. JAMA 316(4):395, 2016

Spong CY, Mercer BM, D'alton M, et al: Timing of indicated late-preterm and early-term birth. Obstet Gynecol 118(2 Pt 1):323, 2011

Steer CM, Petrie RH: A comparison of magnesium sulfate and alcohol for the prevention of premature labor. Am J Obstet Gynecol 129:1, 1977

Steer P: The epidemiology of preterm labour. BJOG 112(1):1, 2005

Stiles AD: Prenatal corticosteroids—early gain, long-term questions. N Engl J Med 357:1248, 2007

Stoll BJ, Hansen NI, Bell EF, et al: Neonatal outcomes of extremely preterm infants from the NICHD Neonatal Research Network. Pediatrics 126:443, 2010

Stoll BJ, Hansen N, Fanaroff AA, et al: Changes in pathogens causing early-onset sepsis in very-low-birth-weight infants. N Engl J Med 347:240, 2002

Stout MJ, Zhou Y, Wylie KM, et al: Early pregnancy vaginal microbiome trends and preterm birth. Am J Obstet Gynecol 217(3):356.e1, 2017

Tattershell M, Cordeaux Y, Charnock-Jones DS, et al: Expression of gastrin-releasing peptide is increased by prolonged stretch of human myometrium, and antagonists of its receptor inhibit contractility. J Physiol 590(Pt 9):2018, 2012

Terkildsen MF, Parilla BV, Kumar P, et al: Factors associated with success of emergent second-trimester cerclage. Obstet Gynecol 101:565, 2003

Timmons BC, Reese J, Socrate S, et al: Prostaglandins are essential for cervical ripening in LPS-mediated preterm birth but not term or antiprogestin-driven preterm ripening. Endocrinology 155(1):287, 2014

Tita A, Owen J, Cliver S, et al: Decreasing temporal trends in adjusted preterm birth among women receiving prenatal care at a university-based health system. Am J Obstet Gynecol 204:S183, 2011

Tita AT, Cliver SP, Goepfert AR, et al: Clinical trial of interconceptional antibiotics to prevent preterm birth: subgroup analyses and possible adverse antibiotic-microbial interaction. Am J Obstet Gynecol 196:367, 2007

Tita AT, Landon MB, Spong CY, et al: Timing of elective repeat cesarean delivery at term and neonatal outcomes. N Engl J Med 360(2):111, 2009

To MS, Alfirevic Z, Heath VC, et al: Cervical cerclage for prevention of preterm delivery in women with short cervix: randomized controlled trial. Lancet 363(9424):1849, 2004

Tomashek KM, Shapiro-Mendoza CK, Davidoff MJ, et al: Differences in mortality between late-preterm and term singleton infants in the United States, 1995–2002. J Pediatr 151:450, 2007

Urquhart C, Currell R, Harlow F, et al: Home uterine monitoring for detecting preterm labour. Cochrane Database Syst Rev 2:CD006172, 2017

Üstün C, Kocak I, Baris S, et al: Subclinical chorioamnionitis as an etiologic factor in preterm deliveries. Int J Obstet Gynecol 72:109, 2001

van Vliet EO, Nijman TA, Schuit E, et al: Nifedipine versus atosiban for threatened preterm birth (APOSTEL III): a multicentre, randomised controlled trial. Lancet 387(10033):2117, 2016

Varner MW, Esplin MS: Genetic factors in preterm birth—the future. BJOG 112(Suppl 1):28, 2005

Velez DR, Fortunato S, Thorsen P, et al: Spontaneous preterm birth in African Americans is associated with infection and inflammatory response gene variants. Am J Obstet Gynecol 200(2):209.e1, 2009

Velez DR, Fortunato SJ, Williams SM, et al: Interleukin-6 (IL-6) and receptor (IL6-R) gene haplotypes associate with amniotic fluid protein concentrations in preterm birth. Hum Mol Genet 17:1619, 2008

Venkatesh KK, Riley L, Castro VM, et al: Association of antenatal depression symptoms and antidepressant treatment with preterm birth. Obstet Gynecol 127(5):926, 2016

Vergnes JN, Sixou M: Preterm low birthweight and maternal periodontal status: a meta-analysis. Am J Obstet Gynecol 196:135.e1, 2007

Viteri OA, Blackwell SC, Chauhan SP, et al: Antenatal corticosteroids for the prevention of respiratory distress syndrome in premature twins. Obstet Gynecol 128(3):583, 2016

Vornhagen J, Adams Waldorf KM, Rajagopal L: Perinatal group B streptococcal infections: virulence factors, immunity, and prevention strategies. Trends Microbiol 25(11):919, 2017

Wadhwa PD, Culhane JF, Rauh V, et al: Stress and preterm birth: neuroendocrine, immune/inflammatory, and vascular mechanisms. Matern Child Health J 5:119, 2001

Walker KF, Thornton JG: Tocolysis and preterm labour. Lancet 387(10033):2068, 2016

Wang H, Parry S, Macones G, et al: A functional SNP in the promoter of the SERPINH1 gene increases risk of preterm premature rupture of membranes in African Americans. PNAS 103:13463, 2006

Wapner RJ, Sorokin Y, Mele L, et al: Long-term outcomes after repeat doses of antenatal corticosteroids. N Engl J Med 357:1190, 2007

Ward K: Genetic factors in common obstetric disorders. Clin Obstet Gynecol 51:74, 2008

Warren JE, Silver RM, Dalton J, et al: Collagen 1A1 and transforming growth factor-β polymorphisms in women with cervical insufficiency. Obstet Gynecol 110:619, 2007

Warren WB, Goland RS, Wardlaw SL, et al: Elevated maternal plasma corticotropin releasing hormone levels in twin gestation. J Perinat Med 18:39, 1990

Watts DH, Krohn MA, Hillier SL, et al: The association of occult amniotic fluid infection with gestational age and neonatal outcome among women in preterm labor. Obstet Gynecol 79:351, 1992

Weiss JL, Malone FD, Vidaver J, et al: Threatened abortion: a risk factor for poor pregnancy outcome, a population-based screening study. Am J Obstet Gynecol 190:745, 2004

Wenstrom K, Weiner CP, Merrill D, et al: A placebo controlled randomized trial of the terbutaline pump for prevention of preterm delivery. Am J Perinatol 14:87, 1997

Werner EF, Han CS, Savitz DA, et al: Health outcomes for vaginal compared with cesarean delivery of appropriately grown preterm neonates. Obstet Gynecol 121:1195, 2013

White BA, Creedon DJ, Nelson KE, et al: The vaginal microbiome in health and disease. Trends Endocrinol Metab 22(10):389, 2011

Winn HN, Chen M, Amon E, et al: Neonatal pulmonary hypoplasia and perinatal mortality in patients with mid-trimester rupture of amniotic membranes—a critical analysis. Am J Obstet Gynecol 182:1638, 2000

Wolfe CD, Patel SP, Linton EA, et al: Plasma corticotrophin-releasing factor (CRF) in abnormal pregnancy. BJOG 95:1003, 1988

Wu YW, Colford JM Jr: Chorioamnionitis as a risk factor for cerebral palsy: a meta-analysis. JAMA 284(11):1417, 2000

Yoon BH, Romero R, Park JS, et al: Fetal exposure to an intra-amniotic inflammation and the development of cerebral palsy at the age of three years. Am J Obstet Gynecol 182:675, 2000

Yoon BH, Romero R, Park JS, et al: Microbial invasion of the amniotic cavity with Ureaplasma urealyticum is associated with robust host response in fetal, amniotic, and maternal compartments. Am J Obstet Gynecol 179:1254, 1998

Yoon BH, Yang SH, Jun JK, et al: Maternal blood C-reactive protein, white blood cell count, and temperature in preterm labor: a comparison with amniotic fluid white blood cell count. Obstet Gynecol 87:231, 1996

Young A, Thomson AJ, Ledingham M, et al: Immunolocalization of proinflammatory cytokines in myometrium, cervix, and fetal membranes during human parturition at term. Biol Reprod 66:445, 2002

Young D: Clinical trials and tribulations: 17OHPC and preventing recurrent preterm birth. Am J Obstet Gynecol 216(6):543, 2017

Younge N, Goldstein RF, Bann CM, et al: Survival and neurodevelopmental outcomes among periviable infants. N Engl J Med 376(7):617, 2017

Zhang X, Liu M: Clinical observations on the prevention and treatment of premature labor with nifedipine. [Chinese] Hua Xi Yi Ke Da Xue Xue Bao 33(2):288, 2002

Zuckerman H, Reiss U, Rubinstein I: Inhibition of human premature labor by indomethacin. Obstet Gynecol 44:787, 1974

CAPÍTULO 43

Gravidez pós-termo

IDADE GESTACIONAL ESTIMADA 835
INCIDÊNCIA 836
MORBIDADE E MORTALIDADE PERINATAIS 836
FISIOPATOLOGIA 836
COMPLICAÇÕES 839
MANEJO ANTEPARTO 839
MANEJO INTRAPARTO 841

Deve-se admitir que a duração da gestação com alguma frequência excede os 280 dias a partir do último ciclo menstrual e que, quando ela dura muito mais, são desenvolvidas crianças maiores, as quais frequentemente nascem com muita dificuldade. Assim, sempre que a história menstrual da paciente indicar que ela passou muito além do décimo mês lunar e está se aproximando do décimo primeiro, devemos considerar a possibilidade de indução do parto, desde que o exame mostre que a criança é maior que o habitual.
— J. Whitridge Williams (1903)

A passagem de Williams acima mostra que as gestações que excedem a duração normal eram problemáticas há mais de 100 anos. Essas gestações pós-termo ainda o são atualmente.

Os adjetivos *pós-termo*, *prolongada*, *pós-datismo* e *pós-maturidade* são usados, com frequência de forma intercambiável, para descrever as gestações que excedem a duração considerada o limite superior da normalidade. Não recomendamos o uso do termo *pós-datismo*, uma vez que a principal questão em muitas gestações pós-termo é exatamente "de *qual* data estamos falando?". O termo *pós-maturidade* deve ser reservado à síndrome clínica fetal relativamente incomum na qual o recém-nascido apresenta sinais clínicos reconhecíveis que indicam gravidez patologicamente prolongada. Por isso, as expressões que julgamos preferenciais para indicar uma gestação estendida é *gravidez pós-termo* ou *prolongada*.

A definição internacional de gravidez prolongada, endossada pelo American College of Obstetricians and Gynecologists (2016b,d), é aquela com mais de $42^{0/7}$ semanas (294 dias ou mais), contadas a partir do primeiro dia da última menstruação. É importante observar que se trata de 42 "semanas completas", pois as gestações entre 41 semanas e 1 dia e 41 semanas e 6 dias, ainda que estejam na 42ª semana, não têm 42 semanas completas até que o sétimo dia tenha se passado. O método que usamos amplamente neste livro é dividir a 42ª semana em 7 dias, isto é, $42^{0/7}$ a $42^{6/7}$ semanas.

IDADE GESTACIONAL ESTIMADA

A definição atual de gestação pós-termo supõe que a última menstruação foi seguida por ovulação 2 semanas depois. Dito isso, algumas gestações podem ou não ser realmente pós-termo. Em vez disso, o cálculo pode refletir um erro na estimativa da idade gestacional por causa de engano na recordação da data da menstruação ou de retardo na ovulação. Assim, as duas categorias de gestação que alcançam 42 semanas completas são aquelas realmente com 40 semanas após a concepção e aquelas de gestação menos avançada, mas com estimativa inexata da idade menstrual. Mesmo com as datas menstruais lembradas com exatidão, ainda há imprecisões, e o American College of Obstetricians and Gynecologists (2016d, 2017b) considera a ultrassonografia do primeiro trimestre o método mais acurado para estabelecer ou confirmar a idade gestacional. Vários estudos clínicos sustentam essa prática (Bennett, 2004; Blondel, 2002; Joseph, 2007).

INCIDÊNCIA

Dos 3,93 milhões de neonatos nascidos nos Estados Unidos durante o ano de 2015, 0,4% nasceram com 42 semanas ou mais (Martin, 2017). No passado, a proporção era muito maior. Essa tendência sugere intervenção precoce, embora a maior acurácia da definição da idade gestacional por ultrassonografia mais precoce seja outro fator.

Para identificar potenciais fatores predisponentes para a gestação pós-termo, Olesen e colaboradores (2006) analisaram várias características na Danish Birth Cohort. Somente índice de massa corporal (IMC) antes da gravidez ≥ 25 e nuliparidade foram significativamente associados à gravidez prolongada. Mission (2015) e Arrowsmith (2011) e seus colaboradores também relataram associações semelhantes. Em nulíparas, aquelas com comprimento cervical mais longo no segundo trimestre, isto é, no terceiro ou quarto quartis, têm o dobro de chance de dar à luz após 42 semanas (van der Ven, 2016).

A tendência de algumas mulheres de terem partos pós-termo sucessivos sugere que alguns casos sejam biologicamente determinados. Oberg e colaboradores (2013) relataram que, nos casos em que mãe e filha tiveram gestação prolongada, o risco de a filha ter nova gravidez prolongada subsequente foi significativamente maior. Laursen e colaboradores (2004) concluíram que os genes maternos, mas não os paternos, influenciam o prolongamento das gestações. Conforme discutido no Capítulo 5 (p. 105), raros fatores fetoplacentários que predispõem à gestação pós-termo incluem anencefalia, hipoplasia suprarrenal e deficiência de sulfatase placentária ligada ao X (Ayyavoo, 2014; MacDonald, 1965).

MORBIDADE E MORTALIDADE PERINATAIS

As taxas de natimortalidade, morte neonatal e morbidade infantil aumentam após passar a data esperada para o parto. Esse fato é mais bem observado quando as taxas de mortalidade são analisadas em períodos anteriores à intervenção disseminada em caso de gestação pós-termo. Nos dois grandes estudos suecos apresentados na Figura 43-1, após ter-se atingido o ponto mais baixo

TABELA 43-1 Desfechos maternos e perinatais adversos associados à gestação pós-termo

Maternos	Perinatais
Macrossomia fetal	Natimortos
Oligoidrâmnio	Síndrome de pós-maturidade
Pré-eclâmpsia	Admissão em UTIN
Cesariana	Aspiração de mecônio
Distocia	Convulsões neonatais
Risco fetal	Encefalopatia hipóxico-isquêmica
Distocia de ombro	Lesões relacionadas com o parto
Hemorragia pós-parto	Obesidade infantil
Lacerações perineais	

UTIN, unidade de terapia intensiva neonatal.

da curva com 39 a 40 semanas, a taxa de mortalidade perinatal aumentou à medida que a gravidez passou de 41 semanas. Essa tendência também é observada nos Estados Unidos (Cheng, 2008; MacDorman, 2009). Conforme mostrado na Tabela 43-1, a principal causa de morte nesses estudos inclui hipertensão gestacional, trabalho de parto prolongado com desproporção cefalopélvica, lesões relacionadas com o parto e encefalopatia hipóxico-isquêmica. Olesen e colaboradores (2003) fizeram observações semelhantes em sua análise de 78.022 mulheres com gravidez pós-termo que tiveram seus partos antes da adoção da indução rotineira do parto na Dinamarca. Moster e colaboradores (2010) observaram aumento nas taxas de paralisia cerebral em nascimentos pós-termo, e Yang e colaboradores (2010) relataram queda no quociente de inteligência (QI) aos 6,5 anos entre as crianças nascidas com ≥ 42 semanas de gestação. Por outro lado, não houve associação entre autismo e nascimento pós-termo (Gardener, 2011).

Alexander e colaboradores (2000a) revisaram 56.317 gestações consecutivas de fetos únicos nascidos com ≥ 40 semanas, entre 1988 e 1998, no Parkland Hospital. O trabalho de parto foi induzido em 35% das gestações com 42 semanas completas. A taxa de cesariana por distocia e sofrimento fetal foi significativamente maior nas gestações de 42 semanas em comparação com aquelas de partos mais precoces. O número de neonatos admitidos em unidade de terapia intensiva (UTI) foi maior entre os nascidos de gestações pós-termo. É importante ressaltar que a incidência de convulsões e mortes neonatais dobrou nos partos com 42 semanas de gestação. Smith (2001) questionou a validade desse tipo de análise porque a população em risco para taxa de mortalidade perinatal em uma dada semana é formada por todas as gestações em curso, e não apenas pelos nascimentos na semana em questão. Ele calculou as taxas de mortalidade perinatal usando apenas os nascimentos em uma dada semana de gestação, entre 37 e 43 semanas completas, em comparação com a probabilidade cumulativa – o índice perinatal – de morte quando são incluídas no denominador todas as gestações em curso. Usando esse modelo de cálculo, os nascimentos com 38 semanas tiveram o menor índice de risco para morte perinatal.

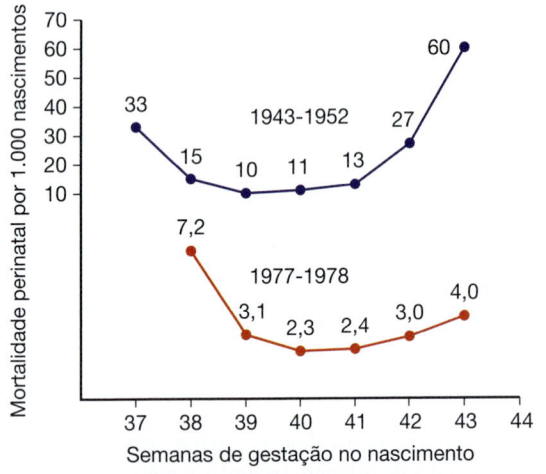

FIGURA 43-1 Taxas de mortalidade perinatal no final da gestação, de acordo com a idade gestacional, considerando todos os nascimentos na Suécia entre 1943 e 1952 comparados com aqueles havidos entre 1977 e 1978. A compressão parcial da escala é usada para maior conveniência da descrição. (Adaptada de Bakketeig, 1991, Lindell, 1956.)

FISIOPATOLOGIA

■ Síndrome de pós-maturidade

O neonato pós-maduro é singular, e as suas características incluem pele enrugada, desigual, descamativa; corpo alongado e magro, sugerindo consumo; e grau avançado de maturidade, na medida em que o neonato em geral tem os olhos abertos, costuma estar alerta

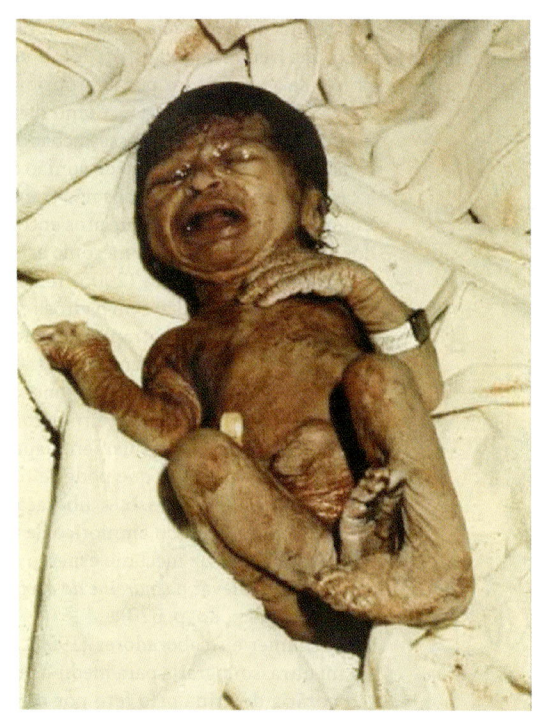

FIGURA 43-2 Síndrome de pós-maturidade. Neonato nascido com 43 semanas de gestação com mecônio espesso e viscoso cobrindo a pele descamativa. Observe o aspecto alongado, afilado e enrugado das mãos.

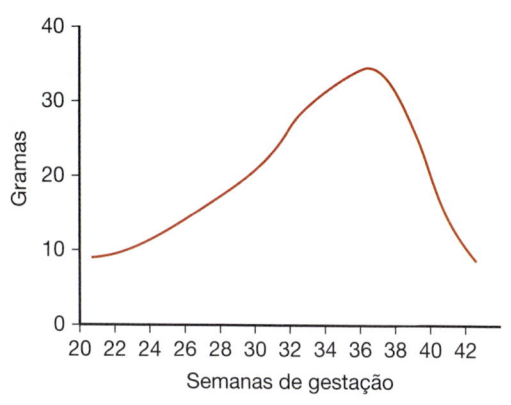

FIGURA 43-3 Crescimento fetal diário médio durante a semana anterior da gestação. (Redesenhada de Hendricks CH: Patterns of fetal and placental growth: the second half of pregnancy. Obstet Gynecol 24:357, 1964.)

e apresenta aparência velha e preocupada (Fig. 43-2). As rugas na pele podem ser especialmente evidentes nas palmas e nas solas. As unhas são caracteristicamente grandes. Em sua maioria, esses neonatos pós-maduros não podem ser tecnicamente considerados de crescimento restrito, uma vez que raramente ficam abaixo do 10º percentil para a idade gestacional (Cap. 44, p. 847). Por outro lado, é possível que haja grave restrição do crescimento – que logicamente deve ter precedido as 42 semanas de gestação completas.

A incidência de síndrome de pós-maturidade em recém-nascidos com 41, 42 ou 43 semanas de gestação não foi determinada de forma conclusiva. A partir dos dados, a síndrome complica 10 a 20% das gestações com 42 semanas completas (American College of Obstetricians and Gynecologists, 2016d). O oligoidrâmnio associado aumenta a probabilidade de pós-maturidade. Trimmer e colaboradores (1990) relataram que 88% dos fetos eram pós-maduros quando havia oligoidrâmnio definido à ultrassonografia por bolsão vertical máximo ≤ 1 cm com 42 semanas de gestação.

■ Disfunção placentária

Muitos acreditam que a gestação pós-termo seja um estado anormal. Redman e Staff (2015) sugeriram que a limitação da capacidade placentária, que se caracteriza por sinciciotrofoblasto disfuncional, explica os maiores riscos da síndrome de pós-maturidade.

Clifford (1954) propôs que as alterações cutâneas associadas fossem causadas pela perda do efeito protetivo do vérnix caseoso. Esse autor também atribuiu a síndrome de pós-maturidade à senescência placentária, embora não tenha encontrado degeneração placentária ao exame histológico. Ainda assim, a ideia de que a pós-maturidade deriva da insuficiência placentária persistiu a despeito da falta de achados morfológicos ou quantitativos significativos (Larsen, 1995; Redman, 2015; Rushton, 1991). Há indícios de que a taxa de apoptose placentária – morte celular programada – aumenta de maneira significativa com 41 a 42 semanas completas em comparação com 36 a 39 semanas (Smith, 1999). Diversos genes pró-apoptóticos, como o da *kisspeptina*, estão suprarregulados no tecido placentário pós-termo comparando com os mesmos genes em tecidos placentários a termo (Torricelli, 2012). O significado clínico dessa apoptose não foi definido.

Jazayeri e colaboradores (1998) investigaram os níveis de eritropoietina no sangue do cordão em 124 recém-nascidos com tamanho normal, nascidos entre 37 e 43 semanas. O único fator conhecido estimulador da eritropoietina é a redução da pressão parcial de oxigênio. Assim, esses autores buscavam avaliar se a oxigenação fetal estaria comprometida em razão do envelhecimento da placenta nas gestações pós-termo. Todas as gestantes evoluíram com parto e nascimento sem complicações. Esses pesquisadores concluíram que os níveis de eritropoietina no sangue do cordão estavam significativamente maiores nas gestações com 41 semanas ou mais. Ainda que os índices de Apgar e a avaliação acidobásica estivessem normais, os autores concluíram que haveria redução da oxigenação fetal em algumas gestações pós-termo.

Outro cenário é aquele em que o feto pós-termo continua a ganhar peso e, como consequência, nasce excessivamente grande. Esse fato ao menos sugere que o funcionamento da placenta não está gravemente comprometido. Na verdade, o crescimento contínuo do feto – ainda que a uma taxa reduzida – é característico a partir de 37 semanas completas (Fig. 43-3). Nahum e colaboradores (1995) confirmaram que o crescimento fetal continua até pelo menos 42 semanas. Entretanto, Link e colaboradores (2007) mostraram que o fluxo sanguíneo umbilical não aumenta de maneira concomitante.

■ Sofrimento fetal e oligoidrâmnio

As principais razões para o aumento do risco em fetos pós-termo foram descritas por Leveno e colaboradores (1984). Observou-se que tanto o risco anteparto para o feto quanto o sofrimento fetal intraparto eram consequência de compressão do cordão umbilical associada ao oligoidrâmnio. Na análise que fizeram de 727 gestações pós-termo, o sofrimento fetal intraparto, detectado por monitoração eletrônica, não esteve associado às desacelerações tardias características da insuficiência uteroplacentária. Em vez disso, uma ou mais desacelerações prolongadas, como as mostradas na Figura 43-4, precederam três quartos das cesarianas de emergência determinadas por traçados de frequência cardíaca não tranquilizadores. Exceto em dois casos, também houve desacelerações variáveis. Outro padrão comum de frequência cardíaca fetal, embora não seja ameaçador por si próprio, foi o saltatório na linha de base. Como descrito no Capítulo 24 (p. 468), esses achados são consistentes com obstrução do cordão como a causa imediata dos traçados não tranquilizadores. Outros fatores correlatos encontrados foram oligoidrâmnio e mecônio espesso. Schaffer e colaboradores (2005) relacionaram circulares de cordão com padrões de frequência cardíaca fetal intraparto anormais, mecônio e comprometimento do estado do recém-nascidos em gestações prolongadas.

O volume de líquido amniótico normalmente diminui continuamente após 38 semanas de gestação, o que pode se tornar problemático. Além disso, a liberação de mecônio em um líquido amniótico de volume reduzido produz mecônio espesso e viscoso que pode levar à *síndrome da aspiração de mecônio* (Cap. 33, p. 620).

Trimmer e colaboradores (1990) utilizaram ultrassonografia para medir a produção horária de urina pelo feto por meio de medições sequenciais do volume vesical em 38 gestações pós-termo. Concluiu-se que a redução na produção de urina esteve associada a oligoidrâmnio. A hipótese desses pesquisadores é de que a redução no fluxo urinário fetal provavelmente seria causada por oligoidrâmnio preexistente que limitaria o volume deglutido pelo feto. Oz e colaboradores (2002), utilizando a análise do formato de ondas ao Doppler, concluíram que, nas gestações pós-termo complicadas com oligoidrâmnio, o fluxo renal fetal é reduzido. Como uma possível causa, o estudo de Link e colaboradores (2007) mostrou que o fluxo sanguíneo umbilical não aumentava nas gestações pós-termo.

■ Restrição ao crescimento fetal

No final da década de 1990, foi plenamente reconhecida a importância da restrição do crescimento fetal em gestações sem outras complicações. Divon (1998) e Clausson (1999) e seus colaboradores analisaram os nascimentos entre 1991 e 1995 no National Swedish Medical Birth Registry. A natimortalidade foi mais comum entre neonatos com restrição do crescimento nascidos após 42 semanas de gestação. De fato, um terço dos natimortos pós-termo apresentavam restrição do crescimento. No período estudado, a rotina na Suécia era indução do parto e exames fetais antenatais somente a partir de 42 semanas. Em um estudo realizado no Parkland Hospital, Alexander e

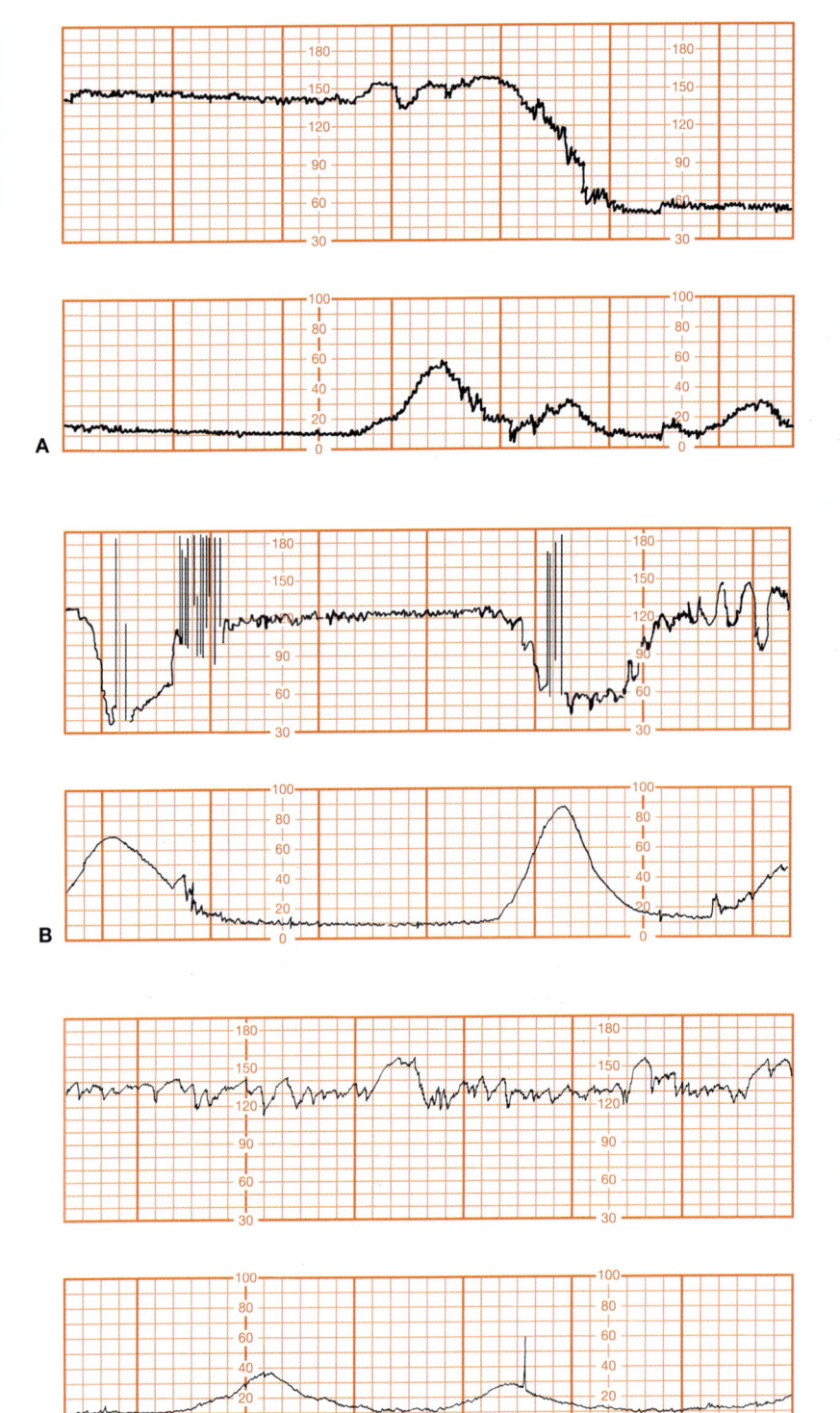

FIGURA 43-4 A. Desaceleração prolongada da frequência cardíaca fetal antes de cesariana de emergência em gestação pós-termo com oligoidrâmnio. **B.** Desacelerações variáveis desfavoráveis – menos de 70 batimentos por minuto (bpm) durante 60 segundos ou mais – em gestação pós-termo com oligoidrâmnio. **C.** Linha de base da frequência cardíaca fetal mostrando oscilação saltatória que excede 20 bpm associada a oligoidrâmnio em gravidez pós-termo. (Reproduzida, com permissão, de Leveno KJ, Quirk JG, Cunningham FG, et al: Prolonged pregnancy, I. Observations concerning the causes of fetal distress, Am J Obstet Gynecol. 1984 Nov 1;150(5 Pt 1):465–473.)

colaboradores (2000d) analisaram os resultados de 355 neonatos com ≥ 42 semanas e cujo peso ao nascer estava abaixo do 3° percentil. Eles compararam essas evoluções com as de 14.520 fetos de idade gestacional semelhante com peso superior ao 3° percentil, concluindo que as taxas de morbidade e mortalidade foram significativamente maiores nos fetos com crescimento restrito. Vale ressaltar que um quarto dos natimortos associados à gestação prolongada estavam nesse grupo com número comparativamente menor de fetos com restrição de crescimento.

COMPLICAÇÕES

Na eventualidade de alguma complicação clínica ou obstétrica, não é prudente permitir a continuidade de uma gestação após 42 semanas. De fato, em muitas ocasiões, há indicação para interrupção *precoce*. Entre os exemplos mais comuns estão hipertensão gestacional, cesariana anterior e diabetes melito. Outros fatores clinicamente importantes incluem o volume de líquido amniótico e a possibilidade de macrossomia fetal.

■ Oligoidrâmnio

Em sua maioria, os ensaios clínicos compartilham a visão de que a redução no volume de líquido amniótico, mensurada por diversos métodos ultrassonográficos, identifica fetos pós-termo com riscos elevados. De fato, em qualquer gestação, a redução do volume de líquido amniótico implica aumento do risco fetal (Cap. 11, p. 231). Infelizmente, a inexistência de um método exato para definir o que seja "redução do líquido amniótico" tem limitado a ação dos pesquisadores, tendo sido propostos muitos critérios diferentes para o diagnóstico ultrassonográfico. Fischer e colaboradores (1993) tentaram determinar que critério teria maior valor preditivo para evoluções normais contra anormais em gestações pós-termo. Como mostra a Figura 43-5, quanto menor o bolsão vertical do líquido amniótico, maior a probabilidade de haver oligoidrâmnio clinicamente significativo. É importante ressaltar que um volume normal de líquido amniótico não exclui evoluções anormais. Alfirevic e colaboradores (1997) agruparam randomicamente 500 mulheres com gestação pós-termo para avaliação usando o índice de líquido amniótico (ILA) ou o bolsão vertical maior, conforme descrito no Capítulo 11 (p. 226). Eles concluíram que o ILA superestimara o número de evoluções anormais nas gestações pós-termo.

Independentemente de qual tenha sido o critério utilizado para diagnosticar o oligoidrâmnio em gestações pós-termo, muitos pesquisadores observaram aumento da incidência de alguma medida de "sofrimento fetal" durante o parto. Por isso, para a maior parte das definições pesquisadas, o oligoidrâmnio é um achado clinicamente significativo. Por outro lado, a segurança de haver bem-estar fetal na presença de volume "normal" de líquido amniótico é tênue. Isso talvez esteja relacionado com a rapidez de instalação do oligoidrâmnio patológico. Embora esses casos sejam incomuns, Clement e colaboradores (1987) descreveram seis gestações pós-termo nas quais o volume de líquido amniótico se reduziu bruscamente em 24 horas, e, em um desses casos, o feto morreu.

■ Macrossomia

A velocidade de ganho de peso fetal chega ao máximo com cerca de 37 semanas (ver Fig. 43-3). Embora a velocidade de crescimento se reduza com o tempo, a maioria dos fetos continua a ganhar peso. Por exemplo, a porcentagem de fetos nascidos em 2009 com peso ao nascer superior a 4.000 g foi de 8,2% entre 37 e 41 semanas e aumentou para 11,0% com 42 semanas ou mais (Martin, 2011). De acordo com Duryea a colaboradores (2014), o 95° percentil em 42 semanas é de 4.475 g. Ainda assim, em alguns estudos, a lesão de plexo braquial não foi relacionada com a gestação pós-termo (Walsh, 2011). Intuitivamente, seria razoável imaginar que as morbidades materna e fetal associadas à macrossomia seriam mitigadas com a indução oportuna do parto para evitar maior crescimento. Porém, este não parece ser o caso. O American College of Obstetricians and Gynecologists (2016c) concluiu que as evidências atuais não dão suporte a esse tipo de prática em gestantes a termo sob suspeita de macrossomia fetal. Além disso, o College concluiu que na ausência de diabetes, o parto vaginal não está contraindicado em mulheres com peso fetal estimado de até 5.000 g (Cap. 27, p. 520). Os problemas óbvios com todas essas recomendações são as grandes variações nas estimativas do peso fetal.

MANEJO ANTEPARTO

Embora algumas intervenções sejam consideradas indicadas para gestações prolongadas, os métodos e o momento exato para isso não são unânimes. A decisão está centrada em se há indicação para indução do parto ou se é melhor a conduta expectante com vigilância do feto. Em uma pesquisa realizada há mais de 10 anos, Cleary-Goldman e colaboradores (2006) relataram que 73% dos membros do American College of Obstetricians and Gynecologists rotineiramente induziam o parto nas gestantes com 41 semanas. A maioria dos demais realizava exames fetais duas vezes por semana até que se completassem 42 semanas.

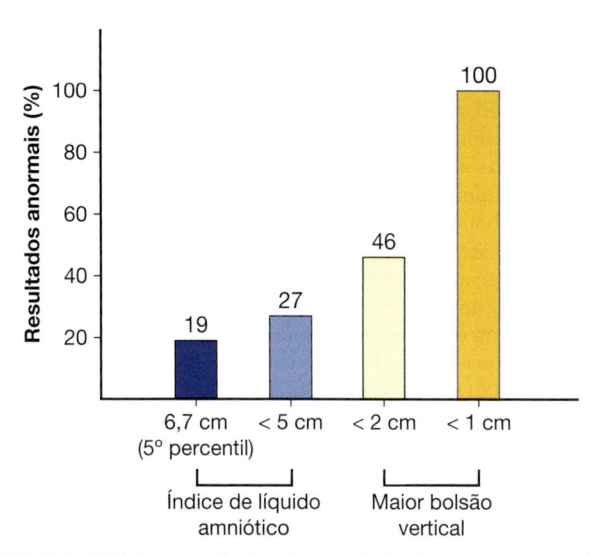

FIGURA 43-5 Comparação do valor prognóstico das diversas formas de estimativa ultrassonográfica do volume de líquido amniótico nas gestações prolongadas. Entre os desfechos anormais, incluem-se cesariana ou parto vaginal instrumentado por ameaça ao feto, Apgar de 5 minutos ≤ 6, pH no sangue arterial do cordão umbilical < 7,1 ou admissão em UTI neonatal. (Reilustrada a partir de Fischer RL, McDonnell M, Bianculli KW, et al: Amniotic fluid volume estimation in the postdate pregnancy: a comparison of techniques. Obstet Gynecol 81:698, 1993.)

Fatores de indução

Ainda que todos os obstetras saibam o que é um "colo uterino desfavorável", a expressão, infelizmente, carece de definição mais precisa. Assim, os pesquisadores têm usado critérios distintos para estudar as gestações prolongadas. Harris e colaboradores (1983) definiram colo uterino desfavorável como aquele com escore de Bishop < 7, relatando sua ocorrência em 92% das gestantes com 42 semanas (Cap. 26, p. 505). Hannah e colaboradores (1992) observaram que 40% das 3.407 mulheres com gestação de 41 semanas apresentavam "colo uterino sem dilatação". Em um trabalho com 800 mulheres submetidas à indução indicada por gestação pós-termo no Parkland Hospital, Alexander e colaboradores (2000b) relataram que as mulheres que não tinham dilatação do colo tiveram taxa de cesariana por "distocia" duas vezes maior. Yang e colaboradores (2004) concluíram que o comprimento do colo ≤ 3 cm medido com ultrassonografia transvaginal seria preditivo de sucesso na indução. Em trabalho semelhante, Vankayalapati e colaboradores (2008) observaram que o comprimento do colo uterino ≤ 25 mm seria preditivo de parto espontâneo ou indução bem-sucedida.

Muitos pesquisadores avaliaram o uso da prostaglandina E_2 (PGE_2) e E_1 (PGE_1) para indução do parto em mulheres com colo desfavorável e gestações prolongadas. Um estudo da Maternal-Fetal Medicine Units Network (1994) concluiu que o gel de PGE_2 não era mais efetivo que o placebo. Alexander e colaboradores (2000c) trataram 393 mulheres com gestação pós-termo com PGE_2, independentemente da "favorabilidade" do colo, e relataram que quase metade das 84 mulheres com dilatação cervical entre 2 e 4 cm entraram em trabalho de parto apenas com o uso da PGE_2. Em outro estudo, concluiu-se que a mifepristona foi capaz de aumentar a atividade uterina sem agentes uterotônicos em gestantes com mais de 41 semanas (Fasset, 2008). As prostaglandinas e os demais agentes usados para maturação do colo uterino são discutidos no Capítulo 26 (p. 506).

Durante a década de 1990, 15 ensaios randomizados estudaram a prática de *descolamento de membranas* para induzir o parto e, assim, prevenir gestações pós-termo. Boulvain e colaboradores (2005) realizaram uma metanálise desses ensaios e concluíram que o descolamento de membranas entre 38 e 40 semanas reduziu a frequência de gestação pós-termo. Embora as taxas de infecção materna e neonatal não tivessem aumentado, essa prática não modificou a taxa de cesarianas. Desde então, ensaios randomizados, conduzidos por Wong (2002), Kashanian (2006), Hill (2008) e seus colaboradores, concluíram que o descolamento de membranas não reduz a necessidade de indução do trabalho de parto. Entre as desvantagens do descolamento de membranas estão dor, sangramento vaginal e contrações irregulares sem evolução do trabalho de parto.

O plano da cabeça fetal na pelve é outro preditor de sucesso da indução em gestações pós-termo. Shin e colaboradores (2004) estudaram 484 nulíparas submetidas à indução após 41 semanas. A taxa de cesarianas esteve diretamente relacionada com o plano da apresentação. Essa taxa foi de 6% quando a altura da cabeça antes da indução estava no plano –1; 20% em –2; 43% em –3; e 77% em –4.

Indução *versus* testes fetais

Em razão dos benefícios marginais obtidos com a indução em casos de colo desfavorável discutidos anteriormente, alguns médicos preferem implementar uma estratégia de teste fetal iniciando-se ao se completarem 41 semanas. Por exemplo, em um estudo canadense, 3.407 mulheres com 41 semanas ou mais foram randomizadas para indução ou testes fetais (Hannah, 1992). No grupo com vigilância, a avaliação incluiu: (1) contagem dos movimentos fetais durante 2 horas por dia; (2) teste sem estresse (cardiotocografia basal) três vezes por semana; e (3) avaliação do volume de líquido amniótico 2 a 3 vezes por semana com bolsão < 3 cm sendo considerado anormal. A indução do parto resultou em pequena, mas significativa, redução na taxa de cesariana em comparação com o teste fetal – 21 *versus* 24%, respectivamente. Essa diferença foi causada por menos procedimentos indicados por sofrimento fetal. Houve apenas dois natimortos no grupo tratado com testes fetais.

A Maternal-Fetal Medicine Network realizou um ensaio randomizado comparando indução e teste fetal a partir de 41 semanas de gestação (Gardner, 1996). A monitoração fetal consistiu em testes sem estresse e estimativas ultrassonográficas do volume de líquido amniótico, realizados duas vezes por semana em 175 gestantes. Suas evoluções perinatais foram comparadas com as de 265 gestantes também com 41 semanas randomizadas para indução com ou sem maturação do colo uterino. Não houve mortes perinatais, e a taxa de cesariana não foi diferente nos dois grupos. Os resultados desse estudo podem ser usados para corroborar a validade de ambos os esquemas de manejo.

Em uma análise de 22 estudos, Gulmezoglu e colaboradores (2012) concluíram que a indução após 41 semanas em vez de vigilância estava associada a significativamente menos mortes perinatais e casos da síndrome da aspiração de mecônio, além de menor taxa de cesarianas. Em uma revisão de duas metanálises e em um ensaio randomizado, as conclusões foram semelhantes (Mozurkewich, 2009).

Na maioria dos estudos, a indução do trabalho de parto com $42^{0/7}$ semanas de gestação está relacionada com maior taxa de cesariana em comparação com o trabalho de parto espontâneo. Alexander e colaboradores (2001), do Parkland Hospital, avaliaram as evoluções de 638 gestantes nas quais o parto foi induzido, comparando-as com as observadas em 687 mulheres com gestações pós-termo submetidas a trabalho de parto espontâneo. A taxa de cesariana foi significativamente maior – 19 *versus* 14% – no grupo com indução em razão de falha na progressão. Contudo, quando os pesquisadores corrigiram esse fator de risco, concluíram que fatores intrínsecos à gestante, e não a indução propriamente dita, levaram ao aumento da taxa. Esses fatores foram nuliparidade, colo desfavorável e analgesia peridural.

Um grande estudo da Dinamarca de Zizzo e colaboradores (2017) também é informativo. Em 2011, as diretrizes nacionais da Dinamarca foram mudadas de indução do trabalho de parto com $42^{0/7}$ semanas sem vigilância fetal para indução do trabalho de parto com $41^{2/7}$ a $41^{6/7}$ semanas com vigilância fetal iniciando em $41^{0/7}$ semanas. Eles compararam dois períodos de 3 anos – um antes e um depois de 2011 – e os resultados são mostrados na Tabela 43-2. A taxa de gestações que progrediram além de $42^{0/7}$ semanas diminuiu de 2,85 para 0,62%. Como esperado, a taxa de indução no mesmo período aumentou significativamente, e ela foi acompanhada por uma queda na taxa de mortalidade perinatal – 22 para 13 por 1.000 nascimentos. A taxa de cesariana não mudou. Um estudo observacional semelhante de antes e depois relatou que a indução com ≥ 42 semanas estava associada a taxa significativamente menor de cesariana – 15 *versus* 19,4% (Bleicher, 2017).

A partir do que foi exposto, há poucas evidências consubstanciando alguma intervenção – indução ou monitoração com testes fetais – a partir de 41 semanas *versus* 42 semanas. A maioria das evidências utilizadas para justificar intervir com 41 semanas proveio do ensaio randomizado canadense e norte-americano

TABELA 43-2 Estudo de coorte nacional de mortes em 102.167 gestações que alcançaram $41^{0/7}$ semanas de gestação

Fator	2008-2010[a]	2012-2014	Valor de p
IGE > $42^{0/7}$	2,85%	0,62%	
Natimortos	9/1.000	5/1.000	0,018
Mortes neonatais	13/1.000	8/1.000	0,033
Cesariana	15%	15%	NS
Parto a vácuo	11,3%	10,2%	< 0,001
Indução	28%	43%	< 0,001

[a]As diretrizes nacionais foram mudadas entre os períodos conforme descrito no texto.
IGE, idade gestacional estimada; NS, não significativo.
Dados de Zizzo, 2017.

já citado. Nenhum ensaio randomizado avaliou especificamente a intervenção com 41 semanas comparando-a com intervenção idêntica com 42 semanas. Um grande ensaio clínico randomizado e multicêntrico da Suécia com mais de 10.000 mulheres com $41^{0/7}$ semanas foi delineado para avaliar a questão (Elden, 2016).

■ Estratégias de manejo

O American College of Obstetricians and Gynecologists (2016a) define as gestações pós-termo como aquelas com 42 semanas completas, ou seja, além de $42^{0/7}$ semanas. Não há evidências suficientes para recomendar uma estratégia de manejo específica entre 40 e 42 semanas completas. Assim, conquanto não seja considerado obrigatório, é razoável iniciar o monitoramento fetal a partir de 41 semanas. Após completar 42 semanas, as recomendações são de induzir o trabalho de parto conforme resumido na Figura 43-6.

Quando há dúvidas quanto à idade gestacional, o American College of Obstetricians and Gynecologists (2017b) recomenda o parto com 41 semanas de gestação usando a melhor estimativa clínica da idade gestacional. O College também recomenda que não se utilize a amniocentese para a maturidade pulmonar fetal.

No Parkland Hospital, com base nos resultados dos estudos discutidos anteriormente, consideramos que gestações com 41 semanas sem qualquer outra complicação sejam normais. Assim, não intervimos com base apenas na idade fetal até que se completem 42 semanas de gestação. Se houver complicações como hipertensão arterial, redução dos movimentos fetais ou oligoidrâmnio, indica-se indução do trabalho de parto. Em nossa opinião, há necessidade de ensaios randomizados de grande porte antes que se possam considerar patologicamente prolongadas as gestações com 41 semanas que não apresentem outras complicações. Nas gestantes em que a idade gestacional está determinada, o parto deve ser induzido quando se completam 42 semanas. Quase 90% dessas gestantes têm sucesso com a indução ou entram em trabalho de parto ativo no prazo de 2 dias após o início da indução. Para as que não evoluem com parto após a primeira indução, procedemos a uma segunda indução no prazo de 3 dias. Quase todas as gestantes evoluem com parto nesse plano de condução; contudo, nos raros casos que não evoluem dessa forma, as decisões sobre a conduta devem ser tomadas contrapondo uma terceira indução – ou mais – à cesariana. As gestantes classificadas como de idade gestacional *incerta* e suspeita de gestação pós-termo devem ser acompanhadas com teste fetal sem estresse e avaliação do volume de líquido amniótico semanalmente. As gestantes com ILA ≤ 5 cm ou com relato de redução dos movimentos fetais devem ser submetidas à indução do trabalho de parto.

MANEJO INTRAPARTO

O trabalho de parto é um período particularmente perigoso para os fetos pós-termo. Por isso, as gestantes sob suspeita ou diagnosticadas como em gravidez pós-termo devem de preferência ser levadas ao hospital assim que apresentem sinais e sintomas de trabalho de parto. Enquanto são avaliadas para diagnóstico de trabalho de parto ativo, recomendamos que os batimentos cardíacos fetais e as contrações uterinas sejam monitorados eletronicamente para detectar variações compatíveis com comprometimento fetal.

Durante o trabalho de parto, a decisão de proceder à amniotomia é problemática. A redução do volume de líquido amniótico que se segue à amniotomia aumenta a possibilidade de haver compressão do cordão umbilical. De modo inverso, após a ruptura de membranas, é possível instalar eletrodo de escalpo e cateter de pressão intrauterina. Tais dispositivos em geral fornecem dados mais precisos acerca da frequência cardíaca fetal e das contrações uterinas. A amniotomia também ajuda na identificação de mecônio espesso.

O mecônio espesso no líquido amniótico é particularmente preocupante. A maior viscosidade provavelmente implica falta de líquido e, portanto, oligoidrâmnio. A aspiração de mecônio espesso pode produzir disfunção pulmonar grave e morte neonatal (Cap. 33, p. 620). Em razão disso, propôs-se amnioinfusão durante o parto como meio de diluir o mecônio e reduzir a incidência da síndrome da aspiração (Wenstrom, 1989). Como discutido no Capítulo 24 (p. 475), os benefícios da amnioinfusão seguem controversos. Em um grande ensaio clínico randomizado conduzido por Fraser e colaboradores (2005), a amnioinfusão não se mostrou capaz de reduzir o risco de síndrome da aspiração de mecônio ou de morte perinatal. De acordo com o American College of Obstetricians and Gynecologists (2016a), a amnioinfusão não previne a aspiração de mecônio, mas se mantém como uma opção justificável de tratamento para os casos com desacelerações variáveis repetidas.

A probabilidade de parto vaginal bem-sucedido é notavelmente reduzida nas nulíparas que, no início do parto, apresentam líquido amniótico tinto com mecônio espesso. Por isso, em tais casos, quando o parto estiver distante, deverá ser enfaticamente considerada a imediata indicação de cesariana, em especial quando houver suspeita de desproporção cefalopélvica ou for evidente

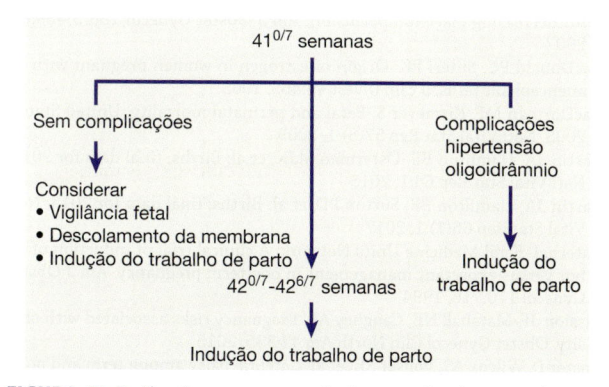

FIGURA 43-6 Algoritmo para o manejo da gestação pós-termo. (Resumida de American College of Obstetricians and Gynecologists, 2016d).

que o trabalho de parto está evoluindo com hipotonia ou hipertonia. Alguns obstetras optam por não usar ocitocina nesses casos.

Até recentemente, considerava-se – inclusive no Parkland Hospital – que a aspiração de mecônio poderia ser reduzida, mas não eliminada, com a aspiração da faringe assim que houvesse o desprendimento da cabeça. De acordo com as diretrizes da American Heart Association, esse procedimento não é mais recomendado (Wyckoff, 2015). O American College of Obstetricians and Gynecologists (2017a) não recomenda a aspiração intraparto rotineira. Contudo, havendo mecônio no líquido amniótico do neonato deprimido, deve-se proceder à intubação.

REFERÊNCIAS

Alexander JM, McIntire DD, Leveno KJ: Forty weeks and beyond: pregnancy outcomes by week of gestation. Obstet Gynecol 96:291, 2000a

Alexander JM, McIntire DD, Leveno KJ: Postterm pregnancy: does induction increase cesarean rates? J Soc Gynecol Invest 7:79A, 2000b

Alexander JM, McIntire DD, Leveno KJ: Postterm pregnancy: is cervical "ripening" being used in the right patients? J Soc Gynecol Invest 7:247A, 2000c

Alexander JM, McIntire DD, Leveno KJ: Prolonged pregnancy: induction of labor and cesarean births. Obstet Gynecol 97:911, 2001

Alexander JM, McIntire DD, Leveno KJ: The effect of fetal growth restriction on neonatal outcome in postterm pregnancy. Abstract No. 463. Am J Obstet Gynecol 182:S148, 2000d

Alfirevic Z, Luckas M, Walkinshaw SA, et al: A randomized comparison between amniotic fluid index and maximum pool depth in the monitoring of postterm pregnancy. Br J Obstet Gynaecol 104:207, 1997

American College of Obstetricians and Gynecologists: Amnioinfusion does not prevent meconium aspiration syndrome. Committee Opinion No. 346, October 2006, Reaffirmed 2016a

American College of Obstetricians and Gynecologists (Joint with the Society for Maternal-Fetal Medicine): Definition of term pregnancy. Committee Opinion No. 579, November 2013, Reaffirmed 2016b

American College of Obstetricians and Gynecologists: Fetal macrosomia. Practice Bulletin No. 173, November 2016c

American College of Obstetricians and Gynecologists: Management of late-term and postterm pregnancies. Practice Bulletin No. 146, August 2014, Reaffirmed 2016d

American College of Obstetrics and Gynecologists: Management of delivery of a newborn with meconium-stained amniotic fluid. Committee Opinion No. 689, March 2017a

American College of Obstetricians and Gynecologists: Management of suboptimally dated pregnancies. Committee Opinion No. 688, March 2017b

Arrowsmith S, Wray S, Quenby S: Maternal obesity and labour complications following induction of labour in prolonged pregnancy. BJOG 118(5):578, 2011

Ayyavoo A, Derraik JG, Hofman PL, et al: Postterm births: are prolonged pregnancies too long? J Pediatr 164(3):647, 2014

Bakketeig LS, BergsjØ P: Post-term pregnancy: magnitude of the problem. In Chalmers I, Enkin M, Keirse M (eds): Effective Care in Pregnancy and Childbirth. Oxford, Oxford University Press, 1991, p 765

Bennett KA, Crane JM, O'Shea P, et al: First trimester ultrasound screening is effective in reducing postterm labor induction rates: a randomized controlled trial. Am J Obstet Gynecol 190:1077, 2004

Bleicher I, Vinter D, Iofe A, et al: When should pregnancies that extended beyond term be induced? J Matern Fetal Neonatal Med 30(2):219, 2017

Blondel B, Morin I, Platt RW, et al: Algorithms for combining menstrual and ultrasound estimates of gestational age: consequences for rates of preterm and postterm birth. Br J Obstet Gynaecol 109:718, 2002

Boulvain M, Stan CM, Irion O: Membrane sweeping for induction of labour. Cochrane Database Syst Rev 1:CD000451, 2005

Cheng YW, Nicholson JM, Nakagawa S, et al: Perinatal outcomes in low-risk term pregnancies: do they differ by week of gestation? Am J Obstet Gynecol 199(4):370.e1, 2008

Clausson B, Cnattingus S, Axelsson O: Outcomes of postterm births: the role of fetal growth restriction and malformations. Obstet Gynecol 94:758, 1999

Cleary-Goldman J, Bettes B, Robinon JN, et al: Postterm pregnancy: practice patterns of contemporary obstetricians and gynecologists. Am J Perinatol 23:15, 2006

Clement D, Schifrin BS, Kates RB: Acute oligohydramnios in postdate pregnancy. Am J Obstet Gynecol 157:884, 1987

Clifford SH: Postmaturity with placental dysfunction. Clinical syndromes and pathologic findings. J Pediatr 44:1, 1954

Divon MY, Haglund B, Nisell H, et al: Fetal and neonatal mortality in the postterm pregnancy: the impact of gestational age and fetal growth restriction. Am J Obstet Gynecol 178:726, 1998

Duryea EL, Hawkins JS, McIntire DD, et al: A revised birth weight reference for the United States. Obstet Gynecol 124:16, 2014

Elden H, Hagberg H, Wessberg A, et al: Study protocol of SWEPIS a Swedish multicentre register based randomised controlled trial to compare induction of labour at 41 completed gestational weeks versus expectant management and induction at 42 completed gestational weeks. BMC Pregnancy Childbirth 16:49, 2016

Fasset MJ, Wing DA: Uterine activity after oral mifepristone administration in human pregnancies beyond 41 weeks' gestation. Gynecol Obstet Invest 65(2):112, 2008

Fischer RL, McDonnell M, Bianculli KW, et al: Amniotic fluid volume estimation in the postdate pregnancy: a comparison of techniques. Obstet Gynecol 81:698, 1993

Fraser WD, Hofmeyr J, Lede R, et al: Amnioinfusion for the prevention of the meconium aspiration syndrome. New Engl J Med 353:909, 2005

Gardener H, Spiegelman D, Buka SL: Perinatal and neonatal risk factors for autism: a comprehensive meta-analysis. Pediatrics 128:344, 2011

Gardner M, Rouse D, Goldenberg R, et al: Cost comparison of induction of labor at 41 weeks versus expectant management in the postterm pregnancy. Am J Obstet Gynecol 174:351, 1996

Gulmezoglu AM, Crowther CA, Middleton P, et al: Induction of labour for improving birth outcomes for women at or beyond term. Cochrane Database Syst Rev 6:CD004945, 2012

Hannah ME, Hannah WJ, Hellman J, et al: Induction of labor as compared with serial antenatal monitoring in post-term pregnancy. N Engl J Med 326:1587, 1992

Harris BA Jr, Huddleston JF, Sutliff G, et al: The unfavorable cervix in prolonged pregnancy. Obstet Gynecol 62:171, 1983

Hendricks CH: Patterns of fetal and placental growth: the second half of pregnancy. Obstet Gynecol 24:357, 1964

Hill MJ, McWilliams GC, Garcia-Sur, et al: The effect of membrane sweeping on prelabor rupture of membranes: a randomized controlled trial. Obstet Gynecol 111(6):1313, 2008

Jazayeri A, Tsibris JC, Spellacy WN: Elevated umbilical cord plasma erythropoietin levels in prolonged pregnancies. Obstet Gynecol 92:61, 1998

Joseph KS, Huang L, Liu S, et al: Reconciling the high rates of preterm and postterm birth in the United States. Obstet Gynecol 109(4):798, 2007

Kashanian M, Aktarian A, Baradaron H, et al: Effect of membrane sweeping at term pregnancy on duration of pregnancy and labor induction: a randomized trial. Gynecol Obstet Invest 62:41, 2006

Larsen LG, Clausen HV, Andersen B, et al: A stereologic study of postmature placentas fixed by dual perfusion. Am J Obstet Gynecol 172:500, 1995

Laursen M, Bille C, Olesen AW, et al: Genetic influence on prolonged gestation: a population-based Danish twin study. Am J Obstet Gynecol 190:489, 2004

Leveno KJ, Quirk JG, Cunningham FG, et al: Prolonged pregnancy, I. Observations concerning the causes of fetal distress. Am J Obstet Gynecol 150:465, 1984

Lindell A: Prolonged pregnancy. Acta Obstet Gynecol Scand 35:136, 1956

Link G, Clark KE, Lang U: Umbilical blood flow during pregnancy: evidence for decreasing placental perfusion. Am J Obstet Gynecol 196(5)489.e1, 2007

MacDonald PC, Siiteri PK: Origin of estrogen in women pregnant with an anencephalic fetus. J Clin Invest 44:465, 1965

MacDorman MF, Kirmeyer S: Fetal and perinatal mortality, United States, 2005. Natl Vital Stat Rep 57(8):1, 2009

Martin JA, Hamilton BE, Osterman MJK, et al: Births: final data for 2013. Natl Vital Stat Rep 64:1, 2015

Martin JA, Hamilton BE, Sutton PD, et al: Births: final data for 2015. Natl Vital Stat Rep 66(1):1, 2017

Maternal–Fetal Medicine Units Network: A clinical trial of induction of labor versus expectant management in postterm pregnancy. Am J Obstet Gynecol 170:716, 1994

Mission JF, Marshall NE, Caughey AB: Pregnancy risks associated with obesity. Obstet Gynecol Clin North Am 42:335, 2015

Moster D, Wilcox AJ, Vollset SE, et al: Cerebral palsy among term and postterm births. JAMA 304(9):976, 2010

Mozurkewich E, Chilimigras J, Koepke E, et al: Indications for induction of labour: a best-evidence review. BJOG 116(5):626, 2009

Nahum GG, Stanislaw H, Huffaker BJ: Fetal weight gain at term: linear with minimal dependence on maternal obesity. Am J Obstet Gynecol 172:1387, 1995

Oberg AS, Frisell T, Svensson AC, et al: Maternal and fetal genetic contributions to postterm birth: familial clustering in a population-based sample of 475,429 Swedish births. Am J Epidemiol 177(6):531, 2013

Olesen AW, Westergaard JG, Olsen J: Perinatal and maternal complications related to postterm delivery: a national register-based study, 1978–1993. Am J Obstet Gynecol 189:227, 2003

Olesen AW, Westergaard JG, Olsen J: Prenatal risk indicators of a prolonged pregnancy. The Danish Birth Cohort 1998–2001. Acta Obstet Gynecol Scand 85:1338, 2006

Oz AU, Holub B, Mendilcioglu I, et al: Renal artery Doppler investigation of the etiology of oligohydramnios in postterm pregnancy. Obstet Gynecol 100:715, 2002

Redman CW, Staff AC: Preeclamptic biomarkers, syncytiotrophoblast stress, and placental capacity. Am J Obstet Gynecol 213 (4 Suppl):S9.e1, 2015

Rushton DI: Pathology of placenta. In Wigglesworth JS, Singer DB (eds): Textbook of Fetal and Perinatal Pathology. Boston, Blackwell, 1991, p 171

Schaffer L, Burkhardt T, Zimmerman R, et al: Nuchal cords in term and postterm deliveries—do we need to know? Obstet Gynecol 106:23, 2005

Shin KS, Brubaker KL, Ackerson LM: Risk of cesarean delivery in nulliparous women at greater than 41 weeks' gestational age with an unengaged vertex. Am J Obstet Gynecol 190:129, 2004

Smith GC: Life-table analysis of the risk of perinatal death at term and post term in singleton pregnancies. Am J Obstet Gynecol 184:489, 2001

Smith SC, Baker PN: Placental apoptosis is increased in postterm pregnancies. BJOG 106:861, 1999

Torricelli M, Novembri R, Conti N, et al: Correlation with kisspeptin in postterm pregnancy and apoptosis. Reprod Sci 19(10):1133, 2012

Trimmer KJ, Leveno KJ, Peters MT, et al: Observation on the cause of oligohydramnios in prolonged pregnancy. Am J Obstet Gynecol 163:1900, 1990

Van der Ven AJ, van Os MA, Kleinrouweler CE, et al: Midpregnancy cervical length in nulliparous women and its association with postterm delivery and intrapartum cesarean delivery. Am J Perinatol 33 (1):40, 2016

Vankayalapati P, Sethna F, Roberts N, et al: Ultrasound assessment of cervical length in prolonged pregnancy: prediction of spontaneous onset of labor and successful vaginal delivery. Ultrasound Obstet Gynecol 31(3):328, 2008

Walsh JM, Kandamany N, Shuibhne NN, et al: Neonatal brachial plexus injury: comparison of incidence and antecedents between 2 decades. Am J Obstet Gynecol 204:324, 2011.

Wenstrom KD, Parsons MT: The prevention of meconium aspiration in labor using amnioinfusion. Obstet Gynecol 73:647, 1989

Wong SF, Hui SK, Choi H, et al: Does sweeping of membranes beyond 40 weeks reduce the need for formal induction of labour? Br J Obstet Gynaecol 109:632, 2002

Wyckoff MH, Aziz K, Escobedo MB, et al: Part 13: neonatal resuscitation. 2015 American Heart Association guidelines for cardiopulmonary resuscitation and emergency cardiovascular care. Circulation 132:S543, 2015

Yang S, Platt RW, Kramer MS: Variation in child cognitive ability by week of gestation among healthy term births. Am J Epidemiol 171:399, 2010

Yang SH, Roh CR, Kim JH: Transvaginal ultrasonography for cervical assessment before induction of labor. Obstet Gynecol Surv 59:577, 2004

Zizzo AR, Kirkegaard I, Pinborg A, et al: Decline in stillbirths and perinatal mortality after implementation of a more aggressive induction policy in post-date pregnancies: a nationwide register study. Acta Obstet Gynecol Scand 96(7):862, 2017

CAPÍTULO 44

Distúrbios do crescimento fetal

CRESCIMENTO FETAL 844
RESTRIÇÃO DO CRESCIMENTO FETAL 847
FATORES DE RISCO E ETIOLOGIAS 849
RECONHECIMENTO DA RESTRIÇÃO DO
CRESCIMENTO FETAL 852
MANEJO 854
SOBRECRESCIMENTO FETAL 856
FATORES DE RISCO 857
MANEJO 858

Quando os fetos são grandes e abundantes, eles podem perturbar mecanicamente a função de uma parte tão grande da placenta de maneira a interferir seriamente com a nutrição fetal e, algumas vezes, causar a sua morte. O desenvolvimento excessivo do feto pode geralmente ser associado a prolongamento da gestação, tamanho maior de um ou ambos os pais, idade avançada ou multiparidade da mãe.
— J. Whitridge Williams (1903)

O conceito de crescimento fetal excessivo ou prejudicado não foi considerado em detalhes por Williams na 1ª edição deste livro. O crescimento fetal anormalmente diminuído era atribuído a lesões placentárias e infecções fetais. Por outro lado, um feto grande era uma preocupação evidente por causa da distocia associada. Atualmente, os distúrbios do crescimento fetal em ambos os extremos do espectro são problemas importantes em obstetrícia.

Cerca de 20% dos quase 4 milhões de neonatos nascidos nos Estados Unidos estão distribuídos nos extremos superior e inferior da curva de crescimento fetal. Em 2015, 8,1% dos neonatos pesavam < 2.500 g ao nascer, enquanto 8,0% pesavam > 4.000 g. Além disso, embora quase 70% dos neonatos de baixo peso ao nascer sejam nascidos pré-termo, o balanço dos neonatos de baixo peso foi responsável por cerca de 3% dos nascimentos a termo

em 2015 (Martin, 2017). Entre 1990 e 2006, a proporção de neonatos com peso ao nascer < 2.500 g cresceu mais de 20%, com a taxa atingindo um pico em 8,3% (Martin, 2012). Essa tendência para bebês menores reduziu a sua velocidade desde a segunda metade da década de 2000 e pode ser parcialmente explicada pelo movimento atual em direção a menos partos antes de 39 semanas de gestação (Richards, 2016). Em contraste, entre 1990 e 2006, a incidência de peso ao nascer > 4.000 g diminuiu cerca de 30% até atingir um valor mínimo de 7,6% em 2010 (Martin, 2012). Essa tendência de queda no extremo superior é difícil de explicar porque coincide com a prevalência epidêmica de obesidade, uma causa conhecida de macrossomia (Morisaki, 2013).

CRESCIMENTO FETAL

Fisiopatologia

O crescimento fetal humano caracteriza-se por padrões sequenciais de crescimento, diferenciação e maturação dos tecidos e órgãos. Entretanto, o "dilema obstétrico" postula haver um conflito entre a necessidade de andar ereto – o que requer uma pelve estreita – e a necessidade de pensar – o que requer um cérebro volumoso e, consequentemente, uma cabeça grande. Alguns especulam que pressões evolutivas restrinjam o crescimento no final da gestação (Mitteroecker, 2016). Assim, a capacidade de *restringir o crescimento* talvez seja adaptativa, e não patológica.

O crescimento fetal foi dividido em três fases. A fase inicial de hiperplasia ocorre nas primeiras 16 semanas, caracterizando-se por crescimento rápido do número de células. A segunda fase, que se estende até 32 semanas de gestação, consiste em hiperplasia e hipertrofia celulares. Após 32 semanas, o aumento da massa fetal dá-se por hipertrofia celular, e é durante essa fase que ocorre a maior parte do acúmulo de gordura e glicogênio no feto. As taxas de crescimento correspondentes a essas três fases são de 5 g/dia com 15 semanas, 15 a 20 g/dia com 24 semanas e 30 a 35 g/dia com 34 semanas (Williams, 1982). Conforme mostrado na Figura 44-1, a velocidade do crescimento fetal varia de forma considerável.

O desenvolvimento é determinado pela provisão materna de substratos transferidos pela placenta ao feto, enquanto o

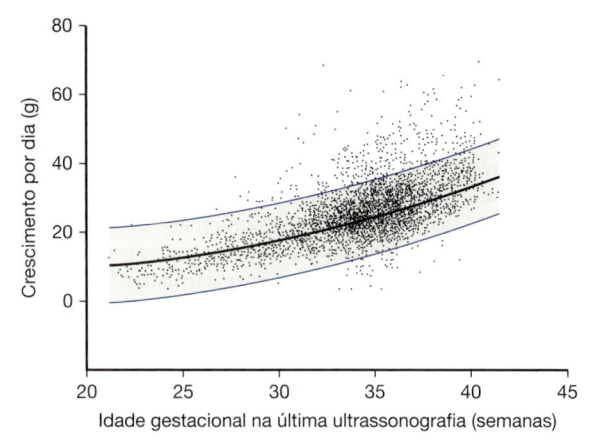

FIGURA 44-1 Aumento do peso fetal em gramas por dia entre 24 e 42 semanas de gestação. A linha preta representa a média, e as linhas externas azuis representam ± 2 desvios-padrão. (Dados de gestações acompanhadas no Parkland Hospital.)

potencial de crescimento fetal é governado pelo genoma. Os mecanismos celulares e moleculares precisos por meio dos quais ocorre o crescimento normal do feto não estão inteiramente compreendidos. Dito isso, há evidências consideráveis sustentando um papel importante para a insulina e fatores de crescimento semelhantes à insulina (IGFs, de *insulin-like growth factors*) na regulação do crescimento fetal e do ganho ponderal (Luo, 2012). Esses fatores de crescimento são produzidos por quase todos os órgãos fetais, sendo potentes estimuladores da divisão e da diferenciação celular.

Foram identificados outros hormônios implicados no crescimento fetal, em particular hormônios derivados de tecido adiposo. Esses hormônios são genericamente conhecidos como *adipocinas* e incluem a leptina, a proteína codificada pelo *gene da obesidade*. As concentrações fetais de leptina aumentam durante a gestação e estão relacionadas com o peso de nascimento e com a massa adiposa fetal (Briffa, 2015; Logan, 2017; Simpson, 2017). Outras adipocinas possivelmente envolvidas são adiponectina, grelina, folistatina, resistina, visfatina, vaspina, omentina-1, apelina e quemerina.

O crescimento fetal também depende de suprimento adequado de nutrientes. Conforme discutido no Capítulo 7 (p. 138), tanto a disponibilidade excessiva quanto a diminuída de glicose materna afetam o crescimento fetal. A redução nos níveis de glicose maternos pode resultar em redução do peso ao nascer. Ainda assim, neonatos com restrição do crescimento normalmente não apresentam concentração de glicose patologicamente baixa no sangue do cordão (Pardi, 2006). A restrição do crescimento fetal em resposta à privação de glicose costuma ocorrer apenas após privação calórica grave e prolongada da gestante (Lechtig, 1975).

Por outro lado, a glicemia em excesso produz macrossomia. Níveis variados de glicose afetam o crescimento fetal por meio da insulina e de seus IGFs associados. O Hyperglycemia and Adverse Pregnancy Outcomes (HAPO) Study Cooperative Research Group (2008) observou que níveis elevados de peptídeo C no sangue do cordão, que refletem hiperinsulinemia fetal, estão associados a aumento do peso ao nascer. Essa relação foi observada também em gestantes com níveis de glicose abaixo do limiar para diabetes. Não houve sobrecrescimento em fetos de gestantes euglicêmicas. Sua etiologia é, portanto, provavelmente mais complexa do que a mera desregulação no metabolismo da glicose (Catalano, 2011). Fatores genéticos, incluindo *imprinting*

genômico e modificações epigenéticas por meio de metilação de genes, também são importantes e enfatizam o potencial papel da hereditariedade (Begemann, 2015; Nawathe, 2016).

A transferência excessiva de lipídeos também pode causar sobrecrescimento fetal (Higa, 2013). Os ácidos graxos livres ou não esterificados presentes no plasma materno podem ser transferidos ao feto via difusão facilitada ou após liberação de ácidos graxos dos triglicerídeos por lipases trofoblásticas (Gil-Sánchez, 2012). De forma geral, a atividade lipolítica está aumentada durante a gravidez, e os níveis de ácidos graxos estão aumentados em mulheres não obesas durante o terceiro trimestre (Diderholm, 2005). Independentemente do índice de massa corporal (IMC) antes da gestação, níveis maiores de ácidos graxos livres durante a última metade da gestação estão relacionados com o peso ao nascer (Crume, 2015). Outros trabalhos correlacionaram os níveis maternos de triglicerídeos com o peso ao nascer (Di Cianni, 2005; Vrijkotte, 2011). A maior ingesta de determinados ácidos graxos, particularmente ômega 3, também está associada a um maior peso ao nascer (Calabuig-Navarro, 2016).

A transferência e o metabolismo placentário de ácidos graxos podem estar desregulados na restrição de crescimento fetal e em condições maternas associadas com sobrecrescimento fetal. Por exemplo, os níveis de lipase endotelial estão reduzidos no crescimento fetal deficiente, e essa enzima é expressa em demasia nas placentas de mulheres com diabetes (Gauster, 2007, 2011). Outros autores relataram que o diabetes e a obesidade estão associados a alterações na expressão de genes de transporte de lipídeos na placenta (Radaelli, 2009). A obesidade também está ligada a maior expressão de proteínas de ligação/transporte de ácidos graxos dentro do trofoblasto (Myatt, 2016; Scifres, 2011). O resultado final dessas alterações é um acúmulo anormal de lipídeos que pode resultar em inflamação patológica da placenta e disfunção placentária (Calabuig-Navarro, 2016; Myatt, 2016; Yang, 2016).

Os aminoácidos são submetidos a transporte ativo, o que explica as concentrações fetais normalmente maiores em comparação com os níveis maternos. Na restrição de crescimento, esse padrão é invertido. Um possível mecanismo é o transporte alterado desses aminoácidos. É importante lembrar que os aminoácidos que alcançam o feto devem primeiro atravessar os microvilos da membrana na interface materna. Depois disso, os aminoácidos atravessam a célula trofoblástica e, por fim, cruzam a membrana basal até penetrar no sangue fetal (Cap. 5, p. 90). Em placentas humanas, o crescimento fetal se correlaciona com a atividade do receptor ativador do proliferador dos peroxissomos tipo gama (PPAR-γ, de *peroxisome proliferator activator receptor gamma*), que governa a regulação placentária de receptores de aminoácidos tipo L (LAT) 1 e 2 (Chen, 2015b). A modulação adicional é feita a partir dos receptores 1 e do complexo da rapamicina (mTORC) (Rosario, 2013). A atividade placentária de mTORC é reduzida na restrição do crescimento fetal. Outros autores mostraram que o aumento no peso ao nascer e no IMC materno estão ligados à expressão e à atividade de determinados transportadores de aminoácidos nos microvilos da membrana (Jansson, 2013).

■ Peso ao nascer normal

Os dados normativos do crescimento fetal com base no peso ao nascer variam de acordo com o grupo étnico e as regiões geográficas. Como consequência, os pesquisadores desenvolveram curvas de crescimento fetal utilizando diversas populações e localizações geográficas dos Estados Unidos (Brenner, 1976; Ott, 1993; Overpeck, 1999; Williams, 1975). Essas curvas têm como

TABELA 44-1 Percentis de peso ao nascer (g) por idade gestacional em 2011 para 3.252.011 fetos únicos nascidos vivos nos Estados Unidos

Idade (semanas)	Percentil				
	5º	10º	50º	90º	95º
24	539	567	680	850	988
25	540	584	765	938	997
26	580	637	872	1.080	1.180
27	650	719	997	1.260	1.467
28	740	822	1.138	1.462	1.787
29	841	939	1.290	1.672	2.070
30	952	1.068	1.455	1.883	2.294
31	1.080	1.214	1.635	2.101	2.483
32	1.232	1.380	1.833	2.331	2.664
33	1.414	1.573	2.053	2.579	2.861
34	1.632	1.793	2.296	2.846	3.093
35	1.871	2.030	2.549	3.119	3.345
36	2.117	2.270	2.797	3.380	3.594
37	2.353	2.500	3.025	3.612	3.818
38	2.564	2.706	3.219	3.799	3.995
39	2.737	2.877	3.374	3.941	4.125
40	2.863	3.005	3.499	4.057	4.232
41	2.934	3.082	3.600	4.167	4.340
42	2.941	3.099	3.686	4.290	4.474

De Duryea, 2014, com permissão.

base grupos étnicos ou regiões específicos, não sendo, portanto, representativas da população como um todo.

Para abordar isso, os pesos de nascimento, como aqueles mostrados na Tabela 44-1, derivam de todo o país nos Estados Unidos. As curvas de crescimento de mais de 3,2 milhões de mães de fetos únicos nascidos vivos nos Estados Unidos entre 1991 e 2011 são mostradas na Figura 44-2 (Duryea, 2014). Essas curvas atuais relacionam o peso ao nascer com a idade gestacional com base em uma *estimativa obstétrica* formada, em parte, pela ultrassonografia. Acredita-se que essas curvas sejam mais acuradas e reflitam com mais precisão a idade gestacional. As curvas mais antigas usavam a idade gestacional derivada do último período menstrual. Comparando os pesos de nascimento de 1991 com os dados de 2011, as curvas de crescimento mais recentes indicam que as avaliações mais antigas superestimavam os pesos de nascimento em caso de parto pré-termo. Em particular, o 50º percentil para o crescimento fetal que antes correspondia a 31 ou 32 semanas de gestação agora corresponde a 33 ou 34 semanas com o uso da datação obstétrica melhorada.

As curvas de Alexander (1996) e Duryea (2014) e seus colaboradores são mais acuradamente chamadas de *referência populacional* em vez de *padrão*. Na referência populacional, estão incorporadas gestantes de riscos variáveis, com suas evoluções resultantes, normais ou anormais. Por outro lado, o *padrão* contém apenas gestações normais com evoluções normais. Como nas referências populacionais estão incluídos nascimentos pré-termo, que provavelmente terão crescimento restrito, argumentou-se que os dados de peso ao nascer associados tendem a superestimar crescimentos fetais deficientes (Mayer, 2013; Zhang, 2010).

Um projeto recente tentou definir padrões regionais em oito países e se baseou em dados de condições de saúde materna e socioeconômicas ideais. As trajetórias de crescimento do International Fetal and Newborn Growth Consortium for the 21st Century (INTERGROWTH 21) foram semelhantes nesses oito países: China, Índia, Quênia, Brasil, Omã, Itália, Reino Unido e Estados Unidos (Villar, 2014). Porém, um padrão internacional baseado nas mulheres mais saudáveis tem valor questionável (Hanson, 2015).

■ Crescimento fetal *versus* peso ao nascer

Boa parte do que se sabe sobre crescimento fetal humano normal e anormal na verdade tem como base os pesos ao nascer que são tomados como referência para crescimento fetal em diferentes idades gestacionais. Entretanto, isso é problemático, uma vez que o peso ao nascer não define a *taxa* de crescimento fetal. De fato, essas curvas de peso ao nascer revelam ter havido comprometimento do crescimento apenas em seus extremos. Assim, elas não são capazes de identificar fetos que não tenham atingido o tamanho esperado ou potencial, mas cujo peso ao nascer esteja acima do 10º percentil. Por exemplo, um feto com peso ao nascer no 40º percentil talvez não tenha atingido seu potencial de crescimento genômico que o deixaria no 80º percentil.

A taxa, ou *velocidade*, de crescimento fetal pode ser estimada por mensurações antropométricas seriadas, realizadas com ultrassonografia. Por exemplo, Milovanovic (2012) demonstrou que a taxa de crescimento de recém-nascidos intrinsecamente pequenos para a idade gestacional (PIGs) (aqueles abaixo do 10º percentil) se aproxima daquela de neonatos com tamanho apropriado para a idade gestacional. Porém, a redução na velocidade de crescimento pode estar ligada à morbidade perinatal e a alterações metabólicas pós-natais adversas que independem do peso ao nascer. Recentemente, Sovio e colaboradores (2015) demonstraram que a velocidade de crescimento da circunferência abdominal no decil mais baixo diferencia os neonatos PIGs que têm morbidade

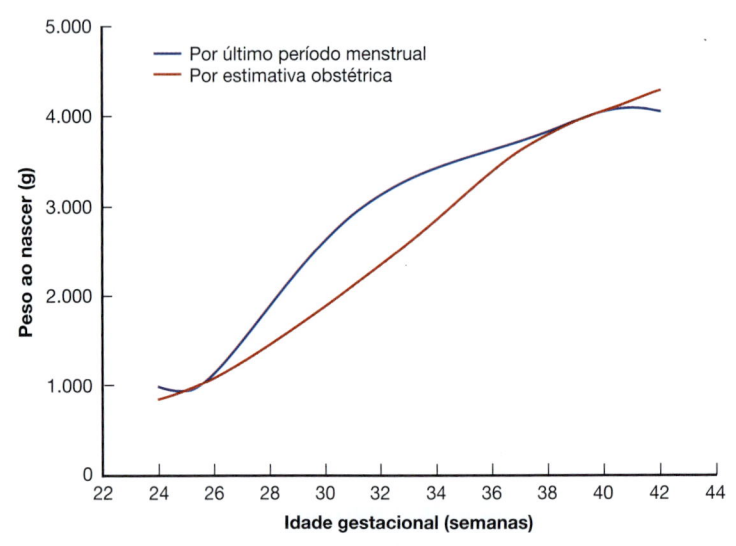

FIGURA 44-2 Curvas de crescimento fetal para nascimentos nos Estados Unidos em 2011. As curvas variam dependendo de a idade gestacional ter sido calculada a partir do último período menstrual ou a partir de uma estimativa obstétrica melhorada, derivadas em parte do uso da ultrassonografia. (Modificada, com permissão, de Duryea EL, Hawkins JS, McIntire DD, et al: A revised birth weight reference for the United States. Obstet Gynecol. 2014 Jul;124(1):16–22.)

aumentada. Por outro lado, uma velocidade de crescimento excessiva, em particular da circunferência abdominal – que pode estar relacionada com aumento do fluxo sanguíneo hepático – está associada a neonato com sobrecrescimento (American College of Obstetricians and Gynecologists, 2016a).

Várias condições ou distúrbios podem afetar adversamente o crescimento normal de um feto. É importante diferenciar clinicamente entre a restrição de crescimento fetal e o baixo peso ao nascer constitucional.

RESTRIÇÃO DO CRESCIMENTO FETAL

■ Definição

Lubchenco e colaboradores (1963) publicaram comparações detalhadas entre idades gestacionais e pesos ao nascer para derivar normas para tamanho fetal esperado em função da semana gestacional. Battaglia e Lubchenco (1967) classificaram como *pequenos para a idade gestacional* os fetos abaixo do 10º percentil para a idade gestacional. Em geral, considera-se que fetos com baixo peso ao nascer e pequenos para a idade gestacional têm *restrição do crescimento fetal*. Demonstrou-se que tais fetos teriam maior risco de morte neonatal. Por exemplo, a taxa de mortalidade para neonatos PIGs nascidos com 38 semanas de gestação foi de 1% comparada com 0,2% para aqueles com peso ao nascer normal.

É importante observar que muitos fetos com peso ao nascer < 10º percentil não tiveram seu crescimento patologicamente restrito, sendo menores simplesmente em razão de fatores biológicos normais. Acredita-se que até 70% dos recém-nascidos PIGs tenham desfechos normais e crescimento apropriado quando se consideram fatores como grupo étnico, paridade, peso e estatura maternos (Unterscheider, 2015). Esses recém-nascidos pequenos, mas normais, também não apresentam evidências dos distúrbios metabólicos associados a crescimento fetal deficiente. Além disso, recém-nascidos intrinsecamente PIGs mantiveram-se significativamente menores durante acompanhamento por 2 anos em comparação com recém-nascidos com tamanho apropriado para a idade gestacional, mas não apresentaram diferenças nos parâmetros mensurados para risco metabólico (Milovanovic, 2012).

Em razão dessas disparidades, outras classificações foram propostas. Usher e McLean (1969) sugeriram que os padrões de referência para crescimento fetal deveriam ter como base a média dos pesos por idade, sendo os limites normais definidos por ± 2 desvios-padrão. Com essa definição, os fetos PIGs seriam reduzidos a 3% dos nascidos em vez de 10%. Em uma análise de base populacional de 122.754 nascimentos no Parkland Hospital, McIntire e colaboradores (1999) concluíram que tal definição teria valor clínico. Além disso, como mostra a Figura 44-3, a maioria dos resultados adversos ocorre nos neonatos abaixo do 3º percentil. A importância desse ponto de corte foi independentemente confirmada em um estudo prospectivo de Unterscheider e colaboradores (2013a).

Mais recentemente, foi proposta a utilização do potencial de crescimento fetal individual ou personalizado no lugar de limites calculados com base populacional. Nesse modelo, um feto que se desvia de seu próprio tamanho ideal para uma dada idade gestacional é considerado como tendo crescido em excesso ou sofrido restrição do crescimento (Chiossi, 2017). Essas projeções ideais têm como base a raça ou a etnia materna. Entretanto, não se definiu se as curvas de crescimento personalizadas são de fato superiores (Chiossi, 2017; Costantine, 2013; Grobman, 2013; Zhang, 2011).

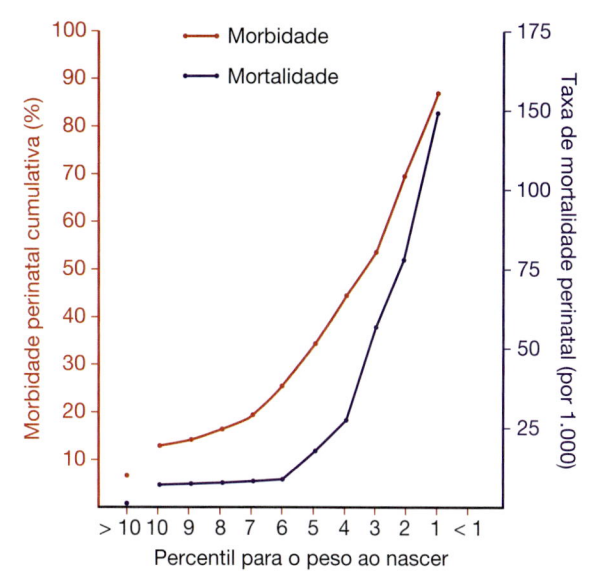

FIGURA 44-3 Relação entre percentil do peso ao nascer e taxas de mortalidade e morbidade perinatais em 1.560 fetos pequenos para a idade gestacional. Observa-se aumento progressivo tanto na mortalidade quanto na morbidade à medida que o percentil do peso ao nascer diminui. (Dados de Manning, 1995.)

■ Restrição do crescimento simétrica *versus* assimétrica

Campbell e Thoms (1977) descreveram a utilização da *razão circunferência da cabeça/circunferência abdominal (CC/CA)*, determinada por ultrassonografia, para classificar os fetos com restrição do crescimento. Os *simétricos* eram proporcionalmente pequenos, e os *assimétricos* apresentavam crescimento abdominal desproporcionalmente lento em comparação com o crescimento da cabeça. A hipótese é que seria possível estabelecer ligação entre a etiologia ou o momento inicial de uma agressão ao feto e o tipo de restrição do crescimento. Nos casos com *restrição do crescimento simétrica*, uma agressão precoce resultaria em redução relativa em número e tamanho das células. Por exemplo, agressões globais iniciais, como exposição a substâncias químicas, infecções virais ou erros no desenvolvimento celular com aneuploidia, causariam redução proporcional da cabeça e do tronco. Já a *restrição do crescimento assimétrica* se seguiria a uma agressão tardia na gravidez, como insuficiência placentária causada por hipertensão arterial. Nessa variação, a diminuição resultante no armazenamento hepático e na transferência de glicose afetaria primariamente o tamanho celular, e não o seu número. Assim, a circunferência abdominal fetal – que reflete o tamanho do fígado – seria reduzida.

Preservação cerebral

Supõe-se que essa restrição do crescimento somático resulte de desvio preferencial de oxigênio e nutrientes para o cérebro. Com isso, haveria crescimento normal do cérebro e da cabeça, ou seja, *preservação cerebral*. Como consequência, a razão entre peso cerebral e peso hepático durante as últimas 12 semanas de gestação – em geral de cerca de 3 para 1 – pode aumentar, chegando a 5 para 1 ou mais nos fetos com restrição grave do crescimento. Considerando os mecanismos de proteção ao cérebro, imaginava-se que os fetos assimétricos estariam mais protegidos dos efeitos do crescimento restrito.

Desde então, acumularam-se evidências de que os padrões de crescimento fetal são muito mais complexos. Por exemplo, os fetos com aneuploidia apresentam cabeça com tamanho desproporcionalmente grande e, assim, têm crescimento *assimetricamente* restrito, fato contrário ao pensamento então dominante (Nicolaides, 1991). Além disso, observou-se que a maioria dos neonatos pré-termo com restrição do crescimento causada por pré-eclâmpsia e associada à insuficiência uteroplacentária apresenta restrição do crescimento mais simétrica – novamente contrariando os princípios vigentes (Salafia, 1995).

Outras evidências da complexidade dos padrões de crescimento foram apresentadas por Dashe e colaboradores (2000). Esses pesquisadores analisaram 8.722 fetos únicos nascidos vivos consecutivos que haviam sido examinados com ultrassonografia nas 4 semanas anteriores ao nascimento. Ainda que apenas 20% dos fetos com crescimento restrito demonstrassem assimetria entre a cabeça e o abdome, tais fetos tiveram maior risco de complicações intraparto e neonatais. Os fetos com crescimento simetricamente restrito não apresentaram risco mais elevado de evoluções adversas em comparação com aqueles com crescimento normal. Os autores concluíram que a restrição do crescimento assimétrica representa um importante distúrbio do crescimento fetal, e a restrição do crescimento simétrica provavelmente indica pequena estatura normal geneticamente determinada.

Outros dados questionaram o conceito de preservação cerebral. Roza e colaboradores (2008) concluíram que os fetos com redistribuição circulatória – *preservação cerebral* – tinham maior incidência de problemas comportamentais posteriores. Em outro trabalho publicado, foram identificadas evidências de preservação cerebral em metade dos 62 fetos com restrição do crescimento e peso ao nascer < 10º percentil que apresentaram fluxo anormal na artéria cerebral média ao exame com Doppler (Figueras, 2011). Comparados aos controles, esses neonatos tiveram escores de neurocomportamento menores em diversas áreas, sugerindo lesão cerebral profunda. Zhu e colaboradores (2016) prospectivamente compararam a restrição de crescimento de início tardio em 14 fetos com 26 fetos sem restrição de crescimento usando ressonância magnética para analisar o fluxo hemodinâmico. Apesar do conceito de preservação cerebral, os lactentes com restrição de crescimento tinham cérebros significativamente menores que os controles. Os efeitos complexos dessas agressões – em relação ao momento e intensidade – sobre a estrutura cerebral, a conectividade e os desfechos neurocomportamentais foram recentemente revisados por Miller e colaboradores (2016).

■ Anormalidades placentárias

A restrição de crescimento fetal é uma das "principais síndromes obstétricas" associadas a defeitos na placentação inicial (Brosens, 2015). Rogers e colaboradores (1999) concluíram que os distúrbios no sítio de implantação poderiam ser tanto causa quanto consequência de hipoperfusão no sítio placentário. Isso é consistente com a associação entre determinados fatores angiogênicos placentários e distúrbios hipertensivos da gravidez (Cap. 40, p. 716). Assim, é possível que placentas de gestações complicadas por hipertensão produzam esses fatores angiogênicos em resposta à hipoperfusão do sítio placentário, enquanto nas gestações complicadas por restrição do crescimento fetal sem hipertensão arterial isso não ocorre (Jeyabalan, 2008).

Os mecanismos que determinam a invasão trofoblástica anormal provavelmente são multifatoriais, e foram propostas etiologias vasculares e imunológicas. Por exemplo, a *enzima conversora do peptídeo natriurético atrial*, também conhecida como *corrina*, tem participação essencial na invasão trofoblástica e no remodelamento das artérias espiraladas uterinas (Cui, 2012). Esses processos estão prejudicados em camundongos deficientes de corrina, que também evoluem com evidências de pré-eclâmpsia. Além disso, mutações no gene da corrina também foram encontradas em gestantes com pré-eclâmpsia (Chen, 2015a).

Diversas anormalidades imunológicas estão associadas a crescimento fetal restrito. Isso levanta a suspeita de uma possível rejeição materna ao "semialoenxerto paterno". Rudzinski e colaboradores (2013) estudaram o C4d, um componente do complemento que está associado com a rejeição humoral de tecidos transplantados. Eles observaram uma associação relevante com vilite crônica – 88% dos casos contra apenas 5% dos controles – e com redução do peso placentário. Em um estudo de 10.204 placentas, a vilite crônica estava associada com hipoperfusão placentária, acidemia fetal e restrição de crescimento fetal e suas sequelas (Greer, 2012). Kim e colaboradores (2015) revisaram extensamente as lesões inflamatórias crônicas da placenta e suas associações com restrição de crescimento fetal, pré-eclâmpsia e parto pré-termo.

■ Morbidade e mortalidade perinatal

Várias sequelas adversas de curto e longo prazo estão ligadas à restrição de crescimento fetal. Primeiro, as taxas de morbidade e mortalidade perinatais são substanciais (ver Fig. 44-3). As taxas de natimortalidade e de desfechos adversos neonatais que incluem asfixia no parto, aspiração de mecônio, hipoglicemia e hipotermia estão todas aumentadas, assim como a prevalência de anormalidades do desenvolvimento neurológico. Isso é verdade para recém-nascidos com crescimento restrito tanto pré-termo quanto a termo. Em uma análise de quase 3.000 neonatos nascidos antes de 27 semanas de gestação, aqueles pesando < 10º percentil tinham risco quase quatro vezes maior de morte neonatal ou de comprometimento do desenvolvimento neurológico, além de um risco 2,6 vezes maior de paralisia cerebral em comparação com os neonatos não PIGs (De Jesus, 2013). Em outra análise com mais de 91.000 gestações não complicadas, os neonatos com pesos < 5º percentil tinham risco maior de índice de Apgar baixo em 5 minutos, disfunção respiratória, enterocolite necrosante e sepse neonatal em comparação com os neonatos de peso adequado. Os riscos de natimortalidade e de morte neonatal foram 6 e 4 vezes maiores, respectivamente (Mendez-Figueroa, 2016).

Os neonatos com crescimento mais intensamente comprometido também têm os piores desfechos. Em um estudo com mais de 44.561 neonatos, apenas 14% daqueles pesando < 1º percentil ao nascer sobreviveram até a alta hospitalar (Griffin, 2015). Para aqueles lactentes que sobrevivem, os riscos de desfechos adversos do desenvolvimento neurológico são substanciais, especialmente para os fetos com crescimento comprometido e preservação cerebral ou defeito congênito importante (Meher, 2015; Nelson, 2015b). Infelizmente, os desfechos ruins motores, cognitivos, da linguagem e atenção e comportamentais em neonatos com restrição do crescimento persistem até o início da infância e a adolescência (Baschat, 2014; Levine, 2015; Rogne, 2015).

■ Sequelas em longo prazo

Subcrescimento fetal

Barker (1992) levantou a hipótese de que a mortalidade e a morbidade em *adultos* estão relacionadas com a saúde do feto e do lactente. Aqui estariam incluídos sub e sobrecrescimento. No contexto do crescimento fetal restrito, há vários trabalhos relacionando nutrição fetal abaixo do ideal e aumento no risco de evolução subsequente com hipertensão arterial, aterosclerose, diabetes tipo 2 e distúrbios metabólicos na vida adulta (Burton, 2016; Jornayvaz, 2016). O grau em que o baixo peso ao nascer faz a intermediação da doença no adulto é controverso, pois o ganho ponderal no início da vida também parece importante (Breij, 2014; Kerkhof, 2012; McCloskey, 2016).

Há evidências crescentes sugerindo que o crescimento fetal restrito pode afetar o desenvolvimento de órgãos, em particular do coração. Os indivíduos com baixo peso ao nascer apresentam alterações estruturais e disfunções cardíacas que persistem por toda a infância, a adolescência e a vida adulta. Em um estudo, 80 crianças que nasceram PIGs antes de 34 semanas de gestação foram comparadas aos 6 meses com 80 crianças de crescimento normal (Cruz-Lemini, 2016). O coração das crianças PIGs apresentava um ventrículo mais globoso, o que resultou em disfunção sistólica e diastólica. Em outro estudo, a ecocardiografia em 418 adolescentes mostrou que o baixo peso ao nascer estava associado a uma parede posterior do ventrículo esquerdo mais espessa (Hietalampi, 2012). Em sua revisão, Cohen e colaboradores (2016) concluíram, porém, que esses achados têm significância incerta em longo prazo.

O crescimento fetal deficiente também está associado a alterações estruturais e funcionais renais pós-natais. Em uma revisão de Luyckx e Brenner (2015), as anormalidades do peso ao nascer foram avaliadas quanto à ligação com distúrbios da nefrogênese, disfunção renal, doença renal crônica e hipertensão. Tanto o peso baixo como alto ao nascer, além da obesidade materna e do diabetes gestacional, afetam o desenvolvimento intrauterino do rim e a sua saúde na vida adulta. Porém, outras variáveis que incluem a nutrição na infância, a lesão renal aguda, o ganho ponderal excessivo na infância e a obesidade também pioram a função renal em longo prazo.

Sobrecrescimento fetal

Em particular nas gestantes com diabetes e níveis elevados de IGF-1 no sangue do cordão, o sobrecrescimento fetal está associado a aumento da massa gorda neonatal e a alterações morfológicas no coração. Pedersen (1954) primeiramente propôs que a hiperglicemia leva a hiperinsulinemia e sobrecrescimento fetal. Isso foi estendido para o dismorfismo de órgãos, como, por exemplo, o aumento da espessura do septo interventricular em neonatos de mães com diabetes gestacional (Aman, 2011; Garcia-Flores, 2011). A vasculatura cardiopulmonar também é afetada adversamente pelo diabetes gestacional. Em 3.277 casos de hipertensão pulmonar persistente do neonato (HPPN), os fatores de risco independentes foram obesidade materna e diabetes, além do crescimento fetal deficiente e excessivo (Steurer, 2017). As consequências em longo prazo do sobrecrescimento fetal por obesidade e diabetes são discutidas nos Capítulos 48 (p. 941) e 57 (p. 1097).

■ Maturação pulmonar acelerada

Muitos trabalhos relatam aceleração da maturação pulmonar fetal em gestações complicadas associadas a restrição do crescimento (Perelman, 1985). Uma explicação possível é que o feto responderia ao ambiente hostil com aumento da secreção de glicocorticoides pela suprarrenal, o que levaria à maturação pulmonar precoce ou acelerada (Laatikainen, 1988). Embora esse conceito ainda esteja presente na ciência perinatal moderna, as evidências que o sustentam são insignificantes.

Para estudar essa hipótese, Owen e colaboradores (1990) analisaram a evolução perinatal em 178 gestantes cujo parto foi realizado em razão de hipertensão arterial. Os autores compararam esses resultados com os dos recém-nascidos de 159 mulheres cujo parto foi espontaneamente pré-termo ou causado por ruptura de membranas. Os autores concluíram que a gestação "sob estresse" não havia produzido qualquer vantagem evidente na sobrevida. Friedman e colaboradores (1995) relataram achados semelhantes em gestantes com pré-eclâmpsia grave. Dois estudos realizados no Parkland Hospital também consubstanciaram que o neonato pré-termo não acumula vantagem aparente em razão de ter sofrido restrição do crescimento (McIntire, 1999; Tyson, 1995).

■ Fatores de risco e etiologias

Entre os fatores de risco para crescimento fetal restrito estão possíveis anormalidades em gestante, feto e placenta. Esses três "compartimentos" estão representados na Figura 44-4. Alguns desses fatores são causas conhecidas de restrição do crescimento fetal e podem afetar mais de um dos compartimentos. Por exemplo, as infecções por citomegalovírus podem afetar diretamente o feto. Por outro lado, infecções bacterianas como a tuberculose podem produzir efeitos significativos na gestante, levando ao crescimento fetal restrito. Da mesma forma, a malária, uma infecção por protozoários, é uma causa reconhecida de restrição do crescimento fetal (Briand, 2016). É importante ressaltar que muitas causas de redução do crescimento fetal são prospectivamente consideradas fatores de risco, uma vez que o crescimento fetal restrito não é igual em todas as mulheres afetadas.

Mães constitucionalmente pequenas

É axiomático que mulheres pequenas em geral tenham recém-nascidos menores. Como discutiremos subsequentemente, tanto o peso pré-gravidez quanto o ganho de peso gestacional modulam o risco. Durie e colaboradores (2011) demonstraram que o risco de dar à luz um neonato PIG foi máximo entre as mulheres de baixo peso que ganharam menos peso que o recomendado pelo Institute of Medicine (Cap. 9, p. 166). Além disso, os pesos da mãe e do pai influenciam o peso do feto ao nascer. Em um trabalho sueco com 137.538 nascimentos a termo, os pesquisadores estimaram que os pesos materno e paterno justificaram, respectivamente, 6 e 3% da variação no peso ao nascer (Mattsson, 2013).

Ganho de peso e nutrição durante a gestação

No trabalho de Durie (2011) citado anteriormente, ganhos de peso abaixo do recomendado pelo Institute of Medicine durante o

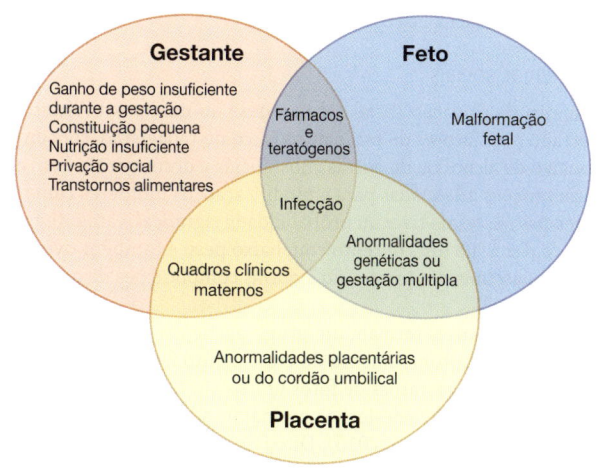

FIGURA 44-4 Fatores de risco e causas de crescimento fetal prejudicado centrados na gestante, no feto e na placenta.

segundo e o terceiro trimestre da gestação estiveram associados a neonatos PIGs em mulheres em quase todas as categorias de peso, exceto obesidade classes II e III. Por outro lado, o ganho excessivo de peso durante a gestação esteve associado a sobrecrescimento do neonato em todas as categorias de peso (Blackwell, 2016).

Como provavelmente seria esperado, os transtornos alimentares estão ligados a aumento significativo nos riscos de baixo peso ao nascer e de nascimento pré-termo (Micali, 2016). Não se deve estimular restrição acentuada do ganho de peso após o meio da gestação, mesmo em mulheres obesas (Cap. 48, p. 941). Ainda assim, dietas com restrição calórica promovendo ingestão < 1.500 kcal/dia parecem afetar minimamente o crescimento fetal (Lechtig, 1975). A melhor comprovação do efeito da privação calórica sobre o crescimento fetal ocorreu durante o *Inverno da Fome*, na Holanda, em 1944. Durante 6 meses, o exército alemão restringiu a ingestão dietética a 500 kcal/dia para os civis, incluindo as gestantes. O resultado foi uma queda média no peso ao nascer de apenas 250 g (Stein, 1975).

Não foi evidenciado se mulheres desnutridas se beneficiariam com suplementação de micronutrientes. Em um estudo, quase 32.000 mulheres da Indonésia foram randomizadas para receber suplementação com micronutrientes ou apenas ferro e folato em comprimidos (Prado, 2012). Os neonatos daquelas que receberam o suplemento tiveram risco menor de mortalidade precoce e de baixo peso ao nascer e apresentaram melhores habilidades motoras e cognitivas na infância. Por outro lado, Liu e colaboradores (2013) randomizaram 18.775 nulíparas para receberem apenas ácido fólico; ácido fólico mais ferro; ou ácido fólico, ferro e mais 13 outros micronutrientes. O tratamento com ácido fólico mais ferro, com ou sem oligoelementos adicionais, resultou em redução de 30% no risco de anemia do terceiro trimestre. Entretanto, a suplementação não afetou outros desfechos maternos ou neonatais. Uma revisão do banco de dados Cochrane de 19 estudos envolvendo 138.538 mulheres concluiu que a suplementação de ferro e ácido fólico melhorava os desfechos gestacionais, incluindo menores riscos de baixo peso ao nascer e neonato PIG (Haider, 2017). A importância das vitaminas e dos oligoelementos no período antenatal é discutida no Capítulo 9 (p. 168).

Os exercícios podem ser benéficos na gestação para o crescimento fetal ideal. Uma metanálise de 28 estudos envolvendo 5.322 mulheres concluiu que o exercício reduz o risco de sobrecrescimento fetal sem aumentar o risco de comprometimento do crescimento (Wiebe, 2015). Outra metanálise concluiu que o exercício aeróbico não resulta em neonatos com baixo peso ao nascer (Di Mascio, 2016).

Problemas sociais

O efeito da privação social sobre o peso ao nascer está interconectado com fatores do estilo de vida, como tabagismo, consumo abusivo de álcool ou de outras substâncias e desnutrição. Com as intervenções adequadas para a modificação, as mulheres com fatores psicossociais tiveram probabilidade significativamente menor de dar à luz um concepto com baixo peso e também tiveram menos nascimentos pré-termo e outras complicações da gravidez (Coker, 2012).

As imigrantes formam um grupo particular de risco na gravidez para comprometimento do crescimento fetal. Em um estudo com 56.443 gestações de fetos únicos em Roterdã, a privação social foi associada a desfechos perinatais adversos que incluíam neonatos PIGs (Poeran, 2013). Dito isso, não se observou ligação semelhante nas mulheres em privação social de origem não ocidental. Entretanto, o efeito da imigração é complexo e depende da população estudada (Howell, 2017; Sanchez-Vaznaugh, 2016).

Doença vascular e renal

A doença vascular crônica, especialmente quando complicada por pré-eclâmpsia sobreposta, com frequência causa restrição do crescimento (Cap. 50, p. 980). Em estudo com mais de 2.000 gestantes, associou-se a presença de doença vascular diagnosticada por dopplervelocimetria anormal da artéria uterina no início da gravidez com taxas elevadas de pré-eclâmpsia, neonatos PIGs e parto antes de 34 semanas (Groom, 2009). Usando os dados das certidões de nascimento do estado de Washington, Leary e colaboradores (2012) concluíram que a cardiopatia isquêmica materna estava ligada a lactentes PIGs em 25% de 186 nascimentos. Roos-Hesselink e colaboradores (2013) descreveram desfechos gestacionais semelhantes em 25 mulheres com cardiopatia isquêmica.

A insuficiência renal crônica com frequência está associada a hipertensão arterial e doença vascular subjacentes. As nefropatias costumam ser acompanhadas por crescimento fetal restrito (Cunningham, 1990; Feng, 2015; Saliem, 2016). Tais interações são discutidas no Capítulo 53 (p. 1034).

Diabetes pré-gestacional

A restrição de crescimento em neonatos de gestantes com diabetes pode estar relacionada com malformações congênitas ou se seguir à privação de nutrientes nos casos avançados de doença vascular materna (Cap. 57, p. 1100). Além disso, a probabilidade de crescimento restrito aumenta conforme piora a classificação de White, particularmente para nefropatia (Klemetti, 2016). Isso posto, a prevalência de doença vascular grave associada ao diabetes na gravidez é baixa, e o principal efeito do diabetes franco, em especial tipo 1, é *sobrecrescimento* fetal. Por exemplo, em um estudo prospectivo de 682 gestações consecutivas complicadas por diabetes, as mulheres com diabetes tipo 1 tinham significativamente mais chances que as mulheres com diabetes tipo 2 de dar à luz um neonato pesando mais que os percentis 90º e 97,7º (Murphy, 2011). Além disso, as gestantes com diabetes tipo 1 tiveram probabilidade significativamente menor de dar à luz um recém-nascido PIG. Em um recente estudo de 375 gestações de fetos únicos a termo complicadas por diabetes tipo 1, o risco de sobrecrescimento fetal se relacionou com os valores crescentes de glicemia no terceiro trimestre (Cyganek, 2017). Quase um quarto dos neonatos apresentou macrossomia. Além disso, os valores de hemoglobina A1c e de glicemia de jejum no terceiro trimestre eram preditores independentes para o risco de macrossomia.

Hipoxia crônica

As condições associadas à hipoxia uteroplacentária crônica consistem em pré-eclâmpsia, hipertensão crônica, asma, cardiopatia cianótica materna, tabagismo e altitude elevada. Quando expostos a ambientes cronicamente hipoxêmicos, alguns fetos evoluem com peso ao nascer significativamente reduzido. Em mais de 1,8 milhão de nascimentos na Áustria, o peso ao nascer diminuía 150 g para cada 1.000 metros de elevação na altitude (Waldhoer, 2015). Em 63.620 nascidos vivos no Peru, o peso de nascimento médio diminuiu significativamente nas altitudes maiores em comparação com as altitudes menores (3.065 g ± 475 g vs. 3.280 g ± 525 g) (Gonzales, 2009). Nesse estudo, a taxa de peso ao nascer < 2.500 g foi de 6,2% nas menores altitudes e de 9,2% nas maiores altitudes. Por outro lado, a taxa de peso ao nascer > 4.000 g foi de 6,3% nas menores altitudes e de 1,6% nas maiores altitudes.

Anemia

Na maioria dos casos, a anemia materna não restringe o crescimento fetal. São exceções a anemia falciforme e alguns outros tipos de anemia hereditária (Desai, 2017; Thame, 2016). É importante observar que a menor expansão do volume sanguíneo materno está ligada à restrição do crescimento fetal (de Haas, 2017; Stott, 2017). Essa questão é discutida em detalhes no Capítulo 40 (p. 718).

Síndrome antifosfolipídeo

Resultados obstétricos adversos, incluindo crescimento fetal restrito, foram associados a três espécies de anticorpos antifosfolipídeos: *anticorpo anticardiolipina, anticoagulante lúpico e anticorpos anti-β_2-glicoproteína I*. Sob o ponto de vista mecânico, uma hipótese de "dois golpes" sugere que o dano endotelial inicial é seguido por trombose placentária intervilosa. Mais especificamente, o dano oxidativo a determinadas proteínas da membrana, como a β_2-glicoproteína I, é seguido por ligação de anticorpos antifosfolipídeos, levando à formação de imunocomplexos e, por fim, à trombose (Giannakopoulos, 2013). Essas síndromes são discutidas em detalhes nos Capítulos 52 (p. 1008) e 59 (p. 1143). As gestações de mulheres portadoras desses anticorpos podem ter evolução problemática, como restrição de crescimento fetal e morte fetal (Cervera, 2015). O principal autoanticorpo para previsão de síndrome antifosfolipídeo obstétrica parece ser o anticoagulante lúpico (Yelnik, 2016).

Infertilidade

Há controvérsia sobre se as gestações em mulheres com infertilidade prévia com ou sem tratamento têm risco aumentado de recém-nascidos PIGs (Zhu, 2007). Dickey e colaboradores (2016) compararam as curvas de peso ao nascer de fetos únicos concebidos por fertilização *in vitro* com as curvas de peso ao nascer de Duryea (2014), descritas na p. 846. Eles não encontraram redução no crescimento fetal. Kondapalli e Perales-Puchalt (2013) revisaram possíveis ligações entre baixo peso ao nascer e infertilidade com várias intervenções e concluíram que todas as associações permanecem inexplicadas para fetos únicos.

Anormalidades da placenta, do cordão umbilical e do útero

Diversas anormalidades placentárias podem causar insuficiência do crescimento fetal. Tais anormalidades são discutidas no Capítulo 6 e incluem descolamento prematuro da placenta crônico, infarto extenso, corioangioma, inserção velamentosa do cordão umbilical, placenta prévia e trombose de artéria umbilical. Presume-se que, nesses casos, a restrição do crescimento fetal seja secundária à insuficiência uteroplacentária. A implantação anormal da placenta levando à disfunção endotelial também pode limitar o crescimento fetal (Brosens, 2015). Essa patologia é implicada nas gestações complicadas por pré-eclâmpsia (Cap. 40, p. 714). Se a placenta estiver implantada fora do útero, o feto geralmente evoluirá com crescimento restrito (Cap. 19, p. 383). Por fim, algumas malformações uterinas foram correlacionadas com crescimento fetal restrito (Cap. 3, p. 44).

Gestação múltipla

As gestações com dois ou mais fetos têm maior probabilidade de serem complicadas com redução do crescimento de um ou mais fetos em comparação às gestações de fetos únicos normais. Isso é ilustrado na Figura 44-5 e discutido no Capítulo 45 (p. 872).

Fármacos com efeitos teratogênicos e fetais

Diversos medicamentos e substâncias químicas têm capacidade de limitar o crescimento fetal. Alguns são teratogênicos e acometem o feto antes de ter-se completado a organogênese. Alguns produzem

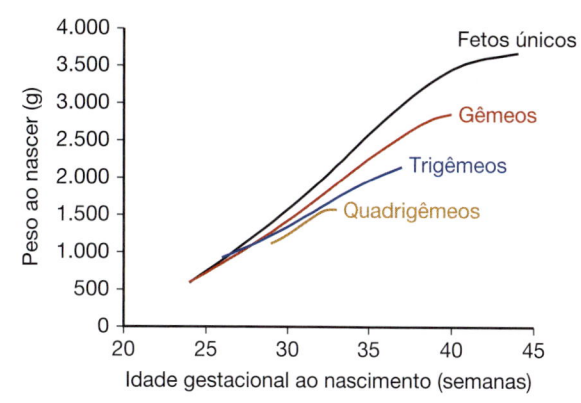

FIGURA 44-5 Relação entre peso ao nascer e idade gestacional em gestações múltiplas sem malformações no Parkland Hospital.

– ou continuam a produzir – efeitos após o fim da embriogênese com 8 semanas de gestação. Muitos deles foram considerados em detalhes no Capítulo 12, e são exemplos os agentes anticonvulsivantes e antineoplásicos. Tabagismo, opiáceos e fármacos relacionados, bebidas alcoólicas e cocaína também podem produzir restrição do crescimento, seja primariamente, seja secundariamente, reduzindo a ingestão de alimentos pela mãe. A ligação entre o uso de cafeína e a restrição de crescimento fetal ainda é especulativa (American College of Obstetricians and Gynecologists, 2016b). Por outro lado, Cyganek e colaboradores (2014) estudaram a restrição de crescimento em gestações complicadas por transplantes renais e hepáticos, concluindo que fármacos imunossupressores comuns (prednisona, azatioprina, ciclosporina A e tacrolimo) não afetavam de maneira significativa as taxas de crescimento fetal.

Infecções maternas e fetais

As infecções virais, bacterianas, por protozoários e espiroquetas foram implicadas em até 5% dos casos de restrição do crescimento fetal e são discutidas nos Capítulos 64 e 65. As mais bem conhecidas são a *rubéola* e a *infecção por citomegalovírus*. Ambas promovem calcificações no feto associadas à morte celular, e a infecção mais cedo na gravidez mantém correlação com piores resultados. Toda e colaboradores (2015) descreveram uma epidemia no Vietnã em que 39% de 292 neonatos a termo com síndrome da rubéola congênita tinham baixo peso ao nascer. Em um estudo de 238 infecções primárias por citomegalovírus, não foram observados casos graves quando a infecção ocorreu após 14 semanas de gestação (Picone, 2013). Esses pesquisadores mais tarde identificaram achados ultrassonográficos em 30 de 69 casos de infecção congênita, com a restrição de crescimento sendo observada em 30% desses 30 casos (Picone, 2014).

Tuberculose e *sífilis* também foram ambas associadas a baixo crescimento fetal. Tanto a tuberculose extrapulmonar como a pulmonar estão ligadas com baixo peso ao nascer (Cap. 51, p. 995). Sobhy (2017) analisou 13 estudos que incluíram um total de 3.384 mulheres com tuberculose ativa. A razão de chances foi de 1,7 para baixo peso ao nascer. A etiologia é incerta, embora o efeito adverso sobre a saúde materna, associado aos efeitos da má nutrição e da pobreza, seja importante (Jana, 2012). A sífilis congênita é mais comum e, paradoxalmente, a placenta quase sempre é maior e mais pesada em razão de edema e inflamação perivascular (Cap. 65, p. 1237). A sífilis congênita tem ligação forte com nascimento pré-termo e, consequentemente, com fetos de baixo peso ao nascer (Sheffield, 2002).

O *Toxoplasma gondii* também pode causar infecção congênita, e Paquet e Yudin (2013) descreveram sua associação clássica com crescimento fetal restrito. Capobiango (2014) descreveu 31 gestações brasileiras complicadas por toxoplasmose congênita. Apenas 13% foram tratadas anteparto para toxoplasmose, e o baixo peso ao nascer complicou quase 40% de todas as gestações. A *malária congênita* também causa baixo peso ao nascer e crescimento fetal insuficiente. Briand e colaboradores (2016) enfatizam a importância da profilaxia precoce na gestação para as mulheres sob risco.

Malformações congênitas

Em um estudo com mais de 13.000 fetos com anomalias estruturais maiores, 22% apresentaram restrição do crescimento concomitante (Khoury, 1988). Em um estudo de 111 gestações complicadas por gastrosquise fetal, um terço delas apresentaram peso de nascimento < 10º percentil (Nelson, 2015a). Como regra geral, quanto mais grave é a malformação, maior a probabilidade de o feto ser PIG. Isso é mais evidente nos fetos com anormalidades cromossômicas ou naqueles com malformações cardiovasculares graves.

Aneuploidias cromossômicas

Dependendo do cromossomo redundante, os fetos com trissomias autossômicas podem mostrar crescimento fetal insuficiente. Por exemplo, na *trissomia do 21*, a restrição do crescimento fetal geralmente é leve. Por outro lado, na *trissomia do 18*, a restrição do crescimento fetal é quase sempre significativamente limitada. O comprimento cabeça-nádega em fetos com as trissomias do 18 e do 13, diferentemente da trissomia do 21, é tipicamente menor que o esperado (Bahado-Singh, 1997; Schemmer, 1997). No segundo trimestre, as medições dos ossos longos geralmente estão abaixo do 3º percentil. Em um grupo de 174 crianças com trissomia do 13, o peso médio ao nascer com trissomia do 13 foi de 2.500 g, enquanto em 254 crianças com trissomia do 18, ele foi de 1.800 g (Nelson, 2016).

O crescimento fetal insuficiente também complica a síndrome de Turner, e a gravidade se correlaciona com o aumento da haploinsuficiência do braço curto do cromossomo X (Fiot, 2016). Por outro lado, o crescimento insuficiente não é característico de um número aumentado de cromossomos X (Ottesen, 2010; Wigby, 2016). Conforme discutido no Capítulo 13 (p. 263), as placas aneuploides na placenta (*mosaicismo confinado à placenta [MCP]*) são uma causa reconhecida de crescimento fetal restrito. As evidências sugerem que a aneuploidia afetando o citotrofoblasto e o núcleo mesenquimal da placenta, que é o MCP tipo 3, está associada a restrição de crescimento fetal (Toutain, 2010).

Programas pré-natais realizados no primeiro trimestre para identificar as gestantes em risco de aneuploidia podem, incidentalmente, identificar aquelas em risco de restrição do crescimento fetal não relacionada com o cariótipo. Na análise que fizeram de 8.012 gestantes, o risco de restrição do crescimento foi maior em fetos eucariotícos com níveis extremamente baixos de gonadotrofina coriônica humana β (β-hCG) livre e de proteína A plasmática associada à gestação (PAPP-A) (Krantz, 2004). A partir de sua revisão, Dugoff (2010) concluiu que níveis baixos de PAPP-A estariam fortemente associados ao crescimento fetal insuficiente, mas os resultados dos trabalhos com β-hCG livre são conflitantes.

Os parâmetros de segundo trimestre, incluindo dosagens elevadas de α-fetoproteína e de inibina-A e níveis séricos baixos de estriol não conjugado, estão significativamente associados a peso ao nascer abaixo do 5º percentil. Um risco ainda maior de crescimento insuficiente está associado a determinadas combinações desses analitos. Ainda assim, esses marcadores são ferramentas ruins no rastreamento de complicações como restrição do crescimento fetal em razão de sensibilidade baixa e de baixo valor preditivo positivo (Dugoff, 2010). A translucência nucal também não é preditiva de crescimento fetal restrito. O papel de todos esses marcadores no rastreamento de aneuploidias é discutido no Capítulo 14 (p. 281).

Reconhecimento da restrição do crescimento fetal

A identificação dos fetos com crescimento inadequado segue sendo um desafio. Determinação precoce da idade gestacional, atenção ao ganho de peso materno e cuidadosas medições do crescimento do fundo uterino ao longo da gravidez ajudam a identificar muitos casos com crescimento fetal anormal em gestantes de baixo risco. Os fatores de risco, incluindo um *feto prévio com restrição de crescimento*, aumenta o risco de recorrência para quase 20% (American College of Obstetricians and Gynecologists, 2015). Nas mulheres com fatores de risco, deve-se considerar indicar exames ultrassonográficos seriados. Embora a frequência dos exames varie com a indicação, um exame inicial precoce para datação seguido por exame com 32 a 34 semanas, ou quando clinicamente indicado, em geral identifica muitos fetos com crescimento restrito. Ainda assim, o *diagnóstico definitivo* frequentemente não pode ser feito antes do nascimento.

Altura do fundo do útero

De acordo com uma revisão sistemática, as evidências que comprovam a utilidade da medição da altura do fundo do útero para detectar crescimento fetal restrito são insuficientes (Robert Peter, 2015). De qualquer forma, recomendam-se medições seriadas cuidadosas da altura do fundo do útero como método de *rastreamento* simples, seguro, de baixo custo e razoavelmente preciso para fetos com crescimento restrito. Como uma ferramenta de rastreamento, sua principal desvantagem é a imprecisão. Haragan e colaboradores (2015) relataram sensibilidades de 71 e 43% para detecção de crescimento fetal excessivo ou deficiente. As especificidades foram de 85 e 66%, respectivamente.

O método utilizado pela maioria para medição da altura do fundo do útero foi descrito no Capítulo 9 (p. 164). Entre 18 e 30 semanas de gestação, a altura do fundo do útero em centímetros corresponde à idade gestacional com uma faixa de variação de 2 semanas. Assim, se a medição feita estiver mais de 2 a 3 cm diferente da altura esperada, pode-se suspeitar de crescimento fetal inapropriado, considerando-se a realização de ultrassonografia.

Mensuração ultrassonográfica

Uma das bases para a avaliação ultrassonográfica de rotina em todas as gestações é a oportunidade de diagnosticar a restrição de crescimento. Tipicamente, esse rastreamento de rotina incorpora uma ultrassonografia inicial, geralmente com 16 a 20 semanas de gestação. Cada vez mais, um exame no primeiro trimestre é adicionado para estabelecer a idade gestacional e identificar anomalias. Alguns autores recomendam repetir a ultrassonografia com 32 a 34 semanas para avaliar o crescimento fetal.

A ultrassonografia de primeiro trimestre tem acurácia limitada para predizer neonatos PIGs. Por exemplo, Crovetto e colaboradores (2017) relataram taxas de detecção de 35 e 42% com taxas de falso-positivos de 5 e 10%, respectivamente. A partir de quase 9.000 gestações rastreadas, Tuuli e colaboradores (2011)

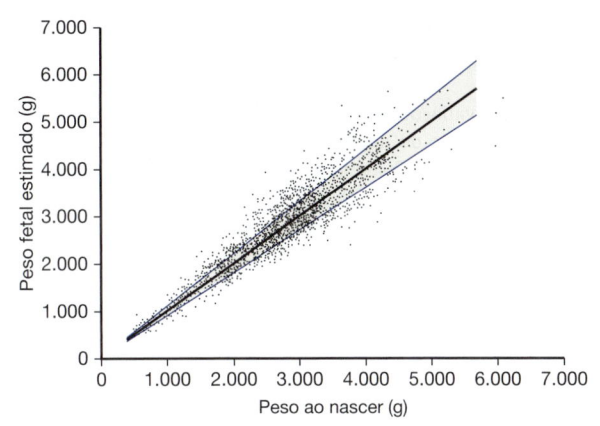

FIGURA 44-6 Correlação entre estimativa ultrassonográfica do peso fetal usando circunferência abdominal (CA) e peso real ao nascer. (Dados de gestações acompanhadas no Parkland Hospital.)

concluíram que a ultrassonografia de segundo trimestre é superior ao exame de primeiro trimestre para predizer os neonatos PIGs. No Parkland Hospital, realizamos ultrassonografia de rastreamento no segundo trimestre de todas as gestações. Avaliações ultrassonográficas adicionais do crescimento fetal são solicitadas se houver indicação clínica.

Com a ultrassonografia, o método mais comum para identificar crescimento fetal restrito é a estimativa do peso utilizando múltiplas medições biométricas fetais. A combinação das medidas de cabeça, abdome e fêmur tem acurácia ideal, com pouca melhora adicional quando se introduzem outros parâmetros biométricos (Platz, 2008). Entre as medições realizadas, o comprimento do fêmur é a tecnicamente mais fácil e de maior reprodutibilidade. O diâmetro biparietal e o perímetro cefálico dependem do plano de corte, podendo também ser afetados por pressões deformantes sobre o crânio. Por fim, as medidas da circunferência abdominal são mais variáveis. Entretanto, são mais frequentemente anormais quando há restrição do crescimento fetal em razão do predomínio de tecidos moles nessa dimensão (Fig. 44-6). A Figura 44-7 mostra um exemplo de recém-nascido com restrição grave do crescimento.

Alguns trabalhos relataram valor preditivo significativo para redução da circunferência abdominal no que se refere a atraso no crescimento fetal. Um estudo fez o rastreamento de quase 4.000 gestações usando ultrassonografia clinicamente indicada ou universal no terceiro trimestre (Sovio, 2015). A ultrassonografia universal elevou a taxa de detecção de PIG de 20 para 57%. Porém, é importante observar que a taxa de morbidade neonatal aumentava apenas se a velocidade de crescimento da circunferência abdominal estivesse no decil mais baixo.

As estimativas ultrassonográficas do peso fetal e o peso real do feto podem discordar em 20% ou mais, levando a resultados falso-positivos e falso-negativos. Dashe e colaboradores (2000) estudaram 8.400 nascidos vivos no Parkland Hospital, nos quais a avaliação ultrassonográfica fora realizada nas 4 semanas anteriores ao nascimento. Os autores relataram que 30% dos fetos com restrição do crescimento não foram detectados. Em um estudo de 2.586 mulheres com gestações de baixo risco randomizadas para ultrassonografia com 32 ou 36 semanas, a sensibilidade para identificação de restrição de crescimento melhorava nas idades gestacionais mais avançadas (Roma, 2015). Ainda assim, passam despercebidos quase 40% dos casos de restrição do crescimento

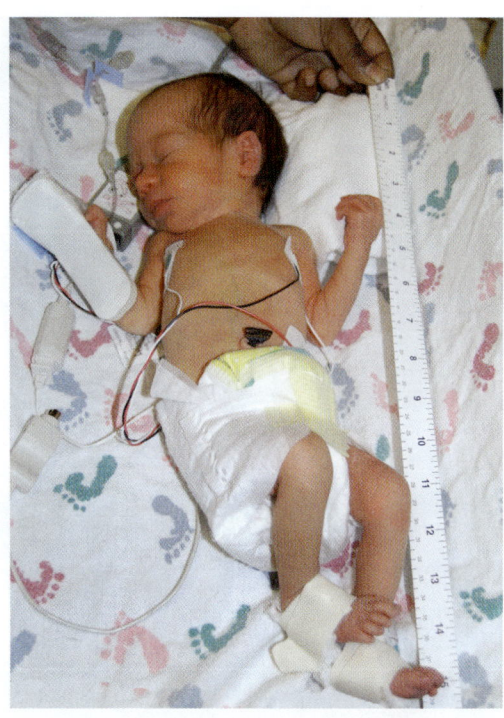

FIGURA 44-7 Recém-nascido com 36 semanas de gestação e restrição grave do crescimento fetal. (Reproduzida com permissão de Dr. Roxane Holt.)

definida peso de nascimento < 3º percentil. Uma análise do banco de dados Cochrane de 13 estudos com 34.980 mulheres concluiu que a ultrassonografia de rotina no final da gestação em uma população de baixo risco ou não selecionada não está associada a benefício materno ou fetal (Bricker, 2015).

Mensuração do volume de líquido amniótico

Há muito foi reconhecida a relação entre crescimento fetal patologicamente restrito e oligoidrâmnio. Petrozella e colaboradores (2011) relataram que a redução do volume de líquido amniótico entre 24 e 34 semanas de gestação esteve significativamente associada a malformações. Na ausência de malformação, observou-se peso ao nascer < 3º percentil em 37% das gestantes com oligoidrâmnio, em 21% daquelas com volume limítrofe de líquido amniótico, mas em apenas 4% daquelas com volume normal. Além disso, a partir de uma recente metanálise de 15 estudos envolvendo mais de 35.000 gestações, as gestações de alto risco com oligoidrâmnio tinham mais chances de serem complicadas por baixo peso ao nascer em comparação com as gestações de baixo risco com oligoidrâmnio (Rabie, 2017). Foi proposto que hipoxia e redução do volume sanguíneo são explicações possíveis para o oligoidrâmnio.

Dopplervelocimetria

Com essa técnica, é possível detectar alterações iniciais na restrição do crescimento de base placentária em vasos periféricos, como as artérias umbilical e cerebral média. As alterações tardias se caracterizam por reversão do fluxo na artéria umbilical e por fluxo anormal no ducto venoso e nas vias de saída aórtica e pulmonar fetais.

Desses, os achados à dopplervelocimetria da artéria umbilical – caracterizados por ausência ou reversão do fluxo diastólico final – estão especificamente ligados à restrição do crescimento

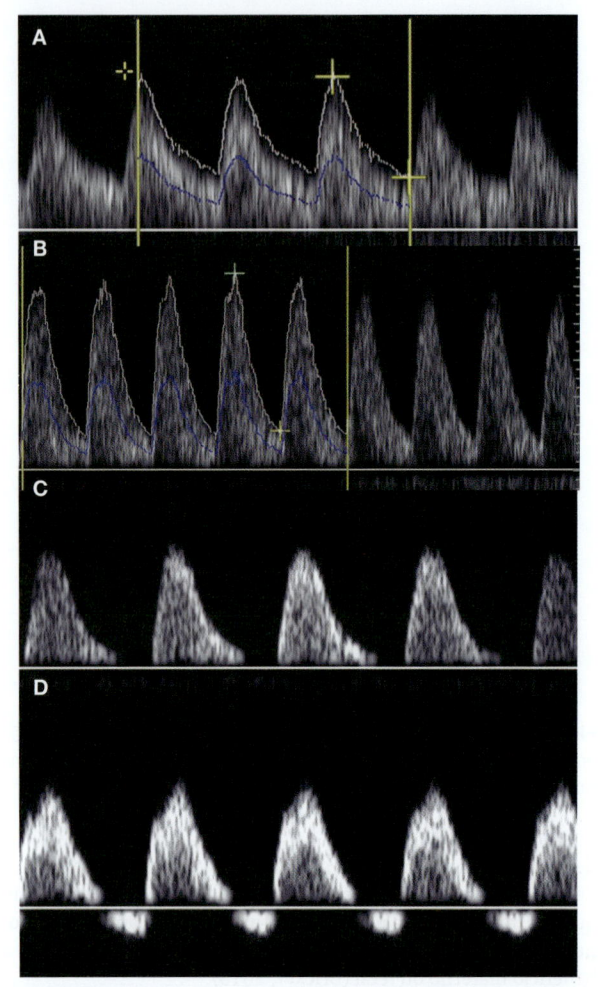

FIGURA 44-8 Ondas de velocidade ao Doppler. **A.** Onda normal com razão S/D normal. **B.** Impedância aumentada ao fluxo com elevação anormal da razão S/D. **C.** Fluxo diastólico final ausente. **D.** Fluxo diastólico final reverso.

fetal (Cap. 10, p. 213). Essas anormalidades permitem distinguir entre restrição do crescimento inicial e grave, acompanhando a transição entre a fase de adaptação fetal e a insuficiência estabelecida. Assim, o fluxo diastólico final persistentemente ausente ou invertido, como mostrado na Figura 44-8, tem sido correlacionado com hipoxia, acidose e morte fetal. Em uma avaliação ultrassonográfica prospectiva de 1.116 fetos com peso fetal estimado < 10º percentil, apenas 1,3% dos fetos com exames normais com Doppler de artéria umbilical apresentaram desfechos adversos em comparação com 11,5% daqueles com anormalidades no Doppler (O'Dwyer, 2014). Unterscheider e colaboradores (2013a) relataram que a dopplervelocimetria de artéria umbilical anormal combinada com uma estimativa de peso fetal < 3º percentil está mais fortemente associada a desfechos obstétricos adversos.

Por causa desses achados, a dopplervelocimetria da artéria umbilical é considerada padrão na avaliação e na condução dos casos de fetos com restrição do crescimento. O American College of Obstetricians and Gynecologists (2015) concluiu que a dopplervelocimetria da artéria umbilical melhora os resultados clínicos. O exame é recomendado no manejo de fetos com restrição do crescimento como um adjuvante às técnicas padrão de vigilância, como cardiotocografia (CTG) basal e perfil biofísico.

Outras avaliações com Doppler ainda estão sendo investigadas. A avaliação do ducto venoso foi estudada em uma série de 604 fetos com < 33 semanas e com circunferência abdominal < 5º percentil (Baschat, 2007). Os parâmetros ao Doppler para o ducto venoso foram o principal fator cardiovascular para predição da evolução neonatal. Supõe-se que essas alterações tardias reflitam deterioração do miocárdio e acidemia, dois dos principais contribuintes para resultados perinatais e neurológicos adversos. Em outro estudo de 46 fetos com crescimento restrito, as anormalidades de fluxo no istmo aórtico avaliadas ao Doppler precederam em 1 semana as observadas no ducto venoso (Figueras, 2009). Em sua avaliação de vários vasos fetais, Turan e colaboradores (2008) descreveram a sequência de alterações características de disfunção placentária leve, disfunção placentária progressiva e disfunção placentária grave de início precoce. No entanto, Unterscheider e colaboradores (2013b) questionaram se uma progressão previsível dos índices do Doppler realmente existe na restrição de crescimento fetal.

■ **Prevenção**

A prevenção da restrição de crescimento fetal deve começar de preferência antes da concepção. Condições clínicas maternas, medicamentos e nutrição são otimizados, e a cessação do tabagismo é fundamental. Os outros fatores de risco são adaptados às condições maternas, como profilaxia contra malária nas mulheres que vivam em áreas endêmicas e correção de eventuais deficiências nutricionais. É importante observar que o tratamento da hipertensão arterial leve a moderada não reduz a incidência de fetos com restrição do crescimento (Cap. 50, p. 981).

A datação precisa é essencial no início da gestação. Normalmente são utilizados exames ultrassonográficos seriados, mas ainda não foi determinado o intervalo ideal entre as avaliações. Dado que um recém-nascido PIG prévio está associada a outros resultados adversos em gestação subsequente, em particular natimortalidade e nascimento pré-termo, a vigilância da gravidez subsequente pode ser benéfica (Mendez-Figueroa, 2016; Spong, 2012). O American College of Obstetricians and Gynecologists (2015) observa que, se o crescimento fetal for normal durante uma gestação que se segue a outra complicada por restrição do crescimento fetal, não há indicação de dopplervelocimetria e de vigilância fetal. Uma recente metanálise de 45 estudos envolvendo 20.909 mulheres relatou que o ácido acetilsalicílico em doses baixas e iniciado antes de 16 semanas de gestação estava associado a risco significativamente menor de restrição de crescimento fetal (Roberge, 2017). Além disso, eles descreveram um efeito dose-dependente. O American College of Obstetricians and Gynecologists (2015) não endossou a profilaxia com dose baixa de ácido acetilsalicílico para mulheres com um feto prévio com restrição de crescimento.

■ **Manejo**

Havendo suspeita de restrição do crescimento fetal, todos os esforços devem ser envidados para confirmar o diagnóstico, avaliar o estado fetal e investigar as possíveis causas. A restrição de crescimento de início precoce é especialmente problemática. Nas gestações em que houver suspeita de anomalia fetal, há indicação de testes diagnósticos pré-natais e aconselhamento da paciente (American College of Obstetricians and Gynecologists, 2015).

Distúrbios do crescimento fetal 855

Suspeita de crescimento fetal restrito < 38 semanas

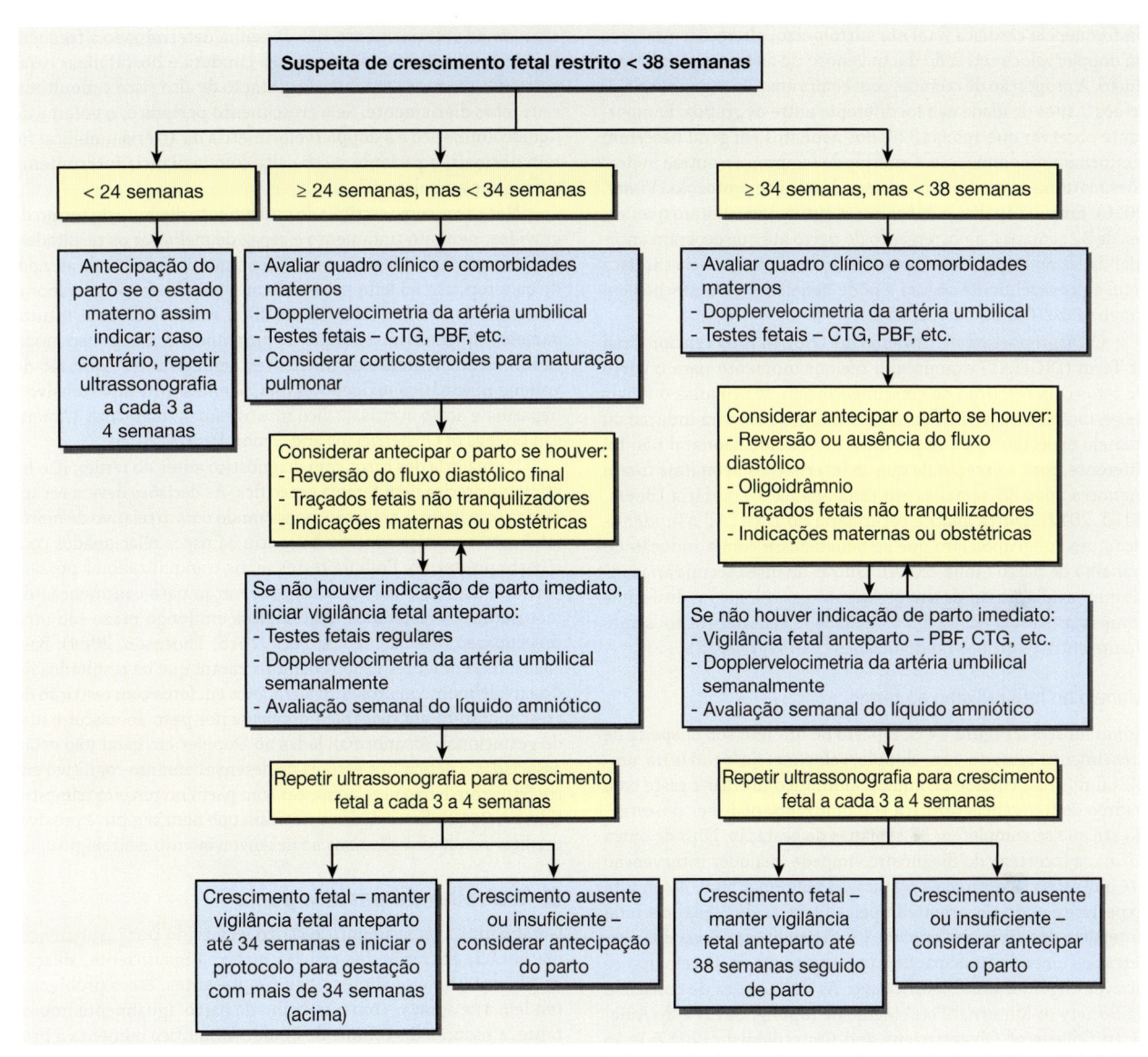

- **< 24 semanas**
  - Antecipação do parto se o estado materno assim indicar; caso contrário, repetir ultrassonografia a cada 3 a 4 semanas

- **≥ 24 semanas, mas < 34 semanas**
  - Avaliar quadro clínico e comorbidades maternos
  - Dopplervelocimetria da artéria umbilical
  - Testes fetais – CTG, PBF, etc.
  - Considerar corticosteroides para maturação pulmonar

  Considerar antecipar o parto se houver:
  - Reversão do fluxo diastólico final
  - Traçados fetais não tranquilizadores
  - Indicações maternas ou obstétricas

  Se não houver indicação de parto imediato, iniciar vigilância fetal anteparto:
  - Testes fetais regulares
  - Dopplervelocimetria da artéria umbilical semanalmente
  - Avaliação semanal do líquido amniótico

  Repetir ultrassonografia para crescimento fetal a cada 3 a 4 semanas
  - Crescimento fetal – manter vigilância fetal anteparto até 34 semanas e iniciar o protocolo para gestação com mais de 34 semanas (acima)
  - Crescimento ausente ou insuficiente – considerar antecipação do parto

- **≥ 34 semanas, mas < 38 semanas**
  - Avaliar quadro clínico e comorbidades maternos
  - Dopplervelocimetria da artéria umbilical
  - Testes fetais – CTG, PBF, etc.

  Considerar antecipar o parto se houver:
  - Reversão ou ausência do fluxo diastólico
  - Oligoidrâmnio
  - Traçados fetais não tranquilizadores
  - Indicações maternas ou obstétricas

  Se não houver indicação de parto imediato:
  - Vigilância fetal anteparto – PBF, CTG, etc.
  - Dopplervelocimetria da artéria umbilical semanalmente
  - Avaliação semanal do líquido amniótico

  Repetir ultrassonografia para crescimento fetal a cada 3 a 4 semanas
  - Crescimento fetal – manter vigilância fetal anteparto até 38 semanas seguido de parto
  - Crescimento ausente ou insuficiente – considerar antecipar o parto

FIGURA 44-9 Algoritmo para manejo dos casos com restrição do crescimento fetal no Parkland Hospital. CTG, cardiotocografia basal; PBF, perfil biofísico.

Um algoritmo de manejo é mostrado na Figura 44-9. Nas gestações em que houver suspeita de restrição do crescimento, a vigilância anteparto do feto inclui dopplervelocimetria periódica das artérias umbilicais, além de testes fetais mais frequentes. No Parkland Hospital, estimulamos a internação em nossa unidade de alto risco para as mulheres com fetos medindo ≤ 3º percentil e com idade viável. Inicia-se protocolo com traçados diários da frequência cardíaca fetal, dopplervelocimetria semanal e avaliação ultrassonográfica do crescimento fetal a cada 3 a 4 semanas. Outras modalidades de dopplervelocimetria, como de artéria cerebral média ou de ducto venoso, são consideradas experimentais. O American College of Obstetricians and Gynecologists (2015) recomenda que os corticosteroides antenatais para maturação pulmonar sejam administrados em gestações complicadas por restrição de crescimento fetal e sob risco de nascimento antes de 34 semanas de gestação.

O momento do parto é essencial, e devem ser ponderados os riscos de morte fetal contra os perigos do nascimento pré-termo. Vários estudos multicêntricos abordam esses problemas, mas, infelizmente, nenhum deles esclareceu o momento ideal para o parto.

Para o feto pré-termo, o único ensaio randomizado avaliando o melhor momento do parto foi o Growth Restriction Intervention Trial (GRIT) (Thornton, 2004). Esse ensaio envolveu 548 mulheres com gestação entre 24 e 36 semanas e incerteza clínica quanto ao melhor momento para o parto. As gestantes foram randomicamente distribuídas em parto imediato ou postergado até que a situação se agravasse. O desfecho primário foi morte perinatal ou incapacidade avaliada aos 2 anos de idade. As taxas de mortalidade não foram diferentes aos 2 anos de idade. Além disso, com as avaliações realizadas dos 6 aos 13 anos, não houve diferenças clinicamente significativas entre as crianças nos dois grupos (Walker, 2011).

No Trial of Randomized Umbilical and Fetal Flow in Europe (TRUFFLE), a avaliação com Doppler do ducto venoso foi comparada com a monitoração da frequência cardíaca fetal. Houve 310 gestações entre 26 e 32 semanas de gestação com fetos mostrando circunferência abdominal < 10º percentil e índice de pulsatilidade da artéria umbilical > 95º percentil (Lees, 2015). O momento oportuno para o parto foi determinado pelos resultados de três diferentes braços de avaliação fetal neonatal: variabilidade da frequência cardíaca fetal em curto prazo, alterações precoces na dopplervelocimetria do ducto venoso ou alterações tardias no ducto. A proporção de crianças com comprometimento neurológico aos 2 anos de idade não foi diferente entre os grupos. É importante observar que apenas 32% dos neonatos em geral nasceram conforme a randomização. Critérios de segurança e outras indicações materno-fetais levaram a esses desvios de protocolo (Visser, 2016). Em uma análise *post hoc*, esses autores concluíram que, antes de 32 semanas, a postergação do parto até que ocorram anormalidades no Doppler do ducto venoso ou na frequência cardíaca fetal é provavelmente segura e pode beneficiar os desfechos em longo prazo (Ganzevoort, 2017).

O Disproportionate Intrauterine Growth Intervention Trial at Term (DIGITAT) examinou o melhor momento para o parto de fetos com restrição do crescimento com 36 semanas ou mais de gestação. Nessas 321 mulheres randomizadas para indução ou manejo expectante, o composto de morbidade neonatal não foi diferente, com a exceção de que as internações neonatais foram menores após 38 semanas em uma análise secundária (Boers, 2010, 2012). Outra análise secundária do DIGITAT não identificou um subgrupo claro que se beneficiasse com a indução do trabalho de parto (Tajik, 2014). Outras análises secundárias incluíram avaliação do desenvolvimento neurológico e desfechos comportamentais com 2 anos de idade, e ela também foi semelhante entre os grupos randomizados (Van Wyk, 2012).

Manejo do feto próximo ao termo

Como mostra a Figura 44-9, o parto de um feto sob suspeita de crescimento restrito com dopplervelocimetria da artéria umbilical normal, volume de líquido amniótico normal e teste com padrão de frequência cardíaca tranquilizador pode ser postergado até que se completem 38 semanas de gestação. Dito de outra forma, a incerteza do diagnóstico impede qualquer intervenção até que esteja assegurada a maturação pulmonar fetal. A conduta expectante pode ser orientada pelas técnicas de vigilância fetal anteparto descritas no Capítulo 17. Contudo, a maioria dos obstetras recomenda antecipação do parto a partir de 34 semanas se houver oligoidrâmnio significativo. As declarações de consenso da Society of Maternal-Fetal Medicine (Spong, 2011) e do American College of Obstetricians and Gynecologists (2017a) são semelhantes. Há recomendação de antecipar o parto entre 34 e 37 semanas de gestação quando houver quadros concomitantes, como oligoidrâmnio. Se o padrão de frequência cardíaca for tranquilizador, poderá ser tentado o parto vaginal. É importante observar que alguns desses fetos não suportam o trabalho de parto.

Manejo do feto distante do termo

Quando se detecta crescimento restrito em feto anatomicamente normal antes de 34 semanas de gestação, com volume de líquido amniótico e exames de vigilância fetal normais, a recomendação é observação. Alguns autores recomendam rastreamento para toxoplasmose, citomegalovírus, rubéola, herpes e outras infecções. Contudo, nós e outros autores não consideramos essa prática produtiva (Yamamoto, 2013).

Enquanto os resultados dos testes de vigilância fetais e o crescimento fetal entre exames forem normais, a gravidez pode prosseguir até que se alcance maturidade fetal (ver Fig. 44-9). A reavaliação do crescimento fetal geralmente não é feita antes de 3 a 4 semanas. A avaliação semanal com dopplervelocimetria da artéria umbilical e com determinação do volume do líquido amniótico é combinada com CTG basal periódica, embora, conforme afirmamos anteriormente, não se tenha determinado a frequência ideal. Como mencionado, nossa conduta é hospitalizar essas gestantes em nossa unidade de gestação de alto risco e monitorar seus fetos diariamente. Se o crescimento periódico, o volume do líquido amniótico e a dopplervelocimetria da artéria umbilical forem normais, a paciente recebe alta com vigilância intermitente em regime ambulatorial.

Nos casos com restrição do crescimento distante do termo da gravidez, nenhum tratamento é capaz de melhorar os resultados. Por exemplo, as evidências não sustentam a diminuição da atividade ou o repouso no leito para acelerar o crescimento ou melhorar os desfechos. Independentemente disso, muitos obstetras intuitivamente aconselham a adoção de programas com repouso modificado. Suplementação de nutrientes, tentativas de expansão do volume plasmático, oxigenoterapia, agentes anti-hipertensivos, heparina e ácido acetilsalicílico mostraram-se ineficazes (American College of Obstetricians and Gynecologists, 2015).

Na maioria dos casos com diagnóstico antes do termo, não há etiologia precisa nem terapia específica. As decisões devem ser tomadas com base na avaliação, ponderando o risco relativo de morte fetal com o manejo expectante contra os riscos relacionados com o parto pré-termo. Embora testes fetais tranquilizadores possam permitir manter a paciente em observação para continuação da maturação, os resultados neurológicos em longo prazo são uma preocupação (Baschat, 2014; Lees, 2015; Thornton, 2004). Baschat e colaboradores (2009) demonstraram que os resultados do desenvolvimento neurológico aos 2 anos em fetos com restrição do crescimento foram mais bem previstos por peso ao nascer e idade gestacional. As anormalidades ao Doppler em geral não estão associadas a déficit nos escores de desenvolvimento cognitivo entre fetos com baixo peso ao nascer com parto no terceiro trimestre (Llurba, 2013). Esses dados enfatizam que nem sempre é possível predizer resultados adversos no desenvolvimento neurológico.

■ Trabalho de parto e parto

Geralmente, o crescimento restrito é causado por insuficiência placentária em razão de perfusão materna insuficiente, ablação da placenta funcional ou ambas. Se presentes, esses problemas tendem a se agravar com o trabalho de parto. Igualmente importante, a redução do volume de líquido amniótico aumenta a probabilidade de compressão do cordão umbilical durante o trabalho de parto. Em razão deste e de outros motivos, há aumento da taxa de cesariana. Assim, uma gestante sob suspeita de crescimento fetal restrito deve ser submetida a monitoramento intraparto em esquema para "alto risco" (Cap. 24, p. 478).

Os riscos de hipoxia neonatal e de aspiração de mecônio também estão aumentados. Assim, a atenção ao recém-nascido deve ser imediata por profissional capacitado a liberar as vias aéreas e ventilar o recém-nascido se necessário (Cap. 32, p. 608). O recém-nascido com restrição grave do crescimento é particularmente suscetível à hipotermia, podendo evoluir com outros distúrbios metabólicos, como hipoglicemia, policitemia e hiperviscosidade. Além disso, os neonatos com baixo peso ao nascer apresentam maior risco de incapacidades neurológicas motoras, entre outras. Os riscos são maiores nos extremos inferiores da curva de peso ao nascer (Baschat, 2009, 2014; Llurba, 2013).

SOBRECRESCIMENTO FETAL

O termo *macrossomia* é usado de forma bastante imprecisa para descrição de feto ou neonato muito grande. Embora haja concordância geral entre os obstetras de que os neonatos pesando < 4.000 g não possam ser considerados excessivamente grandes, não se chegou a um consenso semelhante para a definição de macrossomia. Os neonatos raramente pesam mais de 5.000 g, e os fetos muito grandes despertam curiosidade. O maior recém-nascido citado no *Guiness Book of World Records* nasceu de uma mulher canadense, em 1879, e pesou 10.800 g (Barnes, 1957).

Nos Estados Unidos, em 2015, dos mais de 4 milhões de nascidos, 6,9% tiveram peso entre 4.000 e 4.499 g; 1% pesaram entre 4.500 e 4.999 g; e 0,1% nasceram pesando 5.000 g ou mais (Martin, 2017). Certamente a incidência de crianças muito grandes aumentou durante o século XX. De acordo com Williams (1903), no início do século XX, a incidência de crianças com peso ao nascer > 5.000 g era de 1 a 2 por 10.000 nascimentos. É possível comparar esse dado com os 16 a cada 10.000 nascidos no Parkland Hospital, entre 1988 e 2008, e com os 11 por 10.000 nos Estados Unidos, em 2010. A influência das crescentes taxas de obesidade materna é impressionante, e sua associação com diabetes melito é bem conhecida. Entre as gestantes com recém-nascidos pesando > 5.000 g no Parkland Hospital, mais de 15% eram diabéticas.

■ Definição

Vários termos atualmente descrevem o sobrecrescimento fetal patológico. O mais comum desses termos (*macrossomia*) é definido em função de pesos ao nascer que excedam determinados percentis para uma dada população. Outro esquema comumente usado é definir macrossomia a partir de um limiar empírico de peso ao nascer.

Distribuição do peso ao nascer

Com frequência de define macrossomia com base na distribuição matemática do peso ao nascer. Os neonatos acima do 90º percentil para uma dada semana de gestação são considerados no limiar da macrossomia ou grandes para a idade gestacional (GIGs). Por exemplo, o 90º percentil para 39 semanas de gestação é 4.000 g. Se, contudo, forem usados 2 desvios-padrão acima da média, o limiar passará para o 97º percentil. Nesse caso, passarão a ser consideradas portadoras de macrossomia crianças substancialmente maiores em comparação com aquelas no 90º percentil. Especificamente, o limiar do peso ao nascer para 39 semanas de gestação para macrossomia passará a ser de cerca de 4.500 g para o 97º percentil em vez dos 4.000 g para o 90º percentil.

Peso ao nascer empírico

Com frequência, utiliza-se o limiar de 4.000 g para definir macrossomia. Outros autores usam um limiar de 4.250 ou de até 4.500 g. Como mostrado na Tabela 44-2, pesos de nascimento ≥ 4.500 g são incomuns. No Parkland Hospital, ao longo de um período de 30 anos, durante os quais houve mais de 350.000 nascimentos de fetos únicos, apenas 1,4% dos neonatos pesaram 4.500 g ou mais. Consideramos que o limite superior a partir do qual se pode considerar o crescimento fetal como anormal estaria 2 desvios-padrão acima da média, representando, talvez, 3% dos nascimentos. Com 40 semanas de gestação, esse limiar corresponde a cerca de 4.500 g. O American College of Obstetricians and Gynecologists (2016a) conclui que o termo *macrossomia* seria apropriado aos recém-nascidos pesando 4.500 g ou mais ao nascer.

TABELA 44-2 Distribuição do peso ao nascer de 354.509 recém-nascidos vivos no Parkland Hospital entre 1988 e 2012

Peso no nascimento (g)	Nascimentos		Diabetes materno	
	Número	%	Número	%
500-3.999	322.074	90,9	13.365	4
4.000-4.249	19.106	5,4	1.043	5
4.250-4.499	8.391	2,4	573	7
4.500-4.649	3.221	0,9	284	9
4.750-4.999	1.146	0,3	134	12
5.000-5.249	385	0,1	57	15
5.250-5.499	127	0,04	31	24
5.500 ou mais	59	0,02	14	24
Total	354.509		15.501	

■ Fatores de risco

Alguns dos fatores associados a sobrecrescimento fetal estão listados na Tabela 44-3. Muitos estão inter-relacionados e, assim, provavelmente são complementares. Por exemplo, idade avançada costuma estar relacionada com multiparidade e com diabetes melito, e obesidade está relacionada com diabetes melito. Em um estudo, a incidência de macrossomia foi de mais de 24% na China em mulheres obesas, e as taxas de macrossomia também foram significativamente maiores (cerca de 2,5 vezes) para gestações prolongadas e diabetes gestacional (Wang, 2017). Desses, o diabetes materno é um fator de risco importante para sobrecrescimento fetal (Cap. 57, p. 1100). Como mostra a Tabela 44-2, a incidência de diabetes materno aumenta à medida que aumenta o peso ao nascer > 4.000 g. Contudo, é preciso enfatizar que o diabetes materno está associado apenas a um pequeno percentual do número total desses recém-nascidos assim grandes.

■ Morbidade materna e perinatal

As consequências adversas do crescimento fetal excessivo são consideráveis. Os neonatos com peso de nascimento de pelo menos 4.000 g têm taxas de cesariana > 50%. Isso ocorre principalmente em casos de obesidade materna ou diabetes ou com pesos ao nascer > 5.000 g (Cordero, 2017; Gaudet, 2014; Hehir, 2015). Um estudo encontrou maior risco de morbidade neonatal traumática em neonatos GIGs comparados com aqueles de peso normal (Chauhan, 2017). As taxas de distocia de ombro variam muito e podem chegar a 30% para neonatos macrossômicos quando há diabetes materno concomitante (Cordero, 2015). Em populações obstétricas gerais que incluem mães diabéticas, as taxas de distocia são de pelo menos 5% para neonatos com

TABELA 44-3 Fatores de risco para sobrecrescimento fetal

Obesidade
Diabetes
Gestação pós-termo
Multiparidade
Pais de constituição grande
Idade materna avançada
Neonato macrossômico prévio
Fatores raciais e étnicos

TABELA 44-4 Resultados maternos e fetais para 208.090 partos no Parkland Hospital entre 1998 e 2012

Resultado[a]	< 4.000 g n = 187.119	4.000-4.499 g n = 17.750	4.500-4.999 g n = 2.849	≥ 5.000 g n = 372	Valor de p
Total de cesarianas	46.577 (25)	5.362 (30)	1.204 (42)	224 (60)	< 0,001
Agendadas	12.564 (7)	1.481 (8)	316 (11)	65 (17)	< 0,001
Distocia	7.589 (4)	1.388 (8)	337 (12)	46 (12)	< 0,001
Distocia de ombro	437 (0)	366 (2)	192 (7)	56 (15)	< 0,001
Laceração de 3° ou 4° graus	7.296 (4)	932 (5)	190 (7)	37 (10)	< 0,001
Indução do trabalho de parto	26.118 (13)	2.499 (14)	420 (15)	39 (10)	0,141
Prolongamento do segundo período	6.905 (4)	899 (5)	147 (5)	14 (4)	< 0,001
Corioamnionite	13.448 (7)	1.778 (10)	295 (10)	35 (9)	< 0,001
pH < 7,0	925 (0,5)	96 (0,6)	20 (0,7)	4 (1,1)	0,039
Apgar de 5 minutos < 7	1.898 (1,0)	80 (0,5)	22 (0,8)	10 (2,7)	< 0,001
Admissão em UTI	4.266 (2,2)	123 (0,7)	36 (1,3)	9 (2,4)	< 0,001
Fratura de clavícula	1.880 (1,0)	616 (3,5)	125 (4,4)	16 (4,3)	< 0,001
Ventilação mecânica	2.305 (1,2)	54 (0,3)	11 (0,4)	9 (2,4)	< 0,001
Hipoglicemia	480 (0,2)	89 (0,5)	31 (1,1)	12 (3,2)	< 0,001
Hiperbilirrubinemia	5.829 (3,0)	305 (1,7)	60 (2,1)	12 (3,2)	< 0,001
Paralisia de Erb	470 (0,2)	224 (1,3)	74 (2,6)	22 (5,9)	< 0,001
Mortes neonatais	402 (0,2)	3 (0)	2 (0,1)	1 (0,3)	< 0,001

[a]Dados de resultados apresentados como n (%).
UTI, unidade de terapia intensiva.

pesos ao nascer ≥ 5.000 g (Crosby, 2017; Hehir, 2015). As taxas de hemorragia pós-parto, laceração perineal e infecção materna, que são complicações relacionadas, também estão aumentadas em mães de neonatos com sobrecrescimento. Os resultados maternos e neonatais distribuídos por peso ao nascer para fetos grandes > 4.000 g e nascidos no Parkland Hospital são apresentados na Tabela 44-4.

■ Diagnóstico

Considerando que não há métodos para estimar de maneira precisa o tamanho excessivo do feto, o diagnóstico de macrossomia não pode ser definitivo antes do nascimento. A inexatidão nas estimativas clínicas do peso fetal a partir do exame físico com frequência é atribuída, ao menos em parte, à obesidade materna. Foram feitas várias tentativas para aumentar a acurácia das estimativas ultrassonográficas do peso fetal. Diversas fórmulas foram propostas para estimar o peso fetal a partir das medidas da cabeça, do fêmur e do abdome. Contudo, as estimativas fornecidas por esses cálculos, embora razoavelmente acuradas para predizer o peso de fetos pré-termo pequenos, são menos válidas para a predição do peso dos fetos maiores. Em um estudo de 248 neonatos GIGs e 655 não GIGs de gestações complicadas por diabetes, apenas 23% das mulheres diagnosticadas com um feto GIG antes do parto realmente deram à luz um neonato GIG (Scifres, 2015). Isso resultou em elevação de mais de três vezes na taxa de cesarianas por suspeita de peso de nascimento GIG.

Assim, está claro que a estimativa ultrassonográfica do peso fetal não é confiável, e não se recomenda seu uso rotineiro para identificar macrossomia. De fato, o American College of Obstetricians and Gynecologists (2016a) conclui que as estimativas clínicas do peso fetal são tão acuradas quanto aquelas ultrassonográficas.

■ Manejo

Diversas intervenções foram propostas para impedir o sobrecrescimento fetal. Entre elas estão indução profilática do trabalho de parto com alguma indicação mal definida como "macrossomia iminente", ou cesariana eletiva para evitar dificuldades no parto e distocia de ombro. Para as mulheres com diabetes na gestação, a terapia com insulina e a atenção cuidadosa ao bom controle glicêmico reduz o peso de nascimento. Porém, isso não se traduziu de maneira consistente em redução nas taxas de cesarianas. Além disso, conforme citado, o diagnóstico errôneo de sobrecrescimento fetal entre as mulheres com diabetes aumenta as taxas de cesariana (Scifres, 2015). Também citado anteriormente, o sobrecrescimento fetal, independentemente do diagnóstico de diabetes melito, está fortemente associado à obesidade materna e ao ganho excessivo de peso durante a gestação (Durie, 2011; Durst, 2016; Harper, 2015). Por exemplo, as intervenções nutricionais para limitar o sobrecrescimento fetal reduzindo o ganho de peso gestacional são uma área ativa de pesquisa. Os ganhos ponderais atualmente recomendados para a gestação conforme o IMC materno estão descritos no Capítulo 9 (p. 165).

Indução "profilática" do trabalho de parto

Alguns obstetras induzem o trabalho de parto quando a macrossomia fetal é suspeita em gestantes não diabéticas. Essa abordagem é sugerida para impedir que o feto siga crescendo e, como consequência, para reduzir a possibilidade de complicações relacionadas com o parto. Tal indução profilática teoricamente deveria reduzir os riscos de distocia de ombro e de cesariana. Em uma revisão sistemática de 11 estudos comparando conduta expectante e indução do trabalho de parto para os casos sob suspeita de macrossomia, a indução do trabalho de parto resultou em aumento na taxa de cesariana sem melhora nos resultados perinatais (Sanchez-Ramos, 2002). Por outro lado, Magro-Malosso e colaboradores (2017) realizaram uma metanálise de quatro ensaios randomizados envolvendo 1.190 mulheres e concluíram que a indução do trabalho de parto com 38 semanas ou mais por suspeita de macrossomia significativamente reduzia a frequência de sobrecrescimento fetal e fraturas. Em um desses estudos, 822 mulheres com suspeita de fetos GIGs foram randomizadas para parto a termo precoce ($37^{0/7}$ a $38^{6/7}$ semanas) ou para manejo expectante (Boulvain, 2015). Houve uma maior taxa de partos vaginais que foi marginalmente significativa e uma menor taxa composta de morbidades. Esses autores alertaram que os benefícios devem ser ponderados com os riscos da indução do trabalho de parto e o parto a termo precoce. Objetivamente, uma revisão realizada com nascidos no início do período considerado a termo indicou que o parto eletivo antes de 39 semanas de gestação não melhorou os resultados maternos e esteve associado a piores resultados neonatais (Tita, 2016). Concordamos com a posição do American College of Obstetricians and Gynecologists (2016a, 2017a,b) de que as evidências atuais não dão suporte a uma prática de indução precoce do trabalho de parto ou de parto antes de 39 semanas de gestação. Ainda não está claro se o parto ou a indução por suspeita de macrossomia a termo sejam melhores que o manejo expectante.

Cesariana eletiva

Para o parto de fetos macrossômicos, a distocia de ombro e seus riscos associados descritos no Capítulo 27 (p. 520) são as principais preocupações. Isso posto, o American College of Obstetricians and Gynecologists (2017b) observou que menos de 10% dos casos de distocia de ombro resultam em lesão persistente do plexo braquial, e 4% deles ainda ocorrem com a cesariana.

Para a prevenção, a cesariana planejada com base na suspeita de macrossomia para prevenir plexopatia braquial não é uma estratégia razoável na *população geral* (Chauhan, 2005). Ecker e colaboradores (1997) analisaram 80 casos de lesão do plexo braquial em 77.616 recém-nascidos consecutivos no Brigham and Women's Hospital. Os autores concluíram que seria preciso um número excessivo de cesarianas desnecessárias para prevenir uma única lesão de plexo braquial em neonatos nascidos de gestantes não diabéticas. Rouse e colaboradores (1996) concordam com essa ideia na sua análise de mães não diabéticas.

Por outro lado, a cesariana planejada pode ser uma estratégia razoável para mulheres *diabéticas* com peso fetal estimado > 4.250 ou > 4.500 g. Conway e Langer (1998) descreveram um protocolo de cesariana de rotina para estimativas ultrassonográficas ≥ 4.250 g em mulheres diabéticas. Essa conduta reduziu de maneira significativa a taxa de distocia de ombro de 2,4 para 1,1%.

Em resumo, concordamos com o College de que o parto eletivo de feto sob suspeita de sobrecrescimento não é aconselhável, em particular antes de se terem completado 39 semanas de gestação. Por fim, concordamos que a cesariana eletiva não está indicada quando o peso fetal estimado for < 5.000 g entre gestantes não diabéticas e < 4.500 g entre as diabéticas (American College of Obstetricians and Gynecologists, 2016a, 2017b).

REFERÊNCIAS

Alexander GR, Himes JH, Kaufman RB, et al: A United States national reference for fetal growth. Obstet Gynecol 87:163, 1996

Aman J, Hansson U, Ostlund I, et al: Increased fat mass and cardiac septal hypertrophy in newborn infants of mothers with well-controlled diabetes during pregnancy. Neonatology 100(2):147, 2011

American College of Obstetricians and Gynecologists: Fetal growth restriction. Practice Bulletin No. 134, May 2013, Reaffirmed 2015

American College of Obstetricians and Gynecologists: Fetal macrosomia. Practice Bulletin No. 173, November 2016a

American College of Obstetricians and Gynecologists: Moderate caffeine consumption during pregnancy. Committee Opinion No. 462, August 2010, Reaffirmed 2016b

American College of Obstetricians and Gynecologists: Nonmedically indicated early-term deliveries. Committee Opinion No. 561, April 2013, Reaffirmed 2017a

American College of Obstetricians and Gynecologists: Shoulder dystocia. Practice Bulletin No. 178, May 2017b

Bahado-Singh RO, Lynch L, Deren O, et al: First-trimester growth restriction and fetal aneuploidy: the effect of type of aneuploidy and gestational age. Am J Obstet Gynecol 176(5):976, 1997

Barker DJ (ed): Fetal and Infant Origins of Adult Disease. London, BMJ Publishing, 1992

Barnes AC: An obstetric record from the medical record. Obstet Gynecol 9(2):237, 1957

Baschat AA: Neurodevelopment after fetal growth restriction. Fetal Diagn Ther 36:136, 2014

Baschat AA, Cosmi E, Bilardo CM, et al: Predictors of neonatal outcome in early-onset placental dysfunction. Obstet Gynecol 109(2, pt 1):253, 2007

Baschat AA, Viscardi RM, Hussey-Gardner B, et al: Infant neurodevelopment following fetal growth restriction: relationship with antepartum surveillance parameters. Ultrasound Obstet Gynecol 33(1):44, 2009

Battaglia FC, Lubchenco LO: A practical classification of newborn infants by weight and gestational age. J Pediatr 71(2):159, 1967

Begemann M, Zirn B, Santen G, et al: Paternally inherited IGF2 mutation and growth restriction. N Engl J Med 373:349, 2015

Blackwell SC, Landon MB, Mele L, et al: Relationship between excessive gestational weight gain and neonatal adiposity in women with mild gestational diabetes mellitus. Obstet Gynecol 128:1325, 2016

Boers KE, van Wyk L, van der Post JA, et al: Neonatal morbidity after induction vs expectant monitoring in intrauterine growth restriction at term: a subanalysis of the DIGITAT RCT. Am J Obstet Gynecol 206:344.e1, 2012

Boers KE, Vijgen SM, Bijlenga D, et al: Induction versus expectant monitoring for intrauterine growth restriction at term: randomised equivalence trial (DIGITAT). BMJ 341:c7087, 2010

Boulvain M, Senat MV, Perrotin F, et al: Induction of labour versus expectant management for large-for-date fetuses: a randomised controlled trial. Lancet 385:2600, 2015

Breij LM, Kerkhof GF, Hokken-Koelega AC: Accelerated infant weight gain and risk for nonalcoholic fatty liver disease in early adulthood. J Clin Endocrinol Metab 99:1189, 2014

Brenner WE, Edelman DA, Hendricks CH: A standard of fetal growth for the United States of America. Am J Obstet Gynecol 126:555, 1976

Briand V, Saal J, Ghafari C, et al: Fetal growth restriction is associated with malaria in pregnancy: a prospective longitudinal study in Benin. J Infect Dis 214:417, 2016

Bricker L, Medley N, Pratt JJ: Routine ultrasound in late pregnancy (after 24 weeks' gestation). Cochrane Database Syst Rev 6:CD001451, 2015

Briffa JF, McAinch AJ, Romano T, et al: Leptin in pregnancy and development: a contributor to adulthood disease? Am J Physiol Endocrinol Metab 308:E335, 2015

Brosens I, Benagiano G, Brosens JJ: The potential perinatal origin of placentation disorders in the young primigravida. Am J Obstet Gynecol 212:580, 2015

Burton GJ, Fowden AL, Thornburg KL: Placental origins of chronic disease. Physiol Rev 96:1509, 2016

Calabuig-Navarro V, Puchowicz M, Glazebrook P, et al: Effect of ω-3 supplementation on placental lipid metabolism in overweight and obese women. Am J Clin Nutr 103:1064, 2016

Campbell S, Thoms A: Ultrasound measurement of the fetal head to abdomen circumference ratio in the assessment of growth retardation. BJOG 84(3):165, 1977

Capobiango JD, Breganó RM, Navarro IT, et al: Congenital toxoplasmosis in a reference center of Paraná, Southern Brazil. Braz J Infect Dis 18:364, 2014

Catalano PM, Hauguel-De Mouzon S. Is it time to revisit the Pedersen hypothesis in the face of the obesity epidemic? Am J Obstet Gynecol 204(6):479, 2011

Cervera R, Serrano R, Pons-Estel GJ, et al: Morbidity and mortality in the antiphospholipid syndrome during a 10-year period: a multicentre prospective study of 1000 patients. Ann Rheum Dis 74:1011, 2015

Chauhan SP, Grobman WA, Gherman RA, et al: Suspicion and treatment of the macrosomic fetus: a review. Am J Obstet Gynecol 193(2):332, 2005

Chauhan SP, Rice MM, Grobman WA, et al: Neonatal morbidity of small- and large-for-gestational-age neonates born at term in uncomplicated pregnancies. Obstet Gynecol 130(3):511, 2017

Chen S, Cao P, Dong N, et al: PCSK6-mediated corin activation is essential for normal blood pressure. Nat Med 21:1048, 2015a

Chen Z, He P, Ding X, et al: PPARγ stimulates expression of l-type amino acid and taurine transporters in human placentas: the evidence of PPARγ regulating fetal growth. Sci Rep 5:12650, 2015b

Chiossi G, Pedroza C, Costantine MM, et al: Customized versus population-based growth charts to identify neonates at risk of adverse outcomes: a systematic review and Bayesian meta-analysis of observational studies. Ultrasound Obstet Gynecol 50(2):156, 2017

Cohen E, Wong FY, Horne RS, Yiallourou SR: Intrauterine growth restriction: impact on cardiovascular development and function throughout infancy. Pediatr Res 79:821, 2016

Coker AL, Garcia LS, Williams CM, et al: Universal psychosocial screening and adverse pregnancy outcomes in an academic obstetric clinic. Obstet Gynecol 119(6):1180, 2012

Conway DL, Langer O: Elective delivery of infants with macrosomia in diabetic women: reduced shoulder dystocia versus increased cesarean deliveries. Am J Obstet Gynecol 178(5):922, 1998

Cordero L, Paetow P, Landon MB, et al: Neonatal outcomes of macrosomic infants of diabetic and non-diabetic mothers. J Neonatal Perinatal Med 8:105, 2015

Costantine MM, Mele L, Landon MB, et al: Customized versus population approach for evaluation of fetal overgrowth. Am J Perinatol 30:565, 2013

Crosby DA, Ahmed S, Razley A, et al: Obstetric and neonatal characteristics of pregnancy and delivery for infant birthweight ≥5.0 kg. J Matern Fetal Neonatal Med 30(24):2961, 2017

Crovetto F, Triunfo S, Crispi F, et al: Differential performance of first trimester screening in predicting small for gestational age neonates or fetal growth restriction. Ultrasound Obstet Gynecol 49(3):349, 2017

Crume TL, Shapiro AL, Brinton JT, et al: Maternal fuels and metabolic measures during pregnancy and neonatal body composition: the healthy start study. J Clin Endocrinol Metab 100:1672, 2015

Cruz-Lemini M, Crispi F, Valenzuela-Alcaraz B, et al: Fetal cardiovascular remodeling persists at 6 months in infants with intrauterine growth restriction. Ultrasound Obstet Gynecol 48:349, 2016

Cui Y, Wang W, Dong N, et al: Role of corin in trophoblast invasion and uterine spiral artery remodelling in pregnancy. Nature 484(7393):246, 2012

Cunningham FG, Cox SM, Harstad TW, et al: Chronic renal disease and pregnancy outcome. Am J Obstet Gynecol 163(2):453, 1990

Cyganek A, Pietrzak B, Kociszewska-Najman B, et al: Intrauterine growth restriction in pregnant renal and liver transplant recipients: risk factors assessment. Transplant Proc 46:2794, 2014

Cyganek K, Skupien J, Katra B, et al: Risk of macrosomia remains glucose-dependent in a cohort of women with pregestational type 1 diabetes and good glycemic control. Endocrine 55(2):447, 2017

Dashe JS, McIntire DD, Lucas MJ, et al: Effects of symmetric and asymmetric fetal growth on pregnancy outcomes. Obstet Gynecol 96(3):321, 2000

de Haas S, Ghossein-Doha C, van Kuijk SM, et al: Physiologic adaptation of maternal plasma volume during pregnancy: a systematic review and meta-analysis. Ultrasound Obstet Gynecol 49(2):177, 2017

De Jesus LC, Pappas A, Shankaran S, et al: Outcomes of small for gestational age infants born at <27 weeks' gestation. J Pediatr 163:55.e1, 2013

Desai G, Anand A, Shah P, et al: Sickle cell disease and pregnancy outcomes: a study of the community-based hospital in a tribal block of Gujarat, India. J Health Popul Nutr 36:3, 2017

Dickey RP, Xiong X, Pridjian G, et al: Singleton birthweight by gestational age following in vitro fertilization in the United States. Am J Obstet Gynecol 214:101.e1, 2016

Diderholm B, Stridsberg M, Ewald U, et al: Increased lipolysis in non-obese pregnant women studied in the third trimester. BJOG 112(6):713, 2005

Di Mascio D, Magro-Malosso R, Saccone G, et al: Exercise during pregnancy in normal-weight women and risk of preterm birth: a systematic review and meta-analysis of randomized controlled trials. Am J Obstet Gynecol 215(5):561, 2016

Dugoff L, Society for Maternal-Fetal Medicine: First- and second-trimester maternal serum markers for aneuploidy and adverse obstetric outcomes. Obstet Gynecol 115(5):1052, 2010

Durie DE, Thornburg LL, Glantz JC: Effect of second-trimester and third-trimester rate of gestational weight gain on maternal and neonatal outcomes. Obstet Gynecol 118(3):569, 2011

Durst JK, Sutton AL, Cliver SP, et al: Impact of gestational weight gain on perinatal outcomes in obese women. Am J Perinatol 33:849, 2016

Duryea EL, Hawkins JS, McIntire DD, et al: A revised birth weight reference for the United States. Obstet Gynecol 124:16, 2014

Ecker JL, Greenberg JA, Norwitz ER, et al: Birthweight as a predictor of brachial plexus injury. Obstet Gynecol 89(5 pt 1):643, 1997

Feng Z, Minard C, Raghavan R: Pregnancy outcomes in advanced kidney disease. Clin Nephrol 83:272; 2015

Figueras F, Benavides A, Del Rio M, et al: Monitoring of fetuses with intrauterine growth restriction: longitudinal changes in ductus venosus and aortic isthmus flow. Ultrasound Obstet Gynecol 33(1):39, 2009

Figueras F, Cruz-Martinez R, Sanz-Cortes M, et al: Neurobehavioral outcomes in preterm, growth-restricted infants with and without prenatal advanced signs of brain-sparing. Ultrasound Obstet Gynecol 38(3):288, 2011

Fiot E, Zenaty D, Boizeau P, et al: X-chromosome gene dosage as a determinant of impaired pre and postnatal growth and adult height in Turner syndrome. Eur J Endocrinol 174:281, 2016

Friedman SA, Schiff E, Kao L, et al: Neonatal outcome after preterm delivery for preeclampsia. Am J Obstet Gynecol 172(6):1785, 1995

Ganzevoort W, Mensing Van Charante N, et al: How to monitor pregnancies complicated by fetal growth restriction and delivery before 32 weeks: post-hoc analysis of TRUFFLE study. Ultrasound Obstet Gynecol 49(6):769, 2017

Garcia-Flores J, Jañez M, Gonzalez MC, et al: Fetal myocardial morphological and functional changes associated with well-controlled gestational diabetes. Eur J Obstet Gynecol Reprod Biol 154(1):24, 2011

Gaudet L, Wen SW, Walker M. The combined effect of maternal obesity and fetal macrosomia on pregnancy outcomes. J Obstet Gynaecol Can 36:776, 2014

Gauster M, Hiden U, Blaschitz A, et al: Dysregulation of placental endothelial lipase and lipoprotein lipase in intrauterine growth-restricted pregnancies. J Clin Endocrinol Metab 92(6):2256, 2007

Gauster M, Hiden U, van Poppel M, et al: Dysregulation of placental endothelial lipase in obese women with gestational diabetes mellitus. Diabetes 60(10):2457, 2011

Giannakopoulos B, Krilis SA: The pathogenesis of the antiphospholipid syndrome. N Engl J Med 368(11):1033, 2013

Gil-Sánchez A, Koletzko B, Larqué E: Current understanding of placental fatty acid transport. Curr Opin Clin Nutr Metab Care 15(3):265, 2012

Gonzales GF, Tapia V: Birth weight charts for gestational age in 63,620 healthy infants born in Peruvian public hospitals at low and at high altitude. Acta Paediatr 98(3):454, 2009

Greer LG, Ziadie MS, Casey BM, et al: An immunologic basis for placental insufficiency in fetal growth restriction. Am J Perinatol 29(7):533, 2012

Griffin IJ, Lee HC, Profit J, et al: The smallest of the small: short-term outcomes of profoundly growth restricted and profoundly low birth weight preterm infants. J Perinatol 35:503, 2015

Grobman WA, Lai Y, Rouse DJ, et al: The association of cerebral palsy and death with small-for-gestational-age birthweight in preterm neonates by individualized and population-based percentiles. Am J Obstet Gynecol 209(4):340.e1, 2013

Groom KM, North RA, Stone PR, et al: Patterns of change in uterine artery Doppler studies between 20 and 24 weeks of gestation and pregnancy outcomes. Obstet Gynecol 113(2 pt 1):332, 2009

HAPO Study Cooperative Research Group: Hyperglycemia and adverse pregnancy outcomes. N Engl J Med 358(19):1991, 2008

Haider BA, Bhutta ZA: Multiple-micronutrient supplementation for women during pregnancy. Cochrane Database Syst Rev 4:CD004905, 2017

Hanson M, Kiserud T, Visser GH, et al: Optimal fetal growth: a misconception? Am J Obstet Gynecol 213:332.e1, 2015

Haragan AF, Hulsey TC, Hawk AF, et al: Diagnostic accuracy of fundal height and handheld ultrasound-measured abdominal circumference to screen for fetal growth abnormalities. Am J Obstet Gynecol 212:820.e1, 2015

Harper LM, Tita A, Biggio JR: The Institute of Medicine guidelines for gestational weight gain after a diagnosis of gestational diabetes and pregnancy outcomes. Am J Perinatol 32:239, 2015

Hehir MP, Mchugh AF, Maguire PJ, et al: Extreme macrosomia—obstetric outcomes and complications in birthweights >5000 g. Aust N Z J Obstet Gynaecol 55:42, 2015

Hietalampi H, Pahkala K, Jokinen E, et al: Left ventricular mass and geometry in adolescence: early childhood determinants. Hypertension 60(5):1266, 2012

Higa R, Jawerbaum A: Intrauterine effects of impaired lipid homeostasis in pregnancy diseases. Curr Med Chem 20(18):2338, 2013

Howell EA, Egorova NN, Janevic T, et al: Severe maternal morbidity among Hispanic women in New York City: investigation of health disparities. Obstet Gynecol 129(2):285, 2017

Jana N, Barik S, Arora N, et al: Tuberculosis in pregnancy: the challenges for South Asian countries. J Obstet Gynaecol Res 38(9):1125, 2012

Jansson N, Rosario FJ, Gaccioli F, et al: Activation of placental mTOR signaling and amino acid transporters in obese women giving birth to large babies. J Clin Endocrinol Metab 98(1):105, 2013

Jeyabalan A, McGonigal S, Gilmour C, et al: Circulating and placental endoglin concentrations in pregnancies complicated by intrauterine growth restriction and preeclampsia. Placenta 29(6):555, 2008

Jornayvaz FR, Vollenweider P, Bochud M, et al: Low birth weight leads to obesity, diabetes and increased leptin levels in adults: the CoLaus study. Cardiovasc Diabetol 2016;15:73

Kerkhof GF, Willemsen RH, Leunissen RW, et al: Health profile of young adults born preterm: negative effects of rapid weight gain in early life. J Clin Endocrinol Metab 97(12):4498, 2012

Khoury MJ, Erickson JD, Cordero JF, et al: Congenital malformations and intrauterine growth retardation: a population study. Pediatrics 82(1):83, 1988

Kim CJ, Romero R, Chaemsaithong P, et al: Chronic inflammation of the placenta: definition, classification, pathogenesis, and clinical significance. Am J Obstet Gynecol 2213:S53, 2015

Klemetti MM, Laivuori H, Tikkanen M, et al: White's classification and pregnancy outcome in women with type 1 diabetes: a population-based cohort study. Diabetologia 59(1):92, 2016

Kondapalli LA, Perales-Puchalt A: Low birth weight: is it related to assisted reproductive technology or underlying infertility? Fertil Steril 99(2):303, 2013

Krantz D, Goetzl L, Simpson J, et al: Association of extreme first-trimester free human chorionic gonadotropin-β, pregnancy-associated plasma protein A, and nuchal translucency with intrauterine growth restriction and other adverse pregnancy outcomes. Am J Obstet Gynecol 191(4):1452, 2004

Laatikainen TJ, Raisanen IJ, Salminen KR: Corticotrophin-releasing hormone in amnionic fluid during gestation and labor and in relation to fetal lung maturation. Am J Obstet Gynecol 159(4):891, 1988

Leary PJ, Leary SE, Stout KK, et al: Maternal, perinatal, and post neonatal outcomes in women with chronic heart disease in Washington State. Obstet Gynecol 120:1283, 2012

Lechtig A, Delgado H, Lasky RE, et al: Maternal nutrition and fetal growth in developing societies. Am J Dis Child 129(5):434, 1975

Lees CC, Marlow N, van Wassenaer-Leemhuis A, et al: 2 year neurodevelopmental and intermediate perinatal outcomes in infants with very preterm fetal growth restriction (TRUFFLE): a randomised trial. Lancet 385:2162, 2015

Levine TA, Grunau RE, McAuliffe FM, et al: Early childhood neurodevelopment after intrauterine growth restriction: a systematic review. Pediatrics 135:126, 2015

Liu JM, Mei Z, Ye R, et al: Micronutrient supplementation and pregnancy outcomes: double-blind randomized controlled trial in China. JAMA Intern Med 173(4):276, 2013

Llurba E, Baschat AA, Turan OM, et al: Childhood cognitive development after fetal growth restriction. Ultrasound Obstet Gynecol 41(4):383, 2013

Logan CA, Bornemann R, Koenig W, et al: Gestational weight gain and fetal-maternal adiponectin, leptin, and CRP: results of two birth cohorts studies. Sci Rep 7:41847, 2017

Lubchenco LO, Hansman C, Dressler M, et al: Intrauterine growth as estimated from liveborn birth-weight data at 24 to 42 weeks of gestation. Pediatrics 32:793, 1963

Luo ZC, Nuyt AM, Delvin E, et al: Maternal and fetal IGF-I and IGF-II levels, fetal growth, and gestational diabetes. J Clin Endocrinol Metab 97(5):1720, 2012

Luyckx VA, Brenner BM: Birth weight, malnutrition and kidney-associated outcomes—a global concern. Nat Rev Nephrol 11:135, 2015

Magro-Malosso ER, Saccone G, Chen M, et al: Induction of labour for suspected macrosomia at term in non-diabetic women: a systematic review and meta-analysis of randomized controlled trials. BJOG 124:414, 2017

Manning FA (ed): Intrauterine growth retardation. In Fetal Medicine Principles and Practice. Norwalk, Appleton & Lange, 1995

Martin JA, Hamilton BE, Osterman MJ, et al: Births: final data for 2015. Natl Vital Stat Rep 66(1):1, 2017

Martin JA, Hamilton BE, Venture SJ, et al: Births: final data for 2010. Natl Vital Stat Rep 61(1):1, 2012

Mattsson K, Rylander L: Influence of maternal and paternal birthweight on offspring birthweight—a population-based intergenerational study. Paediatr Perinat Epidemiol 27(2):138, 2013

Mayer C, Joseph KS: Fetal growth: a review of terms, concepts and issues relevant to obstetrics. Ultrasound Obstet Gynecol 41(2):136, 2013

McCloskey K, Burgner D, Carlin JB, et al: Infant adiposity at birth and early postnatal weight gain predict increased aortic intima-media thickness at 6 weeks of age: a population-derived cohort study. Clin Sci 130:443, 2016

McIntire DD, Bloom SL, Casey BM, et al: Birthweight in relation to morbidity and mortality among newborn infants. N Engl J Med 340(16):1234, 1999

Meher S, Hernandez-Andrade E, Basheer SN, et al: Impact of cerebral redistribution on neurodevelopmental outcome in small-for-gestational-age or growth-restricted babies: a systematic review. Ultrasound Obstet Gynecol 46:398, 2015

Mendez-Figueroa H, Truong VT, Pedroza C, et al: Small-for-gestational-age infants among uncomplicated pregnancies at term: a secondary analysis of 9 Maternal-Fetal Medicine Units Network studies. Am J Obstet Gynecol 215:628.e1, 2016

Micali N, Stemann Larsen P, Strandberg-Larsen K, et al: Size at birth and preterm birth in women with lifetime eating disorders: a prospective population-based study. BJOG 123:1301, 2016

Miller SL, Huppi PS, Mallard C: The consequences of fetal growth restriction on brain structure and neurodevelopmental outcome. J Physiol 594:807, 2016

Milovanovic I, Njuieyon F, Deghmoun S, et al: Innate small babies are metabolically healthy children. J Clin Endocrinol Metab 97(12):4407, 2012

Mitteroecker P, Huttegger SM, Fischer B, et al: Cliff-edge model of obstetric selection in humans. Proc Natl Acad Sci U S A 113:14680, 2016

Morisaki N, Esplin MS, Varner MW, et al: Declines in birth weight and fetal growth independent of gestational length. Obstet Gynecol 121(1):51, 2013

Murphy HR, Steel SA, Roland JM, et al: East Anglia Study Group for Improving Pregnancy Outcomes in Women with Diabetes (EASIPOD). Obstetric and perinatal outcomes in pregnancies complicated by Type 1 and Type 2 diabetes: influences of glycaemic control, obesity and social disadvantage. Diabet Med 28(9):1060, 2011

Myatt L, Maloyan A: Obesity and placental function. Semin Reprod Med 34:42, 2016

Nawathe AR, Christian M, Kim SH, et al: Insulin-like growth factor axis in pregnancies affected by fetal growth disorders. Clin Epigenetics 8:11, 2016

Nelson DB, Martin R, Twickler DM, et al: Sonographic detection and clinical importance of growth restriction in pregnancies with gastroschisis. J Ultrasound Med 34:2217, 2015a

Nelson KB, Blair E: Prenatal factors in singletons with cerebral palsy born at or near term. N Engl J Med 373:946, 2015b

Nelson KE, Rosella LC, Mahant S, et al: Survival and surgical interventions for children with trisomy 13 and 18. JAMA 316:420, 2016

Nicolaides KH, Snijders RJ, Noble P: Cordocentesis in the study of growth-retarded fetuses. In Divon MY (ed): Abnormal Fetal Growth. New York, Elsevier, 1991

O'Dwyer V, Burke G, Unterscheider J, et al: Defining the residual risk of adverse perinatal outcome in growth-restricted fetuses with normal umbilical artery blood flow. Am J Obstet Gynecol 211:420.e1, 2014

Ott W: Intrauterine growth retardation and preterm delivery. Am J Obstet Gynecol 168:710, 1993

Ottesen AM, Aksglaede L, Garn I, et al: Increased number of sex chromosomes affects height in a nonlinear fashion: a study of 305 patients with sex chromosome aneuploidy. Am J Med Genet A 152A:1206, 2010

Overpeck MD, Hediger ML, Zhang J, et al: Birthweight for gestational age of Mexican American infants born in the United States. Obstet Gynecol 93:943, 1999

Owen J, Baker SL, Hauth JC: Is indicated or spontaneous preterm delivery more advantageous for the fetus? Am J Obstet Gynecol 163(3):868, 1990

Paquet C, Yudin MH: Toxoplasmosis in pregnancy: prevention, screening, and treatment. J Obstet Gynaecol Can 35(1):78, 2013

Pardi G, Cetin I: Human fetal growth and organ development: 50 years of discoveries. Am J Obstet Gynecol 194(4):1008, 2006

Pedersen J: Weight and length at birth of infants of diabetic mothers. Acta Endocrinol (Copenh) 16:330, 1954

Perelman RH, Farrell PM, Engle MJ, et al: Development aspects of lung lipids. Annu Rev Physiol 47:803, 1985

Petrozella LN, Dashe JS, McIntire DD, et al: Clinical significance of borderline amniotic fluid index and oligohydramnios in preterm pregnancy. Obstet Gynecol 117(2 Pt 1):338, 2011

Picone O, Teissier N, Cordier AG, et al: Detailed in utero ultrasound description of 30 cases of congenital cytomegalovirus infection. Prenat Diagn 34:518, 2014

Picone O, Vauloup-Fellous C, Cordier AG, et al: A series of 238 cytomegalovirus primary infections during pregnancy: description and outcome. Prenat Diagn 2:1, 2013

Poeran J, Maas AF, Birnie E, et al: Social deprivation and adverse perinatal outcomes among Western and non-Western pregnant women in a Dutch urban population. Soc Sci Med 83:42, 2013

Rabie N, Magann E, Steelman S, et al: Oligohydramnios in complicated and uncomplicated pregnancies: a systematic review and meta-analysis. Ultrasound Obstet Gynecol 49(4):442, 2017

Radaelli T, Lepercq J, Varastehpour A, et al: Differential regulation of genes for fetoplacental lipid pathways in pregnancy with gestational and type 1 diabetes mellitus. Am J Obstet Gynecol 201:209.e1, 2009

Richards JL, Kramer MS, Deb-Rinker P, et al: Temporal trends in late preterm and early term birth rates in 6 high income countries in North American and Europe and association with clinician-initiated obstetric interventions. JAMA 316:410, 2016

Roberge S, Nicolaides K, Demers S, et al: The role of aspirin dose on the prevention of preeclampsia and fetal growth restriction: systematic review and meta-analysis. Am J Obstet Gynecol 216(2):110, 2017

Robert Peter J, Ho JJ, Valliapan J, et al: Symphysial fundal height (SFH) measurement in pregnancy for detecting abnormal fetal growth. Cochrane Database Syst Rev 8:CD008136, 2015

Rogers BB, Bloom SL, Leveno KJ: Atherosis revisited: current concepts on the pathophysiology of implantation site disorders. Obstet Gynecol Surv 54(3):189, 1999

Rogne T, Engstrøm AA, Jacobsen GW, et al: Fetal growth, cognitive function, and brain volumes in childhood and adolescence. Obstet Gynecol 125:673, 2015

Roma E, Arnau A, Berdala R, et al: Ultrasound screening for fetal growth restriction at 36 vs 32 weeks' gestation: a randomized trial (ROUTE). Ultrasound Obstet Gynecol 46:391, 2015

Roos-Hesselink JW, Ruys TP, Stein JI, et al: Outcome of pregnancy in patients with structural or ischaemic heart disease: results of a registry of the European Society of Cardiology. Eur Heart J 34(9):657, 2013

Rosario FJ, Kanai Y, Powell TL, et al: Mammalian target of rapamycin signaling modulates amino acid uptake by regulating transporter cell surface abundance in primary human trophoblast cells. J Physiol 591:609, 2013

Rouse DJ, Owen J, Goldenberg RL, et al: The effectiveness and costs of elective cesarean delivery for fetal macrosomia diagnosed by ultrasound. JAMA 276(2):1480, 1996

Roza SJ, Steegers EA, Verburg BO, et al: What is spared by fetal brain-sparing? Fetal circulatory redistribution and behavioral problems in the general population. Am J Epidemiol 168(10):1145, 2008

Rudzinski E, Gilroy M, Newbill C, et al: Positive C4d immunostaining of placental villous syncytiotrophoblasts supports host-versus-graft rejection in villitis of unknown etiology. Pediatr Dev Pathol 16(1):7, 2013

Salafia CM, Minior VK, Pezzullo JC, et al: Intrauterine growth restriction in infants of less than 32 weeks' gestation: associated placental pathologic features. Am J Obstet Gynecol 173(4):1049, 1995

Saliem S, Patenaude V, Abenhaim HA: Pregnancy outcomes among renal transplant recipients and patients with end-stage renal disease on dialysis. J Perinat Med 44:321, 2016

Sanchez-Ramos L, Bernstein S, Kaunitz AM: Expectant management versus labor induction for suspected fetal macrosomia: a systematic review. Obstet Gynecol 100(5 pt 1):997, 2002

Sanchez-Vaznaugh EV, Braveman PA, Egerter S, et al: Latina birth outcomes in California: not so paradoxical. Matern Child Health J 20:1849, 2016

Schemmer G, Wapner RJ, Johnson A, et al: First-trimester growth patterns of aneuploid fetuses. Prenat Diagn 17(2):155, 1997

Scifres CM, Chen B, Nelson DM, et al: Fatty acid binding protein 4 regulates intracellular lipid accumulation in human trophoblasts. J Clin Endocrinol Metab 96:E1083, 2011

Scifres CM, Feghali M, Dumont T, et al: Large for gestational age ultrasound diagnosis and risk for cesarean delivery in women with gestational diabetes mellitus. Obstet Gynecol 126:978, 2015

Sheffield JS, Sánchez PJ, Morris G, et al: Congenital syphilis after maternal treatment for syphilis during pregnancy. Am J Obstet Gynecol 186(3):569, 2002

Simpson J, Smith AD, Fraser A, et al: Programming of adiposity in childhood and adolescence: associations with birth weight and cord blood adipokines. J Clin Endocrinol Metab 102(2):499, 2017

Sobhy S, Babiker Z, Zamora J, et al: Maternal and perinatal mortality and morbidity associated with tuberculosis during pregnancy and the postpartum period: a systematic review and meta-analysis. BJOG 124(5):727, 2017

Sovio U, White IR, Dacey A, et al: Screening for fetal growth restriction with universal third trimester ultrasonography in nulliparous women in the Pregnancy Outcome Prediction (POP) study: a prospective cohort study. Lancet 386:2089, 2015

Spong CY: Add stillbirth to the list of outcomes to worry about in a pregnant woman with a history of preterm birth or fetal growth restriction. Obstet Gynecol 119(3):495, 2012

Spong CY, Mercer BM, D'Alton M, et al: Timing of indicated late-preterm and early-term birth. Obstet Gynecol 118(2 Pt 1):323, 2011

Stein Z, Susser M, Saenger G, et al: Famine and Human Development: The Dutch Hunger Winter of 1944–1945. New York, Oxford University Press, 1975

Stott D, IP, Paraschiv D, et al: Longitudinal maternal haemodynamics in fetal growth restriction in pregnancies at high risk for placental insufficiency. Ultrasound Obstet Gynecol 49(6):761, 2017

Tajik P, van Wyk L, Boers KE, et al: Which intrauterine growth restricted fetuses at term benefit from early labour induction? A secondary analysis of the DIGITAT randomised trial. Eur J Obstet Gynecol Reprod Biol 172:20, 2014

Thame MM, Singh-Minott I, Osmond C, et al: Pregnancy in sickle cell-haemoglobin C (SC) disease. A retrospective study of birth size and maternal weight gain. Eur J Obstet Gynecol Reprod Biol 203:16, 2016

Thornton JG, Hornbuckle J, Vail A, et al: Infant well-being at 2 years of age in the Growth Restriction Intervention Trial (GRIT): multicenter randomized controlled trial. Lancet 364(9433):513, 2004

Tita AT: What we have learned about scheduling elective repeat cesarean delivery at term. Semin Perinatol 40:287, 2016

Toda K, Reef S, Tsuruoka M, et al: Congenital rubella syndrome (CRS) in Vietnam 2011–2012–CRS epidemic after rubella epidemic in 2010–2011. Vaccine 33:3673, 2015

Toutain J, Labeau-Gaüzere C, Barnetche T, et al: Confined placental mosaicism and pregnancy outcome: a distinction needs to be made between types 2 and 3. Prenat Diagn 30:1155, 2010

Turan OM, Turan S, Gungor S, et al: Progression of Doppler abnormalities in intrauterine growth restriction. Ultrasound Obstet Gynecol 32(2):160, 2008

Tuuli MG, Cahill A, Stamilio D, et al: Comparative efficiency of measures of early fetal growth restriction for predicting adverse perinatal outcomes. Obstet Gynecol 117(6):1331, 2011

Tyson JE, Kennedy K, Broyles S, et al: The small for gestational age infant: accelerated or delayed pulmonary maturation? Increased or decreased survival? Pediatrics 95(4):534, 1995

Unterscheider J, Daly S, Geary MP, et al: Optimizing the definition of intrauterine growth restriction: the multicenter prospective PORTO study. Am J Obstet Gynecol 208(4):290.e1, 2013a

Unterscheider J, Daly S, Geary MP, et al: Predictable progressive Doppler deterioration in IUGR: does it really exist? Am J Obstet Gynecol 209:539.e1, 2013b

Unterscheider J, O'Donoghue K, Malone FD: Guidelines of fetal growth restriction: a comparison of recent national publications. Am J Perinatol 32:307, 2015

Usher R, McLean F: Intrauterine growth of live-born Caucasian infants at sea level: standards obtained from measurements in 7 dimensions of infants born between 25 and 44 weeks' gestation. J Pediatr 74(6):901, 1969

van Wyk L, Boers KE, van der Post JA, et al: Effects on (neuro)developmental and behavioral outcome at 2 years of age of induced labor compared with expectant management in intrauterine growth-restricted infants: long-term outcomes of the DIGITAT trial. Am J Obstet Gynecol 206(5):406.e1, 2012

Villar J, Papageorghiou AT, Pang R, et al: The likeness of fetal growth and newborn size across non-isolated populations in the INTERGROWTH-21st Project: the Fetal Growth Longitudinal Study and Newborn Cross-Sectional Study. Lancet Diabetes Endocrinol 2:781, 2014

Visser GH, Bilardo CM, Derks JB, et al: The TRUFFLE study; fetal monitoring indications for delivery in 310 IUGR infants with 2 year's outcome delivered before 32 weeks of gestation. Ultrasound Obstet Gynecol November 11, 2016 [Epub ahead of print]

Waldhoer T, Klebermass-Schrehof K: The impact of altitude on birth weight depends on further mother- and infant-related factors: a population-based study in an altitude range up to 1600 m in Austria between 1984 and 2013. J Perinatol 35:689, 2015

Walker DM, Marlow N, Upstone L, et al: The Growth Restriction Intervention Trial: long-term outcomes in a randomized trial of timing of delivery in fetal growth restriction. Am J Obstet Gynecol 204(1):34.e1, 2011

Wang D, Hong Y, Zhu L, et al: Risk factors and outcomes of macrosomia in China: a multicentric survey based on birth data. J Matern Fetal Neonatal Med 30:623, 2017

Wiebe HW, Boulé NG, Chari R, et al: The effect of supervised prenatal exercise on fetal growth: a meta-analysis. Obstet Gynecol 125:1185, 2015

Wigby K, D'Epagnier C, Howell S, et al: Expanding the phenotype of Triple X syndrome: a comparison of prenatal versus postnatal diagnosis. Am J Med Genet A 170:2870, 2016

Williams JW: Williams Obstetrics, New York, D. Appleton and Co., 1903

Williams RL: Intrauterine growth curves. Intra- and international comparisons with different ethnic groups in California. Prev Med 4:163, 1975

Williams RL, Creasy RK, Cunningham GC, et al: Fetal growth and perinatal viability in California. Obstet Gynecol 59:624, 1982

Yamamoto R, Ishii K, Shimada M, et al: Significance of maternal screening for toxoplasmosis, rubella, cytomegalovirus and herpes simplex virus infection in cases of fetal growth restriction. J Obstet Gynaecol Res 39(5):653, 2013

Yang X, Li M, Haghiac M, Catalano PM, et al: Causal relationship between obesity-related traits and TLR4-driven responses at the maternal-fetal interface. Diabetologia 59:2459, 2016

Yelnik CM, Laskin CA, Porter TF, et al: Lupus anticoagulant is the main predictor of adverse pregnancy outcomes in aPL-positive patients: validation of PROMISSE study results. Lupus Sci Med 3:e000131, 2016

Zhang J, Merialdi M, Platt LD, et al: Defining normal and abnormal fetal growth: promises and challenges. Am J Obstet Gynecol 202(6):522, 2010

Zhang J, Mikolajczyk R, Grewal J, et al: Prenatal application of the individualized fetal growth reference. Am J Epidemiol 173(5):539, 2011

Zhu JL, Obel C, Hammer Bech B, et al: Infertility, infertility treatment, and fetal growth restriction. Obstet Gynecol 110(6):1326, 2007

Zhu MY, Milligan N, Keating S, et al: The hemodynamics of late-onset intrauterine growth restriction by MRI. Am J Obstet Gynecol 214:367.e1, 2016

CAPÍTULO 45

Gestação múltipla

MECANISMOS DAS GESTAÇÕES MÚLTIPLAS	864
DIAGNÓSTICO DE GESTAÇÃO MÚLTIPLA	869
ADAPTAÇÕES FISIOLÓGICAS MATERNAS	870
COMPLICAÇÕES DA GRAVIDEZ	871
COMPLICAÇÕES SINGULARES DOS FETOS	873
CRESCIMENTO DISCORDANTE DE FETOS GEMELARES	881
MORTE FETAL	882
CUIDADO PRÉ-NATAL	884
PARTO PRÉ-TERMO	885
TRABALHO DE PARTO E PARTO	887
REDUÇÃO OU INTERRUPÇÃO SELETIVAS	891

Em gêmeos de óvulo único, sempre há uma determinada área da placenta em que existe anastomose entre os sistemas vasculares, o que nunca está presente na placenta fundida de gêmeos de óvulos duplos. Assim, se em um período inicial o coração de um dos embriões for consideravelmente mais forte que o do outro, uma área crescente da porção de comunicação da placenta será monopolizada pelo primeiro, de forma que o coração deste aumentará rapidamente de tamanho, enquanto o do outro receberá menos sangue e acabará atrofiando.

— J. Whitridge Williams (1903)

Na época de Williams, muita coisa ainda era desconhecida em relação ao desenvolvimento embriológico e morfológico das gestações múltiplas. Essas gestações podem resultar de dois ou mais eventos de fecundação, de uma única fecundação seguida por divisão do zigoto ou de uma combinação de ambas. As gestações múltiplas eram problemáticas naquela época e ainda o são hoje tanto para a mãe como para os fetos. Por exemplo, nos Estados Unidos, cerca de um quarto dos neonatos com peso muito baixo ao nascer – aqueles nascidos com peso < 1.500 g – resultam de gestações múltiplas (Martin, 2017).

Como consequência principalmente das terapias para infertilidade, tanto a taxa de nascimentos múltiplos de maior ordem quanto o número de fetos nessas gestações aumentaram drasticamente durante as décadas de 1980 e 1990 nos Estados Unidos. Os dados nacionais apresentados aqui por Martin e colaboradores (2017) são informativos. A taxa de gêmeos aumentou 76%, passando de 18,9 por 1.000 nascidos vivos em 1980 para 33,2 em 2009 (Martin, 2009). Durante o mesmo período, o número de nascimentos múltiplos de maior ordem atingiu um pico em 1998 com uma taxa de 1,9 por 1.000 nascimentos totais. Porém, desde então, a evolução do manejo da infertilidade reduziu as taxas de nascimentos múltiplos de maior ordem, especialmente entre as mulheres brancas não hispânicas. Por exemplo, a taxa de trigêmeos ou mais diminuiu em mais de 50% entre 1998 e 2015 nesse grupo demográfico. Além disso, em 2015, a taxa global de nascimentos múltiplos foi de 34,5 por 1.000, com os gêmeos representando quase 97% desses nascimentos.

Essas taxas de gestações múltiplas têm efeito direto sobre as taxas de nascimento pré-termo e suas comorbidades. Os riscos de malformações congênitas e suas consequências também são maiores nas gestações múltiplas. É importante ressaltar que esse aumento no risco é para *cada* feto e não decorre simplesmente do fato de serem mais fetos. Em resumo, em 2013 nos Estados Unidos, os nascimentos múltiplos foram responsáveis por 3% de todos os nascidos vivos, mas por quase 15% de todas as mortes infantis. Além disso, o risco de morte infantil aumentou proporcionalmente ao número de fetos na gestação (Matthews, 2015). Especificamente, a taxa de mortalidade infantil para gêmeos era mais de quatro vezes a taxa para fetos únicos. No mesmo ano, a taxa de mortalidade infantil para trigêmeos foi quase 12 vezes a taxa para fetos únicos e, no caso de quadrigêmeos, ela foi 26 vezes

TABELA 45-1 Desfechos selecionados em gestações únicas e gemelares no Parkland Hospital, entre 1988 e 2016

Desfechos	Fetos únicos (nº)	Gemelares (nº)
Gestações	202.306	2.412
Nascimentos[a,b]	202.306	4.824
Natimortos	1.011 (5,0)	114 (23,6)
Mortes neonatais	590 (2,9)	92 (19,5)
Mortes perinatais	1.601 (7,9)	206 (42,7)
Peso muito baixo ao nascer (< 1.500 g)	1.927 (9,6)	507 (107,6)

[a]Os dados dos nascimentos são apresentados em números (por 1.000).
[b]Os denominadores para mortes neonatais e peso muito baixo ao nascer são os nascidos vivos.
Dados do Dr. Don McIntire.

maior que para fetos únicos! Uma comparação entre desfechos de fetos únicos e gêmeos no Parkland Hospital é mostrada na Tabela 45-1. Esses riscos são amplificados em nascimentos de maior ordem.

A mãe também está sujeita a maiores taxas de morbidade e mortalidade obstétricas. Essas taxas também aumentam em função do número de fetos (Mhyre, 2012; Young, 2012). Em um estudo com mais de 44.000 gestações múltiplas, os riscos de pré-eclâmpsia, hemorragia pós-parto e morte materna foram duas vezes maiores que as taxas para gestações de fetos únicos (Walker, 2004). O risco de histerectomia periparto também está aumentado. Francois e colaboradores (2005) relataram que esse risco está triplicado para gêmeos, sendo 24 vezes maior para trigêmeos ou quadrigêmeos. Por fim, em comparação com as mulheres com gestações de fetos únicos, essas mães têm risco aumentado de depressão e divórcio (Choi, 2009; Jenna, 2011).

MECANISMOS DAS GESTAÇÕES MÚLTIPLAS

Fetos gemelares costumam resultar da fecundação de dois óvulos distintos – *gêmeos dizigóticos* ou *fraternos*. Mais raramente, os gêmeos originam-se de um único óvulo fecundado que subsequentemente se divide – *gêmeos monozigóticos* ou *idênticos*. Os dois processos, independente ou conjuntamente, podem estar envolvidos na formação de números maiores de gêmeos. Quadrigêmeos, por exemplo, podem surgir de um único óvulo ou até de quatro óvulos. Esses modelos tradicionais de geração gemelar discutidos nas próximas seções são ensinados há mais de 50 anos e continuam sendo a teoria amplamente aceita. Mais recentemente, Herranz (2015) ofereceu uma hipótese alternativa instigante, sugerindo que os gêmeos monozigóticos ocorram por divisão no estágio pós-zigótico de duas células. É importante observar que não há dados robustos apoiando o modelo tradicional ou o modelo recentemente proposto (Denker, 2015).

■ Gêmeos dizigóticos *versus* monozigóticos

Em sentido estrito, os gêmeos dizigóticos não são gêmeos verdadeiros, uma vez que resultam da maturação e da fecundação de dois óvulos durante um único ciclo ovulatório. Além disso, do ponto de vista genético, gêmeos dizigóticos são como qualquer outro par de irmãos.

Por outro lado, os gêmeos monozigóticos ou idênticos, embora tenham praticamente a mesma herança genética, em geral não são idênticos. A divisão de um zigoto fecundado em dois não necessariamente resulta no compartilhamento idêntico do material protoplasmático. Os gêmeos monozigóticos podem, inclusive, ser discordantes quanto a mutações genéticas por causa de mutações pós-zigóticas, ou apresentar a mesma doença genética, mas com variabilidade acentuada em sua expressão. Em fetos femininos, desvios na lionização podem produzir a expressão diferencial de traços ou doenças ligados ao X. Além disso, o processo de gemelaridade monozigótica é, de certa forma, um evento teratogênico, sendo que os gêmeos monozigóticos apresentam maior incidência de malformações frequentemente discordantes (Glinianaia, 2008). Por exemplo, em um estudo de 926 gêmeos monozigóticos, a prevalência de cardiopatias congênitas foi 12 vezes maior que na população geral, mas 68% dos lactentes afetados tinham um irmão normal (Pettit, 2013). Por qualquer desses mecanismos, os gêmeos dizigóticos do mesmo sexo podem parecer mais idênticos no momento do nascimento do que gêmeos monozigóticos.

■ Gênese dos gêmeos monozigóticos

Os mecanismos de desenvolvimento subjacentes aos gêmeos monozigóticos não estão bem compreendidos. A incidência de gêmeos monozigóticos está aumentada em 2 a 5 vezes nas gestações concebidas com o uso de tecnologias de reprodução assistida (TRAs). A predisposição à divisão pode derivar da manipulação da amostra, do meio de crescimento ou da microinjeção de DNA espermático, ou pode surgir devido a anormalidades intrínsecas associadas à infertilidade (McNamara, 2016).

A evolução do processo monozigótico de formação de gêmeos depende de quando ocorre a divisão. Se o zigoto sofre divisão nas primeiras 72 horas após a fecundação, desenvolvem-se dois embriões, dois âmnios e dois córions, seguindo-se uma gestação gemelar diamniótica e dicoriônica (Fig. 45-1). Podem se desenvolver duas placentas distintas ou uma única placenta fusionada. Se a divisão ocorrer entre o quarto e o oitavo dia, o resultado será uma gestação gemelar monocoriônica e diamniótica. Em torno do oitavo dia após a fecundação, o córion e o âmnio já se diferenciaram, e a divisão resulta em dois embriões em uma única bolsa amniótica, ou seja, uma gestação gemelar monoamniótica e monocoriônica. Gêmeos acolados ocorrem quando o processo é iniciado mais tarde.

Há muito tempo, afirma-se que uma gestação monocoriônica é sempre monozigótica. Entretanto, ainda que raramente, gêmeos monocoriônicos podem ser dizigóticos (Hackmon, 2009). Os mecanismos envolvidos são especulativos, mas, em uma revisão de 14 casos, quase todos haviam sido concebidos por meio de procedimentos com TRA (Ekelund, 2008). McNamara e colaboradores (2016) oferecem uma excelente revisão dos mecanismos e evidências da geração de gêmeos típicos e atípicos.

■ Superfetação e superfecundação

Na *superfetação*, há um intervalo igual ou superior ao período de um ciclo menstrual entre as fecundações. A superfetação implica ovulação e fecundação durante o curso de uma gestação estabelecida, o que é teoricamente possível até que a cavidade uterina fique obstruída pela fusão da decídua capsular com a decídua parietal. Contudo, embora se saiba da ocorrência em éguas, não há casos conhecidos de superfetação espontânea em seres humanos. Lantieri e colaboradores (2010) relataram um caso após hiperestimulação ovariana e inseminação intrauterina na presença de gravidez tubária não diagnosticada. A maioria das autoridades

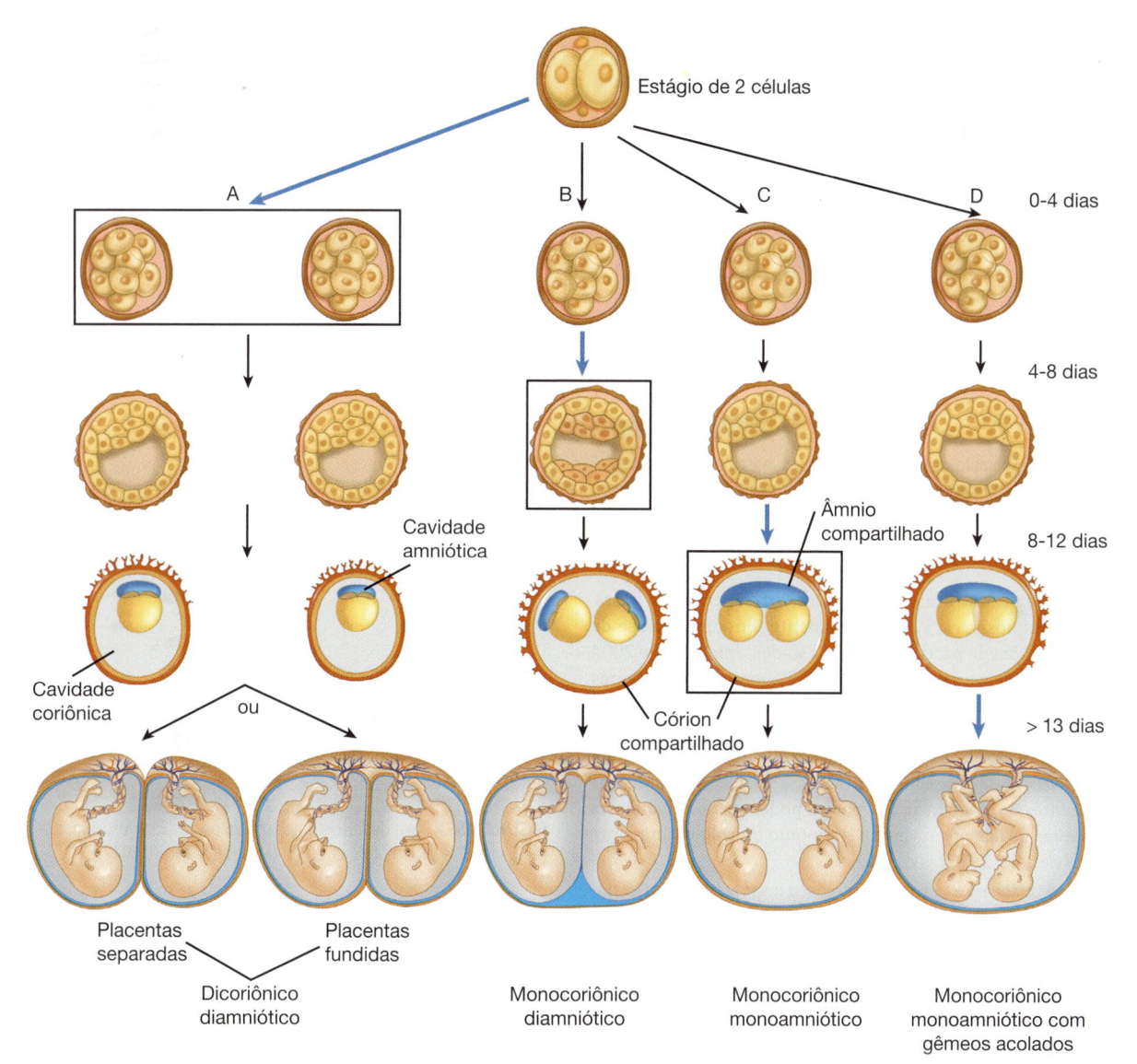

FIGURA 45-1 Mecanismo para a formação de gêmeos monozigóticos. As caixas pretas e as setas azuis nas colunas A, B e C indicam o momento da divisão. **A.** Entre 0 e 4 dias após a fecundação, o concepto inicial pode se dividir em dois. A divisão nesse estágio inicial cria dois córions e dois âmnios (dicoriônico diamniótico). As placentas podem ser separadas ou fundidas. **B.** Divisão entre 4 e 8 dias levando à formação de um blastocisto com dois embrioblastos (massa celular interna) separados. Cada embrioblasto formará seu próprio âmnio com um córion compartilhado (monocoriônico diamniótico). **C.** Entre 8 e 12 dias, o âmnio e a cavidade amniótica formam-se acima do disco germinativo. A divisão embrionária leva a dois embriões com âmnio e córion compartilhados (monocoriônico monoamniótico). **D.** Teorias distintas tentam explicar o desenvolvimento de gêmeos acolados. Uma delas descreve uma divisão incompleta de um embrião em dois. A outra seria a fusão de uma porção de um embrião de um par monozigótico em outro.

considera que os casos alegados em seres humanos tenham resultado de crescimento e desenvolvimento muito desiguais entre fetos com a mesma idade gestacional.

O termo *superfecundação* refere-se à fecundação de dois óvulos em um mesmo ciclo menstrual, mas não a partir da mesma relação sexual e não necessariamente por espermatozoide do mesmo parceiro. Um caso de superfecundação ou heteropaternidade, documentado por Harris (1982), é apresentado na Figura 45-2. A mãe deu à luz uma criança negra cujo tipo de sangue era A e uma criança branca com sangue tipo O. A mãe e seu marido tinham sangue tipo O. Foram relatados casos mais recentes em situações de processos judiciais de paternidade (Girela, 1997). Considerando que a superfecundação também pode ocorrer com a TRA, as mulheres devem ser aconselhadas a evitar relações sexuais após a transferência do embrião (McNamara, 2016; Peigné, 2011).

■ Fatores que afetam a gemelaridade

Os gêmeos dizigóticos são muito mais comuns que a divisão monozigótica de um único oócito, e sua incidência é influenciada por raça, hereditariedade, idade materna, paridade e, em especial, tratamento de infertilidade. Por outro lado, a frequência de nascimentos de gêmeos monozigóticos é relativamente constante em todo o mundo – cerca de 1 par a cada 250 nascimentos –, e essa incidência é, em grande parte, independente de fatores demográficos. Uma exceção é o aumento das taxas de divisão zigótica com o emprego de TRA (Aston, 2008).

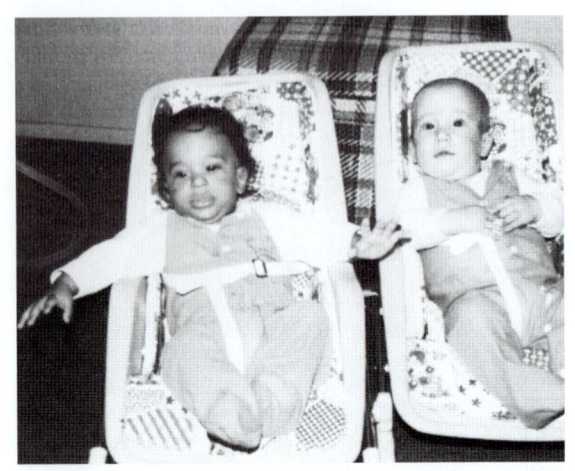

FIGURA 45-2 Exemplo de gêmeos dizigóticos masculinos como consequência de superfecundação.

Demografia

Entre raças e grupos étnicos diferentes, a frequência de nascimentos múltiplos varia significativamente. Em uma análise de mais de 8 milhões de nascimentos nos Estados Unidos entre 2004 e 2008, a taxa de gemelaridade foi de 3,5% em mulheres negras e de 3% em brancas (Abel, 2012). As hispânicas, as asiáticas e as nativo-americanas tiveram, comparativamente, taxas menores que as brancas. Em uma comunidade da Nigéria, ocorria 1 caso de gêmeos a cada 20 nascimentos (Knox, 1960)! Essas diferenças tão evidentes na frequência de gêmeos podem ser consequência de variações raciais nos níveis do hormônio folículo-estimulante (FSH) (Nylander, 1973).

A *idade materna* é outro fator de risco importante para gestações múltiplas (Fig. 45-3). A frequência de gêmeos dizigóticos aumenta em quase quatro vezes entre 15 e 37 anos (Painter, 2010). Assim, tem-se um paradoxo: à medida que a idade materna aumenta, há redução da fertilidade, mas com aumento nas taxas de gemelaridade (Beemsterboer, 2006). Outra explicação para a grande elevação nas taxas de gemelaridade com o avançar da idade materna pode ser o maior uso de TRA em mulheres mais velhas (Ananth, 2012). A idade paterna também foi ligada à frequência de gemelaridade, mas o efeito desse fator parece ser pequeno (Abel, 2012). Embora a gestação gemelar esteja associada a maiores riscos para a maioria dos desfechos perinatais adversos, McLennan e colaboradores (2017) não concluíram que a idade materna avançada era um fator de risco adicional para morte fetal e infantil. A partir desse estudo de base populacional dos Estados Unidos, eles concluíram que as mulheres na quarta década de vida podem ser aconselhadas de que sua idade não é um fator de risco adicional importante para desfechos obstétricos adversos em situações de gestação gemelar.

A *paridade crescente* aumenta a incidência de gemelaridade de forma independente em todas as populações estudadas. Durante um período de 30 anos, Antsaklis e colaboradores (2013) observaram uma correlação positiva progressivamente crescente entre multiparidade e gemelaridade; eles alertaram, porém, que o maior uso de TRA pode ser um fator contribuinte parcialmente. Em um estudo de dois anos na Nigéria, onde essa tecnologia não está comumente disponível, Olusanya (2012) calculou os efeitos da multiparidade em comparação com a nuliparidade. Eles encontraram aumento de oito vezes nas taxas de gestação múltipla quando a paridade era ≤ 4 e uma elevação de 20 vezes quando a paridade era ≥ 5.

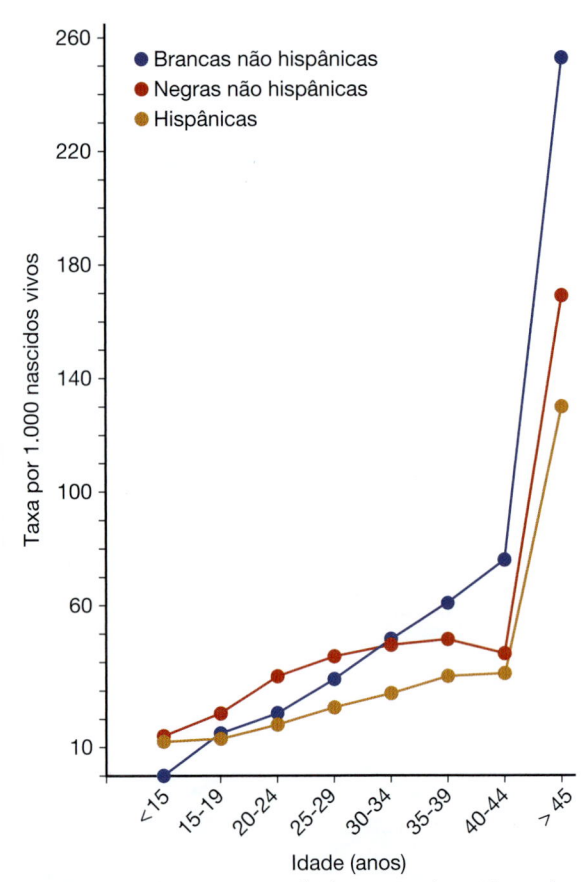

FIGURA 45-3 Taxa de nascimentos múltiplos nos Estados Unidos em função de idade e raça maternas, 2015. (Dados de Martin, 2017.)

Hereditariedade

Como determinante de gemelaridade, a história familiar da mãe é muito mais importante que a do pai. Um estudo de 4.000 registros genealógicos mostrou que mulheres que eram, elas próprias, gêmeas dizigóticas tiveram filhos gêmeos a uma taxa de 1 a cada 58 nascimentos (White, 1964). As mulheres que não eram gêmeas, mas cujos maridos tinham gêmeo dizigótico, deram à luz gêmeos a uma taxa de 1 a cada 116 gestações. Painter e colaboradores (2010) realizaram análise de ligação genômica ampla em mais de 500 famílias de mães de gêmeos dizigóticos e identificaram quatro possíveis picos de ligação. O mais alto ocorreu no braço longo do cromossomo 6, com outros picos sugestivos nos cromossomos 7, 9 e 16. Assim, a contribuição dessas variantes à incidência global de gêmeos provavelmente é pequena (Hoekstra, 2008).

Nutrição

Em animais, o número de filhotes aumenta em proporção à suficiência nutricional. Há evidências de diversas fontes indicando que isso também ocorre em seres humanos. Nylander (1971) demonstrou um aumento crescente na taxa de gemelaridade relacionado com melhor estado nutricional determinado pelo tamanho materno. Mulheres mais altas e com maior peso tiveram taxa de gemelaridade 25 a 30% maior do que as mais baixas e com privação nutricional. Da mesma forma, Reddy e colaboradores (2005) encontraram uma associação entre o peso materno e a gemelaridade dizigótica nos Estados Unidos, na ausência de fármacos para a fertilidade. De fato, a influência do peso materno como fator para gemelaridade continuará a aumentar em importância à medida que cresce a porcentagem de mulheres obesas nos Estados Unidos.

Evidências obtidas durante e após a Segunda Guerra Mundial sugeriram que a gemelaridade mantém correlação mais direta com a nutrição do que com as dimensões do corpo. A subnutrição disseminada na Europa durante esses anos esteve associada a uma queda notável na taxa de gêmeos dizigóticos (Bulmer, 1959). Diversos pesquisadores relataram uma maior prevalência de gêmeos entre mulheres que fizeram suplementação com ácido fólico (Ericson, 2001; Haggarty, 2006). Por outro lado, em uma revisão sistemática, Muggli e Halliday (2007) não demonstraram associação significativa. A análise da taxa de gemelaridade no Texas após a adição de ácido fólico aos cereais em grãos também não demonstrou aumento independente nas taxas de gemelaridade (Waller, 2003).

Gonadotrofina hipofisária

Um fator comum ligando raça, idade, peso e fertilidade com gestação múltipla talvez seja os níveis de FSH (Benirschke, 1973). Essa teoria é corroborada pelo fato de haver aumento da fecundidade e aumento na taxa de gêmeos dizigóticos em mulheres que concebem 1 mês após terem suspendido o uso de contraceptivos orais, mas não nos meses subsequentes (Rothman, 1977). Isso talvez possa ser explicado pela liberação súbita de gonadotrofina hipofisária em quantidade maior que a normal no primeiro ciclo espontâneo após ter-se suspendido a contracepção hormonal. De fato, o paradoxo de diminuição da fertilidade com aumento da gemelaridade conforme a idade avança pode ser explicado por liberação aumentada de FSH pela hipófise em resposta à redução do *feedback* negativo em razão da iminente insuficiência ovariana (Beemsterboer, 2006).

Tratamento para infertilidade

A indução de ovulação com FSH associado à gonadotrofina coriônica humana (hCG) ou ao citrato de clomifeno aumenta notavelmente a probabilidade de ovulações múltiplas concomitantes. Na revisão que fizeram dessa prática, McClamrock e colaboradores (2012) relataram taxas de gêmeos e de gestações múltiplas de maior ordem de até 28,6 e 9,3%, respectivamente. Taxas dessa magnitude continuam sendo uma grande preocupação. Estão em curso dois ensaios multicêntricos – *Assessment of Multiple Gestations from Ovarian Stimulation* (AMIGOS) e *Pregnancy in Polycystic Ovary Syndrome II* (PPCOSII) – feitos para orientar a obtenção de taxas máximas de gestação minimizando as taxas de gestação múltipla (Diamond, 2015; Legro, 2014).

Em geral, com a fertilização *in vitro* (FIV), quanto maior for o número de embriões transferidos, maior será o risco de ocorrerem gêmeos ou de outras gestações múltiplas. Em 2014, a TRA contribuiu para 1,6% de todos os neonatos nos Estados Unidos e para 18,3% de todos os neonatos de gestações múltiplas (Sunderam, 2017). A American Society for Reproductive Medicine (2017) recentemente revisou suas diretrizes relacionadas com a idade no que se refere ao número de embriões em estágio de clivagem ou blastocistos a serem transferidos durante a FIV. Esse esforço visa reduzir a incidência de gestações fetais de maior ordem. Com base nessas novas recomendações, as mulheres com menos de 35 anos de idade são encorajadas a receber a transferência de um único embrião, independentemente do estágio do embrião. Essas práticas efetivamente reduziram as taxas de gestações múltiplas, e a taxa de trigêmeos ou de gestações múltiplas de maior ordem diminuiu anualmente desde 2009 (Kulkarni, 2013; Martin, 2017).

■ Proporção entre os sexos nas gestações múltiplas

Em seres humanos, à medida que aumenta o número de fetos por gestação, reduz-se o percentual de conceptos do sexo masculino. Strandskov e colaboradores (1946) observaram que a porcentagem de fetos masculinos em 31 milhões de gestações únicas nos Estados Unidos foi de 51,6%. Para gêmeos, foi de 50,9%; para trigêmeos, foi de 49,5%, e para quadrigêmeos, foi de 46,5%. Os dados de nascimento na Suécia ao longo de 135 anos revelam que o número de fetos masculinos por 100 femininos foi de 106 entre fetos únicos, 103 entre gêmeos e 99 entre trigêmeos (Fellman, 2010). O sexo feminino predomina ainda mais nas gestações cujo fenômeno de gemelaridade ocorre tardiamente. Por exemplo, 68% dos gêmeos toracópagos são do sexo feminino (Mutchinick, 2011). Foram sugeridas duas explicações. A primeira é que, começando no útero e se estendendo por todo o ciclo de vida, as taxas de mortalidade são menores no sexo feminino. A segunda é que os zigotos do sexo feminino têm maior tendência a se dividirem.

■ Determinação da zigosidade

Gêmeos de sexo oposto quase sempre são dizigóticos. Em raras ocasiões, em razão de mutações somáticas ou de aberrações cromossômicas, o cariótipo ou o fenótipo de uma gestação gemelar monozigótica pode ser diferente (Turpin, 1961). A maioria dos casos relatados descreve a perda pós-zigótica do cromossomo Y em um gêmeo 46,XY resultando em um gêmeo com fenótipo feminino com síndrome de Turner (45,X). Zech e colaboradores (2008) relataram um caso raro de zigoto 47,XXY que sofreu perda pós-zigótica do cromossomo X em algumas células e perda do cromossomo Y em outras células. O fenótipo dos gêmeos resultantes foi um masculino e um feminino. A cariotipagem revelou que ambos eram mosaicos genéticos 46,XX/46,XY.

■ Determinação da corionicidade

O risco de complicações específicas da gemelaridade varia em função da zigosidade, assim como da "corionicidade" – número de córions. Como mostra a Tabela 45-2, esse último fator é o determinante mais importante. Especificamente, as taxas de mortalidade perinatal e de lesão neurológica são maiores em gêmeos monocoriônicos diamnióticos em comparação com os pares dicoriônicos diamnióticos (Hack, 2008; Lee, 2008). Em uma análise retrospectiva que fizeram de mais de 2.000 gêmeos, o risco de morte fetal em um ou em ambos os gêmeos monocoriônicos havia sido o dobro do encontrado nas gestações múltiplas dicoriônicas (McPherson, 2012). Além disso, o risco prospectivo de natimortalidade anteparto é maior para gêmeos monocoriônicos em comparação com os dicoriônicos em todas as idades gestacionais pré-termo. O risco mais alto ocorre antes de 28 semanas de gestação (Glinianaia, 2011). Por outro lado, diferenças na corionicidade não afetam de maneira significativa os desfechos maternos (Carter, 2015).

Determinação ultrassonográfica

Esta tem se tornado uma ferramenta integral para auxiliar no manejo da gestação múltipla. De fato, o diagnóstico e a avaliação de uma gestação múltipla são agora considerados como uma indicação reconhecida para a ultrassonografia no primeiro trimestre (Reddy, 2014). Além disso, a North American Fetal

TABELA 45-2 Visão geral da incidência de zigosidade em gestação gemelar e complicações específicas correspondentes da gemelaridade

Tipo de gemelaridade	Gêmeos	Taxas de complicações específicas da gemelaridade (%)			
		Restrição do crescimento fetal	Parto pré-termo[a]	Anastomose vascular placentária	Mortalidade perinatal
Dizigóticos	80	25	40	0	10-12
Monozigóticos	20	40	50		15-18
Dicoriônico/diamniótico	6-7	30	40	0	18-20
Monocoriônico/diamniótico	13-14	50	60	100	30-40
Monocoriônico/monoamniótico	< 1	40	60-70	80-90	58-60
Fetos acolados	0,002-0,008	–	70-80	100	70-90

[a]Nascimento antes de 37 semanas.
Dados de Manning, 1995.

Therapy Network (NAFTNet) – um consórcio de 30 instituições médicas nos Estados Unidos e Canadá – forneceu recomendações para a determinação da corionicidade usando a ultrassonografia (Emery, 2015).

As características ultrassonográficas usadas para avaliar a corionicidade variam conforme a idade gestacional. A acurácia é maior no primeiro trimestre e diminui à medida que avança a idade gestacional. Isso significa que a corionicidade pode ser determinada por ultrassonografia com 98% de acurácia no primeiro trimestre, mas pode ser incorreta em até 10% dos exames no segundo trimestre (Emery, 2015; Lee, 2006). Além disso, para avaliações ultrassonográficas entre 15 e 20 semanas de gestação, a chance de classificação errônea da corionicidade aumenta em cerca de 10% para cada semana de avanço na idade gestacional em comparação com aquelas realizadas antes de 14 semanas (Blumenfeld, 2014). Em geral, a corionicidade pode ser corretamente determinada com ultrassonografia antes de 24 semanas em cerca de 95% dos casos (Lee, 2006).

No início do primeiro trimestre, o número de córions é igual ao número de sacos gestacionais. Uma faixa espessa de córion separando dois sacos gestacionais indica uma gestação dicoriônica, enquanto gêmeos monocoriônicos têm um único saco gestacional. Se a gestação for monocoriônica e diamniótica, pode ser difícil visualizar o âmnio interveniente fino antes de 8 semanas de gestação (Emery, 2015). Se a membrana interveniente for difícil de visualizar, o número de vesículas vitelinas *geralmente* se correlaciona com o número de âmnios. Porém, o número de vesículas vitelinas como preditor de amnionicidade pode não ser sempre acurado (Shen, 2006). Embora seja incomum a sua visualização precoce, o emaranhamento do cordão identifica uma gestação monoamniótica. Quando há dúvidas quanto à corionicidade, são realizados outros exames ultrassonográficos adicionais mais tarde.

Após 10 a 14 semanas de gestação, a avaliação ultrassonográfica de corionicidade pode ser determinada tendo como base quatro características: o número de massas placentárias, a espessura da membrana que divide os sacos, a presença de uma membrana interveniente e o sexo fetal (Emery, 2015). Primeiro, duas placentas separadas sugerem dicorionicidade. O inverso não é necessariamente verdadeiro, como nos casos com uma única massa placentária fundida. Segundo, a identificação de uma membrana divisória espessa – em geral ≥ 2 mm – dá suporte ao diagnóstico presuntivo de dicorionicidade. Em uma gestação dicoriônica, essa membrana visualizada é composta de um total de quatro camadas (dois âmnios e dois córions). Além disso, o *sinal de pico gemelar* (também chamado de *sinal do lambda* ou *delta*) é visualizado examinando-se o ponto de origem da membrana divisória sobre a superfície da placenta. O pico aparece como uma projeção triangular do tecido placentário se estendendo por uma curta distância entre as camadas da membrana divisória (Fig. 45-4).

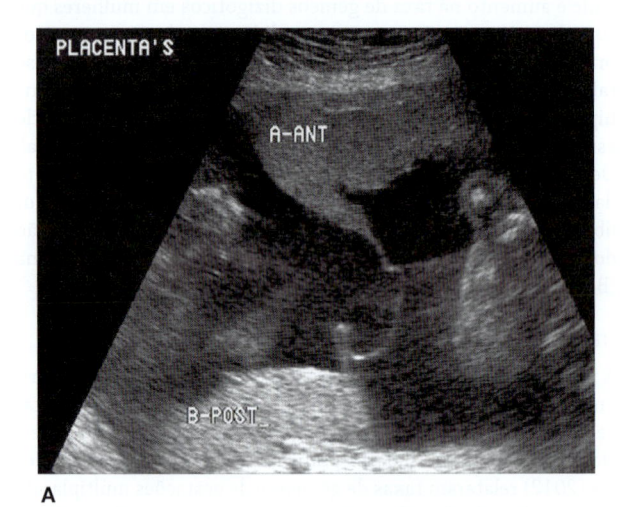

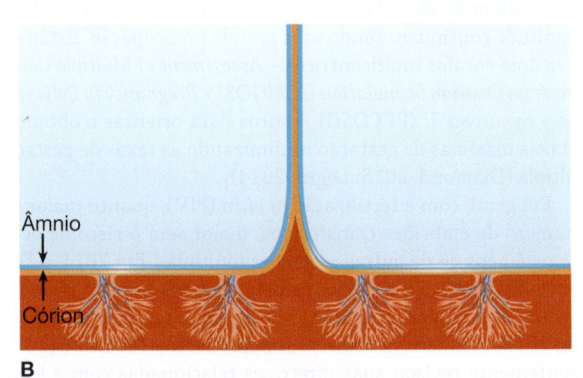

FIGURA 45-4 A. Imagem ultrassonográfica mostrando o sinal do "pico gemelar", também denominado "sinal do lambda", em gestação de 24 semanas. No alto do exame, vê-se tecido da região anterior da placenta estendendo-se para baixo entre as camadas do âmnio. Esse sinal confirma gemelaridade dicoriônica. **B.** O sinal do "pico gemelar" é visto na parte inferior deste diagrama esquemático. A porção triangular da placenta é identificada insinuando-se entre as camadas do âmnio e do córion.

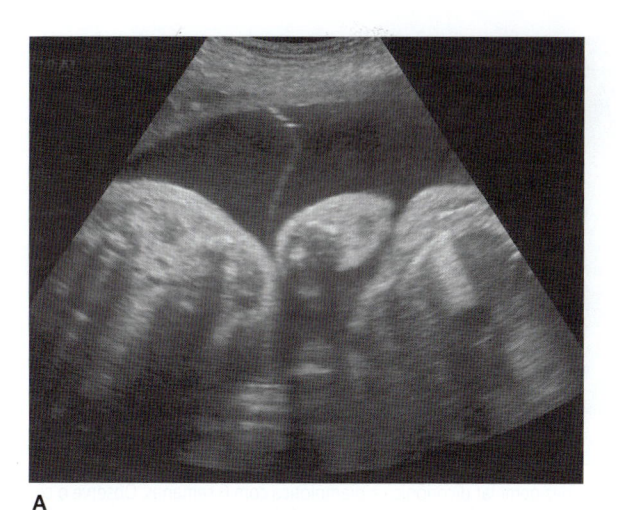

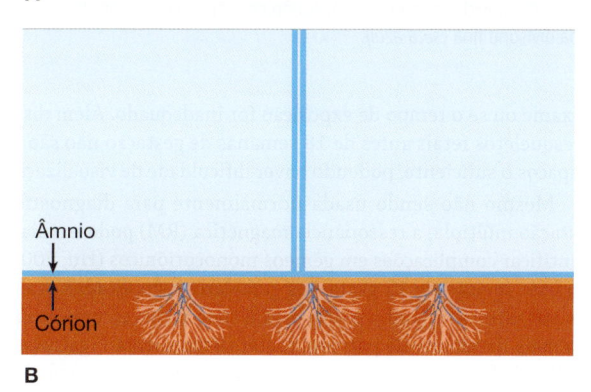

FIGURA 45-5 A. Imagem ultrassonográfica do sinal do "T" em gestação monocoriônica diamniótica de 30 semanas. **B.** Diagrama esquemático do sinal do "T". Os gêmeos estão separados apenas por uma membrana criada pelos âmnios justapostos de cada gêmeo. Forma-se um T no ponto em que os âmnios se encontram com a placenta.

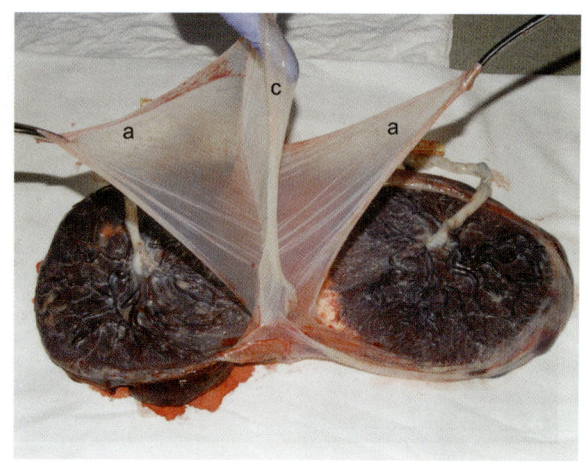

FIGURA 45-6 Placenta dicoriônica e diamniótica de gêmeos. A membrana divisória que separa os fetos gemelares foi levantada e é formada por córion (*c*) entre dois âmnios (*a*).

Por outro lado, gestações monocoriônicas apresentam uma membrana divisória tão fina (geralmente < 2 mm) que não pode ser visualizada antes do segundo trimestre. A relação entre as membranas e a placenta sem extensão aparente da placenta entre as membranas divisórias é denominada *sinal do T* (Fig. 45-5). Com a avaliação da membrana divisória, é possível definir a corionicidade em mais de 99% das gestações no primeiro trimestre (Miller, 2012). A ausência de uma membrana divisória indica uma gestação monocoriônica monoamniótica.

Por fim, gêmeos com sexos diferentes indicam uma gestação dicoriônica (e dizigótica) (Emery, 2015). Uma rara exceção a esse cenário seria uma gestação monocoriônica heterocariotípica, descrita anteriormente (p. 867). Se ambos os gêmeos são do mesmo sexo, são necessárias medidas adicionais.

Exame da placenta

Em cerca de dois terços dos casos, o exame visual meticuloso da placenta e das membranas após o parto é capaz de estabelecer imediatamente a zigosidade e a corionicidade. Recomenda-se a seguinte sistemática para o exame. Quando nasce o primeiro neonato, aplica-se uma pinça em um segmento de seu cordão. Geralmente, não se coleta sangue do cordão antes do nascimento do outro gêmeo. Com o nascimento do segundo neonato, duas pinças são aplicadas àquele cordão – e assim por diante, conforme a necessidade. Como alternativa, em partos de maior ordem, pode ser mais simples usar pinças com cores diferentes. Até o nascimento do último feto, cada segmento do cordão deve ser mantido pinçado para evitar hipovolemia e anemia fetais causadas por sangue deixando a placenta via anastomoses e, a seguir, por cordão que não esteja pinçado. Nesse momento, as evidências são insuficientes para recomendar ou não o clampeamento tardio do cordão umbilical em gestações múltiplas (American College of Obstetricians and Gynecologists, 2017a). No Parkland Hospital, atualmente não realizamos o clampeamento tardio do cordão nessas gestações.

A placenta é removida cuidadosamente para preservar suas ligações com âmnio e córion. Quando há uma única bolsa amniótica comum ou os âmnios estão justapostos e não separados pelo córion, os fetos são monozigóticos (ver Fig. 45-1). Se os âmnios adjacentes estiverem separados pelo córion, os fetos poderão ser dizigóticos ou monozigóticos, porém a dizigosidade é mais comum (Fig. 45-6). Se os neonatos forem do mesmo sexo, a tipagem do sangue do cordão umbilical talvez seja útil. Tipos de sangue diferentes confirmam a dizigosidade, mas a demonstração do mesmo tipo sanguíneo para ambos os fetos não confirma a monozigosidade. Para o diagnóstico definitivo, técnicas mais complicadas, como o *fingerprinting* de DNA, podem ser usadas. Porém, esses testes geralmente não são realizados ao nascer a menos que haja indicações médicas.

DIAGNÓSTICO DE GESTAÇÃO MÚLTIPLA

■ Avaliação clínica

Durante o exame físico, são fundamentais as medições acuradas da altura do fundo do útero, conforme descrição no Capítulo 9 (p. 164). Nos casos de gestações múltiplas, o útero normalmente se apresenta maior do que o esperado para um feto único no segundo trimestre. Rouse e colaboradores (1993) relataram as alturas do fundo do útero de 336 gestações gemelares com idade gestacional bem definida. Entre 20 e 30 semanas de gestação, a medição da altura do fundo do útero foi em média 5 cm maior do que a esperada para feto único com a mesma idade gestacional.

É difícil diagnosticar gêmeos pela palpação dos segmentos fetais antes do terceiro trimestre. E, mesmo no período tardio da gestação, isso pode ser difícil, em especial se um dos gêmeos estiver sobreposto ao outro, se a mãe for obesa ou se houver polidrâmnio.

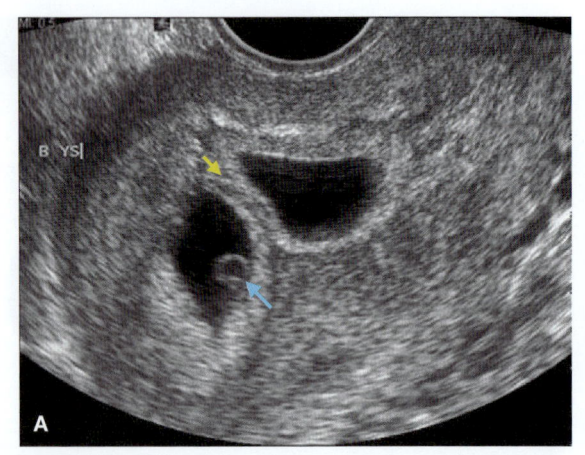

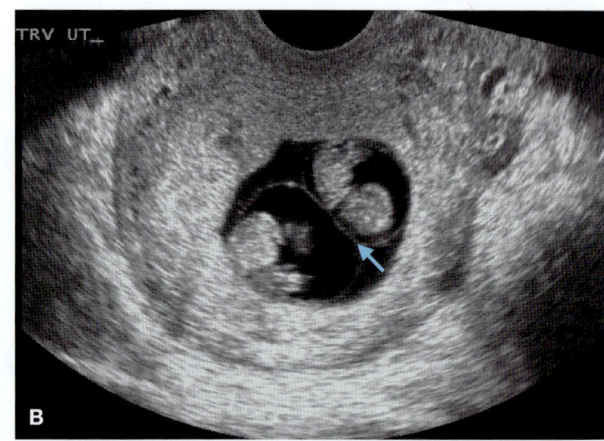

FIGURA 45-7 Ultrassonografias do primeiro trimestre de gestação gemelar. **A.** Gravidez gemelar dicoriônica e diamniótica com 6 semanas. Observe o córion divisório espesso (*seta amarela*). Uma das vesículas vitelinas está indicada (*seta azul*). **B.** Gravidez gemelar monocoriônica e diamniótica com 8 semanas. Observe o âmnio delgado envolvendo cada embrião, o que resulta em uma membrana divisória fina (*seta azul*).

A palpação de duas cabeças fetais em diferentes quadrantes do útero é um forte indicador para o diagnóstico de gêmeos. No final do primeiro trimestre, dois batimentos cardíacos fetais podem ser diferenciados com equipamento de ultrassom com Doppler se as suas frequências forem claramente distintas entre si e em relação à mãe.

Porém, o uso apenas de critérios clínicos geralmente não é confiável para o diagnóstico de gestações múltiplas. Por exemplo, no estudo Routine Antenatal Diagnostic Imaging with Ultrasound (RADIUS), em 37% das mulheres que não fizeram ultrassonografia de rastreamento, suas gestações gemelares não foram diagnosticadas até 26 semanas de gestação. Além disso, em 13% das mulheres que não fizeram ultrassonografia, suas gestações múltiplas só foram diagnosticadas durante a internação para o parto (American College of Obstetricians and Gynecologists, 2016; LeFevre, 1993).

■ Ultrassonografia

O exame ultrassonográfico deve detectar praticamente todos os conjuntos de gêmeos. Além disso, dada a maior frequência de exames ultrassonográficos durante o primeiro trimestre, a detecção precoce de gravidez gemelar é comum. A ultrassonografia também pode ser usada para determinar o número de fetos, a idade gestacional, a corionicidade e a amnionicidade. Com exames meticulosos, podem-se identificar precocemente os sacos gestacionais separados da gravidez gemelar, quando presentes (Fig. 45-7). Subsequentemente, as cabeças dos fetos poderão ser visualizadas em dois planos perpendiculares, de forma a não tomar a secção transversal do tronco fetal por uma segunda cabeça fetal. O ideal é visualizar duas cabeças ou dois abdomes em um mesmo plano de imagem, evitando, assim, examinar o mesmo feto duas vezes e interpretar o achado como presença de gêmeos.

As gestações múltiplas de maior ordem são mais difíceis de examinar. Mesmo no primeiro trimestre, pode ser difícil identificar o número real de fetos e sua posição. Essa determinação é particularmente importante quando se estiver considerando redução do número de fetos ou interrupção seletiva (p. 891).

■ Outras ferramentas diagnósticas

A radiografia do abdome pode ser útil se houver dúvida quanto ao número de fetos em gestação múltipla de maior ordem. Entretanto, as radiografias em geral têm utilidade limitada, podendo levar a um diagnóstico incorreto se os fetos se moverem durante o exame ou se o tempo de exposição for inadequado. Além disso, os esqueletos fetais antes de 18 semanas de gestação não são radiopacos o suficiente, podendo haver dificuldade de visualização.

Mesmo não sendo usada normalmente para diagnosticar gestação múltipla, a ressonância magnética (RM) pode auxiliar a identificar complicações em gêmeos monocoriônicos (Hu, 2006). Em uma revisão de 17 gestações gemelares complicadas avaliadas por ultrassonografia e RM, essa última forneceu uma avaliação mais detalhada de patologia fetal (Bekiesinska-Figatowska, 2013). Ela foi particularmente útil em casos de gêmeos acolados.

Nenhum teste bioquímico identifica de maneira confiável as gestações múltiplas. Os níveis séricos e urinários de β-hCG e os níveis de α-fetoproteína sérica materna (AFPSM) costumam estar aumentados nas gestações gemelares em comparação com as de feto único. Contudo, os níveis apresentam variação considerável e se sobrepõem àqueles encontrados em caso de feto único.

ADAPTAÇÕES FISIOLÓGICAS MATERNAS

As diversas cargas fisiológicas da gravidez e a probabilidade de complicações maternas graves são caracteristicamente maiores com gestações múltiplas em comparação com as de feto único. Isso é considerado em especial ao se orientar uma mulher cuja saúde esteja comprometida e na qual se identifica uma gestação múltipla precocemente. Consideração semelhante deve ser dada a uma mulher que não esteja grávida, mas que esteja cogitando se submeter a tratamento para infertilidade.

Já no primeiro trimestre, em associação temporal aos níveis séricos elevados de β-hCG, as mulheres com gestação múltipla com frequência apresentam náuseas e vômitos excessivos em comparação às mulheres com gestação de feto único. Nas mulheres com múltiplos fetos, a expansão do volume sanguíneo é maior e chega em média a 50 a 60%, em comparação a 40 a 50% nas gestantes de feto único (Pritchard, 1965). Essa hipervolemia exacerbada teleologicamente desencadeia maior perda de sangue com o parto vaginal de gêmeos, a qual é duas vezes a observada no parto de feto único. Embora a massa eritrocitária também aumente, esse aumento é proporcionalmente inferior nas gestações múltiplas. Em combinação com o aumento nas necessidades de ferro e de ácido fólico, há predisposição à anemia.

As mulheres gestando gêmeos também apresentam um padrão característico de alteração na pressão arterial. MacDonald-Wallis e colaboradores (2012) analisaram pressões arteriais seriadas em mais de 13.000 gestações de feto único e de gêmeos. Com 8 semanas de gestação, a pressão diastólica das mulheres com gêmeos se mostrou mais baixa do que nas gestantes de feto único, mas em geral aumentou mais ao termo da gravidez. Um estudo inicial demonstrou que esse aumento era de no mínimo 15 mmHg em 95% das mulheres com gêmeos em comparação com apenas 54% das gestantes de feto único (Campbell, 1986).

A hipervolemia associada à redução da resistência vascular produz um efeito impressionante sobre a função cardíaca. Em um estudo de 119 mulheres com gestação gemelar, o débito cardíaco aumentou 20% acima daquele de mulheres com gestação de feto único (Kametas, 2003). Da mesma forma, Kuleva e colaboradores (2011), usando ecocardiografias seriadas, encontraram aumentos maiores no débito cardíaco em 20 mulheres com gestações gemelares não complicadas. Ambos os estudos concluíram que o débito cardíaco aumentado se devia predominantemente ao maior volume sistólico em vez de maior frequência cardíaca. A resistência vascular foi significativamente menor nas gestantes de gêmeos em toda a gravidez em comparação com as de feto único. Em um estudo de 30 gestações gemelares não complicadas, esse mesmo grupo de pesquisadores, usando ecocardiografia, posteriormente identificou disfunção diastólica progressiva a partir do primeiro até o terceiro trimestre. Essa disfunção foi normalizada subsequentemente após o parto (Ghi, 2015).

O crescimento do útero nas gestações múltiplas é substancialmente maior do que nas gestações de feto único. O útero e seu conteúdo não fetal podem atingir um volume de 10 L ou mais e pesar mais 9 kg. Especialmente nos gêmeos monozigóticos, é possível haver acúmulo rápido de um grande volume de líquido amniótico. Nesses casos, as vísceras abdominais e os pulmões maternos podem sofrer compressão e deslocamento apreciáveis pelo útero em expansão. Como consequência, o tamanho e o peso de um útero volumoso podem impedir que essas gestantes tenham uma vida ativa.

Se houver polidrâmnio, a função renal materna pode ser gravemente prejudicada, principalmente como consequência de uropatia obstrutiva (Quigley, 1977). Em caso de polidrâmnio grave, a amniocentese terapêutica pode proporcionar alívio para a mãe, melhorar a uropatia obstrutiva e possivelmente reduzir o risco de nascimento pré-termo que se segue ao trabalho de parto pré-termo ou à ruptura prematura de membranas. Infelizmente, o polidrâmnio com frequência se caracteriza por início agudo longe do termo da gestação e por recidiva rápida apesar da amniocentese.

COMPLICAÇÕES DA GRAVIDEZ

■ Abortamento espontâneo

O abortamento espontâneo é mais provável com as gestações múltiplas. Em um estudo de 16 anos, a taxa de abortamentos espontâneos por nascido vivo em gestações de fetos únicos foi de 0,9% em comparação com 7,3% nas gestações múltiplas (Joó, 2012). Além disso, as gestações de gemelares após TRA apresentam maior risco de abortamento em comparação com as concebidas espontaneamente (Szymusik, 2012).

Em alguns casos, apenas um feto pode ser espontaneamente perdido em vez de toda a gestação. Assim, a incidência de gêmeos no primeiro trimestre é muito maior do que a de gêmeos no momento do parto. Estimou-se que 1 em *80 nascimentos* seriam múltiplos, enquanto 1 em *8 gestações* seriam inicialmente múltiplas, seguidas por redução espontânea (Corsello, 2010). Os estudos com ultrassonografia no primeiro trimestre demonstraram que um gêmeo é espontaneamente reduzido ou "desaparece" antes do segundo trimestre em até 10 a 40% das gestações gemelares (Brady, 2013). A incidência é maior após a concepção por TRA. Além disso, os gêmeos monocoriônicos têm risco significativamente maior de redução espontânea em comparação com os dicoriônicos (Sperling, 2006). Sem dúvida, algumas ameaças de abortamento resultam em morte e reabsorção de um dos embriões em gestação gemelar não identificada.

Dickey e colaboradores (2002) descreveram a ocorrência de redução espontânea em 709 mulheres com gravidez múltipla. Antes de 12 semanas, um ou mais embriões morreram em 36% das gestações gemelares, em 53% das gestações de trigêmeos e em 65% das gestações de quadrigêmeos. É interessante observar que a duração final da gestação e o peso ao nascer foram inversamente proporcionais ao número inicial de sacos gestacionais independentemente do número final de fetos no momento do parto. Esse efeito se mostrou mais pronunciado nos gêmeos que iniciaram como quadrigêmeos. Chasen e colaboradores (2006) relataram que a redução espontânea para feto único de gestações gemelares resultantes de fertilização *in vitro* (FIV) esteve associada a resultados perinatais intermediários entre os observados nas gestações de feto único a partir de FIV e os de gestações gemelares a partir de FIV nas quais não houve redução espontânea. São conflitantes as evidências de efeitos adversos imediatos e de longo prazo da redução espontânea de gêmeos sobre o restante da gestação (McNamara, 2016).

É importante observar que a redução espontânea de uma gestação gemelar pode afetar os resultados do rastreamento pré-natal. Em um estudo de gestações concebidas por TRA, Gjerris e colaboradores (2009) compararam 56 gestações gemelares com morte fetal única precoce e 897 gestações de fetos únicos. Eles não encontraram diferenças nas concentrações séricas de marcadores no primeiro trimestre desde que a perda de embriões fosse identificada antes de 9 semanas de gestação. Quando diagnosticada após 9 semanas, os marcadores séricos foram mais altos e menos precisos do que nas gestações com perda precoce de um gêmeo em comparação com aquelas de feto único. No caso de um gêmeo que desaparece, pode haver elevação dos níveis séricos maternos no primeiro trimestre da proteína A plasmática associada à gestação (PAPP-A). Os níveis de AFPSM e de inibina A dimérica no segundo trimestre também podem ser maiores (Huang, 2015). Esse fenômeno também pode afetar os testes pré-natais não invasivos que usam DNA fetal livre (cfDNA, *cell-free DNA*). Em um relato, acreditou-se que esse efeito era responsável por 15% dos resultados falso-positivos em métodos de contagem quantitativos (Futch, 2013). O recente desenvolvimento de tecnologia de polimorfismo de nucleotídeos únicos para testes de cfDNA parece ser promissor para identificar melhor esses casos (Curnow, 2015). Independentemente disso, o diagnóstico de um abortamento espontaneamente reduzido é excluído de preferência para ajudar a evitar a confusão com os resultados do rastreamento para aneuploidia e defeitos do tubo neural.

■ Malformações congênitas

Conforme citado, a incidência de malformações congênitas aumenta consideravelmente nas gestações múltiplas em comparação com aquelas gestações de fetos únicos. Em um estudo, a taxa de malformações congênitas foi de 406 por 10.000 gêmeos em comparação com 238 por 10.000 fetos únicos (Glinianaia, 2008). A taxa de malformações em gêmeos monocoriônicos foi quase duas vezes maior do que em gêmeos dicoriônicos. Essa diferença foi atribuída à alta incidência de defeitos estruturais nos gêmeos monozigóticos. De fato, um grande estudo de base populacional entre 1998 e 2010 concluiu que os gêmeos tinham um risco 73% maior de cardiopatia congênita em comparação com fetos únicos. O risco era substancialmente maior entre gêmeos monocoriônicos (Best, 2015). Porém, a partir de um registro europeu de 30 anos de nascimentos múltiplos, as taxas de anomalias estruturais aumentaram constantemente de 2,16% em 1987 para 3,26% em 2007 (Boyle, 2013). Ainda assim, nesse período, a proporção de gêmeos dizigóticos aumentou em 30%, enquanto a proporção de gêmeos monozigóticos se manteve estável. Esse aumento no risco de malformações congênitas em gêmeos dizigóticos com o passar do tempo manteve correlação direta com o aumento da disponibilidade de TRA. O aumento nas taxas de malformações congênitas relacionado com TRA tem sido repetidamente relatado (Boulet, 2016; Talauliker, 2012).

■ Baixo peso ao nascer

Nas gestações múltiplas, é maior a probabilidade de baixo peso ao nascer do que nas gestações de feto único, em razão de restrição do crescimento fetal e parto pré-termo. No Parkland Hospital, entre 1988 e 2012, foram coletados dados de 357.205 neonatos únicos sem malformações e de 3.714 gêmeos normais, todos nascidos vivos. Os pesos ao nascer se mantiveram paralelos comparando gêmeos e fetos únicos até 28 a 30 semanas de gestação. Daí em diante, o peso ao nascer dos gêmeos foi progressivamente diminuindo (Fig. 45-8). A partir de 35 a 36 semanas, as curvas de peso ao nascer dos gêmeos nitidamente passam a divergir das curvas dos neonatos únicos.

De forma geral, o grau de restrição do crescimento aumenta em função do número de fetos. O problema é que essa avaliação é feita com base em curvas de crescimento estabelecidas para as gestações únicas. Várias autoridades argumentam que o crescimento fetal em gêmeos é diferente daquele de gestações de fetos únicos. Assim, o crescimento anormal só deve ser diagnosticado quando o tamanho fetal é menor que o esperado para *gestações múltiplas*. Como consequência, foram desenvolvidas curvas de crescimento para gêmeos e trigêmeos (Kim, 2010; Odibo, 2013; Vora, 2006). No Parkland Hospital, usamos os padrões de peso ao nascer em gestações gemelares estratificados pela corionicidade placentária para a identificação da suspeita de restrição de crescimento fetal (Ananth, 1998).

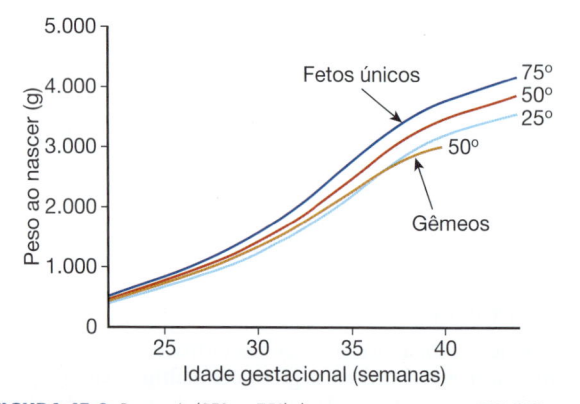

FIGURA 45-8 Percentis (25º ao 75º) de peso ao nascer para 357.205 neonatos únicos comparados com o 50º percentil de peso ao nascer para 3.714 gêmeos, Parkland Hospital, 1988-2012. Foram também excluídos os fetos com malformações maiores, gestações complicadas por natimortalidade e gestações de gêmeos com > 25% de discordância no peso. (Dados de Dr. Don McIntire.)

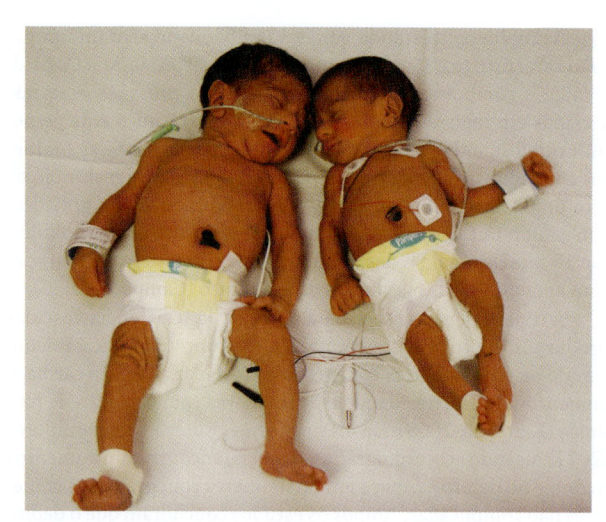

FIGURA 45-9 Discordância evidente no crescimento de gêmeos monocoriônicos. (Reproduzida com permissão de Dr. Laura Greer.)

É provável que o grau de restrição do crescimento nos gêmeos monozigóticos seja maior do que nos pares dizigóticos (Fig. 45-9). Nos embriões monocoriônicos, alocação possivelmente desigual dos blastômeros, anastomoses vasculares na placenta única com distribuição desigual de nutrientes e de oxigênio, bem como anomalias estruturais discordantes, resultantes do próprio processo de formação dos gêmeos, são fatores capazes de afetar o crescimento. Por exemplo, os quíntuplos mostrados na Figura 45-10 representam três fetos dizigóticos e dois monozigóticos. Quando nasceram com 31 semanas de gestação, os três neonatos de óvulos independentes pesavam 1.420, 1.530 e 1.440 g, e os dois derivados de um mesmo óvulo pesavam 990 e 860 g.

No terceiro trimestre, a maior massa fetal leva à aceleração na maturação placentária e a uma insuficiência placentária relativa. Nas gestações dizigóticas, qualquer discordância incomum nos tamanhos resulta de placentação desigual, sendo que uma das placentas recebe maior perfusão do que a outra. Diferenças nos tamanhos também podem refletir diferenças genéticas nos potenciais de crescimento fetal. As discordâncias igualmente podem ser causadas por malformações fetais, síndromes genéticas, infecção ou anormalidade no cordão umbilical, como inserção velamentosa, inserção marginal ou *vasa previa* (Cap. 44, p. 849).

■ Hipertensão

Os distúrbios hipertensivos relacionados com a gestação têm mais chances de surgir nas gestações múltiplas. A incidência exata atribuível para gestações gemelares é difícil de determinar porque essas gestações têm mais chances de dar à luz pré-termo e geralmente antes do desenvolvimento de pré-eclâmpsia. Além disso, as mulheres com gestações gemelares costumam ser mais velhas e multíparas, qualidades associadas a menores taxas de pré-eclâmpsia (Francisco, 2017). No Parkland Hospital, a incidência de hipertensão relacionada com a gravidez em mulheres com gêmeos é de 20%. Na análise que fizeram de 513 gestações de gêmeos, Fox e colaboradores (2014) identificaram 15% de parturientes com pré-eclâmpsia. Outro estudo comparou 257 mulheres com gêmeos e diabetes gestacional com 277 mulheres não diabéticas gestando gêmeos. Esses autores observaram aumento de duas vezes no risco de pré-eclâmpsia naquelas com diagnóstico de diabetes gestacional (Gonzalez, 2012). Por outro lado, nenhuma zigosidade

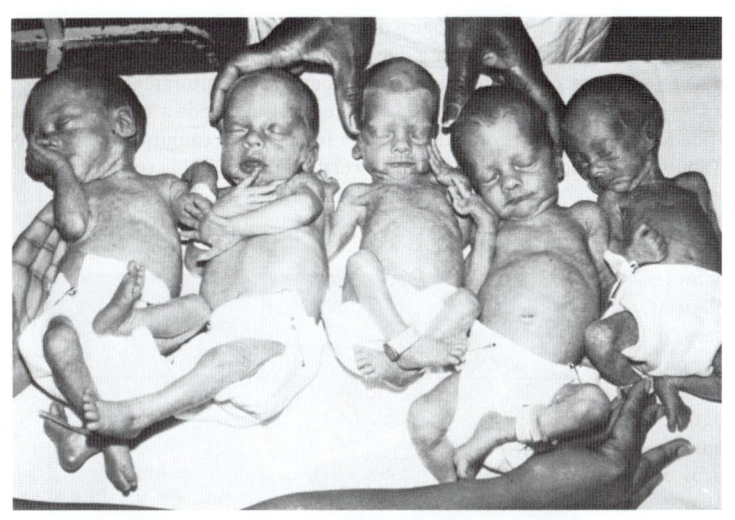

FIGURA 45-10 Os quíntuplos Davis 3 semanas após o nascimento. O primeiro, o segundo e o quarto neonatos a partir da esquerda foram originados de óvulos distintos, e o terceiro e o quinto vieram de um mesmo óvulo.

específica confere uma maior taxa de distúrbios hipertensivos nas gestações gemelares (Lučovnik, 2016). Por fim, para o National Center for Health Statistics, Luke e colaboradores (2008) analisaram 316.696 gestações de gêmeos, 12.193 de trigêmeos e 778 de quadrigêmeos. Esses pesquisadores observaram que o risco de hipertensão arterial associado à gestação foi significativamente maior para gestantes de trigêmeos e quadrigêmeos (11 e 12%, respectivamente) em comparação com de gêmeos (8%).

Esses dados sugerem que o número de fetos e a massa placentária estão envolvidos na patogênese da pré-eclâmpsia. As gestantes de gêmeos apresentam níveis de tirosina-cinase 1 solúvel semelhante a FMS (sFlt-1, de *soluble FMS-like tyrosine kinase-1*) antiangiogênica duplicados em relação aos observados em gestantes de feto único. Os níveis provavelmente estão relacionados mais com a massa placentária do que com alguma patologia primária da placenta (Bdolah, 2008; Maynard, 2008). Rana e colaboradores (2012) mediram a sFlt-1 antiangiogênica e o fator de crescimento placentário (PlGF, de *placental growth factor*) pró-angiogênico em 79 gestantes de gêmeos encaminhadas para investigação de pré-eclâmpsia. Nas 58 gestantes identificadas como portadoras de hipertensão gestacional ou de pré-eclâmpsia, observou-se aumento escalonado nas concentrações de sFlt-1, redução nos níveis de PlGF e aumento na relação sFlt-1/PlGF em comparação com as gestantes de gêmeos normotensas. Nas gestações múltiplas, a hipertensão não apenas ocorre com maior frequência, mas também tende a surgir mais precocemente e ser mais grave. Na análise dos fatores angiogênicos já mencionados, mais de metade das mulheres afetadas desenvolveram as anormalidades antes de 34 semanas, e sua relação sFlt-1/PlGF foi mais marcante (Rana, 2012). Essa relação é discutida no Capítulo 40 (p. 716).

■ Parto pré-termo

A duração da gestação diminui conforme aumenta o número de fetos. Mais de 5 a cada 10 gêmeos e 9 de cada 10 trigêmeos nascidos nos Estados Unidos em 2015 foram pré-termo (Martin, 2017). A prematuridade é 6 vezes mais frequente em gêmeos e 10 vezes mais frequente em trigêmeos (Giuffre, 2012). Uma revisão mostrou que cerca de 60% dos nascimentos pré-termo de gêmeos são indicados, cerca de 30% resultam de trabalho de parto espontâneo

e 10% se seguem à ruptura prematura de membranas (Chauhan, 2010). Em outra análise de quase 300.000 nascidos vivos, a proporção de nascimentos pré-termo associados à ruptura prematura de membranas aumentou com a pluralidade gestacional, passando de 13% nas gestações de feto único para 20% nas de trigêmeos ou de maior ordem (Pakrashi, 2013).

Embora as causas dos nascimentos pré-termo possam ser diferentes em gêmeos e fetos únicos, após o nascimento, a evolução neonatal costuma ser a mesma, considerando idades gestacionais semelhantes (Kilpatrick, 1996; Ray, 2009; Salem, 2017). Porém, a evolução dos gêmeos pré-termo com discordâncias notáveis possivelmente não será comparável com a dos fetos únicos, uma vez que o que causou a discordância provavelmente produzirá efeitos duradouros (Yinon, 2005).

■ Desenvolvimento da criança em longo prazo

Historicamente, os gêmeos eram considerados cognitivamente atrasados em comparação com fetos únicos (Record, 1970; Ronalds, 2005). Contudo, em estudos de coorte avaliando neonatos a termo com peso normal ao nascer, as evoluções cognitivas comparando-se gêmeos e fetos únicos foram semelhantes (Lorenz, 2012). Christensen e colaboradores (2006) encontraram resultados semelhantes nos testes nacionais padronizados aplicados na nona série comparando 3.411 gêmeos com 7.796 crianças originalmente fetos únicos nascidos entre 1986 e 1988.

Por outro lado, entre neonatos com peso normal ao nascer, o risco de paralisia cerebral é maior entre gêmeos e crianças nascidas de gestação múltipla de maior ordem. Por exemplo, a taxa de paralisia cerebral publicada para fetos únicos foi de 2,3 por 1.000, contra 12,6 por 1.000 em gêmeos e 44,8 por 1.000 em trigêmeos (Giuffre, 2012). Entre os fatores que contribuem para essas diferenças, são sugeridos maiores riscos de restrição de crescimento fetal, anomalias congênitas, síndrome de transfusão feto-fetal e morte fetal de um gêmeo associado (Lorenz, 2012).

COMPLICAÇÕES SINGULARES DOS FETOS

Diversas complicações singulares podem surgir nas gestações múltiplas. Tais complicações são descritas em gêmeos, mas podem ser encontradas em gestações múltiplas de maior ordem. A maioria das complicações fetais causadas pelo processo gemelar propriamente dito é encontrada em gêmeos monozigóticos. Sua patogênese é mais bem compreendida após revisão das possibilidades representadas na Figura 45-1.

■ Gêmeos monoamnióticos

Apenas cerca de 1% de todas as gestações gemelares monozigóticas irão compartilhar uma bolsa amniótica, e cerca de 1 em 20 gestações gemelares monocoriônicas são monoamnióticas (Hall, 2003; Lewi, 2013). Os gêmeos diamnióticos podem se tornar monoamnióticos se a membrana divisória for rompida de forma espontânea ou iatrogênica. Suas taxas de morbidade e mortalidade espelham, assim, aquelas de gêmeos monoamnióticos.

As taxas de mortalidade históricas em gêmeos monoamnióticos foram relatadas como de até 70%. Os desfechos contemporâneos são melhores, ainda que a taxa de morte fetal após a viabilidade permaneça elevada (Post, 2015). Entre os fetos que sobrevivem antes de 16 semanas de gestação, menos da metade sobrevive até o período neonatal. As anormalidades fetais e os abortamentos espontâneos contribuem para a maioria das perdas (Prefumo, 2015). Após 20 semanas, a taxa de mortalidade perinatal para gêmeos monoamnióticos é de cerca de 15% (Shub, 2015). Uma alta taxa de morte fetal é atribuível a parto pré-termo, anomalias congênitas, síndrome de transfusão feto-fetal ou emaranhamento do cordão.

As taxas de anomalias congênitas em gêmeos monoamnióticos chegam a 18 a 28% (Post, 2015). Como a concordância de anomalias é encontrada em apenas um quarto dos casos, o achado de anatomia normal em um dos gêmeos não evita a necessidade de uma avaliação abrangente no segundo. Além disso, devido ao maior risco de anomalias cardíacas, a ecocardiografia fetal é indicada nessas gestações. É importante observar que os gêmeos monoamnióticos são, por definição, monozigóticos e, assim, são considerados geneticamente idênticos. Consequentemente, nenhum ou ambos os fetos têm anormalidades, exceto nos raros casos de discordância (Zwijnenburg, 2010). De fato, o risco de síndrome de Down em cada feto do par monozigótico é semelhante ou menor que o risco em fetos únicos pareados para a idade materna (Sparks, 2016). Os métodos padronizados para rastreamento da síndrome de Down podem ser aplicados a essas gestações (Cap. 14, p. 281).

A taxa de síndrome de transfusão feto-fetal em gêmeos monoamnióticos é menor que a taxa relatada em gestações monocoriônicas diamnióticas. Isso pode dever-se à presença quase universal em gêmeos monoamnióticos de anastomoses arterio-arteriais, as quais são presumivelmente protetoras (Hack, 2009b; Post, 2015). Contudo, a vigilância para a síndrome de transfusão feto-fetal é recomendada e descrita na p. 879.

É frequente haver emaranhamento de cordões umbilicais (Fig. 45-11). O entrelaçamento mórbido dos cordões parece ocorrer precocemente, e as gestações monoamnióticas que atingem 30 a 32 semanas de gestação têm o risco reduzido. Em uma série holandesa, a incidência de morte intrauterina caiu de 15% após 20 semanas para 4% nas gestações > 32 semanas (Hack, 2009a). Embora a ultrassonografia com Doppler colorido seja usada para diagnosticar o emaranhamento (Fig. 45-12), os fatores que levam à constrição patológica dos vasos umbilicais são desconhecidos. Uma consequência é que a morte fetal por emaranhamento do cordão é imprevisível. Infelizmente, o monitoramento para isso é relativamente ineficaz. Em um estudo, após a análise de mais de 10.000 horas de traçados fetais de 17 conjuntos de gêmeos monoamnióticos, Quinn e colaboradores (2011) concluíram que

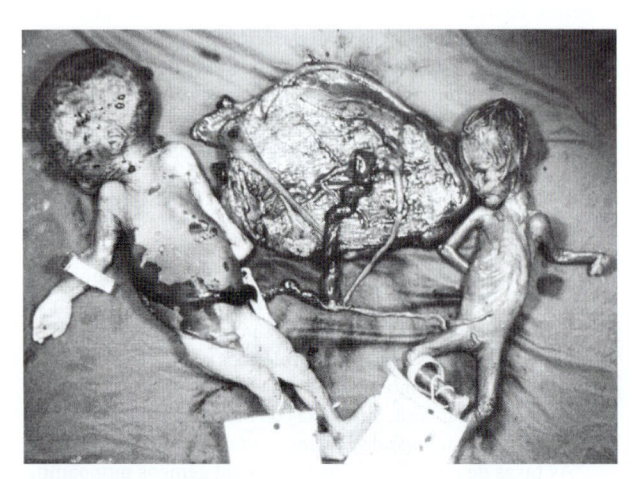

FIGURA 45-11 Gêmeos monozigóticos em uma única bolsa amniótica. O feto menor aparentemente morreu primeiro, e o segundo sucumbiu subsequentemente, quando os cordões umbilicais se entrelaçaram.

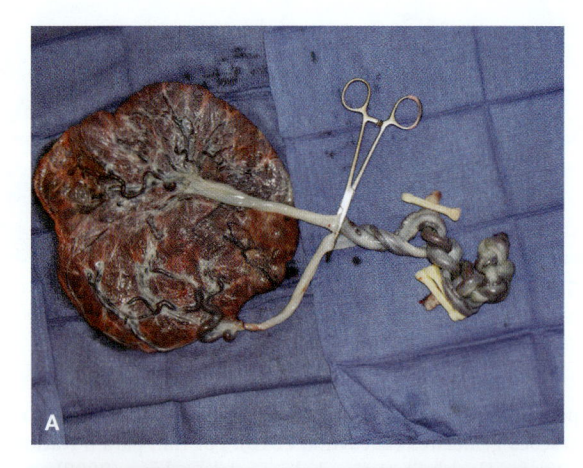

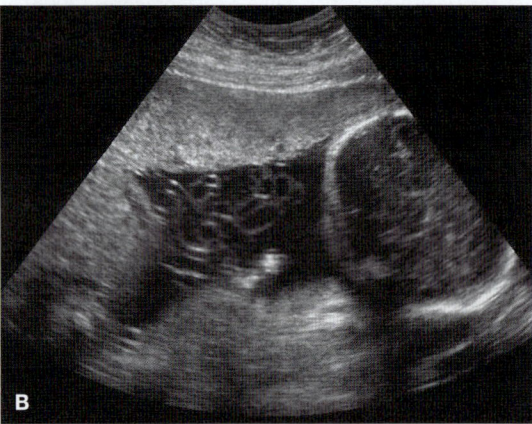

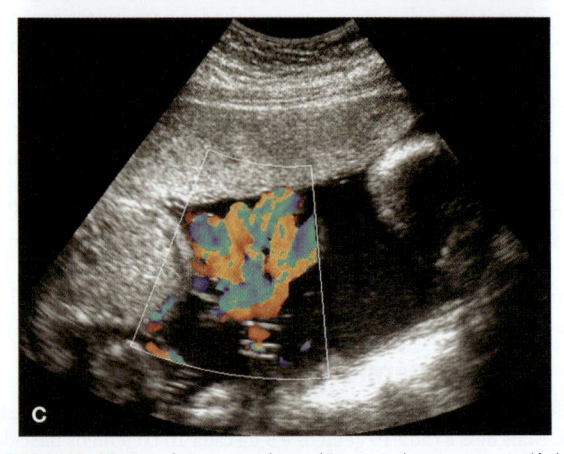

FIGURA 45-12 Entrelaçamento de cordões em gêmeos monocoriônicos monoamnióticos. **A.** Apesar do entrelaçamento intenso dos cordões, nasceram gêmeos vigorosos via cesariana. **B.** A ultrassonografia pré-operatória dessa gestação demonstra os cordões entrelaçados. **C.** Esse achado é acentuado com a aplicação do Doppler colorido. (Reproduzida com permissão de Dr. Julie Lo.)

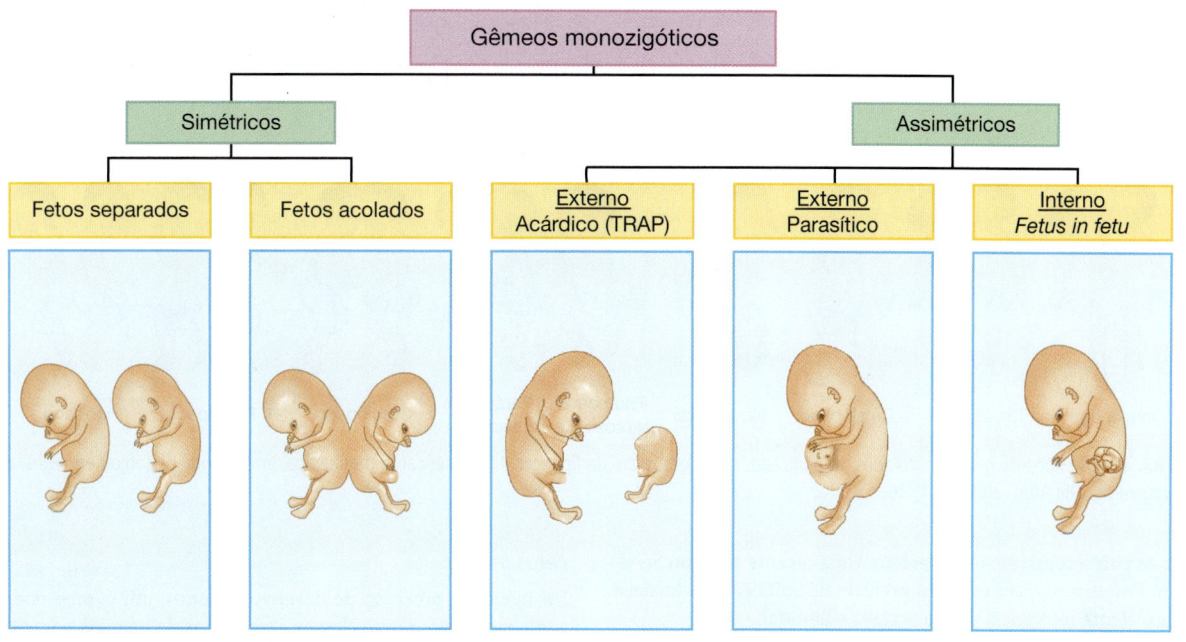

FIGURA 45-13 Evoluções possíveis da gemelaridade monozigótica. A categoria assimétrica contém tipos de gêmeos em que um deles é substancialmente menor e incompletamente formado.

o monitoramento era fisicamente possível em apenas 50% dos casos. Um traçado de batimentos cardíacos fetais anormal determinou parto imediato em apenas 6 casos.

Um dos esquemas de manejo propostos tem como base um estudo publicado por Heyborne e colaboradores (2005), que relataram não ter havido natimortos em 43 gestações gemelares de mulheres admitidas com 26 a 27 semanas para vigilância fetal diária. Porém, em 44 mulheres manejadas ambulatorialmente e hospitalizadas apenas por indicações obstétricas, houve 13 natimortos. Em função desse relato, as mulheres com gêmeos monoamnióticos são submetidas a 1 hora diária de monitoração cardíaca fetal, seja em regime ambulatorial, seja em internação, a partir de 26 a 28 semanas de gestação. Com os testes iniciais, administra-se um curso de betametasona para a promoção da maturação pulmonar (Cap. 42, p. 823). Se os testes fetais continuarem não tranquilizadores e não surgirem outras indicações enquanto isso, a cesariana é realizada com 32 a 34 semanas. Um segundo curso de betametasona pode ser administrado antes disso (American College of Obstetricians and Gynecologists, 2016). Esse esquema de manejo é usado no Parkland Hospital e resultou no nascimento bem-sucedido com 34 semanas de gestação dos gêmeos apresentados na Figura 45-12.

■ Gemelaridade singular e aberrante

Entre os gêmeos monoamnióticos recém-descritos, um subgrupo interessante deriva da divisão embrionária no dia 9 pós-fecundação. Esses "gêmeos espelhados" são geneticamente idênticos, mas têm características de imagem espelhada, como a mão dominante e redemoinhos de cabelos (Post, 2015).

De maneira mais grave, diversas aberrações no processo de gemelaridade monozigótico resultam em um espectro de malformações fetais. Tradicionalmente, essas imperfeições são atribuídas à divisão incompleta de um embrião em dois gêmeos independentes. Entretanto, é possível que possam resultar de fusão secundária precoce de dois embriões independentes. Esses embriões podem ser simétricos ou assimétricos, e o espectro de anomalias é apresentado na Figura 45-13.

Gêmeos acolados

Nos Estados Unidos, gêmeos unidos ou acolados eram denominados *gêmeos siameses* – em homenagem a Chang e Eng Bunker do Sião (Tailândia), que foram apresentados a todo o mundo por P. T. Barnum. A união dos gêmeos pode-se iniciar em ambos os polos e produzir formas características dependendo de quais partes do corpo estão unidas ou são compartilhadas (Fig. 45-14). Dentre elas, os gêmeos toracópagos são os mais comuns (Mutchinick, 2011). A frequência de gêmeos acolados não foi bem estabelecida. Em Singapura, Tan e colaboradores (1971) identificaram sete casos de gêmeos acolados entre mais de 400.000 partos – uma incidência de 1 a cada 60.000.

Os gêmeos acolados frequentemente podem ser identificados utilizando-se a ultrassonografia do segundo trimestre (McHugh, 2006). Essa identificação permite aos pais decidir se desejam continuar com a gravidez. Como mostra a Figura 45-15, também é possível identificar casos no primeiro trimestre. Durante o exame ultrassonográfico, os polos fetais estão intimamente associados e não mudam a posição relativa entre si. Há necessidade de exame específico, incluindo avaliação cuidadosa dos órgãos envolvidos, antes que se possa oferecer aconselhamento aos pais. Como mostra a Figura 45-16, a RM é um adjuvante valioso no esclarecimento dos órgãos compartilhados. Comparada com a ultrassonografia, a RM proporciona visualização superior, em especial no final da gravidez, quando há menor volume de líquido amniótico e os fetos estão mais aglomerados (Hibbeln, 2012).

A separação cirúrgica de pares de gêmeos quase completamente unidos pode ser bem-sucedida se não houver compartilhamento de órgãos vitais (O'Brien, 2015; Tannuri, 2013). Os gêmeos acolados podem apresentar anomalias estruturais discordantes que tornam ainda mais complexa a decisão sobre continuar ou não com a gravidez. A consulta a um cirurgião pediatra com frequência

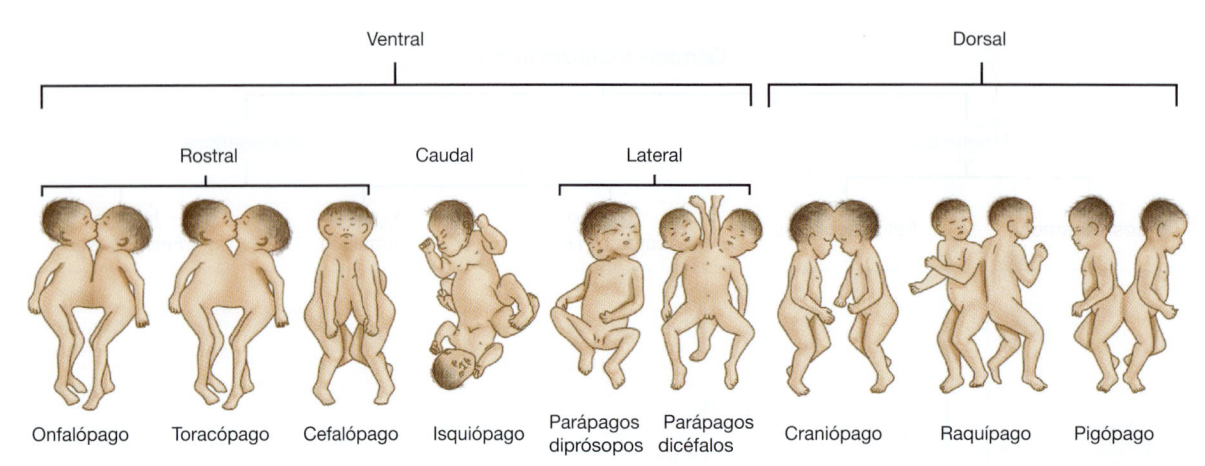

FIGURA 45-14 Tipos de gêmeos acolados. (Modificada, com permissão, de Spencer R: Theoretical and analytical embryology of conjoined twins: part I: embryogenesis, Clin Anat. 2000;13(1):36–53.)

ajuda os pais a tomarem uma decisão. Uma recente série no *Seminars in Pediatric Surgery* com um prefácio de Spitz (2015) fornece uma excelente referência para o manejo pós-natal.

Os gêmeos acolados viáveis devem nascer por cesariana. Entretanto, com o propósito de interromper a gestação, é possível realizar o parto por via vaginal, uma vez que a união, na maioria das vezes, é flexível (Fig. 45-17). Ainda assim, distocias são comuns, e, se os fetos estiverem maduros, o parto vaginal poderá ser traumático para o útero ou para o colo.

Gêmeo parasita externo

Trata-se de uma imperfeição grosseira do feto ou, simplesmente, de partes fetais, ligados externamente a seu gêmeo relativamente normal. Um gêmeo parasita costuma aparecer como membros extras acolados externamente, com frequência tendo algumas vísceras. Classicamente, entretanto, não há coração ou cérebro funcionais. Os pontos de ligação são os mesmos já descritos para gêmeos acolados (ver Fig. 45-14). Acredita-se que os parasitas resultem da morte do gêmeo defeituoso. Os seus tecidos sobreviventes ficam ligados e recebem a vascularização do cogêmeo normal (Spencer, 2001). Em um grande estudo epidemiológico, os gêmeos parasitas corresponderam a 4% dos casos de gêmeos acolados e foram mais frequentes em fetos masculinos (Mutchinick, 2011).

Fetus in fetu

No início do processo de desenvolvimento, um gêmeo pode ser englobado pelo outro. Nesses casos raros de gêmeos parasitas, o desenvolvimento normal geralmente se interrompe no primeiro trimestre. Como consequência, não se observam estrutura espacial normal nem presença de muitos órgãos. Classicamente, encontram-se partes do esqueleto axial ou vertebral nessas massas fetiformes, sem a presença de coração ou cérebro. Acredita-se que essas massas representem uma gestação gemelar diamniótica monocoriônica monozigótica, sendo tipicamente sustentadas por grandes vasos parasitários alimentando o hospedeiro (McNamara, 2016; Spencer, 2000). A degeneração maligna é rara (Kaufman, 2007).

■ Gêmeos monocoriônicos e anastomoses vasculares

Todas as placentas monocoriônicas provavelmente compartilham algumas ligações anastomóticas. Além disso, com raras exceções,

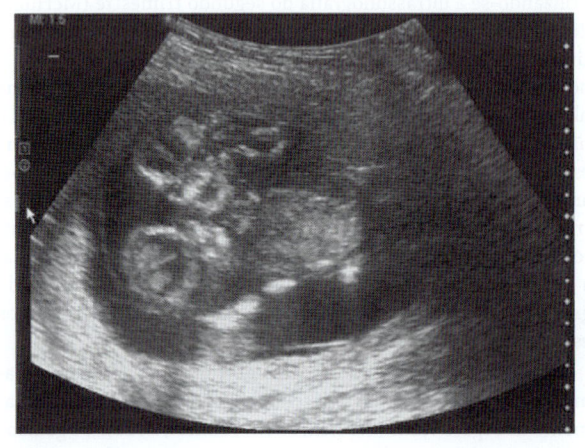

FIGURA 45-15 Ultrassonografia revelando gêmeos acolados com 13 semanas de gestação. Esses gêmeos toraco-onfalópagos tinham duas cabeças, mas tórax e abdome compartilhados.

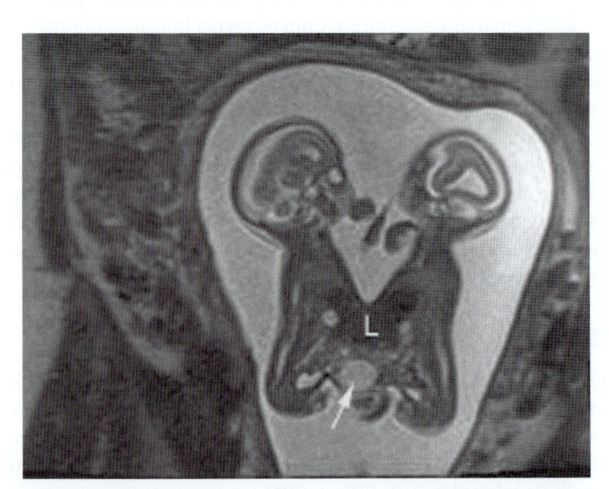

FIGURA 45-16 Ressonância magnética de gêmeos acolados. Essa imagem sagital em sequência HASTE ponderada em T2 demonstra fusão entre a altura do processo xifoide até imediatamente abaixo da altura do cordão umbilical, ou seja, gêmeos onfalópagos. Abaixo do fígado fundido (*F*), observa-se uma massa cística na linha média (*seta*) dentro do tecido que conecta os gêmeos. Provavelmente trata-se de cisto onfalomesentérico, dada a localização no interior do tecido compartilhado. (Reproduzida com permissão de Dr. April Bailey.)

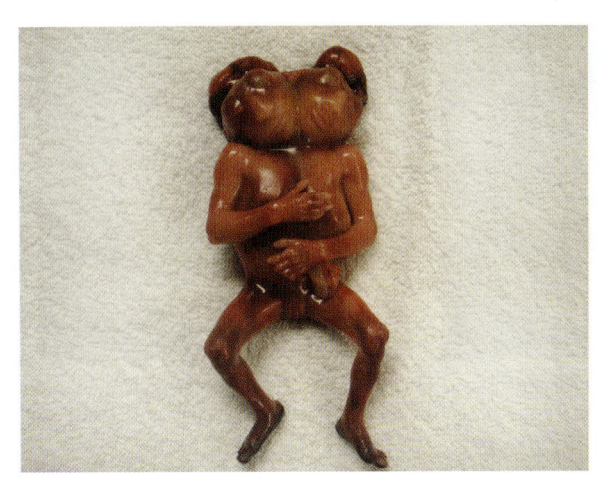

FIGURA 45-17 Gêmeos acolados abortados com 17 semanas de gestação. (Usada com permissão de Dr. Jonathan Willms.)

as anastomoses entre gêmeos são específicas de placentas de gêmeos monocoriônicos. Entretanto, há grandes variações em número, tamanho e direção dessas ligações aparentemente acidentais (Fig. 45-18). Em uma análise de mais de 200 placentas monocoriônicas, o número mediano de anastomoses foi 8, com variação entre quartis de 4 a 14 (Zhao, 2013).

As mais frequentes são as anastomoses arterioarteriais, sendo encontradas sobre a superfície coriônica da placenta em até 75% dos casos de gêmeos monocoriônicos. As anastomoses venovenosas e arteriovenosas são encontradas em cerca de 50%. Um único vaso pode apresentar diversas comunicações, algumas vezes com artérias e veias. Diferentemente dessas ligações vasculares superficiais sobre a superfície do córion, as comunicações profundas entre artérias e veias podem se estender por todo o leito capilar de um dado vilo (Fig. 45-19). Essas anastomoses arteriovenosas profundas criam um compartimento viloso comum, ou terceira circulação, que foi identificado em cerca de metade das placentas de gêmeos monocoriônicos.

Se tais anastomoses são perigosas para qualquer um dos gêmeos é uma questão que depende de seu grau de equilíbrio hemodinâmico. Naquelas com gradientes significativos de fluxo ou pressão, ocorrerá um *shunt* entre os fetos. Essa transfusão feto-fetal crônica pode resultar em síndromes clínicas graves, entre as quais estão a *síndrome de transfusão feto-fetal (STFF)*, a *sequência de anemia-policitemia em gêmeos (TAPS,* de *twin anemia polycythemia sequence)* e os *gêmeos acárdicos*.

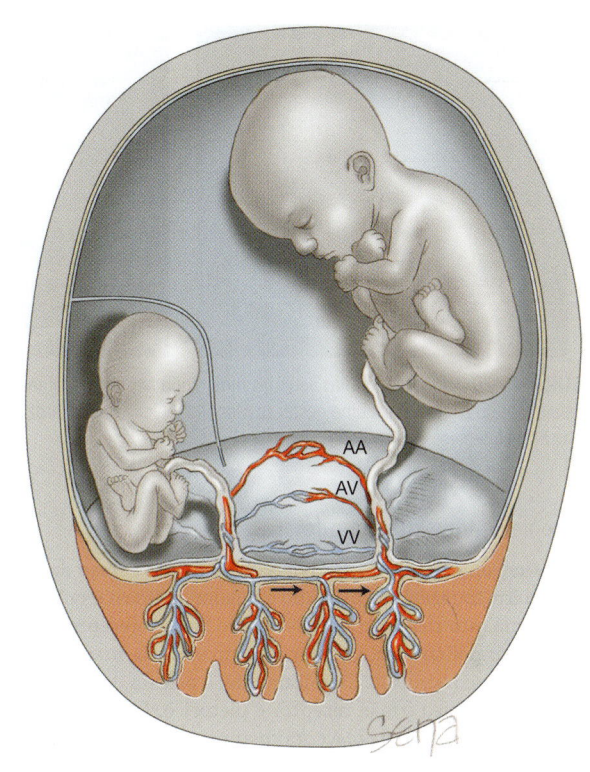

FIGURA 45-19 As anastomoses entre gêmeos podem ser arteriovenosas (AV), arterioarteriais (AA) ou venovenosas (VV). Representação esquemática de uma anastomose AV com síndrome de transfusão feto-fetal que forma um "compartimento viloso comum" ou "terceira circulação" profundamente no tecido viloso. Por meio dessa circulação comum é possível haver passagem de sangue do gêmeo doador para o receptor. Essa transferência leva ao crescimento restrito e discordante do gêmeo doador com redução acentuada do líquido amniótico, fazendo-o ficar "preso".

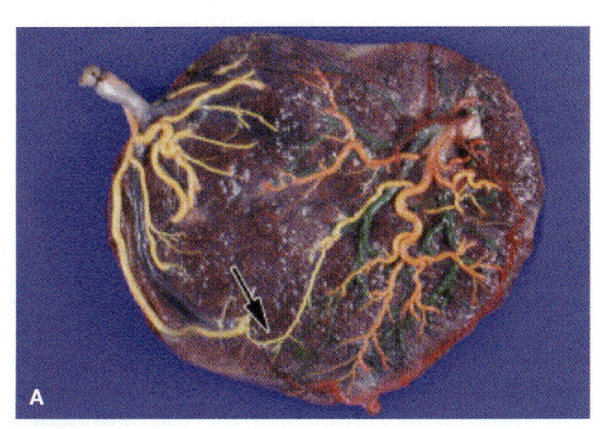

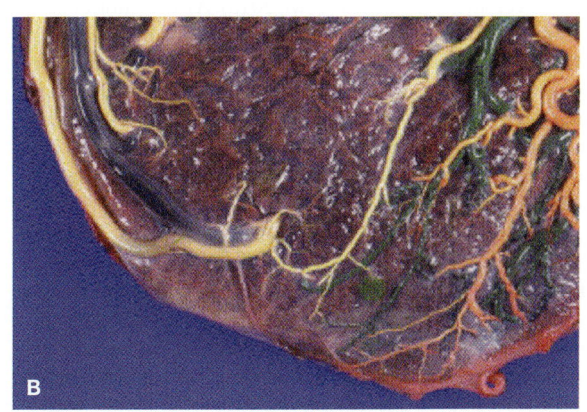

FIGURA 45-18 Placenta de gravidez complicada pela síndrome de transfusão feto-fetal. O código descrito a seguir foi usado para a injeção de corantes. Gêmeo esquerdo: amarelo = artéria, azul = veia; gêmeo direito: vermelho = artéria, verde = veia. **A.** Parte da rede arterial do gêmeo direito encontra-se cheia de corante amarelo, em razão da presença de uma pequena anastomose arterioarterial (*seta*). **B.** Visão aproximada da porção inferior da placenta revelando a anastomose repleta de corante amarelo. (Reproduzida, com permissão, de De Paepe ME, DeKoninck P, Friedman RM: Vascular distribution patterns inmonochorionic twin placentas, Placenta. 2005 Jul;26(6):471–475.)

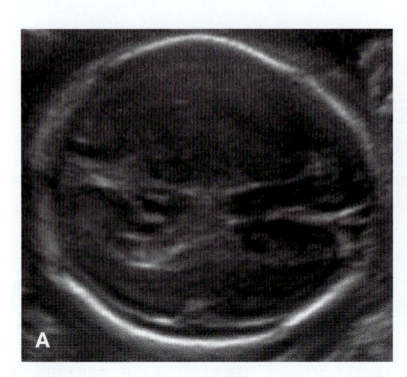

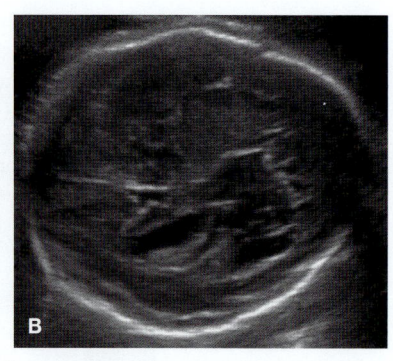

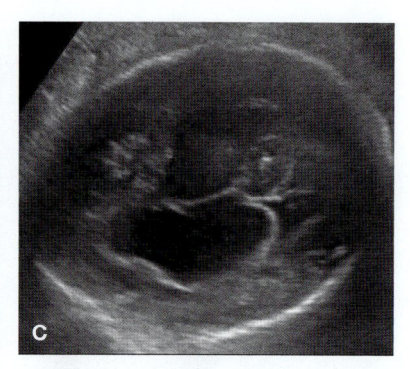

FIGURA 45-20 Ultrassonografias seriadas mostrando hemorragia interventricular com extensão parenquimatosa resultando em porencefalia que ocorreu após a morte do cogêmeo em uma gestação monocoriônica. Da esquerda para a direita, essas imagens foram obtidas 1 semana, 5 semanas e 8 semanas após a morte do cogêmeo.

Síndrome de transfusão feto-fetal

Nessa síndrome, há transfusão de sangue de um gêmeo doador para seu irmão receptor, tornando o doador anêmico e podendo seu crescimento ficar restrito. Por outro lado, o receptor pode evoluir com policitemia e sobrecarga circulatória manifestada sob a forma de hidropsia. Classicamente, a pele do doador mostra-se pálida, e seu irmão receptor é pletórico. De maneira semelhante, uma região da placenta costuma se apresentar pálida em comparação com a outra parte. O neonato receptor também pode apresentar sobrecarga de volume em razão de insuficiência cardíaca e hipervolemia grave com hiperviscosidade do sangue. A trombose obstrutiva é outra preocupação. Por fim, a policitemia no gêmeo receptor pode levar à hiperbilirrubinemia grave e ao *kernicterus* (Cap. 33, p. 626). A prevalência de STFF é de cerca de 1 a 3 casos por 10.000 nascimentos (Society for Maternal-Fetal Medicina, 2013).

A STFF crônica resulta de fluxo unidirecional por meio de anastomoses arteriovenosas profundas. O sangue desoxigenado, originado na artéria placentária do *doador*, é bombeado para um cotilédone compartilhado pelo receptor (ver Fig. 45-19). Feita a troca de oxigênio na vilosidade coriônica, o sangue oxigenado deixa o cotilédone por uma veia placentária do gêmeo *receptor*. A não ser que seja compensado – normalmente via anastomoses arterioarteriais superficiais –, esse fluxo unidirecional leva a desequilíbrio nos volumes sanguíneos (Lewi, 2013). A STFF clinicamente relevante com frequência é crônica, resultando de diferenças significativas nos volumes vasculares entre os gêmeos. Ainda assim, a patogênese é mais complexa do que a transferência líquida de glóbulos vermelhos de um gêmeo para o outro. De fato, na maioria das gestações gemelares monocoriônicas com a síndrome, as concentrações de hemoglobina não são diferentes entre o gêmeo doador e o receptor (Lewi, 2013).

A STFF apresenta-se caracteristicamente no meio da gestação quando o feto doador se torna oligúrico em razão de redução da perfusão renal (Society for Maternal-Fetal Medicine, 2013). Esse feto evolui com oligoidrâmnio, e o feto receptor evolui com polidrâmnio grave, presumivelmente pelo aumento na produção de urina. A quase ausência de líquido amniótico no saco gestacional do gêmeo doador impede que haja movimentos fetais, dando origem à expressão descritiva gêmeo preso (*stuck twin*) ou *síndrome de polidrâmnio-oligoidrâmnio* – "*poli-oligo*". Esse desequilíbrio no líquido amniótico está associado a restrição do crescimento, contraturas e hipoplasia pulmonar no gêmeo doador, bem como ruptura prematura de membranas e insuficiência cardíaca no gêmeo receptor.

Lesão cerebral no feto. Paralisia cerebral, microcefalia, porencefalia e encefalomalácia multicística são complicações graves associadas a anastomoses vasculares placentárias em gestações múltiplas. A patogênese exata do dano neurológico não está totalmente explicada, mas provavelmente seja causada por necrose isquêmica levando a lesões cavitárias no cérebro (Fig. 45-20). No gêmeo doador, a isquemia é causada por hipotensão, anemia ou ambas. No receptor, ocorre isquemia por instabilidade na pressão sanguínea e episódios de hipotensão profunda (Lopriore, 2011). As lesões cerebrais também podem ser causadas por dano pós-natal associado a nascimento pré-termo (Cap. 34, p. 639). Em uma revisão de 315 fetos nascidos vivos de gestações com STFF, foram encontradas anormalidades cerebrais em 8% (Quarello, 2007).

Se um dos gêmeos de uma gestação afetada morre, a patologia cerebral no sobrevivente provavelmente será causada por hipotensão aguda. Uma causa menos provável seriam êmbolos de material tromboplásico originados do feto morto. Fusi e colaboradores (1990, 1991) observaram que, com a morte de um dos gêmeos, pode haver transfusão feto-fetal aguda com passagem de sangue dos vasos altamente pressurizados do gêmeo sobrevivente para os vasos com baixa resistência do gêmeo morto, levando rapidamente à hipovolemia e à lesão cerebral isquêmica pré-natal do sobrevivente. Em uma revisão de 343 gestações gemelares complicadas por morte fetal única, o risco de morbidade no desenvolvimento neurológico em gêmeos monocoriônicos foi de 26% em comparação com 2% em gêmeos dicoriônicos (Hillman, 2011). Essa morbidade esteve relacionada à idade gestacional quando da morte do outro gêmeo. Quando a morte ocorreu entre 28 e 33 semanas de gestação, os gêmeos monocoriônicos tiveram risco quase oito vezes maior de morbidade no desenvolvimento neurológico em comparação com os gêmeos dicoriônicos com a mesma idade gestacional. Em caso de morte fetal após 34 semanas de gestação, a probabilidade reduziu-se drasticamente – razão de chances de 1,48.

A agudeza da hipotensão que se segue à morte de um dos gêmeos em caso de STFF torna quase impossível o sucesso de qualquer intervenção para o sobrevivente. Mesmo com a interrupção da gravidez imediatamente após a identificação do óbito do gêmeo, a hipotensão no momento da morte provavelmente já terá causado lesão irreversível (Langer, 1997; Wada, 1998). Assim, o parto imediato não é considerado benéfico na ausência de outra indicação.

Diagnóstico. Os critérios usados para diagnosticar e classificar as intensidades variáveis da STFF mudaram de forma drástica. Anteriormente, eram calculadas a discordância de peso e as diferenças na dosagem de hemoglobina entre os gêmeos monocoriônicos. Porém, em muitos casos, esses são achados tardios. De acordo com a Society for Maternal-Fetal Medicine (2013), a STFF é diagnosticada com base em dois critérios ultrassonográficos. Primeiro, uma gestação diamniótica monocoriônica é identificada. Segundo, encontra-se um polidrâmnio (definido como um maior bolsão vertical > 8 cm) em um saco e um oligoidrâmnio (definido como um maior bolsão vertical < 2 cm) no outro gêmeo. Apenas 15% das gestações complicadas por graus menores de desequilíbrio de volumes evoluem para STFF (Huber, 2006). Embora a discordância de crescimento ou a restrição de crescimento possam ser encontradas na STFF, isso por si só não é considerado critério diagnóstico.

Algumas organizações, incluindo o American College of Obstetricians and Gynecologists (2016), a Society for Maternal-Fetal Medicine (2013) e a North American Fetal Therapy Network (Emery, 2015), recomendam a vigilância ultrassonográfica das gestações em risco para STFF. Para ajudar na identificação precoce das anormalidades do líquido amniótico e outras complicações de gêmeos monocoriônicos, esses exames começam com cerca de 16 semanas de gestação, sendo considerados exames subsequentes a cada 2 semanas. Uma vez identificada, a STFF costuma ser estadiada utilizando o sistema criado por Quintero (1999) (Fig. 45-21):

- Estágio I – volumes de líquido amniótico discordantes conforme descrito anteriormente, mas ainda é possível identificar a presença de urina na bexiga do gêmeo doador ao exame ultrassonográfico.
- Estágio II – os critérios para o estágio I, mas não é possível visualizar urina na bexiga do doador.
- Estágio III – os critérios para o estágio II e exame anormal ao Doppler de artéria umbilical, ducto venoso ou veia umbilical.
- Estágio IV – ascite ou hidropsia franca em qualquer dos gêmeos.
- Estágio V – morte de qualquer um dos gêmeos.

Além desses critérios, as evidências sugerem que a função cardíaca do gêmeo receptor mantém correlação com a evolução fetal (Crombleholme, 2007). Embora os sinais ecocardiográficos fetais não sejam parte do sistema de estadiamento de Quintero, muitos centros realizam rotineiramente ecocardiografia fetal para diagnóstico de STFF. Teoricamente, o diagnóstico precoce de miocardiopatia no gêmeo receptor pode identificar as gestações que seriam beneficiadas com intervenção precoce. Um dos sistemas de avaliação da função cardíaca – o *índice de desempenho do miocárdio* (MPI, de *myocardial performance index*) ou *índice Tei* – é um indicador ao Doppler da função ventricular calculado para cada ventrículo (Michelfelder, 2007). Embora tenham sido desenvolvidos sistemas de pontuação que incluem a função cardíaca, sua utilidade na predição dos resultados continua sendo controversa (Society for Maternal-Fetal Medicine, 2013).

Manejo e prognóstico. O prognóstico para gestação múltipla complicada por STFF está relacionado com o estágio de Quintero e com a idade gestacional quando da apresentação. Foi relatado que mais de três quartos dos casos classificados no estágio I se mantêm estáveis ou regridem sem intervenção. Por outro lado, os resultados naqueles identificados como em estágio III ou superior são muito piores, e a taxa de perda perinatal varia de 70 a 100% sem intervenção (Society for Maternal-Fetal Medicine, 2013). No Parkland Hospital, entre as gestações com STFF submetidas a manejo expectante, a maioria tinha doença inicial ao diagnóstico, e 50% dos casos em estágio I progrediram (Duryea, 2016).

Há várias terapias disponíveis para a STFF, incluindo a amniorredução, a ablação com *laser* das anastomoses vasculares placentárias, o feticídio seletivo e a septostomia. Descrita com mais detalhes no Capítulo 11 (p. 230), a amniorredução descreve a drenagem por agulha do excesso de líquido amniótico. A septostomia é a criação intencional de um buraco na membrana amniótica divisória, mas ela tem sido abandonada como tratamento (Society for Maternal-Fetal Medicine, 2013). Os dados comparativos de ensaios randomizados para algumas dessas técnicas são discutidos a seguir.

No ensaio Eurofetus, foram incluídas 142 gestantes com STFF grave diagnosticada antes de 26 semanas de gestação. As participantes foram aleatoriamente distribuídas para ablação das anastomoses vasculares com *laser* ou amniorredução seriada (Senat, 2004). Foi encontrada uma maior taxa de sobrevida até a idade de 6 meses para ao menos um dos gêmeos nas gestações submetidas a ablação com *laser* – 76 *versus* 51%, respectivamente. Além disso, as análises dos ensaios randomizados confirmaram melhores resultados neonatais com a terapia a *laser* em comparação com amniorredução seletiva (Roberts, 2008; Rossi, 2008, 2009). Por outro lado, Crombleholme e colaboradores (2007), em ensaio randomizado com 42 mulheres, encontraram taxas equivalentes de sobrevida em 30 dias de um dos gêmeos ou de ambos tratados com amniorredução ou ablação seletiva a *laser* com fetoscopia – 75 *versus* 65%, respectivamente. Além disso, a

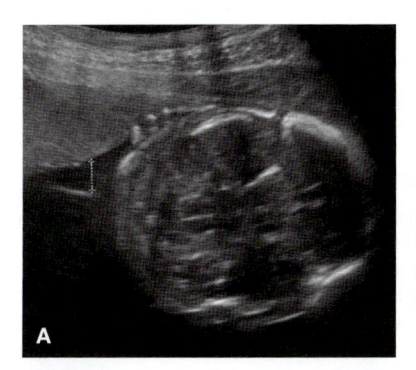

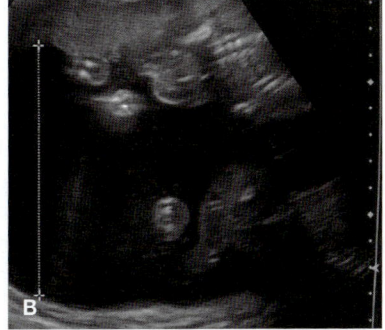

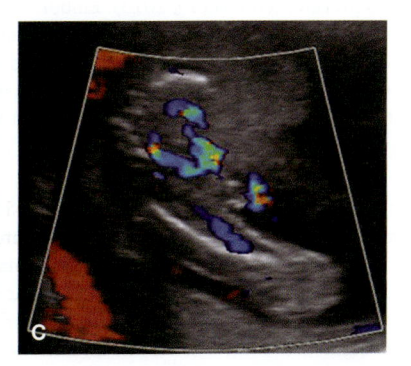

FIGURA 45-21 A. Ultrassonografia de STFF estágio I com 19 semanas de gestação. O oligoidrâmnio no saco do gêmeo doador faz a membrana praticamente envolver o "gêmeo preso" suspendendo-o a partir da parede uterina anterior. **B.** Nessa mesma gestação, o polidrâmnio é visto no saco do gêmeo receptor. O bolsão medido excede 10 cm. **C.** STFF estágio II em um gêmeo doador com 17 semanas de gestação. O Doppler colorido ressalta as artérias que circundam a bexiga fetal, que não contém urina.

avaliação dos gêmeos no ensaio Eurofetus até os 6 anos de idade não demonstrou qualquer benefício adicional na sobrevida além dos 6 meses ou melhores resultados neurológicos naqueles tratados com *laser* (Salomon, 2010). Neste momento, a ablação com *laser* de anastomoses é preferida para a STFF (estágios II-IV). A terapia ideal para a doença em estágio I não está definida.

Após a terapia a *laser*, há necessidade de manter vigilância próxima. Robyr e colaboradores (2006) relataram que 25% das 101 gestações tratadas com *laser* necessitaram de tratamento invasivo adicional indicado por STFF recorrente, ou por evidências de anemia ou policitemia ao Doppler da artéria cerebral média (ACM). Recentemente, em uma comparação entre ablação seletiva a *laser* de anastomoses específicas e ablação de toda a superfície da placa coriônica ao longo do equador vascular, Baschat e colaboradores (2013) observaram que a fotocoagulação ao longo do equador placentário reduziu a probabilidade de recorrência.

Geralmente, considera-se a possibilidade de indicar redução fetal seletiva nos casos com distúrbio importante do líquido amniótico e do crescimento antes de 20 semanas de gestação. Nesses casos, se não houver intervenção, a tendência será ambos os fetos evoluírem para óbito. Qualquer substância injetada em um dos gêmeos pode afetar o outro em razão da circulação compartilhada. Assim, para o feto escolhido para redução, as técnicas de feticídio incluem métodos que ocluem a veia umbilical ou o cordão umbilical com o uso de ablação com radiofrequência, ligadura fetoscópica ou coagulação com *laser*, energia monopolar ou bipolar (Challis, 1999; Chang, 2009; Parra-Cordero, 2016). Contudo, mesmo após esses procedimentos, os riscos para o feto remanescente permanecem altos (Rossi, 2009). Este tópico é discutido mais detalhadamente na p. 891.

Sequência de anemia-pocitemia entre gêmeos

Esta forma de transfusão feto-fetal crônica, chamada de TAPS, se caracteriza por diferença significativa no nível de hemoglobina entre os gêmeos doador e receptor. Porém, a TAPS não apresenta as discrepâncias nos volumes de líquido amniótico típicas da STFF (Slaghekke, 2010). O diagnóstico é pré-natal quando a velocidade sistólica máxima (VSM) na ACM for > 1,5 vez o múltiplo da mediana (MoM, de *multiple of the median*) no doador e < 1 MoM no gêmeo receptor (Society for Maternal-Fetal Medicine, 2013). Segundo os dados publicados, a forma espontânea da TAPS complica 3 a 5% das gestações monocoriônicas, e ocorre em até 13% das gestações após fotocoagulação a *laser* da placenta. A TAPS *espontânea* ocorre após 26 semanas de gestação, e a TAPS *iatrogênica* desenvolve-se no prazo de 5 semanas a partir de um procedimento (Lewi, 2013). Embora Slaghekke e colaboradores (2010) tenham proposto um sistema de estadiamento, há necessidade de estudos adicionais para elucidar melhor a história natural da TAPS e seu manejo. Em resumo, evidências de comprometimento fetal ou de diferenças maiores na VSM da ACM entre os gêmeos aumentam o estágio.

Sequência com perfusão arterial gemelar reversa (TRAP)

Também conhecida como *gêmeo acárdico*, trata-se de uma complicação rara, mas grave, das gestações múltiplas monocoriônicas. Estima-se que a incidência seja de 1 caso por 35.000 nascimentos. Na sequência clássica de TRAP, há um gêmeo doador normalmente formado com características de insuficiência cardíaca e um gêmeo receptor sem coração (acárdico) e outras estruturas. Em uma teoria, a sequência com TRAP é causada por um grande *shunt* placentário arterioarterial, frequentemente acompanhado por *shunt* venovenoso (Fig. 45-22). Na placenta única e compartilhada,

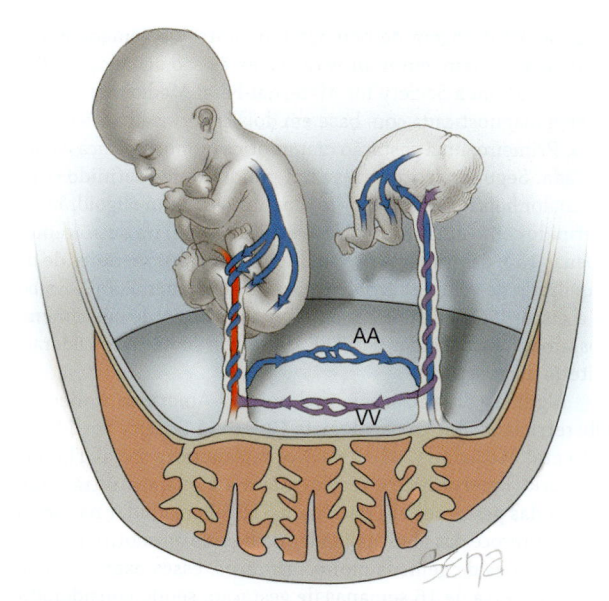

FIGURA 45-22 Sequência com perfusão arterial gemelar reversa (TRAP). Nos casos de sequência com TRAP, em geral há um gêmeo doador bem formado, que apresenta sinais de insuficiência cardíaca, e um gêmeo receptor no qual o coração não se desenvolveu. Supõe-se que a sequência com TRAP seja causada por um grande *shunt* placentário arterioarterial, com frequência acompanhado por *shunt* venovenoso. Na placenta única e compartilhada, a pressão de perfusão do gêmeo doador supera a do receptor, que, assim, recebe fluxo sanguíneo reverso de seu irmão gêmeo. O sangue arterial "usado" que chega ao receptor é direcionado preferencialmente aos vasos ilíacos, havendo perfusão apenas da parte inferior do corpo. Com isso, ocorre distúrbio do crescimento e do desenvolvimento da parte superior do corpo.

a pressão arterial de perfusão do gêmeo doador excede a do receptor, que, assim, recebe fluxo sanguíneo reverso com sangue arterial desoxigenado de seu irmão (Lewi, 2013). Esse sangue arterial "usado" alcança o gêmeo receptor por meio de suas artérias umbilicais, dirigindo-se preferencialmente aos vasos ilíacos. Assim, apenas o segmento inferior do corpo recebe perfusão, o que resulta em distúrbio no crescimento e no desenvolvimento da parte superior do corpo. Quando não ocorre crescimento da cabeça, o feto é denominado *acárdico acéfalo*; quando a cabeça se desenvolve parcialmente com membros identificáveis, o feto é denominado *acárdico mielencéfalo*; e, quando não é possível identificar qualquer estrutura, o feto é denominado *acárdico amorfo*, sendo um exemplo apresentado na Figura 45-23 (Faye-Petersen, 2006). Em razão dessas anastomoses vasculares, o gêmeo normal doador tem que manter não apenas a sua circulação, mas também bombear seu próprio sangue para o receptor acárdico subdesenvolvido. Com isso, é possível haver cardiomegalia e insuficiência cardíaca de alto débito no gêmeo normal (Fox, 2007).

No passado, a taxa de mortalidade entre os gêmeos bombeadores era de mais de 50%. Isso se devia em grande medida a complicações da prematuridade ou a estados de alto débito prolongado levando a insuficiência cardíaca (Dashe, 2001). O risco parece estar diretamente relacionado ao tamanho do gêmeo acárdico. Um método ultrassonográfico para estimar o tamanho do gêmeo acárdico utiliza o volume de uma elipse: comprimento × largura × altura × π/6. Quando o volume do gêmeo acárdico é < 50% daquele do gêmeo bombeador, o manejo expectante pode ser razoável devido aos riscos inerentes à intervenção no feto (Cap. 15,

Gestação múltipla **881**

Muitas vezes, essas gestações são intencionalmente terminadas, mas a continuação da gestação é cada vez mais adotada. Primeiro, o prognóstico da gestação não é tão ruim como se acreditava, e as taxas de nascidos vivos variam entre 20 e 40% (Dolapcioglu, 2009; McNamara, 2016). Segundo, o risco de doença trofoblástica persistente é semelhante, seja a gestação intencionalmente terminada ou não (Massardier, 2009; Sebire, 2002). Dito isso, considerando o número limitado de casos, não há dados robustos para se fazer recomendações firmes. É importante observar que as complicações do manejo expectante incluem sangramento vaginal, hiperêmese gravídica, tireotoxicose e pré-eclâmpsia de início precoce (McNamara, 2016). Muitas dessas complicações resultam em parto pré-termo com seu potencial para sequelas perinatais adversas, além de perda perinatal. É lógico que a vigilância cuidadosa é necessária nos casos em que a gestação continua.

CRESCIMENTO DISCORDANTE DE FETOS GEMELARES

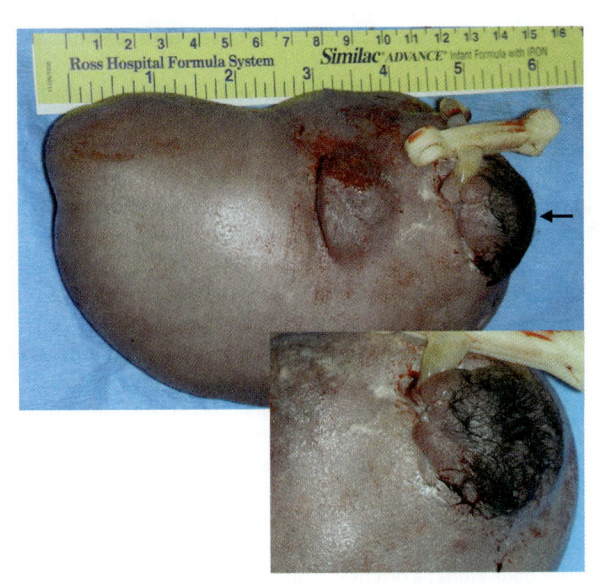

FIGURA 45-23 Fotografia de um gêmeo acárdico pesando 475 g. A cabeça hipodesenvolvida é indicada pela seta preta, e seus detalhes são apresentados no destaque. Observe o grampo amarelo no cordão umbilical. Seu irmão doador viável nasceu por via vaginal com 36 semanas de gestação, pesando 2.325 g. (Usada com permissão de Dr. Michael D. Hnat.)

Ocorrem desigualdades no tamanho fetal em cerca de 15% das gestações gemelares, e isso pode refletir restrição de crescimento patológica em um dos fetos (Lewi, 2013; Miller, 2012). Em geral, à medida que aumenta a diferença no peso entre os gêmeos, aumenta proporcionalmente a taxa de mortalidade perinatal. Se isso ocorrer, a restrição de crescimento em um dos fetos gêmeos, o que costuma ser chamado de *restrição do crescimento fetal seletiva*, costuma se desenvolver no final do segundo e início do terceiro trimestre. A discordância precoce indica maior risco de morte fetal no gêmeo de menor tamanho. Especificamente, quando se identifica discordância de crescimento antes de 20 semanas de gestação, ocorre morte fetal em cerca de 20% dos fetos com restrição de crescimento (Lewi, 2013).

p. 326) (Jelin, 2010). Porém, quando o volume do gêmeo acárdico é grande, o tratamento geralmente é oferecido. A ablação por radiofrequência (ARF) é a modalidade terapêutica preferida, e relatos contemporâneos sugerem melhora nos desfechos perinatais. A North American Fetal Therapy Network revisou suas experiências com 98 casos entre 1998 e 2008, nos quais a ARF do cordão umbilical foi realizada (Lee, 2013). A mediana de idade gestacional no parto era de 37 semanas, e 80% dos neonatos sobreviveram (Lee, 2013). A idade gestacional média no momento da ARF era de 20 semanas, e o volume estimado do gêmeo acárdico para o bombeador era em média de 90%. As complicações importantes foram ruptura prematura de membranas e parto pré-termo.

É interessante observar que as sequências com TRAP também podem ocorrer em gestações monoamnióticas. Os desfechos perinatais dessas gestações parecem ser piores que os daqueles casos monocoriônicos diamnióticos. Sugibayashi e colaboradores (2016), em uma revisão de 40 casos, recentemente relataram que a sobrevida do gêmeo bombeador após a ARF era de 88% em gestações monocoriônicas diamnióticas, mas de apenas 67% nas gestações monoamnióticas.

■ Mola hidatidiforme com feto normal coexistente

Essa gestação única contém um feto normal, e o seu cogêmeo é uma gestação molar completa. As taxas de prevalência relatadas variam entre 1 em 22.000 e 1 em 100.000 gestações (Dolapcioglu, 2009). Deve ser diferenciada da gestação molar parcial, em que um feto único anômalo – em geral triploide – é acompanhado por tecido molar (Fig. 20-4, p. 391). Algumas vezes uma gestação molar pode ocorrer com um gêmeo normal em um saco e uma mola parcial no outro saco (McNamara, 2016).

O diagnóstico costuma ser feito na primeira metade da gestação. Na ultrassonografia, um gêmeo de aparência normal é acompanhado por seu cogêmeo, que é uma grande placenta contendo múltiplos pequenos cistos anecoicos (Fig. 20-4, p. 391).

■ Etiopatogênese

A causa da discordância no peso ao nascer em fetos gemelares com frequência não é evidente, mas presumimos que a etiologia seja diferente em gêmeos monocoriônicos e dicoriônicos. Como a placenta única nem sempre é igualmente compartilhada entre gêmeos monocoriônicos, nesses casos as taxas de crescimento discordante são maiores, sem incluir STFF, em comparação com gêmeos dicoriônicos. A discordância nos gêmeos monocoriônicos geralmente é atribuída a anastomoses vasculares placentárias que causam desequilíbrios hemodinâmicos entre os gêmeos. A redução na pressão e na perfusão no gêmeo doador provavelmente causa redução da placenta e do crescimento fetal. Não obstante, o compartilhamento desigual da placenta provavelmente é o determinante mais importante do crescimento discordante entre gêmeos monocoriônicos (Lewi, 2013). Às vezes, gêmeos monocoriônicos apresentam discordância de tamanho em razão de discordância por anomalias estruturais.

A discordância em gêmeos dicoriônicos pode resultar de diversos fatores. Fetos dizigóticos podem ter diferentes potenciais genéticos de crescimento, em particular se forem de sexos diferentes. Segundo, como as placentas são independentes e, portanto, requerem mais espaço para sua implantação, é possível que uma delas seja implantada em sítio não ideal. Bagchi e colaboradores (2006) observaram que a incidência de discordância grave é duas vezes maior em trigêmeos do que em gêmeos. Esse achado corrobora a visão de que a aglomeração no interior do útero seria um fator para a restrição do crescimento multifetal. Patologias placentárias também podem ter participação. Em um estudo de

668 placentas gemelares, foi observada uma forte relação entre anormalidades histológicas placentárias e discordância do peso ao nascer nas gestações gemelares dicoriônicas, mas não nas monocoriônicas (Kent, 2012).

■ Diagnóstico

A discordância no tamanho entre gêmeos pode ser determinada pela ultrassonografia. Dito isso, as diferenças no comprimento cabeça-nádega não são preditores confiáveis para discordância de peso ao nascer (Miller, 2012). Assim, a maioria começa a fazer vigilância para discordância a partir do primeiro trimestre. Um método comum utiliza biometria fetal ultrassonográfica para o cálculo estimado do peso de cada gêmeo (Cap. 10, p. 184). O peso do gêmeo menor é então comparado ao do maior. Assim, discordância percentual é calculada como peso do gêmeo maior menos peso do gêmeo menor, dividido pelo peso do gêmeo maior. Como alternativa, considerando que a circunferência abdominal (CA) reflete a nutrição fetal, alguns utilizam os valores da CA de cada gêmeo obtidos por ultrassonografia.

Com esses métodos, alguns diagnosticam restrição de crescimento fetal quando a diferença na medição da CA é superior a 20 mm, ou quando a diferença no peso estimado dos fetos é igual ou superior a 20%. Isso posto, foram usadas várias disparidades de peso entre gêmeos para definir o que seja discordância. Os dados acumulados sugerem que discordâncias superiores a 25 a 30% predizem com maior acurácia resultados perinatais adversos. No Parkland Hospital, Hollier e colaboradores (1999) avaliaram retrospectivamente 1.370 pares de gêmeos nascidos, estratificando as discordâncias no peso com intervalos de 5% ao longo de uma variação de 15 a 40%. Eles observaram que as incidências de síndrome da disfunção respiratória, hemorragia intraventricular, convulsões, leucomalácia periventricular, sepse e enterocolite necrosante aumentaram diretamente de acordo com o grau de discordância no peso. As taxas dessas condições aumentavam substancialmente se a discordância fosse maior que 25%. O risco relativo de morte fetal aumentava significativamente para 5,6 se a discordância fosse maior que 30% e aumentava para 18,9 se ela fosse maior que 40%.

■ Manejo

Ultrassonografia seriada

O monitoramento ultrassonográfico do crescimento gemelar se tornou uma das bases do manejo. Os gêmeos monocoriônicos em geral são monitorados com maior frequência. Isso ocorre porque o risco de morte é maior – 3,6 *versus* 1,1% – e o risco de dano neurológico no gêmeo sobrevivente é substancial em comparação com o risco nos gêmeos dicoriônicos (Hillman, 2011; Lee, 2008). Thorson e colaboradores (2011) analisaram retrospectivamente 108 gestações gemelares monocoriônicas e concluíram que um intervalo > 2 semanas entre as avaliações ultrassonográficas estava associado a um maior estágio de Quintero no momento do diagnóstico da STFF. Esses achados levaram alguns autores a recomendar exame ultrassonográfico a cada 2 semanas nos gêmeos monocoriônicos (Simpson, 2013; Society for Maternal-Fetal Medicine, 2013). Entretanto, não foram publicados ensaios randomizados sobre a frequência ideal de vigilância ultrassonográfica em gestações de gêmeos monocoriônicos. No Parkland Hospital, os gêmeos monocoriônicos são examinados a cada 4 semanas com ultrassonografia para avaliar o crescimento no intervalo. Além disso, um exame ultrassonográfico específico para a pesquisa de STFF é realizado em cada ponto intercalado de 2 semanas entre essas avaliações.

Nas gestações dicoriônicas, um relato recente sugere que a avaliação ultrassonográfica a cada 2 semanas identificaria mais anormalidades que levariam ao parto (Corcoran, 2015). Ainda não foi determinado se essa prática melhoraria os desfechos perinatais. Em nossa instituição, os gêmeos dicoriônicos são avaliados com ultrassonografia a cada 6 semanas.

Vigilância fetal

Conforme o grau de discordância e a idade gestacional, pode-se indicar vigilância sobre o feto, em particular se um ou ambos apresentarem restrição do crescimento. Cardiotocografia basal, perfil biofísico e avaliação com Doppler da artéria umbilical têm sido recomendados no manejo de gêmeos. Porém, nenhum deles foi avaliado em estudos prospectivos de tamanho adequado (Miller, 2012).

Se for observada discordância em uma gestação gemelar monocoriônica, o estudo com Doppler da artéria umbilical no feto menor pode ajudar a orientar o manejo (Gratacós, 2007). Ou seja, os pesquisadores relacionaram os resultados do Doppler da artéria umbilical com os achados placentários e com o grau de restrição seletiva do crescimento fetal para predizer os desfechos fetais (Gratacós, 2012). Essas correlações geraram categorias de restrição seletiva do crescimento fetal. O tipo I se caracteriza por fluxo diastólico final positivo, um menor grau de discordância de peso e uma evolução clínica relativamente benigna. O tipo II demonstra fluxo diastólico final persistentemente ausente no gêmeo menor e tem maior risco de deterioração ou morte. O tipo III tem fluxo diastólico final intermitentemente ausente ou invertido. Por causa das grandes anastomoses arterioarteriais associadas às placentas nessa categoria, o tipo III está associado a menor risco de deterioração que o tipo II. Em todos os casos avaliados, foi observado algum grau de desigualdade no compartilhamento da placenta.

Nas gestações múltiplas dicoriônicas não complicadas, o uso de vigilância anteparto não melhorou os desfechos perinatais. Em resumo, o American College of Obstetricians and Gynecologists (2016) recomenda a realização de testes anteparto nas gestações múltiplas com as mesmas indicações para as gestações de feto único (Cap. 17, p. 331).

No Parkland Hospital, todas as gestantes com fetos discordantes ≥ 25% são submetidas a monitoramento diário em regime de internação. Os dados são limitados para estabelecer o momento ideal do parto de gêmeos apenas pela discordância do tamanho. Nos casos com idade gestacional avançada, pode-se realizar o parto.

MORTE FETAL

■ Morte de um dos fetos

A qualquer momento durante uma gestação múltipla é possível haver morte de um ou mais fetos, simultânea ou sequencialmente. As causas e a incidência de morte fetal estão relacionadas com zigosidade, corionicidade e concordância de crescimento.

Às vezes, um dos fetos morre distante do termo da gestação, mas a gravidez continua com um ou mais fetos vivos. Quando isso ocorre precocemente na gravidez, a manifestação pode ser o gêmeo desaparecido ou evanescente (*vanishing twin*), discutido na p. 871. Em uma gestação um pouco mais avançada, a morte fetal pode não ser detectada até o parto. Neste caso, o parto de um neonato

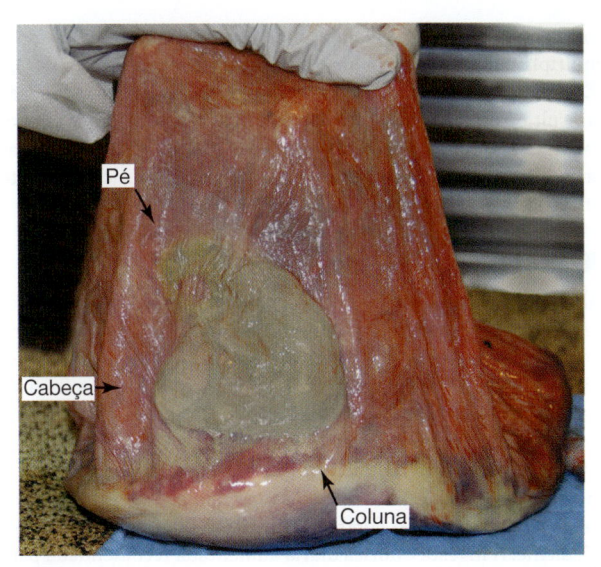

FIGURA 45-24 Este feto papiráceo aparece como uma massa ovoide alaranjada comprimida contra as membranas fetais. Algumas partes da anatomia podem ser identificadas, conforme assinalado. A morte do gêmeo foi identificada durante o exame ultrassonográfico realizado com 17 semanas de gestação. Seu gêmeo viável nasceu com 40 semanas de gestação. (Usada com permissão de Dr. Michael V. Zaretsky.)

normal é seguido pela expulsão de um feto morto de difícil identificação. Ele pode estar consideravelmente comprimido (*fetus compressus*, feto comprimido) ou pode estar acentuadamente achatado por dessecação (*fetus papyraceus*, feto papiráceo) (Fig. 45-24).

Como mostra a Figura 45-25, o risco de natimortalidade está relacionado com a idade gestacional em todos os gêmeos, mas ele é muito maior nas gestações de gêmeos monocoriônicos antes de 32 semanas de gestação. Em uma revisão de 9.822 gestações, Morikawa e colaboradores (2012) relataram que, em 2,5% das gestantes com gêmeos monocoriônicos diamnióticos com mais de 22 semanas de gestação, houve morte de um ou ambos os gêmeos. Isso deve ser comparado com a porcentagem de 1,2%

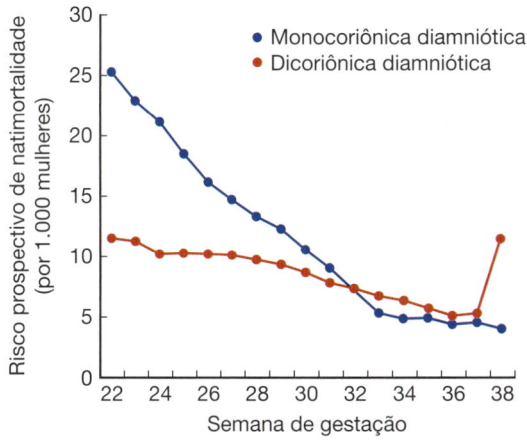

FIGURA 45-25 Risco prospectivo de natimortalidade entre mulheres que atingiram uma dada idade gestacional (por 1.000 mulheres). (Reproduzida, com permissão, de Morikawa M, Yamada T, Yamada T, et al: Prospective risk of stillbirth: monochorionic diamniotic twins vs dichorionic twins, J Perinat Med. 2012 Jan 10;40(3):245–249.)

para gêmeos dicoriônicos. Nessa mesma revisão, as gestantes de gêmeos monocoriônicos e diamnióticos que perderam um dos gêmeos tiveram probabilidade 16 vezes maior de morte do outro gêmeo em comparação àquelas com gêmeos dicoriônicos com perda de um gêmeo. Outras investigações encontraram tendências semelhantes (Danon, 2013; Hilllman, 2011; Mahony, 2011).

Outros fatores que afetam o prognóstico do gêmeo sobrevivente são idade gestacional por ocasião da morte fetal e tempo decorrido entre a morte do gêmeo e o nascimento do sobrevivente. No caso de um gêmeo evanescente, o risco de morte após o primeiro trimestre não está aumentado no sobrevivente. Contudo, quando um dos fetos morre no segundo trimestre ou mais tarde, o efeito da idade gestacional quando da morte e o risco de mortalidade no gêmeo sobrevivente estão menos definidos. Em uma análise realizada por Hillman e colaboradores (2011), as taxas de morte do outro gêmeo não foram afetadas independentemente de a primeira morte ter ocorrido entre 13 e 27 semanas ou entre 28 e 34 semanas de gestação. Contudo, nos casos com morte de um dos gêmeos após o primeiro trimestre, houve aumento na probabilidade de nascimento pré-termo, espontâneo ou iatrogênico, do gêmeo sobrevivente (Hillman, 2011). O parto pré-termo foi cinco vezes mais provável nas gestações de gêmeos monocoriônicos complicadas por morte de um dos gêmeos entre 28 e 33 semanas de gestação. Quando o feto morreu após 34 semanas, as taxas de nascimento pré-termo foram semelhantes.

O prognóstico neurológico para o gêmeo sobrevivente depende quase exclusivamente da corionicidade. Na revisão abrangente que fizeram, Ong e colaboradores (2006) observaram taxa de anormalidades neurológicas de 18% nos casos de gêmeos com placentação monocoriônica em comparação com apenas 1% para a placentação dicoriônica. Em outra revisão, nas gestações de gêmeos complicadas com a morte de um dos fetos antes de 34 semanas, houve aumento de cinco vezes na morbidade de neurodesenvolvimento nos gêmeos monocoriônicos em comparação com os dicoriônicos. Quando um dos fetos morreu após 34 semanas, a probabilidade de déficit neurológico foi essencialmente a mesma entre gêmeos monocoriônicos e dicoriônicos (Hillman, 2011).

Quando ocorre mais tarde na gestação, a morte de um dos gêmeos em uma gestação múltipla teoricamente pode desencadear problemas de coagulação na mãe. Poucos casos de coagulopatia materna após a morte de um dos fetos em gestação de gêmeos foram publicados. Isso provavelmente pode ser explicado pelo fato de o gêmeo sobrevivente geralmente nascer poucas semanas após a ocorrência do óbito (Eddib, 2006). Temos observado coagulopatias de consumo transitórias e espontaneamente corrigidas em gestações múltiplas nas quais um dos fetos tenha morrido e ficado retido no útero junto com o gêmeo sobrevivente. A concentração plasmática de fibrinogênio inicialmente sofre uma queda para, em seguida, aumentar de forma espontânea, e o nível sérico de produtos da degradação do fibrinogênio em fibrina aumenta inicialmente para, em seguida, voltar ao normal. No momento do parto, as partes da placenta que nutriam o feto vivo têm aparência normal. Por outro lado, a parte que antes nutria o feto morto se transforma em massa de depósito de fibrina.

Manejo

As decisões quanto à conduta devem ter como base a idade gestacional, a causa da morte e o risco para o feto sobrevivente. As mortes no primeiro trimestre não necessitam de vigilância adicional para essa indicação específica. Se a morte ocorrer após o primeiro trimestre, o risco de morte ou de dano ao sobrevivente é em grande parte limitado às gestações de gêmeos monocoriônicos. A morbidade no gêmeo monocoriônico sobrevivente é quase sempre causada por anastomoses vasculares, que, com frequência, causam a morte de um dos gêmeos, seguida por hipotensão aguda no outro (p. 878). Por essa razão, se um feto gemelar monocoriônico morre após o primeiro trimestre, mas antes da viabilidade, pode-se considerar a interrupção da gestação (Blickstein, 2013). Ocasionalmente, a morte de um dos fetos de uma gestação múltipla resulta de alguma complicação materna, como cetoacidose diabética ou pré-eclâmpsia grave com descolamento prematuro da placenta. O manejo da gestação deve ter como base o diagnóstico, bem como o estado da mãe e do feto sobrevivente. Se a morte de um gêmeo dicoriônico tiver sido causada por anomalia congênita discordante no primeiro trimestre, ela não deverá afetar o gêmeo sobrevivente.

A morte de um dos fetos no final do segundo e no início do terceiro trimestre está relacionada com o risco mais alto para o gêmeo sobrevivente. Embora os riscos de morte ou dano neurológico subsequente sejam comparativamente maiores nos gêmeos monocoriônicos nessa idade gestacional, o risco de nascimento pré-termo é igualmente aumentado nos gêmeos mono ou dicoriônicos (Ong, 2006). O parto em geral ocorre nas 3 semanas seguintes à morte fetal diagnosticada e, portanto, deve-se considerar a administração pré-natal de corticosteroide para aceleração da maturidade pulmonar do sobrevivente (Blickstein, 2013). Independentemente disso, a menos que o ambiente intrauterino seja hostil, o objetivo é prolongar a gestação pré-termo.

O momento de realizar parto eletivo após tratamento conservador de morte de um dos fetos no final do segundo ou no início do terceiro trimestre de gestação é motivo de debate. Os gêmeos dicoriônicos provavelmente podem nascer a termo com segurança. As gestações gemelares monocoriônicas são mais difíceis de conduzir e em geral são interrompidas entre 34 e 37 semanas de gestação (Blickstein, 2013). Nos casos em que haja morte de um dos fetos a termo, em especial quando a etiologia não tiver sido evidenciada, a maioria poderá optar por abreviar a gestação em detrimento da conduta expectante. O American College of Obstetricians and Gynecologists (2016) também endossa uma abordagem individual nesses casos.

■ Morte iminente de um dos fetos

Durante os testes de vigilância anteparto do bem-estar fetal, os resultados anormais em apenas um dos gêmeos impõem um dilema particular. O parto pode ser a melhor opção para o feto já comprometido, mas pode representar a morte por imaturidade do segundo feto. Se houver confirmação de maturidade pulmonar, será possível o salvamento tanto do feto saudável quanto do ameaçado. Infelizmente, sendo os gêmeos ainda imaturos, não há uma conduta ideal, mas as decisões devem ser tomadas com base nas chances de sobrevida sem sequelas de ambos os fetos. Com frequência, o feto comprometido apresenta-se com restrição grave do crescimento ou com anomalias importantes. Assim, considera-se vantajoso proceder à amniocentese para análise cromossômica fetal nas gestantes com idade gestacional avançada, mesmo nas que tenham decidido manter a gestação independentemente do diagnóstico. A identificação de anormalidade cromossômica em um dos fetos permite tomar decisões racionais acerca das possíveis intervenções.

CUIDADO PRÉ-NATAL

No manejo pré-natal da gestação múltipla, os objetivos primários são evitar ou interromper as complicações à medida que elas ocorrem. É fundamental prevenir nascimento pré-termo de neonatos muito imaturos. No Parkland Hospital, as mulheres com gestação múltipla comparecem a consultas a cada 2 semanas a partir de 22 semanas de gestação. Um exame de toque é realizado em cada consulta para rastreamento de encurtamento ou dilatação cervical. A identificação de qualquer uma das complicações específicas já descritas determina intervenções como hospitalização ou parto antecipado.

■ Dieta

Além de consultas pré-natais mais frequentes, a dieta materna deve fornecer calorias, proteínas, sais minerais, vitaminas e ácidos graxos essenciais adicionais necessários. O Institute of Medicine (2009) recomenda ganho ponderal entre 16,5 e 24,5 kg para as mulheres com gêmeos e índice de massa corporal (IMC) normal. Em sua revisão, Goodnight e Newman (2009) recomendam suplementação de micronutrientes como cálcio, magnésio, zinco e vitaminas C, D e E. Isso se baseia nos níveis mais altos de ingestão segundo o Food and Nutrition Board do Institute of Medicine. A ingesta calórica diária aumentada recomendada para mulheres com gestação gemelar é de 40 a 45 kcal/kg/dia. As dietas devem conter 20% de proteínas, 40% de carboidratos e 40% de gorduras divididos entre três refeições e três lanches diários.

■ Ultrassonografia

Conforme observado (p. 882), os exames ultrassonográficos seriados costumam ser realizados ao longo do terceiro trimestre para a pesquisa de crescimento fetal anormal e para avaliar o volume de líquido amniótico. A presença de oligoidrâmnio indica patologia uteroplacentária e necessidade de avaliação complementar do bem-estar fetal. Contudo, a quantificação do volume de líquido amniótico nas gestações múltiplas é um tanto difícil. Alguns medem o maior bolsão vertical de cada bolsa amniótica ou avaliam subjetivamente o líquido amniótico. Magann e colaboradores (2000) compararam as avaliações subjetivas e diversos métodos objetivos de avaliação do volume de líquido amniótico em 23 conjuntos de gêmeos. Os autores concluíram que todos os métodos eram igualmente insuficientes para a predição de volumes anormais em gêmeos diamnióticos. No Parkland Hospital, medimos o maior bolsão vertical de cada bolsa amniótica. Consideramos as medições < 2 cm como indicativas de oligoidrâmnio e aquelas > 8 cm como indicativas de polidrâmnio (Duryea, 2017; Hernandez, 2012).

■ Vigilância fetal anteparto

Entre os métodos de vigilância, a cardiotocografia (CTG) basal ou o perfil biofísico costumam ser selecionados para gêmeos ou gestações múltiplas de maior ordem. Em razão da complexidade das complicações associadas a essas gestações e do potencial de dificuldades técnicas para a diferenciação dos fetos durante os testes anteparto, a utilidade de tais métodos parece limitada. De acordo com DeVoe (2008), os poucos trabalhos realizados exclusivamente para avaliar a CTG basal em gêmeos sugerem que o método tem os mesmos resultados observados em gestações únicas.

Elliott e Finberg (1995) utilizaram o perfil biofísico como método primário para o monitoramento de gestações múltiplas de maior ordem. Esses autores relataram que 4 das 24 gestações monitoradas tiveram evolução desfavorável a despeito dos escores de perfil biofísico tranquilizadores. Embora os testes biofísicos sejam geralmente realizados em gestações múltiplas, os dados disponíveis são insuficientes para determinar sua eficácia (DeVoe, 2008).

Achados semelhantes foram relatados com a adição de dopplervelocimetria da artéria umbilical em gêmeos com crescimento concordante. Por exemplo, quando a dopplervelocimetria da artéria umbilical foi acrescentada ao manejo em comparação com testes fetais baseados apenas em parâmetros de crescimento fetal e na ausência de discordância de crescimento, os desfechos perinatais não melhoraram (Giles, 2003). Da mesma forma, Hack e colaboradores (2008) investigaram a utilidade da dopplervelocimetria da artéria umbilical em 67 gestações gemelares monocoriônicas não complicadas e não encontraram diferenças nas taxas de mortalidade usando índices de pulsatilidade da artéria umbilical.

Todos os esquemas de testes tiveram alta taxa de falso-positivos, e os dados sugerem que, nas gestações múltiplas, o desempenho dos testes não é melhor. Nos casos de testes anormais em um gêmeo e resultados normais em outro, o parto pré-termo iatrogênico é a principal preocupação. As opções são semelhantes àquelas descritas no manejo da morte fetal iminente (p. 884).

PARTO PRÉ-TERMO

O parto pré-termo é comum nas gestações múltiplas, complicando até 50% das de gêmeos, 75% das de trigêmeos e 90% das de quadrigêmeos (Elliott, 2007). Da mesma forma que no trabalho de parto pré-termo de fetos únicos, a infecção intra-amniótica é documentada em cerca de um terço dos casos de gestação gemelar (Oh, 2017).

Em gêmeos, a proporção de partos pré-termo varia amplamente entre 40 e 70% (Giuffre, 2012). Por exemplo, as mulheres negras têm riscos muito maiores de parto pré-termo (Grant, 2017).

■ Previsão do nascimento pré-termo

Um dos principais objetivos do cuidado pré-natal nas gestações múltiplas é a predição acurada das gestantes com maior probabilidade de evoluir com nascimento pré-termo. Na última década, foi demonstrado que o comprimento cervical é um potente preditor de trabalho de parto e parto pré-termo. To e colaboradores (2006) mediram o comprimento do colo com ultrassonografia de 1.163 gestantes de gêmeos com 22 a 24 semanas de gestação. As taxas de parto pré-termo antes de 32 semanas de gestação foram de 66% nos casos com comprimento cervical de 10 mm; 24% para comprimentos de 20 mm; e apenas 1% para 40 mm. Em uma revisão, Conde-Agudelo e colaboradores (2010) concluíram que um comprimento cervical < 20 mm era o preditor mais acurado para parto antes de 34 semanas de gestação, com uma especificidade de 97% e razão de verossimilhança positiva de 9,0. Kindinger e colaboradores (2016) observaram que a predição depende tanto do comprimento cervical quanto da idade gestacional da sua realização. Um estudo comparou medidas seriadas do comprimento cervical com uma única medida no segundo trimestre. Esses autores concluíram que as avaliações múltiplas eram mais acuradas para determinar o risco de parto gemelar pré-termo em mulheres assintomáticas (Melamed, 2016a). Em outro estudo, um alteração ≥ 0,2 cm no comprimento cervical identificava as gestações em risco para parto antes de 35 semanas (Moroz, 2017). É interessante observar que a detecção de orifício interno do colo fechado ao exame de toque vaginal foi tão preditiva de parto postergado como a combinação de comprimento normal do colo uterino medido por ultrassonografia e teste negativo para fibronectina fetal (McMahon, 2002). Infelizmente, a avaliação do comprimento cervical nas gestações gemelares não foi associada a melhores desfechos (Gordon, 2016).

■ Prevenção do nascimento pré-termo

Vários esquemas para prevenção de trabalho de parto e parto pré-termo foram avaliados. Nos últimos anos, alguns desses esquemas se mostraram capazes de reduzir o risco de nascimento pré-termo, mas apenas em subgrupos de gestações de feto único. Em geral, a maioria foi ineficaz tanto para gestações de fetos únicos como para as múltiplas (American College of Obstetricians and Gynecologists, 2016).

Repouso no leito

Grande parte das evidências sugere que a hospitalização de rotina não prolonga a gestação múltipla. Em uma metanálise, a prática não reduziu o risco de parto pré-termo nem de mortalidade perinatal (Crowther, 2010). No Parkland Hospital, comparou-se hospitalização eletiva com acompanhamento ambulatorial, sem que fosse observada qualquer vantagem (Andrews, 1991). Contudo, é importante ressaltar que quase 50% das mulheres manejadas ambulatorialmente necessitaram de admissão hospitalar por indicações específicas, como hipertensão ou ameaça de parto pré-termo.

Restrição da atividade física, licença do trabalho precoce, consultas pré-natais e exames ultrassonográficos mais frequentes, bem como programas educacionais voltados para a mãe sobre os riscos relacionados com o nascimento pré-termo, foram defendidos como capazes de reduzir os partos pré-termo nas gestantes com fetos múltiplos. Porém, há poucas evidências sugerindo que essas medidas mudem de forma significativa os desfechos.

Tocólise profilática

Isso não foi estudado de maneira extensa nas gestações múltiplas. Em uma revisão de terapia profilática com β-miméticos orais que incluiu 374 gestações gemelares, o tratamento não reduziu a taxa de gêmeos que nasceram antes de 37 ou antes de 34 semanas de gestação (Yamasmit, 2015). Considerando a advertência da Food and Drug Administration contra o uso de terbutalina devido a efeitos colaterais maternos, o uso profilático de β-miméticos nas gestações múltiplas parece injustificável.

Tratamento com progesterona intramuscular

Embora tenha tido alguma efetividade na redução de nascimento pré-termo recorrente em mulheres com gestação de feto único, as injeções semanais de caproato de 17α-hidroxiprogesterona (17α-OHP-C) não são efetivas nas gestações múltiplas (Caritis, 2009; Rouse, 2007). Esses resultados foram corroborados em um ensaio randomizado com 240 gestações de gêmeos (Combs, 2011). Além disso, as gestantes de gêmeos com comprimento do colo uterino < 36 mm (25º percentil) não foram beneficiadas apesar do risco aumentado de nascimento pré-termo (Durnwald, 2010). Senat e colaboradores (2013) distribuíram 165 mulheres assintomáticas gestando gêmeos e com comprimento do colo < 25 mm para serem tratadas com 17-OHP-C e também não observaram redução no número de nascimentos antes de 37 semanas. Por fim, em uma avaliação das concentrações plasmáticas do fármaco, maiores concentrações de 17-OHP-C estavam associadas a *menor* idade gestacional no parto (Caritis, 2012). Os autores concluíram que o 17-OHP-C pode reduzir adversamente a idade gestacional ao nascimento nas mulheres com gestação de gêmeos. Em resumo, a administração intramuscular de 17-OHP-C a gestantes de gêmeos, mesmo àquelas com encurtamento do colo, não reduz o risco de nascimento pré-termo.

Tratamento com progesterona vaginal

A progesterona micronizada administrada por via vaginal a mulheres com gêmeos para prevenir o parto pré-termo tem fornecido resultados conflitantes. Cetingoz e colaboradores (2011) administraram 100 mg de progesterona micronizada por via intravaginal diariamente entre 24 e 34 semanas de gestação. Essa prática reduziu as taxas de nascimento antes de 37 semanas de 79 para 51% em 67 mulheres gestando gêmeos. Por outro lado, diversos estudos não demonstraram qualquer redução na taxa de nascimentos pré-termo nas mulheres recebendo diversas formulações de progesterona por via vaginal. No ensaio Prevention of Preterm Delivery in Twin Gestations (PREDICT), 677 gestantes de gêmeos foram randomizadas para serem tratadas profilaticamente com pessário com 200 mg de progesterona ou com pessário com placebo (Rode, 2011). A progesterona não reduziu as taxas de parto antes de 34 semanas. Em uma análise de subgrupos que incluiu apenas as mulheres com colo curto ou com história de parto pré-termo prévio, também não foi encontrado benefício (Klein, 2011). Norman e colaboradores (2009) também não observaram taxas menores de parto antes de 34 semanas com o tratamento com gel de progesterona.

Romero e colaboradores (2017) realizaram uma metanálise de dados de pacientes individuais de 303 mulheres com gestações gemelares e colo curto randomizadas para receber progesterona vaginal ou nenhum tratamento. Eles relataram um risco significativamente reduzido de parto pré-termo antes de 30 semanas de gestação e melhora em um desfecho perinatal composto nas mulheres tratadas. Atualmente, no Parkland Hospital, o tratamento de mulheres com gestação múltipla normalmente não inclui o uso de qualquer formulação de progesterona.

O Eunice Kennedy Shriver National Institute of Child Health and Human Development (NICHD) está atualmente arrolando pacientes para um estudo randomizado e controlado com placebo para avaliar melhor o uso de progesterona vaginal micronizada do pessário *Arabin*, descrito adiante (PROSPECT, 2015). O desfecho primário é o parto antes de 35 semanas ou perda fetal.

Cerclagem do colo uterino

A cerclagem profilática não melhora os resultados perinatais das gestações múltiplas. Os estudos incluíram mulheres sem indicação específica, assim como aquelas com indicação em razão de colo uterino encurtado segundo avaliação feita com exame ultrassonográfico (Houlihan, 2016; Newman, 2002, Rebarber, 2005). De fato, no último grupo, a cerclagem pode até mesmo piorar os resultados (Berghella, 2005; Roman, 2013).

A *cerclagem de resgate* em mulheres com gestação gemelar no segundo trimestre e colo dilatado pode ser benéfica. Roman e colaboradores (2016) relataram um estudo de coorte retrospectivo em que mulheres submetidas à cerclagem de resgate tiveram desfechos neonatais significativamente melhores que aquelas sem a cerclagem.

Pessário

Propôs-se o uso de pessário vaginal que envolva e, teoricamente, comprima o colo uterino, altere a inclinação do canal cervical e alivie a pressão direta sobre o orifício interno do colo como alternativa à cerclagem. Um dos mais populares é o pessário de silicone *Arabin*. Em um estudo sobre o uso de pessário em gestantes com colo uterino curto entre 18 e 22 semanas de gestação, a análise do subgrupo das 23 gestantes de gêmeos revelou redução significativa na taxa de nascimentos antes de 32 semanas em comparação com a taxa em 23 gestantes usadas como controle (Arabin, 2003). Em outro ensaio randomizado, as mulheres tratadas com pessário cervical tiveram significativamente menos partos antes de 34 semanas (Goya, 2016).

Outros estudos foram menos favoráveis. No ensaio randomizado Pessaries in Multiple Pregnancy as a Prevention of Preterm Birth (ProTWIN), 813 mulheres não selecionadas com gestações gemelares receberam pessário *Arabin* entre 12 e 20 semanas ou nenhum tratamento (Liem, 2013). O pessário não reduziu a taxa global de parto pré-termo, mas reduziu a taxa de partos antes de 32 semanas (29 vs. 14%) em um subgrupo de mulheres com comprimento cervical < 38 mm. Resultados semelhantes foram relatados em um ensaio randomizado multicêntrico com um total de 1.180 gestações gemelares (Nicolaides, 2016). Um estudo randomizado menor usando o *pessário Bioteque* não mostrou diferença nos desfechos (Berghella, 2017). Neste momento, o uso do pessário não é recomendado pelo American College of Obstetricians and Gynecologists (2016). Conforme citado, os resultados do estudo em andamento PROSPECT devem fornecer mais detalhes.

■ Manejo do trabalho de parto pré-termo

Embora muitos defendam seu uso, o tratamento com tocolíticos para interromper o trabalho de parto pré-termo de gestações múltiplas não resulta em melhora mensurável nos resultados neonatais (Chauhan, 2010; Gyetvai, 1999). Outro problema é que a terapia com tocolíticos em mulheres com gestação múltipla implica aumento do risco em comparação com seu uso em gestações únicas. Isso deriva em parte do aumento na hipervolemia induzida pela gestação, o que eleva as demandas cardíacas e aumenta a suscetibilidade ao edema pulmonar iatrogênico (Cap. 47, p. 917). Gabriel e colaboradores (1994) compararam os resultados de 26 gestações de gêmeos e 6 de trigêmeos com os de 51 gestações de feto único – todas com parto pré-termo tratado com β-mimético. As mulheres com gestação múltipla apresentaram incidência significativamente maior de complicações cardiovasculares – 43 *versus* 4% –, incluindo três casos de edema pulmonar. Em uma análise retrospectiva, Derbent e colaboradores (2011) avaliaram a tocólise com nifedipino em 58 gestações de feto único e 32 de gemelares. Os autores relataram aumento na incidência de efeitos colaterais como taquicardia materna nas gestantes de gêmeos – 19 *versus* 9%.

Glicocorticoides para maturação pulmonar

A administração de corticosteroides para estimular a maturação pulmonar fetal não foi bem estudada para gestações múltiplas. Entretanto, esses medicamentos logicamente devem ser benéficos para fetos múltiplos, assim como são para fetos únicos (Roberts, 2006). Em um grande estudo retrospectivo avaliando a eficácia da terapia com betametasona em gestações gemelares pré-termo *versus* gestações de fetos únicos pré-termo, não foram identificadas diferenças na morbidade neonatal entre os dois grupos (Melamed, 2016b). Gyamfi e colaboradores (2010) avaliaram as concentrações de betametasona nas mulheres que receberam semanalmente corticosteroides pré-natais e não encontraram diferenças nos níveis entre fetos gemelares e únicos. Por outro lado, outro estudo encontrou menores razões de dexametasona no cordão na mãe em gestações gemelares *versus* de fetos únicos (Kim, 2017). Esses tratamentos são discutidos em detalhes no Capítulo 42 (p. 823). Atualmente, as diretrizes para o uso de corticosteroides não diferem daquelas preconizadas às gestações de feto único (American College of Obstetricians and Gynecologists, 2016).

■ Ruptura prematura de membranas pré-termo

A frequência de ruptura prematura de membranas (RPM) pré-termo aumenta em função do aumento no número de fetos.

Em um estudo de base populacional com mais de 290.000 nascidos vivos, a proporção de nascimentos pré-termo complicados por ruptura prematura foi de 13,2% em gestações de feto único (Pakrashi, 2013). Essa taxa foi comparada com 17, 20, 20 e 100% em gêmeos, trigêmeos, quadrigêmeos e gestações múltiplas de maior ordem, respectivamente. As gestações múltiplas com RPM pré-termo são tratadas com conduta expectante, assim como as gestações de feto único (Cap. 42, p. 820). Ehsanipoor e colaboradores (2012) compararam os resultados de 41 gestações de gêmeos com os de 82 gestações de fetos únicos, todas com ruptura de membranas entre 24 e 32 semanas. Os autores observaram que a mediana do número de dias até o parto subsequente foi em geral menor para gêmeos – 3,6 contra 6,2 dias para fetos únicos. Essa diferença na latência foi significativa nas gestações após 30 semanas – 1,7 e 6,9 dias. É importante ressaltar que a latência além de 7 dias se aproximou de 40% em ambos os grupos.

■ Postergação do parto do segundo gêmeo

Com pouca frequência, após o nascimento pré-termo do primeiro feto, pode ser vantajoso para o(s) feto(s) não nascido(s) permanecer(em) no útero. Trivedi e Gillett (1998) revisaram 45 relatos de casos de nascimento assincrônico em gestações múltiplas. Embora os desfechos relatados possam refletir vieses, tais gestações com um feto sobrevivente de gestação de gêmeos ou trigêmeos retidos se mantiveram em média por 49 dias. Não houve vantagem com tratamento usando tocolíticos, cerclagem ou antibioticoterapia profilática. Em sua experiência de 10 anos, Roman e colaboradores (2010) relataram mediana de latência de 16 dias em 13 gêmeos e 5 trigêmeos com nascimento do primeiro feto entre 20 e 25 semanas. A taxa de sobrevida do primeiro neonato foi de 16%. Embora 54% dos fetos retidos tenham sobrevivido, apenas 37% dos sobreviventes não tiveram morbidade maior. Livingston e colaboradores (2004) descreveram 14 gestações nas quais foi feita tentativa ativa de atrasar o nascimento de 19 fetos após o nascimento do primeiro neonato. Apenas um feto sobreviveu sem sequelas maiores, e uma mãe evoluiu com sepse e choque. Arabin e van Eyck (2009) relataram evoluções melhores, porém em poucos dos 93 gêmeos e 34 trigêmeos qualificados para nascimento postergado em seus serviços ao longo de um período de 17 anos.

Se for feita tentativa de nascimentos assincrônicos, há indicação de investigação meticulosa para infecção, descolamento prematuro da placenta e anomalias congênitas. A mãe deve ser informada, em particular acerca do potencial de infecção grave e potencialmente letal. A faixa de idade gestacional na qual os benefícios ultrapassam os riscos relacionados com atraso do nascimento provavelmente é muito estreita. Parece que os maiores benefícios ocorrem quando se evita o nascimento entre 23 e 26 semanas. Em nossa experiência, são raros os casos considerados bons candidatos a atraso do nascimento.

TRABALHO DE PARTO E PARTO

■ Preparações

Há uma infinidade de complicações possíveis durante o trabalho de parto e o parto de fetos múltiplos. Além do parto pré-termo, há aumento nas taxas de disfunção contrátil do útero, apresentação fetal anormal, prolapso de cordão umbilical, placenta prévia, descolamento prematuro da placenta, parto instrumentado emergencial e hemorragia pós-parto por atonia uterina. Todas essas complicações devem ser previstas e, portanto, algumas precauções e medidas especiais são prudentes. As seguintes medidas devem ser incluídas.

1. Permanência de um profissional obstétrico apropriadamente treinado ao lado da mãe durante todo o trabalho de parto. Deve-se empregar monitoração eletrônica contínua. Se houver ruptura de membranas e o colo estiver dilatado, o feto que estiver se apresentando deve ser monitorado internamente.
2. Estabelecimento de acesso venoso com capacidade para infusão rápida de volume. Não havendo hemorragia, infunde-se Ringer lactato ou solução de dextrose aquosa na velocidade de 60 a 125 mL/h.
3. Disponibilidade imediata de sangue para transfusão em caso de necessidade.
4. Presença de obstetra capacitado para identificar a apresentação fetal e proceder à manipulação intrauterina do feto.
5. Disponibilidade imediata de aparelho de ultrassonografia para avaliar a apresentação e a situação dos fetos durante o trabalho de parto e para obter imagem dos fetos remanescentes após o nascimento do primeiro.
6. Disponibilidade imediata de equipe de anestesia na eventualidade de ser necessária cesariana de emergência ou de manipulação intrauterina para parto vaginal.
7. Disponibilidade imediata de pelo menos um profissional para cada feto, habilitado em manobras de reanimação e cuidado de neonatos e apropriadamente informado sobre o caso.
8. A sala de parto deve ser ampla o suficiente para que os membros da equipe de enfermagem, obstetrícia, anestesia e pediatria possam trabalhar de forma efetiva. Os equipamentos necessários para anestesia de emergência, intervenção operatória e reanimação materna e neonatal devem estar disponíveis na sala.

■ Momento do parto

Vários fatores afetam o momento do parto, incluindo idade gestacional, crescimento fetal, maturidade pulmonar e presença de complicações maternas. A partir da mensuração feita com a determinação da razão lecitina-esfingomielina, a maturação pulmonar em geral é sincrônica entre os gêmeos (Leveno, 1984). Além disso, ainda que tal razão geralmente não exceda 2,0 até 36 semanas nas gestações únicas, esse valor é atingido, com frequência, por volta de 32 semanas nas gestações múltiplas. Valores de surfactantes aumentados semelhantes foram observados em gêmeos após 31 semanas de gestação (McElrath, 2000). Na comparação que fizeram da morbidade respiratória em 100 gêmeos e 241 fetos únicos nascidos com cesariana antes da entrada em trabalho de parto, Ghi e colaboradores (2013) observaram menos morbidade respiratória neonatal, em especial naqueles nascidos com gestação < 37 semanas. Entretanto, em alguns casos, a função pulmonar pode ser muito diferente, sendo o feto menor e sob maior estresse o mais maduro.

Na outra extremidade do espectro, Bennett e Dunn (1969) sugeriram que gestações múltiplas com 40 semanas ou mais deveriam ser consideradas pós-termo. Gêmeos natimortos com 40 semanas ou mais de gestação apresentavam características semelhantes às observadas em fetos únicos pós-maduros (Cap. 43, p. 836). A partir da análise de quase 300.000 nascimentos de gêmeos a partir de 39 semanas de gestação, o risco de natimortalidade subsequente seria superior ao de mortalidade neonatal (Kahn, 2003).

A partir de suas diretrizes, o American College of Obstetricians and Gynecologists (2016) recomenda o parto com 38 semanas para gestações gemelares dicoriônicas não complicadas.

As mulheres com gestações gemelares monocoriônicas diamnióticas não complicadas podem ser submetidas a parto entre 34 e 37$^{6/7}$ semanas de gestação. Além disso, para mulheres com gestações gemelares monoamnióticas, o parto é recomendado com 32 a 34 semanas. No Parkland Hospital, geralmente seguimos essas recomendações, mas não fazemos o parto rotineiro de gestações gemelares monocoriônicas diamnióticas antes de 37 semanas, a menos que surja outra indicação obstétrica.

■ Avaliação da apresentação fetal

Além das medidas padrão de preparo para trabalho de parto e parto discutidas no Capítulo 22, há algumas considerações específicas para as mulheres com gestação múltipla. Primeiro, as posições e a apresentação do feto são mais bem confirmadas por ultrassonografia. Embora seja possível encontrar qualquer combinação de apresentações, as mais comuns quando da admissão em trabalho de parto são cefálico-cefálica, cefálico-pélvica e cefálico-transversa. No Parkland Hospital, entre 2008 e 2013, em 71% das gestações de gêmeos a apresentação do primeiro feto na admissão em trabalho de parto foi cefálica. É importante ressaltar que tais apresentações, talvez com exceção da cefálico-cefálica, são instáveis antes do trabalho de parto e durante o trabalho de parto e o nascimento. Apresentações compostas de face, fronte e pé são relativamente comuns, em especial se os fetos forem pequenos, houver excesso de líquido amniótico ou em mães com paridade elevada. O prolapso de cordão umbilical também é comum nessas circunstâncias.

Após essa avaliação inicial, se for confirmado o trabalho de parto ativo, deve-se decidir se será tentada a via vaginal ou se há indicação de cesariana. A indicação de cesariana costuma ser feita em razão da apresentação dos fetos. Em geral, a apresentação cefálica do primeiro feto em uma mulher em trabalho de parto com gêmeos pode ser considerada para parto vaginal (American College of Obstetricians and Gynecologists, 2016). A proporção de mulheres submetidas a tentativas de parto vaginal varia muito conforme as habilidades do médico que acompanha o parto (de Castro, 2016; Easter, 2017; Schmitz, 2017). Ainda assim, a taxa de cesarianas é elevada. Por exemplo, entre 547 mulheres com o primeiro gêmeo em apresentação cefálica internadas no Parkland Hospital durante 5 anos, apenas 32% evoluíram com parto normal. Além disso, a taxa global de cesariana nas gestações de gêmeos nesse mesmo período foi de 77%. Observe-se que 5% das cesarianas foram realizadas para parto emergencial do segundo gêmeo após parto vaginal do primeiro. O desejo de evitar esse dilema obstétrico contribuiu para o aumento da taxa de cesariana nas gestações de gêmeos nos Estados Unidos (Antsaklis, 2013).

■ Indução ou aceleração do trabalho de parto

Após uma comparação de 891 gestações de gêmeos com mais de 100.000 gestações de feto único no Consortium of Safe Labor, Leftwich e colaboradores (2013) concluíram que tanto nulíparas quanto multíparas com gêmeos apresentaram progressão mais lenta da fase ativa do trabalho de parto. Desde que as gestantes de gêmeos reúnam todos os critérios para administração de ocitocina, esse medicamento pode ser usado conforme descrito no Capítulo 26 (p. 509). Wolfe e colaboradores (2013) avaliaram o sucesso da indução do trabalho de parto e concluíram que os protocolos utilizando apenas ocitocina ou combinados com amadurecimento do colo podem ser usados com segurança nas gestantes de gêmeos. Taylor e colaboradores (2012) relataram resultados semelhantes. Por outro lado, Razavi e colaboradores (2017) concluíram que a morbidade materna era maior com a indução do trabalho de parto. Em uma análise dos nascimentos de gêmeos nos Estados Unidos, as taxas de indução nas gestações de gêmeos foram reduzidas de um valor máximo de 13,8% em 1999 para 9,9% em 2008 (Lee, 2011). Em geral, no Parkland Hospital não induzimos nem aceleramos o trabalho de parto nas mulheres com gestação múltipla. Em candidatas adequadas com forte desejo de parto vaginal, a indução por amniotomia tem sido uma opção.

■ Analgesia e anestesia

Durante o trabalho de parto de fetos múltiplos, as decisões acerca de analgesia e anestesia podem ser dificultadas pelos problemas impostos por trabalho de parto pré-termo, pré-eclâmpsia, trabalho de parto disfuncional, necessidade de manipulação intrauterina, bem como atonia e hemorragia uterinas pós-parto.

A analgesia peridural para o trabalho de parto é ideal por proporcionar excelente alívio da dor e poder ser rapidamente estendida no sentido cefálico caso haja necessidade de versão podálica interna ou de cesariana. Se houver necessidade de anestesia geral para manipulação intrauterina, é possível obter relaxamento rápido do útero com um dos agentes halogenados de inalação discutidos no Capítulo 25 (p. 499). Alguns médicos usam a nitroglicerina intravenosa ou sublingual ou a terbutalina intravenosa para obter relaxamento uterino e evitar os riscos associados com os anestésicos gerais. Esses agentes costumam ser melhor administrados pela equipe anestésica.

■ Via do parto

Independentemente da apresentação fetal durante o trabalho de parto, a equipe obstétrica deve estar pronta para lidar com qualquer alteração na posição fetal durante o parto, especialmente após o parto do primeiro gêmeo. É importante ressaltar que, em relação ao método de parto, os segundos gêmeos a termo apresentam piores resultados neonatais compostos em comparação com seus irmãos gêmeos independentemente do método de parto (Muleba, 2005; Smith, 2007; Thorngren-Jerneck, 2001).

Apresentação cefálico-cefálica

Se o primeiro gêmeo tiver apresentação cefálica, o parto geralmente poderá ser feito espontaneamente ou com fórceps. De acordo com D'Alton (2010), há consenso geral de que se justifica uma tentativa de parto normal nas gestantes de gêmeos com apresentação cefálico-cefálica. A partir de sua revisão, Hogle e colaboradores (2003) concluíram que a cesariana planejada não melhora os desfechos neonatais quando ambos os gêmeos estão em apresentação cefálica. O ensaio randomizado conduzido por Barrett e colaboradores (2013) confirma essa conclusão.

Apresentação cefálico-não cefálica

A via ideal de parto para pares de gêmeos com apresentação cefálico-não cefálica continua sendo motivo de controvérsia. A seleção das pacientes é essencial, e as opções são cesariana de ambos os gêmeos ou, mais raramente, parto vaginal com versão cefálica externa intraparto do segundo gêmeo. Alguns trabalhos revelaram associação entre aumento no intervalo de nascimento entre gêmeos e piores resultados na evolução do segundo gêmeo (Edris, 2006; Stein, 2008). Assim, a extração de nádegas talvez seja preferível à versão. A opção menos desejada, parto vaginal do primeiro com cesariana do segundo gêmeo, pode ser necessária em razão de complicações intraparto, como prolapso de cordão, descolamento prematuro da placenta, contração do colo e sofrimento fetal. A maioria dos estudos revela que esse cenário está associado a piores resultados compostos fetais (Alexander, 2008; Rossi, 2011; Wen, 2004).

Vários relatos atestam a segurança do parto vaginal do segundo gêmeo não cefálico cujo peso seja > 1.500 g. Um estudo multicêntrico francês com 5.915 gestações gemelares ilustra isso (Schmitz, 2017). Entre elas, 25% evoluíram com cesariana planejada. As outras 75% com um primeiro gêmeo cefálico e idade gestacional > 32 semanas passaram por uma tentativa de parto vaginal, com taxa de sucesso em 80% dos casos. É interessante observar que as taxas de morbidade e mortalidade perinatais foram significativamente maiores no grupo de cesariana planejada antes de 37 semanas (5,2 vs. 3,0%, respectivamente). Fox e colaboradores (2014) relataram os desfechos em 287 gestações gemelares diamnióticas, entre as quais 130 foram submetidas a parto vaginal planejado. Apenas 15% dos casos no grupo de parto vaginal planejado foram submetidos a cesariana. Os resultados perinatais foram similares em ambos os grupos. Esses dois estudos incluíram apenas aqueles fetos com pesos estimados > 1.500 g. É interessante observar que desfechos fetais comparáveis ou até melhores foram relatados com o parto vaginal nos neonatos pesando < 1.500 g em comparação com aqueles pesando > 1.500 g (Caukwell, 2002; Davidson, 1992).

Outros pesquisadores defendem a indicação de cesariana para ambos os fetos de pares de gêmeos com apresentação cefálico-não cefálica (Armson, 2006; Hoffmann, 2012). Yang e colaboradores (2005 a,b) estudaram 15.185 pares de gêmeos cefálico-não cefálicos. Os riscos de mortes e de morbidades relacionadas com asfixia neonatal foram maiores no grupo em que ambos os gêmeos nasceram por via vaginal em comparação com o grupo em que ambos os gêmeos nasceram por cesariana.

Para maior esclarecimento sobre os problemas clínicos discutidos aqui, foi feito um ensaio clínico randomizado pelo Twin Birth Study Collaborative Group do Canadá. Os resultados do ensaio, descritos por Barrett e colaboradores (2013), incluíram 2.804 gestantes de gêmeos presumivelmente diamnióticos com o primeiro gêmeo em apresentação cefálica. As gestantes foram randomicamente agrupadas entre 32 e 38 semanas de gestação para cesariana planejada ou parto vaginal. O período entre randomização e nascimento (12,4 vs. 13,3 dias), a média de idade gestacional no nascimento (36,7 vs. 36,8 semanas) e o uso de analgesia regional (92 vs. 87%) foram semelhantes em ambos os grupos. A Tabela 45-3 mostra os desfechos maternos e perinatais relevantes. Não foram observadas diferenças significativas entre os dois grupos de gestantes. Embora os riscos para gestantes ou fetos com parto vaginal planejado nessas circunstâncias não tenham aumentado, Greene (2013) sugere que esse ensaio afetará apenas moderadamente a taxa de cesarianas das gestantes de gêmeos.

Apresentação pélvica do primeiro gêmeo

Os problemas com a apresentação pélvica do primeiro gêmeo são semelhantes aos encontrados nos fetos únicos com apresentação pélvica. Assim, podem ocorrer dificuldades importantes nas situações descritas adiante. Primeiro, o feto pode ser grande e a cabeça derradeira ser maior do que o canal do parto. Segundo, o corpo do feto é pequeno e o desprendimento dos membros e do tronco por um colo inadequadamente apagado e dilatado deixa a cabeça relativamente maior presa acima do colo. Isso é mais provável quando há desproporção significativa entre a cabeça e o corpo. Os exemplos são fetos pré-termo ou com restrição de crescimento ou aqueles com macrocefalia por hidrocefalia. Por fim, o prolapso do cordão umbilical é um risco sempre presente.

Se tais problemas forem previstos ou identificados, frequentemente dá-se preferência à cesariana com feto de tamanho viável. Contudo, mesmo na ausência desses problemas, muitos obstetras optam por indicar cesariana se o primeiro feto tiver apresentação pélvica. Isso ocorre apesar dos dados que corroboram a segurança do parto vaginal. Especificamente, Blickstein e colaboradores (2000) relataram as experiências de 13 centros europeus com 613 pares de gêmeos, com o primeiro em apresentação pélvica. Em 373 desses casos foi feita tentativa de parto vaginal, tendo havido sucesso em 64%. Foi realizada cesariana do segundo gêmeo em 2,4% dos casos. Não houve diferença na taxa de índices de Apgar de 5 minutos < 7 ou de mortalidade entre os primeiros gêmeos com apresentação pélvica pesando no mínimo 1.500 g. Os detalhes das técnicas para parto de feto com apresentação pélvica são descritos no Capítulo 28 (p. 544).

Pode haver colisão de gêmeos durante o nascimento se o primeiro estiver em apresentação pélvica e o segundo em cefálica. À medida que a apresentação pélvica do primeiro desce pelo canal do parto, seu mento fica preso entre o pescoço e o mento da apresentação cefálica do segundo. Esse fenômeno é raro; Cohen e colaboradores (1965) descreveram-no apenas uma vez em 817 gestações. Recomenda-se cesariana quando for identificada a possibilidade de haver colisão.

■ Parto vaginal do segundo gêmeo

Após o nascimento do primeiro gêmeo, a apresentação do segundo, seu tamanho e a relação com o canal do parto devem ser rápida e meticulosamente avaliados combinando os exames abdominal, vaginal e, algumas vezes, intrauterino. A ultrassonografia é um aliado valioso. Se a cabeça ou a pelve fetais estiverem presas

TABELA 45-3 Desfechos maternos e perinatais de gestantes de gêmeos randomizadas para cesariana ou parto vaginal planejados

Resultados	Cesariana planejada	Parto vaginal planejado	Valor de p
Maternos (nº)	1.393	1.393	
Cesariana	89,9%	39,6%	
Antes do trabalho de parto	53,8%	14,1%	
Morbidade grave	7,3%	8,5%	0,29
Mortes (nº)	1	1	
Hemorragia	6,0%	7,8%	
Transfusão de sangue	4,7%	5,4%	
Tromboembolismo	0,4%	0,1%	
Perinatais (nº)	2.783	2.782	
Resultados primários compostos	2,2%	1,9%	0,49
Mortalidade perinatal	9 por 1.000	6 por 1.000	
Morbidade grave	1,3%	1,3%	
Possível encefalopatia[a]	0,5%	0,4%	
Intubação	1,0%	0,6%	

[a]Inclui coma; estupor; estado hiperalerta, sonolento ou letárgico; ou ≥ 2 crises convulsivas.
Dados de Barrett, 2013.

no canal do parto, deverá ser aplicada pressão moderada sobre o fundo uterino associada à amniorrexe. A seguir, procede-se ao toque vaginal para afastar a ocorrência de prolapso do cordão. O trabalho de parto deve ser retomado. Se as contrações não retornarem no prazo aproximado de 10 minutos, poderá ser utilizada solução diluída de ocitocina para estimular as contrações.

No passado, o intervalo máximo considerado seguro entre o nascimento de dois gêmeos era < 30 minutos. Rayburn e colaboradores (1984), entre outros autores, demonstraram que, quando se mantém o feto sob monitoramento contínuo, pode-se obter um bom resultado mesmo com intervalos superiores. Foi demonstrada uma correlação direta entre piora nos valores da gasometria do cordão umbilical e aumento no tempo entre o nascimento do primeiro e o do segundo gêmeo (Leung, 2002; Stein, 2008). A partir de uma revisão de 239 gestações gemelares, Gourheux e colaboradores (2007) determinaram que o pH arterial umbilical médio era significativamente menor quando o intervalo entre os partos era maior que 15 minutos. Em um estudo com mais de 175.000 pares de gêmeos, Cheng e colaboradores (2017) chegaram a conclusões semelhantes para as morbidades materna e perinatal.

Se o occipício ou a nádega se apresentarem imediatamente acima do estreito superior da pelve, mas não estiverem presos no canal do parto, a apresentação com frequência poderá ser direcionada para dentro da pelve com uma mão dentro da vagina, enquanto a outra exerce pressão moderada sobre o fundo do útero no sentido caudal. Uma apresentação córmica pode ser suavemente convertida em cefálica. Alternativamente, com manipulação abdominal, um assistente pode direcionar a apresentação para que entre na pelve. A ultrassonografia pode auxiliar no direcionamento e permitir o monitoramento dos batimentos cardíacos fetais. Também foi descrita a versão externa intraparto de um segundo gêmeo não cefálico.

Se o occipício ou a nádega não estiverem sobre o estreito superior da pelve nem puderem ser posicionados por pressão suave, ou nos casos em que houver considerável sangramento uterino, o nascimento do segundo gêmeo poderá se tornar problemático. Para obter um resultado favorável, é essencial haver um obstetra capacitado a realizar a manipulação fetal intrauterina e uma equipe de anestesiologia com a competência necessária para aplicar anestesia a fim de produzir relaxamento efetivo do útero para possibilitar o parto por via vaginal de um segundo gêmeo com apresentação não cefálica (American College of Obstetricians and Gynecologists, 2016). Para tirar o máximo proveito do colo dilatado antes que o útero se contraia e o colo sofra retração, deve-se tentar evitar atrasos. Dá-se preferência à cesariana se nenhum dos presentes tiver a capacitação necessária para proceder à versão podálica interna ou se não houver disponibilidade de anestesiologista capaz de proporcionar relaxamento uterino efetivo.

Com a versão podálica interna, o feto é girado para a apresentação pélvica com a mão do obstetra posicionada dentro do útero (Fig. 45-26). O obstetra segura os pés do feto para, em seguida, proceder à retirada por extração pélvica (Cap. 28, p. 548). Como já mencionado, Fox e colaboradores (2010) publicaram um protocolo estrito para condução do parto do segundo gêmeo, que inclui versão podálica interna. Esses autores relataram que nenhuma das 110 gestantes que pariram o primeiro gêmeo por via vaginal teve que ser submetida a cesariana para o nascimento do segundo. Chauhan e colaboradores (1995) compararam os resultados de 23 segundos fetos retirados com extração pélvica, após manobra de versão podálica interna, com aqueles obtidos em 21 casos submetidos à versão cefálica externa. A extração pélvica foi

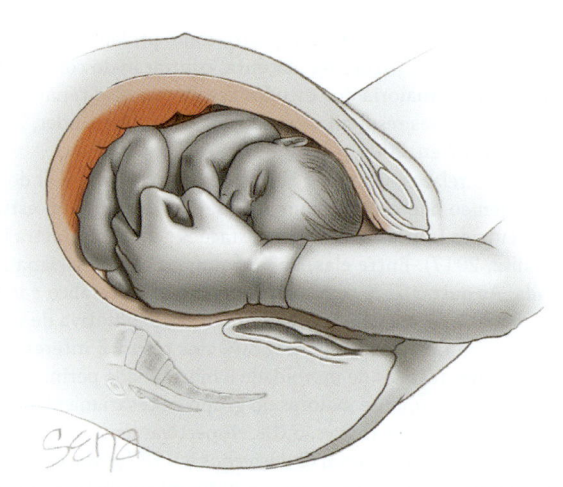

FIGURA 45-26 Versão podálica interna. Aplica-se pressão para cima na cabeça com a mão sobre o abdome ao mesmo tempo em que os pés do feto são tracionados para baixo.

considerada superior à versão externa porque houve menos sofrimento fetal. Informações adicionais e ilustrações desse procedimento são encontradas em *Cirurgia obstétrica de Cunningham e Gilstrap*, 3ª edição (Yeomans, 2017).

■ Parto vaginal após cesariana prévia

Qualquer tentativa de parto vaginal de gêmeos em gestante com uma ou mais cesarianas prévias deve ser cuidadosamente avaliada. Alguns trabalhos publicados atestam a segurança de tentar um parto vaginal após cesariana (PVAC) para gestantes de gêmeos selecionadas (Cahill, 2005; Ford, 2006; Varner, 2005). De acordo com o American College of Obstetricians and Gynecologists (2017c), até o momento não há evidências sugerindo aumento do risco de ruptura uterina, e as gestantes de gêmeos com uma cesariana prévia com incisão transversal baixa podem ser consideradas candidatas à tentativa de trabalho de parto. No Parkland Hospital, recomendamos repetir a cesariana.

■ Cesariana para gestação múltipla

Diversos problemas intraoperatórios incomuns podem surgir durante cesariana de gêmeos ou de fetos múltiplos de maior ordem. A hipotensão supina é comum e, assim, essas gestantes são posicionadas em decúbito lateral esquerdo para desviar o peso do útero da aorta (Cap. 4, p. 63). Dá-se preferência à histerotomia transversal baixa se a incisão puder ser ampla o suficiente para permitir a retirada atraumática de ambos os fetos. Pode-se usar fórceps Piper se o segundo gêmeo estiver em apresentação pélvica (Fig. 28-11, p. 547). Em alguns casos, pode ser vantajosa a incisão vertical com início tão inferior quanto possível no segmento inferior do útero. Por exemplo, se um feto estiver em situação transversa com o dorso para baixo, e os braços forem, inadvertidamente, retirados primeiro, será mais fácil e seguro estender para cima uma incisão uterina vertical do que ampliar uma incisão transversal lateralmente ou realizar uma incisão em "T" verticalmente.

■ Gestação de trigêmeos ou de maior ordem

O monitoramento dos batimentos cardíacos fetais é difícil durante o trabalho de parto de trigêmeos. É possível instalar um eletrodo de escalpo no primeiro feto, mas é difícil saber se os dois outros gêmeos estão sendo monitorados em separado. Com o parto vaginal, o primeiro neonato costuma nascer de maneira espontânea ou com pouca manipulação. Contudo, o parto dos fetos subsequentes é conduzido de acordo com a apresentação. Com frequência, há necessidade de manobras obstétricas, como extração pélvica total com ou sem versão podálica interna ou mesmo cesariana. Em associação ao posicionamento inadequado dos fetos, verifica-se maior incidência de prolapso de cordão umbilical. Além disso, há maior probabilidade de evolução com redução da perfusão placentária e hemorragia causada pelo descolamento das placentas durante o período expulsivo.

Por todas essas razões, muitos médicos acreditam que as gestações complicadas com três ou mais fetos devem ser submetidas a cesarianas (American College of Obstetricians and Gynecologists, 2016). Reserva-se o parto vaginal para as situações em que não se espera haver sobreviventes porque os fetos são muito imaturos ou nos casos com complicações maternas que tornem a cesariana arriscada para a gestante. Outros obstetras acreditam que o parto vaginal seja seguro sob certas condições. Grobman e colaboradores (1998), bem como Alran e colaboradores (2004), relataram taxas de partos vaginais completos, respectivamente, de 88 e 84% em gestantes de trigêmeos submetidas à tentativa de trabalho de parto. As evoluções dos neonatos não foram diferentes das observadas em um grupo-controle de gestantes de trigêmeos com parto realizado por cesariana eletiva. Por outro lado, em uma revisão de mais de 7.000 gestações de trigêmeos, o parto vaginal foi associado a maior taxa de mortalidade perinatal (Vintzeleos, 2005). Lappen e colaboradores (2016) relataram resultados semelhantes a partir de um banco de dados do Consortium on Safe Labor. Eles recomendaram cesariana antes do trabalho de parto para trigêmeos. É importante ressaltar que a taxa global de cesarianas entre trigêmeos foi de 95%.

REDUÇÃO OU INTERRUPÇÃO SELETIVAS

Em alguns casos com gestações múltiplas de maior ordem, a redução do número de fetos para dois ou três aumenta a chance de sobrevivência dos remanescentes. A redução seletiva implica intervenção precoce na gestação, enquanto a interrupção seletiva é realizada mais tarde. O procedimento deve ser realizado por profissional com habilidade e experiência em procedimentos guiados por ultrassonografia.

■ Redução seletiva

A redução com eliminação de feto ou fetos selecionados em gestações múltiplas multicoriônicas é uma opção de intervenção terapêutica para aumentar a chance de sobrevivência dos demais fetos (American College of Obstetricians and Gynecologists, 2017b). Uma metanálise de ensaios prospectivos não randomizados indicou que a redução nas gestações de gêmeos esteve associada a taxas menores de complicações maternas, nascimentos pré-termo e morte neonatal em comparação com conduta expectante (Dodd, 2004, 2012).

A redução da gestação pode ser realizada pelas vias transcervical, transvaginal ou transabdominal, porém a via transabdominal costuma ser a mais fácil. A redução fetal transabdominal normalmente é realizada entre 10 e 13 semanas de gestação. Essa é a idade gestacional escolhida porque a maioria dos abortamentos espontâneos já terá ocorrido, os fetos remanescentes estarão grandes o suficiente para serem avaliados por ultrassonografia, a quantidade de tecido fetal desvitalizado remanescente após o procedimento será pequena, e o risco de abortamento de toda a gravidez, como consequência do procedimento, será baixo. Para a redução, devem ser escolhidos os fetos menores e portadores de anomalias. Injeta-se cloreto de potássio sob direcionamento ultrassonográfico no coração ou no tórax de todos os fetos selecionados. Deve-se ter cuidado para não penetrar ou atravessar os sacos gestacionais dos fetos escolhidos para que sejam preservados.

Evans e colaboradores (2005) analisaram mais de 1.000 gestações entre 1995 e 1998. As taxas de perda de gestação variaram a partir de 4,5% para trigêmeos reduzidos a gêmeos. A taxa de perda aumentou a cada gêmeo adicional, tendo chegado ao máximo de 15% para 6 ou mais fetos. Supôs-se que a habilidade e a experiência do operador seriam responsáveis pelas taxas baixas e declinantes de perda de gestações.

■ Interrupção seletiva

Com a identificação de fetos múltiplos discordantes quanto a anomalias estruturais ou genéticas, há três opções disponíveis: abortamento de todos os fetos, interrupção seletiva dos fetos anormais ou manutenção da gravidez. Considerando que as anomalias em geral não são descobertas antes do segundo trimestre, a interrupção seletiva costuma ser realizada mais tarde na gestação e implica maiores riscos do que a redução seletiva. Esse procedimento, portanto, não é realizado a não ser que a anomalia seja grave, mas não letal. Em alguns casos, deve-se considerar a possibilidade de interrupção porque o gêmeo anormal pode representar uma ameaça ao feto normal.

Entre os pré-requisitos à interrupção seletiva, estão diagnóstico preciso da anomalia fetal e certeza absoluta sobre o posicionamento do feto. A interrupção seletiva deve ser realizada apenas em gestações múltiplas multicoriônicas, a não ser que seja usado algum procedimento especial, como a interrupção de cordão umbilical, para evitar que haja danos aos fetos sobreviventes (Lewi, 2006). Roman e colaboradores (2010) compararam 40 casos de coagulação bipolar de cordão umbilical com 20 casos de ablação por radiofrequência para tratamento de gestações múltiplas monocoriônicas complicadas no segundo trimestre. Os autores encontraram taxas semelhantes de sobrevida de 87 e 88%, e idade gestacional média ao nascimento > 36 semanas para ambos os procedimentos. Prefumo e colaboradores (2013) relataram preliminarmente sua experiência com ablação por micro-ondas do cordão umbilical para interrupção seletiva em duas gestações de gêmeos monocoriônicos. Uma gravidez sofreu abortamento em 7 dias, e a outra resultou em nascimento a termo de feto único com 39 semanas de gestação.

Evans e colaboradores (1999) realizaram a revisão mais abrangente dos resultados obtidos até então com interrupção seletiva no segundo trimestre indicada por anomalias fetais. Foram analisados 402 casos de oito centros em todo o mundo. Nesses casos, havia 345 gêmeos, 39 trigêmeos e 18 quadrigêmeos. A interrupção seletiva usando cloreto de potássio resultou no nascimento de um ou mais neonatos viáveis em 90% dos casos, com idade gestacional média de 35,7 semanas ao nascer. Houve perda total da gravidez em 7% das reduzidas a feto único e em 13% das reduzidas a gêmeos. A idade gestacional no momento do procedimento não pareceu afetar a taxa de gestações perdidas.

Antes de proceder a interrupção ou redução seletivas, a discussão deve incluir as taxas de morbidade e mortalidade esperadas caso a gravidez prossiga normalmente; as taxas de morbidade e mortalidade esperadas para os gêmeos ou trigêmeos sobreviventes, e os riscos relacionados com o próprio procedimento (American College of Obstetricians and Gynecologists, 2017b). Os riscos específicos da interrupção ou redução seletivas são:

(1) abortamento do feto remanescente; (2) abortamento ou retenção do(s) feto(s) errado(s); (3) dano sem morte fetal; (4) trabalho de parto pré-termo; (5) fetos discordantes ou com restrição de crescimento; e (6) complicações maternas. Essas últimas incluem possibilidade de infecção, hemorragia ou coagulopatia intravascular disseminada em razão de retenção de produtos da concepção. A decisão final de continuar com a gestação sem intervenção, interromper toda a gravidez ou optar por interrupção seletiva deve ser tomada unicamente pela paciente (Chervenak, 2013).

REFERÊNCIAS

Abel EL, Kruger ML: Maternal and paternal age and twinning in the United States, 2004–2008. J Perinat Med 40:237, 2012

Alexander JM, Leveno KJ, Rouse D, et al: Cesarean delivery for the second twin. Obstet Gynecol 112(4):748, 2008

Alran S, Sibony O, Luton D, et al: Maternal and neonatal outcome of 93 consecutive triplet pregnancies with 71% vaginal delivery. Acta Obstet Gynecol Scand 83:554, 2004

American College of Obstetricians and Gynecologists: Multifetal gestations: twin, triplets, and higher-order multifetal pregnancies. Practice Bulletin No. 169, October 2016, Reaffirmed 2016

American College of Obstetricians and Gynecologists: Delayed umbilical cord clamping after birth. Committee Opinion No. 684, January 2017a

American College of Obstetricians and Gynecologists: Multifetal pregnancy reduction. Committee Opinion No. 719, September 2017b

American College of Obstetricians and Gynecologists: Vaginal birth after previous cesarean delivery. Practice Bulletin No. 115, August 2010, Reaffirmed 2017c

American Society for Reproductive Medicine, Society for Assisted Reproductive Technology: Guidance on the limits to the number of embryos to transfer: a committee opinion. Fertil Steril 107(4):901, 2017

Ananth CV, Chauhan SP: Epidemiology of twinning in developed countries. Semin Perinatol 36:156, 2012

Ananth CV, Vintzileos AM, Shen-Schwarz S, et al: Standards of birth weight in twin gestations stratified by placental chorionicity. Obstet Gynecol 91(6):917, 1998

Andrews WW, Leveno KJ, Sherman ML, et al: Elective hospitalization in the management of twin pregnancies. Obstet Gynecol 77:826, 1991

Antsaklis A, Fotodotis M, Sindos M, et al: Trends in twin pregnancies and mode of delivery during the last 30 years: inconsistency between guidelines and clinical practice. J Perinat Med 41(4):355, 2013

Arabin B, Halbesma JR, Vork F, et al: Is treatment with vaginal pessaries an option in patients with a sonographically detected short cervix? J Perinat Med 31:122, 2003

Arabin B, van Eyck J: Delayed-interval delivery in twin and triplet pregnancies: 17 years of experience in 1 perinatal center. Am J Obstet Gynecol 200(2):154.e1, 2009

Armson BA, O'Connell C, Persad V, et al: Determinants of perinatal mortality and serious neonatal morbidity in the second twin. Obstet Gynecol 108(3 Pt 1):556, 2006

Aston K, Peterson C, Carrell D: Monozygotic twinning associated with assisted reproductive technologies: a review. Reproduction 136(4):377, 2008

Bagchi S, Salihu HM: Birth weight discordance in multiple gestations: occurrence and outcomes. J Obstet Gynaecol 26(4):291, 2006

Barrett JFR, Hannah ME, Hutton EK, et al: A randomized trial of planned cesarean or vaginal delivery for twin pregnancy. N Engl J Med 369:1295, 2013

Baschat AA, Barber J, Pedersen N, et al: Outcome after fetoscopic selective laser ablation of placental anastomoses vs equatorial laser dichorionization for the treatment of twin-to-twin transfusion syndrome. Am J Obstet Gynecol 209:1.e1, 2013

Bdolah Y, Lam C, Rajakumar A, et al: Twin pregnancy and the risk of preeclampsia: bigger placenta or relative ischemia? Am J Obstet Gynecol 198:438.e1, 2008

Beemsterboer SN, Homburg R, Gorter NA, et al: The paradox of declining fertility but increasing twinning rates with advancing maternal age. Hum Reprod 21:1531, 2006

Bekiesinska-Figatowska M, Herman-Sucharska I, Romaniuk-Doroszewska A, et al: Diagnostic problems in case of twin pregnancies: US vs MRI study. J Perinat Med 41(5):535, 2013

Benirschke K, Kim CK: Multiple pregnancy. N Engl J Med 288:1276, 1973

Bennett D, Dunn LC: Genetical and embryological comparisons of semilethal t-alleles from wild mouse populations. Genetics 61:411, 1969

Berghella V, Dugoff L, Ludmir J: Prevention of preterm birth with pessary in twins (PoPPT): a randomized controlled trial. Ultrasound Obstet Gynecol 49(5):567, 2017

Berghella V, Odibo AO, To MS, et al: Cerclage for short cervix on ultrasonography: meta-analysis of trials using individual patient-level data. Obstet Gynecol 106(1):181, 2005

Best KE, Rankin J: Increased risk of congenital heart disease in twins in the North of England between 1998 and 2010. Heart 101(22):1807, 2015

Blickstein I, Goldman RD, Kupferminc M: Delivery of breech first twins: a multicenter retrospective study. Obstet Gynecol 95:37, 2000

Blickstein I, Perlman S: Single fetal death in twin gestations. J Perinat Med 41:65, 2013

Blumenfeld YJ, Momirova V, Rouse DJ, et al: Accuracy of sonographic chorionicity in twin gestations. J Ultrasound Med 33(12):2187, 2014

Boulet SL, Kirby RS, Reefhuis J, et al: Assisted reproductive technology and birth defects among liveborn infants in Florida, Massachusetts, and Michigan, 2000–2010. JAMA Pediatr 170(6):e154934, 2016

Boyle B, McConkey R, Garne E, et al: Trends in the prevalence, risk and pregnancy outcome of multiple births with congenital anomaly: a registry-based study in 14 European countries 1984–2007. BJOG 120:707, 2013

Brady PC, Correia KF, Missmer SA, et al: Early β-human chorionic gonadotropin trends in vanishing twin pregnancies. Fertil Steril 100(1):116, 2013

Bulmer MG: The effect of parental age, parity, and duration of marriage on the twinning rate. Hum Genet 23:454, 1959

Cahill A, Stamilio DM, Paré E, et al: Vaginal birth after cesarean (VBAC) attempt in twin pregnancies: is it safe? Am J Obstet Gynecol 193:1050, 2005

Campbell DM: Maternal adaptation in twin pregnancy. Semin Perinatol 10:14, 1986

Caritis SN, Rouse DJ, Peaceman AM, et al: Prevention of preterm birth in triplets using 17alpha-hydroxyprogesterone caproate: a randomized controlled trial. Obstet Gynecol 113(2 Pt 1):285, 2009

Caritis SN, Simhan H, Zhao Y, et al: Relationship between 17-hydroxyprogesterone caproate concentrations and gestational age at delivery in twin gestation. Am J Obstet Gynecol 207:396.e1, 2012

Carter EB, Bishop KC, Goetzinger KR, et al: The impact of chorionicity on maternal pregnancy outcomes. Am J Obstet Gynecol 213(3):390.e1, 2015

Caukwell S, Murphy DJ: The effect of mode of delivery and gestational age on neonatal outcome of the non-cephalic-presenting second twin. Am J Obstet Gynecol 187:1356, 2002

Cetingoz E, Cam C, Sakalh M, et al: Progesterone effects on preterm birth in high-risk pregnancies: a randomized placebo-controlled trial. Arch Gynecol Obstet 283:423, 2011

Challis D, Gratacos E, Deprest JA: Cord occlusion techniques for selective termination in monochorionic twins. J Perinat Med 27:327, 1999

Chang E, Park M, Kim Y, et al: A case of successful selective abortion using radio-frequency ablation in twin pregnancy suffering from severe twin to twin transfusion syndrome. J Korean Med Sci 24:513, 2009

Chasen ST, Luo G, Perni SC, et al: Are in vitro fertilization pregnancies with early spontaneous reduction high risk? Am J Obstet Gynecol 195:814, 2006

Chauhan SP, Roberts WE, McLaren RA, et al: Delivery of the nonvertex second twin: breech extraction versus external cephalic version. Am J Obstet Gynecol 173:1015, 1995

Chauhan SP, Scardo JA, Hayes E, et al: Twins: prevalence, problems, and preterm births. Am J Obstet Gynecol 203(4):305, 2010

Cheng YW, Yee LM, Caughey AB: Intertwin delivery interval and associated maternal and neonatal outcomes. Abstract No. 848, Am J Obstet Gynecol 216(1):S485, 2017

Chervenak FA, McCullough LB: Ethical challenges in the management of multiple pregnancies: the professional responsibility model of perinatal ethics. J Perinat Med 41:61, 2013

Choi Y, Bishai D, Minkovitz CS: Multiple births are a risk factor for postpartum maternal depressive symptoms. Pediatrics 123(4):1147, 2009

Christensen K, Petersen I, Skythe A, et al: Comparison of academic performance of twins and singletons in adolescence: follow-up study. BMJ 333:1095, 2006

Cohen M, Kohl SG, Rosenthal AH: Fetal interlocking complicating twin gestation. Am J Obstet Gynecol 91:407, 1965

Combs CA, Garite T, Maurel K, et al: 17-Hydroxyprogesterone caproate for twin pregnancy: a double-blind, randomized clinical trial. Am J Obstet Gynecol 204(3):221.e1, 2011

Conde-Agudelo A, Romero R, Hassan SS, et al: Transvaginal sonographic cervical length for the prediction of spontaneous preterm birth in twin pregnancies: a systematic review and metaanalysis. Am J Obstet Gynecol 203:128.e1, 2010

Corcoran S, Breathnach F, Burke G, et al: Dichorionic twin ultrasound surveillance: sonography every 4 weeks significantly underperforms sonography every 2 weeks: results of the Prospective Multicenter ESPRiT Study. Am J Obstet Gynecol 213(4):551.e1, 2015

Corsello G, Piro E: The world of twins: an update. J Matern Fetal Neonatal Med 23(S3):59, 2010

Crombleholme TM, Shera D, Lee H, et al: A prospective, randomized, multicenter trial of amnioreduction vs selective fetoscopic laser photocoagulation for the treatment of severe twin-twin transfusion syndrome. Am J Obstet Gynecol 197:396.e1, 2007

Crowther CA, Han S: Hospitalization and bed rest for multiple pregnancy. Cochrane Database Syst Rev 7:CD000110, 2010

Curnow KJ, Wilkins-Haug L, Ryan A, et al: Detection of triploid, molar, and vanishing twin pregnancies by a single-nucleotide polymorphism-based noninvasive prenatal test. Am J Obstet Gynecol 212(1):79.e1, 2015

D'Alton ME: Delivery of the second twin. Obstet Gynecol 115(2):221, 2010

Danon D, Sekar R, Hack KE, et al: Increased stillbirth in uncomplicated monochorionic twin pregnancies: a systematic review and meta-analysis. Obstet Gynecol 121(6):1318, 2013

Dashe JS, Fernandez CO, Twickler DM: Utility of Doppler velocimetry in predicting outcome in twin reversed-arterial perfusion sequence. Am J Obstet Gynecol 185(1):135, 2001

Davidson L, Easterling TR, Jackson JC, et al: Breech extraction of low-birth-weight second twins. Am J Obstet Gynecol 166:497, 1992

de Castro H, Haas J, Schiff E, et al: Trial of labour in twin pregnancies: a retrospective cohort study. BJOG 126(6):940, 2016

Denker HW: Comment on G. Herranz: The timing of monozygotic twinning: a criticism of the common model. Zygote (2013). Zygote 23(2):312, 2015

De Paepe ME, DeKoninck P, Friedman RM: Vascular distribution patterns in monochorionic twin placentas. Placenta 26(6):471, 2005

Derbent A, Simavli S, Gumus I, et al: Nifedipine for the treatment of preterm labor in twin and singleton pregnancies. Arch Gynecol Obstet 284:821, 2011

DeVoe LD: Antenatal fetal assessment: multifetal gestation—an overview. Semin Perinatol 32:281, 2008

Diamond MP, Legro RS, Coutifaris C, et al: Assessment of multiple intrauterine gestations from ovarian stimulation (AMIGOS) trial: baseline characteristics. Fertil Steril 103(4):962, 2015

Dickey RP, Taylor SN, Lu PY, et al: Spontaneous reduction of multiple pregnancy: incidence and effect on outcome. Am J Obstet Gynecol 186:77, 2002

Dodd J, Crowther C: Multifetal pregnancy reduction of triplet and higher-order multiple pregnancies to twins. Fertil Steril 81(5):1420, 2004

Dodd JM, Crowther CA: Reduction of the number of fetuses for women with a multiple pregnancy. Cochrane Database Syst Rev 10:CD003932, 2012

Dolapcioglu K, Gungoren A, Hakverdi S, et al: Twin pregnancy with a complete hydatidiform mole and co-existent live fetus: two case reports and review of the literature. Arch Gynecol Obstet 279:431, 2009

Durnwald CP, Momirova V, Rouse DJ, et al: Second trimester cervical length and risk of preterm birth in women with twin gestations treated with 17-α hydroxyprogesterone caproate. J Matern Fetal Neonatal Med 23(12):1360, 2010

Duryea EL, Happe SK, McIntire DD, et al: Sonography interval and the diagnosis of twin-twin transfusion syndrome. J Matern Fetal Neonatal Med 30(6):640, 2017

Duryea EL, Happe SK, McIntire DD, et al: The natural history of twin-twin transfusion syndrome stratified by Quintero stage. J Matern Fetal Neonatal Med 29(21):3411, 2016

Easter SR, Robinson JN, Lieberman E, et al: Association of intended route of delivery and maternal morbidity in twin pregnancy. Obstet Gynecol 129(2):305, 2017

Eddib A, Rodgers B, Lawler J, et al: Monochorionic pseudomonoamniotic twin pregnancy with fetal demise of one twin and development of maternal consumptive coagulopathy. Ultrasound Obstet Gynecol 28:735, 2006

Edris F, Oppenheimer L, Yang Q, et al: Relationship between intertwin delivery interval and metabolic acidosis in the second twin. Am J Perinatol 23(8):481, 2006

Ehsanipoor R, Arora N, Lagrew DC, et al: Twin versus singleton pregnancies complicated by preterm premature rupture of membranes. J Matern Fetal Neonatal Med 25(6):658, 2012

Ekelund CK, Skibsted L, Sogaard K, et al: Dizygotic monochorionic twin pregnancy conceived following intracytoplasmic sperm injection treatment and complicated by twin-twin transfusion syndrome and blood chimerism. Ultrasound Obstet Gynecol 32:282, 2008

Elliott JP: Preterm labor in twins and high-order multiples. Clin Perinatol 34:599, 2007

Elliott JP, Finberg HJ: Biophysical profile testing as an indicator of fetal well-being in high-order multiple gestations. Am J Obstet Gynecol 172:508, 1995

Emery SP, Bahriyar MO, Dashe JS, et al: The North American Fetal Therapy Network Consensus Statement: prenatal management of uncomplicated monochorionic gestations. Obstet Gynecol 125(5):1236, 2015

Ericson A, Källén B, Aberg A: Use of multivitamins and folic acid in early pregnancy and multiple births in Sweden. Twin Res 4(2):63, 2001

Evans MI, Ciorica D, Britt DW, et al: Update on selective reduction. Prenat Diagn 25:807, 2005

Evans MI, Goldberg JD, Horenstein J, et al: Elective termination for structural, chromosomal, and mendelian anomalies: international experience. Am J Obstet Gynecol 181:893, 1999

Faye-Petersen OM, Heller DS, Joshi VV: Handbook of Placental Pathology, 2nd ed, London, Taylor & Francis, 2006

Fellman J, Eriksson AW: Secondary sex ratio in multiple births. Twin Res Hum Genet 13(1):101, 2010

Ford AA, Bateman BT, Simpson LL: Vaginal birth after cesarean delivery in twin gestations: a large, nationwide sample of deliveries. Am J Obstet Gynecol 195:1138, 2006

Fox H, Sebire NJ: Pathology of the Placenta, 3rd ed. Philadelphia, Saunders, 2007

Fox NS, Roman AS, Saltzman DH, et al: Risk factors for preeclampsia in twin pregnancies. Am J Perinatol 31(2):163, 2014

Fox NS, Silverstein M, Bender S, et al: Active second-stage management in twin pregnancies undergoing planned vaginal delivery in a U.S. population. Obstet Gynecol 115:229, 2010

Francisco C, Wright D, Benkő Z, et al: Hidden high rate of pre-eclampsia in twin compared with singleton pregnancy. Ultrasound Obstet Gynecol 50(1):88, 2017

Francois K, Ortiz J, Harris C, et al: Is peripartum hysterectomy more common in multiple gestations? Obstet Gynecol 105:1369, 2005

Fusi L, Gordon H: Twin pregnancy complicated by single intrauterine death. Problems and outcome with conservative management. BJOG 97:511, 1990

Fusi L, McParland P, Fisk N, et al: Acute twin-twin transfusion: a possible mechanism for brain-damaged survivors after intrauterine death of a monochorionic twin. Obstet Gynecol 78:517, 1991

Futch T, Spinosa J, Bhatt S, et al: Initial clinical laboratory experience in noninvasive prenatal testing for fetal aneuploidy from maternal plasma DNA samples. Prenat Diagn 33(6):569, 2013

Gabriel R, Harika G, Saniez D, et al: Prolonged intravenous ritodrine therapy: a comparison between multiple and singleton pregnancies. Eur J Obstet Gynecol Reprod Biol 57:65, 1994

Ghi T, degli Esposti D, Montaguti E, et al: Maternal cardiac evaluation during uncomplicated twin pregnancy with emphasis on the diastolic function. Am J Obstet Gynecol 213(3):376, 2015

Ghi T, Nanni M, Pierantoni L, et al: Neonatal respiratory morbidity in twins versus singletons after elective prelabor caesarean section. Eur J Obstet Gynecol Reprod Biol 166:156, 2013

Giles W, Bisits A, O'Callaghan S, et al: The Doppler assessment in multiple pregnancy randomized controlled trial of ultrasound biometry versus umbilical artery Doppler ultrasound and biometry in twin pregnancy. BJOG 110:593, 2003

Girela E, Lorente JA, Alvarez JC, et al: Indisputable double paternity in dizygous twins. Fertil Steril 67(6):1159, 1997

Giuffre M, Piro E, Corsello G: Prematurity and twinning. J Matern Fetal Neonatal Med 25(53):6, 2012

Gjerris AC, Loft A, Pinborg A, et al: The effect of a "vanishing twin" on biochemical and ultrasound first trimester screening markers for Down's syndrome in pregnancies conceived by assisted reproductive technology. Hum Reprod 24(1):55, 2009

Glinianaia SV, Obeysekera MA, Sturgiss S, et al: Stillbirth and neonatal mortality in monochorionic and dichorionic twins: a population-based study. Hum Reprod 26(9):2549, 2011

Glinianaia SV, Rankin J, Wright C: Congenital anomalies in twins: a register-based study. Hum Reprod 23:1306, 2008

Gonzalez NL, Goya M, Bellart J, et al: Obstetric and perinatal outcome in women with twin pregnancy and gestational diabetes. J Matern Fetal Neonatal Med 25(7):1084, 2012

Goodnight W, Newman R: Optimal nutrition for improved twin pregnancy outcome. Obstet Gynecol 114:1121, 2009

Gordon MC, McKenna DS, Stewart TL, et al: Transvaginal cervical length scans to prevent prematurity in twins: a randomized controlled trial. Am J Obstet Gynecol 214(2):277.e1, 2016

Gourheux N, Deruelle P, Houfflin-Debarge V, et al: Twin-to-twin delivery interval: is a time limit justified? Gynecol Obstet Fertil 35(10):982, 2007

Goya M, de la Calle M, Pratcorona L, et al: Cervical pessary to prevent preterm birth in women with twin gestation and sonographic short cervix: a multicenter randomized controlled trial (PECEP-Twins). Am J Obstet Gynecol 214(2):145, 2016

Grant J, Vladutiu C, Manuck TA: Racial disparities in gestational age at delivery among twin gestations. Abstract No. 149, Am J Obstet Gynecol 216(1):S100, 2017

Gratacós E, Lewi L, Muñoz B, et al: A classification system for selective intrauterine growth restriction in monochorionic pregnancies according to umbilical artery Doppler flow in the smaller twin. Ultrasound Obstet Gynecol 30(1):28, 2007

Gratacós E, Ortiz JU, Martinez JM: A systematic approach to the differential and management of the complications of monochorionic twin pregnancies. Fetal Diagn Ther 32(3):145, 2012

Greene MF: Comment on: A randomized trial of planned cesarean or vaginal delivery for twin pregnancy. N Engl J Med 369(14):1365, 2013

Grobman WA, Peaceman AM, Haney EI, et al: Neonatal outcomes in triplet gestations after a trial of labor. Am J Obstet Gynecol 179:942, 1998

Gyamfi C, Mele L, Wapner R, et al: The effect of plurality and obesity on betamethasone concentrations in women at risk for preterm delivery. Am J Obstet Gynecol 203:219.e1, 2010

Gyetvai K, Hannah ME, Hodnett ED, et al: Tocolytics for preterm labor: a systematic review. Obstet Gynecol 94:869, 1999

Hack KE, Derks JB, Elias SG, et al: Increased perinatal mortality and morbidity in monochorionic versus dichorionic twin pregnancies: clinical implications of a large Dutch cohort study. BJOG 115:58, 2008

Hack KE, Derks JB, Schaap AH: Perinatal outcome of monoamniotic twin pregnancies. Obstet Gynecol 113(2 Pt 1):353, 2009a

Hack KE, van Gemert MJ, Lopriore E, et al: Placental characteristics of monoamniotic twin pregnancies in relation to perinatal outcome. Placenta 30(1):62, 2009b

Hackmon R, Jormark S, Cheng V, et al: Monochorionic dizygotic twins in spontaneous pregnancy: a rare case report. J Matern Fetal Neonatal Med 22(8):708, 2009

Haggarty P, McCallum H, McBain H, et al: Effect of B vitamins and genetics on success of in-vitro fertilization: prospective cohort study. Lancet 367(9521):1513, 2006

Hall JG: Twinning. Lancet 362:735, 2003

Harris DW: Superfecundation: letter. J Reprod Med 27:39, 1982

Hernandez JS, Twickler DM, McIntire DD, et al: Hydramnios in twin gestations. Obstet Gynecol 120(4):759, 2012

Herranz G: The timing of monozygotic twinning: a criticism of the common model. Zygote 23(1):27, 2015

Heyborne KD, Porreco RP, Garite TJ, et al: Improved perinatal survival of monoamniotic twins with intensive inpatient monitoring. Am J Obstet Gynecol 192(1):96, 2005

Hibbeln JF, Shors SM, Byrd SE: MRI: is there a role in obstetrics? Clin Obstet Gynecol 55(1):352, 2012

Hillman SC, Morris RK, Kilby MD: Co-twin prognosis after single fetal death. A systematic review and meta-analysis. Obstet Gynecol 118(4):928, 2011

Hoekstra C, Zhao ZZ, Lambalk CB, et al: Dizygotic twinning. Hum Reprod Update 14:37, 2008

Hoffmann E, Oldenburg A, Rode L, et al: Twin births: cesarean section or vaginal delivery? Acta Obstet Gynecol Scand 91(4):463, 2012

Hogle KL, Hutton EK, McBrien KA, et al: Cesarean delivery for twins: a systematic review and meta-analysis. Am J Obstet Gynecol 188:220, 2003

Hollier LM, McIntire DD, Leveno KJ: Outcome of twin pregnancies according to intrapair birth weight differences. Obstet Gynecol 94:1006, 1999

Houlihan C, Poon LC, Ciarlo M, et al: Cervical cerclage for preterm birth prevention in twin gestation with short cervix: a retrospective cohort study. Ultrasound Obstet Gynecol 48(6):752, 2016

Hu LS, Caire J, Twickler DM: MR findings of complicated multifetal gestations. Pediatr Radiol 36:76, 2006

Huang T, Boucher K, Aul R, et al: First and second trimester maternal serum markers in pregnancies with a vanishing twin. Prenat Diagn 35(1):90, 2015

Huber A, Diehl W, Zikulnig L, et al: Perinatal outcome in monochorionic twin pregnancies complicated by amniotic fluid discordance without severe twin-twin transfusion syndrome. Ultrasound Obstet Gynecol 27:45, 2006

Institute of Medicine and National Research Council: Weight Gain During Pregnancy: Reexamining the Guidelines. Washington, DC, National Academies Press, 2009

Jelin E, Hirose S, Rand L, et al: Perinatal outcome of conservative management versus fetal intervention for twin reversed arterial perfusion sequence with a small acardiac twin. Fetal Diagn Ther 27(3):138, 2010

Jenna AB, Goldman DP, Joyce G: Association between the birth of twins and parental divorce. Obstet Gynecol 117(4):892, 2011

Joó JG, Csaba Á, Szigeti Z, et al: Spontaneous abortion in multiple pregnancy: focus on fetal pathology. Pathol Res Pract 208(8):458, 2012

Kahn B, Lumey LH, Zybert PA, et al: Prospective risk of fetal death in singleton, twin, and triplet gestations: implications for practice. Obstet Gynecol 102:685, 2003

Kametas NA, McAuliffe F, Krampl E, et al: Maternal cardiac function in twin pregnancy. Obstet Gynecol 102:806, 2003

Kaufman D, Du L, Velcek F, et al: Fetus-in-fetu. J Am Coll Surg 205(2):378, 2007

Kent EM, Breathnach FM, Gillan JE, et al: Placental pathology, birthweight discordance, and growth restriction in twin pregnancy: results of the ESPRIT Study. Am J Obstet Gynecol 207(3):220.e1, 2012

Kilpatrick SJ, Jackson R, Croughan-Minihane MS: Perinatal mortality in twins and singletons matched for gestational age at delivery at > or = 30 weeks. Am J Obstet Gynecol 174(1 Pt 1):66, 1996

Kim HS, Kim MK, Oh JW, et al: Placental transfer of dexamethasone in twin pregnancy compared to singleton pregnancy. Abstract No. 662. Am J Obstet Gynecol 216(1):S388, 2017

Kim JH, Park SW, Lee JJ: Birth weight reference for triples in Korea. J Korean Med Sci 25:900, 2010

Kindinger LM, Poon LC, Cacciatore S, et al: The effect on gestational age and cervical length measurements in the prediction of spontaneous preterm birth in twin pregnancies: an individual patient level meta-analysis. BJOG 123(6):877, 2016

Klein K, Rode L, Nicolaides KH, et al: Vaginal micronized progesterone and risk of preterm delivery in high-risk twin pregnancies: secondary analysis of a placebo-controlled randomized trial and meta-analysis. Ultrasound Obstet Gynecol 38(3):281, 2011

Knox G, Morley D: Twinning in Yoruba women. J Obstet Gynaecol Br Emp 67:981, 1960

Kuleva M, Youssef A, Maroni E, et al: Maternal cardiac function in normal twin pregnancy: a longitudinal study. Ultrasound Obstet Gynecol 38:575, 2011

Kulkarni AD, Jamieson DJ, Jones HW Jr, et al: Fertility treatments and multiple births in the United States. N Engl J Med 369(23):2218, 2013

Langer B, Boudier E, Gasser B, et al: Antenatal diagnosis of brain damage in the survivor after the second trimester death of a monochorionic monoamniotic co-twin: case report and literature review. Fetal Diagn Ther 12:286, 1997

Lantieri T, Revelli A, Gaglioti P, et al: Superfetation after ovulation induction and intrauterine insemination performed during an unknown ectopic pregnancy. Reprod Biomed Online 20(5):664, 2010

Lappen JR, Hackney DN, Bailit JL: Maternal and neonatal outcomes of attempted vaginal compared with planned cesarean delivery in triplet gestations. Am J Obstet Gynecol 215(4):493.e1, 2016

Lee H, Bebbington M, Crombleholme TM, et al: The North American Fetal Therapy Network Registry data on outcomes of radiofrequency ablation for twin-reversed arterial perfusion sequence. Fetal Diagn Ther 33(4):224, 2013

Lee HC, Gould JB, Boscardin WJ, et al: Trends in cesarean delivery for twin births in the United State 1995–2008. Obstet Gynecol 118(5):1095, 2011

Lee YM, Clery-Goldman J, Thaker HM, et al: Antenatal sonographic prediction of twin chorionicity. Am J Obstet Gynecol 195(3):863, 2006

Lee YM, Wylie BJ, Simpson LL, et al: Twin chorionicity and the risk of stillbirth. Obstet Gynecol 111:301, 2008

LeFevre ML, Bain RP, Ewigman BG, et al: A randomized trial of prenatal ultrasonographic screening: impact on maternal management and outcomes. RADIUS (Routine Antenatal Diagnostic Imaging with Ultrasound) Study Group. Am J Obstet Gynecol 169(3):483, 1993

Leftwich HK, Zaki MN, Wilkins I, et al: Labor patterns in twin gestations. Am J Obstet Gynecol 209(3):254.e1, 2013

Legro RS, Brzyski RG, Diamond MP, et al: The Pregnancy in Polycystic Ovary Syndrome II study: baseline characteristics and effects of obesity from a multicenter randomized clinical trial. Fertil Steril 101(1):258e.8, 2014

Leung TY, Tam WH, Leung TN, et al: Effect of twin-to-twin delivery interval on umbilical cord blood gas in the second twins. BJOG 109(1):63, 2002

Leveno KJ, Quirk JG, Whalley PJ, et al: Fetal lung maturation in twin gestation. Am J Obstet 148:405, 1984

Lewi L, Deprest J, Hecher K: The vascular anastomoses in monochorionic twin pregnancies and their clinical consequences. Am J Obstet Gynecol 208(1):19, 2013

Lewi L, Gratacos E, Ortibus E, et al: Pregnancy and infant outcome of 80 consecutive cord coagulations in complicated monochorionic multiple pregnancies. Am J Obstet Gynecol 194(3):782, 2006

Liem S, Schuit E, Hegerman M, et al: Cervical pessaries for prevention of preterm birth in women with a multiple pregnancy (ProTWIN): a multicenter, open-label randomised controlled trial. Lancet 382(9901):1341, 2013

Livingston JC, Livingston LW, Ramsey R, et al: Second-trimester asynchronous multifetal delivery results in poor perinatal outcome. Obstet Gynecol 103:77, 2004

Lopriore E, Oepkes D: Neonatal morbidity in twin-twin transfusion syndrome. Early Hum Dev 87:595, 2011

Lorenz JM: Neurodevelopmental outcomes of twins. Semin Perinatol 36(3):201, 2012

Lučovnik M, Blickstein I, Lasič M, et al: Hypertensive disorders during monozygotic and dizygotic twin gestations: a population-based study. Hypertens Pregnancy 135(4):542, 2016

Luke B, Brown MB: Maternal morbidity and infant death in twin vs triplet and quadruplet pregnancies. Am J Obstet Gynecol 198:401.e1, 2008

MacDonald-Wallis C, Lawlor DA, Fraser A, et al: Blood pressure change in normotensive, gestational hypertensive, preeclamptic, and essential hypertensive pregnancies. Hypertension 59:1241, 2012

Magann EF, Chauhan SP, Whitworth NS, et al: Determination of amniotic fluid volume in twin pregnancies: ultrasonographic evaluation versus operator estimation. Am J Obstet Gynecol 182:1606, 2000

Mahony BS, Mulcahy C, McCauliffe F, et al: Fetal death in twins. Acta Obstet Gynecol Scand 90(11):1274, 2011

Manning FA (ed): Fetal biophysical profile scoring. In Fetal Medicine: Principles and Practices. Norwalk, Appleton & Lange, 1995

Martin JA, Hamilton BE, Osterman MJ, et al: Births: final data for 2015. Natl Vital Stat Rep 66(1):1, 2017

Massardier J, Golfner F, Journet D, et al: Twin pregnancy with complete hydatidiform mole and coexistent fetus obstetrical and oncological outcomes in a series of 14 cases. Eur J Obstet Gynecol Reprod Biol 143:84, 2009

Matthews TJ, MacDorman MF, Thoma ME: Infant mortality statistics from the 2013 period linked birth/infant death data set. Natl Vital Stat Rep 64(91):1, 2015

Maynard SE, Moore Simas TA, Solitro MJ, et al: Circulating angiogenic factors in singleton vs multiple gestation pregnancies. Am J Obstet 198:200. e1, 2008

McClamrock HD, Jones HW, Adashi EY: Ovarian stimulation and intrauterine insemination at the quarter centennial: implications for the multiple births epidemic. Fertil Steril 97(4):802, 2012

McElrath TF, Norwitz ER, Robinson JN, et al: Differences in TDx fetal lung maturity assay values between twin and singleton pregnancies. Am J Obstet Gynecol 182:1110, 2000

McHugh K, Kiely EM, Spitz L: Imaging of conjoined twins. Pediatr Radiol 36:899, 2006

McLennan AS, Gyamfi-Bannerman C, Ananth CV, et al: The role of maternal age in twin pregnancy outcomes. Am J Obstet Gynecol 217(1):80.e1, 2017

McMahon KS, Neerhof MG, Haney EI, et al: Prematurity in multiple gestations: identification of patients who are at low risk. Am J Obstet Gynecol 186:1137, 2002

McNamara HC, Kane SC, Craig JM, et al: A review of the mechanisms and evidence for typical and atypical twinning. Am J Obstet Gynecol 214(2):172, 2016

McPherson JA, Odibo O, Shanks AL, et al: Impact of chorionicity on risk and timing of intrauterine fetal demise in twin pregnancies. Am J Obstet Gynecol 207:190.e1, 2012

Melamed N, Pittini A, Hiersch L, et al: Do serial measurements of cervical length improve the prediction of preterm birth in asymptomatic women with twin gestations? Am J Obstet Gynecol 215(5):616.e1, 2016a

Melamed N, Shah J, Yoon EW, et al: The role of antenatal corticosteroids in twin pregnancies complicated by preterm birth. Am J Obstet Gynecol 215(4):482.e1, 2016b

Mhyre JM: Maternal mortality. Curr Opin Anesthesiol 25:277, 2012

Michelfelder E, Gottliebson W, Border W, et al: Early manifestations and spectrum of recipient twin cardiomyopathy in twin-twin transfusion syndrome: relation to Quintero stage. Ultrasound Obstet Gynecol 30:965, 2007

Miller J, Chauhan SP, Abuhamad AZ: Discordant twins: diagnosis, evaluation and management. Am J Obstet Gynecol 206(1):10, 2012

Morikawa M, Yamada T, Yamada T, et al: Prospective risk of stillbirth: monochorionic diamniotic twins vs dichorionic twins. J Perinat Med 40:245, 2012

Moroz LA, Brock CO, Govidappagari S, et al: Association between change in cervical length and spontaneous preterm birth in twin pregnancies. Am J Obstet Gynecol 216(2):159.e1, 2017

Muggli EE, Halliday JL: Folic acid and risk of twinning: a systematic review of the recent literature, July 1994 to July 2006. MJA 186(5):243, 2007

Muleba N, Dashe N, Yost D, et al: Respiratory morbidity among second-born twins. Presented at the 25th Annual Meeting of the Society for Maternal Fetal Medicine, February 7–12, 2005

Mutchinick OM, Luna-Munoz L, Amar E, et al: Conjoined twins: a worldwide collaborative epidemiological study of the international clearinghouse for birth defects surveillance and research. Am J Med Genet C Semin Med Genet 157C(4):274, 2011

Newman RB, Krombach S, Myers MC, et al: Effect of cerclage on obstetrical outcome in twin gestations with a shortened cervical length. Am J Obstet Gynecol 186:634, 2002

Nicolaides KH, Syngelaki A, Poon LC, et al: Cervical pessary placement for prevention of preterm birth in unselected twin pregnancies: a randomized controlled trial. Am J Obstet Gynecol 214(1):3.e1, 2016

Norman JE, Mackenzie F, Owen P, et al: Progesterone for the prevention of preterm birth in twin pregnancy (STOPPIT): a randomised, double-blind, placebo-controlled study and meta-analysis. Lancet 373:2034, 2009

Nylander PP: Biosocial aspects of multiple births. J Biosoc Sci 3:29, 1971

Nylander PP: Serum levels of gonadotropins in relation to multiple pregnancy in Nigeria. BJOG 80:651, 1973

O'Brien P, Nugent M, Khalil A: Prenatal diagnosis and obstetric management. Semin Pediatr Surg 24(5):203, 2015

Odibo AO, Cahill AG, Goetzinger KR, et al: Customized growth charts for twin gestations to optimize identification of small-for-gestational age fetuses at risk of intrauterine fetal death. Ultrasound Obstet Gynecol 41:637, 2013

Oh KJ, Hong JS, Romero R, et al: The frequency and clinical significance of intra-amniotic inflammation in twin pregnancies with preterm labor and intact membranes. J Matern Fetal Neonatal Med October 1, 2017 [Epub ahead of print]

Olusanya BO, Solanke OA: Perinatal correlates of delayed childbearing in a developing country. Arch Gynecol Obstet 285(4):951, 2012

Ong SS, Zamora J, Khan KS, et al: Prognosis for the co-twin following single-twin death: a systematic review. BJOG 113:992, 2006

Painter JN, Willemsen G, Nyholt D, et al: A genome wide linkage scan for dizygotic twinning in 525 families of mothers of dizygotic twins. Human Reprod 25(6):1569, 2010

Pakrashi T, Defranco EA: The relative proportion of preterm births complicated by premature rupture of membranes in multifetal gestations: a population-based study. Am J Perinatol 30:69, 2013

Parra-Cordero M, Bennasar M, Martínez JM, et al: Cord occlusion in monochorionic twins with early selective intrauterine growth restriction and abnormal umbilical artery doppler: a consecutive series of 90 cases. Fetal Diagn Ther 39(3):186, 2016

Peigné M, Andrieux J, Deruelle P, et al: Quintuplets after a transfer of two embryos following in vitro fertilization: a proved superfecundation. Fertil Steril 95(6):2124.e13, 2011

Pettit KE, Merchant M, Machin GA, et al: Congenital heart defects in a large, unselected cohort of monochorionic twins. J Perinatol 33:467, 2013

Post A, Heyborne K: Managing monoamniotic twin pregnancies. Clin Obstet Gynecol 58(3):643, 2015

Prefumo F, Cabassa P, Fichera A, et al: Preliminary experience with microwave ablation for selective feticide in monochorionic twin pregnancies. Ultrasound Obstet Gynecol 41:469, 2013

Prefumo F, Fichera A, Pagani G, et al: The natural history of monoamniotic twin pregnancies: a case series and systematic review of the literature. Prenat Diagn 35(3):274, 2015

Pritchard JA: Changes in blood volume during pregnancy. Anesthesiology 26: 393, 1965

PROSPECT: A trial of pessary and progesterone for preterm prevention in twin gestation with a short cervix, May 2017. Available at: https://clinicaltrials.gov/ct2/show/NCT02518594. Accessed October 30, 2017

Quarello E, Molho M, Ville Y: Incidence, mechanisms, and patterns of fetal cerebral lesions in twin-to-twin transfusion syndrome. J Matern Fetal Neonatal Med 20:589, 2007

Quigley MM, Cruikshank DP: Polyhydramnios and acute renal failure. J Reprod Med 19:92, 1977

Quinn KH, Cao CT, Lacoursiere Y, et al: Monoamniotic twin pregnancy: continuous inpatient electronic fetal monitoring—an impossible goal? Am J Obstet Gynecol 204:161, 2011

Quintero RA, Morales WJ, Allen MH, et al: Staging of twin-twin transfusion syndrome. J Perinatol 19:550, 1999

Rana S, Hacker MR, Modest AM, et al: Circulating angiogenic factors and risk of adverse maternal and perinatal outcomes in twin pregnancies with suspected preeclampsia: novelty and significance. Hypertension 60:451, 2012

Ray B, Platt MP: Mortality of twin and singleton livebirths under 30 weeks' gestation: a population-based study. Arch Dis Child Fetal Neonatal Ed 94(2):F140, 2009

Rayburn WF, Lavin JP Jr, Miodovnik M, et al: Multiple gestation: time interval between delivery of the first and second twins. Obstet Gynecol 63:502, 1984

Razavi AS, Chasen ST, Chambers F, et al: Maternal morbidity associated with labor induction in twin gestations. Abstract No. 733 Am J Obstet Gynecol 216:S427, 2017

Rebarber A, Roman AS, Istwan N, et al: Prophylactic cerclage in the management of triplet pregnancies. Am J Obstet Gynecol 193:1193, 2005

Record RG, McKeown T, Edwards JH: An investigation of the difference in measured intelligence between twins and single births. Ann Hum Genet 34(1):11, 1970

Reddy UM, Abuhamad AZ, Levine D, et al: Fetal imaging: executive summary of a joint Eunice Kennedy Shriver National Institute of Child Health and Human Development, Society for Maternal-Fetal Medicine, American Institute of Ultrasound in Medicine, American College of Obstetricians and Gynecologists, American College of Radiology, Society for Pediatric Radiology, and Society of Radiologists in Ultrasound Fetal Imaging workshop. Obstet Gynecol 123(5):1070, 2014

Reddy UM, Branum AM, Klebanoff MA: Relationship of maternal body mass index and height to twinning. Obstet Gynecol 105(3):593, 2005

Roberts D, Dalziel S: Antenatal corticosteroids for accelerating fetal lung maturation for women at risk of preterm birth. Cochrane Database Syst Rev 3:CD004454, 2006

Roberts D, Gates S, Kilby M, et al: Interventions for twin-twin transfusion syndrome: a Cochrane review. Ultrasound Obstet Gynecol 31:701, 2008

Robyr R, Lewi L, Salomon LJ, et al: Prevalence and management of late fetal complications following successful selective laser coagulation of chorionic plate anastomoses in twin-to-twin transfusion syndrome. Am J Obstet Gynecol 194:796, 2006

Rode L, Klein K, Nicolaides KH, et al: Prevention of preterm delivery in twin gestations (PREDICT): a multicenter, randomized, placebo-controlled trial on the effect of vaginal micronized progesterone. Ultrasound Obstet Gynecol 38:272, 2011

Roman A, Papanna R, Johnson A, et al: Selective reduction in complicated monochorionic pregnancies: radiofrequency ablation vs bipolar cord coagulation. Ultrasound Obstet Gynecol 36:37, 2010

Roman A, Rochelson B, Martinelli P, et al: Cerclage in twin pregnancy with dilated cervix between 16 to 24 weeks of gestation: retrospective cohort study. Am J Obstet Gynecol 215(1):98.e1, 2016

Roman AS, Saltzman DH, Fox N, et al: Prophylactic cerclage in the management of twin pregnancies. Am J Perinatol 30(9):751, 2013

Romero R, Conde-Agudelo A, El-Refaie W, et al: Vaginal progesterone decreases preterm birth and neonatal morbidity and mortality in women with a twin gestation and a short cervix: an updated meta-analysis of individual patient data. Ultrasound Obstet Gynecol 49(3):303, 2017

Ronalds GA, De Stavola BL, Leon DA: The cognitive cost of being a twin: evidence from comparisons within families in the Aberdeen children of the 1950s cohort study. BMJ 331(7528):1306, 2005

Rossi AC, D'Addario V: Laser therapy and serial amnioreduction as treatment for twin-twin transfusion syndrome: a metaanalysis and review of literature. Am J Obstet Gynecol 198:147, 2008

Rossi AC, D'Addario V: Umbilical cord occlusion for selective feticide in complicated monochorionic twins: a systematic review of literature. Am J Obstet Gynecol 200(2):123, 2009

Rossi AC, Mullin PM, Chmait RH: Neonatal outcomes of twins according to birth order, presentation and mode of delivery: a systematic review and meta-analysis. BJOG 118(5):523, 2011

Rothman KJ: Fetal loss, twinning and birthweight after oral contraceptive use. N Engl J Med 297:468, 1977

Rouse DJ, Caritis SN, Peaceman AM, et al: A trial of 17alpha-hydroxyprogesterone caproate to prevent prematurity in twins. N Engl J Med 357:454, 2007

Rouse DJ, Skopec GS, Zlatnik FJ: Fundal height as a predictor of preterm twin delivery. Obstet Gynecol 81:211, 1993

Salem SY, Kibel M, Asztalos E, et al: Neonatal outcomes of low-risk, late-preterm twins compared with late-preterm singletons. Obstet Gynecol 130(3):582, 2017

Salomon LJ, Örtqviast L, Aegerter P, et al: Long-term developmental follow-up of infants who participated in a randomized clinical trial of amniocentesis vs laser photocoagulation for the treatment of twin-to-twin transfusion syndrome. Am J Obstet Gynecol 203(5):444.e1, 2010

Schmitz T, Prunet C, Azria E, et al: Association between planned cesarean delivery and neonatal mortality and morbidity in twin pregnancies. Obstet Gynecol 129(6):986, 2017

Sebire NJ, Foskett M, Paradinas FJ, et al: Outcome of twin pregnancies with complete hydatidiform mole and healthy co-twin. Lancet 359:2165, 2002

Senat MV, Deprest J, Boulvain M, et al: Endoscopic laser surgery versus serial amnioreduction for severe twin-to-twin transfusion syndrome. N Engl J Med 351:136, 2004

Senat MV, Porcher R, Winer N, et al: Prevention of preterm delivery by 17alpha-hydroxyprogesterone caproate in asymptomatic twin pregnancies with a short cervix: a randomized controlled trial. Am J Obstet Gynecol 208(3):194.e1, 2013

Shen O, Samueloff A, Beller U, et al: Number of yolk sacs does not predict amnionicity in early first-trimester monochorionic multiple gestations. Ultrasound Obstet Gynecol 27(1):53, 2006

Shub A, Walker SP: Planned early delivery versus expectant management of monoamniotic twins. Cochran Database Syst Rev 4:CD008820, 2015

Simpson LL: Ultrasound in twins: dichorionic and monochorionic. Semin Perinatol 37(5):348, 2013

Slaghekke F, Kist WJ, Oepkes D, et al: Twin anemia-polycythemia sequence: diagnostic criteria, classification, perinatal management and outcome. Fetal Diagn Ther 27(4):181, 2010

Smith GC, Fleming KM, White IR: Birth order of twins and risk of perinatal death related to delivery in England, Northern Ireland, and Wales, 1994–2003: retrospective cohort study. BMJ 334(7593):576, 2007

Society for Maternal-Fetal Medicine, Simpson LL: Twin-twin transfusion syndrome. Am J Obstet Gynecol 208(1):3, 2013

Sparks TN, Norton ME, Flessel M, et al: Observed rate of Down syndrome in twin pregnancies. Obstet Gynecol 128(5):1127, 2016

Spencer R: Parasitic conjoined twins: external, internal (fetuses in fetu and teratomas), and detached (acardiacs). Clin Anat 14:428, 2001

Spencer R: Theoretical and analytical embryology of conjoined twins: part I: embryogenesis. Clin Anat 13:36, 2000

Sperling L, Kiil C, Larsen LU, et al: Naturally conceived twins with monochorionic placentation have the highest risk of fetal loss. Ultrasound Obstet Gynecol 28:644, 2006

Spitz L: Seminars in pediatric surgery: The management of conjoined twins: the great Ormond Street experience. Preface. Semin Pediatr Surg 24(5):201, 2015

Stein W, Misselwitz B, Schmidt S: Twin-to-twin delivery time interval: influencing factors and effect on short term outcome of the second twin. Acta Obstet Gynecol Scand 87(3):346, 2008

Strandskov HH, Edelen EW, Siemens GJ: Analysis of the sex ratios among single and plural births in the total white and colored U.S. populations. Am J Phys Anthropol 4:491, 1946

Sugibayashi R, Ozawa K, Sumie M: et al: Forty cases of twin reversed arterial perfusion sequence treated with radio frequency ablation using the multistep coagulation method: a single-center experience. Prenat Diagn 36(5):437, 2016

Sunderam S, Kissin DM, Crawford SB, et al: Assisted reproductive technology surveillance—United States, 2014. MMWR 66(6):1, 2017

Szymusik I, Kosinska-Kaczynska K, Bomba-Opon D, et al: IVG versus spontaneous twin pregnancies—which are at higher risk of complications? J Matern Fetal Neonatal Med 25(12):2725, 2012

Talauliker VS, Arulkumaran S: Reproductive outcomes after assisted conception. Obstet Gynecol Surv 67(9):566, 2012

Tan KL, Goon SM, Salmon Y, et al: Conjoined twins. Acta Obstet Gynecol Scand 50:373, 1971

Tannuri A, Batatinha J, Velhote M, et al: Conjoined twins—twenty years' experience at a reference center in Brazil. Clinics 68(3):371, 2013

Taylor M, Rebarber A, Saltzman DH, et al: Induction of labor in twin compared with singleton pregnancies. Obstet Gynecol 120(2):297, 2012

Thorngren-Jerneck K, Herbst A: Low 5-minute Apgar score: a population-based register study of 1 million term births. Obstet Gynecol 98(1):65, 2001

Thorson HL, Ramaeker DM, Emery ST: Optimal interval for ultrasound surveillance in monochorionic twin gestations. Obstet Gynecol 117(1):131, 2011

To MS, Fonseca EB, Molina FS, et al: Maternal characteristics and cervical length in the prediction of spontaneous early preterm delivery in twins. Am J Obstet Gynecol 194(5):1360, 2006

Trivedi AN, Gillett WR: The retained twin/triplet following a preterm delivery—an analysis of the literature. Aust N Z J Obstet Gynaecol 38:461, 1998

Turpin R, Lejeune J, Lafourcade J, et al: Presumption of monozygotism in spite of sexual dimorphism: XY male subject and haploid X neuter subject. C R Hebd Seances Acad Sci 252:2945, 1961

Varner MW, Leindecker S, Spong CY, et al: The Maternal-Fetal Medicine Unit Cesarean Registry: trial of labor with a twin gestation. Am J Obstet Gynecol 193:135, 2005

Vintzileos AM, Ananth CV, Kontopoulos E, et al: Mode of delivery and risk of stillbirth and infant mortality in triplet gestations: United States, 1995 through 1998. Am J Obstet Gynecol 192:464, 2005

Vora NL, Ruthazer R, House M, et al: Triplet ultrasound growth parameters. Obstet Gynecol 107:694, 2006

Wada H, Nunogami K, Wada T, et al: Diffuse brain damage caused by acute twin-twin transfusion during late pregnancy. Acta Paediatr Jpn 40:370, 1998

Walker MC, Murphy KE, Pan S, et al: Adverse maternal outcomes in multifetal pregnancies. BJOG 111:1294, 2004

Waller DK, Tita TN, Annegers JF: Rates of twinning before and after fortification of foods in the U.S. with folic acid, Texas, 1996 to 1998. Paediatr Perinat Epidemiol 17(4):378, 2003

Wen SW, Demissie K, Yang Q, et al: Maternal morbidity and obstetric complications in triplet pregnancies and quadruplet and higher-order multiple pregnancies. Am J Obstet Gynecol 191:254, 2004

White C, Wyshak G: Inheritance in human dizygotic twinning. N Engl J Med 271:1003, 1964

Wolfe MD, de la Torre L, Moore LE, et al: Is the protocol for induction of labor in singletons applicable to twin gestations? J Reprod Med 58(304):137, 2013

Yamasmit W, Chaithongwongwatthana S, Tolosa JE, et al: Prophylactic oral betamimetics for reducing preterm birth in women with a twin pregnancy. Cochrane Database Syst Rev 12:CD004733, 2015

Yang Q, Wen SW, Chen Y, et al: Occurrence and clinical predictors of operative delivery for the vertex second twin after normal vaginal delivery of the first twin. Am J Obstet Gynecol 192(1):178, 2005a

Yang Q, Wen SW, Chen Y, et al: Neonatal death and morbidity in vertex-nonvertex second twins according to mode of delivery and birth weight. Am J Obstet Gynecol 192(3):840, 2005b

Yeomans ER: Delivery of twin gestations. In Yeomans ER, Hoffman BL, Gilstrap LC III, et al (eds): Cunningham and Gilstrap's Operative Obstetrics, 3rd ed. New York, McGraw-Hill Education, 2017

Yinon Y, Mazkereth R, Rosentzweig N, et al: Growth restriction as a determinant of outcome in preterm discordant twins. Obstet Gynecol 105(1):80, 2005

Young BC, Wylie BJ: Effects of twin gestation on maternal morbidity. Semin Perinatol 36(3):162, 2012

Zech NH, Wisser J, Natalucci G, et al: Monochorionic-diamniotic twins discordant in gender form a naturally conceived pregnancy through postzygotic sex chromosome loss in a 47,XXY zygote. Prenat Diagn 28:759, 2008

Zhao DP, de Villiers SF, Slaghekke F, et al: Prevalence, size, number and localization of vascular anastomoses in monochorionic placentas. Placenta 34:589, 2013

Zwijnenburg PJ, Meijiers-Heijboer H, Boomsma DI: Identical but not the same: the value of discordant monozygotic twins in genetic research. Am J Med Genet B Neuropsychiatr Genet 153B(6):1134, 2010

PARTE 12
COMPLICAÇÕES CLÍNICAS E CIRÚRGICAS

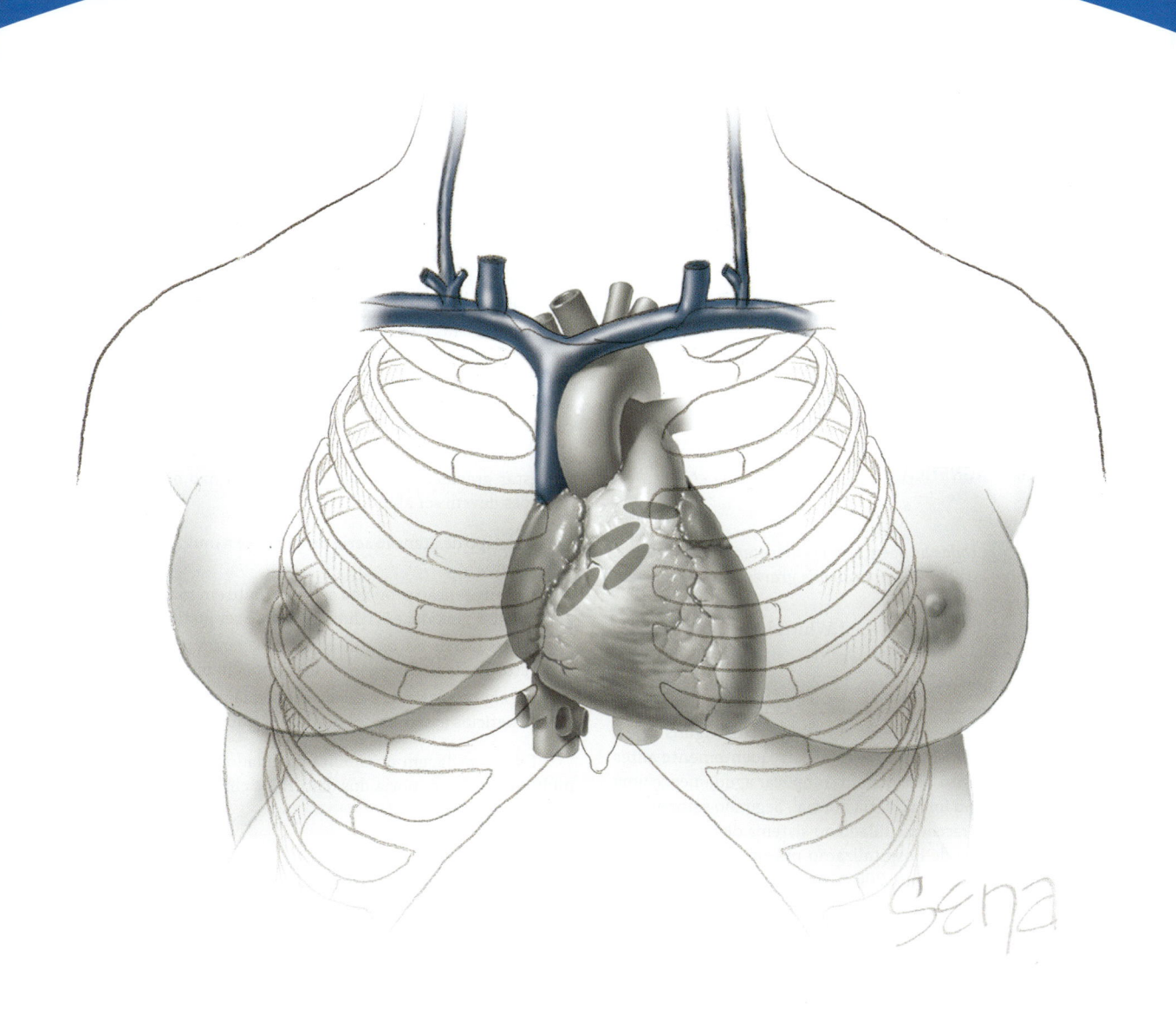

CAPÍTULO 46

Considerações gerais e avaliação materna

MEDICAMENTOS E CIRURGIAS 901
CIRURGIA LAPAROSCÓPICA 901
RADIOGRAFIA 904
RADIODIAGNÓSTICO 906
ULTRASSONOGRAFIA 909
RESSONÂNCIA MAGNÉTICA 909

Como regra, todas as doenças que submetem o organismo a um grande estresse são muito mais graves quando ocorrem em uma gestante.

— J. Whitridge Williams (1903)

Como publicado por Williams em 1903, as gestantes estão suscetíveis aos mesmos distúrbios clínicos e cirúrgicos que podem afetar quaisquer outras mulheres em idade fértil. Alguns deles, especialmente os crônicos, ocorrem mais frequentemente antes da gravidez; no entanto, eles podem complicar agudamente uma gestação que, de outra forma, seria normal. Segundo estimativas, uma população que recebeu cuidado no sistema de *managed care* apresentou uma taxa de hospitalização pré-natal geral de 10,1 por 100 partos (Gazmararian, 2002). Aproximadamente um terço dessas hospitalizações decorreram de condições não obstétricas que incluíam doenças renais, pulmonares e infecciosas. Em outro estudo, do Nationwide Inpatient Sample de 2002, a taxa de hospitalização por dano foi de 4,1 mulheres por 1.000 partos (Kuo, 2007). Por último, aproximadamente 1 em cada 635 gestantes será submetida a um procedimento cirúrgico não obstétrico (Corneille, 2010; Kizer, 2011).

Os obstetras devem ter um conhecimento prático dos diversos distúrbios clínicos comuns a mulheres em idade fértil. Muitos deles estão ao alcance desse profissional. Outros distúrbios, no entanto, justificam a consulta a um especialista, e outros, ainda, requerem o trabalho de uma equipe multidisciplinar. Essa equipe pode incluir especialistas em medicina materno-fetal, hospitalistas, médicos internistas e de outras subespecialidades, cirurgiões, anestesiologistas e profissionais de muitas outras áreas (Levine, 2016). O American College of Obstetricians and Gynecologists e a Society for Maternal-Fetal Medicine (2014, 2017b) redefiniram aspectos do cuidado materno e propuseram níveis necessários de cuidado especializado.

É incontestável que uma mulher nunca deve ser penalizada por estar grávida. Para assegurar que isso não ocorra, diversas questões devem ser abordadas:

- Que tipo de atenção seria proposto se a mulher não estivesse grávida?
- Caso a atenção proposta seja diferente em razão de a paciente estar grávida, essa diferença pode ser justificada?
- Quais são os riscos e os benefícios para a gestante e para o feto? Esses riscos e benefícios se opõem uns aos outros?
- Há algum plano de cuidado individualizado que equilibre os benefícios e riscos de alguma alteração?

Essa abordagem possibilita o cuidado individualizado para mulheres com a maioria dos distúrbios clínicos e cirúrgicos que complicam a gestação.

VALORES FISIOLÓGICOS E LABORATORIAIS MATERNOS

A gravidez induz alterações fisiológicas em quase todos os sistemas de órgão. Assim, os resultados de inúmeros exames laboratoriais são alterados, e alguns desses valores seriam considerados anormais na mulher não grávida. Por outro lado, outros valores poderiam parecer estar dentro da variação normal, mas são definitivamente anormais nas gestantes. Essas alterações podem amplificar ou obscurecer a avaliação de condições coexistentes. As amplas variações de efeitos da gravidez nas medidas fisiológicas e laboratoriais normais serão discutidas nos próximos capítulos desta seção e listadas no Apêndice (p. 1255).

MEDICAMENTOS E CIRURGIAS

■ Desfechos gestacionais

Felizmente, a maioria dos medicamentos necessários ao tratamento das doenças frequentes que complicam a gestação podem ser administrados com relativa segurança. No entanto, exceções dignas de nota são consideradas no Capítulo 12 e ao longo desta Parte.

Com relação à cirurgia, o risco de um resultado adverso da gravidez não é consideravelmente aumentado na maioria das mulheres submetidas a um procedimento cirúrgico não complicado. Havendo complicações, no entanto, os riscos provavelmente aumentarão. Por exemplo, uma apendicite perfurada com peritonite fecal implica taxas de morbidade e mortalidade maternas e perinatais significativas, mesmo quando são utilizadas técnicas cirúrgicas e anestésicas eficazes. Por outro lado, as complicações relacionadas ao procedimento podem afetar negativamente os resultados. Por exemplo, uma mulher que teve um apêndice inflamado removido sem complicações pode sofrer aspiração de conteúdos de ácido gástrico durante intubação traqueal ou extubação. Ainda assim, em comparação com as não grávidas submetidas a procedimentos semelhantes, as gestantes não parecem ter mais complicações (Silvestri, 2011). Em um estudo do American College of Surgeons' National Surgical Quality Improvement Program, os resultados em mulheres grávidas foram comparados com os de controles não grávidas pareadas (Moore, 2015). Os pesquisadores relataram resultados semelhantes em duas coortes, cada uma com 2.539 pacientes. Em um estudo menor, no entanto, mulheres que se submeteram a alguma cirurgia não obstétrica após 23 semanas de gestação apresentaram alta taxa de parto pré-termo subsequente (Baldwin, 2015).

Os dados mais abrangentes acerca dos riscos anestésicos e cirúrgicos para as gestantes e seus fetos são os do Swedish Birth Registry, descritos por Mazze e Källén (1989). Foram analisados os efeitos sobre os resultados da gravidez de 5.405 procedimentos cirúrgicos não obstétricos realizados em 720 mil gestantes entre 1973 e 1981. Em cerca da metade desses procedimentos foi usada anestesia geral, geralmente com óxido nitroso suplementado por outro agente inalatório ou por medicação intravenosa. Entre as gestantes submetidas aos procedimentos, 41% estavam no primeiro trimestre, 35% no segundo e 24% no terceiro. Em geral, 25% foram cirurgias abdominais e 20% foram procedimentos ginecológicos ou urológicos. A operação mais frequente foi a laparoscopia, e a apendicectomia foi o procedimento mais realizado no segundo trimestre.

■ Morbidade perinatal

A morbidade perinatal excessiva associada às cirurgias não obstétricas em muitos casos pode ser atribuída à própria doença, e não aos efeitos adversos da cirurgia e da anestesia. O Swedish Birth Registry novamente fornece dados valiosos, como mostra a Tabela 46-1. É importante observar que as incidências de malformações congênitas ou de natimortos não foram significativamente diferentes daquelas dos neonatos de controle não expostos. No entanto, houve incidências muito maiores de baixo peso ao nascer, parto pré-termo e morte neonatal nas crianças nascidas de mulheres submetidas a cirurgia. O aumento das taxas de morte neonatal foi devido, amplamente, ao nascimento

TABELA 46-1 Desfechos neonatais em 5.405 mulheres grávidas submetidas a cirurgia não obstétrica

Resultados	Frequência	Valor de p^a
Malformação maior	1,9%	NS
Natimortos	7 por 1.000	NS
Morte neonatal até o 7º dia	10,5 por 1.000	< 0,05
Pré-termo < 37 semanas	7,5%	< 0,05
Peso ao nascer < 1.500 g	1,2%	< 0,05
Peso ao nascer < 2.500 g	6,6%	< 0,05

^{a}Comparação com 720.000 gestações em mulheres sem cirurgia.
NS, não significativo.
Dados de Mazze, 1989.

pré-termo. Em outros dois estudos, a taxa de parto pré-termo em mulheres submetidas a cirurgia não obstétrica também foi elevada (Baldwin, 2015; Hong, 2006).

As taxas de anormalidades fetais em casos de cirurgia materna no início da gestação não parecem aumentar. Källén e Mazze (1990) avaliaram detalhadamente 572 cirurgias realizadas entre 4 e 5 semanas de gestação e relataram uma relação não significativa com taxas elevadas de defeito do tubo neural. Em um estudo semelhante, a partir do banco de dados húngaro, Czeizel e colaboradores (1998) não encontraram evidências de que os agentes anestésicos teriam efeitos teratogênicos.

CIRURGIA LAPAROSCÓPICA

A laparoscopia tornou-se o procedimento mais usado no primeiro trimestre de gestação para diagnóstico e tratamento de diversos distúrbios cirúrgicos. Em 2017, a Society of American Gastrointestinal and Endoscopic Surgeons (SAGES) publicou suas recomendações acerca da utilização da laparoscopia em mulheres grávidas (Tab. 46-2).

As informações acerca da escolha da abordagem cirúrgica em gestantes têm origem no banco de dados do American College of Surgeons (Silvestri, 2011). Ao longo do período de 5 anos com término em 2009, foram estudadas quase 1.300 gestantes submetidas a apendicectomia ou colecistectomia. Foi realizada apendicectomia aberta em 36% das 857 gestantes contra apenas 17% das não grávidas. Entre aquelas submetidas à colecistectomia, utilizou-se procedimento aberto em 10% das 436 gestantes contra apenas 5% das mulheres não grávidas. Não há ensaios randomizados comparando as técnicas laparoscópica e aberta, embora a maioria das revisões relatem resultados igualmente satisfatórios (Bunyavejchevin, 2013; Cox, 2015; Fatum, 2001). Os procedimentos mais frequentemente realizados foram colecistectomia, cirurgia em anexos e apendicectomia. Para a cirurgia de massa anexial na gestação, a laparoscopia é a técnica preferida, e muitos estudos confirmam a sua segurança relativa (Daykan, 2016; Hoover, 2011; Webb, 2015). Inicialmente, 26 a 28 semanas era o limite de idade gestacional recomendado, mas, com o aumento da experiência, muitos autores descrevem agora a realização da cirurgia laparoscópica no terceiro trimestre (Kizer, 2011). Em um trabalho publicado sobre 59 gestantes submetidas à colecistectomia ou à apendicectomia laparoscópica, um terço tinham mais que 26 semanas de gestação (Rollins, 2004). Não há nenhuma sequela adversa grave ligada a esses

TABELA 46-2 Algumas diretrizes da Society of American Gastrointestinal Endoscopic Surgeons (SAGES) para a cirurgia laparoscópica em gestantes

Indicações – as mesmas para mulheres não grávidas
Excisão de massa anexial
Investigação de processos abdominais agudos
Apendicectomia, colecistectomia, nefrectomia, suprarrenalectomia, esplenectomia

Técnica
Posição: inclinação lateral
Entrada: técnica aberta, uso cuidadoso de agulha de Veress ou trocarte óptico; a altura do fundo uterino pode alterar a seleção do sítio de inserção
Trocartes: visualização direta para o posicionamento; a altura do fundo uterino pode alterar a seleção do sítio de inserção
Pressões de insuflação de CO_2: 10-15 mmHg
Monitoramento: capnografia intraoperatória, avaliação pré e pós-operatória da FCF
Dispositivos de compressão pneumática perioperatória e deambulação pós-operatória precoce

CO_2, dióxido de carbono; FCF, frequência cardíaca fetal.
Dados de Pearl, 2017.

---

procedimentos. Além disso, esplenectomia, suprarrenalectomia e nefrectomia laparoscópicas também foram descritas em mulheres grávidas (Asizare, 2014; Dong, 2014; Gernsheimer, 2007; Miller, 2012; Stroup, 2007).

■ Efeitos hemodinâmicos

A insuflação abdominal para a laparoscopia causa alterações hemodinâmicas que estão resumidas na Tabela 46-3. Reedy e colaboradores (1995) estudaram babuínos no que seria o equivalente a 22 a 26 semanas da gestação humana. Não foram observadas alterações fisiológicas substanciais com pressão de insuflação de 10 mmHg, mas com 20 mmHg houve alterações cardiovasculares e respiratórias maternas significativas após 20 minutos. Entre elas, destacam-se aumento da frequência respiratória, acidose respiratória, redução do débito cardíaco e aumento nas pressões arterial pulmonar e capilar pulmonar (em cunha).

Nas mulheres, as alterações cardiorrespiratórias geralmente não são significativas quando as pressões de insuflação são mantidas abaixo de 15 mmHg. Com monitoramento hemodinâmico não invasivo em mulheres na metade da gravidez, o índice cardíaco sofreu redução de 26% aos 5 minutos de insuflação e de 21% aos 15 minutos (Steinbrook, 2001). Apesar disso, não houve modificação significativa nas pressões arteriais médias, resistência vascular sistêmica e frequência cardíaca.

■ Obesidade

A cirurgia laparoscópica é frequentemente ideal para mulheres obesas (Sisodia, 2015). No entanto, alguns resultados podem ser adversamente afetados em gestantes obesas em comparação com pacientes com peso normal. Entre eles, foram relatados maiores taxas de conversão para laparotomia, tempos cirúrgicos mais longos e hospitalizações mais longas. Além disso, é mais difícil realizar a ventilação adequada, e são necessárias maiores pressões pneumoperitoneais para criar um espaço cirúrgico apropriado. Há distorção anatômica da parede abdominal com pontos de referência deslocados. Por fim, o risco de desenvolvimento de hérnias nos sítios dos portais é maior.

TABELA 46-3 Efeitos fisiológicos da insuflação de CO_2 na cavidade peritoneal

Sistema	Efeitos[a]	Mecanismos	Possíveis efeitos materno-fetais
Respiratório	Aumento da P_{CO_2}; redução do pH	Absorção de CO_2	Hipercarbia, acidose
Cardiovascular	Aumento de: frequência cardíaca; resistência vascular sistêmica; pressões pulmonar, venosa central e arterial média	Hipercarbia e aumento da pressão intra-abdominal	Hipoperfusão uteroplacentária – possível, acidose, hipoperfusão e hipoxia fetal[b]
	Redução do débito cardíaco	Redução do retorno venoso	
Fluxo sanguíneo	Redução do fluxo esplâncnico com hipoperfusão de fígado, rins e órgãos gastrintestinais	Aumento da pressão intra-abdominal	Como acima
	Redução do retorno venoso a partir dos membros inferiores	Aumento da pressão intra-abdominal	Como acima
	Aumento do fluxo sanguíneo cerebral	Hipercarbia possivelmente em razão de *shunt* decorrente do tamponamento esplâncnico	Maior pressão do LCS[b]

[a]Efeitos intensificados quando a pressão de insuflação é maior que 20 mmHg em babuínos (Reedy, 1995).
[b]Dados obtidos principalmente a partir de estudos com animais.
CO_2, dióxido de carbono; LCS, líquido cerebrospinal; P_{CO_2}, pressão parcial de CO_2.
Dados de O'Rourke, 2006; Reynolds, 2003.

■ Desfechos perinatais

Considerando que não se conhecem os efeitos exatos da laparoscopia no feto humano, os estudos em animais são informativos. Nos primeiros estudos realizados em ovelhas prenhas, diversos pesquisadores relataram que o fluxo sanguíneo uteroplacentário havia sido reduzido quando a pressão de insuflação intraperitoneal ultrapassava 15 mmHg (Barnard, 1995; Hunter, 1995). Isso seria resultado da queda na pressão de perfusão e do aumento da resistência vascular placentária (ver Tab. 46-3). Os estudos em babuínos previamente citados e realizados por Reedy e colaboradores (1995) produziram resultados semelhantes.

Os resultados perinatais em mulheres limitam-se a estudos observacionais. Reedy e colaboradores (1997) utilizaram o banco de dados atualizado do Swedish Birth Registry para analisar um período de 20 anos com mais de 2 milhões de nascimentos. Dos 2.181 procedimentos laparoscópicos, a maioria foi realizada durante o primeiro trimestre. Os desfechos perinatais dessas mulheres foram comparados aos de todas as mulheres do banco de dados, assim como aos daquelas submetidas a procedimentos cirúrgicos abertos. Os pesquisadores confirmaram os achados iniciais de aumento no risco de baixo peso ao nascer, parto pré-termo e restrição do crescimento fetal. Entretanto, não foram observadas diferenças quando os resultados foram comparados entre mulheres submetidas a laparoscopia *versus* laparotomia. Em um estudo observacional de 262 gestantes submetidas a cirurgia para retirada de massa anexial, os resultados foram semelhantes (Koo, 2012).

■ Técnica

A seguinte descrição é uma visão geral das técnicas laparoscópicas na gestação. Para uma descrição detalhada, consulte o Capítulo 15 do livro *Cirurgia obstétrica de Cunningham e Gilstrap*, 3ª edição (Kho, 2016).

O preparo para a laparoscopia difere pouco do realizado para a laparotomia. A lavagem intestinal não é necessária, mas, por esvaziar o intestino grosso, pode ajudar na visualização e nas manipulações. A descompressão nasogástrica ou orogástrica reduz o risco de punção do estômago pelo trocarte e de aspiração. A compressão aortocava é evitada posicionando-se a paciente em decúbito lateral esquerdo. O posicionamento dos membros inferiores em estribos tipo bota mantém o acesso à vagina para avaliação ultrassonográfica fetal ou para deslocamento uterino *manual*. As manipulações intrauterinas são, evidentemente, evitadas.

A maioria dos relatos descreve o uso de anestesia geral após intubação traqueal com monitoramento do dióxido de carbono no final da expiração ($ETCO_2$) (Hong, 2006; Ribic-Pucelj, 2007). Com a ventilação controlada, o $ETCO_2$ é mantido em 30 a 35 mmHg.

Depois do primeiro trimestre, são necessárias modificações técnicas da entrada laparoscópica pélvica padrão com a finalidade de evitar punção ou laceração uterinas (Fig. 46-1). Muitos autores recomendam as técnicas de *entrada aberta* para evitar perfurações do útero, dos vasos pélvicos e dos anexos (Kizer, 2011; Koo, 2012). O abdome é incisado ao nível ou acima da cicatriz umbilical, sendo a cavidade peritoneal penetrada sob visualização direta (Fig. 46-2). Nesse ponto, a cânula deve ser conectada ao sistema de insuflação, sendo criado um pneumoperitônio de 12 mmHg. A insuflação inicial deve ser realizada lentamente para permitir a avaliação imediata e a reversão de quaisquer efeitos indesejados relacionados à pressão. O vazamento de gás ao redor da cânula pode ser controlado pressionando-se a pele circundante com uma pinça para campo cirúrgico. A introdução dos trocartes secundários no abdome é realizada com maior segurança sob visão laparoscópica direta. A cirurgia também foi descrita usando um único portal (Dursun, 2013).

Nas gestações mais avançadas, pode-se evitar melhor o fundo uterino com a entrada direta através de um portal no quadrante superior esquerdo na linha clavicular média, 2 cm abaixo da margem costal (Donkervoort, 2011; Stepp, 2004). Conhecido como *ponto de Palmer*, esse local de entrada é usado na laparoscopia ginecológica, uma vez que, nele, é rara a formação de adesões visceroparietais (Vilos, 2007).

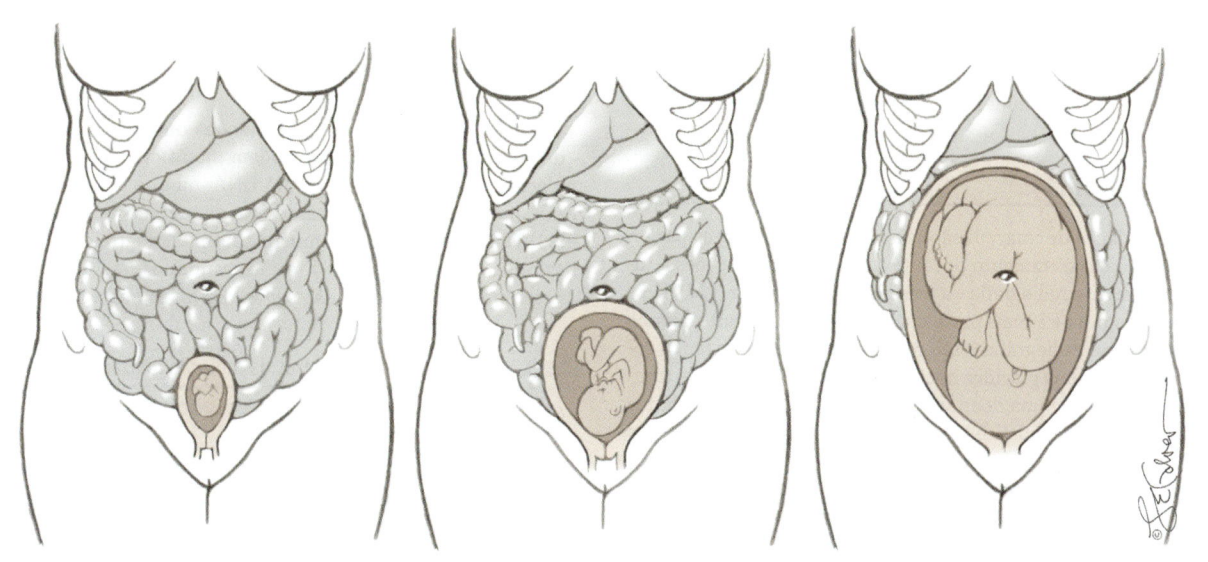

FIGURA 46-1 Útero com 10, 20 e 36 semanas de gestação, mostrando distorção de outros órgãos intraperitoneais. (Reproduzida, com permissão, de Kho KA: Diagnostic and operative laparoscopy. In Yeomans ER, Hoffman BL, Gilstrap LC III, et al [eds]: Cunningham and Gilstrap's Operative Obstetrics 3rd ed, New York McGraw-Hill Education, 2017.)

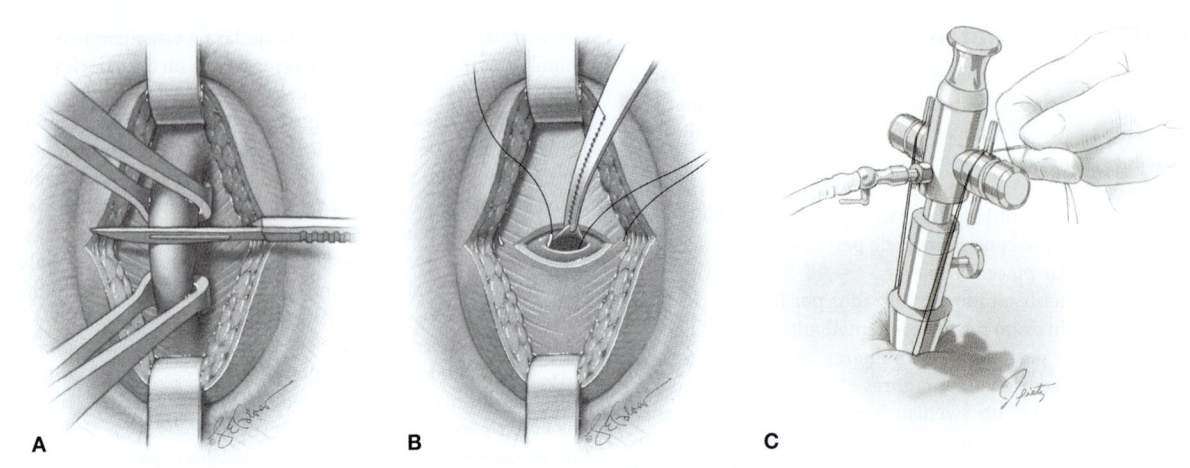

FIGURA 46-2 Técnica de entrada aberta para a colocação do instrumento laparoscópico. **A.** A fáscia é segura com duas pinças Allis e elevada antes da incisão penetrante. **B.** Duas suturas fasciais incorporam o peritônio e a fáscia. **C.** Essas suturas fasciais são passadas em volta dos suportes da cânula de Hasson para fixá-la no lugar. (Reproduzida, com permissão, de Kho KA: Diagnostic and operative laparoscopy. In Yeomans ER, Hoffman BL, Gilstrap LC III, et al [eds]: Cunningham and Gilstrap's Operative Obstetrics 3rd ed, New York McGraw-Hill Education, 2017.)

A laparoscopia sem gás é uma abordagem alternativa menos aplicada, que usa uma haste com retratores intra-abdominais com lâminas em forma de leque. Quando aberto, o instrumento permite elevar a parede do abdome. Com essa técnica, evitam-se as alterações cardiovasculares típicas, uma vez que o pneumoperitônio é criado por retração, e não por insuflação (Phupong, 2007).

■ Complicações

Os riscos inerentes a qualquer procedimento endoscópico abdominal provavelmente são um pouco maiores durante a gravidez. A complicação óbvia é a perfuração do útero gravídico por trocarte ou agulha de Veress (Azevedo, 2009; Kizer, 2011; Mala, 2014). No entanto, é raro o relato de complicações (Fatum, 2001; Koo, 2012). Uma revisão do banco de dados Cochrane concluiu que seriam necessários ensaios randomizados para deduzir os riscos e os benefícios relativos da laparoscopia *versus* laparotomia durante a gravidez (Bunyavejchevin, 2013). Contudo, do ponto de vista pragmático, esses ensaios parecem impraticáveis, cabendo ao bom senso a determinação da abordagem a ser utilizada.

RADIOGRAFIA

As modalidades de imagem são usadas como adjuvantes para o diagnóstico e o tratamento durante a gestação. São opções a ultrassonografia, a radiografia e a ressonância magnética (RM). Dessas, a radiografia é a mais problemática. Inevitavelmente, alguns procedimentos radiográficos são realizados antes que se tenha conhecimento de uma gravidez inicial, geralmente em razão de traumatismo ou de alguma doença grave. Felizmente, a maioria dos procedimentos diagnósticos radiográficos está associada a riscos fetais mínimos. Porém, à semelhança do que ocorre com fármacos e medicações, esses procedimentos poderão dar origem a processo judicial se houver resultado adverso da gravidez. Além disso, a exposição aos raios X pode levar a um abortamento induzido desnecessário em razão da ansiedade da paciente ou do médico.

Desde 2007, o American College of Radiology (ACR) vem manifestando preocupação crescente com a dose de radiação em todos os campos da medicina (Amis, 2007). Alguns dos objetivos são limitar a exposição com práticas seguras de irradiação e estimular a produção de registros de exposição acumulada de cada paciente. Entre as recomendações do grupo de trabalho estão algumas considerações sobre populações especialmente radiossensíveis, como crianças, gestantes e mulheres potencialmente gestantes. Nessas instituições, são feitas recomendações especiais para as gestantes. O grau de exposição à radiação, assim como sua duração, são registrados e monitorados nos serviços de maior exposição, como tomografia computadorizada (TC) e fluoroscopia.

■ Radiação ionizante

O termo *radiação* refere-se, literalmente, à transmissão de energia, portanto é geralmente empregado não apenas para raios X, mas também para micro-ondas, ultrassom, diatermia e ondas de rádio. Desses, os raios X e gama possuem comprimentos de ondas curtos com nível muito alto de energia, sendo formas de radiação ionizante. As outras quatro formas de transmissão de energia possuem comprimentos de onda bastante longos e baixa energia (Brent, 1999b, 2009).

Radiação ionizante refere-se a ondas ou partículas – *fótons* – de energia significativa que podem modificar a estrutura das moléculas, como as existentes no DNA, ou que podem criar radicais livres ou íons capazes de acarretar dano tecidual (Hall, 1991; National Research Council, 1990). Os métodos para medição dos efeitos dos raios X estão resumidos na Tabela 46-4. Os termos-padrão usados são *exposição* (no ar), *dose* (no tecido)

TABELA 46-4 Alguns parâmetros da radiação ionizante

Exposição	Número de íons produzidos pelos raios X por kg de ar Unidade: roentgen (R)
Dose	Quantidade de energia depositada por kg de tecido Unidade moderna: gray (Gy) (1 Gy = 100 rad) Unidade tradicional: rad
Dose efetiva relativa	Quantidade de energia depositada por kg de tecido normalizada para efetividade biológica Unidade moderna: sievert (Sv) (1 Sv = 100 rem) Unidade tradicional: rem

e *dose efetiva relativa* (no tecido). Dentro dos limites de utilização diagnóstica dos raios X, a dose atualmente é expressa em grays (Gy), e a dose efetiva relativa atualmente é expressa em sieverts (Sv). Esses termos podem ser usados como sinônimos. Para fins de consistência, todas as doses neste texto serão expressas nas unidades atualmente usadas: gray (1 Gy = 100 rad) ou sievert (1 Sv = 100 rem). Para conversão, 1 Sv = 100 rem = 100 rad.

Como observado, os efeitos biológicos dos raios X são causados por uma reação eletroquímica que pode acarretar dano tecidual. Segundo Brent (1999a, 2009), as radiações X e gama em altas doses podem gerar dois tipos de efeitos biológicos e riscos reprodutivos no feto. Esses tipos são os *efeitos determinísticos* e os *efeitos estocásticos*, que serão descritos nas próximas seções.

■ Efeitos determinísticos

Efeitos potencialmente deletérios da exposição à radiação são de natureza determinística e podem resultar em abortamento, restrição do crescimento, malformação congênita, microcefalia e deficiência intelectual. Esses efeitos determinísticos são efeitos de limiar, e o limiar é o *NOAEL – No Observed Adverse Effect Level* (Nível de Efeito Adverso não Observado) (Brent, 2009). Embora controverso, o conceito NOAEL defende que não há riscos abaixo de uma dose de limiar (0,05 Gy ou 5 rad). Também sugere que o limiar para malformações fetais evidentes provavelmente seja de 0,2 Gy (20 rad).

Os efeitos determinísticos deletérios da radiação ionizante foram extensivamente estudados no que se refere a dano celular com resultante disfunção da embriogênese. Esses efeitos foram avaliados em modelos animais, assim como em sobreviventes das bombas atômicas lançadas no Japão, e no Oxford Survey of Childhood Cancers (Sorahan, 1995). Fontes adicionais confirmaram as observações prévias e forneceram outras informações (Groen, 2012). Uma dessas fontes é a publicação de 2003 da International Commission on Radiological Protection sobre os efeitos biológicos induzidos em fetos pela irradiação pré-natal. A outra é o relatório da Fase 2 do estudo *Biological Effects of Ionizing Radiation* – BEIR VII do National Research Council (2006), no qual são discutidos os riscos para a saúde da exposição a baixos níveis de radiação ionizante.

Estudos em animais

Nos modelos de camundongos, o risco de letalidade foi máximo no período da pré-implantação – até 10 dias após a concepção (Kanter, 2014). A morte provavelmente é causada por destruição do blastômero por dano cromossômico (Hall, 1991). Durante a organogênese, a radiação em altas doses – 1 Gy ou 100 rad – implica maior probabilidade de malformações e restrição do crescimento e menor probabilidade de produzir efeitos letais no camundongo. Estudos sobre o desenvolvimento cerebral sugerem que há efeitos no desenvolvimento neuronal e uma janela de sensibilidade cortical nos períodos fetais inicial e médio. No entanto, doses baixas agudas de radiação ionizante não parecem ter efeitos deletérios (Howell, 2013).

Dados em humanos

A maioria dos dados sobre os efeitos adversos de altas doses de radiação ionizante em humanos derivam de estudos com sobreviventes das bombas atômicas de Hiroshima e Nagasaki (Greskovich, 2000; Otake, 1987). A International Commission on Radiological Protection (2003) confirmou os estudos iniciais, mostrando que o aumento no risco de deficiência intelectual significativa foi máximo entre 8 e 15 semanas de gestação. É possível que haja uma dose limiar mais baixa, de 0,3 Gy (30 rad), um valor semelhante ao da janela de sensibilidade cortical no modelo murino abordado anteriormente. A redução média dos escores do quociente de inteligência (QI) foi de 25 pontos por Gy ou 100 rad. Parece haver uma função dose-resposta linear, mas ainda não foi evidenciado se há uma dose limiar. A maioria das estimativas erra pelo lado conservador assumindo uma hipótese linear sem limiar. Em um estudo de fetos expostos a baixas doses de radiação, Choi e colaboradores (2012) não observaram aumento no risco de anomalias congênitas.

Por fim, não foi documentado aumento do risco de deficiência intelectual em humanos com < 8 semanas ou > 25 semanas de gestação, mesmo com doses excedendo 0,5 Gy ou 50 rad (International Commission on Radiological Protection, 2003). Há trabalhos que descreveram o uso de radiação em altas doses para o tratamento de mulheres com câncer, menorragia e miomas uterinos. Dekaban (1968) descreveu 22 crianças com microcefalia, deficiência intelectual ou ambas após exposição na primeira metade da gestação a uma dose estimada de 2,5 Gy ou 250 rad.

Resumo da exposição do feto à radiação

Entre 8 e 15 semanas, o feto é muito suscetível a deficiência intelectual induzida por radiação. Entretanto, ainda não foi esclarecida se a distribuição corresponde a uma função linear com ou sem dose limiar. O Committee on Biological Effects (1990) estima o risco de deficiência intelectual significativa em apenas 4% para 0,1 Gy (10 rad) e de até 60% para 1,5 Gy (150 rad). No entanto, convém lembrar que essas doses são 2 a 100 vezes mais altas que as consideradas máximas para radiação diagnóstica. É importante observar que as doses acumuladas em múltiplos procedimentos podem alcançar o valor prejudicial, especialmente em gestações entre 8 e 15 semanas. Com 16 a 25 semanas, o risco é menor. E, novamente, não há risco comprovado antes de 8 semanas ou após 25 semanas.

Ressalta-se que os riscos embriofetais da radiação diagnóstica em baixas doses parecem ser mínimos. A evidência atual sugere que não há aumento de risco para malformações, restrição do crescimento ou abortamento por dose de radiação inferior a 0,05 Gy (5 rad). De fato, Brent (2009) concluiu que não haveria aumento de malformações congênitas macroscópicas nos casos com exposição inferior a 0,2 Gy (20 rad). Considerando que os raios X diagnósticos raramente ultrapassam 0,1 Gy (10 rad), Strzelczyk e colaboradores (2007) concluíram que esses procedimentos dificilmente produzem efeitos determinísticos. Como enfatizado por Groen e colaboradores (2012), 0,1 Gy equivale à radiação produzida por 1.000 radiografias de tórax!

■ Efeitos estocásticos

São efeitos oncogênicos ou mutagênicos aleatórios, presumivelmente imprevisíveis, de exposição à radiação. Efeitos estocásticos se referem às associações entre a exposição fetal à radiação diagnóstica e o aumento do risco de câncer ou de doenças genéticas na infância. De acordo com Doll e Wakeford (1997), e com o relatório do National Research Council (2006) BEIR VII Fase 2, é possível haver aumento do número de cânceres a partir da exposição *in utero* a doses de apenas 0,01 Sv ou 1 rad. Em outras palavras, Hurwitz e colaboradores (2006) afirmaram que o risco de câncer na infância dobra de 1 em 600 para 2 em 600 após exposição do feto à radiação de 0,03 Gy ou 3 rad.

Em um trabalho publicado, houve exposição *in utero* à radiação em 10 cânceres sólidos em adultos com idade entre 17 e 45 anos. Conforme assinalado anteriormente, observou-se relação dose-resposta no limiar de 0,1 Sv ou 10 rem. Esses cânceres provavelmente estão associados a uma complexa série de interações entre DNA e radiação ionizante. Também dificultam a predição do risco de câncer para doses inferiores a 0,1 Sv ou 10 rem. É importante ressaltar que não há evidências convincentes de efeito carcinogênico com doses inferiores a 0,1 Sv ou 0,2 Sv (Brent, 2009, 2014; Preston, 2008; Strzelczyk, 2007).

■ Dosimetria dos raios X

A Tabela 46-5 apresenta estimativas de dose no útero e no embrião para diversos exames radiográficos frequentemente usados. Os exames de regiões do corpo materno mais distantes do útero resultam em dose muito baixa de radiação disseminada ao embrião ou feto. As dimensões da gestante, a técnica radiográfica e o desempenho do equipamento são outros fatores variáveis (Wagner, 1997). Assim, os dados na tabela servem apenas como diretrizes. Quando há necessidade de uma dose de radiação para um dado indivíduo, deve-se consultar um biofísico que atue na área médica. Brent (2009) recomenda consultar, na página da Health Physics Society (www.hps.org), alguns exemplos de perguntas formuladas por pacientes expostos à radiação e as respostas.

■ Radioterapia

O Radiation Therapy Committee Task Group da American Association of Physics in Medicine (Stovall, 1995) enfatiza a individualização cuidadosa da radioterapia para mulheres grávidas (Cap. 63, p. 1191). Por exemplo, em alguns casos, pode-se empregar blindagem do feto e outras formas de proteção (Fenig, 2001; Nuyttens, 2002). Em outros casos, o feto será exposto a doses perigosas de radiação, devendo ser improvisado um plano minuciosamente elaborado (Prado, 2000). São exemplos os modelos que estimam a dose fetal administrada durante a radioterapia cerebral materna ou irradiação tangencial da mama (Mazonakis, 1999, 2003). Os efeitos nocivos da radioterapia sobre os futuros resultados em termos de fertilidade e gravidez foram revisados por Wo e Viswanathan (2009), e também por outros, e serão discutidos em detalhes no Capítulo 63 (p. 1192).

■ Radiodiagnóstico

Radiografias

Para estimar o risco ao feto, deve-se conhecer a dosimetria aproximada dos raios X. De acordo com o American College of Radiology, nenhum procedimento diagnóstico isolado resulta em dose de radiação suficientemente alta para ameaçar o bem-estar do embrião ou do feto (Hall, 1991).

A Tabela 46-5 apresenta a dosimetria para as radiografias padronizadas. Na gestação, o exame radiográfico do tórax anteroposterior (AP) é o mais usado, e a exposição do feto é excepcionalmente baixa – 0,0007 Gy ou 70 mrad. Com uma única radiografia de abdome, como embrião ou feto encontram-se diretamente no feixe de raios X, a dose é mais alta – 0,001 Gy ou 100 mrad. A pielografia intravenosa padronizada pode ultrapassar a dose de 0,005 Gy ou 500 mrad em razão da necessidade de se obterem várias exposições. A pielografia com descarga única, descrita no Capítulo 53 (p. 1030), é útil quando ainda há suspeita de urolitíase ou outras causas de obstrução sem terem sido comprovadas por ultrassonografia. A maioria das "seriografias traumáticas", como as radiografias de membro, crânio ou as seriografias para gradil costal, submetem o feto ou o embrião a doses baixas em virtude da distância para a área almejada (Shakerian, 2015).

Fluoroscopia e angiografia

A dosimetria desses procedimentos é muito mais difícil em razão de variações no número de filmes realizados, tempo total de fluoroscopia e período da fluoroscopia em que o feto se encontra no campo de radiação. Como mostrado na Tabela 46-6, a extensão é variável. A Food and Drug Administration (FDA) limita a taxa de exposição em exames fluoroscópicos convencionais, como os exames baritados, porém os sistemas com finalidades específicas, como as unidades de angiografia, têm potencial de exposição muito mais alto.

TABELA 46-5 Dose recebida pelo útero em procedimentos radiológicos comuns

Exame	Incidência	Dose[a] por incidência (mGy)	N° de filmes[b]	Dosimetria (mGy)
Crânio[c]	AP, PA, Lat	< 0,0001	4,1	< 0,0005
Tórax	AP, PA[c], Lat[d]	< 0,0001-0,0008	1,5	0,0002-0,0007
Mamografia[d]	CC, Lat	< 0,0003-0,0005	4,0	0,0007-0,002
Coluna lombossacral[e]	AP, Lat	1,14-2,2	3,4	1,76-3,6
Abdome[e]	AP		1,0	0,8-1,63
Pielografia intravenosa[e]	3 incidências		5,5	6,9-14
Quadril[b] (único)	AP	0,7-1,4	2,0	1-2
	Lat	0,18-0,51		

[a]Calculada para feixes de raios X com camadas da metade do valor, variando entre 2 e 4 mm de equivalente de alumínio, utilizando a metodologia de Rosenstein (1988).
[b]Com base em dados e métodos relatados por Laws (1978).
[c]Dados de exposição da entrada obtidos de Conway (1989).
[d]Estimativas baseadas na compilação dos dados anteriores.
[e]Com base nos dados NEXT relatados pelo National Council on Radiation Protection and Measurements (1989).
AP, anteroposterior; CC, craniocaudal; Lat, lateral; PA, posteroanterior.

TABELA 46-6 Doses de raios X estimadas para o útero/embrião nos procedimentos fluoroscópicos comuns

Procedimento	Dose para o útero (mGy)	Exposição fluoroscópica em segundos (DP)
Angiografia cerebral[a]	< 0,1	–
Angiografia cardíaca[b,c]	0,65	223 (± 118)
ACTP de vaso único[b,c]	0,60	1.023 (± 952)
ACTP de dois vasos[b,c]	0,90	1.186 (± 593)
Seriografia gastrintestinal alta[d]	0,56	136
Deglutição com bário[b,e]	0,06	192
Enema baritado[b,f,g]	20-40	289-311

[a]Wagner, 1997.
[b]Cálculos baseados em dados de Gorson (1984).
[c]Finci, 1987.
[d]Suleiman, 1991.
[e]Com base em dados de Rowley sobre mulheres (1987).
[f]Admitindo que o embrião esteja no campo de irradiação durante todo o exame.
[g]Bednarek, 1983.
ACTP, angioplastia coronariana transluminal percutânea; DP, desvio-padrão.

Angiografia e embolização vascular podem ser necessárias para trauma e para distúrbios maternos graves, especialmente doença renal (Wortman, 2013). Como mencionado anteriormente, quanto maior a distância do embrião ou feto, menor a exposição e o risco.

Tomografia computadorizada

Nesse exame de raios X, geralmente são obtidas imagens em espiral de 360 graus que são pós-processadas em múltiplos planos. As imagens no plano axial geralmente são as mais obtidas. As imagens de TC com múltiplos detectores (TCMD) atualmente são consideradas padrão de exame para as indicações clínicas comuns. Os detectores mais recentes têm 16 ou 64 canais, e os protocolos de múltiplos detectores podem resultar em maior dosimetria em comparação com as imagens tradicionais de TC. Diversos parâmetros de obtenção das imagens afetam a exposição (Brenner, 2007). Entre eles estão *pitch*, quilovoltagem, corrente do tubo, colimação, número de cortes, rotação do tubo e tempo total de aquisição. Se o exame for realizado com e sem contraste, a dose será duplicada, uma vez que será obtido o dobro de imagens. A exposição fetal depende também de fatores como dimensões da gestante e dimensão e posição fetais. E, assim como ocorre na radiografia simples, quanto mais próxima do feto for a área-alvo, maior será a dose aplicada.

A TC do crânio é o exame mais realizado em mulheres grávidas. É utilizada para distúrbios neurológicos, como discutido no Capítulo 60 (p. 1156), e em casos de eclâmpsia, como observado no Capítulo 40 (p. 724). A TC sem contraste é geralmente usada para detectar hemorragia aguda nos espaços peridural, subdural ou subaracnóideo (Fig. 46-3). Em razão da distância para o feto, a dose de radiação é desprezível (Goldberg-Stein, 2012).

Os procedimentos abdominais são mais problemáticos. Hurwitz e colaboradores (2006) utilizaram um aparelho com multidetector de 16 canais para calcular a exposição fetal em 0 e 3 meses de gestação, utilizando o modelo fantasma. Os cálculos foram feitos para três procedimentos bastante solicitados em mulheres grávidas (Tab. 46-7). O protocolo para embolia pulmonar comporta a mesma exposição dosimétrica da cintilografia pulmonar de ventilação-perfusão (V̇/Q̇) abordada na p. 908. Em razão do *pitch* usado, o protocolo para apendicite tem a maior exposição à radiação, porém o exame tem grande utilidade clínica quando a RM não está disponível. Utilizando um protocolo semelhante em 67 mulheres com suspeita de apendicite, Lazarus e colaboradores (2007) relataram sensibilidade de 92%, especificidade de 99% e valor preditivo negativo de 99%. Nesse caso, a dosimetria foi acentuadamente menor em comparação com as imagens apendiculares clássicas, por ter sido usado um *pitch* diferente. Isso é discutido com mais detalhes no Capítulo 54 (p. 1052). Nos casos em que houver suspeita de urolitíase, o protocolo para exame com multidetector será usado se a ultrassonografia não for diagnóstica. Usando um protocolo semelhante, White e colaboradores (2007) identificaram urolitíase em 13 de 20 mulheres com idade gestacional média de 26,5 semanas. Por fim, como mostrado na Figura 46-4, a tomografia abdominal é realizada se indicada em mulheres grávidas com trauma grave (Matzon, 2015; Shakerian, 2015).

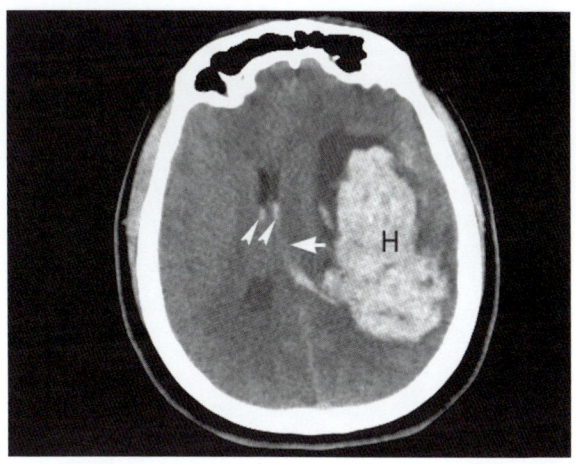

FIGURA 46-3 Paciente de 37 anos de idade com eclâmpsia intraparto a termo. Uma tomografia computadorizada craniana sem contraste demonstra um grande hematoma intraparenquimatoso temporal frontoparietal do lado esquerdo (*H*) com extensão intraventricular (*pontas de seta*). A linha média (*seta*) é desviada para a direita em virtude do efeito de massa causado pelo hematoma. (Reproduzida, com permissão, de Kho KA: Diagnostic and operative laparoscopy. In Yeomans ER, Hoffman BL, Gilstrap LC III, et al (eds): Cunningham and Gilstrap's Operative Obstetrics 3rd ed, New York McGraw-Hill Education, 2017.)

TABELA 46-7 Estimativa de dosimetria de radiação com protocolos de tomografia computadorizada com múltiplos detectores (TCMD) de 16 canais

Protocolo	Dosimetria (mGy)	
	Pré-implantação	3 meses de gestação
Embolia pulmonar	0,20-0,47	0,61-0,66
Cálculo renal	8-12	4-7
Apêndice	15-17	20-40

Dados de Hurwitz, 2006.

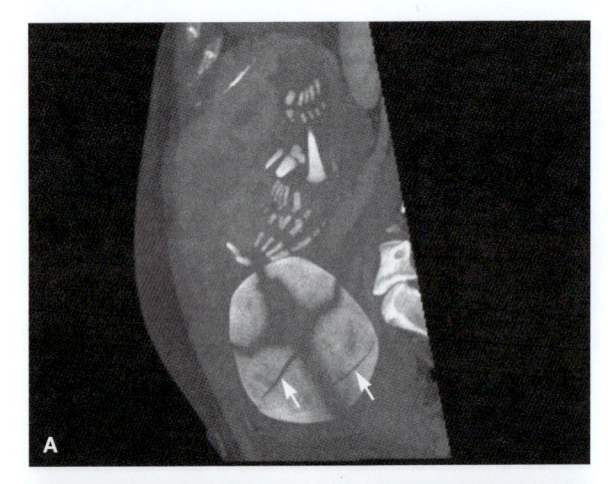

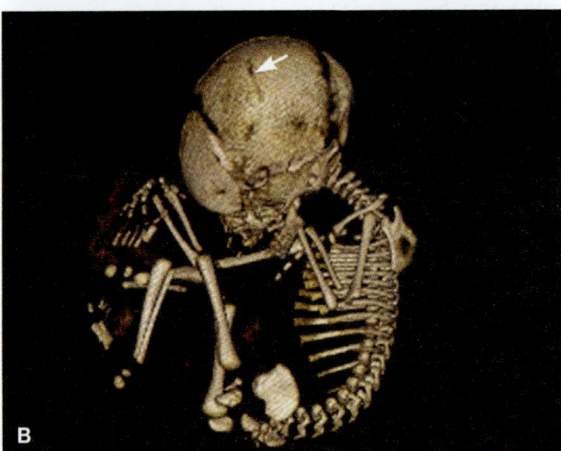

FIGURA 46-4 Esta mulher em seu terceiro trimestre de gestação sofreu um acidente com veículo automotor de alta velocidade. **A.** A projeção de intensidade máxima adquirida para indicações maternas identifica facilmente fraturas no crânio do feto (*setas*). **B.** Imagem de TC reformatada em 3D em um algoritmo ósseo demonstra o esqueleto fetal a partir de dados adquiridos durante o exame materno. Novamente, a seta marca um local de fratura. (Reproduzida, com permissão, de Bailey AA, Twickler DM: Perioperative imaging. In Yeomans ER, Hoffman BL, Gilstrap LC III, et al (eds): Cunningham and Gilstrap's Operative Obstetrics 3rd ed. New York: McGraw-Hill Education, 2017. Colaborador da foto: Dr. Travis Browning.)

A maior parte da experiência com a TC de tórax foi acumulada em casos com suspeita de embolia pulmonar. As recomendações mais recentes dos pesquisadores da Prospective Investigation of Pulmonary Embolism Diagnosis – PIOPED – II para seu uso em gestantes foram resumidas por Stein e colaboradores (2007). Eles observaram que a cintilografia pulmonar – cintilografia $\dot{V}/\dot{Q}$ – foi recomendada por 70% dos radiologistas, e a angiotomografia computadorizada do tórax, por 30%. De fato, a cintilografia ainda é recomendada pela American Thoracic Society para as gestantes com radiografia de tórax normal (Leung, 2012). Porém, a maioria concorda que a angiografia por TCMD tem maior acurácia em razão de períodos de aquisição crescentemente menores (Brown, 2014). Outros autores relataram taxas mais altas de uso de angiotomografia e enfatizaram que sua dosimetria é semelhante à da cintilografia $\dot{V}/\dot{Q}$ (Brenner, 2007; Greer, 2015; Hurwitz, 2006). Ainda há controvérsias sobre esse tema; reconhece-se que as doses de radiação para o feto são menores com a angiotomografia, em comparação com a cintilografia $\dot{V}/\dot{Q}$, mas as doses de radiação torácicas maternas são muito maiores com a TC (van Mens, 2017). Preferimos usar a TCMD inicialmente para suspeita de embolia pulmonar (Cap. 52, p. 1016).

A pelvimetria por TC é usada por alguns antes da tentativa de parto vaginal em caso de apresentação pélvica (Cap. 28, p. 542). A dose fetal aproxima-se de 0,015 Gy ou 1,5 rad, porém a utilização de uma técnica com baixa exposição pode reduzi-la a 0,0025 Gy ou 0,25 rad.

Agentes de contraste radiográficos

Esses agentes podem ser administrados por via intravenosa ou oral. Os agentes de contraste intravenosos são considerados de categoria B pela FDA. Os tipos de contrastes intravenosos utilizados para os exames de imagem atualmente são iodados e têm baixa osmolalidade, por isso atravessam a placenta e chegam ao feto. Com contraste iodado solúvel em água, não foi documentado nenhum caso de hipotireoidismo neonatal ou outro efeito adverso (American College of Radiology, 2015). As preparações de contraste oral, que tipicamente contêm iodo ou bário, apresentam absorção sistêmica mínima e é improvável que afetem o feto.

Exames de medicina nuclear

Esses exames são realizados "marcando" um elemento radioativo a um carreador que pode ser injetado, inalado ou deglutido. Por exemplo, o radioisótopo tecnécio-99 pode ser acrescentado a hemácias, enxofre coloidal ou pertecnetato. O método usado para acrescentar o agente determina a exposição fetal à radiação. A quantidade transferida pela placenta é obviamente importante, assim como a depuração renal, em razão da proximidade entre feto e bexiga materna. A mensuração do tecnécio radioativo baseia-se em sua decomposição, e as unidades usadas são curie (Ci) ou becquerel (Bq). Geralmente, a dosimetria é enunciada em milicuries (mCi). Como mostrado na Tabela 46-4, a dose tecidual efetiva é expressa em unidades sievert (Sv), e a conversão é feita na forma descrita: 1 Sv = 100 rem = 100 rad.

Dependendo das propriedades físicas e bioquímicas de um radioisótopo, é possível calcular a exposição fetal média (Wagner, 1997; Zanzonico, 2000). Os radiofármacos mais usados e suas doses fetais estimadas são apresentados na Tabela 46-8. A dose de radionuclídeo deve ser mantida tão baixa quanto possível (Adelstein, 1999; Zanotti-Fregonara, 2017). A exposição varia em função da idade gestacional, sendo maior no início da gravidez para a maioria dos radiofármacos. Uma exceção é o efeito tardio do iodo-131 sobre a tireoide fetal (Wagner, 1997).

Como discutido anteriormente, alguns clínicos ainda usam a cintilografia de ventilação-perfusão em casos de suspeita de embolia pulmonar. Ela também é empregada quando a angiotomografia não é diagnóstica. A perfusão é medida com a injeção de microagregados de albumina marcados com Tc^{99}, e a ventilação é medida com a inalação de xenônio-127 ou de xenônio-133. A exposição fetal de ambos os marcadores é desprezível (Chan, 2002; Mountford, 1997).

A cintilografia da tireoide com iodo-123 ou iodo-131 raramente é indicada na gravidez. Com doses extremamente baixas, no entanto, o risco fetal é mínimo. Ainda mais importante, o iodo radioativo terapêutico, em doses necessárias para tratar a doença de Graves ou o câncer de tireoide, pode causar ablação da tireoide fetal e cretinismo.

TABELA 46-8 Radiofármacos usados nos exames de medicina nuclear

Exame	Estimativa de atividade administrada por exame (mCi)[a]	Semanas de gestação[b]	Dose para o útero/embrião (mSv)[c]
Cérebro	20 mCi Tc^{99m} DTPA	< 12	8,8
		12	7[c]
Hepatobiliar	5 mCi Tc^{99m} enxofre coloidal	12	0,45
	5 mCi Tc^{99m} HIDA		1,5
Ossos	20 mCi Tc^{99m} fosfato	< 12	4,6
Pulmonares			
Perfusão	3 mCi Tc^{99m}-macroagregado de albumina	Qualquer	0,45-0,57 (combinada)
Ventilação	10 mCi gás Xe^{133}		
Renal	20 mCi Tc^{99m} DTPA	< 12	8,8
Abscesso ou tumor	3 mCi citrato de Ga^{67}	< 12	7,5
Cardiovascular	20 mCi Tc^{99m}-hemácias marcadas	< 12	5
	3 mCi Tl^{210} cloro	< 12	11
		12	6,4
		24	5,2
		36	3
Tireoide	5 mCi TcO_4^{99m}	< 8	2,4
	0,3 mCi I^{123} (corpo inteiro)[d]	1,5-6	0,10
	0,1 mCi I^{131}		
	Corpo inteiro	2-6	0,15
	Corpo inteiro	7-9	0,88
	Corpo inteiro	12-13	1,6
	Corpo inteiro	20	3
	Tireoide fetal	11	720
	Tireoide fetal	12-13	1.300
	Tireoide fetal	20	5.900
Linfocintilografia sentinela	5 mCi Tc^{99m} enxofre coloidal (1-3 mCi)		5

[a] mCi, millicuries. Para transformar em mrad, multiplicar por 100.
[b] Em geral, as exposições são maiores antes de 12 semanas em comparação com idades gestacionais mais avançadas.
[c] Algumas mensurações levam em conta a transferência placentária.
[d] A captação e a exposição do I^{131} aumentam de acordo com a idade gestacional.
DTPA, ácido dietilenotriaminopentacético; Ga, gálio; HIDA, ácido iminodiacético hepatobiliar; I, iodo; mSv, milisievert; Tc, tecnécio; TcO_4, pertecnetato; Tl, tálio.
Dados de Adelstein, 1999; Schwartz, 2003; Stather, 2002; Wagner, 1997; Zanzonico, 2000.

A linfocintilografia sentinela, que utiliza enxofre coloidal marcado com TC^{99m} para detectar o linfonodo axilar com maior probabilidade de apresentar metástase de câncer de mama, é um exame pré-operatório bastante usado em mulheres não grávidas (Newman, 2007; Spanheimer, 2009; Wang, 2007). Como mostra a Tabela 46-8, a dose calculada é de aproximadamente 0,014 mSv ou 1,4 mrad, o que não deve impedir sua utilização durante a gravidez.

ULTRASSONOGRAFIA

Entre os principais avanços em obstetrícia, o desenvolvimento da ultrassonografia para o estudo do feto e da mãe certamente foi uma das maiores conquistas. A técnica tornou-se praticamente indispensável na prática cotidiana. A ampla variedade de indicações clínicas da ultrassonografia é abordada com mais detalhes no Capítulo 10 e em muitas outras seções deste livro.

RESSONÂNCIA MAGNÉTICA

A tecnologia da RM não utiliza radiação ionizante, e sua aplicação é citada em todo este livro. Entre suas vantagens estão o intenso contraste dos tecidos moles, a capacidade de caracterizar o tecido e a aquisição de imagens em qualquer plano – particularmente axial, sagital e coronal. No Capítulo 10 (p. 215), há uma seção completa sobre os mecanismos envolvidos na geração das imagens de RM.

■ Segurança

A atualização mais recente do comitê sobre segurança da RM do American College of Radiology foi resumida por Kanal e colaboradores (2013). O comitê concluiu que não há relato de efeitos nocivos da RM aos humanos. O Canadian Task Force on Preventive Health Care chegou a conclusões semelhantes (Patenaude, 2014).

Nos primeiros estudos, foram constatadas diferenças na formação do blastocisto de embriões murinos iniciais expostos à RM com 1,5 T (T = tesla) (Chew, 2001). Quando dentro de limites padronizados, o exame de imagem materno e fetal pode ser realizado com segurança com potências magnéticas clínicas – 3 T ou menos. A RM poderá ser usada, independentemente do trimestre: (1) se a informação não puder ser obtida com outra modalidade de exame não ionizante, especificamente a ultrassonografia, (2) se os resultados do exame guiarem o manejo materno e fetal durante a gestação e (3) se o exame não puder ser postergado para depois da gestação. Pode-se decidir pelo uso de uma potência de campo magnético > 1,5 T em indicações maternas específicas. Um trabalho inicial também sugere que a imagem em 3 T pode melhorar a avaliação fetal (Victoria, 2016). Uma potência de campo magnético de até 4 T parece ser segura em animais (Magin, 2000). Vadeyar e colaboradores (2000) relataram que não há alterações demonstráveis no padrão da frequência cardíaca fetal durante a RM de gestantes. Estudos que avaliaram crianças expostas *in utero* mostraram ausência de efeitos deletérios (Clements, 2000; Kok, 2004; Reeves, 2010).

As contraindicações para a RM são o uso de marca-passo cardíaco interno, neuroestimuladores, desfibriladores e bombas de infusão implantados, implantes cocleares, estilhaços de balas ou outro metal em áreas biologicamente sensíveis, alguns grampos para aneurismas intracranianos ou qualquer corpo estranho metálico no olho. Das mais de 51 mil pacientes não grávidas agendadas para RM, Dewey e colaboradores (2007) constataram que apenas 0,4% apresentavam contraindicação absoluta para o procedimento.

■ Agentes de contraste

Quelatos de gadolínio elementares são usados para criar contraste paramagnético. Eles atravessam a placenta e são encontrados no feto, placenta e líquido amniótico (Oh, 2015). Em doses aproximadamente 10 vezes maiores que a utilizada em humanos, um agente de contraste de gadolínio causou leve atraso no desenvolvimento em fetos de coelho. De Santis e colaboradores (2007) descreveram 26 mulheres que haviam recebido um derivado de gadolínio no primeiro trimestre sem efeitos fetais adversos

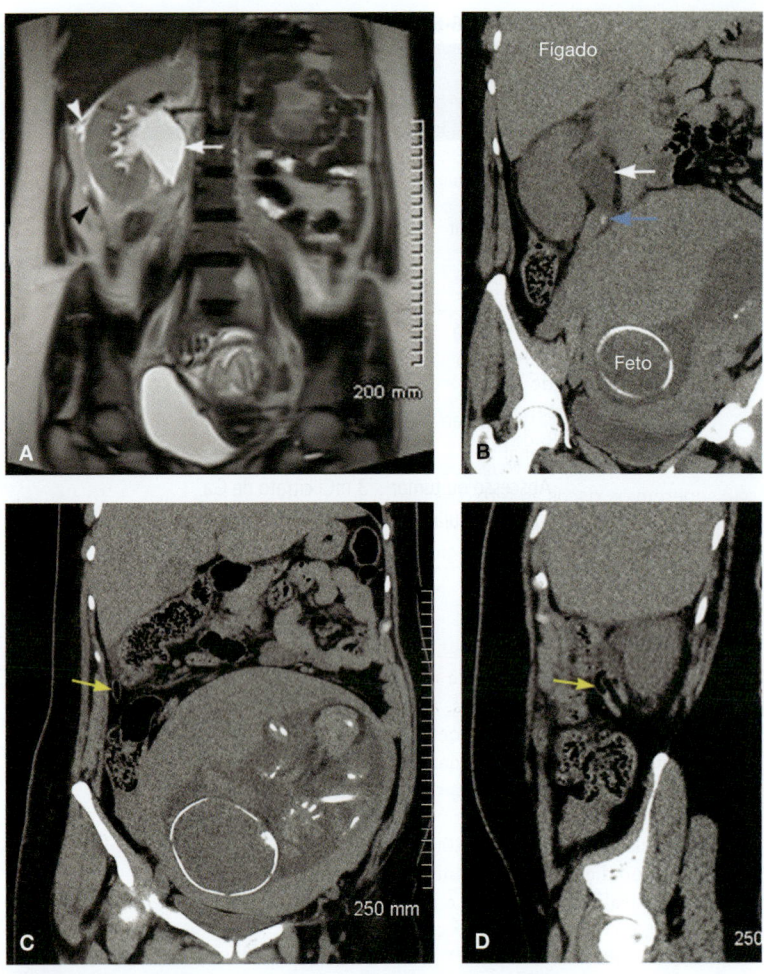

FIGURA 46-5 Multípara com 29 semanas de gestação com suspeita de apendicite. **A.** Ressonância magnética coronal ponderada em T2 demonstra hidronefrose grave (*seta*) e líquido perinéfrico (*ponta de seta branca*) sugerindo ruptura calicial. O apêndice normal é visualizado lateralmente (*ponta de seta preta*). **B.** A tomografia computadorizada (TC) coronal define melhor a causa da obstrução como um cálculo radiopaco de 8 mm na junção ureteropélvica (*seta azul*) e distal à hidronefrose (*seta branca*). **C** e **D.** Na mesma mulher, as imagens de TC coronal e sagital mais anteriores mostram o deslocamento esperado de um apêndice não inflamado (*seta amarela*) para o abdome superior com o avanço da gestação.

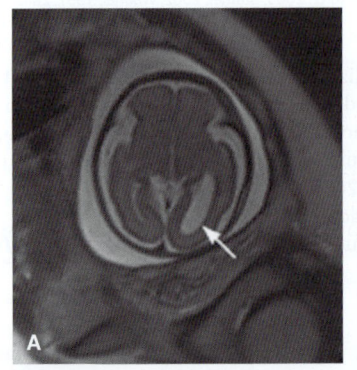

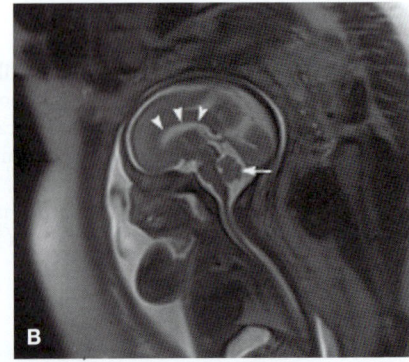

FIGURA 46-6 Nulípara com 27 semanas de gestação. **A.** A RM axial ponderada em T2 demonstra leve ventriculomegalia unilateral fetal envolvendo o ventrículo lateral esquerdo (*seta*). **B.** A RM sagital ponderada em T2 demonstra o desenvolvimento normal do corpo caloso (*pontas de seta*) e do verme (*seta*).

TABELA 46-9 Diretrizes para a obtenção de imagens diagnósticas durante a gravidez e a lactação

A ultrassonografia e a ressonância magnética (RM) não estão associadas a risco fetal e são as opções preferidas para a obtenção de imagem na gravidez.

Em geral, a exposição à radiação durante o exame de radiografia, tomografia computadorizada (TC) ou medicina nuclear é de uma dose muito menor do que a associada a dano fetal. Se necessárias para complementar a ultrassonografia ou a RM, ou se estiverem mais prontamente disponíveis, essas técnicas não devem ser negadas.

Na RM, o uso de contraste com gadolínio deve ser restrito, a menos que melhore significativamente a precisão diagnóstica para beneficiar o resultado fetal ou materno.

A amamentação não deve ser interrompida após a administração de gadolínio.

Dados de American College of Obstetricians and Gynecologists, 2017a.

(Kanal, 2013). Segundo Briggs e colaboradores (2015), o American College of Obstetricians and Gynecologists (2017a) e o American College of Radiology (2015), o uso rotineiro do gadolínio não é recomendado a menos que haja benefícios potenciais que superem os riscos ao feto. Essa recomendação se origina de uma possível dissociação do íon de gadolínio tóxico do seu ligante no líquido amniótico e da potencial exposição prolongada do feto.

■ Indicações maternas

Em alguns casos, a obtenção de imagens com RM é feita para complementar a TC, em outros, a RM é o exame preferencial. As anormalidades do sistema nervoso central materno, como tumores ou traumatismos medulares, são mais bem visualizadas com RM. Como discutido no Capítulo 40 (p. 723), a RM contribuiu de forma valiosa para o maior entendimento da fisiopatologia da pré-eclâmpsia (Twickler, 2007; Zeeman, 2003, 2014). Ela é inestimável no diagnóstico de emergências neurológicas (Edlow, 2013). Para avaliar o abdome e o espaço retroperitoneal maternos, a RM é uma ótima técnica. É o exame preferencial de muitos clínicos para determinar o grau e a extensão da placenta acreta e suas variações (Cap. 41, p. 780). A RM tem sido utilizada para identificar e localizar tumores suprarrenais, lesões renais, lesões gastrintestinais e massas pélvicas durante a gravidez. É particularmente útil na avaliação de neoplasias do tórax, abdome e pelve durante a gravidez (Boyd, 2012; Tica, 2013). A urografia por RM tem sido usada com sucesso em casos de urolitíase (Mullins, 2012). Como abordado no Capítulo 37 (p. 672), a TC e a RM são úteis para a avaliação das infecções puerperais, porém a RM proporciona melhor visualização da área de retalho vesical após cesariana (Brown, 1999; Twickler, 1997). Atualmente, o exame de RM inclui a avaliação de dor no quadrante inferior direito durante a gestação, especificamente em caso de apendicite (Fig. 46-5) (Baron, 2012; Dewhurst, 2013; Furey, 2014; Pedrosa, 2009; Tsai, 2017). Alguns pesquisadores observaram que outros distúrbios do trato gastrintestinal seriam facilmente diagnosticados com RM (Cap. 54, p. 1043). Por fim, a RM cardíaca mostrou-se promissora na investigação da fisiologia normal, defeitos complexos e miocardiopatias (Kramer, 2015; Nelson, 2015; Stewart, 2016).

■ Indicações fetais

A RM fetal é complementar à ultrassononografia (Laifer-Narin, 2007; Sandrasegaran, 2006). Segundo Zaretsky e colaboradores (2003a), a RM pode ser usada para obter imagens de quase todos os elementos na avaliação anatômica fetal padronizada. As indicações mais comuns para exame do feto são as avaliações de anormalidades complexas do cérebro, tórax e sistema geniturinário (Williams, 2017). Reichel (2003), Twickler (2002) e outros validaram a sua utilização para anomalias do sistema nervoso central e biometria fetal (Fig. 46-6). Caire e colaboradores (2003) descreveram seus méritos para investigação de anomalias geniturinárias fetais. Hawkins e colaboradores (2008) relataram o uso da RM em 21 fetos com anomalias renais e oligoidrâmnio. Zaretsky e colaboradores (2003b) relataram que a estimativa do peso fetal foi mais precisa com a RM em comparação com a ultrassonografia. O movimento do feto é menos problemático com aquisições rápidas das imagens. A morfologia é principalmente avaliada com sequências rápidas ponderadas em T2, como *HASTE* – *Half-Fourier Acquisition Single Shot Turbo Spin Echo*, ou *SSFSE* – *Single Shot Fast Spin Echo*. As indicações fetais e os achados da RM são discutidos mais extensivamente no Capítulo 10 (p. 217) e em todo o livro.

EXAME DE IMAGEM NA GRAVIDEZ

O American College of Obstetricians and Gynecologists (2017a) revisou os efeitos da exposição radiográfica, ultrassonográfica e da ressonância magnética durante a gravidez. As diretrizes sugeridas são apresentadas na Tabela 46-9.

REFERÊNCIAS

Adelstein SJ: Administered radionuclides in pregnancy. Teratology 59:236, 1999

American College of Obstetricians and Gynecologists: Guidelines for diagnostic imaging during pregnancy and lactation. Committee Opinion No. 723, October 2017a

American College of Obstetricians and Gynecologists: Nonobstetric surgery during pregnancy. Committee Opinion No. 696, April 2017b

American College of Radiology: ACR manual on contrast media. Version 10.1, 2015

Amis ES Jr, Butler PF, Applegate KE, et al: American College of Radiology white paper on radiation dose in medicine. J Am Coll Radiol 4(5):272, 2007

Asizare M, 2015; Alipour M, Taghavi M, et al: Bilateral laparoscopic adrenalectomy in a pregnant women with Cushing's syndrome. Urol J 11(5):1911, 2014

Azevedo JL, Azevedo OC, Miyahira SA, et al: Injuries caused by Veress needle insertion for creation of pneumoperitoneum: a systematic literature review. Surg Endosc 23(7):1428, 2009

Bailey AA, Twickler DM: Perioperative imaging. In Yeomans ER, Hoffman BL, Gilstrap LC III, et al (eds): Cunningham and Gilstrap's Operative Obstetrics, 3rd ed, New York, McGraw-Hill Education, 2017

Baldwin EA, Borowski KS, Brost BC, et al: Antepartum nonobstetrical surgery at ≥23 weeks' gestation and risk for preterm delivery. Am J Obstet Gynecol 212:232.e1, 2015

Barnard JM, Chaffin D, Droste S, et al: Fetal response to carbon dioxide pneumoperitoneum in the pregnant ewe. Obstet Gynecol 85:669, 1995

Baron KT, Arleo EK, Robinson C, et al: Comparing the diagnostic performance of MRI versus CT in the evaluation of acute nontraumatic abdominal pain during pregnancy. Emerg Radiol 19(6):519, 2012

Bednarek DR, Rudin S, Wong, et al: Reduction of fluoroscopic exposure for the air-contrast barium enema. Br J Radiol 56:823, 1983

Boyd CA, Benarroch-Gampel J, Kilic G, et al: Pancreatic neoplasms in pregnancy: diagnosis, complications, and management. J Gastrointest Surg 16(5):1064, 2012

Brenner DJ, Hall JH, Phil D: Computed tomography—an increasing source of radiation exposure. N Engl J Med 357:2277, 2007

Brent RL: Carcinogenic risks of prenatal ionizing radiation. Semin Fetal Neonatal Med 19(3):203, 2014

Brent RL: Developmental and reproductive risks of radiological procedures utilizing ionizing radiation during pregnancy. Proceedings No. 21 in Radiation Protection in Medicine: Contemporary Issues. Proceedings of the Thirty-Fifth Annual Meeting of the National Council on Radiation Protection and Measurements. Arlington, VA, April 7–8, 1999a

Brent RL: Saving lives and changing family histories: appropriate counseling of pregnant women and men and women of reproductive age, concerning risk of diagnostic radiation exposure during and before pregnancy. Am J Obstet Gynecol 200(1):4, 2009

Brent RL: Utilization of developmental basic science principles in the evaluation of reproductive risks from pre- and postconception environmental radiation exposures. Teratology 59:182, 1999b

Briggs GG, Freeman RK: Drugs in Pregnancy and Lactation, 10th ed. Philadelphia, Lippincott Williams & Wilkins, 2015

Brown AM, Cronin CG, NiMhuircheartaigh J, et al: Evaluation of imaging quality of pulmonary 64-MDCT angiography in pregnancy and puerperium. AJR Am J Roentgenol 202(1):60, 2014

Brown CE, Stettler RW, Twickler D, et al: Puerperal septic pelvic thrombophlebitis: incidence and response to heparin therapy. Am J Obstet Gynecol 181:143, 1999

Bunyavejchevin S, Phupong V: Laparoscopic surgery for presumed benign ovarian tumor during pregnancy. Cochrane Database Syst Rev 1:CD005459, 2013

Caire JT, Ramus RM, Magee KP, et al: MRI of fetal genitourinary anomalies. AJR Am J Roentgenol 181:1381, 2003

Chan WS, Ray JG, Murray S, et al: Suspected pulmonary embolism in pregnancy. Arch Intern Med 152:1170, 2002

Chew S, Ahmadi A, Goh PS, et al: The effects of 1.5T magnetic resonance imaging on early murine in-vitro embryo development. J Magn Reson Imaging 13:417, 2001

Choi JS, Han JY, Ahn HK, et al: Fetal and neonatal outcomes in first-trimester pregnant women exposed to abdominal or lumbar radiodiagnostic procedures without administration of radionucleotides. Intern Med J 43(5):513, 2012

Clements H, Duncan KR, Fielding K, et al: Infants exposed to MRI in utero have a normal paediatric assessment at 9 months of age. Br J Radiol 73(866):190, 2000

Committee on Biological Effects of Ionizing Radiation: Other somatic and fetal effects. In BEIR V: Effects of Exposure to Low Levels of Ionizing Radiation. Washington, National Academy Press, 1990

Corneille MG, Gallup TM, Bening T, et al: The use of laparoscopic surgery in pregnancy: evaluation of safety and efficacy. Am J Surg 200:363, 2010

Cox TC, Huntington CR, Blair LJ, et al: Laparoscopic appendectomy and cholecystectomy versus open: a study in 1999 pregnant patients. Surg Endosc 30(2):593, 2016

Czeizel AE, Pataki T, Rockenbauer M: Reproductive outcome after exposure to surgery under anesthesia during pregnancy. Arch Gynecol Obstet 261:193, 1998

Daykan Y, Klein Z, Bugin R, et al: Ovarian torsion during pregnancy—perinatal and delivery outcome after surgical treatment. Am J Obstet Gynecol 214:S110, 2016

Dekaban AS: Abnormalities in children exposed to x-irradiation during various stages of gestation: tentative timetable of radiation injury to the human fetus. J Nucl Med 9:471, 1968

De Santis M, Straface G, Cavaliere AF, et al: Gadolinium periconceptional exposure: pregnancy and neonatal outcome. Acta Obstet Gynecol Scand 86:99, 2007

Dewey M, Schink T, Dewey CF: Frequency of referral of patients with safety--related contraindications to magnetic resonance imaging. Eur J Radiol 63(1):124, 2007

Dewhurst C, Beddy P, Pedrosa I: MRI evaluation of acute appendicitis in pregnancy. J Magn Reson Imaging 37(3):566, 2013

Doll R, Wakeford R: Risk of childhood cancer from fetal irradiation. Br J Radiol 70:130, 1997

Dong D, Li H: Diagnosis and treatment of pheochromocytoma during pregnancy. J Matern Neonatal Med 27(18):1930, 2014

Donkervoort, SC, Boerma D: Suspicion of acute appendicitis in the third trimester of pregnancy: pros and cons of a laparoscopic procedure. JSLS 15(3):379, 2011

Dursun P, Gülümser C, Cağlar M, et al: Laparoendoscopic single-site surgery for acute adnexal pathology during pregnancy: preliminary experience. J Matern Fetal Neonatal Med 26(13):1282, 2013

Edlow JA, Caplan LR, O'Brien K, et al: Diagnosis of acute neurological emergencies in pregnant and postpartum women. Lancet Neurol 12(2):175, 2013

Fatum M, Rojansky N: Laparoscopic surgery during pregnancy. Obstet Gynecol Surv 56:50, 2001

Fenig E, Mishaeli M, Kalish Y, et al: Pregnancy and radiation. Cancer Treat Rev 27:1, 2001

Finci L, Meier B, Steffenino G, et al: Radiation exposure during diagnostic catheterization and single- and double-vessel percutaneous transluminal coronary angioplasty. Am J Cardiol 60:1401, 1987

Furey EA, Bailey AA, Pedrosa I: Magnetic resonance imaging of acute abdominal and pelvic pain in pregnancy. Top Magn Reson Imaging 23(4):225, 2014

Gazmararian JA, Petersen R, Jamieson DJ, et al: Hospitalizations during pregnancy among managed care enrollees. Obstet Gynecol 100:94, 2002

Gernsheimer T, McCrae KR: Immune thrombocytopenic purpura in pregnancy. Curr Opin Hematol 14:574, 2007

Goldberg-Stein SA, Liu B, Hahn PF, et al: Radiation dose management: part 2, estimating fetal radiation risk from CT during pregnancy. AJR Am J Roentgenol 198(4):W352, 2012

Gorson RO, Lassen M, Rosenstein M: Patient dosimetry in diagnostic radiology. In Waggener RG, Kereiakes JG, Shalek R (eds): Handbook of Medical Physics, Vol II. Boca Raton, CRC Press, 1984

Greer IA: Clinical Practice. Pregnancy complicated by venous thrombosis. N Engl J Med 373(6):540, 2015

Greskovich JF, Macklis RM: Radiation therapy in pregnancy: risk calculation and risk minimization. Semin Oncol 27:633, 2000

Groen RS, Bae JY, Lim KJ: Fear of the unknown: ionizing radiation exposure during pregnancy. Am J Obstet Gynecol 206(6):456, 2012

Hall EJ: Scientific view of low-level radiation risks. RadioGraphics 11:509, 1991

Hawkins JS, Dashe JS, Twickler DM: Magnetic resonance imaging diagnosis of severe fetal renal anomalies. Am J Obstet Gynecol 198:328.e1, 2008

Hong JY: Adnexal mass surgery and anesthesia during pregnancy: a 10-year retrospective review. Int J Obstet Anesth 15:212, 2006

Hoover K, Jenkins TR: Evaluation and management of adnexal mass in pregnancy. Am J Obstet Gynecol 205(2):97, 2011

Howell EK, Gaschak SP, Griffith KD: Radioadaptive response following in utero low-dose irradiation. Radiat Res 179(1):29, 2013

Hunter JG, Swanstrom L, Thornburg K: Carbon dioxide pneumoperitoneum induces fetal acidosis in a pregnant ewe model. Surg Endosc 9:272, 1995

Hurwitz LM, Yoshizumi T, Reiman RE, et al: Radiation dose to the fetus from body MDCT during early gestation. Am J Roentgenol 186:871, 2006

International Commission on Radiological Protection: Biological effects after prenatal irradiation (embryo and fetus). IRCP Publication 90. Ann IRCP: September/December 2003

Källén B, Mazze RI: Neural tube defects and first trimester operations. Teratology 41:717, 1990

Kanal E, Barkovich AJ, Bell C, et al: American College of Radiology guidance document on MR safe practices: 2013. J Magn Reson Imaging 37:501, 2013

Kanter DJ, O'Brien MB, Shi XH, et al: The impact of ionizing radiation on placental trophoblasts. Placenta 35(2):85, 2014

Kho KA: Diagnostic and operative laparoscopy. In Yeomans ER, Hoffman BL, Gilstrap LC III, et al (eds): Cunningham and Gilstrap's Operative Obstetrics, 3rd ed, New York, McGraw-Hill Education, 2017

Kizer NT, Powell MA: Surgery in the pregnant patient. Clin Obstet Gynecol 54(4):633, 2011

Kok RD, de Vries MM, Heerschap A, et al: Absence of harmful effects of magnetic resonance exposure at 1.5 T in utero during the third trimester of pregnancy: a follow-up study. Magn Reson Imaging 22(6):851, 2004

Koo YJ, Kim HJ, Lim KT, et al: Laparotomy versus laparoscopy for the treatment of adnexal masses during pregnancy. Aust N Z J Obstet Gynaecol 52:34, 2012

Kramer CM: Role of cardiac MR imaging in cardiomyopathies. J Nucl Med 56 Suppl 4:39S, 2015

Kuo C, Jamieson DJ, McPheeters ML, et al: Injury hospitalizations of pregnant women in the United States, 2002. Am J Obstet Gynecol 196:161, 2007

Laifer-Narin S, Budorick NE, Simpson LL, et al: Fetal magnetic resonance imaging: a review. Curr Opin Obstet Gynecol 19:151, 2007

Lazarus E, Mayo-Smith WW, Mainiero MB, et al: CT in the evaluation of nontraumatic abdominal pain in pregnant women. Radiology 244:784, 2007

Leung AN, Bull TM, Jaeschke R, et al: American Thoracic Society documents: an official American Thoracic Society/Society of Thoracic Radiology Clinical Practice Guidelines—evaluation of suspected pulmonary embolism in pregnancy. Radiology 262(2):635, 2012

Levine LD, Schulkin J, Mercer BM, et al: Role of the hospital and maternal fetal medicine physician in obstetrical inpatient care. Am J Perinatol 33(2):123, 2016

Magin RL, Le JK, Klintsova A, et al: Biological effects of long duration, high-field (4T) MRI on growth and development in the mouse. J Magn Res Imaging 12(1):140, 2000

Mala T, Harsem NK, Rostad S, et al: Perforation of the pregnant uterus during laparoscopy for suspected internal herniation after gastric bypass. Case Rep Obstet Gynecol 2014:720181, 2014

Matzon JL, Lutsky KF, Ricci EK, et al: Considerations in the radiologic evaluation of the pregnant orthopaedic patient. J Am Acad Orthop Surg 23(8):485, 2015

Mazonakis M, Damilakis J, Varveris H, et al: A method of estimating fetal dose during brain radiation therapy. Int J Radiat Oncol Biol Phys 44:455, 1999

Mazonakis M, Varveris H, Damilakis J, et al: Radiation dose to conceptus resulting from tangential breast irradiation. Int J Radiat Oncol Biol Phys 55:386, 2003

Mazze RI, Källén B: Reproductive outcome after anesthesia and operation during pregnancy: a registry study of 5405 cases. Am J Obstet Gynecol 161:1178, 1989

Miller MA, Mazzaglia PJ, Larson L, et al: Laparoscopic adrenalectomy for phaeochromocytoma in a twin gestation. J Obstet Gynaecol 32(2):186, 2012

Moore HB, Juarez-Colunga E, Bronsert M, et al: Effect of pregnancy on adverse outcomes after general surgery. JAMA Surg 150(7):637, 2015

Mountford PJ: Risk assessment of the nuclear medicine patient. Br J Radiol 100:671, 1997

Mullins JK, Semins MJ, Hayams ES, et al: Half Fourier single-shot turbo-echo magnetic resonance urography for the evaluation of suspected renal colic in pregnancy. Urology 79(6):1252, 2012

National Council on Radiation Protection and Measurements: Medical X-ray, electron beam and gamma-ray protection for energies up to 50 MeV. Report No. 102, Bethesda, 1989

National Research Council: Health effects of exposure to low levels of ionizing radiation BEIR V. Committee on the Biological Effects of Ionizing Radiations. Board on Radiation Effects Research Commission on Life Sciences. Washington, National Academy Press, 1990

National Research Council: Health risks from exposure to low levels of ionizing radiation BEIR VII Phase 2. Committee to assess health risks from exposure to low levels of ionizing radiation. Board on Radiation Effects Research Division on Earth and Life Studies. Washington, National Academies Press, 2006

Nelson DB, Stewart RD, Matulevicius SA, et al: The effects of maternal position and habitus on maternal cardiovascular parameters as measured by cardiac magnetic resonance. Am J Perinatol 32(14):1318, 2015

Newman EA, Newman LA: Lymphatic mapping techniques and sentinel lymph node biopsy in breast cancer. Surg Clin North Am 87:353, 2007

Nuyttens JJ, Prado KL, Jenrette JM, et al: Fetal dose during radiotherapy: clinical implementation and review of the literature. Cancer Radiother 6:352, 2002

Oh KY, Roberts VH, Schabel MC, et al: Gadolinium chelate contrast material in pregnancy: fetal biodistribution in the nonhuman primate. Radiology 276(1):110, 2015

O'Rourke N, Kodali BS: Laparoscopic surgery during pregnancy. Curr Opin Anaesthesiol 19:254, 2006

Otake M, Yoshimaru H, Schull WJ: Severe mental retardation among the prenatally exposed survivors of the atomic bombing of Hiroshima and Nagasaki: a comparison of the old and new dosimetry systems. Radiation Effects Research Foundation, Technical Report No. 16–87, 1987

Patenaude Y, Pugash D, Lim K, el al: Society of Obstetricians and Gynaecologists of Canada. The use of magnetic resonance imaging in the obstetric patient. J Obstet Gynaecol Can 36(4):349, 2014

Pearl JP, Price RR, Tonkin AE, et al: SAGES guidelines for the use of laparoscopy during pregnancy. Surg Endosc 31(10):3767, 2017

Pedrosa I, Lafornara M, Pandharipande PV, et al: Pregnant patients suspected of having acute appendicitis: effect of MR imaging on negative laparotomy rate and appendiceal rate. Radiology 250(3):749, 2009

Phupong V, Bunyavejchewin S: Gasless laparoscopic surgery for ovarian cyst in a second trimester pregnant patient with a ventricular septal defect. Surg Laparosc Endosc Percutan Tech 17:565, 2007

Prado KL, Nelson SJ, Nuyttens JJ, et al: Clinical implementation of the AAPM Task Group 36 recommendations on fetal dose from radiotherapy with photon beams: a head and neck irradiation case report. J Appl Clin Med Phys 1(1):1, 2000

Preston DL, Cullings H, Suyama A, et al: Solid cancer incidence in atomic bomb survivors exposed in utero or as young children. J Natl Cancer Inst 100:428, 2008

Reedy MB, Galan HL, Bean-Lijewski JD, et al: Maternal and fetal effects of laparoscopic insufflation in the gravid baboon. J Am Assoc Gynecol Laparosc 2:399, 1995

Reedy MB, Källén B, Kuehl TJ: Laparoscopy during pregnancy: a study of five fetal outcome parameters with use of the Swedish Health Registry. Am J Obstet Gynecol 177:673, 1997

Reeves MJ, Brandreth M, Whitby EH, et al: Neonatal cochlear function: measurement after exposure to acoustic noise during in utero MR imaging. Radiology 257(3):802, 2010

Reichel TF, Ramus RM, Caire JT, et al: Fetal central nervous system biometry on MR imaging. AJR Am J Roentgenol 180:1155, 2003

Reynolds JD, Booth JV, de la Fuente S, et al: A review of laparoscopy for non-obstetric-related surgery during pregnancy. Curr Surg 60:164, 2003

Ribic-Pucelj M, Kobal B, Peternelj-Marinsek S: Surgical treatment of adnexal masses in pregnancy: indications, surgical approach and pregnancy outcome. J Reprod Med 52:273, 2007

Rollins MD, Chan KJ, Price RR: Laparoscopy for appendicitis and cholelithiasis during pregnancy. Surg Endosc 18:237, 2004

Rowley KA, Hill SJ, Watkins RA, et al: An investigation into the levels of radiation exposure in diagnostic examinations involving fluoroscopy. Br J Radiol 60:167, 1987

Sandrasegaran K, Lall CG, Aisen AA: Fetal magnetic resonance imaging. Curr Opin Obstet Gynecol 18:605, 2006

Schwartz JL, Mozurkewich EL, Johnson TM: Current management of patients with melanoma who are pregnant, want to get pregnant, or do not want to get pregnant. Cancer 97:2130, 2003

Shakerian R, Thomson BN, Judson R, el al: Radiation fear: impact on compliance with trauma imaging guidelines in the pregnant patient. J Trauma Acute Care Surg 78(1):88, 2015

Silvestri MT, Pettker CM, Brousseau EC, et al: Morbidity of appendectomy and cholecystectomy in pregnant and nonpregnant women. Obstet Gynecol 118(6):1261, 2011

Sisodia RM, Del Carmen MG, Boruta DM: Role of minimally invasive surgery in the management of adnexal masses. Clin Obstet Gynecol 58(1):66, 2015

Society for Maternal-Fetal Medicine (SMFM), Sciscione A, Berghella V, et al: Society for Maternal-Fetal Medicine (SMFM) Special Report: the maternal-fetal medicine subspecialists' role within a health care system. Am J Obstet Gynecol 21(6):607, 2014

Sorahan T, Lancashire RJ, Temperton DH, et al: Childhood cancer and paternal exposure to ionizing radiation: a second report from the Oxford Survey of Childhood Cancers. Am J Ind Med 28(1):71, 1995

Spanheimer PM, Graham MM, Sugg SL, et al: Measurement of uterine radiation exposure from lymphoscintigraphy indicates safety of sentinel lymph node biopsy during pregnancy. Ann Surg Oncol 16(5):1143, 2009

Stather JW, Phipps AW, Harrison JD, et al: Dose coefficients for the embryo and fetus following intakes of radionuclides by the mother. J Radiol Prot 22:1, 2002

Stein, PD, Woodard PK, Weg JG, et al: Diagnostic pathways in acute pulmonary embolism: recommendations of the PIOPED II investigators. Radiology 242(1):15, 2007

Steinbrook RA, Bhavani-Shankar K: Hemodynamics during laparoscopic surgery in pregnancy. Anesth Analg 93:1570, 2001

Stepp K, Falcone T: Laparoscopy in the second trimester of pregnancy. Obstet Gynecol Clin North Am 31:485, 2004

Stewart RD, Nelson DB, Matulevicius SA, et al: Cardiac magnetic resonance to assess the impact of maternal habitus on cardiac remodeling during pregnancy. Am J Obstet Gynecol 214(5):640.e1, 2016

Stovall M, Blackwell CR, Cundif J, et al: Fetal dose from radiotherapy with photon beams: report of AAPM Radiation Therapy Committee Task Group No. 36. Med Phys 22:63, 1995

Stroup SP, Altamar HO, L'Esperance JO, et al: Retroperitoneoscopic radical nephrectomy for renal-cell carcinoma during twin pregnancy. J Endourol 21:735, 2007

Strzelczyk, J, Damilakis J, Marx MV, et al: Facts and controversies about radiation exposure, part 2: low-level exposures and cancer risk. J Am Coll Radiol 4:32, 2007

Suleiman OH, Anderson J, Jones B, et al: Tissue doses in the upper gastrointestinal examination. Radiology 178(3):653, 1991

Tica AA, Tica OS, Saftoiu A, et al: Large pancreatic mucinous cystic neoplasm during pregnancy: what should be done? Gynecol Obstet Invest 75(2):132, 2013

Tsai R, Raptis C, Fowler KJ, et al: MRI of suspected appendicitis during pregnancy: interradiologist agreement, indeterminate interpetation, and the meaning of non-visualization of the appendix. Br J Radiol 90:1079, 2017

Twickler DM, Cunningham FG: Central nervous system findings in preeclampsia and eclampsia. In Lyall F, Belfort M (eds): Pre-eclampsia—Etiology, and Clinical Practice. Cambridge, Cambridge University Press, 2007, p 424

Twickler DM, Reichel T, McIntire DD, et al: Fetal central nervous system ventricle and cisterna magna measurements by magnetic resonance imaging. Am J Obstet Gynecol 187:927, 2002

Twickler DM, Setiawan AT, Evans R, et al: Imaging of puerperal septic thrombophlebitis: a prospective comparison of MR imaging, CT, and sonography. AJR Am J Roentgenol 169:1039, 1997

Vadeyar SH, Moore RJ, Strachan BK, et al: Effect of fetal magnetic resonance imaging on fetal heart rate patterns. Am J Obstet Gynecol 182:666, 2000

van Mens TE, Scheres LJ, de Jong PG, et al: Imaging for the exclusion of pulmonary embolism in pregnancy. Cochrane Database Syst Rev 1:CD011053, 2017

Victoria T, Johnson AM, Edgar JC, et al: Comparison between 1.5-T and 3-T MRI for fetal imaging: is there an advantage to imaging with a higher field strength? AJR Am J Roentgenol 206:195, 2016

Vilos GA, Ternamian A, Dempster J, et al: Laparoscopic entry: a review of techniques, technologies, and complications. J Obstet Gynaecol Can 29:433, 2007

Wagner LK, Lester RG, Saldana LR: Exposure of the Pregnant Patient to Diagnostic Radiation. Philadelphia, Medical Physics Publishing, 1997

Wang L, Yu JM, Wang YS, et al: Preoperative lymphoscintigraphy predicts the successful identification but is not necessary in sentinel lymph nodes biopsy in breast cancer. Ann Surg Oncol 14(8):2215, 2007

Webb KE, Sakhel K, Chauhan SP, el al: Adnexal mass during pregnancy: a review. Am J Perinatol 32(11):1010, 2015

White WM, Zite NB, Gash J, et al: Low-dose computer tomography for the evaluation of flank pain in the pregnant population. J Endourol 21:1255, 2007

Wo JY, Viswanathan AN: Impact of radiotherapy on fertility, pregnancy, and neonatal outcomes in female cancer patients. Int J Radiat Oncol Biol Phys 73(5):1304, 2009

Wortman A, Miller DL, Donahue TF, et al: Embolization of renal hemorrhage in pregnancy. Obstet Gynecol 121(Pt 2 Suppl 1):480, 2013

Zanotti-Fregonara P, Hindie E: Performing nuclear medicine examinations in pregnant women. Phys Med 43:159, 2017

Zanzonico PB: Internal radionuclide radiation dosimetry: a review of basic concepts and recent developments. J Nucl Med 41:297, 2000

Zaretsky M, McIntire D, Twickler DM: Feasibility of the fetal anatomic and maternal pelvic survey by magnetic resonance imaging at term. Am J Obstet Gynecol 189:997, 2003a

Zaretsky M, Reichel TF, McIntire DD, et al: Comparison of magnetic resonance imaging to ultrasound in the estimation of birth weight at term. Am J Obstet Gynecol 189:1017, 2003b

Zeeman GG, Cipolla MJ, Cunningham FG: Cerebrovascular (patho)physiology in preeclampsia. In Taylor RN, Roberts JM, Cunningham FG, et al (eds): Chesley's Hypertensive Disorders in Pregnancy, 4th ed. Amsterdam, Elsevier, 2014, p 269

Zeeman GG, Hatab M, Twickler D: Maternal cerebral blood flow changes in pregnancy. Am J Obstet Gynecol 189:968, 2003

CAPÍTULO 47

Medicina intensiva e trauma

CUIDADO INTENSIVO OBSTÉTRICO 915
EDEMA PULMONAR AGUDO 917
SÍNDROME DA DISFUNÇÃO RESPIRATÓRIA AGUDA 918
SÍNDROME SÉPTICA 921
TRAUMA 925
LESÃO TÉRMICA 930
REANIMAÇÃO CARDIOPULMONAR 931

> *As gestantes estão expostas à ocorrência das mesmas lesões que são possíveis em qualquer outro momento da vida, e o prognóstico não se altera naturalmente, a única diferença é que frequentemente ocorre o aborto.*
> —J. Whitridge Williams (1903)

Essas observações feitas há mais de um século são menos aplicáveis atualmente a gestantes em estado crítico em virtude das atuais capacidades do cuidado intensivo. Por exemplo, distúrbios clínicos, cirúrgicos e obstétricos graves que podem complicar a gestação são frequentemente tratados por uma equipe multidisciplinar que busca alcançar o cuidado ideal. É imperativo que os obstetras e outros membros da equipe de assistência à saúde tenham um bom conhecimento acerca das questões específicas relacionadas às gestantes. Algumas dessas questões, discutidas no Capítulo 46, estão relacionadas com as alterações fisiológicas induzidas pela gestação, com as alterações nas medidas laboratoriais normais e com a consideração do segundo paciente – o feto. Como essas gestantes em estado crítico são, na maioria das vezes, jovens e de outro modo saudáveis, o seu prognóstico é geralmente melhor do que o de muitas outras pacientes internadas em unidades de terapia intensiva (UTIs) (Gaffney, 2014).

CUIDADO INTENSIVO OBSTÉTRICO

Nos Estados Unidos, a cada ano, 1 a 3% das gestantes precisam de serviços de cuidados intensivos, e o risco de morte durante tais internações varia de 2 a 11% (American College of Obstetricians and Gynecologists, 2017b). Aquelas com complicações associadas à gravidez – especialmente hemorragia e hipertensão – têm maior necessidade de cuidado intensivo (Chantry, 2015; Gaffney, 2014; Guntupalli, 2015a,b). Contudo, muitas internações que ocorrem antes do parto têm razões não obstétricas, como, por exemplo, diabetes, pneumonia ou asma, cardiopatia, hipertensão crônica, pielonefrite e tireotoxicose (Guntupalli, 2015b; Zeeman, 2006). Além disso, o cuidado crítico durante e após o parto geralmente é requerido para doenças hipertensivas, hemorragia, sepse ou complicações cardiopulmonares. Com hemorragia potencialmente fatal, talvez haja necessidade de procedimentos cirúrgicos, o que torna vantajoso o atendimento nas proximidades de uma sala equipada para cirurgia. Para mulheres que ainda estão no período gestacional, o bem-estar do feto também é melhor atendido com essa proximidade, especialmente porque muitos partos são pré-termo (Kilpatrick, 2016).

■ Organização da medicina intensiva

O conceito e a evolução da medicina intensiva em todos os seus aspectos clínicos e cirúrgicos datam dos anos 1960. O National Institutes of Health promoveu uma Consensus Conference (1983), e a Society of Critical Care Medicine (1988, 1999) estabeleceu, posteriormente, diretrizes para as UTIs. No que se refere especialmente à obstetrícia, essas unidades dispendiosas estimularam a evolução de uma *unidade de terapia intermediária* semi-intensiva. Essas unidades foram criadas para pacientes que não necessitam de tratamento intensivo, mas que necessitam de um nível mais alto de assistência que o proporcionado por uma enfermaria geral. O American College of Critical Care Medicine e a Society of Critical Care Medicine (1998) publicaram diretrizes para essas unidades (Tab. 47-1).

TABELA 47-1 Diretrizes para as condições com indicação para tratamento em unidade intermediária

Cardíacas: investigação em caso de suspeita de infarto, infarto estável, arritmias estáveis, insuficiência cardíaca congestiva leve a moderada, urgência hipertensiva sem lesão de órgão-alvo

Pulmonares: pacientes estáveis para o desmame e ventilação crônica, pacientes com potencial para insuficiência respiratória que, de outra forma, estejam estáveis

Neurológicas: quadros estáveis do sistema nervoso central, neuromusculares ou neurocirúrgicos que exijam monitoramento estrito

Overdose: hemodinamicamente estáveis

Gastrintestinais: sangramento estável, insuficiência hepática com sinais vitais estáveis

Endócrinas: cetoacidose diabética, tireotoxicose que requeira monitoramento frequente

Cirúrgicas: pós-operatório de procedimentos de grande porte ou complicações que exijam monitoramento estrito

Outras: sepse inicial, pacientes que necessitam de reposição de volume intravenoso com titulação minuciosa, gestantes com pré-eclâmpsia grave ou outros problemas clínicos

Dados de Nasraway, 1998.

Medicina intensiva em obstetrícia

Embora a evolução da medicina intensiva para pacientes obstétricas geralmente tenha acompanhado os desenvolvimentos recém-descritos, não há diretrizes específicas. A maioria dos hospitais emprega uma mescla desses conceitos e, em geral, as unidades podem ser divididas em três tipos.

Primeiro, na maioria dos hospitais, as mulheres em estado crítico são transferidas para UTIs clínicas ou cirúrgicas operadas por especialistas que, geralmente, são certificados em medicina intensiva. As admissões nessas unidades, ou a transferência para essas unidades, dependem do quadro específico e as decisões são tomadas com base na intensidade do cuidado requerido e na capacidade da instituição de prover esse nível de atenção. Por exemplo, gestantes que precisem de suporte ventilatório, monitoramento invasivo ou suporte farmacológico à circulação são, geralmente, transferidas para uma UTI (Chantry, 2015). Outro exemplo seria o da UTI neurológica (Sheth, 2012). Em uma revisão anterior de mais de 25 instituições de referência em cuidados terciários, cerca de 0,5% das pacientes obstétricas foram transferidas para esses tipos de UTIs (Zeeman, 2006).

Um segundo tipo é a unidade de terapia intermediária obstétrica, às vezes também referida como unidade de terapia de alta dependência (UAD). Um exemplo é encontrado no Parkland Hospital. Localizada dentro da unidade de trabalho de parto e parto, essa unidade tem quartos projetados com funcionários especializados. O sistema em dois planos incorpora as diretrizes para os tratamentos intermediário e intensivo. A assistência é proporcionada por especialistas em medicina materno-fetal e por enfermeiros com experiência na atenção intensiva às gestantes. Conforme a necessidade, essa equipe é expandida para incluir outros obstetras e anestesiologistas, hospitalistas, oncologistas ginecológicos, pneumologistas, cardiologistas, cirurgiões e outros subespecialistas clínicos e cirúrgicos (Stevens, 2015). Em muitos centros de cuidados terciários foram criadas unidades intermediárias semelhantes a essa e utilizam sistemas de triagem para admissão em UTI. As diretrizes para essas transferências seguem as normas federais reunidas no Emergency Medical Treatment and Labor Act (EMTALA). De acordo com a American Academy of Pediatrics e o American College of Obstetricians and Gynecologists (2017), o monitoramento mínimo necessário ao transporte de pacientes em estado crítico inclui oximetria de pulso contínua, eletrocardiograma e avaliação regular dos sinais vitais. Essas pacientes devem ter acesso venoso seguro, e aquelas em ventilação mecânica devem ter a posição do tubo endotraqueal confirmada e segura. O deslocamento uterino para a esquerda e a suplementação de oxigênio são realizados rotineiramente durante o transporte das pacientes antes do parto. A frequência cardíaca fetal contínua ou o monitoramento tocodinâmico são individualizados.

Por fim, as UTIs obstétricas são UTIs de cuidado pleno, mas são operadas por equipe de obstetrícia e anestesia na unidade de trabalho de parto e parto. Apenas alguns serviços obstétricos têm esses recursos (Zeeman, 2003, 2006).

Em hospitais menores, geralmente é preferível a transferência para uma UTI clínica ou cirúrgica e, em alguns casos, é necessária a transferência para outro hospital. Como discutido, as indicações para a admissão nesses tipos de UTIs variam, mas a mescla de pacientes para essas unidades é semelhante (Tab. 47-2). Recentemente, o American College of Obstetricians and Gynecologists (2017b) resumiu os critérios para implementação de tratamento intensivo em obstetrícia de acordo com o tamanho do hospital e suas instalações técnicas.

Cateter de artéria pulmonar

Os dados obtidos via cateterismo arterial pulmonar (PAC, de *pulmonary artery catheter*) durante a gravidez contribuíram imensamente para o conhecimento acerca da hemodinâmica normal

TABELA 47-2 Comparação em percentual das indicações de uma mescla de pacientes obstétricas para internação em unidade de medicina intensiva

Fator	Unidade intermediária (n = 483)[a]	UTI clínico-cirúrgica (n = 813)[b]
Estágio		
Anteparto	20	23
Pós-parto	80	77
Indicação[c]		
Hipertensão arterial	45	40
Hemorragia	18	21
Cardiopulmonar	12	16
Sepse	5	8
Mortalidade relacionada com a gestação	0,2	2

[a]Dados de Zeeman, 2003.
[b]Dados de Baskett, 2009; Keizer, 2006; Paxton, 2014; Small, 2012; Stevens, 2006; Vasquez, 2007.
[c]As colunas de indicações não totalizam 100% porque alguns diagnósticos não foram listados. UTI, unidade de terapia intensiva.

da gestação e sobre a fisiopatologia dos quadros obstétricos mais comuns. Aqui se incluem pré-eclâmpsia/eclâmpsia, síndrome da disfunção respiratória aguda e embolia de líquido amniótico (Clark, 1988, 1995, 1997; Cunningham, 1986, 1987; Hankins, 1984, 1985). Além disso, graças a esses estudos, a maioria dos pesquisadores concluiu que esse monitoramento raramente é necessário (American College of Obstetricians and Gynecologists, 2013; Gidwani, 2013; Magder, 2015).

Em pacientes não obstétricas, ensaios randomizados de cerca de 5 mil participantes mostraram que não houve benefício com o PAC (Harvey, 2005; National Heart, Lung, and Blood Institute, 2006; Sandham, 2003). Com base na revisão do banco de dados Cochrane, nenhum ensaio randomizado usou o PAC para o tratamento da pré-eclâmpsia (Li, 2012). Os mecanismos gerais, os benefícios e os riscos foram recentemente revisados por Magder (2015).

■ Alterações hemodinâmicas na gravidez

As fórmulas para cálculo de alguns dos parâmetros hemodinâmicos são apresentadas na Tabela 47-3. Essas medidas devem ser ajustadas para o tamanho corporal dividindo-as pela área de superfície corporal (ASC). São usados valores normais para adultas não grávidas, mas com a ressalva de que eles não necessariamente refletem as alterações induzidas pela perfusão uteroplacentária mais "passiva".

Em uma pesquisa clássica, Clark e colaboradores (1989) utilizaram PAC para obter valores referenciais cardiovasculares nas gestantes saudáveis (Cap. 4, p. 62). Como o aumento do volume sanguíneo e do débito cardíaco é compensado por redução na resistência vascular e aumento da frequência de pulso, o desempenho ventricular se mantém dentro dos limites normais até o final da gravidez.

As complicações cardíacas são uma indicação comum para a admissão de gestantes na UTI (Guntupalli, 2015b). A função cardíaca é frequentemente avaliada por ecocardiografia. Essa técnica é indispensável no exame da anatomia cardíaca e, especialmente, da função ventricular direita (Krishnan, 2015; Thiele, 2015). Ela é considerada com mais detalhes no Capítulo 49 (p. 951), e alguns valores normais são listados no Apêndice (p. 1261). Um conhecimento prático da fisiologia cardiovascular na gravidez é fundamental para entender a fisiopatologia das complicações gestacionais discutidas mais adiante neste capítulo e ao longo do livro.

EDEMA PULMONAR AGUDO

A incidência de edema pulmonar que complica a gestação varia entre 1 em 500 partos nos centros terciários de referência. As duas causas gerais são: (1) *cardiogênico*, especificamente o edema hidrostático causado pelas altas pressões hidráulicas de capilares pulmonares, e (2) *não cardiogênico*, ou seja, o edema de permeabilidade causado pelo dano endotelial capilar e epitelial alveolar. Na gravidez, o edema não cardiogênico é mais comum. Em geral, os estudos em gestantes indicam que mais da metade que desenvolve edema pulmonar apresenta algum grau de síndrome séptica em conjunto com tocólise, pré-eclâmpsia grave ou hemorragia obstétrica combinada com reposição vigorosa de volume (O'Dwyer, 2014; Thornton, 2011).

Embora o edema pulmonar cardiogênico seja menos frequente, entre as causas desencadeantes estão reanimação em caso de hemorragia e tratamento vigoroso de trabalho de parto pré-termo. Em um estudo, as causas em 51 casos de mulheres com edema pulmonar foram insuficiência cardíaca, terapia tocolítica, sobrecarga de fluido iatrogênico e pré-eclâmpsia (Sciscione, 2003). Em outro estudo, mais da metade dos casos foi associada a pré-eclâmpsia, e os outros três casos tiveram distribuição igual (Hough, 2007). Em ainda outro estudo de 53 casos, 83% foram causados por distúrbios hipertensivos; 11%, problemas cardíacos; e 6%, sepse (O'Dwyer, 2015). Embora menos usada atualmente, a terapia tocolítica com medicamentos β-miméticos chegou a ser a causa de até 40% dos casos de edema pulmonar em gestantes (DiFederico, 1998; Gandhi, 2014; Jenkins, 2003).

■ Edema não cardiogênico por permeabilidade

A ativação do endotélio é o denominador comum dos casos de pré-eclâmpsia, síndrome séptica e hemorragia aguda – ou das frequentes combinações entre elas – sendo esses quadros os fatores predisponentes mais comuns para a ocorrência de edema pulmonar (Tab. 47-4). Como já discutido, esses cenários clínicos frequentemente estão associados ao uso de corticosteroides para acelerar a maturação pulmonar fetal, junto com a reposição vigorosa de volume e a terapia tocolítica (Thornton, 2011).

TABELA 47-4 Algumas causas e fatores associados ao edema pulmonar na gravidez

Edema não cardiogênico por permeabilidade – ativação endotelial com extravasamento capilar-alveolar:
- Síndrome de pré-eclâmpsia
- Hemorragia aguda
- Síndrome séptica: pielonefrite, metrite
- Terapia tocolítica: β-miméticos, $MgSO_4$
- Pneumonite por aspiração
- Reposição intravenosa de volume vigorosa
- Pancreatite

Edema pulmonar cardiogênico – insuficiência miocárdica com edema hidrostático por pressão da artéria pulmonar excessiva:
- Miocardiopatia hipertensiva
- Obesidade – *adipositas cordis*
- Doença valvar do lado esquerdo
- Reposição intravenosa de volume vigorosa
- Hipertensão pulmonar

TABELA 47-3 Fórmulas para obter vários parâmetros cardiopulmonares

Pressão arterial média (PAM) (mmHg) = [PAS + 2 (PAD)] ÷ 3

Débito cardíaco (DC) (L/min) = FC × volume sistólico

Volume sistólico (VS) (mL/batimento) = DC/FC

Índice sistólico (IS) (mL/batimento/m^2) = VS/ASC

Índice cardíaco (IC) (L/min/m^2) = DC/ASC

Resistência vascular sistêmica (RVS) (dinas × s × cm^{-5}) = [(PAM − PVC)/DC] × 80

Resistência vascular pulmonar (RVP) (dinas × s × cm^{-5}) = [(PMAP − POAP)/DC] × 80

ASC, área de superfície corporal (m^2); FC, frequência cardíaca (batimentos/min); PAD, pressão arterial diastólica; PAS, pressão arterial sistólica; POAP, pressão de oclusão da artéria pulmonar (mmHg); PMAP, pressão média na artéria pulmonar (mmHg); PVC, pressão venosa central (mmHg).

Os β-agonistas parenterais estão, incontestavelmente, associados a edema pulmonar. Os estudos também associaram o sulfato de magnésio administrado para pré-eclâmpsia (Gandhi, 2014; Wilson, 2014; Xiao, 2014). O tratamento combinado também é uma causa. Em um estudo de quase 800 mulheres que receberam sulfato de magnésio para trabalho de parto pré-termo, 8% desenvolveram edema pulmonar, e metade desse grupo afetado também recebeu terbutalina (Samol, 2005).

■ Edema hidrostático cardiogênico

A insuficiência ventricular que causa edema pulmonar na gravidez geralmente está associada a alguma forma de hipertensão gestacional. Embora possa ser causada por defeitos anatômicos congênitos ou adquiridos, a disfunção diastólica frequentemente tem origem em hipertensão arterial, obesidade ou ambas (Jessup, 2003; Kenchaiah, 2002). Nessas mulheres, a hipertensão sistólica aguda agrava a disfunção diastólica e causa edema pulmonar (Dennis, 2012; Gandhi, 2001). É importante ressaltar que a hipertrofia concêntrica e excêntrica é 2 a 3 vezes mais frequente em mulheres negras comparadas a mulheres brancas (Drazner, 2005). Em um estudo de caso-controle de 28 gestantes com pré-eclâmpsia e edema pulmonar, metade delas estavam em período pré-parto (Gandhi, 2014).

Em mulheres com miocardiopatia subjacente, a insuficiência cardíaca é geralmente precipitada por pré-eclâmpsia, hipertensão, hemorragia e anemia, e sepse puerperal (Cunningham, 1986; Sibai, 1987). Em muitos desses casos, quando se realiza ecocardiograma posteriormente, a função sistólica medida pela fração de ejeção mostra-se normal, mas é frequente encontrar evidências de disfunção diastólica (Aurigemma, 2004). O uso de *peptídeo natriurético cerebral (BNP)* não foi avaliado extensivamente na gravidez (Seror, 2014). Esse neuro-hormônio é secretado por miócitos e fibroblastos ventriculares com a distensão observada na insuficiência cardíaca. Em pacientes não grávidas, valores < 100 pg/mL têm um excelente valor preditivo negativo, e valores > 500 pg/mL têm um excelente valor preditivo positivo. Contudo, o problema é que os valores frequentemente se encontram entre 100 e 500 pg/mL e, portanto, não têm valor diagnóstico (Ware, 2005). Valores para BNP N-terminal e peptídeo natriurético atrial (ANP) estão, ambos, elevados com pré-eclâmpsia (Szabo, 2014; Tihtonen, 2007). Isso é discutido com mais detalhes no Capítulo 4 (p. 63), e os valores normais para a gravidez são mostrados no Apêndice (p. 1259).

■ Manejo

O edema pulmonar agudo requer cuidado emergencial. Administra-se furosemida, 20 a 40 mg por via intravenosa, além de terapia para controlar a hipertensão grave. O tratamento complementar depende do período, pré ou pós-parto, em que a mulher está. O feto vivo impede o uso de medicamentos cardioativos que reduziriam rapidamente a resistência periférica, mas também reduziriam drasticamente a circulação uteroplacentária. A causa da insuficiência cardiogênica deve ser determinada por ecocardiograma, que ajudará a orientar o tratamento complementar. O edema pulmonar agudo não é, por si só, indicação para cesariana de emergência.

SÍNDROME DA DISFUNÇÃO RESPIRATÓRIA AGUDA

A lesão pulmonar aguda capaz de causar uma forma de edema pulmonar grave por aumento da permeabilidade e insuficiência respiratória é denominada síndrome da disfunção respiratória aguda (SDRA). Trata-se de um *continuum* fisiopatológico que se inicia com insuficiência pulmonar leve e evolui para dependência de alta concentração de oxigênio inspirado e ventilação mecânica. Não há critérios uniformes para o seu diagnóstico, portanto a incidência é relatada de forma variável para a gravidez. Em uma pesquisa da Nationwide Inpatient Sample, foram identificadas 2.808 gestantes com SDRA (Rush, 2017). A incidência variou de 36 a 60 casos por 100.000 nascimentos, e a taxa de mortalidade materna foi de 9%. Na sua forma mais extrema, que requer suporte ventilatório, a taxa de mortalidade associada é de 45%. Essa taxa pode chegar a 90% se o quadro for causado ou complicado por sepse (Phua, 2009). Embora as gestantes sejam mais jovens e, geralmente, mais saudáveis do que a população geral, elas apresentam taxas de mortalidade de 25 a 40% (Catanzarite, 2001; Cole, 2005). Por fim, se a SDRA se desenvolve antes do parto, a taxa de mortalidade perinatal é proporcionalmente alta.

■ Definições

A maioria dos pesquisadores define a SDRA como infiltrados pulmonares documentados radiograficamente, uma razão da tensão de oxigênio arterial para a fração de oxigênio no ar inspirado (PaO_2:FiO_2) < 200, e nenhuma evidência de insuficiência cardíaca (Mallampalli, 2010; Thompson, 2017). Revisada pelo consenso internacional, a *definição de Berlin* foi descrita pela ARDS Definition Task Force (2012) e inclui as categorias leve, moderada e grave. Atualmente, nos estudos mais intervencionistas, a hipótese diagnóstica de *lesão pulmonar aguda* é feita quando a razão PaO_2:FiO_2 é < 300 e está combinada com dispneia, taquipneia, dessaturação de oxigênio e infiltrados pulmonares radiográficos (Wheeler, 2007).

■ Etiopatogênese

A SDRA é uma descrição fisiopatológica que inicia com uma lesão pulmonar aguda de várias causas (Tab. 47-5). Na gestante,

TABELA 47-5 Algumas causas de lesão pulmonar aguda e insuficiência respiratória em gestantes

Pneumonia: bacteriana, viral, por aspiração
Síndrome séptica: corioamnionite, pielonefrite, infecção puerperal, aborto séptico
Hemorragia: choque, transfusão massiva, lesão pulmonar aguda relacionada à transfusão (TRALI)
Síndrome de pré-eclâmpsia
Terapia tocolítica
Embolia: líquido amniótico, doença trofoblástica, gasosa, gordura
Doença do tecido conectivo
Abuso de substâncias
Inalação de irritantes e queimaduras
Pancreatite
Overdose de fármacos/drogas
Cirurgia fetal
Trauma
Anemia falciforme
Tuberculose miliar
Hemorragia cerebral

Dados de Cole, 2005; Duarte, 2014; Golombeck, 2006; Lapinsky, 2015; Martin, 2006; Sheffield, 2005; Sibai, 2014; Snyder, 2013; Zeeman, 2003, 2006.

a sepse e a pneumonia infecciosa difusa são as duas causas mais comuns de SDRA de agente único. Pielonefrite, infecção pélvica puerperal e corioamnionite são as causas mais frequentes de sepse. Como discutido na p. 917, pré-eclâmpsia grave e hemorragia obstétrica estão mais comumente associadas a edema de permeabilidade. É importante observar que mais da metade das gestantes com SDRA apresentam alguma combinação de sepse, hemorragia, choque e sobrecarga de fluidos. A contribuição da *lesão pulmonar aguda relacionada à transfusão (TRALI)* não está clara (Cap. 41, p. 791).

Com a lesão endotelial nos capilares pulmonares são liberadas citocinas que recrutam neutrófilos para o local de inflamação. Ali, eles elaboram mais citocinas que agravam a lesão tecidual. Há três estágios no desenvolvimento da SDRA. Primeiro, a *fase exsudativa* segue a lesão disseminada do endotélio microvascular, incluindo a vasculatura pulmonar acompanhada por lesão do epitélio alveolar. Com isso, há aumento da permeabilidade capilar, perda ou inativação de surfactante, redução do volume pulmonar e *shunting* vascular que resulta em hipoxemia arterial. A seguir, inicia-se a *fase fibroproliferativa*, 3 a 4 dias mais tarde, com duração de até 21 dias. Por fim, a *fase fibrótica* resulta da cicatrização. Apesar disso, o prognóstico em longo prazo da função pulmonar é surpreendentemente bom (Herridge, 2003; Levy, 2015).

■ Evolução clínica

Quando há lesão pulmonar, a condição clínica depende, em grande parte, do grau de agressão, da capacidade de compensação e do estágio da doença. Por exemplo, logo após a lesão inicial, os achados físicos estão ausentes, com exceção, talvez, da hiperventilação. E, inicialmente, a oxigenação arterial em geral é adequada. A alcalose metabólica leve induzida pela gravidez pode ser acentuada pela hiperventilação. Com o agravamento, tornam-se evidentes sinais clínicos e radiológicos de edema pulmonar, redução da complacência pulmonar e aumento do *shunting* sanguíneo intrapulmonar. Ocorre edema pulmonar e intersticial progressivo com o extravasamento de células inflamatórias e eritrócitos.

A lesão pulmonar deve, de preferência, ser identificada nesse estágio inicial, e a terapia específica é direcionada à lesão subjacente. A evolução progressiva para insuficiência respiratória aguda caracteriza-se por dispneia acentuada, taquipneia e hipoxemia. A perda adicional de volume pulmonar resulta em redução da complacência pulmonar e aumento de *shunting*. As anormalidades difusas são ouvidas por auscultação, e a radiografia de tórax demonstra, de forma característica, o envolvimento pulmonar bilateral (Fig. 47-1) Nessa fase, a lesão normalmente seria letal na ausência de suporte ventilatório. Quando o *shunting* ultrapassa 30%, ocorre hipoxemia refratária grave juntamente com acidoses metabólica e respiratória, que podem resultar em irritabilidade e disfunção miocárdicas, além de parada cardíaca.

■ Manejo

A redução das taxas de mortalidade por SDRA resultaram de avanços no cuidado das pacientes em estado crítico (Levy, 2015). É necessário ter grande atenção a: (1) reconhecimento e tratamento dos distúrbios clínicos e cirúrgicos subjacentes, (2) minimização dos procedimentos e das suas complicações, (3) administração de profilaxia contra tromboembolismo venoso, sangramento gastrintestinal, aspiração e infecção de cateter venoso central, (4) diagnóstico rápido de infecções nosocomiais e (5) fornecimento de nutrição adequada.

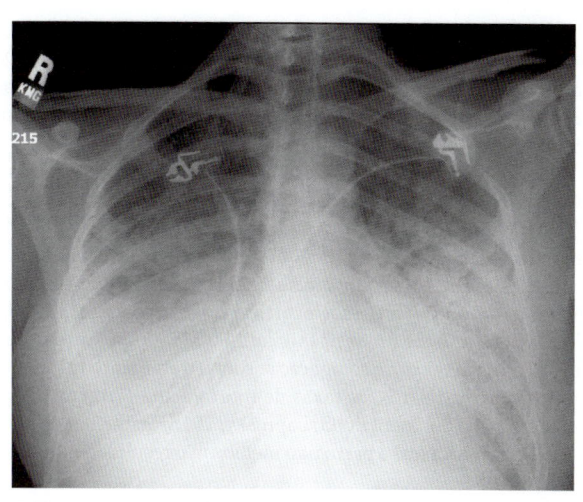

FIGURA 47-1 Radiografia de tórax anteroposterior de uma mulher no segundo trimestre de gestação com marcada opacificação pleural e parenquimatosa bilateral secundária à síndrome da disfunção respiratória aguda (SDRA) devido à pielonefrite.

Em casos de lesão pulmonar aguda grave, o fornecimento de oxigenação adequada dos tecidos periféricos compensa as manobras que agravam ainda mais a lesão pulmonar. Pelo menos intuitivamente, o aumento da liberação de oxigênio deve provocar um aumento correspondente na captação tecidual, mas isso é difícil de medir. O suporte da perfusão sistêmica com cristaloides intravenosos e sangue é essencial. Como discutido anteriormente, o ensaio conduzido pelo National Heart, Lung, and Blood Institute (2006) mostrou que o uso do PAC não melhorou os resultados. Como a sepse é comum na lesão pulmonar, realiza-se terapia antimicrobiana vigorosa para infecção, e quaisquer tecidos necróticos são desbridados. O aporte de oxigênio pode melhorar muito pela correção da anemia. Especificamente, cada grama de hemoglobina transporta 1,25 mL de oxigênio quando 90% saturado. Em comparação, o aumento da P_{O_2} arterial de 100 para 200 mmHg resulta no transporte de apenas 0,1 mL de oxigênio adicional para cada 100 mL de sangue.

As metas razoáveis no cuidado da mulher com lesão pulmonar grave são alcançar uma PaO_2 de 60 mmHg ou saturação de oxigênio de 90% usando um conteúdo de oxigênio inspirado < 50% e pressões positivas no final da expiração < 15 mmHg. Em relação à gravidez, continua controverso se o parto melhora a oxigenação materna (Mallampalli, 2010). Em um estudo de 29 mulheres submetidas à ventilação mecânica, 10 tiveram o parto intubadas (Lapinsky, 2015). Isso foi associado à melhora modesta na função respiratória em, talvez, metade, mas não foram identificados fatores preditivos de um melhor resultado.

■ Ventilação mecânica

A ventilação não invasiva, ou seja, a ventilação de pressão positiva por máscara facial, pode ser efetiva em algumas mulheres em estágios iniciais de insuficiência pulmonar (Duarte, 2014). A intubação inicial é preferida em gestantes se a insuficiência respiratória for mais provável e, especialmente, se for iminente. Muitas fórmulas bem-sucedidas são empregadas para ventilação mecânica, e, inicialmente, é ideal um volume corrente ≤ 6 mL/kg (Levy, 2015; Schwaiberger, 2016). A ventilação oscilatória de alta frequência (VOAF) é controversa na SDRA (Ferguson, 2013;

Slutsky, 2013). São feitos ajustes para que se obtenha PaO_2 > 60 mmHg ou saturação de oxigênio da hemoglobina ≥ 90% e $PaCO_2$ de 35 a 45 mmHg. Níveis mais baixos de PaO_2 são evitados porque a perfusão placentária pode ser prejudicada (Levinson, 1974).

Entre as gestantes que necessitam de ventilação por qualquer período de tempo, a taxa de mortalidade materna está entre 10 e 20%. Em um estudo de 51 dessas mulheres, quase metade teve pré-eclâmpsia grave, e a maioria precisou de intubação após o parto. Dessas, 11 deram à luz sendo ventiladas, e outras seis tiveram alta sem que tivesse ocorrido o parto (Jenkins, 2003). Houve duas mortes maternas, incluindo a de uma mulher que veio a óbito em razão de complicação com o tratamento tocolítico. Em três outros relatos, as taxas de mortalidade materna variaram de 10 a 25% (Chen, 2003; Lapinsky, 2015; Schneider, 2003). Na maioria dos casos, o parto não melhorou o resultado materno.

Pressão expiratória final positiva

Com lesão pulmonar grave e altas frações de *shunt* intrapulmonar, talvez não seja possível garantir oxigenação adequada com as pressões ventilatórias habituais, mesmo com oxigênio a 100%. A pressão expiratória final positiva em geral é bem-sucedida ao reduzir o *shunt* por recrutar alvéolos colapsados. Em níveis mais baixos, entre 5 e 15 mmHg, a pressão positiva normalmente pode ser usada com segurança. Em níveis mais altos, o retorno venoso do lado direito prejudicado pode resultar em diminuição do débito cardíaco, redução da perfusão uteroplacentária, distensão alveolar excessiva, queda da complacência e barotrauma (Schwaiberger, 2016; Slutsky, 2013).

Oxigenação por membrana extracorpórea

Como discutido no Capítulo 33 (p. 620), a oxigenação por membrana extracorpórea (ECMO) tem sido usada com sucesso no tratamento da síndrome da aspiração de mecônio neonatal. A observação preliminar sugere que ela pode ser útil em adultos com SDRA (Brodie, 2011; Levy, 2015; Peek, 2009). O uso da ECMO foi relatado em gestantes. Em um estudo, 12 pacientes com insuficiência respiratória causada por influenza foram tratadas com ECMO e, das quatro mortes maternas, três foram motivadas por hemorragia relacionada à anticoagulação (Nair, 2011). Em outro estudo, a duração do suporte em quatro sobreviventes foi de 2 a 28 dias (Cunningham, 2006). Em uma revisão de 29 gestantes tratadas, 80% dos casos foram decorrentes da SDRA, e a taxa de mortalidade materna e perinatal foi de 28% (Anselmi, 2015). Os aspectos técnicos da ECMO foram revisados por Brodie e Bacchetta (2011).

Oxigenação fetal

A propensão da molécula de hemoglobina a liberar o oxigênio é descrita pela *curva de dissociação da oxiemoglobina* (Fig. 47-2). Para as finalidades clínicas, a curva pode ser dividida em uma curva superior de associação do oxigênio, que representa o ambiente alveolocapilar, e uma porção inferior de dissociação do oxigênio, que representa o ambiente tecidual-capilar. Os desvios da curva têm maior efeito na porção mais íngreme porque implicam alteração no aporte de oxigênio. O desvio para a direita está associado a menor afinidade da hemoglobina pelo oxigênio e, consequentemente, a maior troca de oxigênio entre capilares e tecidos. Os desvios para a direita são produzidos por hipercapnia, acidose metabólica, febre e níveis aumentados de 2,3-difosfoglicerato. Durante a gravidez, a concentração de 2,3-difosfoglicerato nos eritrócitos aumenta cerca de 30%. Isso favorece o aporte de oxigênio tanto para o feto quanto para os tecidos periféricos da gestante.

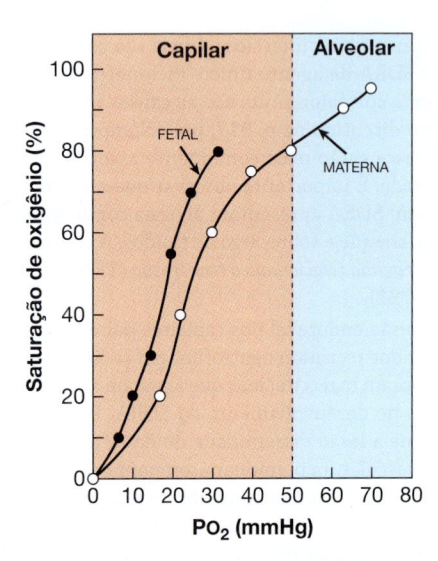

FIGURA 47-2 Curva de dissociação da oxiemoglobina. Com aumento da tensão parcial de oxigênio (PaO_2) nos alvéolos pulmonares, a hemoglobina adulta é maximamente saturada em comparação com a tensão mais baixa de oxigênio nos capilares teciduais. Observe que, para qualquer dada tensão de oxigênio, a hemoglobina fetal transporta mais oxigênio que a hemoglobina adulta, conforme indicado pela saturação percentual.

A hemoglobina fetal tem maior afinidade por oxigênio que a hemoglobina adulta. Conforme observado na Figura 47-2, a curva fica posicionada à esquerda da curva adulta. Para alcançar 50% de saturação de hemoglobina, a PaO_2 deve ser de 27 mmHg na mãe em comparação com apenas 19 mmHg no feto. Em condições fisiológicas normais, o feto encontra-se constantemente na porção de dissociação, ou tecidual, da curva. Mesmo nos casos em que a gestante apresenta doença pulmonar e níveis muito baixos de PaO_2, há favorecimento do deslocamento do oxigênio para os tecidos fetais. Outro exemplo disso é o da gestante que vive em locais de altas altitudes. Nesse caso, apesar da PaO_2 materna de apenas 60 mmHg, a PaO_2 fetal é equivalente àquela de fetos ao nível do mar (Subrevilla, 1971).

Líquidos intravenosos

Embora os resultados de mortalidade sejam semelhantes, o tratamento conservador, em vez de liberal, com fluidos está associado a menos dias de ventilação mecânica (Wiedemann, 2006). Algumas alterações fisiológicas induzidas pela gravidez predispõem a maior risco de edema de permeabilidade causado por reposição de volume vigorosa. A pressão coloidosmótica (PCO) é determinada pela concentração de albumina sérica, e 1 g/dL exerce aproximadamente 6 mmHg de pressão. Como discutido no Capítulo 4 (p. 68), as concentrações de albumina sérica normalmente caem na gravidez. Consequentemente, há redução na pressão oncótica de 28 mmHg na mulher não grávida para 23 mmHg nas gestantes a termo, e 17 mmHg no puerpério (Benedetti, 1979; Dennis, 2012). Com a pré-eclâmpsia, ocorre ativação endotelial com aumento da permeabilidade e extravasamento, o que causa perda de albumina para o espaço extravascular e redução na sua concentração sérica. Consequentemente, nesses casos, a pressão oncótica média fica em apenas 16 mmHg anteparto e 14 mmHg no pós-parto (Zinaman, 1985). Essas modificações têm impacto clínico significativo sobre a *pressão coloidosmótica/gradiente de pressão de oclusão*. Normalmente, esse gradiente excede 8 mmHg. No entanto, quando está em 4 mmHg ou menos, o risco de edema pulmonar aumenta. Não se obtêm benefícios com infusões de albumina, em vez de cristaloide, nessas mulheres (Uhlig, 2014). Essas associações foram revisadas por Dennis e Solnordal (2012).

■ Prognóstico em longo prazo

Nenhum estudo de seguimento em longo prazo abordou gestantes em recuperação de SDRA. Em participantes não grávidas, os riscos de prejuízo da função cognitiva global em 3 e 12 meses são significativos (Pandharipande, 2013). Os dados de pacientes não grávidas indicam um hiato de 1 a 2 anos antes da volta à atividade básica normal em todas. Em um estudo de seguimento de 5 anos, Herridge e colaboradores (2011) relataram função pulmonar normal, mas com limitação significativa para exercícios e sequelas físicas e psicológicas, redução na qualidade de vida e aumento da utilização de serviços de atenção à saúde.

SÍNDROME SÉPTICA

Essa síndrome é induzida por resposta inflamatória sistêmica a bactérias ou vírus, ou a seus coprodutos, como endo ou exotoxinas. A gravidade da síndrome forma um *continuum* ou espectro (Fig. 47-3). De acordo com o Centers for Disease Control and Prevention (CDC), de 2011 a 2013 a sepse causou 6,2% das mortes relacionadas com a gravidez nos Estados Unidos (Creanga, 2017). Também foi uma causa significativa de mortalidade materna em Michigan e no Reino Unido (Bauer, 2015; Mohamed-Ahmed, 2015; Nair, 2015).

As infecções que mais causam síndrome séptica em obstetrícia são a pielonefrite (Cap. 53, p. 1028), a corioamnionite e a sepse puerperal (Cap. 37, p. 667), o aborto séptico (Cap. 18, p. 351) e a fascite necrosante (Cap. 37, p. 671). Com sepse grave, a taxa de mortalidade em pacientes não grávidas é de 20 a 35%, e com choque séptico é de 40 a 60% (Angus, 2013; Munford, 2015). Com choque, relatou-se que a taxa de mortalidade na gravidez foi de 30% (Mabie, 1997; Snyder, 2013). Dito isso, o risco de mortalidade materna causada por sepse é significativamente subestimado (Bauer, 2015; Chebbo, 2016; Mohamed-Ahmed, 2015).

■ Etiopatogênese

Muito do que se sabe sobre a patogênese da sepse vem do estudo do lipopolissacarídeo (LPS) ou endotoxina (Mundford, 2015). A porção lipídica A é aprisionada por monócitos, torna-se internalizada e estimula a liberação de mediadores e uma sequência de perturbações complexas a jusante. Os aspectos clínicos da síndrome séptica são manifestados quando são liberadas citocinas com ações endócrinas, parácrinas e autócrinas (Angus, 2013; Singer, 2016).

Embora, em obstetrícia, a síndrome séptica possa ser causada por diversos patógenos, na maioria dos casos ela é formada por um pequeno grupo. Por exemplo, a pielonefrite que complica a gravidez causada por *Escherichia coli* e por espécies de *Klebsiella* frequentemente está associada à bacteriemia e à síndrome séptica (Cunningham, 1987; Snyder, 2013). E, embora as infecções pélvicas sejam geralmente polimicrobianas, as bactérias que causam a síndrome séptica grave são, frequentemente, Enterobacteriaceae produtoras de endotoxina, mais comumente *E. coli* (Eschenbach, 2015). Outros patógenos pélvicos são estreptococos aeróbios e anaeróbios, espécies de *Bacteroides* e espécies de *Clostridium*. Algumas cepas de estreptococos β-hemolíticos do grupo A e de *Staphylococcus aureus* – incluindo cepas resistentes

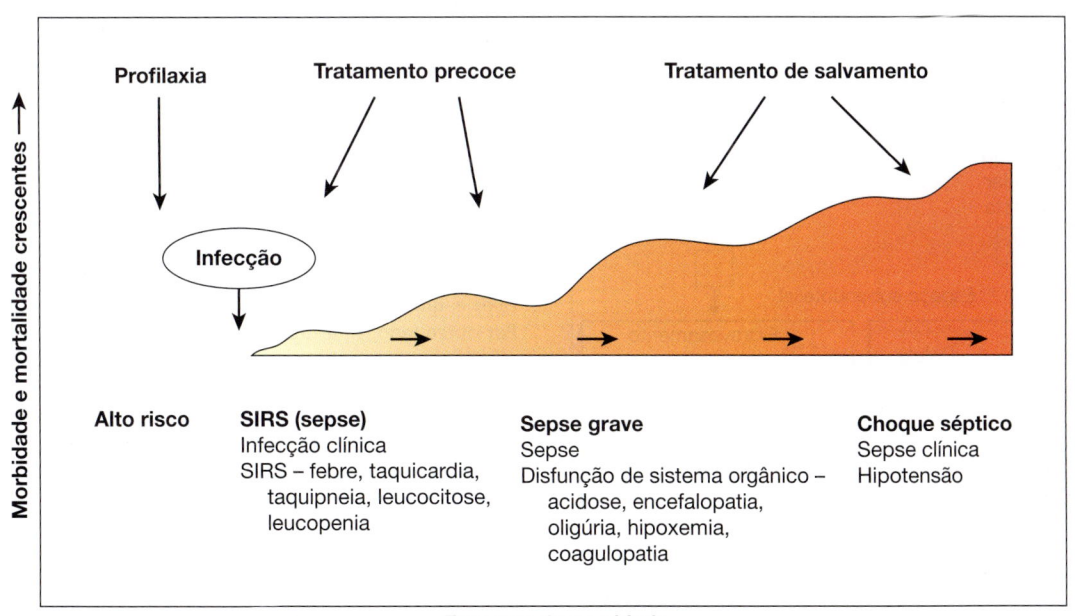

FIGURA 47-3 A síndrome séptica se inicia com uma síndrome de resposta inflamatória sistêmica (SIRS) em resposta à infecção que pode evoluir para choque séptico.

à meticilina adquiridas na comunidade (MRSA-AC) – produzem um superantígeno que ativa células T que rapidamente desencadeiam todos os componentes da síndrome séptica – *síndrome do choque tóxico* (Moellering, 2011; Soper, 2011). Isso é descrito com mais detalhes no Capítulo 37 (p. 675).

As *exotoxinas* bacterianas potentes também podem causar síndrome séptica grave. Exemplos incluem as exotoxinas do *Clostridium perfringens* ou *sordellii*, a toxina 1 da síndrome do choque tóxico (TSCT-1) do *S. aureus*, e a exotoxina do choque tóxico dos estreptococos β-hemolíticos do grupo A (Daif, 2009; Soper, 2011). Essas últimas exotoxinas causam necrose tecidual rápida e extensa e gangrena, especialmente no útero após o parto, e ainda podem causar colapso cardiovascular e morte materna (Nathan, 1993; Sugiyama, 2010). Em uma revisão que será discutida adiante, a taxa de mortalidade materna por essas infecções foi de 58% (Yamada, 2010).

Assim, a síndrome séptica se inicia com a resposta inflamatória dirigida contra as endotoxinas ou as exotoxinas microbianas (Angus, 2013). As células T CD4 e os leucócitos são estimulados a produzir compostos pró-inflamatórios, entre os quais fator de necrose tumoral α (TNF-α), diversas interleucinas (IL), outras citocinas, proteases, oxidantes e bradicinina, que resultam em uma "tempestade de citocinas" (Russell, 2006). Muitas outras reações celulares ocorrem, incluindo estimulação de compostos pró e anti-inflamatórios, atividade pró-coagulante, ativação de genes, regulação de receptores e imunossupressão (Filbin, 2009; Moellering, 2011). Também é provável que a IL-6 medeie a supressão miocárdica (Pathan, 2004).

A resposta fisiopatológica a essa cascata é a vasodilatação seletiva com distribuição inadequada do fluxo sanguíneo. A agregação de leucócitos e plaquetas causa obstrução de capilares. A intensificação da lesão endotelial produz aumento da permeabilidade capilar com extravasamento e acúmulo de líquido no interstício (Fig. 47-4). Dependendo do grau da lesão e da resposta inflamatória, o *continuum* fisiopatológico e clínico evolui como descrito na Figura 47-3. A síndrome clínica se inicia com sinais sutis de sepse causados pela infecção e termina no *choque séptico*, definido por hipotensão que não responde à hidratação venosa. Nos seus estágios iniciais, o choque clínico é primariamente causado por redução na resistência vascular sistêmica que não é inteiramente compensada por aumento no débito cardíaco. A hipoperfusão resulta em acidose láctica, redução na extração de oxigênio tecidual e disfunção de órgãos-alvo, o que inclui lesão pulmonar e renal aguda.

■ Manifestações clínicas

A síndrome séptica tem muitas manifestações clínicas que são, ao menos parcialmente, dependentes de determinados microrganismos invasores e de suas endotoxinas ou exotocinas específicas. A seguir, alguns dos efeitos gerais dos LPS:

1. Sistema nervoso central: confusão, *delirium*, sonolência, coma, agressividade, febre
2. Cardiovasculares: taquicardia, hipotensão
3. Pulmonares: taquipneia, *shunting* arteriovenoso com disoxia e hipoxemia, infiltrado exsudativo por lesão do endotélio alveolar, hipertensão pulmonar
4. Gastrintestinais: gastrenterite – náusea, vômito e diarreia; íleo; necrose hepatocelular – icterícia, transaminite
5. Renais: oligúria pré-renal, azotemia, lesão renal aguda, proteinúria
6. Hematológicos: leucocitose ou leucopenia; trombocitopenia, ativação da coagulação com coagulopatia intravascular disseminada
7. Endócrinos: hiperglicemia, insuficiência suprarrenal
8. Cutâneos: acrocianose, eritrodermia, bolhas, gangrena de dedos

Assim, embora o extravasamento capilar inicialmente cause hipovolemia, quando se administra solução cristaloide intravenosa nessa fase, a sepse pode ser descrita hemodinamicamente como um quadro de alto débito cardíaco e baixa resistência vascular sistêmica (Fig. 47-5). Concomitantemente, desenvolve-se hipertensão pulmonar e, apesar do elevado débito cardíaco, a sepse grave também causa depressão miocárdica (Munford, 2015; Ognibene, 1988). Essa etapa com frequência é referida como *fase quente* do choque séptico. Esses achados formam as manifestações cardiovasculares mais comuns do quadro inicial de sepse, mas podem ser acompanhados por algumas das alterações clínicas ou laboratoriais listadas anteriormente.

A resposta à hidratação venosa inicial tem valor prognóstico. A maioria das gestantes com sepse em fase inicial apresenta resposta salutar ao tratamento com solução cristaloide e antibióticos e, quando indicado, desbridamento de tecidos infectados. Por outro lado, se a hipotensão não for corrigida após reposição de volume vigorosa, o prognóstico será mais reservado. Em tal conjuntura, a ausência de resposta aos agentes inotrópicos β-adrenérgicos indica extravasamento extracelular significativo e refratário de líquidos com insuficiência vascular, depressão miocárdica fulminante ou ambas. Oligúria e vasoconstrição periférica contínua caracterizam uma fase secundária do choque séptico, a *fase fria,* a qual raramente se sobrevive. Outro sinal prognóstico ruim é a ocorrência de disfunção renal, pulmonar e cerebral persistente após ter sido corrigida a hipotensão (Angus, 2013; Chebbo, 2016). O risco médio de morte aumenta em 15 a 20% com a insuficiência de cada sistema de órgão. Com três sistemas insuficientes, as taxas de mortalidade chegam a 70% (Martin, 2003; Wheeler, 1999).

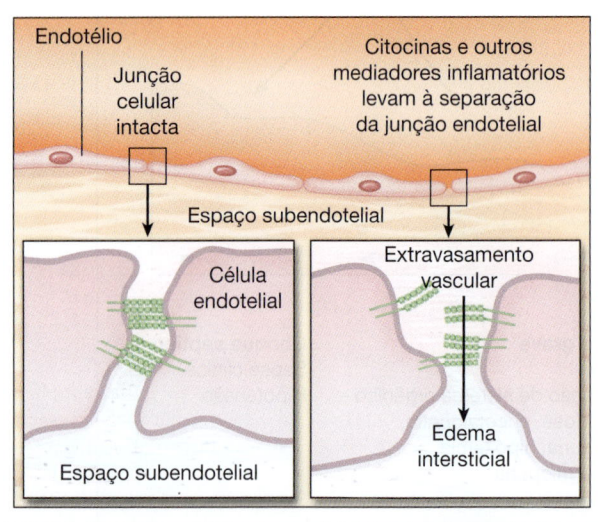

FIGURA 47-4 Permeabilidade endotelial. A interface interendotelial normal é representada à esquerda. Citocinas e outros mediadores inflamatórios desmontam as junções celulares, resultando em extravasamentos microvasculares (*à direita*).

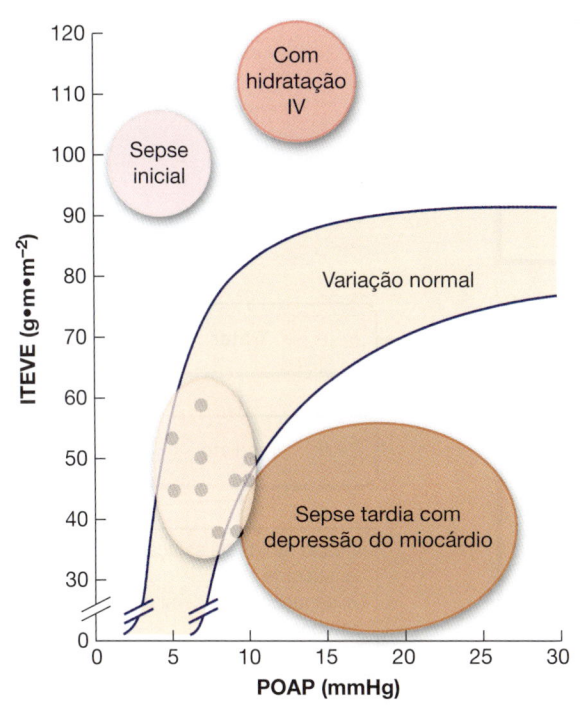

FIGURA 47-5 Efeitos hemodinâmicos da síndrome séptica. Os valores normais para gestantes a termo estão assinalados por pontos. Com a sepse inicial, há aumento do débito cardíaco e baixa resistência vascular. Com a reposição de volume, o débito cardíaco aumenta ainda mais, assim como a pressão hidráulica capilar. Com a persistência da sepse, é possível haver depressão do miocárdio, o que aumenta ainda mais a pressão hidráulica capilar. A redução na pressão oncótica do plasma (albumina sérica [g] × 6 mmHg) contribui para a passagem de líquido para o interstício pulmonar, e o extravasamento endo/epitelial causa inundação alveolar. (ITEVE, índice de trabalho de ejeção do ventrículo esquerdo; IV, intravenosa; POAP, pressão de oclusão da artéria pulmonar.)

■ Manejo

Em 2004, foi lançado um trabalho de consenso internacional chamado *Campanha sobrevivendo à sepse* (Dellinger, 2013). A base do tratamento é a *terapia precoce guiada por metas*, com ênfase na identificação imediata de infecção bacteriana grave e monitoramento estrito dos sinais vitais e do fluxo urinário. Ainda é controverso se a instituição desse protocolo melhorou as taxas de sobrevivência (ARISE Investigators, 2014; Mouncey, 2015; ProCESS Investigators, 2014). Com conjuntos de sistemas de alertas precoces, chegou-se a conclusões semelhantes (Edwards, 2015; Mhyre, 2014). Albright e colaboradores (2017) validaram o Sepsis in Obstetrics Score para identificar o risco de admissão à UTI por sepse.

A Figura 47-6 apresenta um algoritmo para o tratamento da síndrome séptica. As três etapas básicas devem ser realizadas simultaneamente quando possível e incluem investigação da origem da sepse e suas sequelas, avaliação da função cardiopulmonar e terapia imediata. A etapa mais importante na condução dos casos com sepse é a infusão rápida de 2 L, algumas vezes até 4 L a 6 L, de solução cristaloide para restaurar a perfusão renal nas mulheres gravemente afetadas (Vincent, 2013). Ao mesmo tempo, deve-se iniciar antibioticoterapia de amplo espectro apropriadamente escolhida. Como a hemoconcentração é causada pelo extravasamento capilar, se coexistir anemia, é administrado sangue. A manutenção da concentração de hemoglobina a ≥ 9 g/dL não mostrou resultados superiores em comparação com a concentração ≥ 7 g/dL (Holst, 2014). Contudo, a oxigenação fetal é melhorada pela concentração mais alta.

O uso de solução coloidal, como o hetastarch, é controverso (Angus, 2013; Ware, 2000). Um ensaio randomizado comparando hidroxietilamida e acetato de Ringer relatou uma taxa de mortalidade mais alta com a solução de amido (Perner, 2012). Em outro ensaio, foram encontrados resultados semelhantes comparando-se hidroxietilamida a 6% com soro fisiológico (Myburgh, 2012). Não se observou superioridade da albumina em comparação com os cristaloides (Caironi, 2014).

De preferência, a reposição agressiva de volume deve ser seguida por débito urinário de no mínimo 30 e preferencialmente 50 mL/h, assim como por outros indicadores de melhora na perfusão. Se não, considera-se o tratamento com fármaco vasoativo (Pacheco, 2014). A taxa de mortalidade aumenta quando a sepse é complicada por insuficiência respiratória ou renal. Nos casos de sepse grave, o dano ao endotélio capilar pulmonar e ao epitélio alveolar causa inundação alveolar e edema de pulmão. Isso pode ocorrer mesmo com pressões de oclusão da artéria pulmonar normais, como no caso da SDRA, discutida na p. 918 e representada na Figura 47-1.

Os antibióticos de amplo espectro são escolhidos empiricamente com base na provável fonte de infecção. Eles devem ser administrados em doses máximas após terem sido obtidas amostras para hemocultura, urocultura ou exsudatos não contaminados pela flora normal. Na sepse grave, a cobertura empírica apropriada resulta em melhores taxas de sobrevida (Barochia, 2010; MacArthur, 2004). Em obstetrícia, a pielonefrite aguda é geralmente causada por Enterobacteriaceae, como discutido no Capítulo 53 (p. 1028). Para infecções pélvicas, a cobertura empírica com esquemas como ampicilina mais gentamicina mais clindamicina geralmente é suficiente (Cap. 37, p. 668). A probabilidade das infecções em incisões ou outras associadas a tecidos moles serem causadas por *S. aureus* resistente à meticilina tem crescido e, consequentemente, nesses casos pode haver indicação de associar vancomicina (Klevens, 2007; Rotas, 2007). Em caso de aborto séptico, o esfregaço corado por Gram pode ajudar a identificar espécies de *Clostridium* ou um estreptococo do grupo A. Isso também vale para as infecções fasciais profundas.

Tratamento cirúrgico

A sepse contínua pode ser fatal, e o desbridamento do tecido necrótico ou a drenagem do material purulento são cruciais (Nelson, 2015; Pacheco, 2014). Em obstetrícia, as principais causas de sepse são aborto infectado, pielonefrite e infecções pélvicas puerperais, que incluem metrite e infecções das lacerações perineais ou das incisões da histerotomia ou laparotomia. Em caso de aborto séptico, o conteúdo uterino deve ser imediatamente removido por curetagem, conforme descrito no Capítulo 18 (p. 351). A histerectomia raramente é indicada, exceto se houver evolução com gangrena.

Nas pacientes com pielonefrite, a persistência da sepse implica investigação para detectar uma possível obstrução causada por cálculo ou abscesso perinéfrico ou intrarrenal. A ultrassonografia renal ou pielografia *one shot* pode ajudar a diagnosticar obstrução e cálculos. Se houver obstrução, a cateterização ureteral, nefrostomia percutânea ou exploração do flanco são medidas capazes de salvar a vida (Cap. 53, p. 1029). A tomografia computadorizada (TC) ou a ressonância magnética ajudam a identificar um fleimão ou abscesso.

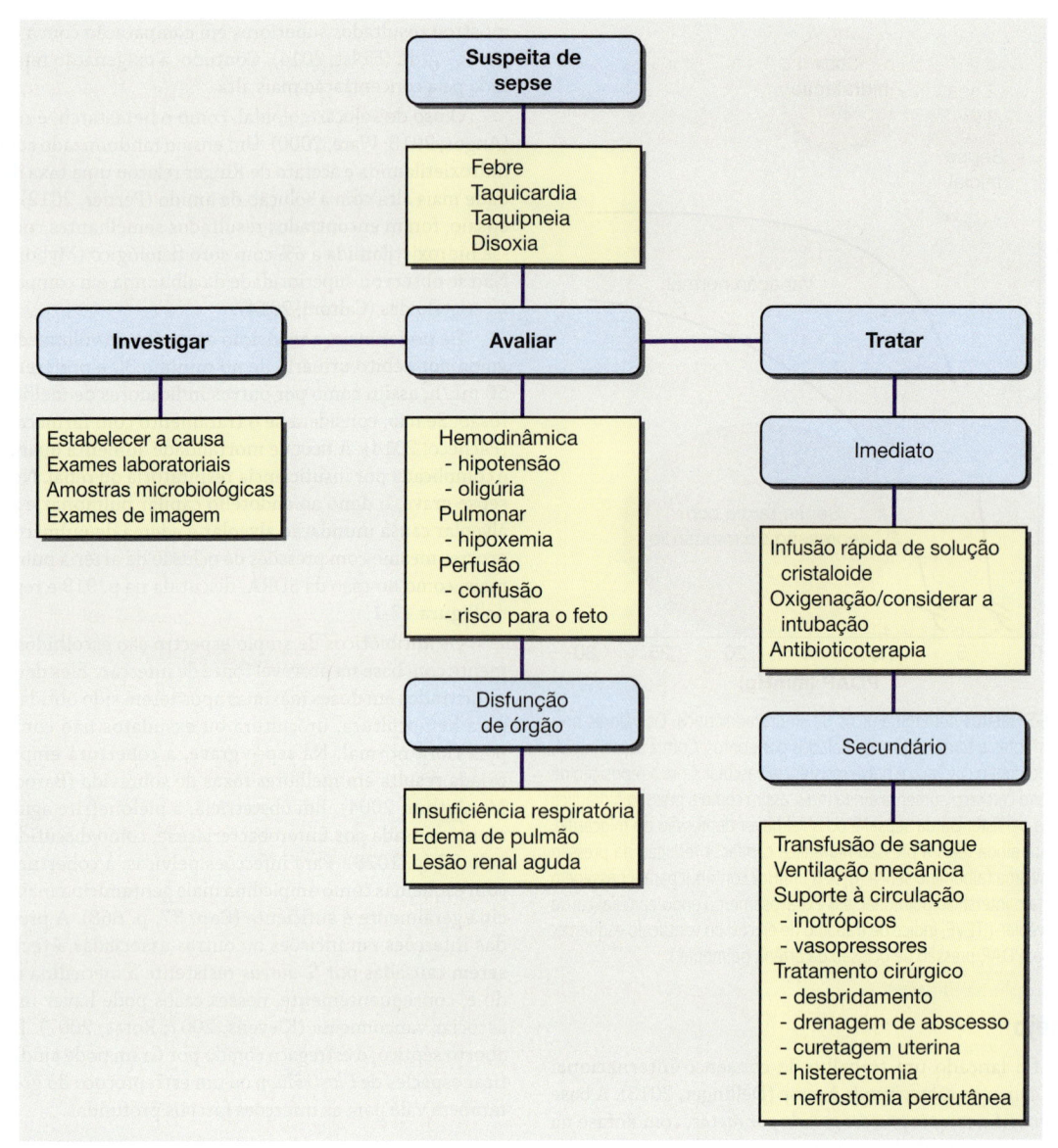

FIGURA 47-6 Algoritmo para a avaliação e tratamento da síndrome séptica. A implementação rápida e agressiva é essencial para o sucesso. As três etapas – investigação, avaliação e tratamento – devem ser realizadas simultaneamente quando possível.

Infecções puerperais Em sua maioria, os casos de sepse pélvica puerperal manifestam-se nos primeiros dias de pós-parto, e a antibioticoterapia intravenosa sem desbridamento de tecido costuma ser curativa. Há pelo menos três exceções.

Primeiro, a mionecrose uterina massiva pode ser causada por estreptococo β-hemolítico do grupo A ou infecções por clostrídio (Soper, 2011; Sugiyama, 2010; Yamada, 2010). As pacientes com doença de início precoce apresentam achados listados na Tabela 47-6. A taxa de mortalidade nessas mulheres com gangrena é alta, como mostra a Figura 47-7, e a histerectomia imediata é uma medida salvadora (Mabie, 1997; Nathan, 1993). Os estreptococos β-hemolíticos do grupo A e a colonização ou infecção por clostrídio também podem causar síndrome do choque tóxico sem gangrena óbvia (Mason, 2012). Esses casos são causados por uma toxina estreptocócica da síndrome do choque tóxico ou por exotoxina de *Clostridium* que evoluiu a partir do *S. aureus*

(Cap. 37, p. 675). Em muitos outros casos, há bacteriemia e invasão ampla de tecidos, mas com útero e incisão abdominal intactos. Se for possível excluir a possibilidade de necrose uterina – geralmente por TC – então, em nossa experiência, assim como na de outros autores, talvez não haja necessidade de histerectomia (Soper, 2011). Ainda assim, essas infecções têm alta letalidade (Yamada, 2010).

Como uma segunda exceção, a fascite necrosante do local de episiotomia ou da incisão cirúrgica abdominal é uma emergência cirúrgica. Como descrito por Gallup e colaboradores (2002), essas infecções são tratadas de forma agressiva, como discutido no Capítulo 37 (p. 671). Sinha e colaboradores (2015) descreveram uma mulher com *gangrena de Fournier* que precisou de desbridamento radical e colostomia.

Como última exceção, infecção uterina pós-parto agressiva ou persistente com necrose, deiscência da incisão uterina e

TABELA 47-6 Achados clínicos em 55 mulheres com infecção por β-hemolítico do grupo A manifestada nas 12 primeiras horas após o parto

Achado	Frequência (%)
Multíparas	83
Terceiro trimestre	90
Síndrome semelhante à influenza	
Febre alta	94
Respiratórios superiores	40
Gastrintestinais	49
Hipertonia uterina	73
Choque de início precoce	91
Mortalidade	
Materna	58
Perinatal	66

Dados de Yamada, 2010.

peritonite grave pode levar à sepse (Cap. 37, p. 672). Com relação a isso, mulheres após cesariana com suspeita de peritonite devem ser cuidadosamente avaliadas quanto a necrose incisional uterina ou perfuração do intestino. Tais infecções tendem a ser menos agressivas do que as necrosantes causadas por estreptococos do grupo A e a ocorrer mais tardiamente no pós-parto. Elas frequentemente podem ser visualizadas na TC do abdome e da pelve. Se a suspeita persistir, indica-se a exploração cirúrgica imediata. Com necrose incisional, a histerectomia é geralmente necessária (Fig. 37-5, p. 673). Por fim, peritonite e sepse muito mais raramente podem resultar de ruptura de abscesso parametrial, intra-abdominal ou ovariano (Cap. 37, p. 671).

Terapia adjuvante

Como mostrado na Figura 47-6, uma mulher com síndrome séptica grave recebe suporte com infusão cristaloide contínua, transfusões de sangue e ventilação. Em alguns casos, outras medidas podem ser necessárias. Fármacos vasoativos não são administrados a menos que a reposição agressiva de volume não consiga corrigir a hipotensão e as anormalidades da perfusão. Os vasopressores de primeira linha são a norepinefrina, a epinefrina, a dopamina, a dobutamina ou a fenilefrina (Vincent, 2013).

O uso de corticosteroides é controverso. Alguns estudos mostram o efeito salutar da administração de corticosteroide. Supõe-se que a *deficiência de corticosteroides relacionada com doença crítica* (CIRCI) tenha participação na hipotensão recalcitrante. Assim, pode-se considerar a administração de corticosteroides nas pacientes dependentes de vasopressores (Angus, 2013; Munford, 2015).

A endotoxina estimula as células endoteliais para a suprarregulação do fator tecidual e, consequentemente, para a produção do pró-coagulante (Cunningham, 2015). A coagulopatia de consumo associada à sepse é discutida no Capítulo 41 (p. 782). Ao mesmo tempo, ela reduz a ação anticoagulante da proteína C ativada. No entanto, alguns agentes desenvolvidos para bloquear a coagulação não melhoraram os resultados. Alguns pesquisadores incluem *proteína C ativada recombinante*, *antitrombina III*, *antagonista do fator ativador plaquetário* e *inibidor da via do fator tecidual* (Munford, 2015; Wenzel, 2012).

TRAUMA

Dependendo das definições empregadas, 10 a 20% das gestantes sofrem trauma físico (Jain, 2015; Lucia, 2016). Além disso, as mortes relacionadas com lesão traumática são as causas não obstétricas mais comumente identificadas de mortalidade materna (Brown, 2013a; Horon, 2001). Em um estudo realizado na Califórnia com 4,8 milhões de gestações, quase 1 em cada 350 mulheres foram hospitalizadas por lesões causadas por agressão (El Kady, 2005). Com base nos dados do Parkland Hospital, acidentes com veículos motores e quedas são responsáveis por 85% das lesões sofridas por 1.682 mulheres grávidas (Hawkins, 2007). Seguindo dados do National Violent Death Reporting System, Palladino e colaboradores (2011) encontraram 2 casos de suicídio associados à gravidez por 100.000 nascimentos vivos. A taxa de homicídios por 100.000 gestações foi de 2,9. Notavelmente, a violência doméstica pode estar ligada a esses casos de suicídio (Martin, 2007). Por fim, a prevenção de lesões e a orientação das pacientes de alto risco podem ajudar a reduzir a morbidade (Chisolm, 2017; Lucia, 2016).

■ Abuso físico

De acordo com o CDC, a violência doméstica se refere ao dano físico, sexual ou psicológico por parceiro ou esposo atual ou anterior (Breiding, 2015). Esse tipo de violência afeta 1 em 5 mulheres a cada ano. No programa *Healthy People 2010*, uma das metas na prevenção da violência era a redução da agressão física praticada pelo parceiro masculino contra a mulher. O relatório dos Pregnancy Risk Assessment Monitoring Systems (PRAMS) mostrou alguma melhora nessas áreas (Suellentrop, 2006).

Ainda mais aterrador é o fato da violência física contra a mulher persistir durante a gravidez. O abuso foi relacionado à pobreza, à educação precária e ao uso de tabaco, álcool e drogas ilícitas (Centers for Disease Control and Prevention, 2008). Infelizmente, as mulheres vítimas de abuso tendem a permanecer com seus agressores, e o principal fator de risco para homicídio por parceiro íntimo é a violência doméstica prévia (Campbell, 2007). Por fim, as mulheres que buscam interrupção da gravidez têm maior incidência de violência doméstica (Bourassa, 2007).

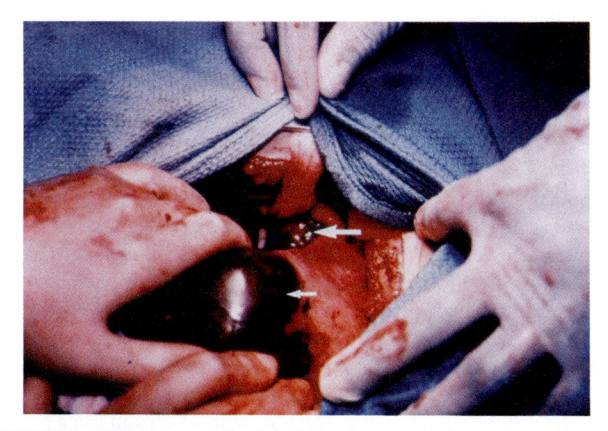

FIGURA 47-7 Um caso fatal de infecção puerperal por *Streptococcus pyogenes* β-hemolítico do grupo A após parto vaginal a termo sem complicações. A infecção produziu gangrena uterina e síndrome séptica impressionante. As setas apontam áreas negras de gangrena evidentemente abauladas no útero pós-parto no momento da laparotomia para histerectomia.

TABELA 47-7 Diretrizes para profilaxia contra infecções sexualmente transmissíveis nas gestantes vítimas de violência sexual

Profilaxia contra	Esquema	Alternativa
Neisseria gonorrhoeae	Ceftriaxona, 250 mg IM em dose única, **mais** Azitromicina, 1 g VO em dose única	Cefixima, 400 mg VO em dose única, **mais** Azitromicina, 1 g VO em dose única
Chlamydia trachomatis	Azitromicina, 1 g VO em dose única[a] ou Amoxicilina, 500 mg VO 3×/dia por 7 dias	Eritromicina-base, 500 mg VO 4×/dia por 7 dias ou Levofloxacino, 500 mg VO 1×/dia por 7 dias,[b] ou Ofloxacino, 300 mg VO 2×/dia por 7 dias[b]
Vaginose bacteriana	Metronidazol, 500 mg VO 2×/dia por 7 dias ou Metronidazol gel a 0,75%, 1 aplicador cheio (5 g) por via vaginal, 1×/dia por 5 dias ou Clindamicina creme a 2%, 1 aplicador cheio (5 g) por via vaginal, na hora de dormir por 7 dias	Tinidazol, 2 g VO 1×/dia por 2 dias[b] ou Tinidazol, 1 g VO 1×/dia por 5 dias[b] ou Clindamicina, 300 mg VO 2×/dia por 7 dias ou Clindamicina em óvulos, 100 mg por via vaginal, na hora de dormir por 3 dias
Trichomonas vaginalis	Metronidazol, 2 g VO em dose única ou Tinidazol, 2 g VO em dose única[b]	Metronidazol, 500 mg VO 2×/dia por 7 dias
Hepatite B (HBV)	Se não tiver sido vacinada, administrar a primeira dose da vacina contra o HBV, repetir com 1-2 meses e com 4-6 meses	
HIV	Considerar profilaxia retroviral se o risco de exposição for alto	

[a]Para não grávidas, pode-se recorrer à doxiciclina, 100 mg VO 2×/dia durante 7 dias.
[b]Categoria C para uso na gravidez.
HIV, vírus da imunodeficiência humana; IM, intramuscular; VO, via oral.
Dados de Centers for Disease Control and Prevention, 2015.

A mulher vítima de agressão física tende a apresentar-se tardiamente, ou nunca, para a assistência pré-natal. Em um estudo, as gestantes hospitalizadas na Califórnia em razão de agressão apresentaram taxas significativamente maiores de morbidade perinatal (El Kady, 2005). Entre as sequelas imediatas estão ruptura uterina, parto pré-termo e mortes materna e perinatal. Entre os resultados posteriores estão aumento nas taxas de descolamento prematuro de placenta, neonatos pré-termo e com baixo peso ao nascer, além de outras consequências adversas. Silverman e colaboradores (2006) estudaram os dados dos PRAMS, nos quais foram incluídas mais de 118 mil gestações em 26 estados norte-americanos, e relataram resultados semelhantes.

De modo preventivo, o American College of Obstetricians and Gynecologists (2012) recomenda o rastreamento universal de violência doméstica na visita pré-natal inicial, durante cada trimestre e novamente na visita após o parto (Cap. 9, p. 162). Outros recomendam uma abordagem de busca de caso com base na suspeita clínica (Robertson-Blackmore, 2013).

■ Abuso sexual

De acordo com o National Intimate Partner and Sexual Violence Survey (Black, 2014), estima-se que 1,2 milhão de mulheres sofrerão violência sexual a cada ano. Satin e colaboradores (1992) revisaram os casos de mais de 5.700 vítimas femininas de violência sexual no Condado de Dallas e relataram que 2% delas estavam grávidas. É comum haver trauma físico associado (Sugar, 2004). Do ponto de vista pericial, o protocolo para coleta de evidência não é diferente (Linden, 2011).

Além de atenção às lesões físicas e psicológicas, deve-se considerar a possibilidade de exposição a infecções sexualmente transmissíveis. O CDC (2015) recomenda a profilaxia antimicrobiana contra gonorreia, infecção por clamídia, vaginose bacteriana e tricomoníase (Tab. 47-7). Se a mulher não estiver grávida, outro aspecto muito importante é a contracepção de emergência, como recomendado pelo American College of Obstetricians and Gynecologists (2016; 2017a) e discutido no Capítulo 38 (p. 696).

Por último, é indispensável enfatizar a importância do aconselhamento psicológico à vítima de estupro e à sua família. Um risco ao longo da vida de 30 a 35% cada para transtorno de estresse pós-traumático, depressão maior e ideação suicida acompanha a violência sexual (Linden, 2011).

■ Acidentes automobilísticos

A cada ano, no mínimo 3% das gestantes envolvem-se em acidentes com veículos motorizados nos Estados Unidos. Com base em dados dos PRAMS, Sirin e colaboradores (2007) estimaram que 92.500 grávidas sofrem lesão a cada ano. Colisões de veículos motorizados são as causas mais comuns de trauma contuso grave, fatal ou com ameaça à vida durante a gestação (Brown, 2013a; Mendez-Figueroa, 2013, 2016; Vladutiu, 2013). Mattox e Goetzl (2005) relataram que esses acidentes também são a principal causa de morte fetal traumática. Esses fatos são consistentes com as nossas experiências no Parkland Hospital (Hawkins, 2007). As colisões de trânsito são mais frequentes no segundo trimestre (Redelmeier, 2014). Assim como todas as colisões de

Medicina intensiva e trauma

■ Outros traumatismos contusos

Algumas das outras causas comuns de traumatismo contuso são quedas e lesão corporal qualificada. Na revisão dos dados da Califórnia por El Kady e colaboradores (2005), as lesões infligidas intencionalmente estiveram presentes em cerca de um terço das gestantes hospitalizadas em razão de traumatismo. São menos comuns as lesões por explosão ou por esmagamento (Sela, 2008). No trauma contuso, as lesões intra-abdominais podem ser graves. Não obstante, as lesões intestinais são menos frequentes em razão do efeito protetor do útero volumoso. Ainda assim, também podem ocorrer lesões diafragmáticas, esplênicas, hepáticas e renais. É particularmente preocupante o risco de embolia por líquido amniótico, relatada inclusive com traumatismos leves (Ellingsen, 2007; Pluymakers, 2007). A hemorragia retroperitoneal possivelmente é mais comum do que nas mulheres não grávidas (Takehana, 2011).

As lesões ortopédicas também são observadas com alguma regularidade (Desai, 2007). Na unidade de traumatologia do Parkland Hospital, 6% das 1.682 mulheres grávidas avaliadas tinham lesões ortopédicas. Esse subgrupo também estava em maior risco de descolamento prematuro da placenta, parto pré--termo e mortalidade perinatal. Em uma revisão de 101 fraturas pélvicas ocorridas durante a gravidez, observou-se taxa de mortalidade materna de 9% e fetal de 35% (Leggon, 2002). Em outro estudo sobre fraturas pélvicas e do acetábulo em 15 gestações, houve uma morte materna e 4 dos 16 fetos vieram a óbito (Almog, 2007). Por fim, os traumatismos cranianos e a neurocirurgia causam problemas específicos (Qaiser, 2007).

■ Lesão e morte fetais

As taxas de morte perinatal aumentam com a gravidade das lesões maternas. A morte fetal é mais provável quando há lesão fetoplacentária direta, choque da gestante, fratura pélvica, traumatismo craniano materno ou hipoxia (Ikossi, 2005; Pearlman, 2008). Os acidentes com veículos motorizados causaram 82% das mortes fetais por traumatismo. Em metade dos casos, a morte é causada por lesão placentária, e, em 4%, por ruptura uterina (Weiss, 2001).

Apesar de incomuns, as lesões cranianas e cerebrais fetais são mais prováveis quando a cabeça está insinuada e a pelve materna sofre fratura (Palmer, 1994). Por outro lado, as lesões craniencefálicas fetais, presumivelmente produzidas por efeito de contragolpe, podem ocorrer na apresentação cefálica sem insinuação ou na apresentação não cefálica. As fraturas fetais de crânio são raras e serão mais bem identificadas com TC (Sadro, 2012). Um exemplo é a Figura 46-8 (p. 908). Outra sequela é a hemorragia intracraniana (Gherman, 2014; Green-Thompson, 2005). Weyerts e colaboradores (1992) descreveram o caso de um recém--nascido com paraplegia e contraturas associadas a acidente de veículo motorizado ocorrido vários meses antes do parto. Outras lesões descritas foram decapitação ou transecção abdominal parcial no segundo trimestre da gestação (Rowe, 1996; Weir, 2008).

■ Lesões placentárias

Eventos catastróficos que ocorrem com traumatismo contuso incluem as lesões placentárias – descolamento prematuro ou rompimento da placenta (Fig. 47-9). O descolamento da placenta por traumatismo provavelmente é causado por deformação do miométrio elástico ao redor da placenta relativamente inelástica (Crosby, 1968). Isso pode ocorrer por lesão de desaceleração

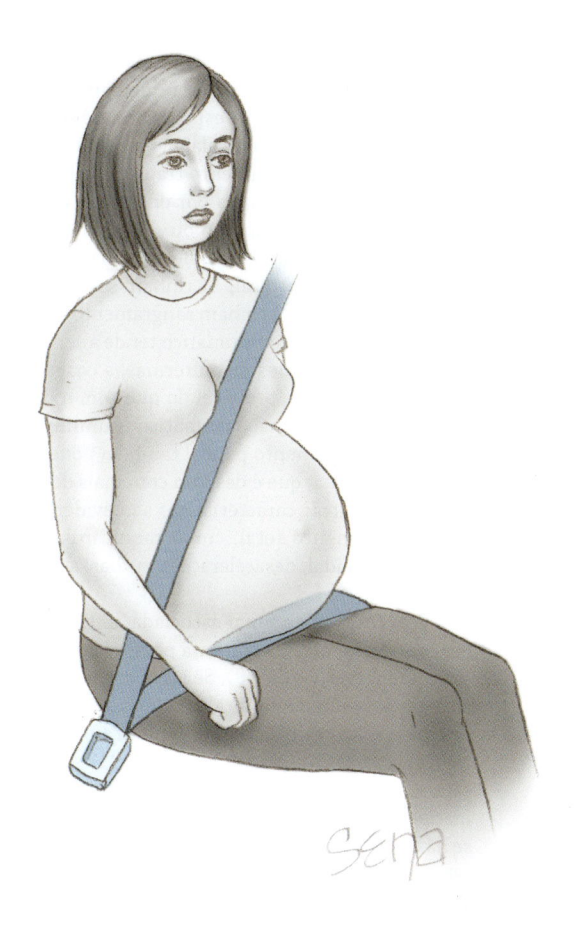

FIGURA 47-8 Ilustração que mostra o uso correto do cinto de segurança de três pontos em automóveis. A parte superior do cinto deve ficar *acima* do útero, e a parte inferior deve ficar perfeitamente ajustada cruzando a região superior das coxas e bem *abaixo* do útero.

veículo motorizado, o uso de álcool está geralmente associado. Lamentavelmente, até metade dos acidentes ocorre sem que os indivíduos estejam usando cinto de segurança, e provavelmente muitas dessas mortes teriam sido evitadas pelo uso do cinto de três pontos representado na Figura 47-8 (Luley, 2013; Schuster, 2016). O cinto de segurança evita o contato com o volante e reduz a pressão de impacto sobre o abdome (Motozawa, 2010).

As preocupações iniciais acerca de possíveis lesões causadas pela insuflação do *airbag* foram de certa forma amenizadas (Luley, 2013; Matsushita, 2014). Metz (2006) descreveu os casos de 30 gestantes, com 20 a 37 semanas de gravidez, envolvidas em acidentes automobilísticos com velocidade média de 56 km/h, em que houve acionamento do *airbag*. Cerca de um terço delas não usaram cinto de segurança, e houve uma morte fetal causada pelo único caso de descolamento prematuro de placenta. Em um estudo retrospectivo de coorte com 2.207 gestantes envolvidas em colisão com acionamento do *airbag*, os resultados perinatais não foram clinicamente diferentes dos observados em 1.141 casos sem acionamento do *airbag* usados para controle (Schiff, 2010). É importante ressaltar que, em ambos os grupos, 96% usavam cinto de segurança. Assim, as lesões com acionamento do *airbag* parecem estar relacionadas com a gravidade da colisão (Mendez-Figueroa, 2016).

928 Complicações clínicas e cirúrgicas

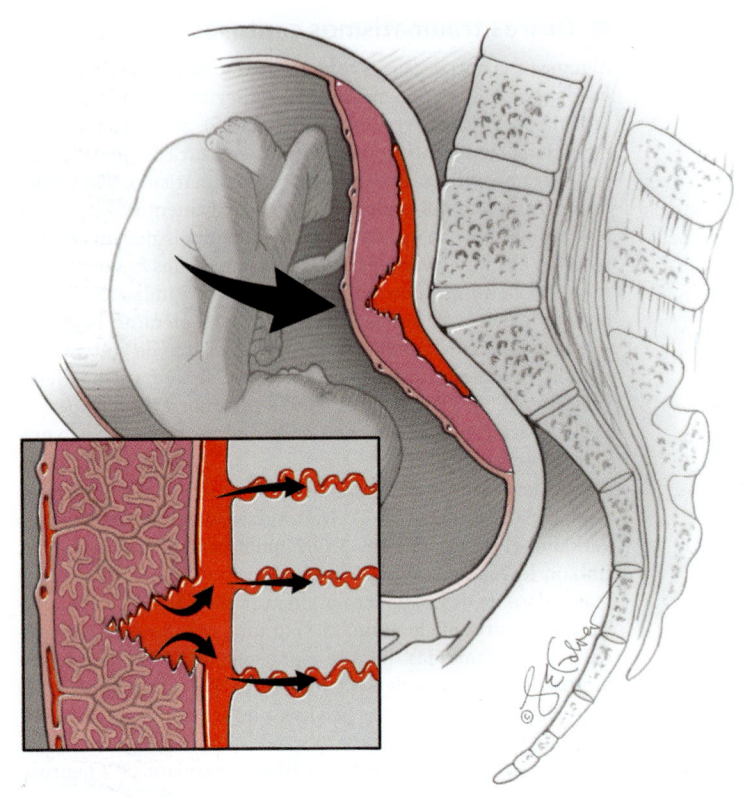

FIGURA 47-9 Mecanismo de laceração ou "fratura" de placenta causada por lesão com deformação-recomposição. O descolamento prematuro de placenta é identificado na forma de coleção de sangue no espaço retroplacentário. **Destaque.** A partir daí o sangue pode ser forçado ao leito venoso placentário e penetrar na circulação materna. Essa hemorragia feto-materna pode ser identificada pelo teste de Kleihauer-Betke.

Os achados clínicos observados com o descolamento traumático podem ser semelhantes aos do descolamento prematuro espontâneo de placenta (Cap. 41, p. 768). Kettel e colaboradores (1988) enfatizaram que o descolamento traumático pode ser oculto e não acompanhado por dor uterina, sensibilidade dolorosa à palpação ou sangramento. Em nossa experiência com 13 mulheres com essa condição no Parkland Hospital, 11 tinham sensibilidade uterina, mas apenas 5 tinham sangramento vaginal. Como o descolamento traumático tende a ser oculto e causar altas pressões intrauterinas, a coagulopatia associada é mais provável do que com o descolamento prematuro não traumático (Cunningham, 2015). O descolamento parcial também pode gerar atividade uterina, que é descrita com mais detalhes na p. 930. Outras características são evidência de comprometimento fetal, como taquicardia fetal, padrão sinusoidal, desacelerações tardias, acidose e morte fetal.

Se a força abdominal associada ao traumatismo for considerável, a placenta pode ser torcida ou "fraturada" (ver Fig. 47-9). Se isso ocorrer, pode-se encontrar hemorragia fetal potencialmente letal, seja para o interior da bolsa amniótica ou por hemorragia feto-materna (Pritchard, 1991). A fratura é linear ou estrelada e é causada pelas rápidas deformação e recomposição (Fig. 47-10). Especialmente se há compatibilidade sanguínea ABO, a hemorragia feto-materna é quantificada por meio do corante de Kleihauer-Betke do sangue materno. Em até um terço dos casos traumáticos, foi descrito sangramento feto-materno de pequeno volume, e em 90% deles o volume foi < 15 mL (Goodwin, 1990; Pearlman, 1990). Por fim, o descolamento prematuro não

quando o útero volumoso encontra o volante imóvel ou o cinto de segurança. Algum grau de descolamento complica 1 a 6% das lesões menores e até 50% das lesões maiores (Pearlman, 1990; Schiff, 2002). Verificou-se que o descolamento prematuro de placenta é mais provável quando a velocidade do veículo excede 48 km/h (Reis, 2000).

traumático da placenta é muito menos associado a hemorragia feto-materna significativa, pois muito pouco sangue fetal entra no espaço interviloso. Com o descolamento traumático, no entanto, pode ocorrer hemorragia feto-materna massiva. Em um estudo, o risco de contrações uterinas associadas e trabalho de parto pré-termo era 20 vezes maior quando havia evidência de

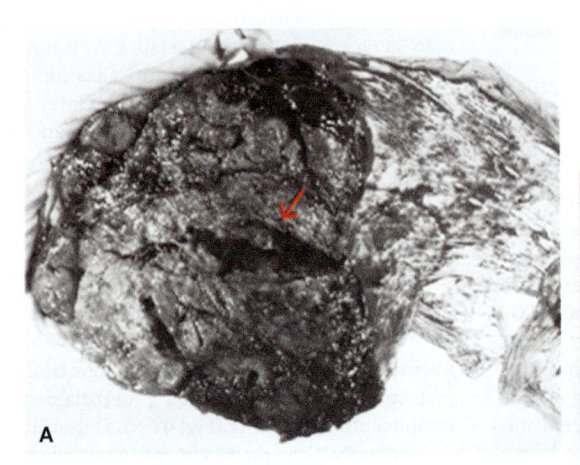

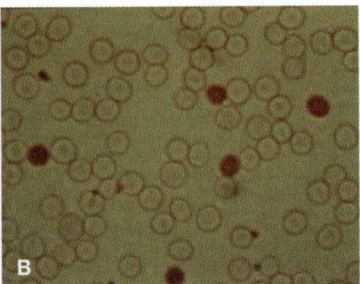

FIGURA 47-10 A. Descolamento parcial da placenta, tendo sido removidos os coágulos de sangue aderidos. Observe a laceração da placenta (seta) que causou a morte do feto por hemorragia feto-materna massiva. **B.** Teste de Kleihauer-Betke em esfregaço de sangue periférico da gestante. As células escuras que representam 4,5% dos glóbulos vermelhos têm origem fetal, enquanto as células sem corante são maternas.

sangramento feto-materno (Muench, 2004). Com sangramento fetal grave, os resultados neurológicos adversos em longo prazo são frequentes Kadooka, 2014).

■ Ruptura uterina

O traumatismo contuso leva à ruptura uterina em < 1% dos casos graves (American College of Obstetricians and Gynecologists, 2017b). A ruptura é mais provável em útero anteriormente fibrosado, e em geral está associada a impacto direto de força substancial. As forças de desaceleração após uma colisão a 40 km/h podem gerar até 500 mmHg de pressão intrauterina em gestante apropriadamente protegida por cinto de segurança (Crosby, 1968). Os achados podem ser idênticos aos do descolamento prematuro de placenta com útero intacto, e a deterioração materna e fetal torna-se rapidamente inevitável. Pearlman e Cunningham (1996) descreveram a "explosão" do fundo uterino com decapitação fetal em gestação de 20 semanas após colisão de alta velocidade. De maneira semelhante, Weir e colaboradores (2008) descreveram avulsão uterina supracervical e transecção fetal com 22 semanas de gestação. A TC pode ser útil para diagnosticar ruptura uterina com um feto morto ou descolamento da placenta (Kopelman, 2013; Manriquez, 2010; Sadro, 2012).

■ Traumatismo penetrante

Em um estudo de 321 gestantes com traumatismo abdominal, Petrone (2011) relatou incidência de 9% de lesões penetrantes. Dessas, 77% eram feridas por arma de fogo e 23% eram feridas por esfaqueamento. A incidência de lesão visceral materna com traumatismo penetrante é de apenas 15 a 40% em comparação com 80 a 90% nas mulheres não grávidas (Stone, 1999). Quando o útero sofre traumatismo penetrante, o feto tem maior probabilidade de ser gravemente ferido do que a sua mãe. De fato, o feto sofre lesão em dois terços desses casos, e observam-se lesões viscerais maternas em apenas 20% dos casos. Ainda assim, a gravidade deve ser destacada, uma vez que as taxas de mortalidade materno-fetal são significativamente mais altas do que aquelas encontradas nas lesões contusas de abdome durante a gravidez. Especificamente, as taxas de mortalidade materna foram de 7 versus 2%, e as taxas de mortalidade fetal foram de 73 versus 10%, respectivamente.

■ Manejo dos traumatismos

As consequências maternas e fetais estão diretamente relacionadas à gravidade da lesão. No entanto, os métodos mais usados para avaliação quantitativa da gravidade não consideram as taxas de morbidade e mortalidade significativas relacionadas ao descolamento prematuro de placenta e, consequentemente, aos resultados da gravidez. Em um estudo com 582 gestantes hospitalizadas para tratamento de lesões, a avaliação da gravidade não foi capaz de predizer com exatidão os resultados adversos da gravidez (Schiff, 2005). É importante ressaltar que lesões relativamente menores estiveram associadas a parto pré-termo e a descolamento prematuro de placenta. Outros autores chegaram a conclusões semelhantes (Biester, 1997; Ikossi, 2005). Em um estudo com 317 mulheres com 24 semanas ou mais de gestação que sofreram "trauma menor", 14% tiveram contrações uterinas clinicamente significativas requerendo avaliação fetal que se estendeu por mais de 4 horas (Cahill, 2008).

Com poucas exceções, as prioridades do tratamento de gestantes lesionadas são multidisciplinares (Barraco, 2010; Mendez-Figueroa, 2016). Os objetivos principais são a avaliação e a estabilização das lesões maternas. O foco no exame fetal na fase aguda da avaliação poderia desviar a atenção de lesões maternas potencialmente fatais (American College of Obstetricians and Gynecologists, 2017b; Brown, 2009). As normas básicas para a reanimação são ventilação, interrupção de hemorragia e tratamento de hipovolemia com soluções cristaloides e hemoderivados. Após a metade da gestação, o útero aumentado é posicionado longe dos grandes vasos para diminuir o seu efeito na compressão do vaso e no débito cardíaco (Nelson, 2015).

Após a reanimação emergencial, a avaliação deve prosseguir para eventuais fraturas, lesões internas, locais de sangramento e lesões placentárias, uterinas e fetais. A radiografia não é proibida, mas se deve ter especial atenção para cada indicação. Não surpreende que um relato observou que as gestantes vítimas de traumatismo tiveram menos exposição a radiação do que controles não grávidas (Ylagan, 2008). Alguns pesquisadores defendem o uso da ultrassonografia abdominal seguida por TC para achados ultrassonográficos positivos (Brown, 2005; Saphier, 2014). Entre os procedimentos usados está o exame ultrassonográfico com protocolo FAST (*focused assessment with sonography for trauma*). Essa técnica é um exame de imagem de 4 a 6 incidências, com duração de 5 minutos, que avalia as incidências peri-hepática, periesplênica, pélvica e pericárdica (Mendez-Figueroa, 2016). Em geral, caso seja observado fluido em todas essas incidências, então o volume é > 500 mL (Fig. 47-11). É importante observar que essa quantidade não é confirmada em caso de gravidez. Em alguns casos, a lavagem peritoneal aberta pode fornecer informações valiosas (Tsuei, 2006).

Na maioria dos casos, as lesões penetrantes devem ser avaliadas com radiografia. Considerando que a resposta clínica à irritação peritoneal encontra-se embotada durante a gravidez, deve ser adotada uma abordagem agressiva para laparotomia exploradora. A exploração é mandatória nos casos com ferida abdominal por arma de fogo, e alguns médicos aconselham a observação estrita em casos selecionados com ferida por arma branca. Há relatos de uso de laparoscopia diagnóstica (Cap. 46, p. 901).

Cesariana

A indicação de cesariana depende de vários fatores. A laparotomia em si não é uma indicação absoluta para a histerotomia. Algumas

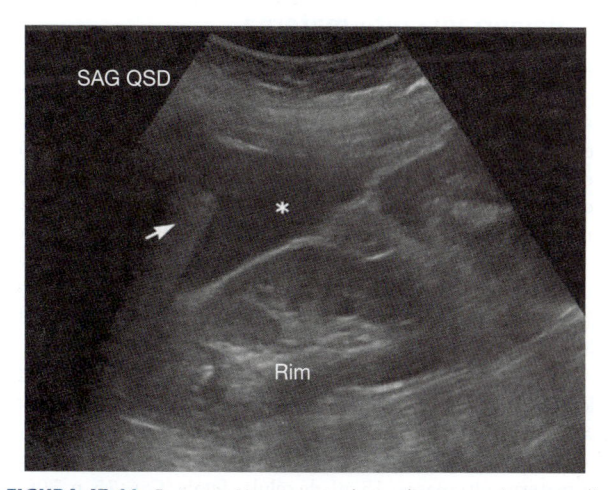

FIGURA 47-11 *Fast scan.* Mapeamento do quadrante superior mostra líquido anecoico livre (*asterisco*) entre a borda do baço (*seta*) e o rim (bolsa de Morison). A paciente tinha 2.500 mL de sangue na cavidade peritoneal. QSD, quadrante superior direito. (Reproduzida, com permissão, de Mendez-Figueroa H, Rouse DJ: Trauma in pregnancy. In Yeomans ER, Hoffman BL, Gilstrap III, et al (eds): Cunningham and Gilstrap's Operative Obstetrics 3rd ed, New York McGraw-Hill Education, 2017.)

considerações são a idade gestacional, a condição do feto, a extensão da lesão uterina e se o útero aumentado impede o tratamento adequado das outras lesões intra-abdominais (Tsuei, 2006).

Monitoração eletrônica

Como o bem-estar do feto pode refletir o estado da mãe, a monitoração fetal é outro "sinal vital" que ajuda a avaliar a extensão das lesões maternas. Mesmo com a gestante estável, a monitoração eletrônica pode sugerir a presença de descolamento prematuro da placenta. No estudo realizado por Pearlman e colaboradores (1990), nenhuma gestante que apresentou contrações uterinas com frequência inferior a 1 a cada 10 minutos nas 4 horas seguintes ao traumatismo teve descolamento prematuro de placenta. Quase 20% das gestantes que tiveram contrações com frequência superior a 1 a cada 10 minutos nas primeiras 4 horas tiveram descolamento prematuro de placenta associado. Nesses casos, foram comuns traçados anormais, incluindo taquicardia e desacelerações tardias fetais. Por outro lado, não foram relatados resultados adversos nas gestantes com traçados normais (Conolly, 1997). O uso de tocolíticos para essas contrações pode prejudicar os resultados da monitoração, razão pela qual não o recomendamos.

Considerando que o descolamento prematuro de placenta costuma ocorrer precocemente após o traumatismo, a monitoração fetal deve ser iniciada logo que a mãe estiver estável. A duração ideal da monitoração pós-traumatismo não foi definida com precisão. Com base nos dados citados anteriormente, considera-se razoável o período de observação de 4 horas em caso de traçado normal e nenhum outro achado sentinela, como contrações, sensibilidade dolorosa à palpação do útero ou sangramento. Certamente, a monitoração deverá ser mantida enquanto houver contrações uterinas, padrão não tranquilizador da frequência cardíaca fetal, sangramento vaginal, hipersensibilidade ou irritabilidade uterina, lesão materna grave ou ruptura de membranas (American College of Obstetricians and Gynecologists, 2017b). Em casos raros, houve descolamento prematuro de placenta alguns dias após o traumatismo (Higgins, 1984).

■ Hemorragia feto-materna

Não está evidente se o uso rotineiro do teste de Kleihauer-Betke, ou outro equivalente, nas gestantes vítimas de traumatismo seria capaz de modificar os resultados adversos associados à anemia fetal, arritmias cardíacas e morte (Pak, 1998). Em uma revisão retrospectiva de 125 mulheres grávidas com lesões contusas, o teste de Kleihauer-Betke foi considerado de pouco valor durante o tratamento de traumatismo agudo (Towery, 1993). Outros autores chegaram a conclusões semelhantes, embora o teste positivo com 0,1% de células fetais tenha sido preditivo de contrações uterinas ou trabalho de parto pré-termo (Connolly, 1997; Muench, 2003, 2004).

Para a gestante D-negativo, há indicação de administração de imunoglobulina anti-D. Esta pode ser omitida se o teste para sangramento fetal for negativo. Mesmo com o uso de imunoglobulina anti-D, é possível haver aloimunização se a hemorragia feto-materna ultrapassar 15 mL de células fetais (Cap. 15, p. 306).

Para a paciente gestante com traumatismo, a confirmação do estado de imunização atual contra o tétano é pertinente. Quanto indicada, uma dose de vacina de toxoide tetânico, toxoide diftérico reduzido e pertússis acelular (DTPa) é preferida pelos seus benefícios de imunidade contra pertússis neonatal (Cap. 9, p. 171).

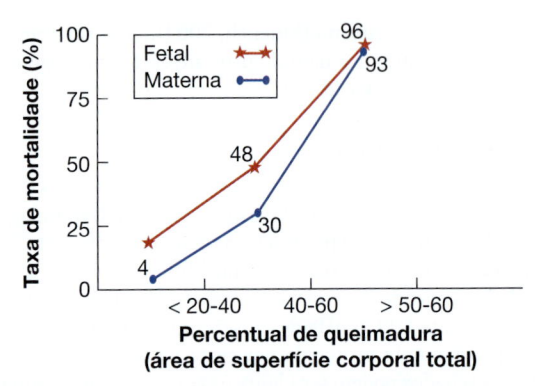

FIGURA 47-12 Taxas de mortalidade materna e fetal por gravidade da queimadura em cerca de 400 mulheres. (Dados de Akhtar, 1994; Amy, 1985; Mabrouk, 1977; Maghsoudi, 2006; Parikh, 2015; Rayburn, 1984; Rode, 1990.)

LESÃO TÉRMICA

O tratamento da gestante com queimaduras é semelhante ao de pacientes não grávidas (Mendez-Figueroa, 2016). Há concordância geral de que a gravidez não altera a evolução materna em caso de lesão térmica tratada quando comparada a de mulheres não grávidas com idade semelhante. Como talvez esperado, a sobrevida materna e fetal depende da porcentagem da área de superfície queimada (Parikh, 2015). Karimi e colaboradores (2009) relataram taxas mais altas tanto para as tentativas de suicídio quanto para as lesões por inalação. A taxa de mortalidade composta para quase 400 mulheres de sete estudos aumentou de modo linear à medida que a porcentagem da área de superfície corporal queimada se elevou (Fig. 47-12). Para 20, 40 e 60% de área queimada, as taxas de mortalidade foram respectiva e aproximadamente 4, 30 e 93%. As taxas de mortalidade fetal correspondentes foram de 20, 48 e 96%, respectivamente. Nos casos com queimaduras graves, a gestante geralmente entra em trabalho de parto em poucos dias a 1 semana e, com frequência, dá à luz um natimorto. Fatores contribuintes são hipovolemia, lesão pulmonar, septicemia e estado intensivamente catabólico (Radosevich, 2013).

Após queimaduras abdominais graves, a evolução com contraturas cutâneas pode causar dor em gravidez subsequente e determinar, inclusive, a indicação de descompressão cirúrgica e aplicação de autoenxertos de pele de espessura parcial (Mitsukawa, 2015; Radosevich, 2013). A perda ou a distorção dos mamilos pode causar problemas na amamentação. Mitsukawa e colaboradores (2015) relataram que a liberação da contratura foi indicada com a extensão das cicatrizes > 75% da área abdominal total. Alternativamente, a expansão normal do tecido abdominal durante a gravidez parece ser uma excelente fonte para enxerto cutâneo após o parto visando a corrigir deformidades cicatriciais em outros locais do corpo (Del Frari, 2004).

■ Lesões elétricas e por raios

Os primeiros relatos de casos sugeriram alta taxa de mortalidade relacionada com choques elétricos (Fatovich, 1993). Contudo, em um estudo prospectivo de coorte, Einarson e colaboradores (1997) demonstraram resultados perinatais semelhantes em 31 mulheres lesionadas em comparação às não lesionadas usadas como controle. Os autores concluíram que a corrente elétrica de 110 V, convencionalmente usada na América do Norte, é menos perigosa do que a corrente de 220 V, utilizada na Europa. Foi descrito o caso de uma gestante com 29 semanas de gestação que apresentou trombose iliofemoral que *talvez* estivesse relacionada a um pequeno choque elétrico sofrido quando estava com 22 semanas (Sozen, 2004). Outra mulher com morte cerebral por parada cardíaca foi relatada (Sparic, 2014). Queimaduras térmicas com choque elétrico podem ser extensas.

Os efeitos fisiopatológicos das lesões produzidas por raios podem ser devastadores. García Gutiérrez e colaboradores (2005) revisaram 13 casos de lesões por raios durante a gravidez e citaram uma taxa de natimortos de 50%.

REANIMAÇÃO CARDIOPULMONAR

De acordo com estimativas do Nationwide Inpatient Sample, a parada cardíaca complica aproximadamente 1 em 12.000 admissões para parto (Mhyre, 2014). As causas subjacentes mais comuns foram hemorragia, insuficiência cardíaca, embolia de líquido amniótico e sepse. Tópicos gerais relacionados com o planejamento e o equipamento foram revisados pelo American College of Obstetricians and Gynecologists (2017b) e pela Society for Obstetric Anesthesia and Perinatology (Lipman, 2014). Considerações especiais para a reanimação cardiopulmonar (RCP) conduzidas na segunda metade da gestação são delineadas nas diretrizes da American Heart Association de 2010 (Jeejeebhoy, 2015). O comitê reconhece os seguintes procedimentos como padrão para gestantes em estado crítico: (1) descompressão da veia cava com deslocamento uterino para o lado esquerdo; (2) administração de oxigênio a 100%; (3) estabelecimento de acesso venoso acima do diafragma; (4) avaliação de hipotensão que indique tratamento, assim definida como pressão sistólica < 100 mmHg ou < 80% da pressão basal normal; e (5) revisão das possíveis causas do quadro crítico, tratando-as assim que possível.

A posição do coração para compressões externas não é diferente daquela de mulheres não grávidas (Holmes, 2015). Em não grávidas, as compressões torácicas resultam em débito cardíaco que representa aproximadamente 30% do valor normal. No final da gestação, pode ser até menos com compressões por causa da compressão aortocava uterina (Clark, 1997; Nelson, 2015). Assim, é essencial que os demais esforços de reanimação sejam acompanhados por manobras para deslocamento do útero. Isso pode ser realizado inclinando a mesa cirúrgica lateralmente, colocando uma cunha sob o quadril direito da paciente ou empurrando o útero manualmente para a esquerda (Rees, 1988; Rose, 2015). Se não houver equipamento disponível, uma pessoa pode se ajoelhar no chão com as costas da mãe em suas coxas para formar uma "cunha humana" (Whitty, 2002).

■ Cesariana

Durante a reanimação materna, em virtude dos obstáculos induzidos pela gravidez nos esforços de RCP, pode ser considerada a *cesariana perimortem* de emergência para salvamento do feto e melhor reanimação materna. Alguns autores afirmam que a cesariana está indicada em 4 a 5 minutos após o início da RCP, caso o feto seja viável (Drukker, 2014). Em mulheres que tiveram a cesariana *perimortem*, a sobrevivência neonatal neurologicamente preservada e o intervalo parada cardíaca-parto são inversamente relacionados (Katz, 2012). Especificamente, dos neonatos retirados nos 5 minutos seguintes à parada cardíaca, 98% se mantiveram com função neurológica preservada; entre 6 e 15 minutos, 83% foram preservados; entre 16 e 25 minutos, 33%; e entre 26 e 35 minutos, apenas 25% se mantiveram neurologicamente preservados (Clark, 1997). Esses dados, associados a algumas evidências de que a retirada do bebê *talvez* ajude na reanimação materna, levaram o American College of Obstetricians and Gynecologists (2017b) a recomendar, nesses casos, *considerar* a possibilidade de iniciar a cesariana no período de até 4 minutos desde o início da parada cardíaca.

Essa questão séria e algumas vezes motivo de controvérsias está longe de ter base em evidências. Katz e colaboradores (2005) revisaram 38 casos de cesariana *perimortem* com "grande viés de seleção". Os autores concluíram que os relatos corroboravam – mas "estiveram longe de provar" – que a cesariana *perimortem* no prazo de 4 minutos tenha melhorado os resultados maternos e fetais. Ainda assim, como enfatizado por Clark (1997) e Rose (2015) e seus colaboradores, e em nossas experiências, esses objetivos raramente podem ser alcançados na prática atual. Por exemplo, a maioria dos casos de parada cardíaca ocorre em circunstâncias não controladas e, assim, o próprio início da RCP levaria 5 minutos. Assim, a cesariana imediata teria que ocorrer no lugar das tentativas de reanimação, sem anestesia ou equipamento cirúrgico adequados, e provavelmente levaria a gestante à morte. Além disso, é imperativo que se faça distinção entre cesariana *perimortem* e *postmortem* (Katz, 2012; Rose, 2015). Por fim, qualquer opção *pode* favorecer a sobrevida da gestante em detrimento do feto, ou vice-versa, e, assim, há problemas éticos imediatos sem rápida solução. Katz (2012) publicou uma revisão especializada sobre cesariana *perimortem*.

■ Morte cerebral materna

Por vezes, uma gestante com feto supostamente intacto e saudável pode ser mantida com suporte somático aguardando a viabilidade ou a maturidade do feto. Esse tópico é abordado no Capítulo 60 (p. 1168).

ACIDENTES COM ANIMAIS PEÇONHENTOS

De acordo com a revisão que fizeram, Brown e colaboradores (2013b) relataram que os acidentes clinicamente significativos com animais peçonhentos em gestantes são causados por ofídios, aranhas, escorpiões, água-viva e himenópteros, como abelhas, vespas e formigas. As evoluções adversas estão relacionadas aos efeitos na gestante. Esses autores concluíram que há algumas evidências que corroboram o uso de abordagens específicas a esses acidentes, incluindo tratamento sintomático, administração, quando apropriada, de soros específicos, tratamento para anafilaxia e avaliação fetal. Um esquema de tratamento para picadas de cobras norte-americanas foi fornecido por Lei e colaboradores (2015).

REFERÊNCIAS

Akhtar MA, Mulawkar PM, Kulkarni HR: Burns in pregnancy: effect on maternal and fetal outcomes. Burns 20:351, 1994

Albright CM, Has P, Rouse DJ, et al: Internal validation of the sepsis in obstetric score to identify risk of morbidity from sepsis in pregnancy. Obstet Gynecol 130:747, 2017

Almog G, Liebergall M, Tsafrir A, et al: Management of pelvic fractures during pregnancy. Am J Orthop 36:E153, 2007

American Academy of Pediatrics, American College of Obstetricians and Gynecologists: Guidelines for Perinatal Care, 8th ed. Elk Grove Village, 2017

American College of Critical Care Medicine and the Society of Critical Care Medicine: Guidelines on admission and discharge for adult intermediate care units. Crit Care Med 26:607, 1998

American College of Obstetricians and Gynecologists: Intimate partner violence. Committee Opinion No. 518, February 2012

American College of Obstetricians and Gynecologists: Hypertension in pregnancy: report of the American College of Obstetricians and Gynecologists' task force on hypertension in pregnancy. Executive summary. Obstet Gynecol 122:1122, 2013

American College of Obstetricians and Gynecologists: Sexual assault. Committee Opinion No. 592, April 2014, Reaffirmed 2016

American College of Obstetricians and Gynecologists: Access to emergency contraception. Committee Opinion No. 707, July 2017a

American College of Obstetricians and Gynecologists: Critical care in pregnancy. Practice Bulletin No. 170, October 2016, Reaffirmed 2017b

Amy BW, McManus WF, Goodwin CW, et al: Thermal injury in the pregnant patient. Surg Gynecol Obstet 161:209, 1985

Angus DC, van der Poll T: Severe sepsis and septic shock. N Engl J Med 369:840, 2013

Anselmi A, Ruggieri VG, Letheulle J, et al: Extracorporeal membrane oxygenation in pregnancy. J Card Surg 30(10):781, 2015

ARDS Definition Task Force: Acute respiratory distress syndrome. The Berlin definition. JAMA 307(23):2526, 2012

ARISE Investigators, ANZICS Clinical Trials Group, Peake SL: Goal-directed resuscitation for patients with septic shock. N Engl J Med 371(16)1496, 2014

Aurigemma GP, Gaasch WH: Diastolic heart failure. N Engl J Med 351:1097, 2004

Barochia AV, Cui X, Vilberg D, et al: Bundled care for septic shock: an analysis of clinical trials. Crit Care Med 38:668, 2010

Barraco RD, Chiu WC, Clancy TV, et al: Practice management guidelines for the diagnosis and management of injury in the pregnant patient: the EAST Practice Management Guidelines Work Group. J Trauma 69(1):211, 2010

Baskett TF, O'Connell CM: Maternal critical care in obstetrics. J Obstet Gynaecol Can 31(3):218, 2009

Bauer ME, Lorenz RP, Bauer ST, et al: Maternal deaths due to sepsis in the state of Michigan, 1999–2006. Obstet Gynecol 126(4):747, 2015

Benedetti TJ, Carlson RW: Studies of colloid osmotic pressure in pregnancy-induced hypertension. Am J Obstet Gynecol 135:308, 1979

Biester EM, Tomich PG, Esposito TJ, et al: Trauma in pregnancy: normal revised trauma score in relation to other markers of maternofetal status—preliminary study. Am J Obstet Gynecol 176:1206, 1997

Black MC, Basile KC, Breiding MJ, et al: The National Intimate Partner and Sexual Violence Survey. 2014. Available at: http://www.cdc.gov/violence-prevention/nisvs./ Accessed May 7, 2016

Bourassa D, Bérubé J: The prevalence of intimate partner violence among women and teenagers seeking abortion compared with those continuing pregnancy. J Obstet Gynaecol Can 29:415, 2007

Breiding MJ, Basile KC, Smith SG, et al: Intimate partner violence surveillance: uniform definitions and recommended data elements. Version 2.0, 2015. Available at: http://www.cdc.gov/violenceprevention/pdf/intimatepartnerviolence.pdf. Accessed May 7, 2016

Brodie D, Bacchetta M: Extracorporeal membrane oxygenation for ARDS in adults. N Engl J Med 365(20):1905, 2011

Brown HL: Trauma in pregnancy. Obstet Gynecol 114:147, 2009

Brown MA, Sirlin CB, Farahmand N, et al: Screening sonography in pregnant patients with blunt abdominal trauma. J Ultrasound Med 24:175, 2005

Brown S, Mozurkewich E: Trauma during pregnancy. Obstet Gynecol Clin North Am 40(1):47, 2013a

Brown SA, Seifert SA, Rayburn WF: Management of envenomations during pregnancy. Clin Toxicol 51:3, 2013b

Cahill AG, Bastek JA, Stamilio DM. et al: Minor trauma in pregnancy—is the evaluation unwarranted? Am J Obstet Gynecol 198:208.e1, 2008

Caironi P, Tognoni G, Masson S, et al: Albumin replacement in patients with severe sepsis or septic shock. N Engl J Med 370(15):1412, 2014

Campbell JC, Glass N, Sharps PW, et al: Intimate partner homicide: review and implications of research and policy. Trauma Violence Abuse 8:246, 2007

Catanzarite V, Willms D, Wong D, et al: Acute respiratory distress syndrome in pregnancy and the puerperium: causes, courses, and outcomes. Obstet Gynecol 97:760, 2001

Centers for Disease Control and Prevention: Adverse health conditions and health risk behaviors associated with intimate partner violence—United States, 2005. MMWR 57(5):113, 2008

Centers for Disease Control and Prevention: Sexually transmitted diseases treatment guidelines, 2015. MMWR 64(3):1, 2015

Chantry AA, Deneux-Tharaux C, Bonnet MP, et al: Pregnancy-related ICU admissions in France: trends in rate and severity, 2006–2009. Crit Care Med 43:78, 2015

Chebbo A, Tan S, Kassis C, et al: Maternal sepsis and septic shock. Crit Care Clin 32(1):119, 2016

Chen CY, Chen CP, Wang KG, et al: Factors implicated in the outcome of pregnancies complicated by acute respiratory failure. J Reprod Med 48:641, 2003

Chisholm CA, Bullock L, Ferguson JE: Intimate partner violence and pregnancy: screening and intervention. Am J Obstet Gynecol 217:145, 2017

Clark SL, Cotton DB: Clinical indications for pulmonary artery catheterization in the patient with severe preeclampsia. Am J Obstet Gynecol 158:453, 1988

Clark SL, Cotton DB, Hankins GDV, et al: Critical Care Obstetrics, 3rd ed. Boston, Blackwell Science, 1997

Clark SL, Cotton DB, Lee W, et al: Central hemodynamic assessment of normal term pregnancy. Am J Obstet Gynecol 161:1439, 1989

Clark SL, Hankins GD, Dudley DA, et al: Amniotic fluid embolism: analysis of a national registry. Am J Obstet Gynecol 172:1158, 1995

Cole DE, Taylor TL, McCullough DM, et al: Acute respiratory distress syndrome in pregnancy. Crit Care Med 33:S269, 2005

Connolly AM, Katz VL, Bash KL, et al: Trauma and pregnancy. Am J Perinatol 14:331, 1997

Creanga AA, Syverson C, Seed K, et al: Pregnancy-related mortality in the United States, 2011–2013. Obstet Gynecol 130(2):366, 2017

Crosby WM, Snyder RG, Snow CC, et al: Impact injuries in pregnancy, 1. Experimental studies. Am J Obstet Gynecol 101:100, 1968

Cunningham FG, Lucas MJ, Hankins GD: Pulmonary injury complicating antepartum pyelonephritis. Am J Obstet Gynecol 156:797, 1987

Cunningham FG, Nelson DB: Disseminated intravascular coagulation syndromes in obstetrics. Obstet Gynecol 126:999, 2015

Cunningham FG, Pritchard JA, Hankins GDV, et al: Peripartum heart failure: a specific pregnancy-induced cardiomyopathy or the consequence of coincidental compounding cardiovascular events? Obstet Gynecol 67:157, 1986

Cunningham JA, Devine PC, Jelic S: Extracorporeal membrane oxygenation in pregnancy. Obstet Gynecol 108:792, 2006

Daif JL, Levie M, Chudnoff S, et al: Group A *Streptococcus* causing necrotizing fasciitis and toxic shock syndrome after medical termination of pregnancy. Obstet Gynecol 113:504, 2009

Del Frari B, Pulzl P, Schoeller T, et al: Pregnancy as a tissue expander in the correction of a scar deformity. Am J Obstet Gynecol 190:579, 2004

Dellinger RP, Levy MM, Rhodes A, et al: Surviving Sepsis Campaign: international guidelines for management of severe sepsis and septic shock: 2012. Crit Care Med 41(580), 2013

Dennis AT, Solnordal CB: Acute pulmonary oedema in pregnant women. Anaesthesia 67(6):646, 2012

Desai P, Suk M: Orthopedic trauma in pregnancy. Am J Orthop 36:E160, 2007

DiFederico EM, Burlingame JM, Kilpatrick SJ, et al: Pulmonary edema in obstetric patients is rapidly resolved except in the presence of infection or of nitroglycerine tocolysis after open fetal surgery. Am J Obstet Gynecol 179:925, 1998

Drazner MH, Dries Dl, Peshock RM, et al: Left ventricular hypertrophy is more prevalent in blacks than whites in the general population. The Dallas Heart Study. Hypertension 45:124, 2005

Drukker L, Hants Y, Sharon E, et al: Perimortem cesarean section for maternal and fetal salvage: concise review and protocol. Acta Obstet Gynecol Scand 93(10):965, 2014

Duarte AG: ARDS in pregnancy. Clin Obstet Gynecol 57(4):862, 2014

Edwards SE, Grobman WA, Lappen JR, et al: Modified obstetric early warning scoring systems (MOEWS): validating the diagnostic performance for severe sepsis in women with chorioamnionitis. Am J Obstet Gynecol 212(4):536.e1, 2015

Einarson A, Bailey B, Inocencion G, et al: Accidental electric shock in pregnancy: a prospective cohort study. Am J Obstet Gynecol 176:678, 1997

El Kady D, Gilbert WM, Xing G, et al: Maternal and neonatal outcomes of assaults during pregnancy. Obstet Gynecol 105:357, 2005

Ellingsen CL, Eggebo TM, Lexow K: Amniotic fluid embolism after blunt abdominal trauma. Resuscitation 75(1):180, 2007

Eschenbach DA: Treating spontaneous and induced septic abortions. Obstet Gynecol 125(5):1042, 2015

Fatovich DM: Electric shock in pregnancy. J Emerg Med 11:175, 1993

Ferguson ND, Cook DJ, Guyatt GH, et al: High-frequency oscillation in early acute respiratory distress syndrome. N Engl J Med 368(9):795, 2013

Filbin MR, Ring DC, Wessels MR, et al: Case 2–2009: a 25-year-old man with pain and swelling of the right hand and hypotension. N Engl J Med 360:281, 2009

Gaffney A: Critical care in pregnancy—is it different? Semin Perinatol 38(6):329, 2014

Gallup DG, Freedman MA, Meguiar RV, et al: Necrotizing fasciitis in gynecologic and obstetric patients: a surgical emergency. Am J Obstet Gynecol 187:305, 2002

Gandhi S, Sun D, Park AL, et al: The Pulmonary Edema Preeclampsia Evaluation (PEPE) Study. J Obstet Gynaecol 36(12):1065, 2014

Gandhi SK, Powers JC, Nomeir AM, et al: The pathogenesis of acute pulmonary edema associated with hypertension. N Engl J Med 344:17, 2001

García Gutiérrez JJ, Meléndez J, Torrero JV, et al: Lightning injuries in a pregnant woman: a case report and review of the literature. Burns 31:1045, 2005

Gherman RB, Chauhan SP: Placental abruption and fetal intraventricular hemorrhage after airbag deployment: a case report. J Reprod Med 59(9-10):501, 2014

Gidwani UK, Mohanty B, Chatterjee K: The pulmonary artery catheter: a critical reappraisal. Cardiol Clin 31(4):545, 2013

Golombeck K, Ball RH, Lee H, et al: Maternal morbidity after maternal-fetal surgery. Am J Obstet Gynecol 194:834, 2006

Goodwin TM, Breen MT: Pregnancy outcome and fetomaternal hemorrhage after noncatastrophic trauma. Am J Obstet Gynecol 162:665, 1990

Green-Thompson R, Moodley J: In-utero intracranial haemorrhage probably secondary to domestic violence: case report and literature review. J Obstet Gynaecol 25:816, 2005

Guntupalli KK, Hall N, Karnard DR, et al: Critical illness in pregnancy: part I: an approach to a pregnant patient in the ICU and common obstetric disorders. Chest 148(4):1093, 2015a

Guntupalli KK, Karnad DR, Bandi V, et al: Critical illness in pregnancy: part II: common medical conditions complicating pregnancy and puerperium. Chest 148(5):1333, 2015b

Hankins GD, Wendel GD, Cunningham FG, et al: Longitudinal evaluation of hemodynamic changes in eclampsia. Am J Obstet Gynecol 150:506, 1984

Hankins GD, Wendel GD, Leveno KJ, et al: Myocardial infarction during pregnancy. A review. Obstet Gynecol 65:139, 1985

Harvey S, Harrison DA, Singer M, et al: Assessment of the clinical effectiveness of pulmonary artery catheters in management of patients in intensive care (PAC-Man): a randomized controlled trial. Lancet 366:472, 2005

Hawkins JS, Casey BM, Minei J, et al: Outcomes after trauma in pregnancy. Am J Obstet Gynecol 197:S92, 2007

Herridge MS, Cheung AM, Tansey CM, et al: One-year outcomes in survivors of the acute respiratory distress syndrome. N Engl J Med 348:683, 2003

Herridge MS, Tansey CM, Matté A, et al: Functional disability 5 years after acute respiratory distress syndrome. N Engl J Med 364(14):1293, 2011

Higgins SD, Garite TJ: Late abruptio placentae in trauma patients: implications for monitoring. Obstet Gynecol 63:10S, 1984

Holmes S, Kirkpatrick IDC, Zelop CM, et al: MRI evaluation of maternal cardiac displacement in pregnancy: implications for cardiopulmonary resuscitation. Am J Obstet Gynecol 213:401.e1, 2015

Holst LB, Haase N, Wetterslev J, et al: Lower versus higher hemoglobin threshold for transfusion in septic shock. N Engl J Med 371(15):1381, 2014

Horon IL, Cheng D: Enhanced surveillance for pregnancy-associated mortality—Maryland, 1993-1998. JAMA 285:1455, 2001

Hough ME, Katz V: Pulmonary edema: a case series in a community hospital. Obstet Gynecol 109:115S, 2007

Ikossi DG, Lazar AA, Morabito D, et al: Profile of mothers at risk: an analysis of injury and pregnancy loss in 1,195 trauma patients. J Am Coll Surg 200:49, 2005

Jain V, Chari R, Maslovitz S, et al: Guidelines for the management of a pregnant trauma patient. J Obstet Gynaecol Can 37(6):553, 2015

Jeejeebhoy FM, Zelop CM, Lipman S, et al: Cardiac arrest in pregnancy. AHA J 132:1747, 2015

Jenkins TM, Troiano NH, Graves CR, et al: Mechanical ventilation in an obstetric population: characteristics and delivery rates. Am J Obstet Gynecol 188:439, 2003

Jessup M, Brozena S: Heart failure. N Engl J Med 348:2007, 2003

Kadooka M, Kato H, Kato A, et al: Effects of neonatal hemoglobin concentration on long-term outcome of infants affected by fetomaternal hemorrhage. Early Hum Dev 90(9):431, 2014

Karimi H, Momeni M, Momeni M, et al: Burn injuries during pregnancy in Iran. Int J Gynaecol Obstet 104(2):132, 2009

Katz V, Balderston K, DeFreest M: Perimortem cesarean delivery: were our assumptions correct? Am J Obstet Gynecol 192:1916, 2005

Katz VL: Perimortem cesarean delivery: its role in maternal mortality. Semin Perinatol 36(1):68, 2012

Keizer JL, Zwart JJ, Meerman RH, et al: Obstetric intensive care admission: a 12-year review in a tertiary care centre. Eur J Obstet Gynecol Reprod Biol 128:152, 2006

Kenchaiah S, Evans JC, Levy D, et al: Obesity and the risk of heart failure. N Engl J Med 347:305, 2002

Kettel LM, Branch DW, Scott JR: Occult placental abruption after maternal trauma. Obstet Gynecol 71:449, 1988

Kilpatrick SJ, Abreo A, Gould J, et al: Confirmed severe maternal morbidity is associated with high rate of preterm delivery. Am J Obstet Gynecol 215(2):233.e1, 2016

Klevens RM, Morrison MA, Nadle J, et al: Invasive methicillin-resistant *Staphylococcus aureus* infections in the United States. JAMA 298 (15):1763, 2007

Kopelman TR, Manriquez NE, Gridley M, et al: The ability of computed tomography to diagnose placental abruption in the trauma patient. J Trauma Acute Care Surg 74(1):236, 2013

Krishnan S, Schmidt GA: Acute right ventricular dysfunction: real-time management with echocardiography. Chest 147(3):835, 2015

Lapinsky SE, Rojas-Suarez JA, Crozier TM, et al: Mechanical ventilation in critically-ill pregnant women: a case series. Int J Obstet Anesth 24:323, 2015

Lee WL, Slutsky AS: Sepsis and endothelial permeability. N Engl J Med 363(7):689, 2010

Leggon RE, Wood GC, Indeck MC: Pelvic fractures in pregnancy: factors influencing maternal and fetal outcomes. J Trauma 53:796, 2002

Lei C, Badowski NJ, Auerbach PS, et al: Disorders caused by venomous snakebites and marine animal exposures. In Kasper DL, Fauci AS, Hauser SL, et al (eds): Harrison's Principles of Internal Medicine, 19th ed. New York, McGraw-Hill, 2015, p 2736

Levinson G, Shnider SM, DeLorimier AA, et al: Effects of maternal hyperventilation on uterine blood flow and fetal oxygenation and acid-base status. Anesthesiology 40:340, 1974

Levy BD, Choi AMK: Acute respiratory distress syndrome. In Kasper DL, Fauci AS, Hauser SL, et al (eds): Harrison's Principles of Internal Medicine, 19th ed. New York, McGraw-Hill, 2015, p 173

Li YH, Novikova N: Pulmonary artery flow catheters for directing management in pre-eclampsia. Cochrane Database Syst Rev 6:CD008882, 2012

Linden JA: Care of the adult patient after sexual assault. N Engl J Med 365(9):834, 2011

Lipman S; Cohen S; Einav S; et al: The Society for Obstetric Anesthesia and Perinatology consensus statement on the management of cardiac arrest in pregnancy. Anesth Analg 118(5)1003, 2014

Lucia A, Dantoni SE: Trauma management of the pregnant patient. Crit Care Clin 32(1):109, 2016

Luley T, Fitzpatrick CB, Grotegut CA, et al: Perinatal implications of motor vehicle accident trauma during pregnancy: identifying populations at risk. Am J Obstet Gynecol 208:466.e1, 2013

Mabie WC, Barton JR, Sibai BM: Septic shock in pregnancy. Obstet Gynecol 90:553, 1997

Mabrouk AR, el-Feky AE: Burns during pregnancy: a gloomy outcome. Burns 23:596, 1977

MacArthur RD, Miller M, Albertson T, et al: Adequacy of early empiric antibiotic treatment and survival in severe sepsis: Experience from the MONARCS trial. Clin Infect Dis 38:284, 2004

Magder S: Invasive hemodynamic monitoring. Crit Care Clin 31(1)67, 2015

Maghsoudi H, Samnia R, Garadaghi A, et al: Burns in pregnancy. Burns 32:246, 2006

Mallampalli A, Hanania A, Guntupalli KK: Acute lung injury and acute respiratory distress syndrome. In Belfort MA, Saade GR, Foley MR, et al (eds): Critical Care Obstetrics, 5th ed. Wiley-Blackwell, 2010, p 338

Manriquez M, Srinivas G, Bollepalli S, et al: Is computed tomography a reliable diagnostic modality in detecting placental injuries in the setting of acute trauma? Am J Obstet Gynecol 202(6):611.e1, 2010

Martin GS, Mannino DM, Eaton S, et al: The epidemiology of sepsis in the United States from 1979 through 2000. N Engl J Med 348:1546, 2003

Martin SR, Foley MR: Intensive care in obstetrics: an evidence-based review. Am J Obstet Gynecol 195:673, 2006

Martin SL, Macy RJ, Sullivan K, et al: Pregnancy-associated violent deaths: the role of intimate partner violence. Trauma Violence Abuse 8:135, 2007

Mason KL, Aronoff DM: Postpartum group A *Streptococcus* sepsis and maternal immunology. Am J Reprod Immunol 67(2):91, 2012

Matsushita H, Harada A, Sato T, et al: Fetal intracranial injuries following motor vehicle accidents with airbag deployment. J Obstet Gynaecol Res 40(2):599, 2014

Mattox KL, Goetzl L: Trauma in pregnancy. Crit Care Med 33:S385, 2005

Mendez-Figueroa H, Dahlke JD, Vress RA, et al: Trauma in pregnancy: an updated systematic review. Am J Obstet Gynecol 209(1):1, 2013

Mendez-Figueroa H, Rouse DJ: Trauma in pregnancy. In Yeomans ER, Hoffman BL, Gilstrap LC III, et al (eds): Cunningham and Gilstrap's Operative Obstetrics, 3rd ed, New York, McGraw-Hill Education, 2016, In press

Metz TD, Abbott JT: Uterine trauma in pregnancy after motor vehicle crashes with airbag deployment: a 30-case series. J Trauma 61:658, 2006

Mhyre JM, Tsen LC, Einav S, et al: Cardiac arrest during hospitalization for delivery in the United States, 1998–2011. Anesthesiology 120(4):810, 2014

Mitsukawa N, Saiga A, Satoh K: Protocol of surgical indications for scar contracture release before childbirth: women with severe abdominal scars after burn injuries. J Plast Surg Hand Surg 49(1):32, 2015

Moellering RC Jr, Abbott GF, Ferraro MJ: Case 2–2011: a 30-year-old woman with shock after treatment for a furuncle. N Engl J Med 364(3):266, 2011

Mohamed-Ahmed O, Nair M, Acosta C, et al: Progression from severe sepsis in pregnancy to death: a UK population-based case-control analysis. BJOG 122:1506, 2015

Motozawa Y, Hitosugi M, Abe T, et al: Effects of seat belts worn by pregnant drivers during low-impact collisions. Am J Obstet Gynecol 203(1):62.e1, 2010

Mouncey PR, Osborn TM, Power GS, et al: Trial of early, goal-directed resuscitation for septic shock. N Engl J Med 372(14):1301, 2015

Muench M, Baschat A, Kush M, et al: Maternal fetal hemorrhage of greater than or equal to 0.1 percent predicts preterm labor in blunt maternal trauma. Am J Obstet Gynecol 189:S119, 2003

Muench MV, Baschat AA, Reddy UM, et al: Kleihauer-Betke testing is important in all cases of maternal trauma. J Trauma 57:1094, 2004

Munford RS: Severe sepsis and septic shock. In Kasper DL, Fauci AS, Hauser SL, et al: Harrison's Principles of Internal Medicine, 19th ed. New York, McGraw-Hill, 2015, p 1751

Myburgh JA, Finfer S, Bellomo R, et al: Hydroxyethyl starch or saline for fluid resuscitation in intensive care. N Engl J Med 367(20):1901, 2012

Nair M, Kurinczuk JJ, Brocklehurst P, et al: Factors associated with maternal death from direct pregnancy complications: a UK national case-control study. BJOG 122(5):653, 2015

Nair P, Davies AR, Beca J, et al: Extracorporeal membrane oxygenation for severe ARDS in pregnant and postpartum women during the 2009 H1N1 pandemic. Intensive Care Med 37(4):648, 2011

Nasraway SA, Cohen IL, Dennis RC, et al: Guidelines on admission and discharge for adult intermediate care units. Crit Care Med 26(3):607, 1998

Nathan L, Peters MT, Ahmed AM, et al: The return of life-threatening puerperal sepsis caused by group A streptococci. Am J Obstet Gynecol 169:571, 1993

National Heart, Lung, and Blood Institute Acute Respiratory Distress Syndrome (ARDS) Clinical Trials Network: Pulmonary-artery versus central venous catheter to guide treatment of acute lung injury. N Engl J Med 354:2213, 2006

National Institutes of Health: Critical Care Medicine Consensus Conference. JAMA 250:798, 1983

Nelson DB, Stewart RD, Matulevicius SA, et al: The effects of maternal position and habitus on maternal cardiovascular parameters as measured by cardiac magnetic resonance. Am J Perinatol 32:1318, 2015

O'Dwyer SL, Gupta M, Anthony J: Pulmonary edema in pregnancy and the puerperium: a cohort study of 53 cases. J Perinat Med 43:675, 2015

Ognibene FP, Parker MM, Natanson C, et al: Depressed left ventricular performance. Response to volume infusion in patients with sepsis and septic shock. Chest 93:903, 1988

Pacheco LD, Saade GR, Hankins GD: Severe sepsis during pregnancy. Clin Obstet Gynecol 57(4):827, 2014

Pak LL, Reece EA, Chan L: Is adverse pregnancy outcome predictable after blunt abdominal trauma? Am J Obstet Gynecol 179:1140, 1998

Palladino CL, Singh V, Campbell J, et al: Homicide and suicide during the perinatal period. Obstet Gynecol 118(5):1056, 2011

Palmer JD, Sparrow OC: Extradural haematoma following intrauterine trauma. Injury 25:671, 1994

Pandharipande PP, Girad TD, Jackson A, et al: Long-term cognitive impairment after critical illness. N Engl J Med 369:1306, 2013

Parikh P, Sunesara I, Lutz E, et al: Burns during pregnancy: implications for maternal-perinatal providers and guidelines for practice. Obstet Gynecol Surv 70:633, 2015

Pathan N, Hemingway CA, Alizadeh AA, et al: Role of interleukin 6 in myocardial dysfunction of meningococcal septic shock. Lancet 363:203, 2004

Paxton JL, Presneill J, Aitken L: Characteristics of obstetric patients referred to intensive care in an Australian tertiary hospital. Aust N Z J Obstet Gynaecol 54(5):445, 2014

Pearlman MD, Cunningham FG: Trauma in pregnancy. In Cunningham FG, MacDonald PC, Gant NF, et al (eds): Williams Obstetrics, 19th ed. Supplement No. 21, October/November 1996

Pearlman MD, Klinch KD, Flannagan CAC: Fetal outcome in motor-vehicle crashes: effects of crash characteristics and maternal restraint. Am J Obstet Gynecol 198(4):450.e1, 2008

Pearlman MD, Tintinalli JE, Lorenz RP: A prospective controlled study of outcome after trauma during pregnancy. Am J Obstet Gynecol 162:1502, 1990

Peek GJ, Mugford M, Tiruvoipati R, et al: Efficacy and economic assessment of conventional ventilatory support versus extracorporeal membrane oxygenation for severe adult respiratory failure (CESAR): a multicenter randomized controlled trial. Lancet 374(9698):1351, 2009

Perner A, Naase N, Guttormsen, et al: Hydroxyethyl starch 130/0.4 versus Ringer's acetate in severe sepsis. N Engl J Med 367(2):124, 2012

Petrone P, Talving P, Browder T, et al: Abdominal injuries in pregnancy: a 155-month study at two level 1 trauma centers. Injury 42(1):47, 2011

Phua J, Badia JR, Adhikari NK, et al: Has mortality from acute respiratory stress syndrome decreased over time? A systematic review. Am J Respir Crit Care Med 179(3):220, 2009

Pluymakers C, De Weerdt A, Jacquemyn Y, et al: Amniotic fluid embolism after surgical trauma: two case reports and review of the literature. Resuscitation 72(2):324, 2007

Pritchard JA, Cunningham G, Pritchard SA: On reducing the frequency of severe abruptio placentae. Am J Obstet Gynecol 165:1345, 1991

ProCESS Investigators, Yealy DM, Kellum JA, et al: A randomized trial of protocol-based care for early septic shock. N Engl J Med 370(18):1683, 2014

Qaiser R, Black P: Neurosurgery in pregnancy. Semin Neurol 27:476, 2007

Radosevich MA, Finegold H, Goldfarb W, et al: Anesthetic management of the pregnant burn patient: excision and grafting to emergency cesarean section. J Clin Anesth 25(7):582, 2013

Rayburn W, Smith B, Feller I, et al: Major burns during pregnancy: effects on fetal well-being. Surg Gynecol Obstet 63:392, 1984

Redelmeier DA, May SC, Thiruchelvam D, et al: Pregnancy and the risk of a traffic crash. CMAJ 186(10):742, 2014

Rees GA, Willis BA: Resuscitation in late pregnancy. Anaesthesia 43(5):347, 1988

Reis PM, Sander CM, Pearlman MD: Abruptio placentae after auto accidents. A case control study. J Reprod Med 45:6, 2000

Robertson-Blackmore E, Putnam FW, Rubinow DR, et al: Antecedent trauma exposure and risk of depression in the perinatal period. J Clin Psychiatry 74:e942, 2013

Rode H, Millar AJ, Cywes S, et al: Thermal injury in pregnancy—the neglected tragedy. S Afr Med J 77:346, 1990

Rose CH, Faksh A, Traynor KD, et al: Challenging the 4- to 5-minute rule: from perimortem cesarean to resuscitative hysterotomy. Am J Obstet Gynecol 213(5):653, 2015

Rotas M, McCalla S, Liu C, et al: Methicillin-resistant *Staphylococcus aureus* necrotizing pneumonia arising from an infected episiotomy site. Obstet Gynecol 109:533, 2007

Rowe TF, Lafayette S, Cox S: An unusual fetal complication of traumatic uterine rupture. J Emerg Med 14:173, 1996

Rush B, Martinka P, Kilb B, et al: Acute respiratory distress syndrome in pregnant women. Obstet Gynecol 129:530, 2017

Russell JA: Management of sepsis. N Engl J Med 355:1699, 2006

Sadro CT, Zins AM, Debiec K, et al: Case report: lethal fetal head injury and placental abruption in a pregnant trauma patient. Emerg Radiol 19(2):175, 2012

Samol JM, Lambers DS: Magnesium sulfate tocolysis and pulmonary edema: the drug or the vehicle? Am J Obstet Gynecol 192:1430, 2005

Sandham JD, Hull RD, Brant RF, et al: A randomized, controlled trial of the use of pulmonary-artery catheters in high-risk surgical patients. N Engl J Med 348:5, 2003

Saphier NB, Kopelman TR: Traumatic Abruptio Placenta Scale (TAPS): a proposed grading system of computed tomography evaluation of placental abruption in the trauma patient. Emerg Radiol 21(1):17, 2014

Satin AJ, Ramin JM, Paicurich J, et al: The prevalence of sexual assault: a survey of 2404 puerperal women. Am J Obstet Gynecol 167:973, 1992

Schiff MA, Holt VL: Pregnancy outcomes following hospitalization for motor vehicle crashes in Washington State from 1989 to 2001. Am J Epidemiol 161:503, 2005

Schiff MA, Holt VL, Daling JR: Maternal and infant outcomes after injury during pregnancy in Washington state from 1989 to 1997. J Trauma 53:939, 2002

Schiff MA, Mack CD, Kaufman RP, et al: The effect of air bags on pregnancy outcomes in Washington state: 2002–2005. Obstet Gynecol 115(1):85, 2010

Schneider MB, Ivester TS, Mabie WC, et al: Maternal and fetal outcomes in women requiring antepartum mechanical ventilation. Abstract No. 45. Obstet Gynecol 101:69S, 2003

Schuster M, Becker N, Mackeen AD: Blunt trauma in pregnancy. Abstract No. 363. Am J Obstet Gynecol 214:S203, 2016

Schwaiberger D, Karcz M, Menk M, et al: Respiratory failure and mechanical ventilation in the pregnant patient. Crit Care Clin 32(1):85, 2016

Sciscione A, Ivester T, Largoza M, et al: Acute pulmonary edema in pregnancy. Obstet Gynecol 101:511, 2003

Sela HY, Shveiky D, Laufer N, et al: Pregnant women injured in terror-related multiple casualty incidents: injuries and outcomes. J Trauma 64(3):727, 2008

Seror J, Lefevre G, Berkane N, et al: B-type natriuretic peptide measurement for early diagnosis of acute pulmonary edema during pregnancy. Acta Obstet Gynecol Scand 93(12):1317, 2014

Sheffield JS, Cunningham FG: Urinary tract infection in women. Obstet Gynecol 106:1085, 2005

Sheth SS, Sheth KN: Treatment of neurocritical care emergencies in pregnancy. Curr Treat Options Neurol 14:197, 2012

Sibai BM, Mabie BC, Harvey CJ, et al: Pulmonary edema in severe preeclampsia–eclampsia: analysis of thirty-seven consecutive cases. Am J Obstet Gynecol 156:1174, 1987

Sibai BM, Viteri OA: Diabetic ketoacidosis in pregnancy. Obstet Gynecol 123:167, 2014

Silverman JG, Decker MR, Reed E, et al: Intimate partner violence victimization prior to and during pregnancy among women residing in 26 U.S. states: associations with maternal and neonatal death. Am J Obstet Gynecol 195:140, 2006

Singer M, Deutschman CS, Seymour CW, et al: The Third International Consensus Definitions for Sepsis and Septic Shock (Sepsis-3). JAMA 315:801, 2016

Sinha R, Arachchi A, Lee P, et al: Fournier gangrene in pregnancy. Obstet Gynecol 125(6):1342, 2015

Sirin H, Weiss HB, Sauber-Schatz EK, et al: Seat belt use, counseling and motor-vehicle injury during pregnancy: results from a multi-state population-based survey. Matern Child Health J 11:505, 2007

Slutsky AD, Ranieri VM: Ventilator-induced lung injury. N Engl J Med 369: 2126, 2013

Small MK, James AH, Kershaw T, et al: Near-miss maternal mortality: cardiac dysfunction as the principal cause of obstetric intensive care unit admissions. Obstet Gynecol 119(2 pt 1):250, 2012

Snyder CC, Barton JR, Habli M, et al: Severe sepsis and septic shock in pregnancy: indications for delivery and maternal and perinatal outcomes. J Matern Fetal Neonatal Med 26(5):503, 2013

Society of Critical Care Medicine: Recommendations for intensive care unit admission and discharge criteria. Crit Care Med 16(8):807, 1988

Society of Critical Care Medicine: Guidelines for intensive care unit admission, discharge, and triage. Crit Care Med 27(3):633, 1999

Soper DE, Lee SI, Kim JY, et al: Case 35–2011: a 33-year-old woman with postpartum leukocytosis and gram-positive bacteremia. N Engl J Med 365(20): 1916, 2011

Sozen I, Nesin N: Accidental electric shock in pregnancy and antenatal occurrence of maternal deep vein thrombosis. A case report. J Reprod Med 49:58, 2004

Sparic R, Berisavac I, Kadija S, et al: Accidental electrocution in pregnancy. Int J Gynaecol Obstet 126(2):181, 2014

Stevens TA, Carroll MA, Promecene PA, et al: Utility of acute physiology, age, and chronic health evaluation (APACHE III) score in maternal admissions to the intensive care unit. Am J Obstet Gynecol 194:e13, 2006

Stevens TA, Swaim LS, Clark SL: The role of obstetrics/gynecology hospitalists in reducing maternal mortality. Obstet Gynecol Clin North Am 42(3):463, 2015

Stone IK: Trauma in the obstetric patient. Obstet Gynecol Clin North Am 26:459, 1999

Subrevilla LA, Cassinelli MT, Carcelen A, et al: Human fetal and maternal oxygen tension and acid-base status during delivery at high altitude. Am J Obstet Gynecol 111:1111, 1971

Suellentrop K, Morrow B, Williams L, et al: Monitoring progress toward achieving maternal and infant Healthy People 2010 objectives—19 states, Pregnancy Risk Assessment Monitoring System (PRAMS), 2000-2003. MMWR 55(9):1, 2006

Sugar NF, Fine DN, Eckert LO: Physical injury after sexual assault: findings of a large case series. Am J Obstet Gynecol 190:71, 2004

Sugiyama T, Kobayashi T, Nagao K, et al: Group A streptococcal toxic shock syndrome with extremely aggressive course in the third trimester. J Obstet Gynaecol Res 36(4):852, 2010

Szabo G, Molvarec A, Nagy B, et al: Increased B-type natriuretic peptide levels in early-onset versus late-onset preeclampsia. Clin Chem Lab Med 52:281, 2014

Takehana CS, Kang YS: Acute traumatic gonadal vein rupture in a pregnant patient involved in a major motor vehicle collision. Emerg Radiol 18(4): 349, 2011

Thiele RH, Bartels K, Gan TJ: Cardiac output monitoring: a contemporary assessment and review. Crit Care Med 43(1):177, 2015

Thompson BT, Chambers RC, Liu KD: Acute respiratory distress syndrome. N Engl J Med 377:562, 2017

Thornton CE, von Dadelszen P, Makris A, et al: Acute pulmonary oedema as a complication of hypertension during pregnancy. Hypertens Pregnancy 30(2):169, 2011

Tihtonen KM, Kööbi T, Vuolteenaho O, et al: Natriuretic peptides and hemodynamics in preeclampsia. Am J Obstet Gynecol 196:328, 2007

Towery R, English TP, Wisner D: Evaluation of pregnant women after blunt injury. J Trauma 35:731, 1993

Tsuei BJ: Assessment of the pregnant trauma patient. Injury Int J Care Injured 37:367, 2006

Uhlig C, Silva PL, Deckert S, et al: Albumin versus crystalloid solutions in patients with the acute respiratory distress syndrome: a systematic review and meta-analysis. Crit Care 18(1):R10, 2014

Vasquez DN, Estenssoror E, Canales HS, et al: Clinical characteristics and outcomes of obstetric patients requiring ICU admission. Chest 131(3):718, 2007

Vincent JL, De Backer D: Circulatory shock. N Engl J Med 369:1726, 2013

Vladutiu CJ, Marshall SW, Poole C, et al: Adverse pregnancy outcomes following motor vehicle crashes. Am J Prev Med 45:629, 2013

Ware LB, Matthay MA: Acute pulmonary edema. N Engl J Med 353:2788, 2005

Ware LB, Matthay MA: The acute respiratory distress syndrome. N Engl J Med 342:1334, 2000

Weir LF, Pierce BT, Vazquez JO: Complete fetal transection after a motor vehicle collision. Obstet Gynecol 111(2):530, 2008

Weiss HB, Songer TJ, Fabio A: Fetal deaths related to maternal injury. JAMA 286:1863, 2001

Wenzel RP, Edmond MB: Septic shock—evaluating another failed treatment. N Engl J Med 366(22):2122, 2012

Weyerts LK, Jones MC, James HE: Paraplegia and congenital contractures as a consequence of intrauterine trauma. Am J Med Genet 43:751, 1992

Wheeler AP, Bernard GR: Acute lung injury and the acute respiratory distress syndrome: a clinical review. Lancet 369:1553, 2007

Wheeler AP, Bernard GR: Treating patients with severe sepsis. N Engl J Med 340:207, 1999

Whitty JE: Maternal cardiac arrest in pregnancy. Clin Obstet Gynecol 45:377, 2002

Wiedemann HP, Wheeler AP, Bernard GR, et al: Comparison of two fluid-management strategies in acute lung injury. N Engl J Med 354(24):2213, 2006

Wilson MS, Ingersoll M, Meschter E, et al: Evaluating the side effects of treatment for preterm labor in a center that uses "high-dose" magnesium sulfate. Am J Perinatol 31(8):711, 2014

Xiao C, Gangal M, Abenhaim HA: Effect of magnesium sulfate and nifedipine on the risk of developing pulmonary edema in preterm births. J Perinat Med 42(5):585, 2014

Yamada T, Yamada T, Yamamura MK, et al: Invasive group A streptococcal infection in pregnancy. J Infect 60(6):417, 2010

Ylagan MV, Trivedi N, Basu T, et al: Radiation exposure in the pregnant trauma patient: implications for fetal risk counseling. Abstract No. 320. Am J Obstet Gynecol 199(6):S100, 2008

Zeeman GG: Obstetric critical care: a blueprint for improved outcomes. Crit Care Med 34:S208, 2006

Zeeman GG, Wendel GD Jr, Cunningham FG: A blueprint for obstetric critical care. Am J Obstet Gynecol 188:532, 2003

Zinaman M, Rubin J, Lindheimer MD: Serial plasma oncotic pressure levels and echoencephalography during and after delivery in severe preeclampsia. Lancet 1:1245, 1985

CAPÍTULO 48

Obesidade

CONSIDERAÇÕES GERAIS............................. 936
GRAVIDEZ E OBESIDADE............................. 938
MANEJO ANTEPARTO 941
MANEJO INTRAPARTO................................ 942
CIRURGIA BARIÁTRICA............................... 943

> *Recentemente, eu vi uma paciente que se imaginava no último mês de gestação e que, enquanto falava comigo, exaltava a violência dos movimentos do bebê, mas, no exame, verifiquei que o seu útero tinha o tamanho normal e que o seu abdome aumentado era devido ao depósito de gordura em rápido crescimento.*
>
> —J. Whitridge Williams (1903)

No início do século passado, a obesidade não era tão problemática, e, com poucas exceções, Williams não se referia aos seus efeitos obstétricos adversos. Porém, nos dias de hoje, observa-se que o peso excessivo é um problema de saúde importante em muitas sociedades (GBD 2015 Obesity Collaborators, 2017). De fato, por volta de 2014, mais de um terço de todos os adultos nos Estados Unidos eram obesos (Ogden, 2015).

Os aspectos de saúde adversos da obesidade são surpreendentes e incluem riscos de diabetes melito, cardiopatia, hipertensão, acidente vascular cerebral (AVC) e osteoartrite. As gestantes obesas e os seus fetos estão predispostos a várias complicações graves relacionadas com a gravidez e a taxas mais altas de mortalidade e morbidade em longo prazo.

CONSIDERAÇÕES GERAIS

■ Definições e prevalência

Entre os sistemas para classificar a obesidade, o *índice de massa corporal (IMC)*, também conhecido como *índice de Quetelet*, é o mais usado. O IMC é calculado como peso em quilos dividido pelo quadrado da estatura em metros (kg/m^2). Os valores calculados do IMC estão disponíveis em diversos quadros e gráficos (Fig. 48-1). O National Institutes of Health (2000) classifica os adultos de acordo com o IMC da seguinte forma: *normal*, de 18,5 a 24,9 kg/m^2; *sobrepeso*, de 25 a 29,9 kg/m^2; e *obesidade*, ≥ 30 kg/m^2. A obesidade ainda é dividida em: *classe 1*, de 30 a 34,9 kg/m^2; *classe 2*, de 35 a 39,9 kg/m^2; e *classe 3*, ≥ 40 kg/m^2. A obesidade classe 3 é geralmente referida como obesidade mórbida, e *superobesidade mórbida* descreve um IMC ≥ 50 kg/m^2.

Usando essas definições, de 2011 a 2014, um número um pouco maior de mulheres do que de homens foram consideradas obesas – 36 *versus* 34% (Ogden, 2015). Entre meninas e mulheres, a prevalência da obesidade aumenta com a idade e varia entre as etnias (Fig. 48-2). Embora a obesidade seja agora comum em todos os níveis socioeconômicos, a gravidade em geral se eleva com o aumento da pobreza (Bilger, 2017). Além disso, foi identificada predisposição genética em diversos *loci* gênicos (Locke, 2015; Shungin, 2015).

■ Fisiopatologia do tecido adiposo

As funções do tecido adiposo são muito mais complexas do que apenas armazenar energia. Muitas células do tecido adiposo se comunicam com todos os outros tecidos via fatores endócrinos e parácrinos, que são citocinas especificamente denominadas *adipocitocinas*. Também simplesmente chamadas *adipocinas*, algumas têm funções metabólicas, como adiponectina, leptina, factor de necrose tumoral α (TNF-α), interleucina 6 (IL-6), resistina, visfatina, apelina, fator de crescimento do endotélio vascular (VEGF), lipoproteína lipase e fator de crescimento semelhante à insulina. Uma das principais adipocinas é a adiponectina, uma proteína de 30 kDa. Ela aumenta a sensibilidade da insulina, bloqueia a liberação de glicose e tem efeitos cardioprotetores sobre os lipídeos plasmáticos circulantes. Um déficit de adiponectina está associado a diabetes, hipertensão, ativação de células endoteliais e doença cardiovascular.

As citocinas que resultam em resistência à insulina são leptina, resistina, TNF-α e IL-6, e altos níveis delas são encontrados durante a gestação. De fato, as adipocinas, especialmente as citocinas inflamatórias, podem ser o estimulante primário

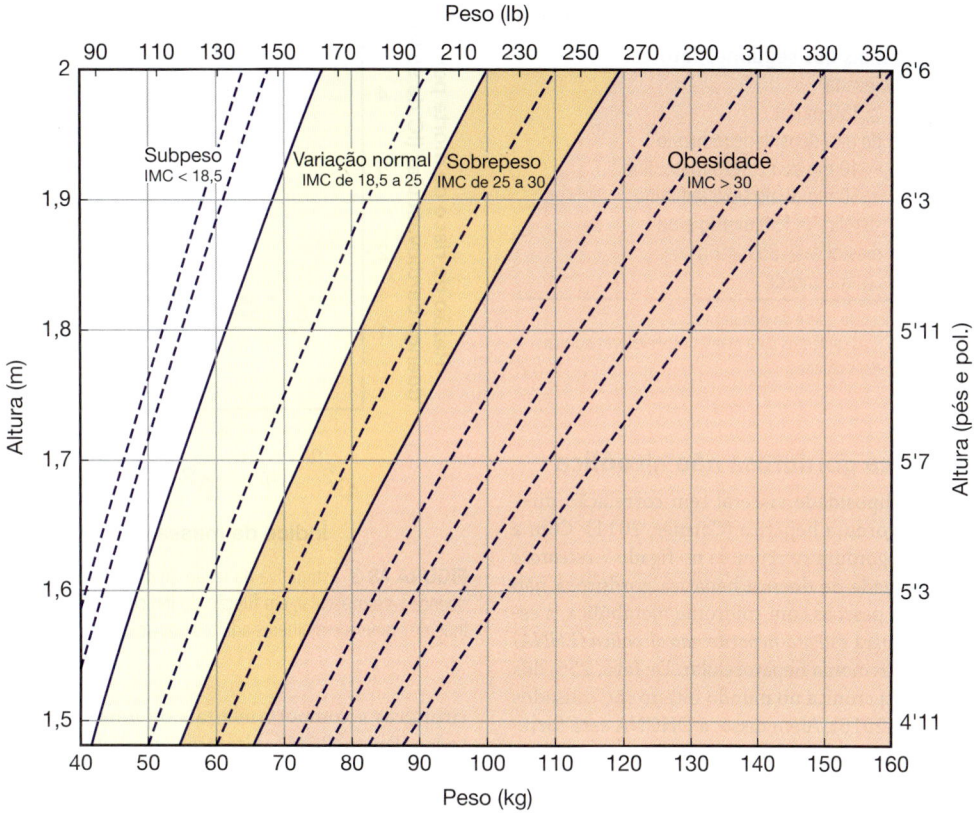

FIGURA 48-1 Gráfico para estimar o índice de massa corporal (IMC). Para encontrar a categoria do IMC de determinado indivíduo, é preciso localizar o ponto no qual a altura e o peso se cruzam.

da resistência à insulina (Al-Badri, 2015; Yang, 2016). Em contraste, a adiponectina tem funções anti-inflamatórias e de sensibilização da insulina e é negativamente regulada pela massa adiposa. Como exemplo dos efeitos discordantes dessas adipocinas, o diabetes gestacional está associado a níveis mais baixos de adiponectina, mas níveis mais altos de leptina. A produção placentária dessas adipocinas também é importante e está relacionada ao crescimento e à adiposidade fetais por mecanismos ainda não definidos (Sartori, 2016).

■ Síndrome metabólica

Dadas as suas multifacetadas funções endócrinas e parácrinas, os efeitos prejudiciais do excesso de tecido adiposo não são surpreendentes (Cornier, 2011; Gilmore, 2015). A obesidade interage com fatores hereditários para causar *resistência à insulina*. Essa resistência caracteriza-se por deficiência no metabolismo da glicose e predisposição ao diabetes tipo 2. A resistência à insulina também causa diversas alterações subclínicas que predispõem a doenças cardiovasculares e aceleram sua instalação. As mais importantes delas são o diabetes tipo 2, dislipidemia e hipertensão, que são componentes da *síndrome metabólica*.

Os critérios para definir essa síndrome são encontrados na Tabela 48-1 (Alberti, 2009). A circunferência da cintura é a medida preferida para o rastreamento, mas quaisquer três dos cinco fatores listados são suficientes para diagnosticar a síndrome metabólica. É importante observar que a maioria dos pacientes com diabetes tipo 2 tem síndrome metabólica de acordo com esses critérios. Além disso, mulheres obesas com hipertensão tipicamente demonstram níveis elevados de insulina plasmática. Esses níveis são ainda mais elevados em mulheres com obesidade central (Fu, 2015).

A National Health Nutrition Examination Survey (NHANES) do Centers for Disease Control and Prevention documentou uma prevalência geral de 34% de síndrome metabólica nos Estados Unidos em 2012 (Moore, 2017). Como esperado, a prevalência aumenta com a idade, sendo de 20% para aqueles com 18 a 29 anos e de 36% para aqueles com 30 a 49 anos de idade.

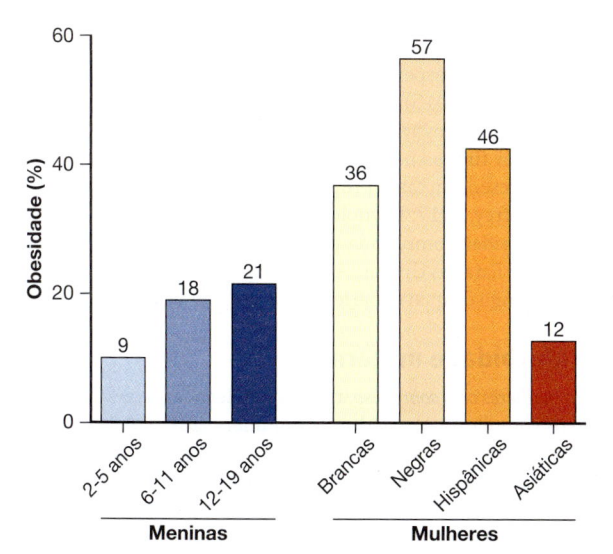

FIGURA 48-2 Prevalência de obesidade em meninas e mulheres nos Estados Unidos no período de 2009 a 2014. (Dados de Ogden, 2015.)

TABELA 48-1 Critérios para o diagnóstico de síndrome metabólica
Pacientes com três ou mais dos seguintes fatores: Circunferência da cintura elevada[a]   Triglicerídeos elevados[b]: ≥ 150 mg/dL   Colesterol de lipoproteína de alta densidade reduzido[b]:   < 40 mg/dL no sexo masculino   < 50 mg/dL no sexo feminino   Pressão arterial elevada[b]: sistólica ≥ 130 mmHg e/ou   diastólica ≥ 85 mmHg   Glicose em jejum elevada[b]: ≥ 100 mg/dL

[a]De acordo com limiares específicos do país e da população.
[b]Aqueles que estejam utilizando medicamentos para manter esses valores normais são considerados positivos para esses critérios.
Dados de Alberti, 2009.

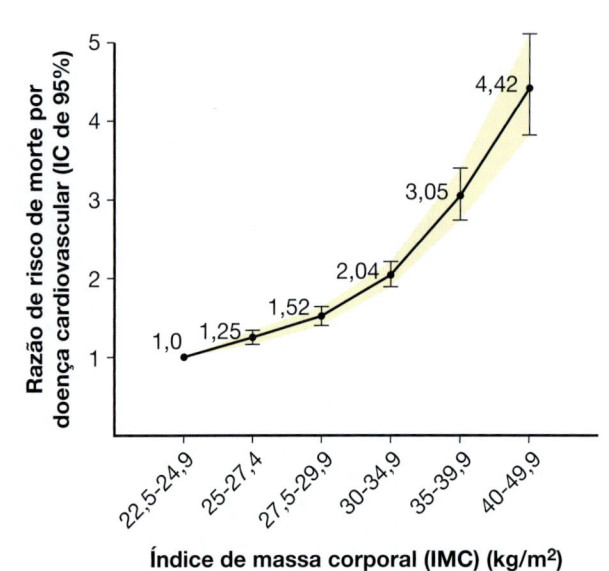

FIGURA 48-3 Estimativa da razão de risco (IC 95%) de morte causada por doença cardiovascular, em função do índice de massa corporal entre 1,46 milhão de homens e mulheres adultos brancos. (Dados de Gonzalez, 2010.)

■ Doença hepática gordurosa não alcoólica

Em termos gerais, a adiposidade visceral tem correlação direta com o conteúdo de gordura hepática (Cornier, 2011). Com a obesidade, o excesso de gordura se acumula no fígado – *esteatose hepática*, também chamada de doença hepática gordurosa não alcoólica (DHGNA). Em pessoas com síndrome metabólica, a esteatose pode progredir para *esteato-hepatite não alcoólica (EHNA)* e cirrose, assim como carcinoma hepatocelular. De fato, 25% dos casos de doença hepática crônica no mundo inteiro são causados por DHGNA (Younossi, 2016). Além disso, a DHGNA está fortemente associada a doença cardiovascular tanto fatal quanto não fatal (Targher, 2016).

■ Morbidade associada à obesidade

Indivíduos obesos sofrem de consequências bem conhecidas, como intolerância à glicose, hipertensão, dislipidemia e síndrome metabólica. Além disso, a síndrome metabólica e a obesidade estão associadas a doenças cardiovasculares, incluindo infarto agudo do miocárdio, fibrilação atrial, insuficiência cardíaca e AVC (Long, 2016). A resistência à insulina e a síndrome metabólica causam alterações estruturais cerebrais e diminuição das funções executivas e de memória em adultos. Consequências semelhantes também são observadas em adolescentes, sugerindo que os efeitos da síndrome metabólica sobre a função neurocognitiva são independentes de doença vascular oclusiva significativa (Rusinek, 2014).

A obesidade está associada a taxas mais altas de mortalidade precoce por todas as causas (Fontaine, 2003; Peeters, 2003). Dados de mortalidade cardiovascular de 19 estudos prospectivos são mostrados na Figura 48-3. Nesse e em outros estudos, o risco de mortalidade por doença cardiovascular e câncer cresceu proporcionalmente ao aumento do IMC. É importante observar, contudo, que existe a hipótese de um paradoxo da *obesidade,* no qual certos grupos têm, na verdade, uma vantagem ligada à sobrevivência por serem obesos (Hainer, 2013). No entanto, os benefícios à saúde da normalização do peso são bem documentados (Cheung, 2017).

■ Tratamento da obesidade

Para os indivíduos obesos é extremamente difícil perder peso. Se o conseguem, a manutenção em longo prazo representa, igualmente, um assustador desafio. Os obstetras-ginecologistas são motivados a auxiliar a perda de peso de mulheres adultas obesas. Abordagens bem-sucedidas incluem técnicas farmacológicas, cirúrgicas e comportamentais ou uma combinação desses métodos (Dixon, 2016). Alterações na dieta e exercícios reduzem o peso e as taxas da síndrome metabólica (Garvey, 2016; Martin, 2016). Quando realizado em conjunto com a cirurgia bariátrica, o controle da glicose nos casos de diabetes tipo 2 é melhorado (Schauer, 2014). No entanto, tanto as intervenções cirúrgicas quanto clínicas estão associadas a taxas significativas de falha em longo prazo – até 50% em pacientes com diabetes tipo 2 que se submetem à cirurgia bariátrica (Mingrone, 2015).

GRAVIDEZ E OBESIDADE

Não há dúvidas de que as mulheres obesas têm desvantagens reprodutivas (American Society for Reproductive Medicine, 2015). Isso se traduz em dificuldade de engravidar, perda gestacional precoce e recorrente, parto pré-termo e diversas complicações obstétricas, clínicas e cirúrgicas com a gestação, o trabalho de parto, o parto e o puerpério (American College of Obstetricians and Gynecologists, 2015). Além disso, a falha da contracepção oral pode ser mais provável nas mulheres com sobrepeso (Cap. 38, p. 691). Por fim, os neonatos e, mais tarde, as crianças de mães obesas apresentam taxas proporcionalmente mais altas de morbidade (Godfrey, 2017; Reynolds, 2013).

A gravidez complicada pela obesidade cresceu substancialmente nos Estados Unidos. A nossa experiência no Parkland Hospital ao longo de quatro períodos é mostrada na Figura 48-4.

■ Morbidade materna

Para *mulheres com sobrepeso,* taxas mais elevadas de resultados adversos complicam a gravidez (Schummers, 2015). A Tabela 48-2 mostra os resultados de cinco estudos, incluindo mais de 1 milhão de gestações de feto único. Embora não tão aumentadas como na coorte com obesidade, as taxas de quase todas as complicações são significativamente mais altas em mulheres com sobrepeso do que naquelas com IMC normal.

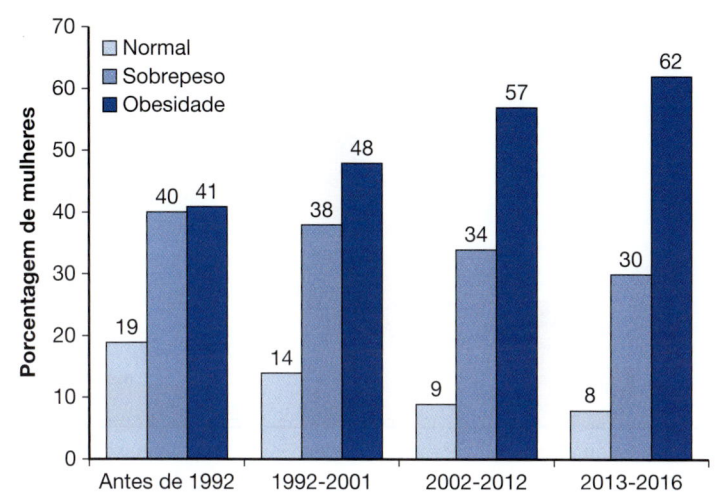

FIGURA 48-4 Prevalência crescente de obesidade ao longo de quatro períodos em gestantes classificadas em sua primeira consulta de pré-natal no Parkland Hospital.

anteriormente, a obesidade e a síndrome metabólica são caracterizadas por resistência à insulina, que causa inflamação de baixo grau e ativação endotelial (Ma, 2016). Esses últimos efeitos desempenham um papel central na pré-eclâmpsia (Cap. 40, p. 715). A extraordinária evidência entre a elevação do IMC materno e a incidência de pré-eclâmpsia é mostrada na Figura 48-6. Observações semelhantes foram relatadas em um grande estudo canadense e pelo Safe Labor Consortium (Kim, 2016; Schummers, 2015).

Geralmente, a obesidade e a hipertensão arterial atuam como cofatores na insuficiência cardíaca periparto (Cunningham, 1986, 2012). Stewart e colaboradores (2016) estudaram prospectivamente o efeito da obesidade no remodelamento cardíaco na gravidez em 14 mulheres normais e 9 mulheres com sobrepeso ou obesas (Fig. 4-8, p. 61). O remodelamento concêntrico foi maior em mulheres com sobrepeso ou obesas (Fig. 48-7). Ele, no entanto, regrediu ao normal em cerca de 3 meses após o parto.

Para *mulheres obesas*, as definições empregadas nos estudos de resultados adversos variam amplamente, e os IMCs de > 30 kg/m^2 a > 50 kg/m^2 têm servido como limiares (Crane, 2013; Denison, 2008; Stamilio, 2014). Com base em resultados, Mariona (2017) revisou mortes maternas em Michigan e constatou que o risco de morte materna foi quase quatro vezes maior em mulheres obesas. Mulheres com superobesidade mórbida apresentam taxas muito altas de complicações maternas e neonatais, incluindo pré-eclâmpsia, sobrecrescimento fetal e cesariana, com taxas mais elevadas de aspiração de mecônio, suporte ventilatório e morte neonatal (Marshall, 2014; Smid, 2016). Os dados de um grande estudo são mostrados na Figura 48-5.

Especialmente notáveis são as taxas acentuadamente elevadas de hipertensão e diabetes gestacional. Como discutido

A obesidade e o diabetes gestacional estão intrinsecamente ligados, como mostrado na Tabela 48-2. A sua coexistência e os efeitos adversos nos resultados gestacionais são discutidos no Capítulo 57 (p. 1097 e 1111).

A DHGNA está associada a diversos resultados gestacionais adversos. Em uma coorte de 110 mulheres com DHGNA, os riscos de pré-eclâmpsia, parto pré-termo, neonatos com baixo peso ao nascer, cesariana e diabetes gestacional foram elevados (Hagström, 2016). Em um estudo prospectivo de 476 gestações, a evidência ultrassonográfica no primeiro trimestre de DHGNA materna foi fortemente associada ao diabetes gestacional (De Souza, 2016a,b). Meyer e colaboradores (2013) observaram que as grávidas com sobrepeso ou obesas tinham maior proporção de lipoproteína de baixa densidade III (LDL-III) em comparação com as mulheres com peso normal. A predominância de LDL-III

TABELA 48-2 Efeitos gestacionais adversos em mulheres com sobrepeso e obesidade

Complicação	Prevalência (%) IMC normal 18,5-24,9 n = 621.048	Prevalência (%) com OR e IC 95%[a]	
		IMC de sobrepeso 25-29,9 n = 228.945	IMC de obesidade > 30 n = 78.043
Diabetes gestacional	2,3	4,3 (OR 1,91, 1,86-1,96)	8,6 (OR 4,04, 3,94-4,15)
Pré-eclâmpsia	2,7	4,3 (OR 1,60, 1,56-1,64)	8,1 (OR 3,17, 3,08-3,25)
Parto pré-termo	3,8	4,1 (OR 1,09, 1,05-1,13)	4,8 (OR 1,28, 1,23-1,34)
Indução do trabalho de parto	20,9	23,8 (OR 1,19, 1,17-1,21)	29,7 (OR 1,60, 1,57-1,64)
Cesariana eletiva ou pré-trabalho de parto	6,6	8,3 (OR 1,28, 1,26-1,31)	11,5 (OR 1,85, 1,81-1,89)
Cesariana	25,2	31,5 (OR 1,37, 1,34-1,39)	39,3 (OR 1,92, 1,88-1,96)
Distocia de ombro	2,0	2,4 (OR 1,22, 1,17-1,28)	2,3 (OR 1,14, 1,08-1,21)
Hemorragia pós-parto	6,7	8,4 (OR 1,29, 1,26-1,31)	8,7 (OR 1,34, 1,31-1,37)
Infecção pélvica	0,6	0,7 (OR 1,16, 1,06-1,26)	0,8 (OR 1,28, 1,15-1,43)
Infecção ou complicação de ferida	0,4	0,5 (OR 1,42, 1,28-1,58)	1,0 (OR 2,70, 2,42-3,01)
Grande para a idade gestacional	8,7	13,1 (OR 1,57, 1,54-1,61)	16,3 (OR 2,04, 1,99-2,10)
Macrossomia	2,0	3,6 (OR 1,81, 1,74-1,88)	5,1 (OR 2,60, 2,50-2,71)
Natimortos	0,3	1,8 (OR 5,89, 5,57-6,22)	0,5 (OR 1,71, 1,56-1,87)

[a]Razões de chance (OR, de *odds ratios*) com intervalo de confiança (IC) 95% são significativos quando comparados com o grupo de IMC normal.
IMC, índice de massa corporal.
Dados de Kim, 2016; Lisonkova, 2017; Ovesen, 2011; Schummers, 2015; Sebire, 2001.

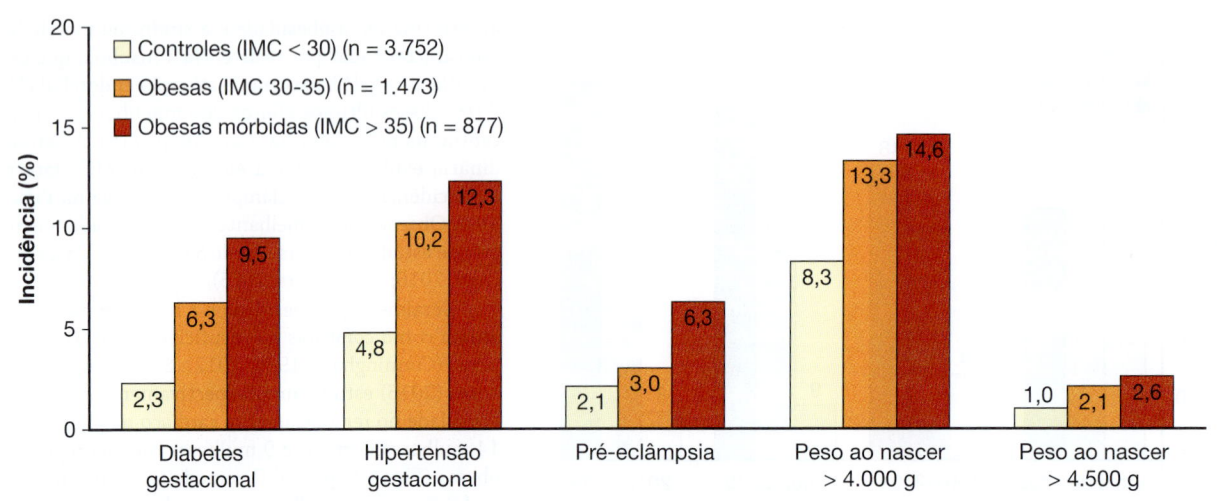

FIGURA 48-5 Incidência de resultados gestacionais selecionados em 16.102 gestantes incluídas no ensaio FASTER (First-and Second-Trimester Evaluation of Risk) de acordo com o IMC. (Dados de Weiss, 2004.)

é uma marca do acúmulo de gordura ectópica hepática típico da DHGNA. No Parkland Hospital, frequentemente encontramos gestantes obesas que têm DHGNA e evidência de esteato-hepatite manifestada por níveis elevados de transaminase hepática sérica. Em casos raros, a biópsia do fígado é necessária para excluir outras causas.

Além dessas complicações metabólicas, as medidas de qualidade de vida também são negativamente afetadas pela obesidade durante a gestação (Amador, 2008; Ruhstaller, 2017). Uma revisão sistemática encontrou riscos significativamente mais altos de depressão em mulheres com sobrepeso e obesidade durante e após a gravidez (Molyneaux, 2014). As mulheres obesas eram também significativamente mais propensas a ter ansiedade durante a gestação.

■ Mortalidade perinatal

Natimortos são mais prevalentes à medida que o grau de obesidade aumenta (Ovesen, 2011; Schummers, 2015). Em uma revisão de quase 100 estudos, a obesidade foi o maior fator de risco modificável de natimortalidade (Flenady, 2011). Em gestantes com superobesidade mórbida em comparação com gestantes de peso normal, Yao e colaboradores (2014) encontraram taxas de natimortos 5,7 e 13,6 vezes mais altas nas semanas 39 e 41 de gestação, respectivamente. De fato, 25% dos casos de natimortos a termo nesse estudo envolveram mulheres obesas. A hipertensão crônica com pré-eclâmpsia sobreposta associada à obesidade é uma das causas de excessiva natimortalidade.

Avaliando as taxas de *morte perinatal,* Lindam e colaboradores (2016) relataram que o alto IMC materno no início da gestação foi um fator de risco. O risco de morte neonatal também é maior para mulheres obesas (Johansson, 2014; Meehan, 2014). Por fim, Cnattingius e Villamor (2016) observaram que o aumento de peso entre as gestações é um fator de risco para mortalidade perinatal, enquanto a perda de peso entre as gestações em mulheres com sobrepeso reduz esse risco.

■ Morbidade perinatal

Tanto as complicações fetais quanto as neonatais aumentam nas mulheres obesas. Dois cofatores importantes e inter-relacionados que contribuem para as taxas excessivas de morbidade perinatal

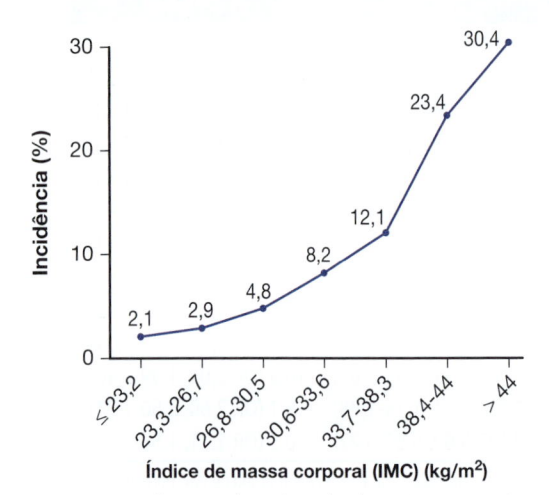

FIGURA 48-6 Estudo Hyperglycemia and Adverse Pregnancy Outcome (HAPO): frequência de pré-eclâmpsia de acordo com o IMC. (Dados de HAPO Study Cooperative Research Group, 2008.)

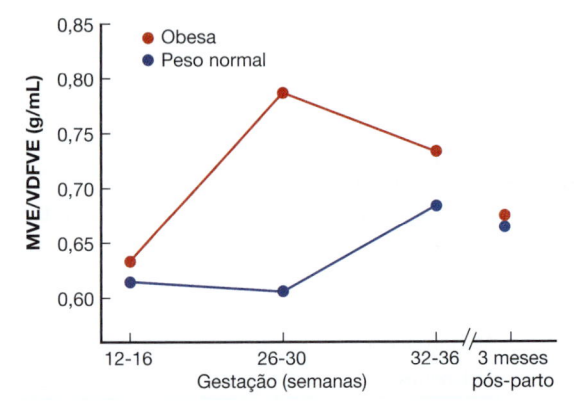

FIGURA 48-7 Alterações geométricas do remodelamento ventricular ao longo da gestação em mulheres obesas e com peso normal. MVE, massa do ventrículo esquerdo, VDFVE, volume diastólico final do ventrículo esquerdo. (Dados de Stewart, 2016.)

são a hipertensão crônica e o diabetes, ambos associados à obesidade materna. Cada uma dessas comorbidades pode desempenhar um papel nas altas taxas de restrição de crescimento fetal e parto pré-termo indicado observadas em mulheres obesas (Schummers, 2015). O diabetes pré-gestacional também eleva a taxa de anormalidades congênitas, e o diabetes gestacional é complicado por números excessivos de fetos macrossômicos e grandes para a idade gestacional (Cap. 44, p. 857).

Mesmo quando o diabetes não é considerado, a prevalência de neonatos macrossômicos é maior em mulheres obesas (Kim, 2016; Ovesen, 2011; Schummers, 2015). O grupo do MetroHealth Medical Center em Cleveland estudou extensamente a obesidade pré-gravidez, o ganho ponderal gestacional e o diabetes e sua relação com os resultados adversos da gravidez e com maiores peso e massa adiposa de neonatos (Catalano, 2009, 2015; Lassance, 2015; Ma, 2016; Yang, 2016). Embora cada uma dessas variáveis esteja associada a neonatos maiores e mais corpulentos, o IMC pré-gravidez e o seu efeito na inflamação e na expressão gênica placentária tem a maior influência na prevalência de recém-nascidos macrossômicos.

As taxas de malformações congênitas também são maiores com a obesidade comórbida (Stothard, 2009). No caso de defeitos do tubo neural, riscos 1,2, 1,7 e 3,1 vezes mais altos foram encontrados em mulheres com sobrepeso, obesas e gravemente obesas, respectivamente (Rasmussen, 2008). No National Birth Defect Prevention Study, foi relatada correlação entre IMC e cardiopatias congênitas (Gilboa, 2010). No entanto, isso pode estar relacionado com o diabetes como um cofator (Biggio, 2010). É importante observar que a obesidade é prejudicial para a acurácia do exame ultrassonográfico obstétrico e para a identificação anteparto de defeitos congênitos (Adekola, 2015; Dashe, 2009; Weichart, 2011).

■ Morbidade em longo prazo dos descendentes

Mulheres obesas geram crianças obesas, que, por sua vez, se tornam adultos obesos. Catalano e colaboradores (2009) estudaram crianças com média de idade de 9 anos e observaram associação direta entre obesidade materna antes da gestação e obesidade na infância. Esses pesquisadores também relataram associações com obesidade central, pressão arterial sistólica elevada, resistência à insulina elevada e anormalidades lipídicas – todos elementos da síndrome metabólica. Reynolds e colaboradores (2013) relataram taxas mais altas de doença cardiovascular e mortalidade por todas as causas em 37.709 filhos adultos de mães com sobrepeso ou obesas. Efeitos na saúde cardiometabólica semelhantes em descendentes foram reproduzidos por Gaillard e colaboradores (2016). Outros dados suportam o fato de que o ganho ponderal materno excessivo na gestação pode predizer obesidade nos filhos adultos (Lawrence, 2014; Reynolds, 2010). Por fim, as taxas de intolerância à glicose e síndrome metabólica são mais altas entre filhos de mulheres obesas (Gaillard, 2016; Tan, 2015).

Os possíveis mecanismos biológicos dessas associações não estão claros. No entanto, esses estudos levantaram a possibilidade da *programação fetal*, isto é, o ambiente fetal pode levar a resultados de saúde adversos na vida adulta. O esclarecimento está limitado por dados insuficientes sobre possíveis fatores maternos e genéticos de predisposição e sobre o ambiente do neonato e da criança no que se refere à dieta e às atividades. O ramo da *epigenética* deu algum suporte à possibilidade de perturbações do ambiente materno-fetal alterarem negativamente os eventos pós-parto (Kitsiou-Tzeli, 2017). Também possíveis são as contribuições do ambiente mãe-filho após o nascimento (Gluck, 2009).

Esses e outros fatores relacionados à programação fetal são discutidos no Capítulo 44 (p. 849).

MANEJO ANTEPARTO

■ Ganho de peso materno

O Institute of Medicine (2009) atualizou os seus determinantes anteriores de ganho ponderal materno (Tab. 9-4, p. 166). Para mulheres com sobrepeso, sugere-se ganho ponderal de 7 a 11,5 kg. Para mulheres obesas, o Instituto defende um ganho de 5 a 9 kg. Intuitivamente, o peso materno deve aumentar suficientemente para fornecer a provisão de tecido placentário e fetal e para a expansão de líquido amniótico e volume sanguíneo materno. Assim, não é aconselhada a perda de peso materno durante a gestação. O American College of Obstetricians and Gynecologists (2015) apoia essas diretrizes.

No entanto essas recomendações foram publicadas sem evidências científicas fortes de apoio, e o seu valor continua não comprovado (Rasmussen, 2010). Por exemplo, estudos recentes diferem a respeito do efeito do ganho ponderal insuficiente em mulheres obesas. Bodnar e colaboradores (2016) relataram que não houve maior risco de recém-nascidos com baixo peso ao nascer ou pequenos para a idade gestacional entre 47.494 mulheres obesas que tiveram um ganho de peso inadequado durante a gestação. Bogaerts e colaboradores (2015) constataram que até mesmo a perda de peso entre mulheres obesas não resultou em baixo crescimento fetal. Em contraste, no entanto, Hannaford e colaboradores (2017) relataram que mulheres obesas que tiveram ganho de peso menor do que o recomendado foram três vezes mais propensas a dar à luz neonatos pequenos para a idade gestacional. Outro estudo, de forma semelhante, encontrou um risco quase duas vezes maior entre mulheres obesas que perderam peso durante a gestação (Cox Bauer, 2016).

Além do ganho ponderal inadequado, o ganho de ponderal gestacional excessivo pode pressagiar maiores riscos para a mãe obesa. Berggren e colaboradores (2016) observaram que mulheres com sobrepeso e obesas acumularam massa adiposa, em vez de massa magra, com o ganho ponderal gestacional excessivo. Com base em outra análise, as taxas globais mais altas de distúrbios hipertensivos, cesariana e sobrecrescimento fetal, assim como taxas menores de parto pré-termo espontâneo e de insuficiência de crescimento fetal foram observadas em mulheres que ganharam mais do que o peso recomendado (Johnson, 2013). No entanto, quando analisadas de acordo com a categoria de IMC, as taxas significativamente mais altas de pré-eclâmpsia, cesariana e sobrecrescimento fetal foram identificas entre 1.937 mulheres com sobrepeso, mas não para 1.445 mulheres obesas, que ganharam peso em excesso.

Durante a gestação, as mulheres com sobrepeso e obesidade têm maior ganho de peso do que o recomendado, em comparação com as gestantes com peso normal (Endres, 2015). Além disso, mulheres com sobrepeso e obesidade têm retenção de peso excessiva em 1 ano após o parto, e um terço delas retém pelo menos 9 kg a mais do que o seu peso antes da gestação.

■ Intervenção nutricional

Diversas intervenções nutricionais podem ajudar a limitar e alcançar as metas de ganho de peso listadas na seção anterior. Entre as opções estão as intervenções no estilo de vida e atividade física. Em um ensaio randomizado de exercício em 300 mulheres com sobrepeso, os riscos de diabetes gestacional foram diminuídos (Wang, 2017). No entanto, em outro ensaio, 75 mulheres com sobrepeso foram randomicamente designadas para o cuidado de rotina ou para um programa de 16 semanas de ciclismo estacionário de intensidade moderada iniciando após a metade da gestação. Os resultados maternos e neonatais não diferiram entre os dois grupos (Seneviratne, 2016). Além disso, em uma análise da Cochrane de 11.444 mulheres, sugeriu-se que as intervenções no estilo de vida conferem apenas uma modesta redução no ganho ponderal materno, e os seus benefícios para o sobrecrescimento fetal, cesariana e resultado neonatal adverso não são significativos (Muktabhant, 2015). Com relação aos resultados neonatais, o baixo êxito das intervenções no estilo de vida durante a gestação foi atribuído à sua introdução tardia, isto é, após a expressão gênica inicial dentro da placenta já ter sido programada (Catalano, 2015).

■ Cuidado pré-natal

O monitoramento pré-natal minucioso detecta a maioria dos sinais precoces de diabetes ou hipertensão. Testes de rastreamento padronizados para anormalidades fetais são suficientes, considerando as limitações ultrassonográficas para detecção de anomalia fetal nesse grupo. A vigilância acurada do crescimento fetal em mulheres obesas geralmente requer a avaliação ultrassonográfica seriada. A monitoração da frequência cardíaca fetal externa anteparto é, igualmente, mais difícil.

MANEJO INTRAPARTO

A mulheres obesas estão em maior risco de ter múltiplas complicações no trabalho de parto e parto. Entre essas complicações estão a gestação pós-termo e anormalidades do trabalho de parto (Carpenter, 2016). Em um estudo com 143.519 mulheres, as chances de trabalho de parto espontâneo a termo em mulheres obesas foi cerca de metade do que em mulheres com peso normal (Denison, 2008). Em uma análise de mais de 5.000 parturientes, mulheres com IMC > 30 kg/m^2 tiveram duração mais longa e progressão inicial mais lenta no primeiro período do trabalho de parto (Norman, 2012).

■ Indução do trabalho de parto

Em comparação com mulheres de peso normal, as mulheres obesas têm duas vezes mais probabilidade de passar por indução do trabalho de parto (Denison, 2008). Infelizmente, as mulheres obesas também têm duas vezes mais probabilidade de sofrer falha na indução, e esse risco aumenta com o maior grau de obesidade (Wolfe, 2011). Em uma análise retrospectiva de 470 nulíparas com IMC > 30 kg/m^2 e colo não favorável, aquelas que se submeteram à indução do trabalho de parto com 39 semanas de gestação foram comparadas com aquelas sob manejo expectante depois de 39 semanas (Wolfe, 2014). Dois terços das gestações sob manejo expectante entraram em trabalho de parto ou tiveram ruptura espontânea das membranas. Em comparação com essa coorte, aquelas que se submeteram à indução do trabalho de parto planejada tiveram uma taxa de cesariana elevada – 26 versus 40%. Além disso, esses neonatos foram mais frequentemente admitidos na unidade de terapia intensiva neonatal – 6 versus 18%. Em contraste, Lee e colaboradores (2016) revisaram estatísticas de 74.725 partos de mulheres obesas e relataram que a indução eletiva com 37 e 39 semanas em nulíparas e, especialmente, em multíparas foi, na verdade, associada a taxas mais baixas de cesariana. Esses resultados conflitantes refletem as dificuldades encontradas por fornecedores de cuidado obstétrico à medida que eles contemplam os interesses aparentemente competitivos do feto e da sua mãe obesa. Para abordar esse tema, a Maternal-Fetal Medicine Units Network está conduzindo um ensaio randomizado de indução de trabalho de parto planejada em mulheres nulíparas com 39 semanas de gestação.

■ Riscos da anestesia

As mulheres obesas representam desafios à anestesia que incluem dificuldade de posicionamento da analgesia espinal ou peridural e complicações causadas pela falha ou pela dificuldade de intubação. Recomenda-se a avaliação de gestantes com superobesidade mórbida pelo anestesiologista durante o cuidado pré-natal ou na chegada na unidade de trabalho de parto (American College of Obstetricians and Gynecologists, 2017). Embora pareça lógico fazer uma consulta com anestesista anteparto e estabelecer a analgesia peridural precocemente, poucos dados publicados demonstram verdadeiramente os benefícios dessas práticas (Eley, 2016).

A analgesia regional para obesas mórbidas está associada a tempos de procedimento neuroaxial mais longos e mais tentativas malsucedidas de colocação do cateter (Tonidandel, 2014). É importante observar, no entanto, que a analgesia espinal em mulheres obesas para a cesariana não parece ter benefícios sobre a espinal-peridural combinada. Por exemplo, Ross e colaboradores (2014) compararam a analgesia espinal de aplicação única com a analgesia espinal-peridural combinada e constataram que ambos os métodos podem ser empregados com igual vantagem e função semelhante em pacientes obesas mórbidas.

As mulheres obesas que recebem analgesia regional que é complicada por hipotensão relativa têm, com mais frequência, neonatos com acidemia do sangue da artéria umbilical, provavelmente em virtude do atraso do parto. Edwards e colaboradores (2013) estudaram 5.742 mulheres obesas e constataram que o pH caiu significativamente e o déficit de base aumentou quanto maior o IMC. A taxa de pH < 7,1 dobrou de 3,5% para um IMC < 25 kg/m^2 para 7,1% para um IMC ≥ 40 kg/m^2. Os riscos e as complicações da anestesia são discutidos com mais detalhes no Capítulo 25.

■ Cesariana

As taxas de cesariana são significativamente mais altas em mulheres obesas. Em um estudo, a taxa primária foi de 33,8% para mulheres obesas e de 47,4% para mulheres obesas mórbidas. Esses valores são comparados com a taxa de apenas 20,7% para gestantes com peso normal (Weiss, 2004). Em uma análise de 226.958 mulheres, as taxas de cesariana aumentaram significativamente com sobrepeso (34%) e obesidades classe I (38%), classe II (43%) e classe III (50%) (Schummers, 2015). No mesmo estudo, as taxas de diabetes gestacional, um fator de risco para cesariana, aumentou de 6% para mulheres com IMC < 25 kg/m^2 para 21% para aquelas com IMC de ≥ 40 kg/m^2. Mais preocupante é que as mulheres obesas também apresentam taxas mais elevadas de cesariana de *emergência*, e a obesidade prolonga os tempos de decisão até a incisão e até o parto (O'Dwyer, 2013; Pulman, 2015). Girsen e colaboradores (2014) encontraram tempos significativamente maiores da incisão ao parto tanto para os casos de emergência quanto de não emergência.

Como discutido no Capítulo 31 (p. 596), a incidência de falha na tentativa de trabalho de parto após cesariana é mais alta em mulheres obesas (Grasch, 2017; Hibbard, 2006). As mulheres que ganham peso entre as gestações também têm taxas significativamente mais baixas de parto vaginal após cesariana.

superobesidade mórbida em comparação com mulheres não obesas – 23 *versus* 7%. Entre mulheres com IMC > 45 kg/m^2, as taxas de complicação da ferida operatória variam de 14 a 19% (Smid, 2015; Stamilio, 2014). O diabetes como comorbidade parece aumentar esse risco (Leth, 2011). Outros estudos descrevem as taxas de complicação da ferida operatória variando de 2 a > 40% em mulheres obesas (Conner, 2014; Marrs, 2014; Smid, 2015; Thornburg, 2012).

Algumas intervenções podem ser preventivas. O fechamento do tecido subcutâneo quando com pelo menos 2 cm de profundidade reduz as taxas de complicação da ferida (Tipton, 2011). Estudos também avaliaram a administração de doses mais altas de antibióticos profiláticos perioperatórios. Estudos sobre a farmacocinética indicam que as concentrações teciduais de antibióticos profiláticos são menores com o aumento do IMC (Pevzner, 2011; Young, 2015). Um estudo prospectivo mostrou que uma dose de 3 g de cefazolina resultou em concentrações teciduais mais altas em comparação com uma dose de 2 g (Swank, 2015). No entanto, em uma análise retrospectiva de 335 mulheres com peso mediano de 140 kg, constatou-se que a dose mais alta de cefazolina não resultou em menos infecções no sítio cirúrgico (Ahmadzia, 2015). Em um estudo recente, as mulheres obesas que receberam profilaxia com cefalosporina perioperatória apresentaram uma taxa de infecção cirúrgica de 13,4% em comparação com a taxa de 6,4% daquelas que receberam um curso de 2 dias de cefalexina oral e metronidazol além da profilaxia perioperatória (Valent, 2017).

A terapia da ferida por pressão negativa (TFPN) também tem sido empregada profilaticamente (Mark, 2014). Para abordar esse tema, Hussamy e colaboradores (2018) delinearam um ensaio randomizado de TFPN *versus* curativo de rotina em mais de 400 mulheres obesas submetidas à cesariana. Essa terapia não diminuiu significativamente a taxa de complicação da ferida pós-operatória em comparação com o cuidado de rotina – 19 *versus* 17%, respectivamente.

Para reduzir as complicações tromboembólicas, o American College of Obstetricians and Gynecologists (2015) recomenda meias elásticas de compressão gradativa, hidratação e mobilização precoce após cesariana em mulheres obesas. Alguns recomendam doses profiláticas de heparina, mas essa conduta não é utilizada rotineiramente (Cap. 52, p. 1019).

CIRURGIA BARIÁTRICA

Diversos procedimentos cirúrgicos são desenvolvidos para tratamento da obesidade mórbida, seja diminuindo o volume gástrico – técnica *restritiva* – ou utilizando derivações para evitar a absorção gastrintestinal – técnica *restritiva disabsortiva*. Em pacientes não grávidas, esses procedimentos melhoram ou solucionam o diabetes, a hiperlipidemia, a hipertensão e a apneia obstrutiva do sono, e reduzem os riscos de infarto agudo do miocárdio e morte (Beamish, 2016).

■ Procedimentos restritivos

Como opções, os dois procedimentos laparoscópicos aprovados de bandeamento gástrico com silicone ajustável (LASGB) – *LAPBAND* e *REALIZE* – colocam uma banda de 2 cm abaixo da junção gastresofágica para criar uma pequena bolsa estomacal acima do anel. O diâmetro do anel é controlado por um reservatório de solução salina na banda.

Esses procedimentos podem ter efeitos positivos nos resultados da gravidez. Por exemplo, Dixon e colaboradores (2005) compararam os resultados da gravidez em pacientes de cirurgia

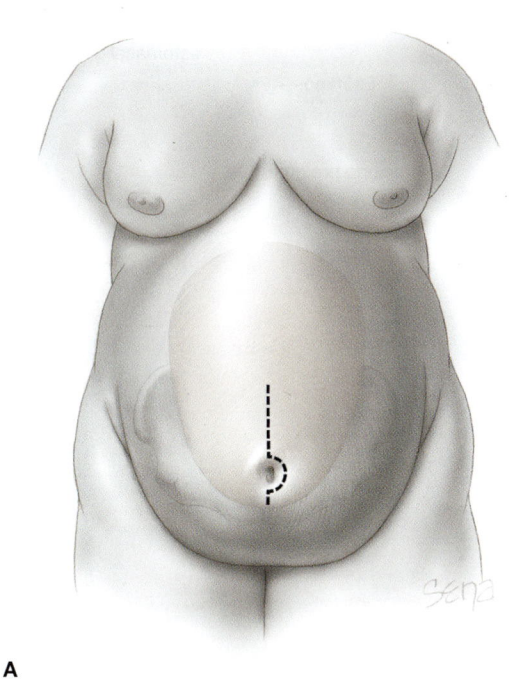

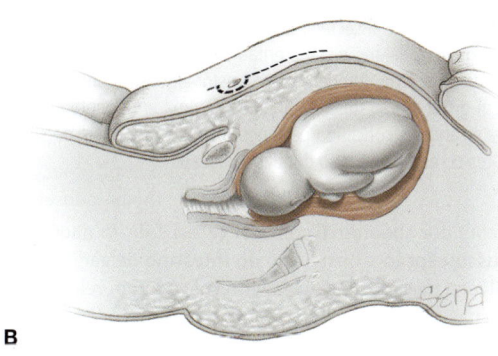

FIGURA 48-8 Incisão abdominal em mulheres obesas. **A.** Plano frontal. A linha tracejada indica a incisão cutânea adequada para o acesso abdominal em relação ao panículo adiposo. Como mostrado pelo útero no plano de fundo, a escolha do local periumbilical permite acesso ao segmento inferior do útero. **B.** Plano sagital.

■ Preocupações com a cirurgia

Para cesariana, convém avaliar com cuidado o local e o tipo de incisão abdominal, de forma a permitir acesso ao feto com o melhor fechamento da ferida operatória. Em mulheres obesas, preferimos uma incisão vertical para fornecer o acesso mais direto (Fig. 48-8). Outros preferem uma incisão abdominal transversa, com ou sem tração apical do abdome em avental. As diferenças no biotipo das diversas gestantes impedem que se considere qualquer das abordagens como superior (McLean, 2012; Turan, 2016). Alguns estudos observacionais compararam os resultados das feridas operatórias associados às incisões cutâneas vertical e transversal, mas os resultados são conflitantes quanto à sua superioridade (Brocato, 2013; Marrs, 2014; McClean, 2012; Sutton, 2016; Thornburg, 2012).

A frequência de infecção da ferida abdominal mantém relação direta com o IMC. Conner e colaboradores (2014) constataram que o risco de infecção da ferida é três vezes maior para mulheres com

TABELA 48-3 Resultados da gravidez após cirurgia bariátrica

Resultado[a]	Banda gástrica[b] (n = 651)	Bypass gástrico em Y de Roux[c] (n = 361)
Hipertensão	11%	4%
Diabetes gestacional	7%	4%
Cesariana	35%	33%
Peso médio ao nascer	3.206 g	3.084 g
Baixo peso ao nascer	7%	11%
Natimortos	3/1.000	3/1.000

[a]Dados não relatados de forma idêntica; as frequências foram aproximadas.
[b]Dados de Adams, 2015; Bar-Zohar, 2006; Carelli, 2011; Dixon, 2005; Ducarme, 2013; Facchiano, 2012; Lapolla, 2010; Pilone, 2014; Sheiner, 2009; Skull, 2004.
[c]Dados de Adams, 2015; Ducarme, 2013; Facchiano, 2012; González, 2015; Sheiner, 2009.

bariátrica com os seus resultados antes do procedimento e aqueles de uma coorte de mulheres obesas. Após o bandeamento, as incidências de hipertensão gestacional – 10 versus 45% – e diabetes gestacional – 6 versus 15% – foram significativamente mais baixas nas pacientes de cirurgia bariátrica em comparação com as suas gestações pré-procedimento. Os resultados desse e de outros estudos são apresentados na Tabela 48-3.

A deflação da banda durante a gestação afeta o ganho de peso materno e fetal. Pilone e colaboradores (2014) estudaram 22 gestações após a colocação de banda e relataram que todas as mulheres se submeteram à deflação completa da banda no primeiro trimestre e ganharam, em média, 14,7 kg durante a gestação. Em outro estudo, 42 mulheres se submeteram à deflação da banda, enquanto 54 mulheres mantiveram a inflação da banda. Uma banda deflacionada foi associada a maior ganho ponderal médio – 15,4 versus 7,6 kg, maior peso ao nascimento – 3.712 versus 3.380 g – e risco duas vezes maior de macrossomia em comparação com uma banda inflada (Cornthwaite, 2015). Raramente, pode ocorrer deslizamento da banda por náusea ou vômito, especialmente com a gestação avançada ou após o parto (Pilone, 2014; Schmitt, 2016; Suffee, 2012). Houve um caso fatal de hemorragia cerebral fetal que se desenvolveu em decorrência da deficiência de vitamina K materna secundária aos vômitos prolongados causados pelo deslizamento da banda, que criou uma obstrução externa gástrica (Van Mieghem, 2008).

■ Procedimentos restritivos disabsortivos

O bypass gástrico em Y de Roux realizado laparoscopicamente é o procedimento mais comum para restrição gástrica e má absorção seletiva. As suas etapas cirúrgicas são descritas na Figura 48-9.

À semelhança de outros procedimentos bariátricos, a avaliação dos resultados da gravidez evidencia modificações significativas após bypass em Y de Roux (Adams, 2015). Como mostra a Tabela 48-3, as taxas de hipertensão, diabetes gestacional e macrossomia fetal são reduzidas. Complicações graves não são comuns; no entanto a dor no abdome superior é frequente na gestação e geralmente está associada à herniação interna, uma protrusão do intestino através do defeito do mesentério. Petersen e colaboradores (2017) descreveram os resultados em uma coorte de partos incluindo 139 gestações. A dor abdominal superior complicou 46%, e um terço dessas pacientes tiveram herniação interna. A taxa de parto pré-termo foi de 14 de 64 entre aquelas com dor abdominal superior versus 1 de 75 naquelas sem dor. Intussuscepção e obstrução do intestino delgado podem se desenvolver a partir da herniação interna, e foram relatadas mortes maternas causadas por herniação e obstrução (Moore, 2004; Renault, 2012). O diagnóstico de obstrução intestinal é sabidamente difícil (Vannevel, 2016; Wax, 2013).

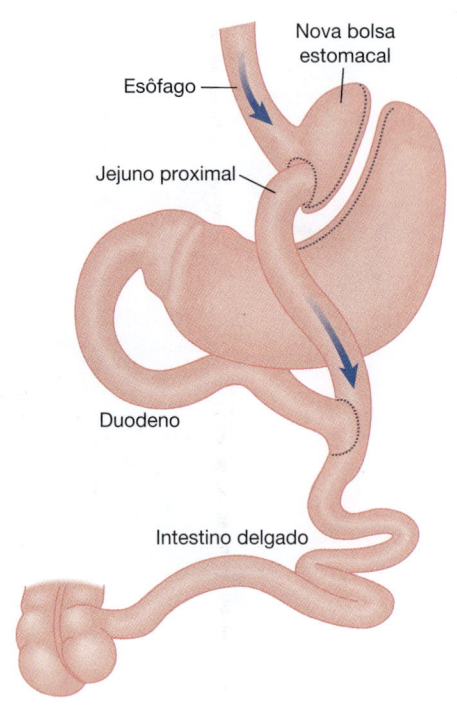

FIGURA 48-9 Bypass em Y de Roux. Com essa técnica, o estômago proximal é completamente transectado para deixar uma bolsa de 30 mL. A extremidade proximal do jejuno distal é então conectada à pequena bolsa. Isso cria um bypass de uma grande parte do estômago e do duodeno. Em um local 60 cm distal a essa gastrojejunostomia, uma enteroenterostomia em Y de Roux é também concluída para possibilitar a drenagem de secreções provenientes do estômago e do duodeno intocados.

■ Gravidez

Graças aos seus benefícios à saúde, a cirurgia bariátrica é popular, e muitas mulheres engravidam posteriormente (Narayanan, 2016). Com base em estudos observacionais, há melhora das taxas de fertilidade e declínio das taxas de complicações obstétricas em mulheres após a cirurgia bariátrica em comparação com controles com obesidade mórbida (Kominiarek, 2017; Yi, 2015). Em um desses estudos, apesar do tratamento cirúrgico, quase metade das 670 mulheres ainda eram obesas no momento da sua primeira gravidez após o bypass (Johansson, 2015). Não obstante, a frequência de neonatos grandes para a idade gestacional caiu de 22 para 8,6% e de neonatos pequenos para a idade gestacional aumentou de 7,6 para 15,6%. Em uma revisão sistemática, Yi e colaboradores (2015) confirmaram essas tendências do peso fetal após a cirurgia bariátrica. Além disso, os riscos de diabetes e pré-eclâmpsia foram reduzidos.

Atualmente, o American College of Obstetricians and Gynecologists (2015) recomenda que as mulheres que tenham sido submetidas à cirurgia bariátrica sejam avaliadas quanto à suficiência de vitaminais e demais nutrientes. Quando indicado, devem ser feitas suplementações de vitaminas B_{12} e D, ácido fólico e cálcio. Também é possível que haja deficiência de vitamina A (Chagas, 2013). As mulheres com banda gástrica devem ser monitoradas por equipe especializada em cirurgia bariátrica durante a gravidez, para que sejam feitos os devidos ajustes na banda. Por fim, vigilância especial é apropriada para os sinais de herniação interna com obstrução intestinal (Stuart, 2017; Wax, 2013).

REFERÊNCIAS

Adams TD, Hammoud AO, Davidson LE, et al: Maternal and neonatal outcomes for pregnancies before and after gastric bypass surgery. Int J Obes (Lond) 39:686, 2015

Adekola H, Soto E, Dai J, et al: Optimal visualization of the fetal four-chamber and outflow tract views with transabdominal ultrasound in the morbidly obese: are we there yet? J Clin Ultrasound 43:548, 2015

Ahmadzia HK, Patel EM, Joshi D, et al: Obstetric surgical site infections: 2 grams compared with 3 grams of cefazolin in morbidly obese women. Obstet Gynecol 126:708, 2015

Al-Badri MR, Zantout MS, Azar ST: The role of adipokines in gestational diabetes mellitus. Ther Adv Endocrinol Metab 6:103, 2015

Alberti KG, Eckel RH, Grundy SM et al: Harmonizing the metabolic syndrome. A joint interim statement of the International Diabetes Task Force on Epidemiology and Prevention; National Heart, Lung, and Blood Institute; American Heart Association; World Heart Federation; International Atherosclerosis Society; and International Association for the Study of Obesity. Circulation 120(16):1640, 2009

Amador N, Juárez JM, Guizar JM, et al: Quality of life in obese pregnant women: a longitudinal study. Am J Obstet Gynecol 198:203.e1, 2008

American College of Obstetricians and Gynecologists: Obesity in pregnancy. Practice Bulletin 156, December 2015

American College of Obstetricians and Gynecologists: Obstetric analgesia and anesthesia. Practice Bulletin No. 177, April 2017

American Society for Reproductive Medicine: Obesity and reproduction: a committee opinion. Fertil Steril 104:116, 2015

Bar-Zohar D, Azem F, Klausner J, et al: Pregnancy after laparoscopic adjustable gastric banding: perinatal outcome is favorable also for women with relatively high gestational weight gain. Surg Endosc 20:1580, 2006

Beamish AJ, Olbers T, Kelly AS, et al: Cardiovascular effects of bariatric surgery. Nat Rev Cardiol 13:730, 2016

Berggren EK, Groh-Wargo S, Presley L, et al: Maternal fat, but not lean, mass is increased among overweight/obese women with excess gestational weight gain. Am J Obstet Gynecol 214:745.e1, 2016

Biggio JR Jr, Chapman V, Neely C, et al: Fetal anomalies in obese women: the contribution of diabetes. Obstet Gynecol 115:290, 2010

Bilger M, Kruger EJ, Finkelstein EA: Measuring socioeconomic inequality in obesity: looking beyond the obesity threshold. Health Econ 26(8):1052, 2017

Bodnar LM, Pugh SJ, Lash TL, et al: Low gestational weight gain and risk of adverse perinatal outcomes in obese and severely obese women. Epidemiology 27:894, 2016

Bogaerts A, Ameye L, Martens E, et al: Weight loss in obese pregnant women and risk for adverse perinatal outcomes. Obstet Gynecol 125:566, 2015

Brocato BE, Thorpe EM Jr, Gomez LM, et al: The effect of cesarean delivery skin incision approach in morbidly obese women on the rate of classical hysterotomy. J Pregnancy 2013:890296, 2013

Carelli AM1, Ren CJ, Youn HA, et al: Impact of laparoscopic adjustable gastric banding on pregnancy, maternal weight, and neonatal health. Obes Surg 21:1552, 2011

Carpenter JR: Intrapartum management of the obese gravida. Clin Obstet Gynecol 59:172, 2016

Catalano P, deMouzon SH: Maternal obesity and metabolic risk to the offspring: why lifestyle interventions have not achieved the desired outcomes. Int J Obes (Lond) 39:642, 2015

Catalano PM, Farrell K, Thomas A, et al: Perinatal risk factors for childhood obesity and metabolic dysregulation. Am J Clin Nutr 90:1303, 2009

Chagas CB, Saunders C, Pereira S, et al: Vitamin A deficiency in pregnancy: perspectives after bariatric surgery. Obes Surg 23:249, 2013

Cheung YM, Joham A, Marks S, et al: The obesity paradox: an endocrine perspective. Intern Med J 47(7):727, 2017

Cnattingius S, Villamor E: Weight change between successive pregnancies and risks of stillbirth and infant mortality: a nationwide cohort study. Lancet 387:558, 2016

Conner SN, Verticchio JC, Tuuli MG, et al: Maternal obesity and risk of postcesarean wound complications. Am J Perinatol 31:299, 2014

Cornier MA, Després JP, Davis N, et al: Assessing adiposity: a scientific statement from the American Heart Association. Circulation 124:1996, 2011

Cornthwaite K, Jefferys A, Lenguerrand E, et al: One size does not fit all. Management of the laparoscopic adjustable gastric band in pregnancy: a national prospective cohort study. Lancet 385 Suppl 1:S32, 2015

Cox Bauer CM, Bernhard KA, Greer DM, et al: Maternal and neonatal outcomes in obese women who lose weight during pregnancy. J Perinatol 36:278, 2016

Crane JM, Murphy P, Burrage L, et al: Maternal and perinatal outcomes of extreme obesity in pregnancy. J Obstet Gynaecol Can 35: 606, 2013

Cunningham FG: Peripartum cardiomyopathy: we've come a long way, but.... Obstet Gynecol 120(5):992, 2012

Cunningham FG, Pritchard JA, Hankins GV, et al: Idiopathic cardiomyopathy or compounding cardiovascular events? Obstet Gynecol 67:157, 1986

Dashe JS, McIntire DD, Twickler DM: Effect of maternal obesity on the ultrasound detection of anomalous fetuses. Obstet Gynecol 113:1001, 2009

De Gonzalez AB, Hartge P, Cherhan JR, et al: Body mass index and mortality among 1.46 million white adults. N Engl J Med 363:23, 2010

De Souza LR, Berger H, Retnakaran R, et al: Hepatic fat and abdominal adiposity in early pregnancy together predict impaired glucose homeostasis in mid-pregnancy. Nutr Diabetes 6:e229, 2016a

De Souza LR, Berger H, Retnakaran R, et al: Non-alcoholic fatty liver disease in early pregnancy predicts dysglycemia in mid-pregnancy: prospective study. Am J Gastroenterol 111:665, 2016b

Denison FC, Price J, Graham C, et al: Maternal obesity, length of gestation, risk of postdates pregnancy and spontaneous onset of labour at term. BJOG 115:720, 2008

Dixon JB: Obesity in 2015: advances in managing obesity. Nat Rev Endocrinol 12:65, 2016

Dixon JB, Dixon ME, O'Brien PE: Birth outcomes in obese women after laparoscopic adjustable gastric banding. Obstet Gynecol 106:965, 2005

Ducarme G, Parisio L, Santulli P, et al: Neonatal outcomes in pregnancies after bariatric surgery: a retrospective multi-centric cohort study in three French referral centers. J Matern Fetal Neonatal Med 26:275, 2013

Edwards RK, Cantu J, Cliver S, et al: The association of maternal obesity with fetal pH and base deficit at cesarean delivery. Obstet Gynecol 122(2 Pt 1): 262, 2013

Eley VA, van Zundert AA, Lipman J, et al: Anaesthetic management of obese parturients: what is the evidence supporting practice guidelines? Anaesth Intensive Care 44:552, 2016

Endres LK, Straub H, McKinney C, et al: Postpartum weight retention risk factors and relationship to obesity at one year. Obstet Gynecol 125:144, 2015

Facchiano E, Iannelli A, Santulli P, et al: Pregnancy after laparoscopic bariatric surgery: comparative study of adjustable gastric banding and Roux-en-Y gastric bypass. Surg Obes Relat Dis 8:429, 2012

Flenady V, Koopmans L, Middleton P, et al: Major risk factors for stillbirth in high-income countries: a systematic review and meta-analysis. Lancet 377:1331, 2011

Fontaine KR, Redden DT, Wang C, et al: Years of life lost due to obesity. JAMA 289:187, 2003

Ford ES, Giles WH, Dietz WH: Prevalence of the metabolic syndrome among U.S. adults. Findings from the Third National Health and Nutrition Examination Survey. JAMA 287:356, 2002

Fu J, Hofker M, Wijmenga C: Apple or pear: size and shape matter. Cell Metab 7:507, 2015

Gaillard R, Welten M, Oddy WH, et al: Associations of maternal prepregnancy body mass index and gestational weight gain with cardio-metabolic risk factors in adolescent offspring: a prospective cohort study. BJOG 123:207, 2016

Garvey WT, Mechanick JI, Brett EM, et al: American Association of Clinical Endocrinologists and American College of Endocrinology comprehensive clinical practice guidelines for medical care of patients with obesity. Endocr Pract 22:842, 2016

GBD 2015 Obesity Collaborators: Health effects of overweight and obesity in 195 countries over 25 years. N Engl J Med 377:13, 2017

Gilboa SM, Correa A, Botto LD, et al: Association between prepregnancy body mass index and congenital heart defects. Am J Obstet Gynecol 202:51.e1, 2010

Gilmore LA, Klempel-Donchenko M, Redman LM: Pregnancy as a window to future health: excessive gestational weight gain and obesity. Semin Perinatol 39:296, 2015

Girsen AI, Osmundson SS, Naqvi M, et al: Body mass index and operative times at cesarean delivery. Obstet Gynecol 124:684, 2014

Gluck ME, Venti CA, Lindsay RS, et al: Maternal influence, not diabetic intrauterine environment, predicts children's energy intake. Obesity 17:772, 2009

Godfrey KM, Reynolds RM, Prescott SL, et al: Influence of maternal obesity on the long-term health of offspring. Lancet Diabetes Endocrinol 5:53, 2017

González I, Rubio MA, Cordido F, et al: Maternal and perinatal outcomes after bariatric surgery: a Spanish multicenter study. Obes Surg 25:436, 2015

Grasch JL, Thompson JL, Newton JM, et al: Trial of labor compared with cesarean delivery in superobese women. Obstet Gynecol 130:994, 2017

Hagström H, Höijer J, Ludvigsson JF, et al: Adverse outcomes of pregnancy in women with non-alcoholic fatty liver disease. Liver Int 36:268, 2016

Hainer V, Aldhoon-Hainerová I: Obesity paradox does exist. Diabetes Care 36 Suppl 2:S276, 2013

Hannaford KE, Tuuli MG, Odibo L, et al: Gestational weight gain: association with adverse pregnancy outcomes. Am J Perinatol 34:147, 2017

HAPO Study Cooperative Research Group, Metzger BE, Lowe LP, et al: Hyperglycemia and adverse pregnancy outcomes. N Engl J Med 358(19):1991, 2008

Hibbard JU, Gilbert S, Landon MB, et al: Trial of labor or repeat cesarean delivery in women with morbid obesity and previous cesarean delivery. Obstet Gynecol 108(1):125, 2006

Hoffman BL, Horsager R, Roberts SW et al: Obesity. In Williams Obstetrics, 23rd edition Study Guide, New York, McGraw-Hill, 2011

Hussamy DJ, Wortman AC, McIntire DD, et al: A randomized trial of closed incision negative pressure therapy in morbidly obese women undergoing cesarean delivery. Presented at the 38th Annual Meeting of the Society for Maternal-Fetal Medicine, January 29–February 3, 2018

Institute of Medicine, National Research Council, Rasmussen KM, et al (eds): Weight Gain during Pregnancy: Reexamining the Guidelines. Washington, National Academy of Sciences, 2009

Johansson K, Cnattingius S, Näslund I, et al: Outcomes of pregnancy after bariatric surgery. N Engl J Med 372:814, 2015

Johansson S, Villamor E, Altman M, et al: Maternal overweight and obesity in early pregnancy and risk of infant mortality: a population based cohort study in Sweden. BMJ 349:g6572, 2014

Johnson J, Clifton RG, Roberts JM, et al: Pregnancy outcomes with weight gain above or below the 2009 Institute of Medicine guidelines. Obstet Gynecol 121:969, 2013

Kim SS, Zhu Y, Grantz KL, et al: Obstetric and neonatal risks among obese women without chronic disease. Obstet Gynecol 128:104, 2016

Kitsiou-Tzeli S, Tzetis M. Maternal epigenetics and fetal and neonatal growth. Curr Opin Endocrinol Diabetes Obes 24:43, 2017

Kominiarek MA, Jungheim ES, Hoeger KM, et al: American Society for Metabolic and Bariatric Surgery position statement on the impact of obesity and obesity treatment on fertility and fertility therapy. Endorsed by the American College of Obstetricians and Gynecologists and the Obesity Society. Surg Obes Relat Dis 13(5):750, 2017

Lapolla A, Marangon M, Dalfrà MG, et al: Pregnancy outcome in morbidly obese women before and after laparoscopic gastric banding. Obes Surg 20:1251, 2010

Lassance L, Haghiac M, Leahy P, et al: Identification of early transcriptome signatures in placenta exposed to insulin and obesity. Am J Obstet Gynecol 212:647.e1, 2015

Lawrence GM, Shulman S, Friedlander Y, et al: Associations of maternal pre-pregnancy and gestational body size with offspring longitudinal change in BMI. Obesity (Silver Spring) 22:1165, 2014

Lee VR, Darney BG, Snowden JM, et al: Term elective induction of labour and perinatal outcomes in obese women: retrospective cohort study. BJOG 123:271, 2016

Leth RA, Uldbjerg N, Norgaard M, et al: Obesity, diabetes, and the risk of infections diagnosed in hospital and post-discharge infections after cesarean section: a prospective cohort study. Acta Obstet Gynecol Scand 90(5):501, 2011

Lindam A, Johansson S, Stephansson O, et al: High maternal body mass index in early pregnancy and risks of stillbirth and infant mortality—a population-based sibling study in Sweden. Am J Epidemiol 184:98, 2016

Lisonkova S, Muraca GM, Potts J, et al: Association between prepregnancy body mass index and severe maternal morbidity. JAMA 318:1777, 2017

Locke AE, Kahali B, Berndt SI, et al: Genetic studies of body mass index yield new insights for obesity biology. Nature 518:197, 2015

Long MT, Fox CS: The Framingham Heart Study-67 years of discovery in metabolic disease. Nat Rev Endocrinol 12:177, 2016

Ma RC, Schmidt MI, Tam WH, et al: Clinical management of pregnancy in the obese mother: before conception, during pregnancy, and postpartum. Lancet Diabetes Endocrinol 4:1037, 2016

Mariona FG: Does maternal obesity impact pregnancy-related deaths? Michigan experience. J Matern Fetal Neonatal Med 30(9):1060, 2017

Mark KS, Alger L, Terplan M: Incisional negative pressure therapy to prevent wound complications following cesarean section in morbidly obese women: a pilot study. Surg Innov 21:345, 2014

Marrs CC, Moussa HN, Sibai BM, et al: The relationship between primary cesarean delivery skin incision type and wound complications in women with morbid obesity. Am J Obstet Gynecol 210:319.e1, 2014

Marshall NE, Guild C, Cheng YW, et al: The effect of maternal body mass index on perinatal outcomes in women with diabetes. Am J Perinatol 31:249, 2014

Martin CA, Gowda U, Smith BJ et al: Systematic review of the effect of lifestyle interventions on the components of the metabolic syndrome in South Asian migrants. J Immigr Minor Health October 21, 2016 [Epub ahead of print]

McLean M, Hines R, Polinkovsky M, et al: Type of skin incision and wound complications in the obese parturient. Am J Perinatol 29:301, 2012

Meehan S, Beck CR, Mair-Jenkins J, et al: Maternal obesity and infant mortality: a meta-analysis. Pediatrics 133:863, 2014

Meyer BJ, Stewart FM, Brown EA, et al: Maternal obesity is associated with the formation of small dense LDL and hypoadiponectinemia in the third trimester. J Clin Endocrinol Metab 98:643, 2013

Mingrone G, Panunzi S, De Gaetano A, et al: Bariatric-metabolic surgery versus conventional medical treatment in obese patients with type 2 diabetes: 5 year follow-up of an open-label, single-centre, randomised controlled trial. Lancet 386:964, 2015

Molyneaux E, Poston L, Ashurst-Williams S, et al: Obesity and mental disorders during pregnancy and postpartum: a systematic review and meta-analysis. Obstet Gynecol 123:857, 2014

Moore JX, Chaudhary N, Akinyemiju T, et al: Metabolic syndrome prevalence by race/ethnicity and sex in the United States, National Health and Nutrition Examination Survey, 1988–2012. Prev Chronic Dis 14:160287, 2017

Moore KA, Ouyang DW, Whang EE: Maternal and fetal deaths after gastric bypass surgery for morbid obesity. N Engl J Med 351:721, 2004

Muktabhant B, Lawrie TA, Lumbiganon P, et al: Diet or exercise, or both, for preventing excessive weight gain in pregnancy. Cochrane Database Syst Rev 6:CD007145, 2015

Narayanan RP, Syed AA: Pregnancy following bariatric surgery—medical complications and management. Obes Surg 26:2523, 2016

National Institutes of Health: The practical guide: identification, evaluation, and treatment of overweight and obesity in adults. NIH Publication 00–4084. Bethesda, National Institutes of Health, 2000

Norman SM, Tuuli MG, Obido AO, et al: The effects of obesity on the first stage of labor. Obstet Gynecol 120:130, 2012

O'Dwyer V, O'Kelly S, Monaghan B, et al: Maternal obesity and induction of labor. Acta Obstet Gynecol Scand 92:1414, 2013

Ogden CL, Carroll MD, Fryar CD, et al: Prevalence of obesity in the United States, 2011–2014. NCHS data brief No. 219, Hyattsville, National Center for Health Statistics, 2015

Ovesen P, Rasmussen S, Kesmodel U: Effect of prepregnancy maternal overweight and obesity on pregnancy outcome. Obstet Gynecol 118(2 Pt 1):305, 2011

Peeters A, Barendregt JJ, Willekens F, et al: Obesity in adulthood and its consequences for life expectancy: a life-table analysis. Ann Intern Med 138:24, 2003

Petersen L, Lauenborg J, Svare J, et al: The impact of upper abdominal pain during pregnancy following a gastric bypass. Obes Surg 27(3):688, 2017

Pevzner L, Swank M, Krepel C, et al: Effects of maternal obesity on tissue concentrations of prophylactic cefazolin during cesarean delivery. Obstet Gynecol 117:877, 2011

Pilone V, Hasani A, Di Micco R, et al: Pregnancy after laparoscopic gastric banding: maternal and neonatal outcomes. Int J Surg 12 Suppl 1:S136, 2014

Pulman KJ, Tohidi M, Pudwell J, et al: Emergency caesarean section in obese parturients: Is a 30-minute decision-to-incision interval feasible? J Obstet Gynaecol Can 37:988, 2015

Rasmussen KM, Abrams B, Bodnar LM, et al: Recommendations for weight gain during pregnancy in the context of the obesity epidemic. Obstet Gynecol 116:1191, 2010

Rasmussen SA, Chu SY, Kim SY, et al: Maternal obesity and risk of neural tube defects: a metaanalysis. Am J Obstet Gynecol 198(6):611, 2008

Renault K, Gyrtrup HJ, Damgaard K, et al: Pregnant women with fatal complication after laparoscopic Roux-en-Y gastric bypass. Acta Obstet Gynecol Scand 91:873, 2012

Reynolds RM, Allan KM, Raja EA, et al: Maternal obesity during pregnancy and premature mortality from cardiovascular event in adult offspring: follow-up of 1 323 275 person years. BMJ 347:f4539, 2013

Reynolds RM, Osmond C, Phillips DI, et al: Maternal BMI, parity, and pregnancy weight gain: influences on offspring adiposity in young adulthood. J Clin Endocrinol Metab 95:5365, 2010

Ross VH, Dean LS, Thomas JA, et al: A randomized controlled comparison between combined spinal-epidural and single-shot spinal techniques in morbidly obese parturients undergoing cesarean delivery: time for initiation of anesthesia. Anesth Analg 118:168, 2014

Ruhstaller KE, Elovitz MA, Stringer M, et al: Obesity and the association with maternal mental health symptoms. J Matern Fetal Neonatal Med 10:1, 2017

Rusinek H, Convit A: Obesity: cerebral damage in obesity-associated metabolic syndrome. Nat Rev Endocrinol 10:642, 2014

Sartori C, Lazzeroni P, Merli S: From placenta to polycystic ovarian syndrome: the role of adipokines. Mediators Inflamm 2016:4981916, 2016

Schauer PR, Bhatt DL, Kirwan JP, et al: Bariatric surgery versus intensive medical therapy for diabetes—3 year outcomes. N Engl J Med 370:2002, 2014

Schmitt F, Topart P, Salle A, et al: Early postpartum gastric band slippage after bariatric surgery in an adolescent obese girl. J Surg Case Rep 2016(9), 2016

Schummers L, Hutcheon JA, Bodnar LM, et al: Risk of adverse pregnancy outcomes by prepregnancy body mass index: a population-based study to inform prepregnancy weight loss counseling. Obstet Gynecol 125:133, 2015

Sebire NJ, Jolly M, Harris JP, et al: Maternal obesity and pregnancy outcome: a study of 287,213 pregnancies in London. Int J Obes Relat Metab Disord 25:1175, 2001

Seneviratne SN, Jiang Y, Derraik J, et al: Effects of antenatal exercise in overweight and obese pregnant women on maternal and perinatal outcomes: a randomised controlled trial. BJOG 123:588, 2016

Sheiner E, Balaban E, Dreiher J, et al: Pregnancy outcome in patients following different types of bariatric surgeries. Obes Surg 19:1286, 2009

Shungin D, Winkler TW, Croteau-Chonka DC, et al: New genetic loci link adipose and insulin biology to body fat distribution. Nature 518:187, 2015

Skull AJ, Slater GH, Duncombe JE, et al: Laparoscopic adjustable banding in pregnancy: safety, patient tolerance and effect on obesity-related pregnancy outcomes. Obes Surg 14:230, 2004

Smid MC, Kearney MS, Stamilio DM: Extreme obesity and postcesarean wound complications in the Maternal-Fetal Medicine Unit cesarean registry. Am J Perinatol 32:1336, 2015

Smid MC, Vladutiu CJ, Dotters-Katz SK, et al: Maternal super obesity and neonatal morbidity after term cesarean delivery. Am J Perinatol 33:1198, 2016

Stamilio DM, Scifres CM: Extreme obesity and postcesarean maternal complications. Obstet Gynecol 124(2 Pt 1):227, 2014

Stewart RD, Nelson DB, Matulevicius SA, et al: Cardiac magnetic resonance imaging to assess the impact of maternal habitus on cardiac remodeling during pregnancy. Am J Obstet Gynecol 214:640.e1, 2016

Stothard KJ, Tennant PW, Bell R, et al: Maternal overweight and obesity and the risk of congenital anomalies: a systematic review and meta-analysis. JAMA 301:636, 2009

Stuart A, Kallen K: Risk of abdominal surgery in pregnancy among women who have undergone bariatric surgery. Obstet Gynecol 129:887, 2017

Suffee MT, Poncelet C, Barrat C: Gastric band slippage at 30 weeks' gestation: diagnosis and laparoscopic management. Surg Obes Relat Dis 8(3):366, 2012

Sutton AL, Sanders LB, Subramaniam A, et al: Abdominal incision selection for cesarean delivery of women with class III obesity. Am J Perinatol 33:547, 2016

Swank ML, Wing DA, Nicolau DP, et al: Increased 3-gram cefazolin dosing for cesarean delivery prophylaxis in obese women. Am J Obstet Gynecol 213:415.e1, 2015

Tan HC, Roberts J, Catov J: Mother's pre-pregnancy BMI is an important determinant of adverse cardiometabolic risk in childhood. Pediatr Diabetes 16:419, 2015

Targher G, Byrne CD, Lonardo A, et al: Non-alcoholic fatty liver disease and risk of incident cardiovascular disease: a meta-analysis. J Hepatol 65:589, 2016

Thornburg LL, Linder MA, Durie DE, et al: Risk factors for wound complications in morbidly obese women undergoing primary cesarean delivery. J Matern Fetal Neonatal Med 25:1544, 2012

Tipton AM, Cohen SA, Chelmow D: Wound infection in the obese pregnant woman. Semin Perinatol 35:345, 2011

Tonidandel A, Booth J, D'Angelo R, et al: Anesthetic and obstetric outcomes in morbidly obese parturients: a 20-year follow-up retrospective cohort study. Int J Obstet Anesth 23:357, 2014

Turan OM, Rosenbloom J, Galey JL, et al: The relationship between rostral retraction of the pannus and outcomes at cesarean section. Am J Perinatol 33:951, 2016

Valent AM, DeArmond C, Houston JM, et al: Effect of post-cesarean delivery cephalexin and metronidazole on surgical site infection among obese women. A randomized trial. JAMA 318:1026, 2017

Van Mieghem T, Van Schoubroeck D, Depiere M, et al: Fetal cerebral hemorrhage caused by vitamin K deficiency after complicated bariatric surgery. Obstet Gynecol 112:434, 2008

Vannevel V, Jans G, Bialecka M, et al: Internal herniation in pregnancy after gastric bypass. A systematic review. Obstet Gynecol 127:1013, 2016

Wang C, Wei Y, Zhang X, et al: A randomized clinical trial of exercise during pregnancy to prevent gestational diabetes mellitus and improve pregnancy outcome in overweight and obese women. Am J Obstet Gynecol 216:340, 2017

Wax JF, Pinette MG, Cartin A: Roux-en-Y gastric bypass-associated bowel obstruction complicating pregnancy—an obstetrician's map to the clinical minefield. Am J Obstet Gynecol 208:265, 2013

Weichart J and Hartge DR: Obstetrical sonography in obese women: a review. J Clin Ultrasound 39:209, 2011

Weiss JL, Malon FD, Emig D, et al: Obesity, obstetric complications and cesarean delivery rate—a population based screening study. FASTER Research Consortium. Am J Obstet Gynecol 190:1091, 2004

Wolfe H, Timofeev J, Tefera E, et al: Risk of cesarean in obese nulliparous women with unfavorable cervix: elective induction vs expectant management at term. Am J Obstet Gynecol 211:53.e1, 2014

Wolfe KB, Rossi RA, Warshak CR: The effect of maternal obesity on the rate of failed induction of labor. Am J Obstet Gynecol 205:128.e1, 2011

Yang X, Li M, Haghiac M, et al: Causal relationship between obesity-related traits and TLR-4-driven responses at the maternal-fetal interface. Diabetologia 59:2459, 2016

Yao R, Ananth CV, Park BY, et al: Obesity and the risk of still birth: a population-based cohort study. Am J Obstet Gynecol 210:457.e1, 2014

Yi XY, Li QF, Zhang J, et al: A meta-analysis of maternal and fetal outcomes of pregnancy after bariatric surgery. Int J Gynaecol Obstet 130:3, 2015

Young OM, Shaik IH, Twedt R, et al: Pharmacokinetics of cefazolin prophylaxis in obese gravidae at time of cesarean delivery. Am J Obstet Gynecol 213:541.e1, 2015

Younossi ZM, Koenig AB, Abdelatif D, et al: Global epidemiology of nonalcoholic fatty liver disease—meta-analytic assessment of prevalence, incidence, and outcomes. Hepatology 64:73, 2016

CAPÍTULO 49

Distúrbios cardiovasculares

CONSIDERAÇÕES FISIOLÓGICAS NA GRAVIDEZ......... 948
DIAGNÓSTICO DE DOENÇA CARDÍACA................ 949
CONSIDERAÇÕES SOBRE O MANEJO PERIPARTO....... 951
CARDIOPATIA CORRIGIDA POR CIRURGIA 954
CARDIOPATIA VALVAR............................. 955
CARDIOPATIA CONGÊNITA........................ 958
HIPERTENSÃO PULMONAR........................ 960
MIOCARDIOPATIAS............................... 962
INSUFICIÊNCIA CARDÍACA......................... 964
ENDOCARDITE INFECCIOSA........................ 965
ARRITMIAS..................................... 965
DOENÇAS DA AORTA............................. 967
CARDIOPATIA ISQUÊMICA......................... 968

> *Alguns especialistas recomendam que as mulheres que sofrem de lesões cardíacas sejam dissuadidas do casamento. No entanto, esta parece ser uma visão extremista, embora, obviamente, quando a lesão é grave e a compensação, falha, os perigos de uma gestação devam ser cuidadosamente explicados.*
>
> —J. Whitridge Williams (1903)

Como Williams reconheceu há mais de 1 século, a gravidez em mulheres com doença cardíaca significativa pode ser extremamente arriscada e pode levar a descompensação e morte. Em uma análise da mortalidade materna nos Estados Unidos entre 2011 e 2013, as causas anteriormente responsáveis pela maioria das mortes maternas – hemorragia, distúrbios hipertensivos e embolia – continuaram a mostrar taxas em declínio. Em contraste, as mortes atribuídas a doenças cardiovasculares foram responsáveis por cerca de 26% de todas as mortes relacionadas com a gravidez (Creanga, 2017). As doenças cardiovasculares também respondem por morbidade materna significativa e são uma razão relevante para admissões em unidade de terapia intensiva (Small, 2012).

A crescente prevalência de doenças cardiovasculares que complicam a gravidez é provavelmente multifatorial e inclui altas taxas de obesidade, hipertensão e diabetes (Klingberg, 2017). De fato, de acordo com o National Center for Health Statistics, quase metade dos adultos com idade igual ou superior a 20 anos apresenta ao menos um fator de risco de doença cardiovascular (Fryar, 2012). Outra razão relacionada é a gestação postergada. Por fim, como discutido adiante (p. 958), um número crescente de mulheres com cardiopatia congênita está agora engravidando.

CONSIDERAÇÕES FISIOLÓGICAS NA GRAVIDEZ

■ Fisiologia cardiovascular

As acentuadas alterações anatômicas e funcionais induzidas pela gravidez na fisiologia cardíaca podem ter um profundo efeito sobre as cardiopatias subjacentes (Cap. 4, p. 60). Algumas dessas alterações estão listadas na Tabela 49-1. É importante ressaltar que o débito cardíaco aumenta cerca de 40% durante a gravidez. Quase metade desse total se inicia por volta de 8 semanas de gestação e chega ao máximo no meio da gestação (Capeless, 1989). Essa elevação precoce surge do aumento do volume de ejeção, que resulta da menor resistência vascular. Mais tarde na gestação, o pulso em repouso e o volume de ejeção são ainda maiores em virtude do maior volume ventricular diastólico final que resulta da hipervolemia da gravidez. Essas alterações se traduzem em um débito cardíaco que aumenta ao longo da gestação até se tornar 40% mais alto ao termo. Essas adaptações são ainda mais profundas nas gestações múltiplas (Kametas, 2003; Kuleva, 2011). É importante observar que a contratilidade intrínseca do ventrículo esquerdo não se altera. Assim, a função ventricular esquerda normal é mantida durante a gestação. Especificamente, a gravidez

TABELA 49-1 Alterações hemodinâmicas em 10 gestantes normais a termo em comparação com valores obtidos 12 semanas após o parto

Parâmetro	Alteração (%)
Débito cardíaco	+43
Frequência cardíaca	+17
Índice de trabalho de ejeção ventricular esquerda	+17
Resistência vascular	
Sistêmica	−21
Pulmonar	−34
Pressão arterial média	+4
Pressão coloidosmótica	−14

Dados de Clark, 1989.

não é caracterizada pela função hiperdinâmica ou por um estado de alto débito cardíaco.

As mulheres com cardiopatia subjacente nem sempre se adaptam a essas mudanças, e a disfunção ventricular resulta em insuficiência cardíaca cardiogênica. Algumas gestantes com disfunção cardíaca grave podem apresentar evidência de insuficiência cardíaca antes do meio da gravidez. Em outras, a insuficiência cardíaca manifesta-se após 28 semanas de gestação, quando a hipervolemia e o aumento no débito cardíaco induzidos pela gravidez alcançam seus valores máximos. No entanto, na maioria dos casos, a insuficiência cardíaca manifesta-se no período periparto quando o trabalho de parto, o parto e diversas situações obstétricas comuns adicionam sobrecarga cardíaca exagerada. Algumas dessas condições são pré-eclâmpsia, hemorragia e anemia, e sepse.

■ Função ventricular na gravidez

Volumes e massa ventriculares se acumulam para acomodar a hipervolemia induzida pela gravidez. Isso é refletido pelas maiores dimensões sistólica final e diastólica final. No entanto, a espessura septal e a fração de ejeção não são alteradas. Isso porque tais alterações são acompanhadas por um grande remodelamento – *plasticidade* – ventricular, o que se caracteriza por expansão excêntrica da massa ventricular esquerda que chega, em média, a 30 a 35% próximo do termo. Todas essas adaptações retornam aos valores pré-gestação alguns meses após o parto.

Do ponto de vista clínico, certamente a função ventricular é normal durante a gravidez, conforme estimado pelo *gráfico de Braunwald para função ventricular*, ilustrado na Figura 4-9 (p. 61). Para determinadas pressões de enchimento, há um débito cardíaco apropriado para que a função cardíaca seja eudinâmica durante a gravidez. Nas mulheres não grávidas com coração normal em uma situação de alto débito, o ventrículo esquerdo sofre *remodelamento longitudinal*, e os índices funcionais ecocardiográficos de sua deformação apresentam valores normais. Nas grávidas, por outro lado, parece haver *remodelamento esférico*, e esses índices calculados que medem a deformação longitudinal mostram-se deprimidos. Assim, os índices normais das mulheres não grávidas são provavelmente inexatos quando usados para avaliar a função em mulheres grávidas porque eles não consideram o remodelamento esférico característico da gravidez normal (Savu, 2012; Stewart, 2016).

Fazendo o ajuste para essas alterações geométricas, Melchiorre e colaboradores (2016) estudaram os achados ecocardiográficos cardíacos normais de 559 nulíparas em quatro pontos durante a gestação e novamente 1 ano após o parto. Ao termo, a significativa disfunção diastólica da câmara cardíaca e o prejuízo do relaxamento do miocárdio eram evidentes em cerca de 18 e 28% das mulheres estudadas, respectivamente. Além disso, uma proporção significativa de mulheres estudadas demonstrou uma queda no índice de volume de ejeção e uma tendência ao remodelamento excêntrico. Esses achados sugerem má adaptação cardiovascular à demandas aumentadas de volume em uma grande proporção de gestações aparentemente normais. Deve-se observar que a dispneia significativa ao repouso foi relatada por 7,4% das mulheres a termo, a maioria das quais tinha disfunção diastólica da câmara cardíaca. A função cardíaca e todos os sinais de dispneia foram completamente recuperados 1 ano após o parto.

A ressonância magnética (RM) cardíaca é cada vez mais usada para avaliar a estrutura e a função cardíacas. Stewart e colaboradores (2016) realizaram estudos de RM cardíaca em 23 mulheres longitudinalmente ao longo da gestação e 12 semanas após o parto. Em comparação com estudos realizados em 12 a 16 semanas de gestação, a massa ventricular esquerda aumentou significativamente tanto para mulheres com sobrepeso quanto para aquelas com peso normal. A razão geométrica calculada da massa do ventrículo esquerdo para o volume diastólico final do ventrículo esquerdo demonstrou remodelamento concêntrico em toda a gestação, o que se resolveu 12 semanas após o parto. O ventrículo direito também se remodela (Martin, 2017). Em conjunto, essas observações provavelmente significam que a gravidez causa um misto de remodelamento ventricular excêntrico e concêntrico.

DIAGNÓSTICO DE DOENÇA CARDÍACA

As adaptações fisiológicas da gravidez normal podem produzir sintomas e alterar sinais clínicos, o que pode confundir o diagnóstico de doença cardíaca.. Por exemplo, na gestação normal, os sopros cardíacos sistólicos funcionais são comuns, o esforço respiratório é acentuado, o edema frequentemente aumenta nas extremidades inferiores após a metade da gestação, e geralmente se desenvolvem fadiga e intolerância ao exercício. Alguns sopros no fluxo sistólico podem ser altos, e as modificações normais na ausculta cardíaca apresentadas na Figura 49-1 podem erroneamente sugerir cardiopatia. Em contraste, os achados clínicos que mais provavelmente sugerem cardiopatia estão listados na Tabela 49-2.

■ Exames diagnósticos

Os exames cardiovasculares não invasivos, como a eletrocardiografia, a radiografia de tórax e a ecocardiografia, fornecem os dados necessários para avaliação na maioria das mulheres.

No *eletrocardiograma (ECG)*, ocorre um desvio axial médio de 15 graus para a esquerda à medida que o diafragma é elevado com o avanço da gravidez. Outros achados, mostrados da Figura 49-2, incluem um intervalo PR reduzido, ondas T invertidas ou planas e uma onda Q na derivação D_{III} (Angeli, 2014). A gravidez não altera os achados relacionados à voltagem. As contrações prematuras (extrassístoles) atriais e ventriculares são relativamente frequentes (Carruth, 1981).

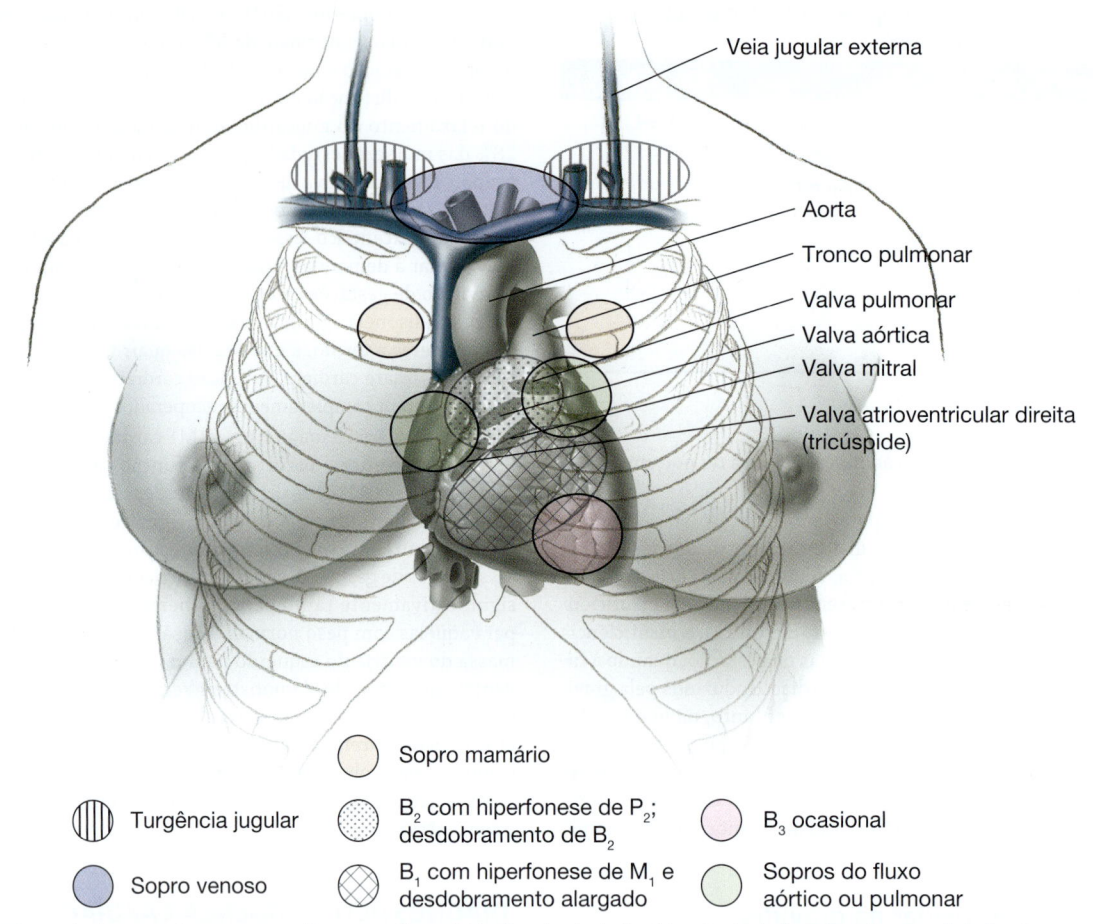

FIGURA 49-1 Achados normais ao exame cardíaco na mulher grávida. B_1, primeira bulha; M_1, primeira bulha mitral; B_2, segunda bulha; P_2, segunda bulha pulmonar. (Dados de Gei, 2001; Hytten, 1991.)

TABELA 49-2 Indicadores clínicos de doença cardíaca durante a gravidez

Sintomas
- Dispneia progressiva ou ortopneia
- Tosse noturna
- Hemoptise
- Síncope
- Dor torácica

Achados clínicos
- Cianose
- Baqueteamento digital
- Distensão venosa cervical persistente
- Sopro sistólico grau 3/6 ou maior
- Sopro diastólico
- Cardiomegalia
- Taquicardia e/ou arritmia persistente
- Desdobramento persistente da segunda bulha
- Quarta bulha cardíaca
- Critérios para hipertensão pulmonar

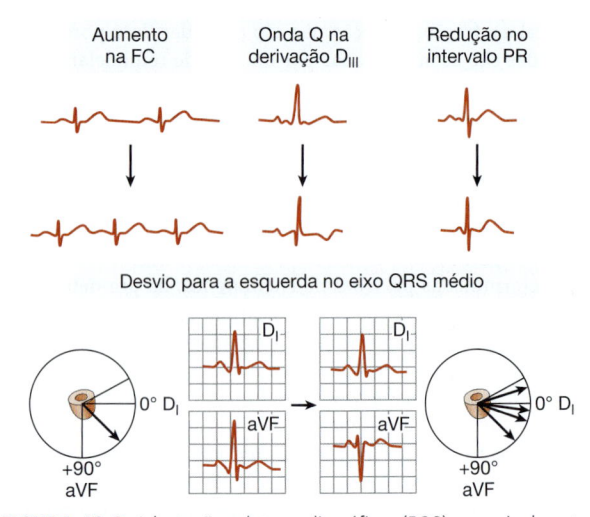

FIGURA 49-2 Adaptações eletrocardiográficas (ECG) normais durante a gravidez, incluindo um intervalo PR médio reduzido, frequência cardíaca (FC) aumentada, desvio axial para a esquerda, ondas T invertidas ou planas e uma onda Q na derivação D_{III}. (Reproduzida, com permissão, de Angeli F, Angeli E, Verdecchia P: Electrocardiographic changes in hypertensive disorders of pregnancy, Hypertens Res. 2014 Nov;37(11):973–975.)

A *radiografia* de tórax anteroposterior (AP) e lateral é útil, e, quando um colete de proteção contra a radiação é usado, a exposição do feto à radiação é mínima. Em geral, é possível excluir cardiomegalia macroscópica, mas há dificuldade na detecção acurada de aumentos menores do coração uma vez que a silhueta cardíaca costuma ser maior na gravidez. Essa dificuldade é ainda maior nas radiografias do tórax em AP com aparelho portátil.

A *ecocardiografia* é agora amplamente usada e permite o diagnóstico preciso da maioria das cardiopatias durante a gestação. Algumas alterações induzidas pela gravidez incluem um pequeno aumento nas dimensões de todas as câmaras cardíacas, um crescimento leve, mas significativo, na massa ventricular esquerda e maior regurgitação da valva tricúspide e mitral (Grewal, 2014). É importante observar que a função sistólica normalmente não se altera. Savu (2012) e Vitarelli (2011) e seus colaboradores forneceram parâmetros ecocardiográficos normais para a gravidez, que estão listados no Apêndice (p. 1261). Em algumas situações, como na cardiopatia congênita complexa, a ecocardiografia transesofágica pode ser útil.

A *RM cardiovascular*, comparada com a ecocardiografia, está associada a maior reprodutibilidade e menor impedimento pela geometria ventricular e postura corporal. O ventrículo direito também pode ser avaliado (Nelson, 2017). Ducas e colaboradores (2014) publicaram valores de referência normais para a gravidez.

Com base em outros estudos, a albumina ou hemácias marcadas com tecnécio-99m são raramente necessárias durante a gestação para avaliação da função ventricular. No entanto, a exposição estimada do feto à radiação de exames de medicina nuclear da perfusão miocárdica é insignificante. A realização da cateterização cardíaca é segura com tempo de fluoroscopia limitado. Durante a angiografia coronária, a exposição média do abdome não protegido à radiação é de 1,5 mGy, e menos de 20% disso chega ao feto (European Society of Cardiology, 2011). O encurtamento do tempo fluoroscópico pode ajudar a minimizar a exposição à radiação (Raman, 2015; Tuzcu, 2015). Nas gestantes com indicação evidente, o risco fetal teoricamente mínimo é amplamente superado pelos benefícios maternos (Cap. 46, p. 906).

■ Classificação de cardiopatia funcional

Nenhum teste clinicamente aplicável mede exatamente a capacidade cardíaca funcional. A classificação clínica da New York Heart Association (NYHA) é baseada na incapacidade passada e presente e não é influenciada pelos sinais físicos:

- Classe I. *Sem comprometimento – nenhuma limitação da atividade física*: essas mulheres não apresentam sintomas de insuficiência cardíaca nem dor anginosa.
- Classe II. *Limitação leve da atividade física:* essas mulheres sentem-se confortáveis em repouso, porém, se for realizada uma atividade física comum, o resultado será desconforto na forma de fadiga excessiva, palpitação, dispneia ou dor anginosa.
- Classe III. *Limitação acentuada da atividade física:* as mulheres nesta classe sentem-se confortáveis em repouso, mas mesmo uma atividade mais leve que a habitual causa fadiga excessiva, palpitação, dispneia ou dor anginosa.
- Classe IV. *Comprometimento significativo – incapacidade de realizar qualquer atividade física sem desconforto*: os sintomas de insuficiência cardíaca ou angina podem manifestar-se mesmo em repouso. Realizando qualquer atividade física, o desconforto aumenta.

Siu e colaboradores (2001b) ampliaram a classificação da NYHA, desenvolvendo um sistema de pontuação para prever complicações durante a gravidez. O sistema tem origem na análise prospectiva canadense de 562 mulheres grávidas com cardiopatia durante 617 gestações. Entre os preditores das complicações cardíacas estão: (1) insuficiência cardíaca anterior, ataque isquêmico transitório, arritmia ou acidente vascular cerebral (AVC); (2) classe III ou IV basal da NYHA ou cianose; (3) obstrução do lado esquerdo definido como área da valva mitral < 2 cm^2, área da valva aórtica < 1,5 cm^2, ou pico do gradiente da via de saída do ventrículo esquerdo > 30 mmHg; e (4) fração de ejeção < 40%. O risco de edema pulmonar, arritmia sustentada, AVC, parada cardíaca ou morte cardíaca aumenta acentuadamente com um desses fatores e ainda mais com dois ou mais fatores. Khairy e claboradores (2006) relataram achados semelhantes.

Um sistema de estratificação de risco ainda mais abrangente é a classificação de risco modificada da Organização Mundial de Saúde (OMS) de doença cardiovascular e gravidez (Tab. 49-3). É especialmente útil para avaliar o risco materno e para o aconselhamento pré-concepcional. Lu (2015) e Pijuan-Domènech (2015) e seus colaboradores concluíram nas suas análises que a classificação da OMS modificada fornece a maior acurácia preditiva para complicações cardíacas durante a gestação.

■ Aconselhamento pré-concepcional

As mulheres com cardiopatia grave serão imensamente beneficiadas com orientações médicas antes de engravidar, e essas pacientes em geral são encaminhadas a um cardiologista ou a um especialista em medicina materno-fetal (Clark, 2012; Seshadri, 2012). As taxas de mortalidade materna se correlacionam diretamente com a classificação funcional e essa relação pode mudar à medida que a gravidez progride. No estudo canadense previamente descrito, Siu e colaboradores (2001b) observaram uma piora significativa de classe da NYHA em 4,4% das 579 gestações nas quais a classe basal era I ou II. Em algumas mulheres, anormalidades cardíacas potencialmente letais podem ser revertidas pela cirurgia corretiva, o que torna a gestação subsequente menos perigosa. Em outros casos, como de mulheres com valvas mecânicas em uso de varfarina, predominam as preocupações teratogênicas fetais. Por fim, muitas lesões cardíacas congênitas são herdadas como características poligênicas (Cap. 13, p. 268). Por esse motivo, algumas mulheres com lesões cardíacas congênitas dão à luz recém-nascidos afetados de maneira semelhante, e o risco varia amplamente (Tab. 49-4).

CONSIDERAÇÕES SOBRE O MANEJO PERIPARTO

Na maioria dos casos, conforme necessário, o tratamento envolve abordagem em equipe composta por obstetra, cardiologista, anestesiologista e outros especialistas. Com lesões complexas ou outros casos de alto risco, recomenda-se a avaliação por uma equipe multidisciplinar no início da gravidez. Nessa estrutura, o prognóstico e o manejo são influenciados pelo tipo e pela gravidade da lesão específica e pela classificação funcional materna. Em alguns casos, é aconselhável a interrupção da gravidez.

Com raras exceções, as mulheres na classe I da NYHA e a maioria daquelas incluídas na classe II prosseguem pela gravidez sem morbidades. Deve-se ter atenção especial tanto à prevenção quanto à identificação precoce de insuficiência cardíaca.

TABELA 49-3 Classificação de risco da Organização Mundial de Saúde (OMS) de doença cardiovascular e gravidez com recomendações de manejo

Categoria de risco	Fatores associados

OMS 1 – Risco igual ao da população geral	Pequena, leve ou não complicada:
	    Estenose pulmonar
	    Defeito do septo ventricular (comunicação interventricular)
	    Canal arterial patente
	    Prolapso da valva mitral com não mais do que insuficiência mitral comum
	Lesões simples reparadas com sucesso:
	    Defeito do septo atrial *ostium secundum*
	    Defeito do septo ventricular
	    Canal arterial patente
	    Drenagem venosa pulmonar anômala total
	Extrassístoles ventriculares isoladas e batimentos ectópicos atriais

• Consulta cardiológica 1 ou 2 vezes durante a gestação	

OMS 2 – Pequeno aumento no risco de mortalidade e morbidade maternas	Desde que não haja outras complicações:
	    Defeito do septo atrial não operado
	    Tetralogia de Fallot reparada
	    A maioria das arritmias

• Consulta cardiológica a cada trimestre	
OMS 2 ou 3 – Classificação caso a caso	Deficiência leve do ventrículo esquerdo Miocardiopatia hipertrófica Cardiopatia valvar nativa ou tecidual não considerada OMS 4 Síndrome de Marfan sem dilatação aórtica Transplante cardíaco
• Cuidados individualizados semelhantes às categorias 2 ou 3 da OMS, dependendo da gravidade da lesão e da doença	
OMS 3 – Aumento significativo no risco de mortalidade materna ou expectativa de necessidade de cuidados obstétricos ou cardiológicos especializados	Valva mecânica Ventrículo direito sistêmico – transposição corrigida congenitamente, simples transposição após reparo de Mustard ou Senning Pós-cirurgia de Fontan Cardiopatia cianótica Outra cardiopatia congênita complexa
• Atendimento dirigido por equipe multiespecializada; monitoramento cardíaco e obstétrico mensal ou bimestral	
OMS 4 – Risco muito alto de morte materna ou de morbidade grave; gravidez contraindicada e discussão sobre indicação de interrupção	Hipertensão arterial pulmonar Disfunção ventricular sistêmica grave (NYHA III-IV ou FEVE < 30%) Miocardiopatia periparto anterior com comprometimento residual da função ventricular esquerda Obstrução cardíaca esquerda grave Síndrome de Marfan com aorta dilatada > 40 mm
• Gravidez contraindicada. • Se ocorrer gravidez, realizar monitoramento obstétrico e cardíaco mensal ou bimestral.	

FEVE, fração de ejeção ventricular esquerda.
Resumida de European Society of Gynecology, 2011; Nanna, 2014; Thorne, 2006; World Health Organization, 2010.

Dos riscos específicos, a infecção com síndrome séptica pode precipitá-la. Além disso, a endocardite bacteriana é uma complicação potencialmente letal de cardiopatia valvar (endocardite infecciosa) (p. 965). Todas as gestantes são instruídas a evitar contato com indivíduos portadores de infecções respiratórias, incluindo resfriado comum, e a relatar imediatamente qualquer evidência de infecção. Recomenda-se vacinação contra pneumococos e influenza (Cap. 9, p. 172).

O tabagismo é proibido. O uso de drogas ilícitas é particularmente prejudicial, e um exemplo disso são os efeitos cardiovasculares da cocaína ou da anfetamina. Além disso, o uso de drogas intravenosas aumenta o risco de endocardite infecciosa.

Felizmente, as mulheres classificadas nas classes III e IV da NYHA são raras hoje em dia. No estudo canadense anterior, apenas 3% das aproximadamente 600 gestações foram complicadas por doença cardíaca de classe III da NYHA, e nenhuma foi considerada classe IV quando examinada pela primeira vez (Siu, 2001b). Se uma mulher escolhe a gravidez, ela deve entender os riscos e é estimulada a aderir aos cuidados planejados. Em alguns casos, há necessidade de hospitalização ou repouso prolongado no leito.

TABELA 49-4 Riscos de lesão cardíaca fetal em função de membros da família afetados

Lesão cardíaca	Cardiopatia congênita no feto (%)		
	Irmão afetado	Pai afetado	Mãe afetada
Síndrome de Marfan	NE	50	50
Estenose aórtica	2	3	15-18
Estenose pulmonar	2	2	6-7
Defeito do septo ventricular	3	2	10-16
Defeito do septo atrial	2,5	1,5	5-11
Canal arterial patente	3	2,5	4
Coarctação da aorta	NE	NE	14
Tetralogia de Fallot	2,5	1,5	2-3

NE, não especificado.
Dados de Lupton, 2002.

■ Trabalho de parto e parto

De forma geral, dá-se preferência ao parto vaginal, e a indução do trabalho de parto geralmente é segura (Thurman, 2017). Com base no extenso Registry on Pregnancy and Cardiac Disease, Ruys e colaboradores (2015) compararam os resultados da gravidez de 869 mulheres que tiveram parto vaginal planejado e 393 gestantes que tiveram cesariana planejada. A cesariana planejada não conferiu vantagem ao resultado materno ou neonatal.

A cesariana geralmente se limita a indicações obstétricas, e considera-se a lesão cardíaca específica, a condição materna geral e a disponibilidade de equipe de anestesia experiente e recursos hospitalares. Algumas dessas pacientes não tolerariam bem procedimentos cirúrgicos de grande porte e devem ter seu parto em uma unidade com experiência no acompanhamento de cardiopatias complicadas. Ocasionalmente, a cateterização da artéria pulmonar pode ser necessária para o monitoramento hemodinâmico (Cap. 47, p. 916). Entretanto, em nossa experiência, raramente há indicação de monitoramento invasivo.

Com base em sua revisão, Simpson (2012) recomenda cesariana para as gestantes com as seguintes características: (1) dilatação da raiz da aorta com > 4 cm ou aneurisma de aorta; (2) insuficiência cardíaca congestiva aguda grave; (3) infarto do miocárdio recente; (4) estenose aórtica sintomática grave; (5) administração de varfarina nas 2 semanas anteriores ao parto; e (6) necessidade de substituição emergencial de valva cardíaca imediatamente após o parto. Embora concordemos com a maioria dessas recomendações, fazemos algumas objeções. Por exemplo, preferimos a estabilização medicamentosa agressiva do edema pulmonar, seguida, se possível, por parto vaginal. Também, a anticoagulação com varfarina pode ser revertida com vitamina K, plasma ou concentrado de protrombina.

Durante o trabalho de parto, a gestante com doença cardíaca significativa deve ser mantida em posição semideitada com inclinação lateral. Os sinais vitais devem ser verificados com frequência entre as contrações. Aceleração cardíaca com frequência muito acima de 100 batimentos por minuto (bpm) ou frequência respiratória superior a 24 por minuto, particularmente quando associada à dispneia, pode sugerir insuficiência ventricular iminente. O tratamento médico intensivo deverá ser imediatamente instituído se houver evidência de descompensação cardíaca.

O parto em si não melhora necessariamente a condição materna e, na realidade, pode até complicá-la. Além disso, a cesariana de emergência pode ser particularmente perigosa. Evidentemente, tanto o estado materno quanto o fetal devem ser considerados ao tomar a decisão de acelerar o parto nessas circunstâncias.

■ Analgesia e anestesia

O alívio da dor e da apreensão é importante. Apesar de os analgésicos intravenosos proporcionarem alívio satisfatório da dor em algumas mulheres, a analgesia peridural contínua é recomendada na maioria dos casos. O principal problema com a analgesia condutiva é a possibilidade de hipotensão materna (Cap. 25, p. 491). A hipotensão é especialmente perigosa nas mulheres com *shunts* intracardíacos nos quais o fluxo pode ser revertido. A hipotensão também pode representar uma ameaça à vida em caso de hipertensão pulmonar ou de estenose aórtica, uma vez que, nesses casos, o débito ventricular depende de pré-carga suficiente. Nas gestantes com essas condições, deve-se preferir analgesia com narcóticos ou anestesia geral.

Para parto vaginal nas mulheres com comprometimento cardiovascular leve, a analgesia peridural com sedação intravenosa geralmente é suficiente. Esse esquema mostrou-se efetivo para reduzir as flutuações intraparto do débito cardíaco e permite extração com fórceps ou a vácuo. O bloqueio subaracnóideo geralmente não é recomendado em mulheres com cardiopatia significativa devido à hipotensão associada. Para a cesariana, a analgesia peridural é preferida pela maioria dos clínicos com ressalvas quanto ao seu uso com hipertensão arterial pulmonar (p. 962).

■ Insuficiência cardíaca intraparto

A descompensação cardiovascular durante o trabalho de parto pode se manifestar na forma de edema pulmonar com hipoxia, hipotensão arterial ou ambos. A abordagem terapêutica apropriada depende do estado hemodinâmico e da lesão cardíaca subjacente. Por exemplo, a estenose mitral descompensada com edema pulmonar causado por sobrecarga de volume deve ser tratada preferencialmente com diurese agressiva. Se tiver sido desencadeada por taquicardia, deve-se preferir o controle da frequência cardíaca com agentes β-bloqueadores. Por outro lado, o mesmo tratamento em parturiente que sofre descompensação e hipotensão em razão de estenose aórtica poderá ser fatal. A menos que a fisiopatologia subjacente seja conhecida e a causa da descompensação esteja clara, a terapia empírica pode ser perigosa.

■ Puerpério

As mulheres com pouca ou nenhuma evidência de comprometimento cardíaco durante a gestação, o trabalho de parto ou o parto ainda podem sofrer descompensação após o parto. O líquido mobilizado para o compartimento intravascular e a resistência vascular periférica reduzida impõem exigências mais altas ao desempenho do miocárdio. Portanto, a atenção cuidadosa deve continuar no puerpério (Keizer, 2006; Zeeman, 2006). Hemorragia, anemia, infecção e tromboembolismo pós-parto são complicações muito mais graves nas pacientes com doença cardíaca. De fato, frequentemente esses fatores atuam de forma conjunta e desencadeiam insuficiência cardíaca pós-parto. Além disso, sepse e pré-eclâmpsia grave causam ou pioram o edema pulmonar em virtude da ativação endotelial e do extravasamento capilar-alveolar (Cap. 47, p. 917).

Para a esterilização tubária puerperal após o parto vaginal, o procedimento pode ser adiado por alguns dias para garantir que o estado hemodinâmico da mãe se normalize e que ela esteja afebril, não anêmica e deambulando normalmente. Como alternativa, para aquelas mulheres que desejam fertilidade futura, conselhos de contracepção detalhados estão disponíveis nas diretrizes *U.S. Medical Eligibility Criteria for Contraceptive Use* (Curtis, 2016).

CARDIOPATIA CORRIGIDA POR CIRURGIA

A maioria das cardiopatias congênitas clinicamente significativas é reparada durante a infância. Exemplos das frequentemente não diagnosticadas até a vida adulta são o defeito do septo atrial (comunicação interatrial), a estenose pulmonar, a valva aórtica bicúspide e a coarctação da aorta (Brickner, 2014). Em alguns casos, o defeito é leve e a cirurgia não é necessária. Em outros, uma anomalia significativa é passível de cirurgia corretiva, realizada de preferência antes da gravidez. Em casos raros, são necessárias correções cirúrgicas durante a gravidez.

■ Substituição da valva antes da gravidez

Há vários relatos que descrevem os resultados da gravidez subsequente em mulheres com prótese de valva mitral ou aórtica. O tipo de valva, mecânica ou biológica, é um fator fundamental. Com base em uma revisão, a taxa de mortalidade materna geral estimada foi de 1,2%. A taxa foi de 1,8% no subgrupo de valva mecânica e de 0,7% no subgrupo de bioprotéticos (Lawley, 2015). Com base no Registry of Pregnancy and Cardiac Disease, a taxa de mortalidade materna foi de 1,4% nas mulheres com uma valva cardíaca mecânica e de 1,5% nas mulheres com uma valva cardíaca tecidual (van Hagen, 2015). Trombose da valva cardíaca mecânica complicou 4,7%. No total, apenas 58% com valva cardíaca mecânica tiveram uma gravidez livre de eventos adversos graves em comparação com 79% das pacientes com valva cardíaca tecidual (Tab. 49-5). Devido aos riscos de trombose, a anticoagulação pode ser necessária, mas suas complicações são descritas na próxima seção. Assim, a gravidez é considerada somente após sérias considerações para mulheres com valva mecânica protética.

Bouhout e colaboradores (2014) relataram os resultados de 27 gestações em 14 mulheres submetidas a uma substituição de *valva aórtica* antes da gravidez. Sete das 27 gestações ocorreram em cinco mulheres com prótese mecânica. As complicações desse grupo foram dois casos de infartos embólicos do miocárdio, um de abortamento espontâneo, um de hemorragia pós-parto, um de descolamento prematuro de placenta e um de parto pré-termo. No grupo de bioprotéticos, ocorreram nove abortamentos, duas internações por síncope e um parto pré-termo.

As valvas de tecido suíno são mais seguras durante a gravidez, principalmente porque a trombose é rara e a anticoagulação é desnecessária (ver Tab. 49-5). Apesar disso, a disfunção valvar com deterioração cardíaca representa um sério risco. Outra desvantagem é que as bioproteses são menos duráveis do que as mecânicas, e a longevidade da substituição da valva varia de 10 a 15 anos. Cleuziou e colaboradores (2010) concluíram que a gravidez não acelera o risco de substituição. Contudo, Nappi e colaboradores (2014) encontraram uma associação entre gravidez e deterioração valvar em mulheres com valvas de homoenxerto mitral criopreservadas.

■ Anticoagulação

A anticoagulação é essencial para as mulheres com prótese valvar mecânica. Infelizmente, a varfarina é o anticoagulante mais efetivo na prevenção do tromboembolismo materno, mas tem efeitos fetais prejudiciais (Cap. 12, p. 247). A anticoagulação com heparina é menos arriscada para o feto; entretanto, o risco de complicações tromboembólicas maternas é muito mais alto (McLintock, 2011).

A varfarina é teratogênica e causa abortamento espontâneo, natimortos e malformações fetais. Em um estudo com 71 mulheres tratadas com varfarina durante a gravidez, a taxa de abortamento foi de 32%; natimortalidade, 7%; e embriopatia, 6% (Cotrufo, 2002). O risco foi maior quando a dose diária média de varfarina excedeu 5 mg. Da mesma forma, o American College of Cardiology e a American Heart Association estimam que o risco de embriopatia depende da dose, com um risco menor – menos de 3% – se a dose de varfarina for ≤ 5 mg/dia (Nishimura, 2014). Se a dosagem for > 5 mg/dia, o risco de embriopatia excede 8%.

A anticoagulação em pacientes com valva mecânica usando heparina não fracionada em *dose baixa* mostrou-se definitivamente inadequada, tendo sido associada a alta taxa de mortalidade materna (Chan, 2000; Iturbe-Alessio, 1986). Mesmo a anticoagulação *plena* com heparina não fracionada (HNF) ou com heparina de baixo peso molecular (HBPM) foi associada à trombose valvar (Leyh, 2002, 2003; Rowan, 2001). No entanto, a baixa adesão à dosagem duas vezes ao dia e ao monitoramento terapêutico pode ter contribuído (McLintock, 2014). Assim, se for usada anticoagulação completa com HNF ou HBPM com dose ajustada, recomenda-se um monitoramento meticuloso. O tempo de tromboplastina parcial ativada (TTPa) deve ser pelo menos 2 vezes o controle, ou os níveis de anti-Xa devem ser de 0,8 a 1,2 U/mL, 4 a 6 horas após a dose (Nishimura, 2014).

Recomendações para a anticoagulação

Diferentes opções de tratamento, nenhuma completamente ideal, são baseadas principalmente em opiniões de consenso. Duas são do American College of Chest Physicians e a outra é do American College of Cardiology em conjunto com a American Heart Association (Bates, 2012; Nishimura, 2014). Recomenda-se qualquer um dos quatro esquemas. Primeiro, a HBPM em dose ajustada é administrada duas vezes ao dia, com um nível máximo de anti-Xa estabelecido 4 horas após a administração. Em outro, a HNF ajustada é dosada a cada 12 horas para manter o nível

TABELA 49-5 Resultados selecionados de gestações complicadas por substituição de valva cardíaca[a]

Resultados	Valva mecânica (n = 212)	Valva tecidual (n = 134)
Mortalidade materna	3 (1,4)	2 (1,5)
Insuficiência cardíaca	162 (7,5)	1 (8,2)
Complicação trombótica	13 (6,1)	1 (0,7)
Complicação hemorrágica	49 (23)	7 (5,1)
Abortamento espontâneo com < 24 semanas	33 (15,6)	2 (1,5)
Natimortos	6 (2,8)	0 (0)
Nascimento pré-termo com < 37 semanas	29 (18)	24 (19)

Dados apresentados como n (%).
[a] Dados do Registry of Pregnancy and Cardiac Disease.
Dados de van Hagen, 2015.

intermediário de TTPa duas vezes o controle ou o nível de anti-Xa de 0,35-0,70 U/mL. Como terceira opção, a HBPM ou a HNF é administrada conforme descrito até 13 semanas e, em seguida, a varfarina as substitui até próximo do parto, quando é substituída pela HBPM ou pela HNF. Por fim, em mulheres consideradas com alto risco de trombose e para as quais a eficácia e a segurança das heparinas são preocupações, sugere-se a varfarina durante a gestação. A heparina então a substitui próximo do parto. Além disso, ácido acetilsalicílico, 75 a 100 mg, é administrado diariamente.

A heparina deve ser suspensa imediatamente antes do parto. Se o parto sobrevir com a anticoagulação ainda efetiva e for observado sangramento extenso, o sulfato de protamina deverá ser administrado por via intravenosa. A terapia anticoagulante com varfarina ou heparina pode ser reiniciada, geralmente sem problemas, 6 horas após o parto vaginal. Após cesariana, a anticoagulação plena deve ser suspensa, porém não se conhece com exatidão a duração ideal dessa suspensão. O American College of Obstetricians and Gynecologists (2017) recomenda reiniciar a administração de heparina não fracionada ou de baixo peso molecular 6 a 12 horas após a cesariana. Contudo, em nossa instituição, aguardamos no mínimo 24 horas após qualquer procedimento cirúrgico de grande porte.

Como a varfarina, a HBPM e a HNF não se acumulam no leite materno, elas não induzem um efeito anticoagulante no recém-nascido. Esses anticoagulantes são compatíveis com o aleitamento materno (American College of Obstetricians and Gynecologists, 2017).

■ Cirurgia cardíaca durante a gravidez

Embora geralmente possa ser adiada para depois do parto, a substituição de valva durante a gravidez pode salvar a vida. Diversas revisões confirmam que essa cirurgia está associada a morbidade e mortalidade maternas e fetais importantes. Na Mayo Clinic, entre 1976 e 2009, 21 mulheres grávidas foram submetidas a cirurgia cardiotorácica com necessidade de *bypass* cardiopulmonar (John, 2011). Os procedimentos incluíram substituição valvar, excisão de mixoma, reparo de aneurisma, fechamento do forame oval patente, trombectomia protética da valva aórtica e miectomia septal. O período médio de *bypass* cardiopulmonar foi de 53 minutos, com variação de 16 a 185 minutos. Uma mulher morreu 2 dias após a cirurgia, três fetos morreram e 52% nasceram antes de 36 semanas de gestação. Elassy e colaboradores (2014) descreveram 23 mulheres submetidas a cirurgia cardíaca aberta urgente por disfunção valvar grave. Duas mulheres e 10 fetos – todos em idade gestacional abaixo de 28 semanas – vieram a óbito antes da alta hospitalar. Apenas seis fetos nasceram a termo. Para melhorar os resultados, Chandrasekhar e colaboradores (2009) recomendam que a cirurgia seja eletiva quanto possível, a taxa de fluxo da bomba deve permanecer > 2,5 L/min/m^2, a pressão de perfusão normotérmica deve exceder 70 mmHg, e o hematócrito deve ser mantido > 28 volumes por cento.

■ Gravidez após transplante de coração

Houve muitas gestações bem-sucedidas após transplante de coração (Abdalla, 2014; Vos, 2014). As recomendações atuais da International Society of Heart and Lung Transplantation não desencorajam a gravidez em receptoras estáveis de transplante de coração com mais de 1 ano pós-transplante (Costanzo, 2010). Obviamente, é necessário um nível de cuidado altamente especializado com uma equipe multidisciplinar.

O coração transplantado parece responder normalmente às alterações induzidas pela gravidez (Key, 1989; Kim, 1996). Apesar disso, as complicações são comuns durante a gravidez (Dashe, 1998). Das 53 gestações em 37 receptoras de coração, quase metade desenvolveu hipertensão e 22% sofreram pelo menos um episódio de rejeição durante a gestação (Armenti, 2002; Miniero, 2004). Os partos, geralmente cesáreos, ocorreram em média com 37 a 38 semanas de gestação. Três quartos dos neonatos nasceram vivos. Na avaliação de seguimento, pelo menos cinco mulheres haviam morrido mais de 2 anos após o parto. Outra análise de 25 dessas mulheres com 42 gestações não encontrou óbitos maternos. Entre as principais complicações observadas estavam duas rejeições no início do puerpério, dois casos de insuficiência renal e 11 abortamentos espontâneos (Estensen, 2011). Cinco mulheres morreram entre 2 e 12 anos após o parto. E, no Reino Unido, Mohamed-Ahmed e colaboradores (2014) identificaram 14 mulheres com transplantes entre 2007 e 2011. Rejeições de enxerto ocorreram em duas mulheres, uma das quais morreu.

CARDIOPATIA VALVAR

A febre reumática é incomum nos Estados Unidos em razão da redução do número de pessoas nas moradias, da disponibilidade de penicilina e da evolução das cepas não reumatogênicas de estreptococos. Ainda assim, continua sendo a principal causa de doença valvar mitral grave em mulheres em idade fértil no mundo não industrializado (Nanna, 2014; Roeder, 2011).

■ Estenose mitral

A endocardite reumática é a causa da maioria das lesões estenóticas de valva mitral. A área normal da valva mitral é de 4 cm^2, e os sintomas começam a aparecer quando a estenose reduz essa área a < 2,5 cm^2 (Desai, 2000). A valva contraída dificulta o fluxo sanguíneo do átrio para o ventrículo esquerdo.

Em caso de estenose grave, ocorre dilatação do átrio esquerdo, elevação crônica da pressão atrial esquerda e evolução com hipertensão pulmonar passiva significativa (Tab. 49-6). Essas mulheres apresentam débito cardíaco relativamente fixo e, assim, o aumento da pré-carga normal durante a gravidez e outros fatores que aumentam o débito cardíaco podem causar insuficiência ventricular e edema pulmonar. De fato, um quarto das mulheres com estenose mitral apresentam seu primeiro quadro de insuficiência cardíaca durante a gravidez (Caulin-Glaser, 1999). A hipertensão venosa pulmonar resultante e o edema pulmonar criam sintomas de dispneia, fadiga, palpitações, tosse e hemoptise. O sopro característico pode ser inaudível em algumas pacientes, e esse quadro clínico na gestante a termo pode ser confundido com miocardiopatia periparto idiopática (Cunningham, 1986, 2012).

Nos casos com estenose significativa, a taquicardia reduz o tempo de enchimento diastólico ventricular e aumenta o gradiente mitral. Isso pode levar a edema pulmonar. Assim, a taquicardia sinusal é geralmente tratada de forma profilática com agentes β-bloqueadores. As taquiarritmias atriais, incluindo a fibrilação, são comuns na estenose mitral e devem ser tratadas agressivamente. A fibrilação atrial também predispõe à formação de trombos murais com possibilidade de embolização vascular cerebral levando a AVC (Cap. 60, p. 1161). A trombose atrial pode desenvolver-se independentemente do ritmo sinusal (Hameed, 2005).

Complicações clínicas e cirúrgicas

TABELA 49-6 Principais distúrbios das valvas cardíacas

Tipo	Causa	Fisiopatologia	Gravidez
Estenose mitral	Valvulite reumática	Dilatação do AE e hipertensão pulmonar passiva Fibrilação atrial	Insuficiência cardíaca causada por sobrecarga de volume, taquicardia
Insuficiência mitral	Valvulite reumática Prolapso da valva mitral Dilatação do VE	Dilatação do VE e hipertrofia excêntrica	A função ventricular melhora com redução da pós-carga
Estenose aórtica	Valva bicúspide congênita	Hipertrofia concêntrica do VE, redução do débito cardíaco	A estenose moderada é tolerada; a grave é potencialmente fatal em caso de redução da pré-carga, como hemorragia obstétrica ou analgesia regional
Insuficiência aórtica	Valvulite reumática Doença do tecido conectivo Congênita	Hipertrofia e dilatação do VE	A função ventricular melhora com redução da pós-carga
Estenose pulmonar	Valvulite reumática Congênita	Estenose significativa associada ao aumento de volume do AD e VD	A estenose leve geralmente é bem tolerada; a grave é associada à insuficiência cardíaca congestiva e às arritmias atriais

AD, átrio direito; AE, átrio esquerdo; VD, ventrículo direito; VE, ventrículo esquerdo.

Desfechos gestacionais

Em geral, as complicações estão associadas ao grau de estenose valvar. As mulheres com área da valva mitral < 2 cm² têm maior risco (Siu, 2001b). Em um estudo de 46 gestantes com estenose mitral, 43% desenvolveram insuficiência cardíaca e 20% desenvolveram arritmias (Hameed, 2001). A restrição do crescimento fetal foi mais comum nas mulheres cuja área da valva mitral era < 1 cm².

O prognóstico também está relacionado com a capacidade funcional materna. Entre 486 gestações complicadas por doença cardíaca reumática – predominantemente estenose mitral – 8 de 10 mortes maternas ocorreram em mulheres nas classes III ou IV da NYHA (Sawhney, 2003).

Manejo

Em geral, recomenda-se limitação da atividade física nas mulheres com estenose mitral. Se houver sintomas de congestão pulmonar, a atividade deve ser ainda mais reduzida e deve ser instituída dieta com restrição de sódio e administração de diurético (Siva, 2005). Além disso, o tratamento com fármaco β-bloqueador retarda a resposta ventricular à atividade. Nos casos com fibrilação atrial de instalação recente, há indicação de verapamil, 5 a 10 mg por via intravenosa, ou de cardioversão elétrica. Para fibrilação crônica, a digoxina, um β-bloqueador ou um bloqueador dos canais de cálcio pode retardar a resposta ventricular. A anticoagulação terapêutica é indicada com fibrilação persistente, trombo atrial esquerdo e/ou história de embolia (Nanna, 2014).

A intervenção cirúrgica é considerada para mulheres com estenose mitral grave sintomática e naquelas com menor grau de estenose mitral – área da valva mitral de 1,5 a 2 cm² – complicada por embolização sistêmica recorrente ou hipertensão pulmonar grave. A valvoplastia com balão é preferida se a valva for flexível (Bui, 2014). Em uma revisão de 71 mulheres grávidas com estenose mitral justa e insuficiência cardíaca que foram submetidas a valvoplastia percutânea, 98% eram da classe I ou II da NYHA no momento do parto (Esteves, 2006). Em uma média de 44 meses, a taxa total de sobrevida materna sem eventos foi de 54%. No entanto, oito mulheres precisaram de outra intervenção cirúrgica. Todos os 66 recém-nascidos a termo tiveram crescimento e desenvolvimento normais.

O trabalho de parto e o parto são particularmente estressantes para mulheres com estenose mitral sintomática (Fig. 49-3). As contrações uterinas aumentam o débito cardíaco, aumentando o volume de sangue circulante. Dor, esforço e ansiedade causam taquicardia com possível insuficiência cardíaca relacionada à frequência. A analgesia peridural para o trabalho de parto é ideal, mas a sobrecarga de fluidos é evitada. A expansão abrupta na pré-carga pode aumentar a pressão de oclusão da artéria pulmonar e causar edema pulmonar. As pressões de oclusão aumentam imediatamente após o parto. Uma hipótese para isso é que a perda da circulação placentária de baixa resistência liga-se à "autotransfusão" venosa decorrente de um útero agora vazio e contraído e das extremidades inferiores e pelve (Clark, 1985).

A maioria prefere o parto vaginal em mulheres com estenose mitral. A indução eletiva é razoável para que o trabalho de parto e o parto sejam atendidos por uma equipe experiente e

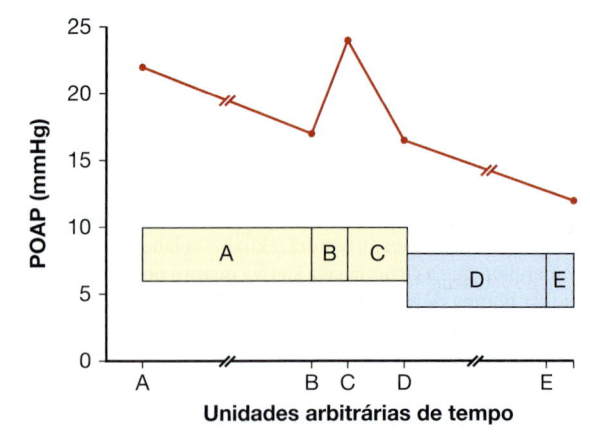

FIGURA 49-3 Medidas médias da pressão de oclusão da artéria pulmonar (POAP) (*traçado vermelho*) em oito mulheres com estenose da valva mitral. Os retângulos amarelo e azul indicam as pressões médias (± 1 desvio-padrão) em gestantes a termo sem trabalho de parto. **A.** Primeiro período do trabalho de parto. **B.** Segundo período do trabalho de parto, 15 a 30 minutos antes do parto. **C.** Pós-parto, 5 a 15 minutos. **D.** Pós-parto, 4 a 6 horas. **E.** Pós-parto, 18 a 24 horas. (Dados de Clark, 1985, 1989.)

devidamente programada. Nos casos com estenose significativa e insuficiência cardíaca crônica, a introdução de um cateter na artéria pulmonar pode ajudar a orientar as decisões terapêuticas.

■ Insuficiência mitral

Um grau leve de insuficiência mitral é encontrado na maioria das pacientes normais. Mas se os folhetos da valva mitral se alinharem incorretamente durante a sístole, podem ocorrer graus anormais de regurgitação mitral. Essa regurgitação anormal é depois seguida por dilatação e hipertrofia excêntrica do ventrículo esquerdo (ver Tab. 49-6). A *insuficiência mitral aguda* é causada por ruptura dos cordões tendíneos, infarto do músculo papilar ou perfuração de folhetos por endocardite infecciosa. A *regurgitação mitral crônica,* por outro lado, pode derivar de febre reumática, doenças do tecido conectivo, prolapso da valva mitral ou dilatação ventricular esquerda de qualquer etiologia – por exemplo, miocardiopatia dilatada. Entre as causas menos comuns estão a calcificação do anel mitral, possivelmente alguns moderadores do apetite, e, em mulheres mais idosas, a cardiopatia isquêmica. As vegetações da valva mitral – *endocardite de Libman-Sacks* – são relativamente comuns em mulheres com anticorpos antifosfolipídeos (Shroff, 2012). Esses, às vezes, coexistem com lúpus eritematoso sistêmico.

Nas pacientes não grávidas, os sintomas da insuficiência da valva mitral são incomuns, e raramente há indicação de substituição da valva, a não ser quando se instala a endocardite infecciosa. Durante a gravidez, a regurgitação mitral é igualmente bem tolerada, provavelmente porque a menor resistência vascular sistêmica produz menos regurgitação. A insuficiência cardíaca raramente se desenvolve durante a gravidez e, ocasionalmente, taquiarritmias ou função sistólica gravemente deprimida requerem tratamento.

■ Prolapso da valva mitral

Esse diagnóstico implica presença de distúrbio patológico do tecido conectivo, frequentemente denominado *degeneração mixomatosa,* que pode envolver os próprios folhetos da valva, o anel ou a cordoalha tendinosa. É possível a evolução com insuficiência mitral. Em sua maioria, as mulheres com prolapso de valva mitral são assintomáticas, e o diagnóstico é feito durante exame de rotina ou ecocardiografia. As poucas mulheres sintomáticas se apresentam com ansiedade, palpitações, dor torácica atípica, dispneia aos esforços e síncope (Guy, 2012).

As gestantes com prolapso da valva mitral raramente apresentam complicações cardíacas. A hipervolemia inclusive pode melhorar o alinhamento da valva mitral, e as gestantes sem degeneração mixomatosa patológica geralmente evoluem com ótimos resultados (Leśniak-Sobelga, 2004). Para as mulheres sintomáticas, os β-bloqueadores reduzem o tônus simpático, aliviam a dor torácica e as palpitações, e reduzem o risco de arritmias potencialmente letais.

■ Estenose aórtica

Geralmente uma doença do envelhecimento, a estenose aórtica em mulheres mais jovens é provavelmente uma lesão congênita. Desde o declínio na incidência de doenças reumáticas, a estenose aórtica é menos comum, e a causa mais frequente nos Estados Unidos é uma valva bicúspide (Friedman, 2008). Uma valva aórtica normal tem uma área de 3 a 4 cm^2, com um gradiente de pressão < 5 mmHg. Se a área da valva for < 1 cm^2, haverá uma obstrução grave ao fluxo e uma sobrecarga progressiva de pressão no ventrículo esquerdo (Roeder, 2011). Segue-se hipertrofia concêntrica do ventrículo esquerdo, e, nos casos graves, ocorrem aumento da pressão diastólica final, redução da fração de ejeção e queda do débito cardíaco (ver Tab. 49-6). As manifestações características surgem tardiamente na forma de dor torácica, síncope, insuficiência cardíaca e morte súbita por arritmias. A expectativa de vida gira em torno de 5 anos após o surgimento da dor torácica induzida por esforços, e há indicação de substituição da valva nas pacientes sintomáticas.

Gravidez

Poucas vezes se observa estenose aórtica clinicamente significativa durante a gravidez. Apesar dos graus leves a moderados de estenose serem bem tolerados, a doença grave representa uma ameaça à vida. O principal problema hemodinâmico subjacente é o débito cardíaco fixo associado à estenose significativa. Durante a gravidez, vários eventos comuns diminuem ainda mais a pré-carga e, com isso, agravam o débito cardíaco fixo. Eles incluem oclusão da veia cava pelo útero gravídico, analgesia regional e hemorragia. É importante ressaltar que esses fatores reduzem também as perfusões cardíaca, cerebral e uterina. Conclui-se que a estenose aórtica grave pode ser extremamente perigosa durante a gravidez. Com base no estudo canadense mencionado anteriormente, as taxas de complicação eram mais altas quando a área da valva aórtica media < 1,5 cm^2 (Siu, 2001b). E, no relatório de Hameed e colaboradores (2001), a taxa de mortalidade materna com estenose aórtica foi de 8%. Mulheres com gradientes de pressão valvar > 100 mmHg parecem estar em maior risco.

Manejo

Para mulheres assintomáticas com estenose aórtica, nenhum tratamento é necessário além de observação estrita. O manejo de uma mulher sintomática consiste em limitação rígida da atividade e tratamento imediato de eventuais infecções. Se os sintomas persistirem apesar do repouso ao leito, pode-se considerar a intervenção cirúrgica. A valvoplastia baseada em cateter está associada a riscos para a mãe e o feto e não é muito eficaz em longo prazo (Pessel, 2014; Reich, 2004). A valva aórtica pode novamente estreitar-se, ou pode ocorrer nova regurgitação aórtica. A abordagem cirúrgica alternativa – substituição valvar – está associada a um risco significativo de morte fetal devido aos efeitos do *bypass* cardíaco (Datt, 2010). Nesse sentido, o American College of Cardiology, a American Heart Association e a European Society of Cardiology recomendam adiar a concepção até após a correção cirúrgica para estenose aórtica grave (Bonow, 2008).

Para as mulheres com estenose aórtica crítica, o monitoramento intensivo durante o trabalho de parto é essencial. A cateterização da artéria pulmonar pode ser útil considerando a margem estreita que separa a sobrecarga hídrica da hipovolemia. As mulheres com estenose aórtica dependem de pressões adequadas de enchimento ventricular diastólico final para manterem o débito cardíaco e a perfusão sistêmica. Quedas bruscas no volume diastólico final podem resultar em hipotensão, síncope, infarto agudo do miocárdio e morte súbita. Assim, evitar a pré-carga ventricular diminuída e manter o débito cardíaco são fundamentais. Durante o trabalho de parto e o parto, as mulheres afetadas são melhor tratadas se bem hidratadas. Isso fornece uma margem de segurança no volume intravascular, antecipando uma possível hemorragia. Nas mulheres com uma valva mitral competente, edema pulmonar é raro.

Durante o trabalho de parto, a analgesia peridural narcótica parece ideal e evita hipotensão potencialmente perigosa. Easterling e colaboradores (1988) estudaram os efeitos da analgesia peridural em cinco mulheres com estenose grave e demonstraram efeitos imediatos e profundos de redução das pressões de enchimento. Xia e colaboradores (2006) destacaram a necessidade de administrar lentamente os agentes anestésicos locais diluídos no espaço peridural. Em mulheres hemodinamicamente estáveis, o parto com fórceps ou a vácuo são usados para indicações obstétricas padrão.

■ Insuficiência aórtica

Diz-se que há regurgitação ou insuficiência aórtica quando ocorre fluxo diastólico de sangue da aorta para o interior do ventrículo esquerdo. As causas comuns de incontinência valvar aórtica são febre reumática, anormalidades do tecido conectivo e lesões congênitas. Com a síndrome de Marfan, a raiz da aorta pode se dilatar e criar regurgitação (p. 967). A insuficiência aguda também pode se desenvolver com endocardite bacteriana ou dissecção aórtica (p. 965 e 967). Por fim, a insuficiência das valvas aórtica e mitral foi relacionada com os supressores do apetite fenfluramina e dexfenfluramina, bem como com os agonistas da dopamina derivados do *ergot* cabergolina e pergolida (Gardin, 2000; Schade, 2007; Zanettini, 2007). Com a insuficiência crônica, observam-se hipertrofia e dilatação do ventrículo esquerdo seguidas da instalação lenta de fadiga, dispneia e edema pulmonar, embora o quadro tenda a se deteriorar rapidamente (ver Tab. 49-6).

A insuficiência aórtica costuma ser bem tolerada durante a gravidez. Assim como ocorre com a insuficiência da valva mitral, supõe-se que a redução da resistência vascular melhore a função hemodinâmica. Caso surjam sintomas de insuficiência cardíaca, devem ser administrados diuréticos, e repouso no leito deve ser incentivado.

■ Estenose pulmonar

Essa lesão geralmente é congênita e também pode estar associada à tetralogia de Fallot ou à síndrome de Noonan. A maior carga hemodinâmica da gravidez pode precipitar insuficiência cardíaca do lado direito ou arritmias atriais em mulheres com estenose grave. A correção cirúrgica deve ser feita, de preferência, antes da gravidez, mas, se os sintomas progredirem, uma valvoplastia com balão pode ser necessária antes do parto (Galal, 2015; Siu, 2001a).

Ao estudar os resultados da gravidez, Drenthen e colaboradores (2006) encontraram complicações cardíacas infrequentes em um grupo de 81 gestações em 51 mulheres holandesas com estenose pulmonar. A classificação da NYHA piorou em duas mulheres, e nove tiveram arritmias. Não foram relatadas alterações na função valvar pulmonar nem outros eventos cardíacos adversos. No entanto, as taxas de complicações não cardíacas foram significativas – 17% tiveram parto pré-termo, 15% tiveram hipertensão e 4% desenvolveram tromboembolismo.

CARDIOPATIA CONGÊNITA

A incidência de cardiopatia congênita nos Estados Unidos se aproxima de 11 por 1.000 recém-nascidos vivos (Egbe, 2014). Nas cirurgias modernas, aproximadamente 90% dos nascidos com cardiopatia congênita sobrevivem até a idade fértil, e atualmente é o tipo mais comum de cardiopatia encontrada durante a gestação (Brickner, 2014; Lindley, 2015). Especificamente, a análise do banco de dados da United States Nationwide Inpatient Sample mostra um aumento linear na prevalência de cardiopatia congênita entre 2000 e 2010 – de 6,4 a 9,0 por 10.000 mulheres admitidas para o parto (Thompson, 2015).

Dos resultados da gravidez em mulheres com cardiopatia congênita em comparação com aquelas sem a doença, as chances de complicações cardiovasculares e obstétricas foram 10,5 a 35,5 e 1,2 a 2,1 vezes maiores, respectivamente (Thompson, 2015). Além disso, as taxas de mortalidade materna foram maiores para mulheres com cardiopatia congênita do que para gestantes não afetadas – 17,8 e 0,7 por 10.000 partos, respectivamente. Opotowsky e colaboradores (2012) relataram riscos semelhantes.

■ Defeitos do septo atrial

Aproximadamente um quarto de todos os adultos tem um forame oval patente (Miller, 2015). A maioria dos defeitos do septo atrial (DSA), também chamado de comunicação interatrial, é assintomática até a terceira ou quarta décadas de vida. O defeito tipo *ostium secundum* responde por 70% dos casos, e são comuns as anormalidades mixomatosas associadas da valva mitral com prolapso. A maioria recomenda reparo se o DSA for descoberto na idade adulta. A gravidez é bem tolerada, a menos que se desenvolva hipertensão pulmonar, mas isso é incomum (Geva, 2014). O tratamento de DSA durante a gravidez é indicado para insuficiência cardíaca congestiva ou arritmia. Com base em sua revisão, Aliaga e colaboradores (2003) concluíram que o risco de endocardite com um DSA é insignificante.

Com o potencial de desviar o sangue da direita para a esquerda, é possível uma *embolia paradoxal*, ou seja, a entrada de um trombo venoso através do defeito septal e na circulação arterial sistêmica, podendo causar um AVC isquêmico (Erkut, 2006; Miller, 2015). Em mulheres assintomáticas com DSA, a profilaxia do tromboembolismo é problemática e as recomendações heterogêneas foram resumidas por Kizer e Devereux (2005). Meias de compressão e heparina profilática também são recomendadas para mulher grávida com DSA que esteja em repouso no leito ou com outro fator de risco para tromboembolismo (Head, 2005).

■ Defeitos do septo ventricular

Esses defeitos, também chamados de comunicação interventricular, se resolvem espontaneamente durante a infância em 90% dos casos. A maioria dos defeitos é paramembranosa, e o grau de *shunt* da esquerda para a direita e os distúrbios fisiológicos associados estão relacionados com o tamanho da lesão. Em geral, se o defeito medir $< 1,25$ cm^2, não se desenvolverão hipertensão pulmonar e insuficiência cardíaca. Quando o tamanho efetivo do defeito ultrapassa o do orifício da valva aórtica, os sintomas surgem rapidamente. Por esses motivos, a maioria das crianças é submetida ao reparo cirúrgico antes do surgimento da hipertensão pulmonar. Os adultos com defeitos volumosos não reparados desenvolvem insuficiência ventricular esquerda e hipertensão pulmonar, assim como alta incidência de endocardite bacteriana (Brickner, 2000, 2014).

A gravidez é bem tolerada com *shunts* de tamanho pequeno a moderado. Quando as pressões na artéria pulmonar alcançam níveis sistêmicos, observa-se reversão ou fluxo bidirecional – *síndrome de Eisenmenger* (p. 960). Quando isso ocorre, as taxas de mortalidade materna e fetal são significativamente maiores e, portanto, a gravidez geralmente não é aconselhável. A endocardite bacteriana é mais comum com defeitos não reparados, sendo frequentemente necessária a profilaxia antimicrobiana (p. 965). Como mostra a Tabela 49-4, 10 a 16% dos descendentes nascidos dessas mulheres também apresentam defeito do septo ventricular.

■ Defeito do septo atrioventricular

Esses defeitos respondem por aproximadamente 3% das malformações cardíacas congênitas e são distintos dos defeitos isolados dos septos atrial ou ventricular. O defeito do septo atrioventricular (AV) caracteriza-se por junção AV comum com formato ovoide. Esse defeito está associado a aneuploidia, síndrome de Eisenmenger e a outras malformações (Altin, 2015). Em comparação com os defeitos septais simples, as complicações são mais frequentes durante a gravidez. Em uma revisão de 48 gestações em 29 mulheres afetadas, as complicações observadas foram deterioração persistente da classe da NYHA em 23%, arritmias significativas em 19% e insuficiência cardíaca em 2% (Drenthen, 2005b). Identificou-se cardiopatia congênita em 15% dos descendentes.

■ Persistência do canal arterial (canal arterial patente)

O canal arterial liga o segmento proximal da artéria pulmonar esquerda ao ramo descendente da aorta em um ponto imediatamente distal à artéria subclávia esquerda. O fechamento funcional do canal por vasoconstrição ocorre longo após o nascimento a termo. As consequências fisiológicas com sua persistência estão relacionadas ao seu tamanho. Em sua maioria, as lesões mais significativas são reparadas na infância, mas, nos indivíduos não submetidos ao reparo, a taxa de mortalidade é alta após a quinta década de vida (Brickner, 2014). Contudo, em algumas mulheres mais jovens com canal arterial patente não reparado, é possível haver hipertensão pulmonar, insuficiência cardíaca ou cianose caso a pressão arterial sistêmica caia, levando à reversão do fluxo pulmonar da artéria pulmonar para a aorta (Vashisht, 2015). A queda súbita da pressão arterial durante o parto – como pode ocorrer em caso de analgesia regional ou de hemorragia – pode causar um colapso fatal. Consequentemente, a hipotensão deve ser evitada de preferência, mas tratada vigorosamente caso se desenvolva. Em caso de defeito não reparado, há indicação de profilaxia para endocardite durante o parto (p. 965). Como mostra a Tabela 49-4, a incidência de transmissão hereditária é de aproximadamente 4%.

■ Cardiopatia cianótica

Quando as lesões cardíacas congênitas produzem um *shunt* de sangue direita-esquerda além do leito capilar pulmonar, ocorre cianose. A lesão clássica e mais encontrada em adultos e durante a gravidez é a *tetralogia de Fallot* (Lindley, 2015). Caracteriza-se por um grande defeito do septo ventricular, estenose pulmonar, hipertrofia ventricular direita e cavalgamento da aorta que recebe sangue dos ventrículos direito e esquerdo. A magnitude do *shunt* varia inversamente com a resistência vascular sistêmica. Consequentemente, durante a gravidez, quando a resistência periférica cai, o *shunt* aumenta e a cianose se intensifica.

Geralmente, as mulheres com cardiopatia cianótica sentem-se mal durante a gravidez. Com tetralogia de Fallot não corrigida, as taxas de mortalidade materna aproximam-se de 10%.

Existe uma relação entre hipoxemia crônica, policitemia e resultados da gravidez, como abortamento espontâneo e morbidade perinatal. Quando a hipoxemia é suficientemente intensa para estimular elevação no hematócrito acima de 65%, ocorre perda da gravidez em praticamente 100% dos casos.

Embora nem todas as lesões cianóticas sejam reparáveis, com correção cirúrgica satisfatória antes da gravidez os resultados maternos e fetais melhoram muito. Em uma revisão de 197 gestações em 99 mulheres com tetralogia de Fallot corrigida cirurgicamente, a gravidez geralmente foi bem tolerada e nenhuma mãe foi a óbito. Ainda assim, quase 9% das gestações foram complicadas por eventos adversos cardíacos, incluindo arritmias, novas ou agravamento de antigas, e insuficiência cardíaca (Balci, 2011; Kamiya, 2012). Para mulheres com substituição da valva pulmonar, a gravidez não afeta adversamente a função do enxerto (Oosterhof, 2006). Antes ou depois da concepção, as mulheres com tetralogia de Fallot recebem aconselhamento genético e avaliação da síndrome de deleção do 22q11 (Lindley, 2015).

Algumas mulheres com *anomalia de Ebstein*, caracterizada por uma valva tricúspide mal posicionada e malformada, podem alcançar a idade reprodutiva. Insuficiência ventricular direita por sobrecarga de volume e cianose são comuns durante a gravidez. Na ausência de cianose, insuficiência cardíaca ou arritmias significativas, as mulheres afetadas geralmente toleram bem a gravidez (Brickner, 2014).

■ Gravidez após reparo cirúrgico

Transposição dos grandes vasos

A gravidez após a correção cirúrgica da transposição apresenta riscos evidentes. Canobbio (2006) e Drenthen (2005a), cada um com seus colaboradores, descreveram os resultados de 119 gestações em 68 mulheres, 90% submetidas a procedimento de Mustard prévio, e 10% a procedimento de Senning anterior. Durante a gestação, 25% tiveram arritmias, 12% desenvolveram insuficiência cardíaca e uma paciente precisou de transplante cardíaco posteriormente. Uma mulher teve morte súbita 1 mês após o parto, e outra, 4 anos depois. Um terço dos neonatos nasceram pré-termo. Em outro relato de 60 gestações em 34 mulheres submetidas a reparo de transposição, aproximadamente 25% terminaram em abortamento espontâneo ou induzido e outros 25% tiveram parto pré-termo (Trigas, 2014). Deterioração na classe funcional ocorreu em sete mulheres, e deterioração documentada da função sistólica, em quatro mulheres. Finalmente, duas mulheres precisaram de reanimação durante o parto e uma teve taquicardia supraventricular durante o trabalho de parto. Entre outros defeitos, em mulheres com *tronco arterioso* e *dupla via de saída do ventrículo direito*, também foram descritas gestações bem-sucedidas, embora com complicações (Drenthen, 2008; Hoendermis, 2008).

Ventrículo único funcional

Com a *síndrome do coração esquerdo hipoplásico*, espera-se que quase 70% das mulheres afetadas sobrevivam até a idade adulta e com frequência engravidem (Feinstein, 2012). Aquelas submetidas a um *reparo de Fontan* correm risco particularmente alto de complicações. Em resumo, esse procedimento envolve o desvio de sangue através de uma anastomose cirúrgica da veia cava para a artéria pulmonar sem passar pelo ventrículo direito. O sangue flui passivamente para a vasculatura pulmonar. Assim, pacientes com reparo de Fontan dependem muito da pré-carga (Lindley, 2015).

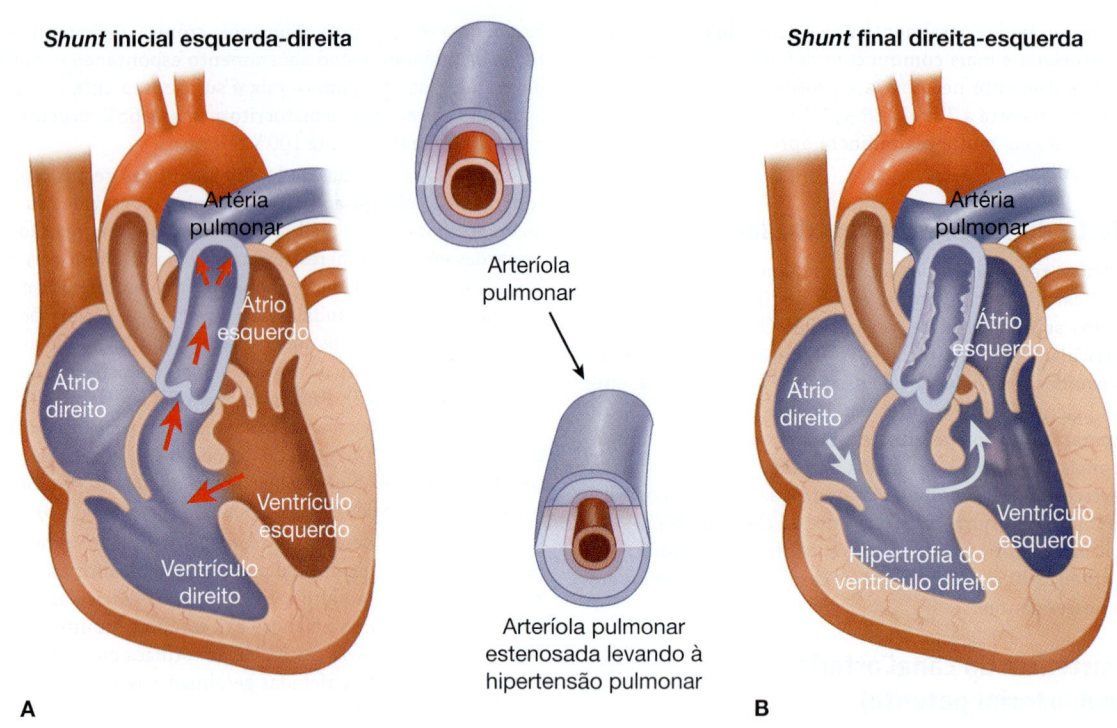

FIGURA 49-4 Síndrome de Eisenmenger causada por defeito do septo ventricular (DSV). **A.** *Shunting* direita-esquerda substancial pelo DSV levando a alterações morfológicas nas artérias menores e arteríolas pulmonares. Especificamente, hipertrofia da camada média, proliferação celular da íntima e fibrose levam a estreitamento ou fechamento do lúmen do vaso. Tais alterações vasculares produzem hipertensão pulmonar e resultam em reversão do *shunt* intracardíaco **(B)**. Com a hipertensão pulmonar sustentada, frequentemente ocorre aterosclerose e calcificação nas grandes artérias pulmonares. Embora aqui se tenha representado o DSV, a síndrome de Eisenmenger também pode ocorrer em associação a um grande defeito do septo atrial ou canal arterial patente.

Quanto aos resultados, uma revisão de 14 mulheres que engravidaram após um reparo de Fontan constatou que seis abortaram espontaneamente todas as gestações e outras oito continuaram com 14 gestações viáveis (Cauldwell, 2016). As complicações cardíacas incluíram arritmias e tromboembolismo. Dez neonatos nasceram pré-termo e oito eram pequenos para a idade gestacional. Complicações semelhantes ocorrem no que é chamado de ventrículo direito sistêmico materno, ou seja, o ventrículo direito, e não o esquerdo, bombeia sangue para a circulação sistêmica (Khan, 2015).

■ **Síndrome de Eisenmenger**

Trata-se da hipertensão pulmonar secundária que se origina a partir de qualquer lesão cardíaca. A síndrome se instala quando a resistência pulmonar ultrapassa a resistência sistêmica, levando a *shunt* direita-esquerda. Os defeitos subjacentes mais comuns são os dos septos atrial ou ventricular e o canal arterial patente (Fig. 49-4). As pacientes são assintomáticas por anos, mas, por fim, a hipertensão pulmonar se torna grave o suficiente para causar esse *shunt* (Greutmann, 2015).

Gestantes com síndrome de Eisenmenger toleram mal a hipotensão, e a morte geralmente é causada por insuficiência ventricular direita com choque cardiogênico. Em uma revisão de 44 casos até 1978, as taxas de mortalidade maternal e perinatal foram de aproximadamente 50% (Gleicher, 1979). Em uma revisão subsequente de 73 gestações, Weiss e colaboradores (1998) descreveram uma taxa de mortalidade materna de 36%. Três das 26 mortes ocorreram antes do parto e as demais mulheres morreram durante o trabalho de parto ou até 1 mês após o parto. Em um estudo subsequente de 13 gestantes, uma mãe foi a óbito 17 dias após o parto e houve cinco mortes perinatais (Wang, 2011). *Dados esses resultados ruins para a mãe e o feto, a síndrome de Eisenmenger é considerada uma contraindicação absoluta à gravidez* (Brickner, 2014; Lindley, 2015; Meng, 2017; Warnes, 2015). O manejo de quem engravida foi recentemente detalhado por Broberg (2016) e será discutido na próxima seção.

HIPERTENSÃO PULMONAR

A pressão normal média em repouso na artéria pulmonar varia entre 12 e 16 mmHg. A resistência vascular pulmonar no final da gravidez aproxima-se de 80 dina/s/cm^{-5}, que é 34% menor do que o valor de não grávidas, de 120 dina/s/cm^{-5} (Clark, 1989). A *hipertensão pulmonar* é definida em não grávidas como pressão pulmonar média em repouso > 25 mmHg.

O atual sistema de classificação clínica, mostrado na Tabela 49-7, inclui cinco grupos de distúrbios que provocam hipertensão pulmonar (Galiè, 2016). Existem importantes distinções prognósticas e terapêuticas entre a hipertensão arterial pulmonar do grupo 1 e dos outros grupos. O grupo 1 indica que uma doença específica afeta as arteríolas pulmonares. Aqui estão incluídas a hipertensão pulmonar primária ou idiopática, assim como os

Distúrbios cardiovasculares

TABELA 49-7 Classificação clínica abrangente da hipertensão pulmonar

1. **Hipertensão arterial pulmonar**
   Idiopática
   Hereditária
   Induzida por drogas e toxinas
   Associada a doença do tecido conectivo, infecções por HIV, hipertensão portal, cardiopatias congênitas, esquistossomose
   - I' **Doença veno-oclusiva pulmonar e/ou hemangiomatose capilar pulmonar**
     Idiopática
     Hereditária
     Induzida por drogas, toxinas e radiação
     Associada a doença do tecido conectivo, infecção por HIV
   - II' **Hipertensão pulmonar persistente do recém-nascido**
2. **Hipertensão pulmonar por doença cardíaca esquerda**
   Disfunção sistólica do ventrículo esquerdo
   Disfunção diastólica do ventrículo esquerdo
   Doença valvar
   Obstrução congênita/adquirida das vias de entrada/saída do coração esquerdo e miocardiopatias congênitas
   Estenose congênita/adquirida da veia pulmonar
3. **Hipertensão pulmonar por doenças pulmonares e/ou hipoxia**
   Doença pulmonar obstrutiva crônica
   Doença pulmonar intersticial
   Outras doenças pulmonares com padrão restritivo e obstrutivo misto
   Respiração desorientada do sono
   Distúrbio de hipoventilação alveolar
   Exposição crônica a grandes altitudes
   Doenças pulmonares do desenvolvimento
4. **Hipertensão pulmonar tromboembólica crônica/outras obstruções da artéria pulmonar**
   Hipertensão pulmonar tromboembólica crônica
   Outras obstruções da artéria pulmonar, como tumores, arterites, estenose pulmonar, parasitas
5. **Hipertensão pulmonar com mecanismos pouco claros e/ou multifatoriais**
   Distúrbios hematológicos: hemólise crônica, distúrbios mieloproliferativos, esplenectomia
   Distúrbios sistêmicos: sarcoidose, histiocitose pulmonar, neurofibromatose
   Distúrbios metabólicos: doença do depósito de glicogênio, doença de Gaucher, distúrbios da tireoide
   Outros: mediastinite fibrosante, insuficiência renal crônica

HIV, vírus da imunodeficiência humana.
Adaptada de Galiè, 2016.

casos secundários a uma causa conhecida como doença do tecido conectivo. Por exemplo, aproximadamente um terço das mulheres com esclerodermia e 10% com lúpus eritematoso sistêmico tem hipertensão pulmonar (Rich, 2005). Outras causas em mulheres jovens são infecção pelo vírus da imunodeficiência humana (HIV), doença falciforme e tireotoxicose (Newman, 2015; Sheffield, 2004).

Nas mulheres grávidas, os distúrbios do grupo 2 são os mais comuns. Eles são secundários à hipertensão *venosa* pulmonar causada por distúrbios atriais, ventriculares ou valvares do coração esquerdo. Um exemplo típico é o da estenose mitral, discutida anteriormente (p. 955). Por outro lado, os grupos 3 a 5 são vistos com pouca frequência em mulheres jovens e saudáveis.

■ Diagnóstico

Os sintomas podem ser vagos, sendo a dispneia ao esforço o mais frequente deles. Com os distúrbios do grupo 2, também costumam estar presentes a ortopneia e a dispneia noturna. Ocorrem angina e síncope quando o débito ventricular direito é fixo, o que sugere doença avançada. A radiografia do tórax frequentemente revela aumento das artérias do hilo pulmonar e atenuação da trama periférica. O exame também pode revelar causas parenquimatosas para a hipertensão. A ecocardiografia não invasiva pode fornecer uma estimativa das pressões da artéria pulmonar, embora o cateterismo cardíaco continue sendo o padrão para mensuração. Em dois estudos com 51 mulheres grávidas combinadas que foram submetidas à ecocardiografia e ao cateterismo cardíaco, as pressões da artéria pulmonar foram superestimadas significativamente pela ecocardiografia em aproximadamente um terço dos casos (Penning, 2001; Wylie, 2007).

■ Prognóstico

Independentemente da etiologia, a via final comum da hipertensão pulmonar é a insuficiência cardíaca direita e a morte. A duração média de sobrevida após o diagnóstico é < 4 anos (Krexi, 2015). No entanto, a longevidade depende da gravidade e da causa da hipertensão pulmonar na descoberta. Como discutido mais adiante, alguns distúrbios respondem a intervenções médicas, o que pode melhorar a qualidade de vida. O aconselhamento pré-concepcional e contraceptivo é imperativo (Gei, 2014).

▪ Gravidez

A taxa de mortalidade materna é significativa nas mulheres afetadas, o que ocorre principalmente com a hipertensão pulmonar idiopática. No passado, havia dificuldades para identificar as causas e distinguir a gravidade da hipertensão. Assim, embora os casos graves de hipertensão arterial pulmonar idiopática fossem aqueles com pior prognóstico, presumiu-se, equivocadamente, que todos os tipos de hipertensão pulmonar fossem igualmente perigosos. Com o uso disseminado da ecocardiografia, lesões menos graves e com melhor prognóstico passaram a ser distinguidas. Bédard e colaboradores (2009) relataram que as estatísticas da taxa de mortalidade materna melhoraram durante a década que terminou em 2007 (25%) em comparação com a década que terminou em 1996 (38%). É importante ressaltar que quase 80% das mortes ocorreram no primeiro mês de pós-parto. Mais recentemente, Meng e colaboradores (2017) relataram taxas de mortalidade de 23% no grupo 1 e de 5% nos outros grupos. A mortalidade foi relacionada à gravidade da hipertensão pulmonar.

Como discutido, a gravidez é contraindicada com doença grave, especialmente em mulheres com alterações arteriais pulmonares – a maioria dos casos no grupo 1. Com doenças mais leves de outras causas – o grupo 2 é o mais comum – o prognóstico é melhor (Meng, 2017). Com o uso mais frequente da ecocardiografia e da cateterização da artéria pulmonar em mulheres jovens com cardiopatia, identificamos casos com hipertensão pulmonar leve a moderada que toleraram bem a gravidez, o trabalho de parto e o parto. Um exemplo, descrito por Sheffield e Cunningham (2004), é o da hipertensão pulmonar que ocorre com tireotoxicose, mas é reversível com o tratamento. De forma semelhante, Boggess e colaboradores (1995) descreveram os casos de nove mulheres com doença pulmonar intersticial restritiva e graus variáveis de hipertensão pulmonar, sendo que todas elas toleraram razoavelmente bem a gestação.

▪ Manejo

O tratamento de gestantes sintomáticas inclui limitação de atividade e evitação da posição supina mais tarde na gestação. Diuréticos, oxigênio suplementar e vasodilatador pulmonar são a terapia-padrão para os sintomas. Alguns recomendam anticoagulação (Hsu, 2011). Vários relatos descrevem o uso bem-sucedido de vasodilatadores da artéria pulmonar intravenosos (Badalian, 2000; Garabedian, 2010; Goya, 2014). Entre os análogos da prostaciclina que podem ser administrados por via parenteral estão o epoprostenol e a treprostinila, enquanto a iloprosta deve ser inalada. Todos eles foram usados em gestantes. O óxido nítrico inalado é uma opção que tem sido empregada nos casos com descompensação cardiopulmonar aguda (Lane, 2011). Conforme revisado por Običan e Cleary (2014), os inibidores da fosfodiesterase-5, como a sildenafila, causam vasodilatação dos leitos vasculares pulmonar e sistêmico e têm efeito inotrópico no ventrículo direito hipertrófico. Isso também tem sido aproveitado durante a gravidez (Goland, 2010; Hsu, 2011; Meng, 2017). A bosentana, um antagonista do receptor da endotelina, é teratogênica em camundongos e contraindicada na gravidez (Običan, 2014).

Durante o trabalho de parto e parto, essas mulheres correm maior risco quando o retorno venoso e o enchimento ventricular direito diminuem. Para evitar hipotensão, deve-se dar atenção contínua à indução da analgesia peridural e à prevenção e tratamento da perda de sangue no momento do parto (Meng, 2017).

MIOCARDIOPATIAS

A American Heart Association define as miocardiopatias como um grupo heterogêneo de doenças do miocárdio associadas à disfunção mecânica e/ou elétrica. As mulheres afetadas geralmente apresentam hipertrofia ou dilatação impróprias do ventrículo. As miocardiopatias têm causas variadas, algumas das quais são genéticas (Maron, 2006). Das duas principais divisões, *as miocardiopatias primárias* são somente ou predominantemente limitadas ao músculo cardíaco. Exemplos são miocardiopatia hipertrófica, miocardiopatias dilatadas e miocardiopatia periparto. As *miocardiopatias secundárias* resultam de distúrbios sistêmicos generalizados que causam envolvimento patológico do miocárdio. Diabetes, lúpus eritematoso sistêmico, hipertensão crônica e distúrbios da tireoide são condições representativas.

▪ Miocardiopatia hipertrófica

Estudos epidemiológicos sugerem que esse distúrbio é comum, afetando aproximadamente 1 em 500 adultos (Herrey, 2014; Maron, 2004). Caracterizada por hipertrofia cardíaca, desarranjo miocítico e fibrose intersticial, a condição é causada por mutações em qualquer um de mais de uma dezena de genes que codificam proteínas do sarcômero cardíaco em até 60% dos pacientes afetados. Nesses casos, a herança é autossômica dominante e o rastreamento genético é complexo (Elliott, 2014). Outras causas genéticas e não genéticas são responsáveis por 5 a 10% dos casos, e a causa é desconhecida em aproximadamente 25%. A anormalidade do músculo do miocárdio é tipificada pela hipertrofia do miocárdio do ventrículo esquerdo, com um gradiente de pressão contra o fluxo de saída do ventrículo esquerdo. O diagnóstico é estabelecido pela identificação ecocardiográfica de um ventrículo esquerdo hipertrofiado e não dilatado na ausência de outras condições cardiovasculares.

A maioria das mulheres afetadas é assintomática, embora seja possível a ocorrência de dispneia, dor torácica, síncope e arritmias. Arritmias complexas podem evoluir para morte súbita, que é a causa mais frequente de morte. As pacientes assintomáticas com eventos de taquicardia ventricular são particularmente propensas à morte súbita. Os sintomas geralmente pioram com o exercício.

Embora alguns relatos tenham sugerido que a gravidez é bem tolerada, eventos cardíacos adversos são frequentes. Em uma análise de 271 gestações em 127 mulheres afetadas, não houve mortes maternas. No entanto, mais de 25% apresentou pelo menos um sintoma cardíaco adverso, incluindo dispneia, dor torácica ou palpitações (Thaman, 2003). Com base em uma revisão sistemática que incluiu 237 mulheres com miocardiopatia hipertrófica que tiveram 408 gestações combinadas, Schinkel (2014) calculou uma taxa de mortalidade materna de 0,5%. Piora dos sintomas ou outras complicações ocorreram em 29%, e 26% tiveram parto pré-termo.

O manejo é semelhante ao adotado para a estenose aórtica. O exercício vigoroso é proibido durante a gravidez. As mudanças bruscas de posição devem ser evitadas para prevenir vasodilatação reflexa e redução da pré-carga. De forma semelhante, os medicamentos que induzem diurese ou que reduzem a resistência vascular geralmente não são usados. Quando surgem sintomas, especialmente angina, devem ser administrados agentes β-bloqueadores ou bloqueadores do canal de cálcio. A via de parto é determinada por indicações obstétricas. A escolha da anestesia é controversa, e alguns autores consideram a anestesia geral a mais segura (Pitton, 2007). Os neonatos raramente demonstram lesões hereditárias no nascimento.

■ Miocardiopatia dilatada

Caracteriza-se por aumento de ventrículo direito e/ou esquerdo e redução da função sistólica na ausência de doença coronariana, valvar, congênita ou sistêmica reconhecida como causa da disfunção miocárdica. Embora haja muitas causas conhecidas de miocardiopatia dilatada, hereditárias ou adquiridas, a etiologia permanece indefinida em aproximadamente metade dos casos (Stergiopoulos, 2011). Alguns resultam de infecções virais, incluindo miocardite e HIV (Barbaro, 1998; Felker, 2000). Outras causas, potencialmente reversíveis, são alcoolismo, uso abusivo de cocaína e doença tireoidiana. Watkins e colaboradores (2011) revisaram as muitas mutações genéticas complexas associadas às formas hereditárias de miocardiopatia dilatada.

■ Miocardiopatia periparto

Esse distúrbio é semelhante às outras formas de miocardiopatia dilatada não isquêmica, exceto por sua peculiar relação com a gravidez (Pyatt, 2011). De fato, a miocardiopatia periparto compartilha uma predisposição genética com a miocardiopatia dilatada idiopática familiar e esporádica (Ware, 2016). Atualmente, trata-se de diagnóstico por exclusão que se segue à investigação de insuficiência cardíaca periparto.

Embora o termo miocardiopatia periparto tenha sido amplamente utilizado, pelo menos até recentemente, poucas evidências sustentavam uma miocardiopatia induzida pela gravidez. Pearson (2000) relatou resultados de um *workshop* do National Heart, Lung, and Blood Institute, que estabeleceu os seguintes critérios de diagnóstico:

1. Surgimento de insuficiência cardíaca no último mês de gravidez ou nos 5 meses seguintes ao parto
2. Ausência de causa identificável para a insuficiência cardíaca
3. Ausência de doença cardíaca reconhecível antes do último mês da gravidez
4. Disfunção sistólica do ventrículo esquerdo demonstrada pelos critérios ecocardiográficos clássicos, como redução da fração de ejeção ou encurtamento fracional junto com dilatação do ventrículo esquerdo (Fig. 49-5)

A etiologia da miocardiopatia periparto permanece desconhecida, e as causas propostas incluem miocardite viral, resposta imune anormal à gravidez, resposta aberrante à maior carga hemodinâmica da gravidez, interações hormonais, desnutrição, inflamação e apoptose (Elkayam, 2011). Outra teoria sugere que o estresse oxidativo na fase final da gravidez levaria à clivagem proteolítica da prolactina (Hilfiker-Kleiner, 2014). O fragmento de prolactina de 16 kDa resultante é cardiotóxico e pode prejudicar o metabolismo e a contratilidade dos cardiomiócitos. A terapia com bromocriptina foi sugerida porque inibe a secreção de prolactina. Em um estudo preliminar, a bromocriptina melhorou a recuperação das mulheres afetadas e atualmente um ensaio randomizado está recrutando pacientes (Haghikia, 2015; Sliwa, 2010).

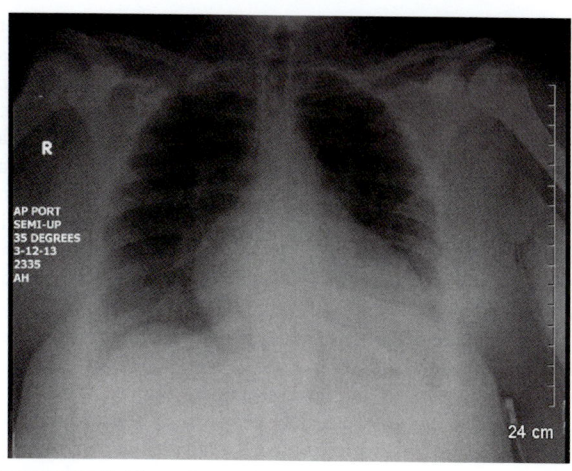

FIGURA 49-5 Miocardiopatia periparto com leve edema pulmonar. Radiografia de tórax em incidência anteroposterior de mulher com coração anormalmente aumentado e ligeira opacificação peri-hilar compatível com miocardiopatia dilatada.

Os distúrbios hipertensivos frequentemente coexistem com a miocardiopatia periparto, e outro mecanismo proposto vincula a miocardiopatia periparto à pré-eclâmpsia (Cunningham, 2012; Fong, 2014; Patten, 2012). Fatores antiangiogênicos, já conhecidos por estarem associados à pré-eclâmpsia, podem induzir miocardiopatia periparto em camundongos suscetíveis. Assim, a miocardiopatia pode ser precipitada por fatores antiangiogênicos em um hospedeiro suscetível por causa de fatores pró-angiogênicos insuficientes.

Vários pesquisadores descrevem um caminho comum que liga essas etiologias sugeridas (Arany, 2016; Hilfiker-Kleiner, 2014). Especificamente, o estresse oxidativo desequilibrado e um alto nível de prolactina levam à produção do fragmento de prolactina de 16 kDa que parece iniciar e propagar a doença. O fragmento, que afeta principalmente o endotélio, juntamente com fatores antiangiogênicos adicionais, pode perturbar o equilíbrio angiogênico durante o puerpério e, assim, prejudicar a função cardíaca.

Sem etiologia comprovada, atualmente o diagnóstico de miocardiopatia periparto exige a exclusão de outras causas de disfunção cardíaca. Bültmann e colaboradores (2005) estudaram amostras de biópsia endomiocárdica de 26 mulheres com miocardiopatia periparto e relataram que mais de metade apresentaram evidências histológicas de "miocardite limítrofe". Eles identificaram material genético de parvovírus B19, herpes-vírus humano tipo 6, vírus de Epstein-Barr e citomegalovírus. No Parkland Hospital, descobriu-se que a insuficiência cardíaca "idiopática" era causada por doença cardíaca hipertensiva, estenose mitral clinicamente silenciosa, obesidade ou miocardite viral (Cunningham, 1986). De fato, 20% das mulheres com hipertensão crônica tratada na gravidez têm hipertrofia concêntrica (Ambia, 2017).

Ntusi e colaboradores (2015) analisaram as características clínicas de 30 mulheres com miocardiopatia periparto em comparação com 53 mulheres com insuficiência cardíaca hipertensiva. Com a miocardiopatia, os sintomas começaram no pós-parto em todas as mulheres, enquanto os sintomas começaram no pré-parto em 85% das mulheres com insuficiência cardíaca hipertensiva. A miocardiopatia periparto estava significativamente relacionada com gestação gemelar, tabagismo e alterações ecocardiográficas. Por outro lado, pacientes com insuficiência cardíaca hipertensiva tinham mais frequentemente história familiar de hipertensão, hipertensão e pré-eclâmpsia em uma gravidez anterior, taquicardia e hipertrofia ventricular esquerda na ecocardiografia.

A incidência de miocardiopatia periparto varia consideravelmente e depende da rapidez na busca de uma causa. Em uma análise do banco de dados Nationwide Inpatient Sample, a incidência aumentou de 1 em 1.181 nascidos vivos em 2004 para 1 em 849 em 2011 (Kolte, 2014). Dois outros grandes estudos populacionais citam uma frequência de 1 em 2.000 a 2.800 nascidos vivos (Gunderson, 2011; Harper, 2012). Em estudo anterior realizado no Parkland Hospital identificamos miocardiopatia idiopática apenas em aproximadamente 1 em 15.000 nascimentos, uma incidência semelhante à da miocardiopatia idiopática em mulheres jovens não grávidas (Cunningham, 1986).

Prognóstico

Aproximadamente metade das mulheres que sofrem de miocardiopatia periparto recupera a função ventricular basal dentro de 6 meses após o parto. Mas naquelas com insuficiência cardíaca persistente, a taxa de mortalidade se aproxima de 85% em 5 anos (Moioli, 2010). Em um grupo de 100 mulheres com miocardiopatia periparto recentemente diagnosticada, 72% apresentaram fração de ejeção do ventrículo esquerdo ≥ 50% e 93% tiveram sobrevida livre de eventos (McNamara, 2015). No entanto, seis mulheres tiveram nove eventos importantes que incluíram quatro mortes, quatro implantes de dispositivos de assistência ventricular esquerda e um transplante de coração. A recuperação para uma fração de ejeção do ventrículo esquerdo ≥ 50% ocorreu em quase 90% das mulheres cuja fração de ejeção inicial era de pelo menos 30%. Isso foi comparado com < 40% em mulheres cuja fração de ejeção ventricular basal foi < 30%. A recuperação também foi relacionada ao diâmetro diastólico final do ventrículo esquerdo basal. Li e colaboradores (2016) também descobriram que uma fração inicial de ejeção do ventrículo esquerdo < 34% e um nível de peptídeo natriurético cerebral (BNP) > 1.860 pg/mL foram associados a um risco aproximadamente três vezes maior de disfunção sistólica persistente do ventrículo esquerdo.

Gravidez subsequente

Com base nos maiores estudos sobre o tema, aproximadamente um terço das mulheres com história de miocardiopatia periparto sofrerá recorrência com piora dos sintomas e deterioração da função ventricular esquerda durante outra gravidez (Elkayam, 2014a). O risco de recidiva em mulheres com disfunção ventricular esquerda persistente é substancialmente maior do que naquelas que tiveram função ventricular normal antes de uma gravidez subsequente (Hilfiker-Kleiner, 2017). Porém, a normalização da função ventricular esquerda não garante uma gravidez descomplicada, porque aproximadamente 20% dessas mulheres correm risco de deterioração da função ventricular esquerda.

■ Outros tipos de miocardiopatia

A *displasia arritmogênica do ventrículo direito* é uma miocardiopatia singular definida histologicamente pela substituição progressiva do miocárdio do ventrículo direito por tecido adiposo e fibroso. Tem uma prevalência estimada na população de 1 em 5.000, predispõe a taquiarritmias ventriculares e é uma causa de morte súbita, principalmente em indivíduos mais jovens (Agir, 2014; Elliott, 2008). O risco adicional de gravidez em mulheres com miocardiopatia arritmogênica do ventrículo direito é desconhecido, no entanto, com base em sua revisão sistemática, Krul e colaboradores (2011) aconselham contra a gestação.

A *miocardiopatia restritiva* é provavelmente o tipo menos comum. Essa miocardiopatia hereditária é caracterizada por um padrão de enchimento ventricular no qual o agravamento da rigidez do miocárdio eleva a pressão ventricular precipitadamente e permite apenas um pequeno volume de enchimento (Elliott, 2008). Devido à evolução clínica grave e ao mau prognóstico, geralmente a gravidez não é recomendada (Krul, 2011). A *miocardiopatia de Takotsubo* é uma forma rara de aneurisma agudo reversível da parede apical do ventrículo esquerdo (Kraft, 2017).

INSUFICIÊNCIA CARDÍACA

Independentemente da condição subjacente causadora da disfunção cardíaca, as mulheres que evoluem com insuficiência cardíaca periparto quase sempre apresentam complicações obstétricas que contribuem para a insuficiência cardíaca ou a desencadeiam. Por exemplo, a pré-eclâmpsia é comum e pode desencadear insuficiência pós-carga. De fato, as descobertas do Registry on Pregnancy and Cardiac Disease indicam que mulheres com doenças cardíacas preexistentes que desenvolvem pré-eclâmpsia têm um risco de 30% de desenvolver insuficiência cardíaca durante a gravidez (Ruys, 2014). Além disso, estados de alto débito causados por hemorragia e anemia aguda elevam a carga cardíaca e aumentam os efeitos fisiológicos da função ventricular comprometida. Da mesma forma, a infecção e a síndrome séptica aumentam o débito cardíaco e a utilização de oxigênio e diminuem a função miocárdica.

Em muitas populações, a hipertensão crônica com pré-eclâmpsia sobreposta é a causa mais frequente de insuficiência cardíaca na gravidez. Muitas dessas mulheres têm hipertrofia ventricular esquerda concêntrica (Ambia, 2017). Em alguns casos, hipertensão leve não diagnosticada produz miocardiopatia oculta que, com o efeito adicional da pré-eclâmpsia, causa insuficiência cardíaca periparto aparentemente inexplicável. A obesidade é um cofator frequente com hipertensão crônica e também está associada à hipertrofia ventricular (Kenchaiah, 2002).

■ Diagnóstico

A insuficiência cardíaca congestiva pode ter instalação gradual ou se apresentar agudamente na forma de edema pulmonar. O início da insuficiência cardíaca é mais provável no final do segundo/início do terceiro trimestre e no periparto (Ruys, 2014). Dos sintomas, a dispneia é universal, e outros são ortopneia, palpitações, dor torácica subesternal, um súbito declínio na capacidade de concluir as tarefas habituais e tosse noturna. Os achados clínicos incluem estertores de base persistentes, hemoptise, edema progressivo, taquipneia e taquicardia (Sheffield, 1999). Os achados radiográficos marcantes geralmente são cardiomegalia e edema pulmonar (ver Fig. 49-5). De forma aguda, em geral há falência sistólica, e a ecocardiografia mostra uma fração de ejeção < 0,45 ou encurtamento fracional < 30%, ou ambos, e volume diastólico final > 2,7 cm/m^2 (Hibbard, 1999). É possível haver insuficiência diastólica concomitante, dependendo da causa subjacente (Redfield, 2016).

■ Manejo

O edema pulmonar por insuficiência cardíaca em geral responde rapidamente à administração de diuréticos para redução da pré-carga. A hipertensão arterial é comum e a redução da pós-carga pode ser obtida com o uso de hidralazina ou outro vasodilatador. Devido aos efeitos acentuados no feto, os inibidores da enzima conversora da angiotensina são suspensos até após o parto. Com insuficiência cardíaca crônica, a incidência de tromboembolismo associado é alta e, portanto, a heparina profilática é frequentemente recomendada.

Os *dispositivos de assistência ventricular esquerda* agora são empregados com mais frequência no tratamento da insuficiência cardíaca aguda e crônica. Alguns relatos descrevem seu uso durante a gravidez (LaRue, 2011; Sims, 2011). Foi relatado que a *oxigenação por membrana extracorpórea (ECMO)* foi salvadora em uma mulher com miocardiopatia periparto fulminante e pode ser realizada em mulheres com hipertensão pulmonar (Meng, 2017; Smith, 2009).

ENDOCARDITE INFECCIOSA

Nos Estados Unidos, os indivíduos com maior risco de endocardite são aqueles com lesões cardíacas congênitas, uso de drogas intravenosas, doença valvar degenerativa e dispositivos intracardíacos (Karchmer, 2015). A *endocardite bacteriana subaguda* geralmente decorre de uma infecção bacteriana de baixa virulência sobreposta a uma lesão estrutural subjacente. Em geral, são infecções de valva original. Os microrganismos que mais causam endocardite indolor são os estreptococos do grupo *viridans* ou as espécies de *Staphylococcus* ou de *Enterococcus*. Entre as pacientes usuárias de drogas injetáveis e aquelas com infecções relacionadas com cateter, o *Staphylococcus aureus* predomina. Nas infecções de próteses valvares, *Staphylococcus epidermidis* é uma causa frequente. *Streptococcus pneumoniae* e *Neisseria gonorrhoea* podem causar doença aguda e fulminante. Outros relataram endocardite por *Neisseria sicca* e *N. mucosa*, estreptococo do grupo B e *Escherichia coli* durante a gestação ou periparto (Cox, 1988; Deger, 1992; Kangavari, 2000; Kulaš, 2006).

■ Diagnóstico e tratamento

Os sintomas da endocardite infecciosa variam e geralmente se desenvolvem insidiosamente. Febre, em geral com calafrios, é encontrada em 80 a 90% dos casos, ausculta-se sopro cardíaco em até 85% desses pacientes, e anorexia, fadiga e outros sintomas constitucionais são comuns (Karchmer, 2015). Os indícios clínicos são anemia, proteinúria e manifestações de lesões embólicas, que incluem petéquias, alterações neurológicas focais, dor torácica ou abdominal e isquemia em uma extremidade. Em alguns casos, instala-se quadro de insuficiência cardíaca. Os sintomas podem persistir por várias semanas antes de ser feito o diagnóstico, sendo necessário alto índice de suspeita.

O diagnóstico é feito com a utilização dos *critérios de Duke*, que incluem hemocultura positiva para os organismos típicos e evidência de acometimento endocárdico (Hoen, 2013; Pierce, 2012). A ecocardiografia pode ser diagnóstica, porém as lesões com < 2 mm ou localizadas na valva atrioventricular direita (tricúspide) podem passar despercebidas. Em caso de dúvida, a ecocardiografia transesofágica é precisa e informativa. É importante ressaltar que o resultado negativo de exame ecocardiográfico não exclui endocardite.

O tratamento é principalmente clínico, e a determinação do microrganismo infectante e de suas sensibilidades é imprescindível para a seleção do antimicrobiano. As diretrizes para o tratamento antibiótico apropriado são publicadas por sociedades profissionais e atualizadas regularmente (Habib, 2015; Karchmer, 2015). Bacteriemia recalcitrante e insuficiência cardíaca causada por disfunção valvar são algumas das razões que justificam a substituição em caso de infecção valvar persistente.

■ Gravidez

A endocardite infecciosa é incomum na gravidez e no puerpério. Ao longo de 7 anos, a incidência de endocardite no Parkland Hospital aproximou-se de 1 em 16.000 partos, e 2 em cada 7 mulheres foram a óbito (Cox, 1988). As taxas de mortalidade materna e fetal variam de 25 a 35% (Habib, 2015; Seaworth, 1986). Em uma revisão sistemática da endocardite infecciosa durante a gravidez, os fatores de risco foram uso de drogas intravenosas (14%), cardiopatia congênita (12%) e cardiopatia reumática (12%) (Kebed, 2014). Os patógenos mais comuns foram espécies de estreptococos (43%) e estafilococos (26%). Entre as 51 gestações, a taxa de mortalidade materna foi de 11%.

■ Profilaxia para endocardite

Durante anos, pacientes com problemas nas valvas cardíacas recebiam antibióticos periprocedimentos para profilaxia da endocardite. Contudo, atualmente, as recomendações são mais estritas. A American Heart Association recomenda profilaxia para procedimentos odontológicos naqueles com: (1) uma prótese valvar ou material protético usado em um reparo valvar, (2) endocardite anterior, (3) defeito cardíaco cianótico não reparado ou lesão reparada com defeito residual em locais protéticos e (4) valvulopatia após transplante de coração (Nishimura, 2017). O American College of Obstetricians and Gynecologists (2016) não recomenda a profilaxia da endocardite para parto vaginal ou cesariana na ausência de infecção pélvica, exceto nas lesões citadas anteriormente. As mulheres com maior risco de endocardite são aquelas com cardiopatia cianótica, prótese valvar ou ambas. Quando houver indicação e para mulheres que ainda não estejam recebendo antibioticoterapia intraparto para outro motivo com cobertura para endocardite, os esquemas profiláticos encontram-se na Tabela 49-8. Se possível, a administração deve ser feita 30 a 60 minutos antes da hora prevista para o parto.

ARRITMIAS

As arritmias cardíacas tanto recentes quanto preexistentes costumam ser observadas durante a gravidez, o trabalho de parto, o parto e o puerpério (Joglar, 2014; Knotts, 2014). Em um estudo de 73 mulheres com história de taquicardia supraventricular (TSV), *flutter* ou fibrilação atriais paroxísticas, ou taquicardia ventricular, as taxas de recidiva durante a gestação foram de 50, 52 e 27%, respectivamente (Silversides, 2006). Os mecanismos

TABELA 49-8 Antibioticoterapia profilática para endocardite infecciosa em pacientes de alto risco

American College of Obstetricians and Gynecologist (2016)
Padrão (IV): ampicilina, 2 g, *ou* cefazolina ou ceftriaxona, 1 g
Alérgicos à penicilina (IV): cefazolina ou ceftriaxona, 1 g, *ou* clindamicina, 600 mg
Oral: amoxicilina, 2 g
American Heart Association/European Society of Cardiology (Karchmer, 2015)[a]
Padrão: amoxicilina, 2 g VO, *ou* ampicilina, 2 g IV ou IM
Alérgicos à penicilina: claritromicina ou azitromicina, 500 mg VO; cefalexina, 2 g VO; clindamicina, 600 mg VO, IV ou IM; *ou* cefazolina ou ceftriaxona, 1 g IV ou IM

IM, intramuscular; IV, intravenoso; VO, via oral.
[a]Cefazolina ou ceftriaxona administradas 30 minutos antes do procedimento; todos os outros, 1 hora antes.

responsáveis pela incidência mais alta de arritmias durante a gravidez não foram elucidados. Com base em alguns estudos, o estradiol e a progesterona são pró-arrítmicos. O estrogênio aumenta o número de receptores adrenérgicos no miocárdio, e a resposta adrenérgica parece ser maior na gravidez (Enriquez, 2014). Talvez a hipopotassemia leve e fisiológica da gravidez e/ou o aumento fisiológico na frequência cardíaca induzam às arritmias. Alternativamente, talvez as arritmias sejam mais detectadas em razão das consultas frequentes, típicas do cuidado pré-natal de rotina.

■ Bradiarritmias

As bradiarritmias, incluindo o bloqueio cardíaco completo, são compatíveis com gravidez bem-sucedida (Keepanasseril, 2015). Algumas mulheres com bloqueio cardíaco completo sofrem síncope durante o trabalho de parto e o parto, às vezes com indicação de instalação de marca-passo cardíaco temporário (Hidaka, 2006). Em nossas experiências e de outros pesquisadores, mulheres com marca-passos artificiais permanentes geralmente toleram bem a gravidez (Hidaka, 2011; Jaffe, 1987). Com os dispositivos de frequência fixa, o débito cardíaco aparentemente melhora com o aumento do volume de ejeção.

Pacientes com marca-passos ou outros implantes elétricos requerem precauções especiais durante a cirurgia. A corrente perdida pode ser interpretada como um sinal intracardíaco pelo dispositivo implantado e levar a alterações na estimulação. Além disso, queimaduras do miocárdio podem resultar da condução de corrente através do eletrodo de estimulação, e não através da placa de aterramento (Pinski, 2002). Com esses dispositivos, as etapas preventivas incluem consulta ao cardiologista; uso de bisturi elétrico bipolar ou bisturi Harmonic em vez de corrente monopolar; se necessário, configurações monopolares mínimas; monitoramento cardíaco contínuo e da oximetria de pulso; planos de contingência para arritmias; e proximidade dos eletrodos ativos e de retorno da eletrocirurgia (Crossley, 2011).

■ Taquicardia supraventricular

A arritmia mais comum observada em mulheres em idade reprodutiva é a TSV paroxística. A prevalência durante a gravidez é de 24 casos por 100.000 internações hospitalares, e aproximadamente 20% sofrerão exacerbações sintomáticas durante a gravidez (Enriquez, 2014). Curiosamente, a frequência cardíaca média de mulheres grávidas com TSV paroxística é mais rápida em comparação com mulheres não grávidas – 184 *versus* 166 bpm, respectivamente (Yu, 2015). Na Hungria, Bánhidy e colaboradores (2015) descobriram que, em aproximadamente metade das mulheres com TSV paroxística, esta teve início durante a gravidez. Notavelmente, a TSV paroxística materna foi associada a um risco duas vezes maior de defeitos de septo cardíaco, particularmente defeitos do septo atrial secundários, em seus filhos.

Por outro lado, raramente *fibrilação atrial* e *flutter atrial* se apresentam pela primeira vez durante a gravidez. De fato, a instalação recente de fibrilação atrial determina investigação de etiologias subjacentes, que incluem anomalias cardíacas, hipertireoidismo, embolia pulmonar, intoxicação por drogas e distúrbios eletrolíticos (DiCarlo-Meacham, 2011). Entre as principais complicações está o AVC isquêmico; quando ele é associado à estenose mitral, é possível haver edema de pulmão no final da gravidez caso haja aumento da frequência ventricular.

Para o tratamento agudo, as manobras vagais, que incluem manobra de Valsalva, massagem no seio carotídeo, manobra de Valsalva modificada (expiração forçada e rolamento) e imersão da face em água gelada, aumentam o tônus vagal e bloqueiam o nó atrioventricular (Link, 2012; Page, 2015). A adenosina intravenosa é um nucleotídeo endógeno de ação curta que também bloqueia a condução no nó atrioventricular. Nossas experiências são semelhantes às de outros autores e indicam que a adenosina é segura e efetiva para cardioversão em gestantes hemodinamicamente estáveis (Page, 2015; Robins, 2004). Foi descrita bradicardia fetal transitória com o uso de adenosina (Dunn, 2000).

Se a terapia farmacológica for ineficaz ou contraindicada, o American College of Cardiology e a American Heart Association recomendam cardioversão sincronizada em mulheres grávidas com TSV hemodinamicamente instável (Page, 2015). Embora a cardioversão elétrica com ajuste-padrão de energia não seja contraindicada na gravidez, a vigilância é importante. Barnes e colaboradores (2002) descreveram um caso em que a cardioversão por corrente direta deu origem à contração uterina sustentada, produzindo bradicardia fetal. Além disso, a gravidez não afeta a operação de dispositivos cardioversores-desfibriladores implantáveis (Boulé, 2014).

Se a cardioversão fracassar ou não for segura em razão de trombos concomitantes, haverá necessidade de anticoagulação em longo prazo e controle da frequência cardíaca com medicamentos (DiCarlo-Meacham, 2011). Outras opções de tratamento recomendadas pelo American College of Cardiology e pela American Heart Association (Page, 2015) incluem:

- Metoprolol ou propranolol intravenosos quando a adenosina é ineficaz ou contraindicada
- Verapamil intravenoso quando a adenosina e os agentes β-bloqueadores são ineficazes ou contraindicados
- Procainamida intravenosa
- Amiodarona intravenosa em caso de TSV potencialmente fatal e quando outras terapias são ineficazes ou contraindicadas

A gravidez pode predispor mulheres assintomáticas com *síndrome de Wolff-Parkinson-White (WPW)* a exibir arritmias. Em um estudo com 25 mulheres que tiveram TSV diagnosticada antes da gravidez, 3 de 12 mulheres com síndrome de WPW e 6 de 13 sem a condição desenvolveram TSV durante a gravidez (Pappone, 2003). Em alguns pacientes, a ablação da via acessória pode ser indicada. Driver e colaboradores (2015) fizeram uma revisão desse estudo.

■ Taquicardia ventricular

A taquicardia ventricular é rara em mulheres jovens sadias sem doença cardíaca subjacente. Brodsky e colaboradores (1992) descreveram os casos de sete mulheres com taquicardia ventricular de início recente e revisaram 23 relatos publicados. A maioria dessas mulheres não apresentava cardiopatia estrutural. Em 14 casos, a taquicardia foi desencadeada por exercício físico ou por estresse psicológico. As anormalidades encontradas incluíram dois casos de infarto agudo do miocárdio, dois de intervalo QT prolongado e um de taquicardia provocada por anestesia. Os autores concluíram que eventos da gestação desencadearam a taquicardia e recomendaram agentes β-bloqueadores para seu controle. Como discutido anteriormente (p. 964), a displasia arritmogênica do ventrículo direito ocasionalmente resulta em taquiarritmias ventriculares (Lee, 2006). Se houver instabilidade, indica-se cardioversão de emergência e, nesse caso, as configurações-padrão de energia para adultos são adequadas (Jeejeebhoy, 2011; Lin, 2015).

■ Intervalo QT prolongado

O prolongamento do intervalo QT predispõe os portadores a uma arritmia ventricular potencialmente fatal, conhecida como *torsades des pointes* (Roden, 2008). Dois estudos envolvendo 502 gestantes com *síndrome do QT longo* relataram aumento significativo nos eventos cardíacos pós-parto, mas não durante a gravidez (Rashba, 1998; Seth, 2007). O aumento normal da frequência cardíaca durante a gravidez pode ser parcialmente protetor. Paradoxalmente, os agentes β-bloqueadores, preferencialmente o propranolol, diminuem o risco de *torsades des pointes* em pacientes com síndrome do QT longo e devem continuar durante toda a gestação e o puerpério (Enriquez, 2014; Seth, 2007). É importante ressaltar que muitos medicamentos, incluindo alguns que podem ser usados durante a gravidez, como azitromicina, eritromicina e claritromicina, predispõem ao prolongamento do QT (Ray, 2012; Roden, 2004).

DOENÇAS DA AORTA

■ Dissecção aórtica

A síndrome de Marfan e a coarctação são duas doenças da aorta que colocam a gestante em risco de dissecção aórtica (Russo, 2017). De fato, metade dos casos de dissecção em mulheres jovens está relacionado à gravidez (O'Gara, 2004). Outros fatores de risco são valva aórtica bicúspide e síndrome de Turner ou de Noonan. Uma alta taxa de dissecção ou ruptura da aorta também é relatada em pacientes com síndrome de Ehlers-Danlos (Murray, 2014; Pepin, 2000). Embora os mecanismos envolvidos não estejam claros, o evento inicial é uma laceração na camada íntima da aorta, seguida por hemorragia na média e, finalmente, ruptura.

Na maioria dos casos, a dissecção da aorta manifesta-se na forma de dor torácica intensa, descrita como rasgante, dilacerante ou em punhalada. A redução ou o desaparecimento dos pulsos periféricos, juntamente com a detecção de sopro de insuficiência aórtica surgido recentemente, são sinais físicos importantes. O diagnóstico diferencial da dissecção da aorta na gravidez inclui infarto agudo do miocárdio, embolia pulmonar, pneumotórax, ruptura da valva aórtica e catástrofes obstétricas, especialmente descolamento prematuro de placenta e ruptura uterina.

Mais de 90% dos pacientes com dissecção da aorta apresentam radiografia do tórax anormal. A angiografia da aorta é o método mais definitivo para confirmação do diagnóstico. No entanto, a ultrassonografia, a tomografia computadorizada e a RM são usadas com mais frequência, dependendo da urgência da situação clínica.

O tratamento clínico inicial deve ser administrado com o intuito de reduzir a pressão arterial. Em sua maioria, as dissecções proximais necessitam de ressecção, se necessário, com substituição da valva aórtica. As dissecções distais são mais complexas e muitas são tratadas clinicamente. Entre pacientes *não grávidas*, a sobrevida não é melhorada pelo reparo eletivo imediato em comparação com a vigilância e o reparo tardio de aneurismas da aorta abdominal < 5,5 cm. Karthikesalingam e colaboradores (2016) sugerem, no entanto, que o limiar de tamanho para reparo de aneurisma seja revisto.

■ Síndrome de Marfan

Esse distúrbio autossômico dominante do tecido conectivo tem uma incidência de 2 a 3 casos por 10.000 indivíduos e não tem predileção racial ou étnica (Ammash, 2008). Conforme discutido no Capítulo 59 (p. 1151), a síndrome de Marfan é caracterizada por fraqueza tecidual generalizada que pode resultar em complicações cardiovasculares perigosas. Como todos os tecidos estão envolvidos, outros defeitos são frequentes, inclusive frouxidão articular e escoliose. A dilatação aórtica progressiva causa insuficiência da valva aórtica, podendo haver endocardite infecciosa e prolapso com insuficiência da valva mitral. A dilatação aórtica e o aneurisma dissecante são as anormalidades mais graves. A morte precoce é causada por insuficiência valvar e insuficiência cardíaca ou por aneurisma dissecante.

Gravidez

Com base nos resultados, um estudo que utilizou a Nationwide Inpatient Sample de 2003 a 2010 encontrou 339 partos em mulheres com síndrome de Marfan. Houve uma morte materna e seis (1,8%) dissecções da aorta (Hassan, 2015). Russo e colaboradores (2017) usaram dados de alta obstétrica do Texas e descobriram que 8 das 47 mulheres com dissecção aórtica tinham síndrome de Marfan. Um estudo do Reino Unido relatou resultados semelhantes (Curry, 2014).

A raiz aórtica costuma medir cerca de 2 cm e durante a gravidez normal se expande ligeiramente (Easterling, 1991). Com a síndrome de Marfan, o reparo da raiz da aorta é recomendado com diâmetros de 4,0 a 4,5 cm (Smok, 2014). As diretrizes do American College of Cardiology, da American Heart Association e da American Association of Thoracic Surgeons aconselham o reparo aórtico profilático em mulheres que estejam considerando gravidez no caso de o diâmetro da aorta ascendente exceder 4 cm (Hiratzka, 2010). As diretrizes da European Society of Cardiology

(2011) recomendam o reparo da aorta com diâmetros ≥ 4,5 cm. Como pacientes mais baixas têm dissecção em diâmetro menor, o reparo cirúrgico também é considerado usando uma fórmula indexada à altura (Bradley, 2014; Smok, 2014).

Para gestantes com raiz da aorta torácica conhecida ou dilatação da aorta ascendente, recomenda-se a realização de medidas ecocardiográficas mensais ou bimestrais das dimensões da aorta ascendente para detectar a expansão (Hiratzka, 2010). Os agentes β-bloqueadores profiláticos tornaram-se padrão para mulheres grávidas com síndrome de Marfan, porque reduzem o estresse hemodinâmico na aorta ascendente e diminuem a taxa de dilatação (Simpson, 2012). O ideal é que mulheres grávidas com aneurismas da aorta deem à luz em instalações nas quais a cirurgia cardiotorácica esteja disponível. O parto vaginal com analgesia regional e segundo período assistido parecem seguros para as gestantes com diâmetro da raiz da aorta < 4 cm.

Quando a raiz da aorta mede 4 a 5 cm ou mais, recomenda-se cesariana com consideração para substituição da aorta proximal por enxerto de prótese (Simpson, 2012). Foram descritos casos bem-sucedidos de substituição da raiz da aorta durante a gravidez, mas a cirurgia também foi associada a encefalopatia hipóxico-isquêmica fetal (Mul, 1998; Seeburger, 2007). Vários relatos de casos descrevem cesarianas de emergência em mulheres com dissecções agudas do tipo A que foram reparadas com sucesso no momento do parto (Guo, 2011; Haas, 2011; Papatsonis, 2009).

Para avaliar os resultados obstétricos, os pesquisadores de um estudo de 63 mulheres com síndrome de Marfan analisaram suas 142 gestações. Das 111 gestações que progrediram nas últimas 20 semanas de gestação, 15% tiveram parto pré-termo e 5% tiveram membranas prematuramente rompidas (Meijboom, 2006). Houve oito mortes perinatais, e metade dos neonatos sobreviventes foi posteriormente diagnosticada com síndrome de Marfan.

■ Coarctação da aorta

Nessa lesão relativamente rara, a aorta é anormalmente estreitada e é frequentemente acompanhada por anormalidades de outras grandes artérias. Das pacientes afetadas, 25% tinham valva da aorta bicúspide, e outras 10%, aneurismas de artéria cerebral. Outras lesões associadas são persistência do canal arterial, defeitos septais e síndrome de Turner. A circulação colateral com origem acima da coarctação sofre remodelamento e expansão, com frequência de forma impressionante, a ponto de causar erosão localizada das margens costais em razão da hipertrofia das artérias intercostais. Os sinais típicos são hipertensão nos membros superiores, com pressão normal ou reduzida nos inferiores. Os autores descreveram o diagnóstico durante a gravidez usando RM (Sherer, 2002; Zwiers, 2006). Além disso, Jimenez-Juan e colaboradores (2014) descobriram que o diâmetro aórtico medido pela RM e o risco de eventos adversos durante a gravidez estavam inversamente correlacionados. É importante notar que nenhum resultado adverso ocorreu quando o diâmetro mínimo na coarctação excedeu 15 mm.

As principais complicações da coarctação da aorta incluem insuficiência cardíaca congestiva após hipertensão grave de longa data, endocardite bacteriana da valva aórtica bicúspide e ruptura da aorta. Considerando que a hipertensão arterial pode se agravar durante a gravidez, geralmente há indicação de terapia anti-hipertensiva com β-bloqueador. A ruptura da aorta é mais provável no final da gestação ou no período inicial do puerpério.

Também é possível ocorrer hemorragia cerebral de *aneurisma no polígono de Willis*.

Com base nos resultados de 188 gestações, um terço das mulheres apresentou hipertensão relacionada a gradientes significativos de coarctação, e uma mulher foi a óbito por causa da dissecção com 36 semanas de gestação (Beauchesne, 2001). De quase 700 partos em mulheres com coarctação da Nationwide Inpatient Sample, as complicações hipertensivas da gravidez aumentaram de 3 a 4 vezes (Krieger, 2011). É importante ressaltar que quase 5% das mulheres com coarctação tiveram desfecho cardiovascular adverso – morte materna, insuficiência cardíaca, arritmia, episódio de embolia cerebral ou embolia em outro local – em comparação com apenas 0,3% das mulheres usadas como controle. Das mulheres com coarctação, 41% foram submetidas à cesariana, em comparação com 26% dos controles.

A insuficiência cardíaca congestiva requer esforços vigorosos para melhorar a função cardíaca, podendo justificar a interrupção da gravidez. Alguns autores recomendam ressecção da coarctação durante a gravidez para proteger contra a possibilidade de aneurisma dissecante e ruptura da aorta. Há risco significativo à perfusão, especialmente para o feto, uma vez que todas as artérias colaterais devem ser pinçadas por períodos variáveis.

CARDIOPATIA ISQUÊMICA

As mulheres grávidas com doença arterial coronariana geralmente apresentam os fatores de risco clássicos de diabetes, tabagismo, hipertensão, hiperlipidemia e obesidade (James, 2006). Embora relativamente raro, o risco de infarto agudo do miocárdio (IAM) é aproximadamente três vezes maior em mulheres grávidas em comparação com mulheres não grávidas de idade semelhante (Elkayam, 2014b). Entre mais de 50 milhões de internações nos Estados Unidos entre 1998 e 2009, as taxas de IAM aproximaram-se de 2 por 100.000 hospitalizações de parto e 4 por 100.000 hospitalizações pós-parto (Callaghan, 2012). Ladner e colaboradores (2005) relataram uma taxa semelhante de 2,7 por 100.000 partos.

■ Infarto do miocárdio durante a gravidez

A taxa de mortalidade para IAM ocorrido durante a gravidez é mais alta em comparação com mulheres não grávidas de idade compatível. Em um estudo do Nationwide Inpatient Sample totalizando 859 gestações complicadas por IAM, a taxa de mortalidade foi de 5,1% (James, 2006). Mulheres que sofrem um IAM < 2 semanas antes do parto correm um risco especialmente alto de morte em virtude da maior demanda miocárdica do trabalho de parto e parto (Esplin, 1999).

Em uma revisão sistemática de 150 casos, a maioria das mulheres desenvolveu IAM durante o terceiro trimestre ou no pós-parto (Elkayam, 2014b). Aproximadamente três quartos apresentavam IAM com elevação do segmento ST (IAMEST). Entre os principais mecanismos do IAM estavam *dissecção coronariana espontânea* (43%) e *doença aterosclerótica* (27%). Complicações significativas incluíram insuficiência cardíaca/choque cardiogênico (38%), angina ou infarto recorrente (19%) e arritmias ventriculares (12%). As taxas de mortalidade materna e fetal foram de 7 e 5%, respectivamente. Quanto a outros potenciais antecedentes, a oclusão da artéria coronária em duas gestantes fumantes com hipercolesterolemia foi descrita após a administração de ergometrina (Mousa, 2000; Ramzy, 2015; Sutaria, 2000). Schulte-Sasse (2000) relatou isquemia miocárdica associada a supositórios vaginais de prostaglandina E_1 administrados para indução do parto.

O diagnóstico de IAM durante a gravidez não difere daquele em pacientes não grávidas e baseia-se na apresentação clínica, alterações características no ECG e evidência de necrose miocárdica refletida por níveis séricos elevados de troponina (Pacheco, 2014). Deve-se observar que os níveis de troponina I são indetectáveis próximo do termo na gravidez normal e não aumentam após o parto vaginal ou cesariana (Koscica, 2002; Shivvers, 1999). É importante ressaltar, no entanto, que os níveis de troponina I são mais altos nas mulheres com pré-eclâmpsia em comparação com controles normotensas (Atalay, 2005; Yang, 2006). Com a dissecção espontânea da artéria coronária, o estabelecimento do diagnóstico requer um alto índice de suspeita na gestante com dor torácica (Codsi, 2016). Para essa condição, a angiografia coronariana é considerada o padrão-ouro de diagnóstico e deve ser realizada com agilidade se houver síndrome coronariana aguda – definida como IAM ou angina instável.

O tratamento do IAM é semelhante ao de pacientes não grávidas (Pacheco, 2014). Um algoritmo que resume uma abordagem para o seu manejo durante a gravidez é mostrado na Figura 49-6. Vários relatos descrevem angioplastia coronariana transluminal percutânea bem-sucedida e colocação de *stent* durante a gestação (Balmain, 2007; Duarte, 2011; Dwyer, 2005). A reanimação cardiopulmonar pode ser necessária, conforme descrito no Capítulo 47 (p. 931). Caso tenha ocorrido cicatrização suficiente do infarto, a indicação de cesariana deve ficar restrita aos critérios obstétricos, e a analgesia peridural é ideal durante o trabalho de parto (Esplin, 1999).

■ Gravidez em caso de cardiopatia isquêmica prévia

A conveniência de uma gravidez em mulheres que tenham sofrido um IAM não está esclarecida. A cardiopatia isquêmica é caracteristicamente progressiva e, por estar habitualmente associada à hipertensão arterial ou ao diabetes melito, a gravidez não parece ser aconselhável na maioria dessas mulheres. Em uma revisão de 30 gestações em mulheres que sofreram *infarto distante da gravidez*, nenhuma delas foi a óbito, quatro tiveram insuficiência cardíaca congestiva e quatro apresentaram piora da angina durante a gestação (Vinatier, 1994). Pombar e colaboradores (1995) avaliaram os resultados em mulheres com cardiopatia isquêmica e IAM associados ao diabetes. Três haviam sido submetidas a enxerto de *bypass* de artéria coronária antes da gravidez. Das 17 mulheres estudadas, oito morreram durante a gravidez. Certamente, a gravidez aumenta a carga de trabalho cardíaco, e esses pesquisadores concluíram que o desempenho ventricular deveria ser avaliado com ventriculografia, cintilografia, ecocardiografia ou angiografia coronariana antes da concepção. Sem disfunção ventricular significativa, é provável que a gravidez seja bem tolerada. Para as mulheres que engravidam antes desses exames serem realizados, há indicação de ecocardiografia. O teste de tolerância ao exercício pode ser indicado, e a ventriculografia por radionuclídeos expõe o feto a uma radiação mínima.

REFERÊNCIAS

Abdalla M, Mancini DM: Management of pregnancy in the post-cardiac transplant patient. Semin Perinatol 38(5):318, 2014

Agir A, Bozyel S, Celikyurt U: Arrhythmogenic right ventricular cardiomyopathy in pregnancy. Int Heart J 55(4):372, 2014

Aliaga L, Santiago FM, Marti J, et al: Right-sided endocarditis complicating an atrial septal defect. Am J Med Sci 325:282, 2003

Altin FH, Yildiz O, Karacalilar M: Complete atrioventricular septal defects and pulmonary stenosis diagnosed in a 49-year-old woman after 10 uneventful births. Tex Heart Inst J 42(2):166, 2015

Ambia AM, Morgan JL, Wilson KL, et al: Frequency and consequences of concentric hypertrophy in pregnant women with treated chronic hypertension. Abstract No. 808, Am J Obstet Gynecol 216:S463, 2017

American College of Obstetricians and Gynecologists: Thromboembolism in pregnancy. Practice Bulletin No. 123, September 2011, Reaffirmed 2017

American College of Obstetricians and Gynecologists: Use of prophylactic antibiotics in labor and delivery. Practice Bulletin No. 120, June 2011, Reaffirmed 2016

Ammash NM, Sundt TM, Connolly HM: Marfan syndrome—diagnosis and management. Curr Probl Cardiol 33:7, 2008

Angeli F, Angeli E, Verdecchia P: Electrocardiographic changes in hypertensive disorders of pregnancy. Hypertens Res 37(11):973, 2014

Arany Z, Elkayam U: Peripartum cardiomyopathy. Circulation 133(14):1397, 2016

Armenti VT, Radomski JS, Moritz MJ, et al: Report from the National Transplantation Pregnancy Registry (NTPR): outcomes of pregnancy after transplantation. Clin Transpl 121:30, 2002

Atalay C, Erden G, Turhan T, et al: The effect of magnesium sulfate treatment on serum cardiac troponin I levels in preeclamptic women. Acta Obstet Gynecol Scand 84:617, 2005

Badalian SS, Silverman RK, Aubry RH, et al: Twin pregnancy in a woman on long-term epoprostenol therapy for primary pulmonary hypertension: a case report. J Reprod Med 45:149, 2000

Balci A, Drenthen W, Mulder BJ, et al: Pregnancy in women with corrected tetralogy of Fallot: occurrence and predictors of adverse events. Am Heart J 161:307, 2011

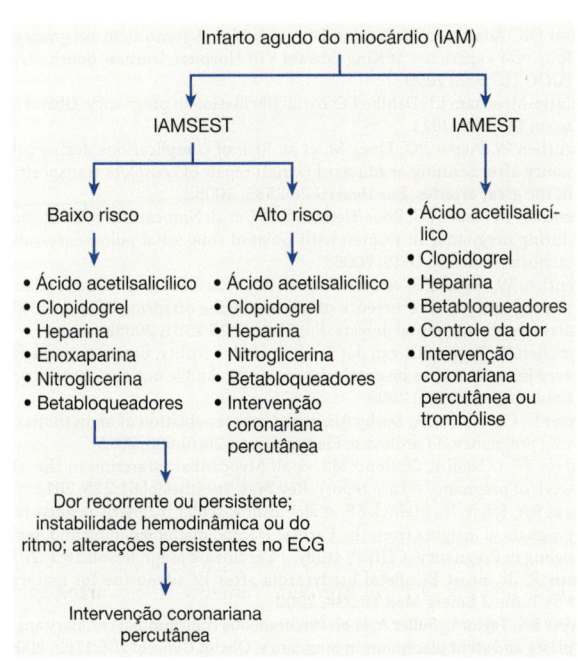

FIGURA 49-6 Manejo inicial do infarto agudo do miocárdio durante a gestação. A estratificação de risco refere-se ao risco de desenvolver sintomas recorrentes apesar de tratamento médico ideal. IAMSEST, infarto agudo do miocárdio sem elevação do segmento ST; IAMEST, infarto agudo do miocárdio com elevação do segmento ST. (Adaptada, com permissão, de Pacheco LD, Saade GR, Hankins GD: Acute myocardial infarction during pregnancy, Clin Obstet Gynecol. 2014 Dec;57(4):835–843.)

Balmain S, McCullough CT, Love C, et al: Acute myocardial infarction during pregnancy successfully treated with primary percutaneous coronary intervention. Intl J Cardiol 116:e85, 2007

Bánhidy F, Ács N, Puhó EH, et al: Paroxysmal supraventricular tachycardia in pregnant women and birth outcomes of their children: a population-based study. Am J Med Genet Part A 167A(8):1779, 2015

Barbaro G, di Lorenzo G, Grisorio B, et al: Incidence of dilated cardiomyopathy and detection of HIV in myocardial cells of HIV-positive patients. N Engl J Med 339:1093, 1998

Barnes EJ, Eben F, Patterson D: Direct current cardioversion during pregnancy should be performed with facilities available for fetal monitoring and emergency caesarean section. BJOG 109:1406, 2002

Bates SM, Greer IA, Middleldorp S, et al: VTE, thrombophilia, antithrombotic therapy, and pregnancy. Chest 141:e691S, 2012

Beauchesne LM, Connolly HM, Ammash NM, et al: Coarctation of the aorta: outcome of pregnancy. J Am Coll Cardiol 38:1728, 2001

Bédard E, Dimopoulos K, Gatzoulis MA: Has there been any progress made on pulmonary outcomes among women with pulmonary arterial hypertension? Eur Heart J 30:256, 2009

Boggess KA, Easterling TR, Raghu G: Management and outcome of pregnant women with interstitial and restrictive lung disease. Am J Obstet Gynecol 173:1007, 1995

Bonow RO, Carabello BA, Chatterjee K, et al: 2008 focused update incorporated into the ACA/AHA 2006 guidelines for the management of patients with valvular heart disease: a report of the American College of Cardiology/American Heart Association Task Force on Practice Guidelines (writing committee to revise the 1998 guidelines for the management of patients with valvular heart disease). Endorsed by the Society of Cardiovascular Anesthesiologists, Society for Cardiovascular Angiography and Interventions, and Society of Thoracic Surgeons. Circulation 118(15):e523, 2008

Bouhout I, Poirier N, Mazine A, et al: Cardiac, obstetric, and fetal outcomes during pregnancy after biological or mechanical aortic valve replacement. Can J Cardiol 30(7):801, 2014

Boulé S, Ovart L, Marquié C, et al: Pregnancy in women with and implantable cardioverter-defibrillator: is it safe? Europace 16(11):1587, 2014

Bradley EA, Zaidi AN, Goldsmith P, et al: Major adverse maternal cardiovascular-related events in those with aortopathies. What should we expect? Int J Cardiol 177(1):229, 2014

Brickner ME: Cardiovascular management in pregnancy: congenital heart disease. Circulation 130(3):273, 2014

Brickner ME, Hillis LD, Lange RA: Congenital heart disease in adults. First of two parts. N Engl J Med 342:256, 2000

Broberg CS: Challenges and management issues in adults with cyanotic congenital heart disease. Heart 102(9):720, 2016

Brodsky M, Doria R, Allen B, et al: New-onset ventricular tachycardia during pregnancy. Am Heart J 123:933, 1992

Bui AH, O'Gara PT, Economy KE, et al: Clinical problem-solving. A tight predicament. N Engl J Med 371(10):953, 2014

Bültmann BD, Klingel K, Näbauer M, et al: High prevalence of viral genomes and inflammation in peripartum cardiomyopathy. Am J Obstet Gynecol 193:363, 2005

Callaghan WM, Creanga AA, Kuklina EV: Severe maternal morbidity among delivery and postpartum hospitalizations in the United States. Obstet Gynecol 120(5):1029, 2012

Canobbio MM, Morris CD, Graham TP, et al: Pregnancy outcomes after atrial repair for transposition of the great arteries. Am J Cardiol 98:668, 2006

Capeless EL, Clapp JF: Cardiovascular changes in early phase of pregnancy. Am J Obstet Gynecol 161:1449, 1989

Carruth JE, Mirvis SB, Brogan DR, et al: The electrocardiogram in normal pregnancy. Am Heart J 102:1075, 1981

Cauldwell M, Von Klemperer K, Uebing A, et al: A cohort study of women with a Fontan circulation undergoing preconception counseling. Heart 102(27):534, 2016

Caulin-Glaser T, Setaro JF: Pregnancy and cardiovascular disease. In Burrow GN, Duffy TP (eds): Medical Complications During Pregnancy, 5th ed. Philadelphia, Saunders, 1999

Chan WS, Anand S, Ginsberg JS: Anticoagulation of pregnant women with mechanical heart valves: a systematic review of the literature. Arch Intern Med 160:191, 2000

Chandrasekhar S, Cook CR, Collard CD: Cardiac surgery in the parturient. Anesth Analg 108:777, 2009

Clark SL, Cotton DB, Lee W, et al: Central hemodynamic assessment of normal term pregnancy. Am J Obstet Gynecol 161:1439, 1989

Clark SL, Hankins GD: Preventing maternal death: 10 clinical diamonds. Obstet Gynecol 119:360, 2012

Clark SL, Phelan JP, Greenspoon J, et al: Labor and delivery in the presence of mitral stenosis: central hemodynamic observations. Am J Obstet Gynecol 152:984, 1985

Cleuziou J, Hörer J, Kaemmerer H, et al: Pregnancy does not accelerate biological valve degeneration. Int J Cardiol 145:418, 2010

Codsi E, Tweet MS, Rose CH, et al: Spontaneous coronary artery dissection in pregnancy. Obstet Gynecol 128(4):731, 2016

Costanzo MR, Dipchand A, Starling R, et al: The International Society of Heart and Lung Transplantation guidelines for the heart transplant recipient. J Heart Lung Transplant 29(8):914, 2010

Cotrufo M, De Feo M, De Santo LS, et al: Risk of warfarin during pregnancy with mechanical valve prostheses. Obstet Gynecol 99:35, 2002

Cox SM, Hankins GD, Leveno KJ, et al: Bacterial endocarditis: a serious pregnancy complication. J Reprod Med 33:671, 1988

Creanga AA, Syverson CJ, Seed K, et al: Pregnancy-related mortality in the United States, 2011–2013. Obstet Gynecol 130(2):366, 2017

Crossley GH, Poole JE, Rozner MA, et al: The Heart Rhythm Society (HRS)/American Society of Anesthesiologists (ASA) Expert Consensus Statement on the perioperative management of patients with implantable defibrillators, pacemakers and arrhythmia monitors: facilities and patient management. Heart Rhythm 8(7):1114, 2011

Cunningham FG: Peripartum cardiomyopathy: we've come a long way, but.... Obstet Gynecol 120:992, 2012

Cunningham FG, Pritchard JA, Hankins GD, et al: Peripartum heart failure: idiopathic cardiomyopathy or compounding cardiovascular events? Obstet Gynecol 67:157, 1986

Curry RA, Gelson E, Swan L, et al: Marfan syndrome and pregnancy: maternal and neonatal outcomes. BJOG 121(5):610, 2014

Curtis KM, Tepper NK, Jatlaoui TC, et al: U.S. medical eligibility criteria for contraceptive use, 2016. MMWR 65(3):1, 2016

Dashe JS, Ramin KD, Ramin SM: Pregnancy following cardiac transplantation. Prim Care Update Ob Gyns 5:257, 1998

Datt V, Tempe DK, Virmani S, et al: Anesthetic management for emergency cesarean section and aortic valve replacement in a parturient with severe bicuspid aortic valve stenosis and congestive heart failure. Ann Card Anaesth 13:64, 2010

Deger R, Ludmir J: *Neisseria sicca* endocarditis complicating pregnancy. J Reprod Med 37:473, 1992

Desai DK, Adanlawo M, Naidoo DP, et al: Mitral stenosis in pregnancy: a four-year experience at King Edward VIII Hospital, Durban, South Africa. BJOG 107:953, 2000

DiCarlo-Meacham LT, Dahlke LC: Atrial fibrillation in pregnancy. Obstet Gynecol 117:389, 2011

Drenthen W, Pieper PG, Ploeg M, et al: Risk of complications during pregnancy after Senning or Mustard (atrial) repair of complete transposition of the great arteries. Eur Heart J 26:2588, 2005a

Drenthen W, Pieper PG, Roos-Hesselink JW, et al: Non-cardiac complications during pregnancy in women with isolated congenital pulmonary valvar stenosis. Heart 92:1838, 2006

Drenthen W, Pieper PG, van der Tuuk K, et al: Cardiac complications relating to pregnancy and recurrence of disease in the offspring of women with atrioventricular septal defects. Eur Heart J 26:2581, 2005b

Drenthen W, Pieper PG, van der Tuuk K, et al: Fertility, pregnancy and delivery in women after biventricular repair for double outlet right ventricle. Cardiology 109:105, 2008

Driver K, Chisholm CA, Darby AE, et al: Catheter ablation of arrhythmia during pregnancy. J Cardiovasc Electrophysiol 26(6):698, 2015

Duarte FP, O'Neill P, Centeno MJ, et al: Myocardial infarction in the 31st week of pregnancy—case report. Rev Bras Anestesiol 61:225, 2011

Ducas RA, Elliot JE, Melnyk SF, et al: Cardiovascular magnetic resonance in pregnancy: insights from the Cardiac Hemodynamic Imaging and Remodeling in Pregnancy (CHIRP) study. J Cardiovasc Magn Reson 16:1, 2014

Dunn JS Jr, Brost BC: Fetal bradycardia after IV adenosine for maternal PSVT. Am J Emerg Med 18:234, 2000

Dwyer BK, Taylor L, Fuller A, et al: Percutaneous transluminal coronary angioplasty and stent placement in pregnancy. Obstet Gynecol 106:1162, 2005

Easterling TR, Benedetti TJ, Schmucker BC, et al: Maternal hemodynamics and aortic diameter in normal and hypertensive pregnancies. Obstet Gynecol 78:1073, 1991

Easterling TR, Chadwick HS, Otto CM, et al: Aortic stenosis in pregnancy. Obstet Gynecol 72:113, 1988

Egbe A, Uppu S, Stroustrup A, et al: Incidences and sociodemographics of specific congenital heart diseases in the United States of America: an evaluation of hospital discharge diagnoses. Pediatr Cardiol 35(6):975, 2014

Elassy SMR, Elmidany AA, Elbawab HY: Urgent cardiac surgery during pregnancy: a continuous challenge. Ann Thorac Surg 97(5):1624, 2014

Elkayam U: Clinical characteristics of peripartum cardiomyopathy in the United States: diagnosis, prognosis, and management. J Am Coll Cardiol 58:659, 2011

Elkayam U: Risk of subsequent pregnancy in women with a history of peripartum cardiomyopathy. J Am Coll Cardiol 64(15):1629, 2014a

Elkayam U, Jalnapurkar S, Barakkat MN, et al: Pregnancy-associated acute myocardial infarction: a review of contemporary experience in 150 cases between 2006 and 2011. Circulation 129(16):1695, 2014b

Elliott P, Andersson B, Arbustini E, et al: Classification of the cardiomyopathies: a position statement from the European Society of Cardiology working group on myocardial and pericardial diseases. Euro Heart J 29:270, 2008

Elliott PM, Anastasakis A, Borger MA, et al: 2014 ESC Guidelines on diagnosis and management of hypertrophic cardiomyopathy: the Task Force for the Diagnosis and Management of Hypertrophic Cardiomyopathy of the European Society of Cardiology (ESC). Eur Heart J 35(39):2733, 2014

Enriquez AD, Economy KE, Tedrow UB: Contemporary management of arrhythmias during pregnancy. Circ Arrhythm Electrophysiol 7(5):961, 2014

Erkut B, Kocak H, Becit N, et al: Massive pulmonary embolism complicated by a patent foramen ovale with straddling thrombus: report of a case. Surg Today 36:528, 2006

Esplin S, Clark SL: Ischemic heart disease and myocardial infarction during pregnancy. Contemp Ob/Gyn 44:27, 1999

Estensen M, Gude E, Ekmehag B, et al: Pregnancy in heart- and heart/lung recipients can be problematic. Scand Cardiovasc J 45:349, 2011

Esteves CA, Munoz JS, Braga S, et al: Immediate and long-term follow-up of percutaneous balloon mitral valvuloplasty in pregnant patients with rheumatic mitral stenosis. Am J Cardiol 98:812, 2006

European Society of Cardiology (ESG), Association for European Paediatric Cardiology (AEPC), German Society for Gender Medicine (DGesGM), et al: ESC guidelines on the management of cardiovascular diseases during pregnancy: the Task Force on the Management of Cardiovascular Diseases during Pregnancy of the European Society of Cardiology (ESC). Eur Heart J 32(24):3147, 2011

Feinstein JA, Benson W, Dubin AM, et al: Hypoplastic left heart syndrome: current considerations and expectations. J Am Coll Cardiol 59:S1, 2012

Felker GM, Thompson RE, Hare JM, et al: Underlying causes and long-term survival in patients with initially unexplained cardiomyopathy. N Engl J Med 342:1077, 2000

Fong A, Lovell S, Gabby L, et al: Peripartum cardiomyopathy: demographics, antenatal factors, and a strong association with hypertensive disorders. Am J Obstet Gynecol 210:S254, 2014

Friedman T, Mani A, Elefteriades JA: Bicuspid aortic valve: clinical approach and scientific review of a common clinical entity. Expert Rev Cardiovasc Ther 6:235, 2008

Fryar CD, Chen T, Li X: Prevalence of uncontrolled risk factors for cardiovascular disease: United States, 1999–2010. NCHS Data Brief 103:1, 2012

Galal MO, Jadoon S, Momenah TS: Pulmonary valvuloplasty in a pregnant woman using sole transthoracic echo guidance: technical considerations. Can J Cardiol 31(1):103.e5, 2015

Galiè N, Humbert M, Vachiery JL, et al: 2015 ESC/ERC guidelines for the diagnosis and treatment of pulmonary hypertension: the Joint Task Force for the Diagnosis and Treatment of Pulmonary Hypertension of the European Society of Cardiology (ESC) and the European Respiratory Society (ERS): endorsed by: Association for European Paediatric and Congenital Cardiology (AEPC), International Society for Heart and Lung Transplantation (ISHLT). Eur Heart J 37(1):67, 2016

Garabedian MJ, Hansen WF, Gianferrari EA, et al: Epoprostenol treatment for idiopathic pulmonary arterial hypertension in pregnancy. J Perinatol 30:628, 2010

Gardin J, Schumacher D, Constantine G, et al: Valvular abnormalities and cardiovascular status following exposure to dexfenfluramine or phentermine/fenfluramine. JAMA 283:1703, 2000

Gei A, Montúfar-Rueda C: Pulmonary hypertension and pregnancy: an overview. Clin Obstet Gynecol 57(4):806, 2014

Gei AF, Hankins GD: Cardiac disease and pregnancy. Obstet Gynecol Clin North Am 28:465, 2001

Geva T, Martins JD, Wald RM: Atrial septal defects. Lancet 383(9932):1921, 2014

Gleicher N, Midwall J, Hochberger D, et al: Eisenmenger's syndrome and pregnancy. Obstet Gynecol Surv 34:721, 1979

Goland S, Tsai F, Habib M, et al: Favorable outcome of pregnancy with an elective use of epoprostenol and sildenafil in women with severe pulmonary hypertension. Cardiology 115(3):205, 2010

Goya M, Mesequer ML, Merced C, et al: Successful pregnancy in a patient with pulmonary hypertension associated with mixed collagen vascular disease. J Obstet Gynaecol 34(2):191, 2014

Greutmann M, Tobler D, Kovacs AH, et al: Increasing mortality burden among adults with complex congenital heart disease. Congenit Heart Dis 10(2):117, 2015

Grewal J, Silversides CK, Colman JM: Pregnancy in women with heart disease: risk assessment and management of heart failure. Heart Fail Clin 10(1):117, 2014

Gunderson EP, Croen LA, Chiang V, et al: Epidemiology of peripartum cardiomyopathy: incidence, predictors, and outcomes. Obstet Gynecol 118:583, 2011

Guo C, Xu D, Wang C: Successful treatment for acute aortic dissection in pregnancy—Bentall procedure concomitant with cesarean section. J Cardiothorac Surg 6:139, 2011

Guy TS, Hill AC: Mitral valve prolapse. Annu Rev Med 63:277, 2012

Haas S, Trepte C, Rybczynski M, et al: Type A aortic dissection during late pregnancy in a patient with Marfan syndrome. Can J Anesth 58:1024, 2011

Habib G, Lancellotti P, Antunes MJ, et al: 2015 ESC Guidelines of the management of infective endocarditis: the TASK Force for the Management of Infective Endocarditis of the European Society of Cardiology (ESC). Endorsed by: European Association for Cardio-Thoracic Surgery (EACTS), the European Association of Nuclear Medicine (EANM). Eur Heart J 36(44):3075, 2015

Haghikia A, Podewski E, Berliner D, et al: Rationale and design of a randomized, controlled multicenter clinical trial to evaluate the effect of bromocriptine on left ventricular function in women with peripartum cardiomyopathy. Clin Res Cardiol 104(11):911, 2015

Hameed A, Akhter M, Bitar F, et al: Left atrial thrombosis in pregnant women with mitral stenosis and sinus rhythm. Am J Obstet Gynecol 193:501, 2005

Hameed A, Karaalp IS, Tummala PP, et al: The effect of valvular heart disease on maternal and fetal outcome of pregnancy. J Am Coll Cardiol 37:893, 2001

Harper MA, Meyer RE, Berg CJ: Peripartum cardiomyopathy: population-based birth prevalence and 7-year mortality. Obstet Gynecol 120:1013, 2012

Hassan N, Patenaude V, Oddy L, et al: Pregnancy outcomes in Marfan Syndrome: a retrospective cohort study. Am J Perinatol 30(2):123, 2015

Head CEG, Thorne SA: Congenital heart disease in pregnancy. Postgrad Med J 81:292, 2005

Herrey AS: Pregnancy in inherited and acquired cardiomyopathies. Best Pract Res Clin Obstet Gynaecol 28(4):563, 2014

Hibbard JU, Lindheimer M, Lang RM: A modified definition for peripartum cardiomyopathy and prognosis based on echocardiography. Obstet Gynecol 94:311, 1999

Hidaka N, Chiba Y, Fukushima K, et al: Pregnant women with complete atrioventricular block: perinatal risks and review of management. Pacing Clin Electrophysiol 34:1161, 2011

Hidaka N, Chiba Y, Kurita T, et al: Is intrapartum temporary pacing required for women with complete atrioventricular block? An analysis of seven cases. BJOG 113:605, 2006

Hilfiker-Kleiner D, Haghikia A, Masuko D, et al: Outcome of subsequent pregnancies in patients with a history of peripartum cardiomyopathy. Eur J Heart Fail March 27, 2017 [Epub ahead of print]

Hilfiker-Kleiner D, Sliwa K: Pathophysiology and epidemiology of peripartum cardiomyopathy. Nat Rev Cardiol 11(6):364, 2014

Hiratzka LF, Bakris GL, Beckman JA, et al: 2010 ACCF/AHA/AATS/ACRA/ASA/SCA/SCAI/SIR/STS/SVM guidelines for the diagnosis and management of patients with thoracic aortic disease: a report of the American College of Cardiology Foundation/American Heart Association Task Force on Practice Guidelines, American Association for Thoracic Surgery, American College of Radiology, American Stroke Association, Society of Cardiovascular Anesthesiologists, Society for Cardiovascular Angiography and Interventions, Society of Interventional Radiology, Society of Thoracic Surgeons, and Society of Vascular Medicine. J Am Coll Cardiol 55(14):e27,2010

Hoen B, Duval X: Infective endocarditis. N Engl J Med 369(8):785, 2013

Hoendermis ES, Drenthen W, Sollie KM, et al: Severe pregnancy-induced deterioration of truncal valve regurgitation in an adolescent patient with repaired truncus arteriosus. Cardiology 109:177, 2008

Hsu CH, Gomberg-Maitland M, Glassner C, et al: The management of pregnancy and pregnancy-related medical conditions in pulmonary arterial hypertension patients. Int J Clin Pract Suppl 172:6, 2011

Hytten FE, Chamberlain G: Clinical Physiology in Obstetrics. Oxford, Blackwell, 1991

Iturbe-Alessio I, Fonseca MD, Mutchinik O, et al: Risks of anticoagulant therapy in pregnant women with artificial heart valves. N Engl J Med 315:1390, 1986

Jaffe R, Gruber A, Fejgin M, et al: Pregnancy with an artificial pacemaker. Obstet Gynecol Surv 42:137, 1987

James AH, Jamison MG, Biswas MS, et al: Acute myocardial infarction in pregnancy: a United States population-base study. Circulation 113:1564, 2006

Jeejeebhoy FM, Zelop CM, Windrim R, et al: Management of cardiac arrest in pregnancy: a systematic review. Resuscitation 82:801, 2011

Jimenez-Juan L, Krieger EV, Valente AM, et al: Cardiovascular magnetic resonance imaging predictors of pregnancy outcomes in women with coarctation of the aorta. Eur Heart J Cardiovasc Imaging 15(3):299, 2014

Joglar JA, Page RL: Management of arrhythmia syndromes during pregnancy. Curr Opin Cardiol 29(1):36, 2014

John AS, Gurley F, Schaff HV, et al: Cardiopulmonary bypass during pregnancy. Ann Thorac Surg 91:1191, 2011

Kametas NA, McAuliffe F, Krampl E, et al: Maternal cardiac function in twin pregnancy. Obstet Gynecol 102:806, 2003

Kamiya CA, Iwamiya T, Neki R, et al: Outcome of pregnancy and effects on the right heart in women with repaired tetralogy of Fallot. Circ J 76:957, 2012

Kangavari S, Collins J, Cercek B, et al: Tricuspid valve group B streptococcal endocarditis after an elective termination of pregnancy. Clin Cardiol 23:301, 2000

Karchmer AW: Infective endocarditis. In Longo Kasper DL, Fauci AS, et al (eds): Harrison's Principles of Internal Medicine, 19th ed. New York, McGraw-Hill, 2015

Karthikesalingam A, Vidal-Diez A, Holt PJ, et al: Thresholds for abdominal aortic aneurysm repair in England and the United States. N Engl J Med 375(21):2051, 2016

Kebed KY, Bishu K, Al Adham RI, et al: Pregnancy and postpartum infective endocarditis: a systematic review. Mayo Clin Proc 89(8):1143, 2014

Keepanasseril A, Maurya DK, Suriya Y, et al: Complete atrioventricular block in pregnancy: report of seven pregnancies in a patient without pacemaker. BMJ Case Rep, 2015. pii:bcr2014208618

Keizer JL, Zwart JJ, Meerman RH, et al: Obstetric intensive care admission: a 12-year review in a tertiary care centre. Eur J Obstet Gynecol Reprod Biol 128:152, 2006

Kenchaiah S, Evans JC, Levy D, et al: Obesity and the risk of heart failure. N Engl J Med 347:305, 2002

Key TC, Resnik R, Dittrich HC, et al: Successful pregnancy after cardiac transplantation. Am J Obstet Gynecol 160:367, 1989

Khairy P, Ouyang DW, Fernandes SM, et al: Pregnancy outcomes in women with congenital heart disease. Circulation 113:517, 2006

Khan A, Kim YY: Pregnancy in complex CHD: focus on patients with Fontan circulation and patients with a systemic right ventricle. Cardiol Young 25(8):1608, 2015

Kim KM, Sukhani R, Slogoff S, et al: Central hemodynamic changes associated with pregnancy in a long-term cardiac transplant recipient. Am J Obstet Gynecol 174:1651, 1996

Kizer JR, Devereux RB: Patent foramen ovale in young adults with unexplained stroke. N Engl J Med 353:2361, 2005

Klingberg S, Brekke HK, Winkvist A, et al: Parity, weight change, and maternal risk of cardiovascular events. Am J Obstet Gynecol 216(2):172.e1, 2017

Knotts RJ, Garan H: Cardiac arrhythmias in pregnancy. Semin Perinatol 38(5):285, 2014

Kolte D, Khera S, Aronow WS, et al: Temporal trends in incidence and outcomes of peripartum cardiomyopathy in the United States: a nationwide population-based study. J Am Heart Assoc 3(3):e001056, 2014

Koscica KL, Anyaogu C, Bebbington M, et al: Maternal levels of troponin I in patients undergoing vaginal and cesarean delivery. Obstet Gynecol 99:83S, 2002

Kraft K, Graf M, Karch M, et al: Takotsubo syndrome after cardiopulmonary resuscitation during emergency cesarean delivery. Obstet Gynecol 129:521, 2017

Krexi D, Sheppard MN: Pulmonary hypertensive vascular changes in lungs of patients with sudden unexpected death. Emphasis on congenital heart disease, Eisenmenger syndrome, postoperative deaths, and death during pregnancy and postpartum. J Clin Pathol 68(1):18, 2015

Krieger EV, Landzberg MJ, Economy KE, et al: Comparison of risk of hypertensive complications of pregnancy among women with versus without coarctation of the aorta. Am J Cardiol 107:1529, 2011

Krul SP, van der Smag JJ, van den Berg MP, et al: Systematic review of pregnancy in women with inherited cardiomyopathies. Euro J Heart Failure 13:584, 2011

Kulaš T, Habek D: Infective puerperal endocarditis caused by Escherichia coli. J Perinat Med 34:342, 2006

Kuleva M, Youssef A, Maroni E, et al: Maternal cardiac function in normal twin pregnancy: a longitudinal study. Ultrasound Obstet Gynecol 38:575, 2011

Ladner HE, Danielser B, Gilbert WM: Acute myocardial infarction in pregnancy and the puerperium: a population-based study. Obstet Gynecol 105:480, 2005

Lane CR, Trow TK: Pregnancy and pulmonary hypertension. Clin Chest Med 32:165, 2011

LaRue S, Shanks A, Wang IW, et al: Left ventricular assist device in pregnancy. Obstet Gynecol 118:426, 2011

Lawley CM, Lain SJ, Algert CS, et al: Prosthetic heart valves in pregnancy, outcomes for women and their babies: a systematic review and meta-analysis. BJOG 122(11):1446, 2015

Lee LC, Bathgate SL, Macri CJ: Arrhythmogenic right ventricular dysplasia in pregnancy. A case report. J Reprod Med 51:725, 2006

Leśniak-Sobelga A, Tracz W, Kostkiewicz M, et al: Clinical and echocardiographic assessment of pregnant women with valvular heart disease—maternal and fetal outcome. Int J Cardiol 94:15, 2004

Leyh RG, Fischer S, Ruhparwar A, et al: Anticoagulation for prosthetic heart valves during pregnancy: is low-molecular-weight heparin an alternative? Eur J Cardiothorac Surg 21:577, 2002

Leyh RG, Fischer S, Ruhparwar A, et al: Anticoagulation therapy in pregnant women with mechanical valves. Arch Gynecol Obstet 268:1, 2003

Li W, Li H, Long Y: Clinical characteristics and long-term predictors of persistent left ventricular systolic dysfunction in peripartum cardiomyopathy. Can J Cardiol 32:362, 2016

Lin LT, Tsui KH, Change R, et al: Management of recurrent and refractory ventricular tachycardia in pregnancy. Taiwan J Obstet Gynecol 54(3):319, 2015

Lindley KJ, Conner SN, Cahill AG: Adult congenital heart disease in pregnancy. Obstet Gynecol Surv 70(6):397, 2015

Link MS: Evaluation and initial treatment of supraventricular tachycardia. N Engl J Med 367:1438, 2012

Lu CW, Shih JC, Chen SY, et al: Comparison of 3 risk estimation methods for predicting cardiac outcomes in pregnant women with congenital heart disease. Circ J 79(7):1609, 2015

Lupton M, Oteng-Ntim E, Ayida G, et al: Cardiac disease in pregnancy. Curr Opin Obstet Gynecol 14:137, 2002

Maron BJ: Hypertrophic cardiomyopathy: an important global disease. Am J Med 116:63, 2004

Maron BJ, Towbin JA, Thiene G, et al: Contemporary definitions and classification of the cardiomyopathies an American Heart Association Scientific Statement from the Council on Clinical Cardiology, Heart Failure and Transplantation Committee; Quality of Care and Outcomes Research and Functional Genomics and Translational Biology Interdisciplinary Working Groups; and Council on Epidemiology and Prevention. Circulation 113:1807, 2006

Martin RB, Nelson DB, Stewart R, et al: Impact of pregnancy on maternal cardiac atria. Abstract No. 508, Am J Obstet Gynecol 216:S632, 2017

McLintock C: Anticoagulant therapy in pregnant women with mechanical prosthetic heart valves: no easy option. Thromb Res 127:556, 2011

McLintock C: Thromboembolism in pregnancy: challenges and controversies in the prevention of pregnancy-associated venous thromboembolism and management of anticoagulation in women with mechanical prosthetic heart valves. Best Pract Res Clin Obstet Gynecol 28(4):519, 2014

McNamara DM, Elkayam U, Alharethi R, et al: Clinical outcomes for peripartum cardiomyopathy in North America: results of the IPAC study (investigations of pregnancy-associated cardiomyopathy). J Am Coll Cardiol 66(8):905, 2015

Meijboom LJ, Drenthen W, Pieper PG, et al: Obstetric complications in Marfan syndrome. Intl J Cardiol 110:53, 2006

Melchiorre K, Sharma R, Khalil A, et al: Maternal cardiovascular function in normal pregnancy: evidence of maladaptation to chronic volume overload. Hypertension 67(4):754, 2016

Meng ML, Landau R, Viktorsdottir O, et al: Pulmonary hypertension in pregnancy: a report of 49 cases at four tertiary North American sites. Obstet Gynecol 129(3):511, 2017

Miller BR, Strubian D, Sundararajan S: Stroke in the young: patent foramen ovale and pregnancy. Stroke 46(8):e181, 2015

Miniero R, Tardivo I, Centofanti P, et al: Pregnancy in heart transplant recipients. J Heart Lung Transplant 23:898, 2004

Mohamed-Ahmed O, Nelson-Piercy C, Bramham K, et al: Pregnancy outcomes in liver and cardiothoracic transplant recipients: a UK national cohort study. PLoS One 9(2):e89151, 2014

Moioli M, Mendada MV, Bentivoglio G, et al: Peripartum cardiomyopathy. Arch Gynecol Obstet 281:183, 2010

Mousa HA, McKinley CA, Thong J: Acute postpartum myocardial infarction after ergometrine administration in a woman with familial hypercholesterolaemia. BJOG 107:939, 2000

Mul TFM, van Herwerden LA, Cohen-Overbeek TE, et al: Hypoxic–ischemic fetal insult resulting from maternal aortic root replacement, with normal fetal heart rate at term. Am J Obstet Gynecol 179:825, 1998

Murray ML, Pepin M, Peterson S, et al: Pregnancy-related deaths and complications in women with vascular Ehlers-Danlos syndrome. Genet Med 16(12):874, 2014

Nanna M, Stergiopoulos K: Pregnancy complicated by valvular heart disease: an update. J Am Heart Assoc 3:e000712, 2014

Nappi F, Spadaccio C, Chello M, et al: Impact of structural valve deterioration on outcomes in the cryopreserved mitral homograft valve. J Card Surg 29(5):616, 2014

Nelson DB, Martin R, Stewart RD, et al: The forgotten ventricle. Right ventricular remodeling across pregnancy and postpartum. Abstract No. 641. Am J Obstet Gynecol 216;S376, 2017

Newman T, Cafardi JM, Warshak CR: Human immunodeficiency virus-associated pulmonary arterial hypertension diagnosed postpartum. Obstet Gynecol 125(1):193, 2015

Nishimura RA, Otto CM, Bonow RO, et al: 2014 AHA/ACC guidelines for the management of patients with valvular heart disease: a report of the American College of Cardiology/American Heart Association Task Force on Practice Guidelines. J Thorac Cardiovasc 148(1):e1, 2014

Nishimura RA, Otto CM, Bonow RO, et al: 2017 AHA/ACC focused update of the 2014 AHA/ACC Guideline for the Management of Patients with Valvular Heart Disease: A Report of the American College of Cardiology/American Heart Association Task Force on Clinical Practice Guidelines. Circulation 135(25):e1159, 2017

Ntusi NB, Badri M, Gumedze F, et al: Pregnancy-associated heart failure: a comparison of clinical presentation and outcome between hypertensive heart failure of pregnancy and idiopathic peripartum cardiomyopathy. PLoS One 10(8):e0133466, 2015

Običan SG, Cleary KL: Pulmonary arterial hypertension in pregnancy. Semin Perinatol 35(5):289, 2014

O'Gara PT, Greenfield AJ, Afridi NA, et al: Case 12–2004: a 38-year-old woman with acute onset of pain in the chest. N Engl J Med 350:16, 2004

Oosterhof T, Meijboom FJ, Vliegen HW, et al: Long-term follow-up of homograft function after pulmonary valve replacement in patients with tetralogy of Fallot. Eur Heart J 27:1478, 2006

Opotowsky AR, Siddiqi OK, D'Souza B, et al: Maternal cardiovascular events during childbirth among women with congenital heart disease. Heart 98:145, 2012

Pacheco LD, Saade GR, Hankins GD: Acute myocardial infarction during pregnancy. Clin Obstet Gynecol 57(4):835, 2014

Page RL, Joglar JA, Caldwell MA, et al: 2015 ACC/AHA/HRS guideline for the management of adult patients with supraventricular tachycardia: executive summary. Circulation 133:e471, 2015

Papatsonis DNM, Heetkamp A, van den Hombergh C, et al: Acute type A aortic dissection complicating pregnancy at 32 weeks: surgical repair after cesarean section. Am J Perinatol 26:153, 2009

Pappone C, Santinelli V, Manguso F, et al: A randomized study of prophylactic catheter ablation in asymptomatic patients with the Wolff-Parkinson-White syndrome. N Engl J Med 349:1803, 2003

Patten IS, Rana S, Shahul S, et al: Cardiac angiogenic imbalance leads to peripartum cardiomyopathy. Nature 485:333, 2012

Pearson GD, Veille JC, Rahimtoola S, et al: Peripartum cardiomyopathy. National Heart, Lung, and Blood Institute and Office of Rare Diseases (National Institutes of Health) workshop recommendations and review. JAMA 283:1183, 2000

Penning S, Robinson KD, Major CA, et al: A comparison of echocardiography and pulmonary artery catheterization for evaluation of pulmonary artery pressures in pregnant patients with suspected pulmonary hypertension. Am J Obstet Gynecol 184:1568, 2001

Pepin M, Schwarze U, Superti-Furga A, et al: Clinical and genetic features of Ehlers–Danlos syndrome type IV, the vascular type. N Engl J Med 342:673, 2000

Pessel C, Bonanno C: Valve disease in pregnancy. Semin Perinatal 38(5):273, 2014

Pierce D, Calkins BC, Thornton K: Infectious endocarditis: diagnosis and treatment. Am Fam Physician 85:981, 2012

Pijuan-Domènech A, Galian L, Goya M, et al: Cardiac complications during pregnancy are better predicted with the modified WHO risk score. Int J Cardiol 195:149, 2015

Pinski SL, Trohman RG: Interference in implanted cardiac devices, part II. Pacing Clin Electrophysiol 25(10):1496, 2002

Pitton MA, Petolillo M, Munegato E, et al: Hypertrophic obstructive cardiomyopathy and pregnancy: anesthesiological observations and clinical series. Minerva Anesthesiol 73:313, 2007

Pombar X, Strassner HT, Fenner PC: Pregnancy in a woman with class H diabetes mellitus and previous coronary artery bypass graft: a case report and review of the literature. Obstet Gynecol 85:825, 1995

Pyatt JR, Dubey G: Peripartum cardiomyopathy: current understanding, comprehensive management review and new developments. Postgrad Med J 87:34, 2011

Raman AS, Sharma S, Hariharan: Minimal use of fluoroscopy to reduce fetal radiation exposure. Tex Heart Inst J 42(2):152, 2015

Ramzy J, New G, Cheong A, et al: Iatrogenic anterior myocardial infarction secondary to ergometrine-induced coronary artery spasm during dilation and curettage for an incomplete miscarriage. Int J Cardiol 198:154, 2015

Rashba EJ, Zareba W, Moss AJ, et al: Influence of pregnancy on the risk for cardiac events in patients with hereditary long QT syndrome. Circulation 97:451, 1998

Ray WA, Murray KT, Hall K, et al: Azithromycin and the risk of cardiovascular death. N Engl J Med 366:1881, 2012

Redfield MM: Heart failure with preserved ejection fraction. N Engl J Med 375(19):1868, 2016

Reich O, Tax P, Marek J, et al: Long term results of percutaneous balloon valvoplasty of congenital aortic stenosis: independent predictors of outcome. Heart 90:70, 2004

Rich S, McLaughlin VV: Pulmonary hypertension. In Zipes DP (ed): Braunwald's Heart Disease: A Textbook of Cardiovascular Medicine, 7th ed. Philadelphia, Saunders, 2005

Robins K, Lyons G: Supraventricular tachycardia in pregnancy. Br J Anaesth 92:140, 2004

Roden DM: Drug-induced prolongation of the QT interval. N Engl J Med 350:1013, 2004

Roden DM: Long-QT syndrome. N Engl J Med 358:169, 2008

Roeder HA, Kuller JA, Barker PC, et al: Maternal valvular heart disease in pregnancy. Obstet Gynecol Surv 66:561, 2011

Rowan JA, McCowan LM, Raudkivi PJ, et al: Enoxaparin treatment in women with mechanical heart valves during pregnancy. Am J Obstet Gynecol 185:633, 2001

Russo ML, Gandhi M, Morris SA: Aortic dissection in pregnancy—a Texas population-based study. Abstract No. 769. Am J Obstet Gynecol 216:S445, 2017

Ruys TP, Roos-Hesselink JW, Hall R, et al: Heart failure in pregnant women with cardiac disease: data from the ROPAC. Heart 100(3):231, 2014

Ruys TP, Roos-Hesselink JW, Pijuan-Domènech A, et al: Is a planned caesarean section in women with cardiac disease beneficial? Heart 101(7):530, 2015

Savu O, Jurcuţ R, Giușcă S, et al: Morphological and functional adaptation of the maternal heart during pregnancy. Circ Cardiovasc Imaging 5:289, 2012

Sawhney H, Aggarwal N, Suri V, et al: Maternal and perinatal outcome in rheumatic heart disease. Int J Gynaecol Obstet 80:9, 2003

Schade R, Andersohn F, Suissa S, et al: Dopamine agonists and the risk of cardiac-valve regurgitation. N Engl J Med 356:29, 2007

Schinkel AF: Pregnancy in women with hypertrophic cardiomyopathy. Cardio Rev 22(5):217, 2014

Schulte-Sasse U: Life threatening myocardial ischaemia associated with the use of prostaglandin E_1 to induce abortion. BJOG 107:700, 2000

Seaworth BJ, Durack DT: Infective endocarditis in obstetric and gynecologic practice. Am J Obstet Gynecol 154:180, 1986

Seeburger J, Wilhelm-Mohr F, Falk V: Acute type A dissection at 17 weeks of gestation in a Marfan patient. Ann Thorac Surg 83:674, 2007

Seshadri S, Oakeshott P, Nelson-Piercy C, et al: Prepregnancy care. BMJ 344:34, 2012

Seth R, Moss AJ, McNitt S, et al: Long QT syndrome and pregnancy. J Am Coll Cardiol 49:1092, 2007

Sheffield JS, Cunningham FG: Diagnosing and managing peripartum cardiomyopathy. Contemp Ob/Gyn 44:74, 1999

Sheffield JS, Cunningham FG: Thyrotoxicosis and heart failure that complicate pregnancy. Am J Obstet Gynecol 190:211, 2004

Sherer DM: Coarctation of the descending thoracic aorta diagnosed during pregnancy. Obstet Gynecol 100:1094, 2002

Shivvers SA, Wians FH Jr, Keffer JH, et al: Maternal cardiac troponin I levels during normal labor and delivery. Am J Obstet Gynecol 180:122, 1999

Shroff H, Benenstein R, Freedberg R, et al: Mitral valve Libman-Sacks endocarditis visualized by real time three-dimensional transesophageal echocardiography. Echocardiography 29:E100, 2012

Silversides CK, Harris L, Haberer K, et al: Recurrence rates of arrhythmias during pregnancy in women with previous tachyarrhythmia and impact on fetal and neonatal outcomes. Am J Cardiol 97:1206, 2006

Simpson LL: Maternal cardiac disease: update for the clinician. Obstet Gynecol 119:345, 2012

Sims DB, Vink J, Uriel N, et al: A successful pregnancy during mechanical circulatory device support. J Heart Lung Transplant 30:1065, 2011

Siu SC, Colman JM: Congenital heart disease: heart disease and pregnancy. Heart 85:710, 2001a

Siu SC, Sermer M, Colman JM, et al: Prospective multicenter study of pregnancy outcomes in women with heart disease. Circulation 104:515, 2001b

Siva A, Shah AM: Moderate mitral stenosis in pregnancy: the haemodynamic impact of diuresis. Heart 91:e3, 2005

Sliwa K, Blauwet L, Tibazarwa K, et al: Evaluation of bromocriptine in the treatment of acute severe peripartum cardiomyopathy: a proof-of-concept pilot study. Circulation 121:1465, 2010

Small MJ, James AH, Kershaw T, et al: Near-miss maternal mortality: cardiac dysfunction as the principal cause of obstetric intensive care unit admissions. Obstet Gynecol 119:250, 2012

Smith IJ, Gillham MJ: Fulminant peripartum cardiomyopathy rescue with extracorporeal membranous oxygenation. Int J Obstet Anesth 18:186, 2009

Smok DA: Aortopathy in pregnancy. Semin Perinatol 38(5):295, 2014

Stergiopoulos K, Shiang E, Bench T: Pregnancy in patients with pre-existing cardiomyopathies. J Am Coll Cardiol 58:337, 2011

Stewart RD, Nelson DB, Matulevicious SA, et al: Cardiac magnetic resonance imaging to assess the impact of maternal habitus on cardiac remodeling during pregnancy. Am J Obstet Gynecol 214(5):640.e1, 2016

Sutaria N, O'Toole L, Northridge D: Postpartum acute MI following routine ergometrine administration treated successfully by primary PTCA. Heart 83:97, 2000

Thaman R, Varnava A, Hamid MS, et al: Pregnancy related complications in women with hypertrophic cardiomyopathy. Heart 89:752, 2003

Thompson JL, Kuklina EV, Bateman BT, et al: Medical and obstetric outcomes among pregnant women with congenital heart disease. Obstet Gynecol 126(2):346, 2015

Thorne S, MacGregor A, Nelson-Piercy C: Risks of contraception and pregnancy in heart disease. Heart 92(10):152, 2006

Thurman R, Zaffar N, Sayyer P, et al: Labour profile and outcomes in pregnant women with heart disease. Abstract No. 799. Am J Obstet Gynecol 216:S459, 2017

Trigas V, Nagdyman N, Pildner von Steinburg S, et al: Pregnancy-related obstetric and cardiologic problems in women after atrial switch operation for transposition of the great arteries. Circ J 78(2):443, 2014

Tuzcu V, Gul EE, Erdem A, et al: Cardiac interventions in pregnant patients without fluoroscopy. Pediatr Cardiol 36(6):1304, 2015

Van Hagen IM, Roose-Hesselink JW, Ruys TP, et al: Pregnancy in women with a mechanical heart valve: data of the European Society of Cardiology Registry of Pregnancy and Cardiac Disease (ROPAC). Circulation 132(2):132, 2015

Vashisht A, Katakam N, Kausar S, et al: Postnatal diagnosis of maternal congenital heart disease: missed opportunities. BMJ Case Rep, 2015. pii: bcr2015209938

Vinatier D, Virelizier S, Depret-Mosser S, et al: Pregnancy after myocardial infarction. Eur J Obstet Gynecol Reprod Biol 56:89, 1994

Vitarelli A, Capotosto L: Role of echocardiography in the assessment and management of adult congenital heart disease in pregnancy. Int J Cardiovasc Imaging 27:843, 2011

Vos R, Ruttens D, Verleden SE, et al: Pregnancy after heart and lung transplantation. Best Pract Res Clin Obstet Gynecol 28(8):1146, 2014

Wang H, Zhang W, Liu T: Experience of managing pregnant women with Eisenmenger's syndrome: maternal and fetal outcome in 13 cases. J Obstet Gynaecol Res 37:64, 2011

Ware JS, Seidman JG, Arany Z: Shared genetic predisposition in peripartum and dilated cardiomyopathies. N Engl J Med 374(26):2601, 2016

Warnes CA: Pregnancy and delivery in women with congenital heart disease. Circ J 79(7):1416, 2015

Watkins H, Ashrafian H, Redwood C: Inherited cardiomyopathies. N Engl J Med 364:1643, 2011

Weiss BM, Zemp L, Seifert B, et al: Outcome of pulmonary vascular disease in pregnancy: a systematic overview from 1978 through 1996. J Am Coll Cardiol 31:1650, 1998

Wilson W, Taubert KA, Gewitz M, et al: Prevention of infective endocarditis. Guidelines from the American Heart Association. Circulation 116:1736, 2007

World Health Organization: Medical eligibility for contraceptive use, 4th ed. 2009. Geneva, World Health Organization, 2010

Wylie BJ, Epps KC, Gaddipati S, et al: Correlation of transthoracic echocardiography and right heart catheterization in pregnancy. J Perinat Med 35(6):497, 2007

Xia VW, Messerlian AK, Mackley J, et al: Successful epidural anesthesia for cesarean section in a parturient with severe aortic stenosis and a recent history of pulmonary edema—a case report. J Clin Anesth 18:142, 2006

Yang X, Wang H, Wang Z, et al: Alteration and significance of serum cardiac troponin I and cystatin C in preeclampsia. Clin Chim Acta 374:168, 2006

Yu M, Yi K, Zhou L, et al: Pregnancy increases heart rates during paroxysmal supraventricular tachycardia. Can J Cardiol 31(6):820.e5, 2015

Zanettini R, Antonini A, Gatto G, et al: Valvular heart disease and the use of dopamine agonists for Parkinson's disease. N Engl J Med 356:39, 2007

Zeeman GG: Obstetric critical care: a blueprint for improved outcomes. Crit Care Med 34:S208, 2006

Zwiers WJ, Blodgett TM, Vallejo MC, et al: Successful vaginal delivery for a parturient with complete aortic coarctation. J Clin Anesth 18:300, 2006

CAPÍTULO 50

Hipertensão arterial crônica

CONSIDERAÇÕES GERAIS..........................975
DIAGNÓSTICO E AVALIAÇÃO NA GRAVIDEZ............977
EFEITOS GESTACIONAIS ADVERSOS 977
FÁRMACOS ANTI-HIPERTENSIVOS....................980
TRATAMENTO ANTI-HIPERTENSIVO NA GRAVIDEZ.......981
PRÉ-ECLÂMPSIA SOBREPOSTA.......................983
AVALIAÇÃO FETAL..................................983
PARTO...983
CUIDADOS PÓS-PARTO.............................984

Uma pequena proporção das mulheres que sofrem de nefrite crônica tiveram eclâmpsia. Na maioria das vezes, a necrópsia revelará a presença de alterações renais, geralmente de nefrite aguda, embora, ocasionalmente, possa ser incorporada em um processo crônico.

—J. Whitridge Williams (1903)

Na época da 1ª edição de *Obstetrícia de Williams*, pouca atenção era dada às alterações da pressão arterial, mesmo com "toxemia". Naquela época, a hipertensão crônica era chamada de "senil", e acreditava-se que se desenvolvesse apenas em indivíduos mais velhos (Lindheimer, 2015). De fato, a hipertensão crônica não é propriamente mencionada no livro de Williams de 1903, exceto por alguma consideração dada às alterações renais anatômicas crônicas, ocasionalmente associadas à eclâmpsia.

Hoje, é evidente que a hipertensão crônica é uma das complicações graves mais comuns encontradas durante a gravidez. Isso não é surpreendente porque, de acordo com o National Health and Nutrition Examination Survey (NHANES) do Centers for Disease Control and Prevention (2011), a prevalência de hipertensão em mulheres com idades de 18 a 39 anos se aproxima de 7%.

A incidência de hipertensão crônica que complica a gravidez varia de acordo com as características da população. Em um estudo com mais de 56 milhões de nascimentos da Nationwide Patient Sample, a incidência foi de 1,8% (Bateman, 2012). E, em mais de 878 mil gestações do Medicaid Analytic Extract, 2,3% foram complicadas por hipertensão crônica (Bateman, 2015). Apesar dessa prevalência substancial, o manejo ideal não foi bem estudado. Sabe-se que a hipertensão crônica geralmente melhora durante o início da gravidez. Mais tarde na gravidez, há comportamento variável e, principalmente, há desenvolvimento imprevisível de pré-eclâmpsia sobreposta. A pré-eclâmpsia acarreta maiores riscos de morbimortalidade materna e perinatal.

CONSIDERAÇÕES GERAIS

Para definir hipertensão crônica, primeiramente se deve estabelecer a variação da pressão arterial normal. Isso não é uma tarefa simples, pois, como todas as variantes biológicas determinadas por poligenia, as normas da pressão arterial diferem entre as populações. Além disso, dentro dessas normas, são encontradas grandes variações entre os indivíduos. Diversos fatores epigenéticos também influenciam a apresentação. Por exemplo, a pressão arterial não apenas varia entre as raças e os sexos, como também, especialmente a pressão sistólica, aumenta diretamente com o aumento da idade e do peso. Assim, pragmaticamente, adultos normais têm uma ampla variação de pressões arteriais, assim como os portadores de hipertensão crônica. E, finalmente, as medidas da pressão arterial em repouso não refletem as atividades diárias.

Após o reconhecimento dessas variáveis, considerações importantes para qualquer população são os riscos associados à hipertensão crônica. Ela é uma das principais causas de morte e representa quase 15% da mortalidade em todo o mundo. Aproximadamente 65 milhões de americanos têm hipertensão, e esse número está crescendo simultaneamente com a epidemia da obesidade (Kotchen, 2015). A hipertensão aumenta substancialmente o risco de doença cardiovascular, coronariopatia, insuficiência cardíaca congestiva, acidente vascular cerebral (AVC), insuficiência renal e doença arterial periférica (Forouzanfar, 2017).

■ Definição e classificação

Pelas razões mencionadas, a hipertensão crônica seria logicamente definida como algum nível de pressão sanguínea em repouso sustentada que está associado a efeitos adversos agudos ou de longo prazo. Nesse sentido, a maioria considera 140/90 mmHg como o limite superior do normal para os valores da pressão arterial. No entanto, nos Estados Unidos, esses valores são baseados principalmente em tabelas atuariais construídas com dados derivados de homens adultos brancos e compilados por empresas de seguro de vida. Essas "normas" desconsideram fatores inter-relacionados, como etnia, sexo e outras covariantes importantes. A importância da raça, por exemplo, foi enfatizada por Kotchen (2015), que cita a incidência de hipertensão – definida como pressão arterial > 140/90 mmHg – como sendo 34% em negros, 29% em brancos e 21% em americanos mexicanos.

Por muitos anos, o Joint National Committee tem promulgado diretrizes para o diagnóstico, classificação e tratamento da hipertensão crônica. Em 2008, o National Heart, Lung and Blood Institute suspendeu essas diretrizes e o Joint National Committee 8 (JNC 8) foi, por sua vez, solicitado a fornecer uma revisão com base na evidência científica (James, 2014). Achados pertinentes ao cuidado para mulheres jovens com hipertensão crônica são resumidos na Tabela 50-1.

■ Tratamento e benefícios para pessoas adultas não grávidas

Benefícios comprovados resultam do tratamento de adultos normais que tem hipertensão sustentada. Diversos estudos avaliando muitas combinações de terapia anti-hipertensiva foram conduzidos. É importante salientar que esses ensaios avaliaram a monoterapia *versus* esquemas terapêuticos combinados e seus benefícios específicos para cada etnia. A maioria avaliou os desfechos cardiovasculares, mas muitos também confirmaram reduções de risco nas taxas de AVC, insuficiência renal e mortalidade. Devido a esses benefícios incontroversos, o JNC 8 recomenda o tratamento resumido na Tabela 50-1.

Assim, mesmo para pressão arterial levemente elevada, intervenções para reduzir essas sequelas são benéficas (SPRINT Research Group, 2015). Além disso, a terapia anti-hipertensiva em mulheres não grávidas em idade reprodutiva, com pressões diastólicas sustentadas ≥ 90 mmHg, é considerada padrão. O que não está claro a partir dessas observações, no entanto, é o que constitui o melhor tratamento para as mulheres grávidas, para as que estão em tratamento e que engravidam ou para as que identificaram hipertensão crônica apenas durante a gestação (August, 2015). Nessas mulheres, os benefícios e a segurança da instituição de uma terapia anti-hipertensiva são menos evidentes, conforme discutido na p. 981.

■ Aconselhamento pré-concepcional

As mulheres com hipertensão crônica são aconselhadas preferencialmente antes da gravidez. A duração da hipertensão, o grau de controle da pressão arterial e a terapia atual devem ser averiguados. As mulheres que precisam de múltiplos medicamentos para controle ou aquelas com mau controle apresentam maior risco de resultados adversos na gravidez. Aparelhos de pressão domiciliares devem ser verificados quanto à sua precisão. A saúde geral, atividades diárias e hábitos alimentares também devem ser avaliados (Tab. 50-2).

Nas mulheres hipertensas com doença com duração superior a 5 anos ou com diabetes comórbido, é avaliada a função cardiovascular e renal (August, 2015; Gainer, 2005). As mulheres com evidências de disfunção de órgão ou aquelas com eventos adversos anteriores, como AVC, infarto do miocárdio (IM), arritmias ou insuficiência ventricular, apresentam um risco significativamente maior de recorrência ou agravamento da disfunção durante a gravidez. A função renal é avaliada pela medida da creatinina sérica. Além disso, se uma razão de proteína/creatinina em amostra da urina for anormalmente alta (> 0,3), a proteinúria é quantificada também com uma coleta de urina de 24 horas (Hladunewich, 2011; Kuper, 2016; Morgan, 2016a). O Working Group Report on High Blood Pressure in Pregnancy (2000) do National Heart, Lung, and Blood Institute concluiu que os riscos de perda fetal e deterioração acelerada pela doença renal aumentam se o nível de creatinina sérica estiver acima de 1,4 mg/dL (Cap. 53, p. 1034).

TABELA 50-1 Joint National Committee 8 (JNC 8) – diretrizes e recomendações para hipertensão crônica de 2014

Recomendações baseadas em evidências de ensaios controlados randomizados
Definições para hipertensão e pré-hipertensão não abordadas
Modificações no estilo de vida endossadas pelo Lifestyle Work Group (Eckel, 2013)
Recomendam a seleção entre quatro classes específicas de medicamentos: inibidores da enzima conversora da angiotensina (IECA), bloqueadores do receptor da angiotensina (BRA), bloqueadores dos canais de cálcio ou diuréticos:
    População geral: < 60 anos – iniciar terapia farmacológica para baixar a pressão diastólica ≤ 90 mmHg e pressão sistólica ≤ 140 mmHg
    Diabéticos: diminuir a pressão para < 140/90 mmHg
    Doença renal crônica: diminuir a pressão para < 140/90 mmHg. Adicionar também IECA ou BRA para melhorar os resultados
    População não negra em geral – a terapia inicial deve incluir diurético tiazídico, bloqueador de canal de cálcio, IECA ou BRA
    População negra em geral – a terapia anti-hipertensiva primária deve incluir diurético tiazídico ou bloqueador de canal de cálcio
    Avaliar mensalmente, e após 1 mês, se os objetivos não forem alcançados, aumentar a dose diária do fármaco ou adicionar um segundo fármaco.
        Se não houver resposta, aumentar ou adicionar um terceiro fármaco; se, então, ainda não houver resposta, encaminhar a um especialista em hipertensão

Resumido de James, 2014.

TABELA 50-2 Modificações no estilo de vida de pacientes hipertensas
Redução de peso
Manter um padrão alimentar que enfatize a ingestão de vegetais, frutas e grãos integrais; incluir laticínios com baixo teor de gordura, aves, peixes, legumes, óleos vegetais não tropicais e nozes; limitar doces e carnes vermelhas. Os exemplos são DASH, USDA Food Pattern ou AHA Diet
Menor ingestão de sódio – consumir não mais que 2.400 mg de sódio/dia; desejável 1.500 mg/dia
Participar de atividade física aeróbica, 3 a 4 sessões por semana, com duração média de 40 minutos por sessão e envolvendo atividade física de intensidade moderada a vigorosa
Moderar o consumo de álcool

AHA, American Heart Association; DASH, Dietary Approaches to Stop Hypertension; USDA, United States Department of Agriculture.
Resumida de Eckel, 2013; Kotchen, 2015.

Embora a gravidez seja considerada por muitos contraindicada em mulheres com hipertensão grave e mal controlada, não há consenso. Certamente, mulheres que mantêm uma pressão diastólica persistente ≥ 110 mmHg apesar da terapia, requerem vários anti-hipertensivos, têm um nível sérico de creatinina > 2 mg/dL ou apresentam história de AVC prévio, IM ou insuficiência cardíaca devem ser aconselhadas quanto aos riscos acentuados para si e para o resultado da gravidez.

DIAGNÓSTICO E AVALIAÇÃO NA GRAVIDEZ

Os distúrbios hipertensivos que complicam a gravidez de forma singular são discutidos no Capítulo 40 (p. 710). As mulheres são diagnosticadas com hipertensão crônica se esta preceder a gravidez ou se a hipertensão for identificada antes de 20 semanas de gestação. As evidências também apoiam que a *pré-hipertensão* pode anunciar resultados adversos semelhantes aos de mulheres com hipertensão crônica (Rosner, 2017). Em algumas mulheres sem hipertensão crônica evidente, pode haver uma história de gestações repetidas complicadas por hipertensão gestacional, com ou sem a síndrome da pré-eclâmpsia. Cada uma é um marcador de risco para hipertensão crônica latente, especialmente pré-eclâmpsia, e, em particular, pré-eclâmpsia de início precoce. De várias maneiras, a hipertensão gestacional é análoga ao diabetes gestacional, pois essas mulheres têm uma *diátese hipertensiva crônica*, na qual a hereditariedade e o ambiente desempenham um papel importante.

Embora incomuns, as causas secundárias de hipertensão são sempre uma possibilidade nas mulheres afetadas. Assim, consideram-se doença renal crônica subjacente, doença do tecido conectivo, aldosteronismo primário, síndrome de Cushing, feocromocitoma e diversas outras causas. Porém, a maioria das gestantes com hipertensão antecedente terão doença não complicada.

■ Fatores de risco associados

Vários fatores aumentam a probabilidade de que as gestantes desenvolverão hipertensão crônica. Três dos mais citados são etnia, obesidade e diabetes. Como discutido anteriormente, a hipertensão crônica tem uma incidência populacional mais alta em mulheres negras e mais baixa em mulheres americanas mexicanas (Kotchen, 2015). Relacionado a isso, centenas de fenótipos relacionados à pressão e regiões genômicas foram identificados, incluindo genes candidatos para pré-eclâmpsia e hipertensão crônica (Cowley, 2006; Ward, 2015).

A *síndrome metabólica* é um agrupamento clínico que inclui hipertensão, alto nível de glicose no sangue, excesso de gordura na cintura e níveis anormais de colesterol ou triglicerídeos. Essa constelação é um marcador de risco para pré-eclâmpsia sobreposta e para hipertensão pós-parto persistente (Jeyabalan, 2015; Spaan, 2012). Isso não é surpreendente, já que a obesidade pode aumentar a prevalência de hipertensão crônica em dez vezes (Cap. 48, p. 938). Além disso, as mulheres obesas têm maior probabilidade de desenvolver pré-eclâmpsia sobreposta. O diabetes melito também é prevalente em mulheres com hipertensão arterial crônica e sua interação com a obesidade é marcante (Leon, 2016). No estudo mencionado anteriormente da Nationwide Patient Sample, as comorbidades mais frequentes associadas à hipertensão crônica foram diabetes pré-gestacional, 6,6%; distúrbios da tireoide, 4,1%; e doença vascular do colágeno, 0,6% (Bateman, 2012). Comorbidades similares foram descritas por Cruz e colaboradores (2011).

■ Efeitos da gravidez sobre a hipertensão crônica

A pressão arterial cai no início da gravidez na maioria das mulheres com hipertensão crônica e aumenta novamente durante o terceiro trimestre (Fig. 50-1). De acordo com os estudos de Tihtonen e colaboradores (2007), as mulheres com hipertensão arterial crônica têm resistência vascular persistentemente elevada e possivelmente redução na expansão do volume intravascular. Resultados adversos nessas mulheres dependerão, sobretudo, do desenvolvimento de pré-eclâmpsia sobreposta. Isso pode ser relacionado com as observações registradas por Hibbard e colaboradores (2005, 2015) de que características mecânicas arteriais são mais acentuadas em mulheres com pré-eclâmpsia sobreposta.

EFEITOS GESTACIONAIS ADVERSOS

A hipertensão crônica está associada a vários desfechos adversos perinatais e maternos, listados na Tabela 50-3. Em suma, esses efeitos estão diretamente relacionado com a gravidade e duração da hipertensão antes da gravidez e com o possível desenvolvimento de pré-eclâmpsia sobreposta, principalmente cedo na gestação. É importante ressaltar que, em mulheres com hipertensão crônica leve, os resultados também estão relacionados com os níveis de pressão arterial durante a gravidez. No momento, no entanto, não existem benefícios comprovados do controle "rigoroso" *versus* "menos rigoroso" da hipertensão crônica durante a gravidez, conforme discutido mais adiante (p. 982) (Magee, 2015).

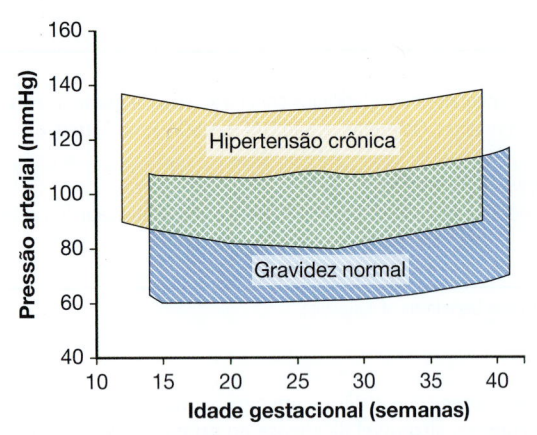

FIGURA 50-1 Pressões arteriais sistólica e diastólica médias na gravidez em 107 mulheres cronicamente hipertensas não tratadas (*amarelo*) comparadas com pressões arteriais na gravidez em 4.589 nulíparas saudáveis (*azul*). (Dados de August, 2015; Levine, 1997; Sibai, 1990a).

Morbidade e mortalidade materna

A maioria das mulheres cuja hipertensão crônica está bem controlada com terapia antes da gravidez ficará bem. Mesmo essas mulheres, todavia, têm risco aumentado de desfechos adversos. As complicações são mais prováveis com a hipertensão basal grave e, em especial, com o dano documentado a órgão-alvo (Czeizel, 2011; Odibo, 2013). Em um estudo sobre os resultados da gravidez em quase 30 mil mulheres hipertensas crônicas, Gilbert e colaboradores (2007) relataram taxas acentuadamente aumentadas de morbidade materna, incluindo AVC, edema pulmonar e insuficiência renal. Essas observações foram verificadas no relato do Nationwide Patient Sample por Bateman e colaboradores (2012). Nesse último estudo, as complicações da hipertensão incluíram AVC (2,7 por 1.000); insuficiência renal aguda (5,9 por 1.000); edema pulmonar (1,5 por 1.000); ventilação mecânica (3,8 por 1.000); e mortalidade materna interna (0,4 por 1.000). O papel da hipertensão nos AVCs relacionados com a gravidez é discutido no Capítulo 60 (p. 1160), e na miocardiopatia periparto hipertensiva e idiopática, no Capítulo 49 (p. 963).

TABELA 50-3 Alguns efeitos adversos da hipertensão crônica sobre os resultados maternos e perinatais

Maternos	Perinatais
Pré-eclâmpsia sobreposta	Natimorto
Síndrome HELLP	Restrição do crescimento
Descolamento prematuro da placenta	Parto pré-termo
AVC	Morte neonatal
Lesão renal aguda	Morbidade neonatal
Insuficiência cardíaca	
Miocardiopatia hipertensiva	
Infarto do miocárdio	
Morte materna	

AVC, acidente vascular cerebral; HELLP, hemólise, níveis elevados de enzimas hepáticas, contagem baixa de plaquetas.

A hipertensão agravada pela gravidez pode se dever à hipertensão gestacional ou à pré-eclâmpsia sobreposta. Em ambas as instâncias, as pressões arteriais podem estar perigosamente elevadas. Como enfatizado por Clark e Hankins (2012), a pressão sistólica ≥ 160 mmHg ou a pressão diastólica ≥ 110 mmHg causará rapidamente disfunção renal ou cardiopulmonar ou hemorragia cerebral. Quando há pré-eclâmpsia grave sobreposta ou eclâmpsia, o prognóstico materno é insatisfatório a menos que a gravidez seja interrompida. O descolamento prematuro da placenta é uma complicação comum e grave (Cap. 41, p. 767). Além da insuficiência cardíaca hipertensiva mencionada anteriormente, a dissecção aórtica foi descrita por Weissman-Brenner e colaboradores (2004) e é discutida no Capítulo 49 (p. 967).

No total, a hipertensão crônica está associada a um risco cinco vezes maior de morte materna (Gilbert, 2007). Isso é enfatizado pelo relatório de Creanga e colaboradores (2015) que descreveu 3.358 mortes relacionadas com a gravidez nos Estados Unidos de 2006 a 2010. Distúrbios hipertensivos, incluindo hipertensão crônica e síndrome da pré-eclâmpsia, são responsáveis por 9,4% dessas mortes. Sem dúvida, outros casos de morte estavam relacionados, como condições cardiovasculares, 14,6%, condições cerebrovasculares, 6,2% e miocardiopatia, 11,8%. Moodley (2007) relatou achados similares com 3.406 mortes maternas na África do Sul.

Pré-eclâmpsia sobreposta

Como a pré-eclâmpsia sobreposta não é definida com precisão em mulheres com hipertensão crônica, a incidência relatada varia de 13 a 40% (American College of Obstetricians and Gynecologists, 2013; Bramham, 2016; Kim, 2016b; Moussa, 2017). August e colaboradores (2015) postulam que essa predileção pode resultar de anormalidades genéticas, bioquímicas e metabólicas semelhantes. Por exemplo, o risco de pré-eclâmpsia sobreposta está diretamente relacionado à gravidade da hipertensão basal (Ankumah, 2014; Morgan, 2016b). Em um ensaio da Maternal-Fetal Medicine Units (MFMU) Network, Caritis e colaboradores (1998) identificaram pré-eclâmpsia sobreposta em 25% das gestantes hipertensas. A taxa foi de 29% em um estudo de banco de dados da Califórnia (Yanit, 2012). Além disso, as mulheres cuja hipertensão se torna grave o suficiente para justificar terapia anti-hipertensiva crônica durante a gestação têm um risco excessivamente alto de pré-eclâmpsia sobreposta (Morgan, 2016a). Esse risco é ainda maior se houver proteinúria basal. Por fim, com mostrado na Figura 50-2, as mulheres hipertensas crônicas que tendem a desenvolver pré-eclâmpsia sobreposta grave têm pressões arteriais iniciais mais altas que atingem o nadir mais cedo do que aquelas mulheres que não desenvolvem doença grave.

Até o momento, os testes prognósticos clínicos e preditivos para pré-eclâmpsia sobreposta foram decepcionantes (Conde-Agudelo, 2015). Di Lorenzo e colaboradores (2012) estudaram marcadores séricos da síndrome de Down para prever a pré-eclâmpsia e calcularam uma sensibilidade de 60%, com uma taxa de falso-positivo de 20%. Resultados semelhantes foram encontrados usando fatores antiangiogênicos para discriminar entre hipertensão crônica, hipertensão gestacional e pré-eclâmpsia (Costa, 2016; Sibai, 2008). De acordo com Anton e colaboradores (2013), ensaios com micro-RNA podem

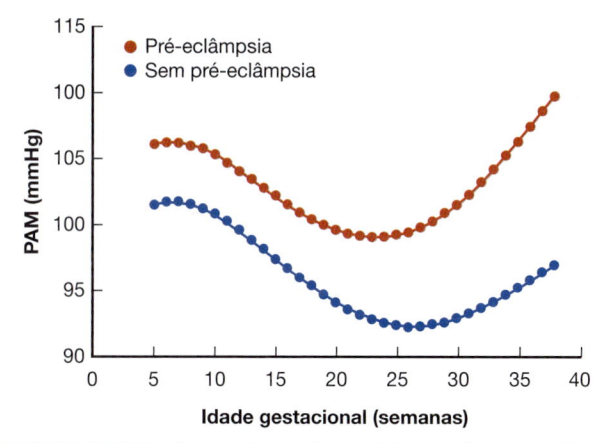

FIGURA 50-2 Tendências da pressão arterial em mulheres com hipertensão crônica tratadas, com e sem pré-eclâmpsia sobreposta. As pressões arteriais médias (PAM) maternas na entrada ($p = 0,002$) e durante a gestação ($p < 0,001$) são significativamente diferentes para cada grupo. O nadir da PAM em 23,3 semanas (IC 95%, 22,5-24,1) para pré-eclâmpsia sobreposta *versus* 26,4 semanas (IC 95%, 22,5-27,6) para aquelas sem pré-eclâmpsia é significativo (3,1 semanas, IC 95%, 2,3-4,3). (Dados de Morgan, 2016a.)

se mostrar valiosos enquanto preditores da hipertensão associada à gravidez.

Prevenção

Ensaios com vários medicamentos para prevenir a pré-eclâmpsia em mulheres com hipertensão crônica geralmente foram decepcionantes e mostram pouco ou nenhum benefício. O ácido acetilsalicílico em dose baixa foi avaliado com mais frequência (Mol, 2016; Staff, 2015). No estudo da MFMU Network por Cariti (1998), citado anteriormente, a incidência de pré-eclâmpsia sobreposta, restrição do crescimento fetal ou ambos é semelhante em mulheres que receberam ácido acetilsalicílico ou placebo em doses baixas. Usando o mesmo banco de dados, Moore e colaboradores (2015) descobriram que a administração precoce de ácido acetilsalicílico em baixas doses (< 17 semanas de gestação) resultou em uma frequência 41% menor de pré-eclâmpsia sobreposta em mulheres com hipertensão crônica – 18 *versus* 31%. Duley (2007) e Meads (2008) e seus colaboradores realizaram revisões sistemáticas e observaram que doses baixas de ácido acetilsalicílico eram benéficas em algumas mulheres em alto risco. Benefícios moderados também foram encontrados em uma metanálise de Askie e colaboradores (2007). Em uma análise secundária, Poon e colaboradores (2017) observaram que o ácido acetilsalicílico era ineficaz para reduzir a incidência de pré-eclâmpsia pré-termo.

A U.S. Preventive Services Task Force recomenda o tratamento com doses baixas de ácido acetilsalicílico para mulheres cronicamente hipertensas e com alto risco de pré-eclâmpsia (Henderson, 2014). A recomendação de administrar 81 mg entre 12 e 28 semanas de gestação e continuar a terapia até o parto foi adotada pelo American College of Obstetricians and Gynecologists (2016b). Além da hipertensão crônica, as indicações para profilaxia com ácido acetilsalicílico para aquelas com alto risco de pré-eclâmpsia incluem história de pré-eclâmpsia, gestação múltipla, diabetes, doença renal e doença autoimune.

Antioxidantes para prevenir a pré-eclâmpsia foram estudados. Spinnato e colaboradores (2007) randomizaram 311 mulheres com hipertensão arterial crônica para tratamento com vitaminas C e E ou com placebo. Um número similar em ambos os grupos desenvolveu pré-eclâmpsia – 17 *versus* 20%, respectivamente.

■ Descolamento prematuro da placenta

A hipertensão crônica aumenta em 2 a 3 vezes o risco de descolamento prematuro da placenta. O risco geral obstétrico da população é de 1 em 200 a 300 gestações, e aumenta para 1 em 60 a 120 gestações em mulheres com hipertensão crônica (Ankumah, 2014; Cruz, 2011; Magee, 2015). O risco de descolamento aumenta ainda mais se a mulher for tabagista. A maioria dos descolamentos prematuros da placenta ocorre em mulheres com piora da hipertensão gestacional ou pré-eclâmpsia sobreposta. O risco é mais alto com a hipertensão grave, e Vigil-De Gracia e colaboradores (2004) o registraram como sendo de 8,4%. A partir de dados de registros médicos do Norwegian Birth Registry, o ácido fólico e/ou suplementos multivitamínicos diminuíram ligeiramente a incidência de descolamento prematuro da placenta em mulheres com hipertensão crônica (Nilsen, 2008).

■ Morbidade e mortalidade perinatal

As taxas de quase todos os resultados perinatais adversos são maiores em mulheres com hipertensão crônica do que nos controles não afetados. Como esperado, para todo o grupo de mulheres hipertensas, aquelas que desenvolveram pré-eclâmpsia têm taxas de resultados adversos substancialmente mais altas em comparação com aquelas sem pré-eclâmpsia. Como mostra a Figura 50-3, as taxas de resultados adversos aumentam gradualmente com o aumento da pressão arterial. As evidências também apoiam que a hipertensão crônica – tratada ou não tratada – está associada a anomalias congênitas. Bateman e colaboradores (2015) do Medicaid Analytic Extract, citados anteriormente, encontraram um risco elevado de malformações congênitas graves, especialmente defeitos cardíacos. Além disso, hipertensão grave e atresia ou estenose esofágica fetal foram associadas (Bánhidy, 2011; Van Gelder, 2015).

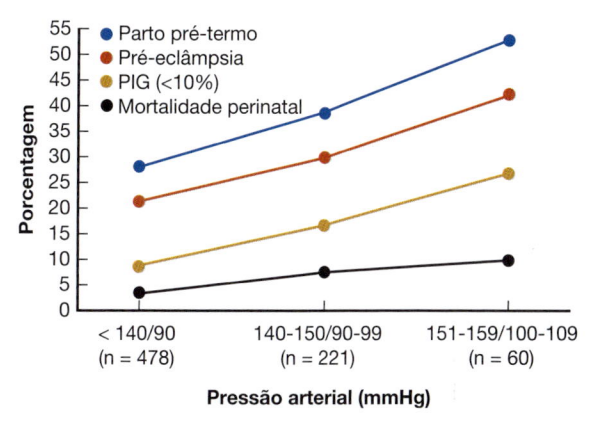

FIGURA 50-3 Frequência de resultados maternos e perinatais adversos selecionados por estratificação da pressão arterial em mulheres com hipertensão crônica leve. PIG, pequeno para a idade gestacional. (Dados de Ankumah, 2014.)

A frequência de natimortos com hipertensão crônica é substancialmente maior na maioria dos relatos (Cap. 35, p. 646). No estudo do Nationwide Patient Sample, a taxa de natimortalidade foi 15,1 por 1.000 nascimentos (Bateman, 2012). Esses dados são semelhantes aos de 18 por 1.000 de um estudo norueguês por Ahmad e colaboradores (2012) e aos de 24 por 1.000 nascimentos de um estudo da Network relatado por Ankumah e colaboradores (2014), descrito na p. 982. Neonatos com baixo peso ao nascer também são comuns. Isso ocorre em virtude de restrição do crescimento fetal, parto pré-termo indicado clinicamente, ou ambos (ver Fig. 50-3). No estudo do banco de dados da Califórnia mencionado anteriormente, um quarto dos fetos tiveram parto pré-termo (Yanit, 2012).

Esses e outros estudos atestam para o aumento do risco de restrição do crescimento fetal, e a incidência média é de 20%. Zetterström e colaboradores (2006) relataram um risco 2,4 vezes maior de restrição de crescimento fetal em 2.754 mulheres suecas com hipertensão crônica em comparação com mulheres normotensas. Broeckhuijsen e colaboradores (2012) encontraram um aumento no risco de 1,3 vez para 1.609 nulíparas holandesas com hipertensão crônica comparadas com os controles normotensos. Como em outras complicações, a disfunção do crescimento fetal é mais provável em mulheres cronicamente hipertensas que desenvolvem pré-eclâmpsia sobreposta. Em um estudo, a incidência de fetos com crescimento restrito nascidos de mulheres com pré-eclâmpsia sobreposta foi de quase 50% em comparação com apenas 21% em mulheres hipertensas crônicas sem pré-eclâmpsia (Chappell, 2008). Por fim, mulheres com hipertensão crônica grave o suficiente para justificar o tratamento tiveram uma incidência de 11% de restrição do crescimento fetal em um grau que produziu pesos ao nascer ≤ 3º percentil (Morgan, 2016a). Por todas essas razões, os neonatos dessas mulheres têm uma taxa proporcionalmente alta de admissão em centros de terapia intensiva.

Todos esses efeitos adversos perinatais da hipertensão crônica contribuem para a maior taxa de mortalidade perinatal, que é 3 a 4 vezes maior do que a taxa de gestantes não afetadas (American College of Obstetricians and Gynecologists, 2013). No estudo da Network de Ankumah (2014) mencionado na Figura 50-3, a taxa de mortalidade perinatal foi de 31 por 1.000 nascimentos com hipertensão leve, 72 por 1.000 nascimentos com doença moderada e 100 por 1.000 nascimentos em mulheres com hipertensão crônica grave. E, no estudo do Parkland Hospital por Morgan (2016a), a taxa de mortalidade perinatal foi de 32 por 1.000 nascimentos em mulheres tratadas por hipertensão crônica. Novamente como esperado, as taxas mais elevadas estão nas mulheres que desenvolvem pré-eclâmpsia sobreposta para as quais o risco dobrou de 4 para 8%. Por fim, se o diabetes coexistir com a hipertensão crônica, então o parto pré-termo, a restrição de crescimento fetal e as taxas de mortalidade perinatal aumentam ainda mais (Gonzalez-Gonzalez, 2008; Yanit, 2012).

TRATAMENTO DURANTE A GRAVIDEZ

O diagnóstico de hipertensão crônica na gravidez deve ser confirmado. O American College of Obstetricians and Gynecologists (2013) recomenda o uso de monitoramento ambulatorial para excluir suspeita de hipertensão do avental branco antes de iniciar a terapia anti-hipertensiva. Os objetivos do manejo da hipertensão crônica incluem reduções nas taxas de resultados maternos ou perinatais adversos que acabamos de discutir. O tratamento tem como objetivo prevenir a hipertensão moderada ou grave e atrasar ou atenuar a gravidade da hipertensão agravada pela gravidez. Até certo ponto, esses objetivos podem ser atingidos de forma farmacológica. O automonitoramento da pressão arterial é estimulado, mas, para a precisão, dispositivos automatizados devem ser adequadamente calibrados (Brown, 2004; Staessen, 2004). As modificações de saúde pessoal incluem aconselhamento nutricional e a redução de comportamentos como tabagismo, uso de álcool, cocaína ou outro uso de droga (ver Tab. 50-2). Uma dieta com baixo teor de sódio não é necessária (American College of Obstetricians and Gynecologists, 2013).

Algumas mulheres – em especial aquelas com hipertensão de longo prazo ou sem tratamento – têm complicações que aumentam o risco de desfechos gestacionais adversos. Por exemplo, em um estudo, um quarto das gestantes com hipertensão crônica também apresentavam hipertrofia ventricular concêntrica (Ambia, 2017; Kim, 2016a). Assim, se ainda não realizada, faz-se uma avaliação durante a gravidez dos sistemas cardiovascular e renal (Morgan, 2016a, b).

■ Fármacos anti-hipertensivos

Como concluído pelo American College of Obstetricians and Gynecologists (2013, 2016a), o tratamento da hipertensão durante a gravidez inclui todas as classes de medicamentos, mas as informações ainda são limitadas em relação à segurança e à eficácia (Czeizel, 2011; Podymow, 2011). Embora muitos estudos indiquem maiores efeitos adversos perinatais nas gestantes que precisam de tratamento, ainda não se sabe se isso se deve à causa ou ao efeito (Orbach, 2013). O seguinte resumo de fármacos anti-hipertensivos foi extraído de várias fontes, incluindo o *2016 Physician's Desk Reference*. Muitos desses medicamentos também são discutidos ao longo do Capítulo 12 (p. 241) e foram revisados por Umans e colaboradores (2015).

Agentes bloqueadores do receptor adrenérgico

Os bloqueadores dos receptores β-adrenérgicos de ação *periférica* causam um declínio generalizado no tônus simpático e diminuição do débito cardíaco. Os exemplos são propranolol, metoprolol e atenolol. O labetalol é um bloqueador α/β-adrenérgico popular e bastante usado que é considerado seguro. Alguns desses fármacos agem *centralmente*, reduzindo o fluxo simpático para produzir um tônus vascular diminuído generalizado. Exemplos são a clonidina e α-metildopa. Os medicamentos dessa classe utilizados com mais frequência na gravidez para tratar a hipertensão são a metildopa ou um agente bloqueador dos α ou β-receptores, como o labetalol.

Bloqueadores do canal de cálcio

Esses agentes são divididos em três subclasses baseadas na sua modificação da entrada de cálcio nas células e interferência com locais de ligação sobre os canais de cálcio dependentes da voltagem. Agentes comuns incluem nifedipino (uma di-hidropiridina) e verapamil (um derivado das fenilalquilaminas). Esses agentes têm efeitos inotrópicos negativos e, assim, podem piorar a disfunção ventricular e a insuficiência cardíaca congestiva. Teoricamente, eles podem potencializar as ações vasoativas do sulfato de magnésio que é oferecido como neuroprofilaxia na eclâmpsia.

Embora os dados sejam limitados em relação ao uso durante a gravidez, eles parecem ser uma terapia segura para a hipertensão crônica (Briggs, 2015; Umans, 2015).

Diuréticos

Os diuréticos tiazídicos são sulfonamidas, e esse foi o primeiro grupo de fármacos usado para tratar com sucesso a hipertensão crônica (Beyer, 1982). Esses agentes diuréticos de alça como a furosemida são muito usados em pacientes hipertensas não grávidas. Em curto prazo, eles fornecem diurese de sódio e água com depleção de volume. Contudo, com o tempo, há *perda de sódio,* e a depleção de volume é parcialmente corrigida. Algum aspecto de resistência vascular periférica diminuída provavelmente contribui para sua efetividade na redução da morbidade em longo prazo (Umans, 2015).

Os tiazídicos podem ser moderadamente diabetogênicos, e a expansão de volume esperada pode ser limitada nas gestantes. Sibai e colaboradores (1984) mostraram que o volume de plasma se expandiu apenas 20% com o passar do tempo nas gestantes hipertensas que continuaram com a terapia diurética em comparação com uma expansão de 50% nas mulheres que interromperam o tratamento. Embora os resultados perinatais tenham sido semelhantes nessas mulheres, essas preocupações levaram a práticas de suspensão de diuréticos como terapia de primeira linha para hipertensão crônica, particularmente após 20 semanas de gestação (Working Group Report, 2000). Ainda assim, em uma revisão da Cochrane, Churchill e colaboradores (2007) não registraram diferenças nos desfechos perinatais em 1.836 mulheres sem hipertensão randomicamente designadas a um diurético tiazídico ou placebo para a prevenção primária da pré-eclâmpsia. Em geral, os diuréticos tiazídicos são considerados seguros na gravidez (Briggs, 2015). Porém, para o tratamento da pré-eclâmpsia, eles são considerados ineficazes (Umans, 2015).

Vasodilatadores

A hidralazina relaxa o músculo liso arterial e é usada de forma parenteral há décadas para tratar de forma segura a hipertensão periparto grave (Cap. 40, p. 739). A monoterapia com hidralazina oral para hipertensão arterial crônica não é recomendada por causa de seus fracos efeitos anti-hipertensivos e taquicardia resultante. Ela pode ser um adjuvante eficaz para uso em longo prazo com outros anti-hipertensivos, especialmente se houver insuficiência renal crônica. Em um estudo, o tratamento vasodilatador de mulheres com hipertensão crônica foi associado a um aumento de duas vezes nas taxas de recém-nascidos com baixo peso ao nascer e restrição de crescimento (Su, 2013).

Inibidores da enzima conversora da angiotensina

Esses fármacos inibem a conversão de angiotensina I para o potente vasoconstritor angiotensina II. Eles podem causar graves malformações fetais quando administrados no segundo e terceiro trimestres da gravidez. Exemplos são oligoidrâmnio, hipocalvária e disfunção renal (Cap. 12, p. 241). Alguns estudos preliminares também sugerem efeitos teratogênicos e, por isso, eles não são recomendados a qualquer momento durante a gravidez (Briggs, 2015; Podymow, 2011).

Os *bloqueadores do receptor de angiotensina* atuam de maneira similar. Mas, em vez de bloquear a produção de angiotensina II, eles inibem a união a esse receptor. Presume-se que eles tenham os mesmos efeitos fetais que os inibidores da enzima conversora da angiotensina, sendo, assim, também contraindicados.

■ Tratamento anti-hipertensivo na gravidez

Hipertensão crônica grave

O prognóstico do resultado da gravidez com hipertensão crônica depende um pouco da gravidade da doença antes da gravidez. Isso pode ser relacionado aos achados de que muitas mulheres com hipertensão grave têm doença renal, seja como causa ou efeito (Cunningham, 1990; Morgan, 2016a). Conclui-se que as mulheres cuja hipertensão é grave o suficiente para exigir terapia anti-hipertensiva têm um risco excessivamente alto de pré-eclâmpsia sobreposta.

Sibai e colaboradores (1986) descreveram os resultados de 44 gestações em mulheres cuja pressão arterial entre 6 e 11 semanas de gestação era ≥ 170/110 mmHg. Todas receberam tratamento oral com α-metildopa e hidralazina para manter as pressões < 160/110 mmHg. Entre 44 gestações, a pré-eclâmpsia sobreposta se desenvolveu em metade, e todos os desfechos perinatais adversos foram nesse grupo. Além disso, todos os recém-nascidos de mulheres do grupo sobreposto tiveram parto pré-termo, quase 80% também tiveram restrição do crescimento e 48% sofreram morte perinatal. Por outro lado, as mulheres com hipertensão crônica grave que não desenvolveram pré-eclâmpsia sobreposta tiveram resultados razoavelmente bons. Não houve mortes perinatais, e apenas 5% dos fetos tiveram restrição de crescimento. Webster e colaboradores (2017) descobriram que o labetalol e o nifedipino são igualmente eficazes para a hipertensão crônica em mulheres grávidas.

Morgan e colaboradores (2016a) relataram 447 mulheres cuja hipertensão crônica exigia tratamento com início antes de 20 semanas. Mais da metade dessas mulheres desenvolveu pré-eclâmpsia sobreposta grave. A taxa de pré-eclâmpsia foi de 53% para aquelas cuja excreção de proteínas em 24 horas era < 300 mg. Mas, entre aquelas com proteinúria basal antecedente > 300 mg/dia, 79% desenvolveram pré-eclâmpsia grave.

Hipertensão leve ou moderada

O tratamento anti-hipertensivo pré-gestacional contínuo durante a gravidez é discutível para aquelas com hipertensão leve ou moderada. Embora a redução da pressão arterial certamente beneficie a mãe em longo prazo, pelo menos teoricamente pode reduzir a perfusão uteroplacentária. Em relatórios observacionais mais antigos, a maioria dos resultados da gravidez em mulheres com hipertensão leve a moderada geralmente eram bons sem tratamento, a menos que pré-eclâmpsia sobreposta se desenvolvesse (Chesley, 1978; Umans, 2015).

Estão surgindo novos dados que abordam possíveis efeitos salutares nos resultados da gravidez simplesmente com a diminuição da pressão arterial. Os estudos anteriores eram relativamente pequenos e tinham critérios de inclusão e resultado amplamente variáveis. Em uma revisão da Cochrane de 49 desses estudos que incluíram um total de 4.723 mulheres com hipertensão leve a moderada, Abalos e colaboradores (2014) confirmaram que o risco de hipertensão grave subsequente foi reduzido com a terapia. Em comparação com as mulheres não tratadas, as frequências de pré-eclâmpsia sobreposta, eclâmpsia, descolamento prematuro da placenta, parto pré-termo, restrição de crescimento fetal e mortalidade perinatal ou materna

TABELA 50-4 Resultados gestacionais selecionados em mulheres com hipertensão crônica tratadas durante a gravidez com e sem proteinúria basal[a]

Resultado	Proteinúria basal[a]	Sem proteinúria	Valor p
Pré-eclâmpsia sobreposta	79%	49%	< 0,001
DPP	0	1%	0,45
IGE no parto (média)[b]	35,1 ± 4,3 semanas	37,2 ± 3,3 semanas	< 0,001
≤ 30 semanas	18%	6%	0,001
≤ 34 semanas	34%	17%	0,005
≤ 37 semanas	48%	26%	0,002
Peso ao nascimento (média)[b]	2.379 ± 1.028 g	2.814 ± 807 g	< 0,001
≤ 3º percentil	20%	9%	0,01
≤ 10º percentil	41%	22%	< 0,001
Mortalidade perinatal	36/1.000	31/1.000	0,47

[a]Definida como ≥ 300 mg/dia de excreção de proteína antes de 20 semanas de gestação.
[b]Média ± desvios-padrão.
DPP, descolamento prematuro da placenta; IGE, idade gestacional estimada.
Dados de Morgan, 2016b.

não diferiram. Essa última revisão da Cochrane levantou preocupações sobre a restrição do crescimento fetal com fármacos β-bloqueadores, principalmente o atenolol. Contudo, isso não foi resolvido, porque a diminuição da perfusão placentária secundária à pressão arterial materna diminuída é confundida pelo fato de que a piora da pressão arterial está, por si só, associada ao crescimento fetal anormal. Alguns também propõem que os fármacos têm uma ação fetal direta (Umans, 2015). Em dois dos maiores ensaios randomizados, contudo, a incidência de restrição de crescimento não foi alterada nas mulheres randomicamente designadas ao tratamento (Gruppo di Studio Ipertensione in Gravidanza, 1998; Sibai, 1990a).

As observações de Morgan e colaboradores (2016a) apoiam os resultados da revisão da Cochrane por Abalos. Especificamente, eles relataram que, apesar da terapia para hipertensão crônica, houve pré-eclâmpsia sobreposta frequente, restrição de crescimento fetal, parto pré-termo e mortalidade perinatal. Além disso, e como mostrado na Tabela 50-4, mulheres com proteinúria basal > 300 mg/dia tiveram resultados obstétricos ainda piores.

Controle rigoroso

Durante a última década, o conceito de *controle rigoroso* da pressão arterial foi adotado como uma maneira de otimizar os desfechos materno e perinatal. Esse controle é análogo ao controle glicêmico para o manejo da gestante diabética. O estudo observacional de Ankumah (2014), mencionado anteriormente, favorece um controle mais rigoroso da pressão arterial. Esses pesquisadores mostraram que o risco de resultados adversos na gravidez em 759 mulheres com hipertensão crônica era menor quando a pressão arterial antes de 20 semanas era < 140 mmHg em comparação com categorias de pressão mais alta e aumento da pressão arterial. Infelizmente, isso não se sustentou quando o controle menos rigoroso foi comparado com o controle rigoroso. Especificamente, Magee e colaboradores (2015) randomizaram 987 mulheres com hipertensão crônica ou hipertensão gestacional para qualquer um desses dois esquemas de manejo. Exceto por uma menor taxa de hipertensão grave no grupo rigorosamente controlado, eles não encontraram diferenças significativas entre os outros resultados adversos na gravidez desses dois grupos (Tab. 50-5). O controle rigoroso também não foi mais caro (Ahmed, 2016). Esses e outros achados semelhantes levaram um ensaio controlado randomizado em andamento, o Project CHAP (ClinicalTrials.gov, 2016), para responder a essa pergunta.

Recomendações para o tratamento

Até que haja dados para confirmar quaisquer efeitos salutares do tratamento da hipertensão crônica leve a moderada não complicada na gravidez, parece razoável seguir as diretrizes do American College of Obstetricians and Gynecologists (2013) e da Society for Maternal-Fetal Medicine (2015). Mulheres grávidas com *hipertensão grave* devem ser tratadas para neuro/cardio/renoproteção materna. O tratamento também é obrigatório para mulheres com resultados adversos anteriores, como AVC, IM e evidência de disfunção cardíaca ou renal. No caso de disfunção

TABELA 50-5 Resultados maternos e perinatais selecionados em gestantes com hipertensão crônica de acordo com o controle rigoroso *versus* menos rigoroso

Resultado	Controle menos rigoroso (n = 493)	Controle rigoroso (n = 488)
Materno		
DPP	2,2%	2,3%
Hipertensão grave[a]	41%	28%
Pré-eclâmpsia	49%	46%
Síndrome HELLP	1,8%	0,4%
Perinatal		
Mortes	28/1.000	23/1.000
< 10º percentil	16%	20%
< 3º percentil	4,7%	5,3%
Problema respiratório	17%	14%

[a]$p < 0,001$; todas as outras comparações, $p > 0,05$.
DPP, descolamento prematuro da placenta; HELLP, hemólise, níveis elevados de enzimas hepáticas, contagem baixa de plaquetas.
Dados de Magee, 2015.

de órgão-alvo, o tratamento para o nível de pressão diastólica ≤ 90 mmHg é razoável para mitigar mais danos aos órgãos.

Para a maioria das mulheres com hipertensão leve a moderada, o College recomenda que o tratamento seja suspenso enquanto a pressão arterial sistólica for < 160 mmHg e a pressão arterial diastólica for < 105 mmHg. Alguns acham razoável iniciar o tratamento anti-hipertensivo em mulheres grávidas saudáveis, com pressões sistólicas persistentes > 150 mmHg ou pressões diastólicas de 95 a 100 mmHg ou mais (August, 2015; Working Group Report, 2000). No Parkland Hospital, iniciamos o tratamento com agentes anti-hipertensivos para pressões arteriais de 150/100 mmHg ou superiores. Nossos esquemas preferidos incluem monoterapia com um fármaco β-bloqueador, como o labetalol, ou um agente bloqueador do canal de cálcio, como o anlodipino. Para as mulheres na primeira metade da gravidez, a terapia com um diurético tiazídico parece razoável, especialmente em mulheres negras, nas quais existe uma alta prevalência de hipertensão crônica sensível ao sal.

É controverso se as mulheres que se apresentam no início da gravidez e que já estão tomando medicamentos anti-hipertensivos devem continuar a tomá-los (Rezk, 2016). De acordo com o American College of Obstetricians and Gynecologists (2013) e a Society for Maternal-Fetal Medicine (2015), para mulheres com hipertensão leve a moderada, *é razoável* interromper os medicamentos durante o primeiro trimestre e reiniciá-los se a pressão arterial se aproximar da faixa grave. Nossa prática no Parkland Hospital é continuar o tratamento se a mulher já estiver tomando medicamentos quando se apresentar no pré-natal. As exceções são a descontinuação de inibidores da enzima conversora da angiotensina e bloqueadores do receptor de angiotensina.

Algumas mulheres desenvolverão hipertensão persistentemente problemática apesar da terapia normal (Samuel, 2011; Sibai, 1990a). Nessas mulheres, a atenção primária é dada para a probabilidade de hipertensão agravada pela gravidez, com ou sem pré-eclâmpsia sobreposta. Outras possibilidades incluem determinações imprecisas da pressão arterial, tratamento subótimo e substâncias antagonizantes, como ingestão crônica de anti-inflamatórios não esteroides (AINEs) (Moser, 2006; Sowers, 2005).

■ Hipertensão agravada pela gravidez ou pré-eclâmpsia sobreposta

Como discutido, a frequência de pré-eclâmpsia sobreposta para mulheres com hipertensão crônica varia dependendo da população do estudo e da gravidade da hipertensão (Ankumah, 2014). É importante ressaltar que, em 40 a 50% das mulheres com hipertensão crônica, a pré-eclâmpsia sobreposta se desenvolve antes de 37 semanas (Chappell, 2008; Harper, 2016). Essa proporção é ainda maior em mulheres que precisam de tratamento para hipertensão durante a gravidez (Morgan, 2016a).

O diagnóstico pode ser difícil, especialmente em mulheres com hipertensão que têm doença renal subjacente com proteinúria crônica (Cunningham, 1990; Morgan, 2016b). Conforme discutido no Capítulo 40 (p. 712), as condições que apoiam o diagnóstico da pré-eclâmpsia sobreposta incluem piora da hipertensão, proteinúria de início recente, sintomas neurológicos, como cefaleias intensas e distúrbios visuais, edema generalizado, oligúria e, certamente, convulsões ou edema pulmonar. Fazer o diagnóstico com base no agravamento da proteinúria em mulheres com proteinúria basal é problemático. As anormalidades laboratoriais de suporte são aumento dos níveis séricos de creatinina ou transaminase hepática, trombocitopenia ou qualquer uma das facetas da síndrome HELLP (hemólise, níveis elevados de enzimas hepáticas [*elevated liver enzymes*], baixa contagem de plaquetas [*low platelets*]). Para mulheres com hipertensão crônica e pré-eclâmpsia sobreposta com aspectos graves, o sulfato de magnésio para neuroprofilaxia materna é recomendado (American College of Obstetricians and Gynecologists, 2013). A hipertensão grave é tratada como descrito no Capítulo 40 (p. 738).

Algumas gestantes com hipertensão crônica têm piora sem nenhum outro achado de pré-eclâmpsia sobreposta. Isso é encontrado com mais frequência no final do segundo trimestre. Na ausência de outros critérios que sustentam a pré-eclâmpsia sobreposta, isso provavelmente representa a extremidade mais alta da curva de pressão arterial normal mostrada na Figura 50-1. Nessas mulheres, se a pré-eclâmpsia puder ser excluída com segurança, é razoável iniciar ou aumentar a dose da terapia anti-hipertensiva.

■ Avaliação fetal

As mulheres com hipertensão arterial crônica bem controlada que não têm fatores agravantes podem, em geral, ter um bom resultado de gravidez. Como mesmo aquelas com hipertensão leve têm maior risco de pré-eclâmpsia sobreposta e restrição de crescimento fetal, a avaliação anteparto seriada do bem-estar fetal é recomendada por muitos autores. No entanto, de acordo com o American College of Obstetricians and Gynecologists (2013), com exceção do monitoramento ultrassonográfico do crescimento fetal, descrito no Capítulo 44 (p. 852), nenhum dado conclusivo trata dos benefícios ou danos associados às várias estratégias de vigilância pré-parto.

■ Manejo expectante da pré-eclâmpsia de início precoce

Como muitas mulheres com hipertensão crônica desenvolvem pré-eclâmpsia sobreposta antes do termo, considerações para o tratamento expectante podem ser razoáveis em alguns casos. Em um estudo de Magee-Women's Hospital, 41 mulheres cuidadosamente selecionadas, com idade gestacional média de 31,6 semanas, foram manejadas de modo expectante (Samuel, 2011). Apesar dos critérios liberais de manejo do parto, 17% desenvolveram descolamento prematuro da placenta ou edema pulmonar. O período de latência foi estendido por uma média de 9,7 dias. Não houve mortes perinatais; no entanto os desfechos de saúde foram semelhantes. Esses pesquisadores recomendam ensaios randomizados para estudar o manejo expectante antes que ele se torne usual.

■ Parto

Para mulheres cronicamente hipertensas que têm complicações como restrição de crescimento fetal ou pré-eclâmpsia sobreposta, a decisão de dar à luz é feita pelo julgamento clínico. A via do parto é ditada por fatores obstétricos. Certamente, para maioria das mulheres com pré-eclâmpsia sobreposta grave, o parto é vantajoso mesmo quando o feto é muito prematuro. Há aumento do risco de descolamento prematuro da placenta, hemorragia cerebral e insuficiência cardíaca periparto após atrasos no parto (Cunningham, 1986, 2005; Martin, 2005).

Para mulheres com hipertensão crônica sem pré-eclâmpsia, o manejo expectante em idades gestacionais mais avançadas foi relatado recentemente por Harper e colaboradores (2016). Eles concluíram que o manejo expectante além das 39 semanas de gestação estava associado a uma incidência crescente de pré-eclâmpsia grave, e que o parto planejado antes de 37 semanas estava associado a um aumento nas taxas de resultados neonatais adversos.

Para mulheres com hipertensão crônica leve a moderada que continuam a ter uma gravidez descomplicada, o American College of Obstetricians and Gynecologists (2013) recomenda que o parto não seja realizado até $38^{0/7}$ semanas. Os achados do comitê de consenso feitos por Spong e colaboradores (2011) recomendam consideração para parto em 38 a 39 semanas, isto é, em 37 semanas completas ou mais. Uma tentativa de indução de trabalho de parto é preferível, e muitas dessas mulheres respondem favoravelmente e darão à luz por via vaginal (Alexander, 1999; Atkinson, 1995).

■ Considerações intraparto

Para mulheres com pré-eclâmpsia grave, o manejo periparto é o mesmo descrito no Capítulo 40 (p. 729). A analgesia peridural para trabalho de parto e parto é ideal com a advertência de que ela não seja dada para tratar da hipertensão (Lucas, 2001). As mulheres com pré-eclâmpsia sobreposta grave são mais sensíveis a efeitos hipotensos agudos da analgesia peridural (Vricella, 2012). Também nesse grupo, a neuroprofilaxia com sulfato de magnésio é iniciada para prevenção da eclâmpsia. A hipertensão grave – pressão arterial diastólica ≥ 110 mmHg ou pressão sistólica ≥ 160 mmHg – é tratada com hidralazina intravenosa ou labetalol. Alguns preferem tratar as mulheres quando a pressão diastólica atinge 100 a 105 mmHg. Vigil-De Gracia e colaboradores (2006) designaram randomicamente 200 mulheres para hidralazina ou labetalol intravenoso para reduzir de forma aguda a pressão arterial alta grave na gravidez. Os resultados foram semelhantes exceto para significativamente mais palpitações e taquicardia maternas com hidralazina e significativamente mais hipotensão e bradicardia neonatal com labetalol.

■ Cuidados pós-parto

Em muitas circunstâncias, a observação, a prevenção e o manejo pós-parto de complicações adversas são similares em mulheres com hipertensão arterial crônica grave e naquelas com pré-eclâmpsia grave/eclâmpsia. Para a hipertensão grave persistente, considera-se que talvez o feocromocitoma ou a doença de Cushing podem ser a causa (Sibai, 2012). E, em mulheres com danos crônicos em órgãos-alvo, certas complicações são mais comuns. Entre essas complicações estão edema cerebral ou pulmonar, insuficiência cardíaca, disfunção renal ou hemorragia cerebral, em especial dentro das primeiras 48 horas após o parto (Martin, 2005; Sibai, 1990b, 2012). Elas são frequentemente precedidas por elevações repentinas – "picos" – da pressão arterial média e do componente sistólico (Cunningham, 2000, 2005).

Após o parto, à medida que a resistência periférica materna aumenta, a carga de trabalho do ventrículo esquerdo também aumenta. Essa elevação é mais agravada pelas quantidades apreciáveis e patológicas de líquido intersticial que são mobilizadas para serem excretadas à medida que o dano endotelial proveniente da pré-eclâmpsia é resolvido. Nessas mulheres, a hipertensão súbita, moderada ou grave, pode exacerbar a disfunção diastólica, causar disfunção sistólica e levar a edema pulmonar (Cunningham, 1986; Gandhi, 2001). O controle imediato da hipertensão, junto com terapia com diuréticos, em geral resolve rapidamente o edema pulmonar.

O esquema anti-hipertensivo administrado antes do parto pode ser reiniciado no puerpério. Também é possível em muitas mulheres prevenir a hipertensão pós-parto administrando-se furosemida por via intravenosa ou oral para aumentar a diurese pós-parto normal. Em um estudo, a furosemida oral, 20 mg, administrada diariamente por 5 dias às mulheres no pós-parto com pré-eclâmpsia grave, auxiliou no controle da pressão arterial (Ascarelli, 2005). Pesagens diárias são úteis para isso. Em média, uma mulher deve pesar 6,8 kg a menos imediatamente após o parto. O líquido extracelular excessivo pode então ser estimado. Outros estudos estão em andamento para determinar aspectos do controle da pressão arterial pós-parto (Cursino, 2015).

Algumas evidências sustentam que a ingestão *crônica* de AINEs no puerpério aumenta a pressão arterial em mulheres com pré-eclâmpsia grave (Vigil-De Gracia, 2017). Isso pode não ser problemático se esses medicamentos forem administrados apenas quando necessário (Wasden, 2014).

As mulheres com hipertensão crônica têm consideração especial nas escolhas contraceptivas e de esterilização. Esse assunto é abordado em detalhes nos Capítulos 38 e 39.

■ Prognóstico em longo prazo

Por fim, as mulheres com hipertensão crônica têm alto risco de complicações cardiovasculares durante a vida, principalmente quando acompanhada de diabetes, obesidade e síndrome metabólica. Evidências recentes também sugerem que essas mulheres correm maior risco de desenvolver miocardiopatia no futuro (Behrens, 2016).

REFERÊNCIAS

Abalos E, Duley L, Steyn DW, et al: Antihypertensive drug therapy for mild to moderate hypertension during pregnancy. Cochrane Database Syst Rev 2:CD002252, 2014

Ahmad AS, Samuelsen SO: Hypertensive disorders in pregnancy and fetal death at different gestational lengths: a population study of 2 121 371 pregnancies. BJOG 119(12):1521, 2012

Ahmed RJ, Gafni A, Hutton EK, et al: The cost implications of less tight versus tight control of hypertension in pregnancy (CHIPS Trial). Hypertension 68(4):1049, 2016

Alexander JM, Bloom SL, McIntire DD, et al: Severe preeclampsia and the very low birth weight infant: is induction of labor harmful? Obstet Gynecol 93:485, 1999

Ambia AM, Morgan JL, Wilson KL, et al: Frequency and consequences of ventricular hypertrophy in pregnant women with treated chronic hypertension. Am J Obstet Gynecol 217:467.e1, 2017

American College of Obstetricians and Gynecologists: Chronic hypertension in pregnancy and superimposed preeclampsia. In: Hypertension in Pregnancy. Report of the American College of Obstetricians and Gynecologists' Task Force on Hypertension in Pregnancy. 2013

American College of Obstetricians and Gynecologists: Hypertension. In Clinical Updates in Women's Health Care, Volume XV, No. I, January 2016a

American College of Obstetricians and Gynecologists: Practice advisory on low-dose aspirin and prevention of preeclampsia: updated recommendations. 2016b. Available at: http://www.acog.org/About-ACOG/News-Room/Practice-Advisories/Practice-Advisory-Low-Dose-Aspirin-and-Prevention-of-Preeclampsia-Updated-Recommendations. Accessed January 5, 2017

Ankumah NA, Cantu J, Jauk V, et al: Risk of adverse pregnancy outcomes in women with mild chronic hypertension before 20 weeks of gestation. Obstet Gynecol 123(5):966, 2014

Anton L, Olarerin-George AO, Schwartz N, et al: miR-210 inhibits trophoblast invasion and is a serum biomarker for preeclampsia. Am J Pathol 183(5):1437, 2013

Ascarelli MH, Johnson V, McCreary H, et al: Postpartum preeclampsia management with furosemide: a randomized clinical trial. Obstet Gynecol 105(1):29, 2005

Askie LM, Duley L, Henderson-Smart DJ, et al: Antiplatelet agents for prevention of pre-eclampsia: a meta-analysis of individual patient data. Lancet 369(9575):1791, 2007

Atkinson MW, Guinn D, Owen J, et al: Does magnesium sulfate affect the length of labor induction in women with pregnancy-associated hypertension? Am J Obstet Gynecol 173(4):1219, 1995

August P, Jeyabalan A, Roberts JM: Chronic hypertension and pregnancy. In: Taylor RN, Roberts JM, Cunningham FG, et al (eds): Chesley's Hypertensive Disorders in Pregnancy. Amsterdam, Academic Press, 2015

Bánhidy F, Ács N, Puhó EH, et al: Chronic hypertension with related drug treatment of pregnant women and congenital abnormalities in their offspring: a population-based study. Hypertens Res 34(2):257, 2011

Bateman BT, Bansil P, Hernandez-Diaz S, et al: Prevalence, trends, and outcomes of chronic hypertension: a nationwide sample of delivery admissions. Am J Obstet Gynecol 206(2):134.e1, 2012

Bateman BT, Huybrechts KF, Fischer MA, et al: Chronic hypertension in pregnancy and the risk of congenital malformations: a cohort study. Am J Obstet Gynecol 212:337.e1, 2015

Behrens I, Basit S, Lykke JA, et al: Association between hypertensive disorders of pregnancy and later risk of cardiomyopathy. JAMA 315(10):1026, 2016

Beyer KH: Chlorothiazide. J Clin Pharmacol 13:15, 1982

Bramham K, Hladunewich MA, Jim B, et al: Pregnancy and kidney disease. NephSAP Nephrology Assessment Program 15(1):1, 2016

Briggs GG, Freeman RK: Drugs in Pregnancy and Lactation, 10th ed. Philadelphia, Lippincott Williams & Wilkins, 2015

Broekhuijsen K, Langeveld J, van den Berg P, et al: Maternal and neonatal outcomes in pregnancy in women with chronic hypertension. Am J Obstet Gynecol 206:S344, 2012

Brown M, McHugh L, Mangos G, et al: Automated self-initiated blood pressure or 24-hour ambulatory blood pressure monitoring in pregnancy? BJOG 111:38, 2004

Caritis S, Sibai B, Hauth J, et al: Low-dose aspirin to prevent preeclampsia in women at high risk. N Engl J Med 338(11):701, 1998

Centers for Disease Control and Prevention: Vital signs: prevalence, treatment, and control of hypertension—United States, 1999–2002 and 2005–2008. MMWR 60(4):1, 2011

Chappell LC, Enye S, Seed P, et al: Adverse perinatal outcomes and risk factors for preeclampsia in women with chronic hypertension: a prospective study. Hypertension 51(4):1002, 2008

Chesley LC: Superimposed preeclampsia or eclampsia. In Chesley LC (ed): Hypertensive Disorders in Pregnancy. New York, Appleton-Century-Crofts, 1978

Churchill D, Beevers GD, Meher S, et al: Diuretics for preventing pre-eclampsia. Cochrane Database Syst Rev 1:CD004451, 2007

Clark SL, Hankins GD: Preventing maternal death. 10 clinical diamonds. Obstet Gynecol 119(2):360, 2012

ClinicalTrials.gov: Chronic Hypertension and Pregnancy (CHAP) Project. 2016. Available at: https://clinicaltrials.gov/ct2/show/NCT02299414. Accessed January 5, 2017

Conde-Agudelo A, Romero R, Roberts JM: Tests to predict preeclampsia. In Taylor RN, Roberts JM, Cunningham FG, et al (eds): Chesley's Hypertensive Disorders in Pregnancy, 4th ed. Amsterdam, Academic Press, 2015

Costa RA, Hoshida MS, Alves EA, et al: Preeclampsia and superimposed preeclampsia: the same disease? The role of angiogenic biomarkers. Hypertens Pregnancy 35(2): 139, 2016

Cowley AW Jr: The genetic dissection of essential hypertension. Nat Rev Genet 7:829, 2006

Creanga AA, Berg CJ, Syverson C, et al: Pregnancy-related mortality in the United States, 2006–2010. Obstet Gynecol 125(1):5, 2015

Cruz MO, Gao W, Hibbard JU: Obstetrical and perinatal outcomes among women with gestational hypertension, mild preeclampsia, and mild chronic hypertension. Am J Obstet Gynecol 205:260.e1, 2011

Cunningham FG: Severe preeclampsia and eclampsia: systolic hypertension is also important. Obstet Gynecol 105:237, 2005

Cunningham FG, Cox SM, Harstad TW, et al: Chronic renal disease and pregnancy outcome. Am J Obstet Gynecol 163:453, 1990

Cunningham FG, Pritchard JA, Hankins GD, et al: Idiopathic cardiomyopathy or compounding cardiovascular events? Obstet Gynecol 67:157, 1986

Cunningham FG, Twickler D: Cerebral edema complicating eclampsia. Am J Obstet Gynecol 182(1):94, 2000

Cursino T, Katz L, Coutinho I, et al: Diuretics vs. placebo for postpartum blood pressure control in preeclampsia (DIUPRE): a randomized clinical trial. Reprod Health 12:66, 2015

Czeizel AE, Bánhidy F: Chronic hypertension in pregnancy. Curr Opin Obstet Gynecol 23(2):76, 2011

Di Lorenzo G, Ceccarello M, Cecotti V, et al: First trimester maternal serum PIGF, free b-hCG, PAPP-A, PP-13, uterine artery Doppler and maternal history for the prediction of preeclampsia. Placenta 33(6):495, 2012

Duley L, Henderson-Smart DJ, Meher S, et al: Antiplatelet agents for preventing pre-eclampsia and its complications. Cochrane Database Syst Rev 2:CD004659, 2007

Eckel RH, Jakicic JM, Ard JD, et al: 2013 AHA/ACC guidelines on lifestyle management to reduce cardiovascular risk: a report of the American College of Cardiology/American Heart Association Task Force on Practice Guidelines. Circulation 129(25 Suppl 2):S76, 2013

Forouzanfar MH, Liu P, Roth GA, et al: Global burden of hypertension and systolic blood pressure of at least 110 to 115 mm Hg, 1990–2015. JAMA 317:165, 2017

Gainer J, Alexander J, McIntire D, et al: Maternal echocardiogram findings in pregnant patients with chronic hypertension. Presented at the 25th Annual Meeting of the Society for Maternal-Fetal Medicine, Reno, February 7–12, 2005

Gandhi SK, Powers JC, Nomeir A, et al: The pathogenesis of acute pulmonary edema associated with hypertension. N Engl J Med 344(1):17, 2001

Gilbert WM, Young AL, Danielsen B: Pregnancy-outcomes in women with chronic hypertension: a population-based study. J Reprod Med 52(11): 1046, 2007

Gonzalez-Gonzalez NL, Ramirez O, Mozas J, et al: Factors influencing pregnancy outcomes in women with type 2 versus type 1 diabetes mellitus. Acta Obstet Gynecol Scand 87(1):43, 2008

Gruppo di Studio Ipertensione in Gravidanza: Nifedipine versus expectant management in mild to moderate hypertension in pregnancy. BJOG 105(7): 718, 1998

Harper LM, Biggio JR, Anderson S, et al: Gestational age of delivery in pregnancies complicated by chronic hypertension. Obstet Gynecol 127(6):1101, 2016

Henderson JT, Whitlock EP, O'Connor E, et al: Low-dose aspirin for prevention of morbidity and mortality from preeclampsia: a systematic evidence review for the U.S. Preventive Services Task Force. Ann Intern Med 160(10): 695, 2014

Hibbard JU, Korcarz CE, Nendaz GG, et al: The arterial system in pre-eclampsia and chronic hypertension with superimposed pre-eclampsia. BJOG 112(7):897, 2005

Hibbard JU, Shroff SG, Cunningham FG: Cardiovascular alterations in pregnancy and preeclamptic pregnancy. In Taylor RN, Roberts JM, Cunningham FG, et al (eds): Chesley's Hypertensive Disorders in Pregnancy. Amsterdam, Academic Press, 2015

Hladunewich MA, Schaefer F: Proteinuria in special populations: pregnant women and children. Adv Chronic Kidney Dis 18(4):267, 2011

James PA, Oparil S, Carter BL, et al: 2014 evidence-based guidelines for the management of high blood pressure in adults. Report from the panel members appointed to the Eighth Joint National Committee (JNC 8). JAMA 311(5):507, 2014

Jeyabalan A, Hubel CA, Roberts JM: Metabolic syndrome and preeclampsia. In Taylor RN, Roberts JM, Cunningham FG, et al (eds): Chesley's Hypertensive Disorders in Pregnancy, 4th ed. Amsterdam, Academic Press, 2015

Kim MJ, Seo J, Cho KI, et al: Echocardiographic assessment of structural and hemodynamic changes in hypertension-related pregnancy. J Cardiovasc Ultrasound 24:28, 2016a

Kim SA, Park JB: OS 23–03 Midtrimester risk prediction of superimposed pre-eclampsia in pregnant women with chronic hypertension. J Hypertens 34 Suppl 1:e241, 2016b

Kotchen TA: Hypertensive vascular disease: In Kasper DL, Fauci AS, Hauser SL, et al (eds): Harrison's Principles of Internal Medicine, 19th ed. New York, McGraw-Hill Education, 2015

Kuper SG, Tita AT, Youngstrom ML, et al: Baseline renal function tests and adverse outcomes in pregnant patients with chronic hypertension. Obstet Gynecol 128:93, 2016

Leon MG, Moussa HN, Longo M, et al: Rate of gestational diabetes mellitus and pregnancy outcomes in patients with chronic hypertension. Am J Perinatol 33(8):745, 2016

Levine RJ, Hauth JC, Curet LB, et al: Trial of calcium to prevent preeclampsia. N Engl J Med 337(2):69, 1997

Lindheimer MD, Taylor RN, Roberts JM et al: Introduction, history, controversies, and definitions. In Taylor RN, Roberts JM, Cunningham FG, et al (eds): Chesley's Hypertensive Disorders in Pregnancy, 4th ed. Amsterdam, Academic Press, 2015

Lucas MJ, Sharma SK, McIntire DD, et al: A randomized trial of labor analgesia in women with pregnancy-induced hypertension. Am J Obstet Gynecol 185(4):970, 2001

Magee LA, von Dadelszen P, Rey E, et al: Less-tight versus tight control of hypertension in pregnancy. N Engl J Med 372(5):407, 2015

Martin JN Jr, Thigpen BD, Moore RC, et al: Stroke and severe preeclampsia and eclampsia: a paradigm shift focusing on systolic blood pressure. Obstet Gynecol 105(2):246, 2005

Meads CA, Cnossen JS, Meher S, et al: Methods of prediction and prevention of pre-eclampsia: systematic reviews of accuracy and effectiveness literature with economic modelling. Health Technol Assess 12(6):1, 2008

Mol BW, Roberts CT, Thangaratinam S, et al: Pre-eclampsia. Lancet 387(10022):999, 2016

Moodley J: Maternal deaths due to hypertensive disorders in pregnancy: Saving Mothers report 2002–2004. Cardiovasc J Afr 18:358, 2007

Moore GS, Allshouse AA, Post AL. et al: Early initiation of low-dose aspirin for reduction in preeclampsia risk in high-risk women: a secondary analysis of the MFMU high-risk aspirin study. J Perinatol 35(5):328, 2015

Morgan JL, Nelson DB, Roberts SW, et al: Blood pressure profiles across pregnancy in women with chronic hypertension. Am J Perinatol 33(12):1128, 2016a

Morgan JL, Nelson DB, Roberts SW, et al: The association of baseline proteinuria and adverse pregnancy outcomes in pregnant women with treated chronic hypertension. Obstet Gynecol 128:270, 2016b

Moser M, Setaro JF: Resistant or difficult-to-control hypertension. N Engl J Med 355:385, 2006

Moussa HN, Leon MG, Marti A, et al: Pregnancy outcomes in women with preeclampsia superimposed on chronic hypertension with and without severe features. Am J Perinatol 34(4):403, 2017

Nilsen RM, Vollset SE, Rasmussen SA, et al: Folic acid and multivitamin supplement use and risk of placental abruption: a population-based registry study. Am J Epidemiol 167(7):867, 2008

Odibo I, Zilberman D, Apuzzio J, et al: Utility of posterior and septal wall thickness in predicting adverse pregnancy outcomes in patients with chronic hypertension. Abstract No. 624, Am J Obstet Gynecol 208:S265, 2013

Orbach H, Matok I, Gorodischer R, et al: Hypertension and antihypertensive drugs in pregnancy and perinatal outcomes. Am J Obstet Gynecol 208(4):301.e1, 2013

Physicians' Desk Reference, 70th ed. Chestertown, PDR Network, 2016

Podymow T, August P: Antihypertensive drugs in pregnancy. Semin Nephrol 31(1):70, 2011

Poon LC, Wright D, Rolnik DL, et al: Aspirin for evidence-based preeclampsia prevention trial: effect of aspirin in prevention of preterm preeclampsia in subgroups of women according to their characteristics and medical and obstetrical history. Am J Obstet Gynecol August 4, 2017 [Epub ahead of print]

Rezk M, Eliakwa H, Gamal A, Emara M: Maternal and fetal morbidity following discontinuation of antihypertensive drugs in mild to moderate chronic hypertension: a 4-year observational study. Pregnancy Hypertens 6:291, 2016

Rosner JY, Gutierrez M, Dziadosz M, et al: Prehypertension in early pregnancy: what is the significance? Am J Perinatol 34(2):117, 2017

Samuel A, Lin C, Parviainen K, et al: Expectant management of preeclampsia superimposed on chronic hypertension. J Matern Fetal Neonatal Med 24(7):907, 2011

Sibai BM: Etiology and management of postpartum hypertension-preeclampsia. Am J Obstet Gynecol 206(6):470, 2012

Sibai BM, Anderson GD: Pregnancy outcome of intensive therapy in severe hypertension in first trimester. Obstet Gynecol 67(4):517, 1986

Sibai BM, Grossman RA, Grossman HG: Effects of diuretics on plasma volume in pregnancies with long-term hypertension. Am J Obstet Gynecol 150(7):831, 1984

Sibai BM, Koch MA, Freire S, et al: Serum inhibin A and angiogenic factor levels in pregnancies with previous preeclampsia and/or chronic hypertension: are they useful markers for prediction of subsequent preeclampsia? Am J Obstet Gynecol 199(3):268.e1, 2008

Sibai BM, Mabie WC, Shamsa F, et al: A comparison of no medication versus methyldopa or labetalol in chronic hypertension during pregnancy. Am J Obstet Gynecol 162(4):960, 1990a

Sibai BM, Villar MA, Mabie BC: Acute renal failure in hypertensive disorders of pregnancy. Pregnancy outcome and remote prognosis in thirty-one consecutive cases. Am J Obstet Gynecol 162(3):777, 1990b

Society for Maternal-Fetal Medicine: SMFM statement: benefit of antihypertensive therapy for mild-to-moderate chronic hypertension during pregnancy remains uncertain. Am J Obstet Gynecol 213(1):3, 2015

Sowers JR, White WB, Pitt B, et al: The effects of cyclooxygenase-2 inhibitors and nonsteroidal anti-inflammatory therapy on 24-hour blood pressure in patients with hypertension, osteoarthritis, and type 2 diabetes mellitus. Arch Intern Med 165(2):161, 2005

Spaan JJ, Sep SJ, van Balen VL, et al: Metabolic syndrome as a risk factor for hypertension after preeclampsia. Obstet Gynecol 120(2 Pt 1):311, 2012

Spinnato JA 2nd, Freire S, Pinto ESilva JL, et al: Antioxidant therapy to prevent preeclampsia: a randomized controlled trial. Obstet Gynecol 110(6):1311, 2007

Spong CY, Mercer BM, D'Alton M, et al: Timing of indicated late-preterm and early-term birth. Obstet Gynecol 118(2 Pt 1):323, 2011

SPRINT Research Group, Wright JT Jr, Williamson JD, et al: A randomized trial of intensive versus standard blood-pressure control. N Engl J Med 373(22):2103, 2015

Staessen JA, Den Hond E, Celis H, et al: Antihypertensive treatment based on blood pressure measurement at home or in the physician's office: a randomized controlled trial. JAMA 291(8):955, 2004

Staff CA, Sibai BM, Cunningham FG: Prevention of preeclampsia and eclampsia. In Taylor RN, Roberts JM, Cunningham FG, et al (eds): Chesley's Hypertensive Disorders in Pregnancy, 4th ed. Amsterdam, Academic Press, 2015

Su CY, Lin HC, Cheng HC, et al: Pregnancy outcomes of anti-hypertensives for women with chronic hypertension: a population-based study. PLoS One 8(2):e53844, 2013

Tihtonen K, Kööbi T, Huhtala H, et al: Hemodynamic adaptation during pregnancy in chronic hypertension. Hypertens Pregnancy 26(3):315, 2007

Umans JG, Abalos E, Cunningham FG: Antihypertensive treatment. In Taylor RN, Roberts JM, Cunningham FG, et al (eds): Chesley's Hypertensive Disorders in Pregnancy, 4th ed. Amsterdam, Academic Press, 2015

Van Gelder MM, Van Bennekom CM, Louik C, et al: Maternal hypertensive disorders, antihypertensive medication use, and the risk of birth defects: a case control-study. BJOG 122(7):1002, 2015

Vigil-De Gracia P, Lasso M, Montufar-Rueda C: Perinatal outcome in women with severe chronic hypertension during the second half of pregnancy. Int J Gynaecol Obstet 85(2):139, 2004

Vigil-De Gracia P, Lasso M, Ruiz E, et al: Severe hypertension in pregnancy: hydralazine or labetalol a randomized clinical trial. Eur J Obstet Gynecol Reprod Biol 128(1–2):157, 2006

Vigil-De Gracia P, Solis V, Ortega N: Ibuprofen versus acetaminophen as a post-partum analgesic for women with severe pre-eclampsia: randomized clinical study. J Matern Fetal Neonatal Med 30(11):1279, 2017

Vricella LK, Louis JM, Mercer BM, et al: Epidural-associated hypotension is more common among severely preeclamptic patients in labor. Am J Obstet Gynecol 207(4):335.e1, 2012

Ward K, Taylor RN: Genetic factors in the etiology of preeclampsia/eclampsia. In Taylor RN, Roberts JM, Cunningham FG, et al (eds): Chesley's Hypertensive Disorders in Pregnancy, 4th ed. Amsterdam, Academic Press, 2015

Wasden SW, Ragsdale ES, Chasen ST, et al: Impact of non-steroidal anti-inflammatory drugs on hypertensive disorders of pregnancy. Pregnancy Hypertens 4:259, 2014

Webster LM, Myers JE, Nelson-Piercy C, et al: Labetalol versus nifedipine as antihypertensive treatment for chronic hypertension in pregnancy: a randomized controlled trial. Hypertension 70:915, 2017

Weissman-Brenner A, Schoen R, Divon MY: Aortic dissection in pregnancy. Obstet Gynecol 103:1110, 2004

Working Group Report on High Blood Pressure in Pregnancy: Report of the National High Blood Pressure Education Program Working Group on High Blood Pressure in Pregnancy. Am J Obstet Gynecol 183:S1, 2000

Yanit KE, Snowden JM, Cheng YW, et al: The impact of chronic hypertension and pregestational diabetes on pregnancy outcomes. Am J Obstet Gynecol 207(4):333.e1, 2012

Zetterström K, Lindeberg SN, Haglund B, et al: Chronic hypertension as a risk factor for offspring to be born small for gestational age. Acta Obstet Gynecol Scand 85(9):1046, 2006

CAPÍTULO 51

Doenças pulmonares

ASMA 988
BRONQUITE AGUDA............................... 991
PNEUMONIA..................................... 992
TUBERCULOSE 995
SARCOIDOSE 997
FIBROSE CÍSTICA................................ 997
INTOXICAÇÃO POR MONÓXIDO DE CARBONO........... 999

> *Um pulmão parcialmente destruído ou inoperante pode ser suficiente para a respiração de um indivíduo normal, mas pode não conseguir responder às demandas adicionais da gravidez, principalmente nos últimos meses, quando o útero aumentado restringe a mobilidade do diafragma.*
> —J. Whitridge Williams (1903)

Como indicado acima por Williams, há muito se sabe que as mulheres na gestação avançada toleram mal as doenças pulmonares. No entanto, distúrbios pulmonares são frequentemente observados durante a gravidez. A asma crônica, ou uma exacerbação aguda, é a mais comum e afeta até 8% das gestantes. Além disso, a asma e a pneumonia adquirida na comunidade foram responsáveis por quase 10% das hospitalizações pré-parto não obstétricas em um plano de cuidados gerenciados (sistema *managed care*) (Gazmararian, 2002). A pneumonia também é uma complicação pós-parto frequente que requer reinternação (Belfort, 2010). Esses e outros distúrbios pulmonares são sobrepostos a várias importantes alterações da fisiologia ventilatória induzidas pela gestação. Por exemplo, mulheres grávidas, especialmente as quem estão no último trimestre, são suscetíveis a complicações de pneumonite aguda grave, como evidenciado pelo número discrepante de mortes maternas durante as pandemias de influenza.

As alterações importantes, e às vezes acentuadas, no sistema respiratório induzidas pela gravidez são encontradas no Capítulo 4 (p. 64), e os valores para os testes associados podem ser encontrados no Apêndice (p. 1260). Os volumes e as capacidades pulmonares que são mensurados diretamente para descrever a fisiopatologia pulmonar podem estar alterados de forma significativa. Consequentemente, há mudanças nas concentrações de gases e nos valores acidobásicos no sangue. Algumas das alterações fisiológicas induzidas pela gravidez foram recentemente resumidas por Wise e colaboradores (2006):

1. A *capacidade vital* e a *capacidade inspiratória* aumentam cerca de 20% no final da gravidez.
2. O *volume de reserva expiratório* diminui de 1.300 mL para cerca de 1.100 mL.
3. O *volume corrente* aumenta aproximadamente 40% como resultado do estímulo respiratório pela progesterona.
4. O *volume minuto* aumenta cerca de 30 a 40% por causa do volume corrente aumentado. Como resultado, a Po_2 arterial aumenta de 100 para 105 mmHg.
5. O aumento da demanda metabólica causa uma elevação de 30% na *produção de dióxido de carbono (CO_2)*. Porém, em virtude da sua capacidade de difusão e hiperventilação concomitantemente aumentadas, a Pco_2 arterial diminui de 40 para 32 mmHg.
6. O *volume residual* diminui cerca de 20% – de 1.500 mL para aproximadamente 1.200 mL.
7. A *complacência da parede torácica* é reduzida em um terço pelo útero em expansão e aumento da pressão intra-abdominal. Isso causa uma redução de 10 a 25% na *capacidade residual funcional* – a soma dos volumes de reserva expiratório residual.

Em um estudo de coorte longitudinal, Grindheim e colaboradores (2012) também mostraram que a capacidade vital forçada e o pico do fluxo expiratório aumentaram progressivamente durante a gravidez após 14 a 16 semanas de gestação. O resultado dessas alterações induzidas pela gravidez é uma ventilação consideravelmente aumentada devido à respiração mais profunda, porém não mais frequente. Presume-se que essas mudanças sejam induzidas por consumo de oxigênio basal, que aumenta de forma gradual em 20 a 40 mL/min na segunda metade da gravidez.

ASMA

A doença reativa das vias aéreas é frequentemente observada em mulheres jovens e, portanto, costuma complicar a gravidez. A predominância de asma cresceu em muitos países desde a metade da década de 1970, mas pode ter estabilizado nos Estados Unidos com uma prevalência em adultos de cerca de 10% (Barnes, 2015; Centers for Disease Control and Prevention, 2010c, 2013). A prevalência estimada de asma durante a gestação varia entre 4 e 8%, e ela parece estar aumentando (Kelly, 2015; Racusin, 2013). Por fim, há cada vez mais evidências de que as exposições ambientais fetais e neonatais podem contribuir para a origem ou mitigação da asma (Grant, 2016; Litonjua, 2016; Spiegel, 2016).

■ Fisiopatologia

A asma é uma doença inflamatória crônica das vias aéreas com um componente hereditário importante. O aumento da responsividade das vias aéreas e a inflamação subaguda persistente estão associados aos genes do polimorfismo nos cromossomos 5q que incluem agrupamentos de genes de citocinas, genes dos receptores β-adrenérgicos e de glicocorticoides e o gene do receptor de antígeno das células T (Barnes, 2015). A asma é etiológica e clinicamente heterogênea, e um *estimulante alérgico ambiental*, como influenza ou fumaça de cigarro, serve como promotor para indivíduos suscetíveis (Bel, 2013).

As características da asma são obstrução reversível das vias aéreas por contração do músculo liso brônquico, congestão vascular, muco viscoso e edema de mucosa. A inflamação da mucosa é caracterizada pela infiltração de eosinófilos, mastócitos e linfócitos T. Isso causa inflamação das vias aéreas e aumento da responsividade a vários estímulos que incluem substâncias irritantes, infecções virais, ácido acetilsalicílico, ar frio e exercícios. Vários mediadores inflamatórios produzidos por essas e outras células incluem histamina, leucotrienos, prostaglandinas, citocinas, IgE e muitas outras. É importante ressaltar que, como as prostaglandinas da série F e a ergometrina exacerbam a asma, esses fármacos comumente usados na obstetrícia devem ser evitados, se possível.

■ Evolução clínica

As alterações da função pulmonar são mais pronunciadas em asmáticas em comparação com mulheres saudáveis (Zairina, 2015). As manifestações da asma variam de leve respiração levemente ofegante à broncoconstrição grave, que obstrui as vias aéreas e diminui o fluxo aéreo. Isso reduz a razão volume expiratório forçado em 1 segundo/capacidade vital forçada (VEF_1/CVF) e o pico de fluxo expiratório (PFE). O esforço respiratório aumenta progressivamente e os pacientes se apresentam com rigidez torácica, respiração ofegante ou falta de ar. As alterações subsequentes na oxigenação refletem desequilíbrio de ventilação-perfusão, porque a distribuição do estreitamento das vias aéreas é irregular.

As várias manifestações de asma levaram a uma classificação simples que considera a gravidade, o início e a duração dos sintomas (Tab. 51-1). Com a piora ou a persistência da obstrução brônquica, os estágios clínicos avançam como mostrado na Figura 51-1. A hipoxia é inicialmente mitigada pela hiperventilação, que mantém a Po_2 arterial dentro da faixa normal, mas reduz a Pco_2, criando alcalose respiratória. À medida que o estreitamento das vias aéreas piora, os defeitos de ventilação-perfusão aumentam, resultando em hipoxemia arterial. Com obstrução grave, a ventilação torna-se prejudicada, porque a fadiga causa retenção precoce de CO_2. Devido à hiperventilação, isso pode ser visto inicialmente apenas como uma Pco_2 arterial retornando para a amplitude normal. Com obstrução contínua, a insuficiência respiratória resulta da fadiga.

Embora, em geral, essas alterações sejam reversíveis e bem toleradas pela mulher não grávida saudável, até mesmo estágios iniciais de asma podem ser perigosos para a gestante e seu feto. Isso porque a capacidade residual menor e o *shunt* pulmonar efetivo aumentado tornam a mulher mais suscetível a hipoxia e hipoxemia.

Efeitos da gravidez sobre a asma

A gravidez tem um efeito imprevisível sobre a asma subjacente. Na revisão de seis estudos prospectivos com mais de 2 mil gestantes, Gluck e Gluck (2006) relataram que em aproximadamente um terço dos casos a condição melhorou, em outro terço

TABELA 51-1 Classificação da gravidade da asma

		Gravidade		
			Persistente	
Componente	Intermitente	Leve	Moderada	Grave
Sintomas	≤ 2 dias/semana	> 2 dias/semana, não diariamente	Diariamente	Durante todo o dia
Despertar noturno	≤ 2×/mês	3-4×/mês	> 1×/semana, não todas as noites	Frequentemente 7×/semana
β-agonista de ação curta para sintomas	≤ 2 dias/semana	≥ 2 dias/semana, mas não > 1×/dia	Diariamente	Várias vezes por dia
Interferência nas atividades normais	Nenhuma	Limitação menor	Alguma limitação	Extremamente limitada
Função pulmonar	Normal entre exacerbações			
• VEF_1	> 80% previsto	≥ 80% previsto	60-80% previsto	< 60% previsto
• VEF_1/CVF	Normal	Normal	5% reduzido	> 5% reduzido

CVF, capacidade vital forçada; VEF_1, volume expiratório forçado em 1 segundo.
Dados de National Heart, Lung, and Blood Institute, 2007.

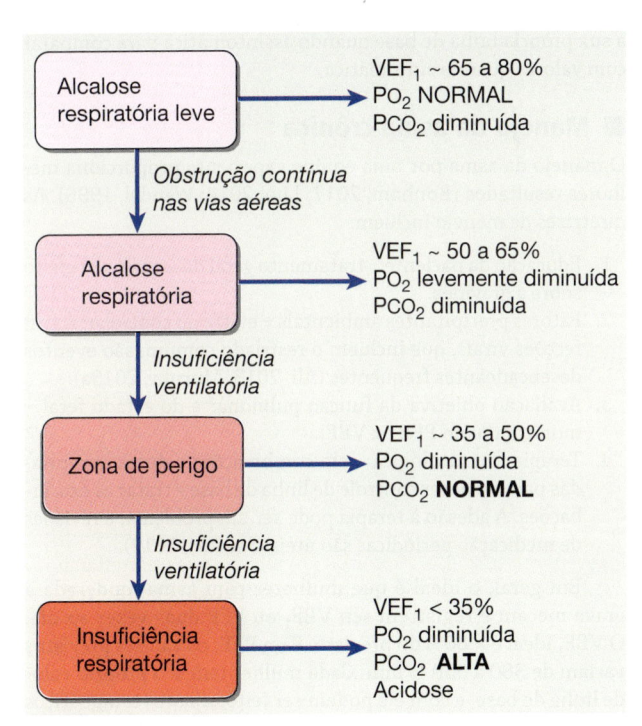

FIGURA 51-1 Estágios clínicos da asma. VEF_1, volume expiratório forçado em 1 segundo.

Fluxograma:
- Alcalose respiratória leve: VEF_1 ~ 65 a 80%; PO_2 NORMAL; PCO_2 diminuída
- (Obstrução contínua nas vias aéreas)
- Alcalose respiratória: VEF_1 ~ 50 a 65%; PO_2 levemente diminuída; PCO_2 diminuída
- (Insuficiência ventilatória)
- Zona de perigo: VEF_1 ~ 35 a 50%; PO_2 diminuída; PCO_2 **NORMAL**
- (Insuficiência ventilatória)
- Insuficiência respiratória: VEF_1 < 35%; PO_2 diminuída; PCO_2 **ALTA**; Acidose

a condição permaneceu igual e no último terço a condição piorou. As exacerbações são mais comuns com a doença grave (Ali, 2013). Em um estudo de Schatz e colaboradores (2003), a gravidade basal correlacionou-se com a morbidade da asma durante a gravidez. Com doença leve, 13% das mulheres tiveram uma exacerbação e 2,3% precisaram de hospitalização; com doença moderada, esses números foram de 26 e 7%; com a doença grave, de 52 e 27%. Outros relataram observações similares (Charlton, 2013; Hendler, 2006). Por fim, as taxas de morbidade são desproporcionalmente maiores em mulheres negras em comparação com mulheres brancas.

Até 20% das mulheres com asma leve ou moderada tiveram uma exacerbação intraparto (Schatz, 2003). Inversamente, Wendel e colaboradores (1996) registraram exacerbações no momento do parto em apenas 1% das mulheres. Mabie e colaboradores (1992) registraram um risco 18 vezes maior de exacerbação após cesariana *versus* parto vaginal.

Desfechos da gestação

As mulheres com asma tiveram melhora em seus desfechos da gestação durante os últimos 20 anos. A incidência de abortamento espontâneo nas mulheres com asma pode estar ligeiramente aumentada (Blais, 2013). Os desfechos materno e perinatal para cerca de 30 mil gestações em mulheres asmáticas são mostrados na Tabela 51-2. Os achados não são consistentes entre esses estudos. Por exemplo, em alguns deles, as incidências de pré-eclâmpsia, parto pré-termo, fetos com restrição de crescimento e mortalidade perinatal estão um pouco aumentadas, mas não em todos (Murphy, 2011). Outros relatos citaram um pequeno aumento na incidência de descolamento prematuro da placenta e placenta prévia, ruptura prematura de membranas e diabetes gestacional (Getahun, 2006; Wang, 2014). Porém, em um registro europeu de 37.585 gestações de mulheres com asma, os riscos para a maioria das complicações obstétricas não aumentaram (Tata, 2007). Por fim, Cossette e colaboradores (2013) relataram uma tendência não significativa entre complicações perinatais e aumento da dose de corticosteroide inalatório.

O aumento da morbidade parece estar significativamente associado a doenças graves, controle deficiente ou ambos. No estudo da Maternal-Fetal Medicine Units (MFMU) Network, o parto antes de 37 semanas não aumentou entre as 1.687 gestações de mulheres asmáticas comparadas com 881 controles (Dombrowski, 2004a). Porém, para mulheres com asma grave, a taxa aumentou cerca de duas vezes. Em uma avaliação prospectiva de 656 gestantes asmáticas e 1.052 gestantes do controle, Triche e colaboradores (2004) descobriram que mulheres com asma moderada a grave, independentemente do tratamento, estão em risco aumentado para pré-eclâmpsia. Por fim, o estudo da MFMU Network sugere uma relação direta de VEF_1 na gravidez basal com peso no nascimento, e uma relação inversa com taxas de hipertensão gestacional e parto pré-termo (Schatz, 2006).

A morbidade materna inclui complicações ameaçadoras à vida decorrentes do estado asmático, causando fadiga muscular com parada respiratória, pneumotórax, pneumomediastino, *cor pulmonale* agudo e arritmias cardíacas. Não é de surpreender que as taxas de mortalidade materna e perinatal aumentem substancialmente quando se faz necessário ventilação mecânica.

TABELA 51-2 Desfechos maternos e perinatais nas gestações complicadas por asma

Estudo	Número	Resultados perinatais (%)		
		Hipertensão gestacional[a]	Restrição de crescimento	Parto pré-termo
Liu (2001)	2.193	13	12	10
Dombrowski (2004a)	1.739	12,2[b]	7,1[b]	16[b]
Mendola (2013)	17.044	10,2[c]	NE	14,8[c]
Cossette (2013)	7.376	NE	13,5[c]	9,5[c]
Média aproximada	28.352	~11	~11	~13

[a]Inclui síndromes de pré-eclâmpsia.
[b]Incidência não significativamente diferente comparada com o grupo-controle ou com a população obstétrica geral.
[c]Incidência significativamente maior do que o grupo-controle ou a população obstétrica geral.
NE, não especificado.

Efeitos fetais

Como discutido, com o controle razoável da asma, os resultados perinatais geralmente são bons. No estudo da Network supracitado, as taxas de sequelas neonatais adversas causadas pela asma não aumentaram significativamente (Dombrowski, 2004a). A advertência é que asma grave foi incomum nesse grupo rigorosamente monitorado. Porém, quando se desenvolve alcalose respiratória, estudos prévios em animais e humanos sugerem que a hipoxemia fetal se desenvolva bem antes que a alcalose comprometa a oxigenação materna (Rolston, 1974). A hipótese é que o feto seja prejudicado por fluxo sanguíneo uterino diminuído, retorno venoso materno diminuído e um desvio para a esquerda da curva de dissociação de oxiemoglobina induzido por estado alcalino (Cap. 47, p. 920).

A resposta fetal à hipoxemia materna é fluxo sanguíneo-umbilical diminuído, resistência vascular pulmonar e sistêmica aumentada e débito cardíaco diminuído. Observações de Bracken e colaboradores (2003) confirmam que a incidência de restrição de crescimento fetal aumenta com a gravidade da asma. Como o feto pode ser gravemente comprometido à medida que a gravidade da asma aumenta, ressalta-se a necessidade de tratamento agressivo. O monitoramento da resposta fetal é, com efeito, um indicador da condição materna.

Possíveis efeitos fetais teratogênicos ou adversos dos fármacos oferecidos para controlar a asma são uma preocupação. Vários relatos mostram um risco um pouco maior de anormalidades variadas, como fendas labiopalatinas e transtornos do espectro autista. No entanto, isso não foi verificado por todos os estudos (Eltonsy, 2016; Gidaya, 2016; Murphy, 2013b; Wang, 2014). É preocupante que até metade dessas mulheres descontinuem o tratamento essencial entre 5 e 13 semanas de gestação (Enriquez, 2006).

■ Avaliação clínica

A gravidade subjetiva da asma muitas vezes não se correlaciona com medidas objetivas da função das vias aéreas ou da ventilação. Embora o exame clínico também possa ser um preditor impreciso, sinais úteis incluem respiração forçada, taquicardia, pulso paradoxal, expiração prolongada e uso de músculos acessórios. Os sinais de uma crise potencialmente fatal incluem cianose central e consciência alterada.

A gasometria arterial fornece avaliação objetiva de oxigenação, ventilação e estado acidobásico maternos. Com essa informação, a gravidade de uma crise aguda pode ser avaliada (ver Fig. 51-1). Porém, em uma avaliação prospectiva, Wendel e colaboradores (1996) descobriram que a análise da gasometria arterial de rotina não ajudava a tratar a maioria das gestantes que precisaram de internação para controle da asma. Se for utilizada, os resultados devem ser interpretados em relação aos valores normais para gravidez. Por exemplo, uma Pco_2 > 35 mmHg com um pH < 7,35 é consistente com hiperventilação e retenção de CO_2 em uma gestante.

As provas de função pulmonar devem ser realizadas rotineiramente no tratamento de asma aguda e crônica. A mensuração sequencial do VEF_1 ou do PFE é a melhor medida de gravidade. Um VEF_1 menor que 1 L ou menor que 20% do valor previsto correlaciona-se com doença grave definida por hipoxia, resposta insatisfatória à terapia e alta taxa de recidiva. O PFE correlaciona-se bem com o VEF_1 e pode ser mensurado com segurança com medidores portáteis baratos. É bom que cada mulher determine a sua própria linha de base quando assintomática para comparar com valores quando sintomática.

■ Manejo da asma crônica

O manejo da asma por uma equipe experiente proporciona melhores resultados (Bonham, 2017; Lim, 2014; Wendel, 1996). As diretrizes de manejo incluem:

1. Educação da paciente – tratamento geral da asma e seu efeito sobre a gravidez.
2. Fatores precipitantes ambientais – evitar ou controlar. As infecções virais, que incluem o resfriado comum, são eventos desencadeantes frequentes (Ali, 2013; Murphy, 2013a).
3. Avaliação objetiva da função pulmonar e do estado fetal – monitorar com PFE ou VEF_1.
4. Terapia farmacológica – em combinações e doses apropriadas para fornecer controle de linha de base e tratar as exacerbações. A adesão à terapia pode ser um problema, e revisões de medicação periódicas são úteis (Sawicki, 2012).

Em geral, o ideal é que mulheres com asma moderada a grave meçam e registrem seu VEF_1 ou PFE duas vezes ao dia. O VEF_1 ideal é > 80% do previsto. Para PFE, os valores previstos variam de 380 a 550 L/min. Cada mulher tem seu próprio valor de linha de base, e com ele podem ser feitos ajustes terapêuticos (American College of Obstetricians and Gynecologists, 2016a; Rey, 2007).

O tratamento depende da gravidade da doença. Nenhum esquema terapêutico para o manejo de asmáticas grávidas é universalmente aceito (Bain, 2014). Os β-agonistas ajudam a diminuir o broncospasmo, e os corticosteroides tratam a inflamação. Os esquemas recomendados para o manejo ambulatorial são listados na Figura 51-2. Para a asma leve, β-*agonistas* inalatórios geralmente são suficientes quando necessário. Para asma persistente, *corticosteroides inalatórios* são administrados a cada 3 a 4 horas. O objetivo é reduzir o uso de β-agonistas para alívio sintomático. Um estudo de caso-controle do Canadá com uma coorte de mais de 15.600 mulheres não grávidas com asma mostrou que corticosteroides inalatórios reduziram as hospitalizações em 80% (Blais, 1998). No Parkland Hospital, Wendel e colaboradores

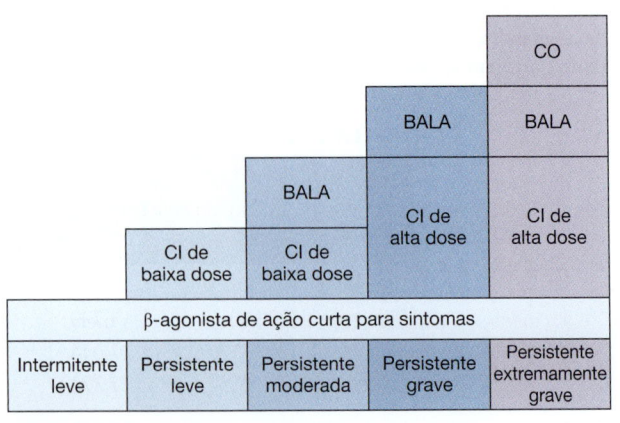

FIGURA 51-2 Abordagem gradual do tratamento para asma. BALA, β-agonistas de longa ação; CI, corticosteroide inalatório; CO, corticosteroide oral. (Modificada de Barnes PJ: Asthma. In Kasper D, Fauci A, Hauser SL, et al (eds): Harrison's Principles of Internal Medicine, 19th ed. New York, McGraw-Hill Education, 2015, p 1669.)

(1996) obtiveram uma redução de 55% nas reinternações por exacerbações graves com esteroides inalatórios.

A teofilina tem sido usada com menos frequência desde que os corticosteroides inalatórios se tornaram disponíveis. Um benefício mínimo é obtido com o uso desses compostos, e eles têm alta taxa de efeitos colaterais. No entanto, alguns derivados de teofilina são considerados úteis para terapia de manutenção oral se a resposta inicial aos corticosteroides inalatórios e β-agonistas não for ideal (Dombrowski, 2004b).

Antileucotrienos inibem a síntese de leucotrieno e incluem *zileutona*, *zafirlucaste* e *montelucaste*. Esses fármacos são administrados por via oral ou por inalação para prevenção, mas não são eficazes para doença aguda (Barnes, 2015). Para manutenção, são usados em conjunto com corticosteroides inalatórios para permitir dosagem mínima. Cerca de metade das asmáticas melhoram com esses fármacos. Esses agentes não são tão eficazes quanto os corticosteroides inalatórios, e há pouca experiência com seu uso na gravidez (Fanta, 2009).

As *cromonas* incluem o *cromoglicato* e a *nedocromila*, que inibem a desgranulação do mastócito. Elas não são efetivas para asma aguda e são usadas principalmente para tratar a asma infantil.

■ Manejo da asma aguda

O tratamento de asma aguda durante a gravidez é similar ao de mulheres asmáticas não grávidas. É importante ressaltar que o limiar para hospitalização é significativamente mais baixo. A hidratação intravenosa (IV) pode ajudar a limpar as secreções pulmonares, e oxigênio suplementar é administrado por máscara. O objetivo terapêutico é manter a $P_{O_2} > 60$ mmHg, e preferencialmente normal, junto com saturação de oxigênio entre 90 e 95%. As provas de função pulmonar basal incluem VEF_1 ou PFE. A oximetria de pulso contínua e a monitoração fetal eletrônica podem fornecer informações úteis. Antibióticos não são administrados, a menos que haja pneumonite concomitante, que é causada pelos mesmos microrganismos discutidos na p. 992 (Terraneo, 2014).

A terapia de primeira linha para asma aguda inclui um agonista β-adrenérgico de ação curta, como terbutalina, salbutamol, isoetarina, epinefrina, isoproterenol ou metaproterenol, administrado de forma subcutânea, por via oral ou por inalação. Em mulheres em estado crítico, esses medicamentos podem ser administrados por via IV (Barnes, 2015). Eles se ligam a receptores de superfície celular específicos e ativam adenililciclase para aumentar o AMP cíclico intracelular e modular o relaxamento do músculo liso brônquico. As preparações de ação longa são usadas para terapia ambulatorial.

Se não administrados previamente para manutenção, os corticosteroides inalatórios são iniciados. Um medicamento anticolinérgico nebulizado pode ser adicionado se a resposta nesse momento for insatisfatória (Barnes, 2015). Além disso, para exacerbações graves, o sulfato de magnésio IV ou a teofilina podem ser eficazes. Os corticosteroides são administrados precocemente para todas as pacientes com asma aguda grave. A menos que a resposta ao broncodilatador e à corticoterapia inalatória seja imediata, são administrados corticosteroides orais ou parenterais (Lazarus, 2010). Um esquema é prednisona ou prednisolona oral ou metilprednisolona IV em uma dose de 30 a 45 mg por dia, durante 5 a 10 dias, sem redução gradual (Barnes, 2015). Como o tempo para o início de sua ação é de várias horas, os corticosteroides são administrados inicialmente junto com β-agonistas para asma aguda grave.

Com isso, o manejo adicional depende da gravidade e da resposta à terapia. Se a terapia inicial com β-agonistas for associada à melhora de VEF_1 ou de PFE para acima de 70% da linha de base, então a alta pode ser considerada. Algumas mulheres podem se beneficiar da observação mais longa. De forma alternativa, para a mulher com disfunção respiratória visível, ou se VEF_1 ou PFE for em < 70% do previsto após três doses de β-agonista, a admissão normalmente é aconselhada (Lazarus, 2010). A terapia intensiva é continuada com β-agonistas inalatórios, corticosteroides IV e observação rigorosa quanto ao agravamento da disfunção respiratória ou fadiga na respiração (Racusin, 2013). A mulher é tratada no centro obstétrico ou em uma unidade de tratamento intermediário ou intensivo (UTI) (Dombrowski, 2006; Zeeman, 2003).

Estado de mal asmático e insuficiência respiratória

A asma grave de qualquer tipo que não responde após 30 a 60 minutos de terapia intensiva é chamada de estado de mal asmático. Esse estado é chamado por alguns pesquisadores de sintomas críticos da asma (Kenyon, 2015). Em geral, o tratamento de pacientes não grávidas com estado asmático em um cenário de cuidado intensivo tem bom resultado. Deve-se considerar a intubação precoce quando há piora no estado respiratório materno apesar do tratamento agressivo (ver Fig. 51-1). Fadiga, retenção de CO_2 e hipoxemia são indicações para ventilação mecânica (Chan, 2015). Embora Lo e colaboradores (2013) tenham descrito uma mulher com estado asmático para a qual a cesariana foi necessária para efetuar a ventilação, Andrews (2013) alertou que tais situações clínicas são incomuns.

■ Trabalho de parto e parto

No caso de mulher asmática em trabalho de parto, medicações de manutenção são continuadas durante o parto. Os corticosteroides em dose de estresse são administrados para qualquer mulher que receba terapia esteroide sistêmica nas 4 semanas precedentes. A dose usual é 100 mg de hidrocortisona IV a cada 8 horas durante o trabalho de parto e por 24 horas após o parto. O PFE ou VEF_1 deve ser determinado na admissão, e mensurações seriadas são feitas se sintomas se desenvolverem.

Ocitocina ou prostaglandinas E_1 ou E_2 são usadas para amadurecimento cervical e indução. Um narcótico não liberador de histamina, como a fentanila, pode ser preferível à meperidina para trabalho de parto, e a analgesia peridural é ideal. Para parto cirúrgico, prefere-se analgesia de condução porque a intubação traqueal pode desencadear broncospasmo grave. A hemorragia pós-parto é tratada com ocitocina ou prostaglandina E_1 ou E_2. Prostaglandina $F_{2\alpha}$ ou derivados de ergotamina são contraindicados porque podem causar broncospasmo significativo.

BRONQUITE AGUDA

A infecção das grandes vias aéreas manifesta-se por tosse sem pneumonite. É comum em adultos, especialmente nos meses de inverno. As infecções costumam ser causadas por vírus e, entre eles, influenza A e B, parainfluenza, sincicial respiratório, coronavírus, adenovírus e rinovírus são isolados comuns (Wenzel, 2006). Os agentes bacterianos que causam pneumonia adquirida na comunidade raramente estão envolvidos. A tosse por bronquite aguda persiste por 10 a 20 dias (média de 18 dias) e, às vezes, dura 1 mês ou mais. De acordo com as diretrizes de 2006 do

American College of Chest Physicians, o tratamento com antibióticos de rotina não é indicado (Smith, 2014).

PNEUMONIA

A pneumonia é uma das principais causas de morte nos Estados Unidos (Heron, 2016). A classificação atual inclui a *pneumonia adquirida na comunidade (PAC)*, que normalmente é encontrada em mulheres jovens saudáveis, inclusive durante a gestação. A *pneumonia associada aos serviços de saúde (PASS)* desenvolve-se em pacientes de instituições ambulatoriais e parece mais com a *pneumonia adquirida no hospital (PAH)*.

Na maioria dos casos de PAC, o patógeno agressor não é identificado. Em um estudo recente do Centers for Disease Control and Prevention (CDC), os patógenos foram identificados em apenas 38% dos quase 2.500 adultos com pneumonia (Jain, 2015). Os patógenos foram vírus em 23%, bactérias em 11%, ambos em 3% e fungos ou protozoários em 1%. Metade dos isolados bacterianos eram *Streptococcus pneumoniae*.

A pneumonia em mulheres grávidas é relativamente comum (Brito, 2011; Sheffield, 2009). Gazmararian e colaboradores (2002) relataram que a pneumonia é responsável por 4,2% das admissões antes do parto por complicações não obstétricas. A pneumonia também é uma indicação frequente para readmissão pós-parto (Belfort, 2010). Durante a temporada de influenza, admissões por doenças respiratórias dobram em comparação com os outros meses (Cox, 2006). Independentemente da etiologia, a mortalidade por pneumonia é pouco frequente em mulheres jovens, mas durante a gravidez a pneumonite grave com perda considerável da capacidade ventilatória não é tão bem tolerada (Callaghan, 2015; Rogers, 2010). A hipoxemia e a acidose também são pouco toleradas pelo feto e muitas vezes estimulam o trabalho de parto pré-termo após a metade da gravidez. Como muitos casos de pneumonia seguem doenças respiratórias superiores virais, a piora ou a persistência dos sintomas podem representar pneumonia em desenvolvimento. Qualquer gestante com suspeita de pneumonia deve realizar radiografia torácica.

■ Pneumonia bacteriana

Muitas bactérias que causam pneumonia adquirida na comunidade, como *Streptococcus pneumoniae*, fazem parte da flora permanente normal. Alguns fatores que perturbam a relação simbiótica entre bactérias colonizadoras e defesas fagocíticas da mucosa incluem aquisição de uma cepa virulenta ou infecções bacterianas após uma infecção viral. O tabagismo e a bronquite crônica favorecem a colonização por *S. pneumoniae, Haemophilus influenzae* e espécies de *Legionella*. Outros fatores de risco incluem asma, uso abusivo de álcool e infecção por vírus da imunodeficiência humana (HIV) (Sheffield, 2009).

Incidência e causas

A gravidez em si não parece predispor à pneumonia. Jin e colaboradores (2003) relataram uma taxa de hospitalização antes do parto por pneumonia em Alberta, no Canadá, de 1,5 por 1.000 partos, quase idêntica à taxa de 1,47 por 1.000 para não grávidas. Da mesma forma, Yost e colaboradores (2000) relataram uma incidência de 1,5 por 1.000 para pneumonia complicando 75.000 gestações tratadas no Parkland Hospital. Como discutido, pelo menos metade é causada por vírus. Um quarto tem causa

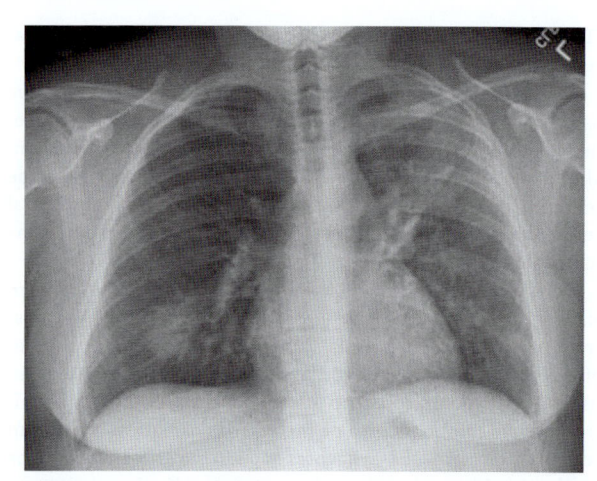

FIGURA 51-3 Radiografia de tórax em gestante com pneumonia no lobo inferior direito e no lobo superior esquerdo. Os infiltrados apicais esquerdos e basilares direitos arredondados são consistentes com o diagnóstico.

bacteriana, e *S. pneumoniae* é responsável pela metade deles. Nos últimos anos, o *Staphylococcus aureus* resistente à meticilina adquirido na comunidade (MRSA-AC) emergiu como um patógeno comum que pode causar pneumonia necrosante (Mandell, 2015; Moran, 2013). Ocasionalmente, observa-se a doença dos legionários (Close, 2016).

Diagnóstico

Os sintomas típicos de pneumonia incluem tosse, dispneia, expectoração produtiva e dor torácica pleurítica. Sintomas respiratórios superiores leves e mal-estar geralmente precedem esses sintomas, e leucocitose leve em geral está presente. A radiografia de tórax é essencial para o diagnóstico (Fig. 51-3). Os achados radiográficos não preveem com precisão a etiologia, e, como discutido, o patógeno responsável é identificado em menos da metade dos casos. De acordo com a Infectious Diseases Society of America (IDSA) e a American Thoracic Society (ATS), testes para identificar um agente específico são opcionais (Mandell, 2007). Portanto, culturas de escarro, teste sorológico, identificação de aglutinina fria e testes de rotina para antígenos bacterianos não são recomendados. A única exceção pode ser o teste sorológico rápido para influenza A e B (Sheffield, 2009).

Manejo

Embora muitas adultas jovens saudáveis possam ser tratadas com segurança como pacientes ambulatoriais, no Parkland Hospital nós hospitalizamos todas as gestantes com pneumonia radiograficamente comprovada. Outra opção é terapia ambulatorial ou observação de 23 horas, o que é razoável com o acompanhamento ideal. Pelo menos para pacientes não grávidas, o índice de gravidade da pneumonia (IGP) e o sistema de pontuação CURB-65 são usados como um guia para a internação (Mandell, 2015). Nenhum deles foi estudado na gravidez. Dito isso, os fatores de risco mostrados na Tabela 51-3 devem levar à consideração de hospitalização.

Com doença grave, a admissão em uma unidade de terapia intensiva ou intermediária é aconselhável. Cerca de 20% das gestantes admitidas no Parkland Hospital para pneumonia requerem esse nível de cuidado (Zeeman, 2003). A pneumonia grave é uma

TABELA 51-3 Critérios para pneumonia grave adquirida na comunidade[a]

Frequência respiratória ≥ 30/min
Razão Pao$_2$/Fio$_2$ ≤ 250
Infiltrados multilobulares
Confusão/desorientação
Uremia
Leucopenia: leucócitos < 4.000/μL
Trombocitopenia – plaquetas < 100.000/μL
Hipotermia – temperatura central < 36°C
Hipotensão que requer reposição volêmica agressiva

[a]Critérios da Infectious Diseases Society of America/American Thoracic Society.
Pao$_2$/Fio$_2$ = pressão parcial de oxigênio no sangue arterial/fração de oxigênio no ar inspirado.
Adaptada de Mandell, 2007.

causa relativamente comum de síndrome da disfunção respiratória aguda (SDRA) durante a gravidez, e a ventilação mecânica pode se tornar necessária (Cap. 47, p. 919). De fato, das 51 gestantes que precisaram de ventilação mecânica na revisão de Jenkins e colaboradores (2003), 12% tinham pneumonia.

O tratamento antimicrobiano e antiviral inicial é empírico (Mandell, 2015). Como a maioria das pneumonias bacterianas adultas é causada por pneumococcos, micoplasma ou *Chlamydophila*, a monoterapia inicialmente é com um macrolídeo – azitromicina, claritromicina ou eritromicina (Tab. 51-4). Yost e colaboradores (2000) relataram que a monoterapia com eritromicina, administrada IV e depois por via oral, foi eficaz em todas exceto em 1 de 99 gestantes com pneumonia não complicada. Durante a temporada de influenza, administramos rotineiramente o tratamento com oseltamivir junto com a terapia empírica para pneumonia bacteriana.

Para mulheres com doença grave de acordo com os critérios da Tabela 51-3, Mandell e colaboradores (2007) resumiram as diretrizes da IDSA/ATS, que requerem qualquer uma das alternativas: (1) uma fluoroquinolona respiratória – levofloxacino, moxifloxacino ou gemifloxacino; ou (2) um macrolídeo mais um β-lactâmico preferido – amoxicilina em altas doses ou amoxicilina/clavulanato. As alternativas de β-lactâmicos incluem ceftriaxona, cefpodoxima ou cefuroxima (ver Tab. 51-4). Em regiões em que a resistência dos pneumococos isolados aos macrolídeos é grande, esses últimos esquemas são preferidos. As fluoroquinolonas devem ser administradas se indicadas, pois seu risco de teratogenicidade é baixo (Briggs, 2015). Se houver suspeita de MRSA-AC, adiciona-se vancomicina ou linezolida (Mandell, 2015; Moran, 2013; Wunderink, 2013).

A melhora clínica em geral é evidente em 48 a 72 horas, com resolução da febre em 2 a 4 dias. Anormalidades radiográficas podem levar até 6 semanas para se resolverem completamente (Torres, 2008). A piora da doença é um fator de prognóstico insatisfatório, sendo recomendada radiografia subsequente se a febre persistir. Contudo, mesmo com a melhora, cerca de 20% das mulheres desenvolve um derrame pleural. O tratamento da pneumonia não complicada é recomendado por 5 a 7 dias (Musher, 2014). A falha no tratamento pode ocorrer em até 15% dos casos, situação em que um esquema antimicrobiano mais amplo e mais testes diagnósticos são justificados.

Resultado da gravidez

Durante a era pré-antimicrobiana, até um terço das gestantes com pneumonia morriam (Finland, 1939). Embora esteja muito melhor, a morbimortalidade materna e perinatal continua alta. Em cinco estudos com um total de 632 mulheres publicados após 1990, quase 7% precisaram de intubação e ventilação mecânica, e a taxa de mortalidade materna foi de 0,8%.

A ruptura prematura das membranas e parto pré-termo são complicações comuns e registradas em até um terço dos casos de infecção pulmonar aguda (Getahun, 2007; Shariatzadeh, 2006). Provavelmente com alguma relação a esse fato, estudos mais antigos relatam um aumento de duas vezes em neonatos de peso baixo ao nascer (Sheffield, 2009). Em um estudo populacional de Taiwan de quase 219 mil nascimentos, a incidência de neonatos pré-termo e com restrição de crescimento e de pré-eclâmpsia e cesariana aumentou significativamente (Chen, 2012).

Prevenção

Duas vacinas pneumocócicas, uma preparação mais antiga com 23 sorotipos e uma vacina mais recente com 13 sorotipos, são usadas em crianças (Swamy, 2015). A vacina com 23 sorotipos apresenta 60 a 70% de proteção e seu uso reduz o surgimento de pneumococos resistentes a medicamentos (Kyaw, 2006). A vacina de 13 sorotipos não é recomendada para mulheres grávidas saudáveis.

TABELA 51-4 Tratamento antimicrobiano empírico para pneumonia adquirida na comunidade

Descomplicada, saudável em outros aspectos[a]
Macrolídeos[b]: claritromicina ou azitromicina
MAIS
Oseltamivir para suspeita de infecção por influenza A

Pneumonia grave[c]
Fluoroquinolonas respiratórias: moxifloxacino, gemifloxacino ou levofloxacino
ou
β-lactâmicos: amoxicillina/clavulanato, ceftriaxona, cefotaxima ou cefuroxima mais um macrolídeo
MAIS
Oseltamivir para suspeita de infecção por influenza A

[a]Usar como esquema hospitalar ou ambulatorial.
[b]Doxiciclina pode ser administrada no pós-parto.
[c]Consultar os critérios na Tabela 51-3.

Recomenda-se, no entanto, para as mulheres que são imunocomprometidas, incluindo aquelas com infecção por HIV; história de tabagismo significativa; diabetes; doença cardíaca, pulmonar ou renal; e asplenia, como a doença falciforme (Tab. 9-7, p. 173). A proteção contra a infecção pneumocócica em mulheres com doenças crônicas pode ser menos eficiente do que em pacientes saudáveis (Moberley, 2013).

■ Pneumonia por influenza

Apresentação clínica

A cada ano, 10% das mulheres grávidas adquirem influenza (Cantu, 2013). Influenza A e B são vírus de RNA que causam infecção respiratória, incluindo pneumonite, que é epidêmica nos meses de inverno. O vírus se espalha por gotículas aerossolizadas e rapidamente infecta o epitélio colunar ciliado, as células alveolares, as células glandulares mucosas e os macrófagos. O início da doença é de 1 a 4 dias após a exposição. Os sintomas mais comuns incluem febre, tosse, mialgia e calafrios (Sokolow, 2015). Na maior parte dos adultos saudáveis, a infecção é autolimitada.

A pneumonia é a complicação mais comum da influenza e se parece com a pneumonia bacteriana. De acordo com o CDC (2010a), as gestantes infectadas têm maior probabilidade de serem hospitalizadas e admitidas em uma UTI. Outros pesquisadores corroboraram essas observações (Mertz, 2017). No Parkland Hospital durante a temporada de influenza de 2003 a 2004, a pneumonia se desenvolveu em 12% das gestantes com influenza (Rogers, 2010).

A pandemia de 2009 a 2010 com a cepa pdm09 da influenza (A/H1N1) foi particularmente grave (Rasmussen, 2014). Em um estudo da MFMU Network, 10% das mulheres grávidas ou pós-parto admitidas com influenza H1N1 foram tratadas em UTI, e 11% dessas pacientes morreram (Varner, 2011). Os fatores de risco incluíram gravidez tardia, tabagismo e hipertensão crônica. No geral, a gripe foi responsável por 12% das mortes relacionadas à gravidez durante a pandemia de 2009 a 2010 (Callaghan, 2015). Durante a temporada de influenza de 2013 a 2014, 25% das mulheres grávidas internadas em UTIs da Califórnia foram a óbito (Louie, 2015). Das 865 gestantes com influenza, Oboho e colaboradores (2016) observaram que 7% de sua coorte apresentavam doenças graves e quatro mulheres morreram. Se a influenza causar SDRA, a oxigenação por membrana extracorpórea (ECMO) pode salvar vidas (Anselmi, 2015; Saad, 2016).

A pneumonite primária da influenza é caracterizada pela produção esparsa de escarro e infiltrados intersticiais radiográficos (Cohen, 2015). É comum que a pneumonia secundária ou mista se desenvolva a partir da superinfecção bacteriana por estreptococos ou estafilococos após 2 a 3 dias de melhora clínica inicial. O CDC (2007) relatou vários casos em que o MRSA-AC causou pneumonite associada à influenza com uma taxa de letalidade de 25%. Outros possíveis efeitos adversos de influenza A e B sobre o resultado da gravidez são discutidos no Capítulo 64 (p. 1213).

Manejo

O tratamento de suporte é recomendado para influenza não complicada, e o tratamento antiviral precoce é eficaz (Jamieson, 2011; Oboho, 2016). A hospitalização é considerada para mulheres em estado crítico e para aquelas com pneumonia. Conforme discutido anteriormente, as taxas de hospitalização por influenza para aquelas com gestação avançada são aumentadas em comparação com as mulheres não grávidas (Dodds, 2007; Schanzer, 2007). O CDC (2016b) recomenda inibidores da neuraminidase administrados dentro de 2 dias após o início dos sintomas para quimioprofilaxia e tratamento de influenza A e B (Cap. 64, p. 1214). Os fármacos interferem na liberação de vírus progênies a partir de células hospedeiras infectadas e, assim, previnem a infecção de novas células hospedeiras (Cohen, 2015). O oseltamivir é administrado por via oral, 75 mg duas vezes ao dia, ou zanamivir é administrado por inalação, 10 mg duas vezes ao dia. A duração recomendada do tratamento com ambos é de 5 dias. Os medicamentos encurtam o curso da doença em 1 a 2 dias e provavelmente reduzem o risco de pneumonite (Belgi, 2014; Muthuri, 2014). Nossa prática é tratar todas as gestantes que são admitidas por influenza, tendo ou não sido identificado pneumonite (Rasmussen, 2014). Poucos dados orientam o uso desses agentes em mulheres grávidas, mas os medicamentos não são teratogênicos em estudos com animais e são considerados de baixo risco (Briggs, 2015).

Há uma grande preocupação quanto à resistência viral dos isolados de influenza aviária. A "gripe aviária" com isolados HPAI, H5N8, H5N2 e H5N1 foi relatada nos Estados Unidos pelo CDC (Jhung, 2015). Na Ásia, a infecção humana foi documentada com alguns deles, e as taxas de mortalidade são altas.

Preventivamente, a vacinação contra influenza A é recomendada pelo American College of Obstetricians and Gynecologists (2016b) e pelo CDC (2016b). A vacinação é discutida em detalhes no Capítulo 64 (p. 1214). A vacinação pré-natal também oferece alguma proteção temporária para os bebês (Madhi, 2014; Tita, 2016). Durante a temporada de gripe de 2014 a 2015, o CDC informou que apenas metade das mulheres grávidas recebeu a vacina contra influenza (Ding, 2015).

■ Pneumonia por varicela

A infecção pelo vírus varicela-zóster, o mesmo agente responsável pela catapora, resulta em pneumonite em 5% das gestantes (Harger, 2002). O diagnóstico e o manejo são considerados no Capítulo 64 (p. 1212).

■ Pneumonia fúngica e parasitária

Pneumonia por *Pneumocystis*

As consequências das infecções pulmonares fúngicas e parasitárias são em geral mais deletérias em hospedeiros imunocomprometidos, especialmente em mulheres com síndrome da imunodeficiência adquirida (Aids). Dessas, a infecção pulmonar por *Pneumocystis jiroveci*, antigamente chamado *Pneumocystis carinii*, é uma complicação comum. O fungo oportunista causa pneumonia intersticial caracterizada por tosse seca, taquipneia, dispneia e infiltrados radiográficos difusos. Embora esse microrganismo possa ser identificado por cultura de escarro, broncoscopia com lavagem ou biópsia pode ser necessária.

Em um registro anterior do Aids Clinical Trials Centers, Stratton e colaboradores (1992) descreveram a pneumonia por *Pneumocystis* como o distúrbio relacionado ao HIV mais comum em gestantes. Em alguns casos, intubação traqueal e ventilação mecânica podem ser necessárias. Ahmad e colaboradores (2001) revisaram 22 casos durante a gravidez e citaram uma taxa de mortalidade de 50%. O tratamento é realizado com sulfametoxazol-trimetoprima por 14 a 21 dias (Masur, 2015). Agentes alternativos incluem a pentamidina, que é mais tóxica (Walzer, 2005).

Como profilaxia, várias agências internacionais de saúde recomendam um comprimido de sulfametoxazol-trimetoprima de dose dobrada por via oral, duas vezes ao dia, para determinados grupos de gestantes infectadas por HIV. Essas incluem mulheres com contagens de linfócitos T $CD4^+$ < 200/μL, aquelas cujos linfócitos T $CD4^+$ constituem < 14% ou casos em que há uma doença que define a Aids, principalmente candidíase orofaríngea (Centers for Disease Control and Prevention, 2016a).

Pneumonia fúngica

Diversos fungos podem causar pneumonia. Na gravidez, isso costuma ser observado em mulheres com infecção por HIV ou que são imunocomprometidas por outro motivo. A infecção em geral é leve e autolimitada. Ela é caracterizada inicialmente por tosse e febre, sendo rara a sua disseminação (Mansour, 2015).

Histoplasmose e *blastomicose* não parecem ser mais frequentes ou mais graves durante a gravidez (Youssef, 2013). Os dados sobre a *coccidioidomicose* são conflitantes (Bercovitch, 2011; Patel, 2013). Em um estudo de caso-controle de uma área endêmica, Rosenstein e colaboradores (2001) registraram que a gravidez era um fator de risco significativo para a doença disseminada. Em outro estudo, contudo, Caldwell e colaboradores (2000) identificaram 32 casos sorologicamente confirmados durante a gravidez e disseminação documentada em apenas três casos. Mulheres com eritema nodoso associado têm um prognóstico melhor, enquanto a linfadenopatia mediastinal pode mais provavelmente refletir a doença disseminada (Caldwell, 2000; Mayer, 2013). Por fim, Crum e Ballon-Landa (2006) revisaram 80 casos de coccidioidomicose pré-parto e descobriram que quase todas as mulheres diagnosticadas no terceiro trimestre tinham doença disseminada. Embora a taxa de mortalidade materna global fosse de 40%, ela foi de apenas 20% para 29 casos registrados desde 1973. Spinello (2007) e Bercovitch (2011), com seus colaboradores, forneceram revisões de coccidioidomicose na gravidez.

A maioria dos casos de *criptococose* relatados durante a gravidez se manifesta como meningite. Mulheres grávidas saudáveis sob outros aspectos ocasionalmente apresentam pneumonia criptocócica (Asadi Gharabaghi, 2014; Ely, 1998). O diagnóstico é difícil porque a apresentação clínica é semelhante à de outras PACs.

Tratamento. As diretrizes do IDSA/ATS de 2007 recomendam itraconazol como terapia de preferência para infecções fúngicas disseminadas (Mandell, 2007). As gestantes também recebem anfotericina B ou cetoconazol IV (Paranyuk, 2006; Pilmis, 2015). A anfotericina B foi bastante usada na gravidez sem efeitos embriofetais. Devido à evidência de que fluconazol, itraconazol e cetoconazol podem ser embriotóxicos em grandes doses no início da gravidez, Briggs e colaboradores (2015) recomendam que o uso no primeiro trimestre seja, se possível, evitado.

Três derivados de equinocandinas – *caspofungina, micafungina* e *anidulafungina* – são efetivos para a candidíase invasiva (Pilmis, 2015; Reboli, 2007). Eles são embriotóxicos e teratogênicos em animais de laboratório, e o uso em gestações humanas não foi relatado (Briggs, 2015).

■ Síndrome respiratória aguda grave (SRAG)

Essa infecção respiratória por coronavírus foi primeiramente identificada na China, em 2002, mas não há registros de novos casos desde 2005. Ela causava pneumonite atípica com uma taxa de letalidade de cerca de 10% (Dolin, 2012). A SRAG na gravidez tinha uma taxa de letalidade de até 25% (Lam, 2004; Wong, 2004). Ng e colaboradores (2006) relataram que as placentas de 7 de 19 casos mostraram depósito de fibrina subcoriônica ou intervilosa anormal em três gestantes e vasculopatia trombótica fetal extensa em duas.

TUBERCULOSE

A tuberculose ainda é uma grande preocupação mundial. De fato, estima-se que um terço da população mundial esteja infectada com essa doença (Getahun, 2015). No entanto, ela é incomum nos Estados Unidos. A incidência de *tuberculose ativa* nesse país estabilizou desde 2000 (Scott, 2015). Mais da metade dos casos ativos é de imigrantes (Centers for Disease Control and Prevention, 2009b). As pessoas nascidas nos Estados Unidos têm infecção recentemente adquirida, ao passo que pessoas nascidas em outros países geralmente têm reativação de infecção latente. Nos Estados Unidos, a tuberculose é uma doença mais comum no idoso, no cidadão pobre de áreas urbanas, nas minorias – em especial afro-americanos e pacientes com infecção por HIV (Khan, 2013; Raviglione, 2015).

A infecção ocorre por inalação de *Mycobacterium tuberculosis*, que estimula uma reação pulmonar granulomatosa. Em mais de 90% dos pacientes, a infecção é controlada e fica latente por longos períodos (Getahun, 2015; Zumla, 2013). Em alguns, especialmente naqueles que são imunocomprometidos ou que têm outras doenças, a tuberculose torna-se reativada para causar doença clínica. As manifestações em geral incluem tosse com mínima produção de escarro, febre baixa, hemoptise e perda de peso. Vários padrões infiltrativos são vistos na radiografia de tórax, e cavitação ou linfadenopatia mediastinal podem estar associadas. Os bacilos álcool-ácido-resistentes são vistos em esfregaços de escarro corados em cerca de dois terços dos indivíduos com cultura positiva. Formas de tuberculose extrapulmonar incluem linfadenite, pleural, geniturinária, esquelética, meníngea, gastrintestinal e miliar ou disseminada (Raviglione, 2015).

■ Tratamento

A resistência a medicamentos antituberculose nos Estados Unidos no início dos anos 1990 foi associada ao surgimento de cepas de *tuberculose resistente a múltiplos fármacos* (MDR-TB). Por causa disso, o CDC (2009a) agora recomenda um esquema de quatro fármacos para tratamento empírico inicial de pacientes com tuberculose sintomática. Isoniazida, rifampicina, pirazinamida e etambutol são administrados até que estudos de sensibilidade sejam realizados (Horsburgh, 2015). Taxas de cura com *tratamento diretamente observado* (DOT) de curta duração (6 meses) aproximam-se de 90% para novas infecções (Raviglione, 2015). Pode ser necessário o acréscimo de outros fármacos de segunda linha. A sensibilidade do fármaco é avaliada em todos os primeiros isolados.

■ Tuberculose e gravidez

O influxo considerável de mulheres da Ásia, África, México e América Central nos Estados Unidos tem sido acompanhado por uma frequência aumentada de tuberculose na gestação. Sackoff e colaboradores (2006) relataram resultados positivos nos testes para tuberculina em metade das 678 mulheres nascidas no exterior que se apresentaram em clínicas pré-natais na cidade de Nova York. Quase 60% foram diagnosticadas recentemente. Pillay e colaboradores (2004) destacam a prevalência de tuberculose em gestantes HIV-positivo. No Jackson Memorial Hospital, em Miami, Schulte e colaboradores (2002) registraram que 21% de 207 gestantes infectadas pelo HIV tinham um teste cutâneo positivo. É importante lembrar que a tuberculose endometrial silenciosa pode causar infertilidade tubária (Levison, 2006; Raviglione, 2015).

Sem terapia, a tuberculose ativa parece ter efeitos adversos sobre a gravidez (Mnyani, 2011). Vários estudos indicam que os resultados dependem do local da infecção e da idade gestacional no diagnóstico. Jana e colaboradores (1994) da Índia e Figueroa-Damian e Arrendondo-Garcia (1998) da Cidade do México observaram que a tuberculose pulmonar ativa estava associada a incidências aumentadas de parto pré-termo, neonatos com baixo peso ao nascer e com restrição de crescimento, além de mortalidade perinatal. Outros encontraram efeitos semelhantes (El-Messidi, 2016; Lin, 2010; Sobhy, 2017). Em sua revisão, Efferen (2007) citou taxas duas vezes maiores de baixo peso ao nascer, parto pré-termo e pré-eclâmpsia. A taxa de mortalidade perinatal aumentou quase 10 vezes. Os resultados adversos se correlacionam ao diagnóstico tardio, ao tratamento incompleto ou irregular e a lesões pulmonares avançadas. Por outro lado, a tuberculose tratada está associada a bons resultados na gravidez (Nguyen, 2014; Taylor, 2013).

A tuberculose *extrapulmonar* é menos comum. Jana e colaboradores (1999) relataram os resultados de 33 gestantes com tuberculose renal, intestinal e esquelética e um terço delas tiveram recém-nascidos com baixo peso. Llewelyn e colaboradores (2000) relataram que 9 de 13 gestantes com doença extrapulmonar tiveram diagnósticos atrasados. Prevost e Fung Kee Fung (1999) revisaram 56 casos de meningite tuberculosa nos quais um terço das mães morreram. A tuberculose espinal pode causar paraplegia, mas a fusão vertebral pode impedi-la de se tornar permanente (Badve, 2011; Nanda, 2002). O abscesso do psoas se desenvolve em 5% daquelas com infecções na coluna vertebral (Nigam, 2013). Outras apresentações incluem tuberculose intraperitoneal disseminada simulando carcinomatose ovariana e leiomioma degenerativo e hiperêmese gravídica proveniente da meningite tuberculosa (Kutlu, 2007; Moore, 2008; Sherer, 2005).

Diagnóstico

Dois tipos de testes são usados para detectar tuberculose latente ou ativa. Um é o *teste cutâneo com tuberculina (TST)* tradicional e os outros são os *ensaios de liberação de gamainterferona (IGRA)*, que estão se tornando os preferidos (Getahun, 2015; Horsburgh, 2011). Os IGRAs são testes sanguíneos que medem a liberação de gamainterferona em resposta aos antígenos presentes na *M. tuberculosis*, mas não a vacina para o *bacilo de Calmette-Guérin (BCG)* (Levison, 2010). O CDC (2005b, 2010b) recomenda testes cutâneos ou IGRA de gestantes que estejam em qualquer um dos grupos de alto risco. Para aquelas que receberam vacina BCG, o teste IGRA é usado (Mazurek, 2010).

O antígeno preferido é o derivado proteico purificado (PPD) de força intermediária de 5 unidades de tuberculina. Caso o teste aplicado de forma intradérmica seja negativo, não é necessária avaliação adicional. Quando a reação imunológica é ≥ 5 mm, é necessária a avaliação para doença ativa, incluindo a radiografia de tórax.

Dois IGRAs estão disponíveis: os testes *QuantiFERON-TB Gold* e o *T-SPOT.TB* são recomendados pelo CDC (2005a,b) para as mesmas indicações que o teste cutâneo. Embora esses testes não tenham sido avaliados tão extensamente quanto os testes cutâneos de tuberculina, Kowada (2014) concluiu que os testes são custo-efetivos.

Outros métodos laboratoriais essenciais para detecção ou verificação de infecção, tanto ativa quanto latente, incluem microscopia, cultura, ensaio de amplificação de ácido nucleico e teste de sensibilidade ao fármaco (Horsburgh, 2015; Raviglione, 2015).

Tratamento

Infecção latente. Em pacientes não grávidas positivas para tuberculina com infecção latente, que têm menos de 35 anos e que não têm evidência de doença aguda, a isoniazida, 300 mg/dia por via oral, é administrada por 9 meses. A isoniazida é usada há décadas, sendo considerada segura na gravidez (Briggs, 2015; Taylor, 2013). A tolerância é um problema importante, e Sackoff (2006) e Cruz (2005) e colaboradores relataram uma decepcionante taxa de 10% de tratamento completado. Uma desconexão óbvia é que o tratamento da tuberculose é realizado em sistemas de saúde diferentes do pré-natal (Zenner, 2012). Essas observações são importantes porque a maioria recomenda que a terapia com isoniazida seja adiada até depois do parto. Devido ao risco possivelmente aumentado de hepatite induzida por isoniazida em mulheres no pós-parto, alguns ainda recomendam suspender o tratamento até 3 a 6 meses após o parto. Portanto, nenhum método é tão eficaz quanto o tratamento anteparto para prevenir infecção ativa. Boggess e colaboradores (2000) relataram que apenas 42% de 167 mulheres assintomáticas positivas para tuberculina que deram à luz no San Francisco General Hospital completaram os 6 meses de terapia que não iniciou até a primeira consulta pós-parto.

Existem exceções para se adiar o tratamento para infecção latente na gravidez. As pacientes que sabidamente têm o teste cutâneo recentemente convertido são tratadas antes do parto porque a incidência de infecção ativa é de 5% no primeiro ano (Zumla, 2013). As mulheres com teste cutâneo positivo expostas à infecção ativa também são tratadas porque a incidência de infecção é de 0,5% por ano. Por fim, as mulheres HIV-positivo são tratadas porque elas têm um risco anual aproximado de 10% de doença ativa.

Infecção ativa. O tratamento inicial recomendado para tuberculose ativa em mulheres grávidas é um esquema de quatro fármacos com isoniazida, rifampicina, etambutol e pirazinamida, juntamente com a piridoxina. Para meningite, levofloxacino pode ser adicionado (Kalita, 2014). Na fase dos primeiros 2 meses, todos os quatro fármacos são administrados – *fase bactericida*. Essa é seguida por uma fase de 4 meses de isoniazida e rifampicina – *fase de continuação* (Raviglione, 2015; Zumla, 2013). Alguns relatos descrevem a MDR-TB durante a gravidez e as opções de tratamento foram revisadas (Horsburgh, 2015; Lessnau, 2003). A amamentação não é proibida durante a terapia antituberculose.

O tratamento dessa doença ativa deve receber atenção especial se houver virgindade antirretroviral. Nessas circunstâncias, iniciar a terapia concomitante antituberculose e antirretroviral pode causar a *síndrome inflamatória de reconstituição imune (SIRI)* com efeitos farmacológicos tóxicos (Lai, 2016; Török, 2011). Dito isso, estudos recentes apoiam a administração precoce de terapia antirretroviral altamente ativa (HAART) – dentro de 2 a 4 semanas – após o início da terapia antituberculose (Blanc, 2011; Havlir, 2011; Karim, 2011). Também, para mulheres infectadas pelo HIV, o uso de rifampicina ou rifabutina pode ser contraindicado se determinados inibidores de protease ou inibidores não nucleosídeos da transcriptase reversa estiverem sendo administrados. Se houver resistência à rifabutina ou à rifampicina, é administrada terapia com pirazinamida. Dos esquemas de segunda linha, os aminoglicosídeos – estreptomicina, canamicina, amicacina e capreomicina – são ototóxicos para o feto e são contraindicados (Briggs, 2015).

Tuberculose neonatal. Bacilemia tuberculosa pode infectar a placenta, mas o feto raramente se torna infectado – *tuberculose congênita*. O termo também se aplica a recém-nascidos que são infectados por aspiração de secreções no parto. Cada via de infecção constitui cerca de 50% dos casos. A tuberculose neonatal simula outras infecções congênitas e se manifesta com hepatoesplenomegalia, disfunção respiratória, febre e linfadenopatia (Dewan, 2014; Osowicki, 2016).

Cantwell e colaboradores (1994) revisaram 29 casos de tuberculose congênita relatados desde 1980. Apenas 12 mães tiveram infecção ativa, e a tuberculose foi frequentemente demonstrada pela biópsia endometrial pós-parto. Adhikari e colaboradores (1997) descreveram 11 mulheres sul-africanas no pós-parto cuja biópsia endometrial era positiva para cultura. Seis dos neonatos tinham tuberculose congênita.

A infecção neonatal é improvável se a mãe com doença ativa for tratada antes do parto ou se sua cultura de escarro for negativa. Como o recém-nascido é suscetível à tuberculose, muitos especialistas recomendam o isolamento da mãe caso haja suspeita de que ela tenha a doença ativa. Se não tratada, o risco de doença no recém-nascido de uma mãe com infecção ativa é de 50% no primeiro ano (Jacobs, 1988).

SARCOIDOSE

Trata-se de uma doença inflamatória crônica multissistêmica de etiologia desconhecida, caracterizada por um acúmulo de fagócitos linfócitos T *helper* em granulomas não caseosos (Baughman, 2015; Celada, 2015). A predisposição à doença é geneticamente determinada e caracterizada por uma resposta exagerada dos linfócitos T *helper* aos desencadeadores ambientais. O acometimento pulmonar é mais comum, seguido por pele, olhos, linfonodos e todos os outros sistemas de órgãos. A prevalência de sarcoidose nos Estados Unidos é de 20 a 60 por 100.000, com igual distribuição por sexo. É mais de 10 vezes mais comum em indivíduos negros do que em brancos (Baughman, 2015). A maioria dos pacientes estão entre 20 e 40 anos de idade. A apresentação clínica varia, no entanto mais de 50% dos pacientes têm dispneia e tosse seca sem sintomas constitucionais que se desenvolvem de maneira insidiosa durante meses. O início da doença é abrupto em aproximadamente 25% dos pacientes, e 10 a 20% são assintomáticos no descobrimento.

Os sintomas pulmonares são dominantes, e mais de 90% dos pacientes têm radiografia de tórax anormal em algum ponto. A *pneumonite intersticial* é característica do envolvimento pulmonar, e metade dos pacientes afetados desenvolvem alterações radiográficas permanentes. A *linfadenopatia*, principalmente do mediastino, está presente em 75 a 90% dos casos. Um quarto apresenta uveíte e envolvimento cutâneo, esse último geralmente manifestado como *eritema nodoso*. Nas mulheres, a sarcoidose causa aproximadamente 10% dos casos de eritema nodoso (Mert, 2007). É importante ressaltar que qualquer outro sistema orgânico pode estar envolvido (Kandolin, 2015; Powe, 2015; Wallmüller, 2012). A confirmação do diagnóstico é com biópsia, de preferência de um linfonodo. Porém, como o pulmão pode ser o único órgão obviamente envolvido, a aquisição de tecido muitas vezes é difícil.

O prognóstico global para sarcoidose é bom e se resolve sem tratamento em 50% dos pacientes. Ainda assim, a qualidade de vida é diminuída (de Vries, 2007). Nos outros 50%, a disfunção de órgão permanente, embora leve e não progressiva, persiste. Aproximadamente 10% morrem por causa de sua doença.

Os glicocorticoides são o tratamento mais utilizado para doenças sintomáticas. A disfunção permanente do órgão poucas vezes é revertida pelo seu uso (Paramothayan, 2002). Assim, a decisão para tratar é baseada nos sintomas, nos achados físicos, na radiografia de tórax e nas provas de função pulmonar. A menos que os sintomas respiratórios sejam proeminentes, a terapia em geral é interrompida por um período de observação de vários meses. Se a inflamação não diminuir, administra-se prednisona, 1 mg/kg/dia, sendo reduzida gradualmente para < 10 mg em 6 meses (Baughman, 2015). Para aqueles com resposta inadequada, podem ser utilizados agentes imunossupressores ou citotóxicos e moduladores de citocinas.

■ Sarcoidose na gravidez

Por ser incomum e frequentemente benigna, a sarcoidose geralmente não é observada na gravidez. Embora raramente afete negativamente a gravidez, foram descritas meningite, insuficiência cardíaca e neurossarcoidose (Cardonick, 2000; Maisel, 1996; Wallmüller, 2012). Em um estudo da Nationwide Inpatient Sample com 678 casos de sarcoidose na gravidez, houve aumento nas incidências de pré-eclâmpsia, parto pré-termo e tromboembolismo (Hadid, 2015). Selroos (1990) estudou 252 mulheres com sarcoidose na Finlândia, e 15% tiveram sarcoidose durante a gravidez. A doença não progrediu nas 26 gestações em mulheres com doença ativa. Três abortaram espontaneamente e as outras 23 tiveram parto a termo. Agha e colaboradores (1982) relataram experiências semelhantes com 35 gestações na University of Michigan.

A sarcoidose ativa é tratada com as mesmas diretrizes usadas para as mulheres não grávidas. Doença grave justifica determinação seriada de função pulmonar. Uveíte sintomática, sintomas constitucionais e sintomas pulmonares são tratados com prednisona, 1 mg/kg/dia por via oral.

FIBROSE CÍSTICA

Essa exocrinopatia autossômica recessiva é uma das doenças genéticas fatais mais comuns em indivíduos brancos. A fibrose cística é causada por 1 de mais de 2.000 mutações em um gene de 230 kb no braço longo do cromossomo 7 que codifica um polipeptídeo de aminoácido (Patel, 2015; Sorscher, 2015). Esse peptídeo funciona como um canal de cloreto, sendo chamado de *regulador do receptor de condutância transmembrana da fibrose cística (CFTR)*. Conforme discutido no Capítulo 14 (p. 289), os fenótipos variam amplamente, mesmo entre os homozigotos para a mutação comum ΔF508 (Rowntree, 2003). Aproximadamente 10 a 20% dos recém-nascidos afetados são diagnosticados logo após o nascimento por causa da *peritonite por mecônio* (Boczar, 2015; Sorscher, 2015). Atualmente, a sobrevida média prevista é de 37 anos, e quase 80% das mulheres com fibrose cística agora sobrevivem até a idade adulta (Gillet, 2002; Patel, 2015).

■ Fisiopatologia

As mutações no canal de cloreto alteram o transporte de eletrólitos na membrana celular epitelial. Isso afeta todos os locais nos quais o epitélio expressa células secretoras de CFTR. Eles incluem seios, pulmão, pâncreas, fígado e aparelho reprodutor. A gravidade da doença depende de quais dois alelos são herdados, e aproximadamente 10% são mutações causadoras de doenças (Sorscher, 2015). A homozigose para Phe508del (ΔF508) é uma das mais graves, e 90% dos indivíduos com doença clínica carregam pelo menos um alelo F508.

A obstrução ductal das glândulas exócrinas se desenvolve a partir de secreções espessas e viscosas (Rowe, 2005). No pulmão, ductos glandulares submucosos são afetados. As anormalidades de glândulas sudoríparas écrinas são a base para o *teste do suor* diagnóstico, caracterizado por níveis elevados de sódio, potássio e cloreto no suor.

O envolvimento do pulmão é comum e normalmente é a causa de morte. A hipertrofia das glândulas brônquicas com tampão mucoso e obstrução das vias aéreas pequenas leva à infecção subsequente que, por fim, causa bronquite crônica e bronquiectasia. Por motivos complexos e não completamente explicáveis, a inflamação crônica a partir de *Pseudomonas aeruginosa* ocorre em mais de 90% das pacientes. Em uma minoria, *S. aureus*, *H. influenzae* e *Burkholderia cepacia* são vistos (Rowe, 2005). A colonização com o último foi relatada como um prognóstico ruim, especialmente na gravidez (Gillet, 2002). A inflamação parenquimatosa aguda e crônica causa fibrose extensa, e, juntamente com a obstrução das vias aéreas, desenvolve-se um desequilíbrio de ventilação-perfusão. Insuficiência pulmonar é o resultado final. O transplante de pulmão ou de coração-pulmão tem uma taxa de sobrevida em 5 anos de apenas 50-60% (Sorscher, 2015). Poucas mulheres tiveram gravidez bem-sucedida após transplante de pulmão (Kruszka, 2002; Shaner, 2012).

■ Aconselhamento pré-concepcional

Esse recurso do CFTR2 delineia variantes genéticas com um papel etiológico claro – http://www.cftr2.org. As mulheres com fibrose cística clínica são subférteis por causa do muco cervical viscoso. Os homens têm oligospermia ou aspermia a partir de obstrução do vaso deferente, e 98% são inférteis (Ahmad, 2013). Apesar disso, a North American Cystic Fibrosis Foundation estimou que 4% das mulheres afetadas ficam grávidas a cada ano (Edenborough, 1995). O endométrio e as tubas uterinas expressam pouco CFTR, mas são funcionalmente normais, e os ovários não expressam o gene *CFTR* (Edenborough, 2001). Tanto a inseminação intrauterina quanto a fertilização *in vitro* podem ser bem-sucedidas para as mulheres afetadas (Rodgers, 2000). Várias considerações éticas sobre os planos de gravidez para essas mulheres foram revisadas por Wexler e colaboradores (2007). Um fator importante é o prognóstico de longo prazo para a mãe. Para infertilidade masculina, Sobczyńska-Tomaszewska e colaboradores (2006) enfatizaram a importância do diagnóstico molecular.

Rastreamento

O American College of Obstetricians and Gynecologists (2017) recomenda que o rastreamento de portadores seja oferecido a todas as gestantes ou mulheres considerando a concepção (Cap. 14, p. 289). O CDC também adicionou a fibrose cística aos programas de rastreamento neonatal (Southern, 2009) (Cap. 32, p. 614).

■ Cuidado pré-natal

O resultado da gravidez é inversamente relacionado à gravidade da disfunção pulmonar. Doença pulmonar crônica avançada, hipoxia e infecções frequentes podem ser nocivas. Pelo menos no passado, *cor pulmonale* era comum, mas mesmo assim não impede uma gravidez bem-sucedida (Cameron, 2005). Em algumas mulheres, a *disfunção pancreática* pode causar nutrição materna insatisfatória. A resistência à insulina normal induzida pela gravidez frequentemente resulta em diabetes gestacional após metade da gravidez (Hardin, 2005). Em um estudo de 48 gestações, 24 tiveram insuficiência pancreática e um terço delas necessitaram de insulina (Thorpe-Beeston, 2013). Até 25% das pacientes desenvolvem diabetes aos 20 anos de idade, e o diabetes é mais frequente com a mutação homozigótica Phe508del (Giacobbe, 2012; Patel, 2015).

A fibrose cística por si própria não é afetada pela gravidez (Schechter, 2013). Os relatos iniciais de um efeito nocivo sobre a evolução da fibrose cística foram relacionados à doença grave (Olson, 1997). Quando comparados com mulheres não grávidas pela gravidade da doença, relatos recentes não indicam efeitos nocivos sobre a sobrevida em longo prazo (Schechter, 2013).

■ Manejo

O aconselhamento pré-gestacional é imperativo. As mulheres que decidem engravidar precisam de vigilância rigorosa quanto ao desenvolvimento de infecção sobreposta, diabetes e insuficiência cardíaca. A prova de função pulmonar seriada auxilia no manejo e na estimativa do prognóstico. Quando o VEF_1 é de pelo menos 70%, as mulheres em geral toleram bem a gravidez. A drenagem postural, a terapia broncodilatadora e o controle de infecção são enfatizados.

Os broncodilatadores β-adrenérgicos ajudam a controlar a constrição das vias aéreas. A desoxirribonuclease I humana recombinante inalada melhora a função pulmonar reduzindo a viscosidade do escarro (Sorscher, 2015). A solução salina inalada a 7% produz benefícios em curto e longo prazos (Elkins, 2006). O estado nutricional é avaliado, e o aconselhamento dietético apropriado é fornecido. A insuficiência pancreática requer substituição das enzimas pancreáticas orais. Uma promissora nova terapia para corrigir a disfunção da proteína CFTR foi recentemente descrita por Wainwright e colaboradores (2015). Usando uma combinação de lumacaftor e ivacaftor, os pesquisadores mostraram que os pacientes homozigotos para a mutação Phe508del foram significativamente beneficiados. Não há relatos da disponibilidade de nenhum desses medicamentos em relação a mulheres grávidas.

A infecção se apresenta com aumento da tosse e da produção de muco. Penicilinas ou cefalosporinas semissintéticas orais em geral são suficientes para tratar infecções estafilocócicas. A infecção por *Pseudomonas* é problemática, e a tobramicina e a colistina inaladas foram usadas com sucesso para controlar esse microrganismo. A hospitalização imediata e a terapia agressiva são justificadas para infecções pulmonares graves. O limiar para hospitalização com outras complicações é baixo. Para trabalho de parto e parto, recomenda-se analgesia peridural (Deighan, 2014).

■ Resultado da gravidez

Relatos anteriores descreveram resultados maternos e perinatais insatisfatórios em mulheres com fibrose cística (Cohen, 1980; Kent, 1993). Os relatos mais recentes descrevem resultados melhores, mas ainda existem complicações graves. A gravidade da doença é agora quantificada por provas de função pulmonar, que são os melhores preditores na gravidez e de resultados maternos em longo prazo. Edenborough e colaboradores (2000) relataram 69 gestações e descobriram que, se o VEF_1 pré-gestacional fosse < 60% do previsto, o risco de parto pré-termo, complicações respiratórias e morte da mãe dentro de alguns anos após o parto seria substancial. Thorpe-Beeston (2013) e Fitzsimmons (1996) e seus colaboradores relataram achados semelhantes. Gillet e colaboradores (2002) registraram 75 gestações a partir do French Cystic Fibrosis Registry. Quase 20% dos neonatos nasceram pré-termo, e 30% tiveram restrição de crescimento. A única morte materna foi decorrente de sepse por *Pseudomonas* em uma mulher cujo VEF_1 pré-gravidez era de 60%. Contudo, em longo prazo, 17% das mulheres morreram e quatro recém-nascidos tiveram fibrose cística confirmada.

As complicações maternas são assustadoras. Patel e colaboradores (2015) consultaram recentemente o banco de dados da National Inpatient Sample e relataram que a prevalência de fibrose cística na gravidez teve um aumento linear significativo de 2000 a 2010. Eles analisaram 1.119 mulheres afetadas em mais de 12 milhões de nascimentos e relataram vários riscos (Tab. 51-5). Por outro lado, os resultados perinatais foram surpreendentemente bons.

■ Transplante de pulmão

A fibrose cística é uma causa comum de transplante de pulmão. Gyi e colaboradores (2006) revisaram 10 gestações nessas mulheres e relataram nove neonatos nascidos vivos. Os resultados maternos foram menos favoráveis. Das três grávidas que desenvolveram rejeição durante a gravidez, todas tiveram função pulmonar em declínio progressivo e morreram de rejeição crônica 38 meses após o parto.

TABELA 51-5 Razões de chance para complicações maternas em 1.119 gestantes com fibrose cística comparadas com controles

Complicação	Razão de chances
Asma	5
Diabetes	14
Trombofilia	6
Ventilação mecânica	32
Pneumonia	69
Insuficiência respiratória	30
Lesão renal aguda	16
Morte	125

Dados de Patel, 2015.

INTOXICAÇÃO POR MONÓXIDO DE CARBONO

O monóxido de carbono é um gás onipresente, e a maior parte dos adultos não fumantes tem saturação de carboxiemoglobina de 1 a 3%. Em tabagistas, os níveis podem ser de até 5 a 10%. O monóxido de carbono é a causa mais comum de intoxicação no mundo inteiro (Stoller, 2007). Os níveis tóxicos com frequência são encontrados em áreas inadequadamente ventiladas nas quais há aquecimento por aparelhos portáteis.

O monóxido de carbono é particularmente tóxico, não tem odor nem gosto e tem uma alta afinidade para se ligar à hemoglobina. Assim, ele desloca oxigênio e impede sua transferência, com hipoxia resultante. Apesar das sequelas agudas, incluindo morte e encefalopatia anóxica, defeitos cognitivos se desenvolvem em até 50% dos pacientes após perda da consciência ou naqueles com níveis de monóxido de carbono > 25% (Weaver, 2002). O dano cerebral hipóxico tem uma predileção por córtex cerebral, substância branca e gânglios da base (Lo, 2007; Prockop, 2007). Às vezes, ocorre síndrome de Parkinson após a recuperação (Hemphill, 2015).

■ Gravidez e intoxicação por monóxido de carbono

Por causa de várias alterações fisiológicas, a taxa de produção de monóxido de carbono endógeno quase dobra na gravidez normal (Longo, 1977). Embora a mulher grávida não seja mais suscetível à intoxicação por monóxido de carbono, o feto não tolera exposição excessiva (Friedman, 2015). Com exposição crônica, os sintomas maternos em geral aparecem quando a concentração de carboxiemoglobina é de 5 a 20%. Os sintomas incluem cefaleia, fraqueza, tontura, dano físico e visual, palpitações, náuseas e vômitos. Com exposição aguda, as concentrações de 30 a 50% produzem sintomas de colapso cardiovascular iminente. Níveis > 50% podem ser fatais para a mãe.

Como a hemoglobina F tem uma afinidade ainda mais alta pelo monóxido de carbono, os níveis de carboxiemoglobina fetal são 10 a 15% mais altos que os da mãe, talvez decorrente da difusão facilitada (Longo, 1977). É importante ressaltar que a meia-vida da carboxiemoglobina é de 2 horas na mãe, mas de 7 horas no feto. Como o monóxido de carbono é ligado tão firmemente à hemoglobina F, o feto pode ficar hipóxico mesmo antes de os níveis maternos de monóxido de carbono estarem visivelmente elevados. Várias anomalias são associadas à exposição embrionária, e a encefalopatia anóxica é a sequela primária de exposição fetal tardia (Alehan, 2007; Aubard, 2000).

■ Tratamento

Para todas as vítimas, o tratamento de intoxicação por monóxido de carbono é de suporte juntamente com administração imediata de oxigênio inspirado a 100%. As indicações para tratamento com oxigênio hiperbárico em mulheres não grávidas não são evidentes (Kao, 2005). Weaver e colaboradores (2002) relataram que o tratamento com oxigênio hiperbárico minimizou a incidência de defeitos cognitivos em adultos em 6 semanas e em 1 ano comparado com a do oxigênio normobárico. O oxigênio hiperbárico é geralmente recomendado na gravidez se a exposição ao monóxido de carbono for "significativa" (Aubard, 2000; Ernst, 1998). O problema está em como definir exposição significativa (Friedman, 2015). Embora os níveis maternos de monóxido de carbono não sejam precisamente preditivos daqueles do feto, alguns médicos recomendam terapia hiperbárica se os níveis maternos excederem 15 a 20%. Com a avaliação do padrão da frequência cardíaca fetal, Towers e Corcoran (2009) descreveram os fetos afetados apresentando uma linha de base elevada, variabilidade diminuída e ausência de acelerações e desacelerações. O tratamento do recém-nascido afetado com oxigênio hiperbárico também é controverso (Bar, 2007).

Elkharrat e colaboradores (1991) relataram tratamentos hiperbáricos bem-sucedidos em 44 mulheres grávidas. Silverman e Montano (1997) relataram um tratamento bem-sucedido de uma mulher cujos achados neurológicos e cardiopulmonares anormais diminuíram de maneira proporcional com a resolução das desacelerações variáveis associadas na frequência cardíaca fetal. Greingor e colaboradores (2001) usaram oxigênio hiperbárico a 100% de 2,5 atm, por 90 minutos, em uma gestante de 21 semanas que deu à luz um bebê saudável a termo. De acordo com a Divers Alert Network – DAN (2016) – na Duke University, 700 câmaras estão localizadas na América do Norte e Central. A consulta de emergência da Network está disponível por telefone.

REFERÊNCIAS

Adhikari M, Pillay T, Pillay DG: Tuberculosis in the newborn: an emerging disease. Pediatr Infect Dis J 16:1108, 1997
Agha FP, Vade A, Amendola MA, et al: Effects of pregnancy on sarcoidosis. Surg Gynecol Obstet 155:817, 1982
Ahmad A, Ahmed A, Patrizio P: Cystic fibrosis and fertility. Curr Opin Obstet Gynecol 25(3):167, 2013
Ahmad H, Mehta NJ, Manikal VM, et al: *Pneumocystis carinii* pneumonia in pregnancy. Chest 120:666, 2001
Alehan F, Erol I, Onay OS: Cerebral palsy due to nonlethal maternal carbon monoxide intoxication. Birth Defects Res A Clin Mol Teratol 79(8):614, 2007
Ali Z, Ulrik CS: Incidence and risk factors for exacerbations of asthma during pregnancy. J Asthma Allergy 6:53, 2013
American College of Obstetricians and Gynecologists: Asthma in pregnancy. Practice Bulletin No. 90, February 2008, Reaffirmed 2016a
American College of Obstetricians and Gynecologists: Influenza vaccination during pregnancy. Committee Opinion No. 608, September 2014, Reaffirmed 2016b
American College of Obstetricians and Gynecologists: Carrier screening for genetic conditions. Committee Opinion No. 691, March 2017
Andrews WW: Cesarean delivery for refractory status asthmaticus. Obstet Gynecol 121:417, 2013
Anselmi A, Ruggieri VG, Letheulle J, et al: Extracorporeal membrane oxygenation in pregnancy. J Card Surg 30(10):781, 2015
Asadi Gharabaghi M, Allameh SF: Primary pulmonary cryptococcosis. BMJ Case Rep 2014:pii: bcr2014203821, 2014
Aubard Y, Magne I: Carbon monoxide poisoning in pregnancy. BJOG 107:833, 2000
Badve SA, Ghate SD, Badve MS, et al: Tuberculosis of spine with neurological deficit in advanced pregnancy: a report of three cases. Spine J 11(1):e9, 2011
Bain E, Pierides KL, Clifton VL, et al: Interventions for managing asthma in pregnancy. Cochrane Database Syst Rev 10:CD010660, 2014
Bar R, Cohen M, Bentur Y, et al: Pre-labor exposure to carbon monoxide: should the neonate be treated with hyperbaric oxygenation? Clin Toxicol 45(5):579, 2007
Barnes PJ: Asthma. In Kasper D, Fauci A, Hauser SL, et al (eds): Harrison's Principles of Internal Medicine, 19th ed. New York, McGraw-Hill Education, 2015, p 1669
Baughman RP, Lower EE: Sarcoidosis. In Kasper DL, Fauci AS, Hauser SL, et al (eds): Harrison's Principles of Internal Medicine, 19th ed. New York, McGraw-Hill Education, 2015, p 2205
Bel EH: Mild asthma. N Engl J Med 369(6):549, 2013
Belfort MA, Clark SL, Saade GR, et al: Hospital readmission after delivery: evidence for an increased incidence of nonurogenital infection in the immediate postpartum period. Am J Obstet Gynecol 202:35.e1, 2010
Belgi RH, Venkataramanan R, Caritis SN, et al: Oseltamivir for influenza in pregnancy. Semin Perinatol 38(8):503, 2014
Bercovitch RS, Catanzaro A, Schwartz BS, et al: Coccidioidomycosis during pregnancy: a review and recommendations for management. Clin Infect Dis 53(4):363, 2011
Blais L, Kettani FZ, Forget A: Relationship between maternal asthma, its severity and control and abortion. Hum Reprod 28(4):908, 2013
Blais L, Suissa S, Boivin JF, et al: First treatment with inhaled corticosteroids and the prevention of admissions to hospital for asthma. Thorax 53:1025, 1998
Blanc FX, Sok T, Laureillard D, et al: Earlier versus later start of antiretroviral therapy in HIV-infected adults with tuberculosis. N Engl J Med 365(16):1471, 2011
Boczar M, Sawicka E, Zybert K: Meconium ileus in newborns with cystic fibrosis—results of treatment in the group of patients operated on in the years 2000–2014. Dev Period Med 19(1):32, 2015
Boggess KA, Myers ER, Hamilton CD: Antepartum or postpartum isoniazid treatment of latent tuberculosis infection. Obstet Gynecol 96:747, 2000
Bonham CA, Patterson KC, Strek ME: Asthma outcomes and management during pregnancy. Chest September 1, 2017 [Epub ahead of print]
Bracken MB, Triche EW, Belanger K, et al: Asthma symptoms, severity, and drug therapy: a prospective study of effects on 2205 pregnancies. Obstet Gynecol 102:739, 2003
Briggs GG, Freeman RK (eds): Drugs in Pregnancy and Lactation, 10th ed. Philadelphia, Wolters Kluwer, 2015
Brito V, Niederman MS: Pneumonia complicating pregnancy. Clin Chest Med 32:121, 2011
Caldwell JW, Asura EL, Kilgore WB, et al: Coccidioidomycosis in pregnancy during an epidemic in California. Obstet Gynecol 95:236, 2000
Callaghan WM, Creanga AA, Jamieson DJ: Pregnancy-related mortality resulting from influenza in the United States during the 2009–2010 pandemic. Obstet Gynecol 126:486, 2015
Cameron AJ, Skinner TA: Management of a parturient with respiratory failure secondary to cystic fibrosis. Anaesthesia 60:77, 2005
Cantu J, Tita AT: Management of influenza in pregnancy. Am J Perinatol 30:99, 2013
Cantwell MF, Shehab ZM, Costello AM, et al: Congenital tuberculosis. N Engl J Med 330:1051, 1994
Cardonick EH, Naktin J, Berghella V: Neurosarcoidosis diagnosed during pregnancy by thoracoscopic lymph node biopsy. J Reprod Med 45:585, 2000
Celada LJ, Drake WP: Targeting CD4(+) T cells for the treatment of sarcoidosis: a promising strategy? Immunotherapy 7(1):57, 2015
Centers for Disease Control and Prevention: Controlling tuberculosis in the United States. Recommendations from the American Thoracic Society, CDC, and the Infectious Disease Society of America. MMWR 54(12):1, 2005a
Centers for Disease Control and Prevention: Guidelines for using the QuantiFERON-TB gold test for detecting *Mycobacterium tuberculosis* infection, United States. MMWR 54(15):29, 2005b
Centers for Disease Control and Prevention: Severe methicillin-resistant *Staphylococcus aureus* community-acquired pneumonia associated with influenza—Louisiana and Georgia—December 2006–January 2007. MMWR 56(14):325, 2007
Centers for Disease Control and Prevention: Plan to combat extensively drug-resistant tuberculosis. MMWR 58(3):1, 2009a
Centers for Disease Control and Prevention: Trends in tuberculosis—United States, 2008. MMWR 58(10):1, 2009b
Centers for Disease Control and Prevention: 2009 pandemic influenza A (H1N1) in pregnant women requiring intensive care—New York City, 2009. MMWR 59(11):321, 2010a
Centers for Disease Control and Prevention: Decrease in reported tuberculosis cases—United States, 2009. MMWR 59(10):289, 2010b
Centers for Disease Control and Prevention: National Center for Health E--Stat: asthma prevalence, health care use and morbidity: United States, 2003–05. 2010c. Available at: http://www.cdc.gov/nchs/data/hestat/asthma03–05/asthma03–05.htm. Accessed May 5, 2016
Centers for Disease Control and Prevention: Asthma attacks among persons with current asthma—United States, 2001—2010. MMWR 62:93, 2013
Centers for Disease Control and Prevention: Guidelines for prevention and treatment of opportunistic infections in HIV-infected adults and adolescents, May 3, 2016. Available at: http://aidsinfo.nih.gov/contentfiles/Adult_OI.pdf. Accessed May 5, 2016a
Centers for Disease Control and Prevention: Influenza (flu). 2016b. Available at: http://www.cdc.gov/flu./ Accessed May 5, 2016
Chan AL, Juarez MM, Gidwani N, et al: Management of critical asthma syndrome during pregnancy. Clin Rev Allergy Immunol 45(1)45, 2015
Charlton RA, Hutchison A, Davis KJ, et al: Asthma management in pregnancy. PLoS One 8(4):e60247, 2013
Chen YH, Keller J, Wang IT, et al: Pneumonia and pregnancy outcomes: a nationwide population-base study. Am J Obstet Gynecol 207:288.e1, 2012

Close A, Gimovsky A, Macri C: Adult respiratory distress due to Legionnaires disease in pregnancy: a case report. J Reprod Med 61(1–2):83, 2016

Cohen LF, di Sant Agnese PA, Friedlander J: Cystic fibrosis and pregnancy: a national survey. Lancet 2:842, 1980

Cohen YZ, Dolin R: Influenza. In Kasper DL, Fauci AS, Hauser DL, et al: (eds): Harrison's Principles of Internal Medicine, 19th ed. New York, McGraw-Hill Education, 2015, p 1209

Cossette B, Forget A, Beauchesne MF: Impact of maternal use of asthma-controller therapy on perinatal outcomes. Thorax 68:724, 2013

Cox S, Posner SF, McPheeters M, et al: Hospitalizations with respiratory illness among pregnant women during influenza season. Obstet Gynecol 107:1315, 2006

Crum NF, Ballon-Landa G: Coccidioidomycosis in pregnancy: case report and review of the literature. Am J Med 119:993, 2006

Cruz CA, Caughey AB, Jasmer R: Postpartum follow-up of a positive purified protein derivative (PPD) among an indigent population. Am J Obstet Gynecol 192:1455, 2005

Deighan M, Ash S, McMorrow R: Anaesthesia for parturients with severe cystic fibrosis: a case series. Int J Obstet Anesth 23(1):75, 2014

de Vries J, Drent M: Quality of life and health status in sarcoidosis: a review. Semin Respir Crit Care Med 28:121, 2007

Dewan P, Gomber S, Das S: Congenital tuberculosis: a rare manifestation of a common disease. Paediatric Int Child Health 34(1):60, 2014

Ding H, Black CL, Ball S, et al: Influenza vaccination coverage among pregnant women—United States, 2014–15 influenza season. MMWR 64(36):1000, 2015

Divers Alert Network: Chamber location and availability. Available at: http://www.diversalertnetwork.org/medical. Accessed May 5, 2016

Dodds L, McNeil SA, Fell DB, et al: Impact of influenza exposure on rates of hospital admissions and physician visits because of respiratory illness among pregnant women. CMAJ 17:463, 2007

Dolin R: Common viral respiratory infections. In Longo D, Fauci A, Kasper D, et al (eds): Harrison's Principles of Internal Medicine, 18th ed. New York, McGraw-Hill Education, 2012, p 1485

Dombrowski MP: Asthma and pregnancy. Obstet Gynecol 108:667, 2006

Dombrowski MP, Schatz M, Wise R, et al: Asthma during pregnancy. Obstet Gynecol 103:5, 2004a

Dombrowski MP, Schatz M, Wise R, et al: Randomized trial of inhaled beclomethasone dipropionate versus theophylline for moderate asthma during pregnancy. Am J Obstet Gynecol 190:737, 2004b

Edenborough FP: Women with cystic fibrosis and their potential for reproduction. Thorax 56:648, 2001

Edenborough FP, Mackenzie WE, Stableforth DE: The outcome of 72 pregnancies in 55 women with cystic fibrosis in the United Kingdom 1977–1996. BJOG 107:254, 2000

Edenborough FP, Stableforth DE, Webb AK, et al: The outcome of pregnancy in cystic fibrosis. Thorax 50:170, 1995

Efferen LS: Tuberculosis and pregnancy. Curr Opin Pulm Med 13:205, 2007

Elkharrat D, Raphael JC, Korach JM, et al: Acute carbon monoxide intoxication and hyperbaric oxygen in pregnancy. Intensive Care Med 17:289, 1991

Elkins MR, Robinson M, Rose BR, et al: A controlled trial of long-term inhaled hypertonic saline in patients with cystic fibrosis. N Engl J Med 354:229, 2006

El-Messidi A, Czuzoj-Shulman N, Spence AR, et al: Medical and obstetric outcomes among pregnant women with tuberculosis: a population-based study of 7.8 million births. Am J Obstet Gynecol 215:797.e6, 2016

Eltonsy S, Blais L: Asthma during pregnancy and congenital malformations: the challenging task of separating the medication effect from asthma itself. J Allergy Clin Immunol 137(5):1623, 2016

Ely EW, Peacock JE, Haponik EF, et al: Cryptococcal pneumonia complicating pregnancy. Medicine 77:153, 1998

Enriquez R, Pingsheng W, Griffin MR, et al: Cessation of asthma medication in early pregnancy. Am J Obstet Gynecol 195:149, 2006

Ernst A, Zibrak JD: Carbon monoxide poisoning. N Engl J Med 339:1603, 1998

Fanta CH: Asthma. N Engl J Med 360:1002, 2009

Figueroa-Damian R, Arrendondo-Garcia JL: Pregnancy and tuberculosis: influence of treatment on perinatal outcome. Am J Perinatol 15:303, 1998

Finland M, Dublin TD: Pneumococcic pneumonias complicating pregnancy and the puerperium. JAMA 112:1027, 1939

Fitzsimmons SC, Fitzpatrick S, Thompson D, et al: A longitudinal study of the effects of pregnancy on 325 women with cystic fibrosis. Pediatr Pulmonol l13:99, 1996

Friedman P, Guo XM, Stiller RJ, et al: Carbon monoxide exposure during pregnancy. Obstet Gynecol Surv 70(11):705, 2015

Gazmararian JA, Petersen R, Jamieson DJ, et al: Hospitalizations during pregnancy among managed care enrollees. Obstet Gynecol 100:94, 2002

Getahun D, Ananth CV, Oyelese Y, et al: Acute and chronic respiratory diseases in pregnancy: associations with spontaneous premature rupture of membranes. J Matern Fetal Neonatal Med 20:669, 2007

Getahun D, Ananth CV, Peltier MR: Acute and chronic respiratory disease in pregnancy: association with placental abruption. Am J Obstet Gynecol 195:1180, 2006

Getahun H, Matteelli A, Chaisson R. et al: Latent *Mycobacterium tuberculosis* infection. N Engl J Med 372:2127, 2015

Giacobbe LE, Nguyen RH, Aguilera MN, et al: Effect of maternal cystic fibrosis genotype on diabetes in pregnancy. Obstet Gynecol 120(6):1394, 2012

Gidaya NB, Lee BK, Burstyn I, et al: In utero exposure to β-2-adrenergic receptor agonist drugs and risk for autism spectrum disorders. Pediatrics 137(2):1, 2016

Gillet D, de Brackeleer M, Bellis G, et al: Cystic fibrosis and pregnancy. Report from French data (1980–1999). BJOG 109:912, 2002

Gluck JC, Gluck PA: The effect of pregnancy on the course of asthma. Immunol Allergy Clin North Am 26:63, 2006

Grant CC, Crane J, Mitchell EA, et al: Vitamin D supplementation during pregnancy and infancy reduces aeroallergen sensitisation: a randomised controlled trial. Allergy 71(9):1325, 2016

Greingor JL, Tosi JM, Ruhlmann S, et al: Acute carbon monoxide intoxication during pregnancy. One case report and review of the literature. Emerg Med J 18:399, 2001

Grindheim G, Toska K, Estensen ME, et al: Changes in pulmonary function during pregnancy: a longitudinal cohort study. BJOG 119:94, 2012

Gyi KM, Hodson ME, Yacoub MY: Pregnancy in cystic fibrosis lung transplant recipients: case series and review. J Cyst Fibros 5(3):171, 2006

Hadid V, Patenaude V, Oddy L, et al: Sarcoidosis and pregnancy: obstetrical and neonatal outcomes in a population-based cohort of 7 million births. J Perinat Med 43(2):201, 2015

Hardin DS, Rice J, Cohen RC, et al: The metabolic effects of pregnancy in cystic fibrosis. Obstet Gynecol 106(2):367, 2005

Harger JH, Ernest JM, Thurnau GR, et al: Risk factors and outcome of varicella-zoster virus pneumonia in pregnant women. J Infect Dis 185:422, 2002

Havlir DV, Kendall MA, Ive P, et al: Timing of antiretroviral therapy for HIV-1 infection and tuberculosis. N Engl J Med 365(16):1482, 2011

Hemphill JC, Smith WS, Gress DR: Neurologic critical care, including hypoxic-ischemic encephalopathy and subarachnoid hemorrhage. In Kasper DL, Fauci AS, Hauser DL, et al: Harrison's Principles of Internal Medicine, 19th ed. New York, McGraw-Hill Education, 2015, p 1782

Hendler I, Schatz M, Momirova V, et al: Association of obesity with pulmonary and nonpulmonary complications of pregnancy in asthmatic women. Obstet Gynecol 108(1):77, 2006

Heron M: Deaths: leading causes for 2013. Natl Vital Stat Rep 65(2):1, 2016

Horsburgh CR Jr, Barry CE, Lange C: Treatment of tuberculosis. N Engl J Med 373:2149, 2015

Horsburgh CR Jr, Rubin EJ: Latent tuberculosis infection in the United States. N Engl J Med 364:15:1441, 2011

Jacobs RF, Abernathy RS: Management of tuberculosis in pregnancy and the newborn. Clin Perinatol 15:305, 1988

Jain S, Self WH, Wunderink RG, et al: Community-acquired pneumonia requiring hospitalization among U.S. adults. N Engl J Med 373:415, 2015

Jamieson DJ, Rasmussen SA, Uyeki TM, et al: Pandemic influenza and pregnancy revisited: lessons learned from 2009 pandemic influenza A (H1N1). Am J Obstet Gynecol 204(6 Suppl 1):S1, 2011

Jana N, Vasishta K, Jindal SK, et al: Perinatal outcome in pregnancies complicated by pulmonary tuberculosis. Int J Gynecol Obstet 44:119, 1994

Jana N, Vasishta K, Saha SC, et al: Obstetrical outcomes among women with extrapulmonary tuberculosis. N Engl J Med 341:645, 1999

Jenkins TM, Troiano NH, Grave CR, et al: Mechanical ventilation in an obstetric population: characteristics and delivery rates. Am J Obstet Gynecol 188:549, 2003

Jhung MA, Nelson DI, Centers for Disease Control and Prevention (CDC): Outbreaks of avian influenza A (H5N2), and (H5N8), and (H5N1) among birds—United States, December 2014-January 2015. MMWR 64(4):111, 2015

Jin Y, Carriere KC, Marrie TJ, et al: The effects of community-acquired pneumonia during pregnancy ending with a live birth. Am J Obstet Gynecol 188: 800, 2003

Kalita J, Misra UK, Prasad S, et al: Safety and efficacy of levofloxacin versus rifampicin in tuberculous meningitis: an open-label randomized controlled trial. J Antimicrob Chemother 69(8):2246, 2014

Kandolin R, Lehtonen J, Airaksinen J, et al: Cardiac sarcoidosis: epidemiology, characteristics, and outcome over 25 years in a nationwide study. Circulation 131(7):624, 2015

Kao LW, Nañagas KA: Carbon monoxide poisoning. Med Clin North Am 89(6):1161, 2005

Karim SSA, Naidoo K, Grobler A, et al: Integration of antiretroviral therapy with tuberculosis treatment. N Engl J Med 365(16):1492, 2011

Kelly W, Massoumi A, Lazarus A: Asthma in pregnancy: physiology, diagnosis, and management. Postgrad Med 127(4):349, 2015

Kent NE, Farquharson DF: Cystic fibrosis in pregnancy. Can Med Assoc J 149:809, 1993

Kenyon N, Zeki AA, Albertson TE, et al: Definition of critical asthma syndromes. Clin Rev Allergy Immunol 48(1):1, 2015

Khan AD, Magee E, Grant G, et al: Tuberculosis—United States, 1993–2010. MMWR 3:149, 2013

Kowada A: Cost effectiveness of interferon-gamma release assay for TB screening of HIV positive pregnant women in low TB incidence countries. J Infect 688:32, 2014

Kruszka SJ, Gherman RB: Successful pregnancy outcome in a lung transplant recipient with tacrolimus immunosuppression. A case report. J Reprod Med 47:60, 2002

Kutlu T, Tugrul S, Aydin A, et al: Tuberculosis meningitis in pregnancy presenting as hyperemesis gravidarum. J Matern Fetal Neonatal Med 20:357, 2007

Kyaw MH, Lynfield R, Schaffner W, et al: Effect of introduction of the pneumococcal conjugate vaccine on drug-resistant *Streptococcus pneumoniae*. N Engl J Med 354:1455, 2006

Lai RP, Meintjes G, Wilkinson RJ: HIV-1 tuberculosis-associated immune reconstitution inflammatory syndrome. Semin Immunopathol 38(2):185, 2016

Lam CM, Wong SF, Leung TN, et al: A case-controlled study comparing clinical course and outcomes of pregnant and non-pregnant women with severe acute respiratory syndrome. BJOG 111:771, 2004

Lazarus SC: Emergency treatment of asthma. N Engl J Med 363(8):755, 2010

Lessnau KD, Qarah S: Multidrug-resistant tuberculosis in pregnancy: case report and review of the literature. Chest 123:953, 2003

Levison JH, Barbieri RL, Katx JT, et al: Hard to conceive. N Engl J Med 363(10):965, 2010

Lim AS, Stewart K, Abramson MJ, et al: Multidisciplinary approach to management of maternal asthma (MAMMA): a randomized controlled trial. Chest 145(5):1046, 2014

Lin HC, Lin HC, Chen SF: Increased risk of low birthweight and small for gestational age infants among women with tuberculosis. BJOG 117(5):585, 2010

Litonjua AA, Carey VJ, Laranjo N, et al: Effect of prenatal supplementation with vitamin D on asthma or recurrent wheezing in offspring by age 3 years: the VDAART randomized clinical trial. JAMA 315(4):362, 2016

Liu S, Wen SW, Demissie K, et al: Maternal asthma and pregnancy outcomes: a retrospective cohort study. Am J Obstet Gynecol 184:90, 2001

Llewelyn M, Cropley I, Wilkinson RJ, et al: Tuberculosis diagnosed during pregnancy: a prospective study from London. Thorax 55:129, 2000

Lo CP, Chen SY, Lee KW, et al: Brain injury after acute carbon monoxide poisoning: early and late complications. AJR Am J Roentgenol 189(4):W205, 2007

Longo L: The biologic effects of carbon monoxide on the pregnant woman, fetus and newborn infant. Am J Obstet Gynecol 129:69, 1977

Louie JK, Sailbay CJ, Kang M, et al: Pregnancy and severe influenza infection in the 2013–2014 influenza season. Obstet Gynecol 125(1):184, 2015

Mabie WC, Barton JR, Wasserstrum N, et al: Clinical observations on asthma in pregnancy. J Matern Fetal Med 1:45, 1992

Madhi SA, Cutland CL, Kuwanda L, et al: Influenza vaccination of pregnant women and protection of their infants. N Engl J Med 371(10):918, 2014

Maisel JA, Lynam T: Unexpected sudden death in a young pregnant woman: unusual presentation of neurosarcoidosis. Ann Emerg Med 28:94, 1996

Mandell LA, Wunderink RG: Pneumonia. In Kasper DL, Fauci A, Hauser SL, et al (eds): Harrison's Principles of Internal Medicine, 19th ed. New York, McGraw-Hill Education, 2015, p 803

Mandell LA, Wunderink RG, Anzueto A, et al: Infectious Diseases Society of America/American Thoracic Society consensus guidelines on the management of community-acquired pneumonia in adults. Clin Infect Dis 44:S27, 2007

Mansour MK, Ackman JB, Branda JA, et al: Case 32–2015: a 57-year-old man with severe pneumonia and hypoxemic respiratory failure. New Engl J Med 373:1554, 2015

Masur H, Morris A: *Pneumocystis* infections. In Kasper DL, Fauci AS, Hauser SL, et al: Harrison's Principles of Internal Medicine, 19th ed. New York, McGraw-Hill Education, 2015, p 1358

Mayer AP, Morris MF, Panse PM, et al: Does the presence of mediastinal adenopathy confer a risk for disseminated infection in immunocompetent persons with pulmonary coccidioidomycosis? Mycoses 56(2):145, 2013

Mazurek GH, Vernon A, LoBue P, et al: Updated guidelines for using interferon gamma release assays to detect *Mycobacterium tuberculosis* infection, United States, 2010. MMWR 59(5):2, 2010

Mendola P, Laughon SK, Männistö TI, et al: Obstetric complications among US women with asthma. Am J Obstet Gynecol 208(2):127.e1, 2013

Mert A, Kumbasar H, Ozaras R, et al: Erythema nodosum: an evaluation of 100 cases. Clin Exp Rheumatol 25:563, 2007

Mertz D, Geraci J, Winkup J, et al: Pregnancy as a risk factor for severe outcomes from influenza virus infection: a systematic review and meta-analysis of observational studies. Vaccine 35:521, 2017

Mnyani CN, McIntyre JA: Tuberculosis in pregnancy. BJOG 118(2):226, 2011

Moberley S, Holden J, Tatham DP, et al: Vaccines for preventing pneumococcal infection in adults. Cochrane Database Syst Rev 1:CD000422, 2013

Moore AR, Rogers FM, Dietrick D, et al: Extrapulmonary tuberculosis in pregnancy masquerading as a degenerating leiomyoma. Obstet Gynecol 111(2): 551, 2008

Moran GJ, Rothman RE, Volturo GA: Emergency management of community-acquired bacterial pneumonia: what is new since the 2007 Infectious Diseases Society of America/American Thoracic Society guidelines. Am J Obstet Gynecol 31:602, 2013

Murphy VE, Namazy JA, Powell H, et al: A meta-analysis of adverse perinatal outcomes in women with asthma. BJOG 118:1314, 2011

Murphy VE, Powell H, Wark PA: A prospective study of respiratory viral infection in pregnant women with and without asthma. Chest 144(2):420, 2013a

Murphy VE, Wang G, Namazy JA, et al: The risk of congenital malformations, perinatal mortality and neonatal hospitalization among pregnant women with asthma: a systematic review and meta-analysis. BJOG 120(7):812, 2013b

Musher DM, Thorner AR: Community-acquired pneumonia. N Engl J Med 371:1619–28, 2014

Muthuri SG, Venkatesan S, Myles PR, et al: Effectiveness of neuraminidase inhibitors in reducing mortality in patients admitted to hospital with influenza A H1N1pdm09 virus infection: a meta-analysis of individual participant data. Lancet Respir Med 2:395, 2014

Nanda S, Agarwal U, Sangwan K: Complete resolution of cervical spinal tuberculosis with paraplegia in pregnancy. Acta Obstet Gynecol Scand 81:569, 2002

National Heart, Lung, and Blood Institute: Expert panel report 3: guidelines for the diagnosis and management of asthma, 2007. Available at: http://www.nhlbi.nih.gov/health-pro/guidelines/current/asthma-guidelines. Accessed May 5, 2016

Ng WF, Wong SF, Lam A, et al: The placentas of patients with severe acute respiratory syndrome: a pathophysiological evaluation. Pathology 38:210, 2006

Nguyen HT, Pandolfini C, Chiodini P, et al: Tuberculosis care for pregnant women: a systematic review. BMC Infect Dis 14:617, 2014

Nigam A, Prakash A, Pathak P, et al: Bilateral psoas abscess during pregnancy presenting as an acute abdomen: atypical presentation. BMJ Case Rep 2013:pii: bcr2013200860, 2013

Oboho IK, Reed C, Gargiullo P, et al: Benefit of early initiation of influenza antiviral treatment to pregnant women hospitalized with laboratory-confirmed influenza. J Infect Dis 214(4):507, 2016

Olson GL: Cystic fibrosis in pregnancy. Semin Perinatol 21:307, 1997

Osowicki J, Wang S, McKenzie C, et al: Congenital tuberculosis complicated by hemophagocytic lymphohistiocytosis. Pediatr Infect Dis J 35(1):108, 2016

Paramothayan S, Jones PW: Corticosteroid therapy in pulmonary sarcoidosis. A systematic review. JAMA 287:1301, 2002

Paranyuk Y, Levine G, Figueroa R: Candida septicemia in a pregnant woman with hyperemesis receiving parenteral nutrition. Obstet Gynecol 107:535, 2006

Patel EM, Swamy GK, Heine RP, et al: Medical and obstetric complications among pregnant women with cystic fibrosis. Am J Obstet Gynecol 212:98. e1, 2015

Patel S, Lee RH: The case of the sinister spores: the patient was hospitalized for a menacing infection in the second trimester of pregnancy. Am J Obstet Gynecol 208(5):417.e1, 2013

Pillay T, Khan M, Moodley J, et al: Perinatal tuberculosis and HIV-1: considerations for resource-limited settings. Lancet Infect Dis 4:155, 2004

Pilmis B, Jullien V, Sobel J, et al: Antifungal drugs during pregnancy: an updated review. J Antimicrob Chemother 70(1):14, 2015

Powe NR, Peterson PG, Mark EJ: Case 27–2015: a 78-year-old man with hypercalcemia and renal failure. N Engl Med 373:864, 2015

Prevost MR, Fung Kee Fung KM: Tuberculous meningitis in pregnancy—implications for mother and fetus: case report and literature review. J Matern Fetal Med 8:289, 1999

Prockop LD, Chichkova RI: Carbon monoxide intoxication: an updated review. J Neurol Sci 262(1–2):122, 2007

Racusin DA, Fox KA, Ramin SM: Severe acute asthma. Semin Perinatol 37(4):234, 2013

Rasmussen SA, Jamieson DJ: 2009 H1N1 Influenza and pregnancy—5 years later. N Engl J Med 371:1373, 2014

Raviglione MC: Tuberculosis. In Kasper DL, Fauci A, Hauser SL, et al (eds): Harrison's Principles of Internal Medicine, 19th ed. New York, McGraw-Hill Education, 2015, p 1102

Reboli AC, Rotstein C, Pappas PG, et al: Anidulafungin versus fluconazole for invasive candidiasis. N Engl J Med 356:2472, 2007

Rey E, Boulet LP: Asthma in pregnancy. BMJ 334:582, 2007

Rodgers HC, Knox AJ, Toplis PH, et al: Successful pregnancy and birth after IVF in a woman with cystic fibrosis. Human Reprod 15:2152, 2000

Rogers VL, Sheffield JS, Roberts SW, et al: Presentation of seasonal influenza A in pregnancy: 2003–2004 influenza season. Obstet Gynecol 115(5):924, 2010

Rolston DH, Shnider SM, de Lorimer AA: Uterine blood flow and fetal acid–base changes after bicarbonate administration to the pregnant ewe. Anesthesiology 40:348, 1974

Rosenstein NE, Emery KW, Werner SB, et al: Risk factors for severe pulmonary and disseminated coccidioidomycosis: Kern County, California, 1995–1996. Clin Infect Dis 32:708, 2001

Rowe SM, Miller S, Sorscher EJ: Cystic fibrosis. N Engl J Med 353:1992, 2005

Rowntree RK, Harris A: The phenotypic consequences of *CFTR* mutations. Ann Hum Genet 67(5):471, 2003

Saad AF, Rahman M, Maybauer DM, et al: Extracorporeal membrane oxygenation in pregnant and postpartum women with H1N1-related acute respiratory distress syndrome. Obstet Gynecol 127:241, 2016

Sackoff JE, Pfieffer MR, Driver CR, et al: Tuberculosis prevention for non--U.S.-born pregnant women. Am J Obstet Gynecol 194:451, 2006

Sawicki E, Stewart K, Wong S: Management of asthma by pregnant women attending an Australian maternity hospital. Aust N Z J Obstet Gynecol 52(2):183, 2012

Schanzer DL, Langley JM, Tam TW: Influenza-attributed hospitalization rates among pregnant women in Canada 1994–2000. J Obstet Gynaecol Can 29:622, 2007

Schatz M, Dombrowski MP, Wise R, et al: Asthma morbidity during pregnancy can be predicted by severity classification. J Allergy Clin Immunol 112:283, 2003

Schatz M, Dombrowski MP, Wise R, et al: Spirometry is related to perinatal outcomes in pregnant women with asthma. Am J Obstet Gynecol 194:120, 2006

Schechter MS, Quittner AL, Konstan MW, et al: Long-term effects of pregnancy and motherhood on disease outcomes of women with cystic fibrosis. Ann Am Thorac Soc 10(3):213, 2013

Schulte JM, Bryan P, Dodds S, et al: Tuberculosis skin testing among HIV-infected pregnant women in Miami, 1995 to 1996. J Perinatol 22:159, 2002

Scott C, Kirking HL, Jeffries C, et al: Tuberculosis trends—United States, 2014. MMWR 64(10):265, 2015

Selroos O: Sarcoidosis and pregnancy: a review with results of a retrospective survey. J Intern Med 227:221, 1990

Shaner J, Coscia LA, Constantinescu S, et al: Pregnancy after lung transplant. Prog Transplant 22(2):134, 2012

Shariatzadeh MR, Marrie TJ: Pneumonia during pregnancy. Am J Med 119:872, 2006

Sheffield JS, Cunningham FG: Management of community-acquired pneumonia in pregnancy. Obstet Gynecol 114(4):915, 2009

Sherer DM, Osho JA, Zinn H, et al: Peripartum disseminated extrapulmonary tuberculosis simulating ovarian carcinoma. Am J Perinatol 22:383, 2005

Silverman RK, Montano J: Hyperbaric oxygen treatment during pregnancy in acute carbon monoxide poisoning. A case report. J Reprod Med 42:309, 1997

Smith SM, Smucny J, Fahey T: Antibiotics for acute bronchitis. JAMA 312(24):2678, 2014

Sobczyńska-Tomaszewska A, Bak D, Wolski JK, et al: Molecular analysis of defects in the *CFTR* gene and *AZF* locus of the Y chromosome in male infertility. J Reprod Med 51(2):120, 2006

Sobhy S, Babiker Z, Zamora J, et al: Maternal and perinatal mortality and morbidity associated with tuberculosis during pregnancy and the postpartum period: a systematic review and meta-analysis. BJOG 124:727, 2017

Sokolow LZ, Naleway AL, LI DK, et al: Severity of influenza and noninfluenza acute respiratory illness among pregnant women, 2010–2012. Am J Obstet Gynecol 212:202.e1, 2015

Sorscher EJ: Cystic fibrosis. In Kasper DL, Fauci AS, Hauser SL, et al (eds): Harrison's Principles of Internal Medicine, 19th ed. New York, McGraw-Hill Education, 2015, 1697

Southern KW, Mérelle MM, Dankert-Roelse JE, et al: Newborn screening for cystic fibrosis. Cochrane Database Syst Rev 1:CD001402, 2009

Spiegel E, Shoham-Vardi I, Sergienko R, et al: Maternal bronchial asthma is an independent risk factor for long-term respiratory morbidity of the offspring. Abstract No. 817. Am J Obstet Gynecol 214:S425, 2016

Spinello IM, Johnson RH, Baqi S: Coccidioidomycosis and pregnancy: a review. Ann N Y Acad Sci 1111:358, 2007

Stoller KP: Hyperbaric oxygen and carbon monoxide poisoning: a critical review. Neurol Res 29(2):146, 2007

Stratton P, Mofenson LM, Willoughby AD: Human immunodeficiency virus infection in pregnant women under care at AIDS Clinical Trials Centers in the United States. Obstet Gynecol 79:364, 1992

Swamy GK, Heine RP: Vaccinations for pregnant women. Obstet Gynecol 125:212, 2015

Tata LJ, Lewis SA, McKeever TM, et al: A comprehensive analysis of adverse obstetric and pediatric complications in women with asthma. Am J Respir Crit Care Med 175:991, 2007

Taylor AW, Mosimaneotsile B, Mathebula U, et al: Pregnancy outcomes in HIV-infected women receiving long-term isoniazid prophylaxis for tuberculosis and antiretroviral therapy. Infect Dis Obstet Gynecol 2013:195637, 2013

Terraneo S, Polverino E, Cilloniz C, et al: Severity and outcomes of community acquired pneumonia in asthmatic patients. Respir Med 108(11):1713, 2014

Thorpe-Beeston JG, Madge S, Gyi K, et al: The outcome of pregnancies in women with cystic fibrosis—single centre experience 1998–2011. BJOG 120(3):354, 2013

Tita AT, Andrews WW: Influenza vaccination and antiviral therapy in pregnant women. J Infect Dis 214(4):505, 2016

Török ME, Farrar JJ, et al: When to start antiretroviral therapy in HIV-associated tuberculosis. N Engl J Med 365(16):1538, 2011

Torres A, Menéndez R: Hospital admission in community-acquired pneumonia. [Spanish]. Med Clin (Barc) 131(6):216, 2008

Towers CV, Corcoran VA: Influence of carbon monoxide poisoning on the fetal heart monitor tracing: a report of 3 cases. J Reprod Med 54(3):184, 2009

Triche EW, Saftlas AF, Belanger K, et al: Association of asthma diagnosis, severity, symptoms, and treatment with risk of preeclampsia. Obstet Gynecol 104:585, 2004

Varner MW, rice MM, Anderson B, et al: Influenza-like illness in hospitalized pregnant and postpartum women during the 2009–20120 H1N1 pandemic. Obstet Gynecol 118(3), 2011

Wainwright CE, Elborn JS, Ramsey BW, et al: Lumacaftor-ivacaftor in patients with cystic fibrosis homozygous for Phe508del CFTR. N Engl J Med 373:220, 2015

Wallmüller C, Domanovits H, Mayr FB, et al: Cardiac arrest in a 35-year-old pregnant woman with sarcoidosis. Resuscitation 83(6)e151, 2012

Walzer PD: Pneumocystis infection. In Kasper DL, Fauci AS, Longo DL, et al (eds): Harrison's Principles of Internal Medicine, 16th ed. New York, McGraw-Hill, 2005, p 1194

Wang G, Murphy VE, Namazy J, et al: The risk of maternal and placental complications in pregnant women with asthma: a systematic review and meta-analysis. J Matern Fetal Neonatal Med 27(9):934–42, 2014

Weaver LK, Hopkins RO, Chan KJ, et al: Hyperbaric oxygen for acute carbon monoxide poisoning. N Engl J Med 347:1057, 2002

Wendel PJ, Ramin SM, Hamm CB, et al: Asthma treatment in pregnancy: a randomized controlled study. Am J Obstet Gynecol 175:150, 1996

Wenzel RP, Fowler AA 3rd: Acute bronchitis. N Engl J Med 355:2125, 2006

Wexler ID, Johnnesson M, Edenborough FP, et al: Pregnancy and chronic progressive pulmonary disease. Am J Respir Crit Care Med 175:330, 2007

Wise RA, Polito AJ, Krishnan V: Respiratory physiologic changes in pregnancy. Immunol Allergy Clin North Am 26:1, 2006

Wong SF, Chow KM, Leung TN, et al: Pregnancy and perinatal outcomes of women with severe acute respiratory syndrome. Am J Obstet Gynecol 191:292, 2004

Wunderink RG: How important is methicillin-resistant *Staphylococcus aureus* as a cause of community-acquired pneumonia and what is best antimicrobial therapy? Infect Dis Clin North Am 27(1):177, 2013

Yost NP, Bloom SL, Richey SD, et al: An appraisal of treatment guidelines for antepartum community-acquired pneumonia. Am J Obstet Gynecol 183:131, 2000

Youssef D, Raval B, El-Abbassi A, et al: Pulmonary blastomycosis during pregnancy: case report and review of the literature. Tenn Med 106(3):37, 2013

Zairina E, Abramson MJ, McDonald CF, et al: A prospective cohort study of pulmonary function during pregnancy in women with and without asthma. J Asthma 12:1, 2015

Zeeman GG, Wendel GD, Cunningham FG: A blueprint for obstetrical critical care. Am J Obstet Gynecol 188:532, 2003

Zenner D, Kruijshaar ME, Andrews N, et al: Risk of tuberculosis in pregnancy: a national, primary care-based cohort and self-controlled case series study. Am J Respir Crit Care Med 185(7):779, 2012

Zumla A, Raviglione M, Hafner R, et al: Tuberculosis. N Engl J Med 368:745, 2013

CAPÍTULO 52

Distúrbios tromboembólicos

FISIOPATOLOGIA 1004
TROMBOFILIAS 1005
RASTREAMENTO PARA TROMBOFILIA 1009
TROMBOSE VENOSA PROFUNDA 1010
TRABALHO DE PARTO E PARTO` 1014
TROMBOFLEBITE VENOSA SUPERFICIAL 1016
EMBOLIA PULMONAR 1016
TROMBOPROFILAXIA 1019

> *A paciente queixa-se de dor pré-cordial repentina e intensa, tem a aparência muito pálida e apresenta sintomas de dispneia profunda e, por fim, "fome de ar". Essas embolias, no entanto, nem sempre são fatais, uma pequena parte das pacientes se recupera. O tratamento é puramente paliativo.*
> —J. Whitridge Williams (1903)

Ao longo do século passado, a frequência de tromboembolismo venoso (TEV) durante o puerpério foi diminuindo expressivamente à medida que se praticava mais a deambulação precoce. No entanto, apesar desse e de outros avanços na prevenção e no tratamento, o tromboembolismo continua sendo a principal causa de morbimortalidade materna. De fato, a embolia pulmonar trombótica foi responsável por 9,2% das mortes relacionadas à gravidez nos Estados Unidos entre 2011 e 2013 (Creanga, 2017).

A incidência absoluta de TEV durante a gestação é baixa – 1 ou 2 casos por 1.000 gestações. No entanto, o risco é cerca de cinco vezes mais alto do que entre as mulheres não grávidas (Greer, 2015). Números de casos aproximadamente iguais são identificados antes do parto e no puerpério. A trombose venosa profunda é, isoladamente, mais frequente antes do parto, e a embolia pulmonar é mais comum nas primeiras 6 semanas após o parto (Jacobsen, 2008). Durante o puerpério, a incidência estimada de complicação tromboembólica é de 22 eventos por 100.000 partos. Embora ainda elevado, o risco cai para aproximadamente 3 casos por 100.000 partos durante o segundo período de 6 semanas pós-parto (Kamel, 2014).

FISIOPATOLOGIA

Rudolf Virchow (1856) postulou que a estase, o traumatismo local à parede dos vasos e a hipercoagulabilidade predispõem à trombose venosa. Durante a gestação normal, o risco dessas condições aumenta. A compressão das veias pélvicas e da veia cava inferior pelo útero aumentado torna o sistema venoso da extremidade inferior particularmente vulnerável à estase. Com base na sua revisão, Marik e Plante (2008) citam uma redução de 50% na velocidade do fluxo venoso das pernas que dura do início do terceiro trimestre até 6 semanas após o parto. Tal estase é o fator de risco mais constante para a trombose venosa. A estase venosa e o parto também podem contribuir para a lesão da célula endotelial. Por fim, como listado no Apêndice (p. 1256), a síntese da maioria dos fatores de coagulação está consideravelmente aumentada durante a gestação e favorece a coagulação.

As características para o desenvolvimento de tromboembolismo durante a gestação são mostradas na Tabela 52-1. A mais importante delas é a história pessoal de trombose. Especificamente, 15 a 25% de todos os casos de TEV durante a gestação são eventos recorrentes (American College of Obstetricians and Gynecologists, 2017b). Em um estudo, a magnitude de outros riscos foi estimada com base em 7.177 casos de TEV durante a gestação e 7.158 eventos durante o período pós-parto (James, 2006). Os riscos calculados de tromboembolismo foram próximos ao dobro em mulheres com gestação múltipla, anemia, hiperêmese, hemorragia e cesariana. O risco foi ainda maior em gestações complicadas por infecção pós-parto. Waldman e colaboradores (2013) descobriram que o risco de TEV era um pouco mais alto nas mulheres com idade materna avançada e cerca de o dobro em mulheres com grande paridade, distúrbio de hipertensão, cesariana ou obesidade. Os riscos eram significativamente maiores entre

TABELA 52-1 Alguns fatores de risco associados a maior risco de tromboembolismo

Obstétricos	Gerais
Cesariana	≥ 35 anos de idade
Diabetes	Anomalia anatômica[a]
Gestação múltipla	Câncer
Hemorragia e anemia	Doença do tecido conectivo
Hiperêmese	Desidratação
Histerectomia na cesariana	Imobilidade – viagem de longa distância
Imobilidade – repouso no leito prolongado	Infecção e doença inflamatória
Infecção puerperal	Doença mieloproliferativa
Multiparidade	Síndrome nefrótica
Natimortalidade	Obesidade
Pré-eclâmpsia	Uso de contraceptivo oral
	Cirurgia ortopédica
	Paraplegia
	Tromboembolismo anterior
	Doença falciforme
	Tabagismo
	Trombofilia

[a]Inclui a síndrome de May-Thurner (síndrome de compressão da veia ilíaca).

mulheres que tiveram um natimorto ou foram submetidas a histerectomia periparto.

O seguinte fator de risco individual mais importante é a trombofilia determinada geneticamente. Um número estimado de 20 a 50% das mulheres que desenvolvem trombose venosa durante a gestação ou pós-parto têm um distúrbio genético subjacente identificável (American College of Obstetricians and Gynecologists, 2017b).

TROMBOFILIAS

Várias importantes proteínas regulatórias agem como inibidoras na cascata de coagulação (Fig. 52-1). Os valores normais para muitas dessas proteínas durante a gestação são encontrados no Apêndice (p. 1256). As deficiências hereditárias ou adquiridas dessas proteínas inibidoras são coletivamente referidas como *trombofilias*, as quais podem levar à hipercoagulabilidade e ao TEV recorrente (Connors, 2017). Embora tais distúrbios estejam coletivamente presentes em aproximadamente 15% das populações europeias brancas, elas são responsáveis por aproximadamente 50% dos eventos tromboembólicos durante a gravidez (Lockwood, 2002; Pierangeli, 2011). Alguns aspectos

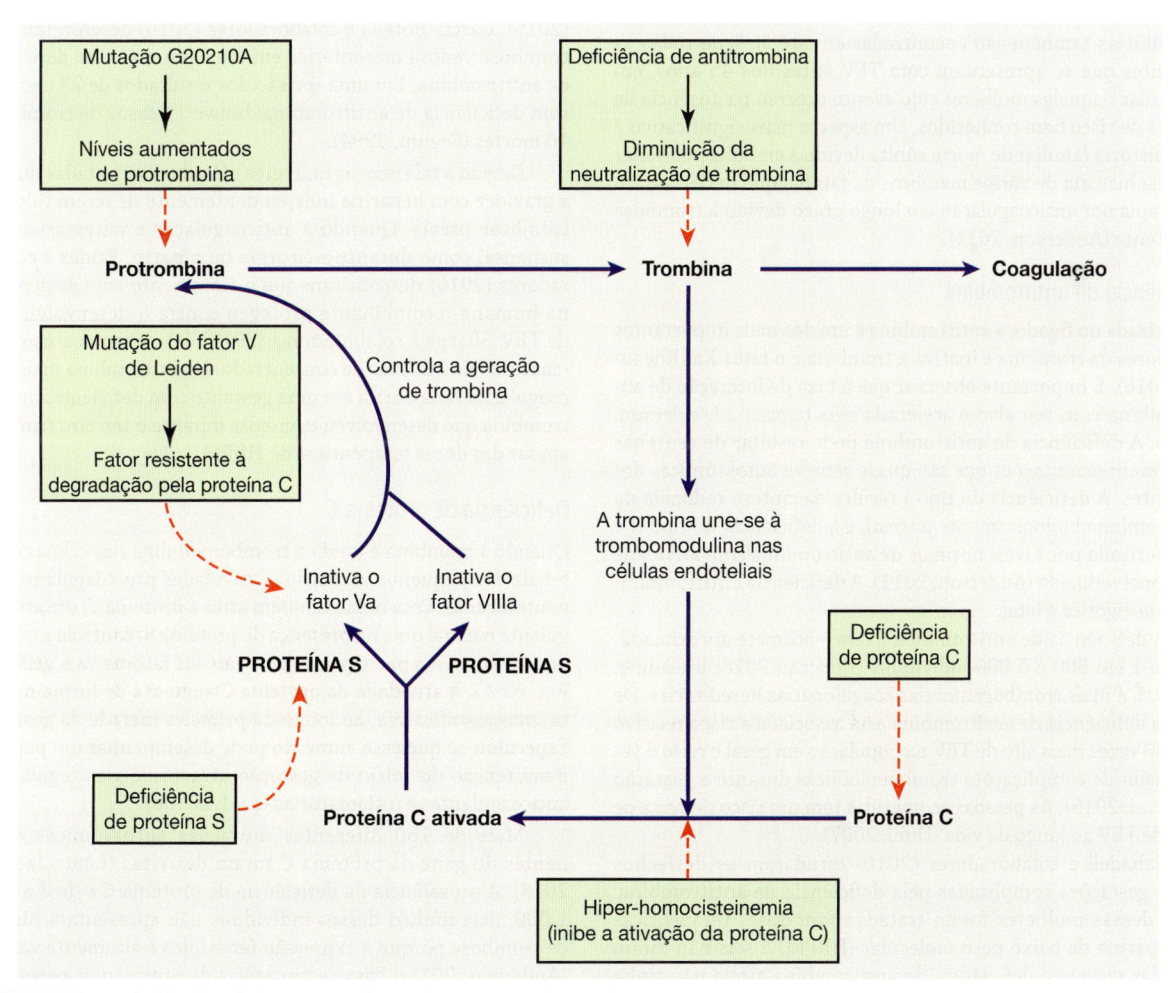

FIGURA 52-1 Trombofilias hereditárias e seus efeitos sobre a cascata de coagulação.

TABELA 52-2 Trombofilias hereditárias e sua associação com o tromboembolismo venoso (TEV) na gravidez

Mutação	Risco de TEV por gestação (sem história) (%)	Risco de TEV por gestação (TEV prévio) (%)	OR de TEV[a]
Fator V de Leiden (heterozigose)	0,5-1,2	10	6,4
Fator V de Leiden (homozigose)	4	17	35,8
Gene de protrombina (heterozigose)	< 0,5	> 10	5,1
Gene de protrombina (homozigose)	2-4	> 17	21,1
Fator V de Leiden/protrombina dupla (heterozigose)	4-5	> 20	21,2
Deficiência de antitrombina	3-7	40	9,5
Deficiência de proteína C	0,1-0,8	4-17	9,3
Deficiência de proteína S	0,1	0-22	7,0

[a]OR para TEV associada à gravidez em comparação com gestantes não portadoras.
OR, razão de chances (*odds ratio*).
Dados de American College of Obstetricians and Gynecologists, 2017c; Croles, 2017.

mais comuns das trombofilias hereditárias estão resumidos na Tabela 52-2.

■ Trombofilias hereditárias

Os pacientes com distúrbios trombofílicos hereditários muitas vezes têm uma história familiar de trombose. As trombofilias hereditárias também são encontradas em até 50% de todas as pacientes que se apresentam com TEV antes dos 45 anos, em particular naquelas mulheres cujo evento ocorreu na ausência de fatores de risco bem conhecidos. Um aspecto mais significativo é uma história familiar de morte súbita devido à embolia pulmonar ou uma história de vários membros da família que necessitaram de terapia por anticoagulação em longo prazo devido à trombose recorrente (Anderson, 2011).

Deficiência de antitrombina

Sintetizada no fígado, a antitrombina é um dos mais importantes inibidores da trombina e inativa a trombina e o fator Xa (Rhéaume, 2016). É importante observar que a taxa de interação de antitrombina com seu alvo é acelerada pela heparina (Anderson, 2011). A deficiência de antitrombina pode resultar de centenas de diferentes mutações que são quase sempre autossômicas dominantes. A deficiência do tipo I resulta da síntese reduzida da antitrombina biologicamente normal, e a deficiência do tipo II é caracterizada por níveis normais de antitrombina com atividade funcional reduzida (Anderson, 2011). A deficiência antitrombínica homozigótica é letal.

A deficiência de antitrombina é rara – acomete aproximadamente 1 em 500 a 5.000 indivíduos (Ilonczai, 2015; Rhéaume, 2016). É a mais trombogênica das coagulopatias hereditárias. De fato, a deficiência de antitrombina está associada a risco relativo 25 a 50 vezes mais alto de TEV na população em geral e risco 6 vezes maior de complicações tromboembólicas durante a gestação (Ilonczai, 2015). As pessoas acometidas têm um risco de cerca de 50% de TEV ao longo da vida (Duhl, 2007).

Sabadell e colaboradores (2010) estudaram os desfechos de 18 gestações complicadas pela deficiência de antitrombina. Doze dessas mulheres foram tratadas com doses terapêuticas de heparina de baixo peso molecular (HBPM) e seis não foram tratadas porque a deficiência de antitrombina ainda não tinha sido diagnosticada. Três das pacientes não tratadas sofreram um episódio tromboembólico em comparação com nenhuma no grupo tratado. As mulheres não tratadas também tinham um risco de 50% de natimortalidade e restrição do crescimento fetal; em comparação, nenhuma das mulheres tratadas teve natimortalidade, mas 25% desenvolveu restrição de crescimento fetal. Resultados semelhantes foram relatados por Ilonczai e colaboradores (2015). García-Botella e colaboradores (2016) descreveram uma trombose venosa mesentérica em uma gestante com deficiência de antitrombina. Em uma revisão dos resultados de 23 neonatos com deficiência de antitrombina, houve 11 casos de trombose e 10 mortes (Seguin, 1994).

Devido a tal risco, as mulheres afetadas são tratadas durante a gravidez com heparina independentemente de terem tido uma trombose prévia. Quando a anticoagulação é necessariamente suspensa, como durante a cirurgia ou o parto, Paidas e colaboradores (2016) descobriram que o tratamento com antitrombina humana recombinante protegeu contra o desenvolvimento de TEV. Sharpe e colaboradores (2011) descreveram o uso bem-sucedido de infusões de concentrado de antitrombina mais anticoagulação terapêutica em uma gestante com deficiência de antitrombina que desenvolveu trombose durante o terceiro trimestre apesar das doses terapêuticas de HBPM.

Deficiência de proteína C

Quando a trombina é unida à trombomodulina nas células endoteliais dos pequenos vasos, suas atividades pró-coagulantes são neutralizadas. Essa união também ativa a proteína C, um anticoagulante natural que, na presença de proteína S, controla a geração de trombina, em parte pela inativação dos fatores Va e VIIIa (ver Fig. 52-1). A atividade da proteína C aumenta de forma modesta, mas significativa, ao longo da primeira metade da gestação. Especulou-se que esse aumento pode desempenhar um papel na manutenção do início da gestação através de vias reguladoras anticoagulantes e inflamatórias (Said, 2010b).

Mais de 160 diferentes mutações autossômicas dominantes do gene da proteína C foram descritas (Louis-Jacques, 2016). A prevalência da deficiência de proteína C é de 2 a 3 por 1.000, mas muitos desses indivíduos não apresentam história de trombose porque a expressão fenotípica é altamente variável (Anderson, 2011). Essas estimativas de prevalência correspondem aos valores limiares da atividade funcional de 50 a 60%, que são usados pela maioria dos laboratórios e estão associados a um aumento de 6 a 12 vezes no risco de TEV (Lockwood, 2012).

Deficiência de proteína S

Esse anticoagulante circulante é ativado pela proteína C, que intensifica a capacidade da proteína S de inativar os fatores Va e VIIIa (ver Fig. 52-1). A deficiência de proteína S pode ser causada por mais de 130 diferentes mutações, com uma predominância agregada de cerca de 0,3 a 1,3 por 1.000 indivíduos (Louis-Jacques, 2016). A deficiência de proteína S pode ser medida pelos níveis de S livres antigenicamente determinados, funcionais e totais. Todos os três estão substancialmente diminuídos durante a gestação normal (Apêndice, p. 1256). Assim, o diagnóstico em gestantes – bem como nas que tomam certos contraceptivos orais – é difícil (Archer, 1999). Quando o rastreamento durante a gravidez se fez necessário, os valores limiares para os níveis do antígeno da proteína S livre no segundo e terceiro trimestres foram identificados em < 30% e < 24%, respectivamente. Entre as gestantes com história familiar positiva, o risco de TEV na gestação é de 6 a 7% (American College of Obstetricians and Gynecologists, 2017c).

Conard e colaboradores (1990) descreveram trombose em 5 de 29 gestantes com deficiência de proteína S. Assim como Burneo e colaboradores (2002), eles relataram trombose venosa cerebral materna. A deficiência da proteína C ou S homozigótica neonatal geralmente está associada a um fenótipo clínico fatal conhecido como *púrpura fulminante* (Shanbhag, 2015).

Resistência à proteína C ativada (mutação do fator V de Leiden)

Essa é a mais prevalente das síndromes de trombofilia conhecidas e é caracterizada pela resistência do plasma aos efeitos anticoagulantes da proteína C ativada. Existem várias mutações que criam essa resistência, mas a mais comum é a mutação do fator V de Leiden, que recebeu o nome da cidade em que foi descrita. Essa mutação *missense* no gene do fator V é resultante da substituição de arginina por glutamina na posição 506 no polipeptídeo do fator V. Como resultado dessa mutação, o fator V ativado é neutralizado cerca de 10 vezes mais lentamente pela proteína C ativada (ver Fig. 52-1). Isso leva a um aumento da geração de trombina (MacCallum, 2014).

A herança heterozigótica do fator V de Leiden é a trombofilia hereditária mais comum. Ela é encontrada em 3 a 15% de populações europeias selecionadas e 3% de afro-americanos, mas é praticamente ausente em indivíduos negros africanos e asiáticos (Lockwood, 2012). Uma teoria para sua prevalência relativamente alta é de que o estado heterozigoto pode conferir uma vantagem de sobrevivência, possivelmente por causa da redução do sangramento com parto ou traumatismo (MacCallum, 2014).

As mulheres que são heterozigóticas para o fator V de Leiden são responsáveis por cerca de 40% dos casos de TEV durante a gravidez. Contudo, o risco real entre as gestantes que são heterozigóticas e que não têm uma história pessoal de parente em primeiro grau com episódio trombótico antes dos 50 anos é de 5 a 12 por 1.000 (ver Tab. 52-2). Em contrapartida, esse risco aumenta para pelo menos 10% entre as mulheres com uma história pessoal ou familiar. As gestantes que são homozigóticas sem uma história pessoal ou familiar têm um risco de 1 a 4% de TEV, enquanto aquelas com tal história têm um risco de aproximadamente 17% (American College of Obstetricians and Gynecologists, 2017c).

O diagnóstico durante a gravidez é realizado por análise de DNA para o gene do fator V mutante. O ensaio biológico não é realizado por causa da resistência normal que se desenvolve após o início da gestação, decorrente de alterações em concentrações de outras proteínas de coagulação (Walker, 1997). É importante observar que a resistência à proteína C ativada também pode ser causada pela síndrome antifosfolipídeo, que está descrita na p. 1008 e também detalhada no Capítulo 59 (p. 1143).

Para avaliar a significância prognóstica da mutação do fator V de Leiden materna durante a gravidez, Kjellberg e colaboradores (2010) compararam os desfechos de 491 portadores com os de 1.055 controles. Todos os três eventos de tromboembolismo ocorreram entre os portadores. No entanto, as taxas de parto pré-termo, natimortos ou complicações hipertensivas não diferiram entre os dois grupos. Em um estudo observacional prospectivo com cerca de 5.000 mulheres conduzido pela Maternal-Fetal Medicine Units Network, a incidência do gene mutante heterozigoto foi de 2,7% (Dizon-Townson, 2005). De três casos de embolias pulmonares e um de trombose venosa profunda – uma taxa de 0,8 por 1.000 gestações –, nenhum estava entre esses portadores. Além disso, nas mulheres heterozigóticas, os riscos de pré-eclâmpsia, descolamento prematuro da placenta, restrição do crescimento fetal ou abortamento espontâneo não eram elevados. Os pesquisadores concluíram que não são indicados rastreamento pré-natal para a mutação de Leiden e profilaxia para portadores sem TEV anterior.

Mutação G20210A da protrombina

A mutação *missense* no gene da protrombina leva ao acúmulo de protrombina, que pode, então, ser convertida em trombina. Os níveis de protrombina estão aumentados em cerca de 30% em heterozigotos e 70% em homozigotos (MacCallum, 2014). Assim como o fator V de Leiden, uma história pessoal ou familiar de TEV em um parente de primeiro grau antes dos 50 anos aumenta o risco de TEV durante a gravidez (ver Tab. 52-2). Para uma portadora heterozigótica com tal história, o risco excede 10%. Sem história, as portadoras heterozigóticas da mutação têm menos de 1% de risco de TEV durante a gravidez (American College of Obstetricians and Gynecologists, 2017c).

Silver e colaboradores (2010) testaram quase 4.200 mulheres quanto à mutação G20210A da protrombina. Um total de 157, ou 3,8%, das mulheres eram portadoras da mutação, e apenas 1 era homozigótica. As portadoras tinham taxas similares de perda gestacional, pré-eclâmpsia, restrição de crescimento fetal e descolamento prematuro da placenta quando comparadas com não portadoras. Três eventos tromboembólicos ocorreram em mulheres cujos testes foram negativos para a mutação.

As pacientes homozigóticas, ou as que coerdam uma mutação G20210A com mutação do fator V de Leiden, têm maior risco de tromboembolismo do que as portadoras heterozigóticas (Connors, 2017). Lim e colaboradores (2016) forneceram informações detalhadas sobre os resultados da gravidez em mulheres com essas trombofilias compostas raras.

Hiper-homocisteinemia

A causa mais comum da homocisteína elevada é a mutação termolábil C667T da enzima 5,10-metilenotetraidrofolato-redutase (MTHFR). A hereditariedade é autossômica recessiva. Os níveis elevados de homocisteína também podem resultar da deficiência de uma das várias enzimas envolvidas no metabolismo da metionina e das deficiências nutricionais corrigíveis de ácido fólico, vitamina B_6 ou vitamina B_{12} (Hague, 2003). Durante a gravidez normal, as concentrações médias de plasma de homocisteína declinam (López-Quesada, 2003). Assim, para se fazer um diagnóstico durante a gestação, Lockwood (2002) recomenda um nível limiar em jejum > 12 μmol/L para definir a hiper-homocisteinemia.

Em uma interessante metanálise, Den Heijer e colaboradores (2005) descobriram que estudos internacionais de polimorfismos MTHFR estavam coletivamente associados a riscos levemente aumentados de trombose. Em contraste, estudos conduzidos na América do Norte não demonstraram tal associação. Os autores especularam que a suplementação com ácido fólico poderia explicar a diferença. É importante lembrar que o ácido fólico serve como um cofator na remetilação da reação da homocisteína à metionina. De maneira similar, o American College of Chest Physicians concluiu que a falta de uma associação com tromboembolismo poderia refletir as reduções fisiológicas nos níveis de homocisteína associados à gravidez e os efeitos da suplementação pré-natal difundida com ácido fólico (Bates, 2012). O American College of Obstetricians and Gynecologists (2017c) concluiu que não há evidência suficiente para apoiar a avaliação de polimorfismos MTHFR ou medida de níveis de homocisteína em jejum na avaliação do TEV.

Outras mutações de trombofilia

Polimorfismos potencialmente trombofílicos estão sendo descobertos em uma taxa cada vez maior. Infelizmente, informações sobre o significado do prognóstico dessas raras mutações recentemente descobertas são limitadas. Por exemplo, a *proteína Z* é uma proteína dependente da vitamina K que serve como cofator na inativação do fator Xa. Estudos descobriram que níveis baixos de proteína Z estão associados a risco elevado de tromboembolismo em pacientes não grávidas e podem estar implicados na patogênese de resultados desfavoráveis da gravidez (Almawi, 2013). Da mesma forma, o *inibidor do ativador do plasminogênio tipo 1 (PAI-1)* é um importante regulador da fibrinólise. Certos polimorfismos no gene promotor estão associados a riscos ligeiramente maiores de TEV. Embora essas trombofilias possam aumentar o risco em pacientes quando coerdadas com outras trombofilias, o American College of Obstetricians and Gynecologists (2017c) concluiu que não há evidência suficiente para recomendar o rastreamento.

Como uma divagação interessante, Galanaud e colaboradores (2010) formularam a hipótese de que a trombofilia paterna poderia aumentar o risco de tromboembolismo materno. Especificamente, esses pesquisadores descobriram que uma trombofilia paterna – o alelo 6936G PROCR – afeta o receptor de proteína C endotelial. Esse receptor é expresso por trofoblasto viloso e, assim, é exposto ao sangue materno. Embora essa pesquisa seja preliminar, ela poderia ajudar a explicar a patogênese das tromboses idiopáticas recorrentes nas gestantes.

■ Trombofilias adquiridas

Alguns exemplos de estados de hipercoagulação adquiridos incluem síndrome antifosfolipídeo (SAF), trombocitopenia induzida pela heparina (p. 1015) e câncer.

Síndrome antifosfolipídeo

Esse distúrbio protrombótico pode afetar tanto a circulação venosa quanto a arterial. As veias mais profundas dos membros inferiores e a circulação arterial cerebral são os locais mais frequentes de trombose venosa e arterial, respectivamente (Connors, 2017; Giannakopoulos, 2013). Além da trombose, as outras manifestações clínicas importantes da SAF são obstétricas (Tab. 18-5, p. 353). Entre os critérios estão: (1) pelo menos uma morte fetal não explicada em 10 semanas ou mais; (2) pelo menos um parto pré-termo antes de 34 semanas de gestação devido a eclâmpsia, pré-eclâmpsia grave ou insuficiência placentária; ou (3) pelo menos três abortamentos espontâneos consecutivos não explicados antes de 10 semanas.

Quando um desses critérios clínicos – de trombose ou obstétricos – for atendido, deve-se realizar o teste de anticorpo antifosfolipídeo para diagnosticar a SAF. Essas pacientes devem ser testadas quanto à presença de três fatores: (1) anticoagulante lúpico, (2) anticorpos anticardiolipina imunoglobulina G e M (IgG e IgM) e (3) anticorpos anti-β_2-glicoproteína I IgG e IgM. Se algum dos resultados desses testes laboratoriais for positivo, realiza-se um teste confirmatório 12 semanas depois (Connors, 2017).

Com base em seu estudo de 750 gestações únicas complicadas por SAF, Saccone e colaboradores (2017) descobriram que o anticorpo anticardiolipina é o anticorpo antifosfolipídeo isolado mais comum presente; mas, a anti-β_2-glicoproteína I está associada à menor taxa de nascidos vivos e às maiores incidências de pré-eclâmpsia, restrição do crescimento fetal e natimortalidade em comparação com os anticorpos anticardiolipina ou com anticoagulante lúpico isoladamente. Esses pesquisadores também observaram que, apesar da terapia com doses baixas de ácido acetilsalicílico e HBPM profilática, a chance de um neonato vivo foi de apenas 30% para as mulheres com resultados positivos para os três anticorpos.

O risco de trombose aumenta significativamente durante a gravidez em mulheres com SAF. Na verdade, até 25% dos eventos trombóticos em mulheres com SAF ocorrem durante a gravidez ou no puerpério. Olhando para isso de um modo diferente, as mulheres com SAF têm um risco de 5 a 12% de trombose durante a gravidez ou no puerpério (American College of Obstetricians and Gynecologists, 2017a). Essa síndrome é discutida com mais detalhes no Capítulo 59 (p. 1143).

■ Trombofilias e complicações na gravidez

Têm-se estudado as possíveis relações entre trombofilias hereditárias e outras complicações da gravidez além da trombose. Na Tabela 52-3 são apresentados os achados de 25 estudos sistematicamente revisados por Robertson e colaboradores (2005) e incorporados às recomendações do American College of Chest Physicians (Bates, 2012). É importante destacar que a heterogeneidade considerável e os amplos intervalos de confiança ilustram a incerteza dessas associações.

Outras investigações salientam a heterogeneidade dos desfechos. Por exemplo, Kahn e colaboradores (2009) não encontraram maior risco de pré-eclâmpsia de início precoce ou grave em mulheres com mutação do fator V de Leiden, mutação G20210A da protrombina, polimorfismo C677T MTHFR ou hiper-homocisteinemia. Said e colaboradores (2010a) rastrearam prospectivamente mais de 2.000 nulíparas saudáveis para o fator V de Leiden, mutação do gene da protrombina, C677T MTHFR, A1298C MTHFR e polimorfismo da trombomodulina. As mulheres que portavam a mutação do gene da protrombina tinham um aumento de 3,6 vezes no risco de resultado adverso da gravidez,

TABELA 52-3 Associação entre complicações na gravidez e trombofilia

Tipo de trombofilia	Perda precoce	Perda recorrente no primeiro trimestre	Perda não recorrente no segundo trimestre	Perda tardia	Pré-eclâmpsia	Descolamento prematuro da placenta	Restrição do crescimento fetal
Fator V de Leiden (homozigose)	**2,71** (1,32-5,58)	–ª	–ª	1,98 (0,40-9,69)	1,87 (0,44-7,88)	**8,43** (0,41-171,20)	4,64 (0,19-115,68)
Fator V de Leiden (heterozigose)	**1,68** (1,09-2,58)	**1,91** (1,01-3,61)ª	**4,12** (1,91-8,81)ª	**2,06** (1,10-3,86)	**2,19** (1,46-3,27)	**4,70** (1,13-19,59)	2,68 (0,59-12,13)
Mutação do gene da protrombina (heterozigose)	**2,49** (1,24-5,00)	**2,70** (1,37-5,34)	**8,60** (2,18-33,95)	**2,66** (1,28-5,53)	**2,54** (1,52-4,23)	**7,71** (3,01-19,76)	2,92 (0,62-13,70)
C677T MTHFR (homozigose)	1,40 (0,77-2,55)	0,86 (0,44-1,69)	ND	1,31 (0,89-1,91)	**1,37** (1,07-1,76)	1,47 (0,40-5,35)	1,24 (0,84-1,82)
Deficiência de antitrombina	0,88 (0,17-4,48)	ND	ND	7,63 (0,30-196,36)	3,89 (0,16-97,19)	1,08 (0,06-18,12)	ND
Deficiência de proteína C	2,29 (0,20-26,43)	ND	ND	3,05 (0,24-38,51)	5,15 (0,26-102,22)	5,93 (0,23-151,58)	ND
Deficiência de proteína S	3,55 (0,35-35,72)	ND	ND	**20,09** (3,70-109,15)	2,83 (0,76-10,57)	2,11 (0,47-9,34)	ND
Anticorpos anticardiolipina	**3,40** (1,33-8,68)	**5,05** (1,82-14,01)	ND	**3,30** (1,62-6,70)	**2,73** (1,65-4,51)	1,42 (0,42-4,77)	**6,91** (2,70-17,68)
Anticoagulantes lúpicos (inibidores não específicos)	**2,97** (1,03-9,76)	ND	**14,28** (4,72-43,20)	2,38 (0,81-6,98)	1,45 (0,70-4,61)	ND	ND
Hiper-homocisteinemia	**6,25** (1,37-28,42)	**4,21** (1,28-13,87)	ND	0,98 (0,17-5,55)	**3,49** (1,21-10,11)	2,40 (0,36-15,89)	ND

ªPortadoras homozigóticas e heterozigóticas foram agrupadas; não é possível extrair dados de cada estado.
MTHFR, metilenotetraidrofolato-redutase; ND, não disponível.
Os dados são apresentados como razão de chance (OR [intervalo de confiança de 95%]) e são derivados de Robertson, 2005. Os números em *negrito* são estatisticamente significativos.
Reproduzida, com permissão, de Bates SM, Greer IA, Middledorp S, et al: VTE, thrombophilia, antithrombotic therapy, and pregnancy. Chest 141:e691S, 2012.

incluindo pré-eclâmpsia grave, restrição do crescimento fetal, descolamento prematuro da placenta ou natimortalidade. Contudo, nenhum dos outros polimorfismos conferiu um risco elevado desses desfechos adversos. Com base na Stillbirth Collaborative Research Network, Silver e colaboradores (2016) encontraram uma fraca associação entre fator V de Leiden materno e natimortalidade. Não houve associação entre natimortalidade e outras trombofilias hereditárias. Com base em seu estudo prospectivo de 750 gestações complicadas pela natimortalidade, Korteweg e colaboradores (2010) concluíram que o teste de trombofilia de rotina após a morte fetal não é aconselhável.

O American College of Obstetricians and Gynecologists (2017c) concluiu que um elo causal definitivo não pode ser feito entre trombofilias hereditárias e resultados adversos da gravidez. Além disso, em outro ensaio randomizado, Rodger e colaboradores (2014) constataram que HBPM profilática anteparto não reduziu um resultado composto de perda gestacional, pré-eclâmpsia grave ou de início precoce, neonatos pequenos para a idade gestacional e TEV em mulheres trombofílicas.

Assim, em virtude das incertezas sobre a magnitude do risco e sobre os benefícios da profilaxia para prevenir complicações na gravidez em mulheres com trombofilias hereditárias, ainda não está comprovado que o rastreamento universal seja indicado (Louis-Jacques, 2016). Por outro lado, a associação entre a SAF e os resultados adversos da gravidez – incluindo perda fetal, perda recorrente da gravidez e pré-eclâmpsia – é muito mais forte.

■ Rastreamento para trombofilia

Considerando a incidência relativamente alta de trombofilia na população e a baixa incidência de TEV, o rastreamento universal durante a gravidez não é custo-efetivo (Carbone, 2010). Assim, uma estratégia de rastreamento seletiva é necessária. A American Academy of Pediatrics e o American College of Obstetricians and Gynecologists (2017) recomendam que para o rastreamento da trombofilia sejam consideradas as seguintes circunstâncias clínicas: (1) história pessoal de TEV que esteja associada a um fator de risco não recorrente, como fraturas, cirurgia e/ou imobilização prolongada; e (2) um parente de primeiro grau (pai ou irmão) com uma história de trombofilia de alto risco ou TEV antes dos 50 anos na ausência de outros fatores de risco.

O American College of Obstetricians and Gynecologists (2017c) observa que o teste de trombofilias hereditárias em mulheres que sofreram perda fetal recorrente ou descolamento prematuro de placenta não é recomendado porque as evidências clínicas de que a profilaxia com heparina pré-parto impede a recorrência são insuficientes. Da mesma forma, o teste não é recomendado para mulheres com história de restrição de crescimento fetal ou pré-eclâmpsia. O American College of Chest Physicians também não recomenda

TABELA 52-4 Como fazer o teste para trombofilias

Trombofilia	Método de teste	O teste é confiável durante a gravidez?	O teste é confiável durante a trombose aguda?	O teste é confiável com anticoagulação?
Mutação do fator V de Leiden	Ensaio de resistência à proteína C ativada (segunda geração) Se anormal: análise de DNA	Sim Sim	Sim Sim	Não Sim
Mutação G20210A no gene da protrombina	Análise de DNA	Sim	Sim	Sim
Deficiência de proteína C	Atividade da proteína C (< 60%)	Sim	Não	Não
Deficiência de proteína S	Ensaio funcional (< 55%)	Não[a]	Não	Não
Deficiência de antitrombina	Atividade de antitrombina (< 60%)	Sim	Não	Não

[a]Se o rastreamento na gestação for necessário, os valores de corte para os níveis do antígeno da proteína S livre no segundo e terceiro trimestres foram identificados em menos de 30% e em menos de 24%, respectivamente.
Reproduzida, com permissão, de American College of Obstetricians and Gynecologists Women's Health Care Physicians: ACOG Practice Bulletin No. 138: Inherited thrombophilias in pregnancy, Obstet Gynecol. 2013 Sep;122(3):706–717.

o rastreamento de mulheres com complicações de gestação prévias (Bates, 2012). No entanto, o rastreamento de anticorpos antifosfolipídeos pode ser apropriado em mulheres que sofreram perda fetal ou pré-eclâmpsia de início precoce (Berks, 2015).

Os métodos de rastreamento das trombofilias hereditárias mais comuns são mostrados na Tabela 52-4. Sempre que possível, o teste laboratorial é realizado em pelo menos 6 semanas após o evento tromboembólico, enquanto a paciente não está grávida e quando ela não está recebendo anticoagulantes ou terapia hormonal. O rastreamento de hiper-homocisteinemia não é recomendado (American College of Obstetricians and Gynecologists, 2017c).

TROMBOSE VENOSA PROFUNDA

■ Apresentação clínica

A maioria dos casos de trombose venosa durante a gravidez ocorrem nas veias profundas da extremidade inferior. Cerca de 70% dos casos estão localizados nas veias iliofemorais sem envolvimento das veias da panturrilha. As tromboses da veia ilíaca isolada e da veia da panturrilha ocorrem em cerca de 17 e 6%, respectivamente (Chan, 2010). Em contraste, na população geral, mais de 80% das tromboses venosas profundas envolvem veias da panturrilha, e tromboses venosas iliofemorais ou ilíacas isoladas são incomuns (Huisman, 2015).

Os sinais e sintomas variam, dependendo muito do grau de oclusão e da intensidade da resposta inflamatória. Ginsberg e colaboradores (1992) relataram que 58 de 60 mulheres antes do parto (97%) tiveram trombose na perna esquerda. Blanco-Molina e colaboradores (2007) relataram envolvimento da perna esquerda em 78%. Greer (2003) formulou a hipótese de que isso pode resultar da compressão da veia ilíaca esquerda pela artéria ilíaca direita e ovárica – ambas cruzam a veia apenas no lado esquerdo. No entanto, como descrito no Capítulo 53 (p. 1026), o ureter é mais comprimido no lado direito.

Classicamente, a trombose envolvendo a extremidade inferior é de início abrupto, e há dor e edema na perna e na coxa. A trombose da extremidade inferior típica envolve grande parte do sistema venoso profundo para a região iliofemoral. Por vezes, o espasmo arterial reflexo ocasiona uma extremidade pálida, fria e com pulsações diminuídas. Por outro lado, pode haver formação significativa de coágulo, ainda que com pouca dor, calor ou inchaço. É importante dizer que a dor na panturrilha espontânea ou em resposta a um aperto ou alongamento do tendão do calcâneo – *sinal de Homans* – pode ser causada por um músculo contraído ou contusão. Entre 30 e 60% das mulheres com trombose venosa profunda aguda na extremidade inferior confirmada têm embolia pulmonar assintomática (p. 1016).

■ Diagnóstico

O diagnóstico clínico de trombose venosa profunda é difícil; em um estudo anterior com gestantes, ele foi confirmado em apenas 10% (Hull, 1990). Outro desafio é que muitos dos testes diagnósticos comuns que foram investigados extensamente em pacientes não grávidas não foram adequadamente validados na gravidez (Huisman, 2015). Na Figura 52-2, está mostrado um algoritmo para diagnóstico, recomendado pelo American College of Chest Physicians, que pode ser usado para avaliação de gestantes (Guyatt, 2012). Com poucas modificações, seguimos uma avaliação similar no Parkland Hospital.

Ultrassonografia de compressão

Em gestantes com suspeita de trombose venosa profunda, a American Academy of Pediatrics e o American College of Obstetricians and Gynecologists (2017) recomendam ultrassonografia de compressão das veias proximais no teste diagnóstico inicial. De acordo com o American College of Chest Physicians, a técnica não invasiva é atualmente o teste de primeira linha mais usado para detectar trombose venosa profunda (Guyatt, 2012). O diagnóstico baseia-se na não compressibilidade e ecoarquitetura típica de uma veia com trombose.

Para pacientes *não grávidas* com suspeita de trombose, a segurança de suspender a anticoagulação por 1 semana foi estabelecida para aquelas que tiveram um exame de ultrassonografia de compressão inicialmente normal (Birdwell, 1998; Heijboer, 1993). Os exames de compressão seriados são, então, realizados porque as tromboses da panturrilha isoladas não detectadas, que finalmente se estendem para as veias proximais, o fazem dentro de 1 a 2 semanas após a apresentação em aproximadamente 25% das pacientes.

Nas *gestantes*, a ressalva importante é que os achados normais na ultrassonografia venosa nem sempre excluem uma

```
                    Gestantes com suspeita de
                    trombose venosa profunda
                              │
                              ▼
                    Ultrassonografia da
                    compressão proximal
         ┌────────────────────┼────────────────────┐
         │                    │                    │
    Negativa, mas suspeita  Negativa            Positiva
    da trombose da                                  │
    veia ilíaca isolada^a                           ▼
         │                                        Tratar
         ▼                ┌──── Positiva ────┐
    Ultrassonografia com  Repetir a          Teste de
    Doppler da veia ilíaca ou  ultrassonografia  D-dímeros sensível
    TC ou RM ou           de compressão
    venografia            proximal nos
         │                dias 3 e 7
         │                    │                    │
         ▼                 Positiva  Negativa   Negativa
       Tratar                 │         │          │
                              ▼         ▼          ▼
                            Tratar            Sem teste
                                              adicional
```

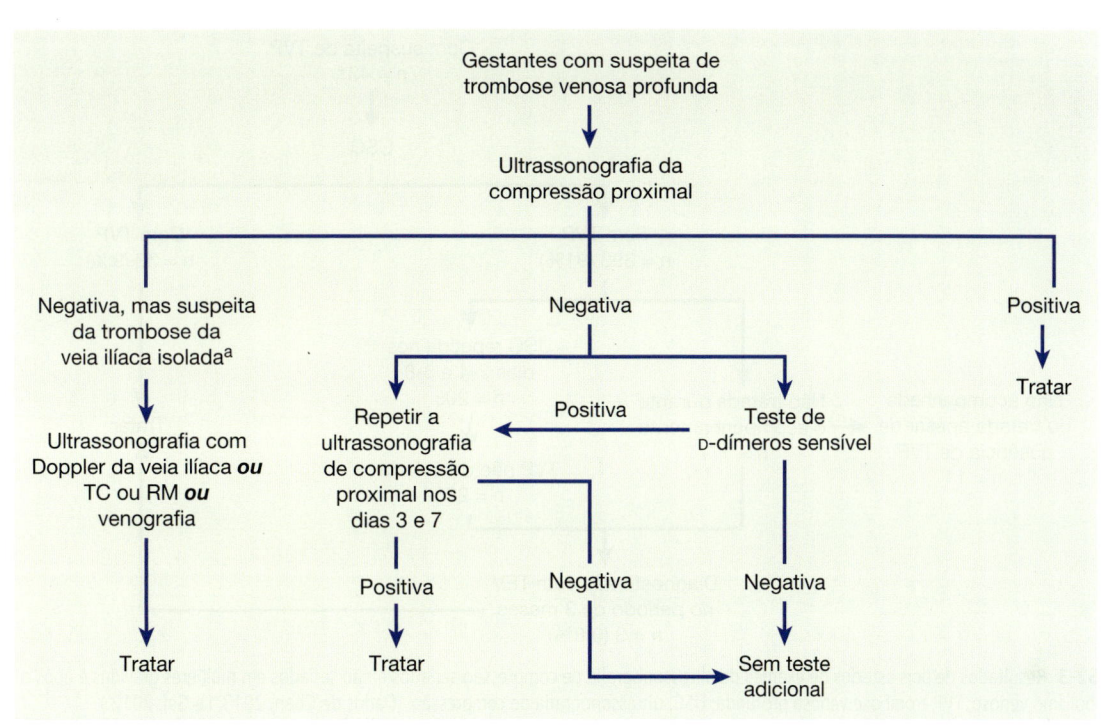

FIGURA 52-2 Algoritmo para avaliação de suspeita de trombose venosa profunda na gravidez. TC, tomografia computadorizada; RM, ressonância magnética. [a]Sinais e sintomas incluem edema de toda a perna com ou sem dor no flanco, nádega ou costas. (Dados de Guyatt GH, Akl EA, Crowther M, et al: Executive summary: Antithrombotic therapy and prevention of thrombosis, 9th ed: American College of Chest Physicians evidence-based clinical practice guidelines, Chest. 2012 Feb;141(2 Suppl):7S-47S.)

embolia pulmonar. Isso ocorre porque a trombose já pode ter provocado a embolia ou porque ela surgiu das veias ilíacas ou de outras pélvicas profundas, que são menos acessíveis à avaliação por ultrassonografia (Goldhaber, 2004). Como discutido, a trombose associada à embolia pulmonar durante a gravidez geralmente se origina nas veias ilíacas.

Os resultados de dois estudos são úteis para avaliar a necessidade de exames seriados em mulheres grávidas com suspeita de trombose venosa profunda, mas que tenham um exame de ultrassonografia de compressão inicial negativa. Os resultados combinados estão representados na Figura 52-3. Chan e colaboradores (2013) estudaram 221 mulheres grávidas e após o parto com suspeita de trombose venosa profunda. As 205 mulheres com resultado inicial negativo foram submetidas a testes seriados, que foram negativos em todos os casos. Dessas, 1 mulher com teste seriado normal teve embolia pulmonar 7 semanas depois. Le Gal e colaboradores (2012) estudaram 210 mulheres grávidas e após o parto com suspeita de trombose venosa profunda. Dessas, 177 mulheres sem trombose venosa profunda não receberam anticoagulação e não foram submetidas a testes seriados. Duas tiveram uma trombose confirmada objetivamente diagnosticada em 3 meses. Em resumo, esses dados preliminares sugerem que um estudo de ultrassonografia de compressão completa simples possa excluir com segurança o diagnóstico de trombose venosa profunda na maioria das gestantes.

Ressonância magnética

Essa técnica de imagem permite um excelente delineamento do detalhe anatômico acima do ligamento inguinal. Assim, em muitos casos, a ressonância magnética (RM) é imensamente útil para o diagnóstico da trombose das veias iliofemoral e pélvica. O sistema venoso também pode ser reconstruído por meio da venografia por RM (Cap. 46, p. 911). Erdman e colaboradores (1990) relataram que a RM era 100% sensível e 90% específica para a detecção de trombose venosa profunda venograficamente comprovada em pacientes não gestantes. É importante destacar que quase metade daquelas sem trombose venosa profunda foram consideradas como tendo condições não trombóticas que incluíam celulite, miosite, edema, hematomas e flebite superficial.

Khalil e colaboradores (2012) usaram venografia por RM para estudar a história natural de trombose venosa profunda após o parto vaginal. Entre as 30 pacientes *assintomáticas* que estavam todas no período de 4 dias pós-parto, 30% tiveram uma trombose definitiva nas veias ilíaca ou ovárica e outras 37% tiveram suspeita de trombose. Nossa experiência com centenas de exames de RM no pós-parto não apoia esses achados. Assim, embora a significância clínica de seus achados seja incerta, parece evidente que algum grau de defeito de preenchimento intraluminal da veia pélvica possa ser um achado normal.

Rastreamento com teste de D-dímeros

Esses produtos de degradação da fibrina são gerados quando a fibrinolisina degrada a fibrina, como ocorre no tromboembolismo (Cap. 41, p. 783). A sua medida é frequentemente incorporada aos algoritmos diagnósticos para TEV em pacientes não gestantes (Wells, 2003). Contudo, a avaliação com o teste de D-dímeros na gravidez é problemática por diversas razões. Como mostrado no Apêndice (p. 1256), dependendo da sensibilidade do ensaio,

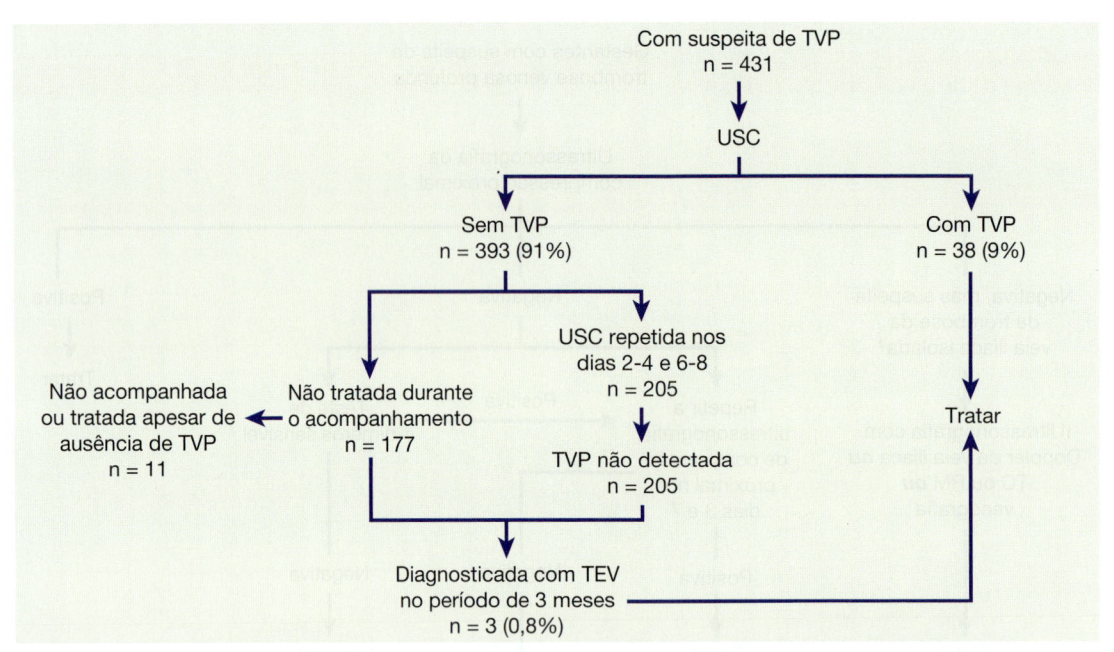

FIGURA 52-3 Resultados de dois estudos de exames de ultrassonografia de compressão seriados e não seriados em mulheres grávidas e após o parto. TEV, tromboembolismo venoso; TVP, trombose venosa profunda; USC, ultrassonografia de compressão. (Dados de Chan, 2013; Le Gal, 2012.)

os níveis séricos de D-dímeros aumentam com a idade gestacional junto com concentrações elevadas de fibrinogênio no plasma (Murphy, 2015). Os níveis também são afetados pela gestação múltipla e pela cesariana (Morikawa, 2011). As concentrações de D-dímeros também podem estar elevadas em certas complicações da gravidez, como descolamento prematuro de placenta, pré-eclâmpsia e síndrome séptica. Além disso, níveis mais altos foram observados em portadores de células falciformes e em mulheres de origem racial africana e do Sul da Ásia (Grossman, 2016). Por todas essas razões, seu uso durante a gravidez permanece incerto, mas um teste de D-dímeros negativo deve ser considerado tranquilizador (Lockwood, 2012; Marik, 2008).

■ Manejo

O tratamento ideal do TEV durante a gestação não foi submetido a estudos clínicos importantes para fornecer práticas baseadas em evidência. Contudo, há um consenso sobre o tratamento com anticoagulação e atividade limitada. Se o teste de trombofilia é realizado, é feito antes da anticoagulação. A heparina induz um declínio nos níveis de antitrombina, e a varfarina reduz as concentrações de proteína C e S. Os resultados desses testes não alteram o tratamento (Connors, 2017).

A anticoagulação é iniciada com heparina não fracionada (HNF) ou HBPM. Contudo, embora ambos os tipos sejam aceitáveis, a maioria recomenda uma das HBPMs (Bates, 2016; Kearon, 2016). Por exemplo, o American College of Chest Physicians sugere o uso preferencial de HBPM durante a gestação devido a sua melhor biodisponibilidade, meia-vida de plasma mais longa, resposta de dose mais previsível, riscos reduzidos de osteoporose e trombocitopenia e dosagem menos frequente (Bates, 2012). As doses são apresentadas na Tabela 52-5.

Durante a gravidez, a terapia com heparina deve ser continuada, devendo a anticoagulação, para as mulheres no período de pós-parto, ser iniciada simultaneamente com a varfarina. É importante lembrar que a embolia pulmonar se desenvolve em até 60% das pacientes com trombose venosa não tratada, e a anticoagulação diminui esse risco para menos de 5%. Nas pacientes não grávidas, a taxa de mortalidade com embolia pulmonar é de cerca de 1% (Douketis, 1998; Pollack, 2011).

Ao longo de vários dias, a dor na perna se dissipa. Após os sintomas terem diminuído, a deambulação gradual é iniciada. As meias elásticas são adequadas, e a anticoagulação prossegue. A recuperação nesse estágio ocorre geralmente entre 7 a 10 dias. As meias de compressão graduada são mantidas por 2 anos após o diagnóstico de modo a reduzir a incidência de síndrome pós-trombótica (Brandjes, 1997). Essa síndrome pode incluir parestesias ou dor crônica na perna, edema intratável, alterações cutâneas e úlceras na perna.

■ Heparina não fracionada

Esse agente deve ser considerado para o tratamento inicial de tromboembolismo e em situações nas quais o parto, a cirurgia ou a trombólise possam ser necessárias (American College of Obstetricians and Gynecologists, 2017b). A HNF pode ser administrada por uma de duas vias: (1) terapia intravenosa inicial seguida por HNF subcutânea de dose ajustada administrada a cada 12 horas; ou (2) HNF subcutânea de dose ajustada, 2 vezes ao dia, com doses ajustadas para prolongar o tempo de tromboplastina parcial ativada (TTPa) na variação terapêutica 6 horas após a injeção (Bates, 2012). Como mostrado na Tabela 52-5, a dose terapêutica para a HNF subcutânea é geralmente de 10.000 unidades ou mais a cada 12 horas.

Para terapia intravenosa, vários protocolos são aceitáveis. Em geral, se a HNF é usada, ela é iniciada com uma dose intravenosa em *bolus* de 70 a 100 U/kg, que é de 5.000 a 10.000 U. Isso é seguido por infusões intravenosas contínuas começando em

TABELA 52-5 Definições do esquema de anticoagulação

Esquema de anticoagulação	Definição
HBPM profilática[a]	Enoxaparina, 40 mg, SC, 1×/dia Dalteparina, 5.000 unidades, SC, 1×/dia Tinzaparina, 4.500 unidades, SC, 1×/dia
HBPM terapêutica[b]	Enoxaparina, 1 mg/kg, a cada 12 h Dalteparina, 200 unidades/kg, 1×/dia Tinzaparina, 175 unidades/kg, 1×/dia Dalteparina, 100 unidades/kg, a cada 12 h Pode atingir um nível anti-Xa na faixa terapêutica de 0,6-1,0 unidade/mL para o esquema de 2×/dia; doses ligeiramente mais altas podem ser necessárias para um esquema de 1×/dia
Minidose profilática de HNF	HNF, 5.000 unidades, SC, a cada 12 h
HNF profilática	HNF, 5.000-10.000 unidades, SC, a cada 12 h HNF, 5.000-7.500 unidades, SC, a cada 12 h no primeiro trimestre HNF, 7.500-10.000 unidades, SC, a cada 12 h no segundo trimestre HNF, 10.000 unidades, SC, a cada 12 h no terceiro trimestre, a menos que o TTPa esteja elevado
HNF terapêutica[b]	HNF, 10.000 unidades ou mais, SC, a cada 12 h, em doses ajustadas para visar o TTPa em sua variação terapêutica (1,5-2,5) 6 h após a injeção
Anticoagulação pós-parto	HBPM/HNF profilática, por 4-6 semanas, ou antagonistas da vitamina K, por 4-6 semanas, com uma INR-alvo de 2-3, com sobreposição de terapia por HNF ou HBPM inicial até a INR ser ≥ 2 por 2 dias
Vigilância	Vigilância clínica e investigação objetiva adequada de mulheres com suspeita de sintomas de trombose venosa profunda ou embolia pulmonar

[a]Embora em extremos de peso corporal, a modificação da dose pode ser necessária.
[b]Também referida como dose de tratamento completa ajustada ao peso.
HBPM, heparina de baixo peso molecular; HNF, heparina não fracionada; INR, razão normalizada internacional; SC, subcutâneo; TTPa, tempo de tromboplastina parcial ativada.
Reproduzida, com permissão, de American College of Obstetricians and Gynecologists Women's Health Care Physicians: ACOG Practice Bulletin No. 138: Inherited thrombophilias in pregnancy, Obstet Gynecol. 2013 Sep;122(3):706–717.

1.000 U/h ou 15 a 20 U/kg/h. Essa taxa de infusão é titulada para atingir valores de controle de TTPa de 1,5 a 2,5 vezes (Brown, 2010; Linnemann, 2016). A anticoagulação intravenosa é mantida por pelo menos 5 a 7 dias, tempo após o qual o tratamento é convertido para heparina subcutânea para manter o TTPa em pelo menos 1,5 a 2,5 vezes o controle durante todo o intervalo da dose. Para mulheres com anticoagulante lúpico, o TTPa não avalia com precisão a anticoagulação da heparina e, portanto, os níveis de antifator Xa são preferidos.

Há variação na duração da anticoagulação total, e nenhum estudo definiu a duração ideal para tromboembolismo relacionado à gravidez. Nas pacientes não grávidas com TEV, a evidência sustenta uma duração de tratamento mínima de 3 meses (Kearon, 2012). Para pacientes gestantes, o American College of Chest Physicians recomenda a anticoagulação durante toda a gravidez e pós-parto por uma duração total mínima de 3 meses (Bates, 2012). Lockwood (2012) recomenda que a anticoagulação plena seja mantida por no mínimo 20 semanas, seguida por doses profiláticas se a mulher ainda estiver grávida. As doses profiláticas de HNF subcutânea podem variar de 5.000 a 10.000 U a cada 12 horas, tituladas para manter um nível de antifator Xa de 0,1 a 0,2 U/mL, medido 6 horas após a última injeção. Se ocorrer TEV durante o período pós-parto, Lockwood (2012) recomenda um mínimo de 6 meses de tratamento com anticoagulação.

■ Heparina de baixo peso molecular

Consiste em uma família de derivados da heparina não fracionada, variando seus pesos moleculares de 4.000 a 5.000 dáltons em comparação com 12.000 a 16.000 dáltons para a heparina convencional. Nenhuma dessas heparinas atravessa a placenta, e todas exercem sua atividade anticoagulante pela ativação da antitrombina. A diferença primária está em sua atividade inibitória relativa contra o fator Xa e a trombina. Especificamente, a HNF possui atividade equivalente contra o fator Xa e trombina, mas as HBPMs têm maior atividade contra o fator Xa do que contra a trombina. Elas também têm uma resposta anticoagulante mais previsível e menos complicações de sangramento do que a HNF devido a sua melhor biodisponibilidade, meia-vida mais longa, depuração independente da dose e diminuição da interferência com plaquetas (Tapson, 2008). Esses componentes da HBPM são depurados pelos rins e devem ser usados com cuidado quando há disfunção renal.

Diversos estudos mostraram que o TEV é efetivamente tratado com a HBPM (Quinlan, 2004; Tapson, 2008). Usando venogramas seriados, Breddin e colaboradores (2001) observaram que as HBPM eram mais efetivas que a HNF na redução do tamanho do trombo sem aumentar as taxas de mortalidade nem causar complicações de sangramento maiores. Vários esquemas diferentes de tratamento usando HBPM de dose ajustada para o tratamento do TEV são recomendados pelo American College of Obstetricians and Gynecologists (2017b,c) e são listados na Tabela 52-5.

Farmacocinética na gravidez

Várias HBPMs estão disponíveis para uso na gravidez, como enoxaparina, dalteparina e tinzaparina. A farmacocinética da enoxaparina foi estudada em 36 mulheres com TEV durante a gravidez ou imediatamente no pós-parto (Rodie, 2002). A dose foi de aproximadamente 1 mg/kg, administrada duas vezes ao dia, com base no peso do início da gravidez. O tratamento foi monitorado pelo pico da atividade do antifator Xa 3 horas após a injeção, com uma variação terapêutica-alvo de 0,4 a 1,0 U/mL. Em 33 mulheres, a enoxaparina forneceu anticoagulação satisfatória. Nas outras três mulheres, a redução da dose foi necessária. Nenhuma desenvolveu tromboembolismo recorrente ou complicações de sangramento. Em mulheres pós-cesariana com um índice de massa corporal (IMC) ≥ 35, Stephenson e colaboradores (2016) descobriram que a dosagem com base no peso de enoxaparina, 0,5 mg/kg, duas vezes ao dia, alcançou os níveis de pico profiláticos de anti-Xa entre 0,2 e 0,6 U/mL de maneira mais eficaz do que uma dose fixa de 40 mg/dia. Achados similares foram relatados por Overcash e colaboradores (2015).

Para a tinzaparina, uma dosagem de 75 a 175 U/kg/dia foi necessária para atingir os níveis de pico do antifator Xa de 0,1 a 1,0 U/mL (Smith, 2004). Em estudos da farmacocinética da dalteparina, doses iniciais convencionais de dalteparina – 100 U/kg, a cada 12 horas – eram provavelmente insuficientes para manter a anticoagulação completa (Barbour, 2004; Jacobsen, 2003). Assim, podem ser necessárias doses um pouco mais altas do que as mostradas na Tabela 52-5.

Dosagem e monitoramento

As doses profiláticas e terapêuticas recomendadas pelo American College of Obstetricians and Gynecologists (2017b) para as várias HBPMs estão listadas na Tabela 52-5. Há controvérsias sobre o fato de tais dosagens requererem ajustes durante o curso da gravidez (Berresheim, 2014; Cutts, 2013). Alguns sugerem a medição periódica dos níveis do antifator Xa 4 a 6 horas após uma injeção com ajuste de dose para manter um nível terapêutico. Há carência de grandes estudos que usem pontos de corte clínicos que demonstrem um alcance terapêutico ideal ou que mostrem ajustes de doses aumentando a segurança ou a eficácia da terapia. Assim, o American College of Chest Physicians e outros relatam que o monitoramento de rotina com níveis anti-Xa é difícil de justificar (Bates, 2012; McDonnell, 2017).

Segurança na gravidez

Relatos iniciais concluíram que as HBPMs eram seguras e efetivas (Lepercq, 2001; Sanson, 1999). Apesar disso, em 2002, o fabricante da enoxaparina alertou que seu uso na gravidez estava associado a anomalias congênitas e a maior risco de hemorragia. Após sua própria revisão extensa, o American College of Obstetricians and Gynecologists (2017b) concluiu que esses riscos eram raros, que sua incidência não era maior do que o esperado e que nenhuma relação de causa e efeito foi estabelecida. Concluiu ainda que a enoxaparina e a dalteparina podem ser administradas com segurança durante a gravidez. Outros relatos confirmam sua segurança (Andersen, 2010; Bates, 2012; Galambosi, 2012).

Nelson-Piercy e colaboradores (2011) avaliaram a segurança da tinzaparina em um estudo abrangente de 1.267 mulheres grávidas tratadas. Não houve mortes maternas ou complicações provenientes da analgesia regional. Embora a trombocitopenia tenha se desenvolvido em 1,8%, não houve casos de trombocitopenia induzida por heparina (p. 1015). A incidência de alergia foi de 1,3%. As fraturas osteoporóticas em três mulheres (0,2%) foram consideradas relacionadas com a tinzaparina (p. 1015). Um total de 43 mulheres (3,4%) precisou de intervenção médica para sangramento. Dos 15 natimortos, quatro foram considerados possivelmente relacionadas com o uso da tinzaparina. Porém, nenhuma das mortes neonatais ou anormalidades congênitas foi atribuída à tinzaparina. Os autores concluíram que a tinzaparina durante a gravidez é segura para mãe e feto. As HBPMs também são seguras durante a amamentação (Lim, 2010).

No entanto, HBPMs devem ser evitadas em mulheres com insuficiência renal. Quando administrados 2 horas depois da cesariana, esses agentes aumentam o risco de hematoma na ferida (van Wijk, 2002).

■ Trabalho de parto e parto

As mulheres que recebem anticoagulação terapêutica ou profilática devem trocar a HBPM por uma HNF de meia-vida mais curta no último mês de gestação ou antes, se o parto parecer iminente. O propósito da troca para a HNF tem menos a ver com qualquer risco de sangramento materno no momento do parto, e mais com o bloqueio neuraxial complicado por um hematoma peridural ou espinal (Cap. 25, p. 496). O American College of Chest Physicians recomenda que mulheres que programaram um parto planejado e que estão recebendo HNF ou HBPM subcutânea de dose ajustada, duas vezes ao dia, interrompam sua heparina 24 horas antes da indução do trabalho de parto ou cesariana (Bates, 2012). As pacientes que recebem a HBPM uma vez ao dia devem ingerir apenas 50% de sua dose normal pela manhã no dia anterior ao parto. O American College of Obstetricians and Gynecologists (2017c) aconselha que a HBPM ou HNF subcutânea de dose ajustada deve ser interrompida 24 a 36 horas antes da indução do trabalho de parto ou cesariana programada. A American Society of Regional Anesthesia and Pain Medicine recomenda postergar o bloqueio neuraxial por 10 a 12 horas após a última dose profilática de HBPM ou 24 horas após a última dose terapêutica (Horlocker, 2010).

Se uma mulher começar com o trabalho de parto enquanto toma HNF, a depuração pode ser verificada por um TTPa. A reversão da heparina com sulfato de protamina raramente é necessária e não é indicada com uma dose profilática de heparina. Para mulheres nas quais a terapia por anticoagulação foi temporariamente interrompida, dispositivos de compressão pneumática são recomendados.

■ Anticoagulação com compostos de varfarina

Os antagonistas da vitamina K geralmente são contraindicados porque atravessam prontamente a placenta e causam morte fetal e malformações por hemorragias (Cap. 12, p. 247). Eles não se acumulam no leite materno e, portanto, são seguros durante a amamentação.

A trombose venosa pós-parto costuma ser tratada com heparina intravenosa e varfarina oral iniciadas simultaneamente. A dose inicial de varfarina costuma ser de 5 a 10 mg pelos primeiros 2 dias. Doses subsequentes são tituladas para atingir uma razão normalizada internacional (INR) de 2 a 3. Para evitar trombose paradoxal e necrose cutânea pelo efeito precoce antiproteína C da varfarina, essas mulheres são mantidas em doses terapêuticas de HNF ou HBPM durante 5 dias e até a INR estar na faixa terapêutica por 2 dias consecutivos (American College of Obstetricians and Gynecologists, 2017c; Stewart, 2010).

O tratamento no puerpério pode necessitar de doses maiores de anticoagulantes. Brooks e colaboradores (2002) compararam a anticoagulação em mulheres no período pós-parto com as controles não gestantes combinadas pela idade. As mulheres que deram à luz recentemente necessitaram de uma dose média total de varfarina significativamente maior – 45 vs. 24 mg – e um tempo mais longo – 7 vs. 4 dias – para atingir a INR-alvo.

■ Agentes mais novos

Dos anticoagulantes orais mais recentes, a dabigatrana inibe a trombina. A rivaroxabana e a apixabana inibem o fator Xa. Atualmente, bem poucos relatos abordam esses novos agentes durante a gravidez e, portanto, os riscos à reprodução humana são essencialmente desconhecidos (Bates, 2012). A dabigatrana atravessa a placenta humana (Bapat, 2014). No entanto, não se sabe se algum desses agentes é excretado no leite materno. Devido ao potencial dano ao lactente, deve-se decidir entre evitar a amamentação ou usar um anticoagulante alternativo, como a varfarina, em mulheres pós-parto (Burnett, 2016).

■ Complicações da anticoagulação

Três complicações significativas associadas à anticoagulação são a hemorragia, a trombocitopenia e a osteoporose. As duas últimas são exclusivas da heparina e seu risco pode ser reduzido com HBPMs. A complicação mais grave é a hemorragia, mais provável em caso de cirurgia ou lacerações recentes. O sangramento preocupante também será mais provável se a dosagem da heparina for excessiva. Infelizmente, os esquemas de tratamento usando teste laboratorial que visa identificar quando uma dosagem de heparina é suficiente para inibir uma trombose futura e não causar hemorragia foram decepcionantes.

Trombocitopenia induzida pela heparina (TIH)

Existem dois tipos. O mais comum é uma trombocitopenia reversível benigna não imune, que se desenvolve dentro de alguns dias de terapia e se resolve em aproximadamente 5 dias sem o término da terapia. O segundo é a forma mais grave de TIH, que resulta de reação imune envolvendo anticorpos IgG direcionados contra complexos do fator 4 plaquetário e heparina. O diagnóstico de TIH é baseado em uma queda na contagem de plaquetas superior a 50% ou trombose iniciada 5 a 10 dias após o início da heparina em associação com o aparecimento de anticorpos TIH ativadores de plaquetas. A queda na contagem de plaquetas na TIH ocorre rapidamente – em um período de 1 a 3 dias – e é avaliada em relação à maior contagem de plaquetas após o início da heparina. O nadir típico é de 40.000 a 80.000 plaquetas por microlitro (Greinacher, 2015).

Embora a incidência de TIH seja de aproximadamente 3 a 5% em não grávidas, ela é < 0,1% em pacientes obstétricas (Linkins, 2012). Fausett e colaboradores (2001) não relataram nenhum caso de TIH entre 244 gestantes tratadas com heparina comparado com 10 casos entre 244 controles não gestantes. Além do mais, o American College of Chest Physicians não recomenda o monitoramento com contagem de plaquetas quando o risco de TIH é considerado menor que 1%. Em outros, eles sugerem o monitoramento a cada 2 a 3 dias a partir do 4º dia até o 14º dia (Linkins, 2012).

Quando a TIH é diagnosticada, a terapia com heparina é interrompida e a anticoagulação alternativa é iniciada. As transfusões de plaquetas são evitadas (Greinacher, 2015). A HBPM pode não ser totalmente segura porque ela apresenta certa reatividade cruzada com a HNF. O American College of Chest Physicians recomenda danaparoide – um heparinoide de glicosaminoglicano sulfatado (Bates, 2012; Linkins, 2012). Em uma revisão de quase 50 gestantes com TIH ou uma erupção cutânea, Lindhoff-Last e colaboradores (2005) concluíram que o danaparoide era uma alternativa razoável. Contudo, eles relataram duas hemorragias maternas fatais e três mortes fetais. Magnani (2010) revisou relatos de casos de 83 gestantes tratadas com danaparoide. Embora ele fosse efetivo de um modo geral, duas pacientes tiveram morte relacionada com hemorragia, três sofreram hemorragia maior não fatal e três mulheres desenvolveram eventos tromboembólicos que não responderam ao danaparoide. O fármaco foi removido do mercado americano.

Outros agentes são *fondaparinux* – um inibidor do fator Xa pentassacarídeo – e *argatrobana* – um inibidor direto da trombina (Kelton, 2013; Linkins, 2012). O uso bem-sucedido na gravidez foi relatado (Elsaigh, 2015; Knol, 2010). Tanimura e colaboradores (2012) usaram com sucesso a argatrobana e, posteriormente, o fondaparinux para manejar a TIH em uma gestante com deficiência de antitrombina hereditária.

Osteoporose induzida pela heparina

A perda óssea pode desenvolver-se com a administração em longo prazo da heparina – em geral, 6 meses ou mais –, sendo mais prevalente em tabagistas. A HNF pode causar osteopenia, sendo menos provável com as HBPMs (Deruelle, 2007). As mulheres tratadas com qualquer heparina devem ser estimuladas a tomar um suplemento oral diário de 1.500 mg de cálcio (Cunningham, 2005; Lockwood, 2012). Em um estudo, Rodger e colaboradores (2007) descobriram que o uso prolongado de dalteparina por um período médio de 212 dias não estava associado a um declínio significativo na densidade mineral óssea.

■ Anticoagulação e abortamento

O tratamento da trombose venosa profunda com heparina não impede a interrupção da gravidez pela curetagem cuidadosa. Após os produtos da concepção serem removidos sem traumatismo ao trato reprodutivo, a heparina de dose total pode ser reiniciada em algumas horas.

■ Anticoagulação e parto

Os efeitos da heparina na perda sanguínea durante o parto dependem de uma série de variáveis: (1) dose, via e momento da administração; (2) número e profundidade das incisões e lacerações; (3) intensidade das contrações miometriais no pós--parto; e (4) presença de outros defeitos de coagulação. A perda sanguínea não deverá aumentar muito com o parto vaginal se a episiotomia de linha média for modesta em profundidade, não existirem lacerações e o útero logo se contrair. Infelizmente, tais circunstâncias ideais nem sempre prevalecem. Por exemplo, Mueller e Lebherz (1969) descrevem 10 mulheres com tromboflebite antes do parto tratadas com heparina. Três mulheres que continuaram a receber heparina durante o parto sangraram acentuadamente, desenvolvendo grandes hematomas. Assim, a terapia com heparina costuma ser interrompida durante o parto. A American Academy of Pediatrics e o American College of

Obstetricians and Gynecologists (2017) recomendam restringir a HNF ou a HBPM não antes de 4 a 6 horas após o parto vaginal ou 6 a 12 horas após a cesariana. Esperamos pelo menos 24 horas para reiniciar a terapia após cesariana ou após parto vaginal com lacerações significativas.

A administração intravenosa lenta de sulfato de protamina em geral reverte o efeito da heparina pronta e efetivamente. Ela não deve ser administrada em quantidade acima da necessária para neutralizar a heparina, porque ela também tem um efeito anticoagulante.

TROMBOFLEBITE VENOSA SUPERFICIAL

A trombose limitada estritamente às veias superficiais do sistema safeno deve ser tratada com analgesia, suporte elástico, calor e descanso. Se não ceder em seguida ou se houver suspeita de envolvimento venoso profundo, as medidas diagnósticas apropriadas devem ser executadas. A trombose venosa superficial aumenta o risco de trombose venosa profunda de 4 a 6 vezes. A heparina deverá ser administrada se o envolvimento venoso profundo for confirmado (Roach, 2013). A tromboflebite superficial verifica-se em associação a varicosidades ou como sequela de um cateter intravenoso de demora.

EMBOLIA PULMONAR

Embora cause cerca de 10% das mortes maternas, a embolia pulmonar é relativamente incomum durante a gravidez e o puerpério. A incidência varia em cerca de 1 a 7.000 gestações. De acordo com Marik e Plante (2008), 70% das gestantes que se apresentam com embolia pulmonar também têm evidência clínica associada de trombose venosa profunda. É preciso lembrar que entre 30 e 60% das mulheres com trombose venosa profunda terão uma embolia pulmonar silenciosa coexistente.

■ Apresentação clínica

Em quase 2.500 pacientes não grávidas com embolia pulmonar comprovada, os sintomas incluíram dispneia em 82%, dor torácica em 49%, tosse em 20%, síncope em 14% e hemoptise em 7% (Goldhaber, 1999). Pollack e colaboradores (2011) observaram sintomas semelhantes. Outros achados clínicos predominantes incluem taquipneia, apreensão e taquicardia. Em alguns casos, ouve-se uma bulha de fechamento pulmonar acentuada, estertores e/ou atrito de fricção.

O desvio do eixo direito e a inversão da onda T no tórax anterior podem ser evidentes no eletrocardiograma. Em pelo menos 40%, os resultados da radiografia de tórax são normais. Em outros, achados inespecíficos podem incluir atelectasia, um infiltrado, cardiomegalia ou derrame (Pollack, 2011). As marcações vasculares na região pulmonar fornecidas pela artéria obstruída podem ser perdidas. Embora a maioria das mulheres se mostre hipoxêmica, enfatiza-se que uma análise de gasometria arterial normal não exclui a embolia pulmonar. Cerca de um terço das pacientes jovens têm valores de $Po_2 > 80$ mmHg. Assim, a diferença da tensão de oxigênio arterial-alveolar é um indicador mais útil da doença. Mais de 86% das pacientes com embolia pulmonar aguda terão uma diferença arterial-alveolar > 20 mmHg (Lockwood, 2012). Contudo, mesmo com as embolias pulmonares massivas, os sinais, sintomas e dados laboratoriais para sustentar o diagnóstico poderão ser enganosamente inespecíficos.

■ Embolia pulmonar massiva

Definida como a embolia que causa instabilidade hemodinâmica (Tapson, 2008). A obstrução mecânica aguda da vasculatura pulmonar provoca aumento da resistência vascular e hipertensão pulmonar, seguida por dilatação ventricular direita aguda. Em pacientes saudáveis, a hipertensão pulmonar significativa não se desenvolve até que 60 a 75% da árvore vascular pulmonar esteja ocluída (Guyton, 1954). Além disso, o colapso circulatório requer 75 a 80% de obstrução. Isso está esquematicamente representado na Figura 52-4 e enfatiza que a maioria das embolias agudamente sintomáticas é grande e provavelmente uma embolia em sela. Há suspeita delas quando a pressão da artéria pulmonar aumenta substancialmente, como estimado pela ecocardiografia.

Se houver evidência de disfunção ventricular direita, a taxa de mortalidade se aproxima de 25%. Isso se compara a uma taxa de 1% sem essa disfunção (Kinane, 2008). É importante, nesses casos, infundir cristaloides com cuidado e não sustentar a pressão arterial com vasopressores. Conforme discutido na p. 1018, oxigenoterapia, intubação endotraqueal e ventilação mecânica são executados em preparação a trombólise, colocação do filtro ou embolectomia (Tapson, 2008).

■ Diagnóstico

Na maioria dos casos, o reconhecimento de uma embolia pulmonar requer um alto índice de suspeita que propicie uma avaliação objetiva. A exposição da mãe e do feto à radiação ionizante é uma preocupação quando se investiga uma suspeita de embolia pulmonar durante a gravidez. No entanto, essa preocupação é amplamente superada pelos riscos de perder um diagnóstico potencialmente fatal. Além disso, a atribuição errônea de um diagnóstico de embolia pulmonar a uma mulher grávida também representa grandes problemas. Expõe desnecessariamente a mãe e o feto aos riscos do tratamento com anticoagulação e afeta os planos de parto, a contracepção futura e a tromboprofilaxia durante as gestações subsequentes. Portanto, as investigações devem ter como objetivo a certeza do diagnóstico (Konstantinides, 2014).

Em 2011, a American Thoracic Society e a Society of Thoracic Radiology desenvolveram um algoritmo – mostrado na Figura 52-5 – para o diagnóstico da embolia pulmonar durante a gravidez (Leung, 2011). Além da ultrassonografia de compressão, que foi previamente discutida (p. 1010), o algoritmo inclui angiografia pulmonar por tomografia computadorizada (APTC) e cintilografia de ventilação/perfusão.

Angiografia pulmonar por tomografia computadorizada

A tomografia computadorizada com multidetectores com angiografia pulmonar é atualmente a técnica mais empregada usada para o diagnóstico da embolia pulmonar em pacientes não grávidas (Bourjeily, 2012; Pollack, 2011). A técnica é descrita em detalhes no Capítulo 46 (p. 907), e um exemplo de imagem é mostrado na Figura 52-6. A exposição estimada do feto à radiação é de 0,45 a 0,6 mGy. A dose estimada na mama materna é de 10 a 70 mGy (Waksmonski, 2014).

Tronco pulmonar
Diâmetro = 3 cm; área total = 9 cm²

Artérias lobares direitas (3)

Artérias pulmonares direita e esquerda
Diâmetro = 1,5 cm; área total = 9 cm²

Artérias lobares esquerdas (2)

Artérias lobares (5)
Diâmetro 8 mm cada;
área total = 13 cm²

Artérias segmentares (19)
Diâmetro 6 mm cada;
área total = 36 cm²

Artérias subsegmentares (65)
Diâmetro 4 mm cada;
área total = 817 cm²

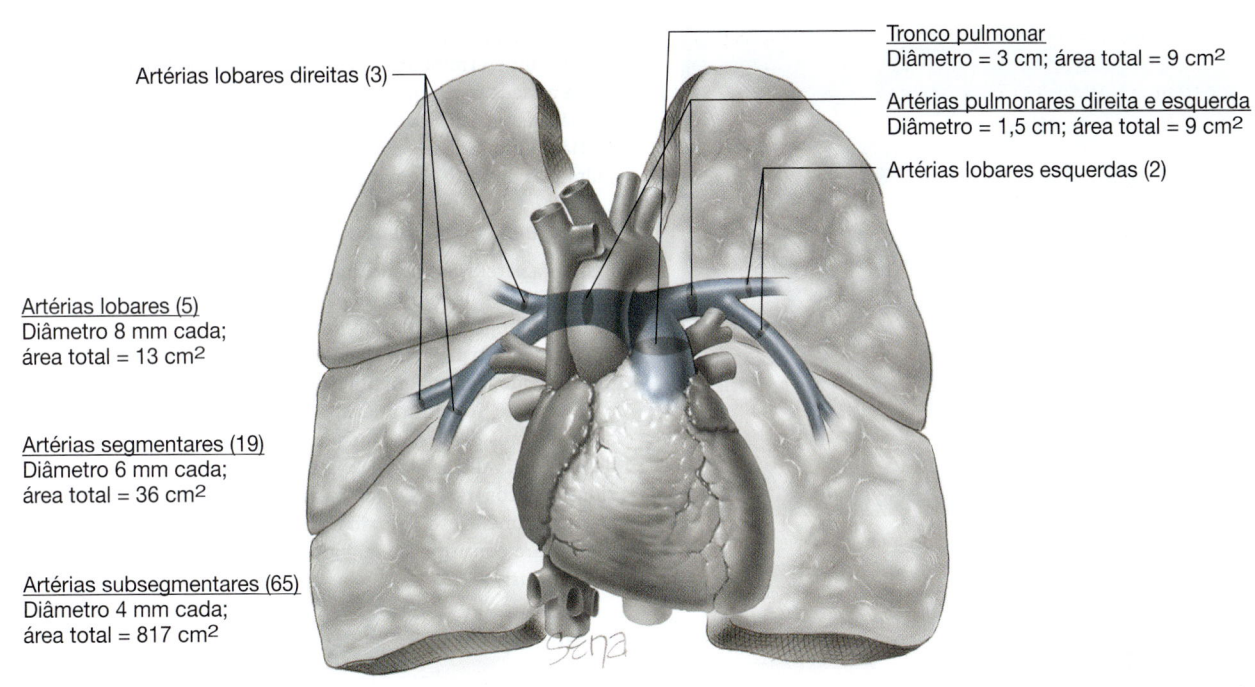

FIGURA 52-4 Esquema da circulação da artéria pulmonar. Observe que a área da secção cruzada do tronco pulmonar e as artérias pulmonares combinadas é de 9 cm². Uma grande embolia em sela pode ocluir 50 a 90% da árvore pulmonar, causando instabilidade hemodinâmica. À medida que as artérias saem dos ramos distais, a área total da superfície aumenta rapidamente, isto é, 13 cm² para as cinco artérias lobares combinadas, 36 cm² para as 19 artérias segmentares combinadas e mais de 800 cm² para os 65 ramos arteriais subsegmentares totais. Assim, a instabilidade hemodinâmica é menos provável com as embolias além das artérias lobares. (Dados de Singhal S, Henderson R, Horsfield K, et al: Morphometry of the human pulmonary arterial tree, Circ Res. 1973 Aug;33(2):190–197.)

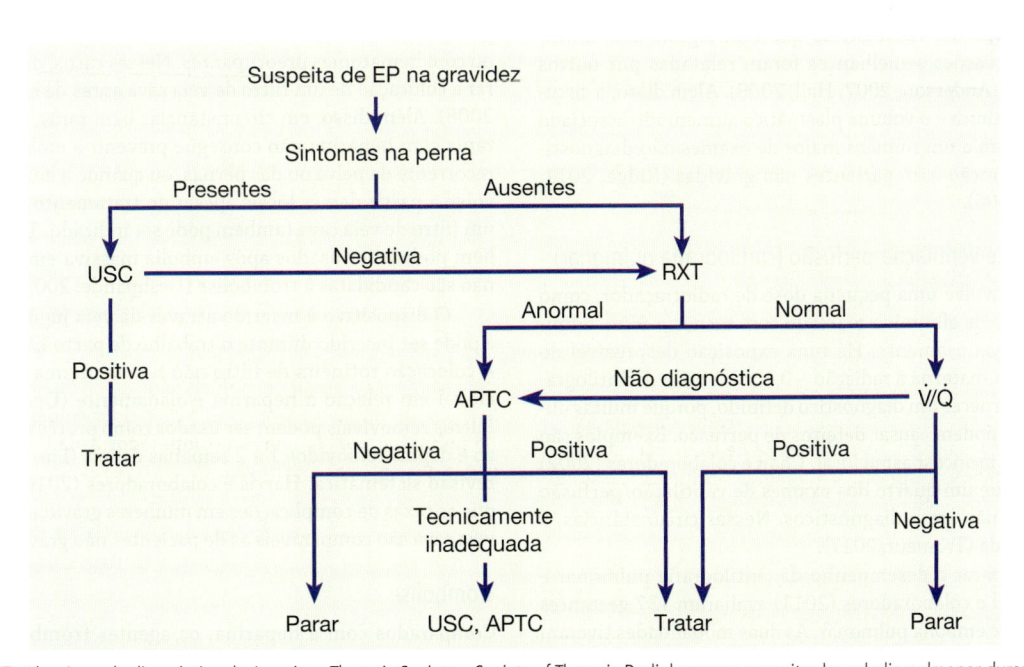

FIGURA 52-5 Algoritmo de diagnóstico da American Thoracic Society e Society of Thoracic Radiology para suspeita de embolia pulmonar durante a gravidez. APTC, angiografia pulmonar por tomografia computadorizada; EP, embolia pulmonar; RXT, radiografia de tórax; USC, ultrassonografia de compressão; V̇/Q̇, cintilografia de ventilação/perfusão. (Modificada, com permissão, de Leung AN, Bull TM, Jaeschke R, et al: An official American Thoracic Society/Society of Thoracic Radiology Clinical Practice Guideline: Evaluation of suspected pulmonary embolism in pregnancy, Am J Respir Crit Care Med. 2011 Nov 15;184(10):1200–1208.)

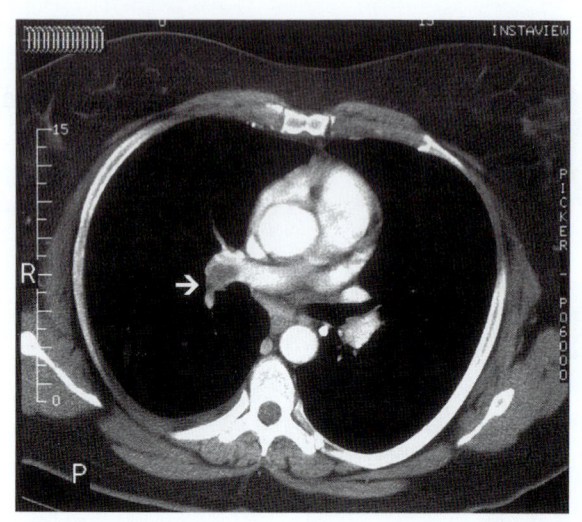

FIGURA 52-6 Imagem axial do tórax a partir de um exame de tomografia computadorizada helicoidal com múltiplas fileiras de detectores de quatro canais, executado após a administração de contraste intravenoso. Há um aumento da artéria pulmonar com um grande trombo à direita (*seta*), compatível com embolia pulmonar. (Reproduzida com permissão de Dr. Michael Landay.)

Bourjeily e colaboradores (2012) realizaram um estudo de acompanhamento com 318 gestantes que tiveram uma APTC negativa realizada para suspeita de embolia pulmonar. Todas foram observadas 3 meses após sua apresentação inicial ou em 6 semanas após o parto. Nenhuma dessas mulheres foi subsequentemente diagnosticada com tromboembolismo.

A APTC tem muitas vantagens, mas nós achamos que a resolução mais alta possibilita a detecção de êmbolos distais menores anteriormente inacessíveis que têm significado clínico incerto. Observações semelhantes foram relatadas por outros pesquisadores (Anderson, 2007; Hall, 2009). Além disso, a circulação hiperdinâmica e o volume plasmático aumentado associado à gravidez levam a um número maior de exames não diagnósticos em comparação com pacientes não grávidas (Ridge, 2011; Scarsbrook, 2006).

Cintilografia de ventilação-perfusão (cintilografia pulmonar)

Essa técnica envolve uma pequena dose de radiotraçador, como macroagregado de albumina marcado com tecnécio-99m, administrado intravenosamente. Há uma exposição desprezível do feto e da mama materna à radiação – 0,1 a 0,4 mGy. A cintilografia pode não fornecer um diagnóstico definido, porque muitas outras condições podem causar defeitos de perfusão. Exemplos são pneumonia ou broncospasmo local. Chan e colaboradores (2002) descobriram que um quarto dos exames de ventilação/perfusão nas gestantes não eram diagnósticos. Nessas circunstâncias, a APTC é preferida (Tromeur, 2017).

Para comparar o desempenho da cintilografia pulmonar e da APTC, Revel e colaboradores (2011) avaliaram 137 gestantes com suspeita de embolia pulmonar. As duas modalidades tiveram desempenho comparável e não apresentaram diferenças significativas entre as proporções de resultados positivos, negativos ou indeterminados. Especificamente, a proporção de resultados indeterminados para ambos se aproximou de 20%. Em termos de comparação, cerca de um quarto da população não grávida teve estudos indeterminados. Os pesquisadores atribuíram essa diferença à idade mais jovem das gestantes. Da mesma forma, uma revisão sistemática concluiu que tanto a APTC quanto a cintilografia pulmonar parecem apropriadas para exclusão de embolia pulmonar durante a gravidez (van Mens, 2017).

Angiografia pulmonar intravascular

Requer a cateterização do lado direito do coração, sendo considerado o teste de referência para a embolia pulmonar. Contudo, com a tomografia computadorizada (TC) multidetectores de nova geração, o papel da angiografia pulmonar invasiva tem sido questionado, especialmente dada a maior exposição à radiação para o feto (Konstantinides, 2014; Kuriakose, 2010). Outras desvantagens dessa modalidade são que ela pode ser demorada, desconfortável e associada a alergia e insuficiência renal induzidas pelo contraste. De fato, a taxa de mortalidade relacionada ao procedimento se aproxima de 1 em 200 (Stein, 1992). Ela é usada para confirmação quando os testes menos invasivos não são conclusivos.

■ Manejo

O tratamento imediato da embolia pulmonar é a anticoagulação plena similar à da trombose venosa profunda, como discutido na p. 1012. Diversos procedimentos complementares podem ser indicados.

Filtros de veia cava

A mulher que sofreu recentemente uma embolia pulmonar e que deve se submeter à cesariana apresenta um problema particularmente sério. A reversão da anticoagulação pode ser seguida por outra embolia, e a cirurgia enquanto estiver em anticoagulação plena resulta frequentemente em hemorragia com risco de vida ou com hematomas preocupantes. Nesses casos, deve-se considerar a colocação de um filtro de veia cava antes da cirurgia (Marik, 2008). Além disso, em circunstâncias bem raras, nas quais a terapia com heparina não consegue prevenir a embolia pulmonar recorrente da pelve ou das pernas, ou quando a embolia se desenvolve a partir desses locais apesar do tratamento com heparina, um filtro de veia cava também pode ser indicado. Tais filtros também podem ser usados após embolia massiva em pacientes que não são candidatas à trombólise (Deshpande, 2002).

O dispositivo é inserido através da veia jugular ou femoral e pode ser inserido durante o trabalho de parto (Jamjute, 2006). A colocação rotineira de filtro não tem nenhuma vantagem adicional em relação à heparina isoladamente (Decousus, 1998). Filtros removíveis podem ser usados como proteção de curto prazo e depois removidos 1 a 2 semanas depois (Liu, 2012). Em sua revisão sistemática, Harris e colaboradores (2016) descobriram que as taxas de complicações em mulheres grávidas com filtros de veia cava são comparáveis às de pacientes não grávidas.

Trombólise

Comparados com a heparina, os agentes trombolíticos fornecem uma lise mais rápida dos coágulos pulmonares e melhora da hipertensão pulmonar (Tapson, 2008). Konstantinides e colaboradores (2002) estudaram 256 pacientes não gestantes recebendo heparina para uma embolia pulmonar submassiva. Elas também foram aleatoriamente designadas para um placebo ou *alteplase* (ativador do plasminogênio tecidual recombinante). As que receberam o placebo tinham aumento triplicado no risco de morte ou reajuste no tratamento em comparação com as que receberam alteplase. Agnelli e colaboradores (2002) realizaram uma metanálise de ensaios envolvendo 461 mulheres não gestantes. Eles relataram que o risco de recorrência ou morte era significativamente mais baixo em pacientes que receberam heparina isolada – 10 vs. 17%. Porém, houve cinco – 2% – episódios de sangramento fatal no grupo da trombólise e nenhum no grupo com apenas heparina.

Em sua revisão, Leonhardt e colaboradores (2006) identificaram 28 relatos de uso de ativador de plasminogênio tecidual durante a gravidez. Dez casos eram de tromboembolismo. As taxas de complicação foram semelhantes às de pacientes não grávidas, tendo os autores concluído que tal terapia não deve ser interrompida durante a gravidez, se indicada. No entanto, Akazawa e Nishida (2017) revisaram 13 casos de terapia trombolítica sistêmica administrada durante as primeiras 48 horas após o parto. A transfusão de sangue foi necessária em 5 das 8 cesarianas, incluindo três casos de histerectomia e dois casos de remoção de hematoma.

Embolectomia

Dada a eficácia da trombólise e dos filtros, a embolectomia cirúrgica é raramente indicada. A experiência publicada com embolectomia de emergência durante a gravidez é limitada a relatos de casos (Colombier, 2015; Saeed, 2014). A partir de sua revisão, Ahearn e colaboradores (2002) verificaram que, embora o risco operatório à mãe seja razoável, a taxa de natimortos é de 20 a 40%.

TROMBOPROFILAXIA

A maioria das recomendações sobre tromboprofilaxia durante a gravidez decorre de diretrizes de consenso. Em uma revisão das diretrizes para tromboprofilaxia na gravidez, os autores concluíram que há falta de concordância geral sobre quais mulheres deveriam receber tromboprofilaxia ou testes para trombofilias (Okoroh, 2012). Bates e colaboradores (2016) também realizaram uma revisão das diretrizes para TEV associado à obstetrícia. Eles resumiram que as recomendações baseadas em evidências são baseadas amplamente em estudos observacionais e extrapoladas a partir de dados em pacientes não grávidas. Da mesma forma, uma revisão Cochrane concluiu que as evidências são insuficientes para recomendações firmes sobre tromboprofilaxia durante a gravidez (Bain, 2014).

A confusão que surgiu proporcionou um terreno fértil para o surgimento de ações jurídicas. Cleary-Goldman e colaboradores (2007) supervisionaram 151 *fellows* do American College of Obstetricians and Gynecologists e relataram que a intervenção sem uma indicação clara é comum. A Tabela 52-6 lista diversas recomendações de consenso para tromboprofilaxia. Em alguns casos, uma série de opiniões diferentes está listada, ilustrando, assim, a discordância que atualmente predomina.

■ Tromboembolismo venoso prévio

Em geral, recomenda-se a vigilância pré-parto ou a profilaxia com heparina para mulheres com TEV anterior, mas sem um fator de risco recorrente, incluindo trombofilia conhecida. Contudo, o estudo feito por Tengborn e colaboradores (1989) sugeriu que tal profilaxia não é efetiva. Eles registraram desfechos em 87 mulheres suecas grávidas que tiveram doença tromboembólica prévia e não foram testadas para trombofilias. Apesar da profilaxia com HNF, que geralmente era de 5.000 U, 2 vezes ao dia, 3 das 20 mulheres (15%) tiveram recorrência pré-parto em comparação a 8 das 67 mulheres (12%) que não receberam heparina.

Brill-Edwards e colaboradores (2000) estudaram prospectivamente 125 gestantes com um único episódio anterior de TEV. A heparina anteparto não foi administrada, mas a terapia com anticoagulante foi administrada por 4 a 6 semanas após o parto. Seis mulheres tiveram trombose venosa recorrente, três antes e três após o parto. Não houve recorrências nas 44 mulheres sem trombofilia conhecida ou cuja trombose anterior estava associada a fator de risco temporário. Tais achados implicam que a heparina profilática pode não ser necessária para esses dois grupos de mulheres. Por outro lado, e como mostrado na Tabela 52-6, mulheres com trombose anterior associada à trombofilia ou na ausência de um fator de risco temporário geralmente devem receber profilaxia pré-parto e pós-parto (Connors, 2017).

De Stefano e colaboradores (2006) estudaram 1.104 mulheres não grávidas que tiveram um primeiro episódio de TEV antes dos 40 anos. Após excluir aquelas com anticorpos antifosfolipídeos, foram identificadas 88 mulheres que tiveram posteriormente 155 gestações e que não receberam profilaxia antitrombótica. Havia 19 mulheres (22%) que tiveram um TEV subsequente relacionado à gravidez ou ao puerpério. Das 20 mulheres cuja trombose original estava associada a fator de risco transitório – não incluindo gravidez ou uso de contraceptivos orais –, não houve recorrências durante a gravidez, mas duas durante o puerpério. Esses dados também sugerem que, para as mulheres com TEV anterior, a profilaxia antitrombótica durante a gravidez pode ser executada de acordo com as circunstâncias do evento original.

É importante enfatizar que o TEV pode recorrer apesar da profilaxia antitrombótica. Galambosi e colaboradores (2014) estudaram 270 mulheres durante 369 gestações que tiveram pelo menos um TEV anterior. Um total de 28 mulheres (10,4%) tiveram TEV recorrente. Doze dessas recorrências ocorreram no início da gravidez antes do início da profilaxia antitrombótica, e 16 ocorreram apesar do uso profilático da HBPM.

Durante muitos anos, nossa prática no Parkland Hospital com mulheres com história de TEV anterior foi administrar HNF subcutânea, 5.000 a 7.500 unidades, 2 ou 3 vezes ao dia. Com esse esquema, a recorrência da embolização de trombose venosa profunda documentada foi rara. Com início há cerca de 10 anos, nós usamos com sucesso 40 mg de enoxaparina administrados diariamente de modo subcutâneo para tromboprofilaxia.

■ Cesariana

O risco de trombose venosa profunda e especialmente de tromboembolismo fatal se multiplica em mulheres após cesariana em comparação com após parto vaginal. Considerando que um terço das mulheres que dão à luz nos Estados Unidos anualmente têm uma cesariana, a embolia pulmonar é compreensivelmente uma das principais causas de mortalidade materna (Creanga, 2017). No entanto, a "falta de dados de alta qualidade" descrita anteriormente por Bates e colaboradores (2016) cria uma variação

TABELA 52-6 Algumas recomendações para a tromboprofilaxia durante a gravidez

Cenário clínico	Gravidez		Pós-parto	
	ACOG[a]	ACCP[b]	ACOG[a]	ACCP[b]
TEV único prévio				
Fator de risco não mais presente	Apenas vigilância	Apenas vigilância	Anticoagulação pós-parto[c] "Apenas vigilância reconhecida por alguns especialistas"	HBPM profilática ou de dose intermediária ou varfarina com INR-alvo de 2-3 × 6 semanas
Relacionado à gravidez ou ao estrogênio ou sem associação conhecida (idiopático) e não recebendo terapia de longo prazo	HNF ou HBPM profilática ou "Apenas vigilância reconhecida por alguns especialistas"	HBPM de dose intermediária ou profilática	Anticoagulação pós-parto[c]	HBPM profilática ou de dose intermediária ou varfarina com INR-alvo de 2-3 × 6 semanas
Recebendo varfarina em longo prazo	NEC	HBPM com dose ajustada ou 75% de uma dose terapêutica de HBPM	NEC	Retomar a anticoagulação em longo prazo
Associado com alto risco de trombofilia[d] e não recebendo anticoagulação de longo prazo ou um parente em primeiro grau afetado	HBPM ou HNF profilática, intermediária ou com dose ajustada	NEC	Anticoagulação pós-parto[c] ou HBPM ou HNF intermediária ou de dose ajustada × 6 semanas[c]	HBPM profilática ou de dose intermediária ou varfarina com INR-alvo de 2-3 × 6 semanas
Associado a um baixo risco de trombofilia[e] e não recebendo tratamento	HBPM ou HNF profilática ou de dose intermediária ou apenas vigilância	NEC	Anticoagulação pós-parto[c] ou HBPM ou HNF de dose intermediária	HBPM profilática ou de dose intermediária ou varfarina com INR-alvo de 2-3 × 6 semanas
Dois ou mais TEVs prévios com ou sem trombofilia				
Não recebendo terapia em longo prazo	HNF ou HBPM profilática ou de dose terapêutica	NEC	Anticoagulação pós-parto[c] ou HBPM ou HNF de dose terapêutica × 6 semanas	HBPM profilática ou de dose intermediária ou varfarina com INR-alvo 2-3 × 6 semanas
Recebendo anticoagulação em longo prazo	HBPM ou HNF de dose terapêutica	HBPM de dose ajustada ou 75% de uma dose terapêutica de HBPM	Retomar a anticoagulação em longo prazo	Retomar a anticoagulação em longo prazo
Ausência de TEV prévio				
Trombofilia de alto risco[d]	Apenas vigilância ou HBPM ou HNF profilática ou de dose intermediária	HBPM de dose intermediária ou profilática	Anticoagulação pós-parto[c]	HBPM de dose intermediária ou varfarina com INR-alvo de 2-3 × 6 semanas
História familiar positiva para TEV e homozigose para mutação do fator V de Leiden ou 20210A da protrombina	NEC	HBPM de dose intermediária ou profilática	NEC	HBPM profilática ou de dose intermediária ou varfarina com INR-alvo de 2-3 × 6 semanas
História familiar negativa para TEV e homozigose para mutação do fator V de Leiden ou protrombina 20210A	Vigilância apenas ou HBPM profilática ou HNF	Apenas vigilância	Anticoagulação pós-parto[c]	HBPM profilática ou de dose intermediária ou varfarina com INR-alvo de 2-3 × 6 semanas

(continua)

TABELA 52-6 Algumas recomendações para a tromboprofilaxia durante a gravidez *(Continuação)*

Cenário clínico	Gravidez		Pós-parto	
	ACOG[a]	ACCP[b]	ACOG[a]	ACCP[b]
História familiar positiva de TEV e baixo risco de trombofilias[e]	Apenas vigilância	Apenas vigilância	Anticoagulação pós-parto[c] *ou* HBPM ou HNF de dose intermediária	HBPM profilática ou de dose intermediária *ou* em mulheres <u>sem</u> deficiência de proteína C ou S, varfarina com INR-alvo de 2-3
Trombofilia de baixo risco[e]	Apenas vigilância	Vigilância apenas se não houver história familiar	Apenas vigilância; anticoagulação pós-parto com fatores de risco adicionais[f]	Vigilância apenas se não houver história familiar
Anticorpos antifosfolipídeos				
História de TEV	Anticoagulação profilática com HNF ou HBPM (? mais ácido acetilsalicílico em dose baixa)	NEC	Anticoagulação profilática[c]; encaminhar a um especialista[g]	NEC
Ausência de TEV prévio	Vigilância apenas *ou* HBPM profilática ou HNF *ou* HBPM profilática ou HNF mais ácido acetilsalicílico em dose baixa se houver perda gestacional recorrente ou natimortalidade prévia	HNF profilática ou de dose intermediária *ou* HBPM de dose profilática, ambas administradas com ácido acetilsalicílico, 75-100 mg/dia[h]	Heparina profilática mais ácido acetilsalicílico em dose baixa por 6 semanas se houver perda gestacional ou natimortalidade recorrente prévia[g]	NEC

[a]American College of Obstetricians and Gynecologists, 2017a,c.
[b]American College of Chest Physicians (Bates, 2012).
[c]Os níveis de tratamento no pós-parto devem ser maiores ou iguais ao tratamento antes do parto.
[d]Deficiência de antitrombina; duplamente heterozigoto ou homozigoto para protrombina 20210A e fator V de Leiden.
[e]Heterozigoto para o fator V de Leiden ou protrombina 20210A; deficiência de proteína S ou C.
[f]Parente de primeiro grau com TEV com < 50 anos de idade; outros fatores de risco trombóticos importantes, por exemplo, obesidade, imobilidade prolongada.
[g]Mulheres com síndrome antifosfolipídeo não devem tomar contraceptivos que contenham estrogênio.
[h]O tratamento é recomendado se o diagnóstico de síndrome antifosfolipídeo for baseado em três ou mais perdas gestacionais.
HBPM, heparina de baixo peso molecular; HNF, heparina não fracionada; INR, razão normalizada internacional; NEC, não especificamente citado; TEV, tromboembolismo venoso.
Os esquemas profiláticos, de dose intermediária ou de dose ajustada são listados na Tabela 52-5 (p. 1013).

considerável nas recomendações atuais promulgadas pelo American College of Obstetricians and Gynecologists, pelo Royal College of Obstetricians e pelo American College of Chest Physicians (Palmerola, 2016).

Em 2011, o American College of Obstetricians and Gynecologists (2017b) recomendou a colocação de dispositivos de compressão pneumática antes da cesariana para todas as mulheres que já não recebem profilaxia. Essa recomendação foi baseada principalmente em consenso e opinião de especialistas. Para as pacientes submetidas à cesariana com fatores de risco adicionais para tromboembolismo, os dispositivos de compressão pneumática e a HNF ou HBPM podem ser recomendados. O College estipulou que a cesariana em um cenário de emergência não deve ser retardada devido ao tempo necessário para implementar a tromboprofilaxia. A implementação dessa estratégia pelo Hospital Corporation of America, o maior sistema de atendimento obstétrico com fins lucrativos dos Estados Unidos, foi associada a uma redução nas mortes por embolia pulmonar de 7 de 458.097 cesarianas para 1 de 465.880 cesarianas (Clark, 2011, 2014).

Em 2016, a National Partnership for Maternal Safety publicou várias recomendações de consenso para a prevenção do TEV materno (D'Alton, 2016). Essas recomendações incluíram o uso expandido de profilaxia pré-natal para mulheres hospitalizadas por 3 dias ou mais, uso expandido de profilaxia durante e após o parto vaginal e uso expandido de profilaxia farmacológica para a maioria das mulheres após cesariana. Em resposta, Sibai e Rouse (2016) expressaram preocupação com o fato de essas novas recomendações derivarem de dados esparsos de aplicabilidade questionável a pacientes obstétricas. Eles pediram evidências de melhor qualidade para medir os benefícios, danos e custos do aumento da tromboprofilaxia farmacológica. Conforme apropriadamente expresso por Macones (2017), "uma intervenção, como o aumento da tromboprofilaxia farmacológica pós-cesariana, sobre a qual existem preocupações legítimas a respeito de eficácia e segurança requer um grau de evidência muito mais alto antes da implementação de uma diretriz nacional". Concordamos com essa opinião.

REFERÊNCIAS

Agnelli G, Becattini C, Kirschstein T: Thrombolysis vs heparin in the treatment of pulmonary embolism. Arch Intern Med 162: 2537, 2002

Ahearn GS, Hadjiliadis D, Govert JA, et al: Massive pulmonary embolism during pregnancy successfully treated with recombinant tissue plasminogen activator. Arch Intern Med 162:1221, 2002

Akazawa M, Nishida M: Thrombolysis with intravenous recombinant tissue plasminogen activator during early postpartum period: a review of the literature. Acta Obstet Gynecol Scand 96(5):529, 2017

Almawi WY, Al-Shaikh FS, Melemedjian OK, et al: Protein Z, an anticoagulant protein with expanding role in reproductive biology. Reproduction 146(2):R73, 2013

American Academy of Pediatrics, American College of Obstetricians and Gynecologists: Guidelines for Perinatal Care, 8th ed. Elk Grove Village, AAP, 2017

American College of Obstetricians and Gynecologists: Antiphospholipid syndrome. Practice Bulletin No. 132, December 2012, Reaffirmed 2017a

American College of Obstetricians and Gynecologists: Thromboembolism in pregnancy. Practice Bulletin No. 123, September 2011, Reaffirmed 2017b

American College of Obstetricians and Gynecologists: Inherited thrombophilias in pregnancy. Practice Bulletin No. 138, September 2013, Reaffirmed 2017c

Andersen AS, Berthelsen JG, Bergholt T: Venous thromboembolism in pregnancy: prophylaxis and treatment with low molecular weight heparin. Acta Obstet Gynecol Scand 89(1):15, 2010

Anderson DR, Kahn SR, Rodger MA, et al: Computed tomographic pulmonary angiography vs ventilation-perfusion lung scanning in patients with suspected pulmonary embolism: a randomized controlled trial. JAMA 298:2743, 2007

Anderson JA, Weitz JI: Hypercoagulable states. Crit Care Clin 27:933, 2011

Archer DF, Mammen EF, Grubb GS: The effects of a low-dose monophasic preparation of levonorgestrel and ethinyl estradiol on coagulation and other hemostatic factors. Am J Obstet Gynecol 181:S63, 1999

Bain E, Wilson A, Tooher R, et al: Prophylaxis for venous thromboembolic disease in pregnancy and the early postnatal period. Cochrane Database Syst Rev 2:CD001689, 2014

Bapat P, Kedar R, Lubetsky A, et al: Transfer of dabigatran and dabigatran etexilate mesylate across the dually perfused human placenta. Obstet Gynecol 123(6):1256, 2014

Barbour LA, Oja JL, Schultz LK: A prospective trial that demonstrates that dalteparin requirements increase in pregnancy to maintain therapeutic levels of anticoagulation. Am J Obstet Gynecol 191:1024, 2004

Bates SM, Greer IA, Middledorp S, et al: VTE, thrombophilia, antithrombotic therapy, and pregnancy. Chest 141:e691S, 2012

Bates SM, Middeldorp S, Rodger M, et al: Guidance for the treatment and prevention of obstetric-associated venous thromboembolism. J Thromb Thrombolysis 41(1):92, 2016

Berks D, Duvekot JJ, Basalan H, et al: Associations between phenotypes of preeclampsia and thrombophilia. Eur J Obstet Reprod Biol 194:199, 2015

Berresheim M, Wilkie J, Nerenberg KA, et al: A case series of LMWH use in pregnancy: should trough anti-Xa levels guide dosing? Thromb Res 134(6):1234, 2014

Birdwell BG, Raskob GE, Whitsett TL, et al: The clinical validity of normal compression ultrasonography in outpatients suspected of having deep venous thrombosis. Ann Intern Med 128:1, 1998

Blanco-Molina A, Trujillo-Santos J, Criado J, et al: Venous thromboembolism during pregnancy or postpartum: findings from the RIETE Registry. Thromb Haemost 97:186, 2007

Bourjeily G, Khalil H, Raker C, et al: Outcomes of negative multidetector computed tomography with pulmonary angiography in pregnant women suspected of pulmonary embolism. Lung 190:105, 2012

Brandjes DP, Buller HR, Heijboer H, et al: Randomised trial of effect of compression stockings in patients with symptomatic proximal-vein thrombosis. Lancet 349:759, 1997

Breddin HK, Hach-Wunderle V, Nakov R, et al: Effects of a low-molecular-weight heparin on thrombus regression and recurrent thromboembolism in patients with DVT. N Engl J Med 344:626, 2001

Brill-Edwards P, Ginsberg JS, Gent M, et al: Safety of withholding heparin in pregnant women with a history of venous thromboembolism. N Engl J Med 343:1439, 2000

Brooks C, Rutherford JM, Gould J, et al: Warfarin dosage in postpartum women: a case-control study. Br J Obstet Gynaecol 109:187, 2002

Brown HL, Hiett AK: Deep vein thrombosis and pulmonary embolism in pregnancy: diagnosis, complications, and management. Clin Obstet Gynecol 53:345, 2010

Burneo JG, Elias SB, Barkley GL: Cerebral venous thrombosis due to protein S deficiency in pregnancy. Lancet 359:892, 2002

Burnett AE, Mahan CE, Vazquez SR, et al: Guidance for the practical management of the direct oral anticoagulants (DOACs) in VTE treatment. J Thromb Thrombolysis 41(1):206, 2016

Carbone JF, Rampersad R: Prenatal screening for thrombophilias: indications and controversies. Clin Lab Med 30:747, 2010

Chan WS, Ray JG, Murray S, et al: Suspected pulmonary embolism in pregnancy. Arch Intern Med 162:1170, 2002

Chan WS, Spencer FA, Ginsberg JS: Anatomic distribution of deep vein thrombosis in pregnancy. CMAJ 182:657, 2010

Chan WS, Spencer FA, Lee AY, et al: Safety of withholding anticoagulation in pregnant women with suspected deep vein thrombosis following negative serial compression ultrasound and iliac vein imaging. CMAJ 185(4):E194, 2013

Clark SL, Christmas JT, Frye DR, et al: Maternal mortality in the United States: predictability and the impact of protocols on fatal postcesarean pulmonary embolism and hypertension-related intracranial hemorrhage. Am J Obstet Gynecol 211:32, 2014

Clark SL, Meyers JA, Frye DK, et al: Patient safety in obstetrics—the Hospital Corporation of America experience. Am J Obstet Gynecol 204(4):283, 2011

Cleary-Goldman J, Bettes B, Robinson JN, et al: Thrombophilia and the obstetric patient. Obstet Gynecol 110:669, 2007

Colombier S, Niclauss L: Successful surgical pulmonary embolectomy for massive perinatal embolism after emergency cesarean section. Ann Vasc Surg 29(7):1452.e1, 2015

Conard J, Horellou MH, Van Dreden P, et al: Thrombosis and pregnancy in congenital deficiencies in AT III, protein C or protein S: study of 78 women. Thromb Haemost 63:319, 1990

Connors JM: Thrombophilia testing and venous thrombosis. N Engl J Med 377(12):1177, 2017

Creanga AA, Syverson C, Seed K, et al: Pregnancy-related mortality in the United States, 2011–2013. Obstet Gynecol 130(2):366, 2017

Croles FN, Nasserinejad K, Duvekot JJ, et al: Pregnancy, thrombophilia, and the risk of a first venous thrombosis: systematic review and bayesian meta-analysis. BMJ 359:j4452, 2017

Cunningham FG: Screening for osteoporosis. N Engl J Med 353:1975, 2005

Cutts BA, Dasgupta D, Hunt BJ: New directions in the diagnosis and treatment of pulmonary embolism in pregnancy. Am J Obstet Gynecol 208(2):102, 2013

D'Alton ME, Friedman AM, Smiley RM, et al: National partnership for maternal safety: consensus bundle on venous thromboembolism. Obstet Gynecol 128(4):688, 2016

Decousus H, Leizorovicz A, Parent F, et al: A clinical trial of vena caval filters in the prevention of pulmonary embolism in patients with proximal deep-vein thrombosis. N Engl J Med 338:409, 1998

Den Heijer M, Lewington S, Clarke R: Homocysteine, MTHRF and risk of venous thrombosis: a meta-analysis of published epidemiological studies. Thromb Haemost 3:292, 2005

Deruelle P, Coulon C: The use of low-molecular-weight heparins in pregnancy—how safe are they? Curr Opin Obstet Gynecol 19:573, 2007

Deshpande KS, Hatem C, Karwa M, et al: The use of inferior vena cava filter as a treatment modality for massive pulmonary embolism. A case series and review of pathophysiology. Respir Med 96:984, 2002

De Stefano V, Martinelli I, Rossi E, et al: The risk of recurrent venous thromboembolism in pregnancy and puerperium without antithrombotic prophylaxis. Br J Haematol 135:386, 2006

Dizon-Townson D, Miller C, Sibai B, et al: The relationship of the Factor V Leiden mutation and pregnancy outcomes for mother and fetus. Obstet Gynecol 106:517, 2005

Douketis JD, Kearon C, Bates S, et al: Risk of fatal pulmonary embolism in patients with treated venous thromboembolism. JAMA 279:458, 1998

Duhl AJ, Paidas MJ, Ural SH, et al: Antithrombotic therapy and pregnancy: consensus report and recommendations for prevention and treatment of venous thromboembolism and adverse pregnancy outcomes. Am J Obstet Gynecol 197(5):457.e1, 2007

Elsaigh E, Thachil J, Nash MJ, et al: The use of fondaparinux in pregnancy. Br J Haematol 168(5):762, 2015

Erdman WA, Jayson HT, Redman HC, et al: Deep venous thrombosis of extremities: role of MR imaging in the diagnosis. Radiology 174:425, 1990

Fausett MB, Vogtlander M, Lee RM, et al: Heparin-induced thrombocytopenia is rare in pregnancy. Am J Obstet Gynecol 185:148, 2001

Galambosi PJ, Kaaja RJ, Stefanovic V, et al: Safety of low-molecular-weight heparin during pregnancy: a retrospective controlled cohort study. Eur J Obstet Gynecol Reprod Bio 163:154, 2012

Galambosi PJ, Ulander VM, Kaaja RJ: The incidence and risk factors of recurrent venous thromboembolism during pregnancy. Thromb Res 134(2):240, 2014

Galanaud JP, Cochery-Nouvellon E, Alonso S, et al: Paternal endothelial protein C receptor 219Gly variant as a mild and limited risk factor for deep vein thrombosis during pregnancy. J Thromb Haemost 8:707, 2010

García-Botella A, Asenjo S, De la Morena-Barrio ME, et al: First case with antithrombin deficiency, mesenteric vein thrombosis and pregnancy: multidisciplinary diagnosis and successful management. Thromb Res 144:72, 2016

Giannakopoulos B, Krilis SA: The pathogenesis of the antiphospholipid syndrome. N Engl J Med 368(11):1033, 2013

Ginsberg JS, Brill-Edwards P, Burrows RF, et al: Venous thrombosis during pregnancy: leg and trimester of presentation. Thromb Haemost 67:519, 1992

Goldhaber SZ, Tapson VF, DVT FREE Steering Committee: A prospective registry of 5,451 patients with ultrasound-confirmed deep vein thrombosis. Am J Cardiol 93:259, 2004

Goldhaber SZ, Visani L, De Rosa M: Acute pulmonary embolism: clinical outcomes in the International Cooperative Pulmonary Embolism Registry (ICOPER). Lancet 353:1386, 1999

Greer IA: Clinical practice. Pregnancy complicated by venous thrombosis. N Engl J Med 373(6):540, 2015

Greer IA: Prevention and management of venous thromboembolism in pregnancy. Clin Chest Med 24:123, 2003

Greinacher A: Heparin induced thrombocytopenia. N Engl J Med 373(3):252, 2015

Grossman KB, Arya R, Peixoto AB, et al: Maternal and pregnancy characteristics affect plasma fibrin monomer complexes and D-dimer reference ranges for venous thromboembolism in pregnancy. Am J Obstet Gynecol 215(4):466.e1, 2016

Guyatt GH, Akl EA, Crowther M, et al: Executive summary: Antithrombotic therapy and prevention of thrombosis, 9th ed: American College of Chest Physicians evidence-based clinical practice guidelines. Chest 141:7S, 2012

Guyton AC, Lindsey AW, Gilluly JJ: The limits of right ventricular compensation following acute increase in pulmonary circulatory resistance. Circ Res 2:326, 1954

Hague WM: Homocysteine and pregnancy. Best Pract Res Clin Obstet Gynaecol 17:459, 2003

Hall WB, Truitt SG, Scheunemann LP, et al: The prevalence of clinically relevant incidental findings on chest computed tomographic angiograms ordered to diagnose pulmonary embolism. Arch Intern Med 169:1961, 2009

Harris SA, Velineni R, Davies AH: Inferior vena cava filters in pregnancy: a systematic review. J Vasc Interv Radiol 27(3):354, 2016

Heijboer H, Buller HR, Lensing AW, et al: A comparison of real-time compression ultrasonography with impedance plethysmography for the diagnosis of deep-vein thrombosis in symptomatic outpatients. N Engl J Med 329:1365, 1993

Horlocker TT, Wedel DJ, Rowlingson JC, et al: Executive summary: Regional anesthesia in the patient receiving antithrombotic or thrombolytic therapy: American Society of Regional Anesthesia and Pain Medicine evidence-based guideline, 3rd ed. Reg Anesth Pain Med 35:102, 2010

Huisman MV, Klok FA: Current challenges in diagnostic imaging of venous thromboembolism. Hematology Am Soc Hematol Educ Program 2015:202, 2015

Hull RD, Raskob GF, Carter CJ: Serial IPG in pregnancy patients with clinically suspected DVT: clinical validity of negative findings. Ann Intern Med 112:663, 1990

Ilonczai P, Oláh Z, Selmeczi A, et al: Management and outcomes of pregnancies in women with antithrombin deficiency: a single-center experience and review of literature. Blood Coagul Fibrinolysis 26(7):798, 2015

Jacobsen AF, Qvigstad E, Sandset PM: Low molecular weight heparin (dalteparin) for the treatment of venous thromboembolism in pregnancy. BJOG 110:139, 2003

Jacobsen AF, Skjeldstad FE, Sandset PM: Incidence and risk patterns of venous thromboembolism in pregnancy and puerperium—a register-based case-control study. Am J Obstet Gynecol 198:233.e1, 2008

James AH, Jamison MG, Brancazio LR, et al: Venous thromboembolism during pregnancy and the postpartum period: incidence, risk factors, and mortality. Am J Obstet Gynecol 194:1311, 2006

Jamjute P, Reed N, Hinwood D: Use of inferior vena cava filters in thromboembolic disease during labor: case report with a literature review. J Matern Fetal Neonatal Med 19:741, 2006

Kahn SR, Platt R, McNamara H, et al: Inherited thrombophilia and preeclampsia within a multicenter cohort: the Montreal Preeclampsia Study. Am J Obstet Gynecol 200:151.e1, 2009

Kamel H, Navi BB, Sriram, N, et al: Risk of a thrombotic event after the 6-week postpartum period. N Engl J Med 370(14):1307, 2014

Kearon C, Akl EA, Comerota AJ, et al: Antithrombotic therapy for VTE disease: antithrombotic therapy and prevention of thrombosis, 9th ed: American College of Chest Physicians evidence-based clinical practice guidelines. Chest 141:e419S, 2012

Kearon C, Akl EA, Ornelas J, et al: Antithrombotic therapy for VTE disease: CHEST guidelines and expert panel report. Chest 149(2):315, 2016

Kelton JG, Arnold DM, Bates SM: Nonheparin anticoagulants for heparin-induced thrombocytopenia. N Engl J Med 368:737, 2013

Khalil H, Avruck L, Olivier A, et al: The natural history of pelvic vein thrombosis on magnetic resonance venography after vaginal delivery. Am J Obstet Gynecol 206:356.e1, 2012

Kinane TB, Grabowski EF, Sharma A, et al: Case 7–2008: a 17-year-old girl with chest pain and hemoptysis. N Engl J Med 358:941, 2008

Kjellberg U, van Rooijen M, Bremme K, et al: Factor V Leiden mutation and pregnancy-related complications. Am J Obstet Gynecol 203:469.e1, 2010

Knol HM, Schultinge L, Erwich JJ, et al: Fondaparinux as an alternative anticoagulant therapy during pregnancy. J Thromb Haemost 8:1876, 2010

Konstantinides S, Geibel A, Heusel G, et al: Heparin plus alteplase compared with heparin alone in patients with submassive pulmonary embolism. N Engl J Med 347:1143, 2002

Konstantinides SV, Torbicki A, Agnelli G, et al: 2014 ESC guidelines on the diagnosis and management of acute pulmonary embolism. Eur Heart J 35(43):3033, 2014

Korteweg FJ, Erwich JJ, Folkeringa N, et al: Prevalence of parental thrombophilic defects after fetal death and relation to cause. Obstet Gynecol 116:355, 2010

Kuriakose J, Patel S: Acute pulmonary embolism. Radiol Clin North Am 48:31, 2010

Le Gal G, Kercret G, Yahmed KB, et al: Diagnostic value of single complete compression ultrasonography in pregnant and postpartum women with suspected deep vein thrombosis: prospective study. BMJ 344:e2635, 2012

Leonhardt G, Gaul C, Nietsch HH, et al: Thrombolytic therapy in pregnancy. J Thromb Thrombolysis 21:271, 2006

Lepercq J, Conard J, Borel-Derlon A, et al: Venous thromboembolism during pregnancy: a retrospective study of enoxaparin safety in 624 pregnancies. BJOG 108:1134, 2001

Leung AN, Bull TM, Jaeschke R, et al: An official American Thoracic Society/Society of Thoracic Radiology Clinical Practice Guideline: evaluation of suspected pulmonary embolism in pregnancy. Am J Respir Crit Care Med 184:1200, 2011

Lim MY, Deal AM, Musty MD, et al: Thrombophilic risk of individuals with rare compound factor V Leiden and prothrombin G20210A polymorphisms: an international case series of 100 individuals. Eur J Haematol 97(4):353, 2016

Lim W: Using low molecular weight heparin in special patient populations. J Thromb Thrombolysis 29:233, 2010

Lindhoff-Last E, Kreutzenbeck HJ, Magnani HN: Treatment of 51 pregnancies with danaparoid because of heparin intolerance. Thromb Haemost 93:63, 2005

Linkins L-A, Dans AL, Moores LK, et al: Treatment and prevention of heparin-induced thrombocytopenia. Chest 141:e495S, 2012

Linnemann B, Scholz U, Rott H, et al: Treatment of pregnancy-associated venous thromboembolism—position paper from the Working Group in Women's Health of the Society of Thrombosis and Haemostasis (GTH). Vasa 45(2):103, 2016

Liu Y, Sun Y, Zhang S, et al: Placement of a retrievable inferior vena cava filter for deep venous thrombosis in term pregnancy. J Vasc Surg 55:1042, 2012

Lockwood C: Thrombosis, thrombophilia, and thromboembolism: clinical updates in women's health care. American College of Obstetricians and Gynecologists Vol. VI, No. 4, October 2007, Reaffirmed 2012

Lockwood CJ: Inherited thrombophilias in pregnant patients: detection and treatment paradigm. Obstet Gynecol 99:333, 2002

López-Quesada E, Vilaseca MA, Lailla JM: Plasma total homocysteine in uncomplicated pregnancy and in preeclampsia. Eur J Obstet Gynecol Reprod Biol 108:45, 2003

Louis-Jacques AF, Maggio L, Romero ST: Prenatal screening for thrombophilias. Clin Lab Med 36(2):421, 2016

Macones GA: Patient safety in obstetrics. More evidence, less emotion. Obstet Gynecol 103(2):257, 2017

MacCallum P, Bowles L, Keeling D: Diagnosis and management of heritable thrombophilias. BMJ 349:g4387, 2014

Magnani HN: An analysis of clinical outcomes of 91 pregnancies in 83 women treated with danaparoid (Orgaran). Thromb Res 125:297, 2010

Marik PE, Plante LA: Venous thromboembolic disease and pregnancy. N Engl J Med 359:2025, 2008

McDonnell BP, Glennon K, McTiernan A, et al: Adjustment of therapeutic LMWH to achieve specific target anti-FXa activity does not affect outcomes in pregnant patients with venous thromboembolism. J Thromb Thrombolysis 43(1):105, 2017

Morikawa M, Yamada T, Yamada T, et al: Changes in D-dimer levels after cesarean section in women with singleton and twin pregnancies. Thromb Res 128:e33, 2011

Mueller MJ, Lebherz TB: Antepartum thrombophlebitis. Obstet Gynecol 34:867, 1969

Murphy N, Broadhurst DI, Khashan AS, et al: Gestation-specific D-dimer reference ranges: a cross-sectional study. BJOG 122(3):395, 2015

Nelson-Piercy C, Powrie R, Borg J-Y, et al: Tinzaparin use in pregnancy: an international, retrospective study of the safety and efficacy profile. Eur J Obstet Gynecol Reprod Biol 159:293, 2011

Okoroh E, Azonobi I, Grosse S, et al: Prevention of venous thromboembolism in pregnancy. J Women Health 21:611, 2012

Overcash RT, Somers AT, LaCoursiere DY: Enoxaparin dosing after cesarean delivery in morbidly obese women. Obstet Gynecol 125(6):1371, 2015

Paidas MJ, Triche EW, James AH, et al: Recombinant human antithrombin in pregnant patients with hereditary antithrombin deficiency: integrated analysis of clinical data. Am J Perinatol 33(4):343, 2016

Palmerola KL.D'Alton ME, Brock CO, et al: A comparison of recommendations for pharmacologic thromboembolism prophylaxis after caesarean delivery from three major guidelines. BJOG 123:2157, 2016

Pierangeli SS, Leader B, Barilaro G, et al: Acquired and inherited thrombophilia disorders in pregnancy. Obstet Gynecol Clin North Am 38:271, 2011

Pollack CV, Schreiber D, Goldhaber SZ, et al: Clinical characteristics, management, and outcomes of patients diagnosed with acute pulmonary embolism in the emergency department. JACC 57:700, 2011

Quinlan DJ, McQuillan A, Eikelboom JW: Low-molecular-weight heparin compared with intravenous unfractionated heparin for treatment of pulmonary embolism: a meta-analysis of randomized, controlled trials. Ann Intern Med 140:143, 2004

Revel MP, Cohen S, Sanchez O, et al: Pulmonary embolism during pregnancy: diagnosis with lung scintigraphy or CT angiography? Radiology 258:590, 2011

Rhéaume M, Weber F, Durand M, et al: Pregnancy-related venous thromboembolism risk in asymptomatic women with antithrombin deficiency: a systematic review. Obstet Gynecol 127(4):649, 2016

Ridge CA, Mhuircheartaigh JN, Dodd JD, et al: Pulmonary CT angiography protocol adapted to the hemodynamic effects of pregnancy. AJR Am J Roentgenol 197:1058, 2011

Roach RE, Lifering WM, van Hylckama Vlieg A, et al: The risk of venous thrombosis in individuals with a history of superficial vein thrombosis and acquired venous thrombotic risk factors. Blood 122(26):4264, 2013

Robertson L, Wu O, Langhorne P, et al: Thrombophilia in pregnancy: a systematic review. Br J Haematol 132:171, 2005

Rodger MA, Hague WM, Kingdom J, et al: Antepartum dalteparin versus no antepartum dalteparin for the prevention of pregnancy complications in pregnant women with thrombophilia (TIPPS): a multinational open-label randomized trial. Lancet 84(9955):1673, 2014

Rodger MA, Kahn SR, Cranney A, et al: Long-term dalteparin in pregnancy not associated with a decrease in bone mineral density: substudy of a randomized controlled trial. J Thromb Haemost 5:1600, 2007

Rodie VA, Thomson AJ, Stewart FM, et al: Low molecular weight heparin for the treatment of venous thromboembolism in pregnancy: a case series. BJOG 109:1020, 2002

Sabadell J, Casellas M, Alijotas-Reig J, et al: Inherited antithrombin deficiency and pregnancy: maternal and fetal outcomes. Eur J Obstet Gynecol Reprod Biol 149:47, 2010

Saccone G, Berghella V, Maruotti GM, et al: Antiphospholipid antibody profile based obstetric outcomes of primary antiphospholipid syndrome: the PREGNANTS study. Am J Obstet Gynecol 216(5):525.e1, 2017

Saeed G, Möller M, Neuzner J, et al: Emergent surgical pulmonary embolectomy in a pregnant woman: case report and literature review. Tex Heart Inst J 41(2):188, 2014

Said JM, Higgins JR, Moses EK, et al: Inherited thrombophilia polymorphisms and pregnancy outcomes in nulliparous women. Obstet Gynecol 115:5, 2010a

Said JM, Ignjatovic V, Monagle PT, et al: Altered reference ranges for protein C and protein S during early pregnancy: implications for the diagnosis of protein C and protein S deficiency during pregnancy. Thromb Haemost 103:984, 2010b

Sanson BJ, Lensing AW, Prins MH, et al: Safety of low-molecular-weight heparin in pregnancy: a systematic review. Thromb Haemost 81:668, 1999

Scarsbrook AF, Evans AL, Owen AR, et al: Diagnosis of suspected venous thromboembolic disease in pregnancy. Clin Radiol 61:1, 2006

Seguin J, Weatherstone K, Nankervis C: Inherited antithrombin III deficiency in the neonate. Arch Pediatr Adolesc Med 148:389, 1994

Seligsohn U, Lubetsky A: Genetic susceptibility to venous thrombosis. N Engl J Med 344:1222, 2001

Shanbhag S, Pai N, Ghosh K, et al: Letters to the editor. Prenatal diagnosis in a family with purpura fulminans. Blood Coagul Fibrinolysis 26:350, 2015

Sharpe CJ, Crowther MA, Webert KE, et al: Cerebral venous thrombosis during pregnancy in the setting of type I antithrombin deficiency: case report and literature review. Transf Med Rev 25:61, 2011

Sibai BM, Rouse DJ: Pharmacologic thromboprophylaxis in obstetrics: broader use demands better data. Obstet Gynecol 128(4):681, 2016

Silver RM, Saade GR, Thorsten V, et al: Factor V Leiden, prothrombin G20210A, and methylene tetrahydrofolate reductase mutations and stillbirth: the Stillbirth Collaborative Research Network. Am J Obstet Gynecol 215(4):468.e1, 2016

Silver RM, Zhao Y, Spong CY, et al: Prothrombin gene G20210A mutation and obstetric complications. Obstet Gynecol 115:14, 2010

Singhal S, Henderson R, Horsfield K, et al: Morphometry of the human pulmonary arterial tree. Circ Res 33:190, 1973

Smith MP, Norris LA, Steer PJ, et al: Tinzaparin sodium for thrombosis treatment and prevention during pregnancy. Am J Obstet Gynecol 190:495, 2004

Stein PD, Athanasoulis C, Alavi A, et al: Complications and validity of pulmonary angiography in acute pulmonary embolism. Circulation 85:462, 1992

Stephenson ML, Serra AE, Neeper JM, et al: A randomized controlled trial of differing doses of postcesarean enoxaparin thromboprophylaxis in obese women. J Perinatol 36(2):95, 2016

Stewart A: Warfarin-induced skin necrosis treated with protein C concentrate (human). Am J Health-Syst Pharm 67:901, 2010

Tanimura K, Ebina Y, Sonoyama A, et al: Argatroban therapy for heparin-induced thrombocytopenia during pregnancy in a woman with hereditary antithrombin deficiency. J Obstet Gynaecol Res 38:749, 2012

Tapson VF: Acute pulmonary embolism. N Engl J Med 358:1037, 2008

Tengborn L, Bergqvist D, Matzsch T, et al: Recurrent thromboembolism in pregnancy and puerperium: is there a need for thromboprophylaxis? Am J Obstet Gynecol 160:90, 1989

Tromeur C, van der Pol LM, Klok FA, et al: Pitfalls in the diagnostic management of pulmonary embolism in pregnancy. Thromb Res 151 Suppl 1:S86, 2017

van Mens TE, Scheres LJ, de Jong PG, et al: Imaging for the exclusion of pulmonary embolism in pregnancy. Cochrane Database Syst Rev 1:CD011053, 2017

van Wijk FH, Wolf H, Piek JM, et al: Administration of low molecular weight heparin within two hours before caesarean section increases the risk of wound haematoma. BJOG 109:955, 2002

Virchow R: Gesammelte Abhandlungen zur wissenschaftlichen Medizin. Frankfurt, Medinger Sohn & Co., 1856

Waksmonski CA: Cardiac imaging and functional assessment I pregnancy. Semin Perinatol 38(5):240, 2014

Waldman M, Sheiner E, Vardi IS: Can we profile patients at risk for thrombo--embolic events after delivery: a decade of follow up. Am J Obstet Gynecol 208:S234, 2013

Walker MC, Garner PR, Keely EJ, et al: Changes in activated protein C resistance during normal pregnancy. Am J Obstet Gynecol 177:162, 1997

Wells PS, Anderson DR, Rodger M, et al: Evaluation of D-dimer in the diagnosis of suspected deep-vein thrombosis. N Engl J Med 349:1227, 2003

CAPÍTULO 53

Distúrbios renais e do trato urinário

ALTERAÇÕES NO TRATO URINÁRIO INDUZIDAS PELA GRAVIDEZ	1025
INFECÇÕES DO TRATO URINÁRIO	1026
NEFROLITÍASE	1030
GRAVIDEZ APÓS TRANSPLANTE RENAL	1030
DOENÇA RENAL POLICÍSTICA	1031
DOENÇAS GLOMERULARES	1032
DOENÇA RENAL CRÔNICA	1034
LESÃO RENAL AGUDA	1036
LESÕES DO TRATO GENITAL INFERIOR	1037

Em raros casos em que as pacientes sofrem de pielite, o útero gravídico pode comprimir tanto o ureter a ponto de causar um represamento retrógrado de descarga purulenta e, assim, originar pielonefrite.

—J. Whitridge Williams (1903)

Os distúrbios renais e do trato urinário são encontrados com frequência na gravidez. Alguns precedem a gravidez – um exemplo é a nefrolitíase. Em certas mulheres, as mudanças induzidas pela gravidez podem predispor ao desenvolvimento ou à piora dos distúrbios do trato urinário, como o risco acentuado de pielonefrite, descrito acima por Williams. Por fim, algumas patologias renais são exclusivas da gravidez, como a pré-eclâmpsia. Contudo, com um cuidado pré-natal adequado, a maioria das mulheres que tem esses distúrbios provavelmente não apresentará sequelas em longo prazo.

ALTERAÇÕES NO TRATO URINÁRIO INDUZIDAS PELA GRAVIDEZ

As alterações significativas na estrutura e na função que ocorrem no trato urinário durante a gravidez normal são discutidas no Capítulo 4 (p. 65). Os rins aumentam, e a dilatação dos ureteres

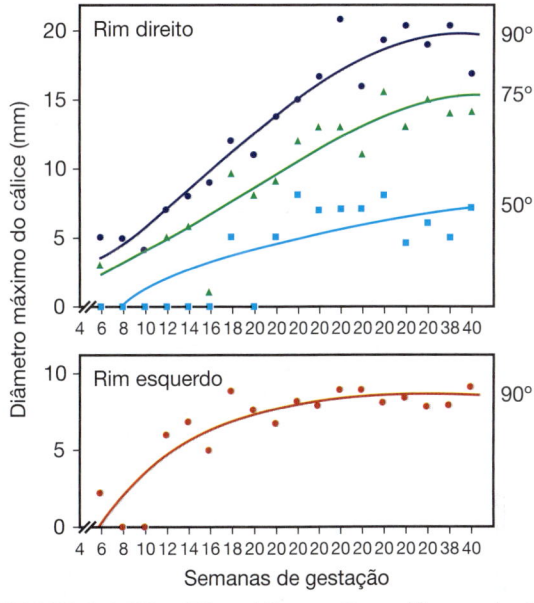

FIGURA 53-1 O 50°, o 75° e o 90° percentil para diâmetros de cálices renais maternos medidos usando ultrassonografia em 1.395 mulheres grávidas com 4 a 42 semanas de gestação. (Redesenhada de Faúndes A, Bricola-Filho M, Pinto e Silva JC: Dilatation of the urinary tract during pregnancy: proposal of a curve of maximal caliceal diameter by gestational age. Am J Obstet Gynecol 178:1082, 1998.)

e cálices renais direitos pode ser notável (Fig. 53-1). Alguma dilatação ocorre antes de 14 semanas e provavelmente se deve ao relaxamento induzido pela progesterona nas camadas musculares. A dilatação mais acentuada é evidente, começando na metade da gravidez devido à compressão ureteral mais distal, em especial no lado direito (Faúndes, 1998). Ocorre algum *refluxo vesicoureteral* durante a gravidez. Em virtude dessas alterações fisiológicas, o risco de infecção urinária superior aumenta. Além disso, exames de imagem realizados para avaliar a obstrução do trato urinário podem, ocasionalmente, ser erroneamente interpretados.

A hipertrofia funcional fica evidente logo após a concepção. Os glomérulos são maiores, embora o número de células não aumente (Strevens, 2003). Ocorre vasodilatação intrarrenal induzida pela gravidez, e as resistências aferentes e eferentes diminuem. Isso leva a fluxo plasmático renal e filtração glomerular mais efetivos (Helal, 2012; Hussein, 2014). Por volta de 12 semanas de gestação, a taxa de filtração glomerular (TFG) já aumentou 20% acima dos valores não gravídicos (Hladunewich, 2004). Por fim, o fluxo de plasma e a TFG aumentam em cerca de 40 e 65%, respectivamente. Como consequência, as concentrações séricas de creatinina e ureia diminuem de forma substancial durante a gravidez, e os valores que se enquadram em uma faixa normal em situação de não gravidez podem ser anormais na gravidez (Apêndice, p. 1257). Outras alterações são relacionadas com a manutenção da homeostase acidobásica normal, osmorregulação e retenção de líquido e eletrólito.

■ Avaliação da função renal durante a gravidez

Os resultados do exame de urina são essencialmente os mesmos durante toda a gravidez, com exceção da glicosúria ocasional. Embora a excreção de proteína normalmente aumente, raramente atinge níveis detectados pelos métodos de avaliação normais. Higby e colaboradores (1994) relataram a excreção de proteína em 24 horas na gestação como sendo de 115 mg/dia com um nível de confiança de 95% de 260 mg/dia. Os valores não diferiram significativamente por trimestre (Fig. 4-14, p. 67). A albumina constitui apenas uma pequena parte da excreção total de proteína, variando de 5 a 30 mg/dia. Airoldi e Weinstein (2007) concluíram que a proteinúria deve exceder 300 mg/dia para ser considerada anormal. A maioria considera 500 mg/dia importante na presença de hipertensão gestacional. Os pesquisadores correlacionaram uma razão proteína-creatinina na urina de ≥ 0,3 em uma amostra de urina isolada – de preferência do primeiro jato da manhã – com uma taxa de excreção de proteína em 24 horas ≥ 300 mg (Kuper, 2016).

Em um estudo, 3% de 4.589 nulíparas rastreadas antes de 20 semanas tiveram *hematúria idiopática*, definida como 1+ ou mais de sangue na fita reagente de urina (Stehman-Breen, 2002). Essas mulheres tinham risco dobrado de pré-eclâmpsia. Em outro estudo com 1.000 mulheres rastreadas durante a gravidez, a incidência de hematúria foi de 15% (Brown, 2005). A maioria das mulheres tinha somente traços de hematúria, e a taxa de falso-positivo foi de 40%.

Se a creatinina sérica exceder de forma persistente 0,9 mg/dL (75 µmol/L), deve-se suspeitar de doença renal intrínseca. Nesses casos, alguns profissionais determinam a depuração da creatinina como uma estimativa da TFG. De outras ferramentas de avaliação, a *ultrassonografia* fornece imagens do tamanho renal, consistência relativa e elementos de obstrução (ver Fig. 53-1). A *ressonância magnética (RM)* das massas renais fornece excelente informação anatômica (Putra, 2009). A sequência completa da *pielografia intravenosa* não é feita de forma rotineira, mas a injeção por meio de contraste com uma ou duas radiografias abdominais pode ser indicada pela situação clínica. As indicações clínicas usuais para a *cistoscopia* são seguidas. A *ureteroscopia* é outra ferramenta disponível quando indicada.

Embora a *biópsia renal* seja executada com relativa segurança durante a gravidez, geralmente ela costuma ser adiada, a menos que seus resultados possam mudar a terapia. A partir de uma revisão de 243 biópsias em gestantes, a incidência de complicação foi de 7%, comparado com 1% nas mulheres no pós-parto (Piccoli, 2013). Alguns consideram a biópsia para rápida deterioração da função renal sem causa óbvia ou para síndrome nefrótica sintomática (Lindheimer, 2007a). Nós e outros consideramos a biópsia útil em casos selecionados para direcionar o manejo (Chen, 2001; Piccoli, 2013). Em uma série, a biópsia renal em 12 voluntárias gestantes *normais* mostrou que cinco tinham endoteliose glomerular leve a moderada (Strevens, 2003). Deve-se lembrar de que essa é a lesão histopatológica supostamente típica da pré-eclâmpsia e é caracterizada pelo depósito de fibrina no endotélio glomerular, levando à oclusão capilar. Em contraste, as 27 mulheres com hipertensão proteinúrica tinham endoteliose, a qual foi em todas, com exceção de uma, de moderada a grave.

■ Gravidez após nefrectomia unilateral

Nesses casos, se o rim remanescente estiver normal, a função renal tende a aumentar. No entanto, as mulheres que doaram um rim têm uma frequência mais alta de hipertensão gestacional ou pré-eclâmpsia na gravidez subsequente – 11 vs. 5% em comparação com as não doadoras (Garg, 2015). Fora isso, as mulheres com um rim normal não têm, em sua maioria, dificuldade na gravidez. Além disso, a doação de rim não leva a consequências adversas em longo prazo. Dito isso, a avaliação funcional minuciosa do rim remanescente é essencial (Ibrahim, 2009).

INFECÇÕES DO TRATO URINÁRIO

Constituem as infecções bacterianas mais comuns que complicam a gravidez. Embora a *bacteriúria assintomática* seja a mais comum, a infecção sintomática inclui *cistite*, ou pode envolver os cálices renais, pelve e parênquima, causando *pielonefrite*. Os microrganismos que causam infecções urinárias são os da flora perineal normal. Cerca de 90% das cepas de *Escherichia coli* que causam pielonefrite não obstrutiva têm adesinas, como fímbrias P e S. Essas são estruturas de proteína da superfície celular que aumentam a aderência bacteriana e, por causa disso, a virulência (Foxman, 2010; Hooton, 2012).

Os dados sugerem que as gestantes têm sequelas mais graves provenientes da sepse urinária. Um possível fator subjacente é a reversão da célula T *helper* – razão Th1/Th2 – da gravidez normal, discutida no Capítulo 4 (p. 59). Outras perturbações da citocina ou da expressão de adesina podem contribuir (Chaemsaithong, 2013; Sledzińska, 2011). Embora a própria gravidez não aumente esses fatores de virulência, a estase urinária e o refluxo vesicoureteral predispõem a infecções urinárias superiores sintomáticas (Czaja, 2009).

No puerpério, vários fatores de risco predispõem a infecções urinárias. A sensibilidade da bexiga à tensão do líquido intravesical é frequentemente diminuída em virtude do traumatismo do trabalho de parto ou da analgesia peridural. As sensações da bexiga também podem ser obscurecidas pelo desconforto causado por lesões vaginais ou perineais. A diurese pós-parto normal pode piorar a distensão excessiva da bexiga, e a cateterização para aliviar a retenção com frequência causa infecção urinária. A pielonefrite no pós-parto é tratada de modo semelhante às infecções renais anteparto (McDonnold, 2012).

■ Bacteriúria assintomática

Refere-se a bactérias persistentes que se multiplicam ativamente no trato urinário de mulheres assintomáticas. A incidência durante a gravidez é similar àquela em mulheres não grávidas, varia de 2 a 7% e é caracteristicamente dependente da população. A maior incidência é nas multíparas afro-americanas com traço falciforme, e a mais baixa ocorre nas mulheres brancas com alto nível socioeconômico e baixa paridade. A infecção assintomática também é mais comum nas diabéticas (Schneeberger, 2014).

A bacteriúria costuma estar presente na primeira consulta anteparto. Um resultado positivo da cultura de urina inicial feita como parte do pré-natal deve justificar o tratamento. Depois disso, menos de 1% das mulheres desenvolvem uma infecção do trato urinário (Whalley, 1967). Uma amostra de urina limpa contendo mais de 100.000 microrganismos/mL é o padrão diagnóstico. Pode ser prudente tratar quando as concentrações mais baixas são identificadas, porque a pielonefrite se desenvolve em algumas mulheres com contagens de colônias de apenas 20.000 a 50.000 microrganismos/mL (Lucas, 1993).

A maioria dos estudos indica que, se a bacteriúria assintomática não for tratada, cerca de 25% das mulheres infectadas desenvolverão infecção sintomática durante a gravidez (Smaill, 2015). Em um estudo mais recente, apenas 2,4% das mulheres tratadas desenvolveram pielonefrite (Kazemier, 2015). A erradicação da bacteriúria com agentes antimicrobianos previne a maioria dessas infecções mais graves. A American Academy of Pediatrics e o American College of Obstetricians and Gynecologists (2017), bem como a U.S. Preventive Services Task Force (2008), recomendam a avaliação para bacteriúria na primeira consulta pré-natal. As culturas de urina padrão podem não ser custo-efetivas quando a prevalência é baixa. Testes de rastreamento menos dispendiosos, como a fita medidora de leucócitos de esterase/nitrito, são custo-efetivas quando a prevalência é ≤ 2% (Rogozinska, 2016; Rouse, 1995). Além disso, a técnica de cultura em fitas reagentes para a análise da urina tem excelentes valores preditivos positivos e negativos (Mignini, 2009). Nela, uma fita reagente especial, revestida com ágar, é primeiro colocada na urina e, então, serve também como uma placa de cultura. Por causa de uma alta prevalência – 5 a 8% – no Parkland Hospital, a maioria das mulheres é rastreada pela cultura tradicional de urina. A determinação da suscetibilidade não é necessária porque o tratamento inicial é empírico (Hooton, 2012).

Em alguns estudos, a bacteriúria assintomática foi associada a fetos pré-termo ou com baixo peso no nascimento. É controverso se a erradicação da bacteriúria diminui essas complicações. Avaliando uma coorte de 25.746 pares de mães e bebês, Schieve e colaboradores (1994) relataram que as infecções do trato urinário estavam associadas a riscos maiores de neonatos com baixo peso ao nascer, parto pré-termo, hipertensão associada à gravidez e anemia. Tais achados variam em relação a outros (Gilstrap, 1981b; Whalley, 1967). Notavelmente, na maioria dos estudos, coortes com infecção assintomática não são avaliadas separadamente daquelas com infecção renal aguda (Banhidy, 2007). Uma revisão do banco de dados Cochrane observou dados insuficientes para responder a essa questão (Smaill, 2015).

Tratamento

A bacteriúria responde ao tratamento empírico com qualquer um dos vários esquemas antimicrobianos listados na Tabela 53-1. Embora a seleção possa ser baseada em suscetibilidades *in vitro*, em nossa extensa experiência, o tratamento oral empírico durante 10 dias com macrocristais de nitrofurantoína, 100 mg na hora de dormir, geralmente é efetivo. Resultados satisfatórios também são alcançados com um curso oral de 7 dias de nitrofurantoína, 100 mg duas vezes ao dia (Lumbiganon, 2009). A terapia antimicrobiana em dose única é menos efetiva (Widmer, 2015). *Uma ressalva importante é que, independentemente do esquema empregado, a taxa de recorrência é de aproximadamente 30%.* Isso pode indicar infecção oculta do trato superior e a necessidade de uma terapia mais longa. Assim, após a terapia inicial, a inspeção periódica é necessária para prevenir as infecções urinárias recorrentes (Schneeberger, 2015).

Para a bacteriúria recorrente, tivemos sucesso com a nitrofurantoína, 100 mg por via oral na hora de dormir durante 21 dias (Lucas, 1994). Para as mulheres com recorrências persistentes ou frequentes de bacteriúria, a terapia supressiva para o restante da gravidez pode ser aplicada. Rotineiramente, usamos a nitrofurantoína, 100 mg por via oral na hora de dormir. Esse fármaco pode causar, raramente, uma reação pulmonar aguda que se dissipa com a interrupção do tratamento (Boggess, 1996).

TABELA 53-1 Agentes antimicrobianos orais usados para tratamento das gestantes com bacteriúria assintomática

Tratamento de dose única
Amoxicilina, 3 g
Ampicilina, 2 g
Cefalosporina, 2 g
Nitrofurantoína, 200 mg
Sulfametoxazol-trimetoprima 1.600/320 mg

Curso de 3 dias
Amoxicilina, 500 mg 3×/dia
Ampicilina, 250 mg 4×/dia
Cefalosporina, 250 mg 4×/dia
Ciprofloxacino, 250 mg 2×/dia
Levofloxacino, 250 ou 500 mg 1×/dia
Nitrofurantoína, 50-100 mg 4×/dia ou 100 mg 2×/dia
Sulfametoxazol-trimetoprima, 800/160 mg 2×/dia

Outros
Nitrofurantoína, 100 mg 4×/dia por 10 dias
Nitrofurantoína, 100 mg 2×/dia por 5-7 dias
Nitrofurantoína, 100 mg na hora de dormir por 10 dias

Falhas no tratamento
Nitrofurantoína, 100 mg 4×/dia por 21 dias

Supressão para a persistência ou recorrência bacteriana
Nitrofurantoína, 100 mg na hora de dormir pelo restante da gravidez

■ Cistite e uretrite

A infecção do trato urinário inferior durante a gravidez pode se desenvolver sem bacteriúria assintomática antecedente (Harris, 1981). A cistite produz disúria, urgência e frequência urinária, mas com poucos achados sistêmicos associados. Piúria e bacteriúria geralmente são encontradas. A hematúria microscópica é comum, e, às vezes, há hematúria grosseira proveniente da cistite hemorrágica. Embora a cistite geralmente não seja complicada, o trato urinário superior pode ser envolvido pela infecção ascendente. Quase 40% das gestantes com pielonefrite aguda têm sintomas precedentes de infecção no trato inferior (Gilstrap, 1981a).

As mulheres com cistite respondem prontamente a vários esquemas. A maioria dos esquemas de 3 dias listados na Tabela 53-1 normalmente são 90% efetivos (Fihn, 2003). A terapia de dose única é menos efetiva e, se usada, a pielonefrite concomitante deve ser excluída com segurança.

Os sintomas do trato urinário inferior com piúria acompanhada de cultura de urina estéril podem se originar da uretrite causada por *Chlamydia trachomatis*. A cervicite mucopurulenta geralmente coexiste, e a terapia com eritromicina é efetiva (Cap. 65, p. 1240).

■ Pielonefrite aguda

A infecção renal é uma das complicações médicas graves mais frequentes da gravidez. Dados da Nationwide Inpatient Sample de 2006 mostraram que quase 29.000 hospitalizações associadas à gravidez foram por pielonefrite aguda (Jolley, 2012). Em um banco de dados do sistema hospitalar de quase 550.000 nascimentos, sua incidência foi de 0,5% (Wing, 2014). É importante ressaltar que a pielonefrite é uma das principais causas de choque séptico durante a gravidez (Snyder, 2013). Em uma revisão da unidade de terapia intensiva obstétrica do Parkland Hospital, 12% das admissões pré-parto foram por síndrome séptica causada por infecções renais (Zeeman, 2003). A sepse urinária pode estar relacionada com um aumento na incidência de paralisia cerebral em fetos pré-termo (Jacobsson, 2002). Felizmente, as mães afetadas não sofrem sequelas graves em longo prazo (Raz, 2003).

Achados clínicos

A infecção renal se desenvolve com mais frequência no segundo trimestre, e nuliparidade e idade jovem são fatores de risco (Hill, 2005). A pielonefrite é unilateral e ocorre no lado direito em mais da metade dos casos, e é bilateral em um quarto. Febre e calafrios geralmente se desenvolvem de maneira abrupta, e as pacientes têm dores em uma ou ambas as regiões lombares. Anorexia, náuseas e vômitos podem piorar a desidratação. Em geral, um dolorimento pode ser percebido pela percussão de um ou dois dos ângulos costovertebrais. O diagnóstico diferencial inclui, entre outros, trabalho de parto, corioamnionite, torção anexial, apendicite, descolamento prematuro da placenta ou infarto de leiomioma. Evidências da síndrome séptica são comuns (Cap. 47, p. 921).

Se houver suspeita de infecção, pode ser preferida uma amostra de urina obtida por cateterismo para evitar a contaminação oculta do trato genital inferior. O sedimento urinário contém muitos leucócitos, frequentemente em cachos, e inúmeras bactérias. A bacteriemia é demonstrada em 15 a 20% dessas mulheres. A *E. coli* é isolada da urina ou sangue em 70 a 80% das infecções, e *Klebsiella pneumoniae*, em 3 a 5%, as espécies de *Enterobacter* ou *Proteus*, em 3 a 5%, e os microrganismos Gram-positivos, incluindo estreptococos do grupo B e *Staphylococcus aureus*, em até 10% dos casos (Hill, 2005; Wing, 2000).

A creatinina plasmática deve ser monitorada porque os estudos iniciais relataram que 20% das mulheres grávidas desenvolveram lesão renal aguda. Contudo, achados mais recentes mostram essa taxa como sendo apenas de 5% com a reposição agressiva de líquidos (Hill, 2005). Estudos de acompanhamento demonstram que tal dano induzido pela endotoxina é reversível em longo prazo. Como mostrado na Figura 53-2, graus variados de *síndrome da disfunção respiratória* por lesão alveolar induzida por endotoxina são vistos em até 2% das mulheres (Cunningham, 1987; Snyder, 2013; Wing, 2014).

A atividade uterina por endotoxina é comum, estando relacionada à gravidade da febre (Graham, 1993). Em um estudo, as mulheres com pielonefrite tiveram em média cinco contrações por hora na admissão, que diminuíram para duas por hora dentro de 6 horas após a administração de fluidos intravenosos e antimicrobianos (Millar, 2003). Notavelmente, a terapia com β-agonista para tocólise aumenta a probabilidade de insuficiência respiratória por edema de permeabilidade (Lamont, 2000). A incidência do edema pulmonar em mulheres com pielonefrite que receberam β-agonistas foi relatada como 8%, um aumento de quatro vezes do esperado (Towers, 1991).

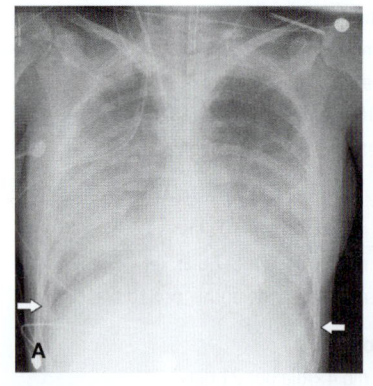

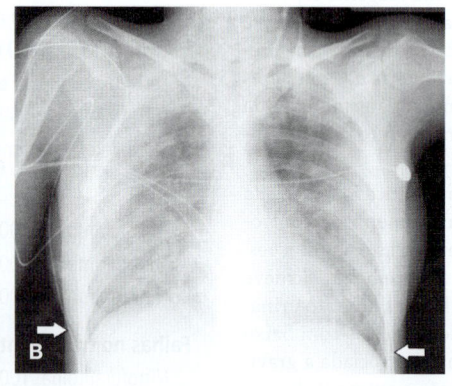

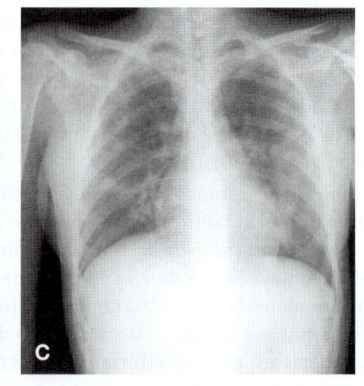

FIGURA 53-2 Uma série de radiografias torácicas de projeção anteroposterior de síndrome da disfunção respiratória aguda (SDRA) em resolução em uma gestante no segundo trimestre com pielonefrite grave. **A.** Um processo infiltrativo extenso e obliteração total do diafragma (*setas brancas*) são observados. **B.** É observada aeração melhorada dos campos pulmonares bilateralmente à medida que a doença pleural se resolve (*setas*). **C.** Visualização acentuadamente melhorada dos campos pulmonares com atelectasia semelhante à placa residual e aparência normal do diafragma.

Distúrbios renais e do trato urinário

TABELA 53-2 Manejo da gestante com pielonefrite aguda

Hospitalizar a paciente

Obter culturas de urina e, talvez, de sangue

Avaliar hemograma, creatinina sérica e eletrólitos

Monitorar com frequência os sinais vitais, incluindo o débito urinário – considerar uma sonda de demora

Estabelecer débito urinário ≥ 50 mL/h com solução cristaloide intravenosa

Administrar terapia antimicrobiana intravenosa (ver texto)

Obter radiografia torácica se houver dispneia ou taquipneia

Repetir os exames bioquímicos e hematológicos em 48 horas

Mudar para antimicrobianos orais quando afebril

Dar alta quando estiver afebril por 24 horas, considerar a terapia antimicrobiana por 7-10 dias

Repetir a cultura de urina 1-2 semanas após conclusão da terapia antimicrobiana

Modificada de Lucas, 1994; Sheffield, 2005.

A *hemólise* induzida pela endotoxina é comum, e aproximadamente um terço dessas mulheres com pielonefrite desenvolvem anemia (Cox, 1991). Com a recuperação, a regeneração da hemoglobina é normal e a infecção aguda não afeta a produção de eritropoietina (Cavenee, 1994).

Manejo

Um esquema de manejo da pielonefrite aguda é mostrado na Tabela 53-2. As culturas de urina são coletadas, mas estudos prospectivos mostram que as hemoculturas são de utilidade clínica limitada (Gomi, 2015; Wing, 2000). Obtemos hemoculturas se a temperatura for > 39°C. *A hidratação intravenosa para garantir um débito urinário adequado é fundamental para o tratamento.* Os antimicrobianos também devem ser prontamente iniciados, contudo sua administração pode, no início, piorar a endotoxemia por lise bacteriana. A vigilância do agravamento da síndrome séptica inclui monitoramento seriado do débito urinário, pressão arterial, pulso, temperatura e saturação de oxigênio. As febres altas são reduzidas com uma manta de resfriamento e paracetamol. Isso é especialmente importante no início da gravidez devido aos possíveis efeitos teratogênicos da hipertermia.

A terapia antimicrobiana geralmente costuma ser empírica; e a ampicilina mais gentamicina; cefazolina ou ceftriaxona; ou um antibiótico de amplo espectro têm efetividade de 95% nos ensaios randomizados (Sanchez-Ramos, 1995; Wing, 1998, 2000). Menos da metade das cepas da *E. coli* são sensíveis à ampicilina *in vitro*, mas as cefalosporinas e gentamicina geralmente têm excelente atividade. Os níveis de creatinina sérica devem ser monitorados se fármacos nefrotóxicos forem administrados. O tratamento inicial no Parkland Hospital é ampicilina mais gentamicina. Alguns profissionais recomendam substitutos adequados se os estudos bacterianos mostrarem resistência *in vitro*. Com qualquer um dos esquemas discutidos, a resposta costuma ser rápida, e 95% das mulheres não têm mais febre em 72 horas (Hill, 2005; Sheffield, 2005). Após a alta, a maioria recomenda terapia oral por 7 a 14 dias (Hooton, 2012).

Infecção persistente Em geral, a hidratação intravenosa e a terapia antimicrobiana são acompanhadas por diminuição gradual da febre de aproximadamente 0,5°C por dia. Com febre alta persistente ou falta de melhora clínica em 48 a 72 horas, a obstrução do trato urinário, a presença de outra complicação ou ambas são consideradas. Nessas mulheres, a ultrassonografia renal é recomendada para buscar obstrução, que é manifestada por dilatação ureteral ou pielocalicial (Seidman, 1998). Embora a maioria das mulheres com infecção contínua não apresente evidência de obstrução, algumas são consideradas como tendo cálculos. Mesmo que a ultrassonografia renal detecte hidronefrose, a litíase nem sempre é visualizada na gravidez (Butler, 2000; Maikranz, 1987). Se houver forte suspeita de litíase apesar de uma ultrassonografia não diagnóstica, uma radiografia abdominal simples a identificará em quase 90% das vezes. Outra opção é a *pielografia intravenosa "one-shot"* – uma radiografia simples obtida 30 minutos após a injeção de contraste – que quase sempre fornece a imagem adequada (Butler, 2000).

Em algumas mulheres, a RM pode revelar a causa da infecção persistente (Spencer, 2004). Mesmo sem obstrução urinária, a infecção persistente pode ocorrer devido a um abscesso intrarrenal ou perinéfrico, ou fleimão (Cox, 1988; Rafi, 2012). O alívio da obstrução é importante, e um método é a colocação cistoscópica de um cateter ureteral duplo J (Rodriguez, 1988). Como esses cateteres são geralmente deixados no local até após o parto, eles com frequência se tornam incrustados e requerem substituição. Nós constatamos que a nefrostomia percutânea é preferível porque os cateteres são substituídos com mais facilidade. Por fim, a remoção cirúrgica de cálculos pode ser necessária em algumas mulheres (p. 1030).

Manejo ambulatorial Esse manejo é às vezes é realizado em mulheres não grávidas com pielonefrite não complicada (Hooton, 2012). O manejo ambulatorial foi descrito em 92 gestantes que inicialmente receberam ceftriaxona intramuscular intra-hospitalar, duas doses de 1 g, com 24 horas de intervalo (Wing, 1999). Depois, somente um terço das mulheres do grupo foram consideradas candidatas à terapia ambulatorial, tendo sido randomizadas para receber alta e para antimicrobianos orais ou para continuar hospitalizadas recebendo a terapia intravenosa. Cerca de um terço do grupo de manejo ambulatorial foi incapaz de aderir ao seu respectivo esquema de tratamento e necessitou de nova hospitalização. Isso sugere que o tratamento ambulatorial é aplicável a pouquíssimas gestantes.

A infecção recorrente do trato urinário, seja oculta ou sintomática, desenvolve-se em 30 a 40% das mulheres após a conclusão do tratamento de pielonefrite (Cunningham, 1973). A menos que outras medidas sejam tomadas para garantir a esterilidade da urina, nitrofurantoína, 100 mg por via oral na hora de dormir, administrada no restante da gravidez, reduz a recorrência de bacteriúria (Van Dorsten, 1987).

■ Nefropatia de refluxo

O refluxo vesicoureteral no início da infância pode causar infecções do trato urinário recorrentes, e nefrite intersticial crônica subsequente é atribuída à *pielonefrite crônica*. Além disso, o refluxo estéril de alta pressão prejudica o crescimento renal normal. Em conjunto, isso causa cicatrização intersticial em placa, atrofia tubular e uma perda de massa metanéfrica, e é chamado de *nefropatia de refluxo*. Em alguns casos – especialmente aqueles com cálculo coraliforme –, a *pielonefrite xantogranulomatosa* causa destruição supurativa do tecido renal. Nos adultos, as complicações em longo prazo da pielonefrite crônica incluem hipertensão, que pode ser grave (Beck, 2015; Diamond, 2012).

Talvez metade das mulheres com nefropatia de refluxo foi tratada durante a infância para infecções renais. Muitas também tiveram correção cirúrgica do refluxo na infância e com frequência apresentaram bacteriúria quando grávidas (Mor, 2003). Na outra metade das mulheres com nefropatia de refluxo, não há história evidente de cistite recorrente, pielonefrite aguda ou doença obstrutiva. Relatos descrevendo 939 gestações em 379 mulheres com nefropatia de refluxo indicam que a função renal prejudicada e a cicatrização renal bilateral estavam associadas ao aumento nas complicações maternas (El-khatib, 1994; Jungers, 1996; Köhler, 2003). Doença renal crônica e resultado da gravidez são discutidos na p. 1034.

NEFROLITÍASE

Os cálculos renais se desenvolvem em até 9% das mulheres durante sua vida, com idade média de início após os 20 anos (Curhan, 2015). Os sais de cálcio compõem aproximadamente 90% dos cálculos, e o hiperparatireoidismo deve ser excluído. Embora os cálculos de oxalato de cálcio nas mulheres jovens não gestantes sejam mais comuns, a maioria dos cálculos na gravidez – 65 a 75% – são fosfato de cálcio ou hidroxiapatita (Ross, 2008; Tan, 2013). Os pacientes que têm um cálculo formam outro a cada 2 a 3 anos. Um estudo constatou que a gravidez era um fator de risco para a formação de cálculos (Reinstatler, 2017).

De modo contrário aos ensinamentos anteriores, uma dieta pobre em cálcio *promove* a formação de cálculo. Os diuréticos tiazídicos diminuem a formação de cálculos. Em geral, obstrução, infecção, dor intratável e sangramento intenso são indicações para a remoção de cálculos (discutido adiante).

■ Litíase durante a gravidez

A incidência de cálculos renais complicando a gravidez varia. No extremo inferior, a incidência foi de 0,3 admissão por 1.000 gestações no Parkland Hospital (Butler, 2000). Em um estudo israelense, a incidência em quase 220.000 gestações foi 0,8 por 1.000 (Rosenberg, 2011). No estado de Washington, a incidência foi de 1,7 por 1.000 gestações (Swartz, 2007). Os cálculos vesicais são raros, mas infecção recorrente e trabalho de parto obstruído pelos cálculos foram relatados (Ait Benkaddour, 2006; Ruan, 2011).

Os dados são conflitantes sobre se as mulheres com cálculos renais têm ou não um risco aumentado de neonatos com baixo peso ao nascer e pré-termo. Em um estudo com 2.239 mulheres com nefrolitíase em comparação com controles normais, os cálculos foram associados a uma taxa de parto pré-termo significativamente elevada – 10,6 vs. 6,4% (Swartz, 2007). O estudo nacional mais recente de Taiwan também encontrou aumentos de 20 a 40% nas taxas de baixo peso ao nascer e parto pré-termo (Chung, 2013). Em contrapartida, um estudo da Hungria relatou que os resultados da gravidez, incluindo o parto pré-termo, foram similares em mulheres com cálculos e controles normais (Banhidy, 2007). Conclusões comparáveis foram tiradas do estudo israelense discutido anteriormente (Rosenberg, 2011).

Diagnóstico

Gestantes podem ter menos sintomas com a passagem do cálculo devido à dilatação do trato urinário (Hendricks, 1991; Tan, 2013). No entanto, mais de 90% das gestantes com nefrolitíase sintomática apresentam dor. A hematúria macroscópica é menos comum do que em mulheres não grávidas afetadas. Foi um sintoma presente em 23% das mulheres descritas por Butler e colaboradores (2000). Em outro estudo, no entanto, apenas 2% apresentavam hematúria macroscópica (Lewis, 2003). A ultrassonografia é geralmente selecionada para visualizar os cálculos, mas muitos não são detectados porque a hidronefrose pode obscurecer os achados (McAleer, 2004). A ultrassonografia com Doppler colorido transabdominal para detectar a ausência de "jatos" ureterais de urina na bexiga pode excluir a obstrução (Asrat, 1998).

Se o ureter estiver anormalmente dilatado, mas nenhum cálculo for visto, outros exames de imagem serão indicados. Embora a tomografia computadorizada (TC) helicoidal seja o método de imagem preferido para não grávidas, a exposição aos raios X associada levou alguns a recomendarem a RM como um teste de segunda linha na gravidez (Masselli, 2015). Assim, a TC é evitada durante a gravidez, se possível (Curhan, 2015; Masselli, 2015). Se for usada, os cortes podem ser ajustados conforme necessário. White e colaboradores (2007) recomendam a TC helicoidal e citam uma dose de radiação fetal média de 7 mGy.

Manejo

O tratamento depende dos sintomas e da idade gestacional (Semins, 2014). Hidratação intravenosa e analgésicos devem sempre ser administrados. Em até metade das mulheres com cálculos sintomáticos, a infecção é identificada, e esta é tratada vigorosamente como descrito anteriormente (p. 1029). Embora os cálculos geralmente não causem obstrução sintomática durante a gravidez, a pielonefrite persistente deve incitar a procura pela obstrução causada pela nefrolitíase. A obstrução urinária com infecção concomitante é uma emergência (Curhan, 2015).

Cerca de 65 a 80% das mulheres assintomáticas melhorarão com a terapia conservadora, e os cálculos sumirão de forma espontânea (Tan, 2013). Outras requerem um procedimento invasivo, como o cateter ureteral, ureteroscopia, nefrostomia percutânea, litotripsia a *laser* transuretral ou extração com cesta (Butler, 2000; Johnson, 2012; Semins, 2014). A remoção em uma cesta flexível via cistoscopia, embora usada com menos frequência que no passado, ainda é uma consideração razoável para gestantes. Em um estudo, 623 procedimentos foram realizados em 2.239 gestantes sintomáticas, mas menos de 2% precisaram de exploração cirúrgica (Swartz, 2007). Entre outros tratamentos, a necessidade de fluoroscopia limita a utilidade da nefrolitotomia percutânea (Toth, 2005). A litotripsia por ondas de choque extracorpórea é contraindicada na gravidez.

GRAVIDEZ APÓS TRANSPLANTE RENAL

Após o transplante, a taxa de sobrevida do enxerto em 1 ano é de 95% para enxertos de doadores vivos e 89% para os de doadores falecidos. As taxas de sobrevida quase dobraram entre 1988 e 1996 devido, em grande parte, à introdução da ciclosporina e muromonabe CD3 (anticorpo monoclonal OKT3) para prevenir e tratar a rejeição do órgão. Desde então, o micofenolato de mofetila e o tacrolimo têm reduzido episódios de rejeição aguda; contudo, o micofenolato de mofetila é considerado teratogênico (Briggs, 2014). O National Transplant Pregnancy Registry relata que 23% dos fetos expostos ao micofenolato tiveram defeitos congênitos (Coscia, 2010). É importante salientar que a recuperação da função renal após o transplante restaura prontamente a fertilidade nas mulheres em idade reprodutiva (Hladunewich, 2011; Rao 2016). Porém, mais da metade das receptoras de transplante em um estudo relataram que não foram aconselhadas sobre a contracepção (French, 2013).

■ Desfechos da gravidez

As mulheres após o transplante têm melhores resultados da gravidez do que aquelas com doença renal terminal em diálise (Saliem, 2016). Em uma revisão de 2.000 gestações em receptoras de transplante, a maioria foi tratada com ciclosporina e tacrolimo, e aproximadamente 75% das gestações resultaram em nascidos vivos (Coscia, 2010). Estudos de outros países descrevem resultados semelhantes (Bramham, 2013; Wyld, 2013). Em um estudo do Uruguai, 62% dos nascidos vivos foram pré-termo (Orihuela, 2016). Dois outros relatórios também citaram uma alta prevalência de parto pré-termo (Erman Akar, 2015; Stoumpos, 2016). É importante salientar que a incidência de malformações fetais não aumentou, com exceção daquelas que tomaram micofenolato de mofetila (Coscia, 2010).

A incidência de pré-eclâmpsia é aumentada em todas as receptoras de transplante (Brosens, 2013). No UK National Cohort Study, a incidência de pré-eclâmpsia foi de 22% (Bramham, 2013). A partir de sua revisão, Josephson e McKay (2011) citam uma incidência de 33% das gestações, mas questionam a validade dessa frequência. Em alguns casos, é difícil distinguir a rejeição da pré-eclâmpsia. Sendo assim, a incidência de episódios de rejeição se aproxima de 2 a 5% (Bramham, 2013; Orihuela, 2016). As infecções virais – em especial aquelas por *polyomavirus hominis 1*, também chamado de *vírus BK*, são frequentes. Nas receptoras de transplante renal, esse vírus pode causar nefropatia e perda do enxerto, e as pacientes afetadas geralmente apresentam um declínio assintomático da função renal (Wright, 2016). O diabetes gestacional também é observado em aproximadamente 5% das receptoras de transplante. Ambos provavelmente estão relacionados com a terapia por imunossupressão. Resultados similares foram relatados por outros pesquisadores (Al Duraihimh, 2008; Cruz Lemini, 2007; Ghafari, 2008).

Vários requisitos devem ser satisfeitos pelas pacientes transplantadas renais antes de tentar engravidar (Josephson, 2011; López, 2014). Primeiro, elas devem gozar de boa saúde geral por pelo menos 1 a 2 anos após o transplante. Além disso, a função renal deve ser estável e sem insuficiência renal grave. Assim, a creatinina sérica é < 2 mg/dL e de preferência < 1,5 mg/dL, e a proteinúria é < 500 mg/dia. Não deve haver evidência de rejeição ao enxerto por 6 meses, e a distensão pielocalicial por meio da urografia não deve ser vista. Além disso, a hipertensão deve estar ausente ou bem controlada. E, por último, as mulheres não devem tomar medicamentos teratogênicos, e a terapia medicamentosa deve ser reduzida a níveis de manutenção.

Ciclosporina, tacrolimo, prednisona e azatioprina são administrados rotineiramente a receptores de transplante renal (Jain, 2004; López, 2014). Os níveis de ciclosporina no sangue durante a gravidez diminuem, embora isso não seja relatado como estando associado a episódios de rejeição (Aktürk, 2015; Kim, 2015). Infelizmente, tais agentes são nefrotóxicos e podem causar hipertensão renal. Na verdade, eles provavelmente contribuam de forma substancial para a doença renal crônica que se desenvolve em 10 a 20% das pacientes com transplante de órgão sólido não renal (Goes, 2007). Persiste uma preocupação sobre a possibilidade de efeitos tardios na progênie sujeita à terapia de imunossupressão no útero, como malignidade, disfunção da célula germinativa e malformações nos filhos da progênie. Além disso, a ciclosporina é secretada no leite materno (Moretti, 2003).

Por fim, embora a hiperfiltração renal induzida pela gravidez possa teoricamente, em longo prazo, prejudicar a sobrevivência do enxerto, Sturgiss e Davison (1995) não encontraram evidência para isso em um estudo caso-controle de 34 receptores de aloenxerto seguido de uma média de 15 anos. Outros pesquisadores relataram resultados semelhantes (Debska-Ślizień, 2014; Stoumpos, 2016).

■ Manejo

A vigilância rigorosa é necessária. A bacteriúria assintomática deve ser tratada e, se recorrente, a terapia supressiva deve ser realizada pelo restante da gravidez. As concentrações seriadas de enzimas hepáticas e contagens sanguíneas devem ser monitoradas para efeitos tóxicos da azatioprina e ciclosporina. Recomenda-se a medida dos níveis de ciclosporina sérica. O diabetes gestacional será mais comum se corticosteroides forem administrados, e o diabetes assintomático deve ser excluído com teste de tolerância à glicose com cerca de 26 semanas de gestação. A supervisão para infecções oportunistas provenientes do do herpes-vírus, do citomegalovírus e da toxoplasmose é importante porque essas infecções são comuns. Alguns recomendam a vigilância do vírus BK; o tratamento, no entanto, é problemático (Josephson, 2011).

A função renal deve ser monitorada, e a TFG geralmente aumenta 20 a 25%. Se for detectado um aumento significativo na creatinina sérica, sua causa deverá ser determinada. As possibilidades consistem em rejeição aguda, toxicidade da ciclosporina, pré-eclâmpsia, infecção e obstrução do trato urinário. A evidência de pielonefrite ou rejeição ao enxerto deve evocar o tratamento agressivo. Estudos de imagem e biópsia do rim podem ser indicados. A mulher deve ser cuidadosamente monitorada para desenvolvimento ou piora da hipertensão subjacente e, em especial, da pré-eclâmpsia sobreposta. O tratamento da hipertensão durante a gravidez é o mesmo que para as pacientes não transplantadas.

Em virtude do aumento nas incidências de restrição do crescimento fetal e parto pré-termo, uma supervisão fetal atenta é indicada (Caps. 42, p. 814, e 44, p. 852). Embora a cesariana seja reservada para indicações obstétricas, às vezes o rim transplantado obstrui o parto. Em todas as mulheres com transplante renal, a taxa de cesariana excede 60% (Bramham, 2013; Rocha, 2013).

DOENÇA RENAL POLICÍSTICA

Essa doença geralmente sistêmica autossômica dominante afeta em primeiro lugar os rins. A doença é encontrada em 1 de cada 800 nascidos vivos e causa aproximadamente 5 a 10% dos casos de doença renal em estágio terminal nos Estados Unidos. Embora geneticamente heterogênea, quase 85% dos casos devem-se a mutações no gene *PKD1* no cromossomo 16, e os 15% restantes a mutações no gene *PKD2* no cromossomo 4 (Zhou, 2015). O diagnóstico pré-natal está disponível se a mutação for identificada em um membro da família ou se for estabelecida ligação na família.

As complicações renais são mais comuns em homens do que em mulheres, e os sintomas costumam aparecer na terceira ou quarta décadas de vida. Dor no flanco, hematúria, proteinúria, massas abdominais e cálculos associados, bem como infecção, são comuns. A hipertensão desenvolve-se em 75%, e a progressão para a insuficiência renal é um grande problema. A lesão renal aguda sobreposta também pode se desenvolver da infecção ou obstrução da angulação ureteral pelo deslocamento do cisto.

Outros órgãos são frequentemente acometidos. Os *cistos hepáticos* assintomáticos coexistem em um terço dos pacientes com rins policísticos. O envolvimento hepático é mais comum e mais agressivo nas mulheres, e a doença hepática policística massiva é quase exclusivamente observada em mulheres multíparas (Zhou, 2015). É importante salientar que aproximadamente 10% das pacientes com doença renal policística morrem em decorrência da ruptura de *aneurisma saculado intracraniano*. Até 25% das pacientes apresentam *lesões valvulares cardíacas* que envolvem prolapso ou incompetência valvar.

■ Desfechos da gravidez

Devido ao seu início geralmente tardio, a doença renal policística adulta é incomum na gravidez (Banks, 2015). O prognóstico para a gravidez nessas mulheres depende do grau de hipertensão e de insuficiência renal associada. As infecções do trato urinário são comuns. Um estudo comparou a gravidez em 235 mulheres afetadas que tiveram 605 gestações com as de 108 membros da família não afetados que tiveram 244 gestações (Chapman, 1994). As taxas de complicações perinatais compostas foram semelhantes – 33 vs. 26%. No entanto, a hipertensão, incluindo pré-eclâmpsia, foi significativamente mais frequente em mulheres com rins policísticos. A gravidez não parece acelerar o curso natural da doença (Lindheimer, 2007b).

DOENÇAS GLOMERULARES

O glomérulo e seus capilares estão sujeitos a uma variedade de condições e estímulos que podem levar a doenças agudas e crônicas. O dano glomerular pode ser causado por toxinas ou infecções ou por doenças sistêmicas que incluem hipertensão, diabetes ou lúpus eritematoso sistêmico (Lewis, 2015). Ele também pode ser idiopático. Quando há inflamação capilar, o processo é chamado *glomerulonefrite*, e, com frequência, um processo autoimune está envolvido.

A glomerulonefrite persistente leva à piora da função renal. A progressão é variável e muitas vezes só se manifesta depois que a insuficiência renal crônica é diagnosticada. Lewis e Neilson (2015) agruparam lesões glomerulares em seis síndromes com base nos padrões clínicos (Tab. 53-3). Dentro de cada uma dessas categorias, existem doenças encontradas em mulheres jovens e, portanto, podem anteceder ou surgir pela primeira vez durante a gravidez.

■ Síndromes nefríticas agudas

A glomerulonefrite aguda pode resultar de qualquer uma de várias causas (ver Tab. 53-3). A apresentação clínica normalmente inclui hipertensão, hematúria, cilindros hemáticos, piúria e proteinúria. Existem variados graus de insuficiência renal, bem como retenção de sal e água, que causam edema, hipertensão e congestão circulatória (Lewis, 2015). O prognóstico e o tratamento de síndromes nefríticas dependem da sua etiologia. Algumas desaparecem de forma espontânea ou com tratamento. Contudo, em algumas pacientes, a *glomerulonefrite rapidamente progressiva* leva à insuficiência renal terminal, ao passo que, em outras, a *glomerulonefrite crônica* desenvolve-se com a doença renal de progressão lenta.

A nefrite lúpica identificada antes da gravidez tem 50% de chance de irromper durante a gravidez (Koh, 2015). *A nefropatia por imunoglobulina A (IgA)*, também conhecida como *doença de Berger*, é a forma mais comum de glomerulonefrite aguda em todo o mundo (Wyatt, 2013). A forma isolada ocorre esporadicamente e pode estar relacionada à *púrpura de Henoch-Schönlein* assim como com a forma sistêmica (Donadio, 2002). A nefrite isolada pode ser decorrente de anticorpos antimembrana basal glomerular (anti-MBG). Eles também podem envolver os pulmões para se manifestarem como uma síndrome pulmão-rim com hemorragia alveolar, denominada *síndrome de Goodpasture* (Friend, 2015; Huser, 2015).

Gravidez

As síndromes nefríticas durante a gravidez podem ser difíceis de diferenciar da pré-eclâmpsia grave ou da eclâmpsia (Cabiddu, 2016). Um exemplo é o lúpus eritematoso sistêmico com um surto durante a segunda metade da gravidez (Bramham, 2012; Zhao,

---

TABELA 53-3 Padrões de glomerulonefrite clínica

Síndromes nefríticas agudas: pós-estreptocócica, endocardite infecciosa, LES, doença anti-MBG, nefropatia por IgA (doença de Berger), vasculite do ANCA, púrpura de Henoch-Schönlein, crioglobulinemia, glomerulonefrite membranoproliferativa e mesangioproliferativa

Síndromes pulmão-rim: síndrome de Goodpasture, vasculite do ANCA, púrpura de Henoch-Schönlein, crioglobulinemia

Síndromes nefróticas: doença por lesão mínima, glomerulosclerose segmentar focal, glomerulonefrite membranosa, diabetes, amiloidose, outras

Síndromes da membrana basal: doença anti-MBG, outras

Síndromes vasculares glomerulares: aterosclerose, hipertensão crônica, doença falciforme, microangiopatias trombóticas, síndrome antifosfolipídeo, vasculite do ANCA, outras

Síndromes associadas a doença infecciosa: pós-estreptocócica, endocardite infecciosa, HIV, HBV, HCV, sífilis, outras

ANCA, anticorpo anticitoplasma de neutrófilo; anti-MBG, antimembrana basal glomerular; HBV, vírus da hepatite B; HCV, vírus da hepatite C; HIV, vírus da imunodeficiência humana; IgA, imunoglobulina A; LES, lúpus eritematoso sistêmico.
Adaptada de Lewis, 2015.

2013). Em alguns desses casos, é necessária biópsia renal para determinar a etiologia e o manejo direto (Lindheimer, 2007a; Ramin, 2006).

Qualquer que seja a etiologia subjacente, a glomerulonefrite aguda tem profundos efeitos sobre o desfecho da gravidez. Um estudo mais antigo descreveu 395 gestações em 238 mulheres com glomerulonefrite *primária* diagnosticada antes da gravidez (Packham, 1989). As lesões mais frequentes na biópsia foram glomerulonefrite membranosa, glomerulonefrite por IgA e glomerulonefrite mesangial difusa. Embora a maioria dessas mulheres tivesse função renal normal, metade desenvolveu hipertensão, 25% deram à luz pré-termo e a taxa de mortalidade perinatal após 28 semanas de gestação foi de 80 por 1.000. Conforme esperado, os piores resultados perinatais foram em mulheres com função renal prejudicada, hipertensão precoce ou grave e proteinúria de padrão nefrótico.

Resultados similares foram relatados para gestações em mulheres com nefropatia por IgA. Em revisão de mais de 300 gestações complicadas pela nefropatia por IgA, Lindheimer e colaboradores (2000) concluíram que o desfecho da gravidez dependia do grau de insuficiência renal e hipertensão. Liu e colaboradores (2014) chegaram a conclusões semelhantes.

■ Síndromes nefróticas

A proteinúria intensa é característica das síndromes nefróticas. Estas resultam de vários distúrbios renais primários e secundários que causam lesão imunológica ou mediada por toxinas com quebra da parede capilar glomerular para permitir a filtragem excessiva de proteínas plasmáticas. Além de excreção excessiva de proteína na urina, a síndrome é caracterizada por hipoalbuminemia, hipercolesterolemia e edema. Muitas vezes há hipertensão e, junto com a nefrotoxicidade de albumina, por fim se desenvolve insuficiência renal.

Algumas das causas mais frequentes da síndrome nefrótica são: doença por lesão mínima (10-15%), glomerulosclerose segmentar focal (35%), glomerulonefrite membranosa (30%) e nefropatia diabética. Em muitos casos, a biópsia renal mostra anormalidades microscópicas que podem ajudar a direcionar o tratamento (Chen, 2015; Lo, 2014). O edema é problemático, em especial durante a gravidez. Quantidades normais de proteína na dieta de alto valor biológico são incentivadas. A incidência da tromboembolismo aumenta, variando em relação à gravidade da hipertensão, proteinúria e insuficiência renal (Stratta, 2006). Embora ocorram as tromboses arterial e venosa, a trombose da veia renal é particularmente preocupante. O valor – caso exista – da anticoagulação profilática é incerto. Alguns casos de nefrose proveniente da doença glomerular primária respondem aos glicocorticosteroides e outros imunossupressores ou terapia com fármaco citotóxico. Na maioria dos casos causados por infecção ou fármacos, a proteinúria diminui quando a causa subjacente é tratada.

Gravidez

Os desfechos materno e perinatal nas mulheres com síndromes nefróticas dependem de sua causa e gravidade subjacente. Sempre que possível, elas devem ser determinadas, e a biópsia renal pode ser indicada para determinar se a etiologia responderá ao tratamento. Metade das mulheres com proteinúria de padrão nefrótico terá aumento na excreção de proteína diária à medida que

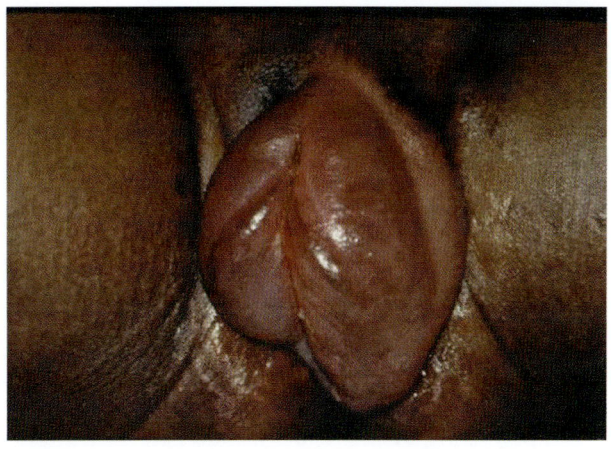

FIGURA 53-3 Edema vulvar maciço em gestante com síndrome nefrótica devido a sífilis secundária. (Usada com permissão de Dr. George Wendel, Jr.)

a gravidez avança (Packham, 1989). Nas mulheres com nefrose cuidadas no Parkland Hospital, relatamos que dois terços tinham excreção de proteína que excedia 3 g/dia (Stettler, 1992). Ao mesmo tempo, contudo, se essas mulheres tivessem apenas graus leves de disfunção renal, elas teriam TFG normalmente aumentada durante a gravidez (Cunningham, 1990).

O manejo do edema durante a gravidez pode ser particularmente desafiador à medida que ele é intensificado pela pressão hidrostática normalmente aumentada nas extremidades inferiores. Em algumas mulheres, pode ocorrer edema vulvar massivo. Um exemplo de edema vulvar massivo associado à síndrome nefrótica causada pela sífilis secundária é mostrado na **Figura 53-3**. Outro problema importante é que até metade dessas mulheres tem hipertensão crônica que pode requerer tratamento. Nestas, bem como nas mulheres previamente normotensas, a pré-eclâmpsia é comum e frequentemente se desenvolve cedo na gravidez.

A maioria das mulheres com síndromes nefróticas que não têm hipertensão grave ou insuficiência renal apresentam resultados favoráveis da gravidez. Por outro lado, se houver insuficiência renal, hipertensão moderada a grave, ou ambas, o prognóstico é muito pior. Em um grupo de mulheres com 65 gestações atendidas no Parkland Hospital, as complicações foram frequentes (Stettler, 1992). A excreção de proteína durante a gravidez tinha uma média de 4 g/dia e um terço das mulheres apresentavam síndrome nefrótica clássica. Foi encontrado certo grau de insuficiência renal em 75%, hipertensão crônica em 40% e anemia persistente em 25%. É importante salientar que a pré-eclâmpsia se desenvolveu em 60%, e 45% tiveram partos pré-termo. Ainda assim, excluindo os abortamentos, 53 de 57 neonatos nasceram vivos. Em outra série, a restrição do crescimento fetal foi observada em um terço das gestações em mulheres afetadas (Stratta, 2006).

Resultados adversos graves em longo prazo são um risco para as mulheres identificadas como portadoras de síndromes nefróticas antes ou durante a gravidez (Su, 2017). Em nossa série mencionada anteriormente, pelo menos 20% das mulheres acompanhadas por 10 anos tiveram progressão para doença renal em estágio terminal (Stettler, 1992). Da mesma forma, em outro grupo de 15 mulheres, 2 anos após o parto, três morreram, três desenvolveram insuficiência renal crônica e duas tiveram progressão para doença renal em estágio terminal (Chen, 2001). Dos preditores, o nível sérico de creatinina > 1,4 mg/dL e a excreção proteica de 24 horas > 1 g/dia estão associados aos menores tempos de sobrevida renal após a gravidez (Imbasciati, 2007).

DOENÇA RENAL CRÔNICA

Descreve um processo fisiopatológico que pode avançar para doença renal em estágio terminal. A National Kidney Foundation descreveu seis estágios da doença renal crônica definidos pela diminuição da TFG. Ela avança a partir do estágio 0, TFG > 90 mL/min/1,73 m^2, para o estágio 5, TFG < 15 mL/min/1,73 m^2. Várias doenças podem piorar a função renal, e muitas resultam de uma das doenças glomerulares discutidas anteriormente. Aquelas que mais frequentemente causam doença terminal, requerendo diálise e transplante renal, e suas porcentagens aproximadas, incluem: diabetes, 35%; hipertensão, 25%; glomerulonefrite, 20%; e doença renal policística, 15% (Abboud, 2010; Bargman, 2015).

A maioria das mulheres em idade reprodutiva com essas doenças apresenta graus variados de insuficiência renal ou proteinúria, ou ambas. Para aconselhar sobre fertilidade e resultados da gravidez, são avaliados o grau de dano funcional renal e a hipertensão associada. O desfecho bem-sucedido da gravidez em geral pode estar mais relacionado com esses dois fatores do que com o distúrbio renal subjacente específico. Pode-se estimar um prognóstico geral considerando-se mulheres com doença renal crônica em categorias arbitrárias da função renal (Davison, 2011). Essas incluem *dano leve* ou normal, definido como creatinina sérica < 1,5 mg/dL; *dano moderado*, definido como creatinina sérica 1,5 a 3,0 mg/dL; e *insuficiência renal grave*, definida como creatinina sérica > 3,0 mg/dL. Embora alguns tenham sugerido a adoção da classificação da National Kidney Foundation, outros recomendam o uso de categorias mais antigas (Davison, 2011; Piccoli, 2010a, 2011). Assim, o ideal é que o obstetra esteja familiarizado com ambas as categorias.

■ Gravidez e doença renal crônica

A maioria das mulheres tem insuficiência renal relativamente leve, e sua gravidade junto com a hipertensão subjacente é prognóstica do resultado da gravidez. A doença renal com comorbidades secundárias a um distúrbio sistêmico – por exemplo, diabetes ou lúpus eritematoso sistêmico – apresenta um prognóstico pior (Davison, 2011; Koh, 2015). Para todas as mulheres com doença renal crônica, as incidências de hipertensão e pré-eclâmpsia, recém-nascidos pré-termo e com restrição de crescimento e outros problemas são altas (Kendrick, 2015). Apesar disso, o National High Blood Pressure Education Program (2000) concluiu que o prognóstico melhorou de modo substancial desde a década de 1980. Isso foi verificado por várias revisões (Hladunewich, 2016a; Nevis, 2011; Ramin, 2006).

A perda de tecido renal está associada à vasodilatação intrarrenal compensatória e à hipertrofia dos néfrons sobreviventes. A hiperperfusão e hiperfiltração resultantes por fim danificam os néfrons sobreviventes, causando *nefrosclerose* e piora da função renal. Com a insuficiência renal leve, a gravidez causa grande aumento do fluxo de plasma renal e da TFG (Baylis, 2003; Helal,

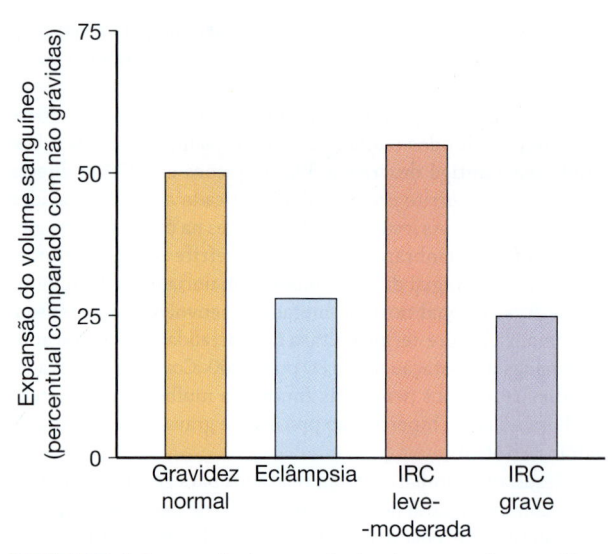

FIGURA 53-4 Comparação da expansão do volume sanguíneo em 44 mulheres tendo gravidez normal a termo com 29 que tiveram eclâmpsia; 10 com insuficiência renal crônica (IRC) moderada, creatinina sérica de 1,5 a 2,9 mg/dL; e quatro com IRC grave, creatinina sérica ≥ 3 mg/dL. (Dados de Cunningham, 1990; Zeeman, 2009).

2012). Com o declínio progressivo da função renal, há pouco aumento, se houver, do fluxo de plasma renal. Em um estudo, apenas metade das mulheres com insuficiência renal moderada demonstrou uma TFG aumentada na gravidez, e as mulheres com doença grave não tiveram aumento (Cunningham, 1990).

É importante ressaltar que a insuficiência renal crônica grave reduz a hipervolemia induzida pela gravidez normal. A expansão do volume sanguíneo durante a gravidez depende da gravidade da doença e correlaciona-se inversamente com a concentração de creatinina sérica. Como mostrado na Figura 53-4, as mulheres com disfunção leve a moderada têm hipervolemia induzida pela gravidez normal em média de 55%. Com a insuficiência renal grave, contudo, a hipervolemia fica na média de apenas 25%, que é similar àquela observada com hemoconcentração proveniente da pré-eclâmpsia. Além disso, essas mulheres têm graus variados de anemia crônica devido à doença renal intrínseca.

Doença renal com função preservada

Em algumas mulheres, embora a doença glomerular ainda não tenha causado disfunção renal, a incidência de complicações da gravidez é aumentada mesmo assim. Como mostrado na Tabela 53-4, esses problemas são menos frequentes do que nas coortes de mulheres com insuficiência renal moderada e grave. Dois estudos anteriores ilustram isso. Em uma descrição de 123 gestações em mulheres com doença glomerular comprovada por biópsia, apenas algumas delas apresentaram disfunção renal, mas 40% desenvolveram complicações renais ou obstétricas (Surian, 1984). Em outro estudo de 395 gestações em mulheres com glomerulonefrite preexistente e insuficiência renal mínima, houve prejuízo da função renal em 15% durante a gravidez e 60% apresentaram agravamento da proteinúria (Packham, 1989). Apenas 12% tiveram hipertensão crônica antecedente, contudo mais de 50% das 395 gestações foram complicadas pela hipertensão. A taxa de mortalidade perinatal foi de 140 por 1.000, mas, mesmo sem

Distúrbios renais e do trato urinário 1035

TABELA 53-4 Complicações (%) associadas à doença renal crônica durante a gravidez

Complicação	Função preservada	Insuficiência renal Moderada e grave	Grave
HTN crônica	25	30-70	50
HTN gestacional	20-50	30-50	75
Função renal piorada	8-15	0-43	26-35
Disfunção permanente	4-5	10-20	35
Parto pré-termo	7	30-60	73-89
Restrição de crescimento fetal	8-14	30-38	57
Mortalidade perinatal	5-14	4-7	–

HTN, hipertensão.
Dados de Alsuwaida, 2011; Cunningham, 1990; Farwell, 2013; Feng, 2015; Imbasciati, 2007; Maruotti, 2012; Nevis, 2011; Packham, 1989; Piccoli, 2010a, 2011; Stettler, 1992; Surian, 1984; Trevisan, 2004.

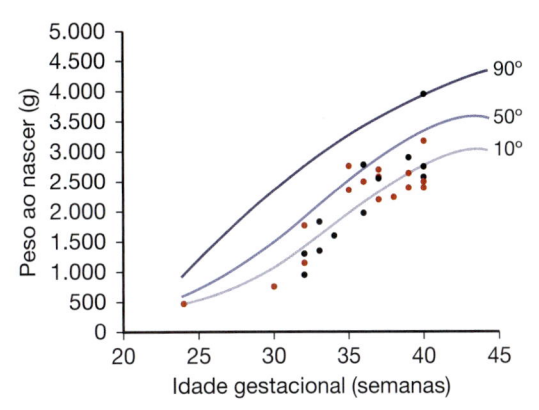

FIGURA 53-5 Percentis de peso ao nascer de bebês nascidos de 29 mulheres no Parkland Hospital com insuficiência renal leve a moderada, creatinina sérica de 1,4 a 2,4 mg/dL (*pontos pretos*), e insuficiência renal grave, creatinina sérica ≥ 2,5 mg/dL ou mais (*pontos vermelhos*). (Dados de Cunningham, 1990; Stettler, 1992. As curvas de crescimento são aquelas relatadas por Alexander, 1996.)

hipertensão de início precoce ou grave ou proteinúria de padrão nefrótico, a taxa de morte perinatal foi de 50 por 1.000. É importante salientar que, em 5% dessas mulheres, a piora da função renal foi permanente.

Insuficiência renal crônica

Em mulheres com doença renal crônica que também apresentam insuficiência renal, os resultados adversos geralmente estão diretamente relacionados ao grau de comprometimento renal. Os resultados de mulheres com insuficiência renal moderada *versus* grave não costumam ser separados (Tab. 53-5). Sendo assim, Piccoli e colaboradores (2010a) descreveram 91 gestações complicadas pela doença renal crônica de estágio 1. Em primeiro lugar, devido à hipertensão, 33% nasceram pré-termo e 13% tiveram restrição de crescimento fetal. Alsuwaida e colaboradores (2011) relataram observações similares. Outros pesquisadores descreveram gestações complicadas pela insuficiência renal moderada ou grave (Cunningham, 1990; Imbasciati, 2007; Zhang, 2015). Apesar da alta incidência de hipertensão crônica, anemia, pré-eclâmpsia, parto pré-termo e restrição do crescimento fetal, os resultados perinatais foram geralmente bons. Como mostrado na Figura 53-5, o crescimento fetal costuma ser prejudicado e relacionado à gravidade da disfunção renal.

Manejo

O cuidado pré-natal é adaptado para mulheres com doença renal crônica. O monitoramento frequente da pressão arterial é fundamental, e os níveis de creatinina sérica, razão proteína/creatinina e a excreção de proteína em 24 horas são quantificados quando indicado. A bacteriúria é tratada para diminuir o risco de pielonefrite e perda adicional de néfron. Dietas ricas em proteína são recomendadas (Jim, 2016; Lindheimer, 2000). Em algumas mulheres com anemia por insuficiência renal crônica, é observada uma resposta com a eritropoietina recombinante; no entanto, a hipertensão é um efeito colateral comum. A ultrassonografia seriada é realizada para acompanhar o crescimento fetal. A diferenciação entre piora da hipertensão e pré-eclâmpsia sobreposta é problemática. Dados preliminares indicam que os biomarcadores angiogênicos do fator de crescimento placentário (PlGF) e do seu receptor antiangiogênico solúvel (sFlt-1) podem ser úteis para separar a hipertensão crônica da hipertensão gestacional. Isso é descrito no Capítulo 40 (p. 716).

TABELA 53-5 Desfechos em 179 gestações de mulheres em diálise

Estudo	Gestações N	Parto (semanas)	Peso ao nascer (g)	Desfechos da gravidez (%) Hipertensão	Polidrâmnio	Mortalidade perinatal	Fetos sobreviventes
Chao (2002)	13	32	1.540	72	46	31	69
Tan (2006)	11	31	1.390	36	18	18	82
Chou (2008)	13	31	1.510	57	71	50	50
Luders (2010)	52	33	1.555	67	40	13	87
Shahir (2013)	13	NE	2.130	19[a]	14	22	78
Jesudason (2014)	77	34	1.750	NE	NE	20	80
Médias aproximadas	179	~32	~1.600	~50	~44	~25	~80

[a]Apenas pré-eclâmpsia.
NE, não especificado.

Efeitos em longo prazo

Em algumas mulheres, a gravidez pode acelerar a progressão da doença renal crônica pelo aumento da hiperfiltração e pressão glomerular, piorando a nefrosclerose (Baylis, 2003; Helal, 2012). Isso é mais provável em mulheres com insuficiência renal crônica grave (Abe, 1991; Jones, 1996). Por exemplo, Jungers e colaboradores (1995) relataram alguns efeitos adversos relacionados à gravidez em longo prazo em 360 mulheres com glomerulonefrite crônica e função renal normal antecedente. No entanto, 1 ano após a gravidez, Jones e Hayslett (1996) relataram que 10% dessas mulheres com insuficiência renal moderada ou grave desenvolveram insuficiência renal em estágio terminal – estágio 5 da doença renal crônica. Em um estudo do Parkland Hospital, constatamos que 20% das gestantes com insuficiência semelhante tinham desenvolvido insuficiência renal em estágio terminal em uma média de 4 anos (Cunningham, 1990). Achados similares em mulheres com um acompanhamento médio de 3 anos foram descritos por Imbasciati e colaboradores (2007). Por volta desse período, a doença terminal estava aparente em 30% das mulheres cuja creatinina sérica era ≥ 1,4 mg/dL e que tinham proteinúria > 1 g/dia. A proteinúria crônica também é um marcador para o desenvolvimento subsequente da insuficiência renal. Em outro relato do Parkland Hospital, 20% das mulheres com proteinúria crônica descoberta durante a gravidez avançaram para a insuficiência renal em estágio terminal em alguns anos (Stettler, 1992).

Diálise durante a gravidez

A função renal significativamente prejudicada é acompanhada pela subfertilidade, que pode ser corrigida com terapia de reposição renal crônica, hemodiálise ou diálise peritoneal (Hladunewich, 2016b; Shahir, 2013). Não surpreende que essas gestações possam ser complicadas. Em uma revisão de 131 casos, o peso médio fetal ao nascimento foi maior em mulheres que conceberam em diálise – 1.530 g vs. 1.245 g – do que em mulheres que conceberam antes de iniciar a diálise (Chou, 2008). Isso também ocorreu em 77 gestações descritas por Jesudason e colaboradores (2014). Resultados similares provenientes de vários relatos desde 1999 são mostrados na Tabela 53-5.

Os resultados são semelhantes com hemodiálise ou diálise peritoneal. Assim, para a mulher já submetida a um dos métodos, parece razoável continuar com esse método, considerando aumentar a frequência. Na mulher que nunca foi submetida à diálise, o limiar para início durante a gravidez é incerto. Lindheimer e colaboradores (2007a) recomendam a diálise quando os níveis de creatinina sérica estiverem entre 5 e 7 mg/dL. Como é importante evitar mudanças abruptas no volume que causem hipotensão, a frequência da diálise pode ser estendida para 5 a 6 vezes por semana (Reddy, 2007).

Certos protocolos enfatizam a atenção à reposição de substâncias perdidas por diálise (Jim, 2016). As doses de multivitamina são dobradas e sais de cálcio e ferro são fornecidos juntamente com proteína e calorias alimentares suficientes. A anemia crônica é tratada com eritropoietina. Para atender às mudanças na gravidez, cálcio extra é adicionado ao dialisado juntamente com menos bicarbonato.

As complicações maternas são comuns e incluem hipertensão grave, descolamento prematuro de placenta, insuficiência cardíaca e sepse. Em uma revisão de 90 gestações em 78 mulheres, assim como as mostradas na Tabela 53-5, foram relatadas altas incidências de hipertensão e anemia materna, bebês pré-termo e com restrição de crescimento, natimortos e polidrâmnio (Piccoli, 2010b).

LESÃO RENAL AGUDA

Anteriormente chamada de *insuficiência renal aguda*, a lesão renal aguda (LRA) é agora usada para descrever o dano súbito da função renal com retenção de nitrogênio e outros produtos residuais normalmente excretados pelos rins (Waikar, 2015). A LRA grave associada à gravidez é menos frequente hoje. Por exemplo, em um período de 6 anos, a incidência global na Mayo Clinic foi de 0,4% (Gurrieri, 2012). É ainda menos comum para mulheres que necessitam de diálise – 1 caso por 10.000 nascimentos (Hildebrand, 2015). Porém, ainda ocasionalmente causa morbidade obstétrica significativa, e as mulheres que precisam de diálise aguda têm aumentado as taxas de mortalidade materna (Kuklina, 2009; Van Hook, 2014). Os resultados estão disponíveis a partir de quatro estudos antigos, compreendendo um total de 266 mulheres com insuficiência renal (Drakeley, 2002; Nzerue, 1998; Sibai, 1990; Turney, 1989). Cerca de 70% tiveram pré-eclâmpsia, 50% tiveram hemorragia obstétrica e 30% tiveram um descolamento prematuro da placenta. Quase 20% precisaram de diálise, e a taxa de mortalidade materna foi de 15%.

Embora os casos obstétricos de LRA que exigem diálise tenham se tornado menos prevalentes, a isquemia renal aguda ainda é frequentemente associada a pré-eclâmpsia e hemorragia graves (Gurrieri, 2012; Jim, 2017). Particularmente contribuintes são a síndrome HELLP (hemólise, enzimas hepáticas elevadas, plaquetas baixas) e o descolamento prematuro da placenta (Audibert, 1996; Drakely, 2002). A septicemia é outra comorbidade frequente, em especial em países com poucos recursos (Acharya, 2013; Srinil, 2011; Zeeman, 2003). A LRA é igualmente comum em mulheres com fígado gorduroso agudo da gravidez (Sibai, 2007). Algum grau de insuficiência renal foi observado em praticamente todas as 52 mulheres atendidas no Parkland Hospital (Nelson, 2013). Outra paciente do Parkland Hospital desenvolveu LRA proveniente da desidratação causada pela hiperêmese gravídica com 15 semanas (Hill, 2002). Outras causas incluem microangiopatias trombóticas (Balofsky, 2016; Ganesan, 2011) (Cap. 56, p. 1088).

Diagnóstico e manejo

Na maioria das mulheres, a LRA desenvolve-se no pós-parto, assim o manejo não é complicado pelas considerações fetais. Um aumento abrupto no nível de creatinina sérica é geralmente devido à isquemia renal. A oligúria é um sinal importante. Nos casos obstétricos, ambos os fatores pré e intrarrenal costumam contribuir. Por exemplo, com o descolamento prematuro total da placenta, é comum a hipovolemia grave causada por hemorragia massiva, e a isquemia renal preexistente por pré-eclâmpsia geralmente é comórbida. Além disso, a coagulopatia intravascular disseminada pode contribuir.

Quando a azotemia é evidente e a oligúria grave persiste, é indicada alguma forma de tratamento de substituição renal. A hemofiltração ou diálise é iniciada antes que ocorra deterioração acentuada. As medidas hemodinâmicas são normalizadas. É importante ressaltar que as doses de medicação são ajustadas, e o sulfato de magnésio, os agentes de contraste iodados, os aminoglicosídeos e os anti-inflamatórios não esteroides (AINEs) são exemplos importantes (Waikar, 2015). A diálise inicial parece reduzir de forma considerável a taxa de mortalidade materna e pode intensificar a extensão da recuperação da função renal. Com o tempo, a função renal costuma retornar ao normal ou próximo do normal.

■ Prevenção

A LRA na obstetrícia ocorre com mais frequência devido à perda sanguínea aguda, em especial aquela associada à pré-eclâmpsia. Assim, ela pode ser muitas vezes prevenida por meio das seguintes medidas:

1. Reposição de volume rápida e rigorosa com soluções de cristaloide e sangue em casos de hemorragia massiva, como no descolamento prematuro de placenta, placenta prévia, ruptura uterina e atonia uterina pós-parto (Cap. 41, p. 788).
2. Parto ou interrupção de gestações complicadas pela pré-eclâmpsia ou eclâmpsia grave e cuidadosa transfusão sanguínea se a perda for excessiva (Cap. 40, p. 718).
3. Observação atenta dos sinais iniciais da síndrome séptica e choque em mulheres com pielonefrite, aborto séptico, corioamnionite ou sepse de outras infecções pélvicas (Cap. 47, p. 921).
4. Evitar os diuréticos em alça para tratar a oligúria antes de garantir que o volume sanguíneo e o débito cardíaco sejam adequados à perfusão renal.
5. Usar de forma criteriosa os vasoconstritores para tratar a hipotensão, mas somente depois que for determinado que a vasodilatação patológica é a causa da hipotensão.

A insuficiência renal isquêmica irreversível causada por *necrose cortical aguda* é agora rara em obstetrícia (Frimat, 2016). Antes da disponibilidade amplamente difundida da diálise, ela complicava um quarto dos casos de insuficiência renal obstétrica (Grünfeld, 1987; Turney, 1989). A maioria dos casos ocorria após o descolamento prematuro de placenta, pré-eclâmpsia/eclâmpsia e choque induzido por endotoxina. Uma vez comum com aborto séptico, hoje é uma causa rara nos Estados Unidos (Lim, 2011; Srinil, 2011). Histologicamente, a lesão parece resultar da trombose de segmentos do sistema vascular renal. As lesões podem ser focais, irregulares, confluentes ou grosseiras. Clinicamente, a necrose cortical renal segue o curso da LRA, e sua diferenciação da necrose tubular aguda não é possível durante a fase inicial. O prognóstico depende da extensão da necrose. Há uma recuperação variável da função, e o resultado é a insuficiência renal estável (Lindheimer, 2007a).

■ Insuficiência renal obstrutiva

Raramente, a compressão ureteral bilateral por um útero gravídico muito grande é muito exagerada, resultando em obstrução ureteral que pode causar oligúria grave e azotemia. Um exemplo extremo é mostrado na Figura 53-6. Em sua série de 13 casos de obstrução, Brandes e Fritsche (1991) descreveram uma mulher com gêmeos que desenvolveu anúria e um nível sérico de creatinina de 12,2 mg/dL em 34 semanas de gestação. Após a amniotomia, o fluxo de urina foi retomado a 500 mL/h, e os níveis séricos de creatinina caíram rapidamente para a faixa normal. Eckford e Gingell (1991) descreveram 10 mulheres nas quais a obstrução ureteral foi aliviada pelo cateter. Os cateteres foram deixados no lugar por uma média de 15,5 semanas e removidos de 4 a 6 semanas pós-parto. Outros relataram experiências semelhantes

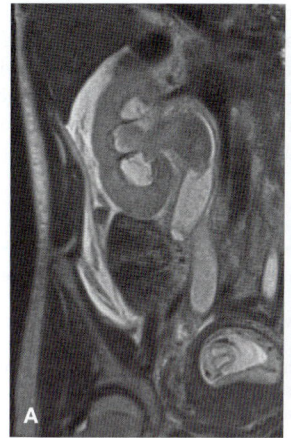

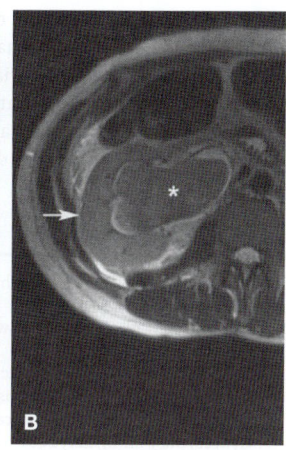

FIGURA 53-6 A. Ressonância magnética em plano coronal de uma gestante com hidronefrose unilateral causada por obstrução ureteral. A creatinina sérica era de 8 mg/dL e diminuiu para 0,8 mg/dL depois que foi colocado um tubo de nefrostomia percutânea. **B.** Rim esquerdo (*seta*) e hidronefrose associada (*asterisco*) são novamente observados nesta imagem de plano axial da mesma paciente.

(Sadan, 1994; Satin, 1993). A obstrução ureteral parcial pode ser acompanhada pela retenção de líquido e hipertensão significativa. Quando a uropatia obstrutiva é aliviada, ocorre diurese, e a hipertensão se resolve. Em nossa experiência, as mulheres com cirurgia do trato urinário anterior são mais propensas a apresentar essas obstruções.

LESÕES DO TRATO GENITAL INFERIOR

■ Divertículo uretral

Embora poucas vezes complique a gravidez, esse tipo de divertículo origina-se de um abscesso da glândula parauretral aumentado que se rompe dentro do lúmen da uretra. À medida que a infecção diminui, o saco diverticular dilatado remanescente e seu óstio dentro da uretra persistem. Acúmulo e gotejamento de urina do saco diverticular, dor, massa palpável e infecções urinárias recorrentes podem ser achados associados. Em geral, um divertículo é tratado de forma expectante durante a gravidez. Raramente, a drenagem ou a cirurgia podem ser necessárias (Iyer, 2013). Se for necessária uma avaliação pré-natal adicional, a RM é preferida por sua resolução de tecidos moles superior e capacidade de definir divertículos complexos (Dwarkasing, 2011; Pathi, 2013).

■ Fístulas do trato urogenital

As fístulas encontradas durante a gravidez provavelmente existiam antes, mas em raros casos, elas se formam durante a gravidez. Em países desenvolvidos, foi relatada *fístula vesicovaginal ou cervicovaginal* após cerclagem de McDonald (Massengill, 2012; Zanconato, 2015). Essas fístulas também podem se formar com trabalho de parto obstruído prolongado que é visto com mais frequência em países com poucos recursos (Cowgill, 2015). Nesses casos, o trato genital é comprimido entre a cabeça fetal e a pelve óssea. Uma pressão de curta duração não é significativa, mas uma pressão prolongada causa necrose de tecido com subsequente formação de fístula (Wall, 2012). As *fístulas vesicouterinas* podem se desenvolver após parto vaginal ou cesariana anterior (DiMarco, 2006; Harfouche, 2014; Manjunatha, 2012). Raramente, a *fístula vesicocervical* pode suceder cesariana ou se formar se o lábio cervical anterior for comprimido contra a sínfise púbica (Dudderidge, 2005). Por fim, foi descrita uma *fístula ileouterina* de um tumor fibroide de parede posterior em degeneração (Shehata, 2016).

REFERÊNCIAS

Abboud H, Henrich WL: Stage IV chronic kidney disease. N Engl J Med 362(1):56, 2010

Abe S: An overview of pregnancy in women with underlying renal disease. Am J Kidney Dis 17:112, 1991

Acharya A, Santos J, Linde B, et al: Acute kidney injury in pregnancy—current status. Adv Chronic Kidney Dis 20:215, 2013

Airoldi J, Weinstein L: Clinical significance of proteinuria in pregnancy. Obstet Gynecol Surv 62(2):117, 2007

Ait Benkaddour Y, Aboulfalah A, Abbassi H: Bladder stone: uncommon cause of mechanical dystocia. Arch Gynecol Obstet 274(5):323, 2006

Aktürk S, Celebi ZK, Erdogmus S, et al: Pregnancy after kidney transplant: outcomes, tacrolimus doses, and trough levels. Transplant Proc 47(5):1442, 2015

Al Duraihimh H, Ghamdi G, Moussa D, et al: Outcome of 234 pregnancies in 140 renal transplant recipients from five Middle Eastern countries. Transplantation 85:840, 2008

Alexander GR, Himes JH, Kaufman RB, et al: A United States national reference for fetal growth. Obstet Gynecol 87:163, 1996

Alsuwaida A, Mousa D, Al-Harbi A, et al: Impact of early chronic kidney disease on maternal and fetal outcomes of pregnancy. J Matern Fetal Neonatal Med 24(12):1432, 2011

American Academy of Pediatrics and American College of Obstetricians and Gynecologists: Guidelines for Perinatal Care, 8th ed. Elk Grove Village, AAP, 2017

Asrat T, Roossin M, Miller EI: Ultrasonographic detection of ureteral jets in normal pregnancy. Am J Obstet Gynecol 178:1194, 1998

Audibert F, Friedman SA, Frangieh AY, et al: Diagnostic criteria for HELLP syndrome: tedious or "helpful"? Am J Obstet Gynecol 174:454, 1996

Balofsky A, Fedarau M: Renal failure in pregnancy. Crit Care Clin 32(1):73, 2016

Banhidy F, Acs N, Puho EH, et al: Pregnancy complications and birth outcomes of pregnant women with urinary tract infections and related drug treatments. Scand J Infect Dis 39:390, 2007

Banks N, Bryant J, Fischer R, et al: Pregnancy in autosomal recessive polycystic kidney disease. Arch Gynecol Obstet 291(3):705, 2015

Bargman JM, Skorecki K: Chronic kidney disease. In Kasper DL, Fauci AS, Hauser SL, et al (eds): Harrison's Principles of Internal Medicine, 19th ed. New York, McGraw-Hill Education, 2015

Baylis C: Impact of pregnancy on underlying renal disease. Adv Ren Replace Ther 10:31, 2003

Beck LH, Salant DJ: Tubulointerstitial diseases of the kidney. In Kasper DL, Fauci AS, Hauser SL, et al (eds): Harrison's Principles of Internal Medicine, 19th ed. New York, McGraw-Hill Education, 2015

Boggess KA, Benedetti TJ, Raghu G: Nitrofurantoin-induced pulmonary toxicity during pregnancy: a report of a case and review of the literature. Obstet Gynecol Surv 41:367, 1996

Bramham K, Nelson-Piercy C, Gao H, et al: Pregnancy in renal transplant recipients: a UK National Cohort Study. Clin J Am Soc Nephrol 8(2):290, 2013

Bramham K, Soh MC, Nelson-Piercy C: Pregnancy and renal outcomes in lupus nephritis: an update and guide to management. Lupus 21(12):1271, 2012

Brandes JC, Fritsche C: Obstructive acute renal failure by a gravid uterus: a case report and review. Am J Kidney Dis 18:398, 1991

Briggs GG, Freeman RK: Drugs in Pregnancy and Lactation, 10th ed. Philadelphia, Lippincott Williams & Wilkins, 2014

Brosens I, Pijnenborg R, Benagiano G: Risk of obstetrical complications in organ transplant recipient pregnancies. Transplantation 96(3):227, 2013

Brown MA, Holt JL, Mangos GK, et al: Microscopic hematuria in pregnancy: relevance to pregnancy outcome. Am J Kidney Dis 45:667, 2005

Butler EL, Cox SM, Eberts E, et al: Symptomatic nephrolithiasis complicating pregnancy. Obstet Gynecol 96:753, 2000

Cabiddu G, Castellino S, Gernone G, et al: A best practice position statement on pregnancy in chronic kidney disease: the Italian study group on kidney and pregnancy. J Nephrol 29(3):277, 2016

Cavenee MR, Cox SM, Mason R, et al: Erythropoietin in pregnancies complicated by pyelonephritis. Obstet Gynecol 84:252, 1994

Chaemsaithong P, Romero R. Korzeniewski SJ, et al: Soluble TRAIL in normal pregnancy and acute pyelonephritis: a potential explanation for the susceptibility of pregnant women to microbial products and infection. J Matern Fetal Neonatal Med 26(16):1568, 2013

Chao AS, Huang JY, Lien R, et al: Pregnancy in women who undergo long-term hemodialysis. Am J Obstet Gynecol 187(1):152, 2002

Chapman AB, Johnson AM, Gabow PA: Pregnancy outcome and its relationship to progression of renal failure in autosomal dominant polycystic kidney disease. J Am Soc Nephrol 5:1178, 1994

Chen HH, Lin HC, Yeh JC, et al: Renal biopsy in pregnancies complicated by undetermined renal disease. Acta Obstet Gynecol Scand 80:888,2001

Chen TK, Gelber AC, Witter FR, et al: Renal biopsy in the management of lupus nephritis during pregnancy. Lupus 24(2):147–54, 2015

Chou CY, Ting IW, Lin TH, et al: Pregnancy in patients on chronic dialysis: a single center experience and combined analysis of reported results. Eur J Obstet Gynecol Reprod Biol 136:165, 2008

Chung SD, Chen YH, Keller JJ, et al: Urinary calculi increased the risk for adverse pregnancy outcomes: a nationwide study. Acta Obstet Gynecol Scand 921:69, 2013

Coscia LA, Constantinescu S, Moritz MJ, et al: Report from the National Transplantation Pregnancy Registry (NTPR): outcomes of pregnancy after transplantation. Clin Transpl 65, 2010

Cowgill KD, Bishop J, Norgaard AK, et al: Obstetric fistula in low-resource countries: an under-valued and under-studied problem—systematic review of its incidence, prevalence, and association with stillbirth. BMC Pregnancy Childbirth 15:193, 2015

Cox SM, Cunningham FG: Acute focal pyelonephritis (lobar nephronia) complicating pregnancy. Obstet Gynecol 71:510, 1988

Cox SM, Shelburne P, Mason R, et al: Mechanisms of hemolysis and anemia associated with acute antepartum pyelonephritis. Am J Obstet Gynecol 164:587, 1991

Cruz Lemini MC, Ibargüengoitia Ochoa F, Villanueva Gonzalez MA: Perinatal outcome following renal transplantation. Int J Gynecol Obstet 95:76, 2007

Cunningham FG, Cox SM, Harstad TW, et al: Chronic renal disease and pregnancy outcome. Am J Obstet Gynecol 163:453, 1990

Cunningham FG, Lucas MJ, Hankins GC: Pulmonary injury complicating antepartum pyelonephritis. Am J Obstet Gynecol 156:797, 1987

Cunningham FG, Morris GB, Mickal A: Acute pyelonephritis of pregnancy: a clinical review. Obstet Gynecol 42:112, 1973

Curhan GC: Nephrolithiasis. In Kasper DL, Fauci AS, Hauser SL, et al (eds): Harrison's Principles of Internal Medicine, 19th ed. New York, McGraw-Hill Education, 2015

Czaja CA, Rutledge BN, Cleary PA, et al: Urinary tract infections in women with type 1 diabetes mellitus: survey of female participants in the epidemiology of diabetes interventions and complications study cohort. J Urol 181(3):1129, 2009

Davison JM, Lindheimer MD: Pregnancy and chronic kidney disease. Semin Nephrol 31(1):86, 2011

Debska-Ślizień A, Galgowska J, Chamienia A, et al: Pregnancy after kidney transplantation: a single-center experience and review of the literature. Transplant Proc 46(8):2668, 2014

Diamond DA, Mattoo TK: Endoscopic treatment of primary vesicoureteral reflux. N Engl J Med 366(13):1218, 2012

DiMarco CS, DiMarco DS, Klingele CJ, et al: Vesicouterine fistula: a review of eight cases. In Urogynecol J Pelvic Floor Dysfunct 17(4):395, 2006

Donadio JV, Grande JP: IgA nephropathy. N Engl J Med 347:738, 2002

Drakeley AJ, Le Roux PA, Anthony J, et al: Acute renal failure complicating severe preeclampsia requiring admission to an obstetric intensive care unit. Am J Obstet Gynecol 186:253, 2002

Dudderidge TJ, Haynes SV, Davies AJ, et al: Vesicocervical fistula: rare complication of cesarean section demonstrated by magnetic resonance imaging. Urology 65(1):174, 2005

Dwarkasing RS, Dinkelaar W, Hop WC, et al: MRI evaluation of urethral diverticula and differential diagnosis in symptomatic women. AJR Am J Roentgenol 197(3):676, 2011

Eckford SD, Gingell JC: Ureteric obstruction in pregnancy—diagnosis and management. BJOG 98:1137, 1991

El-Khatib M, Packham DK, Becker GJ, et al: Pregnancy-related complications in women with reflux nephropathy. Clin Nephrol 41:50, 1994

Erman Akar AM, Ozekinci M, Sanhal C, et al: A retrospective analysis of pregnancy outcomes after kidney transplantation in a single center. Gynecol Obstet Invest 79(1):13, 2015

Farwell J, Emerson J, Wyatt S, et al: Outcomes of pregnancies complicated by chronic kidney disease. Abstract No. 346. Am J Obstet Gynecol 208(1 Suppl):S153, 2013

Faúndes A, Bricola-Filho M, Pinto e Silva JC: Dilatation of the urinary tract during pregnancy: proposal of a curve of maximal caliceal diameter by gestational age. Am J Obstet Gynecol 178:1082, 1998

Feng Z, Minard C, Raghavan R: Pregnancy outcomes in advanced kidney disease. Clin Nephrol 83(5):272, 2015

Fihn SD: Acute uncomplicated urinary tract infection in women. N Engl J Med 349:259, 2003

Foxman B: The epidemiology of urinary tract infection. Nat Rev Urol 7(12):653, 2010

French VA, Davis JB, Savies HS, et al: Contraception and fertility awareness among women with solid organ transplants. Obstet Gynecol 122:809, 2013

Friend S, Carlan SJ, Wilson J, et al: Reactivation of Goodpasture disease during the third trimester of pregnancy: a case report. J Reprod Med 60(9–10):449, 2015

Frimat M, Decambron M, Lebas C, et al: Renal cortical necrosis in postpartum hemorrhage: a case series. Am J Kidney Dis 68(1):50, 2016

Ganesan C, Maynard SE: Acute kidney injury in pregnancy: the thrombotic microangiopathies. J Nephrol 24(5):554, 2011

Garg AX, Nevis IF, McArthur E, et al: Gestational hypertension and preeclampsia in living kidney donors. N Engl J Med 372(15):1469, 2015

Ghafari A, Sanadgol H: Pregnancy after renal transplantation: ten-year single-center experience. Transplant Proc 40:251, 2008

Gilstrap LC III, Cunningham FG, Whalley PJ: Acute pyelonephritis in pregnancy: an anterospective study. Obstet Gynecol 57:409, 1981a

Gilstrap LC III, Leveno KJ, Cunningham FG, et al: Renal infection and pregnancy outcome. Am J Obstet Gynecol 141:708, 1981b

Goes NB, Calvin RB: Case 12–2007: A 56-year-old woman with renal failure after heart–lung transplantation. N Engl J Med 356:1657, 2007

Gomi H, Goto Y, Laopaiboon M, et al: Routine blood cultures in the management of pyelonephritis in pregnancy for improving outcomes. Cochrane Database Syst Rev 2:CD009216, 2015

Graham JM, Oshiro BT, Blanco JD, et al: Uterine contractions after antibiotic therapy for pyelonephritis in pregnancy. Am J Obstet Gynecol 168:577, 1993

Grünfeld JP, Pertuiset N: Acute renal failure in pregnancy: 1987. Am J Kidney Dis 9:359, 1987

Gurrieri C, Garovic VD, Gullo A, et al: Kidney injury during pregnancy: associated comorbid conditions and outcomes. Arch Gynecol Obstet 286(3):567, 2012

Harfouche M, Kaliti S, Hosseinipour M, et al: Pregnancy in a patient with a vesicouterorectal fistula and obliterated vagina: a case report. J Reprod Med 59(9–10):515, 2014

Harris RE, Gilstrap LC III: Cystitis during pregnancy: a distinct clinical entity. Obstet Gynecol 57:578, 1981

Helal I, Fick-Brosnahan GM, Reed-Gitomer B, et al: Glomerular hyperfiltration: definitions, mechanisms, and clinical implications. Nat Rev Nephrol 8:293, 2012

Hendricks SK, Ross SO, Krieger JN: An algorithm for diagnosis and therapy of management and complications of urolithiasis during pregnancy. Surg Gynecol Obstet 172:49, 1991

Higby K, Suiter CR, Phelps JY, et al: Normal values of urinary albumin and total protein excretion during pregnancy. Am J Obstet Gynecol 171:984, 1994

Hildebrand AM, Liu K, Shariff SZ, et al: Characteristics and outcomes of AKI treated with dialysis during pregnancy and the postpartum period. J Am Soc Nephrol 26(12):3085, 2015

Hill JB, Sheffield JS, McIntire DD, et al: Acute pyelonephritis in pregnancy. Obstet Gynecol 105:38, 2005

Hill JB, Yost NP, Wendel GD Jr: Acute renal failure in association with severe hyperemesis gravidarum. Obstet Gynecol 100:1119, 2002

Hladunewich MA, Herca AE, Keunen J, et al: Pregnancy in end stage renal disease. Semin Dial 24(6):634, 2011

Hladunewich MA, Lafayette RA, Derby GC, et al: The dynamics of glomerular filtration in the puerperium. Am J Physiol Renal Physiol 286:F496, 2004

Hladunewich MA, Melamad N, Bramham K: Pregnancy across the spectrum of chronic kidney disease. Kidney Int 89(5):995, 2016a

Hladunewich MA, Schatell D: Intensive dialysis and pregnancy. Hemodial Int 20(3):339, 2016b

Hooton TM: Uncomplicated urinary tract infection. N Engl J Med 366(11):1028, 2012

Huser M, Wagnerova K, Janku P, et al: Clinical management of pregnancy in women with Goodpasture syndrome. Gynecol Obstet Invest 79(2):73, 2015

Hussein W, Lafayette RA: Renal function in normal and disordered pregnancy. Curr Opin Nephrol Hypertens 23:46, 2014

Ibrahim HN, Foley R, Tan L, et al: Long-term consequences of kidney donation. N Engl J Med 360:459, 2009

Imbasciati E, Gregorini G, Cabiddu G, et al: Pregnancy in CKD stages 3 to 5: fetal and maternal outcomes. Am J Kidney Dis 49:753, 2007

Iyer S, Minassian VA: Resection of urethral diverticulum in pregnancy. Obstet Gynecol 122(2 Pt 2):467, 2013

Jacobsson B, Hagberg G, Hagberg B, et al: Cerebral palsy in preterm infants: a population-based case-control study of antenatal and intrapartal risk factors. Acta Paediatr 91:946, 2002

Jain AB, Shapiro R, Scantlebury VP, et al: Pregnancy after kidney and kidney-pancreas transplantation under tacrolimus: a single center's experience. Transplantation 77:897, 2004

Jesudason S, Grace BS, McDonald SP: Pregnancy outcomes according to dialysis commencing before or after contraception in women with ESRD. Clin J Am Soc Nephrol 9:143, 2014

Jim B, Bramham K, Maynard SE, et al (eds): Management of the pregnant dialysis patient. In Pregnancy and Kidney Disease. NephSAP Nephrology Assessment Program 15(2):75, 2016

Jim B, Garovic VD: Acute kidney injury in pregnancy. Semin Nephrol 37:P378, 2017

Jolley JA, Kim S, Wing DA: Acute pyelonephritis and associated complications during pregnancy in 2006 in US hospitals. J Matern Fetal Neonatal Med 25(12):2494, 2012

Johnson EB, Krambeck AE, White WM, et al: Obstetric complications of ureteroscopy during pregnancy. J Urol 188(1):151, 2012

Jones DC, Hayslett JP: Outcome of pregnancy in women with moderate or severe renal insufficiency. N Engl J Med 335:226, 1996

Josephson MA, McKay DB: Pregnancy and kidney transplantation. Semin Nephrol 31(1):100, 2011

Jungers P, Houillier P, Chauveau D, et al: Pregnancy in women with reflux nephropathy. Kidney Int 50:593, 1996

Jungers P, Houillier P, Forget D, et al: Influence of pregnancy on the course of primary chronic glomerulonephritis. Lancet 346:1122, 1995

Kazemier BM, Koningstein FN, Schneeberger C, et al: Maternal and neonatal consequences of treated and untreated asymptomatic bacteriuria in pregnancy: a prospective cohort study with an embedded randomized controlled trial. Lancet Infect Dis 15(11):1324, 2015

Kendrick J, Sharma S, Holmen J, et al: Kidney disease and maternal and fetal outcomes in pregnancy. Am J Kidney Dis 66(1):55, 2015

Kim H, Jeong JC, Yang J, et al: The optimal therapy of calcineurin inhibitors for pregnancy in kidney transplantation. Clin Transplant 29(2):142, 2015

Koh JH, Ko HS, Lee J, et al: Pregnancy and patients with preexisting lupus nephritis: 15 years of experience at a single center in Korea. Lupus 24(7):764, 2015

Köhler JR, Tencer J, Thysell H, et al: Long-term effects of reflux nephropathy on blood pressure and renal function in adults. Nephron Clin Pract 93:c35, 2003

Kuklina EV, Meikle SF, Jamieson DJ, et al: Severe obstetric morbidity in the United States: 1998–2005. Obstet Gynecol 113:293, 2009

Kuper SG, Tita AT, Youngstrom ML, et al: Baseline renal function tests and adverse outcomes in pregnant patients with chronic hypertension. Obstet Gynecol 128(1):93, 2016

Lamont RF: The pathophysiology of pulmonary edema with the use of beta-agonists. BJOG 107:439, 2000

Lewis DF, Robichaux AG III, Jaekle RK, et al: Urolithiasis in pregnancy: diagnosis, management and pregnancy outcome. J Reprod Med 48:28, 2003

Lewis JB, Neilson EG: Glomerular disease. In Kasper DL, Fauci AS, Hauser SL, et al (eds): Harrison's Principles of Internal Medicine, 19th ed. New York, McGraw-Hill Education, 2015

Lim LM, Tsai KB, Hwang DY, et al: Anuric acute renal failure after elective abortion. Intern Med 50(16):1715, 2011

Lindheimer MD, Conrad KP, Karumanchi SA: Renal physiology and diseases in pregnancy. In Alpern R, Hebert S (eds): Seldin and Giebisch's The Kidney, 4th ed. London, Academic Press, 2007a

Lindheimer MD, Davison JM: Pregnancy and CKD: Any progress? Am J Kidney Dis 49:729, 2007b

Lindheimer MD, Grünfeld JP, Davison JM: Renal disorders. In Barron WM, Lindheimer MD (eds): Medical Disorders During Pregnancy, 3rd ed. St. Louis, Mosby, 2000

Liu Y, Ma X, Lv J, et al: Risk factors for pregnancy outcomes in patients with IgA nephropathy: a matched cohort study. Am J Kidney Dis 64(5):730, 2014

Lo JO, Kerns E, Rueda J, et al: Minimal change disease in pregnancy. J Matern Fetal Neonatal Med 27(12):1282, 2014

López LF, Martínez CJ, Castañeda DA, et al: Pregnancy and kidney transplantation, triple hazard? Current concepts and algorithm for approach of preconception and perinatal care of the patient with kidney transplantation. Transplant Proc 46(9):3027, 2014

Lucas MJ, Cunningham FG: Urinary infection in pregnancy. Clin Obstet Gynecol 36:855, 1993

Lucas MJ, Cunningham FG: Urinary tract infections complicating pregnancy. Williams Obstetrics, 19th ed. (Suppl 5). Norwalk, Appleton & Lange, February/March 1994

Luders C, Martins MC, Titak SM, et al: Obstetric outcome in pregnancy women on long-term dialysis: a case series. Am J Kidney Dis 56(1):77, 2010

Lumbiganon P, Villar J, Laopaiboon M, et al: One-day compared with 7-day nitrofurantoin for asymptomatic bacteriuria in pregnancy. Obstet Gynecol 113:339, 2009

Maikranz P, Coe FL, Parks J, et al: Nephrolithiasis in pregnancy. Am J Kidney Dis 9:354, 1987

Manjunatha YC, Sonwalkar P: Spontaneous antepartum vesicouterine fistula causing severe oligohydramnios in a patient with a previous cesarean delivery. J Ultrasound Med 31(8):1294, 2012

Maruotti GM, Sarno L, Napolitano R, et al: Preeclampsia in women with chronic kidney disease. J Matern Fetal Neonatal Med 25(8):1367, 2012

Masselli G, Weston M, Spencer J: The role of imaging in the diagnosis and management of renal stone disease in pregnancy. Clin Radiol 70(12):1462, 2015

Massengill JC, Baker TM, Von Pechmann WS, et al: Commonalities of cerclage-related genitourinary fistulas. Female Pelvic Med Reconstr Surg 18(6):362, 2012

McAleer SJ, Loughlin KR: Nephrolithiasis and pregnancy. Curr Opin Urol 14:123, 2004

McDonnold M, Friedman A, Raker C, et al: Is postpartum pyelonephritis associated with the same maternal morbidity as antepartum pyelonephritis? J Matern Fetal Neonatal Med 25(9):1709, 2012

Mignini L, Carroli G, Abalos E, et al: Accuracy of diagnostic tests to detect asymptomatic bacteriuria during pregnancy. Obstet Gynecol 113(1):346, 2009

Millar LK, DeBuque L, Wing DA: Uterine contraction frequency during treatment of pyelonephritis in pregnancy and subsequent risk of preterm birth. J Perinat Med 31:41, 2003

Mor Y, Leibovitch I, Zalts R, et al: Analysis of the long-term outcome of surgically corrected vesicoureteric reflux. BJU Int 92:97, 2003

Moretti ME, Sgro M, Johnson DW, et al: Cyclosporine excretion into breast milk. Transplantation 75:2144, 2003

National High Blood Pressure Education Program: Report of the National High Blood Pressure Education Program Working Group on High Blood Pressure in Pregnancy. Am J Obstet Gynecol 183(1):S1, 2000

Nelson DB, Yost NP, Cunningham FG: Acute fatty liver of pregnancy: clinical outcomes and expected durations of recovery. Am J Obstet Gynecol 209(5):456.e1, 2013

Nevis IF, Reitsma A, Dominic A, et al: Pregnancy outcomes in women with chronic kidney disease: a systematic review. Clin J Am Soc Nephrol 6:2587, 2011

Nzerue CM, Hewan-Lowe K, Nwawka C: Acute renal failure in pregnancy: a review of clinical outcomes at an inner city hospital from 1986–1996. J Natl Med Assoc 90:486, 1998

Orihuela S, Nin M, San Roman S, et al: Successful pregnancies in kidney transplant recipients: Experience of the National Kidney Transplant Program from Uruguay. Transplant Proc 48(2):643, 2016

Packham DK, North RA, Fairley KF, et al: Primary glomerulonephritis and pregnancy. Q J Med 71:537, 1989

Pathi SD, Rahn DD, Sailors JL, et al: Utility of clinical parameters, cystourethroscopy, and magnetic resonance imaging in the preoperative diagnosis of urethral diverticula. Int Urogynecol J 24(2):319, 2013

Piccoli GB, Attini R, Vasario E, et al: Pregnancy and chronic kidney disease: a challenge in all CKD stages. Clin J Am Soc Nephrol 5:844, 2010a

Piccoli GB, Conijn A, Attini R, et al: Pregnancy in chronic kidney disease: need for a common language. J Nephrol 24(03)282, 2011

Piccoli GB, Conijn A, Consiglio V, et al: Pregnancy in dialysis patients: is the evidence strong enough to lead us to change our counseling policy? Clin J Am Soc Nephrol 5:62, 2010b

Piccoli GB, Daidola G, Attini R, et al: Kidney biopsy in pregnancy: evidence for counseling? A systematic narrative review. BJOG 120(4):412, 2013

Putra LG, Minor TX, Bolton DM, et al: Improved assessment of renal lesions in pregnancy with magnetic resonance imaging. Urology 74:535, 2009

Rafi J, Smith RB: Acute lobar nephronia in pregnancy: a rarely reported entity in obstetric renal medicine. Arch Gynecol Obstet 286(3):797, 2012

Ramin SM, Vidaeff AC, Yeomans ER, et al: Chronic renal disease in pregnancy. Obstet Gynecol 108(6):1531, 2006

Rao S, Ghanta M, Moritz MJ, et al: Long-term functional recovery, quality of life, and pregnancy after solid organ transplantation. Med Clin North Am 100(3):613, 2016

Raz R, Sakran W, Chazan B, et al: Long-term follow-up of women hospitalized for acute pyelonephritis. Clin Infect Dis 37:1014, 2003

Reddy SS, Holley JL: Management of the pregnant chronic dialysis patient. Adv Chronic Kidney Dis 14:146, 2007

Reinstatler L, Khaleel S, Pais VM Jr: Association of pregnancy with stone formation among women in the United States: a NHANES analysis 2007 to 2012. J Urol February 24, 2017 [Epub ahead of print]

Rocha A, Cardoso A, Malheiro J, et al: Pregnancy after kidney transplantation: graft, mother, and newborn complications. Transplant Proc 45(3):1088, 2013

Rodriguez PN, Klein AS: Management of urolithiasis during pregnancy. Surg Gynecol Obstet 166:103, 1988

Rogozinska E, Formina S, Zamora J, et al: Accuracy of onsite tests to detect asymptomatic bacteriuria in pregnancy. Obstet Gynecol 128:495, 2016

Rosenberg E, Sergienko R, Abu-Ghanem S: Nephrolithiasis during pregnancy: characteristics, complications, and pregnancy outcome. World J Urol 29(6):743, 2011

Ross AE, Handa S, Lingeman JE, et al: Kidney stones during pregnancy: an investigation into stone composition. Urol Res 36:99, 2008

Rouse DJ, Andrews WW, Goldenberg RL, et al: Screening and treatment of asymptomatic bacteriuria of pregnancy to prevent pyelonephritis. A cost-effectiveness and cost benefit analysis. Obstet Gynecol 86:119, 1995

Ruan JM, Adams SR, Carpinito G, et al: Bladder calculus presenting as recurrent urinary tract infections: a late complication of cervical cerclage placement: a case report. J Reprod Med 56(3–4):172, 2011

Sadan O, Berar M, Sagiv R, et al: Ureteric stent in severe hydronephrosis of pregnancy. Eur J Obstet Gynecol Reprod Biol 56:79, 1994

Saliem S, Patenaude V, Abenhaim HA: Pregnancy outcomes among renal transplant recipients and patients with end-stage renal disease on dialysis. J Perinat Med 44(3):321, 2016

Sanchez-Ramos L, McAlpine KJ, Adair CD, et al: Pyelonephritis in pregnancy: once a day ceftriaxone versus multiple doses of cefazolin. A randomized double-blind trial. Am J Obstet Gynecol 172:129, 1995

Satin AJ, Seiken GL, Cunningham FG: Reversible hypertension in pregnancy caused by obstructive uropathy. Obstet Gynecol 81:823, 1993

Schieve LA, Handler A, Hershow R, et al: Urinary tract infection during pregnancy: its association with maternal morbidity and perinatal outcome. Am J Public Health 84:405, 1994

Schneeberger C, Geerlings SE, Middleton P, et al: Interventions for preventing recurrent urinary tract infection during pregnancy. Cochrane Database Syst Rev 7:CD009279, 2015

Schneeberger C, Kazemier BM, Geerlins SE: Asymptomatic bacteriuria and urinary tract infections in special patient groups: women with diabetes mellitus and pregnant women. Curr Opin Infect Dis 27:106, 2014

Seidman DS, Soriano D, Dulitzki M, et al: Role of renal ultrasonography in the management of pyelonephritis in pregnant women. J Perinatol 18:98, 1998

Semins MJ, Matlaga BR: Kidney stones during pregnancy. Nat Rev Urol 11(3):163, 2014

Shahir AK, Briggs N, Katsoulis J, et al: An observational outcomes study from 1966–2008, examining pregnancy and neonatal outcomes from dialysed women using data from the ANZDATA Registry. Nephrology 18(4):276, 2013

Sheffield JS, Cunningham FG: Urinary tract infection in women. Obstet Gynecol 106:1085, 2005

Shehata A, Hussein N, El Halwagy A, et al: Ileo-uterine fistula in a degenerated posterior wall fibroid after caesarean section. Clin Exp Reprod Med 43(1):51, 2016

Sibai BM: Imitators of severe preeclampsia. Obstet Gynecol 109:956, 2007

Sibai BM, Villar MA, Mabie BC: Acute renal failure in hypertensive disorders of pregnancy. Pregnancy outcome and remote prognosis in thirty-one consecutive cases. Am J Obstet Gynecol 162(3):777, 1990

Sledzińska A, Mielech A, Krawczyk B, et al: Fatal sepsis in a pregnant woman with pyelonephritis caused by *Escherichia coli* bearing Dr and P adhesions: diagnosis based on postmortem strain genotyping. BJOG 118(2):266, 2011

Smaill FM, Vazquez JC: Antibiotics for asymptomatic bacteriuria in pregnancy. Cochrane Database Syst Rev 8:CD000490, 2015

Snyder CC, Barton JR, Habli M, et al: Severe sepsis and septic shock in pregnancy: indications for delivery and maternal and perinatal outcomes. J Matern Fetal Neonatal Med 26(5):503, 2013

Spencer JA, Chahal R, Kelly A, et al: Evaluation of painful hydronephrosis in pregnancy: magnetic resonance urographic patterns in physiological dilatation versus calculous obstruction. J Urol 171:256, 2004

Srinil S, Panaput T: Acute kidney injury complicating septic unsafe abortion: clinical course and treatment outcomes of 44 cases. J Obstet Gynaecol Res 37(11):1525, 2011

Stehman-Breen CO, Levine RJ, Qian C, et al: Increased risk of preeclampsia among nulliparous pregnant women with idiopathic hematuria. Am J Obstet Gynecol 187:703, 2002

Stettler RW, Cunningham FG: Natural history of chronic proteinuria complicating pregnancy. Am J Obstet Gynecol 167:1219, 1992

Stoumpos S, McNeill SH, Gorrie M, et al: Obstetric and long-term kidney outcomes in renal transplant recipients: a 40 year single-centre study. Clin Transplant 30(6):673, 2016

Stratta P, Canavese C, Quaglia M: Pregnancy in patients with kidney disease. Nephrol 19:135, 2006
Strevens H, Wide-Swensson D, Hansen A, et al: Glomerular endotheliosis in normal pregnancy and pre-eclampsia. BJOG 110:831, 2003
Sturgiss SN, Davison JM: Effect of pregnancy on long-term function of renal allografts. Am J Kidney Dis 26:54, 1995
Su X, Lv J, Liu Y, et al: Pregnancy and kidney outcomes in patients with IgA nephropathy: a cohort study. Am J Kidney Dis 70:762, 2017
Surian M, Imbasciati E, Cosci P, et al: Glomerular disease and pregnancy: a study of 123 pregnancies in patients with primary and secondary glomerular diseases. Nephron 36:101, 1984
Swartz MA, Lydon-Rochelle MT, Simon D, et al: Admission for nephrolithiasis in pregnancy and risk of adverse birth outcomes. Obstet Gynecol 109(5):1099, 2007
Tan LK, Kanagalingam D, Tan HK, et al: Obstetric outcomes in women with end-stage renal failure requiring renal dialysis. Int J Gynaecol Obstet 94:17, 2006
Tan YK, Cha DY, Gupta M: Management of stones in abnormal situations. Urol Clin North Am 40(1):79, 2013
Toth C, Toth G, Varga A, et al: Percutaneous nephrolithotomy in early pregnancy. Int Urol Nephrol 37:1, 2005
Towers CV, Kaminskas CM, Garite TJ, et al: Pulmonary injury associated with antepartum pyelonephritis: can patients at risk be identified? Am J Obstet Gynecol 164:974, 1991
Trevisan G, Ramos JG, Martins-Costa S, et al: Pregnancy in patients with chronic renal insufficiency at Hospital de Clinicas of Porto Alegre, Brazil. Ren Fail 26:29, 2004
Turney JH, Ellis CM, Parsons FM: Obstetric acute renal failure 1956–1987. BJOG 96:679, 1989
U.S. Preventive Services Task Force. Screening for asymptomatic bacteriuria in adults. Reaffirmation recommendation statement. 2008. Available at: http://www.uspreventiveservicestaskforce.org/uspstf08/asymptbact/asbactrs.htm. Accessed September 22, 2016
Van Dorsten JP, Lenke RR, Schifrin BS: Pyelonephritis in pregnancy: the role of in-hospital management and nitrofurantoin suppression. J Reprod Med 32:897, 1987
Van Hook JW: Acute kidney injury during pregnancy. Clin Obstet Gynecol 57(4):851–61, 2014
Waikar SS, Bonventre JW: Acute kidney injury. In Kasper DL, Fauci AS, Hauser SL, et al (eds): Harrison's Principles of Internal Medicine, 19th ed. New York, McGraw-Hill Education, 2015
Wall LL: Preventing obstetric fistulas in low-resource countries: insights from a Haddon matrix. Obstet Gynecol Surv 67(2):111, 2012
Whalley PJ: Bacteriuria of pregnancy. Am J Obstet Gynecol 97:723, 1967
White WM, Zite NB, Gash J, et al: Low-dose computed tomography for the evaluation of flank pain in the pregnant population. J Endourol 21(11):1255, 2007
Widmer M, Lopez I, Gülmezoglu AM, et al: Duration of treatment for asymptomatic bacteriuria during pregnancy. Cochrane Database Syst Rev 11:CD000491, 2015
Wing DA, Fassett MJ, Getahun D: Acute pyelonephritis in pregnancy: an 18-year retrospective analysis. Am J Obstet Gynecol 210(3):219.e1, 2014
Wing DA, Hendershott CM, Debuque L, et al: A randomized trial of three antibiotic regimens for the treatment of pyelonephritis in pregnancy. Am J Obstet Gynecol 92:249, 1998
Wing DA, Hendershott CM, Debuque L, et al: Outpatient treatment of acute pyelonephritis in pregnancy after 24 weeks. Obstet Gynecol 94:683, 1999
Wing DA, Park AS, DeBuque L, et al: Limited clinical utility of blood and urine cultures in the treatment of acute pyelonephritis during pregnancy. Am J Obstet Gynecol 182:1437, 2000
Wright AJ, Gill JS: Strategies to prevent BK virus infection in kidney transplant recipients. Curr Opin Infect Dis 29(4):353, 2016
Wyatt RJ, Julian BA: IgA nephropathy. N Engl J Med 368(25):2402, 2013
Wyld ML, Clayton PA, Jesudason S, et al: Pregnancy outcomes for kidney transplant recipients. Am J Transplant 13:3173, 2013
Zanconato G, Bergamini V, Baggio S, et al: Successful pregnancy outcomes after laparoscopic cerclage in a patient with cervicovaginal fistula. Case Rep Obstet Gynecol 2015:784025, 2015
Zeeman GG, Cunningham GC, Pritchard JA: The magnitude of hemoconcentration with eclampsia. Hypertens Pregnancy 28(2):127, 2009
Zeeman GG, Wendel GD Jr, Cunningham FG: A blueprint for obstetric critical care. Am J Obstet Gynecol 188:532, 2003
Zhang JJ, Ma XX, Hao L, et al: A systematic review and meta-analysis of outcomes of pregnancy in CKD and CKD outcomes in pregnancy. Clin J Soc Nephrol 10(11):1964, 2015
Zhao C, Zhao J, Huang Y, et al: New-onset systemic lupus erythematosus during pregnancy. Clin Rheumatol 32(6):815, 2013
Zhou J, Pollak MR: Polycystic kidney disease and other inherited disorders of tubule growth and development. In Kasper DL, Fauci AS, Hauser SL, et al (eds): Harrison's Principles of Internal Medicine, 19th ed. New York, McGraw-Hill Education, 2015

CAPÍTULO 54

Distúrbios gastrintestinais

CONSIDERAÇÕES GERAIS............................ 1042

DISTÚRBIOS DO TRATO GASTRINTESTINAL
SUPERIOR... 1043

HIPERÊMESE GRAVÍDICA 1043

DOENÇA DO REFLUXO GASTRESOFÁGICO 1046

DOENÇA ULCEROSA PÉPTICA........................ 1047

DISTÚRBIOS DO CÓLON E INTESTINO DELGADO....... 1047

DIARREIA AGUDA 1047

DOENÇA INFLAMATÓRIA INTESTINAL................. 1048

OBSTRUÇÃO INTESTINAL 1051

APENDICITE`....................................... 1052

O diagnóstico de apendicite aguda é mais difícil do que em outros momentos, já que o útero aumentado torna quase impossível a avaliação satisfatória da região ilíaca direita.
—J. Whitridge Williams (1903)

Essas palavras resumem que, durante a gravidez normal, o trato gastrintestinal e seus anexos sofrem alterações anatômicas, fisiológicas e funcionais notáveis. Essas mudanças, que são discutidas em detalhes no Capítulo 4 (p. 68), podem alterar sensivelmente os achados clínicos responsáveis pelo diagnóstico e pelo tratamento de distúrbios gastrintestinais, como a apendicite. Além disso, à medida que a gravidez avança, torna-se mais difícil avaliar os sintomas gastrintestinais. Os achados físicos muitas vezes são ocultados pelo útero aumentado, que desloca os órgãos abdominais e pode alterar a localização e a intensidade da dor e da sensibilidade.

CONSIDERAÇÕES GERAIS

■ Técnicas diagnósticas

Endoscopia

Os instrumentos endoscópicos de fibra óptica têm revolucionado o diagnóstico e o manejo de muitas condições gastrintestinais, e eles são particularmente adequados para uso durante a gravidez. A endoscopia na gravidez está associada a um risco ligeiramente aumentado de parto pré-termo, mas isso provavelmente ocorre devido à própria doença (Ludvigsson, 2017). Com endoscopia, o esôfago, o estômago, o duodeno e o cólon podem ser inspecionados (Cappell, 2011; Savas, 2014). A parte proximal do jejuno também pode ser estudada, e a ampola de Vater, canulada, para realizar a *colangiopancreatografia retrógrada endoscópica (CPRE)* (Akcakaya, 2014; Fogel, 2014). Dados preliminares sugerem que a pancreatite pós-endoscópica após a remoção de cálculo biliar pode ter maior incidência em mulheres grávidas (Inamdar, 2016). A experiência com *videoendoscopia por cápsula*, para avaliação do intestino delgado durante a gravidez, permanece limitada (Storch, 2006).

A *endoscopia gastrintestinal superior* é utilizada para tratamento e diagnóstico de vários problemas. A exploração e a drenagem do ducto biliar comum são utilizadas para tratar a coledocolitíase, conforme descrito no Capítulo 55 (p. 1070). A endoscopia também é usada para escleroterapia e para auxiliar a colocação dos tubos de *gastrostomia endoscópica percutânea (GEP)*. Diversas revisões concisas foram fornecidas (Cappell, 2011; Fogel, 2014; Gilinsky, 2006).

Para visualização do intestino grosso, a *sigmoidoscopia flexível* pode ser usada com segurança em mulheres grávidas (Siddiqui, 2006). A *colonoscopia* é indispensável para a visualização de todo o cólon e íleo distal para ajudar no diagnóstico e tratamento de vários distúrbios intestinais. Exceto para o segundo trimestre, os relatos de colonoscopia durante a gravidez são limitados, mas a maioria dos resultados são animadores, e ela deve ser realizada quando indicada (Cappell, 2010, 2011; De Lima, 2015). A preparação intestinal é concluída usando soluções de fosfato de sódio ou eletrolíticas de polietilenoglicol. Com elas, a desidratação materna grave, que pode causar perfusão uteroplacentária diminuída, é evitada.

Técnicas de imagem não invasiva

A técnica de avaliação gastrintestinal ideal é a ultrassonografia abdominal. Como o uso da tomografia computadorizada (TC) é limitado na gravidez devido à exposição à radiação, a ressonância magnética (RM) costuma ser usada para avaliar o abdome e o espaço retroperitoneal (Khandelwal, 2013). Um exemplo é a colangiopancreatografia por ressonância magnética (CPRM) (Oto, 2009). Outra é a enterografia por ressonância magnética (ERM) (Stern, 2014). Essas e outras modalidades de imagem, e sua segurança para o uso na gravidez, são consideradas em detalhes no Capítulo 46.

Laparotomia e laparoscopia

A cirurgia pode salvar vidas em determinadas condições gastrintestinais, sendo o exemplo mais comum a apendicite perfurada. Os procedimentos laparoscópicos têm substituído as técnicas cirúrgicas tradicionais para muitos distúrbios abdominais durante a gravidez. Eles são mostrados em detalhes, com descrições da técnica cirúrgica, no Capítulo 46 (p. 903) e em *Cirurgia obstétrica de Cunningham e Gilstrap*, 3ª edição. (Kho, 2016). As diretrizes para diagnóstico, tratamento e uso de laparoscopia para problemas cirúrgicos durante a gravidez foram fornecidas pela Society of American Gastrointestinal and Endoscopic Surgeons – SAGES (Pearl, 2017).

■ Suporte nutricional

O suporte nutricional especializado pode ser administrado de forma *enteral*, geralmente via sonda nasogástrica, ou de forma *parenteral*, por acesso venoso periférico ou central.

Quando possível, a alimentação enteral é preferida porque apresenta menos complicações graves (Bistrian, 2012; Stokke, 2015). Em pacientes obstétricas, poucas condições proíbem a nutrição enteral como um primeiro esforço para prevenir o catabolismo. Para casos extremos, como a hiperêmese gravídica recalcitrante, a GEP com uma extensão jejunal (GEP-J) foi descrita (Saha, 2009).

O objetivo da *alimentação parenteral*, ou *hiperalimentação*, é fornecer nutrição quando o trato intestinal deve permanecer relaxado. O acesso venoso central é necessário para nutrição parenteral total, porque sua hiperosmolaridade requer diluição rápida em um sistema vascular de alto fluxo. Essas soluções fornecem 24 a 40 kcal/kg/dia, principalmente na forma de uma solução de glicose hipertônica.

Várias condições podem estimular a nutrição parenteral total durante a gravidez (Tab. 54-1). Não surpreende que os distúrbios gastrintestinais sejam a indicação mais comum e, nos muitos estudos citados, a duração da alimentação foi de aproximadamente 33 dias.

É importante salientar que complicações resultantes da nutrição parenteral são frequentes e podem ser graves (Guglielmi, 2006). Um relato inicial de 26 gestações descreveu uma taxa de 50% de complicações, que incluem pneumotórax, hemotórax e lesão do plexo braquial (Russo-Stieglitz, 1999). A complicação grave mais frequente é a sepse por cateter, e Folk (2004) descreveu uma incidência de 25% em 27 mulheres com hiperêmese gravídica. Embora a sepse bacteriana seja mais comum, a septicemia por *Candida* foi descrita (Paranyuk, 2006). O Centers for Disease Control and Prevention (CDC) atualizou suas diretrizes detalhadas para prevenir sepse relacionada com cateter e elas serviram para diminuir os perigos de infecções graves (O'Grady, 2011). As complicações perinatais são incomuns, contudo hematoma subdural fetal causado por deficiência de vitamina K materna foi descrito (Sakai, 2003).

Morbidade significativa também está associada ao uso em longo prazo de um *cateter central de inserção periférica (PICC)*. A infecção é a complicação grave mais comum em longo prazo (Holmgren, 2008; Ogura, 2003). Em uma série de 84 desses cateteres inseridos em 66 mulheres grávidas, Cape e colaboradores (2014) relataram uma taxa de complicações de 56%, sendo a bacteriemia a mais frequente.

Em uma revisão de 48 relatos de adultas não grávidas, Turcotte e colaboradores (2006) concluíram que os cateteres periféricos não apresentavam vantagens em comparação com os cateteres centrais. Ainda assim, para nutrição de curto prazo com duração de algumas semanas, parece razoável que a colocação de PICC tenha uma melhor relação risco-benefício (Bistrian, 2012).

TABELA 54-1 Algumas condições tratadas com nutrição parenteral ou enteral durante a gravidez[a]

Acalasia
Acidente vascular cerebral
Anorexia nervosa
Bypass jejunoileal
Colecistite
Colite ulcerativa
Doença de Crohn
Gastropatia diabética
Hiperêmese gravídica
Lesão esofágica
Obstrução de ostomia
Obstrução intestinal
Pancreatite
Queimaduras
Ruptura do apêndice
Síndrome de pré-eclâmpsia
Síndrome do intestino curto
Tumores malignos

[a]Os distúrbios estão em ordem alfabética.
Dados de Folk, 2004; Guglielmi, 2006; Manhadevan, 2015; Ogura, 2003; Porter, 2014; Russo-Stieglitz, 1999; Saha, 2009; Spiliopoulos, 2013.

DISTÚRBIOS DO TRATO GASTRINTESTINAL SUPERIOR

■ Hiperêmese gravídica

As náuseas e os vômitos leves a moderados são especialmente comuns em mulheres grávidas com até cerca de 16 semanas de gestação (Cap. 9, p. 174). Porém, em uma parcela pequena, mas significativa, dessas mulheres, esses sintomas são graves e não respondem a antieméticos e a modificações nutricionais simples. As náuseas e os vômitos incessantes graves – *hiperêmese gravídica* – são definidos variavelmente quando os vômitos são suficientemente graves a ponto de causar perda de peso, desidratação, cetose, alcalose decorrente da perda de ácido clorídrico, e hipopotassemia. A acidose se desenvolve a partir de inanição parcial. Em algumas mulheres, ocorre disfunção hepática transitória, e há agregação biliar (Matsubara, 2012). Outras causas devem ser consideradas, porque, no final, a hiperêmese gravídica é um diagnóstico de exclusão (Benson, 2013).

Os critérios dos estudos não foram homogêneos, portanto os relatos de incidência populacional variam. Entretanto, parece haver uma predileção étnica ou familiar (Grjibovski, 2008). Em estudos baseados na população da Califórnia, da Nova Escócia e da Noruega, a taxa de hospitalização para hiperêmese foi de 0,5 a 1% (Bailit, 2005; Fell, 2006; Vikanes, 2013). Em mulheres hospitalizadas em uma gravidez prévia por hiperêmese, até 20% requerem hospitalização em uma gravidez subsequente (Dodds, 2006; Trogstad, 2005). Em geral, a probabilidade de hospitalização é menor para mulheres obesas (Cedergren, 2008).

A etiopatogênese da hiperêmese gravídica é desconhecida e provavelmente multifatorial. A hiperêmese parece estar relacionada a níveis séricos altos ou crescentes de hormônios relacionados à gravidez. Embora o estímulo exato seja desconhecido, algumas suposições incluem gonadotrofina coriônica humana (hCG), estrogênio, progesterona, leptina, hormônio do crescimento placentário, prolactina, tiroxina e hormônios adrenocorticais (Verberg, 2005). Mais recentemente outros hormônios foram implicados, que incluem grelina, leptina, nesfatina-1 e peptídeo YY (3-36) (Albayrak, 2013; Gungor, 2013).

Inúmeros fatores biológicos e ambientais estão sobrepostos a esses hormônios. Além disso, em alguns casos graves existem componentes psicológicos inter-relacionados (Christodoulou-Smith, 2011; McCarthy, 2011). Outros fatores que aumentam o risco de internação incluem hipertireoidismo, gravidez molar prévia, diabetes, doenças gastrintestinais, algumas dietas restritivas, e asma e outros distúrbios alérgicos (Fell, 2006; Mullin, 2012). Uma associação de infecção por *Helicobacter pylori* foi proposta, mas a evidência não é conclusiva (Goldberg, 2007). O uso crônico de maconha pode causar a *síndrome de hiperêmese canabinoide* semelhante (Alaniz, 2015; Andrews, 2015). E por motivos desconhecidos – talvez relacionados ao estrogênio – um feto do sexo feminino aumenta o risco em 1,5 vez (Schiff, 2004; Tan, 2006; Veenendaal, 2011). Por fim, alguns estudos relataram uma associação entre hiperêmese gravídica e trabalho de parto pré-termo, descolamento prematuro de placenta e pré-eclâmpsia (Bolin, 2013; Vandraas, 2013; Vikanes, 2013).

Complicações

Os vômitos podem ser prolongados, frequentes e graves e uma lista de complicações potencialmente fatais é descrita na Tabela 54-2. Foram encontrados vários graus de lesão renal aguda por desidratação (Nwoko, 2012). Um exemplo extremo é de uma mulher tratada por nós que precisou de 5 dias de diálise quando seu nível de creatinina sérica subiu para 10,7 mg/dL (Hill, 2002).

TABELA 54-2 Algumas complicações graves e com risco de vida da hiperêmese gravídica recalcitrante

Complicações por hiperalimentação
Depressão – causa *versus* efeito?
Encefalopatia de Wernicke – deficiência de tiamina
Hipoprotrombinemia – deficiência de vitamina K
Lacerações de Mallory-Weiss – sangramento, pneumotórax, pneumomediastino, pneumopericárdio
Lesão renal aguda – pode requerer diálise
Rabdomiólise
Ruptura diafragmática
Ruptura esofágica – síndrome de Boerhaave

Uma complicação do vômito contínuo é a laceração de Mallory-Weiss. Outros são pneumotórax, pneumomediastino, ruptura diafragmática e ruptura gastresofágica – *síndrome de Boerhaave* (American College of Obstetricians and Gynecologists, 2015; Chen, 2012).

Pelo menos duas deficiências graves de vitaminas foram relatadas com hiperêmese gravídica. Uma é a *encefalopatia de Wernicke*, decorrente da deficiência de tiamina, que tem sido reconhecida com frequência crescente (Di Gangi, 2012; Palacios-Marqués, 2012). Em duas revisões, sinais oculares, confusão e ataxia eram comuns, mas apenas metade apresentava essa tríade (Chiossi, 2006; Selitsky, 2006). Com a encefalopatia, pode-se ver um eletrencefalograma (EEG) anormal, e normalmente a RM mostra achados (Vaknin, 2006; Zara, 2012). Pelo menos três mortes maternas foram descritas, e sequelas em longo prazo incluem cegueira, convulsões e coma (Selitsky, 2006). A segunda é a *deficiência de vitamina K*, que foi relatada como causadora de coagulopatia materna e hemorragia intracraniana fetal, além de embriopatia por vitamina K (Kawamura, 2008; Lane, 2015; Sakai, 2003).

Manejo

Um algoritmo para manejo de náusea e vômitos da gravidez é mostrado na Figura 54-1. A maioria das mulheres com sintomas leves a moderados responde ambulatorialmente a qualquer um dos vários agentes antieméticos de primeira linha (Clark, 2014; Matthews, 2014). Um desses agentes, que está se tornando um dos pilares, é uma combinação de doxilamina (10 mg) mais

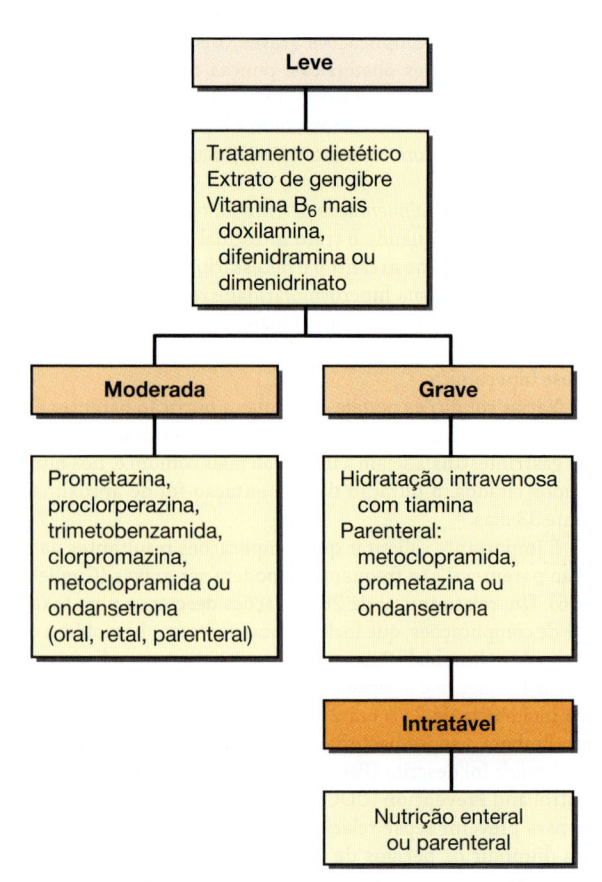

FIGURA 54-1 Algoritmo para tratamento de hiperêmese gravídica em paciente ambulatorial e hospitalizada.

Leve
- Tratamento dietético
- Extrato de gengibre
- Vitamina B$_6$ mais doxilamina, difenidramina ou dimenidrinato

Moderada
- Prometazina, proclorperazina, trimetobenzamida, clorpromazina, metoclopramida ou ondansetrona (oral, retal, parenteral)

Grave
- Hidratação intravenosa com tiamina
- Parenteral: metoclopramida, prometazina ou ondansetrona

Intratável
- Nutrição enteral ou parenteral

TABELA 54-3 Medicamentos para distúrbios gástricos na gravidez

Medicamento	Dose usual	Via(s)
Opções para náusea e vômito		
Anti-histamínicos		
Doxilamina + piridoxina[a]	Na hora de dormir; até 4×/dia	VO
Fenotiazinas	A cada 6 horas	
Prometazina[c]	12,5-25 mg	IM, IV, VO, VR
Proclorperazina[c]	5-10 (25 VR) mg	IM, IV, VO, VR
Antagonista da serotonina	A cada 8 horas	
Ondansetrona[b]	8 mg	IV, VO
Benzamidas	A cada 6 horas	
Metoclopramida[b]	5-15 mg	IM, IV, VO
Opções orais para refluxo gastresofágico (DRGE)		
Antagonistas do receptor H_2		
Ranitidina[b]	150 mg, 2×/dia	
Cimetidina[b]	400 mg, 4×/dia, por até 12 semanas	
	800 mg, 2×/dia, por até 12 semanas	
Nizatidina[b]	150 mg, 2×/dia	
Famotidina[b]	20 mg, 2×/dia, por até 6 semanas	
Inibidores da bomba de prótons		
Pantoprazol[b]	40 mg/dia, por até 8 semanas	
Lansoprazol[b]	15 mg/dia, por até 8 semanas	
Omeprazol[c]	20 mg/dia, por 4-8 semanas	
Dexlansoprazol[c]	30 mg/dia, por até 4 semanas	

[a]Categoria A da Food and Drug Administration.
[b]Categoria B da Food and Drug Administration.
[c]Categoria C da Food and Drug Administration.
IM, intramuscular; IV, intravenoso; VO, via oral; VR, via retal.

piridoxina (10 mg). Provou-se seguro e eficaz (Briggs, 2015; Koren, 2014). A dose habitual é de dois comprimidos por via oral antes de dormir. Se o alívio for insuficiente, doses adicionais, primeiro somente pela manhã e depois pela manhã e no meio da tarde, podem ser adicionadas todos os dias à dose na hora de dormir. Em nossa instituição, para economia de custos, prescrevemos esses dois agentes individualmente: doxilamina metade de 1 comprimido de 50 mg mais 1 comprimido de 25 mg de vitamina B_6. A mesma dosagem graduada é usada, mas não excede três doses diárias totais.

A ondansetrona também não parece teratogênica. Foi um pouco mais eficaz do que uma combinação de doxilamina e piridoxina em um ensaio randomizado (Oliveira, 2014; Pasternak, 2013). Suas desvantagens incluem possíveis efeitos maternos de intervalo QT prolongado e síndrome serotoninérgica (Koren, 2014).

Quando medidas simples falham, soluções de cristaloides intravenosas são administradas para corrigir desidratação, cetonemia, déficits de eletrólitos e desequilíbrios acidobásicos. Não existem benefícios na infusão de dextrose a 5% junto com cristaloides (Tan, 2013). A tiamina, 100 mg, é administrada para prevenir a encefalopatia de Wernicke (Giugale, 2015; Niebyl, 2010). Geralmente é diluída em 1 L do cristaloide selecionado e infundida na taxa de manutenção desejada para a hidratação da paciente.

Se os vômitos persistirem após reidratação e o tratamento ambulatorial falhar, recomenda-se hospitalização (American College of Obstetricians and Gynecologists, 2015). O tratamento em hospital-dia também demonstrou ser efetivo em um estudo randomizado (McCarthy, 2014). A hidratação intravenosa é continuada, e antieméticos como prometazina, proclorperazina, clorpromazina ou metoclopramida são administrados por via parenteral (Tab. 54-3). A maior parte das evidências mostra que o tratamento com *glicocorticosteroides* não é eficaz (Yost, 2003). Devido à sua suposta teratogenicidade, eles não são rotineiramente recomendados (American College of Obstetricians and Gynecologists, 2015).

Com vômitos persistentes após hospitalização, etapas apropriadas devem ser seguidas para excluir possíveis doenças subjacentes como uma causa de hiperêmese. No entanto, em um estudo, a endoscopia não mudou o tratamento em 49 mulheres (Debby, 2008). Outras possíveis causas de vômito incluem gastrenterite, colecistite, pancreatite, hepatite, úlcera péptica e pielonefrite. Além disso, pré-eclâmpsia grave e fígado gorduroso devem ser considerados após a metade da gravidez. Embora a tireotoxicose clínica tenha sido envolvida como uma causa de hiperêmese, é mais provável que níveis séricos de tiroxina anormalmente elevados sejam um substituto para níveis séricos de hCG mais altos do que a média (Sun, 2014). Isso é discutido com mais detalhes no Capítulo 5 (p. 100). Em nossas experiências, os níveis séricos de tiroxina normalizam-se rapidamente com hidratação e tratamento da êmese.

Após o tratamento, a maioria das mulheres respondem bem e pode voltar para casa com terapia antiemética. A taxa de readmissão é 25 a 35% em muitos estudos prospectivos. Se fatores psiquiátricos e sociais associados contribuírem para a doença, geralmente a mulher irá melhorar muito enquanto hospitalizada

(Swallow, 2004). Dito isso, essas mulheres podem ter recorrência dos sintomas, e algumas podem desenvolver a *síndrome do estresse pós-traumático* (Christodoulou-Smith, 2011; McCarthy, 2011). Para algumas mulheres, a hiperêmese pode ser uma indicação para interrupção eletiva da gravidez (Poursharif, 2007).

Na pequena porcentagem de mulheres que continuam a ter vômitos recalcitrantes após terapia intensiva, é considerada a *nutrição enteral* (p. 1043). Stokke e colaboradores (2015) descreveram o uso bem-sucedido de alimentação nasojejunal por até 41 dias em 107 dessas mulheres. O uso de ultrassonografia para confirmar a colocação correta da sonda foi descrito (Swartzlander, 2013). A GEP com uma porta jejunal também foi descrita (Saha, 2009; Schrag, 2007). Um ensaio randomizado falhou em mostrar vantagens da alimentação enteral precoce (Grooten, 2017).

Em nossas experiências, apenas poucas mulheres necessitarão de *nutrição parenteral* (Yost, 2003). Em um estudo com 599 mulheres, no entanto, Peled e colaboradores (2014) relataram que 20% precisaram de acesso venoso central para nutrição.

■ Doença do refluxo gastresofágico

O refluxo sintomático é observado em até 15% das mulheres não grávidas (Kahrilas, 2015). O espectro de sequelas inclui esofagite, estenose, esôfago de Barrett e adenocarcinoma. O principal sintoma do refluxo é azia, ou *pirose*, que é especialmente comum na gravidez. Sua prevalência aumenta de 26% no primeiro trimestre para 36% no segundo e 51% no terceiro trimestre (Malfertheiner, 2012). A sensação de queimação retroesternal decorre da esofagite causada pelo refluxo gastresofágico relacionado ao relaxamento do esfíncter esofágico inferior.

Os sintomas do refluxo normalmente respondem positivamente à abstinência de tabaco e de álcool, a refeições pequenas, à elevação da cabeceira da cama e à proibição de decúbito pós-prandial. Os chamados alimentos "desencadeadores" também são evitados e geralmente incluem alimentos gordurosos, alimentos à base de tomate e café. Os antiácidos orais são o tratamento de primeira linha. Se os sintomas graves persistirem, sucralfato é administrado juntamente com um inibidor da bomba de prótons ou um antagonista do receptor H_2 (ver Tab. 54-3). Ambas as classes são geralmente seguras para uso durante a gravidez (Briggs, 2015; Mahadevan, 2006b). Dessas, um comprimido de sucralfato de 1 g é tomado por via oral 1 hora antes de cada uma das três refeições e antes de dormir por até 8 semanas. Os antiácidos não devem ser usados meia hora antes ou depois das doses de sucralfato. Se mesmo assim não houver alívio, deve-se considerar a endoscopia. O *misoprostol* é contraindicado porque estimula o trabalho de parto (Cap. 26, p. 508).

Em pacientes não grávidas, é realizada fundoplicatura cirúrgica (Kahrilas, 2015). Embora o procedimento não seja feito durante a gravidez, Biertho e colaboradores (2006) descreveram 25 mulheres que se submeteram à fundoplicatura laparoscópica de Nissen antes da gravidez. Apenas 20% tiveram sintomas de refluxo durante a gravidez.

■ Hérnia de hiato

A literatura antiga é informativa quanto às hérnias de hiato durante a gravidez. As radiografias gastrintestinais superiores realizadas em 195 mulheres no final da gravidez mostraram que 20% de 116 multíparas e 5% de 79 nulíparas tinham uma hérnia de hiato. (Rigler, 1935). Das 10 mulheres estudadas após o parto, a hérnia persistiu em três delas por 1 a 18 meses.

A relação da hérnia de hiato com esofagite de refluxo não é bem explicada, assim como os sintomas. Um estudo demonstrou ausência de relação entre refluxo e hérnia e mostrou que o esfíncter esofágico inferior funcionava efetivamente mesmo quando deslocado intratoracicamente (Cohen, 1971). Todavia, durante a gravidez, essas hérnias de hiato podem causar vômitos, dor epigástrica e sangramento de úlceras. Schwentner (2011) relatou herniação grave, necessitando de reparo cirúrgico, em uma mulher com 12 semanas de gestação. Curran e colaboradores (1999) descreveram uma gravidez de 30 semanas complicada por obstrução da saída gástrica por uma hérnia paraesofágica.

■ Hérnia diafragmática

São causadas por herniação de conteúdos abdominais através do forame de Bochdalek ou Morgagni. Felizmente, elas raramente complicam a gravidez. Kurzel e colaboradores (1988) revisaram os resultados de 18 mulheres grávidas com esse tipo de hérnia e que desenvolveram obstrução aguda. Como a taxa de mortalidade materna foi de 45%, eles recomendam reparo durante a gravidez mesmo se a mulher estiver assintomática. A herniação foi relatada em uma mulher grávida a partir de um antigo defeito diafragmático traumático e em outra mulher que realizou cirurgia antirrefluxo em uma gravidez anterior (Brygger, 2013; Flick, 1999). Vários relatos de casos também descrevem ruptura diafragmática espontânea a partir da pressão intra-abdominal aumentada durante o parto (Chen, 2012; Sharifah, 2003).

■ Acalasia

Esse é um distúrbio de motilidade raro no qual o esfíncter esofágico inferior não consegue relaxar apropriadamente com a deglutição. Também há contração não peristáltica da musculatura esofágica que causa sintomas (Kahrilas, 2015; Khudyak, 2006). O defeito é causado por destruição inflamatória do plexo mientérico (plexo de Auerbach), de músculo liso do esôfago inferior e de seu esfíncter. Os neurônios colinérgicos pós-ganglionares não são afetados, portanto a estimulação do esfíncter não tem oposição. Os sintomas são disfagia, dor no tórax e regurgitação. A radiografia de deglutição de bário demonstra estreitamento em *bico de pássaro* ou *ás de espadas* no esôfago distal. A endoscopia é realizada para excluir carcinoma gástrico, e a manometria é comprobatória. Se a dilatação do esôfago e a terapia clínica não fornecerem alívio, a miotomia é considerada (Torquati, 2006).

O relaxamento normal do esfíncter esofágico inferior durante a gravidez em mulheres com acalasia teoricamente não deveria ocorrer. Ainda assim, em muitas mulheres, a gravidez não parece piorar a acalasia. Um registro de 20 mulheres grávidas afetadas encontrou ausência de esofagite de refluxo excessiva (Mayberry, 1987). Khudyak e colaboradores (2006) revisaram 35 casos e descreveram a maioria como livre de sintomas, embora a dilatação esofágica fosse necessária em algumas. Descreveu-se uma morte materna em 24 semanas de gestação associada à perfuração de um megaesôfago de 14 cm de diâmetro (Fassina, 1995).

O tratamento inclui dieta leve e fármacos anticolinérgicos. Com sintomas persistentes, outras opções incluem nitratos, antagonistas do canal de cálcio e injeção de toxina botulínica (Hooft,

2015; Kahrilas, 2015). Dilatação do esfincter por balão pode ser necessária, e 85% das pacientes não grávidas respondem a isso. Satin (1992) e Fiest (1993) e seus colaboradores relataram uso bem-sucedido de dilatação pneumática na gravidez. *Uma ressalva é que a perfuração esofágica é uma complicação grave da dilatação.* Spiliopoulos e colaboradores (2013) descreveram uma gestante de 29 semanas com acalasia tratada por 10 semanas com nutrição parenteral. A correção cirúrgica foi realizada no pós-parto.

■ Doença ulcerosa péptica

A prevalência ao longo da vida de distúrbios acidopépticos em mulheres é de 10% (Del Valle, 2015). A doença ulcerosa erosiva envolve o estômago e o duodeno. As úlceras gastroduodenais podem ser causadas por gastrite crônica por *H. pylori*, ou se desenvolvem a partir do uso de fármacos anti-inflamatórios não esteroides (AINEs). Nenhuma é comum na gravidez (McKenna, 2003; Weyermann, 2003). A secreção ácida também é importante e, consequentemente, afeta a eficácia de agentes antissecretores (Suerbaum, 2002). A gastroproteção durante a gravidez provavelmente se origina de alterações fisiológicas que incluem secreção reduzida de ácido gástrico, motilidade diminuída e secreção de muco consideravelmente aumentada (Hytten, 1991). Apesar disso, a úlcera pode ser subdiagnosticada por causa do tratamento frequente para esofagite de refluxo (Mehta, 2010). Nos últimos 50 anos, no Parkland Hospital, durante o tempo em que cuidamos de mais de 500.000 gestantes, encontramos poucas pacientes com doença ulcerosa comprovada. A perfuração é rara (Goel, 2014). Antes que a terapia apropriada fosse comum, Clark (1953) estudou 313 gestações em 118 mulheres com úlcera e observou uma clara remissão durante a gravidez em quase 90%. No entanto, os benefícios tiveram duração curta. Houve recidiva dos sintomas em mais da metade dos casos em 3 meses após o parto e em quase todos em 2 anos.

A base do tratamento é a erradicação do *H. pylori* e a prevenção da doença induzida por AINEs. Os antiácidos são geralmente autoprescritos, mas a terapia de primeira linha é com bloqueadores dos receptores H_2 ou inibidores da bomba de prótons (Del Valle, 2015). O *sucralfato* é o sal alumínio de sacarose sulfatada que inibe a pepsina. Ele fornece um revestimento protetor na base da úlcera. Apenas cerca de 10% do sal alumínio é absorvido, e ele é considerado seguro para mulheres grávidas (Briggs, 2015).

Nas úlceras ativas, realiza-se uma pesquisa por *H. pylori*. Os auxiliares diagnósticos incluem o teste da urease, o teste sorológico ou a biópsia endoscópica. Se qualquer um desses resultados for positivo, é indicada terapia combinada de antimicrobiano e inibidor da bomba de prótons. Diversos esquemas de tratamentos orais eficazes não incluem tetraciclina e podem ser usados durante a gravidez. Esses esquemas de 14 dias incluem amoxicilina (1.000 mg, 2×/dia) mais claritromicina (250-500 mg, 2×/dia), além de metronidazol (500 mg, 2×/dia) juntamente com o inibidor da bomba de prótons omeprazol (Del Valle, 2015).

■ Hemorragia digestiva alta

Em algumas mulheres, vômitos persistentes são acompanhados por hemorragia digestiva alta preocupante. Ocasionalmente, uma ulceração péptica é a fonte. No entanto, a maioria dessas mulheres apresenta pequenas lesões mucosas lineares próximas à junção gastresofágica – *lacerações de Mallory-Weiss*, descritas anteriormente. Em geral, o sangramento responde prontamente a medidas conservadoras, incluindo irrigações salinas geladas, antiácidos tópicos e bloqueadores de H_2 ou inibidores da bomba de próton administrados por via intravenosa. Transfusões podem ser necessárias e, se o sangramento persistir, geralmente se indica endoscopia (O'Mahony, 2007). Com vômitos persistentes, a *síndrome de Boerhaave* – a ruptura esofágica menos comum, mas a mais grave – talvez se desenvolva a partir de pressão esofágica extremamente aumentada.

DISTÚRBIOS DO CÓLON E INTESTINO DELGADO

O intestino delgado tem motilidade diminuída durante a gravidez. Usando um carboidrato não absorvível, Lawson (1985) mostrou que os tempos de trânsito médios do intestino delgado foram de 99, 125 e 137 minutos em cada trimestre, comparados com 75 minutos em não grávidas. Em um estudo citado por Everson (1992), o tempo de trânsito médio para um balão cheio de mercúrio do estômago até o ceco foi de 58 horas nas mulheres grávidas a termo comparado com 52 horas nas não grávidas.

O relaxamento muscular do cólon é acompanhado por absorção aumentada de água e sódio que predispõe à constipação, que é relatada por quase 40% das mulheres em algum momento durante a gravidez (Everson, 1992). Em geral, tais sintomas são apenas levemente incômodos, e medidas preventivas incluem dieta rica em fibras e laxantes. As opções de tratamento foram revisadas por Wald (2003). Encontramos várias mulheres grávidas que desenvolveram megacólon por fezes impactadas. Essas mulheres quase sempre tinham abusado de laxantes estimulatórios de forma crônica.

■ Diarreia aguda

A prevalência mensal estimada de diarreia entre adultos é de 3 a 7% (DuPont, 2014). A diarreia pode ser classificada como aguda (< 2 semanas), persistente (2 a 4 semanas) e crônica (> 4 semanas). A maioria dos casos de diarreia aguda é causada por agentes infecciosos, e um terço resulta de patógenos transmitidos por alimentos. A grande variedade de vírus, bactérias, helmintos e protozoários que causam diarreia em adultos inevitavelmente aflige as mulheres grávidas. Alguns deles são discutidos no Capítulo 64. A avaliação de diarreia aguda depende de sua gravidade e duração. Algumas indicações para avaliação incluem diarreia aquosa abundante com desidratação, fezes muito sanguinolentas, febre > 38°C, duração > 48 horas sem melhora, uso recente de antimicrobianos e diarreia no paciente imunocomprometido (Camilleri, 2015; DuPont, 2014). Casos de diarreia moderadamente grave com leucócitos ou sangue nas fezes são melhor tratados com antibióticos empíricos em vez de avaliação do agente. Algumas características das síndromes diarreicas agudas mais comuns são mostradas na Tabela 54-4.

A base do tratamento é a hidratação intravenosa usando soro fisiológico ou Ringer lactato com suplementação de potássio em quantidades suficientes para restaurar o volume sanguíneo materno e assegurar perfusão uteroplacentária. Os sinais vitais e o débito urinário são monitorados para sinais de síndrome séptica. Para doença não febril moderadamente grave sem diarreia sanguinolenta, agentes antimotilidade, como loperamida, podem ser úteis. O subsalicilato de bismuto também pode aliviar os sintomas.

TABELA 54-4 Etiologia, características clínicas e tratamento de síndromes diarreicas agudas comuns

Agentes	Incubação	Vômitos	Dor	Febre	Diarreia	Tratamento
Produtores de toxina 1. Staphylococcus 2. C. perfringens 3. E. coli (enterotoxina) 4. B. cereus	1-72 h	3-4+	1-2+	0-1+	3-4+, aquosa	1. Nenhum 2. Nenhum 3. Ciprofloxacino 4. Nenhum
Enteroaderentes 1. E coli 2. Giardia 3. Helmintos	1-8 dias	0-1+	1-3+	0-2+	1-2+, aquosa, mole	1. Ciprofloxacino 2. Tinidazol 3. Conforme detectado
Produtores de citotoxina 1. C. difficile 2. E. coli (hemorrágica)	1-3 dias	0-1+	3-4+	1-2+	1-3+, aquosa, depois sanguinolenta	1. Metronidazol 2. Nenhum
Inflamatórios *Mínimo* 1. Rotavirus 2. Norovirus	1-3 dias	1-3+	2-3+	3-4+	1-3+, aquosa	1. Nenhum 2. Nenhum
Variável 3. Salmonella 4. Campylobacter 5. Vibrio	1-11 dias	0-3+	2-4+	3-4+	1-4+, aquosa ou sanguinolenta	3. Ciprofloxacino 4. Azitromicina 5. Doxiciclina
Grave 6. Shigella 7. E. coli 8. Entamoeba histolytica	1-8 dias	0-1+	3-4+	3-4+	1-2+, sanguinolenta	6. Ciprofloxacino 7. Ciprofloxacino 8. Metronidazol

B. cereus, Bacillus cereus; C. difficile, Clostridium difficile; C. perfringens, Clostridium perfringens; E. coli, Escherichia coli.
Dados de Camilleri, 2015; DuPont, 2014.

O uso criterioso de agentes antimicrobianos é indicado. Para mulheres moderada ou gravemente doentes, alguns autores recomendam tratamento experimental com ciprofloxacino (500 mg, 2×/dia, por 3-5 dias). Os patógenos específicos são tratados conforme necessário quando identificados (ver Tab. 54-4). As síndromes para as quais o tratamento normalmente é desnecessário incluem aquelas causadas por *Escherichia coli*, espécies de estafilococos, *Bacillus cereus* e vírus semelhante a Norwalk. As doenças graves causadas por *Salmonella* spp. são tratadas com ciprofloxacino ou sulfametoxazol-trimetoprima; por *Campylobacter* spp., com azitromicina; por *Clostridium difficile*, com metronidazol oral ou vancomicina; e por *Giardia* spp. e *Entamoeba histolytica*, com metronidazol (DuPont, 2014; Rocha-Castro, 2016).

Infecção por *Clostridium difficile*

Esse bacilo Gram-positivo anaeróbio é transmitido pela via fecal-oral. É a infecção nosocomial mais frequente nos Estados Unidos. Em 2011, 453.000 casos de *C. difficile* e 29.000 mortes associadas foram relatados pelo CDC (Lessa, 2015). O fator de risco mais importante é o uso de antibióticos, e o maior risco é com aminopenicilinas, clindamicina, cefalosporinas e fluoroquinolonas. Outros fatores de risco incluem doença inflamatória intestinal, imunossupressão, idade avançada e cirurgia gastrintestinal. A maioria dos casos é adquirida em hospital, no entanto, casos adquiridos na comunidade estão se tornando comuns (Leffler, 2015). Com colite grave, a taxa de mortalidade relacionada à infecção é de 5%.

O diagnóstico é por imunoensaio enzimático para toxinas nas fezes ou por testes baseados em DNA que identificam genes de toxinas. Apenas pacientes com diarreia devem ser testados, e o teste pós-tratamento não é recomendado. A prevenção é por lavagem das mãos com água e sabão, e os indivíduos infectados são isolados. O tratamento é vancomicina ou metronidazol por via oral. O risco de recorrência após um episódio inicial é de 20%. O transplante microbiano fecal pode se tornar padrão para colite por clostrídeos recorrente.

■ Doença inflamatória intestinal

Duas formas presumivelmente não infecciosas de inflamação intestinal são colite ulcerativa e doença de Crohn. A diferenciação entre as duas é importante porque o tratamento é diferente. Entretanto, ambas compartilham características comuns e, às vezes, é impossível distingui-las se a doença de Crohn envolver o cólon. As características clínicas e laboratoriais mostradas na Tabela 54-5 permitem uma diferenciação diagnóstica razoavelmente segura em muitos casos. A etiopatogênese é enigmática em ambos, mas há suspeita de predisposição genética. Acredita-se que a inflamação resulte de resposta inadequada do sistema imune da mucosa à microbiota comensal, com ou sem um componente autoimune (Friedman, 2015).

Colite ulcerativa

É uma doença da mucosa com inflamação restrita às camadas luminais superficiais do cólon, iniciando tipicamente no reto e

TABELA 54-5 Algumas características compartilhadas e de diferenciação da doença inflamatória intestinal

	Colite ulcerativa	Doença de Crohn
	Características compartilhadas	
Hereditárias	Mais de 100 *loci* genéticos associados à doença – um terço compartilhado; predominância judaica; familiar em 5-10% dos casos; síndrome de Turner; desregulação imunológica	
Outras	Crônica e intermitente com exacerbações e remissões; manifestações extraintestinais: artrite, eritema nodoso, uveíte	
	Características distintas	
Principais sintomas	Diarreia, tenesmo, sangramento retal, cólica; crônica, intermitente	Fibroestenótica – cólica recorrente no QID; febre Fistulizante – cutânea, bexiga, interentérica
Envolvimento intestinal	Mucosa e submucosa do intestino grosso; geralmente inicia no reto (40% apenas proctite); doença contínua	Camadas profundas dos intestinos delgado e grosso; geralmente transmural; envolvimento descontínuo; estreitamentos e fístulas
Endoscopia	Eritema da mucosa com granulação e friabilidade; envolvimento retal	Irregular; reto é poupado; envolvimento perianal
Anticorpos séricos	Anticorpo antineutrófilo citoplasmático (p-ANCA) ~ 70%	Anti-*Saccharomyces cerevisiae* ~ 50%
Complicações	Megacólon tóxico; estenoses; artrite; câncer (3-5%)	Fístulas; artrite; megacólon tóxico
Manejo	Medicamentoso; proctocolectomia curativa	Medicamentoso; ressecção segmentar e da fístula

QID, quadrante inferior direito.
Dados de Friedman, 2015; Lichtenstein, 2009; Podolsky, 2002.

estendendo-se proximalmente para uma distância variável. Em cerca de 40% dos casos, a doença é limitada ao reto e ao retossigmoide, mas 20% têm pancolite. Por motivos desconhecidos, a apendicectomia prévia protege contra o desenvolvimento de colite ulcerativa (Friedman, 2012). Os achados endoscópicos incluem granulosidade e friabilidade da mucosa intercaladas com ulcerações na mucosa e um exsudato mucopurulento (Fig. 54-2).

Os principais sintomas de colite ulcerativa incluem diarreia, sangramento retal, tenesmo e cólicas abdominais. A doença pode ser aguda ou intermitente e é caracterizada por exacerbações e remissões. *Megacólon tóxico* e hemorragia catastrófica são complicações particularmente perigosas que podem necessitar de colectomia. As *manifestações extraintestinais* incluem artrite, uveíte e eritema nodoso. Outro problema grave é que o risco de câncer de cólon se aproxima de 1% ao ano. Na colite ulcerativa ou na doença de Crohn, também há preocupação com possíveis riscos de tromboembolismo venoso (Kappelman, 2011; Novacek, 2010).

Doença de Crohn

Também conhecida como enterite regional, ileíte de Crohn e colite granulomatosa, a doença de Crohn tem manifestações mais variadas que a colite ulcerativa. Ela envolve não apenas a mucosa intestinal, mas também as camadas mais profundas, e, às vezes, o envolvimento é transmural (ver Fig. 54-2). As lesões podem ser vistas em todo o trato gastrintestinal, da boca ao ânus, mas geralmente são segmentares (Friedman, 2015). Cerca de 30% dos casos têm envolvimento do intestino delgado, 25% têm envolvimento do cólon isolado e 40% têm ambos, em geral com o íleo terminal e o cólon envolvidos. As fístulas e os abscessos perianais se desenvolvem em um terço daquelas com envolvimento do cólon.

Os sintomas dependem de qual segmento intestinal está envolvido. Assim, as queixas podem incluir cólica abdominal do lado inferior direito, diarreia, perda de peso, febre de baixo grau e sintomas obstrutivos. A doença é crônica com exacerbações e remissões e, principalmente, não pode ser curada com medicamentos ou de forma cirúrgica. Aproximadamente um terço das pacientes precisam de cirurgia durante o primeiro ano após o diagnóstico e, depois disso, 5% por ano precisam de cirurgia. A artrite reativa é comum, e o risco de câncer gastrintestinal, embora não tão grande quanto com a colite ulcerativa, é substancialmente aumentado.

Doença inflamatória intestinal e fertilidade

A subfertilidade é geralmente ligada a doenças clínicas crônicas, mas Mahadevan (2006a) citou uma taxa de fecundidade normal para doenças inflamatórias intestinais, a menos que uma doença grave justifique cirurgia. Da mesma forma, Alstead

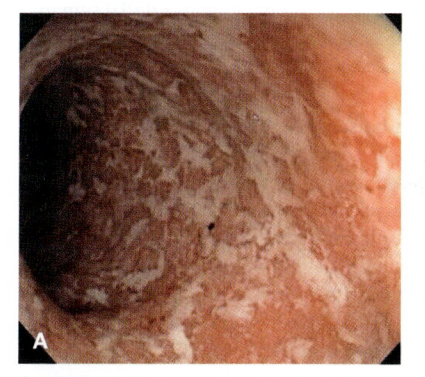

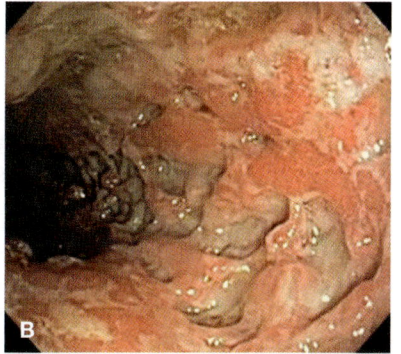

FIGURA 54-2 Causas de colite. **A.** Colite ulcerativa crônica com ulcerações difusas e exsudatos. **B.** Colite de Crohn com úlceras profundas. (Reproduzida, com permissão, de Song LM, Topazian M: Gastointestinal endoscopy. Kasper DL, Fauci AS, Hauser SL, et al (eds): Harrison's Principles of Internal Medicine, 19th ed. New York: McGraw-Hill Education; 2015.)

(2003) relatou que a fertilidade feminina diminuída decorrente de doença de Crohn ativa retornou ao normal com remissão. Para mulheres que precisam de ressecção cirúrgica, a anastomose laparoscópica tem uma taxa de fecundidade subsequente mais alta (Beyer-Berjot, 2013). Com a colectomia, no entanto, mesmo que a fertilidade melhore, até metade das mulheres será persistentemente infértil (Bartels, 2012). A função sexual e a fertilidade são apenas modestamente afetadas pela anastomose anal com bolsa ileal (Hor, 2016). A subfertilidade também pode estar associada à sulfassalazina, que causa anormalidades de esperma reversíveis (Feagins, 2009).

Doença inflamatória intestinal e gravidez

Como a colite ulcerativa e a doença de Crohn são relativamente comuns em mulheres jovens, elas são encontradas com alguma frequência durante a gravidez. Com relação a isso, algumas generalizações podem ser feitas. Primeiro, é consenso que a gravidez não aumenta a probabilidade de uma doença inflamatória intestinal (Mahadevan, 2015). De fato, em uma investigação de mulheres durante 10 anos no European Collaborative on Inflammatory Bowel Disease, a probabilidade de uma exacerbação durante a gravidez foi diminuída em comparação com a taxa pré-concepcional (Riis, 2006). Embora a maioria das mulheres com doença inativa no início da gravidez não tenha recidivas, quando uma exacerbação se desenvolve, ela pode ser grave. Além disso, a doença ativa no início da gravidez aumenta a probabilidade de um resultado desfavorável da gravidez, que é discutido posteriormente. Em geral, muitos esquemas de tratamento comuns podem ser continuados durante a gravidez. Avaliações diagnósticas devem ser realizadas, se necessário, para direcionar o manejo, e a cirurgia deve ser realizada, se indicado. Para mulheres que completam a gravidez com sucesso, cerca de metade experimenta melhora na qualidade de vida relacionada à saúde (Ananthakrishnan, 2012).

À primeira vista, parece que os resultados adversos da gravidez aumentam com a doença inflamatória intestinal (Boyd, 2015; Cornish, 2012; Getahun, 2014). Inicialmente, isso foi atribuído ao fato de que a maioria dos estudos incluiu mulheres com alguma forma da doença. Especificamente, foi observado que a doença de Crohn estava ligada à morbidade excessiva (Dominitz, 2002; Stephansson, 2010). Porém, de acordo com Reddy (2008) e outros, esses desfechos adversos ocorreram em mulheres com doença grave e recidivas múltiplas. Na verdade, no estudo prospectivo European case-control *ECCO-EpiCom* com 332 mulheres grávidas com doença inflamatória intestinal, Bortoli e colaboradores (2011) encontraram resultados similares em mulheres com colite ulcerativa ou doença de Crohn em comparação com as mulheres grávidas normais. É importante ressaltar que as taxas de mortalidade perinatal não aumentam significativamente.

Colite ulcerativa e gravidez. A colite ulcerativa não altera significativamente o curso da gravidez em mulheres afetadas. Em uma revisão de 755 gestações, a colite que estava inativa na concepção piorou em aproximadamente um terço das gestações (Fonager, 1998). Em mulheres com doença ativa no momento da concepção, cerca de 45% pioraram, 25% permaneceram inalteradas e apenas 25% melhoraram. Essas observações são semelhantes àquelas previamente descritas em uma revisão extensa feita por Miller (1986) e em um relatório posterior de Oron e colaboradores (2012).

A osteoporose é uma complicação significativa em até um terço dessas mulheres, e, portanto, são administrados vitamina D (800 UI/dia) e cálcio (1.200 mg/dia). Recomenda-se o uso de ácido fólico (4 mg/dia, via oral) pré-concepção e durante o primeiro trimestre para prevenção de defeitos do tubo neural. Essa dose alta neutraliza as ações antifolato da sulfassalazina. Exacerbações podem ser causadas por estresse psicogênico, e, portanto, é importante a tranquilização.

O manejo da colite geralmente reflete o manejo de não grávidas. O tratamento da colite ativa e a terapia de manutenção incorporam medicamentos que liberam ácido 5-aminossalicílico (5-ASA) ou mesalamina. A *sulfassalazina* é o protótipo e sua porção de 5-ASA inibe a prostaglandina-sintase na mucosa do cólon. Outros incluem *olsalazina, balsalazida* e derivados de 5-ASA de liberação retardada. Os glicocorticoides são administrados por via oral, parenteral ou por enema para doença moderada ou grave que não responde ao 5-ASA. No entanto, esses últimos medicamentos não são administrados para terapia de manutenção. A doença recalcitrante é tratada com imunomoduladores, incluindo *azatioprina, 6-mercaptopurina* ou *ciclosporina*, que são relativamente seguros na gravidez (Briggs, 2015; Mozaffari, 2015). O *metotrexato* é contraindicado durante a gravidez.

No passado, a terapia biológica era reservada para doenças recalcitrantes moderadas a graves. Devido à sua considerável eficácia, agora esses medicamentos são frequentemente dados *inicialmente* para doenças graves, a fim de evitar complicações futuras. Esses agentes são anticorpos contra o fator de necrose tumoral alfa (TNF-α). Os aprovados para o tratamento da colite ulcerativa incluem *infliximabe, adalimumabe* e *golimumabe*. Esses medicamentos são administrados por via intravenosa ou subcutânea. Vários estudos indicam que eles são seguros para uso durante a gravidez, embora haja preocupações de que sua descontinuação possa levar a uma recaída (Torres, 2015). Outra preocupação é que eles possam causar imunossupressão no neonato (Bröms, 2016; Diav-Citrin, 2014; Gisbert, 2013).

A endoscopia colorretal é realizada conforme indicado (Katz, 2002). Durante a gravidez, colectomia e ostomia para colite fulminante podem salvar a vida e foram descritas em todos os trimestres. Dozois (2006) revisou 42 casos desse tipo e constatou que, em geral, os desfechos foram bons em relatos recentes. Muitas mulheres foram submetidas à colectomia parcial ou completa, mas a colostomia de descompressão com ileostomia foi descrita por Ooi e colaboradores (2003) em uma gravidez de 10 semanas e em outra de 16 semanas. A nutrição parenteral discutida na p. 1043 é ocasionalmente necessária para mulheres com exacerbações prolongadas.

Para mulheres com bolsa ileal e anastomose anal realizada antes da gravidez, a função sexual e a fertilidade são melhoradas (Cornish, 2007). As desvantagens que pioram temporariamente na gravidez incluem evacuações intestinais frequentes, incontinência fecal e bolsite. A última é uma condição inflamatória da bolsa ileoanal, provavelmente devido a proliferação e estase bacteriana. A bolsite geralmente responde a cefalosporinas ou metronidazol. Em um caso raro, aderências no útero em crescimento levaram à perfuração da bolsa ileal (Aouthmany, 2004).

As mulheres que tiveram proctocolectomia e anastomose anal com bolsa ileal podem ter parto vaginal com segurança (Ravid, 2002). Hahnloser (2004) revisou a via de parto em 235 gestações antes e 232 gestações após a cirurgia de bolsa ileoanal.

Os resultados funcionais foram similares e foi concluído que o parto cesáreo deve ocorrer por indicações obstétricas. A obstrução da bolsa ileoanal após cesariana foi descrita (Malecki, 2010).

Reiterando, a colite ulcerativa provavelmente tem efeitos adversos mínimos sobre o desfecho da gravidez. Modigliani (2000) revisou os resultados perinatais em 2.398 gestações e relatou que eles não foram substancialmente diferentes daqueles na população obstétrica geral. Especificamente, as incidências de abortamento espontâneo, parto pré-termo e de natimortos foram notavelmente baixas. Em um estudo de coorte populacional de Washington, os resultados perinatais em 107 mulheres, com duas exceções, foram similares àqueles de 1.308 gestações normais (Dominitz, 2002). Uma exceção foi uma incidência de malformações congênitas inexplicavelmente aumentada. Esses e outros autores também descrevem uma taxa de cesariana que aumentou substancialmente em comparação com a dos controles normais (Mahadevan, 2015). O estudo ECCO-EpiCom descrito anteriormente relatou resultados semelhantes em 187 grávidas com colite ulcerativa em comparação com controles gestantes normais (Bortoli, 2011).

Doença de Crohn e gravidez. Em geral, a atividade da doença está relacionada com seu estado perto do momento da concepção. Em um estudo de coorte de 279 gestações em 186 mulheres cuja doença estava inativa na concepção, um quarto tiveram recidivas durante a gravidez (Fonager, 1998). Contudo, em 93 mulheres com doença ativa na concepção, dois terços pioraram ou ficaram inalteradas. Miller (1986) descreveu achados similares a partir de sua revisão anterior, assim como Oron e colaboradores (2012).

A suplementação de cálcio, vitamina D e ácido fólico é a mesma que na colite ulcerativa. Para manutenção durante períodos assintomáticos, nenhum esquema é universalmente efetivo. A *sulfassalazina* é efetiva para algumas pessoas, mas as novas formulações de 5-ASA são mais bem toleradas. A terapia com *prednisona* pode controlar exacerbações moderadas a graves, mas é menos efetiva para envolvimento do intestino delgado. Imunomoduladores como *azatioprina, 6-mercaptopurina* e *ciclosporina* são usados para doenças ativas e para manutenção. Estes parecem relativamente seguros durante a gravidez (Briggs, 2015; Chande, 2015). Conforme discutido no Capítulo 12 (p. 242 e 244), o metotrexato, o micofenolato de mofetila e o ácido micofenólico são contraindicados na gravidez (Briggs, 2015; Food and Drug Administration, 2008).

Assim como na colite ulcerativa, o tratamento para a doença de Crohn ativa e para manutenção é frequentemente iniciado com anticorpos monoclonais antifator de necrose tumoral (Casanova, 2013; Cominelli, 2013; Friedman, 2015). Esses compostos biológicos incluem *infliximabe, adalimumabe, certolizumabe, natalizumabe* e *vedolizumabe*. Conforme discutido na p. 1050, essa classe de imunomoduladores é considerada segura na gravidez (Briggs, 2015; Clowse, 2015). A sua suspensão pode ser seguida por uma recaída (Torres, 2015).

A endoscopia ou a cirurgia conservadora é indicada para complicações. Os casos com envolvimento do intestino delgado têm maior chance de precisar de cirurgia por complicações que incluem fístulas, estenoses, abscessos e doença intratável. Um procedimento cirúrgico abdominal foi necessário durante 5% das gestações descritas por Woolfson (1990). A hiperalimentação parenteral foi usada com sucesso durante recorrências graves (Russo-Stieglitz, 1999). As mulheres com uma colostomia de alça ileal podem ter problemas significativos. As mulheres com fístula perianal – a menos que sejam retovaginais – normalmente podem se submeter a parto vaginal sem complicações (Forsnes, 1999; Takahashi, 2007).

Como discutido, é mais provável que a doença de Crohn esteja associada a resultados adversos na gravidez em comparação com a colite ulcerativa (Stephansson, 2010). Os resultados provavelmente estão relacionados à atividade da doença. Em um estudo dinamarquês de caso-controle, Norgard (2007) relatou um risco duas vezes maior de neonatos pré-termo. Dominitz (2002) relatou um risco aumentado em 2 a 3 vezes de parto pré-termo, baixo peso ao nascer, restrição de crescimento fetal e cesariana em 149 mulheres com doença de Crohn. Devemos lembrar, contudo, que o estudo ECCO-EpiCom prospectivo encontrou resultados similares aos das gestações normais.

■ Ostomia e gravidez

Uma colostomia ou ileostomia podem ser problemáticas durante a gravidez devido à sua localização (Hux, 2010). Em um relato de 82 gestações em 66 mulheres com uma ostomia, a *disfunção estomal* foi comum, mas respondeu ao tratamento conservador na maioria dos casos (Gopal, 1985). Porém, a intervenção cirúrgica foi necessária em 3 de 6 mulheres que desenvolveram *obstrução intestinal* e em uma quarta com *prolapso de ileostomia* – quase 10% do total. Nesse estudo mais antigo, apenas um terço das 82 mulheres foram submetidas à cesariana, mas Takahashi (2007) descreveu 6 de 7 cesarianas em mulheres com doença de Crohn e um estoma. Embora aderências geralmente estejam envolvidas com uma ileostomia obstruída, o útero aumentado pode contribuir para a obstrução (Porter, 2014). Por fim, Farouk e colaboradores (2000) relataram que a gravidez não piorava a função da ostomia em longo prazo.

■ Obstrução intestinal

A incidência de obstrução intestinal não aumenta durante a gravidez, embora seja mais difícil de diagnosticar. Meyerson (1995), durante 20 anos, relatou a incidência de 1 em 17.000 partos em dois hospitais de Detroit. Em um estudo, a doença aderente levando à obstrução do intestino delgado foi a segunda causa mais comum de abdome agudo na gravidez após apendicite, 15 *versus* 30%, respectivamente (Unal, 2011). Cerca de metade dos casos são decorrentes de aderências de cirurgia pélvica prévia, que inclui cesariana (Al-Sunaidi, 2006; Andolf, 2010; Lyell, 2011). Outros 25% dos casos de obstrução intestinal são causados por volvo – do sigmoide, do ceco ou do intestino delgado. Esses relatos ocorreram no final da gravidez ou no início do puerpério (Bade, 2014; Biswas, 2006; Al Maksoud, 2015). A obstrução do intestino delgado foi relatada na gravidez após o *bypass* gástrico em Y de Roux para perda de peso, procedimento popular atualmente (Bokslag, 2014; Wax, 2013). A intussuscepção é ocasionalmente encontrada (Bosman, 2014; Harma, 2011). A obstrução intestinal subsequente à cirurgia colorretal para câncer aumentou três vezes em mulheres que tinham cirurgia aberta, em comparação à laparoscópica (Haggar, 2013). Por fim, Serra e colaboradores (2014) descreveram uma hérnia ventral massiva com obstrução intestinal.

Muitos casos de obstrução intestinal durante a gravidez resultam da pressão do útero em crescimento sobre as aderências

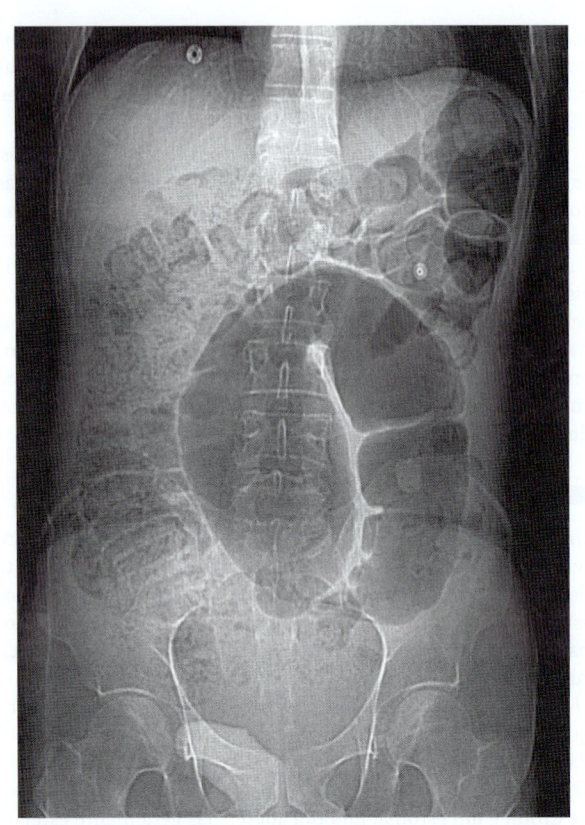

FIGURA 54-3 "Tubo interno dobrado" característico, observado com volvo sigmoide na radiografia abdominal. (Reproduzida, com permissão, de Song LM, Topazian M: Gastointestinal endoscopy. Kasper DL, Fauci AS, Hauser SL, et al (eds): Harrison's Principles of Internal Medicine, 19th ed. New York: McGraw-Hill Education; 2015.)

intestinais. Segundo Davis e Bohon (1983), isso provavelmente ocorre por volta da metade da gestação, quando o útero se torna um órgão abdominal; no terceiro trimestre, quando a cabeça do feto desce; ou imediatamente após o parto, quando o tamanho do útero diminui acentuadamente. Perdue (1992) relatou que 98% das mulheres grávidas afetadas tinham dor abdominal contínua ou em cólicas e 80% tinham náuseas e vômitos. Sensibilidade abdominal foi encontrada em 70%, e sons intestinais anormais em apenas 55%. As radiografias abdominais simples após contraste solúvel mostraram evidência de obstrução em 90% das mulheres (Fig. 54-3). As radiografias simples são menos precisas para diagnosticar obstrução do intestino delgado, e TC e RM são úteis (Biswas, 2006; Essilfie, 2007; McKenna, 2007). A colonoscopia pode ser diagnóstica e terapêutica para volvo colônico (Dray, 2012; Khan, 2012).

Durante a gravidez, as taxas de mortalidade com obstrução podem ser excessivas por causa do diagnóstico difícil e, portanto, tardio, pela relutância em operar durante a gravidez e pela necessidade de cirurgia de emergência (Firstenberg, 1998; Shui, 2011). De 66 gestações, Perdue e colaboradores (1992) descreveram uma taxa de mortalidade materna de 6% e de mortalidade fetal de 26%. Duas das quatro mulheres que morreram estavam no final da gestação, e tinham perfuração do intestino por volvo sigmoide ou do ceco causado por aderências.

■ Pseudo-obstrução colônica

Também conhecida como *síndrome de Ogilvie*, a pseudo-obstrução é causada por íleo colônico adinâmico. Ela é caracterizada por distensão abdominal massiva com dilatação do ceco e do hemicólon direito. Aproximadamente 10% de todos os casos estão associados à gravidez, e sua frequência foi relatada em 1 em 1.500 partos (Reeves, 2015). A síndrome geralmente se desenvolve no pós-parto – principalmente após a cesariana –, mas foi relatada antes do parto (Tung, 2008). Raramente, o intestino grosso pode se romper (Singh, 2005). Em muitos casos, o tratamento por infusão intravenosa de neostigmina, 2 mg, resulta em descompressão imediata (Song, 2015). Em alguns casos, realiza-se descompressão colonoscópica, e a laparotomia é necessária em caso de perfuração (Di Giorgio, 2009; Rawlings, 2010).

■ Apendicite

A incidência ao longo da vida para apendicite varia de 7 a 10% (Flum, 2015). Assim, não é surpreendente que uma avaliação para possível apendicite seja relativamente comum durante a gravidez. Theilen e colaboradores (2015) estudaram 171 mulheres durante um período de 5 anos, mas apenas 12 mulheres acabaram tendo apendicite confirmada patologicamente. Após avaliação clínica e de imagem, a frequência de suspeita de apendicite é muito menor e a de apendicite confirmada em mais de 8 milhões de mulheres variou de 1 em 1.000 a 1 em 5.500 nascimentos (Abbasi, 2014; Hée, 1999; Mazze, 1991).

Enfatiza-se repetidamente – e de forma apropriada – que a gravidez torna o diagnóstico de apendicite mais difícil. Náusea e vômito acompanham a gravidez normal, mas também, à medida que o útero se alarga, o apêndice mais comumente se move para cima e para fora do quadrante inferior direito (Baer, 1932; Erkek, 2015; Pates, 2009). Outra razão afirmada com frequência para o diagnóstico tardio é que algum grau de leucocitose acompanha a gravidez normal. Por todas essas razões, as gestantes, especialmente aquelas no final da gestação, muitas vezes não têm achados clínicos "típicos" para apendicite. Ela costuma ser confundida com colecistite, trabalho de parto, pielonefrite, cólica renal, descolamento prematuro da placenta ou degeneração de um leiomioma uterino.

Muitos relatos indicam taxas de morbidade e de mortalidade crescentes com o avanço da idade gestacional. Como o apêndice é progressivamente desviado para cima pelo útero em crescimento, a retenção omental de infecção torna-se cada vez mais improvável. É incontestável que a perfuração do apêndice é mais comum durante o final da gravidez (Abbasi, 2014). Nos estudos de Andersson (2001) e Ueberrueck (2004), a incidência de perfuração foi em média cerca de 8, 12 e 20% em trimestres sucessivos.

Diagnóstico

Dor e sensibilidade abdominal persistente são os achados mais comuns. A dor no quadrante inferior direito é mais frequente, embora ela migre para cima com o deslocamento do apêndice (Mourad, 2000). Para a avaliação inicial, a imagem abdominal por ultrassonografia é razoável na suspeita de apendicite, mesmo se for para excluir uma causa obstétrica de dor (Butala, 2010). Entretanto, a *ultrassonografia de compressão graduada* é difícil devido ao deslocamento do ceco e à imposição uterina

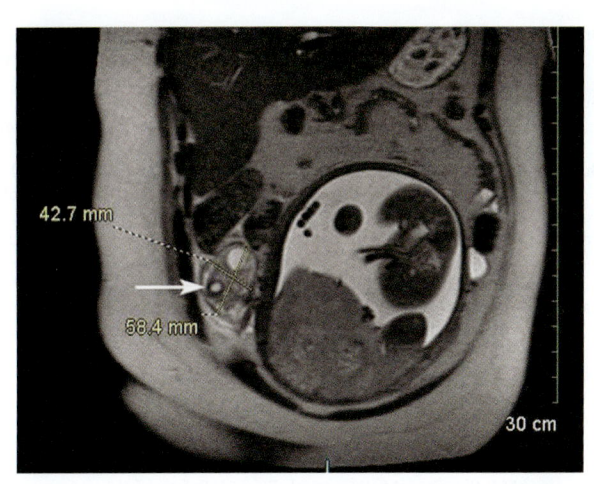

FIGURA 54-4 Ressonância magnética anteroposterior de um abscesso periapendicular em uma gravidez no segundo trimestre. O abscesso tem aproximadamente 5 × 6 cm, e o lúmen apendicular (*seta*) é visível dentro da massa do quadrante inferior direito. O útero gravídico é visto à direita dessa massa.

(Pedrosa, 2009). A *tomografia computadorizada do apêndice* é mais sensível e mais precisa do que a ultrassonografia para confirmar a suspeita de apendicite (Katz, 2012; Raman, 2008). Incidências específicas podem ser projetadas para diminuir a exposição fetal à radiação (Cap. 46, p. 907). É geralmente aceito que, quando disponível, a RM é a modalidade preferida para avaliação de suspeita de apendicite na gravidez (Fig. 54-4). A RM tem alto rendimento e precisão diagnósticos e também fornece diagnósticos alternativos (Fonseca, 2014; Theilen, 2015). Uma metanálise citou valores preditivos positivos e negativos para RM de 90 e 99,5%, respectivamente (Blumenfeld, 2011). Burke e colaboradores (2015) relataram resultados semelhantes. Com o uso de um modelo de análise de decisão, a RM e a TC foram consideradas mais custo-efetivas (Kastenberg, 2013). Isso foi verificado no estudo clínico de mais de 7.000 casos relatado por Fonseca e colaboradores (2014).

Manejo

Quando há suspeita de apendicite, o tratamento é a exploração cirúrgica imediata. Embora erros diagnósticos às vezes levem à remoção de um apêndice normal, a avaliação cirúrgica é superior à intervenção adiada e peritonite generalizada (Abbasi, 2014). Em relatos anteriores, o diagnóstico foi verificado em apenas 60 a 70% das gestantes. Como indicado anteriormente, no entanto, com TC e RM esses números melhoraram (Blumenfeld, 2011; Theilen, 2015). Ainda é importante salientar que a precisão do diagnóstico é inversamente proporcional à idade gestacional.

Atualmente, a laparoscopia com frequência é usada para tratar da suspeita de apendicite durante os primeiros dois trimestres. Em um relatório de um banco de dados sueco de quase 2.000 apendicectomias laparoscópicas, os resultados perinatais foram semelhantes aos de mais de 1.500 laparotomias abertas realizadas antes de 20 semanas de gestação (Reedy, 1997). Por outro lado, em sua revisão, Wilasrusmee e colaboradores (2012) relataram uma maior taxa de perda fetal com a laparoscopia.

Os autores de uma revisão sistemática mais recente indicam que o nível de evidência não é forte o suficiente para demonstrar uma abordagem preferida à apendicectomia. Eles admitem que a laparoscopia pode estar associada a um maior risco de abortamento (Walker, 2014). Em muitos centros, a apendicectomia laparoscópica também é realizada na maioria dos casos durante o terceiro trimestre (Donkervoort, 2011). Isso é estimulado pela Society of American Gastrointestinal and Endoscopic Surgeons (Pearl, 2017; Soper, 2011). No entanto, a maioria considera que a cirurgia laparoscópica na gravidez após 26 semanas de gestação deve ser realizada apenas pelos cirurgiões endoscópicos mais experientes (Parangi, 2007).

Antes da exploração, a terapia antimicrobiana intravenosa é iniciada, em geral com uma cefalosporina de segunda geração ou penicilina de terceira geração. A menos que haja gangrena, perfuração ou um fleimão periapendicular, a terapia antimicrobiana pode geralmente ser interrompida após a cirurgia. Sem peritonite generalizada, o prognóstico é excelente. Raramente a cesariana é indicada no momento da apendicectomia. Contrações uterinas são comuns e, embora alguns médicos recomendem agentes tocolíticos, não recomendamos. De Veciana (1994) relatou que o uso de tocolíticos aumentou substancialmente o risco de edema de permeabilidade pulmonar causado por síndrome séptica (Cap. 47, p. 917).

Tratamento antimicrobiano *versus* cirúrgico

Com base em estudos europeus, alguns pesquisadores têm defendido que muitos casos de apendicite podem ser tratados com sucesso apenas com antimicrobianos intravenosos (Flum, 2015; Joo, 2017). Atualmente, desencorajamos essa prática até que estudos apropriados tenham sido feitos com mulheres grávidas. Em um estudo, 6% das mulheres grávidas com apendicite foram tratadas clinicamente, e essas gestantes tinham riscos "consideravelmente" elevados de choque séptico, peritonite e tromboembolismo venoso em comparação com casos tratados cirurgicamente (Abbasi, 2014).

Resultados da gravidez

A apendicite aumenta a probabilidade de abortamento ou de trabalho de parto pré-termo, especialmente na ocorrência de peritonite. Em dois estudos, o trabalho de parto espontâneo após 23 semanas prosseguiu com frequência maior após a cirurgia para apendicite comparado com a cirurgia para outras indicações (Cohen-Kerem, 2005; Mazze, 1991). Em um estudo, a taxa de morte fetal foi de 22% se a cirurgia fosse realizada após 23 semanas de gestação. Dois grandes estudos populacionais confirmam os resultados adversos da apendicite na gravidez. Nos registros do California Inpatient File, em 3.133 gestantes submetidas à cirurgia para suspeita de apendicite, a taxa de perda fetal foi de 23% e ela dobrou – 6 *versus* 11% – com a doença simples *versus* complicada (McGory, 2007). Um estudo nacional de Taiwan descobriu que os riscos de baixo peso ao nascer e parto pré-termo aumentaram 1,5 a 2 vezes quando os resultados em 908 mulheres com apendicite aguda foram comparados com os dos controles (Wei, 2012).

As complicações em longo prazo não foram comuns. O possível elo entre sepse e lesão neurológica neonatal não foi verificado (Mays, 1995). Por fim, a apendicite durante a gravidez não parece estar associada a infertilidade subsequente (Viktrup, 1998).

REFERÊNCIAS

Abbasi N, Patenaude V, Abenhaim HA: Management and outcomes of acute appendicitis in pregnancy—population-based study of over 7000 cases. BJOG 121(12): 1509, 2014

Akcakaya A, Koc B, Adas G, et al: The use of ERCP during pregnancy: is it safe and effective? Hepatogastroenterology 61(130):296, 2014

Alaniz V, Liss J, Metz TD, et al: Cannabinoid hyperemesis syndrome: a cause of refractory nausea and vomiting in pregnancy. Obstet Gynecol 125(6):1484, 2015

Albayrak M, Karatas A, Demiraran Y, et al: Ghrelin, acylated ghrelin, leptin, and PYY-3 levels in hyperemesis gravidarum. J Matern Fetal Neonatal Med 26(9):866, 2013

Al Maksoud AM, Barsoum AK, Moneer MM: Sigmoid volvulus during pregnancy: a rare non-obstetric complication. Report of a case and review of the literature. Int J Surg Case Rep 17:51, 2015

Alstead EM, Nelson-Piercy C: Inflammatory bowel disease in pregnancy. Gut 52:159, 2003

Al-Sunaidi M, Tulandi T: Adhesion-related bowel obstruction after hysterectomy for benign conditions. Obstet Gynecol 108:1162, 2006

American College of Obstetricians and Gynecologists: Nausea and vomiting of pregnancy. Practice Bulletin No. 153, September 2015

Ananthakrishnan AN, Zadvornova Y, Naik AS, et al: Impact of pregnancy on health-related quality of life of patients with inflammatory bowel disease. J Dig Dis 13(9):472, 2012

Andersson RE, Lambe M: Incidence of appendicitis during pregnancy. Int J Epidemiol 30:1281, 2001

Andolf E, Thorsell M, Käkkén K: Cesarean delivery and risk for postoperative adhesions and intestinal obstruction: a nested case-control study of the Swedish Medical Birth Registry. Am J Obstet Gynecol 203(4):406, 2010

Andrews KH, Bracero LA: Cannabinoid hyperemesis syndrome during pregnancy: a case report. J Reprod Med 60(9–10):430, 2015

Aouthmany A, Horattas MC: Ileal pouch perforation in pregnancy: report of a case and review of the literature. Dis Colon Rectum 47:243, 2004

Bade K, Omundsen M: Caecal volvulus: a rare cause of intestinal obstruction in pregnancy. ANZ J Surg 84(4):298, 2014

Baer JL, Reis RA, Arens RA: Appendicitis in pregnancy with changes in position and axis of normal appendix in pregnancy. JAMA 98:1359, 1932

Bailit JL: Hyperemesis gravidarum: epidemiologic findings from a large cohort. Am J Obstet Gynecol 193:811, 2005

Bartels SA, D'Hoore A, Cuesta MA, et al: Significantly increased pregnancy rates after laparoscopic restorative proctocolectomy: a cross-sectional study. Ann Surg 256(6):1045, 2012

Benson BC, Guinto RE, Parks JR: Primary hyperparathyroidism mimicking hyperemesis gravidarum. Hawaii J Med Public Health 72(1):11, 2013

Beyer-Berjot L, Maggiori L, Birnbaum D, et al: A total laparoscopic approach reduces the infertility rate after ileal pouch-anal anastomosis: a 2-center study. Ann Surg 258(2):275, 2013

Biertho L, Sebajang H, Bamehriz F, et al: Effect of pregnancy on effectiveness of laparoscopic Nissen fundoplication. Surg Endosc 20:385, 2006

Bistrian BR, Driscoll DF: Enteral and parenteral nutrition therapy. In Longo DL, Fauci AS, Kasper DL, et al (eds): Harrison's Principles of Internal Medicine, 18th ed. New York, McGraw-Hill Education, 2012, p 612

Biswas S, Gray KD, Cotton BA: Intestinal obstruction in pregnancy: a case of small bowel volvulus and review of the literature. Am Surg 72:1218, 2006

Blumenfeld YJ, Wong AE, Jafari A, et al: MR imaging in cases of antenatal suspected appendicitis—a meta-analysis. J Matern Fetal Neonatal Med 24(3):485, 2011

Bokslag A, Jebbink J, De Wit L, et al: Intussusception during pregnancy after laparoscopic Roux-en-Y gastric bypass. BMJ Case Rep, November 18, 2014

Bolin M, Akerud H, Cnattingius S, et al: Hyperemesis gravidarum and risks of placental dysfunction disorders: a population-based cohort study. BJOG 120(5):541, 2013

Bortoli A, Pedersen N, Duricova D, et al: Pregnancy outcome in inflammatory bowel disease: prospective European case-control ECCO-Epicom study, 2003–2006. Aliment Pharmacol Ther 34(7):724, 2011

Bosman WM, Veger HT, Hedeman Joosten PP, et al: Ileocaecal intussusception due to submucosal lipoma in a pregnant woman. BMJ Case Rep 2014: pii:bcr2013203110, 2014

Boyd HA, Basit S, Harpsoe MC, et al: Inflammatory bowel disease and risk of adverse pregnancy outcomes. PLoS One 10(6):e0129567, 2015

Briggs GG, Freeman RK: Drugs in Pregnancy and Lactation, 10th ed. Baltimore, Williams & Wilkins, 2015

Bröms G, Granath F, Ekbom A, et al: Low risk of birth defects for infants whose mothers are treated with anti-tumor necrosis factor agents during pregnancy. Clin Gastroenterol Hepatol 14(2):234, 2016

Brygger L, Fristrup CW, Harbo FS, et al: Acute gastric incarceration from thoracic herniation in pregnancy following laparoscopic antireflux surgery. BMJ Case Rep pii: bcr2012008391, 2013

Burke LM, Bashir MR, Miller FH, et al: Magnetic resonance imaging of acute appendicitis in pregnancy: a 5-year multinstitution study. Am J Obstet Gynecol 213:693.e1, 2015

Butala P, Greenstein AJ, Sur MD, et al: Surgical management of acute right lower-quadrant pain in pregnancy: a prospective cohort study. J Am Coll Surg 211(4):491, 2010

Camilleri M, Murray JA: Diarrhea and constipation. In Kasper DL, Fauci AS, Hauser SL, et al (eds): Harrison's Principles of Internal Medicine, 19th ed. New York, McGraw-Hill Education, 2015, p 264

Cape AV, Mogensen KM, Robinson MK, et al: Peripherally inserted central catheter (PICC) complications during pregnancy. JPEN J Parenter Enteral Nutr 38(5):595, 2014

Cappell MS: Risks versus benefits of gastrointestinal endoscopy during pregnancy. Nat Rev Gastroenterol Hepatol 8(11):610, 2011

Cappell MS, Fox SR, Gorrepati N: Safety and efficacy of colonoscopy during pregnancy: an analysis of pregnancy outcome in 20 patients. J Reprod Med 55(3–4):115, 2010

Casanova MJ, Chaparro M, Doménech E, et al: Safety of thiopurines and anti-TNF-α drugs during pregnancy in patients with inflammatory bowel disease. Am J Gastroenterol 108(3):433, 2013

Cedergren M, Brynhildsen J, Josefsson A, et al: Hyperemesis gravidarum that requires hospitalization and the use of antiemetic drugs in relation to maternal body composition. Am J Obstet Gynecol 198:412.e1, 2008

Chen X, Yang X, Cheng W: Diaphragmatic tear in pregnancy induced by intractable vomiting: a case report and review of the literature. J Matern Fetal Neonatal Med 25(9):1822, 2012

Chiossi G, Neri I, Cavazzuti M, et al: Hyperemesis gravidarum complicated by Wernicke encephalopathy: background, case report, and review of the literature. Obstet Gynecol Surv 61:255, 2006

Christodoulou-Smith J, Gold JI, Romero R, et al: Posttraumatic stress symptoms following pregnancy complicated by hyperemesis gravidarum. J Matern Fetal Neonatal Med 24(11):1307, 2011

Clark DH: Peptic ulcer in women. BMJ 1:1254, 1953

Clark SM, Dutta E, Hankins GD: The outpatient management and special considerations of nausea and vomiting in pregnancy. Semin Perinatol 38(8):496, 2014

Clowse ME, Wolf DC, Förger F, et al: Pregnancy outcomes in subjects exposed to certolizumab pegol. J Rheumatol 42(12):2270, 2015

Cohen S, Harris LD: Does hiatus hernia affect competence of the gastroesophageal sphincter? N Engl J Med 284(19):1053, 1971

Cohen-Kerem R, Railton C, Oren D, et al: Pregnancy outcome following nonobstetric surgical intervention. Am J Surg 190:467, 2005

Cominelli F: Inhibition of leukocyte trafficking in inflammatory bowel disease. N Engl J Med 369(8):775, 2013

Cornish J, Wooding K, Tan E, et al: Study of sexual, urinary, and fecal function in females following restorative proctocolectomy. Inflamm Bowel Dis 18(9):1601, 2012

Cornish JA, Tan E, Teare J, et al: The effect of restorative proctocolectomy on sexual function, urinary function, fertility, pregnancy and delivery: a systematic review. Dis Colon Rectum 50:1128, 2007

Curran D, Lorenz R, Czako P: Gastric outlet obstruction at 30 weeks' gestation. Obstet Gynecol 93:851, 1999

Davis MR, Bohon CJ: Intestinal obstruction in pregnancy. Clin Obstet Gynecol 26:832, 1983

Debby A, Golan A, Sadan O, et al: Clinical utility of esophagogastroduodenoscopy in the management of recurrent and intractable vomiting in pregnancy. J Reprod Med 53:347, 2008

De Giorgio R, Knowles CH: Acute colonic pseudo-obstruction. Br J Surg 96(3):229, 2009

De Lima A, Galjart B, Wisse PH, et al: Does lower gastrointestinal endoscopy during pregnancy pose a risk for mother and child?—a systematic review. BMC Gastroenterol 15:15, 2015

Del Valle J: Peptic ulcer disease and related disorders. In: Kasper DL, Fauci AS, Hauser SL, et al (eds): Harrison's Principles of Internal Medicine, 19th ed. New York, McGraw-Hill Education, 2015, p 1911

de Veciana M, Towers CV, Major CA, et al: Pulmonary injury associated with appendicitis in pregnancy: who is at risk? Am J Obstet Gynecol 171(4):1008, 1994

Di Gangi S, Gizzo S, Patrelli TS, et al: Wernicke's encephalopathy complicating hyperemesis gravidarum: from the background to the present. J Matern Fetal Neonatal Med 25(8):1499, 2012

Diav-Citrin O, Otcheretianski-Volodarsky A, Shechtman S, et al: Pregnancy outcome following gestational exposure to TNF-alpha-inhibitors: a prospective, comparative, observational study. Reprod Toxicol 43:78, 2014

Dodds L, Fell DB, Joseph KS, et al: Outcomes of pregnancies complicated by hyperemesis gravidarum. Obstet Gynecol 107:285, 2006

Dominitz JA, Young JC, Boyko EJ: Outcomes of infants born to mothers with inflammatory bowel disease: a population-based cohort study. Am J Gastroenterol 97:641, 2002

Donkervoort SC, Boerma D: Suspicion of acute appendicitis in the third trimester of pregnancy: pros and cons of a laparoscopic procedure. JSLS 15(3):379, 2011

Dozois EJ, Wolff BG, Tremaine WJ, et al: Maternal and fetal outcome after colectomy for fulminant ulcerative colitis during pregnancy: case series and literature review. Dis Colon Rectum 49:64, 2006

Dray X, Hamzi L, Lo Dico R, et al: Endoscopic reduction of a volvulus of the sigmoid colon in a pregnancy woman. Dig Liver Dis 44(5):447, 2012

DuPont HL: Acute infectious diarrhea in immunocompetent adults. N Engl J Med 370:1532, 2014

Erkek A, Anik Ilhan G, Yidixhan B, et al: Location of the appendix at the third trimester of pregnancy: a new approach to old dilemma. J Obstet Gynaecol 35(7):688, 2015

Essilfie P, Hussain M, Stokes IM: Small bowel infarction secondary to volvulus during pregnancy: a case report. J Reprod Med 52:553, 2007

Everson GT: Gastrointestinal motility in pregnancy. Gastroenterol Clin North Am 21:751, 1992

Farouk R, Pemberton JH, Wolff BG, et al: Functional outcomes after ileal pouch–anal anastomosis for chronic ulcerative colitis. Ann Surg 231:919, 2000

Fassina G, Osculati A: Achalasia and sudden death: a case report. Forensic Sci Int 75:133, 1995

Feagins LA, Kane SV: Sexual and reproductive issues for men with inflammatory bowel disease. Am J Gastroenterol 104(3):768, 2009

Fell DB, Dodds L, Joseph KS, et al: Risk factors for hyperemesis gravidarum requiring hospital admission during pregnancy. Obstet Gynecol 107:277, 2006

Fiest TC, Foong A, Chokhavatia S: Successful balloon dilation of achalasia during pregnancy. Gastrointest Endosc 39:810, 1993

Firstenberg MS, Malangoni MA: Gastrointestinal surgery during pregnancy. Gastroenterol Clin North Am 27:73, 1998

Flick RP, Bofill JA, King JC: Pregnancy complicated by traumatic diaphragmatic rupture. A case report. J Reprod Med 44:127, 1999

Flum DR: Acute appendicitis—appendectomy or the "antibiotics first" strategy. N Engl J Med 372:1937, 2015

Fogel EL, Sherman S: ERCP for gallstone pancreatitis. N Engl J Med 370:150, 2014

Folk JJ, Leslie-Brown HF, Nosovitch JT, et al: Hyperemesis gravidarum: outcomes and complications with and without total parenteral nutrition. J Reprod Med 49:497, 2004

Fonager K, Sorensen HT, Olsen J, et al: Pregnancy outcome for women with Crohn's disease: a follow-up study based on linkage between national registries. Am J Gastroenterol 93:2426, 1998

Fonseca AL, Schuster KM, Kaplan LJ, et al: The use of magnetic resonance imaging in the diagnosis of suspected appendicitis in pregnancy: shortened length of stay without increase in hospital charges. JAMA Surg 149(7):687, 2014

Food and Drug Administration: Information for healthcare professionals: mycophenolate mofetil (marketed as CellCept) and mycophenolic acid (marketed as Myfortic), 2008. Available at: http://www.fda.gov/drugs/drugsafety/postmarketdrugsafetyinformationforpatientsandproviders/ucm124776.htm. Accessed March 28, 2016

Forsnes EV, Eggleston MK, Heaton JO: Enterovesical fistula complicating pregnancy: a case report. J Reprod Med 44:297, 1999

Friedman S, Blumberg RS: Inflammatory bowel disease. In Kasper DL, Fauci AS, Hauser SL, et al (eds): Harrison's Principles of Internal Medicine, 19th ed. New York, McGraw-Hill Education, 2015, p 1947

Getahun D, Fassett MJ, Longstreth GF, et al: Association between maternal inflammatory bowel disease and adverse perinatal outcomes. J Perinatol 34(6):435, 2014

Gilinsky NH, Muthunayagam N: Gastrointestinal endoscopy in pregnant and lactating women: emerging standard of care to guide decision-making. Obstet Gynecol Surv 61:791, 2006

Gisbert JP, Chaparro M: Safety of anti-TNF agents during pregnancy and breastfeeding in women with inflammatory bowel disease. Am J Gastroenterol 108(9):1426, 2013

Giugale LE, Young OM, Streitman DC: Iatrogenic Wernicke encephalopathy in a patient with severe hyperemesis gravidarum. Obstet Gynecol 125(5):1150, 2015

Goel B, Rani J, Huria A, et al: Perforated duodenal ulcer—a rare cause of acute abdomen in pregnancy. J Clin Diagn Res 8(9):OD03, 2014

Goldberg D, Szilagyi A, Graves L: Hyperemesis gravidarum and Helicobacter pylori infection. Obstet Gynecol 110:695, 2007

Gopal KA, Amshel AL, Shonberg IL, et al: Ostomy and pregnancy. Dis Colon Rectum 28:912, 1985

Grjibovski AM, Vikanes A, Stoltenberg C, et al: Consanguinity and the risk of hyperemesis gravidarum in Norway. Acta Obstet Gynecol Scand 87:20, 2008

Grooten IJ, Koot MH, van der Post JA, et al: Early enteral tube feeding in optimizing treatment of hyperemesis gravidarum: the Maternal and Offspring outcomes after Treatment of HyperEmesis by Refeeding (MOTHER) randomized controlled trial. Am J Clin Nutr 106:812, 2017

Guglielmi FW, Baggio-Bertinet D, Federico A, et al: Total parenteral nutrition-related gastroenterological complications. Digest Liver Dis 38:623, 2006

Gungor S, Gurates B, Aydin S, et al: Ghrelins, obestatin, nesfatin-1 and leptin levels in pregnant women with and without hyperemesis gravidarum. Clin Biochem 46(9):828, 2013

Haggar F, Pereira G, Preen D, et al: Maternal and neonatal outcomes in pregnancies following colorectal cancer. Surg Endosc 27(7):2327, 2013

Hahnloser D, Pemberton JH, Wolff BG, et al: Pregnancy and delivery before and after ileal pouch-anal anastomosis for inflammatory bowel disease: immediate and long-term consequences and outcomes. Dis Colon Rectum 47:1127, 2004

Harma M, Harma MI, Karadeniz G, et al: Idiopathic ileoileal invagination two days after cesarean section. J Obstet Gynaecol Res 37(2):160, 2011

Hée P, Viktrup L: The diagnosis of appendicitis during pregnancy and maternal and fetal outcome after appendectomy. Int J Gynaecol Obstet 65:129, 1999

Hill JB, Yost NP, Wendel GW Jr: Acute renal failure in association with severe hyperemesis gravidarum. Obstet Gynecol 100:1119, 2002

Holmgren C, Aagaard-Tillery KM, Silver RM, et al: Hyperemesis in pregnancy: an evaluation of treatment strategies with maternal and neonatal outcomes. Am J Obstet Gynecol 198:56.e1, 2008

Hooft N, Schmidt ES, Bremner RM: Achalasia in pregnancy: botulinum toxin A injection of lower esophageal sphincter. Case Rep Surg 2015:328970, 2015

Hor T, Lefevre JH, Shields C, et al: Female sexual function and fertility after ileal-anal pouch anastomosis. Int J Colorectal Dis 31(3):593, 2016

Hux C: Ostomy and pregnancy. Ostomy Wound Manage 56(1):48, 2010

Hytten FE: The alimentary system. In Hytten F, Chamberlain G (eds): Clinical Physiology in Obstetrics. London, Blackwell, 1991, p 137

Inamdar S, Berzin TM, Sejpal DV, et al: Pregnancy is a risk factor for pancreatitis after endoscopic retrograde cholangiopancreatography in a national cohort study. Clin Gastroenterol Hepatol 14:107, 2016

Joo JI, Park HC, Kim MJ, et al: Outcomes of antibiotic therapy for uncomplicated appendicitis in pregnancy. Am J Med June 9, 2017 [Epub ahead of print]

Kahrilas PJ, Hirano I: Diseases of the esophagus. In Kasper DL, Fauci AS, Hauser SL, et al (eds): Harrison's Principles of Internal Medicine, 19th ed. New York, McGraw-Hill Education, 2015, p 1900

Kappelman MD, Horvath-Puho E, Sandler RS, et al: Thromboembolic risk among Danish children and adults with inflammatory bowel diseases: a population-based nationwide study. Gut 60(7):937, 2011

Kastenberg ZJ, Hurley MP, Luan A, et al: Cost-effectiveness of preoperative imaging ultrasonography in the second or third trimester of pregnancy. Obstet Gynecol 122:821, 2013

Katz DS, Klein MA, Ganson G, et al: Imaging of abdominal pain in pregnancy. Radiol Clin North Am 50(1):149, 2012

Katz JA: Endoscopy in the pregnant patient with inflammatory bowel disease. Gastrointest Endosc Clin North Am 12:635, 2002

Kawamura Y, Kawamata K, Shinya M, et al: Vitamin K deficiency in hyperemesis gravidarum as a potential cause of fetal intracranial hemorrhage and hydrocephalus. Prenat Diagn 28:59, 2008

Khan MR, Ur Rehman S: Sigmoid volvulus in pregnancy and puerperium: a surgical and obstetric catastrophe. Report of a case and review of the world literature. World J Emerg Surg 7(1):10, 2012

Khandelwal A, Fasih N, Kielar A: Imaging of the acute abdomen in pregnancy. Radiol Clin North Am 51:1005, 2013

Kho KA: Diagnostic and operative laparoscopy. In Yeomans ER, Hoffman BL, Gilstrap LC III, et al (eds): Cunningham and Gilstrap's Operative Obstetrics, 3rd ed. New York, McGraw-Hill Education, 2016, In press

Khudyak V, Lysy J, Mankuta D: Achalasia in pregnancy. Obstet Gynecol Surv 61:207, 2006

Koren G: Treating morning sickness in the United States—changes in prescribing are needed. Am J Obstet Gynecol 211(6):602, 2014

Kurzel RB, Naunheim KS, Schwartz RA: Repair of symptomatic diaphragmatic hernia during pregnancy. Obstet Gynecol 71:869, 1988

Lane AS, Stallworth JL, Eichelberger KY, et al: Vitamin K deficiency embryopathy from hyperemesis gravidarum. Case Rep Obstet Gynecol 2015:324173, 2015

Lawson M, Kern F, Everson GT: Gastrointestinal transit time in human pregnancy: prolongation in the second and third trimesters followed by postpartum normalization. Gastroenterology 89:996, 1985

Leffler DA, Lamont JT: *Clostridium difficile* infection. N Engl J Med 372(16):1539, 2015

Lessa FC, Mu Y, Bamberg WM, et al: Burden of *Clostridium difficile* infection in the United States. N Engl J Med 372(9):825, 2015

Lichtenstein GC, Hanauer SB, Sandborn WJ, et al: Management of Crohn's disease in adults. Am J Gastroenterol 104(2):465, 2009

Ludvigsson JF, Lebwohl B, Ekbom A, et al: Outcomes of pregnancies for women undergoing endoscopy while they were pregnant: a nationwide cohort study. Gastroenterology 152:554, 2017

Lyell DJ: Adhesions and perioperative complications of repeat cesarean delivery. Am J Obstet Gynecol 205(6 Suppl):S11, 2011

Mahadevan U: Fertility and pregnancy in the patient with inflammatory bowel disease. Gut 55:1198, 2006a

Mahadevan U, Kane S: American Gastroenterological Association Institute technical review on the use of gastrointestinal medications in pregnancy. Gastroenterology 131(1):283, 2006b

Mahadevan U, Matro R: Care of the pregnant patient with inflammatory bowel disease. Obstet Gynecol 126(2):401, 2015

Malecki EA, Skagen CL, Frick TJ, et al: Ileoanal pouch inlet obstruction following cesarean section. Am J Gastroenterol 105(8):1906, 2010

Malfertheiner SF, Malfertheiner MV, Kropf S, et al: A prospective longitudinal cohort study: evolution of GERD symptoms during the course of pregnancy. BMC Gastroenterol 12:131, 2012

Matsubara S, Kuwata T, Kamozawa C, et al: Connection between hyperemesis gravidarum, jaundice or liver dysfunction, and biliary sludge. J Obstet Gynaecol Res 38(2):446, 2012

Matthews A, Haas DM, O'Mathuna DP, et al: Interventions for nausea and vomiting in early pregnancy. Cochrane Database Syst Rev Mar 3:CD007575, 2014

Mayberry JF, Atkinson M: Achalasia and pregnancy. BJOG 94:855, 1987

Mays J, Verma U, Klein S, et al: Acute appendicitis in pregnancy and the occurrence of major intraventricular hemorrhage and periventricular leukomalacia. Obstet Gynecol 86:650, 1995

Mazze RI, Källén B: Appendectomy during pregnancy: a Swedish registry study of 778 cases. Obstet Gynecol 77:835, 1991

McCarthy FP, Khashan AS, North RA, et al: A prospective cohort study investigating associations between hyperemesis gravidarum and cognitive, behavioural and emotional well-being in pregnancy. PLoS One 6(11):e27678, 2011

McCarthy FP, Murphy A, Khashan AS, et al: Day care compared with inpatient management of nausea and vomiting of pregnancy. Obstet Gynecol 124(4):743, 2014

McGory ML, Zingmond DS, Tillou A, et al: Negative appendectomy in pregnant women is associated with a substantial risk of fetal loss. J Am Coll Surg 205:534, 2007

McKenna D, Watson P, Dornan J: *Helicobacter pylori* infection and dyspepsia in pregnancy. Obstet Gynecol 102:845, 2003

McKenna DA, Meehan CP, Alhajeri AN, et al: The use of MRI to demonstrate small bowel obstruction during pregnancy. Br J Radiol 80:e11, 2007

Mehta N, Saha S, Chien EK, et al: Disorders of the gastrointestinal tract in pregnancy. In Powrie R, Greene M, Camann W (eds): de Swiet's Medical Disorders in Obstetric Practice, 5th ed. New Jersey, Wiley-Blackwell, 2010, p 256

Meyerson S, Holtz T, Ehrinpresis M, et al: Small bowel obstruction in pregnancy. Am J Gastroenterol 90:299, 1995

Miller JP: Inflammatory bowel disease in pregnancy: a review. J R Soc Med 79:221, 1986

Modigliani RM: Gastrointestinal and pancreatic disease. In Barron WM, Lindheimer MD, Davison JM (eds): Medical Disorders of Pregnancy, 3rd ed. St. Louis, Mosby, 2000, p 316

Mourad J, Elliott JP, Erickson L, et al: Appendicitis in pregnancy: new information that contradicts long-held clinical beliefs. Am J Obstet Gynecol 185:1027, 2000

Mozaffari S, Abdolghaffari AH, Nikfar S, et al: Pregnancy outcomes in women with inflammatory bowel disease following exposure to thiopurines and antitumor necrosis factor drugs: a systematic review with meta-analysis. Hum Exp Toxicol 35(5):445, 2015

Mullin PM, Ching C, Schoenberg R, et al: Risk factors, treatments, and outcomes associated with prolonged hyperemesis gravidarum. J Matern Fetal Neonatal Med 25(6):632, 2012

Niebyl JR: Nausea and vomiting in pregnancy. N Engl J Med 363(16):1544, 2010

Norgård B, Hundborg HH, Jacobsen BA, et al: Disease activity in pregnant women with Crohn's disease and birth outcomes: a regional Danish cohort study. Am J Gastroenterol 102:1947, 2007

Novacek G, Weltermann A, Sobala A, et al: Inflammatory bowel disease is a risk factor for recurrent venous thromboembolism. Gastroenterology 139(3):779, 2010

Nwoko R, Plecas D, Garovic VD: Acute kidney injury in the pregnant patient. Clin Nephrol 78(6):478, 2012

O'Grady NP, Alexander M, Burns L: Guidelines for prevention of intravascular catheter-related infections. Clin Infect Dis 52(9):e162 2011

Ogura JM, Francois KE, Perlow JH, et al: Complications associated with peripherally inserted central catheter use during pregnancy. Am J Obstet Gynecol 188:1223, 2003

Oliveira LG, Capp SM, You WB, et al: Ondansetron compared with doxylamine and pyridoxine for treatment of nausea in pregnancy. Obstet Gynecol 124(4):735, 2014

O'Mahony S: Endoscopy in pregnancy. Best Pract Res Clin Gastroenterol 21:893, 2007

Ooi BS, Remzi FH, Fazio VW: Turnbull-blowhole colostomy for toxic ulcerative colitis in pregnancy: report of two cases. Dis Colon Rectum 46:111, 2003

Oron G, Yogev Y, Shkolnik S, et al: Inflammatory bowel disease: risk factors for adverse pregnancy outcome and the impact of maternal weight gain. J Matern Fetal Neonatal Med 25(112):2256, 2012

Oto A, Ernst R, Ghulmiyyah L, et al: The role of MR cholangiopancreatography in the evaluation of pregnant patients with acute pancreaticobiliary disease. Br J Radiol 82(976):279, 2009

Palacios-Marqués A, Delgado-Garcia S, Martín-Bayón T, et al: Wernicke's encephalopathy induced by hyperemesis gravidarum. BMJ Case Rep June 8, 2012

Parangi S, Levine D, Henry A, et al: Surgical gastrointestinal disorders during pregnancy. Am J Surg 193:223, 2007

Paranyuk Y, Levin G, Figueroa R: Candida septicemia in a pregnant woman with hyperemesis receiving parenteral nutrition. Obstet Gynecol 107:535, 2006

Pasternak B, Svanström M, Henrik A: Ondansetron in pregnancy and risk of adverse fetal outcomes. N Engl J Med 368:814, 2013

Pates JA, Avendanio TC, Zaretsky MV, et al: The appendix in pregnancy: confirming historical observations with a contemporary modality. Obstet Gynecol 114(4):805, 2009

Pearl JP, Price RR, Tonkin AE, et al: SAGES guidelines for the use of laparoscopy during pregnancy. Surg Endosc 31(10):3767, 2017

Pedrosa I, Lafornara M, Pandharipande PV, et al: Pregnant patients suspected of having acute appendicitis: effect of MR imaging on negative laparotomy rate and appendiceal perforation rate. Radiology 250(3):749, 2009

Peled Y, Melamed N, Hiersch L, et al: The impact of total parenteral nutrition support on pregnancy outcome in women with hyperemesis gravidarum. J Matern Fetal Neonatal Med 27(11):1146, 2014

Perdue PW, Johnson HW Jr, Stafford PW: Intestinal obstruction complicating pregnancy. Am J Surg 164:384, 1992

Podolsky DK: Inflammatory bowel disease. N Engl J Med 347(6):417, 2002

Porter H, Seeho S: Obstructed ileostomy in the third trimester of pregnancy due to compression from the gravid uterus: diagnosis and management. BMJ Case Rep August 19, 2014

Poursharif B, Korst LM, Macgibbon KW, et al: Elective pregnancy termination in a large cohort of women with hyperemesis gravidarum. Contraception 76:451, 2007

Prefontaine E, Sutherland LR, Macdonald JK, et al: Azathioprine or 6-mercaptopurine for maintenance of remission in Crohn's disease. Cochrane Database Syst Rev 1:CD000067, 2009

Raman SS, Osuagwu FC, Kadell B, et al: Effect of CE on false positive diagnosis of appendicitis and perforation. N Engl J Med 358:972, 2008

Ravid A, Richard CS, Spencer LM, et al: Pregnancy, delivery, and pouch function after ileal pouch-anal anastomosis for ulcerative colitis. Dis Colon Rectum 45:1283, 2002

Rawlings C: Management of postcaesarian Ogilvie's syndrome and their subsequent outcomes. Aust N Z J Obstet Gynaecol 50(6):573, 2010

Reddy D, Murphy SJ, Kane SV, et al: Relapses of inflammatory bowel disease during pregnancy: in-hospital management and birth outcomes. Am J Gastroenterol 103:1203, 2008

Reedy MB, Kallen B, Kuehl TJ: Laparoscopy during pregnancy: a study of five fetal outcome parameters with use of the Swedish Health Registry. Am J Obstet Gynecol 177:673, 1997

Reeves M, Frizelle F, Wakeman C, et al: Acute colonic pseudo-obstruction in pregnancy. ANZ J Surg 85(10):728, 2015

Rigler LG, Eneboe JB: Incidence of hiatus hernia in pregnant women and its significance. J Thorac Surg 4:262, 1935

Riis L, Vind I, Politi P, et al: Does pregnancy change the disease course? A study in a European cohort of patients with inflammatory bowel disease. Am J Gastroenterol 101:1539, 2006

Rocha-Castro J, Kronbauer K, Dalle J, et al: Characteristics of bacterial acute diarrhea among women. Int J Gynaecol Obstet 132(3):302, 2016

Russo-Stieglitz KE, Levine AB, Wagner BA, et al: Pregnancy outcome in patients requiring parenteral nutrition. J Matern Fetal Med 8:164, 1999

Saha S, Loranger D, Pricolo V, et al: Geeding jejunostomy for the treatment of severe hyperemesis gravidarum: a case series. J Parenter Enteral Nutr 33(5):529, 2009

Sakai M, Yoneda S, Sasaki Y, et al: Maternal total parenteral nutrition and fetal subdural hematoma. Obstet Gynecol 101:1142, 2003

Satin AJ, Twickler D, Gilstrap LC: Esophageal achalasia in late pregnancy. Obstet Gynecol 79:812, 1992

Savas N: Gastrointestinal endoscopy in pregnancy. World J Gastroenterol 20(41):15241, 2014

Schiff MA, Reed SD, Daling JR: The sex ratio of pregnancies complicated by hospitalisation for hyperemesis gravidarum. BJOG 111:27, 2004

Schrag SP, Sharma R, Jaik NP, et al: Complications related to percutaneous endoscopic gastrostomy (PEG) tubes: a comprehensive clinical review. J Gastrointest Liver Dis 16:407, 2007

Schwentner L, Wulff C, Kreienberg R, et al: Exacerbation of a maternal hiatus hernia in early pregnancy presenting with symptoms of hyperemesis gravidarum: case report and review of the literature. Arch Gynecol Obstet 283(3):409, 2011

Selitsky T, Chandra P, Schiavello HJ: Wernicke's encephalopathy with hyperemesis and ketoacidosis. Obstet Gynecol 107:486, 2006

Serra AE, Fong A, Chung H: A gut-wrenching feeling: pregnancy complicated by massive ventral hernia with bowel obstruction. Am J Obstet Gynecol 211(1):79, 2014

Sharifah H, Naidu A, Vimal K: Diaphragmatic hernia: an unusual cause of postpartum collapse. BJOG 110:701, 2003

Shui LH, Rafi J, Corder A, et al: Mid-gut volvulus and mesenteric vessel thrombosis in pregnancy: case report and literature review. Arch Gynecol Obstet 283 (Suppl 1):39, 2011

Siddiqui U, Denise-Proctor D: Flexible sigmoidoscopy and colonoscopy during pregnancy. Gastrointest Endosc Clin North Am 16:59, 2006

Singh S, Nadgir A, Bryan RM: Post-cesarean section acute colonic pseudo--obstruction with spontaneous perforation. Int J Gynaecol Obstet 89:144, 2005

Song LM, Topazian M: Gastrointestinal endoscopy. In Kasper DL, Fauci AS, Hauser SL, et al (eds): Harrison's Principles of Internal Medicine, 19th ed. New York, McGraw-Hill Education, 2015, p 1947

Soper NJ: SAGES' guidelines for diagnosis, treatment, and use of laparoscopy for surgical problems during pregnancy. Surg Endosc 25:3477, 2011

Spiliopoulos D, Spiliopoulos M, Awala A: Esophageal achalasia: an uncommon complication during pregnancy treated conservatively. Case Rep Obstet Gynecol 2013(639698):1, 2013

Stephansson O, Larsson H, Pedersen L, et al: Crohn's disease is a risk factor for preterm birth. Clin Gastroenterol Hepatol 8(6):509, 2010

Stern MD, Kopylov U, Ben-Horin S, et al: Magnetic resonance enterography in pregnant women with Crohn's disease: case series and literature review. BMC Gastroenterol 14:146, 2014

Stokke G, Gjelsvik BL, Flaatten KT, et al: Hyperemesis gravidarum, nutritional treatment by nasogastric tube feeding: a 10-year retrospective cohort study. Acta Obstet Gynecol Scand 94(4):359, 2015

Storch I, Barkin JS: Contraindications to capsule endoscopy: do any still exist? Gastrointest Endosc Clin North Am 16:329, 2006

Suerbaum S, Michetti P: *Helicobacter pylori* infection. N Engl J Med 347:1175, 2002

Sun S, Qiu X, Zhou J: Clinical analysis of 65 cases of hyperemesis gravidarum with gestational transient thyrotoxicosis. J Obstet Gynaecol Res 40 (6):1567, 2014

Swallow BL, Lindow SW, Masson EA, et al: Psychological health in early pregnancy: relationship with nausea and vomiting. J Obstet Gynaecol 24:28, 2004

Swartzlander TK, Carlan SJ, Locksmith G, et al: Sonographic confirmation of the correct placement of a nasoenteral tube in a woman with hyperemesis gravidarum: case report. J Clin Ultrasound 41(Suppl 1):18, 2013

Takahashi K, Funayama Y, Fukushima K, et al: Pregnancy and delivery in patients with enterostomy due to anorectal complications from Crohn's disease. Int J Colorectal Dis 22:313, 2007

Tan PC, Jacob R, Quek KF, et al: The fetal sex ratio and metabolic, biochemical, haematological and clinical indicators of severity of hyperemesis gravidarum. BJOG 113:733, 2006

Tan PC, Norazilah MJ, Omar SZ: Dextrose saline compared with normal saline rehydration of hyperemesis gravidarum: a randomized controlled trial. Obstet Gynecol 121(2 Pt1):291, 2013

Theilen LH, Mellnick VM, Longman RE, et al: Utility of magnetic resonance imaging for suspected appendicitis in pregnant women. Am J Obstet Gynecol 12(3):345, 2015

Torquati A, Lutfi R, Khaitan L, et al: Heller myotomy vs Heller myotomy plus Dor fundoplication: cost-utility analysis of a randomized trial. Surg Endosc 20:389, 2006

Torres J, Boyapati RK, Kennedy NA, et al: Systematic review of effects of withdrawal of immunomodulators or biologic agents from patients with inflammatory bowel disease. Gastroenterology 149(7):1716, 2015

Trogstad LI, Stoltenberg C, Magnus P, et al: Recurrence risk in hyperemesis gravidarum. BJOG 112:1641, 2005

Tung CS, Zighelboim I, Gardner MO: Acute colonic pseudoobstruction complicating twin pregnancy. J Reprod Med 53:52, 2008

Turcotte S, Dubé S, Beauchamp G: Peripherally inserted central venous catheters are not superior to central venous catheters in the acute care of surgical patients on the ward. World J Surg 30:1603, 2006

Ueberrueck T, Koch A, Meyer L, et al: Ninety-four appendectomies for suspected acute appendicitis during pregnancy. World J Surg 28:508, 2004

Unal A, Sayherman SE, Ozel L, et al: Acute abdomen in pregnancy requiring surgical management: a 20-case series. Eur J Obstet Gynecol Reprod Biol 159(1):87, 2011

Vaknin Z, Halperin R, Schneider D, et al: Hyperemesis gravidarum and nonspecific abnormal EEG findings. J Reprod Med 51:623, 2006

Vandraas KF, Vikanes AV, Vangen S, et al: Hyperemesis gravidarum and birth outcomes-a population-based cohort study of 2.2 million births in the Norwegian Birth Registry. BJOG 120(13):1654, 2013

Veenendaal MV, van Abeelen AF, Painter RC, et al: Consequences of hyperemesis gravidarum for offspring: a systematic review and meta-analysis. BJOG 118(11):1302, 2011

Verberg MF, Gillott JD, Fardan NA, et al: Hyperemesis gravidarum, a literature review. Hum Reprod Update 11:527, 2005

Vikanes AV, Stoer NC, Magnus P, et al: Hyperemesis gravidarum and pregnancy outcomes in the Norwegian mother and child cohort—a cohort study. BMC Pregnancy Childbirth 13:169, 2013

Viktrup L, Hée P: Fertility and long-term complications four to nine years after appendectomy during pregnancy. Acta Obstet Gynecol Scand 77:746, 1998

Wald A: Constipation, diarrhea, and symptomatic hemorrhoids during pregnancy. Gastroenterol Clin North Am 32:309, 2003

Walker HG, Al Samaraee A, Mills SJ, et al: Laparoscopic appendicectomy in pregnancy: a systematic review of the published evidence. Int J Surg 12(11):1235, 2014

Wax JR, Pinette MG, Cartin A: Roux-en-Y gastric bypass-associated bowel obstruction complicating pregnancy—an obstetrician's map to the clinical minefield. Am J Obstet Gynecol 208(4):265, 2013

Wei PL, Keller JJ, Liang HH, et al: Acute appendicitis and adverse pregnancy outcomes: a nationwide population-based study. J Gastrointest Surg 16(6):1204, 2012

Weyermann M, Brenner H, Adler G, et al: *Helicobacter pylori* infection and the occurrence and severity of gastrointestinal symptoms during pregnancy. Am J Obstet Gynecol 189:526, 2003

Wilasrusmee CSukrat B, McEvoy M, et al: Systematic review and meta-analysis of safety laparoscopic versus open appendectomy for suspected appendicitis in pregnancy. Br J Surg 99(11):1470, 2012

Woolfson K, Cohen Z, McLeod RS: Crohn's disease and pregnancy. Dis Colon Rectum 33:869, 1990

Yost NP, McIntire DD, Wians FH Jr, et al: A randomized, placebo-controlled trial of corticosteroids for hyperemesis due to pregnancy. Obstet Gynecol 102:1250, 2003

Zara G, Codemo V, Palmieri A, et al: Neurological complications in hyperemesis gravidarum. Neurol Sci 33(1):133, 2012

CAPÍTULO 55

Distúrbios hepáticos, pancreáticos e biliares

COLESTASE INTRA-HEPÁTICA DA GRAVIDEZ 1059
FÍGADO GORDUROSO AGUDO DA GRAVIDEZ. 1060
HEPATITE VIRAL 1062
DOENÇA HEPÁTICA GORDUROSA NÃO ALCOÓLICA 1067
CIRROSE 1067
HEPATOTOXICIDADE POR *OVERDOSE* DE
PARACETAMOL. 1068
ADENOMA HEPÁTICO 1069
DISTÚRBIOS DA VESÍCULA BILIAR 1069
DISTÚRBIOS PANCREÁTICOS 1070

Em comparação, a gravidez é raramente complicada pela icterícia. Muito embora, na maioria dos casos, a icterícia se resolva sem tratamento, não se deve arriscar um prognóstico muito favorável, pois, à vezes, a condição pode apresentar o sintoma inicial de atrofia amarela aguda do fígado.
—J. Whitridge Williams (1903)

Embora Williams mencione apenas a metamorfose gordurosa hepática aguda, na prática, os distúrbios do fígado, da vesícula biliar e do pâncreas juntos constituem uma lista desafiadora de complicações que podem surgir na gravidez. Algumas decorrem de condições preexistentes e outras são únicas da gestação. As relações de vários desses distúrbios com a gravidez podem ser fascinantes, intrigantes e desafiadoras.

DISTÚRBIOS HEPÁTICOS

Geralmente, as doenças hepáticas que complicam a gravidez são divididas em três categorias gerais. A primeira inclui aquelas especificamente relacionadas à gravidez que se resolvem de maneira espontânea ou após o parto. Exemplos são colestase intra-hepática e fígado gorduroso agudo, ambos discutidos nas próximas seções. Além disso, a disfunção hepática da hiperêmese gravídica pode envolver o fígado. Hiperbilirrubinemia leve com níveis séricos elevados de transaminase é observada em até metade das mulheres afetadas que precisam de hospitalização. Contudo, esses níveis raramente excedem 200 U/L (Tab. 55-1). A biópsia do fígado pode mostrar alterações gordurosas mínimas. A hiperêmese gravídica é abordada em detalhes no Capítulo 54 (p. 1043). Outra complicação nessa primeira categoria é o dano hepatocelular com pré-eclâmpsia – a *síndrome HELLP* –, caracterizada por hemólise, níveis séricos elevados de enzimas hepáticas e baixa contagem de plaquetas. Essas alterações são discutidas em detalhes no Capítulo 40 (p. 721).

A segunda categoria envolve distúrbios hepáticos agudos que coincidem com a gravidez, como a hepatite viral aguda. A terceira categoria inclui doenças hepáticas crônicas que antecedem a gravidez, como hepatite crônica, cirrose ou varizes esofágicas.

É importante ressaltar que várias alterações fisiológicas induzidas pela gravidez normal induzem manifestações clínicas e laboratoriais significativas relacionadas ao fígado (Cap. 4, p. 68, e Apêndice, p. 1257). Os achados como fosfatase alcalina sérica aumentada, eritema palmar e angioma aracneiforme, que podem sugerir doença no fígado, são comuns durante a gravidez normal. O metabolismo também é afetado, devido à expressão alterada do sistema do citocromo P450. Essa alteração é mediada por níveis mais altos de estrogênio, progesterona e outros hormônios da gravidez. Por exemplo, a expressão hepática de CYP1A2 diminui, enquanto a de CYP2D6 e CYP3A4

Distúrbios hepáticos, pancreáticos e biliares **1059**

TABELA 55-1 Achados clínicos e laboratoriais de doenças hepáticas agudas na gravidez

Doença	Início na gravidez	Achados clínicos	Hepáticos		Renal	Hematologia e coagulação					
			AST (U/L)	Bili (mg/dL)	Cr (mg/dL)	Ht	Plaq	Fib	DD	TP	Hemólise
Hiperêmese	Precoce	N e V graves	NL-300	NL-4	↑	↑↑	NL	NL	NL	NL	Não
Colestase	Tardio	Prurido, icterícia	NL-200	1-5	NL	NL	NL	NL	NL	NL	Não
Fígado gorduroso	Tardio	N e V moderados, ± HTN, insuficiência renal	200-800	4-10	↑↑↑	↑↑↑	↓↓	↓↓↓	↑	↑↑	↑↑↑
Pré-eclâmpsia	Meio a tardio	C, HTN	NL-300	1-4	↑	↑	↓↓	NL	↑	NL	↑-↑↑
Hepatite	Variável	Icterícia	2.000+	5-20	NL	↑	↓	NL	NL	↑	Não

↑, níveis aumentados; ↓, níveis diminuídos; AST, aspartato-aminotransferase; Bili, bilirrubina; Cr, creatinina; DD, D-dímeros; Fib, fibrinogênio; C, cefaleia; Ht, hematócrito; HTN, hipertensão; N e V, náuseas e vômitos; NL, normal; Plaq, plaquetas; TP, tempo de protrombina.

aumenta. É importante salientar que as enzimas do citocromo são expressas em muitos órgãos além do fígado, mais notavelmente na placenta. O efeito global é complexo e provavelmente influenciado pela idade gestacional e órgão de expressão (Isoherranen, 2013). Apesar dessas mudanças funcionais, não existem mudanças histológicas hepáticas maiores induzidas pela gravidez normal.

■ Colestase intra-hepática da gravidez

Essa condição, também denominada icterícia recorrente da gravidez, hepatose colestática e icterícia gravídica, é caracterizada por prurido, icterícia, ou ambos. Pode ser mais comum em gestações múltiplas, e há uma significativa influência genética (Lausman, 2008; Webb, 2014). Em função disso, sua incidência varia conforme a população. Por exemplo, a colestase não é frequente na América do Norte, com uma incidência geral aproximando-se de 1 caso em 500 a 1.000 gestações. Porém, a taxa se aproxima de 5,6% entre as mulheres latinas em Los Angeles (Lee, 2006). Historicamente, as mulheres indígenas do Chile e da Bolívia também têm uma incidência relativamente alta. Por razões desconhecidas, essa incidência diminuiu desde a década de 1970 e agora é inferior a 2% (Reyes, 2016). Em outros países, por exemplo, Suécia, China e Israel, a incidência varia de 0,25 a 1,5% (Glantz, 2004; Luo, 2015; Sheiner, 2006).

Patogênese

A causa da colestase obstétrica não é clara, mas alterações em vários níveis de esteroides sexuais estão implicadas. No entanto, a pesquisa atual enfoca as inúmeras mutações nos muitos genes que controlam os sistemas de transporte hepatocelular. Exemplos incluem mutações do gene *ABCB4*, que codifica a proteína 3 de resistência a múltiplos fármacos (MDR3) associada à *colestase intra-hepática familiar progressiva*, e erros do gene *ABCB11*, que codifica uma bomba de exportação de sal biliar (Anzivino, 2013; Dixon, 2014). Outros produtos genéticos em potencial são o receptor farnesoide X e a ATPase de transporte codificada por *ATP8B1* (Abu-Hayyeh, 2016; Davit-Spraul, 2012). Alguns fármacos que diminuem de maneira semelhante o transporte canalicular dos ácidos biliares agravam o distúrbio. Encontramos icterícia colestática impressionante em gestantes em uso de azatioprina após transplante renal.

Qualquer que seja a causa incitante, os ácidos biliares são completamente liberados e acumulam-se no plasma. A hiperbilirrubinemia resulta da retenção do pigmento conjugado, mas as concentrações de plasma total raramente excedem 4 a 5 mg/dL. Os níveis de fosfatase alcalina estão, em geral, mais elevados do que na gravidez normal. Os níveis séricos da transaminase são de normal a moderadamente elevados, mas raramente excedem 250 U/L (ver Tab. 55-1). A biópsia do fígado mostra colestase leve com *plugs* biliares nos hepatócitos e canalículos das regiões centrolobulares, mas sem inflamação ou necrose. Essas mudanças desaparecem após o parto, mas muitas vezes retornam em gestações subsequentes ou com contraceptivos que contenham estrogênios.

Apresentação clínica

O prurido se desenvolve no final da gravidez, embora ele ocasionalmente se manifeste mais cedo. Os sintomas constitucionais estão ausentes, e o prurido generalizado mostra predileção pelas solas dos pés. As alterações na pele são limitadas a escoriações por coceira. Os testes bioquímicos podem ser anormais na apresentação, mas o prurido pode preceder os achados laboratoriais em várias semanas. Cerca de 10% das mulheres desenvolvem icterícia.

Com as enzimas do fígado normais, o diagnóstico diferencial de prurido inclui outros distúrbios de pele (Tab. 62-1, p. 1185). Não é provável que os achados resultem de doença hepática pré-eclâmpsia se não houver elevação da pressão arterial ou proteinúria. A ultrassonografia pode ser indicada para excluir a colelitíase e a obstrução biliar. Além disso, a *hepatite viral aguda* é um diagnóstico improvável por causa dos níveis séricos de transaminase em geral baixos vistos na colestase. Por outro lado, a *hepatite C crônica* está associada a um risco significativamente aumentado de colestase, que pode chegar a 20 vezes entre as mulheres que têm teste positivo para RNA de hepatite C (Marschall, 2013).

Manejo

O prurido pode ser problemático e resulta dos sais biliares séricos elevados. Os *anti-histamínicos* e *emolientes tópicos* podem fornecer algum alívio. Embora a colestiramina tenha sido relatada como efetiva, esse componente também diminui a absorção de vitaminas lipossolúveis, o que pode ocasionar deficiência de vitamina K.

Coagulopatia fetal com hemorragia intracraniana subsequente e natimortalidade foram relatadas (Matos, 1997; Sadler, 1995).

Uma metanálise recente sugere que o *ácido ursodesoxicólico* alivia o prurido, reduz os níveis de ácido biliar e enzimas séricas e pode reduzir certas complicações neonatais. Estas incluem nascimento pré-termo, sofrimento fetal, síndrome da disfunção respiratória e admissão em unidade de terapia intensiva neonatal (UTIN) (Bacq, 2012). Kondrackiene e colaboradores (2005) atribuíram randomicamente 84 mulheres sintomáticas para receber ácido ursodesoxicólico (8-10 mg/kg/dia) ou colestiramina. Eles relataram alívio superior com o ácido ursodesoxicólico, 67 *versus* 19%, respectivamente. Glantz e colaboradores (2005) encontraram benefícios superiores nas mulheres randomicamente designadas para o ácido ursodesoxicólico *versus* dexametasona. O American College of Obstetricians and Gynecologists (2015) concluiu que o ácido ursodesoxicólico alivia o prurido e melhora os desfechos fetais, embora a evidência para o último não seja convincente.

Desfechos da gravidez

A maioria dos relatos iniciais descrevem um excesso de desfechos adversos de gravidez em mulheres com icterícia colestática. Entretanto, dados reunidos durante as duas últimas décadas são ambíguos em relação ao aumento nas taxas de mortalidade perinatal e se a vigilância fetal é preventiva. Vários estudos também ilustram isso. Em uma avaliação de 693 mulheres suecas, as taxas de mortalidade perinatal aumentaram levemente, mas apenas em mães com doença grave (Glantz, 2004). Sheiner e colaboradores (2006) não descreveram diferenças nos resultados perinatais em 376 gestações afetadas comparadas com sua população obstétrica global. No entanto, as taxas de indução do trabalho parto e cesariana em mulheres afetadas aumentaram significativamente. Lee e colaboradores (2009) descreveram dois casos de morte fetal súbita não previstos por testes sem estresse. Em outro estudo de 101 mulheres afetadas, nenhum feto a termo morreu, mas 87% das mulheres foram submetidas à indução do trabalho de parto, principalmente para evitar resultados adversos (Rook, 2012). No entanto, complicações neonatais se desenvolveram em um terço das gestações, particularmente disfunção respiratória, sofrimento fetal e líquido amniótico tinto de mecônio. Esses problemas foram observados com mais frequência naquelas com níveis mais altos de ácido biliar total. Herrera e colaboradores (2017) relataram resultados semelhantes. Por fim, Wikström Shemer e colaboradores (2013) relataram resultados em 5.477 mulheres com colestase de um banco de dados de 1.213.668 nascimentos. Eles descreveram novas associações de colestase com pré-eclâmpsia e diabetes gestacional. Embora os neonatos tivessem maior probabilidade de apresentar um índice de Apgar em 5 minutos baixo e de serem grandes para a idade gestacional, não houve aumento no risco de natimortalidade. Acreditava-se que isso refletisse maiores taxas de indução do parto e parto pré-termo. Assim, a essa altura, muitos já haviam recomendado a indução precoce do trabalho de parto para evitar um natimorto. Refletindo esse fato, no Parkland Hospital, alguns especialistas de medicina materno-fetal oferecem indução em 38 semanas, enquanto outros sugerem 39 semanas.

Como discutido, algumas evidências sustentam que altos níveis séricos de ácidos biliares podem contribuir para a morte fetal. Os ácidos biliares normalmente permanecem < 10 μmol/L durante a gravidez normal (Egan, 2012). Níveis elevados foram associados à passagem de mecônio e natimortalidade. Por exemplo, no estudo anterior de 693 mulheres suecas, os natimortos foram limitados a mulheres com níveis de ácido biliar > 40 μmol/L (Glantz, 2004). Dados mais recentes indicam que resultados adversos estão associados a níveis ainda mais altos de ácido biliar. Por exemplo, Brouwers e colaboradores (2015) relataram altas taxas de parto pré-termo espontâneo (19%), líquido amniótico tinto de mecônio (48%) e morte perinatal (10%) com níveis de ácidos biliares > 100 μmol/L, apesar de manejo ativo levando ao adiantamento do parto. Kawakita e colaboradores (2015) encontraram uma ligação de natimortos semelhante. Em particular, entre 233 mulheres acompanhadas com colestase na gravidez, houve quatro natimortos, todos entre mulheres com níveis de ácido biliar > 100 μmol/L. Gao e colaboradores (2014) relacionaram ácidos biliares e disfunção cardíaca. Especificamente, em uma preparação *ex vivo* de miócitos cardíacos, o ácido cólico reduziu as taxas de batimento cardíaco de maneira dependente da dose enquanto aumentava os níveis intracelulares de cálcio. Curiosamente, estudos mostraram prolongamentos no intervalo PR durante a ecocardiografia fetal entre mulheres afetadas (Rodríguez, 2016; Strehlow, 2010).

■ Fígado gorduroso agudo da gravidez

A causa mais frequente de insuficiência hepática aguda durante a gravidez é o fígado gorduroso agudo, também chamado *metamorfose adiposa aguda* ou *atrofia amarela aguda*. O fígado gorduroso é caracterizado pelo acúmulo de gordura microvesicular que literalmente "entope" a função hepatocítica normal (Fig. 55-1). Grosseiramente, o fígado fica pequeno, mole, amarelado e gorduroso. Em sua pior forma, a incidência se aproxima de 1 em 10.000 gestações (Nelson, 2013). O fígado gorduroso recorrente na gravidez subsequente é raro, mas alguns casos foram descritos (Usta, 1994).

Etiopatogênese

Embora muito se tenha aprendido sobre esse distúrbio, a interpretação dos dados conflitantes tem levado a observações incompletas, porém interessantes. Por exemplo, alguns, se não a maioria, dos casos de fígado gorduroso materno estão associados a anormalidades mitocondriais recessivamente herdadas

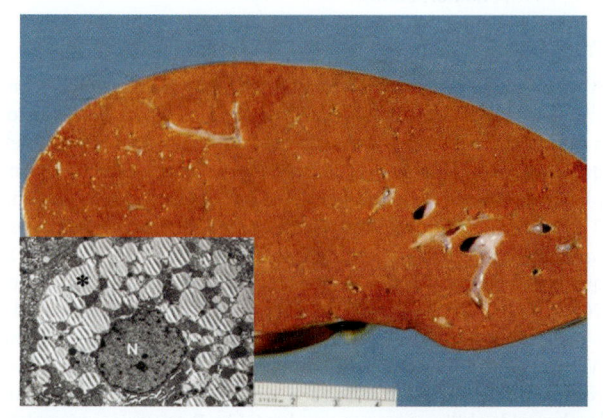

FIGURA 55-1 Fígado gorduroso agudo da gravidez. Secção do fígado de uma mulher que teve morte proveniente de aspiração e insuficiência respiratória. O fígado tem uma aparência amarela oleosa, que estava presente por toda a amostra. Detalhe: fotomicrografia eletrônica de um hepatócito inchado contendo inúmeras gotículas gordurosas microvesiculares (*). Os núcleos (*N*) permanecem centralizados dentro da célula, diferentemente do caso de depósito de gordura macrovesicular. (Usada com permissão de Dr. Don Wheeler.)

de oxidação de ácido graxo. Esses casos são semelhantes àqueles em crianças com síndromes como a de Reye. Uma série de mutações foi descrita para o complexo mitocondrial trifuncional da proteína enzima que catalisa a última etapa da via oxidativa. As mais comuns são mutações *G1528C* e *E474Q* do gene no cromossomo 2 que codifica a 3-hidroxiacil-CoA-desidrogenase de cadeia longa, conhecida como LCHAD. Existem outras mutações para a acil-CoA-desidrogenase de cadeia média, MCAD, bem como para a deficiência de carnitina-palmitoiltransferase 1 (CPT1) (Santos, 2007; Ylitalo, 2005).

Sims e colaboradores (1995) observaram que algumas crianças com deficiência de LCHAD *homozigóticas* com síndromes como a de Reye tinham mães *heterozigóticas* com fígado gorduroso. Isso também foi observado em mulheres com um feto heterozigótico composto. Embora alguns médicos concluam que *apenas* as mães com deficiência de LCHAD heterozigóticas correm risco quando seu feto é homozigoto, isso nem sempre se aplica (Baskin, 2010).

Há uma associação controversa entre defeitos enzimáticos da β-oxidação dos ácidos graxos e pré-eclâmpsia grave, especialmente em mulheres com síndrome HELLP (Cap. 40, p. 721). A maioria dessas observações deriva de um estudo retrospectivo de mães de um filho que mais tarde desenvolveu a síndrome de Reye. Por exemplo, um estudo de caso-controle comparou 50 mães de crianças com um defeito de oxidação de ácidos graxos e 1.250 mães de bebês-controle pareados (Browning, 2006). Durante a gravidez, 16% das mães com uma criança afetada desenvolveram problemas hepáticos quando comparadas com apenas 0,9% das mulheres-controle. Os problemas incluíam síndrome HELLP em 12% e fígado gorduroso em 4%. Apesar dessas descobertas, os achados clínicos, bioquímicos e histopatológicos são suficientemente desiguais para sugerir que a pré-eclâmpsia grave, com ou sem síndrome HELLP, e o fígado gorduroso são síndromes distintas (American College of Obstetricians and Gynecologists, 2015; Sibai, 2007).

Achados clínicos

O fígado gorduroso agudo quase sempre se manifesta no final da gravidez. Nelson e colaboradores (2013) descreveram 51 mulheres afetadas no Parkland Hospital com idade gestacional média de 37 semanas (variação de 31,7-40,9). Quase 20% nasceram com 34 semanas de gestação ou menos. Dessas 51 mulheres, 41% eram nulíparas e 66% carregavam um feto do sexo masculino. A partir de outros dados, entre 10 e 20% dos casos são em mulheres com uma gestação múltipla (Fesenmeier, 2005; Vigil-De Gracia, 2011).

O fígado gorduroso possui um espectro clínico de gravidade. Nos piores casos, os sintomas em geral se desenvolvem durante vários dias. Náuseas e vômitos persistentes são as principais queixas, e existem variados graus de mal-estar, anorexia, dor epigástrica e icterícia progressiva. Talvez 50% das mulheres afetadas tenham hipertensão, proteinúria e edema, isolados ou em combinação – sinais sugestivos de pré-eclâmpsia. Conforme mostrado nas Tabelas 55-1 e 55-2, graus de disfunção hepática moderada a grave são manifestos por hipofibrinogenemia, hipoalbuminemia, hipocolesterolemia e tempos de coagulação prolongados. Os níveis de bilirrubina sérica são em geral < 10 mg/dL, e os níveis de transaminase sérica são modestamente elevados e em geral < 1.000 U/L.

Em quase todos os casos graves, uma profunda ativação da célula endotelial com extravasamento capilar causa hemoconcentração, síndrome hepatorrenal, ascite e, às vezes, edema pulmonar por aumento da permeabilidade capilar (Bernal, 2013). Com a hemoconcentração grave, a perfusão uteroplacentária é reduzida, e isso, junto com a acidose materna, pode causar morte fetal mesmo antes da apresentação para o tratamento. Tanto a acidemia materna quanto a fetal estão associadas a uma alta incidência de dano fetal e a uma taxa de cesariana proporcionalmente alta.

A hemólise pode ser grave e evidenciada por leucocitose, glóbulos vermelhos nucleados, trombocitopenia leve a moderada e níveis séricos elevados de lactato-desidrogenase (LDH). Devido à hemoconcentração, contudo, o hematócrito com frequência está dentro da variação normal. O esfregaço de sangue periférico demonstra equinocitose, e acredita-se que a hemólise provenha dos efeitos da hipocolesterolemia nas membranas eritrocitárias (Cunningham, 1985).

O grau de disfunção de coagulação também varia e pode ser grave e com risco de vida, em especial se for realizado parto operatório. A coagulopatia é causada pela síntese diminuída de pró-coagulantes hepáticos, embora algumas evidências apoiem o aumento de consumo pela coagulopatia intravascular disseminada. Como mostrado na Tabela 55-2, a hipofibrinogenemia às vezes é profunda. Das 51 mulheres com fígado gorduroso atendidas no Parkland Hospital, quase um terço apresentava um nível plasmático de fibrinogênio < 100 mg/dL (Nelson, 2014). As elevações modestas no nível dos D-dímeros séricos ou dos níveis dos produtos da degradação da fibrina indicam um elemento de coagulopatia de consumo. Embora geralmente modesta, ocasionalmente a trombocitopenia é significativa (ver Tab. 55-2). Novamente, entre o grupo do Parkland Hospital, 20% tinham contagens de plaquetas < 100.000/µL e 10% tinham contagens de plaquetas < 50.000/µL (Nelson, 2014).

TABELA 55-2 Achados laboratoriais em 215 mulheres com fígado gorduroso agudo da gravidez

		Maioria dos valores laboratoriais anormais média ± 1 DP (variação)[a]			
Série	Número	Fibrinogênio (mg/dL)	Plaquetas (10^3/µL)	Creatinina (mg/dL)	AST (U/L)
Pereira (1997)	32	NR	123 (26-262)	2,7 (1,1-8,4)	99 (25-911)
Fesenmeier (2005)	16	NR	88 (22-226)	3,3 (0,5-8,6)	692 (122-3.195)
Vigil-De Gracia (2011)	35	136 ± 80	86	–	280 ± 236
Nelson (2013)	51	147 ± 96 (27-400)	99 ± 68 (9-385)	2,0 ± 0,8 (0,7-5,0)	449 ± 375 (53-2.245)
Xiong (2015)	25	NR	82 (16-242)	2,4 (0,8-5,9)	385 (10-2.144)
Zhang (2016)	56	246 ± 186	145 ± 75	1,4 ± 0,9	260 ± 237
Média estimada	215	140	102	2,5	330

[a] Os valores de fibrinogênio e plaquetas listados refletem o nadir para cada paciente, enquanto os valores de creatinina e AST refletem os valores de pico para cada paciente.
AST, aspartato-transaminase; DP, desvio-padrão; NR, não realizado.

Várias técnicas de imagem do fígado foram usadas para confirmar o diagnóstico, mas nenhuma é particularmente confiável. Especificamente, Castro e colaboradores (1996) relataram pouca sensibilidade com a ultrassonografia (3 de 11 pacientes), com tomografia computadorizada (TC) (5 de 10) e ressonância magnética (RM) (nenhuma de 5). De maneira similar, em uma avaliação prospectiva dos critérios de Swansea propostos por Ch'ng e colaboradores (2002), apenas 25% das mulheres apresentaram achados de ultrassonografia clássicos que incluem ascite materna ou uma aparência hepática ecogênica (Knight, 2008). As nossas experiências são semelhantes (Nelson, 2013).

A síndrome em geral continua a piorar após o diagnóstico. A hipoglicemia é comum, e a encefalopatia hepática evidente, coagulopatia grave e algum grau de insuficiência renal se desenvolvem em aproximadamente 50% das mulheres. Felizmente, o parto interrompe a deterioração da função do fígado.

Encontramos uma série de mulheres com uma *forma frustra* desse distúrbio. O envolvimento clínico é relativamente menor, e as aberrações laboratoriais, em geral apenas hemólise e nível de fibrinogênio plasmático diminuído, evidenciam o problema. Assim, o espectro do envolvimento do fígado varia de casos mais leves, que passam despercebidos ou são atribuídos à pré-eclâmpsia, até insuficiência hepática sintomática com encefalopatia.

Manejo

Medidas de suporte intensivo e um bom cuidado obstétrico são fundamentais. Em alguns casos, o feto já pode estar morto quando o diagnóstico é feito, e a escolha de via do parto é menos problemática. Muitos fetos vivos toleram mal o trabalho de parto. Como a procrastinação significativa na realização do parto pode aumentar os riscos materno e fetal, preferimos uma tentativa de indução de trabalho de parto com vigilância fetal rigorosa. Embora alguns profissionais recomendem a cesariana para apressar a cura hepática, isso aumenta o risco materno quando a coagulopatia é grave. Todavia, a cesariana é comum e as taxas se aproximam de 90%. As transfusões com sangue total ou com concentrado de hemácias junto com plasma fresco congelado, crioprecipitado e plaquetas são em geral necessárias se a cirurgia for feita ou se as lacerações obstétricas complicarem o parto vaginal (Cap. 41, p. 788).

A disfunção hepática se resolve no pós-parto. Ela em geral se normaliza em 1 semana; nesse intervalo de tempo, o suporte médico intensivo pode ser necessário. Duas condições associadas podem ser observadas nesse período. Talvez um quarto das mulheres tenham evidência de *diabetes insípido transitório*. Ele se origina presumivelmente das elevadas concentrações de vasopressinas causadas pela produção hepática diminuída de sua enzima de inativação. Por fim, a *pancreatite aguda* se desenvolve em aproximadamente 20%.

Com cuidado de suporte, a recuperação em geral é completa. As mortes maternas são causadas por sepse, hemorragia, aspiração, insuficiência renal, pancreatite e hemorragia digestiva. Duas mulheres morreram na série do Parkland Hospital. Uma foi uma mulher com encefalopatia que aspirou antes da intubação durante a transferência para os nossos cuidados. A outra foi uma mulher com insuficiência hepática massiva e hipotensão não responsiva (Nelson, 2013). Em alguns centros, outras medidas incluíam plasmaférese e até mesmo transplante de fígado (Fesenmeier, 2005; Franco, 2000; Martin, 2008).

Desfechos maternos e perinatais

Embora as taxas de mortalidade materna com o fígado gorduroso da gravidez tenham, no passado, se aproximado de 75%, a perspectiva contemporânea é muito melhor. A partir de sua revisão, Sibai (2007) cita um uma taxa média de mortalidade de 7%. Ele também cita uma taxa de parto pré-termo de 70% e de mortalidade perinatal de 15%, a qual, no passado, era de quase 90%. No Parkland Hospital, as taxas de mortalidade materna e perinatal durante as últimas quatro décadas foram de 4 e 12%, respectivamente (Nelson, 2013).

■ Hepatite viral aguda

Embora a maioria das síndromes de hepatite viral seja assintomática, durante os últimos 30 anos as infecções sintomáticas agudas se tornaram ainda menos comuns nos Estados Unidos (Daniels, 2009). Existem no mínimo cinco tipos distintos de hepatite viral: A (HAV), B (HBV), D (HDV) causada pelo agente delta associado à hepatite B, C (HCV) e E (HEV). A apresentação clínica é similar em todas e, embora os próprios vírus não sejam hepatotóxicos, a resposta imunológica a eles causa necrose hepatocelular (Dienstag, 2015a,b).

Infecções agudas são, em sua maioria, subclínicas e *anictéricas*. Quando clinicamente aparentes, náuseas, vômitos, dor de cabeça e indisposição podem preceder a icterícia em 1 a 2 semanas. A febre baixa é mais comum com a hepatite A. Na ocasião do desenvolvimento da icterícia, os sintomas geralmente estão melhorando. Os níveis séricos de transaminase variam, e seus picos não correspondem à gravidade da doença (ver Tab. 55-1). Os níveis máximos que variam de 400 a 4.000 U/L são, em geral, atingidos quando a icterícia se desenvolve. Os valores de bilirrubina sérica normalmente continuam a subir, apesar da queda dos níveis séricos de transaminase, e atingem um pico de 5 a 20 mg/dL.

Qualquer evidência de doença grave justifica hospitalização imediata. Essas evidências incluem náusea e vômito persistentes, tempo de protrombina prolongado, nível de albumina sérica baixo, hipoglicemia, nível elevado de bilirrubina sérica ou sintomas no sistema nervoso central. Na maioria dos casos, no entanto, a recuperação clínica e bioquímica é completa dentro de 1 a 2 meses em todos os casos de hepatite A, na maioria dos casos de hepatite B, mas em apenas uma pequena proporção dos casos de hepatite C.

Quando as pacientes são hospitalizadas, suas fezes, secreções, comadres e outros artigos em contato com o trato intestinal devem ser manuseados com luvas. Precauções adicionais, como a colocação de duas luvas durante o parto e os procedimentos cirúrgicos, são recomendadas. Devido à exposição significativa da equipe de cuidado de saúde à hepatite B, o Centers for Disease Control and Prevention (CDC) (2016a) recomenda a vacinação ativa e passiva, conforme descrito adiante. Não há vacina para a hepatite C, então as recomendações são apenas para supervisão sérica após a exposição.

A hepatite aguda tem uma taxa de fatalidade de 0,1%. Em pacientes doentes o suficiente a ponto de serem hospitalizadas, ela pode atingir 1%. A maioria dos casos fatais é decorrente de *necrose hepática fulminante*, que, no final da gravidez, pode assemelhar-se a fígado gorduroso agudo. Nesses casos, a encefalopatia hepática é a apresentação normal e a taxa de mortalidade é de 80%. Cerca de metade das pacientes com doença fulminante têm infecção por hepatite B, e a coinfecção com o agente delta é comum.

■ Hepatite viral crônica

O CDC (2016b) estimou que mais de 4 milhões de americanos estavam vivendo com hepatite viral crônica. Embora a maioria das pessoas cronicamente infectadas seja assintomática, aproximadamente 20% desenvolvem cirrose em 10 a 20 anos (Dienstag, 2015b). Quando presentes, os sintomas são inespecíficos e geralmente incluem fadiga. Em alguns pacientes, cirrose com insuficiência hepática ou sangramento de varizes podem ser os achados presentes. De fato, a hepatite viral crônica assintomática como um grupo permanece a principal causa de câncer hepático e a razão mais frequente para transplante de fígado.

A hepatite viral crônica é geralmente diagnosticada sorologicamente (Tab. 55-3). Com os testes bioquímicos persistentemente anormais, a biópsia do fígado em geral revela inflamação ativa, necrose contínua e fibrose, que podem levar à cirrose. A hepatite crônica é classificada pela causa; pelo grau, definido pela atividade histológica; e pelo estágio, que é o grau de progressão (Dienstag, 2015b).

A maioria das mulheres jovens com hepatite viral crônica é assintomática ou tem apenas doença hepática leve. Nas mulheres assintomáticas soropositivas, geralmente não há problemas com a gravidez. Com a hepatite crônica ativa *sintomática*, o desfecho da gravidez depende principalmente da gravidade da doença e da fibrose, e, em especial, se há hipertensão portal. As poucas mulheres de que cuidamos tiveram bom resultado, mas seu prognóstico em longo prazo não é bom. Por conseguinte, elas devem ser aconselhadas sobre um possível transplante de fígado, bem como sobre abortamento e opções de esterilização.

■ Hepatite A

A vacinação reduziu a incidência de hepatite em 95% desde 1995. Em 2014, a taxa era de 0,4 por 100.000 indivíduos (Centers for Disease Control and Prevention, 2016b). Esse picornavírus de RNA de 27 nm é transmitido pela via fecal-oral, em geral pela ingestão de alimento ou água contaminada. O período de incubação é de aproximadamente 4 semanas. Os indivíduos excretam o vírus em suas fezes e, durante um período relativamente breve de viremia, seu sangue também é infeccioso. Sinais e sintomas são muitas vezes inespecíficos e geralmente leves, mesmo que a icterícia se desenvolva na maioria dos pacientes. Os sintomas geralmente duram menos de 2 meses, embora 10 a 15% dos pacientes possam permanecer sintomáticos ou tenham uma recidiva por até 6 meses (Dienstag, 2015a). Testes sorológicos iniciais identificam o anticorpo IgM anti-HAV, que pode persistir durante vários meses. Durante a convalescença, o anticorpo IgG predomina, e ele persiste e fornece imunidade subsequente. Não há estágio crônico da hepatite A.

O tratamento da hepatite A na gestação inclui uma dieta balanceada com diminuição da atividade física. As mulheres com doenças menos graves podem ser tratadas ambulatorialmente. Nos países desenvolvidos, os efeitos da hepatite A sobre os desfechos da gravidez não são graves (American College of Obstetricians and Gynecologists, 2015, 2016). Ambas as taxas de mortalidade perinatal e materna, contudo, aumentam substancialmente nos países com poucos recursos. O vírus da hepatite A não é teratogênico, e a transmissão para o feto é insignificante. As taxas de parto pré-termo podem ser aumentadas, e a colestase neonatal foi relatada (Urganci, 2003). Embora o RNA da hepatite A tenha sido isolado no leite materno, não há registros de casos de hepatite A neonatal secundários à amamentação (Daudi, 2012).

Preventivamente, a vacinação durante a infância com a vacina viral para hepatite com formalina inativa tem eficácia de mais de 90%. A vacinação contra o HAV é recomendada pelo American College of Obstetricians and Gynecologists (2016) e pelo Advisory Committee on Immunization (Kim, 2015a) para adultos de alto risco. Essa categoria inclui populações com riscos comportamentais e ocupacionais e viajantes para países de alto risco. Esses países estão listados no "livro amarelo" do CDC (2016c) *Health Information for International Travel*, disponível no *site* do CDC. A imunização passiva para a mulher grávida recentemente exposta por um contato pessoal ou sexual íntimo com uma pessoa com hepatite A é fornecida por uma dose de 0,02 mL/kg de imunoglobulina (Kim, 2015a). Victor e colaboradores (2007) relataram que uma dose única da vacina contra HAV administrada na dose habitual dentro de 2 semanas após o contato com uma pessoa afetada era tão efetiva quanto a imunoglobulina sérica para prevenir a hepatite A. Em ambos os grupos, o HAV se desenvolveu em 3 a 4%.

■ Hepatite B

Esse vírus de DNA de fita dupla é encontrado em todo o mundo. Ele é endêmico na África, na Ásia Central e no sudeste asiático, na China, na Europa Oriental e no Oriente Médio, e em determinadas áreas da América do Sul, onde as taxas de prevalência alcançam 5 a 20%. A Organização Mundial de Saúde (OMS) (World Health Organization, 2009) estima que mais de 2 bilhões de pessoas no mundo todo estejam infectadas com HBV, e dessas, 370 milhões têm infecção crônica. O CDC (2016b) estimou cerca de 18.100 casos de hepatite B aguda nos Estados Unidos em 2014. Isso é um declínio substancial desde a introdução da vacinação na década de 1980.

TABELA 55-3 Abordagem diagnóstica simplificada a pacientes com hepatite

Diagnóstico	Teste sorológico			
	HBsAg	IgM anti-HAV	IgM anti-HBc	Anti-HCV
Hepatite A aguda	–	+	–	–
Hepatite B aguda	+	–	+	–
Hepatite B crônica	+	–	–	–
Hepatite A aguda com B crônica	+	+	–	–
Hepatites A e B aguda	+	+	+	–
Hepatite C aguda	–	–	–	+

HAV, vírus da hepatite A; HBc, *core* da hepatite B; HBsAg, antígeno de superfície da hepatite B; HCV, vírus da hepatite C.
Compilada de Centers for Disease Control and Prevention, 2016b; Dienstag, 2015a.

O vírus da hepatite B é transmitido via exposição ao sangue ou a fluidos corporais de indivíduos infectados. Nos países endêmicos, a transmissão vertical – isto é, da mãe para o feto ou recém-nascido – é responsável por pelo menos 35 a 50% das infecções por HBV crônica. Nos países de baixa predominância, como os Estados Unidos, que têm uma incidência < 2%, o modo mais frequente de transmissão da HBV é por transmissão sexual ou pelo compartilhamento de agulhas contaminadas. O HBV pode ser transmitido em qualquer líquido do corpo, mas a exposição a uma grande carga viral sérica é o modo mais eficiente de transmissão.

A hepatite B aguda se desenvolve após um período de incubação de 30 a 180 dias, com uma média de 8 a 12 semanas. Pelo menos metade das infecções iniciais por HBV são assintomáticas. Se houver sintomas, eles geralmente serão leves e incluem anorexia, náusea, vômito, febre, dor abdominal e icterícia. O HBV agudo responde por metade dos casos de hepatite fulminante. A resolução completa dos sintomas ocorre em 3 a 4 meses em mais de 90% dos pacientes.

A Figura 55-2 detalha a sequência de vários antígenos e anticorpos de HBV na infecção aguda. O primeiro marcador sorológico a ser detectado é o antígeno de superfície da hepatite B (HBsAg), muitas vezes precedendo o aumento nos níveis de transaminase. À medida que o HBsAg desaparece, os anticorpos para o antígeno de superfície se desenvolvem (anti-HBs), tornando completa a resolução da doença. O antígeno do *core* da hepatite B é um antígeno intracelular e não detectável no soro. Contudo, o anti-HBc é detectável em semanas a partir do aparecimento do HBsAg. O antígeno e da hepatite B (HBsAg) está presente durante os momentos de replicação viral alta e muitas vezes se correlaciona com o DNA do HBV detectável. Após a hepatite aguda, cerca de 90% dos adultos se recuperam por completo. Os 10% que permanecem cronicamente infectados são considerados portadores de hepatite B crônica.

A infecção crônica do HBV com frequência é assintomática, mas pode ser clinicamente sugerida por anorexia persistente, perda de peso, fadiga e hepatoesplenomegalia. As manifestações extra-hepáticas podem incluir artrite, vasculite generalizada, glomerulonefrite, pericardite, miocardite, mielite transversa e neuropatia periférica. Um fator de risco para que a doença se torne crônica é a idade de aquisição – mais de 90% em recém-nascidos, 50% em crianças jovens e menos de 10% em adultos imunocomprometidos. Outro fator de risco é o estado de imunocomprometimento, como aquele da infecção pelo vírus da imunodeficiência humana (HIV), receptores de transplante ou indivíduos que recebem quimioterapia. As pessoas cronicamente infectadas podem ser portadoras assintomáticas ou ter doença crônica com ou sem cirrose. Os pacientes com doença crônica têm positividade sérica para HBsAg persistente. Os pacientes com evidência de alta replicação viral – DNA do HBV com ou sem HBeAg – têm a mais alta probabilidade de desenvolver cirrose e carcinoma hepatocelular. A OMS considera a hepatite B como estando apenas atrás do tabaco entre os cancerígenos humanos. O DNA do HBV foi considerado como a melhor correlação de lesão hepática e risco de progressão da doença.

Gravidez e hepatite B

A infecção por hepatite B não é uma causa de morbidade e mortalidade excessiva. Ela é muitas vezes assintomática e encontrada apenas no rastreamento pré-natal de rotina (Stewart, 2013). Uma revisão de dados da National Inpatient Sample relatou um modesto aumento nas taxas de parto pré-termo em mães HBV-positivo, mas nenhum efeito sobre a restrição de crescimento fetal ou nas taxas de pré-eclâmpsia (Reddick, 2011). Outros mostraram resultados similares (Chen, 2015). A infecção viral transplacentária é incomum, e Towers e colaboradores (2001) relataram que o DNA viral é raramente encontrado no líquido amniótico ou no sangue do cordão. Curiosamente, o DNA do HBV foi encontrado nos ovários de mulheres grávidas HIV-positivo, embora isso possa não ser um fator significativo na transmissão perinatal (Jin, 2016b). Os níveis mais altos de DNA do HBV foram encontrados em mulheres que transmitiram o vírus a seus fetos (Dunkelberg, 2015; Society for Maternal-Fetal Medicine, 2016).

Na ausência de imunoprofilaxia para HBV, 10 a 20% das mulheres positivas para HBsAg transmitiram a infecção viral para seus bebês. Essa taxa aumenta para quase 90% se a mãe for HBsAg e HBsAg-positivo. A imunoprofilaxia e a vacina para hepatite B administrada a bebês nascidos de mães infectadas pelo HBV diminuíram drasticamente a transmissão e preveniram cerca de 90% das infecções (Smith, 2012). No entanto, as mulheres com altas cargas virais de HBV, 10^6 a 10^8 cópias/mL, ou aquelas que são HBsAg-positivo ainda têm uma taxa de transmissão vertical de aproximadamente 10%, independentemente da imunoprofilaxia (Yi, 2016).

A Society for Maternal-Fetal Medicine (2016) recomenda terapia antiviral para diminuir a transmissão vertical em mulheres com maior risco devido aos altos níveis de DNA do HBV. Embora a lamivudina, um análogo do nucleosídeo citidina, reduza significativamente o risco de infecção fetal por HBV em mulheres com altas cargas virais de HBV, dados recentes indicam que a lamivudina pode ser menos eficaz no terceiro trimestre. Além disso, ela está associada ao desenvolvimento de mutações resistentes e não é mais recomendada como um agente de primeira linha. Os fármacos mais recentes incluem o análogo do nucleosídeo adenosina tenofovir e o análogo da timidina telbivudina. Ambos estão associados a um menor risco de resistência do que a lamivudina (Ayres, 2014; Yi, 2016). O tenofovir foi recomendado como agente de primeira linha durante a gravidez pela Society for

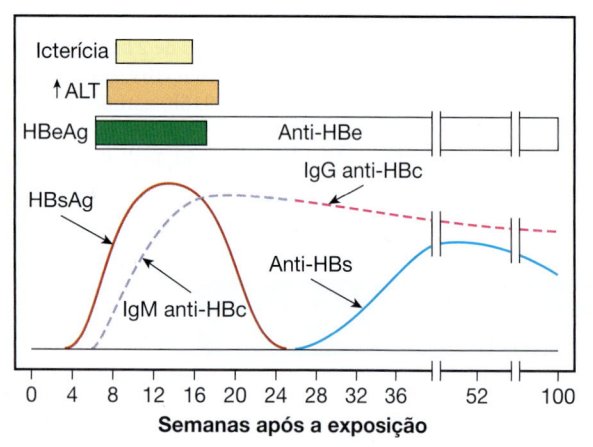

FIGURA 55-2 Sequência dos vários antígenos e anticorpos na hepatite B aguda. ALT, alanina-transaminase; anti-HBc, anticorpo contra o antígeno do *core* da hepatite B; anti-HBe, anticorpo contra o antígeno e da hepatite B; anti-HBs, anticorpo contra o antígeno de superfície da hepatite B; HBeAg, antígeno e da hepatite B; HBsAg, antígeno de superfície da hepatite B. (Reproduzida, com permissão, de Dienstag JL: Acute viral hepatitis. In Kasper DL, Fauci AS, Hauser SL, et al (eds): Harrison's Principles of Internal Medicine, 19th ed. New York, McGraw-Hill Education, 2015).

Maternal-Fetal Medicine (2016). Esses medicamentos antivirais parecem seguros na gravidez e não estão associados a taxas mais altas de malformações congênitas ou resultados obstétricos adversos (Brown, 2016). A imunoglobulina anti-hepatite B (HBIG) administrada antes do parto a mulheres que correm mais risco de transmissão também é custo-efetiva (Fan, 2016).

Os neonatos de mães soropositivas recebem HBIG logo após o nascimento, juntamente com a primeira de três doses de uma vacina recombinante de hepatite B. Hill e colaboradores (2002) aplicaram essa estratégia em 369 neonatos e reportaram que a taxa de transmissão de 2,4% não aumentou com a amamentação nos casos em que a vacinação foi concluída. Embora o vírus esteja presente no leite materno, a incidência de transmissão não é diminuída pela alimentação com fórmula (Shi, 2011). A American Academy of Pediatrics e o American College of Obstetricians and Gynecologists (2017) não consideram a infecção pelo HBV materno uma contraindicação para a amamentação.

Para mães que correm alto risco e são soronegativas, a vacina para a hepatite B pode ser dada durante a gravidez. A eficácia é semelhante àquela para adultas não grávidas, e as taxas de soroconversão global se aproximam de 95% após três doses (Stewart, 2013). O programa de vacinação tradicional de 0, 1 e 6 meses pode ser de difícil conclusão durante a gravidez, e as taxas de aceitação declinam após o parto. Sheffield e colaboradores (2011) relataram que o esquema de três doses administrado no pré-natal – inicialmente e, então, em 1 e 4 meses – resultou em taxas de soroconversão de 56, 77 e 90%, respectivamente. Esse esquema foi concluído facilmente durante o cuidado pré-natal rotineiro.

■ Hepatite D

Também chamada de *hepatite delta*, esse é um vírus de RNA defeituoso que é uma partícula híbrida com uma camada HBsAg e um *core* delta. O vírus deve coinfectar com a hepatite B simultânea ou secundariamente. Ele não pode persistir no soro por mais tempo que o vírus da hepatite B. A transmissão é similar à da hepatite B. A coinfecção crônica com hepatites B e D é mais grave e acelerada do que o HBV isolado, e até 75% das pacientes afetadas desenvolve cirrose. A infecção por HDV é detectada pela presença de anti-HDV e de DNA do HDV. A transmissão neonatal é incomum porque a vacinação neonatal para o HBV geralmente previne a hepatite delta.

■ Hepatite C

Este é um vírus de RNA de fita simples, e a transmissão ocorre via sangue e fluidos corporais, embora a transmissão sexual seja ineficiente. Até um terço das pessoas positivas para o anti-HCV não apresentam nenhum fator de risco (Dienstag, 2015b). O rastreamento para HCV é recomendado para indivíduos infectados por HIV, pessoas que usam drogas injetáveis, pacientes em hemodiálise, crianças nascidas de mães com HCV, pessoas expostas a sangue ou líquidos corporais positivos para HCV, pessoas com elevações inexplicáveis nos valores de transaminase e receptores de doação de sangue ou transplantados antes de julho de 1992. O rastreamento perinatal é recomendado em mulheres com alto risco, e, nos Estados Unidos, as taxas de soroprevalência atingem 1 a 2,4% (American College of Obstetricians and Gynecologists, 2016; Arshad, 2011). A taxa é maior em mulheres infectadas pelo HIV. Santiago-Munoz e colaboradores (2005) descobriram que 6,3% das mulheres grávidas infectadas pelo HIV no Parkland Hospital estavam coinfectadas com hepatites B ou C.

A infecção aguda por HCV é geralmente assintomática ou produz sintomas leves. Apenas 10 a 15% desenvolvem icterícia. O período de incubação varia de 15 a 160 dias, com uma média de 7 semanas. Os níveis de transaminase são episodicamente elevados durante a infecção aguda. O teste de RNA do HCV é agora preferido para o diagnóstico do HCV. Os níveis de RNA podem ser encontrados mesmo antes de elevações dos níveis de transaminase e anti-HCV. Especificamente, o anticorpo anti-HCV não é detectado por uma média de 15 semanas, e, em alguns casos, o tempo pode ser de até 1 ano (Dienstag, 2015a).

Até 80 a 90% dos pacientes com HCV aguda se tornarão cronicamente infectados. Embora a maioria permaneça assintomática, cerca de 20 a 30% avançam para cirrose em 20 a 30 anos. Os valores da aminotransferase flutuam, e os níveis de RNA do HCV variam com o tempo. A biópsia do fígado revela doença crônica e fibrose em até 50%; contudo, esses achados são quase sempre leves. Em geral, o prognóstico em longo prazo para a maioria dos pacientes é excelente.

Gravidez e hepatite C

Como esperado, a maioria das gestantes diagnosticadas com HCV tem doença crônica. Inicialmente se considerava que a infecção por HCV tinha efeitos limitados sobre a gravidez. Contudo, muitos relatos recentes observaram riscos fetais modestamente aumentados de baixo peso ao nascer, admissão em unidade de terapia intensiva neonatal (UTIN), parto pré-termo e ventilação mecânica (Berkley, 2008; Pergam, 2008; Reddick, 2011). Em algumas mulheres, esses resultados adversos podem ter sido influenciados por comportamentos de alto risco concomitantes associados à infecção por HCV.

O resultado perinatal colateral primário é a transmissão vertical da infecção pelo HCV para o feto e o recém-nascido. Isso ocorre mais em mães com viremia (Indolfi, 2014; Joshi, 2010). Airoldi e Berghella (2006) citaram uma taxa de 1 a 3% em mulheres HCV-positivas que são RNA-negativo em comparação com uma taxa de 4 a 6% naquelas RNA-positivo. Em um relato de Dublin, a taxa de transmissão vertical em 545 mulheres infectadas com HCV foi de 7,1% em mulheres RNA-positivo, comparadas com nenhuma naquelas que eram RNA-negativo (McMenamin, 2008). Alguns encontraram um risco ainda maior quando a mãe está coinfectada com HIV (Snidjewind, 2015; Tovo, 2016). Não foi relatado que procedimentos invasivos de diagnóstico pré-natal aumentam a transmissão ao feto. No entanto, Rac e Sheffield (2014) observaram que poucos estudos abordaram essa possibilidade e recomendam evitar atravessar a placenta durante a amniocentese. Cerca de dois terços dos casos de transmissões pré-natal ocorrem periparto. Genótipo do HCV, procedimentos pré-natais invasivos, amamentação e via de parto não estão associados à transmissão de mãe para filho. No entanto, os procedimentos invasivos, como monitoramento eletrônico interno da frequência cardíaca fetal, são evitados. A infecção por HCV não é uma contraindicação para a amamentação.

Nenhuma vacina está disponível para prevenção de HCV. O tratamento da infecção crônica por HCV tradicionalmente inclui alfainterferona (padrão e peguilada), isolada ou em combinação com ribavirina. Esse esquema é contraindicado na gravidez devido ao potencial teratogênico da ribavirina em animais (Joshi, 2010). A revisão inicial de 5 anos do Ribavirin Pregnancy Registry não encontrou evidência de teratogenicidade em humanos. Contudo, o registro incluiu menos da metade dos números necessários para permitir que uma afirmação conclusiva seja feita (Roberts, 2010). O desenvolvimento e o estudo de fármacos antivirais de ação direta visando o hospedeiro na década passada mostraram boas promessas para o tratamento da hepatite C crônica (Liang, 2013; Lok, 2012; Poordad, 2013). Esquemas atuais sem interferona e sem ribavirina estão sendo avaliados, embora não existam dados disponíveis para gestantes.

■ Hepatite E

Esse vírus de RNA transmitido pela água é, em geral, entericamente transmitido pelos suprimentos de água contaminados. A hepatite E é provavelmente a causa mais comum de hepatite aguda (Hoofnagle, 2012). Ela causa surtos epidêmicos em países em desenvolvimento com taxas de mortalidade e morbidade substanciais. As gestantes têm uma taxa de fatalidade mais alta que as não gestantes. Em uma metanálise de quase 4.000 indivíduos da Ásia e da África, Jin e colaboradores (2016a) relataram taxas de mortalidade materna e fetal de 21 e 34%, respectivamente. A hepatite fulminante, embora rara, é mais comum nas gestantes e contribui para o aumento das taxas de mortalidade. Uma resposta imune inata alterada à infecção inicial pela hepatite E durante a gravidez, afetando a função dos macrófagos e a sinalização de receptores do tipo Toll, pode ser um fator no desenvolvimento da hepatite fulminante (Sehgal, 2015).

Uma vacina recombinante contra HEV foi desenvolvida e licenciada na China. É > 95% efetiva por 12 meses após a vacinação. A eficácia em longo prazo é de 87%, e os títulos de proteção são mantidos por até 4,5 anos (Zhang, 2015). Dados preliminares de mulheres grávidas vacinadas inadvertidamente não mostram eventos maternos ou fetais adversos (Wu, 2012). No momento, não está claro se essa vacina licenciada na China é efetiva em outras áreas do mundo onde outros genótipos predominam. O genótipo 4 é o mais comum na China, e os tipos 2 e 3 são mais comuns nas Américas. Atualmente, não há uma vacina aprovada pela Food and Drug Administration (FDA).

A hepatite E é encontrada em todo o mundo, e, embora a maior prevalência seja no leste da Ásia, o CDC (2015) aponta o México como um país altamente endêmico. As taxas de soroprevalência variam de acordo com a idade e a geografia, mas taxas globais de soroprevalência de 10% foram relatadas. O estado de Durango tem a taxa mais alta (37%) (Fierro, 2016).

■ Hepatite G

Hepatite G é o antigo nome de um flavivírus de RNA agora conhecido como HPgV ou pegivírus humano. Essa infecção, transmitida pelo sangue, do fígado, baço, medula óssea e células mononucleares do sangue periférico na verdade não causa hepatite (Chivero, 2015). Acredita-se que infecta 750 milhões de pessoas em todo o mundo, com até o dobro disso apresentando evidências de infecção passada. Pode modular a resposta imune, particularmente durante a coinfecção pelo HIV. Atualmente, nenhum tratamento além das precauções básicas com sangue e fluidos corporais é recomendado. A transmissão vertical (para o feto/neonato) e a transmissão horizontal (para os pares) foram descritas (Trinks, 2014).

■ Hepatite autoimune

Essa é uma hepatite crônica geralmente progressiva que é importante distinguir de outras formas. A hepatite autoimune é mais comum em mulheres e coexiste com outros tipos de doenças autoimunes, particularmente doença autoimune da tireoide e síndrome de Sjögren. Os sintomas são típicos da hepatite aguda e crônica, mas 25% dos casos podem ser assintomáticos. As taxas de cirrose variam em todo o mundo, mas, nos países ocidentais, a hepatite autoimune é mais comum e é caracterizada por múltiplos anticorpos autoimunes, como fatores antinucleares (FAN) e anticorpo antimúsculo liso. A hepatite autoimune do tipo 2 tem uma prevalência ainda mais alta no sexo feminino e tipicamente uma apresentação mais agressiva. A incidência atinge um pico na infância e adolescência, antes do pico dos anos reprodutivos. O tratamento emprega corticosteroides isolados ou em combinação com azatioprina. A falha em responder a esses dois agentes é mais frequente naquelas com doença do tipo 2, e quase todas as mulheres com doença do tipo 2 requerem terapia mais intensiva e sustentada em longo prazo (Vierling, 2015). Em algumas pacientes com doença progressiva e cirrose, o carcinoma hepatocelular se desenvolve. Em geral, a hepatite autoimune – especialmente quando grave – aumenta o risco de resultados adversos da gravidez.

Westbrook e colaboradores (2012) relataram os resultados de 81 gestações em 53 mulheres. Um terço apresentou surtos, e estes foram mais comuns naquelas que não tomavam medicamentos e naquelas com doença ativa no ano anterior à concepção. As complicações materna e fetal eram mais altas entre mulheres com cirrose, em particular com respeito aos riscos de morte ou necessidade de transplante de fígado durante a gravidez ou em 12 meses de pós-parto. Em uma análise de banco de dados nacional sueca, as frequências de parto pré-termo, baixo peso ao nascer e diabetes foram maiores, mas não as de pré-eclâmpsia ou cesariana (Stokkeland, 2016). Danielsson Borssén (2016) relatou doença estável ou leve em 84% de 58 mulheres que deram à luz 100 recém-nascidos. Em quase 25% dos casos, o nascimento foi antes de 38 semanas, e um surto pós-parto se desenvolveu em um terço dos casos. A cirrose estava presente em 40%, e essas mulheres apresentaram mais complicações durante a gravidez.

■ Sobrecarga de ferro e cobre

Hepatite crônica e cirrose podem resultar de sobrecarga de ferro e cobre. A sobrecarga de ferro pode ter uma causa primária geralmente hereditária, como hemocromatose hereditária, ou ser decorrente de complicações de certas hemoglobinopatias. Muitas das mutações genéticas subjacentes à hemocromatose hereditária envolvem hepcidina e resultam em transporte de ferro desregulado (Cap. 4, p. 58). Algumas dessas mutações são mais comuns em certas populações originárias do norte da Europa (Pietrangelo, 2016; Salgia, 2015). Miocardiopatia, diabetes, doenças das articulações e alterações na pele podem coexistir com doença hepática. Os resultados da gravidez associados à sobrecarga de ferro na hemocromatose hereditária são motivados pelo grau de disfunção hepática, embora níveis mais altos de ferro possam afetar o peso ao nascimento (Dorak, 2009).

Acredita-se agora que uma forma de hemocromatose neonatal que não afeta a mãe seja aloimune, chamada de *doença hepática aloimune gestacional* (Anastasio, 2016). Nela, os autoanticorpos maternos passam para o feto e mediam a disfunção da homeostase do ferro, embora o alvo antigênico desses aloanticorpos permaneça incerto. Essa forma está associada a significativa morbimortalidade neonatal e apresenta frequente recorrência em gestações subsequentes. Nesses casos, o tratamento pré-parto com imunoglobulina intravenosa (IgIV) pode melhorar os resultados (Feldman, 2013; Roumiantsev, 2015).

A sobrecarga de cobre que causa hepatite crônica e cirrose é chamada de doença de Wilson. Essa condição sistemática também pode se manifestar com miocardiopatia, doença renal, sintomas neuropsiquiátricos e certas anormalidades endócrinas. Um anel de Kayser-Fleischer ao redor da íris é altamente específico, mas um diagnóstico suspeito geralmente requer análise genética. Mutações autossômicas recessivas do gene *ATP7B* são subjacentes a esse distúrbio. Esse gene codifica a ATPase do tipo P envolvida no transporte de cobre para a ceruloplasmina e a bile (Bandman, 2015).

Com a doença de Wilson, pode haver infertilidade, mas os resultados da gravidez entre as mulheres afetadas que concebem são influenciados pela gravidade da doença. Malik e colaboradores (2013) relataram quatro casos na gravidez e três apresentaram hipertensão gestacional ou pré-eclâmpsia associada. Os resultados maternos e neonatais foram bons, e os autores revisam a terapia de quelação com penicilamina e sulfato de zinco na gravidez. O American College of Gastroenterology afirma que poucos dados orientam qual dos vários agentes quelantes é o melhor (Tran, 2016). Entre eles estão penicilamina, zinco e trientina, e quaisquer riscos teóricos são superados pelos riscos de descontinuação da terapia, que incluem não apenas a descompensação hepática, mas também lesões na placenta e no fígado fetal. Assim, o American College of Gastroenterology recomenda que as mulheres grávidas continuem com a terapia quelante, embora uma redução de dose de 25 a 50% deva ser considerada para promover a cicatrização de feridas no caso de um parto cirúrgico. Como lembrete, os íons de cobre regulam a atividade de proteínas essenciais ao reparo de feridas.

■ Doença hepática gordurosa não alcoólica

Essa condição é frequentemente comórbida com a obesidade e é a doença hepática crônica mais comum nos Estados Unidos (Diehl, 2017). Sua forma mais grave – *esteato-hepatite não alcoólica (EHNA)* – é uma condição cada vez mais reconhecida que pode ocasionalmente progredir para cirrose hepática. A doença hepática gordurosa não alcoólica (DHGNA) é uma condição do fígado gorduroso macrovesicular que se assemelha à lesão hepática induzida pelo álcool, mas é observada sem o uso abusivo dessa substância. Obesidade, diabetes tipo 2 e hiperlipidemia – *síndrome X* – frequentemente coexistem (Cap. 48, p. 938). A hipótese atual é de que essas condições podem interagir com outros agentes etiológicos desconhecidos, causando múltiplos insultos ou "golpes" e levando à lesão hepática. Por exemplo, metade das pessoas com diabetes tipo 2 tem DHGNA, e postula-se que a resistência à insulina atua como um possível "golpe" (Buzzetti, 2016). Browning e colaboradores (2004) usaram espectroscopia por RM para determinar a prevalência de DHGNA em Dallas County e descobriram que aproximadamente um terço dos adultos eram afetados. A prevalência variou com a etnia, com 45% das hispânicas, 33% das brancas e 24% das negras sendo afetadas. A maioria das pessoas – 80% – com esteatose tinham enzimas hepáticas normais. Em um estudo de adolescentes obesos submetidos à cirurgia bariátrica, mais de um terço apresentou fígado gorduroso sem hepatite, enquanto outros 20% apresentaram EHNA limítrofe ou definitiva (Xanthakos, 2015).

A lesão hepática segue um *continuum* progressivo de DHGNA para EHNA e depois para fibrose hepática, que pode progredir para cirrose (Goh, 2016). Ainda assim, na maioria das pessoas, a doença geralmente é assintomática e é uma explicação frequente para níveis séricos elevados de transaminase encontrados em doadores de sangue e durante outros exames de rotina. Na verdade, a DHGNA é a causa dos níveis de transaminase assintomática elevados em até 90% dos casos nos quais outra doença hepática foi definitivamente excluída. Também é a causa mais comum de provas hepáticas anormais entre adultos nos Estados Unidos. Atualmente, a perda de peso, juntamente com o controle do diabetes e da dislipidemia, é o único tratamento recomendado.

A infiltração hepática gordurosa é provavelmente muito mais comum do que se imagina em gestantes obesas e diabéticas. Durante a última década, temos encontrado um crescente número de gestantes com esses distúrbios. Uma vez excluída a lesão hepática grave, isto é, o fígado gorduroso agudo da gravidez, as gestantes com infiltração hepática gordurosa não apresentam maiores taxas de resultados adversos em relação ao envolvimento hepático em comparação com gestantes de peso semelhante. No entanto, alguns dados emergentes indicam que essa condição pode predizer resultados adversos na gravidez. Em 110 gestações com DHGNA do Swedish Medical Birth e do National Patient Registries, os riscos de diabetes gestacional, pré-eclâmpsia, nascimento pré-termo e recém-nascidos de baixo peso foram duas a três vezes maiores do que nas mulheres não afetadas (Hagström, 2016). Yarrington e colaboradores (2016) relataram uma alta taxa de diabetes gestacional entre mulheres não obesas sem doença hepática, uso de álcool ou diabetes e que apresentaram níveis elevados de alanina-transaminase no primeiro trimestre. À medida que a obesidade endêmica piora, os efeitos adversos desse distúrbio hepático na gestação serão esclarecidos.

■ Cirrose

A lesão hepática crônica irreversível com fibrose extensiva e nódulos regenerativos é a via comum final para vários distúrbios. A *cirrose de Laënnec* por exposição crônica ao álcool é a causa mais comum na população geral. Mas, nas mulheres jovens, incluindo gestantes, a maioria dos casos é causada pela *cirrose pós-necrótica* proveniente de hepatite B ou C crônica. Muitos casos de *cirrose criptogênica* são agora sabidamente causados por DHGNA (Goh, 2016). As manifestações clínicas da cirrose incluem icterícia, edema, coagulopatia, anormalidades metabólicas e hipertensão portal com varizes gastresofágicas e esplenomegalia, que pode causar trombocitopenia. A incidência do tromboembolismo venoso profundo é aumentada (Søgaard, 2009). O prognóstico é ruim, e 75% têm doença progressiva levando à morte em 1 a 5 anos.

As mulheres com cirrose sintomática com frequência são inférteis. Aquelas que engravidam têm, em geral, resultados desfavoráveis. As complicações comuns incluem insuficiência hepática transitória, hemorragia varicosa, parto pré-termo, restrição do crescimento fetal e morte materna (Tan, 2008). Os resultados geralmente são piores se coexistem varizes esofágicas.

Outra complicação potencialmente fatal da cirrose surge de aneurismas da artéria esplênica associados. Até 20% das rupturas ocorrem durante a gravidez, e 70% dessas rupturas, no terceiro trimestre (Palatnik, 2017; Tan, 2008). Em uma revisão de 32 gestantes com ruptura de aneurisma, o diâmetro médio do aneurisma foi de 2,25 cm e, na metade dos casos, o diâmetro foi < 2 cm (Ha, 2009). A taxa de mortalidade materna de 22% estava provavelmente relacionada à apresentação emergente desses eventos. Parrish e colaboradores (2015) descreveram a embolização de um aneurisma de 13 × 9 mm no terceiro trimestre, levando a um abscesso esplênico e sepse 3 semanas depois.

Hipertensão portal e varizes esofágicas

Nas mulheres grávidas, aproximadamente metade dos casos de varizes esofágicas se origina de cirrose ou obstrução extra-hepática da veia porta, o que leva à hipertensão do sistema portal. Alguns casos de hipertensão extra-hepática se desenvolvem após a trombose da veia porta associada a uma das *síndromes de trombofilia* (Cap. 52, p. 1005). Outros se desenvolvem após trombose por cateterização da veia umbilical ocorrida quando a mulher era um neonato, especialmente se nascida pré-termo.

Com a resistência intra-hepática ou extra-hepática ao fluxo, as pressões da veia porta aumentam da variação normal de 5 a 10 mmHg, e os valores podem exceder 30 mmHg. A circulação colateral se desenvolve e leva o sangue portal à circulação sistêmica. O sangue é drenado para as veias gástrica, intercostal e outras veias para o sistema esofágico, onde as varizes se desenvolvem. Em geral, o sangramento é proveniente das varizes próximas à junção gastresofágica, e a hemorragia pode ser grave. O sangramento durante a gravidez proveniente das varizes ocorre em 33 até 50% das mulheres afetadas, sendo a principal causa de mortalidade materna nesse grupo (Tan, 2008).

O prognóstico materno com varizes esofágicas depende em grande parte se elas sofrem ruptura. As taxas de mortalidade são mais altas no caso de as varizes estarem associadas à cirrose em relação às que não estão – 18 vs. 2%, respectivamente. As taxas de mortalidade perinatal são altas nas mulheres com varizes e são piores no caso de a cirrose ter causado as varizes. Foram relatadas taxas aumentadas de morte neonatal, parto pré-termo, baixo peso ao nascer, pré-eclâmpsia e hemorragia pós-parto (Puljic, 2016).

O tratamento é o mesmo das pacientes não grávidas. Preventivamente, todas as pacientes com cirrose, incluindo as gestantes, devem se submeter ao rastreamento por endoscopia para identificar uma dilatação das varizes (Bacon, 2015). Os fármacos betabloqueadores, como o propranolol, são administrados para reduzir a pressão portal e, com isso, o risco de sangramento (Bissonnette, 2015; Tran, 2016).

Para o sangramento agudo e para profilaxia, a ligadura elástica endoscópica é preferida à escleroterapia, uma vez que ela evita quaisquer riscos potenciais advindos da injeção de agentes químicos escleroterapêuticos (Bissonnette, 2015; Tan, 2008). O tratamento clínico agudo para varizes hemorrágicas verificadas endoscopicamente inclui os vasoconstritores intravenosos (IV) octreotida ou somatostatina, juntamente com a bandagem endoscópica. A vasopressina é menos usada (Bacon, 2015). O *tamponamento por balão* usando um tubo de lúmen triplo colocado no esôfago e no estômago para comprimir as varizes sangrantes pode ser crucial se a endoscopia não estiver disponível. Um procedimento de radiologia intervencionista – *shunt portossistêmico intra-hepático via transjugular e "stent" (TIPSS)* – também pode controlar o sangramento proveniente das varizes gástricas que não responde a outras medidas (Bissonnette, 2015; Tan, 2008). Esse procedimento pode ser feito eletivamente em pacientes com hemorragia varicosa prévia.

Hepatotoxicidade por *overdose* de paracetamol

Esse medicamento é a causa mais comum de insuficiência hepática aguda nos Estados Unidos (Lee, 2013). O paracetamol é frequentemente usado durante a gravidez, e a *overdose* – acidental ou por tentativa de suicídio – pode levar a necrose hepatocelular e insuficiência hepática aguda (Bunchorntavakul, 2013). A necrose massiva causa uma tempestade de citocinas e disfunção de vários órgãos. Os sintomas iniciais de *overdose* são náuseas, vômitos, diaforese, indisposição e palidez. Com uma *overdose* aguda, após um período latente de 24 a 48 horas, a insuficiência hepática ocorre, e em geral começa a se resolver em 5 dias. Em um estudo prospectivo dinamarquês, apenas 35% das pacientes que foram tratadas para insuficiência hepática fulminante se recuperaram de forma espontânea antes de serem colocadas na lista de espera para transplante de fígado (Schmidt, 2007).

O antídoto é a *N-acetilcisteína*, que deve ser administrada imediatamente. Acredita-se que o fármaco aumente os níveis de glutationa, que ajudam no metabolismo do metabólito tóxico *N*-acetil-*p*-benzoquinonaimina. A necessidade de tratamento é baseada nas projeções de possíveis níveis hepatotóxicos no plasma em função do tempo da ingestão aguda. Para isso, muitos centros de controle de intoxicação usam o nomograma estabelecido por Rumack e Matthew (1975). Um nível no plasma é medido 4 horas após a ingestão e, se o nível for > 150 μg/mL, o tratamento é administrado (Smilkstein, 1988). Se as determinações no plasma não estiverem disponíveis, o tratamento empírico é administrado se a quantidade ingerida excedeu 7,5 g. Uma dose oral de 140 mg/kg de *N*-acetilcisteína é seguida por 17 doses de manutenção de 70 mg/kg, a cada 4 horas, durante 72 horas de tempo total de tratamento. Ambos os esquemas, oral e IV, igualmente eficientes, foram revistos por Hodgman e Garrard (2012). Foi relatado que o fármaco alcança concentrações terapêuticas no feto (Wiest, 2014).

Após 14 semanas de gestação, o feto possui a atividade do citocromo P450 necessária para o metabolismo do paracetamol para o metabólito tóxico. Riggs e colaboradores (1989) relataram dados de acompanhamento do Rocky Mountain Poison e Drug Center em 60 mulheres que sofreram *overdose*. A probabilidade de sobrevida materna e fetal foi melhor quando o antídoto foi administrado logo após a *overdose*. Pelo menos um feto de 33 semanas parece ter morrido como resultado direto da hepatotoxicidade 2 dias após a ingestão materna. Em outro caso, Crowell e colaboradores (2008) relataram um caso de *overdose* de paracetamol com 32 semanas de gestação. A mulher tomou 9,75 g de paracetamol aproximadamente 1,5 hora antes da admissão. Com o tratamento, a paciente sobreviveu e deu à luz um neonato a termo saudável.

Hiperplasia nodular focal

Essa lesão benigna do fígado é caracterizada, na maioria dos casos, por um acúmulo bem delineado de hepatócitos normais, porém desordenados, que circundam uma cicatriz estrelada central. Em geral, esses casos podem ser diferenciados de adenomas hepáticos por RM ou TC. Com exceção da rara situação de dor incessante, poucas vezes a cirurgia é indicada, e a maioria das mulheres permanece assintomática durante a gravidez. Em uma revisão de 20 casos na Alemanha, nenhuma mulher teve complicações relacionadas durante a gravidez (Rifai, 2013). Três mulheres mostraram um crescimento tumoral de 20%; em 10 pacientes, o tumor diminuiu de tamanho; e os 7 restantes permaneceram iguais durante a gravidez. Ramírez-Fuentes e colaboradores (2013) estudaram com RM 44 lesões em 30 mulheres. Das lesões, 80% mantiveram-se inalteradas, e a maior parte do restante diminuiu de tamanho. Eles concluíram que as mudanças de tamanho não estavam relacionadas à gravidez, ao uso de contraceptivo oral combinado (COC) ou à menopausa. Notavelmente, essa lesão não é uma contraindicação aos contraceptivos contendo estrogênio (Cap. 38, p. 692).

TABELA 55-4 Complicações gestacionais (%) em 558 gestações após transplante de fígado

Série	Número	Pré-eclâmpsia/hipertensão	Cesariana	Rejeição	Nascido vivo
Jain (2003)	49	2-8	45	24	100
Nagy (2003)	38	21	46	17	63
Christopher (2006)	71	13-28	28	17	70
Coscia (2010)	281	22-33	32	6	75
Jabiry-Zieniewicz (2011)	39	8-26	79	8	100
Blume (2013)	62	6	30	13	77
Média ponderada	540	16-28	38	10	78

■ Adenoma hepático

Trata-se de uma neoplasia benigna incomum, mas com um risco de 5% de transformação maligna e um risco significativo de hemorragia associada à ruptura, principalmente na gravidez. Conforme discutido, os adenomas podem geralmente ser diferenciados da hiperplasia nodular focal com RM ou TC. Os adenomas têm uma predominância de 9:1 entre as mulheres e estão fortemente ligados ao uso de COC. O risco de ruptura progride com o tamanho da lesão, e a cirurgia geralmente é recomendada para tumores de tamanho > 5 cm (Agrawal, 2015). Tran e colaboradores (2016) recomendam a vigilância ultrassonográfica de adenomas hepáticos durante a gravidez. Em uma revisão de 27 casos na gravidez, 23 se tornaram aparentes no terceiro trimestre e no puerpério (Cobey, 2004). O sangramento não complicou tumores medindo < 6,5 cm. No entanto, 16 das 27 mulheres (60%) com adenoma apresentaram ruptura de tumor, que resultou em sete mortes maternas e seis mortes fetais. É importante destacar o fato de que 13 de 27 mulheres se apresentaram em 2 meses após o parto, e em 50% a hemorragia anunciou a ruptura. Wilson e colaboradores (2011) descreveram dois casos de adenoma hepático hemorrágico durante a gravidez. Um foi tratado por ressecção segmentar laparoscópica, e outro, após biópsia hepática, precisou de cirurgia aberta. Os autores desencorajam a biópsia durante a gravidez por suspeita de adenomas hepáticos e enfatizam a viabilidade da ressecção para lesões problemáticas.

■ Transplante de fígado

Em 2013, nos Estados Unidos, foram realizados 5.921 transplantes de fígado em adultos e 34% dos pacientes eram mulheres (Kim, 2015b). Atualmente, mais de 65.000 receptores de transplante de fígado estão vivos, e uma revisão de literatura citou 450 gestações em 3.026 mulheres que foram submetidas a transplante (Deshpande, 2012). Embora a taxa de nascimento vivo de 80% e a taxa de abortamento espontâneo se comparem favoravelmente com as da população em geral, os riscos de pré-eclâmpsia, cesariana e parto pré-termo são significativamente elevados. Das gestações, 25% foram complicadas por hipertensão, aproximadamente 33% resultaram em parto pré-termo e em 10% houve um ou mais episódios de rejeição (Tab. 55-4). É importante salientar que 4% das mães morreram em 1 ano após o parto, mas essa taxa é comparável à de pacientes de transplante de fígado não grávidas. Ghazali e colaboradores (2016) analisaram o banco de dados da National Inpatient Sample e encontraram 2,1 transplantes de fígado por 100.000 partos. As gestações após o transplante de fígado tiveram riscos significativamente maiores de complicações maternas e fetais, incluindo distúrbios hipertensivos, diabetes gestacional e hemorragia pós-parto. As taxas de nascimento pré-termo, restrição do crescimento fetal e anomalias congênitas também foram aumentadas. Mattila e colaboradores (2017) constataram que metade das mulheres que trataram tiveram complicações maternas.

DISTÚRBIOS DA VESÍCULA BILIAR

■ Colelitíase e colecistite

Nos Estados Unidos, 20% das mulheres com mais de 40 anos têm cálculos biliares. A maior parte dos cálculos contém colesterol, e sua secreção excessiva para dentro da bile é tida como um fator principal na formação do cálculo. O risco cumulativo de todas as pacientes com cálculos biliares silenciosos que requerem cirurgia por sintomas ou complicações é de 10% em 5 anos, 15% em 10 anos e 18% em 15 anos (Greenberger, 2015). Por essas razões, a colecistectomia profilática não é indicada para cálculos *assintomáticos*. Para a doença *sintomática*, abordagens não cirúrgicas foram usadas e incluem terapia de ácido biliar oral com ácido ursodesoxicólico e onda de choque extracorpórea para litotripsia. Falta experiência com essas abordagens durante a gravidez.

A colecistite aguda geralmente se desenvolve quando o ducto cístico está obstruído. A infecção bacteriana desempenha um papel em 50 a 85% dos casos. Em mais de 50% das pacientes com colecistite aguda, há uma história de dor prévia no quadrante superior direito proveniente da colelitíase. Com a doença aguda, a dor é acompanhada por anorexia, náuseas e vômitos, febre baixa e leucocitose leve. Como mostra a Figura 55-3, a ultrassonografia pode ajudar a visualizar os cálculos, e as taxas de falso-positivo e falso-negativo variam de 2 a 4% (Greenberger, 2015). Nos casos agudos, a terapia clínica que consiste em aspiração nasogástrica, líquidos IV, antimicrobianos e analgésicos é instituída antes da terapia cirúrgica. A colecistectomia laparoscópica é o tratamento preferido para a maioria das pacientes.

■ Doença da vesícula biliar durante a gravidez

Após o primeiro trimestre, o volume em jejum da vesícula biliar e o volume residual após o esvaziamento pós-prandial são dobrados. O esvaziamento incompleto pode resultar em retenção dos cristais de colesterol, um pré-requisito para cálculos biliares de colesterol. Maringhini e colaboradores (1993) mostraram que a incidência de barro biliar, que pode ser um precursor dos cálculos biliares, e de cálculos biliares na gravidez é de 31 e 2%, respectivamente. Ko e colaboradores (2014), contudo, citaram

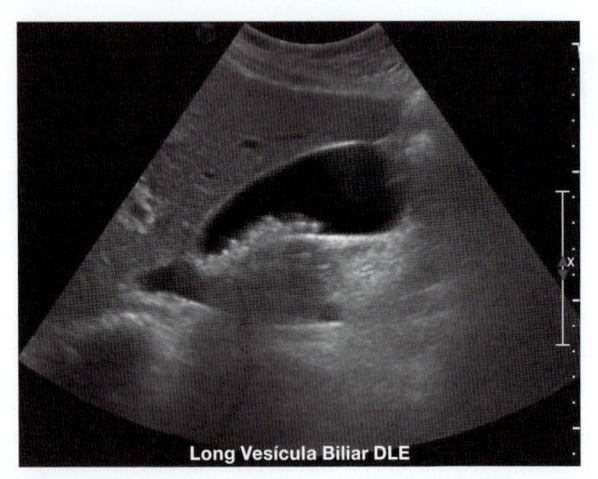

FIGURA 55-3 Esta ultrassonografia mostra cálculos biliares hiperecoicos múltiplos que preenchem uma vesícula biliar anecoica. DLE, decúbito lateral esquerdo.

uma incidência combinada < 5%. Outros identificaram cálculos biliares assintomáticos em 2,5 a 10% de mais de 1.500 mulheres grávidas ou no pós-parto (Maringhini, 1993; Valdivieso, 1993).

Após o parto, o barro biliar frequentemente regride e, ocasionalmente, os cálculos biliares são reabsorvidos. Ainda assim, em 1 ano após o parto, a hospitalização por doenças da vesícula biliar permanece relativamente comum, principalmente para mulheres tratadas de maneira conservadora durante a gravidez. Jorge e colaboradores (2015) relataram que metade das 53 mulheres com cálculos biliares sintomáticos na gravidez foram submetidas à colecistectomia pós-parto. Em 80% dessas mulheres, os sintomas recorrentes se desenvolveram antes da cirurgia, exigindo readmissão em metade delas.

■ Manejo clínico *versus* cirúrgico

A colecistite aguda durante a gravidez ou no puerpério é comum e está em geral associada a cálculos biliares ou barro biliar. A colecistite sintomática é inicialmente tratada de maneira similar àquela das mulheres não grávidas. No passado, a maioria dos profissionais era favorável à terapia clínica. Contudo, a taxa de recorrência durante a mesma gravidez é alta, e 25 a 50% das mulheres por fim requererem colecistectomia para os sintomas persistentes. Além disso, se a colecistite recorrer mais adiante na gravidez, o trabalho de parto pré-termo é mais provável e a colecistectomia é tecnicamente mais difícil.

Por essas razões, as intervenções cirúrgicas e endoscópicas são cada vez mais favorecidas em relação às medidas conservadoras. Othman e colaboradores (2012) mostraram que as mulheres tratadas de modo conservador sofriam mais dor, tinham mais visitas recorrentes ao departamento de emergência, mais hospitalizações e uma taxa mais elevada de cesariana. Dhupar e colaboradores (2010) relataram mais complicações com o manejo conservador da doença da vesícula biliar em comparação com a colecistectomia laparoscópica na gravidez. Estas incluíam admissões múltiplas, nutrição parenteral total prolongada e indução de trabalho de parto não planejada por piora dos sintomas na vesícula biliar. A colecistectomia foi realizada com segurança em todos os trimestres. Apenas 1 de 19 pacientes que foram submetidas à colecistectomia laparoscópica apresentou uma complicação, que não necessitou de cirurgia posterior. Uma metanálise constatou que a colecistectomia não aumenta o risco de parto pré-termo ou de mortalidade materna ou fetal (Athwal, 2016). O manejo no Parkland Hospital evoluiu para uma abordagem cirúrgica mais agressiva, em especial se houver pancreatite biliar concomitante, como discutido posteriormente. Nas duas últimas décadas, a colecistectomia laparoscópica evoluiu como a abordagem cirúrgica preferida e foi abordada no Capítulo 46 (p. 901).

■ Colangiopancreatografia retrógrada endoscópica

O alívio dos cálculos do ducto biliar sintomáticos durante a gravidez foi em grande parte auxiliado pelo uso da colangiopancreatografia retrógrada endoscópica (CPRE) (Fogel, 2014; Menees, 2006). O procedimento é realizado se houver suspeita ou comprovação de obstrução do ducto comum. Aproximadamente 10% das pacientes com litíase sintomática têm cálculos nos ductos comuns (Stinton, 2012). A CPRE pode ser modificada em muitos casos, de modo que a exposição à radiação da fluoroscopia seja evitada (Sethi, 2015).

Os resultados de 68 procedimentos de CPRE realizados em 65 mulheres grávidas no Parkland Hospital foram relatados por Tang e colaboradores (2009). Todas, com exceção de duas mulheres, tinham cálculos biliares, e a esfincterotomia foi feita em todas as mulheres com exceção de uma. As litíases do ducto comum foram identificadas em metade dessas 65 mulheres, e em todas, com exceção de uma, elas foram removidas com sucesso. Um *stent* biliar foi colocado em 22% dos casos e removido após o parto. As complicações foram mínimas, e a pancreatite pós-CPRE se desenvolveu em 16%. Os resultados da gravidez não foram diferentes da população obstétrica geral. Como uma abordagem menos invasiva, relatou-se que a colangiopancreatografia por RM (CPRM) tem utilidade na gravidez em pequenas séries de casos retrospectivos. Wu e colaboradores (2014) alertam contra seu uso na gravidez, principalmente para mulheres em estado crítico. Além disso, a CPRM não está prontamente disponível, e isso pode levar a um atraso no manejo definitivo.

A *colangite ascendente* pode complicar a obstrução biliar aguda. Quase 70% dos pacientes afetados desenvolvem a *tríade de Charcot* – icterícia, dor abdominal e febre. O diagnóstico é auxiliado pela ultrassonografia, e o tratamento é realizado com antibióticos de amplo espectro e drenagem biliar por CPRE (Greenberger, 2015).

DISTÚRBIOS PANCREÁTICOS

■ Pancreatite

A inflamação pancreática é desencadeada por fatores que causam ativação do tripsinogênio pancreático seguido pela autodigestão. Ela é caracterizada pelo rompimento da membrana celular e proteólise, edema, hemorragia e necrose (Conwell, 2015; Fogel, 2014). Até 10% das mulheres desenvolvem pancreatite necrosante, o que acarreta um risco de mortalidade de 15%. Essa taxa aumenta se a infecção se desenvolver (Cain, 2015).

Nas pacientes não grávidas, a pancreatite aguda está quase igualmente associada a cálculos biliares e ao uso abusivo de álcool. Durante a gravidez, contudo, a colelitíase é quase sempre a condição de predisposição. Outras causas são hiperlipidemias, em geral hipertrigliceridemia; hiperparatireoidismo; anomalias do ducto congênitas; CPRE; alguns fármacos; e raramente a pancreatite autoimune (Cain, 2015; Ducarme, 2014). A pancreatite não biliar por vezes se desenvolve no pós-operatório ou está associada a traumatismo, fármacos ou algumas infecções virais. Certas condições metabólicas, incluindo fígado gorduroso da gravidez e hipertrigliceridemia familiar, também predispõem à pancreatite (Nelson, 2013). Casos de pancreatite aguda e crônica foram relacionados a inúmeras mutações do gene regulador da condutância transmembrana da fibrose cística (Chang, 2015).

A incidência de pancreatite varia com a população estudada. No Parkland Hospital, com predominância na população americana de ascendência mexicana, a pancreatite aguda complicou cerca de 1 em 3.300 gestações (Ramin, 1995). No Brigham and Women's Hospital, com uma população mais diversamente étnica, Hernandez e colaboradores (2007) relataram uma incidência de 1 em 4.450. Em uma revisão de três estados do Centro-Oeste de várias instituições, a incidência de pancreatite aguda foi de 1 em 3.450 (Eddy, 2008). Por outro lado, com base nos dados de certidão de nascimento da Califórnia, a incidência foi de apenas 1 caso em 6.000 gestações (Hacker, 2015).

Diagnóstico

A pancreatite aguda é caracterizada por dor epigástrica leve a incapacitante, náuseas e vômitos e distensão abdominal. As pacientes estão, em geral, angustiadas e têm febre baixa, taquicardia, hipotensão e sensibilidade abdominal. Até 10% têm síndrome de resposta inflamatória sistêmica (SIRS), que causa ativação endotelial e pode levar à síndrome da disfunção respiratória aguda (Cap. 47, p. 921).

Nos exames laboratoriais, os níveis séricos de amilase geralmente medem três vezes os valores considerados o limite superior do normal. Em 173 gestantes com pancreatite, o valor médio da amilase se aproximou de 2.000 UI/L, e o valor médio da lipase se aproximou de 3.000 UI/L (Tab. 55-5). É importante ressaltar que o grau de elevação enzimática e a gravidade da doença não se correlacionam de maneira confiável. Na verdade, em cerca de 48 a 72 horas, os níveis de amilase podem retornar ao normal apesar de outra evidência para a pancreatite contínua. A atividade de lipase sérica também aumenta e costuma permanecer elevada com inflamação contínua. Normalmente há leucocitose, e 25% das pacientes têm hipocalcemia. A bilirrubina sérica e os níveis de aspartato-transaminase elevados geralmente significam litíase biliar.

Vários sistemas de escore prognóstico foram utilizados para classificar a gravidade da pancreatite, mas nem todos são úteis na gravidez. Por exemplo, dois dos cinco critérios de Ranson determinados na admissão incluem variáveis específicas para pacientes não grávidas. Da mesma forma, certos critérios do sistema de escore Apache II não consideram as alterações na fisiologia da gravidez. Por outro lado, a Classificação de Atlanta incorpora o grau de falência de órgãos como uma medida de gravidade e pode ser mais aplicável na gravidez (Banks, 2013; Cain, 2015).

Manejo

O tratamento médico é o mesmo daquele para pacientes não grávidas. Ele inclui analgésicos, hidratação IV e medidas para diminuir a secreção pancreática por interdição da ingestão oral. Além da terapia de suporte, antibióticos, quando apropriado, e intervenções cirúrgicas direcionadas no caso de pancreatite por cálculos biliares, nenhum esquema de tratamento específico melhorou os resultados. Em uma série de Ramin e colaboradores (1995), todas as 43 gestantes afetadas responderam ao tratamento conservador e foram hospitalizadas por uma média de 8,5 dias. A aspiração nasogástrica não melhora os resultados da doença leve a moderada, mas a terapia nutricional enteral pode ser útil uma vez que a dor melhore e o íleo se resolva. Para mulheres com pancreatite mais grave e curso prolongado da doença, a nutrição enteral total usando alimentação nasojejunal é superior à nutrição parenteral total (Cain, 2015; Conwell, 2015). Se há superinfecção bacteriana de pancreatite, sepse ou colangite necrosante, são administrados antimicrobianos de amplo espectro. Se cálculos no ducto comum forem encontrados, então a CPRE é indicada (Fogel, 2014; Tang, 2010). A colecistectomia é considerada após o desaparecimento da inflamação, porque as mulheres com pancreatite por cálculos biliares têm risco aumentado de pancreatite recorrente (Cain, 2015).

Os resultados da gravidez são afetados pela gravidade da pancreatite aguda. Eddy e colaboradores (2008) relataram uma taxa de parto pré-termo de 30%, com 11% nascendo antes de 35 semanas de gestação. Houve apenas duas mortes maternas relacionadas à pancreatite. É importante salientar que quase um terço das 73 mulheres teve pancreatite recorrente durante a gravidez. Das 342 gestações complicadas por pancreatite no estudo da Califórnia, as taxas de parto pré-termo e de mortalidade fetal aumentaram (Hacker, 2015). Além disso, o risco de pré-eclâmpsia aumentou quatro vezes.

■ Transplante de pâncreas

Poucos relatos descrevem a gravidez após o transplante de pâncreas. Entre 44 gestações em 73 mulheres após o transplante de pâncreas-rim, os resultados são encorajadores, e o parto vaginal foi descrito (Mastrobattista, 2008). Embora a incidência de hipertensão, pré-eclâmpsia, parto pré-termo e restrição do crescimento fetal seja alta, houve apenas uma morte perinatal. Quatro episódios de rejeição se desenvolveram durante a gravidez e foram tratados com sucesso. O autotransplante de ilhotas pancreáticas pode ser feito para prevenir o diabetes após a pancreatectomia, e pelo menos três gestações bem-sucedidas foram relatadas (Jung, 2007).

TABELA 55-5 Valores laboratoriais em 173 gestantes com pancreatite

Analito	Média	Variação	Normal
Amilase sérica (UI/L)	1.980	111-8.917	28-100
Lipase sérica (UI/L)	3.076	36-41.824	7-59
Bilirrubina total (mg/dL)	1,7	0,1-8,71	0,2-1,3
Aspartato-transferase (U/L)	115	11-1113	10-35
Leucócitos (por μL)	10.700	1.000-27.200	3.900-10.700

De Ramin, 1995; Tang, 2010; Turhan, 2010.

REFERÊNCIAS

Abu-Hayyeh S, Ovadia C, Lieu T, et al: Prognostic and mechanistic potential of progesterone sulfates in intrahepatic cholestasis of pregnancy and pruritus gravidarum. Hepatology 63:1287, 2016

Agrawal S, Agarwal S, Arnason T, et al: Management of hepatocellular adenoma: recent advances. Clin Gastroenterol Hepatol 13:1221, 2015

Airoldi J, Berghella V: Hepatitis C and pregnancy. Obstet Gynecol Surv 61(10):666, 2006

American Academy of Pediatrics and the American College of Obstetricians and Gynecologists: Guidelines for Perinatal Care, 8th ed. Elk Grove Village, AAP, 2017

American College of Obstetricians and Gynecologists: Upper gastrointestinal tract, biliary, and pancreatic disorders. Clinical Updates in Women's Health Care, Vol. XI, No. 4, 2012, Reaffirmed 2015

American College of Obstetricians and Gynecologists: Viral hepatitis in pregnancy. Practice Bulletin No. 86, October 2007, Reaffirmed 2016

Anastasio HB, Gruncy M, Birsner ML, et al: Gestational alloimmune liver disease. A devastating condition preventable with maternal intravenous immunoglobulin. Obstet Gynecol 128:1092, 2016

Anzivino C, Odoardi MR, Meschiari E, et al: ABCB4 and ABCB11 mutations in intrahepatic cholestasis of pregnancy in an Italian population. Dig Liver Dis 45(3):226, 2013

Arshad M, El-Kamary SS, Jhaveri R: Hepatitis C virus infection during pregnancy and the newborn period—are they opportunities for treatment? J Viral Hepat 18(4):229, 2011

Athwal R, Bhogal RH, Hodson J, et al: Surgery for gallstone disease during pregnancy does not increase fetal or maternal mortality: a meta-analysis. Hepatobiliary Surg Nutr 5:53, 2016

Ayres A, Yuen L, Jackson KM, et al: Short duration of lamivudine for the prevention of hepatitis B virus transmission in pregnancy: lack of potency and selection of resistance mutations. J Viral Hepat 21:809, 2014

Bacon BR: Cirrhosis and its complications. In Kasper DL, Fauci AS, Hauser SL, et al (eds): Harrison's Principles of Internal Medicine, 19th ed. New York, McGraw-Hill Education, 2015

Bacq Y, Sentilhes L, Reyes HB, et al: Efficacy of ursodeoxycholic acid in treating intrahepatic cholestasis of pregnancy: a meta-analysis. Gastroenterology 143(6):1492, 2012

Bandman O, Weiss KH, Kaler SG: Wilson's disease and other neurological copper disorders. Lancet Neurol 14:103, 2015

Banks PA, Bollen TL, Dervenis C, et al: Acute pancreatitis classification working group. Classification of acute pancreatitis—2012: revision of the Atlanta classification and definitions by international consensus. Gut 62:102, 2013

Baskin B, Geraghty M, Ray PN: Paternal isodisomy of chromosome 2 as a cause of long chain 3-hydroxyacyl-CoA dehydrogenase (LCHAD) deficiency. Am J Med Genet A 152A(7):1808, 2010

Berkley EM, Leslie KK, Arora S, et al: Chronic hepatitis C in pregnancy. Am J Obstet Gynecol 112(2 Pt 1):304, 2008

Bernal W, Wendon J: Acute liver failure. N Engl J Med 369(26):2525, 2013

Bissonnette J, Durand F, de Raucourt E, et al: Pregnancy and vascular liver disease. J Clin Exp Hepatol 5:41, 2015

Blume C, Sensoy A, Gross MM, et al: A comparison of the outcome of pregnancies after liver and kidney transplantation. Transplantation 95(1):222, 2013

Brouwers L, Koster MP, Page-Christiaens GC, et al: Intrahepatic cholestasis of pregnancy: maternal and fetal outcomes associated with elevated bile acid levels. Am J Obstet Gynecol 212:100, 2015

Brown RS Jr, McMahon BJ, Lok AS, et al: Antiviral therapy in chronic hepatitis B viral infection during pregnancy: A systematic review and meta-analysis. Hepatology 63(1):319, 2016

Browning JD, Szczepaniak LS, Dobbins R, et al: Prevalence of hepatic steatosis in an urban population in the United States: impact of ethnicity. Hepatology 40(6):1387, 2004

Browning MF, Levy HL, Wilkins-Haug LE, et al: Fetal fatty acid oxidation defects and maternal liver disease in pregnancy. Obstet Gynecol 107:115, 2006

Bunchorntavakul C, Reddy KR: Acetaminophen-related hepatotoxicity. Clin Liver Dis 17:587, 2013

Buzzetti E, Pinzani M, Tsochatzis EA: The multiple-hit pathogenesis of non-alcoholic fatty liver disease (NAFLD). Metabolism 65(8):1038, 2016

Cain MA, Ellis J, Vengrove MA, et al: Gallstone and severe hypertriglyceride-induced pancreatitis in pregnancy. Obstet Gynecol Surv 70:577, 2015

Castro MA, Ouzounian JG, Colletti PM, et al: Radiologic studies in acute fatty liver of pregnancy. A review of the literature and 19 new cases. J Reprod Med 41:839, 1996

Centers for Disease Control and Prevention: Hepatitis E FAQs for health professionals. 2015. Available at: http://www.cdc.gov/hepatitis/hev/hevfaq.htm. Accessed May 2, 2016

Centers for Disease Control and Prevention: Recommended vaccines for healthcare workers. 2016a. Available at: http://www.cdc.gov/vaccines/adults/rec-vac/hcw.html. Accessed September 30, 2016

Centers for Disease Control and Prevention: Surveillance for Viral Hepatitis—United States, 2014. 2016b. Available at: http://www.cdc.gov/hepatitis/statistics/2014surveillance/index.htm. Accessed September 30, 2016

Centers for Disease Control and Prevention: Yellow book: table of contents. 2016c. Available at: http://wwwnc.cdc.gov/travel/yellowbook/2016/table-of-contents. Accessed September 30, 2016

Chang MC, Jan IS, Liang PC, et al: Cystic fibrosis transmembrane conductance regulator gene variants are associated with autoimmune pancreatitis and slow response to steroid treatment. J Cyst Fibros 14:661, 2015

Chen HL, Lee CN, Chang CH, et al: Efficacy of maternal tenofovir disoproxil fumarate in interrupting mother-to-infant transmission of hepatitis B virus. Hepatology 62(2):375, 2015

Chivero ET, Stapleton JT: Tropism of human pegivirus (formerly known as GB virus C/hepatitis G virus) and host immunomodulation: insights into a highly successful viral infection. J Gen Virol 96:1521, 2015

Ch'ng CL, Morgan M, Hainsworth I, et al: Prospective study of liver dysfunction in pregnancy in Southwest Wales. Gut 51(6):876, 2002

Christopher V, Al-Chalabi T, Richardson PD, et al: Pregnancy outcome after liver transplantation: a single-center experience of 71 pregnancies in 45 recipients. Liver Transpl 12:1037, 2006

Cobey FC, Salem RR: A review of liver masses in pregnancy and a proposed algorithm for their diagnosis and management. Am J Surg 187(2):181, 2004

Conwell DL, Banks P, Greenberger NJ: Acute and chronic pancreatitis. In Kasper DL, Fauci AS, Hauser SL, et al (eds): Harrison's Principles of Internal Medicine, 19th ed. New York, McGraw-Hill Education, 2015

Coscia LA, Constantinescu S, Moritz MJ, et al: Report from the National Transplantation Pregnancy Registry (NTPR): outcomes of pregnancy after transplantation. Clin Transpl 2010:65, 2010

Crowell C, Lyew RV, Givens M, et al: Caring for the mother, concentrating on the fetus: intravenous N-acetylcysteine in pregnancy. Am J Emerg Med 26:735, 2008

Cunningham FG, Lowe TW, Guss S, et al: Erythrocyte morphology in women with severe preeclampsia and eclampsia. Am J Obstet Gynecol 153:358, 1985

Daudi N, Shouval D, Stein-Zamir C, et al: Breastmilk hepatitis A virus DNA in nursing mothers with acute hepatitis A virus infection. Breastfeed Med 7:313, 2012

Daniels D, Grytdal S, Wasley A, et al: Surveillance for acute viral hepatitis—United States, 2007. MMWR 58(3):1, 2009

Danielsson Borssén Å, Wallerstedt S, Nyhlin N, et al: Pregnancy and childbirth in women with autoimmune hepatitis is safe, even in compensated cirrhosis. Scand J Gastroenterol 51:479, 2016

Davit-Spraul A, Gonzales E, Jacquemin E: NR1H4 analysis in patients with progressive familial intrahepatic cholestasis, drug-induced cholestasis or intrahepatic cholestasis of pregnancy unrelated to ATP8B1, ABCB11 and ABCB4 mutations. Clin Res Hepatol Gastroenterol 36(6):569, 2012

Deshpande NA, James NT, Kucirka LM, et al: Pregnancy outcomes of liver transplant recipients: a systematic review and meta-analysis. Liver Transpl 18(6):621, 2012

Dhupar R, Smaldone GM, Hamad GG: Is there a benefit to delaying cholecystectomy for symptomatic gallbladder disease during pregnancy? Surg Endosc 24(1):108, 2010

Diehl AM, Day C: Cause, pathogenesis and treatment of nonalcoholic steatohepatitis. N Engl J Med 377:2063, 2017

Dienstag JL: Acute viral hepatitis. In Kasper DL, Fauci AS, Hauser SL, et al (eds): Harrison's Principles of Internal Medicine, 19th ed. New York, McGraw-Hill Education, 2015a

Dienstag JL: Chronic hepatitis. In Kasper DL, Fauci AS, Hauser SL, et al (eds): Harrison's Principles of Internal Medicine, 19th ed. New York, McGraw-Hill Education, 2015b

Dixon PH, Wadsworth CA, Chambers J, et al: A comprehensive analysis of common genetic variation around six candidate loci for intrahepatic cholestasis of pregnancy. Am J Gastroenterol 109:76, 2014

Dorak MT, Mackay RK, Relton CL, et al: Hereditary hemochromatosis gene (HFE) variants are associated with birth weight and childhood leukemia risk. Pediatr Blood Cancer 53:1242, 2009

Ducarme G, Maire F, Chatel P, et al: Acute pancreatitis during pregnancy: a review. J Perinatol 34:87, 2014

Dunkelberg JC, Berkley EM, Thiel KW, et al: Hepatitis B and C in pregnancy: a review and recommendations for care. J Perinatol 34:882, 2014

Eddy JJ, Gideonsen MD, Song JY, et al: Pancreatitis in pregnancy. Obstet Gynecol 112:1075, 2008

Egan N, Bartels A, Khashan AS, et al: Reference standard for serum bile acids in pregnancy. BJOG 119:493, 2012

Fan L, Owusu-Edusei K Jr, Schillie SF, et al: Cost-effectiveness of active-passive prophylaxis and antiviral prophylaxis during pregnancy to prevent perinatal hepatitis B virus infection. Hepatology 63:1471, 2016

Feldman AG, Whitington PF: Neonatal hemochromatosis. J Clin Exp Hepatology 3:313, 2013

Fesenmeier MF, Coppage KH, Lambers DS, et al: Acute fatty liver of pregnancy in 3 tertiary care centers. Am J Obstet Gynecol 192:1416, 2005

Fierro NA, Realpe M, Meraz-Medina T, et al: Hepatitis E virus: an ancient hidden enemy in Latin America. World J Gastroenterol 22:2271, 2016

Fogel EL, Sherman S: ERCP for gallstone pancreatitis. N Engl J Med 370:150, 2014

Franco J, Newcomer J, Adams M, et al: Auxiliary liver transplant in acute fatty liver of pregnancy. Obstet Gynecol 95:1042, 2000

Gao H, Chen LJ, Luo QQ, et al: Effect of cholic acid on fetal cardiac myocytes in intrahepatic choliestasis of pregnancy. J Huazhong Univ Sci Technolog Med Sci 34:736, 2014

Ghazali S, Czuzoj-Shulman N, Spence AR, et al: Pregnancy outcomes in liver transplant patients, a population-based study. J Matern Fetal Neonatal Med 25:1, 2016

Glantz A, Marschall HU, Lammert F, et al: Intrahepatic cholestasis of pregnancy: a randomized controlled trial comparing dexamethasone and ursodeoxycholic acid. Hepatology 42(6):1399, 2005

Glantz A, Marschall H, Mattsson L: Intrahepatic cholestasis of pregnancy: relationships between bile acid levels and fetal complication rates. Hepatology 40:467, 2004

Goh GB, McCullough AJ: Natural history of nonalcoholic fatty liver disease. Dig Dis Sci 61:1226, 2016

Greenberger NJ, Paumgartner G: Disease of the gallbladder and bile ducts. In Kasper DL, Fauci AS, Hauser SL, et al (eds): Harrison's Principles of Ireland Medicine, 19th ed. New York, McGraw-Hill Education

Ha JF, Phillips M, Faulkner K: Splenic artery aneurysm rupture in pregnancy. Eur J Obstet Gynecol Reprod Biol 146(2):133, 2009

Hacker FM, Whalen PS, Lee VR, et al: Maternal and fetal outcomes of pancreatitis in pregnancy. Am J Obstet Gynecol 213:568, 2015

Hagström H, Höijer J, Ludvigsson JF, et al: Adverse outcomes of pregnancy in women with non-alcoholic fatty liver disease. Liver Int 36:268, 2016

Hernandez A, Petrov MS, Brooks DC, et al: Acute pancreatitis and pregnancy: a 10-year single center experience. J Gastrointest Surg 11:1623, 2007

Herrera CA, Manuck TA, Stoddard GJ, et al: Perinatal outcomes associated with intrahepatic cholestasis of pregnancy. J Matern Fetal Neonatal Med June 5, 2017 [Epub ahead of print]

Hill JB, Sheffield JS, Kim MJ, et al: Risk of hepatitis B transmission in breast-fed infants of chronic hepatitis B carriers. Obstet Gynecol 99(6):1049, 2002

Hodgman MJ, Garrard AR: A review of acetaminophen poisoning. Crit Care Clin 28(4):499, 2012

Hoofnagle JH, Nelson KE, Purcell RH: Hepatitis E. N Engl J Med 367:13, 2012

Indolfi G, Azzari C, Resti M: Hepatitis: immunoregulation in pregnancy and perinatal transmission of HCV. Nat Rev Gastroenterol Hepatol 11:6, 2014

Isoherranen N, Thummel KE: Drug metabolism and transport during pregnancy: how does drug disposition change during pregnancy and what are the mechanisms that cause such changes? Drug Metab Dispos 41(2):256, 2013

Jabiry-Zieniewicz Z, Szpotanska-Sikorska M, Pietrzak B, et al: Pregnancy outcomes among female recipients after liver transplantation: further experience. Transplant Proc 43(8):3043, 2011

Jain AB, Reyes J, Marcos A, et al: Pregnancy after liver transplantation with tacrolimus immunosuppression: a single center's experience update at 13 years. Transplantation 76(5):827, 2003

Jin H, Zhao Y, Zhang X, et al: Case-fatality risk of pregnant women with acute viral hepatitis type E: a systematic review and meta-analysis. Epidemiol Infect 144(10):2098, 2016a

Jin L, Nie R, Li Y, et al: Hepatitis B surface antigen in oocytes and embryos may not result in vertical transmission to offspring of hepatitis B virus carriers. Fertil Steril 105:1010, 2016b

Jorge AM, Keswani RN, Veerappan A, et al: Non-operative management of symptomatic cholelithiasis in pregnancy is associated with frequent hospitalizations. J Gastrointest Surg 19:598, 2015

Joshi D, James A, Quaglia A, et al: Liver disease in pregnancy. Lancet 375(9714):594, 2010

Jung HS, Choi SH, Noh JH, et al: Healthy twin birth after autologous islet transplantation in a pancreatectomized patient due to a benign tumor. Transplant Proc 39(5):1723, 2007

Kawakita T, Parikh LI, Ramsey PS, et al: Predictors of adverse neonatal outcomes in intrahepatic cholestasis of pregnancy. Am J Obstet Gynecol 213:570, 2015

Kim DK, Bridges CB, Harriman HK, et al: Advisory Committee on Immunization Practices recommended immunization schedule for adults aged 19 years or older: United States, 2015. Ann Intern Med 162:214, 2015a

Kim WR, Lake JR, Smith JM, et al: OPTN/SRTR 2013 annual data report: liver. Am J Transplant 15 Suppl 2:1, 2015b

Knight M, Nelson-Piercy C, Kurinczuk JJ, et al: A prospective national study of acute fatty liver of pregnancy in the UK. Gut 57(7):951, 2008

Ko CW, Napolitano PG, Lee SP, et al: Physical activity, maternal metabolic measures, and the incidence of gallbladder sludge or stones during pregnancy: a randomized trial. Am J Perinatol 31:39, 2014

Kondrackiene JI, Beuers U, Kupcinskas L: Efficacy and safety of ursodeoxycholic acid versus cholestyramine in intrahepatic cholestasis of pregnancy. Gastroenterology 129:894, 2005

Lausman AY, Al-Yaseen E, Sam E, et al: Intrahepatic cholestasis of pregnancy in women with a multiple pregnancy: an analysis of risks and pregnancy outcomes. J Obstet Gynaecol Can 30(11):1008, 2008

Lee RH, Goodwin TM, Greenspoon J, et al: The prevalence of intrahepatic cholestasis of pregnancy in a primarily Latina Los Angeles population. J Perinatol 26(9):527, 2006

Lee RH, Incerpi MH, Miller DA, et al: Sudden death in intrahepatic cholestasis of pregnancy. Obstet Gynecol 113(2):528, 2009

Lee WM: Drug-induced acute liver failure. Clin Liver Dis 17:575, 2013

Liang CM, Hu TH, Lu SN, et al: Role of hepatitis C virus substitutions and interleukin-28B polymorphism on response to peginterferon plus ribavirin in a prospective study of response-guided therapy. J Viral Hepat 20(11):761, 2013

Lok AS, Gardiner DF, Lawitz E, et al: Preliminary study of two antiviral agents for hepatitis C genotype 1. N Engl J Med 366(3):216, 2012

Luo XL, Zhang WY: Obstetrical disease spectrum in China: an epidemiological study of 111,767 cases in 2011. Chin Med J (Engl) 128:1137, 2015

Malik A, Khawaja A, Sheikh L: Wilson's disease in pregnancy: case series and review of literature. BMC Res Notes 6:421, 2013

Maringhini A, Ciambra M, Baccelliere P, et al: Biliary sludge and gallstones in pregnancy: incidence, risk factors, and natural history. Ann Intern Med 119(2):116, 1993

Marschall HU, Shemer EW, Ludvigsson JF, et al: Intrahepatic cholestasis of pregnancy and associated hepatobiliary disease: a population based cohort study. Hepatology 58(4):1385, 2013

Martin JN Jr, Briery CM, Rose CH, et al: Postpartum plasma exchange as adjunctive therapy for severe acute fatty liver of pregnancy. J Clin Apher 23(4):138, 2008

Mastrobattista JM, Gomez-Lobo V: Pregnancy after solid organ transplantation. Obstet Gynecol 112:919, 2008

Mattila, M, Kemppainen H, Isoniemi H, et al: Pregnancy outcomes after liver transplantation in Finland. Acta Obstet Gynecol Scand 96:1106, 2017

Matos A, Bernardes J, Ayres-de-Campos D, et al: Antepartum fetal cerebral hemorrhage not predicted by current surveillance methods in cholestasis of pregnancy. Obstet Gynecol 89:803, 1997

McMenamin MB, Jackson AD, Lambert J, et al: Obstetric management of hepatitis C-positive mothers: analysis of vertical transmission in 559 mother-infant pairs. Am J Obstet Gynecol 199:315.e1, 2008

Menees S, Elta G: Endoscopic retrograde cholangiopancreatography during pregnancy. Gastrointest Endosc Clin North Am 16:41, 2006

Nagy S, Bush MC, Berkowitz R, et al: Pregnancy outcome in liver transplant recipients. Obstet Gynecol 102(1):121, 2003

Nelson DB, Yost NP, Cunningham FG: Acute fatty liver of pregnancy: clinical outcomes and expected durations of recovery. Am J Obstet Gynecol 209(5):456.e1, 2013

Nelson DB, Yost NP, Cunningham FG: Hemostatic dysfunction with acute fatty liver of pregnancy. Obstet Gynecol 124:40, 2014

Othman MO, Stone E, Hashimi M, et al: Conservative management of cholelithiasis and its complications in pregnancy is associated with recurrent symptoms and more emergency department visits. Gastrointest Endosc 76(3):564, 2012

Palatnik A, Rinella ME: Medical and obstetric complications among pregnant women with liver cirrhosis. Obstet Gynecol 129:1118, 2017

Parrish J, Maxwell C, Beecroft JR: Splenic artery aneurysm in pregnancy. J Obstet Gynecol Can 37:816, 2015

Pereira SP, O'Donohue J, Wendon J, et al: Maternal and perinatal outcome in severe pregnancy-related liver disease. Hepatology 26:1258, 1997

Pergam SA, Wang CC, Gardella CM, et al: Pregnancy complications associated with hepatitis C: data from a 2003–2005 Washington state birth cohort. Am J Obstet Gynecol 199:38.e1, 2008

Pietrangelo A: Iron and the liver. Liver Int 36:116, 2016

Poordad F, Lawitz E, Kowdley KV, et al: Exploratory study of oral combination antiviral therapy for hepatitis C. N Engl J Med 368(1):45, 2013

Puljic A, Salati J, Doss A, et al: Outcomes of pregnancies complicated by liver cirrhosis, portal hypertension, or esophageal varices. J Matern Fetal Med 29:506, 2016

Rac MW, Sheffield JS: Prevention and management of viral hepatitis in pregnancy. Obstet Gynecol Clin North Am 41:573, 2014

Ramin KD, Ramin SM, Richey SD, et al: Acute pancreatitis in pregnancy. Am J Obstet Gynecol 173:187, 1995

Ramírez-Fuentes C, Martí-Bonmati L, Torregrosa A, et al: Variations in the size of focal nodular hyperplasia on magnetic resonance imaging. Radiologia 55(6):499, 2013

Reddick KLB, Jhaveri R, Gandhi M, et al: Pregnancy outcomes associated with viral hepatitis. J Viral Hepat 18(7):e394, 2011

Reyes H: What have we learned about intrahepatic cholestasis of pregnancy? Hepatology 63:4, 2016

Rifai K, Mix H, Krusche S, et al: No evidence of substantial growth progression or complications of large focal nodular hyperplasia during pregnancy. Scand J Gastroenterol 48(1):88, 2013

Riggs BS, Bronstein AC, Kulig K, et al: Acute acetaminophen overdose during pregnancy. Obstet Gynecol 74:247, 1989

Roberts SS, Miller RK, Jones JK, et al: The Ribavirin Pregnancy Registry: findings after 5 years of enrollment, 2003–2009. Birth Defects Res A Clin Mol Teratol 88(7):551, 2010

Rodríguez M, Moreno J, Márquez R, et al: Increased PR interval in fetuses of patients with intrahepatic cholestasis of pregnancy. Fetal Diagn Ther 40(4):298, 2016

Rook M, Vargas J, Caughey A, et al: Fetal outcomes in pregnancies complicated by intrahepatic cholestasis of pregnancy in a Northern California cohort. PLoS One 7(3):e28343, 2012

Roumiantsev S, Shah U, Westra SJ, et al: Case records of the Massachusetts general hospital. Case 20–2015. A newborn girl with hypotension coagulopathy, anemia, and hyperbilirubinemia. N Engl J Med 372:2542, 2015

Rumack BH, Matthew H: Acetaminophen poisoning and toxicity. Pediatrics 55:871, 1975

Sadler LC, Lane M, North R: Severe fetal intracranial haemorrhage during treatment with cholestyramine for intrahepatic cholestasis of pregnancy. BJOG 102:169, 1995

Salgia RJ, Brown K: Diagnosis and management of hereditary hemochromatosis. Clin Liver Dis 19:187, 2015

Santiago-Munoz P, Roberts S, Sheffield J, et al: Prevalence of hepatitis B and C in pregnant women who are infected with human immunodeficiency virus. Am J Obstet Gynecol 193:1270, 2005

Santos L, Patterson A, Moreea SM, et al: Acute liver failure in pregnancy associated with maternal MCAD deficiency. J Inherit Metab Dis 30(1):103, 2007

Schmidt LE, Larsen FS: MELD score as a predictor of liver failure and death in patients with acetaminophen-induced liver injury. Hepatology 45(3):789, 2007

Sehgal R, Patra S, David P, et al: Impaired monocyte-macrophage functions and defective Toll-like receptor signaling in hepatitis E virus-infected pregnant women with acute liver failure. Hepatology 62:1683, 2015

Sethi S, Thosani N, Banerjee S: Radiation-free ERCP in pregnancy: a "sound" approach to leaving no stone unturned. Dig Dis Sci 60:2604, 2015

Sheffield JS, Hickman A, Tang J, et al: Efficacy of an accelerated hepatitis B vaccination program during pregnancy. Obstet Gynecol 117(5):1130, 2011

Sheiner E, Ohel I, Levy A, et al: Pregnancy outcome in women with pruritus gravidarum. J Reprod Med 51:394, 2006

Shi Z, Tang Y, Wang H, et al: Breastfeeding of newborns by mothers carrying hepatitis B virus: a meta-analysis and systematic review. Arch Pediatr Adolesc Med 165(9):837, 2011

Sibai BM: Imitators of severe preeclampsia. Obstet Gynecol 109:956, 2007

Sims HF, Brackett JC, Powell CK, et al: The molecular basis of pediatric long chain 3-hydroxyacyl-CoA dehydrogenase deficiency associated with maternal acute fatty liver of pregnancy. Proc Natl Acad Sci U S A 92:841, 1995

Smilkstein MJ, Knapp GL, Kulig KW, et al: Efficacy of oral N-acetylcysteine in the treatment of acetaminophen overdose. Analysis of the national multicenter study (1976 to 1985). N Engl J Med 319:1557, 1988

Smith EA, Jacques-Carroll L, Walker TY, et al: The National Perinatal Hepatitis B Prevention Program, 1994–2008. Pediatrics 129(4):609, 2012

Snidjewind IJ, Smit C, Schutten M, et al: Low mother-to-child-transmission rate of hepatitis C virus in cART treated HIV-1 infected mothers. J Clin Virol 68:11, 2015

Society for Maternal-Fetal Medicine (SMFM), Dionne-Odom J, Tita AT, et al: #38: Hepatitis B in pregnancy screening, treatment, and prevention of vertical transmission. Am J Obstet Gynecol 214:6, 2016

Søgaard KK, Horváth-Puhó E, Grønback H, et al: Risk of venous thromboembolism in patients with liver disease: a nationwide population-based case-control study. Am J Gastroenterol 104(1):96, 2009

Stewart RD, Sheffield JS: Hepatitis B vaccination in pregnancy in the United States. Vaccines 1:167, 2013

Stinton LM, Shaffer EA: Epidemiology of gallbladder disease: cholelithiasis and cancer. Gut Liver 6:172, 2012

Stokkeland K, Ludvigsson JF, Hultcrantz R, et al: Increased risk of preterm birth in women with autoimmune hepatitis—a nationwide cohort study. Liver Int 36:76, 2016

Strehlow SL, Pathak B, Goodwin TM, et al: The mechanical PR interval in fetuses of women with intrahepatic cholestasis of pregnancy. Am J Obstet Gynecol 203:455.e1, 2010

Tan J, Surti B, Saab S: Pregnancy and cirrhosis. Liver Transpl 14(8):1081, 2008

Tang S, Mayo MJ, Rodriguez-Frias E, et al: Safety and utility of ERCP during pregnancy. Gastrointest Endosc 69:453, 2009

Tang SJ, Rodriguez-Frias E, Singh S, et al: Acute pancreatitis during pregnancy. Clin Gastroenterol Hepatol 8(1):85, 2010

Tovo PA, Calitri C, Scolfaro C, et al: Vertically acquired hepatitis C virus infection: correlates of transmission and disease progression. World J Gastroenterol 22:1382, 2016

Towers CV, Asrat T, Rumney P: The presence of hepatitis B surface antigen and deoxyribonucleic acid in amniotic fluid and cord blood. Am J Obstet Gynecol 184:1514, 2001

Tran TT, Ahn J, Reau NS: ACG clinical guideline: Liver disease and pregnancy. Am J Gastroenterol 111:176, 2016

Trinks J, Maestri M, Oliveto F, et al: Human pegivirus molecular epidemiology in Argentina: potential contribution of Latin America migration to genotype 3 circulation. J Med Virol 86:2076, 2014

Turhan AN, Gönenç M, Kapan S, et al: Acute biliary pancreatitis related with pregnancy: a 5-year single center experience. Ulus Travma Acil Cerrahi Derg 16(2):160, 2010

Urganci N, Arapoglu M, Akyildiz B, et al: Neonatal cholestasis resulting from vertical transmission of hepatitis A infection. Pediatr Infect Dis J 22(4):381, 2003

Usta IM, Barton JR, Amon EA, et al: Acute fatty liver of pregnancy: an experience in the diagnosis and management of fourteen cases. Am J Obstet Gynecol 171:1342, 1994

Valdivieso V, Covarrubias C, Siegel F, et al: Pregnancy and cholelithiasis: pathogenesis and natural course of gallstones diagnosed in early puerperium. Hepatology 17:1, 1993

Victor JC, Monto AS, Surdina TY, et al: Hepatitis A vaccine versus immune globulin for postexposure prophylaxis. N Engl J Med 357:1685, 2007

Vierling JM: Autoimmune hepatitis and overlap syndromes: diagnosis and management. Clin Gastroenterol Hepatol 13:2088, 2015

Vigil-de Gracia P, Montufar-Rueda C: Acute fatty liver of pregnancy: diagnosis, treatment, and outcome based on 35 consecutive cases. J Matern Fetal Neonatal Med 24(9):1143, 2011

Wang PH, Yang MJ, Lee WL, et al: Acetaminophen poisoning in late pregnancy. A case report. J Reprod Med 42:367, 1997

Webb GJ, Elsharkawy AM, Hirschfield G: Editorial: the etiology of intrahepatic cholestasis of pregnancy: towards solving a monkey puzzle. Am J Gastroenterol 109:85, 2014

Westbrook RH, Yeoman AD, Kriese S, et al: Outcomes of pregnancy in women with autoimmune hepatitis. J Autoimmun 38(2–3):J239, 2012

Wiest DB, Chang E, Fanning D, et al: Antenatal pharmacokinetics and placental transfer of N-acetylcysteine in chorioamnionitis for fetal neuroprotection. J Pediatr 165:672, 2014

Wikström Shemer E, Marschall HU, Ludvigsson JF, et al: Intrahepatic cholestasis of pregnancy and associated adverse pregnancy and fetal outcomes: a 12-year population-based cohort study. BJOG 120(6):717, 2013

Wilson CH, Manas DM, French JJ: Laparoscopic liver resection for hepatic adenoma in pregnancy. J Clin Gastroenterol 45:828, 2011

World Health Organization: Hepatitis B vaccines. Weekly Epidemiological Record 84(40):405, 2009

Wu T, Zhu FC, Huang SJ, et al: Safety of the hepatitis E vaccine for pregnant women: a preliminary analysis. Hepatology 55(6):2038, 2012

Wu W, Faigel DO, Sun G, et al: Non-radiation endoscopic retrograde cholangiopancreatography in the management of choledocholithiasis during pregnancy. Dis Endosc 26:691, 2014

Xanthakos SA, Jenkins TM, Kleiner DE, et al: Teen-LABS consortium. High prevalence of nonalcoholic fatty liver disease in adolescents undergoing bariatric surgery. Gastroenterology 149:623, 2015

Xiong HF, Liu JY, Guo LM, et al: Acute fatty liver of pregnancy: over six months follow-up study of twenty-five patients. World J Gastroenterol 21(6):1927, 2015

Yarrington CD, Cantonwine DE, Seely EW, et al: The association of alanine aminotransferase in early pregnancy with gestational diabetes. Metab Syndr Relat Disord 14(5):254, 2016

Yi P, Chen R, Huang Y, et al: Management of mother-to-child transmission of hepatitis B virus: propositions and challenges. J Clin Virol 77:32, 2016

Ylitalo K, Vänttinen T, Halmesmäki E, et al: Serious pregnancy complications in a patient with previously undiagnosed carnitine palmitoyltransferase 1 deficiency. Am J Obstet Gynecol 192:2060, 2005

Zhang J, Zhang XF, Huang SJ, et al: Long-term efficacy of a hepatitis E vaccine. N Engl J Med 372:914, 2015

Zhang YP, Kong WQ, Zhou SP, et al: Acute fatty liver of pregnancy: a retrospective analysis of 56 cases. Chin Med J (Engl) 129(10):1208, 2016

CAPÍTULO 56

Distúrbios hematológicos

ANEMIA FERROPRIVA 1076
ANEMIA MEGALOBLÁSTICA 1077
ANEMIA HEMOLÍTICA 1078
ANEMIA APLÁSICA E HIPOPLÁSICA 1080
POLICITEMIAS 1081
SÍNDROMES TALASSÊMICAS 1084
DISTÚRBIOS PLAQUETÁRIOS 1086
DEFEITOS DE COAGULAÇÃO HEREDITÁRIOS 1089
DOENÇA DE VON WILLEBRAND 1090

Nos últimos meses de gravidez, há um leve aumento na quantidade de hemoglobina e hemácias e um leve aumento no número de leucócitos, que se tornam acentuados nos primeiros dias do puerpério.

– J. Whitridge Williams (1903)

Não há praticamente nenhum texto na 1ª edição do livro de Williams de 1903 que aborde as anemias comuns da gravidez. Apenas à anemia perniciosa são dedicados dois parágrafos, que mencionam que ela aparecia ocasionalmente na gravidez. Hoje é bem sabido que as gestantes estão suscetíveis a anormalidades hematológicas que podem afetar qualquer mulher em idade reprodutiva. Entre essas anormalidades, estão os distúrbios crônicos, como anemias hereditárias, trombocitopenia imune e malignidades, incluindo leucemias e linfomas. Outras surgem durante a gravidez em virtude das demandas induzidas por ela. Dois exemplos são as anemias ferropriva (por deficiência de ferro) e megaloblástica. A gravidez também pode desmascarar distúrbios hematológicos subjacentes. Por fim, qualquer doença hematológica pode surgir pela primeira vez durante a gravidez. É importante destacar que a gestação induz alterações fisiológicas que, muitas vezes, confundem o diagnóstico desses distúrbios hematológicos e a avaliação de seu tratamento (Cap. 4, p. 57).

ANEMIAS

■ Definição e incidência

Os valores normais para as concentrações de muitos elementos celulares durante a gravidez estão listados no Apêndice (p. 1255). O Centers for Disease Control and Prevention (1998) definiu a anemia em mulheres grávidas em uso de suplementos de ferro usando um ponto de corte do 5º percentil, 11 g/dL no primeiro e no terceiro trimestres, e 10,5 g/dL no segundo trimestre (Fig. 56-1). A queda modesta nos níveis de hemoglobina e nos valores de hematócrito durante a gravidez é causada por uma expansão relativamente maior de volume de plasma comparada ao aumento no volume de hemácias. A desproporção entre as taxas nas quais o plasma e os eritrócitos são adicionados à circulação materna é maior durante o segundo trimestre. No final da gravidez, a expansão de plasma essencialmente cessa, enquanto a massa de hemoglobina continua aumentando.

As causas de anemias mais comuns encontradas na gravidez são listadas na Tabela 56-1. Sua frequência depende de múltiplos fatores, como localização geográfica, etnia, nível socioeconômico, nutrição, estado de ferro preexistente e suplementação pré-natal de ferro (American College of Obstetricians and Gynecologists, 2017a). Nos Estados Unidos, a prevalência de anemia na gravidez é de 3 a 38% (Centers for Disease Control and Prevention, 1989). Na América Latina e no Caribe, a prevalência de anemia varia de 5 a 45% entre as mulheres em idade fértil (Mujica-Coopman, 2015). As taxas também são altas em Israel, China, Índia, Sul da Ásia e África (Azulay, 2015; Kumar, 2013; Stevens, 2013).

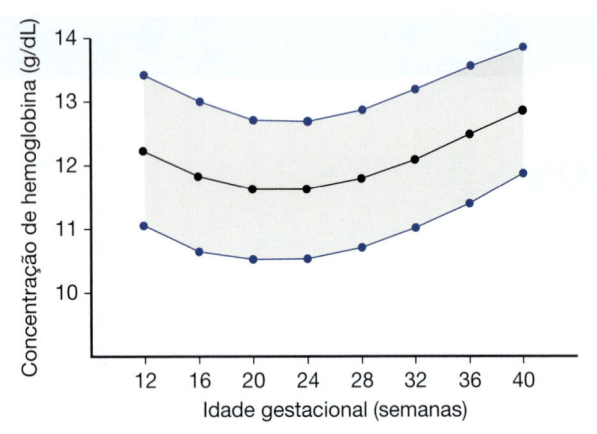

FIGURA 56-1 Concentrações médias de hemoglobina (*linha preta*) e 5º e 95º percentis (*linhas azuis*) para mulheres grávidas saudáveis que usam suplementos de ferro. (Dados de Centers for Disease Control and Prevention, 1989.)

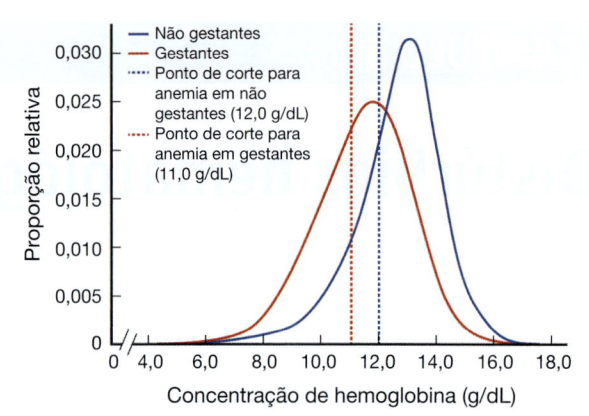

FIGURA 56-2 Tendências globais nas concentrações de hemoglobina em mulheres grávidas e não grávidas. (Reproduzida, com permissão, de Stevens GA, Finucane MM, De-Regil LM, et al: Global, regional, and national trends in haemoglobin concentration and prevalence of total and severe anaemia in children and pregnant and non-pregnant women for 1995–2011: a systematic analysis of population-representative data, Lancet Glob Health. 2013 Jul;1(1):e16–25.)

A Figura 56-2 destaca as tendências globais nas concentrações de hemoglobina e limiares de anemia em mulheres grávidas e não grávidas.

■ **Efeitos nos desfechos da gravidez**

A maioria dos estudos sobre anemia durante a gravidez descreve grandes populações e lida com anemias nutricionais. A anemia está associada a vários desfechos adversos da gravidez, incluindo parto pré-termo (Kidanto, 2009; Kumar, 2013; Rukuni, 2016). Relata-se que crianças nascidas de mulheres com deficiência de ferro e sem suplementação apresentam escores mais baixos de desenvolvimento mental (Drassinower, 2016; Tran, 2014).

Um achado aparentemente paradoxal é que gestantes saudáveis com uma concentração de hemoglobina mais alta também têm risco aumentado de desfechos perinatais adversos (Murphy, 1986; von Tempelhoff, 2008). Isso pode resultar da expansão de volume de plasma menor que a média de gravidez simultânea com acréscimo normal da massa de hemácias. Scanlon e colaboradores (2000) estudaram a relação entre níveis de hemoglobina materna e recém-nascidos pré-termo ou com restrição de crescimento em 173.031 gestações. As mulheres cuja concentração de hemoglobina era três desvios-padrão *acima* da média em 12 ou 18 semanas tinham uma incidência 1,3 a 1,8 vez maior de restrição de crescimento fetal. O peso da placenta se correlaciona negativamente com a concentração de hemoglobina materna (Larsen, 2016). Esses achados levaram alguns autores à conclusão ilógica de que suspender a suplementação de ferro para provocar anemia ferropriva melhoraria os resultados da gravidez (Ziaei, 2007).

■ **Anemia ferropriva**

As duas causas mais comuns de anemia durante a gravidez e o puerpério são deficiência de ferro e perda sanguínea aguda. Em um estudo com mais de 1.300 mulheres, 21% apresentavam anemia no terceiro trimestre e 16% tinham anemia ferropriva (Vandevijvere, 2013). Em uma típica gestação de feto único, a necessidade materna de ferro é em média de quase 1.000 mg. Os requisitos em gestações múltiplas são consideravelmente mais altos (Ru, 2016). Esses valores excedem os estoques de ferro da maioria das mulheres e resultam em anemia ferropriva, a menos que seja feita suplementação.

A deficiência de ferro muitas vezes manifesta-se por uma queda reconhecida na concentração de hemoglobina. No terceiro trimestre, é necessário ferro adicional para aumentar a hemoglobina materna e o transporte para o feto. Como a quantidade de ferro desviada para o feto é similar em uma mãe normal e em uma mãe com deficiência de ferro, o recém-nascido de uma mãe gravemente anêmica não sofre de anemia ferropriva. Os suprimentos de ferro neonatal estão relacionados ao estado de ferro materno e com o momento do clampeamento do cordão umbilical.

Diagnóstico

A evidência morfológica clássica da anemia ferropriva é hipocromia eritrocitária e microcitose (Fig. 56-3). Isso pode ser menos proeminente na mulher grávida. Os níveis séricos de ferritina são mais baixos. E os níveis de *hepcidina* – o principal regulador da disponibilidade de ferro – normalmente diminuem na gravidez. Com deficiência de ferro, os níveis de hepcidina seguem os da ferritina sérica (Camaschella, 2015; Koenig, 2014).

TABELA 56-1 Causas de anemia durante a gravidez

Adquirida
 Anemia ferropriva
 Anemia por perda sanguínea aguda
 Anemia por inflamação ou malignidade
 Anemia megaloblástica
 Anemia hemolítica adquirida
 Anemia aplásica ou hipoplásica

Hereditária
 Talassemias
 Hemoglobinopatias falciformes
 Outras hemoglobinopatias
 Anemias hemolíticas hereditárias

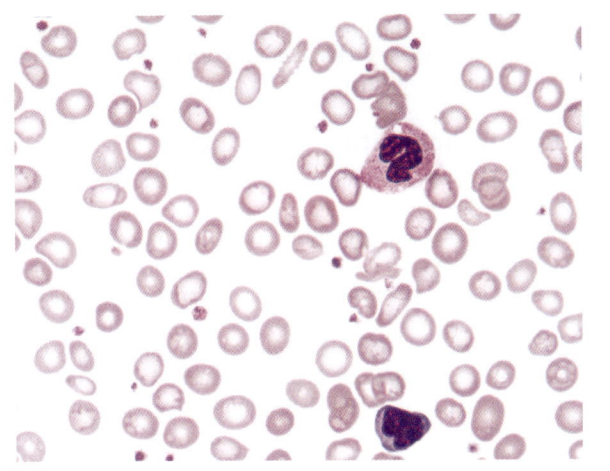

FIGURA 56-3 Esse esfregaço de sangue periférico de uma mulher com anemia ferropriva contém muitas hemácias microcíticas e hipocrômicas dispersas com palidez central característica. Elas apresentam anisopoiquilocitose moderada, especificamente, tamanhos e formas variados, incluindo eliptócitos ocasionais, que podem ser ovais ou em forma de lápis. (Reproduzida, com permissão, de Werner CL, Richardson DL, Chang SY, et al (eds): Perioperative Considerations. In Williams Gynecology Study Guide, 3rd ed. New York, McGraw-Hill Education, 2016: Colaboração com a fotografia: Dr. Weina Chen.)

A avaliação inicial de uma gestante com anemia moderada inclui medidas de hemoglobina, hematócrito e índices eritrocitários; exame cuidadoso de um esfregaço de sangue periférico; preparação de célula falciforme se a mulher tiver origem africana; e avaliação de ferro, ferritina no soro, ou ambos (Apêndice, p. 1255). Os níveis séricos de ferritina normalmente diminuem durante a gravidez, e níveis < 10 a 15 mg/L confirmam a anemia ferropriva.

Quando gestantes com anemia ferropriva moderada recebem terapia de ferro adequada, detecta-se uma resposta hematológica pela elevação na contagem de reticulócitos. A taxa de aumento de concentração de hemoglobina ou de hematócrito costuma ser mais lenta que na mulher não grávida devido aos volumes de sangue crescentes e maiores durante a gravidez.

Tratamento

A suplementação oral diária com 30 a 60 mg de ferro elementar e 400 μg de ácido fólico é recomendada na gravidez (World Health Organization, 2012). Uma revisão Cochrane constatou que a suplementação oral intermitente de ferro também pode ser apropriada (Peña-Rosas, 2015). Para a anemia ferropriva, a resolução e a restituição de suprimentos de ferro podem ser realizadas com compostos de ferro simples que fornecem cerca de 200 mg diariamente de *ferro elementar*. Estes incluem sulfato, fumarato ou gluconato ferroso. Se uma mulher não pode ou não quer ingerir preparações de ferro oral, então é administrada terapia parenteral. Embora ambas sejam administradas por via intravenosa, a sacarose ferrosa é mais segura que a dextrina férrica (American College of Obstetricians and Gynecologists, 2017a; Camaschella, 2015; Shi, 2015). Existem aumentos equivalentes nos níveis de hemoglobina e ferritina em mulheres tratadas com terapia de ferro oral ou parenteral (Breymann, 2017; Daru, 2016).

■ Anemia por perda sanguínea aguda

No início da gravidez, a anemia causada por perda sanguínea aguda é comum em casos de abortamento, gravidez ectópica e mola hidatidiforme. No pós-parto, a anemia geralmente decorre de hemorragia obstétrica. A hemorragia massiva demanda tratamento imediato, conforme descrito no Capítulo 41 (p. 788). Se uma mulher moderadamente anêmica – definido por um valor de hemoglobina em torno de 7 g/dL – está hemodinamicamente estável, é capaz de deambular sem sintomas adversos e não está séptica, então as transfusões de sangue não são indicadas. Em vez disso, a terapia com ferro oral é administrada por pelo menos 3 meses (Krafft, 2005).

■ Anemia associada à doença crônica

Uma ampla variedade de distúrbios, como insuficiência renal crônica, câncer e quimioterapia, infecção por vírus da imunodeficiência humana (HIV), bem como inflamação crônica, resultam em anemia moderada e, às vezes, grave, em geral com eritrócitos levemente hipocrômicos e microcíticos. Esta é a segunda forma mais comum de anemia no mundo todo (Weiss, 2005).

Durante a gravidez, as mulheres com distúrbios crônicos desenvolvem anemia pela primeira vez. Naquelas com anemia pré-existente, ela pode ser intensificada à medida que o volume de plasma se expande. As causas incluem insuficiência renal crônica, doença inflamatória intestinal e distúrbios do tecido conectivo. Outras são infecções granulomatosas, neoplasias malignas, artrite reumatoide e condições supurativas crônicas.

A insuficiência renal crônica é o distúrbio mais comum que encontramos como causa desse tipo de anemia durante a gravidez. Alguns casos são acompanhados por deficiência de eritropoietina. Como discutido no Capítulo 53 (p. 1034), durante a gravidez de mulheres com insuficiência renal crônica leve, o grau de expansão da massa de hemácias está inversamente relacionado ao dano renal. Ao mesmo tempo, a expansão do volume de plasma em geral é normal e, assim, a anemia é intensificada (Cunningham, 1990).

Para o tratamento, reservas de ferro adequadas devem ser garantidos. A *eritropoietina recombinante* tem sido usada com sucesso no manejo da anemia causada por doença crônica (Weiss, 2005). Em gestações complicadas por insuficiência renal crônica, a eritropoietina recombinante é geralmente considerada quando o hematócrito se aproxima de 20% (Cyganek, 2011; Ramin, 2006). Um efeito colateral perturbador desse agente é a hipertensão, que já é prevalente em mulheres com doença renal. A aplasia eritrocitária e os anticorpos antieritropoietina também foram relatados (Casadevall, 2002; McCoy, 2008).

■ Anemia megaloblástica

Essas anemias são caracterizadas por anormalidades do sangue e da medula óssea a partir de síntese de DNA prejudicada. Isso leva a grandes células com maturação nuclear interrompida, enquanto o citoplasma amadurece mais normalmente. No mundo, a predominância da anemia megaloblástica durante a gravidez varia de forma considerável. Nos Estados Unidos, ela é rara.

Deficiência de ácido fólico

A anemia megaloblástica que se desenvolve durante a gravidez quase sempre é resultado da deficiência de ácido fólico. No passado, essa condição era chamada *anemia perniciosa da gravidez*.

Ela geralmente é encontrada em mulheres que não consomem vegetais folhosos verdes frescos, legumes ou proteína animal. À medida que a deficiência de folato e a anemia pioram, a anorexia muitas vezes se torna intensa, agravando ainda mais a deficiência dietética. Uso de drogas e ingestão excessiva de etanol causam ou contribuem para essa condição (Hesdorffer, 2015).

Em mulheres não grávidas, a necessidade de ácido fólico é de 50 a 100 μg/dia. Durante a gravidez, as necessidades são aumentadas, e a recomendação é de 400 μg/dia. As primeiras evidências bioquímicas são concentrações baixas de ácido fólico no plasma (ver Apêndice, p. 1255). As mudanças morfológicas iniciais geralmente incluem neutrófilos, que são hipersegmentados, e eritrócitos recentemente formados, que são macrocíticos. Com deficiência de ferro preexistente, os eritrócitos macrocíticos não podem ser detectados pela mensuração do volume corpuscular médio. O exame cuidadoso de um esfregaço de sangue periférico, contudo, geralmente demonstra alguns macrócitos. À medida que a anemia se torna mais intensa, os eritrócitos nucleados periféricos aparecem e o exame da medula óssea revela eritropoiese megaloblástica. A anemia pode, então, tornar-se grave, e trombocitopenia, leucopenia ou ambas podem se desenvolver. O feto e a placenta extraem folato da circulação materna de forma tão eficaz que o feto não fica anêmico, apesar da anemia materna grave.

Para o tratamento, o ácido fólico é administrado juntamente com o ferro, e uma dieta nutritiva é estimulada. Em cerca de 4 a 7 dias após o início do tratamento, a contagem de reticulócitos é aumentada, e a leucopenia e a trombocitopenia são reparadas.

Para prevenção da anemia megaloblástica, uma dieta deve conter ácido fólico suficiente. O papel da deficiência de folato na gênese dos defeitos do tubo neural tem sido estudado (Cap. 13, p. 270). Desde o início da década de 1990, especialistas em nutrição e o American College of Obstetricians and Gynecologists (2016a) recomendam que todas as mulheres em idade reprodutiva consumam pelo menos 400 μg de ácido fólico diariamente. Mais ácido fólico é administrado nos casos de gravidez múltipla, anemia hemolítica, doença de Crohn, alcoolismo e distúrbios cutâneos inflamatórios. Mulheres com história familiar de cardiopatia congênita também podem se beneficiar de doses mais altas (Huhta, 2015). As mulheres que anteriormente tiveram bebês com defeitos no tubo neural têm uma taxa de recorrência mais baixa se ingerirem 4 mg/dia de ácido fólico.

Deficiência de vitamina B_{12}

Durante a gravidez, os níveis de vitamina B_{12} são mais baixos do que nas não grávidas devido aos níveis diminuídos de proteínas de ligação, isto é, as transcobalaminas. Durante a gravidez, a anemia megaloblástica proveniente da deficiência de vitamina B_{12}, isto é, cianocobalamina, é rara. Em vez disso, o exemplo típico é a *anemia perniciosa addisoniana*, que resulta da ausência do fator intrínseco que é requisito para a absorção alimentar da vitamina B_{12}. Essa doença autoimune geralmente tem seu início após os 40 anos de idade (Stabler, 2013).

Em nossa experiência limitada, a deficiência de vitamina B_{12} nas gestantes é mais provavelmente encontrada após ressecção gástrica. Aquelas que foram submetidas a uma gastrectomia total requerem 1.000 μg de vitamina B_{12} administrados por via intramuscular a cada mês. Aquelas com uma gastrectomia parcial geralmente não necessitam de suplementação, mas os níveis de vitamina B_{12} sérica adequados devem ser garantidos (Apêndice, p. 1258). Outras causas de anemia megaloblástica proveniente da deficiência de vitamina B_{12} incluem doença de Crohn, ressecção ileal, alguns fármacos e crescimento bacteriano excessivo no intestino delgado (Hesdorffer, 2015; Stabler, 2013).

■ Anemia hemolítica

Várias condições apresentam destruição acelerada de eritrócitos. Os danos podem ser estimulados por uma anormalidade congênita dos eritrócitos ou, em outros casos, por anticorpos direcionados contra proteínas da membrana dos eritrócitos. A hemólise pode ser o distúrbio primário, e doenças falciformes e esferocitose hereditária são exemplos. Em outros casos, a hemólise se desenvolve de forma secundária a uma condição subjacente, como lúpus eritematoso sistêmico ou pré-eclâmpsia. Anemia hemolítica microangiopática decorrente de tumor maligno foi relatada na gravidez (Happe, 2016).

Hemólise autoimune

A causa da produção de anticorpos desproporcional é desconhecida. Em geral, testes de antiglobulinas diretos e indiretos (Coombs) são positivos. As anemias causadas por esses fatores podem ser decorrentes de autoanticorpos ativados por calor, 80 a 90%, anticorpos ativados por frio, ou uma combinação. Essas síndromes também podem ser classificadas como primárias (idiopáticas) ou secundárias devido a doenças subjacentes ou a outros fatores. Os exemplos incluem linfomas e leucemias, doenças do tecido conectivo, infecções, doenças inflamatórias crônicas e anticorpos induzidos por fármacos (Provan, 2000). A *doença da aglutinina fria* pode ser induzida por etiologias infecciosas como *Mycoplasma pneumoniae* ou mononucleose por vírus Epstein-Barr (Dhingra, 2007). A hemólise e os resultados do teste de antiglobulina positivos podem ser a consequência de anticorpos antieritrócitos imunoglobulina (Ig) M ou IgG. Quando a trombocitopenia é comórbida, ela é chamada de *síndrome de Evans* (Wright, 2013).

Na gravidez, a hemólise pode estar acentuadamente acelerada. Rituximabe, juntamente com prednisona, é o tratamento de primeira linha (Luzzatto, 2015). A trombocitopenia simultânea normalmente é corrigida com terapia. A transfusão de hemácias é complicada pelos anticorpos antieritrócitos, mas o aquecimento das células do doador à temperatura corporal pode diminuir sua destruição pelas aglutininas a frio.

Hemólise induzida por fármaco

Essas anemias hemolíticas devem ser diferenciadas de outras causas de hemólise autoimune. A hemólise em geral é leve, resolve-se com a retirada do fármaco e pode ser prevenida evitando-se o medicamento. Um mecanismo é a indução da hemólise por meio da lesão imunológica às hemácias mediada por fármaco. O fármaco pode agir como um hapteno de alta afinidade com uma proteína de hemácias ao qual anticorpos antifármacos atacam – por exemplo, anticorpos IgM antipenicilina ou anticefalosporina. Alguns outros fármacos agem como haptenos de baixa afinidade e aderem às proteínas das membranas. Exemplos incluem probenecida, quinidina, rifampicina e tiopental. Um mecanismo mais comum para a hemólise induzida por fármaco está relacionado a um defeito enzimático de eritrócito congênito. Um exemplo é a deficiência da glicose-6-fosfato-desidrogenase, que é comum em mulheres afro-americanas e será discutida adiante (p. 1080).

A hemólise induzida por fármaco geralmente é crônica e de leve a moderada, mas, às vezes, há hemólise aguda grave. Garratty e colaboradores (1999) descreveram sete mulheres com hemólise com Coombs positivo grave estimulada por cefotetana, administrada como profilaxia para procedimentos obstétricos. A alfa-metildopa pode causar hemólise semelhante (Grigoriadis, 2013). Além disso, hemólise materna foi relatada após terapia com imunoglobulina intravenosa (Rink, 2013). A retirada do medicamento danoso frequentemente interrompe a hemólise.

Hemólise induzida pela gravidez

Pode haver o desenvolvimento da anemia hemolítica grave inexplicada durante o início da gestação, que se resolve em alguns meses após o parto. Um mecanismo imune claro ou defeitos das hemácias não são contribuintes (Starksen, 1983). Como o neonato também pode demonstrar hemólise transitória, suspeita-se de uma causa imunológica. O tratamento com corticosteroide materno muitas vezes é eficaz, mas nem sempre (Kumar, 2001). Tratamos uma mulher que durante todas as gestações desenvolveu hemólise grave intensa com anemia, que foi controlada por prednisona. Os seus fetos não foram afetados e, em todas as circunstâncias, a hemólise diminuiu espontaneamente após o parto.

Hemólise associada à gravidez

Em alguns casos, a hemólise é induzida por condições exclusivas da gravidez. A hemólise microangiopática leve com trombocitopenia é relativamente comum com pré-eclâmpsia grave e eclâmpsia (Cunningham, 2015; Kenny, 2015). Essa *síndrome HELLP* (*hemólise, níveis elevados de enzimas hepáticas, baixa contagem de plaquetas*) é discutida no Capítulo 40 (p. 719). Outra condição é o fígado gorduroso agudo da gravidez, que está associado à anemia hemolítica moderada a grave (Nelson, 2013). Esse assunto é discutido no Capítulo 55 (p. 1060).

Hemoglobinúria paroxística noturna

Embora costume ser vista como anemia hemolítica, esse distúrbio de célula-tronco hematopoiética é caracterizado por formação de plaquetas, granulócitos e eritrócitos defeituosos. A hemoglobinúria paroxística noturna é adquirida e surge de uma colônia anormal de células, parecido com uma neoplasia (Luzzatto, 2015). Um gene ligado ao X com mutação responsável por essa condição é chamado de *PIG-A*, porque ele codifica para a proteína A glicano fosfatidilinositol. As proteínas âncoras anormais resultantes da membrana de eritrócito e granulócito tornam essas células incomumente suscetíveis à lise pelo complemento (Provan, 2000). A complicação mais grave é a trombose, que é salientada no estado hipercoagulável da gravidez.

A anemia hemolítica crônica tem um início insidioso, e sua gravidade varia de leve a letal. A hemoglobinúria desenvolve-se em intervalos irregulares e não é necessariamente noturna. A hemólise pode ser iniciada por transfusões, infecções ou cirurgia. Quase 40% das pacientes sofrem tromboses venosas, bem como insuficiência renal, hipertensão e síndrome de Budd-Chiari. Devido ao risco trombótico, é recomendada anticoagulação profilática (Parker, 2005). O tratamento preferencial é o eculizumabe, um anticorpo que inibe a ativação do complemento (Kelly, 2015). A sobrevida mediana após o diagnóstico é de 10 anos, sendo o transplante de medula óssea o tratamento definitivo.

Durante a gravidez, a hemoglobinúria paroxística noturna pode ser grave e imprevisível. Foram relatadas complicações em até três quartos das mulheres afetadas, e a taxa de mortalidade materna foi, no passado, de 10 a 20% (De Gramont, 1987; de Guibert, 2011). As complicações se desenvolvem com mais frequência após o parto, e 50% das mulheres afetadas desenvolvem trombose venosa (Fieni, 2006; Ray, 2000). Kelly e colaboradores (2015) descreveram 75 gestações em 61 mulheres afetadas tratadas com eculizumabe. Em metade delas, a dose foi aumentada durante a gravidez. Eles não descreveram mortes maternas, mas 4% de natimortos.

Toxinas bacterianas

A anemia hemolítica adquirida mais fulminante encontrada durante a gravidez é causada pela exotoxina de *Clostridium perfringens* ou pelo estreptococo β-hemolítico do grupo A (Cap. 47, p. 922). A endotoxina de bactérias Gram-negativas, isto é, lipopolissacarídeo, pode ser acompanhada de hemólise e anemia leve a moderada (Cox, 1991). Por exemplo, a anemia geralmente acompanha a pielonefrite aguda. Com a produção de eritropoietina normal, a massa de hemácias é restaurada após a resolução da infecção à medida que a gravidez avança (Cavenee, 1994; Dotters-Katz, 2013).

Defeitos hereditários das membranas de eritrócitos

O eritrócito normal é um disco bicôncavo flexível que permite numerosos ciclos de deformações reversíveis. Vários genes codificam a expressão das proteínas da membrana estrutural de eritrócito ou enzimas intraeritrocíticas. Várias mutações desses genes podem resultar em defeitos hereditários da membrana ou em deficiências enzimáticas que desestabilizam a bicamada lipídica. A perda de lipídeos a partir da membrana de eritrócitos causa uma deficiência na área de superfície e células insatisfatoriamente deformáveis que sofrem hemólise. A gravidade da anemia depende do grau de rigidez ou da diminuição da capacidade de distensão. Da mesma forma, a morfologia do eritrócito também depende desses fatores, e esses distúrbios geralmente são nomeados após o formato de hemácia dominante característico do distúrbio. Três exemplos são *esferocitose hereditária*, *piropecilocitose* e *ovalocitose*.

Esferocitose hereditária. As anemias hemolíticas que compreendem esse grupo de defeitos de membranas hereditários estão entre as mais comuns identificadas em gestantes. As mutações são, geralmente, uma deficiência de *espectrina* variavelmente penetrante autossômica dominante. Outras são autossômicas recessivas ou mutações gênicas *de novo* que resultam da deficiência de anquirina, proteína 4.2, banda 3 moderada, ou combinações dessas (Gallagher, 2010; Rencic, 2017; Yawata, 2000). Os graus de anemia e icterícia variam, e o diagnóstico é confirmado pela identificação de esferócitos no esfregaço de sangue periférico e aumento da fragilidade osmótica.

As anemias esferocíticas podem estar associadas a uma crise, que é caracterizada por anemia grave proveniente da hemólise acelerada e se desenvolve em pacientes com um baço aumentado. A infecção pode também acelerar a hemólise ou suprimir a eritropoiese, piorando a anemia. Um exemplo da última é a infecção por parvovírus B19 (Cap. 64, p. 1216). Nos casos graves, a esplenectomia reduz a hemólise, a anemia e a icterícia.

Gravidez. Em geral, as mulheres com defeitos hereditários de eritrócitos se saem bem durante a gravidez. A suplementação com ácido fólico de 4 mg por dia é administrada por via oral para sustentar a eritropoiese. Mulheres com esferocitose hereditária atendidas no Parkland Hospital tinham hematócritos variando de 23 a 41% – com média de 31 (Maberry, 1992). As contagens de reticulócitos variaram de 1 a 23%. Entre 50 gestações em 23 mulheres, 8 tiveram abortamento espontâneo; 4 de 42 bebês nasceram pré-termo, mas nenhum teve restrição de crescimento. A infecção em 4 mulheres intensificou a hemólise, e 3 precisaram de transfusões. Resultados semelhantes foram relatados por Pajor e colaboradores (1993).

Como esses distúrbios são hereditários, o recém-nascido pode ser afetado. Celkan e Alhaj (2008) relataram diagnóstico pré-natal via cordocentese com 18 semanas de gestação e teste para fragilidade osmótica. Recém-nascidos com esferocitose hereditária podem manifestar hiperbilirrubinemia e anemia logo após o parto.

Deficiências de enzimas eritrocitárias

Uma deficiência de enzimas eritrocitárias que permite o metabolismo anaeróbio da glicose pode causar *anemia não esferocítica hereditária*. A maioria dessas mutações são traços autossômicos recessivos. Como abordado anteriormente (p. 1078), a maioria dos episódios de anemia grave com deficiências enzimáticas é induzida por fármacos ou infecções.

A deficiência de *piruvato-cinase* está associada a anemia variável e complicações hipertensivas (Wax, 2007). Em virtude de transfusões recorrentes nas portadoras homozigóticas, é comum sobrecarga de ferro, devendo ser monitorada a disfunção miocárdica associada (Dolan, 2002). O feto que é homozigótico para essa mutação pode desenvolver *hidropsia fetal* proveniente da anemia e insuficiência cardíaca (Cap. 15, p. 309).

A *deficiência de glicose-6-fosfato-desidrogenase (G6PD)* é complexa porque existem mais de 400 variantes enzimáticas conhecidas. A mais comum é causada por uma substituição de base que leva à reposição de aminoácido e a uma gama de gravidade fenotípica (Luzzatto, 2015; Puig, 2013). No homozigoto ou na variante A, os dois cromossomos X são afetados e os eritrócitos são visivelmente deficientes na atividade de G6PD. Aproximadamente 2% das mulheres afro-americanas são afetadas, e a variante heterozigótica é encontrada em 10 a 15% (Mockenhaupt, 2003). Em ambas as circunstâncias, a inativação aleatória do cromossomo X, ou *lionização*, resulta em uma atividade enzimática variável.

Durante a gestação, infecções ou fármacos podem induzir a hemólise em mulheres heterozigóticas ou homozigóticas para a deficiência de G6PD, e a gravidade está relacionada à atividade enzimática. A anemia é normalmente episódica, embora algumas variantes induzam hemólise não esferocítica crônica. Como os eritrócitos jovens contêm mais atividade enzimática, a anemia por fim estabiliza-se, sendo corrigida logo após o fármaco ser interrompido ou terminar a infecção. O rastreamento neonatal para deficiência de G6PD não é recomendado pelo American College of Obstetricians and Gynecologists (2016b).

■ Anemia aplásica e hipoplásica

A anemia aplásica é uma complicação grave caracterizada por pancitopenia e medula óssea marcadamente hipocelular (Young, 2015). Existem múltiplas etiologias e pelo menos uma está ligada a doenças autoimunes (Stalder, 2009). A causa provocadora pode ser identificada em cerca de um terço dos casos, as quais incluem fármacos e outras substâncias químicas, infecção, radiação, leucemia, distúrbios imunológicos e condições hereditárias, como a *anemia de Fanconi* e a *síndrome de Diamond-Blackfan* (Green, 2009; Lipton, 2009). O defeito funcional parece ser uma diminuição acentuada nas células-tronco da medula comprometida.

O transplante de células-tronco hematopoiéticas é uma terapia favorável em uma paciente jovem (Killick, 2016). A terapia imunossupressora é administrada, e, em casos que não respondem, o *eltrombopague* foi bem-sucedido (Olnes, 2012; Townsley, 2017). A terapia imunossupressora é realizada com transplante de medula óssea, e cerca de 75% das pacientes têm uma boa resposta e sobrevida em longo prazo (Rosenfeld, 2003). Células-tronco derivadas do sangue do cordão umbilical também podem servir como uma fonte de transplante (Moise, 2005; Pinto, 2008). Transfusões de sangue anteriores e até a gravidez aumentam o risco de rejeição do enxerto (Young, 2015).

Gravidez

A anemia aplásica ou hipoplásica é rara. Um estudo de 60 gestações complicadas por anemia aplásica constatou que metade foi diagnosticada durante a gravidez (Bo, 2016). Existem alguns casos bem documentados de a*nemia hipoplásica induzida pela gravidez*, e a anemia e outras citopenias melhoram ou regridem após o parto ou interrupção da gravidez (Bourantas, 1997; Choudhry, 2002). Em alguns casos, houve recorrência da anemia em uma gravidez subsequente.

A *anemia de Diamond-Blackfan* é uma forma rara de hipoplasia eritrocitária pura. Aproximadamente 40% dos casos são familiares e têm herança autossômica dominante (Orfali, 2004). A resposta à terapia com glicocorticoides é geralmente boa. O tratamento contínuo é necessário, e a maioria se torna pelo menos parcialmente dependente da transfusão (Vlachos, 2008). Em 64 gestações complicadas por essa síndrome, Faivre e colaboradores (2006) registraram que dois terços tinham complicações relacionadas a etiologias vasculares placentárias, as quais incluem abortamento espontâneo, pré-eclâmpsia, parto pré-termo, natimortalidade ou restrição de crescimento fetal.

A *doença de Gaucher* é uma deficiência enzimática lisossômica autossômica recessiva caracterizada por atividade de *β-glicosidase ácida*. As mulheres afetadas têm anemia e trombocitopenia que em geral pioram com a gravidez (Granovsky-Grisaru, 1995). Elstein e colaboradores (1997) descreveram seis gestantes cuja doença melhorou quando elas receberam reposição de enzima *alglucerase*. A terapia com *imiglucerase*, que é a terapia de reposição da enzima recombinante humana, está disponível desde 1994. As diretrizes europeias recomendam o tratamento na gravidez, enquanto a Food and Drug Administration (FDA) afirma que ele seja administrado com "indicações explícitas" (Granovsky-Grisaru, 2011).

Os principais riscos da anemia hipoplásica são hemorragia e infecção. As taxas de trabalho de parto pré-termo, pré-eclâmpsia, restrição do crescimento fetal e natimortos são aumentadas (Bo, 2016). O tratamento depende da idade gestacional, e os cuidados de suporte incluem vigilância contínua de infecções e terapia antimicrobiana imediata. As transfusões de granulócitos são administradas apenas durante as infecções. As transfusões de hemácias são administradas para melhorar a anemia sintomática e rotineiramente para manter o hematócrito em cerca de 20%. Transfusões de plaquetas podem ser necessárias para controlar a hemorragia. As taxas de mortalidade materna relatadas desde 1960 foram, em média, de quase 50%, no entanto melhores desfechos foram relatados mais recentemente (Choudhry, 2002; Kwon, 2006).

Gravidez após transplante de medula óssea

Vários relatos descrevem casos de gestações bem-sucedidas em mulheres que fizeram transplante de medula óssea (Borgna-Pignatti, 1996; Eliyahu, 1994). Em sua revisão, Sanders e colaboradores (1996) relataram 72 gestações em 41 mulheres que foram submetidas ao transplante. Nas 52 gestações que resultaram em um recém-nascido vivo, quase 50% foram complicadas por parto pré-termo ou hipertensão. Nossas experiências com algumas dessas mulheres indicam que elas têm eritropoiese aumentada pela gravidez e expansão de volume sanguíneo total normal.

POLICITEMIAS

Policitemia secundária

A eritrocitose excessiva durante a gravidez está normalmente relacionada com hipoxia crônica devido a cardiopatia congênita materna ou distúrbio pulmonar materno. Extraordinariamente, o consumo excessivo de cigarros pode causar policitemia. Nós encontramos gestantes jovens saudáveis que eram fumantes crônicas com bronquite crônica e com um hematócrito de 55 a 60%. Se a policitemia for grave, a probabilidade de um desfecho de gravidez bem-sucedido é baixa.

Policitemia vera

A policitemia vera é um distúrbio de célula-tronco hemopoiética mieloproliferativa clonal primária caracterizado por proliferação excessiva de precursores eritroides, mieloides e megacariocíticos (Spivak, 2015; Vannucchi, 2015). Quase todas as pacientes têm uma mutação no gene *JAK2V617F* ou no éxon 12 do *JAK2* (Harrison, 2009). Os sintomas são relacionados à viscosidade do sangue aumentada, e complicações trombóticas são comuns. O tratamento de pacientes não grávidas é realizado com hidroxiureia ou ruxolitinibe (Vannucchi, 2015).

As taxas de perda fetal são altas em mulheres com policitemia vera, e os resultados da gravidez podem ser melhorados com terapia com ácido acetilsalicílico (Griesshammer, 2006; Robinson, 2005; Tefferi, 2000). Mulheres com história de trombose venosa recebem profilaxia com heparina de baixo peso molecular. Se a citorredução for necessária durante a gestação, pode-se considerar alfainterferona (Kreher, 2014).

HEMOGLOBINOPATIAS

Hemoglobinopatias falciformes

A hemoglobina A é o tetrâmero de hemoglobina mais comum e consiste em duas cadeias α e duas cadeias β. Em contraste, a hemoglobina falciforme (hemoglobina S) resulta de uma substituição da cadeia β simples de ácido glutâmico por valina por causa de uma substituição de A para T no códon 6 do gene da β-globina. As hemoglobinopatias que podem resultar em características clínicas da *síndrome falciforme* incluem anemia falciforme (Hb SS); doença da hemoglobina C falciforme (Hb SC); doença da talassemia β falciforme (Hb S/B⁰ ou Hb S/B⁺); e doença falciforme E (Hb SE) (Benz, 2015). Todas também estão associadas a aumento da morbidade gestacional.

A anemia falciforme resulta da herança do gene da hemoglobina S de cada um dos pais. Nos Estados Unidos, 1 de 12 afro-americanas tem traço falciforme, que resulta da herança de 1 gene para hemoglobina S e 1 para hemoglobina A normal. A incidência calculada de anemia falciforme entre afro-americanas é de 1 em 576 (1/12 × 1/12 × 1/4 = 1/576). Entretanto, a doença é menos comum em adultos por causa da mortalidade mais precoce. A hemoglobina C se origina de uma substituição da cadeia β simples de ácido glutâmico por lisina, que surge de uma substituição de C por T no códon 6 do gene da β-globina. Aproximadamente 1 em 40 afro-americanas tem o gene para hemoglobina C. Assim, a incidência teórica para co-hereditariedade do gene para hemoglobina S e um alelismo genético para hemoglobina C em uma criança afro-americana é de cerca de 1 em 2.000 (1/12 × 1/40 × 1/4). A talassemia β menor é em torno de 1 em 40, assim, a talassemia β também é encontrada em cerca de 1 em 2.000 (1/12 × 1/40 × 1/4).

Fisiopatologia

As hemácias com hemoglobina S tornam-se falciformes quando são desoxigenadas e a hemoglobina se agrega. Afoiçamento e desafoiçamento constantes causam dano na membrana, e a célula pode se tornar irreversivelmente falcêmica. Eventos que retardam o trânsito de eritrócitos através da microcirculação incluem adesão às células endoteliais, desidratação eritrocítica e desregulação vasomotora. Clinicamente, os marcos dos episódios de afoiçamento são períodos durante os quais há isquemia e infarto em vários órgãos. A *crise falciforme* produz sintomas clínicos, predominantemente dor, que geralmente é grave. Pode haver crises aplásicas, megaloblásticas, de sequestros e hemolíticas.

As alterações crônicas e agudas pelo afoiçamento incluem anomalias ósseas, como osteonecrose das cabeças do fêmur e do úmero, dano medular renal, autoesplenectomia em pacientes homozigóticas SS e esplenomegalia em outras variantes, hepatomegalia, hipertrofia ventricular, infartos pulmonares, hipertensão pulmonar, acidentes cerebrovasculares, úlceras na perna e propensão à infecção e sepse (Benz, 2015; Gladwin, 2004). Outras sequelas são aneurismas cerebrovasculares e vasculopatia falciforme (Buonanno, 2016). A hipertensão pulmonar pode se desenvolver e é observada em 20% dos adultos com Hb SS (Gladwin, 2008).

Tratamento

Um bom cuidado de suporte é essencial para prevenir a mortalidade. As terapias específicas estão evoluindo, e muitas ainda são experimentais. Um tratamento é a indução de hemoglobina F com fármacos que estimulam a síntese da cadeia gama. Isso aumenta a hemoglobina F, que inibe a polimerização da hemoglobina S. Um exemplo é a *hidroxiureia*, que aumenta a produção de hemoglobina F e reduz o número de episódios falciformes (Platt, 2008). A hidroxiureia é teratogênica em animais, embora uma pesquisa preliminar de 17 anos de crianças expostas no período pré-natal tenha sido tranquilizadora (Ballas, 2009; Briggs, 2015; Italia, 2010). Um ensaio randomizado não mostrou benefício do tratamento com *prasugrel*, um inibidor plaquetário (Henney, 2016). O tratamento com *crizanlizumabe*, um anticorpo contra a P-selectina, reduziu significativamente a incidência de eventos adversos (Ataga, 2017).

Estão surgindo várias formas de transplante de células hematopoiéticas como "curas" para as síndromes falciformes e as talassemias graves (Hsieh, 2009). Oringanje e colaboradores (2013) realizaram uma revisão Cochrane e descobriram que apenas estudos observacionais foram relatados. O *transplante de medula óssea* tem taxas de sobrevida em 5 anos que excedem 90% (Dalle, 2013). O *transplante de células-tronco do sangue de cordão* de doadores da mesma família também mostra grandes promessas (Shenoy, 2013). Por fim, uma terapia gênica bem-sucedida foi realizada pela adição mediada por vetor lentivírus de um gene da β-globina nas células-tronco (Ribeil, 2017).

TABELA 56-2 Morbidade na gravidez com doença da hemoglobina SS e SC

Resultados	Razão de chances	
	Hb SS	Hb SC
Pré-eclâmpsia	2-3,1	2,0
Natimortos	6,5	3,2
Parto pré-termo	2-2,7	1,5
Restrição do crescimento	2,8-3,9	1,5
Mortalidade materna	11-23	11

Dados de metanálises por Boafor, 2016; Oteng-Ntim, 2015.

Gravidez e síndromes falciformes

A gravidez é uma carga grave para mulheres com qualquer uma das hemoglobinopatias falciformes maiores, principalmente aquelas com doença da hemoglobina SS. Vários grandes estudos definiram essa relação. Villers e colaboradores (2008) estudaram 17.952 nascimentos em mulheres com síndromes falciformes. Chakravarty e colaboradores (2008) estudaram 4.352 gestações. Um estudo de coorte mais recente de 1.526 mulheres foi relatado por Boulet e colaboradores (2013). Por fim, um estudo de coorte de mais de 2 milhões de mulheres comparou aquelas com doença falciforme aos controles normais (Kuo, 2016). Complicações obstétricas e médicas comuns e seus riscos relativos em um composto da maioria desses estudos são mostrados na Tabela 56-2.

A morbidade materna comum na gravidez inclui necrose isquêmica de órgãos múltiplos, especialmente a medula óssea, que causa episódios de dor intensa. Pielonefrite, pneumonia e complicações pulmonares são frequentes. Embora a taxa de mortalidade materna tenha melhorado, as taxas de morbimortalidade perinatal permanecem altas (Boga, 2016; Lesage, 2015; Yu, 2009). Os resultados perinatais incluem riscos aumentados de nascimento pré-termo, restrição do crescimento fetal e mortalidade perinatal.

Hemoglobina SC

Em mulheres não grávidas, as taxas de morbidade e mortalidade por doença falciforme são visivelmente mais baixas que as da anemia falciforme. Na verdade, menos de 50% dessas mulheres têm sintomas antes da gravidez. Nas nossas experiências, as gestantes afetadas têm crises de dor óssea intensa e episódios de infarto e embolia pulmonar mais comumente do que quando não estão grávidas (Cunningham, 1983). Alguns resultados adversos da gravidez são mostrados na Tabela 56-2.

Manejo durante a gravidez

As mulheres com hemoglobinopatias falciformes requerem uma observação pré-natal rigorosa. Qualquer fator que prejudique a eritropoiese ou aumente a destruição de hemácias agrava a anemia. A suplementação de ácido fólico pré-natal com 4 mg/dia é necessária para sustentar a rápida substituição de hemácias.

Um perigo comum é que pode-se considerar categoricamente uma mulher sintomática como sofrendo de uma "crise falciforme". Como resultado, problemas obstétricos ou médicos graves que causam dor, anemia ou ambas podem não ser identificados. Exemplos são a gravidez ectópica, o descolamento prematuro da placenta, pielonefrite ou apendicite. Assim, o diagnóstico de crise falciforme deve ser aplicado somente após todas as outras causas possíveis terem sido excluídas. A dor com síndrome falciforme é causada pelo sequestro intenso de eritrócitos falciformes com infarto de vários órgãos, especialmente da medula óssea. Esses episódios podem se desenvolver de forma aguda, em especial no final da gravidez, durante o trabalho de parto, no parto e no início do puerpério.

Diretrizes para o cuidado dessas mulheres foram enfatizadas por Rees e colaboradores (2003). Marti-Carvajal e colaboradores (2009) realizaram uma revisão Cochrane e relataram que nenhum ensaio randomizado avaliou o tratamento durante a gravidez. No mínimo, fluidos intravenosos são administrados e opioides são oferecidos imediatamente para dor intensa. Oxigênio via cânula nasal pode diminuir a intensidade de afoiçamento no nível capilar. Constatamos que transfusões de hemácias após o início de dor intensa não melhoram expressivamente a intensidade da dor e podem não encurtar sua duração. Inversamente, conforme discutido mais adiante, transfusões profiláticas quase sempre previnem episódios vaso-oclusivos adicionais e crises de dor. Relatos recentes sugerem benefícios da analgesia peridural (Verstraete, 2012; Winder, 2011). Em longo prazo, as mulheres afetadas podem se habituar a narcóticos. Esse problema é destacado pelo aumento das taxas da síndrome de abstinência neonatal, que é um conjunto de sintomas de abstinência (Shirel, 2016).

As taxas de bacteriúria assintomática e pielonefrite aguda são substancialmente aumentadas, sendo essenciais o rastreamento e o tratamento de bacteriúria. Se pielonefrite se desenvolver, as células falciformes são extremamente suscetíveis à endotoxina bacteriana, que pode causar destruição surpreendente e rápida de hemácias ao mesmo tempo em que suprime a eritropoiese. A pneumonia, especialmente provocada por *Streptococcus pneumoniae*, é comum. O Centers for Disease Control and Prevention recomenda vacinação específica para pessoas com doença falciforme e para todos os pacientes asplênicos (Kim, 2016), sendo elas as vacinas pneumocócicas polivalentes, *Haemophilus influenzae* tipo B e meningocócicas (as diretrizes para administração são encontradas na Tab. 9-7, p. 172).

Complicações pulmonares são frequentes. Dessas, a *síndrome torácica aguda* é caracterizada por dor torácica pleurítica, febre, tosse, infiltrados e hipoxia e geralmente também por dor óssea e articular (Vichinsky, 2000). Além dos sintomas, as radiografias mostram um novo infiltrado pulmonar. Existem quatro precipitantes: infecção, êmbolos na medula, tromboembolismo e atelectasia (Medoff, 2005). A infecção bacteriana ou viral causa aproximadamente metade dos casos. Quando há desenvolvimento da síndrome torácica aguda, a duração média da hospitalização é 10,5 dias. A ventilação mecânica é necessária em cerca de 15%, e a taxa de mortalidade é em torno de 3% (Gladwin, 2008). Pelo menos para adultas não grávidas, alguns recomendam transfusões simples rápidas ou de troca para remover o desencadeante de síndromes torácicas agudas (Gladwin, 2008). Em um estudo de pacientes não grávidas, Turner e colaboradores (2009) relataram que não houve aumento nos benefícios de transfusões de troca *versus* transfusões simples e as primeiras foram associadas a uso de sangue quatro vezes maior.

Mulheres com doença falciforme geralmente têm algum grau de *disfunção cardíaca* decorrente de hipertrofia ventricular. A hipertensão crônica piora a disfunção (Gandhi, 2000). Durante a gravidez, há um aumento do estado hemodinâmico basal, caracterizado por débito cardíaco alto e volume sanguíneo aumentado (Veille, 1994). Embora muitas mulheres tolerem a gravidez sem problemas, complicações como pré-eclâmpsia grave ou infecções graves podem resultar em insuficiência ventricular (Cunningham, 1986). A insuficiência cardíaca causada pela hipertensão pulmonar também deve ser considerada (Chakravarty, 2008).

Em 4.352 gestações em mulheres com síndromes falciformes, Chakravarty e colaboradores (2008) relataram taxas significativamente mais altas de complicações gestacionais. Comparadas aos controles, as mulheres com distúrbios falciformes tinham uma taxa de 63% de admissões não relacionadas ao parto. Tinham uma incidência 1,8 vez maior de distúrbios hipertensivos, 19%; uma taxa 2,9 vezes aumentada de restrição de crescimento fetal, 6%; e uma taxa de cesariana 1,7 vez maior, 45%.

Transfusões de hemácias profiláticas. A terapia de transfusão crônica evita acidente vascular cerebral em crianças de alto risco (DeBaun, 2014). Durante a gravidez, o benefício mais expressivo das transfusões profiláticas foi sobre as taxas de morbidade materna (Benites, 2016). Em um estudo prospectivo observacional de 10 anos no Parkland Hospital, oferecemos transfusões profiláticas para todas as mulheres grávidas com síndromes falciformes. As transfusões foram administradas durante toda a gravidez para manter o hematócrito acima de 25% e a porção da hemoglobina S < 60% (Cunningham, 1979). A morbidade materna foi mínima, e a supressão da eritropoiese não foi problemática. Seus desfechos foram comparados com controles históricos que não receberam transfusão rotineiramente. No geral, as taxas de morbidade e hospitalização foram significativamente reduzidas no grupo transfundido (Asma, 2015; Cunningham, 1983; Grossetti, 2009). Ainda assim, os desfechos perinatais adversos são prevalentes (Ngô, 2010).

Em um ensaio multicêntrico, Koshy e colaboradores (1988) randomizaram 72 mulheres grávidas com síndromes falciformes para transfusões profiláticas ou indicadas. Eles relataram uma diminuição significativa na incidência de crises falciformes dolorosas com transfusões profiláticas, mas sem diferenças nos desfechos perinatais. Por causa dos riscos inerentes com administração de sangue, eles concluíram que as transfusões profiláticas estavam indicadas. Uma metanálise de 12 estudos constatou que as transfusões profiláticas melhoraram as taxas de alguns resultados maternos e neonatais adversos, incluindo mortalidade materna, complicações pulmonares e mortalidade perinatal (Malinowski, 2015).

Sem dúvida, a morbidade por múltiplas transfusões é significativa. Até 10% das mulheres tiveram uma reação hemolítica retardada à transfusão, e as infecções são grandes preocupações. Garratty (1997) revisou 12 estudos e constatou desenvolvimento de aloimunização em 25% das mulheres. Por fim, nas biópsias hepáticas nessas mulheres, não encontramos evidências de sobrecarga de ferro relacionada à transfusão, hemocromatose ou hepatite crônica (Yeomans, 1990).

Em razão do que alguns consideram benefícios marginais, as transfusões profiláticas rotineiras durante a gravidez permanecem controversas (American College of Obstetricians and Gynecologists, 2015; Okusayna, 2013). O consenso atual é de que seu uso deve ser individualizado.

Avaliação fetal. Em virtude da alta incidência de restrição do crescimento fetal e mortalidade perinatal, recomenda-se a avaliação fetal seriada com ultrassonografia e vigilância pré-parto (American College of Obstetricians and Gynecologists, 2015).

Anyaegbunam e colaboradores (1991) relataram testes com estresse não reativos durante crises falciformes, que retomaram a reatividade com a resolução das crises. Eles concluíram que efeitos transitórios de crise falciforme não comprometem o fluxo sanguíneo umbilical.

Trabalho de parto e parto

O manejo é essencialmente idêntico ao das mulheres com doença cardíaca (Cap. 49, p. 953). As mulheres devem ser mantidas confortáveis, mas não sedadas em excesso. A analgesia condutiva é ideal (Camous, 2008). Deve estar disponível sangue compatível. Se parto vaginal ou uma cesariana difícil forem esperados e o hematócrito estiver < 20%, então transfusões de concentrados de hemácias devem ser administradas. Não há uma contraindicação categórica ao parto vaginal, e a cesariana é reservada para indicações obstétricas (Rogers, 2010).

Contracepção e esterilização

Muitos médicos não recomendam os contraceptivos hormonais combinados devido aos potenciais efeitos trombóticos e vasculares adversos. Em sua revisão sistemática, no entanto, Haddad e colaboradores (2012) constataram que as taxas de complicações não eram mais altas com seu uso em mulheres com síndromes falciformes. O Centers for Disease Control and Prevention categoriza contraceptivos hormonais combinados, dispositivos intrauterinos, implantes e contraceptivos somente de progesterona como sem risco ou com vantagens que geralmente superam os riscos teóricos ou comprovados (Curtis, 2016).

■ Traço falciforme

A frequência de traço falciforme entre afro-americanas é cerca de 8%. As portadoras apresentam, ocasionalmente, hematúria, necrose papilar renal e hipostenúria, que é a urina de baixa densidade (Tsaras, 2009). Embora controverso, o traço falciforme não aparenta estar associado a taxas aumentadas de abortamento, mortalidade perinatal, baixo peso ao nascer ou hipertensão induzida pela gravidez (Pritchard, 1973; Tita, 2007; Tuck, 1983). Uma relação não questionada é a incidência duas vezes maior de bacteriúria assintomática e infecção urinária. O traço falciforme não deve ser considerado um impedimento à gravidez ou à contracepção hormonal.

A herança é uma preocupação para o feto de uma mãe com traço falciforme sempre que o pai é portador de um gene para hemoglobinas anormais que incluem S, C e D ou para traço de talassemia β. O diagnóstico pré-natal é discutido no Capítulo 14 (p. 290).

■ Hemoglobina C e talassemia C-β

Aproximadamente 2% das afro-americanas são heterozigóticas para hemoglobina C, mas, mesmo se forem homozigóticas, a hemoglobina C é inócua (Nagel, 2003). Somente quando co-herdada com traço falciforme para produzir hemoglobina SC, o traço é problemático. A gravidez em mulheres com doença de hemoglobina CC homozigóticas ou talassemia C-β traz associações relativamente benignas. A Tabela 56-3 mostra nossas experiências no Parkland Hospital (Maberry, 1990). Além da anemia leve a moderada, os resultados da gravidez não foram anormais. A suplementação com ácido fólico e ferro é indicada.

TABELA 56-3 Resultados em 72 gestações complicadas por hemoglobina CC e talassemia C-β

	Hemoglobina CC	Talassemia C-β
Mulheres (n°)	15	5
Gestações (n°)	49	23
Hematócrito (variação)	27 (21-33)	30 (28-33)
Peso ao nascer (g)		
Média	2.990	2.960
Variação	1.145-4.770	2.320-3.980
Mortes perinatais	1	2
Fetos sobreviventes	42	20

Dados de Maberry, 1990.

■ Hemoglobina E

Embora incomum nos Estados Unidos, a hemoglobina E é a segunda variante da hemoglobina mais frequente no mundo todo. O traço heterozigótico E é comum no Sudeste Asiático. Hurst e colaboradores (1983) identificaram hemoglobina E homozigótica, hemoglobina E mais talassemia β ou traço de hemoglobina E em 36% dos cambojanos e 25% dos laocianos. Hemoglobina EE está associada a pouca ou nenhuma anemia, hipocromia, microcitose acentuada e eritrócitos em alvo. Kemthong e colaboradores (2016) estudaram 1.073 mulheres e 2.146 controles e constataram que o traço da hemoglobina E não aumenta os riscos de gravidez além da bacteriúria assintomática. Por outro lado, talassemia E-β duplamente heterozigótica é uma causa comum de anemia grave na infância no Sudeste Asiático (DeLoughery, 2014). Em um estudo de coorte de 54 mulheres com gestações de feto único, Luewan e colaboradores (2009) relataram um risco três vezes maior de parto pré-termo e de restrição do crescimento fetal em mulheres afetadas comparadas com os controles normais. Não está claro se a hemoglobinopatia SE é ameaçadora durante a gravidez.

■ Hemoglobinopatia no recém-nascido

Os neonatos com doença SS, SC e CC homozigótica podem ser identificados com precisão no nascimento por eletroforese do sangue do cordão. A United States Preventive Services Task Force recomenda que todos os recém-nascidos sejam testados para doença falciforme (Lin, 2007). Na maioria dos estados, tal rastreamento é ditado por lei e realizado rotineiramente (Cap. 32, p. 614).

■ Diagnóstico pré-natal

Muitos testes estão disponíveis para detectar a doença falciforme no pré-natal. A maioria tem base do DNA e usa amostras de vilosidade coriônica ou de líquido amniótico (American College of Obstetricians and Gynecologists, 2015). Várias mutações que codificam hemoglobina S e outras hemoglobinas anormais podem ser detectadas pela análise da mutação direcionada e por técnicas com base na reação em cadeia da polimerase (Cap. 13, p. 270).

SÍNDROMES TALASSÊMICAS

Centenas de mutações afetam genes que controlam a produção de hemoglobina. Algumas delas prejudicam a síntese de uma ou mais das cadeias polipeptídicas da globina e podem resultar em síndrome clínica caracterizada por vários graus de eritropoiese ineficaz, hemólise e anemia (Benz, 2015). As talassemias são classificadas de acordo com a cadeia da globina que é deficiente. As duas principais formas envolvem produção prejudicada ou instabilidade das cadeias α-peptídicas, causando talassemia α, ou de cadeias β, causando talassemia β. Estas podem se formar a partir de mutações pontuais, deleções ou translocações envolvendo o gene da globina α ou não α (Leung, 2012).

■ Talassemias α

Como existem quatro genes de α-globina, a hereditariedade da talassemia α é mais complicada que a da talassemia β (Piel, 2014). Possíveis genótipos e fenótipos são apresentados na Tabela 56-4. A gravidade clínica está intimamente correlacionada com o grau de comprometimento da síntese das cadeias de α-globina. Na maioria das populações, o "agrupamento" da cadeia da α-globina ou *loci* de gene são dobrados no cromossomo 16. Da mesma forma, as cadeias γ são duplicadas. Assim, o genótipo normal para células diploides pode ser expresso como αα/αα e γγ/γγ Existem dois grupos principais de determinantes de talassemia α: talassemia α^0 é a deleção de ambos os *loci* de um cromossomo (--/αα), onde talassemia α$^+$ é a perda de um único *locus*

TABELA 56-4 Genótipos e fenótipos de síndromes de talassemia α

Genótipo	Genótipo	Fenótipo
Normal	αα/αα	Normal
Talassemia α$^+$ heterozigótica	–α/αα αα/–α	Normal; portadora silenciosa
Talassemia α$^+$ homozigótica[a] Talassemia α^0 heterozigótica[b]	–α/–α ––/αα	Talassemia α menor – anemia microcítica hipocrômica leve
Heterozigótica composta α^0/α$^+$	––/–α	Hb H (β$_4$) com anemia hemolítica moderada a grave
Talassemia α homozigótica	––/––	Doença da Hb de Bart (γ$_4$), hidropsia fetal

[a]Mais comum em afro-americanas.
[b]Mais comum em asiáticas americanas.
Hb, hemoglobina.

de um alelo (–α/αα heterozigótica) ou uma perda de cada alelo (–α/–α homozigótica).

Existem dois fenótipos principais. A deleção de todos os quatro genes da cadeia da α-globina (––/––) caracteriza a talassemia α *homozigótica*. Como as cadeias α estão contidas na hemoglobina fetal, o feto é afetado. Quando nenhum dos quatro genes é expresso, não há produção de cadeias de α-globina, e, em vez disso, hemoglobina de Bart (γ_4) e hemoglobina H (β_4) são formadas como tetrâmeros anormais que não podem transportar oxigênio (Cap. 7, p. 131).

Frequência

A frequência relativa de talassemia α menor, doença da hemoglobina H e doença da hemoglobina de Bart varia consideravelmente entre grupos raciais. Todas essas variantes são encontradas em asiáticas. Naquelas com descendência africana, embora a talassemia α menor tenha uma frequência de aproximadamente 2%, a doença da hemoglobina H é rara e a doença da hemoglobina de Bart não é relatada. Isso ocorre porque as asiáticas geralmente têm talassemia α^0 menor herdada com deleções de ambos os genes do mesmo cromossomo (––/αα), ao passo que, em negras com talassemia α^+ menor, um gene é deletado de cada cromossomo (–α/–α).

Os diagnósticos de talassemia β menor e talassemia α maior no feto podem ser feitos pela análise de DNA usando técnicas moleculares (Piel, 2014). O diagnóstico fetal da hemoglobina de Bart foi descrito usando eletroforese capilar ou técnicas de cromatografia líquida de alto desempenho (Sirichotiyakul, 2009; Srivorakun, 2009). O teste genético molecular para *HBA1* e *HBA2* identifica 90% das deleções e 10% das mutações pontuais em indivíduos afetados (Galanello, 2011b).

Gravidez

Importantes aspectos obstétricos de algumas síndromes da talassemia α dependem do número de deleções do gene em uma determinada mulher. O estado de portadora silenciosa com uma deleção de gene não tem consequência. A deleção de dois genes resultando em talassemia α menor é caracterizada por anemia microcítica hipocrômica mínima a moderada. Isso pode ser decorrente de traços de talassemia α^0 ou α^+ e, assim, os genótipos podem ser –α/–α ou ––/αα. A diferenciação é possível apenas por análise de DNA (Piel, 2014). Como não existem outras anormalidades clínicas acompanhando qualquer forma de talassemia α menor, ela com frequência passa despercebida e, em geral, não tem consequência materna (Hanprasertpong, 2013). A hemoglobina de Bart está presente no nascimento, mas, à medida que seus níveis caem, ela não é substituída por hemoglobina H. As hemácias são hipocrômicas e microcíticas, e a concentração de hemoglobina é normal a levemente diminuída.

A *doença da hemoglobina H* (β_4) resulta do estado heterozigótico composto para talassemia α^0 mais α^+ com deleção de três de quatro genes α (––/–α). Com apenas um gene de α-globina funcional por genoma diploide, o recém-nascido terá hemácias anormais contendo uma combinação de hemoglobina de Bart (γ_4), hemoglobina H (β_4) e hemoglobina A. O neonato parece normal, mas logo desenvolve anemia hemolítica à medida que grande parte da hemoglobina de Bart é substituída pela hemoglobina H. Em adultos, a anemia é de moderada a grave e, em geral, piora durante a gravidez.

A hereditariedade dos quatro genes α anormais causa talassemia α homozigótica com produção predominante da hemoglobina de Bart, que tem uma afinidade reconhecidamente aumentada para oxigênio. Isso é incompatível com a sobrevivência prolongada. Hsieh e colaboradores (1989) relataram que o sangue obtido por funipunção de 20 fetos com hidropsia continha 65 a 98% de hemoglobina de Bart. Esses fetos são natimortos, ou são hidrópicos e geralmente morrem logo após o nascimento.

A medida ultrassonográfica da razão cardiotorácica fetal de 12 a 13 semanas de gestação pode ser usada para identificar os fetos afetados (Lam, 1999; Zhen, 2015). A avaliação ultrassonográfica do índice de desempenho cardíaco – o *índice Tei* – na primeira metade da gravidez foi realizada. As mudanças são anteriores à hidropsia nos fetos afetados (Luewan, 2013). A anemia grave pode ser detectada usando dopplervelocimetria da artéria cerebral média. O transplante de células hemopoiéticas foi descrito para o tratamento (Galanello, 2011a).

■ Talassemias β

As talassemias β são as consequências do dano à produção de cadeia de β-globina ou a uma instabilidade da cadeia α. Os genes que codificam o controle da síntese da β-globina estão no "agrupamento" do gene δγβ, localizado no cromossomo 11 (Cap. 7, p. 131). Mais de 150 mutações pontuais no gene da β-globina foram descritas (Weatherall, 2010). Na talassemia β, a produção da cadeia β é diminuída, e excesso de cadeias α se precipitam causando dano à membrana celular. Outras formas de talassemia β são causadas por uma instabilidade da cadeia α (Kihm, 2002).

O traço heterozigótico é a talassemia β menor, e aquelas mais encontradas têm níveis de hemoglobina A_2 elevados. Essa hemoglobina é composta por duas cadeias de α-globina e duas de δ-globina, e as concentrações costumam ser maiores que 3,5%. A hemoglobina F – composta por duas cadeias de α-globina e duas de γ-globina – em geral também tem concentrações aumentadas de mais de 2%. Algumas pacientes com talassemia β menor heterozigótica não apresentam anemia, e outras têm anemia leve a moderada, caracterizada por hipocromia e microcitose.

A talassemia β homozigótica – também chamada talassemia β maior ou *anemia de Cooley* – é um distúrbio grave e frequentemente fatal. A hemólise é intensa e leva a uma anemia grave. Muitos pacientes se tornam dependentes de transfusão, e a carga de ferro subsequente, junto com o aumento anormal da absorção gastrintestinal de ferro, leva à hemocromatose, que é fatal em muitos casos. O transplante de células-tronco tem sido usado para tratar a talassemia β maior (Jagannath, 2014). Uma forma heterozigótica da talassemia β que se manifesta clinicamente como *talassemia intermediária* produz anemia moderada.

Gravidez

Durante a gestação, mulheres com talassemia β menor podem ter anemia leve (Charoenboon, 2016). Suplementos de ferro e folato são administrados. Em algumas mulheres, a anemia irá piorar, porque a expansão de volume plasmático normal pode ser acompanhada por eritropoiese levemente subnormal.

A talassemia maior e algumas das outras formas graves foram encontradas durante a gravidez – embora isso não seja comum – antes do advento da transfusão e da terapia por quelação de ferro. Com esse manejo, 63 gestações foram relatadas e não sofreram complicações graves (Aessopos, 1999; Daskalakis, 1998). A gravidez é considerada razoavelmente segura se a função cardíaca materna for normal. As transfusões são administradas durante toda a gravidez para manter a concentração de hemoglobina em 10 g/dL. Elas são acompanhadas por monitoração do crescimento fetal (American College of Obstetricians and Gynecologists, 2015; Sheiner, 2004).

Diagnóstico pré-natal

Como a talassemia β maior é causada por inúmeras mutações, o diagnóstico pré-natal é difícil. Para uma determinada pessoa, é feita uma análise de mutação direcionada que requer identificação prévia da mutação familiar. A análise é feita com o uso de amostra de vilosidade coriônica e outras técnicas abordadas no Capítulo 14 (p. 293). O teste não invasivo de ácidos nucleicos fetais circulantes no plasma materno para o diagnóstico da talassemia β foi descrito (Leung, 2012, Xiong, 2015).

DISTÚRBIOS PLAQUETÁRIOS

■ Trombocitopenia

Anormalidades plaquetárias podem preceder a gravidez, se desenvolver por coincidência durante a gravidez ou ser induzidas pela gravidez. A trombocitopenia – definida por uma contagem de plaquetas < 150.000/μL – é identificada em quase 10% das gestantes (American College of Obstetricians and Gynecologists, 2016c). Desses casos, 75% são de *trombocitopenia gestacional*, enquanto 25% decorrem de diversas outras causas. Outra causa comum é a síndrome HELLP. A trombocitopenia pode ser hereditária ou idiopática, aguda ou crônica, e primária ou associada a outros distúrbios. Os exemplos são apresentados na Tabela 56-5.

Trombocitopenia gestacional

Burrows e Kelton (1993) relataram que 6,6% ou 15.471 mulheres grávidas tinham contagens de plaquetas < 150.000/μL e, em 1,2%, eram < 100.000/μL. Eles notaram, além disso, que quase 75% de 1.027 mulheres cujas contagens de plaquetas eram < 150.000/μL tinham trombocitopenia incidental de variante normal. Das restantes, 21% tinham um distúrbio hipertensivo da gravidez e 4% tinham um distúrbio imunológico. Uma contagem de plaquetas < 80.000/μL deve desencadear uma avaliação para etiologias diferentes da trombocitopenia incidental ou gestacional, que é improvável de ter uma contagem de plaquetas < 50.000/μL (Gernsheimer, 2013).

O declínio fisiológico da concentração plaquetária observado com a trombocitopenia gestacional é geralmente evidente no terceiro trimestre e acredita-se ser predominantemente devido à hemodiluição. O aumento normal da massa esplênica característico da gravidez também pode ser um contribuinte (Maymon, 2006). A maioria das evidências mostra que a vida média das plaquetas não muda na gravidez normal (Kenny, 2015).

Trombocitopenias hereditárias

A *síndrome de Bernard-Soulier* é caracterizada por falta de glicoproteína de membrana plaquetária (GPIb/IX) e causa disfunção grave. Além disso, mulheres expostas a plaquetas fetais portadoras dessa glicoproteína podem desenvolver anticorpos contra esse antígeno GPIb/IX fetal, causando trombocitopenia fetal aloimune (Fujimori, 1999; Peng, 1991). Uma revisão sistemática de 30 gestações em 18 mulheres relatou uma taxa de 33% de hemorragia pós-parto primária e 50% das mulheres com sangramento precisaram de transfusão de sangue (Peitsidis, 2010). Os pesquisadores também descreveram seis casos de trombocitopenia aloimune neonatal e duas mortes perinatais. O monitoramento rigoroso ao longo da gravidez e 6 semanas após o parto é crucial devido à possibilidade de hemorragia com risco de vida (Prabu, 2006).

A *anomalia de May-Hegglin* é um distúrbio autossômico dominante caracterizado por trombocitopenia, plaquetas gigantes e inclusões de leucócitos (Chatwani, 1992). Urato e Repke (1998) descreveram uma mulher com essa condição que teve parto vaginal. Apesar de uma contagem de plaquetas de 16.000/μL, ela não teve sangramento excessivo. O neonato herdou a anomalia, mas também não teve sangramento apesar de uma contagem de plaquetas de 35.000/μL. Uma revisão sistemática de 26 estudos com 75 gestações em 40 mulheres relatou quatro casos de hemorragia pós-parto, 34 casos de trombocitopenia neonatal e duas mortes fetais (Hussein, 2013).

Púrpura trombocitopênica imune

A forma primária também é chamada de *púrpura trombocitopênica idiopática (PTI)* e geralmente resulta de um agrupamento de anticorpos IgG direcionados contra uma ou mais glicoproteínas plaquetárias (Konkle, 2015). As plaquetas revestidas por anticorpos são destruídas prematuramente no sistema reticuloendotelial, especialmente no baço. Embora isso não seja provado, o distúrbio é provavelmente mediado por autoanticorpos direcionados às imunoglobulinas associadas à plaqueta – PAIgG, PAIgM e PAIgA. Nos adultos, a PTI é com mais frequência uma doença crônica que raramente se resolve de modo espontâneo.

Como mostrado na Tabela 56-5, as formas secundárias de trombocitopenia crônica imunomediada aparecem em associação com lúpus eritematoso sistêmico, linfomas, leucemias e várias doenças sistêmicas. Cerca de 2% dos pacientes trombocitopênicos têm testes sorológicos positivos para lúpus e, em alguns casos, há altos níveis de anticorpos anticardiolipinas. Por fim, aproximadamente 10% das pacientes HIV-positivo têm trombocitopenia associada (Scaradavou, 2002).

TABELA 56-5 Algumas causas de trombocitopenia na gravidez

Trombocitopenia gestacional – 75%
Pré-eclâmpsia e síndrome HELLP – 20%
Coagulopatias obstétricas – CIVD, PTM
Púrpura trombocitopênica imune
Lúpus eritematoso sistêmico e SAF
Infecções – síndrome viral e séptica
Fármacos
Anemias hemolíticas
Microangiopatias trombóticas
Tumores malignos

CIVD, coagulopatia intravascular disseminada; HELLP, hemólise, níveis elevados de enzimas hepáticas, baixa contagem de plaquetas; PTM, protocolo de transfusão massiva; SAF, síndrome antifosfolipídeo.
Dados de American College of Obstetrics and Gynecologists, 2016c; Aster, 2007; Diz-Küçükkāya, 2016.

Diagnóstico e tratamento. Apenas um pequeno número de adultos com PTI primária se recupera espontaneamente e, para aqueles que não se recuperam, as contagens de plaquetas em geral variam de 10.000 a 100.000/µL (George, 2014). As evidências não sugerem que a gravidez aumente o risco de recidiva em mulheres com doença previamente diagnosticada ou piore a trombocitopenia em mulheres com a doença ativa. Assim, certamente não é incomum para mulheres que estavam em remissão clínica por vários anos terem trombocitopenia recorrente durante a gravidez. Embora isso possa ser consequência de uma supervisão mais rigorosa, a hiperestrogenemia também foi implicada.

A terapia é considerada se a contagem de plaquetas estiver abaixo de 30.000 a 50.000/µL (American College of Obstetricians and Gynecologists, 2016c). O tratamento primário inclui corticosteroides ou imunoglobulina intravenosa (IgIV) (Neunert, 2011). Inicialmente, a prednisona, 1 mg/kg/dia, é administrada para suprimir a atividade fagocítica do sistema monócito-macrófago esplênico. A IgIV administrada em uma dose total de 2 g/kg, durante 2 a 5 dias, também é efetiva.

Em grávidas sem resposta à terapia com corticosteroides ou com imunoglobulina, pode ser eficaz a esplenectomia aberta ou laparoscópica. No final da gravidez, a cesariana pode ser necessária para a exposição cirúrgica. A melhora geralmente ocorre após a esplenectomia em 1 a 3 dias e atinge o pico em aproximadamente 8 dias. Os agentes citotóxicos costumam ser evitados na gravidez devido aos riscos teratogênicos. Azatioprina e rituximabe, contudo, que são usados em não grávidas com PTI, foram empregados para outras condições na gravidez. Por fim, o agonista da trombopoietina *romiplostim* melhorou as respostas em algumas pacientes (Decrooq, 2014; Imbach, 2011; Kuter, 2010).

Efeitos fetais e neonatais. As complicações da gravidez que aumentam com a PTI incluem natimortalidade, perda fetal e parto pré-termo (Wyszynski, 2016). Os anticorpos IgG associados a plaquetas atravessam a placenta, e ocasionalmente ocorre morte fetal por hemorragia (Webert, 2003). O feto gravemente trombocitopênico tem risco aumentado de hemorragia intracraniana com trabalho de parto e parto, mas, felizmente, isso não é comum. Payne e colaboradores (1997) revisaram estudos de PTI materna publicados desde 1973. Dos 601 recém-nascidos, 12% apresentavam trombocitopenia grave com contagem < 50.000/µL. Seis bebês tiveram hemorragia intracraniana e, em três, sua contagem inicial de plaqueta era > 50.000/µL. Isso é consistente com um estudo de 127 gestações de mulheres com PTI nas quais 10 a 15% dos neonatos tiveram PTI transitória (Koyama, 2012).

Os pesquisadores concordam que as contagens de plaquetas fetais e maternas carecem de forte correlação (George, 2009; Hachisuga, 2014). Por esse motivo, os níveis maternos de anticorpos plaquetários livres de IgG e os níveis de anticorpos associados a plaquetas foram avaliados para prever a contagem de plaquetas fetais. Novamente, há pouca concordância.

Os pesquisadores também examinaram a associação entre a causa específica de trombocitopenia e o risco de um feto trombocitopênico. Quatro causas investigadas incluem trombocitopenia gestacional, trombocitopenia associada à hipertensão, PTI e trombocitopenia aloimune. Burrows e Kelton (1993) relataram contagens de plaquetas no cordão umbilical de neonatos < 50.000/µL em 19 de 15.932 recém-nascidos consecutivos (0,12%). Apenas 1 das 756 mães com trombocitopenia gestacional teve um recém-nascido afetado. De 1.414 mulheres hipertensas com trombocitopenia, cinco neonatos tiveram trombocitopenia. Em contraste, de 46 mães com PTI, quatro bebês tiveram trombocitopenia. A trombocitopenia aloimune foi associada a trombocitopenia profunda e contagens de plaquetas do cordão < 20.000/µL. Um desses fetos morreu, e outros dois tiveram hemorragia intracraniana.

Detecção de trombocitopenia fetal. Como nenhum teste pode prever a contagem de plaquetas fetal, uma amostra de sangue fetal direta se faz necessária. Scott e colaboradores (1983) obtiveram amostras de sangue do couro cabeludo intraparto e recomendaram cesariana para fetos com contagens de plaquetas < 50.000/µL. Daffos e colaboradores (1985) relataram que as coletas percutâneas de amostras de sangue umbilical (CPASUs) tinham uma alta taxa de complicação (Cap. 14, p. 294). Por outro lado, Berry e colaboradores (1997) não relataram complicações e descreveram baixa confiabilidade para prever trombocitopenia grave, mas observaram um alto valor preditivo negativo. Payne e colaboradores (1997) resumiram seis estudos nos quais a amostra de sangue fetal foi feita para estimativa de plaqueta. Do total de 195 fetos, a trombocitopenia neonatal grave < 50.000/µL foi encontrada em 7%. No entanto, complicações graves da cordocentese foram observadas em 4,6%. Em virtude da baixa incidência de trombocitopenia neonatal grave e morbidade, as determinações de plaqueta fetal e a cesariana não são recomendadas (Neunert, 2011).

Trombocitopenia aloimune. A disparidade entre antígenos plaquetários maternos e fetais pode estimular a produção materna de anticorpos antiplaquetários. Tal aloimunização plaquetária pode ser grave, e sua fisiopatologia é idêntica àquela causada por antígenos de hemácias (Cap. 15, p. 307).

■ Trombocitose

Também chamada *trombocitemia*, a trombocitose geralmente é definida como contagens plaquetárias persistentes > 450.000/µL. Causas comuns de *trombocitose secundária* ou *reativa* são deficiência de ferro, infecção, doenças inflamatórias e tumores malignos (Deutsch, 2013). As contagens de plaquetas raramente excedem 800.000/µL nesses distúrbios secundários e o prognóstico depende da doença subjacente. Por outro lado, a *trombocitose primária* ou *essencial* é responsável pela maioria dos casos nos quais a contagem de plaquetas excede 1 milhão/µL. Ela é um distúrbio clonal frequentemente devido a uma mutação adquirida no gene *JAK2* (Konkle, 2015). A trombocitose geralmente é assintomática, mas podem ocorrer tromboses arteriais e venosas, e a trombose está associada a complicações na gravidez (Rabinerson, 2007; Randi, 2014). Esses casos devem ser diferenciados da *síndrome das plaquetas pegajosas*, que também está associada a tromboses (Rac, 2011).

Gestações normais foram descritas em mulheres cujas contagens de plaquetas médias eram > 1,25 milhão/µL (Beard, 1991; Randi, 1994). Outros relataram desfechos adversos. Niittyvuopio e colaboradores (2004) descreveram 40 gestações em 16 mulheres com trombocitose essencial. Quase 50% tiveram abortamento espontâneo, morte fetal ou pré-eclâmpsia. Em 63 gestações em 36 mulheres cuidadas na Mayo Clinic, um terço tiveram abortamento espontâneo, mas outras complicações da gravidez foram incomuns (Gangat, 2009). Nesse estudo observacional, a terapia com ácido acetilsalicílico estava associada a uma taxa de abortamento significativamente mais baixa do que aquela nas mulheres não tratadas – 1 versus 75%, respectivamente.

Os tratamentos sugeridos durante a gravidez incluem ácido acetilsalicílico, heparina de baixo peso molecular e alfainterferona (Finazzi, 2012). A terapia com alfainterferona durante a gravidez foi bem-sucedida em 11 mulheres na revisão feita por Delage e colaboradores (1996). Uma dessas mulheres apresentou cegueira transitória no segundo trimestre quando sua contagem de plaquetas era de 2,3 milhões/μL.

■ Microangiopatias trombóticas

Embora não seja um distúrbio plaquetário primário, um certo grau de trombocitopenia acompanha as microangiopatias trombóticas, que incluem a *púrpura trombocitopênica trombótica (PTT)* e a *síndrome hemolítico-urêmica (SHU)*. Essas síndromes têm uma incidência de 2 a 6 por milhão de pessoas por ano (Miller, 2004). Suas similaridades com a síndrome HELLP (hemólise, níveis elevados de enzima hepática, contagem baixa de plaquetas) aludem a suas ramificações obstétricas (George, 2014).

Etiopatogênese

Embora causas diferentes sejam responsáveis pelos achados variáveis nessas síndromes, clinicamente elas em geral são indistinguíveis. Acredita-se que a maioria dos casos de PTT sejam causados por anticorpos ou uma deficiência plasmática de ADAMTS13 (Ganesan, 2011; Sadler, 2010). Essa protease derivada do endotélio cliva o fator de von Willebrand (FvW) para diminuir sua atividade. Por outro lado, a SHU geralmente deve-se ao dano endotelial incitado por infecções virais ou bacterianas e é observada principalmente em crianças (Ardissino, 2013; George, 2014).

Com a PTT, a agregação plaquetária intravascular estimula a cascata de eventos levando à insuficiência de órgão-alvo. Há ativação endotelial e dano, porém não está claro se isso é uma consequência ou uma causa. Níveis elevados de multímeros incomumente grandes do FvW são identificados com PTT ativa. Os defeitos no gene *ADAMTS13* resultam em várias apresentações clínicas de microangiopatia trombótica (Camilleri, 2007; Moake, 2002, 2004). Em outro esquema, os anticorpos surgidos contra o ADAMTS13 neutralizam sua ação de clivagem dos multímeros do FvW durante um episódio agudo. O resultado final é microtrombos de material hialino consistindo de plaquetas e pequenas quantidades de fibrina dentro de arteríolas e capilares. Quando estão em número ou tamanho suficiente, esses agregados produzem isquemia ou infartos em vários órgãos.

Achados clínicos e laboratoriais

As microangiopatias trombóticas são caracterizadas por trombocitopenia, hemólise de fragmentação e disfunção de órgão variável. A PTT é caracterizada pela pentalogia de trombocitopenia, febre, anomalias neurológicas, dano renal e anemia hemolítica. A SHU normalmente tem envolvimento renal mais profundo e menos aberrações neurológicas.

A trombocitopenia costuma ser grave, mas, felizmente, mesmo com as contagens de plaquetas muito baixas, a hemorragia grave espontânea é incomum. A hemólise microangiopática está associada a anemia moderada a acentuada, e transfusões de hemácias são muitas vezes necessárias. O esfregaço de sangue é caracterizado pela fragmentação de eritrócito com esquizócitos. Reticulócitos e hemácias nucleadas estão aumentados, os níveis de lactato-desidrogenase (LDH) estão aumentados e as concentrações de heptoglobina estão diminuídas. A coagulopatia de consumo, embora comum, em geral é sutil e clinicamente não significativa.

Tratamento

A plasmaférese com reposição de plasma fresco congelado é a base do tratamento. A plasmaférese remove os inibidores e substitui a enzima ADAMTS13 (George, 2014; Michael, 2009). O tratamento com caplacizumabe, a imunoglobulina anti-FvW, inibe a interação entre multímeros de FvW ultragrandes e plaquetas (Peyandi, 2016). Esses tratamentos melhoraram acentuadamente os desfechos em pacientes com essas síndromes previamente fatais. As transfusões de hemácias são imperativas para a anemia fatal. O tratamento em geral prossegue até a contagem de plaqueta estar > 150.000/μL. Infelizmente, recidivas são comuns. Além disso, pode haver sequelas em longo prazo, como dano renal (Dashe, 1998; Vesely, 2015). O tratamento da SHU associada à gravidez, que é mediado pelo complemento, utiliza o anticorpo monoclonal humanizado anti-C5 eculizumabe (Ardissino, 2013; Cañigral, 2014; Fakhouri, 2016).

Gravidez

Como mostrado no Apêndice (p. 1256), a atividade da enzima ADAMTS13 diminui durante a gravidez em até 50% (Sánchez-Luceros, 2004). Os níveis diminuem ainda mais com a síndrome da pré-eclâmpsia. Isso é consoante com opiniões prevalentes de que a PTT é vista com mais frequência durante a gravidez. As experiências no Parkland Hospital foram descritas por Dashe e colaboradores (1998), que identificaram 11 gestações complicadas por essas síndromes entre quase 275.000 pacientes obstétricas – uma frequência de 1 em 25.000.

Parece provável que parte da incidência discrepantemente mais alta na gravidez relatada por outros se deve à inclusão de mulheres com pré-eclâmpsia grave e eclâmpsia (Hsu, 1995; Magann, 1994). As diferenças que geralmente permitem um diagnóstico apropriado estão listadas na Tabela 56-6. Por exemplo, a hemólise de moderada a grave é um aspecto constante das microangiopatias trombóticas. Mas ela raramente é grave com a síndrome da pré-eclâmpsia, mesmo quando complicada por uma síndrome HELLP (Cap. 40, p. 719). Embora haja um depósito de microtrombos de hialina dentro do fígado com microangiopatia trombótica, a necrose hepatocelular com níveis de aminotransferase hepática sérica elevados característicos da pré-eclâmpsia não é um aspecto comum (Ganesan, 2011; Sadler, 2010). Destaca-se que, embora o parto seja imperativo para tratar a pré-eclâmpsia, não há evidência de que a microangiopatia trombótica seja melhorada pelo parto (Dashe, 1998; Letsky, 2000). Por fim, as síndromes microangiopáticas são normalmente recorrentes e frequentemente não associadas à gravidez. Por exemplo, 7 de 11 mulheres descritas por Dashe e colaboradores (1998) tiveram doença recorrente quando não estavam grávidas ou durante o primeiro trimestre de uma gravidez subsequente. George (2009) registrou PTT recorrente em apenas 5 de 36 gestações subsequentes. No entanto, o risco de pré-eclâmpsia nessas mulheres é aumentado (Jiang, 2014).

TABELA 56-6 Alguns fatores diferenciais entre a síndrome HELLP e as microangiopatias trombóticas[a]

	Síndrome HELLP	Microangiopatias trombóticas
Trombocitopenia	Leve/moderada	Moderada/grave
Hemólise microangiopática (esquizócitos)	Leve	Grave
Deficiência de ADAMTS13	Leve/moderada	Grave
CIVD	Leve	Leve
Transaminite (AST, ALT)	Moderada/grave	Nenhuma/leve
Tratamento	Parto	Plasmaférese

[a] Inclui púrpura trombocitopênica trombótica (PTT) e síndrome hemolítico-urêmica (SHU).
ADAMTS13, ADAM-metalopeptidase com trombospondina tipo 1 motif 13; ALT, alanina-aminotransferase; AST, aspartato-aminotransferase; CIVD, coagulação intravascular disseminada; HELLP, hemólise, níveis elevados de enzimas hepáticas, contagem baixa de plaquetas.

A menos que o diagnóstico seja certamente uma dessas microangiopatias trombóticas, em vez de pré-eclâmpsia grave, a resposta ao término da gravidez deve ser avaliada antes de recorrer à plasmaférese e à transfusão de troca, terapia com glicocorticoide em dose massiva ou outra terapia. Infelizmente, deve-se lembrar de que a determinação da atividade da enzima ADAMTS13 pode ser difícil de interpretar com a síndrome HELLP (Franchini, 2007). *A plasmaférese não é indicada para pré-eclâmpsia/eclâmpsia complicadas por hemólise e trombocitopenia.*

Durante as duas últimas décadas e coincidentemente com a plasmaférese e a troca de plasma, as taxas de sobrevida materna da microangiopatia trombótica melhoraram acentuadamente (Dashe, 1998). Embora previamente fatal em até 50% das mães, com tal tratamento, Egerman e colaboradores (1996) relataram duas mortes maternas e três fetais em 11 gestações. Hunt e colaboradores (2013) relataram que a PTT foi responsável por 1% das mortes maternas no Reino Unido de 2003 a 2008.

Prognóstico em longo prazo

As mulheres que são diagnosticadas com microangiopatia trombótica durante a gravidez correm risco de sérias complicações em longo prazo (Egerman, 1996). As experiências no Parkland Hospital incluíram um período de inspeção de cerca de 9 anos (Dashe, 1998). Essas mulheres tiveram recorrências múltiplas; doença renal requerendo diálise, transplante ou ambos; hipertensão crônica grave e doenças infecciosas contraídas na transfusão. Duas mulheres morreram de causas posteriores à gravidez – uma de complicações da diálise e outra de infecção por HIV adquirida na transfusão.

Em mulheres não grávidas que se recuperaram de microangiopatias trombóticas, foram relatados defeitos cognitivos e deficiências físicas persistentes (Kennedy, 2009; Lewis, 2009). Curiosamente, como discutido no Capítulo 40 (p. 745), esses defeitos cognitivos são muito similares àqueles encontrados em estudos de vigilância em longo prazo de mulheres que tiveram eclâmpsia (Aukes, 2009, 2012; Wiegman, 2012).

DEFEITOS DE COAGULAÇÃO HEREDITÁRIOS

■ Hemofilias A e B

A hemorragia obstétrica pode infrequentemente ser a consequência de um defeito hereditário em uma proteína que controla a coagulação. Ambos os tipos de hemofilia são exemplos disso. A gravidade reflete os níveis do fator plasmático e é categorizada como leve, níveis de 6 a 30%; moderada, 2 a 5%; ou grave, menos de 1% (Arruda, 2015).

A *hemofilia A* é um distúrbio transmitido de modo recessivo ligado ao X caracterizado por uma deficiência acentuada do fator VIII. Ela é rara entre mulheres em comparação com homens, nos quais o estado heterozigótico é responsável pela doença. Embora mulheres heterozigóticas tenham níveis de fator VIII diminuídos, quase sempre o estado homozigótico é requisito para hemofilia A. Em alguns casos, ela aparece em mulheres de forma espontânea a partir de um gene recentemente mutado. A hemofilia A adquirida a partir de anticorpos associada à gravidez pode resultar em morbidade grave relacionada a sangramento (Tengborn, 2012). A *doença de Christmas* ou *hemofilia B* é causada pela deficiência grave do fator IX e possui aspectos genéticos e clínicos similares.

Gravidez

O risco de sangramento obstétrico com esses defeitos está diretamente relacionado aos níveis do fator VIII ou IX. As mulheres afetadas têm uma gama de atividade que é determinada pela inativação do cromossomo X randômica – lionização –, embora se espere que a atividade seja em média de 50% (Letsky, 2000). Níveis abaixo de 10 a 20% representam riscos de hemorragia. Se os níveis caírem a próximo de zero, os riscos são substanciais. Contudo, a gravidez permite proteção, porque as concentrações de ambos esses fatores de coagulação aumentam significativamente durante a gravidez normal (Apêndice, p. 1256). O tratamento com desmopressina também pode estimular a liberação do fator VIII. Os riscos são reduzidos ao se evitar lacerações, minimizar o uso de episiotomia e maximizar as contrações uterinas no pós-parto. Partos vaginais instrumentados devem ser evitados.

Existem poucas experiências publicadas durante a gravidez. Kadir e colaboradores (1997) relataram que 20% das portadoras tiveram hemorragia pós-parto. Guy e colaboradores (1992) revisaram cinco gestações em mulheres com hemofilia B e, em todas, os resultados foram favoráveis. Eles recomendaram a administração de fator IX quando os níveis estão abaixo de 10%. Em casos selecionados, a desmopressina reduziu as complicações de sangramento obstétrico (Trigg, 2012).

Se um feto do sexo masculino tem hemofilia, o risco de hemorragia aumenta após o parto no neonato, especialmente no caso de haver tentativa de circuncisão.

Hereditariedade

Sempre que a mãe tem hemofilia A ou B, todos os seus filhos terão a doença e todas as suas filhas serão portadoras. Se ela for uma portadora, 50% de seus filhos herdarão a doença e 50% das suas filhas serão portadoras. Em algumas famílias, com o uso da amostra de vilosidade coriônica, é possível fazer o diagnóstico pré-natal de hemofilia (Cap. 14, p. 293). O diagnóstico genético pré-implantação para hemofilia foi recentemente revisado por Lavery (2009).

Inibidores dos fatores VIII ou IX

Raramente, anticorpos dirigidos contra os fatores VIII ou IX são adquiridos e podem levar à hemorragia fatal. Pacientes com hemofilia desenvolvem anticorpos mais comumente, e sua aquisição em pacientes sem hemofilia é extraordinária. Esse fenômeno também foi raramente identificado em mulheres durante o puerpério (Santoro, 2009). Nesses casos, a característica clínica proeminente é a hemorragia repetida protraída grave a partir do trato reprodutor iniciando cerca de 1 semana após um parto aparentemente não complicado (Gibson, 2016). O tempo de tromboplastina parcial ativada é acentuadamente prolongado. O tratamento incluiu múltiplas transfusões de produtos sanguíneos, terapia imunossupressora e tentativas de vários procedimentos cirúrgicos, especialmente curetagem e histerectomia. Um fator VII ativado recombinante (NovoSeven) interrompe o sangramento em até 75% dos pacientes com esses inibidores (Arruda, 2015; Gibson, 2016).

■ Doença de von Willebrand

Existem pelo menos 20 distúrbios clínicos heterogêneos envolvendo aberrações do complexo do fator VIII e disfunção plaquetária – coletivamente chamado *doença de von Willebrand (DvW)*. Essas anormalidades são os distúrbios de sangramento mais frequentemente herdados, e sua prevalência é de até 1 a 2% (Arruda, 2015; Pacheco, 2010). A maioria das variantes é herdada como traços autossômicos dominantes, e os tipos I e II são os mais comuns. Especificamente, o tipo I representa 75% das variantes de von Willebrand. O tipo III, o mais grave, é fenotipicamente recessivo. Embora a maioria dos casos de DvW adquirida se desenvolva após os 50 anos, alguns foram relatados em gestantes (Lipkind, 2005).

Patogênese

O *fator de von Willebrand* é uma série de glicoproteínas multiméricas plasmáticas grandes que formam parte do complexo do fator VIII. Ele é essencial para adesão plaquetária normal ao colágeno subendotelial e formação de um tampão hemostático primário. Ele também desempenha um papel importante na estabilização das propriedades coagulantes do fator VIII. O componente pró-coagulante é o fator VIII, uma glicoproteína sintetizada pelo fígado. Inversamente, o precursor de von Willebrand, que está presente nas plaquetas e no plasma, é sintetizado pelo endotélio e pelos megacariócitos. O antígeno do FvW (vWF:Ag) é o determinante antigênico medido por imunoensaios.

Apresentação clínica

Pacientes sintomáticos geralmente têm contusões fáceis, epistaxe, hemorragia da mucosa e sangramento excessivo com traumatismo, incluindo cirurgia. As formas autossômicas dominantes clássicas costumam causar sintomas no estado heterozigótico. Com a DvW, suas características laboratoriais geralmente incluem tempo de sangramento prolongado, tempo de tromboplastina parcial prolongado, níveis de antígeno FvW diminuídos, diminuição da atividade imunológica do fator VIII, bem como da atividade promotora da coagulação, e incapacidade de as plaquetas no plasma de uma pessoa afetada reagirem a uma variedade de estímulos.

Gravidez

Durante a gravidez normal, os níveis maternos do antígeno do fator VIII, bem como do FvW, aumentam substancialmente (Apêndice, p. 1256). Por isso, mulheres grávidas com DvW muitas vezes desenvolvem níveis normais de atividade coagulante do fator VIII, bem como antígeno FvW, embora seu tempo medido de sangramento ainda possa ser prolongado. Recomenda-se tratamento se a atividade do fator VIII for muito baixa ou houver sangramento. A desmopressina por infusão aumenta transitoriamente os níveis de fator VIII e de FvW (Arruda, 2015; Kujovich, 2005). Com sangramento importante, 15 ou 20 unidades de crioprecipitado são administradas a cada 12 horas. Alternativamente, concentrados de fator VIII (Alfanate, Hemate-P) podem ser administrados, uma vez que contêm multímeros de FvW de alto peso molecular. Lubetsky e colaboradores (1999) descreveram infusão contínua com Hemate-P em uma mulher durante um parto vaginal. De acordo com Chi e colaboradores (2009), analgesia condutiva pode ser fornecida com segurança se os defeitos de coagulação se normalizarem ou se agentes hemostáticos forem administrados de forma profilática.

Os resultados da gravidez em mulheres com DvW em geral são bons, mas hemorragia pós-parto ocorre em até 50% dos casos. Em um quarto dos 38 casos resumidos por Conti e colaboradores (1986), foi relatado sangramento com abortamento, com parto ou no puerpério. Kadir e colaboradores (1998) relataram suas experiências com 84 gestações. Eles descreveram uma incidência de 20% de hemorragia pós-parto imediata e outra incidência de 20% de hemorragia tardia. Muitos casos foram associados a níveis baixos de FvW em mulheres não tratadas, e nenhuma que recebeu tratamento periparto teve hemorragia. Mais recentemente, Stoof e colaboradores (2015) revisaram 185 partos em 154 mulheres afetadas e descobriram que o risco de hemorragia pós-parto é maior nos partos com níveis mais baixos de fatores.

Hereditariedade

Embora muitas pacientes com DvW tenham variantes heterozigóticas com um distúrbio de sangramento leve, a doença pode ser grave. Além disso, os filhos homozigóticos desenvolvem uma grave disfunção de coagulação. A amostra de vilosidade coriônica com análise de DNA para detectar os genes faltantes foi descrita. Alguns especialistas recomendam cesariana para evitar traumatismo para um feto possivelmente afetado se a mãe tiver doença grave.

■ Outras deficiências de fatores

Em geral, a atividade da maioria dos fatores pró-coagulantes aumenta na gravidez (Apêndice, p. 1256). A *deficiência do fator VII* é uma doença autossômica recessiva rara. Os níveis desse fator normalmente aumentam durante a gravidez, mas eles podem subir apenas moderadamente em mulheres com deficiência do fator VII (Fadel, 1989). Uma revisão sistemática de 94 nascimentos não encontrou diferença nas taxas de hemorragia pós-parto com ou sem profilaxia com o fator VIIa recombinante (Baumann Kreuziger, 2013).

A deficiência do *fator X* ou *fator de Stuart-Prower* é rara e herdada como um traço autossômico recessivo. Os níveis do fator X em geral aumentam em 50% durante a gravidez normal. Konje e colaboradores (1994) descreveram uma mulher que tinha 2% de atividade do fator. Ela recebeu tratamento profilático com fator X derivado do plasma, que elevou seus níveis de plasma para 37%. Apesar disso, ela teve descolamento prematuro de placenta intraparto. Bofill e colaboradores (1996) administraram plasma fresco congelado intraparto para uma mulher com menos de 1% de atividade do fator X. Ela teve parto espontâneo sem incidentes. Beksaç e colaboradores (2010) descreveram uma mulher com deficiência grave do fator X tratada com sucesso com concentrado de complexo de protrombina profilático. Nance e colaboradores (2012) relataram 24 gestações, das quais 18 resultaram em um neonato saudável.

A *deficiência do fator XI – antecedente de tromboplastina plasmática –* é herdada como um traço autossômico. Ela se manifesta como uma doença grave em homozigóticos, mas apenas como um defeito menor em heterozigóticos. Ela é mais prevalente em judeus asquenazes, sendo raramente observada na gravidez. Musclow e colaboradores (1987) relataram 41 partos em 17 mulheres afetadas e nenhuma precisou de transfusão. Myers e colaboradores (2007) relataram 105 gestações em 33 mulheres afetadas com gravidez e parto sem complicações em 70%. Eles recomendam tratamento periparto com concentrado de fator XI se for realizada cesariana e são contra analgesia peridural a menos que seja administrado fator XI. A partir de suas revisões, Martin-Salces e colaboradores (2010) constataram correlação fraca entre os níveis de fator XI e a gravidade do sangramento em mulheres com deficiência grave. Wiewel-Verschueren e colaboradores (2015) realizaram uma revisão sistemática de 27 estudos com 372 mulheres e relataram que 18% tiveram hemorragia pós-parto.

A *deficiência do fator XII* é outro distúrbio autossômico recessivo que raramente complica a gravidez. Uma incidência aumentada de tromboembolismo é encontrada em pacientes não grávidas com essa deficiência. Lao e colaboradores (1991) relataram uma mulher grávida afetada na qual houve descolamento prematuro da placenta com 26 semanas de gestação.

A *deficiência do fator XIII* é autossômica recessiva e pode estar associada à hemorragia intracraniana materna (Letsky, 2000). Em sua revisão, Kadir e colaboradores (2009) citaram risco aumentado de abortamento espontâneo recorrente e descolamento prematuro da placenta. Também foi relatado sangramento do cordão umbilical (Odame, 2014). O tratamento é com plasma fresco congelado. Naderi e colaboradores (2012) descreveram 17 gestações bem-sucedidas em mulheres que receberam profilaxia semanal com concentrado do fator XIII.

As anormalidades de fibrinogênio – qualitativas ou quantitativas – também podem causar anormalidades de coagulação. As anormalidades herdadas de forma autossômica geralmente envolvem a formação de um fibrinogênio funcionalmente defeituoso, comumente referido como *disfibrinogenemia* (Edwards, 2000). A *hipofibrinogenemia* familiar e, às vezes, *afibrinogenemia*, são distúrbios recessivos raros. Em alguns casos, ambos são encontrados – *hipodisfibrinogenemia* (Deering, 2003). A nossa experiência sugere que a hipofibrinogenemia representa um estado autossômico dominante heterozigótico. O nível de proteína coagulável por trombina nessas pacientes tipicamente varia de 80 a 110 mg/dL, quando não grávidas, e aumenta em 40 ou 50% na gravidez normal. As complicações de gravidez que causam hipofibrinogenemia adquirida, como, por exemplo, descolamento prematuro da placenta, são mais comuns com deficiência de fibrinogênio. Trehan e Fergusson (1991) e Funai e colaboradores (1997) descreveram resultados bem-sucedidos em duas mulheres afetadas cujas infusões de fibrinogênio ou plasma foram administradas durante a gravidez.

Analgesia condutiva com distúrbios de sangramento

Muitos distúrbios de sangramento graves logicamente impossibilitariam o uso de injeções nos espaços peridural ou subaracnóideo para analgesia obstétrica. Se o distúrbio de sangramento for controlado, contudo, a analgesia condutiva pode ser considerada. Chi e colaboradores (2009) revisaram resultados intraparto em 80 gestações em 63 mulheres com um distúrbio de sangramento hereditário, incluindo aquelas com deficiência do fator XI, portadoras de hemofilia, com DvW e com distúrbios plaquetários, ou com uma deficiência de fatores VII, XI ou X. O bloqueio regional foi usado em 41 mulheres, das quais 35 tiveram disfunção hemostática espontaneamente normalizada e outras receberam terapia de substituição profilática. Os revisores não relataram complicações incomuns. Singh e colaboradores (2009) revisaram 13 mulheres com deficiência do fator XI; nove receberam analgesia neuraxial sem complicações, mas apenas após a maioria delas ter recebido plasma fresco congelado para corrigir o tempo de tromboplastina parcial ativada.

TROMBOFILIAS

Diversas proteínas reguladoras importantes agem como inibidoras em locais estratégicos na cascata de coagulação para manter a fluidez do sangue. As deficiências hereditárias dessas proteínas inibitórias são causadas por mutações genéticas. Como elas podem estar associadas a tromboembolismo recorrente, são coletivamente chamadas de *trombofilias*. Elas são discutidas com mais detalhes no Capítulo 52 (p. 1005), bem como revisadas pelo American College of Obstetricians and Gynecologists (2017b).

REFERÊNCIAS

Aessopos A, Karabatsos F, Farmakis D, et al: Pregnancy in patients with well--treated β-thalassemia: outcome for mothers and newborn infants. Am J Obstet Gynecol 180:360, 1999

American College of Obstetricians and Gynecologists: Hemoglobinopathies in pregnancy. Practice Bulletin No. 78, January 2007, Reaffirmed 2015

American College of Obstetricians and Gynecologists: Neural tube defects. Practice Bulletin No. 44, July 2003, Reaffirmed 2016a

American College of Obstetrics and Gynecologists: Prenatal diagnostic testing for genetic disorders. Practice Bulletin No. 162, May 2016b

American College of Obstetricians and Gynecologists: Thrombocytopenia in pregnancy. Practice Bulletin No. 166, September 2016c

American College of Obstetricians and Gynecologists: Anemia in pregnancy. Practice Bulletin No. 95, July 2008, Reaffirmed 2017a

American College of Obstetricians and Gynecologists: Inherited thrombophilias in pregnancy. Practice Bulletin No. 138, September 2013, Reaffirmed 2017b

Anyaegbunam A, Morel MI, Merkatz IR: Antepartum fetal surveillance tests during sickle cell crisis. Am J Obstet Gynecol 165:1081, 1991

Ardissino G, Ossola MW, Baffero GM, et al: Eculizumab for atypical hemolytic uremic syndrome in pregnancy. Obstet Gynecol 122(2):487, 2013

Arruda VR, High KA: Coagulation disorders. In: Kasper DL, Fauci AS, Hauser SL, et al (eds): Harrison's Principles of Internal Medicine, 19th ed. New York, McGraw-Hill Education, 2015

Asma S, Kozanoglu I, Tarim E, et al: Prophylactic red blood cell exchange may be beneficial in the management of sickle cell disease in pregnancy. Transfusion 55(1):36, 2015

Aster RH, Bougie DW: Drug-induced immune thrombocytopenia. N Engl J Med 357:580, 2007

Ataga LI, Kutlar A, Kanter J, et al: Crizanlizumab for the prevention of pain crises in sickle cell disease. N Engl J Med 376:1796, 2017

Aukes AM, de Groot JC, Aarnoudse JG, et al: Brain lesions several years after eclampsia. Am J Obstet Gynecol 200:504.e1, 2009

Aukes AM, de Groot JC, Wiegman MJ, et al: Long-term cerebral imaging after preeclampsia. BJOG 119(9):1117, 2012

Azulay CE, Pariente G, Shoham-Vardi I, et al: Maternal anemia during pregnancy and subsequent risk for cardiovascular disease. J Matern Fetal Neonatal Med 28(15):1762, 2015

Ballas SK, McCarthy WF, Guo N, et al: Multicenter study of hydroxyurea in sickle cell anemia. Exposure to hydroxyurea and pregnancy outcomes in patients with sickle cell anemia. J Natl Med Assoc 101(10):1046, 2009

Baumann Kreuziger LM, Morton CT, Reding MT: Is prophylaxis required for delivery in women with factor VII deficiency? Haemophilia 19(6):827, 2013

Beard J, Hillmen P, Anderson CC, et al: Primary thrombocythaemia in pregnancy. Br J Haematol 77:371, 1991

Beksaç MS, Atak Z, Ozlü T: Severe factor X deficiency in a twin pregnancy. Arch Gynecol Obstet 281(1):151, 2010

Benites BD, Benevides TC, Valente IS, et al: The effects of exchange transfusion for prevention of complications during pregnancy of sickle hemoglobin C disease patients. Transfusion 56(1):119, 2016

Benz EJ: Disorders of hemoglobin. In: Kasper DL, Fauci AS, Hauser SL, et al (eds): Harrison's Principles of Internal Medicine, 19th ed. New York, McGraw-Hill Education, 2015

Berry SM, Leonardi MR, Wolfe HM, et al: Maternal thrombocytopenia. Predicting neonatal thrombocytopenia with cordocentesis. J Reprod Med 42:276, 1997

Bo L, Mei-Ying L, Yang Z, et al: Aplastic anemia associated with pregnancy: maternal and fetal complications. J Matern Fetal Neonatal Med 29(7):1120, 2016

Boafor TK, Olayemi E, Galadanci N, et al: Pregnancy outcomes in women with sickle-cell disease in low and high income countries: a systematic review and meta-analysis. BJOG 123(5):691, 2016

Bofill JA, Young RA, Perry KG Jr: Successful pregnancy in a woman with severe factor X deficiency. Obstet Gynecol 88:723, 1996

Boga C, Ozdogu H: Pregnancy and sickle cell disease: a review of the current literature. Crit Rev Oncol Hematol 98:364, 2016

Borgna-Pignatti C, Marradi P, Rugolotto S, et al: Successful pregnancy after bone marrow transplantation for thalassaemia. Bone Marrow Transplant 18:235, 1996

Boulet SL, Okoroh EM, Azonobi I, et al: Sickle cell disease in pregnancy: maternal complications in a Medicaid-enrolled population. Matern Child Health J 17(2):200, 2013

Bourantas K, Makrydimas G, Georgiou I, et al: Aplastic anemia: report of a case with recurrent episodes in consecutive pregnancies. J Reprod Med 42:672, 1997

Breymann C, Milman N, Mezzacasa A, et al: Ferric carboxymaltose vs. oral iron in the treatment of pregnant women with iron deficiency anemia: an international, open-label, randomized controlled trial (FER-ASAP). J Perinat Med 45(4):443, 2017

Briggs GG, Freeman RK: Drugs in Pregnancy and Lactation, 9th ed. Philadelphia, Lippincott Williams & Wilkins, 2015

Buonanno FS, Schmahmann JD, Romero JM, et al: Case 10–2016: A 22-year-old man with sickle cell disease, headache, and difficulty speaking. N Engl J Med 374:1265, 2016

Burrows RF, Kelton JG: Fetal thrombocytopenia and its relation to maternal thrombocytopenia. N Engl J Med 329:1463, 1993

Camaschella C: Iron-deficiency anemia. N Engl J Med 372:1832, 2015

Camilleri RS, Cohen H, Mackie I, et al: Prevalence of the ADAMTS13 missense mutation R1060W in late onset adult thrombotic thrombocytopenic purpura. J Thromb Haemost 6(2):331, 2007

Camous J, N'da A, Etienne-Julan M, et al: Anesthetic management of pregnant women with sickle cell diseases—effect on postnatal sickling complications. Can J Anaesth 55:276, 2008

Cañigral C, Moscardó F, Castro C, et al: Eculizumab for the treatment of pregnancy-related atypical hemolytic uremic syndrome. Ann Hematol 93(8):1421, 2014

Casadevall N, Natataf J, Viron B, et al: Pure red-cell aplasia and antierythropoietin antibodies in patients treated with recombinant erythropoietin. N Engl J Med 346:469, 2002

Cavenee MR, Cox SM, Mason R, et al: Erythropoietin in pregnancies complicated by pyelonephritis. Obstet Gynecol 84:252, 1994

Celkan T, Alhaj S: Prenatal diagnosis of hereditary spherocytosis with osmotic fragility test. Indian Pediatr 45(1):63, 2008

Centers for Disease Control and Prevention: CDC criteria for anemia in children and childbearing-aged women. MMWR 38:400, 1989

Centers for Disease Control and Prevention: Recommendations to prevent and control iron deficiency in the United States. MMWR 47:1, 1998

Chakravarty EF, Khanna D, Chung L: Pregnancy outcomes in systemic sclerosis, primary pulmonary hypertension, and sickle cell disease. Obstet Gynecol 111:927, 2008

Charoenboon C, Jatavan P, Traisrisilp K, et al: Pregnancy outcomes among women with beta-thalassemia trait. Arch Gynecol Obstet 293(4):771, 2016

Chatwani A, Bruder N, Shapiro T, et al: May–Hegglin anomaly: a rare case of maternal thrombocytopenia in pregnancy. Am J Obstet Gynecol 166:143, 1992

Chi C, Lee CA, England A, et al: Obstetric analgesia and anaesthesia in women with inherited bleeding disorders. Thromb Haemost 101(6):1104, 2009

Choudhry VP, Gupta S, Gupta M, et al: Pregnancy associated aplastic anemia—a series of 10 cases with review of literature. Hematology 7(4):233, 2002

Conti M, Mari D, Conti E, et al: Pregnancy in women with different types of von Willebrand disease. Obstet Gynecol 68:282, 1986

Cox SM, Shelburne P, Mason R, et al: Mechanisms of hemolysis and anemia associated with acute antepartum pyelonephritis. Am J Obstet Gynecol 164:587, 1991

Cunningham FG, Cox SM, Harstad TW, et al: Chronic renal disease and pregnancy outcome. Am J Obstet Gynecol 163:453, 1990

Cunningham FG, Nelson DB: Disseminated intravascular coagulation syndromes in obstetrics. Obstet Gynecol 126(5):999, 2015

Cunningham FG, Pritchard JA: Prophylactic transfusions of normal red blood cells during pregnancies complicated by sickle cell hemoglobinopathies. Am J Obstet Gynecol 135:994, 1979

Cunningham FG, Pritchard JA, Hankins GDV, et al: Idiopathic cardiomyopathy or compounding cardiovascular events. Obstet Gynecol 67:157, 1986

Cunningham FG, Pritchard JA, Mason R: Pregnancy and sickle hemoglobinopathy: results with and without prophylactic transfusions. Obstet Gynecol 62:419, 1983

Curtis KM, Tepper NK, Jatlaoui TC, et al: U.S. Medical Eligibility Criteria for Contraceptive Use, 2016. MMWR 65(3):1, 2016

Cyganek A, Pietrzak B, Kociszewska-Najman B, et al: Anemia treatment with erythropoietin in pregnant renal recipients. Transplant Proc 43(8):2970, 2011

Daffos F, Capella-Pavlovsky M, Forestier F: Fetal blood sampling during pregnancy with the use of a needle guided by ultrasound: a study of 606 consecutive cases. Am J Obstet Gynecol 153:655, 1985

Dalle JH: Hematopoietic stem cell transplantation in SCD. C R Biol 336(3):148, 2013

Daru J, Cooper NA, Khan KS: Systematic review of randomized trials of the effect of iron supplementation on iron stores and oxygen carrying capacity in pregnancy. Acta Obstet Gynecol Scand 95(3):270, 2016

Dashe JS, Ramin SM, Cunningham FG: The long-term consequences of thrombotic microangiopathy (thrombotic thrombocytopenic purpura and hemolytic uremic syndrome) in pregnancy. Obstet Gynecol 91:662, 1998

Daskalakis GJ, Papageorgiou IS, Antsaklis AJ, et al: Pregnancy and homozygous beta thalassaemia major. BJOG 105:1028, 1998

DeBaun MR, Gordon M, McKinstry RC, et al: Controlled trial of transfusions for silent cerebral infarcts in sickle cell anemia. N Engl J Med 371:699, 2014

Decrocq J, Marcellin L, Le Ray C, et al: Rescue therapy with romiplostim for refractory primary immune thrombocytopenia during pregnancy. Obstet Gynecol 124(2 pt 2 Suppl 1):481, 2014

Deering SH, Landy HL, Tchabo N, et al: Hypodysfibrinogenemia during pregnancy, labor, and delivery. Obstet Gynecol 101:1092, 2003

De Gramont A, Krulik M, Debray J: Paroxysmal nocturnal haemoglobinuria and pregnancy. Lancet 1:868, 1987

de Guibert S, Peffault de Latour R, et al: Paroxysmal nocturnal hemoglobinuria and pregnancy before the eculizumab era: the French experience. Haematologica 96(9):1276, 2011

Delage R, Demers C, Cantin G, et al: Treatment of essential thrombocythemia during pregnancy with interferon-α. Obstet Gynecol 87:814, 1996

DeLoughery TG: Microcytic anemia. N Engl J Med 371:1324, 2014

Deutsch VR, Tomer A: Advances in megakaryocytopoiesis and thrombopoiesis: from bench to bedside. Br J Haematol 161(6):778, 2013

Dhingra S, Wiener JJ, Jackson H: Management of cold agglutinin-immune hemolytic anemia in pregnancy. Obstet Gynecol 110:485, 2007

Diz-Küçükkâya R, Chen J, Geddis A, et al: Thrombocytopenia. In Kaushansky K, Lichtman MA, Beutler E, et al (eds): Williams Hematology, 8th ed. New York, McGraw-Hill, 2010

Dolan LM, Ryan M, Moohan J: Pyruvate kinase deficiency in pregnancy complicated by iron overload. BJOG 109:844, 2002

Dotters-Katz SK, Grotegut CA, Heine RP: The effects of anemia on pregnancy outcome with pyelonephritis. Inf Dis Obstet Gynecol 2013:780960, 2013

Drassinower D, Lavery JA, Friedman AM, et al: The effect of maternal hematocrit on offspring IQ at 4 and 7 years of age: a secondary analysis. BJOG 123(13), 2087, 2016

Edwards RZ, Rijhsinghani A: Dysfibrinogenemia and placental abruption. Obstet Gynecol 95:1043, 2000

Egerman RS, Witlin AG, Friedman SA, et al: Thrombotic thrombocytopenic purpura and hemolytic uremic syndrome in pregnancy: review of 11 cases. Am J Obstet Gynecol 195:950, 1996

Eliyahu S, Shalev E: A successful pregnancy after bone marrow transplantation for severe aplastic anaemia with pretransplant conditioning of total lymph-node irradiation and cyclophosphamide. Br J Haematol 86:649, 1994

Elstein D, Granovsky-Grisaru S, Rabinowitz R, et al: Use of enzyme replacement therapy for Gaucher disease during pregnancy. Am J Obstet Gynecol 177:1509, 1997

Fadel HE, Krauss JS: Factor VII deficiency and pregnancy. Obstet Gynecol 73:453, 1989

Faivre L, Meerpohl J, Da Costa L, et al: High-risk pregnancies in Diamond-Blackfan anemia: a survey of 64 pregnancies from the French and German registries. Haematologica 91:530, 2006

Fakhouri F: Pregnancy-related thrombotic microangiopathies: Clues from complement biology. Transfus Apher Sci 54(2):199, 2016

Fieni S, Bonfanti L, Gramellini D, et al: Clinical management of paroxysmal nocturnal hemoglobinuria in pregnancy: a case report and updated review. Obstet Gynecol Surv 61:593, 2006

Finazzi G: How to manage essential thrombocythemia. Leukemia 26(5):875, 2012

Franchini M, Montagnana M, Targher G, et al: Reduced von Willebrand factor-cleaving protease levels in secondary thrombotic microangiopathies and other diseases. Semin Thromb Hemost 33(8):787, 2007

Fujimori K, Ohto H, Honda S, et al: Antepartum diagnosis of fetal intracranial hemorrhage due to maternal Bernard–Soulier syndrome. Obstet Gynecol 94:817, 1999

Funai EF, Klein SA, Lockwood CJ: Successful pregnancy outcome in a patient with both congenital hypofibrinogenemia and protein S deficiency. Obstet Gynecol 90:858, 1997

Galanello R, Cao A: Alpha-thalassemia. In Pagon RA, Bird TD, Dolan CR, et al (eds): GeneReviews. Seattle, University of Washington, 2011a

Galanello R, Cao A: Gene test review. Alpha-thalassemia. Genet Med 13(2):83, 2011b

Gallagher PG: The red blood cell membrane and its disorders: hereditary spherocytosis, elliptocytosis, and related diseases. In Kaushansky K, Lichtman MA, Beutler E, et al (eds): Williams Hematology, 8th ed. New York, McGraw-Hill, 2010

Gandhi SK, Powers JC, Nomeir AM, et al: The pathogenesis of acute pulmonary edema associated with hypertension. N Engl J Med 344:17, 2000

Ganesan C, Maynard SE: Acute kidney injury in pregnancy: the thrombotic microangiopathies. J Nephrol 24(5):554, 2011

Gangat N, Wolanskij AP, Schwager S, et al: Predictors of pregnancy outcomes in essential thrombocythemia: a single institution study of 63 pregnancies. Eur J Haematol 82(5):350, 2009

Garratty G: Severe reactions associated with transfusion of patients with sickle cell disease. Transfusion 37:357, 1997

Garratty G, Leger RM, Arndt PA: Severe immune hemolytic anemia associated with prophylactic use of cefotetan in obstetric and gynecologic procedures. Am J Obstet Gynecol 181:103, 1999

George JN: The thrombotic thrombocytopenic purpura and hemolytic uremic syndromes: overview of pathogenesis (experience of The Oklahoma TTP-HUS Registry, 1989–2007). Kidney Int 75(112):S8, 2009

George JN, Nester CM: Syndromes of thrombotic microangiopathy. N Engl J Med 371:654, 2014

Gernsheimer T, James AH, Stasi R: How I treat thrombocytopenia in pregnancy. Blood 121(1):38, 2013

Gibson CJ, Berliner N, Miller AL, et al: A bruising loss. N Engl J Med 375:76, 2016

Gladwin MT, Sachdev V, Jison ML, et al: Pulmonary hypertension as a risk factor for death in patients with sickle cell disease. N Engl J Med 350:886, 2004

Gladwin MT, Vichinsky E: Pulmonary complications of sickle cell disease. N Engl J Med 359:2254, 2008

Granovsky-Grisaru S, Aboulafia Y, Diamant YZ, et al: Gynecologic and obstetric aspects of Gaucher's disease: a survey of 53 patients. Am J Obstet Gynecol 172:1284, 1995

Granovsky-Grisaru S, Belmatoug N, vom Dahl S, et al: The management of pregnancy in Gaucher disease. Eur J Obstet Gynecol Reprod Biol 156(1):3, 2011

Green AM, Kupfer GM: Fanconi anemia. Hematol Oncol Clin North Am 23(2):193, 2009

Griesshammer M, Struve S, Harrison CM: Essential thrombocythemia/polycythemia vera and pregnancy: the need for an observational study in Europe. Semin Thromb Hemost 32:422, 2006

Grigoriadis C, Tympa A, Liapis A, et al: Alpha-methyldopa-induced autoimmune hemolytic anemia in the third trimester of pregnancy. Case Rep Obstet Gynecol 2013:150278, 2013

Grossetti E, Carles G, El Guindi W, et al: Selective prophylactic transfusion in sickle cell disease. Acta Obstet Gynecol 88:1090, 2009

Guy GP, Baxi LV, Hurlet-Jensen A, et al: An unusual complication in a gravida with factor IX deficiency: case report with review of the literature. Obstet Gynecol 80:502, 1992

Hachisuga K, Hidaka N, Fujita Y, et al: Can we predict neonatal thrombocytopenia in offspring of women with idiopathic thrombocytopenic purpura? Blood Res 49(4):259, 2014

Haddad LB, Curtis KM, Legardy-Williams JK, et al: Contraception for individuals with sickle cell disease: a systematic review of the literature. Contraception 85(6):527, 2012

Hanprasertpong T, Kor-Anantakul O, Leetanaporn R, et al: Pregnancy outcomes amongst thalassemia traits. Arch Gynecol Obstet 288(5):1051, 2013

Happe SK, Zofkie AC, Nelson DB: Microangiopathic hemolytic anemia due to malignancy in pregnancy. Obstet Gynecol 128:1437, 2016

Harrison C: Do we know more about essential thrombocythemia because of JAK2V617F? Curr Hematol Malig Rep 4(1):25, 2009

Henney MM, Hoppe CC, Abboud MR, et al: A multinational trial of prasugrel for sickle cell vaso-occlusive events. N Engl J Med 374:625, 2016

Hesdorffer CS, Longo DL: Drug-induced megaloblastic anemia. N Engl J Med 373:1649, 2015

Hsieh FJ, Chang FM, Ko TM, et al: The antenatal blood gas and acid–base status of normal fetuses and hydropic fetuses with Bart hemoglobinopathy. Obstet Gynecol 74:722, 1989

Hsieh MM, Kang EM, Fitzhugh CD, et al: Allogenic hematopoietic stem-cell transplantation for sickle cell disease. N Engl J Med 361(24):2309, 2009

Hsu HW, Belfort MA, Vernino S, et al: Postpartum thrombotic thrombocytopenic purpura complicated by Budd–Chiari syndrome. Obstet Gynecol 85:839, 1995

Huhta JC, Linask K: When should we prescribe high-dose folic acid to prevent congenital heart defects? Curr Opin Cardiol 30(1):125, 2015

Hunt BJ, Thomas-Dewing RR, Bramham K, et al: Preventing maternal deaths due to acquired thrombotic thrombocytopenic purpura. J Obstet Gynaecol Res 39(1):347, 2013

Hurst D, Little B, Kleman KM, et al: Anemia and hemoglobinopathies in Southeast Asian refugee children. J Pediatric 102:692, 1983

Hussein BA, Gomez K, Kadir RA: May-Hegglin anomaly and pregnancy: a systematic review. Blood Coagul Fibrinolysis 24(5):554, 2013

Imbach P, Crowther M: Thrombopoietin-receptor agonists for primary immune thrombocytopenia. N Engl J Med 365(8):734, 2011

Italia KY, Jijina FF, Chandrakala S, et al: Exposure to hydroxyurea during pregnancy in sickle-beta thalassemia: a report of 2 cases. J Clin Pharmacol 50(2):231, 2010

Jagannath VA, Fedorowicz Z, Al Hajeri A, et al: Hematopoietic stem cell transplantation for people with β-thalassaemia major. Cochrane Database Syst Rev 10:CD008708, 2014

Jiang Y, McIntosh JJ, Reese JA, et al: Pregnancy outcomes following recovery from acquired thrombotic thrombocytopenic purpura. Blood 123(11):1674, 2014

Kadir R, Chi C, Bolton-Maggs P: Pregnancy and rare bleeding disorders. Haemophilia 15(5):990, 2009

Kadir RA, Economides DL, Braithwaite J, et al: The obstetric experience of carriers of haemophilia. BJOG 104:803, 1997

Kadir RA, Lee CA, Sabin CA, et al: Pregnancy in women with von Willebrand's disease or factor XI deficiency. BJOG 105:314, 1998

Kelly RJ, Hochsmann B, Szer J, et al: Eculizumab in pregnant patients with paroxysmal nocturnal hemoglobinuria. N Engl J Med 373(11):1032, 2015

Kemthong W, Jatavan P, Traisrisilp K, et al: Pregnancy outcomes among women with hemoglobin E trait. J Matern Fetal Neonatal Med 29(7):1146, 2016

Kennedy AS, Lewis QF, Scott JG, et al: Cognitive deficits after recovery from thrombotic thrombocytopenic purpura. Transfusion 49(6):1092, 2009

Kenny L, McCrae K, Cunningham FG: Platelets, coagulation, and the liver. In Taylor RN, Roberts JM, Cunningham FG (eds): Chesley's Hypertensive Disorders in Pregnancy, 4th ed. London, Academic Press, 2015

Kidanto HL, Mogren I, Lindmark G, et al: Risks for preterm delivery and low birth weight are independently increased by severity of maternal anaemia. S Afr Med J 99(2):98, 2009

Kihm AJ, Kong Y, Hong W, et al: An abundant erythroid protein that stabilizes free alpha-haemoglobin. Nature 417(6890):758, 2002

Killick SB, Bown N, Cavenagh J, et al: Guidelines for the diagnosis and management of adult aplastic anaemia. Br J Haematol 172(2):187, 2016

Kim DK, Bridges CB, Harriman KH, et al: Advisory Committee on Immunization Practices recommended immunization schedule for adults aged 19 years or older–United States, 2016. MMWR 65(4):88, 2016

Koenig MD, Tussing-Humphreys LT, Day J, et al: Hepcidin and iron homeostasis during pregnancy. Nutrients 6(8):3062, 2014

Konje JC, Murphy P, de Chazal R, et al: Severe factor X deficiency and successful pregnancy. BJOG 101:910, 1994

Konkle BA: Disorder of platelets and vessel wall. In: Kasper DL, Fauci AS, Hauser SL, et al (eds): Harrison's Principles of Internal Medicine, 19th ed. New York, McGraw-Hill Education, 2015

Koshy M, Burd L, Wallace D, et al: Prophylactic red-cell transfusions in pregnant patients with sickle cell disease: a randomized cooperative study. N Engl J Med 319:1447, 1988

Koyama S, Tomimatsu T, Kanagawa T, et al: Reliable predictors of neonatal immune thrombocytopenia in pregnant women with idiopathic thrombocytopenic purpura. Am J Hematol 87(1):15, 2012

Krafft A, Perewusnyk G, Hänseler E, et al: Effect of postpartum iron supplementation on red cell and iron parameters in non-anaemic iron-deficient women: a randomized placebo-controlled study. BJOG 112:445, 2005

Kreher S, Ochsenreither S, Trappe RU, et al: Prophylaxis and management of venous thromboembolism in patients with myeloproliferative neoplasms: consensus statement of the haemostasis working party of the German Society of Hematology and Oncology (DGHO), the Austrian Society of Hematology and Oncology (ÖGHO) and Society of Thrombosis and Haemostasis Research (GTHe.V.) 93(12):1953, 2014

Kujovich JL: Von Willebrand disease and pregnancy. J Thromb Haemost 3:246, 2005

Kumar KJ, Asha N, Murthy DS, et al: Maternal anemia in various trimesters and its effect on newborn weight and maturity: an observational study. Int J Prev Med 4(2):193, 2013

Kumar R, Advani AR, Sharan J, et al: Pregnancy induced hemolytic anemia: an unexplained entity. Ann Hematol 80:623, 2001

Kuo K, Caughey AB: Contemporary outcomes of sickle cell disease in pregnancy. Am J Obstet Gynecol 215(4):505.e1, 2016

Kuter DJ, Rummel M, Boccia R, et al: Romiplostim or standard of care in patients with immune thrombocytopenia. N Engl J Med 363(20):1889, 2010

Kwon JY, Lee Y, Shin JC, et al: Supportive management of pregnancy-associated aplastic anemia. Int J Gynecol Obstet 95:115, 2006

Lam YH, Tang MHY, Lee CP, et al: Prenatal ultrasonographic prediction of homozygous type 1 alpha-thalassemia at 12 to 13 weeks of gestation. Am J Obstet Gynecol 180:148, 1999

Lao TT, Lewinsky RM, Ohlsson A, et al: Factor XII deficiency and pregnancy. Obstet Gynecol 78:491, 1991

Larsen S, Bjelland EK, Haavaldsen C, et al: Placental weight in pregnancies with high or low hemoglobin concentrations. Eur J Obstet Gynecol Reprod Biol 206:48, 2016

Lavery S: Preimplantation genetic diagnosis of haemophilia. Br J Haematol 144(3):303, 2009

Lesage N, Deneux Tharaux C, Saucedo M, et al: Maternal mortality among women with sickle-cell disease in France, 1996–2009. Eur J Obstet Gynecol Reprod Biol 194:183, 2015

Letsky EA: Hematologic disorders. In Barron WM, Lindheimer MD (eds): Medical Disorders During Pregnancy, 3rd ed. St. Louis, Mosby, 2000

Leung TY, Lao TT: Thalassaemia in pregnancy. Best Pract Res Clin Obstet Gynaecol 26(1):37, 2012

Lewis QF, Lanneau MS, Mathias SD, et al: Long-term deficits in health-related quality of life after recovery from thrombotic thrombocytopenia purpura. Transfusion 49(1):118, 2009

Lin K, Barton MB: Screening for hemoglobinopathies in newborns: reaffirmation update for the U.S. Preventative Task Force. AHRQ Publication No 07–05104-EF-1, 2007

Lipkind HS, Kurtis JD, Powrie R, et al: Acquired von Willebrand disease: management of labor and delivery with intravenous dexamethasone, continuous factor concentrate, and immunoglobulin infusion. Am J Obstet Gynecol 192:2067, 2005

Lipton JM, Ellis SR: Diamond-Blackfan anemia: diagnosis, treatment, and molecular pathogenesis. Hematol Oncol Clin North Am 23(2):261, 2009

Lubetsky A, Schulman S, Varon D, et al: Safety and efficacy of continuous infusion of a combined factor VIII–von Willebrand factor (vWF) concentrate (Haemate-P) in patients with von Willebrand disease. Thromb Haemost 81:229, 1999

Luewan S, Srisupundit K, Tongsong T: Outcomes of pregnancies complicated by beta-thalassemia/hemoglobin E disease. Int J Gynaecol Obstet 104(3):203, 2009

Luewan S, Tongprasert F, Srisupundit K, et al: Fetal myocardial performance (Tei) index in fetal hemoglobin Bart's disease. Ultraschall Med 34(4):355, 2013

Luzzatto L: Hemolytic anemias and anemia due to blood loss. In: Kasper DL, Fauci AS, Hauser SL, et al (eds): Harrison's Principles of Internal Medicine, 19th ed. New York, McGraw-Hill Education, 2015

Maberry MC, Mason RA, Cunningham FG, et al: Pregnancy complicated by hemoglobin CC and C–beta-thalassemia disease. Obstet Gynecol 76:324, 1990

Maberry MC, Mason RA, Cunningham FG, et al: Pregnancy complicated by hereditary spherocytosis. Obstet Gynecol 79:735, 1992

Magann EF, Bass D, Chauhan SP, et al: Antepartum corticosteroids: disease stabilization in patients with the syndrome of hemolysis, elevated liver enzymes, and low platelets (HELLP). Am J Obstet Gynecol 171:1148, 1994

Malinowski AK, Shehata N, D´Souza R. et al: Prophylactic transfusion for pregnant women with sickle cell disease: a systematic review and meta-analysis. Blood 126(21):2424, 2015

Marti-Carvajal AJ, Peña-Marti GE, Comunián-Carrasco G, et al: Interventions for treating painful sickle cell crisis during pregnancy. Cochrane Database Syst Rev 1:CD006786, 2009

Martin-Salces M, Jimenez-Yuste V, Alvarez MT, et al: Factor XI deficiency: review and management in pregnant women. Clin Appl Thromb Hemost 16(2):209, 2010

Maymon R, Strauss S, Vaknin Z, et al: Normal sonographic values of maternal spleen size throughout pregnancy. Ultrasound Med Biol 32(12):1827, 2006

McCoy JM, Stonecash RE, Cournoyer D, et al: Epoetin-associated pure red cell aplasia: past, present, and future considerations. Transfusion 48(8):1754, 2008

Medoff BD, Shepard JO, Smith RN, et al: Case 17–2005: a 22-year-old woman with back and leg pain and respiratory failure. N Engl J Med 352:2425, 2005

Michael M, Elliott EJ, Ridley GF, et al: Interventions for haemolytic uraemic syndrome and thrombotic thrombocytopenic purpura. Cochrane Database Syst Rev 1:CD003595, 2009

Miller DP, Kaye JA, Shea K, et al: Incidence of thrombotic thrombocytopenic purpura/hemolytic uremic syndrome. Epidemiology 15:208, 2004

Moake JL: Thrombotic microangiopathies. N Engl J Med 347:589, 2002

Moake JL: Von Willebrand factor, ADAMTS-13, and thrombotic thrombocytopenic purpura. Semin Hematol 41:4, 2004

Mockenhaupt FP, Mandelkow J, Till H, et al: Reduced prevalence of *Plasmodium falciparum* infection and of concomitant anaemia in pregnant women with heterozygous G6PD deficiency. Trop Med Int Health 8:118, 2003

Moise KJ Jr: Umbilical cord stem cells. Obstet Gynecol 106:1393, 2005

Mujica-Coopman MF, Brito A, López de Romaña D, et al: Prevalence of Anemia in Latin America and the Caribbean. Food Nutr Bull 36(2 Suppl):S119, 2015

Murphy JF, O'Riordan J, Newcombe RG, et al: Relation of haemoglobin levels in first and second trimester to outcome of pregnancy. Lancet 1:992, 1986

Musclow CE, Goldenberg H, Bernstein EP, et al: Factor XI deficiency presenting as hemarthrosis during pregnancy. Am J Obstet Gynecol 157:178, 1987

Myers B, Pavord S, Kean L, et al: Pregnancy outcome in Factor XI deficiency: incidence of miscarriage, antenatal and postnatal haemorrhage in 33 women with Factor XI deficiency. BJOG 114:643, 2007

Naderi M, Eshghi P, Cohan N, et al: Successful delivery in patients with FXIII deficiency receiving prophylaxis: report of 17 cases in Iran. Haemophilia 18(5):773, 2012

Nagel RL, Fabry ME, Steinberg MH: The paradox of hemoglobin SC disease. Blood Rev 17(3):167, 2003

Nance D, Josephson NC, Paulyson-Nunez K, et al: Factor X deficiency and pregnancy: preconception counselling and therapeutic options. Haemophilia 18(3):e277, 2012

Nelson DB, Yost NP, Cunningham FG: Acute fatty liver of pregnancy: clinical outcomes and expected duration of recovery. Am J Obstet Gynecol 209:1. e1, 2013

Neunert C, Lim W, Crowther M, et al: The American Society of Hematology 2011 evidence-based practice guideline for immune thrombocytopenia. Blood 117(16):4190, 2011

Ngô C, Kayem G, Habibi A, et al: Pregnancy in sickle cell disease: maternal and fetal outcomes in a population receiving prophylactic partial exchange transfusions. Eur J Obstet Gynecol Reprod Biol 152(2):138, 2010

Niittyvuopio R, Juvonen E, Kaaja R, et al: Pregnancy in essential thrombocythaemia: experience with 40 pregnancies. Eur J Haematol 73:431, 2004

Odame JE, Chan AK, Breakey VR: Factor XIII deficiency management: a review of the literature. Blood Coagul Fibrinolysis 25(3):199, 2014

Okusayna BO, Oladapo OT: Prophylactic versus selective blood transfusion for sickle cell disease in pregnancy. Cochrane Database Syst Rev 12:CD010378, 2013

Olnes MJ, Scheinberg P, Calvo KR, et al: Eltrombopag and improved hematopoiesis in refractory aplastic anemia. N Engl J Med 367(1):11, 2012

Orfali KA, Ohene-Abuakwa Y, Ball SE: Diamond Blackfan anaemia in the UK: clinical and genetic heterogeneity. Br J Haematol 125(2):243, 2004

Oringanje C, Nemecek E, Oniyangi O: Hematopoietic stem cell transplantation for children with sickle cell disease. Cochrane Database Syst Rev 5:CD007001, 2013

Oteng-Ntim E, Meeks D, Seed PT, et al: Adverse maternal and perinatal outcomes in pregnant women with sickle cell disease: systematic review and meta-analysis. Blood 125(21):3316, 2015

Pacheco LD, Constantine MM, Saade GR: von Willebrand disease and pregnancy: a practical approach for the diagnosis and treatment. Am J Obstet Gynecol 203(3):194, 2010

Pajor A, Lehoczky D, Szakács Z: Pregnancy and hereditary spherocytosis. Arch Gynecol Obstet 253:37, 1993

Parker C, Omine M, Richards S, et al: Diagnosis and management of paroxysmal nocturnal hemoglobinuria. Blood 106:3699, 2005

Payne SD, Resnik R, Moore TR, et al: Maternal characteristics and risk of severe neonatal thrombocytopenia and intracranial hemorrhage in pregnancies complicated by autoimmune thrombocytopenia. Am J Obstet Gynecol 177(1):149, 1997

Peitsidis P, Datta T, Pafilis I, et al: Bernard-Soulier syndrome in pregnancy: a systematic review. Haemophilia 16(4):584, 2010

Peña-Rosas JP, De-Regil LM, Gomez Malave H, et al: Intermittent oral iron supplementation during pregnancy. Cochrane Database Syst Rev 10:CD009997, 2015

Peng TC, Kickler TS, Bell WR, et al: Obstetric complications in a patient with Bernard–Soulier syndrome. Am J Obstet Gynecol 165:425, 1991

Peyandi F, Scully M, Kremer Hovinga JA, et al: Caplacizumab for acquired thrombotic thrombocytopenic purpura. N Engl J Med 374:511, 2016

Piel FB, Weatherall DJ: The α-Thalassemias. N Engl J Med 371:20, 2014

Pinto FO, Roberts I: Cord blood stem cell transplantation for haemoglobinopathies. Br J Haematol 141(3):309, 2008

Platt OS: Hydroxyurea for the treatment of sickle cell anemia. N Engl J Med 358:1362, 2008

Prabu P, Parapia LA: Bernard-Soulier syndrome in pregnancy. Clin Lab Haem 28:198, 2006

Pritchard JA, Scott DE, Whalley PJ, et al: The effects of maternal sickle cell hemoglobinopathies and sickle cell trait on reproductive performance. Am J Obstet Gynecol 117:662, 1973

Provan D, Weatherall D: Red cells II: acquired anaemias and polycythaemia. Lancet 355:1260, 2000

Puig A, Dighe AS: Case 20–2013: a 29-year-old man with anemia and jaundice. N Engl J Med 368(26):2502, 2013

Rabinerson D, Fradin Z, Zeidman A, et al: Vulvar hematoma after cunnilingus in a teenager with essential thrombocythemia: a case report. J Reprod Med 52:458, 2007

Rac MW, Crawford NM, Worley KC: Extensive thrombosis and first-trimester pregnancy loss caused by sticky platelet syndrome. Obstet Gynecol 117(2 part 2):501, 2011

Ramin SM, Vidaeff AC, Yeomans ER, et al: Chronic renal disease in pregnancy. Obstet Gynecol 108:1531, 2006

Randi ML, Barbone E, Rossi C, et al: Essential thrombocythemia and pregnancy. A report of six normal pregnancies in five untreated patients. Obstet Gynecol 83:915, 1994

Randi ML, Bertozzi I, Rumi E, et al: Pregnancy complications predict thrombotic events in young women with essential thrombocythemia. Am J Hematol 89(3):306, 2014

Ray JG, Burrows RF, Ginsberg JS, et al: Paroxysmal nocturnal hemoglobinuria and the risk of venous thrombosis: review and recommendations for management of the pregnant and nonpregnant patient. Haemostasis 30(3):103, 2000

Rees DC, Olujohungbe AD, Parker NE, et al: Guidelines for the management of the acute painful crisis in sickle cell disease. Br J Haematol 120:744, 2003

Rencic J, Zhou M, Hsu G, et al: Circling back for the diagnosis. N Engl J Med 377:1778, 2017

Riebeil J-A, Hacein-Bey-Abina S, Payen E, et al: Gene therapy in a patient with sickle cell disease. N Engl J Med 376:848, 2017

Rink BD, Gonik B, Chmait RH, et al: Maternal hemolysis after intravenous immunoglobulin treatment in fetal and neonatal alloimmune thrombocytopenia. Obstet Gynecol 121(2 Pt 2 Suppl 1):471, 2013

Robinson S, Bewley S, Hunt BJ, et al: The management and outcome of 18 pregnancies in women with polycythemia vera. Haematol 90: 1477, 2005

Rogers DT, Molokie R: Sickle cell disease in pregnancy. Obstet Gynecol Clin North Am 37(2):223, 2010

Rosenfeld S, Follmann D, Nunez O, et al: Antithymocyte globulin and cyclosporine for severe aplastic anemia: association between hematologic response and long-term outcome. JAMA 289:1130, 2003

Ru Y, Pressman EK, Cooper EM, et al: Iron deficiency and anemia are prevalent in women with multiple gestations. Am J Clin Nutr 104(4):1052, 2016

Rukuni R, Bhattacharya S, Murphy MF, et al: Maternal and neonatal outcomes of antenatal anemia in a Scottish population: a retrospective cohort study. Acta Obstet Gynecol Scand 95(5):555, 2016

Sadler JE, Ponca M: Antibody-mediated thrombotic disorders: thrombotic disorders: thrombotic thrombocytopenic purpura and heparin-induced thrombocytopenia. In Kaushansky K, Lichtman MA, Beutler E, et al (eds): Williams Hematology, 8th ed. New York, McGraw-Hill, 2010

Sánchez-Luceros A, Farias CE, Amaral MM, et al: von Willebrand factor- cleaving protease (ADAMTS13) activity in normal non-pregnant women, pregnant and post-delivery women. Thromb Haemost 92(6):1320, 2004

Sanders JE, Hawley J, Levy W, et al: Pregnancies following high-dose cyclophosphamide with or without high-dose busulfan or total body irradiation and bone marrow transplantation. Blood 87:3045, 1996

Santoro RC, Prejanò S: Postpartum-acquired haemophilia A: a description of three cases and literature review. Blood Coagul Fibrinolysis 20(6):461, 2009

Scanlon KS, Yip R, Schieve LA, et al: High and low hemoglobin levels during pregnancy: differential risk for preterm birth and small for gestational age. Obstet Gynecol 96:741, 2000

Scaradavou A: HIV-related thrombocytopenia. Blood Rev 16:73, 2002

Scott JR, Rote NS, Cruikshank DP: Antiplatelet antibodies and platelet counts in pregnancies complicated by autoimmune thrombocytopenic purpura. Am J Obstet Gynecol 145:932, 1983

Sheiner E, Levy A, Yerushalmi R, et al: Beta-thalassemia minor during pregnancy. Obstet Gynecol 103:1273, 2004

Shenoy S: Umbilical cord blood: an evolving stem cell source for sickle cell disease transplants. Stem Cells Transl Med 2(5):337, 2013

Shi Q, Leng W, Wazir R, et al: Intravenous iron sucrose versus oral iron in the treatment of pregnancy with iron deficiency anaemia: a systematic review. Gynecol Obstet 80(3):170, 2015

Shirel T, Hubler CP, Shah R, et al: Maternalopioid dose is associated with neonatal abstinence syndrome in children born to women with sickle cell disease. Am J Hematol 91(4):416, 2016

Singh A, Harnett MJ, Connors JM, et al: Factor XI deficiency and obstetrical anesthesia. Anesth Analg 108:1882, 2009

Sirichotiyakul S, Saetung R, Sanguansermsri T: Prenatal diagnosis of beta-thalassemia/Hb E by hemoglobin typing compared to DNA analysis. Hemoglobin 33(1):17, 2009

Spivak JL: Polycythemia vera and other myeloproliferative neoplasms. In: Kasper DL, Fauci AS, Hauser SL, et al (eds): Harrison's Principles of Internal Medicine, 19th ed. New York, McGraw-Hill Education, 2015

Srivorakun H, Fucharoen G, Sae-Ung N, et al: Analysis of fetal blood using capillary electrophoresis system: a simple method for prenatal diagnosis of severe thalassemia diseases. Eur J Haematol 83(1):79, 2009

Stabler SP: Vitamin B_{12} deficiency. N Engl J Med 368(2):149, 2013

Stalder MP, Rovó A, Halter J, et al: Aplastic anemia and concomitant autoimmune diseases. Ann Hematol 88(7):659, 2009

Starksen NF, Bell WR, Kickler TS: Unexplained hemolytic anemia associated with pregnancy. Am J Obstet Gynecol 146:617, 1983

Stevens GA, Finucane MM, De-Regil LM, et al: Global, regional, and national trends in haemoglobin concentration and prevalence of total and severe anaemia in children and pregnant and nonpregnant women for 1995–2011: a systematic analysis of population-representation data. Lancet Glob Health 1:e16, 2013

Stoof SC, van Steenbergen HW, Zwagemaker A, et al: Primary postpartum haemorrhage in women with von Willebrand disease or carriership of haemophilla despite specialized care: a retrospective survey. Haemophillia 21(4):505, 2015

Tefferi A, Soldberg LA, Silverstein MN: A clinical update in polycythemia vera and essential thrombocythemia. Am J Med 109:141, 2000

Tengborn L, Baudo F, Huth-Kühne A, et al: Pregnancy-associated acquired haemophilia A: results from the European Acquired Haemophilia (EACH2) registry. BJOG 119(12):1529, 2012

Tita AT, Biggio JR, Chapman V, et al: Perinatal and maternal outcomes in women with sickle or hemoglobin C trait. Obstet Gynecol 110:1113, 2007

Townsley DM, Scheinberg P, Winkler T, et al: Eltrombopag added to standard immunosuppression for aplastic anemia. N Engl J Med 376:1540, 2017

Tran TD, Tran T, Simpson JA, et al: Infant motor development in rural Vietnam and intrauterine exposures to anaemia, iron deficiency and common mental disorders: a prospective community-based study. BMC Pregnancy Childbirth 14:8, 2014

Trehan AK, Fergusson ILC: Congenital afibrinogenaemia and successful pregnancy outcome. Case report. BJOG 98:722, 1991

Trigg DE, Stergiotou I, Peitsidis P, et al: A systematic review: the use of desmopressin for treatment and prophylaxis of bleeding disorders in pregnancy. Haemophilia 18(1):25, 2012

Tsaras G, Owusu-Ansah A, Boateng FO, et al: Complications associated with sickle cell trait: a brief narrative review. Am J Med 122(6):507, 2009

Tuck SM, Studd JW, White JM: Pregnancy in women with sickle cell trait. BJOG 90:108, 1983

Turner JM, Kaplan JB, Cohen HW, et al: Exchange versus simple transfusion for acute chest syndrome in sickle cell anemia adults. Transfusion 49(5):863, 2009

Urato AC, Repke JT: May-Hegglin anomaly: a case of vaginal delivery when both mother and fetus are affected. Am J Obstet Gynecol 179:260, 1998

Vandevijvere S, Amsalkhir S, Oyen HV, et al: Iron status and its determinants in a nationally representative sample of pregnant women. J Acad Nutr Diet 113(5):659, 2013

Vannucchi AM, Kiladjian JJ, Griesshammer M, et al: Ruxolitinib versus standard therapy for the treatment of polycythemia vera. N Engl J Med 372:426, 2015

Veille J, Hanson R: Left ventricular systolic and diastolic function in pregnant patients with sickle cell disease. Am J Obstet Gynecol 170:107, 1994

Verstraete S, Verstraete R: Successful epidural analgesia for a vaso-occlusive crisis of sickle cell disease during pregnancy: a case report. J Anesth 26(5):783, 2012

Vesely SK: Life after acquired thrombotic thrombocytopenic purpura: morbidity mortality, and risks during pregnancy. J Throm Haemost 13 Suppl 1:S216, 2015

Vichinsky EP, Neumayr LD, Earles AN, et al: Causes and outcomes of the acute chest syndrome in sickle cell disease. N Engl J Med 342:1855, 2000

Villers MS, Jamison MG, De Castro LM, et al: Morbidity associated with sickle cell disease in pregnancy. Am J Obstet Gynecol 199:125.e1, 2008

Vlachos A, Ball S, Dahl N, et al: Diagnosing and treating Diamond Blackfan anaemia: results of an international clinical consensus conference. Br J Haematol 142(6):859, 2008

von Tempelhoff GF, Heilmann L, Rudig L, et al: Mean maternal second-trimester hemoglobin concentration and outcome of pregnancy: a population based study. Clin Appl Thromb/Hemost 14:19, 2008

Wax JR, Pinette MG, Cartin A, et al: Pyruvate kinase deficiency complicating pregnancy. Obstet Gynecol 109:553, 2007

Weatherall D: The thalassemias: disorders of globin chain synthesis. In Kaushansky K, Lichtman MA, Beutler E, et al (eds): Williams Hematology, 8th ed. New York, McGraw-Hill, 2010

Webert KE, Mittal R, Sigouin C, et al: A retrospective 11-year analysis of obstetric patients with idiopathic thrombocytopenic purpura. Blood 102:4306, 2003

Weiss G, Goodnough LT: Anemia of chronic disease. N Engl J Med 352:1011, 2005

Wiegman MF, DeGroot JC, Jansonius NM, et al: Long-term visual functioning after eclampsia. Obstet Gynecol 119(5):959, 2012

Wiewel-Verschueren S, Arendz IJ, M Knol H, et al: Gynaecological and obstetrical bleeding in women with factor XI deficiency–a systematic review. Haemophillia 2015

Winder AD, Johnson S, Murphy J, et al: Epidural analgesia for treatment of a sickle cell crisis during pregnancy. Obstet Gynecol 118(2 Pt 2):495, 2011

Wright DE, Rosovsky RP, Platt MY: Case 36–2013: a 38-year-old woman with anemia and thrombocytopenia. N Engl J Med 369:21, 2013

World Health Organization: Guideline: daily iron and folic acid supplementation in pregnant women. 2012. Available at: http://apps.who.int/iris/bitstream/10665/77770/1/9789241501996_eng.pdf?ua = 1. Accessed November 9, 2016

Wyszynski DF, Carman WJ, Cantor AB, et al: Pregnancy and birth outcomes among women with idiopathic thrombocytopenic purpura. J Pregnancy 2016:8297407, 2016

Xiong L, Barrett AN, Hua R, et al: Non-invasive prenatal diagnostic testing for β-thalassaemia using cell-free fetal DNA and next generation sequencing. Prenat Diagn 35(3):258, 2015

Yawata Y, Kanzaki A, Yawata A, et al: Characteristic features of the genotype and phenotype of hereditary spherocytosis in the Japanese population. Int J Hematol 71:118, 2000

Yeomans E, Lowe TW, Eigenbrodt EH, et al: Liver histopathologic findings in women with sickle cell disease given prophylactic transfusion during pregnancy. Am J Obstet Gynecol 163:958, 1990

Young NS: Bone marrow failure syndromes including aplastic anemia and myelodysplasia. In: Kasper DL, Fauci AS, Hauser SL, et al (eds): Harrison's Principles of Internal Medicine, 19th ed. New York, McGraw-Hill Education, 2015

Yu CK, Stasiowska E, Stephens A, et al: Outcome of pregnancy in sickle cell disease patients attending a combined obstetric and haematology clinic. J Obstet Gynaecol 29(6):512, 2009

Zhen L, Pen M, Han J, et al: Non-invasive prenatal detection of haemoglobin Bart's disease by cardiothoracic ratio during the first trimester. Eur J Obstet Gynecol Reprod Biol 193:92, 2015

Ziaei S, Norrozi M, Faghihzadeh S, et al: A randomized placebo-controlled trial to determine the effect of iron supplementation on pregnancy outcome in pregnant women with haemoglobin ≥ 13.2 g/dl. BJOG 114:684, 2007

CAPÍTULO 57

Diabetes melito

TIPOS DE DIABETES.................................... 1097
DIABETES PRÉ-GESTACIONAL 1098
DIAGNÓSTICO 1098
EFEITOS FETAIS 1099
EFEITOS MATERNOS 1103
MANEJO DO DIABETES NA GRAVIDEZ 1104
DIABETES GESTACIONAL 1107
RASTREAMENTO E DIAGNÓSTICO 1108
EFEITOS MATERNOS E FETAIS 1110
MANEJO 1111

O diabetes pode existir antes do início da gravidez ou pode não aparecer até o trabalho de parto. Geralmente se acredita que o prognóstico é ameaçador tanto para a mãe quanto para a criança, mas uma revisão da literatura mostra que menos de 25% das mães morreram de coma diabético, ao passo que o trabalho de parto pré-termo ocorreu em somente um terço dos casos.

– J. Whitridge Williams (1903)

No início dos anos 1900, o diabetes clínico complicando a gravidez foi associado a morbidade e mortalidade assustadoras para a mãe e seu feto. Embora muito atenuados pela descoberta da insulina, os diabetes clínico e gestacional ainda representam grandes complicações da gravidez.

De acordo com o Centers for Disease Control and Prevention (2017), o número de adultos diagnosticados com diabetes nos Estados Unidos é de 23,1 milhões. E quase um quarto das pessoas com diabetes nos Estados Unidos permanecem sem diagnóstico. As razões para essas altas taxas são, entre outras, o envelhecimento da população que aumenta a probabilidade de diabetes tipo 2; o crescimento da população dentro de um grupo minoritário em risco específico de ter diabetes tipo 2; e um crescimento expressivo nas taxas de obesidade – também referida como *diabesidade*. Esse termo reflete a forte relação entre o diabetes e a atual epidemia de obesidade nos Estados Unidos e salienta a crucial necessidade de intervenções na dieta e no estilo de vida para alterar a trajetória de ambos.

Há um grande interesse no estudo de eventos que precedem o diabetes, incluindo o ambiente intrauterino. Nesse caso, acredita-se que o *imprinting* inicial tenha efeitos mais tarde na vida (Saudek, 2002). Por exemplo, a exposição *in utero* à hiperglicemia materna provoca hiperinsulinemia fetal, causando aumento nas células adiposas fetais. Isso leva a obesidade e resistência à insulina na infância (Feig, 2002), que, por sua vez, causam tolerância diminuída à glicose e diabetes na vida adulta. Esse ciclo de exposição fetal ao diabetes levando a obesidade infantil e intolerância à glicose é discutido com mais detalhes no Capítulo 48 (p. 941).

TIPOS DE DIABETES

Em mulheres não grávidas, o tipo de diabetes é baseado na sua etiopatogênese presumida e nas suas manifestações fisiopatológicas. O *diabetes tipo 1* é caracterizado pela deficiência absoluta à insulina, geralmente de etiologia autoimune. Em contraste, o *diabetes tipo 2* é caracterizado por resistência à insulina, deficiência relativa de insulina ou produção elevada de glicose (Tab. 57-1). Ambos os tipos são geralmente precedidos por um período de homeostase anormal de glicose, geralmente referido como pré-diabetes. Os termos diabetes melito insulinodependente (DMID) e diabetes melito não insulinodependente (DMNID) não são mais usados. A destruição de células β pancreáticas pode começar em qualquer idade, mas o diabetes tipo 1 é clinicamente aparente em geral antes dos 30 anos. O diabetes tipo 2 costuma se desenvolver com o aumento da idade, mas é cada vez mais identificado em adolescentes obesos.

TABELA 57-1 Classificação etiológica do diabetes melito

Tipo 1: Destruição de células β, geralmente com deficiência absoluta de insulina
Imunomediado
Idiopático

Tipo 2: Varia de predominantemente resistência à insulina a predominantemente um defeito da secreção de insulina com resistência à insulina

Outros tipos
Mutações genéticas da função da célula β: MODY 1 a 6, outros
Defeitos genéticos na ação da insulina
Síndromes genéticas: Down, Klinefelter, Turner
Doenças do pâncreas exócrino: pancreatite, fibrose cística
Endocrinopatias: síndrome de Cushing, feocromocitoma, outras
Induzido por fármacos ou produtos químicos: glicocorticosteroides, tiazídicos, agonistas β-adrenérgicos, outros
Infecções: rubéola congênita, citomegalovírus, vírus Coxsackie

Diabetes gestacional

MODY, diabetes de início na maturidade do jovem.
Dados de Powers, 2012.

■ Classificação durante a gravidez

O diabetes é a complicação médica mais comum da gravidez. As mulheres podem ser separadas em dois grupos: aquelas que sabidamente tinham diabetes antes da gravidez – *diabetes pré-gestacional* ou *clínico* – e aquelas diagnosticadas durante a gravidez – *diabetes gestacional*. A proporção de gestações complicadas pelo diabetes mais do que duplicou entre 1994 e 2008; depois desse período, as taxas parecem ter se estabilizado (Jovanovič, 2015). Quase 258.000 (6,5%) mulheres grávidas nos Estados Unidos tiveram gestações coexistentes com alguma forma de diabetes em 2015 (Martin, 2017). A prevalência de diabetes é maior entre indivíduos negros não hispânicos, mexicanos-americanos, porto-riquenhos-americanos e nativos americanos (Golden, 2012). A incidência de diabetes gestacional nos últimos 20 anos, mostrada na Figura 57-1, é semelhante à estatística para obesidade (Cap. 48, p. 936).

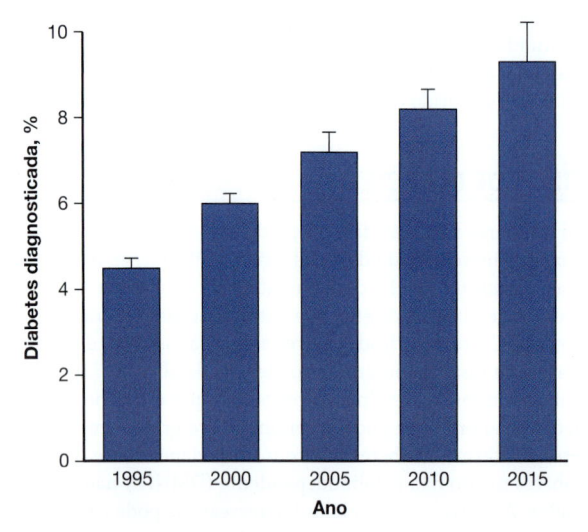

FIGURA 57-1 Aumento da prevalência de diabetes tipo 2 nos Estados Unidos de 1995 a 2015. (Reproduzida, com permissão, de Centers for Disease Control and Prevention, 2017.)

■ Classificação de White na gravidez

Até a metade dos anos 1990, a classificação de Priscilla White (1978) para diabetes durante a gravidez era a chave do tratamento. Hoje, a classificação de White é usada com menos frequência, mas ainda fornece informações simples e úteis sobre os riscos e prognósticos da gravidez (Bennett, 2015). Como a maior parte da literatura atualmente citada também contém dados dessas classificações antigas, a classificação recomendada pelo American College of Obstetricians and Gynecologists (1986) é mostrada na Tabela 57-2.

Há alguns anos, o American College of Obstetricians and Gynecologists não recomenda mais a classificação de White. Em vez disso, hoje o foco é sobre se o diabetes foi diagnosticado pela primeira vez durante a gravidez ou se antecede a gravidez. Atualmente muitos recomendam a adoção da classificação proposta pela American Diabetes Association (ADA), como mostrado na Tabela 57-3.

DIABETES PRÉ-GESTACIONAL

A prevalência crescente do diabetes tipo 2, especialmente em pessoas mais jovens, levou a um aumento no número de gestações com essa complicação. Por exemplo, o CDC (2015) estima que mais de 5.000 novos casos de diabetes tipo 2 são diagnosticados a cada ano em jovens com idade inferior a 20 anos. Feig e colaboradores (2014) relataram que a incidência de diabetes pré-gestacional dobrou de 7 por 1.000 mulheres em 1996 para 15 por 1.000 em 2010. Considerando a elevada porcentagem de diabetes que não é diagnosticado, como mencionado anteriormente, muitas mulheres identificadas como tendo diabetes gestacional têm provavelmente diabetes tipo 2 antes não reconhecido. De fato, 5 a 10% das mulheres com diabetes gestacional têm diabetes imediatamente após a gravidez.

■ Diagnóstico

As mulheres com altos níveis de glicose no plasma, glicosúria e cetoacidose não apresentam nenhum desafio no diagnóstico. As mulheres

TABELA 57-2 Esquema de classificação, usado de 1986 a 1994, para diabetes que complica a gravidez

Classe	Início	Nível de glicose no plasma		Terapia
		Em jejum	2 horas pós-prandial	
A₁	Gestacional	< 105 mg/dL	< 120 mg/dL	Dieta
A₂	Gestacional	> 105 mg/dL	> 120 mg/dL	Insulina

Classe	Idade de início (anos)	Duração (anos)	Doença vascular	Terapia
B	Mais de 20	< 10	Nenhuma	Insulina
C	10-19	10-19	Nenhuma	Insulina
D	Antes dos 10	> 20	Retinopatia benigna	Insulina
F	Qualquer	Qualquer	Nefropatia[a]	Insulina
R	Qualquer	Qualquer	Retinopatia proliferativa	Insulina
H	Qualquer	Qualquer	Cardíaca	Insulina

[a]Quando diagnosticada durante a gravidez: proteinúria ≥ 500 mg/24 h antes de 20 semanas de gestação.

com um nível de glicose plasmática aleatória > 200 mg/dL mais sinais e sintomas clássicos, como polidipsia, poliúria e perda de peso inexplicada ou glicose em jejum > 125 mg/dL, são consideradas pela ADA (2017a) e pela Organização Mundial da Saúde (OMS) (World Health Organization, 2013) como tendo diabetes clínico detectado inicialmente na gravidez. As mulheres com apenas distúrbio metabólico mínimo podem ser difíceis de identificar. Para diagnosticar diabetes clínico na gravidez, a International Association of Diabetes and Pregnancy Study Groups (IADPSG) Consensus Panel (2010) reconhece os valores limites encontrados na Tabela 57-4 para níveis de glicose em jejum ou plasmática aleatória e de hemoglobina glicosilada (HbA1c) no início do cuidado pré-natal. A ADA (2017a) e a OMS (World Health Organization, 2013) agora também consideram diagnóstico um nível de glicose no plasma > 200 mg/dL medido 2 horas após uma carga de glicose oral de 75 g. Não houve consenso sobre se o teste deve ser universal ou limitado àquelas mulheres classificadas como de alto risco. Independentemente disso, a tentativa diagnóstica de diabetes clínico durante a gravidez com base nesses limites deve ser confirmada após o parto. Os fatores de risco para metabolismo de carboidrato prejudicado em mulheres grávidas incluem uma forte história familiar de diabetes, parto anterior de um neonato grande, glicosúria persistente ou perdas fetais inexplicadas.

■ Impacto na gravidez

Com diabetes clínico, o embrião, o feto e a mãe geralmente experimentam complicações graves diretamente atribuídas ao diabetes. Peterson e colaboradores (2015) estimam que milhares dessas complicações possam ser evitadas a cada ano por cuidados pré-natais para um melhor controle glicêmico. No entanto, a probabilidade de resultados bem-sucedidos com diabetes clínico não está simplesmente relacionada ao controle da glicose. O grau de doença cardiovascular ou renal subjacente pode ser mais importante. Portanto, estágios em progresso da classificação de White, vistos na Tabela 57-2, são inversamente relacionados aos resultados de gravidez favoráveis. Os dados mostrados na Tabela 57-5 são os que relatam os resultados deletérios da gravidez com diabetes clínico. Essas complicações maternas e fetais são descritas nas seções seguintes.

Efeitos fetais

Abortamento espontâneo. Vários estudos têm mostrado que o abortamento espontâneo precoce está associado a controle glicêmico insatisfatório (Cap. 18, p. 347). Até 25% das gestantes diabéticas sofrem abortamento espontâneo (Galindo, 2006; Rosenn, 1994). Aquelas cujas concentrações iniciais de HbA1c eram > 12% ou cujas concentrações de glicose pré-prandial persistentes eram > 120 mg/dL tinham risco aumentado. Bacon e colaboradores (2015) revisaram 89 gestações em mulheres com diabetes de início na maturidade do jovem (MODY), que é uma forma monogênica do diabetes. Esses pesquisadores descobriram que apenas as mulheres com a mutação causadora do gene da glicose-cinase (GCK) eram mais propensas a ter um abortamento espontâneo. Essas mulheres são caracterizadas por variabilidade hiperglicêmica difícil de controlar.

TABELA 57-3 Sistema de classificação proposto para diabetes na gravidez

Diabetes gestacional: diabetes diagnosticado durante a gravidez que não é evidentemente diabetes clínico (tipo 1 ou tipo 2)

Diabetes tipo 1:
Diabetes resultante da destruição de células β, geralmente levando à deficiência absoluta de insulina
  a. Sem complicações vasculares
  b. Com complicações vasculares (especificar quais)

Diabetes tipo 2:
Diabetes causado por secreção inadequada de insulina em face do aumento da resistência à insulina
  a. Sem complicações vasculares
  b. Com complicações vasculares (especificar quais)

Outros tipos de diabetes: de origem genética, associado a doença pancreática, induzido por fármaco ou por substâncias químicas

Dados de American Diabetes Association, 2017a.

TABELA 57-4 Diagnóstico de diabetes clínico na gravidez[a]

Medida de glicemia	Limites
Glicose plasmática em jejum	Pelo menos 7 mmol/L (126 mg/dL)
Hemoglobina A1c	Pelo menos 6,5%
Glicose plasmática aleatória	Pelo menos 11,1 mmol/L (200 mg/dL) mais confirmação

[a]Aplica-se a mulheres sem diabetes conhecido antes da gravidez. A decisão para realizar exame sanguíneo para avaliação de glicemia em todas as mulheres grávidas ou apenas nas mulheres com características que indicam um alto risco para diabetes é baseada na frequência histórica do metabolismo de glicose anormal na população e nas circunstâncias locais.
Dados de International Association of Diabetes and Pregnancy Study Groups Consensus Panel, 2010.

Parto pré-termo. O diabetes clínico é indiscutivelmente um fator de risco para nascimento pré-termo. Eidem e colaboradores (2011) analisaram 1.307 nascimentos em mulheres com diabetes tipo 1 a partir do Norwegian Medical Birth Registry. Mais de 26% tiveram parto pré-termo em comparação a 6,8% na população obstétrica geral. Além disso, quase 60% foram partos pré-termo indicados, isto é, devido a complicações obstétricas ou médicas. Em uma revisão de mais de 500.000 nascimentos na Califórnia, 19% das mulheres com diabetes pré-gestacional tiveram um parto pré-termo em comparação com 9% nos controles (Yanit, 2012). No estudo canadense mostrado na Tabela 57-5, a incidência de partos pré-termo foi de 28%.

Malformações. A incidência de malformações maiores em mulheres com diabetes tipo 1 é ao menos duplicada e aproxima-se de 11% (Jovanovič, 2015). Essas são responsáveis por quase metade das mortes perinatais nas gestações diabéticas. Conforme mostrado na Tabela 57-6, as malformações cardiovasculares foram responsáveis por mais da metade das anomalias. Em um estudo de coorte com mais de 2 milhões de nascimentos no Canadá, o risco de um defeito cardíaco isolado foi cinco vezes maior em mulheres com diabetes tipo 1 (Liu, 2013). A sequência de regressão caudal, descrita no Capítulo 10 (p. 196), é uma malformação rara frequentemente associada a diabetes materno (Garne, 2012).

Em geral, acredita-se que o risco elevado de malformações graves é a consequência de diabetes mal controlado, tanto pré-concepcionalmente quanto no início da gravidez. Como mostra a Figura 57-2, os níveis maternos aumentados de HbA1c e as malformações maiores estão claramente correlacionados. Para explicar isso, pelo menos três reações em cadeia moleculares inter-relacionadas foram ligadas à hiperglicemia materna (Reece, 2012). Estas incluem alterações no metabolismo lipídico celular, produção excessiva de radicais de superóxido tóxico e ativação de morte celular programada. Em sua revisão dos mecanismos moleculares subjacentes à embriopatia diabética, Yang e colaboradores (2015) sugerem que essas respostas celulares ao estresse oxidativo representam alvos terapêuticos em potencial para prevenir a embriopatia induzida pelo diabetes.

Crescimento fetal alterado. A restrição de crescimento fetal pode resultar de malformações congênitas ou de privação de substrato decorrente de doença vascular materna avançada. Contudo, o crescimento fetal excessivo é mais típico do diabetes pré-gestacional. A hiperglicemia materna estimula a hiperinsulinemia fetal e, por sua vez, estimula o crescimento somático excessivo. Com exceção do cérebro, a maioria dos órgãos fetais são afetados pela macrossomia, que costuma caracterizar o feto de uma mulher diabética. Recém-nascidos como o mostrado na Figura 57-3 são descritos como antropometricamente diferentes de outros recém-nascidos grandes para a idade gestacional (GIGs) (Catalano, 2003; Durnwald, 2004). Especificamente, os fetos cujas mães são diabéticas têm depósito de gordura excessivo sobre os ombros e o tronco, que predispõe a distocia de ombro ou cesariana.

A incidência de macrossomia eleva-se significativamente quando concentrações de glicose no sangue materno excedem 130 mg/dL (Hay, 2012). Hammoud e colaboradores (2013) relataram que as taxas de macrossomia para mulheres nórdicas com

TABELA 57-5 Resultados da gravidez em nascimentos na Nova Escócia, de 1988 a 2002, em mulheres com e sem diabetes pré-gestacional

Fator	Diabética (n = 516) %	Não diabética (n = 150, 598) %	Valor *p*
Hipertensão gestacional	28	9	< 0,001
Parto pré-termo	28	5	< 0,001
Macrossomia	45	13	< 0,001
Restrição de crescimento fetal	5	10	< 0,001
Natimortos	1,0	0,4	0,06
Mortes perinatais	1,7	0,6	0,004

Dados de Yang, 2006.

TABELA 57-6 Anomalias congênitas maiores em 36.345 neonatos de mulheres com diabetes entre 2004 e 2011

Sistema de órgão	DM tipo 1 n = 482	DM tipo 2 n = 4.166	DMG n = 31.700
Total	55	454	2.203
Cardíaco	38	272	1.129
Musculoesquelético	1	31	231
Urinário	3	28	260
SNC	1	13	64
GI	1	30	164
Outros	11	80	355

DM, diabetes melito; DMG, diabetes melito gestacional; GI, gastrintestinal; SNC, sistema nervoso central.
Dados de Jovanovič, 2015.

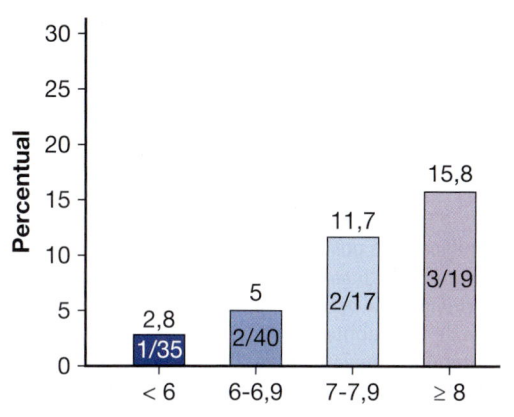

FIGURA 57-2 A frequência de malformações congênitas maiores em recém-nascidos de mulheres com diabetes pré-gestacional estratificado por níveis de hemoglobina A1c na primeira consulta pré-natal. (Dados de Galindo A, Burguillo AG, Azriel S, et al: Outcome of fetuses in women with pregestational diabetes melito, J Perinat Med. 2006;34(4):323–331.)

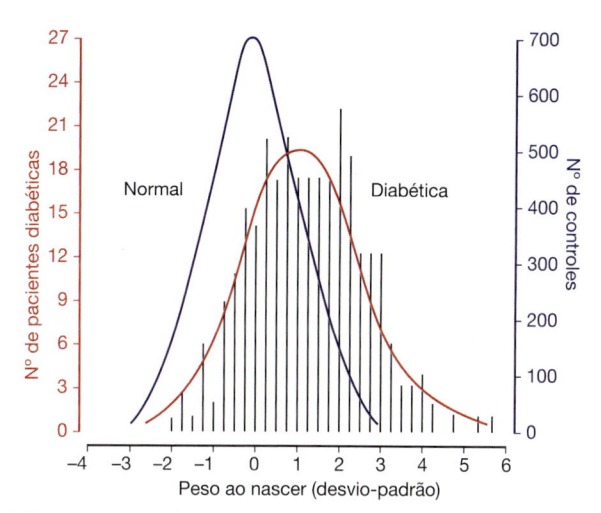

FIGURA 57-4 Distribuição de peso ao nascer – desvio-padrão a partir da média normal para a idade gestacional – para 280 neonatos de mães diabéticas e 3.959 neonatos de mães não diabéticas. (Reproduzida, com permissão, de Bradley RJ, Nicolaides KH, Brudenell JM.: Are all infants of diabetic mothers "macrosomic"? BMJ 1988 Dec 17;297(6663):1583–1584.)

diabetes tipo 1, tipo 2 ou gestacional eram 35, 28 e 24%, respectivamente. Conforme mostrado na Figura 57-4, a distribuição de peso ao nascer dos neonatos de mães diabéticas é consistentemente inclinada para pesos maiores.

No estudo de Hammoud e colaboradores (2013), os perfis de crescimento fetal em 897 exames ultrassonográficos de 244 mulheres com diabetes foram comparados com 843 exames de 145 mulheres do grupo-controle. A circunferência abdominal era desproporcionalmente maior nos grupos diabéticos. A análise das razões de circunferência da cabeça/circunferência abdominal (CC/CA) mostra que esse crescimento desproporcional ocorre principalmente em gestações diabéticas, que, por fim, resultam em recém-nascidos macrossômicos. Esses achados estão de acordo com a observação de que praticamente todos os neonatos de mães diabéticas têm promoção do crescimento, e o crescimento fetal acelerado é particularmente evidente em mulheres com controle glicêmico deficiente.

Morte fetal inexplicada. Em todo o mundo, o risco de morte fetal é 3 a 4 vezes maior em mulheres com diabetes pré-gestacional (Gardosi, 2013; Patel, 2015). Natimortos sem causas identificáveis são um fenômeno relativamente raro em gestações complicadas por diabetes clínico. Eles são "inexplicados" porque fatores como insuficiência placentária evidente, descolamento prematuro da placenta, restrição de crescimento fetal ou oligoidrâmnio não são identificados. Esses fetos geralmente são grandes para a idade gestacional e morrem antes do trabalho de parto, geralmente no final do terceiro trimestre.

Esses natimortos inexplicados estão associados a controle glicêmico insatisfatório. Lauenborg e colaboradores (2003) identificaram controle glicêmico aquém do ideal em dois terços dos natimortos inexplicados entre 1990 e 2000. Além disso, os fetos de mães diabéticas muitas vezes têm níveis elevados de ácido láctico. Salvesen e colaboradores (1992, 1993) analisaram amostras sanguíneas fetais e relataram que o pH médio no sangue venoso umbilical estava mais baixo em gestações diabéticas e estava significativamente relacionado aos níveis de insulina fetais. Esses achados forneceram crédito à hipótese de que aberrações crônicas mediadas por hiperglicemia no transporte de oxigênio e nos metabólitos fetais podem ser responsáveis por mortes fetais inexplicadas (Pedersen, 1977).

Além da hiperglicemia, a cetoacidose materna pode causar morte fetal. A natimortalidade explicável devido à insuficiência placentária também ocorre com mais frequência em mulheres com diabetes clínico, geralmente associada a pré-eclâmpsia grave. No estudo anterior da Califórnia de quase meio milhão de partos de fetos únicos, o risco de morte fetal foi sete vezes maior em mulheres com hipertensão e diabetes pré-gestacional em comparação

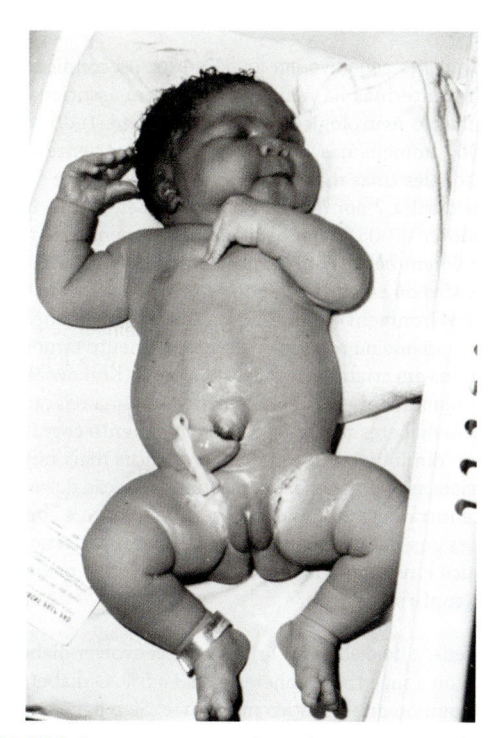

FIGURA 57-3 Este neonato macrossômico de 6.050 g nasceu de uma mãe com diabetes gestacional.

com o risco três vezes maior associado apenas ao diabetes (Yanit, 2012). As taxas de natimortalidade também são maiores em mulheres com diabetes avançado e complicações vasculares.

Polidrâmnio. As gestações diabéticas são muitas vezes complicadas por excesso de líquido amniótico. De acordo com Idris e colaboradores (2010), 18% de 314 mulheres com diabetes pré-gestacional foram identificadas com polidrâmnio, definido como um índice de líquido amniótico (ILA) > 24 cm no terceiro trimestre. E mulheres com valores elevados de HbA1c no terceiro trimestre eram mais propensas a ter polidrâmnio. Uma explicação provável, embora não comprovada, é de que a hiperglicemia fetal causa poliúria (Cap. 11, p. 228). Em um estudo do Parkland Hospital, Dashe e colaboradores (2000) descobriram que o ILA equipara-se ao nível de glicose no líquido amniótico entre mulheres com diabetes. Um suporte adicional para essa associação foi fornecido por Vink e colaboradores (2006), que ligaram o controle de glicose materna insatisfatório à macrossomia e ao polidrâmnio.

Efeitos neonatais. Antes dos testes de saúde e maturidade fetais tornarem-se disponíveis, o parto pré-termo era deliberadamente realizado em mulheres com diabetes para evitar natimortalidade inexplicada. Embora essa prática tenha sido abandonada, ainda há grande frequência de parto pré-termo em mulheres com diabetes. A maioria é indicada devido a diabetes avançado com pré-eclâmpsia sobreposta. No entanto, Little e colaboradores (2015), em sua análise de parto pré-termo ($37^{0/7}$ a $38^{6/7}$ semanas), encontraram uma redução de 13% em tais partos em mulheres com diabetes entre 2005 e 2011.

Embora os cuidados neonatais modernos tenham reduzido as taxas de mortalidade neonatal devido à imaturidade, a *morbidade* neonatal decorrente de parto pré-termo continua sendo uma consequência séria. Em um estudo da Neonatal Research Network de 10.781 neonatos extremamente prematuros, os nascidos de mulheres diabéticas tratadas com insulina antes da gravidez tiveram maior risco de enterocolite necrosante e sepse de início tardio do que os neonatos de mães sem diabetes (Boghossian, 2016).

Síndrome da disfunção respiratória. A idade gestacional, em vez do diabetes clínico, é provavelmente o fator mais significativo associado à síndrome da disfunção respiratória (Cap. 33, p. 619). De fato, em uma análise de 19.399 neonatos de muito baixo peso ao nascer, nascidos entre 24 e 33 semanas de gestação, as taxas de síndrome da disfunção respiratória em recém-nascidos de mães diabéticas não foram maiores em comparação com as taxas de recém-nascidos de mães não diabéticas (Bental, 2011).

Hipoglicemia. Os fetos de uma mãe diabética têm uma rápida queda na concentração de glicose plasmática após o parto. Isso é atribuído à hiperplasia das células β das ilhotas fetais induzida por hiperglicemia materna crônica. As baixas concentrações de glicose – definidas como < 45 mg/dL – são comuns em recém-nascidos de mulheres com concentrações instáveis de glicose durante o trabalho de parto (Persson, 2009). Medições frequentes da glicemia no recém-nascido e práticas ativas de alimentação precoce podem atenuar essas complicações.

Hipocalcemia. Definida como uma concentração de cálcio no soro total < 8 mg/dL em fetos a termo, a hipocalcemia de início precoce é um dos principais distúrbios metabólicos em fetos de mães diabéticas. Sua causa não foi explicada. Teorias incluem anormalidades no controle de magnésio-cálcio, asfixia e nascimento pré-termo. Em um estudo randomizado, 137 mulheres grávidas com diabetes tipo 1 foram tratadas com controle de glicose rigoroso *versus* usual (DeMarini, 1994). Quase um terço dos fetos no grupo de controle usual desenvolveram hipocalcemia em comparação com apenas 18% daqueles no grupo de controle rigoroso.

Hiperbilirrubinemia e policitemia. A patogênese da hiperbilirrubinemia em fetos de mães diabéticas é incerta. Um fator contribuinte principal é a policitemia do recém-nascido, que aumenta a carga de bilirrubina (Cap. 33, p. 626). A policitemia é uma resposta fetal à hipoxia relativa. De acordo com Hay (2012), as fontes dessa hipoxia fetal são aumentos mediados por hiperglicemia na afinidade materna para oxigênio e consumo de oxigênio fetal. Juntamente com os fatores de crescimento semelhantes à insulina, essa hipoxia leva a níveis aumentados de eritropoietina e produção de hemácias. Trombose da veia renal fetal também é relatada como resultante de policitemia.

Miocardiopatia. Os recém-nascidos de gestações diabéticas podem ter miocardiopatia hipertrófica que afeta primariamente o septo interventricular (Rolo, 2011). Huang e colaboradores (2013) propõem que a hipertrofia ventricular patológica em neonatos nascidos de mulheres com diabetes se deve ao excesso de insulina. Em casos graves, essa miocardiopatia pode levar à insuficiência cardíaca obstrutiva. Russell e colaboradores (2008) realizaram ecocardiografias em série em fetos de 26 mulheres com diabetes pré-gestacional. No primeiro trimestre, a disfunção diastólica fetal já era evidente em alguns. No terceiro trimestre, o septo interventricular e a parede ventricular direita do feto eram mais espessos nos fetos de mães diabéticas. A maioria dos recém-nascidos afetados é assintomática após o nascimento, e a hipertrofia normalmente se resolve nos meses após o parto.

Desenvolvimento cognitivo em longo prazo. As condições metabólicas intrauterinas há muito tempo foram associadas ao desenvolvimento neurológico da prole. Em um estudo com mais de 700.000 homens nascidos na Suécia, o quociente de inteligência daqueles cujas mães tiveram diabetes durante a gravidez foi em média 1 a 2 pontos mais baixo (Fraser, 2014). DeBoer e colaboradores (2005) demonstraram desempenho de memória prejudicado em bebês com 1 ano de idade de mães diabéticas. Os resultados do estudo Childhood Autism Risks from Genetics and the Environment (CHARGE) indicaram que doenças do espectro do autismo ou retardo de desenvolvimento também eram mais comuns em crianças de mães diabéticas (Krakowiak, 2012). Adane e colaboradores (2016) confirmaram uma relação consistente entre diabetes materno e desenvolvimento cognitivo e de linguagem diminuído em estudos de crianças mais novas, mas não de crianças mais velhas. Como a interpretação dos efeitos do ambiente intrauterino no neurodesenvolvimento é confundida por fatores pós-natais, a ligação entre diabetes materno, controle glicêmico e resultado neurocognitivo em longo prazo permanece não confirmada.

Hereditariedade do diabetes. O risco de desenvolver diabetes tipo 1 se o pai ou a mãe tiver diabetes é de 3 a 5%. O diabetes tipo 2 tem um componente genético mais forte. Se o pai e a mãe tiverem diabetes tipo 2, o risco se aproxima de 40%. Ambos os tipos de diabetes se desenvolvem após uma interação complexa entre predisposição genética e fatores ambientais. O diabetes tipo 1 é desencadeado por estímulos ambientais, como infecção, dieta ou toxinas, e anunciado pelo aparecimento de autoanticorpos de células de ilhotas em indivíduos geneticamente vulneráveis (Pociot, 2016; Rewers, 2016). Alguns estudos mostraram uma redução no risco de diabetes tipo 1 ou tipo 2 associada à amamentação (Owen, 2006; Rewers, 2016).

Efeitos maternos

O diabetes e a gravidez interagem de forma significativa, visto que o bem-estar materno pode ser gravemente prejudicado. Contudo, com a possível exceção de retinopatia diabética, o curso do diabetes em longo prazo não é afetado pela gravidez.

Em uma análise de mais de 800.000 gestações, Jovanovič e colaboradores (2015) descobriram que 1.125 mães com diabetes tipo 1 estavam em maior risco de hipertensão e complicações respiratórias em comparação com mulheres não diabéticas. Além disso, 10.126 mães com diabetes tipo 2 tinham um risco elevado de depressão, hipertensão, infecção e complicações cardíacas ou respiratórias em comparação com as gestantes-controle. A morte materna é incomum, mas as taxas em mulheres com diabetes ainda são mais altas do que as de gestantes não afetadas. Em uma análise de 972 mulheres com diabetes tipo 1, a taxa de mortalidade materna foi de 0,5% e as mortes resultaram de cetoacidose diabética, hipoglicemia, hipertensão e infecção (Leinonen, 2001).

Pré-eclâmpsia. Hipertensão associada à gravidez é a complicação que com mais frequência força o parto pré-termo em mulheres diabéticas. A incidência de hipertensão crônica e gestacional – e especialmente pré-eclâmpsia – é consideravelmente aumentada (Cap. 40, p. 713). Em uma revisão sistemática e metanálise de 92 estudos, incluindo mais de 25 milhões de gestações, Bartsch e colaboradores (2016) calcularam um risco relativo total de 3,7 para pré-eclâmpsia em mulheres com diabetes pré-gestacional. No estudo citado anteriormente de Yanit e colaboradores (2012), o desenvolvimento de pré-eclâmpsia foi 3 a 4 vezes mais frequente em mulheres com diabetes clínico. Além disso, aquelas diabéticas com hipertensão crônica coexistente tinham quase 12 vezes mais probabilidade de desenvolver pré-eclâmpsia. Como mostra a Figura 57-5, mulheres com diabetes tipo 1 em classes de White mais avançadas de diabetes clínico, que geralmente apresentam complicações vasculares e nefropatia preexistente, têm maior probabilidade de desenvolver pré-eclâmpsia. Esse risco crescente com duração de diabetes pode estar relacionado ao estresse oxidativo, que desempenha um importante papel na patogênese de complicações diabéticas e de pré-eclâmpsia. Com isso em mente, o Diabetes and Preeclampsia Intervention Trial (DAPIT) selecionou randomicamente 762 mulheres com diabetes tipo 1 para suplementação de vitaminas C e E antioxidantes ou placebo na primeira metade da gravidez (McCance, 2010). Não houve diferenças nas taxas de pré-eclâmpsia, exceto em algumas mulheres com um estado antioxidante baixo na linha de base.

Nefropatia diabética. O diabetes é a principal causa de doença renal em estágio terminal nos Estados Unidos (Cap. 53, p. 1034). A nefropatia clinicamente detectável começa com microalbuminúria, 30 a 300 mg/24 horas. Ela pode se manifestar em até 5 anos após o início do diabetes. A macroalbuminúria – mais de 300 mg/24 horas – desenvolve-se em pacientes destinadas a ter doença renal em estágio terminal. A hipertensão quase invariavelmente se desenvolve durante esse período e a insuficiência renal segue tipicamente nos próximos 5 a 10 anos. A incidência de proteinúria franca é de quase 30% nos indivíduos com diabetes tipo 1 e varia de 4 a 20% nos indivíduos com diabetes tipo 2 (Reutens, 2013). A regressão é comum, e, presumivelmente graças ao melhor controle da glicose, a incidência de nefropatia com diabetes tipo 1 diminuiu.

Cerca de 5% das mulheres grávidas com diabetes já têm envolvimento renal. Aproximadamente 40% delas desenvolverão pré-eclâmpsia (Vidaeff, 2008). Naquelas com microproteinúria, essa incidência pode não ser tão alta (How, 2004). No entanto, Ambia e colaboradores (2018) relataram que as taxas de parto pré-termo, peso ao nascer < 2.500 g e restrição de crescimento foram significativamente maiores em neonatos de mulheres diabéticas com microproteinúria em comparação com as de grávidas diabéticas sem proteinúria.

Em geral, parece que a gravidez não piora a nefropatia diabética. Em um estudo prospectivo de 43 mulheres com diabetes, a nefropatia diabética não progrediu nos 12 meses após o parto (Young, 2012). Muitas dessas mulheres tiveram apenas dano renal leve. Inversamente, a gravidez em mulheres com dano renal moderado a grave pode ter acelerado a progressão da doença (Vidaeff, 2008). Assim como nas mulheres com glomerulopatias, a hipertensão ou proteinúria substancial antes ou durante a gravidez é um fator preditivo de progressão para insuficiência renal em mulheres com nefropatia diabética (Cap. 53, p. 1033).

Retinopatia diabética. A vasculopatia retiniana é uma complicação altamente específica do diabetes tipos 1 e 2. Nos Estados Unidos, a retinopatia diabética é a causa mais importante de dano visual em adultos em idade produtiva. As primeiras e mais comuns lesões visíveis são pequenos microaneurismas acompanhados por manchas de sangue que se formam quando os eritrócitos escapam dos aneurismas. Essas áreas vertem líquido seroso que cria exsudatos sólidos. Tais características são chamadas de *retinopatia de fundo* ou *não proliferativa*. Com a retinopatia cada vez mais grave, os vasos anormais da doença de fundo de olho tornam-se obstruídos, levando à isquemia e a infartos retinianos que aparecem como *exsudatos algodonosos*. Esses são considerados *retinopatia pré-proliferativa*. Em resposta à isquemia, a neovascularização inicia sobre a superfície retiniana e para a cavidade do vítreo. A visão é obscurecida com o sangramento desses vasos. A fotocoagulação a *laser* antes da hemorragia reduz a taxa de progressão de perda

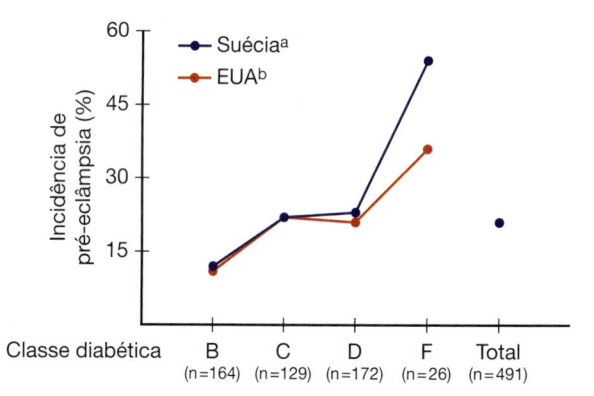

FIGURA 57-5 Incidência de pré-eclâmpsia em 491 mulheres com diabetes tipo 1 na Suécia e nos Estados Unidos. (Dados de Hanson[a], 1993; Sibai[b], 2000.)

visual e de cegueira parcial. Quando indicado, o procedimento pode ser realizado durante a gravidez.

Vestgaard e colaboradores (2010) relataram que quase dois terços de 102 mulheres grávidas com diabetes tipo 1 examinadas com 8 semanas de gestação tiveram alterações retinianas de fundo, retinopatia proliferativa ou edema macular. Dessas mulheres, 25% desenvolveram progressão de retinopatia em pelo menos um olho durante a gestação. O mesmo grupo de pesquisadores avaliou 80 mulheres com diabetes tipo 2 e identificou retinopatia, a maioria leve, em 14% durante o início da gravidez. A progressão foi identificada em apenas 14% (Rasmussen, 2010). Acredita-se que essa complicação seja um exemplo raro de um efeito adverso de longo prazo da gravidez.

Outros fatores de risco que foram associados à progressão de retinopatia incluem hipertensão, níveis mais altos do fator de crescimento semelhante à insulina tipo 1, fator de crescimento placentário e edema macular identificado no início da gravidez (Bargiota, 2011; Huang, 2015; Mathiesen, 2012; Ringholm, 2011; Vestgaard, 2010). A American Academy of Ophthalmology (2016) recomenda que as mulheres grávidas com diabetes preexistente realizem a avaliação retiniana de rotina após a primeira consulta pré-natal. Os exames oculares subsequentes dependem da gravidade da retinopatia e do nível de controle do diabetes. Atualmente, muitos concordam que a fotocoagulação a *laser* e o bom controle glicêmico durante a gravidez minimizam o potencial para efeitos nocivos de gravidez.

Ironicamente, o controle metabólico rigoroso "agudo" durante a gravidez foi ligado à piora aguda da retinopatia. Em um estudo de 201 mulheres com retinopatia, quase 30% sofreram progressão de doença ocular durante a gravidez apesar do controle de glicose intensivo (McElvy, 2001). No entanto, Wang e colaboradores (1993) observaram que, embora a retinopatia tenha piorado durante os meses críticos de controle rigoroso da glicose, a progressão em longo prazo da doença ocular realmente diminuiu. Arun e Taylor (2008) constataram que apenas quatro mulheres precisaram de fotocoagulação a *laser* durante a gravidez e nenhuma precisou de *laser* nos 5 anos seguintes.

Neuropatia diabética. A neuropatia diabética sensorimotora simétrica periférica é incomum em mulheres grávidas. Porém, uma forma dela, conhecida como *gastropatia diabética*, pode ser problemática na gravidez. Ela causa náuseas e vômitos, problemas nutricionais e dificuldade com o controle de glicose. As mulheres com gastroparesia são aconselhadas de que essa complicação está associada a um alto risco de morbidade e de resultado perinatal insatisfatório (Kitzmiller, 2008). O tratamento com metoclopramida e antagonistas dos receptores D_2 é, às vezes, bem-sucedido. Os neuroestimuladores gástricos também foram utilizados com sucesso durante a gravidez (Fuglsang, 2015). O tratamento da *hiperêmese gravídica* pode ser desafiador, e rotineiramente fornecemos insulina por infusão contínua para mulheres que são admitidas com essa condição (Cap. 54, p. 1044).

Cetoacidose diabética. Essa complicação grave se desenvolve em aproximadamente 1% das gestações diabéticas e é mais frequente em mulheres com diabetes tipo 1 (Hawthorne, 2011). Está cada vez mais sendo relatada em mulheres com diabetes tipo 2 ou naquelas com diabetes gestacional (Bryant, 2017; Sibai, 2014). A cetoacidose diabética (CAD) pode se desenvolver com hiperêmese gravídica, infecção, não adesão à insulina, medicamentos β-miméticos administrados para tocólise e corticosteroides administrados para induzir a maturação pulmonar fetal. A CAD resulta de uma deficiência de insulina combinada com um excesso de hormônios contrarreguladores, como o glucagon. Isso leva à gliconeogênese e à formação de corpo cetônico. O corpo cetônico β-hidroxibutirato é sintetizado em uma taxa muito maior do que o acetoacetato, que é preferencialmente detectado por métodos de detecção de cetose comumente usados. Portanto, ensaios séricos ou plasmáticos para β-hidroxibutirato refletem com mais acurácia os níveis verdadeiros de corpo cetônico.

Menos de 1% das gestantes com CAD morrem, mas as taxas de mortalidade perinatal por um único episódio de CAD podem chegar a 35% (Guntupalli, 2015). A não adesão ao tratamento é um fator proeminente e, juntamente com a cetoacidose, foi por muito tempo considerada um sinal ruim quanto ao prognóstico na gravidez (Pedersen, 1974). É importante ressaltar que mulheres grávidas geralmente têm cetoacidose com níveis de glicose sanguínea mais baixos que quando não grávidas. Em um estudo do Parkland Hospital, o nível médio de glicose para mulheres grávidas com CAD foi de 380 mg/dL, e o valor médio de HbA1c foi de 10% (Bryant, 2017). A cetoacidose euglicêmica durante a gravidez é possível, mas rara (Sibai, 2014).

Um protocolo de tratamento para cetoacidose diabética é mostrado na Tabela 57-7. Uma base de tratamento importante é a reidratação vigorosa com soluções cristaloides de soro fisiológico normal ou Ringer lactato.

Infecções. As taxas de muitas infecções são mais altas em gestações diabéticas. As infecções comuns incluem vulvovaginite por *Candida*, infecções urinárias, do trato respiratório e pélvicas puerperais. No entanto, em um estudo com mais de 1.250 gestantes diabéticas rastreadas antes das 16 semanas de gestação, as taxas de vaginose bacteriana ou colonização vaginal com espécies de *Candida* ou *Trichomonas* não foram aumentadas (Marschalek, 2016). Porém, em seu estudo populacional de quase 200.000 gestações, Sheiner e colaboradores (2009) encontraram um risco duas vezes maior de bacteriúria assintomática em mulheres com diabetes. Da mesma forma, Alvarez e colaboradores (2010) relataram resultados positivos da cultura de urina em 25% das mulheres diabéticas. Em uma análise de 2 anos de pielonefrite no Parkland Hospital, 5% das mulheres com diabetes desenvolveram pielonefrite comparadas com 1,3% da população não diabética (Hill, 2005). Felizmente, essas últimas infecções podem ser minimizadas por rastreamento e erradicação de bacteriúria assintomática (Cap. 53, p. 1027). Por fim, Johnston e colaboradores (2017) relataram que 16,5% das mulheres com diabetes pré-gestacional tiveram complicações de feridas pós-operatórias após cesariana.

■ Manejo do diabetes na gravidez

Cuidado pré-concepcional

Devido à relação próxima entre complicações da gravidez e controle glicêmico materno, os esforços para atingir a glicose desejada normalmente são mais agressivos durante a gravidez. De preferência, o manejo deveria iniciar antes da gravidez e incluir objetivos específicos durante cada trimestre.

Para minimizar a perda gestacional precoce e as malformações congênitas em fetos de mães diabéticas, são recomendados, antes da concepção, cuidado médico de qualidade e educação da paciente (Cap. 8, p. 147). O National Preconception Health and Healthcare Initiative Clinical Workgroup para o CDC estabeleceu valores para o controle glicêmico ideal (Frayne, 2016). Esses

TABELA 57-7 Manejo da cetoacidose diabética durante a gestação

Avaliação laboratorial
Obter gasometria arterial para documentar o grau de acidose presente; medir níveis de glicose, cetonas e eletrólitos em intervalos de 1 a 2 h

Insulina
Intravenosa, dose baixa
Dose de ataque: 0,2-0,4 U/kg
Manutenção: 2-10 U/h

Líquidos
Cloreto de sódio isotônico
Substituição total nas primeiras 12 h de 4-6 L
1 L na primeira hora
500-1.000 mL/h por 2-4 h
250 mL/h até 80% substituída

Glicose
Iniciar 5% de dextrose em soro fisiológico normal quando o nível de glicose no plasma alcançar 250 mg/dL (14 mmol/L)

Potássio
Se inicialmente normal ou reduzido, uma taxa de infusão de até 15-20 mEq/h pode ser necessária; se elevado, esperar até os níveis diminuírem para a amplitude normal, depois adicionar à solução intravenosa em uma concentração de 20-30 mEq/L

Bicarbonato
Adicionar 1 ampola (44 mEq) a 1 L de soro fisiológico 0,45 se o pH for < 7,1

Dados de Bryant, 2017; Landon, 2002; Sibai, 2014.

---

valores foram definidos como HbA1c < 6,5% em mulheres com diabetes pré-gestacional. Infelizmente, quase metade das gestações nos Estados Unidos não são planejadas, e as mulheres diabéticas frequentemente começam a gestação com controle de glicose aquém do ideal (Finer, 2016; Kim, 2005).

A ADA (2017b) também definiu o controle pré-concepcional ideal da glicose usando insulina. Os valores reflexivos são níveis de glicose pré-prandial automonitorados de 70 a 100 mg/dL, valores pós-prandiais de 2 horas de pico de 100 a 120 mg/dL e concentrações médias diárias de glicose < 110 mg/dL. Em um estudo prospectivo populacional de 933 mulheres grávidas com diabetes tipo 1, o risco de malformações congênitas não foi comprovadamente maior com níveis de HbA1c < 6,9% em comparação com o risco em mais de 70.000 controles não diabéticas (Jensen, 2010). Esses pesquisadores também identificaram um risco quatro vezes maior para malformações em níveis > 10%.

Se indicado, avaliação e tratamento para complicações diabéticas como retinopatia ou nefropatia também devem ser instituídos antes da gravidez. Por fim, é administrado folato, 400 μg/dia, periconcepcionalmente e durante o início da gravidez para diminuir o risco de defeitos no tubo neural.

Primeiro trimestre

A monitoração cuidadosa do controle de glicose é essencial. Por essa razão, muitos médicos hospitalizam mulheres com diabetes clínico no início da gravidez para iniciar um programa de controle de glicose individualizado e fornecer orientações. Esta também é uma oportunidade para avaliar a extensão de complicações vasculares do diabetes e para estabelecer com precisão a idade gestacional.

Tratamento com insulina

A mulher grávida com diabetes clínico é mais bem tratada com insulina. Embora os agentes hipoglicêmicos orais tenham sido utilizados com sucesso no diabetes gestacional (p. 1112), atualmente não são recomendados para o diabetes clínico, embora isso seja controverso (American College of Obstetricians and Gynecologists, 2016b). O controle glicêmico materno em geral pode ser atingido com injeções de insulina diárias múltiplas e ajuste na ingestão dietética. Os perfis de ação de insulinas de curto e de longo prazo comumente usados são mostrados na Tabela 57-8.

TABELA 57-8 Perfis de ação de insulinas comumente usadas

Tipo de insulina	Início	Pico (h)	Duração (h)
De ação rápida (SC)			
Lispro	< 15 min	0,5-1,5	3-4
Glulisina	< 15 min	0,5-1,5	3-4
Aspart	< 15 min	0,5-1,5	3-4
Regular	30-60 min	2-3	4-6
De ação longa (SC)			
Detemir	1-4 h	Mínima[a]	Até 24
Glargina	1-4 h	Mínima[a]	Até 24
NPH	1-4 h	6-10	10-16

[a]Atividade de pico mínima.
NPH, protamina neutra Hagedorn; SC, subcutânea.
Dados de Powers, 2012.

A infusão subcutânea de insulina por uma bomba calibrada não produz melhores resultados na gravidez em comparação com várias injeções diárias. Uma bomba de infusão é, no entanto, uma alternativa segura em pacientes adequadamente selecionadas (Farrar, 2016; Sibai, 2014). Com o advento de bombas de insulina aumentadas por sensor e sistemas de fornecimento de insulina em circuito fechado, agora é possível um controle glicêmico aprimorado com ajustes de insulina manuais ou gerados por computador com base no monitoramento contínuo da glicose. Um pequeno estudo randomizado e cruzado de 16 mulheres grávidas comparou essas duas tecnologias (Stewart, 2016). Aquelas com sistemas automáticos de circuito fechado apresentaram valores de glicose dentro do intervalo-alvo por uma porcentagem maior de tempo e valores medianos diários de glicose mais baixos. Além disso, suas taxas de episódios hipoglicêmicos não foram aumentadas. Roeder e colaboradores (2012) observaram que, com o uso de bomba de insulina, as doses diárias totais de insulina em mulheres com diabetes tipo 1 diminuíram no primeiro trimestre, mas depois aumentaram em mais de três vezes. As elevações pós-prandiais da glicose estimularam a maioria dos aumentos diários necessários da dose. Se uma bomba de insulina para infusão contínua for eleita, é melhor iniciar antes da gravidez para evitar o risco de hipoglicemia e cetoacidose associado à curva de aprendizado (Sibai, 2014).

Monitoração. A automonitoração de níveis de glicose capilar usando um glicosímetro é recomendada porque isso envolve a mulher no seu próprio cuidado. A ADA (2017b) recomenda a monitoração de glicemia em jejum e pós-prandial. As metas de controle de glicose recomendadas durante a gravidez são mostradas na Tabela 57-9. Os avanços na monitoração de glicose não invasiva sem dúvida tornarão obsoleta a monitoração de glicose capilar intermitente. Aparelhos de monitoração de glicose contínua subcutâneos revelaram que mulheres grávidas com diabetes têm períodos significativos de hiperglicemia diurna e de hipoglicemia noturna que não são detectados pela monitoração tradicional (Combs, 2012). Esses sistemas de monitoração de glicose, juntamente com uma bomba de insulina contínua, oferecem o potencial de um "pâncreas artificial" para evitar hipoglicemia ou hiperglicemia não detectada durante a gravidez.

Dieta. O planejamento nutricional inclui ganho de peso apropriado por meio de modificações nos carboidratos e nas calorias com base na altura, no peso e no grau de intolerância à glicose (American Diabetes Association, 2017b; Bantle, 2008). A mistura de carboidrato, proteína e gordura é ajustada para satisfazer os objetivos metabólicos e as preferências individuais da paciente. De preferência, é fornecido um mínimo de 175 g/dia de carboidratos. Em uma análise de mais de 200 gestantes obesas com intolerância à glicose, uma menor ingestão de carboidratos, particularmente no final da gravidez, foi associada a uma menor massa de gordura na prole ao nascer (Renault, 2015). Os carboidratos alocados são distribuídos ao longo do dia em três refeições de tamanho pequeno a moderado e em 2 a 4 lanches. A perda de peso não é recomendada, mas restrição calórica modesta pode ser apropriada para mulheres com sobrepeso ou obesas. Uma composição dietética ideal é de 55% de carboidrato, 20% de proteína e 25% de gordura, da qual < 10% é de gordura saturada.

Hipoglicemia. O diabetes tende a ser instável na primeira metade da gravidez, e a incidência de hipoglicemia atinge um pico durante o primeiro trimestre. Chen e colaboradores (2007) identificaram eventos hipoglicêmicos – valores de glicose sanguínea < 40 mg/dL – em 37 de 60 mulheres com diabetes tipo 1. Um quarto deles foi considerado grave porque as mulheres não conseguiram tratar seus próprios sintomas e precisaram de assistência de outra pessoa. Esses pesquisadores recomendam cuidado ao tentar a euglicemia em mulheres com episódios recorrentes de hipoglicemia.

Em uma revisão de banco de dados Cochrane, Middleton e colaboradores (2016) determinaram que o controle glicêmico fraco, definido como valores de glicemia de jejum > 120 mg/dL, estava associado a maiores riscos de pré-eclâmpsia, cesariana e peso ao nascer acima do 90º percentil em comparação com mulheres com controle rigoroso ou moderado. É importante ressaltar que nenhum benefício óbvio foi obtido com um controle muito rígido, definido por valores de jejum < 90 mg/dL, e houve mais casos de hipoglicemia. Assim, mulheres com diabetes clínico que têm valores de glicose que são vistos por alguns como "consideravelmente acima" desse limite de 90 mg/dL podem esperar bons resultados na gravidez.

Segundo trimestre

A determinação da α-fetoproteína sérica materna em 16 a 20 semanas de gestação é usada juntamente com a ultrassonografia direcionada em uma tentativa de detectar defeitos do tubo neural e outras anomalias (Cap. 14, p. 283). Esses níveis podem ser mais baixos em gestações diabéticas, e a interpretação é, portanto, alterada. Como a incidência de anomalias cardíacas congênitas é cinco vezes maior em mães com diabetes, a ecocardiografia fetal é uma parte importante da avaliação ultrassonográfica no segundo trimestre (Fouda, 2013). Apesar dos avanços na tecnologia do ultrassom, Dashe e colaboradores (2009) advertiram que a detecção de anomalias fetais em mulheres diabéticas obesas é mais difícil que em mulheres de tamanho semelhante sem diabetes.

Quanto ao controle de glicose no segundo trimestre, a euglicemia com automonitoração continua sendo o objetivo no tratamento. Após a instabilidade do primeiro trimestre, segue-se um período estável. Esse é seguido por uma maior exigência de insulina em virtude da elevada resistência periférica à insulina, descrita no Capítulo 4 (p. 56).

Terceiro trimestre e parto

Durante as últimas décadas, a ameaça de natimortalidade no final da gravidez em mulheres com diabetes induziu recomendações para vários programas de supervisão fetal começando no terceiro trimestre. Tais protocolos incluem contagem de movimentos fetais, monitoração periódica da frequência cardíaca fetal, avaliação de perfil biofísico intermitente e teste com estresse (Cap. 17,

TABELA 57-9 Metas de glicose sanguínea capilar automonitorada

Amostra	Nível (mg/dL)
Em jejum	≤ 95
Pré-refeição	≤ 100
1 h pós-prandial	≤ 140
2 h pós-prandial	≤ 120
2h a 6h	≥ 60
Média	100
Hemoglobina A1c	≤ 6%

p. 331). Nenhuma dessas técnicas foi submetida a ensaios clínicos randomizados prospectivos e seu valor primário parece estar relacionado às baixas taxas de falso-negativos. O American College of Obstetricians and Gynecologists (2016b) sugere iniciar esse teste em 32 a 34 semanas de gestação.

No Parkland Hospital, as mulheres com diabetes consultam em uma clínica obstétrica especializada a cada 2 semanas. Durante essas visitas, os registros de controle glicêmico são avaliados, e a insulina, ajustada. As mulheres são rotineiramente instruídas a contar os movimentos fetais começando no início do terceiro trimestre. A partir de 34 semanas, a hospitalização é oferecida para todas as mulheres tratadas com insulina. Enquanto estão no hospital, elas continuam a contagem diária de movimentos fetais e fazem monitoração da frequência cardíaca fetal três vezes por semana. O parto é planejado para 38 semanas.

A indução do trabalho de parto pode ser realizada quando o feto não é excessivamente grande e o colo é considerado favorável (Cap. 26, p. 503). Little e colaboradores (2015) analisaram os nascimentos únicos a termo de 2005 a 2011 e mostraram uma porcentagem maior de mulheres diabéticas com parto a cada ano antes de 39 semanas, em comparação com toda a coorte – 37 versus 29%. Em uma mulher com diabetes, a cesariana é usada geralmente para evitar nascimento traumático de um feto grande ao termo ou próximo do termo. Em mulheres com diabetes mais avançado, especialmente aquelas com doença vascular, a probabilidade reduzida de induzir com sucesso o trabalho de parto distante do termo também contribuiu muito para um aumento na taxa de cesariana. Em uma análise dos resultados da gravidez de mulheres diabéticas da University of Alabama em Birmingham, de acordo com a classificação de White, a taxa de cesariana e pré-eclâmpsia aumentou (Bennett, 2015). Em outro estudo, um nível de HbA1c > 6,4% no parto foi independentemente associado à cesariana urgente. Isso sugere que o controle glicêmico mais rigoroso durante o terceiro trimestre pode reduzir o comprometimento fetal tardio e a cesariana por indicações fetais (Miailhe, 2013). A taxa de cesariana para mulheres com diabetes clínico permanece em cerca de 80% há 40 anos no Parkland Hospital.

É recomendado reduzir ou suprimir a dose de insulina de ação longa a ser administrada no dia do parto. A insulina regular deveria ser usada para suprir a maior parte ou todas as necessidades de insulina da mãe nesse momento, porque as exigências de insulina tipicamente caem muito após o parto. Constatamos que a infusão de insulina contínua por bomba intravenosa calibrada seja mais satisfatória (Tab. 57-10). Durante o trabalho de parto e após o parto, a mulher deve ser adequadamente hidratada por via intravenosa e receber glicose em quantidades suficientes para manter a normoglicemia. Os níveis de glicose plasmática ou capilar são verificados com frequência, especialmente durante o trabalho de parto ativo, e a insulina regular é administrada adequadamente.

Puerpério

Muitas vezes, as mulheres podem requerer quase nenhuma insulina nas primeiras 24 horas ou mais após o parto. Por essa razão, as exigências de insulina podem flutuar muito durante os dias seguintes. Infecção deve ser imediatamente detectada e tratada. Quando apropriado, os agentes orais podem ser reiniciados.

O aconselhamento no puerpério deve incluir uma discussão de controle de natalidade. A contracepção eficaz é especialmente importante em mulheres com diabetes clínico para permitir controle favorável de glicose antes de concepções subsequentes.

DIABETES GESTACIONAL

Nos Estados Unidos, em 2010, quase 5% das gestantes foram afetadas pelo diabetes gestacional (DeSisto, 2014). No mundo inteiro, sua prevalência difere de acordo com raça, etnia, idade e composição corporal, e também por critérios de rastreamento e de diagnóstico. Ainda existem várias controvérsias sobre o diagnóstico e o tratamento do diabetes gestacional. Convocou-se uma Consensus Development Conference (2013) do National Institutes of Health (NIH) para estudar o assunto. O American College of Obstetricians and Gynecologists (2017a) também atualizou as suas recomendações. Essas duas fontes especializadas fornecem uma análise dos aspectos que circundam o diagnóstico e sustentam a abordagem para identificar e tratar mulheres com diabetes gestacional.

A palavra *gestacional* implica que o diabetes é induzido pela gravidez, principalmente por causa de alterações fisiológicas exageradas no metabolismo da glicose (Cap. 4, p. 56). O diabetes gestacional é definido como intolerância a carboidrato de gravidade variável com início ou primeiro reconhecimento durante a gravidez (American College of Obstetricians and Gynecologists, 2017a). Essa definição aplica-se se a insulina é ou não utilizada para tratamento e sem dúvida inclui algumas mulheres com diabetes clínico anteriormente não diagnosticado.

O uso do termo *diabetes gestacional* tem sido encorajado para comunicar a necessidade de acompanhamento aperfeiçoado e

---

TABELA 57-10 Tratamento com insulina durante o trabalho de parto e o parto

- A dose usual de insulina de ação intermediária é administrada ao dormir.
- A dose matinal de insulina é retida.
- Uma infusão intravenosa de soro fisiológico normal é iniciada.
- Uma vez que o trabalho de parto ativo começa ou os níveis de glicose diminuem para menos de 70 mg/dL, a infusão é modificada de soro fisiológico para dextrose a 5% e administrada em uma taxa de 100-150 mL/h (2,5 mg/kg/min) até atingir um nível de glicose de aproximadamente 100 mg/dL.
- Os níveis de glicose são verificados a cada hora usando um medidor à beira do leito que permite ajustar a taxa de infusão de insulina ou de glicose.
- A insulina regular (de ação rápida) é administrada por infusão intravenosa em uma taxa de 1,25 U/h se os níveis de glicose excederem 100 mg/dL.

Dados de Coustan DR. Delivery: timing, mode and management. In: Reece EA, Coustan DR, Gabbe SG, editors. Diabetes in women adolescence, pregnancy and menopause. 3rd ed. Philadelphia (PA): Lippincott Williams & Wilkins; 2004; e Jovanovic L, Peterson CM. Management of the pregnant, insulin-dependent diabetic woman. Diabetes Care 1980;3:63-8.

para estimular as mulheres a buscarem cuidado para mais testes pós-parto. A preocupação perinatal mais importante é o crescimento fetal excessivo, que pode resultar em traumatismos materno e fetal no parto. A probabilidade de morte fetal com diabetes gestacional tratado de forma adequada não é diferente da população geral. Mais de metade das mulheres com diabetes gestacional, por fim, desenvolvem diabetes clínico nos 20 anos seguintes, e, como discutido na p. 1097, há cada vez mais evidências de complicações de longo prazo que incluem obesidade e diabetes nos seus filhos.

■ Rastreamento e diagnóstico

Apesar de mais de 50 anos de pesquisa, não há consenso quanto ao rastreamento ideal do diabetes gestacional. A dificuldade em alcançar um consenso é salientada pela controvérsia após a publicação da abordagem em 1 etapa apoiada pelo International Association of Diabetes and Pregnancy Study Groups Consensus Panel (2010) (Tab. 57-11). Essa estratégia foi muito influenciada por resultados do estudo Hypoglycemia and Pregnancy Outcomes (HAPO), descrito posteriormente. Embora a ADA (2017a) apoie esse novo esquema, o American College of Obstetricians and Gynecologists (2017a) continua recomendando uma abordagem em 2 etapas para rastrear e diagnosticar o diabetes gestacional. Da mesma forma, a Consensus Development Conference do NIH, em 2013, concluiu que a evidência é insuficiente para adotar a abordagem de 1 etapa.

A abordagem recomendada de 2 etapas começa com o rastreamento universal ou seletivo baseado no risco, usando um teste de desafio de glicose oral de 50 g em 1 hora. Os participantes da Fifth International Workshop Conference on Gestational Diabetes aprovaram o uso dos critérios de *rastreamento seletivo* mostrados na Tabela 57-12. Por outro lado, o American College of Obstetricians and Gynecologists (2017a) recomenda o rastreamento universal de mulheres grávidas usando um exame laboratorial de glicemia. Sugere-se que as tentativas de identificar os 10% de mulheres que *não* devem ser rastreadas adicionariam complexidade desnecessária. O rastreamento deve ser realizado entre 24 e 28 semanas naquelas mulheres que não sabiam se tinham intolerância à glicose anteriormente na gravidez. Esse *teste*

TABELA 57-11 Valores limiares para diagnóstico do diabetes gestacional

Glicose plasmática	Limiar de concentração de glicose[a]		Acima do limiar (%)
	mmol/L	mg/dL	Cumulativo
Em jejum	5,1	92	8,3
TOTG de 1 h	10,0	180	14,0
TOTG de 2 h	8,5	153	16,1[b]

[a]Um ou mais desses valores de um TOTG de 75 g deve ser igual ou maior para o diagnóstico de diabetes gestacional.
[b]Além disso, 1,7% dos participantes na coorte inicial não tiveram ocultação devido aos níveis de glicose plasmática em jejum > 5,8 mmol/L (105 mg/dL) ou valores de TOTG de 2 horas > 11,1 mmol/L (200 mg/dL), trazendo o total para 17,8%.
TOTG, teste oral de tolerância à glicose.
Dados de International Association of Diabetes and Pregnancy Study Groups, 2010.

TABELA 57-12 Estratégia de rastreamento com base no risco recomendada para detecção de DMG[a]

Avaliação de risco de DMG: deve ser verificado na primeira consulta pré-natal
Risco baixo: teste de glicose no sangue não é rotineiramente necessário se todos os seguintes elementos estiverem presentes:
Membro de um grupo étnico com baixa prevalência de DMG
Nenhum caso de diabetes em parentes de primeiro grau
< 25 anos de idade
Peso normal antes da gravidez
Peso normal no nascimento
Nenhuma história de metabolismo de glicose anormal
Nenhuma história de resultado obstétrico ruim
Risco médio: realizar teste de glicose no sangue em 24 a 28 semanas usando qualquer um dos seguintes:
Procedimento de 2 etapas: teste oral de desafio de glicose de 50 g (TDG), seguido de um teste TOTG de 100 g para aqueles que atingem o valor limite no TDG
Procedimento em 1 etapa: TOTG de 100 g diagnóstico realizado em todas as pacientes
Risco alto: realizar teste de glicose no sangue o mais rápido possível, usando os procedimentos descritos anteriormente se um ou mais dos seguintes elementos estiverem presentes:
Obesidade grave
Forte história familiar de diabetes tipo 2
História prévia de DMG, metabolismo de glicose prejudicado ou glicosúria
Se o DMG não for diagnosticado, o teste de glicose no sangue deve ser repetido em 24 a 28 semanas de gestação ou a qualquer momento que os sintomas ou sinais sugerirem hiperglicemia

[a]Critérios do Fifth International Workshop Conference on Gestational Diabetes.
DMG, diabetes melito gestacional; TOTG, teste oral de tolerância à glicose.
Reproduzida, com permissão, de Metzger BE, Coustan DR, the Organizing Committee: Summary and recommendations of the Fourth International Workshop-Conference on Gestational Diabetes Melito, Diabetes Care. 1998 Aug; 21 Suppl 2:B161–B167.

de rastreamento de glicose de 50 g é seguido por um *teste diagnóstico oral de tolerância à glicose (TOTG) de 100 g em 3 horas* se os resultados satisfizerem ou excederem uma concentração de glicose plasmática predeterminada.

Para o teste de 50 g, o nível de glicose no plasma é mensurado 1 hora após uma carga de 50 g de glicose oral sem considerar a hora do dia ou o horário da última refeição. Em uma recente revisão, a sensibilidade agrupada para um limiar de 140 mg/dL variou de 74 a 83% dependendo dos limiares de 100 g usados para diagnóstico (van Leeuwen, 2012). As estimativas de sensibilidade para um limiar de 135 mg/dL no teste de 50 g melhoraram apenas levemente, para 78 a 85%. É importante destacar que a especificidade caiu de uma faixa de 72 a 85% para 140 mg/dL para 65 a 81% para um limiar de 135 mg/dL. O uso de um limiar de 130 mg/dL melhora marginalmente a sensibilidade com um declínio adicional na especificidade (Donovan, 2013). No entanto, na ausência de evidências claras que sustentem um valor de corte em detrimento de outro, o American College of Obstetricians and Gynecologists (2017a) aprova o uso de qualquer um dos três limiares de 50 g. No Parkland Hospital, continuamos a usar 140 mg/dL como limiar de rastreamento para sugerir o teste de 100 g.

A justificativa para rastreamento e tratamento de mulheres com diabetes gestacional foi confirmada pelo estudo feito por Crowther e colaboradores (2005). Eles selecionaram 1.000 mulheres com diabetes gestacional entre 24 e 34 semanas de gestação para receberem aconselhamento dietético com monitoração da glicose sanguínea mais terapia com insulina (grupo de intervenção) *versus* cuidado pré-natal de rotina. As mulheres eram diagnosticadas como tendo diabetes gestacional quando sua glicose sanguínea estivesse > 100 mg/dL após jejum noturno e entre 140 e 198 mg/dL 2 horas após a ingestão de uma solução de 75 g de glicose. As mulheres no grupo de intervenção tinham um risco significativamente menor de um resultado adverso composto que incluía um ou mais dos seguintes: morte perinatal, distocia de ombro, fratura óssea fetal e paralisia de nervo fetal. A macrossomia definida por peso ao nascer ≥ 4.000 g complicou 10% dos partos no grupo de intervenção em comparação com 21% no grupo de cuidado pré-natal de rotina. As taxas de cesariana foram quase idênticas nos dois grupos de estudo.

Foram recentemente relatados resultados levemente diferentes pelo ensaio randomizado da Maternal-Fetal Medicine Units Network de 958 mulheres (Landon, 2009). O aconselhamento dietético mais monitoração da glicose foi comparado ao cuidado obstétrico padrão em mulheres com diabetes gestacional leve para reduzir as taxas de morbidade perinatal. O diabetes gestacional leve foi identificado em mulheres com glicose em jejum < 95 mg/dL. Eles não relataram diferenças nas taxas de morbidade composta que incluíam natimorto, hipoglicemia neonatal, hiperinsulinemia e hiperbilirrubinemia, e traumatismo no nascimento. Notavelmente, contudo, análises secundárias revelaram uma redução de 50% na macrossomia, menos cesarianas e uma diminuição significativa na taxa de distocia do ombro – 1,5 *versus* 4% – em mulheres tratadas *versus* controle.

Com base principalmente nesses dois estudos marcantes, a U.S. Preventive Services Task Force (2014) recomenda o rastreamento universal em mulheres de baixo risco após 24 semanas de gestação. Contudo, a Task Force concluiu que a evidência é insuficiente para avaliar o equilíbrio de benefícios *versus* riscos de rastrear antes de 24 semanas. Para o rastreamento, o TOTG ideal para identificar o diabetes gestacional não foi definido. A OMS

TABELA 57-13 Diagnóstico de DMG usando valores de glicose no limiar do teste oral de tolerância à glicose de 100 g[a,b]

Tempo	NDDG[c] (mg/dL)	NDDG[c] (mmol/L)	Carpenter-Coustan[d] (mg/dL)	Carpenter-Coustan[d] (mmol/L)
Em jejum	105	5,8	95	5,3
1 h	190	10,6	180	10,0
2 h	165	9,2	155	8,6
3 h	145	8,0	140	7,8

[a]O teste deve ser realizado quando a paciente estiver em jejum.
[b]Duas ou mais concentrações de glicose no plasma venoso indicadas são satisfeitas ou excedidas para um diagnóstico positivo.
[c]Nível de glicose sérica.
[d]Nível de glicose sérica ou plasmática
NDDG, National Diabetes Data Group.
Dados de American Diabetes Association, 2017a; Ferrara, 2002.

(World Health Organization, 2013) e a ADA (2017a) recomendam o TOTG de 2 horas de 75 g, mas reconhecem que o diagnóstico pode ser realizado usando a estratégia de 2 etapas. Nos Estados Unidos, o teste de 3 horas de tolerância à glicose oral de 100 g realizado após um jejum noturno permanece o padrão recomendado pelo American College of Obstetricians and Gynecologists (2017a). Os critérios propostos para a interpretação do TOTG diagnóstico de 100 g são mostrados na Tabela 57-13. Em uma análise secundária do ensaio de tratamento da Maternal-Fetal Medicine Units Network, Harper e colaboradores (2016) mostraram que as mulheres diagnosticadas com os critérios do National Diabetes Data Group (NDDG) ou Carpenter-Coustan se beneficiaram do tratamento. No entanto, o número necessário para tratar para evitar uma distocia do ombro foi maior para os critérios de Carpenter-Coustan. No Parkland Hospital, continuamos a usar os critérios do NDDG para o diagnóstico. Os critérios para o TOTG de 75 g recomendado são mostrados na Tabela 57-11.

O estudo HAPO (Hyperglycemia and Adverse Pregnancy Outcome)

Esse foi um estudo epidemiológico internacional de 7 anos com 23.325 mulheres grávidas em 15 centros de nove países (HAPO Study Cooperative Research Group, 2008). A investigação foi projetada para determinar a associação de vários níveis de intolerância à glicose durante o terceiro trimestre com resultados infantis adversos em mulheres com diabetes gestacional. Entre 24 e 32 semanas de gestação, a população geral de mulheres grávidas se submeteu a um TOTG de 75 g após jejum noturno. Os níveis de glicose no sangue foram mensurados em jejum e novamente 1 e 2 horas após ingestão de glicose. Os cuidadores foram "cegados" para os resultados exceto para as mulheres cujos níveis de glicose excederam valores que requeriam tratamento e remoção do estudo. Os valores de glicose em cada um dos três horários foram estratificados em sete categorias (Fig. 57-6). Esses valores foram correlacionados às taxas de peso ao nascer > 90° percentil (GIG), cesariana primária, hipoglicemia neonatal e níveis de peptídeo C sérico no cordão umbilical > 90° percentil. As probabilidades de cada resultado foram calculadas usando a categoria mais baixa – por exemplo, glicose plasmática em jejum ≤ 75 mg/dL – como o grupo referente. Seus achados em geral sustentaram a hipótese de que níveis crescentes de glicose no plasma foram associados a

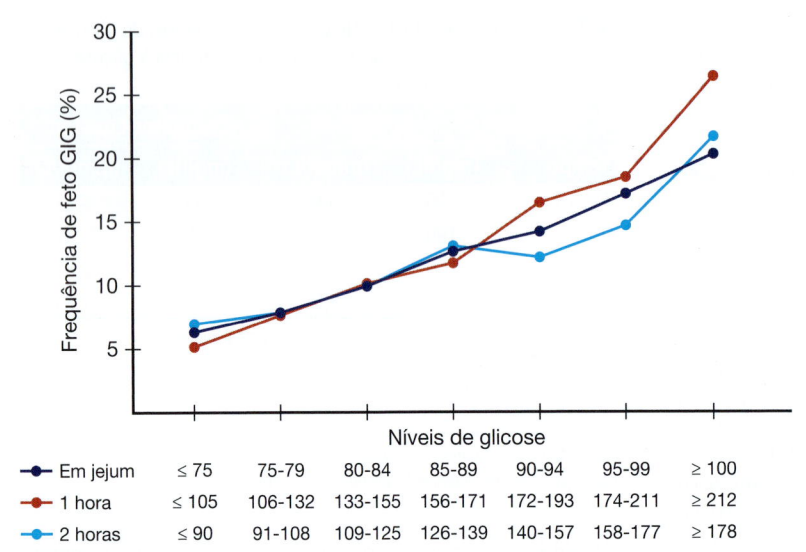

FIGURA 57-6 Estudo HAPO (Hyperglycemia and Adverse Pregnancy Outcome). A frequência do peso ao nascer ≥ 90º percentil para a idade gestacional representada graficamente contra níveis de glicose (mg/dL) em jejum e em intervalos de 1 e 2 horas após uma carga de glicose oral de 75 g. GIG, grande para idade gestacional. (Reproduzida, com permissão, de HAPO Study Cooperative Research Group, Metzger BE, Lowe LP, et al: Hyperglycemia and adverse pregnancy outcomes, N Engl J Med. 2008 May 8;358(19):1991–2002.)

resultados adversos crescentes. Ecker e Greene (2008) concluíram que seria difícil mostrar que o tratamento de graus menores de intolerância a carboidratos proporcionaria melhorias significativas nos resultados clínicos. Concordamos que as mudanças de critérios não são justificadas até os ensaios clínicos comprovarem benefícios. Essa posição também foi apoiada pela Consensus Development Conference do NIH de 2013.

O grupo de estudo IADPSG (International Association of Diabetes and Pregnancy Study Group)

O IADPSG patrocinou uma conferência sobre diagnóstico e classificação de diabetes gestacional em 2008. Após revisar os resultados do estudo HAPO, um painel desenvolveu recomendações para o diagnóstico e classificação de hiperglicemia durante a gravidez. Esse painel permitiu o diagnóstico de diabetes clínico durante a gravidez, como mostrado na Tabela 57-4. Ele também recomendou uma abordagem de 1 etapa para o diagnóstico de diabetes gestacional usando o TOTG de 2 horas de 75 g. Os limiares para valores em jejum, em 1 hora e em 2 horas com base nas concentrações de glicose médias a partir de todo o estudo HAPO foram considerados. Esses limiares de glicemia foram obtidos usando uma razão de chances arbitrária de 1,75 de resultados como neonato GIG e níveis de peptídeo C sérico no cordão > 90º percentil. Apenas um desses limiares, mostrado na Tabela 57-11, precisava ser satisfeito ou excedido para realizar o diagnóstico de diabetes gestacional.

Estima-se que a implementação dessas recomendações aumentaria a prevalência de diabetes gestacional nos Estados Unidos para 17,8%! Dito de outra forma, o número de mulheres com diabetes gestacional leve cresceria quase três vezes sem evidência de benefício do tratamento (Cundy, 2012). Feldman e colaboradores (2016) avaliaram a implementação do paradigma da IADPSG em uma análise antes-depois que incluiu mais de 6.000 mulheres. A nova estratégia foi associada a um aumento significativo nas taxas de diagnóstico de diabetes gestacional, mas não a taxas reduzidas de macrossomia em comparação com uma abordagem em 2 etapas. Notavelmente, eles identificaram uma maior taxa cesariana primária associada à adoção das recomendações do IADPSG. A ADA (2013, 2017a) recomendou inicialmente a adoção dessa nova abordagem; no entanto, com base nos benefícios inferidos de ensaios em mulheres identificadas usando uma abordagem em 2 etapas descrita na p. 1108, agora eles admitem que os dados também corroboram uma estratégia em 2 etapas.

Consensus Development Conference do NIH

Estimulada pelas recomendações díspares, foi realizada a Consensus Development Conference do NIH (2013) sobre diagnóstico do diabetes melito gestacional. Essa conferência incluiu informações de um comitê de planejamento multidisciplinar, uma revisão de evidência sistemática feita pela Agency for Healthcare Research and Quality (AHRQ) Evidence-Based Practice Center, testemunho de especialista e um painel sem viés para produzir o registro geral. O painel concluiu que havia benefícios potenciais a sua padronização mundial. Contudo, ele encontrou uma evidência insuficiente para adotar um processo diagnóstico de 1 etapa, como aquele proposto pelo IADPSG. Além disso, como previamente mencionado, após a consideração desses achados, o American College of Obstetricians and Gynecologists (2017a) continua recomendando uma abordagem diagnóstica e de rastreamento de 2 etapas para o diagnóstico do diabetes gestacional. O College não observou melhoras significativas nos resultados maternos ou perinatais que poderiam compensar a triplicação da incidência do diabetes gestacional que se originaria da abordagem de 1 etapa. Concordamos com essa decisão.

■ Efeitos maternos e fetais

Há diferença entre as consequências adversas do diabetes gestacional e do diabetes pré-gestacional. Diferentemente das mulheres com diabetes clínico, as mulheres com diabetes gestacional não parecem ter fetos com taxas de anomalias substancialmente mais altas do que a população obstétrica geral (Sheffield, 2002). Em um estudo com mais de 1 milhão de mulheres do Swedish Medical Birth Registry, as taxas das principais malformações foram marginalmente elevadas em fetos de mulheres com diabetes gestacional em comparação com as de controles não diabéticos – 2,3 *versus* 1,8% (Fadl, 2010). A taxa de natimortos não foi maior nesse estudo. Da mesma forma, a taxa de natimortos não foi aumentada em uma análise de Jovanovič e colaboradores (2015) de mais de 800.000 gestações de 2005 a 2011. Por outro lado, e não inesperadamente, mulheres com níveis *elevados* de glicemia de jejum têm taxas elevadas de natimortalidade inexplicável semelhantes às de mulheres com diabetes clínico. Esse risco crescente com hiperglicemia materna progressiva enfatiza a importância de identificar mulheres com evidências de diabetes preexistente no início da gravidez (ver Tab. 57-4). Similares aos do diabetes clínico, os efeitos maternos adversos associados ao diabetes gestacional incluem frequência aumentada de hipertensão e cesariana.

Macrossomia fetal

O efeito primário atribuído ao diabetes gestacional é o tamanho fetal excessivo ou macrossomia, que é definido de forma variável e discutido com mais detalhes no Capítulo 44 (p. 857). O objetivo perinatal é evitar o parto difícil devido à macrossomia, com concomitante traumatismo do nascimento associado à distocia de ombro. Em uma análise retrospectiva de mais de 80.000 partos vaginais em mulheres chinesas, Cheng e colaboradores (2013) calcularam um risco 76 vezes maior de distocia de ombro em neonatos pesando ≥ 4.200 g comparado ao risco naqueles pesando < 3.500 g. Além disso, a razão de chances para distocia de ombro em mulheres com diabetes foi < 2. Embora o diabetes gestacional seja certamente um fator de risco, ele é responsável por apenas um pequeno número de gestações complicadas por distocia de ombro.

Os recém-nascidos macrossômicos de mães diabéticas têm depósito de gordura excessivo sobre os ombros e o tronco, que teoricamente predispõe à distocia de ombro ou à cesariana (Durnwald, 2004; McFarland, 2000). Landon e colaboradores (2011) identificaram distocia de ombro em cerca de 4% das mulheres com diabetes gestacional leve comparado com < 1% de mulheres com um teste de glicose de 50 g < 120 mg/dL. Contudo, em um estudo prospectivo de medidas adiposas fetais, Buhling e colaboradores (2012) não demonstraram diferenças entre as medidas em 630 bebês de mulheres com diabetes gestacional e 142 sem diabetes. Os autores atribuíram esse achado negativo ao tratamento bem-sucedido do diabetes gestacional.

Evidências extensas sustentam que fatores de crescimento semelhantes à insulina também desempenham um papel na regulação do crescimento fetal (Cap. 44, p. 845). Esses polipeptídeos tipo proinsulina são produzidos por quase todos os órgãos fetais e são potentes estimuladores de diferenciação e divisão celulares. Luo e colaboradores (2012) relataram que o fator de crescimento semelhante à insulina 1 estava fortemente correlacionado ao peso ao nascimento. Os pesquisadores do estudo HAPO também relataram aumentos importantes nos níveis de peptídeo C no soro do cordão umbilical com níveis de glicose materna crescentes após um TOTG de 75 g. Os níveis de peptídeo C acima do 90° percentil foram encontrados em quase um terço dos recém-nascidos nas categorias de glicose mais alta. Outros fatores envolvidos na macrossomia incluem fator de crescimento epidérmico, fator de crescimento fibroblástico, fator de crescimento derivado de plaquetas, leptina e adiponectina (Grissa, 2010; Loukovaara, 2004; Mazaki-Tovi, 2005).

Hipoglicemia neonatal

A hiperinsulinemia pode provocar hipoglicemia grave poucos minutos após o nascimento, mas apenas 75% desses episódios ocorrem nas primeiras 6 horas (Harris, 2012). A definição de hipoglicemia neonatal é controversa, com limiares clínicos recomendados variando de 35 a 45 mg/dL. Uma conferência do NIH sobre hipoglicemia neonatal apoiou o uso de um limiar de 35 mg/dL em recém-nascidos a termo, mas alertou que essa prática não é estritamente baseada em evidências (Hay, 2009). Os neonatos descritos pelo estudo HAPO (2008) tinham uma incidência de hipoglicemia neonatal clínica que aumentou com os valores crescentes nos resultados de TOTG materno definidos na Figura 57-6. A frequência variou de 1 a 2%, mas foi de até 4,6% em mulheres com níveis de glicose em jejum ≥ 100 mg/dL. Da mesma forma, Cho e colaboradores (2016) analisaram mais de 3.000 mulheres coreanas submetidas a um TOGT de 50 g e descobriram que recém-nascidos de mulheres com um resultado de rastreamento ≥ 200 mg/dL tinham 84 vezes mais chances de ter hipoglicemia do que aqueles nascidas de mulheres com resultado < 140 mg/dL. O risco de hipoglicemia neonatal se correlaciona com os níveis de peptídeo C do cordão umbilical. No entanto, é importante observar que o risco também aumenta com o peso ao nascer, independentemente do diagnóstico de diabetes materno (Mitanchez, 2014).

Obesidade materna. Em mulheres com diabetes gestacional, o índice de massa corporal (IMC) materno é um fator de risco independente e mais importante para macrossomia fetal que a intolerância à glicose (Ehrenberg, 2004; Mission, 2013). Stuebe e colaboradores (2012) completaram uma análise secundária de mulheres com diabetes gestacional leve não tratado ou resultados normais no teste de tolerância à glicose. Eles descobriram que níveis de IMC mais altos eram associados ao peso maior ao nascimento, independentemente dos níveis de glicose. Em uma análise de mais de 600.000 mulheres grávidas, o diabetes gestacional, em comparação com a obesidade ou o ganho de peso gestacional, contribuiu menos para a fração atribuível à população de neonatos GIG (Kim, 2014). A maior fração de neonatos GIG foi atribuída à obesidade materna mais ganho de peso gestacional excessivo. Da mesma forma, Egan e colaboradores (2014) descobriram que o ganho excessivo de peso gestacional é comum em mulheres com diabetes gestacional e confere um risco adicional de macrossomia fetal. A distribuição de peso também desempenha um papel importante porque o risco de diabetes gestacional é aumentado com obesidade materna de tronco. Suresh e colaboradores (2012) verificaram que a espessura aumentada da gordura subcutânea abdominal materna, quando mensurada por ultrassonografia em 18 a 22 semanas de gestação, correlacionava-se ao IMC e era um preditor melhor de diabetes gestacional.

■ Manejo

As mulheres com diabetes gestacional podem ser divididas em duas classes funcionais usando níveis de glicose em jejum. A terapia farmacológica geralmente é recomendada quando o tratamento dietético padrão não mantém níveis constantes de glicose plasmática em jejum < 95 mg/dL ou glicose plasmática pós-prandial de 2 horas < 120 mg/dL (American College of Obstetricians and Gynecologists, 2017a). Não está claro se o tratamento farmacológico deve ser usado em mulheres com graus menores de hiperglicemia em jejum. Não houve ensaios controlados para identificar os alvos de glicemia ideal para prevenção de riscos fetais. Por outro lado, o estudo HAPO (2008) demonstrou risco fetal aumentado com níveis de glicose abaixo do limiar usado para diagnóstico de diabetes. A Fifth International Workshop Conference recomendou que os níveis de glicose capilar em jejum sejam mantidos ≤ 95 mg/dL (Metzger, 2007).

Em uma revisão sistemática, Hartling e colaboradores (2013) concluíram que o tratamento do diabetes gestacional resultou em uma incidência significativamente menor de pré-eclâmpsia, distocia de ombro e macrossomia. Por exemplo, a taxa de risco calculada foi de 0,50 para o parto de um recém-nascido com > 4.000 g após o tratamento. Esses pesquisadores advertiram que o risco atribuído para esses resultados é baixo, em especial quando os valores de glicose são apenas moderadamente elevados. Além disso, eles não conseguiram demonstrar um efeito sobre hipoglicemia neonatal ou sobre resultados metabólicos futuros nos bebês.

Dieta para gestantes diabéticas

As orientações nutricionais geralmente incluem uma dieta com controle de carboidrato suficiente para manter a normoglicemia e evitar cetose. Em média, isso inclui uma ingestão calórica diária de 30 a 35 kcal/kg. Moreno-Castilla e colaboradores (2013) selecionaram randomicamente 152 mulheres com diabetes gestacional para uma dieta diária com 40 ou 55% de carboidrato e não encontraram diferença nos níveis de insulina e resultados da gravidez. O American College of Obstetricians and Gynecologists (2017a) sugere que a ingestão de carboidrato seja limitada a 40% do total de calorias. As calorias restantes são distribuídas em 20% de proteína e 40% de gordura.

A abordagem dietética mais apropriada para mulheres com diabetes gestacional não foi estabelecida. Uma metanálise de ensaios com dietas com baixo índice glicêmico constatou que dietas mais ricas em carboidratos complexos e fibras alimentares reduzem o risco de macrossomia e a probabilidade de uso de insulina em mulheres com diabetes gestacional (Wei, 2016). No entanto, claramente existem limitações ao que pode ser realizado apenas com várias abordagens alimentares. Most e Langer (2012) descobriram que a insulina era eficaz na redução do risco de excesso de peso ao nascer em filhos de mulheres obesas com diabetes gestacional. Casey e colaboradores (2015b) também descobriram que o tratamento dietético isolado para mulheres obesas mórbidas com diabetes gestacional leve não reduziu a massa gorda neonatal ou a incidência de fetos GIGs.

Exercício

Poucos ensaios avaliaram o exercício especificamente para mulheres com diabetes gestacional. O American College of Obstetricians and Gynecologists (2017a,b) recomenda atividade física regular, que incorpora exercícios aeróbicos e de treinamento de força durante a gravidez e estende isso a mulheres com diabetes gestacional. Duas metanálises recentes demonstram que programas de exercícios estruturados durante a gravidez diminuem o ganho de peso durante a gravidez e até reduzem o risco de desenvolvimento de diabetes gestacional (Russo, 2015; Sanabria-Martinez, 2015). O exercício durante a gravidez em mulheres com diabetes gestacional também reduz os níveis de glicose (Jovanovic-Peterson, 1989).

Monitoração da glicose

Hawkins e colaboradores (2008) compararam resultados em 315 mulheres com diabetes gestacional tratadas com dieta que usaram monitores de glicose pessoais com os de 615 diabéticas gestacionais que também foram tratadas com dieta, mas que se submeteram à avaliação de glicose em jejum intermitente durante consultas obstétricas semanais. As mulheres que faziam automonitoração diária de glicose no sangue tinham significativamente menos recém-nascidos macrossômicos. Elas também ganharam menos peso após o diagnóstico do que as mulheres avaliadas apenas durante as visitas à clínica. Esses achados sustentam a prática comum de automonitores de glicose sanguínea para mulheres com diabetes gestacional tratadas com dieta.

A vigilância pós-prandial para diabetes gestacional mostrou-se superior à pré-prandial (DeVeciana, 1995). No Parkland Hospital, revisamos o impacto da mudança para a monitoração pós-prandial em mulheres com diabetes gestacional tratadas com dieta e demonstramos uma redução significativa no ganho de peso materno por semana – 0,28 kg/semana para 0,20 kg/semana – em mulheres tratadas com um esquema de monitoração pós-prandial. O American College of Obstetricians and Gynecologists (2017a) e a ADA (2017b) recomendam a avaliação da glicose quatro vezes ao dia. A primeira verificação é realizada em jejum, e as outras são feitas 1 ou 2 horas após cada refeição.

Tratamento com insulina

Historicamente, a insulina é considerada a terapia-padrão em mulheres com diabetes gestacional quando os níveis de glicose ideais não podem ser alcançados por meio de nutrição e exercício. Ela não atravessa a placenta, e o controle glicêmico rigoroso normalmente pode ser alcançado. A terapia com insulina costuma ser adicionada se níveis de glicose em jejum que excedem 95 mg/dL persistirem em mulheres com diabetes gestacional. O American College of Obstetricians and Gynecologists (2017a) também recomenda que a insulina seja considerada em mulheres com níveis pós-prandiais de 1 hora que persistentemente excedem 140 mg/dL ou naquelas com níveis pós-prandiais de 2 horas > 120 mg/dL. Todos esses limiares são extrapolados das recomendações para tratamento de mulheres com diabetes clínico.

Se a insulina for administrada, a dose inicial é tipicamente 0,7 a 1,0 unidade/kg/dia em doses divididas (American College of Obstetricians and Gynecologists, 2017a). Uma combinação de insulina de dose intermediária e de ação rápida pode ser usada e os ajustes da dose são baseados nos níveis de glicose em determinados momentos do dia. No Parkland Hospital, a dose diária inicial é dividida para que dois terços sejam administrados de manhã antes do café da manhã e um terço, à noite antes do jantar. Na dose matinal, um terço é insulina regular e dois terços são NPH (protamina neutra Hagedorn). Para a dose noturna, uma metade é insulina regular e a outra metade é NPH. A instrução de insulina para essas mulheres é realizada em uma clínica ambulatorial especializada ou durante uma curta hospitalização. Como mostrado na Tabela 57-8, análogos da insulina como insulina aspart e insulina lispro têm ação mais rápida do que a insulina regular e teoricamente podem ser úteis no tratamento de glicose pós-prandial. A experiência com esses análogos no diabetes gestacional é limitada, e Singh e colaboradores (2009) não conseguiram demonstrar benefício em comparação com insulinas convencionais.

Agentes hipoglicemiantes orais

A insulina é o agente de primeira linha preferido para hiperglicemia persistente em mulheres com diabetes gestacional. No entanto, o American College of Obstetricians and Gynecologists (2017a) e a ADA (2017b) reconhecem que vários estudos apoiam a segurança e a eficácia da gliburida ou da metformina (Langer, 2000; Nicholson, 2009; Rowan, 2008). Balsells e colaboradores (2015) realizaram metanálises de ensaios comparando os dois agentes com a insulina ou entre si. Nos sete estudos que compararam a gliburida com a insulina, a gliburida foi associada a maior peso ao nascer, mais macrossomia e hipoglicemia neonatal mais frequente. Nos seis estudos que compararam a metformina com a insulina, a metformina foi associada a menor ganho de peso materno, mais parto pré-termo e hipoglicemia neonatal menos grave. Em média, em todos os estudos, ocorreram falhas no tratamento em 6% das mulheres tratadas com gliburida e 34% daquelas tratadas com metformina. Nos dois estudos que compararam os agentes hipoglicemiantes orais, o tratamento com metformina foi associado a menor ganho de peso materno, menor peso ao nascer e menos macrossomia. Em contraste com os ensaios de cada agente em comparação com a insulina, as taxas de falha no tratamento de ambos os agentes nesses dois estudos foram equivalentes. É importante ressaltar que, em um ensaio randomizado do tratamento com gliburida como um complemento à terapia dietética em 395 mulheres com diabetes gestacional leve, Casey e colaboradores (2015a) não identificaram melhorias significativas nos resultados da gravidez em mulheres tratadas com gliburida.

Surgiram preocupações sobre possíveis resultados adversos entre as mulheres tratadas com gliburida. Primeiro, assim como a metformina, a gliburida atravessa a placenta e atinge concentrações no feto que são mais de dois terços dos níveis maternos (Caritis, 2013). Além disso, um estudo com mais de 9.000 mulheres com diabetes gestacional tratadas com insulina ou gliburida mostrou um aumento significativo nas taxas de internação em unidade de terapia intensiva neonatal, disfunção respiratória e hipoglicemia neonatal associada ao uso de gliburida (Castillo, 2015).

A metformina atinge concentrações séricas fetais semelhantes aos níveis maternos. No entanto, em um estudo com 751 mulheres com diabetes gestacional que foram aleatoriamente designadas para tratamento com metformina ou insulina, os eventos adversos perinatais de curto prazo não diferiram entre os grupos (Rowan, 2008). Os resultados incluíram hipoglicemia neonatal, síndrome da disfunção respiratória, fototerapia, traumatismo ao nascimento, índice de Apgar de 5 minutos ≤ 7 e parto pré-termo. O crescimento geral da progênie aos 2 anos de idade também não diferiu (Rowan, 2011). No entanto, a distribuição de gordura em crianças expostas à metformina mostrou tendência a um padrão mais favorável. Em um ensaio randomizado menor com metformina, aos 18 meses, a progênie exposta à metformina era um pouco mais pesada, mas os marcadores do desenvolvimento motor ou de linguagem precoce não diferiram em comparação com a progênie exposta à insulina (Ijäs, 2015).

A Food and Drug Administration não aprovou o uso de gliburida e metformina no tratamento do diabetes gestacional. No entanto, o American College of Obstetricians and Gynecologists (2017a) reconhece as duas como opções razoáveis para o controle glicêmico de segunda linha em mulheres com diabetes gestacional. Como os resultados em longo prazo não foram totalmente estudados, o comitê recomenda aconselhamento apropriado, o que inclui a divulgação das limitações nos dados de segurança atuais.

■ Manejo obstétrico

Em geral, mulheres com diabetes gestacional que não requerem insulina raramente requerem parto precoce ou outras intervenções. Não há consenso se o teste fetal anteparto é necessário e quando se deve realizar tal teste. Ele costuma ser reservado para mulheres com diabetes pré-gestacional devido ao risco aumentado de natimortalidade. O American College of Obstetricians and Gynecologists (2017a) aprova a vigilância fetal em mulheres com diabetes gestacional e controle glicêmico insatisfatório. No Parkland Hospital, as mulheres com diabetes gestacional são rotineiramente instruídas a realizarem contagem diária de movimentos fetais no terceiro trimestre (Cap. 17, p. 332). A internação é oferecida para mulheres tratadas com insulina após 34 semanas de gestação e a monitoração anteparto é realizada três vezes por semana.

As mulheres com diabetes gestacional e controle glicêmico adequado são tratadas de forma expectante. A indução eletiva do trabalho de parto para prevenir distocia de ombro comparada com trabalho de parto espontâneo permanece controversa. Alberico e colaboradores (2017) descreveram recentemente seu ensaio randomizado de 425 mulheres com diabetes gestacional que comparou a indução do trabalho de parto entre 38 e 39 semanas e a conduta expectante até 41 semanas de gestação. Embora com pouca potência, esse ensaio GINEXMAL não demonstrou diferença clinicamente significativa na taxa de cesariana entre os grupos de indução e expectante – 12,6 *versus* 11,8%. No entanto, com a indução precoce do trabalho de parto, as taxas de hiperbilirrubinemia neonatal foram significativamente mais altas e, ironicamente, houve uma taxa três vezes maior de distocia do ombro não significativa. Em um estudo de coorte retrospectivo de 8.392 mulheres canadenses com diabetes gestacional, Melamed e colaboradores (2016) descobriram que o parto de rotina em 38 ou 39 semanas estava associado a uma menor taxa de cesariana, mas com uma taxa elevada de internação em unidade de terapia intensiva neonatal. O American College of Obstetricians and Gynecologists (2017a) recomenda que a indução de parto de rotina em mulheres com diabetes gestacional tratada com dieta não ocorra antes das 39 semanas de gestação. No Parkland Hospital, mulheres com diabetes gestacional tratadas com dieta não são induzidas de maneira eletiva para essa indicação. No entanto, aquelas tratadas com insulina têm o parto com 38 semanas de gestação.

A cesariana eletiva para evitar lesões de plexo braquial em fetos macrossômicos também é um aspecto importante. O American College of Obstetricians and Gynecologists (2017a) concluiu que os dados são insuficientes para determinar se, em mulheres com diabetes *gestacional* cujos fetos têm um peso estimado ultrassonograficamente ≥ 4.500 g, a cesariana deve ser realizada para evitar o risco de traumatismo ao nascimento. Em sua revisão sistemática, Garabedian e colaboradores (2010) estimaram que 588 partos cesáreos em mulheres com diabetes gestacional e um peso fetal estimado de ≥ 4.500 g seriam necessários para evitar um caso de paralisia do plexo braquial permanente. Scifres e colaboradores (2015), em sua análise retrospectiva de 903 mulheres com diabetes gestacional que foram submetidas à avaliação ultrassonográfica dentro de 1 mês após o parto, demonstraram que as estimativas ultrassonográficas do peso fetal geralmente superdiagnosticavam os fetos como GIGs. Estima-se que apenas 22% das mulheres com estimativa de feto GIG deram à luz um recém-nascido com excesso de crescimento. Ainda, o American College of Obstetricians and Gynecologists (2016a) reconhece que a cesariana profilática pode ser considerada em mulheres diabéticas com um feto de peso estimado ≥ 4.500 g.

■ Avaliação pós-parto

As recomendações para o acompanhamento pós-parto são baseadas na probabilidade de 50% de mulheres com diabetes gestacional desenvolverem diabetes clínico em 20 anos (O'Sullivan, 1982). A Fifth International Workshop Conference on Gestational Diabetes recomendou que as mulheres diagnosticadas com diabetes gestacional fossem submetidas à avaliação pós-parto com um TOTG de 75 g (Metzger, 2007). Essas recomendações são mostradas na Tabela 57-14 junto com o programa de classificação da ADA (2017b). Eggleston e colaboradores (2016) revisaram os dados das reivindicações de seguro de 2000 a 2013 e descobriram que apenas 24% das mulheres com gravidez complicada por diabetes gestacional foram submetidas a rastreamento pós-parto

TABELA 57-14 Fifth International Workshop Conference: avaliações metabólicas recomendadas após gravidez com diabetes gestacional

Tempo	Teste	Objetivo
Pós-parto (1-3 dias)	Glicose plasmática em jejum ou aleatória	Detectar diabetes clínico persistente
Pós-parto precoce (6-12 semanas)	TOTG de 2 h de 75 g	Classificação pós-parto de metabolismo da glicose
1 ano após o parto	TOTG de 2 h de 75 g	Avaliar o metabolismo da glicose
Anualmente	Glicose plasmática em jejum	Avaliar o metabolismo da glicose
Três vezes ao ano	TOTG de 2 h de 75 g	Avaliar o metabolismo da glicose
Pré-gravidez	TOTG de 2 h de 75 g	Classificar o metabolismo da glicose
Classificação da American Diabetes Association (2013)		
Valores normais	Glicose em jejum prejudicada ou tolerância à glicose prejudicada	Diabetes melito
Em jejum < 100 mg/dL	100-125 mg/dL	≥ 126 mg/dL
2 h < 140 mg/dL	2 h ≥ 140-199 mg/dL	2 h ≥ 200 mg/dL
Hemoglobina A1c < 5,7%	5,7-6,4%	≥ 6,5%

TOTG, teste oral de tolerância à glicose.
Dados de American Diabetes Association, 2013, 2017a; Metzger, 2007.

dentro de 1 ano, e menos da metade delas foram submetidas a um TOTG de 75 g. O American College of Obstetricians and Gynecologists (2017a) recomenda a glicemia de jejum ou o TOTG de 2 horas de 75 g em 4 a 12 semanas após o parto para o diagnóstico de diabetes clínico. A ADA (2017a) recomenda o teste pelo menos a cada 3 anos em mulheres com história de diabetes gestacional, mas rastreamento de glicose pós-parto normal.

As mulheres com história de diabetes gestacional também estão em risco para complicações cardiovasculares associadas a dislipidemia, hipertensão e obesidade abdominal – a *síndrome metabólica* (Cap. 48, p. 937). Em um estudo com 47.909 mulheres após o parto, Kessous e colaboradores (2013) avaliaram hospitalizações subsequentes devido à morbidade cardiovascular. Eles descobriram que quase 5.000 mulheres com diabetes gestacional tinham 2,6 vezes mais probabilidade de serem hospitalizadas por morbidade cardiovascular. Outro estudo avaliou 483 mulheres entre 5 e 10 anos após o diagnóstico de diabetes gestacional leve (Varner, 2017). Os pesquisadores não encontraram aumento do risco de desenvolver síndrome metabólica associado a gestações adicionais. No entanto, o risco de diabetes subsequente aumentou quase quatro vezes quando o diabetes gestacional complicou pelo menos uma gravidez subsequente.

■ **Recorrência de diabetes gestacional**

Em uma metanálise de relatórios publicados de 1973 a 2014, a taxa de recorrência de diabetes gestacional combinada foi de 48% (Schwartz, 2015). As taxas nas primíparas foram mais baixas (40%) do que nas multíparas (73%). O mesmo grupo de pesquisadores identificou o IMC materno, o uso de insulina, a macrossomia fetal e o ganho de peso entre as gestações como fatores de risco adicionais para a recorrência do diabetes gestacional (Schwartz, 2016). Assim, mudanças comportamentais no estilo de vida, que incluem controle de peso e exercícios entre as gestações, parecem evitar a recorrência do diabetes gestacional. Guelfi e colaboradores (2016) não conseguiram demonstrar uma menor taxa de recorrência em mulheres randomizadas para um programa de exercícios iniciado antes de 14 semanas de gestação em uma gravidez subsequente. Por outro lado, Ehrlich e colaboradores (2011) descobriram que a perda pré-gestacional de pelo menos duas unidades de IMC estava associada a um risco subsequente mais baixo de diabetes gestacional em mulheres que tinham sobrepeso ou eram obesas na primeira gravidez.

REFERÊNCIAS

Adane AA, Mishra GD, Tooth LR: Diabetes in pregnancy and childhood cognitive development: a systematic review. Pediatrics 137(5):pii:e20154234, 2016

Alberico S, Erenbourg A, Hod M, et al: Immediate delivery or expectant management in GDM at term: the GINEXMAL randomised controlled trial. BJOG 124(4):669, 2017

Alvarez JR, Fechner AJ, Williams SF, et al: Asymptomatic bacteriuria in pregestational diabetic pregnancies and the role of group B streptococcus. Am J Perinat 27(3):231, 2010

Ambia AM, Seacely AR, Macias D, et al: The impact of baseline proteinuria in pregnancy in a contemporary diabetic population. Presented at the 38th Annual Meeting of the Society for Maternal-Fetal Medicine, January 29-February 3, 2018

American Academy of Ophthalmology: Diabetic Retinopathy PPP—Updated 2016. Available at: https://www.aao.org/preferred-practice-pattern/diabetic-retinopathy-ppp-updated-2016. Accessed November 5, 2017

American College of Obstetricians and Gynecologists: Management of diabetes mellitus in pregnancy. Technical Bulletin No. 92, May 1986

American College of Obstetricians and Gynecologists: Fetal macrosomia. Practice Bulletin No. 173, November 2016a

American College of Obstetricians and Gynecologists: Pregestational diabetes mellitus. Practice Bulletin No. 60, 2005, Reaffirmed 2016b

American College of Obstetricians and Gynecologists: Gestational diabetes mellitus. Practice Bulletin No. 180, July 2017a

American College of Obstetricians and Gynecologists: Physical activity and exercise during pregnancy and the postpartum period. Committee Opinion No. 650, December 2015, Reaffirmed 2017b

American Diabetes Association: Classification and diagnosis of diabetes—2017. Diabetes Care 40(1 Suppl):S005, 2017a

American Diabetes Association: Standards of medical care in diabetes—2013. Diabetes Care 36(Suppl 1):S11, 2013

American Diabetes Association: Standards of medical care in diabetes—2017. Diabetes Care 40(1 Suppl):S114, 2017b

Arun CS, Taylor R: Influence of pregnancy on long-term progression of retinopathy in patients with type 1 diabetes. Diabetologia 51:1041, 2008

Bacon S, Schmid J, McCarthy A, et al: The clinical management of hyperglycemia in pregnancy complicated by maturity-onset diabetes of the young. Am J Obstet Gynecol 213(2):236.e1, 2015

Balsells M, García-Patterson A, Solà I, et al: Glibenclamide, metformin, and insulin for the treatment of gestational diabetes: a systematic review and meta-analysis. BMJ 350:h102, 2015

Bantle JP, Wylie-Rosett J, Albright AL, et al: Nutrition recommendations and interventions for diabetes. Diabetes Care 31(1 Suppl):S61, 2008

Bargiota A, Kotoula M, Tsironi E, et al: Diabetic papillopathy in pregnancy. Obstet Gynecol 118:457, 2011

Bartsch E, Medcalf KE, Park AL, et al: Clinical risk factors for pre-eclampsia determined in early pregnancy: systematic review and meta-analysis of large cohort studies. BMJ 353:i1753, 2016

Bennett SN, Tita A, Owen J, et al: Assessing White's classification of pregestational diabetes in a contemporary diabetic population. Obstet Gynecol 125(5):1217, 2015

Bental Y, Reichman B, Shiff Y, et al: Impact of maternal diabetes mellitus on mortality and morbidity of preterm infants (24–33 weeks gestation). Pediatrics 128:e848, 2011

Boghossian NS, Hansen NI, Bell EF, et al: Outcomes of extremely preterm infants born to insulin-dependent diabetic mothers. Pediatrics 137(6):e20153424, 2016

Bradley RJ, Nicolaides KH, Brudenell JM: Are all infants of diabetic mothers "macrosomic"? BMJ 297:1583, 1988

Bryant SN, Herrera CL, Nelson DB, et al: Diabetic ketoacidosis complicating pregnancy. J Neonatal Perinatal Med 10:17, 2017

Buhling KJ, Doll I, Siebert G, et al: Relationship between sonographically estimated fetal subcutaneous adipose tissue measurements and neonatal skinfold measurements. Ultrasound Obstet Gynecol 39:558, 2012

Caritis SN, Hebert MF: A pharmacologic approach to the use of glyburide in pregnancy. Obstet Gynecol 121(6):1309, 2013

Casey BM, Duryea EL, Abbassi-Ghanavati M, et al: Glyburide in women with mild gestational diabetes: a randomized controlled trial. Obstet Gynecol 126(2):303, 2015a

Casey BM, Mele L, Landon MB, et al: Does maternal body mass index influence treatment effect in women with mild gestational diabetes? Am J Perinatol 32(1):93, 2015b

Castillo WC, Boggess K, Stürmer T, et al: Association of adverse pregnancy outcomes with glyburide vs insulin in women with gestational diabetes. JAMA Pediatr 169(5):452, 2015

Catalano PM, Thomas A, Huston-Presley L, et al: Increased fetal adiposity: a very sensitive marker of abnormal in utero development. Am J Obstet Gynecol 189(6):1698, 2003

Centers for Disease Control and Prevention: Diabetes report card 2014. Updated 2015. Available at: https://www.cdc.gov/diabetes/library/reports/reportcard.html. Accessed November 9, 2017

Centers for Disease Control and Prevention: National diabetes statistics report, 2017. Available at: https://www.cdc.gov/diabetes/data/statistics/statistics-report.html. Accessed November 9, 2017

Chen R, Ben-Haroush A, Weismann-Brenner A, et al: Level of glycemic control and pregnancy outcome in type 1 diabetes: a comparison between multiple daily insulin injections and continuous subcutaneous insulin infusions. Am J Obstet Gynecol 197:404e.1, 2007

Cheng YK, Lao TT, Sahota DS, et al: Use of birth weight threshold for macrosomia to identify fetuses at risk of shoulder dystocia among Chinese populations. Int J Gynecol Obstet 120:249, 2013

Cho Hy, Jung I, Kim SJ: The association between maternal hyperglycemia and perinatal outcomes in gestational diabetes mellitus patients: a retrospective cohort study. Medicine (Baltimore) 95(36):e4712, 2016

Combs CA: Continuous glucose monitoring and insulin pump therapy for diabetes in pregnancy. J Matern Fetal Neonatal Med 25(10):2025, 2012

Coustan DR: Delivery: timing, mode, and management. In Reece EA, Coustan DR, Gabbe SG (eds): Diabetes in Women: Adolescence, Pregnancy, and Menopause, 3rd ed. Philadelphia, Lippincott Williams & Wilkins, 2004

Crowther CA, Hiller JE, Moss JR, et al: Effect of treatment of gestational diabetes mellitus on pregnancy outcomes. N Engl J Med 352:2477, 2005

Cundy T: Proposed new diagnostic criteria for gestational diabetes—a pause for thought? Diabet Med 29(2):176, 2012

Dashe JS, McIntire DD, Twickler DM: Effect of maternal obesity on the ultrasound detection of anomalous fetuses. Obstet Gynecol 113(5):1001, 2009

Dashe JS, Nathan L, McIntire DD, et al: Correlation between amniotic fluid glucose concentration and amniotic fluid volume in pregnancy complicated by diabetes. Am J Obstet Gynecol 182:901, 2000

DeBoer T, Wewerka S, Bauer PJ, et al: Explicit memory performance in infants of diabetic mothers at 1 year of age. Dev Med Child Neurol 47:525, 2005

DeMarini S, Mimouni F, Tsang RC, et al: Impact of metabolic control of diabetes during pregnancy on neonatal hypocalcemia: a randomized study. Obstet Gynecol 83:918, 1994

DeSisto CL, Kim SY, Sharma AJ: Prevalence estimates of gestational diabetes mellitus in the United States, Pregnancy Risk Assessment Monitoring System (PRAMS), 2007–2010. Prev Chronic Dis 11:E104, 2014

DeVeciana M, Major CA, Morgan M, et al: Postprandial versus preprandial blood glucose monitoring in women with gestational diabetes mellitus requiring insulin therapy. N Engl J Med 333:1237, 1995

Donovan L, Hartling L, Muise M, et al: Screening tests for gestational diabetes: a systematic review for the U.S. Preventive Services Task Force. Ann Intern Med 159(2):115, 2013

Durnwald C, Huston-Presley L, Amini S, et al: Evaluation of body composition of large-for-gestational-age infants of women with gestational diabetes mellitus compared with women with normal glucose levels. Am J Obstet Gynecol 191:804, 2004

Ecker JL, Greene MF: Gestational diabetes—setting limits, exploring treatment. N Engl J Med 358(19):2061, 2008

Egan AM, Dennedy MC, Al-Ramli W: ATLANTIC-DIP: excessive gestational weight gain and pregnancy outcomes in women with gestational or pregestational diabetes mellitus. J Clin Endocrinol Metab 99(1):212, 2014

Eggleston EM, LeCates RF, Zhang F, et al: Variation in postpartum glycemic screening in women with a history of gestational diabetes mellitus. Obstet Gynecol 128(1):159, 2016

Ehrenberg HM, Mercer BM, Catalano PM: The influence of obesity and diabetes on the prevalence of macrosomia. Am J Obstet Gynecol 191:964, 2004

Ehrlich SF, Hedderson MM, Feng J, et al: Change in body mass index between pregnancies and the risk of gestational diabetes in a second pregnancy. Obstet Gynecol 117(6):1323, 2011

Eidem I, Vangen S, Hanssen KF, et al: Perinatal and infant mortality in term and preterm births among women with type 1 diabetes. Diabetologia 54(11):2771, 2011

Fadl HE, Ostlund KM, Magnusont AF, et al: Maternal and neonatal outcomes and time trends of gestational diabetes mellitus in Sweden from 1991 to 2003. Diabet Med 27:436, 2010

Farrar D, Tufnell DJ, West J: Continuous subcutaneous insulin infusion versus multiple daily injections of insulin for pregnant women with diabetes. Cochrane Database Syst Rev 6:CD005542, 2016

Feig DS, Hwee J, Shah BR, et al: Trends in incidence of diabetes in pregnancy and serious perinatal outcomes: a large, population-based study in Ontario, Canada, 1996–2010. Diabetes Care 37(6):1590, 2014

Feig DS, Palda VA: Type 2 diabetes in pregnancy: a growing concern. Lancet 359:1690, 2002

Feldman RK, Tieu RS, Yasumura L: Gestational diabetes screening: The International Association of the Diabetes and Pregnancy Study Groups compared with Carpenter-Coustan screening. Obstet Gynecol 127(1):10, 2016

Ferrara A, Hedderson MM, Quesenberry CP, et al: Prevalence of gestational diabetes mellitus detected by the National Diabetes Data Group or the Carpenter and Coustan plasma glucose thresholds. Diabetes Care 25(9):1625, 2002

Finer LB, Zolna MR: Declines in unintended pregnancy in the United States, 2008–2011. N Engl J Med 374(9):843, 2016

Fouda UM, Abou ElKassem MM, Hefny SM, et al: Role of fetal echocardiography in the evaluation of structure and function of fetal heart in diabetic pregnancies. J Matern Fetal Neonatal Med 26(6):571, 2013

Fraser A, Almqvist C, Larsson H: Maternal diabetes in pregnancy and offspring cognitive ability: sibling study with 723,775 men from 579,857 families. Diabetologia 57(1):102, 2014

Frayne DJ, Verbiest S, Chelmow D, et al: Health care system measures to advance preconception wellness: consensus recommendations of the clinical workgroup of the national preconception health and health care initiative. Obstet Gynecol 127(5):863, 2016

Fuglsang J, Ovesen PG: Pregnancy and delivery in a woman with type 1 diabetes, gastroparesis, and a gastric neurostimulator. Diabetes Care 38(5):e75, 2015

Galindo A, Burguillo AG, Azriel S, et al: Outcome of fetuses in women with pregestational diabetes mellitus. J Perinat Med 34(4):323, 2006

Garabedian C, Deruelle P: Delivery (timing, route, peripartum glycemic control) in women with gestational diabetes mellitus. Diabetes Metab 36:515, 2010

Gardosi J, Madurasinghe V, Williams M, et al: Maternal and fetal risk factors for stillbirth: population based study. BMJ 346:f108, 2013

Garne E, Loane M, Dolk H, et al: Spectrum of congenital anomalies in pregnancies with pregestational diabetes. Birth Defects Res A Clin Mol Teratol 94(3):134, 2012

Golden SH, Brown A, Cauley JA, et al: Health disparities in endocrine disorders: biological, clinical, and nonclinical factors—an Endocrine Society scientific statement. J Clin Endocrinol Metab 97(9):E1579, 2012

Grissa O, Yessoufou A, Mrisak I, et al: Growth factor concentrations and their placental mRNA expression are modulated in gestational diabetes mellitus: possible interactions with macrosomia. BMC Pregnancy Childbirth 10:7, 2010

Guelfi KJ, Ong MJ, Crisp NA, et al: Regular exercise to prevent the recurrence of gestational diabetes mellitus: a randomized controlled trial. Obstet Gynecol 128(4):819, 2016

Guntupalli KK, Karnad DR, Bandi V, et al: Critical illness in pregnancy: Part II: common medical conditions complicating pregnancy and puerperium. Chest 148(5):1333, 2015

Hammoud NM, Visser GH, Peterst SA, et al: Fetal growth profiles of macrosomic and non-macrosomic infants of women with pregestational or gestational diabetes. Ultrasound Obstet Gynecol 41(4):390, 2013

Hanson U, Persson B: Outcome of pregnancies complicated by type 1 insulin-dependent diabetes in Sweden: acute pregnancy complications, neonatal mortality and morbidity. Am J Perinatol 10:330, 1993

HAPO Study Cooperative Research Group: Hyperglycemia and adverse pregnancy outcomes. N Engl J Med 358:2061, 2008

Harper LM, Mele L, Landon MB, et al: Carpenter-Coustan compared with National Diabetes Data Group criteria for diagnosing gestational diabetes. Obstet Gynecol 127(5):893, 2016

Harris DL, Weston PJ, Harding JE: Incidence of neonatal hypoglycemia in babies identified as at risk. J Pediatr 161(5):787, 2012

Hartling L, Dryden DM, Guthrie A, et al: Benefits and harms of treating gestational diabetes mellitus: a systematic review and meta-analysis for the U.S. Preventive Services Task Force and the National Institutes of Health Office of Medical Applications of Research. Ann Intern Med 159(2):123, 2013

Hawkins JS, Lo JY, Casey BM, et al: Diet-treated gestational diabetes: comparison of early versus routine diagnosis. Am J Obstet Gynecol, 198:287, 2008

Hawthorne G: Maternal complications in diabetic pregnancy. Best Pract Res Clin Obstet Gynaecol 25(1):77, 2011

Hay WW: Care of the infant of the diabetic mother. Curr Diab Rep 12:4, 2012

Hay WW, Raju TN, Higgins RD, et al: Knowledge gaps and research needs for understanding and treating neonatal hypoglycemia: workshop report from Eunice Kennedy Shriver National Institute of Child Health and Human Development. J Pediatrics 155(5):612, 2009

Hill JB, Sheffield JS, McIntire DD, et al: Acute pyelonephritis in pregnancy. Am J Obstet Gynecol 105(1):18, 2005

How HY, Sibai B, Lindheimer M, et al: Is early-pregnancy proteinuria associated with an increased rate of preeclampsia in women with pregestational diabetes mellitus? Am J Obstet Gynecol 190:775, 2004

Huang H, He J, Johnson D, et al: Deletion of placental growth factor prevents diabetic retinopathy and is associated with Akt activation and HIF1α-VEGF pathway inhibition. Diabetes 64(3):1067, 2015

Huang T, Kelly A, Becker SA, et al: Hypertrophic cardiomyopathy in neonates with congenital hyperinsulinism. Arch Dis Child Fetal Neonatal Ed 98(4):F351, 2013

Idris N, Wong SF, Thomae M, et al: Influence of polyhydramnios on perinatal outcome in pregestational diabetic pregnancies. Ultrasound Obstet Gynecol 36(3):338, 2010

Ijäs H, Vääräsmäki M, Saarela T, et al: A follow-up of a randomised study of metformin and insulin in gestational diabetes mellitus: growth and development of the children at the age of 18 months. BJOG 122(7):994, 2015

International Association of Diabetes and Pregnancy Study Groups Consensus Panel: Recommendations on the diagnosis and classification of hyperglycemia in pregnancy. Diabetes Care 33(3), 2010

Jensen DM, Damm P, Ovesen P, et al: Microalbuminuria, preeclampsia, and preterm delivery in pregnant women with type 1 diabetes. Diabetes Care 33:90, 2010

Johnston RC, Gabby L, Tith T, et al: Immediate postpartum glycemic control and risk of surgical site infection. J Matern Fetal Neonatal Med 30(3):267, 2017

Jovanovič L, Liang Y, Weng W, et al: Trends in the incidence of diabetes, its clinical sequelae, and associated costs in pregnancy. Diabetes Metab Res Rev 31(7):707, 2015

Jovanovic-Peterson L, Durak EP, Peterson CM: Randomized trial of diet versus diet plus cardiovascular conditioning on glucose levels in gestational diabetes. Am J Obstet Gynecol 161:415, 1989

Kessous R, Shoham-Vardi I, Pariente G, et al: An association between gestational diabetes mellitus and long-term maternal cardiovascular morbidity. Heart 99:1118, 2013

Kim C, Ferrara A, McEwen LN, et al: Preconception care in managed care: the translating research into action for diabetes study. Am J Obstet Gynecol 192:227, 2005

Kim SY, Sharma AJ, Sappenfield W, et al: Association of maternal body mass index, excessive weight gain, and gestational diabetes mellitus with large-for-gestational-age births. Obstet Gynecol 123(4):737, 2014

Kitzmiller JL, Block JM, Brown FM, et al: Managing preexisting diabetes for pregnancy. Diabetes Care 31(5):1060, 2008

Krakowiak P, Walker CK, Bremer AA, et al: Maternal metabolic conditions and risk for autism and other neurodevelopmental disorders. Pediatrics 129:e1121, 2012

Landon MB, Catalano PM, Gabbe SG: Diabetes mellitus. In Gabbe SG, Niebyl JR, Simpson JL (eds): Obstetrics: Normal and Problem Pregnancies, 4th ed. Philadelphia, Churchill Livingstone, 2002

Landon MB, Mele L, Spong CY, et al: The relationship between maternal glycemia and perinatal outcome. Obstet Gynecol 117(2):218, 2011

Landon MB, Spong CY, Thom E, et al: A multicenter, randomized treatment trial of mild gestational diabetes. N Engl J Med 361(14):1339, 2009

Langer O, Conway DL, Berkus MD, et al: A comparison of glyburide and insulin in women with gestational diabetes mellitus. N Engl J Med 343:1134, 2000

Lauenborg J, Mathiesen E, Ovesen P, et al: Audit on stillbirths in women with pregestational type 1 diabetes. Diabetes Care 26(5):1385, 2003

Leinonen PJ, Hiilesmaa VK, Kaaja RJ: Maternal mortality in type 1 diabetes. Diabetes Care 24(8):1501, 2001

Little SE, Zara CA, Clapp MA, et al: A multi-state analysis of early-term delivery trends and the association with term stillbirth. Obstet Gynecol 126(6):1138, 2015

Liu S, Joseph KS, Lisonkova S, et al: Association between maternal chronic conditions and congenital heart defects: a population-based cohort study. Circulation 128(6):583, 2013

Loukovaara M, Leinonen P, Teramo K, et al: Diabetic pregnancy associated with increased epidermal growth factor in cord serum at term. Obstet Gynecol 103:240, 2004

Luo ZC, Nuyt AM, Delvin E, et al: Maternal and fetal IGF-1 and IGF-11 levels, fetal growth, and gestational diabetes. J Clin Endocrinol Metab 97:1720, 2012

Marschalek J, Farr A, Kiss H, et al: Risk of vaginal infections at early gestation in patients with diabetic conditions during pregnancy: a retrospective cohort study. PLoS One 11(5):e0155182, 2016

Martin JA, Hamilton BE, Osterman MJ, et al: Births: final data for 2015. Natl Vital Stat Rep 66 (1):1, 2017

Mathiesen ER, Ringholm L, Feldt-Rasmussen B, et al: Obstetric nephrology: pregnancy in women with diabetic nephropathy—the role of antihypertensive treatment. Clin J Am Soc Nephrol 7:2081, 2012

Mazaki-Tovi S, Kanety H, Pariente C, et al: Cord blood adiponectin in large-for-gestational age newborns. Am J Obstet Gynecol 193:1238, 2005

McCance DR, Holmes VA, Maresh MJ, et al: Vitamins C and E for prevention of preeclampsia in women with type 1 diabetes (DAPIT): a randomised placebo-controlled trial. Lancet 376:259, 2010

McElvy SS, Demarini S, Miodovnik M, et al: Fetal weight and progression of diabetic retinopathy. Obstet Gynecol 97:587, 2001

McFarland MB, Langer O, Fazioni E, et al: Anthropometric and body composition differences in large-for-gestational age, but not appropriate-for-gestational age infants of mothers with and without diabetes mellitus. J Soc Gynecol Investig 7:231, 2000

Melamed N, Ray JG, Geary M, et al: Induction of labor before 40 weeks is associated with lower rate of cesarean delivery in women with gestational diabetes mellitus. Am J Obstet Gynecol 214(3):364.e1, 2016

Metzger BE, Buchanan TA, Coustan DR, et al: Summary and recommendations of the Fifth International Workshop-Conference on Gestational Diabetes. Diabetes Care 30(Suppl 2):S251, 2007

Miailhe G, Le Ray C, Timsit J, et al: Factors associated with urgent cesarean delivery in women with type 1 diabetes mellitus. Obstet Gynecol 121:983, 2013

Middleton P, Crowther CA, Simmonds L: Different intensities of glycaemic control for pregnant women with pre-existing diabetes. Cochrane Database Syst Rev 5:CD008540, 2016

Mission JF, Marshall NE, Caughey AB: Obesity in pregnancy: a big problem and getting bigger. Obstet Gynecol Sur 88(5):389, 2013

Mitanchez D, Burguet A, Simeoni U: Infants born to mothers with gestational diabetes mellitus: mild neonatal effects, a long-term threat to global health. J Pediatr 164(3):445, 2014

Moreno-Castilla C, Hernandez M, Bergua M, et al: Low-carbohydrate diet for the treatment of gestational diabetes mellitus. Diabetes Care 36:2233, 2013

Most O, Langer O: Gestational diabetes: maternal weight gain in relation to fetal growth, treatment modality, BMI and glycemic control. J Matern Fetal Med 25(11):2458, 2012

National Institutes of Health: NIH Consensus Development Conference on Diagnosing Gestational Diabetes Mellitus. 2013. Available at: https://consensus.nih.gov/2013/gdm.htm. Accessed November 11, 2017

Nicholson W, Bolen S, Witkop CT, et al: Benefits and risks of oral diabetes agents compared with insulin in women with gestational diabetes. Obstet Gynecol 113(1):193, 2009

O'Sullivan JB: Body weight and subsequent diabetes mellitus. JAMA 248:949, 1982

Owen CG, Martin RM, Whincup PH, et al: Does breastfeeding influence risk of type 2 diabetes in later life? A quantitative analysis of published evidence. Am J Clin Nutr 84:1043, 2006

Patel EM, Goodnight WH, James AH, et al: Temporal trends in maternal medical conditions and stillbirth. Am J Obstet Gynecol 212(5):673.e1, 2015

Pedersen J: The Pregnant Diabetic and Her Newborn, 2nd ed. Baltimore, Williams & Wilkins, 1977

Pedersen J, Mølsted-Pedersen L, Andersen B: Assessors of fetal perinatal mortality in diabetic pregnancy. Analysis of 1332 pregnancies in the Copenhagen series, 1946–1972. Diabetes 23:302, 1974

Persson M, Norman M, Hanson U: Obstetric and perinatal outcomes in type I diabetic pregnancies. Diabetes Care 32:2005, 2009

Peterson C, Grosse SD, Li R, et al: Preventable health and cost burden of adverse birth outcomes associated with pregestational diabetes in the United State. Am J Obstet Gynecol 212(1):74.e1, 2015

Pociot F, Lernmark Å: Genetic risk factors for type 1 diabetes. Lancet 387(10035):2331, 2016

Powers AC: Diabetes mellitus. In: Longo DL, Fauci AS, Kaspar DL, et al (eds): Harrison's Principles of Internal Medicine, 18th ed. McGraw-Hill, New York, 2012

Rasmussen KL, Laugesen CS, Ringholm L, et al: Progression of diabetic retinopathy during pregnancy in women with type 2 diabetes. Diabetologia 53:1076, 2010

Reece EA: Diabetes-induced birth defects: what do we know? What can we do? Curr Diab Rep 12:24, 2012

Renault KM, Carlsen EM, Nøgaard K, et al: Intake of carbohydrates during pregnancy in obese women is associated with fat mass in the newborn offspring. Am J Clin Nutr 102(6):1475, 2015

Reutens AT: Epidemiology of diabetic kidney disease. Med Clin North Am 97:1, 2013

Rewers M, Ludvigsson J: Environmental risk factors for type 1 diabetes. Lancet 387(10035):2340, 2016

Ringholm L, Vestgaard M, Laugesen CS, et al: Pregnancy-induced increase in circulating IGF-1 is associated with progression of diabetic retinopathy in women with type 1 diabetes. Growth Horm IGF Res 21:25, 2011

Roeder HA, Moore TR, Ramos GA: Insulin pump dosing across gestation in women with well-controlled type 1 diabetes mellitus. Am J Obstet Gynecol 207:324.e1, 2012

Rolo LC, Nardozza LMM, Junior EA, et al: Reference curve of the fetal ventricular septum area by the STIC method: preliminary study. Arq Bras Cardiol 96(5):386, 2011

Rosenn B, Miodovnik M, Combs CA, et al: Glycemic thresholds for spontaneous abortion and congenital malformations in insulin-dependent diabetes mellitus. Obstet Gynecol 84:515, 1994

Rowan JA, Hague WM, Wanzhen G, et al: Metformin versus insulin for the treatment of gestational diabetes. N Engl J Med 358:2003, 2008

Rowan JA, Rush EC, Obolonkin V, et al: Metformin in gestational diabetes: the offspring follow-up (MiG TOFU): body composition at 2 years of age. Diabetes Care 34(10):2279, 2011

Russell NE, Foley M, Kinsley BT, et al: Effect of pregestational diabetes mellitus on fetal cardiac function and structure. Am J Obstet Gynecol 199:312.e1, 2008

Russo LM, Nobles C, Ertel KA, et al: Physical activity interventions in pregnancy and risk of gestational diabetes mellitus: a systematic review and meta-analysis. Obstet Gynecol 125(3):576, 2015

Salvesen DR, Brudenell MJ, Nicolaides KH: Fetal polycythemia and thrombocytopenia in pregnancies complicated by maternal diabetes mellitus. Am J Obstet Gynecol 166:1287, 1992

Salvesen DR, Brudenell MJ, Snijders JM, et al: Fetal plasma erythropoietin in pregnancies complicated by maternal diabetes mellitus. Am J Obstet Gynecol 168:88, 1993

Sanabria-Martinez G, García-Hermoso A, Poyatos-León R, et al: Effectiveness of physical activity interventions on preventing gestational diabetes mellitus and excessive maternal weight gain: a meta-analysis. BJOG 122(9):1167, 2015

Saudek CD: Progress and promise of diabetes research. JAMA 287:2582, 2002

Schwartz N, Nachum Z, Green MS: Risk factors of gestational diabetes mellitus recurrence: a meta-analysis. Endocrine 53(3):662, 2016

Schwartz N, Nachum Z, Green MS: The prevalence of gestational diabetes mellitus recurrence—effect of ethnicity and parity: a metaanalysis. Am J Obstet Gynecol 213(3):310, 2015

Scifres CM, Feghali M, Dumont T, et al: Large-for-gestational-age ultrasound diagnosis and risk for cesarean delivery in women with gestational diabetes mellitus. Obstet Gynecol 126(5):978, 2015

Sheffield JS, Butler-Koster EL, Casey BM, et al: Maternal diabetes mellitus and infant malformations. Obstet Gynecol 100:925, 2002

Sheiner E, Mazor-Drey E, Levy A: Asymptomatic bacteriuria during pregnancy. J Matern Fetal Neonatal Med 22(5):423, 2009

Sibai BM, Caritis S, Hauth J, et al: Risks of preeclampsia and adverse neonatal outcomes among women with pregestational diabetes mellitus. Am J Obstet Gynecol 182:364, 2000

Sibai BM, Viteri OA: Diabetic ketoacidosis in pregnancy. Obstet Gynecol 123(1):167, 2014

Singh SR, Ahmad F, Lai A, et al: Efficacy and safety of insulin analogues for the management of diabetes mellitus: a meta-analysis. CMAJ 180(4):385, 2009

Stewart ZA, Wilinska ME, Hartnell S, et al: Closed-loop insulin delivery pregnancy in women with type 1 diabetes. N Engl J Med 375(7):644, 2016

Stuebe AM, Landon MB, Lai Y, et al: Maternal BMI, glucose tolerance, and adverse pregnancy outcomes. Am J Obstet Gynecol 207:62.e1, 2012

Suresh A, Liu A, Poulton A, et al: Comparison of maternal abdominal subcutaneous fat thickness and body mass index as markers for pregnancy outcomes: a stratified cohort study. Aust N Z J Obstet Gynecol 52:420, 2012

U.S. Preventive Services Task Force: Gestational diabetes mellitus, screening. 2014. Available at: https://www.uspreventiveservicestaskforce.org/Page/Document/UpdateSummaryFinal/gestational-diabetes-mellitus-screening. Accessed November 11, 2017

Van Leeuwen M, Louwerse MD, Opmeer BC, et al: Glucose challenge test for detecting gestational diabetes mellitus: a systematic review. BJOG 119(4):393, 2012

Varner MW, Rice MM, Landon MB, et al: Pregnancies after the diagnosis of mild gestational diabetes mellitus and risk of cardiometabolic disorders. Obstet Gynecol 129(2):273, 2017

Vestgaard M, Ringholm L, Laugesen CS, et al: Pregnancy-induced sight-threatening diabetic retinopathy in women with type 1 diabetes. Diabet Med 27:431, 2010

Vidaeff AC, Yeomans ER, Ramin SM: Pregnancy in women with renal disease. Part II: specific underlying renal conditions. Am J Perinatol 25:399, 2008

Vink JY, Poggi SH, Ghidini A: Amniotic fluid index and birth weight: is there a relationship in diabetics with poor glycemic control? Am J Obstet Gynecol 195:848, 2006

Wang PH, Lau J, Chalmers TC: Meta-analysis of effects of intensive blood-glucose control on late complications of type 1 diabetes. Lancet 341:1306, 1993

Wei J, Heng W, Gao J: Effects of low glycemic index diets on gestational diabetes mellitus: a meta-analysis of randomized controlled clinical trials. Medicine (Baltimore) 95(22):e3792, 2016

White P: Classification of obstetric diabetes. Am J Obstet Gynecol 130:228, 1978

World Health Organization: Diagnostic criteria and classification of hyperglycemia first detected in pregnancy. Geneva, WHO, 2013

Yang J, Cummings EA, O'Connell C, et al: Fetal and neonatal outcomes of diabetic pregnancies. Obstet Gynecol 108:644, 2006

Yang P, Reece EA, Wang F, et al: Decoding the oxidative stress hypothesis in diabetic embryopathy through proapoptotic kinase signaling. Am J Obstet Gynecol 212(5):569, 2015

Yanit KE, Snowden JM, Cheng YW, et al: The impact of chronic hypertension and pregestational diabetes on pregnancy outcomes. Am J Obstet Gynecol 207:333, 2012

Young EC, Pires M, Marques L, et al: Effects of pregnancy on the onset and progression of diabetic nephropathy and of diabetic nephropathy on pregnancy outcomes. Diabetes Metab Syndr 5:137, 2012

CAPÍTULO 58

Distúrbios endócrinos

FISIOLOGIA DA TIREOIDE E GRAVIDEZ 1118
HIPERTIREOIDISMO. 1120
HIPOTIREOIDISMO. 1123
HIPOTIREOIDISMO SUBCLÍNICO. 1124
DEFICIÊNCIA DE IODO. 1126
HIPOTIREOIDISMO CONGÊNITO. 1127
TIREOIDITE PÓS-PARTO. 1127
DOENÇA NODULAR DA TIREOIDE 1128
DOENÇAS DA PARATIREOIDE. 1128
DISTÚRBIOS DA GLÂNDULA SUPRARRENAL. 1130
DISTÚRBIOS DA HIPÓFISE. 1132

Em um pequeno número de casos, a glândula tireoide tem o seu tamanho acentuadamente aumentado, embora desconheçamos a importância disso.
– J. Whitridge Williams (1903)

Em 1903, pouco se sabia sobre os distúrbios endócrinos. Contudo, as endocrinopatias parecem ter uma relação particular com a gravidez em virtude da propensão gestacional à abundante secreção de hormônios. Isso é mais bem ilustrado pelo lactogênio placentário no diabetes, a endocrinopatia mais comum encontrada na gravidez (Cap. 57, p. 1097). A gravidez também está inter-relacionada com algumas endocrinopatias que são, pelo menos em parte, decorrentes de desregulação autoimune. As manifestações clínicas resultam da interação complexa entre fatores genéticos, ambientais e endógenos que ativam o sistema imune contra células determinadas dentro dos órgãos endócrinos. Um exemplo extraordinário dessas interações vem de estudos que implicam enxerto do órgão materno por células fetais que foram transferidas durante a gravidez. Essas células posteriormente provocam produção de anticorpos, destruição tecidual e endocrinopatias autoimunes.

DISTÚRBIOS DA TIREOIDE

Considerados em conjunto, os distúrbios da glândula tireoide são comuns em mulheres jovens e, portanto, frequentemente observados na gravidez. A função tireoidiana materna e fetal está intimamente relacionada, e os medicamentos que afetam a tireoide materna também afetam a glândula fetal. Além disso, os autoanticorpos da tireoide foram associados a taxas aumentadas de perda precoce da gravidez. Além disso, tireotoxicose não controlada e hipotireoidismo não tratado estão associados a resultados adversos da gravidez. Por fim, as evidências sugerem que a gravidade de alguns distúrbios autoimunes da tireoide pode ser melhorada durante a gravidez, apenas para ser exacerbada no pós-parto.

■ Fisiologia da tireoide e gravidez

As mudanças na tireoide materna são substanciais, e a função e a estrutura da glândula normalmente alteradas algumas vezes são confundidas com anormalidades da tireoide. Essas alterações são discutidas em mais detalhes no Capítulo 4 (p. 69), e os valores normais do nível de hormônio sérico são encontrados no Apêndice (p. 1258). Primeiro, a concentração sérica materna de globulina ligadora da tireoide aumenta concomitantemente com os níveis de hormônio da tireoide total ou ligado (Fig. 4-16, p. 70). Segundo, a *tireotrofina*, ou *hormônio estimulante da tireoide (TSH)*, desempenha atualmente um papel central no rastreamento e no diagnóstico de muitos distúrbios da tireoide. Destaca-se que os receptores de TSH são estimulados de maneira cruzada, embora fraca, por grandes quantidades de gonadotrofina coriônica humana (hCG) secretada pelo trofoblasto placentário. Como o TSH

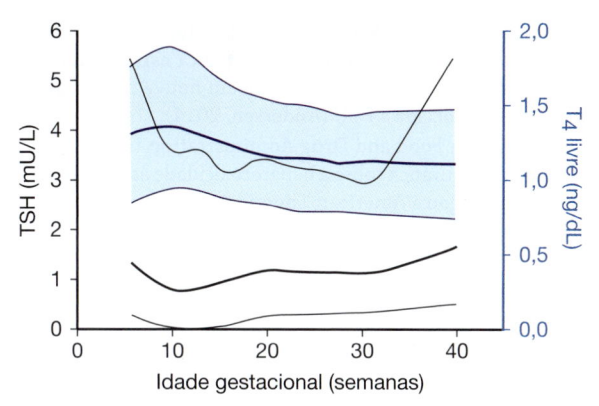

FIGURA 58-1 Valores específicos da idade gestacional para os níveis de hormônio estimulante da tireoide (TSH) (*linhas pretas*) e de tiroxina livre (T₄) (*linhas azuis*). Os dados foram derivados de 17.298 mulheres testadas durante a gravidez. Para cada cor, as linhas escuras sólidas representam o 50º percentil, enquanto as linhas finas superiores e inferiores representam os 2,5º e 97,5º percentis, respectivamente. (Dados de Casey, 2005; Dashe, 2005.)

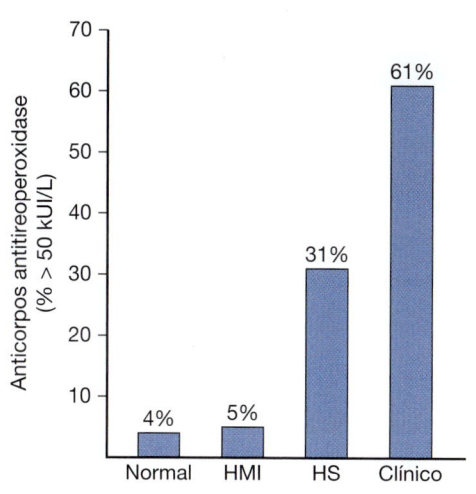

FIGURA 58-2 Incidência em porcentagem de anticorpos antitireoperoxidase em 16.407 mulheres que são normais ou eutireóideas, em 233 com hipotiroxinemia materna isolada (HMI), em 598 com hipotireoidismo subclínico (HS) e em 134 com hipotireoidismo clínico. (Dados de Casey, 2007.)

não atravessa a placenta, ele não apresenta efeitos fetais diretos. Durante as primeiras 12 semanas de gestação, quando os níveis de hCG materna no soro são máximos, a secreção do hormônio da tireoide é estimulada. Os níveis mais altos resultantes de tiroxina livre (T₄) no soro atuam para suprimir o *hormônio liberador da tireotrofina (TRH)* hipofisário e, por sua vez, limitam a secreção de TSH hipofisário (Fig. 58-1). Consequentemente, o TRH é indetectável no soro materno. Por outro lado, no soro fetal, a partir da metade da gestação, o TRH se torna detectável, mas os níveis são estáticos e não aumentam.

Durante toda a gravidez, a tiroxina materna é transferida para o feto (American College of Obstetricians and Gynecologists, 2017). A tiroxina materna é importante para o desenvolvimento normal do cérebro fetal, em especial antes do início da função da glândula tireoide fetal (Bernal, 2007; Korevaar, 2016). Ainda que a glândula fetal comece a concentrar iodo e sintetizar o hormônio da tireoide após 12 semanas, a contribuição de tiroxina materna permanece importante. Na verdade, a tiroxina materna é responsável por 30% da tiroxina no soro fetal a termo (Thorpe-Beeston, 1991). Ainda assim, os problemas de desenvolvimento associados ao hipotireoidismo materno após a metade da gestação permanecem pouco compreendidos (Morreale de Escobar, 2004; Sarkhail, 2016).

■ Autoimunidade e doença da tireoide

A maioria dos distúrbios da tireoide estão intrinsecamente ligados a autoanticorpos contra quase 200 componentes tireócitos. Esses anticorpos variavelmente estimulam a função da tireoide, bloqueiam a função ou causam inflamação na tireoide que pode levar à destruição das células foliculares. Com frequência, esses efeitos sobrepõem-se ou mesmo coexistem.

Os *autoanticorpos estimulantes da tireoide*, também chamados *imunoglobulinas estimulantes da tireoide (TSIs)*, ligam-se ao receptor de TSH e o ativam, causando hiperfunção e crescimento da tireoide. Embora esses anticorpos sejam identificados na maioria dos pacientes com doença de Graves clássica, a produção simultânea de *anticorpos bloqueadores de tireoestimulantes* pode neutralizar esse efeito (Jameson, 2015). A *tireoperoxidase (TPO)* é uma enzima da glândula tireoide que normalmente funciona na produção de hormônios da tireoide. Os *anticorpos antitireoperoxidase*, anteriormente chamados *autoanticorpos microssômicos da tireoide* são direcionados contra a TPO e, conforme mostrado na Figura 58-2, foram identificados em 5 a 15% de todas as gestantes. (Abbassi-Ghanavati, 2010; Sarkhail, 2016). Esses anticorpos foram associados em alguns estudos a perda gestacional precoce e parto pré-termo (Negro, 2006; Korevaar, 2013; Plowden, 2017; Thangaratinam, 2011). Em outro estudo com mais de 1.000 mulheres grávidas positivas para anticorpos anti-TPO, o risco de parto pré-termo não foi elevado; no entanto o risco de descolamento prematuro de placenta foi maior (Abbassi-Ghanavati, 2010). Essas mulheres também correm alto risco de disfunção tireoidiana pós-parto e um risco para a vida toda de insuficiência tireoidiana permanente (Andersen, 2016; Jameson, 2015).

Microquimerismo fetal

A doença autoimune da tireoide é muito mais comum em mulheres do que em homens. Uma explicação intrigante para essa disparidade é o trânsito de células do feto para a mãe (Greer, 2011). Sabe-se que as células fetais entram na circulação materna durante a gestação. Quando os linfócitos fetais entram na circulação materna, podem viver por mais de 20 anos. O intercâmbio de células-tronco pode levar ao enxerto em vários tecidos maternos e é denominado *microquimerismo fetal*. Em alguns casos, isso pode envolver a glândula tireoide (Bianchi, 2003; Boddy, 2015; Khosrotehrani, 2004). Uma alta prevalência de células positivas para o cromossomo Y também foi identificada usando hibridização por fluorescência *in situ* (FISH) nas glândulas tireoides das mulheres com tireoidite de Hashimoto (60%) ou doença de Graves (40%) (Renné, 2004). Em outro estudo de mulheres dando à luz um feto do sexo masculino, Lepez e colaboradores (2011) identificaram uma circulação significativamente maior de células mononucleares masculinas naquelas com tireoidite de Hashimoto. Ironicamente, esse microquimerismo pode ter um papel protetor nos distúrbios autoimunes da tireoide (Cirello, 2015).

TABELA 58-1 Incidência de hipertireoidismo clínico na gravidez

Estudo	País	Incidência
Wang (2011)[a]	China	1%
Vaidya (2007)[a]	Reino Unido	0,7%
Lazarus (2007)[b]	Reino Unido	1,7%
Casey (2006)[c]	Estados Unidos	0,4%
Andersen (2016)[c,d]	Dinamarca	0,4-0,7%

[a]Rastreado no primeiro trimestre.
[b]Rastreado em 9 a 15 semanas.
[c]Rastreado antes de 20 semanas.
[d]Diagnosticado no início da gestação ou no final da gestação.

■ Hipertireoidismo

A incidência de tireotoxicose ou hipertireoidismo na gravidez varia e complica entre 2 e 17 por 1.000 nascimentos quando os valores limiares de TSH adequados à idade gestacional são empregados (Tab. 58-1). Como a gravidez normal simula alguns achados clínicos similares ao excesso de tiroxina, a tireotoxicose leve pode ser de difícil diagnóstico. Achados sugestivos incluem taquicardia, que excede aquela normalmente vista com a gravidez normal, tireomegalia, exoftalmia e incapacidade de ganhar peso apesar da ingestão adequada de alimentos. Os exames laboratoriais são confirmatórios. Os níveis de TSH estão acentuadamente deprimidos, enquanto os níveis de T_4 livre no soro (T_4L) estão elevados (Jameson, 2015). Raramente, o hipertireoidismo é causado por níveis de tri-iodotironina (T_3) anormalmente altos no soro, denominado T_3-toxicose.

Tireotoxicose e gravidez

A causa principal de tireotoxicose na gravidez é a doença de Graves, um processo autoimune específico do órgão geralmente associado a anticorpos do receptor de TSH estimulantes da tireoide, como discutido anteriormente (De Leo, 2016). Como esses anticorpos são específicos ao hipertireoidismo de Graves, tais testes foram propostos para diagnóstico, manejo e prognóstico em gestações complicadas por hipertireoidismo (Barbesino, 2013). No Parkland Hospital, esses testes de anticorpo contra o receptor geralmente são reservados para casos nos quais há suspeita de tireotoxicose fetal. Com a doença de Graves, durante o curso da gravidez, os sintomas de hipertireoidismo inicialmente podem piorar devido à estimulação de hCG, mas então decaem subsequentemente com as diminuições nos títulos de anticorpos contra o receptor na segunda metade da gravidez (Mestman, 2012; Sarkhail, 2016). Amino e colaboradores (2003) descobriram que os níveis de anticorpos bloqueadores também diminuem durante a gravidez.

Tratamento. A tireotoxicose durante a gravidez pode quase sempre ser controlada por fármacos tionamidas. A *propiltiouracila (PTU)* historicamente é preferida porque, em parte, inibe a conversão de T_4 para T_3 e atravessa a placenta menos prontamente que o *metimazol*. Esse último foi associado a uma rara embriopatia de metimazol caracterizada por *atresia esofágica* ou *de coanas*, bem como *aplasia cutânea*, um defeito cutâneo congênito. Yoshihara e colaboradores (2012, 2015) analisaram os resultados de mulheres japonesas com hipertireoidismo no primeiro trimestre e descobriram um aumento dobrado no risco de malformações fetais maiores em gestações expostas ao metimazol comparado com PTU ou iodeto de potássio. Especificamente, 7 de 9 casos com aplasia cutânea e 1 caso de atresia esofágica estavam no grupo de fetos expostos ao metimazol. Também houve relatos de uma embriopatia associada à PTU (Andersen, 2014).

Em 2009, a Food and Drug Administration (FDA) publicou um alerta de segurança sobre a hepatotoxicidade associada à PTU. Esse aviso instigou a American Thyroid Association e a American Association of Clinical Endocrinologists (2011) a recomendar a terapia com PTU durante o primeiro trimestre, seguida por metimazol iniciando no segundo trimestre. A óbvia desvantagem é que isso poderia levar a um controle insatisfatório da função da tireoide. Então, no Parkland Hospital, continuamos a prescrever tratamento com PTU durante toda a gravidez.

A leucopenia transitória pode ser documentada em até 10% das mulheres que ingerem fármacos antitireoidianos, mas não requer interrupção da terapia (American College of Obstetricians and Gynecologists, 2017). Em aproximadamente 0,3%, contudo, a *agranulocitose* se desenvolve subitamente e demanda a interrupção do fármaco (Thomas, 2013). Não é relacionada à dosagem e, devido ao seu início agudo, as contagens de leucócitos em série durante a terapia não são úteis. Assim, se houver febre ou dor de garganta, as mulheres são instruídas a interromper imediatamente a medicação e fazer um hemograma completo.

A terapia pode ter outros efeitos colaterais. Primeiro, como observado, a hepatotoxicidade é uma possibilidade e se desenvolve em aproximadamente 0,1% das mulheres tratadas. A determinação seriada dos níveis de enzimas hepáticas não se mostrou preventiva da hepatotoxicidade fulminante relacionada à PTU. Segundo, cerca de 20% das pacientes tratadas com PTU desenvolvem *anticorpos anticitoplasma de neutrófilos (ANCA)*. Apesar disso, apenas uma pequena porcentagem destas desenvolve subsequentemente vasculite grave (Kimura, 2013). Por fim, embora as tionamidas tenham o potencial para causar complicações fetais, estas são incomuns. Em alguns casos, as tionamidas podem até ser terapêuticas para o feto, porque os anticorpos do receptor de TSH atravessam a placenta e podem estimular a glândula tireoide fetal a causar tireotoxicose e bócio.

A dose inicial de tionamida é empírica. Para pacientes não gestantes, a American Thyroid Association recomenda que o metimazol seja usado em uma dose diária inicial mais alta de 10 a 20 mg, via oral, seguida por uma dose de manutenção mais baixa de 5 a 10 mg. Se a PTU for selecionada, uma dose de 50 a 150 mg, via oral, três vezes ao dia, pode ser iniciada dependendo da gravidade clínica (Bahn, 2011). No Parkland Hospital, em geral inicialmente administramos 300 ou 450 mg por dia de PTU, divididos em três doses, para as gestantes. Às vezes, doses diárias de 600 mg ou mais são necessárias. Como abordado, geralmente não mudamos a medicação para metimazol durante o segundo trimestre. O objetivo é o tratamento com a mais baixa dose de tionamida possível para manter os níveis do hormônio da tireoide levemente acima ou na variação normal alta, enquanto os níveis de TSH permanecem suprimidos (Bahn, 2011). As concentrações de T_4L no soro são medidas a cada 4 a 6 semanas.

A *tireoidectomia subtotal* pode ser feita após a tireotoxicose ser clinicamente controlada. Ela raramente é realizada durante a gravidez, mas pode ser apropriada para poucas mulheres que não podem aderir ao tratamento clínico ou nas quais a terapia com fármaco é tóxica (Stagnaro-Green, 2012a). A cirurgia é mais bem realizada no segundo trimestre. Obstáculos potenciais da tireoidectomia incluem ressecção inadvertida das glândulas da paratireoide e lesão do nervo laríngeo recorrente.

A *ablação terapêutica com iodo radioativo é contraindicada durante a gravidez.* As doses necessárias também podem causar destruição da glândula tireoide fetal. Assim, quando o iodo radioativo é administrado sem intenção, a maioria dos médicos recomenda o abortamento. Qualquer feto exposto deve ser cuidadosamente avaliado, e a incidência de hipotireoidismo fetal depende da idade gestacional e da dose de iodo radioativo (Berlin, 2001). Não há evidência de que o iodo radioativo administrado antes da gravidez cause anomalias fetais se tiver passado tempo suficiente para permitir que os efeitos da radiação se dissipem e se a mulher é eutireóidea (Ayala, 1998). A International Comission on Radiological Protection recomendou que mulheres evitassem a gravidez por 6 meses após a terapia de radioablação (Brent, 2008). Além disso, durante a lactação, as mamas também concentram uma quantidade substancial de iodo. Isso pode trazer risco neonatal devido à ingestão de leite contendo I^{131} e risco materno por significativa irradiação para as mamas. Para limitar este último, um adiamento de 3 meses após a interrupção da amamentação garantirá com mais segurança a involução completa da mama.

Resultado da gravidez. As mulheres com tireotoxicose têm resultados na gravidez que dependem em grande parte de o controle metabólico ser atingido. Por exemplo, o excesso de tiroxina pode causar abortamento espontâneo ou parto pré-termo (Andersen, 2014; Sheehan, 2015). Nas mulheres não tratadas ou naquelas que permanecem com hipertireoidismo apesar da terapia, as incidências de pré-eclâmpsia, insuficiência cardíaca e resultados perinatais adversos são mais altas (Tab. 58-2). Um estudo de coorte prospectivo da China mostrou que as mulheres com hipertireoidismo clínico tinham um aumento de 12 vezes no risco de dar à luz um bebê com perda auditiva (Su, 2011).

Efeitos fetal e neonatal

Na maioria dos casos, o recém-nascido é eutireóideo. Contudo, em alguns casos, hiper ou hipotireoidismo podem se desenvolver com ou sem bócio (Fig. 58-3). O hipertireoidismo clínico ocorre em até 1% dos neonatos nascidos de mulheres com doença de Graves (Barbesino, 2013; Fitzpatrick, 2010). Se houver suspeita

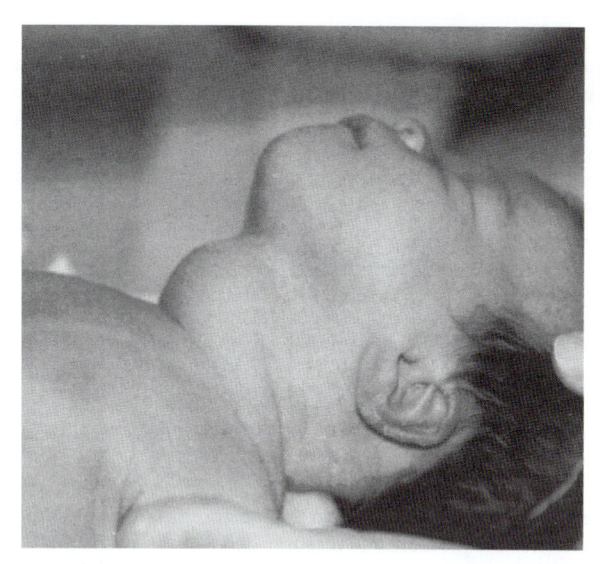

FIGURA 58-3 Neonato hipotireóideo nascido a termo de uma mulher com uma história de 3 anos de tireotoxicose que recorreu com 26 semanas de gestação. A mãe recebeu metimazol, 30 mg por dia via oral, e era eutireóidea no parto.

de doença da tireoide fetal, nomogramas estão disponíveis para volume da tireoide medido ultrassonograficamente (Gietka-Czernel, 2012).

O feto ou o neonato que foi exposto à tiroxina materna excessiva pode ter qualquer uma de várias apresentações clínicas. Primeiro, a *tireotoxicose com bócio* é causada por transferência placentária de imunoglobulinas estimulantes da tireoide. A hidropsia não imune e a morte fetal foram relatadas com a tireotoxicose fetal (Nachum, 2003; Stulberg, 2000). O melhor preditor de tireotoxicose perinatal é a presença de anticorpos contra o receptor de TSH estimulantes da tireoide em mulheres com a doença de Graves (Nathan, 2014). Isso é verdade especialmente se seus níveis estiverem três vezes mais altos que o limite superior normal (Barbesino, 2013). Em um estudo de 72 mulheres grávidas com doença de Graves, Luton e colaboradores (2005) relataram que nenhum dos fetos em 31 mães com baixo risco tinha bócio e todos eram eutireóideos no parto. Baixo risco foi definido como não necessidade de medicamentos antitireoidianos durante o terceiro trimestre ou ausência de anticorpos antitireoidianos. Por outro lado, em um grupo de 41 mulheres que estavam tomando medicação antitireoidiana no parto ou que tinham anticorpos receptores da tireoide, 11 fetos (27%) tinham evidência ultrassonográfica de bócio com 32 semanas. Desses 11 fetos, 7 foram determinados como tendo hipotireoidismo e o restante tinha hipertireoidismo. Em resposta a tais resultados, a American Thyroid Association e a American Association of Clinical Endocrinologists (2011) recomendam a avaliação de rotina dos anticorpos para receptores de TSH entre 22 e 26 semanas de gestação nas mulheres com doença de Graves. O American College of Obstetricians and Gynecologists (2017), contudo, não recomenda esse teste. Se o feto for tireotóxico, as medicações tionamidas maternas são ajustadas mesmo que a função tireoidiana materna esteja dentro da faixa-alvo (Mestman, 2012). Embora geralmente de curta duração, a tireotoxicose neonatal pode exigir tratamento com fármaco antitireoidiano de curta duração (Levy-Shraga, 2014; Nathan, 2014).

TABELA 58-2 Resultados da gravidez em mulheres com tireotoxicose clínica

	Tratadas e eutireóideas[a] n = 380	Tireotoxicose não controlada[a] n = 90
Resultado materno		
Pré-eclâmpsia	40 (10%)	15 (17%)
Insuficiência cardíaca	1	7 (8%)
Morte	0	1
Resultado perinatal		
Parto pré-termo	51 (16%)	29 (32%)
Restrição do crescimento	37 (11%)	15 (17%)
Natimortos	0/59	6/33 (18%)
Tireotoxicose	1	2
Hipotireoidismo	4	0
Bócio	2	0

[a]Dados apresentados como n (%).
Dados de Davis, 1989; Kriplani, 1994; Luewan, 2011; Medici, 2014; Millar, 1994.

Uma segunda apresentação é o *hipotireoidismo com bócio* causado por exposição fetal a tionamidas administradas à mãe (ver Fig. 58-3). Embora existam implicações neurológicas teóricas de hipotireoidismo fetal, os relatos de efeitos fetais adversos parecem ser exagerados. Os dados disponíveis indicam que as tionamidas carregam um risco extremamente pequeno de causar hipotireoidismo neonatal (Momotani, 1997; O'Doherty, 1999). Por exemplo, nas pelo menos 239 mulheres tireotóxicas tratadas mostradas na Tabela 58-1, foram encontradas evidências de hipotireoidismo em apenas quatro recém-nascidos. Além disso, pelo menos quatro estudos de longo prazo não relataram nenhuma anormalidade no desenvolvimento físico e intelectual dessas crianças (Mestman, 1998). Se hipotireoidismo materno se desenvolver, o feto pode ser tratado por uma dose reduzida da medicação antitireoidiana materna e injeções intra-amnióticas de tiroxina, se necessário.

Uma terceira apresentação, o *hipotireoidismo sem bócio*, pode se desenvolver pela passagem transplacentária de anticorpos maternos bloqueadores do receptor de TSH (Fitzpatrick, 2010; Gallagher, 2001). E, por fim, após a ablação da glândula tireoide materna, em geral com iodo radioativo I^{131}, a *tireotoxicose fetal* pode resultar dos anticorpos tireoestimulantes transplacentários. Em um relato de exposição fetal precoce ao iodo radioativo, estudos da tireoide neonatal indicaram hipertireoidismo transitório proveniente da transferência materna de anticorpos estimulantes (Tran, 2010).

Diagnóstico fetal. A avaliação da função da tireoide fetal é um tanto controversa. Embora o volume tireoidiano fetal possa ser medido por ultrassonografia em mulheres que usam tionamidas ou naquelas com anticorpos tireoestimulantes, a maioria dos pesquisadores atualmente não recomenda esse procedimento rotineiramente (Cohen, 2003; Luton, 2005). Kilpatrick (2003) recomenda amostra do sangue do cordão umbilical e teste de anticorpo fetal apenas se a mãe tiver sido submetida previamente a uma ablação por iodo radioativo. Como o hiper ou hipotireoidismo fetal pode causar hidropsia, restrição de crescimento, bócio ou taquicardia, a amostragem do sangue fetal pode ser adequada se esses forem identificados (Brand, 2005). As diretrizes de prática clínica da Endocrine Society recomendam amostragem do sangue do cordão umbilical apenas quando o diagnóstico de doença da tireoide fetal não puder ser razoavelmente determinado com base em dados clínicos e ultrassonográficos (Garber, 2012). O diagnóstico e o tratamento são considerados no Capítulo 16 (p. 318).

Crise tireotóxica e insuficiência cardíaca

Ambos os distúrbios são agudos e ameaçadores à vida na gravidez. A crise tireotóxica é uma condição hipermetabólica rara na gravidez. Em contraste, a hipertensão pulmonar e a insuficiência cardíaca proveniente da miocardiopatia causada pelos efeitos miocárdicos profundos da tiroxina são comuns nas mulheres grávidas (Sheffield, 2004). Como mostrado na Tabela 58-2, a insuficiência cardíaca se desenvolveu em 8% de 90 mulheres com tireotoxicose não controlada. Nessas mulheres, a miocardiopatia é caracterizada por um estado de alto débito cardíaco, que pode levar à miocardiopatia dilatada (Fadel, 2000; Klein, 1998). A gestante com tireotoxicose possui reserva cardíaca mínima, e a descompensação geralmente é precipitada por pré-eclâmpsia, anemia, sepse ou uma combinação delas. Felizmente, a miocardiopatia induzida pela tiroxina e a hipertensão pulmonar costumam ser reversíveis (Sheffield, 2004; Siu, 2007; Vydt, 2006).

Manejo. O tratamento é semelhante para a crise tireotóxica e a insuficiência cardíaca e deve ser realizado em uma área de terapia intensiva que pode incluir unidades de cuidados especiais no trabalho de parto e parto (American College of Obstetricians and Gynecologists, 2017). Está mostrada na Figura 58-4 nossa abordagem ao manejo clínico da crise tireotóxica ou da insuficiência cardíaca tireotóxica. Após 1 ou 2 horas da administração inicial de tionamida, administra-se iodo para inibir a liberação por parte da tireoide de T_3 e T_4. Ele pode ser administrado de modo intravenoso como iodeto de sódio ou via oral como solução saturada de iodeto de potássio (SSKI) ou solução Lugol. Com uma história de anafilaxia induzida por iodo, administra-se carbonato de lítio, 300 mg, a cada 6 horas. A maioria dos especialistas recomenda dexametasona, 2 mg, de forma intravenosa, a cada 6 horas, em 4 doses, a fim de bloquear a conversão periférica de T_4 para T_3. Se um fármaco betabloqueador for administrado para controlar a taquicardia, seu efeito sobre a insuficiência cardíaca deve ser considerado. O propranolol, o labetalol e o esmolol foram todos usados com sucesso. Pré-eclâmpsia grave, infecção ou anemia coexistentes devem ser agressivamente tratadas.

Hiperêmese gravídica e tireotoxicose transitória gestacional

Aspectos bioquímicos passageiros do hipertireoidismo podem ser observados em 2 a 15% das mulheres precocemente na gravidez (Fitzpatrick, 2010). Muitas mulheres com hiperêmese gravídica têm níveis de tiroxina sérica anormalmente altos e níveis de TSH baixos (Cap. 54, p. 1045). Isso resulta da estimulação do receptor de TSH a partir de concentrações massivas – mas normais para a gravidez – de hCG. Essa condição transitória também é chamada de *tireotoxicose transitória gestacional*. Mesmo se associada à hiperêmese, os fármacos antitireoidianos não são justificados (American College of Obstetricians and Gynecologists, 2017). O grau de elevação do nível de hCG não se correlaciona com os valores de tiroxina e TSH, que se tornam mais normais próximo da metade da gestação (Nathan, 2014; Yoshihara, 2015).

Tireotoxicose e doença trofoblástica gestacional

A prevalência dos níveis aumentados de tiroxina nas mulheres com gravidez molar varia de 25 a 65% (Hershman, 2004). Como discutido, níveis de hCG anormalmente altos levam a um estímulo excessivo do receptor de TSH. Como hoje esses tumores geralmente são diagnosticados de forma precoce, o hipertireoidismo clinicamente aparente se tornou menos comum. Com a evacuação molar, níveis de T_4L no soro geralmente normalizam rapidamente, simultaneamente às concentrações decrescentes de hCG. Isso é discutido com mais detalhes no Capítulo 20 (p. 391).

■ Hipertireoidismo subclínico

Os testes de TSH de terceira geração com uma sensibilidade analítica de 0,002 mU/mL permitem a identificação de distúrbios subclínicos da tireoide. Esses extremos bioquimicamente definidos em geral representam as variações biológicas normais, mas podem ser precursores dos primeiros sinais de disfunção na tireoide. O *hipertireoidismo subclínico* é caracterizado por uma concentração de TSH sérico anormalmente baixa, juntamente com

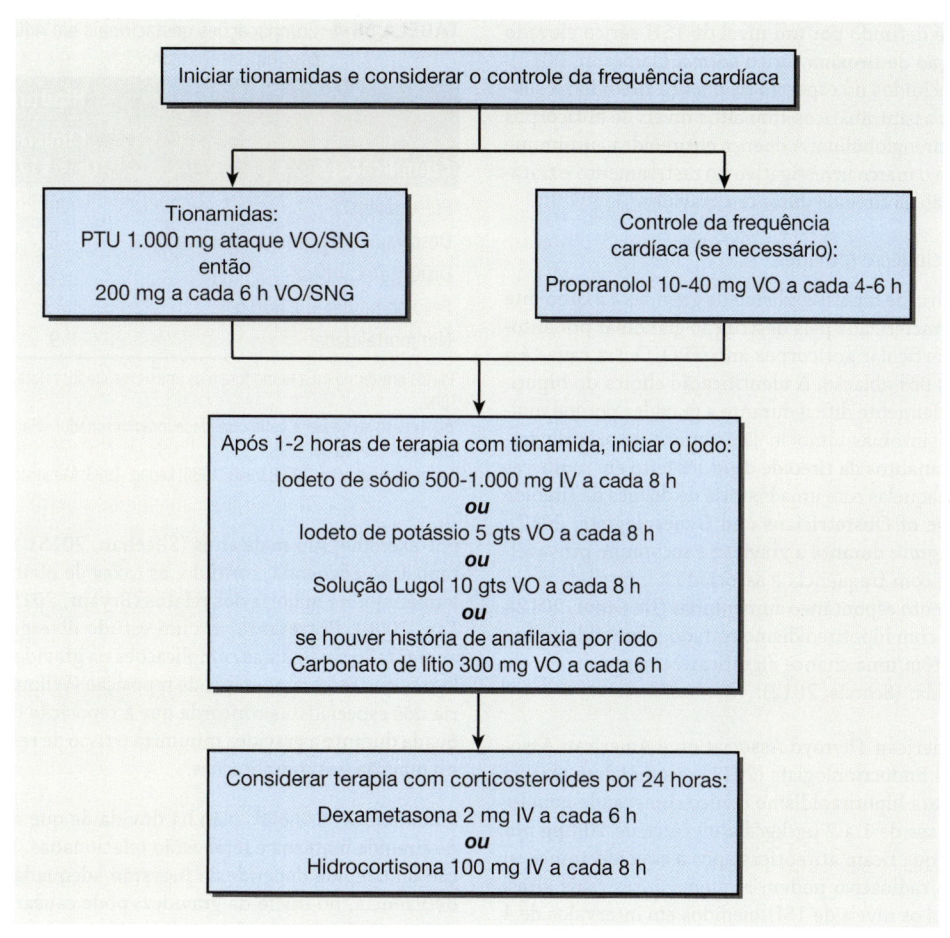

```
┌─────────────────────────────────────────────────────────────┐
│  Iniciar tionamidas e considerar o controle da frequência  │
│                         cardíaca                            │
└─────────────────────────────────────────────────────────────┘
              │                                │
              ▼                                ▼
   ┌──────────────────────┐      ┌────────────────────────────┐
   │     Tionamidas:      │      │  Controle da frequência    │
   │ PTU 1.000 mg ataque  │      │  cardíaca (se necessário): │
   │       VO/SNG         │      │  Propranolol 10-40 mg VO   │
   │        então         │      │       a cada 4-6 h         │
   │ 200 mg a cada 6 h    │      └────────────────────────────┘
   │       VO/SNG         │
   └──────────────────────┘
                                     │
                                     ▼
        ┌────────────────────────────────────────────────┐
        │ Após 1-2 horas de terapia com tionamida,       │
        │ iniciar o iodo:                                │
        │   Iodeto de sódio 500-1.000 mg IV a cada 8 h   │
        │                    ou                          │
        │   Iodeto de potássio 5 gts VO a cada 8 h       │
        │                    ou                          │
        │   Solução Lugol 10 gts VO a cada 8 h           │
        │                    ou                          │
        │   se houver história de anafilaxia por iodo    │
        │   Carbonato de lítio 300 mg VO a cada 6 h      │
        └────────────────────────────────────────────────┘
                                     │
                                     ▼
        ┌────────────────────────────────────────────────┐
        │ Considerar terapia com corticosteroides por    │
        │ 24 horas:                                      │
        │   Dexametasona 2 mg IV a cada 6 h              │
        │                    ou                          │
        │   Hidrocortisona 100 mg IV a cada 8 h          │
        └────────────────────────────────────────────────┘
```

FIGURA 58-4 Um exemplo de manejo para a crise tireotóxica ou insuficiência cardíaca tireotóxica. gts, gotas; IV, intravenoso; PTU, propiltiouracila; SNG, sonda nasogástrica; VO, via oral.

níveis normais de hormônio tiroxina (Surks, 2004). Os efeitos em longo prazo da tireotoxicose subclínica persistente incluem osteoporose, morbidade cardiovascular e progressão para tireotoxicose clínica ou insuficiência da tireoide. Casey e Leverno (2006) relataram que o hipertireoidismo subclínico foi encontrado em 1,7% das mulheres grávidas. É importante salientar que o hipertireoidismo subclínico não estava associado a resultados adversos na gravidez. Em análises retrospectivas separadas de quase 25.000 mulheres que foram submetidas a rastreamento da tireoide durante toda a gravidez, Wilson e colaboradores (2012) e Tudela e colaboradores (2012) também não encontraram nenhuma relação entre hipertireoidismo subclínico e pré-eclâmpsia ou diabetes gestacional.

O tratamento do hipertireoidismo subclínico parece especialmente injustificado na gravidez porque os fármacos antitireoidianos podem afetar o feto. Essas mulheres podem se beneficiar de acompanhamento periódico, e cerca da metade terá, por fim, concentrações normais de TSH.

■ Hipotireoidismo

O hipotireoidismo clínico ou sintomático, como mostrado na Tabela 58-3, foi relatado como complicação de 2 a 12 a cada 1.000 gestações. Ele é caracterizado por achados clínicos não específicos insidiosos que incluem fadiga, constipação, intolerância ao frio, cãibras musculares e ganho de peso. Uma glândula tireoide patologicamente aumentada depende da etiologia do hipotireoidismo, sendo mais provável em mulheres em áreas de deficiência endêmica de iodo ou naquelas com tireoidite de Hashimoto. Outros achados incluem edema, pele seca, queda de cabelo e fase de relaxamento prolongada dos reflexos do tendão profundo. O *hipotireoidismo clínico* é diagnosticado quando um nível de TSH sérico anormalmente alto é acompanhado por um nível de tiroxina anormalmente baixo. O *hipotireoidismo subclínico*, discutido

TABELA 58-3 Frequência do hipotireoidismo clínico na gravidez

Estudo	País	Incidência
Wang (2011)[a]	China	0,3%
Cleary-Goldman (2008)[a]	Estados Unidos	0,3%
Vaidya (2007)[a]	Reino Unido	1,0%
Casey (2005)[b]	Estados Unidos	0,2%
Andersen (2016)[c]	Dinamarca	1,2%

[a]Rastreado durante o primeiro trimestre.
[b]Rastreado antes de 20 semanas.
[c]Diagnosticado no início da gestação ou no final da gestação.

posteriormente, é definido por um nível de TSH sérico elevado e uma concentração de tiroxina sérico *normal* (Jameson, 2015). Às vezes, estão incluídos no espectro da doença tireoidiana subclínica indivíduos assintomáticos com altos níveis de anticorpos anti-TPO ou antitireoglobulina. A doença eutireóidea autoimune representa um novo marco investigativo no rastreamento e tratamento da disfunção da tireoide durante a gravidez.

Hipotireoidismo clínico e gravidez

A causa mais comum de hipotireoidismo na gravidez é a tireoidite de Hashimoto, caracterizada pela destruição glandular por autoanticorpos, em particular anticorpos anti-TPO. Outra causa é a doença de Graves pós-ablação. A identificação clínica do hipotireoidismo é especialmente difícil durante a gravidez porque muitos dos sinais ou sintomas também são comuns da própria gravidez. O teste de analitos da tireoide deve ser feito em mulheres sintomáticas ou naquelas com uma história de doença da tireoide (American College of Obstetricians and Gynecologists, 2017). O *hipotireoidismo grave* durante a gravidez é incomum, provavelmente porque ele com frequência é associado à infertilidade e a taxas de abortamento espontâneo aumentadas (De Groot, 2012). Mesmo mulheres com hipotireoidismo tratado submetidas à fertilização *in vitro* têm uma chance significativamente menor de conseguir engravidar (Scoccia, 2012).

Tratamento. A American Thyroyd Association e American Association of Clinical Endocrinologists (2011) recomendam terapia de substituição para hipotireoidismo clínico começando com levotiroxina em doses de 1 a 2 μg/kg/dia ou cerca de 100 μg por dia. As mulheres que ficam atireóticas após a tireoidectomia ou terapia com iodo radioativo podem requerer doses mais altas. A vigilância é feita os níveis de TSH medidos em intervalos de 4 a 6 semanas, e a dose de tiroxina é ajustada por incrementos de 25 a 50 μg até os valores de TSH ficarem normais. A gravidez está associada a um aumento nas necessidades de tiroxina em aproximadamente um terço das mulheres suplementadas (Abalovich, 2010; Alexander, 2004). Acredita-se que o aumento da demanda na gravidez esteja relacionado à produção aumentada de estrogênio (Arafah, 2001).

O aumento das necessidades de tiroxina começa em até 5 semanas de gestação. Em um ensaio randomizado que forneceu uma dose aumentada de levotiroxina na confirmação da gravidez em 60 mães, Yassa e colaboradores (2010) descobriram que um aumento de 29 a 43% na dose semanal mantinha os valores de TSH sérico < 5 mU/L durante o primeiro trimestre em todas as mulheres. É importante salientar, contudo, que esse aumento causou supressão de TSH em mais de um terço das mulheres. Assim, um hipotireoidismo significativo pode se desenvolver cedo em mulheres sem reserva de tireoide, como aquelas com tireoidectomia prévia, história de ablação de iodo radioativo ou naquelas que se submeteram a técnicas de reprodução assistida (Alexander, 2004; Loh, 2009). Aumentos antecipados de 25% na reposição de tiroxina na confirmação da gravidez reduzem essa probabilidade. Todas as outras mulheres com hipotireoidismo devem, em vez disso, se submeter ao teste de TSH no início do cuidado pré-natal.

Resultado de gravidez com hipotireoidismo clínico. Estudos observacionais, embora limitados, indicam que resultados perinatais adversos excessivos estão associados à deficiência de tiroxina com sinais clínicos (Tab. 58-4). As taxas de partos pré-termo,

TABELA 58-4 Complicações gestacionais em 440 mulheres com hipotireoidismo

Complicações	Hipotireoidismo (%)	
	Clínico (n = 112)	Subclínico (n = 328)
Pré-eclâmpsia	32	8
Descolamento prematuro da placenta	8	1
Disfunção cardíaca	3	2
Peso ao nascer < 2.000 g[a,b]	33	32
Natimortalidade[c]	9	3[c]

[a]Partos pré-termo ou a termo foram os únicos resultados relatados por Abalovich, 2002.
[b]Baixo peso ao nascer e natimortalidade foram resultados relatados por Su, 2011.
[c]Um bebê morreu por sífilis.
Dados de Abalovich, 2002; Davis, 1988; Leung, 1993; Männistö, 2009; Su, 2011.

por exemplo, são mais altas (Sheehan, 2015). Com a terapia de reposição adequada, contudo, as taxas de efeitos colaterais não aumentam na maioria dos relatos (Bryant, 2015; Matalon, 2006; Tan, 2006). Entretanto, em um estudo divergente, houve risco aumentado de algumas complicações na gravidez mesmo em mulheres que recebiam terapia de reposição (Wikner, 2008). A maioria dos especialistas concorda que a reposição de hormônio adequada durante a gravidez minimiza o risco de resultados adversos e a maioria das complicações.

Efeito fetal e neonatal. Não há dúvida de que as anormalidades de tireoide materna e fetal estão relacionadas. Em ambas, a função da tireoide depende da ingestão adequada de iodeto, e sua deficiência, no início da gravidez, pode causar hipotireoidismo materno e fetal. E, conforme discutido, anticorpos bloqueadores dos receptores de TSH maternos podem atravessar a placenta e causar disfunção da tireoide fetal. Rovelli e colaboradores (2010) avaliaram 129 neonatos nascidos de mulheres com tireoidite autoimune. Eles descobriram que 28% tinham um nível de TSH elevado no terceiro ou quarto dia de vida e 47% deles tinha anticorpos anti-TPO no décimo quinto dia. Ainda assim, autoanticorpos eram indetectáveis aos 6 meses de idade. Parece paradoxal que, apesar desses achados laboratoriais transitórios no *neonato*, anticorpos anti-TPO e antitiroglobulina tenham pouco ou nenhum efeito sobre a função da tireoide *fetal* (Fisher, 1997). Na verdade, a prevalência de hipotireoidismo fetal em mulheres com tireoidite de Hashimoto materna é estimada em apenas 1 de 180.000 recém-nascidos (Brown, 1996).

■ Hipotireoidismo subclínico

Embora comum em mulheres, a incidência de hipotireoidismo subclínico varia conforme idade, raça, ingestão alimentar de iodo e limiares de TSH sérico usados para estabelecer o diagnóstico (Jameson, 2015). Em dois grandes estudos totalizando mais de 25.000 gestantes avaliadas na primeira metade da gravidez, o hipotireoidismo subclínico foi identificado em 2,3% (Casey, 2005; Cleary-Goldman, 2008). A taxa de progressão para a insuficiência da tireoide clínica é impactada pelo nível de TSH, idade, outros distúrbios, como diabetes, e presença de anticorpos antitireoidianos.

Diez e Iglesias (2004) acompanharam prospectivamente 93 mulheres não grávidas com hipotireoidismo subclínico durante 5 anos e relataram que, em um terço delas, os valores de TSH ficaram normais. Nos outros dois terços, aquelas mulheres cujos níveis de TSH eram de 10 a 15 mU/L desenvolveram a doença clínica em uma taxa de 19 por 100 pacientes/ano. As mulheres cujos níveis de TSH eram < 10 mU/L desenvolveram hipotireoidismo clínico em uma taxa de 2 por 100 pacientes/ano.

Em relação ao rastreamento de hipotireoidismo subclínico em não grávidas, a U.S. Preventative Services Task Force também relata que quase todos os pacientes que desenvolvem hipotireoidismo clínico em 5 anos têm um nível inicial de TSH > 10 mU/L (Helfand, 2004; Karmisholt, 2008).

Para grávidas, em um estudo de acompanhamento de 20 anos com 5.805 mulheres que foram rastreadas no início da gravidez, apenas 3% desenvolveram doença da tireoide. Das 224 mulheres identificadas com hipotireoidismo subclínico durante a gravidez, 17% desenvolveram doença da tireoide nos próximos 20 anos e a maioria teve anticorpos anti-TPO ou antitireoglobulina durante a gravidez (Männistö, 2010). Consequentemente, a probabilidade de desenvolvimento de hipotireoidismo clínico *durante* a gravidez em mulheres saudáveis com hipotireoidismo subclínico parece remota.

Hipotireoidismo subclínico e gravidez

Estudos iniciais sugeriram que o hipotireoidismo subclínico pode estar associado a resultados adversos da gravidez. Em 1999, o interesse foi aumentado por dois estudos que indicaram que a hipofunção da tireoide materna não diagnosticada poderia prejudicar o desenvolvimento neuropsicológico fetal. Em um estudo, Pop e colaboradores (1999) descreveram 22 mulheres com níveis de T_4 livre < 10º percentil cujos filhos corriam um risco maior de desenvolvimento psicomotor prejudicado. Em outro estudo, Haddow e colaboradores (1999) avaliaram retrospectivamente crianças nascidas de 48 mulheres não tratadas cujos valores de TSH sérico excediam o 98º percentil. Algumas tiveram desempenho escolar, reconhecimento de leitura e escore de quociente de inteligência (QI) diminuídos. Embora descritas como "subclinicamente hipotireóideas", essas mulheres tinham níveis médios de tiroxina livre sérica anormalmente baixos e, assim, provavelmente tinham hipotireoidismo *clínico*.

Para melhor avaliar quaisquer efeitos adversos, Casey e colaboradores (2005) identificaram hipotireoidismo subclínico em 2,3% de 17.298 mulheres rastreadas no Parkland Hospital antes da metade da gestação. Essas mulheres tiveram incidência pequena, mas significativamente maior, de parto pré-termo, descolamento prematuro de placenta e recém-nascidos admitidos no berçário de terapia intensiva em comparação com as mulheres eutireóideas. Em outro estudo com 10.990 mulheres semelhantes, no entanto, Cleary-Goldman e colaboradores (2008) não encontraram tais associações.

Outros estudos confirmaram posteriormente uma ligação entre a função tireoidiana subclínica e os resultados adversos (Chen, 2017; Maraka, 2016). Um incluiu 24.883 mulheres rastreadas durante a gravidez e mostrou um risco quase duas vezes maior de pré-eclâmpsia grave (Wilson, 2012). Em uma análise da mesma coorte, foi demonstrada uma relação consistente entre o aumento dos níveis de TSH e o risco de diabetes gestacional (Tudela, 2012). Por fim, Nelson e colaboradores (2014) encontraram risco elevado de diabetes e natimortalidade.

Lazarus e colaboradores (2012) relataram os resultados do estudo internacional multicêntrico Controlled Antenatal Thyroid Screening (CATS). Esse estudo avaliou o rastreamento pré-natal da tireoide e o tratamento randomizado de hipotireoidismo subclínico e hipotiroxinemia materna isolada. Eles relataram que os escores de QI dos filhos aos 3 anos de idade não eram superiores nas gestações tratadas.

Apesar desses achados, a pergunta não respondida dizia respeito a se o tratamento do hipotireoidismo subclínico mitigaria um ou todos esses resultados adversos relatados. Para resolver essa questão, a Maternal-Fetal Medicine Units Network examinou mais de 97.000 mulheres grávidas quanto a distúrbios da tireoide e relatou que 3,3% apresentavam hipotireoidismo subclínico. Essas 677 mulheres foram aleatoriamente designadas para terapia de reposição de tiroxina ou placebo. Conforme relatado por Casey e colaboradores (2017), e mostrado na Tabela 58-5, os resultados adversos da gravidez materna ou o desenvolvimento cognitivo na progênie aos 5 anos não diferiram entre os grupos. As pontuações anuais dos testes de desenvolvimento e os resultados do transtorno de déficit de atenção/hiperatividade também não diferiram.

Rastreamento na gravidez. Devido aos achados dos estudos de 1999 citados anteriormente, algumas organizações têm recomendado rastreamento pré-natal de rotina e tratamento para hipotireoidismo subclínico. Como resposta ao estudo de Lazarus, porém, as diretrizes de prática clínica da Endocrine Society, American Thyroid Association e American Association of Clinical Endocrinologists uniformemente recomendaram rastrear apenas aquelas com risco aumentado durante a gravidez (De Groot, 2012; Garber, 2012). Essa foi e ainda é a recomendação do American College of Obstetricians and Gynecologists (2017). Os achados de Casey e colaboradores (2017) reforçam ainda mais essas recomendações.

■ Hipotiroxinemia materna isolada

As mulheres com baixos valores de T_4L no soro, mas com um nível de TSH de variação normal, são consideradas como tendo *hipotiroxinemia materna isolada*. Sua incidência em dois grandes ensaios foi de 1,3 a 2,1% (Casey, 2007; Cleary-Goldman, 2008). Como mostrado na Figura 58-2, diferentemente do hipotireoidismo subclínico, essas mulheres tinham baixa prevalência de anticorpos antitireoidianos.

A evolução do conhecimento desse distúrbio da tireoide foi semelhante à observada no hipotireoidismo subclínico. Estudos iniciais relataram que filhos de mulheres com hipotiroxinemia isolada apresentavam dificuldades no desenvolvimento neurológico (Kooistra, 2006; Pop, 1999, 2003). Em outro estudo, Casey e colaboradores (2007) não encontraram riscos mais altos para outros resultados perinatais adversos em comparação com os de mulheres eutireóideas. Além disso, o estudo CATS, anteriormente mencionado, não encontrou melhora nos resultados de desenvolvimento neurológico em mulheres com hipotiroxinemia isolada que foram tratadas com tiroxina (Lazarus, 2012).

O ensaio randomizado conduzido pela Maternal-Fetal Medicine Units Network também forneceu dados para resolver essa questão. Casey e colaboradores (2017) não observaram taxas mais altas de resultados adversos entre os grupos e descobriram que o tratamento precoce com tiroxina não oferecia benefícios (ver Tab. 58-5).

■ Doença da tireoide autoimune eutireóidea

Os autoanticorpos para TPO e tireoglobulina foram identificados em 6 a 20% de mulheres em idade reprodutiva (Thangaratinam,

TABELA 58-5 Desfechos gestacionais e perinatais segundo o diagnóstico e grupo de tratamento de distúrbios da tireoide[a]

Desfechos	Hipotireoidismo subclínico		Hipotiroxinemia isolada	
	Tiroxina	Placebo	Tiroxina	Placebo
Maternos				
IGE no parto (semanas)	39,1 ± 2,5	38,9 ± 3,1	39,0 ± 2,4	38,8 ± 3,1
Parto pré-termo < 34 semanas	9,1%	10,9%	3,8%	2,7%
Descolamento prematuro da placenta	0,3%	1,5%	1,1%	0,8%
Pré-eclâmpsia	6,5%	5,9%	3,4%	4,2%
Diabetes	7,4%	6,5%	8,0%	9,2%
Perinatais e infantis				
Natimortos	12/1.000	21/1.000	8/1.000	19/1.000
Mortes neonatais	0	3/1.000	4/1.000	4/1.000
Admissão na UTIN	8,6%	6,2%	11,8%	11,9%
Peso ao nascer < 10º percentil	9,8%	8,1%	8,8%	7,8%
QI médio (25º, 75º percentil)	97 (85, 105)	94 (85, 107)	94 (83, 101)	91 (82, 101)

[a]Em todas as comparações, $p > 0,05$.
IGE, idade gestacional estimada; QI, quociente de inteligência; UTIN, unidade de terapia intensiva neonatal.
Dados de Casey, 2017.

2011). A maioria das mulheres com teste positivo para tais anticorpos é eutireóidea. Dessa forma, tais mulheres carregam um aumento no risco de 2 a 5 vezes de perda gestacional precoce (Stagnaro-Green, 2004; Thangaratinam, 2011). A presença de anticorpos antitireoidianos também foi associada com parto pré-termo (Stagnaro-Green, 2009). Em um ensaio com tratamento randomizado de 115 mulheres eutireóideas com anticorpos anti-TPO, Negro e colaboradores (2006) relataram que o tratamento com levotiroxina reduziu incrivelmente a taxa de parto pré-termo de 22 para 7%. Contrariamente, Abbassi-Ghanavati e colaboradores (2010) avaliaram resultados da gravidez em mais de 1.000 mulheres não tratadas com anticorpos anti-TPO e não encontraram um risco aumentado de parto pré-termo comparado com o risco em 16.000 mulheres eutireóideas sem anticorpos. Esses pesquisadores, contudo, encontraram um risco triplicado de descolamento prematuro da placenta nessas mulheres.

Da mesma forma que as não gestantes com anticorpos anti-TPO, essas mulheres correm um risco aumentado de progressão da doença da tireoide e tireoidite pós-parto (Jameson, 2015; Stagnaro-Green, 2012a). Atualmente, o rastreamento universal para autoanticorpos da tireoide não é recomendado por nenhuma organização profissional (De Groot, 2012; Stagnaro-Green, 2011a, 2012a).

■ **Deficiência de iodo**

A diminuição do enriquecimento do sal de cozinha e de produtos de panificação com iodo nos Estados Unidos nos últimos 25 anos tem levado à deficiência ocasional de iodo (Caldwell, 2005; Hollowelll, 19898). É importante salientar que a mais recente National Health and Nutrition Examination Survey indicou que, em geral, a população americana permanece com suficiência de iodo (Caldwell, 2011). Ainda assim, especialistas concordam que a nutrição de iodo nas populações vulneráveis, como as mulheres grávidas, requer monitoração constante. Em 2011, o Office of Dietary Supplements do National Institutes of Health patrocinou um *workshop* para priorizar a pesquisa sobre o iodo. Os participantes enfatizaram o declínio nos níveis médios de iodo na urina para 125 µg/L em gestantes e os sérios efeitos potenciais sobre os fetos em desenvolvimento (Swanson, 2012).

As necessidades diárias de iodo são maiores durante a gravidez devido ao aumento na produção do hormônio da tireoide, aumento das perdas renais totais e devido às demandas de iodo pelo feto. A ingestão adequada de iodo é requisito para o desenvolvimento neurológico fetal que começa logo após a concepção, e as anormalidades dependem do grau de deficiência. A Organização Mundial da Saúde (OMS) estimou que 38 milhões de crianças nasçam todos os anos em risco de danos cerebrais ao longo da vida associados à deficiência de iodo (Alipui, 2008).

Embora seja duvidoso que a *deficiência leve* cause dano intelectual, a suplementação não previne o bócio fetal (Stagnaro-Green, 2012b). A *deficiência grave*, por outro lado, é com frequência associada ao dano encontrado com o *cretinismo endêmico* (Delange, 2001). Presume-se que a *deficiência moderada* tenha efeitos intermediários e variáveis. Berbel e colaboradores (2009) começaram suplementação diária em mais de 300 gestantes com deficiência moderada em três períodos de tempo: 4 a 6 semanas, 12 a 14 semanas e após o parto. Eles encontraram uma melhora nos escores de desenvolvimento do comportamento neurológico nos filhos de mulheres suplementadas com 200 µg de iodeto de potássio bem no início da gravidez. De maneira similar, Velasco e colaboradores (2009) encontraram melhora nos escores do desenvolvimento psicomotor de Bayley nos filhos de mulheres que receberam suplemento de 300 µg diários de iodo no primeiro trimestre. Em contraste, Murcia e colaboradores (2011) identificaram escores psicomotores mais baixos em bebês de 1 ano de idade cujas mães relataram suplementação diária de mais de 150 µg. Para resolver essa questão, um ensaio controlado randomizado de suplementação de iodo em mulheres grávidas com deficiência de iodo leve a moderada na Índia e na Tailândia está quase completo (Pearce, 2016).

Em relação à ingestão diária de iodo, o Institute of Medicine (2001) recomenda 220 μg/dia durante a gravidez e 290 μg/dia durante a lactação (Cap. 9, p. 168). A Endocrine Society recomenda uma ingestão diária média de iodo de 150 μg em mulheres em idade reprodutiva, que deve ser aumentada para 250 μg durante a gravidez e a amamentação (De Groot, 2012). A American Thyroid Association recomendou que 150 μg de iodo fossem adicionados às vitaminas pré-natais para alcançar essa ingestão diária média (Becker, 2006). De acordo com Leung e colaboradores (2011), contudo, apenas 51% das multivitaminas pré-natais nos Estados Unidos contêm iodo. Foi sugerido que, como a maioria dos casos de hipotiroxinemia materna em todo o mundo está relacionada à deficiência de iodo relativa, a suplementação possa prevenir a necessidade de considerar o tratamento com tiroxina nessas mulheres (Gyamfi, 2009). No entanto, sem evidência de benefício, é difícil justificar o custo da suplementação com iodo de um grande número de mulheres grávidas em áreas com deficiência leve de iodo (Pearce, 2016).

É importante ressaltar que os especialistas alertam contra o excesso de suplementação. Teng e colaboradores (2006) sugeriram que a ingestão excessiva de iodo – definida como > 300 μg/dia – pode levar ao hipotireoidismo subclínico e à tireoidite autoimune. A Endocrine Society, assim como a OMS, aconselha não exceder duas vezes a ingestão diária recomendada de iodo, ou 500 μg/dia (De Groot, 2012; Leung, 2011).

■ Hipotireoidismo congênito

O rastreamento universal de recém-nascidos para hipotireoidismo neonatal foi introduzido em 1974 e agora é exigido por lei em todos os Estados Unidos (Cap. 32, p. 614). Ele se desenvolve em aproximadamente 1 em 3.000 recém-nascidos e é uma das causas mais preveníveis de deficiência intelectual (LaFranchi, 2011). Os distúrbios de desenvolvimento da glândula tireoide, como agenesia e hipoplasia, são responsáveis por 80 a 90% desses casos. O restante é causado por defeitos hereditários na produção de hormônios tireoidianos (Moreno, 2008).

A reposição inicial e agressiva de tiroxina é crucial para recém-nascidos com hipotireoidismo congênito. Ainda assim, alguns recém-nascidos identificados por programas de rastreamento que foram tratados exibirão defeitos cognitivos na adolescência (Song, 2001). Portanto, a gravidade do hipotireoidismo congênito é um fator mais importante nos resultados cognitivos em longo prazo do que o momento do tratamento. Olivieri e colaboradores (2002) relataram que 8% de 1.420 recém-nascidos com hipotireoidismo congênito também tinham outras malformações congênitas maiores.

■ Tireoidite pós-parto

A tireoidite autoimune transitória é consistentemente encontrada em 5 a 10% das mulheres durante o primeiro ano após o parto (Nathan, 2014; Stagnaro-Green, 2011b, 2012a). A disfunção da tireoide pós-parto com um início em 12 meses inclui hipertireoidismo, hipotireoidismo ou ambos. A propensão para tireoidite é anterior à gravidez e está diretamente relacionada com os crescentes níveis séricos de autoanticorpos da tireoide. Até 50% das mulheres que são positivas para anticorpos da tireoide no primeiro trimestre desenvolverão tireoidite pós-parto (Stagnaro-Green, 2012a). Em um estudo holandês com 82 mulheres com diabetes tipo 1, a tireoidite pós-parto se desenvolveu em 16% e foi três vezes mais alta do que na população geral (Gallas, 2002).

É importante salientar que 46% daquelas identificadas com tireoide pós-parto clínica tinham anticorpos anti-TPO no primeiro trimestre.

Manifestações clínicas

Na prática clínica, a tireoidite pós-parto é diagnosticada com pouca frequência porque ela geralmente se desenvolve meses após o parto e causa sintomas vagos e não específicos (Stagnaro-Green, 2004). A apresentação clínica varia, e classicamente duas fases clínicas que podem se desenvolver em sucessão são reconhecidas. A primeira e mais precoce é a *tireotoxicose induzida por destruição* com sintomas da liberação excessiva de hormônio proveniente de distúrbio glandular. O início é abrupto e um bócio pequeno e indolor é frequente. Embora possa haver muitos sintomas, apenas fadiga e palpitações são mais frequentes nas mulheres tireotóxicas comparadas com os controles normais. Essa fase tireotóxica geralmente dura apenas alguns meses. As tionamidas são ineficazes e, se os sintomas forem graves, um agente betabloqueador pode ser administrado. A segunda fase, e geralmente mais tardia, entre 4 e 8 meses após o parto, é o *hipotireoidismo* causado por tireoidite. A tireomegalia e outros sintomas são comuns e mais proeminentes do que durante a fase tireotóxica. A reposição de tiroxina com doses de 25 a 75 μg/dia costuma ser administrada por 6 a 12 meses.

Stagnaro-Green e colaboradores (2011b) relataram resultados do acompanhamento pós-parto em 4.562 grávidas italianas que haviam sido rastreadas para doenças da tireoide na gravidez. Os níveis de anticorpos anti-TPO e TSH séricos foram novamente mensurados em 6 e 12 meses. Em geral, dois terços de 169 mulheres (3,9%) com tireoidite pós-parto foram identificadas como tendo apenas hipotireoidismo. O restante das mulheres foi diagnosticado com hipertireoidismo. Apenas 14% de todas as mulheres demonstraram a progressão bifásica "clássica" descrita anteriormente. Esses achados são condizentes com dados compilados de outros 20 estudos entre 1982 e 2008 (Stagnaro-Green, 2012a).

Em geral, as mulheres que têm qualquer tipo de tireoidite pós-parto têm um risco de 20 a 30% de mais tarde desenvolverem hipotireoidismo permanente, com uma taxa de progressão anual de 3,6% (Nathan, 2014). As mulheres com risco aumentado de desenvolver hipotireoidismo são aquelas com títulos mais altos de anticorpos da tireoide e níveis de TSH mais altos durante a fase hipotireóidea inicial. Outras podem desenvolver doença subclínica, mas metade daquelas com tireoidite que são positivas para anticorpos anti-TPO desenvolvem hipotireoidismo permanente em 6 a 7 anos (Stagnaro-Green, 2012a).

Uma associação entre tireoidite pós-parto e depressão pós-parto foi proposta, mas permanece não resolvida. Lucas e colaboradores (2001) encontraram uma incidência de 1,7% de depressão pós-parto em 6 meses em mulheres com tireoidite, bem como nos controles. Pederson e colaboradores (2007) descobriram uma correlação significativa entre escores anormais na Escala de Depressão Pós-Natal de Edimburgo e valores de tiroxina totais na variação normal baixa durante a gravidez em 31 mulheres. Também indefinido é o elo entre depressão e anticorpos da tireoide. Kuijpens e colaboradores (2001) relataram que os anticorpos anti-TPO eram um marcador para a depressão pós-parto em mulheres eutireóideas. Em um ensaio randomizado, no entanto, Harris e colaboradores (2002) não relataram diferença na depressão pós-parto em 342 mulheres com anticorpos anti-TPO que receberam levotiroxina ou placebo.

■ Doença nodular da tireoide

Os nódulos da tireoide podem ser encontrados em 1 a 2% das mulheres em idade reprodutiva (Fitzpatrick, 2010). O tratamento de um nódulo da tireoide palpável durante a gravidez depende da idade gestacional e do tamanho da massa. Pequenos nódulos detectados por métodos ultrassonográficos sensíveis são comuns durante a gravidez em algumas populações. Kung e colaboradores (2002) usaram ultrassonografia de resolução mais alta e descobriram que 15% das mulheres chinesas tinham nódulos com diâmetro superior a 2 mm. Quase 50% eram múltiplos, e os nódulos geralmente aumentavam modestamente durante a gravidez e não diminuíam no pós-parto. A biópsia dos nódulos > 5 mm^3 que persistiram em 3 meses em geral mostrou hiperplasia nodular, e nenhum era maligno. Na maioria dos estudos, 90 a 95% dos nódulos solitários são benignos (Burch, 2016).

A avaliação dos nódulos na tireoide durante a gravidez deve ser similar àquela para as pacientes não gestantes. Conforme discutido no Capítulo 46 (p. 908), a *cintilografia com iodo radioativo* na gravidez geralmente não é recomendada (American College of Obstetricians and Gynecologists, 2017). O exame *ultrassonográfico* detecta com confiança nódulos > 5 mm, e sua natureza sólida ou cística também é determinada. De acordo com a American Association of Clinical Endocrinologists, as características sonográficas associadas à malignidade incluem padrão hipoecogênico, margens irregulares e microcalcificações (Gharib, 2005). A *punção aspirativa com agulha fina (PAAF)* é um excelente método para avaliação, e os marcadores tumorais e imunocoloração são confiáveis para avaliar a malignidade (Hegedüs, 2004). Se a PAAF mostra uma lesão folicular, a cirurgia pode ser postergada até após o parto.

A avaliação do câncer da tireoide envolve uma abordagem multidisciplinar (Fagin, 2016). Muitos carcinomas da tireoide são bem diferenciados e têm curso indolor. Messuti e colaboradores (2014) forneceram evidências de que a persistência ou recorrência desses tumores pode ser mais comum em mulheres grávidas. Quando a malignidade da tireoide é diagnosticada durante o primeiro ou segundo trimestre, a tireoidectomia pode ser realizada antes do terceiro trimestre (Cap. 63, p. 1201). Nas mulheres sem evidência de câncer da tireoide agressivo ou naquelas diagnosticadas no terceiro trimestre, o tratamento cirúrgico pode ser postergado para o período de puerpério imediato (Gharib, 2010).

DOENÇAS DA PARATIREOIDE

A função do *paratormônio (PTH)* é manter a concentração de cálcio no líquido extracelular. Esse hormônio de 84 aminoácidos age diretamente sobre o osso e o rim e indiretamente sobre o intestino delgado por meio de seus efeitos sobre a síntese de vitamina D (1,25-[OH]$_2$D) para aumentar o cálcio no soro (Potts, 2015). A secreção é regulada pela concentração de cálcio ionizado no soro por meio de um sistema de *feedback* negativo. A *calcitonina* é um potente paratormônio que age como um antagonista do paratormônio fisiológico. As interações entre esses hormônios e o metabolismo de cálcio, bem como a *proteína relacionada ao PTH* produzida pelo tecido fetal, são discutidas no Capítulo 4 (p. 71).

Das demandas fetais, as necessidades de cálcio atingem 300 mg/dia no final da gravidez e 30 g por toda a gestação. Essas necessidades e a maior perda renal de cálcio pela filtração glomerular aumentada tornam substancialmente maiores as demandas maternas de cálcio. A gravidez está associada a um aumento duplicado nas concentrações séricas de 1,25-di-hidroxivitamina D, que aumenta a absorção de cálcio gastrintestinal. Esse hormônio é provavelmente de origem placentária e decidual porque os níveis de PTH são normais baixos ou diminuídos durante a gravidez (Cooper, 2011; Molitch, 2000). Os níveis de cálcio sérico total declinam com as concentrações de albumina sérica, mas os níveis de cálcio ionizado permanecem inalterados. Vargas Zapata e colaboradores (2004), entre outros, sugeriram um papel para o fator de crescimento semelhante à insulina 1 (IGF-1) na homeostase do cálcio materno e na renovação óssea.

■ Hiperparatireoidismo

A hipercalcemia é causada por hiperparatireoidismo ou câncer em 90% dos casos (Potts, 2015). Como muitos sistemas laboratoriais automatizados incluem medida de cálcio sérico, o hiperparatireoidismo deixou de ser uma condição definida por sintomas para ser uma condição que se descobre no exame de rotina (Pallan, 2012). Ele tem predominância registrada de 2 a 3 por 1.000 mulheres, mas estima-se que a taxa possa ser de até 14 por 1.000 mulheres quando os casos assintomáticos são incluídos. Quase 80% são causados por um adenoma solitário e outros 15% por hiperfunção de todas as quatro glândulas. No restante, a malignidade como a causa de cálcio sérico aumentado é normalmente óbvia. O PTH produzido pelos tumores não é idêntico ao hormônio natural e pode não ser detectado pelos ensaios de rotina.

Na maioria das pacientes, o nível de cálcio no soro está apenas 1,0 a 1,5 mg/dL acima do limite normal superior. Isso pode ajudar a explicar por que apenas 20% daquelas que têm níveis anormalmente elevados são sintomáticas (Bilezikian, 2004). Em 25%, contudo, os sintomas ficam aparentes quando o nível de cálcio no soro continua subindo. A *crise hipercalcêmica* se manifesta como estupor, náuseas, vômitos, fraqueza, fadiga e desidratação.

Todas as mulheres com hiperparatireoidismo sintomático devem ser tratadas cirurgicamente (Potts, 2015). As indicações para paratireoidectomia incluem nível de cálcio sérico de 1,0 mg/dL acima da variação normal superior, depuração de creatinina calculada < 60 mL/min, densidade óssea reduzida ou idade > 50 anos (Bilezikian, 2009). Aquelas que não satisfazem esses critérios devem ser submetidas à medida anual do nível de cálcio sérico e creatinina e avaliação da densidade óssea a cada 1 a 2 anos (Pallan, 2012).

Hiperparatireoidismo na gravidez

Em sua revisão, Schnatz e Thaxton (2005) encontraram menos de 200 casos registrados de hiperparatireoidismo complicando a gravidez. Como em pacientes não grávidas, o adenoma da paratireoide é a etiologia mais comum. A produção de hormônio paratireóideo ectópico e casos raros de carcinoma paratireóideo foram relatados na gravidez (Montoro, 2000; Saad, 2014). Os sintomas incluem hiperêmese, fraqueza generalizada, cálculos renais e transtornos psiquiátricos. Às vezes, a pancreatite é o distúrbio de apresentação (Cooper, 2011; Hirsch, 2015).

A gravidez teoricamente melhora o hiperparatireoidismo por causa do desvio significativo de cálcio para o feto e da excreção renal aumentada (Power, 1999). No entanto, quando os "efeitos protetores" da gravidez são retirados, a crise hipercalcêmica pós-parto é um perigo significativo. Essa complicação fatal pode ser observada com níveis de cálcio sérico maiores do que 14 mg/dL e é caracterizada por náusea, vômito, tremores, desidratação e alterações no estado mental (Malekar-Raikar, 2011).

Os relatos iniciais descreveram aumento dos natimortos e partos pré-termo em gestações complicadas por hiperparatireoidismo.

Os relatos mais recentes, contudo, descreveram taxas mais baixas de natimortalidade, morte neonatal e tetania neonatal (Kovacs, 2011). Outras complicações fetais incluem abortamento espontâneo, restrição do crescimento fetal e baixo peso ao nascer (Chamarthi, 2011). Schnatz (2005) relatou uma incidência de 25% de pré-eclâmpsia.

Manejo na gravidez. A remoção cirúrgica de um adenoma da paratireoide sintomático é preferível. Isso deve impedir as morbidades fetais e neonatais, bem como crises da paratireoide no pós-parto (Kovacs, 2011). A exploração eletiva do pescoço durante a gravidez em geral é bem tolerada, mesmo no terceiro trimestre (Hirsch, 2015; Schnatz, 2005; Stringer, 2017). Em pelo menos dois casos, um adenoma mediastinal foi removido na metade da gestação (Rooney, 1998; Saad, 2014).

O manejo clínico pode ser adequado em gestantes assintomáticas com hipercalcemia leve (Hirsch, 2015). Nesse caso, os pacientes são cuidadosamente monitorados no puerpério para crise hipercalcêmica. O manejo clínico inicial pode incluir *calcitonina* para diminuir a liberação de cálcio esquelético, ou fosfato oral, 1 a 1,5 g por dia, em doses divididas, para ligar o cálcio em excesso. Para mulheres com níveis de cálcio no soro perigosamente elevados ou para aquelas que estão mentalmente enfraquecidas com a *crise hipercalcêmica*, o tratamento de emergência é instituído. A diurese com soro fisiológico normal intravenoso é iniciada de modo que o fluxo de urina exceda 150 mL/h. A *furosemida* é administrada em doses convencionais para bloquear a reabsorção de cálcio tubular. É importante salientar que a hipopotassemia e a hipomagnesemia devem ser prevenidas. A terapia adjuvante inclui *mitramicina*, que inibe a reabsorção óssea.

Efeitos neonatais. Normalmente, os níveis de cálcio no sangue do cordão umbilical são mais altos do que os níveis maternos (Cap. 7, p. 139). Com o hiperparatireoidismo materno, os níveis maternos anormalmente elevados, e consequentemente os fetais, suprimem a função da paratireoide fetal. Por esse motivo, os níveis de cálcio do recém-nascido caem rapidamente após o nascimento, e 15 a 25% desses neonatos desenvolvem hipocalcemia grave com ou sem tetania (Molitch, 2000). O hipoparatireoidismo neonatal causado pelo hiperparatireoidismo materno geralmente é transitório e é tratado com cálcio e 1,25-di-hidroxivitamina D_3 (calcitriol). Isso não será, contudo, efetivo em neonatos pré-termo, porque o receptor de vitamina D intestinal não é suficientemente expresso (Kovacs, 2011). A tetania neonatal ou as convulsões devem estimular a investigação de hiperparatireoidismo materno (Beattie, 2000; Ip, 2003).

■ Hipoparatireoidismo

A causa mais comum de hipocalcemia é o hipoparatireoidismo, que geralmente segue a cirurgia da paratireoide ou da tireoide. Estima-se que o hipoparatireoidismo ocorre depois de até 7% das tireoidectomias totais (Shoback, 2008). Ele é caracterizado por espasmos dos músculos faciais, cãibras musculares e parestesias dos lábios, língua, dedos e pés. Isso pode avançar para tetania ou convulsões (Potts, 2015). As gestantes cronicamente hipocalcêmicas podem ter um feto com desmineralização esquelética que resulta em fraturas ósseas múltiplas no período neonatal (Alikasifoglu, 2005).

O tratamento materno inclui calcitriol, di-hidrotaquisterol ou altas doses de vitamina D de 50.000 a 150.000 U/dia; gliconato de cálcio ou lactato de cálcio em doses de 3 a 5 g/dia; e uma dieta com baixo teor de fosfato. Os riscos fetais provenientes de altas doses de vitamina D não foram estabelecidos. Durante o tratamento, o desafio terapêutico nas mulheres com hipoparatireoidismo conhecido é o manejo dos níveis de cálcio. É possível que o aumento na absorção de cálcio típico da gravidez resulte em necessidades mais baixas de cálcio ou que a demanda fetal de cálcio resulte em maior necessidade. O objetivo durante a gravidez é a manutenção do nível corrigido de cálcio na variação normal baixa.

■ Osteoporose associada à gravidez

Na maioria das gestantes, mesmo com as necessidades muito maiores de cálcio, é incerto se a gravidez causa osteopenia (Kaur, 2003; To, 2003). Em um estudo com 200 gestantes nas quais a massa óssea foi medida, Kraemer e colaboradores (2011) demonstraram um declínio na densidade óssea durante a gravidez. As mulheres que amamentaram, que tiveram gestação gemelar ou que tinham um índice de massa corporal baixo corriam maior risco de perda óssea. A partir de sua revisão, Thomas e Weisman (2006) citaram uma redução média de 3 a 4% na densidade mineral óssea durante a gravidez. A lactação também representa um período de equilíbrio de cálcio negativo, que é corrigido por meio da reabsorção esquelética materna. Feigenberg e colaboradores (2008) encontraram reduções na massa de osso cortical usando ultrassom em primíparas jovens no puerpério comparadas com controles nulíparas. Em casos raros, algumas mulheres desenvolveram osteoporose idiopática enquanto estavam grávidas ou amamentando (Hellmeyer, 2007).

O sintoma mais comum da osteoporose é a dor nas costas no final da gravidez ou no pós-parto. Outros sintomas são dor no quadril, unilateral ou bilateral, e dificuldade em sustentar peso até que a mulher esteja quase imobilizada (Maliha, 2012). Em mais da metade das mulheres, nenhuma razão aparente para a osteopenia é encontrada. Algumas causas conhecidas incluem heparina (apenas não fracionada), repouso prolongado na cama e terapia com corticosteroide (Cunningham, 2005; Galambosi, 2016). Em alguns casos, tireotoxicose ou hiperparatireoidismo clínico se desenvolvem mais tarde.

O tratamento é problemático e inclui suplementação de cálcio e vitamina D, bem como controle da dor padrão. Mostrada na Figura 58-5 está uma radiografia do quadril de uma mulher

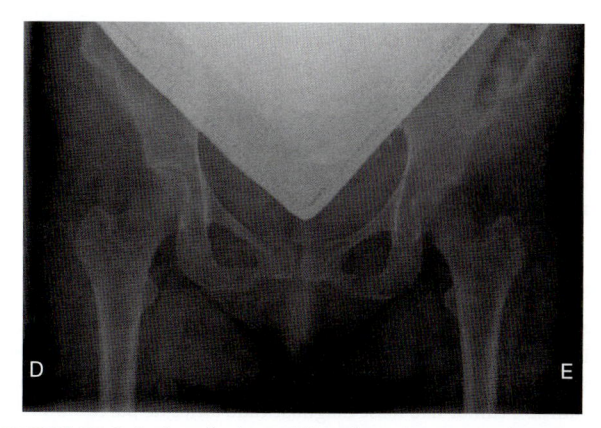

FIGURA 58-5 Radiografia de quadril simples anteroposterior de uma mulher de 25 anos com 26 semanas de gestação. Ela se queixava de dor no quadril esquerdo e no joelho e fraqueza progressiva. A osteoporose transitória do fêmur esquerdo respondeu em 3 meses à fisioterapia combinada com suplementação de vitamina D e cálcio.

tratada no Parkland Hospital durante o terceiro trimestre da gravidez para osteoporose transitória. Para mulheres com osteopenia associada à gravidez, a observação em longo prazo indica que, embora a densidade óssea melhore, essas mulheres e seus filhos podem ter osteopenia crônica (Carbone, 1995). Em relação a isso, a suplementação pré-natal de mulheres normais com colecalciferol, 1.000 UI/dia, não aumentou o conteúdo mineral ósseo da progênie, embora tenha assegurado a reposição materna de vitamina D (Cooper, 2016).

DISTÚRBIOS DA GLÂNDULA SUPRARRENAL

A gravidez tem efeitos profundos sobre a secreção cortical suprarrenal e seu controle ou estímulo. Essas inter-relações foram revisadas por Lekarev e New (2011) e são abordadas em detalhes no Capítulo 4 (p. 71).

■ Feocromocitoma

Esses tumores cromafínicos secretam catecolaminas e em geral estão localizados na medula suprarrenal, embora 10% estejam localizados nos gânglios simpáticos. Eles são chamados de *tumores 10%* porque aproximadamente 10% são bilaterais, 10% são extrassuprarrenais e 10% são malignos. Há uma associação com o carcinoma medular da tireoide e hiperparatireoidismo em algumas das *síndromes de neoplasia endócrina múltipla* autossomicamente dominantes ou recessivas, bem como na neurofibromatose e na doença de von Hippel-Lindau (Neumann, 2015).

Esses tumores complicam aproximadamente 1 por 50.000 gestações (Quartermaine, 2017). Notavelmente, eles são encontrados em 0,1% de pacientes hipertensas (Abdelmannan, 2011). Contudo, eles são mais encontrados na necrópsia, mas com reconhecimento clínico infrequente. Os sintomas costumam ser paroxísticos e se manifestam como crises hipertensivas, distúrbios convulsivos ou ataques de ansiedade. A hipertensão é sustentada em 60% das pacientes, mas 50% dessas também têm crise paroxística. Outros sintomas durante os ataques paroxísticos são cefaleia, sudorese profusa, palpitações, dor torácica, náuseas e vômitos e palidez ou rubor.

O teste de rastreamento padrão é a quantificação das metanefrinas e dos metabólitos de catecolaminas em uma amostra de urina de 24 horas (Neumann, 2015). O diagnóstico é estabelecido pela medida de uma coleta de urina de 24 horas com no mínimo dois de três ensaios para catecolaminas livres, metanefrinas ou ácido vanilmandélico (VMA). A determinação dos níveis plasmáticos de catecolamina é o teste mais sensível. Em pacientes não grávidas, a localização suprarrenal geralmente é bem-sucedida com a tomografia computadorizada (TC) ou a ressonância magnética (RM). Para a maioria dos casos, o tratamento de preferência é a suprarrenalectomia laparoscópica (Neumann, 2015).

Feocromocitoma que complica a gravidez

Esses tumores são complicações raras, porém perigosas, da gravidez. Geelhoed (1983) citou uma revisão inicial de 89 casos nos quais 43 mães morreram. A morte materna era muito mais comum se o tumor não fosse diagnosticado antes do parto – 58 *versus* 18%. Como observado na Tabela 58-6, agora as taxas de mortalidade materna são mais baixas, mas ainda impressionantes. Em sua revisão de 77 casos, Biggar e Lennard (2013) relataram

TABELA 58-6 Resultados de gestações complicadas por feocromocitoma e relatadas em quatro períodos contíguos

	Incidência (%)			
Fator	1980-1987 Harper (1989) (n = 48)	1988-1997 Ahlawat (1999) (n = 42)	1998-2008 Sarathi (2010) (n = 60)	2000-2011 Biggar (2013) (n = 78)
Diagnóstico				
Anteparto	51	83	70	73
Pós-parto	36	14	23	28
Necrópsia	12	2	7	
Morte materna	16	4	12	8
Perda fetal	26	11	17	17

que o diagnóstico anteparto é o determinante mais importante de risco de mortalidade materna. Contudo, Salazar-Vega e colaboradores (2014) descreveram bons resultados em mulheres diagnosticadas após o parto.

O diagnóstico é similar àquele para as pacientes não grávidas. A RM é a técnica preferida porque ela quase sempre localiza os feocromocitomas suprarrenal e extrassuprarrenal (Fig. 58-6). Em muitos casos, o principal desafio é diferenciar a pré-eclâmpsia da crise hipertensiva causada pelo feocromocitoma. Grimbert e colaboradores (1999) diagnosticaram dois feocromocitomas durante 56 gestações em 30 mulheres com a doença de von Hippel-Lindau.

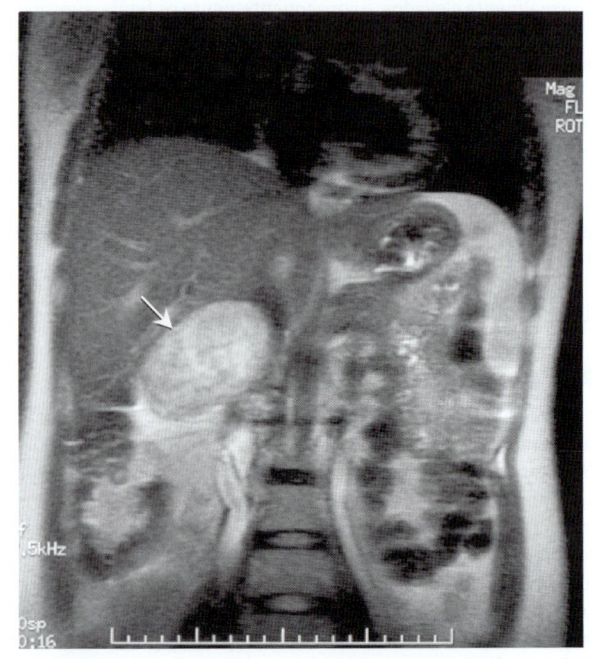

FIGURA 58-6 Ressonância magnética coronal obtida em uma gestante de 32 semanas mostrando um feocromocitoma no lado direito (*seta*) e sua posição relativa ao fígado acima dele.

Manejo

O controle imediato da hipertensão e dos sintomas com um bloqueador α-adrenérgico como a *fenoxibenzamina* é imperativo. A dose é de 10 a 30 mg, 2 a 4 vezes por dia. Após o bloqueio α ser atingido, betabloqueadores podem ser administrados para a taquicardia, se necessário. Em muitos casos, a exploração cirúrgica e a remoção do tumor são feitas durante a gravidez (Biggar, 2013; Dong, 2014). A remoção laparoscópica bem-sucedida de tumores suprarrenais se tornou padrão (Miller, 2012; Zuluaga-Gómez, 2012). Quando diagnosticado tardiamente na gravidez, a cesariana planejada com excisão ou ressecção do tumor pós-parto é apropriada.

Os tumores recorrentes são problemáticos e, mesmo com um bom controle da pressão arterial, hipertensão periparto perigosa pode se desenvolver. Cuidamos de três mulheres nas quais o feocromocitoma recorrente foi identificado durante a gravidez. A hipertensão foi tratada com fenoxibenzamina em todas. Dois recém-nascidos eram saudáveis, mas um terceiro nasceu morto em uma mãe com carga tumoral massiva que recebia uma dose 100 mg de fenoxibenzamina por dia. Nas três mulheres, a ressecção do tumor foi feita após o parto.

■ Síndrome de Cushing

Essa síndrome é rara, e a proporção mulher:homem é de 3:1 (Arit, 2015). A maioria dos casos é iatrogênica proveniente do tratamento em longo prazo com corticosteroide. A *doença de Cushing* refere-se à hiperplasia suprarrenal bilateral estimulada por adenomas hipofisários produtores de corticotrofina. A corticotrofina também é chamada hormônio adrenocorticotrófico (ACTH). A maioria dos adenomas é constituída por microadenomas < 1 cm e 50% medem < 5 mm. Raramente, a secreção anormal do fator liberador de corticotrofina hipotalâmica pode causar hiperplasia corticotrófica. A hiperplasia também pode ser causada pelos tumores não endócrinos que produzem polipeptídeos similares ao fator liberador de corticotrofina ou a corticotrofina. Menos de um quarto dos casos de síndrome de Cushing são independentes da corticotrofina, e a maioria é causada por um adenoma suprarrenal. Em geral, os tumores são bilaterais, e metade deles é maligna. Ocasionalmente, o excesso de androgênio pode levar à virilização grave.

A típica aparência corporal cushingoide é causada pelo depósito de tecido adiposo que resulta, caracteristicamente, em *fácies de lua cheia*, *nuca de búfalo* e *obesidade do tronco*. Cansaço, fraqueza, hipertensão, hirsutismo e amenorreia são encontrados em 75 a 85% das pacientes não grávidas (Hatipoglu, 2012). Alterações da personalidade, machucar-se facilmente e estrias na pele são comuns. Até 60% têm tolerância à glicose prejudicada. O diagnóstico pode ser difícil e é sugerido pelos níveis de cortisol elevados no plasma que não podem ser suprimidos pela dexametasona ou pela excreção de cortisol livre na urina de 24 horas (Arit, 2015; Loriaux, 2017). Nenhum dos testes é totalmente preciso, e ambos são mais difíceis de interpretar nas pacientes obesas. Níveis séricos de corticotrofina e TC e RM são usados para localizar tumores hipofisários e suprarrenais ou hiperplasia.

Síndrome de Cushing e gravidez

Como a maioria das mulheres tem síndrome de Cushing dependente de corticotrofina, o excesso de andrógeno associado pode causar anovulação, e a gravidez é rara. Em sua revisão, Lekarev e New (2011) identificaram menos de 140 casos de síndrome de Cushing na gravidez. Esses casos diferem comparados com mulheres não grávidas, em que metade são causados por adenomas suprarrenais independentes da corticotrofina (Kamoun, 2014; Lacroix, 2015). Cerca de 30% dos casos são de um adenoma hipofisário e 10% de carcinoma suprarrenais. Esses relatos salientaram as dificuldades no diagnóstico devido aos aumentos no cortisol do plasma, corticotrofina e fator de liberação de corticotrofina induzidos pela gravidez. A medida da excreção de cortisol livre urinário em 24 horas é recomendada, com consideração para a elevação normal vista na gravidez.

Os desfechos da gravidez em mulheres com síndrome de Cushing são listados na Tabela 58-7. A insuficiência cardíaca é comum durante a gravidez e é uma importante causa de mortalidade materna (Buescher, 1992). O hipercortisolismo na gravidez também pode causar cicatrização deficiente de feridas, fratura osteoporótica e complicações psiquiátricas (Kamoun, 2014).

A terapia clínica em longo prazo para a síndrome de Cushing geralmente é ineficaz, e a terapia definitiva é a ressecção do adenoma hipofisário ou suprarrenal ou suprarrenalectomia bilateral para a hiperplasia (Lacroix, 2015; Motivala, 2011). Durante a gravidez, o tratamento da hipertensão nos casos leves deve ser o suficiente até o parto. Em sua revisão, Lindsay e colaboradores (2005) descreveram a terapia clínica primária em 20 mulheres com síndrome de Cushing. O tratamento para a maioria foi bem-sucedido com *metirapona* como tratamento provisório até que a cirurgia definitiva fosse possível após o parto. Alguns casos foram tratados com *cetoconazol* oral. Contudo, como esse fármaco também bloqueia a esteroidogênese testicular, o tratamento durante a gravidez com um feto do sexo masculino é problemático. A *mifepristona*, um derivado da noretindrona usado para abortamento e indução do trabalho de parto, mostrou-se promissora para o tratamento da doença de Cushing, mas não pode ser usada na gravidez. Se necessário, os adenomas hipofisários podem ser tratados por ressecção transesfenoidal (Boscaro, 2001; Lindsay, 2005). A suprarrenalectomia unilateral foi realizada com segurança no início do terceiro trimestre e também pode ser curativa (Abdelmannan, 2011).

TABELA 58-7 Complicações perinatais e maternas em gestações complicadas pela síndrome de Cushing

Complicação	Incidência (%)
Materna	
Hipertensão arterial	68
Diabetes	25
Pré-eclâmpsia	15
Osteoporose/fratura	5
Transtornos psiquiátricos	4
Insuficiência cardíaca	3
Mortalidade	2
Perinatal	
Restrição de crescimento fetal	21
Parto pré-termo	43
Natimortos	6
Mortes neonatais	2

Dados de Lindsay, 2005.

Insuficiência suprarrenal – doença de Addison

A insuficiência adrenocortical primária é rara porque mais de 90% do volume glandular total deve ser destruído para os sintomas se desenvolverem. A *adrenalite autoimune* é a causa mais comum no mundo desenvolvido, mas a tuberculose é uma etiologia mais frequente em países com poucos recursos (Arit, 2015; Kamoun, 2014). A incidência foi citada como de até 1 em 3.000 partos na Noruega (Lekarev, 2011). Nos Estados Unidos, a prevalência foi de 1 por 10.000 a 20.000 gestações (Schneiderman, 2017). Há uma incidência aumentada de tireoidite de Hashimoto, insuficiência ovariana primária, diabetes tipo 1 e doença de Graves concomitantes. Essas *síndromes autoimunes poliglandulares* também incluem anemia perniciosa, vitiligo, alopecia, espru não tropical e miastenia *gravis*.

A hipofunção suprarrenal não tratada com frequência causa infertilidade, mas com a terapia de reposição, a ovulação é restaurada. Se não tratada, os sintomas comuns incluem fraqueza, fadiga, náuseas, vômitos e perda de peso. Como os níveis séricos de cortisol aumentam durante a gravidez, um achado de um valor baixo deve levar a um teste de cosintropina para documentar a falta de resposta à corticotrofina infundida (Salvatori, 2005).

Em um grande estudo de coorte sueco, 1.188 mulheres com doença de Addison foram comparadas com mais de 11.000 controles da mesma idade que deram à luz entre 1973 e 2006 (Björnsdottir, 2010). As mulheres diagnosticadas com insuficiência suprarrenal em 3 anos do parto tinham significativamente mais chances de dar à luz pré-termo, de dar à luz um recém-nascido com baixo peso ao nascer e de ter parto cesáreo. Outros autores relataram desfechos adversos semelhantes (Quartermaine, 2017). A maioria das mulheres grávidas com doença de Addison já está tomando medicamentos para reposição de glicocorticoides e mineralocorticoides. Esses fármacos devem continuar sendo administrados, e as mulheres são observadas para a evidência de reposição de esteroide inadequada ou excessiva (Lebbe, 2013). Durante o trabalho de parto e o pós-parto ou após um procedimento cirúrgico, a reposição de corticosteroide pode ser consideravelmente aumentada para aproximar-se da resposta suprarrenal normal, a assim chamada *dose de estresse*. A hidrocortisona, 100 mg, em geral é administrada por via intravenosa a cada 8 horas por 48 horas. É importante que o choque a partir de causas que não a insuficiência adrenocortical – por exemplo, hemorragia ou sepse – seja reconhecido e tratado de acordo.

Aldosteronismo primário

O hiperaldosteronismo é causado por um adenoma suprarrenal – síndrome de Conn – em aproximadamente 75% dos casos. A hiperplasia suprarrenal bilateral idiopática compreende o restante, com exceção dos raros casos de carcinoma suprarrenal (Abdelmannan, 2011; Eschler, 2015). Os achados incluem hipertensão, hipopotassemia e fraqueza muscular. Os níveis de aldosterona séricos ou urinários altos confirmam o diagnóstico.

Na gravidez normal, como abordado no Capítulo 4 (p. 72), a progesterona bloqueia a ação da aldosterona, existindo, dessa forma, níveis extremamente altos de aldosterona (Apêndice, p. 1258). Assim, o diagnóstico de hiperaldosteronismo durante a gravidez pode ser difícil. Uma vez que os níveis de renina são suprimidos em gestantes com hiperaldosteronismo, uma razão aldosterona/renina plasmática pode ser útil para o diagnóstico (Kamoun, 2014). A hipertensão piora à medida que a gravidez avança, e o tratamento clínico inclui suplementação de potássio e terapia anti-hipertensiva. Em muitos casos, a hipertensão responde à *espironolactona*, mas os betabloqueadores ou os bloqueadores do canal de cálcio podem ser preferidos por causa dos efeitos antiandrogênicos fetais potenciais do diurético. Mascetti e colaboradores (2011) relataram o uso bem-sucedido de *amilorida* em uma mulher grávida. O uso de *eplerenona*, um antagonista seletivo dos receptores de aldosterona, também foi relatado (Cabassi, 2012). A ressecção tumoral laparoscópica é curativa (Eschler, 2015; Miller, 2012).

DISTÚRBIOS DA HIPÓFISE

Há um aumento expressivo da hipófise durante a gravidez, predominantemente por hiperplasia celular lactotrófica induzida pela estimulação de estrogênio (Cap. 4, p. 68). Vários distúrbios da hipófise também podem complicar a gravidez.

Prolactinomas

Esses adenomas são encontrados com relativa normalidade desde o advento de testes amplamente disponíveis para a prolactina sérica. Os níveis séricos < 25 pg/mL são considerados normais em mulheres não grávidas (Motivala, 2011). Os achados e sintomas incluem amenorreia, galactorreia e hiperprolactinemia. Os tumores são classificados arbitrariamente por seu tamanho medido por TC ou RM. Um microadenoma é ≤ 10 mm e um macroadenoma é > 10 mm. O tratamento para microadenomas geralmente é com bromocriptina, um agonista da dopamina e poderoso inibidor de prolactina, que frequentemente restaura a ovulação. Para macroadenomas suprasselares, a ressecção cirúrgica antes da gravidez é recomendada (Araujo, 2015).

Em uma análise conjunta com mais de 750 gestantes com prolactinomas, apenas 2,4% com *microadenomas* desenvolveram aumento sintomático durante a gravidez (Molitch, 2015). O aumento sintomático dos *macroadenomas*, contudo, é mais frequente e foi encontrado em 21% de 238 gestantes. Schlechte (2007) também relatou que 15 a 35% dos macroadenomas suprasselares têm aumento de tumor que causa distúrbios visuais, cefaleia e diabetes insípido. Os adenomas não funcionantes também podem causar sintomas de expansão da hipófise na gravidez (Lambert, 2017).

Mulheres grávidas com microadenomas devem ser consultadas regularmente quanto a cefaleia e sintomas visuais. Aquelas com macroadenomas são acompanhadas mais de perto e fazem um teste de campo visual durante cada trimestre. A TC ou RM é recomendada apenas se os sintomas se desenvolverem (Fig. 58-7). Os níveis séricos de prolactina sérica são pouco úteis devido ao aumento normal durante a gravidez (Apêndice, p. 1259). O aumento sintomático do tumor deve ser tratado imediatamente com um antagonista de dopamina. A segurança da bromocriptina na gravidez foi bem estabelecida. O perfil de segurança é bem menos conhecido para cabergolina, que é cada vez mais usada em mulheres não grávidas porque é mais bem tolerada e mais efetiva. A cabergolina é geralmente considerada segura para uso durante a gravidez (Araujo, 2015; Auriemma, 2013). Lebbe e colaboradores (2010) descreveram 100 gestações expostas à cabergolina e não encontraram efeitos adversos. Achados similares foram registrados em 85 gestantes japonesas (Ono, 2010). A cirurgia é recomendada para mulheres sem resposta.

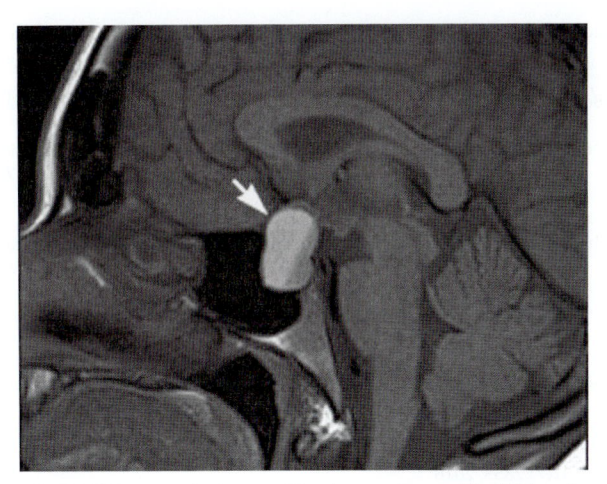

FIGURA 58-7 Ressonância magnética de um adenoma hipofisário: a imagem sagital ponderada em T1 demonstra uma massa selar hiperintensa e massa suprasselar (*seta*). Observe as camadas de fluido complexo dentro da massa, que foram encontradas durante a cirurgia como hemorragia. (Usada com permissão de Dr. April Baily.)

■ Acromegalia

Ela é causada pelo hormônio de crescimento excessivo, em geral proveniente de um adenoma hipofisário acidófilo ou cromofóbico. Na gravidez normal, os níveis de hormônio de crescimento hipofisário diminuem à medida que epítopos placentários são secretados. O diagnóstico é confirmado por níveis séricos elevados de IGF-1 (Katznelson, 2014). Menos de 100 casos de acromegalia foram relatados durante a gravidez (Cheng, 2012; Dias, 2013; Motivala, 2011). A gravidez é rara em mulheres com acromegalia possivelmente porque metade delas é hiperprolactinêmica e não ovula. Durante a gravidez, as mulheres afetadas têm um risco marginalmente maior de diabetes gestacional e hipertensão (Caron, 2010; Dias, 2013).

O tratamento é similar àquele dos prolactinomas, com monitoração próxima para os sintomas do aumento do tumor. A terapia por agonista da dopamina não é tão efetiva quanto para os prolactinomas. E a ressecção transesfenoidal, geralmente considerada o tratamento de primeira linha fora da gravidez, pode ser necessária para aumento tumoral sintomático durante a gravidez (Motivala, 2011). Guven e colaboradores (2006) relataram um caso de apoplexia hipofisária necessitando de uma ressecção transesfenoidal de emergência do adenoma e cesariana com 34 semanas. O tratamento bem-sucedido de mulheres grávidas com o ligante do receptor de somatostatina *octreotida* e com o análogo do hormônio do crescimento *pegvisomanto* foi relatado (Dias, 2013; Fleseriu, 2015).

■ Diabetes insípido

A deficiência de vasopressina evidente no diabetes insípido é geralmente decorrente de agenesia ou destruição da neuro-hipófise (Robertson, 2015). O diabetes insípido verdadeiro é uma complicação rara da gravidez.

A terapia para o diabetes insípido é a administração intranasal de *desmopressina*, o análogo sintético da vasopressina, 1-deamino-8-D-arginina-vasopressina (DDAVP). Ray (1998) revisou 53 casos nos quais a DDVAP foi usada durante a gravidez sem sequelas. A maioria das mulheres requer doses aumentadas durante a gravidez por causa de um aumento da taxa de liberação metabólica estimulada pela vasopressina placentária (Lindheimer, 1994). Por meio desse mesmo mecanismo, o *diabetes insípido subclínico* pode se tornar sintomático, ou casos de *diabetes insípido transitório* podem ser encontrados durante a gravidez (Bellastella, 2012; Robertson, 2015). A prevalência de diabetes insípido induzido por vasopressina é estimada em 2 a 4 por 100.000 gestações (Wallia, 2013).

Em nossas experiências, descritas no Capítulo 55 (p. 1062), o diabetes insípido transitório secundário tem mais probabilidade de ser encontrado com *fígado gorduroso da gravidez* (Nelson, 2013). Isso provavelmente é decorrente da liberação de vasopressina alterada devido à disfunção hepática.

■ Síndrome de Sheehan

Sheehan (1937) relatou que a isquemia e necrose da hipófise associadas à perda sanguínea obstétrica poderiam resultar em hipopituitarismo. Com os modernos métodos de tratamento para o choque hemorrágico, a síndrome de Sheehan agora é raramente encontrada (Feinberg, 2005; Pappachan, 2015; Robalo, 2012). As mulheres afetadas podem apresentar hipotensão persistente, taquicardia, hipoglicemia e falha na amamentação. Como as deficiências de alguns ou de todos os hormônios hipofisários podem se desenvolver após um insulto inicial, a síndrome de Sheehan pode ser heterogênea e pode passar despercebida durante anos (Tessnow, 2010). Em um estudo de coorte com 60 mulheres da Costa Rica com síndrome de Sheehan, o tempo médio para o diagnóstico foi de 13 anos (Gei-Guardia, 2011). Como a insuficiência suprarrenal é a complicação mais fatal, a função suprarrenal deve ser imediatamente avaliada em qualquer mulher com suspeita de síndrome de Sheehan. Após a reposição de glicocorticoide, análises subsequentes e a reposição dos hormônios da tireoide, gonadais e do crescimento são considerados.

■ Hipofisite linfocítica

Esse raro distúrbio autoimune da hipófise é caracterizado por infiltração massiva por linfócitos e células do plasma com destruição parenquimatosa da glândula. Muitos casos estão temporalmente ligados à gravidez (Foyouzi, 2011; Honegger, 2015; Melmed, 2015). Existem graus variados de hipopituitarismo ou sintomas de efeito de massa, incluindo cefaleia e defeitos no campo visual. Uma massa selar é vista com TC ou RM. Uma massa acompanhada por um nível de prolactina sérica modestamente elevado – em geral < 100 pg/mL – sugere hipofisite linfocítica. Em contrapartida, níveis > 200 pg/mL são encontrados com um prolactinoma. A etiologia é desconhecida, mas quase 30% têm uma história de doenças autoimunes coexistentes incluindo tireoidite de Hashimoto, doença de Addison, diabetes tipo 1 ou anemia perniciosa. O tratamento é realizado com reposição de glicocorticoides e hormônios da hipófise. A doença pode ser autolimitada e é feita uma tentativa de retirada cuidadosa da reposição hormonal após o desaparecimento da inflamação (Foyouzi, 2011; Melmed, 2015).

REFERÊNCIAS

Abalovich M, Alcaraz G, Kleiman-Rubinsztein J, et al: The relationship of preconception thyrotropin levels to requirements for increasing the levothyroxine dose during pregnancy in women with primary hypothyroidism. Thyroid 20(10):1175, 2010

Abalovich M, Gutierrez S, Alcaraz G, et al: Overt and subclinical hypothyroidism complicating pregnancy. Thyroid 12(1):63, 2002

Abbassi-Ghanavati M, Casey B, Spong C, et al: Pregnancy outcomes in women with thyroid peroxidase antibodies. Obstet Gynecol 116(2, Pt 1):381, 2010

Abdelmannan D, Aron D: Adrenal disorders in pregnancy. Endocrinol Metab Clin North Am 40:779, 2011

Ahlawat SK, Jain S, Kumari S, et al: Pheochromocytoma associated with pregnancy: case report and review of the literature. Obstet Gynecol Surv 54:728, 1999

Alexander EK, Marquesee E, Lawrence J, et al: Timing and magnitude of increases in levothyroxine requirements during pregnancy in women with hypothyroidism. N Engl J Med 351:241, 2004

Alikasifoglu A, Gonc EN, Yalcin E, et al: Neonatal hyperparathyroidism due to maternal hypoparathyroidism and vitamin D deficiency: a cause of multiple bone fractures. Clin Pediatr 44:267, 2005

Alipui N: Sustained elimination of iodine deficiency. World Health Organization, 2008. Available at: https://www.unicef.org/publications/files/Sustainable_Elimination_of_Iodine_Deficiency.pdf. Accessed January 7, 2017

American College of Obstetricians and Gynecologists: Thyroid disease in pregnancy. Practice Bulletin No. 148, April 2015, Reaffirmed 2017

American Thyroid Association and American Association of Clinical Endocrinologists: Hyperthyroidism and other causes of thyrotoxicosis: management guidelines of the American Thyroid Association and American Association of Clinical Endocrinologists. Endocr Pract 17(3):456, 2011

Amino N, Izumi Y, Hidaka Y, et al: No increase of blocking type anti-thyrotropin receptor antibodies during pregnancy in patients with Graves' disease. J Clin Endocrinol Metab 88(12):5871, 2003

Andersen SL, Olsen J, Laurberg P: Maternal thyroid disease in the Danish National Birth Cohort: prevalence and risk factors. Eur J Endocrinol 174(2):203, 2016

Andersen SL, Olsen J, Wu CS, et al: Severity of birth defects after propylthiouracil exposure in early pregnancy. Thyroid 24(10):1533, 2014

Arafah BM: Increased need for thyroxine in women with hypothyroidism during estrogen therapy. N Engl J Med 344:1743, 2001

Araujo PB, Vieira Neto L, Gadelha MR: Pituitary tumor management in pregnancy. Endocrinol Metab Clin North Am 44(1):181, 2015

Arit W: Disorders of the adrenal cortex. In Kasper DL, Fauci AS, Hauser SL, et al (eds): Harrison's Principles of Internal Medicine, 19th ed. New York, McGraw-Hill Education, 2015

Auriemma RS, Perone Y, Di Sarno A, et al: Results of a single-center observational 10-year survey study on recurrence of hyperprolactinemia after pregnancy and lactation. J Clin Endocrinol Metab 98(1):372, 2013

Ayala C, Navarro E, Rodríguez JR, et al: Conception after iodine-131 therapy for differentiated thyroid cancer. Thyroid 8:1009, 1998

Bahn RS, Burch HB, Cooper DS, et al: Hyperthyroidism and other causes of thyrotoxicosis: management guidelines of the American Thyroid Association and American Association of Clinical Endocrinologists. Endocr Pract 17(3):456, 2011

Barbesino G, Tomer Y: Clinical utility of TSH receptor antibodies. J Clin Endocrinol Metab 98(6):2247, 2013

Beattie GC, Ravi NR, Lewis M, et al: Rare presentation of maternal primary hyperparathyroidism. BMJ 321:223, 2000

Becker DV, Braverman LE, Delange F, et al: Iodine supplementation for pregnancy and lactation—United States and Canada: recommendations of the American Thyroid Association. Thyroid 16:949, 2006

Bellastella A, Bizzarro A, Colella C, et al: Subclinical diabetes insipidus. Best Pract Res Clin Endocrinol Metab 26(4):471, 2012

Berbel P, Mestre JL, Santamaria A, et al: Delayed neurobehavioral development in children born to pregnant women with mild hypothyroxinemia during the first month of gestation: the importance of early iodine supplementation. Thyroid 19:511, 2009

Berlin L: Malpractice issues in radiology: iodine-131 and the pregnant patient. AJR Am J Roentgenol 176:869, 2001

Bernal J: Thyroid hormone receptors in brain development and function. Nat Clin Pract Endocrinol Metab 3(3):249, 2007

Bianchi DW, Romero R: Biological implications of bi-directional fetomaternal cell trafficking summary of a National Institute of Child Health and Human Development-sponsored conference. J Matern Fetal Neonatal Med 14:123, 2003

Biggar MA, Lennard TW: Systematic review of phaeochromocytoma in pregnancy. Br J Surg 100(2):182, 2013

Bilezikian JP, Khan AA, Potts JT Jr: Guidelines for the management of asymptomatic primary hyperparathyroidism: summary statement of the Third International Workshop. J Clin Endocrinol Metab 94(2):335, 2009

Bilezikian JP, Silverberg SJ: Asymptomatic primary hyperparathyroidism. N Engl J Med 350:1746, 2004

Björnsdottir S, Cnattingius S, Brandt L, et al: Addison's disease in women is a risk factor for an adverse pregnancy outcome. J Clin Endocrinol Metab 95(12):5249, 2010

Boddy AM, Fortunato A, Wilson Sayres M, et al: Fetal microchimerism and maternal health: a review and evolutionary analysis of cooperation and conflict beyond the womb. Bioessays 37(10):1106, 2015

Boscaro M, Barzon L, Fallo F, et al: Cushing's syndrome. Lancet 357:783, 2001

Brand F, Liegeois P, Langer B: One case of fetal and neonatal variable thyroid dysfunction in the context of Graves' disease. Fetal Diagn Ther 20:12, 2005

Brent GA: Graves' disease. N Engl J Med 358:2594, 2008

Brown RS, Bellisario RL, Botero D, et al: Incidence of transient congenital hypothyroidism due to maternal thyrotropin receptor-blocking antibodies in over one million babies. J Clin Endocrinol Metab 81:1147, 1996

Bryant SN, Nelson DB, McIntire DD, et al: An analysis of population-based prenatal screening for overt hypothyroidism. Am J Obstet Gynecol 213(4):565.e1, 2015

Buescher MA, McClamrock HD, Adashi EY: Cushing syndrome in pregnancy. Obstet Gynecol 79:130, 1992

Burch HB, Burman KD, Cooper DS, et al: A 2015 survey of clinical practice patterns in the management of thyroid nodules. J Clin Endocrinol Metab 101(7):2853, 2016

Cabassi A, Rocco R, Berretta R, et al: Eplerenone use in primary aldosteronism during pregnancy. Hypertension 59(2):e18, 2012

Caldwell KL, Jones R, Hollowell JG: Urinary iodine concentration: United States National Health and Nutrition Examination Survey 2001–2002. Thyroid 15(7):692, 2005

Caldwell KL, Makhmudov A, Ely E, et al: Iodine status of the U.S. population, National Health and Nutrition Examination Survey, 2005–2006 and 2007–2008. Thyroid 21(4):419, 2011

Carbone LD, Palmieri GMA, Graves SC, et al: Osteoporosis of pregnancy: long-term follow-up of patients and their offspring. Obstet Gynecol 86:664, 1995

Caron P, Broussaud S, Bertherat J, et al: Acromegaly and pregnancy: a retrospective multicenter study of 59 pregnancies in 46 women. J Clin Endocrinol Metab 95(10):4680, 2010

Casey BM, Dashe JS, Spong CY, et al: Perinatal significance of isolated maternal hypothyroxinemia identified in the first half of pregnancy. Obstet Gynecol 109:1129, 2007

Casey BM, Dashe JS, Wells CE, et al: Subclinical hypothyroidism pregnancy outcomes. Obstet Gynecol 105:38, 2005

Casey BM, Leveno KJ: Thyroid disease in pregnancy. Obstet Gynecol 108:1283, 2006

Casey BM, Thom EA, Peaceman AM, et al: Treatment of subclinical hypothyroidism or hypothyroxinemia during pregnancy. N Engl J Med 376:815, 2017

Chamarthi B, Greene M, Dluhy R: A problem in gestation. N Engl J Med 365(9):843, 2011

Chen S, Zhou X, Zhu H, et al: Preconception TSH levels and pregnancy outcomes: a population-based cohort study in 184,611 women Clin Endocrinol (Oxf) 86(6):816, 2017

Cheng S, Grasso L, Martinez-Orozco JA, et al: Pregnancy in acromegaly: experience from two referral centers and systematic review of the literature. Clin Endocrinol (Oxf) 76(2):264, 2012

Cirello V, Rizzo R, Crippa M, et al: Fetal cell microchimerism: a protective role in autoimmune thyroid diseases. Eur J Endocrinol 173(1):111, 2015

Cleary-Goldman J, Malone FD, Lambert-Messerlian G, et al: Maternal thyroid hypofunction and pregnancy outcome. Obstet Gynecol 112(1):85, 2008

Cohen O, Pinhas-Hamiel O, Sivian E, et al: Serial in utero ultrasonographic measurements of the fetal thyroid: a new complementary tool in the management of maternal hyperthyroidism in pregnancy. Prenat Diagn 23:740, 2003

Cooper C, Harvey NC, Bishop NJ, et al: Maternal gestational vitamin D supplementation and offspring bone health (MAVIDOS): a multicentre, double-blind, randomised placebo-controlled trial. Lancet Diabetes Endocrinol 4:393, 2016

Cooper MS: Disorders of calcium metabolism and parathyroid disease. Best Pract Res Clin Endocrinol Metabol 25:975, 2011

Cunningham FG: Screening for osteoporosis. N Engl J Med 353:1975, 2005

Dashe JS, Casey BM, Wells CE, et al: Thyroid-stimulating hormone in singleton and twin pregnancy: importance of gestational age-specific reference ranges. Obstet Gynecol 107(1):205, 2005

Davis LE, Leveno KL, Cunningham FG: Hypothyroidism complicating pregnancy. Obstet Gynecol 72:108, 1988

Davis LE, Lucas MJ, Hankins GD, et al: Thyrotoxicosis complicating pregnancy. Am J Obstet Gynecol 160:63, 1989

De Groot L, Abalovich M, Alexander EK, et al: Management of thyroid dysfunction during pregnancy and postpartum: an Endocrine Society clinical practice guideline. J Clin Endocrinol Metab 97(8):2543, 2012

Delange F: Iodine deficiency as a cause of brain damage. Postgrad Med J 77:217, 2001

De Leo S, Lee SY, Braverman LE: Hyperthyroidism. Lancet 388(10047):906, 2016

Dias M, Boquszewski C, Gadelha M, et al: Acromegaly and pregnancy: a prospective study. Eur J Endocrinol 170(2):301, 2013

Diez JJ, Iglesias P: Spontaneous subclinical hypothyroidism in patients older than 55 years: an analysis of natural course and risk factors for the development of overt thyroid failure. J Clin Endocrinol Metab 89:4890, 2004

Dong D, Li H: Diagnosis and treatment of pheochromocytoma during pregnancy. J Matern Fetal Neonatal Med 27(18):1930, 2014

Eschler DC, Kogekar N, Pessah-Pollack R: Management of adrenal tumors in pregnancy. Endocrinol Metab Clin North Am 44(2):381, 2015

Fadel BM, Ellahham S, Ringel MD, et al: Hyperthyroid heart disease. Clin Cardiol 23:402, 2000

Fagin JA, Wells SA Jr: Biologic and clinical perspectives on thyroid cancer. N Engl J Med 375(11):1054, 2016

Feigenberg T, Ben-Shushan A, Daka K, et al: Ultrasound-diagnosed puerperal osteopenia in young primiparas. J Reprod Med 53(4):287, 2008

Feinberg EC, Molitch ME, Endres LK, et al: The incidence of Sheehan's syndrome after obstetric hemorrhage. Fertil Steril 84:975, 2005

Fisher DA: Fetal thyroid function: diagnosis and management of fetal thyroid disorders. Clin Obstet Gynecol 40:16, 1997

Fitzpatrick DL, Russell MA: Diagnosis and management of thyroid disease in pregnancy. Obstet Gynecol Clin North Am 37(2):173, 2010

Fleseriu M: Medical treatment of acromegaly in pregnancy, highlights on new reports. Endocrine 49(3):577, 2015

Foyouzi N: Lymphocytic adenohypophysitis. Obstet Gynecol Surv 66(2):109, 2011

Galambosi P, Hilsemaa V, Ulander VM, et al: Prolonged low-molecular-weight heparin use during pregnancy and subsequent bone mineral density. Thromb Res 143:122, 2016

Gallagher MP, Schachner HC, Levine LS, et al: Neonatal thyroid enlargement associated with propylthiouracil therapy of Graves' diseases during pregnancy: a problem revisited. J Pediatr 139:896, 2001

Gallas PRJ, Stolk RP, Bakker K, et al: Thyroid function during pregnancy and in the first postpartum year in women with diabetes mellitus type 1. Eur J Endocrinol 147(4):443, 2002

Garber JR, Cobin RH, Gharib H, et al: Clinical practice guidelines for hypothyroidism in adults: cosponsored by the American Association of Clinical Endocrinologists and the American Thyroid Association. Thyroid 22(12):1200, 2012

Geelhoed GW: Surgery of the endocrine glands in pregnancy. Clin Obstet Gynecol 26:865, 1983

Gei-Guardia O, Soto-Herrera E, Gei-Brealey A, et al: Sheehan syndrome in Costa Rica: clinical experience with 60 cases. Endocr Pract 17(3):337, 2011

Gharib H, Papini E, Paschke R, et al: American Association of Clinical Endocrinologists, Associazione Medici Endocrinologi, and European Thyroid Association medical guidelines for clinical practice for the diagnosis and management of thyroid nodules: executive summary of recommendations. J Endocrinol Invest 33(5):287, 2010

Gharib H, Tuttle RM, Baskin HJ, et al: Subclinical thyroid dysfunction: a joint statement on management from the American Association of Clinical Endocrinologists, the American Thyroid Association, and The Endocrine Society. J Clin Endocrinol Metab 90:581, 2005

Gietka-Czernel M, Debska M, Kretowicz P, et al: Fetal thyroid in two-dimensional ultrasonography: nomograms according to gestational age and biparietal diameter. Eur J Obstet Gynecol Reprod Biol 162(2):131, 2012

Greer LG, Casey BM, Halvorson LM, et al: Antithyroid antibodies and parity: further evidence for microchimerism in autoimmune thyroid disease. Am J Obstet Gynecol 205(5):471, 2011

Grimbert P, Chauveau D, Richard S, et al: Pregnancy in von Hippel–Lindau disease. Am J Obstet Gynecol 180:110, 1999

Guven S, Durukan T, Berker M, et al: A case of acromegaly in pregnancy: concomitant transsphenoidal adenomectomy and cesarean section. J Matern Fetal Neonatal Med 19:69, 2006

Gyamfi C, Wapner RJ, D'Alton ME: Thyroid dysfunction in pregnancy. The basic science and clinical evidence surrounding the controversy in management. Obstet Gynecol 113:702, 2009

Haddow JE, Palomaki GE, Allan WC, et al: Maternal thyroid deficiency during pregnancy and subsequent neuropsychological development of the child. N Engl J Med 341:549, 1999

Harper MA, Murnaghan GA, Kennedy L, et al: Pheochromocytoma in pregnancy. Five cases and a review of the literature. Br J Obstet Gynaecol 96:594, 1989

Harris B, Oretti R, Lazarus J, et al: Randomised trial of thyroxine to prevent postnatal depression in thyroid-antibody-positive women. Br J Psychiatry 180:327, 2002

Hatipoglu B: Cushing's syndrome. J Surg Oncol 106(5):565, 2012

Hegedüs L: The thyroid nodule. N Engl J Med 351:1764, 2004

Helfand M: Screening for subclinical thyroid dysfunction in nonpregnant adults: a summary of the evidence for the U.S. Preventive Services Task Force. Ann Intern Med 140:128, 2004

Hellmeyer L, Kühnert M, Ziller V, et al: The use of I.V. bisphosphonate in pregnancy-associated osteoporosis—case study. Exp Clin Endocrinol Diabetes 115:139, 2007

Hershman J: Physiological and pathological aspects of the effect of human chorionic gonadotropin on the thyroid. Best Pract Res Clin Endocrinol Metab 18(2):249, 2004

Hirsch D, Kopel V, Nadler V, et al: Pregnancy outcomes in women with primary hyperparathyroidism. J Clin Endocrinol Metab 100:2115, 2015

Hollowell JG, Staehling NW, Hannon WH, et al: Iodine nutrition in the United States. Trends and public health implications: iodine excretion data from National Health and Nutrition Examination Surveys I and III (1971–1974 and 1988–1994). J Clin Endocrinol Metab 83:3401, 1998

Honegger J, Schlaffer S, Menzel C: Diagnosis of primary hypophysitis in Germany. J Clin Endocrinol Metab 100(10):3841, 2015

Institute of Medicine: Dietary Reference Intakes for vitamin A, vitamin K, arsenic, boron, chromium, copper, iodine, manganese, molybdenum, nickel, silicon, vanadium, and zinc. Washington, National Academies Press, 2001

Ip P: Neonatal convulsion revealing maternal hyperparathyroidism: an unusual case of late neonatal hypoparathyroidism. Arch Gynecol Obstet 268:227, 2003

Jameson JL, Mandel SJ, Weetman AP: Disorders of the thyroid gland. In Kasper DL, Fauci AS, Hauser SL, et al (eds): Harrison's Principles of Internal Medicine, 19th ed. New York, McGraw-Hill Education, 2015

Kamoun M, Mnif M, Charfi N, et al: Adrenal diseases during pregnancy: pathophysiology, diagnosis and management strategies. Am J Med Sci 347(1):64, 2014

Karmisholt J, Andersen S, Laurberg P: Variation in thyroid function tests in patients with stable untreated subclinical hypothyroidism. Thyroid 18(3):303, 2008

Katznelson L, Laws ER Jr, Melmed S, et al: Acromegaly: an Endocrine Society clinical practice guideline. J Clin Endocrinol Metab 99(11):3933, 2014

Kaur M, Pearson D, Godber I, et al: Longitudinal changes in bone mineral density during normal pregnancy. Bone 32:449, 2003

Khosrotehrani K, Johnson KL, Cha DH, et al: Transfer of fetal cells with multilineage potential to maternal tissue. JAMA 292:75, 2004

Kilpatrick S: Umbilical blood sampling in women with thyroid disease in pregnancy: is it necessary? Am J Obstet Gynecol 189:1, 2003

Kimura M, Seki T, Ozawa K, et al: The onset of antineutrophil cytoplasmic antibody-associated vasculitis immediately after methimazole was switched to propylthiouracil in a woman with Graves' disease who wished to become pregnant. Endocr J 60(3):383, 2013

Klein I, Ojamaa K: Thyrotoxicosis and the heart. Endocrinol Metab Clin North Am 27:51, 1998

Kooistra L, Crawford S, van Baar AL, et al: Neonatal effects of maternal hypothyroxinemia during early pregnancy. Pediatrics 117:161, 2006

Korevaar TI, Muetzel R, Chaker L, et al: Association of maternal thyroid function during early pregnancy with offspring IQ and brain morphology in childhood: a population-based prospective cohort study. Lancet Diabetes Endocrinol 4(1):35, 2016

Korevaar TI, Schalekamp-Timmermans S, de Rijke YB, et al: Hypothyroxinemia and TPO-antibody positivity are risk factors for premature delivery: the Generation R Study. J Clin Endocrinol Metab 98:4382–90, 2013

Kovacs CS: Calcium and bone metabolism disorders during pregnancy and lactation. Endocrinol Metab Clin North Am 40:795, 2011

Kraemer B, Schneider S, Rothmund R, et al: Influence of pregnancy on bone density: a risk factor for osteoporosis? Measurements of the calcaneus by ultrasonometry. Arch Gynecol Obstet 285:907, 2011

Kriplani A, Buckshee K, Bhargava VL, et al: Maternal and perinatal outcome in thyrotoxicosis complicating pregnancy. Eur J Obstet Gynecol Reprod Biol 54:159, 1994

Kuijpens JL, Vader HL, Drexhage HA, et al: Thyroid peroxidase antibodies during gestation are a marker for subsequent depression postpartum. Eur J Endocrinol 145:579, 2001

Kung AWC, Chau MT, LAO TT, et al: The effect of pregnancy on thyroid nodule formation. J Clin Endocrinol Metab 87:1010, 2002

Lacroix A, Feelders RA, Stratakis CA, et al: Cushing's syndrome. Lancet 386(9996):913, 2015

LaFranchi SH: Approach to the diagnosis and treatment of neonatal hypothyroidism. J Clin Endocrinol Metab 96(10):2959, 2011

Lambert K, Rees K, Seed PT, et al: Macroprolactinomas and nonfunctioning pituitary adenomas and pregnancy outcomes. Obstet Gynecol 129:185, 2017

Lazarus J, Kaklamanou K: Significance of low thyroid-stimulating hormone in pregnancy. Curr Opin Endocrinol Diabetes Obes 14:389, 2007

Lazarus JH, Bestwick JP, Channon S, et al: Antenatal thyroid screening and childhood cognitive function. N Engl J Med 366(6):493, 2012

Lebbe M, Arlt W: What is the best diagnostic and therapeutic management strategy for an Addison patient during pregnancy? Clin Endocrinol (Oxf) 78(4):497, 2013

Lebbe M, Hubinot C, Bernard P, et al: Outcome of 100 pregnancies initiated under treatment with cabergoline in hyperprolactinaemic women. Clin Endocrinol 73:236, 2010

Lekarev O, New MI: Adrenal disease in pregnancy. Best Pract Res Clin Endocrinol Metab 25(6):959, 2011

Lepez T, Vandewoesttyne M, Hussain S, et al: Fetal microchimeric cells in blood of women with an autoimmune thyroid disease. PLoS One 6(12):1, 2011

Leung AM, Pearce EN, Braverman LE: Iodine nutrition in pregnancy and lactation. Endocrinol Metab Clin North Am 40:765, 2011

Leung AS, Millar LE, Koonings PP, et al: Perinatal outcome in hypothyroid pregnancies. Obstet Gynecol 81:349, 1993

Levy-Shraga Y, Tamir-Hostovsky L, Boyko V, et al: Follow-up of newborns of mothers with Graves' disease. Thyroid 24(6):1032, 2014

Lindheimer MD, Barron WM: Water metabolism and vasopressin secretion during pregnancy. Baillieres Clin Obstet Gynaecol 8:311, 1994

Lindsay JR, Jonklaas J, Oldfield EH, et al: Cushing's syndrome during pregnancy: personal experience and review of literature. J Clin Endocrinol Metab 90:3077, 2005

Loh JA, Wartofsky L, Jonklaas J, et al: The magnitude of increased levothyroxine requirements in hypothyroid pregnant women depends upon the etiology of the hypothyroidism. Thyroid 19(3):269, 2009

Loriaux DL: Diagnosis and differential diagnosis of Cushing's syndrome. N Engl J Med 376:1421, 2017

Lucas A, Pizarro E, Granada ML, et al: Postpartum thyroid dysfunction and postpartum depression: are they two linked disorders? Clin Endocrinol 55:809, 2001

Luewan S, Chakkabut P, Tongsong T: Outcomes of pregnancy complicated with hyperthyroidism: a cohort study. Arch Gynecol Obstet 283:243, 2011

Luton D, Le Gac I, Vuillard E, et al: Management of Graves' disease during pregnancy: the key role of fetal thyroid gland monitoring. J Clin Endocrinol Metab 90:6093, 2005

Malekar-Raikar S, Sinnott B: Primary hyperparathyroidism in pregnancy—a rare case of life-threatening hypercalcemia: case report and literature review. Case Rep Endocrinol 2011:520516, 2011

Maliha G, Morgan J, Varhas M: Transient osteoporosis of pregnancy. Int J Care Injured 43:1237, 2012

Männistö T, Vääräsmäki M, Pouta A, et al: Perinatal outcome of children born to mothers with thyroid dysfunction or antibodies: a prospective population-based cohort study. J Clin Endocrinol Metab 94:772, 2009

Männistö T, Vääräsmäki M, Pouta A, et al: Thyroid dysfunction and autoantibodies during pregnancy as predictive factors of pregnancy complications and maternal morbidity in later life. J Clin Endocrinol Metab 95:1084, 2010

Maraka S, Ospina NM, O'Keeffe DT, et al: Subclinical hypothyroidism in pregnancy: a systematic review and meta-analysis. Thyroid 26(4):580, 2016

Mascetti L, Bettinelli A, Simonetti GD, et al: Pregnancy in inherited hypokalemic salt-losing renal tubular disorder. Obstet Gynecol 117(2 Pt 2):512, 2011

Matalon S, Sheiner E, Levy A, et al: Relationship of treated maternal hypothyroidism and perinatal outcome. J Reprod Med 51:59, 2006

Medici M, Korevaar TI, Schalekamp-Timmermans S, et al: Maternal early-pregnancy thyroid function is associated with subsequent hypertensive disorders of pregnancy: the Generation R Study. J Clin Endocrinol Metab 99(12):E2591, 2014

Melmed S, Jameson JL: Hypopituitarism. In Kasper DL, Fauci AS, Hauser SL, et al (eds): Harrison's Principles of Internal Medicine, 19th ed. New York, McGraw-Hill Education, 2015

Messuti I, Corvisieri S, Bardesono F, et al: Impact of pregnancy on prognosis of differentiated thyroid cancer: clinical and molecular features. Eur J Endocrinol 170(5):659, 2014

Mestman JH: Hyperthyroidism in pregnancy. Curr Opin Endocrinol Diabetes Obes 19:394, 2012

Mestman JH: Hyperthyroidism in pregnancy. Endocrinol Metab Clin North Am 27:127, 1998

Millar LK, Wing DA, Leung AS, et al: Low birth weight and preeclampsia in pregnancies complicated by hyperthyroidism. Obstet Gynecol 84:946, 1994

Miller MA, Mazzaglia PJ, Larson L, et al: Laparoscopic adrenalectomy for pheochromocytoma in a twin gestation. J Obstet Gynecol 32(2):186, 2012

Molitch ME: Endocrinology in pregnancy: management of the pregnant patient with a prolactinoma. Eur J Endocrinol 172(5):R205, 2015

Molitch ME: Pituitary, thyroid, adrenal, and parathyroid disorders. In Barron WM, Lindheimer MD (eds): Medical Disorders During Pregnancy, 3rd ed. St. Louis, Mosby, 2000

Momotani N, Noh JH, Ishikawa N, et al: Effects of propylthiouracil and methimazole on fetal thyroid status in mothers with Graves' hyperthyroidism. J Clin Endocrinol Metab 82:3633, 1997

Montoro MN, Paler RJ, Goodwin TM, et al: Parathyroid carcinoma during pregnancy. Obstet Gynecol 96: 841, 2000

Moreno JC, Klootwijk W, van Toor H, et al: Mutations in the iodotyrosine deiodinase gene and hypothyroidism. N Engl J Med 358(17):1811, 2008

Morreale de Escobar G, Obregon MJ, Escobar Del Rey F: Role of thyroid hormone during early brain development. Eur J Endocrinol 151:U25, 2004

Motivala S, Gologorsky Y, Kostandinov J, et al: Pituitary disorders during pregnancy. Endocrinol Metab Clin North Am 40:827, 2011

Murcia M, Rebagliato M, Iniguez C, et al: Effect of iodine supplementation during pregnancy on infant neurodevelopment at 1 year of age. Am J Epidemiol 173:804, 2011

Nachum Z, Rakover Y, Weiner E, et al: Graves' disease in pregnancy: prospective evaluation of a selective invasive treatment protocol. Am J Obstet Gynecol 189:159, 2003

Nathan N, Sullivan SD: Thyroid disorders during pregnancy. Endocrinol Metab Clin North Am 43(2): 573, 2014

Negro T, Formoso G, Mangieri T, et al: Levothyroxine treatment in euthyroid pregnant women with autoimmune thyroid disease: effects on obstetrical complications. J Clin Endocrinol Metab 91(7):2587, 2006

Nelson DB, Casey BM, McIntire DD, et al: Subsequent pregnancy outcomes in women previously diagnosed with subclinical hypothyroidism. Am J Perinatol 31(1):77, 2014

Nelson DB, Yost NP, Cunningham FG: Acute fatty liver of pregnancy: clinical outcomes and expected durations of recovery. Am J Obstet Gynecol 209(5):456.e1, 2013

Neumann HP: Pheochromocytoma. In Kasper DL, Fauci AS, Hauser SL, et al (eds): Harrison's Principles of Internal Medicine, 19th ed. New York, McGraw-Hill Education, 2015

O'Doherty MJ, McElhatton PR, Thomas SH: Treating thyrotoxicosis in pregnant or potentially pregnant women. BMJ 318:5, 1999

Olivieri A, Stazi MA, Mastroiacovo P, et al: A population-based study on the frequency of additional congenital malformations in infants with congenital hypothyroidism: data from the Italian Registry for Congenital hypothyroidism (1991–1998). J Clin Endocrinol Metab 87:557, 2002

Ono M, Miki N, Amano K, et al: Individualized high-dose cabergoline therapy for hyperprolactinemic infertility in women with micro- and macroprolactinomas. J Clin Endocrinol Metab 95(6):2672, 2010

Pallan S, Rahman M, Khan A: Diagnosis and management of primary hyperparathyroidism. BMJ 344:e1013, 2012

Pappachan JM, Raskauskiene D, Kutty VR, et al: Excess mortality associated with hypopituitarism in adults: a meta-analysis of observational studies. J Clin Endocrinol Metab 100(4):1405, 2015

Pearce EN, Lazarus JH, Moreno-Reyes R, et al: Consequences of iodine deficiency and excess in pregnant women: an overview of current knowns and unknowns. Am J Clin Nutr 104(Suppl 3):918S, 2016

Pederson CA, Johnson JL, Silva S, et al: Antenatal thyroid correlates of postpartum depression. Psychoneuroendocrinology 32:235, 2007

Plowden TC, Schisterman EF, Sjaarda LA, et al: Thyroid-stimulating hormone, anti-thyroid antibodies, and pregnancy outcomes. Am J Obstet Gynecol September 14, 2017 [Epub ahead of print]

Pop VJ, Brouwers EP, Vader HL, et al: Maternal hypothyroxinemia during early pregnancy and subsequent child development: a 3-year follow-up study. Clin Endocrinol 59:282, 2003

Pop VJ, Kujipens JL, van Baar AL, et al: Low maternal free thyroxine concentrations during early pregnancy are associated with impaired psychomotor development in infancy. Clin Endocrinol 50:149, 1999

Potts JT, Jüppner H: Disorders of the parathyroid gland and calcium homeostasis. In Kasper DL, Fauci AS, Hauser SL, et al (eds): Harrison's Principles of Internal Medicine, 19th ed. New York, McGraw-Hill Education, 2015

Power ML, Heaney RP, Kalkwarf HJ, et al: The role of calcium in health and disease. Am J Obstet Gynecol 181:1560, 1999

Quartermaine G, Lambert K, Rees K, et al: Hormone-secreting adrenal tumours cause severe hypertension and high rates of poor pregnancy outcome; a UK Obstetric Surveillance System study with case control comparisons. BJOG September 5, 2017 [Epub ahead of print]

Ray JG: DDAVP use during pregnancy: an analysis of its safety for mother and child. Obstet Gynecol Surv 53:450, 1998

Renné C, Lopez ER, Steimle-Grauer SA, et al: Thyroid fetal male microchimerisms in mothers with thyroid disorders: presence of Y-chromosomal immunofluorescence in thyroid-infiltrating lymphocytes is more prevalent in Hashimoto's thyroiditis and Graves' disease than in follicular adenomas. J Clin Endocrinol Metab 89:5810, 2004

Robalo R, Pedroso C, Agapito A, et al: Acute Sheehan's syndrome presenting as central diabetes insipidus. BMJ Case Rep Nov 6, 2012

Robertson GL: Disorders of the neurohypophysis. In Kasper KL, Fauci AS, Hauser SL, et al (eds): Harrison's Principles of Internal Medicine, 19th ed. New York, McGraw-Hill Education, 2015

Rooney DP, Traub AI, Russell CFJ, et al: Cure of hyperparathyroidism in pregnancy by sternotomy and removal of a mediastinal parathyroid adenoma. Postgrad Med J 74:233, 1998

Rovelli R, Vigone M, Giovanettoni C, et al: Newborns of mothers affected by autoimmune thyroiditis: the importance of thyroid function monitoring in the first months of life. Ital J Pediatr 36:24, 2010

Saad AF, Pacheco LD, Constantine MM: Management of ectopic parathyroid adenoma in pregnancy. Obstet Gynecol 124:478, 2014

Salazar-Vega JL, Levin G, Sansó G: Pheochromocytoma associated with pregnancy: unexpected favourable outcome in patients diagnosed after delivery. J Hypertens 32(7):1458, 2014

Salvatori R: Adrenal insufficiency. JAMA 294:2481, 2005

Sarathi V, Lila A, Bandgar T, et al: Pheochromocytoma and pregnancy: a rare but dangerous combination. Endocr Pract 16(2):300, 2010

Sarkhail P, Mehran L, Askari S, et al: Maternal thyroid function and autoimmunity in 3 trimesters of pregnancy and their offspring's thyroid function. Horm Metab Res 48:20, 2016

Schlechte JA: Long-term management of prolactinomas. J Clin Endocrinol Metab 92:2861, 2007

Schnatz PF, Thaxton S: Parathyroidectomy in the third trimester of pregnancy. Obstet Gynecol Surv 60:672, 2005

Schneiderman M, Czuzoj-Shulman N, Spence AR, et al: Maternal and neonatal outcomes of pregnancies in women with Addison's disease: a population-based cohort study on 7.7 millions births. BJOG 124:1772, 2017

Scoccia B, Demir H, Kang Y, et al: In vitro fertilization pregnancy rates in levothyroxine-treated women with hypothyroidism compared to women without thyroid dysfunction disorders. Thyroid 22(6):631, 2012

Sheehan HL: Post-partum necrosis of the anterior pituitary. J Pathol Bacteriol 45:189, 1937

Sheehan PM, Nankervis A, Araujo Júnior E, et al: Maternal thyroid disease and preterm birth: systematic review and meta-analysis. J Clin Endocrinol Metab 100(11):4325, 2015

Sheffield JS, Cunningham FG: Thyrotoxicosis and heart failure that complicate pregnancy, Am J Obstet Gynecol 190:211, 2004

Shoback D: Hypoparathyroidism. N Engl J Med 359:391, 2008

Siu CW, Zhang XH, Yung C, et al: Hemodynamic changes in hyperthyroidism-related pulmonary hypertension: a prospective echocardiographic study. J Clin Endocrinol Metab 92:1736, 2007

Song SI, Daneman D, Rovet J: The influence of etiology and treatment factors on intellectual outcome in congenital hypothyroidism. J Dev Behav Pediatr 22:376, 2001

Stagnaro-Green A: Maternal thyroid disease and preterm delivery. J Clin Endocrinol Metab 94:21, 2009

Stagnaro-Green A: Overt hyperthyroidism and hypothyroidism during pregnancy. Clin Obstet Gynecol 54(3):478, 2011a

Stagnaro-Green A, Glinoer D: Thyroid autoimmunity and the risk of miscarriage. Baillieres Best Pract Res Clin Endocrinol Metab 18:167, 2004

Stagnaro-Green A, Pearce E: Thyroid disorders in pregnancy. Nat Rev Endocrinol 8:650, 2012a

Stagnaro-Green A, Schwartz A, Gismondi R, et al: High rate of persistent hypothyroidism in a large-scale prospective study of postpartum thyroiditis in southern Italy. J Clin Endocrinol Metab 96(3):652, 2011b

Stagnaro-Green A, Sullivan S, Pearch EN: Iodine supplementation during pregnancy and lactation. JAMA 308(23):2463, 2012b

Stringer KM, Gough J, Gough IR: Primary hyperparathyroidism during pregnancy: management by minimally invasive surgery based on ultrasound localization. ANZ J Surg 87(10):E134, 2017

Stulberg RA, Davies GAL: Maternal thyrotoxicosis and fetal nonimmune hydrops. Obstet Gynecol 95:1036, 2000

Su PY, Huang K, Hao JH, et al: Maternal thyroid function in the first twenty weeks of pregnancy and subsequent fetal and infant development: a prospective population-based cohort study in China. J Clin Endocrinol Metab 96(10):3234, 2011

Surks MI, Ortiz E, Daniels GH, et al: Subclinical thyroid disease: scientific review and guidelines for diagnosis and management. JAMA 291(2):228, 2004

Swanson CA, Zimmerman MB, Skeaff S, et al: Summary of an NIH workshop to identify research needs to improve the monitoring of iodine status in the United States and to inform the DRI1–3. J Nutr 142:1175S, 2012

Tan TO, Cheng YW, Caughey AB: Are women who are treated for hypothyroidism at risk for pregnancy complications? Am J Obstet Gynecol 194:e1, 2006

Teng W, Shan Z, Teng X, et al: Effect of iodine intake on thyroid diseases in China. N Engl J Med 354:2783, 2006

Tessnow A, Wilson J: The changing face of Sheehan's syndrome. Am J Med Sci 340(5):402, 2010

Thangaratinam S, Tan A, Knox E, et al: Association between thyroid autoantibodies and miscarriage and preterm birth: meta-analysis of evidence. BMJ 342:d2616, 2011

Thomas M, Weisman SM: Calcium supplementation during pregnancy and lactation: effects on the mother and the fetus. Am J Obstet Gynecol 194:937, 2006

Thomas SK, Sheffield JS, Roberts SW: Thionamide-induced neutropenia and ecthyma in a pregnant patient with hyperthyroidism. Obstet Gynecol 122:940, 2013

Thorpe-Beeston JG, Nicolaides KH, Snijders RJ, et al: Thyroid function in small for gestational age fetuses. Obstet Gynecol 77:701, 1991

To WW, Wong MW, Leung TW: Relationship between bone mineral density changes in pregnancy and maternal and pregnancy characteristics: a longitudinal study. Acta Obstet Gynecol Scand 82:820, 2003

Tran P, DeSimone S, Barrett M, et al: I-131 treatment of Graves' disease in an unsuspected first trimester pregnancy; the potential for adverse effects on the fetus and a review of the current guidelines for pregnancy screening. Int J Pediatr Endocrinol 2010:858359, 2010

Tudela CM, Casey BM, McIntire DD, et al: Relationship of subclinical thyroid disease to the incidence of gestational diabetes. Obstet Gynecol 119(5):983, 2012

Vaidya B, Anthony S, Bilous M, et al: Detection of thyroid dysfunction in early pregnancy: universal screening or targeted high-risk case finding? J Clin Endocrinol Metab 92(1):203, 2007

Vargas Zapata CL, Donangelo CM, Woodhouse LR, et al: Calcium homeostasis during pregnancy and lactation in Brazilian women with low calcium intakes: a longitudinal study. Am J Clin Nutr 80:417, 2004

Velasco I, Carreira M, Santiago P, et al: Effect of iodine prophylaxis during pregnancy on neurocognitive development of children during the first two years of life. J Clin Endocrinol Metab 94:3234, 2009

Vydt T, Verhelst J, De Keulenaer G: Cardiomyopathy and thyrotoxicosis: tachycardiomyopathy or thyrotoxic cardiomyopathy? Acta Cardiol 61:115, 2006

Wallia A, Bizhanova A, Huang W, et al: Acute diabetes insipidus mediated by vasopressinase after placental abruption. J Clin Endocrinol Metab 98:881, 2013

Wang W, Teng W, Shan Z, et al: The prevalence of thyroid disorders during early pregnancy in China: the benefits of universal screening in the first trimester of pregnancy. Eur J Endocrinol 164(2):263, 2011

Wikner BN, Sparre LS, Stiller CO, et al: Maternal use of thyroid hormones in pregnancy and neonatal outcome. Acta Obstet Gynecol Scand 87(6):617, 2008

Wilson KL, Casey BM, McIntire DD, et al: Diagnosis of subclinical hypothyroidism early in pregnancy is a risk factor for the development of severe preeclampsia. Clin Thyroidol 24(5):15, 2012

Yassa L, Marqusee E, Fawcett R, et al: Thyroid hormone early adjustment in pregnancy (the THERAPY) trial. J Clin Endocrinol Metab 95(7):3234, 2010

Yoshihara A, Noh JY, Mukasa K, at el: Serum human chorionic gonadotropin levels and thyroid hormone levels in gestational transient thyrotoxicosis: is the serum hCG level useful for differentiating between active Graves' disease and GTT? Endocr J 62(6):557, 2015

Yoshihara A, Noh JY, Yamaguchi T, et al: Treatment of Graves disease with antithyroid drugs in the first trimester of pregnancy and the prevalence of congenital malformation. J Clin Endocrinol Metab 97:2396, 2012

Zuluaga-Gómez A, Arrabal-Polo MÁ, Arrabal-Martin M, et al: Management of pheochromocytoma during pregnancy: laparoscopic adrenalectomy. Am Surg 78(3):E156, 2012

CAPÍTULO 59

Distúrbios do tecido conectivo

DOENÇAS IMUNOMEDIADAS DO TECIDO CONECTIVO	1138
LÚPUS ERITEMATOSO SISTÊMICO	1139
SÍNDROME ANTIFOSFOLIPÍDEO	1143
ARTRITE REUMATOIDE	1146
ESCLEROSE SISTÊMICA – ESCLERODERMIA	1148
SÍNDROMES VASCULÍTICAS	1149
MIOPATIAS INFLAMATÓRIAS	1150
DOENÇAS HEREDITÁRIAS DO TECIDO CONECTIVO	1151

> *Em virtude da grande incidência de vascularização na gravidez, as diversas articulações pélvicas sempre apresentam motilidade um pouco aumentada. Em casos raros, particularmente quando a pelve está contraída na porção inferior, observa-se ruptura espontânea da sínfise púbica ou de uma ou ambas as articulações sacroilíacas.*
>
> – J. Whitridge Williams (1903)

As principais preocupações da 1ª edição de *Obstetrícia de Williams* com os distúrbios das articulações diziam respeito à obstrução da pelve causada pelo raquitismo. Não há menção às artrites que complicam a gravidez. E, é claro, a doença imunomediada ainda não havia sido elucidada.

Os distúrbios do tecido conectivo, também chamados de distúrbios vasculares do colágeno, têm duas causas subjacentes básicas. A primeira são *as doenças do complexo imune,* nas quais os danos no tecido conectivo são causados pelo depósito de complexos imunes. Como esses distúrbios são caracterizados por inflamação estéril – especialmente da pele, das articulações, dos vasos sanguíneos e dos rins –, eles são chamados de doenças reumáticas.

Muitas dessas doenças do complexo imune são mais prevalentes em mulheres, por exemplo, lúpus eritematoso sistêmico (LES) e artrite reumatoide. A segunda causa são os *distúrbios hereditários* dos ossos, da pele, da cartilagem, dos vasos sanguíneos e das membranas basais. Alguns exemplos incluem a síndrome de Marfan, a osteogênese imperfeita e a síndrome de Ehlers-Danlos.

DOENÇAS IMUNOMEDIADAS DO TECIDO CONECTIVO

Esses distúrbios podem ser separados em dois grupos: aqueles associados à formação de autoanticorpos e aqueles sem formação de autoanticorpos. O *fator reumatoide (FR)* é um autoanticorpo encontrado em muitas condições inflamatórias autoimunes, como LES, artrite reumatoide, esclerose sistêmica (esclerodermia), doença mista do tecido conectivo, dermatomiosite, polimiosite e uma variedade de síndromes vasculíticas. As *espondiloartropatias soronegativas para FR* são fortemente associadas à presença do antígeno leucocitário humano (HLA) B27 e incluem espondilite anquilosante, artrite psoriásica, doença de Reiter e outras síndromes artríticas.

A gravidez pode aliviar a atividade em algumas dessas síndromes como um resultado da imunossupressão que também permite o enxerto bem-sucedido de tecidos fetais e placentários. Essas alterações são discutidas em detalhes nos Capítulos 4 (p. 58) e 5 (p. 95). Um exemplo é a predominância de células T2 *helper* induzidas pela gravidez em comparação com as células T1 *helper* produtoras de citocina (Keeling, 2009). Os hormônios da gravidez também alteram as células imunológicas. Especificamente, os estrogênios regulam para cima e os andrógenos regulam para baixo a resposta das células T, e a progesterona é imunossupressora (Cutolo, 2006; Häupl, 2008a; Robinson, 2012).

Em contraste, a doença imunomediada pode contribuir para complicações obstétricas. Um estudo de coorte longitudinal constatou que distúrbios reumáticos sistêmicos autoimunes não reconhecidos estão associados a um risco significativo de pré-eclâmpsia e restrição do crescimento fetal (Spinillo, 2016). Nesse estudo, a prevalência de artrite reumática não reconhecida foi de 0,4%, e de 0,3% cada para LES, síndrome de Sjögren e síndrome antifosfolipídeo.

Por fim, algumas doenças imunomediadas podem ser causadas ou ativadas como resultado de gestações anteriores. As células fetais e o DNA fetal livre estão presentes no sangue materno no início da gravidez (Simpson, 2013; Sitar, 2005; Waldorf, 2008). O *microquimerismo de célula fetal* é a persistência de células fetais na circulação e nos órgãos maternos após a gravidez. Essas células fetais podem enxertar-se nos tecidos maternos e estimular autoanticorpos. Isso aumenta a possibilidade de que o microquimerismo de célula fetal leve à predileção para distúrbios autoimunes em mulheres (Adams, 2004). A evidência para isso inclui células-tronco fetais incorporadas aos tecidos em mulheres com tireoidite autoimune e esclerose sistêmica (Jimenez, 2005; Srivatsa, 2001). Esse microquimerismo também foi descrito em mulheres com LES e naquelas com artrite reumatoide associada a alelos de HLA (da Silva, 2016; Lee, 2010; Rak, 2009a). Por outro lado, células maternas incorporadas podem provocar condições autoimunes na prole de uma mulher (Ye, 2012; Stevens, 2016).

LÚPUS ERITEMATOSO SISTÊMICO

O lúpus é uma doença autoimune heterogênea com uma patogênese complexa que resulta em interações entre genes de suscetibilidade e fatores ambientais (Hahn, 2015). As anomalias do sistema imunológico incluem linfócitos B superativos responsáveis pela produção de autoanticorpos. Elas resultam em dano tecidual e celular quando autoanticorpos ou complexos imunológicos são direcionados a um ou mais componentes nucleares celulares (Tsokos, 2011). Além disso, a imunossupressão é prejudicada, incluindo a função da célula T reguladora (Tower, 2013). Alguns autoanticorpos produzidos em pacientes com LES são mostrados na Tabela 59-1.

Quase 90% dos casos de LES ocorrem em mulheres e sua prevalência naquelas em idade reprodutiva é cerca de 1 em 500 (Lockshin, 2000). Por causa disso, a doença é encontrada com relativa frequência durante a gravidez. A taxa de sobrevida de 10 anos é de 70 a 90% (Tsokos, 2011). Infecção, exacerbações de lúpus, insuficiência de órgão-alvo, hipertensão, acidente vascular cerebral (AVC) e doença cardiovascular são responsáveis pela maioria das mortes.

Influências genéticas estão envolvidas por uma maior concordância com gêmeos monozigóticos em comparação com os dizigóticos – 25 *versus* 2%, respectivamente. Além disso, a frequência em pacientes com um membro da família afetado é de 10%. O risco relativo de doença aumenta se houver herança do "gene de autoimunidade" no cromossomo 16 que predispõe ao LES, à artrite reumatoide, à doença de Crohn e à psoríase. Os genes de suscetibilidade como *HLA-A1, B8, DR3, DRB1* e *TET3* explicam apenas parte da hereditariedade genética (Tsokos, 2011; Yang, 2013). Curiosamente, mesmo a exposição materna aos genes fetais eleva a suscetibilidade ao desenvolvimento do LES. Um estudo de caso-controle descobriu que o genótipo HLA-DRB1 de uma criança aumenta o risco de LES na mãe (Cruz, 2016). Além disso, o lúpus eritematoso neonatal foi relatado em um bebê concebido por doadora de oócito a uma mãe com doença autoimune com anticorpos circulantes anti-Ro e anti-La (Chiou, 2016).

■ Manifestações clínicas e diagnóstico

O lúpus é notoriamente variável em apresentação, evolução e desfecho (Tab. 59-2). Os achados podem ser confinados inicialmente a um sistema de órgãos, com outros se tornando envolvidos à medida que a doença progride. Ou, então, a doença pode inicialmente ser multissistêmica. Achados frequentes são mal-estar, febre, artrite, exantema, pleuropericardite, fotossensibilidade, anemia e disfunção cognitiva. Pelo menos metade das pacientes têm envolvimento renal. O LES também está associado a declínios na atenção, memória e raciocínio (Hahn, 2015; Kozora, 2008).

A identificação de fatores antinucleares (FANs) é o melhor teste de rastreamento, no entanto um resultado positivo não é específico para o LES. Por exemplo, títulos baixos são encontrados em indivíduos normais, em outras doenças autoimunes, em infecções virais agudas e em processos inflamatórios crônicos. Vários fármacos também podem causar uma reação positiva. Os anticorpos contra DNA de fita dupla (dsDNA) e antígenos de Smith (Sm) são relativamente específicos para LES, ao passo que outros anticorpos não são (ver Tab. 59-1). Embora centenas de autoanticorpos tenham sido descritos no LES, apenas alguns participam da lesão tecidual (Sherer, 2004; Tsokos, 2011). Atualmente, perfis

TABELA 59-1 Alguns autoanticorpos produzidos em pacientes com lúpus eritematoso sistêmico (LES)

Anticorpo	Prevalência (%)	Associações clínicas
Fator antinuclear (FAN)	84-98	Melhor teste de rastreamento, anticorpos múltiplos; um segundo teste negativo torna LES improvável
Anti-dsDNA	62-70	Títulos altos específicos de LES; pode se correlacionar com atividade de doença, nefrite e vasculite
Anti-Sm (Smith)	25-38	Específico para LES
Anti-RNP	33-40	Não específico para LES, títulos altos associados a síndromes reumáticas
Anti-Ro (SS-A)	30-49	Não específico para LES; associado à síndrome *sicca*, predispõe a lúpus cutâneo, lúpus neonatal com bloqueio cardíaco, risco reduzido de nefrite
Anti-La (SS-B)	10-35	Associado a anti-Ro
Anti-histona	70	Comum no lúpus induzido por fármacos
Antifosfolipídeo	21-50	Anticoagulante lúpico e anticorpos anticardiolipina associados a trombose, perda fetal, trombocitopenia, cardiopatia valvar; teste falso-positivo para sífilis
Antieritrocitário	60	Teste de Coombs direto, pode desenvolver hemólise
Antiplaquetário	30	Trombocitopenia em 15%; teste clínico insatisfatório

dsDNA, DNA de fita dupla; RNP, ribonucleoproteína.
Dados de Arbuckle, 2003; Hahn, 2015.

TABELA 59-2 Algumas manifestações clínicas do lúpus eritematoso sistêmico

Sistema de órgão	Manifestações clínicas	Percentual
Sistêmico	Fadiga, mal-estar, febre, perda de peso	95
Musculoesquelético	Artralgias, mialgias, poliartrite, miopatia	95
Hematológico	Anemia, hemólise, leucopenia, trombocitopenia, anticoagulante lúpico, esplenomegalia	85
Cutâneo	Erupção malar (borboleta), exantema discoide, fotossensibilidade, úlceras orais, alopecia, exantemas cutâneos	80
Neurológico	Disfunção cognitiva, transtorno de humor, cefaleia, convulsões, AVC	60
Cardiopulmonar	Pleurite, pericardite, miocardite, endocardite, pneumonite, hipertensão pulmonar	60
Renal	Proteinúria, síndrome nefrótica, insuficiência renal	30-50
Gastrintestinal	Náuseas, dor, diarreia, níveis anormais de enzimas hepáticas	40
Vascular	Trombose: venosa (10%), arterial (5%)	15
Ocular	Conjuntivite, síndrome *sicca*	15

AVC, acidente vascular cerebral.
Modificada de Kasper, 2015.

de *microarray* estão sendo desenvolvidos para um diagnóstico mais preciso do LES (Putterman, 2016).

A anemia é comum, e pode haver leucopenia e trombocitopenia. Proteinúria e cilindros são encontrados em 50% das pacientes com lesões glomerulares. A nefrite lúpica também pode causar insuficiência renal, que é mais comum se houver anticorpos antifosfolipídeos (Moroni, 2004). Outros achados laboratoriais incluem sorologia falso-positiva para sífilis, tempo de tromboplastina parcial prolongado e níveis de FR mais altos. Concentrações séricas elevadas de D-dímeros costumam acompanhar uma exacerbação ou infecção, mas elevações persistentes inexplicadas estão associadas a um alto risco de trombose (Wu, 2008).

TABELA 59-3 Critérios clínicos para classificação do lúpus eritematoso sistêmico

Manifestações clínicas
Pele
Úlceras orais
Alopecia
Sinovite
Renais: proteinúria, cilindros, biópsia
Neurológico: convulsões, psicose, mielite, neuropatias, confusão
Anemia hemolítica
Leucopenia ou linfopenia
Trombocitopenia

Manifestações imunológicas
FAN
Anti-dsDNA
Anti-Sm
Antifosfolipídeo
Hipocomplementemia
Coombs direto

FAN, fatores antinucleares; dsDNA, DNA de fita dupla; Sm, Smith.
Dados de Hahn, 2015; Hochberg, 1997.

Os critérios diagnósticos para LES estão listados na Tabela 59-3. Se quatro ou mais desses 11 critérios estiverem presentes, em série ou de forma simultânea, é diagnosticado lúpus. Além disso, inúmeros fármacos podem induzir uma síndrome tipo lúpus. Entre eles estão inibidores da bomba de prótons, diuréticos tiazídicos, antifúngicos, quimioterapêuticos, estatinas e antiepilépticos. O lúpus induzido por fármaco é raramente associado a glomerulonefrite e geralmente regride quando a medicação é descontinuada (Laurinaviciene, 2017).

■ Lúpus e gravidez

Das quase 16,7 milhões de gestações de 2000 a 2003 nos Estados Unidos, 13.555 foram complicadas pelo lúpus – uma incidência de aproximadamente 1 em 1.250 gestações (Clowse, 2008). Durante a gravidez, o lúpus melhora em um terço das mulheres, permanece inalterado em um terço e piora no terço restante. Assim, em qualquer gravidez, a condição clínica pode piorar ou apresentar *exacerbações* inesperadamente (Hahn, 2015; Khamashta, 1997).

Petri (1998) relatou um risco de 7% de morbidade maior durante a gravidez. Em uma coorte de 13.555 mulheres com LES durante a gravidez, a taxa de mortalidade materna e morbidade grave foi de 325 por 100.000 (Clowse, 2008). Em uma revisão de 13 estudos com 17 mortes maternas atribuídas ao LES e à nefrite lúpica, todas ocorreram naquelas com doença ativa (Ritchie, 2012). Os resultados de um estudo de coorte prospectivo de 385 mulheres são mostrados na Figura 59-1.

Durante as últimas décadas, os resultados de gravidez em mulheres com LES melhoraram notavelmente. Para a maioria das mulheres com LES inativo ou leve/moderado, os desfechos da gravidez são relativamente favoráveis. As mulheres que têm lúpus cutâneo confinado em geral não têm desfechos adversos (Hamed, 2013). Porém, o LES recentemente diagnosticado durante a gravidez tende a ser grave (Zhao, 2013). Em geral, o desfecho da gravidez é melhor em mulheres nas quais: (1) a atividade do lúpus está inativa há pelo menos 6 meses antes da concepção; (2) não há nefrite lúpica manifestada por proteinúria ou disfunção renal; (3) síndrome antifosfolipídeo ou anticoagulante lúpico está ausente; e (4) a pré-eclâmpsia sobreposta não se desenvolve (Peart, 2014; Stojan, 2012; Wei, 2017; Yang, 2014).

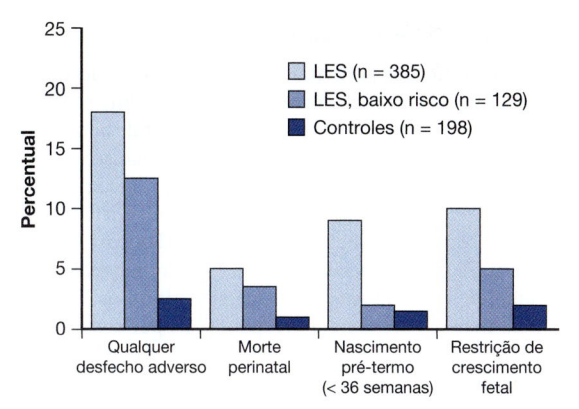

FIGURA 59-1 Frequência de desfechos adversos na gravidez. Todas as mulheres com lúpus eritematoso sistêmico (LES) no estudo PROMISSE são comparadas com um subconjunto de pacientes com LES de baixo risco e com pacientes-controle sem LES. (Dados de Buyon, 2015.)

Nefrite lúpica

A nefrite ativa está associada a desfechos adversos da gravidez, embora estes tenham melhorado de forma notável, e principalmente se a doença permanecer em remissão (Moroni, 2002, 2005; Stojan, 2012). Quanto às complicações, mulheres com doença renal têm alta incidência de hipertensão gestacional e pré-eclâmpsia. Das 80 gestantes com LES relatadas por Lockshin (1989), 63% das mulheres com doença renal preexistente desenvolveram pré-eclâmpsia comparadas com apenas 14% daquelas sem doença renal subjacente. Em uma revisão de 309 gestações complicadas por nefrite lúpica, 30% sofreram uma crise e 40% delas apresentaram insuficiência renal associada (Moroni, 2005). A taxa de mortalidade materna foi de 1,3%. Esses achados foram corroborados em um estudo prospectivo subsequente (Moroni, 2016b). Além disso, um terço das 113 gestações sofreram parto pré-termo (Imbasciati, 2009; Moroni, 2016a). Wagner e colaboradores (2009) compararam os resultados de 58 mulheres com 90 gestações e descobriram que a nefrite ativa estava associada a uma incidência significativamente maior de complicações maternas – 57 *versus* 11%.

A maioria dos pesquisadores recomenda a continuação, durante a gravidez, da terapia imunossupressora para nefrite. Nefrite de início recente ou crise renal grave são tratadas agressivamente com corticosteroides intravenosos, e considera-se a administração de fármacos imunossupressores ou imunoglobulina intravenosa (Lazzaroni, 2016).

Lúpus *versus* pré-eclâmpsia/eclâmpsia

A hipertensão crônica complica até 30% das gestações em mulheres com LES (Egerman, 2005). Conforme mencionado, a pré-eclâmpsia é comum, e a pré-eclâmpsia sobreposta é encontrada com ainda mais frequência, e mais cedo, naquelas mulheres com nefrite ou com anticorpos antifosfolipídeos (Bertsias, 2008). A pré-eclâmpsia e a nefrite lúpica compartilham características de hipertensão, proteinúria, edema e deterioração da função renal. No entanto, o manejo é distinto, pois a nefrite lúpica é tratada com imunossupressão, e a pré-eclâmpsia/eclâmpsia grave exige o parto (Lazzaroni, 2016). Pode ser difícil, se não impossível, diferenciar uma exacerbação de lúpus com nefropatia de pré-eclâmpsia grave se o rim é o único órgão envolvido (Petri, 2007). O envolvimento do sistema nervoso central com lúpus pode culminar em convulsões similares às da eclâmpsia. Um esquema proposto para diferenciar essas duas condições é mostrado na Tabela 59-4. O manejo da pré-eclâmpsia/eclâmpsia é descrito no Capítulo 40 (p. 728).

■ Manejo durante a gravidez

O manejo do lúpus consiste principalmente em monitorar o bem-estar fetal e o estado clínico e laboratorial materno (Lateef, 2012). A trombocitopenia induzida pela gravidez e a proteinúria lembram a atividade da doença do LES, e a identificação de uma exacerbação de lúpus é confundida pelo eritema facial e palmar aumentado da gravidez normal (Lockshin, 2003).

Para o monitoramento da atividade do LES, várias técnicas de laboratório foram recomendadas, mas a interpretação pode ser desafiadora. A taxa de sedimentação pode ser enganosa por causa da hiperfibrinogenemia induzida pela gravidez. Os níveis séricos de complemento também são normalmente aumentados na gravidez (Apêndice, p. 1259). Embora níveis decrescentes ou baixos de componentes de complemento C_3, C_4 e CH_{50} tenham mais probabilidade de estarem associados à doença ativa, níveis mais altos não fornecem segurança contra a ativação da doença. Nossas experiências e as de outros pesquisadores sugerem que as manifestações clínicas da doença e os níveis de complemento se correlacionam pouco (Lockshin, 1995; Varner, 1983).

Estudos hematológicos seriados podem detectar mudanças na atividade da doença. A hemólise é caracterizada por um teste de Coombs positivo, anemia, reticulocitose e hiperbilirrubinemia não conjugada. Trombocitopenia, leucopenia, ou ambas, podem se desenvolver. De acordo com Lockshin e Druzin (1995), a trombocitopenia crônica no início da gravidez pode decorrer de

TABELA 59-4 Algumas distinções entre a exacerbação de lúpus e a síndrome de pré-eclâmpsia

Fator	Lúpus	Pré-eclâmpsia
Achados clínicos	Fadiga, cefaleia, sinais extrarrenais (exantema, serosite, artrite)	Cefaleia, confusão, alterações visuais, convulsões
Pressão arterial	Normal ou alta	Alta
Anemia	Hemolítica	Ausente
Proteinúria	Presente	Presente
Creatinina	Normal ou alta	Normal ou alta
Transaminases	Normais	Normais ou altas
Complemento	Reduzido	Normal

Dados de Andreoli, 2012.

anticorpos antifosfolipídeos. Mais tarde, a trombocitopenia pode indicar pré-eclâmpsia.

A urina é testada com frequência para detectar novos casos ou agravamento da proteinúria. O feto é rigorosamente observado quanto a efeitos adversos, como restrição de crescimento e oligoidrâmnio. Muitos especialistas recomendam rastreamento para anticorpos anti-SS-A (anti-Ro) e anti-SS-B (anti-La) por causa das complicações fetais associadas descritas posteriormente. Antes do parto, o feto é monitorado conforme recomendado pelo American College of Obstetricians and Gynecologists (2016a) e descrito no Capítulo 17 (p. 331). A menos que haja hipertensão ou evidência de comprometimento fetal ou restrição de crescimento, a gravidez pode progredir até o termo. Os corticosteroides periparto em "doses de estresse" são administrados a mulheres que estão tomando esses fármacos ou que recentemente o fizeram.

Tratamento farmacológico

Não há cura para o LES, e remissões completas são raras. Cerca de um quarto das gestantes têm doença leve, que não é ameaçadora à vida, mas pode ser incapacitante por causa de dor e fadiga. Artralgia e serosite podem ser tratadas por fármacos anti-inflamatórios não esteroides (AINEs). Contudo, evita-se a dosagem intermitente crônica ou grande em virtude do oligoidrâmnio ou do fechamento do canal arterial (Cap. 12, p. 241). O ácido acetilsalicílico em dose baixa pode ser usado com segurança durante a gestação. A doença grave é tratada com corticosteroides, como prednisona, 1 a 2 mg/kg/dia, via oral. Após a doença ser controlada, essa dose é diminuída para uma dose diária de 10 a 15 mg a cada manhã. A terapia com corticosteroide pode causar diabetes gestacional.

Agentes imunossupressores, como a azatioprina, são benéficos para a doença ativa. Eles geralmente são reservados para nefrite lúpica ou doença resistente a esteroides. A azatioprina tem um bom relato de segurança durante a gravidez (Fischer-Betz, 2013; Petri, 2007). A dose oral diária recomendada é de 2 a 3 mg/kg. Os medicamentos teratogênicos que devem ser evitados incluem micofenolato de mofetila, metotrexato e ciclofosfamida (Götestam Skorpen, 2016). No entanto, a ciclofosfamida pode ser considerada no segundo ou terceiro trimestre para doenças graves (Lazzaroni, 2016). Em algumas situações, o micofenolato é o único tratamento que consegue estabilizar a doença. Nesses casos, o aconselhamento é essencial em relação aos riscos fetais descritos no Capítulo 12 (p. 244) (Bramham, 2012).

Os antimaláricos reduziram a dermatite, a artrite e a fadiga (Hahn, 2015). Embora esses agentes atravessem a placenta, a hidroxicloroquina não é associada a malformações congênitas. Por causa da meia-vida longa dos antimaláricos, e como a interrupção da terapia pode precipitar uma exacerbação de lúpus, muitos autores recomendam sua continuação durante a gravidez (Borden, 2001).

Quando acontece doença grave – geralmente uma exacerbação de lúpus –, administra-se terapia com glicocorticoide em dose alta. Petri (2007) recomenda pulsoterapia, que consiste em metilprednisolona, 1.000 mg administrados por via intravenosa durante 90 minutos diariamente por 3 dias, retornando em seguida, se possível, para as doses de manutenção.

Em não gestantes, a terapia anti-hipertensiva geralmente inclui um inibidor da enzima conversora da angiotensina (ECA) ou um bloqueador do receptor da angiotensina. Para a gravidez, estes devem ser alterados para opções mais seguras para o feto, como bloqueadores dos canais de cálcio, alfa-metildopa ou labetalol (Cabiddu, 2016).

■ Morbidade e mortalidade perinatal

As taxas de desfechos perinatais adversos são significativamente elevadas em gestações complicadas pelo LES. Entre eles estão parto pré-termo, restrição do crescimento fetal, natimortos e síndrome do lúpus neonatal (Madazli, 2014; Phansenee, 2017). As taxas de desfechos perinatais pioram em mães com exacerbações de lúpus, proteinúria significativa ou insuficiência renal, e naquelas com hipertensão crônica, pré-eclâmpsia ou ambas (Lazzaroni, 2016). Desfechos adversos também são mais comuns em mulheres com lúpus neuropsiquiátrico (de Jesus, 2017). Razões pelo menos parcialmente responsáveis por consequências fetais adversas incluem vasculopatia decidual com infarto placentário e perfusão diminuída (Hanly, 1988).

Síndrome do lúpus neonatal

Essa síndrome é caracterizada por lesões de pele ou dermatite por lúpus no recém-nascido, um número variável de desarranjos hematológicos e sistêmicos e, ocasionalmente, bloqueio cardíaco congênito (Hahn, 2015). Manifestações cutâneas podem estar presentes em 30 a 40% dos bebês e aparecem com 4 a 6 semanas de idade (Silverman, 2010). Estas geralmente estão associadas aos anticorpos anti-SS-A e SS-B, para os quais aproximadamente 40% das mulheres com LES são positivas (Buyon, 2015). A trombocitopenia e o envolvimento hepático são observados em 5 a 10% dos bebês afetados.

Em uma revisão dos resultados em 91 bebês nascidos de mulheres com lúpus, oito deles foram possivelmente afetados – quatro tinham lúpus neonatal definido e quatro possivelmente tinham a doença (Lockshin, 1988). Lúpus cutâneo, trombocitopenia e hemólise autoimune são transitórios e visíveis em poucos meses (Zuppa, 2017). Nem sempre isso ocorre com o bloqueio cardíaco congênito, discutido a seguir. O risco de recidiva de lúpus neonatal em prole subsequente pode se aproximar de 25% (Julkunen, 1993).

Bloqueio cardíaco congênito

O bloqueio cardíaco fetal e neonatal resulta de miocardite difusa e fibrose na região entre o nó atrioventricular (AV) e feixe de His. O bloqueio cardíaco congênito ocorre quase exclusivamente em neonatos de mulheres com anticorpos para os antígenos SS-A e SS-B (Buyon, 1993). Mesmo na presença de tais anticorpos, contudo, a incidência de miocardite fetal é de apenas 2 a 3%, mas aumenta para 20% com uma criança afetada previamente (Bramham, 2012; Lockshin, 1988). A monitoração cardíaca fetal é realizada entre 18 e 26 semanas de gestação em gestações com quaisquer desses anticorpos. A lesão cardíaca é permanente, e um marca-passo geralmente é necessário. O prognóstico em longo prazo é ruim. Dos 325 bebês com lúpus neonatal cardíaco, quase 20% morreram, e, desses, um terço foram natimortos (Izmirly, 2011).

A administração materna de corticosteroides, a plasmaférese ou a imunoglobulina intravenosa não reduzem o risco de bloqueio cardíaco congênito. A administração materna de corticosteroides para o tratamento do bloqueio cardíaco congênito é controversa, atualmente não é recomendada e é discutida mais detalhadamente no Capítulo 16 (p. 316). Embora essa terapia para tratar o bloqueio cardíaco fetal não tenha sido estudada em ensaios randomizados, algumas evidências sugerem que a exposição fetal precoce ao tratamento materno com corticosteroide para o LES pode mitigar a miocardite fetal. Shinohara e colaboradores (1999) relataram ausência de bloqueio cardíaco em 26 neonatos cujas mães receberam terapia de manutenção de corticosteroide antes de 16 semanas. Em contrapartida, 15 entre 61 neonatos com bloqueio cardíaco nasceram de mulheres nas quais a terapia com corticosteroide iniciou após 16 semanas, para exacerbação do LES.

Há relatos de que o tratamento materno com hidroxicloroquina está associado a uma menor incidência de bloqueio cardíaco fetal (Izmirly, 2012). Pesquisas nessa área estão em andamento.

■ Prognóstico em longo prazo e contracepção

A taxa de sobrevida de mulheres com LES é de 95% em 5 anos, 90% em 10 anos e 78% em 20 anos (Hahn, 2015). Em geral, mulheres com lúpus e doença renal ou vascular crônica devem limitar o tamanho da família por causa da morbidade associada à doença e do maior risco de resultados perinatais adversos. Para a contracepção, os contraceptivos orais combinados não aumentaram a incidência de exacerbações de lúpus em dois grandes ensaios multicêntricos (Petri, 2005; Sánchez-Guerrero, 2005). Os implantes e injeções de apenas progesterona também fornecem contracepção eficaz sem efeitos conhecidos sobre as exacerbações de lúpus (Sammaritano, 2014). As preocupações de que o uso de dispositivo intrauterino (DIU) e de terapia imunossupressora leva ao aumento das taxas de infecção nessas pacientes não são baseadas em evidências. Notavelmente, os anticorpos antifosfolipídeos comórbidos são uma contraindicação aos métodos hormonais. A esterilização tubária pode ser vantajosa, sendo realizada com maior segurança no pós-parto ou sempre que o LES estiver inativo.

SÍNDROME ANTIFOSFOLIPÍDEO

Essa síndrome é uma trombofilia adquirida mediada por autoanticorpo, com trombose recorrente ou morbidade na gravidez como parte de sua constelação clínica (Moutsopoulos, 2015). Especificamente, a síndrome antifosfolipídeo (SAF) é diagnosticada em mulheres com testes séricos persistentemente positivos para anticorpos antifosfolipídeos *e* com tromboses arteriais e/ou venosas ou morbidade obstétrica. Os anticorpos incluem anticoagulante lúpico, anticorpo anticardiolipina e anticorpo anti-β_2-glicoproteína I.

Os fosfolipídeos são os principais constituintes lipídicos das membranas celulares e das organelas. Existem proteínas no plasma que se associam de forma não covalente a esses fosfolipídeos. Os anticorpos antifosfolipídeos são direcionados contra esses fosfolipídeos ou para proteínas ligadas aos fosfolipídeos (Giannakopoulos, 2013; Tsokos, 2011). Esse grupo de anticorpos pode ser das classes IgG, IgM e IgA, isoladamente ou em combinação. Anticorpos antifosfolipídeos são mais comuns com LES, outros distúrbios do tecido conectivo e SAF. No entanto, uma pequena proporção de mulheres e homens de outro modo normais tem níveis baixos desses anticorpos.

O estímulo para produção de autoanticorpo é incerto, mas possivelmente deve-se a uma infecção anterior. A fisiopatologia encontrada é mediada por um ou mais dos seguintes: (1) ativação de vários pró-coagulantes; (2) inativação de anticoagulantes naturais; (3) ativação de complemento; e (4) inibição de diferenciação de sinciciotrofoblasto (Tsokos, 2011). Clinicamente, essas ações levam a tromboses arteriais ou venosas ou à morbidade na gravidez. Quase todos os sistemas orgânicos podem ser afetados.

O envolvimento do sistema nervoso central é uma das manifestações clínicas mais proeminentes. Além de eventos trombóticos cerebrovasculares arteriais e venosos, pode haver características psiquiátricas e, até mesmo, esclerose múltipla (Binder, 2010). O envolvimento renovascular pode levar à insuficiência renal e pode ser difícil de diferenciar de nefrite lúpica (D'Cruz, 2009). As tromboses periféricas e viscerais também são uma característica. Por exemplo, Ahmed e colaboradores (2009) relataram o caso de uma mulher que, após o parto, desenvolveu perfuração espontânea do ceco após um infarto de vaso mesentérico. As complicações obstétricas abrangem a perda recorrente da gravidez e a disfunção placentária refletida pela restrição do crescimento fetal, natimortalidade, pré-eclâmpsia e parto pré-termo. O tratamento com ácido acetilsalicílico, anticoagulação e monitoramento rigoroso aumentou as taxas de nascidos vivos para mais de 70% nessas mulheres (Schreiber, 2016).

Uma pequena proporção dessas pacientes desenvolve a *síndrome antifosfolipídeo catastrófica (SAFC)* ou *síndrome de Asherson*. Ela é definida como uma doença tromboembólica de progressão rápida que afeta simultaneamente três ou mais sistemas de órgãos ou tecidos (Schreiber, 2016). Tem uma alta taxa de mortalidade causada pela ativação de uma tempestade de citocinas. Na metade dos casos, um evento "acionador" é identificado.

■ Anticorpos antifosfolipídeos específicos

Como mencionado, vários anticorpos na SAF são direcionados contra um fosfolipídeo específico ou uma proteína de ligação ao fosfolipídeo:

1. A β_2-*glicoproteína I* – também conhecida como apolipoproteína H – é uma proteína plasmática de ligação a fosfolipídeos que inibe a atividade da protrombinase nas plaquetas e inibe a agregação plaquetária (Giannakopoulos, 2013). Desse modo, sua ação normal é limitar a ligação de pró-coagulante e, por meio disso, prevenir a ativação da cascata de coagulação. Logicamente, os anticorpos direcionados contra essa glicoproteína reverteriam sua atividade anticoagulante e promoveriam trombose. Isso é importante do ponto de vista obstétrico porque a β_2-glicoproteína I é expressa em altas concentrações na superfície sinciciotrofoblástica. A ativação de complemento pode contribuir para sua patogênese (Avalos, 2009; Tsokos, 2011). Isso parece intuitivo porque a decídua é uma área crítica para se prevenir coagulação que pode levar a trombose do espaço interviloso. Outra possibilidade é que a β_2-glicoproteína I pode estar envolvida na implantação, e essa glicoproteína pode resultar em perda da gestação por meio de um mecanismo inflamatório (Iwasawa, 2012; Meroni, 2011).
2. O *anticoagulante lúpico* (LAC) é um grupo heterogêneo de anticorpos direcionados contra proteínas de ligação de fosfolipídeos. Esse grupo de anticorpos induz o prolongamento *in vitro* dos tempos de protrombina, de tromboplastina parcial e do teste do veneno da víbora de Russel. Assim, paradoxalmente, esse anticoagulante é, na verdade, poderosamente trombótico *in vivo*.
3. Os *anticorpos anticardiolipinas (ACA)* são direcionados contra uma das muitas cardiolipinas fosfolipídicas encontradas nas membranas mitocondriais e nas plaquetas.

■ Anticorpos contra anticoagulantes naturais

Alguns anticorpos antifosfolipídeos também são dirigidos contra as proteínas anticoagulantes naturais C e S (Robertson, 2006). Outro é direcionado contra a proteína anticoagulante

TABELA 59-5 Algumas manifestações clínicas da síndrome antifosfolipídeo

Trombose venosa – tromboembolismo, tromboflebite, livedo reticular
Trombose arterial – acidente vascular cerebral, ataque isquêmico transitório, vegetações cardíacas de Libman-Sacks, isquemia do miocárdio, trombose e gangrena visceral e da extremidade distal
Hematológicas – trombocitopenia, anemia hemolítica autoimune
Outras – manifestações neurológicas, enxaqueca, epilepsia; trombose glomerular ou de veia ou artéria renal; artrite e artralgia
Gravidez – síndrome da pré-eclâmpsia, abortamento espontâneo recorrente, parto pré-termo, restrição do crescimento fetal, morte fetal

Dados de Giannakopoulos, 2013; Moutsopoulos, 2015.

anexina V, que é expressa em altas concentrações pelo sinciciotrofoblasto (Giannakopoulos, 2013). O teste para esses outros anticorpos não é recomendado (American College of Obstetricians and Gynecologists, 2017). No entanto, alguns estudos avaliaram esses anticorpos antifosfolipídeos não convencionais em mulheres que atendem clinicamente aos critérios da SAF, mas não têm o perfil clássico de anticorpos. Em um estudo, o tratamento de mulheres com esses anticorpos não convencionais ofereceu alguns benefícios, como uma menor taxa de perda gestacional (Mekinian, 2016).

As manifestações clínicas mostradas na Tabela 59-5 fornecem indicações para teste. Por consenso internacional, a síndrome é diagnosticada com base em critérios clínicos e laboratoriais encontrados na Tabela 18-5 (p. 353). Primeiro, um de dois critérios clínicos, que incluem trombose vascular ou morbidade de gravidez estabelecida, deve estar presente. Com critérios laboratoriais, níveis elevados de LAC, ACA e anti-β_2-glicoproteína I devem ser confirmados em duas ocasiões com 12 semanas de intervalo. O diagnóstico pode ser ainda mais estratificado com base no número de testes positivos (Miyakis, 2006).

Os testes para o LAC são testes de coagulação não específicos. O *tempo de tromboplastina parcial* geralmente é prolongado porque o anticoagulante interfere na conversão da protrombina para trombina *in vitro*. Os testes considerados mais específicos são o *teste do veneno da víbora de Russell diluído* e o *procedimento de neutralização plaquetária*. Atualmente, existe divergência quanto a qual é o melhor para rastreamento. Se qualquer um for positivo, a identificação de LAC é confirmada.

Branch e Khamashta (2003) recomendam interpretação conservadora de resultados baseados em testes repetidos a partir de um laboratório confiável que sejam consistentes com cada caso clínico. Apenas cerca de 20% das pacientes com SAF têm um teste para LAC positivo isolado. Assim, o ensaio imunoabsorvente ligado à enzima (ELISA) para ACA também deve ser realizado. Esforços foram feitos para padronizar os testes de ACA, no entanto eles permanecem sem padrões internacionais (Adams, 2013). Para cada exame de SAF, a variação entre laboratórios pode ser grande, e a concordância entre *kits* comerciais também é insatisfatória.

■ Anticorpos antifosfolipídeos e gravidez

Conforme observado, níveis baixos não específicos de anticorpos antifosfolipídeos são identificados em cerca de 5% dos adultos normais (Branch, 2010). Quando Lockwood e colaboradores (1989) estudaram pela primeira vez 737 mulheres grávidas normais, eles relataram que 0,3% tinham LAC e 2,2% tinham concentrações elevadas de ACAs IgM ou IgG. Estudos posteriores confirmaram isso e, juntos, eles totalizaram quase 4.000 gestações normais, com uma prevalência média de 4,7% para anticorpos antifosfolipídeos. Esta se assemelha à de mulheres normais não grávidas (Harris, 1991; Yasuda, 1995).

Em mulheres com altos níveis de ACA, e especialmente quando o LAC é identificado, aumentam os riscos de vasculopatia decidual, infarto da placenta, restrição do crescimento fetal, pré-eclâmpsia de início precoce e morte fetal recorrente (Saccone, 2017). Algumas dessas mulheres, como aquelas com LES, também têm uma alta incidência de tromboses venosas e arteriais, trombose cerebral, anemia hemolítica, trombocitopenia e hipertensão pulmonar (American College of Obstetricians and Gynecologists, 2017; Clowse, 2008). Em 191 mulheres com SAF e negativas para LAC, as mulheres com anticorpos para cardiolipina e β_2-glicoproteína I tiveram taxas significativamente mais altas de abortamento do que se um isolado fosse positivo (Liu, 2013). Mulheres com títulos mais altos tendem a ter resultados mais adversos (Hadar, 2017).

Fisiopatologia da gravidez

Não é precisamente conhecido como os anticorpos antifosfolipídeos causam dano, mas é provável que suas ações sejam multifatoriais. As plaquetas podem ser afetadas diretamente por um anticorpo antifosfolipídeo ou indiretamente por β_2-glicoproteína I de ligação, o que faz elas serem suscetíveis à agregação (Giannakopoulos, 2013). Uma teoria propõe que células endoteliais contendo células fosfolipídicas ou membranas sinciciotrofoblásticas possam ser danificadas diretamente pelo anticorpo antifosfolipídeo ou indiretamente pela ligação do anticorpo à β_2-glicoproteína I ou à anexina V (Rand, 1997, 1998). Isso impede que as membranas celulares protejam o sinciciotrofoblasto e o endotélio e, consequentemente, expõe a membrana basal, à qual as plaquetas afetadas podem aderir e formar um trombo.

Pierro e colaboradores (1999) relataram que anticorpos antifosfolipídeos diminuíram a produção decidual da prostaglandina E_2 vasodilatadora. A atividade diminuída da proteína C ou S e a ativação de protrombina aumentada também podem ser contribuintes (Zangari, 1997). Há também evidências de que a trombose com SAF decorre da ativação da via do fator tecidual (Amengual, 2003). Por fim, a ativação de complemento placentário não controlada por anticorpos antifosfolipídeos pode desempenhar um papel importante na perda fetal e na restrição de crescimento (Holers, 2002).

As complicações de SAF não podem ser completamente explicadas por trombose isolada. Modelos de animais sugerem que os efeitos se devem à inflamação em vez de trombose (Cohen, 2011). Alguns pesquisadores levantam a hipótese de que a formação de coágulo associada à SAF é desencadeada como um "segundo impacto" a partir de respostas imunes inflamatórias inatas. Esses pesquisadores recomendam tratamento com agentes anti-inflamatórios (Meroni, 2011).

Desfechos adversos da gravidez

Os anticorpos antifosfolipídeos estão geralmente associados a taxas mais altas de perda fetal (Cap. 18, p. 353). Na maioria dos relatos iniciais que descrevem esses resultados, contudo, as mulheres geralmente eram incluídas *porque* tinham desfechos adversos repetidos. Tanto a prevalência de anticorpos quanto o abortamento espontâneo são comuns – lembre-se de que a incidência de anticorpos antifosfolipídeos na população obstétrica geral é de cerca de 5% e a perda precoce da gravidez se aproxima de 20%. Portanto, os dados atuais são muito limitados para concluir os riscos exatos de efeitos adversos desses anticorpos nos resultados da gravidez. Mortes fetais, contudo, são mais características com SAF do que os abortamentos no primeiro trimestre (Oshiro, 1996; Roque, 2004). Além disso, mulheres com títulos mais altos têm piores resultados obstétricos em comparação com aquelas com títulos baixos (Hadar, 2017; Nodler, 2009).

Quando mortes fetais inexplicadas são examinadas, os dados são confusos. Um estudo mediu os níveis de ACA em 309 gestações com morte fetal e não encontrou diferenças em sua frequência em comparação com os níveis em 618 gestações normais (Haddow, 1991). Em outras mulheres com perda recorrente da gravidez, aquelas com anticorpos antifosfolipídeos tiveram uma taxa mais alta de parto pré-termo (Clark, 2007). Em um estudo de caso-controle de 582 natimortos e 1.547 nascidos vivos, foi encontrado um risco 3 a 5 vezes maior para natimortos em mulheres com níveis elevados de ACA e anti-β_2-glicoproteína I (Silver, 2013). Em mulheres com anticorpos antifosfolipídeos, os desfechos adversos são mais comuns na presença de: (1) todos os três tipos clássicos de anticorpos antifosfolipídeos, (2) LES comórbido ou doenças autoimunes sistêmicas e (3) trombose prévia e morbidade na gravidez. A regressão logística constatou que a probabilidade de falha na gravidez era de 93% com dois ou mais tipos de anticorpos antifosfolipídeos, mas era de 63% naquelas com apenas um tipo (Ruffatti, 2011).

Prevenção de trombose na gravidez

Em virtude da heterogeneidade do estudo, as recomendações atuais de tratamento para mulheres com anticorpos antifosfolipídeos podem ser confusas. A terapia é direcionada à prevenção de trombose. Como discutido, os anticorpos antifosfolipídeos são imunoglobulinas que podem ser das classes G, M ou A; aqueles dirigidos contra os fosfolipídeos (FL) são denominados GPL, MPL e APL, respectivamente. Durante o teste, estes são relatados como níveis de unidade de ligação fosfolipídica semiquantificada e expressos em negativo, baixo-positivo, médio-positivo ou alto-positivo (American College of Obstetricians and Gynecologists, 2017). Dos três, títulos mais altos de anticorpos anticardiolipina GPL e MPL são clinicamente importantes, ao passo que títulos baixo-positivos são de importância clínica questionável.

Conforme discutido no Capítulo 52 (p. 1008), as mulheres com eventos tromboembólicos prévios que têm anticorpos antifosfolipídeos estão em risco de recidiva em gestações subsequentes. Para essas mulheres, recomenda-se a anticoagulação profilática com heparina durante toda a gravidez e depois por 6 semanas após o parto com heparina ou com varfarina (American College of Obstetricians and Gynecologists, 2017). Para aquelas sem eventos tromboembólicos anteriores, as recomendações de administração do American College of Obstetricians and Gynecologists (2017) e do American College of Chest Physicians (Bates, 2012) variam e estão listadas na Tabela 52-6 (p. 1020). Alguns esquemas aceitáveis incluem observação materna anteparto rigorosa com ou sem heparina em dose profilática ou em dose intermediária e alguma forma de anticoagulação pós-parto por 4 a 6 semanas. Sciascia e colaboradores (2016) apresentaram resultados preliminares benéficos com o tratamento com hidroxicloroquina.

Vários ensaios questionaram a necessidade de heparina para mulheres com anticorpos, mas sem histórico de trombose (Branch, 2010). Embora isso seja menos evidente, alguns autores recomendam que as mulheres sejam tratadas se tiverem títulos de ACA médio-positivos ou alto-positivos ou tiverem atividade LAC ou uma morte fetal anterior no segundo ou terceiro trimestres não atribuída a outras causas (Dizon-Townson, 1998; Lockshin, 1995). Alguns relatam que mulheres com perda gestacional precoce recorrente e títulos de anticorpos médio-positivos ou alto-positivos podem se beneficiar da terapia (Robertson, 2006).

Descrita anteriormente (p. 1143), a síndrome antifosfolipídeo catastrófica é tratada agressivamente com anticoagulação completa, corticosteroides em altas doses, plasmaférese e/ou imunoglobulinas intravenosas (Cervera, 2010; Tenti, 2016). Se necessário, o rituximabe pode ser adicionado (Sukara, 2015).

Em razão do risco de anormalidades de crescimento fetal e de natimortalidade, o American College of Obstetricians and Gynecologysts (2016a, 2017) recomenda avaliação ultrassonográfica seriada do crescimento fetal e teste pré-natal no terceiro trimestre.

Terapia específica na gravidez

Existem outros agentes utilizados no tratamento de mulheres grávidas com SAF, mas sem evento tromboembólico anterior. O *ácido acetilsalicílico*, em doses de 60 a 80 mg diariamente por via oral, bloqueia a conversão de ácido araquidônico para tromboxano A_2, ao mesmo tempo em que poupa a produção de prostaciclina. Isso reduz a síntese de tromboxano A_2, que pode causar agregação plaquetária e vasoconstrição, enquanto poupa prostaciclina, que tem o efeito oposto. Parece não haver efeitos colaterais importantes da baixa dose de ácido acetilsalicílico, a não ser um leve risco de sangramento de pequenos vasos durante procedimentos cirúrgicos. Baixa dose de ácido acetilsalicílico não reduz os desfechos adversos de gravidez em mulheres positivas para anticorpos antifosfolipídeos sem SAF completa (Amengual, 2015). Seu uso é recomendado para mulheres com LES ou SAF (American College of Obstetricians and Gynecologists, 2016b).

A *heparina não fracionada* é administrada de forma subcutânea em dosagens de 5.000 a 10.000 unidades a cada 12 horas. Alguns preferem heparina de baixo peso molecular, como 40 mg de enoxaparina, 1 vez ao dia (Kwak-Kim, 2013). Com a dosagem terapêutica, a medição dos níveis de heparina pode ser útil, pois os testes de coagulação podem ser alterados pelo LAC. A justificativa para terapia com heparina é prevenir episódios trombóticos venosos e arteriais. A terapia com heparina também previne trombose na microcirculação, incluindo a interface trofoblástica-decidual (Toglia, 1996). Conforme discutido, a heparina liga-se à

TABELA 59-6 Desfechos da gravidez (%) em 750 mulheres tratadas para a síndrome antifosfolipídeo – estudo PREGNANTS

Resultado	Triplo--positivo (n = 20) %	Duplo-positivo LAC negativo (n = 90)	LAC isoladamente (n = 54)	ACA isoladamente (n = 458)	Anti-β_2--glicoproteína (n = 128)
Nascidos vivos	30	43	80	56	48
Natimortos	45	34	7	21	30
Pré-eclâmpsia[a]	55	54	11	34	48

ACA, anticorpos anticardiolipinas; LAC, anticoagulante lúpico.
[a]Apenas não grave.
Dados de Saccone, 2017.

β_2-glicoproteína I, que reveste o sinciciotrofoblasto. Isso impede a ligação de anticorpos anticardiolipinas e anti-β_2-glicoproteína I às suas superfícies, o que provavelmente previne dano celular (Tsokos, 2011). A heparina também se liga aos anticorpos antifosfolipídeos *in vitro* e provavelmente *in vivo*. O esquema mais eficaz é a terapia com ácido acetilsalicílico mais heparina (de Jesus, 2014). Contudo, a terapia com heparina está associada a diversas complicações que incluem sangramento, trombocitopenia, osteopenia e osteoporose. Uma descrição de várias heparinas e seus efeitos adversos é apresentada no Capítulo 52 (p. 1012).

Os *corticosteroides* provavelmente não devem ser usados com *SAF primária*, isto é, sem um distúrbio de tecido conectivo associado. Para mulheres com LES ou aquelas que estão sendo tratadas para SAF que desenvolvem LES, indica-se a terapia com corticosteroides (Carbone, 1999). Em casos de *SAF secundária* observada com LES, a dose de prednisona deve ser mantida no nível eficaz mais baixo para prevenir exacerbações.

A *terapia com imunoglobulina intravenosa* (IgIV) é controversa e geralmente é reservada para mulheres com doença clínica – incluindo SAF catastrófica ou trombocitopenia induzida por heparina, ou ambas (Alijotas-Reig, 2013). Ela é usada quando outras terapias de primeira linha falham, especialmente no cenário de pré-eclâmpsia e restrição de crescimento fetal. A IgIV é administrada por alguns em doses de 0,4 g/kg/dia, por 5 dias – dose total de 2 g/kg. Ela é repetida mensalmente ou é administrada como uma dose única de 1 g/kg cada mês. O tratamento é caro, pois um curso custa mais de 10.000 dólares. Uma revisão recente da literatura não encontrou benefícios em adicionar IgIV ao ácido acetilsalicílico em baixas doses e heparina de baixo peso molecular (Tenti, 2016). Uma revisão Cochrane não encontrou melhora na taxa de nascidos vivos com a imunoterapia administrada para mulheres com perda gestacional recorrente (Wong, 2014). Ensaios clínicos são necessários antes que a aplicação dessa terapia cara e complicada se amplie.

A *imunossupressão* com hidroxicloroquina pode ser benéfica para a SAF, reduzindo o risco de trombose e melhorando os resultados da gravidez em mulheres com SAF (Mekinian, 2015; Sciascia, 2016). A hidroxicloroquina é comumente usada com ácido acetilsalicílico em baixas doses no tratamento de mulheres com anticorpos antifosfolipídeos e LES.

As *estatinas* foram avaliadas em virtude dos seus efeitos protetores no endotélio. Em um pequeno estudo em 21 mulheres com SAF que apresentaram restrição de crescimento fetal ou pré-eclâmpsia, a adição de pravastatina ao ácido acetilsalicílico em baixas doses e heparina de baixo peso molecular melhorou o fluxo sanguíneo da placenta, as características da pré-eclâmpsia e os desfechos da gravidez (Lefkou, 2016). Ensaios maiores são necessários.

Eficácia do tratamento

A perda fetal é comum em mulheres com SAF se não tratadas (Rai, 1995). Mesmo com tratamento, as taxas de perda fetal recorrente permanecem em 20 a 30% (Branch, 2003; Empson, 2005; Ernest, 2011). Na Tabela 59-6, são mostrados os desfechos da gravidez de 750 mulheres tratadas com SAF primária – estudo PREGNANTS (Saccone, 2017). As participantes foram tratadas com ácido acetilsalicílico em baixa dose e heparina de baixo peso molecular profilática a partir do primeiro trimestre. Algumas mulheres com LES e anticorpos antifosfolipídeos têm desfechos de gravidez normais sem tratamento. Além disso, enfatiza-se que as mulheres com LAC e resultados de gravidez desfavoráveis anteriores tiveram recém-nascidos vivos sem tratamento.

De maneira similar à síndrome de lúpus neonatal (p. 1142), até 30% dos recém-nascidos demonstram anticorpos antifosfolipídeos passivamente adquiridos e, portanto, há preocupação para quaisquer efeitos neonatais adversos (Nalli, 2017). Um grupo encontrou taxas mais altas de deficiências de aprendizagem nessas crianças (Tincani, 2009). Simchen e colaboradores (2009) relataram um risco quatro vezes maior de AVC perinatal nesses fetos. Dos 141 recém-nascidos acompanhados em um registro europeu, a taxa de parto pré-termo foi de 16% e de baixo peso ao nascer, 17%, e anormalidades comportamentais tardias foram observadas em 4% das crianças. Não houve casos de trombose neonatal (Motta, 2012). Em um estudo de 7 anos de 26 mulheres que tiveram SAF com 36 gestações foram relatados três casos de transtorno do espectro autista, todos associados a anticorpos IgG anti-β_2-glicoproteína 1 neonatais persistentes (Abisror, 2013).

ARTRITE REUMATOIDE

Essa doença inflamatória crônica decorre de disfunção imunológica, e as células T infiltradas secretam citocinas e causam inflamação, poliartrite e sintomas sistêmicos. A característica cardinal é a sinovite inflamatória, que geralmente envolve as articulações periféricas. A doença tem uma propensão para destruição de cartilagem, erosões ósseas e deformidades articulares. Dor, agravada por movimento, é acompanhada de inchaço e sensibilidade. Manifestações extra-articulares incluem nódulos reumatoides, vasculite e sintomas pleuropulmonares. Outras queixas são fadiga, anorexia e depressão. Os critérios do American College of Rheumatology para diagnóstico de artrite reumatoide são mostrados na Tabela 59-7. Um escore igual ou superior a 6 atende aos requisitos para o diagnóstico definitivo.

A prevalência mundial de artrite reumatoide é de 0,5 a 1%, sendo as mulheres afetadas três vezes mais que os homens, e o

TABELA 59-7 Critérios para classificação da artrite reumatoide

Fator	Critérios	Escores
Envolvimento articular	1 grande – ombro, cotovelo, quadril, joelho, tornozelo	0
	2-10 grandes	1
	1-3 pequenas – MCF, IFP, IF do polegar, MTF, punhos	2
	4-10 pequenas	3
	> 10 – pelo menos 1 pequena	5
Teste sorológico	FR negativo e ACPA negativo	0
	FR baixo-positivo ou anti-CCP	2
	FR alto-positivo ou anti-CCP	3
Reagentes da fase aguda	PCR e VHS normais	0
	PCR ou VHS anormal	1
Duração dos sintomas	Menos de 6 semanas	0
	6 semanas ou mais	1

ACPA, anticorpo antipeptídeo citrulinado; CCP, peptídeos citrulinados cíclicos; FR, fator reumatoide; IF, articulação interfalângica; IFP, articulação interfalângica proximal; MCF, articulação metacarpofalângica; MTF, articulação metatarsofalângica; PCR, proteína C-reativa; VHS, velocidade de hemossedimentação.
Critérios estabelecidos em colaboração com o American College of Rheumatology e o European League Against Rheumatism. Um escore ≥ 6 preenche os critérios para diagnóstico.
Dados de Aletaha, 2010; Shah, 2015.

pico de início é de 25 a 55 anos de idade (Shah, 2015). Há uma predisposição genética, e a hereditariedade é estimada em 15 a 30% (McInnes, 2011). Estudos de associação genômica ampla identificaram mais de 30 *loci* envolvidos na patogênese da artrite reumatoide (Kurkó, 2013). Há uma associação com os alelos HLA-DR4 e HLA-DRB1 da molécula do complexo principal de histocompatibilidade de classe II (McInnes, 2011; Shah, 2015). A gravidez fornece uma proteção contra o desenvolvimento da artrite reumatoide, e isso pode estar relacionado ao microquimerismo fetal díspar de HLA (Guthrie, 2010). Quanto a outras influências, o tabagismo aparentemente aumenta o risco de artrite reumatoide (Papadopoulos, 2005).

■ Manejo

O tratamento é direcionado para alívio da dor, redução de inflamação, proteção de estruturas articulares e preservação de função. A fisioterapia e a terapia ocupacional e instruções de autotratamento são essenciais. Até recentemente, o ácido acetilsalicílico e outros AINEs eram a base da terapia, mas eles não atrasam a progressão da doença. Segundo Shah e St. Clair (2015), o metotrexato tornou-se o fármaco antirreumático modificador de doença (DMARD) preferido. Os AINEs servem como terapia adjuvante, mas são importantes para a gravidez porque o metotrexato é contraindicado. AINEs convencionais inibem de modo não específico a cicloxigenase 1 (COX-1), que é uma enzima crucial para a função plaquetária normal, e COX-2, que faz a mediação dos mecanismos de resposta inflamatória. Como a gastrite com sangramento agudo é um efeito colateral indesejável comum aos AINEs convencionais, os inibidores mais específicos da COX-2 são recomendados. No entanto, seu uso em longo prazo está associado a maior risco de infarto agudo do miocárdio e maiores eventos vasculares (Patrono, 2016).

Em uma revisão sistemática, foi encontrada uma taxa mais alta de malformações cardíacas em recém-nascidos expostos a AINEs no primeiro trimestre (Adams, 2012). Além disso, AINEs são associados a abortamentos espontâneos precoces, constrição de canal arterial e hipertensão pulmonar neonatal. Assim, os riscos *versus* benefícios dessas medicações devem ser considerados.

A terapia com glicocorticoides em doses baixas a moderadas é realizada para se obter um controle mais rápido dos sintomas. Por exemplo, 7,5 mg de prednisona, por via oral diariamente durante os primeiros 2 anos de doença ativa, reduz substancialmente as erosões articulares progressivas (Kirwan, 1995; Shah, 2015).

O American College of Rheumatology recomenda vários DMARDs que podem reduzir ou prevenir danos nas articulações (Singh, 2016). A leflunomida, assim como o metotrexato, é teratogênica (Briggs, 2015) (Cap. 12, p. 241). A sulfassalazina e a hidroxicloroquina são seguras para uso na gravidez (Partlett, 2011). Estas, combinadas com inibidores da COX-2 e com doses relativamente baixas de prednisona – 7,5 a 20 mg/dia – geralmente tratam com sucesso as crises. Em uma revisão da exposição a medicamentos, 25% das mulheres com artrite reumatoide tomaram um DMARD dentro de 6 meses após a concepção (Kuriya, 2011). Durante a gravidez, 4% de 393 mulheres grávidas receberam uma medicação de categoria D ou X. O metotrexato foi o mais comum – 2,9%.

Os DMARDs biológicos revolucionaram o tratamento da artrite reumatoide. Entre eles estão os inibidores do fator de necrose tumoral alfa (TNF-α) – infliximabe, adalimumabe, golimumabe, certolizumabe e etanercepte (Shah, 2015). Seu uso na gravidez é limitado, e a segurança fetal é uma preocupação (Makol, 2011; Ojeda-Uribe, 2013). Em uma revisão de exposição a medicamentos, 13% das 393 mulheres receberam um DMARD biológico inibidor de citocinas – principalmente etanercepte (Kuriya, 2011). Em outra revisão de 300 exposições, nenhum efeito fetal foi observado (Berthelot, 2009). Um estudo prospectivo de 38 mulheres encontrou resultados semelhantes (Hoxha, 2017). Em 74 mulheres expostas ao adalimumabe durante a gravidez, nenhum risco foi identificado (Burmester, 2017). Também se sabe pouco sobre os efeitos na gravidez da anacinra, um antagonista do receptor da interleucina 1, ou do rituximabe, um antagonista do antígeno CD20 da célula B.

Artrite reumatoide e gravidez

Em até 90% das mulheres com artrite reumatoide, esta melhora durante a gravidez (de Man, 2008). Estudos em animais sugerem que isso pode ser devido às alterações das células T reguladoras (Munoz-Suano, 2012). Mesmo assim, algumas mulheres desenvolvem a doença durante a gravidez, e outras pioram (Nelson, 1997).

Um aspecto negativo para essa melhora durante a gravidez é que a exacerbação pós-parto é comum (Østensen, 2007). Isso pode ser decorrente de alterações pós-parto na imunidade inata (Häupl, 2008b). Em uma revisão, uma crise pós-parto era mais comum se as mulheres estavam amamentando (Barrett, 2000a). Esses mesmos pesquisadores acompanharam 140 mulheres com artrite reumatoide durante 1 a 6 meses após o parto (Barrett, 2000b). Houve uma queda modesta na atividade objetiva da doença, e apenas 16% tiveram remissão completa. Eles observaram que, embora, na verdade, a doença de forma global não tivesse exacerbado no pós-parto, o número médio de articulações inflamadas aumentou de forma significativa.

Alguns estudos relatam um efeito protetor da gravidez contra o desenvolvimento de artrite reumatoide de início recente. Em um estudo de caso-controle com 88 mulheres afetadas, houve um efeito protetor da gravidez em longo prazo, mas a probabilidade de um novo quadro de artrite reumatoide aumentou seis vezes durante os primeiros 3 meses após o parto (Silman, 1992). Pikwer e colaboradores (2009) relataram redução significativa no risco de artrite subsequente em mulheres que amamentaram mais de 12 meses.

Esses achados podem refletir a interferência dos hormônios sexuais em vários processos supostamente envolvidos na patogênese da artrite, incluindo a imunorregulação (Häupl, 2008a,b). Primeiro, Unger e colaboradores (1983) relataram que a melhora da artrite reumatoide correlacionava-se com níveis séricos de $α_2$-*glicoproteína associada à gravidez*. Esse composto tem propriedades imunossupressoras. Segundo, Nelson e colaboradores (1993) observaram que a melhora da doença estava associada a uma disparidade nos antígenos HLA classe II entre a mãe e o feto. Eles sugeriram que a resposta imune materna aos antígenos HLA paternos podem desempenhar um papel na remissão de artrite induzida pela gravidez. Além dos monócitos, pode haver ativação dos linfócitos T (Förger, 2008).

Artrite reumatoide juvenil

Esse grupo de doenças é a causa mais frequente de artrite crônica em crianças e persiste na idade adulta. Em 76 gestações de 51 mulheres norueguesas afetadas, a gravidez não teve efeitos na apresentação clínica, mas a doença geralmente se tornou inativa ou permaneceu assim durante a gravidez (Østensen, 1991). Exacerbações pós-parto foram comuns, conforme discutido anteriormente. Deformidades articulares foram comuns nessas mulheres, e 15 de 20 cesarianas foram feitas para pelves contraídas ou próteses articulares. Os resultados de um ensaio de 39 mulheres polonesas com artrite reumatoide juvenil foram semelhantes (Musiej-Nowakowska, 1999).

Esta artrite pressagia poucos desfechos adversos na gravidez. O risco de nascimento pré-termo aumenta, mas, posteriormente, o desenvolvimento fetal é normal (Mohamed, 2016; Rom, 2014; Wallenius, 2014). A gravidade da doença no início da gravidez foi preditiva de parto pré-termo e restrição do crescimento fetal em um estudo de coorte (Bharti, 2015). Outro estudo de 190 gestações acompanhadas desde o primeiro trimestre até o parto constatou que pacientes com baixos escores de atividade da doença no primeiro trimestre provavelmente apresentavam baixa atividade ou remissão da doença no terceiro trimestre (Ince-Askan, 2017). Em um estudo de 1.807 nascimentos, Remaeus e colaboradores (2017) relataram um aumento na incidência de partos pré-termo, restrição de crescimento fetal e pré-eclâmpsia.

O tratamento primário de mulheres sintomáticas durante a gravidez é feito com ácido acetilsalicílico e AINEs. Eles são usados com cuidados adequados para efeitos no primeiro trimestre, hemostasia prejudicada, gestação prolongada, fechamento prematuro do canal arterial e circulação pulmonar persistente. Os corticosteroides em doses baixas também são usados conforme indicado. Compostos de ouro foram administrados na gravidez (Almarzouqi, 2007).

A terapia imunossupressora com azatioprina, ciclofosfamida ou metotrexato não é rotineiramente usada durante a gravidez. Somente a azatioprina é considerada durante o início da gravidez porque os outros agentes são teratógenos (Briggs, 2015) Conforme discutido na p. 1147, DMARDs, incluindo sulfassalazina e hidroxicloroquina, são aceitáveis para uso na gravidez.

Se houver envolvimento da coluna cervical, é justificada atenção particular durante a gravidez. A subluxação é comum, e a gravidez, pelo menos teoricamente, predispõe a ela em virtude da lassidão articular. Além disso, existem preocupações com relação à anestesia durante intubação endotraqueal.

Após a gravidez em mulheres com artrite reumatoide e sua forma juvenil, o aconselhamento contraceptivo pode incluir contraceptivos orais combinados. Eles são uma escolha lógica por causa de sua eficácia e da possibilidade de melhorarem a doença (Farr, 2010). Porém, todos os métodos de contracepção são apropriados.

ESCLEROSE SISTÊMICA – ESCLERODERMIA

Essa é uma doença multissistêmica crônica de tecido conectivo de etiologia desconhecida. Ela é caracterizada por dano microvascular, ativação do sistema imunológico que leva à inflamação e depósito excessivo de colágeno na pele e muitas vezes nos pulmões, coração, trato gastrintestinal e rins. Ela é incomum, mostra uma dominância no sexo feminino de 5 para 1 e em geral afeta as pessoas entre os 30 e 50 anos de idade (Meier, 2012; Varga, 2015).

Essa forte prevalência de esclerodermia nas mulheres e sua maior incidência nos anos seguintes ao parto dão crédito à hipótese de que o *microquimerismo* está envolvido, como discutido anteriormente (p. 1139) (Lambert, 2010). Artlett e colaboradores (1998) demonstraram DNA de cromossomo Y em quase 50% das mulheres com esclerose sistêmica comparadas com apenas 4% dos controles. Rak e colaboradores (2009b) identificaram microquimerismo masculino em células mononucleares no sangue periférico com mais frequência em mulheres com esclerodermia limitada (20%) *versus* difusa (5%).

Evolução clínica

A característica da doença é a superprodução de colágeno normal. Na forma mais benigna – *esclerose sistêmica cutânea limitada* –, a progressão é lenta. Com a *esclerose sistêmica cutânea difusa*, o espessamento da pele progride rapidamente e a fibrose da pele é acompanhada por fibrose do trato gastrintestinal, especialmente do esôfago distal (Varga, 2015). A fibrose intersticial pulmonar junto com alterações vasculares podem causar hipertensão pulmonar, que se desenvolve em 15% das pacientes. Os fatores antinucleares são encontrados em 95% das pacientes, sendo comum a incompetência imune.

O fenômeno de Raynaud, que inclui isquemia digital episódica induzida pelo frio, é observado em 95% das pacientes, e também pode haver edema das extremidades distais e da face. Metade das pacientes têm sintomas de envolvimento esofágico, em especial estufamento e dor em queimação epigástrica. O envolvimento pulmonar é frequente e causa dispneia. A taxa de sobrevida cumulativa de 10 anos é de 70% naquelas pacientes com fibrose pulmonar, e a hipertensão arterial pulmonar é a principal causa de morte (Joven, 2010; Varga, 2015). As mulheres com doença cutânea limitada, como a *síndrome CREST – calcinose, fenômeno de Raynaud, distúrbio da motilidade esofágica, esclerodactilia e telangiectasia* – têm doença mais leve.

A *síndrome da sobreposição* refere-se à esclerose sistêmica com características de outras doenças do tecido conectivo. *Doença mista do tecido conectivo* é um termo usado para a síndrome que envolve características de lúpus, esclerose sistêmica, polimiosite, artrite reumatoide e altos títulos de anticorpos anti-ribonucleoproteína (RNP) (ver Tab. 59-1). A doença também é chamada de *doença não diferenciada do tecido conectivo* (Spinillo, 2008).

Embora a esclerose sistêmica seja incurável, o tratamento direcionado ao envolvimento de órgãos-alvo às vezes pode aliviar os sintomas e melhorar a função. O envolvimento renal e a hipertensão às vezes são comórbidos. Às vezes, inibidores da ECA podem ser necessários para controle da pressão sanguínea apesar de sua teratogenia conhecida. A *crise renal esclerodérmica* desenvolve-se em até um quarto dessas pacientes, sendo caracterizada por vasculopatia obliterativa das artérias corticais renais. Ela leva à insuficiência renal e à hipertensão maligna. A doença pulmonar restritiva intersticial é comum e se torna ameaçadora à vida. A hipertensão pulmonar associada é tratada com bosentana ou sildenafila (Cap. 49, p. 960).

■ Esclerose sistêmica e gravidez

A prevalência de esclerodermia na gravidez aproxima-se de 1 em 22.000 gestações (Chakravarty, 2008). Essas mulheres em geral têm doença estável durante a gestação se sua função basal for boa. Como talvez esperado, disfagia e esofagite de refluxo são agravadas pela gravidez (Steen, 1999). A disfagia resulta de perda de motilidade esofágica devido à disfunção neuromuscular. Uma diminuição na amplitude ou o desaparecimento de ondas peristálticas nos dois terços inferiores do esôfago são vistos usando-se manometria. O tratamento sintomático para refluxo está descrito no Capítulo 54 (p. 1046).

As mulheres com insuficiência renal e hipertensão maligna têm incidência mais alta de pré-eclâmpsia sobreposta. Com doença renal ou cardíaca de piora rápida, a interrupção da gravidez deve ser considerada. Como discutido, a crise renal ameaça a vida, sendo tratada com inibidores da ECA, mas não melhora com o parto (Gayed, 2007). A hipertensão pulmonar geralmente contraindica a gravidez.

O parto vaginal pode ser antecipado, a menos que o espessamento de tecido mole por esclerodermia produza distocia, assim requerendo parto cesáreo. A intubação traqueal para anestesia geral exige cuidados especiais por causa da capacidade limitada dessas mulheres para abrirem amplamente a boca (Sobanski, 2016). Devido à disfunção esofágica, a aspiração também é mais provável, sendo preferível a analgesia peridural. Recomenda-se aquecer a sala de parto e fluidos intravenosos e o uso de cobertores extras e meias e luvas para melhorar a circulação prejudicada pelo fenômeno Raynaud. Se os corticosteroides forem usados com frequência, são recomendadas doses de estresse de hidrocortisona (Sobanski, 2016).

Os resultados maternos e fetais estão correlacionados com a gravidade da doença subjacente. Em uma revisão de 214 gestantes com esclerose sistêmica, 45% apresentaram doença difusa. Complicações maiores incluíram crise renal em três mulheres e taxas maiores de parto pré-termo (Steen, 1989, 1999). Chung e colaboradores (2006) também relataram taxas elevadas de parto pré-termo, restrição de crescimento fetal e mortalidade perinatal. Um estudo multicêntrico de 109 gestações, a partir de 25 centros, relatou taxas mais altas de parto pré-termo, restrição de crescimento fetal e recém-nascidos de peso muito baixo ao nascer (Taraborelli, 2012). Estes provavelmente estão relacionados com anormalidades placentárias, as quais incluem vasculopatia decidual, aterose aguda e infartos (Sobanski, 2016).

A esclerodermia pode estar associada à subfertilidade (Bernatsky, 2008; Lambe, 2004). Para aquelas que não escolhem a gravidez, vários métodos contraceptivos reversíveis são aceitáveis. Assim, agentes hormonais, em especial contraceptivos orais combinados, provavelmente não devem ser usados, principalmente em mulheres com envolvimento pulmonar, cardíaco ou renal. Por causa da progressão muitas vezes contínua da esclerose sistêmica, a esterilização permanente também é considerada.

SÍNDROMES VASCULÍTICAS

Inflamação e dano nos vasos sanguíneos podem ser primários ou causados por outra doença. Presume-se que o depósito de imunocomplexos seja a base da maioria dos casos (Langford, 2015). Os tipos primários incluem poliarterite nodosa, arterite de células gigantes ou temporal, arterite de Takayasu, púrpura de Henoch-Schönlein, síndrome de Behçet e arterite cutânea ou por hipersensibilidade (Goodman, 2014). Vasculites de pequenos vasos, como *granulomatose com poliangeíte* e *granulomatose eosinofílica com poliangeíte*, apresentam anticorpos dirigidos contra proteínas nos grânulos citoplasmáticos de leucócitos – *anticorpos anticitoplasma de neutrófilos – ANCAs* (Pagnoux, 2016).

■ Poliarterite nodosa

Essa vasculite necrosante de artérias de tamanhos pequeno e médio é caracterizada clinicamente por mialgia, neuropatia, distúrbios gastrintestinais, hipertensão e doença renal (Goodman, 2014). Aproximadamente um terço dos casos estão associados à antigenemia da hepatite B (Langford, 2015). Os sintomas são inespecíficos, e febre, perda de peso e mal-estar estão presentes em mais da metade dos casos. O diagnóstico é feito por biópsia, e o tratamento consiste em prednisona em dose alta mais ciclofosfamida. A vasculite decorrente de antigenemia da hepatite B responde a antivirais, glicocorticosteroides e plasmaférese (Cap. 55, p. 1063).

Apenas alguns relatos descrevem poliarterite nodosa associada à gravidez. Em 12 gestantes afetadas, a poliarterite se manifestou primeiro durante a gravidez em sete, e foi rapidamente fatal 6 semanas após o parto (Owen, 1989). O diagnóstico só foi feito após necrópsia em 6 das 7 mulheres. Quatro mulheres continuaram a gravidez, resultando em um natimorto e três desfechos bem-sucedidos.

■ Granulomatose com poliangeíte

Anteriormente chamada granulomatose de Wegener, trata-se de uma vasculite granulomatosa necrosante de pequenos vasos que afeta o trato respiratório superior e inferior e o rim (Pagnoux, 2016). As lesões incluem frequentemente sinusite e doença nasal em 90%; infiltrados, cavidades ou nódulos pulmonares em 85%; glomerulonefrite em 75%; e lesões musculoesqueléticas em 65% (Sneller, 1995). Pelo menos 90% têm poliangeíte (Langford, 2015). Ela é incomum e geralmente encontrada após os 50 anos de idade. Koukoura e colaboradores (2008) revisaram 36 casos associados à gravidez e encontraram uma maior taxa de partos pré-termo. Em outro relato, uma segunda mulher teve pneumonite relacionada à doença, mas a gravidez não pareceu afetar a atividade da doença (Pagnoux, 2011). Como a estenose subglótica é observada em até 25% dos pacientes, a equipe de anestesia é preferencialmente consultada antes do parto (Engel, 2011).

Os corticosteroides são o tratamento-padrão, mas azatioprina, ciclosporina e terapia com IgIV também podem ser usadas. Para doença grave no final do segundo trimestre ou no terceiro trimestre, o uso de ciclofosfamida junto com prednisolona parece aceitável.

■ Arterite de Takayasu

Também chamada *doença sem pulso*, é uma arterite inflamatória crônica que afeta grandes vasos (Goodman, 2014). Diferentemente da *arterite temporal*, que ocorre quase exclusivamente após os 55 anos de idade, o início da arterite de Takayasu é quase sempre antes dos 40 anos de idade. Ela é associada à angiografia anormal da aorta superior e suas principais ramificações, resultando em dano vascular da extremidade superior. A morte costuma resultar de insuficiência cardíaca congestiva ou de eventos cerebrovasculares. A tomografia computadorizada ou a angiografia por ressonância magnética podem ser usadas para detectar essa doença antes do desenvolvimento de comprometimento vascular grave. A arterite de Takayasu pode responder sintomaticamente à terapia com corticosteroide, mas ela não é curativa. *Bypass* cirúrgico ou angioplastia melhoram a sobrevida.

Hipertensão renovascular grave comórbida, envolvimento cardíaco ou hipertensão pulmonar pioram o prognóstico de gravidez (Singh, 2015). A hipertensão é relativamente comum e deve ser cuidadosamente controlada. A pressão sanguínea é aferida de forma mais acurada na extremidade inferior. Em geral, o prognóstico para a gravidez é bom (Johnston, 2002). Um estudo com 58 mulheres com arterite de Takayasu encontrou um risco elevado de hipertensão e pré-eclâmpsia relacionadas à gravidez, mas com resultados maternos e fetais favoráveis (Gudbrandsson, 2017). Um estudo com 52 pacientes comparando desfechos obstétricos antes e após o diagnóstico relatou taxas mais altas de complicações obstétricas após o diagnóstico. Estas incluíram pré-eclâmpsia, parto pré-termo e restrição do crescimento fetal ou morte (Comarmond, 2015). O envolvimento da aorta abdominal indica pior resultado perinatal (Sharma, 2000). O parto vaginal é preferido, e a analgesia peridural foi defendida para trabalho de parto e parto.

■ Outras vasculites

A *púrpura de Henoch-Schönlein* é incomum após a infância. Tayabali e colaboradores (2012) revisaram 20 gestações complicadas por essa vasculite e descreveram lesões cutâneas em 75%. Cerca de 50% tiveram artralgias. Para a *doença de Behçet*, Gungor e colaboradores (2014) descreveram 298 gestações em 94 mulheres e encontraram taxas mais altas de abortamento espontâneo e bebês menores em comparação com controles saudáveis. Anteriormente chamada *vasculite de Churg-Strauss*, a granulomatose eosinofílica com poliangeíte é rara na gravidez (Jennette, 2013). Hot e colaboradores (2007) descreveram uma mulher grávida que respondeu à terapia com IgIV. Corradi e colaboradores (2009) descreveram uma gestante de 35 anos de idade a termo afetada e cuja vasculite necrosante envolveu o coração, subsequentemente submetendo-se a um transplante de coração. Edwards (2015) descreveu uma mulher que desenvolveu recidivas pós-parto dessa vasculite em cada uma das duas gestações.

MIOPATIAS INFLAMATÓRIAS

Essas são causas adquiridas e potencialmente tratáveis de fraqueza do músculo esquelético, com uma prevalência de 1 em 100.000 pessoas (Dalakas, 2012). Há três grupos principais: polimiosite, dermatomiosite e miosite por corpos de inclusão, sendo que todas se apresentam com fraqueza muscular assimétrica progressiva. Elas têm uma associação variável com doenças do tecido conectivo, malignidade, fármacos, doença autoimune sistêmica como a doença de Crohn e infecções virais, bacterianas e parasitárias.

A *polimiosite* é uma miopatia inflamatória subaguda com frequência associada a uma das doenças autoimunes do tecido conectivo. A *dermatomiosite* se manifesta como um exantema característico acompanhando ou precedendo fraqueza. Os achados laboratoriais incluem níveis de enzimas musculares elevados no soro e uma eletromiografia anormal. A confirmação é feita por biópsia, que mostra infiltrados inflamatórios perivasculares e perimisiais, vasculite e degeneração de fibras musculares. Ela normalmente se desenvolve sozinha, mas pode se sobrepor com esclerose sistêmica ou doença mista do tecido conectivo.

As teorias predominantes são que as síndromes são causadas por infecções virais, doenças autoimunes ou ambas. *Cerca de 15% dos adultos que desenvolvem dermatomiosite têm um tumor maligno associado*. Podem transcorrer vários anos entre o aparecimento da miosite e do tumor. Os locais mais comuns de câncer associado são a mama, o pulmão, o estômago e o ovário. A doença em geral responde à terapia com corticosteroide em dose alta, fármacos imunossupressores, como azatioprina ou metotrexato, ou IgIV (Dalakas, 2012; Linardaki, 2011).

Experiências na gravidez são acumuladas principalmente de séries de casos e revisões. Chen e colaboradores (2015) encontraram 17 mulheres com polimiosite/dermatomiosite em uma coorte australiana de nascimentos. Essas mulheres apresentaram taxas mais altas de hipertensão (23%), hemorragia pré-parto (11%), cesariana (88%) e parto pré-termo (35%). Outra série de 60 mulheres com dermatomiosite e 38 com polimiosite constatou que, em 80%, a gravidez não teve efeito adverso sobre a doença. Resultados semelhantes foram relatados por outros pesquisadores (Missumi, 2015; Pinal-Fernandez, 2014). Rosenzweig e colaboradores (1989) revisaram 24 resultados de gravidez em 18 mulheres com doença primária. Dessas, 25% tiveram uma exacerbação no segundo ou no terceiro trimestre. Nos 12 em que a doença se manifestou primeiro durante a gravidez, metade das oito gestações resultou em morte perinatal e uma mulher morreu no pós-parto. A partir de sua revisão, Doria e colaboradores (2004) concluíram que o resultado da gravidez estava relacionado à atividade da dermatomiosite e que a doença de início precoce era particularmente agressiva.

DOENÇAS HEREDITÁRIAS DO TECIDO CONECTIVO

Inúmeras mutações hereditárias envolvem genes que codificam proteínas estruturais de osso, pele, cartilagem, vasos sanguíneos e membranas basais. Embora os tecidos conectivos contenham muitas macromoléculas complexas como elastina e mais de 30 proteoglicanas, os constituintes mais comuns são colágenos fibrilares dos tipos I, II e III. Várias mutações, algumas herdadas de forma recessiva e algumas dominantes, resultam em síndromes clínicas que incluem as síndromes de Marfan e de Ehlers-Danlos, osteogênese imperfeita, condrodisplasias e epidermólise bolhosa. O que preocupa durante a gravidez é a predileção dessas doenças resultarem em aneurismas aórticos (Schoenhoff, 2013).

■ Síndrome de Marfan

A síndrome de Marfan é uma doença do tecido conectivo autossômica dominante e com prevalência populacional de 1 em 3.000 a 5.000 (Prockop, 2015). Ela afeta igualmente ambos os sexos. A síndrome se deve à fibrilina anormal – um constituinte da elastina – causada por uma das várias mutações diferentes no gene *FBN1* (Biggin, 2004). Localizado no cromossomo 15q21, o gene *FBN1* tem alta taxa de mutação, e há muitos casos subclínicos leves. Há um risco de 50% de transmissão da doença para a progênie, no entanto, a capacidade de prever a gravidade da doença na progênie é limitada pela falta de correlação genótipo-fenótipo distinta e grande variabilidade clínica. Atualmente, os diagnósticos pré-implantacional e pré-natal são limitados a 80% dos casos em que a mutação no gene *FBN1* é conhecida (Smok, 2014).

Na doença grave, há degeneração da lâmina elástica na túnica média da aorta. Essa fraqueza predispõe à dilatação aórtica ou aneurisma dissecante que aparece mais provavelmente na gravidez (Curry, 2014; Roman, 2016). A síndrome de Marfan que complica a gravidez é discutida em mais detalhes no Capítulo 49 (p. 967).

■ Síndrome de Ehlers-Danlos

Essa doença é caracterizada por uma variedade de alterações no tecido conectivo, incluindo hiperelasticidade da pele. Nos tipos mais graves, a ruptura de quaisquer das várias artérias pode causar AVC ou sangramento. Existem vários tipos de doença com base no envolvimento da pele, das articulações ou de outros tecidos. Algumas são autossômicas dominantes, algumas recessivas e algumas ligadas ao X (Solomons, 2013). Sua prevalência agregada é cerca de 1 em 5.000 nascimentos (Prockop, 2015). Os tipos I, II e III são autossômicos dominantes e cada um é responsável por cerca de 30% dos casos. O tipo IV é raro, mas sabe-se que predispõe ao parto pré-termo, à ruptura de grandes vasos maternos, a sangramento pós-parto e à ruptura uterina (Pepin, 2000). Na maioria, o defeito molecular subjacente afeta o colágeno ou o pró-colágeno.

Em geral, as mulheres com síndrome de Ehlers-Danlos têm uma frequência aumentada de ruptura pré-termo de membranas, parto pré-termo e hemorragia anteparto e pós-parto (Volkov, 2006). No entanto, um estudo de coorte recente com 314 mulheres não relatou maior risco de desfecho adverso na gravidez, incluindo parto pré-termo (Sundelin, 2017). Vários casos de ruptura uterina espontânea foram descritos (Rudd, 1983). A fragilidade do tecido torna difícil o reparo de episiotomia e a cesariana. Hurst e colaboradores (2014) pesquisaram 1.769 entrevistados da Ehlers-Danlos National Foundation e encontraram uma taxa de parto pré-termo de 25% e uma taxa de infertilidade de 44%. Foi relatada morte materna e fetal por ruptura espontânea da artéria ilíaca direita (Esaka, 2009). Bar-Yosef e colaboradores (2008) descreveram um recém-nascido com múltiplas fraturas congênitas no crânio e hemorragia intracraniana causada por Ehlers-Danlos tipo VIIC.

■ Osteogênese imperfeita

Esse distúrbio tem uma prevalência de 1 em 20.000 nascimentos para o tipo I e de 1 em 60.000 para o tipo II. É caracterizada por ossos quebradiços, e os pacientes afetados geralmente apresentam escleras azuis, perda auditiva, múltiplas fraturas ósseas anteriores e anormalidades dentárias. Existem até 15 subtipos baseados no gene causal e no quadro clínico, que varia de leve a grave (Van Dijk, 2010). A herança genética inclui padrões autossômicos dominantes, autossômicos recessivos e esporádicos. O tipo I é a forma mais leve, e a mutação típica afeta o gene *COL1A1* (Sykes, 1990). O tipo II é tipicamente letal *in utero* (Prockop, 2015).

As mulheres com osteogênese imperfeita, a maioria do tipo I, podem ter gestações bem-sucedidas. De fato, vários riscos na gravidez incluem fraturas, complicações relacionadas à escoliose com doença pulmonar restritiva, micrognatismo, dentes frágeis, coluna cervical instável, ruptura uterina e desproporção cefalopélvica. Uma coorte retrospectiva de 295 mulheres com osteogênese imperfeita encontrou maiores riscos de hemorragia pré-parto, descolamento prematuro da placenta, restrição do crescimento fetal, malformações congênitas e parto pré-termo (Ruiter-Ligeti, 2016). Não é incomum as mulheres afetadas iniciarem a gravidez tendo tido 20 a 30 fraturas prévias. A maioria requer tratamento mínimo que não o tratamento das fraturas e consideração de bisfosfonados para diminuir a perda óssea.

Dependendo do tipo de osteogênese imperfeita, o feto pode ser afetado e também pode sofrer fraturas dentro do útero ou durante o parto (Cap. 10, p. 210). O diagnóstico pré-natal está disponível em muitas situações, se desejado, e a terapia com células-tronco *in utero* está sendo avaliada (Couzin-Frankel, 2016).

REFERÊNCIAS

Abisror N, Mekinian A, Lachassinne E, et al: Autism spectrum disorders in babies born to mothers with antiphospholipid syndrome. Semin Arthritis Rheum 43(3):348, 2013

Adams K, Bombardier C, van der Heijde DM: Safety of pain therapy during pregnancy and lactation in patients with inflammatory arthritis: a systematic literature review. J Rheumatol Suppl 90:59, 2012

Adams KM, Nelson JL: Microchimerism: an investigative frontier in autoimmunity and transplantation. JAMA 291:1127, 2004

Adams M: Measurement of lupus anticoagulants: an update on quality in laboratory testing. Semin Thromb Hemost 39(3):267, 2013

Ahmed K, Darakhshan A, Au E, et al: Postpartum spontaneous colonic perforation due to antiphospholipid syndrome. World J Gastroenterol 15(4):502, 2009

Aletaha D, Neogi T, Silman AJ, et al: 2010 rheumatoid arthritis classification criteria: an American College of Rheumatology/European League Against Rheumatism collaborative initiative. Ann Rheum Dis 69(9):1580, 2010

Alijotas-Reig J: Treatment of refractory obstetric antiphospholipid syndrome: the state of the art and new trends in the therapeutic management. Lupus 22(1):6, 2013

Almarzouqi M, Scarsbrook D, Klinkhoff A: Gold therapy in women planning pregnancy: outcomes in one center. J Rheumatol 34:1827, 2007

Amengual O, Atsumi T, Khamashta MA: Tissue factor in antiphospholipid syndrome: shifting the focus from coagulation to endothelium. Rheumatology 42:1029, 2003

Amengual O, Fujita D, Otta E, et al: Primary prophylaxis to prevent obstetric complications in asymptomatic women with antiphospholipid antibodies: a systematic review. Lupus 24(11):1135, 2015

American College of Obstetricians and Gynecologists: Antiphospholipid syndrome. Practice Bulletin No. 132, December 2012, Reaffirmed 2017

American College of Obstetricians and Gynecologists: Antepartum fetal surveillance. Practice Bulletin No. 145, July 2014, Reaffirmed 2016a

American College of Obstetricians and Gynecologists: Practice Advisory on low-dose aspirin and prevention of preeclampsia: updated recommendations. July 11, 2016b

Andreoli M, Nalli FC, Reggia R, et al: Pregnancy implications for systemic lupus erythematosus and the antiphospholipid syndrome. J Autoimmun 38:J197, 2012

Arbuckle MF, McClain MT, Ruberstone MV, et al: Development of autoantibodies before the clinical onset of systemic lupus erythematosus. N Engl J Med 349:1526, 2003

Artlett CM, Smith B, Jimenez SA: Identification of fetal DNA and cells in skin lesions from women with systemic sclerosis. N Engl J Med 338:1186, 1998

Avalos I, Tsokos GC: The role of complement in the antiphospholipid syndrome-associated pathology. Clin Rev Allergy Immunol 34(2–3):141, 2009

Bar-Yosef O, Polak-Charcon S, Hoffman C, et al: Multiple congenital skull fractures as a presentation of Ehlers-Danlos syndrome type VIIC. Am J Med Genet A 146A:3054, 2008

Barrett JH, Brennan P, Fiddler M, et al: Breast-feeding and postpartum relapse in women with rheumatoid and inflammatory arthritis. Arthritis Rheum 43:1010, 2000a

Barrett JH, Brennan P, Fiddler M, et al: Does rheumatoid arthritis remit during pregnancy and relapse postpartum? Results from a nationwide study in the United Kingdom performed prospectively from late pregnancy. Arthritis Rheum 42:1219, 2000b

Bates SM, Greer IA, Middledorp S, et al: VTE, thrombophilia, antithrombotic therapy, and pregnancy. Chest 141(2 Suppl):e691S, 2012

Bernatsky S, Hudson M, Pope J, et al: Assessment of reproductive history in systemic sclerosis. Arthritis Rheum 59:1661, 2008

Berthelot JM, De Bandt M, Goupille P, et al: Exposition to anti-TNF drugs during pregnancy: outcome of 15 cases and review of the literature. Joint Bone Spine 76(1):28, 2009

Bertsias G, Ionnidis JPA, Boletis J, et al: EULAR recommendations for the management of systemic lupus erythematosus (SLE). Ann Rheum Dis 67(2):195, 2008

Bharti B, Lindsay SP, Wingard DL, et al: Disease severity and pregnancy outcomes in women with rheumatoid arthritis: results from the Organization of Teratology Information Specialists Autoimmune Diseases in Pregnancy Project. J Rheumatol 42:1376, 2015

Biggin A, Holman K, Brett M, et al: Detection of thirty novel FBN1 mutations in patients with Marfan syndrome or a related fibrillinopathy. Hum Mutat 23:99, 2004

Binder WD, Traum AZ, Makar RS, et al: Case 37–2010: a 16-year-old girl with confusion, anemia, and thrombocytopenia. N Engl J Med 363(24):2352, 2010

Borden M, Parke A: Antimalarial drugs in systemic lupus erythematosus. Drug Saf 24:1055, 2001

Bramham K, Soh MC, Nelson-Piercy C: Pregnancy and renal outcomes in lupus nephritis: an update and guide to management. Lupus 21(12):1271, 2012

Branch DW, Gibson M, Silver RM: Recurrent miscarriage. N Engl J Med 363:18, 2010

Branch DW, Khamashta M: Antiphospholipid syndrome: obstetric diagnosis, management, and controversies. Obstet Gynecol 101:1333, 2003

Briggs GG, Freeman RK: Drugs in Pregnancy and Lactation. 10th ed. Philadelphia, Wolters Kluwer, 2015

Burmester GR, Landewe R, Genovese MC, et al: Adalimumab long-term safety: infections, vaccination response and pregnancy outcomes in patients with rheumatoid arthritis. Ann Rheum Dis 76(2):414, 2017

Buyon JP, Kim MY, Guerra MM, et al: Predictors of pregnancy outcomes in patients with lupus: a cohort study. Ann Intern Med 163(3):153, 2015

Buyon JP, Winchester RJ, Slade SG, et al: Identification of mothers at risk for congenital heart block and other neonatal lupus syndromes in their children. Comparison of enzyme-linked immunoabsorbent assay and immunoblot for measurement of anti SSA/Ro and anti SSB/La antibodies. Arthritis Rheum 36:1263, 1993

Cabiddu G, Castellino S, Gernone G, et al: A best practice position statement on pregnancy in chronic kidney disease: the Italian Study Group on Kidney and Pregnancy. J Nephrol 29(3)277, 2016

Carbone J, Orera M, Rodriguez-Mahou M, et al: Immunological abnormalities in primary APS evolving into SLE: 6 years' follow-up in women with repeated pregnancy loss. Lupus 8:274, 1999

Cervera R, CAPS Registry Project Group: Catastrophic antiphospholipid syndrome (CAPS): update from the "CAPS Registry." Lupus 19(4):412, 2010

Chakravarty EF, Khanna D, Chung L: Pregnancy outcomes in systemic sclerosis, primary pulmonary hypertension, and sickle cell disease. Obstet Gynecol 111(4):927, 2008

Chen JS, Roberts CL, Simpson JM, et al: Pregnancy outcomes in women with rare autoimmune diseases. Arthritis Rheumatol 67(12):3314, 2015

Chiou AS, Sun G, Kim J, et al: Cutaneous neonatal lupus arising in an infant conceived from an oocyte donation pregnancy. JAMA Dermatol 152(7):846, 2016

Chung L, Flyckt RL, Colon I, et al: Outcome of pregnancies complicated by systemic sclerosis and mixed connective tissue disease. Lupus 15:595, 2006

Clark CA, Spitzer KA, Crowther MA, et al: Incidence of postpartum thrombosis and preterm delivery in women with antiphospholipid antibodies and recurrent pregnancy loss. J Rheumatol 34:992, 2007

Clowse ME, Jamison M, Myers E, et al: A national study of the complications of lupus in pregnancy. Am J Obstet Gynecol 199:127.e1, 2008

Cohen D, Buurma A, Goemaere NN, et al: Classical complement activation as a footprint for murine and human antiphospholipid antibody-induced fetal loss. J Pathol 225(4):502, 2011

Comarmond C, Mirault T, Baird L, et al: Takayasu arteritis and pregnancy. Arthritis Rheumatol 67(12):3262, 2015

Corradi D, Maestri R, Facchetti F: Postpartum Churg-Strauss syndrome with severe cardiac involvement: description of a case and review of the literature. Clin Rheumatol 28(6):739, 2009

Couzin-Frankel J: The savior cells? Science 352(6283):284, 2016

Cruz GI, Shao X, Quach H, et al: A child's HLA-DRBI genotype increases maternal risk of systemic lupus erythematosus. J Autoimmun 74:201, 2016

Curry R, Gelson E, Swan L, et al: Marfan syndrome and pregnancy: maternal and neonatal outcomes. BJOG 121(5):610, 2014

Cutolo M, Capellino S, Sulli A, et al: Estrogens and autoimmune diseases. Ann N Y Acad Sci 1089:538, 2006

D'Cruz D: Renal manifestations of the antiphospholipid syndrome. Curr Rheumatol Rep 11(1):52, 2009

da Silva Florim GM, Caldas HC, Pavarino EC, et al: Variables associated to fetal microchimerism in systemic lupus erythematosus patients. Clin Rheumatol 35(1):107, 2016

Dalakas MC: Polymyositis, dermatomyositis, and inclusion body myositis. In Longo DL, Fauci AS, Kasper DL, et al (eds): Harrison's Principles of Internal Medicine, 18th ed. New York, McGraw-Hill, 2012

de Jesus GR, Rodrigues G, de Jesus NR, et al: Pregnancy morbidity in antiphospholipid syndrome: what is the impact of treatment? Curr Rheumatol Rep 16:403, 2014

de Jesus GR, Rodrigues BC, Lacerda MI, et al: Gestational outcomes in patients with neuropsychiatric systemic lupus erythematosus. Lupus 26:537, 2017

de Man YA, Dolhain RJ, van de Geijn FE, et al: Disease activity of rheumatoid arthritis during pregnancy: results from a nationwide prospective study. Arthritis Rheum 59:1241, 2008

Dizon-Townson D, Branch DW: Anticoagulant treatment during pregnancy: an update. Semin Thromb Hemost 24:55S, 1998

Doria A, Iaccarino L, Ghirardello A, et al: Pregnancy in rare autoimmune rheumatic diseases: UCTD, MCTD, myositis, systemic vasculitis and Behçet disease. Lupus 13:690, 2004

Edwards MH, Curtis EM, Ledingham JM: Postpartum onset and subsequent relapse of eosinophilic granulomatosis with polyangiitis. BMJ Case Rep 2015:pii: bcr2015210373, 2015

Egerman RS, Ramsey RD, Kao LW, et al: Hypertensive disease in pregnancies complicated by systemic lupus erythematosus. Am J Obstet Gynecol 193:1676, 2005

Empson M, Lassere M, Craig J, et al: Prevention of recurrent miscarriage for women with antiphospholipid antibody or lupus anticoagulant. Cochrane Database Syst Rev 2:CD002859, 2005

Engel NM, Gramke HF, Peeters L, et al: Combined spinal-epidural anaesthesia for a woman with Wegener's granulomatosis with subglottic stenosis. Int J Obstet Anesth 20(1):94, 2011

Ernest JM, Marshburn PB, Kutteh WH: Obstetric antiphospholipid syndrome: an update on pathophysiology and management. Semin Reprod Med 29:522, 2011

Esaka EJ, Golde SH, Stever MR, et al: A maternal and perinatal mortality in pregnancy complicated by the kyphoscoliotic form of Ehlers-Danlos syndrome. Obstet Gynecol 113(2):515, 2009

Farr SL, Folger SG, Paulen ME, et al: Safety of contraceptive methods for women with rheumatoid arthritis: a systematic review. Contraception 82(1):64, 2010

Fischer-Betz R, Specker C, Brinks R, et al: Low risk of renal flares and negative outcomes in women with lupus nephritis conceiving after switching from mycophenolate mofetil to azathioprine. Rheumatology (Oxford) 52(6):1070, 2013

Förger F, Marcoli N, Gadola S, et al: Pregnancy induces numerical and functional changes of CD4+CD25 high regulatory T cells in patients with rheumatoid arthritis. Ann Rheum Dis 67(7):984, 2008

Gayed M, Gordon C: Pregnancy and rheumatic diseases. Rheumatology 46:1634, 2007

Giannakopoulos B, Krilis SA: The pathogenesis of the antiphospholipid syndrome. N Engl J Med 368:1033, 2013

Goodman R, Dellaripa PF, Miller AL, et al: An unusual case of abdominal pain. N Engl J Med 370:70, 2014

Götestam Skorpen C, Hoeltzenbein M, Tincani A, et al: The EULAR points to consider for use of antirheumatic drugs before pregnancy, and during pregnancy and lactation. Ann Rheum Dis 75(5):795, 2016

Gudbrandsson B, Wallenius M, Garen T, et al: Takayasu arteritis and pregnancy—a population based study on outcome and mother-child related concerns. Arthritis Care Res (Hoboken) 69(9):1384, 2017

Gungor AN, Kalkan G, Oguz S, et al: Behçet disease and pregnancy. Clin Exp Obstet Gynecol 41(6):617, 2014

Guthrie KA, Dugowson CE, Voigt LF, et al: Does pregnancy provide vaccine-like protection against rheumatoid arthritis? Arthritis Rheum 62(7):1842, 2010

Hadar E, Zafrir-Danieli H, Blickstein D, et al: Antiphospholipid antibodies characteristics and adverse pregnancy outcomes. Abstract No. 748, Am J Obstet Gynecol 216:S434, 2017

Haddow JE, Rote NS, Dostaljohnson D, et al: Lack of an association between late fetal death and antiphospholipid antibody measurements in the 2nd trimester. Am J Obstet Gynecol 165:1308, 1991

Hahn BH: Systemic lupus erythematosus. In Kasper DL, Fauci AS, Hauser SL, et al (eds): Harrison's Principles of Internal Medicine, 19th ed. New York, McGraw-Hill, 2015

Hamed HO, Ahmed SR, Alzolibani A, et al: Does cutaneous lupus erythematosus have more favorable pregnancy outcomes than systemic disease? A two-center study. Acta Obstet Gynecol Scand 92(8):934, 2013

Hanly JG, Gladman DD, Rose TH, et al: Lupus pregnancy: a prospective study of placental changes. Arthritis Rheum 31:358, 1988

Harris EN, Spinnato JA: Should anticardiolipin tests be performed in otherwise healthy pregnant women? Am J Obstet Gynecol 165:1272, 1991

Häupl T, Østensen M, Grützkau A, et al: Interaction between rheumatoid arthritis and pregnancy: correlation of molecular data with clinical disease activity measures. Rheumatology (Oxford) 47(Suppl l):19, 2008a

Häupl T, Østensen M, Grützkau A, et al: Reactivation of rheumatoid arthritis after pregnancy: increased phagocyte and recurring lymphocyte gene activity. Arthritis Rheum 58(10):2981, 2008b

Hochberg MC: Updating the American College of Rheumatology revised criteria for the classification of systemic lupus erythematosus. Arthritis Rheum 40:1725, 1997

Holers VM, Girardi G, Mo L, et al: Complement C3 activation is required for antiphospholipid antibody-induced fetal loss. J Exp Med 195:211, 2002

Hot A, Perard L, Coppere B, et al: Marked improvement of Churg-Strauss vasculitis with intravenous gamma globulins during pregnancy. Clin Rheumatol 26(12):2149, 2007

Hoxha A, Calligaro A, Di Poi E, et al: Pregnancy and foetal outcomes following anti-tumor-necrosis factor alpha therapy: a prospective multicentre study. Joint Bone Spine 84(2):169, 2017

Hurst BS, Lange SS, Kullstam SM, et al: Obstetric and gynecologic challenges in women with Ehlers-Danlos syndrome. Obstet Gynecol 123(3):506, 2014

Imbasciati E, Tincani A, Gregorini G, et al: Pregnancy in women with pre-existing lupus nephritis: predictors of fetal and maternal outcome. Nephrol Dial Transplant 24(2):519, 2009

Ince-Askan H, Hazes JM, Dolhain RJ: Identifying clinical factors associated with low disease activity and remission of rheumatoid arthritis during pregnancy. Arthritis Care Res 69(9):1297, 2017

Iwasawa Y, Kawana K, Fujii T, et al: A possible coagulation-independent mechanism for pregnancy loss involving beta(2) glycoprotein 1-dependent antiphospholipid antibodies and CD1d. Am J Reprod Immunol 67(1):54, 2012

Izmirly PM, Costedoat-Chalumeau N, Pisoni CN, et al: Maternal use of hydroxychloroquine is associated with a reduced risk of recurrent anti-SSA/Ro-antibody-associated cardiac manifestations of neonatal lupus. Circulation 126(1):76, 2012

Izmirly PM, Saxena AM, Kim MY, et al: Maternal and fetal factors associated with mortality and morbidity in a multi–racial/ethnic registry of anti-SSA/Ro–associated cardiac neonatal lupus. Circulation 124:1927, 2011

Jennette JC, Falk RJ, Bacon PA, et al: 2012 revised International Chapel Hill Consensus Conference Nomenclature of Vasculitides. Arthritis Rheum 65(1):1, 2013

Jimenez SA, Artlett CM: Microchimerism and systemic sclerosis. Curr Opin Rheumatol 17:86, 2005

Johnston SL, Lock RJ, Gompels MM: Takayasu arteritis: a review. J Clin Pathol 55:481, 2002

Joven BE, Almodovar R, Carmona L, et al: Survival, causes of death, and risk factors associated with mortality in Spanish systemic sclerosis patients: results from a single university hospital. Semin Arthritis Rheum 39(4):285, 2010

Julkunen H, Kurki P, Kaaja R, et al: Isolated congenital heart block. Long-term outcome of mothers and characterization of the immune response to SS-A/Ro and to SS-B/La. Arthritis Rheum 36(11):1588, 1993

Keeling SO, Oswald AE: Pregnancy and rheumatic disease: "By the book" or "by the doc." Clin Rheumatol 28(1):1, 2009

Khamashta MA, Ruiz-Irastorza G, Hughes GR: Systemic lupus erythematosus flares during pregnancy. Rheum Dis Clin North Am 23:15, 1997

Kirwan JR, The Arthritis and Rheumatism Council Low-Dose Glucocorticoid Study Group: The effect of glucocorticoids on joint destruction in rheumatoid arthritis. N Engl J Med 333(3):142, 1995

Koukoura O, Mantas N, Linardakis H, et al: Successful term pregnancy in a patient with Wegener's granulomatosis: case report and literature review. Fertil Steril 89:457.e1, 2008

Kozora E, Arciniegas DB, Filley CM, et al: Cognitive and neurologic status in patients with systemic lupus erythematosus without major neuropsychiatric syndromes. Arthritis Rheum 59:1639, 2008

Kuriya B, Hernández-Díaz S, Liu J, et al: Patterns of medication use during pregnancy in rheumatoid arthritis. Arthritis Care Res (Hoboken) 63(5):721, 2011

Kurkó J, Besenyei T, Laki J, et al: Genetics of rheumatoid arthritis—a comprehensive review. Clin Rev Allergy Immunol 45(2):170, 2013

Kwak-Kim J, Agcaoili MSL, Aleta L, et al: Management of women with recurrent pregnancy losses and antiphospholipid antibody syndrome. Am J Reprod Immunol 69(6):596, 2013

Lambe M, Bjornadal L, Neregard P, et al: Childbearing and the risk of scleroderma: a population-based study in Sweden. Am J Epidemiol 159:162, 2004

Lambert NC: Microchimerism in scleroderma: ten years later. Rev Med Interne 31(7):523, 2010

Langford CA, Fauci AS: The vasculitis syndromes. In Kasper DL, Fauci AS, Hauser SL, et al (eds): Harrison's Principles of Internal Medicine, 19th ed. New York, McGraw-Hill, 2015

Lateef A, Petri M: Management of pregnancy in systemic lupus erythematosus. Nat Rev Rheumatol 8(12):710, 2012

Laurinaviciene R, Sandholt LH, Bygum A: Drug-induced cutaneous lupus erythematosus: 88 new cases. Eur J Dermatol 27(1):28, 2017

Lazzaroni MG, Dall'Ara F, Fredi M, et al: A comprehensive review of the clinical approach to pregnancy and systemic lupus erythematosus. J Autoimmun 74:106, 2016

Lee ES, Bou-Gharios G, Seppanen E, et al: Fetal stem cell microchimerism: natural-born healers or killers? Mol Hum Reprod 16(11):869, 2010

Lefkou E, Mamopoulos A, Dagklis T, et al: Pravastatin improves pregnancy outcomes in obstetric antiphospholipid syndrome refractory to antithrombotic therapy. J Clin Invest 126(8):2933, 2016

Linardaki G, Cherouvim E, Goni G, et al: Intravenous immunoglobulin treatment for pregnancy-associated dermatomyositis. Rheumatol Int 31(1):113, 2011

Liu XL, Xiao J, Zhu F: Anti-beta2 glycoprotein I antibodies and pregnancy outcome in antiphospholipid syndrome. Acta Obstet Gynecol Scand 92(2):234, 2013

Lockshin M, Sammaritano L: Lupus pregnancy. Autoimmunity 36:33, 2003

Lockshin MD: Pregnancy does not cause systemic lupus erythematosus to worsen. Arthritis Rheum 32:665, 1989

Lockshin MD, Bonfa E, Elkon K, et al: Neonatal lupus risk to newborns of mothers with systemic lupus erythematosus. Arthritis Rheum 31:697, 1988

Lockshin MD, Druzin ML: Rheumatic disease. In Barron WM, Lindheimer JD (eds): Medical Disorders During Pregnancy, 2nd ed. St. Louis, Mosby, 1995

Lockshin MD, Sammaritano LR: Rheumatic disease. In Barron WM, Lindheimer MD (eds): Medical Disorders During Pregnancy, 3rd ed. St. Louis, Mosby, 2000

Lockwood CJ, Romero R, Feinberg RF, et al: The prevalence and biologic significance of lupus anticoagulant and anticardiolipin antibodies in a general obstetric population. Am J Obstet Gynecol 161:369, 1989

Madazli R, Yuksel MA, Oncul M, et al: Obstetric outcomes and prognostic factors of lupus pregnancies. Arch Gynecol Obstet 289:49, 2014

Makol A, Wright K, Amin S: Rheumatoid arthritis and pregnancy: safety considerations in pharmacological management. Drugs 71(15):1973, 2011

McInnes IB, Schett G: The pathogenesis of rheumatoid arthritis. N Engl J Med 365(23):2205, 2011

Meier FM, Frommer KW, Dinser R, et al: Update on the profile of the EUSTAR cohort: an analysis of the EULAR Scleroderma Trials and Research group database. Ann Rheum Dis 71(8):1355, 2012

Mekinian A, Bourrienne MC, Carbillon L, et al: Non-conventional antiphospholipid antibodies in patients with clinical obstetrical APS: prevalence and treatment efficacy in pregnancies. Semin Arthritis Rheum 46(2):232, 2016

Mekinian A, Lazzaroni MG, Kuzenko A, et al: The efficacy of hydroxychloroquine for obstetrical outcome in anti-phospholipid syndrome: data from a European multicenter retrospective study. Autoimmun Rev 14(6):498, 2015

Meroni PL, Borghi MO, Raschi E, et al: Pathogenesis of antiphospholipid syndrome: understanding the antibodies. Nat Rev Rheumatol 7(6):330, 2011

Missumi LS, Souza FH, Andrade JQ, et al: Pregnancy outcomes in dermatomyositis and polymyositis patients. Rev Bras Reumatol 55(2):95, 2015

Miyakis S, Lockshin MD, Atsumi T, et al: International consensus statement on an update of the classification criteria for definite antiphospholipid syndrome (APS). J Thromb Haemost 4:295, 2006

Mohamed MA, Goldman C, El-Dib M, et al: Maternal juvenile rheumatoid arthritis may be associated with preterm birth but not poor fetal growth. J Perinatol 36(4):268, 2016

Moroni G, Doria A, Giglio E, et al: Fetal outcome and recommendations of pregnancies in lupus nephritis in the 21st century. A prospective multicenter study. J Autoimmun 74:6, 2016a

Moroni G, Doria A, Giglio E, et al: Maternal outcome in pregnant women with lupus nephritis. A prospective multicenter study. J Autoimmun 74:194, 2016b

Moroni G, Ponticelli C: Pregnancy after lupus nephritis. Lupus 14:89, 2005

Moroni G, Quaglini S, Banfi G, et al: Pregnancy in lupus nephritis. Am J Kidney Dis 40:713, 2002

Moroni G, Ventura D, Riva P, et al: Antiphospholipid antibodies are associated with an increased risk for chronic renal insufficiency in patients with lupus nephritis. Am J Kidney Dis 43:28, 2004

Motta M, Boffa MC, Tincani A, et al: Follow-up of babies born to mothers with antiphospholipid syndrome: preliminary data from the European neonatal registry. Lupus 21(7):761, 2012

Moutsopoulos HM, Vlachoyiannopoulos PG: Antiphospholipid syndrome In Kasper DL, Fauci AS, Hauser SL, et al (eds): Harrison's Principles of Internal Medicine, 19th ed. New York, McGraw-Hill, 2015

Munoz-Suano A, Kallikourdis M, Sarris M, e al: Regulatory T cells protect from autoimmune arthritis during pregnancy. J Autoimmun 38(2–3):J103, 2012

Musiej-Nowakowska E, Ploski R: Pregnancy and early onset pauciarticular juvenile chronic arthritis. Ann Rheum Dis 58:475, 1999

Nalli C, Iodice A, Andreoli L, et al: Long-term neurodevelopmental outcome of children born to prospectively followed pregnancies of women with systemic lupus erythematosus and/or antiphospholipid syndrome. Lupus 26:552, 2017

Nelson JL, Hughes KA, Smith AG, et al: Maternal–fetal disparity in HLA class II alloantigens and the pregnancy-induced amelioration of rheumatoid arthritis. N Engl J Med 329:466, 1993

Nelson JL, Østensen M: Pregnancy and rheumatoid arthritis. Rheum Dis Clin North Am 23:195, 1997

Nodler J, Moolamalla SR, Ledger EM, et al: Elevated antiphospholipid antibody titers and adverse pregnancy outcomes: analysis of a population-based hospital dataset. BMC Pregnancy Childbirth 9(1):11, 2009

Ojeda-Uribe M, Afif N, Dahan E, et al: Exposure to abatacept or rituximab in the first trimester of pregnancy in three women with autoimmune diseases. Clin Rheumatol 32(5):695, 2013

Oshiro BT, Silver RM, Scott JR, et al: Antiphospholipid antibodies and fetal death. Obstet Gynecol 87:489, 1996

Østensen M: Pregnancy in patients with a history of juvenile rheumatoid arthritis. Arthritis Rheum 34:881, 1991

Østensen M, Villiger PM: The remission of rheumatoid arthritis during pregnancy. Semin Immunopathol 29:185, 2007

Owen J, Hauth JC: Polyarteritis nodosa in pregnancy: a case report and brief literature review. Am J Obstet Gynecol 160:606, 1989

Pagnoux C: Updates in ANCA-associated vasculitis. Eur J Rheumatol 3(3):122, 2016

Pagnoux C, Le Guern V, Goffinet F, et al: Pregnancies in systemic necrotizing vasculitides: report on 12 women and their 20 pregnancies. Rheumatology (Oxford) 50(5):953, 2011

Papadopoulos NG, Alamanos Y, Voulgari PV, et al: Does cigarette smoking influence disease expression, activity and severity in early rheumatoid arthritis patients? Clin Exp Rheumatol 23(6):861, 2005

Partlett R, Roussou E: The treatment of rheumatoid arthritis during pregnancy. Rheumatol Int 31(4):445, 2011

Patrono C: Cardiovascular effects of nonsteroidal anti-inflammatory drugs. Curr Cardiol Rep 18(3):25, 2016

Peart E, Clowse ME: Systemic lupus erythematosus and pregnancy outcomes: an update and review of the literature. Curr Opin Rheumatol 26(2):118, 2014

Pepin M, Schwarze U, Superti-Furga A, et al: Clinical and genetic features of Ehlers-Danlos syndrome type IV, the vascular type. N Engl J Med 342:673, 2000

Petri M: Pregnancy in SLE. Baillières Clin Rheumatol 12:449, 1998

Petri M, Kim MY, Kalunian KC, et al: Combined oral contraceptives in women with systemic lupus erythematosus. N Engl J Med 353:2550, 2005

Petri M, The Hopkins Lupus Pregnancy Center: Ten key issues in management. Rheum Dis Clin North Am 33:227, 2007

Phansenee S, Sekararithi R, Jatavan P, et al: Pregnancy outcomes among women with systemic lupus erythematosus: a retrospective cohort study from Thailand. Lupus January 1, 2017 [Epub ahead of print]

Pierro E, Cirino G, Bucci MR, et al: Antiphospholipid antibodies inhibit prostaglandin release by decidual cells of early pregnancy: possible involvement of extracellular secretory phospholipase A2. Fertil Steril 71:342, 1999

Pikwer M, Bergström U, Nilsson JA, et al: Breast feeding, but not use of oral contraceptives, is associated with a reduced risk of rheumatoid arthritis. Ann Rheum Dis 68(4):526, 2009

Pinal-Fernandez I, Selva-O'Callaghan A, Fernandez-Codina A, et al: Pregnancy in adult-onset idiopathic inflammatory myopathy: report from a cohort of myositis patients from a single center. Semin Arthritis Rheum 44(2):234, 2014

Prockop DJ, Bateman JF: Heritable disorders of connective tissue. In Kasper DL, Fauci AS, Hauser SL, et al (eds): Harrison's Principles of Internal Medicine, 19th ed. New York, McGraw-Hill, 2015

Putterman C, Wu A, Reiner-Benaim A, et al: SLE-key rule-out serologic test for excluding the diagnosis of systemic lupus erythematosus: developing the ImmunArray iCHIP. J Immunol Methods 429:1, 2016

Rai RS, Clifford K, Cohen H, et al: High prospective fetal loss rate in untreated pregnancies of women with recurrent miscarriage and antiphospholipid antibodies. Hum Reprod 10:3301, 1995

Rak JM, Maestroni L, Balandraud C, et al: Transfer of the shared epitope through microchimerism in women with rheumatoid arthritis. Arthritis Rheum 60(1):73, 2009a

Rak JM, Pagni PP, Tiev K, et al: Male microchimerism and HLA compatibility in French women with scleroderma: a different profile in limited and diffuse subset. Rheumatology 48(4):363, 2009b

Ramaeus K, Johansson K, Askling J, et al: Juvenile onset arthritis and pregnancy outcome: a population-based cohort study. Ann Rheum Dis 76:1809, 2017

Rand JH, Wu XX, Andree HA, et al: Antiphospholipid antibodies accelerate plasma coagulation by inhibiting annexin-V binding to phospholipids: a "lupus procoagulant" phenomenon. Blood 92:1652, 1998

Rand JH, Wu XX, Andree HA, et al: Pregnancy loss in the antiphospholipid antibody syndrome—a possible thrombogenic mechanism. N Engl J Med 337:154, 1997

Ritchie J, Smyth A, Tower C, et al: Maternal deaths in women with lupus nephritis: a review of published evidence. Lupus 21(5):534, 2012

Robertson B, Greaves M: Antiphospholipid syndrome: an evolving story. Blood Reviews 20:201, 2006

Robinson DP, Klein SL: Pregnancy and pregnancy-associated hormones alter immune responses and disease pathogenesis. Horm Behav 62(3):263, 2012

Rom AL, Wu CS, Olsen J, et al: Fetal growth and preterm birth in children exposed to maternal or paternal rheumatoid arthritis. A nationwide cohort study. Arthritis Rheumatol 66:3265, 2014

Roman MJ, Pugh NL, Hendershot TP, et al: Aortic complications associated with pregnancy in Marfan syndrome: the NHLBI National Registry of Genetically Triggered Thoracic Aortic Aneurysms and Cardiovascular Conditions (GenTAC). J Am Heart Assoc 5(8), 2016

Roque H, Paidas M, Funai E, et al: Maternal thrombophilias are not associated with early pregnancy loss. Thromb Haemost 91(2):290, 2004

Rosenzweig BA, Rotmensch S, Binette SP, et al: Primary idiopathic polymyositis and dermatomyositis complicating pregnancy: diagnosis and management. Obstet Gynecol Surv 44:162, 1989

Rudd NL, Nimrod C, Holbrook KA, et al: Pregnancy complications in type IV Ehlers-Danlos syndrome. Lancet 1(8314–5):50, 1983

Ruffatti A, Tonello M, Visentin MS, et al: Risk factors for pregnancy failure in patients with anti-phospholipid syndrome treated with conventional therapies: a multicentre, case-control study. Rheumatology 50(9):1684, 2011

Ruiter-Ligeti J, Czuzoj-Shulman N, Spence AR, et al: Pregnancy outcomes in women with osteogenesis imperfecta: a retrospective cohort study. J Perinatol 36(10):828, 2016

Saccone G, Maruotti GM, Berghella V, et al: Obstetric outcomes in pregnant women with primary antiphospholipid syndrome according to the antibody profile: the PREGNANTS study. Abstract No. 62, Am J Obstet Gynecol 216:S45, 2017

Sammaritano LR: Contraception in patients with systemic lupus erythematosus and antiphospholipid syndrome. Lupus 23(12):1242, 2014

Sánchez-Guerrero J, Uribe AG, Jiménez-Santana L, et al: A trial of contraceptive methods in women with systemic lupus erythematosus. N Engl J Med 353:2539, 2005

Schoenhoff F, Schmidli J, Czerny M, et al: Management of aortic aneurysms in patients with connective tissue disease. J Cardiovasc Surg 54(1 suppl 1):125, 2013

Schreiber K, Hunt BJ: Pregnancy and antiphospholipid syndrome. Semin Thromb Hemost 42(7):780, 2016

Sciascia S, Hunt BJ, Talavera-Garcia E, et al: The impact of hydroxychloroquine treatment on pregnancy outcome in women with antiphospholipid antibodies. Am J Obstet Gynecol 214(2):273.e1, 2016

Shah A, St. Clair EW: Rheumatoid arthritis. In Kasper DL, Fauci AS, Hauser SL, et al (eds): Harrison's Principles of Internal Medicine, 19th ed. New York, McGraw-Hill, 2015

Sharma BK, Jain S, Vasishta K: Outcome of pregnancy in Takayasu arteritis. Int J Cardiol 75:S159, 2000

Sherer Y, Gorstein A, Fritzler MJ, et al: Autoantibody explosion in systemic lupus erythematosus: more than 100 different antibodies found in SLE patients. Semin Arthritis Rheum 34(2):501, 2004

Shinohara K, Miyagawa S, Fujita T, et al: Neonatal lupus erythematosus: results of maternal corticosteroid therapy. Obstet Gynecol 93:952, 1999

Silman A, Kay A, Brennan P: Timing of pregnancy in relation to the onset of rheumatoid arthritis. Arthritis Rheum 35:152, 1992

Silver RM, Parker CB, Reddy UM, et al: Antiphospholipid antibodies in stillbirth. Obstet Gynecol 122(3):641, 2013

Silverman E, Jaeggi E: Non-cardiac manifestations of neonatal lupus erythematosus. Scand J Immunol 72:223, 2010

Simchen MJ, Goldstein G, Lubetsky A, et al: Factor V Leiden and antiphospholipid antibodies in either mothers or infants increase the risk for perinatal arterial ischemic stroke. Stroke 40(1):65, 2009

Simpson JL: Cell-free fetal DNA and maternal serum analytes for monitoring embryonic and fetal status. Fertil Steril 99(4):1124, 2013

Singh JA, Saag KG, Bridges SL Jr, et al: 2015 American College of Rheumatology Guideline for the management of rheumatoid arthritis. Arthritis Care Res (Hoboken) 68(1):1, 2016

Singh N, Tyagi S, Tripathi R, et al: Maternal and fetal outcomes in pregnant women with Takayasu aortoarteritis: does optimally timed intervention in women with renal artery involvement improve pregnancy outcome? Taiwan J Obstet Gynecol 54(5):597, 2015

Sitar G, Brambati B, Baldi M, et al: The use of non-physiological conditions to isolate fetal cells from maternal blood. Exp Cell Res 302:153, 2005

Smok DA: Aortopathy in pregnancy. Semin Perinatol 38(5):295, 2014

Sneller MC: Wegener's granulomatosis. JAMA 273:1288, 1995

Sobanski V, Launay D, Depret S, et al: Special considerations in pregnant systemic sclerosis patients. Expert Rev Clin Immunol 12(11):1161, 2016

Solomons J, Coucke P, Symoens S, et al: Dermatosparaxis (Ehlers-Danlos type VIIC): prenatal diagnosis following a previous pregnancy with unexpected skull fractures at delivery. Am J Med Genet A 161(5):1122, 2013

Spinillo A, Beneventi F, Epis OM, et al: The effect of newly diagnosed undifferentiated connective tissue disease on pregnancy outcome. Am J Obstet Gynecol 199(6):632.e1, 2008

Spinillo A, Beneventi F, Locatelli E, et al: The impact of unrecognized autoimmune rheumatic diseases on the incidence of preeclampsia and fetal growth restriction: a longitudinal cohort study. BMC Pregnancy Childbirth 16(1):313, 2016

Srivatsa B, Srivatsa S, Johnson K, et al: Microchimerism of presumed fetal origin in thyroid specimens from women: a case-control study. Lancet 358:2034, 2001

Steen VD: Pregnancy in women with systemic sclerosis. Obstet Gynecol 94:15, 1999

Steen VD, Conte C, Day N, et al: Pregnancy in women with systemic sclerosis. Arthritis Rheum 32:151, 1989

Stevens AM. Maternal microchimerism in health and disease. Best Pract Res Clin Obstet Gynecol 31:121, 2016

Stojan G, Baer AN: Flares of systemic lupus erythematosus during pregnancy and the puerperium: prevention, diagnosis and management. Expert Rev Clin Immunol 8(5):439, 2012

Sukara G, Baresic M, Sentic M, et al: Catastrophic antiphospholipid syndrome associated with systemic lupus erythematosus treated with rituximab: case report and a review of the literature. Acta Reumatol Port 40(2):169, 2015

Sundelin HE, Stephansson O, Johansson K, et al: Pregnancy outcome in joint hypermobility syndrome and Ehlers-Danlos syndrome. Acta Obstet Gynecol Scand 96(1):114, 2017

Sykes B, Ogilvie D, Wordsworth P, et al: Consistent linkage of dominantly inherited osteogenesis imperfecta to the type I collagen loci: COL1A1 and COL1A2. Am J Hum Genet 46(2):293, 1990

Taraborelli M, Ramoni V, Brucato A, et al: Brief report: successful pregnancies but a higher risk of preterm births in patients with systemic sclerosis: an Italian multicenter study. Arthritis Rheum 64(6):1970, 2012

Tayabali S, Andersen K, Yoong W: Diagnosis and management of Henoch-Schönlein purpura in pregnancy: a review of the literature. Arch Gynecol Obstet 286(4):825, 2012

Tenti S, Cheleschi S, Guidelli GM, et al: Intravenous immunoglobulins and antiphospholipid syndrome: how, when and why? A review of the literature. Autoimmun Rev 15(3):226, 2016

Tincani A, Rebaioli CB, Andreoli L, et al: Neonatal effects of maternal antiphospholipid syndrome. Curr Rheumatol Rep 11(1):70, 2009

Toglia MR, Weg JG: Venous thromboembolism during pregnancy. N Engl J Med 335:108, 1996

Tower C, Mathen S, Crocker I, et al: Regulatory T cells in systemic lupus erythematosus and pregnancy. Am J Reprod Immunol 69(6):588, 2013

Tsokos GC: Systemic lupus erythematosus. N Engl J Med 365(22):2110, 2011

Unger A, Kay A, Griffin AJ, et al: Disease activity and pregnancy associated beta$_2$-glycoprotein in rheumatoid arthritis. BMJ 286:750, 1983

Van Dijk FS, Pals G, Van Rijn RR, et al: Classification of osteogenesis imperfecta revisited. Eur J Med Genet 53(1):1, 2010

Varga J: Systemic sclerosis (scleroderma) and related disorders. In Kasper DL, Fauci AS, Hauser SL, et al (eds): Harrison's Principles of Internal Medicine, 19th ed. New York, McGraw-Hill, 2015

Varner MW, Meehan RT, Syrop CH, et al: Pregnancy in patients with systemic lupus erythematosus. Am J Obstet Gynecol 145:1025, 1983

Volkov N, Nisenblat V, Ohel G, et al: Ehlers-Danlos syndrome: insight on obstetric aspects. Obstet Gynecol Surv 62:51, 2006

Wagner S, Craici I, Reed D, et al: Maternal and foetal outcomes in pregnant patients with active lupus nephritis. Lupus 18(4)342, 2009

Waldorf KM, Nelson JL: Autoimmune disease during pregnancy and the microchimerism legacy of pregnancy. Immunol Invest 37:631, 2008

Wallenius M, Salvesen KA, Daltveit AK, et al: Rheumatoid arthritis and outcomes in first and subsequent births based on data from a national birth registry. Acta Obstet Gynecol Scand 93(3):302, 2014

Wei S, Lai K, Yang Z, et al: Systemic lupus erythematosus and risk of preterm birth: a systematic review and meta-analysis of observational studies. Lupus 26:563, 2017

Wong LF, Porter TF, Scott JR: Immunotherapy for recurrent miscarriage. Cochrane Database Syst Rev 10:CD000112, 2014

Wu H, Birmingham DJ, Rovin B, et al: D-dimer level and the risk for thrombosis in systemic lupus erythematosus. Clin J Am Soc Nephrol 3:1628, 2008

Yang H, Liu H, Xu D, et al: Pregnancy-related systemic lupus erythematosus: clinical features, outcome and risk factors of disease flares—a case control study. PLoS One 9(8):e104375, 2014

Yang W, Tang H, Zhang Y, et al: Meta-analysis followed by replication identifies loci in or near CDKN1B, TET3, CD80, DRAM1, and ARID5B as associated with systemic lupus erythematosus in Asians. Am J Hum Genet 92(1):41, 2013

Yasuda M, Takakuwa K, Tokunaga A, et al: Prospective studies of the association between anticardiolipin antibody and outcome of pregnancy. Obstet Gynecol 86:555, 1995

Ye Y, van Zyl B, Varsani H, et al: Maternal microchimerism in muscle biopsies from children with juvenile dermatomyositis. Rheumatology (Oxford) 51(6):987, 2012

Zangari M, Lockwood CJ, Scher J, et al: Prothrombin activation fragment (F1.2) is increased in pregnant patients with antiphospholipid antibodies. Thromb Res 85:177, 1997

Zhao C, Zhao J, Huang Y, et al: New-onset systemic lupus erythematosus during pregnancy. Clin Rheumatol 32(6):815, 2013

Zuppa AA, Riccardi R, Frezza A, et al: Neonatal lupus: follow-up in infants with anti SSA/Ro antibodies and review of the literature. Autoimmun Rev 16:427, 2017

CAPÍTULO 60

Doenças neurológicas

EXAMES DE IMAGEM DO SISTEMA
NERVOSO CENTRAL.................................. 1156
CEFALEIA 1157
DISTÚRBIOS CONVULSIVOS 1158
DOENÇAS CEREBROVASCULARES 1160
DOENÇAS DESMIELINIZANTES OU DEGENERATIVAS 1164
NEUROPATIAS 1166
LESÃO DA MEDULA ESPINAL 1167
HIPERTENSÃO INTRACRANIANA IDIOPÁTICA...... 1168
SHUNTS VENTRICULARES MATERNOS.............. 1168
MORTE CEREBRAL MATERNA........................ 1168

A epilepsia parece não ter nenhum efeito na gravidez, embora possa, no momento do trabalho de parto, ser confundida com eclâmpsia por observadores inexperientes. Se as crises convulsivas forem frequentes, a paciente deve receber altas doses de brometo de potássio e ser tratada como seria sem a gravidez.

– J. Whitridge Williams (1903)

Embora várias doenças neurológicas sejam relativamente comuns em mulheres em idade fértil, na 1ª edição deste livro menos de duas páginas foram dedicadas às doenças do sistema nervoso. No passado, algumas doenças podem ter impedido a gravidez, contudo hoje poucas o fazem. As mais observadas durante a gestação são as mesmas das mulheres não grávidas, no entanto alguns distúrbios neurológicos podem ser observados com mais frequência em mulheres grávidas. Exemplos incluem a paralisia de Bell, tipos específicos de acidente vascular cerebral (AVC) e hipertensão intracraniana benigna ou pseudotumor cerebral. Os distúrbios neurovasculares são uma importante causa de mortalidade materna e foram responsáveis por 7% das mortes maternas nos Estados Unidos de 2011 a 2013 (Creanga, 2017).

Muitas doenças neurológicas frequentemente precedem a gravidez. A maioria das mulheres com doença neurológica crônica que engravidam tem desfechos bem-sucedidos, mas alguns distúrbios têm riscos específicos. Por outro lado, outras mulheres terão sintomas neurológicos de início recente durante a gravidez, e eles frequentemente devem ser distinguidos de complicações da gestação. Os transtornos psiquiátricos também podem se manifestar com anormalidades cognitivas e neuromusculares e devem ser considerados na avaliação.

EXAMES DE IMAGEM DO SISTEMA NERVOSO CENTRAL

A tomografia computadorizada (TC) e a ressonância magnética (RM) auxiliam no diagnóstico, na classificação e no tratamento de muitas doenças neurológicas e psiquiátricas. Como discutido no Capítulo 46 (p. 907), ambos os métodos de imagem podem ser usados com segurança durante a gravidez. A TC costuma ser usada quando um rápido diagnóstico é necessário e é excelente para a detecção de hemorragia recente. Por não usar radiação, a RM é frequentemente preferida e é particularmente útil para diagnosticar doenças desmielinizantes, malformações arteriovenosas, anormalidades congênitas e do desenvolvimento do sistema nervoso, lesões da fossa posterior e doenças da medula espinal. Com qualquer um dos exames, a mulher com gestação avançada deve ser posicionada em inclinação lateral à esquerda com uma cunha sob o quadril para prevenir a hipotensão e para diminuir pulsações aórticas, que podem prejudicar a imagem.

A angiografia cerebral com injeção de contraste, em geral via artéria femoral, é um adjuvante valioso para o diagnóstico e o tratamento de algumas doenças cerebrovasculares. A fluoroscopia libera mais radiação, mas pode ser realizada com proteção abdominal. A tomografia por emissão de pósitrons (PET) e a

RM funcional (RMf) não foram avaliadas para o uso em gestantes (Chiapparini, 2010).

CEFALEIA

Em uma pesquisa nacional nos Estados Unidos em 2012, 17% das pessoas de 18 a 44 anos relataram cefaleia ou enxaqueca grave nos últimos 3 meses (Blackwell, 2014). Burch e colaboradores (2015) relataram que 24% das não grávidas nessa faixa etária foram afetadas de maneira similar. Entre as gestantes com cefaleia que receberam consulta neurológica, dois terços dos casos decorreram de distúrbios primários, com mais de 90% causados por enxaqueca. Do outro um terço de casos, decorrentes de condições secundárias, mais da metade foi causada por distúrbios hipertensivos (Robbins, 2015). É interessante observar que Aegidius e colaboradores (2009) relataram um declínio na taxa de todos os tipos de cefaleia durante a gravidez em nulíparas, em especial durante o terceiro trimestre.

A classificação da International Headache Society (2013) é mostrada na Tabela 60-1. Nas gestantes, as cefaleias primárias são mais comuns do que aquelas de causas secundárias (Digre, 2013; Sperling, 2015). As cefaleias tipo enxaqueca são aquelas com mais probabilidade de serem afetadas pelas mudanças hormonais na gravidez (Pavlovic, 2017). As incidências das causas de cefaleias graves na gravidez são mostradas na Figura 60-1.

■ Cefaleia do tipo tensional

É a mais frequente de todas as cefaleias. Entre as suas características estão rigidez muscular e dor leve a moderada na parte posterior do pescoço e na cabeça que pode persistir por horas. Geralmente não há distúrbios neurológicos ou náusea. A dor em geral diminui com descanso, massagem, aplicação de calor ou gelo, medicamentos anti-inflamatórios ou tranquilizantes leves. Raramente é necessária internação.

■ Enxaqueca

O termo *enxaqueca* descreve um distúrbio neurológico periódico, algumas vezes incapacitante, caracterizado por ataques episódicos de cefaleia grave e disfunção do sistema nervoso autônomo (Goadsby, 2015). A International Headache Society (2013) classifica três tipos de enxaqueca com base na cronicidade e na presença ou ausência de uma aura.

TABELA 60-1 Classificação das cefaleias

Primárias
Enxaqueca
Tipo tensional
Cefalalgia do trigêmeo
Outras

Secundárias
Trauma
Distúrbios vasculares
Abuso de substâncias
Infecção
Distúrbios da homeostase
Distúrbios craniofaciais
Transtornos psiquiátricos

Dados de International Headache Society, 2013.

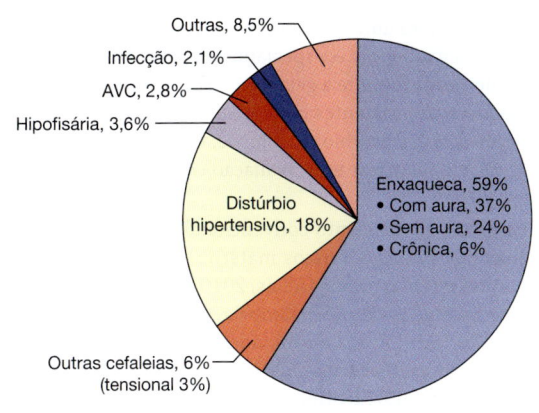

FIGURA 60-1 Incidência de causas de cefaleia em 140 gestantes consecutivas para as quais foi solicitada consulta neurológica hospitalar. AVC, acidente vascular cerebral. (Dados de Robbins, 2015.)

1. *Enxaqueca sem aura* – antigamente chamada enxaqueca comum – é caracterizada por uma cefaleia latejante unilateral, náuseas e vômitos ou fotofobia.
2. *Enxaqueca com aura* – antigamente chamada enxaqueca clássica – apresenta sintomas similares precedidos por fenômenos neurológicos premonitórios, como escotoma visual ou alucinações. Um terço dos pacientes tem esse tipo de enxaqueca, que, às vezes, pode ser curada se a medicação for administrada ao primeiro sinal premonitório.
3. *Enxaqueca crônica* é definida pela cefaleia que ocorre no mínimo 15 dias a cada mês, por mais de 3 meses e sem causa evidente.

Esses são os motivos mais comuns de admissão para avaliação e manejo da cefaleia. As enxaquecas podem começar na infância, ter seu auge na adolescência e tendem a diminuir em frequência e gravidade com o avanço dos anos. De acordo com Lipton e colaboradores (2007), a prevalência anual é 17% nas mulheres e 6% nos homens. Outros 5% de mulheres têm *enxaqueca provável*, isto é, apresentam todos os critérios com exceção de um (Silberstein, 2007). Foram identificados polimorfismos específicos que modulam o risco de enxaqueca (Chen, 2015; Schürks, 2010). Essas enxaquecas são especialmente comuns em mulheres jovens e estão ligadas a níveis hormonais (Charles, 2017; Pavlovic, 2017). Elas são frequentemente observadas durante a gestação.

A sensibilidade sensorial com enxaquecas é provavelmente causada por sistemas de controle sensorial monoaminérgicos no tronco encefálico e no hipotálamo (Goadsby, 2015). Essa fisiopatologia exata é incerta, mas elas ocorrem quando a disfunção neuronal provoca diminuição do fluxo sanguíneo cortical, ativação dos nociceptores vasculares e meníngeos e estimulação dos neurônios sensoriais do trigêmeo (Brandes, 2007; D'Andrea, 2010). Uma predileção para a circulação posterior foi descrita (Kruit, 2004). As enxaquecas – especialmente aquelas com aura nas mulheres jovens – estão associadas a aumento do risco de AVC isquêmico. O risco é maior nas fumantes ou naquelas que usam contraceptivos orais combinados.

Enxaqueca na gravidez

A prevalência de cefaleias do tipo enxaqueca no primeiro trimestre é de 2% (Chen, 1994). A maioria das mulheres com enxaqueca apresenta melhora durante a gestação (Kvisvik, 2011). Contudo, às vezes as enxaquecas – especialmente com aura – aparecem pela primeira vez durante a gestação. As gestantes com sintomas de enxaqueca preexistentes podem apresentar outros sintomas sugestivos de um distúrbio mais grave, e novos sintomas neurológicos devem justificar uma avaliação completa (Detsky, 2006; Heaney, 2010).

Embora o pensamento convencional seja de que a cefaleia tipo enxaqueca não gere riscos maternos ou fetais, vários estudos recentes o têm refutado (Allais, 2010). Nesses estudos, houve aumento das taxas de pré-eclâmpsia, hipertensão gestacional, parto pré-termo e outras morbidades cardiovasculares, incluindo AVC isquêmico (Grossman, 2017; Wabnitz, 2015). Bushnell e colaboradores (2009) identificaram uma incidência de enxaqueca durante a gravidez de 185 por 100.000 partos. Dos diagnósticos associados a essas enxaquecas gravídicas, os riscos foram significativamente maiores para AVC, 16 vezes; infarto agudo do miocárdio, 5 vezes; cardiopatia, 2 vezes; tromboembolismo venoso, 2 vezes; e pré-eclâmpsia/hipertensão gestacional, 2 vezes.

Manejo

Os dados são limitados sobre o manejo não farmacológico na gravidez, como técnicas de *biofeedback*, acupuntura e estimulação magnética transcraniana (Airola, 2010; Dodick, 2010). Medicamentos efetivos incluem fármacos anti-inflamatórios não esteroides (AINEs), e a maioria das cefaleias tipo enxaqueca responde a analgésicos simples, como ibuprofeno, paracetamol ou uma combinação de paracetamol, isometepteno e dicloralfenazona, especialmente se administrados cedo.

As enxaquecas graves são um tormento para a paciente e seus cuidadores. A terapia com fármaco multialvo é necessária na maioria dos casos para alívio da enxaqueca (Gonzalez-Hernandez, 2014). As cefaleias são tratadas agressivamente com hidratação intravenosa e antieméticos e opioides parenterais para alívio imediato da dor. Embora uma infusão de 2 g de sulfato de magnésio intravenoso tenha ganhado aceitação nos últimos anos, uma metanálise não registrou benefícios (Choi, 2014). Os derivados da ergotamina são vasoconstritores potentes e são evitados na gravidez devido aos seus efeitos uterotônicos (Briggs, 2015).

As triptanas são agonistas do receptor 5-HT$_{1B/2D}$ da serotonina que efetivamente aliviam as cefaleias por meio da vasoconstrição intracraniana (Contag, 2010). Elas também aliviam as náuseas e os vômitos e reduzem muito a necessidade de analgésicos. As triptanas podem ser administradas como comprimido oral, injeção, supositório retal ou *spray* intranasal. Elas são mais usadas em combinação com os AINEs (Goadsby, 2015). A maior experiência é com a sumatriptana, que, embora não estudada extensivamente na gravidez, parece segura (Briggs, 2015; Nezvalová-Henriksen, 2010). No entanto, em um estudo de acompanhamento aos 36 meses de crianças expostas a triptanas na gravidez, Wood e colaboradores (2016) encontraram diferenças no desenvolvimento neurológico, incluindo problemas de atividade e emocionais.

Algumas mulheres se beneficiam do bloqueio de nervos periféricos, e Govindappagari e colaboradores (2014) descreveram suas experiências com 13 mulheres grávidas. Para mulheres com cefaleia tipo enxaqueca frequente, a terapia profilática oral é válida. Amitriptilina, 10 a 175 mg diários; propranolol, 40 a 120 mg diários; ou metoprolol 25 a 100 mg diários foram usados com sucesso (Contag, 2010; Goadsby, 2015; Lucas, 2009).

■ Cefaleia em salvas

Esse raro distúrbio de cefaleia primária é caracterizado por dor lancinante unilateral grave que se irradia para o rosto e a órbita, durando de 15 a 180 minutos e ocorrendo com sintomas autonômicos e agitação. A gravidez não afeta a gravidade do sintoma. As mulheres afetadas devem evitar tabaco e álcool. O manejo agudo inclui terapia com 100% de oxigênio e sumatriptana administrada em uma dose subcutânea de 6 mg (VanderPluym, 2016). Se recorrente, a profilaxia é administrada usando um agente bloqueador do canal de cálcio.

DISTÚRBIOS CONVULSIVOS

O Centers for Disease Control and Prevention relatou que a prevalência de epilepsia em adultos em 2005 era de 1,65% – assim, mais de 1 milhão de mulheres americanas em idade fértil são afetadas (Kobau, 2008). Depois das cefaleias, as convulsões são a condição neurológica mais prevalente encontrada nas gestantes, e elas complicam 1 de 200 nascimentos (Brodie, 1996; Yerby, 1994). É importante salientar que a epilepsia foi responsável por 5% das mortes maternas no Reino Unido no triênio 2011 a 2013 (Knight, 2015).

■ Fisiopatologia

Uma convulsão é definida como um distúrbio paroxístico do sistema nervoso central caracterizado por uma descarga neuronal anormal com ou sem perda de consciência. Algumas causas identificáveis de distúrbios convulsivos em adultos jovens incluem traumatismo craniano, abstinência induzida por álcool e outras drogas, tumores cerebrais, anormalidades bioquímicas e malformações arteriovenosas. Uma procura por essas causas é prudente com um distúrbio convulsivo ocorrendo pela primeira vez na gestante. O diagnóstico de epilepsia idiopática é de exclusão.

A epilepsia abrange diferentes síndromes cujo aspecto cardinal é uma predisposição a convulsões recorrentes não provocadas. A International League Against Epilepsy Commission on Classification and Terminology recentemente atualizou as definições a seguir (Fisher, 2014).

Convulsões focais

Originam-se em uma área localizada do cérebro e afetam uma área de função neurológica de localização correspondente. Acredita-se que elas resultem de traumatismo, abscesso, tumor ou fatores perinatais, embora uma lesão específica raramente seja demonstrada. *Convulsões focais sem aspectos discognitivos* começam em uma região do corpo e avançam em direção a outras áreas ipsilaterais do corpo, produzindo movimentos tônico-clônicos. As convulsões simples podem afetar a função sensorial ou produzir disfunção autonômica ou mudanças psicológicas. A função cognitiva não é prejudicada, e a recuperação é rápida. *Convulsões focais com aspectos discognitivos* são muitas vezes precedidas por aura e seguidas por prejuízo da consciência, manifestado por súbita interrupção comportamental ou olhar fixo inerte. Movimentos involuntários como de pegar algo ou morder os lábios são comuns.

Convulsões generalizadas

As convulsões generalizadas envolvem ambos os hemisférios cerebrais simultaneamente e podem ser precedidas por aura antes de uma perda abrupta de consciência. Há um forte componente hereditário. Nas *convulsões tônico-clônicas generalizadas*, a perda de consciência é seguida por contrações tônicas dos músculos e postura rígida, e, então, por contrações clônicas de todas as extremidades, enquanto os músculos gradualmente relaxam. O retorno à consciência é gradual, e a paciente pode permanecer confusa e desorientada durante várias horas. As *crises de ausência*, também chamadas de *convulsões de pequeno mal*, são uma forma de epilepsia generalizada que envolve uma breve perda de consciência sem atividade muscular, sendo caracterizadas por recuperação imediata da consciência e da orientação.

■ Aconselhamento pré-concepcional

As mulheres com epilepsia devem ser aconselhadas, de preferência, antes da gravidez; os pontos relevantes são apresentados também no Capítulo 8 (p. 148). A suplementação com 0,4 mg de ácido fólico por dia é iniciada pelo menos 1 mês antes da concepção. A dose deve ser aumentada para 4 mg quando a mulher estiver tomando medicação antiepilética antes de engravidar. Essas medicações são avaliadas e ajustadas com o objetivo de monoterapia, usando a medicação menos teratogênica. Se isso não for possível, então são feitas tentativas para reduzir o número de medicações usadas e usá-las na mais baixa dose efetiva (Patel, 2016). A interrupção da medicação deve ser considerada se uma mulher estiver livre de convulsões por 2 anos ou mais.

■ Epilepsia durante a gravidez

Os principais riscos relacionados à gravidez para mulheres com epilepsia são malformações fetais e aumento das taxas de convulsões. O controle das crises é a principal prioridade para evitar os riscos de morbimortalidade correspondentes. Estudos iniciais descreveram uma piora da atividade convulsiva durante a gravidez, contudo hoje isso não é tão comum graças aos fármacos mais efetivos. Estudos contemporâneos citam taxas maiores de atividade convulsiva em apenas 20 a 30% das gestantes (Mawer, 2010; Vajda, 2008). As mulheres que estão livres da convulsão por pelo menos 9 meses antes da concepção provavelmente permanecerão assim durante a gravidez (Harden, 2009b).

A frequência aumentada de convulsões é muitas vezes associada a níveis de anticonvulsivantes diminuídos e, portanto, subterapêuticos, um limiar de convulsão mais baixo ou ambos. Um número expressivo de alterações associadas à gravidez pode resultar em níveis séricos subterapêuticos. Estas incluem náusea e vômito, motilidade gastrintestinal mais lenta, uso de antiácido que diminui a absorção do fármaco, hipervolemia da gravidez compensada pela ligação de proteína, indução de enzimas hepáticas como citocromo-oxidase, enzimas placentárias que metabolizam fármacos e aumento da filtração glomerular que acelera a liberação do fármaco. É importante salientar que algumas mulheres interrompem a medicação em virtude de preocupações teratogênicas. Por fim, o limiar da epilepsia pode ser afetado pela privação do sono relacionada à gravidez e pela hiperventilação e dor durante o trabalho de parto.

Complicações da gravidez

Mulheres com epilepsia têm um pequeno aumento no risco de complicações da gravidez, que incluem abortamento espontâneo, hemorragia, distúrbios hipertensivos, parto pré-termo, restrição de crescimento fetal e cesariana (Harden, 2009b; Viale, 2015). É importante ressaltar que MacDonald (2015) também relata uma taxa de mortalidade materna dez vezes maior e, como mencionado anteriormente, a epilepsia foi responsável por 5% das mortes maternas no Reino Unido. As taxas de depressão pós-parto também são mais altas nos relatos em mulheres epilépticas (Turner, 2009). Por fim, crianças de mães epilépticas têm um risco de 10% de desenvolver distúrbio convulsivo.

Malformações embriofetais

Durante anos, foi difícil separar os efeitos da epilepsia daquelas da sua terapia como a causa primária de malformações fetais. Como abordado no Capítulo 8 (p. 148), acredita-se agora que a epilepsia não tratada não está associada a taxas de malformação fetal elevadas (Thomas, 2008). Porém, o feto de uma mãe epiléptica que toma medicações anticonvulsivantes tem um risco indubitavelmente maior de malformações congênitas. Além disso, a monoterapia está associada a um índice de defeito congênito mais baixo em comparação com a terapia com agentes múltiplos. Assim, se necessário, aumentar a dosagem da monoterapia é, pelo menos inicialmente, preferível a adicionar outro agente (Buhimschi, 2009).

Fármacos específicos, quando administrados de forma isolada, aumentam a taxa de malformação (Cap. 12, p. 240). Alguns desses fármacos são listados na Tabela 60-2. A fenitoína e o fenobarbital aumentam a taxa de malformação maior em 2 a 3 vezes acima da linha de base (Perucca, 2005; Thomas, 2008). O valproato é um teratógeno particularmente potente, que possui um efeito dependente da dose e aumenta o risco de malformação em 4 a 8 vezes (Eadie, 2008; Klein, 2014; Wyszynski, 2005). O valproato também está associado a menor desempenho cognitivo (Kasradze, 2017). Em geral, com a politerapia, o risco aumenta a cada fármaco adicionado. Uma metanálise de 31 estudos constatou que a lamotrigina e o levetiracetam apresentam o menor risco de malformações (Weston, 2016).

Manejo na gravidez

A American Academy of Neurology e a American Epilepsy Society têm diretrizes sobre o tratamento nas gestantes (Harden, 2009a-c). O principal objetivo é a prevenção de convulsões. Para que isso ocorra, o tratamento para náuseas e vômitos deve ser oferecido, devem ser evitados estímulos provocadores de convulsão, e a adesão à medicação deve ser enfatizada. O menor número de anticonvulsivantes necessário é administrado na mais baixa dosagem efetiva para o controle da epilepsia. Embora alguns médicos monitorem os níveis de fármaco no soro rotineiramente, esses níveis podem ser duvidosos por causa da ligação de proteína alterada. Os níveis livres ou não ligados de fármacos, embora mais precisos, não estão amplamente disponíveis. Além disso, não há evidência de que tal monitoramento melhore o controle da convulsão (Adab, 2006). Por essas razões, os níveis dos fármacos podem ser mais informativos se mensurados após as convulsões ou se houver suspeita de não adesão ao tratamento.

Para as mulheres que estão tomando fármacos anticonvulsivantes, um exame ultrassonográfico direcionado morfológico no segundo trimestre é recomendado por alguns médicos para procurar anomalias. O teste para avaliar o bem-estar fetal geralmente não é indicado para mulheres com epilepsia não complicada.

Para as mulheres que desejam amamentar, os dados sobre a segurança dos vários medicamentos anticonvulsivantes são limitados. Entretanto, nenhum efeito nocivo óbvio, como problemas cognitivos em longo prazo, foi relatado (Briggs, 2015; Harden, 2009c). Nos métodos de controle da natalidade, as taxas de falha das pílulas anticoncepcionais orais são mais altas com alguns dos agentes anticonvulsivantes, especialmente a lamotrigina. Assim, outros métodos mais confiáveis devem ser considerados (Cap. 38, p. 680).

TABELA 60-2 Efeitos teratogênicos de medicamentos anticonvulsivantes comuns

Fármaco	Anormalidades descritas	Afetados	Riscos embriofetais[a]
Valproato	Defeitos do tubo neural, fendas, anomalias cardíacas, retardo de desenvolvimento associado	10% com monoterapia; mais alto com politerapia	Sim
Fenitoína	Síndrome de hidantoína fetal – anomalias craniofaciais, hipoplasia das unhas, deficiência de crescimento, retardo de desenvolvimento, anomalias cardíacas, fendas	5-11%	Sim
Carbamazepina; oxacarbazepina	Síndrome de hidantoína fetal (como acima); espinha bífida	1-2%	Sim
Fenobarbital	Fendas, anomalias cardíacas, malformações do trato urinário	10-20%	Sugerido
Lamotrigina	Aumento no risco de fendas (dados de registros)	Até 1% (4-10 vezes mais alto do que o esperado)	Sugerido
Topiramato	Fendas	2-3% (15-20 vezes mais alto do que o esperado)	Sugerido
Levetiracetam	Teóricas – anormalidades esqueléticas; prejuízo no crescimento em animais	Observações preliminares	Sugerido

[a]Categorias de risco de Briggs, 2015; Food and Drug Administration, 2011; Harden, 2009b; Holmes, 2008; Hunt, 2008.

DOENÇAS CEREBROVASCULARES

As anormalidades da circulação cerebrovascular incluem AVC, – isquêmico e hemorrágico –, bem como anomalias anatômicas, como malformações arteriovenosas e aneurismas. A isquemia cerebral é causada pela redução no fluxo sanguíneo que dura mais de alguns segundos. Podem se manifestar sintomas neurológicos precoces. Após alguns minutos, no entanto, geralmente ocorre infarto. O AVC hemorrágico é causado por sangramento diretamente no cérebro ou ao redor dele. Produz sintomas pelo efeito de massa, pelos efeitos tóxicos do sangue ou pelo aumento da pressão intracraniana. Dos casos de AVC em mulheres grávidas, aproximadamente metade é isquêmica, e a outra metade, hemorrágica (Zofkie, 2018).

A obesidade epidêmica atual nos Estados Unidos, junto com aumentos concomitantes nas taxas de doenças cardíacas, hipertensão e diabetes, também resultaram em aumento na prevalência de AVC (Centers for Disease Control and Prevention, 2012). As mulheres têm um risco de AVC durante toda a vida mais alto que os homens, bem como taxas de mortalidade associada ao AVC mais altas (Martínez-Sánchez, 2011; Roger, 2012). Além disso, a gravidez aumenta o risco imediato e durante a vida de AVC isquêmico e hemorrágico (Jamieson, 2010; Jung, 2010).

O AVC é relativamente incomum em mulheres grávidas, ocorrendo em 10 a 40 por 100.000 nascimentos, mas contribui expressivamente com as taxas de mortalidade materna (Leffert, 2016; Miller, 2016; Yoshida, 2017). A incidência é crescente, medida por hospitalizações por AVC relacionadas à gravidez (Callaghan, 2008; Kuklina, 2011). É importante salientar que a maioria está associada a distúrbios de hipertensão ou doença cardíaca. Da taxa de mortalidade relacionada com gestação nos Estados Unidos, 6,6% deve-se a AVCs, sendo que 7,4% está associada à pré-eclâmpsia (Creanga, 2017). Das mortes maternas após 42 dias pós-parto, 9,8% foram atribuídas a AVCs.

■ Fatores de risco

A maioria dos AVCs na gravidez se manifesta durante o trabalho de parto ou parto, ou no puerpério. Em um estudo de 2.850 AVCs relacionados à gravidez, cerca de 10% se desenvolveram no anteparto, 40% intraparto e quase 50% no pós-parto (James, 2005). Por outro lado, Leffert (2016) relata ocorrências de 45% no anteparto, 3% no intraparto e 53% no pós-parto em 145 mulheres. Vários fatores de risco – não relacionados e relacionados à gravidez – foram relatados em estudos com mais de 10 milhões de gestações. Os fatores incluem: idade; enxaquecas, hipertensão, obesidade e diabetes; distúrbios cardíacos, como endocardite, prótese valvar e forame oval patente; e tabagismo. Aqueles relacionados à gravidez incluem distúrbios de hipertensão, diabetes gestacional, hemorragia obstétrica e cesariana. *Até agora, os fatores de risco mais comuns são os distúrbios hipertensivos associados à gravidez.* Um terço dos casos de AVC está associado à hipertensão gestacional, e as mulheres hipertensas, em comparação com as normotensas, têm um risco 3 a 8 vezes maior de sofrer um AVC (Scott, 2012; Wang, 2011). As mulheres com pré-eclâmpsia submetidas à anestesia geral podem correr um risco mais alto de AVC em comparação com aquelas que recebem anestesia neuraxial (Huang, 2010). Outro fator de risco para AVC periparto é a cesariana, que aumenta em 1,5 vez o risco em comparação com o parto vaginal (Lin, 2008).

Os efeitos induzidos pela gravidez na hemodinâmica cerebrovascular incluem autorregulação aumentada, que mantém o fluxo sanguíneo apesar das alterações na pressão arterial sistêmica (van Teen, 2016). Embora o fluxo sanguíneo cerebral *diminua* em 20% do segundo trimestre até o termo, ele *aumenta* significativamente com a hipertensão gestacional (Zeeman, 2003, 2004b). Tal hiperperfusão poderia, pelo menos intuitivamente, ser perigosa nas mulheres com determinadas anomalias vasculares.

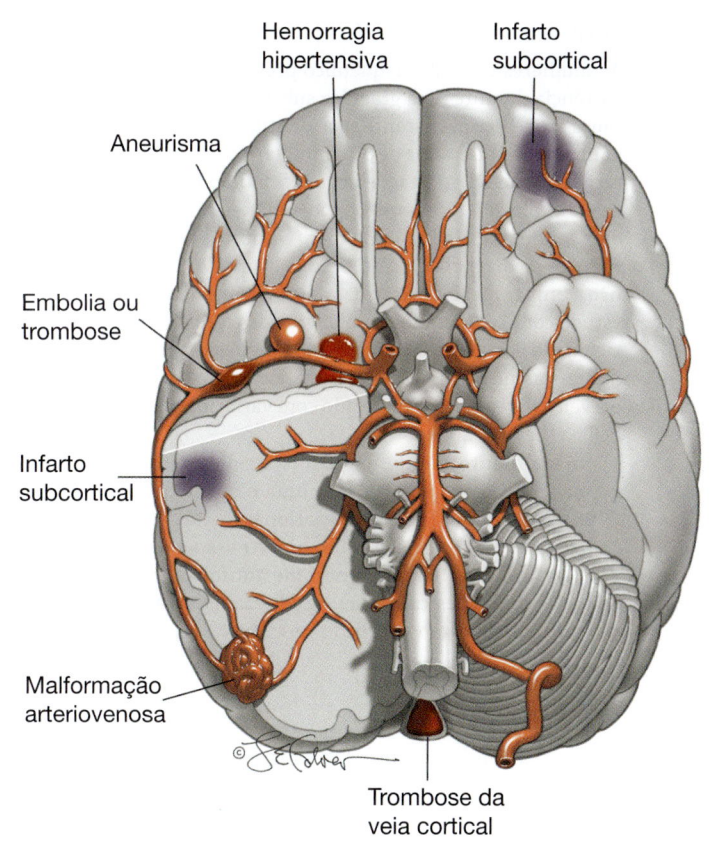

FIGURA 60-2 Ilustração de um cérebro mostrando vários tipos de AVCs observados na gravidez: (1) infarto subcortical (pré-eclâmpsia), (2) hemorragia hipertensiva, (3) aneurisma, (4) embolia ou trombose na artéria cerebral média, (5) malformação arteriovenosa e (6) trombose da veia cortical.

TABELA 60-3 Alguns distúrbios associados ou causas de AVC isquêmico ou hemorrágico durante a gravidez e o puerpério

AVC isquêmico	AVC hemorrágico
Síndrome de pré-eclâmpsia	Hipertensão crônica
Trombose arterial	Pré-eclâmpsia
Trombose venosa	Malformação arteriovenosa
Anticoagulante lúpico	Aneurisma sacular
Anticorpos antifosfolipídeos	Angioma
Trombofilias	Cocaína, metanfetaminas
Induzido por enxaqueca	Vasculopatia
Embolia paradoxal	
Cardioembólico	
Hemoglobinopatia falciforme	
Dissecção arterial	
Vasculite	
Doença de Moyamoya	
Cocaína, anfetaminas	

AVC, acidente vascular cerebral.
Dados de Smith, 2015; Yager, 2012.

AVC isquêmico

A oclusão ou embolização aguda de um vaso sanguíneo intracraniano causa isquemia cerebral, que pode resultar em morte tecidual (Fig. 60-2). As etiologias e condições associadas mais comuns do AVC isquêmico estão mostradas na Tabela 60-3. Um *ataque isquêmico transitório* (*AIT*) é causado por isquemia reversível, e os sintomas em geral duram menos de 24 horas. Aproximadamente 10% desses pacientes têm um AVC em 1 ano (Amarenco, 2016). Com o AVC, as pacientes geralmente apresentam início súbito de cefaleia grave, hemiplegia ou outros déficits neurológicos, ou, às vezes, convulsões. Em contrapartida, sintomas neurológicos focais acompanhados por aura geralmente significam um primeiro episódio de enxaqueca (Liberman, 2008).

A avaliação de um AVC isquêmico inclui ecocardiografia e imagem craniana com TC, RM ou angiografia. Os lipídeos no soro são medidos com a advertência de que seus valores são distorcidos pela gravidez normal (Apêndice, p. 1259). São realizados testes para detectar anticorpos antifosfolípideos e anticoagulante lúpico. Eles são responsáveis por até um terço dos AVCs isquêmicos em mulheres jovens saudáveis (Cap. 59, p. 1143). Além disso, as síndromes falciformes são avaliadas quando indicado (Buonanno, 2016).

Com uma avaliação detalhada, a maioria das causas de embolia pode ser identificada, embora o tratamento nem sempre esteja disponível. Algumas dessas incluem embolia associada ao coração, vasculite ou vasculopatia, como a doença de Moyamoya (Ishimori, 2006; Miyakoshi, 2009; Simolke, 1991). Os resultados de AVC embólico foram relatados como favoráveis e semelhantes aos de mulheres não grávidas (Leffert, 2016). Foi relatada trombólise por AVC isquêmico durante a gravidez (Tversky, 2016).

Síndrome de pré-eclâmpsia

Nas mulheres em idade reprodutiva, uma significativa proporção de AVCs isquêmicos relacionados à gravidez é causada por hipertensão gestacional e síndrome de pré-eclâmpsia (Jeng, 2004; Miller, 2016). Como mostrado na Figura 60-2, as áreas de edema perivascular subcortical e hemorragia petequial podem avançar para um infarto cerebral (Aukes, 2007, 2009; Zeeman, 2004a). Embora geralmente sejam clinicamente manifestados como uma convulsão eclâmptica, algumas mulheres sofrerão um AVC sintomático causado por um infarto cortical maior (Cap. 40, p. 734).

Outras condições com achados similares à pré-eclâmpsia incluem *microangiopatias trombóticas* (Cap. 56, p. 1088) e a *síndrome de vasoconstrição cerebral reversível* (Cap. 40, p. 744). Essa última, chamada de *angiopatia pós-parto*, pode causar edema cerebral extenso com necrose e infarto generalizado com áreas de hemorragia (Edlow, 2013; Katz, 2014; Miller, 2016).

Embolia cerebral

Esses AVCs geralmente envolvem a artéria cerebral média (ver Fig. 60-2). O diagnóstico pode ser feito com confiança apenas após a trombose e a hemorragia terem sido excluídas e é mais acertado se for identificada uma fonte de embolia. A hemorragia pode ser de difícil exclusão porque a embolia e a trombose são acompanhadas por infarto hemorrágico. A embolia paradoxal é uma causa incomum, mesmo considerando que mais de 25% dos adultos têm um forame oval patente por meio do qual os tromboembolismos venosos do lado direito são transportados (Scott, 2012). O fechamento do forame pode não melhorar os desfechos nessas pacientes, contudo esse procedimento tem sido feito durante a gravidez (Dark, 2011). As variadas causas cardioembólicas de AVC incluem arritmias, em especial fibrilação atrial, lesões valvulares, prolapso da valva mitral, trombo mural, endocardite infecciosa e miocardiopatia periparto.

O manejo do AVC embólico consiste em medidas de suporte e terapia antiplaquetária. A terapia trombolítica e a anticoagulação na gravidez são questões controversas (Li, 2012).

Trombose da artéria cerebral

A maioria dos AVCs trombóticos afeta indivíduos mais velhos e é causada por aterosclerose, especialmente na artéria carótida interna. A maioria dos casos é precedida por um ou mais AITs. Recomenda-se terapia trombolítica com um *ativador de plasminogênio tecidual recombinante (rtPA)*. A *alteplase* é um desses, e é administrada nas primeiras 3 horas se houver déficit neurológico mensurável e se a imagem neurológica tiver excluído hemorragia. Essa enzima recombinante pode ser usada na gravidez. Um risco principal é a transformação de um AVC isquêmico em hemorrágico em 3 a 5% das pacientes tratadas (Smith, 2015; van der Worp, 2007).

Trombose venosa cerebral

Em um estudo nos Estados Unidos, 7% das tromboses venosas cerebrais estavam associadas à gravidez (Wasay, 2008). Porém, na Nationwide Inpatient Sample de mais de 8 milhões de partos, James e colaboradores (2005) relataram que a trombose venosa causou apenas 2% dos AVCs durante a gravidez (Saposnik, 2011). Há inúmeras causas predisponentes e, para as grávidas, o final da gestação e o puerpério são momentos de maior risco.

A trombose do seio venoso sagital lateral ou superior geralmente ocorre no puerpério e muitas vezes em associação com pré-eclâmpsia, sepse ou trombofilias (ver Fig. 60-2). Ela é mais comum em pacientes com trombofilias hereditárias ou anticorpos antifosfolipídeos (Caps. 52, p. 1006, e 59, p. 1143). A cefaleia é o sintoma presente mais frequente, déficits neurológicos são comuns, e até um terço das pacientes tem convulsões (Wasay, 2008). O diagnóstico é feito com venografia por RM (Saposnik, 2011).

O manejo inclui anticonvulsivantes para epilepsias e, embora a heparinização seja recomendada por muitos, sua eficácia é controversa (Saposnik, 2011; Smith, 2015). Os antimicrobianos são administrados se houver tromboflebite séptica, e a terapia fibrinolítica é reservada para aquelas mulheres que não têm anticoagulação sistêmica. O prognóstico agudo para trombose venosa em mulheres grávidas é melhor do que para não grávidas, e as taxas de mortalidade são menores que 10% (McCaulley, 2011).

Em mulheres com trombose venosa cerebral prévia, uma revisão sistemática encontrou apenas uma recorrência em 217 gestações e cinco eventos trombóticos venosos não cerebrais em 186 gestações (Aguiar de Sousa, 2016). Em um estudo com 52 mulheres em anticoagulação profilática com trombose venosa cerebral prévia, não houve casos de trombose recorrente ou sangramento; no entanto, 24% tiveram complicações obstétricas tardias (Martinelli, 2016).

Risco de recorrência de AVC isquêmico

As mulheres com AVC isquêmico prévio têm baixo risco de recorrência durante uma gravidez subsequente, a menos que uma causa específica persistente seja identificada. Durante um acompanhamento de 5 anos de 373 mulheres com AVC isquêmico arterial, houve 187 gestações em 125 mulheres. Treze mulheres tiveram um AVC isquêmico recorrente e, desses casos, apenas dois foram associados à gravidez. Os autores concluíram que o risco de recorrência do AVC é baixo e um AVC isquêmico prévio não é uma contraindicação para a gravidez (Lamy, 2000). Em um estudo com 1.770 mulheres não grávidas com AVC isquêmico relacionado aos antifosfolipídeos, os pesquisadores não relataram diferenças no risco de recorrência, contanto que o tratamento preventivo tenha sido oferecido com varfarina ou ácido acetilsalicílico (Levine, 2004).

Atualmente, nenhuma diretriz sólida define a profilaxia nas mulheres grávidas com uma história de AVC (Helms, 2009). A American Heart Association salienta a importância de controlar fatores de risco como hipertensão e diabetes (Furie, 2011). Nas mulheres com síndrome antifosfolipídeo ou determinadas condições cardíacas, deve-se considerar anticoagulação profilática, como abordado nos Capítulos 49 (p. 954) e 52 (p. 1008).

■ AVC hemorrágico

As duas categorias distintas de sangramento intracraniano espontâneo são as hemorragias intracerebral e subaracnóidea. Os sintomas de um AVC hemorrágico são semelhantes aos de um AVC isquêmico, e sua diferenciação só é possível com TC ou RM (Morgenstern, 2010; Smith, 2015).

Hemorragia intracerebral

O sangramento no parênquima cerebral é mais causado pela ruptura espontânea de pequenos vasos previamente danificados pela hipertensão crônica (ver Fig. 60-2). Nos AVCs hemorrágicos associados à gravidez, como aquele mostrado na Figura 60-3, muitas vezes há hipertensão crônica com pré-eclâmpsia sobreposta

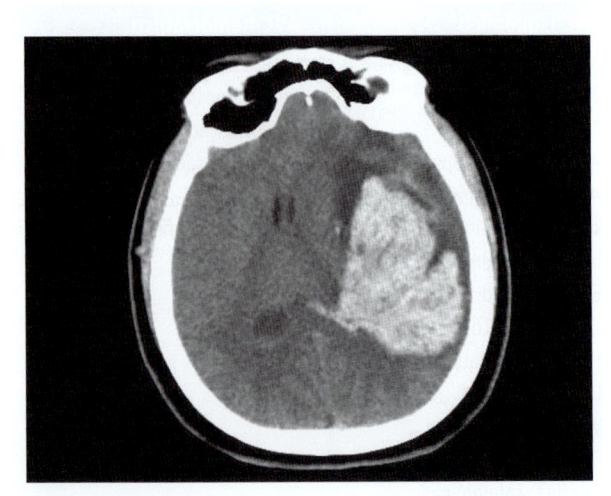

FIGURA 60-3 Grávida de 37 anos com eclâmpsia intraparto a termo. Uma imagem axial da tomografia computadorizada da cabeça sem contraste demonstra uma grande hemorragia intraparenquimatosa.

(Cunningham, 2005, Martin, 2005). Devido à sua localização, esse tipo de hemorragia apresenta taxas de mortalidade e morbidade muito mais elevadas do que a hemorragia subaracnóidea (Smith, 2015). A ruptura induzida pela pressão causa ruptura no putame, tálamo, substância branca adjacente, ponte e cerebelo. Das 28 mulheres descritas por Martin e colaboradores (2005), metade foi a óbito e a maioria das sobreviventes teve incapacidades permanentes. Isso destaca a importância do manejo adequado da hipertensão gestacional – especialmente da hipertensão sistólica – para prevenir a patologia cerebrovascular (Cap. 40, p. 738).

Hemorragia subaracnóidea

Em um estudo de 639 casos de hemorragia subaracnóidea relacionada à gravidez da Nationwide Inpatient Sample, a incidência foi de 5,8 por 100.000 gestações, com metade sendo no pós-parto (Bateman, 2012). Uma incidência notavelmente semelhante foi relatada em mulheres japonesas (Yoshida, 2017). Esses sangramentos são mais provavelmente causados por uma malformação cerebrovascular subjacente em uma paciente normal em outros aspectos (ver Fig. 60-2). Os aneurismas saculares ou "em bolsa" causam 80% de todas as hemorragias subaracnóideas. Os casos remanescentes são causados por malformação arteriovenosa rompida, coagulopatia, angiopatia, trombose venosa, infecção, abuso de drogas, tumores ou trauma. Tais casos são incomuns, e um aneurisma ou angioma rompido ou sangramento de uma malformação vascular tem uma incidência de 1 em 75.000 gestações. Embora essa frequência não seja diferente daquela da população geral, a taxa de mortalidade durante a gravidez foi relatada como de até 35% (Yoshida, 2017).

Aneurisma intracraniano. Cerca de 1 a 2% dos adultos têm essa lesão (Lawton, 2017). Felizmente, apenas uma pequena porcentagem dessas lesões se rompe. A taxa se aproxima de 0,1% para aneurismas < 10 mm e 1% para os > 10 mm (Smith, 2015). A maioria dos aneurismas identificados durante a gravidez surge do polígono de Willis, e, em 20% dos casos, há múltiplas lesões. A gravidez não aumenta o risco de ruptura do aneurisma. Contudo, devido a sua alta prevalência, eles têm mais probabilidade de causar sangramento subaracnóideo do que outras etiologias (Hirsch, 2009; Tiel Groenestege, 2009). Uma revisão sistemática de 44 mulheres com 50 aneurismas na gravidez relatou que 72% romperam durante a gravidez, 78% deles durante o terceiro trimestre (Barbarite, 2016). Essa tendência à ruptura no final da gravidez também foi relatada por Yoshida e colaboradores (2017).

O sintoma cardinal de uma hemorragia subaracnóidea proveniente de um aneurisma rompido é uma cefaleia grave súbita, acompanhada por mudanças visuais, anomalias de nervos cranianos, déficits neurológicos focais ou consciência alterada. As pacientes costumam ter sinais de irritação meníngea, náusea e vômito, taquicardia, hipertensão transitória, febre de grau baixo, leucocitose e proteinúria. O pronto diagnóstico e o tratamento podem prevenir complicações potencialmente letais. A American Heart Association recomenda TC do crânio sem contraste como primeiro teste diagnóstico, embora a RM possa ser superior (Connolly, 2012; Smith, 2015).

O tratamento da hemorragia subaracnóidea inclui repouso no leito, analgesia e sedação com monitoramento neurológico e controle rigoroso da pressão arterial. O reparo de um aneurisma potencialmente acessível durante a gravidez depende, em parte, do risco de hemorragia recorrente *versus* riscos cirúrgicos. Em pacientes não grávidas apenas com o tratamento conservador, o risco de sangramento subsequente do aneurisma é de 20 a 30% para o primeiro mês e 3% ao ano. O risco de um novo sangramento é mais alto nas primeiras 24 horas, e a hemorragia recorrente leva à morte em 70% dos casos.

O reparo precoce após a hemorragia sentinela é realizado por clipagem cirúrgica do aneurisma. Além disso, uma espiral endovascular pode ser colocada usando angiografia fluoroscópica, enquanto se tenta limitar a exposição à radiação fetal. Barbarite e colaboradores (2016) relatam taxas mais baixas de complicações com embolização com espiral do que com clipagem. Para aneurismas não rompidos, o tratamento cirúrgico resultou em um terço de complicações a menos do que nenhum tratamento. Para as mulheres em gestação distante do termo, o reparo sem anestesia hipotensiva parece ideal. Para as gestações próximas ao termo, a cesariana seguida por reparo do aneurisma é uma consideração, e temos feito isso com sucesso em vários casos.

Para aneurismas reparados antes ou durante a gravidez, a maioria permite o parto vaginal se o parto estiver distante do reparo do aneurisma. Há problemas, porém, na definição de "distante"; alguns recomendam 2 meses, porém o tempo real para a cura é desconhecido. Para mulheres que sobrevivem à hemorragia subaracnóidea, mas que não tiveram o reparo cirúrgico, concordamos com Cartlidge (2000) e favorecemos a cesariana.

Malformações arteriovenosas. Essas são conglomerados anormais focais congênitos de artérias e veias dilatadas com desorganização subarteriolar (ver Fig. 60-2). Elas carecem de capilares e têm *shunt* arteriovenoso resultante. Embora incerto, o risco de sangramento pode aumentar com a idade gestacional. Quando as malformações arteriovenosas (MAVs) sangram, metade o fazem no espaço subaracnóideo, enquanto a outra metade é hemorragia intraparenquimatosa com extensão subaracnóidea (Smith, 2015). Elas são incomuns e estima-se que ocorram em 0,01% da população geral. Dos 65 casos identificados de MAV na gravidez, 83% romperam durante a gravidez ou no pós-parto, e mais de 80% desses romperam no segundo ou terceiro trimestre. A hemorragia na apresentação está associada a um mau resultado materno (Lu, 2016).

O sangramento não parece ser mais provável durante a gravidez. Embora essas malformações sejam correspondentemente raras durante a gravidez, o sangramento da MAV foi responsável por 17% dos AVCs hemorrágicos em um estudo (Yoshida, 2017). No Parkland Hospital, em um período de 33 anos durante o qual houve cerca de 466.000 nascimentos, 57 mulheres tiveram um AVC e cinco desses foram causados por uma MAV com sangramento (Simolkie, 1991; Zofkie, 2018).

O tratamento das MAVs em pacientes não grávidas é, em grande escala, individualizado. Nenhum consenso orienta se todas as lesões acessíveis devem ser ressecadas. Os fatores incluem sintomas de MAV; sua anatomia e tamanho; presença de um aneurisma associado, encontrado em até 60% dos casos; e, especialmente, sangramento de MAV prévio. Após a hemorragia, o risco de sangramento recorrente nas lesões não reparadas é de 6 a 20% no primeiro ano e 2 a 4% anualmente dali em diante (Friedlander, 2007; Smith, 2015). A taxa de mortalidade com as MAVs que sangram é de 10 a 20%. Na gravidez, a decisão de operar geralmente é baseada em considerações neurocirúrgicas, e Friedlander (2007) recomenda uma forte consideração para o tratamento se ocorrer sangramento. Por causa do alto risco de hemorragia recorrente de uma lesão não ressecada ou inoperável, somos a favor da cesariana.

DOENÇAS DESMIELINIZANTES OU DEGENERATIVAS

As *doenças desmielinizantes* são distúrbios neurológicos caracterizados por destruição focal imunomediada ou por destruição desigual das bainhas de mielina acompanhadas por uma resposta inflamatória. As *doenças degenerativas* são multifatoriais e caracterizadas por morte neuronal progressiva.

■ Esclerose múltipla

Nos Estados Unidos, a esclerose múltipla (EM) é a segunda causa (atrás apenas do traumatismo) de incapacidade neurológica na meia idade (Hauser, 2015b). A EM afeta duas vezes mais as mulheres que os homens e geralmente começa aos 20 e 30 anos. A taxa de recorrência familiar da EM é de 15%, e a incidência na prole é aumentada em 15 vezes. No seu estudo de partos na Califórnia, Fong e colaboradores (2018) relataram que 0,03% dos partos foram complicados pela EM entre 2001 e 2009.

A característica desmielinizante desse distúrbio resulta, predominantemente, da destruição autoimune mediada pela célula T de oligodendrócitos que sintetizam a mielina. Existe uma suscetibilidade genética e provavelmente um precipitante ambiental, como a exposição a certas bactérias e vírus. Destes, estão implicados *Chlamydophila pneumoniae*, herpes-vírus humano 6 ou vírus Epstein-Barr (Frohman, 2006; Goodin, 2009).

Existem quatro tipos clínicos de EM:

1. A *EM remitente recorrente* é responsável pela apresentação inicial em 85% dos indivíduos afetados. Com ela, episódios recorrentes imprevisíveis de disfunção neurológica focal ou multifocal são seguidos por recuperação total. Com o tempo, contudo, a recidiva leva a déficits persistentes.
2. A *EM progressiva secundária* é a doença remitente recorrente que começa a tomar um curso descendente progressivo após cada recidiva. Todos os pacientes provavelmente acabam desenvolvendo esse tipo.
3. A *EM progressiva primária* é responsável por 15% dos casos. Com ela, a incapacidade progride gradualmente a partir do diagnóstico inicial.
4. A *EM recorrente progressiva* refere-se à EM progressiva primária com recidivas aparentes.

Os sintomas clássicos incluem perda sensorial, sintomas visuais por neurite ótica, fraqueza, parestesias e uma série de outros sintomas neurológicos. Quase 75% das mulheres com neurite óptica isolada desenvolvem EM em 15 anos. O diagnóstico clínico é confirmado pela RM e análise do líquido cerebrospinal (LCS). Em mais de 95% dos casos, a RM mostra placas de substância branca multifocais características que representam áreas discretas de desmielinização (Fig. 60-4). Sua aparência e extensão são menos úteis para prever a resposta ao tratamento. De maneira similar, a identificação dos anticorpos no soro contra a glicoproteína oligodendrocitária de mielina e a proteína básica de mielina não é preditiva da atividade recorrente da doença (Kuhle, 2007).

Efeitos da gravidez

O *PRegnancy In Multiple Sclerosis* (PRIMS) foi um estudo multicêntrico prospectivo europeu no qual 254 gestações foram descritas (Vukusic, 2006). O risco de recorrência foi reduzido em 70% durante a gestação, mas com uma taxa de recorrência significativamente maior no pós-parto. Isso pode estar relacionado ao aumento nos números induzidos pela gravidez de linfócitos T *helper* com uma razão de T2/T1 aumentada (Airas, 2008). Em uma metanálise de mulheres com mais de 1.200 gestações complicadas pela EM, sua taxa de recidiva foi 0,4 por ano antes da gravidez; 0,26 por ano durante a gravidez; e aumentou para 0,7 por ano

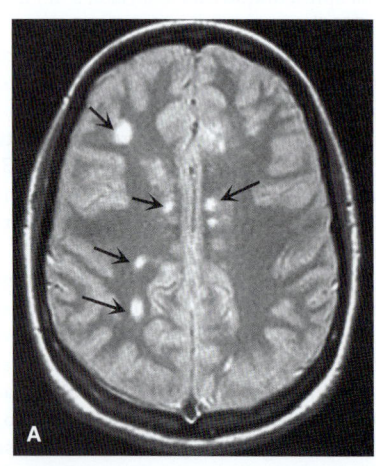

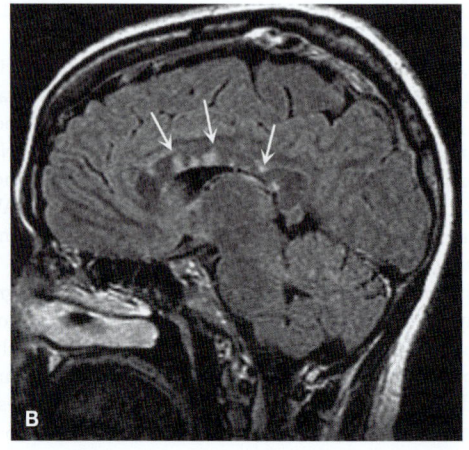

FIGURA 60-4 Ressonância magnética craniana de uma mulher com esclerose múltipla. **A.** Imagem axial ponderada em T2 mostra anormalidades de sinal hiperintenso na substância branca típicas da esclerose múltipla. **B.** Imagem de FLAIR-T2 sagital mostra áreas hiperintensas dentro do corpo caloso que são representativas de desmielinização na esclerose múltipla. (Reproduzida, com permissão, de Hauser SL, Goodin DS: Multiple Sclerosis and other demyelinating diseases. In Kasper DL, Fauci AS, Hauser SL, et al (eds): Harrison's Principles of Internal Medicine, 19th ed. McGraw-Hill, New York, 2015b.)

após o parto (Finkelsztejn, 2011). Bove e colaboradores (2014) chegaram a conclusões semelhantes após uma revisão sistemática. Os fatores associados à recidiva pós-parto incluem uma alta taxa de recidiva antes da gravidez, recidiva durante a gravidez e alto escore de incapacidade por EM (Portaccio, 2014; Vukusic, 2006). A amamentação não tem efeito aparente sobre as recidivas pós-parto (Hellwig, 2015; Portaccio, 2011).

Efeitos da esclerose múltipla na gravidez

Na doença não complicada, em geral não existem efeitos adversos sobre os resultados da gravidez (Bove, 2014). Algumas mulheres podem se cansar com mais facilidade; aquelas com disfunção da bexiga têm predisposição à infecção urinária; e as mulheres com lesão espinal em T_6 ou acima correm risco de disreflexia autonômica. Em um estudo de 449 gestações em mulheres afetadas, a taxa de indução do trabalho de parto foi mais alta, e o segundo período do trabalho de parto foi mais longo (Dahl, 2006). A taxa de indução mais alta, bem como as operações eletivas, contribuíram para o aumento geral na taxa de cesariana. Em uma análise de 649 mulheres afetadas, o peso médio ao nascer foi menor, mas a taxa de mortalidade perinatal foi semelhante em comparação à dos controles (Dahl, 2005). Outros estudos têm corroborado que a EM não afeta significativamente os desfechos neonatais e obstétricos (Finkelsztejn, 2011; Fong, 2018).

Manejo na gravidez

Os objetivos são cessar crises agudas ou iniciais, empregar agentes modificadores da doença e fornecer alívio sintomático. Alguns tratamentos podem precisar ser modificados durante a gravidez. As crises agudas ou iniciais são tratadas com alta dose intravenosa de metilprednisolona, 500 a 1.000 mg/dia, por 3 a 5 dias, seguida pela prednisona oral durante 2 semanas. A plasmaférese pode ser considerada. O alívio sintomático pode ser fornecido por analgésicos: carbamazepina, fenitoína ou amitriptilina para dor neurogênica; baclofeno para espasticidade; bloqueador α_2-adrenérgico para relaxar o colo da bexiga; e fármacos colinérgicos e anticolinérgicos para estimular ou inibir as contrações da bexiga.

Várias terapias que modificam a doença podem ser usadas para a recaída ou exacerbações da EM. Os exemplos incluem interferonas β1a e β1b e acetato de glatirâmer, que diminuem as taxas de recidiva em um terço (Rudick, 2011). Há limitação em relação aos dados sobre a segurança na gestação, mas em geral são tranquilizadores (Amato, 2010; Salminen, 2010). Em ensaios clínicos, o natalizumabe, um antagonista da integrina α_4 – especialmente quando combinado com interferona β1a – reduziu significativamente as taxas de recidivas clínicas de EM (Polman, 2006; Rudick, 2006). Em uma revisão de 35 gestações, a exposição no primeiro trimestre a fármacos não piorou os desfechos (Hellwig, 2011). Se esses medicamentos forem utilizados na gravidez, o recém-nascido deve ser monitorado para trombocitopenia e anemia (Alroughani, 2016).

A exposição fetal em 89 gestações ao fingolimode, outro medicamento imunomodulador, foi associada a seis malformações fetais e nove abortamentos espontâneos. Em razão disso e da teratogenicidade animal associada, seu uso na gravidez não é recomendado. Em virtude da sua permanência prolongada, recomenda-se a contracepção por 2 meses após a interrupção da medicação (Alroughani, 2016; Karlsson, 2014).

A prevenção de recidivas no pós-parto é possível com o tratamento com imunoglobulina intravenosa (IgIV) administrada em uma dose de 0,4 g/kg por dia, durante 5 dias, nas semanas 1, 6 e 12 (Argyriou, 2008).

■ Doença de Huntington

Essa doença neurodegenerativa com início na idade adulta resulta de uma repetição do trinucleotídeo CAG (citosina-adenina-guanina) expandida autossômica dominante no gene de Huntington no cromossomo 4. Ela é caracterizada por movimentos coreoatetóticos, demência progressiva e manifestações psiquiátricas. Como a idade média do início da doença é 40 anos, a doença de Huntington raramente complica a gravidez. O diagnóstico pré-natal é discutido no Capítulo 14 (p. 288). O rastreamento pré-natal é controverso e, como geralmente é uma doença adulta de início tardio, é importante o aconselhamento extensivo (Schulman, 2015).

■ *Miastenia gravis*

A *miastenia gravis* (MG) é um distúrbio neuromuscular autoimune mediado que afeta cerca de 1 em 7.500 pessoas. Ele é mais comum nas mulheres e sua incidência atinge o auge entre 20 e 30 anos de idade. A etiologia é desconhecida, mas os fatores genéticos provavelmente desempenham um papel importante. A maioria das pacientes demonstra anticorpos para o receptor da acetilcolina, embora 10 a 20% sejam soronegativas (Drachman, 2015). Essas últimas frequentemente têm anticorpos para a tirosina-cinase específica do músculo (MuSK) que regulam a concentração das subunidades do receptor de acetilcolina na junção neuromuscular (Pal, 2011).

As características principais da miastenia são fraqueza e fadiga dos músculos faciais, orofaríngeos, extraoculares e de membros. Os reflexos do tendão profundo são preservados. Os músculos cranianos são envolvidos precocemente e de modo desigual, sendo comuns a diplopia e a ptose. A fraqueza muscular facial causa dificuldade em sorrir, mastigar e falar. Em 85% das pacientes, a fraqueza se torna generalizada. Outras doenças autoimunes podem coexistir e o hipotireoidismo deve ser excluído. O curso clínico da MG é marcado por exacerbações e remissões, em especial quando ela se torna clinicamente aparente pela primeira vez. As remissões nem sempre são completas, sendo raramente permanentes. Doenças sistêmicas, infecções simultâneas e até perturbação emocional podem precipitar as exacerbações, das quais existem três tipos:

1. *Crise miastênica*, caracterizada por fraqueza muscular grave, incapacidade de engolir e paralisia muscular respiratória.
2. *Crise refratária*, caracterizada pelos mesmos sintomas, mas não responsiva à terapia comum.
3. *Crise colinérgica*, na qual a medicação colinérgica excessiva leva a náuseas, vômitos, fraqueza muscular, dor abdominal e diarreia.

Todas podem ser ameaçadoras à vida, mas a crise refratária é uma emergência médica. As mulheres com miastenia bulbar correm risco particular porque podem ser incapazes de engolir ou até mesmo de pedir ajuda.

Manejo

A miastenia é tratável, mas não curável. A piridostigmina oral é o tratamento de primeira linha. A timectomia é recomendada, mas adiada para após a gravidez (Sanders, 2016). Os medicamentos anticolinesterásicos melhoram os sintomas, impedindo a degradação da acetilcolina, mas raramente produzem função muscular normal. Ironicamente, a dose excessiva manifesta-se pelo aumento da fraqueza – *crise colinérgica* –, que pode ser difícil de diferenciar dos sintomas miastênicos. Para aquelas refratárias à terapia clínica, a maioria responde à terapia imunossupressora com glicocorticoides, azatioprina ou ciclosporina na gravidez. Quando há necessidade de uma rápida melhora clínica, em curto prazo – como para um procedimento cirúrgico ou uma crise miastênica – a IgIV de alta dose ou a plasmaférese geralmente são eficazes (Barth, 2011; Cortese, 2011, Sanders, 2016).

Miastenia e gravidez

Como o período de maior risco se encontra no primeiro ano após o diagnóstico, adiar a gravidez até que haja melhora sintomática sustentada é razoável. O manejo anteparto da miastenia inclui observação cuidadosa com repouso prolongado e tratamento imediato de quaisquer infecções (Heaney, 2010; Kalidindi, 2007). Aquelas em remissão que engravidam enquanto tomam corticosteroides ou azatioprina devem continuar com esses medicamentos. A timectomia foi realizada com sucesso durante a gravidez em casos refratários (Ip, 1986). O início agudo da miastenia ou sua exacerbação demandam hospitalização e cuidados imediatos. A plasmaférese e a terapia com alta dosagem de IgIV são opções para situações emergenciais (Drachman, 2015).

Embora a gravidez não pareça afetar o curso geral da miastenia, o útero expandido pode comprometer a respiração, sendo que a fadiga pode não ser tão bem tolerada na maioria das gestações. A hipotensão ou a hipovolemia maternas são idealmente evitadas, pois podem desencadear crises. O curso clínico da miastenia durante a gravidez é imprevisível, e hospitalizações frequentes são comuns. Até um terço das mulheres têm piora da miastenia durante a gravidez, e as exacerbações ocorrem igualmente em todos os três trimestres (Djelmis, 2002; Podciechowski, 2005). A maioria das mulheres com doença estável permanecerá estável durante a gravidez, mas provavelmente piorará nos primeiros meses após o parto (Sanders, 2016).

A MG não tem efeitos adversos significativos sobre os resultados da gravidez (Wen, 2009). A pré-eclâmpsia é uma preocupação porque o sulfato de magnésio pode precipitar uma crise miastênica grave (Hamaoui, 2009; Heaney, 2010). Embora o uso de fenitoína também seja problemático nessa questão, seus efeitos adversos são menos preocupantes. Assim, muitos a escolhem para neuroprofilaxia em mulheres com pré-eclâmpsia grave.

Como o músculo liso não é afetado, a maioria das mulheres tem um trabalho de parto normal. A ocitocina é administrada para as indicações gerais, e a cesariana é reservada para indicações obstétricas. Os narcóticos podem causar depressão respiratória, e a observação cuidadosa e o suporte respiratório são essenciais durante o trabalho de parto e o parto. Os fármacos curariformes são evitados; exemplos incluem sulfato de magnésio, citado anteriormente, relaxantes musculares usados na anestesia geral e aminoglicosídeos. A analgesia neuraxial é realizada com agentes locais do tipo amido. A analgesia regional é preferida, a menos que haja envolvimento bulbar significativo ou comprometimento respiratório (Almeida, 2010, Blichfeldt-Lauridsen, 2012). Durante o segundo período do trabalho de parto, algumas mulheres podem ter esforços de expulsão voluntários prejudicados e o parto com fórceps pode ser indicado.

Efeitos neonatais

Como abordado anteriormente, 80% das mães com MG têm anticorpos imunoglobulina G (IgG) antirreceptor de acetilcolina. Esses e os anticorpos anti-MuSK atravessam a placenta, e o feto pode ser afetado. Uma deglutição fetal deficiente pode produzir polidrâmnio (Heaney, 2010). De modo similar, 10 a 20% dos neonatos manifestam sintomas de miastenia (Jovandaric, 2016). Os sintomas transitórios geralmente incluem choro fraco, dificuldade de sucção na amamentação e disfunção respiratória. Os sintomas geralmente respondem aos inibidores da colinesterase e desaparecem em poucas semanas, à medida que os anticorpos IgG maternos desaparecem.

NEUROPATIAS

Neuropatia periférica é um termo geral usado para descrever distúrbios de qualquer causa dos nervos periféricos. As *polineuropatias* podem ser axonais ou desmielinizantes, bem como agudas, subagudas ou crônicas (Amato, 2015). Elas muitas vezes estão associadas a doenças sistêmicas, como diabetes, a exposição a fármacos ou toxinas ambientais ou a doenças genéticas.

As *mononeuropatias* são relativamente comuns na gravidez e significam envolvimento focal de um único tronco nervoso. Isso implica uma causa local, como traumatismo, compressão ou aprisionamento. As mononeuropatias pudenda traumática, do obturador, femoral e fibular comum costumam ser causadas pelo nascimento e são abordadas no Capítulo 36 (p. 661).

■ Síndrome de Guillain-Barré (SGB)

Em 75% dos casos, essa polirradiculoneuropatia desmielinizante tem evidência clínica ou sorológica de uma infecção aguda. Geralmente associadas a ela estão infecções por *Campylobacter jejuni*, citomegalovírus, vírus Zika e vírus Epstein-Barr, procedimentos cirúrgicos e imunizações (Haber, 2009; Hauser, 2015a; Pacheco, 2016). A SGB é considerada imunomediada por anticorpos formados contra agentes infecciosos. A desmielinização causa bloqueio da condução sensorial e motora, e a remielinização leva à recuperação na maioria dos casos.

Os aspectos clínicos incluem paralisia arrefléxica – geralmente ascendente – com ou sem distúrbios sensoriais. A disfunção autonômica é comum. A síndrome total se desenvolve após 1 a 3 semanas. Algumas se manifestam como *polineuropatia desmielinizante inflamatória crônica*, e nossas experiências indicam que esta pode ser relativamente comum nas mulheres jovens.

A SGB não é mais comum na gravidez, e seu curso clínico reflete o de mulheres não grávidas. Após um início insidioso, a paresia e a paralisia geralmente continuam a ascender, causando fraqueza ventilatória. O manejo é de suporte e incorpora profilaxia do tromboembolismo venoso, prevenção de lesão por pressão e nutrição enteral. Na fase de deterioração, os pacientes são hospitalizados, e 25% precisam de assistência ventilatória. A IgIV de alta dose ou plasmaférese é benéfica se iniciada em 1 a 2 semanas após a manifestação dos sintomas motores, contudo nenhuma das duas diminui a taxa de mortalidade (Cortese, 2011; Gwathmey, 2011; Pritchard, 2016). Até 10% dos pacientes apresentam deterioração após a melhora inicial da terapia, e recomenda-se o retratamento com 2 g/kg de IgIV por 5 dias. Embora a maioria dos pacientes se recupere totalmente dentro de alguns meses a 1 ano, a taxa de mortalidade é de 5%, principalmente devido a complicações pulmonares e arritmias (Hauser, 2015a; Pacheco, 2016).

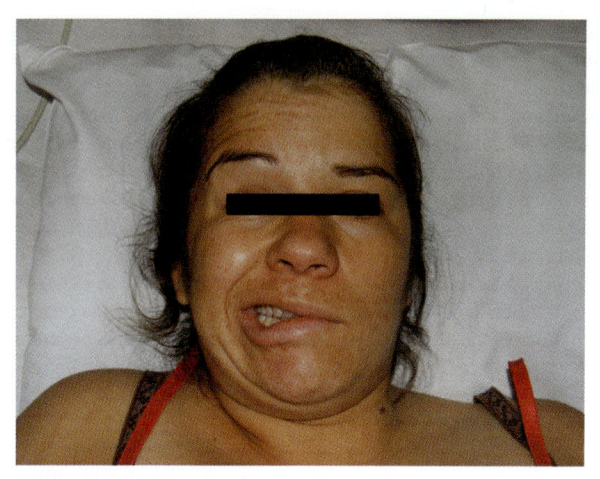

FIGURA 60-5 Paralisia nervosa facial de Bell se desenvolvendo no dia de uma cesariana para gêmeos dicoriônicos. Essa paciente foi tratada com prednisona e medicação antiviral, e a paralisia se resolveu quase por completo em 3 semanas após o parto.

■ Paralisia de Bell

Essa paralisia desfigurante é uma paralisia facial aguda mononeuropática que é relativamente comum nas mulheres em idade reprodutiva (Fig. 60-5). Ela tem maior prevalência feminina e as gestantes têm um risco quadruplicado em comparação com as não gestantes (Cohen, 2000; Heaney, 2010). A doença é caracterizada pela inflamação do nervo facial e muitas vezes está associada à reativação do herpes-vírus simples ou vírus herpes-zóster.

A paralisia de Bell geralmente tem início abrupto e doloroso, com fraqueza máxima em 48 horas. Em alguns casos, hiperacusia e perda de paladar acompanham a paralisia (Beal, 2015). O tratamento inclui cuidado de suporte com massagem muscular facial e proteção ocular contra lacerações na córnea por ressecamento. Há consenso geral que a prednisona, 1 mg/kg administrado via oral diariamente por 5 dias, melhora os resultados e encurta o período de recuperação (Salinas, 2016; Sullivan, 2007). É controverso se a adição de uma medicação antiviral terá benefícios (de Almeida, 2009; Gagyor, 2015; Quant, 2009).

É incerto se a gravidez altera o prognóstico de recuperação espontânea da paralisia facial. Gillman e colaboradores (2002) descobriram que apenas 50% das mulheres grávidas se recuperaram a um nível satisfatório após 1 ano, o que é comparado com cerca de 80% das mulheres não grávidas e homens. Paralisias bilaterais, recorrência em uma gravidez subsequente, maior porcentagem de perda da função nervosa e uma taxa de perda mais rápida são marcadores prognósticos para a recuperação incompleta (Cohen, 2000; Gilden, 2004). Além de uma taxa cinco vezes maior para hipertensão gestacional ou para pré-eclâmpsia, as mulheres com paralisia de Bell não têm taxas de resultados adversos da gravidez aumentadas (Katz, 2011; Shmorgun, 2002).

■ Síndrome do túnel do carpo

Essa síndrome resulta da compressão do nervo mediano e é a mononeuropatia mais frequente na gravidez (Padua, 2010). Os sintomas incluem queimação, dormência ou formigamento na porção interna de uma ou de ambas as mãos. Outros sintomas incluem dor no punho e dormência que se estendem para o antebraço e, às vezes, para o ombro (Katz, 2002). Os sintomas são bilaterais em 80% das mulheres grávidas, e 10% têm sinais de denervação grave (Seror, 1998). O diagnóstico diferencial inclui radiculopatia cervical de C_6-C_7 e tendinite de de Quervain. Essa última é causada pelo inchaço dos tendões unidos e suas bainhas próximas ao raio distal. Os estudos de condução nervosa podem ser úteis para a distinção (Alfonso, 2010).

Na gravidez, a incidência relatada de síndrome do túnel do carpo é de 7 a 43% e muda muito porque a variação de sintomas é acentuada (Meems, 2015; Padua, 2010). O tratamento sintomático com uma tala aplicada ao pulso ligeiramente flexionado e usada durante o sono alivia a pressão e geralmente fornece alívio. Embora em geral os sintomas sejam autolimitados, às vezes são necessárias a descompressão cirúrgica e as injeções de corticosteroides (Keith, 2009; Shi, 2011). Os sintomas podem persistir em mais de metade das pacientes em 1 ano e em um terço em 3 anos (Padua, 2010).

LESÃO DA MEDULA ESPINAL

De acordo com o National Spinal Cord Injury Statistical Center (2017), ocorrem cerca de 17.000 novas lesões medulares a cada ano. A idade média é de 42 anos, e os homens representam 80% dos novos casos. A gravidade da lesão determina os prognósticos de curto e de longo prazo, bem como os da gravidez. Para as mulheres, muitas têm função sexual alterada e hipogonadismo hipotalâmico hipofisário transitório. No entanto, a gravidez não é incomum se a menstruação reinicia (Bughi, 2008). Em uma revisão de quase 2.000 mulheres no National Spinal Cord Injury Database, 2% relataram gravidez nos 12 meses anteriores (Iezzoni, 2015).

As mulheres com lesão da medula espinal têm uma frequência aumentada de complicações gestacionais, as quais incluem neonatos pré-termo e com baixo peso ao nascer. Segundo observações recentes em mulheres não grávidas, a microbiota vaginal é alterada nessas mulheres (Pires, 2016), o que talvez esteja relacionado com o fato de a maioria ter bacteriúria assintomática com infecções urinárias sintomáticas esporádicas. A disfunção intestinal causa constipação em mais de metade das mulheres, e anemia e lesões cutâneas por necrose de pressão também são comuns.

Dois eventos graves e com risco de vida podem complicar as lesões da medula espinal. Primeiro, se a medula for incisada transversalmente acima de T_{10}, o reflexo de tosse é prejudicado, a função respiratória pode ser comprometida, e a pneumonite por aspiração oculta pode ser grave. As provas de função pulmonar são consideradas para avaliar o risco, e algumas mulheres podem precisar de suporte ventilatório no final da gravidez ou no trabalho de parto.

Segundo, as mulheres com lesões acima de T_5-T_6 têm risco de *disreflexia autonômica*. Com essa complicação, os estímulos de estruturas inervadas abaixo do nível da lesão espinal levam a estimulação simpática massiva desordenada. A liberação súbita de catecolaminas pode causar vasoconstrição com hipertensão grave e sintomas que incluem cefaleia latejante, rubor facial, suor, bradicardia, taquicardia, arritmias e disfunção respiratória. A disreflexia pode ser precipitada por vários estímulos. Entre eles estão cateterismo uretral, distensão da bexiga por retenção urinária, alongamento retal ou cervical durante exames digitais, contrações uterinas e dilatação cervical, ou qualquer manipulação de outras estruturas pélvicas (American College of Obstetricians and Gynecologists, 2016; Krassioukov, 2009). Em um relato, 12 de 15 mulheres em risco de disreflexia sofreram pelo menos um episódio durante a gravidez (Westgren, 1993).

Como as contrações uterinas não são afetadas pelas lesões medulares, o trabalho de parto em geral é tranquilo – ainda que precipitado e comparativamente indolor. Se a lesão estiver abaixo de T_{12}, as contrações uterinas serão sentidas normalmente. Para lesões acima de T_{12}, o risco de parto fora do hospital é substancial e pode ser minimizado ensinando a mulher a apalpar as contrações uterinas. Isso é muito importante porque até 20% das mulheres dão à luz pré-termo (Westgren, 1993). Alguns recomendam tocodinamometria e exames cervicais semanais começando em 28 a 30 semanas. Outra opção razoável que empregamos com frequência no Parkland Hospital é a hospitalização eletiva após 36 a 37 semanas (Hughes, 1991).

A analgesia espinal ou peridural que se estende para T_{10} previne a disreflexia autonômica e deve ser instituída no início do trabalho de parto. Se os sintomas graves começarem antes da colocação peridural, ações devem ser realizadas para abolir o estímulo. Um agente anti-hipertensivo parenteral como hidralazina ou labetalol é administrado. O parto vaginal é preferido com analgesia espinal ou peridural para minimizar a disreflexia autonômica (Kuczkowski, 2006). O parto vaginal instrumentado é muitas vezes necessário.

HIPERTENSÃO INTRACRANIANA IDIOPÁTICA

Também conhecida como *pseudotumor cerebral*, essa doença é caracterizada por pressão intracraniana aumentada sem hidrocefalia. A causa é desconhecida, mas pode resultar de superprodução ou subabsorção do LCS. Os sintomas incluem cefaleia em pelo menos 90% dos casos, distúrbios visuais como perda de campo visual ou acuidade visual central em 70%, e costuma ocorrer papiledema, que pode ser ameaçador à visão (Evans, 2000; Heaney, 2010). Outras queixas são rigidez do pescoço, dor na coluna, zumbido pulsátil e paralisia do nervo craniano.

A síndrome é em geral observada em mulheres jovens, sendo prevalente em obesas, nas que recentemente ganharam peso ou em ambas (Fraser, 2011). Junto com os sintomas, outros critérios para diagnóstico incluem pressão intracraniana elevada > 25 cm H_2O, composição normal do LCS, achados de TC ou RM craniana normais, papiledema e nenhuma evidência de doença sistêmica. Se papiledema não estiver presente, outros critérios serão necessários (Friedman, 2013).

A hipertensão intracraniana idiopática é geralmente autolimitada. Os defeitos visuais podem ser evitados diminuindo a pressão do LCS, e os agentes incluem acetazolamida para reduzir a produção de líquido, furosemida ou topiramato. Os corticosteroides raramente são usados hoje. A intervenção cirúrgica pode ser necessária e é realizada por *shunt* lomboperitoneal do líquido cerebrospinal ou fenestração da bainha do nervo óptico.

É controverso se a gravidez é um fator de risco para hipertensão intracraniana idiopática. O início dos sintomas, contudo, pode ocorrer na gravidez, e as mulheres previamente diagnosticadas podem se tornar sintomáticas. Os sintomas geralmente se desenvolvem na metade da gravidez, tendem a ser autolimitados e geralmente se resolvem após o parto.

A gravidez não altera o manejo. Alguns médicos recomendam teste de campo visual seriado para prevenir a perda de visão permanente. Em um relato de 16 mulheres grávidas, a perda do campo visual se desenvolveu em quatro e foi permanente em uma (Huna-Baron, 2002). A perda do campo visual muitas vezes coincide com o desenvolvimento de papiledema, para o qual se administra acetazolamida. Lee e colaboradores (2005) relataram um tratamento bem-sucedido de 12 mulheres grávidas. Embora ultrapassada para o tratamento de mulheres não grávidas, as punções lombares repetidas geralmente são bem-sucedidas em fornecer alívio temporário durante toda a gravidez. Em algumas gestantes, o tratamento cirúrgico é necessário e nós tivemos resultados promissores com fenestração da bainha do nervo óptico (Thambisetty, 2007).

As complicações da gravidez provavelmente são decorrentes da obesidade associada, não da hipertensão intracraniana. Em uma revisão de 54 gestações, as taxas de resultados perinatais adversos não foram elevadas (Katz, 1989). A via de parto depende das indicações obstétricas e a analgesia condutiva é segura (Aly, 2007; Karmaniolou, 2011).

SHUNTS VENTRICULARES MATERNOS

As gestações em mulheres com *shunts* ventriculares prévios para hidrocefalia obstrutiva geralmente têm resultados satisfatórios (Landwehr, 1994). Os *shunts* podem ser ventriculoperitoneais, ventriculoatriais ou ventriculopleurais. A obstrução parcial de um *shunt* é comum, especialmente no final da gravidez (Schiza, 2012). Em um relato de 17 dessas gestações, complicações neurológicas foram registradas em 13 (Wisoff, 1991). Os achados incluíam cefaleias em 60%, náusea e vômito em 35%, letargia em 30% e ataxia ou paresia do olhar, cada um em 20%. A maioria respondeu ao tratamento conservador. Contudo, se o mapeamento por TC durante a avaliação do sintoma revelar hidrocefalia aguda, o *shunt* é reduzido ou bombeado várias vezes ao dia. Em alguns casos, a revisão cirúrgica é necessária e pode ser indicada em uma emergência (Murakami, 2010).

Outro procedimento de *shunt* é a colocação de uma terceira ventriculostomia por via endoscópica para hidrocefalia (de Ribaupierre, 2007). Com isso, um pequeno orifício é criado no assoalho do terceiro ventrículo para permitir que o LCS flua diretamente nas cisternas inferiores. Um relato descreveu resultados bem-sucedidos em cinco gestantes que foram submetidas à ventriculostomia endoscópica (Riffaud, 2006). Em uma revisão, contudo, a função reprodutiva e as taxas de abortamento espontâneo foram consideradas significativamente piores nessas mulheres (Bedaiwy, 2008).

O parto vaginal é preferido em mulheres com *shunts* e, a menos que haja uma meningomielocele, a analgesia condutiva é permitida. A profilaxia antimicrobiana é indicada se a cavidade peritoneal for aberta para cesariana ou esterilização tubária.

MORTE CEREBRAL MATERNA

A morte cerebral é rara na obstetrícia. Os sistemas de suporte à vida e alimentação parenteral por até 15 semanas foram descritos enquanto se espera pelo parto (Hussein, 2006; Powner, 2003; Souza, 2006). Algumas mulheres foram tratadas com tocólise agressiva e terapia antimicrobiana. Em uma revisão de 17 mulheres com estado vegetativo persistente que receberam vários níveis de suporte, cinco mulheres morreram após o parto e a maioria das outras permaneceu em estado vegetativo (Chiossi, 2006).

Com um diagnóstico de *morte cerebral* usando a definição uniforme da Determination of Death Act, não há relatos publicados de recuperação neurológica (Wijdicks, 2010). Poucas políticas institucionais de morte cerebral abordam a gravidez (Lewis,

2016). As implicações éticas, financeiras e jurídicas, sejam civis ou criminais, que surgem da tentativa ou não de fornecer tal cuidado são complexas (Farragher, 2005; Feldman, 2000). Em algumas mulheres, a cesariana *perimortem* é realizada, como abordado no Capítulo 47 (p. 931).

REFERÊNCIAS

Adab N: Therapeutic monitoring of antiepileptic drugs during pregnancy and in the postpartum period: is it useful? CNS Drugs 20:791, 2006
Aegidius K, Anker-Zwart J, Hagen K, et al: The effect of pregnancy and parity on headache prevalence: the head-HUNT study. Headache 49:851, 2009
Aguiar de Sousa D, Canhao P, Ferro JM: Safety of pregnancy after cerebral venous thrombosis: a systematic review. Stroke 47(3):713, 2016
Airas L, Saraste M, Rinta S, et al: Immunoregulatory factors in multiple sclerosis patients during and after pregnancy: relevance of natural killer cells. Clin Exp Immunol 151:235, 2008
Airola G, Allais G, Castagnoli I, et al: Non-pharmacological management of migraine during pregnancy. Neurol Sci 31(1):S63, 2010
Alfonso C, Jann S, Massa R, et al: Diagnosis, treatment and follow-up of the carpal tunnel syndrome: a review. Neurol Sci 31:243, 2010
Allais G, Castagnoli Gabellari I, Borgogno P, et al: The risks of women with migraine during pregnancy. Neurol Sci 31(Suppl 1):S59, 2010
Almeida C, Coutinho E, Moreira D, et al: Myasthenia gravis and pregnancy: anaesthetic management—a series of cases. Eur J Anaesthesiol 27:985, 2010
Alroughani R, Altintas A, Al Jumah M, et al: Pregnancy and the use of disease-modifying therapies in patients with multiple sclerosis: benefits versus risks. Mult Scler Int 2016:1034912, 2016
Aly EE, Lawther BK: Anaesthetic management of uncontrolled idiopathic intracranial hypertension during labour and delivery using an intrathecal catheter. Anaesthesia 62:178, 2007
Amarenco P, Lavallee PC, Labreuche J, et al: One-year risk of stroke after transient ischemic attack or minor stroke. N Engl J Med 374(16):1533, 2016
Amato AA, Barohn RJ: Peripheral neuropathy. In Kasper DL, Fauci AS, Hauser SL, et al (eds): Harrison's Principles of Internal Medicine, 19th ed. McGraw-Hill Education, New York, 2015
Amato MP, Portaccio E, Ghezzi A, et al: Pregnancy and fetal outcomes after interferon-beta exposure in multiple sclerosis. Neurology 75:1794, 2010
American College of Obstetricians and Gynecologists: Obstetric management of patients with spinal cord injuries. Committee Opinion No. 275, September 2002, Reaffirmed 2016
Argyriou AA, Makris N: Multiple sclerosis and reproductive risks in women. Reprod Sci 15(8):755, 2008
Aukes AM, de Groot JC, Aarnoudse JG, et al: Brain lesions several years after eclampsia. Am J Obstet Gynecol 200(5):504.e1, 2009
Aukes AM, Wessel I, Dubois AM, et al: Self-reported cognitive functioning in formerly eclamptic women. Am J Obstet Gynecol 197:365.e1, 2007
Barbarite E, Hussain S, Dellarole A, et al: The management of intracranial aneurysms during pregnancy: a systematic review. Turk Neurosurg 26(4):465, 2016
Barth D, Nouri M, Ng E, et al: Comparison of IVIG and PLEX in patients with myasthenia gravis. Neurology 76:2017, 2011
Bateman BT, Olbrecht VA, Berman MF, et al: Peripartum subarachnoid hemorrhage. Anesthesiology 116:242, 2012
Beal MF, Hauser SL: Trigeminal neuralgia, Bell's palsy, and other cranial nerve disorders. In Kasper DL, Fauci AS, Hauser SL, et al (eds): Harrison's Principles of Internal Medicine, 19th ed. McGraw-Hill Education, New York, 2015
Bedaiwy MA, Fathalla MM, Shaaban OM, et al: Reproductive implications of endoscopic third ventriculostomy for the treatment of hydrocephalus. Eur J Obstet Gynecol Reprod Biol 140(1):55, 2008
Blackwell DL, Lucas JW, Clarke TC: Summary health statistics for U.S. adults: National Health Interview Survey, 2012. Vital Health Stat (260):1, 2014
Blichfeldt-Lauridsen L, Hansen BD: Anesthesia and myasthenia gravis. Acta Anaesthesiol Scand 56(1):17, 2012
Bove R, Alwan S, Friedman JM, et al: Management of multiple sclerosis during pregnancy and the reproductive years: a systematic review. Obstet Gynecol 124(6):1157, 2014
Brandes JL, Kudrow D, Stark SR, et al: Sumatriptan-naproxen for acute treatment of migraine. JAMA 297:1443, 2007
Briggs GG, Freeman RK: Drugs in Pregnancy and Lactation, 10th ed. Philadelphia, Lippincott Williams & Wilkins, 2015
Brodie MJ, Dichter MA: Antiepileptic drugs. N Engl J Med 334:168, 1996

Bughi S, Shaw SJ, Mahmood G, et al: Amenorrhea, pregnancy, and pregnancy outcomes in women following spinal cord injury: a retrospective cross-sectional study. Endocr Pract 14(4):437, 2008
Buhimschi CS, Weiner CP: Medication in pregnancy and lactation: part 1. Teratology. Obstet Gynecol 113:166, 2009
Buonanno FS, Schmahmann JD, Romero JM, et al: Case 10–2016: a 22-year-old man with sickle cell disease, headache, and difficulty speaking. N Engl J Med 374(13):1265, 2016
Burch RC, Loder S, Loder E, et al: The prevalence and burden of migraine and severe headache in the United States: updated statistics from government health surveillance studies. Headache 55(1):21, 2015
Bushnell CD, Jamison M, James AH: Migraines during pregnancy linked to stroke and vascular diseases: US population based case-control study. BMJ 338:b664, 2009
Callaghan WM, MacKay AP, Berg CJ: Identification of severe maternal morbidity during delivery hospitalizations, United States, 1991–2003. Am J Obstet Gynecol 199:133.e1, 2008
Cartlidge NE: Neurologic disorders. In Barron WM, Lindheimer MD (eds): Medical Disorders During Pregnancy, 3rd ed. St. Louis, Mosby, 2000
Centers for Disease Control and Prevention: Prevalence of stroke–United States, 2006–2010, MMWR 61:379, 2012
Chen M, Tang W, Hou L, et al: Tumor necrosis factor (TNF) -308G>A, nitric oxide synthase 3 (NOS 3) +894G>T polymorphisms and migraine risk: a meta-analysis. PLoS One 10(6): e0129372, 2015
Chen TC, Leviton A: Headache recurrence in pregnant women with migraine. Headache 34:107, 1994
Charles A: Migraine. N Engl J Med 377(6):553, 2017
Chiapparini L, Ferraro S, Grazzi L: Neuroimaging in chronic migraine. Neurol Sci 31(Suppl 1):S19, 2010
Chiossi G, Novic K, Celebrezze JU, et al: Successful neonatal outcome in 2 cases of maternal persistent vegetative state treated in a labor and delivery suite. Am J Obstet Gynecol 195:316, 2006
Choi H, Parman N: The use of intravenous magnesium sulphate for acute migraine: meta-analysis of randomized controlled trials. Eur J Emerg Med 21:2, 2014
Cohen Y, Lavie O, Granoxsky-Grisaru S, et al: Bell palsy complicating pregnancy: a review. Obstet Gynecol Surv 55:184, 2000
Connolly ES JR, Rabinstein AA, Carhuapoma JR: Guidelines for the management of aneurismal subarachnoid hemorrhage: a guideline for healthcare professionals from the American Heart Association/American Stroke Association. Stroke 43:1711, 2012
Contag SA, Bushnell C: Contemporary management of migraine disorders in pregnancy. Curr Opin Obstet Gynecol 22:437, 2010
Cortese I, Chaudhry V, So YT, et al: Evidence-based guideline update: plasmapheresis in neurologic disorders. Neurology 76:294, 2011
Creanga AA, Syverson C, Seed K, et al: Pregnancy-related mortality in the United States, 2011–2013. Obstet Gynecol 130(2):366, 2017
Cunningham FG: Severe preeclampsia and eclampsia: systolic hypertension is also important. Obstet Gynecol 105:237, 2005
Dahl J, Myhr KM, Daltveit AK, et al: Planned vaginal births in women with multiple sclerosis: delivery and birth outcome. Acta Neurol Scand Suppl 183:51, 2006
Dahl J, Myhr KM, Daltveit AK, et al: Pregnancy, delivery, and birth outcome in women with multiple sclerosis. Neurology 65:1961, 2005
D'Andrea G, Leon A: Pathogenesis of migraine: from neurotransmitters to neuromodulators and beyond. Neurol Sci 31(Suppl 1):S1, 2010
Dark L, Loiselle A, Hatton R, et al: Stroke during pregnancy: therapeutic options and role of percutaneous device closure. Heart Lung Circ 20:538, 2011
de Almeida JR, Khabori MA, Guyatt GH, et al: Combined corticosteroid and antiviral treatment for Bell palsy. JAMA 302(9):985, 2009
de Ribaupierre S, Rilliet B, Vernet O, et al: Third ventriculostomy vs ventriculoperitoneal shunt in pediatric obstructive hydrocephalus: results from a Swiss series and literature review. Childs Nerv Syst 23:527, 2007
Detsky ME, McDonald DR, Baerlocher MO: Does this patient with headache have a migraine or need neuroimaging? JAMA 296(10):1274, 2006
Digre KB: Headaches during pregnancy. Clin Obstet Gynecol 56:317, 2013
Djelmis J, Sostarko M, Mayer D, et al: Myasthenia gravis in pregnancy: report on 69 cases. Eur J Obstet Gynecol Reprod Biol 104:21, 2002
Dodick DW, Schembri CT, Helmuth M, et al: Transcranial magnetic stimulation for migraine: a safety review. Headache 50:1153, 2010
Drachman DB, Amato AA: Myasthenia gravis and other diseases of the neuromuscular junction. In Kasper DL, Fauci AS, Hauser SL, et al (eds): Harrison's Principles of Internal Medicine, 19th ed. McGraw-Hill Education, New York, 2015
Eadie MJ: Antiepileptic drugs as human teratogens. Expert Opin Drug Saf 7:195, 2008

Edlow JA, Caplan LR, O'Brien K, et al: Diagnosis of acute neurological emergencies in pregnant and post-partum women. Lancet Neurol 12:175, 2013

Evans RW, Friedman DI: Expert opinion: the management of pseudotumor cerebri during pregnancy. Headache 40:495, 2000

Farragher RA, Laffey JG: Maternal brain death and somatic support. Neurocrit Care 3:99, 2005

Feldman DM, Borgida AF, Rodis JF, et al: Irreversible maternal brain injury during pregnancy: a case report and review of the literature. Obstet Gynecol Surv 55:708, 2000

Finkelsztejn A, Brooks JB, Paschoal FM Jr, et al: What can we really tell women with multiple sclerosis regarding pregnancy? A systematic review and meta-analysis of the literature. BJOG 118:790, 2011

Fisher RS, Acevedo C, Arzimanoglou A, et al: A practical clinical definition of epilepsy. Epilepsia 55(4):475, 2014

Fong A, Chau CT, Quant C, et al: Multiple sclerosis in pregnancy: prevalence, sociodemographic features and obstetrical outcomes. J Matern Fetal Neonatal Med 31(3):382,2018

Food and Drug Administration: FDA drug safety communication: risk of oral clefts in children born to mothers taking Topamax (topiramate). 2011. Available at: http://www.fda.gov/drugs/drugsafety/ucm245085.htm. Accessed June 10, 2017

Fraser C, Plant GT: The syndrome of pseudotumour cerebri and idiopathic intracranial hypertension. Curr Opin Neurol 24:12, 2011

Friedlander RM: Arteriovenous malformations of the brain. N Engl J Med 356(26):2704, 2007

Friedman DI, Lie GT. Digre KB: Revised diagnostic criteria for the pseudotumor cerebri syndrome in adults and children. Neurology 81(13):1159, 2013

Frohman EM, Racke MK, Raine CS: Multiple sclerosis—the plaque and its pathogenesis. N Engl J Med 354:942, 2006

Furie KL, Kasner SE, Adams RJ, et al: Guidelines for the prevention of stroke in patients with stroke or transient ischemic attack: a guideline for healthcare professionals from the American Heart Association/American Stroke Association. Stroke 42:227, 2011

Gagyor I, Madhok VB, Daly F, et al: Antiviral treatment for Bell's palsy (idiopathic facial paralysis). Cochrane Database of Systematic Reviews Issue 11:CD001869, 2015

Gilden DH: Bell's palsy. N Engl J Med 351:1323, 2004

Gillman GS, Schaitkin BM, May M, et al: Bell's palsy in pregnancy: a study of recovery outcomes. Otolaryngol Head Neck Surg 126:26, 2002

Goadsby PJ, Raskin NH: Migraine and other primary headache disorders. In Kasper DL, Fauci AS, Hauser SL, et al (eds): Harrison's Principles of Internal Medicine, 19th ed. McGraw-Hill Education, New York, 2015

Gonzalez-Hernandez A, Condes-Lara M: The multitarget drug approach in migraine treatment: the new challenge to conquer. Headache 64:197, 2014

Goodin DS: The causal cascade to multiple sclerosis: a model for MS pathogenesis. PLoS One 4(2):e4565, 2009

Govindappagari S, Grossman TB, Ashlesha K, et al: Peripheral nerve blocks in the treatment of migraine in pregnancy. Obstet Gynecol 124(6):1169, 2014

Grossman TB, Robbins MS, Govindappagari S, et al: Delivery outcomes of patients with acute migraine in pregnancy: a retrospective study. Headache 57(4):605, 2017.

Gwathmey K, Balogun RA, Burns T: Neurologic indications for therapeutic plasma exchange: an update. J Clin Apheresis 26:261, 2011

Haber P, Sejvar J, Mikaeloff Y, et al: Vaccines and Guillain-Barré syndrome. Drug Saf 32(4):309, 2009

Hamaoui A, Mercado R: Association of preeclampsia and myasthenia: a case report. J Reprod Med 54(9):587, 2009

Harden CL, Hopp J, Ting TY, et al: Practice parameter update: management issues for women with epilepsy—focus on pregnancy (an evidence-based review): obstetrical complications and change in seizure frequency. Neurology 73(2):126, 2009a

Harden CL, Meador KJ, Pennell PB, et al: Practice parameter update: management issues for women with epilepsy—focus on pregnancy (an evidence-based review): teratogenesis and perinatal outcomes. Neurology 73(2):133, 2009b

Harden CL, Pennell PB, Koppel BS, et al: Practice parameter update: management issues for women with epilepsy—focus on pregnancy (an evidence-based review): vitamin K, folic acid, blood levels, and breastfeeding. Neurology 73(2):142, 2009c

Hauser SL, Amato AA: Guillain-Barré and other immune-mediated neuropathies. In Kasper DL, Fauci AS, Hauser SL, et al (eds): Harrison's Principles of Internal Medicine, 19th ed. McGraw-Hill Education, New York, 2015a

Hauser SL, Goodin DS: Multiple sclerosis and other demyelinating diseases. In Kasper DL, Fauci AS, Hauser SL, et al (eds): Harrison's Principles of Internal Medicine, 19th ed. McGraw-Hill Education, New York, 2015b

Heaney DC, Williams DJ, O'Brien PO: Neurology. In Powrie R, Greene M, Camann W (eds): de Swiet's Medical Disorders in Obstetric Practice, 5th ed. Wiley-Blackwell, Oxford, 2010

Hellwig K, Haghikia A, Gold R. Pregnancy and natalizumab: results of an observational study in 35 accidental pregnancies during natalizumab treatment. Mult Scler 17:958, 2011

Hellwig K, Rockhoff M, Herbstritt S, et al: Exclusive breastfeeding and the effect on postpartum multiple sclerosis relapses. JAMA Neurol 72(10):1132, 2015

Helms AK, Drogan O, Kittner SJ: First trimester stroke prophylaxis in pregnant women with a history of stroke. Stroke 40(4):1158, 2009

Hirsch KG, Froehler MT, Huang J, et al: Occurrence of perimesencephalic subarachnoid hemorrhage during pregnancy. Neurocrit Care 10(3):339, 2009

Holmes LB, Baldwin EJ, Smith CR, et al: Increased frequency of isolated cleft palate in infants exposed to lamotrigine during pregnancy. Neurology 70(22 Pt 2):2152, 2008

Huang CJ, Fan YC, Tsai PS: Differential impacts of modes of anaesthesia on the risk of stroke among preeclamptic women who undergo Caesarean delivery: a population-based study. BJA 105(6):818, 2010

Hughes SJ, Short DJ, Usherwood MM, et al: Management of the pregnant women with spinal cord injuries. BJOG 98:513, 1991

Huna-Baron R, Kupersmith MJ: Idiopathic intracranial hypertension in pregnancy. J Neurol 249(8):1078, 2002

Hunt S, Russell A, Smithson WH, et al: Topiramate in pregnancy: preliminary experience from the UK Epilepsy and Pregnancy Register. Neurology 71(4):272, 2008

Hussein IY, Govenden V, Grant JM, et al: Prolongation of pregnancy in a woman who sustained brain death at 26 weeks of gestation. BJOG 113:120, 2006

Iezzoni LI, Chen Y, McLain AB: Current pregnancy among women with spinal cord injury: findings from the US national spinal cord injury database. Spinal Cord 53(11):821, 2015

International Headache Society: The International Classification of Headache Disorders, 3rd ed. (beta version) Cephalalgia 33(9):629, 2013

Ip MSM, So SY, Lam WK, et al: Thymectomy in myasthenia gravis during pregnancy. Postgrad Med J 62:473, 1986

Ishimori ML, Cohen SN, Hallegue DS, et al: Ischemic stroke in a postpartum patient: understanding the epidemiology, pathogenesis, and outcome of Moyamoya disease. Semin Arthritis Rheum 35:250, 2006

James AH, Bushnell CD, Jamison MG, et al: Incidence and risk factors for stroke in pregnancy and the puerperium. Obstet Gynecol 106:509, 2005

Jamieson DG, Skliut M: Stroke in women: what is different? Curr Atheroscler Rep 12:236, 2010

Jeng JS, Tang SC, Yip PK: Stroke in women of reproductive age: comparison between stroke related and unrelated to pregnancy. J Neurol Sci 221:25, 2004

Jovandaric MZ, Despotovic DJ, Jesic MM, et al: Neonatal outcome in pregnancies with auto-immune myasthenia gravis. Fetal Pediatr Pathol 35(3):167, 2016

Jung SY, Bae HJ, Park BJ, et al: Parity and risk of hemorrhagic strokes. Neurology 74:1424, 2010

Kalidindi M, Ganpot S, Tahmesebi F, et al: Myasthenia gravis and pregnancy. J Obstet Gynaecol 27:30, 2007

Karlsson G, Francis G, Koren G, et al: Pregnancy outcomes in the clinical development program of fingolimod in multiple sclerosis. Neurology 82(8):674, 2014

Karmaniolou I, Petropoulos G, Theodoraki K: Management of idiopathic intracranial hypertension in parturients: anesthetic considerations. Can J Anesth 58:650, 2011

Kasradze S, Gogatishvili N, Lomidze G, et al: Cognitive functions in children exposed to antiepileptic drugs in utero-study in Georgia. Epilepsy Behav 66:105, 2017

Katz A, Sergienko R, Dior U, et al: Bell's palsy during pregnancy: is it associated with adverse perinatal outcome? Laryngoscope 121:1395, 2011

Katz BS, Fugate JE, Ameriso SF, et al: Clinical worsening in reversible vasoconstriction syndrome. JAMA Neurol 71:68, 2014

Katz JN, Simmons BP: Carpal tunnel syndrome. N Engl J Med 346:1807, 2002

Katz VL, Peterson R, Cefalo RC: Pseudotumor cerebri and pregnancy. Am J Perinatol 6:442, 1989

Keith MW, Masear V, Amadio PC, et al: Treatment of carpal tunnel syndrome. J Am Acad Orthop Surg 17:397, 2009

Klein P, Mathews GC: Antiepileptic drugs and neurocognitive development. Neurology 82(3):194, 2014

Knight M, Tuffnell D, Kenyon S, et al (eds): Saving lives, improving mothers; care surveillance of maternal deaths in the UK 2011–13 and lessons learned to inform maternity care from the UK and Ireland Confidential Enquiries into Maternal Deaths and Morbidity 2009–13. Oxford, National Perinatal Epidemiology Unit, 2015

Kobau R, Zahran H, Thurman DJ, et al: Epilepsy surveillance among adults—19 states, behavioral risk factor surveillance system, 2005. MMWR 57:1, 2008

Krassioukov A, Warburton DE, Teasell R, et al: A systematic review of the management of autonomic dysreflexia after spinal cord injury. Arch Phys Med Rehabil 90:682, 2009

Kruit MC, van Buchem MA, Hofman PA, et al: Migraine as a risk factor for subclinical brain lesions. JAMA 291:427, 2004

Kuczkowski KM: Labor analgesia for the parturient with spinal cord injury: what does an obstetrician need to know? Arch Gynecol Obstet 274:108, 2006

Kuhle J, Pohl C, Mehling M, et al: Lack of association between antimyelin antibodies and progression to multiple sclerosis. N Engl J Med 356:371, 2007

Kuklina EV, Tong X, Bansil P, et al: Trends in pregnancy hospitalizations that included a stroke in the United States from 1994 to 2007. Stroke 42:2564, 2011

Kvisvik EV, Stovner LJ, Helde G, et al: Headache and migraine during pregnancy and puerperium: the MIGRA-study. J Headache Pain 12: 443, 2011

Lamy C, Hamon JB, Coste J, et al: Ischemic stroke in young women. Neurology 55:269, 2000

Landwehr JB, Isada NB, Pryde PG, et al: Maternal neurosurgical shunts and pregnancy outcome. Obstet Gynecol 83:134, 1994

Lawton MT, Vates GE: Subarachnoid hemorrhage. N Engl J Med 377:257, 2017

Lee AG, Pless M, Falardeau J, et al: The use of acetazolamide in idiopathic intracranial hypertension during pregnancy. Am J Ophthalmol 139:855, 2005

Leffert LR, Clancy CR, Bateman BT, et al: Treatment patterns and short-term outcomes in ischemic stroke in pregnancy or postpartum period. Am J Obstet Gynecol 214(6):723.e1, 2016

Levine SR, Brey RL, Tilley BC, et al: Antiphospholipid antibodies and subsequent thrombo-occlusive events in patients with ischemic stroke. JAMA 291:576, 2004

Lewis A, Varelas P, Greer D: Pregnancy and brain death: lack of guidance in U.S. hospital policies. Am J Perinatol 33(14):1382, 2016

Li Y, Margraf J, Kluck B, et al: Thrombolytic therapy for ischemic stroke secondary to paradoxical embolism in pregnancy. Neurologist 18:44, 2012

Liberman A, Karussis D, Ben-Hur T, et al: Natural course and pathogenesis of transient focal neurologic symptoms during pregnancy. Arch Neurol 65:218, 2008

Lin SY, Hu CJ, Lin HC: Increased risk of stroke in patients who undergo cesarean section delivery: a nationwide population-based study. Am J Obstet Gynecol 198:391.e1, 2008

Lipton RB, Bigal ME, Diamond M, et al: Migraine prevalence, disease burden, and the need for preventive therapy. Neurology 68:343, 2007

Lu X, Liu P, Li Y: Pre-existing, incidental and hemorrhagic AVMs in pregnancy and postpartum: gestational age, morbidity and mortality, management and risk to the fetus. Interv Neuroradiol 22(2):206, 2016

Lucas S: Medication use in the treatment of migraine during pregnancy and lactation. Curr Pain Headache Rep 13:392, 2009

MacDonald SC, Bateman BT, McElrath TF, et al: Mortality and morbidity during delivery hospitalization among pregnant women with epilepsy in the United States. JAMA Neurol 72(9):981, 2015

Madhok VB, Gagyor I, Daly F, et al: Corticosteroids for Bell's palsy (idiopathic facial paralysis). Cochrane Database Syst Rev 7:CD001942, 2016

Martin JN Jr, Thigpen BD, Moore RC, et al: Stroke and severe preeclampsia and eclampsia: a paradigm shift focusing on systolic blood pressure. Obstet Gynecol 105:246, 2005

Martinelli I, Passamonti SM, Maino A, et al: Pregnancy outcome after a first episode of cerebral vein thrombosis. J Thromb Haemost 14(12):2386, 2016

Martínez-Sánchez P, Fuentes B, Fernández-Domínguez J, et al: Young women have poorer outcomes than men after stroke. Cerebrovasc Dis 31:455, 2011

Mawer G, Briggs M, Baker GA, et al: Pregnancy with epilepsy: obstetric and neonatal outcome of a controlled study. Seizure 19(2):112, 2010

McCaulley JA, Pates JA: Postpartum cerebral venous thrombosis. Obstet Gynecol 118:423, 2011

Meems M, Truijens S, Spek V, et al: Prevalence, course and determinants of carpal tunnel syndrome symptoms during pregnancy: a prospective study. BJOG 122(8):1112, 2015

Miller EC, Gatollari HJ, Too G, et al: Risk of pregnancy-associated stroke across age groups in New York state. JAMA Neurol 73(12):1461, 2016

Miyakoshi K, Matsuoka M, Yasutomi D, et al: Moyamoya-disease-related ischemic stroke in the postpartum period. J Obstet Gynaecol Res 35(5):974, 2009

Morgenstern LB, Hemphill JC 3rd, Anderson C, et al: Guidelines for the management of spontaneous intracerebral hemorrhage: a guideline for healthcare professionals from the American Heart Association/American Stroke Association. Stroke 41:2108, 2010

Murakami M, Morine M, Iwasa T, et al: Management of maternal hydrocephalus requires replacement of ventriculoperitoneal shunt with ventriculoatrial shunt: a case report. Arch Gynecol Obstet 282:339, 2010

National Spinal Cord Injury Statistical Center: Spinal cord injury facts and figures at a glance. 2012. Available at: https://www.nscisc.uab.edu. Accessed March 6, 2017

Nezvalová-Henriksen K, Spigset O, Nordeng H: Triptan exposure during pregnancy and the risk of major congenital malformations and adverse pregnancy outcomes: results from the Norwegian Mother and Child Cohort Study. Headache 50:563, 2010

Pacheco LD, Saad AF, Hankins GD, et al: Guillain-Barré Syndrome in pregnancy. Obstet Gynecol 128(5):1105, 2016

Padua L, Di Pasquale A, Pazzaglia C, et al: Systematic review of pregnancy-related carpal tunnel syndrome. Muscle Nerve 42:697, 2010

Pal J, Rozsa C, Komoly S, et al: Clinical and biological heterogeneity of autoimmune myasthenia gravis. J Neuroimmunol 231:43, 2011

Patel SI, Pennell PB: Management of epilepsy during pregnancy: an update. Ther Adv Neurol Disord 9(2):118, 2016

Pavlovic JM, Akcali D, Bolay H, et al: Sex-related influences in migraine. J Neurosci Res 95(1–2):587, 2017

Perucca E: Birth defects after prenatal exposure to antiepileptic drugs. Lancet Neurol 4:781, 2005

Pires CVG, Linhares IM, Serzedello F, et al: Alterations in the genital microbiota in women with spinal cord injury. Obstet Gynecol 127(2):273, 2016

Podciechowski L, Brocka-Nitecka U, Dabrowska K, et al: Pregnancy complicated by myasthenia gravis—twelve years' experience. Neuro Endocrinol Lett 26:603, 2005

Polman CH, O'Connor PW, Havrdova E, et al: A randomized, placebo-controlled trial of natalizumab for relapsing multiple sclerosis. N Engl J Med 354:899, 2006

Portaccio E, Ghezzi A, Hakiki B, et al: Breastfeeding is not related to postpartum relapses in multiple sclerosis. Neurology 77:145, 2011

Portaccio E, Ghezzi A, Hakiki B, et al: Postpartum relapses increase the disability progression in multiple sclerosis: the role of disease modifying drugs. J Neurol Neurosurg Psychiatry 85(8):845, 2014

Powner DJ, Bernstein IM: Extended somatic support in pregnant women after brain death. Crit Care Med 31:1241, 2003

Pritchard J, Hughes RA, Hadden RD: Pharmacological treatment other than corticosteroids, intravenous immunoglobulin and plasma exchange for Guillain-Barré syndrome. Cochrane Database Syst Rev 11:CD008630, 2016

Quant EC, Jeste SS, Muni RH, et al: The benefits of steroids versus steroids plus antivirals for treatment of Bell's palsy: a meta-analysis. BMJ 339:b3354, 2009

Riffaud L, Ferre JC, Carsin-Nicol B, et al: Endoscopic third ventriculostomy for the treatment of obstructive hydrocephalus during pregnancy. Obstet Gynecol 108:801, 2006

Robbins MS, Farmakidis C, Dayal AK, et al: Acute headache diagnosis in pregnant women: a hospital-based study. Neurology 85(12):1024, 2015

Roger VL, Go AS, Lloyd-Jones DM, et al: Heart disease and stroke statistics—2012 update: a report from the American Heart Association. Circulation 125:e2, 2012

Rudick RA, Goelz SE: Beta-interferon for multiple sclerosis. Exp Cell Res 317:1301, 2011

Rudick RA, Stuart WH, Calabresi PA, et al: Natalizumab plus interferon beta-1a for relapsing multiple sclerosis. N Engl J Med 354:911, 2006

Salminen HJ, Leggett H, Boggild M: Glatiramer acetate exposure in pregnancy: preliminary safety and birth outcomes. J Neurol 257:2020, 2010

Sanders DB, Wolde GI, Benatar M, et al: International consensus guidance for management of myasthenia gravis: executive summary. Neurology 87(4):419, 2016

Saposnik G, Barinagarrementeria F, Brown RD, et al: Diagnosis and management of cerebral venous thrombosis: a statement for healthcare professionals from the American Heart Association/American Stroke Association. Stroke 42:1158, 2011

Schiza S, Starnatakis E, Panagopoulou A, et al: Management of pregnancy and delivery of a patient with malfunctioning ventriculoperitoneal shunt. J Obstet Gynaecol 32(1):6, 2012

Schulman JD, Stern HJ: Low utilization of prenatal and pre-implantation genetic diagnosis in Huntington disease-risk discounting in preventive genetics. Clin Genet 88(3):220, 2015

Schürks M, Rist PM, Kurth T: STin2 VNTR polymorphism in the serotonin transporter gene and migraine: pooled and meta-analyses. J Headache Pain 11(4): 317, 2010

Scott CA, Bewley S, Rudd A: Incidence, risk factors, management, and outcomes of stroke in pregnancy. Obstet Gynecol 120:318, 2012

Seror P: Pregnancy-related carpal tunnel syndrome. J Hand Surg Br 23:98, 1998

Shi Q, MacDermid JC: Is surgical intervention more effective than non-surgical treatment for carpal tunnel syndrome? A systemic review. J Orthop Surg 6:17, 2011

Shmorgun D, Chan WS, Ray JG: Association between Bell's palsy in pregnancy and pre-eclampsia. QJM 95:359, 2002

Silberstein S, Loder E, Diamond S, et al: Probable migraine in the United States: results of the American Migraine Prevalence and Prevention (AMPP) Study. Cephalalgia 27(3):220, 2007

Simolke GA, Cox SM, Cunningham FG: Cerebrovascular accident complicating pregnancy and the puerperium. Obstet Gynecol 78:37, 1991

Smith WS, Johnston C, Hemphill JC: Cerebrovascular diseases. In Kasper DL, Fauci AS, Hauser SL, et al (eds): Harrison's Principles of Internal Medicine, 19th ed. McGraw-Hill Education, New York, 2015

Souza JP, Oliveira-Neto A, Surita FG, et al: The prolongation of somatic support in a pregnant woman with brain-death: a case report. Reprod Health 27:3, 2006

Sperling JD, Dahlke JD, Huber WJ, et al: The role of headache in the classification and management of hypertensive disorders in pregnancy. Obstet Gynecol 126(2):297, 2015

Sullivan FM, Swan IR, Donnan PT, et al: Early treatment with prednisolone or acyclovir in Bell's palsy. N Engl J Med 357:1598, 2007

Thambisetty M, Lavin PJ, Newman NJ, et al: Fulminant idiopathic intracranial hypertension. Neurology 68:229, 2007

Thomas SV, Ajaykumar B, Sindhu K, et al: Cardiac malformations are increased in infants of mothers with epilepsy. Pediatr Cardiol 29:604, 2008

Tiel Groenestege AT, Rinkel GJ, van der Bom JG, et al: The risk of aneurysmal subarachnoid hemorrhage during pregnancy, delivery, and the puerperium in the Utrecht population: case-crossover study and standardized incidence ratio estimation. Stroke 40(4):1148, 2009

Turner K, Piazzini A, Franza A, et al: Epilepsy and postpartum depression. Epilepsia 50(1):24, 2009

Tversky S, Libman RB, Reppucci ML, et al: Thrombolysis for ischemic stroke during pregnancy: a case report and review of the literature. J Stroke Cerebrovasc Dis 25(10):e167, 2016

Vajda FJ, Hitchcock A, Graham J, et al: Seizure control in antiepileptic drug-treated pregnancy. Epilepsia 49(1):172, 2008

VanderPluym J: Cluster headache: Special considerations for treatment of female patients of reproductive age and pediatric patients. Curr Neurol Neurosci Rep 16(1):5, 2016

van der Worp HB, van Gijn J: Acute ischemic stroke. N Engl J Med 357(6):572, 2007

Van Teen TR, Panerai RB, Haeri S, et al: Changes in cerebral autoregulation in the second half of pregnancy and compared to non-pregnant controls. Pregnancy Hypertens 6(4):380, 2016

Viale L, Allotey J, Cheong-See F, et al: Epilepsy in pregnancy and reproductive outcomes: a systematic review and meta-analysis. Lancet 386:1845, 2015

Vukusic S, Confavreux C: Pregnancy and multiple sclerosis: the children of PRIMS. Clin Neurol Neurosurg 108:266, 2006

Wabnitz A, Bushnell C: Migraine, cardiovascular disease, and stroke during pregnancy: systematic review of the literature. Cephalalgia 35(2):132, 2015

Wang IK, Chang SN, Liao CC, et al: Hypertensive disorders in pregnancy and preterm delivery and subsequent stroke in Asian women: a retrospective cohort study. Stroke 42:716, 2011

Wasay M, Bakshi R, Bobustuc G, et al: Cerebral venous thrombosis: analysis of a multicenter cohort from the United States. J Stroke Cerebrovasc Dis 17:49, 2008

Wen JC, Liu TC, Chen YH, et al: No increased risk of adverse pregnancy outcomes for women with myasthenia gravis: a nationwide population--based study. Eur J Neurol 16:889, 2009

Westgren N, Hultling C, Levi R, et al: Pregnancy and delivery in women with a trauma spinal cord injury in Sweden, 1980–1991. Obstet Gynecol 81:926, 1993

Weston J, Bromley R, Jackson CF, et al: Monotherapy treatment of epilepsy in pregnancy: congenital malformation outcomes in the child. Cochrane Database Syst Rev 11:CD010224, 2016

Wijdicks EFM, Varelas PN, Gronseth GS, et al: Evidence-based guideline update: determining brain death in adults. Neurology 74:1911, 2010

Wisoff JH, Kratzert KJ, Handwerker SM, et al: Pregnancy in patients with cerebrospinal fluid shunts: report of a series and review of the literature. Neurosurgery 29:827, 1991

Wood ME, Frazier JA, Nordeng HM, et al: Longitudinal changes in neurodevelopmental outcomes between 18 and 36 months in children with prenatal triptan exposure: findings from the Norwegian Mother and Child Cohort Study. BMJ Open 6(9):e011971, 2016

Wyszynski DF, Nambisan M, Surve T, et al: Increased rate of major malformations in offspring exposed to valproate during pregnancy. Neurology 64:961, 2005

Yager PH, Singhal AV, Nogueira RG: Case 31–2012: an 18-year-old man with blurred vision, dysarthria, and ataxia. N Engl J Med 367:1450, 2012

Yerby MS: Pregnancy, teratogenesis, and epilepsy. Neurol Clin 12:749, 1994

Yoshida K, Takahashi JC, Takenobu Y, et al: Strokes associated with pregnancy and puerperium. A nationwide study by the Japan Stroke Society. Stroke 48:276, 2017

Zeeman GG, Fleckenstein JL, Twickler DM, et al: Cerebral infarction in eclampsia. Am J Obstet Gynecol 190:714, 2004a

Zeeman GG, Hatab M, Twickler DM: Increased cerebral blood flow in preeclampsia with magnetic resonance imaging. Am J Obstet Gynecol 191:1425, 2004b

Zeeman GG, Hatab M, Twickler DM: Maternal cerebral blood flow changes in pregnancy. Am J Obstet Gynecol 189:968, 2003

Zofkie A, Cunningham FG: A 33-year single-center experience with pregnancy-associated strokes. Abstract. Presented at the 38th Annual Meeting of the Society for Maternal-Fetal Medicine. February 1–3, 2018

CAPÍTULO 61

Transtornos psiquiátricos

AJUSTES PSICOLÓGICOS À GRAVIDEZ............... 1173
DEPRESSÃO MAIOR............................. 1175
TRANSTORNO BIPOLAR E TRANSTORNOS
RELACIONADOS................................. 1178
TRANSTORNOS DE ANSIEDADE 1179
TRANSTORNOS DO ESPECTRO DA ESQUIZOFRENIA 1180
TRANSTORNOS ALIMENTARES 1180
TRANSTORNOS DA PERSONALIDADE 1181

A insanidade da gravidez é geralmente uma manifestação de autointoxicação, e pode ser acompanhada por sintomas de melancolia ou mania. Geralmente persiste por toda a gestação, mas desaparece logo após o trabalho de parto, a menos que a paciente tenha uma tendência hereditária ao transtorno mental.

– J. Whitridge Williams (1903)

O tema da doença mental foi tratado brevemente por Williams em 1903, quando as psicoses puerperais agudas eram tratadas como manifestações de eclâmpsia ou sepse. Mais de 100 anos depois, aprendemos que a gravidez e o puerpério às vezes são estressantes o suficiente para provocar doença mental. Tal doença pode representar recorrência ou exacerbação de um transtorno psiquiátrico preexistente ou pode sinalizar o início de uma nova condição. Esta 25ª edição de *Obstetrícia de Williams* representa apenas a segunda com um capítulo dedicado às doenças psiquiátricas. Para enfatizar o crescente interesse nacional, o presidente do American College of Obstetricians and Gynecologists, Dr. Gerald F. Joseph Jr., anunciou a depressão pós-parto como uma iniciativa em 2009.

Os transtornos psiquiátricos durante a gravidez são associados a menor cuidado pré-natal, abuso de substâncias, desfechos obstétricos e neonatais insatisfatórios e taxas mais altas de doença psiquiátrica no pós-parto (Frieder, 2008). Apesar desses riscos conhecidos, os profissionais de obstetrícia geralmente relutam em confrontar ou deixam de identificar alguns desses problemas de saúde mental durante a gravidez. Por exemplo, Lyell e colaboradores (2012) descobriram que o diagnóstico de depressão não foi documentado em quase metade dos registros de mulheres deprimidas. No entanto, os transtornos do humor perinatais podem ter consequências de grande extensão, além do efeito imediato na saúde mental e na função social maternas, afetando adversamente a relação mãe-filho (Weinberg, 1998).

Além disso, o suicídio é a principal causa de morte entre mulheres durante o período perinatal nos Estados Unidos, e a depressão maior está entre os mais fortes preditores de ideação suicida (Melville, 2010). Entre 2004 e 2012, a automutilação, o suicídio ou a *overdose* de drogas foram as principais causas de morte materna no Colorado (Metz, 2016). Em uma análise de 10 anos de hospitalizações no estado de Washington, Comtois e colaboradores (2008) estudaram 355 mulheres com uma tentativa de suicídio no pós-parto. O abuso de substâncias estava associado a uma hospitalização psiquiátrica anterior e com taxa seis vezes maior, além de um risco 27 vezes maior de suicídio. Todas essas taxas eram ainda maiores em casos de múltiplas hospitalizações. Além disso, 54% dos suicídios associados a gravidez envolvem conflitos entre parceiros íntimos (Palladino, 2011).

AJUSTES PSICOLÓGICOS À GRAVIDEZ

Fatores bioquímicos e estressores da vida podem influenciar acentuadamente a saúde mental e a doença mental durante o período perinatal. A gravidez intuitivamente exacerba alguns transtornos mentais coexistentes. Por exemplo, um risco aumentado de transtornos do humor foi associado a mudanças relacionadas com a gravidez nos níveis de esteroides sexuais e do neurotransmissor monoamina, disfunção do eixo hipotalâmico-hipofisário-suprarrenal, disfunção da tireoide e alterações na resposta imune

(Yonkers, 2011). Essas alterações, juntamente com agrupamento familiar de casos de depressão, sugerem que pode haver um subgrupo de mulheres em risco de desenvolver um transtorno de depressão maior unipolar durante a gravidez.

As mulheres respondem de várias maneiras aos agentes de estresse na gravidez, e algumas expressam preocupações persistentes sobre a saúde fetal, cuidado com a criança, mudanças no estilo de vida ou medo de dor na hora do parto. A ansiedade, o transtorno do sono e o comprometimento funcional são comuns (Romero, 2014; Vythilingum, 2008). No entanto, de acordo com Littleton e colaboradores (2007), os sintomas de ansiedade na gravidez estão associados a variáveis psicossociais similares às variáveis para mulheres não grávidas. O nível de estresse percebido é significativamente mais alto para mulheres cujo feto corre alto risco de malformação, para aquelas com trabalho de parto ou parto pré-termo e para aquelas com outras complicações médicas (Alder, 2007; Ross, 2006). Hippman e colaboradores (2009) rastrearam a ocorrência de depressão em 81 mulheres que tiveram um risco aumentado de feto com aneuploidia. Metade dessas mulheres teve um escore positivo no rastreamento de depressão, ao passo que esse número foi de apenas 2,4% para aquelas com uma gravidez normal.

Vários passos podem ser dados para diminuir o estresse psicológico no evento de um resultado obstétrico insatisfatório. Por exemplo, após um natimorto, Gold (2007) estimulou o contato parental com o recém-nascido e forneceram fotos e outras recordações do bebê. Abordar os transtornos do sono associados também parece razoável (Juulia Paavonen, 2017; Romero, 2014).

■ Puerpério

Esse é um momento particularmente estressante para as mulheres, e os riscos de doenças mentais aumentam. Até 15% das mulheres desenvolvem um transtorno de depressão pós-parto não psicótico dentro de 6 meses a partir do parto (Tam, 2007; Yonkers, 2011). Algumas apresentam uma doença psicótica após o parto, e metade delas manifestam transtorno bipolar. Os transtornos de depressão são mais prováveis em mulheres com complicações obstétricas, como pré-eclâmpsia grave ou restrição de crescimento fetal, especialmente se associadas ao parto prematuro. Houston e colaboradores (2015) descobriram que as expectativas a respeito do parto também aumentavam o risco de depressão pós-parto.

É importante ressaltar que estressores além daqueles diretamente relacionados à gravidez podem aumentar as taxas de depressão perinatal. Tarney e colaboradores (2015) identificaram a mobilização do cônjuge como um fator para a depressão pós-parto em um estudo no Womack Army Medical Center. Contudo, entre mulheres com uma história de transtorno bipolar, esses elementos têm um papel menor no desenvolvimento da mania ou depressão (Yonkers, 2011).

Tristeza materna

Também chamada de *melancolia puerperal*, é um estado transitório de reatividade emocional aumentada experimentado por metade das mulheres na semana posterior ao parto. As estimativas de prevalência variam de 26 a 84% dependendo dos critérios diagnósticos (O'Hara, 2014). Esse estado emocional geralmente atinge o pico no 4° ou 5° dia após o parto e se normaliza por volta do 10° dia (O'Keane, 2011).

O humor predominante é a felicidade, mas as mães afetadas são mais emocionalmente instáveis. Elas também podem ter insônia, choro, depressão, ansiedade, baixa concentração e irritabilidade. As mães podem ficar transitoriamente chorosas por várias horas e depois se recuperarem por completo apenas para ficarem chorosas novamente no dia seguinte. O tratamento de suporte é indicado, e as mulheres que sofrem dessa condição podem ser asseguradas de que a disforia é passageira e provavelmente decorrente de alterações bioquímicas. Elas devem ser monitoradas para o possível desenvolvimento de depressão e de outros transtornos psiquiátricos graves.

■ Avaliação e rastreamento perinatais

Tanto o American College of Obstetricians and Gynecologists (2016a) quanto a United States Preventative Services Task Force agora recomendam o rastreamento pelo menos uma vez durante o período perinatal para depressão e ansiedade (Siu, 2016). A identificação de transtornos psiquiátricos na gravidez pode ser desafiadora, porque as mudanças de comportamento e de humor são frequentemente atribuídas à gravidez. Para diferenciá-los, Yonkers (2011) recomenda a avaliação dos sintomas cognitivos – por exemplo, perda de concentração. Sintomas excessivos de ansiedade e insônia – mesmo durante períodos de sono do bebê – também podem sugerir depressão pós-parto. Fatores específicos para depressão são revisados e incluem uma história pessoal ou familiar prévia de depressão.

Os programas de rastreamento universal para depressão continuam a evoluir (Venkatesh, 2016). No Parkland Hospital, o rastreamento de doenças mentais geralmente é realizado na primeira consulta pré-natal, usando um breve questionário baseado em risco, e novamente após o parto, usando uma ferramenta de rastreamento universal aplicada para a depressão pós-parto. As questões buscam descobrir transtornos psiquiátricos, terapia relacionada, uso prévio ou atual de medicamentos psicoativos e sintomas atuais. Mulheres com história de abuso sexual, físico ou verbal; abuso de substâncias; e transtornos da personalidade também correm maior risco de depressão (Akman, 2007; Janssen, 2012). As histórias de negligência e abuso são antecedentes especialmente poderosos de depressão na gravidez na adolescência (Meltzer-Brody, 2014). O tabagismo, a dependência de nicotina e a obesidade também aumentam as taxas de *todos* os transtornos mentais na gravidez (Goodwin, 2007; Molyneaux, 2014). Por fim, como os transtornos alimentares podem ser exacerbados pela gravidez, as mulheres afetadas devem ser acompanhadas rigorosamente (p. 1180).

Vários instrumentos de rastreamento mostrados na Tabela 61-1 estão disponíveis e foram validados para uso durante a gravidez e o puerpério. O uso de uma dessas ferramentas de rastreamento é incentivado porque o rastreamento baseado em sintomas ou no risco isoladamente pode ser insuficiente (American College of Obstetricians and Gynecologists, 2016a). Cerimele e colaboradores (2013) descobriram que obstetras e ginecologistas não conseguiram identificar 60% das mulheres deprimidas na prática clínica. Como mencionado anteriormente, no Parkland Hospital, todas as mulheres passam por rastreamento durante sua primeira visita pós-parto usando a Escala de Depressão Pós-Natal de Edimburgo (EPDS). Em uma análise de mais de 17.000 mulheres, 6% tiveram escores que indicaram sintomas depressivos menores ou maiores e 12 mulheres tiveram pensamentos de automutilação (Nelson, 2013). Da mesma forma, Kim e colaboradores (2015) avaliaram a ideação suicida em mais de 22.000 mulheres examinadas usando o EPDS durante a gravidez e o pós-parto. Eles descobriram taxas de depressão de até 3,4% durante o puerpério. Uma pequena porcentagem daquelas com pensamentos de automutilação tinha plano, intenção e meios concretos para a tentativa de suicídio. Obviamente, a ideação suicida justifica uma consulta psiquiátrica imediata para avaliação e manejo.

TABELA 61-1 Ferramentas para rastreamento de depressão[a]

Ferramentas	Itens	Tempo para conclusão (min)	Recursos disponíveis *online*[b]
Escala de Depressão Pós-natal de Edimburgo	10	< 5	http://www.fresno.ucsf.edu/pediatrics/downloads/edinburghscale.pdf
Questionário de Saúde do Paciente 9	9	< 5	http://www.integration.samhsa.gov/images/res/PHQ%20-%20Questions.pdf
Escala de Depressão do Centro de Estudos Epidemiológicos	20	5-10	http://www.perinatalweb.org/assets/cms/uploads/files/CES-D.pdf

[a]Todas as ferramentas de rastreamento de depressão também estão disponíveis em espanhol.
[b]Disponível *online* gratuitamente.

O rastreamento da depressão perinatal sem tratamento subsequente adequado é insuficiente (American College of Obstetricians and Gynecologists, 2016a). No entanto, mecanismos para garantir os cuidados subsequentes adequados podem ser problemáticos. No estudo de Nelson e colaboradores (2013), mais de 75% das 1.106 mulheres com escores EPDS anormalmente elevados não mantiveram sua consulta posterior, o que propõe uma avaliação psiquiátrica mais formal. As barreiras incluem dificuldades no acesso aos cuidados, percepção pessoal da depressão e estigmas da sociedade (Flynn, 2010; Smith, 2008). As mulheres encaminhadas a um profissional de saúde comportamental localizado no mesmo local que seus cuidados obstétricos têm quatro vezes mais chances de acessar o tratamento do que aquelas encaminhadas a outros lugares (Smith, 2009). Para tirar proveito disso, no Parkland Hospital, os consultores de saúde mental também trabalham nos locais das clínicas pós-parto. Outras intervenções promissoras para a depressão puerperal incluem visitas domiciliares, apoio telefônico por pares e psicoterapia interpessoal (Dennis, 2013; Lavender, 2013; Yonemoto, 2017). Um relatório da Kaiser Permanente, que descreve os benefícios e obstáculos à assistência em saúde mental perinatal com base no sistema, fornece uma visão do possível futuro do rastreamento e do tratamento perinatais universais (Avalos, 2016; Flanagan, 2016).

■ Considerações do tratamento

Muitos transtornos psiquiátricos podem ser melhorados com aconselhamento e psicoterapias. Em alguns casos, são necessários medicamentos psicotrópicos. O ideal é que as decisões de tratamento sejam compartilhadas entre os pacientes e seus profissionais de saúde. Em particular, mulheres em uso de medicação psicotrópica devem ser informadas sobre os prováveis efeitos colaterais. Muitos desses fármacos são discutidos em mais detalhes no Capítulo 12 e no Practice Bulletin nº 92 do American College of Obstetricians and Gynecologists (2016b). Alguns desses medicamentos são discutidos posteriormente.

■ Desfechos da gravidez

Informações emergentes sobre transtornos psiquiátricos e desfechos da gravidez sugerem uma ligação entre doença psiquiátrica materna e desfechos indesejáveis, como parto pré-termo, baixo peso ao nascer e mortalidade perinatal (Grigoriadis, 2013; Steinberg, 2014; Straub, 2012; Yonkers, 2009). Em um estudo de 16.334 partos, Shaw e colaboradores (2014) identificaram uma associação significativa entre transtorno de estresse pós-traumático e parto pré-termo espontâneo. Violência doméstica – outro fator de risco anteriormente mencionado para transtorno de humor perinatal – também está relacionada a desfechos perinatais adversos (Yost, 2005). Por fim, Littleton e colaboradores (2007) revisaram 50 estudos e concluíram que os sintomas de ansiedade, que são uma comorbidade comum na depressão, não tinham efeito adverso sobre os desfechos perinatais.

TRANSTORNOS DO HUMOR

O *Manual diagnóstico e estatístico de transtornos mentais, 5ª edição (DSM-5)* é a versão mais recente atualizada pela American Psychiatric Association (2013). Ele auxilia na classificação de transtornos mentais e especifica critérios para cada diagnóstico.

Entre as categorias, os transtornos depressivos são comuns. De acordo com o National Institute of Mental Health (2010), a prevalência durante toda a vida de transtornos de depressão nos Estados Unidos é de 21%. Historicamente, os transtornos depressivos incluem a depressão maior – um transtorno unipolar – e a depressão maníaca, um transtorno bipolar com episódios maníacos e depressivos. Ele inclui também a distimia, que é a depressão crônica e leve.

■ Depressão maior

Esse é o distúrbio depressivo mais comum, e a prevalência em 12 meses de episódios depressivos maiores em mulheres nos Estados Unidos é de 8,2% (Center for Behavioral Health Statistics and Quality, 2015). Entre 2011 e 2014, 16% das mulheres americanas tinham usado um antidepressivo no mês anterior (Pratt, 2017). O diagnóstico é feito por meio da identificação dos sintomas listados na Tabela 61-2, mas bem poucas pacientes manifestam todos eles.

A depressão maior é multifatorial e desencadeada por fatores genéticos e ambientais. As famílias de mulheres afetadas geralmente têm outros membros que sofrem com o uso abusivo de álcool e transtornos de ansiedade. As condições provocadoras que levam à depressão incluem eventos da vida que propiciam reações de culpa, uso abusivo de substâncias, uso de certas medicações e outros transtornos médicos. Embora os eventos da vida possam desencadear a depressão, os genes influenciam a resposta a esses eventos, tornando a distinção entre fatores genéticos e ambientais difícil. Uma análise de ligação ampla de genoma de mais de 1.200 mães sugere que a variação nos cromossomos 1 e 9 aumenta a suscetibilidade a sintomas de humor pós-parto (Mahon, 2009).

Gravidez e depressão

É inquestionável que a gravidez é um importante causador de estresse na vida que pode precipitar ou exacerbar tendências

Complicações clínicas e cirúrgicas

TABELA 61-2 Sintomas da doença depressiva[a]

Desesperança e/ou pessimismo
Tristeza, ansiedade ou sensações de "vazio" persistentes
Culpa, sentimento de inutilidade e/ou desamparo
Irritabilidade, inquietação
Perda de interesse em atividades que costumavam ser agradáveis, incluindo a relação sexual
Fadiga e diminuição da energia
Dificuldade de concentração, de lembrar detalhes e tomar decisões
Insônia, vigília matinal ou sono excessivo
Alimentação em excesso ou perda de apetite
Pensamentos de suicídio, tentativas de suicídio
Dores persistentes, cefaleias, cólicas e problemas digestivos que não passam com tratamento

[a]Nem todos os pacientes apresentam os mesmos sintomas.
Modificada, com permissão, de National Institute of Mental Health, 2010.

depressivas. Além disso, estão implicados vários efeitos induzidos pela gravidez. Os hormônios certamente afetam o humor, como evidenciado por síndrome pré-menstrual e depressão da menopausa. O estrogênio foi associado ao aumento da síntese de serotonina, diminuição da quebra de serotonina e modulação do receptor de serotonina (Deecher, 2008). Portanto, as mulheres que sentem depressão pós-parto têm, muitas vezes, níveis de estrogênio e progesterona séricos pré-parto mais altos e sentem um declínio maior no pós-parto (Ahokas, 1999).

Dennis e colaboradores (2007) revisaram o banco de dados Cochrane e relataram que a prevalência da depressão antenatal teve média de 11%. Melville e colaboradores (2010) a encontraram em cerca de 10% de mais de 1.800 inscritas para cuidado pré-natal em uma clínica universitária. Outros relataram que a incidência é muito maior dependendo da população estudada (Gavin, 2005; Hayes, 2012; Lee, 2007).

Depressão pós-parto

Depressão maior ou menor desenvolve-se no pós-parto em 10 a 20% das mulheres (Mental Health America, 2016). Os dados disponíveis indicam que a depressão maior unipolar pode ser levemente mais prevalente durante o puerpério do que entre mulheres na população geral (Yonkers, 2011). Os sintomas depressivos pós-parto estão associados a idade materna jovem, depressão pré-natal, estado solteiro, tabagismo, recém-nascidos que necessitam de cuidados intensivos e aqueles com história de estressores durante a gravidez (Ko, 2017; Silverman, 2017). Especificamente, o abuso físico ou verbal durante a gravidez é um potencial risco para a depressão pós-parto (McFarlane, 2014). Por fim, eventos obstétricos adversos graves, principalmente os que envolvem o recém-nascido, estão fortemente ligados à depressão pós-parto (Nelson, 2013, 2015).

A depressão é muitas vezes recorrente. Até 70% das mulheres com depressão pós-parto prévia tem um episódio subsequente.

TABELA 61-3 Fármacos usados para o tratamento de transtornos do humor maiores na gravidez

Indicação	Exemplos	Comentários
Antidepressivos		
ISRSs[a]	Citalopram, sertralina, fluoxetina	Alguns têm possível ligação neonatal com defeitos cardíacos, síndrome de abstinência e hipertensão pulmonar
Outros	Bupropiona, duloxetina, nefazodona, venlafaxina	
Tricíclicos	Amitriptilina, desipramina, doxepina, imipramina, nortriptilina	Nenhuma evidência de teratogenicidade, não costumam ser usados
Antipsicóticos		
Típicos	Clorpromazina, flufenazina, haloperidol, tiotixeno	
Atípicos	Aripiprazol, clozapina, olanzapina, risperidona, ziprasidona	
Transtornos bipolares		
Lítio[a]	Carbonato de lítio	Episódios maníacos; teratogênico para defeitos cardíacos (anomalia de Ebstein)
Ácido valproico[b]		Teratogênico – defeitos do tubo neural
Carbamazepina[b]		Antiepiléptico – síndrome de hidantoína

[a]Capítulo 12 (p. 245).
[b]Capítulo 60 (p. 1160).
ISRS, inibidor seletivo da recaptação de serotonina.
Dados de Briggs, 2015; Huybrechts, 2015; Koren, 2012.

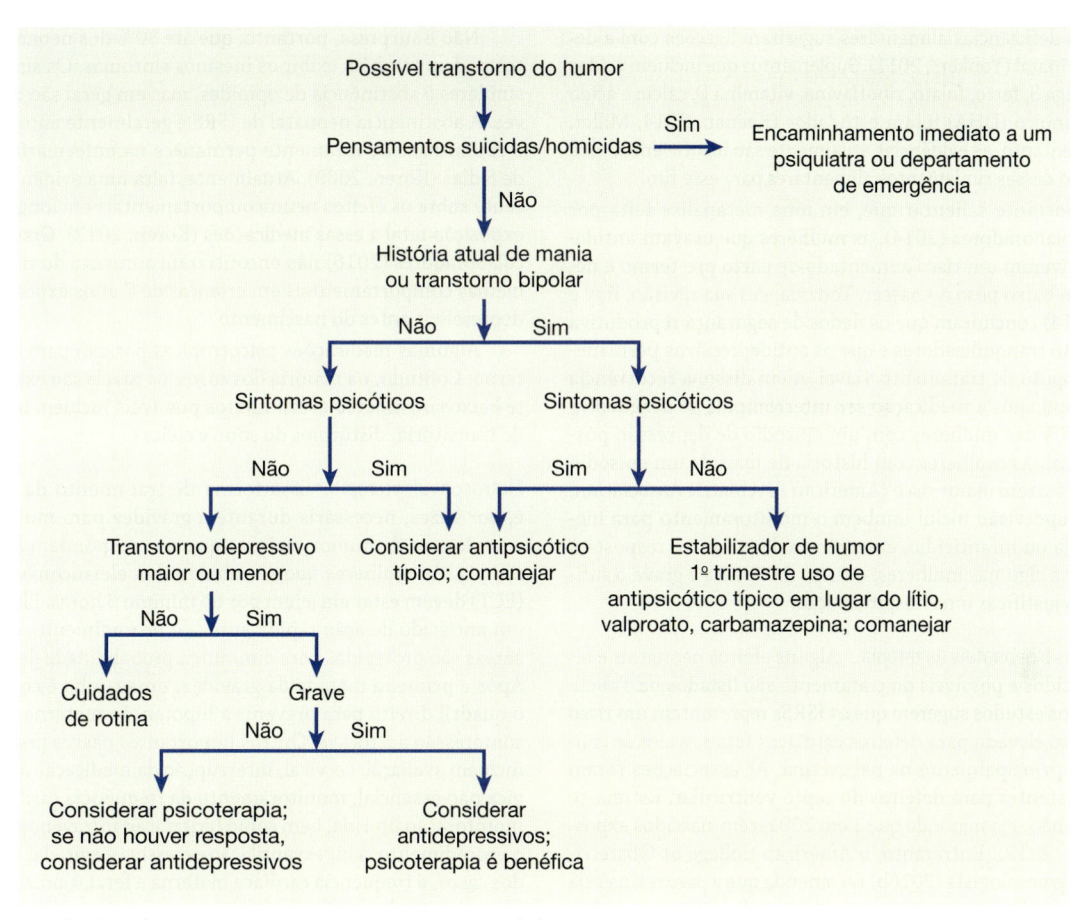

FIGURA 61-1 Algoritmo de tratamento para gestantes com transtornos de humor.

As mulheres com depressão puerperal prévia e um episódio atual de "tristeza materna" correm um risco excessivamente alto de depressão maior. De fato, 2 a 9 meses após o parto, a assistência com a depressão pós-parto foi o quarto desafio mais comum identificado em mulheres no Pregnancy Risk Assessment Monitoring System – PRAMS (Kanotra, 2007).

A depressão pós-parto geralmente é sub-reconhecida e é subtratada. A depressão maior durante a gravidez ou após o parto pode ter consequências devastadoras para as mulheres afetadas, seus filhos e suas famílias. Uma das contribuições mais significativas para a taxa de mortalidade entre as novas mães é o suicídio, que é mais frequente entre as mulheres com doença mental (Koren, 2012; Palladino, 2011). Se deixadas sem tratamento, até 25% das mulheres com depressão pós-parto estará deprimida 1 ano depois. À medida que a duração da depressão aumenta, aumenta também o número de sequelas e sua gravidade. A depressão materna durante as primeiras semanas e meses após o parto pode levar a uma ligação de insegurança e a posteriores problemas comportamentais na criança.

Tratamento da depressão

A terapia para transtornos do humor durante a gravidez e o pós-parto sofreu uma evolução significativa na última década. Babbitt (2014) e Pozzi (2014) e colaboradores revisaram os princípios de cuidado antenatal e intraparto de mulheres com transtornos mentais graves. Em geral, para depressão leve e leve a moderada, as opções de tratamento psicológico, como terapia cognitivo-comportamental, são consideradas primeiramente (Yonkers, 2011). Os medicamentos antidepressivos, junto com alguma forma de psicoterapia, são indicados para a depressão moderada a grave durante a gravidez ou o puerpério (American College of Obstetricians and Gynecologists, 2016b).

Na Figura 61-1 é mostrado um algoritmo referente ao tratamento de transtornos do humor. Algumas dessas medicações estão listadas na Tabela 61-3. Para mulheres com depressão grave, um inibidor seletivo da recaptação de serotonina (ISRS) é selecionado inicialmente. Em contrapartida, antidepressivos tricíclicos e inibidores da monoaminoxidase são usados com pouca frequência na prática contemporânea. Se os sintomas depressivos melhoram durante o teste de 6 semanas, a medicação é continuada por um mínimo de 6 meses para prevenir a recidiva (Wisner, 2002). Pelo menos 60% das mulheres que tomam medicação antidepressiva antes da gravidez têm sintomas durante a gravidez. De acordo com Hayes e colaboradores (2012), cerca de 75% das mulheres que tomam antidepressivos antes da gravidez interromperam seu uso antes ou durante o início da gravidez. Para aquelas que interrompem o tratamento, quase 70% têm uma recidiva, em comparação com aproximadamente 25% das que continuam a terapia. Se a resposta não for favorável ou ocorrer uma recidiva, substitui-se por outro ISRS ou o encaminhamento psiquiátrico é considerado.

Várias deficiências alimentares sugeriram ligações com a depressão perinatal (Yonkers, 2011). Suplementos que incluem ácidos graxos ômega 3, ferro, folato, riboflavina, vitamina D, cálcio e ácido docosaexaenoico (DHA) foram estudados (Keenan, 2014; Miller, 2013). No entanto, as evidências atualmente são insuficientes para apoiar o uso desses suplementos alimentares para esse fim.

É importante salientar que, em uma metanálise feita por Huang e colaboradores (2014), as mulheres que usavam antidepressivos tiveram um risco aumentado de parto pré-termo e neonatos com baixo peso ao nascer. Todavia, em sua revisão, Ray e Stowe (2014) concluíram que os dados de segurança reprodutiva relativos são tranquilizadores e que os antidepressivos permanecem uma opção de tratamento viável. Além disso, a recorrência algum tempo após a medicação ser interrompida se desenvolve em 50 a 85% das mulheres com um episódio de depressão pós-parto inicial. As mulheres com história de mais de um episódio depressivo correm maior risco (American Psychiatric Association, 2000). A supervisão inclui também o monitoramento para ideação suicida ou infanticídio, emergência de psicose e resposta à terapia. Para algumas mulheres, o curso da doença é grave o suficiente para justificar uma hospitalização.

Efeitos fetais e neonatais da terapia. Alguns efeitos neonatais e fetais conhecidos e possíveis do tratamento são listados na Tabela 61-3. Alguns estudos sugerem que os ISRSs representam um risco teratogênico elevado para defeitos cardíacos fetais, e eles se concentraram principalmente na paroxetina. As associações foram mais consistentes para defeitos do septo ventricular. Estima-se que o risco não seja maior do que 1 em 200 recém-nascidos expostos (Koren, 2012). Entretanto, o American College of Obstetricians and Gynecologists (2016b) recomenda que a paroxetina seja evitada em mulheres que estão grávidas ou planejam a gravidez. Nas mulheres expostas à paroxetina no primeiro trimestre, o ecocardiograma fetal é considerado. Jimenez-Solem e colaboradores (2013), em suas análises sobre ISRSs, não encontraram associação entre a exposição ao ISRS durante a gravidez e a mortalidade perinatal. Andersen e colaboradores (2014) descobriram que as mulheres que interromperam o tratamento com ISRS no início da gravidez tiveram um pequeno aumento do risco de abortamento espontâneo, mas esse risco foi semelhante àquele nas mulheres que interromperam o tratamento com ISRS meses antes da gravidez. Tomados em conjunto, esses pesquisadores concluíram que o tratamento com ISRSs durante a gravidez não deve ser interrompido por medo de abortamento.

Entre outros efeitos potenciais, o risco de hipertensão pulmonar persistente do recém-nascido aumentou seis vezes em neonatos expostos a ISRSs após 20 semanas de gestação (Chambers, 2006). Isso se traduz em um risco global de hipertensão pulmonar que poderia ser menor que 1 em 100 recém-nascidos expostos (Koren, 2012). Em contraste, um estudo de coorte com base na população de 1,6 milhão de gestações identificou uma taxa duas vezes maior em neonatos expostos. Isso gera um risco atribuível estimado de 2 casos por 1.000 nascimentos (Kieler, 2012). Em um estudo com mais de 120.000 gestantes para as quais foram prescritos antidepressivos, Huybrechts e colaboradores (2015) encontraram um risco atribuído de 1 caso por 1.000 nascimentos.

Em suma, o risco materno associado à interrupção ou à redução gradual do uso de ISRS durante a gravidez deve ser ponderado contra os riscos neonatais marginalmente aumentados (Ornoy, 2017). As mulheres que interrompem abruptamente a terapia com inibidor da recaptação da serotonina ou norepinefrina costumam sentir alguma forma de abstinência.

Não é surpresa, portanto, que até 30% dos neonatos expostos podem também exibir os mesmos sintomas. Os sintomas são similares à abstinência de opioides, mas em geral são menos graves. A abstinência neonatal de ISRS é geralmente autolimitada, e o recém-nascido raramente permanece na enfermaria por mais de 5 dias (Koren, 2009). Atualmente, falta uma evidência convincente sobre os efeitos neurocomportamentais em longo prazo da exposição fetal a essas medicações (Koren, 2012). Grzeskowiak e colaboradores (2016) não encontraram aumento do risco de problemas comportamentais em crianças de 7 anos expostas a antidepressivos antes do nascimento.

Algumas medicações psicotrópicas passam para o leite materno. Contudo, na maioria dos casos, os níveis são extremamente baixos ou indetectáveis. Efeitos possíveis incluem irritabilidade transitória, distúrbios do sono e cólicas.

Eletroconvulsoterapia. Essa forma de tratamento da depressão é, por vezes, necessária durante a gravidez para mulheres com transtornos de humor maiores que não respondem à farmacoterapia. As mulheres que se submetem à eletroconvulsoterapia (ECT) devem estar em jejum por no mínimo 6 horas. Elas recebem um antiácido de ação rápida antes do procedimento, e suas vias aéreas são protegidas para diminuir a probabilidade de aspiração. Após a primeira metade da gravidez, uma cunha é colocada sob o quadril direito para prevenir a hipotensão materna súbita por compressão aortocava. Outros importantes passos preparatórios incluem avaliação cervical, interrupção da medicação anticolinérgica não essencial, monitoramento da frequência cardíaca fetal e monitoração uterina, bem como hidratação intravenosa. Durante o procedimento, a hiperventilação excessiva é evitada. Na maioria dos casos, a frequência cardíaca materna e fetal, a pressão arterial e a saturação de oxigênio maternas permanecem normais durante todo o procedimento.

Com a preparação adequada, os riscos para a mãe e o feto parecem ser razoáveis (Pinette, 2007). No entanto, houve resultados maternos e perinatais adversos após a ECT. Por exemplo, Balki e colaboradores (2006) relataram uma gravidez na qual o dano encefálico fetal foi provavelmente causado pela hipotensão materna sustentada associada ao tratamento do estado de mal epiléptico estimulado por ECT.

Pelo menos duas revisões extensas avaliaram os resultados da ECT na gravidez. Na mais antiga delas, Miller (1994) encontrou 300 casos e relatou complicações em 10%. Essas complicações incluíam arritmias fetais, sangramento vaginal, dor abdominal e contrações autolimitadas. As mulheres não preparadas adequadamente tiveram risco aumentado de aspiração, compressão aortocava e alcalose respiratória. Na revisão mais recente, Andersen e Ryan (2009) descobriram 339 casos, indubitavelmente com alguma homologia com o estudo anterior. Na maioria dos casos, a ECT foi feita para tratar a depressão e foi efetiva em 78%. Eles relataram uma taxa de complicações maternas relacionada à ECT de 5%. Houve uma taxa de complicações perinatais associadas de 3%, que incluiu duas mortes fetais. Por todas essas razões, concordamos com Richards (2007) que a ECT na gravidez não é de "baixo risco" e que ela deve ser reservada para mulheres cuja depressão grave é resistente à farmacoterapia intensiva.

■ Transtorno bipolar e transtornos relacionados

De acordo com o National Institute of Mental Health (2010), a predominância durante a vida de doença maníaco-depressiva é de 3,9%. A prevalência do transtorno bipolar não varia entre gestantes e mulheres em idade reprodutiva não grávidas (Yonkers, 2011). A doença maníaco-depressiva tem um forte componente genético e foi ligada a possíveis mutações nos cromossomos 16 e 8 (Jones, 2007). O risco de que gêmeos monozigóticos sejam ambos afetados é de 40 a 70%, e o risco para parentes de primeiro grau é de 5 a 10% (Muller-Oerlinghausen, 2002).

Os períodos de depressão duram pelo menos 2 semanas. Em outros momentos, os pacientes são maníacos, nos quais o humor é anormalmente elevado, expansivo ou irritável. As potenciais causas orgânicas da mania incluem uso abusivo de substância, hipertireoidismo e tumores do sistema nervoso central (SNC). Todos são excluídos durante um evento agudo. É importante salientar que a gravidez com frequência provoca a interrupção da medicação, o que representa um aumento dobrado do risco de recidiva (Viguera, 2007). As mulheres afetadas são consideradas de alto risco, e até 20% dos pacientes com doença maníaco-depressiva cometem suicídio.

Transtorno bipolar na gravidez

Este também foi associado a desfechos perinatais adversos, por exemplo, parto pré-termo (Mei-Dan, 2015). Di Florio e colaboradores (2013) descobriram que aquelas mulheres que experimentam complicações na gravidez têm maior probabilidade de exibir períodos de mania ou depressão. As mulheres que tendem a ser maníacas apresentam exacerbações mais cedo no período pós-parto.

A terapia típica para o transtorno bipolar inclui estabilizadores de humor como lítio, ácido valproico e carbamazepina, bem como medicações antipsicóticas (ver Tab. 61-3). O tratamento do transtorno bipolar na gravidez é complexo e o ideal é que seja realizado simultaneamente ao acompanhamento com um psiquiatra. As decisões incluem riscos *versus* benefícios do uso de estabilizadores do humor, alguns dos quais são teratogênicos. Por exemplo, o lítio foi ligado à anomalia de Ebstein em fetos expostos. Dados mais recentes sugerem um risco mais baixo de malformações cardíacas do que previamente indicado (Micromedex, 2016; Patorno, 2017). No entanto, muitos recomendam a ecocardiografia fetal para fetos expostos ao lítio. Algumas evidências limitadas sugerem que o lítio no leite materno, quando sua eliminação é prejudicada, como em casos de desidratação ou imaturidade, pode afetar adversamente o bebê (Davanzo, 2011). Entretanto, o uso do lítio em mães com um feto a termo saudável é considerado moderadamente seguro. Uma discussão mais abrangente sobre os efeitos colaterais de outros estabilizadores de humor e medicações antipsicóticas pode ser encontrada no Capítulo 12 (p. 244).

Psicose pós-parto

Esse transtorno mental grave é geralmente um transtorno bipolar, mas pode ser decorrente de uma depressão maior (American Psychiatric Association, 2013). Estima-se que sua incidência seja de 1 em cada 1.000 partos e é mais comum em nulíparas, em especial naquelas com complicações obstétricas (Bergink, 2011; Blackmore, 2006). Na maioria dos casos, ela se manifesta dentro de 2 semanas do parto. Em um estudo com mulheres no pós-parto com seu primeiro episódio de psicose, o início médio dos sintomas psiquiátricos foi de 8 dias após o parto e a duração média do episódio foi de 40 dias (Bergink, 2011). Como as mulheres com a doença psiquiátrica subjacente têm um risco de 10 a 15 vezes de recorrência no pós-parto, o monitoramento rigoroso é importante.

O risco mais importante de psicose pós-parto é uma história de doença bipolar. Em geral, essas mulheres exibem sintomas dentro de 1 a 2 dias após o parto (Heron, 2007, 2008).

Os sintomas maníacos incluem sentir-se empolgado ou exaltado, ser ativo ou enérgico, sentir-se "conversador" e sofrer insônia. As mulheres afetadas apresentam sinais de confusão e desorientação, mas podem também ter episódios de lucidez.

A psicose no pós-parto tem um risco de recorrência de 50% na gravidez subsequente. Como resultado, Bergink e colaboradores (2012) recomendam iniciar a terapia com lítio imediatamente após o parto em mulheres com uma história de psicose pós-parto.

O curso clínico da doença bipolar com a psicose no pós-parto é comparável com aquele das mulheres não grávidas. Em geral, elas requerem hospitalização, tratamento farmacológico e cuidado psiquiátrico de longo prazo. As mulheres psicóticas podem ter delírios que levam a condutas autolesivas ou a machucar seus bebês. Diferentemente das mulheres com depressão não psicótica, essas mulheres cometem infanticídio, embora isso não seja muito comum (Kim, 2008). Na maior parte dos casos, as mulheres com psicose pós-parto acabam tendo psicose maníaco-depressiva crônica recorrente.

■ Transtornos de ansiedade

Esses transtornos relativamente comuns – prevalência global de 18% – incluem ataque de pânico, transtorno do pânico, transtorno de ansiedade social, fobia específica, transtorno de ansiedade de separação e transtorno de ansiedade generalizada. Todos são caracterizados pelo medo irracional, tensão e preocupação, que são acompanhados por mudanças fisiológicas, como tremor, náuseas, ataques de calor ou frio, tontura, dispneia, insônia e micção frequente (Schneier, 2006). Eles são tratados com psicoterapia e medicação, incluindo ISRSs, antidepressivos tricíclicos, inibidores da monoaminoxidase e outros.

Transtornos de ansiedade na gravidez

Apesar da prevalência relativamente alta nas mulheres em idade reprodutiva, pouca atenção específica foi direcionada a transtornos de ansiedade na gravidez. A maioria dos relatórios conclui que as taxas entre mulheres grávidas e não grávidas não diferem. Uma análise recente de 268 gestantes com transtorno de ansiedade generalizada demonstrou que tanto os sintomas quanto a gravidade da ansiedade diminuem durante a gravidez (Buist, 2011).

A partir de sua revisão, Ross e McLean (2006) concluíram que alguns dos transtornos de ansiedade podem apresentar importantes implicações materno-fetais. Alguns foram associados ao parto pré-termo e à restrição de crescimento fetal, bem como a um desenvolvimento neurocomportamental insatisfatório (Van den Bergh, 2005). As crianças com história de exposição *in utero* à ansiedade materna correm um risco aumentado de uma variedade de condições neuropsiquiátricas, como transtorno do déficit de atenção/hiperatividade (TDAH). Hunter e colaboradores (2012) analisaram crianças de 60 mães com um transtorno de ansiedade e descobriram que o filtro sensorial auditivo – uma reflexão da neurotransmissão inibitória – estava prejudicado, em particular nos filhos de uma mulher não tratada. Por outro lado, Littleton e colaboradores (2007) não encontraram resultados adversos da gravidez excessivos com "sintomas de ansiedade". Uma exceção importante é sua ligação com a depressão pós-parto (Vythilingum, 2008).

Tratamento do transtorno de ansiedade

Os transtornos de ansiedade podem ser efetivamente tratados durante a gravidez com psicoterapia, terapia cognitivo-comportamental ou medicações. Os transtornos de humor e ansiedade coexistem em mais de metade das mulheres identificadas com ambos os diagnósticos (Frieder, 2008). Assim, os antidepressivos listados na Tabela 61-3 com frequência são a primeira linha de farmacoterapia.

Os benzodiazepínicos também são bastante usados para tratar transtornos de ansiedade ou pânico antes e durante a gravidez. Estudos de caso-controle iniciais relacionaram o uso desses depressores do SNC a um aumento no risco de fenda labiopalatina. Contudo, uma metanálise que incluiu mais de 1 milhão de gestações expostas não identificou um risco teratogênico (Enato, 2011). Os benzodiazepínicos, em especial quando ingeridos durante o terceiro trimestre, podem causar a síndrome de abstinência neonatal, que persiste de dias a semanas após o parto.

TRANSTORNOS DO ESPECTRO DA ESQUIZOFRENIA

Essa forma maior de doença mental afeta 1,1% dos adultos (National Institute of Mental Health, 2016). Os transtornos do espectro da esquizofrenia são definidos por anormalidades em um ou mais dos seguintes domínios: delírios, alucinações, pensamento desorganizado, comportamento motor grosseiramente desorganizado ou anormal e sintomas negativos. As técnicas de avaliação cerebral, como a tomografia por emissão de pósitrons (PET) e a ressonância magnética funcional (RMf), mostram que a esquizofrenia é um transtorno cerebral degenerativo. As anormalidades anatômicas sutis estão presentes cedo na vida e pioram com o tempo.

A esquizofrenia apresenta um grande componente genético e há uma concordância de 50% em gêmeos monozigóticos. Se um dos pais tem esquizofrenia, o risco para a prole é de 5 a 10%. Alguns dados, incluindo uma forte associação entre esquizofrenia e a síndrome velocardiofacial, sugerem que os genes associados estão localizados no cromossomo 22q11 (Murphy, 2002). Entretanto, estudos de mapeamento genético sofisticados mostram claramente que a esquizofrenia não está relacionada a um único gene ou mutação. Em vez disso, múltiplas variantes de DNA provavelmente interagem para levar à esquizofrenia (Kukshal, 2012). Outros riscos possíveis para a esquizofrenia subsequente em um feto incluem anemia ferropriva materna, diabetes e estresse materno agudo (Insel, 2008; Malaspina, 2008; Van Lieshout, 2008). Esses riscos permanecem sem comprovação, assim como a associação com a influenza A materna.

Os sinais da doença começam aproximadamente aos 20 anos de idade, e a função profissional e psicossocial geralmente deteriora-se com o passar do tempo. As mulheres têm início um pouco mais tardio que os homens e são menos suscetíveis ao autismo e a outras anormalidades de desenvolvimento neurológico. Assim, muitos pesquisadores teorizam que o estrogênio é protetor. As mulheres afetadas podem engravidar antes que os sintomas se manifestem. Com o tratamento apropriado, as pacientes podem sentir a diminuição ou a interrupção dos sintomas. Dentro de 5 anos dos primeiros sinais da doença, 60% têm uma recuperação social, 50% estão empregadas, 30% ficam mentalmente deficientes e 10% precisam de hospitalização continuada (American Psychiatric Association, 2013).

■ Esquizofrenia na gravidez

A maioria dos estudos não encontrou desfechos maternos adversos, embora os pesquisadores em um estudo sueco tenham observado taxas aumentadas de baixo peso ao nascer, restrição de crescimento fetal e parto pré-termo (Bennedsen, 1999). Em um estudo com mais de 3.000 gestações em mulheres esquizofrênicas, Jablensky e colaboradores (2005) relataram que o descolamento prematuro da placenta foi aumentado em três vezes e o "sofrimento fetal", vagamente definido, foi aumentado em 1,4 vez.

Como a esquizofrenia apresenta alta recorrência quando as medicações são interrompidas, é aconselhável continuar a terapia durante a gravidez. Depois de 40 anos de uso, não há evidência da ligação entre os fármacos antipsicóticos convencionais ou "típicos" listados na Tabela 61-3 e as sequelas fetais ou maternas adversas (McKenna, 2005; Robinson, 2012; Yaeger, 2006). Como pouco se sabe sobre antipsicóticos "atípicos", o American College of Obstetricians and Gynecologists (2016b) não recomenda seu uso rotineiro na gravidez e nas mulheres que estão amamentando. Em resposta a esses relatos de eventos adversos, a Food and Drug Administration (2011) publicou uma comunicação de segurança alertando fornecedores de cuidado à saúde sobre algumas medicações antipsicóticas que foram associadas a sintomas de abstinência e extrapiramidais neonatais similares à síndrome comportamental neonatal observada naqueles expostos a ISRSs.

TRANSTORNOS ALIMENTARES

Estes incluem *anorexia nervosa*, na qual o paciente se recusa a manter o peso corporal minimamente normal, e *bulimia nervosa*, na qual a compulsão alimentar é geralmente seguida de vômito ou jejum excessivo para manter o peso corporal normal (Zerbe, 2008). Os transtornos do comportamento alimentar afetam em grande parte adolescentes do sexo feminino e adultos jovens. A prevalência ao longo da vida de anorexia e bulimia é de 2 a 3% (National Institute of Mental Health, 2016).

Bulik e colaboradores (2009) estudaram desfechos de gravidez em quase 36.000 mulheres norueguesas avaliadas para transtornos alimentares. Aproximadamente 0,1% delas apresentavam anorexia nervosa, 0,85% apresentavam bulimia nervosa e 5,1% relataram um transtorno de compulsão alimentar. Essa prevalência na gravidez de 6% é semelhante à prevalência de 6 meses para não grávidas (National Institute of Mental Health, 2016). O último grupo teve risco mais alto para neonatos grandes para a idade gestacional com um índice de cesariana concomitantemente aumentado. Todos os transtornos alimentares começam com um desejo de ser magra e as mulheres com transtornos alimentares crônicos podem migrar entre os subgrupos (Andersen, 2009).

■ Transtornos alimentares na gravidez

As taxas de complicações no início da gravidez aumentam nos dois transtornos alimentares, mas principalmente em mulheres com bulimia nervosa (Andersen, 2009; Hoffman, 2011). Em geral, os sintomas de transtornos alimentares melhoram durante a gravidez, e as taxas de remissão podem atingir 75%. Em contraste, casos típicos de hiperêmese gravídica podem, na verdade, ser um novo caso ou recidiva de bulimia nervosa ou de anorexia nervosa com compulsão por vomitar (Torgerson, 2008). Como talvez seja o esperado, a anorexia está associada a neonatos com baixo peso ao nascer (Micali, 2007). Os riscos adicionais associados a transtornos alimentares incluem cicatrização de ferida insatisfatória e dificuldades ao amamentar (Andersen, 2009). No mínimo, o monitoramento rigoroso do ganho de peso gestacional em mulheres com suspeita de história de transtorno alimentar parece prudente.

O cuidado a essas mulheres envolve uma equipe multidisciplinar que inclui um obstetra, um profissional de saúde mental e um nutricionista (American Dietetic Association, 2006). O tratamento psicológico é a pedra angular para o tratamento de mulheres com distúrbios alimentares e frequentemente inclui terapia cognitivo-comportamental. A anorexia nervosa geralmente responde a interações motivacionais com planejamento das refeições (Cardwell, 2013). Após o parto, as mulheres com transtornos alimentares são mais propensas à depressão pós-parto. Mulheres com bulimia correm um risco particular de efeito rebote da doença após o parto em virtude das preocupações com a imagem corporal.

TRANSTORNOS DA PERSONALIDADE

Esses transtornos são caracterizados pelo uso crônico de certos mecanismos de aceitação de maneira inadequada, estereotipada e mal-adaptada. Eles são traços de personalidade rígidos e improdutivos. A American Psychiatric Association (2013) reconhece três grupos de transtornos da personalidade:

1. Transtornos da personalidade paranoide, esquizoide, esquizotípica, caracterizados pela estranheza ou pela excentricidade.
2. Transtornos da personalidade histriônica, narcisista, antissocial ou *borderline*, todos caracterizados por apresentações exageradas com comportamento egoísta e errático.
3. Personalidades evasivas, dependentes, compulsivas e passivo-agressivas, caracterizadas por medo e ansiedade subjacente.

Os fatores genéticos e ambientais são importantes na gênese desses transtornos, cuja prevalência pode ser de até 20%. Embora o tratamento seja com psicoterapia, a maioria das mulheres afetadas não reconhece seu problema e, assim, apenas 20% procuram ajuda. Em um estudo observacional de 202 mulheres com transtorno da personalidade *borderline*, De Genna e colaboradores (2012) demonstraram que tais mulheres engravidam durante a trajetória mais grave de suas doenças. Elas estão em maior risco de gravidez na adolescência e não intencional.

Os transtornos da personalidade durante a gravidez provavelmente não diferem daqueles nas mulheres não grávidas. Akman e colaboradores (2007) relataram que transtornos evasivos, dependentes e obsessivo-compulsivos estão associados a uma prevalência excessiva de depressão maior pós-parto. Magnusson e colaboradores (2007) encontraram um elo entre alguns *traços de personalidade* – não transtornos – e o consumo excessivo de álcool, mas não necessariamente adição ou dependência. Conroy e colaboradores (2010) relataram que a capacidade materna de cuidar de seu recém-nascido ficava prejudicada quando um transtorno da personalidade estava associado à depressão.

REFERÊNCIAS

Ahokas A, Kaukoranta J, Aito M: Effect of oestradiol on postpartum depression. Psychopharmacology 146:108, 1999
Akman C, Uguz F, Kaya N: Postpartum-onset major depression is associated with personality disorders. Compr Psychiatry 48:343, 2007
Alder J, Fink N, Bitzer J, et al: Depression and anxiety during pregnancy: a risk factor for obstetric, fetal and neonatal outcome? A critical review of the literature. J Matern Fetal Neonatal Med 20:189, 2007
American College of Obstetricians and Gynecologists: Screening for perinatal depression. Committee Opinion No. 630. May 2015, Reaffirmed 2016a
American College of Obstetricians and Gynecologists: Use of psychiatric medication during pregnancy and lactation. Practice Bulletin No. 92. April 2008, Reaffirmed 2016b
American Dietetic Association: Position of the American Dietetic Association: nutritional intervention in the treatment of anorexia nervosa, bulimia nervosa, and other eating disorder. J Am Diet Assoc 106:2073Y2082, 2006
American Psychiatric Association: Guidelines for the treatment of patients with major depressive disorder (revision). Am J Psychiatry 157:1, 2000
American Psychiatric Association: The Diagnostic and Statistical Manual of Mental Disorders, 5th ed. (DSM-5). Arlington, American Psychiatric Publishing, 2013
Andersen AE, Ryan GL: Eating disorders in the obstetric and gynecologic patient population. Obstet Gynecol 114:1353, 2009
Andersen JT, Andersen NL, Horwitz H, et al: Exposure to selective serotonin reuptake inhibitors in early pregnancy and the risk of miscarriage. Obstet Gynecol 124(4):655, 2014
Avalos LA, Raine-Bennett T, Chen H, et al: Improved perinatal depression screening, treatment, and outcomes with a universal obstetric program. Obstet Gynecol 127(5):917, 2016
Babbitt KE, Bailey KJ, Coverdale JH, et al: Professionally responsible intrapartum management of patients with major mental disorders. Am J Obstet Gynecol 210:27, 2014
Balki M, Castro C, Ananthanarayan C: Status epilepticus after electroconvulsive therapy in a pregnant patient. Int J Obstet Anest 15:325, 2006
Bennedsen BE, Mortensen PB, Olesen Av, et al: Preterm birth and intra-uterine growth retardation among children of women with schizophrenia. Br J Psychiatry 175:239, 1999
Berginki V, Bouvy PF, Vervoort JS, et al: Prevention of postpartum psychosis and mania in women at high risk. Am J Psychiatry 169:609, 2012
Berginki V, van den Berg L, Koorengevel KM, et al: First-onset psychosis occurring in the postpartum period: a prospective cohort study. J Clin Psychiatry 72(11):1531, 2011
Blackmore ER, Jones I, Doshi M, et al: Obstetric variables associated with bipolar affective puerperal psychosis. Br J Psychiatry 188:32, 2006
Briggs GG, Freeman RK: Drugs in Pregnancy and Lactation, 10th ed. Philadelphia, Wolters Kluwer, 2015
Buist A, Gotman N, Yonkers KA: Generalized anxiety disorder: course and risk factors in pregnancy. J Affective Dis 131(1–3):277, 2011
Bulik CM, Von Holle A, Siega-Riz AM, et al: Birth outcomes in women with eating disorders in the Norwegian mother and child cohort (MoBa). Int J Eat Disord 42(1):9, 2009
Cardwell MS: Eating disorder during pregnancy. Obstet Gynecol Surv 68(4):312, 2013
Center for Behavioral Health Statistics and Quality: Behavioral health trends in the United States: results from the 2014 National Survey on Drug Use and Health. HHS Publication No. SMA 15–4927, NSDUH Series H-50, 2015
Cerimele JM, Vanderlip ER, Croicu CA, et al: Presenting symptoms of women with depression in an obstetrics and gynecology setting. Obstet Gynecol 122(2 Pt 1):313, 2013
Chambers CD, Hernandez-Diaz S, Van Martin LJ, et al: Selective serotonin-reuptake inhibitors and risk of persistent pulmonary hypertension of the newborn. N Engl J Med 354(6):579, 2006
Comtois KA, Schiff MA, Grossman DC: Psychiatric risk factors associated with postpartum suicide attempt in Washington state, 1992–2001. Am J Obstet Gynecol 199:120.e1, 2008
Conroy S, Marks MN, Schacht R, et al: The impact of maternal depression and personality disorder on early infant care. Soc Psychiatry Epidemiol 45(3):285, 2010
Davanzo R, Copertino M, De Cunto A, et al: Antidepressant drugs and breastfeeding: a review of the literature. Breastfeeding Med 6(2):89, 2011
Deecher D, Andree TH, Sloan D, et al: From menarche to menopause: exploring the underlying biology of depression in women experiencing hormonal changes. Psychoneuroendocrinology 33:3, 2008
De Genna NM, Feske U, Larkby C, et al: Pregnancies, abortions, and births among women with and without borderline personality disorder. Women's Health Issues 22(4):e371, 2012
Dennis CL, Dowswell T: Psychological interventions for preventing postpartum depression. Cochrane Database Syst Rev 2:CD001134, 2013
Dennis CL, Ross LE, Grigoriadis S: Psychosocial and psychological interventions for treating antenatal depression. Cochrane Database Syst Rev 3:CD006309, 2007
Di Florio A, Forty L, Gordon-Smith K, et al: Perinatal episodes across the mood disorder spectrum. JAMA Psychiatry 70(2):168, 2013
Enato E: The fetal safety of benzodiazepines: an updated meta-analysis. J Obstet Gynaecol Can 33(4):319, 2011
Flanagan T, Avalos LA: Perinatal obstetric office depression screening and treatment: implementation in a health care system. Obstet Gynecol 127(5):911, 2016

Flynn HA, Henshaw E, O'Mahen H, et al: Patient perspectives on improving the depression referral processes in obstetrics settings: a qualitative study. Gen Hosp Psychiatry 32:9, 2010

Food and Drug Administration: Antipsychotic drug labels updated on use during pregnancy and risk of abnormal muscle movements and withdrawal symptoms in newborns, 2011. Available at: http://www.fda.gov/Drugs/DrugSafety/ucm243903.htm. Accessed July 12, 2016

Frieder A, Dunlop AI, Culpepper L, et al: The clinical content of preconception care: women with psychiatric conditions. Am J Obstet Gynecol 199:S328, 2008

Gavin NI, Gaynes BN, Lohr KN, et al: Perinatal depression: a systematic review of prevalence and incidence. Obstet Gynecol 106:1071, 2005

Gold KJ, Dalton VK, Schwenk TL: Hospital care for parents after perinatal death. Obstet Gynecol 109:1156, 2007

Goodwin RD, Keyes K, Simuro N: Mental disorders and nicotine dependence among pregnant women in the United States. Obstet Gynecol 109:875, 2007

Grigoriadis S, VonderPorten EH, Mamisashvili L, et al: The impact of maternal depression during pregnancy on perinatal outcomes: a systematic review and meta-analysis. J Clin Psychiatry 74(4):e321, 2013

Grzeskowiak LE, Morrison JL, Henriksen TB, et al: Prenatal antidepressant exposure and child behavioural outcomes at 7 years of age: a study within the Danish National Birth Cohort. BJOG 123(12):1919, 2016

Hayes RM, Wu P, Shelton RC, et al: Maternal antidepressant use and adverse outcomes: a cohort study of 228,876 pregnancies. Am J Obstet Gynecol 207:49.e1, 2012

Heron J, Blackmore ER, McGuinnes M, et al: No "latent period" in the onset of bipolar affective puerperal psychosis. Arch Womens Ment Health 10:79, 2007

Heron J, McGuinness M, Blackmore ER, et al: Early postpartum symptoms in puerperal psychosis. BJOG 115(3):348, 2008

Hippman C, Oberlander TG, Honer WG, et al: Depression during pregnancy: the potential impact of increased risk for fetal aneuploidy on maternal mood. Clin Genet 75(1):30, 2009

Hoffman ER, Zerwas SC, Bulik CM: Reproductive issues in anorexia nervosa. Obstet Gynecol 6:403, 2011

Houston KA, Kaimal AJ, Nakagawa S, et al: Mode of delivery and postpartum depression: the role of patient preferences. Am J Obstet Gynecol 212(2):229.e1, 2015

Huang H, Coleman S, Bridge JA, et al: A meta-analysis of the relationship between antidepressant use in pregnancy and the risk of preterm birth and low birth weight. Gen Hosp Psychiatry 36(1):13, 2014

Hunter SK, Mendoza J, D'Anna K: Antidepressants may mitigate the effects of prenatal maternal anxiety on infant auditory sensory gating. Am J Psychiatry 169:616, 2012

Huybrechts KF, Bateman BT, Palmsten K, et al: Antidepressant use late in pregnancy and risk of persistent pulmonary hypertension of the newborn. JAMA 313(21):2142, 2015

Insel BJ, Schaefer CA, McKeague IW, et al: Maternal iron deficiency and the risk of schizophrenia in offspring. Arch Gen Psychiatry 65(10):1136, 2008

Jablensky AV, Morgan V, Zubrick SR, et al: Pregnancy, delivery, and neonatal complications in a population cohort of women with schizophrenia and major affective disorders. Am J Psychiatry 162:79, 2005

Janssen PA, Heaman MI, Urquia ML, et al: Risk factors for postpartum depression among abused and nonabused women. Am J Obstet Gynecol 207:489.e1, 2012

Jimenez-Solem E, Andersen JT, Petersen M, et al: SSRI use during pregnancy and risk of stillbirth and neonatal mortality. Am J Psychiatry 170(3):299, 2013

Jones I, Hamshere M, Nangle JM, et al: Bipolar affective puerperal psychosis: genome-wide significant evidence for linkage to chromosome 16. Am J Psychiatry 164:999, 2007

Juulia Paavonen E, Saarenpää-Heikkilä O, Pölkki P, et al: Maternal and paternal sleep during pregnancy in the Child-sleepbirth cohort. Sleep Med 29:47, 2017

Kanotra S, D'Angelo D, Phares TM, et al: Challenges faced by new mothers in the early postpartum period: an analysis of comment data from the 2000 Pregnancy Risk Assessment Monitoring System (PRAMS) Survey. Matern Child Health J 11(6):549, 2007

Keenan K, Hipwell AE, Bortner J, et al: Association between fatty acid supplementation and prenatal stress in African Americans: a randomized controlled trial. Obstet Gynecol 124(6):1080, 2014

Kieler H, Artama M, Engeland A, et al: Selective serotonin reuptake inhibitors during pregnancy and risk of persistent pulmonary hypertension in the newborn: population based cohort study from the five Nordic countries. BMJ 344:d8012, 2012

Kim JH, Choi SS, Ha K: A closer look at depression in mothers who kill their children: is it unipolar or bipolar depression? J Clin Psychiatry 69(10):1625, 2008

Kim JJ, La Porte LM, Saleh MP, et al: Suicide risk among perinatal women who report thoughts of self-harm on depression screens. Obstet Gynecol 125(4):885, 2015

Ko JY, Rockhill KM, Tong VT, et al: Trends in Postpartum Depressive Symptoms-27 States, 2004, 2008, and 2012. MMWR 66(6):153, 2017

Koren G, Finkelstein Y, Matsui D, et al: Diagnosis and management of poor neonatal adaptation syndrome in newborns exposed in utero to selective serotonin/norepinephrine reuptake inhibitors. J Obstet Gynaecol Can 31(4):348, 2009

Koren G, Nordeng H: Antidepressant use during pregnancy: the benefit-risk ratio. Am J Obstet Gynecol 207:157, 2012

Kukshal P, Thelma BK, Nimgaonkar VL, et al: Genetics of schizophrenia from a clinical perspective. Int Rev Psychiatry 24(5):393, 2012

Lavender T, Richens Y, Milan SJ, et al: Telephone support for women during pregnancy and the first six weeks postpartum. Cochrane Database Syst Rev 7:CD009338, 2013

Lee AM, Lam SK, Lau SM, et al: Prevalence, course, and risk factors for antenatal anxiety and depression. Obstet Gynecol 110:1102, 2007

Littleton HL, Breitkopf CR, Berenson AB: Correlates of anxiety symptoms during pregnancy and association with perinatal outcomes: a meta-analysis. Am J Obstet Gynecol 196(5):424, 2007

Lyell DJ, Chambers AS, Steidtmann D, et al: Antenatal identification of major depressive disorder: a cohort study. Am J Obstet Gynecol 207(6):506.e1, 2012

Magnusson Å, Göransson M, Heilig M: Hazardous alcohol users during pregnancy: psychiatric health and personality traits. Drug Alcohol Depend 89:275, 2007

Mahon P, Payne JL, MacKinnon DF, et al: Genome-wide linkage and follow-up association study of postpartum mood symptoms. Am J Psychiatry 166:1229, 2009

Malaspina D, Corcoran C, Kleinhaus KR, et al: Acute maternal stress in pregnancy and schizophrenia in offspring: a cohort prospective. BMC Psychiatry 8:71, 2008

McFarlane J, Maddoux J, Cesario S, et al: Effect of abuse during pregnancy on maternal and child safety and functioning for 24 months after delivery. Obstet Gynecol 123(4):839, 2014

McKenna K, Koren G, Tetelbaum M, et al: Pregnancy outcome of women using atypical antipsychotic drugs: a prospective comparative study. J Clin Psychiatry 66:444, 2005

Mei-Dan E, Ray JG, Vigod SN, et al: Perinatal outcomes among women with bipolar disorder: a population-based cohort study. Am J Obstet Gynecol 212(3):367.e1, 2015

Meltzer-Brody S: Treating perinatal depression: risks and stigma. Obstet Gynecol 124(4):653, 2014

Melville JL, Gavin A, Guo Y, et al: Depressive disorders during pregnancy. Obstet Gynecol 116:1064, 2010

Mental Health America: Postpartum disorders. 2016. Available at: http://www.mentalhealthamerica.net/conditions/postpartum-disorders. Accessed July 12, 2016

Metz TD, Rovner P, Allshouse AA, et al: Maternal deaths from suicide and drug overdose in Colorado. Am J Obstet Gynecol 214(1):S126, 2016

Micali N, Simonoff E, Treasure J: Risk of major adverse perinatal outcomes in women with eating disorders. Br J Psychiatry 190:255, 2007

Micromedex: Lithium. Available at: http://www.micromedexsolutions.com/micromedex2/librarian/PFDefaultActionId/evidencexpert.DoIntegratedSearch. Accessed June 29, 2016

Miller BJ, Murray L, Beckman MM, et al: Dietary supplements for preventing postnatal depression. Cochrane Database Syst Rev 10:CD009104, 2013

Miller LJ: Use of electroconvulsive therapy during pregnancy. Hosp Community Psychiatry 45:444, 1994

Molyneaux E, Poston L, Ashurst-Williams S, et al: Obesity and mental disorders during pregnancy and postpartum: a systematic review and meta-analysis. Obstet Gynecol 123(4):857, 2014

Muller-Oerlinghausen B, Berghofer A, Bauer M: Bipolar disorder. Lancet 359:241, 2002

Murphy KC: Schizophrenia and velocardiofacial syndrome. Lancet 359(9304):426, 2002

National Institute of Mental Health: Spotlight on postpartum depression. 2010. Available at: http://www.nimh.nih.gov/about/director/2010/spotlight-on-postpartum-depression.shtml. Accessed July 12, 2016

National Institute of Mental Health: The numbers count: mental disorders in America. NIH Publication No. 06–4584, 2016

Nelson DB, Doty M, McIntire DD, et al: Rates and precipitating factors for postpartum depression following screening in consecutive births. J Matern Fetal Neonatal Med 11:1, 2015

Nelson DB, Freeman MP, Johnson NL, et al: A prospective study of postpartum depression in 17648 parturients. J Matern Fetal Neonatal Med 26(12):1156, 2013

O'Hara MW, Wisner KL: Perinatal mental illness: definition, description and aetiology. Best Pract Res Clin Obstet Gynaecol 28(1):3, 2014

O'Keane V, Lightman S, Patrick K, et al: Changes in the maternal hypothalamic-pituitary-adrenal axis during the early puerperium may be related to the postpartum blues. J Neuroendocrinol 23(11):1149, 2011

Ornoy A, Koren G: Selective serotonin reuptake inhibitors during pregnancy: do we have now more definite answers related to prenatal exposure. Birth Defects Res 109(12):898, 2017

Palladino CL, Singh V, Campbell H, et al: Homicide and suicide during the perinatal period: findings from the National Violent Death Reporting System. Obstet Gynecol 118(5):1056, 2011

Patorno E, Huybrechts KF, Bateman BT, et al: Lithium use in pregnancy and the risk of cardiac malformations. N Engl J Med 376(23):2245, 2017

Pinette MG, Santarpio C, Wax JR, et al: Electroconvulsive therapy in pregnancy. Obstet Gynecol 110:465, 2007

Pozzi RA, Yee LM, Brown K, et al: Pregnancy in the severely mentally ill patient as an opportunity for global coordination of care. Am J Obstet Gynecol 210:32, 2014

Pratt LA, Brody DJ, Gu Q: antidepressant use among persons aged 12 and over: United States, 2011–2014. NCHS Data Brief 283:1, 2017

Ray S, Stowe ZN: The use of antidepressant medication in pregnancy. Best Pract Res Clin Obstet Gynaecol 28(1):71, 2014

Richards DS: Is electroconvulsive therapy in pregnancy safe? Obstet Gynecol 110:451, 2007

Robinson GE: Treatment of schizophrenia in pregnancy and postpartum. J Popul Ther Clin Pharmacol 19(3):e380, 2012

Romero R, Badr MS: A role for sleep disorders in pregnancy complications: challenges and opportunities. Am J Obstet Gynecol 210:3, 2014

Ross LE, McLean LM: Anxiety disorders during pregnancy and the postpartum period: a systematic review. J Clin Psychiatry 67:1285, 2006

Schneier FR: Clinical practice. Social anxiety disorder. N Engl J Med 355(10):1029, 2006

Shaw JG, Asch SM, Kimerling R, et al: Posttraumatic stress disorder and risk of spontaneous preterm birth. Obstet Gynecol 124(6):1111, 2014

Silverman ME, Reichenberg A, Savitz DA, et al: The risk factors for postpartum depression: a population-based study. Depress Anxiety 34(2):178, 2017

Siu AL, US Preventive Services Task Force (USPSTF), Bibbins-Domingo K, et al: Screening for depression in adults: US Preventive Services Task Force recommendation statement. JAMA 315(4):380, 2016

Smith MV, Busser D, Ganann R, et al: Women's care-seeking experiences after referral for postpartum depression. Qual Health Res 18:1161, 2008

Smith MV, Howell H, Wang H, et al: Success of mental health referral among pregnant and postpartum women with psychiatric distress. Gen Hosp Psychiatry 31(2):155, 2009

Steinberg JR, McCulloch CE, Adler NE: Abortion and mental health: findings from the National Comorbidity Survey Replication. Obstet Gynecol 123:263, 2014

Straub H, Adams M, Kim JJ, et al: Antenatal depressive symptoms increase the likelihood of preterm birth. Am J Obstet Gynecol 207:329.e1, 2012

Tam WH, Chung T: Psychosomatic disorders in pregnancy. Curr Opin Obstet Gynecol 19:126, 2007

Tarney CM, Berry-Caban C, Jain RB, et al: Association of spouse deployment on pregnancy outcomes in a U.S. military population. Obstet Gynecol 126(3):569, 2015

Torgerson L, Von Holle A, Reichborn-Kjennerud T, et al: Nausea and vomiting of pregnancy in women with bulimia nervosa and eating disorders not otherwise specified. Int J Eat Disord 41:722, 2008

Van den Bergh BR, Mulder EJ, Mennes M, et al: Antenatal maternal anxiety and stress and the neurobehavioural development of the fetus and child: links and possible mechanisms. A review. Neurosci Biobehav Rev 29(2):237, 2005

Van Lieshout RJ, Voruganti LP: Diabetes mellitus during pregnancy and increased risk of schizophrenia in offspring: a review of the evidence and putative mechanisms. J Psychiatry Neurosci 33(5):395, 2008

Venkatesh KK, Kaimal A, Nadel H, et al: Implementation of universal screening for depression during pregnancy: feasibility and impact on obstetric care. 215(4):517.e1, 2016

Viguera AC, Whitfield T, Baldessarini RJ, et al: Risk of recurrence in women with bipolar disorder during pregnancy: prospective study of mood stabilizer discontinuation. Am J Psychiatry 164(12):1817, 2007

Vythilingum B: Anxiety disorders in pregnancy. Curr Psychiatry Rep 10(4):331, 2008

Weinberg MK, Tronick EZ: The impact of maternal illness on infant development. J Clin Psychiatry 59:53, 1998

Wisner KL, Parry BL, Piontek CM: Postpartum depression. N Engl J Med 347:194, 2002

Yaeger D, Smith HG, Altshuler LL: Atypical antipsychotics in the treatment of schizophrenia during pregnancy and the postpartum. Am J Psychiatry 163:2064, 2006

Yonemoto N, Dowswell T, Nagai S, et al: Schedules for home visits in early postpartum period. Cochrane Database Syst Rev 8:CD009326, 2017

Yonkers KA, Vigod S, Ross LE: Diagnosis, pathophysiology, and management of mood disorders in pregnant and postpartum women. Obstet Gynecol 117:961, 2011

Yonkers KA, Wisner KL, Stewart DE, et al: The management of depression during pregnancy: a report from the American Psychiatric Association and the American College of Obstetricians and Gynecologists. Obstet Gynecol 114:703, 2009

Yost NP, Bloom SL, McIntire DD, et al: A prospective observational study of domestic violence during pregnancy. Obstet Gynecol 106(1):61, 2005

Zerbe KJ, Rosenberg J: Eating disorders. Clinical Updates in Women's Health Care. American College of Obstetricians and Gynecologists, Vol VII, No. 1, January 2008

CAPÍTULO 62

Distúrbios dermatológicos

DERMATOSES ESPECÍFICAS DA GRAVIDEZ 1184
CONDIÇÕES DERMATOLÓGICAS NÃO ESPECÍFICAS
DA GRAVIDEZ 1186
TRATAMENTO DERMATOLÓGICO 1188

Herpes gestacional – Essa doença, mais conhecida como dermatite herpetiforme, é uma erupção herpetiforme multiforme, inflamatória e superficial caracterizada por lesões eritematosas, vesiculares, pustulares e bolhosas.
– J. Whitridge Williams (1903)

DERMATOSES ESPECÍFICAS DA GRAVIDEZ

As quatro dermatoses consideradas específicas da gravidez são colestase intra-hepática da gravidez, pápulas e placas urticariformes e pruriginosas da gravidez (PPUPG), erupção atópica da gravidez (EAG) e penfigoide gestacional (PG). Elas são descritas na Tabela 62-1. Como um grupo, são diagnosticadas em até 5% das gestações (Chander, 2011). O aspecto macroscópico pode ser semelhante entre elas ou em relação a outros distúrbios de pele, e o prurido é um sintoma comum às quatro. Apenas a colestase intra-hepática e o PG foram associados a resultados fetais adversos.

■ Colestase intra-hepática da gravidez

Anteriormente denominada prurido gravídico, essa condição é encontrada em 0,5% das gestações (Wikström Shemer, 2013). Ao contrário de outras dermatoses específicas da gravidez, a colestase intra-hepática da gravidez em geral não apresenta lesões primárias da pele. Raramente, uma erupção cutânea precede o prurido, geralmente associada a níveis séricos anormalmente elevados de ácido biliar e níveis levemente aumentados de aminotransferase hepática (Chao, 2011). Essa condição foi associada a resultados fetais adversos, e ela é descrita em detalhes no Capítulo 55 (p. 1059).

■ Penfigoide gestacional

Essa rara doença bolhosa autoimune é importante em razão dos seus efeitos sobre a gestante e sobre o feto. Inicialmente, formam-se placas urticariformes e pápulas pruriginosas que, na maioria dos casos, são seguidas, após 1 a 2 semanas, por vesículas ou bolhas. As lesões com frequência têm distribuição periumbilical e geralmente evoluem para outras superfícies cutâneas, mas poupam mucosas, couro cabeludo e face (Fig. 62-1).

Anteriormente denominado *herpes gestacional*, o PG não está relacionado com o herpes-vírus. Em vez disso, anticorpos imunoglobulinas G (IgG) maternos têm como alvo o colágeno XVII encontrado na membrana basal da pele e epitélio amniótico (Kelly, 1988; Shimanovich, 2002). O colágeno XVII também é denominado penfigoide bolhoso 180 (PB 180). A ligação do autoanticorpo ao colágeno XVII ativa o complemento para promover a quimiotaxia de eosinófilos para os complexos antígeno-anticorpo. A desgranulação eosinofílica danifica a junção derme-epiderme e leva à formação de bolhas (Engineer, 2000).

Gravidez

Na maioria dos casos, o PG se desenvolve durante a primeira gravidez. Raramente, pode estar associado à doença trofoblástica gestacional (Matsumoto, 2013; Takatsuka, 2012). Em sua maioria, as gestações subsequentes também são afetadas, em geral mais precocemente e com maior gravidade (Tani, 2015). As gestantes brancas têm maior incidência, e outras doenças autoimunes são comuns nas mulheres afetadas (Shornick, 1984, 1992).

O PG geralmente começa durante o segundo ou terceiro trimestre, mas é comum o início ou a exacerbação pós-parto (Lawley, 1978). O curso da doença é frequentemente marcado por crises e remissões pré-parto. E, especialmente nos casos de início precoce e formação de bolhas, o PG tem uma associação com parto pré-termo e restrição de crescimento fetal (Al-Saif, 2016; Chi, 2009). Uma teoria possível é uma insuficiência placentária leve em razão de depósito de IgG e complemento ao longo da

TABELA 62-1 Dermatoses específicas da gravidez

Doença	Frequência	Lesão característica	Efeitos adversos na gravidez	Tratamento
Colestase da gravidez	Comum	Não há lesão primária; escoriações secundárias ao ato de coçar	Aumento da morbidade perinatal	Antipruriginosos, colestiramina, ácido ursodesoxicólico
Pápulas e placas urticariformes e pruriginosas da gravidez (PPUPG)	Comum	Pápulas ou placas eritematosas e pruriginosas; localizadas ou generalizadas, sobre abdome, coxas e nádegas, especialmente dentro de estrias, mas poupando a região umbilical.	Nenhum	Antipruriginosos, emolientes, corticosteroides tópicos, esteroides orais nos casos graves
Erupções atópicas da gravidez (EAG)			Nenhum	
Eczema da gravidez	Comum	Placas eritematosas, secas e descamativas nas dobras de membros, no pescoço e na face		
Prurigo da gravidez	Comum	Pápulas eritematosas pruriginosas com 1-5 mm sobre a superfície extensora e o tronco		
Foliculite pruriginosa da gravidez	Rara	Pequenas pápulas eritematosas, pústulas estéreis sobre o tronco		
Penfigoide gestacional	Raro	Pápulas, placas, vesículas e bolhas eritematosas e pruriginosas; abdome frequentemente com envolvimento da região umbilical, membros	Parto pré-termo, restrição do crescimento fetal, lesões neonatais transitórias	

membrana basal amniótica (Huilaja, 2013). Por conseguinte, é sensata a vigilância pré-parto das gestações afetadas.

Em 5 a 10% dos casos, anticorpos IgG passivamente transferidos da gestante causam lesões cutâneas semelhantes no recém-nascido (Erickson, 2002). Essas erupções no neonato requerem apenas cuidados locais e se curam espontaneamente em poucas semanas à medida que os níveis de IgG passivamente adquiridos diminuem. Após o parto, as lesões maternas se resolvem lentamente sem deixar cicatriz, e a maioria das mulheres está livre da doença após 6 meses (Jenkins, 1999). Entretanto, em alguns casos a resolução se prolonga, podendo haver exacerbações durante a menstruação ou com o uso de contraceptivos por via oral (Semkova, 2009).

Diagnóstico e tratamento

Antes da formação das bolhas, essas lesões podem assemelhar-se a PPUG. O diagnóstico diferencial deve incluir psoríase pustulosa, dermatite herpetiforme, eritema multiforme, dermatose bolhosa linear por IgA, urticária, dermatite de contato e erupção atópica da gravidez (Lipozenčić, 2012). As síndromes bolhosas induzidas por fármacos também devem ser excluídas, pois algumas apresentam risco à vida, por exemplo,

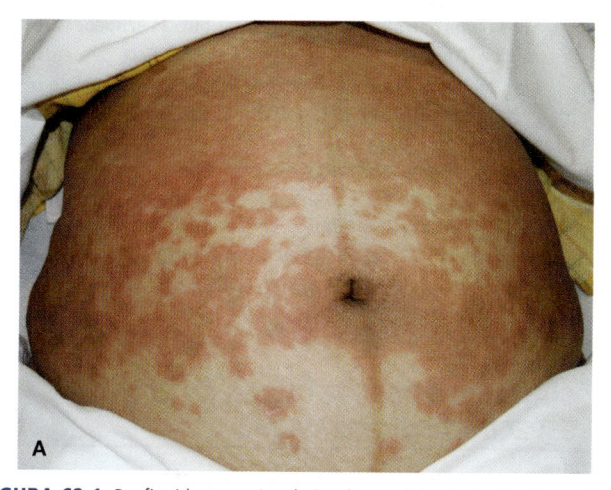

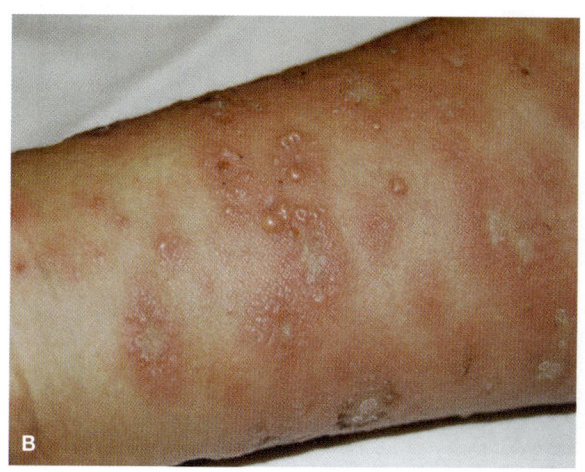

FIGURA 62-1 Penfigoide gestacional. **A.** Placas abdominais classicamente envolvem a região umbilical. **B.** Lesões bolhosas no punho e no antebraço. (Usada com permissão de Dr. Kara Ehlers.)

síndrome de Stevens-Johnson e necrólise epidérmica tóxica (Stern, 2012).

Os estudos de biópsia de pele e anticorpos séricos são informativos. O exame padrão-ouro é a coloração imunofluorescente de uma amostra de pele por biópsia *punch*, sendo possível identificar depósito de C3 e, algumas vezes, de IgG ao longo da membrana basal entre epiderme e derme (Katz, 1976). Além disso, em muitos casos, é possível detectar anticorpos IgG circulantes anticolágeno XVII no soro materno (Powell, 2005; Sitaru, 2004).

O prurido pode ser intenso. No início da evolução, o tratamento tópico com corticosteroides de alta potência e anti-histamínicos por via oral pode ser efetivo. Talvez haja necessidade de prescrever prednisona oral, 0,5 a 1 mg/kg por dia, com redução gradual até chegar à dose de manutenção, para alívio dos sintomas e inibição do surgimento de novas lesões. Há relato de uso de plasmaférese, terapia com altas doses de imunoglobulina intravenosa (IgIV) ou ciclosporina nos casos de tratamento difícil (Huilaja, 2015; Ko, 2014; Van de Wiel, 1980).

■ Pápulas e placas urticariformes e pruriginosas da gravidez

Essa dermatose relativamente comum específica da gravidez é caracterizada por seus efeitos benignos na gravidez e por pápulas eritematosas de 1 a 2 mm intensamente pruriginosas que se fundem para formar placas de urticária. Também conhecida como *erupção polimórfica da gravidez*, a PPUPG costuma surgir tardiamente na gestação (Rudolph, 2005). Raramente é descrito o início no pós-parto (Park, 2013). A erupção afeta o abdome e a região proximal das coxas em 97% dos casos (Fig. 62-2). As lesões com frequência se formam inicialmente no interior de estrias, mas poupam a região periumbilical. Raramente, há envolvimento da face, palmas e solas (High, 2005). É mais frequente em mulheres nulíparas e brancas, gestações múltiplas e gestantes de feto masculino (Regnier, 2008). Raramente há recidiva de PPUPG em gestações subsequentes (Ahmadi, 2005). Sua causa é desconhecida, mas uma base autoimune não está envolvida (Lawley, 1979).

O diagnóstico diferencial da PPUPG inclui diversas erupções cutâneas. Entre elas estão a dermatite de contato, a erupção por fármaco, os exantemas virais, as picadas de insetos, a escabiose, a pitiríase rosa e outras dermatoses específicas da gravidez.

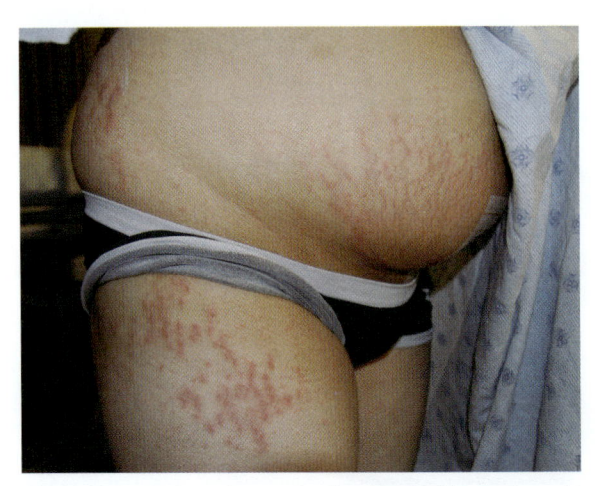

FIGURA 62-2 Pápulas e placas urticariformes e pruriginosas da gravidez (PPUPG) com pequenas pápulas nas nádegas e coxa proximal e no interior de estrias abdominais.

Também pode ser confundida com PG em fase inicial quando ainda não há bolhas. Nos casos duvidosos, a biópsia de pele e o exame sorológico negativo para anticorpo anticolágeno XVII ajudam no diagnóstico diferencial. O prurido geralmente responde ao tratamento com anti-histamínicos orais, emolientes da pele e corticosteroides tópicos. Algumas gestantes necessitarão de corticosteroide sistêmico para alívio de prurido intenso (Scheinfeld, 2008).

A PPUPG geralmente se resolve alguns dias após o parto e não deixa cicatriz. Entretanto, em 15 a 20% das mulheres os sintomas persistem por 2 a 4 semanas (Vaughan Jones, 1999).

■ Erupções atópicas da gravidez

Esse termo engloba três quadros anteriormente considerados distintos: eczema da gravidez, prurigo da gravidez e foliculite pruriginosa da gravidez (Ambros-Rudolph, 2006). Dois terços das mulheres com erupção atópica apresentam alterações eczematosas disseminadas, enquanto o outro terço apresenta pápulas (American Academy of Dermatology, 2011). Esses quadros não representam risco para o feto. O diagnóstico é indicado por história de atopia e pelas características da erupção.

O *eczema da gravidez* tem o aspecto tradicional de qualquer eczema, mas com início durante a gestação. É a dermatose específica da gravidez mais comum, e a pele afetada apresenta placas secas, espessadas, com descamação envolvendo dobras flexoras, mamilos, pescoço e face. Em contraste, o *prurigo da gravidez*, também conhecido como prurigo gestacional, caracteriza-se por pápulas ou nódulos eritematosos e pruriginosos, com 5 a 10 mm, geralmente encontrados nas superfícies extensoras e no tronco. Por fim, a *foliculite pruriginosa da gravidez* é rara e caracterizada por pequenas pápulas foliculares eritematosas e pústulas estéreis, pruriginosas, localizadas predominantemente sobre o tronco. Para todas, o início é no segundo ou no terceiro trimestre de gestação, embora o eczema possa ocorrer mais cedo que as outras duas. Todas as lesões geralmente se resolvem com o parto, podendo persistir por até 3 meses. A recorrência em gestações posteriores é variável, mas comum.

O diagnóstico é feito por exclusão. A dosagem sérica dos ácidos biliares revela níveis aumentados, mas não maiores que os considerados normais para a gravidez, e os níveis de aminotransferase são normais. A sorologia específica para PG é negativa. Muitas mulheres com eczema apresentam níveis séricos elevados de IgE, os quais não são encontrados nas outras erupções atópicas da gravidez (Ambros-Rudolph, 2011).

Para todas as três manifestações, as lesões de pele e o prurido geralmente são controlados com corticosteroides tópicos de potência baixa a moderada e com anti-histamínicos por via oral. Para os casos com eczema grave, entre os agentes de segunda linha estão os corticosteroides tópicos ultrapotentes, a serem usados por um breve período. Entretanto, em alguns casos é necessário o uso de corticosteroide por via oral, a aplicação de ultravioleta B de banda estreita ou o uso de ciclosporina (Lehrhoff, 2013).

CONDIÇÕES DERMATOLÓGICAS NÃO ESPECÍFICAS DA GRAVIDEZ

Qualquer condição dermatológica aguda ou crônica pode complicar a gravidez. Algumas dessas condições crônicas são consideradas aqui.

Acne vulgar

Essa dermatose crônica comum é imprevisivelmente afetada pela gravidez e, se necessário, é tratada com peróxido de benzoíla isoladamente ou associado à eritromicina tópica ou à clindamicina tópica (Zaenglein, 2016). Nessas combinações, o peróxido de benzoíla minimiza a resistência a fármacos da *Propionibacterium acnes*. O ácido azelaico é outro agente comedolítico, que corresponde à categoria B. O ácido salicílico tópico está na categoria C, mas as quantidades em produtos vendidos sem receita são consideradas seguras (Murase, 2014). Os retinoides tópicos, incluindo tretinoína e adapaleno, também parecem seguros e são fármacos de categoria C, mas é prudente evitar seu uso durante a gestação, em especial no primeiro trimestre (Kaplan, 2015; Panchaud, 2012). O tazaroteno tópico é contraindicado. Para casos mais graves, antibióticos orais, entre eles eritromicina, azitromicina, cefalexina ou amoxicilina, podem ser associados ao peróxido de benzoíla. O ideal é que os antibióticos sistêmicos sejam adiados até o segundo trimestre, e a duração do tratamento seja limitada a 4 a 6 semanas (Chien, 2016).

Psoríase e psoríase pustular

Essa dermatose crônica também tem evolução variável durante a gravidez, embora seja comum haver exacerbações pós-parto (Oumeish, 2006). Inicialmente, são administrados emolientes isoladamente, e podem ser adicionados corticosteroides tópicos de potência baixa ou moderada. Em casos resistentes, o uso restrito de corticosteroides de alta potência ou ultrapotentes parece seguro no segundo e terceiro trimestres. A fototerapia com ultravioleta B pode ser usada como uma opção de segunda linha. Por fim, ciclosporina, corticosteroides sistêmicos ou antagonistas do fator de necrose tumoral (TNF)-α, que incluem adalimumabe, etanercepte e infliximabe, são agentes de terceiro nível para a gravidez (Bae, 2012). Em geral, os dados não suportam um risco aumentado de resultados adversos na gravidez com psoríase (Bobotsis, 2016). Nos casos graves, alguns autores demonstraram um pequeno aumento no risco de neonatos com baixo peso ao nascer (Lima, 2012; Yang, 2011). Além disso, as pacientes com psoríase apresentam taxas mais altas de depressão (Bandoli, 2017; Cohen, 2016).

Na maioria das vezes, a psoríase é do tipo placa crônica. Por outro lado, nos casos de *psoríase pustulosa generalizada da gravidez*, a paciente pode evoluir com sintomas sistêmicos graves. Anteriormente chamada impetigo herpetiforme, essa forma pustulosa rara apresenta placas eritematosas, algumas vezes pruriginosas, que aumentam de tamanho e formam crosta (Fig. 62-3). As lesões inicialmente envolvem as regiões intertriginosas, mas podem se espalhar pelo torso, pelos membros e pela mucosa oral. É comum haver sintomas sistêmicos comórbidos. Os exames laboratoriais podem revelar hipocalcemia, velocidade de hemossedimentação elevada, leucocitose e hipoalbuminemia (Lehrhoff, 2013). As lesões extensas podem causar sepse por infecção secundária e perda massiva de líquidos com hipovolemia e insuficiência placentária. O tratamento de primeira linha é com prednisona oral, ciclosporina, infliximabe, corticosteroides tópicos ou calcipotrieno tópico (Robinson, 2012). A fototerapia é uma opção de segunda linha. Para infecções secundárias, antibióticos intravenosos são adicionados (Huang, 2011). A psoríase pustulosa caracteristicamente se resolve com rapidez no puerpério, mas há relatos de recorrência em gestações subsequentes, com a menstruação e com o uso de contraceptivos orais (Roth, 2011).

Eritema nodoso

Essa condição da pele representa inflamação da gordura subcutânea associada a vários distúrbios, e também à gravidez. Outros precipitadores são infecções, sarcoidose, fármacos, síndrome de Behçet, doença inflamatória intestinal ou neoplasia maligna (Mert, 2007; Papagrigoraki, 2010). Caracteristicamente, encontram-se nódulos e placas de 1 a 6 cm, mornos, eritematosos e sensíveis, que se desenvolvem rapidamente sobre a superfície extensora de pernas ou braços. Em poucos dias as lesões se tornam planas, e sua coloração evolui como um hematoma – passando de vermelho-escuro ou púrpura a amarelo-esverdeado. Também é possível haver sintomas sistêmicos. A investigação e o tratamento iniciais se concentram na etiologia subjacente. Os sintomas desaparecem espontaneamente em 1 a 6 semanas sem cicatrizes, mas podem deixar hiperpigmentação residual (Acosta, 2013).

Granuloma piogênico

Essa lesão é frequentemente vista na gravidez (Fig. 62-4). Granuloma piogênico é um nome ruim para essa condição, que, na

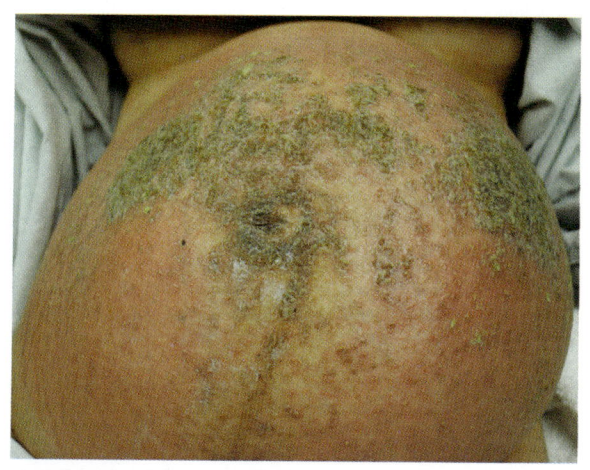

FIGURA 62-3 A psoríase pustulosa generalizada da gravidez apresenta placas eritematosas, algumas vezes pruriginosas, que aumentam de tamanho e, então, formam uma crosta escamosa. (Usada com permissão de Dr. Paul Slocum.)

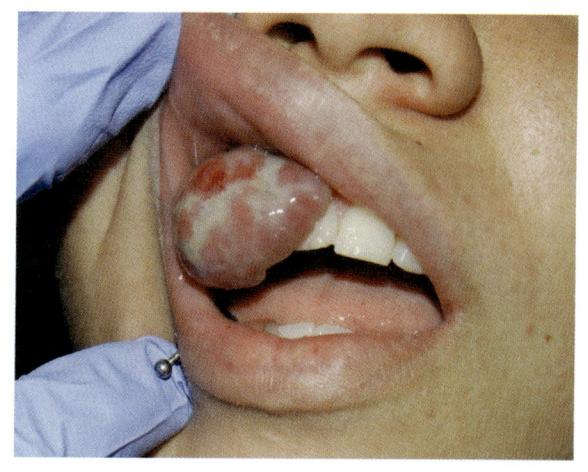

FIGURA 62-4 Granuloma piogênico caracterizado macroscopicamente por massa lobulada de cor vermelha em uma base pedunculada ou séssil. Com trauma mínimo, essas lesões vasculares sangram facilmente. (Usada com permissão de Dr. Abel Moron.)

verdade, trata-se de um hemangioma capilar lobular que em geral se forma na boca ou na mão em resposta a irritação local de baixo grau ou lesão traumática. Cresce rapidamente e sangra à menor irritação. O sangramento ativo pode ser controlado com pressão e aplicação de bastão de nitrato de prata ou pasta de Monsel (subsulfato férrico). Esses tumores frequentemente se resolvem no prazo de meses após o parto. Mas nos casos de crescimento sintomático anteparto, lesão pós-parto persistente ou, ainda, se houver dúvida quanto ao diagnóstico, pode-se proceder à excisão com bisturi e sutura, curetagem eletrocirúrgica, fotocoagulação com *laser* ou crioterapia. As pacientes com lesão oral devem ser encaminhadas para um especialista em saúde bucal.

Neurofibromatose

Essa lesão é representada por neurofibromas cutâneos benignos, manchas café com leite, sardas axilares e inguinais, nódulos benignos da íris (nódulos de Lisch) e gliomas do nervo óptico. Os neurofibromas podem aumentar em tamanho e número durante a gravidez (Cesaretti, 2013; Dugoff, 1996). Com a neurofibromatose tipo 1 mais comum, taxas mais altas de pré-eclâmpsia e parto pré-termo complicam a gravidez (Leppävirta, 2017; Terry, 2013). Com a neurofibromatose tipo 2, algumas evidências sugerem um risco de pré-eclâmpsia (Terry, 2015). O diagnóstico genético pré-natal está disponível para ambos os tipos (Merker, 2015; Spits, 2007).

Outras condições

A rosácea fulminante, também conhecida como *pioderma facial*, é rara e caracterizada por pústulas faciais e seios drenantes coalescentes. O tratamento primário é feito com antibióticos tópicos e por via oral, embora também tenham sido descritos drenagem cirúrgica e uso de corticosteroides (Fuentelsaz, 2011; Jarrett, 2010).

Diz-se que a *hidradenite supurativa* melhora com a gravidez, mas, em nossa experiência, não há mudanças significativas. Duas vezes ao dia, o gel de clindamicina a 1%, aplicado topicamente por 12 semanas, visa evitar novas lesões. Ele pode ser complementado por cursos de 7 a 10 dias de amoxicilina oral mais ácido clavulânico ou clindamicina oral para reduzir a progressão da lesão (Margesson, 2014). Outras opções foram analisadas por Perng e colaboradores (2017).

Outras condições cutâneas discutidas em outros lugares neste livro são hirsutismo e melanoma (Cap. 63, p. 1203), lúpus cutâneo (Cap. 59, p. 1140), hiperpigmentação (Cap. 4, p. 53) e lesões cutâneas encontradas em infecções (Caps. 64 e 65).

TRATAMENTO DERMATOLÓGICO

Cuidados locais da pele, anti-histamínicos orais e corticosteroides tópicos são geralmente usados para muitas das dermatoses. Os anti-histamínicos orais são usados para prurido. Entre as opções disponíveis estão os agentes de primeira geração, como a difenidramina, 25 a 50 mg, a cada 6 horas, ou clorfeniramina, 4 mg, a cada 6 horas. Os agentes de segunda geração – loratadina, 10 mg, diariamente, ou cetirizina, 5 a 10 mg, diariamente – talvez produzam menos sedação e também estão classificados na categoria B.

Há centenas de apresentações tópicas de corticosteroides disponíveis e, nos Estados Unidos, elas são classificadas segundo sua potência em sete grupos. Para iniciar o tratamento dos distúrbios dermatológicos, dá-se preferência aos agentes de potência baixa a moderada. Entre os agentes de baixa potência estão aqueles dos grupos 6 e 7, como hidrocortisona a 1% ou desonida a 0,05%. Os agentes de potência moderada estão nos grupos 5, 4 e 3 – como a triancinolona acetonida a 0,1% ou o furoato de mometasona a 0,1%. Os medicamentos de alta potência estão no grupo 2, como o dipropionato de betametasona a 0,05%. Os agentes ultrapotentes do grupo 1, como propionato de clobetasol a 0,05%, devem ser reservados aos casos refratários e usados apenas por 2 a 4 semanas e sobre áreas superficiais pequenas.

Os agentes de potência leve a moderada não foram associados a resultados adversos das gestações, enquanto os de alta potência e ultrapotentes implicam risco pequeno de restrição do crescimento fetal com doses grandes cumulativas (Chi, 2013, 2015). Mesmo assim, o risco é menor do que com o uso de corticosteroides sistêmicos. É importante ressaltar que, com qualquer agente tópico, os fatores que aumentam a absorção sistêmica são o tratamento de grande área de pele, comprometimento da barreira epidérmica, uso de curativo oclusivo, tratamento prolongado e coadministração de agentes tópicos que aumentem a absorção.

A lista de outros agentes usados para condições dermatológicas é extensa. Para uso na gravidez e lactação, Murase (2014) e Butler (2014) compilaram tabelas e descrições baseadas em evidências da maioria. Entre os agentes terapêuticos notáveis que devem ser evitados durante a gravidez estão metotrexato, psoraleno mais ultravioleta A, micofenolato de mofetila, podofilina e retinoides sistêmicos. Esses agentes foram discutidos em mais detalhes no Capítulo 12. As infecções bacterianas são uma possível complicação secundária dos distúrbios de pele que devem ser imediatamente tratadas com antimicrobianos orais com cobertura de Gram-positivos.

REFERÊNCIAS

Acosta KA, Haver MC, Kelly B: Etiology and therapeutic management of erythema nodosum during pregnancy: an update. Am J Clin Dermatol 14(3):215, 2013

Ahmadi S, Powell FC: Pruritic urticarial papules and plaques of pregnancy: current status. Australas J Dermatol 46(2):53, 2005

Al-Saif F, Elisa A, Al-Homidy A, et al: Retrospective analysis of pemphigoid gestationis in 32 Saudi patients—clinicopathological features and a literature review. J Reprod Immunol 116:42, 2016

Ambros-Rudolph CM: Dermatoses of pregnancy—clues to diagnosis, fetal risk and therapy. Ann Dermatol 23(3):265, 2011

Ambros-Rudolph CM, Müllegger RR, Vaughan-Jones SA, et al: The specific dermatoses of pregnancy revisited and reclassified: results of a retrospective two-center study on 505 pregnant patients. J Am Acad Dermatol 54:395, 2006

American Academy of Dermatology: Learning module: dermatoses in pregnancy. 2011. Available at: https://www.aad.org/education/basic-derm-curriculum/suggested-order-of-modules/dermatoses-in-pregnancy. Accessed May 17, 2016

Bae YS, Van Voorhees AS, Hsu S, et al: Review of treatment options for psoriasis in pregnant or lactating women: from the Medical Board of the National Psoriasis Foundation. J Am Acad Dermatol 67(3):459, 2012

Bandoli G, Chambers CD: Autoimmune conditions and comorbid depression in pregnancy: examining the risk of preterm birth and preeclampsia. J Perinatol 37(10):1082, 2017

Bobotsis R, Gulliver WP, Monaghan K, et al: Psoriasis and adverse pregnancy outcomes: a systematic review of observational studies. Br J Dermatol 175(3):464, 2016

Butler DC, Heller MM, Murase JE: Safety of dermatologic medications in pregnancy and lactation: Part II. Lactation. J Am Acad Dermatol 70(3):417.e1, 2014

Cesaretti C, Melloni G, Quagliarini D: Neurofibromatosis type 1 and pregnancy: maternal complications and attitudes about prenatal diagnosis. Am J Med Genet A 161A (2):386, 2013

Chander R, Garg T, Kakkar S, et al: Specific pregnancy dermatoses in 1430 females from Northern India. J Dermatol Case Rep 5(4):69, 2011

Chao TT, Sheffield JS: Primary dermatologic findings with early-onset intrahepatic cholestasis of pregnancy. Obstet Gynecol 117:456, 2011

Chi CC, Wang SH, Charles-Holmes R, et al: Pemphigoid gestationis: early onset and blister formations are associated with adverse pregnancy outcomes. Br J Dermatol 160(6):1222, 2009

Chi CC, Wang SH, Mayon-White R: Pregnancy outcomes after maternal exposure to topical corticosteroids: a UK population-based cohort study. JAMA Dermatol 149(11):1274, 2013

Chi CC, Wang SH, Wojnarowska F, et al: Safety of topical corticosteroids in pregnancy. Cochrane Database Syst Rev 10:CD007346, 2015

Chien AL, Qi J, Rainer B, et al: Treatment of acne in pregnancy. J Am Board Fam Med 29(2):254, 2016

Cohen BE, Martires KJ, Ho RS: Psoriasis and the risk of depression in the US population: national health and nutrition examination survey 2009-2012. JAMA Dermatol 152(1):73, 2016

Dugoff L, Sujansky E: Neurofibromatosis type 1 and pregnancy. Am J Med Genet 66(1):7, 1996

Engineer L, Bhol K, Ahmed AR: Pemphigoid gestationis: a review. Am J Obstet Gynecol 183(2):483, 2000

Erickson NI, Ellis RL: Neonatal rash due to herpes gestationis. N Engl J Med 347(9):660, 2002

Fuentelsaz V, Ara M, Corredera C, et al: Rosacea fulminans in pregnancy: successful treatment with azithromycin. Clin Exp Dermatol 36(6):674, 2011

High WA, Hoang MP, Miller MD: Pruritic urticarial papules and plaques of pregnancy with unusual and extensive palmoplantar involvement. Obstet Gynecol 105:1261, 2005

Huang YH, Chen YP, Liang CC, et al: Impetigo herpetiformis with gestational hypertension: a case report and literature review. Dermatology 222(3):221, 2011

Huilaja L, Mäkikallio K, Hannula-Jouppi K, et al: Cyclosporine treatment in severe gestational pemphigoid. Acta Derm Venereol 95(5):593, 2015

Huilaja L, Mäkikallio K, Sormunen R, et al: Gestational pemphigoid: placental morphology and function. Acta Derm Venereol 93(1):33, 2013

Jarrett R, Gonsalves R, Anstey AV: Differing obstetric outcomes of rosacea fulminans in pregnancy: report of three cases with review of pathogenesis and management. Clin Exp Dermatol 35(8):888, 2010

Jenkins RE, Hern S, Black MM: Clinical features and management of 87 patients with pemphigoid gestationis. Clin Exp Dermatol 24(4):255, 1999

Kaplan YC, Ozsarfati J, Etwel F, et al: Pregnancy outcomes following first-trimester exposure to topical retinoids: a systematic review and meta-analysis. Br J Dermatol 173(5):1132, 2015

Katz SI, Hertz KC, Yaoita H: Herpes gestationis. Immunopathology and characterization of the HG factor. J Clin Invest 57(6):1434, 1976

Kelly SE, Bhogal BS, Wojnarowska F, et al: Expression of a pemphigoid gestationis-related antigen by human placenta. Br J Dermatol 118:605, 1988

Ko BJ, Whang KU: Intravenous immunoglobulin therapy for persistent pemphigoid gestationis with steroid induced iatrogenic Cushing's syndrome. Ann Dermatol 26(5):661, 2014

Lawley TJ, Hertz KC, Wade TR, et al: Pruritic urticarial papules and plaques of pregnancy. JAMA 241(16):1696, 1979

Lawley TJ, Stingl G, Katz SI: Fetal and maternal risk factors in herpes gestationis. Arch Dermatol 114(4):552, 1978

Lehrhoff S, Pomeranz MK: Specific dermatoses of pregnancy and their treatment. Dermatol Ther 26(4):274, 2013

Leppävirta J, Kallionpää RA, Uusitalo E, et al: The pregnancy in neurofibromatosis 1: A retrospective register-based total population study. Am J Med Genet A 173(10):2641, 2017

Lima XT, Janakiraman V, Hughes MD, et al: The impact of psoriasis on pregnancy outcomes. J Invest Dermatol 132(1):85, 2012

Lipozenčić J, Ljubojevic S, Bukvić-Mokos Z: Pemphigoid gestationis. Clin Dermatol 30(1):51, 2012

Margesson LJ, Danby FW: Hidradenitis suppurativa. Best Pract Res Clin Obstet Gynaecol 28(7):1013, 2014

Matsumoto N, Osada M, Kaneko K, et al: Pemphigoid gestationis after spontaneous expulsion of a massive complete hydatidiform mole. Case Rep Obstet Gynecol 267268, 2013

Merker VL, Murphy TP, Hughes JB, et al: Outcomes of preimplantation genetic diagnosis in neurofibromatosis type 1. Fertil Steril 103(3):761, 2015

Mert A, Kumbasar H, Ozaras R, et al: Erythema nodosum: an evaluation of 100 cases. Clin Exp Rheumatol 25(4):563, 2007

Murase JE, Heller MM, Butler DC: Safety of dermatologic medications in pregnancy and lactation: part I. Pregnancy. J Am Acad Dermatol 70(3):401.e1, 2014

Oumeish OY, Al-Fouzan AW: Miscellaneous diseases affected by pregnancy. Clin Dermatol 24:113, 2006

Panchaud A, Csajka C, Merlob P, et al: Pregnancy outcome following exposure to topical retinoids: a multicenter prospective study. J Clin Pharmacol 52(12):1844, 2012

Papagrigoraki A, Gisondi P, Rosina P, et al: Erythema nodosum: etiological factors and relapses in a retrospective cohort study. Eur J Dermatol 20(6):773, 2010

Park SY, Kim JH, Lee WS: Pruritic urticarial papules and plaques of pregnancy with unique distribution developing in postpartum period. Ann Dermatol 25(4):506, 2013

Perng P, Zampella JG, Okoye GA: Management of hidradenitis suppurativa in pregnancy. J Am Acad Dermatol 76(5):979, 2017

Powell AM, Sakuma-Oyama Y, Oyama N, et al: Usefulness of BP180 NC16a enzyme-linked immunosorbent assay in the serodiagnosis of pemphigoid gestationis and in differentiating between pemphigoid gestationis and pruritic urticarial papules and plaques of pregnancy. Arch Dermatol 141(6):705, 2005

Regnier S, Fermand V, Levy P, et al: A case-control study of polymorphic eruption of pregnancy. J Am Acad Dermatol 58 (1):63, 2008

Robinson A, Van Voorhees AS, Hsu S, et al: Treatment of pustular psoriasis: from the Medical Board of the National Psoriasis Foundation. J Am Acad Dermatol 67(2):279, 2012

Roth MM: Pregnancy dermatoses: diagnosis, management, and controversies. Am J Clin Dermatol 12(1):25, 2011

Rudolph CM, Al-Fares S, Vaughan-Jones SA, et al: Polymorphic eruption of pregnancy: clinicopathology and potential trigger factors in 181 patients. Br J Dermatol 154:54, 2005

Scheinfeld N: Pruritic urticarial papules and plaques of pregnancy wholly abated with one week twice daily application of fluticasone propionate lotion: a case report and review of the literature. Dermatol Online 14(11):4, 2008

Segal D, Holcberg G, Sapir O, et al: Neurofibromatosis in pregnancy. Maternal and perinatal outcome. Eur J Obstet Gynecol Reprod Biol 84(1):59, 1999

Semkova K, Black M: Pemphigoid gestationis: current insights into pathogenesis and treatment. Eur J Obstet Gynecol Reprod Biol 145(2):138, 2009

Shimanovich I, Skrobek C, Rose C, et al: Pemphigoid gestationis with predominant involvement of oral mucous membranes and IgA autoantibodies targeting the C-terminus of BP180. J Am Acad Dermatol 47:780, 2002

Shornick JK, Black MM: Fetal risks in herpes gestationis. J Am Acad Dermatol 26:63, 1992

Shornick JK, Meek TJ, Nesbitt LT, et al: Herpes gestationis in blacks. Arch Dermatol 120(4):511, 1984

Sitaru C, Powell J, Messer G, et al: Immunoblotting and enzyme-linked immunosorbent assay for the diagnosis of pemphigoid gestationis. Obstet Gynecol 103(4):757, 2004

Spits C, De Rycke M, Van Ranst N, et al: Preimplantation genetic diagnosis for cancer predisposition syndromes. Prenat Diagn 27(5):447, 2007

Stern RS: Exanthematous drug eruptions. N Engl J Med 366:2492, 2012

Takatsuka Y, Komine M, Ohtsuki M: Pemphigoid gestationis with a complete hydatidiform mole. J Dermatol 39(5):474, 2012

Tani N, Kimura Y, Koga H, et al: Clinical and immunological profiles of 25 patients with pemphigoid gestationis. Br J Dermatol 172(1):120, 2015

Terry AR, Barker FG 2nd, Leffert L, et al: Neurofibromatosis type 1 and pregnancy complications: a population-based study. Am J Obstet Gynecol 209(1):46.e1, 2013

Terry AR, Merker VL, Barker FG 2nd, et al: Pregnancy complications in women with rare tumor suppressor syndromes affecting central and peripheral nervous system. Am J Obstet Gynecol 213(1):108, 2015

Van de Wiel A, Hart HC, Flinterman J, et al: Plasma exchange in herpes gestationis. BMJ 281:1041, 1980

Vaughan Jones SA, Hern S, Nelson-Piercy C, et al: A prospective study of 200 women with dermatoses of pregnancy correlating clinical findings with hormonal and immunopathological profiles. Br J Dermatol 141:71, 1999

Wikström Shemer E, Marschall HU, Ludvigsson JF, et al: Intrahepatic cholestasis of pregnancy and associated adverse pregnancy and fetal outcomes: a 12-year population-based cohort study. BJOG 120(6):717, 2012

Yang YW, Chen CS, Chen YH, et al: Psoriasis and pregnancy outcomes: a nationwide population-based study. J Am Acad Dermatol 64(1):71, 2011

Zaenglein AL, Pathy AL, Schlosser BJ, et al: Guidelines of care for the management of acne vulgaris. J Am Acad Dermatol 74(5):945, 2016

CAPÍTULO 63

Distúrbios neoplásicos

TERAPIA DO CÂNCER NA GRAVIDEZ 1191
NEOPLASIAS DO TRATO REPRODUTIVO 1192
CARCINOMA DE MAMA 1200
CÂNCER DA TIREOIDE 1201
LINFOMAS 1202
MELANOMA MALIGNO 1203
CÂNCER DO TRATO GASTRINTESTINAL 1204
OUTROS TUMORES 1204

gestações; da tireoide, 1 em 7.000; e do colo do útero, 1 em 8.500 (Smith, 2003). Esses, juntamente com linfoma e melanoma, são responsáveis por 65% dos casos de câncer na gravidez (Eibye, 2013). Para alguns tipos de câncer – ovário, endométrio e mama –, as evidências sugerem que a alta paridade é protetora (Högnäs, 2014).

Durante a gravidez, o manejo do câncer apresenta problemas únicos relacionados às preocupações com o feto, e o tratamento deve ser individualizado. As considerações incluem o tipo e o estágio do câncer, o desejo de continuar com a gravidez e os riscos inerentes associados à modificação ou postergação do tratamento do câncer.

Qualquer aumento excessivo do abdome ou aparecimento de sintomas de pressão devem sempre justificar um exame cuidadoso, e, em alguns casos, será encontrado um tumor ocupando a cavidade pélvica. Em raros casos, tumores malignos do reto podem obstruir o canal pélvico de modo a tornar a cesariana imperativa.

– J. Whitridge Williams (1903)

Qualquer neoplasia pode complicar a gravidez, e, como escrito por Williams, o exame físico geralmente sugere o diagnóstico. As técnicas de imagem atuais também permitem que um número maior de neoplasias seja identificado antes do parto. As neoplasias mais encontradas são benignas, e os leiomiomas uterinos e cistos ovarianos são os mais frequentes.

O câncer tem uma incidência aproximada de 1 por 1.000 gestações (Parazzini, 2017; Salani, 2014). Um terço dos casos são diagnosticados no pré-natal, e o restante em até 12 meses após o parto. Alguns dos mais frequentes são mostrados na Figura 63-1. O câncer de mama é encontrado em 1 em 5.000

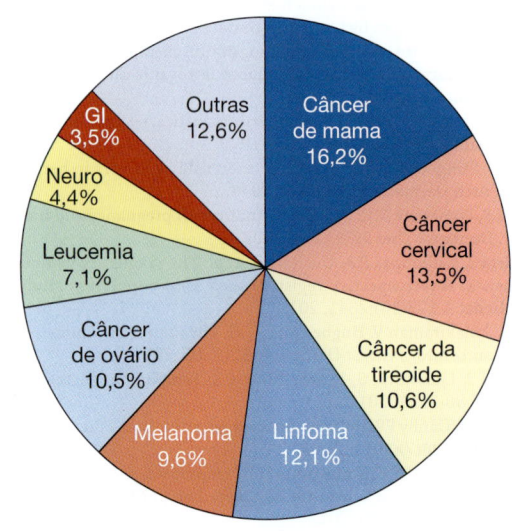

FIGURA 63-1 Proporção das malignidades durante a gravidez e em 12 meses do nascimento em 4,85 milhões de mulheres no California Cancer Registry. GI, gastrintestinal. (Dados de Smith, 2003.)

TERAPIA DO CÂNCER NA GRAVIDEZ

■ Cirurgia

Os procedimentos operatórios indicados para o câncer incluem aqueles para diagnóstico, estadiamento ou terapia. A maioria dos procedimentos que não interferem no trato reprodutivo é bem tolerada pela mãe e pelo feto (Cap. 46, p. 901). Embora muitas cirurgias tenham sido classicamente adiadas até depois de 12 a 14 semanas para minimizar os riscos de abortamento espontâneo, isso provavelmente não é necessário. Somos da opinião de que a cirurgia deve ser feita independentemente da idade gestacional se houver risco ao bem-estar materno.

A gravidez e a malignidade são fatores de risco para tromboembolismo venoso (TEV). Em um estudo, Bleau e colaboradores (2016) relataram um risco maior de TEV em gestantes com leucemia mieloide, doença de Hodgkin, câncer de colo do útero e câncer de ovário em comparação com o de mulheres grávidas sem malignidade. O risco não era maior naquelas com câncer de cérebro ou tireoide, melanoma ou leucemia linfoide. No entanto, as diretrizes atuais carecem de recomendações específicas para gestantes submetidas a cirurgias para câncer. Assim, dependendo da complexidade do procedimento planejado, parece razoável o uso de heparina de baixo peso molecular profilática combinada com meias elásticas e/ou compressão pneumática intermitente, conforme descrito no Capítulo 52 (p. 1019).

■ Imagem diagnóstica

A ultrassonografia é a ferramenta de imagem preferida durante a gravidez. Mesmo assim, de acordo com o American College of Obstetricians and Gynecologists (2017a), a maioria dos procedimentos radiográficos diagnósticos apresenta uma exposição muito baixa a raios X, e sua realização não deve ser postergada se afetar diretamente a terapia (Cap. 46, p. 906). A ressonância magnética (RM) pode ser realizada com segurança em qualquer trimestre, mas o adiamento até após o primeiro trimestre pode reduzir os potenciais riscos. O gadolínio não deve ser usado no primeiro trimestre e apenas deve ser usado no final da gravidez se os benefícios superarem os riscos (American College of Radiology, 2016; Kanal, 2013). A tomografia computadorizada (TC) é menos frequentemente selecionada devido à radiação ionizante, e as doses relacionadas ao procedimento estão listadas no Capítulo 46 (p. 907). Consequentemente, a TC é usada na gravidez com mais frequência para avaliar preocupações agudas que incluem embolia pulmonar, obstrução intestinal ou renal e eventos neurológicos agudos. Para melhorar a TC, podem ser adicionados contrastes orais e intravenosos. Não há danos fetais conhecidos, e a amamentação pós-parto não precisa ser interrompida. Por fim, alguns radioisótopos são relativamente seguros na gravidez e estão listados na Tabela 46-8 (p. 909).

■ Radioterapia

A irradiação terapêutica muitas vezes resulta em significativa exposição fetal dependendo de dose, localização do tumor, tamanho do campo e idade gestacional. Potenciais efeitos adversos incluem malformação fetal, deficiência intelectual, restrição de crescimento, esterilidade e carcinogênese (Brent, 1999; Stovall, 1995). Nas 2 semanas após a fecundação, a exposição geralmente leva a danos cromossômicos e morte embrionária. O próximo período mais suscetível é durante a organogênese, nas semanas 2 a 8, e a exposição pode causar malformação. Isso pode ocorrer com doses acima do limiar de 0,1 a 0,2 Gy. Durante as semanas 8 a 25, o sistema nervoso central do feto está especialmente vulnerável. A dose limiar para deficiência intelectual na gestação de 8 a 15 semanas se aproxima de 0,06 Gy, e entre 16 e 25 semanas é de cerca de 0,25 Gy (Kal, 2005; Otake, 1996). Após 25 semanas de gestação, a suscetibilidade é menor, embora nenhuma idade gestacional seja considerada segura para a exposição terapêutica à radiação. Dessa forma, a radioterapia no abdome materno é contraindicada. Em alguns casos de câncer de cabeça e pescoço, a radioterapia em áreas supradiafragmáticas pode ser usada com relativa segurança com uma proteção abdominal do feto (Amant, 2015a).

■ Quimioterapia

Vários fármacos antineoplásicos podem ser administrados para o tratamento primário ou para terapia adjuvante. Embora a quimioterapia muitas vezes melhore o desfecho materno em longo prazo, com frequência há uma relutância de empregá-la durante a gravidez. As preocupações com o feto incluem malformações, restrição de crescimento, deficiência intelectual e o risco de futuras doenças malignas na infância. Os riscos são principalmente dependentes da idade fetal na exposição, e a maioria dos agentes são potencialmente nocivos no primeiro trimestre durante a organogênese. De fato, em uma revisão, 14% das principais malformações foram atribuídas à exposição no primeiro trimestre a fármacos citotóxicos (National Toxicology Program, 2013).

Após o primeiro trimestre, os fármacos antineoplásicos em sua maioria não apresentam riscos de sequelas fetais adversas óbvias imediatas (Abdel-Hady, 2012; Vercruysse, 2016). Da mesma forma, os efeitos mutagênicos tardios parecem limitados (Amant, 2015b; Cardonick, 2015). Embora nem sempre praticável, alguns clínicos recomendam que a quimioterapia seja suspensa nas 3 semanas que antecedem o parto porque a neutropenia ou a pancitopenia podem causar risco excessivo de infecção ou hemorragia materna. Outra preocupação é que a depuração hepática e renal neonatal dos metabólitos da quimioterapia seja limitada (Ko, 2011). Por esses motivos, a maioria dos agentes quimioterápicos citotóxicos é contraindicada na amamentação (Pistilli, 2013).

■ Terapia molecular

Os fármacos projetados para estimular a hemopoiese são comumente usados em tratamentos contra o câncer. Alguns desses fármacos incluem o filgrastim e o pegfilgrastim, um fator estimulador de colônias de granulócitos. Se necessários na gravidez, dados limitados corroboram a segurança desses agentes (Boxer, 2015). As hemácias podem ser estimuladas por α-eritropoietina, que, de acordo com relatos de caso, também parece segura na gravidez (Sienas, 2013). No entanto, a hipertensão materna é um risco potencial conhecido.

■ Terapia-alvo

Os dois principais tipos de terapia-alvo são anticorpos monoclonais e inibidores de pequenas moléculas. Ambos bloqueiam as ações de enzimas, proteínas ou outras moléculas específicas envolvidas no crescimento de células cancerígenas. Esses medicamentos são designados para tratar uma lista cada vez maior de câncer, e alguns são descritos em discussões posteriores de tumores específicos. A maioria desses compostos é rotulada pela Food and Drug Administration (FDA) como classe D, e os dados são limitados em relação aos efeitos na gravidez ou amamentação.

Muitos desses fármacos têm como alvo a tirosina-cinase, uma enzima importante que regula as vias de sinalização envolvidas na divisão, na diferenciação e na apoptose celulares. Com o uso no primeiro trimestre, toxicidade ou teratogenicidade embrionária foram atribuídas a eles. Assim, esse grupo específico de agentes direcionados é considerado para uso na gravidez apenas se o benefício potencial para a gestante justificar o risco potencial para o feto (Lodish, 2013).

De outros agentes, o anticorpo monoclonal trastuzumabe inibe o receptor do fator de crescimento epidérmico humano tipo 2 (HER2), que alguns cânceres de mama expressam. Embora não seja teratogênico, o seu uso no segundo e terceiro trimestres está associado a oligoidrâmnio, que parece ser reversível após a interrupção do medicamento (Sarno, 2013; Zagouri, 2013b). Devido aos poucos dados disponíveis, é melhor evitar outros inibidores do HER2 na gravidez (Lambertini, 2015).

■ Fertilidade e gravidez após a terapia para o câncer

A fertilidade pode diminuir após quimioterapia ou radioterapia. O aconselhamento ocorre preferencialmente antes do tratamento do câncer, e diretrizes para ele foram desenvolvidas (American Society for Reproductive Medicine, 2013a; Lambertini, 2016; Loren, 2013; Peccatori, 2013). Antes da terapia, a criopreservação de embriões ou oócitos é uma opção reconhecida de preservação da fertilidade (American Society for Reproductive Medicine, 2013b,c). A transposição cirúrgica dos ovários pode ser considerada se a radiação pélvica for planejada. Para isso, os ovários e seu suprimento sanguíneo primário intacto são conduzidos da pelve e fixados à parede lateral do abdome em um local 3 a 4 cm acima do nível do umbigo. Em uma revisão, a preservação da função foi relatada em 65 a 94%, dependendo do tipo de radioterapia (Gubbala, 2014). Além disso, essa transposição requer recuperação transabdominal de oócitos se for planejada posterior fertilização in vitro (American Society for Reproductive Medicine, 2013a).

A supressão ovariana com agonistas do hormônio liberador de gonadotrofina não é benéfica, de acordo com uma revisão recente (Elgindy, 2015). Atualmente, a criopreservação do tecido ovariano é considerada experimental. Atualmente, esses métodos estão limitados a centros de referência.

No aconselhamento aos sobreviventes de câncer, as evidências sugerem que a exposição à maioria dos agentes de radioterapia ou quimioterapia na infância ou na idade adulta não aumenta significativamente o risco de anomalias congênitas ou doenças genéticas em seus filhos (Haggar, 2014; Signorello, 2012; Stensheim, 2013; Winther, 2012). Naquelas tratadas com quimioterapia quando crianças, os estudos também não mostram uma ligação consistente com resultados obstétricos adversos (Melin, 2015; Reulen, 2009). Os dados são limitados em relação às pessoas com câncer tratadas na idade adulta, e alguns estudos mostraram taxas levemente mais altas de parto pré-termo e cesariana (Haggar, 2014; Stensheim, 2013).

Notavelmente, a radiação abdominopélvica anterior afeta de forma mais convincente os resultados neonatais. Os efeitos adversos incluem taxas elevadas de abortamento, baixo peso ao nascer, natimortos e parto pré-termo (Signorello, 2006, 2010; Winther, 2008). A radiação pode diminuir o potencial reprodutivo, causando redução do volume uterino, diminuição do endométrio e prejuízo do fluxo sanguíneo uterino (Critchley, 1992; Larsen, 2004). Maiores efeitos são observados com a radiação uterina direta e com a radioterapia em idades mais jovens (Teh, 2014).

É importante ressaltar que muitas sobreviventes de câncer concebem por técnica de reprodução assistida, que por si só tem riscos obstétricos associados. Esse tópico é discutido no Capítulo 8 (p. 151).

■ Metástases placentárias

Os tumores raramente sofrem metástase para a placenta. Como descrito no Capítulo 6 (p. 116), os tipos mais comuns são melanomas malignos, leucemias, linfomas e câncer de mama (Al-Adnani, 2007). As placentas das gestações de mulheres com essas e outras doenças malignas devem ser enviadas para avaliação histológica. Como as células tumorais geralmente estão confinadas dentro dos espaços intervilosos, as metástases fetais não são frequentes.

NEOPLASIAS DO TRATO REPRODUTIVO

As neoplasias benignas são comuns e incluem leiomioma, neoplasias ovarianas e pólipos endocervicais. O câncer nesses órgãos também pode complicar a gravidez, e, entre eles, a neoplasia cervical é a mais comum (Fig. 63-2).

■ Colo do útero

Pólipo endocervical

São crescimentos excessivos de estroma endocervical cobertos por epitélio. Normalmente eles aparecem como massas carnudas alongadas, simples, vermelhas e de tamanho variável que se estendem para fora a partir do canal endocervical. Geralmente benignos, eles podem sangrar e ser uma fonte de resultados de esfregaço de Papanicolau descrevendo *células glandulares atípicas de significado indeterminado* (AGUS, de *atypical glandular cells of*

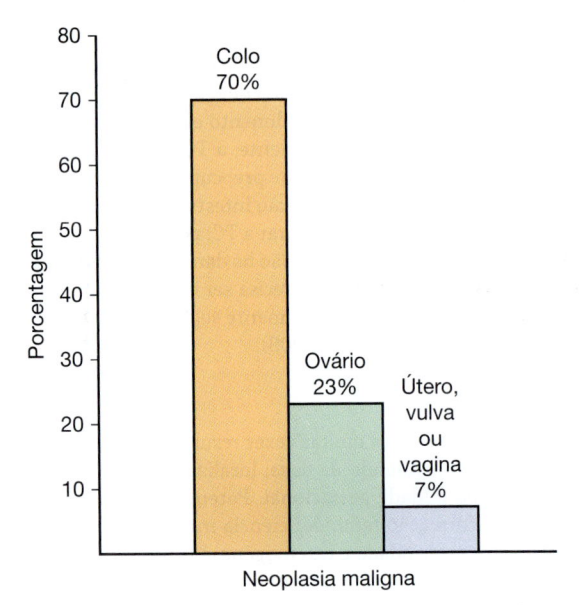

FIGURA 63-2 Frequência das doenças malignas do trato reprodutivo em 844 gestantes. (Dados de Haas, 1984; Lutz, 1977; Smith, 2003.)

undetermined significance). Com a remoção e a avaliação histológica desses pólipos, a displasia é diagnosticada em até 0,5%, e há transformação maligna em até 0,1% (Esim Buyukbayrak, 2011; Long, 2013).

Poucos dados formais orientam o manejo na gravidez. Pequenas lesões assintomáticas podem ser deixadas intocadas durante o parto ou remodelamento puerperal. A remoção e a avaliação histológica são razoáveis se houver suspeita de malignidade ou se o sangramento for problemático. Os pólipos com haste fina são presos com uma pinça em anel e torcidos repetidamente sobre sua base para estrangular os vasos de alimentação. Com o giro repetido, a base estreita e sai. A pasta de Monsel, que é um subsulfato férrico, pode ser aplicada com pressão no pedículo para hemostasia. Um pólipo com pedículo espesso pode, algumas vezes, justificar a ligadura e a excisão cirúrgica.

Neoplasia epitelial

A gravidez é um momento oportuno para rastrear a neoplasia intraepitelial cervical (NIC), em especial em mulheres sem acesso regular a cuidados de saúde. Com o rastreamento pelo teste de Papanicolau, o estado da gravidez é anotado no formulário de requisição, porque a interpretação pode ser prejudicada por alterações fisiológicas associadas à gravidez. Algumas dessas alterações incluem a presença de células deciduais e, com menor frequência, a reação de Arias-Stella. Essa última dá uma aparência de hiperplasia da glândula endocervical, o que pode dificultar a diferenciação das células glandulares verdadeiramente atípicas.

As orientações de rastreamento também aplicáveis nas gestantes foram atualizadas em 2012 pela American Society for Colposcopy and Cervical Pathology (ASCCP). São elas: (1) sem rastreamento até os 21 anos; (2) citologia isolada a cada 3 anos naquelas com idade entre 21 e 29 anos; e (3) naquelas com mais de 30, teste combinado para papilomavírus humano (HPV) *e* citologia a cada 5 anos ou apenas citologia a cada 3 anos. As condições de alto risco para a neoplasia cervical incluem infecção pelo vírus da imunodeficiência humana (HIV), outros estados imunocomprometidos e exposição *in utero* ao dietilestilbestrol (DES). Para mulheres com infecção pelo HIV, o início do rastreamento de câncer do colo do útero apenas com citologia começa no primeiro ano após o diagnóstico de HIV (American College of Obstetricians and Gynecologists, 2016b).

Papilomavírus humano.
Esse vírus infecta os epitélios cervicais. Na maioria dos casos, a infecção desaparece, mas, em um menor número de casos, o vírus pode promover crescimento neoplásico benigno, pré-maligno ou canceroso. A prevalência da infecção pelo HPV em mulheres grávidas se aproxima de 15% (Hong, 2013; Liu, 2014). Existem mais de 100 sorotipos, e vários estão associados a lesões intraepiteliais de alto grau e câncer invasivo. Os mais proeminentes são os sorotipos 16 e 18. O rastreamento do câncer do colo do útero, que combina citologia e testes para sorotipos de HPV de alto risco, é denominado *coteste* e é adequado para mulheres com 30 anos ou mais. Notavelmente, como um novo paradigma para o rastreamento, o teste primário de HPV isoladamente pode ser considerado um método único apropriado para mulheres com mais de 25 anos (Huh, 2015). Com isso, a identificação dos sorotipos 16 ou 18 leva à avaliação colposcópica.

Os sorotipos de HPV 6 e 11 estão ligados a verrugas genitais maternas benignas. A infecção congênita por HPV por transmissão vertical – mãe para feto ou recém-nascido – além da colonização transitória da pele é rara. Ainda assim, as verrugas conjuntivais, laríngeas, vulvares ou perianais presentes no neonato ao nascimento ou que se desenvolvem dentro de 1 a 3 anos após o nascimento são provavelmente decorrentes da exposição perinatal a esses sorotipos maternos de HPV. Isso é discutido com mais detalhes no Capítulo 65 (p. 1245). É importante ressaltar que a cesariana não diminui o risco de papilomatose neonatal da laringe.

A nítida relação entre infecção por HPV e neoplasia cervical levou ao desenvolvimento de três vacinas aprovadas. Elas não são administradas durante a gravidez, são compatíveis com a amamentação e são discutidas no Capítulo 65 (p. 1245).

Citologia e histologia anormais.
A incidência da citologia cervical anormal durante a gravidez é no mínimo tão alta quanto aquela relatada para as mulheres não grávidas. Achados citológicos anormais e seu manejo sugerido de acordo com as orientações de consenso são resumidos na Tabela 63-1. Muitas dessas anormalidades citológicas devem justificar a colposcopia, e o principal objetivo durante a gravidez é a exclusão do câncer invasivo. Assim, as lesões suspeitas de lesão de alto grau ou câncer devem passar por biópsia. Durante a gravidez, a avaliação colposcópica é mais fácil de ser feita porque a zona de transformação é melhor exposta devido à eversão fisiológica. Com visualização insuficiente da zona, a colposcopia é repetida em 6 a 8 semanas. Durante esse período, a junção escamocolunar geralmente se projeta ainda mais para fora, permitindo um exame satisfatório.

As mulheres com NIC histologicamente confirmada durante a gravidez podem dar à luz por via vaginal, com uma avaliação posterior planejada após o parto. Para as mulheres grávidas com NIC 1, o tratamento recomendado é uma nova avaliação pós-parto. Para aquelas com NIC 2 ou 3 nas quais a doença invasiva foi excluída, é aceitável adiar a reavaliação até pelo menos 6 semanas após o parto. Alternativamente, repetidas avaliações colposcópicas e citológicas são realizadas em intervalos não mais frequentes do que 12 semanas. Recomenda-se repetir a biópsia apenas se a aparência da lesão piorar ou se a citologia sugerir câncer invasivo (Massad, 2013).

A regressão de uma lesão NIC é comum durante a gravidez ou no pós-parto. Em um estudo com 1.079 gestantes com displasia cervical, nas quais a biópsia correlacionou-se aos achados colposcópicos, 61% das lesões reverteram no pós-parto normal (Fader, 2010). Em outro estudo, Yost e colaboradores (1999) relataram regressão da lesão pós-parto em 70% das mulheres com lesões NIC 2 ou 3. Embora 7% das mulheres tenham tido lesões de NIC 2 que avançaram para NIC 3, nenhuma lesão progrediu para carcinoma invasivo. Em outro estudo com 77 mulheres com carcinoma *in situ* (CIS) diagnosticado durante a gravidez, um terço teve regressão da lesão pós-parto, dois terços tiveram CIS persistente e apenas duas mulheres tiveram câncer microinvasivo na conização após o parto (Ackermann, 2006).

O adenocarcinoma *in situ* (AIS) é manejado de maneira similar à NIC 3 (Dunton, 2008). Assim, a menos que um câncer invasivo seja identificado, o tratamento do AIS não é recomendado até 6 semanas após o parto.

Conização cervical.
Se houver suspeita de lesões epiteliais invasivas, a conização é indicada e pode ser feita com procedimento de excisão por alça eletrocirúrgica (LEEP) ou conização a frio. Contudo, o epitélio e o estroma subjacente dentro do canal endocervical não podem ser excisados extensivamente por causa do risco de ruptura da membrana. Logicamente, a doença residual é comum. De 376 conizações durante a gravidez revisadas por Hacker e cola-

TABELA 63-1 Tratamento das anormalidades do teste de Papanicolau na gravidez

Anormalidade	Mulheres com 25 anos ou mais	Mulheres de 21 a 24 anos
NILM/HPV-positivo[a]	Repetir Pap em 1 ano; colposcopia se Pap atual for o segundo NILM/HPV-positivo	Não aplicável
ASCUS		
HPV-positivo	Colposcopia preferida; aceitável adiamento da colposcopia até 6 semanas após o parto	Repetir Pap em 1 ano
HPV-negativo	Rastreamento de rotina	Rastreamento de rotina
HPV desconhecido	Repetir citologia em 1 ano; colposcopia se o Pap atual for o segundo ASCUS	
LSIL	Colposcopia preferida; aceitável adiamento da colposcopia até 6 semanas após o parto	Repetir Pap em 1 ano
ASC-H / HSIL / CCE / AGC / AIS / adenoCA	Colposcopia durante a gravidez[b]	

[a]Mulheres com 30 anos ou mais.
[b]Curetagem endocervical e amostra endometrial são contraindicadas na gravidez.
Pap, teste de Papanicolau; AGC, células glandulares atípicas; adenoCA, adenocarcinoma; AIS, adenocarcinoma *in situ*; ASC-H, célula escamosa atípica, não pode excluir lesão intraepitelial escamosa de alto grau; ASCUS, célula escamosa atípica de significado indeterminado; HPV, papilomavírus humano; HSIL, lesão intraepitelial escamosa de alto grau; LSIL, lesão intraepitelial escamosa de baixo grau; NILM, negativo para lesão intraepitelial ou malignidade; CCE, carcinoma de célula escamosa.
Adaptada de American Society for Colposcopy and Cervical Pathology (ASCCP) 2012 Consensus Guidelines; Massad, 2013.
Tabela resumida e utilizada com permissão da Dra. Claudia L. Werner.

boradores (1982), foi encontrada neoplasia residual em 43% das amostras subsequentes. Além disso, aproximadamente 10% de 180 gestantes precisaram de transfusão após a conização (Averette, 1970). Assim, se possível, a conização é evitada na gravidez devido ao aumento nos riscos de abortamento, ruptura da membrana, hemorragia e parto pré-termo.

As mulheres com NIC tratadas *antes* da gravidez podem enfrentar complicações na gestação. Primeiro, a estenose cervical cicatricial é incomum, mas pode ocorrer após conização, LEEP ou cirurgia a *laser*. A estenose cervical quase sempre cede durante o parto. Um chamado *colo aglutinado* pode sofrer apagamento intraparto quase completo sem dilatação, com a parte de apresentação separando-se da vagina apenas por uma fina camada de tecido cervical. Em geral, a dilatação espontânea segue de imediato a pressão com a ponta do dedo, embora a dilatação instrumental ou as incisões cruzadas possam ser necessárias.

Segundo, a conização a frio pré-concepcional está associada à incompetência istmocervical e ao parto pré-termo. No entanto, a relação entre parto pré-termo e LEEP continua sendo debatida (Castanon, 2012; Conner, 2014; Stout, 2015; Werner, 2010). O tamanho do tecido excisado parece estar diretamente relacionado a resultados adversos (Weinmann, 2017).

Câncer cervical invasivo

A incidência de carcinoma cervical invasivo diminuiu expressivamente nos Estados Unidos como resultado do teste de Papanicolau (American College of Obstetricians and Gynecologists, 2016b). Esse câncer é encontrado em aproximadamente 1 em 8.500 gestações (Bigelow, 2017; Pettersson, 2010). O diagnóstico é confirmado com biópsias obtidas durante a colposcopia, com conização, ou a partir de uma lesão nitidamente anormal. Dos tipos histológicos, o carcinoma de células escamosas compreende 75% de todos os cânceres cervicais, enquanto os adenocarcinomas compõem o percentual restante. Os cânceres podem aparecer como uma saliência exofítica ou endofítica, como uma massa polipoide, tecido papilar ou colo em forma de barril; ou como necrose ou ulceração cervical. Também pode haver uma secreção aquosa, purulenta, de odor fétido ou sanguinolenta. A biópsia com pinça Tischler é autorizada para suspeitas de lesões. Os vasos tumorais anormais podem causar sangramento mais intenso do que o esperado no local da biópsia, que geralmente é controlado por pressão e pasta de Monsel.

O câncer cervical é clinicamente estadiado, e 70 a 75% dos casos que são diagnosticados na gravidez são de estágio I (Bigelow, 2017; Morice, 2012). As mudanças fisiológicas da gravidez podem impedir o estadiamento acurado e a extensão do câncer provavelmente será subestimada nas gestantes. Especificamente, a insensibilidade da base dos ligamentos largos, que caracteriza a propagação do tumor além do colo, pode ser menos proeminente devido ao amolecimento cervical, paracervical e parametrial da gravidez. O estadiamento na gravidez tipicamente incorpora achados do exame pélvico e da ultrassonografia renal, radiografia torácica, cistoscopia, proctoscopia e talvez biópsia cônica. Embora a RM não seja formalmente considerada para estadiamento clínico, ela pode ser empregada sem contraste de gadolínio para determinar o envolvimento do trato urinário e linfonodos (Fig. 63-3).

Manejo e prognóstico. O tratamento do câncer cervical nas gestantes é individualizado e depende do estágio, da duração da gravidez e do desejo individual de continuar a gravidez. O estágio IA1 é chamado *doença microinvasiva* e descreve lesões com a invasão mais profunda ≤ 3 mm e a mais larga extensão lateral ≤ 7 mm (FIGO Committee on Gynecologic Oncology, 2009).

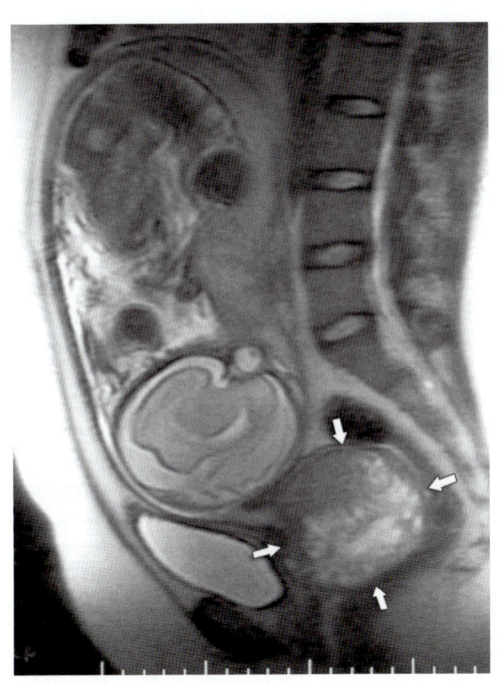

FIGURA 63-3 Ressonância magnética ponderada em T2 sagital de um útero gravídico com 32 semanas de gestação com um grande carcinoma cervical (*setas*).

Se diagnosticado pela biópsia por conização, o tratamento segue diretrizes similares àquelas para a doença intraepitelial. Em geral, a continuação da gravidez e o parto vaginal são considerados seguros, e a terapia definitiva é reservada por até 6 semanas de pós-parto.

Em contrapartida, o câncer invasivo demanda uma terapia relativamente imediata. Durante a primeira metade da gravidez, o tratamento imediato é aconselhável, mas depende da decisão de continuar a gravidez. Durante a metade final da gravidez, concorda-se que a gravidez pode prosseguir com segurança até a maturidade pulmonar fetal ser obtida (Greer, 1989). Em dois estudos com um total de 40 mulheres com mais de 20 semanas de gestação e carcinoma de estágio I ou estágio IIA, o atraso do tratamento foi considerado razoável em mulheres sem lesões evidentes (Takushi, 2002, van Vliet, 1998). Outra opção é completar o estadiamento usando linfadenectomia lararoscópica e retardar o tratamento se metástases forem excluídas (Alouini, 2008; Favero, 2010). Em uma metanálise, a quimioterapia neoadjuvante, isto é, anterior à cirurgia, com derivados de platina, foi considerada promissora para o tratamento na gravidez (Zagouri, 2013a).

Embora a terapia cirúrgica e a irradiação sejam igualmente efetivas, a histerectomia radical mais linfadenectomia pélvica é o tratamento preferido para câncer cervical na maioria das mulheres com lesões de estágio I e estágio IIA inicial. A radioterapia para o câncer cervical é desvantajosa, destrói a função ovariana, e possivelmente a sexual, e com frequência causa lesão no trato intestinal e urinário. Em 49 mulheres com câncer de estágio IB associado à gravidez, houve uma taxa de 30% de complicação grave da radioterapia comparada com apenas 7% com cirurgia radical (Nisker, 1983). Com a cirurgia antes de 20 semanas, a histerectomia radical geralmente é feita com o feto *in situ*. No final da gravidez, contudo, a histerotomia geralmente é realizada primeiro.

Embora não sejam escolhidos com frequência durante a gravidez, outros procedimentos foram investigados para câncer cervical de estágio inicial. Ungár e colaboradores (2006) realizaram a traquelectomia radical abdominal antes de 20 semanas de gestação para o câncer de estágio IB1 em cinco mulheres grávidas. Yahata e colaboradores (2008) trataram quatro mulheres em 16 a 23 semanas para adenocarcinoma de estágio IA1 com conização a *laser* e todas deram à luz a termo. Van Calsteren e colaboradores (2008) relataram sucesso semelhante.

Para câncer em estágio mais avançado, é aplicada a radioterapia. A radiação de feixe externo no início da gravidez geralmente leva ao abortamento espontâneo. Se não ocorrer abortamento, realiza-se curetagem. Durante o segundo trimestre, o abortamento espontâneo pode ser retardado e pode necessitar de histerotomia em até 25% dos casos. Esse procedimento é escolhido porque a indução do trabalho de parto ou dilatação e evacuação podem representar sérios riscos de hemorragia.

A gravidez não tem um efeito negativo no prognóstico do câncer do colo do útero, e os desfechos de sobrevida são semelhantes para mulheres grávidas e não grávidas (Amant, 2014; Mogos, 2013). Em um estudo de caso-controle de 44 mulheres com câncer cervical associado à gravidez, a taxa de sobrevida global em 5 anos foi de aproximadamente 80% nas gestantes e nas controles não grávidas (van der Vange, 1995).

Parto. Quaisquer efeitos prognósticos adversos que o parto vaginal através de um colo cancerígeno possa ter são desconhecidos. A via de parto é controversa, em especial para lesões de estágio inicial pequenas. Em alguns casos de tumores volumosos ou friáveis, uma hemorragia significativa causada pelo câncer pode complicar o parto vaginal. Além disso, foram relatadas recorrências na cicatriz da episiotomia, que resultam de células tumorais aparentemente "implantadas" na episiotomia (Goldman, 2003). Portanto, a maioria apoia a cesariana.

Gravidez após traquelectomia radical. Há uma crescente experiência com a gravidez em mulheres que foram submetidas à traquelectomia radical com preservação da fertilidade para câncer cervical de estágio IB1 e estágio IB2 antes da concepção. Durante o procedimento tipicamente vaginal, o colo é amputado no nível do orifício interno e uma cerclagem de sutura permanente é colocada ao redor do istmo para suporte em futuras gestações. O istmo uterino é então reconstruído pela vagina. Devido à cerclagem permanente, uma incisão cesariana clássica é necessária para o parto.

Shepherd e colaboradores (2006) apresentaram os resultados para 123 destas mulheres tratadas em sua instituição. Das 63 mulheres que tentaram a gravidez, 19 tiveram 28 nascimentos vivos. Todas tiveram cesariana clássica, e 25% ocorreram antes de 32 semanas. Achados similares foram registrados por Kim (2012) e Park (2014) e colaboradores.

■ Útero

Leiomiomas

Também conhecidos como miomas e um tanto quanto erroneamente chamados de *fibroides*, os leiomiomas uterinos são tumores de musculatura lisa benignos comuns. Sua incidência é de cerca de 2%, e a variação citada depende da frequência da ultrassonografia de rotina e das características da população (Qidwai, 2006; Stout, 2010). Em um estudo com 4.271 mulheres, a prevalência de leiomioma no primeiro trimestre foi mais alta nas mulheres negras – 18% – e mais baixa nas brancas – 8% (Laughlin, 2009).

Os leiomiomas variam em localização e podem se desenvolver como crescimento submucoso, subseroso ou intramural. Com menos frequência, desenvolvem-se no colo ou no ligamento largo. Alguns se tornam parasíticos e seu suprimento sanguíneo é derivado de estruturas adjacentes como o omento altamente vascularizado. Em uma rara manifestação – *leiomiomatose peritoneal disseminada* – vários pequenos tumores de músculo liso benignos subperitoneais parecem similares à carcinomatose. Os tumores provavelmente são causados pela estimulação de estrogênio de células mesenquimais subcelômicas multicêntricas para se tornarem células do músculo liso (Bulun, 2015). Esses crescimentos geralmente regridem após a gravidez.

Os efeitos estimulatórios da progesterona da gravidez no crescimento do mioma são imprevisíveis e podem ser expressivos. Esses tumores respondem de maneira diferente em cada mulher e podem crescer, regredir ou permanecer inalterados em tamanho durante a gravidez (Laughlin, 2009; Neiger, 2006).

Em especial durante a gravidez, os miomas podem ser confundidos com outras massas anexiais, e a imagem ultrassonográfica é indispensável (Fig. 63-4). Nas mulheres cujos achados da ultrassonografia são incertos, a RM realizada após o primeiro trimestre pode ser necessária. Uma vez diagnosticados, os leiomiomas não requerem vigilância com ultrassonografia seriada a menos que sejam previstas complicações associadas.

Sintomas. A maioria dos leiomiomas é assintomática, mas pode haver desenvolvimento de dor crônica ou aguda ou de pressão. Miomas grandes geralmente requerem internação para o tratamento da dor (Doğan, 2016). Para a dor crônica causada por um tumor grande, fármacos analgésicos não narcóticos geralmente são suficientes. Alguns miomas agudamente ultrapassam seu suprimento sanguíneo, e ocorre um infarto hemorrágico, que é chamado de *degeneração carnosa* ou *vermelha*. Clinicamente, há dor e sensibilidade abdominal focal aguda e, algumas vezes, leucocitose e febre de baixo grau. Como tal, a degeneração tumoral pode ser difícil de diferenciar da apendicite, descolamento prematuro da placenta, litíase ureteral ou pielonefrite. A ultrassonografia pode ser útil, mas a observação cuidadosa é necessária porque um mioma infartado é essencialmente um diagnóstico de exclusão. Em algumas mulheres, o trabalho de parto pré-termo é desencadeado pela inflamação associada.

O tratamento de um mioma degenerado é feito com analgésicos, e os sintomas geralmente diminuem em alguns dias. Em casos graves, pode ser necessária observação rigorosa para excluir uma causa séptica. Embora a cirurgia raramente seja necessária durante a gravidez, a miomectomia em casos altamente selecionados tem alcançado bons resultados. De 23 casos relatados, as mulheres estavam com 14 a 20 semanas de gestação, e, em quase metade, a cirurgia foi realizada por causa da dor (Celik, 2002; De Carolis, 2001). Em alguns dos referidos casos, um mioma intramural estava em contato com o local de implantação. Exceto por um caso imediatamente após a cirurgia com 19 semanas, a maioria das mulheres submeteu-se à cesariana no termo.

Por vezes, um mioma subseroso pediculado sofrerá torção com necrose dolorosa subsequente. A laparoscopia ou a laparotomia podem ser usadas para ligar o pedúnculo e ressecar o tumor necrótico. Dessa forma, acreditamos que a cirurgia deva ser limitada a tumores com um pedículo pequeno que pode ser facilmente pinçado e ligado.

Complicações da gravidez. Os miomas estão associados a várias complicações obstétricas, como trabalho de parto pré-termo, descolamento prematuro de placenta, apresentação fetal anômala, trabalho de parto obstruído, cesariana e hemorragia pós-parto. Em uma revisão dos resultados da gravidez em 2.065 mulheres com leiomiomas, Coronado e colaboradores (2000) relataram que o descolamento prematuro de placenta e a apresentação pélvica estavam aumentados em quatro vezes; o sangramento no primeiro trimestre e o trabalho de parto disfuncional, em duas vezes; e a cesariana, em seis vezes. Salvador e colaboradores (2002) relataram um risco oito vezes maior de abortamento no segundo trimestre para essas mulheres.

Os fatores mais importantes na determinação da morbidade na gravidez são número, tamanho e localização do leiomioma (Ciavattini, 2015; Jenabi, 2018; Lam, 2014). Se a placenta está adjacente ou implantada sobre um leiomioma, as taxas de abortamento, trabalho de parto pré-termo, descolamento prematuro de placenta e hemorragia pós-parto aumentam. Miomas retroplacentários também estão associados à restrição do crescimento fetal (Knight, 2016). Os tumores no colo do útero ou no segmento uterino inferior podem obstruir o trabalho de parto, como mostrado na Figura 63-5. Apesar dessas complicações, Qidwai e colaboradores (2006) relataram uma taxa de parto vaginal de 70% em mulheres nas quais os miomas mediam ≥ 10 cm. Esses dados argumentam contra a cesariana empírica para leiomiomas, e fazemos uma tentativa de trabalho de parto a menos que os miomas nitidamente obstruam o canal de parto. Se a cesariana for indicada, a má rotação uterina deve ser excluída antes da histerotomia. Geralmente, não se faz nenhuma intervenção nos miomas, a menos que causem sangramento recalcitrante. Uma importante advertência é que a histerectomia na cesariana pode ser tecnicamente difícil em razão do deslocamento ureteral lateral pelas massas.

O sangramento devido a miomas pode se desenvolver durante a gravidez por qualquer um de vários fatores. São especialmente comuns sangramento com abortamento espontâneo, trabalho de parto pré-termo, placenta prévia e descolamento prematuro de placenta. Em frequência muito menor, o sangramento pode resultar de um mioma submucoso que sofreu prolapso do útero para o colo ou vagina. Nesses casos incomuns, embora o sangramento

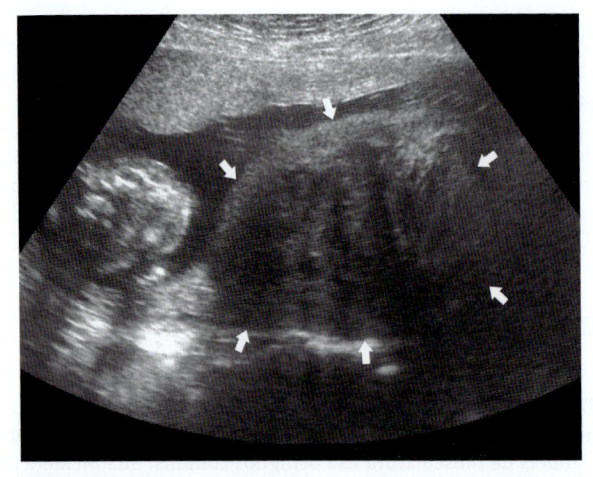

FIGURA 63-4 Ultrassonografia de útero gravídico com um grande leiomioma uterino. A massa heterogênea (*setas*) se situa ao lado do feto (vista em corte transversal) e tem a aparência clássica de um leiomioma na gravidez. A placenta está localizada anteriormente, e a massa se origina no segmento uterino inferior posterior e ocupa mais da metade do volume uterino total.

Lesões endometriais

Por vezes, a *endometriose* pode se desenvolver após o parto decorrente de implantes endometriais dentro das incisões abdominais feitas na cesariana ou dentro das cicatrizes da episiotomia (Bumpers, 2002). Ali eles formam uma massa palpável e podem causar dor localizada cíclica. Endometriomas dentro de um ovário são discutidos na próxima seção.

A *adenomiose* é tradicionalmente observada no final da vida reprodutiva e depois dela. Esse problema pode estar em parte relacionado ao rompimento da borda endometrial-miometrial durante a curetagem aguda para o abortamento (Curtis, 2012). Em um estudo de caso-controle, Hashimoto e colaboradores (2017) relataram taxas associadas significativamente mais altas de abortamento no segundo trimestre, pré-eclâmpsia, má posição fetal e parto pré-termo.

O *carcinoma endometrial* é uma neoplasia dependente de estrogênio também encontrada com frequência em mulheres com mais de 40 anos. Dessa forma, raramente ela é vista apenas na gravidez. Dos 27 casos identificados durante a gravidez ou nos primeiros 4 meses após o parto, a maioria foi encontrada em amostras de curetagem no primeiro trimestre (Hannuna, 2009). Muitos são adenocarcinomas bem diferenciados de estágio inicial, e o tratamento em geral consiste primeiramente em histerectomia abdominal e salpingo-ooforectomia. Com muito menos frequência, para preservar a fertilidade, a curetagem com ou sem terapia progestacional pós-procedimento tem sido usada para a rara paciente com câncer identificado em uma amostra de curetagem de abortamento espontâneo (Schammel, 1998).

Muitos outros estudos descrevem uma abordagem conservadora para mulheres *não grávidas* selecionadas diagnosticadas com câncer endometrial e que desejam preservar a fertilidade. Um estudo acompanhou 13 mulheres tratadas com progesterona para adenocarcinoma bem diferenciado em estágio inicial e que mais tarde conceberam após remissão aparente (Gotlieb, 2003). Nove tiveram recém-nascidos vivos, e quatro de seis mulheres com recorrência responderam a outro curso de terapia. Resultados similares foram descritos em 12 mulheres por Niwa e colaboradores (2005), e em 21 mulheres por Signorelli e colaboradores (2009). Apesar dessas taxas de gravidez aceitáveis, há relato de recorrências e morte, e o manejo conservador não é considerado padrão (Erkanli, 2010).

■ Ovário

Massas ovarianas encontradas durante a gravidez são relativamente comuns. Entre os estudos, as incidências variam de acordo com a frequência da ultrassonografia pré-natal, o limiar de tamanho ovariano usado para definir uma "massa" clinicamente significativa e se o local do estudo é de atendimento terciário ou primário. Assim, a incidência de massas ovarianas não surpreendentemente varia de 1 em 100 a 2.000 gestações (Whitecar, 1999; Zanetta, 2003). Das malignidades ovarianas, a incidência absoluta no California Cancer Registry foi 1 em 19.000 gestações (Smith, 2003).

Os tipos mais frequentes de massas ovarianas são cistos do corpo lúteo, endometriomas, cistadenomas benignos e teratomas císticos maduros. Como as mulheres grávidas são geralmente jovens, tumores malignos e de baixo potencial maligno são proporcionalmente incomuns. As nossas experiências no Parkland Hospital são similares às de Leiserowitz e colaboradores (2006), que descobriram que 1% de 9.375 massas ovarianas eram visivelmente malignas e que o outro 1% era de baixo potencial maligno.

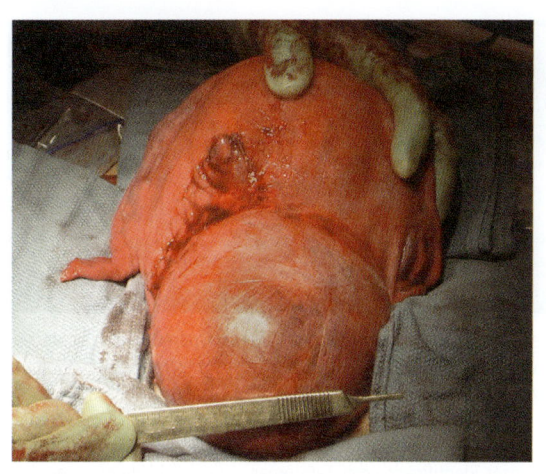

FIGURA 63-5 Cesariana realizada por causa de um grande leiomioma no segmento uterino inferior. Uma incisão uterina vertical clássica, observada à esquerda do mioma, foi necessária para o parto do feto.

intenso e persistente possa requerer intervenção inicial, o pedúnculo pode, se acessível, ser vaginalmente ligado próximo ao termo de modo a evitar a avulsão tumoral durante o parto.

Felizmente, é raro os miomas ficarem infectados (Genta, 2001). Quando ocorre infecção, geralmente é no pós-parto, especialmente se o tumor está localizado imediatamente adjacente à área de implantação (Lin, 2002). Eles também podem ficar infectados com um abortamento séptico associado e a perfuração do mioma por uma sonda, dilatador ou curetagem.

Considerações sobre a fertilidade. Apesar da prevalência relativamente alta de miomas em mulheres jovens, não está evidente se eles diminuem a fertilidade, exceto por possivelmente provocar o abortamento espontâneo. Em uma revisão de 11 estudos, Pritts (2001) concluiu que os miomas da submucosa afetavam a fertilidade de modo significativo. Ele descobriu também que a miomectomia histeroscópica melhorou as taxas de abortamento espontâneo precoce e infertilidade nessas mulheres. Se estiverem associados à infertilidade, os miomas em outros locais podem requerer laparoscopia ou laparotomia para sua excisão.

Alguns desses métodos de tratamento da infertilidade podem afetar as gestações subsequentes. Por exemplo, após a miomectomia, o útero gravídico pode romper antes ou durante o trabalho de parto (American College of Obstetricians and Gynecologists, 2016a). O manejo é individualizado, e a revisão do relatório da cirurgia prévia é prudente. Se a ressecção resultou em um defeito na cavidade endometrial ou imediatamente adjacente a ela, então a cesariana é, em geral, feita antes do trabalho de parto iniciar.

Embora menos efetiva que a cirurgia, a embolização da artéria uterina dos miomas também é usada para tratar a infertilidade ou os sintomas (Mara, 2008). As mulheres assim tratadas têm aumento nas taxas de abortamento espontâneo, cesariana e hemorragia pós-parto (Homer, 2010). A Society of Interventional Radiology considera a embolização do mioma relativamente contraindicada em mulheres que planejam futuras gestações (Stokes, 2010).

Por fim, fora dos Estados Unidos, o *ulipristal* – um modulador seletivo do receptor de progesterona – pode ser usado para a regressão do mioma. Gestações subsequentes bem-sucedidas sem novo crescimento do tumor foram relatadas (Luyckx, 2014).

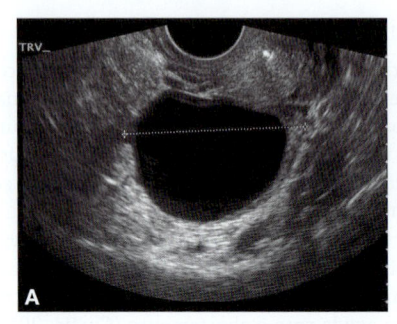

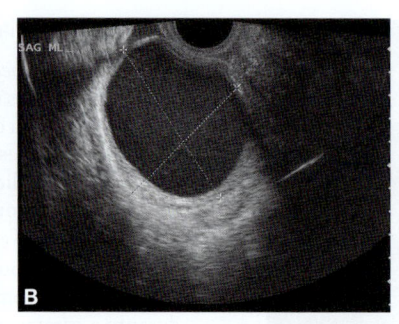

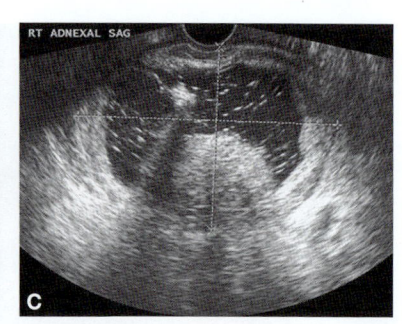

FIGURA 63-6 Características ultrassonográficas das massas anexiais comuns na gravidez. **A.** Um cisto anecoico simples com paredes lisas é característico de um cisto de corpo lúteo fisiológico ou cistadenoma benigno. **B.** A estrutura cística com ecos de baixo nível internos difusos sugestiva de um endometrioma ou corpo lúteo hemorrágico. **C.** Teratoma cístico maduro aparece como um cisto anexial (*marcado por calipers*) com linhas e pontos acentuados que representam pelos nos planos longitudinal e transverso. No aspecto inferior central desse cisto, um nódulo mural – protuberância de Rokitansky – é observado. Essas protuberâncias em geral redondas variam de tamanho de 1 a 4 cm, são predominantemente hiperecoicas e criam um ângulo agudo com a parede do cisto. Embora não sejam observados aqui, os níveis de líquido-gordura são muitas vezes identificados com teratomas císticos. (Usada com permissão de Dr. Elysia Moschos.)

Nas massas excisadas cirurgicamente, as taxas de malignidade são maiores, variando de 4 a 13%, e provavelmente refletem uma maior preocupação pré-operatória em relação a câncer (Hoffman, 2007; Sherard, 2003).

A maior parte das massas ovarianas é assintomática nas gestantes. Algumas causam pressão ou dor crônica e a dor abdominal aguda pode ser decorrente de torção, ruptura ou hemorragia. Raramente a perda de sangue é significativa o bastante para causar hipovolemia.

Diagnóstico

Muitas massas ovarianas são detectadas na ultrassonografia pré-natal de rotina ou durante um exame feito para outras indicações, incluindo avaliação dos sintomas. A aparência ultrassonográfica típica dessas massas é mostrada na Figura 63-6. Em algumas circunstâncias, a RM pode ser usada para avaliar a anatomia complicada.

Os níveis de antígeno de câncer (CA) 125 servem como um marcador tumoral e são frequentemente elevados com a malignidade ovariana. É importante salientar que as concentrações de CA125 no início da gravidez e no início do puerpério costumam ser elevadas, possivelmente provenientes da decídua (Aslam, 2000; Spitzer, 1998). Conforme mostrado no Apêndice (p. 1257), do segundo trimestre até o termo os níveis normalmente não são mais altos do que os da mulher não grávida (Szecsi, 2014). Com pré-eclâmpsia grave, no entanto, os níveis são anormalmente elevados (Karaman, 2014). Outros marcadores tumorais que não são úteis para o diagnóstico ou a vigilância pós-tratamento na gravidez incluem gonadotrofina coriônica humana (hCG), alfafetoproteína, inibinas A e B e o teste OVA1 multimarcador (Liu, 2011).

Complicações

As duas complicações mais comuns são torção e hemorragia. A torção em geral causa dor abdominal inferior episódica ou constante aguda que frequentemente é acompanhada por náusea e vômito. Com frequência, a ultrassonografia ajuda no diagnóstico. Com o Doppler colorido, a presença de uma massa ovariana com fluxo ausente se correlaciona fortemente com torção. Contudo, o giro mínimo ou inicial pode comprometer apenas o fluxo venoso, deixando, assim, o suprimento arterial intacto. Se houver suspeita de torção, a laparoscopia ou laparotomia são autorizadas. Ao contrário do que foi ensinado anteriormente, a anexectomia geralmente é desnecessária para evitar a liberação do coágulo, assim, a maioria dos médicos recomenda tentativas para desfazer a torção (McGovern, 1999; Zweizig, 1993). Com o ovário recuperado, em minutos a congestão é aliviada e o volume ovariano e a cianose diminuem. Contudo, se a cianose persistir, a remoção do anexo infartado normalmente é recomendada.

Se o anexo for saudável, existem opções. Primeiro, as neoplasias são ressecadas. Entretanto, a cistectomia ovariana em um ovário edematoso isquêmico pode ser tecnicamente difícil e a anexectomia pode ser necessária. Segundo, a ooforopexia unilateral ou bilateral foi descrita para minimizar o risco de torção repetida (Djavadian, 2004; Germain, 1996). As técnicas descritas incluem encurtamento do ligamento utero-ovárico ou fixação do mesmo ligamento à parte posterior do útero, à parede pélvica lateral ou ao ligamento redondo (Fuchs, 2010; Weitzman, 2008).

A causa mais comum de hemorragia ovariana segue a ruptura de um cisto do corpo lúteo. Se o diagnóstico é certo e os sintomas diminuem, então observação e inspeção geralmente são suficientes. A preocupação com um sangramento momentâneo tipicamente estimulará a avaliação cirúrgica. Se o corpo lúteo for removido antes de 10 semanas de gestação, um suporte progestacional é recomendado para manter a gravidez. Os esquemas adequados incluem: (1) progesterona micronizada, 200 ou 300 mg por via oral 1 vez ao dia; (2) gel vaginal com 8% de progesterona, 1 aplicador pré-medido via vaginal 1 vez ao dia, mais progesterona micronizada, 100 ou 200 mg por via oral 1 vez ao dia; ou (3) caproato de 17-hidroxiprogesterona intramuscular, 150 mg. Os primeiros dois esquemas são administrados até que 10 semanas sejam completadas. Por fim, se administrada entre 8 e 10 semanas de gestação, apenas uma injeção é necessária imediatamente após a cirurgia. Se o corpo lúteo for removido entre 6 e 8 semanas, duas doses adicionais deverão ser administradas 1 e 2 semanas após a primeira dose.

Massa anexial assintomática durante a gravidez

Como a maioria dessas massas se constitui de achados incidentais, as considerações de manejo incluem a necessidade da ressecção e em que momento. Uma massa de aparência benigna cística que é < 5 cm muitas vezes não requer acompanhamento anteparto adicional. Precocemente na gravidez, provavelmente ela é um cisto de corpo lúteo que em geral se resolve por volta do início do segundo trimestre. Para cistos ≥ 10 cm, devido ao risco substancial de malignidade, torção ou obstrução do trabalho de parto, a remoção cirúrgica é razoável. Os tumores entre 5 e 10 cm devem ser cuidadosamente avaliados por ultrassonografia junto com Doppler colorido e, possivelmente, RM. Se eles tiverem uma aparência cística simples, podem ser manejados de modo expectante com inspeção ultrassonográfica (Schmeler, 2005; Zanetta, 2003). A ressecção é feita se os cistos crescerem, começarem a demonstrar qualidades malignas ou tornarem-se sintomáticos. Aqueles com achados clássicos de endometrioma ou teratoma cístico maduro podem sofrer ressecção no pós-parto ou durante a cesariana por indicações obstétricas.

Por outro lado, se as características ultrassonográficas sugerirem câncer – septos espessos, nódulos, excrescências papilares ou componentes sólidos – é indicada a ressecção imediata (Caspi, 2000). Em uma revisão de 563 massas, aproximadamente metade era simples, e a outra metade, complexa (Webb, 2015). Entre as massas simples, 1% eram malignas e, das massas complexas, 9% eram cancerígenas.

Cerca de 1 em 1.000 gestantes se submete à exploração cirúrgica para uma massa anexial (Boulay, 1998). Em geral, realizamos a cirurgia eletiva com 14 a 20 semanas de gestação porque a maioria das massas que fossem regredir já terão o feito em torno desse momento. Conforme descrito no Capítulo 46 (p. 901), a remoção laparoscópica é ideal (Naqvi, 2015; Sisodia, 2015). É importante salientar que, em qualquer caso com forte suspeita de câncer, o American College of Obstetricians and Gynecologists (2017b) recomenda consulta com um oncologista ginecológico.

Tumores ovarianos relacionados com a gravidez

Luteoma da gravidez. Um grupo de massas ovarianas resulta diretamente dos efeitos estimulantes de vários hormônios da gravidez sobre os estromas ovarianos, os quais incluem luteoma da gravidez, *hyperreactio luteinalis* e síndrome da hiperestimulação ovariana.

Desses, o luteoma da gravidez é uma neoplasia ovariana rara e benigna que surge de células estromais luteinizadas e causa, classicamente, níveis elevados de testosterona (Hakim, 2016; Irving, 2011). Das mulheres afetadas, até 25% serão virilizadas e, dessas, cerca de 50% dos fetos do sexo feminino terão algum grau de virilização. Contudo, a maioria das mães e seus fetos não são afetados porque a placenta rapidamente converte testosterona em estrogênio (Kaňová, 2011).

Em casos típicos, uma massa anexial juntamente com a virilização materna justifica ultrassonografia e medição da testosterona e dos níveis de CA125. Os luteomas variam em tamanho, de microscópicos a > 20 cm. Eles aparecem como tumores sólidos, podem ser múltiplos ou bilaterais e podem ser complexos devido a hemorragias internas (Choi, 2000). As preocupações com malignidade podem ser melhor investigadas com a RM (Kao, 2005; Tannus, 2009).

Os níveis de testosterona totais aumentam; porém os níveis na gravidez normal podem estar substancialmente elevados (Apêndice, p. 1259). Os diagnósticos diferenciais incluem tumores da célula da granulosa, tecomas, tumores da célula de Sertoli-Leydig, tumores de células de Leydig, hipertecose estromal e *hyperreactio luteinalis*.

Em geral, os luteomas não requerem intervenção cirúrgica a menos que haja torção, ruptura ou hemorragia (Masarie, 2010). Esses tumores regridem de forma espontânea durante os primeiros meses de pós-parto e o nível de androgênio cai acentuadamente durante as primeiras 2 semanas após o parto (Wang, 2005). A lactação pode ser atrasada em cerca de 1 semana pela hiperandrogenemia (Dahl, 2008). A recidiva na gravidez subsequente é rara.

Hyperreactio luteinalis. Nessa condição, um ou ambos os ovários desenvolvem múltiplos cistos tecaluteínicos grandes, em geral após o primeiro trimestre. Os cistos são causados por luteinização da camada da teca interna folicular, e a maioria ocorre em resposta à estimulação por níveis de hCG excepcionalmente altos (Russell, 2009). Por isso, eles são mais comuns com doença trofoblástica gestacional, gêmeos, hidropsia fetal e outras condições com aumento da massa placentária. A virilização materna pode se desenvolver, mas a virilização fetal não foi relatada (Kaňová, 2011; Malinowski, 2015).

Conforme relatado por Baxi e colaboradores (2014), esses tumores ovarianos parecem, na ultrassonografia, ter um padrão de "roda raiada" (Fig. 20-3, p. 391). Se o diagnóstico for seguro, a menos que complicado por torção ou hemorragia, a intervenção cirúrgica não é necessária. Essas massas se resolvem após o parto. Poucos dados permitem a predição de risco em uma gravidez subsequente, mas, em um relato de caso, uma mulher teve *hyperreactio* com três gestações (Bishop, 2016).

Síndrome da hiperestimulação ovariana. Essa síndrome é tipificada por cistos foliculares ovarianos múltiplos acompanhados por um aumento da permeabilidade capilar. Com mais frequência, ela é uma complicação da terapia de indução da ovulação para infertilidade, embora raramente possa se desenvolver em uma gravidez normal. Também foi relatada com uma gravidez molar parcial (Suzuki, 2014). Considera-se que sua etiopatogênese envolva a estimulação pela hCG da expressão do fator de crescimento do endotélio vascular (VEGF) nas células da granulosa luteínica (Soares, 2008). Isso causa aumento na permeabilidade vascular que pode levar a ascite, derrame pleural ou pericárdico, hipovolemia com lesão renal aguda e hipercoagulabilidade. As complicações graves são disfunção renal, síndrome da disfunção respiratória adulta, ruptura ovariana com hemorragia e TEV. Ao contrário da *hyperreactio lutealis*, não há virilização (Suzuki, 2004).

As diretrizes detalhadas para manejo foram resumidas pela American Society for Reproductive Medicine (2016). O tratamento é primariamente de suporte com atenção para a manutenção do volume vascular e tromboprofilaxia. Em casos graves, a paracentese pode ser útil.

Câncer ovariano

As malignidades do ovário são a principal causa de morte por câncer de trato genital em todas as mulheres (American Cancer Society, 2017). Ainda assim, é incomum em mulheres jovens, e a incidência de malignidade ovariana varia de 1 em 20.000 a 1 em 50.000 nascimentos (Eibye, 2013; Palmer, 2009). Felizmente, 75% das encontradas na gravidez são malignidades de estágio inicial com uma taxa de sobrevida em 5 anos entre 70 e 90% (Brewer, 2011). Os tipos de malignidade também são acentuadamente diferentes nas gestantes, comparados com aqueles em mulheres mais velhas. Nas gestantes, são, em ordem decrescente de frequência, tumores de célula germinativa e do estroma-cordão sexual, tumores de baixo potencial maligno e tumores epiteliais (Morice, 2012).

A gravidez aparentemente não altera o prognóstico da maioria das malignidades ovarianas. O manejo é similar ao das mulheres não grávidas, com a condição habitual de que ele pode ser modificado dependendo da idade gestacional. Assim, se a análise histopatológica da secção congelada verificar malignidade, o estadiamento cirúrgico é feito com inspeção cuidadosa de todas as superfícies peritoneais e viscerais acessíveis (Giuntoli, 2006). Os lavados peritoneais são obtidos para citologia; as biópsias são obtidas a partir da superfície diafragmática e do peritônio;

a omentectomia é feita; e são obtidas amostras dos linfonodos para-aórticos infrarrenais e pélvicos, se estiverem acessíveis.

Se houver doença avançada, a anexectomia bilateral e a omentectomia reduzirão a maior parte da carga tumoral. Precocemente na gravidez, a histerectomia e os procedimentos cirúrgicos agressivos de redução de volume podem ser escolhidos. Em outros casos, a redução mínima de volume, como descrita no parágrafo anterior, é feita e a operação encerrada. Em alguns casos de doença agressiva ou de grande volume, a quimioterapia pode ser administrada durante a gravidez enquanto se espera a maturação pulmonar. O monitoramento dos níveis séricos de CA125 materno durante a quimioterapia não é acurado na gravidez (Aslam, 2000; Morice, 2012).

Cistos anexiais

Os cistos paratubários e paraovarianos são resquícios distendidos dos ductos paramesonéfricos ou são cistos de inclusão mesotelial. Embora a maioria tenha ≤ 3 cm, eles podem atingir dimensões preocupantes. Sua incidência relatada é influenciada pelo tamanho, mas uma série de necrópsias em mulheres não grávidas a mencionou como de 5% (Dorum, 2005). O cisto paramesonéfrico mais comum é a hidátide de Morgagni, que é pedunculada e normalmente oscila de uma das fímbrias. Esses cistos causam complicações com pouca frequência e são mais identificados no momento da cesariana ou esterilização puerperal. Nesses casos, eles podem simplesmente ser excisados ou drenados pela criação de uma grande janela na parede do cisto. Os cistos paraovarianos neoplásicos são raros, na ultrassonografia e histologicamente se assemelham a tumores de origem ovariana e raramente têm potencial limítrofe ou são nitidamente malignos (Korbin, 1998).

■ Vulva e vagina

A doença pré-invasiva em mulheres jovens – neoplasia intraepitelial vulvar (NIV) e neoplasia intraepitelial vaginal (NIVa) – são vistas com mais frequência do que a doença invasiva e costumam estar associadas à infecção por HPV. Da mesma forma que a neoplasia cervical, essas condições pré-malignas são tratadas após o parto.

O câncer da vulva ou da vagina geralmente é uma malignidade das mulheres mais velhas e, dessa forma, raramente está associado à gravidez. Ainda assim, qualquer lesão suspeita deve sofrer biópsia. O tratamento é individualizado de acordo com o estágio clínico e a profundidade da invasão. Em uma revisão de 23 casos, os pesquisadores concluíram que a cirurgia radical para a doença de estágio I era viável durante a gravidez, incluindo o último trimestre (Heller, 2000).

Juntamente com outros profissionais, questionamos a necessidade de ressecção no final da gravidez, pois a terapia definitiva pode, com frequência, ser postergada em virtude da típica progressão lenta desses cânceres (Anderson, 2001). O parto vaginal não é contraindicado se as incisões vulvares e inguinais forem bem cicatrizadas. O sarcoma vulvar, o melanoma vulvar e os cânceres vaginais são raros na gravidez e são temas de relatos de caso (Alexander, 2004; Kuller, 1990; Matsuo, 2009).

CARCINOMA DE MAMA

As taxas de câncer de mama aumentam mais agudamente entre as idades de 40 e 80 anos. No entanto, devido à sua alta frequência geral, o câncer de mama é relativamente comum mesmo em mulheres mais jovens e é o câncer mais frequente nas gestantes. Na Nationwide Inpatient Sample de 11,8 milhões de nascimentos, a incidência se aproximou de 1 em 15.000 (Maor, 2017). E, quanto mais mulheres optarem por postergar a concepção, a frequência de câncer de mama associado certamente aumentará. O adiamento da gravidez foi considerado parcialmente responsável pelo aumento do câncer de mama associado à gravidez na Suécia e na Dinamarca (Andersson, 2015; Eibye, 2013).

Alguns estudos sugerem que as mulheres com uma história familiar de câncer de mama, em especial aquelas com mutações do gene de câncer de mama BRCA1 e BRCA2, têm maior probabilidade de desenvolver malignidade nas mamas durante a gravidez (Wohlfahrt, 2002). No entanto, pode ser que a paridade modifique esse risco. Especificamente, multípara com mais de 40 anos e que possui essas mutações tem um risco de câncer significativamente mais baixo do que as nulíparas com essas mutações (Andrieu, 2006; Antoniou, 2006). As mulheres com mutações do gene BRCA1 e BRAC2 que se submetem ao abortamento induzido ou aquelas que amamentam não apresentam um aumento no risco de câncer de mama (Friedman, 2006). Além disso, Jernström e colaboradores (2004) descobriram que a amamentação na verdade tem um efeito protetor contra esse câncer naquelas com mutação do gene BRCA1, mas não naquelas com mutações de BRCA2. Quanto a outros riscos congênitos, há controvérsia se a exposição ao DES aumenta o risco de câncer de mama (Hoover, 2011; Titus-Ernstoff, 2006).

■ Diagnóstico

Mais de 90% das gestantes com câncer de mama têm uma massa palpável, e mais de 80% dos casos são autorrelatados (Brewer, 2011). Na gravidez, a avaliação clínica, os procedimentos de diagnóstico e o tratamento de mulheres com tumores de mama costumam atrasar um pouco (Berry, 1999). Isso se deve, em parte, ao aumento do tecido mamário induzido pela gravidez que obscurece as massas.

A avaliação das gestantes com uma massa mamária não difere daquela das mulheres não grávidas (Loibl, 2015). Assim, qualquer massa mamária suspeita deve ser diagnosticada. De maneira pragmática, uma massa discreta palpável pode sofrer biópsia ou ser excisada. Se um exame de imagem for desejável para fazer a distinção entre uma massa sólida e uma lesão cística, a ultrassonografia apresenta altas sensibilidade e especificidade (Navrozoglou, 2008). A mamografia é adequada se indicada, e o risco de irradiação fetal é desprezível – 0,04 mGy – com a proteção adequada (Krishna, 2013). Como o tecido da mama fica mais denso na gravidez, a mamografia está associada a uma taxa de falso-negativos de 35 a 40% (Woo, 2003). Se a decisão de fazer a biópsia é incerta, a RM pode ser usada. Com tais técnicas, as massas geralmente podem ser descritas como sólidas ou císticas.

As lesões mamárias císticas são simples, complicadas ou complexas (Berg, 2003). Os cistos simples não requerem manejo ou monitoramento especial, mas eles podem ser aspirados se forem sintomáticos. Os cistos complicados mostram ecos internos durante a ultrassonografia e, às vezes, eles são indistinguíveis das massas sólidas. Eles costumam ser aspirados e, se a anormalidade ultrassonográfica não se resolver por completo, uma biópsia por agulha grossa geralmente é realizada. Os cistos complexos têm septos ou massas intracísticas observadas na ultrassonografia. Como algumas formas de câncer de mama podem formar cistos complexos, a excisão é geralmente recomendada.

Para massas mamárias sólidas, a avaliação é feita com teste triplo, isto é, exame clínico, imagem e biópsia com agulha. Se todos esses três sugerirem uma lesão benigna ou se todos os três sugerirem um câncer de mama, o teste é considerado concordante. Um teste triplo benigno concordante tem uma precisão ≥ 99%, e nódulos mamários nessa categoria podem ser acompanhados apenas pelo exame clínico. Felizmente, a maioria das massas na gravidez tem esses três aspectos tranquilizadores. Por outro lado, se qualquer uma das três avaliações sugerir malignidade, a massa deve ser excisada.

■ Manejo

Uma vez que o câncer de mama é diagnosticado, uma procura limitada da maioria dos locais metastáticos mais comuns é concluída. Para a maioria das mulheres, isso inclui radiografia torácica, ultrassonografia do fígado e RM do esqueleto (Becker, 2016; Krishna, 2013).

O tratamento do câncer de mama é multidisciplinar e inclui obstetra, cirurgião de mama e oncologista clínico. Inicialmente, é considerado o desejo da paciente de seguir com a gravidez, e os dados indicam que a interrupção da gravidez não influencia a evolução ou o prognóstico do câncer de mama (Cardonick, 2010). Ao prosseguir a gestação, o tratamento é, em geral, similar ao das mulheres não grávidas. Contudo, a quimioterapia e a cirurgia são postergadas para o segundo trimestre e a radioterapia adjuvante é suspensa até após o parto (Brewer, 2011).

O tratamento cirúrgico pode ser definitivo. Na ausência de doenças metastáticas, podem ser realizadas a excisão ampla, a mastectomia modificada ou a mastectomia total, cada uma com estadiamento do linfonodo axilar (Rosenkranz, 2006). O estadiamento por biópsia de linfonodo sentinela e linfocintilografia com tecnécio-99m é seguro. A reconstrução das mamas, se desejada, costuma ser adiada para depois do parto (Viswanathan, 2011). No entanto, Caragacianu e colaboradores (2016) descreveram bons resultados em 10 gestantes submetidas à reconstrução imediata após a mastectomia.

A quimioterapia geralmente é administrada com cânceres de mama de nodo negativo ou positivo. Nas mulheres na pré-menopausa, as taxas de sobrevida com essa abordagem são melhoradas, mesmo se os linfonodos estiverem livres de câncer. A quimioterapia com multiagentes é recomendada para a doença de linfonodo positivo se o parto não for previsto em algumas semanas. Atualmente, a ciclofosfamida, a doxorrubicina e a cisplatina são usadas (Euhus, 2016). Se for usado um agente com base na antraciclina, como a doxorrubicina, a ecocardiografia materna pré-terapia é realizada em virtude da cardiotoxicidade associada (Brewer, 2011). Bons resultados maternos e perinatais foram relatados (Berry, 1999; Hahn, 2006).

A imunoterapia para câncer de mama tornou-se comum. O trastuzumabe é um anticorpo monoclonal para o receptor HER2/neu, que é encontrado em cerca de um terço dos cânceres de mama invasivos (Hudis, 2007). O medicamento não é recomendado na gravidez. Isso ocorre porque o HER2/neu é fortemente expresso no epitélio renal fetal, e o trastuzumabe foi associado a abortamento espontâneo, insuficiência renal fetal e oligodrâmnio relacionado, e a parto pré-termo (Amant, 2010; Azim, 2010).

Os efeitos da gravidez sobre a evolução do câncer de mama e seu prognóstico são complexos. O câncer de mama é mais agressivo nas mulheres mais jovens, mas há controvérsias se é mais agressivo durante a gravidez nessas mesmas mulheres (Azim, 2014). Clinicamente, a maioria dos estudos indica pouca diferença nas taxas de sobrevida globais com o câncer de mama associado à gravidez comparadas com as de mulheres não grávidas com idade e estadiamento similares (Beadle, 2009). Outros relatos indicam taxas de sobrevida globais piores com o câncer de mama associado à gravidez (Rodriguez, 2008). Esses pesquisadores concluíram, contudo, que os estágios tardios da doença são mais prevalentes nas gestantes.

De fato, o câncer de mama geralmente é encontrado em um estágio mais avançado em mulheres grávidas e, portanto, o prognóstico geral é diminuído (Andersson, 2015). O conjunto de estudos publicados após 1990 indica que até 60% das gestantes têm envolvimento de nodo axilar concomitante no diagnóstico. E embora, estágio por estágio, a taxa de sobrevida em 5 anos seja comparável em mulheres grávidas e não grávidas, os estágios mais avançados que são típicos das gestantes pioram seu prognóstico (Kuo, 1985; Zemlickis, 1992).

■ Gravidez após o câncer de mama

Após o tratamento para o câncer de mama, a quimioterapia deixará algumas mulheres inférteis e as opções para a concepção são limitadas (Kim, 2011). Para as que engravidam, as taxas de sobrevida materna em longo prazo não são afetadas adversamente (Averette, 1999; Velentgas, 1999). Uma metanálise de 10 estudos descobriu que, em mulheres com câncer de mama precoce, a gravidez que ocorre 10 meses após o diagnóstico pode, na verdade, ter um benefício na sobrevida (Valachis, 2010). Os dados não indicam que a amamentação altera negativamente o curso.

Nas mulheres tratadas com sucesso para o câncer de mama, a recidiva é uma preocupação. Como as recidivas são mais comuns logo após o tratamento, parece razoável atrasar em 2 a 3 anos a concepção. Métodos contraceptivos hormonais são contraindicados, e o dispositivo intrauterino contendo cobre é um excelente método reversível de longa duração. Mesmo assim, as mulheres que engravidam não parecem ter diminuição na sobrevida (Ives, 2006). Especificamente, as mulheres tratadas com tamoxifeno têm risco de dar à luz um neonato com anomalias congênitas por vários meses após a interrupção do medicamento. Esse medicamento tem uma meia-vida extremamente longa e, assim, é recomendado atrasar a concepção por pelo menos 2 meses após a conclusão do tratamento com tamoxifeno (Braems, 2011).

CÂNCER DA TIREOIDE

Nódulos da tireoide palpáveis são detectados em 4 a 7% da população, e aproximadamente 10% são malignos (Burman, 2015). Os nódulos clínicos são geralmente avaliados com ultrassonografia e medição do hormônio estimulante da tireoide (TSH) e dos níveis de tiroxina livre. A punção aspirativa por agulha fina é indicada para qualquer nódulo suspeito (Alexander, 2017; Gharib, 2016).

A interrupção da gravidez não é necessária com um diagnóstico de malignidade da tireoide. A terapia primária é a tireoidectomia, realizada preferencialmente durante o segundo trimestre. No pós-operatório, é administrada reposição de tiroxina. A maioria dos cânceres da tireoide é bem diferenciada, seguindo um curso indolor. Desse modo, o retardo no tratamento cirúrgico não altera, em geral, o desfecho (Yazbeck, 2012, Yu, 2016).

Em alguns tipos de câncer de tireoide, o iodo radioativo é usado para tratamento primário ou pós-operatório. Ele é contraindicado na gravidez e na lactação por diversos motivos. Primeiro, o I^{131} transplacentário é avidamente preso pela glândula tireoide fetal, causando hipotireoidismo. Segundo, durante a lactação, as mamas também concentram uma quantidade substancial de iodo, o que pode trazer risco ao neonato decorrente da ingestão de leite contaminado com radionuclídeo, além do risco materno pela irradiação significativa para as mamas. Para limitar a exposição materna, um atraso de 3 meses entre a lactação e a ablação da tireoide garantirá com mais segurança a involução completa da mama (Sisson, 2011). As mulheres com câncer de tireoide que recebem doses de I^{131} devem evitar a gravidez por 6 meses a 1 ano. Esse tempo garante a estabilidade da função da tireoide e permite confirmar a remissão do câncer da tireoide (Abalovich, 2007).

LINFOMAS

■ Doença de Hodgkin

Esse linfoma é provavelmente derivado da célula B, sendo distinguido de forma citológica dos outros pelas células de Reed-Sternberg. Dos cânceres na gravidez, os linfomas são comuns e as taxas na gestação estão aumentando em virtude da postergação da gravidez (Horowitz, 2016). Em mulheres grávidas, os linfomas de Hodgkin são mais frequentes do que os linfomas não Hodgkin. Em uma revisão populacional de 7,9 milhões de nascimentos da Nationwide Inpatient Sample, El-Messidi e colaboradores (2015) relataram sua incidência em 1 em 12.400.

Em mais de 70% dos casos da doença de Hodgkin, os linfonodos aumentam sem dor em locais acima do diafragma, ou seja, nas cadeias axilar, cervical ou submandibular. Cerca de um terço dos pacientes têm sintomas, incluindo febre, sudorese noturna, mal-estar, perda de peso e prurido. O diagnóstico é obtido pelo exame histológico dos linfonodos envolvidos (Longo, 2015).

O sistema de estadiamento Ann Arbor, mostrado na Tabela 63-2, é usado para o linfoma de Hodgkin e outros linfomas. Para o estadiamento, a gravidez limita o uso de alguns estudos radiográficos, mas, no mínimo, radiografia torácica, ultrassonografia ou RM abdominal e biópsia da medula óssea são realizadas (Williams, 2001). A RM é excelente para avaliar linfonodos para-aórticos abdominais e torácicos (Brenner, 2012). A laparotomia de estadiamento raramente é realizada hoje (Longo, 2015).

A tendência atual para mulheres não grávidas é administrar quimioterapia para todos os estágios da doença de Hodgkin. Na gravidez, para a doença de estágio inicial no primeiro trimestre, as opções incluem observação até após 12 semanas, vimblastina como agente único até o segundo trimestre, interrupção da gravidez seguida por quimioterapia com vários agentes ou radioterapia isolada para locais axilares ou do pescoço isolados (El-Hemaidi, 2012; Eyre, 2015).

Para a doença de estágio avançado, a quimioterapia é recomendada independentemente da idade gestacional. Antes de 20 semanas, o abortamento terapêutico é considerado uma opção, mas se a interrupção for inaceitável, pode-se realizar o tratamento com vimblastina seguido por terapia com vários agentes no segundo trimestre (Eyre, 2015). Para a doença de estágio mais avançado após o primeiro trimestre, ciclos de doxorrubicina, bleomicina, vimblastina e dacarbazina são administrados, e a radioterapia pode ser adicionada no pós-parto (Cohen, 2011). Postergar a terapia até a maturidade fetal ser atingida parece justificável apenas quando o diagnóstico é encontrado tardiamente na gravidez.

Mulheres com linfoma de Hodgkin têm maior incidência de TEV (El-Messidi, 2015; Horowitz, 2016). Além disso, em nossa experiência, as gestantes com doença de Hodgkin – mesmo após terem sido "curadas" – são muito suscetíveis a infecção e sepse. A terapia antineoplásica ativa apenas aumenta essa vulnerabilidade.

O prognóstico global com o linfoma de Hodgkin é bom e as taxas de sobrevida excedem 70%. A gravidez não afeta negativamente o curso do câncer ou os resultados da gravidez em mulheres com esse linfoma. Especificamente, nem a quimioterapia após o primeiro trimestre nem a irradiação mediastinal e cervical apresentam efeitos fetais adversos (Brenner, 2012; El-Messidi, 2015; Pinnix, 2016). Para mulheres com doença em remissão, a gravidez não estimula uma recidiva (Weibull, 2016).

■ Linfomas não Hodgkin

O linfoma não Hodgkin, embora geralmente seja um tumor de células B, pode também ser uma neoplasia de células T ou de células *natural killer*. Sua biologia, classificação e tratamento são complexos (Longo, 2015; O'Gara, 2009). Eles estão associados a infecções virais e sua incidência tem aumentado acentuadamente pelo menos em parte porque 5 a 10% de pessoas infectadas pelo HIV desenvolvem linfoma. Outros vírus associados incluem vírus Epstein-Barr, vírus da hepatite C e herpes-vírus humano 8. Alguns desses linfomas são agressivos, e as taxas de sobrevida variam com o tipo de linhagem celular envolvida (Longo, 2015).

Linfomas não Hodgkin são pouco frequentes durante a gravidez (Brenner, 2012; Pinnix, 2016). Eles também são estadiados de acordo com o sistema Ann Arbor. Se diagnosticados no primeiro trimestre, a interrupção da gravidez seguida por quimioterapia com vários agentes é recomendada para todas as pacientes, com exceção de doença indolor ou muito precoce. Essas formas menos agressivas podem ser observadas ou ser temporizadas com radioterapia supradiafragmática focal com tratamento completo após entrar no segundo trimestre. Se um desses linfomas for diagnosticado após o primeiro trimestre, quimioterapia e imunoterapia com rituximabe são oferecidas (Cohen, 2011; Rizack, 2009). Em um acompanhamento de 55 indivíduos de 6 a 29 anos após exposição à quimioterapia *in utero* durante o tratamento do linfoma materno, nenhuma anormalidade congênita, neurológica ou psicológica foi observada (Avilés, 2001).

O linfoma de Burkitt é um tumor agressivo de células B associado à infecção pelo vírus Epstein-Barr. O prognóstico é ruim e o

TABELA 63-2 Sistema de estadiamento Ann Arbor para linfoma de Hodgkin e outros linfomas

Estágio	Achados
I	Envolvimento na região de um único linfonodo ou local linfoide – p. ex., baço ou timo
II	Envolvimento de dois ou mais grupos de linfonodos no mesmo lado do diafragma – o mediastino é um local único
III	Envolvimento dos linfonodos em ambos os lados do diafragma 1. Limitado a baço ou linfonodos esplênicos hilares, celíacos ou portais 2. Inclui linfonodos para-aórticos, ilíacos ou mesentéricos mais aqueles em III
IV	Envolvimento extralinfático – p. ex., fígado ou medula óssea

Subestágio A, sem sintomas; subestágio B, febre, sudorese ou perda de peso; subestágio E, envolvimento extralinfático excluindo fígado e medula óssea.

tratamento é administrado com quimioterapia com vários agentes. Em uma revisão de 19 mulheres cujas gestações foram complicadas por esse linfoma, 17 morreram em 1 ano do diagnóstico (Barnes, 1998).

■ Leucemias

Em geral, essas doenças malignas surgem dos tecidos linfoides – leucemias linfoblásticas ou linfocíticas – ou surgem da medula óssea – leucemias mieloides. Elas podem ser agudas ou crônicas. Embora as leucemias do adulto sejam mais prevalentes após os 40 anos de idade, elas estão ainda entre os cânceres mais comuns na gravidez (ver Fig. 63-1). A leucemia foi diagnosticada em 1 de 40.000 gestações relatadas ao California Cancer Registry (Smith, 2003). Em uma revisão de 72 gestações complicadas por leucemia de 1975 até 1988, 44 apresentaram leucemia mieloide aguda; 20, leucemia linfocítica aguda; e 8, uma das leucemias crônicas (Caligiuri, 1989).

As leucemias agudas quase sempre causam anormalidades acentuadas na contagem de sangue periférico, e com frequência há elevação na contagem de leucócito com células blásticas circulantes prontamente reconhecíveis. O diagnóstico é feito a partir da biópsia da medula óssea.

Com a terapia atual com múltiplos agentes, a remissão durante a gravidez é comum, comparada com uma taxa de mortalidade de quase 100% antes de 1970. A interrupção da gravidez não melhora o prognóstico; contudo, o abortamento é considerado no início da gravidez para evitar a potencial teratogênese da quimioterapia. Um exemplo desse último é o tratamento da leucemia promielocítica aguda com ácido *all-trans*-retinoico, também conhecido como tretitoína (Carradice, 2002; Sanz, 2015). Esse potente teratógeno causa a síndrome do ácido retinoico (Cap. 12, p. 245). Em outro exemplo, a leucemia mieloide aguda é tratada com inibidores da tirosina-cinase, outro grupo teratogênico (Palani, 2015). Em outros casos, a interrupção da gravidez antes da viabilidade pode simplificar o manejo de mulheres extremamente doentes.

Além dessas ressalvas, o tratamento das gestantes com leucemia é similar ao das não grávidas. A leucemia mieloide aguda é tratada sem demora (Ali, 2015). Após a quimioterapia de indução, a terapia de manutenção pós-remissão é importante para prevenir uma recaída, que é, então, geralmente tratada com transplante de células-tronco. Se o transplante de células-tronco alogênico for indicado, o parto pré-termo é considerado. Com algumas leucemias crônicas pode ser possível retardar a terapia até após o parto (Fey, 2008). Assim como o linfoma, a infecção e a hemorragia são complicações significativas que devem ser antecipadas em mulheres com a doença ativa.

A maioria das descrições do tratamento da leucemia na gravidez são casos únicos ou pequenas séries (Routledge, 2016; Sanz, 2015). Em uma revisão inicial de 58 casos, 75% foram diagnosticados após o primeiro trimestre (Reynoso, 1987). Metade era leucemia mieloide aguda, que teve uma taxa de remissão de 75% com a quimioterapia. Apenas 40% dessas gestações resultaram em neonatos nascidos vivos (Caligiuri, 1989).

MELANOMA MALIGNO

Origina-se mais frequentemente de um nevo cutâneo preexistente e de seus melanócitos produtores de pigmentos. Deve-se suspeitar de melanomas em lesões pigmentadas com alterações no contorno, elevação na superfície, descoloração, sangramento ou ulceração, os quais devem induzir a biópsia (Richtig, 2017). Eles são mais comuns em indivíduos brancos de pele clara e se desenvolvem com relativa frequência nas mulheres em idade reprodutiva.

Em alguns estudos populacionais, o melanoma é a malignidade mais frequente que complica a gravidez (Andersson, 2015; Bannister-Tyrrell, 2015). Ainda assim, a taxa de incidência relatada varia largamente de 0,03 a 2,8 por 1.000 nascidos vivos (Eibye, 2013; Smith, 2003). Uma explicação é que muitos são tratados em uma base ambulatorial e, assim, não são incluídos registros de tumores. Como observado anteriormente (p. 1192), o melanoma maligno é um dos tumores conhecido por sofrer metástase para a placenta e o feto. A avaliação placentária para metástase deve ser feita após o parto.

O estadiamento é clínico. O estágio I é um melanoma sem linfonodos palpáveis; no estágio II, os linfonodos são palpáveis; e no estágio III, existem metástases a distância. Para as pacientes com estágio I, a espessura tumoral é o mais importante preditor de sobrevida isolado. A classificação de Clark inclui cinco níveis de envolvimento por profundidade na epiderme, derme e gordura subcutânea. De maneira alternativa, a escala de Breslow mede a espessura e o tamanho do tumor, além da profundidade da invasão.

O tratamento cirúrgico primário para o melanoma é determinado pelo estágio da doença e inclui ampla ressecção local, às vezes com dissecção extensa do linfonodo regional. Schwartz e colaboradores (2003) recomendam o mapeamento do linfonodo sentinela e a biópsia usando TC^{99m}-enxofre coloidal, que apresenta uma dose fetal calculada de 0,014 mSv ou 0,014 mGy. A dissecção rotineira de linfonodo regional supostamente melhora a taxa de sobrevida em pacientes não grávidas com metástases microscópicas (Cascinelli, 1998). Para as pacientes gestantes, um algoritmo foi proposto, o qual inicia com ressecção do tumor primário sob anestesia local, mas retarda a biópsia do linfonodo sentinela até após o parto (Broer, 2012). Embora a quimioterapia profilática ou a imunoterapia geralmente sejam evitadas durante a gravidez, a quimioterapia deve ser administrada se indicada pelo estágio do tumor e o prognóstico materno. Na maioria dos casos de melanoma metastático distante, o tratamento é, na melhor das hipóteses, paliativo. Atualmente, o papel do receptor de estrogênio β na progressão do melanoma está sob investigação, e ele pode ser alvo de uma intervenção terapêutica (de Giorgi, 2011).

A sobrevida estágio a estágio é equivalente entre mulheres grávidas e não grávidas (Driscoll, 2016; Johansson, 2014). Em um estudo, metade das mulheres grávidas apresentavam lesões em estágio III ou IV (de Haan, 2017). O abortamento terapêutico não melhora as taxas de sobrevida materna. O estágio clínico é o mais forte determinante da sobrevida, e as mulheres com invasão cutânea profunda ou envolvimento de linfonodo regional têm o pior prognóstico. Cerca de 60% das recorrências se manifestam em até 2 anos, e 90% em até 5 anos. Assim, a maioria dos médicos recomenda que a gravidez seja evitada por 3 a 5 anos após o tratamento inicial. Nesse período, a contracepção pode incluir contraceptivos orais combinados, uma vez que eles não parecem ter efeitos adversos relacionados com câncer (Gandini, 2011). As gestações subsequentes nas mulheres com melanoma localizado não diminuem as taxas de sobrevida do câncer (Driscoll, 2009).

CÂNCER DO TRATO GASTRINTESTINAL

Carcinomas do cólon e do reto são a terceira doença maligna mais frequente em mulheres de todas as idades nos Estados Unidos (American Cancer Society, 2016). Sua incidência na gravidez está aumentando em virtude da postergação da gravidez (Rogers, 2016). Mesmo assim, os tumores colorretais são incomuns antes dos 40 anos. Smith e colaboradores (2003) relataram uma incidência aproximada de 1 por 150.000 partos na California Cancer Registry. Ela foi de cerca de 1 por 35.000 partos em um registro dinamarquês (Eibye, 2013). A maioria (80%) dos carcinomas colorretais nas mulheres grávidas surge do reto. Em uma revisão, apenas 41 casos na gravidez eram câncer de cólon acima do reflexo peritoneal (Chan, 1999).

Os sintomas mais comuns de câncer colorretal são dor abdominal, distensão, náuseas, constipação e sangramento retal. Se os sintomas sugestivos de doença no cólon persistirem, devem ser feitos exame de toque retal, testes para sangue oculto nas fezes e colonoscopia ou sigmoidoscopia flexível. Algumas doenças malignas do trato gastrintestinal são descobertas em decorrência das metástases no ovário. Os *tumores de Kruckenberg* são ovários carregados de tumor a partir de outro tumor primário, geralmente gastrintestinal, e têm um prognóstico sombrio (Glišić, 2006; Kodama, 2016).

O tratamento para o câncer colorretal em mulheres grávidas segue as mesmas orientações gerais daquele para mulheres não grávidas. Sem evidência de doença metastática, a ressecção cirúrgica é preferida, mas a maioria das gestantes apresenta lesões avançadas (Al-Ibrahim, 2014). Durante a primeira metade da gravidez, a histerectomia não é necessária para realizar a ressecção do cólon ou retal e, assim, o abortamento terapêutico não é obrigatório. Durante o final da gravidez, a terapia pode ser postergada até a maturação fetal; contudo, hemorragia, obstrução ou perfuração intestinal podem forçar a intervenção cirúrgica (Minter, 2005).

O câncer gástrico raramente está associado à gravidez, e a maioria dos casos relatados é do Japão. Hirabayashi e colaboradores (1987) revisaram os desfechos em 60 gestantes durante um período de 70 anos, de 1916 a 1985. O retardo do diagnóstico durante a gravidez é comum, e o prognóstico é consistentemente ruim (Lee, 2009). O câncer de esôfago tem sintomas semelhantes, mas é raro (Sahin, 2015). Assim, os sintomas gastrintestinais superiores não explicados e persistentes devem ser avaliados por endoscopia.

OUTROS TUMORES

Várias outras neoplasias foram relatadas e geralmente são o assunto dos relatos de caso. Exemplos incluem tumores carcinoides, que em geral são de origem gastrintestinal (Durkin, 1983). Tanto o câncer pancreático quanto o hepatocelular são raros durante a gravidez (Kakoza, 2009; Marinoni, 2006; Papoutsis, 2012, Perera, 2011). Outro relato descreveu um colangiocarcinoma intra-hepático massivo, mascarado como síndrome HELLP (Bladerston, 1998). Exceto pelo câncer de tireoide, os tumores malignos da cabeça e do pescoço são raros (Cheng, 2015). O câncer de pulmão também é incomum (Boussios, 2013). As neoplasias do sistema nervoso central têm frequência registrada de 1 em 10.000 a 28.000 nascimentos (Eibye, 2013; Smith, 2003). O carcinoma do ducto urinário e da bexiga raramente coincide com a gravidez (McNally, 2013; Yeaton-Massey, 2013). Por fim, foram descritos tumores ósseos (Kathiresan, 2011).

REFERÊNCIAS

Abalovich M, Amino N, Barbour LA, et al: 2007 management of thyroid dysfunction during pregnancy and postpartum: an Endocrine Society Clinical Practice Guideline. J Clin Endocrinol Metab 92:S1, 2007

Abdel-Hady ES, Hemida RA, Gamal A, et al: Cancer during pregnancy: perinatal outcome after in utero exposure to chemotherapy. Arch Gynecol Obstet 286(2):283, 2012

Ackermann S, Gehrsitz C, Mehihorn G, et al: Management and course of histologically verified cervical carcinoma in situ during pregnancy. Acta Obstet Gynecol Scand 85:1134, 2006

Al-Adnani M, Kiho L, Scheimberg I: Maternal pancreatic carcinoma metastatic to the placenta: a case report and literature review. Pediatr Dev Pathol 10:61, 2007

Al-Ibrahim A, Parrish J, Dunn E, et al: Pregnancy and maternal outcomes in women with prior or current gastrointestinal malignancies. J Obstet Gynaecol Can 36(1):34, 2014

Alexander A, Harris RM, Grossman D, et al: Vulvar melanoma: diffuse melanosis and metastases to the placenta. J Am Acad Dermatol 50(20):293, 2004

Alexander EK, Pearce EN, Brent GA, et al: 2016 guidelines of the American Thyroid Association for the diagnosis and management of thyroid disease during pregnancy and the postpartum. Thyroid 27(3):315, 2017

Ali S, Jones GL, Culligan DJ, et al: Guidelines for the diagnosis and management of acute myeloid leukaemia in pregnancy. Br J Haematol 170(4):487, 2015

Alouini S, Rida K, Mathevet P: Cervical cancer complicating pregnancy: implications of laparoscopic lymphadenectomy. Gynecol Oncol 108(3):472, 2008

Amant F, Deckers S, Van Calsteren K, et al: Breast cancer in pregnancy: recommendations of an international consensus meeting. Eur J Cancer 46(18):3158, 2010

Amant F, Han SN, Gziri MM, et al: Management of cancer in pregnancy. Best Pract Res Clin Obstet Gynaecol 29(5):741, 2015a

Amant F, Uzan C, Han SN, et al: Matched cohort study on patients with cervical cancer diagnosed during pregnancy. Ann Oncol 25(suppl 4):iv320, 2014

Amant F, Vandenbroucke T, Verheecke M, et al: Pediatric outcome after maternal cancer diagnosed during pregnancy. N Engl J Med 373:1824, 2015b

American Cancer Society: Leading sites of new cancer cases and deaths—2016 estimates. 2016. Available at: https://www.cancer.org/content/dam/cancer-org/research/cancer-facts-and-statistics/annual-cancer-facts-and-figures/2016/leading-sites-of-new-cancer-cases-and-deaths-2016-estimate. Accessed June 11, 2017

American Cancer Society: What are the key statistics about ovarian cancer? 2017. Available at: https://www.cancer.org/cancer/ovarian-cancer/about/key-statistics.html. Accessed June 11, 2017

American College of Obstetricians and Gynecologists: Alternatives to hysterectomy in the management of leiomyomas. Practice Bulletin No. 96, August 2008, Reaffirmed 2016a

American College of Obstetricians and Gynecologists: Cervical cancer screening and prevention. Practice Bulletin No. 168, October 2016b

American College of Obstetricians and Gynecologists: Guidelines for diagnostic imaging during pregnancy and lactation. Committee Opinion No. 723, October 2017a

American College of Obstetricians and Gynecologists: The role of the obstetrician-gynecologist in the early detection of epithelial ovarian cancer in women at average risk. Committee Opinion No. 716, September 2017b

American College of Radiology: ACR manual on contrast media. Version 10.2. Reston, American College of Radiology, 2016

American Society for Reproductive Medicine: Fertility preservation and reproduction in patients facing gonadotoxic therapies: a committee opinion. Fertil Steril 100(5):1224, 2013a

American Society for Reproductive Medicine: Prevention and treatment of moderate and severe ovarian hyperstimulation syndrome: a guideline. Fertil Steril 106(7):1634, 2016

American Society for Reproductive Medicine, Society for Assisted Reproductive Technology: Mature oocyte cryopreservation: a guideline. Fertil Steril 99(1):37, 2013b

American Society for Reproductive Medicine, Society for Assisted Reproductive Technology: Recommendations for gamete and embryo donation: a committee opinion. Fertil Steril 99(1):47, 2013c

Anderson ML, Mari G, Schwartz PE: Gynecologic malignancies in pregnancy. In Barnea ER, Jauniaux E, Schwartz PE (eds): Cancer and Pregnancy. London, Springer, 2001

Andersson TM, Johansson AL, Fredriksson I, et al: Cancer during pregnancy and the postpartum period: a population-based study. Cancer 121(12):2072, 2015

Andrieu N, Goldgar DE, Easton DF, et al: Pregnancies, breast-feeding, and breast cancer risk in the International BRCA1/2 Carrier Cohort Study (IBCCS). J Natl Cancer Inst 98:535, 2006

Antoniou AC, Shenton A, Maher ER, et al: Parity and breast cancer risk among BRCA1 and BRCA2. Breast Cancer Res 8:R72, 2006

Aslam N, Ong C, Woelfer B, et al: Serum CA125 at 11–14 weeks of gestation in women with morphologically normal ovaries. BJOG 107:689, 2000

Averette HE, Mirhashemi R, Moffat FL: Pregnancy after breast carcinoma: the ultimate medical challenge. Cancer 85:2301, 1999

Averette HE, Nasser N, Yankow SL, et al: Cervical conization in pregnancy: analysis of 180 operations. Am J Obstet Gynecol 106:543, 1970

Avilés A, Neri N: Hematological malignancies and pregnancy: a final report of 84 children who received chemotherapy in utero. Clin Lymphoma 2(3):173, 2001

Azim HA Jr, Azim H, Peccatori FA: Treatment of cancer during pregnancy with monoclonal antibodies: a real challenge. Expert Rev Clin Immunol 6(6):821, 2010

Azim HA Jr, Partridge AH: Biology of breast cancer in young women. Breast Cancer Res 16(4):427, 2014

Bannister-Tyrell M, Roberts CL, Hasovits C, et al: Incidence and outcomes of pregnancy-associated melanoma in New South Wales 1994–2008. Aust N Z J Obstet Gynaecol 55(2):116, 2015

Barnes MN, Barrett JC, Kimberlin DF, et al: Burkitt lymphoma in pregnancy. Obstet Gynecol 92:675, 1998

Baxi LV, Grossman LC, Abellar R: Hyperreactio luteinalis in pregnancy and hyperandrogenism: a case report. J Reprod Med 59(9–10):509, 2014

Beadle BM, Woodward WA, Middleton LP, et al: The impact of pregnancy on breast cancer outcomes in women < or = 35 years. Cancer 115(6):1174, 2009

Becker S: Breast cancer in pregnancy: a brief clinical review. Best Pract Res Clin Obstet Gynaecol 33:79, 2016

Berg WA, Campassi CI, Loffe OB: Cystic lesions of the breast: sonographic-pathologic correlation. Radiology 227:183, 2003

Berry DL, Theriault RL, Holmes FA, et al: Management of breast cancer during pregnancy using a standardized protocol. J Clin Oncol 17:855, 1999

Bigelow CA, Horowitz NS, Goodman A, et al: Management and outcome of cervical cancer diagnosed in pregnancy. Am J Obstet Gynecol 216(3):276.e1–276.e6, 2017

Bishop LA, Patel S, Fries MH: A case of recurrent hyperreactio luteinalis in three spontaneous pregnancies. J Clin Ultrasound 44(8):502, 2016

Bladerston KD, Tewari K, Azizi F, et al: Intrahepatic cholangiocarcinoma masquerading as the HELLP syndrome (hemolysis, elevated liver enzymes, and low platelet count) in pregnancy: case report. Am J Obstet Gynecol 179:823, 1998

Bleau N, Patenaude V, Abenhaim HA: Risk of venous thromboembolic events in pregnant patients with cancer. J Matern Fetal Neonatal Med 29(3):380, 2016

Boulay R, Podczaski E: Ovarian cancer complicating pregnancy. Obstet Gynecol Clin North Am 25:3856, 1998

Boussios S, Han SN, Fruscio R, et al: Lung cancer in pregnancy: report of nine cases from an international collaborative study. Lung Cancer 82(3):499, 2013

Boxer LA, Bolyard AA, Kelley ML, et al: Use of granulocyte colony-stimulating factor during pregnancy in women with chronic neutropenia. Obstet Gynecol 125(1):197, 2015

Braems G, Denys H, DeWever O, et al: Use of tamoxifen before and during pregnancy. Oncologist 16(11):1547, 2011

Brenner B, Avivi I, Lishner M: Haematological cancers in pregnancy. Lancet 379:580, 2012

Brent RL: Utilization of developmental basic science principles in the evaluation of reproductive risks from pre- and postconception environmental radiation exposures. Teratology 59:182, 1999

Brewer M, Kueck An, Runowicz CD: Chemotherapy in pregnancy. Clin Obstet Gynecol 54:602, 2011

Broer N, Buonocore S, Goldberg C: A proposal for the timing of management of patients with melanoma presenting during pregnancy. J Surg Oncol 106(1):36, 2012

Bulun SE, Moravek MB, Yin P, et al: Uterine leiomyoma stem cells: linking progesterone to growth. Semin Reprod Med 33(5):357, 2015

Bumpers HL, Butler KL, Best IM: Endometrioma of the abdominal wall. Am J Obstet Gynecol 187:1709, 2002

Burman KD, Wartofsky L: Thyroid nodules. N Engl J Med 373:2247, 2015

Caligiuri MA, Mayer RJ: Pregnancy and leukemia. Semin Oncol 16:388, 1989

Caragacianu DL, Mayer EL, Chun YS, et al: Immediate breast reconstruction following mastectomy in pregnant women with breast cancer. J Surg Oncol 114(2):140, 2016

Cardonick E, Dougherty R, Grana G et al: Breast cancer during pregnancy: maternal and fetal outcomes. Cancer 16:76, 2010

Cardonick EH, Gringlas MB, Hunter K, et al: Development of children born to mothers with cancer during pregnancy comparing in utero chemotherapy-exposed children with nonexposed controls. Am J Obstet Gynecol 212(5):658.e1, 2015

Carradice D, Austin N, Bayston K, et al: Successful treatment of acute promyelocytic leukaemia during pregnancy. Clin Lab Haematol 24:307, 2002

Cascinelli N, Morabito A, Santinami M, et al: Immediate or delayed dissection of regional nodes in patients with melanoma of the trunk: a randomized trial. Lancet 351:793, 1998

Caspi B, Levi R, Appelman Z, et al: Conservative management of ovarian cystic teratoma during pregnancy and labor. Am J Obstet Gynecol 182:503, 2000

Castanon A, Brocklehurst P, Evans H, et al: Risk of preterm birth after treatment for cervical intraepithelial neoplasia among women attending colposcopy in England: retrospective-prospective cohort study. BMJ 345:e5174, 2012

Celik C, Acar A, Cicek N, et al: Can myomectomy be performed during pregnancy? Gynecol Obstet Invest 53:79, 2002

Chan YM, Ngai SW, Lao TT: Colon cancer in pregnancy. A case report. J Reprod Med 44:733, 1999

Cheng YK, Zhang F, Tang LL, et al: Pregnancy associated nasopharyngeal carcinoma: a retrospective case-control analysis of maternal survival outcomes. Radiother Oncol 116(1):125, 2015

Choi JR, Levine D, Finberg H: Luteoma of pregnancy: sonographic findings in two cases. J Ultrasound Med 19(12):877, 2000

Ciavattini A, Clemente N, Delli Carpini G, et al: Number and size of uterine fibroids and obstetric outcomes. J Matern Fetal Neonatal Med 28(4):484, 2015

Cohen JB, Blum KA: Evaluation and management of lymphoma and leukemia in pregnancy. Clin Obstet Gynecol 54:556, 2011

Conner SN, Frey HA, Cahill AG, et al: Loop electrosurgical excision procedure and risk of preterm birth. A systematic review and meta-analysis. Obstet Gynecol 123:752, 2014

Coronado GD, Marshall LM, Schwartz SM: Complications in pregnancy, labor, and delivery with uterine leiomyomas: a population-based study. Obstet Gynecol 95:764, 2000

Critchley HOD, Wallace WHB, Shalet SM, et al: Abdominal irradiation in childhood: the potential for pregnancy. BJOG 99(5):392, 1992

Curtis KM, Hillis SD, Marchbanks PA, et al: Disruption of the endometrial--myometrial border during pregnancy as a risk factor for adenomyosis. Am J Obstet Gynecol 187(3):543, 2002

Dahl SK, Thomas MA, Williams DB, et al: Maternal virilization due to luteoma associated with delayed lactation. Fertil Steril 90(5):2006.e17, 2008

De Carolis S, Fatigante G, Ferrazzani S, et al: Uterine myomectomy in pregnant women. Fetal Diagn Ther 16:116, 2001

de Giorgi V, Gori A, Grazzini M, et al: Estrogens, estrogen receptors and melanoma. Expert Rev Anticancer Ther 11:739, 2011

de Haan J, Lok CA, de Groot CJ, et al: Melanoma during pregnancy: a report of 60 pregnancies complicated by melanoma. Melanoma Res 27(3):218, 2017

Djavadian D, Braendle W, Jaenicke F: Laparoscopic oophoropexy for the treatment of recurrent torsion of the adnexa in pregnancy: case report and review. Fertil Steril 82(4):933, 2004

Doğan S, Özyüncü Ö, Atak Z: Fibroids during pregnancy: effects on pregnancy and neonatal outcomes. J Reprod Med 61(1–2):52, 2016

Dorum A, Blom GP, Ekerhovd E, et al: Prevalence and histologic diagnosis of adnexal cysts in postmenopausal women: an autopsy study. Am J Obstet Gynecol 192(1):48, 2005

Driscoll MS, Grant-Kels JM: Nevi and melanoma in the pregnant woman. Clin Dermatol 27(1):116, 2009

Driscoll MS, Martires K, Bieber AK, et al: Pregnancy and melanoma. J Am Acad Dermatol 75(4):669, 2016

Dunton CJ: Management of atypical glandular cells and adenocarcinoma in situ. Obstet Gynecol Clin North Am 35(4):623, 2008

Durkin JW Jr: Carcinoid tumor and pregnancy. Am J Obstet Gynecol 145:757, 1983

Eibye S, Kjaer SK, Mellemkjaer L: Incidence of pregnancy-associated cancer in Denmark, 1977–2006. Obstet Gynecol 122:608, 2013

Elgindy E, Sibai H, Abdelghani A, et al: Protecting ovaries during chemotherapy through gonad suppression. A systematic review and meta-analysis. Obstet Gynecol 126:187, 2015

El-Hemaidi I, Robinson SE: Management of haematological malignancy in pregnancy. Best Pract Res Clin Obstet Gynaecol 26(1):149, 2012

El-Messidi A, Patenaude V, Hakeem G, et al: Incidence and outcomes of women with Hodgkin's lymphoma in pregnancy: a population-based study on 7.9 million births. J Perinat Med 43(6):683, 2015

Erkanli S, Ayhan A: Fertility-sparing therapy in young women with endometrial cancer: 2010 update. Int J Gyn Cancer 20:1170, 2010

Esim Buyukbayrak E, Karageyim Karsidag AY, Kars B, et al: Cervical polyps: evaluation of routine removal and need for accompanying D&C. Arch Gynecol Obstet 283(3):581, 2011

Euhus DM: Breast disease. In Hoffman BL, Schorge JO, Bradshaw KD, et al (eds): Williams Gynecology, 3rd ed. McGraw-Hill Education, New York, 2016

Eyre TA, Lau IJ, Mackillop L, et al: Management and controversies of classical Hodgkin lymphoma in pregnancy. Br J Haematol 169(5):613, 2015

Fader AN, Alward EK, Niederhauser A, et al: Cervical dysplasia in pregnancy: a multi-institutional evaluation. Am J Obstet Gynecol 203:113, 2010

Favero G, Chiantera V, Oleszczuk A, et al: Invasive cervical cancer during pregnancy: laparoscopic nodal evaluation before oncologic treatment delay. Gynecol Oncol 118:123, 2010

Fey MF, Surbek D: Leukaemia and pregnancy. Recent Results Cancer Res 178:97, 2008

FIGO Committee on Gynecologic Oncology: Revised FIGO staging for carcinoma of the vulva, cervix, and endometrium. Int J Gynaecol Obstet 105:103, 2009

Friedman E, Kotsopoulos J, Lubinski J, et al: Spontaneous and therapeutic abortions and the risk of breast cancer among BRCA mutation carriers. Breast Cancer Res 8:R15, 2006

Fuchs N, Smorgick N, Tovbin Y, et al: Oophoropexy to prevent adnexal torsion: how, when, and for whom? J Minim Invasive Gynecol 17(2):205, 2010

Gandini S, Iodice S, Koomen E, et al: Hormonal and reproductive factors in relation to melanoma in women: current review and meta-analysis. Eur J Cancer 47(17):2607, 2011

Genta PR, Dias ML, Janiszewski TA, et al: *Streptococcus agalactiae* endocarditis and giant pyomyoma simulating ovarian cancer. South Med J 94:508, 2001

Germain M, Rarick T, Robins E: Management of intermittent ovarian torsion by laparoscopic oophoropexy. Obstet Gynecol 88(4 Pt 2):715, 1996

Gharib H, Papini E, Garber JR, et al: American Association of Endocrinologists, American College of Endocrinology, and Associazione Medici Endocrinologi medical guidelines for clinical practice for diagnosis and management of thyroid nodules—2016 update. Endocr Pract 22(5):622, 2016

Giuntoli RL Jr, Vang RS, Bristow RE: Evaluation and management of adnexal masses during pregnancy. Clin Obstet Gynecol 49(3):492, 2006

Glišić A, Atanacković J: Krukenberg tumor in pregnancy. The lethal outcome. Pathol Oncol Res 12(2):108, 2006

Goldman NA, Goldberg GL: Late recurrence of squamous cell cervical cancer in an episiotomy site after vaginal delivery. Obstet Gynecol 101:1127, 2003

Gotlieb WH, Beiner ME, Shalmon B, et al: Outcome of fertility-sparing treatment with progestins in young patients with endometrial cancer. Obstet Gynecol 102:718, 2003

Greer BE, Easterling TR, McLennan DA, et al: Fetal and maternal considerations in the management of stage I-B cervical cancer during pregnancy. Gynecol Oncol 34:61, 1989

Gubbala K, Laios A, Gallos I, et al: Outcomes of ovarian transposition in gynaecological cancers: a systematic review and meta-analysis. J Ovarian Res 7:69, 2014

Haas JF: Pregnancy in association with newly diagnosed cancer: a population-based epidemiologic assessment. Int J Cancer 34:229, 1984

Hacker NF, Berek JS, Lagasse LD, et al: Carcinoma of the cervix associated with pregnancy. Obstet Gynecol 59:735, 1982

Haggar FA, Pereira G, Preen D, et al: Adverse obstetric and perinatal outcomes following treatment of adolescent and young adult cancer: a population based cohort study. PLoS One 9(12):e113292, 2014

Hahn KM, Johnson PH, Gordon N, et al: Treatment of pregnant breast cancer patients and outcomes of children exposed to chemotherapy in utero. Cancer 107:1219, 2006

Hakim C, Padmanabhan V, Vyas AK: Gestational hyperandrogenism in developmental programming. Endocrinology 14:en20161801, 2016

Hannuna KY, Putignani L, Silvestri E, et al: Incidental endometrial adenocarcinoma in early pregnancy: a case report and review of the literature. Int J Gynecol Cancer 19(9):1580, 2009

Hashimoto A, Iriyama T, Sayama S, et al: Adenomyosis and adverse perinatal outcomes: increased risk of second trimester miscarriage, preeclampsia, and placental malposition. J Matern Fetal Neonatal Med 23:1, 2017

Heller DS, Cracchiolo B, Hameed M, et al: Pregnancy-associated invasive squamous cell carcinoma of the vulva in a 28-year-old, HIV-negative woman: a case report. J Reprod Med 45:659, 2000

Hirabayashi M, Ueo H, Okudaira Y, et al: Early gastric cancer and a concomitant pregnancy. Am Surg 53:730, 1987

Hoffman MS, Sayer RA: A guide to management: adnexal masses in pregnancy. OBG Management 19(3):27, 2007

Högnäs E, Kauppila A, Pukkala E, et al: Cancer risk in women with 10 or more deliveries. Obstet Gynecol 123(4):811, 2014

Homer H, Saridogan E: Uterine artery embolization for fibroids is associated with an increased risk of miscarriage. Fertil Steril 94(1):324, 2010

Hong Y, Li SQ, Hu YL, et al: Survey of human papillomavirus types and their vertical transmission in pregnant women. BMC Infect Dis 13:109, 2013

Hoover RN, Hyer M, Pfeiffer RM, et al: Adverse health outcomes in women exposed in utero to diethylstilbestrol. N Engl J Med 365:1304, 2011

Horowitz NA, Lavi N, Nadir Y, et al: Haematological malignancies in pregnancy: an overview with an emphasis on thrombotic risks. Thromb Haemost 116(4):613, 2016

Hudis CA: Trastuzumab—mechanism of action and use in clinical practice. N Engl J Med 357:39, 2007

Huh WK, Ault KA, Chelmow D, et al: Use of high-risk human papillomavirus testing for cervical cancer screening: interim clinical guidance. Obstet Gynecol 125(2):330, 2015

Irving JA, Clement PB: Nonneoplastic lesions of the ovary. In Kurman RJ, Ellenson LH, Ronnett BM (eds): Blaustein's Pathology of the Female Genital Tract, 6th ed. New York, Springer, 2011

Ives A, Saunders C, Bulsara M, et al: Pregnancy after breast cancer: population based study. BMJ 334(7586):194, 2006

Jenabi E, Khazaei S: The effect of uterine leiomyoma on the risk of malpresentation and cesarean: a meta-analysis. J Matern Fetal Neonatal Med 31(1):87, 2018

Jernström H, Lubinski J, Lynch HT, et al: Breast-feeding and the risk of breast cancer in BRCA1 and BRCA2 mutation carriers. J Natl Cancer Inst 96(14):1094, 2004

Johansson AL, Andersson TM, Plym A, et al: Mortality in women with pregnancy-associated malignant melanoma. J Am Acad Dermatol 71(6):1093, 2014

Kakoza RM, Vollmer CM Jr, Stuart KE, et al: Pancreatic adenocarcinoma in the pregnant patient: a case report and literature review. J Gastrointest Surg 13(3):535, 2009

Kal HB, Struikmans H: Radiotherapy during pregnancy: fact and fiction. Lancet Oncol 6(5):328, 2005

Kanal E, Barkovich AJ, Bell C, et al: Expert panel on MR safety. ACR practice guideline for imaging pregnant or potentially pregnant adolescents and women with ionizing radiation. J Magn Reson Imaging 37:501, 2013

Kaňová N, Bičíková M: Hyperandrogenic states in pregnancy. Physiol Res 60(2):243, 2011

Kao HW, Wu CJ, Chung KT, et al: MR imaging of pregnancy luteoma: a case report and correlation with the clinical features. Korean J Radiol 6(1):44, 2005

Karaman E, Karaman Y, Alkis I, et al: Maternal serum CA-125 level is elevated in severe preeclampsia. Pregnancy Hypertens 4(1):29, 2014

Kathiresan AS, Johnson JN, Hood BJ, et al: Giant cell bone tumor of the thoracic spine presenting in late pregnancy. Obstet Gynecol 118(2 Pt 2):428, 2011

Kim CH, Abu-Rustum NR, Chi DS, et al: Reproductive outcomes of patients undergoing radical trachelectomy for early-stage cervical cancer. Gynecol Oncol 125(3):585, 2012

Kim SS, Klemp J, Fabian C: Breast cancer and fertility preservation. Fertil Steril 95(5):1535, 2011

Knight JC, Elliott JO, Amburgey OL: Effect of maternal retroplacental leiomyomas on fetal growth. J Obstet Gynaecol Can 38(12):1100, 2016

Ko EM, Van Le L: Chemotherapy for gynecologic cancers occurring during pregnancy. Obstet Gynecol Surv 66(5):291, 2011

Kodama M, Moeini A, Machida H, et al: Feto-maternal outcomes of pregnancy complicated by Krukenberg tumor: a systematic review of literature. Arch Gynecol Obstet 294(3):589, 2016

Korbin CD, Brown DL, Welch WR: Paraovarian cystadenomas and cystadenofibromas: sonographic characteristics in 14 cases. Radiology 208(2):459, 1998

Krishna I, Lindsay M: Breast cancer in pregnancy. Obstet Gynecol Clin N Am 40:559, 2013

Kuller JA, Zucker PK, Peng TC: Vulvar leiomyosarcoma in pregnancy. Am J Obstet Gynecol 162:164, 1990

Kuo K, Caughey AB: Optimal timing of delivery for women with breast cancer, according to cancer stage and hormone status: a decision-analytic model. J Matern Fetal Neonatal Med September 27, 2017 [Epub ahead of print]

Lam SJ, Best S, Kumar S: The impact of fibroid characteristics on pregnancy outcome. Am J Obstet Gynecol 211(4):395.e1, 2014

Lambertini M, Del Mastro L, Pescio MC, et al: Cancer and fertility preservation: international recommendations from an expert meeting. BMC Med 14:1, 2016

Lambertini M, Peccatori FA, Azim HA Jr: Targeted agents for cancer treatment during pregnancy. Cancer Treat Rev 41(4):301, 2015

Larsen EC, Schmiegelow K, Rechnitzer C, et al: Radiotherapy at a young age reduces uterine volume of childhood cancer survivors. Acta Obstet Gynecol Scand 83:96, 2004

Laughlin SK, Baird DD, Savitz DA, et al: Prevalence of uterine leiomyomas in the first trimester of pregnancy: an ultrasound-screening study. Obstet Gynecol 113(3):630, 2009

Lee HJ, Lee IK, Kim JW, et al: Clinical characteristics of gastric cancer associated with pregnancy. Dig Surg 26(1):31, 2009

Leiserowitz GS, Xing G, Cress R, et al: Adnexal masses in pregnancy: how often are they malignant? Gynecol Oncol 101:315, 2006

Lin YH, Hwang JL, Huang LW, et al: Pyomyoma after a cesarean section. Acta Obstet Gynecol Scand 81:571, 2002

Liu J, Zanotti K: Management of the adnexal mass. Obstet Gynecol 117:1413, 2011

Liu P, Xu L, Sun Y, et al: The prevalence and risk of human papillomavirus infection in pregnant women. Epidemiol Infect 142(8):1567, 2014

Lodish MB: Clinical review: kinase inhibitors: adverse effects related to the endocrine system. J Clin Endocrinol Metab 98(4):1333, 2013

Loibl S, Schmidt A, Gentillini O, et al: Breast cancer diagnosed during pregnancy: adapting recent advances in breast cancer care for pregnant patients. JAMA Oncol 1(8):1145, 2015

Long ME, Dwarica DS, Kastner TM, et al: Comparison of dysplastic and benign endocervical polyps. J Low Genit Tract Dis 17(2):142, 2013

Longo DL: Malignancies of lymphoid cells. In: Kasper DL, Fauci AS, Hauser SL, et al (eds): Harrison's Principles of Internal Medicine, 19th ed. New York, McGraw-Hill Education, 2015

Loren AW, Mangu PB, Beck LN, et al: Fertility preservation for patients with cancer: American Society of Clinical Oncology clinical practice guideline update. J Clin Oncol 31(19):2500, 2013

Lutz MH, Underwood PB Jr, Rozier JC, et al: Genital malignancy in pregnancy. Am J Obstet Gynecol 129:536, 1977

Luyckx M, Squifflet JL, Jadoul P, et al: First series of 18 pregnancies after ulipristal acetate treatment for uterine fibroids. Fertil Steril 102(5):1404, 2014

Malinowski AK, Sen J, Sermer M: Hyperreactio luteinalis: maternal and fetal effects. J Obstet Gynaecol Can 37(8):715, 2015

Maor GS, Czuzoj-Shulman N, Spence AR, et al: Maternal and neonatal outcomes of pregnancy associated breast cancer. Abstract No. 802, Am J Obstet Gynecol 216:S461, 2017

Mara M, Maskova J, Fucikova Z, et al: Midterm clinical and first reproductive results of a randomized controlled trial comparing uterine fibroid embolization and myomectomy. Cardiovasc Intervent Radiol 31(1):73, 2008

Marinoni E, Di Netta T, Caramanico L, et al: Metastatic pancreatic cancer in late pregnancy: a case report and review of the literature. J Matern Fetal Neonatal Med 19(4):247, 2006

Masarie K, Katz V, Balderston K: Pregnancy luteomas: clinical presentations and management strategies. Obstet Gynecol Surv 65(9):575, 2010

Massad LS, Einstein MH, Huh WK, et al: 2012 updated consensus guidelines for the management of abnormal cervical cancer screening tests and cancer precursors. Obstet Gynecol 121(4):829, 2013

Matsuo K, Eno ML, Im DD, et al: Pregnancy and genital sarcoma: a systematic review of the literature. Am J Perinatol 26(7):507, 2009

McGovern PG, Noah R, Koenigsberg R, et al: Adnexal torsion and pulmonary embolism: case report and review of the literature. Obstet Gynecol Surv 54(9):601, 1999

McNally L, Osmundson S, Barth R, et al: Urachal duct carcinoma complicating pregnancy. Obstet Gynecol 122:469, 2013

Melin J, Heinävaara S, Malila N, et al: Adverse obstetric outcomes among early-onset cancer survivors in Finland. Obstet Gynecol 126:803, 2015

Minter A, Malik R, Ledbetter L, et al: Colon cancer in pregnancy. Cancer Control 12(3):196, 2005

Mogos MF, Rahman S, Salihu HM, et al: Association between reproductive cancer and fetal outcomes: a systematic review. Int J Gynecol Cancer 23(7):1171, 2013

Morice P, Uzan C, Gouy S, et al: Gynaecological cancers in pregnancy. Lancet 379:558, 2012

Naqvi M, Kaimal A: Adnexal masses in pregnancy. Clin Obstet Gynecol 58(1):93, 2015

National Toxicology Program: NTP monograph: developmental effects and pregnancy outcomes associated with cancer chemotherapy use during pregnancy. NTP Monogr 2:1, 2013

Navrozoglou I, Vrekoussis T, Kontostolis E et al: Breast cancer during pregnancy: a mini-review. Eur J Surg Oncol 34:837, 2008

Neiger R, Sonek JD, Croom CS, et al: Pregnancy-related changes in the size of uterine leiomyomas. J Reprod Med 51:671, 2006

Nisker JA, Shubat M: Stage IB cervical carcinoma and pregnancy: report of 49 cases. Am J Obstet Gynecol 145:203, 1983

Niwa K, Tagami K, Lian Z, et al: Outcome of fertility-preserving treatment in young women with endometrial carcinomas. BJOG 112:317, 2005

O'Gara P, Shepard J, Yared K, et al: Case 39–2009L: a 28-year-old pregnant woman with acute cardiac failure. N Engl J Med 361:2462, 2009

Otake M, Schull WJ, Lee S: Threshold for radiation-related severe mental retardation in prenatally exposed A-bomb survivors: a re-analysis. Int J Radiat Biol 70:755–63, 1996

Palani R, Milojkovic D, Apperley JF: Managing pregnancy in chronic myeloid leukaemia. Ann Hematol 94 Suppl 2:S167, 2015

Palmer J, Vatish M, Tidy J: Epithelial ovarian cancer in pregnancy: a review of the literature. BJOG 116:480, 2009

Papoutsis D, Sindos M, Papantoniou N, et al: Management options and prognosis of pancreatic adenocarcinoma at 16 weeks' gestation: a case report. J Reprod Med 57:167, 2012

Parazzini F, Franchi M, Tavani A, et al: Frequency of pregnancy related cancer: a population based linkage study in Lombardy, Italy. Int J Gynecol Cancer 27(3):613, 2017

Park JY, Kim DY, Suh DS, et al: Reproductive outcomes after laparoscopic radical trachelectomy for early-stage cervical cancer. J Gynecol Oncol 25:9, 2014

Peccatori FA, Azim HA Jr, Orecchia R, et al: Cancer, pregnancy and fertility: ESMO clinical practice guidelines for diagnosis, treatment and follow-up. Ann Oncol 24 Suppl 6:vi160, 2013

Perera D, Kandavar R, Palacios E: Pancreatic adenocarcinoma presenting as acute pancreatitis during pregnancy: clinical and radiologic manifestations. J La State Med Soc 163:114, 2011

Pettersson BF, Andersson S, Hellman K, et al: Invasive carcinoma of the uterine cervix associated with pregnancy: 90 years of experience. Cancer 116:2343, 2010

Pinnix CC, Osborne EM, Chihara D, et al: Maternal and fetal outcomes after therapy for Hodgkin or non-Hodgkin lymphoma diagnosed during pregnancy. JAMA Oncol 2(8):1065, 2016

Pistilli B, Bellettini G, Giovannetti E, et al: Chemotherapy, targeted agents, antiemetics and growth-factors in human milk: how should we counsel cancer patients about breastfeeding? Cancer Treat Rev 39(3):207, 2013

Pritts EA: Fibroids and infertility: a systematic review of the evidence. Obstet Gynecol Surv 56:483, 2001

Qidwai II, Caughey AB, Jacoby AF: Obstetric outcomes in women with sonographically identified uterine leiomyomata. Obstet Gynecol 107:376, 2006

Reulen RC, Zeegers MP, Wallace WH, et al: Pregnancy outcomes among adult survivors of childhood cancer in the British Childhood Cancer Survivor Study. Cancer Epidemiol Biomarkers Prev 18(8):2239, 2009

Reynoso EE, Shepherd FA, Messner HA, et al: Acute leukemia during pregnancy: the Toronto Leukemia Study Group experience with long-term follow-up of children exposed in utero to chemotherapeutic agents. J Clin Oncol 5:1098, 1987

Richtig G, Byrom L, Kupsa R, et al: Pregnancy as driver for melanoma. Br J Dermatol 177(3):854, 2017

Rizack T, Mega A, Legare R, et al: Management of hematological malignancies during pregnancy. Am J Hematol 84(12):830, 2009

Rodriguez AO, Chew H, Cress R, et al: Evidence of poorer survival in pregnancy-associated breast cancer. Obstet Gynecol 112(1):71, 2008

Rogers JE, Dasari A, Eng C: The treatment of colorectal cancer during pregnancy: cytotoxic chemotherapy and targeted therapy challenges. Oncologist 21(5):563, 2016

Rosenkranz KM, Lucci A: Surgical treatment of pregnancy associated breast cancer. Breast Dis 23:87, 2006

Routledge DJ, Tower C, Davies E, et al: Successful management of acute myeloid leukaemia in a twin pregnancy—a case report. Br J Haematol October 21, 2016 [Epub ahead of print]

Russell P, Robboy SJ: Ovarian cysts, tumor-like, iatrogenic and miscellaneous conditions. In Robboy SJ, Mutter GL, Prat J, et al (eds): Robboy's Pathology of the Female Reproductive Tract, 2nd ed. London, Churchill Livingstone, 2009

Sahin M, Kocaman G, Özkan M, et al: Resection of esophageal carcinoma during pregnancy. Ann Thorac Surg 99(1):333, 2015

Salani R, Billingsley CC, Crafton SM: Cancer and pregnancy: an overview for obstetricians and gynecologists. Am J Obstet Gynecol 211(1):7, 2014

Salvador E, Bienstock J, Blakemore KJ, et al: Leiomyomata uteri, genetic amniocentesis, and the risk of second-trimester spontaneous abortion. Am J Obstet Gynecol 186:913, 2002

Sanz MA, Montesinos P, Casale MF, et al: Maternal and fetal outcomes in pregnant women with acute promyelocytic leukemia. Ann Hematol 94(8):1357, 2015

Sarno MA, Mancari R, Azim HA, et al: Are monoclonal antibodies a safe treatment for cancer during pregnancy? Immunotherapy 5(7):733, 2013

Schammel DP, Mittal KR, Kaplan K, et al: Endometrial adenocarcinoma associated with intrauterine pregnancy: a report of five cases and a review of the literature. Int J Gynecol Pathol 17:327, 1998

Schmeler KM, Mayo-Smith WW, Peipert JF, et al: Adnexal masses in pregnancy: surgery compared with observation. Obstet Gynecol 105:1098, 2005

Schwartz JL, Mozurkewich EL, Johnson TM: Current management of patients with melanoma who are pregnant, want to get pregnant, or do not want to get pregnant. Cancer 97(9):2130, 2003

Shepherd JH, Spencer C, Herod J, et al: Radical vaginal trachelectomy as a fertility-sparing procedure in women with early-stage cervical cancer—cumulative pregnancy rate in a series of 123 women. BJOG 113:719, 2006

Sherard GB III, Hodson CA, Williams HJ, et al: Adnexal masses and pregnancy: a 12-year experience. Am J Obstet Gynecol 189:358, 2003

Sienas L, Wong T, Collins R, et al: Contemporary uses of erythropoietin in pregnancy: a literature review. Obstet Gynecol Surv 68(8):594, 2013

Signorelli M, Caspani G, Bonazzi C, et al: Fertility-sparing treatment in young women with endometrial cancer or atypical complex hyperplasia: a prospective single-institution experience of 21 cases. BJOG 116(1):114, 2009

Signorello LB, Cohen SS, Bosetti C, et al: Female survivors of childhood cancer: preterm birth and low birth weight among their children. J Natl Cancer Inst 98:1453, 2006

Signorello LB, Mulvihill JJ, Green DM, et al: Congenital anomalies in the children of cancer survivors: a report from the childhood cancer survivor study. J Clin Oncol 30(3):239, 2012

Signorello LB, Mulvihill JJ, Green DM, et al: Stillbirth and neonatal death in relation to radiation exposure before conception: a retrospective cohort study. Lancet 376:624, 2010

Sisodia RM, Del Carmen MG, Boruta DM: Role of minimally invasive surgery in the management of adnexal masses. Clin Obstet Gynecol 58(1):66, 2015

Sisson JC, Freitas J, McDougall IR, et al: Radiation safety in the treatment of patients with thyroid diseases by radioiodine ^{131}I: practice recommendations of the American Thyroid Association. Thyroid 21(4):335, 2011

Smith LH, Danielsen B, Allen ME, et al: Cancer associated with obstetric delivery: results of linkage with the California cancer registry. Am J Obstet Gynecol 189:1128, 2003

Soares SR, Gómez R, Simón C, et al: Targeting the vascular endothelial growth factor system to prevent ovarian hyperstimulation syndrome. Hum Reprod Update 14(4):321, 2008

Spitzer M, Kaushal N, Benjamin F: Maternal CA-125 levels in pregnancy and the puerperium. J Reprod Med 43:387, 1998

Stensheim H, Klungsøyr K, Skjaerven R, et al: Birth outcomes among offspring of adult cancer survivors: a population-based study. Int J Cancer 133(11):2696, 2013

Stokes LS, Wallace MJ, Godwin RB, et al: Quality improvement guidelines for uterine artery embolization for symptomatic leiomyomas. J Vasc Interv Radiol 21(8):1153, 2010

Stout MJ, Frey HA, Tuuli MG, et al: Loop electrosurgical excision procedure and risk of vaginal infections during pregnancy: an observation study. BJOG 122(4):545, 2015

Stout MJ, Odibo AO, Graseck AS, et al: Leiomyomas at routine second-trimester ultrasound examination and adverse obstetric outcomes. Obstet Gynecol 116(5):1056, 2010

Stovall M, Blackwell CR, Cundiff J, et al: Fetal does from radiotherapy with photon beams: report of AAPM Radiation Therapy Committee Task Group No. 36. Med Phys 22(1):63, 1995

Suzuki H, Matsubara S, Uchida S, et al: Ovary hyperstimulation syndrome accompanying molar pregnancy: case report and review of the literature. Arch Gynecol Obstet 290(4):803, 2014

Suzuki S: Comparison between spontaneous ovarian hyperstimulation syndrome and hyperreactio luteinalis. Arch Gynecol Obstet 269(3):227, 2004

Szecsi PB, Anderson MR, Bjørngaard B, et al: Cancer antigen 125 after delivery in women with a normal pregnancy: a prospective cohort study. Acta Obstet Gynecol Scand 93(12):1295, 2014

Takushi M, Moromizato H, Sakumoto K, et al: Management of invasive carcinoma of the uterine cervix associated with pregnancy: outcome of intentional delay in treatment. Gynecol Oncol 87:185, 2002

Tannus JF, Hertzberg BS, Haystead CM, et al: Unilateral luteoma of pregnancy mimicking a malignant ovarian mass on magnetic resonance and ultrasound. J Magn Reson Imaging 29(3):713, 2009

Teh WT, Stern C, Chander S, et al: The impact of uterine radiation on subsequent fertility and pregnancy outcomes. Biomed Res Int 2014:482968, 2014

Titus-Ernstoff L, Troisi R, Hatch EE, et al: Mortality in women given diethylstilbestrol during pregnancy. Br J Cancer 95:107, 2006

Ungár L, Smith JR, Pálfavli L, et al: Abdominal radical trachelectomy during pregnancy to preserve pregnancy and fertility. Obstet Gynecol 108:811, 2006

Valachis A, Tsali L, Pesce LL, et al: Safety of pregnancy after primary breast carcinoma in young women: a meta-analysis to overcome bias of healthy mother effect studies. Obstet Gynecol Surv 65:786, 2010

Van Calsteren K, Hanssens M, Moerman P, et al: Successful conservative treatment of endocervical adenocarcinoma stage Ib1 diagnosed early in pregnancy. Acta Obstet Gynecol Scand 87(2):250, 2008

van der Vange N, Weverling GJ, Ketting BW, et al: The prognosis of cervical cancer associated with pregnancy: a matched cohort study. Obstet Gynecol 85:1022, 1995

van Vliet W, van Loon AJ, ten Hoor KA, et al: Cervical carcinoma during pregnancy: outcome of planned delay in treatment. Eur J Obstet Gynecol Reprod Biol 79:153, 1998

Velentgas P, Daling JR, Malone KE, et al: Pregnancy after breast carcinoma: outcomes and influence on mortality. Cancer 85:2424, 1999

Vercruysse DC, Deprez S, Sunaert S, et al: Effects of prenatal exposure to cancer treatment on neurocognitive development, a review. Neurotoxicology 54:11, 2016

Viswanathan S, Ramaswamy B: Pregnancy-associated breast cancer. Clin Obstet Gynecol 54(4):546, 2011

Wang YC, Su HY, Liu JY, et al: Maternal and female fetal virilization caused by pregnancy luteomas. Fertil Steril 84:509.e15, 2005

Webb KE, Sakhel K, Chauhan SP, et al: Adnexal mass during pregnancy: a review. Am J Perinatol 32(11):1010, 2015

Weibull CE, Eloranta S, Smedby KE, et al: Pregnancy and the risk of relapse in patients diagnosed with Hodgkin lymphoma. J Clin Oncol 34(4):337, 2016

Weinmann S, Naleway A, Swamy G, et al: Pregnancy outcomes after treatment for cervical cancer precursor lesions: an observational study. PLoS One 12(1):e0165276, 2017

Weitzman VN, DiLuigi AJ, Maier DB, et al: Prevention of recurrent adnexal torsion. Fertil Steril 90(5):2018.e1, 2008

Werner CL, Lo JY, Heffernan K, et al: Loop electrosurgical excision procedure and risk of preterm birth. Obstet Gynecol 115:605, 2010

Whitecar MP, Turner S, Higby MK: Adnexal masses in pregnancy: a review of 130 cases undergoing surgical management. Am J Obstet Gynecol 181:19, 1999

Williams SF, Schilsky RL: Neoplastic disorders. In Barron WM, Lindheimer MD (eds): Medical Disorders During Pregnancy, 3rd ed. St. Louis, Mosby, 2001

Winther JF, Boice JD Jr, Svendsen AL, et al: Spontaneous abortion in a Danish population-based cohort of childhood cancer survivors. J Clin Oncol 26(26):4340, 2008

Winther JF, Olsen JH, Wu H, et al: Genetic disease in the children of Danish survivors of childhood and adolescent cancer. J Clin Oncol 30(1):27, 2012

Wohlfahrt J, Olsen JH, Melby M: Breast cancer risk after childbirth in young women with family history. Cancer Causes Control 13:169, 2002

Woo JC, Yu T, Hurd TC: Breast cancer in pregnancy. Arch Surg 138:91, 2003

Yahata T, Numata M, Kashima K, et al: Conservative treatment of stage IA1 adenocarcinoma of the cervix during pregnancy. Gynecol Oncol 109(1):49, 2008

Yazbeck CF, Sullivan SD. Thyroid disorders during pregnancy. Med Clin No America 96:235, 2012

Yeaton-Massey A, Brookfield KF, Aziz N, et al: Maternal bladder cancer diagnosed at routine first-trimester obstetric ultrasound examination. Obstet Gynecol 122:464, 2013

Yost NP, Santoso JT, McIntire DD, et al: Postpartum regression rates of antepartum cervical intraepithelial neoplasia II and III lesions. Obstet Gynecol 93:359, 1999

Yu SS, Bischoff LA: Thyroid cancer in pregnancy. Semin Reprod Med 34(6):351, 2016

Zagouri F, Sergentanis TN, Chrysikos D, et al: Platinum derivatives during pregnancy in cervical cancer: a systematic review and meta-analysis. Obstet Gynecol 121:337, 2013a

Zagouri F, Sergentanis TN, Chrysikos D, et al: Trastuzumab administration during pregnancy: a systematic review and meta-analysis. Breast Cancer Res Treat 137(2):349, 2013b

Zanetta G, Mariani E, Lissoni A, et al: A prospective study of the role of ultrasound in the management of adnexal masses in pregnancy. BJOG 110:578, 2003

Zemlickis D, Lishner M, Degendorfer P, et al: Maternal and fetal outcome after breast cancer in pregnancy. Am J Obstet Gynecol 166:781, 1992

Zweizig S, Perron J, Grubb D, et al: Conservative management of adnexal torsion. Am J Obstet Gynecol 168(6 Pt 1):1791, 1993

CAPÍTULO 64

Doenças infecciosas

IMUNOLOGIA MATERNA E FETAL 1209

INFECÇÕES VIRAIS................................. 1210

INFECÇÕES BACTERIANAS 1220

INFECÇÕES POR PROTOZOÁRIOS.................... 1225

BIOTERRORISMO 1228

De acordo com muitos especialistas, a influenza tem efeitos muito prejudiciais na gravidez. Parece que eles variam com a gravidade da epidemia, e, mais especificamente, com a frequência de complicações pneumônicas. Como regra, qualquer condição séptica oferece um prognóstico pior na gravidez. Vários casos de transmissão de bactérias ofensivas ao feto foram relatados.

– J. Whitridge Williams (1903)

As infecções são historicamente uma importante causa de morbidade e mortalidade materno-fetal em todo o mundo, e assim permanecem sendo no século XXI. A singular conexão vascular materno-fetal, em alguns casos, serve para proteger o feto de agentes infecciosos, enquanto, em outros, ela se torna um canal de transmissão para o feto. O estado sorológico materno, a idade gestacional no momento em que a infecção é adquirida, o modo de aquisição e o estado imunológico da mãe e do feto influenciam o resultado da doença.

IMUNOLOGIA MATERNA E FETAL

■ Alterações imunológicas induzidas pela gravidez

Mesmo após estudo intensivo, muitas das adaptações imunológicas maternas à gravidez não estão bem esclarecidas. Sabe-se que a gravidez está associada a um aumento nas células T CD4+ que secretam citocinas tipo Th2 – por exemplo, interleucinas (Fragiadakis, 2016). A produção de citocina tipo Th1 – por exemplo, gamainterferona e interleucina 2 – parece estar um pouco suprimida, levando a um *viés de Th2* na gravidez. Esse viés afeta a capacidade de eliminar rapidamente certos patógenos intracelulares durante a gravidez, embora as implicações clínicas dessa supressão sejam desconhecidas (Kourtis, 2014; Svensson-Arvelund, 2014). Além disso, a resposta imune humoral de Th2 permanece intacta. Parece também que o antígeno leucocitário humano (HLA)-C, expresso por trofoblastos extravilosos, provoca respostas das células *natural killer* deciduais (dNK) e das células T CD8+ deciduais (Crespo, 2017).

Na descrição de infecções, a *transmissão horizontal* é a disseminação de um agente infeccioso de um indivíduo para outro. A *transmissão vertical* da infecção se refere à passagem de um agente infeccioso da mãe para o feto através da placenta, durante o trabalho de parto ou parto, ou pela amamentação. Assim, a ruptura das membranas pré-termo, o trabalho de parto prolongado e as manipulações obstétricas podem aumentar o risco de infecção neonatal (Centers for Disease Control and Prevention, 2010). A Tabela 64-1 detalha infecções específicas por modo e momento de aquisição. Um último termo, a *taxa de ataque secundário*, é a probabilidade de que a infecção se desenvolva em um indivíduo suscetível após o contato com uma pessoa sabidamente infectada.

■ Imunologia do feto e do recém-nascido

A capacidade imunológica ativa do feto e do neonato é comprometida comparada com a de crianças mais velhas e a de adultos. A imunidade fetal humoral e a mediada por células começa a se desenvolver por volta de 9 a 15 semanas de gestação (Warner, 2010). A resposta fetal primária à infecção é a imunoglobulina (Ig) M. A imunidade passiva é fornecida pela IgG transferida através da placenta. Por volta de 16 semanas, essa transferência começa a aumentar rapidamente, e por volta de 26 semanas as concentrações fetais são equivalentes às da mãe. Após o parto, a amamentação protege contra algumas infecções, embora essa proteção comece a decair aos 2 meses de idade. As recomendações atuais da Organização Mundial da Saúde (World Health Organization, 2013) são

TABELA 64-1 Causas específicas de algumas infecções fetais e neonatais

Intrauterinas
Transplacentária
Vírus: varicela-zóster, Coxsackie, parvovírus humano B19, rubéola, CMV, HIV, Zika
Bactérias: *Listeria*, sífilis, *Borrelia*
Protozoários: toxoplasmose, malária
Infecção ascendente
Bactérias: estreptococos do grupo B, coliformes
Vírus: HIV

Intraparto
Exposição materna
Bactérias: gonorreia, clamídia, estreptococos do grupo B, tuberculose, micoplasmas
Vírus: HSV, HPV, HIV, hepatite B, hepatite C, Zika
Contaminação externa
Bactérias: estafilococos, coliformes
Vírus: HSV, varicela-zóster

Neonatais
Transmissão humana: estafilococos, HSV
Ventiladores e cateteres: estafilococos, coliformes

CMV, citomegalovírus; HIV, vírus da imunodeficiência humana; HPV, papilomavírus humano; HSV, herpes-vírus simples.

para amamentar exclusivamente nos primeiros 6 meses de vida, com amamentação parcial até os 2 anos de idade.

A infecção neonatal, em especial em seus estágios iniciais, pode ser difícil de diagnosticar, pois esses neonatos muitas vezes não conseguem expressar os sinais clínicos clássicos. Se o feto for infectado dentro do útero, também pode haver depressão e acidose no nascimento sem razão aparente. O neonato pode ter dificuldade em sugar, pode vomitar ou desenvolver distensão abdominal. A insuficiência respiratória pode se desenvolver e apresentar-se similarmente à síndrome da disfunção respiratória idiopática. O neonato pode estar letárgico ou nervoso. A resposta à sepse pode ser hipotermia em vez de hipertermia, e a contagem total de leucócitos e de neutrófilos pode estar diminuída.

INFECÇÕES VIRAIS

■ Citomegalovírus

Vários vírus causam infecções maternas graves, e alguns também podem causar infecções fetais devastadoras. Entre eles, o citomegalovírus (CMV) é um herpes-vírus de DNA ubíquo que acaba infectando a maioria dos seres humanos. O CMV também é a infecção perinatal mais comum no mundo desenvolvido. Especificamente, algumas evidências de infecção fetal são encontradas em 0,2 a 2,2% de todos os recém-nascidos (American College of Obstetricians and Gynecologists, 2017). O vírus é secretado em todos os fluidos do corpo, e o contato de pessoa a pessoa com saliva, sêmen, urina, sangue e secreções nasofaríngeas e cervicais pode transmitir a infecção. O feto pode ficar infectado por viremia transplacentária, ou o neonato é infectado no parto ou durante a amamentação. Além disso, a aquisição continua a aumentar. As creches, por exemplo, são uma fonte frequente. Revello e colaboradores (2008) relataram que a amniocentese em mulheres cujo sangue é positivo para o DNA do CMV não resulta em transmissão fetal iatrogênica.

Até 85% das mulheres de camadas socioeconômicas mais baixas são soropositivas na ocasião da gravidez, enquanto apenas 50% das mulheres em camadas sociais mais altas são imunes. Após a infecção primária por CMV, de forma similar a outras infecções por herpes simples, o CMV torna-se latente com reativação periódica caracterizada por excreção viral. Isso ocorre apesar dos altos níveis séricos de anticorpos IgG anti-CMV. Esses anticorpos não previnem a recorrência, a reativação ou a reinfecção materna, e também não aliviam totalmente a infecção fetal ou neonatal.

Infecção materna

As mulheres que são soronegativas antes da gravidez, mas desenvolvem infecção primária por CMV durante a gravidez, têm maior risco de terem um feto infectado. Estima-se que 25% das infecções congênitas por CMV nos Estados Unidos ocorrem por infecção materna primária (Wang, 2011). A maioria das infecções é clinicamente silenciosa, mas pode ser detectada por soroconversão, podendo ser de até 1 a 7% anualmente (Hyde, 2010). Por outro lado, o diagnóstico de infecção não primária por CMV é um desafio (Picone, 2017).

A gravidez não aumenta o risco ou a gravidade da infecção por CMV materna. A maioria das infecções é assintomática, mas cerca de 10 a 15% dos adultos infectados têm uma síndrome do tipo "mononucleose", caracterizada por febre, faringite, linfadenopatia e poliartrite. As mulheres imunocomprometidas podem desenvolver miocardite, pneumonite, hepatite, retinite, gastrenterite ou meningoencefalite. Nigro e colaboradores (2003) relataram que a maioria das mulheres em uma coorte com infecção primária tinha aminotransferases séricas elevadas ou linfocitose. A doença de reativação em geral é assintomática, embora a excreção viral seja comum.

As taxas de transmissão da infecção primária são de 30 a 36% no primeiro trimestre, 34 a 40% no segundo e 40 a 72% no terceiro trimestre (American College of Obstetricians and Gynecologists, 2017; Picone, 2017). Em contraste, a infecção materna recorrente infecta o feto em apenas 0,15 a 1% dos casos. A imunidade naturalmente adquirida durante a gravidez resulta em redução de 70% no risco de infecção por CMV congênita em futuras gestações (Fowler, 2003; Leruez-Ville, 2017). Contudo, a imunidade materna não previne recorrências, e os anticorpos maternos não previnem a infecção fetal (Ross, 2011).

Infecção fetal

No caso de recém-nascidos com sequelas aparentes de infecção por CMV adquirida no útero, diz-se que eles têm *infecção por CMV sintomática*. A infecção congênita é uma síndrome que pode incluir restrição do crescimento, microcefalia, calcificações intracranianas, coriorretinite, deficiência intelectual e motora, deficiências neurossensoriais, hepatosplenomegalia, icterícia, anemia hemolítica e púrpura trombocitopênica (Cheeran, 2009). Um exemplo de calcificações periventriculares está ilustrado na **Figura 64-1**. Dos estimados 40.000 neonatos infectados nascidos a cada ano, apenas 5 a 10% apresentam essa síndrome (Fowler, 1992). Assim, a maioria dos neonatos infectados é assintomática ao nascimento, mas alguns desenvolvem sequelas de início tardio. As complicações podem incluir perda auditiva,

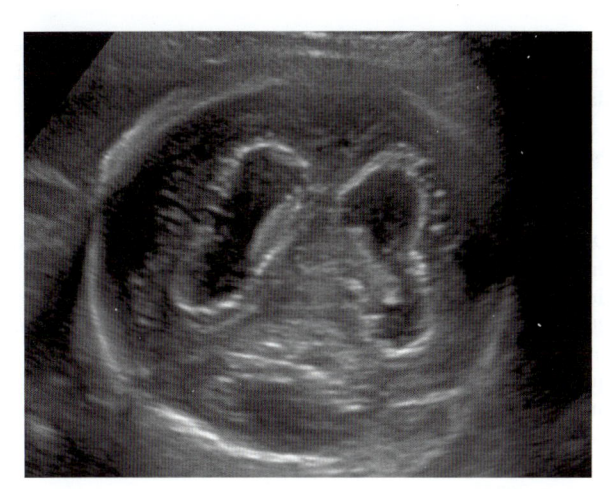

FIGURA 64-1 Vista coronal de ultrassonografia craniana de um neonato com infecção congênita por citomegalovírus mostrando múltiplas calcificações periventriculares.

déficits neurológicos, coriorretinite, retardo psicomotor e dificuldades de aprendizagem. As infecções em gêmeos dicoriônicos provavelmente são não concordantes (Egaña-Ugrinovic, 2016).

Diagnóstico pré-natal

Atualmente, o rastreamento sorológico pré-natal de rotina para o CMV não é recomendado pela Society for Maternal-Fetal Medicine (2016). A Figura 64-2 apresenta um algoritmo para o manejo. As mulheres grávidas devem ser testadas para CMV se apresentarem uma doença tipo mononucleose ou se houver suspeita de infecção congênita com base em achados ultrassonográficos anormais. A infecção primária é diagnosticada usando teste de IgG específico do CMV em soros agudos e convalescentes pareados. A IgM do CMV não reflete acuradamente a época da soroconversão porque os níveis do anticorpo IgM podem estar elevados por mais de 1 ano (Stagno, 1985). Além disso, a IgM do CMV pode ser encontrada com doença de reativação ou reinfecção por uma nova cepa. Assim, o teste de avidez da IgG do CMV específico é valioso para a confirmação da infecção por CMV primária. A avidez

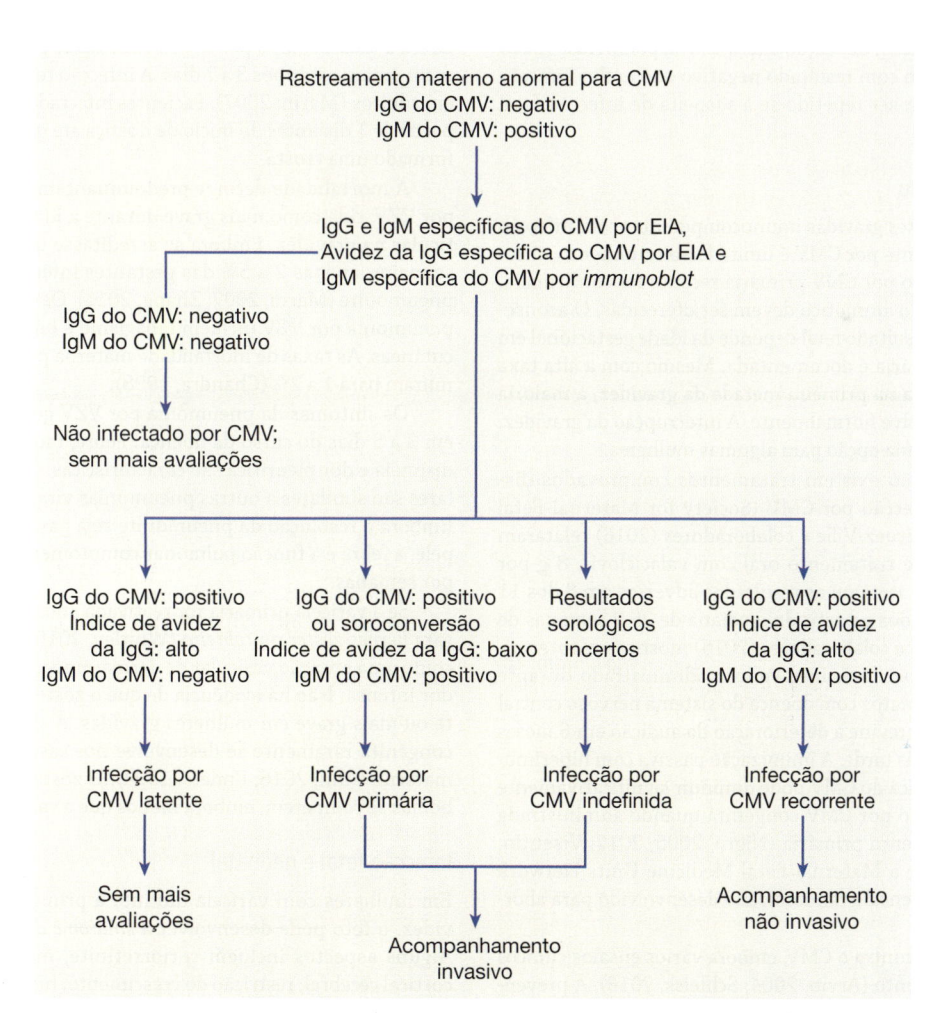

FIGURA 64-2 Algoritmo para avaliação de suspeita de infecção por citomegalovírus (CMV) primária materna na gravidez. EIA, imunoensaio enzimático; IgG, imunoglobulina G; IgM, imunoglobulina M.

alta da IgG anti-CMV indica infecção materna primária > 6 meses antes do teste (Kanengisser-Pines, 2009). Por fim, a cultura viral pode ser útil, embora um mínimo de 21 dias seja necessário antes que seja registrada como negativa.

Várias anormalidades fetais associadas à infecção por CMV podem ser vistas com ultrassonografia, tomografia computadorizada ou ressonância magnética. Em alguns casos, elas são encontradas no momento do rastreamento ultrassonográfico pré-natal de rotina, mas, em outros, fazem parte de uma avaliação específica em mulheres com infecção por CMV. Os achados incluem microcefalia, ventriculomegalia e calcificações cerebrais; ascite, hepatomegalia, esplenomegalia e intestino hiperecoico; hidropsia; e oligoidrâmnio (Society for Maternal-Fetal Medicine, 2016). Os achados anormais à ultrassonografia vistos em combinação com achados positivos no sangue fetal ou no líquido amniótico são preditivos de um risco de aproximadamente 75% de infecção congênita sintomática (Enders, 2001).

O teste de amplificação de ácido nucleico (NAAT) do CMV no líquido amniótico é considerado o padrão-ouro para o diagnóstico de infecção fetal. As sensibilidades variam de 70 a 99% e dependem do momento da amniocentese. A sensibilidade é mais alta quando a amniocentese é realizada pelo menos 6 semanas após a infecção materna e após 21 semanas de gestação (Azam, 2001; Guerra, 2000). Um teste de reação em cadeia da polimerase (PCR) de líquido amniótico com resultado negativo não exclui infecção fetal e pode precisar ser repetido se a suspeita de infecção fetal for alta.

Manejo e prevenção

O manejo de mulheres grávidas imunocompetentes com infecção primária ou recorrente por CMV é limitado ao tratamento sintomático. Se a infecção por CMV primária recente for confirmada, as análises de líquido amniótico devem ser oferecidas. O aconselhamento sobre o resultado fetal depende da idade gestacional em que a infecção primária é documentada. Mesmo com a alta taxa de infecção primária na primeira metade da gravidez, a maioria dos fetos se desenvolve normalmente. A interrupção da gravidez, contudo, pode ser uma opção para algumas mulheres.

Atualmente, não existem tratamentos comprovados disponíveis para a infecção por CMV (Society for Maternal-Fetal Medicine, 2016). Leruez-Ville e colaboradores (2016) relataram recentemente que o tratamento oral com valaciclovir, 8 g por dia, aparentemente atenuou os resultados adversos em 8 dos 11 fetos afetados tratados a partir da mediana de 25,9 semanas de gestação. Kimberlin e colaboradores (2015) mostraram anteriormente que o valganciclovir intravenoso administrado durante 6 semanas para neonatos com doença do sistema nervoso central (SNC) sintomática previne a deterioração da audição em 6 meses e possivelmente mais tarde. A imunização passiva com hiperimunoglobulina específica do CMV pode diminuir significativamente os riscos de infecção por CMV congênita quando administrada a gestantes com doença primária (Nigro, 2005, 2012; Visentin, 2012). Atualmente, a Maternal-Fetal Medicine Units Network está realizando um ensaio randomizado desenvolvido para abordar essa questão.

Não há vacina contra o CMV, embora vários ensaios clínicos estejam em andamento (Arvin, 2004; Schleiss, 2016). A prevenção da infecção congênita se baseia na prevenção da infecção primária materna, em especial no início da gravidez. Medidas básicas como boa higiene e lavar as mãos foram promovidas, em particular para mulheres com crianças pequenas que frequentam creches (Fowler, 2000). O CMV pode ser transmitido por via sexual entre parceiros infectados, mas não há dados sobre a eficácia das estratégias de prevenção.

■ Vírus varicela-zóster

Infecção materna

O vírus varicela-zóster (VZV) é um herpes-vírus de DNA de fita dupla contraído predominantemente durante a infância, e 90% dos adultos têm evidência sorológica da imunidade (Whitley, 2015). A incidência de varicela adulta diminuiu 82% após a introdução da vacinação contra varicela, e isso resultou em uma queda nas taxas de varicela materna e fetal (American College of Obstetricians and Gynecologists, 2017). Nos Estados Unidos, entre 2003 e 2010, a incidência de varicela materna em 7,7 milhões de internações na gravidez foi de 1,21 por 10.000 (Zhang, 2015).

A infecção primária – *varicela* ou *catapora* – é transmitida pelo contato direto com um indivíduo infectado, embora a transmissão respiratória tenha sido relatada. O período de incubação é de 10 a 21 dias, e uma mulher não imune tem risco de 60 a 95% de infectar-se após a exposição (Whitley, 2015). A varicela primária se manifesta com um pródromo semelhante ao da influenza de 1 a 2 dias, seguido por lesões vesiculares pruriginosas que formam uma crosta após 3 a 7 dias. A infecção tende a ser mais grave em adultos (Marin, 2007). Pacientes infectados são contagiosos a partir de 1 dia antes do início da doença até que as lesões tenham formado uma crosta.

A mortalidade decorre predominantemente da pneumonia por VZV, tida como mais grave durante a idade adulta e em particular na gravidez. Embora se acreditasse que a incidência fosse maior, apenas 2 a 5% das gestantes infectadas desenvolvem pneumonite (Marin, 2007; Zhang, 2015). Os fatores de risco para pneumonia por VZV incluem tabagismo e ter mais de 100 lesões cutâneas. As taxas de mortalidade materna por pneumonia diminuíram para 1 a 2% (Chandra, 1998).

Os sintomas da pneumonia por VZV geralmente aparecem em 3 a 5 dias do curso da doença. Febre, taquipneia, tosse seca, dispneia e dor pleurítica são características. Os infiltrados nodulares são similares a outras pneumonias virais (Cap. 51, p. 994). Embora a resolução da pneumonite seja paralela à das lesões da pele, a febre e a função pulmonar comprometida podem persistir por semanas.

Se a varicela primária for reativada anos mais tarde, ela causará *herpes-zóster* ou *cobreiro* (Whitley, 2015). Este se apresenta como uma erupção vesicular de dermátomo unilateral associada à dor intensa. Não há evidência de que o zóster seja mais frequente ou mais grave em mulheres grávidas. A síndrome da varicela congênita raramente se desenvolve nos casos de herpes-zóster materno (Ahn, 2016; Enders, 1994). O zóster é contagioso se as bolhas se romperem, embora menos que a varicela primária.

Infecção fetal e neonatal

Em mulheres com varicela durante a primeira metade da gravidez, o feto pode desenvolver a *síndrome da varicela congênita*. Alguns aspectos incluem coriorretinite, microftalmia, atrofia cortical cerebral, restrição do crescimento, hidronefrose, hipoplasia de membro e lesões cutâneas cicatriciais, como mostrado na Figura 64-3 (Ahn, 2016; Auriti, 2009). Enders e colaboradores (1994) avaliaram 1.373 mulheres grávidas com varicela. Quando a infecção materna se desenvolveu antes de 13 semanas, apenas

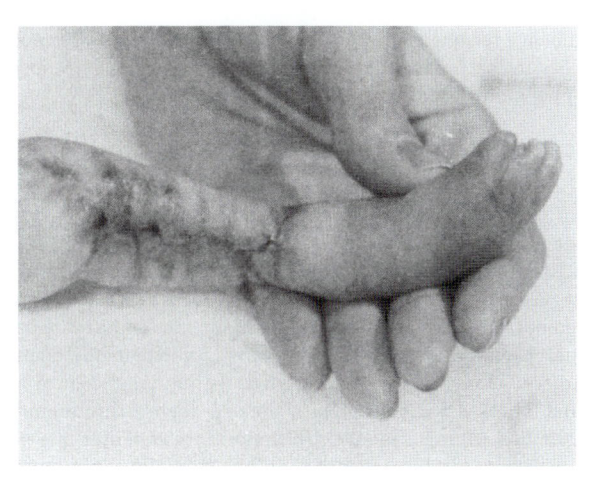

FIGURA 64-3 Atrofia da extremidade inferior com defeitos ósseos e cicatrizes em um feto infectado durante o primeiro trimestre pela varicela. (Reproduzida, com permissão, de Paryani SG, Arvin AM: Intrauterine infection with varicella zoster virus after maternal varicella, N Engl J Med. 1986 Jun 12;314(24):1542–1546.)

2 de 472 gestações – 0,4% – tiveram neonatos com síndrome da varicela congênita. O risco mais alto ficou entre 13 e 20 semanas, durante o qual 7 de 351 fetos expostos – 2% – tiveram evidência de varicela congênita. Após 20 semanas de gestação, eles não encontraram evidência clínica de infecção congênita. Ahn e colaboradores (2016) recentemente descreveram achados semelhantes. Porém, relatos esporádicos subsequentes descreveram anormalidades no SNC e lesões cutâneas em fetos que desenvolveram varicela congênita com 21 a 28 semanas de gestação (Lamont, 2011a; Marin, 2007).

Se o feto ou neonato for exposto à infecção ativa logo antes ou durante o parto e, portanto, antes que o anticorpo materno tenha sido formado, ele estará sob séria ameaça. As taxas de infecção variam de 25 a 50%, e as taxas de mortalidade aproximam-se de 30%. Em alguns casos, os neonatos desenvolvem doença disseminada do SNC e visceral, que é geralmente fatal. Por essa razão, a *imunoglobulina antivaricela-zóster* (VZIG) deve ser administrada em neonatos nascidos de mães que tiveram evidência clínica de varicela 5 dias antes e até 2 dias após o parto.

Diagnóstico

A varicela materna em geral é diagnosticada de forma clínica. A infecção pode ser confirmada pelo NAAT do líquido vesicular, que é muito sensível. O vírus também pode ser isolado pela raspagem da base vesicular durante a infecção primária e pela realização de um esfregaço de Tzanck, cultura de tecido ou teste fluorescente direto de anticorpos. A varicela congênita pode ser diagnosticada usando o NAAT do líquido amniótico, embora um resultado positivo não se correlacione bem com o desenvolvimento da infecção congênita (Mendelson, 2006). Uma avaliação ultrassonográfica anatômica detalhada realizada pelo menos 5 semanas após a infecção materna pode revelar anormalidades, mas a sensibilidade é baixa (Mandelbrot, 2012).

Manejo

Exposição viral materna.
Vários aspectos da infecção e exposição materna ao VZV na gravidez afetam o tratamento. Gestantes expostas com história negativa para varicela devem ser submetidas a testes sorológicos para VZV. Pelo menos 70% serão soropositivas e, assim, imunes. As gestantes expostas que são suscetíveis (soronegativas) devem receber VZIG (VariZIG). Embora seja melhor administrar dentro de 96 horas de exposição, seu uso é aprovado por até 10 dias para prevenir ou atenuar a infecção por varicela (Centers for Disease Control and Prevention, 2012, 2013d). A imunização passiva parece ser altamente eficaz (Jespersen, 2016). Em mulheres com história conhecida de varicela, a VariZIG não está indicada.

Infecção materna.
Qualquer paciente diagnosticado com infecção por varicela primária ou herpes-zóster deve ser isolado de mulheres grávidas. Como a pneumonia por VZV muitas vezes se apresenta com poucos sintomas, uma radiografia de tórax é considerada. A maioria das mulheres requer apenas cuidado de suporte, mas aquelas que requerem líquidos intravenosos (IV) e especialmente as com pneumonia são hospitalizadas. A terapia com aciclovir IV é administrada a mulheres que requerem hospitalização, 500 mg/m^2 ou 10 a 15 mg/kg a cada 8 horas.

Vacinação.
Uma vacina de vírus vivo atenuado é recomendada para adolescentes e adultas não grávidas sem história de varicela. São administradas duas doses de *Varivax* com intervalo de 4 a 8 semanas, e a taxa de soroconversão é de 98% (Marin, 2007). É importante salientar que a imunidade induzida pela vacina diminui com o tempo, e a taxa de avanço da infecção é de cerca de 5% em 10 anos (Chaves, 2007).

A vacina não é recomendada para mulheres grávidas ou para aquelas que podem engravidar dentro de 1 mês após cada dose da vacina. No entanto, um registro de mais de 1.000 gestações expostas à vacina não relata casos de síndrome de varicela congênita ou outras malformações congênitas associadas (Marin, 2014; Wilson, 2008). O vírus da vacina atenuada não é secretado no leite materno. Assim, a vacinação pós-parto não deve ser adiada por causa da amamentação (American College of Obstetricians and Gynecologists, 2016c).

■ Influenzavírus

Essas infecções respiratórias são causadas por membros da família Orthomyxoviridae. A *influenza A* e a *B* formam um gênero desses vírus de RNA, e ambas causam doença humana epidêmica (Cohen, 2015b). Os vírus da influenza A são subclassificados posteriormente pelos antígenos de superfície da hemaglutinina (H) e neuraminidase (N). O surto da influenza ocorre anualmente, e a epidemia mais recente foi em 2016-2017, causada por uma cepa de influenza A/H$_3$N$_2$ (Shang, 2016).

Infecções maternas e fetais

Febre, tosse seca e sintomas sistêmicos caracterizam essa infecção, que geralmente não apresenta risco à vida de adultos saudáveis. No entanto, as gestantes parecem ser mais suscetíveis a complicações graves, principalmente envolvimento pulmonar (Cohen, 2015b; Mertz, 2017; Rasmussen, 2012). A infecção grave tem uma taxa de mortalidade materna de 1% (Duryea, 2015). De 2009 a 2010, a infecção generalizada por influenza A afetou mulheres grávidas e causou 12% das mortes relacionadas com a gravidez (Callaghan, 2015).

Nenhuma evidência concreta associa o vírus da influenza A a malformações congênitas (Irving, 2000; Zerbo, 2017). Por outro lado, Lynberg e colaboradores (1994) relataram taxas mais altas de defeitos do tubo neural em recém-nascidos de mulheres

TABELA 64-2 Métodos de teste do vírus da influenza A e B ambulatoriais

Método[a]	Tempo do teste
Cultura de células virais	3-10 dias
Cultura de células rápidas	1-3 dias
Ensaio de anticorpo fluorescente direto (AFD) ou indireto (AFI)	1-4 h
RT-PCR e outros ensaios moleculares	1-6 h
Testes de diagnóstico rápido para influenza (TDRIs)	< 30 min

[a] Swab nasofaríngeo ou da garganta.
RT-PCR, reação em cadeia da polimerase com transcriptase reversa.
Dados de Centers for Disease Control and Prevention, 2017e.

com influenza no início da gravidez. Isso foi possivelmente associado à hipertermia. A viremia é infrequente, e a passagem transplacentária é rara (Rasmussen, 2012). Natimortos, partos pré-termo e abortamento no primeiro trimestre foram relatados, mas geralmente são correlacionados à gravidade da infecção materna (Centers for Disease Control and Prevention, 2011; Fell, 2017; Meijer, 2015).

A influenza pode ser detectada em swabs nasofaríngeos usando ensaios de detecção rápida de antígeno viral (Tab. 64-2). A reação em cadeia da polimerase com transcriptase reversa (RT-PCR) é o teste mais sensível e específico, embora não esteja amplamente disponível (Cohen, 2015b). Em contrapartida, os testes diagnósticos rápidos de influenza são menos indicativos, com sensibilidades de 40 a 70%. *As decisões para administrar medicações antivirais para tratamento de influenza ou quimioprofilaxia devem basear-se nos sintomas clínicos e nos fatores epidemiológicos.* Especificamente, o início do tratamento não deve ser retardado até os resultados dos testes (Centers for Disease Control and Prevention, 2017e).

Manejo

Existem atualmente duas classes de medicações antivirais disponíveis. Os *inibidores da neuraminidase* são altamente eficazes para o tratamento da influenza A e B inicial. Eles incluem o *oseltamivir*, administrado via oral para tratamento e quimioprofilaxia; o *zanamivir*, que é inalado para tratamento; e o *peramivir*, que é administrado via intravenosa.

Os *adamantanos* incluem amantadina e rimantadina, que foram usadas durante anos para tratamento e quimioprofilaxia da influenza A. Em 2005, a resistência da influenza A à adamantina foi relatada em mais de 90% nos Estados Unidos. Portanto, atualmente, o seu uso não é recomendado. É possível que esses fármacos sejam novamente efetivos para as cepas subsequentemente modificadas. Os padrões de resistência estão disponíveis em cdc.gov/flu.

A experiência com todos esses agentes antivirais em mulheres grávidas é limitada (Beau, 2014; Beigi, 2014; Dunstan, 2014). Eles são fármacos da categoria C da Food and Drug Administration e, assim, usados quando os benefícios potenciais superam os riscos. No Parkland Hospital, recomendamos iniciar o tratamento com oseltamivir em 48 horas do início dos sintomas (75 mg, 2 vezes ao dia por 5 dias). A administração precoce pode reduzir o tempo de internação hospitalar (Meijer, 2015; Oboho, 2016). A profilaxia com 75 mg de oseltamivir oral, 1 vez ao dia por 7 dias, também é recomendada para exposições significativas. As medicações antibacterianas devem ser adicionadas quando há suspeita de pneumonia bacteriana secundária (Cap. 51, p. 993).

Vacinação

Vacinas efetivas são formuladas anualmente. A vacinação contra a influenza durante toda a temporada de influenza é recomendada pelo Centers for Disease Control and Prevention (CDC) (2013a) e pelo American College of Obstetricians and Gynecologists (2016b) para todas as mulheres que engravidarão durante a temporada de influenza. Isso é especialmente importante para aquelas afetadas por distúrbios crônicos, como diabetes, doença cardíaca, asma ou infecção pelo vírus da imunodeficiência humana (HIV). A vacina inativada previne doença clínica em 70 a 90% dos adultos saudáveis. É importante salientar que não há evidência de teratogenicidade ou outros eventos maternos ou fetais adversos (Chambers, 2016; Fell, 2017; Kharbanda, 2017; Polyzos, 2015; Sukumaran, 2015). Além disso, para as mães vacinadas durante a gravidez, vários estudos encontraram taxas mais baixas de influenza em seus bebês até os 6 meses de idade (Nunes, 2017; Steinhoff, 2012; Zaman, 2008). A imunogenicidade da vacina de influenza sazonal inativada trivalente em mulheres grávidas é similar a das não grávidas. Uma vacina de influenzavírus vivo atenuado foi aprovada para uso intranasal, mas não é recomendada para mulheres grávidas (Cohen, 2015b).

■ Vírus da caxumba

Essa infecção adulta incomum é causada por um paramixovírus de RNA. Em virtude da imunização infantil, até 90% dos adultos são soropositivos (Rubin, 2012). O vírus infecta principalmente as glândulas salivares, mas também pode envolver gônadas, meninges, pâncreas e outros órgãos. Ele é transmitido pelo contato direto com secreções respiratórias, saliva ou por meio de fômites. A maior parte da transmissão ocorre antes e dentro de 5 dias após o início da parotidite, e o isolamento de gotículas é recomendado durante esse período (Kutty, 2010). O tratamento é sintomático, e a caxumba durante a gravidez não é mais grave do que em mulheres adultas não grávidas.

As mulheres que desenvolvem caxumba no primeiro trimestre podem correr maior risco de abortamento espontâneo. A infecção na gravidez não está associada a malformações congênitas, e a infecção fetal é rara (McLean, 2013).

A cepa de vacina viva atenuada Jeryl-Lynn faz parte da vacina MMR – sarampo, caxumba e rubéola. Essa vacina é contraindicada na gravidez, de acordo com o CDC (McLean, 2013). Nenhuma malformação atribuível à vacina MMR na gravidez foi relatada, mas a gravidez deve ser evitada durante 30 dias após a vacina contra caxumba. A vacina pode ser administrada a mulheres suscetíveis no pós-parto, e a amamentação não é uma contraindicação.

■ Vírus do sarampo

O sarampo é causado por um vírus de RNA altamente contagioso da família Paramyxoviridae que afeta apenas humanos. Nas áreas endêmicas, ocorrem surtos anuais de sarampo no final do inverno e no início da primavera, a transmissão é principalmente por gotículas respiratórias e a taxa de ataque secundário entre os contatos excede 90% (Rainwater-Lovett, 2015). Os ressurgimentos no sarampo foram associados a grupos de indivíduos elegíveis à vacina, mas não vacinados (Fiebelkorn, 2010; Phadke, 2016). Febre, coriza, conjuntivite e tosse são sintomas típicos. Um exantema maculopapular eritematoso característico se desenvolve na face e no pescoço e, então, espalha-se para costas, tronco e extremidades. As *manchas de Koplik* são pequenas lesões brancas com eritema adjacente encontradas dentro da cavidade oral. Sequelas neurológicas imediatas ou tardias do sarampo podem se manifestar de várias formas, dificultando o diagnóstico (Buchanan, 2012; Chiu, 2016). O diagnóstico da infecção aguda é geralmente realizado por evidência de anticorpos IgM no soro, embora testes de RT-PCR estejam disponíveis. O tratamento é de suporte.

Gestantes sem evidência de imunidade ao sarampo devem receber imunoprofilaxia passiva com imunoglobulina, 400 mg/kg por via IV (Centers for Disease Control and Prevention, 2017d). A vacinação ativa não é realizada durante a gravidez; no entanto, mulheres suscetíveis podem ser vacinadas rotineiramente após o parto, e a amamentação não é contraindicada (Ohji, 2009).

O vírus não parece ser teratogênico (Siegel, 1973). No entanto, as taxas de abortamento espontâneo, parto pré-termo e recém-nascidos de baixo peso aumentam com o sarampo materno (Rasmussen, 2015). Se uma mulher desenvolver sarampo logo antes do parto, há um considerável risco de desenvolvimento de infecção grave no neonato, especialmente em um neonato pré-termo.

■ Vírus da rubéola

Esse togavírus de RNA causa rubéola, também chamada sarampo-alemão, que é de menor importância na ausência de gravidez. *A infecção por rubéola no primeiro trimestre, contudo, é diretamente responsável por abortamento e malformações congênitas graves.* A transmissão ocorre via secreções nasofaríngeas, e a taxa de transmissão é de 80% para indivíduos suscetíveis. O pico de incidência é no final do inverno e na primavera em áreas endêmicas (Lambert, 2015).

A rubéola materna é uma doença leve, febril, com um exantema maculopapular começando na face e se espalhando para o tronco e para as extremidades. No entanto, 25 a 50% das infecções são assintomáticas. Outros sintomas podem incluir artralgias ou artrite, linfadenopatia de cabeça e pescoço e conjuntivite. O período de incubação é de 12 a 23 dias. A viremia geralmente precede os sinais clínicos em cerca de 1 semana, e os adultos ficam infecciosos durante a viremia e por 7 dias após o exantema aparecer. Até metade das infecções maternas são subclínicas apesar da viremia que pode causar infecção fetal devastadora (McLean, 2013).

Diagnóstico

O vírus da rubéola pode ser isolado a partir da urina, da nasofaringe e do líquido cerebrospinal por até 2 semanas após o início do exantema. Porém, o diagnóstico em geral é feito com análise sorológica. Em um estudo, 6% das mulheres não imunes tiveram soroconversão para o vírus da rubéola durante a gravidez (Hutton, 2014). O anticorpo IgM específico pode ser detectado por meio de imunoensaio enzimático por 4 a 5 dias após o início da doença clínica, mas o anticorpo pode persistir por até 6 semanas após o aparecimento do exantema. É importante salientar que a reinfecção pelo vírus da rubéola pode fazer surgir níveis baixos transitórios de IgM. Nesse caso, infecção fetal pode ocorrer raramente, mas nenhum efeito fetal adverso foi descrito. Os títulos de anticorpos IgG séricos têm seu pico 1 a 2 semanas após o início do exantema. Essa resposta rápida do anticorpo pode complicar o diagnóstico sorológico, a menos que amostras sejam inicialmente coletadas alguns dias após o início do exantema. Se, por exemplo, a primeira amostra for obtida 10 dias após o exantema, a detecção dos anticorpos IgG não conseguiria diferenciar entre a doença muito recente e a imunidade à rubéola preexistente. Um teste de avidez de IgG é realizado junto com os testes sorológicos mencionados. Os anticorpos de IgG de alta avidez indicam uma infecção de pelo menos 2 meses no passado.

Efeitos fetais

O vírus da rubéola é um dos agentes teratogênicos mais completos, e os efeitos da infecção fetal são piores durante a organogênese (Adams Waldorf, 2013). As gestantes com rubéola e um exantema durante as primeiras 12 semanas de gestação têm um feto afetado com infecção congênita em até 90% dos casos (Miller, 1982). Entre 13 e 14 semanas de gestação, essa incidência é de 50% e, no final do segundo trimestre, de 25%. Os defeitos são raros após 20 semanas de gestação. As características da síndrome da rubéola congênita passíveis de diagnóstico pré-natal são defeitos de septo cardíaco, estenose pulmonar, microcefalia, catarata, microftalmia e hepatoesplenomegalia (Yazigi, 2017). Outras anormalidades incluem surdez neurossensorial, deficiência intelectual, púrpura neonatal e doença óssea radiolucente. *Os neonatos nascidos com rubéola congênita podem propagar o vírus por muitos meses e, portanto, ser uma ameaça para outras crianças e adultos suscetíveis em contato com eles.* Relatos de morbidades tardias associadas à síndrome da rubéola congênita podem incluir pan-encefalite progressiva rara, diabetes melito tipo 1 e distúrbios da tireoide (Sever, 1985; Webster, 1998).

Manejo e prevenção

Não há tratamento específico para a rubéola. As precauções com gotículas durante 7 dias após o início do exantema são recomendadas. A imunização passiva pós-exposição com imunoglobulina policlonal pode ser benéfica se administrada dentro de 5 dias após a exposição (Young, 2015).

Embora grandes epidemias de rubéola tenham praticamente desaparecido nos Estados Unidos por causa da imunização, até 10% das mulheres nos Estados Unidos são suscetíveis. As microepidemias durante a década de 1990 envolveram principalmente pessoas nascidas fora dos Estados Unidos, já que a rubéola congênita ainda é comum em nações em desenvolvimento (Centers for Disease Control and Prevention, 2013f). Para erradicar a doença e prevenir a síndrome da rubéola congênita por completo, uma abordagem abrangente é recomendada para imunizar a população adulta (Grant, 2015).

A vacina MMR deve ser oferecida a mulheres não grávidas em idade reprodutiva que não tenham evidência de imunidade toda vez que fizerem contato com o sistema de cuidado à saúde. É importante a vacinação de todos os profissionais do hospital suscetíveis que podem ser expostos a pacientes com rubéola ou que podem ter contato com gestantes. A vacinação para rubéola deve ser evitada 1 mês antes ou durante a gravidez, porque a vacina contém vírus vivo atenuado. Nenhuma evidência observada associa a vacina a malformações induzidas, embora o risco teórico geral seja de até 2,6% (McLean, 2013; Swamy, 2015). A vacinação não é uma indicação para interrupção da gravidez.

O rastreamento sorológico pré-natal para rubéola é indicado para todas as mulheres grávidas. A vacina MMR é oferecida às mulheres não imunes após o parto.

■ Vírus respiratórios

Mais de 200 vírus respiratórios antigenicamente distintos causam resfriado comum, faringite, laringite, bronquite e pneumonia. Rinovírus, coronavírus e adenovírus são os maiores causadores da resfriado comum. Rinovírus e coronavírus contendo RNA geralmente produz em uma doença comum e autolimitada, caracterizada por rinorreia, espirro e congestão. O adenovírus contendo DNA mais provavelmente produz tosse e envolvimento do trato respiratório inferior, incluindo pneumonia.

Os possíveis efeitos teratogênicos dos vírus respiratórios são controversos. Em um estudo de caso-controle usando dados do Finnish Register of Congenital Malformations, 393 gestantes com resfriado tiveram risco 4 a 5 vezes maior de anencefalia fetal (Kurppa, 1991). Em outro estudo populacional dos nascimentos na Califórnia de 1989 a 1991, riscos baixos atribuíveis para defeitos do tubo neural foram associados a muitas doenças no início da gravidez (Shaw, 1998). Adams e colaboradores (2012) realizaram estudos de PCR viral de líquido amniótico em 1.191 mulheres que se submeteram à amniocentese para cariotipagem fetal. A PCR viral foi positiva em 6,5%, com o adenovírus sendo o vírus identificado com mais frequência. Houve uma associação com restrição de crescimento fetal, hidropsia não imune, anormalidades de mão-pé e defeitos do tubo neural. A infecção por adenovírus é uma causa comum de miocardite na infância. Towbin (1994) e Forsnes (1998) e colaboradores usaram testes de PCR para identificar e ligar o adenovírus à miocardite fetal e à hidropsia não imune.

■ Hantavírus

Esses vírus de RNA são membros da família Bunyaviridae. Eles estão associados a um roedor reservatório, e a transmissão envolve inalação do vírus excretado na urina e nas fezes do roedor. Surtos de hantavírus, incluindo o vírus Sin Nombre e o vírus de Seul, foram relatados nos Estados Unidos, os mais recentes no início de 2017 (Centers for Disease Control and Prevention, 2017b). Os hantavírus são um grupo heterogêneo de vírus com índices baixos e variáveis de transmissão transplacentária. Howard e colaboradores (1999) relataram a *síndrome pulmonar por hantavírus* como causadora de morte materna, morte fetal e parto pré-termo. Eles não encontraram evidência de transmissão vertical do vírus Sin Nombre causador.

■ Enterovírus

Esses vírus são um subgrupo principal de picornavírus de RNA que incluem coxsackievírus, poliovírus e ecovírus. Eles são tróficos para o epitélio intestinal, mas também podem causar infecções maternas, fetais e neonatais disseminadas que podem incluir SNC, pele, coração e pulmões. A maioria das infecções maternas é subclínica, podendo ainda ser fatal para o feto/neonato (Tassin, 2014). O vírus da hepatite A é um enterovírus discutido no Capítulo 55 (p. 1063).

As infecções por *coxsackievírus* dos grupos A e B geralmente são assintomáticas. As infecções sintomáticas – geralmente com o grupo B – incluem meningite asséptica, doenças semelhantes à poliomielite, doença da mão-pé-boca, exantemas, doença respiratória, pleurite, pericardite e miocardite. Nenhum tratamento ou vacina está disponível (Cohen, 2015a). O coxsackievírus pode ser transmitido pelas secreções maternas para o feto no parto em até metade das mães que tiveram soroconversão durante a gravidez (Modlin, 1988). A passagem transplacentária também foi relatada (Ornoy, 2006).

As taxas de malformações congênitas podem estar ligeiramente aumentadas nos fetos de mulheres grávidas com evidência sorológica de coxsackievírus (Brown, 1972). A viremia pode causar hepatite fetal, lesões na pele, miocardite e encefalomielite, sendo que todas podem ser fatais. Alguns relataram taxas mais altas de anomalias cardíacas e de recém-nascidos com baixo peso ao nascer, pré-termo e pequenos para a idade gestacional (Chen, 2010; Koro'lkova, 1989). A infecção materno-fetal foi associada ao depósito periviloso massivo de fibrina e morte fetal (Yu, 2015). Por fim, a associação entre infecção materna por coxsackievírus e diabetes tipo 1 na prole foi relatada (Viskari, 2012).

Os *poliovírus* causam infecções altamente contagiosas subclínicas ou leves. O vírus é trófico para o SNC e pode causar poliomielite paralítica (Cohen, 2015a). Siegel (1955) demonstrou que as mulheres grávidas não eram apenas mais suscetíveis à pólio, mas também tinham uma taxa de morte mais elevada. A transmissão perinatal foi observada, em especial quando a infecção materna se desenvolveu no terceiro trimestre (Bates, 1955). A vacina inativada para pólio subcutânea é recomendada para mulheres grávidas suscetíveis que precisam viajar para áreas endêmicas ou que são submetidas a outras situações de alto risco. A vacina viva para pólio oral foi usada para a vacinação em massa durante a gravidez sem efeitos fetais nocivos (Harjulehto, 1989).

■ Parvovírus

Esse vírus B19 causa o *eritema infeccioso*, ou *quinta moléstia*. É um vírus de DNA de fita simples e pequeno que se replica em células de proliferação rápida, como os precursores eritroblásticos (Brown, 2015). Ele pode causar anemia, que é seu efeito fetal primário. Apenas indivíduos com o antígeno P globosídeo da membrana eritrocitária são suscetíveis. Em mulheres com anemia hemolítica grave – por exemplo, doença falciforme –, a infecção por parvovírus pode causar uma crise aplásica.

O principal modo de transmissão do parvovírus é por via aérea ou contato de mão com a boca, e a infecção é comum nos meses da primavera. A taxa de infecção materna é mais alta em mulheres com filhos em idade escolar e em pessoas que trabalham em creches, mas não em professoras de escola. Uma pessoa infectada desenvolve viremia 4 a 14 dias após a exposição, e um indivíduo imunocompetente não tem mais o potencial de transmissão no início do exantema. Na idade adulta, apenas 40% das mulheres são suscetíveis. A taxa de soroconversão anual é de 1 a 2%, mas é > 10% durante os períodos epidêmicos (Brown, 2015). As taxas de ataque secundário se aproximam de 50%.

Infecção materna

Em 20 a 30% dos adultos, a infecção é assintomática. Febre, cefaleia e sintomas gripais podem começar nos últimos dias da fase virêmica. Alguns dias mais tarde, um exantema vermelho com eritrodermia afeta a face, dando uma aparência de bochecha esbofeteada. O exantema adquire uma forma de laço e se espalha para o tronco e extremidades. Os adultos muitas vezes têm exantemas mais leves e desenvolvem poliartralgia simétrica que pode persistir por várias semanas. Mayama e colaboradores (2014) descreveram uma gestante na qual a infecção pelo B19 foi associada à linfo-histiocitose hemofagocítica. Nenhuma evidência sugere que a infecção por parvovírus seja alterada pela gravidez. Na recuperação, há produção de anticorpo IgM 7 a 10 dias após a infecção, e a IgM persiste por 3 a 4 meses. Alguns dias após a produção de IgM, o anticorpo IgG é detectável e persiste durante a vida toda com imunidade natural (American College of Obstetricians and Gynecologists, 2017).

Infecção fetal

Há transmissão vertical para o feto em até um terço das infecções maternas por parvovírus (de Jong, 2011; Lamont, 2011b). A infecção fetal foi associada a abortamento, hidropsia não imune e natimortalidade (Lassen, 2012; Mace, 2014; McClure, 2009). De acordo com o American College of Obstetricians and Gynecologists (2017), a taxa de perda fetal com infecção por parvovírus sorologicamente comprovada é de 8 a 17% antes de 20 semanas de gestação e de 2 a 6% após metade da gravidez. Atualmente, não existem dados para sustentar a avaliação de mães assintomáticas e fetos natimortos pela infecção por parvovírus.

A hidropsia se desenvolve em apenas cerca de 1% dos fetos de mulheres infectadas com parvovírus (American College of Obstetricians and Gynecologists, 2017; Pasquini, 2016; Puccetti, 2012). Ainda assim, o parvovírus é o agente infeccioso mais comum de hidropsia não imune em fetos nos quais foi feita necrópsia (Rogers, 1999). A hidropsia geralmente decorre de infecção na primeira metade da gestação. Em um relato, mais de 80% dos casos de hidropsia foram encontrados no segundo trimestre, com uma idade gestacional média de 22 a 23 semanas (Yaegashi, 2000). Pelo menos 85% dos casos de infecção fetal se desenvolveram dentro de 10 semanas de infecção materna, e o intervalo médio foi de 6 a 7 semanas. O período crítico para a infecção materna que leva à hidropsia fetal foi estimado em 13 a 16 semanas de gestação, o que coincide com o período no qual a hemopoiese hepática fetal é mais acentuada.

Diagnóstico e manejo

Um algoritmo para diagnóstico de infecção materna por parvovírus é mostrado na Figura 64-4. Em geral, o diagnóstico é feito pelo teste sorológico para anticorpos IgG e IgM específicos (Bonvicini, 2011; Brown, 2015). O DNA viral pode ser detectável por PCR no soro materno durante o pródromo e persiste por meses até anos após a infecção. A infecção fetal é diagnosticada por meio da detecção do DNA viral de B19 no líquido amniótico ou de anticorpos IgM no soro fetal obtido por cordocentese (de Jong, 2011; Weiffenbach, 2012). As cargas virais materna e fetal não predizem a morbidade e mortalidade fetal (de Haan, 2007).

A maioria das hidropsias associadas ao parvovírus se desenvolve nas primeiras 10 semanas após a infecção. Assim, a ultrassonografia seriada a cada 2 semanas deve ser feita em mulheres com infecção recente (ver Fig. 64-4). Conforme discutido no Capítulo 10 (p. 214), a avaliação por Doppler da artéria cerebral média (ACM) também pode ser usada para predizer a anemia fetal (Chauvet, 2011). A amostra de sangue fetal é justificada com hidropsia para avaliar o grau de anemia fetal. A miocardite fetal comórbida pode induzir hidropsia com anemia menos grave.

Dependendo da idade gestacional, a transfusão fetal para hidropsia pode melhorar o resultado em alguns casos (Enders, 2004). Taxas de mortalidade de até 30% foram relatadas em fetos com hidropsia sem transfusões. Com a transfusão, 94% dos casos de hidropsia se resolvem em 6 a 12 semanas, e a taxa de mortalidade global é < 10%. A maioria dos fetos requer apenas uma transfusão, porque a hemopoiese retorna quando a infecção se cura. A trombocitopenia fetal concomitante piora o prognóstico (Melamed, 2015).

Prognóstico em longo prazo

Os relatos de desfechos de neurodesenvolvimento em longo prazo após a transfusão fetal para anemia induzida pela infecção B19 são conflitantes. Em uma revisão de 24 fetos hidrópicos transfundidos, o neurodesenvolvimento anormal foi observado em 5 dos 16 sobreviventes (32%) aos 6 meses a 8 anos (Nagel, 2007). Os resultados não estavam relacionados com a gravidade da anemia fetal ou acidemia, e esses investigadores formularam a hipótese de que a própria infecção induziu o dano cerebral. Em outro estudo de 28 crianças tratadas com transfusão intrauterina, 11% apresentaram comprometimento do neurodesenvolvimento durante a avaliação com idade mediana de 5 anos (de Jong, 2012). Em contrapartida, Dembinski (2003) não encontrou nenhum atraso significativo no desenvolvimento neurológico apesar da anemia fetal grave.

Prevenção

Atualmente, nenhuma vacina contra o parvovírus está disponível, e nenhuma evidência sugere que o tratamento antiviral evita a infecção materna ou fetal. As decisões de evitar ambientes de trabalho de risco mais alto são complexas e requerem avaliação dos riscos da exposição. As mulheres grávidas devem ser aconselhadas de que os riscos para infecção são de cerca de 5% para o contato casual sem frequência; 20% para exposição intensa e prolongada no trabalho, como para professoras; e 50% para a interação próxima e frequente, como em casa. Os funcionários de creches e escolas não precisam evitar as crianças infectadas porque a infecciosidade é maior antes da doença clínica. Por fim, as crianças infectadas não precisam ser isoladas.

■ Vírus do Nilo Ocidental

Esse flavivírus de RNA transmitido por mosquito é um neuropatógeno humano. Tornou-se a causa mais comum de encefalite viral transmitida por artrópodes nos Estados Unidos (Centers for Disease Control and Prevention, 2017f; Krow-Lucal, 2017). A infecção pelo vírus do Nilo Ocidental costuma ser adquirida por meio de picadas do mosquito no final do verão ou, talvez, por meio de transfusão sanguínea. O período de incubação é de 2 a 14 dias, e a maioria das pessoas tem sintomas leves ou não apresenta sintomas. Menos de 1% dos adultos infectados desenvolvem meningoencefalite ou paralisia flácida aguda (Granwehr, 2004). Os sintomas de apresentação podem incluir febre, alteração do estado mental, fraqueza muscular e coma (Stewart, 2013).

O diagnóstico é baseado nos sintomas clínicos e na detecção da IgG e IgM do vírus no soro e IgM no líquido cerebrospinal. Não há tratamento antiviral efetivo conhecido, e o manejo é de suporte. A principal estratégia para prevenir a exposição na gravidez é o uso de repelente de insetos contendo N,N-dietil-m-toluamida

1218 Complicações clínicas e cirúrgicas

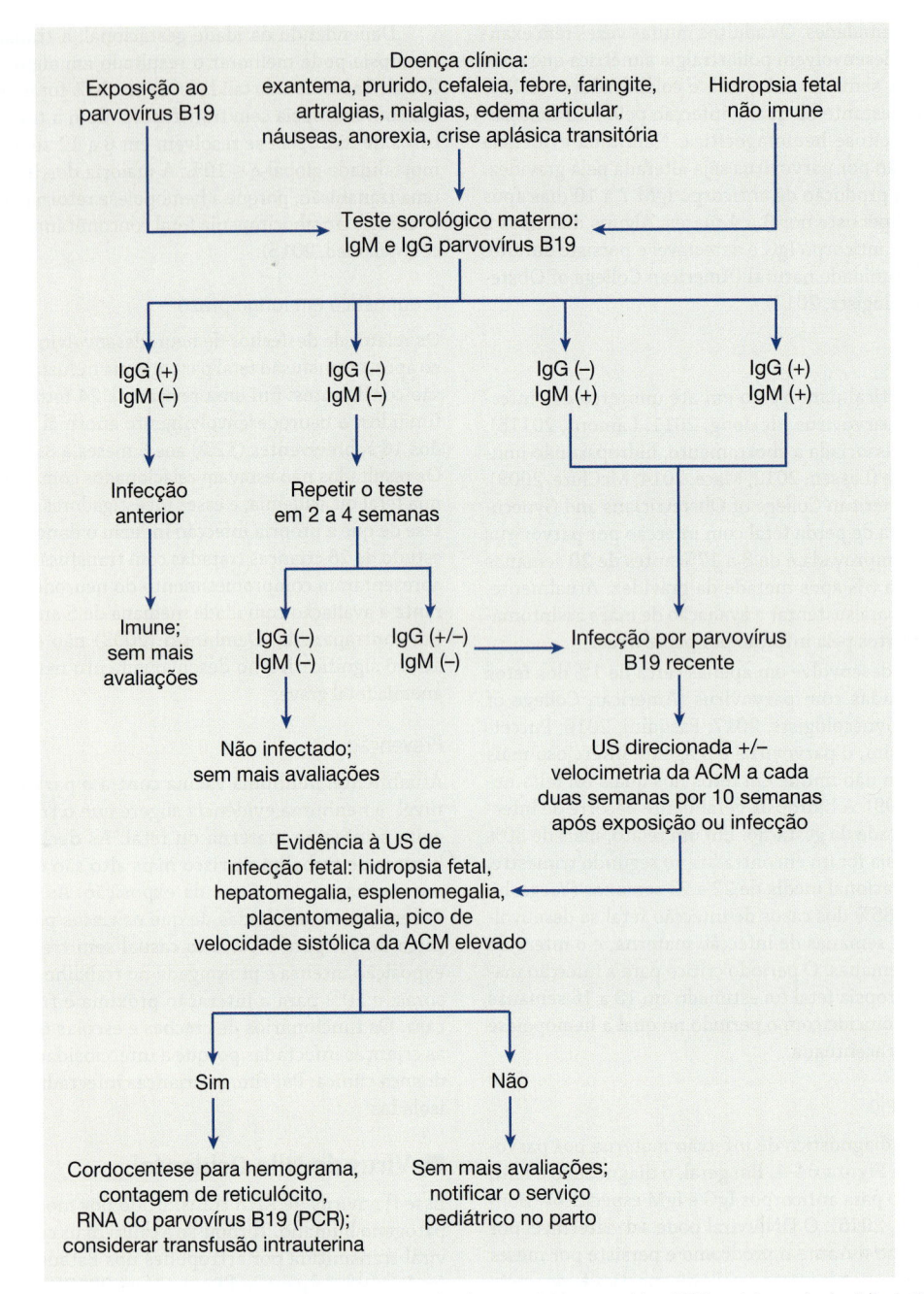

```
                    Doença clínica:
  Exposição ao    exantema, prurido, cefaleia, febre, faringite,    Hidropsia fetal
  parvovírus B19   artralgias, mialgias, edema articular,            não imune
                   náuseas, anorexia, crise aplásica transitória
                              ↓
                   Teste sorológico materno:
                   IgM e IgG parvovírus B19

   IgG (+)          IgG (−)          IgG (−)          IgG (+)
   IgM (−)          IgM (−)          IgM (+)          IgM (+)

   Infecção         Repetir o teste
   anterior         em 2 a 4 semanas

   Imune;         IgG (−)    IgG (+/−)      Infecção por parvovírus
   sem mais       IgM (−)    IgM (−)   →    B19 recente
   avaliações

                  Não infectado;            US direcionada +/−
                  sem mais avaliações       velocimetria da ACM a cada
                                            duas semanas por 10 semanas
                                            após exposição ou infecção

              Evidência à US de
              infecção fetal: hidropsia fetal,
              hepatomegalia, esplenomegalia,
              placentomegalia, pico de
              velocidade sistólica da ACM elevado

                  Sim                       Não

   Cordocentese para hemograma,     Sem mais avaliações;
   contagem de reticulócito,        notificar o serviço
   RNA do parvovírus B19 (PCR);     pediátrico no parto
   considerar transfusão intrauterina
```

FIGURA 64-4 Algoritmo para avaliação e manejo da infecção por parvovírus humano B19 na gravidez. ACM, artéria cerebral média; IgG, imunoglobulina G; IgM, imunoglobulina M; PCR, reação em cadeia da polimerase; RNA, ácido ribonucleico; US, ultrassonografia.

(DEET), que é considerado seguro para uso em mulheres grávidas (Wylie, 2016). Evitar atividades ao ar livre e água parada e usar roupas protetoras também é aconselhável.

Os efeitos adversos da viremia do Nilo Ocidental na gravidez não são claros. Dados com animais sugerem que os embriões são suscetíveis, e um relato de caso de infecção fetal humana em 27 semanas de gestação resultou em coriorretinite e leucomalácia dos lobos temporal e occipital grave (Alpert, 2003; Julander, 2006). Em 77 infecções maternas inicialmente relatadas ao West Nile Virus Pregnancy Registry, houve quatro abortamentos espontâneos, dois abortamentos eletivos e 72 nascidos vivos, dos quais 6% foram pré-termo (O'Leary, 2006). Três desses 72 recém-nascidos desenvolveram a infecção por vírus do Nilo Ocidental, embora não se possa estabelecer de forma conclusiva que a infecção foi adquirida de modo congênito. Das três malformações principais *possivelmente* associadas à infecção viral, nenhuma foi definitivamente confirmada. Conclusões similares foram relatadas por Pridjian e colaboradores (2016), que analisaram dados do West Nile Virus Registry do CDC. A transmissão do vírus do Nilo Ocidental através da amamentação é rara.

■ Infecções por coronavírus

Os coronavírus são vírus de RNA de fita simples que são prevalentes no mundo inteiro. Em 2002, uma cepa especialmente virulenta de coronavírus – *síndrome respiratória aguda grave (SARS-CoV)* – foi observada pela primeira vez na China. Ela se espalhou rapidamente na Ásia, Europa e Américas do Norte e do Sul. A taxa de letalidade aproximou-se de 10% nas mulheres não grávidas e foi de até 25% nas grávidas (Lam, 2004; Wong, 2004). Embora não haja casos confirmados desde 2004*, o CDC (2013b) agora lista o SARS-CoV como um agente que tem potencial para provocar uma ameaça grave à saúde pública e à segurança.

Outro novo coronavírus regional com alta taxa de letalidade foi detectado em 2012 – coronavírus associado à síndrome respiratória do Oriente Médio (MERS-CoV) (Arabi, 2017). Embora a experiência com o MERS-CoV seja escassa na gravidez, foi relatado que a infecção causa mortes maternas e perinatais (Assiri, 2016).

■ Vírus Ebola

Um membro da família Filoviridae de RNA, o vírus Ebola é transmitido por contato direto pessoa a pessoa (Kuhn, 2015). A infecção causa febre hemorrágica grave com imunossupressão pronunciada e coagulopatia intravascular disseminada. O tratamento é de suporte, e a taxa de mortalidade se aproxima de 50%.

Há poucos dados referentes à infecção viral pelo Ebola na gravidez (Beigi, 2017; Money, 2015; Oduyebo, 2015). O CDC concluiu que as mulheres grávidas correm maior risco de doença grave e morte (Jamieson, 2014). No entanto, nenhuma evidência sugere que as mulheres grávidas sejam mais suscetíveis à infecção pelo vírus Ebola. Um relato descreveu a infecção por trofoblastos (Muehlenbachs, 2017).

■ Vírus Zika

Esse vírus de RNA da família Flaviviridae foi recentemente reconhecido como o primeiro teratógeno importante transmitido por mosquitos (Rasmussen, 2016). Embora o vírus Zika seja transmitido principalmente pela picada de mosquito, a transmissão sexual também é possível, e o vírus pode ser detectado nos fluidos corporais por meses após a infecção aguda (Hills, 2016; Joguet, 2017; Paz-Bailey, 2017).

Infecção materno-fetal

Remanescente da epidemia de rubéola na década de 1960, em adultos a infecção pelo Zika pode ser assintomática ou causar sintomas leves de exantema, febre, cefaleia, artralgia e conjuntivite com duração de alguns dias. O vírus é tipicamente detectável no sangue próximo do início dos sintomas e pode persistir dias a meses em mulheres grávidas (Driggers, 2016; Meaney-Delman, 2016). Os anticorpos IgM séricos geralmente se tornam detectáveis nas primeiras 2 semanas após o início dos sintomas e permanecem, em média, por 4 meses (Oduyebo, 2017). Raramente, a síndrome de Guillain-Barré pode se desenvolver após a infecção (da Silva, 2017; Parra, 2016).

O feto pode ser gravemente infectado, independentemente de a mãe ser sintomática. Honein e colaboradores (2017) descrevem uma taxa global de infecção fetal de 6%. Em um relatório

---
*N. de E. O texto original deste livro foi finalizado antes da pandemia mundial de coronavírus, iniciada em 2019.

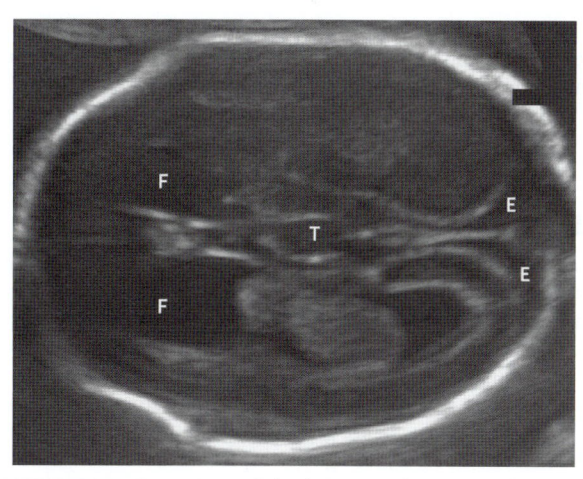

FIGURA 64-5 Vista transversal da ultrassonografia craniana de um feto com infecção congênita por Zika. Os achados mostrados incluem córtex cerebral fino, aumento do espaço extra-axial (*E*), ventrículos dilatados (*F, T*) e ausência de *cavum* do septo pelúcido. (Reproduzida, com permissão, de Driggers RW, Ho CY, Korhonen EM, et al: Zika virus infection with prolonged maternal viremia and fetal brain abnormalities, N Engl J Med. 2016 Jun 2;374(22):2142-2151.)

de 134 mulheres com resultados positivos de RT-PCR, a mortalidade fetal foi de 7% (Brasil, 2016). Entre os nascidos vivos, a taxa de defeitos congênitos fetais varia de 5% – entre as mulheres com possível infecção por Zika – a 15% entre as gestantes com infecção confirmada em laboratório no primeiro trimestre (Reynolds, 2017). Nos fetos mais gravemente afetados, foi descrita uma síndrome congênita do Zika, que inclui microcefalia, lisencefalia, ventriculomegalia, calcificações intracranianas, anormalidades oculares e contraturas congênitas (Honein, 2017; Moore, 2017; Soares de Oliveira-Szejnfeld, 2016). Os achados ultrassonográficos de um feto infectado com Zika são mostrados na Figura 64-5.

Diagnóstico e tratamento

O diagnóstico dessa infecção em mulheres grávidas é feito com a detecção do RNA do vírus Zika no sangue ou na urina ou por testes sorológicos. A detecção do RNA do vírus Zika por PCR confirma a infecção. Os testes sorológicos para anticorpos IgM contra o Zika podem reagir de maneira cruzada com outros flavivírus. Assim, um resultado positivo do teste é seguido por outro teste contendo anticorpos neutralizantes específicos do vírus (Oduyebo, 2017). As recomendações e a interpretação dos testes evoluíram para mulheres grávidas sintomáticas e assintomáticas, mas com risco contínuo de exposição. Esse risco inclui morar ou viajar para uma área com transmissão local ativa. Programas de rastreamento em larga escala foram descritos para identificar mulheres com alto risco de infecção por Zika associada a viagens (Adhikari, 2017).

Atualmente, nenhum tratamento ou vacina específica está disponível para a infecção pelo Zika, embora vários candidatos à vacina estejam em desenvolvimento (Beigi, 2017; World Health Organization, 2017). A profilaxia inclui redes de proteção e repelentes para controlar o mosquito vetor e evitar o contato sexual com parceiros expostos recentemente. O CDC estabeleceu uma linha direta relacionada à gravidez e o U.S.

Zika Pregnancy Registry (ZikaPregnancy@cdc.gov) para médicos com preocupações relacionadas ao manejo de mulheres com infecção ou exposição ao Zika.

INFECÇÕES BACTERIANAS

■ Estreptococo do grupo A

As infecções causadas por *Streptococcus pyogenes* são importantes nas mulheres grávidas. O microrganismo é a causa bacteriana mais frequente de faringite aguda e está associado a uma série de infecções sistêmicas e cutâneas. O *S. pyogenes* produz uma série de toxinas e enzimas responsáveis pela sua toxicidade local e sistêmica. Em geral, as cepas pirogênicas produtoras de exotoxina são associadas a doença grave (Shinar, 2016; Wessels, 2015). Na maioria dos casos, faringite estreptocócica, febre escarlatina e erisipelas não são ameaçadoras à vida. O tratamento é similar em mulheres grávidas e não grávidas, geralmente com penicilina.

Nos Estados Unidos, o *S. pyogenes* raramente causa infecção no puerpério. Ainda assim, ele continua sendo a causa mais comum de infecção pós-parto materna grave e de morte no mundo inteiro, e a incidência dessas infecções está aumentando (Deutscher, 2011; Hamilton, 2013; Wessels, 2015). Essas síndromes são descritas em detalhes no Capítulo 37. No início dos anos 1990, houve uma emergência da síndrome do choque tóxico estreptocócica, manifestada por hipotensão, febre e evidência de falência de múltiplos órgãos com bacteriemia associada. Sepse puerperal do grupo A é seriamente complicada em 20% dos casos (Shinar, 2016). A taxa de letalidade aproxima-se de 30%, e as taxas de morbidade e mortalidade são melhoradas com o reconhecimento precoce. O tratamento inclui clindamicina mais penicilina e, muitas vezes, desbridamento cirúrgico (Cap. 47, p. 924). Não há vacina comercialmente disponível para estreptococo do grupo A.

■ Estreptococo do grupo B

O *Streptococcus agalactiae* é um microrganismo do grupo B que coloniza os tratos gastrintestinal e geniturinário em 10 a 25% das mulheres grávidas (Kwatra, 2016). Durante toda a gravidez, o estreptococo do grupo B (EGB) é isolado de maneira transitória, intermitente ou crônica. Embora muito provavelmente o microrganismo esteja sempre presente nessas mesmas mulheres, o seu isolamento nem sempre é homólogo.

Infecção materna e perinatal

O espectro dos efeitos das infecções por EGB materno-fetais varia de colonização assintomática a septicemia. O *S. agalactiae* foi implicado em resultados adversos na gravidez, incluindo trabalho de parto pré-termo, ruptura prematura de membranas, corioamnionite clínica e subclínica e infecções fetais (Randis, 2014). O EGB também pode causar bacteriúria, pielonefrite, osteomielite, mastite pós-parto e infecções puerperais maternas. O EGB continua sendo a principal causa infecciosa de morbidade e mortalidade entre lactentes nos Estados Unidos (Centers for Disease Control and Prevention, 2010; Schrag, 2016).

A sepse neonatal recebeu maior atenção em virtude das suas consequências devastadoras, e medidas preventivas efetivas estão disponíveis. A infecção < 7 dias após o parto é definida como *doença de início precoce* e é vista em 0,21/1.000 nascidos vivos (Centers for Disease Control and Prevention, 2015). Muitos pesquisadores usam um limiar de < 72 horas de vida como mais compatível com a aquisição intraparto da doença (Stoll, 2011). Nós e outros também encontramos uma série de natimortos intraparto inesperados nas infecções por EGB (Nan, 2015). Tudela e colaboradores (2012) relataram que os recém-nascidos com infecção por EGB de início precoce muitas vezes têm evidência clínica de infecção fetal durante o trabalho de parto ou parto.

Em muitos neonatos, a septicemia envolve sinais de doença grave que geralmente se desenvolvem em 6 a 12 horas do parto. Entre eles estão disfunção respiratória, apneia e hipotensão. No início, portanto, a infecção neonatal deve ser diferenciada da síndrome da disfunção respiratória causada pela produção insuficiente de surfactante (Cap. 34, p. 636). A taxa de mortalidade com a doença de início precoce decaiu para cerca de 4%, e os recém-nascidos pré-termo são afetados de forma desigual.

A *doença de início tardio* causada pelo EGB é observada em 0,32/1.000 nascidos vivos e geralmente se manifesta como meningite 1 semana a 3 meses após o parto (Centers for Disease Control and Prevention, 2015). A taxa de mortalidade, embora apreciável, é menor para a meningite de início tardio do que para a sepse de início precoce. Infelizmente, não é incomum que neonatos sobreviventes de doenças de início precoce e tardio apresentem sequelas neurológicas devastadoras.

Profilaxia para infecções perinatais

À medida que as infecções neonatais por EGB se expandiram, começando no início da década de 1970, e antes da disseminação da quimioprofilaxia intraparto, as taxas de sepse de início precoce variavam de 2 a 3 por 1.000 nascimentos vivos. Em 2010, esses resultados levaram a uma política universal de rastreamento com cultura retovaginal para EGB entre 35 e 37 semanas de gestação, seguido de profilaxia intraparto com antibiótico para mulheres identificadas como portadoras do microrganismo. Esses resultados estimularam o desenvolvimento de critérios de identificação laboratorial expandidos para EGB; atualizaram os algoritmos para rastreamento e quimioprofilaxia intraparto para mulheres com ruptura prematura de membranas pré-termo, trabalho de parto pré-termo ou alergia à penicilina; e descreveram nova dosagem para quimioprofilaxia com penicilina G. Após essas alterações, a incidência de sepse neonatal por EGB de início precoce diminuiu para 0,21 caso/1.000 nascidos vivos em 2015 (Centers for Disease Control and Prevention, 2015).

Portanto, durante as últimas três décadas, várias estratégias foram propostas para prevenir a aquisição perinatal de infecções por EGB. Essas estratégias não foram comparadas em ensaios randomizados e são diretrizes baseadas na cultura ou no risco (Ohlsson, 2014). Esses métodos foram adotados nos Estados Unidos, mas nem todos os países europeus têm diretrizes (Di Renzo, 2015).

Prevenção baseada na cultura. As diretrizes do CDC (2010) para o EGB recomendam uma abordagem baseada na cultura, que também foi adotada pelo American College of Obstetricians and Gynecologists (2016e). Mostrada na Figura 64-6, essa estratégia é projetada para identificar mulheres que devem receber profilaxia antimicrobiana intraparto. Com a abordagem baseada na cultura, as mulheres são avaliadas para colonização de EGB entre 35 e 37 semanas, e os antimicrobianos intraparto são administrados às mulheres com culturas positivas para EGB retovaginais. Caldo de enriquecimento seletivo seguido por subcultura melhora a detecção. Além disso, técnicas mais rápidas estão sendo desenvolvidas, como sondas de DNA e NAATs (Helali, 2012). Filhos em gestações anteriores com doença invasiva por EGB e identificação de bacteriúria por EGB na gravidez atual também são consideradas indicações para profilaxia.

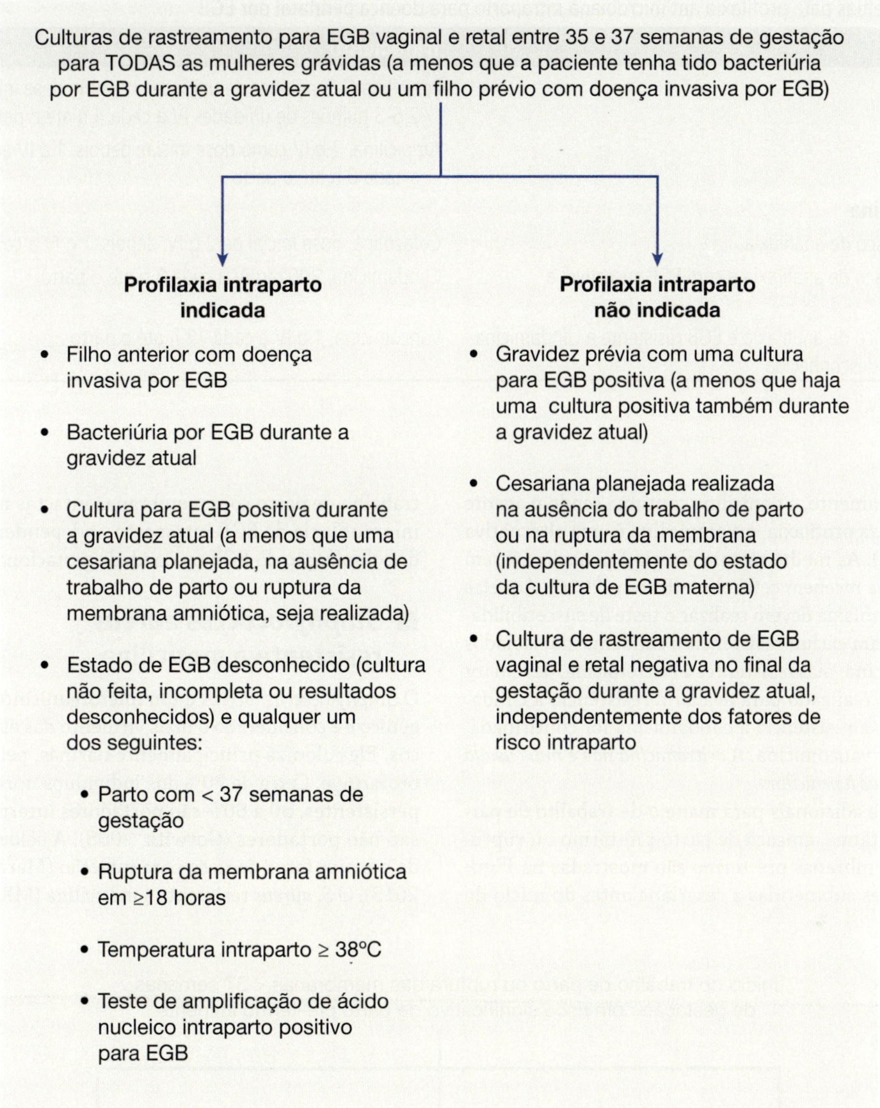

```
Culturas de rastreamento para EGB vaginal e retal entre 35 e 37 semanas de gestação
para TODAS as mulheres grávidas (a menos que a paciente tenha tido bacteriúria
por EGB durante a gravidez atual ou um filho prévio com doença invasiva por EGB)
```

Profilaxia intraparto indicada

- Filho anterior com doença invasiva por EGB
- Bacteriúria por EGB durante a gravidez atual
- Cultura para EGB positiva durante a gravidez atual (a menos que uma cesariana planejada, na ausência de trabalho de parto ou ruptura da membrana amniótica, seja realizada)
- Estado de EGB desconhecido (cultura não feita, incompleta ou resultados desconhecidos) e qualquer um dos seguintes:
  - Parto com < 37 semanas de gestação
  - Ruptura da membrana amniótica em ≥18 horas
  - Temperatura intraparto ≥ 38°C
  - Teste de amplificação de ácido nucleico intraparto positivo para EGB

Profilaxia intraparto não indicada

- Gravidez prévia com uma cultura para EGB positiva (a menos que haja uma cultura positiva também durante a gravidez atual)
- Cesariana planejada realizada na ausência do trabalho de parto ou na ruptura da membrana (independentemente do estado da cultura de EGB materna)
- Cultura de rastreamento de EGB vaginal e retal negativa no final da gestação durante a gravidez atual, independentemente dos fatores de risco intraparto

FIGURA 64-6 Indicações para a profilaxia intraparto para prevenir a doença por estreptococos do grupo B (EGB) perinatal sob uma estratégia de rastreamento pré-natal universal baseada nas culturas vaginal e retal combinadas obtidas entre 35 e 37 semanas de gestação. (De Centers for Disease Control and Prevention, 2010.)

Prevenção baseada no risco. Essa abordagem é recomendada para mulheres em trabalho de parto cujos resultados das culturas de EGB não são conhecidos. Ela se baseia nos fatores de risco associados à transmissão de EGB intraparto. A quimioprofilaxia intraparto é realizada em mulheres que apresentem qualquer uma das seguintes condições: parto < 37 semanas, membranas rompidas há ≥ 18 horas ou temperatura intraparto ≥ 38°C. As mulheres com EGB durante a gravidez atual e as mulheres que já tiveram um recém-nascido com doença invasiva por EGB de início precoce também recebem quimioprofilaxia.

No Parkland Hospital, em 1995 – e antes das diretrizes de consenso –, nós adotamos e continuamos a usar a abordagem com base no risco para o tratamento intraparto de mulheres em alto risco de infecção por EGB. Além disso, é importante mencionar que todos os neonatos a termo que não receberam profilaxia intraparto foram tratados na sala de parto com penicilina G aquosa, 50.000 a 60.000 unidades via intramuscular. As taxas de sepse de início precoce por EGB diminuíram para 0,4 a 0,66 por 1.000 nascidos vivos (Stafford, 2012; Wendel, 2002). A sepse de início precoce não relacionada ao EGB diminuiu de 0,66 para 0,24 por 1.000 nascidos vivos (Stafford, 2012). Assim, essa abordagem tem resultados similares aos relatados pelo CDC (2010) para prevenção baseada na cultura.

Vacina contra EGB

As concentrações de anticorpos capsulares específicos do sorotipo correlacionam-se clinicamente com a doença neonatal por EGB. As vacinas produtoras de anticorpos foram testadas, mas nenhuma está disponível clinicamente (Donders, 2016; Kobayashi, 2016; Madhi, 2016).

Profilaxia antimicrobiana intraparto

Antimicrobianos profiláticos administrados 4 horas ou mais antes do parto são altamente efetivos (Fairlie, 2013). Independentemente

TABELA 64-3 Esquemas para profilaxia antimicrobiana intraparto para doença perinatal por EGB

Esquema	Tratamento
Recomendado	Penicilina G, 5 milhões de unidades IV como dose inicial; depois, 2,5-3 milhões de unidades IV a cada 4 h até o parto
Alternativo	Ampicilina, 2 g IV como dose inicial; depois, 1 g IV a cada 4 h ou 2 g a cada 6 h até o parto
Alérgicas à penicilina	
Pacientes sem alto risco de anafilaxia	Cefazolina, dose inicial de 2 g IV; depois, 1 g IV a cada 8 h até o parto
Pacientes com alto risco de anafilaxia e com EGB suscetível à clindamicina	Clindamicina, 900 mg IV a cada 8 h até o parto
Pacientes com alto risco de anafilaxia e EGB resistente à clindamicina ou suscetibilidade desconhecida	Vancomicina, 1 g IV a cada 12 h até o parto

EGB, estreptococo do grupo B; IV, intravenoso.
Dados de Verani, 2010.

do método de rastreamento, a penicilina continua sendo o agente de primeira linha para profilaxia, e a ampicilina é uma alternativa aceitável (Tab. 64-3). As mulheres com alergia à penicilina e sem história de anafilaxia recebem cefazolina (Briody, 2016). Aquelas com alto risco de anafilaxia devem realizar o teste de suscetibilidade antimicrobiana para excluir resistência à clindamicina. Isolados sensíveis à clindamicina, mas resistentes à eritromicina, devem ter um teste de zona D realizado para avaliar a resistência à clindamicina induzível. Se a resistência à clindamicina for confirmada, deve-se administrar vancomicina. *A eritromicina não é mais usada para pacientes alérgicas à penicilina.*

Recomendações adicionais para manejo de trabalho de parto pré-termo espontâneo, ameaça de parto pré-termo ou ruptura prematura de membranas pré-termo são mostradas na Figura 64-7. As mulheres submetidas à cesariana antes do início do trabalho de parto com membranas intactas não precisam de quimioprofilaxia de EGB intraparto, independentemente do estado de colonização do EGB ou da idade gestacional.

■ *Staphylococcus aureus* resistente à meticilina

O *Staphylococcus aureus* é um microrganismo Gram-positivo piogênico e é considerado o mais virulento das espécies de estafilococos. Ele coloniza principalmente narinas, pele, tecidos genitais e orofaringe. Cerca de 20% dos indivíduos normais são portadores persistentes, 30 a 60% são portadores intermitentes e 20 a 50% são não portadores (Gorwitz, 2008). A colonização é considerada o maior fator de risco para infecção (Marzec, 2016; Sheffield, 2013). O *S. aureus* resistente à meticilina (MRSA) coloniza apenas

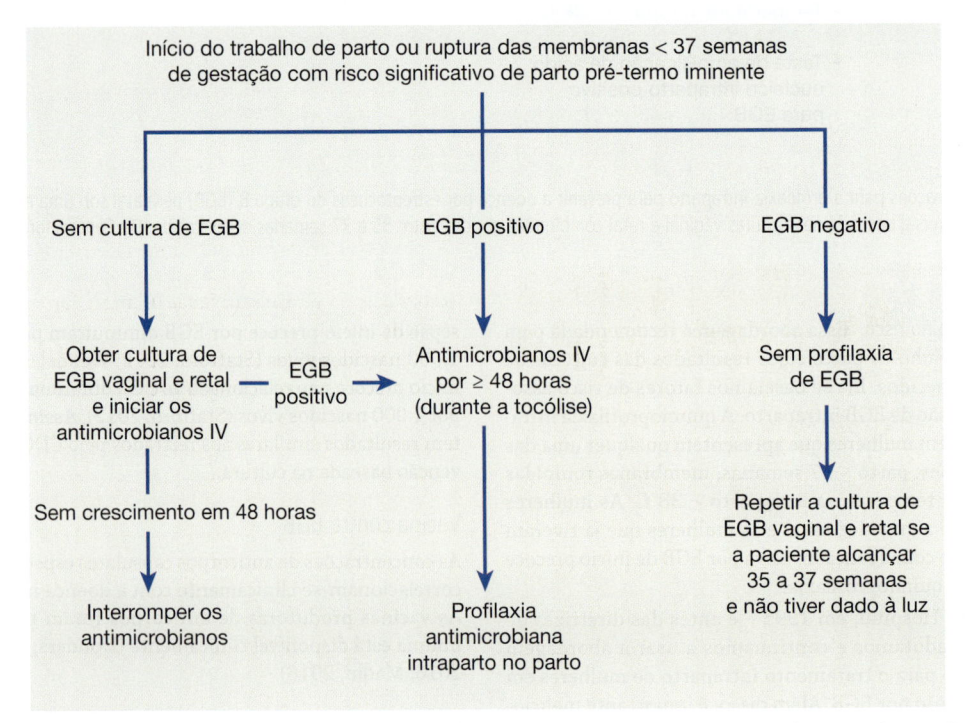

FIGURA 64-7 Algoritmo de profilaxia para mulheres com doença por estreptococo do grupo B (EGB) e com ameaça de parto pré-termo. Esse algoritmo não é um curso de tratamento exclusivo, e variações que incorporam circunstâncias individuais ou preferências institucionais podem ser apropriadas. IV, intravenoso. (Adaptada de Centers for Disease Control and Prevention, 2016a.)

2% dos adultos, mas é um contribuinte importante para a carga de cuidado de saúde (Gorwitz, 2008). As infecções por MRSA estão associadas a um custo aumentado e a taxas de mortalidade mais altas comparadas com as do *S. aureus* sensível à meticilina (MSSA) (Beigi, 2009; Butterly, 2010).

O MRSA adquirido na comunidade (MRSA-AC) é diagnosticado quando identificado em ambiente ambulatorial ou dentro de 48 horas após a hospitalização em uma pessoa sem fatores de risco tradicionais. Tais fatores de risco incluem infecção prévia por MRSA, hospitalização, diálise ou cirurgia no último ano e cateteres ou dispositivos permanentes (Dantes, 2013). As infecções por MRSA adquirido no hospital (MRSA-AH) são nosocomiais. A maioria dos casos de MRSA em mulheres grávidas é de MRSA-AC.

MRSA e gravidez

Uma colonização anovaginal com *S. aureus* é identificada em 10 a 25% das pacientes obstétricas (Top, 2010). As infecções na pele e tecidos moles são a apresentação mais comum de MRSA em gestantes (Fig. 64-8). Mastite e abscessos mamários foram relatados em até 25% dos casos de MRSA complicando a gravidez (Laibl, 2005; Lee, 2010). Abscessos no períneo, infecções de feridas em locais como incisões abdominais e de episiotomia e corioamnionite também foram associados ao MRSA (Pimentel, 2009; Thurman, 2008). Por fim, foi relatada osteomielite (Nguyen, 2015; Tanamai, 2016).

Um aumento nas infecções por MRSA-AC foi relatado nas unidades de terapia intensiva neonatal e nos berçários. Nesses cenários, a infecção muitas vezes é associada a infecções de pele por MRSA maternas e dos profissionais de saúde e também a leite infectado. A transmissão vertical é rara (Jimenez-Truque, 2012; Pinter, 2009).

Manejo

A Infectious Diseases Society of America publicou orientações para o tratamento de infecções por MRSA (Liu, 2011). As infecções superficiais não complicadas são tratadas por drenagem e cuidado da ferida local. Embora historicamente não enfatizado, evidências recentes sugerem benefícios da antibioticoterapia, além da incisão e drenagem de abscessos menores (Daum, 2017; Forcade, 2012). As infecções superficiais graves, especialmente aquelas que não respondem ao cuidado local ou aquelas em pacientes com comorbidades médicas, são tratadas com antibióticos apropriados para MRSA. A celulite purulenta deve ser tratada empiricamente para MRSA-AC até que os resultados da cultura estejam disponíveis.

A maioria das cepas de MRSA-AC é sensível a sulfametoxazol-trimetoprima e clindamicina (Miller, 2015; Talan, 2016). A rifampicina desenvolve resistência rapidamente e não deve ser usada para monoterapia. A linezolida, embora efetiva contra MRSA, é cara e há pouca informação sobre seu uso na gravidez. Doxiciclina, minociclina e tetraciclina, embora eficazes para infecções por MRSA, não devem ser usadas na gravidez. A vancomicina permanece a terapia de primeira linha para infecções por MRSA graves hospitalizadas.

O controle e a prevenção de MRSA-AH e MRSA-AC são baseados na higiene apropriada das mãos e na prevenção de contato pele a pele ou no contato com curativos de ferimentos. A descolonização deve ser considerada apenas nos casos em que a paciente desenvolve infecções superficiais recorrentes apesar das medidas de higiene favoráveis ou se há transmissão contínua entre familiares ou contatos próximos (Liu, 2011). As medidas de descolonização incluem tratamento nasal com mupirocina, banhos de gliconato de clorexidina e terapia com rifampicina oral, se medidas prévias tiverem falhado. A descolonização de rotina não é efetiva na população obstétrica geral. Em mulheres com infecção por MRSA-AC comprovada pela cultura durante a gravidez, nós rotineiramente adicionamos uma dose única de vancomicina à profilaxia perioperatória com β-lactâmicos para cesarianas e reparo da laceração perineal de grau elevado. A amamentação nessas mulheres não está proibida, mas uma boa higiene e atenção a rachaduras menores de pele são estimuladas.

■ Listeriose

A *Listeria monocytogenes* é uma causa incomum, mas provavelmente mal diagnosticada, de sepse neonatal (Kylat, 2016). Esse bacilo Gram-positivo intracelular facultativo pode ser isolado a partir das fezes em 1 a 5% dos adultos. Presume-se que quase todos os casos de listeriose sejam transmitidos por alimentos. Surtos foram causados por vegetais crus, salada de repolho, sidra de maçã, melões, leite, queijo fresco ao estilo mexicano, peixe defumado e alimentos processados, como patê, pasta de grão de bico, salsichas e carnes fatiadas (Centers for Disease Control and Prevention, 2013e).

As infecções listeriais são mais comuns em mulheres grávidas, pacientes imunocomprometidos e idosos ou jovens. A incidência de tais infecções na gravidez é estimada em até 100 vezes a da população em geral (Kourtis, 2014; Rouse, 2016). Em 1.651 casos relatados de 2009 a 2011, o CDC descobriu que 14% eram em gestantes (Silk, 2013). Não se sabe por que as mulheres grávidas ainda respondem por uma quantidade significativa desses casos registrados. Uma hipótese é que as mulheres grávidas sejam suscetíveis por causa da diminuição da imunidade celular (Baud, 2011).

Infecção materna e fetal

Durante a gravidez, a listeriose pode ser assintomática ou causar uma doença febril confundida com influenza, pielonefrite ou meningite (Centers for Disease Control and Prevention, 2013e). O diagnóstico geralmente não é aparente até que as culturas de

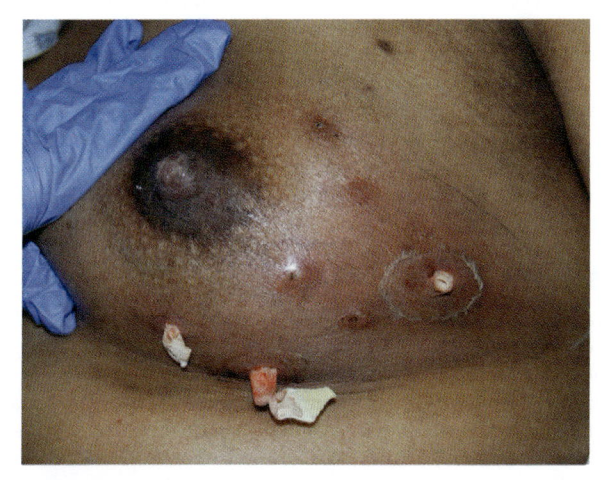

FIGURA 64-8 Esta paciente pré-parto apresentou vários pequenos microabscessos para os quais a cultura identificou *Staphylococcus aureus* resistente à meticilina. (Usada com permissão de Dr. Stephan Shivvers.)

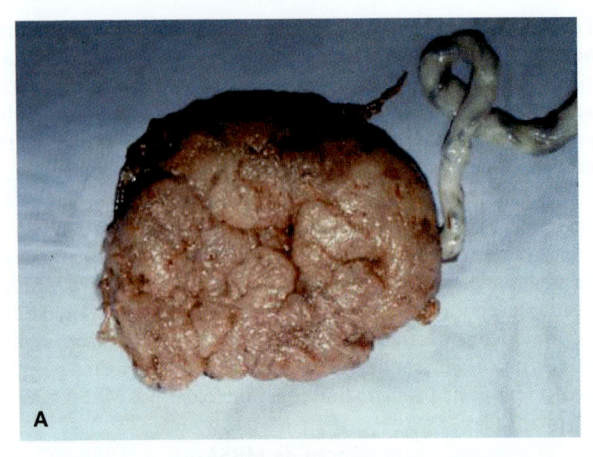

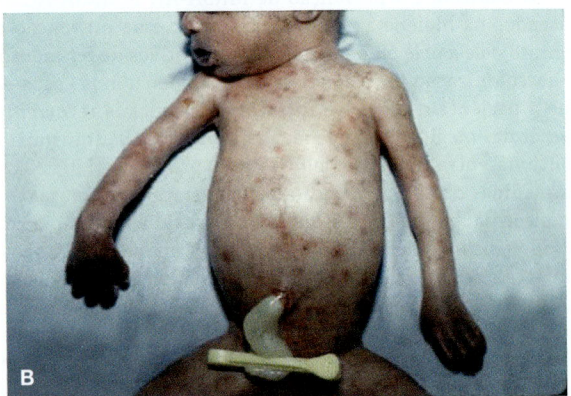

FIGURA 64-9 A placenta pálida **(A)** e o bebê natimorto **(B)** resultaram da listeriose materna.

sangue sejam relatadas como positivas. A infecção oculta ou clínica também pode estimular o trabalho de parto. O líquido amniótico descorado, com coloração marrom ou tinto de mecônio é comum na infecção fetal, mesmo nas gestações pré-termo. A listeriose materna causa infecção fetal que produz caracteristicamente lesões granulomatosas disseminadas com *microabscessos* (Fig. 64-9). A corioamnionite é comum, e as lesões placentárias incluem macroabscessos múltiplos bem demarcados. As infecções neonatais de início precoce e tardio são similares à sepse por EGB. Em uma revisão de 222 casos, a infecção resultou em abortamento ou natimortalidade em 20%, e a sepse neonatal se desenvolveu em 68% dos recém-nascidos sobreviventes (Mylonakis, 2002). Em um grande estudo prospectivo de coorte, 24% das mães sofreram perda fetal, mas nenhuma após 29 semanas de gestação (Charlier, 2017). No entanto, foi relatada uma taxa de letalidade neonatal de 21% (Sapuan, 2017).

O tratamento com ampicilina mais gentamicina geralmente é recomendado devido ao sinergismo contra espécies de *Listeria* (Rouse, 2016). O sulfametoxazol-trimetoprima pode ser administrado a mulheres com alergia à penicilina. Na maioria dos casos, o tratamento materno também é efetivo para a infecção fetal (Chan, 2013). Não há vacina disponível. Para prevenção, deve-se lavar vegetais crus, cozinhar todos os alimentos crus e evitar os alimentos implicados listados anteriormente (American College of Obstetricians and Gynecologists, 2016d).

■ Salmonelose

As infecções provenientes das espécies de *Salmonella* continuam a ser uma causa importante de doença transmitida por alimentos (Peques, 2012). Seis sorotipos, incluindo os subtipos de *Salmonella typhimurium* e *enteritidis*, são responsáveis pela maioria dos casos nos Estados Unidos. A gastrenterite por *Salmonella* não tifoide é contraída pelo alimento contaminado. Os sintomas incluem diarreia não sanguinolenta, dor abdominal, febre, tremores, náuseas e vômitos, que começam 6 a 48 horas após a exposição. O diagnóstico é feito pelo exame das fezes (Cap. 54, p. 1048). Soluções intravenosas de cristaloide são administradas para reidratação. Os antimicrobianos não são administrados em infecções não complicadas porque eles não encurtam a doença e podem prolongar o estado de convalescença do portador. Se a gastrenterite é complicada pela bacteriemia, os antimicrobianos são administrados como discutido a seguir. Raros relatos de casos associaram a bacteriemia por *Salmonella* ao abortamento (Coughlin, 2002).

A febre tifoide causada pela *Salmonella typhi* continua sendo um problema de saúde global, embora seja incomum nos Estados Unidos. Ela é disseminada pela ingestão oral de alimento, água ou leite contaminado. Nas mulheres grávidas, a doença é mais provável de ser encontrada durante epidemias ou naquelas com infecção por HIV (Hedriana, 1995). Em anos anteriores, a febre tifoide anteparto resultou em abortamento, trabalho de parto pré-termo e morte materna ou fetal (Dildy, 1990).

As fluoroquinolonas e as cefalosporinas de terceira geração são o tratamento preferido. Para febre (tifoide) entérica, o teste de suscetibilidade antimicrobiana é importante devido ao desenvolvimento de cepas resistentes ao fármaco (Crump, 2015). As vacinas tifoides parecem não exercer efeitos colaterais quando administradas a mulheres grávidas e são oferecidas em uma epidemia ou antes de uma viagem para áreas endêmicas.

■ Shigelose

A disenteria bacilar causada por *Shigella* é uma causa relativamente comum e altamente contagiosa de diarreia exsudativa inflamatória em adultos. A shigelose é mais comum em crianças que estão em creches, sendo transmitida via fecal-oral. As manifestações clínicas variam de diarreia leve até disenteria grave, fezes sanguinolentas, cãibra abdominal, tenesmo, febre e toxicidade sistêmica. Embora a shigelose possa ser autolimitada, é essencial uma atenção cuidadosa ao tratamento da desidratação em casos graves. Cuidamos de mulheres grávidas nas quais a diarreia de secreção excedeu 10 L/dia! A terapia antimicrobiana é imperativa, e o tratamento efetivo durante a gravidez inclui fluoroquinolonas, ceftriaxona ou azitromicina. A resistência antimicrobiana está surgindo rapidamente, e o teste de suscetibilidade ao antibiótico pode ajudar a guiar a terapia apropriada (Centers for Disease Control and Prevention, 2016). A shigelose pode estimular contrações uterinas e causar parto pré-termo (Parisot, 2016).

■ Hanseníase

Também conhecida como lepra, essa infecção crônica é causada pelo *Mycobacterium leprae* e é rara nos Estados Unidos. O diagnóstico é confirmado por PCR. A terapia com vários fármacos – dapsona, rifampicina e clofazimina – é recomendada para o tratamento, sendo geralmente segura para o uso durante a gravidez (Gimovsky, 2013; Ozturk, 2017). Duncan (1980) relatou uma incidência excessiva de recém-nascidos com baixo peso ao nascer oriundos de mulheres infectadas. A placenta não é envolvida, e a infecção neonatal é aparentemente adquirida de pele para pele ou por gotículas (Duncan, 1984). A transmissão vertical é comum em mães não tratadas (Moschella, 2004).

■ Doença de Lyme

Causada pelo espiroqueta *Borrelia burgdorferi*, a doença de Lyme é a doença transmitida por vetor mais relatada nos Estados Unidos (Centers for Disease Control and Prevention, 2017c). A borreliose de Lyme segue a picada do carrapato do gênero *Ixodes*. Há três estágios (Steere, 2015). A infecção precoce – estágio 1 – causa uma lesão de pele local distinta, *eritema migratório*, que pode ser acompanhado por uma síndrome semelhante à gripe e adenopatia regional. Se não tratada, a infecção disseminada – estágio 2 – segue em dias a semanas. O envolvimento de vários sistemas é comum, mas as lesões de pele, artralgia, mialgia, cardite e meningite predominam. Se ainda não for tratada após várias semanas a meses, a infecção tardia ou persistente – estágio 3 – se manifesta em talvez metade das pacientes. A imunidade inata é obtida, e a doença entra em fase crônica em cerca de 10%. Algumas pacientes permaneçam assintomáticas, mas outras, na fase crônica, desenvolvem uma variedade de manifestações na pele, nas articulações ou neurológicas (Shapiro, 2014).

O diagnóstico clínico é importante porque o teste de PCR e sorológico tem muitas armadilhas (Steere, 2015). O teste sorológico de IgM e IgG é recomendado na infecção inicial e é seguido por *Western blotting* para confirmação. De preferência, a avaliação sorológica aguda e convalescente deve, se possível, ser concluída; no entanto, as taxas de falso-positivo e falso-negativo são altas.

O tratamento ideal da doença de Lyme foi publicado pela Infectious Diseases Society of America (Sanchez, 2016). Para a infecção precoce, o tratamento com doxiciclina, amoxicilina ou cefuroxima é recomendado por 14 dias, embora, em geral, a doxiciclina seja evitada na gravidez. Um curso de 14 a 28 dias de ceftriaxona intravenosa, cefotaxima ou penicilina G é administrado para infecções precoces complicadas, que incluem meningite, cardite ou infecções disseminadas. A artrite crônica e a síndrome pós-doença de Lyme são tratadas com esquemas oral ou intravenoso prolongados, contudo os sintomas não respondem bem ao tratamento (Steere, 2015).

Não há vacina comercialmente disponível. Evitar áreas nas quais a doença de Lyme é endêmica e melhorar o controle do carrapato nessas áreas é a prevenção mais efetiva. O autoexame com remoção de carrapatos não muito grandes em 36 horas após a adesão reduz os riscos de infecção (Hayes, 2003). Para picadas de carrapatos reconhecidas em 72 horas, uma dose oral de 200 mg simples de doxiciclina pode reduzir o desenvolvimento da doença de Lyme.

Vários relatos descrevem a doença de Lyme na gravidez, apesar de não haver grandes séries. Embora a transmissão placentária tenha sido confirmada, nenhum efeito congênito da borreliose materna foi conclusivamente identificado (Shapiro, 2014; Walsh, 2006). O tratamento da infecção materna precoce deve prevenir a maioria dos resultados adversos da gravidez (Mylonas, 2011).

■ Tuberculose

O diagnóstico e o tratamento da tuberculose durante a gravidez são discutidos em detalhes no Capítulo 51 (p. 995).

INFECÇÕES POR PROTOZOÁRIOS

■ Toxoplasmose

O parasita intracelular *Toxoplasma gondii* tem um ciclo de vida com dois estágios distintos (Kim, 2015). O estágio *felino* ocorre no gato – o hospedeiro definitivo – e sua prole. Os ovócitos não esporulados são excretados nas fezes. No estágio *não felino*, os cistos teciduais contendo bradizoítos ou oócitos são ingeridos pelo hospededeiro intermediário, incluindo seres humanos. O ácido gástrico digere os cistos para liberar bradizoítos, que infectam o epitélio do intestino delgado. Ali, eles são transformados em taquizoítos de rápida divisão, que podem infectar todas as células dentro do mamífero hospedeiro. As defesas imunes mediadas por célula e humorais eliminam a maioria deles, mas cistos teciduais podem se desenvolver. Sua persistência durante a vida é a forma crônica da toxoplasmose.

A infecção humana é adquirida pela ingestão de carne crua ou malpassada que está infectada com cistos de tecido ou por contato com oocistos de fezes de gato infectadas em lixo contaminado, sujeira ou água. A infecção prévia é confirmada pelo teste sorológico e sua prevalência depende do local geográfico e do genótipo do parasita. Nos Estados Unidos, a soroprevalência em pessoas de 10 a 19 anos é de 5 a 30%, e pode exceder 60% em pessoas com mais de 50 anos (Kim, 2015). Assim, um segmento significativo das gestantes nesse país é suscetível à infecção. A incidência de infecção pré-natal resultando em nascimento de um recém-nascido com toxoplasmose congênita varia de 0,8 por 10.000 nascidos vivos nos Estados Unidos a 10 por 10.000 na França (Cook, 2000). Entre 400 e 4.000 casos de toxoplasmose congênita são diagnosticados anualmente nos Estados Unidos (Jones, 2014).

Infecção materna e fetal

A maior parte das infecções maternas é subclínica, e elas são detectadas apenas no exame pré-natal ou sorológico do recém-nascido. Em alguns casos, os sintomas maternos podem incluir fadiga, febre, cefaleia, dor muscular e, às vezes, um exantema maculopapular, bem como linfadenopatia cervical posterior. Em adultos imunocompetentes, a infecção inicial confere imunidade, e a infecção pré-gestacional quase elimina qualquer risco de transmissão vertical. Contudo, a infecção em mulheres imunocomprometidas pode ser grave, com a reativação envolvendo encefalite, retinocoroidite ou lesões tumorais. A infecção materna está associada a um aumento de quatro vezes na taxa de parto pré-termo antes de 37 semanas (Freeman, 2005).

A incidência e a gravidade da toxoplasmose congênita dependem da idade fetal na época da infecção materna. Os riscos de infecção fetal aumentam com a idade gestacional. Uma metanálise estimou o risco de 15% em 13 semanas, 44% em 26 semanas, e 71% em 36 semanas (SYROCOT Study Group, 2007). Inversamente, a gravidade da infecção fetal é muito maior no início da gravidez, e é muito mais provável que esses fetos tenham achados clínicos de infecção (American College of Obstetricians and Gynecologists, 2017).

É importante salientar que a maioria dos fetos infectados nasce sem estigmas evidentes de toxoplasmose no exame de rotina. Os neonatos clinicamente afetados em geral têm doença generalizada com peso baixo no nascimento, hepatosplenomegalia, icterícia e anemia. No início, alguns têm doença neurológica com calcificações intracranianas e com hidrocefalia ou microcefalia (Dhombres, 2017). Por fim, muitos irão desenvolver coriorretinite e apresentar deficiências de aprendizagem. Esta tríade clássica – coriorretinite, calcificações intracranianas e hidrocefalia – é muitas vezes acompanhada por convulsões. Os neonatos infectados com sinais clínicos correm risco de complicações em longo prazo (Abdoli, 2014; Wallon, 2014).

Rastreamento e diagnóstico

Com o anticorpo IgG confirmado antes da gravidez, não há risco de um feto infectado de forma congênita. O American College of Obstetricians and Gynecologists (2017) não recomenda o rastreamento pré-natal para toxoplasmose em áreas de baixa prevalência, incluindo os Estados Unidos. O rastreamento deve ser feito em gestantes imunocomprometidas, incluindo aquelas com infecção pelo HIV. Em áreas de alta prevalência de toxoplasmose – p. ex., França e Áustria –, o rastreamento de rotina tem resultado em diminuição da doença congênita (Kim, 2015; Wallon, 2013).

As gestantes com suspeita de toxoplasmose devem ser avaliadas. O parasita raramente é detectado no tecido ou nos líquidos corporais. A IgG antitoxoplasma se desenvolve em 2 a 3 semanas após a infecção, atinge o pico em 1 a 2 meses e em geral persiste por toda a vida, às vezes em títulos altos. Embora os anticorpos IgM apareçam por volta de 10 dias após a infecção e em geral se tornem negativos em 3 a 4 meses, podem permanecer detectáveis durante anos. Assim, os anticorpos IgM não são usados isoladamente no diagnóstico da toxoplasmose aguda (Dhakal, 2015). Os melhores resultados são obtidos com o Toxoplasma Serologic Profile realizado no Palo Alto Medical Foundation Research Institute (http://www.toxolab@pamf.org). A avidez da IgG do toxoplasma aumenta com o tempo. Se a alta avidez da IgG for determinada, a infecção nos 3 a 5 meses precedentes é excluída. Estão disponíveis vários testes que permitem resultados de alta avidez para confirmar a infecção latente com um valor preditivo positivo de 100% (Villard, 2013).

Suspeita-se de toxoplasmose congênita quando a ultrassonografia revela achados como hidrocefalia, calcificação intracraniana ou hepática, ascite, espessamento placentário, intestino hiperecoico e restrição de crescimento. O diagnóstico pré-natal da toxoplasmose congênita é realizado usando a amplificação por PCR do DNA do toxoplasma no líquido amniótico (Filisetti, 2015; Montoya, 2008). A sensibilidade da PCR varia com a idade gestacional e é mais baixa antes de 18 semanas (Romand, 2001).

Manejo

Nenhum ensaio clínico randomizado avaliou o benefício e a eficácia do tratamento para diminuir o risco de infecção congênita. Uma revisão sistemática de dados a partir de 1.438 gestações tratadas encontrou evidência insatisfatória para tratamento precoce para reduzir os riscos de toxoplasmose congênita (SYROCOT Study Group, 2007). O tratamento foi associado a uma redução nas taxas de sequelas neurológicas graves e de morte neonatal (Cortina-Borja, 2010).

O tratamento pré-natal é baseado em dois esquemas: espiramicina isolada ou uma combinação de pirimetamina e sulfonamida com ácido folínico (American College of Obstetricians and Gynecologists, 2017). Esses dois esquemas também foram usados consecutivamente (Hotop, 2012). Pouca evidência sustenta o uso de um esquema específico (Montazeri, 2017; Valentini, 2015). Dessa forma, muitos especialistas utilizam espiramicina em mulheres com infecção aguda no início da gravidez para reduzir a transmissão vertical. Por não atravessar a placenta, a espiramicina não pode ser usada para tratar infecções fetais. A pirimetamina-sulfadiazina com ácido folínico é selecionada para infecção materna após 18 semanas de gestação ou se houver suspeita de infecção fetal.

Prevenção

Não há vacina para toxoplasmose, mas a infecção congênita pode ser prevenida. Algumas medidas incluem: (1) cozinhar a carne em uma temperatura segura; (2) descascar ou lavar por completo frutas e vegetais; (3) limpar as superfícies de cozimento e utensílios que contenham carne crua, frango, frutos do mar ou frutas e vegetais não lavados; (4) usar luvas para limpar a sujeira do gato (ou delegar essa tarefa); e (5) evitar alimentar gatos com carne crua ou malpassada, mantendo-os dentro de casa. Embora essas medidas preventivas sejam recomendadas, nenhum dado corrobora sua eficácia (American College of Obstetricians and Gynecologists, 2017; Di Mario, 2015).

■ Malária

Essa infecção por protozoário continua representando uma crise de saúde global e causa 2.000 mortes por dia em todo o mundo (White, 2015). A malária foi efetivamente erradicada na Europa e na maior parte da América do Norte, e as taxas de mortalidade no mundo inteiro caíram mais de 25%. Nos Estados Unidos, a maioria dos casos de malária é importada – alguns no retorno de militares (Mace, 2017). Transmitidas por mosquitos *Anopheles* infectados, seis espécies de *Plasmodium* causam a doença humana – *falciparum, vivax,* duas espécies de *ovale, malariae* e *knowlesi*.

Malária na gravidez

As mulheres grávidas têm maior suscetibilidade a infecções por malária (Kourtis, 2014). Anticorpos contra o antígeno de superfície do parasita VAR2CSA medeiam o acúmulo placentário de eritrócitos infectados e levam aos efeitos nocivos da malária (Mayor, 2015). Por esse mecanismo, ocorre alguma imunidade com paridade e é chamada de *imunidade antimalárica específica da gravidez*. Ironicamente, o tratamento da malária enfraquece essa imunidade, e o ressurgimento na gravidez foi documentado em Moçambique (Mayor, 2015).

Infecção materna e fetal

Os achados clínicos são febre, tremores e sintomas semelhantes aos da gripe, incluindo cefaleia, mialgia e mal-estar, que pode ocorrer em intervalos. Os sintomas são menos graves com as recorrências. A malária pode estar associada à anemia e à icterícia e as infecções por *falciparum* podem causar insuficiência renal, coma e morte. Dito isso, muitos adultos saudáveis, mas infectados em áreas endêmicas, são assintomáticos por causa da imunidade parcial. As mulheres grávidas, embora muitas vezes assintomáticas, são tidas como tendo mais probabilidade de desenvolver os sintomas tradicionais (Desai, 2007).

As infecções de malária durante a gravidez – sejam sintomáticas ou assintomáticas – estão associadas a taxas aumentadas de morbidade e mortalidade perinatal (Menéndez, 2007; Nosten, 2007). Os resultados adversos incluem natimortalidade, parto pré-termo, baixo peso ao nascer e anemia materna. Os dois últimos são documentados com mais frequência (Machado Filho, 2014; McClure, 2013). A infecção materna está associada uma taxa de 14% de recém-nascidos com baixo peso ao nascer no

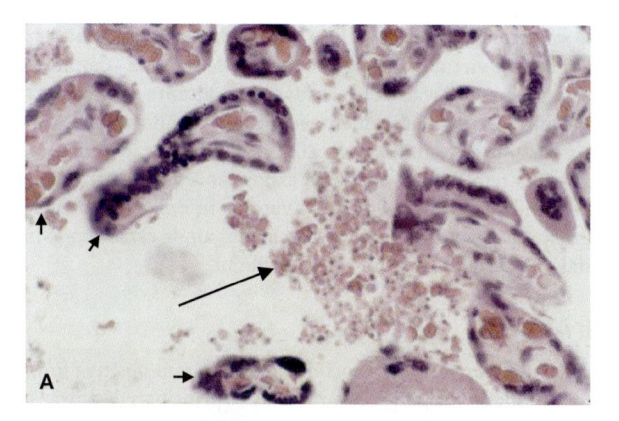

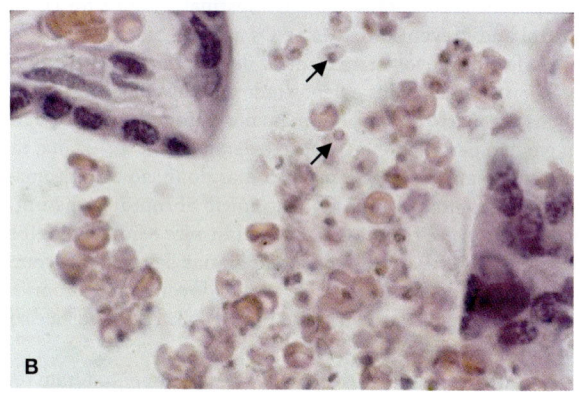

FIGURA 64-10 Fotomicrografia da malária placentária. **A.** Hemácias infectadas múltiplas (*seta preta longa*) são vistas no espaço interviloso desta placenta. As vilosidades múltiplas cortadas em seção transversal são mostradas e três são realçadas (*setas curtas*). **B.** Aumento da imagem **(A)**. Eritrócitos múltiplos infectados são vistos e dois são identificados (*setas*).

mundo inteiro (Eisele, 2012). Esses resultados perinatais adversos se correlacionam com altos níveis de parasitemia placentária (Rogerson, 2007). Esta ocorre quando eritrócitos, monócitos e macrófagos infectados por parasitas se acumulam nas áreas vasculares da placenta (Fig. 64-10). As infecções por *P. falciparum* são as piores, e a infecção precoce aumenta o risco de abortamento. A incidência de malária aumenta significativamente nos dois últimos trimestres e no pós-parto (Diagne, 2000). Apesar disso, a malária congênita ocorre em < 5% dos neonatos de mães infectadas.

Diagnóstico e tratamento

A identificação dos parasitas pela avaliação microscópica de um esfregaço sanguíneo é considerada o padrão-ouro de diagnóstico. Em mulheres com densidades baixas de parasitas, contudo, a sensibilidade de um microscópio é baixa. Os antígenos específicos da malária agora estão sendo usados como um alvo para o teste diagnóstico rápido. Não apenas sua sensibilidade é ainda um aspecto a ser considerado na gravidez, mas também o fato de esses testes não estarem costumeiramente disponíveis (Kashif, 2013; White, 2015).

Para o tratamento, os fármacos antimaláricos mais usados não são contraindicados durante a gravidez. A Organização Mundial da Saúde recomenda que todos os pacientes infectados que moram ou viajam para áreas endêmicas sejam tratados com um esquema baseado em artemisinina para malária *falciparum* não complicada (Tarning, 2016). O CDC (2013c) recomenda usar atovaquona-proguanil ou arteméter-lumefantrina apenas se outras opções de tratamento não estiverem disponíveis ou não forem toleradas.

O CDC (2013c) recomenda que as mulheres grávidas diagnosticadas com malária não complicada causada por *P. vivax*, *P. malariae*, *P. ovale* e *P. falciparum* sensível à cloroquina sejam tratadas com cloroquina ou hidroxicloroquina. Para mulheres infectadas com *P. falciparum* resistente a múltiplos fármacos, um agente de primeira linha para não grávidas é o arteméter-lumefantrina. Outra opção primária é artesunato mais mefloquina ou artesunato mais di-hidroartemisinina-piperaquina (White, 2015). O PREGACT Study Group (2016) recentemente comparou quatro medicamentos à base de artemisinina em 3.428 mulheres grávidas com malária por *falciparum* e não relatou efeitos adversos maternos ou perinatais graves. Os esquemas de tratamento de segunda linha são artesunato; quinina mais tetraciclina, doxiciclina ou clindamicina; ou atovaquona-proguanil. *P. vivax* resistente à cloroquina deve ser tratado com mefloquina. *P. vivax* ou *P. ovale* sensível à cloroquina deve ser tratado com cloroquina durante toda a gravidez e, depois, primaquina após o parto. A resistência a todos os fármacos antimaláricos foi relatada, incluindo os compostos baseados em artemisinina recentemente adicionados.

Os esquemas de tratamento para infecções maláricas não complicadas e graves na gravidez são detalhados em: www.cdc.gov/malaria/diagnosis_treatment. O CDC também mantém uma central de atendimento telefônico para recomendações de tratamento.

Prevenção e quimioprofilaxia

O controle e a prevenção da malária se baseiam na quimioprofilaxia quando se estiver em viagem ou vivendo em áreas endêmicas. O controle do vetor também é importante. Redes tratadas com inseticida, inseticidas piretroides e repelentes de insetos baseados em DEET reduzem as taxas de malária em áreas endêmicas. Estes são bem tolerados na gravidez (Menéndez, 2007). Se a viagem for necessária, a quimioprofilaxia é recomendada.

A profilaxia com cloroquina e hidroxicloroquina é segura e bem tolerada na gravidez. A profilaxia diminui as taxas de infecção placentária de 20 para 4% em mulheres infectadas assintomáticas em áreas sem resistência à cloroquina (Cot, 1992). Para viajantes em áreas com *P. falciparum* resistente à cloroquina, a profilaxia com mefloquina é recomendada (Freedman, 2016). Uma avaliação comparou a profilaxia durante a gravidez com sulfadoxina-pirimetamina ou di-hidroartemisinina-piperaquina e constatou que a última é mais eficaz (Kakuru, 2016). A primaquina e a doxiciclina são contraindicadas na gravidez, e os dados são insuficientes para o uso de atovaquona/proguanil. Os mais recentes esquemas de quimioprofilaxia para gravidez podem ser obtidos no *site Travelers' Health* do CDC em: www.cdc.gov/malaria/travelers/drugs.html. O CDC também publicou o *Health Information for International Travel* (The Yellow Book) em: www.cdc.gov/yellowbook. Para as mulheres que vivem em áreas endêmicas, o tratamento preventivo intermitente foi superior ao rastreamento intermitente com o tratamento (Desai, 2015).

■ Amebíase

Aproximadamente 10% da população mundial está infectada com *Entamoeba histolytica*, e a maioria é assintomática (Andrade, 2015). A disenteria amébica, contudo, pode ter um curso fulminante durante a gravidez, com febre, dor abdominal e fezes sanguinolentas. O prognóstico é pior se complicado por um abscesso hepático. O diagnóstico é feito pela identificação de cistos ou trofozoítos de *E. histolytica* em uma amostra das fezes. A terapia é similar àquela das mulheres não grávidas, e o metronidazol ou tinidazol são os fármacos preferidos para colite amébica e doença invasiva. As infecções não invasivas podem ser tratadas com iodoquinol ou paromomicina.

MICOSES

A infecção fúngica disseminada – geralmente pneumonite – durante a gravidez é incomum com coccidioidomicose, blastomicose, criptococose ou histoplasmose. Sua identificação e tratamento são considerados no Capítulo 51 (p. 995).

PRECAUÇÕES PARA VIAGEM DURANTE A GRAVIDEZ

As viajantes grávidas enfrentam riscos médicos em geral e obstétricos, além de riscos relacionados a destinos potencialmente perigosos. Várias fontes fornecem informações de viagem (Freedman, 2016). A International Federation for Tropical Medicine tem informações abrangentes disponíveis em www.iftm-hp.org, e a International Society of Travel Medicine publica informações em www.istm.org/bodyofknowledge. Além disso, o *Yellow Book* do CDC, mencionado anteriormente, contém extensas informações de viagens relacionadas com gravidez e amamentação.

BIOTERRORISMO

O conceito de bioterrorismo envolve a liberação deliberada de bactérias, vírus ou outros agentes infecciosos que causam doenças ou morte. Esses agentes naturais muitas vezes são alterados para aumentar sua capacidade de contágio ou sua resistência à terapia médica. Os profissionais de saúde devem estar alertas para aumentos significativos no número de pessoas com doenças febris acompanhadas por sintomas respiratórios ou com exantemas não facilmente associados às doenças comuns. Nos Estados Unidos, os médicos são impelidos a contatar seu departamento de saúde estadual ou o CDC para informações e recomendações atuais. O American College of Obstetricians and Gynecologists (2016a) abordou a preparação para desastres para obstetras. Ele fornece considerações e recomendações gerais para prontidão hospitalar, além de problemas específicos na obstetrícia.

■ Varíola

Essa doença é causada pelo vírus da varíola, que é considerado uma arma séria. O vírus é altamente transmissível e tem uma taxa global de letalidade de 30%. O último caso de varíola nos Estados Unidos foi relatado em 1949, e, no mundo todo, o último foi relatado na Somália em 1977. Nishiura (2006) forneceu revisões sobre a mortalidade e a morbidade materna e perinatal grave causadas pela varíola. A taxa de letalidade da varíola na gravidez é de 61% se a mulher grávida não for vacinada. As taxas de natimortos, abortamento, trabalho de parto e parto pré-termo e morte neonatal aumentam significativamente em gestações complicadas por essa infecção.

Como a vacina contra a varíola atualmente disponível é feita com o vírus vacínia vivo, a gravidez deve ser adiada por 4 semanas nas receptoras. Geralmente, ela não é administrada a mulheres grávidas em virtude do risco de vacínia fetal, uma complicação rara, mas grave. A vacinação inadvertida durante a gravidez não foi, contudo, convincentemente associada a malformações fetais ou a parto pré-termo (Badell, 2015). Além disso, nenhum caso de vacínia fetal foi relatado com exposição à vacina para varíola de segunda geração. O Smallpox Vaccine in Pregnancy Registry permanece ativo, e as mulheres vacinadas ainda estão sendo inscritas: DOD.NHRC-birthregistry@mail.mil.

■ Antraz

O *Bacillus anthracis* é uma bactéria aeróbia Gram-positiva formadora de esporo. Ela pode causar três tipos principais de antraz clínico: por inalação, cutâneo e gastrintestinal (Centers for Disease Control and Prevention, 2017a). Os ataques bioterroristas com antraz de 2001 envolveram o antraz de inalação (Inglesby, 2002). Os esporos são inalados e depositados nos alvéolos. Eles são engolidos por macrófagos e germinam nos linfonodos mediastinais. Em geral, o período de incubação é de menos de 1 semana, mas pode ser de até 2 meses. Em 1 a 5 dias do início do sintoma, o segundo estágio é anunciado pelo início abrupto da disfunção respiratória grave e febres altas. Mediastinite e linfadenite torácica hemorrágica são comuns. Radiografias de tórax mostram o mediastino alargado. As taxas de letalidade com o antraz por inalação são altos, mesmo com a terapia agressiva de suporte e com antibióticos (Holty, 2006).

O antraz em mulheres grávidas e seu tratamento foram revisados por Meaney-Delman e colaboradores (2012, 2013). Eles relataram dados sobre 20 mulheres grávidas e no pós-parto. A taxa de mortalidade global foi de 80%, com uma taxa de perda fetal ou neonatal de 60%. É importante salientar que muitos casos foram publicados antes do surgimento dos antibióticos.

Os esquemas para profilaxia de antraz pós-exposição são administrados por 2 meses. O CDC recomenda que mulheres assintomáticas grávidas e lactantes com exposição documentada ao *B. anthracis* recebam profilaxia pós-exposição com ciprofloxacino, 500 mg por via oral duas vezes ao dia por 60 dias (Hendricks, 2014; Meaney-Delman, 2013). Amoxicilina, 500 mg por via oral três vezes ao dia, pode ser substituída se a cepa for provada sensível. No caso de alergia ao ciprofloxacino e alergia ou resistência à penicilina, doxiciclina, 100 mg por via oral duas vezes ao dia, é administrada por 60 dias. Os riscos do antraz superam de longe quaisquer riscos fetais pela doxiciclina (Meaney-Delman, 2013).

A vacina contra o antraz é um produto de célula livre, inativada, que requer três injeções durante 28 dias. Em geral, a vacinação é evitada na gravidez porque os dados sobre segurança são limitados. A vacinação inadvertida de mulheres grávidas não foi associada a um aumento significativo nas taxas de malformação ou abortamento espontâneo (Conlin, 2015; Ryan, 2008). A vacina contra o antraz é um adjuvante essencial à profilaxia antimicrobiana pós-exposição, mesmo na gravidez.

■ Outros agentes de bioterrorismo

Outros agentes de bioterrorismo de categoria A incluem *Francisella tularensis* (tularemia), *Clostridium botulinum* (botulismo), *Yersinia pestis* (peste) e febres hemorrágicas virais (p. ex., Ebola, Marburg, Lassa e Machupo). As diretrizes para esses agentes biológicos estão evoluindo e são detalhadas no *site* CDC Bioterrorism: emergency.cdc.gov/bioterrorism/index.asp.

REFERÊNCIAS

Abdoli A, Dalimi A, Arbabi M, et al: Neuropsychiatric manifestations of latent toxoplasmosis on mothers and their offspring. J Matern Fetal Neonatal Med 27(13):1368, 2014

Adams LL, Gungor S, Turan S, et al: When are amniotic fluid viral PCR studies indicated in prenatal diagnosis? Prenat Diagn 32(1):88, 2012

Adams Waldorf KM, McAdams RM: Influence of infection during pregnancy on fetal development. Reproduction 146(5):R151, 2013

Adhikari EH, Nelson DF, Johnson KA, et al: Infant outcomes among women with Zika virus infection during pregnancy: results of a large prenatal Zika screening program. Am J Obstet Gynecol 216:292.e1, 2017

Ahn KH, Park YJ, Hong SC, et al: Congenital varicella syndrome: a systematic review. J Obstet Gynaecol 36(5):563, 2016

Alpert SG, Fergerson J, Noël LP: Intrauterine West Nile virus: ocular and systemic findings. Am J Ophthalmol 136(4):733, 2003

American College of Obstetricians and Gynecologists: Hospital disaster preparedness for obstetricians and facilities providing maternity care. Committee Opinion No. 555, March 2013, Reaffirmed 2016a

American College of Obstetricians and Gynecologists: Influenza vaccination during pregnancy. Committee Opinion No. 608, September 2014, Reaffirmed 2016b

American College of Obstetricians and Gynecologists: Integrating immunizations into practice. Committee Opinion No. 661, April 2016c

American College of Obstetricians and Gynecologists: Management of pregnant women with presumptive exposure to Listeria monocytogenes. Committee Opinion No. 614, December, 2014, Reaffirmed 2016d

American College of Obstetricians and Gynecologists: Prevention of early-onset group B streptococcal disease in newborns. Committee Opinion No. 485, April 2011, Reaffirmed 2016e

American College of Obstetricians and Gynecologists: Cytomegalovirus, parvovirus B9, varicella zoster, and toxoplasmosis in pregnancy. Practice Bulletin No. 151, June 2015, Reaffirmed 2017

Andrade RM, Reed SL: Amebiasis and infection with free-living amebas. In Kasper DL, Fauci AS, Hauser SL, et al (eds): Harrison's Principles of Internal Medicine, 19th ed. New York, McGraw-Hill, 2015, p. 1363

Arabi YM, Balkhy HH, Hayden FG, et al: Middle East respiratory syndrome. N Engl J Med 376(6):584, 2017

Arvin AM, Fast P, Myers M, et al: Vaccine development to prevent cytomegalovirus disease: report from the National Vaccine Advisory Committee. Clin Infect Dis 39:233, 2004

Assiri A, Abedi GR, Al Masri M, et al: Middle East respiratory syndrome coronavirus infection during pregnancy: a report of 5 cases from Saudi Arabia. Clin Infect Dis 63(7):951, 2016

Auriti C, Piersigilli F, De Gasperis MR, et al: Congenital varicella syndrome: still a problem? Fetal Diagn Ther 25(2):224, 2009

Azam AZ, Vial Y, Fawer CL, et al: Prenatal diagnosis of congenital cytomegalovirus infection. Obstet Gynecol 97:443, 2001

Badell ML, Meaney-Delman D, Tuuli MG, et al: Risks associated with smallpox vaccination in pregnancy: a systematic review and meta-analysis. Obstet Gynecol 125(6):1439, 2015

Bates T: Poliomyelitis in pregnancy, fetus and newborn. Am J Dis Child 90: 189, 1955

Baud D, Greub G: Intracellular bacteria and adverse pregnancy outcomes. Clin Microbiol Infect 17:1312, 2011

Beau AB, Hurault-Delarue C, Vial T, et al: Safety of oseltamivir during pregnancy: a comparative study using the EFEMERIS database. BJOG 121(7):895, 2014

Beigi RH: Emerging infectious diseases in pregnancy. Obstet Gynecol 129(5):896, 2017

Beigi RH, Bunge K, Song Y, et al: Epidemiologic and economic effects of methicillin-resistant Staphylococcus aureus in obstetrics. Obstet Gynecol 113:983, 2009

Beigi RH, Venkataramanan R, Caritis SN: Oseltamivir for influenza in pregnancy. Semin Perinatol 38(8):503, 2014

Bonvicini F, Puccetti C, Salfi NC, et al: Gestational and fetal outcomes in B19 maternal infection: a problem of diagnosis. J Clin Microbiol 49(10):3514, 2011

Brasil P, Pereira JP, Moreira ME, et al: Zika virus infection in pregnant women in Rio de Janeiro. N Engl J Med 375(24):2321, 2016

Briody VA, Albright CM, Has P, et al: Use of cefazolin for group B streptococci prophylaxis in women reporting a penicillin allergy without anaphylaxis. Obstet Gynecol 127(3):577, 2016

Brown GC, Karunas RS: Relationship of congenital anomalies and maternal infection with selected enteroviruses. Am J Epidemiol 95:207, 1972

Brown KE: Parvovirus infections. In Kasper DL, Fauci AS, Hauser SL, et al (eds): Harrison's Principles of Internal Medicine, 19th ed. New York, McGraw-Hill, 2015

Buchanan R, Bonthius DJ: Measles virus and associated central nervous system sequelae. Semin Pediatr Neurol 19:107, 2012

Butterly A, Schmidt U, Wiener-Kronish J: Methicillin-resistant *Staphylococcus aureus* colonization, its relationship to nosocomial infection, and efficacy of control methods. Anesthesiology 113:1453, 2010

Callaghan WM, Creanga AA, Jamieson DJ: Pregnancy related mortality resulting from influenza in the United States during the 2009–2010 pandemic. Obstet Gynecol 126(3):486, 2015

Centers for Disease Control and Prevention: Prevention of perinatal group B streptococci disease. Revised guidelines from the CDC. MMWR 59(10):1, 2010

Centers for Disease Control and Prevention: Maternal and infant outcomes among severely ill pregnant and postpartum women with 2009 pandemic influenza A (H1N1)—United States, April 2009-August 2010. MMWR 60(35):1193, 2011

Centers for Disease Control and Prevention: FDA approval of an extended period for administering VariZIG for postexposure prophylaxis of varicella. MMWR 61(12):212, 2012

Centers for Disease Control and Prevention: Prevention and control of seasonal influenza with vaccines: recommendations of the Advisory Committee on Immunization Practices—United States, 2013–2014. MMWR 62(7):1, 2013a

Centers for Disease Control and Prevention: Severe acute respiratory syndrome (SARS). 2013b. Available at: https://www.cdc.gov/sars/index.html. Accessed October 7, 2017

Centers for Disease Control and Prevention: Treatment of malaria: guidelines for clinicians (United States). Part 3: Alternatives for pregnant women and treatment of severe malaria. 2013c. Available at: http://www.cdc.gov/malaria/diagnosis_treatment/clinicians3.html. Accessed October 7, 2017

Centers for Disease Control and Prevention: Updated recommendations for use of VariZIG—United States. MMWR 62(28):574, 2013d

Centers for Disease Control and Prevention: Vital signs: listeria illnesses, deaths, and outbreaks—United States, 2009–2011. MMWR 62(22):148, 2013e

Centers for Disease Control and Prevention (CDC): Rubella and congenital rubella syndrome control and elimination—global progress, 2000–2012. MMWR 62(48)983, 2013f

Centers for Disease Control and Prevention: Active Bacterial Core surveillance (ABCs): group B Streptococcus, 2015. Available at: http://www.cdc.gov/abcs/reports-findings/survreports/gbs15.pdf. Accessed October 6, 2017

Centers for Disease Control and Prevention: Shigella–shigellosis. 2016. Available at: https://www.cdc.gov/shigella/general-information.html. Accessed October 7, 2017

Centers for Disease Control and Prevention: Anthrax. 2017a. Available at: https://www.cdc.gov/anthrax/index.html. Accessed October 7, 2017

Centers for Disease Control and Prevention: Hantavirus. 2017b. Available at: https://www.cdc.gov/hantavirus./ Accessed October 7, 2017

Centers for Disease Control and Prevention: Lyme disease: data and statistics. 2017c. Available at: https://www.cdc.gov/lyme/stats/index.html. Accessed October 7, 2017

Centers for Disease Control and Prevention: Measles (rubeola): for healthcare professionals. 2017d. Available at: https://www.cdc.gov/measles/hcp/index.html. Accessed October 7, 2017

Centers for Disease Control and Prevention: Seasonal influenza (flu): guidance for clinicians on the use of rapid influenza diagnostic tests. 2017e. Available at: http://www.cdc.gov/flu/professionals/diagnosis/clinician_guidance_ridt.htm. Accessed October 7, 2017

Centers for Disease Control and Prevention: West Nile virus. 2017f. Available at: https://www.cdc.gov/westnile/index.html. Accessed October 7, 2017

Chambers CD, Johnson DL, Xu R, et al: Safety of the 2010–11, 2011–12, 2012–13, and 2013–14 seasonal influenza vaccines in pregnancy: birth defects, spontaneous abortion, preterm delivery, and small for gestational age infants, a study from the cohort arm of VAMPSS. Vaccine 34(37):4443, 2016

Chan BT, Hohmann E, Barshak MB, et al: Treatment of listeriosis in first trimester of pregnancy. Emerg Infect Dis 19:839, 2013

Chandra PC, Patel H, Schiavello HJ, et al: Successful pregnancy outcome after complicated varicella pneumonia. Obstet Gynecol 92:680, 1998

Charlier C, Perrodeau E, Leclercq A, et al: Clinical features and prognostic factors of listeriosis: the MONALISA national prospective cohort study. Lancet Infect Dis 17:510, 2017

Chauvet A, Dewilde A, Thomas D, et al: Ultrasound diagnosis, management and prognosis in a consecutive series of 27 cases of fetal hydrops following maternal parvovirus B19 infection. Fetal Diagn Ther 30(1):41, 2011

Chaves SS, Gargiullo P, Zhang JX, et al: Loss of vaccine-induced immunity to varicella over time. N Engl J Med 356:1121, 2007

Cheeran MC, Lokensgard JR, Schleiss MR: Neuropathogenesis of congenital cytomegalovirus infection: disease mechanisms and prospects for intervention. Clin Microbiol Rev 22(1):99, 2009

Chen YH, Lin HC, Lin HC: Increased risk of adverse pregnancy outcomes among women affected by herpangina. Am J Obstet Gynecol 203(1):49.e1, 2010

Chiu MH, Meatherall B, Nikolic A, et al: Subacute sclerosing panencephalitis in pregnancy. Lancet Infect Dis 16(3):366, 2016

Cohen JI: Enterovirus, parechovirus and reovirus infection. In Kasper DL, Fauci AS, Hauser SL, et al (eds): Harrison's Principles of Internal Medicine, 19th ed. New York, McGraw-Hill, 2015a

Cohen YZ, Dolin R: Influenza. In Kasper DL, Fauci AS, Hauser SL, et al (eds): Harrison's Principles of Internal Medicine, 19th ed. New York, McGraw-Hill, 2015b

Conlin AM, Bukowinski AT, Gumbs GR, et al: Analysis of pregnancy and infant health outcomes among women in the National Smallpox Vaccine in Pregnancy Registry who received anthrax vaccine adsorbed. Vaccine 33(36):4387, 2015

Cook AJ, Gilbert RE, Buffolano W, et al: Sources of toxoplasma infection in pregnant women: European multicentre case-control study. BMJ 321:142, 2000

Cortina-Borja MTan HK, Wallon M, et al: Prenatal treatment for serious neurological sequelae of congenital toxoplasmosis: an observational prospective cohort study. PLoS Med 7(10):1, 2010

Cot M, Roisin A, Barro D, et al: Effect of chloroquine chemoprophylaxis during pregnancy on birth weight: results of a randomized trial. Am J Trop Med Hyg 46:21, 1992

Coughlin LB, McGuigan J, Haddad NG, et al: *Salmonella* sepsis and miscarriage. Clin Microbiol Infect 9:866, 2002

Crespo AC, van der Zwan A, Ramalho-Santos J, et al: Cytotoxic potential of decidual NK cells and CD8+ T cells awakened by infections. J Reprod Immunol 119:85, 2017

Crump JA, Sjolund-Karlsson M, Gordon MA, et al: Epidemiology, clinical presentation, laboratory diagnosis, antimicrobial resistance, and antimicrobial management of invasive salmonella infections. Clin Microbiol Rev 28(4):901, 2015

da Silva IRF, Frontera JA, Bispo de Filippis AN, et al: Neurologic complications associated with the Zika virus in Brazilian adults. JAMA Neurol 74(10):1190, 2017

Dantes R, Mu Y, Belflower R, et al: National burden of invasive methicillin-resistant *Staphylococcus aureus* infections, United States, 2011. JAMA Intern Med 173(21):1970, 2013

Daum RS, Miller LG, Immergluck L: A placebo-controlled trial of antibiotics for smaller skin abscesses. N Engl J Med 376:2345, 2017

de Haan TR, Beersman MF, Oepkes D, et al: Parvovirus B19 infection in pregnancy: maternal and fetal viral load measurements related to clinical parameters. Prenat Diagn 27:46, 2007

de Jong EP, Lindenburg IT, van Klink JM, et al: Intrauterine transfusion for parvovirus B19 infection: long-term neurodevelopmental outcome. Am J Obstet Gynecol 206:204.e1, 2012

de Jong EP, Walther FJ, Kroes AC, et al: Parvovirus B19 infection in pregnancy: new insights and management. Prenat Diagn 31(5):419, 2011

Dembinski J, Eis-Hübinger AM, Maar J, et al: Long term follow up of serostatus after maternofetal parvovirus B19 infection. Arch Dis Child 88:219, 2003

Desai M, Gutman J, L'Ianziva A, et al: Intermittent screening and treatment or intermittent preventive treatment with dihydroartemisinin-piperaquine versus intermittent preventive treatment with sulfadoxine-pyrimethamine for the control of malaria during pregnancy in western Kenya: an open-label, three-group, randomised controlled superiority trial. Lancet 386(10012):2507, 2015

Desai M, ter Kuile F, Nosten F, et al: Epidemiology and burden of malaria in pregnancy. Lancet Infect Dis 7:93, 2007

Deutscher M, Lewis M, Zell ER, et al: Incidence and severity of invasive Streptococcus pneumoniae, group A Streptococcus, and group B Streptococcus infections among pregnant and postpartum women. Clin Infect Dis 53(2):114, 2011

Dhakal R, Gajurel K, Pomares C, et al: Significance of a positive toxoplasma immunoglobulin M test result in the United States. J Clin Microbiol 53(11):3601, 2015

Dhombres F, Friszer S, Maurice P, et al: Prognosis of fetal parenchymal cerebral lesions without ventriculomegaly in congenital toxoplasmosis infection. Fetal Diagn Ther 41(1):8, 2017

Diagne N, Rogier C, Sokhna CS, et al: Increased susceptibility to malaria during the early postpartum period. N Engl J Med 343:598, 2000

Dildy GA III, Martens MG, Faro S, et al: Typhoid fever in pregnancy: a case report. J Reprod Med 35:273, 1990

Di Mario S, Basevi V, Gagliotti C, et al: Prenatal education for congenital toxoplasmosis. Cochrane Database Syst Rev 10:CD006171, 2015

Di Renzo GC, Melin P, Berardi A, et al: Intrapartum GBS screening and antibiotic prophylaxis: a European consensus conference. J Matern Fetal Neonatal Med 28(7):766, 2015

Donders GG, Halperin SA, Devlieger R, et al: Maternal immunization with an investigational trivalent group B streptococcal vaccine: a randomized controlled trial. Obstet Gynecol 127(2):213, 2016

Driggers RW, Ho CY, Korhonen EM, et al: Zika virus infection with prolonged maternal viremia and fetal brain abnormalities. N Engl J Med 374(22):2142, 2016

Duncan ME: Babies of mothers with leprosy have small placentae, low birth weights and grow slowly. BJOG 87:461, 1980

Duncan ME, Fox H, Harkness RA, et al: The placenta in leprosy. Placenta 5:189, 1984

Dunstan HJ, Mill AC, Stephens S, et al: Pregnancy outcome following maternal use of zanamivir or oseltamivir during the 2009 influenza A/H1N1 pandemic: a national prospective surveillance study. BJOG 121(7):901, 2014

Duryea EL, Sheffield JS: Influenza: threat to maternal health. Obstet Gynecol Clin North Am 42(2):355, 2015

Egaña-Ugrinovic G, Goncé A, Garcia L, et al: Congenital cytomegalovirus infection among twin pairs. J Matern Fetal Neonatal Med 29(21):3439, 2016

Eisele TP, Larsen DA, Anglewicz PA, et al: Malaria prevention in pregnancy, birthweight, and neonatal mortality: a meta-analysis of 32 national cross-sectional datasets in Africa. Lancet Infect Dis 12:942, 2012

Enders G, Bäder U, Lindemann L, et al: Prenatal diagnosis of congenital cytomegalovirus infection in 189 pregnancies with known outcome. Prenat Diagn 21:362, 2001

Enders G, Miller E, Cradock-Watson J, et al: Consequences of varicella and herpes zoster in pregnancy: prospective study of 1739 cases. Lancet 343:1548, 1994

Enders M, Weidner A, Zoellner I, et al: Fetal morbidity and mortality after acute human parvovirus B19 infection in pregnancy: prospective evaluation of 1018 cases. Prenat Diagn 24:513, 2004

Fairlie T, Zell ER, Schrag S: Effectiveness of intrapartum antibiotic prophylaxis for prevention of early-onset Group B streptococcal disease. Obstet Gynecol 121(3):570, 2013

Fell DB, Savitz DA, Kramer MS, et al: Maternal influenza and birth outcomes: systematic review of comparative studies. BJOG 124(1):48, 2017

Fiebelkorn AP, Redd SB, Gallagher K, et al: Measles in the United States during the postelimination era. J Infect Dis 202(10):1520, 2010

Filisetti D, Year H, Villard O, et al: Contribution of neonatal amniotic fluid testing to diagnosis of congenital toxoplasmosis. J Clin Microbiol 53(5):1719, 2015

Forcade NA, Wiederhold NP, Ryan L, et al: Antibacterials as adjuncts to incision and drainage for adults with purulent methicillin-resistant *Staphylococcus aureus* (MRSA) skin infections. Drugs 72:339, 2012

Forsnes EV, Eggleston MK, Wax JR: Differential transmission of adenovirus in a twin pregnancy. Obstet Gynecol 91:817, 1998

Fowler KB, Stagno S, Pass RF, et al: The outcome of congenital cytomegalovirus infection in relation to maternal antibody status. N Engl J Med 326:663, 1992

Fowler KB, Stagno S, Pass RF: Maternal immunity and prevention of congenital cytomegalovirus infection. JAMA 289:1008, 2003

Fowler SL: A light in the darkness: predicting outcomes for congenital cytomegalovirus infections. J Pediatr 137:4, 2000

Fragiadakis GK, Baca QJ, Gherardini PF, et al: Mapping the fetomaternal peripheral immune system at term pregnancy. J Immunol 197(11):4482, 2016

Freedman DO, Chen LH, Kozarsky PE: Medical considerations before international travel. N Engl J Med 375(3):247, 2016

Freeman K, Oakley L, Pollak A, et al: Association between congenital toxoplasmosis and preterm birth, low birthweight and small for gestational age birth. BJOG 112:31, 2005

Gimovsky AC, Macri CJ: Leprosy in pregnant woman, United States. Emerg Infect Dis 19:10, 2013

Gorwitz RJ, Kruszon-Moran D, McAllister SK: Changes in the prevalence of nasal colonization with *Staphylococcus aureus* in the United States, 2001–2004. J Infect Dis 197:1226, 2008

Grant GB, Reef SE, Dabbagh A, et al: Global progress toward rubella and congenital rubella syndrome control and elimination—2004–2014. MMWR 64(37):1052, 2015

Granwehr BP, Lillibridge KM, Higgs S, et al: West Nile virus: where are we now? Lancet Infect Dis 4:547, 2004

Guerra B, Lazzarotto T, Quarta S, et al: Prenatal diagnosis of symptomatic congenital cytomegalovirus infection. Am J Obstet Gynecol 183:476, 2000

Hamilton SM, Stevens DL, Bryant AE: Pregnancy-related Group A streptococcal infections: temporal relationship between bacterial acquisition, infection onset, clinical findings, and outcome. Clin Infect Dis 57:870, 2013

Harjulehto T, Aro T, Hovi T, et al: Congenital malformations and oral poliovirus vaccination during pregnancy. Lancet 1:771, 1989

Hayes EB, Piesman J: How can we prevent Lyme disease? N Engl J Med 348:2424, 2003

Hedriana HL, Mitchell JL, Williams SB: *Salmonella typhi* chorioamnionitis in a human immunodeficiency virus–infected pregnant woman. J Reprod Med 40:157, 1995

Helali NE, Giovangrandi Y, Guyot K, et al: Cost and effectiveness of intrapartum Group B streptococcus polymerase chain reaction screening for term deliveries. Obstet Gynecol 119(4):822, 2012

Hendricks KA, Wright ME, Shadomy SV, et al: Centers for Disease Control and Prevention expert panel meetings on prevention and treatment of anthrax in adults. Emerg Infect Dis 20(2):1, 2014

Hills SL, Russell K, Hennessey M, et al: Transmission of Zika virus through sexual contact with travelers to areas of ongoing transmission-Continental United States. MMWR 65(8):215, 2016

Holty JE, Bravata DM, Liu H, et al: Systemic review: a century of inhalational anthrax cases from 1900 to 2005. Ann Intern Med 144:270, 2006

Honein MA, Dawson AL, Petersen EE, et al: Birth defects among fetuses and infants of US women with evidence of possible Zika virus infection during pregnancy. JAMA 317(1):59, 2017

Hotop A, Hlobil H, Gross U: Efficacy of rapid treatment initiation following primary *Toxoplasma gondii* infection during pregnancy. Clin Infect Dis 54(11):1545, 2012

Howard MJ, Doyle TJ, Koster FT, et al: Hantavirus pulmonary syndrome in pregnancy. Clin Infect Dis 29:1538, 1999

Hutton J, Rowan P, Greisinger A, et al: Rubella monitoring in pregnancy as a means for evaluating a possible reemergence of rubella. Am J Obstet Gynecol 211(5):534.e1, 2014

Hyde TB, Schmid DS, Cannon MJ: Cytomegalovirus seroconversion rates and risk factors: implications for congenital CMV. Rev Med Virol 20:311, 2010

Inglesby TV, O'Toole T, Henderson DA, et al: Anthrax as a biological weapon, 2002. JAMA 287:2236, 2002

Irving WL, James DK, Stephenson T, et al: Influenza virus infection in the second and third trimesters of pregnancy: a clinical and seroepidemiological study. BJOG 107:1282, 2000

Jamieson DJ, Uyeki TM, Callaghan WM, et al: What obstetrician-gynecologists should know about Ebola: a perspective from the Centers for Disease Control and Prevention. Obstet Gynecol 124(5):1005, 2014

Jespersen C, Helmuth IG, Krause TG: Varicella-zoster immunoglobulin treatment in pregnant women in Denmark from 2005 to 2015: descriptive epidemiology and follow-up. Epidemiol Infect August 18, 2016 [Epub ahead of print]

Jimenez-Truque N, Tedeschi S, Saye EJ, et al: Relationship between maternal and neonatal *Staphylococcus aureus* colonization. Pediatrics 129:e1252, 2012

Joguet G, Mansuy JM, Matusali G, et al: Effect of acute Zika virus infection on sperm and virus clearance in body fluids: a prospective observational study. Lancet Infect Disease August 21, 2017 [Epub ahead of print]

Jones JL, Parise ME, Fiore AE: Neglected parasitic infections in the United States: toxoplasmosis. Am J Trop Med Hyg 90(5):794, 2014

Julander JG, Winger QA, Rickords LF, et al: West Nile virus infection of the placenta. Virology 347:175, 2006

Kakuru A, Jagannathan P, Muhindo MK, et al: Dihydroartemisinin-Piperaquine for the prevention of malaria in pregnancy. N Engl J Med 374(10):928, 2016

Kanengisser-Pines B, Hazan Y, Pines G, et al: High cytomegalovirus IgG avidity is a reliable indicator of past infection in patients with positive IgM detected during the first trimester of pregnancy. J Perinat Med 37:15, 2009

Kashif AH, Adam GK, Mohammed AA, et al: Reliability of rapid diagnostic test for diagnosing peripheral and placental malaria in an area of unstable malaria transmission in Eastern Sudan. Diagn Pathol 8:59, 2013

Kharbanda EO, Vasquez-Benitez G, Romitti PA, et al: First trimester influenza vaccination and risks for major structural birth defects in offspring. J Pediatr 187:234, 2017

Kim K, Kasper LH: *Toxoplasma* infections. In Kasper DL, Fauci AS, Hauser SL, et al (eds): Harrison's Principles of Internal Medicine, 19th ed. New York, McGraw-Hill, 2015

Kimberlin DW, Sanchez PJ, Ahmed A, et al: Valganciclovir for symptomatic congenital cytomegalovirus disease. N Engl J Med 372(10):933, 2015

Kobayashi M, Schrag SJ, Alderson MR, et al: WHO consultation on group B streptococcus vaccine development: report from a meeting held on 27–28 April 2016. Vaccine December 22, 2016 [Epub ahead of print]

Koro'lkova EL, Lozovskaia LS, Tadtaeva LI, et al: The role of prenatal coxsackie virus infection in the etiology of congenital heart defects in children. Kardiologiia 29:68, 1989

Kourtis AP, Read JS, Jamieson DJ: Pregnancy and infection. N Engl J Med 370(23):2211, 2014

Krow-Lucal E, Lindsey NP, Lehman J, et al: West Nile virus and other nationally notifiable diseases—United States. MMWR 66(2):51, 2017

Kuhn JH: Ebolavirus and marburgvirus infections. In Kasper DL, Fauci AS, Hauser SL, et al (eds): Harrison's Principles of Internal Medicine, 19th ed. New York, McGraw-Hill, 2015

Kurppa K, Holmberg PC, Kuosma E, et al: Anencephaly and maternal common cold. Teratology 44:51, 1991

Kutty PK, Kyaw MH, Dayan GH, et al: Guidance for isolation precautions for mumps in the US: a review of the scientific basis for policy change. Clin Infect Disease 50(112):169, 2010

Kwatra G, Cunnington MC, Merrall E, et al: Prevalence of maternal colonization with group B streptococcus: a systematic review and meta-analysis. Lancet Infect Dis 16(9):1076, 2016

Kylat RI, Bartholomew A, Cramer N, et al: Neonatal listeriosis: uncommon or misdiagnosed? J Neonatal Perinatal Med 9(3):313, 2016

Laibl VR, Sheffield JS, Roberts S, et al: Clinical presentation of community-acquired methicillin-resistant *Staphylococcus aureus* in pregnancy. Obstet Gynecol 106:461, 2005

Lam CM, Wong SF, Leung TN, et al: A case-controlled study comparing clinical course and outcomes of pregnant and non-pregnant women with severe acute respiratory syndrome. BJOG 111:771, 2004

Lambert N, Strebel P, Orenstein W: Rubella. Lancet 385:2297, 2015

Lamont RF, Sobel JD, Carrington D, et al: Varicella-zoster virus (chickenpox) infection in pregnancy. BJOG 118:1155, 2011a

Lamont RF, Sobel JD, Vaisbuch E, et al: Parvovirus B19 infection in human pregnancy. BJOG 118(2):175, 2011b

Lassen J, Jensen AK, Bager P, et al: Parvovirus B19 infection in the first trimester of pregnancy and risk of fetal loss: a population-based case-control study. Am J Epidemiol 176(9):803, 2012

Lee IW, Kang L, Hsu HP, et al: Puerperal mastitis requiring hospitalization during a nine-year period. Am J Obstet Gynecol 203:332.e1, 2010

Leruez-Ville M, Ghout I, Bussières L, et al: In utero treatment of congenital cytomegalovirus infection with valacyclovir in a multicenter, open-label, phase II study. Am J Obstet Gynecol 215(4):462.e1, 2016

Leruez-Ville M, Magny JF, Couderc S, et al: Risk factors for congenital cytomegalovirus infection following primary and nonprimary maternal infection: a prospective neonatal screening study using polymerase chain reaction in saliva. Clin Infect Dis 65(3):398, 2017

Liu C, Bayer A, Cosgrove SE, et al: Clinical practice guidelines by the Infectious Diseases Society of America for the treatment of methicillin-resistant *Staphylococcus aureus* infections in adults and children. Clin Infect Dis 52:e18, 2011

Lynberg MC, Khoury MJ, Lu X, et al: Maternal flu, fever, and the risk of neural tube defects: a population-based case-control study. Am J Epidemiol 140:244, 1994

Mace KE, Arguin PM: Malaria Surveillance—United States, 2014. MMWR 66(12):1, 2017

Mace G, Sauvan M, Castaigne V, et al: Clinical presentation and outcome of 20 fetuses with parvovirus B19 infection complicated by severe anemia and/or fetal hydrops. Prenat Diagn 34(11):1023, 2014

Machado Filho AC, da Costa EP, da Costa EP, et al: Effects of vivax malaria acquired before 20 weeks of pregnancy on subsequent changes in fetal growth. Am J Trop Med Hyg 90(2):371, 2014

Madhi SA, Cutland CL, Jose L, et al: Safety and immunogenicity of an investigational maternal trivalent group B streptococcus vaccine in healthy women and their infants: a randomised phase 1b/2 trial. Lancet Infect Dis 16(8):923, 2016

Mandelbrot L: Fetal varicella—diagnosis, management, and outcome. Prenat Diagn 32(6):511, 2012

Marin M, Güris D, Chaves SS, et al: Prevention of varicella: recommendations of the Advisory Committee on Immunization Practices (ACIP). MMWR 56(4):1, 2007

Marin M, Willis ED, Marko A, et al: Closure of varicella-zoster virus-containing vaccines pregnancy registry—United States. MMWR 22:63, 2014

Marzec NS, Bessesen MT: Risk and outcomes of methicillin-resistant Staphylococcus aureus (MRSA) bacteremia among patients admitted with and without MRSA nares colonization. Am J Infection Control 44:405, 2016

Mayama M, Yoshihara M, Kokabu T, et al: Hemophagocytic lymphohistiocytosis associated with a parvovirus B19 infection during pregnancy. Obstet Gynecol 124(Pt 2 Suppl 1):438, 2014

Mayor A, Bardajf A, Macete E, et al: Changing trends in P. falciparum burden, immunity, and disease in pregnancy. N Engl J Med 373(17):1607, 2015

McClure EM, Goldenberg RL: Infection and stillbirth. Semin Fetal Neonatal Med 14(4):182, 2009

McClure EM, Goldenberg RL, Dent AE, et al: A systematic review of the impact of malaria prevention in pregnancy on low birth weight and maternal anemia. Int J Gynaecol Obstet 121:103, 2013

McLean HQ, Fiebelkorn AP, Temte JL, et al: Prevention of measles, rubella, congenital rubella syndrome, and mumps, 2013: summary recommendations of the Advisory Committee on Immunization Practices (ACIP). MMWR 62(4):1, 2013

Meaney-Delman D, Oduyebo T, Polen KN, et al: Prolonged detection of Zika virus RNA in pregnant women. Obstet Gynecol 128(4):724, 2016

Meaney-Delman D, Rasmussen SA, Beigi RH, et al: Prophylaxis and treatment of anthrax in pregnant women. Obstet Gynecol 122(4):885, 2013

Meaney-Delman D, Zotti ME, Rasmussen SA, et al: Anthrax cases in pregnant and postpartum women. Obstet Gynecol 120(6):1439, 2012

Meijer WJ, van Noortwijk AG, Bruinse HW, et al: Influenza virus infection in pregnancy: a review. Acta Obstet Gynecol Scand 94(8):797, 2015

Melamed N, Whittle W, Kelly EN, et al: Fetal thrombocytopenia in pregnancies with fetal human parvovirus-B19 infection. Am J Obstet Gynecol 212:793.e1, 2015

Mendelson E, Aboundy Y, Smetana Z, et al: Laboratory assessment and diagnosis of congenital viral infections: rubella, cytomegalovirus (CMV), varicella-zoster virus (VZV), herpes simplex virus (HSV), parvovirus B19 and human immunodeficiency virus (HIV). Reprod Toxicol 21:350, 2006

Menéndez C, D'Alessandro U, ter Kuile FO: Reducing the burden of malaria in pregnancy by preventive strategies. Lancet Infect Dis 7:126, 2007

Mertz D, Geraci J, Winkup J, et al: Pregnancy as a risk factor for severe outcomes from influenza virus infection: a systematic review and meta-analysis of observational studies. Vaccine 35(4):521, 2017

Miller E, Cradock-Watson JE, Pollock TM: Consequences of confirmed maternal rubella at successive stages of pregnancy. Lancet 2:781, 1982

Miller LG, Daum RS, Creech CB, et al: Clindamycin versus trimethoprim-sulfamethoxazole for uncomplicated skin infections. N Engl J Med 372(12):1093, 2015

Modlin F: Perinatal echovirus and group B coxsackievirus infections. Clin Perinatol 15:233, 1988

Money D, Infectious Disease Committee Members, Yudin MH, et al: SOBC committee opinion on the management of a pregnant woman exposed to or infected with Ebola virus disease in Canada. J Obstet Gynaecol Can 37(2):182, 2015

Montazeri M, Sharif M, Sarvi S, et al: A systematic review of in vitro and in vivo activities of anti-toxoplasma drugs and compounds (2006–2016). Front Microbiol 8(25):1, 2017

Montoya JG, Remington JS: Management of Toxoplasma gondii infection during pregnancy. Clin Infect Dis 47:554, 2008

Moore CA, Staples JE, Dobyns WB, et al: Characterizing the pattern of anomalies in congenital Zika syndrome for pediatric clinicians. JAMA Pediatr 171(3):288, 2017

Moschella SL: An update on the diagnosis and treatment of leprosy. J Am Acad Dermatol 51:417, 2004

Muehlenbachs A, de la Rosa Vazquez O, Bausch DG, et al: Ebola virus disease in pregnancy: clinical, histopathologic, and immunohistochemical findings. J Infect Dis 215(1):64, 2017

Mylonakis E, Paliou M, Hohmann EL, et al: Listeriosis during pregnancy. Medicine 81:260, 2002

Mylonas I: Borreliosis during pregnancy: a risk for the unborn child? Vector Borne Zoonotic Dis 11(7):891, 2011

Nagel HT, de Haan TR, Vandenbussche FP, et al: Long-term outcome after fetal transfusion for hydrops associated with parvovirus B19 infection. Obstet Gynecol 109(1):42, 2007

Nan C, Dangor Z, Cutland CL: Maternal group B streptococcus-related stillbirth: a systematic review. BJOG 122(11):1437, 2016

Nguyen LN, Lopes C, Folk JJ: vertebral osteomyelitis in pregnancy from a methicillin-resistant Staphylococcus aureus vulvar abscess. A case report. J Reprod Med 60(7–8):362, 2015

Nigro G, Adler SP, La Torre R, et al: Passive immunization during pregnancy for congenital cytomegalovirus infection. N Engl J Med 353:1350, 2005

Nigro G, Adler SP, Parruti G, et al: Immunoglobulin therapy of fetal cytomegalovirus infection occurring in the first half of pregnancy—a case-control study of the outcome in children. J Infect Dis 205:215, 2012

Nigro G, Anceschi MM, Cosmi EV, et al: Clinical manifestations and abnormal laboratory findings in pregnant women with primary cytomegalovirus infection. BJOG 110:572, 2003

Nishiura H: Smallpox during pregnancy and maternal outcomes. Emerg Infect Dis 12:1119, 2006

Nosten F, McGready R, Mutabingwa T: Case management of malaria in pregnancy. Lancet Infect Dis 7:118, 2007

Nunes MC, Cutland CL, Jones S, et al: Efficacy of maternal influenza vaccination against all-cause lower respiratory tract infection hospitalizations in young infants: results from a randomized control trial. Clin Infect Disease May 29, 2017 [Epub ahead of print]

O'Leary DR, Kuhn S, Kniss KL, et al: Birth outcomes following West Nile virus infection of pregnant women in the United States: 2003–2004. Pediatrics 117:e537, 2006

Oboho IK, Reed C, Gargiullo P, et al: Benefit of early initiation of influenza antiviral treatment to pregnant women hospitalized with laboratory-confirmed influenza. J Infect Dis 214:507, 2016

Oduyebo T, Pineda D, Lamin M, et al: A pregnant patient with Ebola virus disease. Obstet Gynecol 126(6):1273, 2015

Oduyebo T, Polen KD, Walke HT, et al: Update: interim guidance for health care providers caring for pregnant women with possible Zika virus exposure—United States (including U.S. Territories), July 2017. MMWR 66(29):781, 2017

Ohji G, Satoh H, Satoh H, et al: Congenital measles caused by transplacental infection. Pediatr Infect Dis J 28(2):166, 2009

Ohlsson A, Shah VS: Intrapartum antibiotics for known maternal Group B streptococcal colonization. Cochrane Database Syst Rev (6):CD007467, 2014

Ornoy A, Tenenbaum A: Pregnancy outcome following infections by coxsackie, echo, measles, mumps, hepatitis, polio and encephalitis viruses. Reprod Toxicol 21:446, 2006

Ozturk Z, Tatliparmak A: Leprosy treatment during pregnancy and breastfeeding: a case report and brief review of literature. Dermatol Ther 30(1):1, 2017

Parisot M, Jolivet A, Boukhari R, et al: Shigellosis and pregnancy in French Guiana: obstetric and neonatal complications. Am J Trop Med Hyg 95(1):26, 2016

Parra B, Lizarazo J, Jimenez-Arango JA, et al: Guillain-Barré syndrome associated with Zika virus infection in Colombia. N Engl J Med 375(16):1513, 2016

Paryani SG, Arvin AM: Intrauterine infection with varicella zoster virus after maternal varicella. N Engl J Med 314:1542, 1986

Pasquini L, Seravilli V, Sisti G, et al: Prevalence of a positive TORCH and parvovirus B19 screening in pregnancies complicated by polyhydramnios. Prenat Diagn 36(3):290, 2016

Paz-Bailey G, Rosenberg ES, Doyle K, et al: Persistence of Zika virus in body fluids—preliminary report. N Engl J Med February 14, 2017 [Epub ahead of print]

Peques DA, Miller SI: Salmonellosis. In Longo DL, Fauci AS, Kasper DL, et al (eds): Harrison's Principles of Internal Medicine, 18th ed. New York, McGraw-Hill

Phadke VK, Bednarczyk RA, Salmon DA, et al: Association between vaccine refusal and vaccine-preventable diseases in the United States. JAMA 315(11):1149, 2016

Picone O, Grangeot-Keros L, Senat M, et al: Cytomegalovirus non-primary infection during pregnancy. Can serology help with diagnosis? J Matern Fetal Neonatal Med 30(2):224, 2017

Pimentel JD, Meier FA, Samuel LP: Chorioamnionitis and neonatal sepsis from community-acquired MRSA. Emerg Infect Dis 15:2069, 2009

Pinter DM, Mandel J, Hulten KG, et al: Maternal-infant perinatal transmission of methicillin-resistant and methicillin-sensitive Staphylococcus aureus. Am J Perinatol 26:145, 2009

Polyzos KA, Konstantelias AA, Pitsa CE, et al: Maternal influenza vaccination and risk for congenital malformations: a systematic review and meta-analysis. Obstet Gynecol 126(5):1075, 2015

PREGACT Study Group, Pekyi D, Ampromfi AA, et al: Four artemisinin-based treatments in African pregnant women with malaria. N Engl J Med 374(1):913, 2016

Pridjian G, Sirois PA, McRae S, et al: Prospective study of pregnancy and newborn outcomes in mothers with West Nile illness during pregnancy. Birth Defects Res A Clin Mol Teratol 106(8):716, 2016

Puccetti C, Contoli M, Bonvicini F, et al: Parvovirus B19 in pregnancy: possible consequences of vertical transmission. Prenat Diagn 32(9):897, 2012

Rainwater-Lovett K, Moss WJ: Measles (rubeola). In Kasper DL, Fauci AS, Hauser SL, et al (eds): Harrison's Principles of Internal Medicine, 19th ed. New York, McGraw-Hill, 2015

Randis TM, Gleber SE, Hooven TA: Group B streptococcus beta-hemolysin/cytolysin breaches maternal-fetal barriers to cause preterm birth and IUFD in vivo. J Infect Dis 210:65, 2014

Rasmussen SA, Jamieson DJ: What obstetric health care providers need to know about measles and pregnancy. Obstet Gynecol 126(1):163, 2015

Rasmussen SA, Jamieson DJ, Honein MA, et al: Zika virus and birth defects—reviewing the evidence for causality. N Engl J Med 374(20):1981, 2016

Rasmussen SA, Jamieson DJ, Uyeki TM: Effects of influenza on pregnant women and infants. Am J Obstet Gynecol 207(3 Suppl):S3, 2012

Revello MG, Furione M, Zavattoni M, et al: Human cytomegalovirus (HCMV) DNAemia in the mother at amniocentesis as a risk factor for iatrogenic HCMF infection of the fetus. J Infect Dis 197:593, 2008

Reynolds MR, Jones AM, Peterson EE, et al: Vital signs: Update on Zika virus-associated birth defects and evaluation of all U.S. infants with congenital Zika virus exposure—U.S. Zika pregnancy registry, 2016. MMWR 66(13):366 2017

Rogers BB: Parvovirus B19: twenty-five years in perspective. Pediatr Dev Pathol 2:296, 1999

Rogerson SJ, Hviid L, Duffy PE, et al: Malaria in pregnancy: pathogenesis and immunity. Lancet Infect Dis 7:105, 2007

Romand S, Wallon M, Franck J, et al: Prenatal diagnosis using polymerase chain reaction on amniotic fluid for congenital toxoplasmosis. Obstet Gynecol 97(2):296, 2001

Ross SA, Novak Z, Pati S, et al: Mixed infection and strain diversity in congenital cytomegalovirus infection. J Infect Dis 204:1003, 2011

Rouse DJ, Keimig TW, Riley LE, et al: Case Records of the Massachusetts General Hospital. Case 16–2016. A 31-year-old pregnant woman with fever. N Engl J Med 374(21):2076, 2016

Rubin S, Carbone KM: Mumps. In Longo DL, Fauci AS, Kasper DL, et al (eds): Harrison's Principles of Internal Medicine, 18th ed. New York, McGraw-Hill, 2012

Ryan MA, Smith TC, Sevick CJ: Birth defects among infants born to women who received anthrax vaccine in pregnancy. Am J Epidemiol 168:434, 2008

Sanchez E, Vannier E, Wormser GP, et al: Diagnosis, treatment, and prevention of Lyme disease, human granulocytic anaplasmosis, and babesiosis: a review. JAMA 315(16):1767, 2016

Sapuan S, Kortsalioudaki C, Anthony M, et al: Neonatal listeriosis in the UK 2004–2014. J Infect 74(3):236, 2017

Schleiss MR: Cytomegalovirus vaccines under clinical development. J Virus Erad 2(4):198, 2016

Schrag SJ, Farley MM, Petit S: Epidemiology of invasive early-onset neonatal sepsis, 2005–2014. Pediatrics 138(6):e20162013, 2016

Sever JL, South MA, Shaver KA: Delayed manifestations of congenital rubella. Rev Infect Dis 7(1):S164, 1985

Shang M, Blanton L, Kniss K, et al: Update: influenza activity—United States, October 2–December 17, 2016. MMWR 65(5051):1439, 2016

Shapiro ED: Lyme disease. N Engl J Med 370(18):1724, 2014

Shaw GM, Todoroff K, Velie EM, et al: Maternal illness, including fever, and medication use as risk factors for neural tube defects. Teratology 57:1, 1998

Sheffield JS: Methicillin-resistant *Staphylococcus aureus* in obstetrics. Am J Perinatol 30(2):125, 2013

Shinar S, Fouks Y, Amit S, et al: Clinical characteristics of and preventative strategies for peripartum group A streptococcal infections. Obstet Gynecol 127(2):227, 2016

Siegel M: Congenital malformations following chickenpox, measles, mumps, and hepatitis: results of a cohort study. JAMA 226:1521, 1973

Siegel M, Goldberg M: Incidence of poliomyelitis in pregnancy. N Engl J Med 253:841, 1955

Silk BJ, Mahon BE, Griffin PM, et al: Vital signs: *Listeria* illness, deaths, and outbreaks—United States, 2009–2011. MMWR 62(22):448, 2013

Soares de Oliveira-Szejnfeld P, Levine D, Melo AS, et al: Congenital brain abnormalities and Zika virus: what the radiologist can expect to see prenatally and postnatally. Radiology 281(1):203, 2016

Society for Maternal-Fetal Medicine (SMFM), Hughes BL, Gyamfi-Bannerman C: Diagnosis and antenatal management of congenital cytomegalovirus infection. Am J Obstet Gynecol 214(6):B5, 2016

Stafford IA, Stewart RD, Sheffield JS, et al: Efficacy of maternal and neonatal chemoprophylaxis for early-onset group B streptococcal disease. Obstet Gynecol 120(1):123, 2012

Stagno S, Tinker MK, Elrod C, et al: Immunoglobulin M antibodies detected by enzyme-linked immunosorbent assay and radioimmunoassay in the diagnosis of cytomegalovirus infections in pregnant women and newborn infants. J Clin Microbiol 21(6):930, 1985

Steere AC: Lyme borreliosis. In Kasper DL, Fauci AS, Hauser SL, et al (eds): Harrison's Principles of Internal Medicine, 19th ed. New York, McGraw-Hill, 2015

Steinhoff MC, Omer SB: A review of fetal and infant protection associated with antenatal influenza immunization. Am J Obstet Gynecol 207(3 Suppl): S21, 2012

Stewart RD, Bryant SN, Sheffield JS: West Nile virus infection in pregnancy. Case report. Infect Dis 2013:351872, 2013

Stoll BJ, Hansen NI, Sanchez PJ, et al: The burden of group B streptococcal and *E. coli* disease continues. Pediatrics 127(5):817, 2011

Sukumaran L, McCarthy NL, Kharbanda EO, et al: Safety of tetanus toxoid, reduced diphtheria toxoid and acellular pertussis and influenza vaccinations in pregnancy. Obstet Gynecol 126(5):1069, 2015

Svensson-Arvelund J, Ernerudh J, Buse E, et al: The placenta in toxicology. Part II: systemic and local immune adaptations in pregnancy. Toxicol Pathol 42(2):327, 2014

Swamy GK, Heine RP: Vaccinations for pregnant women. Obstet Gynecol 125(1):212, 2015

SYROCOT (Systematic Review on Congenital Toxoplasmosis) Study Group: Effectiveness of prenatal treatment for congenital toxoplasmosis: a meta-analysis of individual patients' data. Lancet 369:115, 2007

Talan DA, Mower WR, Krishnadasan A, et al: Trimethoprim-sulfamethoxazole versus placebo for uncomplicated skin abscess. N Engl J Med 374(9):823, 2016

Tanamai VW, Seagle BL, Luo G: Methicillin-resistant *Staphylococcus aureus* intracranial epidural abscess with osteomyelitis during pregnancy: a case report. J Reprod Med 61(5–6):295, 2016

Tarning J: Treatment of malaria in pregnancy. N Engl J Med 374(1):981, 2016

Tassin M, Martinovic J, Mirand A, et al: A case of congenital echovirus 11 infection acquired early in pregnancy. J Clin Virol 59:71, 2014

Thurman AR, Satterfield RM, Soper DE: Methicillin-resistant *Staphylococcus aureus* as a common cause of vulvar abscesses. Obstet Gynecol 112:538, 2008

Top KA, Huard RC, Fox Z, et al: Trends in methicillin-resistant *Staphylococcus aureus* anovaginal colonization in pregnant women in 2005 versus 2009. J Clin Microbiol 48:3675, 2010

Towbin JA, Griffin LD, Martin AB, et al: Intrauterine adenoviral myocarditis presenting as nonimmune hydrops fetalis: diagnosis by polymerase chain reaction. Pediatr Infect Dis J 13:144, 1994

Tudela CM, Stewart RD, Roberts SW, et al: Intrapartum evidence of early-onset group B streptococcus. Obstet Gynecol 119(3):626, 2012

Valentini P, Buonsenso D, Barone G, et al: Spiramycin/cotrimoxazole versus pyrimethamine/sulfonamide and spiramycin alone for the treatment of toxoplasmosis in pregnancy. J Perinatol 35(2):90, 2015

Villard O, Breit L, Cimon B, et al: Comparison of four commercially available avidity tests for *Toxoplasma gondii*-specific IgG antibodies. Clin Vaccine Immunol 20(2):197, 2013

Visentin S, Manara R, Milanese L, et al: Early primary cytomegalovirus infection in pregnancy: maternal hyperimmunoglobulin therapy improves outcomes among infants at 1 year of age. Clin Infect Dis 55(4):497, 2012

Viskari H, Knip M, Tauriainen S, et al: Maternal enterovirus infection as a risk factor for type 1 diabetes in the exposed offspring. Diabetes Care 35(6):1328, 2012

Wallon M, Garweg JG, Abrahamowicz M, et al: Ophthalmic outcomes of congenital toxoplasmosis followed until adolescence. Pediatrics 133(3):e601, 2014

Wallon M, Peyron F, Cornu C, et al: Congenital toxoplasma infection: monthly prenatal screening decreases transmission rate and improves clinical outcome at age 3 years. Clin Infect Dis 56(9):1223, 2013

Walsh CA, Mayer EQ, Baxi LV: Lyme disease in pregnancy: case report and review of the literature. Obstet Gynecol Surv 62:41, 2006

Wang C, Zhang X, Bialek S, et al: Attribution of congenital cytomegalovirus infection to primary versus non-primary maternal infection. Clin Infect Dis 52:e11, 2011

Warner MJ, Ozanne SE: Mechanisms involved in the developmental programming of adulthood disease. Biochem J 427:333, 2010

Webster WS: Teratogen update: congenital rubella. Teratology 58:13, 1998

Weiffenbach J, Bald R, Gloning KP, et al: Serological and virological analysis of maternal and fetal blood samples in prenatal human parvovirus B19 infection. J Infect Dis 205(5):782, 2012

Wendel GD Jr, Leveno KJ, Sánchez PJ, et al: Prevention of neonatal group B streptococcal disease: a combined intrapartum and neonatal protocol. Am J Obstet Gynecol 186:618, 2002

Wessels MR: Streptococcal infections. In Kasper DL, Fauci AS, Hauser SL, et al (eds): Harrison's Principles of Internal Medicine, 19th ed. New York, McGraw-Hill, 2015

White NJ, Breman JG: Malaria infections. In Kasper DL, Fauci AS, Hauser SL, et al (eds): Harrison's Principles of Internal Medicine, 19th ed. New York, McGraw-Hill, 2015

Whitley RJ: Varicella-zoster virus infections. In Kasper DL, Fauci AS, Hauser SL, et al (eds): Harrison's Principles of Internal Medicine, 19th ed. New York, McGraw-Hill, 2015

Wilson E, Goss MA, Marin M, et al: Varicella vaccine exposure during pregnancy: data from 10 years of the pregnancy registry. J Infect Dis 197(Suppl 2): S178, 2008

Wong SF, Chow KM, Leung TN, et al: Pregnancy and perinatal outcomes of women with severe acute respiratory syndrome. Am J Obstet Gynecol 191:292, 2004

World Health Organization: Long-term effects of breastfeeding: a systematic review, 2013. Available at: http://www.who.int/maternal_child_adolescent/documents/breastfeeding_long_term_effects. Accessed October 9, 2017

World Health Organization: WHO vaccine pipeline tracker, 2017. Available at: www.who.int/immunization/research/vaccine_pipeline_tracker_spreadsheet/en./ Accessed September 10, 2017

Wylie B, Hauptman M, Woolf AD: Inset repellants during pregnancy in the era of the Zika virus. Obstet Gynecol 128(5):1111, 2016

Yaegashi N: Pathogenesis of nonimmune hydrops fetalis caused by intrauterine B19 infection. Tohoku J Exp Med 190:65, 2000

Yazigi A, De Pecoulas AE, Vauloup-Fellous C, et al: Fetal and neonatal abnormalities due to congenital rubella syndrome: a review of literature. J Matern Fetal Neonatal Med 30(3):274, 2017

Young MK, Cripps AW, Nimmo GR, et al: Post-exposure passive immunization for preventing rubella and congenital rubella syndrome. Cochrane Database Syst Rev 9:CD010586, 2015

Yu W, Tellier R, Wright JR J: Coxsackie virus A16 infection of placenta with massive perivillous fibrin deposition leading to intrauterine fetal demise at 36 weeks gestation. Pediatr Dev Pathol 18(4):331, 2015

Zaman K, Roy E, Arifeen SE, et al: Effectiveness of maternal influenza immunization in mothers and infants. N Engl J Med 359(15):1555, 2008

Zerbo O, Qian Y, Yoshida C, et al: Association between influenza infection and vaccination during pregnancy and risk of autism spectrum disorder. JAMA Pediatr 171(1):e163609, 2017

Zhang HJ, Patenaude V, Abenhaim HA: Maternal outcomes in pregnancies affected by varicella zoster virus infections: population-based study on 7.7 million pregnancy admissions. J Obstet Gynaecol Res 41(1):62, 2015

CAPÍTULO 65

Infecções sexualmente transmissíveis

SÍFILIS 1235

GONORREIA 1239

INFECÇÕES POR CLAMÍDIA 1240

VÍRUS DO HERPES SIMPLES 1241

PAPILOMAVÍRUS HUMANO......................... 1244

VAGINITE 1245

VÍRUS DA IMUNODEFICIÊNCIA HUMANA 1247

A sífilis é uma das complicações mais importantes da gravidez, sendo uma das causas mais frequentes de abortamento ou parto pré-termo. A sífilis é a causa mais comum de morte fetal nos últimos meses de gestação, podendo ser de origem materna ou paterna.

– J. Whitridge Williams (1903)

A sífilis e a gonorreia foram mencionadas com destaque na 1ª edição deste livro, com consideração especial para seus efeitos nocivos no desenvolvimento fetal. Embora Williams tenha limitado sua discussão a essas duas infecções, atualmente as infecções sexualmente transmissíveis (ISTs) incluem aquelas por clamídia e tricomonais e ISTs virais como hepatite B e infecções por vírus da imunodeficiência humana (HIV), vírus do herpes simples (HSV) e papilomavírus humano (HPV). De alguma forma, todos podem ser prejudiciais para a mãe ou o feto e, portanto, devem ser buscados e tratados de forma agressiva. Em muitos casos, as terapias recomendadas são fornecidas nas diretrizes do Centers for Disease Control and Prevention (CDC) e listadas ao longo do capítulo.

A transmissão vertical refere-se à passagem de um agente infeccioso da mãe para o feto através da placenta, durante o trabalho de parto ou parto, ou pela amamentação. O tratamento da maioria das ISTs está claramente associado a melhor resultado da gravidez e à prevenção da morbidade perinatal. Logicamente, a educação, o rastreamento, o tratamento e a prevenção são componentes essenciais do pré-natal.

SÍFILIS

Apesar da disponibilidade de terapia adequada há décadas, a sífilis continua sendo um problema para a mãe e para o feto. De 2001 a 2015, as taxas de sífilis primária e secundária aumentaram quase anualmente (Centers for Disease Control and Prevention, 2016c). Nos Estados Unidos, em 2015, a taxa combinada para ambas entre as mulheres foi de 1,8 caso por 100.000 pessoas (de Voux, 2017). Para a sífilis congênita, após um nadir em 2012, as taxas também aumentaram anualmente chegando a 12,4 casos por 100.000 nascidos vivos em 2015. Entre os fatores de risco, as taxas mais altas de sífilis congênita estão ligadas a cuidados pré-natais inadequados, hispânica ou negra e falta de tratamento (Su, 2016). De forma semelhante, a sífilis continua sendo um significativo problema de saúde global, com muitos países registrando altos números de novas infecções (Newman, 2015; World Health Organization, 2012).

■ Patogênese e transmissão

A sífilis é causada pela bactéria espiroqueta *Treponema pallidum*. Abrasões minúsculas da mucosa vaginal fornecem uma porta de entrada, e ectopia cervical, hiperemia e fragilidade aumentam o risco de transmissão. Os espiroquetas duplicam-se e depois se disseminam através dos canais linfáticos em horas ou dias. O período de incubação é de 3 a 4 semanas, dependendo dos fatores do hospedeiro e do tamanho do inóculo.

Os estágios iniciais de sífilis incluem sífilis primária, secundária e latente inicial. Elas estão associadas a altas cargas de

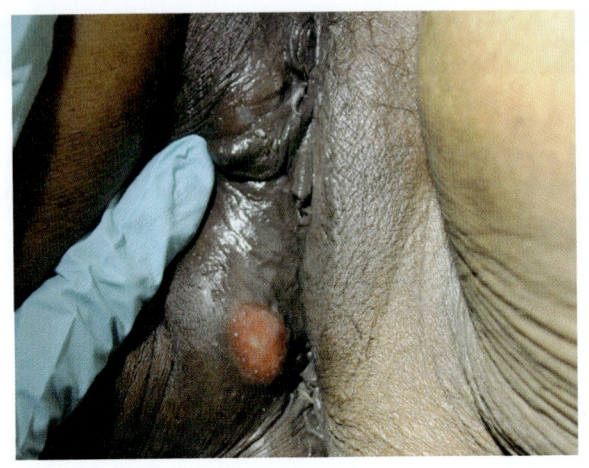

FIGURA 65-1 Sífilis primária. Fotografia de um cancro com uma borda firme em relevo e base vermelha e lisa.

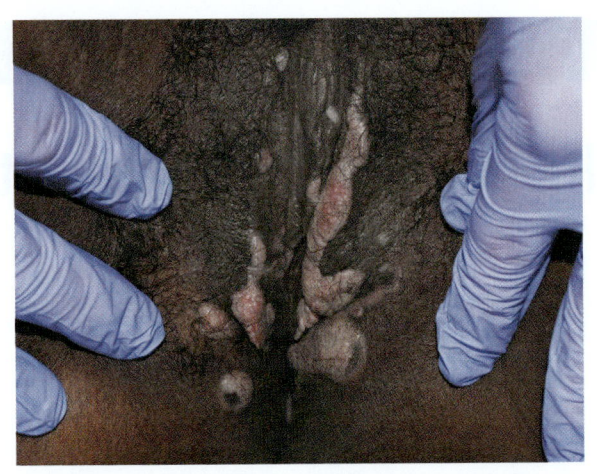

FIGURA 65-3 Condiloma plano. (Reproduzida, com permissão, de Horsager R, Roberts S, Roger V, et al (eds): Williams Obstetrics 24th Edition Study Guide, New York, McGraw Hill Education, 2014; Foto de Dr. Jonathan Willms.)

espiroquetas, e as taxas de transmissão de parceiros aproximam-se de 30 a 60% (Garnett, 1997; Singh, 1999). A taxa de transmissão na doença de estágio final diminui por causa dos tamanhos de inóculo menores.

A sífilis materna pode causar infecção fetal por várias vias. Os espiroquetas prontamente atravessam a placenta causando infecção congênita. Embora a transmissão transplacentária seja o caminho mais comum, a infecção neonatal pode ocorrer após contato com espiroquetas por meio de lesões no parto ou através das membranas. A infecção fetal se desenvolve em > 50% dos casos não tratados de sífilis precoce e em 10% na doença latente tardia (Fiumara, 1975; Hollier, 2001).

■ Manifestações clínicas

Sífilis materna

A sífilis materna é estadiada de acordo com as características clínicas e a duração da doença.

1. A *sífilis primária* é diagnosticada pelo cancro característico, que se desenvolve no local de inoculação. Essa lesão solitária e indolor normalmente tem uma borda elevada e firme e uma base ulcerada lisa e vermelha sem pus significativo (Fig. 65-1). Linfadenopatia não supurativa pode se desenvolver. Um cancro normalmente se resolverá de forma espontânea em 2 a 8 semanas, mesmo quando não tratado. Múltiplas lesões, se encontradas, ocorrem predominantemente em mulheres coinfectadas pelo HIV-1.

2. A *sífilis secundária* decorre da disseminação de espiroquetas que afetam vários sistemas orgânicos. As manifestações se desenvolvem 4 a 10 semanas após o cancro aparecer e incluem anormalidades dermatológicas em até 90% das mulheres. Um exantema macular difuso, lesões em alvo plantares e palmares, alopecia irregular e/ou placas mucosas podem ser vistos (Fig. 65-2). *Condilomas planos* são pápulas e nódulos avermelhados encontrados sobre o períneo e a área perianal (Fig. 65-3). Essas pápulas estão repletas de espiroquetas e são altamente infecciosas. Muitas mulheres com sífilis secundária também apresentam sintomas constitucionais

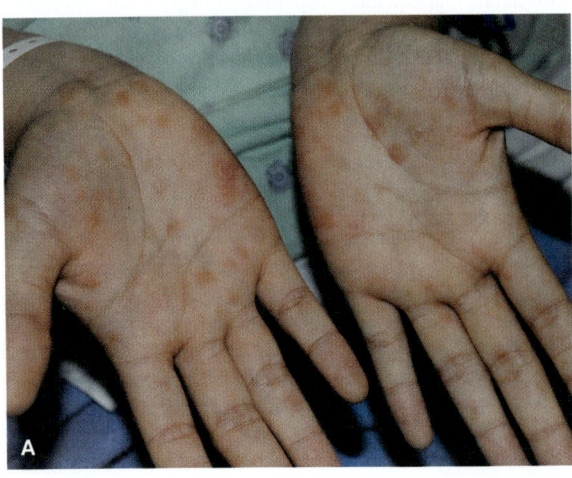

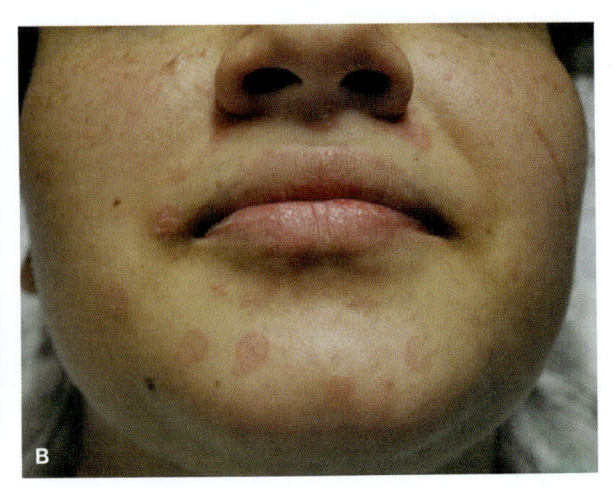

FIGURA 65-2 Sífilis secundária. **A.** Lesões em alvo nas palmas das mãos. **B.** Placas mucosas ao redor do nariz e da boca. (Reproduzida, com permissão, de Dr. Devin Macias.)

como febre, mal-estar, cefaleia e mialgias. Hepatite, nefropatia, alterações oculares, uveíte anterior e periostite também podem se desenvolver.
3. A *sífilis latente* desenvolve-se quando a sífilis primária ou secundária não é tratada, mas as manifestações clínicas não estão aparentes. Ela é identificada por testes sorológicos. A *sífilis latente inicial* é uma doença subclínica adquirida em 12 meses precedentes. A doença diagnosticada depois de 12 meses é a *sífilis latente tardia* ou *sífilis latente de duração desconhecida*.
4. A *sífilis terciária* é uma doença lentamente progressiva que afeta qualquer sistema orgânico, mas poucas vezes é vista em mulheres em idade reprodutiva.

Sífilis congênita

Sem rastreamento e tratamento, aproximadamente 70% das mulheres infectadas terão um resultado adverso na gravidez (Hawkes, 2011). A infecção materna pode levar a trabalho de parto pré-termo, morte fetal, restrição de crescimento fetal ou infecção fetal (Gomez, 2013). Por causa da incompetência imune fetal antes da metade da gravidez, o feto em geral não manifesta a resposta inflamatória imunológica característica de doença clínica antes desse período (Silverstein, 1962). Contudo, uma vez que há o desenvolvimento de sífilis fetal, ela se manifesta como um *continuum*. As anormalidades hepáticas fetais são acompanhadas por anemia e trombocitopenia, depois ascite e hidropsia (Hollier, 2001). A natimortalidade permanece uma complicação séria (Lawn, 2016; Su, 2016). O recém-nascido pode ter icterícia com petéquias ou lesões cutâneas purpúricas, linfadenopatia, rinite, pneumonia, miocardite, nefrose ou envolvimento de ossos longos (Fig. 65-4).

Com infecção sifilítica, a placenta torna-se grande e pálida (ver Fig. 65-4). Microscopicamente, as vilosidades perdem sua arborização característica e tornam-se mais espessas e aglomeradas. Sheffield e colaboradores (2002c) descreveram essas vilosidades em mais de 60% das placentas com sífilis. Os vasos sanguíneos diminuem acentuadamente em número, e, em casos avançados, eles quase desaparecem inteiramente como um resultado de endarterite e proliferação de células estromais. Talvez relacionado, Lucas e colaboradores (1991) demonstraram resistência vascular aumentada nas artérias uterinas e umbilical das gestações infectadas. O cordão umbilical também pode mostrar evidências de infecção. Em um estudo de 25 mulheres não tratadas, Schwartz e colaboradores (1995) relataram que a funisite necrosante estava presente em um terço delas.

■ Diagnóstico

A United States Preventive Services Task Force recomenda que os médicos avaliem todas as gestantes para sífilis de modo a prevenir a infecção congênita (Wolff, 2009). O teste é realizado, de preferência, na primeira consulta pré-natal. Em populações com alta prevalência de sífilis, o teste sorológico é repetido no terceiro trimestre e novamente no parto (Workowski, 2015).

Não se pode fazer cultura do *Treponema pallidum* a partir de amostras clínicas. No entanto, o diagnóstico direto da doença em estágio inicial a partir do exsudato da lesão, tecido ou fluido corporal pode ser concluído por exame microscópico de campo escuro, por reação em cadeia da polimerase (PCR) ou por testes de anticorpos fluorescentes diretos para *T. pallidum* (AFD-TP) (Tsang, 2015). Esses métodos não estão amplamente disponíveis e são menos sensíveis a amostras de sangue (Grange, 2012; Henao-Martínez, 2014). Assim, na prática, os diagnósticos são derivados principalmente de achados clínicos associados a exames sorológicos de sangue.

O teste sorológico é utilizado para fins de diagnóstico e rastreamento. Há dois tipos. Se o primeiro deles for positivo, o segundo tipo também será realizado. Essa combinação identifica infecção e esclarece o estágio da doença. Tradicionalmente, o primeiro tipo é o *teste não treponêmico*, e é selecionado o teste Venereal Disease Research Laboratory (VDRL) ou o teste de reagina plasmática rápida (RPR). Ambos os testes medem anticorpos da imunoglobulina M e G do paciente (IgM e IgG) formados contra a cardiolipina que é liberada pelas células hospedeiras danificadas e, possivelmente, também pelos treponemas. Notavelmente, esses mesmos anticorpos também podem ser produzidos em resposta a outros eventos agudos que incluem vacinação recente, doença febril e gravidez propriamente dita, ou em resposta a condições crônicas, como abuso de fármacos intravenosos, lúpus eritematoso sistêmico, envelhecimento, hanseníase ou câncer. Como tal, todos eles servem como fontes potenciais de resultados falso-positivos (Larsen, 1995). Por outro lado, a soroconversão ocorre

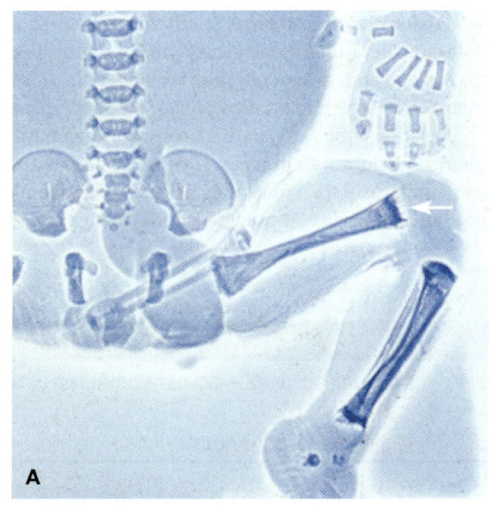

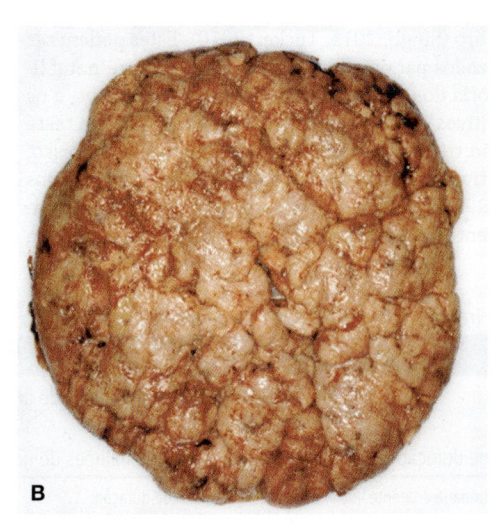

FIGURA 65-4 Sífilis congênita. **A.** Fetografia de um natimorto infectado com sífilis mostrando a aparência "roída por traça" do fêmur (*seta*). **B.** Placenta hidrópica aumentada de um neonato infectado por sífilis.

em torno de 3 semanas, mas pode levar até 6 semanas (Peeling, 2004). Assim, mulheres com sífilis primária muito precoce podem ter resultados sorológicos inicialmente falso-negativos.

Com resultados positivos de testes não treponêmicos, os achados são quantificados e expressos em títulos. Os títulos refletem a atividade da doença e, portanto, aumentam durante a sífilis inicial e muitas vezes excedem níveis de 1:32 na sífilis secundária. Após o tratamento de sífilis primária e secundária, o teste sorológico em 3 a 6 meses normalmente confirma uma queda de quatro vezes nos títulos de VDRL ou de RPR (Rac, 2014a). Como os títulos de VDRL não correspondem diretamente aos títulos de RPR, recomenda-se o uso sempre do mesmo teste para o acompanhamento. Aquelas pacientes com falha no tratamento ou reinfecção podem não ter esse declínio esperado. É importante ressaltar que algumas pacientes tratadas com sucesso ainda podem exibir títulos positivos persistentemente de baixo nível, que são chamados de cicatriz sorológica. Esse estado é mais provável em indivíduos mais velhos, naqueles com títulos iniciais de anticorpos não treponêmicos mais baixos e naqueles com estágios mais tardios de sífilis (Seña, 2015).

O segundo tipo de teste sorológico é o *treponêmico*. Ele busca por anticorpos do paciente formados especificamente contra o *T. pallidum*. Os anticorpos detectados por ensaios treponêmicos aparecem algumas semanas antes dos detectados por testes não treponêmicos (Levett, 2015). Os testes incluem aqueles de absorção do anticorpo fluorescente do treponema (FTA-ABS), o teste de aglutinação passiva de partículas para *T. pallidum* (TP-PA) e vários imunoensaios (Association of Public Health Laboratories, 2015). *Esses testes treponêmicos específicos geralmente permanecem positivos durante toda a vida.*

Cada um dos testes sorológicos possui limitações, incluindo resultados falso-positivos e falso-negativos. Tradicionalmente, os testes não treponêmicos foram usados para rastreamento nos Estados Unidos e os resultados são então confirmados por um teste treponêmico específico. Nos últimos anos, alguns laboratórios implementaram um algoritmo de rastreamento reverso, ou seja, rastreamento inicial com um teste treponêmico (Binnicker, 2012; Centers for Disease Control and Prevention, 2011). Ambas as abordagens serão eficazes se houver um programa de rastreamento, acompanhamento e tratamento adequados.

Em contraste com esses testes, está sendo desenvolvido o rastreamento com teste rápido (TR) para sífilis, usando amostras de sangue ou soro (Singh, 2015; Tucker, 2010). Estes podem ser mais bem utilizados para mulheres com assistência pré-natal limitada. A maioria dos testes são treponêmicos específicos, e os resultados positivos do TR podem ser confirmados por um teste laboratorial não treponêmico. Em populações de difícil acesso, alguns países tratam imediatamente mulheres com resultados positivos no TR. Essa prática, no entanto, acarreta o risco de tratar excessivamente mulheres previamente curadas que ainda têm anticorpos treponêmicos persistentes residuais. Essa limitação pode ser superada por novos TR duplos, que avaliam simultaneamente anticorpos não treponêmicos e treponêmicos (Causer, 2015).

Após o diagnóstico materno, é realizada avaliação ultrassonográfica para fetos > 20 semanas de gestação para procurar sinais de sífilis congênita. Rac e colaboradores (2014b) observaram que 31% das mulheres infectadas diagnosticadas com ≥ 18 semanas de gestação tinham achados ultrassonográficos fetais anormais. As medidas de hepatomegalia, espessamento placentário, polidrâmnio, ascite, hidropsia fetal e dopplervelocimetria da artéria cerebral média elevada são indicativas de infecção fetal. Antes de 20 semanas, o tratamento é altamente bem-sucedido, e os achados ultrassonográficos são raros (Nathan, 1997).

Para fetos em idade viável com achados ultrassonográficos, recomenda-se o monitoramento da frequência cardíaca fetal pré-parto antes do tratamento. Desacelerações tardias espontâneas ou um traçado não reativo provavelmente refletem um feto extremamente doente que pode tolerar mal uma reação de Jarisch-Herxheimer, descrita a seguir. Nesse caso extremo, a consulta com um neonatologista a respeito de um plano de adiar o tratamento, prosseguir o parto e depois tratar no berçário é uma consideração (Wendel, 2002).

■ Tratamento

A terapia da sífilis durante a gravidez é administrada para erradicar a infecção materna e prevenir a sífilis congênita. A penicilina G parenteral permanece o tratamento preferido para todos os estágios de sífilis durante a gravidez (Tab. 65-1). Durante a gestação, algumas referências recomendam uma segunda dose de penicilina G benzatina 1 semana após a dose inicial. Esse tratamento também é realizado em mulheres com infecção concomitante com o HIV (Workowski, 2015).

A penicilina G benzatina é altamente eficaz para infecções maternas precoces. Em um estudo com 340 mulheres grávidas tratadas dessa forma, Alexander e colaboradores (1999) registraram seis casos, 1,8%, de sífilis congênita. Quatro desses seis neonatos eram de um grupo de 75 mulheres com sífilis secundária. Os outros dois foram identificados naqueles que nasceram de um grupo de 102 mulheres com sífilis latente inicial. A sífilis congênita geralmente era limitada a neonatos de mulheres tratadas após 26 semanas e provavelmente está relacionada à duração e à gravidade da infecção fetal. Sheffield e colaboradores (2002b) relataram que títulos sorológicos maternos altos, parto pré-termo e parto logo após a terapia pré-parto podem fazer com que o tratamento materno não consiga prevenir a infecção neonatal.

Não existem alternativas comprovadas para a terapia com penicilina durante a gravidez. Eritromicina e azitromicina podem ser curativas para a mãe, mas devido à passagem transplacentária limitada, elas não previnem toda doença congênita (Berman,

TABELA 65-1 Tratamento recomendado para gestantes com sífilis

Categoria	Tratamento
Sífilis inicial[a]	Penicilina G benzatina, 2,4 milhões de unidades como uma injeção única – alguns recomendam uma segunda dose 1 semana depois
Mais de 1 ano de duração[b]	Penicilina G benzatina, 2,4 milhões de unidades, IM, semanalmente por 3 doses

[a]Sífilis primária, secundária e latente inicial com menos de 1 ano de duração.
[b]Sífilis latente de duração desconhecida ou mais de 1 ano; sífilis terciária. Todas as doses devem ser administradas em mulheres grávidas, e aquelas que perdem qualquer dose do tratamento devem repetir o curso completo do tratamento.
Dados de Workowski, 2015.

2004; Wendel, 1988; Zhou, 2007). Além disso, em vários países, as cepas de *T. pallidum* resistentes ao macrolídeo são hoje prevalentes (Stamm, 2015). As cefalosporinas podem ser úteis, mas os dados são limitados (Liang, 2016). As tetraciclinas, incluindo a doxiciclina, são eficazes, mas geralmente não são recomendadas durante a gravidez, devido ao risco de descoloração dos dentes de leite do feto.

Todas as mulheres com sífilis recebem aconselhamento e teste para HIV e outras ISTs. Após o tratamento da sífilis, o teste sorológico para detectar falhas no tratamento é realizado em 3 a 6 meses e geralmente confirma uma queda de quatro vezes nos títulos de VDRL ou RPR. Durante a gravidez, os títulos sorológicos podem ser verificados mensalmente em mulheres com alto risco de reinfecção (Workowski, 2015).

Em alguns casos, uma mulher pode apresentar-se sem sintomas, mas descreve o contato sexual recente com uma pessoa que foi diagnosticada com sífilis. Ela deve ser avaliada clinicamente e sorologicamente. Se o parceiro for diagnosticado e o contato sexual tiver ocorrido nos 90 dias anteriores, a gestante será tratada com presunção de sífilis inicial, mesmo que os resultados do teste sorológico sejam negativos. Isso cobre a infecção inicial, mas antes da soroconversão. Se o contato foi anterior a 90 dias, o tratamento é baseado em resultados sorológicos (Workwoski, 2015).

Reações à penicilina

As mulheres com história de alergia à penicilina devem realizar um teste de provocação de dose de penicilina gradual oral ou um teste cutâneo para confirmar o risco de anafilaxia mediada por imunoglobulina E (IgE). Se confirmado, a dessensibilização de penicilina, mostrada na Tabela 65-2 é recomendada, seguida por tratamento com penicilina G benzatina (Wendel, 1985).

TABELA 65-2 Alergia à penicilina – protocolo de dessensibilização oral para pacientes com um teste cutâneo positivo

Dose de suspensão de penicilina V[a]	Quantidade[b] (unidades/mL)	mL	Unidades	Dose cumulativa (unidades)
1	1.000	0,1	100	100
2	1.000	0,2	200	300
3	1.000	0,4	400	700
4	1.000	0,8	800	1.500
5	1.000	1,6	1.600	3.100
6	1.000	3,2	3.200	6.300
7	1.000	6,4	6.400	12.700
8	10.000	1,2	12.000	24.700
9	10.000	2,4	24.000	48.700
10	10.000	4,8	48.000	96.700
11	80.000	1,0	80.000	176.700
12	80.000	2,0	160.000	336.700
13	80.000	4,0	320.000	656.700
14	80.000	8,0	640.000	1.296.700

[a]Intervalo entre as doses: 15 minutos. Tempo decorrido: 3 horas e 45 minutos. Dose cumulativa: 1,3 milhão de unidades. Período de observação: 30 minutos antes da administração parenteral de penicilina.
[b]A quantidade específica do fármaco foi diluída em aproximadamente 30 mL de água e administrada por via oral.
De Wendel, 1985, com permissão.

Diferente da alergia, uma *reação de Jarisch-Herxheimer* se desenvolve após o tratamento com penicilina em muitas das mulheres com sífilis primária e aproximadamente metade com infecção secundária. Contrações uterinas, elevação leve da temperatura materna, diminuição do movimento fetal e desacelerações da frequência cardíaca fetal são observadas. O tratamento da reação é feito com antipiréticos, conforme necessário, hidratação e suplementação de oxigênio (Klein, 1990). Em um estudo com 50 mulheres grávidas que receberam penicilina benzatina para sífilis, Myles e colaboradores (1998) relataram uma incidência de 40% de reações de Jarisch-Herxheimer. Das 31 mulheres monitoradas eletronicamente, 42% desenvolveram contrações uterinas regulares e 39% desenvolveram desacelerações variáveis. Todas as contrações se resolveram em 24 horas de terapia. Consequentemente, para fetos em idade viável, alguns recomendam a administração da primeira dose de antibiótico no trabalho de parto e parto e com monitoramento fetal contínuo por pelo menos 24 horas (Rac, 2017). Outros recomendam isso apenas se forem encontrados sinais ultrassonográficos de sífilis fetal, descritos anteriormente (Duff, 2014; Wendel, 2002). Se este segundo plano for eleito, as pacientes são aconselhadas sobre os sinais de reação e incentivadas a buscar avaliação, caso se desenvolvam.

GONORREIA

Das ISTs notificáveis, as infecções causadas por *Neisseria gonorrhoeae* são as segundas mais comuns. A incidência de gonorreia nos Estados Unidos continua aumentando desde 2009 e, em 2015, a taxa era de 124 casos por 100.000 pessoas (Centers for Disease Control and Prevention, 2016c). As taxas mais altas em mulheres de qualquer etnia foram naquelas idades entre 15 a 24 anos. Nas gestantes, sua prevalência aproxima-se de 0,6% (Blatt, 2012). Na maioria das mulheres grávidas, a infecção é limitada ao trato genital inferior – colo do útero, uretra e glândulas periuretral e do vestíbulo. Salpingite aguda é rara na gravidez. Porém, as mulheres grávidas representam um número desproporcional de infecções gonocócicas disseminadas (Bleich, 2012).

As infecções gonocócicas podem ter efeitos nocivos em qualquer trimestre. A cervicite gonocócica não tratada está associada a abortamento séptico, bem como a infecção após abortamento voluntário (Burkman, 1976). Parto pré-termo, ruptura prematura de membranas, corioamnionite e infecção pós-parto são mais frequentes em mulheres com infecção gonocócica (Alger, 1988; Johnson, 2011).

A transmissão vertical da gonorreia é predominantemente decorrente de contato fetal com infecção vaginal durante o parto. A sequela predominante é a oftalmia neonatal gonocócica, que pode levar a cicatrizes da córnea, perfuração ocular e cegueira. As taxas de transmissão são altas e se aproximam de 40% (Laga, 1986). Consequentemente, conforme discutido no Capítulo 32 (p. 613), a profilaxia ocular é fornecida aos recém-nascidos (Mabry-Hernandez, 2010).

■ Rastreamento e tratamento

As gestantes que vivem em áreas de alta prevalência ou em risco de gonorreia devem ser submetidas a exames no primeiro trimestre. Fatores de risco incluem idade ≤ 25 anos; infecção gonocócica prévia; outras ISTs; prostituição; parceiros sexuais novos ou múltiplos; abuso de drogas; etnia negra, hispânica ou indígena americana ou nativa do Alasca; e uso inconsistente de preservativo

(American Academy of Pediatrics, 2017). Para mulheres cujo teste é positivo, rastreamento para sífilis, clamídia e HIV devem preceder o tratamento, se possível. A infecção gonocócica é um marcador de infecção concomitante por clamídia. Assim, se o teste de clamídia não estiver disponível, a terapia de clamídia presuntiva é dada às mulheres tratadas para gonorreia.

O rastreamento para gonorreia é feito por cultura ou testes de amplificação de ácido nucleico (NAAT). Os NAATs substituíram a cultura na maioria dos laboratórios há *kits* disponíveis para coleta específica na vagina, endocérvice ou urina. Destes, são preferidas amostras vaginais ou cervicais, pois a coleta de urina pode detectar até 10% menos infecções (Papp, 2014). Se usado, o jato inicial de urina, e não o jato médio, é coletado. Os NAATs também são recomendados para o diagnóstico de doença retal ou faríngea, mas os laboratórios participantes devem estar em conformidade com CLIA (Clinical Laboratory Improvement Amendments), com as modificações necessárias nos testes. A cultura também está disponível para esses locais anatômicos. Os testes rápidos para gonorreia, embora disponíveis, ainda não atingem a sensibilidade ou especificidade da cultura ou do NAAT e não foram rigorosamente estudados em mulheres grávidas (Herbst de Cortina, 2016).

O tratamento de gonorreia evoluiu durante a última década em virtude da capacidade de *N. gonorrhoeae* desenvolver rapidamente resistência antimicrobiana. O tratamento atual para a infecção gonocócica não complicada durante a gravidez é de 250 mg de ceftriaxona por via intramuscular mais 1 g de azitromicina por via oral (Workowski, 2015). Esta última é um fármaco que fornece um mecanismo de ação diferente contra *N. gonorrhoeae* e trata coinfecções por clamídia. As pacientes são instruídas a abster-se de relações sexuais por 7 dias após elas e seus parceiros sexuais terem completado o tratamento. Como esquema alternativo, uma dose oral única de 400 mg de cefixima mais 1 g de azitromicina deve ser reservada para situações que impedem o tratamento com ceftriaxona. No caso de alergia à cefalosporina, uma dose intramuscular de 240 mg de gentamicina pode ser associada a uma dose oral de 2 g de azitromicina. Recomenda-se a repetição do teste no terceiro trimestre para qualquer mulher tratada para gonorreia no primeiro trimestre e para qualquer mulher não infectada com alto risco de infecção gonocócica (American Academy of Pediatrics, 2017).

O tratamento é recomendado para contatos sexuais. O tratamento expedido, discutido na p. 1241, é uma opção menos desejável devido ao esquema injetável agora preferido.

■ Infecções gonocócicas disseminadas

A bacteriemia gonocócica pode causar infecções disseminadas, as quais se manifestam como lesões cutâneas tipo petéquias ou pústulas, artralgias ou artrite séptica. Para o tratamento da artrite séptica, o CDC recomenda ceftriaxona, 1 g por via intramuscular ou intravenosa (IV) a cada 24 horas, mais uma dose oral única de 1 g de azitromicina (Workowski, 2015). O tratamento é mantido por 24 a 48 horas após a melhora clínica, e então a terapia é modificada para um agente oral até completar 1 semana. O pronto reconhecimento e tratamento antimicrobiano geralmente levam a resultados favoráveis na gravidez (Bleich, 2012). A meningite e a endocardite raramente complicam a gravidez, mas elas podem ser fatais (Bataskov, 1991; Burgis, 2006). Para *endocardite* gonocócica, a ceftriaxona, 1 a 2 g IV a cada 12 horas, deve ser continuada por pelo menos 4 semanas e, para *meningite*, 10 a 14 dias. Uma dose oral única de 1 g de azitromicina também é fornecida para a coinfecção por clamídia (Workowski, 2015).

INFECÇÕES POR CLAMÍDIA

Chlamydia trachomatis é uma bactéria intracelular obrigatória que tem vários sorotipos, incluindo aqueles que causam linfogranuloma venéreo. As cepas mais encontradas são aquelas que se ligam apenas ao epitélio de células colunares ou de transição e causam infecção cervical. É a IST relatada mais comum nos Estados Unidos, e a taxa geral de infecção por clamídia entre as mulheres foi de 646 casos por 100.000 mulheres em 2015 (Centers for Disease Control and Prevention, 2016c).

A maioria das gestantes tem infecção assintomática, mas um terço apresenta síndrome uretral, uretrite ou infecção da glândula de Bartholin (Peipert, 2003). Cervicite mucopurulenta pode ser decorrente de infecção por clamídia ou por gonococo ou ambas. Outras infecções por clamídia que não são vistas com frequência na gravidez são endometrite, salpingite, artrite reativa e síndrome de Reiter.

O papel da infecção por clamídia nas complicações gestacionais permanece controverso. Poucos estudos relataram uma associação direta entre *C. trachomatis* e abortamento espontâneo, ao passo que a maioria não mostra correlação (Baud, 2011; Coste, 1991; Pauku, 1999). É discutido se a infecção cervical não tratada aumenta o risco de parto pré-termo, ruptura prematura de membranas, baixo peso ao nascer ou mortalidade perinatal (Andrews, 2000, 2006; Blas, 2007; Johnson, 2011; Moodley, 2017; Silva, 2011). A infecção por clamídia não foi associada a um risco aumentado de corioamnionite ou a infecção pélvica periparto (Berman, 1987; Gibbs, 1987). Contudo, a endometrite uterina pós-parto tardia foi descrita por Hoyme e colaboradores (1986). A síndrome, que se desenvolve 2 a 3 semanas após o parto, é distinta da endometrite pós-parto precoce. Ela é caracterizada por sangramento ou corrimento vaginal, febre baixa e sensibilidade uterina.

A infecção apresenta um risco maior para o recém-nascido do que para a mãe. A transmissão vertical leva à infecção em 8 a 44% dos recém-nascidos de parto vaginal de mulheres afetadas (Rosenman, 2003). Das infecções neonatais, a conjuntivite é a mais comum (Cap. 32, p. 613). A transmissão perinatal para recém-nascidos também pode causar pneumonia.

■ Rastreamento e tratamento

Atualmente, a U.S. Preventive Services Task Force (LeFevre, 2014), bem como a American Academy of Pediatrics e o American College of Obstetricians and Gynecologists (2017) recomendam o rastreamento de clamídia para todas as mulheres na primeira visita pré-natal. O College sugere ainda testar: no terceiro trimestre as mulheres tratadas no primeiro trimestre; todas as mulheres com idade ≤ 25 anos; e aquelas com idade ≥ 25 anos com fatores comportamentais que refletem os de mulheres em risco de gonorreia. Em uma revisão de infecções por clamídia repetidas entre mulheres, a taxa de reinfecção foi de 14%, e a maioria teve recidiva nos primeiros 8 a 10 meses (Hosenfeld, 2009).

O diagnóstico é feito predominantemente por cultura ou NAAT. As culturas são mais caras e menos precisas que os NAATs mais recentes (Greer, 2008). Das amostras para NAAT, as amostras vaginais ou cervicais são preferidas, pois a coleta de urina

TABELA 65-3 Tratamento oral das infecções por *Chlamydia trachomatis* durante a gravidez

Esquema	Fármaco e dosagem
Preferido	Azitromicina, 1 g, como uma dose única
Alternativos	Amoxicilina, 500 mg, 3×/dia, por 7 dias ou Eritromicina base, 500 mg, 4×/dia, por 7 dias ou Eritromicina etilsuccinato, 800 mg, 4×/dia, por 7 dias ou Eritromicina base, 250 mg, 4×/dia, por 14 dias ou Eritromicina etilsuccinato, 400 mg, 4×/dia, por 14 dias

Dados de Workowski, 2015.

pode detectar até 10% menos infecções (Papp, 2014; Wiesenfeld, 2017). Contudo, Roberts e colaboradores (2011) avaliaram o NAAT de amostras de urina comparado com secreções cervicais em mais de 2.000 mulheres grávidas e descobriram que eles são equivalentes. Como na gonorreia, o primeiro jato de urina é coletado.

Os esquemas atualmente recomendados para infecções por clamídia são mostrados na Tabela 65-3. O tratamento de primeira linha com azitromicina é seguro e efetivo na gravidez. As fluoroquinolonas e a doxiciclina são geralmente evitadas na gravidez, e o estolato de eritromicina é contraindicado por causa da hepatotoxicidade relacionada ao fármaco. O teste de clamídia é repetido 3 a 4 semanas após o término da terapia e novamente 3 meses após o tratamento. Em indivíduos de alto risco, recomenda-se novo rastreamento no terceiro trimestre (Workowski, 2015).

Tratamento expedido para o parceiro

Para evitar a transmissão de ISTs, as diretrizes para tratamento expedido para o parceiro (TEP) foram criadas pelo Centers for Disease Control and Prevention (2006a) e são endossadas pelo American College of Obstetricians and Gynecologists (2015). Com o TEP, é fornecida uma prescrição ao paciente diagnosticado para seu parceiro. É entregue pelo paciente ao parceiro sem avaliação médica do parceiro ou aconselhamento profissional. Idealmente, o TEP não substitui as estratégias tradicionais, como o encaminhamento de pacientes com o rastreamento de outras ISTs.

O TEP é aceitável para o tratamento de contatos sexuais com infecção por clamídia. À luz das novas diretrizes que recomendam ceftriaxona injetável, o TEP para gonorreia é menos desejável, a menos que o parceiro não procure tratamento (Centers for Disease Control and Prevention, 2016a). Menos dados estão disponíveis para avaliar essa estratégia para tricomoníase (Kissinger, 2006; Schwebke, 2010). O TEP não é recomendado para sífilis (Workowski, 2015).

Embora sancionado pelo CDC, o TEP não é legal em vários estados dos Estados Unidos. Além disso, o risco de processos judiciais no caso de resultados adversos pode ser elevado quando uma prática tem situação legal incerta ou está fora dos padrões de prática da sociedade formalmente aceitos (Centers for Disease Control and Prevention, 2006a). A condição legal do TEP em cada um dos 50 estados dos Estados Unidos pode ser encontrada em: http://www.cdc.gov/std/ept/legal/default.htm.

■ Linfogranuloma venéreo

Os sorotipos L_1, L_2 e L_3 de *C. trachomatis* causam *linfogranuloma venéreo (LGV)*. A infecção genital primária é transitória, raramente é reconhecida e não está ligada à transmissão vertical ao feto. Ela pode ser confundida com cancroide. Classicamente, a adenite inguinal complexa pode se desenvolver em ambos os lados do ligamento inguinal, dando origem ao "sinal do sulco". Às vezes, esses nodos podem supurar. Por fim, os linfáticos do trato genital inferior e os tecidos perirretais podem estar envolvidos. Aqui, esclerose e fibrose podem causar elefantíase da vulva e estreitamento retal grave. Também pode ocorrer formação de fístula envolvendo o reto, o períneo e a vulva.

Para tratamento durante a gravidez, eritromicina base, 500 mg via oral 4 vezes/dia, é administrada durante 21 dias (Workowsky, 2015). Em vez disso, alguns especialistas usam azitromicina oral, 1 g/semana por 21 dias, embora os dados sobre a eficácia sejam escassos.

VÍRUS DO HERPES SIMPLES

Esse vírus representa um risco desproporcionalmente maior para o recém-nascido do que para a mãe. Assim, estratégias na gravidez visam coibir taxas de transmissão vertical.

■ Doença do adulto

Dois tipos de vírus do herpes simples são distinguidos com base em diferenças imunológicas. No entanto, os dois vírus têm uma homologia significativa da sequência de DNA e, portanto, uma infecção prévia com um tipo atenua uma infecção primária com o outro. O HSV tipo 2 é encontrado quase exclusivamente no trato genital, sendo em geral transmitido por contato sexual. O tipo 1 é responsável pela maioria das infecções não genitais e geralmente é adquirido na infância. No entanto, mais da metade dos novos casos de herpes genital em adolescentes e adultos jovens são agora causados pela infecção pelo HSV-1 (Bernstein, 2013). Acredita-se que esse aumento na prevalência da doença genital do HSV-1 provenha de um aumento nas práticas sexuais genitais-orais. Outra explicação é que a aquisição do HSV-1 diminuiu na infância como resultado de melhores condições de vida e higiene (Bradley, 2014; Xu, 2007). Sem exposição prévia, isso torna os jovens sem anticorpos HSV-1 suscetíveis à aquisição *genital* de HSV-1 ou 2.

O vírus do herpes simples genital afeta cerca de 50 milhões de adolescentes e adultos (Workowski, 2015). A maioria das mulheres não tem conhecimento de sua infecção, mas a soroprevalência do HSV-2 entre mulheres brancas não hispânicas nos Estados Unidos foi de 15,3 entre 2007 e 2010 e entre mulheres negras foi de 53% (Fanfair, 2014; Schulte, 2014). Em um estudo com quase 16.000 mulheres grávidas de 2000 a 2010, a soroprevalência geral do HSV-2 foi de 16%, e do HSV-1, de 66% (Delaney, 2014). Gestantes soronegativas têm um risco de 4 a 5% de adquirir HSV-1 ou 2 durante a gravidez (Brown, 1997; Kulhanjian, 1992). Para aquelas que são soropositivas para o HSV-1, o risco de aquisição de HSV-2 se aproxima de 2% (Brown, 1997).

Manifestações clínicas

Uma vez transmitido por contato, o HSV-1 ou 2 replica-se no local de entrada. Após a infecção mucocutânea, o vírus se move de forma retrógrada ao longo dos nervos sensitivos. Ele, então, permanece latente nos nervos cranianos ou nos gânglios espinais dorsais, mas as recorrências são comuns. As infecções por HSV podem ser classificadas em três grupos.

Primeiro episódio de infecção primária descreve o caso em que o HSV-1 ou 2 é isolado de uma lesão na ausência de anticorpos HSV-1 ou 2 no soro. O período de incubação típico de 6 a 8 dias (variação de 1 a 26 dias) pode ser seguido por uma erupção papulosa com prurido ou formigamento, que depois se torna dolorosa e vesicular. Várias lesões vulvares e perineais podem ou não coalescer e depois ulcerar (Fig. 65-5). A adenopatia inguinal associada pode ser grave. Muitas mulheres não apresentam lesões típicas. Em vez disso, pode ser encontrada uma área desgastada ou dolorida ou pruriginosa. O envolvimento cervical é comum, mas pode não ser clinicamente aparente. Sintomas sistêmicos tipo influenza transitórios são comuns e presumivelmente causados por viremia. Alguns casos são graves o suficiente para requerer hospitalização. Hepatite, encefalite ou pneumonia podem se desenvolver de forma infrequente, e a doença disseminada é rara. Após 2 a 4 semanas, todos os sinais e sintomas de infecção desaparecem. Em vez desses sintomas clássicos, a porcentagem de infecções genitais primárias assintomáticas pelo HSV-2 pode chegar a 90% (Fanfair, 2013).

Primeiro episódio de infecção não primária é diagnosticado quando um tipo de HSV é isolado de uma lesão em uma mulher que tem apenas o anticorpo do outro tipo de HSV presente no soro. Em geral, em comparação com a infecção primária, as infecções não primárias são caracterizadas por menos lesões, menos dor, menos manifestações sistêmicas e menor duração das lesões e da excreção viral. Isso provavelmente ocorre devido a alguma imunidade dos anticorpos de reação cruzada, por exemplo, de infecção por HSV-1 adquirida na infância.

Recidiva da doença é caracterizada por isolamento do HSV-1 ou 2 do trato genital em mulheres com anticorpos do mesmo sorotipo. Durante o período de latência, no qual as partículas virais residem nos gânglios nervosos, a reativação é comum e mediada por meio de estímulos mal compreendidos. Essas lesões resultantes em geral são em número menor, são menos sensíveis e espalham vírus por um período mais curto do que aquelas de infecção primária. Tipicamente, elas recidivam nos mesmos locais. As recidivas de doenças genitais são mais frequentemente causadas pelo HSV-2 em comparação com o HSV-1. As recidivas são mais comuns no primeiro ano após a infecção inicial, e as taxas diminuem de forma lenta subsequentemente (Benedetti, 1999). As gestantes com uma história prévia conhecida de HSV genital geralmente apresentam recidivas (Sheffield, 2006).

Excreção viral assintomática é definida pela ausência de achados clínicos. Muitas mulheres infectadas excretam vírus de forma intermitente ao longo do tempo, e muitas transmissões de HSV para um parceiro ocorrem durante esses períodos de excreção viral assintomática.

■ Transmissão vertical

O vírus pode ser transmitido para o feto/recém-nascido por três vias: (1) periparto em 85%, (2) pós-natal em 10% ou (3) intrauterina em 5% (James, 2015). Conforme discutido no Capítulo 18 (p. 347), as evidências não sugerem uma ligação óbvia entre infecção pelo HSV e abortamento espontâneo (Zhou, 2015).

A *transmissão periparto* é, de longe, a via de infecção mais frequente, e o feto é exposto a vírus excretado no colo do útero ou trato genital inferior. O HSV-1 ou 2 invade o útero após ruptura de membranas ou é transmitido por contato no parto. O recém-nascido é o principal infectado, mas casos raros de endometrite materna foram descritos (Hollier, 1997; McGill, 2012). As manifestações neonatais variam. Primeiro, a infecção pode ser localizada na pele, nos olhos ou na boca – doença POB – em aproximadamente 40% dos casos. Segundo, a doença do sistema nervoso central com encefalite é vista em 30%. Por último, a doença disseminada com envolvimento de vários órgãos principais é encontrada em 32%. A infecção localizada geralmente é associada a um bom resultado. Por outro lado, mesmo com tratamento com aciclovir, a infecção disseminada tem uma taxa de mortalidade de cerca de 30% (Corey, 2009; Kimberlin, 2011). Dos sobreviventes de infecção cerebral ou disseminada, a morbidade grave do sistema nervoso central e de desenvolvimento é vista em 20 a 50%.

A taxa de infecção neonatal é de 0,5 a 1 por 10.000 nascimentos nos Estados Unidos (Flagg, 2011; Mahnert, 2007). Muitos recém-nascidos infectados nascem de mães sem história relatada de

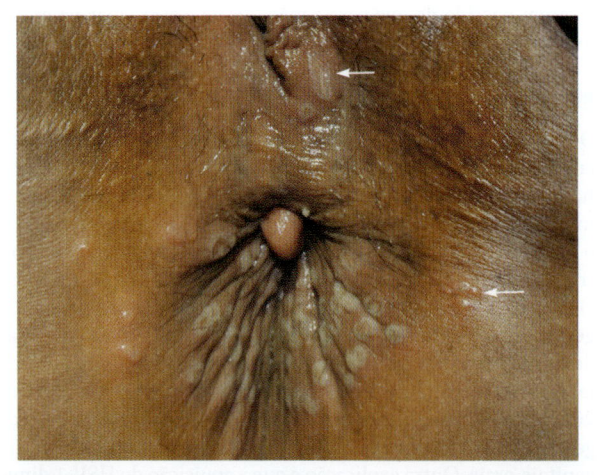

FIGURA 65-5 Primeiro episódio de infecção primária genital por herpes simples. Vesículas e lesões de "corte de faca" são indicadas por setas. Pequenas úlceras circundam o ânus. Lesões semelhantes geralmente podem ser vistas na vulva.

infecção por HSV (Gardella, 2010). O risco de infecção neonatal correlaciona-se com a presença de HSV no trato genital, o tipo de HSV, procedimentos obstétricos invasivos e estágio de infecção materna (Brown, 2005, 2007). Por exemplo, os recém-nascidos de mulheres que adquirem HSV genital próximo do momento do parto têm risco de infecção de 30 a 50%. Isso é atribuído a cargas virais mais altas e à falta de anticorpos protetores transplacentários (Brown, 1997, 2000). As mulheres com HSV recorrente têm menos de 1% de risco de infecção neonatal (Pasternak, 2010; Prober, 1987).

A *transmissão pós-parto* é incomum e transmitida ao recém-nascido por contato com uma mãe infectada, membro da família ou profissional de saúde. A apresentação clínica é similar à da transmissão periparto.

A *transmissão intrauterina* de HSV-1 ou HSV-2 é rara e faz parte do grupo de infecções TORCH (*t*oxoplasmose, *o*utras, *r*ubéola, *c*itomegalovírus, *h*erpes-vírus). A infecção intrauterina por HSV classicamente causa doenças que envolvem a pele (bolhas, cicatrizes), o sistema nervoso central (hidranencefalia, microcefalia, calcificação intracraniana) ou os olhos (coriorretinite, microftalmia) (Hutto, 1987). Ossos e vísceras podem estar envolvidos (Marquez, 2011). Se observados ultrassonograficamente, os achados devem levar ao teste sorológico viral, conforme descrito a seguir. A análise por PCR de uma amostra de amniocentese é outra ferramenta potencial (Diguet, 2006).

■ Diagnóstico

Várias organizações recomendam contra o rastreamento sorológico de rotina do HSV em grávidas assintomáticas (American College of Obstetricians and Gynecologists, 2016b; Workowski, 2015; US Preventive Services Task Force, 2016). No entanto, para aquelas com lesão clinicamente suspeita, um diagnóstico deve ser confirmado por testes laboratoriais. Os testes de HSV disponíveis são testes virológicos ou sorológicos de tipos específicos.

Os testes virológicos diretos podem ser realizados com uma amostra de lesão mucocutânea. A PCR ou a cultura da amostra são opções de teste. Os ensaios de PCR são mais sensíveis, os resultados geralmente estão disponíveis em 1 a 2 dias, e o manuseio da amostra é mais fácil. Por outro lado, para a cultura viral, a sensibilidade do isolamento do HSV é relativamente baixa, pois as lesões vesiculares ulceram e depois formam crostas. Além disso, às vezes os resultados não estão disponíveis por 7 a 14 dias (Strick, 2006). Independentemente do teste realizado, os tipos virais do HSV devem ser diferenciados (LeGoff, 2014). É importante ressaltar que um resultado negativo de cultura ou de PCR não exclui a infecção. Por outro lado, resultados falso-positivos são raros.

Estão disponíveis testes sorológicos para detectar anticorpos produzidos contra glicoproteínas específicas do HSV, G1 e G2. Essas proteínas evocam respostas de anticorpos específicos do tipo para infecção HSV-1 e HSV-2, respectivamente, e diferenciam os dois tipos com segurança. Os anticorpos IgG se desenvolvem 1 a 2 semanas após uma infecção primária e depois persistem. Isso permite a confirmação de infecção clínica e identificação de portadores assintomáticos. Os profissionais devem requisitar testes com base na glicoproteína G tipo-específica quando a sorologia está sendo feita. A sensibilidade se aproxima de 90 a 100%, e a especificidade é de 99 a 100% (Wald, 2002). A detecção do anticorpo IgG não é um teste útil.

■ Manejo

Em pacientes não grávidas, a terapia antiviral com aciclovir, valaciclovir ou fanciclovir é usada para tratar o herpes genital no primeiro episódio. As preparações orais ou parenterais atenuam a infecção clínica e a duração da excreção viral. A terapia supressora também foi administrada para limitar infecções recorrentes e reduzir a transmissão heterossexual (Corey, 2004).

Em mulheres grávidas, o aciclovir é seguro (Briggs, 2015). Ao longo de 1999, os fabricantes de aciclovir e valaciclovir mantiveram um registro dos resultados após a exposição a esses medicamentos durante a gravidez. Mais de 700 neonatos expostos durante o primeiro trimestre foram avaliados, e não foram encontrados quaisquer efeitos adversos atribuíveis ao aciclovir (Stone, 2004). Nesse momento, não há dados suficientes sobre a exposição ao fanciclovir, embora um registro de gravidez esteja sendo construído.

As mulheres com uma exacerbação primária durante a gravidez podem receber terapia antiviral para diminuir a duração e atenuar os sintomas e a excreção viral (Tab. 65-4). As mulheres com coinfecção pelo HIV podem requerer um período de tratamento mais longo. Aquelas com HSV grave ou disseminado recebem aciclovir IV, 5 a 10 mg/kg a cada 8 horas durante 2 a 7 dias, até a melhora clínica ser observada. Após, institui-se terapia antiviral oral até completar pelo menos 10 dias de terapia total (Workowski, 2015). Para desconforto intenso, analgésicos orais e anestésicos tópicos podem fornecer algum alívio, e a retenção urinária comórbida é tratada com uma sonda vesical de demora.

Para infecções recorrentes pelo HSV durante a gravidez, o tratamento antiviral é fornecido principalmente para alívio dos sintomas (ver Tab. 65-4). Embora incomum, a resistência ao aciclovir foi relatada, predominantemente com HSV-2 e em pacientes imunocomprometidos (Andrei, 2013).

Durante a gravidez, a amniocentese, a amostra percutânea de sangue do cordão umbilical ou a amostra de vilosidade coriônica transabdominal podem ser realizadas mesmo com lesões genitais ativas. Com lesões ativas, no entanto, o monitoramento eletrônico interno durante o trabalho de parto não é recomendado. Pode ser melhor adiar os procedimentos transcervicais até a resolução das lesões (American College of Obstetricians and Gynecologists, 2016b).

■ Profilaxia para excreção viral periparto

Para diminuir os riscos de transmissão vertical, a cesariana é indicada para mulheres com lesões genitais ativas ou sintomas prodrômicos (American College of Obstetricians and Gynecologists, 2016b). Vários estudos mostraram que a supressão com aciclovir ou valaciclovir, iniciada com 36 semanas de gestação por gestantes com recorrências durante a gravidez, reduz o número de surtos de HSV a termo. O objetivo é diminuir a necessidade de cesariana (Hollier, 2008). Essa terapia supressora também diminui a excreção viral (Scott, 2002; Sheffield, 2006; Watts, 2003). Uma revisão sistemática avaliou a profilaxia do aciclovir administrada a partir de 36 semanas até o parto em mulheres com recorrência de HSV durante a gravidez. Sheffield e colaboradores (2003) descobriram que a terapia de supressão estava associada a taxas significativamente mais baixas de recidiva de HSV clínico, cesarianas por recidivas de HSV, detecção de HSV total e excreção assintomática. Estudos subsequentes utilizando supressão de valaciclovir mostraram resultados similares (Andrews, 2006;

TABELA 65-4 Medicações antivirais orais para infecção por herpes-vírus na gravidez[a]

Indicação	Recomendação
Infecção primária ou primeiro episódio	Aciclovir, 400 mg, 3×/dia, por 7-10 dias **ou** Valaciclovir, 1 g, 2×/dia, por 7-10 dias
Infecção recorrente sintomática (terapia episódica)	Aciclovir, 400 mg, 3×/dia, por 5 dias **ou** Aciclovir, 800 mg, 2×/dia, por 5 dias **ou** Aciclovir, 800 mg, 3×/dia, por 2 dias **ou** Valaciclovir, 500 mg, 2×/dia, por 3 dias **ou** Valaciclovir, 1 g, 1×/dia, por 5 dias
Supressão diária	Aciclovir, 400 mg, 3×/dia, de 36 semanas até o parto **ou** Valaciclovir, 500 mg, 2×/dia, de 36 semanas até o parto

[a]Fanciclovir não é preferido durante a gravidez por haver menos dados sobre a segurança.
Dados de Workowski, 2015.

Sheffield, 2006). Por causa desses estudos, o American College of Obstetricians and Gynecologists (2016b) recomenda terapia viral com 36 semanas ou após para mulheres que tenham tido infecção primária por herpes genital ou herpes genital recidivante ativo durante a gravidez. Não está explicado se a supressão é necessária para mulheres com surtos anteriores, mas não durante a gravidez. Notavelmente, apesar da supressão antiviral materna, foram relatados vários casos de infecção pelo herpes neonatal atípica (Pinninti, 2012).

Na apresentação para o parto, a mulher com história de HSV deve ser questionada sobre sintomas prodrômicos, como queimação ou prurido vulvar. Um exame cuidadoso da vulva, vagina e colo do útero é realizado, e mulheres sem lesões genitais podem prosseguir com o trabalho de parto e parto. O uso de um eletrodo no couro cabeludo fetal pode aumentar o risco de transmissão. Porém, a colocação do eletrodo é razoável, se necessário, na ausência de lesões ativas (American College of Obstetricians and Gynecologists, 2016b).

Para lesões suspeitas, deve-se fazer cultura ou testes por PCR. A cesariana é indicada para mulheres com lesões genitais ou sintomas prodrômicos. Ela não é recomendada para mulheres com história de infecção por HSV, mas sem doença genital ativa no momento do parto. Além disso, uma lesão ativa em uma área não genital não é uma indicação para cesariana. Em vez disso, um curativo oclusivo é colocado e o parto vaginal é permitido.

Com membranas rompidas pré-termo, nenhuma evidência sugere que lesões externas causem infecção fetal ascendente. Major e colaboradores (2003) descreveram a conduta expectante no caso de ruptura prematura de membranas pré-termo em 29 mulheres com idade gestacional < 31 semanas. Não houve casos de HSV neonatal, e o risco máximo de infecção foi calculado em 10%. Recomenda-se tratamento antiviral. Para mulheres com uma recidiva clínica no parto, não há uma duração absoluta de ruptura de membranas além da qual o feto não se beneficiaria da cesariana (American College of Obstetricians and Gynecologists, 2016d).

As mulheres com HSV ativo podem amamentar se não houver lesões ativas na mama. Aconselha-se lavar bem as mãos. O valaciclovir e o aciclovir podem ser usados para lesões maternas sintomáticas durante a amamentação, visto que as concentrações de fármaco no leite materno são baixas. Um estudo relatou uma concentração de aciclovir de apenas 2% daquela usada para dose terapêutica do neonato (Sheffield, 2002a).

CANCROIDE

Haemophilus ducreyi pode causar úlceras genitais dolorosas e não endurecidas, denominadas cancros moles. Às vezes, eles são acompanhados por linfadenopatia inguinal supurativa dolorosa. Embora comum em alguns países em desenvolvimento, apenas 11 casos foram relatados nos Estados Unidos em 2015 (Centers for Disease Control and Prevention, 2016c). Os meios de cultura adequados não estão amplamente acessíveis, e ainda não está disponível nenhum teste de PCR aprovado pela Food and Drug Administration (FDA). Em vez disso, úlceras genitais dolorosas e rastreamento negativo para sífilis ou HSV levam a um diagnóstico presuntivo. O tratamento na gravidez é azitromicina, 1 g, via oral, em dose única; eritromicina base, 500 mg, via oral, 3 vezes ao dia, por 7 dias; ou ceftriaxona, 250 mg, em dose única intramuscular (Workowski, 2015).

PAPILOMAVÍRUS HUMANO

Esta é uma IST comum, e mais de 40 tipos infectam o trato genital. Nos Estados Unidos, de 2005 a 2006, a prevalência geral de HPV foi de 40% em mulheres de 14 a 59 anos (Liu, 2016). A prevalência é mais alta em mulheres mais jovens, e parte dessa soroprevalência agora reflete a vacinação contra o HPV nessa faixa etária (Brouwer, 2015). A maioria das mulheres em idade reprodutiva torna-se infectada dentro de poucos anos após se tornarem sexualmente ativas, e a maioria das infecções são assintomáticas e transitórias. Tipos de alto risco são aqueles com maior potencial oncogênico. Desses, os tipos 16 e 18 do HPV estão frequentemente associados à displasia (Cap. 63, p. 1193). As verrugas genitais externas mucocutâneas denominadas condiloma acuminado são geralmente causadas pelos tipos 6 e 11.

Por motivos desconhecidos, as verrugas genitais muitas vezes aumentam em número e tamanho durante a gravidez. Essas lesões às vezes podem crescer até encher a vagina ou cobrir o períneo, tornando difícil o parto vaginal ou a episiotomia. A infecção materna pelo HPV não parece estar relacionada ao trabalho de parto pré-termo (Subramaniam, 2016).

■ Tratamento do condiloma acuminado

A erradicação das verrugas genitais durante a gravidez geralmente não é necessária, a menos que sejam sintomáticas. A terapia é direcionada para eliminar verrugas sintomáticas e ainda minimizar a toxicidade do tratamento para a mãe e o feto. Vários agentes estão disponíveis, mas nenhuma evidência definitiva apoia a superioridade um do outro (Workowski, 2015). A resposta ao tratamento durante a gravidez pode ser incompleta, mas as lesões frequentemente melhoram ou regridem rapidamente após o parto.

Ácido tricloroacético ou bicloroacético, solução de 80 a 90%, aplicado topicamente 1 vez por semana é um regime efetivo para verrugas externas. Alguns preferem *crioterapia, ablação a laser* ou *excisão cirúrgica*. Os agentes não recomendados na gravidez devido a preocupações de segurança materna e fetal incluem resina de podofilina, podofilox, solução ou gel, imiquimode creme e sinecatequinas.

Há três vacinas disponíveis para prevenção em longo prazo. Gardasil (HPV4) é uma vacina tetravalente contra o HPV tipos 6, 11, 16 e 18. Ela está sendo substituída pela Gardasil 9 (HPV9) uma vacina nonavalente que protege contra todos os tipos no HPV4 mais os tipos 31, 33, 45, 52 e 58. O Cervarix (HPV2) é uma vacina bivalente contra os HPVs 16 e 18. Uma dessas vacinas é selecionada e administrada como uma série de três doses em um esquema de 0, 1-2 e 6 meses para as pessoas de 15 a 26 anos. Um esquema de duas doses, administrado em 0 e novamente em 6 a 12 meses, agora é recomendado para meninas de 9 a 14 anos (Meites, 2016). As vacinas são fabricadas para mulheres de 9 a 26 anos, e a idade-alvo é de 11 a 12 anos. As vacinas não são recomendadas para gestantes; contudo, exposições inadvertidas ocorrem. Não há resultados adversos na gravidez associados às vacinas (Moreira, 2016; Panagiotou, 2015; Vichnin, 2015). Se for descoberta a gravidez em uma mulher após iniciar a série de vacinas, as doses restantes são postergadas até depois do parto (American College of Obstetricians and Gynecologists, 2017a). As mulheres que estão amamentando podem receber a vacina.

■ Infecção neonatal

As taxas de transmissão vertical do HPV para o recém-nascido são mínimas. A papilomatose respiratória recorrente de início juvenil (PRRij) é uma neoplasia benigna rara da laringe. Ela pode causar rouquidão e disfunção respiratória em crianças e é mais frequentemente causada pelo HPV tipos 6 ou 11. Os riscos de infecção são infecção genital materna pelo HPV e trabalhos de parto mais longos (Niyibizi, 2014). Muitos recém-nascidos provavelmente estão expostos ao HPV, mas poucos desenvolvem PRRij (Silverberg, 2003; Smith, 2004; Tenti, 1999). Por exemplo, a incidência nacional de PRRij em 2006 nos Estados Unidos variou de 0,5 a 1 por 100.000 crianças (Marsico, 2014).

O benefício de cesariana para diminuir o risco de transmissão é desconhecido e, portanto, hoje ela não é recomendada exclusivamente para prevenir transmissão por HPV (Workowski, 2015). A vacinação contra o HPV pode diminuir as taxas de PRRij no futuro (Matys, 2012).

VAGINITE

As gestantes frequentemente tem aumento do corrimento vaginal. Pode ser um corrimento fisiológico, como descrito no Capítulo 4 (p. 51), mas deve ser diferenciado da vaginite sintomática, que também é comum na gravidez. Felizmente, a vaginite é prevenida em parte pela flora vaginal normal. Para esclarecer esse assunto, estudos da composição e função da microbiota vaginal normal estão sendo realizados atualmente com o Vaginal Human Microbiome Project (Huang, 2014).

■ Vaginose bacteriana

Diagnóstico

Diferente de infecção no sentido comum, a vaginose bacteriana (VB) é uma má distribuição da flora vaginal normal. Com a VB, o número de lactobacilos diminui e as espécies de bactérias anaeróbias são super-representadas. Esses anaeróbios incluem as espécies de *Gardnerella, Prevotella, Mobiluncus* e *Bacteroides*; *Atopobium vaginae*; e bactérias associadas à VB, denominadas provisoriamente BVAB1, BVAB2 e BVAB3. Esses últimos três são bactérias recém-reconhecidas encontradas em mulheres com VB (Fredricks, 2005).

As técnicas de sequenciamento de genes de RNA ribossômico molecular têm ajudado bastante esse entendimento da flora vaginal, também chamada *microbiota vaginal*. Existem cinco tipos de microbiota vaginal, denominados *tipos de estados comunitários (CSTs)*. Uma mulher pode ser categorizada em um desses cinco CSTs com base em sua composição de microbiota vaginal (Ravel, 2011). Os pesquisadores começaram a quantificar o risco de VB por esses grupos de CST. Especificamente, os CSTs I, II, III e V são ricos em lactobacilos. Por outro lado, a CST IV é uma microbiota heterogênea de anaeróbios estritos e está associada à VB. Os CSTs variam com raça, e o CST IV também é o mais comum em mulheres negras assintomáticas e saudáveis (Fettweis, 2014). As alterações relacionadas à gravidez na microbiota vaginal também estão sendo definidas e podem ser importantes para resultados adversos da gravidez relacionados à VB, discutidos posteriormente (Romero, 2014).

Das mulheres em idade fértil nos Estados Unidos, quase 30% têm VB. Nas mulheres negras, a prevalência aproxima-se de 50% (Allsworth, 2007). A maioria das mulheres é assintomática, mas um corrimento vaginal fino e de odor fétido é uma queixa típica. Os fatores de risco associados são ducha, múltiplos parceiros, tabagismo e imunidade alterada do hospedeiro (Desseauve, 2012; Koumans, 2007; Murphy, 2016).

Para o diagnóstico clínico da VB, três dos quatro critérios a seguir estão presentes: (1) pH vaginal > 4,5; (2) um corrimento vaginal fino, leitoso e não inflamatório; (3) > 20% de *clue cells* vistas microscopicamente; e (4) um odor de peixe após adição de 10% de hidróxido de potássio a amostras de secreção vaginal (Amsel, 1983). O último é descrito como um "teste de odor" positivo. Da mesma forma, a alcalinidade do líquido seminal e do sangue é responsável por queixas de odor desagradável após a relação sexual e com a menstruação em mulheres afetadas. As *clue cells* são células epiteliais vaginais contendo muitas bactérias aderidas, que criam uma borda celular pontilhada mal definida (Fig. 65-6). O pH vaginal mais alto resulta da diminuição da produção de ácido pelos lactobacilos. Da mesma forma, a infecção por *Trichomonas vaginalis* também está associada a crescimento anaeróbio e aminas elaboradas resultantes. Assim, as mulheres diagnosticadas com VB não devem ter evidências microscópicas de tricomoníase (ver Fig. 65-6)

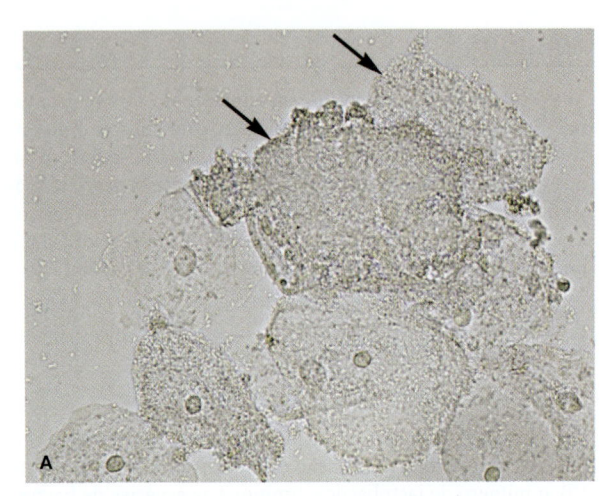

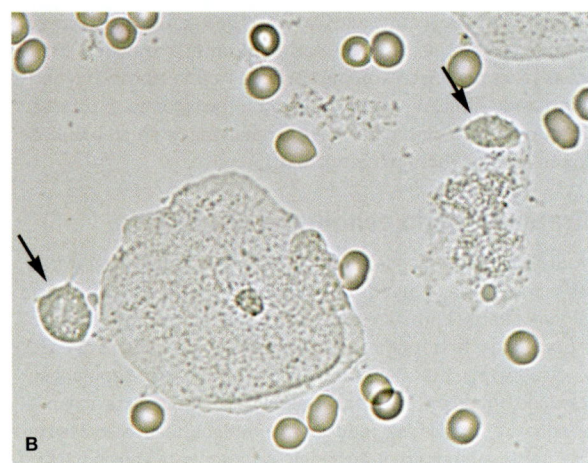

FIGURA 65-6 A. Vaginose bacteriana. A microscopia revela várias células escamosas com muitas bactérias. As *clue cells* são cobertas na medida em que as bordas das células são borradas e os núcleos não são visíveis (*setas*). **B.** Tricomonas (*setas*). (Reproduzida, com permissão, de McCord E, Rahn DD, Hoffman BL: Gynecologic infection. In Hoffman BL, Schorge JO, Bradshaw KD, et al (eds): Williams Gynecology, 3rd ed. New York, McGraw Hill Education, 2016. Fotos cedidas por: Lauri Campagna e Mercedes Pineda, WHNP.)

O escore de Nugent, usado principalmente em pesquisas e não na prática clínica, é um sistema empregado para o diagnóstico de VB (Nugent, 1991). Durante o exame microscópico de um esfregaço de corrimento vaginal corado com Gram, as pontuações são calculadas avaliando a coloração e morfologia das bactérias.

Tratamento

Alguns resultados adversos relacionados com a gravidez associados à VB são parto pré-termo, ruptura prematura das membranas e endometrite pós-parto (Hillier, 1995; Leitich, 2003; Watts, 1990). Também está aumentada a suscetibilidade a ISTs, incluindo o HIV (Atashili, 2008; Brotman, 2010). Para mulheres com baixo risco de parto pré-termo, no entanto, o tratamento da VB não reduz essas taxas (Brocklehurst, 2013; Carey, 2000). Para mulheres de alto risco, as evidências são conflitantes. Atualmente, o American College of Obstetricians and Gynecologists (2016c), o CDC e o U.S College of Obstetricians and Gynecologists não recomendam o rastreamento rotineiro de grávidas assintomáticas para VB – com risco alto ou baixo de parto pré-termo – para evitar o parto pré-termo (Nygren, 2008; Workowski, 2015).

O tratamento é reservado para mulheres sintomáticas. Os medicamentos preferidos são o metronidazol, 500 mg, via oral, 2 vezes ao dia, por 7 dias; gel de metronidazol a 0,75%, um aplicador intravaginal diariamente por 5 dias; ou creme de clindamicina a 2%, um aplicador intravaginal à noite por 7 dias. As alternativas são clindamicina, 300 mg, via oral, 2 vezes ao dia, por 7 dias, ou óvulos de 100 mg de clindamicina colocados intravaginalmente à noite por 3 dias (Workowski, 2015). Ainda se debate se a VB é uma IST. Porém, o tratamento do parceiro masculino não parece diminuir as taxas de recorrência (Amaya-Guio, 2016).

■ Tricomoníase

Diagnóstico

A vaginite causada por *Trichomonas vaginalis* é comum, e sua prevalência nos Estados Unidos se aproxima de 3% em mulheres não grávidas e grávidas (Allsworth, 2009; Satterwhite, 2013). A prevalência é mais alta naquelas com mais de 30 anos em comparação com as mulheres mais jovens. Os riscos incluem etnia negra, uso de ducha e maior número de parceiros sexuais ao longo da vida (Sutton, 2007). Entre as mulheres, os locais frequentes de infecção incluem uretra, endocérvice e vagina. A vaginite sintomática é caracterizada por secreção purulenta amarela, prurido, eritema vulvovaginal e colpite macular, que geralmente é chamada de "colo em morango" e reflete uma ectocérvice maculoeritematosa e irregular (Wølner-Hanssen, 1989).

As tricomonas são microrganismos móveis, flagelados e em formato de pera, um pouco maiores que os leucócitos. Esses parasitas podem ser facilmente vistos microscopicamente se movendo rapidamente em uma amostra misturada em uma lâmina com solução salina. A inspeção imediata das secreções vaginais é vantajosa porque as tricomonas diminuem com o resfriamento. Às vezes, *T. vaginalis* pode ser encontrado incidentalmente em uma lâmina de teste de Papanicolau. Ambos esses testes microscópicos com lâmina têm baixa sensibilidade diagnóstica, que se aproxima de apenas 60% (Krieger, 1988; Wiese, 2000). Além disso, testes de Papanicolau podem produzir resultados falso-positivos. Assim, os achados da tricomona no teste de Papanicolau justificam a microscopia de preparação a fresco ou outra confirmação de diagnóstico (American College of Obstetricians and Gynecologists, 2017c). Quanto a outros testes, a cultura é cara, prolongada, e as sensibilidades são de 75 a 95% (Association of Public Health Laboratories, 2016; Huppert, 2007). A análise NAAT de laboratório de uma amostra vaginal, endocervical ou de urina está disponível, é concluída em minutos a horas e oferece sensibilidade superior de 95 a 100% (Schwebke, 2011; Van Der Pol, 2014). O teste rápido também está disponível, mas pode sacrificar a sensibilidade pela velocidade. O OSOM Trichomonas Rapid Test fornece resultados em 10 minutos, é adequado para uso em consultório e tem sensibilidades de 88 a 98% (Herbst de Cortina, 2016).

Tratamento

O metronidazol, administrado por via oral em dose única de 2 g, é eficaz para erradicar *T. vaginalis*. Para aquelas com infecção pelo HIV, o tratamento com metronidazol, 500 mg via oral 2 vezes ao dia por 7 dias, melhora a eficácia. Em virtude da alta taxa de reinfecção entre mulheres tratadas para tricomoníase, recomenda-se um novo teste para *T. vaginalis* em todas as mulheres sexualmente ativas dentro de 3 meses após o tratamento inicial (Workowski, 2015).

O metronidazol, um medicamento da categoria B da FDA, não é teratogênico ou fetotóxico, mas mostrou certa tumorigenicidade em estudos com animais (Briggs, 2015; Czeizel, 1998). Por esse motivo, o fabricante não recomenda seu uso durante o primeiro trimestre (Pfizer, 2016). Menos dados estão disponíveis para o tinidazol, que é um medicamento de categoria C; portanto, o metronidazol é preferido. O metronidazol e o tinidazol têm estruturas químicas semelhantes, e aqueles alérgicos ao metronidazol também podem reagir ao tinidazol. Para pacientes alérgicos, a dessensibilização ao metronidazol é efetiva, e um esquema é descrito no estudo de Helms e colaboradores (2008). Com a amamentação pós-parto, as mamadas são adiadas por 24 horas após a última dose oral de metronidazol por orientação do fabricante. Para o tinidazol, a postergação é de 72 horas.

A transmissão perinatal da tricomoníase por contato direto no canal do parto é rara, mas pode levar à infecção respiratória ou genital neonatal (Bruins, 2013; Trintis, 2010). Alguns estudos associaram infecção por tricomonas ao parto pré-termo. Alguns outros estudos implicam essa infecção com ruptura prematura de membranas e recém-nascidos pequenos para a idade gestacional (Silver, 2014). No entanto, o tratamento não reduziu as taxas de nascimentos pré-termo em um estudo randomizado por Klebanoff e colaboradores (2001). Além disso, neste estudo, mas não no de Mann e colaboradores (2009), o tratamento para tricomoníase foi associado a uma maior taxa de nascimentos pré-termo.

Em suma, o tratamento para mulheres sintomáticas é razoável e foi descrito anteriormente. Para a maioria das mulheres assintomáticas durante a gravidez, o rastreamento não é recomendado. No entanto, para mulheres grávidas com infecção pelo HIV, incentivamos o rastreamento na primeira consulta pré-natal e o tratamento imediato. Isso ocorre porque a infecção por *T. vaginalis* em mulheres grávidas com HIV pode ser um fator de risco para a transmissão vertical do HIV (Gumbo, 2010; Workowski, 2015).

■ Candidíase

Candida albicans ou outras espécies de *Candida* podem ser identificadas por cultura da vagina durante a gravidez em cerca de 20% das mulheres. Uma ligação entre candidíase e parto pré-termo não é robusta (Cotch, 1998; Kiss, 2004; Roberts, 2015). Assim, a colonização assintomática não requer tratamento. O microrganismo, no entanto, pode criar uma secreção extremamente profusa e irritante.

Para os sintomas, o tratamento eficaz é um supositório vaginal de miconazol de 100 mg ou creme de butoconazol a 2%, clotrimazol a 1%, miconazol a 2% ou terconazol a 0,4%; qualquer um desses é usado diariamente por 7 dias. Um esquema mais curto de 3 dias é creme de clotrimazol a 2%, miconazol a 4% ou tioconazol a 0,8%, ou o supositório diário de miconazol de 200 mg ou de terconazol de 80 mg (Workowski, 2015). Em algumas mulheres, a infecção provavelmente recorre e requer tratamento repetido durante a gravidez. Nesses casos, em geral a infecção sintomática diminui após a gravidez (Sobel, 2007). Para o tratamento, o American College of Obstetricians and Gynecologists (2017c) e o CDC recomendam azóis tópicos em vez de orais para sintomas. Como discutido em mais detalhes no Capítulo 12 (p. 241), o fluconazol oral geralmente não é considerado teratogênico, mas em 2016 a FDA lançou um alerta de segurança sobre um possível vínculo com abortamento espontâneo (Mølgaard-Nielsen, 2016).

VÍRUS DA IMUNODEFICIÊNCIA HUMANA

■ Etiopatogênese e epidemiologia

Os agentes causadores da síndrome da imunodeficiência adquirida (Aids) são os retrovírus de RNA chamados *vírus da imunodeficiência humana*, *HIV-1* e *HIV-2*. A maioria dos casos no mundo todo é causada por infecção por HIV-1. A relação sexual é o principal modo de transmissão. O vírus também é transmitido pelo sangue, e as mães infectadas podem infectar seus fetos durante o trabalho de parto e o parto ou pelo leite materno. O determinante primário da transmissão é a carga viral de HIV-1 no plasma.

Para transmissão sexual, o envelope viral do HIV se liga às células dendríticas da mucosa. Essas células então apresentam a partícula viral para linfócitos T específicos. Estes linfócitos são definidos fenotipicamente pelos seus antígenos de glicoproteína de superfície de *grupo de diferenciação 4 (CD4)*. O local do CD4 serve como receptor para o vírus. Uma vez infectados, os linfócitos T CD4 podem morrer, e o denominador comum da doença clínica com Aids é a imunossupressão profunda que dá origem a uma variedade de infecções oportunistas e neoplasias.

Nos Estados Unidos, o CDC (2016c) estimou que mais de 1,2 milhão de indivíduos estavam infectados em 2013, e novos casos totalizaram mais de 39.000. Aproximadamente 8.500 mulheres com HIV dão à luz anualmente nos Estados Unidos. No entanto, o número estimado de casos de HIV adquiridos perinatalmente diminuiu expressivamente, e a taxa de transmissão perinatal em 2013 foi de 1,8% (Centers for Disease Control and Prevention, 2016b, 2017). Isso se deve principalmente à implementação do teste de HIV pré-natal e à terapia antirretroviral (TARV) para a mulher e, então, para o seu recém-nascido.

■ Manifestações clínicas

O período de incubação a partir da exposição à doença clínica é em média de 3 a 6 semanas. A infecção aguda pelo HIV é similar a muitas outras síndromes virais e geralmente dura menos de 10 dias. Os sintomas comuns, se houver, incluem febre, fadiga, exantema, cefaleia, linfadenopatia, faringite, mialgias, náuseas e diarreia. Após os sintomas diminuírem, o nível de viremia normalmente diminui até um valor definido, e as pacientes com a carga viral mais alta nesse momento progridem mais rapidamente para Aids e morte (Fauci, 2007). De acordo com o CDC, a Aids é definida por uma contagem de células T CD4 < 200 células/µL, por células T CD4 compreendendo < 14% de todos os linfócitos ou uma das várias doenças definidoras de Aids (Schneider, 2008; Selik, 2014). A via de infecção, a patogenicidade da cepa viral infectante, o inóculo viral inicial e o estado imunológico do hospedeiro afetam a rapidez da progressão.

■ Rastreamento de HIV no pré-natal

O CDC (2006b) e o American College of Obstetricians and Gynecologists (2016e) recomendam o rastreamento pré-natal do HIV usando uma *abordagem opt-out*, que significa que a mulher é notificada de que o teste de HIV está incluído em um grupo abrangente de testes pré-natais, mas que o teste pode ser recusado. As mulheres recebem informações sobre o HIV, mas não são solicitadas a assinar um consentimento específico. Por meio do uso dessas estratégias de exclusão opcional, as taxas de teste de HIV aumentaram. As leis estaduais americanas específicas sobre rastreamento variam e podem ser encontradas em: www.cdc.gov/hiv/policies/law/states/testing.html.

A repetição do teste durante o terceiro trimestre, de preferência antes de 36 semanas de gestação, é *considerada* para todas as mulheres grávidas. O novo teste é *recomendado* para pessoas em risco de adquirir o HIV ou para mulheres em áreas de alto risco, especificamente aquelas com taxas de infecção pelo HIV de 1 por 1.000 mulheres grávidas examinadas (Workowski, 2015). Os fatores de risco incluem uso de drogas injetáveis, prostituição, um parceiro sexual infectado ou com suspeita de infecção pelo HIV, múltiplos parceiros sexuais ou um diagnóstico de outra IST (American College of Obstetricians and Gynecologists, 2016e).

O teste de rastreamento laboratorial inicial para o HIV é um imunoensaio de combinação antígeno/anticorpo que detecta anticorpos contra o HIV-1 e HIV-2 e detecta o antígeno p24 do HIV-1 (Centers for Disease Control and Prevention, 2014). O anticorpo pode ser detectado em muitos pacientes dentro de 1 mês da infecção e, assim, o soroteste de anticorpo pode não excluir a infecção inicial. Em vez disso, na infecção primária aguda pelo HIV, a identificação do antígeno do *core* p24 viral ou do RNA viral é possível. Não é necessário mais nenhum teste para amostras negativas no imunoensaio inicial, a menos que uma exposição conhecida ao HIV tenha ocorrido.

Conforme mostrado na Figura 65-7, as amostras com um resultado do imunoensaio da combinação antígeno/anticorpo "reativo" (ou seja, positivo) devem ser testadas com um imunoensaio de anticorpo que diferencie os anticorpos anti-HIV-1 dos anticorpos anti-HIV-2. O imunoensaio de diferenciação de anticorpos contra HIV-1/HIV-2 tem resultado positivo ou negativo para anticorpos anti-HIV-1, para anticorpos anti-HIV-2 ou para anticorpos anti-HIV, não diferenciado. Se esses dois imunoensaios seriados são discordantes, é realizado um NAAT do HIV-1 – teste qualitativo ou quantitativo de RNA do HIV (Centers for Disease Control and Prevention, 2014).

As mulheres com estado de HIV não documentado no momento do parto devem realizar um teste de rastreamento de antígeno/anticorpo de HIV de quarta geração em uma amostra de sangue. Um resultado negativo do teste de rastreamento não precisa ser confirmado. No entanto, nos casos de exposição recente ao HIV, são consideradas as intervenções periparto para reduzir a transmissão perinatal, apesar do teste negativo para o HIV. Recomenda-se repetir o teste em um intervalo de tempo para excluir uma infecção muito precoce não identificada no rastreamento inicial. Com um resultado positivo no teste de quarta geração do HIV, são iniciadas intervenções periparto e neonatal para reduzir a transmissão perinatal. Elas incluem evitar a amamentação, embora o leite materno possa ser armazenado até que os resultados dos testes confirmatórios estejam disponíveis. As intervenções podem ser descontinuadas se o teste confirmatório for negativo. Para confirmar um resultado positivo de qualquer teste inicial de HIV, o algoritmo de teste de laboratório na Figura 65-7 deve ser usado, iniciando com o imunoensaio de combinação antígeno/anticorpo.

■ Transmissão vertical

A carga viral e as taxas de infecção neonatal estão diretamente relacionadas. Em uma coorte, a infecção neonatal foi de 1% com < 400 cópias/mL e de 23% quando os níveis de RNA viral materno eram > 30.000 cópias/mL (Cooper, 2002). Entre 2.615 crianças nascidas de mães em uso de TARV antes da concepção e durante a gravidez, não houve casos de transmissão vertical com cargas virais maternas < 50 cópias/mL no momento do parto (Mandelbrot, 2015). A transmissão da infecção pelo HIV, no entanto, foi observada em todos os níveis de RNA do HIV, incluindo aqueles que não eram detectáveis pelos testes atuais. A transmissão transplacentária de HIV pode ocorrer precocemente, e o vírus também foi identificado em amostras de aborto eletivo (Lewis, 1990). Kourtis e colaboradores (2001) estimaram que 20% das transmissões verticais ocorrem antes de 36 semanas de gestação, 50% com dias antes do parto e 30% intraparto. Os índices de transmissão pela amamentação podem ser de até 30 a 40% e estão associados à carga viral de HIV aumentada (Kourtis, 2006, 2007; Slyker, 2012). Em não grávidas, as ISTs concomitantes e a transmissão horizontal do HIV estão associadas. As evidências também indicam que as taxas de transmissão vertical podem ser aumentadas por ISTs comórbidas (Schulte, 2001; Watts, 2012).

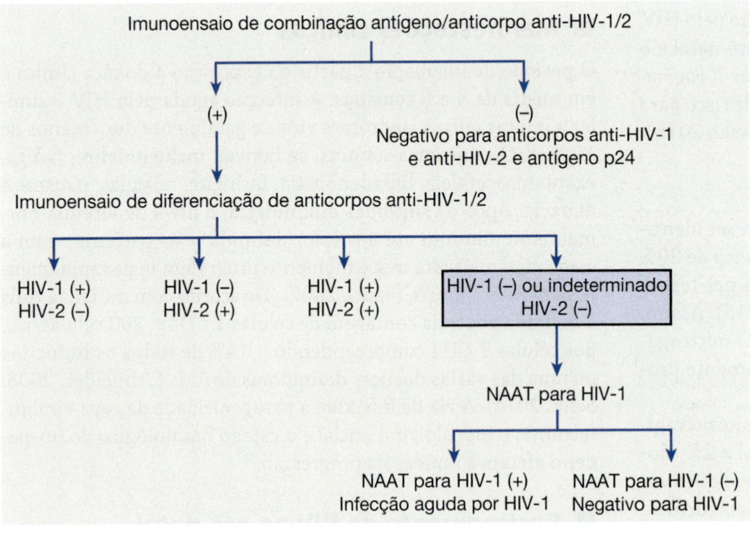

FIGURA 65-7 Algoritmo para teste de HIV. Na via azul-claro, para amostras reativas no imunoensaio inicial de combinação antígeno/anticorpo e não reativas ou indeterminadas no imunoensaio de diferenciação de anticorpos anti-HIV-1/HIV-2, é implementado um NAAT. Um resultado positivo de NAAT para HIV-1 e um resultado não reativo do imunoensaio de diferenciação de anticorpos contra HIV-1/HIV-2 indicam evidências laboratoriais de infecção aguda por HIV-1. Um resultado positivo de NAAT HIV-1 e um resultado indeterminado do imunoensaio de diferenciação de anticorpos contra HIV-1/HIV-2 indicam a presença de infecção por HIV-1 confirmada pelo NAAT para HIV-1. Um resultado negativo do NAAT para HIV-1 e um resultado não reativo ou indeterminado do imunoensaio de diferenciação de anticorpos contra HIV-1/HIV-2 indicam um resultado falso-positivo no imunoensaio inicial de combinação antígeno/anticorpo. (Reproduzida, com permissão, de Centers for Disease Control and Prevention, 2014.)

■ Cuidados pré-parto

Gestantes com infecção pelo HIV precisam de atenção especial e são atendidas em consultas com médicos com especial interesse nesse campo. Um recurso adicional é a National Perinatal HIV Hotline, que é um serviço financiado pelo governo federal que fornece consulta gratuita pré-parto, intraparto ou pós-parto aos profissionais nos Estados Unidos. No Parkland Hospital, uma mulher grávida infectada pelo HIV é avaliada inicialmente com o seguinte:

- Exames laboratoriais pré-natais comuns que incluem creatinina sérica, hemograma e rastreio de bacteriúria
- Quantificação de RNA do HIV no plasma – "carga viral" – e contagem de células T CD4, bem como teste de resistência antirretroviral
- Níveis de transaminases hepáticas no soro
- Rastreamento sorológico de HSV-1 e 2, citomegalovírus, toxoplasmose e hepatites B e C
- Radiografia de tórax inicial
- Teste de tuberculose com derivado proteico purificado (PPD) ou ensaio de liberação de gamainterferona
- Avaliação da necessidade de vacinas contra pneumococos, hepatite A, hepatite B, DTPa e influenza
- Avaliação ultrassonográfica para estabelecer a idade gestacional

Durante a gravidez, o risco de transmissão do HIV não parece aumentar com a amniocentese ou outros procedimentos invasivos de diagnóstico em mulheres que recebem TARV eficaz, resultando em supressão viral (Floridia, 2017). Para as mulheres que não recebem TARV, o risco aumenta aproximadamente duas vezes (Mandelbrot, 1996). Se a amniocentese for realizada, serão envidados esforços para evitar a passagem pela placenta (Panel on Treatment of HIV-Infected Pregnant Women and Prevention of Perinatal Transmission, 2016).

Terapia antirretroviral

Em resumo, a estratégia ideal para suprimir a carga viral e minimizar a transmissão vertical do HIV inclui: (1) TARV pré-concepcional, (2) TARV pré-parto, (3) continuação intraparto do regime oral de TARV pré-parto mais zidovudina IV e (4) profilaxia de TARV do recém-nascido. A TARV é recomendada para todas as mulheres grávidas infectadas pelo HIV e deve ser iniciada o mais cedo possível. O tratamento reduz o risco de transmissão perinatal independentemente da contagem de células T CD4 ou do nível de RNA do HIV. A adesão é essencial porque o risco de resistência viral ao fármaco é diminuído. Assim como as mulheres não grávidas, as gestantes são tratadas com pelo menos três agentes antivirais.

O Panel on Treatment of HIV-Infected Pregnant Women and Prevention of Perinatal Transmission (2016) publicou diretrizes detalhadas para quatro diferentes cenários durante a gravidez (Tab. 65-5). Os parágrafos a seguir resumem essas recomendações.

Primeiro, mulheres que já usam TARV no início da gravidez são encorajadas a continuar o regime se houver supressão viral adequada. A didanosina, a estavudina e o ritonavir em dose completa, que diferem dos agentes potenciados pelo ritonavir, são exceções devido à toxicidade da gravidez, mas não à teratogenicidade.

Segundo, as mulheres que nunca receberam TARV – virgens de TARV – recebem a terapia independentemente do trimestre. Em geral, o regime inicial compreende dois inibidores da transcriptase reversa nucleosídeos mais um inibidor de protease potenciado por ritonavir ou um inibidor de integrase.

Terceiro, mulheres que receberam previamente a TARV, mas hoje não estão tomando medicações, devem realizar teste de resistência ao HIV porque o uso prévio de TARV aumenta o risco de resistência ao fármaco. Normalmente, a TARV é iniciada antes de receber os resultados desses testes de resistência a medicamentos.

Nesse caso, a seleção inicial da TARV deve levar em consideração os resultados dos testes de resistência anteriores, se disponíveis; regime anterior de TARV; e as diretrizes de gravidez com TARV atual, ou seja, para mulheres virgens de TARV. O teste de resistência a medicamentos pode modificar o regime inicial.

Para essas três categorias de mulheres em uso de TARV pré-parto, a vigilância da terapia é mostrada na Tabela 65-5. A maioria das pacientes com resposta viral adequada apresenta um declínio de carga viral de pelo menos 1 log em 1 a 4 semanas após o início da terapia. Para aquelas que não conseguem atingir esse declínio, as opções incluem a revisão dos resultados do teste de resistência a medicamentos, a confirmação do cumprimento do regime e a modificação da TARV.

Durante o trabalho de parto e parto, medicamentos orais podem ser tomados com goles de água. Além disso, a zidovudina IV é administrada a mulheres com carga viral de RNA do HIV > 1.000 cópias/mL ou que têm carga viral desconhecida próximo do parto. No Parkland Hospital, administramos zidovudina IV intraparto a todas as mulheres HIV-positivo, independentemente da carga viral. Realiza-se infusão de uma dose de ataque de 2 mg/kg, durante 1 hora, seguida por zidovudina, 1 mg/kg/h, até o parto. Nesse caso, para as grávidas que já tomam zidovudina oral pré-parto, a dose oral pode ser suspensa e o medicamento IV é administrado no lugar dela. As mulheres infectadas por HIV submetidas a uma cesariana programada recebem zidovudina IV como dose de ataque seguida por mais 2 horas de terapia de manutenção contínua – um total de 3 horas de zidovudina infundida.

O quarto grupo inclui mulheres que se apresentam em trabalho de parto e que não estão tomando medicações. Essas mulheres recebem zidovudina IV intraparto como descrito anteriormente.

■ Planejamento do parto

Durante o trabalho de parto, a ruptura artificial da membrana, a colocação de eletrodos no couro cabeludo fetal, a episiotomia e o parto vaginal instrumentado são reservados para indicações obstétricas claras (Mandelbrot, 1996; Peters, 2016). O trabalho de parto é acelerado, quando necessário, para encurtar a duração do parto e diminuir o risco de transmissão. O clampeamento tardio do cordão umbilical em neonatos pré-termo é aceitável. A analgesia neuraxial é adequada. A hemorragia pós-parto é mais bem tratada com ocitocina e análogos da prostaglandina. *Metilergonovina e outros alcaloides do ergot interagem de forma adversa com os inibidores da transcriptase reversa e da protease causando vasoconstrição grave.*

Em alguns casos, a cesariana reduz a transmissão pré-natal do HIV (European Mode of Delivery Collaboration, 1999; International Perinatal HIV Group, 1999). O American College of Obstetricians and Gynecologists (2017b) recomenda que a cesariana programada seja discutida e recomendada para mulheres infectadas pelo HIV com cargas de RNA do HIV-1 > 1.000 cópias/mL. O nascimento programado é recomendado com 38 semanas de gestação nessas mulheres para evitar o trabalho de parto espontâneo.

Para mulheres com níveis de RNA do HIV ≤ 1.000 cópias/mL, os dados são insuficientes para prever benefícios semelhantes, e a cesariana programada dificilmente confere redução de risco adicional para mulheres que já usam TARV e atingem supressão viral (Briand, 2013; Jamieson, 2007; Read, 2005). O parto vaginal nesse grupo é uma opção. No entanto, se a cesariana for escolhida para uma mulher bem aconselhada nesse grupo, ela deve ser realizada com 39 semanas. Da mesma forma, a cesariana realizada para indicações obstétricas nesse grupo de menor carga viral deve ser realizada com 39 semanas, quando possível.

TABELA 65-5 Recomendações para uso de fármaco antiviral para HIV durante a gravidez

Cenário clínico	Recomendações
Recebe TARV e engravida	Continuar medicação atual se a supressão viral for adequada e a paciente tolerar
Virgem de TARV	Iniciar a TARV: combinar dois INTRs com um IP potenciado por ritonavir *ou* um inibidor da integrase • Combinações duplas de INTRs preferidas: abacavir/lamivudina, FTD/entricitabina ou FTD/lamivudina. Se for utilizado abacavir, o teste para HLA-B*5701 é concluído para identificar uma possível reação de hipersensibilidade • IP preferido: atazanavir/ritonavir ou darunavir/ritonavir • Inibidor de integrase preferido: raltegravir
Uso anterior da TARV, mas não atualmente	Iniciar TARV com regime baseado na história de terapia e teste de resistência anteriores
Sem uso de TARV e apresenta-se no trabalho de parto	ZDV IV (ver Cuidados intraparto, abaixo)
Cuidados pré-parto	Consulte a lista de testes de rastreamento pré-parto (p. 1249) A TARV deve ser iniciada o mais cedo possível Para aquelas com níveis de RNA do HIV > 500-1.000 cópias/mL, solicitar o teste de resistência ao medicamento antirretroviral, mas não adiar o início da TARV enquanto aguarda os resultados Repetir os níveis de RNA do HIV 2 a 4 semanas após iniciar (ou alterar) os medicamentos da TARV; mensalmente até que os níveis de RNA sejam indetectáveis; então, pelo menos a cada 3 meses; e, finalmente, com 34 a 36 semanas de gestação para o planejamento do parto A contagem de CD4+ deve ser monitorada na visita inicial e a cada 3 a 6 meses
Cuidados intraparto	Se o nível de RNA do HIV for > 1.000 cópias/mL ou for desconhecido antes do parto ou da RM, planejar a cesariana com 38 semanas de gestação Se o nível de RNA do HIV for > 1.000 ou for desconhecido, mas o trabalho de parto ou a RM tiverem ocorrido, os benefícios da cesariana não são claros e os planos de parto são individualizados Se o nível de RNA do HIV for ≤ 1.000 cópias/mL, o parto vaginal é permitido; cesariana não recomendada rotineiramente Iniciar ZDV IV se o nível de RNA do HIV for > 1.000 cópias/mL próximo do parto ou for desconhecido. A dosagem de ataque é de 2 mg/kg IV por 1 hora e, em seguida, 1 mg/kg/h até o parto. A ZDV IV deve ser iniciada 3 horas antes da cesariana programada Aquelas que recebem TARV oral pré-parto devem tomar o medicamento durante o trabalho de parto com goles de água

INTR, inibidor nucleosídeo da transcriptase reversa; RM, ruptura de membranas; TARV, terapia antirretroviral; FTD, fumarato de tenofovir disoproxila; ZDV, zidovudina.
Adaptada de Panel on Treatment of HIV-Infected Pregnant Women and Prevention of Perinatal Transmission, 2016. Department of Health and Human Services.

■ Cuidados pós-parto

A transmissão vertical é aumentada pela amamentação, e, geralmente, esta não é recomendada para mulheres HIV-positivo nos Estados Unidos, onde há fórmulas prontamente disponíveis (Read, 2003). Em países carentes de nutrição, onde doenças infecciosas e desnutrição são as principais causas de morte infantil, a Organização Mundial da Saúde (World Health Organization, 2016) recomenda a amamentação exclusiva durante os primeiros 6 a 12 meses.

O Panel on Treatment of HIV-Infected Pregnant Women and Prevention of Perinatal Transmission (2016) recomenda enfaticamente que os regimes de TARV não sejam descontinuados no pós-parto, mas continuem ao longo da vida pelas vantagens da supressão viral. De preferência, todas as mulheres que planejam gravidez devem receber TARV e ter uma carga viral plasmática abaixo dos níveis detectáveis antes da concepção. Como um benefício, a supressão da carga viral entre gestantes está associada a menos transmissão vertical em uma gravidez subsequente (French, 2014; Mandelbrot, 2015; Stewart, 2014; Townsend, 2014). De maneira tranquilizadora, para aquelas que procuram gravidez subsequente, quando a TARV está disponível, a gravidez repetida em uma mulher saudável com HIV não tem efeito significativo na progressão da doença (Calvert, 2015). A adesão ao cuidado geral do HIV pós-parto é fundamental para manter a supressão viral (Swain, 2016).

Para mulheres que não têm infecção pelo HIV, mas cujo parceiro é soropositivo, as orientações atuais apoiam o uso de terapia antirretroviral altamente ativa com supressão viral no parceiro infectado (tratamento como prevenção) e consideração da profilaxia pré-exposição (PPrE) antirretroviral para o parceiro HIV-negativo. O casal bem orientado pode considerar a relação sexual periovulatória sem preservativo, ou inseminação uterina ou fertilização *in vitro* após a lavagem do esperma para a concepção assistida (Brooks, 2017; Kawwass, 2017).

Se, em vez disso, a gravidez for indesejada, a contracepção eficaz será discutida (Cap. 38, p. 680). O aconselhamento também deve incluir educação para diminuir comportamentos sexuais de alto risco para prevenir a transmissão e diminuir a aquisição de outras ISTs. Da mesma forma, mulheres com HIV têm problemas ginecológicos específicos, como neoplasia genital, que requerem atenção especial (American College of Obstetricians and Gynecologists, 2016a; Werner, 2016).

REFERÊNCIAS

Alexander JM, Sheffield JS, Sanchez PJ, et al: Efficacy of treatment for syphilis in pregnancy. Obstet Gynecol 93:5, 1999

Alger LS, Lovchik JC, Hebel JR, et al: The association of *Chlamydia trachomatis*, *Neisseria gonorrhoeae*, and group B streptococci with preterm rupture of the membranes and pregnancy outcome. Am J Obstet Gynecol 159:397, 1988

Allsworth JE, Peipert JF: Prevalence of bacterial vaginosis: 2001–2004 National Health and Nutrition Examination Survey data. Obstet Gynecol 109(1):114, 2007

Allsworth JE, Ratner JA, Peipert JF: Trichomoniasis and other sexually transmitted infections: results from the 2001–2004 National Health and Nutrition Examination Surveys. Sex Transm Dis 36(12):738, 2009

Amaya-Guio J, Viveros-Carreño DA, Sierra-Barrios EM, et al: Antibiotic treatment for the sexual partners of women with bacterial vaginosis. Cochrane Database Syst Rev 10:CD011701, 2016

American Academy of Pediatrics and American College of Obstetricians and Gynecologists. Guidelines for Perinatal Care, 8th ed. Washington, 2017

American College of Obstetricians and Gynecologists: Expedited partner therapy in the management of gonorrhea and chlamydial infection. Committee Opinion No. 632, June 2015

American College of Obstetricians and Gynecologists: Gynecologic care for women and adolescents with human immunodeficiency virus. Practice Bulletin No. 167, October 2016a

American College of Obstetricians and Gynecologists: Management of herpes in pregnancy. Practice Bulletin No. 82, June 2007, Reaffirmed 2016b

American College of Obstetricians and Gynecologists: Prediction and prevention of preterm birth. Practice Bulletin No. 130, October 2012, Reaffirmed 2016c

American College of Obstetricians and Gynecologists: Premature rupture of membranes. Practice Bulletin No. 172, October 2016d

American College of Obstetricians and Gynecologists: Prenatal and perinatal human immunodeficiency virus testing: expanded recommendations. Committee Opinion No. 635, June 2015, Reaffirmed 2016e

American College of Obstetricians and Gynecologists: Human papillomavirus vaccination. Committee Opinion No. 704, June 2017a

American College of Obstetricians and Gynecologists: Scheduled cesarean delivery and the prevention of vertical transmission of HIV infection. Committee Opinion No. 234, May 2000, Reaffirmed 2017b

American College of Obstetricians and Gynecologists: Vaginitis. Practice Bulletin No. 72, May 2006, Reaffirmed 2017c

Amsel R, Totten PA, Spiegel CA, et al: Nonspecific vaginitis. Diagnostic criteria and microbial and epidemiologic associations. Am J Med 74(1):14, 1983

Andrei G, Snoeck R: Herpes simplex virus drug-resistance: new mutations and insights. Curr Opin Infect Dis 26(6):551, 2013

Andrews WW, Goldenberg RL, Mercer B, et al: The Preterm Prediction Study: association of second-trimester genitourinary chlamydia infection with subsequent spontaneous preterm birth. Am J Obstet Gynecol 183:662, 2000

Andrews WW, Klebanoff MA, Thom EA, et al: Midpregnancy genitourinary tract infection with *Chlamydia trachomatis*: association with subsequent preterm delivery in women with bacterial vaginosis and *Trichomonas vaginalis*. Am J Obstet Gynecol 194:493, 2006

Association of Public Health Laboratories: Advances in laboratory detection of Trichomonas vaginalis (Updated). Silver Spring, APHL, 2016

Association of Public Health Laboratories: Suggested Reporting Language for Syphilis Serology Testing. Silver Spring, APHL, 2015

Atashili J, Poole C, Ndumbe PM, et al: Bacterial vaginosis and HIV acquisition: a meta-analysis of published studies. AIDS 22(12):1493, 2008

Bataskov KL, Hariharan S, Horowitz MD, et al: Gonococcal endocarditis complicating pregnancy: a case report and literature review. Obstet Gynecol 78:494, 1991

Baud D, Goy G, Jaton K, et al: Role of *Chlamydia trachomatis* in miscarriage. Emerg Infect Dis 17(9):1630, 2011

Benedetti J, Zeh J, Corey L. Clinical reactivation of genital herpes simplex virus infection decreases in frequency over time. Ann Intern Med 131: 14, 1999

Berman SM: Maternal syphilis: pathophysiology and treatment. Bull World Health Organ 82:433, 2004

Berman SM, Harrison HR, Boyce WT, et al: Low birth weight, prematurity, and postpartum endometritis. Association with prenatal cervical *Mycoplasma hominis* and *Chlamydia trachomatis* infections. JAMA 257(9):1189, 1987

Bernstein DI, Bellamy AR, Hook EW 3rd, et al: Epidemiology, clinical presentation, and antibody response to primary infection with herpes simplex virus type 1 and type 2 in young women. Clin Infect Dis 56(3):344, 2013

Binnicker MJ, Jespersen DJ, Rollins LO: Direct comparison of the traditional and reverse syphilis screening algorithms in a population with a low prevalence of syphilis. J Clin Microbiol 50(1):148, 2012

Blas MM, Canchihuaman FA, Alva IE, et al: Pregnancy outcomes in women infected with *Chlamydia trachomatis*: a population-based cohort study in Washington state. Sex Transm Infect 83:314, 2007

Blatt AJ, Lieberman JM, Hoover DR, et al: Chlamydial and gonococcal testing during pregnancy in the United States. Am J Obstet Gynecol 207(1):55.e1, 2012

Bleich AT, Sheffield JS, Wendel GD, et al: Disseminated gonococcal infection in women. Obstet Gynecol 119(3)597, 2012

Bradley H, Markowitz LE, Gibson T, et al: Seroprevalence of herpes simplex virus types 1 and 2—United States, 1999–2010. J Infect Dis 209(3):325, 2014

Briand N, Jasseron C, Sibiude J, et al: Cesarean section for HIV-infected women in the combination ART era, 2000–2010. Am J Obstet Gynecol 209(4):335.e1, 2013

Briggs GG, Freeman RK: Drugs in Pregnancy and Lactation, 10th ed. Baltimore, Williams & Wilkins, 2015

Brocklehurst P, Gordon A, Heatley E, et al: Antibiotics for treating bacterial vaginosis in pregnancy. Cochrane Database Syst Rev 1:CD000262, 2013

Brooks JT, Kawwass JF, Smith DK, et al: Effects of antiretroviral therapy to prevent HIV transmission to women in couples attempting conception when the man has HIV infection—United States, 2017. MMWR 66(32):859, 2017

Brotman RM, Klebanoff MA, Nansel TR, et al: Bacterial vaginosis assessed by gram stain and diminished colonization resistance to incident gonococcal, chlamydial, and trichomonal genital infection. J Infect Dis 202:1907, 2010

Brouwer AF, Eisenberg MC, Carey TE, et al: Trends in HPV cervical and seroprevalence and associations between oral and genital infection and serum antibodies in NHANES 2003–2012. BMC Infect Dis 15:575, 2015

Brown EL, Gardella C, Malm G, et al: Effect of maternal herpes simplex virus (HSV) serostatus and HSV type on risk of neonatal herpes. Acta Obstet Gynecol 86:523, 2007

Brown ZA: HSV-2 specific serology should be offered routinely to antenatal patients. Rev Med Virol 10(3):141, 2000

Brown ZA, Gardella C, Wald A, et al: Genital herpes complicating pregnancy. Obstet Gynecol 106:845, 2005

Brown ZA, Selke SA, Zeh J, et al: Acquisition of herpes simplex virus during pregnancy. N Engl J Med 337:509, 1997

Bruins MJ, van Straaten IL, Ruijs GJ: Respiratory disease and *Trichomonas vaginalis* in premature newborn twins. Pediatr Infect Dis J 32(9):1029, 2013

Burgis JT, Nawaz H 3rd: Disseminated gonococcal infection in pregnancy presenting as meningitis and dermatitis. Obstet Gynecol 108:798, 2006

Burkman RT, Tonascia JA, Atienza MF, et al: Untreated endocervical gonorrhea and endometritis following elective abortion. Am J Obstet Gynecol 126:648, 1976

Calvert C, Ronsmans C: Pregnancy and HIV disease progression: a systematic review and meta-analysis. Trop Med Int Health 20(2):122, 2015

Carey JC, Klebanoff MA, Hauth JC, et al: Metronidazole to prevent preterm delivery in pregnant women with asymptomatic bacterial vaginosis. National Institute of Child Health and Human Development Network of Maternal-Fetal Medicine Units. N Engl J Med 342:534, 2000

Causer LM, Kaldor JM, Conway DP, et al: An evaluation of a novel dual treponemal/nontreponemal point-of-care test for syphilis as a tool to distinguish active from past treated infection. Clin Infect Dis 61(2):184, 2015

Centers for Disease Control and Prevention: Expedited partner therapy in the management of sexually transmitted diseases. Atlanta, U.S. Department of Health and Human Services, 2006a

Centers for Disease Control and Prevention: Revised recommendations for HIV testing of adults, adolescents, and pregnant women in health-care settings. MMWR 55(14):1, 2006b

Centers for Disease Control and Prevention: Discordant results from reverse sequence syphilis screening—five laboratories, United States, 2006–2010. MMWR 60(5):133, 2011

Centers for Disease Control and Prevention: Quick reference guide—laboratory testing for the diagnosis of HIV infection: updated recommendations. 2014. Available at: https://stacks.cdc.gov/view/cdc/23446. Accessed March 27, 2017

Centers for Disease Control and Prevention: Guidance on the use of expedited partner therapy in the treatment of gonorrhea. 2016a. Available at: https://www.cdc.gov/std/ept/gc-guidance.htm. Accessed March 23, 2017

Centers for Disease Control and Prevention: Monitoring selected national HIV prevention and care objectives by using HIV surveillance data—United States and 6 dependent areas, 2014. HIV Surveillance Supplemental Report 21(No. 4), 2016b. Available at: http://www.cdc.gov/hiv/library/reports/ surveillance./ Accessed April 3, 2016

Centers for Disease Control and Prevention: Sexually Transmitted Disease Surveillance, 2015. Atlanta, U.S. Department of Health and Human Services, 2016c

Centers for Disease Control and Prevention: HIV among pregnant women, infants, and children. 2017. Available at: https://www.cdc.gov/hiv/group/gender/pregnantwomen./ Accessed March 26, 2017

Cooper ER, Charurat M, Mofenson L, et al: Combination antiretroviral strategies for the treatment of pregnant HIV-1-infected women and prevention of perinatal HIV-1 transmission. J Acquir Immune Defic Syndr 29:484, 2002

Corey L, Wald A: Maternal and neonatal herpes simplex virus infections. N Engl J Med 361(14):1376, 2009

Corey L, Wald A, Patel R, et al: Once-daily valacyclovir to reduce the risk of transmission of genital herpes. N Engl J Med 350:11, 2004

Coste J, Job-Spira N, Fernandez H: Risk factors for spontaneous abortion: a case-control study in France. Hum Reprod 6:1332, 1991

Cotch MF, Hillier SL, Gibbs RS, et al: Epidemiology and outcomes associated with moderate to heavy *Candida* colonization during pregnancy. The Vaginal Infections and Prematurity Study Group. Am J Obstet Gynecol 178(2):374, 1998

Czeizel AE, Rockenbauer M: A population based case-control teratologic study of oral metronidazole treatment during pregnancy. BJOG 105:322, 1998

Delaney S, Gardella C, Saracino M, et al: Seroprevalence of herpes simplex virus type 1 and 2 among pregnant women, 1989–2010. JAMA 312(7):746, 2014

Desseauve D, Chantrel J, Fruchart A, et al: Prevalence and risk factors of bacterial vaginosis during the first trimester of pregnancy in a large French population-based study. Eur J Obstet Gynecol Reprod Biol 163(1):30, 2012

de Voux A, Kidd S, Grey JA, et al: State-specific rates of primary and secondary syphilis among men who have sex with men—United States, 2015. MMWR 66(13):349, 2017

Diguet A, Patrier S, Eurin D, et al: Prenatal diagnosis of an exceptional intrauterine herpes simplex virus type 1 infection. Prenat Diagn 26(2):154, 2006

Duff P: Maternal and fetal infections. In Creasy RK, Resnik R, Iams JD, et al (eds): Creasy and Resnik's Maternal-Fetal Medicine: Principles and Practice, 7th ed. Philadelphia, Saunders, 2014

European Mode of Delivery Collaboration: Elective caesarean-section versus vaginal delivery in prevention of vertical HIV-1 transmission: a randomized clinical trial. Lancet 353(1):1035, 1999

Fanfair RN, Zaidi A, Taylor LD, et al: Trends in seroprevalence of herpes simplex virus type 2 among non-Hispanic blacks and non-Hispanic whites aged 14 to 49 years—United States, 1988 to 2010. Sex Transm Dis 40(11):860, 2013

Fauci AS: Pathogenesis of HIV disease: opportunities for new prevention interventions. Clin Infect Dis 45:S206, 2007

Fettweis JM, Brooks JP, Serrano MG, et al: Differences in vaginal microbiome in African American women versus women of European ancestry. Microbiology 160(Pt 10):2272, 2014

Fiumara NJ: Syphilis in newborn children. Clin Obstet Gynecol 18:183, 1975

Flagg EW, Weinstock H: Incidence of neonatal herpes simplex virus infections in the United States, 2006. Pediatrics 127(1):e1, 2011

Floridia M, Masuelli G, Meloni A, et al: Amniocentesis and chorionic villus sampling in HIV-infected pregnant women: a multicentre case series. BJOG 124(8):1218, 2017

Food and Drug Administration: FDA drug safety communication: FDA to review study examining use of oral fluconazole (Diflucan) in pregnancy. 2016. Available at: https://www.fda.gov/Drugs/DrugSafety/ucm497482.htm. Accessed March 26, 2017

Fredricks DN, Fiedler TL, Marrazzo JM: Molecular identification of bacteria associated with bacterial vaginosis. N Engl J Med 353:1899, 2005

French CE, Thorne C, Tariq S, et al: Immunologic status and virologic outcomes in repeat pregnancies to HIV-positive women not on antiretroviral therapy at conception: a case for lifelong antiretroviral therapy? AIDS 28(9):1369, 2014

Gardella C, Huang ML, Wald A, et al: Rapid polymerase chain reaction assay to detect herpes simplex virus in the genital tract of women in labor. Obstet Gynecol 115(6):1209, 2010

Garnett GP, Aral SO, Hoyle DV, et al: The natural history of syphilis. Implications for the transmission dynamics and control of infection. Sex Transm Dis 24(4):185, 1997

Gibbs RS, Schachter J: Chlamydial serology in patients with intra-amniotic infection and controls. Sex Transm Dis 14:213, 1987

Gomez GB, Kamb ML, Newman LM, et al: Untreated maternal syphilis and adverse outcomes of pregnancy: a systematic review and meta-analysis. Bull World Health Organ 91(3):217, 2013

Grange PA, Gressier L, Dion PL, et al: Evaluation of a PCR test for detection of *Treponema pallidum* in swabs and blood. J Clin Microbiol 50(3):546, 2012

Greer L, Wendel GD: Rapid diagnostic methods in sexually transmitted infections. Infect Dis Clin North Am 22:601, 2008

Gumbo FZ, Duri K, Kandawasvika GQ, et al: Risk factors of HIV vertical transmission in a cohort of women under a PMTCT program at three peri-urban clinics in a resource-poor setting. J Perinatol 30:717, 2010

Hawkes S, Matin N, Broutet N, et al: Effectiveness of interventions to improve screening for syphilis in pregnancy: a systematic review and meta-analysis. Lancet Infect Dis 11:684, 2011

Helms DJ, Mosure DJ, Secor WE, et al: Management of *Trichomonas vaginalis* in women with suspected metronidazole hypersensitivity. Am J Obstet Gynecol 198(4):370.e1, 2008

Henao-Martínez AF, Johnson SC: Diagnostic tests for syphilis: New tests and new algorithms. Neurol Clin Pract 4(2):114, 2014

Herbst de Cortina S, Bristow CC, et al: A systematic review of point of care testing for *Chlamydia trachomatis*, *Neisseria gonorrhoeae*, and *Trichomonas vaginalis*. Infect Dis Obstet Gynecol 2016:4386127, 2016

Hillier SL, Nugent RP, Eschenbach DA, et al: Association between bacterial vaginosis and preterm delivery of a low-birth-weight infant. The Vaginal Infections and Prematurity Study Group. New Engl J Med 333:1737, 1995

Hollier LM, Harstad TW, Sanchez PJ, et al: Fetal syphilis: clinical and laboratory characteristics. Obstet Gynecol 97:947, 2001

Hollier LM, Scott LL, Murphree SS, et al: Postpartum endometritis caused by herpes simplex virus. Obstet Gynecol 89(5 Pt 2):836, 1997

Hollier LM, Wendel GD: Third-trimester antiviral prophylaxis for preventing maternal genital herpes simplex virus (HSV) recurrences and neonatal infection. Cochrane Database Syst Rev 1:CD004946, 2008

Horsager R, Roberts S, Roger V, et al (eds): Williams Obstetrics 24th Edition Study Guide, New York, McGraw-Hill Education, 2014

Hosenfeld CB, Workowski KA, Berman S, et al: Repeat infection with *Chlamydia* and gonorrhea among females: a systematic review of the literature. Sex Transm Dis 36(8):478, 2009

Hoyme UB, Kiviat N, Eschenbach DA: The microbiology and treatment of late postpartum endometritis. Obstet Gynecol 68:226, 1986

Huang B, Fettweis JM, Brooks JP, et al: The changing landscape of the vaginal microbiome. Clin Lab Med 34(4):747, 2014

Huppert JS, Mortensen JE, Reed JL, et al: Rapid antigen testing compares favorably with transcription-mediated amplification assay for the detection of *Trichomonas vaginalis* in young women. Clin Infect Dis 45(2):194, 2007

Hutto C, Arvin A, Jacobs R, et al: Intrauterine herpes simplex virus infections. J Pediatr 110(1):97, 1987

International Perinatal HIV Group: The mode of delivery and the risk of vertical transmission of human immunodeficiency virus type 1: a meta-analysis of 15 prospective cohort studies. N Engl J Med 340:977, 1999

James SH, Kimberlin DW: Neonatal herpes simplex virus infection: epidemiology and treatment. Clin Perinatol 42(1):47, 2015

Jamieson DJ, Read JS, Kourtis AP, et al: Cesarean delivery for HIV-infected women: recommendations and controversies. Am J Obstet Gynecol 197: S96, 2007

Johnson HL, Ghanem KG, Zenilman JM, et al: Sexually transmitted infections and adverse pregnancy outcomes among women attending inner city public sexually transmitted diseases clinics. Sex Transm Dis 38(3):167, 2011

Kawwass JF, Smith DK, Kissin DM, et al: Strategies for preventing HIV infection among HIV-uninfected women attempting conception with HIV-infected men—United States. MMWR 66(21):554, 2017

Kimberlin DW, Whitley RJ, Wan W, et al: Oral acyclovir suppression and neurodevelopment after neonatal herpes. N Engl J Med 365(14):1284, 2011

Kiss H, Petricevic L, Husslein P: Prospective randomised controlled trial of an infection screening programme to reduce the rate of preterm delivery. BMJ 329(7462):371, 2004

Kissinger P, Schmidt N, Mohammed H, et al: Patient-delivered partner treatment for *Trichomonas vaginalis* infection: a randomized controlled trial. Sex Transm Dis 33:445, 2006

Klebanoff MA, Carey JC, Hauth JC, et al: Failure of metronidazole to prevent preterm delivery among pregnant women with asymptomatic *Trichomonas vaginalis* infection. N Engl J Med 345(7):487, 2001

Klein VR, Cox SM, Mitchell MD, et al: The Jarisch–Herxheimer reaction complicating syphilotherapy in pregnancy. Obstet Gynecol 75:375, 1990

Koumans EH, Sternberg M, Bruce C, et al: The prevalence of bacterial vaginosis in the United States, 2001–2004: associations with symptoms, sexual behaviors, and reproductive health. Sex Transm Dis 34:864, 2007

Kourtis AP, Bulterys M, Nesheim SR, et al: Understanding the timing of HIV transmission from mother to infant. JAMA 285:709, 2001

Kourtis AP, Jamieson DJ, de Vincenzi I, et al: Prevention of human immunodeficiency virus-1 transmission to the infant through breastfeeding: new developments. Am J Obstet Gynecol 197:S113, 2007

Kourtis AP, Lee FK, Abrams EJ, et al: Mother-to-child transmission of HIV-1: timing and implications for prevention. Lancet Infect Dis 6:726, 2006

Krieger JN, Tam MR, Stevens CE, et al: Diagnosis of trichomoniasis. Comparison of conventional wet-mount examination with cytologic studies, cultures, and monoclonal antibody staining of direct specimens. JAMA 259(8):1223, 1988

Kulhanjian JA, Soroush V, Au DS, et al: Identification of women at unsuspected risk of primary infection with herpes simplex virus type 2 during pregnancy. N Engl J Med 326(14):916, 1992

Laga M, Plummer FA, Nzanze H, et al: Epidemiology of ophthalmia neonatorum in Kenya. Lancet 2(8516):1145, 1986

Larsen SA, Steiner BM, Rudolph AH: Laboratory diagnosis and interpretation of tests for syphilis. Clin Microbiol Rev 8:1, 1995

Lawn JE, Blencowe H, Waiswa P, et al: Stillbirths: rates, risk factors, and acceleration towards 2030. Lancet 387(10018):587, 2016

LeFevre ML, U.S. Preventive Services Task Force: Screening for Chlamydia and gonorrhea: U.S. Preventive Services Task Force recommendation statement. Ann Intern Med 161(12):902, 2014

LeGoff J, Péré H, Bélec L: Diagnosis of genital herpes simplex virus infection in the clinical laboratory. Virol J 11:83, 2014

Leitich H, Brunbauer M, Bodner-Adler B, et al: Antibiotic treatment of bacterial vaginosis in pregnancy: a meta-analysis. Am J Obstet Gynecol 188(3):752, 2003

Levett PN, Fonseca K, Tsang RS, et al: Canadian Public Health Laboratory Network laboratory guidelines for the use of serological tests (excluding point-of-care tests) for the diagnosis of syphilis in Canada. Can J Infect Dis Med Microbiol 26 Suppl A:6A, 2015

Lewis SH, Reynolds-Kohler C, Fox HE, et al: HIV-1 in trophoblastic and villous Hofbauer cells, and haematological precursors in eight-week fetuses. Lancet 335:565, 1990

Liang Z, Chen YP, Yang CS, et al: Meta-analysis of ceftriaxone compared with penicillin for the treatment of syphilis. Int J Antimicrob Agents 47(1):6, 2016

Liu G, Markowitz LE, Hariri S, et al: Seroprevalence of 9 human papillomavirus types in the United States, 2005–2006. J Infect Dis 213(2):191, 2016

Lucas MJ, Theriot SK, Wendel GD: Doppler systolic–diastolic ratios in pregnancies complicated by syphilis. Obstet Gynecol 77:217, 1991

Mabry-Hernandez I, Oliverio-Hoffman R: Ocular prophylaxis for gonococcal ophthalmia neonatorum: evidence update for the U.S. Preventive Services Task Force reaffirmation recommendation statement. AHRQ Publication No. 10–05146. Rockville, Agency for Healthcare Research and Quality, 2010

Mahnert N, Roberts SW, Laibl VR, et al: The incidence of neonatal herpes infection. Am J Obstet Gynecol 196:e55, 2007

Major CA, Towers CV, Lewis DF, et al: Expectant management of preterm rupture of membranes complicated by active recurrent genital herpes. Am J Obstet Gynecol 188:1551, 2003

Mandelbrot L, Mayaux MJ, Bongain A, et al: Obstetric factors and mother-to-child transmission of human immunodeficiency virus type 1: the French perinatal cohorts. SEROGEST French Pediatric HIV Infection Study Group. Am J Obstet Gynecol 175(3 Pt 1):661, 1996

Mandelbrot L, Tubiana R, Le Chenadec J, et al: No perinatal HIV-1 transmissions from women with effective ART starting before conception. Clin Infect Dis 61(11):1715, 2015

Mann JR, McDermott S, Zhou L, et al: Treatment of trichomoniasis in pregnancy and preterm birth: an observational study. J Womens Health (Larchmt) 18(4):493, 2009

Marquez L, Levy ML, Munoz FM, et al: A report of three cases and review of intrauterine herpes simplex virus infection. Pediatr Infect Dis J 30(2):153, 2011

Marsico M, Mehta V, Chastek B, et al: Estimating the incidence and prevalence of juvenile-onset recurrent respiratory papillomatosis in publicly and privately insured claims databases in the United States. Sex Transm Dis 41(5):300, 2014

Matys K, Mallary S, Bautista O, et al: Mother-infant transfer of anti-human papillomavirus (HPV) antibodies following vaccination with the quadrivalent HPV (type 6/11/16/18) virus-like particle vaccine. Clin Vaccine Immunol 19(6):881, 2012

McCord E, Rahn DD, Hoffman BL: Gynecologic infection. In Hoffman BL, Schorge JO, Bradshaw KD, et al (eds): Williams Gynecology, 3rd ed. New York, McGraw-Hill Education, 2016

McGill AL, Bavaro MF, You WB: Postpartum herpes simplex virus endometritis and disseminated infection in both mother and neonate. Obstet Gynecol 120(2 Pt 2):471, 2012

Meites E, Kempe A, Markowitz LE: Use of a 2-dose schedule for human papillomavirus vaccination—updated recommendations of the Advisory Committee on Immunization Practices. MMWR 65(49):1405, 2016

Mølgaard-Nielsen D, Svanström H, Melbye M, et al: Association between use of oral fluconazole during pregnancy and risk of spontaneous abortion and stillbirth. JAMA 315(1):58, 2016

Moodley D, Sartorius B, Madurai S, et al: Pregnancy outcomes in association with STDs including genital HSV-2 shedding in a South African cohort study. Sex Transm Infect 93(7):460, 2017

Moreira ED Jr, Block SL, Ferris D, et al: Safety profile of the 9-valent HPV vaccine: a combined analysis of 7 phase III clinical trials. Pediatrics 138(2): pii:e20154387, 2016

Murphy K, Mitchell CM: The interplay of host immunity, environment and the risk of bacterial vaginosis and associated reproductive health outcomes. J Infect Dis 214 Suppl 1:S29, 2016

Myles TD, Elam G, Park-Hwang E, et al: The Jarisch–Herxheimer reaction and fetal monitoring changes in pregnant women treated for syphilis. Obstet Gynecol 92:859, 1998

Nathan L, Bohman VR, Sanchez PJ, et al: In utero infection with *Treponema pallidum* in early pregnancy. Prenat Diagn 17:119, 1997

Newman L, Rowley J, Vander Hoorn S, et al: Global estimates of the prevalence and incidence of four curable sexually transmitted infections in 2012 based on systematic review and global reporting. PLoS One 10(12):e0143304, 2015

Niyibizi J, Rodier C, Wassef M, et al: Risk factors for the development and severity of juvenile-onset recurrent respiratory papillomatosis: a systematic review. Int J Pediatr Otorhinolaryngol 78(2):186, 2014

Nugent RP, Krohn MA, Hillier SL: Reliability of diagnosing bacterial vaginosis is improved by a standardized method of Gram stain interpretation. J Clin Microbiol 29:297, 1991

Nygren P, Fu R, Freeman M, et al: Screening and treatment for bacterial vaginosis in pregnancy: systematic review to update the 2001 U.S. Preventive Services Task Force Recommendation. Rockville, Agency for Healthcare Research and Quality, 2008

Panagiotou OA, Befano BL, Gonzalez P, et al: Effect of bivalent human papillomavirus vaccination on pregnancy outcomes: long term observational follow-up in the Costa Rica HPV Vaccine Trial. BMJ 351:h4358, 2015

Panel on Treatment of HIV-Infected Pregnant Women and Prevention of Perinatal Transmission: Recommendations for use of antiretroviral drugs in pregnant HIV-1-infected women for maternal health and interventions to reduce perinatal HIV transmission in the United States. 2016. Available at: http://aidsinfo.nih.gov/contentfiles/lvguidelines/PerinatalGL.pdf. Accessed June 3, 2017

Papp JR, Schachter J, Gaydos CA, et al: Recommendations for the laboratory-based detection of *Chlamydia trachomatis* and *Neisseria gonorrhoeae*—2014. MMWR 63(0):1, 2014

Pasternak B, Hiviid A: Use of acyclovir, valacyclovir, and famciclovir in the first trimester of pregnancy and the risk of birth defect. JAMA 304(8):859, 2010

Paukku M, Tulppala M, Puolakkainen M, et al: Lack of association between serum antibodies to *Chlamydia trachomatis* and a history of recurrent pregnancy loss. Fertil Steril 72:427, 1999

Peeling RW, Ye H: Diagnostic tools for preventing and managing maternal and congenital syphilis: an overview. Bull World Health Organ 82(6):439, 2004

Peipert JF: Clinical practice: genital chlamydial infections. N Engl J Med 18: 349, 2003

Peters H, Francis K, Harding K, et al: Operative vaginal delivery and invasive procedures in pregnancy among women living with HIV. Eur J Obstet Gynecol Reprod Biol 210:295, 2016

Pfizer: Flagyl (metronidazole tablets). 2016. Available at: http://www.labeling.pfizer.com/ShowLabeling.aspx?id = 570. Accessed March 21, 2017

Pinninti SG, Angara R, Feja KN, et al: Neonatal herpes disease following maternal antenatal antiviral suppressive therapy: a multicenter case series. J Pediatr 161(1):134, 2012

Prober CG, Sullender WM, Yasukawa LL, et al: Low risk of herpes simplex virus infections in neonates exposed to the virus at the time of vaginal delivery to mothers with recurrent genital herpes simplex virus infections. N Engl J Med 316:240, 1987

Rac M, Bryant S, Cantey J, et al: Maternal titers after adequate syphilotherapy during pregnancy. Am J Obstet Gynecol 210:S233, 2014a

Rac M, Bryant S, McIntire DD, et al: Progression of ultrasound findings of fetal syphilis following maternal treatment. Am J Obstet Gynecol 210:S26, 2014b

Rac MW, Revell PA, Eppes CS: Syphilis during pregnancy: a preventable threat to maternal-fetal health. Am J Obstet Gynecol 216(4):352, 2017

Ravel J, Gajer P, Abdo Z, et al: Vaginal microbiome of reproductive-age women. Proc Natl Acad Sci U S A 108 (Suppl 1):4680, 2011

Read JS, Committee on Pediatric AIDS: Human milk, breastfeeding, and transmission of human immunodeficiency virus type 1 in the United States. Pediatrics 112:1196, 2003

Read JS, Newell MK: Efficacy and safety of cesarean delivery for prevention of mother-to-child transmission of HIV-1. Cochrane Database Syst Rev 4:CD005479, 2005

Roberts CL, Algert CS, Rickard KL, et al: Treatment of vaginal candidiasis for the prevention of preterm birth: a systematic review and meta-analysis. Syst Rev 4:31, 2015

Roberts SW, Sheffield JS, McIntire DD, et al: Urine screening for *Chlamydia trachomatis* during pregnancy. Obstet Gynecol 117(4):883, 2011

Romero R, Hassan SS, Gajer P, et al: The composition and stability of the vaginal microbiota of normal pregnant women is different from that of non-pregnant women. Microbiome 2(1):4, 2014

Rosenman MB, Mahon BE, Downs SM, et al: Oral erythromycin prophylaxis vs watchful waiting in caring for newborns exposed to *Chlamydia trachomatis*. Arch Pediatr Adolesc Med 157(6):565, 2003

Satterwhite CL, Torrone E, Meites E, et al: Sexually transmitted infections among US women and men: prevalence and incidence estimates, 2008. Sex Transm Dis 40(3):187, 2013

Schneider E, Whitmore S, Glynn KM, et al: Revised surveillance case definitions for HIV infection among adults, adolescents, and children aged <18 months and for HIV infection and AIDS among children aged 18 months to <13 years-United States, 2008. MMWR 57(10):1, 2008

Schulte JM, Bellamy AR, Hook EW 3rd, et al: HSV-1 and HSV-2 seroprevalence in the United States among asymptomatic women unaware of any herpes simplex virus infection (Herpevac Trial for Women). South Med J 107(2):79, 2014

Schulte JM, Burkham S, Hamaker D, et al: Syphilis among HIV-infected mothers and their infants in Texas from 1988 to 1994. Sex Transm Dis 28: 316, 2001

Schwartz DA, Larsen SA, Beck-Sague C, et al: Pathology of the umbilical cord in congenital syphilis: analysis of 25 specimens using histochemistry and immunofluorescent antibody to *Treponema pallidum*. Hum Pathol 26:784, 1995

Schwebke JR, Desmond RA: A randomized controlled trial of partner notification methods for prevention of trichomoniasis in women. Sex Transm Dis 37(6):392, 2010

Schwebke JR, Hobbs MM, Taylor SN, et al: Molecular testing for *Trichomonas vaginalis* in women: results from a prospective U.S. clinical trial. J Clin Microbiol 49(12):4106, 2011

Scott LL, Hollier LM, McIntire D, et al: Acyclovir suppression to prevent recurrent genital herpes at delivery. Infect Dis Obstet Gynecol 10:71, 2002

Selik RM, Mokotoff ED, Branson B, et al: Revised surveillance case definition for HIV infection-United States, 2014. MMWR 63(3):1, 2014

Seña AC, Zhang XH, Li T, et al: A systematic review of syphilis serological treatment outcomes in HIV-infected and HIV-uninfected persons: rethinking the significance of serological non-responsiveness and the serofast state after therapy. BMC Infect Dis 15:479, 2015

Sheffield JS, Fish DN, Hollier LM, et al: Acyclovir concentrations in human breast milk after valacyclovir administration. Am J Obstet Gynecol 186:100, 2002a

Sheffield JS, Hill JB, Hollier LM, et al: Valacyclovir prophylaxis to prevent recurrent herpes at delivery: a randomized clinical trial. Obstet Gynecol 108:141, 2006

Sheffield JS, Hollier LM, Hill JB, et al: Acyclovir prophylaxis to prevent herpes simplex virus recurrence at delivery: a systematic review. Obstet Gynecol 102:1396, 2003

Sheffield JS, Sanchez PJ, Morris G, et al: Congenital syphilis after maternal treatment for syphilis during pregnancy. Am J Obstet Gynecol 186:569, 2002b

Sheffield JS, Sanchez PJ, Wendel GD Jr, et al: Placental histopathology of congenital syphilis. Obstet Gynecol 100:126, 2002c

Silva MJ, Florencio GL, Gabiatti JR, et al: Perinatal morbidity and mortality associated with chlamydial infection: a meta-analysis study. Braz J Infect Dis 15(6):533, 2011

Silver BJ, Guy RJ, Kaldor JM, et al: *Trichomonas vaginalis* as a cause of perinatal morbidity: a systematic review and meta-analysis. Sex Transm Dis 41(6):369, 2014

Silverberg MJ, Thorsen P, Lindeberg H, et al: Condyloma in pregnancy is strongly predictive of juvenile-onset recurrent respiratory papillomatosis. Obstet Gynecol 101:645, 2003

Silverstein AM: Congenital syphilis and the timing of immunogenesis in the human fetus. Nature 194:196, 1962

Singh AE, Chernesky MA, Morshed M, et al: Canadian Public Health Laboratory Network laboratory guidelines for the use of point-of-care tests for the diagnosis of syphilis in Canada. Can J Infect Dis Med Microbiol 26 Suppl A):29A, 2015

Singh AE, Romanowski B: Syphilis: review with emphasis on clinical, epidemiologic, and some biologic features. Clin Microbiol Rev 12(2):187, 1999

Slyker JA, Chung MH, Lehman DA, et al: Incidence and correlates of HIV-1 RNA detection in the breast milk of women receiving HAART for the prevention of HIV-1 transmission. PLoS One 7(1):e29777, 2012

Smith EM, Ritchie JM, Yankowitz J, et al: Human papillomavirus prevalence and types in newborns and parents. Sex Transm Dis 31:57, 2004

Sobel JD: Vulvovaginal candidosis. Lancet 369:1961, 2007

Stamm LV: Syphilis: antibiotic treatment and resistance. Epidemiol Infect 143(8):1567, 2015

Stewart R, Wells CE, Roberts S, et al: Benefit of inter-pregnancy HIV viral load suppression on subsequent maternal and infant outcomes. Am J Obstet Gynecol 210:S14, 2014

Stone KM, Reiff-Eldridge R, White AD, et al: Pregnancy outcomes following systemic prenatal acyclovir exposure: conclusions from the International Acyclovir Pregnancy Registry, 1984–1999. Birth Defects Res A Clin Mol Teratol 70:201, 2004

Strick LB, Wald A: Diagnostics for herpes simplex virus: is PCR the new gold standard? Mol Diagn Ther 10(1):17, 2006

Su JR, Brooks LC, Davis DW, et al: Congenital syphilis: trends in mortality and morbidity in the United States, 1999 through 2013. Am J Obstet Gynecol 214(3):381.e1, 2016

Subramaniam A, Lees BF, Becker DA, et al: Evaluation of human papillomavirus as a risk factor for preterm birth or pregnancy-related hypertension. Obstet Gynecol 127(2):233, 2016

Sutton M, Sternberg M, Koumans EH, et al: The prevalence of *Trichomonas vaginalis* infection among reproductive-age women in the United States, 2001–2004. Clin Infect Dis 45(10):1319, 2007

Swain CA, Smith LC, Nash D, et al: Postpartum HIV care among women diagnosed during pregnancy. Obstet Gynecol 128(1):44, 2016

Tenti P, Zappatore R, Migliora P, et al: Perinatal transmission of human papillomavirus from gravidas with latent infections. Obstet Gynecol 93(4):475, 1999

Townsend CL, Byrne L, Cortina-Borja M, et al: Earlier initiation of ART and further decline in MTCT, 2000–2011. AIDS 28(7):1049, 2014

Trintis J, Epie N, Boss R, et al: Neonatal *Trichomonas vaginalis* infection: a case report and review of literature. Int J STD AIDS 21(8):606, 2010

Tsang RS, Morshed M, Chernesky MA, et al: Canadian Public Health Laboratory Network laboratory guidelines for the use of direct tests to detect syphilis in Canada. Can J Infect Dis Med Microbiol 26 Suppl A):13A, 2015

Tucker JD, Bu J, Brown LB, et al: Accelerating worldwide syphilis screening through rapid testing: a systematic review. Lancet Infect Dis 10(6):381, 2010

U.S. Preventive Services Task Force, Bibbins-Domingo K, Grossman DC, et al: Serologic screening for genital herpes infection: US Preventive Services Task Force recommendation statement. JAMA 316(23):2525, 2016

Van Der Pol B, Williams JA, Taylor SN, et al: Detection of *Trichomonas vaginalis* DNA by use of self-obtained vaginal swabs with the BD ProbeTec Qx assay on the BD Viper system. J Clin Microbiol 52:885, 2014

Vichnin M, Bonanni P, Klein NP, et al: An overview of quadrivalent human papillomavirus vaccine safety: 2006 to 2015. Pediatr Infect Dis J 34(9):983, 2015

Wald A, Ashley-Morrow R: Serological testing for herpes simplex virus (HSV)-1 and HSV-2 infection. Clin Infect Dis 35:S173, 2002

Watts D: Mother to child transmission of HIV—another complication of bacterial vaginosis? J Acquir Immune Defic Syndr 60(3), 2012

Watts DH, Brown ZA, Money D, et al: A double-blind, randomized, placebo-controlled trial of acyclovir in late pregnancy for the reduction of herpes simplex virus shedding and cesarean delivery. Am J Obstet Gynecol 188:836, 2003

Watts DH, Krohn MA, Hillier SL, et al: Bacterial vaginosis as a risk factor for postcesarean endometritis. Obstet Gynecol 75:52, 1990

Wendel GD Jr: Gestational and congenital syphilis. Clin Perinatol 15:287, 1988

Wendel GD Jr, Sheffield JS, Hollier LM, et al: Treatment of syphilis in pregnancy and prevention of congenital syphilis. Clin Infect Dis 35(Suppl 2): S200, 2002

Wendel GD Jr, Stark BJ, Jamison RB, et al: Penicillin allergy and desensitization in serious infections during pregnancy. N Engl J Med 312:1229, 1985

Werner CL, Griffith WF: Preinvasive lesions of the lower genital tract. In Hoffman BL, Schorge JO, Bradshaw KD, et al (eds): Williams Gynecology, 3rd ed. New York, McGraw-Hill Education, 2016

Wiese W, Patel SR, Patel SC, et al: A meta-analysis of the Papanicolaou smear and wet mount for the diagnosis of vaginal trichomoniasis. Am J Med 108(4):301, 2000

Wiesenfeld HC: Screening for *Chlamydia trachomatis* infections in women. N Engl J Med 376(8):765, 2017

Wolff T, Shelton E, Sessions C, et al: Screening for syphilis infection in pregnant women: evidence for the U.S. Preventive Services Task Force reaffirmation recommendation statement. Ann Intern Med 150(10):710, 2009

Wølner-Hanssen P, Krieger JN, Stevens CE, et al: Clinical manifestations of vaginal trichomoniasis. JAMA 261(4):571, 1989

Workowski KA, Bolan GA, Centers for Disease Control and Prevention: Sexually transmitted diseases treatment guidelines, 2015. MMWR 64(3):1, 2015

World Health Organization: Global incidence and prevalence of selected sexually transmitted infections—2008. Geneva, WHO, 2012

World Health Organization, United Nations Children's Fund: Guideline: updates on HIV and infant feeding: the duration of breastfeeding, and support from health services to improve feeding practices among mothers living with HIV. Geneva, WHO, 2016

Xu F, Lee FK, Morrow RA, et al: Seroprevalence of herpes simplex virus type 1 in children in the United States. J Pediatr 151(4):374, 2007

Zhou P, Qian Y, Xu J, et al: Occurrence of congenital syphilis after maternal treatment with azithromycin during pregnancy. Sex Transm Dis 34:472, 2007

Zhou Y, Bian G, Zhou Q, et al: Detection of cytomegalovirus, human parvovirus B19, and herpes simplex virus-1/2 in women with first-trimester spontaneous abortions. J Med Virol 87(10):1749, 2015

APÊNDICES

I. COMPONENTES DO SORO E DO SANGUE 1255
II. MEDIDAS ECOCARDIOGRÁFICAS MATERNAS 1261
III. MEDIDAS ULTRASSONOGRÁFICAS FETAIS 1262

APÊNDICE I Componentes do soro e do sangue

HEMATOLOGIA	Adulta não grávida[a]	Primeiro trimestre	Segundo trimestre	Terceiro trimestre	Referências
Eritropoietina[b] (U/L)	4-27	12-25	8-67	14-222	7, 10, 47
Ferritina[b] (ng/mL)	10-150[d]	6-130	2-230	0-116	7, 10, 39, 42, 45, 47, 62, 70
Folato, eritrócitos (ng/mL)	150-450	137-589	94-828	109-663	45, 46, 72
Folato, soro (ng/mL)	5,4-18,0	2,6-15,0	0,8-24,0	1,4-20,7	7, 43, 45, 46, 53, 58, 72
Haptoglobina (mg/mL)	25-250	130 ± 43	115 ± 50	135 ± 65	26A
Hemoglobina[b] (g/dL)	12-15,8[d]	11,6-13,9	9,7-14,8	9,5-15,0	10, 45, 47, 58, 62
Hematócrito[b] (%)	35,4-44,4	31,0-41,0	30,0-39,0	28,0-40,0	6, 7, 10, 42, 45, 58, 66
Ferro, capacidade de ligação total (TIBC)[b] (µg/dL)	251-406	278-403	Não relatada	359-609	62
Ferro, soro[b] (µg/dL)	41-141	72-143	44-178	30-193	10, 62
Hemoglobina corpuscular média (HCM) (pg/célula)	27-32	30-32	30-33	29-32	42
Volume corpuscular médio (VCM) (× m³)	79-93	81-96	82-97	81-99	6, 42, 45, 58
Plaquetas (× 10⁹/L)	165-415	174-391	155-409	146-429	4, 6, 16, 42, 45
Volume plaquetário médio (VPM) (µm³)	6,4-11,0	7,7-10,3	7,8-10,2	8,2-10,4	42
Contagem de eritrócitos (× 10⁶/mm³)	4,00-5,20[d]	3,42-4,55	2,81-4,49	2,71-4,43	6, 42, 45, 58
Índice de anisocitose eritrocitária (%)	< 14,5	12,5-14,1	13,4-13,6	12,7-15,3	42
Contagem de leucócitos (× 10³/mm³)	3,5-9,1	5,7-13,6	5,6-14,8	5,9-16,9	6, 9, 42, 45, 58
Neutrófilos (× 10³/mm³)	1,4-4,6	3,6-10,1	3,8-12,3	3,9-13,1	4, 6, 9, 42
Linfócitos (× 10³/mm³)	0,7-4,6	1,1-3,6	0,9-3,9	1,0-3,6	4, 6, 9, 42
Monócitos (× 10³/mm³)	0,1-0,7	0,1-1,1	0,1-1,1	0,1-1,4	6, 9, 42
Eosinófilos (× 10³/mm³)	0-0,6	0-0,6	0-0,6	0-0,6	6, 9
Basófilos (× 10³/mm³)	0-0,2	0-0,1	0-0,1	0-0,1	6, 9
Transferrina (mg/dL)	200-400[c]	254-344	220-441	288-530	39, 42
Transferrina, saturação sem ferro (%)	22-46[b]	Não relatada	10-44	5-37	47
Transferrina, saturação com ferro (%)	22-46[b]	Não relatada	18-92	9-98	47

COAGULAÇÃO	Adulta não grávida[a]	Primeiro trimestre	Segundo trimestre	Terceiro trimestre	Referências
Antitrombina III, funcional (%)	70-130	89-114	78-126	82-116	15, 16, 39A
Ativador de plasminogênio tecidual (ng/mL)	1,6-13[h]	1,8-6,0	2,36-6,6	3,34-9,20	15, 16, 25C
D-dímeros (µg/mL)	0,22-0,74	0,05-0,95	0,32-1,29	0,13-1,7	16, 25, 25C, 35, 39A, 41A, 51
Doença de von Willebrand					
Antígeno do fator de von Willebrand (%)	75-125	62-318	90-247	84-422	39A, 44A, 73
ADAMTS-13, protease de clivagem de von Willebrand (%)	40-170[i]	40-160	22-135	38-105	39A, 44A
Fator V (%)	50-150	75-95	72-96	60-88	40
Fator VII (%)	50-150	100-146	95-153	149-210	16
Fator VIII (%)	50-150	90-210	97-312	143-353	16, 40
Fator IX (%)	50-150	103-172	154-217	164-235	16
Fator XI (%)	50-150	80-127	82-144	65-123	16
Fator XII (%)	50-150	78-124	90-151	129-194	16
Fibrinogênio (mg/dL)	233-496	244-510	291-538	301-696	16, 25, 25C, 39A, 41A, 42, 51
Fibronectina (mg/L)	290 ± 85	377 ± 309	315 ± 295	334 ± 257	27A
Homocisteína (µmol/L)	4,4-10,8	3,34-11	2,0-26,9	3,2-21,4	43, 45, 46, 53, 72
Inibidor do ativador de plasminogênio tecidual 1 (ng/mL)	4-43	16-33	36-55	67-92	16, 25C
Proteína C, funcional (%)	70-130	78-121	83-133	67-135	15, 24, 40
Proteína S, atividade funcional (%)	65-140	57-95	42-68	16-42	40
Proteína S, livre (%)	70-140	34-133	19-113	20-65	24, 40
Proteína S, total (%)	70-140	39-105	27-101	33-101	16, 24, 40
Razão internacional normalizada (INR)	0,9-1,04[g]	0,86-1,08	0,83-1,02	0,80-1,09	15, 41A
Tempo de protrombina (TP) (s)	12,7-15,4	9,7-13,5	9,5-13,4	9,6-12,9	16, 41A, 42
Tempo de trombina (TT) (s)	17,7 ± 2,8	16,1 ± 1,5	15,4 ± 2,7	16,5 ± 2,4	27A
Tempo de tromboplastina parcial ativada (TTPa) (s)	26,3-39,4	23,0-38,9	22,9-38,1	22,6-35,0	15, 16, 41A, 42
Trombomodulina (ng/mL)	2,7 ± 3,1	4,3 ± 1,3	4,2 ± 1,2	3,6 ± 1,3	27A

COMPONENTES QUÍMICOS DO SANGUE

	Adulta não grávida[a]	Primeiro trimestre	Segundo trimestre	Terceiro trimestre	Referências
Ácido úrico (mg/dL)	2,5-5,6[d]	2,0-4,2	2,4-4,9	3,1-6,3	17, 39, 42
Ácidos biliares (μmol/L)	0,3-4,8[j]	0-4,9	0-9,1	0-11,3	5, 14
Alanina-aminotransaminase (ALT) (U/L)	7-41	3-30	2-33	2-25	5, 39, 42, 70
Albumina (g/dL)	4,1-5,3[d]	3,1-5,1	2,6-4,5	2,3-4,2	3, 5, 26, 29, 39, 42, 72
α1-antitripsina (mg/dL)	100-200	225-323	273-391	327-487	42
α-fetoproteína (ng/mL)	–	–	~130-400	~130-590	39B
Amilase (U/L)	20-96	24-83	16-73	15-81	32, 39, 42, 68
Amônia (μM)	31 ± 3,2	–	–	27,3 ± 1,6	31A
Anion gap (mmol/L)	7-16	13-17	12-16	12-16	42
Aspartato-aminotransferase (AST) (U/L)	12-38	3-23	3-33	4-32	5, 39, 42, 70
Bicarbonato (mmol/L)	22-30	20-24	20-24	20-24	42
Bilirrubina conjugada (mg/dL)	0,1-0,4	0-0,1	0-0,1	0-0,1	5
Bilirrubina não conjugada (mg/dL)	0,2-0,9	0,1-0,5	0,1-0,4	0,1-0,5	5, 42
Bilirrubina total (mg/dL)	0,3-1,3	0,1-0,4	0,1-0,8	0,1-1,1	5, 39
CA-125 (μg/mL)	7,2-27	2,2-268	12-25,1	16,8-43,8	3A, 30A, 67A
Cálcio ionizado (mg/dL)	4,5-5,3	4,5-5,1	4,4-5,0	4,4-5,3	26, 42, 48, 56
Cálcio total (mg/dL)	8,7-10,2	8,8-10,6	8,2-9,0	8,2-9,7	3, 29, 39, 42, 48, 56, 63
Ceruloplasmina (mg/dL)	25-63	30-49	40-53	43-78	42, 44
Cloreto (mEq/L)	102-109	101-105	97-109	97-109	20, 39, 42
Creatinina (mg/dL)	0,5-0,9[d]	0,4-0,7	0,4-0,8	0,4-0,9	39, 42, 45
Fosfatase alcalina (U/L)	33-96	17-88	25-126	38-229	3, 5, 39, 42, 70
Fosfato (mg/dL)	2,5-4,3	3,1-4,6	2,5-4,6	2,8-4,6	3, 26, 33, 39, 42
Gama-glutamiltranspeptidase (GGT) (U/L)	9-58	2-23	4-22	3-26	5, 42, 39, 70
Lactato-desidrogenase (U/L)	115-221	78-433	80-447	82-524	42, 29, 39, 70
Lipase (U/L)	3-43	21-76	26-100	41-112	32
Magnésio (mg/dL)	1,5-2,3	1,6-2,2	1,5-2,2	1,1-2,2	3, 26, 29, 39, 42, 48, 63
Nitrogênio ureico sanguíneo* (mg/dL)	7-20	7-12	3-13	3-11	20, 39, 42
Osmolalidade (mOsm/kg H_2O)	275-295	275-280	276-289	278-280	17, 63
Potássio (mEq/L)	3,5-5,0	3,6-5,0	3,3-5,0	3,3-5,1	20, 26, 29, 39, 42, 63, 66
Pré-albumina (mg/dL)	17-34	15-27	20-27	14-23	42
Proteína total (g/dL)	6,7-8,6	6,2-7,6	5,7-6,9	5,6-6,7	26, 29, 42
Sódio (mEq/L)	136-146	133-148	129-148	130-148	17, 26, 29, 39, 42, 63, 66

*N. de R.T. A ureia sérica é a forma comumente usada no Brasil, com valores normais de 15 a 45 mg/dL. A literatura mundial geralmente descreve resultados sob a forma de nitrogênio ureico sanguíneo (BUN, *blood urea nitrogen*), cujos valores normais correspondem a cerca da metade da ureia sérica.

EXAMES METABÓLICOS E ENDÓCRINOS

	Adulta não grávida[a]	Primeiro trimestre	Segundo trimestre	Terceiro trimestre	Referências
Aldosterona (ng/dL)	2-9	6-104	9-104	15-101	21, 34, 69
Cortisol (μg/dL)	0-25	7-19	10-42	12-50	42, 69
Enzima conversora de angiotensina (ECA) (U/L)	9-67	1-38	1-36	1-39	20, 54
Globulina ligadora de tiroxina (mg/dL)	1,3-3,0	1,8-3,2	2,8-4,0	2,6-4,2	42
Hemoglobina A1c (%)	4-6	4-6	4-6	4-7	48, 49, 59
Hormônio estimulador da tireoide (TSH) (μUI/mL)	0,34-4,25	0,60-3,40	0,37-3,60	0,38-4,04	39, 42, 57
Paratormônio (pg/mL)	8-51	10-15	18-25	9-26	3
Proteína relacionada ao paratormônio (pmol/L)	<1,3[e]	0,7-0,9	1,8-2,2	2,5-2,8	3
Renina, atividade plasmática (ng/mL/h)	0,3-9,0[e]	Não relatada	7,5-54,0	5,9-58,8	20, 34
Tiroxina, livre (T₄L) (ng/dL)	0,8-1,7	0,8-1,2	0,6-1,0	0,5-0,8	42, 57
Tiroxina, total (T₄) (μg/dL)	5,4-11,7	6,5-10,1	7,5-10,3	6,3-9,7	29, 42
Tri-iodotironina, livre (T₃L) (pg/mL)	2,4-4,2	4,1-4,4	4,0-4,2	Não relatada	57
Tri-iodotironina, total (T₃) (ng/dL)	77-135	97-149	117-169	123-162	42

VITAMINAS E MINERAIS

	Adulta não grávida[a]	Primeiro trimestre	Segundo trimestre	Terceiro trimestre	Referências
Cobre (μg/dL)	70-140	112-199	165-221	130-240	2, 30, 42
Selênio (μg/L)	63-160	116-146	75-145	71-133	2, 42
Vitamina A (retinol) (μg/dL)	20-100	32-47	35-44	29-42	42
Vitamina B₁₂ (pg/mL)	279-966	118-438	130-656	99-526	45, 72
Vitamina C (ácido ascórbico) (mg/dL)	0,4-1,0	Não relatada	Não relatada	0,9-1,3	64
Vitamina D, 1,25-di-hidroxi (pg/mL)	25-45	20-65	72-160	60-119	3, 48
Vitamina D, 24,25-di-hidroxi (ng/mL)	0,5-5,0[e]	1,2-1,8	1,1-1,5	0,7-0,9	60
Vitamina D, 25-hidroxi (ng/mL)	14-80	18-27	10-22	10-18	3, 60
Vitamina E (α-tocoferol) (μg/mL)	5-18	7-13	10-16	13-23	42
Zinco (μg/dL)	75-120	57-88	51-80	50-77	2, 42, 58

MEDIADORES AUTOIMUNES E INFLAMATÓRIOS

	Adulta não grávida[a]	Primeiro trimestre	Segundo trimestre	Terceiro trimestre	Referências
Complemento C3 (mg/dL)	83-177	62-98	73-103	77-111	42
Complemento C4 (mg/dL)	16-47	18-36	18-34	22-32	42
IgA (mg/dL)	70-350	95-243	99-237	112-250	42
IgG (mg/dL)	700-1.700	981-1.267	813-1.131	678-990	42
IgM (mg/dL)	50-300	78-232	74-218	85-269	42
Proteína C-reativa (mg/L)	0,2-3,0	Não relatada	0,4-20,3	0,4-8,1	28
Velocidade de hemossedimentação (VHS) (mm/h)	0-20[d]	4-57	7-47	13-70	71

HORMÔNIOS SEXUAIS

	Adulta não grávida[a]	Primeiro trimestre	Segundo trimestre	Terceiro trimestre	Referências
Desidroepiandrosterona, sulfato (DHEAS) (µmol/L)	1,3-6,8[e]	2,0-16,5	0,9-7,8	0,8-6,5	52
Estradiol (pg/mL)	< 20-443[d,f]	188-2.497	1.278-7.192	6.137-3.460	13, 52
Globulina ligadora do hormônio sexual (nmol/L)	18-114[d]	39-131	214-717	216-724	1, 52
17-hidroxiprogesterona (nmol/L)	0,6-10,6[d,e]	5,2-28,5	5,2-28,5	15,5-84	52
Progesterona (ng/mL)	< 1-20[d]	8-48		99-342	13, 52
Prolactina (ng/mL)	0-20[d]	36-213	110-330	137-372	3, 13, 38, 49
Testosterona (ng/dL)	6-86[d]	25,7-211,4	34,3-242,9	62,9-308,6	52

LIPÍDEOS

	Adulta não grávida[a]	Primeiro trimestre	Segundo trimestre	Terceiro trimestre	Referências
Apolipoproteína A-I (mg/dL)	119-240	111-150	142-253	145-262	18, 39, 49
Apolipoproteína B (mg/dL)	52-163	58-81	66-188	85-238	18, 39, 49
Colesterol HDL (mg/dL)	40-60	40-78	52-87	48-87	8, 18, 31, 42, 55
Colesterol LDL (mg/dL)	< 100	60-153	77-184	101-224	8, 18, 31, 42, 55
Colesterol VLDL (mg/dL)	6-40[e]	10-18	13-23	21-36	31
Colesterol total (mg/dL)	< 200	141-210	176-299	219-349	8, 18, 31, 42
Triglicerídeos (mg/dL)	< 150	40-159	75-382	131-453	8, 18, 31, 39, 42, 55

EXAMES CARDÍACOS

	Adulta não grávida[a]	Primeiro trimestre	Segundo trimestre	Terceiro trimestre	Referências
Creatina-cinase (U/L)	39-238[d]	27-83	25-75	13-101	41, 42
Creatina-cinase MB (U/L)	< 6[k]	Não relatada	Não relatada	1,8-2,4	41
NT-pró-BNP (pg/mL)	50 ± 26	60 ± 45	60 ± 40	43 ± 34	12A
Peptídeo natriurético atrial (ANP) (pg/mL)	Não relatado	Não relatado	28,1-70,1	Não relatado	11
Peptídeo natriurético do tipo B (BNP) (pg/mL)	22 ± 10	22 ± 10	32 ± 15	31 ± 21	12A
Troponina I (ng/mL)	0-0,08	Não relatada	Não relatada	0-0,064 (intraparto)	36, 65

GASOMETRIA ARTERIAL

	Adulta não grávida[a]	Primeiro trimestre	Segundo trimestre	Terceiro trimestre	Referências
Bicarbonato (HCO$_3^-$) (mEq/L)	22-26	Não relatado	Não relatado	16-22	23
Pco$_2$ (mmHg)	38-42	Não relatada	Não relatada	25-33	23
Po$_2$ (mmHg)	90-100	93-100	90-98	92-107	23, 67
pH	7,38-7,42 (arterial)	7,36-7,52 (venoso)	7,40-7,52 (venoso)	7,41-7,53 (venoso) 7,39-7,45 (arterial)	23, 26

PROVAS DE FUNÇÃO RENAL

	Adulta não grávida[a]	Primeiro trimestre	Segundo trimestre	Terceiro trimestre	Referências
Fluxo plasmático renal efetivo (mL/min)	492-696[d,e]	696-985	612-1.170	595-945	19, 22
Taxa de filtração glomerular (TFG) (mL/min)	106-132[d]	131-166	135-170	117-182	19, 22, 50
Fração de filtração (%)	16,9-24,7	14,7-21,6	14,3-21,9	17,1-25,1	19, 22, 50
Osmolaridade, urina (mOsm/kg)	500-800	326-975	278-1.066	238-1.034	61
Excreção de albumina de 24 horas (mg/24 h)	< 30	5-15	4-18	3-22	27, 61
Excreção de cálcio de 24 horas (mmol/24 h)	< 7,5[e]	1,6-5,2	0,3-6,9	0,8-4,2	66
Depuração de creatinina de 24 horas (mL/min)	91-130	69-140	55-136	50-166	22, 66
Excreção de creatinina de 24 horas (mmol/24 h)	8,8-14[e]	10,6-11,6	10,3-11,5	10,2-11,4	61
Excreção de potássio de 24 horas (mmol/24 h)	25-100[e]	17-33	10-38	11-35	66
Excreção de proteína de 24 horas (mg/24 h)	< 150	19-141	47-186	46-185	27
Excreção de sódio de 24 horas (mmol/24 h)	100-260[e]	53-215	34-213	37-149	17, 66

[a] A menos que especificado de outro modo, todos os valores de referência normais são da 17ª edição do *Medicina Interna de Harrison* (37).
[b] A variação inclui referências com e sem suplementação de ferro.
[c] Os valores de referência são do *Laboratory Reference Handbook*, Pathology Department, Parkland Hospital, 2005.
[d] A variação de referência normal é a variação específica para mulheres.
[e] Os valores de referência são da 15ª edição do *Medicina Interna de Harrison* (12).
[f] O intervalo é para mulheres na pré-menopausa e varia por fase de ciclo menstrual.
[g] Os valores de referência são de Cerneca et al.: Coagulation and fibrinolysis changes in normal pregnancy increased levels of procoagulants and reduced levels of inhibitors during pregnancy induce a hypercoagulable state, combined with a reactive fibrinolysis (15).
[h] Os valores de referência são de Cerneca et al. e Choi et al.: Tissue plasminogen activator levels change with plasma fibrinogen concentrations during pregnancy (15, 16).
[i] Os valores de referência são de Mannucci et al.: Changes in health and disease of the metalloprotease that cleaves von Willebrand factor (44A).
[j] Os valores de referência são de Bacq et al: Liver function tests in normal pregnancy: a prospective study of 102 pregnant women and 102 matched controls (5).
[k] Os valores de referência são de Leiserowitz et al: Creatine kinase and its MB isoenzyme in the third trimester and the peripartum period (41).
[l] Os valores de referência são de Dunlop: Serial changes in renal haemodynamics during normal human pregnancy (19).
Apêndice cortesia de Dr. Mina Abbassi-Ghanavati e Dr. Laura G. Greer.

APÊNDICE II Medidas ecocardiográficas maternas

Ventrículo esquerdo	Gestação			Pós-parto
	Primeiro trimestre	Segundo trimestre	Terceiro trimestre	
Geometria				
SIV_d (mm)	7,3 ± 1,0	7,4 ± 1,1	7,8 ± 1,2	7,1 ± 0,9
DDVE (mm)	45-47,8	47-48,9	47-49,6	46-48,8
DSVE (mm)	28-30	29-30,1	30-30,8	28-30,6
PP_d	6,3 ± 0,7	6,6 ± 0,7	6,9 ± 1,0	6,1 ± 0,6
ERP	0,26-0,36	0,27-0,37	0,28-0,38	0,25-0,35
Massa do VE (g)	111-121	121-135	136-151	114-119
Massa do VE (g/m^2)	66 ± 13	70 ± 12	76 ± 16	67 ± 11
Função sistólica				
FC (%)	37-38	76-78	80-85	67-69
Espessura da PS (%)	47 ± 17	53 ± 16	51 ± 15	54 ± 19
Espessura da PP (%)	66 ± 16	72 ± 16	74 ± 16	71 ± 14
VCFC (circ/s)	1,15-0,3	1,18-0,16	1,18-0,12	1,18-0,12
ESP (g/cm^2)	59 ± 9	53 ± 11	52 ± 11	66 ± 12
Função diastólica				
Frequência cardíaca	75-76	76-78	80-85	67-69
Onda mitral E (m/s)	0,85 ± 0,13	0,84 ± 0,16	0,77 ± 0,15	0,77 ± 0,11
Onda mitral A (m/s)	0,5 ± 0,09	0,5 ± 0,1	0,55 ± 0,1	0,46 ± 0,1
Tempo de desaceleração (m/s)	176 ± 44	188 ± 40	193 ± 33	201 ± 48
TRIV (m/s)	90 ± 19	79 ± 18	72 ± 16	69 ± 10
Duração da onda E (m/s)	263 ± 50	276 ± 43	282 ± 37	288 ± 48
Duração das ondas E e A (m/s)	454 ± 121	412 ± 79	375 ± 63	523 ± 88

Os valores são variações ou médias ± desvio-padrão.
Circ, circunferência; d, diastólica; ESP, estresse sistólico da parede posterior; FC, fração de encurtamento; TRIV, tempo de relaxamento isovolumétrico; SIV_d, diástole do septo interventricular; VE, ventrículo esquerdo; DDVE, dimensão diastólica do ventrículo esquerdo; DSVE, dimensão sistólica do ventrículo esquerdo; PP, parede posterior; ERP, espessura relativa da parede; PS, parede do septo; VCFC, velocidade média ajustada para o índice da espessura da fibra circunferencial.
Dados de Savu (62A) e Vitarelli (71A).

APÊNDICE III Medidas ultrassonográficas fetais

TABELA III-1 Diâmetro médio do saco gestacional, comprimento cabeça-nádega e idade menstrual correspondente

Idade menstrual (dia)	Idade menstrual (semanas)	Tamanho do saco gestacional (mm)	Comprimento cabeça-nádega (cm)
30	4,3		
32	4,6	3	
34	4,9	5	
36	5,1	6	
38	5,4	8	
40	5,7	10	0,2
42	6,0	12	0,35
44	6,3	14	0,5
46	6,6	16	0,7
48	6,9	18	0,9
50	7,1	20	1,0
52	7,4	22	1,2
54	7,7	24	1,4
56	8,0	26	1,6
58	8,3	27	1,8
60	8,6	29	2,0
62	8,9	31	2,2
64	9,1	33	2,4
66	9,4	35	2,6
68	9,7	37	2,9
70	10,0	39	3,1
72	10,3	41	3,4
74	10,6	43	3,7
76	10,9	45	4,0
78	11,1	47	4,2
80	11,4	49	4,6
82	11,7	51	5,0
84	12,0	53	5,4

Dados de Nyberg, 1992; Hadlock, 1992; Robinson; 1975; Daya, 1991.

TABELA III-2 Percentis da idade gestacional média correspondentes às medidas do comprimento cabeça-nádega (CCN)

CCN (mm)	Idade gestacional (semanas) Percentil			CCN (mm)	Idade gestacional (semanas) Percentil		
	5º	50º	95º		5º	50º	95º
10	6 + 5	7 + 3	8	30	9 + 5	10 + 2	11
11	6 + 6	7 + 4	8 + 2	31	9 + 5	10 + 3	11 + 1
12	7 + 1	7 + 5	8 + 3	32	9 + 6	10 + 4	11 + 2
13	7 + 2	8	8 + 4	33	10	10 + 5	11 + 2
14	7 + 3	8 + 4	8 + 6	34	10 + 1	10 + 6	11 + 3
15	7 + 4	8 + 2	9	35	10 + 2	10 + 6	11 + 4
16	7 + 5	8 + 3	9 + 1	36	10 + 2	11	11 + 5
17	8	8 + 4	9 + 2	37	10 + 3	11 + 1	11 + 6
18	8 + 1	8 + 5	9 + 3	38	10 + 4	11 + 2	11 + 6
19	8 + 2	8 + 6	9 + 4	39	10 + 5	11 + 2	12
20	8 + 3	9	9 + 5	40	10 + 5	11 + 3	12 + 1
21	8 + 4	9 + 1	9 + 6	41	10 + 6	11 + 4	12 + 1
22	8 + 5	9 + 2	10	42	11	11 + 4	12 + 2
23	8 + 6	9 + 3	10 + 1	43	11	11 + 5	12 + 3
24	8 + 6	9 + 4	10 + 2	44	11 + 1	11 + 6	12 + 3
25	9	9 + 5	10 + 3	45	11 + 2	11 + 6	12 + 4
26	9 + 1	9 + 6	10 + 4	46	11 + 2	12	12 + 5
27	9 + 2	10	10 + 5	47	11 + 3	12 + 1	12 + 5
28	9 + 3	10 + 1	10 + 5	48	11 + 4	12 + 1	12 + 6
29	9 + 4	10 + 2	10 + 6	49	11 + 4	11 + 2	13

TABELA III-3 Percentis de peso fetal de acordo com a idade gestacional

Idade gestacional (semanas)	Percentis de peso fetal (g)				
	3º	10º	50º	90º	97º
10	26	29	35	41	44
11	34	37	45	53	56
12	43	48	58	68	73
13	54	61	73	85	92
14	69	77	93	109	117
15	87	97	117	137	147
16	109	121	146	171	183
17	135	150	181	212	227
18	166	185	223	261	280
19	204	227	273	319	342
20	247	275	331	387	415
21	298	331	399	467	500
22	357	397	478	559	599
23	424	472	568	664	712
24	500	556	670	784	840
25	586	652	785	918	984
26	681	758	913	1.068	1.145
27	787	876	1.055	1.234	1.323
28	903	1.005	1.210	1.415	1.517
29	1.029	1.145	1.379	1.613	1.729
30	1.163	1.294	1.559	1.824	1.955
31	1.306	1.454	1.751	2.048	2.196
32	1.457	1.621	1.953	2.285	2.449
33	1.613	1.795	2.162	2.529	2.711
34	1.773	1.973	2.377	2.781	2.981
35	1.936	2.154	2.595	3.026	3.254
36	2.098	2.335	2.813	3.291	3.528
37	2.259	2.514	3.028	3.542	3.797
38	2.414	2.687	3.236	3.785	4.058
39	2.563	2.852	3.435	4.018	4.307
40	2.700	3.004	3.619	4.234	4.538
41	2.825	3.144	3.787	4.430	4.749
42	2.935	3.266	3.934	4.602	4.933

Adaptada, com permissão, de Hadlock, 1991.

TABELA III-4 Percentis suavizados do peso ao nascer para gêmeos com placentação dicoriônica

Idade gestacional (semanas)	Percentis suavizados do peso ao nascer				
	5º	10º	50º	90º	95º
23	477	513	632	757	801
24	538	578	712	853	903
25	606	652	803	962	1.018
26	684	735	906	1.085	1.148
27	771	829	1.021	1.223	1.294
28	870	935	1.152	1.379	1.459
29	980	1.054	1.298	1.554	1.645
30	1.102	1.186	1.460	1.748	1.850
31	1.235	1.328	1.635	1.958	2.072
32	1.374	1.477	1.819	2.179	2.306
33	1.515	1.630	2.007	2.403	2.543
34	1.653	1.778	2.190	2.622	2.775
35	1.781	1.916	2.359	2.825	2.989
36	1.892	2.035	2.506	3.001	3.176
37	1.989	2.139	2.634	3.155	3.339
38	2.079	2.236	2.753	3.297	3.489
39	2.167	2.331	2.870	3.437	3.637
40	2.258	2.428	2.990	3.581	3.790
41	2.352	2.530	3.115	3.731	3.948

Reproduzida, com permissão, de Ananth, 1998.

TABELA III-5 Percentis suavizados do peso ao nascer para gêmeos com placentação monocoriônica

Idade gestacional (semanas)	Percentis suavizados do peso ao nascer				
	5º	10º	50º	90º	95º
23	392	431	533	648	683
24	456	501	620	753	794
25	530	582	720	875	922
26	615	676	836	1.017	1.072
27	713	784	970	1.178	1.242
28	823	904	1.119	1.360	1.433
29	944	1.037	1.282	1.559	1.643
30	1.072	1.178	1.457	1.771	1.867
31	1.204	1.323	1.637	1.990	2.097
32	1.335	1.467	1.814	2.205	2.325
33	1.457	1.601	1.980	2.407	2.537
34	1.562	1.716	2.123	2.580	2.720
35	1.646	1.808	2.237	2.719	2.866
36	1.728	1.899	2.349	2.855	3.009
37	1.831	2.012	2.489	3.025	3.189
38	1.957	2.150	2.660	3.233	3.408
39	2.100	2.307	2.854	3.469	3.657
40	2.255	2.478	3.065	3.726	3.927
41	2.422	2.661	3.292	4.001	4.217

Reproduzida, com permissão, de Ananth, 1998.

TABELA III-6 Medidas da circunferência torácica fetal (cm) de acordo com a idade gestacional

Idade gestacional (semanas)		Percentis preditivos								
	Número	2,5	5	10	25	50	75	90	95	97,5
16	6	5,9	6,4	7,0	8,0	9,1	10,3	11,3	11,9	12,4
17	22	6,8	7,3	7,9	8,9	10,0	11,2	12,2	12,8	13,3
18	31	7,7	8,2	8,8	9,8	11,0	12,1	13,1	13,7	14,2
19	21	8,6	9,1	9,7	10,7	11,9	13,0	14,0	14,6	15,1
20	20	9,6	10,0	10,6	11,7	12,8	13,9	15,0	15,5	16,0
21	30	10,4	11,0	11,6	12,6	13,7	14,8	15,8	16,4	16,9
22	18	11,3	11,9	12,5	13,5	14,6	15,7	16,7	17,3	17,8
23	21	12,2	12,8	13,4	14,4	15,5	16,6	17,6	18,2	18,8
24	27	13,2	13,7	14,3	15,3	16,4	17,5	18,5	19,1	19,7
25	20	14,1	14,6	15,2	16,2	17,3	18,4	19,4	20,0	20,6
26	25	15,0	15,5	16,1	17,1	18,2	19,3	20,3	21,0	21,5
27	24	15,9	16,4	17,0	18,0	19,1	20,2	21,3	21,9	22,4
28	24	16,8	17,3	17,9	18,9	20,0	21,2	22,2	22,8	23,3
29	24	17,7	18,2	18,8	19,8	21,0	22,1	23,1	23,7	24,2
30	27	18,6	19,1	19,7	20,7	21,9	23,0	24,0	24,6	25,1
31	24	19,5	20,0	20,6	21,6	22,8	23,9	24,9	25,5	26,0
32	28	20,4	20,9	21,5	22,6	23,7	24,8	25,8	26,4	26,9
33	27	21,3	21,8	22,5	23,5	24,6	25,7	26,7	27,3	27,8
34	25	22,2	22,8	23,4	24,4	25,5	26,6	27,6	28,2	28,7
35	20	23,1	23,7	24,3	25,3	26,4	27,5	28,5	29,1	29,6
36	23	24,0	24,6	25,2	26,2	27,3	28,4	29,4	30,0	30,6
37	22	24,8	25,5	26,1	27,1	28,2	29,3	30,3	30,9	31,5
38	21	25,9	26,4	27,0	28,0	29,1	30,2	31,2	31,9	32,4
39	7	26,8	27,3	27,9	28,9	30,0	31,1	32,2	32,8	33,3
40	6	27,7	28,2	28,8	29,8	30,9	32,1	33,1	33,7	34,2

Reproduzida, com permissão, de Chitkara, 1987.

TABELA III-7 Comprimento dos ossos longos fetais (mm) de acordo com a idade gestacional

Semana	Percentil do úmero			Percentil da ulna			Percentil do rádio			Percentil do fêmur			Percentil da tíbia			Percentil da fíbula		
	5	50	95	5	50	95	5	15	95	5	50	95	5	50	95	5	50	95
15	11	18	26	10	16	22	12	15	19	11	19	26	5	16	27	10	14	18
16	12	21	25	8	19	24	9	18	21	13	22	24	7	19	25	6	17	22
17	19	24	29	11	21	32	11	20	29	20	25	29	15	22	29	7	19	31
18	18	27	30	13	24	30	14	22	26	19	28	31	14	24	29	10	22	28
19	22	29	36	20	26	32	20	24	29	23	31	38	19	27	35	18	24	30
20	23	32	36	21	29	32	21	27	28	22	33	39	19	29	35	18	27	30
21	28	34	40	25	31	36	25	29	32	27	36	45	24	32	39	24	29	34
22	28	36	40	24	33	37	24	31	34	29	39	44	25	34	39	21	31	37
23	32	38	45	27	35	43	26	32	39	35	41	48	30	36	43	23	33	44
24	31	41	46	29	37	41	27	34	38	34	44	49	28	39	45	26	35	41
25	35	43	51	34	39	44	31	36	40	38	46	54	31	41	50	33	37	42
26	36	45	49	34	41	44	30	37	41	39	49	53	33	43	49	32	39	43
27	42	46	51	37	43	48	33	39	45	45	51	57	39	45	51	35	41	47
28	41	48	52	37	44	48	33	40	45	45	53	57	38	47	52	36	43	47
29	44	50	56	40	46	51	36	42	47	49	56	62	40	49	57	40	45	50
30	44	52	56	38	47	54	34	43	49	49	58	62	41	51	56	38	47	52
31	47	53	59	39	49	59	34	44	53	53	60	67	46	52	58	40	48	57
32	47	55	59	40	50	58	37	45	51	53	62	67	46	54	59	40	50	56
33	5	56	62	43	52	60	41	46	51	56	64	71	49	56	62	43	51	59
34	50	57	62	44	53	59	39	47	53	57	65	70	47	57	64	46	52	56
35	52	58	65	47	54	61	38	48	57	61	67	73	48	59	69	51	54	57
36	53	60	63	47	55	61	41	48	54	61	69	74	49	60	68	51	55	56
37	57	61	64	49	56	62	45	49	53	64	71	77	52	61	71	55	56	58
38	55	61	66	48	57	63	45	49	53	62	72	79	54	62	69	54	57	59
39	56	62	69	49	57	66	46	50	54	64	74	83	58	64	69	55	58	62
40	56	63	69	50	58	65	46	50	54	66	75	81	58	65	69	54	59	62

Reproduzida, com permissão, de Jeanty, 1983.

TABELA III-8 Parâmetros oculares de acordo com a idade gestacional

Idade (semana)	Distância binocular (mm)			Distância interocular (mm)			Diâmetro ocular (mm)		
	5º	50º	95º	5º	50º	95º	5º	50º	95º
15	15	22	30	6	10	14	4	6	9
16	17	25	32	6	10	15	5	7	9
17	19	27	34	6	11	15	5	8	10
18	22	29	37	7	11	16	6	9	11
19	24	31	39	7	12	16	7	9	12
20	26	33	41	8	12	17	8	10	13
21	28	35	43	8	13	17	8	11	13
22	30	37	44	9	13	18	9	12	14
23	31	39	46	9	14	18	10	12	15
24	33	41	48	10	14	19	10	13	15
25	35	42	50	10	15	19	11	13	16
26	36	44	51	11	15	20	12	14	16
27	38	45	53	11	16	20	12	14	17
28	39	47	54	12	16	21	13	15	17
29	41	48	56	12	17	21	13	15	18
30	42	50	57	13	17	22	14	16	18
31	43	51	58	13	18	22	14	16	19
32	45	52	60	14	18	23	14	17	19
33	46	53	61	14	19	23	15	17	19
34	47	54	62	15	19	24	15	17	20
35	48	55	63	15	20	24	15	18	20
36	49	56	64	16	20	25	16	18	20
37	50	57	65	16	21	25	1	18	21
38	50	58	65	17	21	26	16	18	21
39	51	59	66	17	22	26	16	19	21
40	52	59	67	18	22	26	16	19	21

Adaptada, com permissão, de Romero R, 1988.

TABELA III-9 Medidas do diâmetro cerebelar transverso de acordo com a idade gestacional

Idade gestacional (semana)	Diâmetro cerebelar (mm)				
	10	25	50	75	90
15	10	12	14	15	16
16	14	16	16	16	17
17	16	16	17	17	18
18	17	17	18	18	19
19	18	18	19	19	22
20	18	19	19	20	22
21	19	20	22	23	24
22	21	23	23	24	24
23	22	23	24	25	26
24	22	24	25	27	28
25	23	21,5	28	28	29
26	25	28	29	30	32
27	26	28,5	30	31	32
28	27	30	31	32	34
29	29	32	34	36	38
30	31	32	35	37	40
31	32	35	38	39	43
32	33	36	38	40	42
33	32	36	40	43	44
34	33	38	40	41	44
35	31	37	40,5	43	47
36	36	29	43	52	55
37	37	37	45	52	55
38	40	40	48,5	52	55
39	52	52	52	55	55

Adaptada, com permissão, de Goldstein, 1987.

TABELA III-10 Valores de referência para índices de Doppler da artéria umbilical

Idade gestacional (semanas)	Percentis					
	5°		50°		95°	
	Índice de resistência	Razão sístole/diástole	Índice de resistência	Razão sístole/diástole	Índice de resistência	Razão sístole/diástole
16	0,70	3,39	0,80	5,12	0,90	10,50
17	0,69	3,27	0,79	4,86	0,89	9,46
18	0,68	3,16	0,78	4,63	0,88	8,61
19	0,67	3,06	0,77	4,41	0,87	7,90
20	0,66	2,97	0,76	4,22	0,86	7,30
21	0,65	2,88	0,75	4,04	0,85	6,78
22	0,64	2,79	0,74	3,88	0,84	6,33
23	0,63	2,71	0,73	3,73	0,83	5,94
24	0,62	2,64	0,72	3,59	0,82	5,59
25	0,61	2,57	0,71	3,46	0,81	5,28
26	0,60	2,50	0,70	3,34	0,80	5,01
27	0,59	2,44	0,69	3,22	0,79	4,76
28	0,58	2,38	0,68	3,12	0,78	4,53
29	0,57	2,32	0,67	3,02	0,77	4,33
30	0,56	2,26	0,66	2,93	0,76	4,14
31	0,55	2,21	0,65	2,84	0,75	3,97
32	0,54	2,16	0,64	2,76	0,74	3,81
33	0,53	2,11	0,63	2,68	0,73	3,66
34	0,52	2,07	0,62	2,61	0,72	3,53
35	0,51	2,03	0,61	2,54	0,71	3,40
36	0,50	1,98	0,60	2,47	0,70	3,29
37	0,49	1,94	0,59	2,41	0,69	3,18
38	0,47	1,90	0,57	2,35	0,67	3,08
39	0,46	1,87	0,56	2,30	0,66	2,98
40	0,45	1,83	0,55	2,24	0,65	2,89
41	0,44	1,80	0,54	2,19	0,64	2,81
42	0,43	1,76	0,53	2,14	0,63	2,73

Adaptada, com permissão, de Kofnas AD, 1992.

REFERÊNCIAS

1. Acromite MT, Mantzoros CS, Leach RE, et al: Androgens in preeclampsia. Am J Obstet Gynecol 180:60, 1999
2. Álvarez SI, Castañón SG, Ruata MLC, et al: Updating of normal levels of copper, zinc and selenium in serum of pregnant women. J Trace Elem Med Biol 21(S1):49, 2007
2A. Ananth CV, Vintzileos, Shen-Schwarz S, et al: Standards of birth weight in twin gestations. Obstet Gynecol 91:917, 1998
3. Ardawi MSM, Nasrat HAN, BA'Aqueel HS: Calcium-regulating hormones and parathyroid hormone-related peptide in normal human pregnancy and postpartum: a longitudinal study. Eur J Endocrinol 137:402, 1997
3A. Aslam N, Ong C, Woelfer B, et al: Serum CA 125 at 11–14 weeks of gestation in women with morphologically normal ovaries. BJOG 107(5): 689, 2000
4. Aziz Karim S, Khurshid M, Rizvi JH, et al: Platelets and leucocyte counts in pregnancy. J Pak Med Assoc 42:86, 1992
5. Bacq Y, Zarka O, Bréchot JF, et al: Liver function tests in normal pregnancy: a prospective study of 102 pregnant women and 102 matched controls. Hepatology 23:1030, 1996
6. Balloch AJ, Cauchi MN: Reference ranges for haematology parameters in pregnancy derived from patient populations. Clin Lab Haematol 15:7, 1993
7. Beguin Y, Lipscei G, Thourmsin H, et al: Blunted erythropoietin production and decreased erythropoiesis in early pregnancy. Blood 78(1):89, 1991
8. Belo L, Caslake M, Gaffney D, et al: Changes in LDL size and HDL concentration in normal and preeclamptic pregnancies. Atherosclerosis 162:425, 2002
9. Belo L, Santos-Silva A, Rocha S, et al: Fluctuations in C-reactive protein concentration and neutrophil activation during normal human pregnancy. Eur J Obstet Gynecol Reprod Biol 123:46, 2005
10. Bianco I, Mastropietro F, D'Aseri C, et al: Serum levels of erythropoietin and soluble transferrin receptor during pregnancy in non-β-thalassemic and β-thalassemic women. Haematologica 85:902, 2000
11. Borghi CB, Esposti DD, Immordino V, et al: Relationship of systemic hemodynamics, left ventricular structure and function, and plasma natriuretic peptide concentrations during pregnancy complicated by preeclampsia. Am J Obstet Gynecol 183:140, 2000
12. Braunwald E, Fauci AS, Kasper DL, et al (eds): Appendices. In Harrison's Principles of Internal Medicine, 15th ed. New York, McGraw-Hill, 2001, p A-1

12A. Burlingame J, Hyeong JA, Tang WHW: Changes in cardiovascular biomarkers throughout pregnancy and the remote postpartum period. Am J Obstet Gynecol 208:S97, 2013
13. Carranza-Lira S, Hernández F, Sánchez M, et al: Prolactin secretion in molar and normal pregnancy. Int J Gynaecol Obstet 60:137, 1998
14. Carter J: Serum bile acids in normal pregnancy. BJOG 98:540, 1991
15. Cerneca F, Ricci G, Simeone R, et al: Coagulation and fibrinolysis changes in normal pregnancy increased levels of procoagulants and reduced levels of inhibitors during pregnancy induce a hypercoagulable state, combined with a reactive fibrinolysis. Eur J Obstet Gynecol Reprod Biol 73:31, 1997
15A. Chitkara J, Rosenberg J, Chervenak FA, et al: Prenatal sonographic assessment of the fetal thorax: normal values. Am J Obstet Gynecol 156:1069, 1987
16. Choi JW, Pai SH: Tissue plasminogen activator levels change with plasma fibrinogen concentrations during pregnancy. Ann Hematol 81:611, 2002
17. Davison JB, Vallotton MB, Lindheimer MD: Plasma osmolality and urinary concentration and dilution during and after pregnancy: evidence that lateral recumbency inhibits maximal urinary concentrating ability. BJOG 88:472, 1981
18. Desoye G, Schweditsch MO, Pfeiffer KP, et al: Correlation of hormones with lipid and lipoprotein levels during normal pregnancy and postpartum. J Clin Endocrinol Metab 64:704, 1987
19. Dunlop W: Serial changes in renal haemodynamics during normal human pregnancy. BJOG 88:1, 1981
20. Dux S, Yaron A, Carmel A, et al: Renin, aldosterone, and serum-converting enzyme activity during normal and hypertensive pregnancy. Gynecol Obstet Invest 17:252, 1984
21. Elsheikh A, Creatsas G, Mastorakos G, et al: The renin-aldosterone system during normal and hypertensive pregnancy. Arch Gynecol Obstet 264:182, 2001
22. Ezimokhai M, Davison JM, Philips PR, et al: Non-postural serial changes in renal function during the third trimester of normal human pregnancy. BJOG 88:465, 1981
23. Fadel HE, Northrop G, Misenhimer HR, et al: Acid-base determinations in amniotic fluid and blood of normal late pregnancy. Obstet Gynecol 53:99, 1979
24. Faught W, Garner P, Jones G, et al: Changes in protein C and protein S levels in normal pregnancy. Am J Obstet Gynecol 172:147, 1995
25. Francalanci I, Comeglio P, Liotta AA, et al: d-Dimer concentrations during normal pregnancy, as measured by ELISA. Thromb Res 78:399, 1995
25A. Goldstein I, Reece A, Pilu, et al: Cerebellar measurements with ultrasonography in the evaluation of fetal growth and development. Am J Obstet Gynecol 156:1065, 1987
25B. Hadlock FP, Harrist RB, Marinez-Poyer J: In utero analysis of fetal growth: a sonographic weight standard. Radiology 181:129, 1991.
25C. Hale SA, Sobel B, Benvenuto A, et al: Coagulation and fibrinolytic system protein profiles in women with normal pregnancies and pregnancies complicated by hypertension. Pregnancy Hypertens 2(2):152, 2012
26. Handwerker SM, Altura BT, Altura BM: Serum ionized magnesium and other electrolytes in the antenatal period of human pregnancy. J Am Coll Nutr 15:36, 1996
26A. Haram K, Augensen K, Elsayed S: Serum protein pattern in normal pregnancy with special reference to acute phase reactants. BJOG 90(2):139, 1983
27. Higby K, Suiter CR, Phelps JY, et al: Normal values of urinary albumin and total protein excretion during pregnancy. Am J Obstet Gynecol 171:984, 1994
27A. Hui C, Lili M, Libin C, et al: Changes in coagulation and hemodynamics during pregnancy: a prospective longitudinal study of 58 cases. Arch Gynecol Obstet 285:1231, 2012
28. Hwang HS, Kwon JY, Kim MA, et al: Maternal serum highly sensitive C-reactive protein in normal pregnancy and pre-eclampsia. Int J Gynecol Obstet 98:105, 2007
29. Hytten FE, Lind T: Diagnostic Indices in Pregnancy. Summit, CIBA-GEIGY Corporation, 1975
30. Ilhan N, Ilhan N, Simsek M: The changes of trace elements, malondialdehyde levels and superoxide dismutase activities in pregnancy with or without preeclampsia. Clin Biochem 35:393, 2002
30A. Jacobs IJ, Fay TN, Stabile I, et al: The distribution of CA 125 in the reproductive tract of pregnant and non-pregnant women. BJOG 95(11):1190, 1988
30B. Jeanty P: Fetal limb biometry. Radiology 147:602, 1983
31. Jimenez DM, Pocovi M, Ramon-Cajal J, et al: Longitudinal study of plasma lipids and lipoprotein cholesterol in normal pregnancy and puerperium. Gynecol Obstet Invest 25:158, 1988
31A. Jóźwik M, Jóźwik M, Pietrzycki, et al: Maternal and fetal blood ammonia concentrations in normal term human pregnancies. Biol Neonate 87:38, 2005
32. Karsenti D, Bacq Y, Bréchot JF, et al: Serum amylase and lipase activities in normal pregnancy: a prospective case-control study. Am J Gastroenterol 96:697, 2001
33. Kato T, Seki K, Matsui H, et al: Monomeric calcitonin in pregnant women and in cord blood. Obstet Gynecol 92:241, 1998
34. Kim EH, Lim JH, Kim YH, et al: The relationship between aldosterone to renin ratio and RI value of the uterine artery in the preeclamptic patient vs. normal pregnancy. Yonsei Med J 49(1):138, 2008
35. Kline JA, Williams GW, Hernandez-Nino J: d-Dimer concentrations in normal pregnancy: new diagnostic thresholds are needed. Clin Chem 51:825, 2005
35A. Kofinas AD, Espeland MA, Penry M, et al: Uteroplacental Doppler flow velocimetry waveform indices in normal pregnancy: a statistical exercise and the development of appropriate references values. Am J Perinatol 9:94, 1992
36. Koscica KL, Bebbington M, Bernstein PS: Are maternal serum troponin I levels affected by vaginal or cesarean delivery? Am J Perinatol 21(1):31, 2004
37. Fauci AS, Braunwald E, Kasper DL, et al (eds): Appendices. In Harrison's Principles of Internal Medicine, 17th ed. New York, McGraw-Hill, 2008, p A-1
38. Larrea F, Méndez I, Parra A: Serum pattern of different molecular forms of prolactin during normal human pregnancy. Hum Reprod 8:1617, 1993
39. Larsson A, Palm M, Hansson L-O, et al: Reference values for clinical chemistry tests during normal pregnancy. BJOG 115:874, 2008
39A. Lattuada A, Rossi E, Calzarossa C, et al: Mild to moderate reduction of a von Willebrand factor cleaving protease (ADAMTS-13) in pregnant women with HELLP microangiopathic syndrome. Haematologica 88(9):1029, 2003
39B. Leek AE, Ruoss CF, Kitau MG, et al: Maternal plasma alphafetoprotein levels in the second half of normal pregnancy: relationship to fetal weight, and maternal age and parity. BJOG 82:669, 1975
40. Lefkowitz JB, Clarke SH, Barbour LA: Comparison of protein S functional and antigenic assays in normal pregnancy. Am J Obstet Gynecol 175:657, 1996
41. Leiserowitz GS, Evans AT, Samuels SJ, et al: Creatine kinase and its MB isoenzyme in the third trimester and the peripartum period. J Reprod Med 37:910, 1992
41A. Liu XH, Jiang YM, Shi H, et al: Prospective, sequential, longitudinal study of coagulation changes during pregnancy in Chinese women. Int J Gynaecol Obstet 105(3):240, 2009
42. Lockitch G: Handbook of Diagnostic Biochemistry and Hematology in Normal Pregnancy. Boca Raton, CRC Press, 1993
43. López-Quesada E, Vilaseca MA, Lailla JM: Plasma total homocysteine in uncomplicated pregnancy and in preeclampsia. Eur J Obstet Gynecol Reprod Biol 108:45, 2003
44. Louro MO, Cocho JA, Tutor JC: Assessment of copper status in pregnancy by means of determining the specific oxidase activity of ceruloplasmin. Clin Chim Acta 312:123, 2001
44A. Mannucci PM, Canciani MT, Forza I, et al: Changes in health and disease of the metalloprotease that cleaves von Willebrand factor. Blood 98(9): 2730, 2001
45. Milman N, Bergholt T, Byg KE, et al: Reference intervals for haematological variables during normal pregnancy and postpartum in 434 healthy Danish women. Eur J Haematol 79:39, 2007
46. Milman N, Byg KE, Hvas AM, et al: Erythrocyte folate, plasma folate and plasma homocysteine during normal pregnancy and postpartum: a longitudinal study comprising 404 Danish women. Eur J Haematol 76:200, 2006
47. Milman N, Graudal N, Nielsen OJ: Serum erythropoietin during normal pregnancy: relationship to hemoglobin and iron status markers and impact of iron supplementation in a longitudinal, placebo-controlled study on 118 women. Int J Hematol 66:159, 1997
48. Mimouni F, Tsang RC, Hertzbert VS, et al: Parathyroid hormone and calcitriol changes in normal and insulin-dependent diabetic pregnancies. Obstet Gynecol 74:49, 1989
49. Montelongo A, Lasunción MA, Pallardo LF, et al: Longitudinal study of plasma lipoproteins and hormones during pregnancy in normal and diabetic women. Diabetes 41:1651, 1992

50. Moran P, Baylis PH, Lindheimer, et al: Glomerular ultrafiltration in normal and preeclamptic pregnancy. J Am Soc Nephrol 14:648, 2003
51. Morse M: Establishing a normal range for D-dimer levels through pregnancy to aid in the diagnosis of pulmonary embolism and deep vein thrombosis. J Thromb Haemost 2:1202, 2004
51A. Nyberg DA, McGahan JP, Pretorius DH, et al (eds): Diagnostic Imaging of Fetal Anomalies, 2nd ed. Philadelphia, Lippincott Williams & Wilkins, 2003, p 1015
52. O'Leary P, Boyne P, Flett P, et al: Longitudinal assessment of changes in reproductive hormones during normal pregnancy. Clin Chem 35(5):667, 1991
53. Özerol E, Özerol I, Gökdeniz R, et al: Effect of smoking on serum concentrations of total homocysteine, folate, vitamin B_{12}, and nitric oxide in pregnancy: a preliminary study. Fetal Diagn Ther 19:145, 2004
54. Parente JV, Franco JG, Greene LJ, et al: Angiotensin-converting enzyme: serum levels during normal pregnancy. Am J Obstet Gynecol 135:586, 1979
55. Piechota W, Staszewski A: Reference ranges of lipids and apolipoproteins in pregnancy. Eur J Obstet Gynecol Reprod Biol 45:27, 1992
56. Pitkin RM, Gebhardt MP: Serum calcium concentrations in human pregnancy. Am J Obstet Gynecol 127:775, 1977
57. Price A, Obel O, Cresswell J, et al: Comparison of thyroid function in pregnant and non-pregnant Asian and western Caucasian women. Clin Chim Acta 208:91, 2001
58. Qvist I, Abdulla M, Jägerstad M, et al: Iron, zinc and folate status during pregnancy and two months after delivery. Acta Obstet Gynecol Scand 65:15, 1986
59. Radder JK, Van Roosmalen J: HbA1c in healthy, pregnant women. Neth J Med 63:256, 2005
60. Reiter EO, Braunstein GD, Vargas A, et al: Changes in 25-hydroxyvitamin D and 24,25-dihydroxyvitamin D during pregnancy. Am J Obstet Gynecol 135:227, 1979
61. Risberg A, Larsson A, Olsson K, et al: Relationship between urinary albumin and albumin/creatinine ratio during normal pregnancy and preeclampsia. Scand J Clin Lab Invest 64:17, 2004
61A. Romero R, Pilu G, Jeanty P, et al: Prenatal diagnosis of congenital anomalies. Norwalk, Appleton & Lange, 1988, p 83
62. Romslo I, Haram K, Sagen N, et al: Iron requirement in normal pregnancy as assessed by serum ferritin, serum transferrin saturation and erythrocyte protoporphyrin determinations. BJOG 90:101, 1983
62A. Savu O, Jurcuţ R, Giuşcă S, et al: Morphological and functional adaptation of the maternal heart during pregnancy. Circ Cardiovasc Imaging 5:289, 2012
63. Shakhmatova EI, Osipova NA, Natochin YV: Changes in osmolality and blood serum ion concentrations in pregnancy. Hum Physiol 26:92, 2000
64. Sharma SC, Sabra A, Molloy A, et al: Comparison of blood levels of histamine and total ascorbic acid in pre-eclampsia with normal pregnancy. Hum Nutr Clin Nutr 38C:3, 1984
65. Shivvers SA, Wians FH, Keffer JH, et al: Maternal cardiac troponin I levels during labor and delivery. Am J Obstet Gynecol 180:122, 1999
66. Singh HJ, Mohammad NH, Nila A: Serum calcium and parathormone during normal pregnancy in Malay women. J Matern Fetal Med 8:95, 1999
67. Spiropoulos K, Prodromaki E, Tsapanos V: Effect of body position on Pao_2 and $Paco_2$ during pregnancy. Gynecol Obstet Invest 58:22, 2004
67A. Spitzer M, Kaushal N, Benjamin F: Maternal CA-125 levels in pregnancy and the puerperium. J Reprod Med 43(4):387, 1998
68. Strickland DM, Hauth JC, Widish J, et al: Amylase and isoamylase activities in serum of pregnant women. Obstet Gynecol 63:389, 1984
69. Suri D, Moran J, Hibbard JU, et al: Assessment of adrenal reserve in pregnancy: defining the normal response to the adrenocorticotropin stimulation test. J Clin Endocrinol Metab 91:3866, 2006
70. Van Buul EJA, Steegers EAP, Jongsma HW, et al: Haematological and biochemical profile of uncomplicated pregnancy in nulliparous women: a longitudinal study. Neth J Med 46:73, 1995
71. van den Broek NR, Letsky EA: Pregnancy and the erythrocyte sedimentation rate. BJOG 108:1164, 2001
71A. Vitarelli A, Capotosto L: Role of echocardiography in the assessment and management of adult congenital heart disease in pregnancy. Int J Cardiovasc Imaging 27(6):843, 2011
72. Walker MC, Smith GN, Perkins SL, et al: Changes in homocysteine levels during normal pregnancy. Am J Obstet Gynecol 180:660, 1999
73. Wickström K, Edelstam G, Löwbeer CH, et al: Reference intervals for plasma levels of fibronectin, von Willebrand factor, free protein S and antithrombin during third-trimester pregnancy. Scand J Clin Lab Invest 64:31, 2004

ÍNDICE

Nota: Números de páginas seguidos por *f* ou *t* indicam figuras ou tabelas, respectivamente.

15-hidroxiprostaglandina-desidrogenase (PGDH), menstruação, 85
16α-hidroxidesidroepiandrosterona (16-OHDHEA), 105
22q11.2, síndrome de microdeleção, 260-261
3-hidroxi-3-metilglutarilcoenzima A (HMG-CoA) redutase, biossíntese do colesterol, 103
45,X (síndrome de Turner), 39, 259
    abortamento euploide, 347
    higroma cístico, 197
    monossomia, 258
    restrição de crescimento fetal, 352
46,XX, distúrbios do desenvolvimento sexual, 39*t*, 40-41
    desenvolvimento do ovário, 40
    disgenesia gonadal 46,XX, 40
    excesso de androgênios, 40-41
    ovotesticular 46,XX, 40
    testicular 46,XX, 40
46,XY, distúrbios do desenvolvimento sexual, 39, 39*t*
    disgenesia gonadal parcial, 40
    disgenesia gonadal pura, 40
    disgenesia gonadal 46,XY, 39-40
    disgenesia gonadal mista, 40
    produção ou ação de androgênios, 40
    regressão testicular, 40
47,XXY (síndrome de Klinefelter), 39, 259-260
47,XYY, 260
6-mercaptopurina
    para colite ulcerativa, 1050
    para doença de Crohn, 1051

A

ABCD11, gene, 1059
ABCD4, gene, 1059
Abertura (estreito) inferior da pelve, 30, 30*f*
Abertura (estreito) inferior da pelve, contração, 449
Abertura (estreito) superior da pelve, 30, 30*f*
Abertura (estreito) superior da pelve, contração, 448-449
Ablação por radiofrequência (ARF), fetoscópica, 326
ABO, incompatibilidade de grupo sanguíneo, 302, 303
Abordagem *opt-out*, 1247-1248
Abortamento, 346-364
    anticoagulação, 1015
    coagulopatias, 787
    contracepção pós-abortamento, 364
    definição, 346
    eletivo, 357
    euploide, 347
    nascimento parcial, 363
    nomenclatura, 346-347
    séptico, 347
        por DIU, 684
    terapêutico, 357
    tubário, 372
Abortamento completo 349, 350*t*
Abortamento embrionário, 347
Abortamento espontâneo, 347
    álcool, 348
    anembrionário, 347
    cafeína, 348
    câncer, 348
    clinicamente silencioso vs. aparente, 347
    definição, 346, 347
    diabetes pré-gestacional, 1099
    embrionário, 347
    fatores ambientais e ocupacionais, 348
    gestação múltipla, 871
    no primeiro trimestre, 347-352
        classificação clínica
            ameaça de, 348-349, 349*t*
            completo, 349, 350*t*
            imunoglobulina anti-D, 352
            incompleto, 349
            inevitável, 351
            retido, 349-351, 350*f*, 350*t*
            séptico, 351-352
        fatores fetais, 347
        fatores maternos, 347-348
        fatores paternos, 348
        incidência, 347
        patogênese, 347
    nutrição, 348
    recorrente, 347, 352-353, 352*t*, 353*t*
    tabagismo, 348
Abortamento incompleto, 349
Abortamento induzido, 357-364
    classificação, 357
    consequências, 364
    definição, 346, 357
    métodos no primeiro trimestre, cirúrgicos, 358-361
        aspiração a vácuo, 359-360, 360*f*
        complicações, 360-361
        dilatadores higroscópicos, 358-359, 358*f*
        misoprostol, 359
        preparação pré-operatória, 358-359, 358*f*, 359*f*
    métodos no primeiro trimestre, medicamentosos, 361-362, 362*t*
    métodos no segundo trimestre, 362-364
        avaliação do feto e da placenta, 364
        D&E intacta, 363
        dilatação e evacuação, 362-363
        dilatação e extração, 363
        medicamentoso, 363-364
    nos Estados Unidos
        disponibilidade de profissionais, 358
        influência legal, 357-358
        taxa, 4, 357
Abortamento inevitável, 351
Abortamento, no segundo trimestre, 353-357
    incidência e etiologia, 353-354, 354*t*
    insuficiência cervical, 354-357 (Ver também Insuficiência cervical)
    manejo, 354
Abortamento retido, 349-351, 350*f*, 350*t*
Abortamento voluntário, 357. *Ver também* Abortamento induzido
Abruptio placentae. Ver Descolamento prematuro da placenta
Abscesso de psoas, 673
Abscesso mamário, 676
Abscesso ovariano, pós-parto, 671
Abscesso tubo-ovariano, por DIU, 684
Abscessos anexiais, pós-parto, 671
Abuso
    físico, 925-926, 926*t*
    sexual, 926, 926*t*
Acalasia, 1046-1047
Acárdico acéfalo, 880
Acárdico amorfo, 880, 881*f*
Acárdico mielencéfalo, 880
Aceleração do trabalho de parto. *Ver também* Indução do trabalho de parto
    com parto cesáreo prévio, 597-598
    definição, 503
    gestação múltipla, 888
    métodos, 508-512
        amniotomia, 504, 511-512, 511*t*
        ocitocina, 509-511, 509*t*
        prostaglandina E_1, 508-509
    para parto pélvico, 543
Aceleração, frequência cardíaca fetal, 464, 465
    testes sem estresse, 335, 335*f*
Acetato de glatirâmer, para esclerose múltipla, 1165
Acetato de medroxiprogesterona de depósito (DMPA), 693
Acetato de nomegestrol, 690
Aciclovir, para herpes-vírus simples, 1243, 1244*t*
Acidemia
    do neonato, 612-613, 612*t*
        metabólica, 613
        respiratória, 613
    fetal
        importância clínica, 612-613, 612*t*
        metabólica, 611
        metabólica-respiratória mista, 611
        nomograma, 611-612, 612*f*
        respiratória, 611
Acidente vascular cerebral
    contraceptivos orais, 691
    hemorrágico, 1161*t*, 1162-1164
        hemorragia intracerebral, 1161*f*, 1162-1163, 1162*f*
        hemorragia subaracnóidea, 1161*f*, 1163
            aneurisma intracraniano, 1163
            malformações arteriovenosas, 1163-1164

hipertensão relacionada com a gravidez, 744-745
  incidência, 1160
  isquêmico, 1161-1162, 1161f, 1161t
    embolia cerebral, 1161-1162, 1161f
    risco de recorrência, 1162
    síndrome de pré-eclâmpsia, 1161
    trombose da artéria cerebral, 1162
    trombose venosa profunda, 1162
Acidentes com animais peçonhentos, 931
Acidentes. *Ver também* Traumatismo
  automobilísticos, 926-927, 927f
Ácido acetilsalicílico
  para artrite reumatoide, 1147
  para lúpus, 1142
  para síndrome antifosfolipídeo, 1145
  risco de pré-eclâmpsia e, 727-728
Ácido ascórbico. *Ver* Vitamina C
Ácido azelaico, 1187
Ácido fólico
  deficiência, na anemia megaloblástica, 1077-1078
  suplementos, para prevenção de defeito do tubo neural, 128-129, 169
Ácido folínico, para toxoplasmose, 1226
Ácido retinoico, embriopatia, 245, 246f
Ácido tranexâmico
  após cesariana, 576
  para hemorragia, 790
Ácido valproico, teratogenicidade, 240, 1160t
Ácidos graxos
  cardioprotetores, risco de pré-eclâmpsia, 727
  metabolismo placentário, crescimento fetal, 845
Ácidos graxos livres, fetais, 138
Ácidos graxos poli-insaturados de cadeia longa, transferência fetoplacentária, 138
Acitretina, teratogenicidade, 245-246
Acne vulgar, 1187
Acondrodisplasia, 211
Aconselhamento
  desfechos da gravidez, 146-147
Aconselhamento nutricional, pré-natal, 165-169
  calorias, 167, 167f
  ingestões dietéticas de referência, 167, 167t
  ingestões dietéticas recomendadas, 167, 167t
  minerais, 167t, 168
  proteína, 167-168, 167t
  recomendações de ganho de peso, 165-166, 166t
  retenção de peso após a gravidez, 166-167, 167f
  subnutrição grave, 166
  vigilância nutricional pragmática, 169
  vitaminas, 167t, 168-169
Aconselhamento pré-concepcional, 147
  desfechos da gravidez e, 146-147
  distúrbios cardiovasculares e, 951
  fibrose cística e, 998
  hipertensão crônica e, 976-977, 977t
  para convulsões, 1159
  sessão, 147
Acrania, ultrassonografia, 192f
Acromegalia, 1133
Acromelia, 211
Acromiodorsoposterior direita (ADPD), 425f
Acteia, teratogenicidade, 248t

Actinomyces israelii, infecção pelo DIU, 684
Activina, placentária, 99t, 102
Adalimumabe
  para artrite reumatoide, 1147
  para colite ulcerativa, 1050
  para doença de Crohn, 1051
Adamantanas, 1214
Adenoma hepático, 1069
  contraceptivos orais, 692
Adenomiose, 1197
Adenovírus, 1216
Aderências, por cesariana, 578
  obstrução intestinal, 1051-1052, 1052f
Adesivo transdérmico, contraceptivo, 692
Adiana, implante, 705-706
Adipocinas, 845, 936. *Ver também* tipos específicos
Adipocitocinas, 51, 936. *Ver também* tipos específicos
Adiponectina, 51, 56
Admissão para trabalho de parto, monitoramento fetal, gestações de baixo risco, 469-470
Adrenalite autoimune, 1132
Adrenoceptores β, parturição, 406
Affordable Care Act (ACA), 6, 7
Afibrinogenemia, 1091
Afunilamento cervical, 354
Agalactia, 659
Agenesia do corpo caloso, exames de imagem, 194, 194f
Agenesia do sacro, sequência de regressão caudal, 196
Agenesia mülleriana, 42, 43f
Agenesia renal, 208-209, 209f
Agenesia vermiana, 193, 194-195, 195f
  inferior, 195
Agentes de contraste, na gravidez, 908, 910-911
  à base de gadolínio, 216
Agentes fetotóxicos, 234, 234t, 238-249. *Ver também* Teratógenos
Agentes hemostáticos tópicos, para hemorragia, 791
Agentes hipoglicemiantes orais, para diabetes gestacional, 1112-1113
Agonistas do receptor β-adrenérgico, para trabalho de parto pré-termo, 826
Agressão sexual, 926, 926t
Ajustes psicológicos à gravidez, 1173-1175
  avaliação e rastreamento perinatal, 1174-1175
  desfechos da gravidez, 1175
  puerpério, 1174
  tratamento, 1175
ALARA, princípio, 183
Álcool
  abortamento espontâneo, 348
  síndrome alcoólica fetal, 162, 239-240, 239t, 240f
  teratogenicidade, 162, 239-240, 239t, 240f
  uso pré-natal, 162
Aldosterona, materna, 72
Aldosteronismo primário, 1132
Alelo 6936G PROCR, trombofilia, 1008
α₂-glicoproteína associada à gravidez, 1148
α-metildopa, para hipertensão crônica na gravidez, 980
α-talassemias, 1084-1085, 1085t
  rastreamento de portador, 290

Alfafetoproteína sérica materna (MSAFP), 192
  elevada, defeitos do tubo neural, 283, 283t
  perspectiva histórica, 277-278
  placenta morbidamente aderida, 779
  placenta prévia, 775
  ultrassonografia, 277-278
  ultrassonografia direcionada, 278
Algas *Laminaria*, dilatador higroscópico, 358, 358f
Alglucerase, reposição da enzima, 1080
Alho, teratogenicidade, 248t
Alimentação, recém-nascido, 615
Alívio da dor. *Ver também* Analgesia, obstétrica
  cuidados hospitalares, puerpério, 661
  materna, trabalho de parto, 436
Aloe vera, teratogenicidade, 248t
Aloimunização
  CDE (Rh), incompatibilidade de grupo sanguíneo, 301-302, 302t
  detecção, 301, 301t
  efeito avó, 302
  perda de gestação recorrente, 353
  por antígenos menores, 302-303
    Aloimunização Kell, 302-303
    incompatibilidade de grupo sanguíneo ABO, 302, 303
Aloimunização D, prevenção, imunoglobulina anti-D para, 300, 305-306
Aloimunização eritrocitária, 300, 301-306
  aloimunização, manejo na gravidez, 303-305
    análise espectral do líquido amniótico, 304
    determinação do risco fetal, 303
    dopplervelocimetria da artéria cerebral média, 303-304, 304f
    transfusão de sangue fetal, 304-305
  detecção de aloimunização, 301, 301t
  fenótipos sorológicos D fracos, 306
  fisiopatologia, 301
  hemorragia materno-fetal com, 302, 302t
  incidência, 301
  prevenção de aloimunização anti-D, 305-306
Alojamento conjunto, recém-nascido, 616
Alopecia. *Ver* Eflúvio telógeno
Alta hospitalar, recém-nascido, 616
Alteplase
  para embolia pulmonar, 1019
  para trombose de artéria cerebral, 1162
Alterações do segmento ST, fetal, 471-472, 472f
Alterações hematológicas
  maternas, 57-58
    concentração de hemoglobina e hematócrito, 58
    metabolismo do ferro, 58
      hepcidina, 58
      necessidades de ferro, 58, 58f
    puerpério, 655, 655f
Alterações metabólicas, maternas, 54-57
  demandas de energia e taxa metabólica, 55, 55t
  ganho de peso, 54, 54t
  metabolismo de eletrólitos e minerais, 57
  metabolismo de gorduras, 56-57
    hiperlipidemia, 56
    leptina, 56
  metabolismo do carboidrato, 55-56, 55f
    inanição acelerada, 56
    resistência à insulina, 56

metabolismo hídrico, 54-55, 55f
metabolismo proteico, 55
Alterações vasculares, maternas, 53-54
  aranhas vasculares, 53-54
  eritema palmar, 54
Altura do fundo do útero
  pré-natal, 164-165
  restrição do crescimento fetal, 852
Alvo da rapamicina em mamíferos complexo 1 (mTORC1) nos trofoblastos, fetal, 139
Amadurecimento cervical, pré-indução, 505-508
  agentes e esquemas, 505, 505t
  "favorabilidade" cervical, 505-506
  técnicas farmacológicas, 506-507
    doadores de óxido nítrico, 507
    prostaglandina E$_1$, 507
    prostaglandina E$_2$, 506-507, 506f
  técnicas mecânicas, 507-508
    cateter transcervical, 508, 508f
    dilatadores cervicais higroscópicos, 508
Amadurecimento do colo do útero, 409-410
  com parto cesáreo prévio, 597-598
  definição, 503
  epitélio endocervical, 410
  indução, 410
  métodos, 508-512
  mifepristona, 408
  tecido conectivo
    alterações inflamatórias, 409-410
    colágeno, 409, 409f
    glicosaminoglicanos e proteoglicanos, 409, 409f
Amamentação, 656-659
  bem-sucedida, dez passos, 658, 658t
  consequências imunológicas, 657
  contraindicações, 658
  fármacos no leite, 658-659
  mama
    anatomia e produtos de secreção, 656-657, 656f, 656t
    cuidados, 658
    ingurgitamento, 659
    mamilos invertidos, 659
  vantagens, 657-658, 657t
Amaurose, na pré-eclâmpsia, 724
Ambrisentana, teratogenicidade, 243
Ameaça de abortamento, 348-349, 349t
Amebíase, 1227-1228
Aminoácidos
  fetais, 139
  maternos, crescimento fetal, 845
Aminoglicosídeos, teratogenicidade, 242
Amitriptalina, para enxaqueca, 1158
Âmnio, 95-97
  anatomia, 95-96, 96f
  circulação, 94, 94f
  desenvolvimento, 96
  fisiologia, 401, 401f
  funções metabólicas, 97
  histogênese, 96-97
    células epiteliais do âmnio, 96-97
    células mesenquimais do âmnio, 97
  resistência à tensão, 97
  síntese de prostaglandina, 401, 401f
Âmnio nodoso, 116-117
Amniocentese, 291-293
  complicações, 293
  gestação múltipla, 292-293

indicações, 291-292
para detecção de infecção, trabalho de parto pré-termo com membranas intactas, 822
para diagnóstico de defeito do tubo neural, 278
para maturação pulmonar fetal, 638, 638f
precoce, 293
técnica, 292, 292f, 292t
tempo de execução, 292
Amniocórion, 116-117
  âmnio nodoso, 116-117
  complexo membro-parede corporal, 116
  corioamnionite, 116
  funisite, 116
  lâmina amniótica, 117
  sequência de banda amniótica, 116
Amnioinfusão
  para desacelerações da frequência cardíaca fetal por encarceramento do cordão, 475-476, 475t
    desacelerações variáveis, 476
  para líquido amniótico tingido de mecônio, 476
  para oligoidrâmnios, 476
  para síndrome da aspiração de mecônio, 476, 620
Amniorredução, 230
Amniotomia, para indução e aceleração do trabalho de parto, 504, 511-512, 511t
Amolecimento cervical, 407-408
Amostragem de sangue do couro cabeludo fetal, 470, 470f
Amostragem de sangue fetal, 294-295, 295f
Amoxicilina, para doença de Lyme, 1225
Ampicilina
  para estreptococos do grupo B, 1222
  para listeriose, 1220
Analgesia de condução
  com distúrbios hemorrágicos, 1091
  para versão cefálica externa, 550
Analgesia do trabalho de parto
  gestação múltipla, 888
  narcóticos, 487, 487t
  óxido nitroso, 488
  parenteral
    butorfanol, 488
    eficácia e segurança, 488
    fentanila, 487t, 488
    meperidina e prometazina, 487-488, 487t
    nalbufina, 488
    remifentanila, 488
Analgesia espinal contínua, trabalho de parto, 493f, 497
Analgesia espinal-peridural combinada (EPC)
  obstétrica, 493f, 497
  vs. meperidina, para nulíparas em trabalho de parto espintâneo a termo, 445-446, 445t
Analgesia neuraxial, 490-497
  bloqueio espinal (subaracnóideo), 490-492
    complicações, 491-492, 491t
    contraindicações, 492, 492t
    parto cesáreo, 491
    parto vaginal, 490-491
  bloqueio peridural lombar contínuo, 487f, 493-497 (Ver também Bloqueio peridural, lombar contínuo)
  espinal contínuo, 493f, 497
  espinal-peridural combinada, 493f, 497

para parto cesáreo, 575
peridural (Ver Bloqueio peridural, obstétrico)
Analgesia obstétrica, 485-498. Ver também tipos e indicações específicos
  cesariana, infiltração local, 497-498, 497f
  com pré-eclâmpsia/eclâmpsia, 743
  condução
    com distúrbios hemorrágicos, 1091
    para versão cefálica externa, 550
  distúrbios cardiovasculares, 491, 953, 962
  mortalidade materna, 486
  pós-parto, 500
  princípios do alívio da dor, 486-487, 487f
  regional, 488-490
    agentes anestésicos, 488, 489t
    bloqueio do pudendo, 489-490, 489t, 490f
    bloqueio paracervical, 490
    toxicidade cardiovascular, 489
    toxicidade do sistema nervoso central, 489
    toxicidade sistêmica, manejo, 489
  serviços de anestesia obstétrica, 486, 486t
Analgesia pós-parto, 500
Análise citogenética, 270
Análise cromossômica por microarranjo (microarray) (ACM), 254, 271-272, 272f
  aplicações clínicas, 272
  pré-natal, 260
Análise do corpo polar, 295
Anamnese contraceptiva, pré-natal, 161
Anastomose de Hyrtl, 118
Anastomoses arterioarteriais, gêmeos monocoriônicos, 877-878, 877f
Anatomia fetal, avaliação ultrassonográfica direcionada
  componentes, 187, 188t
  indicações, 187, 189t
  padrão, 187, 188t
Anatomia fetal, exames de imagem
  Doppler, 213-215 (Ver também Doppler, exames de imagem fetais)
  ressonância magnética, 215-220 (Ver também Ressonância magnética (RM))
    abdome, 218-219, 219f
    caracterização, 217
    sistema nervoso central, 217-218, 217f, 218f
    tórax, 218, 219f
  ultrassonografia, 191-213 (Ver também locais anatômicos específicos)
    3D e 4D, 212-213, 212f
    anormalidades esqueléticas, 210-212
    coração, 200-205
    encéfalo e medula espinal, 191-196
    face e pescoço, 196-198
    parede abdominal, 205-206
    rins e trato urinário, 207-210
    tórax, 198-200
    trato gastrintestinal, 206-207
Anatomia materna, 14-31
  distorção de órgão intraperitoneal, 903, 903f
  órgãos reprodutores externos, 16-23
    hímen, 17-18
    períneo, 18f, 19-23 (Ver também Períneo, anatomia)
    vagina, 18-19, 18f
    vulva (pudendo), 16-17, 17f (Ver também Vulva)

órgãos reprodutores internos, 23-28
  inervação pélvica, 27-28, 27f (Ver também Inervação pélvica)
  ligamentos, 24-25, 24f, 25f
    cardinal, 25, 25f
    infundibulopélvico, 24f, 25
    largo, 24f, 25
    redondo, 24-25, 24f, 25f
    útero-ovárico, 24f, 28
    uterossacro, 24, 24f, 25, 25f
  linfáticos pélvicos, 27
  ovários, 24f, 28
  suprimento sanguíneo da pelve, 24f, 25-27, 26f (Ver também Suprimento sanguíneo, pelve)
  tubas uterinas, 28, 29f
  útero, 23-24, 23f
    colo do útero, 23-24, 24f
    endométrio, 24, 24f
    miométrio, 24, 24f
    miométrio, no trabalho de parto, 400-401
parede abdominal anterior, 14-16, 15f
  camada subcutânea, 14
  fáscia, 14
  inervação, 15-16, 15f
  pele, 14
  suprimento sanguíneo, 14-15, 15f
pelve musculoesquelética, 29-31
  articulações, 29
  formatos da pelve, 31, 31f
  ossos, 29, 30f
  planos e diâmetros, 30-31, 30f
    abertura (estreito) superior da pelve, 30, 30f
    estreito médio e abertura (estreito) inferior da pelve, 30, 30f
  trato urinário inferior, 28-29
    bexiga, 28-29
    ureter, 29
Anatomia musculoesquelética da pelve, 29-31
  articulações, 29
  formatos da pelve, 31, 31f
  ossos, 29, 30f
  planos e diâmetros, 30-31, 30f
    abertura (estreito) superior da pelve, 30, 30f
    estreito médio e abertura (estreito) inferior da pelve, 30, 30f
Andrógenos maternos, 72
  androstenediona, 72
  sulfato de desidroepiandrosterona, 72
  testosterona, 72
Androstenediona, 72
Anel de Bandl, 413
Anel de fogo, 376
Anel de retração
  fisiológica, 413
  patológica, 413
Anel himenal, 20, 20f
Anel transvaginal, 692-693, 692f
Anemia
  aplásica e hipoplásica, 1080-1081
    da gravidez, 1080
    da gravidez, após transplante de medula óssea, 1080-1081
  de Diamond-Blackfan, 1080
  de Fanconi, 1080
  do recém-nascido, 625-626
  esferocitária, 1079
  fetal, 300-306
    aloimunização eritrocitária, 300, 301-306 (Ver tambémAloimunização eritrocitária)
    causas, 300
    doença hemolítica do feto e do recém-nascido, 300
    incidência e evolução, 300
  hemolítica, 1078-1080
    associada à gravidez, 1079
    defeitos das membranas de eritrócitos hereditários, 1079-1080
    deficiências de enzimas eritrocitárias, 1080
    esferocitose hereditária, 1079
    hemoglobinúria paroxística noturna, 1079
    hemólise autoimune, 1078
    hemólise induzida por fármacos, 1078-1079
    toxinas bacterianas, 1079
  materna, 1075-1081
    com doença crônica, 1077
    definição e incidência, 1075-1076, 1076f, 1076t
    desfechos da gestação e, 1076
    ferropriva, 1076-1077, 1077f
    megaloblástica, 1077-1078
    na restrição de crescimento fetal, 850-851
    por perda de sangue, 1077
  não esferocítica hereditária, 1080
Anemia de Cooley, 1085
Anemia falciforme, hemoglobina fetal, 132
Anemia hipoplásica, 1080-1081
  da gravidez, 1080
  após transplante de medula óssea, 1080-1081
Anemia megaloblástica, 1077-1078
Anemia perniciosa addisoniana, 1078
Anencefalia fetal
  biossíntese do estrogênio placentário, 105
  exames de imagem, 192, 192f
Anestesia obstétrica, 901, 901t. Ver também tipos específicos
  com pré-eclâmpsia/eclâmpsia, 743
  distúrbios cardiovasculares, 491, 953, 962
  feto, 486
  geral, 498-500
    anestésicos inalatórios, 499
    aspiração, 499-500
    extubação, 499
    falha da intubação, 498-499
    indução e intubação, 498
    preparação da paciente, 498
  mortes relacionadas à anestesia, 485, 485t
  na paciente obesa, 942
  no trabalho de parto, gestação múltipla, 888
  princípios do alívio da dor, 486-487, 487f
  regional, 488-490 (Ver também Analgesia regional, obstétrica)
  serviços de anestesia obstétrica, 486, 486t
Anestésicos inalatórios, na obstetrícia, 499
Aneuploidia
  definição, 254, 278
  eritrócitos, 131
  fetal, 8
    rastreamento em DNA livre, 8
    rastreamento pré-natal, 165
  incidência, 254, 254f, 278
  restrição do crescimento fetal, 852
Aneuploidia, rastreamento, 278-288
  considerações estatísticas, 277-279
    risco individual, 279-280
    sensibilidade, 279
    taxa de falso-positivos, 279, 280t
    valor preditivo negativo, 280-281
    valor preditivo positivo, 280, 280t, 281t
  DNA livre, 273-274, 284-286
    desempenho do rastreamento, 284-285
    gestações de baixo risco, 285
    indicações, 285
    limitações, 285
    perspectiva histórica, 284
    rastreamento secundário, 285
    vs. rastreamento baseado em marcadores, 285-286
  elementos do aconselhamento, 279, 280t
  taxa de falso-positivos, 279, 280t
  testes tradicionais, 281-284
    marcadores múltiplos, 281
    múltiplo da mediana, 281
    no primeiro trimestre, 281-282
      anormalidades inexplicáveis, 282
      eficácia, 282
      translucência nucal, 281-282, 282f
    no segundo trimestre, 282-284
      AFP sérica materna e defeitos do tubo neural, 283, 283t
      anormalidades inexplicáveis, 283-284
      California Prenatal Screening Program, 282-283
      marcador quádruplo, 282-283
      nível de estriol, 284
      rastreamento integrado, 280t, 284
      rastreamento sequencial, 280t, 284
      taxas de detecção, 282
    razão de probabilidade composta, 281
    valor positivo pré-determinado, 281
  tipos de teste de escolha, 276-277
  ultrassonográfico, 286-288
    aplicações e importância, 286, 286t
    marcadores do segundo trimestre, "sinais leves", 286-288, 287f, 287t
      clinodactilia, 287f
      dilatação da pelve renal, 287, 287f
      "espaço da sandália", 287f
      foco intracardíaco ecogênico, 286-287, 287f
      intestino fetal ecogênico, 287-288, 287f
      prega nucal, 286, 287f
    no primeiro trimestre, 282f, 288
Aneurisma
  da artéria umbilical, 120
  de Charcot-Bouchard, 738-739
  intracraniano, 1163
  saculado intracraniano, 1032
Aneurisma sacular, rompido, 1163
Anfetaminas, teratogenicidade, 247
Angiografia
  cerebral, 1156
  na gravidez, 906-907, 907t
  pulmonar
    intravascular, para embolia pulmonar, 1018
    TC multidetectores, 907, 1016-1018, 1018f
  radiação, na gravidez, 906-907, 907t
Angiopatia pós-parto, 1161

Angiotensina II, 63
　parturição, 417
Angiotensina II, teste de infusão, 726
Ângulo subcostal, 64, 64f
Anidrâmnios, 230
Anidulafungina, para pneumonia, 995
Anomalia *body stalk*, 206
Anomalia de Ebstein, 959, 1179
Anomalia de May-Hegglin, 1086
Anomalias congênitas do trato genital, perda gestacional recorrente, 353
Anomalias espinais. *Ver também tipos específicos*
　exames de imagem fetal, 191-196 (*Ver também* Encéfalo e coluna vertebral fetal, ultrassonografia)
Anomalias fetais. *Ver também tipos específicos*
　detecção à ultrassonografia
　　no primeiro trimestre, 186, 186t
　　no segundo e terceiro trimestre, 187-188
　parto vaginal, 525
　retardo da parturição, 411
Anomalias himenais, 41
Anorexia nervosa, 152, 1180-1181
Anormalidades cromossômicas, 254-264. *Ver também tipos específicos*
　abortamento espontâneo, 347
　estrutura dos cromossomos, 260-263
　incidência e proporção relativa, 254, 254f
　mosaicismo cromossômico, 263-264
　nomenclatura padronizada, 254, 255t
　número de cromossomos, 254-260
　perda de gravidez recorrente, 352
Anormalidades dos cromossomos sexuais, 258-259
　45,X, 39, 258, 259, 347, 352
　47,XXX, 259
　47,XXY, 39, 259-260
　47,XYY, 260
Anormalidades esqueléticas, ultrassonografia fetal, 210-212
　defeitos de redução de membros, 212, 212f, 294f
　displasias esqueléticas, 210-211, 211f
　nosologia e classificação, 210
　pé torto, 211-212, 211f
Anormalidades uterinas, restrição de crescimento fetal, 851
Antagonista do receptor de ocitocina (ORA), para trabalho de parto pré-termo, 827
Antagonistas do receptor de endotelina, teratogenicidade, 243
Anteflexão uterina, 46
Anti-β2-glicoproteína-I, restrição do crescimento fetal, 851
Anticoagulação
　abortamento, 1015
　bloqueio peridural lombar contínuo, 496
　para doença cardíaca corrigida por cirurgia, 247, 954-955
　para trombose venosa profunda, 1012-1015
　　agentes mais novos, 1015
　　complicações, 1015
　　heparina de baixo peso molecular, 1013-1014, 1013t
　　heparina não fracionada, 1012-1013, 1013t
　　osteoporose induzida por heparina, 1015

　　parto, 1015-1016
　　trombocitopenia induzida por heparina, 1008, 1015
　parto, 1015-1016
Anticoagulante lúpico (LAC)
　restrição do crescimento fetal, 851
　síndrome antifosfolipídeo, 1143
Anticoagulantes. *Ver também tipos específicos*
　bloqueio peridural lombar contínuo, 496
　naturais, anticorpos contra síndrome antifosfolipídeo, 1143-1144
　para doença cardíaca corrigida por cirurgia, 247, 954-955
Anticoncepcionais hormonais. *Ver* Contraceptivos hormonais
Anticonvulsivantes, teratogenicidade, 1160t
Anticorpos anticardiolipina (ACAs), 1143
Anticorpos antifosfolipídeo. *Ver também tipos específicos*
　anticoagulante lúpico, 1143
　anticorpos anticardiolipina, 1143
　β₂-glicoproteína-I, 1143
　perda de gestação recorrente, 353
　tromboprofilaxia, 1021t
Anticorpos antiperoxidase tireoidiana, 1119, 1119f
Anticorpos bloqueadores de tireoestimulantes, 1119
Anticorpos microsomais da tireoide, 1119, 1119f
Anticorpos monoclonais, para câncer, 1191-1192
Antiepilépticos, teratogenicidade, 240-241, 240f
　ácido valproico, 240
　carbamazepina, 240
　fenitoína, 240
　fenobarbital, 240
　hidantoína, 240, 240f
　topiramato, 240
Antifúngicos. *Ver também tipos específicos*
　teratogenicidade, 241
Antígeno de câncer 125 (CA125), 1198
Antígenos leucocitários humanos (HLAs), interface materno-fetal, 95
Anti-hipertensivos, para pré-eclâmpsia. *Ver também tipos específicos*
　hipertensão leve a moderada, 730
　prevenção, 727
Anti-histamínicos, orais, 1188
Anti-inflamatórios não esteroides (AINEs). *Ver também tipos específicos*
　oligoidrâmnios, 231
　para artrite reumatoide, 1147
　teratogenicidade, 241
Anti-inflamatórios. *Ver também tipos específicos*
　teratogenicidade
　　leflunomida, 241
Antimicrobianos. *Ver também tipos específicos*
　para ruptura prematura de membranas pré-termo, 822
　para trabalho de parto pré-termo com membranas intactas, 825
　teratogenicidade, 242
　　aminoglicosídeos, 242
　　cloranfenicol, 242
　　nitrofurantoína, 242
　　sulfonamidas, 242
　　tetraciclinas, 242

Antineoplásicos. *Ver também tipos específicos*
　teratogenicidade
　　ciclofosfamida, 242
　　metotrexato, 242-243
　　tamoxifeno, 243
　　trastuzumabe, 243
Antioxidantes. *Ver também tipos específicos*
　para prevenção de pré-eclâmpsia, 727
Antipsicóticos, teratogenicidade, 245
Antitrombóticos. *Ver também tipos específicos*
　para prevenção de pré-eclâmpsia, 727-728
Antivirais. *Ver também tipos específicos*
　teratogenicidade
　　antagonistas do receptor de endotelina, 243
　　efavirenz, 243
　　ribavirina, 243
Aorta, doenças, 967-968
　coarctação aórtica, 968
　dissecção aórtica, 967
　síndrome de Marfan, 967-968
Apagamento cervical, 411, 413-414, 413f, 435
Apendicite, 1052-1053, 1053f
Apixabana, 1015
Apoplexia uteroplacentária, 771, 772f
Apresentação cefálica, 422, 422f, 422t
Apresentação cefálico-cefálica, gestação múltipla, 888
Apresentação cefálico-não cefálica, gestação múltipla, 888-889, 889t
Apresentação composta, 454, 454f
　desproporção fetopélvica, 454, 454f
Apresentação de face, 422, 422f, 422t
　desproporção fetopélvica, 450-454, 451f
　etiologia, 451
　fundamentos, 450-451, 451f
　manejo, 452
　mecanismos do trabalho de parto, 451-452, 451f
　parto com fórceps, 561
　posições, 425f
Apresentação de fronte, 422, 422f, 422t
　desproporção fetopélvica, 452, 452f
Apresentação de occipício, 422
Apresentação de ombro, 422, 422t, 425f, 453. *Ver também* Situação transversa
　trabalho de parto anormal, 452-454, 453f
　trabalho de parto normal, 422, 422t, 425f
Apresentação de vértice, 422, 422t. *Ver também* Parto vaginal; *tipos específicos*
　occipitopúbica direita, 423f, 427
　occipitopúbica esquerda, 423f, 427
　occipitossacra direita, 424f, 430f, 431
　occipitossacra esquerda, 423f, 431
　occipitotransversa direita, 424f, 427
　occipitotransversa esquerda, 427, 430f
Apresentação fetal. *Ver* Parto; Posição (apresentação) fetal; *posições específicas*
Apresentação funicular, 120
Apresentação occipitopúbica, 423f, 427-431
　descida, 427
　expulsão, 431
　extensão, 429, 430f
　flexão, 429, 429f
　insinuação, 427, 429f
　sinclitismo e assinclitismo, 427, 429f
　movimentos cardinais do trabalho de parto, 427, 428f
　occipitopúbica direita, 423f, 427

occipitopúbica esquerda, 423f, 427
parto vaginal, 517-519
    clampeamento do cordão, 518-519
    desprendimento da cabeça, 517-518, 517f
    liberação dos ombros, 518, 518f
    manobra de Ritgen modificada, 517, 517f
rotação externa, 428f, 429-431
rotação interna, 429, 430f
Apresentação occipitossacra
mecanismos do trabalho de parto normal, 431
parto com fórceps, 560-561, 560f-561f
persistente, 431
    parto vaginal, 519-520
        morbidade, 519
        parto, 519-520
Apresentação occipitotransversa
occipitotransversa direita, 424f, 427
occipitotransversa esquerda, 427, 430f
parto com fórceps, 561-562, 562f
parto vaginal, 519
Apresentação pélvica, 422, 422f, 422t, 425f. *Ver também* Parto, pélvico
primeiro gêmeo, gestação múltipla, 889
Apresentação pélvica completa, 422, 422f, 539, 540f
Apresentação pélvica franca, 422, 422f, 539, 539f
    extração pélvica total, 544, 549
Apresentação pélvica incompleta, 539, 540f
    extração pélvica total, 548-549
Apresentação pélvica podálica, 422, 422f
Apropriado para a idade gestacional, 803
Aracnoidite, pelo bloqueio espinal, 492
Aranhas vasculares, 53-54
Arborização, 51
Área limítrofe, 641
Arginina-vasopressina. *Ver* Vasopressina
Arquejos (*gasps*), fetais, 333, 333f
Arritmias, 965-967
    bradiarritmias, 966
    definição, 315
    fetais, 462-464, 464f
        linha de base, 462-464, 464f
            picos basais abruptos, 462, 464f
        terapia para, 315-317
            bradiarritmia, 316-317
            contrações atriais prematuras, 315-316
            taquiarritmias, 316, 316f
    incidência, 965
    intervalo QT prolongado, 967
    mecanismos, 965-966
    taquicardia ventricular, 967
    taquicardias supraventriculares, 966-967
Artemisinina, para malária, 1227
Artéria cerebral média (ACM)
    dopplervelocimetria fetal, 300, 303-304, 304f, 340
    imagem com Doppler, 214-215, 214f
Artéria de Sampson, 26, 26f
Artéria espiralada
    invasão, placenta, 89f, 91-92
    pré-eclâmpsia, 725
Artéria femoral, 14-15, 15f
Artéria ilíaca circunflexa superficial, 14-15, 15f
Artéria ilíaca interna
    ligadura, para hemorragia, 792-793, 794f
    ramos, 26f, 27
Artéria ovárica, 26, 26f

Artéria pudenda, 14-15, 15f
Artéria umbilical
    aneurisma, 120
    dopplervelocimetria fetal, 339-340
    imagens com Doppler, fetais, 213-214, 854f
    índices Doppler, valores de referência, 1270t
    única isolada
        avaliação ultrassonográfica, riscos da, 117
        descolamento prematuro da placenta, 770
        risco de descolamento prematuro da placenta, 770
Artéria uterina, 25-26, 26f
    dopplervelocimetria, 726
        fetal, 340
    imagem com Doppler, 214
    ligadura, para hemorragia, 792, 792f
    pré-eclâmpsia
        incisura, 726
        velocidade de fluxo sanguíneo, 725-726
Artérias espiraladas uterinas, 725
Artérias pudendas externas superficiais, 14-15, 15f
Arterite de Takayasu, 1150
Artesunato, para malária, 1227
Articulações pélvicas, 29
Artrite reumatoide, 1146-1148
    critérios de classificação, 1146, 1147t
    etiopatogênese, 1146
    gravidez e, 1148
    juvenil, 1148
    manejo, 1147
    prevalência e associações, 1146-1147
Asfixia neonatal, 621
Asma, 988-991
    avaliação clínica, 989f, 990
    desfecho da gestação, 989, 989t
    efeitos fetais, 990
    evolução clínica, 988, 988t, 989f
    fisiopatologia, 988
    gravidez, 988-989
    manejo
        asma aguda, 991
        asma crônica, 990-991, 990f
        estado de mal asmático e insuficiência respiratória, 991
        trabalho de parto e parto, 991
Aspecto de contas, 51
Aspiração
    anestesia geral, obstétrica, 499-500
Aspiração a vácuo elétrica (AVE), 359-360, 360f
Aspiração manual intrauterina (AMIU), 359-360, 360f
Assinclitismo, 427, 429f
    anterior, 427, 429f
    posterior, 427, 429f
Assoalho pélvico
    descida fetal, 21, 414-415
    distúrbios, após parto vaginal instrumentado, 555
    lesão, distocia com, 455
    trabalho de parto, alterações, 421
Ataque isquêmico transitório (AIT), 1161
Atelectasia, após parto abdominal, 667
Atenolol, para hipertensão crônica na gravidez, 980
Aterose, 714
Atitude fetal, 422-423, 422f
Ativação uterina, 408

Ativados do plasminogênio tecidual recombinante (rt-PA)
    para embolia pulmonar, 1019
    para trombose de artéria cerebral, 1162
Atividade cardíaca basal fetal, 459-464. *Ver também* Monitoração da frequência cardíaca, fetal eletrônica
Atividade uterina fetal, 480
Atividade uterina, vigilância intraparto, 478-481
    contrações, origem e propagação, 450, 450f
    monitoração externa, 478, 478f
    monitoração interna, 478, 478f
    padrões de atividade uterina, 478-479, 479f
Atonia uterina, 758-761
    avaliação e manejo, 759-761
        agentes uterotônicos, sangramento não responsivo aos, 760-761
            compressão uterina bimanual, 760, 760f
            passos, 760-761
            procedimentos cirúrgicos, 761, 792-794
            tamponamento com balão, 761, 761f
    inspeção, 759
    fatores de risco, 759
    manejo do terceiro período do trabalho de parto, 758-759, 759f
    remoção manual da placenta, 758-759, 759f
Atosibana, para parto pré-termo, 827
ATP8B1, gene, 1059
Atresia duodenal, 207, 207f
Atresia esofágica, 206
Atresia gastrintestinal, 206-207
Atresia jejunal, ultrassonografia fetal, 205
Atresia uretral, fetal, 325
Atribuição do sexo, 41
Atrofia amarela aguda, 1060-1062, 1060f, 1061t
Atrofia muscular espinal (AME), rastreamento de portador, 289-290
Autoanticorpos estimulantes da tireoide, 1119
Autocorrelação, 458
Autoimunidade, doença da tireoide, 1119, 1119f
    microquimerismo fetal, 1119
Automóvel
    acidentes, 926-927, 927f
    na gravidez, 171
Autorregulação
    cerebrovascular, 73, 1160
        distúrbios hipertensivos, 723
        fluxo sanguíneo cerebral, 723
        neonato pré-termo, 639
    choque hipovolêmico, 788
    glândula tireoide, 57
Avaliação anatômica fetal direcionada, ultrassonografia
    componentes, 187, 188t
    indicações, 187, 189t
    rastreamento da alfafetoproteína sérica materna, 278
    rastreamento de aneuploidia, 286
Avaliação anatômica fetal padrão, ultrassonografia, 187, 188t
Avaliação, condição do recém-nascido, 610-613
    acidemia, significado clínico, 612-613, 612t
    exames acidobásicos no sangue do cordão umbilical, 611

fisiologia acidobásica fetal, 611-612, 612f
índice de Apgar, 610-611, 610t
Avaliação de risco. *Ver também tipos específicos*
   gravidez, 163-164, 164t
   pré-natal, 163-164
Avaliação fetal, 331-341. *Ver também tipos específicos*
   dopplervelocimetria, 339-340
   frequência cardíaca (*Ver também* Frequência cardíaca fetal, testes)
      teste com estresse (estímulo com ocitocina), 334, 334t
      testes sem estresse, 334-337
   movimentos, 331-333
      aplicação clínica, 332-333
      fisiologia, 331-332, 332f
   perfil biofísico, 337-339
      componentes e escores, 337-338, 338t, 339f
      interpretação, 338, 338t
      modificado, 338-339
   respiração, 333-334, 333f, 334f
   teste com estresse (estímulo com ocitocina), 334, 334t
   testes de estimulação acústica, 337
   testes pré-natais, resumo, 340-341
Avaliação intraparto, 457-481. *Ver também tipos específicos*
   amostra de sangue do couro cabeludo fetal, 470, 470f
   atividade uterina, vigilância da, 478-481 (*Ver também*Atividade uterina, vigilância intraparto)
   dopplervelocimetria, 472
   eletrocardiografia fetal, 471-472, 472f
   estado fetal não tranquilizador, 472-478
   estimulação do couro cabeludo, 470
   estimulação vibroacústica, 470-471
   monitoração fetal eletrônica, 457-470
   oximetria de pulso fetal, 471, 471f
Awa, teratogenicidade, 248t
Azatioprina
   para colite ulcerativa, 1050
   para doença de Crohn, 1051
   para lúpus, 1142
Azitromicina
   para gonorreia, 1240
   para shigelose, 1220

B

Baby Friendly Hospital Initiative, 658
Bacillus anthracis, 1228
Baço, 60
Bacteriúria assintomática, 1027, 1027t
Baixo peso ao nascer, 3, 803
   gestação múltipla, 872, 872f, 873f
   taxas, EUA, 4, 4t
Balão de Bakri, 761, 761f
Balsalazida, para colite ulcerativa, 1050
Bandeamento gástrico com silicone ajustável laparoscópico (LASGB), 944-945, 944t
β_2-glicoproteína-I, 1143
β-talassemias, 1085-1086
Betacaroteno, 246
Betainterferonas, para esclerose múltipla, 1165

Betametasona, para amadurecimento pulmonar, 134
Betatalassemia, rastreamento de portador, 290
Bexiga
   fetal
      anormalidades congênitas, 41
      normal, exames de imagem, 207, 207f
   materna, 28-29, 68
   trabalho de parto, 438
Bexiga e períneo, anormalidades, 41
   anomalias do clitóris, 41
   epispádia, 41
   extrofia cloacal, 41
   extrofia da bexiga, 41
   malformações himenais, 41
Beyaz, 690
Bicarbonato, na pré-eclâmpsia, 719-720
Bigeminismo atrial bloqueado, fetal, 315
Biópsia renal, 1026
Bioterrorismo
   antraz, 1228
   outros agentes, 1228
   varíola, 1228
Blastocisto, 87f, 88
   desenvolvimento, 125
   fecundação, 87f, 88
   massa celular interna, 87f, 88
   trofectoderma, 87f, 88
   trofoblastos, 87f, 88
Blastômero, 87-88, 87f
   biópsia, 295, 295f
Bloqueadores do canal de cálcio
   para hipertensão crônica, na gravidez, 980-981
   para trabalho de parto pré-termo, 827
Bloqueadores do receptor de angiotensina
   oligoidrâmnios, 231
   teratogenicidade, 241, 981
Bloqueadores do receptor H_2, para doença ulcerosa péptica, 1047
Bloqueadores do receptor β-adrenérgico
   para fibrose cística, 998
   para hipertensão crônica na gravidez, 980
Bloqueio cardíaco
   congênito, 316
   lúpus eritematoso sistêmico, 1143
Bloqueio do nervo pudendo, 22
Bloqueio espinal, 490-492
   complicações, 491-492, 491t
   contraindicações, 492, 492t
   parto cesáreo, 491
   parto vaginal, 490-491
Bloqueio paracervical, 490
Bloqueio peridural lombar contínuo, 487f, 493-497
   complicações
      analgesia ineficaz, 494
      bloqueio espinal mais alto ou total, 494
      dor nas costas, 495
      febre materna, 494-495
      hipotensão, 494
      outras, 495
   contraindicações
      anticoagulação, 496
      pré-eclâmpsia/eclâmpsia grave, 496-497
      trombocitopenia, 496
   frequência cardíaca fetal, 495
   momento, 495-496
   segurança, 496

   taxas de cesariana, 495, 496f
   técnica, 493-494, 494t
   trabalho de parto, 495, 495t
Bloqueio peridural obstétrico, 492-493, 493f
   com cesariana prévia, 598
   para versão cefálica externa, 550
Bloqueio pudendo, 489-490, 489t, 490f
Bloqueio subaracnóideo, 490-492. *Ver também* Bloqueio espinal
Bolsa amniótica, 96
Bolsa anterior, líquido amniótico, 414, 417f
Bolsa de Rathke, 136-137
Borrelia burgdorferi, 1225
Bosentana, teratogenicidade, 243
Bossa serossanguínea (*caput succedaneum*), 431, 431f
   distocia, 431, 431f, 455
   vs. cefaloematoma, 629
Braço nucal, extração pélvica parcial, 546, 546f
Bradiarritmias, 966
   definição, 315
   fetais, 459, 461, 461f
   terapia, 316-317
Braquicefalia, 184
BRCA2, mutações do gene, 1200
Broncograma aéreo, 637
Bronquite aguda, 991-992
BT-Cath, 761, 761f
Bulbo vestibular, 19, 19f, 20
Bulhas cardíacas
   fetais, 165
   maternas, 61, 950f
Bulimia nervosa, 152, 1180-1181
Butoconazol, para candidíase, 1247
Butorfanol, para trabalho de parto, 488
Bypass em Y de Roux, gravidez, 944, 944f

C

Cabeça fetal
   alterações de formato, 431, 431f
   moldagem
      contrações de Braxton Hicks, 431, 431f
      distocia, 431, 431f, 455
   tamanho, desproporção fetopélvica, 450, 450f
Cabelo, materno, 54
   eflúvio telógeno, 54
   períodos de crescimento capilar, 54
Cafeína
   excesso, abortamento espontâneo, 348
   na gravidez, 174
   para síndrome da disfunção respiratória, neonato pré-termo, 637
Calcificação placentária, 115
Cálcio
   demandas fetais, 1128
   fetal, 139
   materno, 57
   parturição, 404
Cálcio, suplementos
   gravidez e lactação, 167t, 168
   risco de pré-eclâmpsia, 727
Calcitonina, 1128
   materna, 71
   para hiperparatireoidismo, 1129
Calcitriol, para hipoparatireoidismo, 1129
Cálculos biliares, 1069, 1070f
Cálculos renais, 1030

California Prenatal Screening Program, 282-283
Calmodulina, parturição, 404
Calorias, para gravidez, 167, 167f
Camada basal, 83, 84f
Camada basal, decídua, 86
Camada compacta, decídua, 86
Camada de Nitabuch, 86-87
Camada esponjosa, decídua, 86
Camada funcional, decídua, 86
Campos eletromagnéticos, 152
Canal anal, 21-22, 21f
Canal arterial, imagem fetal com Doppler, 214
Canal de Alcock, 22
Canal de parto, puerpério, 652
Canal endocervical, 24
Canal pudendo, 22, 22f
Câncer, 1190-1204. Ver também Distúrbios neoplásicos; tipos específicos
Câncer colorretal, 1204
Câncer da tireoide, 1201-1202
Câncer de colo de útero, 1192-1195
    câncer invasivo do colo do útero, 1194-1195, 1195f
    neoplasia epitelial, 1193-1194, 1194t
    pólipo endocervical, 1192-1193
Câncer de ovário, 1199-1200
Câncer de pâncreas, 1204
Câncer do trato gastrintestinal, 1204
Câncer do útero, 1195-1197
    leiomiomas, 1195-1197, 1196f, 1197f
    lesões endometriais, 1197
Câncer gástrico, 1204
Câncer hepatocelular, 1204
Câncer, terapia na gravidez, 1191-1192. Ver também tipos específicos
    alvo, 1191-1192
    cirurgia, 1191
    fertilidade e gravidez após, 1192
    imagem diagnóstica, 1191
    molecular, 1191
    quimioterapia, 1191
    radiação, 1191
Câncer vaginal, 1200
Câncer vulvar, 1200
Cancroide, 1244
Candidíase (Candida albicans), 1247
    vulvovaginal, tratamento na gravidez, 241
CAOS. Ver Sequência de DPP crônico-oligoid-râmnio
Capacidade funcional, 83-84, 84f
Capacidade inspiratória, 64
    na gravidez, 64, 65f, 987
Capacidade pélvica, desproporção fetopélvica, 448-449
    contração da abertura (estreito) inferior da pelve, 449
    contração da abertura (estreito) superior da pelve, 448-449
    contração do estreito médio da pelve, 449
    estimativa, 449-450
Capacidade pulmonar total, 64, 64f
Capacidade residual funcional, 64, 65f
Capacidade respiratória máxima, 64
Capacidade vital forçada, 64
Capacidade vital, na gravidez, 64, 987
Caproato de 17-alfa-hidroxiprogesterona (17-OHP-C), 7
Capuz cervical, 695
Carbamazepina, teratogenicidade, 240, 1160t

Carbetocina, após cesariana, 576
Carboidrato, metabolismo materno, 55-56, 55f
    inanição acelerada, 56
    resistência à insulina, 56
Carboprosta
    após cesariana, 576
    para atonia uterina, 760
Carcinoma da mama, 1200-1201
Carcinoma endometrial, 1197
Cardiopatia congênita, 958-960
    cardiopatia cianótica, 959
    defeitos do septo atrial, 958
    defeitos do septo atrioventricular, 959
    defeitos do septo ventricular, 958-959
    ducto arterioso persistente (patente), 959
    incidência, 958
    resultados, 958
    síndrome de Eisenmenger, 958-959, 960, 960f
Cardiopatia isquêmica, 968-969, 969f
    após hipertensão relacionada com a gravidez, 745
    incidência, 968
    infarto agudo do miocárdio, na gravidez, 968-969, 969f
    prévia, gravidez com, 969
    restrição de crescimento fetal, 850
Cariótipo, nomenclatura, 254, 255t
Carúnculas mirtiformes, 652
Cascata de coagulação, trombofilias, 1005, 1005f
Cascatas endócrinas fetais, fase 2 da parturição, 410-411, 410f
Caspofungina, para pneumonia, 995
Cateter central de inserção periférica (PICC), para distúrbios gastrintestinais, 1043
Cateter de artéria pulmonar, 916-917
Cateter transcervical, para amadurecimento do colo uterino, 508, 508f
Cavidade coriônica. Ver Saco gestacional
Cavidade uterina, após o parto, 415-416, 415f, 416f
CDE (Rh), incompatibilidade de grupo sanguíneo, 301-302, 302t
Cefaleia, 1157-1158, 1157f
    classificação, 1157, 1157f
    do tipo tensional, 1157
    em salvas, 1158
    enxaqueca, 1157
        na gravidez, 1157-1158
    incidência, 1157, 1157f
    manejo, 1158
    na gravidez, 174-175
    na pré-eclâmpsia, 723
Cefaleia pós-punção dural, por bloqueio espinal, 491-492
Cefalocele, ultrassonografia fetal, 192-193, 192f
Cefaloematoma, recém-nascido, 628-629, 629f
Cefazolina, estreptococos do grupo B, 1222
Cefixima, para gonorreia, 1240
Cefotaxima, para doença de Lyme, 1225
Ceftriaxona
    para doença de Lyme, 1225
    para gonorreia, 1240
    para shigelose, 1220
Cefuroxima, para doença de Lyme, 1225
Cegueira, pré-eclâmpsia e eclâmpsia, 723, 724, 724f

Célula endotelial
    ativação, distúrbios hipertensivos, 715
    lesão, hipertensão relacionada com a gravidez, 716
    pré-eclâmpsia, disfunção, 725t, 726
Células amniogênicas, 96
Células B fetais, 137
Células de Hofbauer, 93
Células de Langerhans, 90
Células dentríticas, interface materno-fetal, 95
Células epiteliais do âmnio, 96-97
Células glandulares atípicas de significância indeterminada, 1192-1193
Células imunes deciduais, 95
Células mesenquimais do âmnio, 97
Células natural killer (NKCs)
    decídua, 91, 95
    interface materno-fetal, 95
Células T
    maternas, interface materno-fetal, 95
    reguladoras, invasão trofoblástica, 91
Cerclagem cervical, 45
    de resgate
        insuficiência cervical, abortamento no segundo trimestre, 355
        prevenção de parto pré-termo, gestação múltipla, 886
        trabalho de parto pré-termo com membranas intactas, 825
    prevenção de parto pré-termo, 815-816, 816f
        gestação múltipla, 886
    transabdominal, 356, 357f
    vaginal, 355-356, 355f, 356f
Cerclagem de McDonald, 355, 355f
    emergencial ou de resgate, 825
    fístula cervicovaginal após, 1037
    fístula vesicovaginal após, 1037
Cerclagem de Shirodkar, 355, 356f
Cerclagem istmocervical, 356, 357f
Cerclagem transabdominal, 356, 357f
Cerclagem vaginal, 355-356, 355f, 356f
Cerebelo
    do neonato, hemorragia pré-termo, 639
    fetal
        diâmetro transversal, por idade gestacional, 1269t
        ultrassonografia, 191, 191f
Cérebro
    convulsões eclâmpticas, 745
    tipos de AVC, 1161, 1161f
Cérebro fetal, exames de imagem
    ressonância magnética, 217-218, 217f
    ultrassonografia (Ver Cérebro e coluna vertebral fetal, ultrassonografia)
Cérebro, hipertensão relacionada com a gravidez, 722-724
    alterações visuais e cegueira, 724, 724f
    exames de neuroimagem, 724
    fisiopatologia cerebrovascular, 723, 723f
    fluxo sanguíneo cerebral, 723
    lesões neuroanatômicas, 722-723, 722f
    manifestações neurológicas, 723
Certidão de nascimento, 2, 3t
Certolizumabe
    para artrite reumatoide, 1147
    para doença de Crohn, 1051
Cervicite mucopurulenta, Chlamydia, 1028, 1240
Cérvix de morango, 1246

Cesariana, 567-571
  analgesia
    bloqueio espinal, 491
    bloqueio peridural lombar contínuo e taxas de, 495, 496f
    infiltração local, 497-498, 497f
  apresentação pélvica, fatores, 542, 543t
  cuidado pós-operatório, 585-586
    alta hospitalar, 586
    avaliação de euvolemia, 585
    cuidados hospitalares até a alta
      analgesia, sinais vitais e líquidos IV, 585
      deambulação e cuidados com a ferida, 586
      função vesical e intestinal, 585-586
      sala de recuperação, 585
  definição, 567
  descolamento prematuro da placenta, 772
  eletiva
    cesariana repetida eletiva, 592
    para sobrecrescimento fetal, 859
  gestação múltipla, 547f, 890
  incidência, EUA, 567-568
  indicações, 567-568, 568t
  paciente obesa, 942-943
  perimortem, 931
  placenta morbidamente aderida, 781-782
  placenta prévia, 777
  pós-termo, 838, 838f, 840, 841
  postmortem ou *perimortem*, 567
  preparação da paciente, 569-571
    consentimento informado, 569-570
    cuidado pré-operatório, 570
    disponibilidade do parto, 569
    momento oportuno, 570
    prevenção de infecção, 570-571
    segurança cirúrgica, 571
  prévia, D&E e, 363
  riscos, 568-569
    morbidade e mortalidade materna, 568-569
    morbidade neonatal, 569
    por solicitação materna, 569
  taxa, 4, 4t, 8
  terminologia, 567
  traumatismo, 929-930
  tromboprofilaxia, 1019-1022, 1020t
Cesariana de Pfannenstiel-Kerr, 572f-577f, 573-578
  aderências, 578
  expulsão da placenta, 576-577, 577f
  reparo do útero, 577, 577f
  retirada do feto, 575-576, 575f-576f
  uterina, 574-575, 574f
Cesariana por solicitação materna (CSM), 569
Cesariana prévia, 591-600
  candidatas, tentativa de trabalho de parto, 594-597
    gestação múltipla, 596
    incisão uterina prévia, 594-596
      exames de imagem, 595-596
      fechamento, 595
      número, 595
      tipo, 594-595, 594t, 595f
    indicação da cesariana prévia, 596
    intervalo entre nascimentos, 596
    morte fetal, 596-597
    obesidade materna, 596
    parto vaginal prévio, 596
    ruptura uterina prévia, 596
    tamanho e situação fetal, 596
  considerações sobre trabalho de parto e parto, 597-598
    amadurecimento cervical e estimulação do trabalho de parto, 597-598
    analgesia peridural, 598
    cuidados intraparto, 597
    exploração da cicatriz uterina, 598
    momento, 597, 597f
  controvérsia, histórico, 591-592, 592f
  fatores, 592, 593t
  múltiplas cesarianas prévias repetidas, 599-600, 599f
  parto vaginal após cesariana, 2018, 600, 600f, 600t
  placenta prévia, 775
  riscos da via de parto, 593-594
    fetais e neonatais, 594-595
    maternos, 594, 595t
  ruptura de cicatriz uterina, 598-599, 598f
Cesariana repetida eletiva (CRE), 592. *Ver também* Cesariana prévia
Cesariana, técnica, 571-580
  histerotomia, 573-580
    aderências, 578
    fechamento abdominal, 578
    incisão clássica de cesariana, 578-580
      incisão e reparo do útero, 579-580, 579f
      indicações, 578-579
    incisão transversal baixa da cesariana, 572f-577f, 573-578
      expulsão da placenta, 576-577, 577f
      reparo do útero, 577, 577f
      retirada do feto, 575-576, 575f-576f
      uterina, 574-575, 574f
    técnica de Joel-Cohen, 578
    técnica de Misgav Ladach, 578
  laparotomia, 571-573
    incisão vertical na linha média, 573
    incisões transversais, 571-572
Cetirizina, 1188
Cetoacidose diabética, 1104, 1105t
Cetoconazol, para síndrome de Cushing, 1131
Choque elétrico, 152
Choque hipovolêmico
  descolamento prematuro da placenta, 771
  manejo, 788
Chumbo, teratogenicidade, 244
Ciclo ovariano-endometrial, 80-85
  ação do estrogênio e da progesterona, 83
  alterações histológicas endometriais cíclicas, 80, 81f
  ciclo endometrial, 83-85
    fase proliferativa, 83-84, 83f
    fase secretora, 84-85, 84f
    menstruação, 84f, 85
  ciclo ovariano, 81-83
    fase folicular, 81-82, 81f, 82f
    fase lútea, 81f, 82-83
    janela de seleção, 82
    ovulação, 81f, 82-83, 82f
  duração, 81, 81f
  hormônio folículo-estimulante, 80, 81f
  hormônio luteinizante, 80, 81f
Ciclofosfamida
  para lúpus, 1142
  teratogenicidade, 242, 1142

Ciclosporina
  para colite ulcerativa, 1050
  para doença de Crohn, 1051
  para penfigoide gestacional, 1186
Cicloxigenase 1 (COX-1), 402
Cicloxigenase 2 (COX-2), 402
  menstruação, 85
Cilossoma, 206
Cinase de cadeias leves da miosina, parturição, 404
Cintas, para hemorragia, 792, 793f
Cintilografia de ventilação-perfusão, para embolia pulmonar, 1018
Cintilografia pulmonar, na gravidez, 908
Cintilografia V̇/Q̇, na gravidez, 908
Cinto de segurança, posição, na gravidez, 927, 927f
Circulação materna, 60, 62-63, 62f
Circular cervical, 119-120
Circulares do cordão umbilical, 119-120
Circuncisão, 161f, 615-616
Circunferência abdominal (CA), razão, à ultrassonografia, 185
Circunferência torácica, 64, 64f
  fetal, por idade gestacional, 1266t
Cirrose, 1067
Cirrose criptogênica, 1067
Cirrose de Laënnec, 1067
Cirrose pós-necrótica, 1067
Cirurgia. *Ver também tipos específicos*
  câncer, na gravidez, 1191
Cirurgia cardíaca, na gravidez, 955
Cirurgia de reconstrução da pelve prévia, parto vaginal, 525
Cirurgia fetal, 318-328
  cirurgia fetoscópica, 321-324 (*Ver também* Cirurgia, fetoscópica)
  indicações, 319, 319t
  percutânea, 324-327
    indicações, 319t
  princípios norteadores, 318-319, 318t
  tratamento intraparto *ex utero*, 327-328, 327f, 327t
    indicações, 319t
Cirurgia fetal aberta, 319-321
  fundamentos, 319
  indicações, 319t
  massas torácicas, 321
  mielomeningocele, 319-321, 320f, 320t
  riscos, 319, 320t
  teratoma sacrococcígeo, 321, 321f
Cirurgia fetal percutânea, 319t, 324-327
Cirurgia, fetoscópica, 321-324
  ablação por radiofrequência, 326
  hérnia diafragmática congênita, 323-324, 323f
  indicações, 319t
  mielomeningocele, reparo endoscópico, 324
  oclusão traqueal endoscópica fetal, 323-324, 323f
  procedimentos com cateter intracardíaco, 326-327
  shunts torácicos, 324-325, 324f
  shunts urinários, 325-326, 325f, 326t
  síndrome de transfusão feto-fetal, 321-323, 322f
Cirurgia laparoscópica, na gravidez, 901-904
  abordagem cirúrgica, 901
  cirurgia endoscópica GI, 901-902, 902t

complicações, 904
desfechos perinatais, 903
distúrbios gastrintestinais, 1043
efeitos hemodinâmicos, 902
obesidade, 902-903
prevalência, 901
resultados na gravidez, 901-902
técnica, 903-904, 903f, 904f
Cirurgia, materna, na gravidez
desfechos da gravidez, 901
laparoscópica, 901-904 (Ver também Cirurgia laparoscópica, na gravidez)
morbidade perinatal, 901, 901t
Cistite, 1027t, 1028
Cisto
cordão umbilical, 118
pseudocistos, 118
verdadeiro, 118
hepático, 1032
Cistos anexiais, 1200
Cistos tecaluteínicos, 52, 391f
hyperreactio luteinalis, 52
Cistotomia, reparo após histerectomia periparto, 583-584, 584f
Citocinas. *Ver também tipos específicos*
na resistência à insulina, 936-937
trabalho de parto pré-termo espontâneo, origem, 811
Citotrofoblastos, 88, 89f
Clamídia *(Chlamydia trachomatis)*, 1240-1241, 1241t
cervicite mucopurulenta, 1028, 1240
conjuntivite, recém-nascido, 614
exame pré-natal, 163
infecção com o DIU, 684
linfogranuloma venéreo, 1241
nas complicações da gravidez, 1240
rastreamento e tratamento, 1240-1241, 1241t
tratamento expedido para o parceiro, 1241
uretrite, 1028, 1240
Clampleamento do cordão umbilical, 607
parto vaginal, posição occipitopúbica, 518-519
Classe I e II da NYHA, 951-952
Classe III e V da NYHA, 952-953
Classe X, 238, 238t
Classificação de White, diabetes na gravidez, 1098, 1099t
Cleidotomia, para distocia de ombro, 523
Clindamicina
para malária, 1227
para vaginose bacteriana, 1245
Clinodactilia, rastreamento de aneuploidia no segundo trimestre, 287f
Clitóris, 17, 17f, 19, 19f, 20, 20f
anomalias, 41
Cloasma, 53
contraceptivos orais, 692
Clofazimina, para hanseníase, 1224
Clonidina, para hipertensão crônica na gravidez, 980
Cloranfenicol, teratogenicidade, 242
Cloroquina, para malária, 1227
Clortiazida, risco de pré-eclâmpsia, 727
Clostridium difficile, 1048
Clostridium perfringens
abortamento séptico, 351

anemia hemolítica, 1079
síndrome do choque tóxico, 675
Clostridium sordellii
abortamento séptico, 351
síndrome do choque tóxico, 675
Clotrimazol, para candidíase, 1247
Coagulação
alterações induzidas pela gestação, 783
ativação
normal, 783, 784f
patológica, 784
componentes do soro e do sangue, 1256t
exames sanguíneos e sorológicos, 1256t
pré-eclâmpsia e eclâmpsia, 719
puerpério, 655, 655f
Coagulação e fibrinólise, materna, 59-60, 784f
fator XIII, 60
hemostasia, 59, 60t
plaquetas, 60
pró-coagulantes, 59-60, 60t
proteínas reguladoras, 60, 1005f
proteína C ativada, 60, 60t
Coagulação intravascular disseminada (CIVD), 782
na gravidez, 782-783
Coagulopatia de consumo, 782
descolamento prematuro da placenta, 771
Coagulopatia dilucional, 789
Coagulopatias obstétricas, 782-787
alterações induzidas pela gestação, 783
ativação da coagulação
normal, 783, 784f
patológica, 784
coagulação intravascular disseminada, 782-783
diagnóstico, 784-785
manejo, comorbidades
abortamento, 787
descolamento prematuro da placenta, 785
embolia por líquido amniótico, 785-787
desfechos clínicos, 787
diagnóstico, 785-786, 786t
fisiopatologia, 786-787, 786f
morte fetal e retardo do parto, 785
pré-eclâmpsia, eclâmpsia e HELLP, 785
púrpura fulminante, 787
síndrome séptica, 787
manejo geral, 785
síndrome séptica, 787
Coarctação aórtica, 968
Cobre
exames séricos e sanguíneos, 1258t
fetal, 139
sobrecarga, 1067
Cocaína
descolamento prematuro da placenta, 770
teratogenicidade, 248
Cognição
diabetes pré-gestacional e, desenvolvimento em longo prazo, 1102
puerpério, cuidados hospitalares, 661
Coito
gravidez, 171
puerpério, 663
Colágeno I, 97
Colágeno II, 97
Colágenos, 97
amadurecimento cervical, 409, 409f
resistência à tensão do âmnio, 97

Colangiopancreatografia por ressonância magnética (CPRM), 1043
Colangiopancreatografia retrógrada endoscópica (CPRE), 1042, 1070
Colangite ascendente, 1070
Colecistite, 1069
manejo clínico *vs.* cirúrgico, 1070
na gravidez, 1069-1070
Colelitíase, 1069, 1070f
colangiopancreatografia retrógrada endoscópica, 1070
manejo clínico *vs.* cirúrgico, 1070
na gravidez, 1069-1070
Colestase intra-hepática da gravidez, 1059-1060, 1184
Colestase intra-hepática familiar progressiva, 1059
Colestase, por contraceptivos orais, 692
Colesterol
biossíntese, HMG-CoA-redutase, 103
soro e sangue, 1259t
Colesterol de lipoproteína de alta densidade (HDL)
contraceptivos orais, 691
DMPA e, 689
soro e sangue, 1259t
Colesterol de lipoproteína de baixa densidade (LDL)
captação e uso pela placenta, 138
contraceptivos orais, 691
DMPA e, 689
fetal, 105
soro e sangue, 1259t
Coleta de amostra das vilosidades coriônicas (CACV), 293-294, 293f, 294f
Coleta percutânea de amostra de sangue umbilical (CPASU), 294-295, 295f
Cólicas do pós-parto, 654
Colite ulcerativa, 1049, 1049f
classificação, 1048, 1049t
etiopatogênese, 1048
fertilidade, 1050
gravidez, 1050-1051
Colo do útero, 23-24, 24f, 51, 51f
afunilamento, 354
avaliação com ultrassonografia transvaginal, 190-191, 190f, 190t
avaliação no trabalho de parto, 435-436
comprimento cervical
avaliação à ultrassonografia, 189-191, 189f, 354
manejo, parto pré-termo, 815
rastreamento universal, 7-8
conglutinado, 1194
"de morango", 1246
desfavorável, definição, 840
exame no trabalho de parto, 435
gravidez, 401
infecções, exame pré-natal, 163
insuficiência, abortamento no segundo trimestre, 354
malformações müllerianas, 42-43
nulíparas *vs.* multíparas, 653, 653f
parto pré-termo, alterações, 814
parto pré-termo espontâneo, disfunção, 810
puerpério, 653, 653f
trabalho de parto
alterações, 403f, 412-413, 412f
consistência, 436

plano fetal, 436
posição, 436
Colonoscopia, 1042
Colostomia, gravidez, 1051
Colostro, 53, 656
Complacência da parede pulmonar, na gravidez, 64, 64f, 987
Complexo do esfincter anal, 21f, 22
Complexo do esfincter urogenital estriado, 20, 20f
Complexo membro-parede corporal, 116, 206
Complexo principal de histocompatibilidade (MHC), materno, 59
Complicações, clínicas e cirúrgicas. *Ver também tipos específicos*
  cirurgia laparoscópica, 901-904 (*Ver também* Cirurgia laparoscópica, na gravidez)
  exames de imagem na gravidez, 911, 911t
  fisiologia materna e valores laboratoriais, 900-901
  incidência, 900
  medicamentos e cirurgias
    desfechos da gravidez, 901
    morbidade perinatal, 901, 901t
  radiografia, 904-909
  ressonância magnética, 909-911
  ultrassonografia, 909
Complicações gestacionais, gravidez múltipla, 871-873
  abortamento espontâneo, 871
  baixo peso ao nascer, 872, 872f, 873f
  desenvolvimento infantil em longo prazo, 873
  hipertensão, 872-873
  malformações congênitas, 871-872
Componentes químicos soro e sangue, 1257t
Compostos de progestágenos, para prevenção de parto pré-termo, 816
  nascimento pré-termo prévio, 816-817, 817f
Compressão uterina bimanual, 759-760, 760f
Compressões torácicas, reanimação do recém-nascido, 609
Comprimento cabeça-nádega (CCN), 183-184, 184f, 186f
  perda gestacional precoce, 350
  translucência nucal, 281
Comprimento do fêmur (CF), ultrassonografia, 185
Comprimento dos ossos longos, por idade gestacional, 1267t
Comunidade, 1245
Concentrado de fibrinogênio, para hemorragia, 789t, 790
Concentrado de hemácias, para hemorragia, 789t, 790
Condiloma acuminado, 1244-1245
Condiloma plano, 1236-1237, 1236f
Conduplicato corpore, 454
Condutância das vias aéreas, na gravidez, 64
Conexinas, 405, 406f
Conização cervical, 1193-1194
Conjuntivite, recém-nascido, 614
Consanguinidade, herança autossômica recessiva, 266
Consistência, colo uterino, 436
Contagem de corpos lamelares, 638
Contração da abertura (estreito) inferior da pelve, 449

Contração da abertura (estreito) superior das pelve, 448-449
Contração do estreito médio da pelve, 449
Contracepção, 680-697. *Ver também tipos específicos*
  com hemoglobinopatias falcêmicas, 1083
  contraceptivos de apenas progesterona, 689
    ações e efeitos colaterais, 689
    contraindicações, 682t-683t, 689
  contraceptivos hormonais, 689-693 (*Ver também* Contraceptivos hormonais)
  critérios médicos de elegibilidade, 681
  de emergência, 696-697, 696t
    DIUs de cobre, 696t, 697
    hormonal, 696, 696t
  dispositivos intrauterinos, 681-685 (*Ver também* Dispositivos intrauterinos (DIUs))
  espermicidas, 695-696
    esponja contraceptiva, 680t, 695, 695f
  implantes de progesterona, 685-689 (*Ver também* Implantes de progesterona)
  métodos baseados na compreensão da fertilidade, 680t, 695
    método de tabela, 695
    método do muco cervical, 695
    método do ritmo da temperatura, 695
    método sintotermal, 695
  métodos de barreira, 693-695
    capuz cervical, 695
    diafragma mais espermicida, 694-695, 694f
    preservativo
      feminino, 694, 694f
      masculino, 682t-683t, 693-694
  no puerpério, 662-663, 662f, 682t-683t, 697
  pós-abortamento, 364
  reversíveis de ação prolongada, 681
  taxas de falha, 680-681, 680t
  visão geral, 680-681, 682t-683t
Contracepção de emergência, 696-697, 696t
  DIUs de cobre, 696t, 697
  hormonal, 696, 696t
Contraceptivos de apenas progesterona, 689
  ações e efeitos colaterais, 689
  contraindicações, 682t-683t, 689
Contraceptivos hormonais, 689-693
  adesivo transdérmico, 692
  anel transvaginal, 692-693, 692f
  de combinação hormonal, mecanismo de ação, 689
  efeitos específicos do método
    alteração da eficácia do fármaco, 682t-683t, 691
    benefícios não contraceptivos, 692
    cardiovasculares, 691-692
    cloasma, 692
    colestase e icterícia colestática, 692
    metabólicos, 691
    neoplasia, 692
  orais combinados, 689-690
  pílulas de apenas progesterona, 682t-683t, 693
  progesterona injetável, 693
Contraceptivos orais combinados (COCs), 689-690
Contraceptivos reversíveis de ação prolongada (LARC), 681
Contrações atriais prematuras (CAP)
  ecocardiografia, 204-205, 205f
  fetal, terapia, 315-316

Contrações de Braxton Hicks, 50, 403
  modelagem, 431, 431f
Contrações uterinas
  terminologia, 480-481
  trabalho de parto, 411-412, 411f
  vigilância intraparto
    incoordenação, 480
    origem e propagação, 480, 480f
    padrões de atividade, 478-479, 479f
    terminologia, 480-481
Convulsões
  na eclâmpsia, 723 (*Ver também* Eclâmpsia; Sulfato de magnésio)
  por bloqueio espinal, 492
  neuroprofilaxia com sulfato de magnésio, 741-743
    ensaios randomizados, 741-742, 741t
    indicações, 742
    profilaxia seletiva vs. universal, 742-743, 742t
Convulsões focais, 1158
Convulsões tônico-clônicas generalizadas, 1158-1159
Cor pulmonale, fibrose cística, 998
Coração fetal, 200-205
  ecocardiografia, 201-205
    anomalia do coxim endocárdico., 203, 203f
    componentes, 202-203, 203t
    comunicação interventricular, 202f, 203
    contrações atriais prematuras, 204-205, 205f
    exame especializado, 201-203
    foco intracardíaco ecogênico, 286-287, 287f
    malformações cardíacas, 200-201
    modo M, 204-205, 205f
    rabdomioma cardíaco, 204, 204f
    síndrome do coração esquerdo hipoplásico, 203, 204f
    tetralogia de Fallot, 204, 204f
  exame cardíaco básico, 201, 201f-202f
    incidência da via de saída do ventrículo direito, 201, 202f
    incidência da via de saída do ventrículo esquerdo, 201, 202f
    incidência das quatro câmaras, 201, 201f, 202f
    outras incidências, 201, 202f
  normal, 198
Coração materno, 60-61
  função ventricular, Braunwald, 61, 61f, 949
  massa ventricular esquerda, 61, 61f
  plasticidade, 61
  sopro diastólico, 61
Corangiocarcinoma, 115
Corangioma, 115-116, 116f
Corangiomatose, 115
Corangiose, 115
"Corda bamba" inflamatória, 85
Cordão umbilical, 97, 98f
  cuidados, recém-nascido, 615
  implantação e desenvolvimento placentário, 97, 98f, 130f
Cordão umbilical, anormalidades, 117-120
  apresentação funicular, 120
  artéria umbilical única, 117
  circulares, 119-120
  cistos, 118

comprimento, 117
espiralamento, 117
estenoses, 119
fusão, com luz compartilhada, 117
inserção, 118, 118f
nós, 119
número de vasos, 117-118, 117f
remanescentes, 118
restrição do crescimento fetal, 851
vasa prévia, 118-119, 119f
vascular
   aneurisma da artéria umbilical, 120
   hematomas do cordão, 120
   trombose dos vasos do cordão umbilical, 120
   variz de veia umbilical, 120
Cordocentese, 294-295, 295f
Corioadenoma *destruens*, 394
Corioamnionite, 116
distúrbios do trabalho de parto, 447
risco de paralisia cerebral e, 642
ruptura prematura de membranas pré-termo, 821-822
Corioangioma, 115-116, 116f
Córion, 89, 90-95, 126f
desenvolvimento, 90, 91f
   córion frondoso, 90
   córion liso, 90
fisiologia, 401, 401f
Corionicidade, gestações múltiplas, determinação, 867-869, 868t
exame da placenta, 865f, 869, 869f
ultrassonográfica, 867-869, 868f, 869f
Coroação, 517
Corpo do períneo, 19, 19f
Corpo lúteo, fase lútea, 81f, 82-83, 82f
Correlação de imagem espaço-temporal (STIC), 212
Corrina, restrição do crescimento fetal, 848
Corticosteroides. *Ver também tipos específicos*
para maturação pulmonar fetal
   ruptura prematura de membranas pré-termo, 822
   trabalho de parto pré-termo com membranas intactas, 823-824
para síndrome antifosfolipídeo, 1146
para síndrome HELLP, 733, 734f
pré-natais, para neonatos pré-termo, 638
teratogenicidade, 244
Corticotrofina. *Ver* Hormônio adrenocorticotrófico (ACTH)
Cortisol, 1258t
células mesenquimais do âmnio, 97
fetal
   maturação pulmonar, 134
   parturição, 410-411, 410f
materno, 71-72, 71f
   hormônio adrenocorticotrófico, 71-72, 71f
   refratariedade tecidual, 72
   transcortina, 71
Cosmecêuticos, teratogenicidade, 246
Coxim endocárdico, anomalia
ecocardiografia, 203, 203f
terapia fetal, 316
Craniossinostose, 185
Crescimento discordante, fetos gemelares, 881-882
diagnóstico, 882
etiopatogênese, 881-882

manejo
   ultrassonografia seriada, 882
   vigilância fetal, 882
Crescimento fetal, 844-847
fases, 845-846, 845f
insulina e fatores de crescimento semelhantes à insulina, 845
peso ao nascer, normal, 845-846, 846f, 846t
velocidade, 846-847
vs. peso ao nascer, 846-847
Crescimento intrauterino restrito, 803
Crioprecipitado, para hemorragia, 789t, 790
Crise colinérgica, *miastenia gravis*, 166, 1165
Crise do sistema de saúde dos EUA, 6-9
abuso de opioides, na gravidez, 9
custos do cuidado de saúde materno-infantil, 7-8
fertilização *in vitro*, 9
hospitalista de obstetrícia/ginecologia, 8
intervenções ineficazes e caras, 7-8
Medicaid, 7
Obamacare, 6
partos domiciliares, 8
programas de planejamento familiar, 9
responsabilidade médica, 8
revogação e substituição, 7
taxa de cesarianas, 8
tecnologia genômica, 8
tecnologias de reprodução assistida, 9
útero artificial, 9
Crise falciforme, 1081
Crise hipercalcêmica, 1128, 1129
Crise miastênica, 1165
Crise refratária, *miastenia gravis*, 1165
Crise renal de esclerodermia, 1149
Crise suprarrenal com perda de sal, 317
Crise tireotóxica. *Ver também* Hipertireoidismo
insuficiência cardíaca e, 1122, 1123f
Crises de ausência, 1159
Crises suprarrenais com perda de sal, 317
Crista dividens, 130-131
Critérios de Duke, 965
Critérios médicos de elegibilidade, 681
Crizanlizumabe, para hemoglobinopatias falciformes, 1081
Cromossomos em anel, 263
Cuidado perineal, puerpério, 660
Cuidado pós-parto imediato, parto vaginal, 527-533
episiotomia, 529-531, 529f
fundamentos, 527
lacerações no canal de parto, 527-529, 528f
reparos de laceração e episiotomia, 530f-533f, 531-532
Cuidado pré-concepcional, 146-154
definição, 146
diabetes pré-gestacional, 1104-1105
doenças genéticas, 149-151
   defeitos do tubo neural, 149
   descendentes de judeus e do Leste Europeu, 151
   fenilcetonúria, 149-150, 149t
   história familiar, 149, 150f
   talassemias, 150-151
história clínica, 147-149
   diabetes melito, 147-148, 148f
   epilepsia, 148-149, 148t
   imunizações, 149
história reprodutiva, 151

história social
   dieta, 152
   drogas recreativas e tabagismo, 152
   exercício, 152
   exposições ambientais, 152
   violência doméstica, 152-153
idade dos genitores
   idade materna, 151, 151f
   idade paterna, 152
   tecnologias de reprodução assistida, 151-152
importância, 146
testes de rastreamento, 153, 153t-154t
Cuidado pré-natal, 157-175
avaliação inicial, 159-164
   avaliação clpinica, 163
   avaliação de risco, 163-164
   exames laboratoriais, 160t, 163
   registro do pré-natal, 159-163 (*Ver também* Registro do pré-natal)
consultas subsequentes, 164-165
   agendamento, 164
   exames laboratoriais
     defeito do tubo neural e rastreamento genético, 165
     diabetes gestacional, 165
     infecção por estreptococo do grupo B, 165
   vigilância pré-natal
     altura do fundo do útero, 164-165
     fundamentos, 160t, 164
     sopros cardíacos fetais, 165
     ultrassonografia, 165
diagnóstico de gravidez, 158-159
   sintomas e sinais, 158
   testes de gravidez, 158-159, 158f
     detecção de hCG, 158-159, 158f
     domiciliar, 159
gestação múltipla, 884-885
   dieta, 884
   ultrassonografia, 884
   vigilância fetal pré-parto, 884-885
nos Estados Unidos
   efetividade, 157-158
   uso, 157, 157f
orientação nutricional, 165-169
   calorias, 167, 167f
   ingestão dietética de referência, 167, 167f
   ingestão recomendada, 167, 167t
   proteína, 167-168, 167t
   recomendações de ganho de peso, 165-166, 166t
   retenção de peso após a gravidez, 166-167, 167f
   subnutrição grave, 166
   vigilância nutricional pragmática, 169
   vitaminas, 167t, 168-169
para gestantes obesas, 942
preocupações comuns, 170-175
   banco de sangue de cordão umbilical, 175
   cafeína, 174
   cefaleia ou lombalgia, 174-175
   consumo de frutos do mar, 170
   cuidados dentários, 171
   emprego, 170
   exercício, 170, 170t
   imunização, 171-174, 172t-173t
   náusea e pirose, 174
   picamalácia e ptialismo, 174

rastreamento de chumbo, 170-171
relações sexuais, 171
sono e fadiga, 175
varicosidades e hemorroidas, 175
viagens automobilísticas ou aéreas, 171
reconhecimento ultrassonográfico, 159, 159f
Cuidados com a pele, recém-nascido, 615
Cuidados dentários, na gravidez, 171
Cuidados domiciliares, puerpério
acompanhamento clínico, 663
coito, 663
morbidade materna tardia, 663, 663t
Cuidados na sala de parto, recém-nascido, 607-610
clampeamento do cordão umbilical, 607
imediatos, 607
protocolo de reanimação, 607-608, 608f
avaliação inicial, 608, 609f
epinefrina, 610
massagem torácica, 609
suspensão da reanimação, 610
ventilação com balão autoinflável e máscara, 608, 609f, 610t
via aérea alternativa, 608-609
Cuidados preventivos, recém-nascido, 613-614
imunização para hepatite B, 614, 1065
profilaxia de infecções oculares, 613-614
rastreamento, 614, 614t
vírus Zika, 614
vitamina K, 614
Culdocentese, para gestação ectópica, 376, 377f
Curva de dissociação da oxiemoglobina, 920, 920f
Curvatura (looping), tubo cardíaco, 129
CYP17A1, 103
CYP21A1, 317

D

D&E intacta, 363
Dabigatrana, 1015
Danazol, teratogenicidade, 243
Dapsona, para hanseníase, 1224
Data provável do parto (DPP), 125
D-dímeros, rastreamento, para trombose venosa profunda, 1011-1012
Débito cardíaco materno, 60, 61-62
Decídua, 80, 85-87, 86f, 401
decidualização, 85
disfuncional, placenta morbidamente aderida, 780
estrutura, 85-86, 86f
histologia, 86-87, 86f
parturição, 407
placentação hemocorial, 85
prolactina, 87
puerpério, 653
Decídua basal, 86, 86f
Decídua capsular, 85, 86f
Decídua parietal, 86, 86f
Defeito de redução de membros longitudinal, 212, 212f
Defeito de redução de membros transversal, 212, 212f
Defeito de redução dos membros, 212, 212f, 294f, 631
com amostragem das vilosidades coriônicas, 294, 294f

Defeito do canal AV, ultrassonografia fetal, 203, 203f
Defeito do septo atrial (DSA), 958
Defeito do septo atrioventricular (AV), 959
ultrassonografia fetal, 203, 203f
Defeito do septo ventricular (DSV), 958-959
ecocardiografia, 202f, 203
Defeito na fase lútea, perda gestacional recorrente, 353
Defeitos congênitos. Ver também Malformações congênitas; tipos específicos
etiologia, 234, 235f
incidência, 234, 235f
por medicamentos, 234, 234t, 235f
Defeitos da coagulação hereditários, 1089-1091
analgesia de condução e, 1091
deficiência do fator VIII, 1090
deficiência do fator X (fator de Stuart-Prower), 1090-1091
deficiência do fator XI, 1091
deficiência do fator XII, 1091
deficiência do fator XIII, 1091
doença de von Willebrand, 1090
hemofilias A e B, 1089-1090
Defeitos das membranas de eritrócitos hereditários, 1079-1080
Defeitos de coagulação, placenta prévia, 775
Defeitos do tubo neural (DTNs)
cuidado pré-concepcional, 149
diagnóstico por amniocentese, 278
elevação da AFP sérica materna, 283, 283t
exames de imagem fetal, 192-193
anencefalia, 192, 192f
cefalocele, 192-193, 192f
encefalocele, 193
espinha bífida, 193, 193f (Ver também Espinha bífida, ultrassonografia fetal)
malformação de Chiari III, 193
sequência de banda amniótica, 193
síndrome de Meckel-Gruber, 193
herança multifatorial, 270
prevenção com suplemento de ácido fólico, 128-129
rastreamento pré-natal, 165
Defeitos hereditários de coagulação, 1089-1091
Deficiência de antitrombina, trombofilia, 1006t, 1007
Deficiência de fenilalanina-hidroxilase, herança autossômica recessiva, 265-266
Deficiência de proteína C, trombofilia, 1005f, 1006-1007, 1006t
Deficiência de proteína S, trombofilia, 1005f, 1006t, 1007
Deficiência de sulfatase fetoplacentária, biossíntese de estrogênio, 105
Deficiência do antecedente de tromboplastina plasmática, 1091
Deficiência intelectual, recém-nascido, 625
Deficiências de enzimas eritrocitárias, 1080
Deficiências enzimáticas, herança autossômica recessiva, 265
Deformidade da mão em garra, 212
Degeneração carnosa (vermelha), 1196
Degeneração mixomatosa, 957
Deglutição, fetal, 134-135
Deleções cromossômicas, 260-261, 260f
22q11.2, síndrome de microdeleção, 260-261
distúrbios cardiovasculares, 916, 953
microdeleções, 260

Depósito periviloso de fibrina, materno, 114, 114f
Depressão
pré-eclâmpsia, 1174
rastreamento perinatal, 1174-1175, 1175t
restrição de crescimento fetal, 1174
Depressão maior, 1175-1178
etiologia, 1176
gravidez e, 1175-1176
incidência, 1175
pós-parto, 1176-1177
sintomas, 1175, 1176t
tratamento
algoritmo, 1177, 1177f
efeitos fetais e neonatais, 1178
eletroconvulsoterapia, 1178
fármacos, 1176-1178, 1176t
Dermatomiosite, 1150-1151
Desacelerações, frequência cardíaca fetal, 464-469
gestação pós-termo, 836, 836f
influências, 459, 460t
precoces, 464-466, 465f
compressão cefálica, 465-466, 465f
prolongadas, 468-469, 468f-469f
tardias, 466, 466f
insuficiência uteroplacentária, 465, 466
variáveis, 466-468, 466f-468f
Descida do feto, 427, 436
alterações no assoalho pélvico, 21, 414-415
distúrbios do segundo período, 446-447
expulsão da placenta e das membranas, 415-416, 415f, 416f
Descolamento de membranas, para indução do trabalho de parto, 512
gravidez pós-termo, 840
Descolamento de retina, na pré-eclâmpsia, 724
Descolamento prematuro da placenta, 767-773
achados clínicos e diagnóstico, 771-772
choque hipovolêmico, 771
coagulopatia de consumo, 771
diagnóstico diferencial, 771
lesão renal aguda, 772
síndrome de Sheehan e insuficiência hipofisária, 772
útero de Couvelaire, 771, 772f
classificação, 767
coagulopatias, 785
com hipertensão crônica, 979
etiopatogênese, 767-768, 768f
descolamento crônico, 768
descolamento traumático, 768
idade do coágulo, 768, 768f
fatores predisponentes
artéria umbilical única isolada, 770
demográficos, 769-770
descolamento prévio, 770
hipertensão relacionada com a gravidez, 770
leiomiomas uterinos, 770
ruptura prematura de membranas pré-termo, 770
tabagismo, 770
uso abusivo de cocaína, 770
frequência, 768-769, 769f
manejo, 772-773
cesariana, 772
com comprometimento fetal, 772, 772f

expectante, com feto pré-termo, 773
parto vaginal, 772-773
morbidade e mortalidade, perinatal, 769, 769t
traumático, 927-929, 928f
Desempenho ventricular, 60, 61f
Desenvolvimento e fisiologia fetal, 128-137, 845
desenvolvimento das glândulas endócrinas, 136-137
glândula hipofisária, 136
glândula tireoide, 136-137
glândulas suprarrenais, 137
sistema imune
células B, 137
imunoglobulina A, 137
imunoglobulina G, 137
imunoglobulina M, 137
linfócitos e monócitos, 137
energia e nutrição, 137-139
ácidos graxos livres e triglicerídeos, 138
aminoácidos, 139
glicose e crescimento fetal, 138
macrossomia fetal, 138
transporte de glicose, 138
íons e metais, 139
leptina, 138
metais pesados, sequestro placentário, 139
proteínas, 139
vitaminas, 139
épocas do período fetal, semanas de gestação, 128, 161
gestação múltipla, de longo prazo, 873
hemopoiese, 131-133
fatores de coagulação, 133
hemoglobina e idade gestacional, 131, 132f
hemoglobina fetal, 131-133, 920f
plaquetas, 131, 132f
proteínas plasmáticas, 133
sistema cardiovascular, 129-131
alterações circulatórias no nascimento, 131
circulação fetal, 129-131, 130f
volume sanguíneo fetoplacentário, 131
sistema digestório, 134-135
deglutição, 134-135
enzimas digestivas, 135
esvaziamento gástrico, 135
fígado, 135
mecônio, 135
pâncreas, 135
sistema musculoesquelético, 137
sistema nervoso central, 128-129
encéfalo, 128-129, 129f
medula espinal, 129
sistema respiratório, 133-134
corticosteroides e maturação pulmonar, 134
maturação anatômica, 133
respiração, 134
síndrome da disfunção respiratória, 133
surfactante pulmonar, 133-134, 134f
sistema urinário, 135-136
Desenvolvimento embriofetal, placenta, 139-141
espaço interviloso, 139-140
transferência placentária, 140-141, 140t
mecanismos, 140

transferência de oxigênio e dióxido de carbono, 140-141, 140f
transferência seletiva e difusão facilitada, 141
Desenvolvimento embrionário, 125-128
desenvolvimento de zigoto e blastocisto, 125
período embrionário, 126-128, 126f, 127f
teratogenicidade, 236, 236f
visão geral, 125, 125f
Desidroepiandrosterona (DHEA), placentária, 103-104, 104f
Desinfibulação, 525, 525f
Desmopressina, para diabetes insípido, 1133
Desoxicorticosterona, 72
Despertar uterino, 408
Desproporção cefalopélvica, 442-443
Desproporção fetopélvica, 443, 448-454
apresentação composta, 454, 454f
apresentação de face, 450-454, 451f
etiologia, 451
fundamentos, 450-451, 451f
manejo, 452
mecanismos do trabalho de parto, 451-452, 451f
apresentação de fronte, 452, 452f
capacidade pélvica, 448-449
contração da abertura (estreito) inferior da pelve, 449
contração da abertura (estreito) superior da pelve, 448-449
contração do estreito médio da pelve, 449
estimativa da capacidade pélvica, 449-450
fraturas da pelve, 449
situação transversa, 452-454, 453f
etiologia, 453
manejo, 454
mecanismo do parto, 453-454, 454f
negligenciada, 453
posição e apresentação, 452-453
tamanho da cabeça e corpo fetal, 450, 450f
Desvio de Th2, 1209
Determinação do sexo fetal, DNA livre, 274
Dexametasona, para maturação pulmonar, 134
Dez passos para a amamentação bem-sucedida, 658, 658t
Dia da última menstruação (DUM), idade gestacional, 124, 124f
Diabetes gestacional, 1098, 1107-1114
cuidado pré-natal, 165
definição, 1107-1108
efeitos maternos e fetais, 1110
fundamentos, 1100t, 1110-1111
hipoglicemia neonatal, 1111
macrossomia fetal, 1111
obesidade materna, 1111
exames laboratoriais pré-natais, 165
incidência, 1107
manejo, 1111-1113
agentes hipoglicemiantes orais, 1112-1113
avaliação pós-parto, 114t, 1113-1114
controle da glicose, 1112
dieta, 1112
exercício, 1112
fundamentos, 1111
obstetrícia, 1113
recorrente, 1114
tratamento com insulina, 1112
obesidade, 939

rastreamento e diagnóstico, 1108-1110
estartégia de rastreamento recomendada com base no risco, 1108-1109, 1108t
Hyperglycemia and Adverse Pregnancy Outcome, estudo, 1109-1110, 1110f
International Association of Diabetes and Pregnancy Study Group, 1110
NIH Consensus Development Conference, 1110
valores limiares de glicose
para diagnóstico, 1108, 1108t
teste de tolerância à glicose, 1109, 1109t
Diabetes insípido, 1133
transitório, 1062
Diabetes melito, 1097-1114
classificação
etiológica, 1097, 1098t
na gravidez, 1098, 1098f
na gravidez, White, 1098, 1099t
diabetes pré-gestacional, 1098-1107
hereditariedade, com diabetes pré-gestacional materno, 1102-1103
história clínica, 147-148, 148f
Diabetes pré-gestacional, 1098-1107
diagnóstico, 1098-1099, 1099t
gravidez, 1099-1104, 1099t
efeitos fetais, 1099-1102
abortamento espontâneo, 1099
crescimento fetal alterado, 1100-1101, 1101f
malformações, 1100, 1100t, 1101f
morte fetal inexplicada, 1101-1102
parto pré-termo, 1100
polidrâmnio, 1102
efeitos maternos, 1103-1104
cetoacidose diabética, 1104, 1105t
infecções, 1104
nefropatia diabética, 1103
neuropatia diabética, 1104
pré-eclâmpsia, 1103, 1103f
retinopatia diabética, 1103-1104
efeitos neonatais, 1102-1103
desenvolvimento cognitivo, longo prazo, 1102
hereditariedade do diabetes, 1102-1103
hiperbilirrubinemia, 1102
hipocalcemia, 1102
hipoglicemia, 1102
miocardiopatia, 1102
policitemia, 1102
síndrome da disfunção respiratória, 1102
manejo, 1104-1107
cuidado pré-concepcional, 1104-1105
primeiro trimestre, 1105
dieta, 1106
hipoglicemia, 1106
monitoração da insulina, 1106, 1106t
tratamento com insulina, 1105-1106, 1105t
puerpério, 1107
segundo trimestre, 1106
terceiro trimestre e parto, 1106-1107, 1107t
prevalência, 1098
restrição de crescimento fetal, 850
Diabetes tipo 1, 1097, 1098t
Diabetes tipo 2, 1097, 1098f, 1098t

Diafragma mais espermicida, 694-695, 694f
Diafragma materno, 64, 64f
Diafragma pélvico, 21
Diagnóstico genético pré-implantacional (DGPI), 150, 295-296, 295f
Diagnóstico pré-natal, 277-296. *Ver também tópicos específicos*
   perspectiva histórica e alfafetoproteína sérica materna, 277-278
   procedimentos, 291-295
      amniocentese, 291-293
         complicações, 293
         gestação múltipla, 292-293
         indicações, 291-292
         precoce, 293
         técnica, 292, 292f, 292t
         tempo para obtenção, 292
      amostragem sanguínea fetal, 294-295, 295f
      coleta de vilosidade coriônica, 293-294, 293f, 294f
   rastreamento de aneuploidia, 278-288
   rastreamento do portador, para distúrbios genéticos, 288-291
Diálise, na gravidez, 1036
Diâmetro biparietal (DBP), 184-185, 184f
Diâmetro médio do saco, perda gestacional precoce, 350
Diarreia aguda, 1047-1048, 1048t
Diástase dos retos, 53, 655
Diátese hipertensiva crônica, 977
Dienogest, 690
Dieta materna
   cuidado pré-concepcional, 152
   na gestação múltipla, 884
   para depressão, 1178
   para diabetes gestacional, 1112
   para hipoparatireoidismo, 1129
   para obesidade materna, 941-942
   para prevenção de pré-eclâmpsia, 726-727
   vegetariana, 152
Dieta vegetariana, cuidado pré-concepcional, 152
Dietilestilbestrol (DES)
   insuficiência cervical, 354
   malformações müllerianas, 42
      anomalias do trato, 43f, 45
   teratogenicidade, 243-244
Difenidramina, 1188
Diferenciação sexual, 38, 38t
   fator determinador dos testículos, 38
   gene da região determinante do sexo, 38
   sexo fenotípico, 38
   sexo gonadal, 38
   substância inibidora mülleriana, 38
Di-hidrotaquisterol, para hipoparatireoidismo, 1129
Dilapan-S, 358, 358f
Dilatação da pelve renal, 208, 208f, 208t
   rastreamento de aneuploidia no segundo trimestre, 287, 287f
Dilatação do colo do útero, 411, 414, 414f, 435
   duração das curvas de trabalho de parto, 445, 445f
   taxa de alteração, por período, 445, 445t
Dilatação e curetagem (D&C), 359, 360f
Dilatação e evacuação (D&E), 362-363
   intacta, 363

Dilatação e extração (D&X), 363
Dilatadores
   Hank, 359
   Hegar, 359, 360f
   higroscópicos, 358-359, 358f
      para amadurecimento cervical, 508
   osmóticos, 358-359, 358f
   Pratt, 359
Dinoprostona, para abortamento induzido, 362t
Dióxido de carbono (CO_2), produção na gravidez, 987
Dipalmitoilfosfatidilcolina (DPPC, PC), surfactante, 134
   avaliação com amniocentese, 638, 638f
Diproprionato de betametasona, dermatológico, 1188
Disfibrinogenemia, 1091
Disfunção respiratória, recém-nascido, 619-620
Disfunção uterina, 442, 447
   distocia, 443
   dominância fúndica, 442
   hipertonia uterina, 442
   hipotonia uterina, 442
   histórico, 441
   incoordenação, 442
   riscos, distúrbios do trabalho de parto, 447
Disgenesia do corpo caloso, 194
Disgenesia gonadal, 38
Disgenesia gonadal mista, 39
Disostoses, 210
Displasia arritmogênica do ventrículo direito, 964
Displasia broncopulmonar, 637
Displasia do mesênquima placentário, 113
Displasia septo-óptica, ressonância magnética, 217, 218f
Displasia tanatofórica, 211
Displasias esqueléticas, 210-211, 211f
Dispneia fisiológica materna, 65
Dispositivo intrauterino Jaydess, 681
Dispositivo intrauterino Kyleena, 681
Dispositivo intrauterino Liletta, 681
Dispositivo intrauterino Skyla, 681
Dispositivos intrauterinos de cobre (DIUs-Cu), 681-685
   contracepção de emergência, 696t, 697
   inserção, 685, 687f
Dispositivos intrauterinos (DIUs), 681-685
   ação contraceptiva, 681
   dispositivos aprovados, 681, 681f
   efeitos adversos específicos do método, 683-685
      alterações menstruais, 684
      contraindicações, 682t-683t
      dispositivo perdido, 683
      gravidez, 684-685
      gravidez ectópica, 683
      infecção, 684
      perfuração, 683-684
   inserção, 685, 686f-687f
Disreflexia autônoma, 1167-1168
Dissecção aórtica, 967
Dissomia uniparental, 268, 269f
Distensão uterina, parto pré-termo espontâneo, 809
Distocia, 441-455. *Ver também tópicos específicos*
   cesariana, 446, 446f, 446t

   complicações
      maternas, 453f, 454-455
         formação de fístula, 455
         hemorragia, 454
         infecção, 454
         lacerações uterinas com histerectomia, 454
         lesão de nervo do membro inferior, 455, 661
         lesão do assoalho pélvico, 455
         ruptura uterina, 453f, 454-455
      perinatais
         bossa serossanguínea e modelagem, 431, 431f, 455
         traumatismo mecânico, 455
   descritores, 441-442, 441t
   desproporção fetopélvica, 448-454
      apresentação composta, 454, 454f
   disfunção uterina, 443
   histórico, 441
   mecanismos, 442
   ruptura prematura de membranas a termo, 447-448
   trabalho de parto e parto precipitados, 448
Distocia de ombro, parto vaginal, 520-524
   consequências maternas e neonatais, 520
   diagnóstico, no trabalho de parto, 431
   manejo, 521-523
      cleidotomia, 523
      fratura de clavícula anterior deliberada, 523
      manobra de McRoberts, 521-522, 521f-522f
      manobra de quatro apoios, 522
      manobra de saca-rolhas de Woods, 522, 522f
      manobra de Zavanelli, 523
      manobras de Rubin, 522, 523f
      pressão suprapúbica, 521
      sinfisiotomia, 523
      tração com alça na axila posterior, 522-523
   prática para distocia de ombro, 523-524
   previsão e prevenção, 520
      distocia de ombro prévia, 521
      peso ao nascer, 520-521
Distonia mioclônica, *imprinting*, 268, 268t
Distrofia muscular de Becker ligada ao X, 266
Distrofia muscular de Duchenne, herança ligada ao X, 266
Distúrbio de protração, 434, 442, 443, 443t, 444
Distúrbio do desenvolvimento sexual cromossômico ovotesticular, 39
Distúrbio mendeliano, 264, 264t
Distúrbio monogênico, 264, 264t
Distúrbios autoimunes, remissão materna, 59
Distúrbios cardiovasculares, 948-969. *Ver também tipos específicos*
   aorta, doenças, 967-968
   arritmias, 965-967
   cardiopatia congênita, 958-960, 960f
   cardiopatia isquêmica, 968-969, 969f
   considerações fisiológicas, na gravidez, 948-949
      fisiologia cardiovascular, 60, 948-949, 949t
      função ventricular, 61f, 949
   diagnóstico, doença cardíaca, 949-951
      achados clínicos, 949, 950t

aconselhamento pré-concepcional, 951, 953t
classificação, doença cardíaca funcional, 951, 952t
exames diagnósticos, 949-951
    ecocardiografia, 951
    eletrocardiograma, 949, 950f
    radiografia, 951
    RM cardiovascular, 951
    sopros no fluxo sistólico, 949, 950f
doença cardíaca corrigida por cirurgia, 247, 954-955, 954t
doença cardíaca valvar, 955-958, 956f, 956t
endocardite infecciosa, 965, 966t
hipertensão pulmonar, 960-962, 961t
insuficiência cardíaca, 964-965
lesões valvulares, 1032
manejo periparto, 951-954
    analgesia e anestesia, 491, 953, 962
    classe I e II da NYHA, 951-952
    classe III e V da NYHA, 952-953
    insuficiência cardíaca intraparto, 962
    puerpério, 917, 962-963
    trabalho de parto e parto, 916, 953
miocardiopatias, 962-964, 963f
Distúrbios cerebrais. *Ver também tipos específicos*
neonato pré-termo, 639-640
    hemorragia intracraniana, 639
    hemorragia periventricular-intraventricular, 639-640
    leucomalacia periventricular, 640
Distúrbios circulatórios, placenta, 113-115
interrupção do fluxo sanguíneo fetal
    hematoma subamniótico, 115
    lesões vasculares vilosas, 115
    vasculopatia trombótica fetal, 114f, 115
interrupção do fluxo sanguíneo materno, 114-115
    depósito fibrinoide interviloso, 114, 114f
    hematoma, 114-115, 114f
    infarto, 114
    infarto do assoalho materno, 114
    trombose intervilosa, 114
Distúrbios convulsivos, 1158-1159
aconselhamento pré-concepcional, 1159
cuidado pré-concepcional, 148-149, 148t
definição, 1158
epidemiologia, 1158
fisiopatologia, 1158-1159
    convulsões focais, 1158
    convulsões generalizadas, 1158-1159
malformações embriofetais, 1159
na gravidez, 1159
recém-nascido, 625
teratógenos antoconvulsivantes, 1159, 1160t
Distúrbios da glândula suprarrenal, 1130-1132
aldosteronismo primário, 1132
feocromocitoma, 1130-1131, 1130f, 1130t
insuficiência suprarrenal, 1132
síndrome de Cushing, 1131, 1131t
Distúrbios da tireoide, 1119-1128
autoimunidade e doença da tireoide, 1119, 1119f
    microquimerismo fetal, 1119
deficiência de iodo, 1126-1127
doença da tireoide autoimune eutireóidea, 1125-1126
doença nodular da tireoide, 1128

fisiologia da tireoide e gravidez, 69-71, 1118-1119, 1119f
hipertireoidismo, 1120-1122
    crise tireotóxica e insuficiência cardíaca, 1122, 1123f
    diagnóstico fetal, 1122
    efeitos fetais e neonatais, 1121-1122, 1121f
    hiperêmese gravídica e tireotoxicose transitória gestacional, 1122
    subclínico, 1122-1123
    tireotoxicose
        gravidez, 1120-1121, 1121t
        tireotoxicose transitória gestacional, 1122
hipotireoidismo, 1123-1124, 1123t, 1124t
    classificação, 1123-1124
    congênito, 1127
    subclínico, 1124-1125, 1126t
    tireoidite pós-parto, 1127
hipotiroxinemia materna isolada, 1125
Distúrbios da vesícula biliar
colangiopancreatografia retrógrada endoscópica, 1070
colelitíase e colecistite, 1069, 1070f
doença da vesícula biliar na gravidez, 1069-1070
manejo clínico *vs.* cirúrgico, 1070
Distúrbios dermatológicos, 1184-1188
dermatoses específicas da gravidez, 1184-1186
    colestase intra-hepática da gravidez, 1184
    erupção atópica da gravidez, 1185t, 1186
    pápulas e placas urticariformes e pruriginosas da gravidez, 1185t, 1186, 1186f
    pinfigoide gestacional, 1184-1186, 1185f, 1185t
não específicos da gravidez, 1186-1188
    acne vulgar, 1187
    eritema nodoso, 1187
    granuloma piogênico, 1187-1188, 1187f
    hidradenite supurativa, 1188
    neurofibromatose, 1188
    pioderma facial, 1188
    psoríase e psoríase pustular, 1187, 1187f
    rosácea fulminante, 1188
tratamento, 1188
Distúrbios do cólon e intestino delgado, 1047-1053
apendicite, 1052-1053, 1053f
diarreia aguda, 1047-1048, 1048t
doença inflamatória intestinal, 1048-1051, 1048t
infecção por *Clostridium difficile*, 1048
obstrução intestinal, 1051-1052, 1052f
ostomia e gravidez, 1051
pseudo-obstrução colônica, 1052
Distúrbios do crescimento fetal, 847-859
diabetes pré-gestacional, 1100-1101, 1101f
incidência, 844
sobrecrescimento, 138, 856-859 (*Ver também* Macrossomia)
Distúrbios do desenvolvimento sexual, 38-41
46,XX, 39t, 40-41
    desenvolvimento do ovário, 40
    disgenesia gonadal 46,XX, 40
    excesso de androgênios, 40-41
    ovotesticular 46,XX, 40
    testicular 46,XX, 40

46,XY, 39, 39t
    disgenesia gonadal parcial, 40
    disgenesia gonadal pura, 40
    disgenesia gonadal 46,XY, 39-40
    disgenesia gonadal mista, 40
    produção ou ação de androgênios, 40
    regressão testicular, 40
atribuição do sexo, 41
cromossomo sexual, 39, 39t
    disgenesia gonadal mista, 39
    ovotesticular, 39
    síndromes de Turner e Klinefelter, 39, 258, 259-260, 347, 352
definições, 38-39, 39t
disgenesia gonadal, 38
genitália ambígua, 38-39
gônada em fita, 38
ovotesticular, 39
testículos disgenéticos, 38
Distúrbios do fígado, 1058-1069. *Ver também* Distúrbios hepáticos; *tipos específicos*
Distúrbios do tecido conectivo, 1138-1151. *Ver também distúrbios específicos*
artrite reumatoide, 1146-1148
doença não diferenciada do tecido conectivo, 1149
doenças hereditárias do tecido conectivo, 1151
    osteogênese imperfeita, 1151
    síndrome de Ehlers-Danlos, 1151
    síndrome de Marfan, 1151
doenças imunomediadas do tecido conectivo, 1138-1139
    classificação, 1138
    complicações obstétricas, 1138
    espondiloartropatias soronegativas para FR, 1138
    fator reumatoide, 1138
    gravidez, 1138
    microquimerismo de célula fetal, 1139
esclerose sistêmica, esclerodermia, 1148-1149
lúpus eritematoso sistêmico, 1139-1143
miopatias inflamatórias, 1150-1151
síndrome antifosfolipídeo, 1143-1146
síndromes vasculíticas, 1149-1150
Distúrbios do trabalho de parto, força expulsiva
disfunção uterina, riscos, 447
distúrbio de prolongamento, 443t
esforços de expulsão maternos, 447
plano fetal, início do trabalho de parto, 447
prolongamento da fase ativa, 442-446
    distúrbio de parada, 442, 443-444, 443f, 443t
    distúrbio de protração, 442, 443, 443t, 444
    distúrbios da descida no segundo período, 446-447
    Obstetric Care Consensus Committee, 444, 444f
    regra dos 6 cm, 444t-446t, 445-446, 445f, 446f
    regra dos 6 cm, vs. 4 cm, 444
    Safe Prevention of the Primary Cesarean Delivery, 442
prolongamento da fase latente, 442, 443t
Distúrbios do trato urinário, 1025-1030
alterações induzidas pela gravidez, 1025-1026, 1025f

divérticulo uretral, 1037
fístulas, trato urogenital, 1037-1038
infecções, 1026-1030 (*Ver também* Infecções do trato urinário (ITU))
refluxo vesicoureteral, 1026
Distúrbios endócrinos, 1119-1133. *Ver também tipos específicos*
   distúrbios da glândula suprarrenal, 1130-1132, 1130f, 1131t
   distúrbios da tireoide, 1119-1128 (*Ver também* Distúrbios da tireoide; *tipos específicos*)
   distúrbios hipofisários, 1132-1133, 1133f
   doença da paratireoide, 71, 1128-1130, 1129f
Distúrbios fetais, 300-313. *Ver também tipos específicos*
   anemia fetal, 300-306
   hemorragia materno-fetal, 302t, 306-307, 306f
   hidropsia fetal, 300, 309-312
      síndrome do espelho, 312-313
   trombocitopenia fetal, 307-309
Distúrbios gastrintestinais, maternos, 1042-1053
   distúrbios do cólon e intestino delgado, 1047-1053
      apendicite, 1052-1053, 1053f
      diarreia aguda, 1047-1048, 1048t
      doença inflamatória intestinal, 1048-1051, 1048t
      infecção por *Clostridium difficile*, 1048
      obstrução intestinal, 1051-1052, 1052f
      ostomia e gravidez, 1051
      pseudo-obstrução colônica, 1052
   distúrbios do trato GI superior, 1043-1047
      acalasia, 1046-1047
      doença do refluxo gastresofágico, 1046
      doença ulcerosa péptica, 1047
      hemorragia, 1047
      hérnia de hiato, 1046
      hérnia diafragmática, 1046
      hiperêmese gravídica, 1043-1046 (*Ver também* Hiperêmese gravídica)
   suporte nutricional, 1043, 1043t
   técnicas diagnósticas
      endoscopia, 1042
      exames de imagem não invasivos, 1043
      laparotomia e laparoscopia, 1043
      suporte nutricional, 1043
Distúrbios hematológicos
   maternos, 1075-1091 (*Ver também tipos específicos*)
      anemias, 1075-1081
      defeitos de coagulação hereditários, 1089-1091
      distúrbios de plaquetas, 1086-1089
      hemoglobinopatias, 1081-1084
      policitemias
         policitemia secundária, 1081
         policitemia vera, 1081
      síndromes talassêmicas, 1084-1086
      trombofilias, 1091
   recém-nascido, 625-627
      anemia, 625-626
      doença hemorrágica do recém-nascido, 626-627
      hiperbilirrubinemia, 626

      policitemia e hiperviscosidade, 626
      trombocitopenia, 627
   trombocitopenia fetal, 1087
Distúrbios hepáticos, 1058-1069. *Ver também tipos específicos*
   achados clínicos e laboratoriais, 1058, 1059t
   adenoma hepático, 1069
   cirrose, 1067
   classificação, 1058, 1059t
   colestase intra-hepática da gravidez, 1059-1060
   doença de Wilson, 1067
   doença hepática aloimune gestacional, 1066
   doença hepática gordurosa não alcoólica, 1067
   fígado gorduroso agudo da gravidez, 1060-1062, 1060f, 1061t
   fisiologia induzida pela gravidez, 1058-1059
   hepatite, 1062-1066 (*Ver também* Hepatite)
   hepatite autoimune, 1066
   hepatotoxicidade por superdosagem de paracetamol, 1068
   hiperplasia nodular focal, 1068
   hipertensão portal e varizes esofágicas, 1068
   síndrome HELLP, 1058
   sobrecarga de ferro e cobre, 1066-1067
   transplante de fígado, 1069, 1069t
Distúrbios hipertensivos da gravidez, 710-745
   consequências de longo prazo, 744-745
      gestações futuras, 744
      morbidade cardiovascular, 744-745
      morbidade e mortalidade, 744, 745t
      sequelas do sistema nervoso central, 745
      sequelas renais, 745
   contraceptivos orais, 691
   descolamento prematuro da placenta, 770
   eclâmpsia, 734-738 (*Ver também* Eclâmpsia)
   etiopatogênese, 713-717
      cascata de eventos, 713
      etiologia, 714-715
         ativação de célula endotelial, 715
         fatores imunológicos, 714-715
         invasão trofoblástica, 714, 714f
      expressão fenotípica, síndrome de pré-eclâmpsia, 713-714
      fatores genéticos, 715, 715t
      patogênese
         lesão de célula endotelial, 716
         proteínas angiogênias e antiangiogênicas, 716-717, 717f
         respostas pressoras aumentadas, 716
         vasospasmo, 715-716
   fisiopatologia, 717-725
      alterações da coagulação, 719
      alterações hemodinâmicas e função cardíaca, 717-718
         função miocárdica, 718
         função ventricular, 718, 718f
      cerebral, 722-724
         alterações visuais e cegueira, 724, 724f
         cerebrovascular, 723, 723f
         exames de neuroimagem, 724
         fluxo sanguíneo cerebral, 723
         lesões neuroanatômicas, 722-723, 722f
         neurológica, 723
      endócrina e hormonal, 719
      hemólise, 719
      hepática, 721-722, 721f
      hidreletrolítica, 719-720

      perfusão uteroplacentária, 724-725
      renal, 720, 721f
      sistema cardiovascular, 717
      trombocitopenia materna, 719
      volume sanguíneo, 718-719, 718f
   gestação múltipla, 872-873
   incidência e fatores de risco, 713, 713t
   manejo da hipertensão preexistente, 983
   morbidade e mortalidade materna, 710, 978
   predição, 725-726
      disfunção endotelial e estresse oxidativo, 725t, 726
      função endócrina da unidade fetoplacentária, 725t, 726
      outros marcadores, 726
      provas de função renal, 725t, 726
      teste da resistência vascular e perfusão placentária, 725-726, 725t
      testes, 725, 725t
   pré-eclâmpsia, 728-734 (*Ver também* Pré-eclâmpsia)
   prevenção, 726-728
      agentes antitrombóticos, 727-728
      antioxidantes, 727
      com hipertensão crônica sobreposta, 979
      fármacos anti-hipertensivos, 727
      métodos, 727
      modificações alimentares e de estilo de vida, 726-727
   risco de AVC, 1160
   terminologia e diagnóstico, 710-711
      critérios, 711
      hipertensão delta, 711, 711f
      hipertensão gestacional, 711
      hipertensão transitória, 711
      síndrome de pré-eclâmpsia, 711, 712t
         indicadores da gravidade, 711-712, 712t
         sobreposta à hipertensão crônica, 712-713
Distúrbios hipertensivos da gravidez, manejo, 738-744
   analgesia e anestesia, 743
   edema pulmonar, 740
   expansão do volume plasmático, 740, 741t
   hipertensão grave, 738-740
      diuréticos, 740
      hidralazina, 739, 739f
      labetalol, 739
      nifedipino, 740
      outros agentes anti-hipertensivos, 740
   hipertensão pós-parto grave persistente, 743
      furosemida para, 743-744
   monitoração hemodinâmica invasiva, 740
   neuroprofilaxia (sulfato de magnésio), 741-743
      ensaios randomizados, 741-742, 741t
      indicações, 742
      profilaxia seletiva vs. universal, 742-743, 742t
   perda sanguínea no parto, 743
   plasmaférese, 744
   síndrome de vasoconstrição cerebral reversível, 744
   terapia hídrica, 740
Distúrbios hipofisários, 1132-1133
   acromegalia, 1133
   diabetes insípido, 1133
   hipofisite linfocítica, 1133

prolactinomas, 1132, 1133f
síndrome de Sheehan, 1133
Distúrbios neoplásicos, 1190-1204. *Ver também tipos específicos*
  abortamento espontâneo, 348
  câncer de tireoide, 1201-1202
  câncer do trato gastrintestinal, 1204
  câncer pancreático e hepatocelular, 1204
  carcinoma de mama, 1200-1201
  leucemias, 1203
  linfomas
    doença de Hodgkin, 1202, 1202t
    linfoma não Hodgkin, 1202-1203, 1202t
  melanoma maligno, 1203-1204
  metástases placentárias, 116, 1192
  neoplasias do trato reprodutivo, 1192-1200
  (*Ver também* Neoplasias do trato reprodutivo; *tipos específicos*)
  outros tumores, 1204
  proporção, por tipo, 1190, 1190f
  terapia do câncer, 1191-1192
Distúrbios neurológicos, 1156-1169, 1160t. *Ver também tipos específicos*
  cefaleia, 1157-1158, 1157f
  distúrbios convulsivos, 1158-1159, 1160t
  doenças cerebrovasculares, 1160-1164
  doenças desmielinizantes ou degenerativas, 1164-1166
  exames de imagem do sistema nervoso central, 1156
  hipertensão intracraniana idiopática, 1168
  lesão de medula espinal, 1167-1168
  morte cerebral materna, 931, 1168-1169
  neuropatias, 1166-1167
  shunts ventriculares maternos, 1168
Distúrbios plaquetários, 1086-1089
  microangiopatias trombóticas, 1088-1089, 1089t
  trombocitopenia, 1086-1087, 1086t
  trombocitose, 1087-1088
Distúrbios pulmonares, 987-1000. *Ver também distúrbios específicos*
  asma, 988-991
  bronquite aguda, 991-992
  fibrose cística, 997-999
  fisiologia pulmonar na gravidez, 64-65, 65f, 987-988
  intoxicação por monóxido de carbono, 999-1000
  pneumonia, 992-995
  sarcoidose, 997
  tuberculose, 995-997
Distúrbios renais, 1030-1037. *Ver também* Distúrbios do trato urinário; *tipos específicos*
  alterações do trato urinário induzidas pela gravidez, 1025-1026
  alterações do trato urinário, induzidas pela gravidez, 1025-1026, 1025f
    avaliação da função renal, 1026
    nefrectomia unilateral, gravidez após, 1026
  crise renal de esclerodermia, 1149
  doença renal crônica, 1034-1036
  doença renal policística, 1031-1032
  doenças glomerulares, 1032-1034, 1032t
  hipertrofia renal, 1026
  lesão renal aguda, 1036-1037
  nefrolitíase, 1030
  nefropatia de refluxo, 1029-1030
  síndromes nefríticas agudas, 1032t
  síndromes nefróticas, 1032t, 1033-1034, 1033f
  transplante de rim, gravidez após, 1030-1031
Distúrbios tromboembólicos, 1004-1022. *Ver também tipos específicos*
  contraceptivos orais, 691-692
  embolia pulmonar, 1016-1019
  fatores de risco, 1005-1006, 1005t
  fisiopatologia, 1004-1005, 1005t
  incidência, 1004
  trombofilias, 1005-1010
  tromboflebite venosa superficial, 1016
  tromboprofilaxia, 1019-1022, 1020t
  trombose de veia profunda, 1010-1016
Diurese pós-parto, 656
Diuréticos, para hipertensão na gravidez
  crônica, 981
  pré-eclâmpsia/eclâmpsia, 740
Diuréticos tiazídicos, para hipertensão crônica, 981
Divertículo uretral, 1037
Divisão da pelve, trabalho de parto, 432
Divisão de dilatação, trabalho de parto, 432, 432f
Divisão preparatória, trabalho de parto, 432, 432f
Divisões funcionais, trabalho de parto, 432, 432f
DMPA. *Ver* Acetato de medroxiprogesterona de depósito
DNA fetal livre, 273, 273f
  avaliação do genótipo Rh D, 274
  determinação do sexo fetal, 274
DNA fetal na circulação materna, 273-274
  DNA fetal livre, 273, 273f
    avaliação do genótipo Rh D, 274
    determinação do sexo fetal, 274
    rastreamento de aneuploidia, 273-274
Doadores de óxido nítrico. *Ver também tipos específicos*
  para amadurecimento cervical pré-indução, 507
  para trabalho de parto pré-termo, 827
Doença cardíaca. *Ver também* Distúrbios cardiovasculares
  corrigida por cirurgia, 954-955
    anticoagulação, 247, 954-955
    cirurgia cardíaca na gravidez, 955
    substituição da valva antes da gravidez, 954, 954t
    transplante cardíaco, gravidez após, 955
Doença da aglutinina fria, 1078
Doença da hemoglobina H, 1085
Doença da membrana hialina, 637
Doença da paratireoide, 1128-1130
  calcitonina, 1128
  crise hipercalcêmica, 1128, 1129
  hiperparatireoidismo, 1128-1129
  hipoparatireoidismo, 1129
  necessidades fetais de cálcio, 1128
  osteoporose associada à gravidez, 1129-1130, 1129f
  paratormônio, 1128
  proteína relacionada ao PTH, 71, 1128
Doença da tireoide autoimune eutireóidea, 1125-1126
Doença da tireoide fetal, terapia para
  hipotireoidismo fetal, 318
  tireotoxicose fetal, 318
Doença de Addison, biossíntese do estrogênio placentário, 106
Doença de Behçet, 1150
Doença de Berger, 1032
Doença de Christmas, 1089-1090
Doença de Crohn, 1049, 1049f
  classificação, 1048, 1049t
  etiopatogênese, 1048
  fertilidade, 1050
  gravidez, 1051
Doença de Cushing, 1131
Doença de Gaucher, 1080
Doença de Hodgkin, 1202, 1202t
Doença de Huntington, 1165
Doença de Lyme, 1225
Doença de Tay-Sachs
  cuidado pré-concepcional, 151
  rastreamento do portador, 290-291
  rastreamento pré-natal, 165
Doença de von Hippel-Lindau, 1130
Doença de von Willebrand, 1090
Doença de Wilson, 1067
Doença do refluxo gastroesofágico (DRGE), 1046
Doença hemolítica do feto e do neonato (DHFN), 300
Doença hemorrágica do recém-nascido, 626-627
Doença hepática aloimune gestacional, 1066
Doença hepática gordurosa não alcoólica (DHGNA), 938, 939-940, 1067
Doença inflamatória intestinal (DII), 1048-1051
  classificação, 1048, 1049t
  colite ulcerativa, 1049, 1049f
  Doença de Crohn, 1049, 1049f
  etiopatogênese, 1048
  fertilidade, 1050
  gravidez, 1050-1051
Doença inflamatória pélvica (DIP), pelo DIU, 684
Doença microinvasiva, 1195
Doença não diferenciada do tecido conectivo, 1149
Doença nodular da tireoide, 1128
Doença periodontal, parto pré-termo, 812-813
Doença renal crônica (DRC), 1034-1036
  classificação, 1034-1036
  critérios, 1034
  efeitos de longo prazo, 1036
  gravidez, 1034-1035
    diálise, 1036
    doença renal com função preservada, 1034-1035, 1034t
    insuficiência renal crônica, 1035, 1035f, 1035t
  manejo, 1035
Doença renal policística autossômica dominante (DRPAD), 210
Doença renal policística autossômica recessiva (DRPAR), 210
Doença renal policística (DRP), 210, 1031-1032
Doença sem pulso, 1150
Doença trofoblástica gestacional, 388-396. *Ver também tipos específicos*
  classificação, 388

definição, 396
gestação subsequente, 396
mola hidatidiforme, 388-393
Doença trofoblástica gestacional maligna, 388, 393-396. *Ver também* Neoplasia trofoblástica gestacional (NTG)
Doença trofoblástica gestacional persistente, 388, 393-396. *Ver também* Neoplasia trofoblástica gestacional (NTG)
Doença ulcerosa péptica (DUP), 1047
Doença valvar cardíaca, 955-958
  estenose aórtica, 956t, 957-958
  estenose mitral, 955-957, 956t
    desfechos da gravidez, 956
    fisiopatologia, 955-957
    manejo, 956-957, 956f
  estenose pulmonar, 956t, 958
  insuficiência aórtica, 956t, 958
  insuficiência mitral, 956t, 957
  prolapso de valva mitral, 957
Doenças cerebrovasculares, 1160-1164
  AVC hemorrágico, 1161t, 1162-1164
    hemorragia intracerebral, 1161f, 1162-1163, 1162f
    hemorragia subaracnóidea, 1161f, 1163
      aneurisma intracraniano, 1163
      malformações arteriovenosas, 1163-1164
  AVC isquêmico, 1161-1162, 1161f, 1161t
    embolia cerebral, 1161-1162, 1161f
    risco de recorrência, 1162
    síndrome de pré-eclâmpsia, 1161
    trombose da artéria cerebral, 1162
    trombose venosa profunda, 1162
  epidemia de obesidade, 1160
  etiopatogênese, 1160
  fatores de risco, 1160-1161
  incidência, 1160
Doenças desmielinizantes, 1164-1166
  definição, 1164
  esclerose múltipla, 1164-1165, 1164f
Doenças do recém-nascido, 619-627
  deficiência intelectual, 625
  disfunção respiratória, 619-620
    síndrome da aspiração de mecônio, 620
    síndrome da disfunção respiratória, 619-620
  distúrbios convulsivos, 625
  distúrbios hematológicos, 625-627
    anemia, 625-626
    doença hemorrágica do recém-nascido, 626-627
    hiperbilirrubinemia, 626
    policitemia e hiperviscosidade, 626
    trombocitopenia, 627
  encefalopatia neonatal, 620-622
    neuroimagem, 624-625
  paralisia cerebral, 622-624
    neuroimagem, 624-625
  síndrome de abstinência neonatal, 625
  transtornos do espectro autista, 625
Doenças genéticas. *Ver também doenças e genes específicos*
  cuidado pré-concepcional, 149-151
    defeitos do tubo neural, 149
    descendentes de judeus e do Leste Europeu, 151
    fenilcetonúria, 149-150, 149t

história familiar, 149, 150f
    talassemias, 150-151
  incidência, 253
Doenças glomerulares, 1032-1034, 1033t
  glomerulonefrite, 1032
  padrões, 1032, 1032t
  síndromes nefríticas agudas, 1032-1033, 1032t
  síndromes nefróticas, 1032t, 1033-1034, 1033f
Doenças hereditárias do tecido conectivo, 1151
  osteogênese imperfeita, 1151
  síndrome de Ehlers-Danlos, 1151
  síndrome de Marfan, 1151
Doenças imunomediadas do tecido conectivo, 1138-1139
  classificação, 1138
  complicações obstétricas, 1138
  espondiloartropatias soronegativas para FR, 1138
  fator reumatoide, 1138
  gravidez, 1138
  microquimerismo de célula fetal, 1139
Doenças infecciosas, 1209-1228. *Ver também tipos específicos*
  abortamento séptico, 351-352
  após abortamento cirúrgico, 361
  bacterianas, 1220-1225
  bioterrorismo, 1228
  etiologia, 1209, 1210f
  ferida, em pacientes obesas, 943
  fetais, restrição do crescimento fetal, 851-852
  imunologia, materna e fetal, 1209-1210
    alterações induzidas pela gravidez, 1209
    fetal e do recém-nascido, 1209-1210
  infecções sexualmente transmissíveis, 1235-1250 (*Ver também* Infecções sexualmente transmissíveis (ISTs))
  mamárias, 675-676, 676f
  materna
    diabetes pré-gestacional, 1104
    distocia, 454
    restrição de crescimento fetal, 851-852
  micoses, 1228
  parto pré-termo
    profilaxia antibiótica, 813
    vaginose bacteriana, 813
  perinatais
    leucomalacia periventricular e, 641
    risco de paralisia cerebral e, 641-642
  por transfusões, 791-792
  precauções para viagem, 1228
  prevenção, para cesariana, 570-571
  protozoários, 1225-1228
  puerpério, síndrome séptica, 923-925, 925f, 925t
  trabalho de parto, pré-termo espontâneo, 810-811
  transmissão, 1209
  virais, 1210-1220
Doenças neurodegenerativas, 1165-1166
  definição, 1164
  doença de Huntington, 1165
  miastenia gravis, 1165-1166
Dolicocefalia, 184, 185
Dominância fúndica, 442
  força de expulsão, disfunção uterina, 442
Doppler de ondas contínuas, 213

Doppler de ondas pulsadas, 213
Doppler, exame de imagem fetal, 213-215
  artéria cerebral média, 214-215, 214f
  artéria umbilical, 213-214, 854f
  artéria uterina, 214
  canal arterial, 214
  de ondas contínuas, 213
  de ondas pulsadas, 213
  ducto venoso, 215, 215f
  efeito Doppler, 213
  equação Doppler, 213, 213f
  monitoramento cardíaco, 458-459
  razão sístole-diástole (S/D), 213
  tecnologia, 213, 213f
  traçado de sístole-diástole (S/D), 213, 213f
Dopplervelocimetria fetal, 339-340
  artéria cerebral média, 300, 303-304, 304f, 340
  artéria uterina, 340, 726
  ducto venoso, 340
  fluxo sanguíneo, para anemia, 214-215
  intraparto, 472
  restrição de crescimento fetal, 853-854, 854f
  velocimetria da artéria umbilical, 339-340
Dor nas costas
  na gravidez, 174-175
  pelo bloqueio peridural lombar contínuo, 495
Doxiciclina
  para doença de Lyme, 1225
  para malária, 1227
Doxilamina mais piridoxina, para hiperêmese gravídica, 1045
Drogas recreativas (ilícitas). *Ver também tipos específicos*
  cuidado pré-concepcional, 152
  pré-natal, 162
  restrição do crescimento fetal, 851
  teratogenicidade
    anfetaminas, 247
    cocaína, 248
    fenciclidina, 249
    maconha, 249
    opioides-narcóticos, 248-249
    tolueno, 249
Drospirenona, 690
Ducto arterioso persistente (patente), 959
Ducto venoso fetal
  dopplervelocimetria, 340
  imagem com Doppler, 215, 215f
Ductos lactíferos, 656, 656f
Duplicações cromossômicas, 260-261, 260f
  microduplicações, 260, 261t
Duração, trabalho de parto normal, 434

E

Eclâmpsia, 734-738. *Ver também* Distúrbios hipertensivos da gravidez
  achados clínicos, 734-735, 734f
  bloqueio peridural lombar contínuo, 496-497
  coagulopatias, 785
  declínio cognitivo após, 723
  edema, 735, 735f
  frequência cardíaca fetal, 735, 735f
  manejo, 736
    sulfato de magnésio, para convulsões, 736-738, 736t, 737f, 738t (*Ver também* Sulfato de magnésio, para convulsões da eclâmpsia)

risco materno e fetal, 734
vs. lúpus eritematoso sistêmico, 1141, 1141t
Ecocardiografia, 201-205, 951. *Ver também distúrbios específicos*
  anomalia do coxim endocárdico., 203, 203f
  componentes, 202-203, 203t
  comunicação interventricular, 202f, 203
  contrações atriais prematuras, 204-205, 205f
  exame especializado, 201-203
  medidas maternas, 1261t
  modo M, 204-205, 205f
  rabdomioma cardíaco, 204
  síndrome do coração esquerdo hipoplásico, 203, 204f
  tetralogia de Fallot, 204, 204f
Ectocérvice, 24
Eczema, 1185t, 1186
Edema cerebral, eclâmpsia, 723
Edema pulmonar agudo, 917-918
  cardiogênico vs. não cardiogênico, 917
  hidrostático cardiogênico, 918
  não cardiogênico por permeabilidade, 917-918, 917t
  manejo, 918
  pré-eclâmpsia, terapia hídrica, 740
Edema triplo, 310
Edema vasogênico, 723
Edema. *Ver locais específicos*
Efavirenz, teratogenicidade, 243
Efedra, teratogenicidade, 248t
Efeito avó (teoria), 302
Efeito de Bohr, 65
Efeito de Wolff-Chaikoff, 57
Efeito Doppler, 213
Efeitos estocásticos, 905-906
Eflúvio telógeno, 54
Eletrocardiograma (ECG), 949, 950f
  fetal, 457-458, 457f-459f, 471-472, 472f
    variabilidade entre batimentos, 458
Eletroconvulsoterapia (ECT), para depressão, 1178
Eletrólitos
  convulsão por eclâmpsia, 719-720
  hipertensão relacionada com a gravidez, 719-720
Embolectomia, para embolia pulmonar, 1019
Embolia cerebral, 1161-1162, 1161f
Embolia por líquido amniótico, 785-787
  desfechos clínicos, 787
  diagnóstico, 785-786, 786t
  fisiopatologia, 786-787, 786f
  trabalho de parto e parto precipitados, 448
Embolia pulmonar, 1016-1019
  apresentação clínica, 1016
  contraceptivos orais, 691
  diagnóstico, 1016-1018
    algoritmo, 1017, 1017f
    angiografia pulmonar intravascular, 1018
    angiografia pulmonar por TC multidetectores, 907, 1016-1018, 1018f
    cintilografia pulmonar de ventilação-perfusão, 1018
  manejo, 1018-1019
    embolectomia, 1019
    filtros de veia cava, 1018
    trombólise, 1018-1019
    massiva, 1016, 1017f
Embolização. *Ver também tipos específicos*
  angiográfica, para hemorragia, 793-794

Embriogênese
  desenvolvimento embrionário, 125-128 (*Ver também* Desenvolvimento embrionário)
  idade gestacional, 124-125, 124f
Embriologia
  genitália externa, 35, 37f
  gônadas, 35, 36f
  sistema urinário, 33, 34f
  trato genital, 33-35, 34f
Embriologia do trato geniturinário, anomalias, 33-37
  genitália externa, 35, 37f
  gônadas, 35, 36f
  sistema urinário, 33, 34f
  trato genital, 33-35, 34f
Embriopatia por micofenolato, 244
Emprego, na gravidez, 170. *Ver também* Teratógenos
  abortamento espontâneo, 348
  fadiga, cuidado pré-natal, 170
Encéfalo e coluna vertebral fetal, ultrassonografia, 191-196
  agenesia do corpo caloso, 194, 194f
  componentes avaliados, 191-192
  defeitos do tubo neural, 192-193
    anencefalia, 192, 192f
    cefalocele, 192-193, 192f
    encefalocele, 193
    espinha bífida, 193, 193f (*Ver também* Espinha bífida, ultrassonografia fetal)
    malformação de Chiari III, 193
    sequência de banda amniótica, 193
    síndrome de Meckel-Gruber, 193
  esquizencefalia e porencefalia, 195-196, 195f
  holoprosencefalia, 194, 195f
  incidência transcerebelar, 191, 191f
  incidência transtalâmica, 191
  incidência transventricular, 191, 191f
  malformação de Dandy-Walker, agenesia vermiana, 193, 194-195, 195f
  sequência de regressão caudal, agenesia do sacro, 196
  teratoma sacrococcígeo, 196, 196f
  ventriculomegalia, 191f, 193-194, 194f
Encéfalo e medula espinal fetal, ressonância magnética, 128-129, 129f
Encefalocele, ultrassonografia fetal, 193
Encefalopatia de Wernicke, 1044
  com hiperêmese gravídica, 1044
Encefalopatia hipóxico-isquêmica (EHI), recém-nascido, 477, 620-622
  com cesariana prévia, 593
  critérios, 621-622, 622t
  prevenção, 622
Encefalopatia neonatal, 620-622
  neuroimagem, 624-625
Endocardite
  de Libman-Sacks, 957
  gonocócica, 1240
  infecciosa, 965, 966t
Endocardite bacteriana, 965
Endocardite de Libman-Sacks, 957
Endoglina solúvel (sEng), na pré-eclâmpsia, 716, 717f
Endométrio, 24, 24f
  alterações histológicas cíclicas, 80, 81f
  camada basal, 83, 84f
  camada funcional, 83-84, 84f

pré-ovulatório, 84
puerpério, regeneração, 653-654
Endometriose, 1197
Endomiometrite pós-parto, 667-670, 667t
Endoparametrite pós-parto, 667-670, 667t
Endoscopia digestiva alta, 1042
Endossalpinge, 28, 52
Endotelina, 63, 716. *Ver também tipos específicos*
Endotelina-1 (ET-1)
  na pré-eclâmpsia, 716
  parturição, 417
Endoteliose capilar glomerular, 720, 721f
Endoteliose glomerular, na pré-eclâmpsia, 720
Energia
  fetal, 137-139 (*Ver também* Nutrição, fetal)
  necessidades do feto, mãe, 55, 55t
Energia e nutrição embriofetal, 137-139
Enfermagem, 657-658, 657t, 658t
Enjoo matinal, 174
Ensaios viscoelásticos, para hemorragia, 791, 791f
Entamoeba histolytica, 1227-1228
Enterocolite necrosante, 638-639
Enterografia por ressonância magnética (ERM), 1043
Enxaqueca, 1157
  na gravidez, 1157-1158
Enzimas digestivas fetais, 135
Epigenética, 941
Epilepsia. *Ver* Distúrbios convulsivos
Epinefrina, para reanimação do recém-nascido, 610
Episiotomia
  cuidado pós-parto, 529-531, 529f
  indicações, 530-531
  infecções, 674-675, 675t
  lateral, 529-530
  mediolateral, 529-530, 529f
  na linha média, 529-530
  reparo
    imediato, 674-675, 675t
    pós-parto, 530f-533f, 531-532
      aproximação ponta a ponta do esfíncter anal, 532, 532f
      episiotomia mediolateral, 530f, 531
      lacerações de quarto grau, 532, 533f
      lacerações de segundo grau, 530f-531f, 531-532
      lacerações de terceiro grau, 532, 532f
      reparo da linha média, 531-532, 531f
      técnica de sobreposição, 532
  tipos, 529-530
Epispádia, 41
Epitélio endocervical, amadurecimento do colo uterino, 410
Equação Doppler, 213, 213f
Equilíbrio acidobásico materno, 65
  dispneia fisiológica, 65
  efeito de Bohr, 65
  esforço respiratório, 65
Equinácea, teratogenicidade, 248t
Ergonovina
  para atonia uterina, 759
  para trabalho de parto, terceiro período, 527
Ergot-ocitocina, para atonia uterina, 759-760
Eritema infeccioso, 1216
Eritema migratório, 1225
Eritema nodoso, 997, 1187
Eritema palmar, 54

Eritroblastose, biossíntese placentária de estrogênio, 105
Eritroblastose fetal, 300
  biossíntese do estrogênio placentário, 105
Eritrócito
  fetal, 131
  placenta, aloimunização com antígeno D, 95
Eritromicina, para linfogranuloma venéreo, 1241
Eritropoiese fetal, 131
Eritropoietina
  recombinante, 1077
  sérica, maturidade fetal, 131
Erros inatos do metabolismo, herança autossômica recessiva, 265-266
Erupção atópica da gravidez, 1185t, 1186
Erupção polimórfica da gravidez, 1185t, 1186, 1186f
Erva-de-são-cristóvão, teratogenicidade, 248t
Esclerodermia, 1148-1149
Esclerose múltipla, 1164-1165, 1164f
Escoliose, recém-nascido, 631
Escore de Bishop, 436
  para avaliação do amadurecimento cervical pré-indução, 505-506, 505t
Escotomas, na pré-eclâmpsia, 723
Esferocitose hereditária, 1079
Esfíncter anal externo (EAE), 21f, 22
Esfíncter anal interno (EAI), 21f, 22
Esfíncter da uretra, 20, 20f
Esforço respiratório, 65
"Espaço da sandália", 287f
Espécies de micro-RNA, remodelação vascular e fluxo sanguíneo uterino, 51
Espectrina, deficiência, 1079
Espermicidas, 695-696
  diafragma mais, 694-695, 694f
  esponja contraceptiva, 680t, 695, 695f
Espinha bífida, ultrassonografia fetal, 193, 193f
  aberta, 193
  acrania, 192
  malformação de Arnold-Chiari, 193
  meningocele, 193
  mielomeningocele, 193, 193f
  sinal da banana, 193, 193f
  sinal do limão, 193, 193f
  ventriculomegalia, 193
Espiralamento, cordão umbilical, 117
Espiramicina, para toxoplasmose, 1226
Esplenomegalia, 60
Esponja contraceptiva Today, 680t, 695, 695f
Esqueleto pélvico, 29, 30f
Esquisencefalia, ultrassonografia, 195, 195f
Estadiamento de Quintero, 879, 879f
Estado asmático, 991
Estado de mal epiléptico, eclâmpsia, 734, 734f
Estado de saúde, pré-natal, 161-163
Estado fetal não tranquilizador, avaliação intraparto, 472-478
  benefícios da monitoração da frequência cardíaca fetal eletrônica, 477
  definição e classificação, 472-475
  diagnóstico, 473-474, 473t
  mecônio no líquido amniótico, 474
  opções de manejo, 475-476, 475t
    amnioinfusão, 475-476, 475t
    tocólise, 475

  padrões de frequência cardíaca fetal e lesão cerebral, 476-477, 476f
  recomendações atuais, 478, 478t
Estágio da expulsão fetal, 411
Estágio da separação e expulsão da placenta, 411
Estatinas, risco de pré-eclâmpsia, 727
Estatísticas vitais, 2-3
Esteato-hepatite não alcoólica (EHNA), 938, 1067
Estenose aórtica, 956t, 957-958
Estenose do aqueduto, 194
Estenose mitral, 955-957, 956t
  desfechos da gravidez, 956
  fisiopatologia, 955-957
  manejo, 956-957, 956f
Estenose pilórica, fatores genéticos hereditários, 269
Estenose pulmonar, 956t, 958
Estenoses do cordão umbilical, 119
Esterilização, 702-706
  com hemoglobinopatias falcêmicas, 1083
  complicações de longo prazo
    fracasso contraceptivo, 704-705
    outras, 705
  transcervical, 705-706, 705f
  tubária, 702-705
    não puerperal, 704
    puerperal, 702-704, 703f-704f
    reversão, 705
  vasectomia, 706, 706f
Esteroide sulfatase, deficiência, estriol, 284
Esteroides anabólicos, teratogenicidade, 243
Estilo de vida
  nascimento pré-termo, 812
  para hipertensão crônica
    gravidez, 976, 977t
    população adulta, 976t
  para prevenção de pré-eclâmpsia, 726-727
Estimativa obstétrica, 846
Estimulação do couro cabeludo, 470
Estimulação vibroacústica, fetal, 470-471
Estimuladores tireoidianos de ação prolongada (LATS), fetais, 136
Estiramento uterino, feto, 410
Estradiol
  ciclo endometrial
    fase proliferativa, 83-84
    fase secretora, 84
  ciclo ovariano-endometrial, 83
  invasão endometrial, 91
  soro e sangue, 1259t
Estreito médio da pelve, 30, 30f
  contração, 449
  dimensões médias, 449
Estresse materno-fetal, parto pré-termo espontâneo, 809-810
Estresse oxidativo, pré-eclâmpsia, 725t, 726
Estrias, 53
Estrias de Rohr, 87
Estrias gravídicas, 53, 655
Estriol
  sérico materno baixo, segundo trimestre, 284
  síntese, placentária, 105
Estrogênio, materno
  ciclo endometrial, 83-84
  ciclo ovariano, 82, 82f
  ciclo ovariano-endometrial, 83
  fase lútea, 83

  no trabalho de parto, 402
  precursor do sulfato de desidroepiandrosterona, 104, 104f
Estrogênio, produção placentária, 103-104
  biossíntese, 103-104, 104f
  condições fetais, 105
    deficiência de sulfatase fetoplacentária, 105
    eritroblastose fetal, 105
    feto anencéfalo, 105
    hipoplasia cortical suprarrenal fetal, 105
    morte fetal, 105
    trissomia do 21, 105
  condições maternas, 105-106
    doença de Addison, 106
    tratamento com glicocorticoide, 105-106
    tumores produtores de androgênio, 106
  secreção direcional, 104
Estroma cervical, 24
Estrutura dos cromossomos, anormalidades, 260-263
  cromossomo em anel, 263
  deleções e duplicações, 260-261, 260f
    22q11.2, síndrome de microdeleção, 260-261
    microdeleções, 260
    microduolicações, 260
  inversões cromossômicas
    paracêntricas, 263, 263f
    pericêntricas, 263, 263f
  isocromossomos, 262-263
  translocações cromossômicas, 261-262
    recíprocas, 261-262, 262f
    robertsonianas, 262
Estudos de caso-controle, teratógenos, 237
Estudos de coorte, teratógenos, 237
Esvaziamento gástrico, fetal, 135
Etacridina lactato, para abortamento induzido, 363
Etanercepte, para artrite reumatoide, 1147
Etanol. Ver Álcool
Etnia
  mortalidade materna, 6, 6f
  taxas de gravidez, 4
Etonogestrel, implante, 685-688
Eversão do colo uterino, 51, 51f
Exame cardíaco ultrassonográfico, 201, 201f-202f
  incidência da via de saída do ventrículo direito, 201, 202f
  incidência da via de saída do ventrículo esquerdo, 201, 202f
  incidência das quatro câmaras, 201, 201f, 202f
  outras incidências, 201, 202f
Exame de urina, fetal, 326t
Exame de urina, materno, 66-67, 67f
  glucosúria, 66
  hematúria, 66, 1026
  proteína urinária, dosagem, 67
  proteinúria, 66-67, 67f, 720, 726
Exames acidobásicos
  encefalopatia neonatal, 621
  gasometria do sangue do cordão umbilical, 613
  sangue do cordão umbilical, 611, 612t
Exames cardíacos, componentes do soro e sangue, 1259t

Exames de imagem fetal. *Ver* Feto, exames de imagem; *tipos específicos*
Exames de imagem, na gravidez, 911, 911t. *Ver também tipos específicos*
Exames de imagem. *Ver tipos e tópicos específicos*
Exames endócrinos, soro e sangue, 1258t. *Ver também tipos específicos*
Exames laboratoriais pré-natais. *Ver também tipos e indicações específicos*
    avaliação inicial, 160t, 163
    complicações, medicamentos e cirurgias, 900-901
    consultas subsequentes
        defeito do tubo neural e rastreamento genético, 165
        diabetes gestacional, 165
        infecção por estreptococo do grupo B, 165
Exercício
    na gravidez, 170, 170t
    no cuidado pré-concepcional, 152
    para diabetes gestacional, 1112
    risco de pré-eclâmpsia e, 727
Expansão de uma repetição de trincas de DNA, antecipação, 267-268, 267t
    síndrome do X frágil, 267-268
Exploração de cicatriz uterina, após parto vaginal com cesariana prévia, 598
Exposições ambientais. *Ver também* Teratógenos
    abortamento espontâneo, 348
    cuidado pré-concepcional, 152
Expressão fenotípica, síndrome de pré-eclâmpsia, 713-714
Expressividade, herança autossômica dominante, 265
Expulsão da placenta, 525-526, 526f
Expulsão, trabalho de parto, 431
Extensão, trabalho de parto, 429, 430f
Extração a vácuo, 562-564
    desenho do extrator a vácuo, 562-563, 562f, 563t
    técnica, 563-564, 563f, 563t
Extração pélvica parcial, 544-548. *Ver também em* Parto pélvico
Extrator a vácuo, 562-563, 562f, 563t
Extrofia cloacal, 41
    onfalocele, 206
Extrofia da bexiga, 41

F

Face e pescoço, ultrassonografia fetal, 196-198
    fendas faciais, 196-197, 197f
    higroma cístico, 197-198, 198f
    micrognatismo, 196, 197f
    normal, 196, 196f, 197f
Fadiga, na gravidez, 175
Falso trabalho de parto, 50, 403, 432
Fármacos antirreumáticos modificadores de doença (DMARDs), para artrite reumatoide, 1147
Fáscia de Colles, 19, 19f
Fáscia de Scarpa, 14, 19, 19f
Fascite necrosante, pós-parto, 671, 671f
Fase ativa do trabalho de parto, 432, 432f, 433-434, 433f
    anormalidades, 433-434
    distúrbios, analgesia neuraxial, 445-446, 445t
    prolongamento, 442-446

Fase da inclinação máxima, 432, 432f
Fase de desaceleração, trabalho de parto, 432, 432f
Fase latente, trabalho de parto, 432-433, 433f
    prolongamento, 433, 442, 443t
FAST, protocolo, para traumatismo, 929, 929f
Fator ativador plaquetário (PAF) fetal, parturição, 411
Fator de crescimento do fibroblasto, macrossomia fetal, 138
Fator de crescimento endotelial vascular (VEGF)
    células *natural killer* da decídua, 91
    ciclo endometrial, 84
    fase lútea, 83
    invasão endometrial, 91
    retinopatia da prematuridade, 639
Fator de crescimento epidérmico (EGF)
    ciclo endometrial, 84
    no leite materno, 657
Fator de crescimento placentário, células *natural killer* deciduais, 91
Fator de crescimento transformador α (TGFα), ciclo endometrial, 84
Fator de diferenciação do crescimento 9 (GDF9), 81
    ovulação, 81f, 82
Fator de inibição da prolactina (PIF), lactação, 657
Fator de Stuart-Prower, deficiência, 1090-1091
Fator de von Willebrand (FvW), 1088, 1090
Fator determinante dos testículos (TDF), 38
Fator estabilizador de fibrina, 60, 133
Fator estimulador das colônias (CSF-1), blastocisto, 88
Fator fetal XIII, 133
Fator induzível por hipoxia, metformina, 727
Fator inibidor de leucemia (LIF), blastocisto, 88
Fator IX, inibidores, 1090
Fator reumatoide (FR), 1138
Fator V de Leiden, mutação, 1005f, 1006t, 1007. *Ver também* Trombofilias
Fator VII ativado recombinante, para hemorragia, 790
Fator VIII, deficiência, 1090
Fator VIII, inibidores, 1090
Fator X, deficiência, 1090-1091
Fator XI, deficiência, 1091
Fator XII, deficiência, 1091
Fator XIII, 60
Fator XIII, deficiência, 1091
Fatores de coagulação
    fetais, 133
    puerpério, 655
Fatores do complemento, maternos, C3 e C4, 59, 1259t
Fatores do crescimento semelhantes à insulina
    crescimento fetal, 845
    macrossomia fetal, 138
"Favorabilidade" cervical, para amadurecimento pré-indução, 505-506
FBN1, gene, 1151
FC2 Female Condom, 694, 694f
Febre materna
    por bloqueio peridural lombar contínuo, 494-495
    puerpério, 666-667
Febre puerperal, 666-667
Febre tifoide, 1224

Fechamento assistido a vácuo (FAV), 670-671
Fecundação, 87-88, 87f, 124f
    blastocisto, 87f, 88
    blastômeros, 87-88, 87f
    mórula, 87f, 88
    zigoto, 87-88, 87f
FemCap, 695
Fenciclidina (PCP), teratogenicidade, 249
Fenda facial fetal, exames de imagem, 196-197, 197f
Fenda labial mediana, 197
Fenda palatina fetal, exames de imagem, 196-197, 197f
Fenda palatina isolada, 197
Fenilcetonúria
    cuidado pré-concepcional, 149-150, 149t
    herança autossômica recessiva, 265-266
Fenitoína, teratogenicidade, 240, 1160t
Fenobarbital, teratogenicidade, 240
Fenótipo secretor associado à senescência (SASP), 411
Fenoxibenzamina, para feocromocitoma na gravidez, 1131
Fentanila, para trabalho de parto, 487t, 488
Feocromocitoma, 1130-1131, 1130f, 1130t
Ferro, materno
    gravidez e lactação, 167t, 168
    metabolismo, 58
        hepcidina, 58
    necessidades, 58, 58f
Fertilidade
    após terapia do câncer, 1192
    doença inflamatória intestinal, 1050
    leiomiomas e, 1197
    taxa, definição, 3
Fertilização *in vitro* (FIV), 9, 151
Fetal Intelligent Navigation Echocardiography (FINE), 212-213
Feto, avaliação, 331-341. *Ver também* Avaliação fetal; *avaliações específicas; tipos específicos*
Feto comprimido (*fetus compressus*), 883, 883f
Feto, crescimento. *Ver* Crescimento fetal
Feto, distúrbios do crescimento, 844-859. *Ver também* Distúrbios do crescimento fetal; *tipos específicos*
Feto, exame de imagem (ultrassonografia), 182-220. *Ver também* Ultrassonografia
    3D e 4D, 212-213
        correlação de imagem espaço-temporal, 212
        Fetal Intelligent Navigation Echocardiography, 212-213
        tecnologia e mecanismos, 212, 212f
    anatomia fetal, normal e anormal, 191-212 (*Ver também* Anatomia fetal, ultrassonografia)
    Doppler, 213-215 (*Ver também* Doppler, exames de imagem fetais)
    obstétrica, 182-191 (*Ver também* Ultrassonografia, obstétrica)
    ressonância magnética, 215-220
    ultrassonografia 3D e 4D, 212-213
Feto papiráceo (*fetus papyraceus*), 883, 883f
Feto sonhador, 540
Fetopatia por inibidor da ECA, 241
Fetos periviáveis, apresentação pélvica pré-termo, 541
Fetus in fetu, 875f, 876
Fezes, recém-nascido, 615

Fibrinogênio fetal, 133
Fibroides, 1195-1197, 1196f, 1197f
Fibronectina fetal (fFN)
    células epiteliais amnióticas, 96
    nascimento pré-termo, 814
Fibroplasia retrolenticular, 639
Fibrose cística, 997-999
    aconselhamento pré-concepcional, 998
    desfecho gestacional, 999, 999t
    diagnóstico, 997-998
    fisiopatologia, 998
    genética, 997
    heterozigose composta, 289
    homozigose, 289
    manejo, 998-999
    peritonite por mecônio, 998
    rastreamento, 998
    rastreamento do portador, 289, 289t
    transplante de pulmão, 999
Fígado
    achados clínicos e laboratoriais, 1058, 1059t
    fetal, 135
    fisiologia induzida pela gravidez, 1058-1059
    maternas, 68
        eclâmpsia e pré-eclâmpsia e, 721-722, 721f
Fígado gorduroso agudo da gravidez, 722, 1060-1062, 1060f, 1061t
    diabetes insípido, 1133
Filgrastim, para câncer, 1191
Filtros de veia cava, para embolia pulmonar, 1018
Fisiologia
    fetal, 128-137 (Ver também Desenvolvimento e fisiologia fetal)
    trabalho de parto, 400-417 (Ver também Trabalho de parto, fisiologia)
Fisiologia acidobásica fetal, 611-612, 612f
Fisiologia cardiovascular, na gravidez, 60, 948-949, 949t
Fisiologia materna, 49-73. Ver também órgãos e sistemas específicos
    alterações hematológicas, 57-58, 58f
    alterações metabólicas, 54-57, 54t, 55f, 55t
    coagulação e fibrinólise, 59-60, 60t, 784f, 1005f
    complicações, medicamentos e cirurgias, 900-901
    funções imunológicas, 58-59, 1005f, 1259t
    gestação múltipla, 870-871
    glândula hipofisária, 68-69
    mamas, 52f, 53
    metabolismo de gorduras, 56-57
    pele, 53-54
    sistema cardiovascular, 60-64
    sistema endócrino, 68-72
    sistema musculoesquelético, 72
    sistema nervoso central, 72-73
    sistema urinário, 65-68, 65f, 66t, 67f
    trato gastrintestinal, 68
    trato reprodutivo, 49-53, 51f
    trato respiratório, 64-65, 64f, 65f, 987-988, 1266t
Fisiologia nasal, 64-65
Fisiologia pulmonar na gravidez, 64-65, 65f, 987-988
Fístula
    cervicovaginal, 1037
    formação materna, distocia, 455

    ileouterina, 1038
    traqueoesofágica, 206
    trato urogenital, 1037-1038
    vesicouterina, 1037-1038
    vesicovaginal, 1037
Fitoterápicos, teratogenicidade, 247, 248t
Flebotomia, pré-operatória, 791
Fleimão parametrial, 672-673, 672f, 673f
Flexão, trabalho de parto, 429, 429f
Flexão uterina, 46
    anteflexão, 46
    retroflexão, 46
    rotação para o lado direito materno, gravidez, 46
    saculação, 46, 46f
Fluconazol
    para candidíase, 1247
    teratogenicidade, 241
Flúor, gravidez e lactação, 167t, 168
Fluoroquinolonas
    para salmonelose, 1220
    para shigelose, 1220
Fluoroscopia, na gravidez, 906-907, 907t
Flutter atrial fetal, terapia, 316
Fluxo intramembranoso, 225, 226t
Fluxo plasmático renal, materno, 65-66, 65f
Fluxo sanguíneo cerebral, hipertensão relacionada com a gravidez, 723, 1160
Fluxo sanguíneo placentário, interrupção
    fetal
        hematoma subamniótico, 115
        lesões vasculares vilosas, 115
        vasculopatia trombótica fetal, 114f, 115
    materno, 114-115
        depósito fibrinoide interviloso, 114, 114f
        hematoma, 114-115, 114f
        infarto, 114
        infarto do assoalho materno, 114
        trombose intervilosa, 114
Fluxo sanguíneo uteroplacentário, 50-51
    fundamentos, 50
    pré-eclâmpsia, 724-725
    regulação, 50-51
Fluxo transcutâneo de líquido amniótico, 225
Fluxo transmembranoso de líquido amniótico, 225, 226t
Foco intracardíaco ecogênico, 286-287, 287f
Focomelia, 212
    por talidomida e lenalidomida, 246
Foliculite pruriginosa da gravidez, 1185t, 1186
Folículos, 81
Folistatina, blastocisto, 88
Fontanelas, a termo, 554, 554f
Food and Drug Administration (FDA), categorias de drogas e medicamentos, 238, 238t
Forças expulsivas, anormalidades, 442-447
    disfunção uterina, 442
        dominância fúndica, 442
        hipertonia uterina, 442
        hipotonia uterina, 442
        incoordenação, 442
    distúrbios do trabalho de parto
        disfunção uterina, riscos, 447
        distúrbio de prolongamento, 443t
        esforços de expulsão maternos, 447
        plano fetal, início do trabalho de parto, 447

    prolongamento da fase ativa, 442-446
        distúrbio de parada, 442, 443-444, 443f, 443t
        distúrbio de protração, 442, 443, 443t, 444
        distúrbios da descida no segundo período, 446-447
        Obstetric Care Consensus Committee, 444, 444f
        regra dos 6 cm, 444t-446t, 445-446, 445f, 446f
        regra dos 6 cm, vs. 4 cm, 444
        Safe Prevention of the Primary Cesarean Delivery, 442
    prolongamento da fase latente
Fórceps Kielland, 561-562, 561f, 562f
Fórceps Luikart, 557, 557f
Fórceps Simpson, 557, 557f
Formação venolinfática, tratamento intraparto *ex utero* para, 327, 327f
Fosfatase alcalina leucocitária, 59
Fosfatidilglicerol (PG)
    avaliação com amniocentese, 638, 638f
    surfactante, 134
Fosfatidilinositol (PI), surfactante, 134
Fosfato, materno, 57
Fossas isquioanais, 21, 21f
Fossas isquiorretais, 21, 21f
Fototerapia, ultravioleta B, 1187
Fratura da clavícula
    anterior deliberada, parto vaginal, 523
    recém-nascido, 630
Fraturas costais, recém-nascido, 631
Fraturas da mandíbula, recém-nascido, 631
Fraturas do crânio, recém-nascido, 629, 629f
Fraturas do fêmur, recém-nascido, 631
Fraturas do úmero, recém-nascido, 631
Fraturas pélvicas, desproporção fetopélvica, 449
Frequência basal oscilante, 461
Frequência cardíaca fetal, 459-461. Ver também Estado fetal não tranquilizador, avaliação intraparto
    bloqueio peridural lombar contínuo, 495
    desacelerações, gestação pós-termo, 838, 838f
    estado fetal não tranquilizador, 472-478 (Ver também Estado fetal não tranquilizador, avaliação intraparto)
    definição, 472-473
    diagnóstico, 473-474, 473t
    medições, 332, 332f
    na eclâmpsia, 735, 735f
    teste com estresse (estímulo com ocitocina), 334, 334t
Frequência cardíaca fetal, testes
    estresse contrátil, 334, 334t
    sem estresse, 334-337
        aceleração, 335, 335f
        anormais, 336, 336f, 337f
        definição, 334
        desacelerações durante, 336-337
        estimulação acústica, 337
        falso-normais, 337
        incidência do uso, 334-335
        intervalo entre testes, 336
        normais, 335-336, 335f
        variabilidade entre batimentos, 335
Frequência cardíaca materna, 60, 1261t
Frequência cardíaca sinusoidal, fetal, 464, 464f

Frutos do mar, consumo na gravidez, 170
Fumarato ferroso, 1077
Fumo. *Ver* Tabagismo
Função cardíaca materna, 60
    gestações múltiplas, 871
    hipertensão relacionada com a gravidez, 717-718
Função endócrina da unidade fetoplacentária, 725t, 726
Função miocárdica, hipertensão relacionada com a gravidez, 718
Função pulmonar materna, 64-65, 65f
    capacidade inspiratória, 64
    capacidade pulmonar total, 64
    capacidade residual funcional, 64, 65f
    capacidade respiratória máxima, 64
    capacidade vital forçada, 64
    complacência pulmonar, 64
    fisiologia nasal, 64-65
    resistência pulmonar total, 64
    taxas de pico de fluxo expiratório, 64
    ventilação-minuto em repouso, 64
    volume corrente, 64
    volume de fechamento, 64
    volume de reserva expiratório, 64
    volume residual, 64
Função ventricular
    gravidez, 61f, 949
    hipertensão relacionada com a gravidez, 718, 718f
Função ventricular, Braunwald, 61, 61f, 949
Função vesical materna
    após bloqueio espinal, 492
    após parto cesáreo, 585-586
    cuidado hospitalar, puerpério, 660-661
Funisite, 116
Furoato de mometasona, 1188
Furosemida
    para hiperparatireoidismo, 1129
    para hipertensão pós-parto grave persistente, 743-744
Fusos de Kruckenberg, 73

G

Gadolínio, agentes de contraste à base de, 216
Galactocele, 659
Ganho de peso, materno
    com obesidade, 941
    gestacional, nutrição e, na restrição de crescimento fetal, 849-850
    na gravidez, 54, 54t
    recomendações, pré-natal, 165-166, 166t
Gasometria arterial, 1260t
Gastropatia diabética, 1104
Gastroquesia, ultrassonografia fetal, 205, 206f
Gastrostomia endoscópica percutânea (GEP), 1042
Gêmeo acárdico, 880-881, 880f, 881f
    ablação por radiofrequência fetoscópica, 326
Gêmeos acolados, 875-876, 875f-877f
    espectro, 875f
Gêmeos dizigóticos
    mecanismos, 864
    vs. gêmeos monozigóticos, 864
Gêmeos espelhados, 875
Gêmeos externos parasíticos, 875f, 876
Gêmeos fraternos, mecanismos, 864

Gêmeos (gemelaridade). *Ver também* Gestação múltipla
    acolados, 875-876, 875f-877f
        espectro, 875f
    anastomoses vasculares, 876-881
    corionicidade, determinação, 867-869, 868t
        exame da placenta, 865f, 869, 869f
        ultrassonográfica, 867-869, 868f, 869f
    crescimento discordante, 881-882
    dizigóticos, 864
        mecanismos, 864
        vs. monozigóticos, 864
    fatores, 865-867
        demografia, 866, 866f
        gonadotrofina hipofisária, 867
        hereditariedade, 866
        nutrição, 866-867
        terapia para infertilidade, 867
    fetus in fetu, 875f, 876
    freaternos, mecanismos, 864
    gêmeos externos parasíticos, 875f, 876
    imagem espelhada, 875
    mola hidatidiforme, 390
    monoamnióticos, 873-875, 874f
    monocoriônicos, anastomoses vasculares, 876-881
        anastomoses arterioarteriais, 877-878, 877f
        mola hidatidiforme com feto normal coexistente, 881
        número, tamanho e direção da conexão, 877, 877f
        sequência com perfusão arterial gemelar reversa, 880-881, 880f, 881f
        sequência de anemia-pocitemia entre gêmeos
        síndrome de transfusão feto-fetal, 877f, 878-880
            diagnóstico, 879, 879f
            Estadiamento de Quintero, 879, 879f
            lesão cerebral no feto, 878, 878f
            manejo e prognóstico, 879-880
    monozigóticos, 864
        gênese, 864, 865f
        mecanismos, 864
    peso ao nascer, percentis suavizados
        com placentação dicoriônica, 1265t
        com placentação monocoriônica, 1265t
    proporção entre os sexos, 867
    superfecundação, 865, 866f
    superfetação, 864-865
    terapia para infertilidade, 864
    zigosidade, determinação, 867
Gêmeos monoamnióticos, 873-875, 874f
Gêmeos monocoriônicos, anastomoses vasculares, 876-881
    anastomoses arterioarteriais, 877-878, 877f
    mola hidatidiforme com feto normal coexistente, 881
    número, tamanho e direção da conexão, 877, 877f
    sequência com perfusão arterial gemelar reversa, 880-881, 880f, 881f
    sequência de anemia-pocitemia entre gêmeos
    síndrome de transfusão feto-fetal, 877f, 878-880
        diagnóstico, 879, 879f
        estadiamento de Quintero, 879, 879f

        lesão cerebral no feto, 878, 878f
        manejo e prognóstico, 879-880
Gêmeos monozigóticos, 864
    gênese, 864, 865f
    mecanismos, 864
Gêmeos parasíticos externos, 875f, 876
Gêmeos siameses. *Ver* Gêmeos acolados
Gene da obesidade, 845
Gene do regulador de condutância transmembrana da fibrose cística *(CTFR)*, 289
    heterogeneidade alélica, 264-265
    rastreamento do portador, 289, 289t
Gene inflamatório, amadurecimento cervical, 409-410
Genealogias, 149, 150f
GeneReview, base de dados, 253
Genes codominantes, herança autossômica dominante, 265
Genetic Testing Registry (GTR), 253, 288
Genética, 253-274. *Ver também* tópicos específicos
    anomalias cromossômicas, 254-264
    definição, 253
    genômica obstétrica, 253-254
    hipertensão relacionada com a gravidez, 715, 715t
    modos de herança, 264-270
Genetics Home Reference (GHR), 254
Gengibre, teratogenicidade, 248t
Genitália
    ambígua, 38-39
    embriologia, externa, 35, 37f
Genômica
    definição, 253
    obstétrica, 253-254
    tecnologia, 8
Gentamicina
    para gonorreia, 1240
    para listeriose, 1220
Gestação de localização desconhecida (GLD), 159, 347, 349. *Ver também* Gravidez ectópica
    gonadotrofina coriônica humana beta, 373
Gestação ectópica. *Ver* Gravidez ectópica
Gestação múltipla, 863-892
    adaptações fisiológicas, maternas, 870-871
    amniocentese, 292-293
    complicações da gravidez, 871-873
        abortamento espontâneo, 871
        baixo peso ao nascer, 872, 872f, 873f
        desenvolvimento da criança em longo prazo, 873
        hipertensão, 872-873
        malformações congênitas, 871-872
    complicações singulares dos fetos, 873-881
        gemelaridade, singular e aberrante, 875-876
            fetus in fetu, 875f, 876
            gêmeos acolados, 875-876, 875f-877f
            gêmeos externos parasíticos, 875f, 876
            gêmeos monoamnióticos, 873-875, 874f
        gêmeos monocoriônicos e anastomoses vasculares, 876-881
            anastomoses arterioarteriais, 877-878, 877f
            mola hidatidiforme com feto normal coexistente, 881
            número, tamanho e direção da conexão, 877, 877f

sequência com perfusão arterial gemelar reversa, 880-881, 880f, 881f
sequência de anemia-pocitemia entre gêmeos
síndrome de transfusão feto-fetal, 877f, 878-880 (Ver também Síndrome de transfusão feto-fetal (TTTS))
crescimento discordante, fetos gemelares, 881-882
  diagnóstico, 882
  etiopatogênese, 881-882
  manejo
    ultrassonografia seriada, 882
    vigilância fetal, 882
cuidado pré-natal, 884-885
  dieta, 884
  ultrassonografia, 884
  vigilância fetal pré-parto, 884-885
diagnóstico, 869-870
  avaliação clínica, 869-870
  radiografia abdominal, 870
  ressonância magnética, 870
  ultrassonografia, 870, 870f
incidência, 863
interrupção, 891-892
mecanismos, 864-869
  corionicidade, determinação, 867-869, 868t
    exame da placenta, 865f, 869, 869f
    ultrassonográfica, 867-869, 868f, 869f
  gemelaridade
    fatores, 865-867
    monozigóticos, gênese, 864, 865f
  gemelaridade dizigótica vs. monozigótica, 864
  proporção entre os sexos, 867
  superfecundação, 865, 866f
  superfetação, 864-865
  zigosidade, determinação, 867
morbidade e mortalidade
  fetal, 863-864
  materna, 864
morte fetal, 882-884
  morte de um dos fetos, 882-888, 883f
  morte de um dos fetos, iminente, 884
parto, 887-891
  apresentação cefálico-cefálica, 888
  apresentação cefálico-não cefálica, 888-889, 889t
  apresentação pélvica, primeiro gêmeo, 889
  cesariana, 547f, 890
  gestação de trigêmeos ou de ordem maior, 890-891
  momento, 887-888
  parto vaginal após cesariana, 890
  parto vaginal, segundo gêmeo, 889-890, 890f
parto pré-termo, 812, 873, 885-887
  atraso no nascimento do segundo gêmeo, 887
  predição, 885
  prevenção
    cerclagem cervical, 886
    pessário, 886
    repouso no leito, 885
    terapia com progesterona IM, 885
    terapia com progesterona vaginal, 885-886
    tocólise profilática, 885

ruptura prematura de membranas pré-termo, 819-822, 886-887
trabalho de parto pré-termo, tratamento, 886
polidrâmnios, 229
redução seletiva, 891
restrição de crescimento fetal, 851, 851f, 872, 872f
terapia para infertilidade, 864
Gestações heterotópicas. Ver também Gravidez tubária
  incidência, 371
Gestações, intervalo entre
  cesariana prévia, tentativa de trabalho de parto, 596
  parto pré-termo, 813
Gigantomastia, 52f, 53
Ginkgo biloba, teratogenicidade, 248t
Ginseng, teratogenicidade, 248t
Glândula da tireoide
  fetal, 136-137
  fisiologia, gravidez, 69-71, 1118-1119, 1119f
  materna, 69-71, 70f
    estado do iodo, 71
    globulina ligadora da tireoide, 70, 70f
    gonadotrofina coriônica humana, 69, 70f
    hormônio estimulante da tireoide, 69, 70f
    hormônio liberador da tireotrofina, 69
    provas de função tireoidiana, 70-71, 70f
    T_3, livre, 70, 70f
    T_4, livre, 70, 70f
Glândula hipofisária
  fetal, 136
  materna, 68-69
    hormônio antidiurético, 69
    hormônio do crescimento, 69
    ocitocina, 69
    prolactina, 69
Glândulas de Bartholin, 17, 17f, 19-20, 19f
Glândulas de Montgomery, 53
Glândulas de Skene, 17, 17f
Glândulas paratireoides, maternas, 71
  calcitonina, 71
  paratormônio, 71
Glândulas parauretrais, 17, 17f
Glândulas suprarrenais fetais, 137
Glândulas suprarrenais, interações fetoplacentárias, 104-106
  precursors esteroide suprarrenal fetal, 105
  produção de estrogênio, condições fetais, 105
    deficiência de sulfatase fetoplacentária, 105
    eritroblastose fetal, 105
    feto anencéfalo, 105
    hipoplasia cortical suprarrenal fetal, 105
    morte fetal, 105
    trissomia do 21, 105
  produção de estrogênio, condições maternas, 105-106
    doença de Addison, 106
    tratamento com glicocorticoide, 105-106
    tumores produtores de androgênio, 106
  síntese de estriol placentário, 105
Glândulas suprarrenais maternas, 71-72
  aldosterona, 72
  androgênios, 72
    androstenediona, 72
    sulfato de desidroepiandrosterona, 72
    testosterona, 72

cortisol, 71-72, 71f
  hormônio adrenocorticotrófico, 71-72, 71f
  refratariedade tecidual, 72
  transcortina, 71
desoxicorticosterona, 72
transcortina, 71
Glândulas vestibulares maiores, 17, 17f
Glicocorticoides. *Ver também tipos específicos*
  na biossíntese placentária de estrogênio, 105-106
  para colite, 1050
  para maturação pulmonar, 134
    com pré-eclâmpsia, 733, 733t
    com trabalho de parto pré-termo, gestação múltipla, 886
Gliconato de cálcio para hipoparatireoidismo, 1129
Gliconato ferroso, 1077
Glicosaminoglicanos (GAGs), amadurecimento cervical, 409, 409f
Glicose materna
  controle, diabetes gestacional, 1112
  crescimento fetal, 138, 845
    macrossomia fetal, 138
    transporte de glicose, 138
Glicose-6-fosfato-desidrogenase (G6PD), deficiência, 1080
Glicosúria, materna, 66
Globulina ligadora da tireoide (TBG)
  exames soro e sangue, 1258t
  fetal, 136
  materna, 70, 70f
Glóbulos vermelhos nucleados e linfócitos, paralisia cerebral, 624
Glomerulonefrite, 1032
  crônica, 1032
  rapidamente progressiva, 1032
Golinumabe
  para artrite reumatoide, 1147
  para colite, 1050
Gônada em fita, 38
Gônadas. *Ver também tipos específicos*
  embriologia, 35, 36f
Gonadotrofina coriônica humana (hCG)
  detecção precoce da gestação, 346
  fase lútea, 82f, 83
  materna, 69, 70f
  parturição, 407
  período embrionário, 126
  placentária, 98-100
    biossíntese, 98, 99t
    concentrações, 99-100, 99f
    funções biológicas, 100
    níveis anormais, 100
    regulação, 100
  testes de gravidez, 158-159, 158f
Gonadotrofina coriônica humana β(β-hCG)
  gestações múltiplas, 870
  mola hidatidiforme, 391
Gonadotrofinas
  gemeralidade, 867
  ovulação, 81f, 82
Gonorreia, 1239-1240
  incidência, 1239
  infecções gonocócicas disseminadas, 1240
  rastreamento e tratamento, 1239-1240
  recém-nascido, 613

Grande para a idade gestacional, 803. *Ver também* Macrossomia
  diabetes gestacional, 1111
  diabetes pré-gestacional, 1100-1101, 1101*f*
Granuloma piogênico, 1187-1188, 1187*f*
Granulomatose com poliangeíte, 1150
Granulomatose de Wegener, 1150
Grávida, 160
Gravidez. *Ver também tópicos específicos*
  abuso de opioides, 9
  após câncer de mama, 1201
  após hipertensão relacionada com a gravidez, 744
  após natimorto prévio, 648-649, 649*t*
  após terapia do câncer, 1192
  após traquelectomia radical, 1195
  avaliação do risco, 163-164, 164*t*
  com DIU, 684-685
  ectópica, 349
  falha, ultrassonografia transvaginal, 346
  heterotópica (*Ver também* Gravidez tubária)
    incidência, 371
  indesejada, taxas, 680, 680*t*
  múltipla (*Ver* Gestação múltipla)
  pós-termo, 835-842 (*Ver também* Gravidez pós-termo)
  precauções para viagem, 1228
  processos biológicos básicos, 80 (*Ver também* Implantação e desenvolvimento placentário)
  registros de teratógenos, 237
  taxas, EUA, 4, 4*t*
Gravidez anembrionária, 186
Gravidez, diagnóstico, 158-159
  sintomas e sinais, 158
  testes de gravidez, 158-159, 158*f*
    detecção de hCG, 158-159, 158*f*
    domiciliar, 159
Gravidez ectópica, 349, 371-384
  abdominal, 383-384
  aguda vs. crônica, 372
  causas, 371
  cervical, 382-383, 382*f*
  intersticial, 380-381, 380*f*, 381*f*
  molde de decídua, 373, 373*f*
  outros locais, 384
  ovariana, 384
  tubária, 371-380 (*Ver também* Gravidez tubária)
Gravidez em cicatriz de cesariana (GCC), 381-382, 382*f*
  placenta acreta, 778
Gravidez pós-termo, 835-842
  complicações
    macrossomia, 837*f*, 839
    oligoidrâmnio, 231, 839, 839*f*
  fisiopatologia, 836-839
    disfunção placentária, 837, 837*f*
    restrição de crescimento fetal, 838-839
    síndrome da aspiração de mecônio, 836*t*, 838, 840, 841-842
    síndrome de pós-maturidade, 836-837, 837*f*
    sofrimento fetal e oligoidrâmnio, 837-838, 838*f*
  idade gestacional estimada, 835
  incidência, 836
  manejo, intrapartum, 841-842
  manejo pré-parto, 839-841
    estratégias, 841, 841*f*
    fatores de indução, 840
    indução vs. testes fetais, 840-841, 841*t*
  mortalidade e morbidade, perinatal, 836, 836*f*, 836*t*
Gravidez prolongada, 835. *Ver também* Gravidez pós-termo
Gravidez tubária, 371-380
  classificação, 371
  diagnóstico multimodal, 373-375
    algoritmo, 373, 374*f*
    amostragem endometrial, 376
    gonadotrofina coriônica humana beta, 373-375
    laparoscopia, 376-377
    progesterona sérica, 375
    ultrassonografia transvaginal, 375-377
      achados anexiais, 375-376, 376*f*
      achados endometriais, 375, 375*f*
      hemoperitôneo, 376, 377*f*
  evolução e desfechos possíveis, 372, 372*f*
  manejo, 377-380
    cirúrgico, 378-379
      laparotomia vs. laparoscopia, 378-379
      salpingectomia, 379
      salpingostomia, 379
      trofoblasto persistente, 379
    clínico, 377-378, 377*t*
    clínico vs. cirúrgico, 379-380
    expectante, 380
  manifestações clínicas, 372-373, 373*f*
  riscos, 371-372
  ruptura, 372, 372*f*
Grelina, 56-57
Guanililciclase, parturição, 407

H

Hadégeno, 235
Haemophilus ducreyi, 1244
Hanseníase, 1224-1225
Helicobacter pylori, 1047
Heliótropo de jardim, teratogenicidade, 248*t*
Hematócrito
  fetal, 131
  materno, 58
Hematologia, componentes do soro e do sangue, 1255*t*
Hematoma
  cordão, 120
  extracraniano, recém-nascido, 628-629, 629*f*
  materno, 114-115, 114*f*
  músculo piriforme, 661, 661*f*
  puerpério, 764-765, 765*f*
    classificação e riscos, 764, 765*f*
    diagnóstico, 764, 765*f*
    evolução clínica e manejo, 764-765
  subamniótico, 115
  subcoriônico massivo, 115
Hematúria, 66
  idiopática, 1026
Hemoconcentração
  na eclâmpsia, 718-719, 718*f*
  na pré-eclâmpsia, 718, 718*f*
Hemocromatose neonatal, 1066-1067
Hemodinâmica materna
  alterações da gravidez, cuidados intensivos, 917, 917*t*
  final da gestação, 61*f*, 62, 62*t*
  hipertensão relacionada com a gravidez e, 717-718
    função miocárdica, 718
    função ventricular, 718, 718*f*
  monitoração invasiva, para pré-eclâmpsia/eclâmpsia, 740
Hemofilia A, 1089-1090
  herança ligada ao X, 266
Hemofilia B, 1089-1090
Hemoglobina
  fetal, 131-133, 920*f*
    idade gestacional, 131, 132*f*
  materna
    concentração, 58
    massa total de hemoglobina, 65
Hemoglobina A, 132
Hemoglobina C, 1083, 1084*t*
Hemoglobina C-β-talassemia, 1083, 1084*t*
Hemoglobina E, 1084
Hemoglobina F
  fetal, 132-133
  função, 132
Hemoglobina SC, 265, 1082, 1082*t*
Hemoglobinopatia no recém-nascido, 614, 1084
Hemoglobinopatias, 1081-1084
  diagnóstico pré-natal, 270, 1084
  hemoglobina C e talassemia C-β, 1083, 1084*t*
  hemoglobina E, 1084
  hemoglobinopatia no recém-nascido, 614, 1084
  hemoglobinopatias falciformes, 1081-1083
  traço falciforme, 1083
Hemoglobinopatias falciformes, 1081-1083
  rastreamento de portador, 290
Hemoglobinúria paroxística noturna, 1079
Hemólise
  após pré-eclâmpsia, 719
  associada à gravidez, 1079
  autoimune, 1078
  induzida pela gravidez, 1079
  induzida por fármacos, 1078-1079
  microangiopática, 719
Hemólise autoimune, 1078
Hemopoiese fetal, 131-133
  fatores de coagulação, 133
  hemoglobina e idade gestacional, 131, 132*f*
  hemoglobina fetal, 131-133, 920*f*
  plaquetas, 131, 132*f*
  proteínas plasmáticas, 133
Hemorragia cerebral, eclâmpsia, 722, 722*f*
Hemorragia intracerebral, 1161*f*, 1162-1163, 1162*f*
Hemorragia intracraniana
  neonato pré-termo, 639
  recém-nascido, 628, 628*t*
  trabalho de parto pré-termo com membranas intactas, prevenção, 827-828
Hemorragia intraparenquimatosa, neonato pré-termo, 639
Hemorragia intraventricular (HIV)
  leucomalacia periventricular, 641
  neonato pré-termo, 639
    paralisia cerebral, 641
  ressonância magnética, 218, 218*f*
Hemorragia materno-fetal, 306-307
  apresentação clínica e diagnóstico, 306
  causas, 302, 302*t*
  com aloimunização eritrocitária, 302, 302*t*
  exames laboratoriais, 307, 307*f*

incidência, 306, 306f
quantificação, 307
Hemorragia obstétrica, 755-787. *Ver também tópicos específicos; tipos específicos*
  anemia por, 1077
  após abortamento cirúrgico, 361
  atonia uterina, 758-761
  coagulopatias, 782-787
  definição e incidência, 755, 756-757, 756f, 756t
  descolamento prematuro da placenta, 767-773
  distocia, 454
  estimativa da perda sanguínea, 758
  incidência, 755
  inversão uterina, 761-763
  lesões do canal de parto, 763-767
    hematomas puerperais, 764-765, 765f
    lacerações cervicais, 763-764
    lacerações vulvovaginais, 763
    ruptura uterina, 765-767, 766t, 767f
  mecanismos da hemostasia normal, 755
  momento
    pós-parto, 758
    pré-parto, 757-758
  placenta morbidamente aderida, 777-782
  placenta prévia, 773-777
  pós-parto, 758
    tardia (secundária), 392t, 654, 758
  quantificação, 307
  riscos, 757, 757f, 757t
Hemorragia obstétrica, controle, 787-794
  choque hipovolêmico, 788
  fundamentos, 787
  procedimentos cirúrgicos adjuvantes, 792-794
    embolização angiográfica, 793-794
    ligadura da artéria ilíaca interna, 792-793, 794f
    ligadura da artéria uterina, 792, 792f
    suturas de compressão uterina, 792, 793f
    tamponamento pélvico, 794
  reposição de líquidos, 788
  reposição de sangue, 788-792 (*Ver também* Reposição de sangue, para hemorragia obstétrica)
Hemorragia subaracnóidea, 1161f, 1163
  aneurisma intracraniano, 1163
  malformações arteriovenosas, 1163-1164
  primária, recém-nascido pré-termo, 639
Hemorragia subdural, recém-nascido pré-termo, 639
Hemorragia subgaleal, recém-nascido, 628-629, 629f
Hemorroidas, 68
  na gravidez, 175
Hemostasia, 59, 60t
  normal, mecanismos, 755
Heparina
  com ácido acetilsalicílico em dose baixa, risco de pré-eclâmpsia e, 728
  trombose venosa pós-parto, 1014-1015
Heparina de baixo peso molecular (HBPM)
  dosagem e monitoramento, 1014
  para doença cardiovascular, 954-955
  para trombose venosa profunda, 1013-1014, 1013t
  risco de pré-eclâmpsia e, 727
  segurança, 1014

Heparina não fracionada (HNF), 954
  para síndrome antifosfolipídeo, 1145-1146
  para trombose venosa profunda, 1012-1013, 1013t
Hepatite, 1062-1066
  autoimune, 1066
  sobrecarga de cobre, 1067
  sobrecarga de ferro, 1066
  viral aguda, 1059t, 1062
  viral crônica, 1063, 1063t
Hepatite A, 1063
  vacinação, 1063
Hepatite autoimune, 1066
Hepatite B, 1063-1065, 1064f
  vacinação, recém-nascido, 614, 1065
Hepatite C, 1065-1066
Hepatite D, 1065
Hepatite delta, 1065
Hepatite G, 1066
Hepatotoxicidade por superdosagem de paracetamol, 1068
Hepcidina, 58
  na anemia ferropriva, 1076
Herança autossômica dominante, 264t, 265
  expressividade, 265
  genes codominantes, 265
  idade paterna avançada, 265
  penetrância, 265
Herança autossômica recessiva, 264t, 265-266
  consanguinidade, 266
  deficiências enzimáticas, 265
  erros inatos do metabolismo, 265-266
    fenilcetonúria, 265-266
  portador heterozigoto, 265
Herança ligada ao X, 264t, 266
Herança ligada ao Y, 266
Herança mitocondrial, 266-267
Herança, modos, 264-270
  autossômica dominante, 264t, 265
    expressividade, 265
    genes codominantes, 265
    idade paterna avançada, 265
    penetrância, 265
  autossômica recessiva, 264t, 265-266
    consanguinidade, 266
    deficiências enzimáticas, 265
    erros inatos do metabolismo, 265-266
      fenilcetonúria, 265-266
    portador heterozigoto, 265
  dissomia uniparental, 268, 269f
  expansão de uma repetição de trincas de DNA, antecipação, 267-268, 267t
    síndrome do X frágil, 267-268
  herança multifatorial, 268-270, 268t
    defeitos cardíacos, 269-270, 953t
    defeitos do tubo neural, 270
    traço limítrofe, 269, 269f
  imprinting, 268, 268t
    síndrome de Angelman, 268, 268t
    síndrome de Prader-Willi, 268, 268t
  ligada ao X, 264t, 266
  ligada ao Y, 266
  mitocondrial, 266-267
  relação fenótipo-genótipo, 264-265
    heterogeneidade, 264-265
Herança multifatorial, 268-270, 268t
  defeitos cardíacos, 269-270, 953t
  defeitos do tubo neural, 270
  traço limítrofe, 269, 269f

Hérnia
  de hiato, 1046
  diafragmática, 1046
Hérnia diafragmática congênita (HDC), 198, 198f
  cirurgia fetoscópica, 323-324, 323f
Heroína, uso abusivo
  cuidado pré-natal, 162
  teratogenicidade, 248-249
Herpes gestacional, 1184-1186, 1185f, 1185t
Herpes-vírus simples (HSV), 1241-1244
  diagnóstico, 1243
  doença do adulto, 1241-1242, 1242f
  manejo, 1243, 1244t
  profilaxia da excreção, periparto, 1243-1244
  transmissão vertical, 1242-1243
Herpes-zóster, 1212
Heterogeneidade
  alélica, 264-265
  fenotípica, 265
  genética, 264
  locus, 264
Heteroplasmia, 267
Heterotaxia, 316
Hibridização por fluorescência *in situ* (FISH), 270-271, 271f
  anormalidades cromossômicas, 254, 255t
Hidantoína, teratogenicidade, 240, 240f
Hidradenite supurativa, 1188
Hidralazina, para hipertensão
  crônica, 981
  pré-eclâmpsia/eclâmpsia, 739, 739f
Hidrocefalia, 193. *Ver também* Ventriculomegalia
Hidropsia fetal, 228, 300, 309-312
  avaliação diagnóstica, 310, 311t, 312f
  derrame ou edema isolados, 310-312
  hidropsia imune, 309
  hidropsia não imune, 309-311
  patogênese proposta, 309, 310f
  síndrome do espelho, 312-313
Hidroxicloroquina
  para artrite reumatoide, 1147
  para malária, 1227
Hidroxiureia, para hemoglobinopatias falciformes, 1081
Higroma cístico, ultrassonografia fetal, 197-198, 198f
Hímen, 17-18
Hiperalimentação, para distúrbios gastrintestinais, 1043
Hiperbilirrubinemia, recém-nascido, 615, 626
  diabetes pré-gestacional, 1102
Hiperêmese gravídica, 174, 1043-1046
  complicações, 1044, 1044t
  critérios, 1043-1044
  diabetes pré-gestacional, 1104
  etiopatogênese, 1044
  manejo, 1044-1046, 1044f, 1045t
  tireotoxicose transitória gestacional, 1122
Hiperespiralamento do cordão umbilical, 117
Hiperestimulação uterina, 480-481
Hiperglicemia materna
  cuidado pré-concepcional, 147-148
  desfechos da gravidez, 939, 940f
  patologia fetal, 147
  peso ao nascer, 845
Hiper-homocisteinemia, 1005f, 1007-1008

Hiperinsulinemia. *Ver também* Diabetes melito; Diabetes gestacional; Diabetes pré-gestacional
  peso ao nascer, 845
Hiperlipidemia, 56
Hiperparatireoidismo, 1128-1129
Hiperpigmentação, materna, 53
  cloasma, 53
  linha alba, 53
Hiperplasia eritroide, 58
Hiperplasia nodular focal, 1068
  contraceptivos orais, 692
Hiperplasia suprarrenal congênita (HSRC) fetal, terapia para, 317
Hipertensão
  com obesidade, 939, 940f
  gestação múltipla, 872-873
  intracraniana idiopática, 1168
  portal, 1068
  pulmonar, 960-962
Hipertensão crônica, 975-984
  aconselhamento pré-concepcional, 976-977, 977t
  definição e classificação, 976
  diagnóstico e avaliação, 977
  diretrizes e recomendações, 976, 976t
  efeitos gestacionais adversos, 978-980, 978t
    descolamento prematuro de placenta, 979
    morbidade e mortalidade
      materna, 978
      perinatal, 979-980, 979f
    pré-eclâmpsia
      prevenção, 979
      sobreposta, 978-979, 979f
  fatores de risco, 977
  gravidez e, 977, 978f
  hipertensão relacionada com a gravidez, 744-745
  incidência, 975
  manejo, na gestação, 980-984
    avaliação fetal, 983
    considerações intraparto, 984
    cuidado pós-parto, 984
    diagnóstico, confirmação, 980
    expectante, pré-eclâmpsia de início precoce, 983
    fármacos anti-hipertensivos, 980-981
      agentes bloqueadores do receptor adrenérgico, 980
      bloqueadores do canal de cálcio, 980-981
      diuréticos, 981
      inibidores da ECA, teratogenicidade, 981
      vasodilatadores, 981
    hipertensão agravada pela gravidez, 983
    parto, 983-984
    prognóstico, longo prazo, 984
    tratamento anti-hipertensivo na gravidez, 981-983
      controle rigoroso, 982, 982t
      hipertensão crônica grave, 981
      hipertensão leve ou moderada, 981-982, 982t
      recomendações, terapia, 982-983
  mortalidade, 975-976
  síndrome metabólica, 977
  tratamento e benefício, mulheres adultas não grávidas, 976, 976t
  variação da pressão arterial, 975

Hipertensão delta, 711, 711f
Hipertensão gestacional, 711. *Ver também* Distúrbios hipertensivos da gravidez
Hipertensão grave, manejo, 738-740
  diuréticos, 740
  hidralazina, 739, 739f
  labetalol, 739
  nifedipino, 740
  outros agentes anti-hipertensivos, 740
Hipertensão intracraniana idiopática, 1168
Hipertensão portal, 1068
Hipertensão pós-parto grave persistente, 743
  furosemida para, 743-744
Hipertensão pulmonar, 960-962
  definição e classificação, 960-961, 961t
  diagnóstico, 961
  gravidez, 962
  manejo, 962
  prognóstico, 961-962
Hipertensão pulmonar persistente do neonato (HPPN)
  medicamentos ISRS, 245, 1178
  sobrecrescimento fetal e fatores de risco, 849
Hipertensão relacionada com a gravidez, 710-745. *Ver também* Distúrbios hipertensivos da gravidez
Hipertensão transitória, 711. *Ver também* Distúrbios hipertensivos da gravidez
Hipertireoidismo, 1120-1122
  crise tireotóxica e insuficiência cardíaca, 1122, 1123f
  diagnóstico, fetal, 1122
  efeitos fetais e neonatais, 1121-1122, 1121f
  hiperêmese gravídica e tireotoxicose transitória gestacional, 1122
  subclínico, 1122-1123
  tireotoxicose
    gravidez, 1120-1121, 1121t
    tireotoxicose transitória gestacional, 1122
Hipertrofia renal, 1026
Hiperuricemia, pré-eclâmpsia, 726
Hiperviscosidade, recém-nascido, 626
Hipervolemia. *Ver também* Volume sanguíneo
  induzida pela gravidez, 655-656, 655f, 1034, 1034f
  materno, 57-58, 58f
  gestações múltiplas, 870-871
Hipocalcemia neonatal, diabetes pré-gestacional, 1102
Hipodisfibrinogenemia, 1091
Hipoespiralamento do cordão umbilical, 117
Hipofibrinogenemia
  coagulopatias, 784
  familiar, 1091
  manejo, 789
Hipofisite linfocítica, 1133
Hipofosfatasia, 211
Hipogenesia oromandibular e dos membros, com amostragem das vilosidades coriônicas, 294, 294f
Hipoglicemia neonatal
  diabetes gestacional, 1111
  diabetes pré-gestacional, 1102
Hipoparatireoidismo, 1129
Hipoplasia cortical suprarrenal fetal, biossíntese placentária de estrogênio, 105
Hipoplasia pulmonar, oligoidrâmnios, 232
Hipotensão materna
  por bloqueio espinal, 491

  por bloqueio peridural lombar contínuo, 494
  supina, 63
Hipótese de Barker, 166
Hipotireoidismo
  fetal e neonatal
    com bócio, 1122
    sem bócio, 1122
  materno, 1123-1124, 1123t, 1124t
    classificação, 1123-1124
    congênito, 1127
    fetal, terapia para, 318
    subclínico, 1124-1125, 1126t
    tireoidite pós-parto, 1127
Hipotiroxinemia materna isolada, 1125
Hipoxia crônica, restrição do crescimento fetal, 850
Histerectomia na cesariana, 567
Histerectomia periparto, 567, 580-586
  cesariana, 567
  complicações, 580-581
  cuidado pós-operatório, 585-586
    alta hospitalar, 586
    avaliação de euvolemia, 585
    cuidados hospitalares até a alta
      analgesia, sinais vitais e líquidos IV, 585
      deambulação e cuidados com a ferida, 586
      função vesical e intestinal, 585-586
      sala de recuperação, 585
  incidência, 580
  indicações, 580-582
  lacerações uterinas com, 454
  lesão do trato urinário, 583-584
    reparo de cistotomia, 583-584, 584f
    ureteral, 584, 584f
  lesão intestinal, 585
  para placenta acreta, 363
  para placenta morbidamente aderida, 781-782
  para placenta prévia, 777
  radical, 567
  técnica, 582-583
    dissecção da bexiga, 581, 581f
    fundamentos, 581-582
    histerectomia subtotal, 583
    histerectomia total, 582-583
      ligamentos cardinais, 582, 582f
      pinça curva, 582, 583f
      sutura contínua com bloqueio, bordas da parede vaginal, 583, 583f
    ligamento largo, 580f, 581, 581f
    ligamento útero-ovárico e tuba uterina, 580f, 581
    ligamentos redondos, 580f, 581
    salpingo-ooforectomia, 583
    vasos uterinos, 582, 582f
Histerectomia subtotal, 583
Histerotomia, cesariana, 567, 573-580
  aderências, 578
  fechamento abdominal, 578
  incisão clássica de cesariana, 578-580
    incisão e reparo do útero, 579-580, 579f
    indicações, 578-579
  incisão transversal baixa da cesariana, 572f-577f, 573-578
    expulsão da placenta, 576-577, 577f
    reparo do útero, 577, 577f
    retirada do feto, 575-576, 575f-576f
    uterina, 574-575, 574f

técnica de Joel-Cohen, 578
técnica de Misgav Ladach, 578
História clínica, cuidado pré-concepcional, 147-149
   diabetes melito, 147-148, 148f
   epilepsia, 148-149, 148t
   imunizações, 149
História familiar, cuidado pré-concepcional, 149, 150f
História menstrual, pré-natal, 161
História reprodutiva, cuidado pré-concepcional, 151
História social, cuidado pré-concepcional
   dieta, 152
   drogas recreativas e tabagismo, 152
   exercício, 152
   exposições ambientais, 152
   violência doméstica, 152-153
Holoprosencefalia alobar, 194
Holoprosencefalia lobar, 194
Holoprosencefalia semilobar, 194
Holoprosencefalia, ultrassonografia, 194, 195f
Homoplasmia, 267
Hormônio adrenocorticotrófico (ACTH)
   fetal, 136
   materno, 71-72, 71f
Hormônio antidiurético (ADH), materno, 69
Hormônio antimülleriano (AMH), 38
Hormônio da tireoide, fetal, 136. Ver também T$_3$, livre; T$_4$, livre
Hormônio do crescimento (GH)
   fetal, 136
   materno, 69
Hormônio estimulante da tireoide (TSH, tireotrofina), 1118-1119, 1119f
   exames soro e sangue, 1258t
   fetal, 136
   materna, 69, 70f
   placentário, 99t, 101
Hormônio folículo-estimulante (FSH)
   fetal, 136
   materna
      ciclo ovariano, 81-82, 82f
      ciclo ovariano-endometrial, 80, 81f
Hormônio liberador da corticotrofina (CRH)
   fetal
      macrossomia, 138
      parturição, 410-411, 410f
   parturição, 407
   placentário, 99t, 101
Hormônio liberador de gonadotrofina (GnRH), placentário, 99t, 101
Hormônio liberador de tireotrofina (TRH), 1119
   materno, 69
Hormônio liberador do hormônio do crescimento (GHRH), placentário, 99t, 101
Hormônio luteinizante (LH)
   fetal, 136
   materna
      ciclo ovariano, 82, 82f
      ciclo ovariano-endometrial, 80, 81f
      fase lútea, 82f, 83
      ovulação, 81f, 82
   parturição, 407
Hormônios placentários, 98-104, 99t. Ver também hormônios específicos
   activina, 99t, 102

gonadotrofina coriônica humana, 98-100
   biossíntese, 98, 99t
   concentrações, 99-100, 99f
   funções biológicas, 100
   níveis anormais, 100
   regulação, 100
hormônios do tipo hipofisário, variante do hormônio de crescimento, 99t, 102
hormônios liberadores do tipo hipotalâmicos
   hormônio liberador de corticotrofina, 99t, 101
   hormônio liberador de gonadotrofina, 99t, 101
   hormônio liberador do hormônio de crescimento, 99t, 101
   tireotrofina, 99t, 101
inibina, 99t, 102
lactogênio placentário humano, 99t, 100-101
   ações metabólicas, 101
   biossíntese, 100-101
leptina, 102
neuropeptídeo Y, 99t, 102
produção de estrogênio, 103-104
   biossíntese, 103-104, 104f
   secreção direcional, 104
produção de progesterona, 102-103, 103f
proteína liberadora de paratormônio, 99t, 102
relaxina, 100
taxas de produção, 98, 98t
Hormônios sexuais. Ver também tipos específicos
   exames séricos e sanguíneos, 1259t
   teratogenicidade
      danazol, 243
      dietilestilbestrol, 243-244
      testosterona e esteroides anabólicos, 243
Hormônios. Ver também tipos específicos
   hipertensão relacionada com a gravidez, 719
Hospitalista obstétrico e ginecológico, 8
Humor, puerpério, 661
Hyperglycemia and Adverse Pregnancy Outcome (HAPO), estudo, 1109-1110, 1110f
Hyperreactio luteinalis, 52, 1199

I

Icterícia colestática, por contraceptivos orais, 692
Ictiose ligada ao X
   microdeleções, 261t
   nível de estriol, 284
Idade fetal, 161, 166-167
Idade gestacional, 124-125, 124f
   avaliação, 183-185, 183t
      cincunferência torácica, 1266t
      comprimento cabeça-nádega, 183-184, 184f, 186f, 1262t
      comprimento do fêmur, 185
      datada de maneira subótima, 185
      diâmetro biparietal, 184-185, 184f
      índice cefálico, 184
      razão de circunferência abdominal, 185
   estimativa
      gravidez pós-termo, 835
      recém-nascido, 614-615
   regra de Naegele, 125, 161
Idade materna
   cuidado pré-concepcional, 151, 151f

descolamento prematuro da placenta, 769-770
   gestações múltiplas, 866, 866f
   no nascimento, tendências, 278, 278f
   risco de placenta prévia, 775
   risco de trissomia fetal, 278, 279t, 280t
      autossômica, 255, 255f
Idade menstrual, 124-125, 124f
   regra de Naegele, 125, 161
Idade ovulacional, 124, 124f
Idade paterna
   avançada
      e trissomia do 21, 265
      herança autossômica dominante, 265
      proto-oncogene RET, 265
   cuidado pré-concepcional e, 152
Idade pós-concepcional, 124, 124f
ILA "limítrofe", 232
Íleo adinâmico, 672
Ileostomia
   gravidez, 1051
   prolapso, 1051
Imagem abdominal, RM fetal, 218-219, 219f
Imiglucerase, terapia com, 1080
Imigrantes, restrição de crescimento fetal, 850
Impetigo herpetiforme, 1187, 1187f
Implanon, 685-688
Implantação, 88, 124f
Implantação e desenvolvimento placentário, 80-106. Ver também tópicos específicos
   âmnio, 95-97, 96f
   ciclo ovariano-endometrial, 80-85
   cordão umbilical, 97, 98f, 130f
   decídua, 80, 85-87, 86f
   hormônios, placenta, 98-104, 99t
   implantação e formação inicial do trofoblasto, 87-90 (Ver também Trofoblasto, formação inicial)
   interações glândula suprarrenal fetal-placenta, 104-106
   placenta e córion, 90-95
Implantes de levonorgestrel Jadell, 688
Imprinting, 268, 268t
   síndrome de Angelman, 268, 268t
   síndrome de Prader-Willi, 268, 268t
Imunidade antimalárica específica da gravidez, 1226
Imunidade mediada por anticorpos, materna, 59
Imunização materna. Ver Vacinas, maternas
Imunogenicidade dos trofoblastos, interface materno-fetal, 95
Imunoglobulina A (IgA)
   fetal, 137
   materna, soro e sangue, 1259t
Imunoglobulina anti-D, 300, 305-306
   abortamento séptico, 352
Imunoglobulina antivaricela-zóster (VZIG), 1213
Imunoglobulina estimulante da tireoide (TSI), 1119
   fetal, 136
Imunoglobulina G (IgG)
   fetal, 137
   materna, soro e sangue, 1259t
Imunoglobulina intravenosa (IgIV)
   para doença de Crohn, 1165
   para penfigoide gestacional, 1186
   para síndrome antifosfolipídeo, 1146

Imunoglobulina M (IgM)
  fetal, 137
  materna, soro e sangue, 1259t
Imunologia
  fetal e do recém-nascido, 1209-1210
  materna
    alterações induzidas pela gravidez, 1209
    hipertensão relacionada com a gravidez, 714-715
Imunossupressores, teratogenicidade
  corticosteroide, 244
  micofenolato de mofetila, 244
Inanição, acelerada, 56
Incesto
  consanguinidade, herança autossômica recessiva, 266
  definição, 266
Incidência de quatro câmaras, exames de imagem cardíaca, 201, 201f, 202f
Incisão de Dührssen, para extração pélvica parcial, 548, 548f
Incisão de Haultain, 762
Incisão de Maylard, para cesariana, 572
Incisão de Pfannenstiel
  para cesariana, 571-572
  secção de nervos, 16
Incisão em J, para cesariana, 575
Incisão em T, para cesariana, 575
Incisão em U, para cesariana, 575
Incisura diastólica, 214, 726
Inclinação máxima, fase, 432, 432f
Incontinência pigmentar, herança ligada ao X, 266
Incontinência urinária de estresse (IUE), 52-53
Incoordenação, contrações uterinas, 480
Incoordenação uterina, 442
Índice cefálico, 184
Índice de Apgar, 610-611, 610t
  paralisia cerebral, 624, 624t
Índice de desempenho do miocárdio (MPI), síndrome de transfusão feto-fetal, 879
Índice de espiralamento umbilical (IEC), 117
Índice de líquido amniótico (ILA), 189, 227
  avaliação ultrassonográfica, 189, 226, 227, 227f
Índice de massa corporal (IMC), 936. Ver também Peso ao nascer; Obesidade; Peso
  recomendações de ganho de peso, 165-166, 166t
  retenção de peso após a gravidez, 166-167, 167f
  subnutrição pré-natal grave, 166
Índice de Quetelet, 936
Índice de vascularidade placentária, 725
Índice fetopélvico, 450
Índice mecânico, ultrassonografia, 183
Índice Tei, 1085
  síndrome de transfusão feto-fetal, 879
Índice térmico, ultrassonografia, 183
Indometacina, para prevenção de hemorragia periventricular-intraventricular, 640
Indução do trabalho de parto, 503-512
  amadurecimento cervical pré-indução, 505-508
  com parto cesáreo prévio, 597-598
  definição, 503
  eletiva, 504
  fatores para o sucesso, 504-505
  gestação múltipla, 888

gravidez pós-termo, 840
  vs. testes fetais, 840-841, 841t
incidência, 503
indicações, 503
métodos, 508-512
  amniotomia, 504, 511-512, 511t
  descolamento de membranas, 512, 840
  ocitocina, 509-511, 509t
  prostaglandina E_1, 508-509
paciente obesa, 942
para parto pélvico, 543
profilática, para sobrecrescimento fetal, 858-859
riscos, 504
técnicas, 504
Inertia uteri, 503
Inervação
  parede abdominal anterior, 15-16, 15f
  pelve, 27-28, 27f
    nervos esplâncnicos, 27f, 28
    nervos hipogástricos, 27f, 28
    parassimpática, 27f, 28
    plexo hipogástrico inferior, 27f, 28
    plexo hipogástrico superior, 27f, 28
    plexo uterovaginal, 27f, 28
    plexo vesical, 27f, 28
    simpática, 27, 27f
Infarto
  agudo do miocárdio, 968-969, 969f
  placentário
    assoalho materno, 114
    materno, 114
Infeção pelo vírus do Nilo Ocidental, 1217-1219
Infeção ocular, profilaxia, neonato, 613-614
Infeção pelo vírus da caxumba, 1214
Infeção pelo vírus da rubéola, 1215-1216
  restrição do crescimento fetal, 851
Infeção pelo vírus da varicela-zóster, 1212-1213, 1213f
Infeção pelo vírus do sarampo, 1214-1215
Infeção por citomegalovírus (CMV), 1210-1212, 1211f
  diagnóstico, pré-natal, 1211-1212, 1211f
  infecção fetal, 1210-1211, 1211f
  infecção materna, 1210
  manejo e prevenção, 1212
  restrição do crescimento fetal, 851
Infeção por coronavírus, 1216, 1219
Infeção por coxsackievírus, 1216
Infeção por ecovírus, 1216
Infeção por hantavírus, 1216
Infeção por influenzavírus, 1213-1214, 1214t
Infeção por parvovírus, 1216-1217, 1218f
infeção por poliovírus, 1216
Infeção por rinovírus, 1216
Infeção por vírus Ebola, 1219
Infeção por vírus respiratório, 1216
Infeção por vírus Zika, 1219-1220, 1219f
  recém-nascido, 614
Infeção uterina, pós-parto, 667-670
  complicações, 670
  fatores predisponentes, 667
  microbiologia, 667-668, 667t
  patogênese e evolução clínica, 668
  profilaxia perioperatória, 669-670
  tratamento, 668-669, 669t
Infecções bacterianas, 1220-1225. Ver também tipos específicos
  doença de Lyme, 1225

estreptococos do grupo A, 1220
estreptococos do grupo B, 1220-1222, 1221f, 1222f
hanseníase, 1224-1225
listeriose, 1223-1224, 1224f
MRSA, 1222-1223, 1223f
por transfusões, 791-792
salmonelose, 1224
shigelose, 1224
tuberculose, 1225
Infecções da incisão abdominal, pós-parto, 670-671, 670f
  deiscência da ferida, 671
  fechamento da ferida assistido por vácuo, 670-671
Infecções do trato urinário (ITU), 1026-1030
  bacteriúria assintomática, 1027, 1027t
  cistite e uretrite, 1027t, 1028
  etiologia, 1026
  nefropatia de refluxo, 1029-1030
  pielonefrite aguda, 1028-1029, 1028f, 1029t
  pós-parto, 667
  puerpério, 1026-1027
  sequelas, 1026
Infecções fúngicas disseminadas, 1228
Infecções gonocócicas, 1239-1240
  disseminadas, 1240
Infecções mamárias, 675-676, 676f
Infecções pélvicas, puerpério, 666-675
  abscesso do psoas, 673
  abscessos anexiais e peritonite, 671-672
  complicações, 670
  fascite necrosante, 671, 671f
  febre puerperal, 666-667
  fleimão parametrial, 672-673, 672f, 673f
  infecção uterina, 667-670 (Ver também Infecção uterina, pós-parto)
  infecções das incisões abdominais, 670-671, 670f
    deiscência da ferida, 671
    fechamento da ferida assistido por vácuo, 670-671
  infecções perineais (episiotomia), 674-675, 675t
  síndrome do choque tóxico, 675
  tromboflebite pélvico séptica, 673-674, 673f, 674f
Infecções perineais, pós-parto, 674-675, 675t
Infecções por enterovírus, 1216
Infecções por estreptococos do grupo A, 1220
Infecções por estreptococos do grupo B, 1220-1222, 1221f, 1222f
  exames laboratoriais pré-natais, 165
  infecção materna e perinatal, 1220
  profilaxia
    amtimicrobiana intraparto, 1221-1222, 1222f, 1222t
    infecções perinatais, 1220-1221, 1221f
  vacina, EGB, 1221
Infecções por protozoários, 1225-1228
  amebíase, 1227-1228
  malária, 1226-1227, 1227f
  toxoplasmose, 1225-1226
Infecções puerperais, 666
  síndrome séptica, 923-925, 925f, 925t
  Streptococcus pyogenes, 1220
Infecções sexualmente transmissíveis (ISTs), 1235-1250
  cancroide, 1244

clamídia, 1240-1241, 1241*t*
   linfogranuloma venéreo, 1241
condiloma acuminado, tratamento, 1244-1245
gonorreia, 1239-1240
   incidência, 1239
   infecções gonocócicas disseminadas, 1240
   rastreamento e tratamento, 1239-1240
herpes-vírus simples, 1241-1244
   diagnóstico, 1243
   doença do adulto, 1241-1242, 1242*f*
   manejo, 1243, 1244*t*
   profilaxia da excreção, periparto, 1243-1244
   transmissão vertical, 1242-1243
papilomavírus humano, 1244-1245
   condiloma acuminado, 1244, 1245
   incidência, 1244
   infecção neonatal, 1245
profilaxia após violência sexual, 926, 926*t*
sífilis, 1235-1239
   diagnóstico, 1237-1238
   incidência, 1235
   manifestações clínicas
      sífilis congênita, 1237, 1237*f*
      sífilis materna, 1236-1237, 1236*f*
   patogênese e transmissão, 1235-1236
   reações à penicilina, 1239, 1239*t*
   tratamento, 1238-1239, 1238*t*
vaginite, 1245-1247
   candidíase, 1247
   tricomoníase, 1246-1247
   vaginose bacteriana, 1245-1246, 1246*f*
vírus da imunodeficiência humana, 1247-1250, 1248*f*, 1250*t*
   cuidado pré-parto, 1248-1249
   cuidados pós-parto, 1250
   etiopatogênese e epidemiologia, 1247
   manifestações clínicas, 1247
   planejamento do parto, 1249
   rastreamento de HIV pré-natal, 1247-1248, 1248*f*
   terapia antirretroviral pré-parto, 1249, 1250*t*
   transmissão vertical, 1248
Infecções virais, 1210-1220. *Ver também tipos específicos*
   citomegalovírus, 1210-1212, 1211*f*
   coronavírus, 1219
   enterovírus, 1216
   hantavírus, 1216
   influenzavírus, 1213-1214, 1214*t*
   parvovírus, 1216-1217, 1218*f*
   por transfusões, 792
   vírus da caxumba, 1214
   vírus da rubéola, 1215-1216
   vírus da varicela-zóster, 1212-1213, 1213*f*
   vírus do Nilo Ocidental, 1217-1219
   vírus do sarampo, 1214-1215
   vírus Ebola, 1219
   vírus respiratórios, 1216
   vírus Zika, 1219-1220, 1219*f*
Infertilidade
   restrição de crescimento fetal, 851
   risco de gestação ectópica com, 372
Infertilidade, terapia
   gemeralidade, 867
   gestação múltipla, 864

Infliximabe
   para artrite reumatoide, 1147
   para colite ulcerativa, 1050
   para doença de Crohn, 1051
Influências aceleradoras, frequência cardíaca fetal, 459, 460*t*
Infusão salina extra-amniótica (ISEA), para indução do trabalho de parto, 508, 508*f*
Ingesta oral, trabalho de parto, 437
Ingestão dietética recomendada, gravidez e lactação, 167, 167*t*
Ingurgitamento mamário, lactação, 659
Inibidor do ativador do plasminogênio tipo 1 (PAI-1), trombofilia, 1008
Inibidor tecidual de MMP-1, células epiteliais do âmnio, 96
Inibidores da bomba de prótons, para doença ulcerosa péptica, 1047
Inibidores da enzima conversora de angiotensina (IECAs)
   manejo, na gravidez, 981
   oligoidrâmnios, 231
   teratogenicidade, 241, 981
Inibidores da neuraminidase, 1214
Inibidores da prostaglandina, para trabalho de parto pré-termo, 826-827
Inibidores moleculares pequenos, para câncer, 1191-1192
Inibidores seletivos da recaptação de norepinefrina (ISRNs), teratogenicidade, 245
Inibidores seletivos da recaptação de serotonina (ISRS)
   efeitos fetais e neonatais, 1178
   hipertensão pulmonar persistente do recém-nascido, 245, 1178
   para depressão, 1177-1178
   teratogenicidade, 245
Inibina B, ciclo ovariano, 82
Inibina placentária, 99*t*, 102
Início do trabalho de parto normal, 431-432, 432*f*
Inserção, cordão umbilical, 118, 118*f*
Inserção excêntrica do cordão, 118
Inserção velamentosa de cordão, 118, 118*f*
Insinuação, 427, 429*f*
Insuficiência aórtica, 956*t*, 958
Insuficiência cardíaca, 964-965
   crise tireotóxica, 1122, 1123*f*
   diagnóstico, 964-965
   etiologia, 964
   intraparto, 962
   manejo, 965
   pré-eclâmpsia, 964
Insuficiência cervical, abortamento no primeiro trimestre, 354
Insuficiência cervical, abortamento no segundo trimestre, 354-357
   apresentação clínica e diagnóstico, 354
   cerclagem de resgate, 355
   cerclagem transabdominal, 356, 357*f*
   cerclagem vaginal, 355-356, 355*f*, 356*f*
   complicações, 356-357
   etiologia, 354
   indicações cirúrgicas, 354
   preparação pré-cirurgia, 354-355
Insuficiência mitral, 956*t*, 957
Insuficiência renal. *Ver também tipos específicos*
   obstrutiva, 1037, 1037*f*

Insuficiência renal crônica, 1035, 1035*f*, 1035*t*
   restrição de crescimento fetal, 850
Insuficiência respiratória, 991
Insuficiência suprarrenal, 1132
Insuficiência uteroplacentária, frequência cardíaca fetal, 465
Insulina
   crescimento fetal, 845
   diabetes gestacional, 1112
   diabetes pré-gestacional
      monitoração, 1106, 1106*t*
      tratamento, 1105-1106, 1105*t*
Insulina, resistência à, 937. *Ver também* Diabetes
   citocinas, 936-937
   materna, 56
Integrinas, implantação, 88
Interações actina-miosina, parturição, 404, 405*f*
Interações glândula suprarrenal fetal-placenta, 104-106. *Ver também* Glândulas suprarrenais, Interações fetoplacentárias
Interface materno-fetal
   antígenos leucocitários humanos, 95
   células dendríticas, 95
   células imunes deciduais, 95
   células *natural killer*, 95
   células *natural killer* deciduais, 95
   células T maternas, 95
   imunogenicidade, trofoblastos, 95
   macrófagos deciduais, 95
Interface uterino-placentária, implantação e formação inicial do trofoblasto, 87
Interferonas β, para esclerose múltipla, 1165
Interleucina 6 (IL-6), células mesenquimais do âmnio, 97
Interleucina 8 (IL-8)
   células epiteliais do âmnio, 96
   células mesenquimais do âmnio, 97
   células *natural killer* da decídua, 91
   menstruação, 85
Interrupção da gravidez
   mola hidatidiforme, 392-393, 392*t*
   pré-eclâmpsia, 729
Interrupção, gestação múltipla, 891-892
Intervalo entre gestações
   cesariana prévia, tentativa de trabalho de parto, 596
   parto pré-termo, 813
Intervalo QT prolongado, 967
Intestino ecogênico fetal, 287-288, 287*f*
Intoxicação por água, pela ocitocina, 510
Intraparto, avaliação, 457-481. *Ver também* Avaliação intraparto; *tipos específicos*
Intubação traqueal, reanimação do recém-nascido, 608-609
Invasão endometrial, placenta, 91
Invasão inicial, 89-90, 89*f*, 126*f*
   córion, 89, 126*f*
   lacunas trofoblásticas, 90
   sinciciotrofoblasto, 89-90
Inversão paracêntrica, 263, 263*f*
Inversão pericêntrica, 263, 263*f*
Inversão uterina, 761-763
   causas, 758
   graus de, progressiva, 761, 761*f*, 762*f*
   incidência, 761
   intervenção cirúrgica, 762-763, 763*f*
   reconhecimento e manejo, 761-762, 762*f*

Inversões cromossômicas
    paracêntricas, 263, 263f
    pericêntricas, 263, 263f
Involução do sítio de implantação da placenta, puerpério, 654
    subinvolução, 654
Involução do trato reprodutivo, puerpério, 652-654
    canal de parto, 652
    hemorragia pós-parto, 392t, 654
    involução do sítio de implantação da placenta, 654
    subinvolução do sítio de implantação da placenta, 654
    útero, 652-654
        achados ultrassonográficos, 653, 653f
        colo do útero, 653, 653f
        contrações puerperais, 654
        decídua e regeneração endometrial, 653-654
        fundamentos, 652-653
        lóquis, 654
Iodo, fetal, 139
Iodo, materno, 57
    deficiência, 1126-1127
    estado, 71
    gravidez e lactação, 167t, 168
Iodo radioativo-131, teratogenicidade, 244, 1201-1202
Ioimbina, teratogenicidade, 248t
Íons. *Ver também* Eletrólitos e metabolismo mineral, materno; Eletrólitos
    fetal, 139
    sobrecarga, 1066-1067
Isocromossomos, 262-263
Isodissomia, 268
Isomerismo atrial esquerdo, 316
Isotretinoína, teratogenicidade, 245
Isquemia cerebral, paralisia cerebral, 641

J

Janela de implantação, fase secretora do ciclo endometrial, 84-85
Janela de seleção, ciclo ovariano, 82
Judeus asquenazes, descendência
    cuidado pré-concepcional, 151
    rastreamento de portador, 291
    rastreamento genético pré-natal, 165
Junções comunicantes miometriais, parturição, 405, 406f

K

Kava-kava, teratogenicidade, 248t
Kernicterus, prevenção, 133
Kisspeptina, 837

L

Labetalol
    para hipertensão com pré-eclâmpsia/eclâmpsia, 739
    para hipertensão crônica, na gravidez, 980
Lábios maiores, 16, 17f
Lábios menores, 16-17, 17f
Lacerações
    cuidados perinatais, 533
    materna
        após parto vaginal instrumentado, 555
        cervicais, 763-764
        reparos pós-parto, 530f-533f, 531-532
        vulvovaginais, 763
Lacerações de Mallory-Weiss, 1044, 1047
Lacerações uterinas com histerectomia, distocia, 454
Lactação e amamentação, 656-659
    agalactia, 659
    amamentação, 657-658, 657t, 658t
    anatomia das mamas e produtos de secreção, 656-657, 656f, 656t
    consequências imunológicas, 657
    contraindicações à amamentação, 658
    cuidados com as mamas, 658
    endocrinologia, 657
        lactação, 657
    fármacos no leite, 658-659
    galactocele, 659
    ingurgitamento mamário, 659
    linha do leite, 659
    mamilos invertidos, 659
    poligalactia, 659
    polimastia, 659
    politelia, 659
Lactato de cálcio, para hipoparatireoidismo, 1129
Lactato, fetal, 138
Lactobacillus acidophilus, vaginal, 52
Lactogênio placentário humano (PL)
    fetal, 138
    placentário, 99t, 100-101
        ações metabólicas, 101
        biossíntese, 100-101
Lacunas trofoblásticas, 90
Lâmina amniótica, 117
Lamotrigina, teratogenicidade, 1160t
Laparotomia
    cesariana, 571-573
        incisão vertical na linha média, 573
        incisões transversais, 571-572
    distúrbios gastrintestinais, 1043
Lecitina-esfingomielina (L/E), razão, 638, 638f
Leflunomida, teratogenicidade, 241
Leiomiomas uterinos, 1195-1197, 1196f, 1197f
    cesariana, 578
    descolamento prematuro da placenta, 770
    perda gestacional recorrente, 352-353
    placenta prévia, 775
Leiomiomatose peritoneal disseminada, 1196
Leis para regulação direcionada de profissionais de abortamento (TRAP), 357-358
Leite, ejeção, 657
Leite, mamas humanas, 656-657, 656f, 656t
    amamentação, 657-658, 657t, 658t
    consequências imunológicas, 657
    fármacos secretados no, 658-659
Lenalidomida, teratogenicidade, 247
Leptina, 51, 56
    fetal, 138, 845
    placentária, 102
Lesão da medula espinal
    na gravidez, 1167-1168
    recém-nascido, 630
Lesão de nervo do membro inferior materno, distocia, 455, 661
Lesão do trato intestinal, na histerectomia periparto, 585
Lesão do trato urinário, por histerectomia periparto, 583-584, 584f

Lesão encefálica, padrões de frequência cardíaca fetal, 476-477, 476f
Lesão perinatal infantil, após parto vaginal instrumentado, 555-556
Lesão pulmonar aguda relacionada à transfusão (TRALI), 791
Lesão renal aguda (LRA), 1036-1037
    critérios e incidência, 1036
    descolamento prematuro da placenta, 772
    diagnóstico e manejo, 1036-1037
    etiologia, 1036
    insuficiência renal obstrutiva, 1037, 1037f
    pré-eclâmpsia, 720, 1036
    prevenção, 1037
Lesão térmica, 930-931
    lesões elétricas e por raios, 930-931
    taxas de mortalidade, 930, 930f
Lesões. *Ver também* tipos específicos
    maternas (*Ver* Medicina intensiva e traumatismos)
    recém-nascido, 627-631 (*Ver também* Lesões do recém-nascido; tipos específicos)
Lesões com deformidades congênitas, recém-nascido, 631. *Ver também* tipos específicos
Lesões cranianas, recém-nascido, 627-629
    fraturas do crânio, 629, 629f
    hematomas extracranianos, 628-629, 629f
    hemorragia intracraniana, 628, 628t
Lesões de nervo periférico, recém-nascido
    paralisia facial, 630, 630f
    plexopatia braquial, 630
Lesões de tecidos moles, recém-nascido, 631
Lesões do canal de parto, 763-767
    hematomas, puerpério, 764-765
        classificação e riscos, 764, 765f
        diagnóstico, 764, 765f
        evolução clínica e manejo, 764-765
    lacerações
        cervicais, 763-764
        cuidado pós-parto, 527-529, 528f
        vulvovaginais, 763
    ruptura uterina, 765-767
        fatores predisponentes, 765-766, 766t
        manejo e desfechos, 767
        patogênese, 766-767, 767f
Lesões do recém-nascido, 627-631
    cranianas, 627-629
        fraturas do crânio, 629, 629f
        hematomas extracranianos, 628-629, 629f
        hemorragia intracraniana, 628, 628t
    deformidade congênita, 631
    fraturas, 630-631
    incidência, 627, 627t
    medula espinal, 630
    musculares, 631
    nervo periférico
        paralisia facial, 630, 630f
        plexopatia braquial, 630
    tecidos moles, 631
Lesões elétricas, 930-931
Lesões endometriais, 1197
Lesões musculoesqueléticas. *Ver também* tipos específicos
    cuidados hospitalares, puerpério, 661-662, 661f, 662f
    lesões musculares, recém-nascido, 631
Lesões ortopédicas, 927
Lesões por raios, 930-931
Lesões vasculares vilosas, fetais, 115

Leste Europeu, descendência
  cuidado pré-concepcional, 151
  rastreamento de portador, 291
  rastreamento genético pré-natal, 165
Leucemias, 1203
Leucócitos e linfócitos, maternos, 59
  fatores do complemento C3 e C4, 59, 1259t
  fosfatase alcalina leucocitária, 59
  marcadores inflamatórios, 59
  procalcitonina, 59
  proteína C-reativa, 59
  velocidade de hemossedimentação, 59
Leucomalacia periventricular, 640
Leucovorina, para gravidez tubária, 377t, 378
Levetiracetam, teratogenicidade, 1160t
Levonorgestrel, implantes, 688
Ligamento cardinal, 25, 25f
Ligamento de Mackenrodt, 25, 25f
Ligamento infundibulopélvico, 24f, 25
Ligamento largo, 24f, 25
Ligamento ovárico, 24f, 28
Ligamento redondo, 24-25, 24f, 25f
Ligamento transversal do colo, 25, 25f
Ligamento útero-ovárico, 24f, 28
Ligamentos pélvicos, 24-25, 24f, 25f
  cardinal, 25, 25f
  infundibulopélvico, 24f, 25
  largo, 24f, 25
  redondo, 24-25, 24f, 25f
  útero- ovárico, 24f, 28
  uterossacro, 24, 24f, 25, 25f
Ligamentos uterossacros, 24, 24f, 25, 25f
Limiar de viabilidade, 805-807
  definição, 805
  manejo clínico, 806-807, 807t
  período periviável, 805
  sobrevida neonatal periviável, 806, 806f, 806t
Linfadenopatia, 997
Linfáticos pélvicos, 27
Linfocintilografia sentinela, 909, 909t
Linfócitos
  fetal, 137
  maternos, 59
  paralisia cerebral, 624
Linfogranuloma venéreo, 1241
Linfoma de Burkitt, 1203
Linfomas
  doença de Hodgkin, 1202, 1202t
  linfoma não Hodgkin, 1202-1203, 1202t
Linha alva, 53
Linha do leite, 659
Linhas de Langer, 14
Lionização, 1080
Lipídeos. *Ver também distúrbios específicos*
  exames séricos e sanguíneos, 1259t
  transferência excessiva, macrossomia fetal, 845
Lipoproteína lipase, fetal, 138
Líquido amniótico, 96, 225-232
  análise espectral, para aloimunização, 304
  bolsa anterior, 414, 417f
  fontes, 207
  polidrâmnios, 189, 225, 226-230 (*Ver também* Polidrâmnios)
  normal, 225-227
    avaliação ultrassonográfica, 226-227
      índice do líquido amniótico, 189, 226, 227, 227f
      maior bolsão vertical, 226

fisiologia, 225-226, 226t
medição, 226
oligoidrâmnios, 189, 225, 230-232 (*Ver também* Oligoidrâmnios)
Líquido amniótico, absorbância no comprimento de onda 650 nm, 638
Líquido amniótico tingido de mecônio, 474
  administração de prostaglandina E$_2$ vaginal, 507
  amnioinfusão para, 476
  aspiração, recém nascido 608
    rotineira, não recomendada, 474
  colestase intra-hepática da gravidez, 1060
  embolia por líquido amniótico, 785
  infecção uterina, 667
  trabalho de parto, 474
    ruptura de membranas, 437
Líquido cerebrospinal (LCS), plexo corióideo, 193
Líquido extracelular, na pré-eclâmpsia, 719
Listeriose (*Listeria monocytogenes*), 1223-1224, 1224f
Lítio, teratogenicidade, 244-245, 1179
Lobos sucenturiados, placenta, 112, 112f
Lóquios, 654
Lóquios brancos, 654
Lóquios rubros, 654
Lóquios serosos, 654
Loratadina, 1188
Lúpus eritematoso sistêmico (LES), 1139-1143
  contracepção, 1143
  critérios de classificação, 1140, 1140t
  epidemiologia, 1139
  fatores antinucleares, 1139, 1139t
  genética, 1139
  gravidez, 1140, 1141f
    lúpus vs. pré-eclâmpsia/eclâmpsia, 1141, 1141t
    nefrite lúpica, 1141
  manejo, na gravidez
    farmacológico, 1142
    geral, 1141-1142
  manifestações clínicas e diagnóstico, 1139-1140, 1139t, 1140t
  mortalidade e morbidade perinatal, 1142-1143
    bloqueio cardíaco congênito, 1142-1143
    síndrome de lúpus neonatal, 1142
  prognóstico em longo prazo, 1143
Luteinização, 82-83
Luteoma da gravidez, 1199
Luxação de quadril, recém-nascido, 631
Luxação de vértebra cervical, recém-nascido, 631

M

Má adaptação imune, na pré-eclâmpsia, 715
Ma huang, teratogenicidade, 248t
Macitentana, teratogenicidade, 243
Maconha, teratogenicidade, 249
Macrófagos
  deciduais, 95
  M1 e M2, 91
Macrossomia, 138, 856-859
  definição, 857
  diabetes gestacional, 1111
  diabetes pré-gestacional, 1100-1101, 1101f

diagnóstico, 858
  errôneo, 858
distribuição do peso ao nascer, 857
fator de crescimento dos fibroblastos, 138
fatores de crescimento semelhantes à insulina, 138
fatores de risco, 857, 857t
glicose, 138
gravidez pós-termo, 837f, 839
hiperglicemia, 845
hormônio liberador de corticotrofina, 138
incidência, 857
manejo, 858-859
  cesariana eletiva, 859
  indução do trabalho de parto profilática, 858-859
morbidade, materna e perinatal, 857-858, 858t
peso ao nascer empírico, 857, 857t
restrição de crescimento fetal, 849
tamanho, 856-857
Mães constitucionalmente pequenas, na restrição de crescimento fetal, 849
Magnésio, materno, 57
  gravidez e lactação, 167t, 168
Maior bolsão vertical, 226
Malária, 1226-1227, 1227f
  congênita, restrição de crescimento fetal, 852
Malformação adenomatoide cística congênita (MACC), 199, 199f
  fetal, terapia para, 317-318
  shunts torácicos, 325
Malformação congênita das vias aéreas pulmonares (MCVAP), 199, 199f, 317-318
Malformação de Arnold-Chiari, exames de imagem, 193
Malformação de Dandy-Walker, 193
  exames de imagem, 193, 194-195, 195f
  variante de Dandy-Walker, 195
Malformações. *Ver também tipos específicos*
  diabetes pré-gestacional, 1100, 1100t, 1101f
  embriofetais
    distúrbios convulsivos, 1159
    por distúrbios convulsivos, 1159
Malformações arteriovenosas (MAV), 1163-1164
Malformações congênitas
  gestação múltipla, 871-872
  restrição do crescimento fetal, 852
Malformações de Chiari, ultrassonografia fetal
  Chiari II, 193
  Chiari III, 193
Malformações geniturinárias congênitas, 33-46.
Ver também tipos específicos
  anormalidades do períneo e da bexiga, 41
  distúrbios do desenvolvimento sexual, 38-41, 39t
  embriologia do trato geniturinário, 33-37, 34f, 37f
  flexão uterina, 46, 46f
  malformações müllerianas, 41-45, 42t, 43f
Malformações müllerianas, 41-45, 42t
  agenesia mülleriana, 42, 43f
  cervicais, 42-43
  deformidades principais, 41-42
  dietilstilbestrol, 42, 43f, 45
  perda de gestação recorrente, 353
  tuba uterina, 45

uterinas, 43-45
  descoberta, 43
  exames de imagem, 43-44, 44f
  tratamento com cerclagem, 45
  útero arqueado, 44f, 45
  útero bicorno, 44f, 45
  útero didelfo, 44-45
  útero septado, 44f, 45
  útero unicorno, 44
 vaginal, 42
Mamas, maternas, 53
  colostro, 53
  gigantomastia, 52f, 53
  glândulas de Montgomery, 53
Mamilos
  estimulação, no teste do estresse contrátil, 334
  invertidos, 659
Management of Myelomeningocele Study (MOMS), 319-321
Manchas de Koplik, 1215
Manejo ativo do trabalho de parto, 438
Manobra de Gaskin, 522
Manobra de Mauriceau, 546, 546f
Manobra de McRoberts, 521-522, 521f-522f
Manobra de Praga modificada, 547-548, 548f
Manobra de quatro apoios, 522
Manobra de Ritgen modificada, 517, 517f
Manobra de saca-rolhas de Woods, 522, 522f
Manobra de Zavanelli, 523
  para extração pélvica parcial, 548
Manobras de Leopold, 424-425, 426f, 453, 453f, 540
Manobras de Rubin, 522, 523f
Marcadores inflamatórios. *Ver também tipos específicos*
  maternos, 59
Marcadores quádruplos, rastreamento de aneuploidia, 282-283
Máscara da gravidez, 53
Massa anexial assintomática, na gravidez, 1198-1199
Massa celular interna, blastocisto, 87f, 88, 125
Massa de hemoglobina total, 65
Massa ventricular esquerda, 61, 61f
Massas torácicas, cirurgia fetal aberta, 321
Mastite, 659, 675-676, 676f
Maturação pulmonar
  betametasona para, 134
  crescimento fetal restrito, acelerada, 849
  dexametasona para, 134
  glicocorticoides para, 134, 733, 733t, 886
MCP-1, células mesenquimais do âmnio, 97
Mecanismo de Duncan, 416, 758
Mecanismo de Schultze, 416, 758
Mecanismos do trabalho de parto normal, 421-431
  alterações do assoalho pélvico, 421
  alterações no formato da cabeça fetal, 431, 431f
  apresentação occipitopúbica, 423f, 427-431
    descida, 427
    expulsão, 431
    extensão, 429, 430f
    flexão, 429, 429f
    insinuação, 427, 429f
      sinclitismo e assinclitismo, 427, 429f
    movimentos cardinais do trabalho de parto, 427, 428f

    rotação externa, 428f, 429-431
    rotação interna, 429, 430f
  apresentação occipitossacra, 431
  atitude fetal, 422-423, 422f
  diagnóstico, 424-427
    exame vaginal, 426, 427f
    Manobras de Leopold, 424-425, 426f
    ultrassonografia e radiografia, 426-427
  posição fetal, 423-424, 423f-425f (*Ver também* Posição (apresentação) fetal)
  situação fetal, 421-422, 422f
    longitudinal, 422, 422f
    oblíqua, 422
    transversa, 422, 422t, 425f
Mecanotransdução, 410
Mecônio, 135
  gestação pós-termo, 837f, 841, 848
Mediadores autoimunes, componentes séricos e sanguíneos, 1259t
Mediadores inflamatórios, componentes do soro e do sangue, 1259t
Medicaid, 7
Medicamentos e cirurgias, complicações. *Ver também tipos específicos*
  considerações gerais, 900-911 (*Ver também* Complicações, medicamentos e cirurgias)
  incidência, 900
Medicamentos e drogas categorias A-D, 238, 238t
Medicamentos, na gravidez
  aconselhamento, 238-239
    FDA, letras e rótulos, 238, 238t
    informações sobre riscos, 238-239
  defeitos congênitos, 234, 234t, 235f (*Ver também* Teratógenos)
  desfechos da gravidez, 901
  morbidade perinatal, 901, 901t
  uso, 234-235, 234t
    aconselhamento, 238-239
    critérios de teratogenicidade, 235-236, 235t, 236f
Medicamentos psiquiátricos, teratogenicidade
  antipsicóticos, 245
  inibidores seletivos da recaptação de norepinefrina, 245
  inibidores seletivos da recaptação de serotonina, 245
  lítio, 244-245
Medicina intensiva e traumatismos, 915-925. *Ver também tipos específicos*
  acidentes com animais peçonhentos, 931
  cuidado intensivo obstétrico, 915-917
    alterações hemodinâmicas na gravidez, 917, 917t
    cateter de artéria pulmonar, 916-917
    medicina intensiva em obstetrícia, 916, 916t
    organização, medicina intensiva, 915, 916t
  edema pulmonar agudo, 917-918
  lesão térmica, 930-931
    lesões elétricas e por raios, 930-931
    taxas de mortalidade, 930, 930f
  reanimação cardiopulmonar, 931
  síndrome da disfunção respiratória aguda, 918-921
  síndrome séptica, 921-925
  traumatismos, 925-930

Medicina intensiva, obstétrica, 915-917
  alterações hemodinâmicas na gravidez, 917, 917t
  cateter de artéria pulmonar, 916-917
  organização, medicina intensiva, 915, 916t
Medicina nuclear, na gravidez, 908-909, 909t
Medidas fetais, ultrassonografia, 183-184, 1262t-1270t
  circunferência torácica, por idade gestacional, 1266t
  comprimento cabeça-nádega e idade menstrual, 183-184, 184f, 186f, 1263t
    diâmetro do saco gestacional e, 1262t
  comprimento dos ossos longos, por idade gestacional, 1267t
  diâmetro cerebelar transverso, por idade gestacional, 1269t
  diâmetro médio do saco gestacional, 1262t
  índices de Doppler da artéria umbilical, valores de referência, 1270t
  parâmetros oculares, por idade gestacional, 1268t
  peso ao nascer, percentis suavizados para gêmeos
    com placentação dicoriônica, 1265t
    com placentação monocoriônica, 1265t
  peso por idade gestacional, 1264t
Medidas para mortalidade, mortes infantis, 4-5
Medula espinal, fetal, 129
Meiose, inversão pericêntrica ou paracêntrica, 263, 263f
Melanoma maligno, 1203-1204
Melasma gravídico, 53
Membrana perineal, 19, 19f, 20, 20f
Memória, 72-73
Meningite
  gonocócica, 1240
  por bloqueio espinal, 492
Meningocele, ultrassonografia, 193
Menstruação, última, idade gestacional, 124, 124f
Meperidina
  para trabalho de parto, 487-488, 487t
  vs. analgesia espinal-peridural combinada, para nulíparas em parto espontâneo a termo, 445-446, 445t
Mercúrio, teratogenicidade, 244
Mesomelia, 211
Metabolismo da gordura, materno, 56-57
  adiponectina, 56
  grelina, 56-57
  hiperlipidemia, 56
  leptina, 56
  visfatina, 57
Metabolismo de eletrólitos e minerais, materno, 57
  cálcio, 57
  efeito de Wolff-Chaikoff, 57
  fosfato, 57
  iodo, 57
  magnésio, 57
  sódio e potássio, 57
Metabolismo hídrico, 54-55, 55f
Metais
  pesados, sequestro placentário, 139
  traço
    fetal, 139
    gravidez e lactação, 167t, 168

Metaloproteinases da matriz (MMP), família
  invasão endometrial, 91
  menstruação, 85
Metalotioneína 1, fetal, 139
Metamorfose adiposa aguda, 1060-1062, 1060f, 1061t
Metergina, para atonia uterina, 759-760
Metformina, risco de pré-eclâmpsia, 727
Metilergonovina
  para atonia uterina, 759
  para trabalho de parto, terceiro período, 527
Metilprednisolona, para lúpus, 1142
Metirapona, para síndrome de Cushing, na gravidez, 1131
Método de "empurrar", cesariana, 575
Método de "puxar", cesariana, 575
Método de Yuzpe, 696
Métodos baseados na compreensão da fertilidade
  método de tabela, 695
  método do muco cervical, 695
  método do ritmo da temperatura, 695
  método sintotermal, 695
Métodos de barreira, 693-695
  capuz cervical, 695
  diafragma mais espermicida, 694-695, 694f
  preservativo
    feminino, 694, 694f
    masculino, 682t-683t, 693-694
Metoprolol
  para enxaqueca, 1158
  para hipertensão crônica, na gravidez, 980
Metotrexato (MTX)
  para abortamento induzido, 361-362, 362t
  para gravidez tubária, 377-378, 377t
    vs. cirurgia, 379-380
  teratogenicidade, 242-243
Metrite com celulite pélvica, pós-parto, 667-670, 667t
Metronidazol
  para amebíase, 1228
  para tricomoníase, 1246-1247
  para vaginose bacteriana, 1245
Miastenia gravis, 1165-1166
Micafungina, para pneumonia, 995
Micofenolato de mofetila
  para lúpus, 1142
  teratogenicidade, 244
Miconazol, para candidíase, 1247
Micoses, 1228
Microabscessos, listeriose, 1224, 1224f
Microangiopatias trombóticas, 1088-1089, 1089t, 1161
Microcefalia, 184
  cromossômica, 258, 266
  infecção, 1120, 1215, 1219, 1225
  malformação, 193
  radiação, 905
Microdeleções, 260
Microduplicações, 260, 261t
Micrognatismo, ultrassonografia fetal, 196, 197f
  tratamento intraparto *ex utero*, 327
Microinserção Essure, 705, 705f
Micromelia, 211
Micropartículas, na pré-eclâmpsia, 714
Microquimerismo de célula fetal, 1139
Microquimerismo fetal, 95
  distúrbios do tecido conectivo, 1139

doença da tireoide e autoimunidade, 1119
esclerose sistêmica, 1148
falhas na "barreira" placentária, 94
Microviscometria, 638
Mielinização, sistema nervoso central fetal, 129
Mielocistocele, ressonância magnética fetal, 218, 218f
Mielomeningocele
  cirurgia fetal aberta, 319-321, 320f, 320t
  reparo endoscópico fetal, 324
  ultrassonografia, 193, 193f
Mifepristona (RU-486), 1131
  amadurecimento cervical, 408
  para abortamento induzido
    primeiro trimestre, 361-362, 362t
    segundo trimestre, 362t, 363
  parturição, 402
Migração neuronal, 129, 129f
Minerais. *Ver também minerais específicos*
  exames soro e sangue, 1258t
  ingestão, gravidez e lactação, 167t, 168
  metabolismo materno, 57
Miocardiopatias
  maternas, 962-964
    classificação, 962
    de Takotsubo, 964
    dilatada, 963
    displasia ventricular direita arritmogênica, 964
    hipertrófica, 962-963
    periparto, 963-964, 963f
    primária vs. secundária, 962
    restritiva, 964
  neonatal, com diabetes materno pré-gestacional, 1102
Miócitos, disposição no útero, 50
Miofascite pós-parto, 671
Miométrio, 24, 24f
  involução, puerpério, 653
  parturição, 408
    receptores de ocitocina, 408
  parturição, relaxamento e contração, 403-407
    degradação acelerada dos uterotônicos, 407
    equilíbrio e relaxamento, controle, 403-404
    interações actina-miosina, 404, 405f
    junções comunicantes miometriais, 405, 406f
    monofosfato de guanosina cíclico, 407
    receptores acoplados à proteína G, 406-407, 406f
    regulação do potencial de membrana, 404-405, 405f
    resposta de estresse do retículo endoplasmático, 405-406
  trabalho de parto, 400-401
Miopatias inflamatórias, 1150-1151
Miossalpinge, 28, 52
miR-17-92, *cluster*, 51
Misoprostol, 507. *Ver também* Prostaglandina E$_1$ (PGE$_1$)
  para abortamento cirúrgico, 359
  para abortamento induzido
    primeiro trimestre, 361-362, 362t
    segundo trimestre, 362t, 363

para amadurecimento cervical
  para tentativa de trabalho de parto após indução, 550
  pré-indução, 507
para atonia uterina, 760
para trabalho de parto
  indução e aceleração, 508-509
  terceiro período, 527
Mitramicina, para hiperparatireoidismo, 1129
MMP-9, invasão endometrial, 91
MMR, vacina, 1214
Modelagem, cabeça fetal, 431, 431f
  contrações de Braxton Hicks, 431, 431f
  distocia, 431, 431f, 455
Modelo do médico astuto, 237
Modos de herança, 264-270. *Ver também* Herança, modos de
Mola de Breus, 115
Mola hidatidiforme, 388-393
  achados clínicos, 390-391, 391f
  achados históricos, 388-389, 389f
  β-hCG, 391
  completa, 388, 389
  diagnóstico, 391-392, 391f
  epidemiologia e fatores de risco, 389
  feto normal coexistente, 881
  gestação gemelar, 390
  gestação subsequente, 396
  manejo, 392-393, 392t
  parcial, 388, 389
  patogênese, 389-390, 389f, 390t
Mola invasiva, 388, 394
Molde decidual, 349, 373f
Moléculas de adesão celular (CAMs), implantação, 88
Monitoração da frequência cardíaca, fetal eletrônica, basal, 457-470
  admissão, gestações de baixo risco, 469-470
  alterações periódicas, 464-469
    acelerações, 335, 335f, 464, 465
    definição, 464
    desacelerações, 464-469
      compressão cefálica, 465-466, 465f
      insuficiência uteroplacentária, 465, 466
      precoces, 464-466, 465f
      prolongadas, 468-469, 468f-469f
      tardias, 466, 466f
      variáveis, 466-468, 466f-468f
    nomenclatura, 464-465
  atividade cardíaca basal, 459-464
    arritmia cardíaca, 462-464, 464f
    picos basais abruptos, 462, 464f
    basal oscilante, 461
    definição, 459, 460t
    frequência, 459-461
      basal oscilante, 461
      bradicardia, 459, 461, 461f
      influências aceleradoras, 459, 460t
      influências desaceleradoras, 459, 460t
      quimiorreceptores e, 459-461
      sinusoidal, 464, 464f
      taquicardia, 461
    frequência cardíaca sinusoidal, 464, 464f
    variabilidade entre batimentos, 335, 458, 461-462, 461f, 463f
      aumentada, 462
      reduzida, 462
    basal oscilante, 461
  benefícios, 477

1308 Índice

bradicardia, 459, 461, 461f
complicações, 481
estado fetal não tranquilizador, recomendações, 478, 478t
externa (indireta), 458-459
influências aceleradoras, 459, 460t
influências desaceleradoras, 459, 460t
interna (direta), 457-458, 457f-459f
interpretação computadorizada, 470
padrões da frequência cardíaca, 459, 460t
    lesão encefálica, 476-477, 476f
    segundo período do trabalho de parto, 469, 469f
        compressão do cordão, 465, 469, 469f
paralisia cerebral, 623-624
quimiorreceptores e, 459-461
recomendações atuais, 478, 478t
sinusoidal, 464, 464f
taquicardia, 461
Monitoração materna, trabalho de parto, 436-437
Monitoração uterina ambulatorial, parto pré-termo, 814
Monócitos fetais, 137
Monofosfato de guanosina cíclico (GMPc), parturição, 407
Mononitrato de isossorbida, para amadurecimento cervical pré-indução, 507
Mononucleose viral de Epstein-Barr, hemólise autoimune por, 1078
Monossomia, 258
    autossômica, 347
    definição, 254
Monossomia do X, abortamento euploide, 347
Monóxido de carbono, 999
    intoxicação, 999-1000
Monte do púbis, 16, 17f
Morbidade em longo prazo de progênies, obesidade materna, 941
Morbidade fetal, relacionada com traumatismos, 927
Morbidade, gestação múltipla
    fetal, 863-864
    materna, 864
Morbidade infantil, parto vaginal instrumentado, 556
Morbidade materna
    associada à obesidade, 938, 938f
    descolamento prematuro da placenta, 769, 769t
    distúrbios hipertensivos da gravidez, 978
    grave, 6, 7t
    hipertensão crônica na gravidez, 978
    parto cesáreo, 568-569
    sobrecrescimento fetal, 857-858, 858t
    tardia, puerpério, 663, 663t
Morbidade neonatal, parto pré-termo, 805-809, 805t
    limiar de viabilidade, 805-807
        definição, 805
        manejo clínico, 806-807, 807t
        período periviável, 805
        sobrevida neonatal periviável, 806, 806f, 806t
    nascimento pré-termo tardio, 807-809
        complicações obstétricas, 808, 808f
        distribuição, 807-808, 807f
        taxas de morbidade neonatal, 808-809, 808t
        taxas de mortalidade neonatal, 808-809, 808f
Morbidade perinatal
    cirurgia, 901, 901t
    gestação pós-termo, 836, 836t
    hipertensão crônica, 979-980, 979f
    lúpus eritematoso sistêmico, 1142-1143
    medicamentos, 901
    obesidade, 940-941
    restrição de crescimento fetal, 847, 847f, 848
    sobrecrescimento fetal, 857-858, 858t
Morfina, para trabalho de parto, 487t, 488
Mortalidade fetal. *Ver também* Natimortos
    coagulopatias, 785
    definição, 645
    relacionado com traumatismos, 927
    taxas, 645, 645f
Mortalidade, gestação múltipla
    fetal, 863-864
    materna, 864
Mortalidade infantil, 804, 804t
    parto pré-termo, 804, 804t
    taxa, 3
Mortalidade materna
    descolamento prematuro da placenta, 769, 769t
    direta, 3
    distúrbios hipertensivos da gravidez, 978
    hipertensão crônica na gravidez, 978
    indireta, 3
    parto cesáreo, 568-569
    razão de mortalidade materna, 4, 5-6, 5f-6f
    suicídio, 1173
Mortalidade perinatal
    cesariana prévia, 593
    gestação pós-termo, 836, 836f, 836t
    hipertensão crônica, 979-980, 979f
    lúpus eritematoso sistêmico, 1142-1143
        bloqueio cardíaco congênito, 1143
        síndrome do lúpus neonatal, 1142-1143
    medidas, 4, 4f, 5f
    obesidade, 940
    restrição de crescimento fetal, 847, 847f, 848
Morte. *Ver também* Mortalidade; *tipos específicos*
    associada à gravidez, 4
    cerebral materna, 931, 1168-1169
    fetal, 3
    infantil, 3
    materna
        direta, 3
        indireta, 3
    não materna, 4
    neonatal
        precoce, 3
        tardia, 3
Morte fetal
    biossíntese do estrogênio placentário, 105
    diabetes pré-gestacional, inexplicada, 1101-1102
    gestação múltipla, 882-884
        morte de um dos fetos, 882-888, 883f
        morte de um dos fetos, iminente, 884
Morte materna direta, 3
Morte materna indireta, 3
Morte não materna, 4
Morte neonatal
    precoce, 3
    tardia, 3
    taxa, 3, 4, 5f
Morte relacionada com a gravidez, 4
Mórula, 87f, 88
Mosaicismo cromossômico, 263-264
    confinado à placenta, 263-264
    gonadal, 264
Movimento torácico paradoxal fetal, 333, 333f
Movimentos cardinais do trabalho de parto, 427, 428f
Movimentos fetais, 331-333
    aplicação clínica, 332-333
    fisiologia, 331-332, 332f
Moxabustão, para versão cefálica externa, 550
Mulheres afro-americanas, mortalidade materna, 6, 6f
Mulheres hispânicas, mortalidade materna, 6, 6f
Multíparas, 161
    risco de placenta prévia, 775
Múltiplo da mediana (MoM), 281
Múltiplos marcadores bioquímicos, rastreamento de aneuploidia, 281
Músculo bulboesponjoso, 19-20, 19f, 20, 20f
Músculo compressor da uretra, 20, 20f
Músculo do esfíncter uretrovaginal, 20, 20f
Músculos isquiocavernosos, 19f, 20, 20f
Músculos levantadores do ânus, 20, 20f
    trabalho de parto, 415
Músculos transversos superficiais do períneo, 19f, 20, 20f
Mutação do fator V de Leiden, trombofilia, 1005f, 1006t, 1007
Mutilação genital feminina, parto vaginal, 524-525, 525t
Mycobacterium leprae, 1224-1225
Mycoplasma pneumonia, hemólise autoimune por, 1078

N

N-acetilcisteína, 1068
Nalbufina, para trabalho de parto, 488
Não disjunção, 254-255
Nascidos vivos, 3
Nascimento pré-termo, 802-828
    caproato de 17-alfa-hidroxiprogesterona, ineficácia, 7
    causas, 809-812
        gestação múltipla, 812
        parto pré-termo espontâneo, 809-811
            citocinas, origem, 811
            disfunção cervical, 810
            distensão uterina, 809
            estresse materno-fetal, 809-810
            flora vaginal, 811
            infecção, 810-811
            respostas inflamatórias, 810-811
            ruptura prematura de membranas pré-termo, 811-812
    definição, 803-804
    diabetes pré-gestacional, 1100
    diagnóstico
        alteração cervical, 814
        fibronectina fetal, 814
        medida do comprimento do colo, 815
        monitoração uterina ambulatorial, 814
        sintomas, 814
    fatores contribuintes
        doença periodontal, 812-813
        estilo de vida, 812

genéticos, 812
infecção
  profilaxia antibiótica, 813
  vaginose bacteriana, 813
intervalo entre gestações, 813
parto pré-termo prévio, 813
gestação múltipla, 812, 873, 885-887
  atraso no nascimento do segundo gêmeo, 887
  predição, 885
  prevenção
    cerclagem cervical, 886
    pessário, 886
    repouso no leito, 885
    terapia com progesterona IM, 885
    terapia com progesterona vaginal, 885-886
    tocólise profilática, 885
  ruptura prematura de membranas pré-termo, 819-822, 886-887
  trabalho de parto pré-termo, tratamento, 886
incidência, EUA, 804, 804f
manejo, 819-828
  parto pré-termo com membranas intactas, 822-828 (Ver também Parto pré-termo com membranas intactas, manejo)
  ruptura prematura de membranas pré-termo, 819-822 (Ver também Ruptura prematura de membranas (RPM) pré-termo)
morbidade, recém-nascido, 805-809, 805t
  limiar de viabilidade, 805-807
    definição, 805
    manejo clínico, 806-807, 807t
    período periviável, 805
    sobrevida neonatal periviável, 806, 806f, 806t
  nascimento pré-termo tardio, 807-809
    complicações obstétricas, 808, 808f
    distribuição, 807-808, 807f
    taxas de morbidade neonatal, 808-809, 808t
    taxas de mortalidade neonatal, 808-809, 808f
mortalidade infantil, 804, 804t
peso ao nascer
  baixo, 803
  extremamente baixo, 803
  muito baixo, 803
pré-termo precoce, 804
pré-termo tardio, 804
prevenção, 815-819
  cerclagem cervical, 815-816, 816f
  compostos de progestágenos, nascimento prematuro prévio, 816-817, 817t
  compostos de progestágenos, proflaxia, 816
  OPPTIMUM, estudo, 818
  progesterona, sem nascimento pré-termo prévio, 817-818, 817t, 818t
  programas de saúde pública com base geográfica, 819, 819f
regra das 39 semanas, 648-649, 804
ruptura prematura de membranas pré-termo, 819-822, 886-887
tamanho
  apropriado para a idade gestacional, 803
  grande para a idade gestacional, 803
  pequeno para a idade gestacional, 803

restrição de crescimento fetal, 803 (Ver também Restrição de crescimento fetal)
taxas, EUA, 4, 4t
tendências das taxas, 804-805
  fatores, 805
  metodologia, 804, 804f
Nascimento/parto. *Ver também tópicos específicos*
  definição, 3
  domiciliar, 8
  nascido vivo, 3
  pré-termo, 802-828 (Ver também Nascimento pré-termo)
Natalizumabe
  para doença de Crohn, 1051
  para esclerose múltipla, 1165
Natimortos, 3, 644-649
  aspectos psicológicos, 648
  avaliação, feto natimorto, 646-648, 647f
    após abortamento no segundo trimestre, 364
    avaliação laboratorial, 646-648
    exame clínico, 646, 647f
    necrópsia, 648
  causas, 645-646, 646t
  com hipertensão crônica, 980
  fatores de risco, 646, 647t
  incidência, 644-645, 644f, 645f
    alterações, 649
  mortalidade fetal
    definição, 645
    taxas, 645, 645f
  obesidade, 940
  prévia, gravidez subsequente após, 648-649, 649t
  regra das 39 semanas, 649
  taxa, 3
National Birth Defects Prevention Study (NB-DPS), 237
National Vital Statistics System, EUA, 2
Náusea, na gravidez, 174. *Ver também Hiperêmese gravídica*
Necrose cortical aguda, 1037
  descolamento prematuro da placenta, 772
Necrose hepática fulminante, 1062
Necrose tubular aguda, na pré-eclâmpsia, 720
Nefrectomia unilateral, gravidez após, 1026
Nefrite lúpica, 1141
Nefrolitíase, 1030
Nefropatia de refluxo, 1029-1030
Nefropatia diabética, 1103
Nefropatia por IgA, 1032
Nefropatia, restrição de crescimento fetal, 850
Neisseria gonorrhoeae, 1239-1240
  exame pré-natal, 163
  infecção com o DIU, 684
  infecção disseminada, 1240
  infecção neonatal, 613
Neonato
  a termo, 3
  pós-termo, 3
  pré-termo, 3
Neoplasia intraepitelial cervical (NIC), 1193-1194, 1194t
  citologia e histologia anormais, 1193, 1194t
  conização cervical, 1193-1194
  papilomavírus humano, 1193
Neoplasia intraepitelial vaginal (NIVa), 1200
Neoplasia intraepitelial vulvar (NIV), 1200

Neoplasia trofoblástica gestacional (NTG), 393-396
  achados clínicos, 393
  classificação histológica, 394-395
    coriocarcinoma gestacional, 394-395, 395f
    mola invasiva, 388, 394
    tumor trofoblástico do sítio placentário, 395
    tumor trofoblástico epitelioide, 395
  definição, 388
  diagnóstico, estadiamento e escore prognóstico, 393-394, 394t
  etiologia, 393
  gestação subsequente, 396
  tratamento, 395-396
Neoplasias de *células natural killer*, 1202-1203
Neoplasias do trato reprodutivo, 1192-1200
  colo do útero, 1192-1195
    câncer invasivo do colo do útero, 1194-1195, 1195f
    neoplasia epitelial, 1193-1194, 1194t
    pólipo endocervical, 1192-1193
  incidência, 1192, 1192f
  teste de Papanicolau, anormalidades, 1193, 1194t
  útero, 1195-1197
    leiomiomas, 1195-1197, 1196f, 1197f
    lesões endometriais, 1197
  vulva e vagina, 1200
Neoplasias ovarianas, 1197-1200
  câncer de ovário, 1199-1200
  cistos anexiais, 1200
  complicações, 1198
  diagnóstico, 1198, 1198f
  hyperreactio luteinalis, 1199
  incidência, 1197
  luteoma da gravidez, 1199
  massa anexial assintomática, na gravidez, 1198-1199
  síndrome de hiperestimulação ovariana, 1199
  tipos, 1197-1198
  tumores ovarianos relacionados com a gravidez, 1199
Nervo facial
  paralisia de Bell, 1167, 1167f
  traumatismo, recém-nascido, 630, 630f
Nervo ílio-hipogástrico, 15-16, 15f
Nervo perineal, 22-23, 22f
Nervo pudendo, 22-23, 22f
Nervos esplâncnicos, 27f, 28
Nervos hipogástricos, 27f, 28
Nervos ilioinguinais, 15-16, 15f
Nervos intercostais, 15-16, 15f, 16f
Nervos parassimáticos, pelve, 27f, 28
Nervos simpáticos, pélvicos, 27, 27f
Nervos subcostais, 15-16, 15f, 16f
Neurofibromatose, 1130, 1188
Neurofisinia, 416
Neuro-hipófise, fetal, 136
Neuropatia diabética, 1104
Neuropatias, 1166-1167
  mononeuropatias, 1166
  obstetrícia, 661
  paralisia de Bell, 1167, 1167f
  polineuropatias, 1166
  Síndrome de Guillain-Barré, 1166
  síndrome do túnel do carpo, 1167
Neuropeptídeo Y, placentário, 99t, 102

Nexplanon, 685-688
    técnica de inserção, 688-689, 688f
Nifedipino
    para hipertensão com pré-eclâmpsia/eclâmpsia, 740
    para hipertensão crônica, na gravidez, 980-981
Nitinol, esterilização transcervical, 705
Nitrofurantoína, teratogenicidade, 242
Nitroglicerina, para problemas da frequência cardíaca fetal, 475, 475t
Norplant-2, 688
Nós, cordão umbilical, 119
Nós falsos (cordão umbilical), 119
NovoSeven, para hemorragia, 790
Nuligrávida, 160
Nulípara, 160
Número de cromossomos, anormalidades, 254-260
    anormalidades dos cromossomos sexuais, 258-259
        45,X, 39, 258, 259, 347, 352
        47,XXX, 259
        47,XXY, 39, 259-260
        47,XYY, 260
    monossomia, 258
    poliploidia, 259
        gestações tetraploides, 259
        triploidia diândrica, 259
        triploidia digínica, 259
    trissomias autossômicas, 254-258 (Ver também Trissomias, autossômicas)
Nutrição enteral
    para distúrbios gastrintestinais, 1043, 1043t
    para hiperêmese gravídica, 1046
Nutrição fetal
    crescimento fetal e, 845
    na restrição de crescimento fetal, 850
Nutrição materna, 137-139
    ácidos graxos livres e triglicerídeos, 138
    aminoácidos, 139
    gemelaridade e, 866-867
    glicose e crescimento fetal
        macrossomia fetal, 138
        transporte de glicose, 138
    íons e metais, 139
    leptina, 138
    metais pesados, sequestro placentário, 139
    na restrição de crescimento fetal, 850
    para distúrbios gastrintestinais, 1043, 1043t
    proteínas, 139
    vitaminas, 139
Nutrição parenteral
    para distúrbios gastrintestinais, 1043, 1043t
    para hiperêmese gravídica, 1046
NuvaRing, 692-693, 692f

O

Obamacare, 6
Obesidade materna, 936-945
    cirurgia bariátrica, 943-945
        gravidez, 944-945
        procedimentos restritivos, 943-944, 944t
        procedimentos restritivos disabsortivos, 944, 944f
    cirurgia laparoscópica na gravidez, 887-888
    classificação, 936
    definições, 936

doença hepática gordurosa não alcoólica, 938
em meninas e mulheres, 936, 937f
fisiopatologia do tecido adiposo, 936-937
gravidez, 938-943
    desfechos da gravidez, 939, 940f
    diabetes gestacional, 939
    efeitos gestacionais adversos, 939, 939t
    morbidade de longo prazo na progênie, 941
    morbidade materna, 938-940, 939t
    morbidade perinatal, 940-941
    mortalidade perinatal, 940
    prevalência, 938, 939f
macrossomia, com diabetes gestacional, 1111
manejo, 941-943
    intraparto, 942-943, 943f
        cesariana, 942
        indução do trabalho de parto, 942
        preocupações cirúrgicas, 943, 943f
        riscos da anestesia, 942
    pré-parto, 941-942
        cuidado pré-natal, 942
        ganho de peso, materno, 941
        intervenção nutricional, 941-942
morbidade associada à obesidade, 938, 938f
nas doenças cerebrovasculares, 1160
prevalência, 936, 937f
síndrome metabólica, 937, 938t
tratamento, 938
Obesidade mórbida, 936, 939
Obstrução da junção uteropélvica, 208
Obstrução do intestino grosso, ultrassonografia fetal, 207
Obstrução do trato de saída da bexiga, 210
Obstrução intestinal, 1051-1052, 1052f
Occipitopúbica direita (OPD), 423f, 427
Occipitopúbica esquerda (OPE), 423f, 427
Occipitossacra direita (OSD), 424f, 430f, 431
Occipitossacra esquerda (OSE), 423f, 431
Occipitotransversa direita (OTD), 424f, 427
Occipitotransversa esquerda (OTE), 427, 430f
Ocitocina
    após cesariana, 576
    fetal, 136
    lactação, 657
    materno, 69
        células epiteliais do âmnio, 96
    para abortamento induzido, 362t, 364
    para amadurecimento cervical na tentativa de trabalho de parto após cesariana, 550
    para atonia uterina, 759
    para indução e aceleração do trabalho de parto, 509-511, 509t
        administração IV, 509-510, 509t
        parada da fase ativa, 510-511
        pressões de contração uterina, 510
        riscos vs. benefícios, 510
    para trabalho de parto, terceiro período, 527
    parturição, 416
Oclusão traqueal endoscópica, cirurgia fetoscópica, 323-324, 323f
Oclusão traqueal endoscópica fetal (FETO), 323-324, 323f
Octreotida, para acromegalia, 1133
Óleo de prímula, teratogenicidade, 248t
Olhos, maternos, 73
Oligoidrâmnios, 189, 225, 230-232
    amnioinfusão para, 476

anomalias congênitas, 231
após a metade da gestação, 231, 231t
apresentação clínica, 230
desfechos da gravidez, 231-232
diagnóstico ultrassonográfico, 230
etiologia, 230-231
gestação pós-termo, 231, 837-838, 838f, 839, 839f
hipoplasia pulmonar, 232
início precoce, 231
lesões com deformidades, 631
"limítrofe", 232
manejo, 232
medicamentos, 231
prognóstico, 230
Olsalazina, para colite ulcerativa, 1050
Onapristona, parturição, 402
Ondansetrona, para hiperêmese gravídica, 1045
Onfalocele, ultrassonografia fetal, 205-206, 206f
Online Mendelian Inheritance in Man (OMIM), 254
Oócitos, 81, 82, 83f
Opioides-narcóticos, teratogenicidade, 248-249
OPPTIMUM, estudo, 818
Orifícios cervicais, 23-24
Ortho Evra, 692
Oseltamivir, 1214
Osteíte púbica, 662
Osteocondrodisplasia, 210
Osteogênese imperfeita, 210, 211, 211f, 1151
Osteoporose
    associada à gravidez, 1129-1130, 1129f
    induzida por heparina, 1015
Ostomia, gravidez, 1051
Ovários, 24f, 28, 51-52
    cistos tecaluteínicos, 52, 391f
    reação decidual, 51-52
    relaxina, 52
Ovotesticular, definição, 39
Ovulação, 124f
Oxcarbazepina, teratogenicidade, 1160t
Óxido nítrico
    materno, 63-64
    na pré-eclâmpsia, 716
    para síndrome da disfunção respiratória, neonato pré-termo, 637
Óxido nitroso, para trabalho de parto, 488
Oxigenação por membrana extracorpórea (ECMO)
    EXIT para, 328
    medicina intensiva e traumatismo, 920
    para distúrbios cardiovasculares, 965
    para hérnia diafragmática congênita, 198
    para síndrome da aspiração de mecônio, 620
    para síndrome da disfunção respiratória aguda, 920, 994
Oxigênio, fornecimento, materno, 65
    diferença no oxigênio arteriovenoso materno, 65
    massa total de hemoglobina, 65
Oximetria de pulso fetal, 471, 471f

P

Padrões de compressão do cordão umbilical, frequência cardíaca fetal, 465
Pâncreas, fetal, 135

Pancreatite, 1070-1071, 1071t
  fígado gorduroso agudo, 1062
Papilomavírus humano (HPV), 1244-1245
  condiloma acuminado, 1244, 1245
  incidência, 1244
  infecção neonatal, 1245
  neoplasia intraepitelial humana, 1193
  tratamento do condiloma acuminado, 1245
  vacina, 1245
Pápulas e placas urticariformes e pruriginosas da gravidez (PPUPG), 1185t, 1186, 1186f
Parada (do trabalho de parto)
  distúrbios, 434, 442, 443-444, 443f, 443t
  fase ativa, 442, 443-444, 443f, 443t
    ocitocina para, 510-511
  transversa, 431
Paradoxo da obesidade, 938
ParaGard T 380A, 681-685. Ver também Dispositivos intrauterinos (DIUs)
  contracepção de emergência, 696t, 697
  dispositivo, 681, 681f
  inserção, 685, 687f
Paralisia cerebral
  definição, 640-641
  gasometria no sangue do cordão umbilical, 624
  glóbulos vermelhos nucleados e linfócitos, 624
  incidência e correlatos epidemiológicos, 622-623, 623f, 623t
  índices de Apgar, 624, 624t
  monitoração da frequência cardíaca fetal intraparto, 623-624
  neonato pré-termo, 640-642
    incidência, 641
    neuroproteção, 642
    riscos, 641-642
  neuroimagem, 624-625
  recém-nascido, 622-624
  tipos, 622, 642
Paralisia de Bell, 1167, 1167f
Paralisia de Duchenne, recém-nascido, 630
Paralisia de Erb, recém-nascido, 630
Paralisia de Klumpke, recém-nascido, 630
Paralisia facial, recém-nascido, 630, 630f
Paramétrio, 25
Parâmetros oculares fetais, por idade gestacional, 1268t
Paratormônio (PTH), 1128
  exames soro e sangue, 1258t
  materna, 71
Parede abdominal, 53
  diástase do músculo reto, 53
  estrias da gravidez, 53
Parede abdominal fetal, exames de imagem normal e anomalias
  anomalia de body stalk, 206
  atresia jejunal, 205
  gastrosquise, 205, 206f
  normal, 205, 206f
  onfalocele, 205-206, 206f
  ultrassonografia, 205-206
  anomalia de body stalk, 206
Paridade crescente, gestações múltiplas, 866, 866f
Parte de apresentação, 422
Parto. Ver também tipos e tópicos específicos
  asma, 991
  com anticoagulação, 1015-1016
  e trombose venosa profunda, 1014
  com diabetes pré-gestacional, 1106-1107, 1107t
  com hemoglobinopatias falcêmicas, 1083
  com hipertensão crônica, 983-984
  com HIV, materno, 1249
  com pré-eclâmpsia, 729
    postergação, 730-733, 732f, 732t, 733f
    (Ver também em Pré-eclâmpsia)
    glicocorticoides, para maturação pulmonar, 733, 733t
  de gestação de trigêmeos ou de maior ordem, 890-891
  diabetes gestacional, 1113
  para ruptura prematura de membranas pré-termo, 819-821
  para trabalho de parto pré-termo com membranas intactas, 827
  placenta e membranas, 415-416, 415f, 416f
  restrição de crescimento fetal, 856
Parto com fórceps, 557-562
  aplicação das colheres e extração, 557-560, 557f-559f
  apresentações de face, 561
  desenho, 557, 557f
  fórceps, 557, 557f
  para extração pélvica parcial, 546-547, 547f
  posições occipitossacras, 560-561, 560f-561f
  posições occipitotransversas, 561-562, 562f
Parto domiciliar, 8
  parto vaginal, 524
Parto, gestação múltipla, 887-889
  analgesia e anestesia, 888
  apresentação fetal, avaliação, 888
  cesariana, 547f, 890
  gestação de trigêmeos ou de ordem maior, 890-891
  indução ou etsimulação do trabalho de parto, 888
  momento do parto, 887-888
  parto vaginal após cesariana, 890
  parto vaginal, segundo gêmeo, 889-890, 890f
  preparações, 887
  via
    apresentação cefálico-cefálica, 888
    apresentação cefálico-não cefálica, 888-889, 889t
    apresentação pélvica, primeiro gêmeo, 889
Parto na água, 524
Parto pélvico, 539-550. Ver também Apresentação pélvica
  classificação, 539-540
    completa, 539, 540f
    feto observando estrelas, 540
    franca, 539, 539f
    incompleta, 539, 540f
  complicações, 542
  diagnóstico
    exames, 540
    fatores de risco, 540
  exames de imagem, 542
  feto voador, 540
  parto cesáreo, fatores, 542, 543t
  resumo da tomada de decisão, 542, 543t
  versão cefálica externa, 549-550
    analgesia de condução, 550
    complicações, 549
    indicações, 549
    moxabustão, 550
    técnica, 549-550, 550f
    tocólise, 550
  via de parto, 540-541
    feto em apresentação pélvica a termo, 541
    feto em apresentação pélvica pré-termo, 541
Parto pélvico, manejo do trabalho de parto e parto, 543-549
  extração pélvica parcial, 544-548
    braço nucal, 546, 546f
    desprendimento da cabeça derradeira
      fórceps, 546-547, 547f
      incisão de Dührssen, 548, 548f
      manobra de Mauriceau, 546, 546f
      manobra de Praga modificada, 547-548, 548f
      manobra de Zavanelli, 548
      sinfisiotomia, 548
  extração pélvica total, 548-549
    apresentação pélvica completa, 548-549, 548f
    apresentação pélvica franca, 544, 549
    apresentação pélvica incompleta, 548-549
  indução e aceleração do trabalho de parto, 543
  manejo do trabalho de parto, 543
  métodos vaginais, 543
  parto pélvico espontâneo, 543-544, 544f
Parto, postergação
  coagulopatias, 785
  pré-eclâmpsia, 730-733, 732t, 733t
Parto pré-termo com membranas intactas, manejo, 822-828
  amniocentese, detecção de infecção, 822
  antimicrobianos, 825
  cerclagem, emergencial ou de resgate, 825
  corticosteroides, para maturação pulmonar fetal, 823-824
  parto, 827
  pessários cervicais, 825
  prevenção de hemorragia intracraniana, 827-828
  repouso no leito, 825
  sulfato de magnésio, para neuroproteção, 824-825, 824t
  tocólise, para trabalho de parto pré-termo, 825-827
    agonistas dos receptores β-adrenérgicos, 826
    atosibana, 827
    bloqueadores dos canais de cálcio, 827
    doadores de óxido nítrico, 827
    fundamentos, 825-826
    inibidores das prostaglandinas, 826-827
    sulfato de magnésio, 826
  trabalho de parto, 827
Parto pré-termo espontâneo
  citocinas, origem, 811
  disfunção cervical, 810
  distensão uterina, 809
  estresse materno-fetal, 809-810
  flora vaginal, 811
  infecção, 810-811
  respostas inflamatórias, 810-811
Parto rápido. Ver Ocitocina
Parto vaginal, 516-533
  bloqueio espinal, 490-491
  câncer cervical invasivo, 1195

cirurgia prévia de reconstrução da pelve, 525
cuidado das lacerações perineais, 533
cuidado pós-parto imediato, 527-533
　episiotomia, 529-531, 529f
　fundamentos, 527
　lacerações no canal de parto, 527-529, 528f
　reparos de laceração e episiotomia, 530f-533f, 531-532
descolamento prematuro da placenta, 772-773
distocia de ombro, 431, 520-524 (Ver também Distocia de ombro, parto vaginal)
extração a vácuo, 562-564
　desenho do extrator a vácuo, 562-563, 562f, 563t
　técnica, 563-564, 563f, 563t
fetos anômalos, 525
gestação múltipla, segundo gêmeo, 889-890, 890f
mutilação genital feminina, 524-525, 525t
parto domiciliar, 524
parto na água, 524
posição occipitopúbica, 517-519
　clampeamento do cordão, 518-519
　desprendimento da cabeça, 517-518, 517f
　liberação dos ombros, 518, 518f
　manobra de Ritgen modificada, 517, 517f
posição occipitossacra persistente, 431, 519-520
　morbidade, 519
　parto, 519-520
posição occipitotransversa, 519
preparação, 516
terceiro período do trabalho de parto, 525-527
　expulsão da placenta, 525-526, 526f
　manejo, geral, 526
　manejo, uterotônicos, 526-527
　　ergonovina e metilergonovina, 527
　　misoprostol, 527
　　ocitocina, alta dose, 527
　　remoção manual, 527, 528f
Parto vaginal após cesariana (PVAC), 591-592, 592t. Ver também Cesariana prévia
　2018, 600, 600f, 600t
　gestação múltipla, 890
Parto vaginal instrumentado, 553-564
　classificação e pré-requisitos, 553-554, 554f, 554t
　incidência, 553
　indicações, 553
　mecanismos de lesão aguda, perinatal, 556
　morbidade, 555-556
　　materna, 555
　　　distúrbios do assoalho pélvico, 555
　　　lacerações, 555
　　perinatal
　　　lesão perinatal aguda, 555-556
　　　mecanismos de lesão aguda, 556
　　　morbidade infantil, de longo prazo, 556
　parto com fórceps, 557-562
　　aplicação das colheres e extração, 557-560, 557f-559f
　　apresentações de face, 561
　　desenho, 557, 557f
　　fórceps, 557, 557f

posições occipitossacras, 560-561, 560f-561f
posições occipitotransversas, 561-562, 562f
tentativa, 556
treinamento, 557
Partograma
　trabalho de parto anormal, 443
　trabalho de parto normal, 439
Parturição. Ver Trabalho de parto
Parvovírus B19, 1216
Pé torto, 211-212, 211f, 631
Pedúnculos vilosos primários, 90
Pegfilgrastim, para câncer, 1191
Pegvisomanto, para acromegalia, 1133
Pele materna, 53-54
　alterações capilares, 54
　　eflúvio telógeno, 54
　　períodos de crescimento capilar, 54
　alterações vasculares, 53-54
　　aranhas vasculares, 53-54
　　eritema palmar, 54
　hiperpigmentação, 53
　　cloasma, 53
　　linha alba, 53
　parede abdominal, 53
　　diástase do músculo reto, 53
　　estrias da gravidez, 53
Pelve
　classificação de Caldwell-Molloy, 31, 31f
　dilatação da pelve renal, 208, 208f, 208t, 287, 287f
　formatos, 31, 31f
　inervação, 27-28, 27f
　　nervos esplâncnicos, 27f, 28
　　nervos hipogástricos, 27f, 28
　　parassimpática, 27f, 28
　　plexo hipogástrico inferior, 27f, 28
　　plexo hipogástrico superior, 27f, 28
　　plexo uterovaginal, 27f, 28
　　plexo vesical, 27f, 28
　　simpática, 27, 27f
　suprimento sanguíneo, 24f, 25-27, 26f
　　artéria de Sampson, 26, 26f
　　artéria ovárica, 26, 26f
　　artéria uterina, 25-26, 26f
　　ramos da artéria ilíaca interna, 26f, 27
　　veias, 26
Penetrância, herança autossômica dominante, 265
Penfigoide gestacional, 1184-1186, 1185f, 1185t
Penicilina
　para estreptococos do grupo B, 1221-1222
　reações à, 1239, 1239t
Penicilina G
　para doença de Lyme, 1225
　para sífilis, 1238, 1238t
　reações à, 1239, 1239t
Pentalogia de Cantrell, 206
Peptídeo natriurético atrial (ANP)
　exames séricos e sanguíneos, 1259t
　materno, 63
　na pré-eclâmpsia, 719
Peptídeo natriurético cerebral (BNP)
　células epiteliais do âmnio, 97
　exames séricos e sanguíneos, 1259t
　materno, 63
Peptídeo natriurético pró-atrial, na pré-eclâmpsia, 719

Pequeno para a idade gestacional (PIG), 803. Ver também Restrição de crescimento fetal
　definição, 803
　velocidade de crescimento fetal, 846-847
Peramivir, 1214
Perda de peso, recém-nascido, 615
Perda do tampão, 51
Perda gestacional
　precoce, 346-347, 349-351
　　comprimento cabeça-nádega, 350
　　diretrizes, 350t
　　vesícula vitelina, 350, 350f
　recorrente, 347, 352-353, 352t, 353t
Perda sanguínea obstétrica. Ver também Hemorragia obstétrica
　anemia, 1077
　estimativa, 758
　parto
　　com pré-eclâmpsia/eclâmpsia, 743
　　por tipo de parto, 756, 756f
Perfil biofísico fetal, 337-339
　componentes e escores, 337-338, 338t, 339f
　interpretação, 338, 338t
　modificado, 338-339
Períneo, anatomia, 18f, 19-23
　diafragma da pelve, 21
　nervos e vasos pudendos, 22-23, 22f
　trígono anterior, espaço profundo, 20, 20f
　　anel himenal, 20, 20f
　　clítoris, 20, 20f
　　complexo do esfíncter urogenital estriado, 20, 20f
　　esfíncter da uretra, 20, 20f
　　lábio menor, 20, 20f
　　membrana perineal, 20, 20f
　　músculo bulboesponjoso, 20, 20f
　　músculo compressor da uretra, 20, 20f
　　músculo do esfíncter uretrovaginal, 20, 20f
　　músculos isquicavernosos, 20, 20f
　　músculos levantadores do ânus, 20, 20f
　　músculos transversos superficiais do períneo, 20, 20f
　　ramo isquipúbico, 20, 20f
　　uretra, 20-21, 20f
　trígono anterior, espaço superficial, 19-20, 19f, 765f
　　bulvo do vestíbulo, 19, 19f, 20
　　clítoris, 19, 19f
　　corpo do períneo, 19, 19f
　　fáscia de Colles, 19, 19f
　　fáscia de Scarpa, 19, 19f
　　glândulas de Bartholin, 19-20, 19f
　　membrana perineal, 19, 19f
　　músculo bulboesponjoso, 19-20, 19f
　　músculos isquiocavernosos, 19f, 20
　　músculos transversos superficiais do períneo, 19f, 20
　　ramo isquipúbico, 19, 19f
　trígono posterior, 21-22, 21f
　　canal anal, 21-22, 21f
　　complexo do esfíncter anal, 21f, 22
　　fossas isquianais (isquiorretais), 21, 21f
Períneo, anormalidades congênitas, 41
　anomalias do clítoris, 41
　epispádia, 41
　extrofia cloacal, 41
　malformações himenais, 41
Períneo, materno, 52-53
　pH ácido e *Lactobacillus acidophilus*, 52

prolapso de órgão pélvico, 52-53
Sinal de Chadwick, 52
Período fetal, épocas, semanas de gestação, 128, 161
  12, 128, 128f
  16, 128
  20, 128
  24, 128
  28, 128
  32 e 36, 128
  40, 128
Período fetal, para teratogenicidade, 236, 236f
Período perinatal, 3
Período pré-implantação, teratogenicidade, 235, 236f
Peritonite por mecônio, 998
Peritonite, pós-parto, 671-672
Peroxidase tireoidiana (TPO), 1119
Peróxido de benzoíla, 1187
Pescoço, ultrassonografia fetal
  anomalias, 196-198, 198f
  normal, 196, 196f, 197f
Peso ao nascer
  alto
    macrossomia, 857
    macrossomia empírica, 857, 857t
    risco de distocia de ombro, 520-521
  baixo, 3, 4, 4t, 803
    gestação múltipla, 872, 872f, 873f
  cesariana anterior, 596
  definição, 3
  extremamente baixo, 3, 803
  muito baixo, 3, 803
  normal, 845-846, 846f, 846t
  vs. crescimento fetal, 846-847
Pessário Arabin, 825
Pessário Bioteque, prevenção do parto pré-termo, 886
Pessários cervicais, para trabalho de parto pré-termo com membranas intactas, 825
pH sérico
  convulsão por eclâmpsia, 719-720
  exames, sangue e soro, 1260t
  na pré-eclâmpsia, 719
Picamalácia
  cuidado pré-concepcional, 152
  cuidado pré-natal, 174
  definição, 152
Picos basais abruptos, 462, 464f
Pielografia intravenosa, 1026
Pielonefrite
  crônica, nefropatia de refluxo, 1029-1030
  pós-parto, 667
  xantogranulomatosa, 1029
Pílulas bifásicas, 690
Pílulas de apenas progesterona, 682t-683t, 693
Pílulas monofásicas, 690
Pílulas quadrifásicas, 690
Pílulas trifásicas, 690
Pimenta intoxicante, teratogenicidade, 248t
Pioderma facial, 1188
Piridostigmina, para *miastenia gravis*, 1165-1166
Pirimetamina-sulfonamida, para toxoplasmose, 1226
Pirose (azia), 68, 1046
  na gravidez, 174
Piruvato-cinase, deficiência, 1080
Placa basal, placenta, 111

Placa coriônica, placenta, 111
Placenta, 90-95
  após abortamento no segundo semestre, avaliação, 364
  bilobada, 112
  circulação, 94-95, 94f
    âmnio, 94, 94f
    anatomia, 94, 94f
    fetal, 94
    materna, 94, 94f
  circum-maginada, 113, 113f
  circunvalada, 113, 113f
  com implantação baixa, 774 (*Ver também* Placenta prévia)
  corionicidade, gestações múltiplas, 865f, 869, 869f
  crescimento e maturação, 93
    Células de Hofbauer, 93
    vasos fetais, 90f, 93
  debris, na pré-eclâmpsia, 714
  desenvolvimento, 80-106 (*Ver também* Implantação e desenvolvimento placentário)
  em forma de anel, 112-113
  expulsão, 415-416, 415f, 416f, 525-526, 526f
  gestação pós-termo, disfunção, 837, 837f
  hormônios, 98-104, 99t (*Ver também* Hormônios placentários; *hormônios específicos*)
  interface materno-fetal
    antígenos leucocitários humanos, 95
    células dendríticas, 95
    células imunes deciduais, 95
    células *natural killer*, 95
    células *natural killer* deciduais, 95
    células T maternas, 95
    imunogenicidade, trofoblastos, 95
    macrófagos deciduais, 95
  invasão da artéria espiralada, 89f, 91-92
  invasão endometrial, 91
  lacerações traumáticas, 927-929, 928f
  lesões, 111-112
  lobos sucenturiados, 112, 112f
  metástases, 116, 1192
  migração, placenta prévia, 773-774
  multilobada, 112
  na gravidez, 401, 401f
  no desenvolvimento embriofetal, 139-141
    espaço interviloso, 139-140
    transferência placentária, 140-141, 140t
      mecanismos, 140
      transferência de oxigênio e dióxido de carbono, 140-141, 140f
      transferência seletiva e difusão facilitada, 141
  normal, 111-112
  perfusão, pré-eclâmpsia, 725-726, 725t
  quebras na "barreira", 94-95
    aloimunização com antígeno D eritrocitário, 95
    microquimerismo, 95
  ramificações das vilosidades, 92-93, 92f
  reguladores da invasão trofoblástica, 90-91
  remoção manual, 758-759, 759f
  ressonância magnética, 220
  síntese de prostaglandina, 401, 401f
Placenta acreta, 778f, 779
  gravidez em cicatriz de cesariana, 778
  histerectomia para, 363
Placenta acreta focal, 778f, 779
Placenta acreta total, 778f, 779

Placenta aderente, 527
Placenta, anormalidades, 111-120
  calcificação, 115
  cordão umbilical, 117-120
    apresentação funicular, 120
    circulares, 119-120
    cistos, 118
    comprimento, 117
    espiralamento, 117
    estenoses, 119
    inserção, 118, 118f
    nós, 119
    número de vasos, 117-118, 117f
    remanescentes, 118
    vasa prévia, 118-119, 119f
    vascular
      aneurisma da artéria umbilical, 120
      hematomas do cordão, 120
      trombose dos vasos do cordão umbilical, 120
      variz de veia umbilical, 120
  distúrbios circulatórios, 113-115
    interrupção do fluxo sanguíneo fetal
      hematoma subamniótico, 115
      lesões vasculares vilosas, 115
      vasculopatia trombótica fetal, 114f, 115
    interrupção do fluxo sanguíneo materno, 114-115
      depósito fibrinoide interviloso, 114, 114f
      hematoma, 114-115, 114f
      infarto, 114
      infarto do assoalho materno, 114
      trombose intervilosa, 114
  exame patológico, indicações, 112t
  lesões, 111-112
  placentação extracorial, 113, 113f
  restrição de crescimento fetal, 848, 851
  tumores, 115-116
    corioangioma, 115-116, 116f
    metastáticos, 116
  variantes de formato e tamanho, 112-113, 112f
Placenta, descolamento prematuro da, 767-773. *Ver também* Descolamento prematuro da placenta
Placenta em raquete, 118
Placenta increta, 778f, 779
Placenta membranácea, 112-113
Placenta morbidamente aderida, 777-782
  apresentação clínica e diagnóstico, 780-781, 780f, 781f
  classificação, 778-779, 778f, 779f
  desfechos da gravidez, 782, 783t
  etiopatogênese, 777-778
  fatores de risco, 779-780, 780f
  incidência, 779
  manejo, 781-782
    cateterismo profilático pós-operatório, 781
    cesariana e histerectomia, 781-782
    conservador, 782
    momento do parto, 781
    transferência para o parto, 781, 781t
  placenta prévia, 775
Placenta percreta, 778f, 779
  placenta morbidamente aderida, 779, 780f
Placenta prévia, 773-777
  características clínicas, 775

classificação
  placenta de implantação baixa, 774
  placenta prévia, 774, 774f
D&E com, 363
desfechos, maternos e perinatais, 777
diagnóstico, 776, 776f
histerectomia, 777
incidência e fatores associados
  demografia, 774-775
  fatores clínicos, 775
manejo, 776-777
migração placentária, 773-774
parto, 777
persistência, probabilidade, 773-774, 774f
Placentação extracorial, 113, 113f
Placentação hemocorial, 85
Placentomegalia, 113
Planejamento familiar, 8-9
Plano fetal, 414, 415f, 436
  início do trabalho de parto, distúrbios da expulsão, 447
Plano transverso do abdome, 16, 16f
Plaquetas
  fetais, 131, 132f
    hemopoiese, 131, 132f
  maternas, 60
    na coagulação e fibrinólise, 60
    para hemorragia obstétrica, 789t, 790
    pré-eclâmpsia, disfunção, 726
    sistema imunológico, 60
Plasma fresco congelado, para hemorragia, 790
Plasma líquido (PLQ), 790
Plasmaférese, para pré-eclâmpsia/eclâmpsia e síndrome HELLP, 744
Plasmodium falciparum, 1226-1227, 1227f
Plasmodium knowlesi, 1226-1227, 1227f
Plasmodium malariae, 1226-1227, 1227f
Plasmodium ovale, 1226-1227, 1227f
Plasticidade cardíaca, 61
Plexo corióideo, produção de líquido cerebrospinal, 193
Plexo de Frankenhaüser, 27f, 28
Plexo hipogástrico inferior, 27f, 28
Plexo hipogástrico superior, 27f, 28
Plexo pélvico, 27f, 28
Plexo uterovaginal, 27f, 28
Plexo vesical, 27f, 28
Plexopatia braquial, neonato, 630
Pneumonia, 992-995
  adquirida na comunidade, 992
  adquirida no hospital (PAH), 992
  associada aos serviçoes de saúde (PASS), 992
  bacteriana, 992-994, 992f, 993t
  classificação, 992
  fúngica e parasitária
    fúngica, 995
    por *Pneumocystis,* 994-995
  incidência, 992
  influenza, 994
  síndrome da angústica respiratória aguda, 995
  varicela, 994
Pneumonia por blastomicose, 995
Pneumonia por coccidioidomicose, 995
Pneumonia por criptococose, 995
Pneumonia por *Haemophilus influenzae*, 992-994, 993t
Pneumonia por histoplasmose, 995
Pneumonia por influenza, 994

Pneumonia por *Legionella*, 992-994, 993t
Pneumonia por *Pneumocystis jiroveci*, 994-995
Pneumonia por *Streptococcus pneumoniae*, 992-994, 993t
Pneumonia por varicela, 994
Pneumonite intersticial, 997
Pneumonite micótica, 1228
Poliarterite nodosa, 1149
Policitemias
  materna
    policitemia secundária, 1081
    policitemia vera, 1081
  recém-nascido, 626
    com diabetes pré-gestacional materno, 1102
Polidactilia, 210
Polidrâmnios, 189, 225, 226-230
  apresentação clínica, 227, 227f, 228f
  classificação, 227-228, 228t
  complicações, 229-230
  desfechos da gravidez, 230
  diabetes pré-gestacional, 1102
  etiologia, 228-229
    anomalias congênitas, 228, 229t
    diabetes melito, 228-229
    gestação múltipla, 229
    polidrâmnio idiopático, 229, 230
  gestações múltiplas, 871
  grave, 227, 227f, 228f, 228t
  manejo, 230
  miastenia gravis, 1166

Poligalactia, 659
Polimastia, 659
Polimiosite, 1150-1151
Polineuropatia desmielinizante inflamatória crônica, 1166
Poliploidia, 259
  definição, 254
  gestações tetraploides, 259
  triploidia diândrica, 259
  triploidia digínica, 259
Pólipo endocervical, 1192-1193
Politelia, 659
Polo cefálico, 422
Polo podálico, 422
Ponto de flexão, 563, 563f
Ponto de Palmer, 903
Porção supravaginal, 23, 24f
Porencefalia, ultrassonografia, 196
Portador heterozigoto, herança autossômica recessiva, 265
Pós-datismo, 835. *Ver também* Gravidez pós-termo
Posição (apresentação) fetal, 423-424, 423f-425f. *Ver também* Parto vaginal; *posições específicas*
  cefálica, 422, 422f, 422t
  composta, 454, 454f
  de face, 422, 422f, 422t
    desproporção fetopélvica, 450-454, 451f
    (*Ver também*Desproporção fetopélvica)
    parto com fórceps, 561
    posições, 425f
  de ombro, 422, 422t, 425f
  de vértice, 422, 422t
    occipitopúbica direita, 423f, 427
    occipitopúbica esquerda, 423f, 427
    occipitossacra direita, 424f, 430f, 431

occipitossacra esquerda, 423f, 431
occipitotransversa direita, 424f, 427
occipitotransversa esquerda, 427, 430f
definição, 422
gestação múltipla, 888
pélvica, 422, 422f, 422t, 425f
  cesariana, 542, 543t
  primeiro gêmeo, gestação múltipla, 889
Posição materna, trabalho de parto, 437
Posição occipitossacra persistente, 431
  parto vaginal, 519-520
    morbidade, 519
    parto, 519-520
Pós-matura, 835. *Ver também* Gravidez pós-termo
Potássio
  gravidez e lactação, 167t, 168
  materno, 57
Potencial de crescimento fetal
  customizado, 847
  genômico, 845, 846
Potencial de membrana, regulação, parturição, 404-405, 405f
Prasugrel, para hemoglobinopatias falciformes, 1081
Precauções para viagens, na gravidez, 1228
Precursor esteroide suprarrenal fetal, 105
Prednisona
  para artrite reumatoide, 1147
  para doença de Crohn, 1050
  para lúpus, 1142
  para penfigoide gestacional, 1186
Pré-eclâmpsia, 711, 712t, 728-734. *Ver também* Distúrbios hipertensivos da gravidez
  acidente vascular cerebral isquêmico, 1161
  avaliação, 728-729
  bloqueio peridural lombar contínuo e, 496-497
  coagulopatias, 785
  dano hepatocelular, 1058
  de início precoce, manejo expectante, 983
  definição, 728
  depressão, 1174
  diabetes pré-gestacional, 1103, 1103f
  diagnóstico, 728
  gestação múltipla, 872-873
  indicadores da gravidade, 711-712, 712t
  insuficiência cardíaca, 964
  lesão renal aguda, 720, 1036
  manejo, 729-733
    corticosteroides, 733, 734f
    hospitalização vs. tratamento ambulatorial, 729-730, 730t
    interrupção da gravidez, 729
    parto, consideração, 729
    parto, postergação, 730-733
      expectante, pré-eclâmpsia grave no segundo trimestre, 732-733
      expectante, pré-eclâmpsia grave pré-termo, 731-732, 732t
      expectante, recomendações, 732f, 733, 733t
      glicocorticoides, para maturação pulmonar, 733, 733t
    terapia anti-hipertensiva, 730
    terapias experimentais, 733-734
  prevenção, 726-728, 979
    com hipertensão crônica sobreposta, 979
  restrição do crescimento fetal, 851

risco de AVC, 1160
sobreposta, hipertensão crônica e, 712-713, 978-979, 979f
manejo, na gravidez, 983
trombocitopenia, recém-nascido, 627
vs. lúpus eritematoso sistêmico, 1141, 1141t
Prega nucal, rastreamento de aneuploidia no segundo trimestre, 286, 287f
Pregnancy Risk Assessment Surveillance System (PRAMS), 652, 653t
Pré-hipertensão, 977
Premature Birth Report Card, 7
Pré-natal, diagnóstico, 277-296. *Ver também* Diagnóstico pré-natal
Preservação cerebral, 847-848
Preservativo
feminino, 694, 694f
masculino, 682t-683t, 693-694
Pressão arterial. *Ver também* Hipertensão; Distúrbios hipertensivos da gravidez; Hipotensão
contraceptivos orais e, 691
Pressão arterial materna, 60, 62-63, 62f
gestações múltiplas, 871
hipotensão supina, 63
Pressão axial fetal, 413
Pressão negativa tópica (PNT), 670-671
Pressão positiva contínua nas vias aéreas (CPAP), para síndrome da disfunção respiratória no neonato pré-termo, 637
Pressão suprapúbica, para distocia de ombro, 521
Prevenção com aloimunização anti-D, 300, 305-306
Prévia marginal, 774. *Ver também* Placenta prévia
Primípara, 160-161
PRIMS, estudo, 1164
Privação social, restrição de crescimento fetal, 850
Procalcitonina, 59
Procedimento de Huntington, 762
Procedimento de neutralização plaquetária, 1144
Procedimentos por cateter intracardíaco fetal, fetoscópicos, 326-327
Procedimentos restritivos disabsortivos, 944, 944f
Pró-coagulantes. *Ver também tipos específicos*
maternos, 59-60, 60t
Produtos componentes do sangue, para hemorragia, 788-789, 789t
Progesterona
abstinência, antes da parturição, 401
biossíntese placentária, 102-103, 103f
ciclo endometrial, 83-84
ciclo ovariano-endometrial, 83
injetável, 693
menstruação, 85
para prevenção de parto pré-termo, sem nascimento pré-termo prévio, 817-818, 817t, 818t
parturição, abstinência, 408
pílulas de apenas progesterona, 682t-683t, 693
soro e sangue, 1259t
trabalho de parto, 401-402
Progesterona, implantes, 685-689
etonogestrel, 685-688

eventos adversos específicos do método, 688
inserção
momento, 688
técnica para o Nexplanon, 688-689, 688f
levonorgestrel, 688
Programação fetal, 166, 941
Programas de saúde pública com base geográfica, para prevenção de parto pré-termo, 819, 819f
Prolactina (PRL)
fetal, 136
leite materno, 657
materno, 69
decidual, 87
soro e sangue, 1259t
Prolactinomas, 1132, 1133f
Prolapso de órgão pélvico, 52-53
Prolapso de valva mitral, 957
Proliferação neuronal, 129, 129f
Prolongamento da fase ativa do trabalho de parto, 442-446
distúrbio de parada, 442, 443-444, 443f, 443t
distúrbio de protração, 442, 443, 443t, 444
distúrbios da descida no segundo período, 446-447
Obstetric Care Consensus Committee, 444, 444f
regra dos 6
fundamentos, 444t-446t, 445-446, 445f, 446f
vs. 4 cm, 444
Safe Prevention of the Primary Cesarean Delivery, 442
Prometazina, para trabalho de parto, 488
Propiltiouracila (PTU), para tireotoxicose na gravidez, 1120
Propionato de clobetasol, 1188
Proporção entre os sexos, gestações múltiplas, 867
Proporção fetopélvica, 443
Propranolol
para enxaqueca, 1158
para hipertensão crônica, na gravidez, 980
Prostaciclina (PGI$_2$), 63
na pré-eclâmpsia, 716
Prostaglandina
materna, 63 (*Ver também tipos específicos*)
menstruação, 85
trabalho de parto, 402, 402f
parturição, 416-417, 417f
pré-eclâmpsia, 716
síntese amniótica, 401, 401f
Prostaglandina E$_1$ (PGE$_1$), 507. *Ver também* Misoprostol
anticorpos antifosfolipídeo e, 1144
para amadurecimento cervical, 507
para atonia uterina, 760
para indução e aceleração do trabalho de parto, 508-509
Prostaglandina E$_2$ (PGE$_2$), 63
células epiteliais do âmnio, 96
para abortamento induzido, 363
para amadurecimento cervical
gravidez pós-termo, 840
para tentativa de trabalho de parto após cesariana, 551
pré-indução, 506-507, 506f
para atonia uterina, 760
parturição, 407, 416-417, 417f

Prostaglandina F$_{2\alpha}$ (PF$_{2\alpha}$)
menstruação, 85
parturição, 416-417, 417f
Prostaglandina H sintase (PGHS), 402
parturição, 416
Proteína
fetal, 139
ingesta, gravidez e lactação, 167-168, 167t
metabolismo materno, 55
urinária materna
dosagem, 67
proteinúria, 66-67, 67f
Proteína 10 induzida pela interferona, células *natural killer* deciduais, 91
Proteína C, anticorpos antifosfolipídeos, 1144
Proteína C ativada, 60, 60t
Proteína C-reativa, materna, 59, 1259t
Proteína morfogenética óssea 15 (BMP-15), 81
ovulação, 81f, 82
Proteína quimiotática dos monócitos 1 (MCP-1), menstruação, 85
Proteína relacionada com o paratormônio (PTH-rp)
exames soro e sangue, 1258t
fetal, 139
placentária, 99t, 102
Proteína S, anticorpos antifosfolipídeos e, 1144
Proteína surfactante A (SP-A), fetal, parturição, 408
Proteína Z, trombofilia, 1008
Proteínas antiangiogênicas
hipertensão relacionada com a gravidez, 716-717, 717f
pré-eclâmpsia, 716-717, 717f, 726
Proteínas associadas à contração (PACs), 405
parturição, 405
Proteínas plasmáticas, fetais, 133
Proteínas reguladoras maternas, 60, 1005f. *Ver também tipos específicos*
imunes, 60, 1005f
proteína C ativada, 60, 60t
Proteínas transportadoras de glicose (GLUTs), fetais, 138
Proteinúria, 66-67, 67f, 720
hipertensão relacionada com a gravidez, 720
pré-eclâmpsia, 726
Proteoglicanos, amadurecimento cervical, 409, 409f
Protocolo Enhanced Recovery After Surgery (ERAS), para cesariana, 570
Protocolos de transfusão massiva, 789, 790-791, 790t
Protrombina G20210A, mutação, trombofilia, 1005f, 1006t, 1007-1008
Provas de função da tireoide, 70-71, 70f
Provas de função renal, 1026, 1260t
exames, sangue e soro, 1260t
maternas, 66
pré-eclâmpsia, 725t, 726
Prurido gravídico, 1184
Prurigo gestacional, 1185t, 1186
Pseudocistos, cordão umbilical, 118
Pseudo-hipoparatireoidismo, *imprinting*, 268, 268t
Pseudo-obstrução colônica, 1052
Pseudossaco, 159, 349, 375f
Pseudossaco gestacional, 159, 375f
Pseudotumor cerebral, 1168
Psicose pós-parto, 1179

Psoríase, 1187, 1187f
Psoríase pustular, 1187, 1187f
Psoríase pustular generalizada da gravidez, 1187, 1187f
Ptialismo, na gravidez, 174
Pudendo, 16-17, 17f
Puerpério, 652-663
   cuidado domiciliar, 663
      acompanhamento clínico, 663
      morbidade materna tardia, 663, 663t
      relações sexuais, 663
   cuidado hospitalar, 659-663
      alta hospitalar, 662
      contracepção, 662-663, 662f, 682t-683t, 697
      dor, humor e cognição, 661
      função vesical, 660-661
      geral, 659-660
      imunizações, 662
      lesões musculoesqueléticas, 661-662, 661f, 662f
      neuropatias obstétricas, 661
      perineal, 660
   definição, 652
   diabetes pré-gestacional, 1107
   distúrbios cardiovasculares, 917, 962-963
   involução do trato reprodutivo, 652-654
      canal de parto, 652
      hemorragia pós-parto, late, 392t, 654
      involução do sítio de implantação da placenta, 654
      subinvolução do sítio de implantação da placenta, 654
      útero, 652-654
         achados ultrassonográficos, 653, 653f
         colo do útero, 653, 653f
         contrações puerperais, 654
         decídua e regeneração endometrial, 653-654
         fundamentos, 652-653
         lóquis, 654
   lactação e amamentação, 656-659 (Ver também Lactação e amamentação)
   peritônio e parede abdominal, 655
   sangue e volume sanguíneo, 655-656
      diurese pós-parto, 656
      hematologia e coagulação, 655, 655f
      hipervolemia induzida pela gravidez, 655-656, 655f
   transtornos psiquiátricos, 1174
   trato urinário, 654-655
Puerpério, complicações, 666-676
   abscesso mamário, 676
   infecção puerperal, 666, 923-925, 925f, 925t, 1220
      pélvicas, 666-675 (Ver também Infecções pélvicas puerperais)
   infecções mamárias, 675-676, 676f
Púrpura de Henoch-Schönlein, 1032, 1150
Púrpura fulminante, 133
   coagulopatias, 787
Púrpura trombocitopênica idiopática (PTI)
   fetal, 308-309
   materna, 1086-1087
   recém-nascido, 627
Púrpura trombocitopênica trombótica (PTT), 1088-1089, 1089t

Puxos (trabalho de parto), 413
   esforços maternos, distúrbio de expulsão, 447

Q

Quase morte (*close calls*), 6
Queimaduras, 930-931
   lesões elétricas e por raios, 930-931
   taxas de mortalidade, 930, 930f
Quemerina, 51
Quilotórax, cirurgia fetal percutânea, 324-325, 324f
Quimiorreceptores arteriais, frequência cardíaca fetal e, 459-461
Quimioterapia, na gravidez, 1191
Quinacrina, grânulos, 706
Quinina, para malária, 1227
Quinta moléstia, 1216

R

Rabdoesfíncter, 20, 20f
Rabdomioma cardíaco, 204
Raça, mortalidade materna, 6, 6f
Radiação ionizante, gravidez, 904-905, 904t
Radiodiagnóstico, na gravidez, 906-909
   agentes de contraste radiográfico, 908
   exames de medicina nuclear, 908-909, 909t
   fluoroscopia e angiografia, 906-907, 907t
   radiografias, 906
   TC, 907-908, 907f, 907t, 908f
Radiofármacos, na gravidez, 908-909, 909t
Radiografia, na gravidez, 904-909
   abdominal, gestação múltipla, 870
   diagnóstico de trabalho de parto, 426-427
   dosimetria de raios X, 906, 906t
   efeitos determinísticos, 905
   efeitos estocásticos, 905-906
   exames de imagem cardíaca, 951
   modalidades de imagem, 904
   radiação ionizante, 904-905, 904t
   radiodiagnóstico, 906-909
      agentes de contraste radiográfico, 908
      exames de medicina nuclear, 908-909, 909t
      fluoroscopia e angiografia, 906-907, 907t
      radiografias, 906
      TC, 907-908, 907f, 907t, 908f
   radioterapia, 906
   ressonância magnética, 909-911
      agentes de contraste, 910-911
      indicações fetais, 910f, 911
      indicações maternas, 910f, 911
      segurança, 910
   ultrassonografia, 909
Radioterapia, na gravidez, 906
   para câncer, 1191
   para câncer cervical invasivo, 1194-1195, 1195f
Raios, 408
Raiz de flor de cone púrpura, teratogenicidade, 248t
Ramo isquiopúbico, 19, 19f, 20, 20f
Raquitismo resistente à vitamina D, herança ligada ao X, 266
Rastreamento com DNA fetal livre, aneuploidia, 8, 273-274, 284-286
   desempenho do rastreamento, 284-285
   gestações de baixo risco, 285

   indicações, 285
   limitações, 285
   perspectiva histórica, 284
   rastreamento secundário, 285
   vs. rastreamento baseado em marcadores, 285-286
Rastreamento de chumbo, pré-natal, 170-171
Rastreamento do primeiro trimestre, aneuploidia
   testes tradicionais, 281-282
      anormalidades inexplicáveis, 282
      eficácia, 282
      translucência nuncal, comprimento cabeça-nádega e, 281
      translucência nucal, 281-282, 282f
   ultrassonografia, 282f, 288
Rastreamento do segundo trimestre, aneuploidia, 282-284
   marcadores ultrassonográficos, "sinais leves", 286-288, 287t
      clinodactilia, 287f
      dilatação da pelve renal, 287, 287f
      "espaço da sandália", 287f
      foco intracardíaco ecogênico, 286-287, 287f
      intestino fetal ecogênico, 287-288, 287f
      prega nucal, 286, 287f
   testes tradicionais, 282-284
      AFP sérica materna e defeitos do tubo neural, 283, 283t
      anormalidades inexplicáveis, 283-284
      California Prenatal Screening Program, 282-283
      marcador quádruplo, 282-283
      nível de estriol, 284
      rastreamento integrado, 280t, 284
      rastreamento sequencial, 280t, 284
      taxas de detecção, 282
Rastreamento genético pré-implantação (RGPI), 295-296, 295f
Rastreamento pré-natal de portadores de distúrbios genéticos, 288-291
   atrofia muscular espinal, 289-290
   com base na etnia, 288, 289t
   de portador expandida, 288
   descendentes de judeus asquenazes, 291
   doença de Tay-Sachs, 290-291
   efeito do fundador, 288
   fibrose cística, 289, 289t
   hemoglobinopatias falcêmicas, 290
   objetivo, 288
   pan-étnica, 288
   talassemias
      alfa, 290
      beta, 290
Rastreamento psicossocial, pré-natal, 161
Rastreamento sequencial, 284
   aneuploidia, 280t, 284
   contingente, 280t, 284
   em etapas, 280t, 284
Rastreamento sérico integrado, 284
Rastreamento, exames. *Ver também tipos específicos*
   cuidado pré-concepcional, 153, 153t-154t
   recém-nascido, 614, 614t
Razão circunferência da cabeça/circunferência abdominal (CC/CA), 847
Razão de abortamento, 357

Razão de mortalidade materna, EUA, 4, 5-6
  causas comuns, 5, 5f
  por estado, 5-6, 5f
  por etnia e raça, 6, 6f
  taxas, 5
Razão de probabilidade composta, rastreamento de aneuploidia, 281
Razão leite-plasma das concentrações do fármaco, 658
Razão sístole/diástole (S/D), 213
Razões enfermeiro/paciente, trabalho de parto, 434, 434t
Reação de Arias-Stella, 51
Reação de Jarisch-Herxheimer, 1239
Reação decidual, 51-52
REALIZE, 943
Reanimação cardiopulmonar (RCP), para traumatismo
  incidência, 931
  morte cerebral materna, 931, 1168-1169
  parto cesáreo, 931
Reanimação do recém-nascido, 607-608, 608f
  após cesariana, 575
  protocolo, 608-610, 608f
    avaliação inicial, 608, 609f
    epinefrina, 610
    massagem torácica, 609
    suspensão da reanimação, 610
    ventilação com balão autoinflável e máscara, 608, 610t
    via aérea alternativa, 608-609
Recém-nascido, 606-616. *Ver também tópicos específicos*
  avaliação da condição do recém-nascido, 610-613 (*Ver também* Avaliação, condição do recém-nascido)
  cuidados de rotina, 614-616
    alimentação e perda de peso, 615
    alojamento conjunto e alta hospitalar, 616
    circuncisão masculina, 161f, 615-616
    cuidados com a pele e cordão umbilical, 615
    estimativa da idade gestacional, 614-615
    fezes e urina, 615
    hiperbilirrubinemia neonatal, 615
  cuidados na sala de parto, 607-610 (*Ver também* Cuidados na sala de parto, recém-nascido)
  cuidados preventivos, 613-614
    imunização para hepatite B, 614, 1065
    profilaxia de infecções oculares, 613-614
    rastreamento, 614, 614t
    vírus Zika, 614
    vitamina K, 614
  respiração pulmonar, transição para, 606-607
Recém-nascido pré-termo, 3, 636-642. *Ver também distúrbios específicos*
  complicações da prematuridade, 636, 636t
  distúrbios cerebrais, 639-640
  enterocolite necrosante, 638-639
  paralisia cerebral, 640-642
  retinopatia da prematuridade, 639
  síndrome da disfunção respiratória, 636-638
Receptor 1 do peptídeo da família da relaxina (RSFP1), parturição, 407
Receptor de estrogênio α (ERα)
  ciclo ovariano-endometrial, 83
  no trabalho de parto, 402

Receptor de estrogênio β (ERβ)
  ciclo ovariano-endometrial, 83
  no trabalho de parto, 402
Receptor de progesterona tipo A (PR-A), ciclo ovariano-endometrial, 83
Receptor de progesterona tipo B (PR-B), ciclo ovariano-endometrial, 83
Receptor do fator de crescimento dos fibroblastos (FGFR3), gene
  condrodisplasia, 210-211
  heterogeneidade fenotípica, 265
  idade paterna avançada, 265
Receptores acoplados à proteína G, parturição, 406-407, 406f
Receptores de ocitocina, no miométrio na parturição, 408
Recuperação da inversão T1 curta (STIR), RM, 217
Redução seletiva, gestação múltipla, 891
Referência populacional, 846
Reflexo de descida, 657
Reflexo de Ferguson, 412
Refluxo vesicoureteral, 208, 1026
Refratariedade tecidual, cortisol, 72
Região determinante do sexo (SRY), gene, 38
Registro do pré-natal, 159-163
  definições, 160-161
  duração da gestação, normal, 161
  estado de saúde prévio e atual, 161-163
    álcool, 162
    drogas ilícitas, 162
    história menstrual e contraceptiva, 161
    rastreamento psicossocial, 161
    tabagismo, 161-162, 162t
    violência doméstica, 162-163
  padronizada, 159-160, 160t
  trimestres, 161
Regra das 39 semanas, 648-649, 804
Regra de Naegele, 125, 161
Regra de Weigert-Meyer, 208, 209f
Regra dos 6
  fundamentos, 444t-446t, 445-446, 445f, 446f
  vs. 4 cm, 444
Regulador condutância transmembrana da fibrose cística (CFTR), 997
Relação fenótipo-genótipo, 264-265
  heterogeneidade, 264-265
Relação sexual
  gravidez, 171
  puerpério, 663
Relatos de casos, teratógenos, 237
Relaxina, 52
  placentária, 100
Relógio fetoplacentário, 411
Remanescentes, cordão umbilical, 118
Remifentanila, para trabalho de parto, 488
Remodelamento ventricular, na gravidez, 949
Renina, 63
  exames soro e sangue, 1258t
Renina-angiotensina-aldosterona, eixo, 63
Reparo de Fontan, 959
Reparo de membranas, para ruptura prematura de membranas pré-termo, 351, 822
Reposição de sangue, para hemorragia obstétrica, 788-792
  ácido tranexâmico, 790
  classificação e rastreamento de anticorpos vs. prova cruzada, 789-790

coagulopatia dilucional, 789
complicações da transfusão, 791-792
concentrado de hemácias, 789t, 790
crioprecipitado e concentrado de fibrinogênio, 789t, 790
ensaios viscoelásticos, 791, 791f
fator VII ativado recombinante, 790
plaquetas, 789t, 790
plasma fresco congelado, 790
produtos componentes do sangue, 788-789, 789t
produtos hemostáticos tópicos, 791
protocolos de transfusão massiva, 789, 790-791, 790t
resgate de células e transfusão autóloga, 791
sangue total, 788-789, 789t
Resgate de células, para hemorragia, 791
Resgate intraoperatório de células com reinfusão, 791
Resistência pulmonar total, 64
Resistência vascular, materna
  gestações múltiplas, 871
  testes, pré-eclâmpsia, 725-726, 725t
Resistina, 51
Respiração
  fetal, 134, 333-334, 333f, 334f
  materna, capacidade, na gravidez, 64
Respiração pulmonar, transição do recém-nascido para, 606-607
Responsabilidade médica, 8
Resposta a proteínas mal enoveladas (UPR), 406
Resposta de estresse do retículo endoplasmático (RERE), parturição, 405-406
Respostas inflamatórias, trabalho de parto pré-termo espontâneo, 810-811
Respostas pressoras aumentadas, distúrbios hipertensivos, 716
Ressecção cornual, para gravidez intersticial, 380, 380f
Ressonância magnética cardíaca (RMC), 949, 951
Ressonância magnética funcional (RMf), 1156
Ressonância magnética (RM), 215-220, 909-911. *Ver também indicações específicas*
  adjuvante, para terapia fetal, 219
  agentes de contraste, 910-911
    à base de gadolínio, 216
  avaliação da anatomia fetal, 217-219
    abdome, 218-219, 219f
    caracterização, 217
    sistema nervoso central, 217-218, 217f, 218f
    tórax, 218, 219f
  câncer, na gravidez, 1191
  conceitos emergentes, 220
  diretrizes de prática, 215
  gestação múltipla, 870
  indicações, 215, 216t
  indicações fetais, 910f, 911
  indicações maternas, 910f, 911
  para trombose venosa profunda, 1011
  placenta, 220
  recuperação da inversão T1 curta, 217
  resolução da imagem, 215
  segurança, 215-216, 910
  sistema nervoso central, 1156
  técnica, 216-217
Restituição, 428f, 429-431
Restrição de crescimento assimétrica, 847

Restrição de crescimento fetal, 847-856
  anormalidades placentárias, 848
  com hipertensão, 983
  de início precoce, 854
  definição, 847
  depressão, 1174
  Doppler de artéria umbilical, 213-214, 854f
  fatores de risco e etiologias, 849-852
    anemia, 850-851
    aneuploidias cromossômicas, 852
    anormalidades da placenta, do cordão e do útero, 851
    diabetes pré-gestacional, 850
    doenças renais e vasculares, 850
    fármacos e teratógenos, 851
    ganho de peso gestacional e nutrição, 849-850
    gestação múltipla, 851, 851f, 872, 872f
    hipoxia crônica, 850
    infecções, 851-852
    infertilidade, 851
    mães constitucionalmente pequenas, 849
    malformações congênitas, 852
    problemas sociais, 850
    síndrome antifosfolipídeo, 851
  gestação pós-termo, 838-839
  intrauterino, nascimento pré-termo, 803
  manejo, 854-856
    algoritmo, 855, 855f
    feto próximo ao termo, 855f, 856
    longe do termo, 855f, 856
    momento do parto, 855-856
    trabalho de parto e parto, 478, 608, 856
  maturação pulmonar acelerada, 849
  morbidade e mortalidade perinatal, 847, 847f, 848
  nascimento pré-termo, 803
  por distúrbios convulsivos, 1159
  preservação cerebral, 847-848
  prevenção, 854
  reconhecimento, 852-856
    altura do fundo do útero, 852
    dopplervelocimetria, 853-854, 854f
    feto prévio com restrição de crescimento, 852
    medição do volume de líquido amniótico, 853
    medição ultrassonográfica, 852-853, 853f
    precoce, 852
  seletiva, gêmeos, 881
  sequelas de longo prazo
    sobrecrescimento fetal, 849
    subcrescimento fetal, 848-849
  simétrica vs. assimétrica, 847-848
  três compartimentos, 849, 849f
RET proto-oncogene, idade paterna avançada, 265
Retardo mental do X frágil 1 (FMR1), gene, 267-268
Retenção de peso após a gravidez, 166-167, 167f
Retinoblastoma, microdeleção, 261t
Retinoides, teratogenicidade
  acitretina, 245-246
  embriopatia por ácido retinoico, 245, 246f
  isotretinoína, 245
  tópicos, 246
  vitamina A, 246
Retinol. *Ver* Vitamina A

Retinopatia da prematuridade, 639
Retinopatia de Purtscher, 724, 724f
Retinopatia diabética, 1103-1104
Retroflexão uterina, 46
RhD, avaliação de genótipo, DNA livre, 274
Ribavirina, teratogenicidade, 243
Rifampicina, para hanseníase, 1224
Rim displásico policístico (RDPC), 209-210, 210f
Rins e trato urinário fetal, ultrassonografia, 207-210
  agenesia renal, 208-209, 209f
  dilatação da pelve renal, 208, 208f, 208t
  displasia renal policística, 209-210, 210f
  doença renal policística, 210
  normais, 207, 207f
  obstrução da junção ureteropélvica, 208
  obstrução do trato de saída da bexiga, 210
  sistema coletor renal duplicado, 208, 209f
Rins, fetais, 135-136
Rins, maternos, 65-67, 66t
  exame de urina, 66-67, 67f
  fluxo plasmático renal, 65-66, 65f
  hipertensão relacionada com a gravidez, 720, 721f
    alterações anatômicas, 720
    lesão renal aguda, 720
    proteinúria, 720
  lesão aguda (*Ver* Lesão renal aguda (LRA))
  normal, exames de imagem, 207, 207f
  pré-eclâmpsia e, 745
  proteína urinária, dosagem, 67
  provas de função renal, 66
  tamanho, 65, 66t
  taxa de filtração glomerular, 65-66, 65f
Risco individual, rastreamento da aneuploidia, 279-280
Rituximabe, para linfomas, 1203
Rivaroxabana, 1015
Romiplostim, 1087
Rosácea fulminante, 1188
Rotação externa, trabalho de parto, 428f, 429-431
Rotação interna, trabalho de parto, 429, 430f
RU-486. *Ver* Mifepristona (RU-486)
Ruptura de cicatriz uterina, 598-600, 598f
Ruptura de membranas, trabalho de parto, 435, 437-438
Ruptura prematura de membranas a termo, 447-448
Ruptura prematura de membranas (RPM)
  pré-termo, 351, 811-812, 819-822
    descolamento prematuro da placenta, 770
    gestação múltipla, 886-887
    manejo, 819-822
      corioamnionite clínica, 821-822
      corticosteroides, para maturação pulmonar fetal, 822
      história natural, 819, 820f
      hospitalização, 819
      manejo expectante, consideração, 821
      parto intencional, 819-821
      reparo de membranas, 351, 822
      terapia antimicrobiana, 822
      visão geral, 819, 820t
Ruptura uterina, 765-767
  com cesariana prévia, 593, 594t
  distocia, 453f, 454-455
  fatores predisponentes, 765-766, 766t

manejo e desfechos, 767
patogênese, 766-767, 767f
traumática, 929

S

Saco gestacional, 86, 159
  ameaça de abortamento, 349
  definição, 349
  ultrassonografia, 349
Saculação uterina, 46, 46f
Salmonella, 1224
Salmonella enteritidis, 1224
Salmonella typhi, 1224
Salmonella typhimurium, 1224
Salmonelose, 1224
Salpingectomia, para gravidez tubária, 379
Salpingite ístmica nodosa, 372
Salpingo-ooforectomia, 583
Salpingostomia, para gravidez tubária, 379
Sangramento. *Ver também* Hemorragia
  distúrbios do trato GI superior, 1047
  inesperado, contraceptivos hormonais, 689
  sangramento sentinela, placenta prévia, 775
  trato GI superior, 1047
Sangramento vaginal, gravidez ectópica, 372
Sangue
  alterações hematológicas e distúrbios da coagulação, 655, 655f
  componentes, 1255t-1260t (*Ver também* Soro e sangue, componentes)
Sangue autólogo, armazenamento, 791
Sangue do cordão umbilical, estudos acidobásicos, 611, 612t
Sangue do cordão umbilical, gasometria
  paralisia cerebral, 624
  recém-nascido, 613
Sangue total, para hemorragia, 788-789, 789t
Sarcoidose, 997
Sedação. *Ver também* tipos específicos
  durante o trabalho de parto, 487-488, 487t
Segmento, tubo cardíaco, 129
Segmentos do útero, trabalho de parto, 412-413, 412f
Semanas de gestação completadas, 128, 128f, 161
Senescência celular, 411
Senescência das membranas fetais, 411
Sensibilidade, rastreamento de aneuploidia, 279
Sepse neonatal, estreptococos do grupo B, 1220
Septostomia atrial fetal, procedimentos com cateter intracardíaco, 326
Sequência com perfusão arterial gemelar reversa (TRAP), 880-881, 880f, 881f
  ablação por radiofrequência fetoscópica, 326
Sequência de anemia-policitemia entre gêmeos (TAPS), 322, 880
Sequência de banda amniótica, 116, 193
Sequência de DPP crônico-oligoidrâmnio (CAOS), 232, 768, 773
Sequência de obstrução congênita das vias aéreas superiores (CHAOS), 199-200, 200f
  tratamento intraparto *ex utero*, 327
Sequência de Potter, 209
Sequência de regressão caudal, agenesia do sacro, 196
Sequenciamento do exoma completo (WES), 272-273

Sequenciamento do genoma completo (WGS), 272-273
Sequestro broncopulmonar, 199, 200f
Sequestro pulmonar
    cirurgia fetal percutânea, 324-325, 324f
    ultrassonografia fetal, 199, 200f
Séries de casos, teratógenos, 237
Sexo
    fenotípico, 38
    gonadal, 38
Shigelose (Shigella), 1224
Shunt intra-hepático transjugular portossistêmico e "stent" (TIPSS), 1068
Shunts torácicos, cirurgia fetoscópica, 324-325, 324f
Shunts urinários, cirurgia fetoscópica, 325-326, 325f, 326t
Shunts ventriculares maternos, 1168
Shunts vesicoamnióticos, 325-326, 325f
Sífilis, 1235-1239
    diagnóstico, 1237-1238
    incidência, 1235
    manifestações clínicas
        sífilis congênita, 1237, 1237f
        sífilis materna, 1236-1237, 1236f
    patogênese e transmissão, 1235-1236
    reações à penicilina, 1239, 1239t
    restrição de crescimento fetal, 851-852
    tratamento, 1238-1239, 1238t
Sigmoidoscopia flexível, 1042
Sinal da banana, 193, 193f
Sinal da dupla bolha, 207, 207f
Sinal da suprarrenal descida, 209
Sinal de Bryant, 631
Sinal de Chadwick, 52
Sinal de dupla decídua, 159, 159f
Sinal de Homan, 1010
Sinal de pico gemelar, 868-869, 868f
Sinal de Stabler, 631
Sinal do buraco de fechadura, 210, 210f, 325
Sinal do delta, 868-869, 868f
Sinal do lambda, 868-869, 868f
Sinal do limão, 193, 193f
Sinal em T, 869, 869f
Sinal intradecidual, 159
Sinciciotrofoblasto, 88-90, 89f
Sincipúcio, 422, 422f
Sinclitismo, 427, 429f
Síndrome alcoólica fetal, 162, 239-240, 239t, 240f
Síndrome antifosfolipídeo (SAF), 1143-1146
    anticorpos contra anticoagulantes naturais, 1143-1144
    catastrófica, 1143
    critérios clínicos e laboratoriais, 353t, 1144, 1144t
    etiopatogênese, 1143
    gravidez e anticorpos antifosfolipídeo, 1144-1146
        desfechos adversos, 1145
        eficácia do tratamento, 1146, 1146t
        fisiopatologia, 1144
        prevenção de trombose, 1145
        terapia específica para a gravidez, 1145-1146
    perda de gestação recorrente, 353
    restrição do crescimento fetal, 851
    thrombofilias, 1008
Síndrome comportamental neonatal, 245

Síndrome CREST, 1149
Síndrome cri du chat, 261t
Síndrome da aspiração de mecônio
    fetal, 135, 474
    gravidez pós-termo, 836t, 838, 840, 841-842
    neonato, 620
Síndrome da disfunção respiratória aguda (SDRA), 918-921
    critérios, 918
    definições, 918
    etiopatogênese, 918-919, 918t
    evolução clínica, 919, 919f
    manejo, 919
    oxigenação por membrana extracorpórea, 920
    ventilação mecânica, 919-921
        desfechos em longo prazo, 921
        fluidos IV, 920-921
        oxigenação fetal, 920, 920f
        oxigenação por membrana extracorpórea, 920
        pressão expiratória final positiva, 920
Síndrome da disfunção respiratória (SDR)
    fetal, 133
    neonatal, 619-620
        com diabetes pré-gestacional materno, 1102
    pielonefrite, 1028, 1028f
    recém-nascido pré-termo, 636-638
        etiopatogênese, 636-637
        evolução clínica, 637
        prevenção, 638, 638f
        tratamento, 637-638
Síndrome da encefalopatia reversível posterior (SERP), 723, 724
Síndrome da fenda facial mediana, 197
Síndrome da hidantoína fetal, 240, 240f
Síndrome da hipotensão supina, 63
Síndrome da insensibilidade androgênica (SIA), 40
Síndrome da insensibilidade androgênica completa (SIAC), 40
Síndrome da rubéola congênita, 237
Síndrome da varfarina fetal, 247, 247f
Síndrome da varicela congênita, 1212-1213, 1213f
Síndrome de abstinência neonatal, 9, 625
Síndrome de Alagille, 261t
Síndrome de Angelman
    imprinting, 268, 268t
    microdeleções, 261t
Síndrome de Antley-Bixler, 241
Síndrome de Asherman
    após curetagem de abortamento no primeiro trimestre, 361
    perda de gravidez recorrente, 352
Síndrome de Asherson, 1143
Síndrome de Beckwith-Wiedemann
    imprinting, 268, 268t
    onfalocele, 206
Síndrome de Bernard-Soulier, 1086
Síndrome de Boerhaave, 1044, 1047
Síndrome de Cushing, 1131, 1131t
Síndrome de desfibrinação, 782
Síndrome de DiGeorge/Shprintzen, 261t
Síndrome de Down. Ver Trissomia do 21 (síndrome de Down)
Síndrome de Eagle-Barrett, 325

Síndrome de Edwards. Ver Trissomia do 18 (síndrome de Edwards)
Síndrome de Ehlers-Danlos, 1151
Síndrome de Eisenmenger, 958-959, 960, 960f
Síndrome de Evans, 1078
Síndrome de Fraser, sequência de obstrução congênita das vias aéreas superiores, 199-200, 200f
Síndrome de genes contíguos, 260
Síndrome de Goodpasture, 1032
Síndrome de Guillain-Barré, 1166
Síndrome de hiperêmese canabinoide, 1044
Síndrome de hiperestimulação ovariana, 1199
Síndrome de Horner, recém-nascido, 630
Síndrome de Kallman, 261t
Síndrome de Klinefelter, 39, 259-260
Síndrome de Langer-Gledion, 261t
Síndrome de Marfan, 967-968, 1151
Síndrome de Mayer-Rokitansky-Küster-Hauser (MRKH), 42
Síndrome de Meckel-Gruber, 193
Síndrome de Miller-Dieker, 261t
Síndrome de Noonan, higroma cístico, 197, 198f
Síndrome de Ogilvie, 1052
Síndrome de Patau. Ver Trissomia do 13 (síndrome de Patau)
Síndrome de pós-maturidade, gravidez pós-termo, 836-837, 837f
Síndrome de Potter, 209
Síndrome de Prader-Willi
    imprinting, 268, 268t
    microdeleções, 261t
Síndrome de prune belly (ventre de ameixa), 325
Síndrome de Roberts, defeito de redução de membros, 212
Síndrome de Rubenstein-Taybi, microdeleção, 261t
Síndrome de Russell-Silver, imprinting, 268, 268t
Síndrome de Sheehan, 657, 1133
    descolamento prematuro da placenta, 772
Síndrome de Smith-Lemli-Opitz, estriol, 284
Síndrome de Smith-Magenis, 261t
Síndrome de sobreposição, 744
Síndrome de transfusão feto-fetal (STFF), 229, 877f, 878-880
    cirurgia fetoscópica, 321-323, 322f
    diagnóstico, 879, 879f
    estadiamento de Quintero, 879, 879f
    lesão cerebral no feto, 878, 878f
    manejo e prognóstico, 879-880
Síndrome de trombocitopenia-agenesia do rádio, defeitos de redução dos membros, 212, 258f
Síndrome de Turner, 39, 259
    abortamento euploide, 347
    higroma cístico, 197
    monossomia, 258
    restrição de crescimento fetal, 352
Síndrome de vasoconstrição cerebral reversível, 744, 1161
Síndrome de Williams-Beuren, 261t
Síndrome de Wolff-Parkinson-White (WPW), 967
Síndrome de Wolf-Hirschhorn, 261t
Síndrome do choque tóxico (SCT), pós-parto, 675

Síndrome do coração esquerdo hipoplásico
  ecocardiografia, 203, 204f
  reparo de Fontan, 959
    gravidez após, 959-960
Síndrome do ducto mülleriano persistente (SDMP), 40
Síndrome do espelho, 312-313
Síndrome do estresse pós-traumático, após hiperêmese gravídica, 1046
Síndrome do ovário policístico, perda gestacional recorrente, 353
Síndrome do QT longo, 967
Síndrome do túnel do carpo, 1167
Síndrome do X frágil
  expansão de repetição de trincas de DNA, 267-268
  herança ligada ao X, 266, 267
Síndrome HELLP
  apresentação clínica, 721
  coagulopatias, 785
  dano hepatocelular, 1058
  definição, 719, 722
  fígado, 721-722, 721f
  hemólise associada à gravidez, 1079
  vs. microangiopatias trombóticas, 1088-1089, 1089t
Síndrome hemolítico-urêmica (SHU), 1088-1089, 1089t
Síndrome lúpica neonatal, 1142
Síndrome metabólica, 937, 938t
  com hipertensão crônica, 977
  diabetes gestacional, 1114
Síndrome MRKH, 42
Síndrome pulmonar por hantavírus, 1213
Síndrome séptica, 921-925
  coagulopatias, 787
  continuum de gravidade, 921, 921f
  etiopatogênese, 921-922, 922f
  manejo, 923-925
    algoritmo, 923, 924f
    cirúrgico, 923-925
      infecções puerperais, 923-925, 925f, 925t
    terapias adjuvantes, 924f, 925
  manifestações clínicas, 922, 923f
Síndrome torácica aguda, com doença falciforme, 1082
Síndrome velocardiofacial, 261t
Síndrome WAGR, 261t
Síndrome X, 1067
Síndromes autoimunes poliglandulares, 1132
Síndromes de microdeleção, 260, 261t
Síndromes de neoplasia endócrina múltipla, 1130
Síndromes de placenta acreta, 777-782. *Ver também* Placenta morbidamente aderida
Síndromes talassêmicas, 1084-1086
  α-talassemias, 1084-1085, 1085t
  β-talassemias, 1085-1086
  cuidado pré-concepcional, 150-151
  rastreamento de portador, 290
Síndromes vasculíticas, 1149-1150
  Arterite de Takayasu, 1150
  Doença de Behçet, 1150
  granulomatose com poliangeíte, 1150
  poliarterite nodosa, 1149
  púrpura de Henoch-Schönlein, 1150
  vasculite de Churg-Strauss, 1150
Sínfise púbica, separação, 661, 662f

Sinfisiotomia
  para distocia de ombro, 523
  para extração pélvica parcial, 548
Sirenomelia, 196
Sistema cardiovascular fetal, 129-131
  alterações circulatórias no nascimento, 131
  circulação fetal, 129-131, 130f
  volume sanguíneo fetoplacentário, 131
Sistema cardiovascular materno, 60-64
  circulação e pressão sanguínea, 60, 62-63, 62f
    hipotensão supina, 63
  coração, 60-61
    bulhas cardíacas, 61, 950f
    função ventricular, Braunwald, 61, 61f, 949
    massa ventricular esquerda, 61, 61f
    plasticidade, 61
    sopro diastólico, 61, 950f
  débito cardíaco, 60, 61-62
  desempenho ventricular, 60, 61f
  endotelina, 63
  frequência cardíaca, 60
  função cardíaca, 60
  função hemodinâmica, final da gestação, 61f, 62, 62t
  óxido nítrico, 63-64
  peptídeos natriuréticos cardíacos, 63
    peptídeo natriurético atrial, 63, 719, 1259t
    peptídeo natriurético cerebral, 63, 97, 1259t
  pré-eclâmpsia, 717
  prostaglandinas, 63
    prostaciclina, 63
    prostaglandina E$_2$, 63
  renina, angiotensina II e volume plasmático, 63
Sistema cerebrovascular, hipertensão relacionada com a gravidez e, 723, 723f
Sistema coletor renal duplicado, 208, 209f
Sistema digestório fetal, 134-135. *Ver também* Trato gastrintestinal fetal
Sistema endócrino. *Ver também glândulas e hormônios específicos*
  fetal, 136-137
    glândula hipofisária, 136
    glândula tireoide, 136-137
    glândulas suprarrenais, 137
    sistema imune
      células B, 137
      imunoglobulina A, 137
      imunoglobulina G, 137
      imunoglobulina M, 137
      linfócitos e monócitos, 137
  materno, 68-72
    glândula hipofisária, 68-69
    glândula tireoide, 69-71, 70f
    glândulas paratireoides, 71
    glândulas suprarrenais, 71-72
    hipertensão relacionada com a gravidez e, 719
Sistema imunológico fetal, 137
Sistema imunológico materno, 58-59
  baço, 59
  complexo principal de histocompatibilidade, 59
  distúrbios autoimunes, remissão, 59
  imunidade mediada por anticorpos, 59

leucócitos e linfócitos, 59
  fatores do complemento C3 e C4, 59, 1259t
  fosfatase alcalina leucocitária, 59
  marcadores inflamatórios, 59
  procalcitonina, 59
  proteína C-reativa, 59
  velocidade de hemossedimentação, 59
plaquetas, 60
proteínas reguladoras, 60, 1005f
subpopulações de linfócitos T CD4, 59
tolerância, materno-fetal, 58-59
Sistema intrauterino liberador de levonorgestrel (SIU-LNG), 681-685. *Ver também* Dispositivos intrauterinos (DIUs)
Sistema intrauterino Mirena, 681-685. *Ver também* Dispositivos intrauterinos (DIUs)
  dispositivo, 681, 681f
  inserção, 685, 686f
Sistema musculoesquelético, desenvolvimento e fisiologia
  fetal, 137
  materno, 72
Sistema nervoso central (SNC)
  convulsões eclâmpticas, 745
  fetal, 128-129
    encéfalo, 128-129, 129f
    medula espinal, 129
  materno, 72-73
    memória, 72-73
    olhos, 73
      fusos de Kruckenberg, 73
    sono, 73
Sistema nervoso central (SNC), exames de imagem
  fetal
    ressonância magnética, 217-218, 217f, 218f
    ultrassonografia, 191-196 (*Ver também* Encéfalo e coluna vertebral fetal, ultrassonografia)
  materno, 1156
Sistema Norplant, 688
Sistema parácrino materno, implantação e formação inicial do trofoblasto, 87
Sistema reprodutor, anatomia masculina, 706, 706f
Sistema respiratório, fetal, 133-134
  corticosteroides e maturação pulmonar, 134
  maturação anatômica, 133
  respiração, 134
  síndrome da disfunção respiratória, 133
  surfactante pulmonar, 133-134, 134f
Sistema respiratório, materno, 64-65
  ângulo subcostal, 64, 64f
  circunferência torácica, 64, 64f, 1266t
  diafragma, 64, 64f
  equilíbrio acidobásico, 65
    dispneia fisiológica, 65
    efeito de Bohr, 65
    esforço respiratório, 65
    fornecimento de oxigênio, 65
      diferença no oxigênio arteriovenoso materno, 65
      massa total de hemoglobina, 65
  função pulmonar, 64-65, 65f, 987-988
    capacidade inspiratória, 64
    capacidade pulmonar total, 64
    capacidade residual funcional, 64, 65f

capacidade respiratória máxima, 64
capacidade vital forçada, 64
complacência pulmonar, 64
fisiologia nasal, 64-65
resistência pulmonar total, 64
taxas de pico de fluxo expiratório, 64
ventilação-minuto em repouso, 64
volume corrente, 64
volume de fechamento, 64
volume de reserva expiratório, 64
volume residual, 64
Sistema STAN, 471-472, 472f
Sistema urinário
   embriologia, 33, 34f
   fetal, 135-136
Sistema urinário materno, 65-68
   bexiga, 68
   rim, 65-67, 66t
      exame de urina, 66-67, 67f
      fluxo plasmático renal, 65-66, 65f
      proteína urinária, dosagem, 67
      provas de função renal, 66
      tamanho, 65, 66t
      taxa de filtração glomerular, 65-66, 65f
   ureteres, 65f, 67-68, 67f
Sistema ventriculofugal, 641
Sistema ventriculopedal, 641
Situação fetal, 421-422, 422f
   com parto cesáreo prévio, 596
   desproporção fetopélvica, 452-454, 453f
      etiologia, 453
      manejo, 454
      mecanismo do parto, 453-454, 454f
      negligenciada, 453
      posição e apresentação, 452-453
   feto grande, cesariana com, 579
   longitudinal, 422, 422f
   oblíqua, 422, 452
   transversa
      negligenciada, 453
      trabalho de parto anormal, 452-454
         etiologia, 453
         manejo, 454
         mecanismo do parto, 453-454, 454f
         posição e apresentação, 452-453
      trabalho de parto normal, 422, 422t, 425f
Smoking and Nicotine in Pregnancy (SNAP), ensaio, 162
Sobrecrescimento fetal, 138, 856-859. Ver também Macrossomia
   gestantes euglicêmicas, 845
   gravidez pós-termo, 837f, 839
   restrição de crescimento fetal, 849
   transferência de lipídeos, excessiva, 845
Sobrepeso, 936
Sobrevida do neurônio motor (SMN1), gene, 289-290
Sódio, 57
Sódio, escapamento, 981
Sofrimento fetal, 472. Ver também Estado fetal não tranquilizador
   gestação pós-termo, 837-838, 838f
Sono, 73
   na gravidez, 175
Sopro
   de fluxo sistólico, 949, 950f
   diastólico, 61, 950f
Sopro funicular, 165
Sopro uterino, 165

Soro e sangue, componentes, 1255t-1260t
   cardíaco, 1259t
   coagulação, 1256t
   exames metabólicos e endócrinos, 1258t
   gases sanguíneos, 1260t
   hematologia, 1255t
   hormônios sexuais, 1259t
   lipídeos, 1259t
   mediadores autoimunes e inflamatórios, 1259t
   provas de função renal, 1260t
   químicos, 1257t
   vitaminas e minerais, 1258t
Staphylococcus aureus, 1222-1223, 1223f
   infecções mamárias, 675-676, 676f
   síndrome do choque tóxico, 675
Staphylococcus aureus resistente à meticilina (MRSA), 1222-1223, 1223f
   cesariana com história, 571
   infecções mamárias, 675-676
Staphylococcus aureus resistente à meticilina adquirido na comunidade (MRSA- AC), 1223
   pneumonia, 992-994, 993t
Staphylococcus aureus resistente à meticilina adquirido no hospital (MRSA-AH), 1223
Streptococcus agalactiae, 1220-1221
Streptococcus pyogenes, 1220
   abortamento séptico, 351
Study of Nicotine Patch in Pregnancy (SNIPP), 162
Subcrescimento, restrição de crescimento fetal, 848-849
Subnutrição, materna
   restrição de crescimento fetal, 850
   severa, prenatal, 166
Subpopulações de linfócitos T CD4, 59
Substância inibidora mülleriana (MIS), 38
Substituição de valva, antes de gravidez, 954, 954t
Sucralfato
   para doença do refluxo gastresofágico, 1046
   para doença ulcerosa péptica, 1047
Suicídio materno, pré-natal, 1173
Sulfassalazina
   para artrite reumatoide, 1147
   para colite ulcerativa, 1050
   para doença de Crohn, 1051
Sulfato de desidroepiandrosterona (DHEA-S), 72
   fetal, parturição, 410f
   placentário, 103-104, 104f
   soro e sangue, 1259t
Sulfato de magnésio
   para convulsões da eclâmpsia, 736-738, 736t
      anticonvulsivante e efeitos neuroprotetores, 737
      como neuroprofilaxia, 741-743
         ensaios randomizados, 741-742, 741t
         indicações, 742
         profilaxia seletiva vs. universal, 742-743, 742t
      contratilidade miometrial e, 737-738
      dosagem, 736, 736t, 737f
      efeitos neonatais e fetais, 738
      eficácia e segurança materna, 738, 738t
      farmacologia e toxicologia, 737
   para enxaqueca, 1158
   para riscos do parto pré-termo, 640
   para trabalho de parto pré-termo, 826

   para trabalho de parto pré-termo com membranas intactas, 824-825, 824t
Sulfato de terbutalina, para problemas da frequência cardíaca fetal, 475, 475t
Sulfato ferroso, 1077
Sulfonamidas
   hipertensão crônica, 981
   teratogenicidade, 242
Sulprostona, para atonia uterina, 760
Sumatriptana, para enxaqueca, 1158
Superfecundação, 865, 866f
Superfetação, 864-865
Suprimento sanguíneo
   parede abdominal anterior, 14-15, 15f
   pelve, 24f, 25-27, 26f
      artéria de Sampson, 26, 26f
      artéria ovárica, 26, 26f
      artéria uterina, 25-26, 26f
      ramos da artéria ilíaca interna, 26f, 27
      veias, 26
Surfactante, pulmonar, 133-134, 134f
   profilaxia, para síndrome da disfunção pulmonar no recém-nascido pré-termo, 637-638
Suspiros, fetais, 333, 333f
Suturas de compressão uterina, para hemorragia, 792, 793f

T

T_3, livre, 1258t
   fetal, 136
   materna, 70, 70f
T_4, livre, 1258t
   fetal, 136-137
   materna, 70, 70f
Tabaco, teratogenicidade, 247, 249
Tabagismo
   abortamento espontâneo, 348
   cessação, cinco As, 162, 163t
   cuidado pré-concepcional, 152
   cuidado pré-natal, 161-162, 162t
   descolamento prematuro da placenta, 770
   gravidez ectópica, 372
   placenta prévia, 775
   registro do pré-natal, 161-162, 162t
   restrição do crescimento fetal, 851
Talassemia intermédia, 1085
Talidomida, teratogenicidade, 246-247
Talipe equinovaro, 211-212, 211f, 631
Tamanho corporal fetal, desproporção fetopélvica, 450, 450f
Tamoxifeno, teratogenicidade, 243
Tampão mucoso, 51
Tamponamento com balão
   para atonia uterina, 761, 761f
   para hematoma paracervical, 765
   para inversão uterina, 762
   para placenta prévia, 777
   para varizes esofágicas, 1068
Tamponamento com balão de Foley, para placenta prévia, 777
Tamponamento pélvico, para hemorragia, 794
Taquiarritmias. Ver também tipos específicos
   definição, 315
   fetal, 461
      monitoração eletrônica, 461
      terapia, 316, 316f

taquicardia ventricular, 967
taquicardias supraventriculares, 966-967
Taquicardia sinusal fetal, terapia, 316
Taquicardia supraventricular (TSV)
    fetal, terapia, 316, 316f
    materna, 966-967
Taquicardia ventricular, 967
Taquipneia transitória do recém-nascido, 607
    com cesariana prévia, 594
Taquissistolia, contrações uterinas, 480
Taxa de ataque secundário, 1209
Taxa de filtração glomerular (TFG), 65-66, 65f, 1026, 1034
    testes, 1260t
Taxa de mortalidade
    fetal, lesão térmica, 930, 930f
    infantil, 3
    materna, 4, 5-6, 5f-6f
        lesão térmica, 930, 930f
    neonatal, 3
    perinatal, 3, 4, 4f
Taxa de natalidade, 3
Taxa metabólica materna, 55, 55t
Taxas de pico de fluxo expiratório, 64
Tazarotenona, 1187
TC com multidetectores (TCMD)
    angiografia pulmonar, embolia pulmonar, 907, 1016-1018, 1018f
    na gravidez, 908
TDx-FLM II, 638
Tecido conectivo, amadurecimento do colo uterino
    alterações inflamatórias, 409-410
    colágeno, 409, 409f
    glicosaminoglicanos e proteoglicanos, 409, 409f
Técnica de agulha através de agulha, 493f, 497
Técnica de Joel-Cohen, 578
Técnica de Misgav Ladach, 578
Técnica Solomon, 322
Técnicas de microarranjo genético, pré-natal, 8
Técnicas de reprodução assistida (TRA), 9
    cuidado pré-concepcional, 151-152
    placenta prévia, 775
    risco de gravidez ectópica, 372
Tempo de esvaziamento gástrico, materno, 68
Tempo de protrombina (TP), coagulopatias, 784-785
Tempo de tromboplastina parcial (TTP)
    anticoagulante lúpico, 1144
    coagulopatias, 784-785
Tentativa de trabalho de parto, 443
Tentativa de trabalho de parto após cesariana, 591-598. Ver também Cesariana prévia
Terapia antirretroviral (TAR) pré-parto, para HIV, 1249, 1250t
Terapia de feridas com pressão negativa (TFPN), 670-671, 943
Terapia hídrica. Ver também distúrbios específicos
    para hemorragia, 788
    para pré-eclâmpsia, 740
Terapia molecular. Ver também tipos específicos
    na gravidez, 1191
Terapia-alvo do câncer, na gravidez, 1191-1192
Terapias, fetais, 315-328
    cirúrgicas, 318-328
    clínicas, 315-318
        arritmias, 315-317
            bradiarritmia, 316-317

contrações atriais prematuras, 315-316
definição, 315
taquiarritmias, 316, 316f
doença da tireoide, 318
    hipotireoidismo fetal, 318
    tireotoxicose fetal, 318
hiperplasia suprarrenal congênita, 317
malformação adenomatoide cística congênita, 317-318
Teratogen Information System (TERIS), 234-235
Teratógenos, 234, 234t, 239-249
    antipsicóticos, 245
    chumbo, 244
    conhecidos e suspeitos, 239-249
        álcool, 162, 239-240, 239t, 240f
        antiepilépticos, 240-241, 240f
            ácido valproico, 240
            carbamazepina, 240
            fenitoína, 240
            fenobarbital, 240
            hidantoína, 240, 240f
            topiramato, 240
        antifúngicos, 241
        anti-inflamatórios
            AINEs, 241
            leflunomida, 241
        antimicrobianos, 242
            aminoglicosídeos, 242
            nitrofurantoína, 242
            sulfonamidas, 242
            tetraciclinas, 242
        antineoplásicos
            ciclofosfamida, 242
            metotrexato, 242-243
            tamoxifeno, 243
            trastuzumabe, 243
        antivirais
            antagonistas do receptor de endotelina, 243
            efavirenz, 243
            ribavirina, 243
        bloqueadores do receptor de angiotensina, 241
        drogas recreativas
            anfetaminas, 247
            cocaína, 248
            fenciclidina, 249
            maconha, 249
            opioides-narcóticos, 248-249
            tolueno, 249
        hormônios sexuais
            danazol, 243
            dietilestilbestrol, 243-244
            testosterona e esteroides anabólicos, 243
        imunossupressores
            corticosteroide, 244
            micofenolato de mofetila, 244
        inibidores da enzima conversora de angiotensina, 241
        tabaco, 249
    critérios de teratogenicidade, 235-236, 235t
    estudos
        caso controle, 237
        coorte, 237
        gestantes, 236
        National Birth Defects Prevention Study, 237

registros de gravidez, 237
relatos e séries de casos, 237
exposição a medicamentos, aconselhamento, 238-239
    FDA, letras e rótulos, 238, 238t
    informações sobre riscos, 238-239
iodo radioativo-131, 244
lenalidomida, 247
medicamentos psiquiátricos
    antipsicóticos, 245
    inibidores seletivos da recaptação de norepinefrina, 245
    inibidores seletivos da recaptação de serotonina, 245
    lítio, 244-245
mercúrio, 244
restrição do crescimento fetal, 851
retinoides
    acitretina, 245-246
    embriopatia por ácido retinoico, 245, 246f
    isotretinoína, 245
    tópicos, 246
    vitamina A, 246
tabaco, 247
talidomida, 246-247
tolueno, 249
trofógeno, 235
varfarina, 247, 247f
Teratologia, 234-249
    critérios de teratogenicidade, 235-236, 235t, 236f
    estudos, 236-237
    Teratogen Information System, 234-235
    teratógenos, 234, 234t, 238-249 (Ver também Teratógenos)
        incidência de defeitos congênitos, 234
    uso de medicamentos, 234-235, 234t
Teratoma ovariano cístico maduro, 1198
Teratoma sacrococcígeo (TSC), 196, 321
    cirurgia fetal aberta, 321, 321f
    ultrassonografia, 196, 196f
Terconazol, para candidíase, 1247
Teste com estresse (estímulo com ocitocina), 334, 334t
Teste da estabilidade da espuma, 638
Teste de Coombs indireto, 160t, 301
Teste de estimulação acústica, fetal, 335, 337
Teste de estimulação com ocitocina, 334
Teste de Kleihauer-Betke (KB), 307
Teste de Papanicolau, anormalidades, 1193, 1194t
Teste de polarização fluorescente, 638
Teste de rolagem, 725
Teste do exercício isométrico, 725-726
Teste do veneno da víbora de Russell diluído, 1144
Teste Lumadex-FSI, 638
Teste quádruplo de rastreamento, 282-283
Teste shake, 638
Testes com estresse (estímulo com ocitocina), frequência cardíaca fetal, teste de estresse contrátil, 334, 334t
Testes de diagnóstico rápido para influenza (RIDTs), 1214
Testes de gravidez, 158-159, 158f
    detecção de hCG, 158-159, 158f
    domiciliar, 159
Testes genéticos, 270-274
    análise citogenética, 270

análise cromossômica por microarranjo, 271-272, 272f
   aplicações clínicas, 272
DNA fetal na circulação materna, 273-274
   DNA fetal livre, 273, 273f
      avaliação do genótipo Rh D, 274
      determinação do sexo fetal, 274
      rastreamento de aneuploidia, 273-274
hibridização por fluorescência *in situ*, 270-271, 271f
rastreamento pré-natal, 165
sequenciamento do exoma completo, 272-273
sequenciamento do genoma completo, 272-273
Testes metabólicos, sorológicos e sanguíneos, 1258t
Testes não treponêmicos, 1237-1238
Testes pré-natais, resumo, 340-341
Testes sem estresse, frequência cardíaca fetal, 334-337. *Ver também* Frequência cardíaca fetal, testes
Testes treponêmicos, 1238
Testículo disgenético, 38
Testosterona
   exame soro e sangue, 1259t
   materno, 72
   suplemento, teratogenicidade, 243
Tetraciclinas
   para malária, 1227
   teratogenicidade, 242
Tetralogia de Fallot
   antifúngicos, na gravidez, 241
   ecocardiografia, 204, 204f
Tetraploidia
   abortamento euploide, 347
   gravidez, 259
Tinidazol
   para amebíase, 1228
   para tricomoníase, 1247
Tioamida, para tireotoxicose na gravidez, 1120
Tipos de estados comunitários (CSTs), 1245
Tireoidite pós-parto, 1127
Tireotoxicose. *Ver também* Hipertireoidismo fetal, 1122
   com bócio, 1121, 1121f
      terapia, 318
   gravidez, 1120-1121, 1121t
   induzida por destruição, 1127
   neonatal, com bócio, 1121, 1121f
   propiltiouracila, 1120
   tioamida, 1120
   transitória gestacional, 1122
      hiperêmese gravídica, 1122
Tireotrofina, 1119
Tirosina-cinase 1 solúvel semelhante a FMS (sFLT-1), 51
   na pré-eclâmpsia, 715, 716-717, 717f
Tirosina-cinase, terapia-alvo do câncer, 1192
Tocólise, para trabalho de parto pré-termo, 825-827
   agonistas dos receptores β-adrenérgicos, 826
   atosibana, 827
   bloqueadores dos canais de cálcio, 827
   doadores de óxido nítrico, 827
   fundamentos, 825-826
   inibidores das prostaglandinas, 826-827
   problemas com a frequência cardíaca fetal, 475, 475t

sulfato de magnésio, 826
versão cefálica externa, 550
Tolerância imune materna, na pré-eclâmpsia, 714-715
Tolerância, materno-fetal, 58-59
Tolueno, embriopatia, 249
Tomografia computadorizada (TC). *Ver também indicações específicas*
   angiografia pulmonar por TC multidetectores, 907, 1016-1018, 1018f
   apêndice, 1052-1053, 1053f
   câncer, na gravidez, 1191
   na gravidez, 907-908, 907f, 907t, 908f
      diagnóstica, 907-908, 907f, 907t, 908f
   sistema nervoso central, 1156
Topiramato, teratogenicidade, 240, 1160t
Tórax, exames de imagem fetal
   ressonância magnética, 218, 219f
   ultrassonografia, 198-200
      exame cardíaco básico, 201, 201f-202f
         incidência da via de saída do ventrículo direito, 201, 202f
         incidência da via de saída do ventrículo esquerdo, 201, 202f
         incidência das quatro câmaras, 201, 201f, 202f
         outras incidências, 201, 202f
      hérnia diafragmática congênita, 198, 198f
      malformação adenomatoide cística congênita, 199, 199f
      normal, 198
      sequência de obstrução congênita das vias aéreas superiores, 199-200, 200f
      sequestro pulmonar, 199, 200f
Torcicolo, recém-nascido, 631
Torsades des pointes, 967
Toxina 1 da síndrome do choque tóxico (TSST-1), 675
Toxoplasmose (*Toxoplasma gondii*), 1225-1226
   restrição do crescimento fetal, 852
Trabalho de parto. *Ver também tipos e tópicos específicos*
   asma e, 991
   bloqueio peridural lombar contínuo, 495, 495t
   com trombose venosa profunda e anticoagulação, 1014
   diabetes gestacional, 1113
   diagnóstico, radiografia, 426-427
   distúrbios cardiovasculares, 916, 953
   falso, 50, 403, 432
   gestação pós-termo, 841-842
   hemoglobinopatias falciformes, 1083
   identificação, 435
   períodos, 403f, 411
   restrição de crescimento fetal, 856
   tentativa de, 443
   trabalho de parto pré-termo com membranas intactas, 827
Trabalho de parto, aceleração. *Ver* Aceleração do trabalho de parto
Trabalho de parto anormal, 441-455
   anormalidades das forças expulsivas, 442-447 (*Ver também* Anormalidades das forças expulsivas)
   desproporção fetopélvica, 448-454 (*Ver também* Desproporção fetopélvica)
   distocia, 441-442, 441t (*Ver também* Distocia)

distocia, complicações
   maternas, 453f, 454-455
      formação de fístula, 455
      hemorragia, 454
      infecção, 454
      lacerações uterinas com histerectomia, 454
      lesão de nervo do membro inferior, 455, 661
      lesão do assoalho pélvico, 455
      ruptura uterina, 453f, 454-455
   perinatais
      bossa serossanguínea e modelagem, 431, 431f, 455
      traumatismo mecânico, 455
   ruptura prematura de membranas a termo, 447-448
   trabalho de parto e parto precipitados, 448
Trabalho de parto e parto precipitados, 448
Trabalho de parto, fisiologia, 400-417
   compartimentos maternos e fetais
      placenta, 401, 401f
      útero, 400-401
   fase 1, relaxamento uterino e amolecimento cervical, 403-408
      amolecimento cervical, 407-408
      decídua, 407
      relaxamento e contração do miométrio, 403-407
         degradação acelerada dos uterotônicos, 407
         equilíbrio e relaxamento, controle, 403-404
         interações actina-miosina, 404, 405f
         junções comunicantes miometriais, 405, 406f
         monofosfato de guanosina cíclico, 407
         receptores acoplados à proteína G, 406-407, 406f
         regulação do potencial de membrana, 404-405, 405f
         resposta de estresse do retículo endoplasmático, 405-406
   fase 2, preparação para o trabalho de parto, 408-411
      abstinência de progesterona, 408
      alterações miometriais, 408
         receptores de ocitocina, 408
      amadurecimento cervical, 409-410
         epitélio endocervical, 410
         indução, 410
         tecido conectivo, 409-410, 409f
      contribuições do feto
         anomalias e retardo da parturição, 411
         cascatas endócrinas, 410-411, 410f
         estiramento uterino, 410
         senescência das membranas fetais, 411
         surfactante pulmonar e fator ativador plaquetário, 411
   fase 3 da parturição, uterotônicos, 416-417
      angiotensina II, 417
      endotelina-1, 417
      ocitocina, 416
      prostaglandinas, 416-417, 417f
   fase 3, trabalho de parto, 411-416
      alterações no assoalho pélvico, 21, 414-415

primeiro período, início, 411-414
  alterações cervicais, 403f, 412-413, 412f
  contrações uterinas do trabalho de parto, 411-412, 411f
  forças auxiliares, 412
segundo período, descida fetal, 414, 415f
terceiro período, expulsão da placenta e das membranas, 415-416, 415f, 416f
fase 4, puerpério, 417, 526
fases da parturição, 403, 403f, 404f
hormônio esteroide sexual, 401-402
períodos, 403, 403f
prostaglandinas, 402, 403f
teorias do início do trabalho de parto, 400
Trabalho de parto, indução, 503-512. *Ver também* Indução do trabalho de parto
Trabalho de parto normal, 431-434
  definição, 431-432
  duração, 434
  início, 431-432, 432f
  primeiro período, 432-434
    curva média de dilatação, nulíparas, 432, 432f
    divisões funcionais, 432, 432f
    fase ativa, 432, 432f, 433-434, 433f
    fase ativa, anormalidades, 433-434
    fase de desaceleração, 432, 432f
    fase de inclinação máxima, 432, 432f
    fase latente, 432-433, 433f
      prolongado, 433
  resumo, 434
  segundo período, 434
Trabalho de parto normal, manejo, 434-438
  avaliação inicial, 435-436
    avaliação do colo do útero, 435-436
    exame cervical, 435
    exames laboratorial, 436
    ruptura de membranas, 435
  Emergency Medical Treatment and Labor Act, 434
  Guidelines for Perinatal Care, 434
  ideal, pontos de vista, 434
  identificação do trabalho de parto, 435
  manejo ativo do trabalho de parto, 438
  partograma, 439
  primeiro período do trabalho de parto, 436-438
    alívio da dor, 436
    exame geral, 436
    fluidos IV, 437
    função vesical, 438
    ingestão oral, 437
    monitoração fetal intraparto, 436
    monitoramento materno, 436-437
    posição materna, 437
    ruptura de membranas, 437-438
  protocolos, 438-439
  razão enfermeiros/pacientes, 434, 434t
  segundo período do trabalho de parto, 438
Trabalho de parto, terceiro período, 525-527
  expulsão da placenta, 525-526, 526f
  manejo, geral, 526
  manejo, uterotônicos, 526-527
    ergonovina e metilergonovina, 527
    misoprostol, 527
    ocitocina, alta dose, 527
  remoção manual, 527, 528f
Traçado sístole-diástole (S/D), 213, 213f

Tração com alça na axila posterior, 522-523
Traço falciforme, 1083
Traço limítrofe, herança multifatorial, 269, 269f
Traços de personalidade, 1181
Trago genital materno, anomalias. *Ver também tipos específicos*
  perda de gestação recorrente, 353
Transcobalaminas, 169
Transcortina, 71
Transfusão, 788. *Ver também* Produtos de componentes do sangue, para hemorragia
  infecções, 791-792
  infecções virais, 792
  sangue fetal, para aloimunização eritrocitária, 304-305
Transfusão autóloga, para hemorragia, 791
Transfusão profilática de hemácias, para síndromes falciformes, 1083
Translocações cromossômicas, 261-262
  recíprocas, 261-262, 262f
  robertsonianas, 262
Translucência nucal (TN), 186, 186t, 281-282, 282f
  comprimento cabeça-nádega e, 281
Transmissão de infecção. *Ver também* infecções específicas
  horizontal, 1209
  vertical, 1209, 1235
    HIV, 1248
Transplante
  fígado, 1069, 1069t
  gravidez após
    transplante cardíaco, 955
    transplante de rim, 1030-1031
  pâncreas, 1071
  para hemoglobinopatias falciformes
    células-tronco do sangue do cordão umbilical, 1081
    medula óssea, 1081
  pulmão, para fibrose cística, 999
  rim, 1069, 1069t
Transporte de glicose, fetal, 138
Transposição de grandes vasos, corrigida, 316
Transtorno bipolar, 1178-1179
Transtorno disfórico pré-menstrual (TDPM), contraceptivos orais e, 692
Transtornos alimentares, 152, 1180-1181
  restrição de crescimento fetal, 850
Transtornos da personalidade, 1181
Transtornos de ansiedade, 1179-1180
Transtornos do espectro autista, recém-nascido, 625
Transtornos do espectro da esquizofrenia, 1180
Transtornos do humor, 1175-1180
  depressão maior, 1175-1178
  psicose pós-parto, 1179
  transtorno bipolar e transtornos relacionados, 1178-1179
  transtornos de ansiedade, 1179-1180
Transtornos por uso de opioides, na gravidez, 9
Transtornos psiquiátricos, 1173-1181. *Ver também tipos específicos*
  ajustes psicológicos à gravidez, 1173-1175
  avaliação e rastreamento perinatal, 1174-1175
  desfechos da gravidez, 1175
  puerpério, 1174
  tratamento, 1175
  estressores da gravidez, 1174

rastreamento de depressão, 1174, 1175t
suicídio, 1173
transtornos alimentares, 1180-1181
transtornos da personalidade, 1181
transtornos do espectro da esquizofrenia, 1180
transtornos do humor, 1175-1180
tristeza pós-parto, 1174
Traquelectomia radical, 1195
Trastuzumabe
  para câncer, 1192
  para câncer de mama, 1201
  teratogenicidade, 243, 1192
Tratamento expedido para o parceiro (TEP), para clamídia, 1241
Tratamento intraparto *ex utero* (EXIT), 319t, 327-328, 327f, 327t
Trato gastintestinal, fisiologia
  fetal, 134-135
    deglutição, 134-135
    enzimas digestivas, 135
    esvaziamento gástrico, 135
    fígado, 135
    mecônio, 135
    pâncreas, 135
  maternas, 68
    fígado, 68
    hemorroidas, 68
    pirose, 68
    tempo de esvaziamento gástrico, 68
    vesícula biliar, 68
Trato gastrintestinal fetal, ultrassonografia, 206-207
  atresia duodenal, 207, 207f
  atresia gastrintestinal, 206-207
  normal, 206
  sinal da dupla bolha, 207, 207f
Trato genital. *Ver também distúrbios e estruturas anatômicas específicos*
  embriologia, 33-35, 34f
Trato reprodutivo materno, 49-53
  colo uterino, 51, 51f
  contratilidade uterina, 50
  fluxo sanguíneo uteroplacentário, 50-51
  ovários, 51-52
    cistos tecaluteínicos, 52, 391f
    reação decidual, 51-52
    relaxina, 52
  tubas uterinas, 52
  útero, 49-50
  vagina e períneo, 52-53
    pH ácido e *Lactobacillus acidophilus,* 52
    prolapso de órgão pélvico, 52-53
    Sinal de Chadwick, 52
Trato urinário
  alterações induzidas pela gravidez, 1025-1026, 1025f
  inferior materno, 28-29
    bexiga, 28-29
    ureter, 29
  ultrassonografia fetal, 207-210 (*Ver também* Rins e trato urinário, ultrassonografia fetal)
Traumatismo, 925-930. *Ver também* Medicina intensiva; *tipos específicos*
  abuso físico, 925-926, 926t
  abuso sexual, 926, 926t
  acidentes automobilísticos, 926-927, 927f
  hemorragia materno-fetal, 930
  incidência, 925

lesão e morte fetal, 927
lesões ortopédicas, 927
lesões placentárias, 927-929, 928f
  manejo, 929-930
    cesariana, 929-930
    monitoração eletrônica, 930
    princípios gerais, 929
  penetrantes, 929
  ruptura uterina, 929
  traumatismo contuso, outros, 927
Traumatismo contuso, 927
Traumatismo penetrante, 929
Travesseiro fetal, 575
Treponema pallidum, 851-852, 1235-1239. *Ver também* Sífilis
Tretinoína, teratogenicidade, 1203
Triancinolona acetonida, 1188
Tricomoníase *(Trichomonas vaginalis)*, 1246-1247
Trigêmeos. *Ver também* Gestação múltipla
  parto, 890-891
  terapia para infertilidade, 864
Triglicerídeos
  exames séricos e sanguíneos, 1259t
  fetal, 138
Trimestres
  registro do pré-natal, 161
  regra de Naegele, 125, 161
Trimetoprima-sulfametoxazol, para listeriose, 1220
Trinitrato de glicerila, para amadurecimento cervical pré-indução, 507
Triploidia, abortamento euploide, 347
Triploidia diândrica, 259
Triploidia digínica, 259
Triptanas, para enxaqueca, 1158
Trissomia
  abortamento euploide, 347
  idade materna e risco de, 278, 279t, 280t
  risco relacionado com a idade materna, 276, 279, 279t
Trissomia do 13 (síndrome de Patau), 194, 195f, 257-258
Trissomia do 18 (síndrome de Edwards), 257, 258f
  incidência, 254, 254f
  restrição do crescimento fetal, 852
Trissomia do 21 (síndrome de Down), 256-257, 256f, 257f
  biossíntese do estrogênio placentário, 105
  idade
    materna, risco, 276, 279, 279t
    paterna avançada, 265
  incidência, 254, 254f
  rastreamento (*Ver também* Aneuploidia, rastreamento)
    taxa de falso-positivos, 279, 280t
  restrição do crescimento fetal, 852
Trissomias autossômicas, 254-258
  etiologia, 254-255
  incidência, 254, 254f
  outras, 258
  risco
    após gravidez com trissomia autossômica, 256
    idade materna e, 255, 255f
    trissomia do 13 (síndrome de Patau), 194, 195f, 257-258

trissomia do 18 (síndrome de Edwards), 257, 258f
trissomia do 21 (síndrome de Down), 256-257, 256f, 257f
Tristeza materna, 1174
Tristeza pós-parto, 661, 1174
Troco arterioso, 957
Trofectoderma, 87f, 88
Trofectoderma, biópsia, 296
Trofoblasto, 87f, 88
  desenvolvimento, 88, 89f
    citotrofoblastos, 88, 89f
    sinciciotrofoblasto, 88, 89f
    trofoblasto intersticiais, 88, 89f
    trofoblastos endovasculares, 88, 89f
    trofoblastos extravilosos, 88, 89f
    trofoblastos vilosos, 88, 89f
  intermediários, tumor trofoblástico no sítio placentário por, 395
  invasão, na hipertensão relacionada com a gravidez, 714, 714f
  persistentes, após cirurgia para gravidez tubária, 379
  reguladores da invasão, 90-91
Trofoblasto, formação inicial, 87-90
  blastocisto, 87f, 88
    massa celular interna, 87f, 88
    trofectoderma, 87f, 88
    trofoblastos, 87f, 88
  desenvolvimento de trofoblastos, 88, 89f
    citotrofoblastos, 88, 89f
    sinciciotrofoblasto, 88, 89f
    trofoblasto intersticiais, 88, 89f
    trofoblastos endovasculares, 88, 89f
    trofoblastos extravilosos, 88, 89f
    trofoblastos vilosos, 88, 89f
  fecundação, 87-88, 87f
    blastocisto, 87f, 88
    blastômeros, 87-88, 87f
    mórula, 87f, 88
    zigoto, 87-88, 87f
  implantação, 88
  interface uterina-placentária, 87
  invasão inicial, 89-90, 89f, 126f
    córion, 89, 126f
    lacunas trofoblásticas, 90
    sinciciotrofoblasto, 89-90
  sistema parácrino, 87
  vilosidades coriônicas, 90, 90f, 389f
Trofoblastos endovasculares, 88, 89f
Trofoblastos extravilosos, 88, 89f
Trofoblastos intersticiais, 88, 89f
Trofoblastos vilosos, 88, 89f
Trofógeno, 235
Trofotropismo, placenta prévia, 773
Trombocitopenia, 1086-1087, 1086t
  aloimmune, 307, 1087
    fetal, 307-308, 308t
  fetal, 307-309, 1087
    imune, 308-309
  gestacional, 1086
  hereditária, 1086
  materna
    bloqueio peridural lombar contínuo e, 496
    coagulopatias, 784
    manejo, 789
    definição, 719
    eclâmpsia e pré-eclâmpsia, 719
    pré-eclâmpsia, 726

púrpura trombocitopênica imune, 1086-1087
recém-nascido, 627
Trombocitopenia aloimune neonatal (TAIN), 307-308, 308t, 1087
Trombocitopenia aloimune (TAI), 307-308, 308t, 1087
  do recém-nascido, 627, 1087
  fetal, 307-308, 308t, 1087
Trombocitopenia imune (TPI)
  fetal, 308-309
  materna, 1086-1087
  recém-nascido, 627
Trombocitopenia induzida pela heparina (TIH), 1008, 1015
Trombocitose, 1087-1088
Tromboelastografia (TEG)
  coagulopatias, 785, 791-792
  pré-eclâmpsia, 719
Tromboelastometria, coagulopatias, 785, 791, 791f
Tromboelastometria rotacional (ROTEM), hemorragia, 785, 791, 791f
Tromboembolismo venoso (TEV). *Ver também* Distúrbios tromboembólicos; *tipos específicos*
  contraceptivos orais, 691-692
  fatores de risco, 1004-1005, 1005t
  incidência, 1004, 1005-1006
  linfoma de Hodgkin, 1202
  risco na cirurgia para câncer, 1191
Trombofilia, resistência à proteína C ativada, 1005f, 1006t, 1007
Trombofilias, 1005-1010, 1068, 1091
  adquiridas
    síndromes antifosfolipídeo, 1008
    trombocitopenia induzida por heparina, 1008, 1015
  cascata de coagulação e, 1005, 1005f
  complicações gestacionais, 1008-1009, 1009t
  definição, 1005
  desenvolvimento fetal e, 133
  hereditárias, 1006-1008
    deficiência de antitrombina, 1006t, 1007
    deficiência de proteína C, 1005f, 1006-1007, 1006t
    deficiência de proteína S, 1005f, 1006t, 1007
    hiper-homocisteinemia, 1005f, 1007-1008
    inibidor do ativador do plasminogênio tipo 1 (PAI-1), 1008
    mutação da protrombina G20210A, 1005f, 1006t, 1007-1008
    mutação do fator V de Leiden, 1005f, 1006t, 1007
    paterno, alelo PROCR 6936G, 1008
    proteína Z, 1008
    resistência à proteína C ativada, 1005f, 1006t, 1007
  rastreamento, 1009-1010, 1010t
Tromboflebite pélvica séptica, 673-674, 673f, 674f
Tromboflebite venosa superficial, 1016
Trombólise. *Ver também* agentes específicos
  para embolia pulmonar, 1018-1019
Tromboprofilaxia, 1019-1022, 1020t
  anticorpos antifosfolipídeos, 1021t
  cesariana, 1019-1022, 1020t
  recomendações, 1019, 1020t-1021t

tromboembolismo venoso prévio, 1019, 1020*t*
    dois, 1019, 1020*t*
    um, 1019, 1020*t*-1021*t*
Trombose da artéria cerebral, 1162
Trombose de veia ovárica séptica, 673-674, 674*f*
Trombose intervilosa, 114
Trombose materna
  intervilosa, 114
  prevenção, síndrome antifosfolipídeo, 1145
  vaso do cordão umbilical, 120
Trombose venosa cerebral, 1162
Trombose venosa profunda, 1010-1016
  apresentação clínica, 1010
  contraceptivos orais, 691
  diagnóstico, 1010-1012
    algoritmo, 1010, 1011*f*
    rastreamento de D-dímeros, 1011-1012
    ressonância magnética, 1011
    ultrassonografia de compressão, 1010-1011, 1012*f*
  manejo, anticoagulação, 1012-1015
    abortamento e, 1015
    agentes mais novos, 1015
    complicações, 1015
    heparina de baixo peso molecular, 1013-1014, 1013*t*
    heparina não fracionada, 1012-1013, 1013*t*
    osteoporose induzida por heparina, 1015
    parto e, 1015-1016
    trombocitopenia induzida por heparina, 1008, 1015
    varfarina, 1014-1015
  trabalho de parto e parto, 1014
Tromboxano A_2, na pré-eclâmpsia, 716
Tubas uterinas, 28, 29*f*, 52
  endossalpinge, 28, 52
  malformações müllerianas, 45
    gravidez ectópica, 371-372
  mesossalpinge, 28, 52
  torção, 52
Tuberculose, 995-997, 1225
  epidemiologia, 995
  etiologia e fisiopatologia, 995
  gravidez e
    diagnóstico, 996
    incidência, 995-996
    TB extrapulmonar, 996
    tratamento, congênita, 997
    tratamento, infecção latente, 996-997
  restrição de crescimento fetal, 851-852
  tratamento, 995
Tumores de 10%, 1130
Tumores de células B, 1202-1203
Tumores de células T, 1202-1203
Tumores de Kruckenberg, 1204
Tumores ovarianos relacionados com a gravidez, 1199
Tumores placentários, 115-116
  corioangioma, 115-116, 116*f*
  metastáticos, 116
Tumores produtores de androgênio, biossíntese de estrogênio placentário e, 106

U

UK Obstetric Surveillance System (UKOSS), 6
Ulipristal, para regressão de mioma, 1197

Ultrassonografia
  câncer, na gravidez, 1191
  crescimento discordante, fetos gemelares, 882
  gestação múltipla, 870, 870*f*, 884
  na gravidez, 886-887, 909
Ultrassonografia de compressão, para trombose venosa profunda, 1010-1011, 1012*f*
Ultrassonografia em modo M, 204-205, 205*f*
Ultrassonografia no primeiro trimestre, 185-186
  componentes avaliados, 185-186, 185*t*
  detecção de anomalia fetal, 186, 186*t*
  indicações, 185, 185*t*
  translucência nucal, 186, 186*t*
Ultrassonografia no segundo e terceiro trimestre, 186-191
  avaliação anatômica fetal direcionada
    componentes, 187, 188*t*
    indicações, 187, 189*t*
  avaliação anatômica fetal padrão, 187, 188*t*
  avaliação do comprimento do colo uterino, 189-191, 189*f*
  colo uterino, avaliação transvaginal, 190-191, 190*f*, 190*t*
  detecção de anomalias fetais, 187-188
  indicações, 187, 187*t*
  rotineira, 186-187
  volume de líquido amniótico, 188-189
Ultrassonografia no terceiro trimestre, obstétrica, 186-191. *Ver também* Ultrassonografia, segundo e terceiro trimestre
Ultrassonografia obstétrica, 182-191
  3D e 4D, 212-213
    correlação de imagem espaço-temporal, 212
    Fetal Intelligent Navigation Echocardiography, 212-213
    tecnologia e mecanismos, 212, 212*f*
  ALARA, princípio, 183
  apresentação pélvica, 542
  avaliação da idade gestacional, 183-185, 183*t*
    comprimento cabeça-nádega, 183-184, 184*f*, 186*f*, 1262*t*
    comprimento do fêmur, 185
    datada de maneira subótima, 185
    diâmetro biparietal, 184-185, 184*f*
    índice cefálico, 184
    razão de circunferência abdominal, 185
  braquicefalia, 184
  craniossinostose, 185
  cuidado pré-natal, 165
  diagnóstico da gravidez, 159, 159*f*
  diagnóstico de trabalho de parto, 426-427
  dolicocefalia, 184
  índice mecânico, 183
  índice térmico, 183
  medidas fetais, 183-184, 1262*t*-1270*t*
    circunferência torácica, por idade gestacional, 1266*t*
    comprimento cabeça-nádega e idade menstrual, 183-184, 184*f*, 186*f*, 1263*t*
      diâmetro do saco gestacional e, 1262*t*
    comprimento dos ossos longos, por idade gestacional, 1267*t*
    diâmetro cerebelar transverso, por idade gestacional, 1269*t*
    diâmetro médio do saco gestacional, 1262*t*
    índices de Doppler da artéria umbilical, valores de referência, 1270*t*
    parâmetros oculares, por idade gestacional, 1268*t*
    peso ao nascer, percentis suavizados para gêmeos
      com placentação dicoriônica, 1265*t*
      com placentação monocoriônica, 1265*t*
    peso por idade gestacional, 1264*t*
  níveis I e II, 277
  primeiro trimestre, 185-186
    componentes avaliados, 185-186, 185*t*
    detecção de anomalia fetal, 186, 186*t*
    indicações, 185, 185*t*
    translucência nucal, 186, 186*t*
  restrição de crescimento fetal, 852-853, 853*f*
  segundo e terceiro trimestre, 186-191
    avaliação anatômica fetal direcionada
      componentes, 187, 188*t*
      indicações, 187, 189*t*
    avaliação anatômica fetal padrão, 187, 188*t*
    avaliação do comprimento do colo uterino, 189-191, 189*f*
    colo uterino, avaliação transvaginal, 190-191, 190*f*, 190*t*
    detecção de anomalias fetais, 187-188
    indicações, 187, 187*t*
    rotineira, 186-187
    volume de líquido amniótico, 188-189
  segurança
    fetal, 183
    operador, 183
  tecnologia, 182-183
  ultrassonografia, definição, 182
  vesícula vitelina, 159, 159*f*
  vigilância pré-natal, 165
Ultrassonografia, rastreamento de aneuploidia, 286-288
  aplicações e importância, 286, 286*t*
  marcadores do segundo trimestre, "sinais leves", 286-288, 287*f*, 287*t*
    clinodactilia, 287*f*
    dilatação da pelve renal, 287, 287*f*
    "espaço da sandália", 287*f*
    foco intracardíaco ecogênico, 286-287, 287*f*
    intestino fetal ecogênico, 287-288, 287*f*
    prega nucal, 286, 287*f*
  no primeiro trimestre, 282*f*, 288
Ultrassonografia transvaginal. *Ver também* Ultrassonografia
  gestações falhas, 346
  para ameaça de abortamento, 349
Ureteres maternos, 29, 65*f*, 67-68, 67*f*
  lesão, histerectomia periparto, 584, 584*f*
Ureteroscopia, 1026
Uretra, 20-21, 20*f*
Uretrite, 1027*t*, 1028
Urina, recém-nascido, 615
Útero, 23-24, 23*f*
  altura do fundo do útero
    pré-natal, 164-165
    restrição do crescimento fetal, 852
  arqueado, 44*f*, 45
  bicorno, 44*f*, 45
  colo do útero, 23-24, 24*f*
  endométrio, 24, 24*f*
  fisiologia materna, 49-50
    contratilidade, 50

disposição dos miócitos, 50
formato e posição, 50
gravidez, 400-401
uterina, 50
incisão, para cesariana, 574-575, 574f
miométrio, 24, 24f
no trabalho de parto, 400-401
puerpério, 652-654
achados ultrassonográficos, 653, 653f
colo do útero, 653, 653f
contrações puerperais, 654
decídua e regeneração endometrial, 653-654
fundamentos, 652-653
lóquios, 654
reparo, após cesariana, 577, 577f
septado, 44f, 45
unicorno, 44
Útero arqueado, 44f, 45
Útero artificial, 9
Útero bicorno, 44f, 45
Útero de Couvelaire, 771, 772f
Útero septado, 44f, 45
Útero unicorno, 44
Uterotônicos. *Ver também tipos específicos*
córion, 401, 401f
degradação, parturição, 407
para terceiro período do trabalho de parto, 526-527
ergonovina e metilergonovina, 527
misoprostol, 527
ocitocina, alta dose, 527
parturição, fase 3, 416-417
angiotensina II, 417
endotelina-1, 417
ocitocina, 416
prostaglandinas, 416-417, 417f

V

Vacina contra influenza, 1214
Vacina contra o vírus da varicela-zóster, 1213
Vacina Jeryl-Lynn, 1214
Vacina sarampo, caxumba, rubéola (MMR), 1214, 1215-1216
Vacinas maternas
hepatite A, 1063
influenzavírus, 1214
papilomavírus humano, 1245
pneumocócica, 993-994
pré-concepcional, 149
pré-natal, 171-174, 172t-173t
puerpério, 662
sarampo, caxumba, rubéola, 1214, 1215-1216
varicela-zóster, 1213
Vacinas pneumocócicas, 993-994
Vacinas, recém-nascido, hepatite B, 614, 1065
VACTERL, fístula esofágica, 207
Vagina, 18-19, 18f
Vagina materna, 52-53
exame, diagnóstico de trabalho de parto, 426, 427f
flora, 1245
parto pré-termo espontâneo, 811
malformações müllerianas, 42
pH ácido e *Lactobacillus acidophilus*, 52
Sinal de Chadwick, 52

Vaginite, 1245-1247
candidíase, 1247
tricomoníase, 1246-1247
vaginose bacteriana, 1245-1246, 1246f
Vaginose bacteriana, 1245-1246, 1246f
parto pré-termo, 813
Valaciclovir, para herpes-vírus simples, 1243, 1244t
Valeriana, teratogenicidade, 248t
Valor preditivo negativo, rastreamento de aneuploidia, 280-281
Valor preditivo positivo, rastreamento de aneuploidia, 280, 280t, 281t
Valvas cardíacas. *Ver* Doença valvar cardíaca
Valvas uretrais posteriores, 325
ressonância magnética, 218, 219f
ultrassonografia, 210
Valvuloplastia aórtica fetal, procedimentos com cateter intracardíaco, 326
Valvuloplastia pulmonar fetal, procedimentos com cateter intracardíaco, 326
Varfarina
embriopatia, 247, 247f
teratogenicidade, 247, 247f, 954, 1014
trombose venosa pós-parto, 1014-1015
Variabilidade entre batimentos, fetal, 335, 458, 461-462, 461f, 463f
aumentada, 462
de curto prazo, 461, 461f
de longo prazo, 461, 461f
definição, 458
reduzida, 462
Variante do hormônio do crescimento humano (hGH-V), placentário, 99t, 102
Variante do número de cópias, 254
Variante do número de cópias genômicas, 260
Varicela, 1212
Varicosidades, na gravidez, 175
Varivax, 1213
Varizes esofágicas, 1068
Vasa prévia, 118-119, 119f
Vasculite de Churg-Strauss, 1150
Vasculopatia trombótica fetal, 114f, 115
Vasectomia, 706, 706f
Vasectomia convencional, 706
Vasectomia sem bisturi (VSB), 706
Vasodilatores, for chronic hypertension, 981
Vasopressina
fetal, 136
materna
células epiteliais do âmnio, 96
pré-eclâmpsia, 719
para varizes esofágicas, 1068
Vasos epigástricos, 14-15, 15f
Vasos pudendos, 22-23, 22f
Vasos. *Ver também vasos específicos*
fetais, crescimento e amadurecimento placentário, 90f, 93
Vasospasmo, distúrbios hipertensivos, 715-716
Vedolizumabe, para doença de Crohn, 1051
Veias emissárias, 629
Veias, pélvicas, 26
Velocidade de hemossedimentação (VHS), 59, 1259t
Velocidade sistólica de pico, anemia fetal, 214-215
Ventilação com balão autoinflável e máscara, reanimação do recém-nascido, 608, 609f, 610t

Ventilação oscilatória de alta frequência, para síndrome da disfunção respiratória, neonato Pré-termo, 637
Ventilação-minuto em repouso, 64
Ventilação-minuto, na gravidez, 64, 987
Ventosa, 562-563, 562f, 563t
Ventrículo direito com dupla saída, 959
Ventriculomegalia, fetal
mielomeningocele, 193, 319
ressonância magnética, 217-218
ultrassonografia, 191f, 193-194, 194f
espinha bífida, 193
plexo corióideo, 193
Verapamil, para hipertensão crônica na gravidez, 980-981
Versão cefálica externa (VCE), 549-550
analgesia de condução, 550
complicações, 549
indicações, 549
moxabustão, 550
técnica, 549-550, 550f
tocólise, 550
Vesicocentese, fetal, 325
Vesícula biliar, materna, 68
Vesícula vitelina
diâmetros, 350
perda gestacional precoce, 350
reconhecimento ultrassonográfico, 159, 159f
Vestíbulo, 17, 17f
Via de saída do ventrículo direito, exames de imagem cardíaca, 201, 202f
Via de saída do ventrículo esquerdo, imagem cardíaca, 201, 202f
Viagens aéreas, gravidez e, 171
Videoendoscopia por cápsula, 1042
Viés de recordação, 237
Viés tipo 2, 715
Vigilância fetal pré-parto
gestação múltipla, 884-885
testes normais, taxas de natimortos, 341, 341t
Vigilância, pré-natal
altura do fundo do útero, 164-165
crescimento discordante, fetos gemelares, 882
fundamentos, 160t, 164
sopros cardíacos fetais, 165
ultrassonografia, 165
Vilosidades
coriônicas, 90, 90f, 389f
placentárias, ramificação, 92-93, 92f
Vilosidades coriônicas, 90, 90f, 389f
células de Langerhans, 90
pedúnculos vilosos primários, 90
vilosidades secundárias, 90
vilosidades terciárias, 90
Vilosidades secundárias, 90
Vilosidades terciárias, 90
Violência doméstica
cuidado pré-concepcional, 152-153
pré-natal, 162-163
Violência sexual, 926, 926t
Virgem à terapia antirretroviral, 1250
Vírus da imunodeficiência humana (HIV), 1247-1250, 1248f, 1250t
cuidado pré-parto, 1248-1249
terapia antirretroviral, 1249, 1250t
cuidados pós-parto, 1250
etiopatogênese e epidemiologia, 1247

manifestações clínicas, 1247
planejamento do parto, 1249
rastreamento pré-natal, 1247-1248, 1248f
transmissão vertical, 1248
Visão, hipertensão relacionada com a gravidez e, 724, 724f
Visfatina, 51, 57
Vitamina A
   exames séricos e sanguíneos, 1258t
   fetal, 139
   gravidez e lactação, 167t, 169
   para síndrome da disfunção respiratória, neonato pré-termo, 637
   teratogenicidade, 246
Vitamina B_{12}
   exames séricos e sanguíneos, 1258t
   gravidez e lactação, 167t, 169
Vitamina B_{12}, anemia por deficiência de, 1078
Vitamina B_6, gravidez e lactação, 167t, 169
Vitamina C
   exames séricos e sanguíneos, 1258t
   fetal, 139
   gravidez e lactação, 167t, 169
   risco de pré-eclâmpsia e, 727
Vitamina D
   exames séricos e sanguíneos, 1258t
   fetal, 139
   gravidez e lactação, 167t, 169
   para hipoparatireoidismo, 1129
Vitamina E
   exames séricos e sanguíneos, 1258t
   para prevenção de hemorragia periventricular-intraventricular, 640
   risco de pré-eclâmpsia e, 727

Vitamina K
   deficiência, por hiperêmese gravídica, 1044
   recém-nascido, 614
Vitaminas. *Ver também vitaminas específicas*
   exames soro e sangue, 1258t
   fetais, 139
   gravidez e lactação, 167t, 168-169
Volume corrente, 64
   na gravidez, 64, 65f, 987
Volume de fechamento, 64
Volume de líquido amniótico, 188-189
   atividade fetal e, 332
   avaliação ultrassonográfica, 188-189
   restrição do crescimento fetal, 853
Volume de reserva expiratório, 64
   na gravidez, 64, 65f, 987
Volume plasmático
   expansão, para pré-eclâmpsia, 740, 741t
   materno, 63
Volume residual, 64
   na gravidez, 64, 65f, 987
Volume sanguíneo
   fetal
      estimativa, 307
      fetoplacentário, 131
   materno, 57-58, 58f
      distúrbios hipertensivos da gravidez, 718-719, 718f
      eclâmpsia e, 718-719, 718f
      estimativa eritroide, 307
      hiperplasia eritroide, 58
      hipervolemia, 57-58, 58f
      total, cálculo, 756, 756t

puerpério
   alterações hematológicas e distúrbios da coagulação, 655, 655f
   diurese pós-parto, 656
   hipervolemia induzida pela gravidez, 655-656, 655f
Volume sanguíneo materno (VSM), estimativa, 307
Vólvulo, 1051-1052, 1052f
Vulva (pudendo), 16-17, 17f
   clitóris, 17, 17f
   glândulas de Bartholin, 17, 17f
   Glândulas de Skene, 17, 17f
   glândulas parauretrais, 17, 17f
   lábios maiores, 16, 17f
   lábios menores, 16-17, 17f
   monte do púbis, 16, 17f
   vestíbulo, 17, 17f

W

Whey, 657

Z

Zanamivir, 1214
Zigosidade. *Ver também tipos específicos*
   gestações múltiplas, determinação, 867
Zigoto, 87-88, 87f
   desenvolvimento, 125
Zinco
   exames séricos e sanguíneos, 1258t
   fetais, 139
   gravidez e lactação, 167t, 168